M.J. Lentze J. Schaub
F.J. Schulte J. Spranger
(Hrsg.)

Pädiatrie

Springer
Berlin
Heidelberg
New York
Hongkong
London
Mailand
Paris
Tokio

M.J. Lentze J. Schaub
F.J. Schulte J. Spranger
(Hrsg.)

Pädiatrie

Grundlagen und Praxis

Unter Mitarbeit von K. Heyne

2., überarbeitete und erweiterte Auflage

Mit 804, zum Teil farbigen Abbildungen
und 501 Tabellen

Springer

Prof. Dr. Michael J. Lentze
Universitäts-Kinderklinik
Adenauerallee 119
53113 Bonn

Prof. Dr. Jürgen Schaub
Universitäts-Kinderklinik
Schwanenweg 20
24105 Kiel

Prof. Dr. Franz J. Schulte
Universitäts-Kinderklinik
Martinistr. 52
20246 Hamburg

Prof. Dr. Jürgen Spranger
Universitäts-Kinderklinik
Langenbeckstr. 1
55101 Mainz

ISBN 3-540-43628-6 2. Auflage Springer-Verlag Berlin Heidelberg New York

ISBN 3-540-66811-X 1. Auflage Springer-Verlag Berlin Heidelberg New York

Bibliografische Information Der Deutschen Bibliothek
Die Deutsche Bibliothek verzeichnet diese Publikation in der Deutschen Nationalbibliografie; detaillierte bibliografische Daten sind im Internet über <<http://dnb.ddb.de>> abrufbar.

Springer-Verlag Berlin Heidelberg New York
ein Unternehmen der BertelsmannSpringer Science+Business Media GmbH

http://www.springer.de/medizin

Lektorat: Renate Scheddin, Sylvia Kröning
Einbandgestaltung: deblik Berlin
Satz: MEDIO Technologies AG, Berlin

Gedruckt auf säurefreiem Papier 26/3160 SM – 5 4 3 2 1 0

Vorwort zur 2. Auflage

Die erste Auflage des in neuer Konzeption herausgekommenen Fachbuchs „Pädiatrie, Grundlagen und Praxis“ war so erfolgreich, daß der Verlag schon nach 3 Monaten einen Nachdruck anfertigen mußte. Auch dieser verkaufte sich so gut, daß Verlag und Herausgeber beschlossen haben, zügig die 2. Auflage zu produzieren, die nun 2 Jahre nach der 1. Auflage herauskommt.

Offensichtlich wurde mit diesem Fachbuch in deutscher Sprache eine Lücke zwischen den Lehrbüchern für Studenten auf der einen Seite und den Handbüchern, bzw. den angloamerikanischen „Textbooks“ auf der anderen Seite geschlossen.

Die Herausgeber bedanken sich bei allen Lesern, die Lücken, Fehler, Ungenauigkeiten, Überschneidungen und stilistische Mängel in der 1. Auflage entdeckt und mitgeteilt haben. Sie sind korrigiert worden. Darüber hinaus haben sich alle Autoren bemüht, das Wissen auf den neuesten Stand zu bringen und wichtige „letzte Ergebnisse“ einzufügen, ohne grundsätzliche inhaltliche Änderungen vorzunehmen.

Leider sind seit der 1. Auflage zwei Autoren durch ihren viel zu frühen Tod von uns gegangen: Herr Dr. G. Kusenbach, Universitätskinderklinik Aachen, und Herr Prof. Dr. K. Kruse, Universitätskinderklinik Lübeck. Wir werden Ihnen stets ein ehrenvolles Angedenken bewahren. Als neue Mitarbeiter konnten Herr Dr. M. Barker, Aachen, und Frau Dr. Grosch-Wörner, Berlin, gewonnen werden.

Hervorzuheben ist die gute Zusammenarbeit mit dem Verlag, der die Qualität der buchtechnischen Ausstattung wesentlich verbessert hat und ein ansprechenderes Layout präsentiert. Ein Fachbuch dieser Größe steht und fällt mit dem Sachwortverzeichnis, das wieder von Prof. Dr. Klaus Heyne, Kiel, sorgfältig erarbeitet wurde.

Bonn, Kiel, Hamburg, Mainz, Dezember 2002

M. J. Lentze, J. Schaub, F. J. Schulte, J. Spranger

Vorwort zur 1. Auflage

In der zweiten Hälfte des 20. Jahrhunderts gab es neben einer wachsenden Zahl studentischer Lehrbücher 3 traditionsreiche große deutschsprachige Fachwerke der Kinderheilkunde, den *Feer-Kleinschmidt-Joppich* mit 27 Auflagen, den *Fanconi-Wallgreen* mit 8 Auflagen und den *Keller-Wiskott* mit 6 Auflagen.

Erhöhte Herstellungskosten, ein gesättigter Markt an studentischen Lehrbüchern und das Fehlen **eines** umfassenden Standardwerks der Kinderheilkunde veranlaßten die Herausgeber des *Feer-Kleinschmidt* und des *Keller-Wiskott* zur Konzeption des vorliegenden Werkes. Als zusätzlicher Herausgeber konnte M. J. Lentze, Bonn, gewonnen werden. Entstanden ist nach 2jähriger Vorbereitung kein Lernbuch für Studenten, sondern ein Lese- und Nachschlagebuch für Kinderärzte und Allgemeinärzte in der Praxis, für Assistenten, Oberärzte und Chefärzte in der Klinik, für Ärzte im öffentlichen Gesundheitsdienst und für all jene, die kranke Kinder betreuen und gesunde vor Krankheiten bewahren.

Mit der Herausgabe eines umfangreichen Fachbuches knüpft der Springer-Verlag an die alte Tradition eines „Handbuches" für Kinderheilkunde an. 3 Jahre nach der letzten Auflage des *Pfaundler-Schlossmann* erschien zwischen den Jahren 1963–1972 das 9bändige von H. Opitz und F. Schmid herausgegebene Werk, das noch in vielen Klinik- und Institutsbibliotheken steht und eine wahre Fundgrube von detaillierten klinischen Beschreibungen ist. Der Stil eines derartigen enzyklopädischen Handbuches, in dem nahezu alles steht, ist allerdings im Zeitalter der elektronischen Datenverarbeitung nicht mehr sinnvoll. Deshalb ist das vorliegende Werk am ehesten als „Fachbuch" zu bezeichnen. Bewußt wurde der Inhalt in **einem** Band komprimiert. Über 200 Autoren haben sich der gewaltigen Aufgabe angenommen. Durch die Beteiligung vieler Östereichischer und Schweizer Kollegen ist dieses Fachbuch für Ärzte im gesamten deutschsprachigen Europa gedacht.

Die Schwierigkeit eines jeden Pädiatriebuches liegt in den Aufgaben der Kinder- und Jugendmedizin begründet. Diese sind nicht auf ein bestimmtes Organ- oder Funktionssystem bezogen, sondern beinhalten alle Krankheiten des Kindes von der Geburt – manchmal vor der Geburt – bis zum Ende des somatischen und psychischen Wachstums. So kann es nicht verwundern, daß Ärzte aus anderen Fachgebieten unter den Autoren zu finden sind: Augenärzte, Dermatologen, Hals-Nasen-Ohren-Ärzte, Humangenetiker, Mund-, Kiefer- und Gesichtschirurgen u.a.

Auf einige redaktionelle Besonderheiten in diesem Werk sei hingewiesen. Aufgrund neuer pathophysiologischer Erkenntnisse wird der Begriff Ernährungsstörungen des Säuglings fallengelassen. Die Störungen der Ernährung werden jetzt ätiologisch gesehen und definierten Krankheiten zugeordnet. Der Charakter eines Buches für Fortgeschrittene hat viele Fotos von bekannten Krankheiten überflüssig gemacht. So wird die Erkennung eines Masernexanthems bei einem Arzt in Praxis und Klinik vorausgesetzt. Literaturangaben beschränken sich in der Regel auf historisch wichtige Arbeiten, auf Übersichtsartikel und kasuistisch bedeutsame Publikationen. In Einzelfällen, wie im Normalwertkapitel und bei den Arzneimitteltabellen, haben die Autoren dieses Prinzip durchbrochen und die angegebenen Normalwerte und Dosierungen mit Quellenangaben belegt. Die Vermehrung des Wissens in der Medizin ist besonders in der Molekularbiologie so gewaltig, daß während der Herstellung dieses Fachbuches beschriebene Fakten schon wieder überholt und neue hinzu gekommen sind, die aus drucktechnischen Gründen nicht mehr berücksichtigt werden konnten.

Die erste Auflage eines wissenschaftlichen Fachbuches kann nicht perfekt sein. Die Herausgeber bitten um Nachsicht und sind für konstruktive Vorschläge zu einer Verbesserung des Buches in der 2. Auflage dankbar. Die Mitarbeiter des Springer-Verlags haben sich mit großem Engagement dieses Werkes angenommen und Neuland betreten. Der Kompromiß zwischen unseren Wünschen und dem verlegerisch Machbaren ist akzeptabel. Wir bedanken uns für die harmonische, nicht immer einfache Zusammenarbeit. Die Aufmachung des Buches ist nach deutschem Standard hervorragend, der Preis für diese knapp 1900 Seiten angemessen. Besonders glücklich sind die Herausgeber, daß sie Prof. Dr. Klaus Heyne, Kiel, für die Erstellung des Sachwortverzeichnisses gewinnen konnten.

Bonn, Kiel, Hamburg, Mainz, im Herbst 2000

M. J. Lentze, J. Schaub, F. J. Schulte, J. Spranger

Inhaltsverzeichnis

XV Krankheiten von Verdauungstrakt, Peritoneum, Bauchwand und Pankreas

XVIII Herz- und Gefäßkrankheiten

XIX Krankheiten der blutbildenden Organe, Gerinnungsstörungen und Tumoren

XXIV Krankheiten des Stütz- und Bindegewebes

XXV Augenkrankheiten

XXVI Hals-Nasen-Ohren-Krankheiten

XXVII Hautkrankheiten

XXVIII Notfall- und Intensivmedizin

XXIX Pharmakotherapie

Anhang

Mitarbeiterverzeichnis

Ankermann, T., Dr., Univ.-Kinderklinik, Schwanenweg 20, 24105 Kiel

Apitz, J., Prof. Dr., Abt. Kinderheilkunde II mit Poliklinik, Neuklinikum der Universität, Hoppe-Seyler-Str. 3, 72076 Tübingen

Arnold, P., PD Dr., Orthopädische Univ.-Klinik, Theodor-Kutzer-Ufer 1-3, 68167 Mannheim

Bachmann, C., Prof. Dr., Laboratoire Central de Chimie Clinique, Centre Hôpitalier Universitaire Vaudois, 1011 Lausanne, Schweiz

Baerlocher, K., Prof. Dr., Ostschweizerisches Kinderspital, Claudiusstr. 6, 9006 St. Gallen, Schweiz

Bahlmann, F., Dr. , Univ.-Frauenklinik, Langenbeckstr. 1, 55131 Mainz

Ballauff, A., Dr., Univ.-Kinderklinik, Hufelandstr. 55, 45122 Essen

Barker, M., Dr., Kinderklinik des Universitätsklinikums der RWTH Aachen, Pauwelsstr. 30, 52074 Aachen

Bauer, C.P., Prof. Dr., Kinderfachklinik Gaissach, 83674 Gaissach

Becker, M., Prof. Dr., Zentrum für Kinder- und Jugendmedizin, Virchow-Klinikum, Humboldt-Universität, Augustenburger Platz 1, 13353 Berlin

Bergmann, F., Dr., Labor Keeser & Arndt, Lademannbogen 61-63, 22339 Hamburg

Berner, R., PD Dr., Univ.-Kinderklinik, Mathildenstr. 1, 79106 Freiburg

Bernuth, G. von, Prof. Dr., Klinik für Kinderkardiologie der RWTH, Pauwelsstr. 30, 52057 Aachen

Bieber, T., Prof. Dr., Univ.-Hautklinik, Sigmund-Freud-Str. 25, 53105 Bonn

Binder, G., Dr., Univ.-Klinik für Kinderheilkunde und Jugendmedizin, Rümelinstr. 19-23, 72070 Tübingen

Blasius, M., med. pract., Univ.-Kinderklinik für Infektiologie, Steinwiesstr. 75, 8032 Zürich, Schweiz

Böhles, H., Prof. Dr., Univ.-Kinderklinik, Johann-Wolfgang Goethe-Universität, Theodor-Stern-Kai 7, 60596 Frankfurt/Main

Böker, T., PD Dr., Augenklinik, Städtische Kliniken, Beurhausstr. 40, 44137 Dortmund

Brandis, M., Prof. Dr., Univ.-Kinderklinik, Mathildenstr. 1, 79106 Freiburg

Buderus, S., Dr., Zentrum für Kinderheilkunde des Universitätsklinikums, Adenauerallee 119, 53113 Bonn

Buheitel, G., PD Dr., Univ.-Kinderklinik, Loschgegasse 15, 91054 Erlangen

Bühlmann, U., Dr., Klinik für Kinder und Jugendliche, Bimensdorfer Str. 497, 8063 Zürich, Schweiz

Burdelski, M., Prof. Dr., Univ.-Kinderklinik, Martinistr. 52, 20246 Hamburg

Burri, P.H., Prof. Dr., Anatomisches Institut, Universität Bern, Bühlstr. 26, 3000 Bern, Schweiz

Bürsch, J. H., Prof. Dr., Klinik für Pädiatrische Kardiologie der Universität Göttingen, Waldweg 33, 37073 Göttingen

Christen, H.-J., Prof. Dr., Kinderkrankenhaus auf der Bult, Janusz-Korczak-Allee 12, 30173 Hannover

Christiansen, H., PD Dr., Zentrum für Kinderheilkunde, Philipps-Universität, Deutschhausstr. 12, 35033 Marburg

Claviez, A., Dr., Univ.-Kinderklinik, Schwanenweg, 20, 24105 Kiel

Damman, O., Dr., M. Sc., Assistent Professor of Neurology, Neuroepidemiology Unit, Children's Hospital, 300 Longwood Avenue, Boston, MA 02115, USA

Dannecker, G., PD Dr., Univ.-Kinderklinik, Hoppe-Seyler-Str. 1, 72076 Tübingen

Daschner, F., Prof. Dr., Institut für Umweltmedizin und Krankenhaushygiene, Universitätsklinikum, Hugstetter Str. 55, 79106 Freiburg

Deutsch, J., Prof. Dr., Univ.-Kinderklinik, Auenbruggerplatz 30, 8036 Graz, Österreich

Eiffert, H., Prof. Dr. Dr., Abt. Medizinische Mikrobiologie, Universität Göttingen, Kreuzbergring 57, 37075 Göttingen

Fanconi, S., Prof. Dr., Clinique Pédiatrique, Centre Hôpitalier Universitaire Vaudois, 1011 Lausanne, Schweiz

Feist, D., Prof. Dr., Trajanstraße 21a, 68526 Ladenburg

Fischer, J., Dr., Kinderspital Zürich, Steinwiesstr. 75, 8032 Zürich, Schweiz

Forster, J., Prof. Dr., St. Josefskrankenhaus, Hermann-Herder-Str. 1, 79104 Freiburg

Freihorst, J., PD Dr., Abt. Kinderheilkunde I, Zentrum Kinderheilkunde und Humangenetik, MHH, Konstanty-Gutschow-Str. 8, 30625 Hannover

Frey, U., PD Dr., Univ.-Kinderklinik, Inselspital, Freiburgstr., 3010 Bern, Schweiz

Friedrich, W., PD Dr., Univ.-Kinderklinik, Prittwitzstr. 43, 89075 Ulm

Frischer, T., Univ.-Doz. Dr., Univ.-Kinderklinik, Währinger Gürtel 18-20, 1090 Wien, Österreich

Gahr, M., Prof. Dr., Univ.-Kinderklinik, Fetscherstr. 74, 01307 Dresden

Ganser, G., Dr., Kinder- und Jugendrheumatologie, Westtor 7, 48324 Sendenhorst

Gärtner, J., Prof. Dr., Neuropäd. Univ.-Kinderklinik, Robert-Koch-Str. 40, 37075 Göttingen

Gey, W., Dr., Asternweg 3, 34128 Kassel

Götz, M., Prof. Dr., Abt. für Kinder- und Jugendheilkunde mit Infektionskrankheiten, Wilhelminenspital, Montleartstr. 37, 1171 Wien 16, Österreich

Grosch-Wörner, I., PD Dr., Kirchow-Klinikum, Klinik für Allgemeine Pädiatrie, Mittelallee 8, 13353 Berlin

Grüters, A., Prof. Dr., Univ.-Kinderklinik, Augustenburger Platz 1, 13353 Berlin

Grzyska, U., Dr., Abt. Neuroradiologie, Radiologische Klinik, Univ.-Krankenhaus Eppendorf, Martinistr. 52, 20246 Hamburg

Gutjahr, P., Prof. Dr., Univ.-Kinderklinik, Langenbeckstr. 1, 55131 Mainz

Habermehl, P., Dr., Univ.-Kinderklinik, Langenbeckstr. 1, 55131 Mainz

Hamelmann, E., Dr., Klinik für Pädiatrie, Pneumologie und Immunologie, Virchow-Klinikum, Augustenburger Platz 1, 13353 Berlin

Hammer, J., Dr., Intensivmedizin/Pneumologie, Kinderspital Basel, Römergasse 8, 4005 Basel, Schweiz

Hanefeld, F., Prof. Dr. Dr. h.c., Univ.-Kinderklinik, Robert-Koch-Str. 40, 37075 Göttingen

Hardt, H. von der, Prof. Dr., Abt. I – Pädiatrische Pneumologie, Kinderklinik der MHH, Carl-Neuberg-Str. 1, 30625 Hannover

Harms, E., Prof. Dr., Univ.-Kinderklinik, Albert-Schweitzer-Str. 33, 48149 Münster

Hauer, Th., Dr., Institut für Umweltmedizin und Krankenhaushygiene, Universitätsklinikum, Hugstetter Str. 55, 79106 Freiburg

Hebestreit, H., Dr., Univ.-Kinderklinik, Joseph-Schneider-Str. 1, 97080 Würzburg

Heimann, G., Prof. Dr., Univ.-Kinderklinik der RWTH Aachen, Pauwelsstr. 30, 52074 Aachen

Heininger, U., PD Dr., Univ.-Kinderspital Beider Basel (UKBB), Römergasse 8, 4005 Basel, Schweiz

Heinze, E., Prof. Dr., Univ.-Kinderklinik, Prittwitzstr. 43, 89075 Ulm

Henker, J., Prof. Dr., Kinderklinik der TU Dresden, Univ.-Klinikum „Carl Gustav Carus", Fetscherstr. 74, 01307 Dresden

Heyne, K., Prof. Dr., Illerweg 73, 24146 Kiel

Hildebrandt, F., PD Dr., Medical Center, University of Michigan, USA

Hillmann, G., PD Dr., Poliklinik für Zahnerhaltung und Paradontologie, MHH, Carl-Neuberg-Str.1, 30625 Hannover

Hiort, O., Prof. Dr., Univ.-Kinderklinik, Kahlhorststr. 31-35, 23562 Lübeck

Holländer, G. A., PD Dr., Pädiatrische Immunologie, Department Forschung, Hebelstr. 20, 4031 Basel, Schweiz

Höllwarth, M. E., Prof. Dr., Univ.-Kinderklinik, Auenbruggerplatz 30, 8036 Graz, Österreich

Hübner, C., Prof. Dr., Klinik für Pädiatrie mit Schwerpunkt Neurologie, Virchow-Klinikum, Augustenburger Platz 1, 13353 Berlin

Hufnagel, M., Dr., Channing Laboratory, 161 Longwood Ave, Boston, MA 02115, USA

Huppertz, H.-I., Prof. Dr., Zentralkrankenhaus, Professor-Hess-Kinderklinik, Sankt-Jürgen-Str., 28205 Bremen

Jani, L., Prof. Dr., Orthopädische Univ.-Klinik, Theodor-Kutzer-Ufer 1-3, 68167 Mannheim

Janka-Schaub, G., Prof. Dr., Abt. für Pädiatrische Hämatologie und Onkologie, Univ.-Kinderklinik, Univ.-Krankenhaus Eppendorf, Martinistr. 52, 20146 Hamburg

Jüngst, B.-K., Prof. Dr., Univ.-Kinderklinik, Langenbeckstr. 1, 55131 Mainz

Kastenbauer, E. R., Prof. Dr., Univ.-Klinik für Hals-Nasen-Ohrenkrankheiten, Klinikum Großhadern, Marchioninistr. 15, 81377 München

Keller, K.-M., Prof. Dr., Dt. Klinik für Diagnostik GmbH, Postfach 2149, 65011 Wiesbaden

Kersting, M., PD Dr., Forschungsinstitut für Kinderernährung, Heinstück 11, 44225 Dortmund

Kienast, W., Prof. Dr., Univ.-Kinderklinik, Rembrandtstr. 16, 18057 Rostock

Klingebiel, T., Prof. Dr., Klinik für Kinder- und Jugendmedizin, Johann-Wolfgang-Goethe-Universität, Theodor-Stern-Kai 7, 60590 Frankfurt/Main

Koch, M. C., PD Dr., Med. Zentrum für Humangenetik, Abt. I, Philipps-Universität, Bahnhofstr. 7a, 35033 Marburg

Kohlschütter, A., Prof. Dr., Univ.-Kinderklinik, Martinistr. 52, 20246 Hamburg

Koletzko, B., Prof. Dr., Kinderpoliklinik der Universität, Pettenkofer 8a, 80337 München

Koletzko, S., PD Dr., Kinderpoliklinik der Univesität, Pettenkofer 8a, 80337 München

König, R., PD Dr., Institut für Humangenetik der Universität, Theodor-Stern-Kai 7, 60590 Frankfurt/Main

Korinthenberg, R., Prof. Dr., Univ.-Kinderklinik, Mathildenstr. 1, 79106 Freiburg

Krägeloh-Mann, I., Prof. Dr., Universitätsklinik für Kinder- und Jugendmedizin, Abt. Entwicklungsneurologie, Frondsbergstr. 23, 72070 Tübingen

Kramer, H.H., Prof. Dr., Univ.-Kinderklinik, Schwanenstr. 20, 24105 Kiel

Krawinkel, M. B., Prof. Dr., Institut für Ernährungswissenschaft, Wilhelmstr. 20, 35392 Gießen

Kreth, H.W., Prof. Dr., Univ.-Kinderklinik, Josef-Schneider-Str. 1, 97080 Würzburg

Kries, R. von, Prof. Dr., Institut für Soziale Pädiatrie und Jugendmedizin der Universität, Heiglhofstr. 63, 81377 München

Kruse †, K., Prof. Dr.

Kühl, J., PD Dr., Univ.-Kinderklinik, Josef-Schneider-Str. 2, 97080 Würzburg

Kühne, I., Dr., Heidelfeld 2, 24999 Wees

Kurz, R., Prof. Dr., Univ.-Kinderklinik, Auenbruggerplatz 30, 8036 Graz, Österreich

Kusenbach†, G., Dr.

Lampert, F., Prof. Dr., Zentrum für Kinderheilkunde, Justus-von-Liebig-Universität, Feulgenstr. 12, 35392 Gießen

Lang, D., Prof. Dr., Univ.-Kinderklinik, Prittwitzstr. 43, 89075 Ulm

Lang, T., PD Dr., Univ.-Kinderklinik im Dr. von Haunerschen Kinderspital, Lindwurmstr. 4, 80337 München

Largo, R.H., Prof. Dr., Univ.-Kinderklinik, Steinwiesstr. 75, 8032 Zürich, Schweiz

Lausch, E., Dr., Univ.-Kinderklinik, Langenbeckstr. 1, 55131 Mainz

Lemburg, P., Prof. Dr., Kinderklinik und Poliklinik, Heinrich-Heine-Universität, Moorenstr. 5, 40225 Düsseldorf

Lenard, H.G., Prof. Dr., Kinderklinik und Poliklinik, Heinrich-Heine-Universität, Moorenstr. 5, 40225 Düsseldorf

Lentze, M. J., Prof. Dr., Univ.-Kinderklinik, Adenauerallee 119, 53113 Bonn

Melter, M., Dr., Kinderklinik, MHH, Carl-Neuberg-Str. 1, 30625 Hannover

Merz, E., Prof. Dr., Univ.-Frauenklinik, Langenbeckstr. 1, 55131 Mainz

Meyer, H., Prof. Dr., Kinderkardiologische Klinik, Herz- und Diabeteszentrum NRW, Universitätsklinik Bochum, Georgstr. 11, 32545 Bad Oeynhausen

Michels, H., Dr., Kinderklinik und Rheuma-Kinderklinik, Gehfeldstr. 24, 82467 Garmisch-Partenkirchen

Mielke, G., PD Dr., Univ.-Frauenklinik, Schleichstr. 4, 72076 Tübingen

Moers, A. von, Dr., Klinik für Pädiatrie mit Schwerpunkt Neurologie, Virchow-Klinikum, Augustenburger Platz 1, 13353 Berlin

Mühlendahl, K.E. von, Prof. Dr., Kinderklinik, Iburgerstr. 200, 49082 Osnabrück

Müller, K., PD Dr., St. Maurizius Therapieklinik, Neuropädiatrie, Strümperstr. 111, 40670 Meerbusch

Mundlos, S., Prof. Dr., Institut für Med. Genetik, Augustenburger Platz 1, 13555 Berlin

Mutius, E. von, PD Dr., Univ.-Kinderklinik im Dr. von Haunerschen Kinderspital, Lindwurmstr. 4, 80337 München

Nadal, D., Prof. Dr., Univ.-Kinderklinik, Steinwiesstr. 75, 8032 Zürich, Schweiz

Nejedlo, I., Dr., Klinikum Großhadern, Univ.-HNO-Klinik, Marchioninistr. 15, 81377 München

Neuhäuser, G., Prof. Dr., Zentrum für Kinderheilkunde, Justus-von-Liebig-Universität, Feulgenstr. 12, 35392 Gießen

Nicolai, T., PD Dr., Dr. von Haunersches Kinderspital, Univ.-Kinderklinik, Lindwurmstr. 4, 80337 München

Niethammer, D., Prof. Dr., Univ.-Kinderklinik, Hoppe-Seyler-Str. 1, 72076 Tübingen

Nitsche, E., Dr., Univ.-Kinderklinik, Kahlhorststr. 31-25, 23562 Lübeck

Nützenadel, W., Prof. Dr., Univ.-Kinderklinik, Im Neuenheimer Feld 150, 69120 Heidelberg

Oberwaldner, B., Dipl.-PT, Klin. Abt. für Pädiatrische Pulmonologie und Allergologie, Thoraxphysiotherapie, Univ.-Kinderklinik, Auenbruggerplatz 30, 8036 Graz, Österreich

Oster, O., Prof. Dr., Univ.-Kinderklinik, Schwanenweg 20, 24105 Kiel

Pekrun, A., Prof. Dr., Univ.-Kinderklinik, Robert-Koch-Str. 40, 37075 Göttingen

Pfenninger, J., Prof. Dr., Univ.-Kinderklinik, Inselspital, Freiburgstr., 3010 Bern, Schweiz

Pittschieler, K., Prof. Dr., Abt. Pädiatrische Gastroenterologie, Kinderklinik, Regionalkrankenhaus, Lorenz Böhler Weg, 39100 Bozen, Italien

Poets, C. F., Prof. Dr., Zentrum für Kinderheilkunde und Humangenetik, MHH, Carl-Neuberg-Str. 1, 30632 Hannover

Queißer-Luft, A., PD Dr., Univ.-Kinderklinik, Langenbeckstr. 1, 55131 Mainz

Rajewsky, K., Prof. Dr., Institut für Genetik der Universität, Weyertal 121, 50931 Köln

Ranke, M. B., Prof. Dr., Univ.-Kinderklinik, Hoppe-Seyler-Str. 1, 72070 Tübingen

Rascher, W., Prof. Dr., Klinik für Kinder und Jugendliche, Loschgestr. 15, 91054 Erlangen

Reich, R. H., Prof. Dr. Dr., Klinik für Mund-, Kiefer und Gesichts-Chirurgie, Zentrum für Zahn-, Mund- und Kieferheilkunde, Welschnonnenstr. 35-37, 53111 Bonn

Remschmidt, H., Prof. Dr. Dr., Klinik für Psychiatrie und Psychotherapie des Kinder- und Jugendalters der Universität, Hans-Sachs-Str. 6, 35039 Marburg

Riedel, F., Prof. Dr., Altonaer Kinderkrankenhaus, Bleickenallee 38, 22763 Hamburg

Riedler, J., Univ.-Doz. Dr., Kinderspital, Landeskrankenanstalten, Müllner Hauptstr. 48, 5020 Salzburg, Österreich

Rieger, C., Prof. Dr., Klinik für Kinder- und Jugendmedizin der Ruhr-Universität, St. Josef-Hospital, Alexandrinenstr. 5, 44791 Bochum

Ritz, A., Dr., Neurologisches Rehabilitationszentrum für Kinder und Jugendliche „Friedehorst", Rotdornallee 64, 28717 Bremen

Rodeck, B., PD Dr., Marienhospital, Johannisfreiheit 2-4, 49074 Osnabrück

Roggenkämper, P., Prof. Dr., Zentrum für Augenheilkunde, Sigmund-Freud-Str. 25, 53105 Bonn

Roos, R., Prof. Dr., Kinderabteilung, Städt. Krankenhaus Harlaching, Sanatoriumsplatz 2, 81545 München

Roscher, A., Prof. Dr., Univ.-Kinderklinik im Dr. von Haunerschen Kinderspital, Lindwurmstr. 4, 80337 München

Rosenbaum, Th., Dr., Univ.-Kinderklinik, Moorenstr. 5, 40225 Düsseldorf

Rutishauser, M., Prof. Dr., Blauen Weg 1, 4102 Binnigen, Schweiz

Sacher, P., Dr., Kinderchirurgische Klinik, Univ.-Kinderklinik, Steinwiesstr. 75, 8032 Zürich, Schweiz

Schaub, J., Prof. Dr., Univ.-Kinderklinik, Schwanenweg 20, 24105 Kiel

Scheller, G., PD Dr., Orthopädische Univ.-Klinik, Theodor-Kutzer-Ufer 1-3, 68167 Mannheim

Schille, R., Dr., Univ.-Kinderklinik und Poliklinik, Oststr. 21-25, 04317 Leipzig

Schlack, H. G., Prof. Dr., Rheinisches Kinderneurologisches Zentrum, Waldenburger Ring 46, 53119 Bonn

Schmaltz, A.A., Prof. Dr., Abt. für pädiatrische Kardiologie, Univ.-Kinderklinik, Hufelandstr. 55, 45122 Essen

Schmitt, H.-J., Prof. Dr., Univ.-Kinderklinik, Langenbeckstr. 1, 55131 Mainz

Schneble, H., Dr., Klinik für Kinder und Jugendliche, Epilepsie-Zentrum Kork, Landstr. 1, 77964 Kehl-Kork

Schneider, P., Prof. Dr., Herzzentrum, Klinik für Kinderkardiologie der Universität, Russenstr. 19, 04289 Leipzig

Schneppenheim, R., Prof. Dr., Abt. Pädiatrische Hämatologie und Onkologie, Univ.-Kinderklinik Eppendorf, Martinistr. 52, 20146 Hamburg

Schöch, G., Prof. Dr., Ienervogelweg 35, 44269 Dortmund

Scholz, H., Prof. Dr., Institut für Infektiologie, Mikrobiologie und Hygiene im Klinikum Buch, Wiltbergstr. 50, 13125 Berlin

Schöni, M. H., Prof. Dr., Medizinische Poliklinik und Univ.-Kinderklinik, Inselspital, 3010 Bern, Schweiz

Schöning, M., PD Dr., Univ.-Klinik für Kinderheilkunde und Jugendmedizin, Abt. Entwicklungsneurologie, Frondsbergstr. 23, 72070 Tübingen

Schroeder-Boersch, H., PD Dr., Orthopädische Univ.-Klinik, Theodor-Kutzer-Ufer 1-3, 68167 Mannheim

Schröter, W., Prof. Dr., Ewaldstr. 16, 37085 Göttingen

Schuffenhauer, S., Dr., GSF - Forschungszentrum für Gesundheit und Umwelt, Institut für Humangenetik, Ingolstädter Landstr. 1, 85764 Neuherberg

Schulte, F. J., Prof. Dr., Bellevue 40, 22301 Hamburg

Schulz, E., Prof. Dr., Augenklinik, Abt. Pleoptik und Orthoptik, Univ.-Krankenhaus Eppendorf, Martinistr. 52, 20246 Hamburg

Schumacher, R., Prof. Dr., Univ.-Kinderklinik, Langenbeckstr. 1, 55131 Mainz

Schuster, V., Prof. Dr., Univ.-Kinderklinik, Oststr. 21-25, 04317 Leipzig

Schwarz, K., Dr., Transfusionsmedizin, Universität Ulm, Helmholtzstr. 10, 89081 Ulm

Seger, R. A., Prof. Dr., Univ.-Kinderklinik, Steinwiesstr. 74, 8032 Zürich, Schweiz

Seidenberg, J., Prof. Dr., Klinik für Kinder und Jugendliche, Cloppenburger Str. 363, 26133 Oldenburg

Sennhauser, F.H., Prof. Dr., Univ.-Kinderklinik, Steinwiesstr. 75, 8032 Zürich, Schweiz

Singer, H., Prof. Dr., Univ.-Kinderklinik, Loschgestr. 15, 91054 Erlangen

Sippell, W. G., Prof. Dr., Univ.-Kinderklinik, Schwanenweg 20, 24105 Kiel

Smeitink, J., Dr., Kinderklinik, Katolijke Universiteit Nijmegen, Postbus 9101, 6500 HB Nijmegen, Niederlande

Speer, C. P., Prof. Dr., Univ.-Kinderklinik, Josef-Schneider-Str. 1, 97080 Würzburg

Spranger, J., Prof. Dr., Univ.-Kinderklinik, Langenbeckstr.1, 55131 Mainz

Steen, A., Dr., Klinik und Poliklinik für Dermatologie der Universität, Sigmund-Freud-Str. 25, 53105 Bonn

Steinmann, B., Prof. Dr., Kinderspital, Steinwiesstr. 75, 8032 Zürich, Schweiz

Superti-Furga, A., Prof. Dr., Dept. Pédiatrie Moléculaire, CHUV, Rue du Bugnon 46, 1011 Lausanne, Schweiz

Thal, W., Prof. Dr., Zentrum für Kinderheilkunde der Universität, Hallerstadter Str. 13, 39112 Magdeburg

Thies, W.-R., PD Dr., Herz- und Diabeteszentrum NRW, Georgstr. 11, 32545 Bad Oeynhausen

Truckenbrodt, H., Prof. Dr., Kinderklinik und Rheuma-Kinderklinik, Gehfeldstr. 24, 82467 Garmisch-Partenkirchen

Ullrich, K., Prof. Dr., Univ.-Kinderklinik Hamburg-Eppendorf, Martinistr. 52, 20251 Hamburg

Ulmer, H. E., Prof. Dr., Abt. Pädiatrische Kardiologie, Univ.-Kinderklinik, Im Neuenheimer Feld 150, 69120 Heidelberg

van Gennip, A. H., Dr., Academic Medical Center, University of Amsterdam, PO Box 22700, 1100 DE Amsterdam, Niederlande

Vassella, F., Prof. Dr., Hangweg 17, 3047 Bremgarten, Schweiz

Voit, Th., Prof. Dr., Klinik und Poliklinik für Kinder- und Jugendmedizin, Hufelandstr. 55, 45122 Essen

Waag, K. L., Prof. Dr., Fakultät für Klinische Medizin, Univ.-Klinikum Mannheim, Theodor-Kutzer-Ufer 1-3, 68167 Mannheim

Wabitsch, M., PD Dr., Univ.-Klinik, Prittwitzstr. 43, 89070 Ulm

Wagner, B. P., Dr., Univ.-Kinderklinik, Inselspital, Freiburgstr., 3010 Bern, Schweiz

Wagner, N., Prof. Dr., Kinderklinik, Städt. Kliniken, Beurhausstr. 40, 44137 Dortmund

Wahn, U., Prof. Dr., Klinik für Pädiatrie, Pneumologie und Immunologie, Virchow-Klinikum, Augustenburger Platz 1, 13353 Berlin

Wahn, V., Prof. Dr., Klinik für Kinder und Jugendliche, Klinikum Uckermark, Auguststr. 23, 16303 Schwedt/Oder

Wendel, U., Prof. Dr., Univ.-Kinderklinik, Moorenstr. 5, 40225 Düsseldorf

Wenzler, S., Dr., Institut für Umweltmedizin und Krankenhaushygiene, Hugstetter Str. 55, 79106 Freiburg

Widhalm, K., Prof. Dr., Univ.-Kinderklinik, Währinger Gürtel 20, 1090 Wien, Österreich

Wildhaber, J. H., Dr., Univ.-Kinderklinik, Kinderspital, Steinwiesstr. 75, 8032 Zürich, Schweiz

Willershausen-Zönnchen, B., Prof. Dr., Univ.-Klinik für Zahnerhaltungskunde, Langenbeckstr. 1, 55131 Mainz

Winterpacht, A., Prof. Dr., Institut für Humangenetik der Universität, Butenfeld 42, 22529 Hamburg

Wirth, S., Prof. Dr., Städtische Kinderklinik, Heusnerstr. 40, 42283 Wuppertal

Wolf, H. M., PD Dr., IImmunologische Tagesklinik, Schwarzspanierstr. 15/1/9, 1090 Wien, Österreich

Wollmann, H. A., Dr., Univ.-Kinderklinik, Hoppe-Seyler-Str. 1, 72070 Tübingen

Zabel, B., Prof. Dr., Univ.-Kinderklinik, Langenbeckstr. 1, 55131 Mainz

Zach, M. S., Univ.-Prof. Dr., Univ.-Klinik für Kinder- und Jugendheilkunde, Auenbruggerplatz 30, 8036 Graz, Österreich

Zepp, F., Prof. Dr., Univ.-Kinderklinik, Langenbeckstr. 1, 55131 Mainz

Zeumer, H., Prof. Dr., Abt. für Neuroradiologie, Univ.-Krankenhaus Eppendorf, Martinistr. 52, 20246 Hamburg

Ziegler, S., med. pract., Univ.-Kinderklinik für Infektiologie, Steinwiesstr. 75, 8032 Zürich, Schweiz

Zielen, S., Prof. Dr., Univ.-Kinderklinik, Theodor-Stern-Kai 7, 60596 Frankfurt/Main

Zielinski, R., Korngasse 25, 69221 Dossenheim

Zimmerhackl, L. B., Prof. Dr., Univ.-Klinik für Kinder- und Jugendheilkunde, Anichstr. 35, 6020 Innsbruck, Österreich

Zintl, F., Prof. Dr., Klinik für Kinder- und Jugendmedizin der Universität, Kochstr. 2, 07740 Jena

Zwiauer, K., Dr., Abt. Kinder- und Jugendheilkunde A.Ö. St. Pöllen, Probst-Führer-Str. 4, 3100 St. Pöllen, Österreich

I Allgemeine Aspekte der Pädiatrie

1 Einleitung

J. Spranger

Frühe Entwicklung der deutschsprachigen Pädiatrie. Wesentliche Elemente der deutschsprachigen Pädiatrie gehen auf die Wiener Schule des frühen 19. Jahrhunderts zurück. Das erste Kinderspital des deutschsprachigen Raums, nach St. Petersburg und Paris das dritte in Europa, wurde 1837 in Wien errichtet. Aus ihm entstand 1849 das St.-Anna-Kinderspital, die erste deutschsprachige Universitätskinderklinik. Namen wie Mauthner und von Pirquet sind mit der führenden Rolle der frühen österreichischen Kinderheilkunde verbunden.

In Deutschland berief 1893 Friedrich Althoff, vortragender Rat im preußischen Kultusministerium, unter dem Eindruck einer Sterblichkeitsrate von über 30 % der Lebendgeborenen Otto Heubner aus Leipzig nach Berlin. Ein Jahr später oktroyierte er ihn der unter Wortführung Virchows vergebens protestierenden Berliner Fakultät als ersten deutschen Ordinarius für Kinderheilkunde. Gegen den Widerstand der Fakultäten wurde Pädiatrie Lehr- und Prüfungsfach. Mit der Bekämpfung von Infektions- und Ernährungskrankheiten begann eine wissenschaftliche Blütezeit und wurde die führende Rolle der deutschsprachigen Pädiatrie bis in die frühen 30er Jahre begründet. Namen wie Czerny, Finkelstein, Moro, von Pfaundler sind mit der Erinnerung an diese Zeit verbunden. In ihr wurden die heute selbstverständlichen Grundlagen der kurativen und präventiven Pädiatrie geschaffen, das Wissen um Ernährungsphysiologie, Impfungen, die Rachitis und Rh-Inkompatibilität, um nur weniges zu nennen.

Mit dem Niedergang der Kinderheilkunde im Einflussbereich des Nationalsozialismus war es der Schweiz vorbehalten, die Tradition der deutschsprachigen Pädiatrie fortzuführen und auf ihrem internationalen Niveau zu halten. Mit Hilfe ihrer Schweizer Kollegen konnten deutsche und österreichische Kinderärzte nach dem Krieg wieder Anschluss an die internationale Kinderheilkunde gewinnen. Erinnert sei an die von Fanconi, Prader, Rossi, Zellweger und anderen in Zürich gestalteten Fortbildungsseminare.

Veränderungen des Aufgabenspektrums seit 1945. Während in den sich entwickelnden Ländern Infektions- und Mangelkrankheiten zentrale Aufgaben der Kinderheilkunde blieben, verdrängten in den hochentwickelten Ländern Impfungen und Antibiotika, Hygiene und immer feinere Kenntnisse der Ernährungsphysiologie und -pathologie diese Krankheiten aus den Kliniken. In den Vordergrund der klinischen Pädiatrie schoben sich seltenere, häufig pränatal determinierte Entwicklungsstörungen und chronische Krankheiten. Biochemie, Immunologie und Molekularbiologie, technische Geräte wie Sonograph und Magnetresonanztomograph revolutionierten die Diagnostik. Der Computer zog in Kliniken und Praxen ein. Die Zahl bekannter Krankheiten wuchs ebenso rasch wie das Wissen um physiologische und pathophysiologische Vorgänge.

Antibiotika, Hormone, Zytostatika, neue operative und pädiatrisch-therapeutische Verfahren einschließlich Flüssigkeits- und Elektrolyttherapie, Transplantation und interventioneller Kinderkardiologie ermöglichten ein Leben mit Krankheiten und Entwicklungsdefekten, die früher den sicheren Tod bedeuteten. Kam die Diagnose einer Leukämie im Jahre 1970 noch einem Todesurteil gleich, so werden heute mehr als 70 % der betroffenen Kinder geheilt. Kinder mit Ösophagusatresie, Myelomeningozelen, sehr kleine Frühgeborene hatten kaum eine Überlebenschance. Fortschritte der Prä- und Perinatalmedizin, neue intensivmedizinische und operative Verfahren sicherten ihr Leben, nicht selten freilich um dem Preis einer vorübergehenden oder lebenslangen Behinderung. Mit der Betreuung behinderter und chronisch kranker Kinder entstand ein neues Aufgabenspektrum.

Strukturentwicklung der Pädiatrie. Wie die Erwachsenenmedizin paßte sich die Kinderheilkunde den unübersichtlicher werdenden Kenntnissen und Verfahren durch Spezialisierung an. Glaubten leitende Ärzte der 60er Jahre die Kinderheilkunde noch weitgehend überblicken zu können, ist die moderne Pädiatrie ohne Spezialbereiche nicht mehr denkbar. Anders als in angelsächsischen Ländern wuchs in Deutschland mit der Spezialisierung die Gefahr der intellektuellen und organisatorischen Absonderung einzelner Teilgebiete. Das Ideal von der ganzheitlichen Betreuung des Kindes wurde und wird weniger von der Organmedizin und von der Beschränkung auf einzelne Entwicklungsabschnitte bedroht als durch den damit verbundenen Hang zum Partikularismus. Daß die Errichtung unabhängiger Spezialbereiche zu wirtschaftlichen Schwierigkeiten und Imbalancen in einem Fach führen mußte, dem aufgrund einer geringen Patientenzahl weniger Mittel zur Verfügung standen als der Erwachsenenmedizin, liegt auf der Hand.

Die besondere Struktur der deutschsprachigen Pädiatrie. In ihrer Struktur war und bleibt die deutschsprachige Kinderheilkunde gekennzeichnet durch die strenge Teilung zwischen stationärer und ambulanter Behandlung. Zahl und Organisationsgrad der niedergelassenen Kinderärzte übertreffen die anderer Länder. Ihre Qualifikation führte zur weitgehenden Verlagerung der Pädiatrie aus dem stationären in den ambulanten Bereich. In die Klinik werden nur noch schwere, unklare oder hochspezielle Behandlungsfälle eingewiesen. Die damit verbundenen organisatorischen und ökonomischen Schwierigkeiten prägen das Bild der heutigen Kinderklinik ebenso wie ihre erst zwischen 1970 und 1980 erfolgte Öffnung für die erwachsenen Angehörigen. Wenige sehr aufwendige und anspruchsvolle Patienten ergeben im heutigen Versorgungssystem eine sehr schmale wirtschaftliche Basis.

Präventive Medizin – Sozialpädiatrie. Neben dem erweiterten Behandlungsspektrum übernahm die ambulante Pädiatrie vermehrt Aufgaben der sekundären und tertiären Prävention, von Krankheitsfrüherkennung und Rehabilitation. In Deutschland setzten sich Kinderärzte wie Nitsch, Schmid, von Harnack, Theobald, Hellbrügge u. a. für die Verlagerung der individuellen in die staatlich gelenkte und öffentlich finanzierte Vorsorge ein. Unter dem Begriff der Sozialpädiatrie wurden Vorsorgeuntersuchungen systematisiert und ein Netzwerk von Frühförderungszentren eingerichtet. Mit dem intensivierten Wunsch nach Krankheitsfrüherkennung wuchs freilich die Gefahr von Überdiagnostik und Übertherapie. Die Erkennung des Normalen bleibt ebenso eine der Hauptaufgaben der Pädiatrie wie die kritische Evaluierung therapeutischer Verfahren.

Kinderarzt und Gesellschaft. Die enge Verflechtung der Kinderheilkunde mit der öffentlichen Gesundheitsfürsorge erklärt sich aus dem Schutzbedürfnis der Kinder. Hieraus erwachsende ethische und soziale Erfordernisse zwingen den Kinderarzt zur inneren, aber auch zur öffentlichen Stellungnahme. Die Tendenz von Öffentlichkeit und Rechtsprechung wirtschaftliche Aspekte des Kindes zu betonen, schafft ein neues Bild vom Kind, mit dem sich Kinderärzte vielfach auseinandersetzen. Sie sehen im Kind nicht nur den Patienten, sondern auch das schutzbefohlene Wesen, für das sie Partei ergreifen. Zunehmende Leistungserwartungen der Bürger und wachsende rechtliche Verpflichtungen ändern das früher auf Vertrauen gebaute duale Arzt-Patienten-Verhältnis auch im Bereich der Kinderheilkunde.

Zu den Veränderungen, die Kinderärzte zunächst nur mittelbar betreffen, gehört die Einstellung zum Ungeborenen. Die Änderung des Abtreibungsrechts mit der Möglichkeit eine Schwangerschaft selbst dann noch zu beenden, wenn ein lebensfähiges Neugeborenes zu erwarten ist, fordern ihn jedoch unmittelbar. Hier wie in der Frage lebensverlängernder Maßnahmen bei unheilbar Kranken, der Achtung der Entscheidungsfreiheit der Eltern, dem Persönlichkeitsschutz, dem Recht auf Wissen und Nichtwissen und vielem mehr, wird die Ethik ärztlichen Handelns zum zentralen Thema der Kinderheilkunde.

Kinderarzt, Umwelt und Irrationales in der Pädiatrie. Eine Statistik des Jahres 1907 belegt, daß im Deutschen Reich 439,7 pro 1000 Kinder bis zum 16. Lebensjahr starben. Die mittlere Lebenserwartung von männlichen Neugeborenen war 45 Jahre, die eines weiblichen 48 Jahre. In Mitteleuropa ist die Neugeborenenmortalität seit dem Kriegsende von Werten um 40 auf solche um 5 pro Tausend gesunken und die davon wesentlich abhängige Lebenserwartung auf nunmehr 81 Jahre für Frauen und 75 Jahre für Männer gestiegen. Dieser Zuwachs an Lebensjahren ist mit einem ebenso großen Gewinn an Lebensqualität und Genußfähigkeit verbunden. Dem gegenüber steht eine unverändert große, ja wachsende Angst vor schädigenden Einflüssen einer als lebensfeindlich empfundenen, naturwissenschaftlich geprägten Zivilisation. Mit dem Verschwinden von Hunger und Krieg, der Beherrschung von Naturgewalten und tödlichen Epidemien richtet sich die gleiche Angst auf Verunreinigungen von Luft und Nahrung im Picogrammbereich ebenso wie auf die Effekte einer hochtechnisierten Medizin. Irrational wie diese Ängste sein mögen, beeinflussen sie dennoch Befindlichkeiten und fordern ärztliche Abhilfe. Die deutschsprachige Pädiatrie stellt sich dieser Aufgabe und hat u. a. ein vorzügliches Informations- und Aufklärungssystem für Umweltgefährdungen geschaffen. Durch ein intensives Fortbildungssystem vermittelt sie Wissen, das Ängste beseitigt. Daß auf irrationalen Ängsten der Bevölkerung dennoch irrationale Formen der Medizin gedeihen, gehört zu den faszinierenden Erscheinungen der Nachkriegspädiatrie. Ihnen setzt das vorliegende Buch bewußt und mit Stolz schulmedizinisches Wissen entgegen – nicht im Anspruch auf Vollständigkeit und Ausschließlichkeit, aber doch in der Bescheidung auf Erkenntnis, die überprüfbar ist und sich der Überprüfung stellt.

2 Ethik in der Pädiatrie

H. G. Lenard

Die in Gesetzen und Verordnungen formulierten juristischen Grundlagen, die sich auf die Ausübung des ärztlichen Berufes, auf die Tätigkeit medizinischer Einrichtungen und auf das Verhältnis des Patienten zum Arzt und zu diesen Einrichtungen beziehen, bilden eine wichtige Grundlage und einen notwendigen Rahmen für ärztliches Handeln und ärztliche Entscheidungen. Sie stellen aber nur ein Mindestmaß an konsensfähiger Ethik innerhalb einer Gesellschaft dar. Sie sind bis zu einem gewissen Grade veränderlich – abhängig von geistesgeschichtlichen und gesellschaftspolitischen Entwicklungen –, sie sind unterschiedlichen Auslegungen zugänglich und in Grenzsituationen nicht immer ethisch homogen. Sie sind in ihrer aktuellen Form selbstverständlich verbindlich für ärztliches Handeln, geben aber auf schwierige ethische Probleme nicht immer eindeutige Antworten, denn ein Problem, das lösbar ist, für das es eine absolut richtige oder absolut falsche Antwort gibt, ist bereits kein ethisches mehr. Ethik als oberste Instanz menschlichen und damit ärztlichen Verhaltens sollte unabhängig sein. Sie ist theologischen, juristischen und demokratischen Gegebenheiten, historischen Entwicklungen und nationalen Eigenheiten übergeordnet, aber sie muß diese berücksichtigen und nach Möglichkeit integrieren. Ein Kapitel über Ethik in einem pädiatrischen Lehrbuch kann keine Fragen beantworten. Es kann nur den juristischen und moralischen Rahmen darstellen, in dem der Kinderarzt arbeitet, und Kriterien und Strategien aufzeigen, die für solche Problemsituationen relevant sind, für die es eine für alle Beteiligten und Betroffenen gleichermaßen befriedigende Antwort nicht geben kann, eine Entscheidung aber dennoch gefunden werden muß.

Gesetze, Richtlinien. Die gesetzlichen Grundlagen des ärztlichen Handelns, die unter dem Begriff „Arztrecht" zusammengefaßt werden können, finden sich auf internationaler Ebene im Völkerrecht und zunehmend auch in europäischen Normen. Sie finden sich national bereits im Grundrecht, in den für das Arzt-Patienten-Verhältnis relevanten Gesetzen des öffentlichen Rechtes, des Zivilrechtes und des Strafrechtes, und reichen hin bis zum einfacheren Verordnungs- und Satzungsrecht. Spezielle Gebiete der medizinischen Forschung sind im Arzneimittelgesetz (AMG) und im Medizinproduktegesetz (MPG) geregelt. Das Embryonenschutzgesetz (ESchG), das Transfusionsgesetz (TFG), und das Transplantationsgesetz (TPG) betreffen spezifische Gebiete ärztlicher Tätigkeit, in denen Komplexität und Konsequenzen des wissenschaftlichen Fortschrittes gesetzliche Regelungen erforderlich machten. Das Sozialgesetzbuch (SGB) mit seinen Ergänzungen (Gesundheitsreformgesetz, Gesundheitsstrukturgesetz, Bundespflegesatzverordnung) hat über die Regelung organisatorischer und finanzieller Gegebenheiten Einfluß auf ärztliche Tätigkeiten, die durchaus auch ethische Fragen berühren können.

Spezielle Aspekte der ärztlichen Tätigkeit sind in den von den Ländern erlassenen Heilberufsgesetzen (HeilBerG) geregelt. Die standesrechtlich verbindlichen Berufsordnungen für Ärzte in den einzelnen Ländern orientieren sich an einer Musterberufsordnung der Bundesärztekammer (letzte Fassung von 1997). Internationale Empfehlungen geben die Deklarationen des Weltärztebundes, für biomedizinische Forschung am Menschen die Deklaration von Helsinki (erstmals beschlossen 1964, mehrfach revidiert, zuletzt in Edinburgh 2000), für die Rechte des Patienten die von Lissabon (1995). Für die Prüfung von Arzneimitteln wurde von der Europäischen Gemeinschaft ein Richtlinienvorschlag für „Gute klinische Praxis" („Good Clinical Practice", GCP) erarbeitet. Ein Übereinkommen zum Schutz der Menschenrechte und der Menschenwürde im Hinblick auf die Anwendung von Biologie und Medizin („Menschenrechtsübereinkommen zur Biomedizin") des Europarates, welches einen Mindeststandard für alle Teilnehmerstaaten garantieren soll, ohne strengere nationale Gestze einzuschränken, ist vom Ministerrat der Gemeinschaft verabschiedet und wird derzeit auf nationaler Ebene diskutiert.

Der durch eine lange Tradition ehrwürdige hippokratische Eid, häufiger zitiert als gelesen, ist in ethischen Notlagen wenig hilfreich und in einigen Details durch die Zeit überholt. Eine modernisierte Kurzform, als „Gelöbnis" in die Berufsordnung für deutsche Ärzte eingefügt, ist noch allgemeingültiger formuliert. Sie verlangt eine „Berufsausübung mit Gewissenhaftigkeit und Würde", überläßt allerdings mögliche Definitionen des Begriffes der ärztlichen Würde der intellektuellen Diskussion zum Wesen und Inhalt des Arztberufes.

Es ist selbstverständlich, daß der Arzt die Autonomie des Patienten respektiert; es ist ohnehin gesetzlich festgelegt, daß jeder ärztliche Eingriff eine Körperverletzung darstellt, sofern er nicht mit informierter Zustimmung des Patienten erfolgt, zu der eine ausführliche Aufklärung Voraussetzung ist. In der Kinderheilkunde müssen somit die Sorgeberechtigten (in der Regel die Eltern) zustimmen, aber auch der minderjährige Patient, sofern er alters- und entwicklungsbedingt über die nötige Einsichtsfähigkeit verfügt. Die Feststellung der Einsichtsfähigkeit des Kindes erfordert eine kritische Prüfung, die bei chronischen Erkrankungen fortlaufend erfolgen muß. Ein ärztlicher „Paternalismus", der auf der Voraussetzung basiert, daß der Arzt am besten weiß, was für den Patienten gut ist, ist nicht nur gegen das Gesetz, sondern schlechter Stil und wird heute auch von den Patienten immer weniger akzeptiert. Kritische Situationen können auftreten, wenn Sorgeberechtigte ärztliche Maßnahmen ablehnen, die für das Kind nach wissenschaftlicher Erkenntnis notwendig, vielleicht sogar lebensrettend sind. Konfrontation ist in dieser Situation immer schlechter als der Versuch einer verständnisvollen Kooperation. Juristisch wird das Sorgerecht der Eltern – bei Jugendlichen deren Autonomie – sehr hoch bewertet, und nur in kritischen, lebensgefährlichen Situationen ist eine gerichtliche Entscheidung anzustreben und erfolgversprechend.

Die Vertraulichkeit der Interaktion zwischen den Patienten (und deren Familie) und dem Arzt, also das Gebot der ärztlichen Schweigepflicht, ist ein Grundsatz des ärztlichen Handelns und wird ergänzt durch die gesetzlichen Vorgaben des Datenschutzes, deren Relevanz für pädiatrische Patienten, die noch ein ganzes Leben vor sich haben, besonders hoch einzuschätzen ist.

Ethik in der pädiatrischen Forschung. Wissenschaftliche Untersuchungen am Menschen bedürfen der informierten Einwilligung des Patienten (bzw. des Probanden, welcher keinen persönlichen Nutzen von der Untersuchung hat). Studien an oder mit Kindern und Jugendlichen, die nicht rechtsverbindlich zustimmen können – bei alters- und entwicklungsmäßig gegebener Einsichtsfähigkeit aber immer einwilligen sollen –, sind selbstverständlich nur mit Einwilligung der Sorgeberechtigten möglich. Grundsätzlich dürfen bei Kindern keine Studien durchgeführt werden, die auch an Erwachsenen möglich sind. Es gibt allerdings eine Vielzahl von Erkrankungen, die nur im Kindesalter vorkommen oder in diesem Alter einen spezifischen Verlauf nehmen (Beispiele sind Probleme der Früh- und Neugeborenen, angeborene Stoffwechselerkrankungen, kindliche Tumoren), und es gibt entwicklungsbedingte Besonderheiten des kindlichen Organismus, die zur Folge haben, daß Medikamente oder Nahrungsbestandteile anders verstoffwechselt werden, andere Wirkungen und auch Nebenwirkungen haben als beim Erwachsenen. Pädiatrische Forschung ist also notwendig, wenn man Kinder nicht von den Fortschritten der Medizin, von neuen diagnostischen und therapeutischen Möglichkeiten ausschließen will. Dies gilt auch für wissenschaftliche Untersuchungen, die keinen unmittelbaren oder potentiellen Nutzen für das Kind haben, welches in diesem Rahmen also zum Probanden wird: Die Evaluation neuer prophylaktischer (Impfungen, Diäten zur Vermeidung von Allergien) oder diagnostischer Verfahren (Labormethoden, bildgebende Untersuchungen) erfordert zunächst die Erhebung von Normalwerten und Normalbefunden bei gesunden Kindern.

Dem Pädiater ist im Interesse seiner Patienten qualifizierte Forschung an und mit Kindern ebenso ein Anliegen wie der bestmögliche Schutz aller Kinder und Jugendlichen auch im Rahmen von wissenschaftlichen Untersuchungen.

Pädiatrische Forschung verlangt somit besonders strenge Kriterien der Beurteilung: Neben einer hohen Qualität des Forschungsvorhabens und damit des möglicherweise resultierenden Nutzens sind die für das Kind damit verbundenen Risiken und Unannehmlichkeiten sehr genau zu prüfen. Ein minimales (geringstmögliches) Risiko ist verbunden mit der Befragung, Beobachtung oder Messung von Kindern, soweit sie einfühlsam durchgeführt werden. Minimal sind die Risiken bei Untersuchungen des Spontanurins, des Speichels oder bei der Verwendung von Blutproben, die im Rahmen notwendiger diagnostischer Untersuchungen gewonnen werden. Ein geringes Risiko ist mit Eingriffen verbunden, die mit einem kurzen Schmerz einhergehen, wobei eine Venenpunktion oder eine Injektion bei einem älteren Kind sicher weniger belastend ist als bei einem ängstlichen Kleinkind. Eingriffe mit einem hohen Risiko, wie beispielsweise eine arterielle Punktion oder eine Gewebebiopsie, sind für wissenschaftliche Zwecke allein nicht zu rechtfertigen sondern nur dann, wenn sie im Rahmen diagnostisch oder therapeutisch notwendiger Untersuchungen vorgenommen werden. Sofern das Kind in der Studie als Proband fungiert, sind höchstens Untersuchungen mit einem minimalen Risiko möglich und erlaubt. Ein mehr als minimales Risiko ist im Rahmen wissenschaftlicher Untersuchungen oder zur Evaluation neuer diagnostischer oder therapeutischer Verfahren nur dann akzeptabel, wenn diese auch mit einem potentiellen Nutzen für das Kind selbst, bei familiären Erkrankungen vielleicht auch für Geschwister, einhergehen.

Wissenschaftliche Untersuchungen erfordern neben der Zustimmung der ausführlich informierten Sorgeberechtigten und neben dem Einverständnis des Patienten nach Maßgabe seiner Einsichtsfähigkeit die positive Beurteilung durch eine fachkompetent besetzte oder zumindest beratene Ethikkommission. Besondere Vorsicht und Zurückhaltung ist dann geboten, wenn das Kind keine leiblichen Eltern hat, wenn die Eltern aufgrund mangelnder intellektueller oder sozialer Kompetenz nicht ausreichend zustimmungsfähig erscheinen oder wenn das Kind an einer Erkrankung oder Behinderung leidet, die nicht in direktem Zusammenhang mit der Fragestellung der geplanten Studie steht.

Ethikkommission. Nach Landesrecht gebildete öffentlich-rechtliche Ethikkommissionen sind bei den Landesärztekammern und bei den Fakultäten der Medizinischen Hochschulen angesiedelt. Sie sind zuständig für die ethische und berufsrechtliche Beratung von Kammer- bzw. Universitätsmitgliedern bei biomedizinischer Forschung am Menschen. Die Verpflichtung zur Beratung durch eine Ethikkommission ergibt sich aus dem Standesrecht und ist nach dem AMG sowie dem MPG gesetzlich geboten. Die deutschen Ethikkommissionen sind grundsätzlich nicht zuständig für ethisch schwierige Entscheidungen am Krankenbett (eine Ausnahme stellt die Beratungspflicht von Lebendorganspendern nach dem TPG dar), wenn auch im Einzelfall eine freiwillige Beratung durch ein ethisch erfahrenes Gremium für den Arzt möglich ist und hilfreich sein kann.

Neben wissenschaftlich erfahrenen Ärzten unterschiedlicher Fachrichtungen muß der Kommission immer ein Jurist angehören. Viele Kommissionen bedienen sich auch der ethischen Kompetenz von Theologen oder Philosophen. Aufgabe der Kommission ist der Schutz von Patienten und Probanden bei wissenschaftlichen Untersuchungen durch eine kritische Prüfung des Studienprotokolls, einer genauen Risiko-Nutzen-Abwägung, einer Prüfung des freiwilligen Einverständnisses nach umfassender schriftlicher Aufklärung und des geforderten Versicherungsschutzes.

Eine „Zentrale Kommission zur Wahrung ethischer Grundsätze in der Medizin und ihren Randgebieten" (ZEKO) bei der Bundesärztekammer nimmt Stellung zu grundsätzlichen ethischen Fragen, die durch den Fortschritt und die technologische Entwicklung in der Medizin entstehen oder die sich im Hinblick auf die Pflichten bei der ärztlichen Berufsausübung ergeben; sie steht auf Wunsch lokalen Ethikkommissionen für eine ergänzende Beurteilung bei Fragen von grundsätzlicher Bedeutung zur Verfügung.

Bei der Beurteilung von klinischen Studien zur somatischen Gentherapie (Gentransfer in Körperzellen mittels eines Vektors) sollen sich die lokalen Ethikkommissionen durch eine mit entsprechenden Fachleuten besetzte „Kommission für somatische Gentherapie" bei der Bundesärztekammer beraten lassen. Der Gentransfer in Keimbahnzellen ist nach dem Embryonenschutzgesetz (ESchG) verboten und unter Strafe gestellt.

Das Gesetz verbietet auch die Gewinnung von Stammzellen aus überzähligen Embryonen nach In-vitro-Fertilisation. Der klinische Einsatz solcher pluripotenten Zellen zur Therapie schwerwiegender Erbkrankheiten ist derzeit noch ein theoretisches Konzept, dessen möglicher Wert umstritten ist. Über die Notwendigkeit theoretischer Forschung an embryonalen Stammzellen, die in einigen Ländern stattfindet, ist die öffentliche Diskussion in Deutschland noch im Gang.

Das Recht zu leben und das Recht zu sterben. Jeder Mensch wünscht sich wohl einen schmerzfreien Tod zu einem angemessenen Zeitpunkt und wäre dankbar für Erleichterung des Sterbens durch ärztliche Hilfe, vielleicht sogar für eine beabsichtigte Herbeiführung des Todes in einer hoffnungslosen Situation. Entsprechende Maßnahmen bezeichnet man als „Euthanasie". Der Mißbrauch dieses Terminus zu sozialdarwinistisch motivierten, unrechtmäßigen und unmenschlichen Maßnahmen im Nationalsozialismus macht eine Diskussion und Beschreibung der ärztlichen Aufgaben und Verantwortlichkeiten am Ende eines Lebens heute schwer. Der Begriff „Sterbehilfe" ist nur ein anderes Etikett, der Versuch eines sprachlichen Ausweges aus einem deutschen Dilemma angesichts der Notwendigkeit, über ärztliche Aufgaben und Möglichkeiten in menschlichen Grenzsituationen weiterhin zu sprechen.

Hufeland, einer der großen deutschen Ärzte des vorletzten Jahrhunderts, schrieb 1836:

> *[Der Arzt] soll und darf nichts anderes tun, als Leben zu erhalten; ob es ein Glück oder ein Unglück sei, ob es Wert habe oder nicht, dies geht ihn nichts an, und maßt er sich einmal an, diese Rücksicht mit in sein Geschäft aufzunehmen, so sind die Folgen unabsehbar, und der Arzt wird der gefährlichste Mensch im Staate (Hufeland 1836, S.893–903).*

Dieses Zitat wird auch heute noch gern als Dogma mit zweifelsfreiem Wahrheitsgehalt zitiert, wenn Diskussionen um die Rolle des Arztes gegenüber unheilbar kranken Patienten abgekürzt oder unterbunden werden sollen – wie ja derartige Diskussionen, bei denen es um singulär schwierige und differenzierte moralisch-ethische Probleme geht, leider allzu oft die fatale Tendenz haben, in dogmatischen Statements stecken zu bleiben, zu ideologischen Verkündigungen zu werden. Die medizinischen und technischen Fortschritte, die sich Hufeland noch nicht vorstellen konnte, haben neben ihren offensichtlichen Vorteilen dem Arzt auch Möglichkeiten an die Hand gegeben, in schicksalhafte Verläufe einzugreifen und Leben auch dort zu verlängern, wo man es als „Unglück" für den Patienten ansehen muß, nicht ein vom Schicksal bestimmtes, sondern ein von ärztlichen Maßnahmen verursachtes Unglück.

Zu der Frage, in welchen Situationen eine Lebensverlängerung mittels intensivmedizinischer Maßnahmen nicht mehr gefordert und kaum noch vertreten werden kann, gibt es mittlerweile wohlüberlegte Stellungnahmen zahlreicher medizinischer Gremien und Fachgesellschaften. Wenn dabei das Interesse und das Wohl der Patienten im Vordergrund steht, „Euthanasie" eine entsprechende Willenserklärung des Patienten voraussetzt, handelt es sich in der Regel um Menschen, die ihr Leben zu einem mehr oder weniger großen Teil bereits gelebt haben. In der Neonatologie, bei der intensivmedizinischen Behandlung von schwer mißgebildeten oder schwer geschädigten Kindern, stellt sich allerdings immer die zusätzliche Frage, ob gar nicht zu leben besser ist als wenigstens kurz und vielleicht schlecht. Diese Frage ist zumindest dann nicht zu beantworten, wenn die Gewißheit eines besseren Lebens nach dem Tode nicht mehr als Sicherheit gegeben ist.

Es gibt eine kleine Gruppe von Kindern mit absolut hoffnungsloser Prognose (wie einer Anenzephalie oder anderen schwersten Mißbildungen des Nervensystems oder multipler Organe), die mit Sicherheit innerhalb absehbarer Zeit sterben und bei denen man nur aus rücksichtsloser Ideologie für eine künstliche Lebensverlängerung plädieren könnte. In solchen Fällen kann und darf man wohl auch nicht mehr tun oder verlangen, als die Durchführung einer Basisversorgung in Form von Flüssigkeitszufuhr, zuwendender Pflege und, wenn nötig, medikamentöser Sedierung und Schmerzbekämpfung, im Englischen als „tender loving care" bezeichnet. Vor schwierigen Entscheidungen stehen wir bei Kindern, die trotz sehr schlechter Entwicklungsprognose lange überleben können oder bei solchen, die ohne medizinische Maßnahmen nicht lebensfähig sind, bei denen zum Zeitpunkt der Geburt Diagnose und damit Prognose jedoch noch nicht feststehen. In dieser Situation kann der Arzt höchstens die relativ beste, nie die einzig richtige Entscheidung treffen, wenn er sich für oder gegen die Einleitung intensivmedizinischer Maßnahmen entscheidet. Jede Entscheidung hat negative Konsequenzen zur Folge: Das Kind hat keine Chance, überhaupt zu leben, oder es lebt nur kurz unter sehr schweren Bedingungen; der Arzt ist also mit einer „no-win-situation" konfrontiert. Er wird im Zweifel und im mutmaßlichen Interesse des Kindes eine Therapie beginnen, dies aber im Hinblick auf die Möglichkeit, die Therapie später wieder zu beenden, wenn Diagnose und Prognose klarer sind, wenn sich die Eltern, vielleicht auch andere kompetente Personen oder Institutionen eine Meinung gebildet und diese geäußert haben. Vier grundsätzliche Kriterien sind für eine Entscheidungsfindung relevant: der Wert des Lebens, das Entscheidungsrecht und die Interessen der Eltern, die Persönlichkeit des Kindes und das „best interest", also das Wohl des Kindes.

Der Wert des Lebens ist sehr hoch, aber nicht absolut anzusetzen. Ein rigoroser Vitalismus, der Leben als nicht mehr qualifizierbares Gut ansieht und dessen maximale Verlängerung um jeden Preis als die Pflicht des Arztes angesehen wird, würde zu einem „Humanitätsterror" führen, zu einem teuren Mißbrauch der Technologie in der Absicht, biologische Existenz ohne Rücksicht auf Lebensqualität für das Kind und die betroffene Familie zu verlängern. Die Entscheidungen des Arztes und damit seine Verantwortung reichen weit in das spätere Leben nicht nur des Patienten, sondern auch dessen Eltern und dessen Geschwister hinein. Es ist notwendig abzuwägen und zu qualifizieren – nicht den Wert des Lebens, sondern die Konsequenzen unserer Entscheidungen.

Diese müssen die Folgen für die Familie berücksichtigen und sollten daher im Konsens mit den Eltern getroffen werden. Daß dies nicht immer einfach ist, belegen Äußerungen und Publikationen, in denen Eltern beklagen, daß schwerstgeschädigte Kinder ohne oder sogar gegen ihre Zustimmung am Leben erhalten wurden. Fraglos können elterliche Stellungnahmen in akuten emotionalen Ausnahmesituationen nicht immer frei und rational sein. Die ärztliche Autorität kann dabei ebenso ein Übergewicht haben wie auf der anderen Seite der Schock über die Geburt eines mißgebildeten oder durch Komplikationen geschädigten Kindes, die Angst vor seiner Zukunft und die Furcht vor den Reaktionen der Umgebung. Den Plädoyers für das Lebensrecht Schwerstbehinderter und den staatlichen Garantien für die Mitübernahme von Folgelasten stehen in der Realität auch soziale Ablehnung und bürokratische Schwierigkeiten entgegen. Es gibt Familien, die diesen Lebenskampf mit Gewinn führen, aber es gibt auch solche, die daran zerbrechen. Einer Meinungsäußerung der Eltern nach umfassender und einfühlsamer Information über Prognose und Möglichkeiten der Hilfe und Unterstützung ist daher ein hohes Gewicht beizumessen.

Die Persönlichkeit des Kindes wird zumeist in Form neuropsychologischer Funktionen wie Selbstbewußtsein, Leidens- oder Kommunikationsfähigkeit definiert. Derartige höhere Hirnfunktionen sind naturgemäß beim Früh- und Neugeborenen schwer meßbar und oft nur unsicher prognostizierbar. Sicher macht auch nicht die Reifung komplexer Hirnstrukturen und damit Hirnfunktionen den zunehmenden Wert einer Persönlichkeit aus. Die Entstehung einer Persönlichkeit ist ein kontinuierlicher Prozeß, im Normalfall mit der Empfängnis beginnend, und fortschreitend bis zur Geburt und darüber hinaus. Es gibt eine offensichtliche Entwicklung von einem Zellverband mit dem Potential, ein Mensch zu werden, über die zunehmende Individualität des Feten bis zu einer Persönlichkeit. Daß die Persönlichkeit erst durch Interaktion und Kommunikation, durch Liebe und Zuneigung entsteht, wird durch die Tatsache deutlich, daß es leichter ist, ein Neugeborenes bei einer schwersten Schädigung nach Geburt nicht intensivmedizinisch zu behandeln als bei demselben Kind nach einigen Wochen, „wenn man es schon kennt", die Behandlung ein- und das Beamtungsgerät abzustellen. Eltern, die sich sofort für eine Unterbrechung der Schwangerschaft entscheiden, wenn bei dem Kind eine schwere Fehlbildung festgestellt wird, die mehr oder weniger ausgesprochen seinen Tod wünschen, wenn es trotzdem zur Welt kommt, werden häufig nach wenigen Tagen des Zusammenlebens alles tun, um es am Leben zu erhalten. Die durch Interaktion entstandene „Persönlichkeit" erhöht nicht etwa den Wert eines Lebens, beeinflußt aber unsere Entscheidungen.

Das Wohl des Patienten, also die Belange des Kindes, sind für das ärztliche Handeln der letzte, wichtigste Punkt. Welches Maß an Belastungen und Schmerzen wir ihm zumuten dürfen, um sein Leben zu verlängern oder zu erhalten, bleibt eine subjektive Entscheidung, die um so mehr in Richtung einer Lebenserhaltung tendieren wird, je mehr man die individuelle Existenz als einmalige und mit dem Tod verspielte Chance betrachtet.

Die gesetzlichen Vorgaben erlauben den Verzicht auf oder die Beendigung intensivmedizinischer Maßnahmen unter bestimmten strengen Kriterien. Für die Neonatologie wurden diese in den sog. „Einbecker Empfehlungen" der Deutschen Gesellschaft für Medizinrecht aus dem Jahre 1992 formuliert. Diese Formulierungen sind sehr allgemein gefaßt und lassen Raum für „ärztliches Ermessen", das selbstverständlich nicht willkürliche Entscheidungen ermöglicht, wohl aber eine kritische und einfühlsame Abwägung aller relevanten Aspekte.

Während passive Euthanasie in der Form von Unterlassung oder Beendigung intensivmedizinischer Maßnahmen unter bestimmten Voraussetzungen erlaubt ist, ist aktive Euthanasie verboten. Diese strenge Trennung, die juristisch sicher notwendig ist, ist ethisch nicht ganz unproblematisch. Zumindest individualethisch kann es kaum richtiger sein, ein langsames und mühevolles Sterbenlassen des Kindes über Wochen für besser zu halten als eine aktive, schmerzlose Tötung. De facto ist die Grenze zwischen aktiv und passiv ohnehin unscharf, weil sie nicht in einer exakten Dosis eines Sedativums oder Analgetikums anzugeben, sondern nur über die mit der Verordnung verbundene Absicht zu definieren ist. Das Verbot der aktiven Euthanasie hat gute sozialethische Gründe: Eine Freigabe der aktiven Tötung birgt die Gefahr, daß ihre Durchführung auch in bester Absicht Folgen im Denken und schließlich im Handeln der Menschen erzeugen kann, die nicht mehr kontrollierbar sind. Die jüngere Geschichte Deutschlands hat diese Befürchtungen, schon von Hufeland vorausgesehen, in fataler Weise bestätigt und liefert zureichenden Grund für eine Beibehaltung des Verbotes der aktiven Euthanasie.

Die deutsche Geschichte ist auf der anderen Seite kein Anlaß, die Praxis anderer Länder als ethisch falsch oder gar verwerflich zu bezeichnen, in denen auf der Basis anderer geschichtlicher Voraussetzungen und einer anderen Gewichtung individualethischer Aspekte einer aktiven Sterbehilfe gegenüber einem mühevollen Sterbenlassen in sorgfältig ausgewählten Einzelfällen der Vorzug gegeben wird. Eine vom ethischen Standpunkt aus grundsätzlich negative Bewertung dieser Haltung wäre nicht zuletzt deswegen unberechtigt, da auch bei uns die Situation vor der Geburt gänzlich anders beurteilt wird als danach.

Ethik in der Pränataldiagnostik. Die derzeit übliche und empfohlene Überwachung der Schwangerschaft beinhaltet eine Reihe von Untersuchungen (Triple-Test, regelmäßige Sonographie und, bei älteren Schwangeren, Amniozentese), die der Erkennung von Fehlbildungen und Erkrankungen des ungeborenen Kindes dienen. Diese stellen per se nach geltendem Recht keine Indikation für einen Schwangerschaftsabbruch dar. Das schwerkranke Kind hat kein Recht, nicht geboren zu werden („wrongful life" ist nicht einklagbar). Sein Zustand ermöglicht allerdings einen nichtrechtswidrigen Schwangerschaftsabbruch, wenn dadurch „die Gefahr einer schwerwiegenden Beeinträchtigung des körperlichen oder seelischen Gesundheitszustandes der Schwangeren abzuwenden ist" (§ 218 a StGB). Übersieht der Gynäkologe eine schwerwiegende Erkrankung oder unterläßt er es, die Mutter darüber zu informieren und sie auf die Möglichkeit eines Schwangerschaftsabbruches hinzuweisen, kann er für den Tatbestand haftbar gemacht werden, der im englischen „wrongful birth" genannt wird, also für die psychischen und materiellen Belastungen, die den Eltern aus der Geburt des kranken Kindes entstehen. Damit bekommt für den Gynäkologen das Leben des ungeborenen Kindes notgedrungen einen anderen Wert als für den Pädiater, der dasselbe Kind wenig später behandelt, diese Behandlung nur unter strengsten Bedingungen unterlassen kann und für eine aktive Tötung selbstverständlich zur Rechenschaft gezogen würde. Es geht hier nicht um die Gleichstellung der Unterbrechung einer Frühschwangerschaft mit der aktiven Tötung eines Neugeborenen. Wenn man allerdings gedanklich an die Grenze geht, so muß man feststellen, daß in dem sehr kurzen Zeitraum um die 22. Schwangerschaftswoche post conceptionem, in dem ein Schwangerschaftsabbruch aus medizinischer Indikation noch möglich und zu verlangen ist, die Tötung desselben Kindes unmittelbar nach der Geburt aber verboten, überzeugende ethische Begründungen für eine unterschiedliche Bewertung nicht mehr erkennbar sind. Die unterschiedliche Bewertung des kindlichen Lebens kurz vor und unmittelbar nach der Geburt ist juristisch korrekt und mag politisch opportun sein, ist ethisch jedoch nicht zu begründen. Man kann aus guten Gründen aktive Euthanasie ablehnen, muß dann aber auch eine strenge Indikation für einen Schwangerschaftsabbruch fordern. Man kann, aus nicht weniger guten Gründen, die Entscheidung über einen Abbruch einer Spätschwangerschaft der Entscheidung der Mutter anheim stellen, sollte dann aber auch bereit sein, über Formen der nicht mehr nur passiven Euthanasie von Neugeborenen mit einer sehr schlechten Prognose zu sprechen. Die „seelische Belastung" für die Mutter ändert sich kaum durch den Akt der Geburt, und der Verweis auf die furchtbare Euthanasiepraxis des Dritten Reiches ist deswegen nicht überzeugend, weil Feten davon keineswegs aus grundsätzlichen Bedenken ausgenommen waren, sondern sicher nur wegen noch nicht vorhandener diagnostischer Möglichkeiten.

Der gesellschaftliche Konsens und die daraus resultierenden juristischen Vorgaben führen zu einer immer effektiveren und differenzierteren pränatalen Diagnostik. Dabei sind nicht nur schwere (und weniger schwere) Fehlbildungen und chromosomale Anomalien mit schweren (oder unklaren) Konsequenzen zu erkennen. Die moderne Molekulargenetik ermöglicht darüber hinaus die Diagnostik einer zunehmend erkannten Zahl von erblichen Krankheiten, wobei ernsthafte und ungelöste Fragen dann auftreten, wenn bereits bei dem ungeborenen Kind genetische Defekte nachweisbar sind, deren Manifestation erst nach Jahren, vielleicht nach Jahrzehnten zu erwarten ist. Die Präimplantationsdiagnostik, d.h. die molekulargenetische Untersuchung einer Zelle eines durch In-vitro-Fertilisation erzeugten Embryos vor dessen Implantation in den Uterus, ist ein gangbarer Weg für Elternpaare mit bekannter genetischer Belastung, die ein gesundes Kind wünschen, eine Interruptio nach Diagnostik während der Schwangerschaft aber ablehnen. Diese in zahlreichen europäischen Ländern bereits etablierte Verfahren verbietet bei uns noch immer das ESchG. Ethisch weit problematischer erscheint der Einsatz der Präimplantationsdiagnostik zur Auswahl eines potentiellen, immunologisch kompatiblen Organspenders für ein krankes Geschwisterkind.

Der Begriff des „Screening" wurde für systematische Untersuchungen einer Population geprägt, die der Früherkennung einer durch Therapie vermeidbaren oder zumindest beeinflußbaren Erkrankung dienen. Es liegt auf der Hand, daß Screening-Untersuchungen ethisch anders zu bewerten sind, die nur selten der Früherkennung einer behandelbaren Erkrankung, weit häufiger der Vermeidung der Geburt eines kranken Kindes dienen.

Ökonomische Probleme. Die Medizin steht unter dem Einfluß gesellschaftlicher und ökonomischer Entwicklungen, deren ethische Bewertung erst ansatzweise diskutiert wird, wobei das Ergebniss dieser Diskussion die aktuelle Situation, die „Sachzwänge", kaum beeinflussen kann. Der Arzt soll und möchte jedem Patienten die bestmögliche Diagnostik und Therapie zukommen lassen. Notwendige Einsparungen im Gesundheitswesen schränken das Budget der Kliniken und der Praxen ein, damit sogleich die Behandlungsmöglichkeiten des Arztes als Angestelltem eines wirtschaftlich geführten Unternehmens oder als Unternehmer in freier Praxis. Es werden sich also in zunehmendem Maße Probleme der „Triage" stellen, der Notwendigkeit einer Abwägung zwischen mehr oder weniger notwendigen Maßnahmen bei mehr oder weniger kranken Patienten. Ethisch ist eine solche Abwägung sicher nicht grundsätzlich negativ zu beurteilen, da auch die Aufrechterhaltung eines finanzierbaren Gesundheitssystems, welches statt maximaler Leistungen die optimale Versorgung der wirklich Bedürftigen garantiert, ethische Qualität hat.

Die Behandlung von chronisch kranken Kindern aus Ländern mit einer tatsächlich oder mutmaßlich schlechteren medizinischen Versorgung ist nicht immer und ohne weiteres als humanitäre Maßnahme durchführbar. Daß medizinische Hilfe unabhängig von Religion, Nationalität oder Rasse zu erfolgen hat, entspricht dem Grundverständnis des Arztes von seiner Aufgabe. Dennoch muß er das Gesundheitssystem als Ganzes im Auge behalten und deswegen auch die Finanzierbarkeit solcher Leistungen angesichts der zunehmend notwendigen allgemeinen Beschränkungen in unserem Lande kritisch prüfen. Er wird selbstverständlich alle vorhandenen Möglichkeiten ausschöpfen, um dem Patienten zu helfen, der ihm gegenübersteht. Allerdings mögen ethisch relevante Aspekte auch bei einer Auseinandersetzung mit der Frage zutage treten, auf welchem Wege und aus welchem Grund gerade dieser Patient aus einer Vielzahl von anderen seines Heimatlandes mit ähnlichen oder noch schwereren Erkrankungen die Möglichkeit zu einer Behandlung im Ausland gefunden hat.

Wenn der Arzt bei Aufnahme in den ärztlichen Berufsstand gelobt, „sein Leben in den Dienst der Menschlichkeit zu stellen", sieht er sich mit einer gesellschaftspolitischen Entwicklung konfrontiert, die zumindest während der Zeit seiner Weiterbildung diesen Dienst als normale berufliche Tätigkeit wie jede andere betrachtet. Die Bemühungen um eine gleichmäßige Verteilung der Arbeitsplätze und das Tarifrecht führen dazu, daß jüngere Kollegen nicht mehr ihr Leben, sondern nur noch ihre Arbeitszeit in den „Dienst der Menschlichkeit" stellen können und stellen dürfen. Ethische Überlegungen zu diesem Thema könnten nicht nur die Effekte einer solchen Entwicklung für die kontinuierliche, persönliche Betreuung des einzelnen Patienten betreffen, sondern auch für die Qualität der diagnostischen und therapeutischen Fähigkeiten des Arztes, die eine Funktion seiner Erfahrung sind, und letztlich für das Selbstverständnis des Arztes und seines Berufes als Lebensaufgabe und -inhalt.

Es ist ein wichtiger Aspekt dieser Aufgabe, daß sich der Arzt durch kontinuierliche Beschäftigung mit ethischen Themen, durch Gespräche mit Kollegen und Mitarbeitern, aber auch mit anderen Mitgliedern und Gruppierungen der Gesellschaft fortlaufend mit anstehenden und neu auftretenden Fragen auseinandersetzt. Nur wenn man sowohl die grundsätzlichen wie auch die praktischen Probleme in ihrer ethischen Relevanz erkennt und ernst nimmt, nur wenn man sich seiner eigenen Möglichkeiten und Beschränkungen, seiner eigenen Einstellung zum Leben und zum Sterben bewußt ist, wird man, wenn schon nicht ohne einen Rest von Schuld, so doch wenigstens mit gutem Gewissen vor sich selbst, vor seinen Patienten und vor der Gesellschaft verantwortungsvolle Entscheidungen in schwierigen oder extremen Situationen treffen können.

Literatur

Bundesärztekammer (1997) Berufsordnung für die deutschen Ärztinnen und Ärzte. Dt Ärzteblatt 94: A 2354-A2363

Deutsch E (1999) Medizinrecht, 4. Aufl. Springer, Berlin Heidelberg New York Tokio (Enthält auch die Texte des hippokratischen Eides, der Deklarationen des Weltärztebundes von Lissabon und Helsinki, sowie das Übereinkommen über Menschenrechte und Biomedizin des Europarates)

Deutsche Gesellschaft für Medizinrecht (1992) Grenzen ärztlicher Behandlungspflicht bei schwerstgeschädigten Neugeborenen (Einbekker Empfehlung). Mschr Kinderheilkd 140: 437–438

Frader J, Thompson A (1994) Ethical issues in the pediatric intensive care unit. Pediat Clin N Amer 41: 1405–1421

Grodin MA, Glantz LH (eds) (1994) Children as research subjects. Science, ethics and law. Oxford University Press, New York Oxford

Hufeland CW (1836) Enchiridion medicum oder Anleitung zur medizinischen Praxis, 2. Aufl. Jonas, Berlin, S 893–903

Laufs A (1999) Grundlagen des Arztrechts. In: Laufs A, Uhlenbruck W (Hrsg) Handbuch des Arztrechts, 2. Aufl. Beck, München, S 1–36

Winter SF, Fenger H, Schreibre HL (Hrsg.) (2001) Genmedizin und Recht. Rahmenbedingungen und Regelungen für Forschung, Entwicklung, Klinik, Verwaltung. Beck, München

3 Wachstum und Entwicklung

R. H. Largo

Die Pädiatrie zeichnet sich als medizinisches Fachgebiet dadurch aus, daß sich der Kinderarzt mit einem Organismus beschäftigt, der sich ständig verändert. Dies gilt für einzelne Organfunktionen wie beispielsweise den Blutdruck genauso wie für das Kind als Ganzes. Das Kind wächst und entwickelt sich über viele Jahre. Es verändert seine Gestalt und eignet sich ständig neue Fähigkeiten und Verhalten an.

Es ist eine wichtige kinderärztliche Aufgabe, Verzögerungen und Störungen in der Entwicklung eines Kindes frühzeitig zu erfassen. Im Weiteren übt der Pädiater für die Eltern eine Beraterfunktion aus. Eltern, deren Kind an Schlafstörungen leidet, erwarten, daß er sie kompetent beraten kann. Um diese Aufgaben erfüllen zu können, benötigt der Kinderarzt ein solides Grundwissen über die kindliche Entwicklung. Er soll mit den gängigen Erziehungsvorstellungen vertraut und fähig sein, im Gespräch und durch Beobachtung herauszufinden, welche Erwartungen die Eltern an das Kind haben und wie sie mit dem Kind umgehen. Schließlich sollte er auch die relevanten psychosozialen Faktoren kennen und deren mögliche Auswirkungen auf die Entwicklung eines Kindes abschätzen können.

In den ersten 3 Unterkapiteln werden allgemeine Angaben zur kindlichen Entwicklung bezüglich Entwicklungsbereichen, Zusammenwirken von Anlage und Umwelt sowie Variabilität gemacht. In den folgenden Unterkapiteln werden die Teilbereiche der Entwicklung in den verschiedenen Altersperioden besprochen.

3.1 Grundlagen

Die kindliche Entwicklung läßt sich anhand der folgenden drei Prozesse charakterisieren:

- Wachstum: Entwicklungsparameter nehmen quantitativ zu, z.B. Körpergröße, Muskelkraft oder Wortschatz.
- Differenzierung: Entwicklungsparameter verändern sich qualitativ, indem sie sich morphologisch und funktionell ausdifferenzieren, z.B. Ausbildung der Greiffunktion, der Syntax oder der sekundären Geschlechtsmerkmale.
- Spezifizierung: Entwicklungsparameter werden mit der Anpassung an die Umwelt in ihren Funktionen festgelegt, z.B. die Motorik beim Aneignen des Schreibens oder die Sprache durch den Erwerb der Muttersprache. Die Spezifizierung wird in der Pubertät weitgehend abgeschlossen, z.B. bezüglich motorischer Geschicklichkeit oder Sprachkompetenz.

Kinder entwickeln sich ganzheitlich, d.h. Teilbereiche wie Motorik oder Sprache stehen in einer ständigen Wechselwirkung miteinander. Wenn in diesem Kapitel die Entwicklung in verschiedene Bereiche aufgeteilt wird, geschieht dies lediglich aus praktischen Gründen, denn die Gesetzmäßigkeiten der Entwicklung lassen sich so besser darstellen. Die kindliche Entwicklung wird anhand der folgenden 6 Teilbereiche besprochen:

- Trink-, Eß- und Schlafverhalten,
- Wachstum,
- Motorik,
- Bindungs- und Sozialverhalten,
- Kognition,
- Sprache.

Trink-, Eß- und Schlafverhalten. Körperfunktionen wie Kreislauf, Atmung und Verdauung müssen gewährleistet sein, damit ein Kind gedeihen kann. Einige dieser Funktionen werden von bestimmten Verhalten begleitet, die Eltern und Kinderarzt häufig beschäftigen. Dazu gehören insbesondere das Trink-, Eß- und Schlafverhalten.

Trink- und Eßverhalten. Kinder werden im Verlaufe ihrer Entwicklung unterschiedlich ernährt. Die Ernährungsform ist dem jeweiligen Entwicklungsstand des kindlichen Organismus angepaßt. Sie entspricht seinen Möglichkeiten von Nahrungsaufnahme, Verdauung, Stoffwechsel und Ausscheidung. Im Säuglingsalter ist das Kind bei der Ernährung vollständig von den Eltern und anderen Bezugspersonen abhängig. Danach beginnt es, in seinem Trink- und Eßverhalten zunehmend selbständig zu werden, und erwirbt kulturspezifische Eßtechniken.

Bereits Neugeborene und junge Säuglinge unterscheiden sich voneinander in ihrem Trinkverhalten. Größere Kinder können ausgeprägte Abneigungen und Vorlieben für bestimmte Speisen aufweisen. Das Eßverhalten und die Bedeutung, welche die Nahrung und das Essen für Kinder bekommen, sind aber nicht nur Ausdruck individueller Eigenheiten, sondern werden immer auch durch die familiären Erfahrungen mitgeprägt. Eltern ernähren ihre Kinder und erziehen sie durch ihr Vorbild zu bestimmten Eßgewohnheiten.

Eßverhalten und Wohlbefinden beeinflussen sich gegenseitig. Mit Zuwendung oder Liebesentzug können die Eltern auf das Trink- und Eßverhalten ihres Kindes einwirken. Andererseits übt das Kind mit seinem Verhalten auch eine große Macht auf die Eltern aus. Ein Kind, das beim Essen kräftig zupackt, erfreut die Eltern. Ein Kind, das wenig ißt, ängstigt sie. Eltern haben einen imperativen Drang, ihr Kind zu ernähren. Sie werden, wenn es ein schlechter Esser ist, leicht verunsichert.

Schlafverhalten. Der Schlaf gliedert sich in Zyklen unterschiedlicher Schlafstadien und zirkadiane Rhythmen (Winfree 1988).

Schlaf-Wach-Zyklen. Anhand des Elektroenzephalogrammes und von Körperfunktionen wie Atmung, Augenbewegungen und Muskeltonus lassen sich zwei Funktionszustände des Schlafes unterscheiden: REM- und Non-REM-Schlaf. Der REM-Schlaf geht mit einem charakteristischen Muster des Elektroenzephalogrammes, einer unregelmäßigen Atmung, gelegentlicher motorischer Unruhe und schnellen Bewegungen des Augapfels unter den Augenlidern einher („rapid eye movements"). Der Non-REM-Schlaf zeichnet sich durch eine große motorische Ruhe, eine regelmäßige Atmung und das Fehlen von raschen Augenbewegungen aus. Er setzt sich elektroenzephalographisch aus 4 Unterstadien zusammen.

Schlafzyklen entstehen durch regelmäßige Wechsel zwischen den Stadien des REM- und Non-REM-Schlafes sowie dem Wachzustand (Abb. 3.1).

Es gibt kein Alter, in dem die Schlafzyklen gewissermaßen ausgereift sind. Sie verändern sich ständig im Verlaufe des Lebens. Beim jungen Säugling dauert ein Schlafzyklus etwa 50 Minuten. Er verlängert sich bis ins Erwachsenenalter auf 90 bis 120 Minuten.

Zirkadiane Rhythmen. Die Schlaf-Wach-Zyklen sind einem ungefähr (circa) 24-Stunden-Rhythmus untergeordnet, der

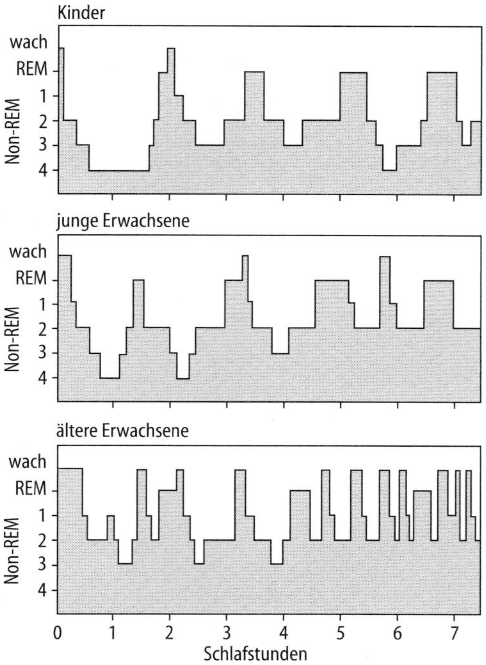

Abb. 3.1. Das Schlafverhalten im Verlaufe einer Nacht bei Kindern, jungen und älteren Erwachsenen. (Nach Linden 1979)

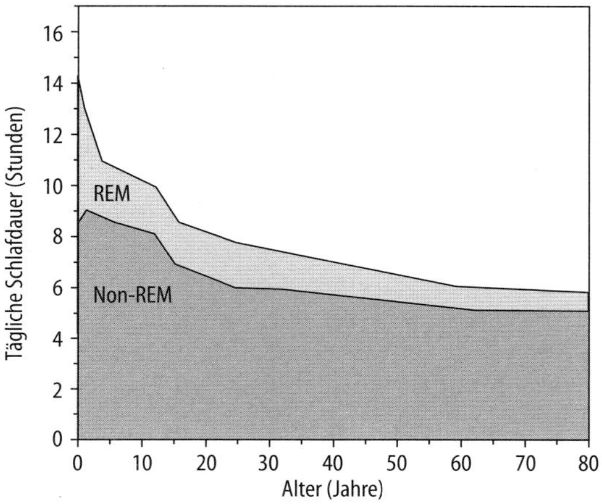

Abb. 3.2. Die Dauer des Gesamtschlafes sowie Anteile von REM- und Non-REM-Schlaf von der Geburt bis ins hohe Alter. (Modifiziert nach Roffwarg et al. 1966)

durch den Tag-Nacht-Wechsel beeinflußt wird. Bei der Geburt gibt es noch keine zirkadianen Rhythmen. Sie bauen sich im Verlaufe der ersten zwei Lebensjahre langsam auf.

Nicht nur der Schlaf, sondern sämtliche klinisch bedeutsame Körperfunktionen unterliegen zirkadianen Rhythmen. Das Herz schlägt in der Nacht nicht gleich rasch wie am Tag und morgens nicht gleich wie abends. Die Niere scheidet am Tag mehr Urin aus als nachts. Die Körpertemperatur ist am Morgen tiefer als am Abend. Fingernägel und Haare wachsen nachts schneller als am Tag. Die Drüsenfunktionen sind je nach Tageszeit unterschiedlich aktiv. So sind die Milchdrüsen stillender Mütter nachts produktiver als am Tag. Das Wachstumshormon wird vor allem im Schlaf ausgeschüttet. Schließlich wird auch die metabolische Kinetik von Medikamenten durch die zirkadianen Rhythmen beeinflußt.

Schlafdauer. Genauso wie sich die Schlaf-Wach-Zyklen im Verlaufe des Lebens ständig verändern, sind auch die Gesamtschlafdauer und die Anteile von REM- und Non-REM-Schlaf altersabhängig (Abb. 3.2). Die Schlafdauer und der Anteil des REM-Schlafs nimmt mit zunehmendem Alter immer mehr ab.

Der Schlafbedarf ist in jedem Alter von Mensch zu Mensch unterschiedlich groß. Es gibt Neugeborene, die lediglich 14 und andere, die 20 Stunden pro 24 Stunden schlafen. Die meisten Erwachsenen benötigen 7 bis 8 Stunden Schlaf, damit sie am nächsten Tag ausgeruht sind. Einige kommen jedoch mit 3 bis 4 Stunden Schlaf pro Nacht aus, während andere 9 bis 10 Stunden benötigen.

Methodik. Störungen des Trink-, Eß- und Schlafverhaltens gehören zu den häufigsten Verhaltensauffälligkeiten im Kindesalter. Einer Beratung sollte immer eine sorgfältige Erfassung des kindlichen Verhaltens vorausgehen (Largo et al. 1984).

Das Schlafverhalten wie auch das Trink- und Eßverhalten eines Kindes kann mit einem 24-Stunden-Protokoll zuverlässig erfaßt werden (Abb. 3.3). Die Eltern werden gebeten, das kindliche Verhalten während 7 bis 14 Tagen aufzuzeichnen.

Wachstum. Die somatische Entwicklung zeichnet sich durch eine Größenzunahme sowie eine morphologische und funktionelle Differenzierung der Organsysteme aus. Damit verbunden ist ein Wandel in Gestalt und Erscheinung. Die Eigenheiten des Wachstumsprozesses lassen sich am besten an einer individuellen Wachstumskurve ablesen. In Abb. 3.4a ist die Distanzkurve der Länge eines einzelnen Kindes dargestellt. Die Körpergröße nimmt im ersten Lebensjahr rasch zu, flacht sich in den folgenden Jahren zunehmend ab, um nach einer erneuten, leichten Zunahme in der Pubertät die Erwachsenengröße zu erreichen.

Einen noch besseren Einblick in die Dynamik des Längenwachstums vermittelt die Geschwindigkeitskurve, die sich aus der ersten Ableitung der Distanzkurve ergibt (Abb. 3.4b). Die Wachstumsgeschwindigkeit ist im ersten Lebensjahr außerordentlich hoch. Sie nimmt bis zum siebten Lebensjahr ständig ab. Im frühen Schulalter kommt es zu einer vorübergehenden leichten Zunahme des Wachstums (erste Streckung oder sog. „mid-growth spurt").

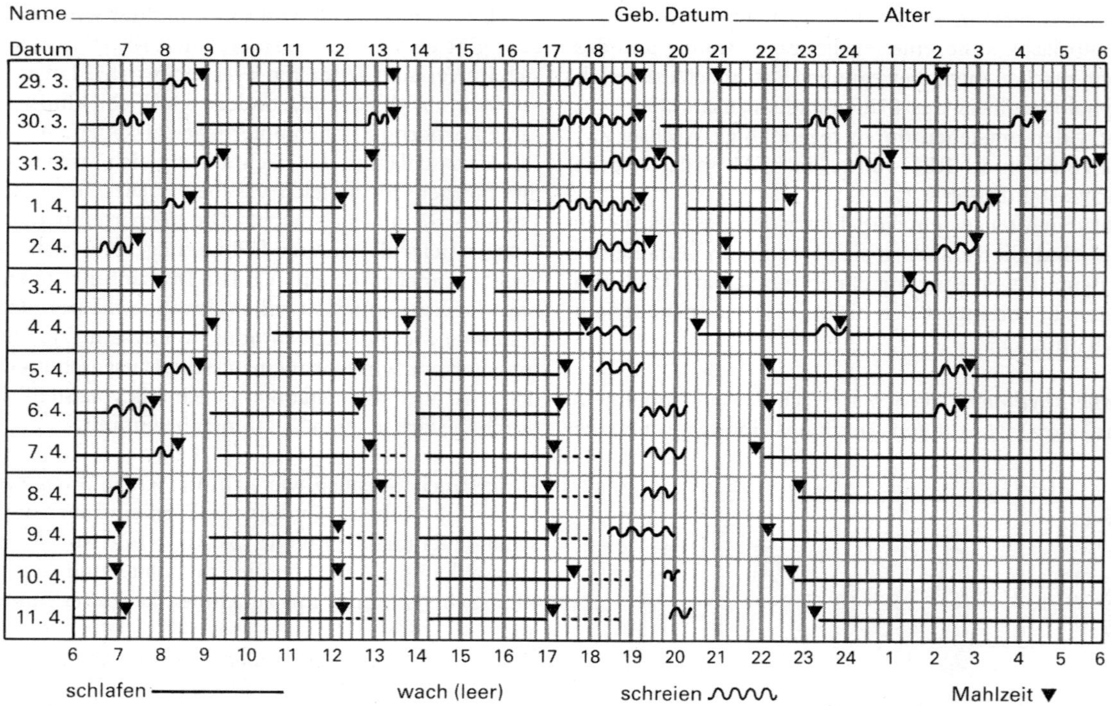

Abb. 3.3. 24-Stunden-Protokoll

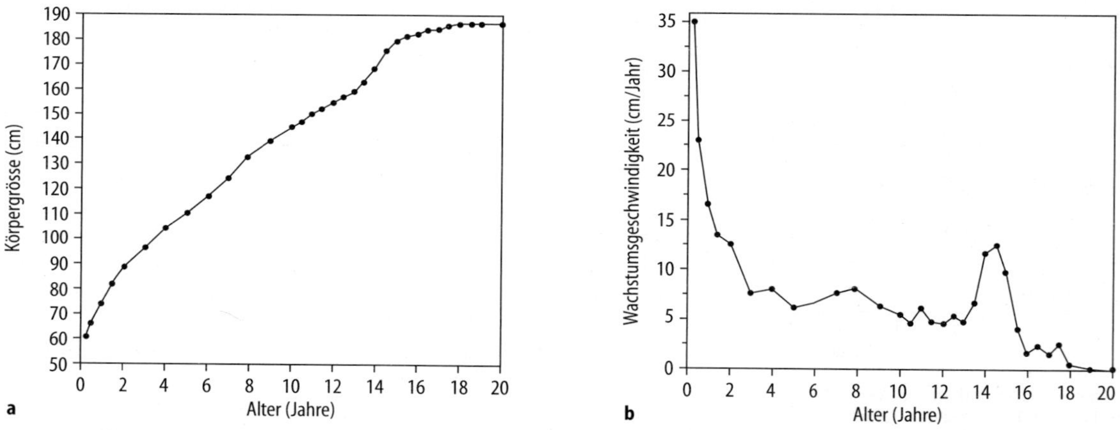

Abb. 3.4a,b. Wachstumskurve bei einem einzelnen Kind. **a** Distanzkurve der Körpergröße, **b** Geschwindigkeitskurve der Körpergröße (Größenzunahme pro Jahr). (Erste Zürcher Longitudinalstudie). (Aus Prader et al. 1989)

In der Pubertät nimmt das Längenwachstum kurzfristig rasant zu, um danach innerhalb weniger Jahre zum Abschluß zu kommen.

Die Wachstumsgeschwindigkeit weist bei allen Kindern den gleichen Kurvenverlauf auf. Dies gilt nicht nur für die Gesamtlänge, sondern auch für die Längenmaße von Beinen, Armen und Rumpf (Abb. 3.5). So unterscheidet sich das Wachstum des Rumpfes von demjenigen der Beine nur dadurch, daß die Wachstumsgeschwindigkeit der Beine in jedem Alter etwas größer ist und der pubertäre Wachstumsschub früher einsetzt. Letzteres führt dazu, daß die Kinder zu Beginn der Pubertät ausgesprochen langbeinig sind.

Die interindividuellen Unterschiede in der Körpergröße lassen sich auf ein unterschiedlich ausgeprägtes Wachstum über die ganze Entwicklungsperiode zurückführen. Kinder, die als Erwachsene groß sind, wachsen in jedem Alter etwas mehr als diejenigen, die eine geringe Erwachsenengröße erreichen. Der dynamische Ablauf des Wachstums weist bei kleinen und großen Individuen grundsätzlich den gleichen Verlauf auf.

Da sich die verschiedenen Körperabschnitte ungleich rasch entwickeln, kommt es im Verlaufe der prä- und postnatalen Entwicklung zu einem Gestaltwandel (Abb. 3.6).

Das Wachstum ist nicht nur von Kind zu Kind unterschiedlich ausgeprägt, es verläuft auch unterschiedlich rasch und dauert damit verschieden lange an. Die interindividuellen Unterschiede in der Wachstumsdauer können bis zu 5 Jahre betragen. Das Wachstumstempo ist dabei unabhängig von der Körpergröße: Kleine und große Kinder können gleichermaßen verschieden rasch wachsen. Ein unterschiedliches Wachstumstempo kann vor allem im frühen Schulalter und in der Pubertät zu erheblichen Längendifferenzen

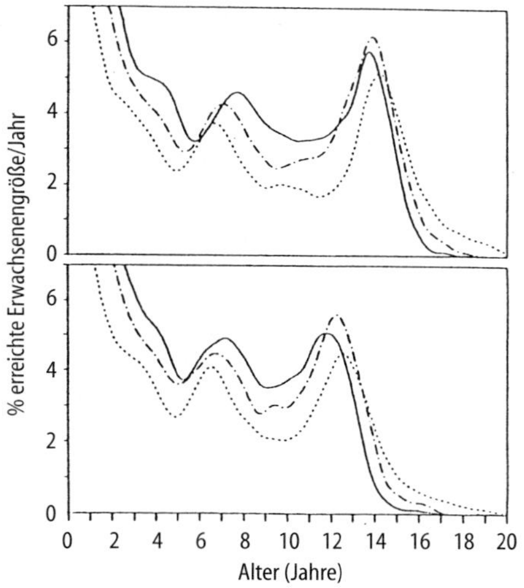

Abb. 3.5. Mittlere Geschwindigkeitskurven (ausgedrückt in Prozenten der erreichten Erwachsenengröße) für Armlänge (– · – · –), Rumpflänge (······) und Beinlänge (——) bei Knaben (oben) und Mädchen (unten). (Aus Gasser et al.1991)

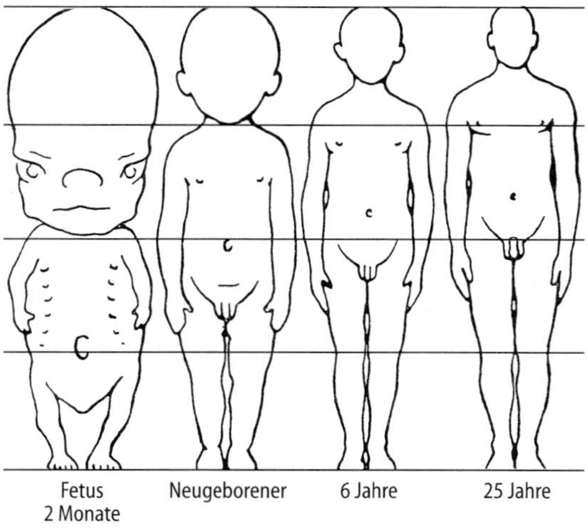

Abb. 3.6. Gestaltwandel

führen. In Abb. 3.7 ist das Längenwachstum zweier Mädchen dargestellt, die in den ersten Lebensjahren und nach Abschluß des Wachstums gleich groß sind. Ihre Wachstumsdynamik ist aber sehr unterschiedlich. Das eine Mädchen wächst viel rascher als das andere, was im Alter von etwa 12 Jahren vorübergehend zu einer Differenz in der Körpergröße von 14 cm führt.

Männer sind durchschnittlich 13 cm größer als Frauen. Dieser Geschlechtsunterschied kommt erst im Verlaufe der Pubertät zustande. Im präpubertären Alter sind die Knaben im Mittel lediglich 1,5 cm größer als die Mädchen (Abb. 3.8).

Da der pubertäre Wachstumsspurt bei den Mädchen 1,5 Jahre früher eintritt als bei den Knaben, sind die Mädchen mit etwa 12 Jahren vorübergehend etwas größer als die Knaben. Der Geschlechtsunterschied von 13 cm in der Erwachsenengröße läßt sich zu gleichen Teilen auf einen ausgeprägteren pubertären Wachstumsschub und eine um durchschnittlich 1,5 Jahre längere Wachstumsdauer beim männlichen Geschlecht zurückführen.

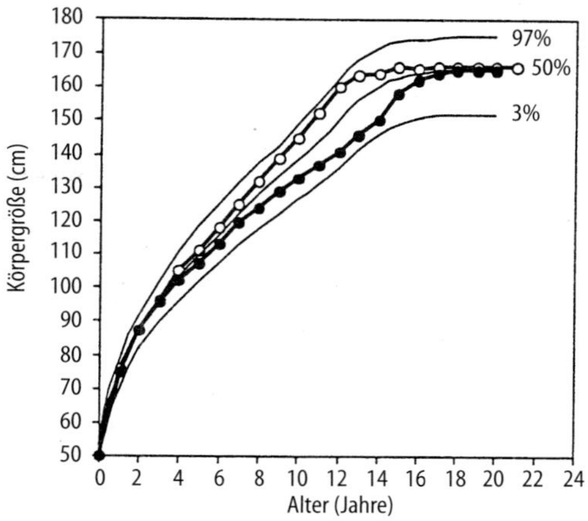

Abb. 3.7. Unterschiedliche Wachstumsdynamik: Zwei Mädchen mit raschem (○ Frühentwicklerin) beziehungsweise langsamem Wachstum (● Spätentwicklerin) bei gleicher Erwachsenengröße. 3., 50. und 97. Perzentile der Normpopulation. (Erste Zürcher Longitudinalstudie)

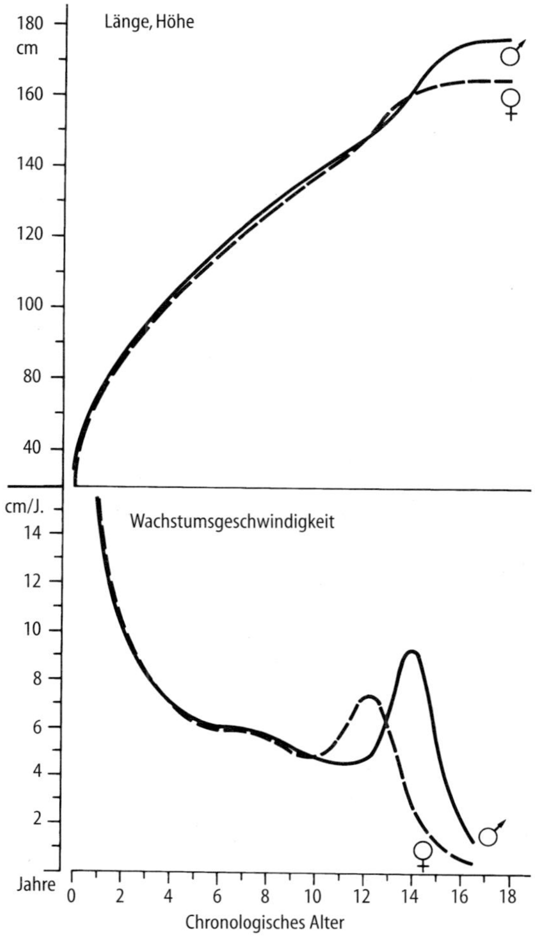

Abb. 3.8. Geschlechtsunterschied im Längenwachstum: Mittelwertskurve der Distanzmasse und der Wachstumsgeschwindigkeit für Knaben und Mädchen. (Aus Prader et al.1989)

Methodik. Um das Wachstum eines Kindes zuverlässig zu beurteilen, braucht es eine standardisierte Meßtechnik und repräsentative Normwerte.

Körpermaße. Für die meisten klinischen Fragestellungen reichen die folgenden 3 Körpermaße aus:

- *Gewicht:* Das Kind wird nackt gewogen oder anschließend das Gewicht der getragenen Kleidungsstücke vom Meßwert abgezogen. Das Körpergewicht wird auf 100 Gramm genau erfaßt.
- *Körpergröße:* Sie wird in den ersten 3 Lebensjahren liegend bestimmt. Ein Untersucher, beispielsweise die Mutter, hält den Kopf des Kindes an der oberen Begrenzung der Meßeinrichtung fest. Der Kopf wird so positioniert, daß die Verbindungslinie zwischen dem Gehörgang und dem äußeren Augenwinkel horizontal verläuft. Der zweite Untersucher streckt den Rumpf und die Beine des Kindes und bringt die Fußsohlen in festen Kontakt mit dem Meßbrett. Nach dem 3. Lebensjahr wird die Körpergröße stehend bestimmt. Das Kind wird aufgefordert, so an der Meßeinrichtung zu stehen, daß Fersen, Gesäß und Hinterhaupt dem Meßbrett anliegen. Fußknöchel oder Knie berühren sich gegenseitig. Der Kopf wird so positioniert, daß die Verbindungslinie zwischen dem Gehörgang und dem äußeren Augenwinkel vertikal verläuft. Das Kind wird vom Untersucher sanft gestreckt, indem er dessen Kopf am Unterkiefer faßt und leicht nach oben zieht. Das Kind darf dabei die Fersen nicht anheben. Das Meßbrett wird fest auf den Kopf aufgesetzt. Die Messung wird auf einen Millimeter genau abgelesen.
- *Kopfumfang:* Das Meßband wird so um den Kopf des Kindes gelegt, daß es oberhalb der Augenbrauenwülste zu liegen kommt und über die Prominenz des Hinterhauptes verläuft. Das Meßband wird so fest angezogen, daß die Haare zusammengepreßt werden. Die Messung wird auf einen Millimeter genau abgelesen.

Aus diesen Körpermaßen lassen sich die folgenden zusätzlichen Bezugsgrößen ableiten:

- *Wachstumsgeschwindigkeit:* Zunahme der Körperlänge pro Jahr.
- *Gewicht für Körperlänge:* Körpergewicht auf die Körperlänge bezogen.
- *Bodymass-Index* (kg/m^2): Körpergewicht (kg) dividiert durch die Körpergröße (m^2).

Die entsprechenden Normalwerte finden sich im Anhang. Die Meßtechnik für weitere anthropometrische Maße und Normwerte können bei Prader et al.(1989) sowie Falkner und Tanner (1979) nachgelesen werden.

Knochenalter. Es zeigt an, ob das Wachstum eines Kindes durchschnittlich, verzögert oder beschleunigt verläuft. Das Knochenalter wird anhand von Anzahl, Größe und Form der Knochenkerne eingeschätzt. Bei den Bestimmungsmethoden nach Greulich und Pyle (1959) und Tanner et al. (1983) werden Handröntgenbilder, bei derjenigen nach Roche et al. (1975) Knieröntgenbilder verwendet. Die ersten beiden Methoden eignen sich für Knochenalterbestimmungen nach dem 6. Lebensjahr, letztere für die ersten Lebensjahre.

Zielgröße. Aufgrund der signifikanten korrelativen Beziehung zwischen der Körpergröße des Kindes und derjenigen der Eltern ($r = 0.6$) kann abgeschätzt werden, welche Erwachsenengröße ein Kind unter gleichen Lebensbedingungen und bei ungestörtem Wachstum erreichen wird. Die sog. Zielgröße errechnet sich folgendermaßen: [(Größe des Vaters + Größe der Mutter) : 2] + 6.5 cm für Knaben beziehungsweise − 6.5 cm für Mädchen. Sie stellt keinen diskreten Wert dar; 90 % der Erwachsenengrößen liegen innerhalb eines Streubereiches von ± 8.5 cm des errechneten Wertes.

Wachstumsprognose. Sie kann anhand der aktuellen Körpergröße des Kindes (nach dem 6. Lebensjahr) und des Knochenalters geschätzt werden. Tabelle 3.1 von Bayley und Pinneau (1952) gibt den prozentuellen Anteil der Körpergröße an, die ein Kind bei einem bestimmten Knochenalter erreicht hat. Mit zu berücksichtigen ist, ob das Knochenalter im Vergleich mit dem chronologischen Alter verfrüht, durchschnittlich oder verzögert ist.

Pubertätsentwicklung. Sie kann anhand der Tanner-Stadien erfaßt werden. Das Hodenvolumen läßt sich mit dem Orchidometer von Prader semiquantitativ bestimmen (s. Kap. 3.9).

Neuromotorik. Die Motorik ermöglicht dem Kind, sich gegen die Schwerkraft zu behaupten, sich fortzubewegen und seine Umwelt gezielt zu manipulieren. Aus entwicklungsneurologischer Sicht sind für den Kinderarzt das Reflexverhalten (z. B. der Greifreflex), die Haltungskontrolle (z. B. das Sitzen), die Fortbewegung (z. B. das Gehen), die Greiffunktionen (z. B. der Pinzettengriff) und die adaptiven Funktionen (z. B. das Schreiben) von Interesse. Jede Altersperiode weist ihre eigenen motorischen Aktivitäten auf.

Für das Kindergarten- und Schulalter sind Motoriktests entwickelt worden, die eine Einschätzung der motorischen Kompetenz eines Kindes erlauben (Tabelle 3.2).

Methodik. Die frühe motorische Entwicklung kann anhand des zeitlichen Auftretens und der Qualität von Entwicklungsstadien wie dem freien Gehen erfaßt werden. Zusätzlich sind in einer klinischen Untersuchung neurologische Parameter wie Muskeltonus und Eigenreflexe in die Beurteilung miteinzubeziehen.

Für eine entwicklungsneurologische Einschätzung stehen standardisierte Untersuchungen von Touwen (1970), Denckla (1973) und Largo (2001a, b) zur Verfügung, die eine semiquantitative Beurteilung von neuromotorischer Leistungsfähigkeit und Bewegungsqualität erlauben.

Bindungs- und Sozialverhalten. Die gegenseitige Bindung zwischen Eltern und Kind stellt die Ernährung, die Pflege und den Schutz des Kindes sicher und ermöglicht die Weitergabe von Fähigkeiten und Wissen.

Das *Kind* hat eine angeborene Bereitschaft, sich an Personen zu binden, die ihm vertraut werden. Ist ein Kind an eine Person gebunden, sucht es bei ihr Nähe und Zuwendung. Ihre Anwesenheit gibt ihm Sicherheit und macht es aktiv. Wenn sich die Bezugsperson vom *Kind* entfernt, reagiert es mit Nachlaufen und Verlassenheitsängsten. Bowlby (1969) spricht diesem Verhalten eine instinktive Qualität zu: das Kind bindet sich an die Eltern und andere Bezugspersonen unbesehen davon, wie gut und zuverlässig sie seine Bedürfnisse befriedigen. Die Stärke der Bindung hängt nicht von der Quali-

Tabelle 3.1. Berechnung der Wachstumsprognose aus Körpergröße und Knochenalter. Die Zahlen geben an, wieviel Prozent der zu erwartenden Körpergröße bei einem gegebenen Knochenalter erreicht sind. Knochenalter normal = chronologisches Alter + 1 Jahr; Knochenalter verfrüht/verzögert: weicht um mehr als 1 Jahr vom chronologischen Alter ab. (Nach Bayley und Pinneau 1952)

Knochenalter (Jahre)	Knaben Knochenalter			Mädchen Knochenalter		
	Verfrüht	Normal	Verzögert	Verfrüht	Normal	Verzögert
6,0			68,0		72,0	73,3
6,6			70,0		73,8	75,1
7,0	67,0	69,5	71,8	71,2	75,7	77,0
7,6	68,5	70,9	73,8	73,2	77,2	78,8
8,0	69,6	72,3	75,6	75,0	79,0	80,4
8,6	70,9	73,9	77,3	77,1	81,0	82,3
9,0	72,0	75,2	78,6	79,0	82,7	84,1
9,6	73,4	76,9	80,0	80,9	84,4	85,8
10,0	74,7	78,4	81,2	82,8	86,2	87,4
10,6	75,8	79,5	81,9	85,6	88,4	89,6
11,0	76,7	80,4	82,3	88,3	90,6	91,8
11,6	78,6	81,8	83,2	89,1	91,4	92,6
12,0	80,9	83,4	84,5	90,1	92,2	93,2
12,6	82,8	85,3	86,0	92,4	94,1	94,9
13,0	85,0	87,6	88,0	94,5	95,8	96,4
13,6	87,5	90,2		96,2	97,4	97,7
14,0	90,5	92,7		97,2	98,0	98,3
14,6	93,0	94,8		98,0	98,6	98,9
15,0	95,8	96,8		98,6	99,0	99,4
15,6	97,1	97,6		99,0	99,3	99,6
16,0	98,0	98,2		99,3	99,6	99,8
16,6	98,5	98,7		99,5	99,7	99,9
17,0	99,0	99,1		99,8	99,9	100,0
17,6		99,4		99,9	99,9	
18,0		99,6			100,0	
18,6		100,0				

Tabelle 3.2. Motorik-Tests

Test	Deutsche Bearbeitung	Altersbereich (Jahre)	Untertests	Bemerkungen
LOS KF 18 Lincoln-Oseretzky-Skala	Hamburger Version[a]	5–14	Statische Koordination, dynamische Koordination, Bewegungsgeschwindigkeit, gleichzeitige Bewegungen, Präzision isolierter Bewegungen	3 Begabungsstufen: Normalbegabte, Lernbehinderte, geistig Behinderte
MOT 4–6	Zimmer u. Volkamer 1984[b]	4–6;11	Gewandtheit, Koordinationsfähigkeit, feinmotorische Geschicklichkeit, Reaktionsfähigkeit, Sprungkraft, Bewegungsgeschwindigkeit, Bewegungssteuerung	
KTK Körperkoordinationstest	Schilling u., Kiphard 1974[c]		Balancieren, monopedales Hüpfen, seitliches Hin- und Herspringen, seitliches Umsetzen	Normierung für Normalentwickelte, Lernbehinderte, Hirngeschädigte

[a] Eggert D (1971) LOS KF 18, Lincoln-Oseretzky-Skala, Kurzform zur Messung des motorischen Entwicklungsstandes von normalen und behinderten Kindern im Alter von 5 bis 13 Jahren. Manual, Beltz, Weinheim.
[b] Zimmer R, Volkamer M (1984) Motoriktest für 4- bis 6jährige Kinder, MOT 4–6. Beltz, Weinheim.
[c] Schilling F, Kiphard EJ (1974) Körperkoordinationstest für Kinder (KTK). Beltz, Weinheim.

tät der Eltern-Kind-Beziehung ab. Wird ein Kind von seinen Eltern vernachlässigt oder abgelehnt, führt dies im vorpubertären Alter nicht zu einer Schwächung der kindlichen Bindung. Im Gegenteil: Elterliche Gleichgültigkeit und Ablehnung ängstigen das Kind so sehr, daß es sich um so mehr um ihre Nähe und Zuwendung bemüht. Das Kind ist biologisch darauf angelegt, bei vertrauten Personen Schutz zu suchen, selbst dann, wenn diese die Aggressoren sind. Diese emotionale Abhängigkeit wirkt sich für Kinder fatal aus, die von den Eltern oder anderen Bezugspersonen mißhandelt oder mißbraucht werden. Die Art und Weise, wie die Eltern mit dem Kind umgehen, bestimmt nicht die Stärke der kindlichen Bindung, hat aber gleichwohl allergrößte Auswirkungen auf das Kind: Die Qualität des elterlichen Verhaltens ist entscheidend für sein psychisches Wohlbefinden und sein Selbstwertgefühl.

Das Kind kann nicht nur im 1. Lebensjahr Bindungen eingehen. Die Bereitschaft, sich zu binden, ist auch im Kleinkindesalter und selbst im Kindergarten- und Schulalter noch vorhanden, wenn auch nicht mehr so vorbehaltlos und ausgeprägt wie in den ersten zwei Lebensjahren. Sie hängt davon ab, wie viel Geborgenheit und Zuwendung das Kind bis dahin erhalten hat und wie groß die Bereitschaft der zukünftigen Bezugspersonen ist, sich auf eine Beziehung mit dem Kind einzulassen, beispielsweise bei einer Adoption.

Weil das Kind auf die Nähe einer vertrauten Person angewiesen ist, löst jede Trennung Angst aus. In den ersten Lebensjahren braucht es den ständigen Kontakt mit wenigstens einer Bezugsperson. Neben der Trennungsangst bindet das Fremdeln das Kind zusätzlich an die Bezugspersonen.

Die Bindung der Eltern an das Kind ist nicht so bedingungslos wie diejenige des Kindes an die Eltern. Für die elterliche Bindung haben angeborene und hormonell unterstützte Verhaltensweisen anfänglich eine Sicherungs- und Starterfunktion. Sie helfen den Eltern, sich in den ersten Lebenswochen auf das Kind auszurichten und verstärken ihr fürsorgliches Verhalten. So ruft sich das Kind den Eltern mit seinem Schreien immer wieder in Erinnerung. Mit seinem Lächeln belohnt es sie für ihre Fürsorge und erhöht ihre Neigung, sich ihm zuzuwenden. Es zeigt ihnen mit seiner Zufriedenheit, daß es sich wohl fühlt, wenn sie in seiner Nähe sind, seine Bedürfnisse befriedigen und sich mit ihm beschäftigen. Die Eltern freuen sich an seiner Erscheinung und seinem Verhalten und fühlen sich als Erzieher bestätigt, wenn das Kind ihnen nacheifert und ihr Verhalten nachahmt. Die Zuwendung, welche sie von ihrem Kind erhalten, und die Erfahrungen, die sie tagtäglich mit ihm machen, verstärken und erhalten ihre Bereitschaft, sich um das Kind zu kümmern.

In der Kind-Eltern-Beziehung stellt sich nie ein stabiler Zustand ein. Die Bindungen zu den Eltern, anderen Bezugspersonen und Gleichaltrigen wandeln sich ständig und beeinflussen sich wechselseitig (Abb. 3.9). Die Eltern und Bezugspersonen müssen ihre Fürsorge und ihr Verhalten laufend dem Kind anpassen. In der Adoleszenz kommen die Fürsorge und die Weitergabe von Fähigkeiten und Wissen weitgehend zu einem Abschluß. Die emotionale Abhängigkeit von den Eltern schwächt sich soweit ab, daß der junge Erwachsene tragfähige Beziehungen mit fremden Menschen eingehen und schließlich eine eigene Familie gründen kann.

Die Bindungen, welche ein Kind in jeder Entwicklungsperiode eingeht, sind immer auch Lernerfahrungen. Sie bestimmen seine Erwartungen, die es in künftige Beziehung setzen wird, und beeinflussen seine Einstellung zu anderen Menschen sowie seinen Umgang mit ihnen. Wie Eltern und Fachleute mit einem Kind umgehen, wirkt sich auf seine zukünftige Bindungsbereitschaft, sein Sozialverhalten und sein Selbstwertgefühl aus (Fremmer et al. 1993).

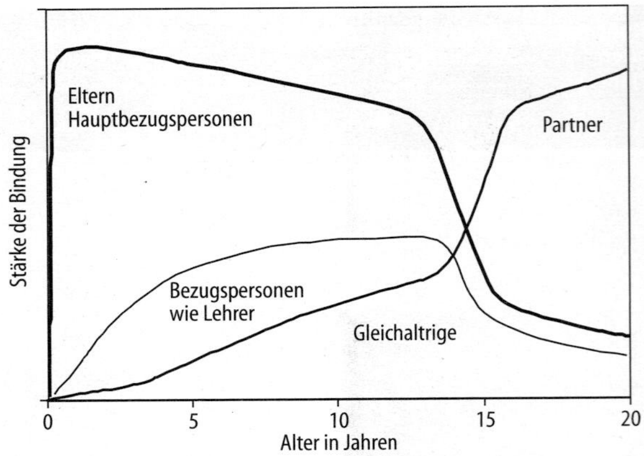

Abb. 3.9. Wandel und Stärke der Bindungen im Verlauf der Entwicklung

Das Beziehungsverhalten eines Kindes wird wesentlich durch die Fähigkeit mitbestimmt, soziale Signale zuverlässig wahrzunehmen, richtig zu deuten und vorteilhaft darauf zu reagieren. Seine wichtigsten Anteile sind das Beherrschen der nichtverbalen Kommunikation, die Einsicht in die eigene Befindlichkeit und das Erfassen von Stimmungen und Motivationen bei den Mitmenschen. Das Beziehungsverhalten entwickelt sich aus den konkreten Erfahrungen, die das Kind im Umgang mit seinen Mitmenschen macht. Es eignet sich die für seine Kultur maßgebenden Verhaltensweisen, sozialen Regeln und Wertvorstellungen durch imitatives Lernen an.

Methodik. Ainsworth und Mitarbeiter (1978) haben mit einer standardisierten Beobachtungssituation („stranger situation“) ein wissenschaftliches Instrument zur Beurteilung der Bindungsqualität im Kleinkindesalter geschaffen. Der Kinderarzt wird sich aus zeitlichen Gründen darauf beschränken müssen, sich in Elterngesprächen und durch Informationen, die er aus dem sozialen Umfeld des Kindes bezieht, z.B. von den Lehrern, ein Bild über das Bindungs- und Sozialverhalten eines Kindes zu machen.

Kognition. Unter Kognition wird die Fähigkeit verstanden, Informationen der Umwelt und des Organismus aufzunehmen und zu verarbeiten sowie in einer für den Organismus sinnvollen Weise darauf zu reagieren. Die kognitive Entwicklung wurde von Piaget in altersspezifischen Kategorien zusammengefaßt (Tabelle 3.3).

Die Kognition umfaßt zahlreiche unterschiedliche Fähigkeiten. Dazu gehören auch die Sprache und die soziale Kompetenz, die separat beschrieben werden. Weitere Fähigkeiten, welche die kindliche Entwicklung wesentlich mitbestimmen, sind:

Logisch-mathematische Kompetenz. Sie besteht im weitesten Sinne aus der Einsicht über das Wesen von Objekten und deren Zusammenwirken. Voraussetzungen dazu sind wiederholte, genaue Beobachtungen, das Erstellen von widerspruchsfreien, qualitativen und quantitativen Kriterien sowie ein systematischer Umgang mit denselben. Ein Teilbe-

Tabelle 3.3. Phasen der kognitiven Entwicklung nach Piaget (1975)

Periode	Alter	Kognitive Fähigkeiten
Sensomotorische Periode	Geburt bis 2 Jahre	Konkrete Erfahrungen führen zu ersten Vorstellungen der sozialen und gegenständlichen Umwelt
Präoperationale Periode	2 bis 6 Jahre	Symbolfunktionen in Sprache (z. B. Wörter) und Denken (z. B. Selbst-/Fremdwahrnehmung)
Konkret operationale Periode	7 bis 12 Jahre	Logisches Denken anhand konkreter Objekte und deren mentaler Repräsentation (z. B. Mengen- und Zahlenbegriff, Zeitvorstellung, Konservation physikalischer Größen)
Formal operationale Periode	nach 12 Jahren	Abstraktes und deduktives Denken, Aufstellen und Testen von Hypothesen, Umgang mit abstrakten Symbolen (z. B. Algebra)

reich der logisch-mathematischen Kompetenz ist das Zahlenverständnis (Arithmetik).

Der Ursprung dieser Kompetenz wurzelt in den konkreten Erfahrungen, die das Kind in den ersten Lebensjahren mit der gegenständlichen Umwelt macht. Es entwickelt sehr früh ein Verständnis für kausale Beziehungen. So entdeckt der Säugling, daß Musik erklingt, wenn er an der Schnur der Musikdose zieht. Mit 1 1/2 bis 2 Jahren realisiert das Kind, daß Gegenstände aufgrund bestimmter Eigenschaften gleich oder verschieden sein können. Diese Einsicht ist der Beginn des Kategorisierens, einer weiteren Grundfunktion des logischen Denkens. Das logische Denken bleibt bis zur Pubertät anschaulich konkret, d.h. das Kind kann nur mit Objekten oder deren mentalen Bildern wie Zahlen umgehen. In der Adoleszenz stellt sich schließlich formales Denken ein. Logische Zusammenhänge können nun mit abstrakten Begriffen wie Zeichen oder Symbolen, beispielsweise in der Algebra, dargestellt werden.

Figural-räumliche Kompetenz besteht in der Fähigkeit, Gegenstände in ihrem Aussehen und ihrer Ausdehnung sowie in ihren Bewegungen und räumlichen Beziehungen zueinander zu erfassen. Die Entwicklung der figural-räumlichen Kompetenz nimmt ihren Anfang im Säuglings- und Kleinkindesalter, wenn das Kind seine Umgebung betrachtet, sich im Raum bewegt und sich mit Gegenständen beschäftigt. Im Alter von 3 bis 4 Jahren beginnt es, seine Vorstellungen im Spiel konstruktiv umzusetzen. Es baut beispielsweise aus Bauklötzen und Legosteinen dreidimensionale Gebilde wie etwa ein Haus oder ein Flugzeug. Im Schulalter verfügt es über ein gut entwickeltes Orientierungsvermögen. In der Adoleszenz stellt sich schließlich mit dem formalen Denken die Fähigkeit ein, Landkarten zu lesen und darstellende Geometrie zu betreiben.

Musikalische Kompetenz. Sie besteht aus einer Sensibilität für Rhythmus und Melodie, Harmonie und Dissonanz sowie Klangfarbe des Tons. Bereits im Alter von 2 Monaten kann ein Kind die Eigenart, wie seine Mutter Lieder singt, anhand von Tonhöhe, Lautstärke und Melodie wiedererkennen. Im Alter von 4 Monaten erfaßt es die rhythmische Struktur von Liedern. Im 2. Lebensjahr beginnt das Kind, einfache Tonfolgen zu singen. Es hat großen Spaß an Reimen wie „Hoppe-hoppe-Reiter", die von rhythmischen Körperbewegungen begleitet sind.

Jede Kompetenz weist ihre eigenen organischen Strukturen (Hirnareale etc.) und Funktionen (Wahrnehmung, Merkfähigkeit, Langzeitgedächtnis, Symbolfunktionen etc.) auf, die Erkenntnisfähigkeit und produktive Leistungen mitbestimmen.

Methodik. Die psychomotorische Entwicklung in den ersten zwei Lebensjahren kann mit Hilfe von Entwicklungstests erfaßt werden (Tabelle 3.4).

Im Kindergarten- und Schulalter können die intellektuellen Fähigkeiten anhand von Intelligenztests beurteilt werden (Tabelle 3.5).

Für die Einschätzung akademischer Fähigkeiten wie Schreiben, Lesen und Rechnen stehen im deutschen Sprachraum ebenfalls standardisierte Tests zur Verfügung.

Sprache. Sprache ist Kommunikation mit Symbolcharakter. Sie ermöglicht einerseits eine vielseitige Informationsübermittlung und andererseits differenzierte zwischenmenschliche Interaktionen. Mit Hilfe von Sprache und nichtsprachlicher Kommunikation (Tonfall, Klangfarbe der Stimme, Blickverhalten, Mimik und Körperhaltung) werden soziale Beziehungen aufgenommen und unterhalten sowie emotionales Befinden wahrgenommen und mitgeteilt. Sprachentwicklung und Beziehungsverhalten sind in den ersten Lebensjahren aufs engste miteinander verbunden. So führen Sprachstörungen häufig auch zu auffälligem Sozialverhalten, z.B. bei hörbehinderten Kindern. Andererseits können Störungen des Sozialverhaltens mit einer abweichenden Sprachentwicklung einhergehen, z.B. bei autistischen Kindern.

Sprachverständnis (rezeptive Sprache) und sprachliche Ausdrucksfähigkeit (expressive Sprache) bestehen im Wesentlichen aus drei Funktionsbereichen:

Phonologisch-syntaktischer Bereich. Er dient der Dekodierung und Enkodierung von Sprachsignalen (Laute, Grammatik und Syntax). Diese Fähigkeit ist biologisch determiniert und bereits im frühen Säuglingsalter vorhanden.

Semantischer Bereich. Er bezieht sich auf den Inhalt und stellt den Bezug zur Kognition her. Sprachsignale müssen, damit sie als Informationsträger dienen können, mit inhaltlichen Aussagen verbunden werden. Das Kind beginnt bereits im 1. Lebensjahr, aufgrund konkreter Erfahrungen Beziehungen zwischen Wort- und Satzgebilden und deren inhaltlicher Bedeutung herzustellen. Nach Piaget (1975) tritt im Verlaufe der Entwicklung zuerst ein kognitives Verständnis für einen bestimmten Begriff auf; darauf folgen das sprachliche Verständnis und schließlich die sprachliche Ausdrucksfähigkeit (Tabelle 3.6).

So erfaßt ein Kind zuerst kognitiv die vertikale Dimension des Raumes, danach setzt es diese Raumvorstellung mit der gehörten Präposition „auf" in Verbindung und schließlich ist es auch fähig, die Präposition beim Sprechen zu verwenden.

Eine normale kognitive Entwicklung ist eine unabdingbare Voraussetzung für eine normale Sprachentwicklung.

Tabelle 3.4. Entwicklungstests

Test	Deutsche Bearbeitung	Altersbereich (Jahre)	Untertests	Bemerkungen
Bayley 1993[a]	keine	0–2 1/2	Mentale Skala Motorische Skala Verhaltens Skala	Am besten standardisierter Entwicklungstest, für wissenschaftlichen Gebrauch
Gesell (Knobloch u. Pasamanick 1974)[b]	keine	0–2 1/2	Motorik Spielverhalten Sprache Sozialverhalten	Vermittelt das beste Verständnis für die frühkindliche Entwicklung, für diagnostischen und didaktischen Gebrauch
Brunet u. Lézine 1971[c]	keine	0–2 1/2	Grobmotorik Feinmotorik Spielverhalten Sozialverhalten	Eine französische Version des Gesells mit etwas anderer Anordnung der Teilbereiche, für diagnostischen Gebrauch
Griffiths 1983[d]	Brandt 1983	0–2 1/2	Motorik persönlich-sozial Hören und Sprechen Auge und Hand Leistungen	Für diagnostischen Gebrauch
Münchner Funktionelle Entwicklungsdiagnostik	Hellbrügge et al. 1978[e]	0–3	Statomotorik Sinnesorgane Spielvermögen Sprache Sozialverhalten	Für diagnostischen Gebrauch
Ordinalskalen zur sensomotorischen Entwicklung (Uzgiris, Hunt)	Sarimski 1987[f]	0–2	Objektpermanenz Zweck-Mittel Lautimitation Gestenimitation kausaler Zusammenhang Umgang mit Objekten	Keine Normwerte, für wissenschaftlichen Gebrauch

[a] Bayley N (1993) Manual for the Bayley Scales of infant development. The Psychological Corporation, New York.
[b] Knobloch H, Pasamanick B (1974) Gesell and Amatruda's Developmental Diagnosis, 3rd ed. Harper & Row, New York.
[c] Brunet O, Lézine I (1965) Le dévéloppement psychologique de la première enfance, 2me éd. Presses Universitaires de France, Paris.
[d] Griffiths R (1983) Griffith Entwicklungsskalen (GES) zur Beurteilung der Entwicklung in den ersten beiden Lebensjahren.Deutsche Bearbeitung: Brandt I. Beltz, Weinheim.
[e] Hellbrügge T, Lajosi F, Menara D, Schamberger R, Rautenstrauch T (1978) Münchener Funktionelle Entwicklungsdiagnostik. Erstes Lebensjahr. Urban & Schwarzenberg, München.
[f] Sarimski K (Hrsg) (1987) Ordinalskalen zur sensomotorischen Entwicklung. Beltz, Weinheim.

Tabelle 3.5. Intelligenztests

Test	Deutsche Bearbeitung	Altersbereich (Jahre)	Untertests	Bemerkungen
Snjiders-Omen	Tellegen et al. 1996[a]	2 1/2–7	Sortieren Mosaik Kombination Kurzzeitgedächtnis Kopieren	Ein von der Sprache unabhängiger Intelligenztest (ursprünglich für hörbehinderte Kinder entwickelt)
Stanford-Binet	Terman u. Merrill 1957[b]	3 bis Erwachsenenalter	Einzelaufgaben	Sprachbestimmt, Normen veraltet
Columbia Mental Maturity Scale[c]	Schuck et al. 1975	3–10	Denkfähigkeit logisch-schlußfolgendes Denken Abstraktionsfähigkeit	Version für normalbegabte, lernbehinderte, geistig behinderte Kinder
K-ABC Kaufman Assessment Battery for Children	Melcher, Preuss 1991[d]	2;5–12;5	Ganzheitliches Denken Einzelheitliches Denken Intellektuelle Fähigkeiten Fertigkeiten	Für diagnostischen und wissenschaftlichen Gebrauch
HAWIK-R Hamburg-Wechsler-Intelligenztest für Kinder	Version BRD, Schweiz[e]	6–15;11	Verbalteil (6 Teilbereiche) Handlungsteil (5 Teilbereiche)	Für diagnostischen und wissenschaftlichen Gebrauch

[a] Tellegen PJ, Winkel M, Wijnberg-Williams BJ (1996) SWETS Test Services, Frankfurt.
[b] Terman LM, Merrill MA (1957) Stanford-Binet-Intelligenz-Test S-I-T. Hogrefe, Göttingen.
[c] Burgermeister, Blum, Lorge (1972) Columbia mental Maturity Scale. Deutsche Fassung: Schuck, Eggert, Raats 1975.
[d] Kaufman AS, Kaufman AL (1991) (deutschsprachige Fassung von Melchers u. Preuss U) K-ABC, Kaufman Assessment Battery for Children. Individualität zur Messung von Fertigkeiten bei Kindern im Alter von 2,6 bis 12,5 Jahren. Interpretationshandbuch. Swets & Zeitlinger, Frankfurt/M.
[e] Tewes U (Hrsg) (1983) Hamburg Wechsler Intelligenztest für Kinder. Revision HAWIK-R. Huber, Bern.

Tabelle 3.6. Beziehung zwischen Kognition und Sprache

Kognition	Rezeptive Sprache	Expressive Sprache
Erkennen von Gegenständen	⇒ Verstehen von Substantiven, Namen	⇒ Gebrauch von Substantiven, Namen
Erkennen von Handlungen	⇒ Verstehen von Verben	⇒ Gebrauch von Verben
Erkennen von räumlichen Beziehungen	⇒ Verstehen von Präpositionen des Ortes	⇒ Gebrauch von Präpositionen des Ortes
Erkennen von zeitlichen Beziehungen	⇒ Verstehen von Präpositionen der Zeit	⇒ Gebrauch von Präpositionen der Zeit
Erkennen von kausalen Beziehungen	⇒ Verstehen von finalen Sätzen	⇒ Gebrauch von Warum-Fragen

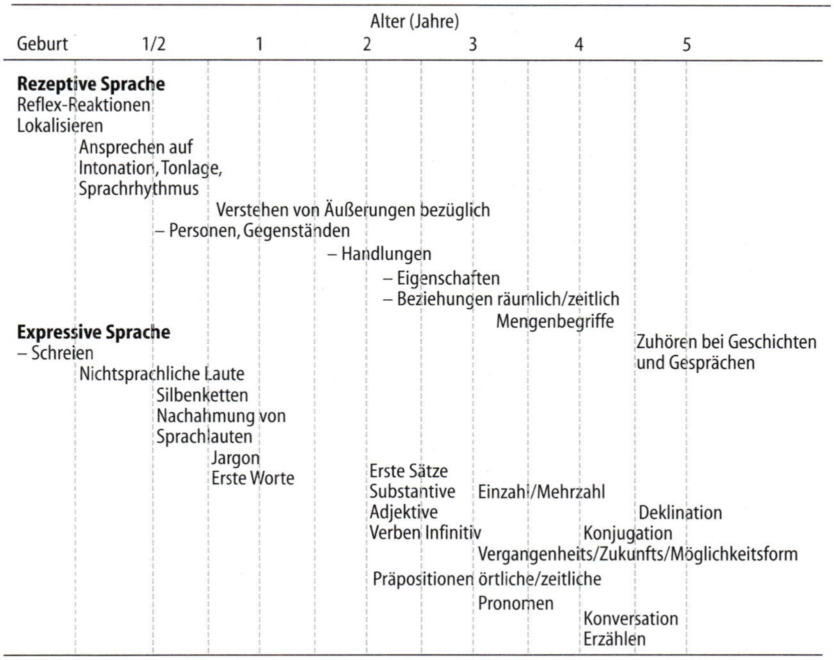

Abb. 3.10. Meilensteine der Sprachentwicklung

Die Integration von Symbolinhalten sowie die Ausweitung und Differenzierung der gesprochenen und geschriebenen Sprache als Kommunikationsmittel setzt sich bis ins Erwachsenenalter fort.

Kommunikativ-sozialer Bereich. Er ermöglicht die soziale Anwendung der Sprache. Diese Teilkompetenz hat ihre Wurzeln in der nichtverbalen Kommunikation der ersten Lebensjahre und orientiert sich am Kommunikationsstil der sozialen Umgebung.

Methodik. Die Sprachentwicklung zeichnet sich in jedem Alter durch charakteristische Entwicklungsstadien aus (Abb. 3.10). Zur Beurteilung der Sprache kann der Kinderarzt die anamnestischen Angaben der Eltern und direkte Beobachtungen, beispielsweise im Spiel, heranziehen. Dabei sollte er immer die große zeitliche Variabilität in Betracht ziehen, mit der die einzelnen Entwicklungsstadien auftreten können.

Zur präzisen Einschätzung der Sprachkompetenz stehen standardisierte Tests zur Verfügung (Tabelle 3.7). In die Beurteilung der Sprachkompetenz eines Kindes müssen neben der individuellen Sprachentwicklung immer auch das Gehör, die kognitive Entwicklung sowie das Milieu, in dem das Kind aufwächst, miteinbezogen werden.

Literatur

Ainsworth MDS, Blehar MC, Waters E, Wall S (1978) Patterns of attachment. A psychological study of the strange situation. Lawrence Erlbaum, New York

Bayley N, Pinneau SR (1952) Tables for predicting adult height from skeletal age: Revised for use with Greulich-Pyle hand standards. J Pediatr 40: 426–437

Bowlby J (1969) Attachment and Loss, Vol I, Attachment. Basic Books, New York

Denckla MB (1973) Development of speed in repetitive and successive finger movements in normal children. Developmental Medicine and Child Neurology 15: 635–645

Falkner F, Tanner JM (1979) Human Growth. Vol. 1–3. Plenum Press, New York

Fremmer-Bombik E, Grossmann KE (1993) Über die lebenslange Bedeutung früher Bindungserfahrungen. In: Petzold HG (Hrsg) Frühe Schädigung – späte Folgen? Bd 1. Junfermann, Paderborn, S 83–110

Gasser T, Kneip A, Binding A, Prader A, Largo RH, Molinari L (1991) The dynamics of linear growth in distance, velocity and acceleration. Ann Hum Biol 18: 187–205

Greulich WW, Pyle SI (1959) Radiographic atlas of skeletal development of the hand and wrist. Stanford University Press, Stanford (CA) and Oxford University Press, London

Largo RH, Hunziker UA (1984) A developmental approach in the management of children with sleep disturbances in the first three years of life. Eur J Pediatr 142: 170–73

Largo RH, Caflisch J, Hug F, Muggli K, Sheehy A, Gasser T (2001a) Neuromotor development 5 to 18 years: Part 1. Timed performance. Dev Med Child Neurol 43: 436–443

Largo RH, Caflisch J, Hug F, Muggli K (2001b) Neuromotor development 5 to 18 years: Part 2. Associated movements. Dev Med Child Neurol 34: 444–453

Tabelle 3.7. Sprachtests

Test	Deutsche Bearbeitung	Altersbereich (Jahre)	Untertests	Bemerkungen
PET Psycholinguistischer Entwicklungstest	Angermaier 1974[a]	3–9;11	Sprache Wahrnehmung Zahlen/Mengenbegriff Gedächtnis Motorik	Normen veraltet
LSV Landauer Sprachentwicklungstest	Götte 1976[b]	4–6;6	Artikulation Wortschatz Grammatische Formen Satzbildung Kommunikationsfähigkeit	für diagnostischen Gebrauch
HSET Heidelberger Sprachentwicklungstest	Grimm, Schöler 1991[c]	3–9	Satzstruktur Morphologische Struktur Satzbedeutung Wortbedeutung Interaktive Bedeutung Integrationsstufe	für diagnostischen und wissenschaftlichen Gebrauch

[a] Angermaier M (1977) Psycholinguistischer Entwicklungs-Test. Manual. Beltz, Weinheim.
[b] Götte R (1976) Landauer Sprachentwicklungstest für Vorschulkinder LSV: Ein Individualtest zur Erfassung von Artikulation, Wortschatz, Formen- und Satzbildungsfähigkeit sowie Kommunikationsfähigkeit vier- bis sechseinhalbjähriger Kinder. Beltz, Weinheim.
[c] Grimm H, Schöler H (1978) Heidelberger Sprachentwicklungstest. Handanweisung für die Auswertung und Interpretation. Georg Westermann, Braunschweig; Hogrefe, Göttingen.

Linden KJ (1979) Schlaf und Pharmakon. Roche, Grenzach
Molinari L, Largo RH, Prader A (1980) Analysis of the mid-growth spurt. Helvet Paediatr Acta 35: 325–334
Papousek M (1995) Vom ersten Schrei zum ersten Wort. Huber, Bern
Piaget J (1975) Gesammelte Werke. Studienausgabe. Klett, Stuttgart
Prader A, Largo RH, Molinari L, Issler C (1989) Physical growth of Swiss children from birth to 20 years of age (First Zurich Longitudinal Study of Growth and Development). Helvet Paediatr Acta, Suppl 52
Roche AF, Wainer H, Thissen D (1975) Skeletal Maturity. The Knee joint as a Biological Indicator. Plenum Medical Book Company, New York
Roffwarg HP, Muzio JN, Dement WC (1966) Ontogenetic development of the human sleep-dream cycle. Science 15: 604–61
Tanner JM Whitehouse RH, Marshall MR, Healy MR, Goldstein H (1983) Assessment of Skeletal Maturity and Prediction of Adult Height (TW2 Method). Academic Press, New York
Touwen BC (1970) The Neurological examination of the child with minor nervous system dysfunction. Clinics in Developmental Medicine. Heinemann, London
Winfree AT (1988) Biologische Uhren. Zeitstrukturen des Lebendigen. Spektrum der Wissenschaft, Heidelberg

3.2 Anlage und Umwelt

Die Vorstellungen, die sich Eltern und Kinderärzte über das Zusammenwirken von Erbgut und Umwelt machen, prägen die Art und Weise, wie sie mit dem Kind umgehen, ganz wesentlich mit. Diese Vorstellungen bestimmen, bis zu welchem Grad sie seine Entwicklung und seine Persönlichkeit als etwas Vorbestimmtes und Vorgegebenes betrachten oder aber als ein Produkt ihrer Bemühungen und des Milieus, in dem das Kind aufwächst.

Jede wissenschaftliche Studie, die sich mit Kindern beschäftigt, hat sich mit der großen interindividuellen Variabilität in Wachstum und Entwicklung, die durch endogene und exogene Faktoren bewirkt wird, auseinanderzusetzen. In Risikostudien, beispielsweise Nachuntersuchungen frühgeborener Kinder, muß die normale Variabilität des untersuchten Verhaltens bekannt sein, perinatale Komplikationen und Umweltfaktoren, die das Verhalten beeinflussen können, müssen erfaßt und bei der Datenanalyse mit berücksichtigt werden.

In diesem Kapitel werden verschiedene Entwicklungsmodelle vorgestellt, die das Zusammenwirken von Anlage und Umwelt zu beschreiben suchen.

Risiko- und Schutzfaktoren Das Erfassen von Risikofaktoren ist ein in der Medizin weitverbreiteter wissenschaftlicher und klinischer Ansatz. In bezug auf die kindliche Entwicklung werden pränatale Risikofaktoren (z.B. Chromosomenaberrationen, intrauterine Infektionen), perinatale Risikofaktoren (z.B. vorzeitige Lösung der Plazenta, Asphyxie) und postnatale Risikofaktoren (z.B. Trennung der Eltern) unterschieden. Während es sich bei pränatalen und perinatalen Faktoren mehrheitlich um organische Ursachen handelt, sind es bei den postnatalen vor allem psychosoziale Risiken, welche die Entwicklung nachteilig beeinflussen können (s. Übersicht). Langzeitstudien haben ergeben, daß das Vorliegen einzelner Risikofaktoren prognostisch wenig bedeutsam ist. Eine Scheidung der Eltern muß sich nicht zwangsweise negativ auf die Entwicklung ihres Kindes auswirken (Quinton et

Psychosoziale Risiko- und Schutzfaktoren. (Aus Rutter 1980, Werner u. Smith 1989, 1992)

- *Risikofaktoren:*
  - Trennung der Eltern,
  - Tod eines Elternteiles,
  - Arbeitslosigkeit,
  - psychische Krankheit eines Elternteils,
  - chronische Krankheit eines Elternteils,
  - wiederholte Krankenhausaufenthalte;
- *Schutzfaktoren:*
  - Familie mit kleiner Kinderzahl,
  - keine längere Trennung in den ersten Lebensjahren,
  - ausreichende Zuwendung von mindestens einem Elternteil,
  - emotionale Unterstützung außerhalb der Familie,
  - gute Schulleistungen,
  - Erfolg in Freizeitaktivitäten.

al. 1984). Es ist vielmehr die Kumulation von Risikofaktoren, welche die Entwicklung eines Kindes beeinträchtigt und zu psychischen Störungen und asozialem Verhalten in Adoleszenz und Erwachsenenalter führen kann.

Wie negativ sich ein Zusammentreffen nachteiliger Lebensbedingungen auf die Entwicklung eines Kindes auswirken kann, zeigt die folgende Fallgeschichte:

Tobias war ein zufriedener und aktiver Säugling, der sich in den ersten zwei Lebensjahren sehr gut entwickelt hat (Abb. 3.11). Als er 2 Jahre alt war, ließen sich seine Eltern scheiden; Tobias kam in mütterliche Obhut. Ein halbes Jahr nach der Scheidung erkrankte seine Mutter an Brustkrebs und verbrachte wiederholt Wochen und Monate in Spitalpflege. Sie starb, als Tobias 6 Jahre alt war. Zwischen dem 3. und 7. Lebensjahr war Tobias bei verschiedenen Pflegefamilien und in einem Heim untergebracht. Im Alter von 7 Jahren wurde Tobias adoptiert. Er bekam in den folgenden Jahren wieder die notwendige Geborgenheit und Zuwendung, was sich auf sein psychisches Wohlbefinden und seine intellektuelle Leistungsfähigkeit positiv auswirkte.

Es gibt Kinder, die sich trotz ungünstigster psychosozialer Bedingungen normal entwickeln (Clarke et al. 1976). Die Widerstandskraft (Resilience), die diese Kinder widrigen Umständen entgegensetzen, wurde unter anderem auf sog. Schutzfaktoren zurückgeführt (s. Übersicht) (Garmezy et al. 1984; Werner et al. 1989, 1992). Während das Konzept der Risikofaktoren vor allem zu einer Strategie des Vermeidens und Kompensierens von nachteiligen Bedingungen führt, hebt die Vorstellung der Schutzfaktoren das Aufsuchen und Bewahren von entwicklungsfördernden und stabilisierenden Elementen hervor (Rutter 1975, 1980).

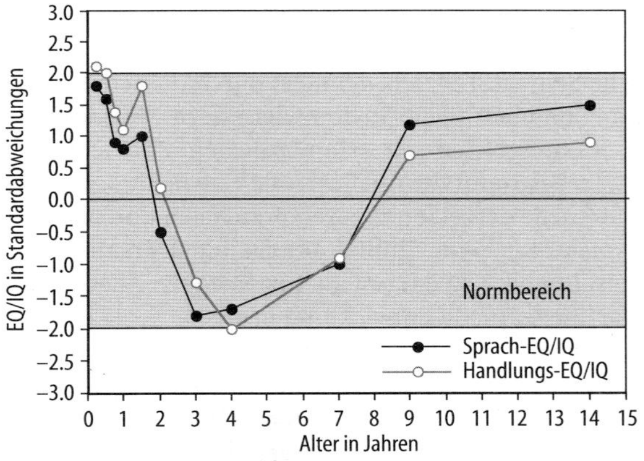

Abb. 3.11. Vorübergehend schwerer, intellektueller Entwicklungsrückstand, der durch eine Depression infolge ungünstiger psychosozialer Bedingungen ausgelöst wurde. Die graue Zone bezeichnet den Normbereich für Entwicklungs- und Intelligenzquotienten (EQ/IQ). (Zweite Zürcher Longitudinalstudie). (Aus Largo et al. 1989)

Verhaltensgenetische Sicht. Verhaltensgenetische Studien haben in den vergangenen 20 Jahren wesentlich zum Verständnis des Zusammenspiels von Genetik und Umwelt beigetragen. Von großer Bedeutung waren dabei Adoptions- und Zwillingsstudien. Aufgrund unterschiedlicher Konstellationen von genetischer Verwandtschaft und gemeinsamer Umwelt konnten die Wissenschaftler abschätzen, welchen Einfluß Erbgut und Umwelt auf die kindliche Entwicklung haben. Ihre Resultate legen auf den ersten Blick nahe, daß die kindliche Entwicklung vor allem durch die Genetik bestimmt wird (Abb. 3.12). So besteht in Bezug auf die intellektuelle Leistungsfähigkeit nur ein sehr geringer Unterschied in der korrelativen Beziehung zwischen Kindern, die mit ihren leiblichen Eltern zusammenleben, und Kindern, die von ihren biologischen Eltern getrennt aufwachsen (Korrelation 0,40 beziehungsweise 0,32). Andererseits weisen Kinder, die gemeinsam aufwachsen, aber von biologisch verschiedenen Eltern stammen, in der Adoleszenz kaum Gemeinsamkeiten hinsichtlich ihrer intellektuellen Leistungsfähigkeit auf. Diese Aussagen gelten im Wesentlichen auch für Persönlichkeitsmerkmale.

Scarr und Mitarbeiter (1983, 1992) gehen davon aus, daß das Kind kein passives Wesen ist, welches durch die Umwelt geformt wird. Sie sehen das Kind vielmehr als ein aktives Wesen, das auf seine Umwelt einwirkt und selektive Erfahrungen macht. Der Einfluß, den das Kind auf seine Umwelt nehmen kann, ist in der frühen Kindheit noch klein, nimmt aber mit dem Alter immer mehr zu. Wilson (1983) hat gezeigt, daß eineiige Zwillinge, die mit identischem Erbgut in verschiedenen Familien aufgezogen werden, sich sehr ähnlich entwickeln, während zweieiige Zwillinge, welche in der gleichen Familie aufwachsen, aber nur zur Hälfte genetisch verwandt sind, mit dem Alter immer verschiedener werden und in der Adoleszenz nur noch einen Ähnlichkeitsgrad wie Geschwister aufweisen.

In welch hohem Ausmaß das Kind durch seinen Entwicklungsplan bestimmt wird, zeigt sich dann, wenn ungünsti-

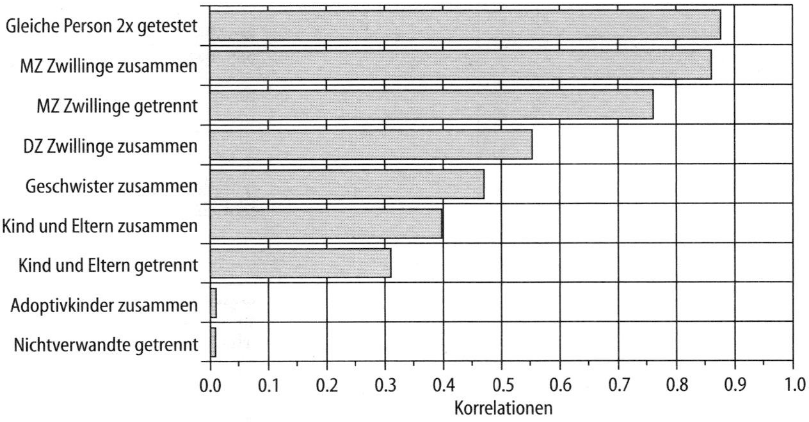

Abb. 3.12. Intellektuelle Leistungsfähigkeit in der Adoleszenz: Genetische Verwandtschaft und gemeinsame Umwelt. MZ monozygot; DZ dizygot. (Aus Scarr 1992)

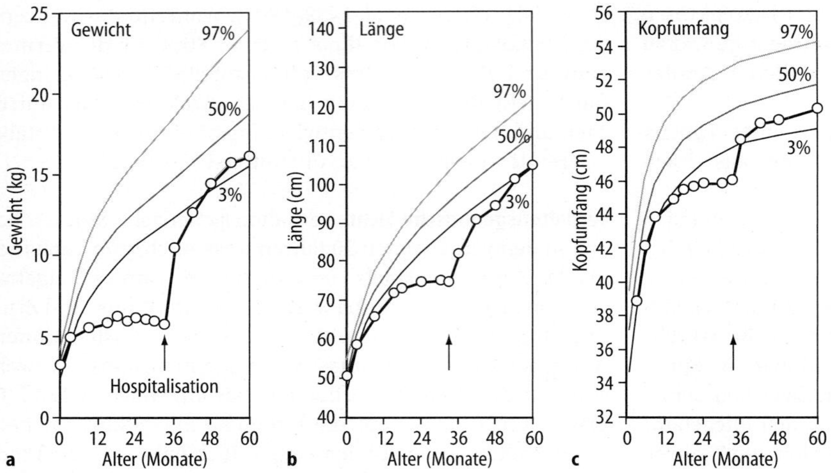

Abb. 3.13a-c. Ausgeprägte Wachstumsverzögerung bei einem Knaben, der an unzureichender Ernährung und Vernachlässigung litt. Normalisierung der Ernährung und Milieuänderung führten zu einem ausgeprägten Aufholwachstum und zu vollständiger Kompensation des Wachstumsdefizites. Die Mittellinie (50%) beschreibt den Mittelwert, die Linien von 3% und 97% den Streubereich des jeweiligen Körpermaßes. **a** Gewicht, **b** Länge, **c** Kopfumfang

ge äußere Bedingungen seine Entwicklung beeinträchtigen. Fällt die Benachteiligung weg, setzt eine Aufholentwicklung („catch-up growth") ein, die das Kind auf seine vorbestimmte Entwicklungslinie zurückführt. Wie ausgeprägt diese Eigenregulation ausfallen kann, zeigt Abb. 3.13a–c.

Die Eigenregulation gleicht mit großer Genauigkeit das Wachstumsdefizit aus. Das Wachstum verläuft nur so lange beschleunigt, bis diejenigen Körpermaße wieder erreicht sind, die der vorbestimmten Entwicklungslinie entsprechen.

Die Eigenregulation kann nicht nur beim Wachstum, sondern auch bei der sprachlichen und intellektuellen Entwicklung zuverlässig nachgewiesen werden, ist jedoch beim Bindungs- oder Sozialverhalten schwieriger zu erfassen. Wissenschaftliche und klinische Beobachtungen sprechen dafür, daß alle Entwicklungsbereiche über eine Eigenregulation verfügen, wenn auch in unterschiedlicher Ausprägung:

- Ungünstige Lebensbedingungen wirken sich auf die Entwicklungsbereiche verschieden stark aus, und Entwicklungsverzögerungen können unterschiedlich wettgemacht werden. So können Beeinträchtigungen des Wachstums und der intellektuellen Entwicklung eher kompensiert werden als solche des Bindungs- und Sozialverhaltens.
- Entwicklungsverzögerungen können nicht beliebig lange aufgeholt werden. Je älter ein Kind ist und je länger seine Entwicklung beeinträchtigt wird, desto geringer wird die Aufholentwicklung ausfallen.

In der frühen Kindheit bestimmen die Eltern mit ihrer Erbanlage und ihrer Gestaltung der Umwelt in einem hohen Maße die Entwicklung eines Kindes. Diese hohe Übereinstimmung zwischen Erbgut und Umwelt kommt dadurch zustande, daß die Eltern das Milieu, in dem das Kind aufwächst, nach ihrer genetischen Disposition gestalten (Abb. 3.14).

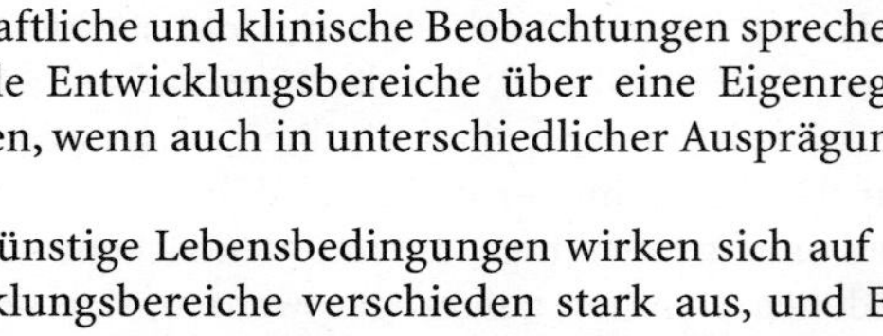

Abb. 3.14. Frühe Kindheit: Einwirkung des elterlichen Erbgutes (G Genotyp) und des elterlichen Phänotyps P, welcher auch die Umwelt U mit gestaltet, auf die Entwicklung des Kindes

So regen Eltern, die gut und viel lesen, ihre Kinder frühzeitig mit ihrem Vorbild zum Lesen an. Haben Eltern aber Leseschwierigkeiten, werden sie weniger Bücher kaufen, kein Vorbild für ihre Kinder sein und diese weniger zum Lesen motivieren. Hat ein Kind die Leseschwäche der Eltern geerbt, wird seine Lesebereitschaft zusätzlich beeinträchtigt sein.

Die enge Beziehung zwischen elterlichem Erbgut, Phänotyp und Umweltgestaltung führt dazu, daß der sozioökonomische Status (SES), z.B. definiert durch die schulische Ausbildung und berufliche Stellung der Eltern, eine der wichtigsten Einflußgrößen der frühkindlichen Entwicklung darstellt. Er bestimmt die intellektuelle Entwicklung weit mehr als sämtliche derzeit erfaßbaren pränatalen und perinatalen Risikofaktoren. Sein Einfluß auf die intellektuelle Entwicklung ist in Abb. 3.15 dargestellt. In den ersten 2 Lebensjahren ist die intellektuelle Entwicklung in allen 3 sozialen Klassen vergleichbar. Danach stellen sich zunehmend Unterschiede zwischen den Klassen ein. Im Alter von 9 Jahren besteht zwischen den mittleren Intelligenzquotienten der höchsten und tiefsten sozialen Klasse eine Differenz von 10 IQ-Punkten.

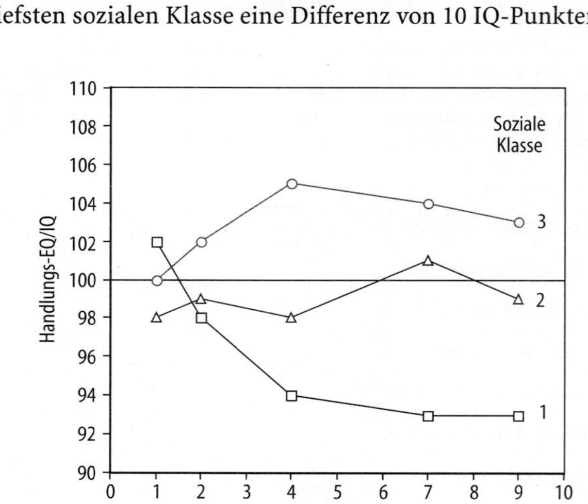

Abb. 3.15. Intellektuelle Entwicklung (Handlungs-EQ/IQ) in den ersten 9 Lebensjahren bei Schweizer Kindern (N=119) in Abhängigkeit von 3 sozialen Klassen. 1 niedrigste, 2 mittlere, 3 oberste soziale Klasse. (Aus Largo et al. 1989)

Da der Phänotyp der Eltern durch ihre eigene Entwicklung mitbestimmt wird, wirken sich neben der schulischen und beruflichen Ausbildung auch ihre Kindheitserfahrungen und ihr kultureller Hintergrund auf den Umgang mit dem Kind aus. Aktuell einflußreiche Faktoren sind die Partnerschaft der Eltern sowie die Arbeits- und Wohnbedingungen. Bei einer außerfamiliären Betreuung des Kindes (Krippen, Tagesmütter etc.) sind Ausbildung, Verfügbarkeit und Konstanz der Bezugspersonen von Bedeutung (Tizard et al. 1978; Rutter 1980).

Im Verlaufe der Schulzeit und vor allem in der Adoleszenz schwindet der elterliche Einfluß, während die außerfamiliären Erfahrungen, vor allem in der Schule und mit gleichaltrigen Kameraden, immer bedeutungsvoller werden (Abb. 3.16).

Das Kind bestimmt mit dem Älterwerden seine Beziehungs- und Erfahrungsbereiche zunehmend selber. Schulische Leistungen, Freizeitaktivitäten und Bekanntenkreis unter Gleichaltrigen drücken immer mehr seine individuellen Bedürfnisse und Fähigkeiten aus.

Ein erheblicher Anteil der Variabilität zwischen Eltern und Kind kann verhaltensgenetisch nicht erklärt werden. Wesentliche nichtgenetische Faktoren, unter anderem innerfamiliäre Faktoren (sog. „nonshared environmental influences"), bestimmen die Entwicklung mit. Plomin und Thompson (1987) folgerten aufgrund ihrer Forschungsresultate, daß die Familie als Mikrokosmos eine wesentliche Rolle spielt. So wird das Selbstwertgefühl und Rollenverhalten durch die Geschwisterkonstellation mitbestimmt. Der wichtigste Faktor scheint aber der Einfluß zu sein, den jedes Familienmitglied ausübt, indem es mit seinem Verhalten auf die anderen einwirkt und Reaktionen, Beziehungen und Tätigkeiten hervorruft oder unterdrückt.

Aus verhaltensgenetischer Sicht vermag weder die Genetik noch die Umwelt allein Entwicklung hervorzubringen.

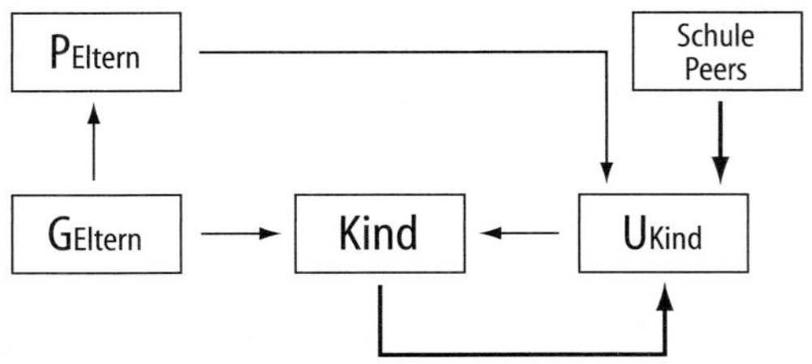

Abb. 3.16. Schulalter und Adoleszenz. Beziehung zwischen elterlichem Erbgut und Umweltfaktoren sowie ihre Auswirkungen auf die Entwicklung des Kindes. G Genotyp; P Phänotyp; U Umwelt

Das Erbgut schafft in der organischen Anlage die strukturellen und funktionellen Voraussetzungen. Der Organismus kann dieses Entwicklungspotential je nach Umweltbedingungen in unterschiedlichem Maße umsetzen. Sind die Umweltbedingungen günstig, wird die Anlage weitgehend verwirklicht. Sind sie ungünstig, wird nur ein Teil des Entwicklungspotentials ausgeschöpft. Selbst unter optimalen Bedingungen kann der Organismus nur realisieren, was anlagemäßig vorgegeben ist. Dieser Zusammenhang zwischen Anlage und Umwelt gilt grundsätzlich für alle Entwicklungsbereiche.

Das wesentlichste Ergebnis der verhaltensgenetischen Forschung ist die Erkenntnis, daß die Umwelt nicht auf ein passives Kind einwirkt. Das Kind gestaltet seine Umwelt entscheidend mit, indem es Beziehungen und Erfahrungen seinen Fähigkeiten und Neigungen entsprechend aussucht. Quantitative entwicklungsdynamische Aspekte spielen dabei eine wesentliche Rolle. Hayes und Mitarbeiter (1989) haben festgestellt, daß lesefreudige Kinder in einem Monat 50 % mehr lesen als leseunwillige. Erstere lesen auch anspruchsvollere Bücher. Wird dieser Unterschied über die gesamte Entwicklungsperiode hochgerechnet, ergibt sich bezüglich Leseerfahrung und Wissensstand ein beeindruckender Unterschied im Erwachsenenalter. Geringe Unterschiede in den individuellen Fähigkeiten können so im Verlaufe der Kindheit zu sehr unterschiedlichen Erfahrungen und Befähigungen führen.

Interaktive Entwicklungsmodelle. Das Kernstück interaktiver Entwicklungsmodelle ist die Wechselbeziehung zwischen Kind und Umwelt. Im sog. Transaktionsmodell gehen Sameroff und Chandler (1975) davon aus, daß die Entwicklung aus einer permanenten wechselseitigen Einflußnahme zwischen Kind und Umwelt entsteht. Das heißt, die Umwelt wirkt unablässig auf das Kind ein, aber auch das Kind auf seine Umwelt.

Ein für die Prävention wichtiger Ansatz stellt der ökologische dar: Die Vernetzungen innerhalb der Familie sowie der Familie mit ihrer Umwelt werden ins Zentrum der Überlegungen gestellt (Bronfenbrenner 1979) (Abb. 3.17).

In den ersten Lebensjahren werden die Bedürfnisse des Kindes durch die primären Bezugspersonen befriedigt. In welchem Umfang die Eltern und andere Bezugspersonen wie Großeltern für das Kind sorgen können, hängt von ihrem eigenen physischen und psychischen Wohlbefinden, ihren partnerschaftlichen Beziehungen sowie den aktuellen beruflichen und wirtschaftlichen Bedingungen ab. Die Lebensbedingungen der gesamten Familie steht unter dem Einfluß

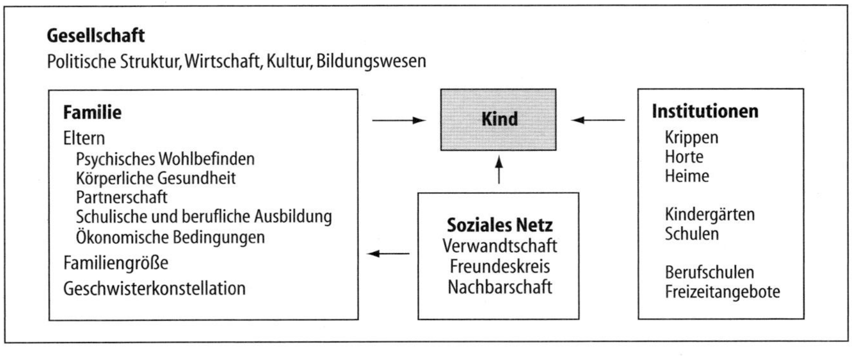

Abb. 3.17. Ökologie der kindlichen Entwicklung

des gesellschaftlichen Umfeldes. So wirken sich ungünstige wirtschaftliche Verhältnisse, die mit Arbeitslosigkeit und Verarmung einhergehen, nachteilig auf den Zusammenhalt der Familie und damit auch auf die Entwicklung der Kinder aus.

Kulturelle Faktoren wie religiöse oder ethnische Zugehörigkeit können die Entwicklung eines Kindes beeinflussen. Mit dem Eintritt in den Kindergarten und die Schule werden die Kinder in ihrer sozioemotionalen und kognitiven Entwicklung zunehmend von den gesellschaftlichen Einrichtungen (Bildungswesen, Freizeitangebot etc.) geprägt. Eine zentrale Aussage des ökologischen Modells besteht darin, daß sich jede Veränderung in einem Subsystem auch auf andere Subsysteme auswirkt.

Entwicklungsdynamische Betrachtungsweise. Studien über die Bedeutung psychosozialer Faktoren, verhaltensgenetische Untersuchungen und ethologisch orientierte Konzepte haben die folgenden 3 Bereiche für die sozioemotionale Entwicklung der Kinder als bedeutungsvoll herausgestellt:

Emotionale und soziale Sicherheit. Das psychische Wohlbefinden des Kindes hängt grundlegend davon ab, wie seine Bedürfnisse nach Nahrung, Pflege und Schutz befriedigt werden, ob es sich geborgen fühlt und ob es die emotionale Zuwendung erhält, die ihm das Gefühl gibt, von seinen Bezugspersonen akzeptiert zu sein (Bowlby 1969). Als Bezugspersonen werden Erwachsene bezeichnet, welche die Bedürfnisse und Eigenheiten des Kindes kennen, seine Bedürfnisse befriedigen und die dem Kind in Erscheinung und Verhalten vertraut sind. Für die meisten Kinder sind ihre Eltern die Hauptbezugspersonen.

Einige wesentliche Aspekte der emotionalen und sozialen Sicherheit, die vom Kinderarzt beachtet werden sollen, sind in der folgenden Übersicht aufgeführt.

Emotionale und soziale Sicherheit: Einschätzung von Grundbedürfnissen, Qualität der Betreuung sowie Beziehungen zu Bezugspersonen und Gleichaltrigen

- *Kind:*
  - Wie verhält sich das Kind gegenüber Bezugspersonen?
  - Wie ausgeprägt sind Trennungsängste und Fremdeln?
  - Welche Lernerfahrungen hat das Kind bisher mit Bezugspersonen gemacht?
- *Umwelt:*
  - Wie ist die Betreuung bezüglich Kontinuität?
  - Wie ist die Qualität der Betreuung?
  - Wer sind die Bezugspersonen?
  - Wie schätzen sie die Bedürfnisse des Kindes ein?
  - Wie sind die Beziehungen zu den Geschwistevrn bezüglich Konstellation und Qualität der Beziehungen?
  - Wie sind die Beziehungen zu Gleichaltrigen bezüglich Kontaktmöglichkeiten und Qualität der Beziehungen?

Erziehungsstil, Vorbilder und Wertvorstellungen. Der Umgang der Eltern und anderer Bezugspersonen mit dem Kind sowie untereinander bestimmen seine zukünftige soziale Kompetenz. Mit ihrem Erziehungs- und Beziehungsstil vermitteln die Eltern dem Kind Umgangsformen, Wertvorstellungen und Einschätzungen von sich selbst und den anderen.

Entwicklung und Selbstbestätigung. Das Kind hat einen inneren Drang, sich zu entwickeln, d.h. sich Fähigkeiten und Wissen anzueignen. Dazu notwendig sind Erfahrungen mit der sozialen und dinglichen Umwelt, die dem jeweiligen Entwicklungsalter angepaßt sind. In den ersten Lebensjahren werden diese Erfahrungen vor allem durch die Eltern ermöglicht, danach zunehmend von außerfamiliären Bezugspersonen wie Kindergärtnerinnen und Lehrern, aber auch von gleichaltrigen Kameraden.

Jedes Kind hat sein individuelles Profil an Stärken und Schwächen, welches von ihm selbst, den Eltern und anderen Bezugspersonen wie Lehrer oft unterschiedlich wahrgenommen wird (s. Übersicht nächste Seite). Die bisherigen Lernerfahrungen können die Leistungsfähigkeit eines Kindes wesentlich beeinflussen. Ein Kind, welches in der Schule überwiegend positive Erfahrungen machen konnte, wird sich anders verhalten als ein Kind, das großen Belastungen ausgesetzt war und sich als Versager fühlt.

Fähigkeiten und Leistung: Einschätzung des Entwicklungsprofils eines Kindes, der Einstellung der Bezugspersonen zu den Kompetenzen des Kindes sowie leistungsmäßige Stellung unter Geschwistern und Gleichaltrigen

- *Kind:*
  - Wie sieht sein individuelles Profil der Fähigkeiten aus (intellektuelle und motorische Leistungsfähigkeit, soziale Kompetenz etc)?
  - Wie schätzt das Kind selbst seine Fähigkeiten ein?
  - Welche Lernerfahrungen hat das Kind bisher gemacht?
  - Wie sind die Fähigkeiten bei den Familienangehörigen ausgebildet?
- *Umwelt:*
  - Wie schätzen die Bezugspersonen die Kompetenzen des Kindes ein?
  - Wo sehen sie seine Stärken und Schwächen?
  - Welche Erwartungen haben sie an das Kind?
  - Welche Stellung nimmt das Kind unter den Geschwistern bezüglich Fähigkeiten und Leistung ein?
  - Welche Stellung nimmt das Kind unter Gleichaltrigen bezüglich Fähigkeiten und Leistung ein?

Damit der Kinderarzt die Entwicklung eines Kindes richtig einschätzen kann, muß er einerseits das Kind mit seinen individuellen Bedürfnissen und Eigenheiten und andererseits seine Umwelt zu erfassen suchen. Dabei gilt es insbesondere auf mögliche Diskrepanzen zwischen den Bedürfnissen und Fähigkeiten des Kindes und dem Erziehungsstil sowie

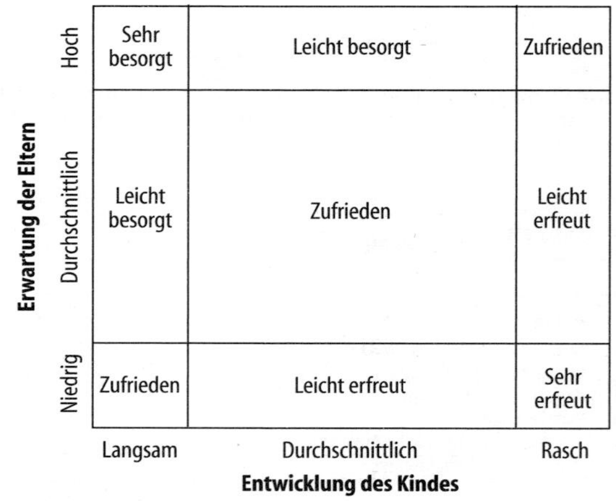

Abb. 3.18. Erwartungen der Eltern und Entwicklung des Kindes: Je nach ihren Erwartungen schätzen die Eltern die Entwicklung ihres Kindes unterschiedlich ein

den Erwartungen von Eltern und anderen Bezugspersonen wie Lehrer zu achten (Abb. 3.18).

Zu einer umfassenden Beurteilung eines Kindes gehört, daß der Kinderarzt seine anlagebedingten Vorgaben, die Lebensbedingungen der Familie sowie das Zusammenwirken zwischen dem Kind und seiner sozialen und materiellen Umwelt so gut wie möglich zu erfassen versucht.

Literatur

Bowlby J (1969) Attachment and Loss. Vol 1: Attachment. Hogarth Press, London

Bronfenbrenner U (1979) The Ecology of Human Development. Experiments by Nature and Design. Harvard University Press, Cambridge

Clarke AM, Clarke ADM (1976) Early Experience: Myth and Evidence. Open Books, London

Garmezy N, Masten AA, Tellegen A (1984) The study of stress and competence in children: Building blocks for developmental psychopathology. Child Dev 55: 97–111

Hayes D, Whitehead F, Wellings A, Thompson W, Marschlke C, Moran M (1989) How strongly do genes drive children's choice of experiences? Technical Report. Cornell Univ Ser 89: 16–17

Kagan J (1984) Die Natur des Kindes. Piper, München

Largo RH, Pfister D, Molinari L, Kundu S, Lipp A, Duc G (1989) Significance of prenatal, perinatal and postnatal factors in the development of AGA-preterm children at 5–7 years. Dev Med Child Neurol 31: 440–456

Patterson GR (1982) Coercive Family Process. Castilia, Eugene, Oregon

Plomin R, Thompson R (1987) Life-span behavioral genetics. In: Baltes PB, Featherman DI, Lerner RM (eds) Life-span Development and Behavior 8, Erlbaum, Hillsdale, pp 111–123

Quinton D, Rutter M (1984) Family pathology and child psychiatric disorder: a four year prospective study. In: Nicol AR (ed) Longitudinal Studies in Child Psychology and Psychiatry. Practical Lessons from Research Experience. Wiley, Chichester, pp 133–147

Rutter M (1975) Helping Troubled Children. Pinguin, Harmondsworth, Middlesex

Rutter M (1980) Scientific Foundations of Developmental Psychiatry. Heinemann Medical, London

Sameroff AJ, Chandler MJ (1975) Reproductive risk and the continuum of caretaking casuality. In: Horowitz FD et al. (eds) Review of Child Development Research, Vol 4. University of Chicago Press, Chicago, pp 187–244

Scarr S (1992) Developmental theories for the 1990s: Development and individual differences. Child Dev 63: 1–9

Scarr S, McCartney K (1983) How people make their own environments: A theory of genotype ->environment effects. Child Dev 54: 424-

Scarr S, Weinberg RA (1983) The Minnesota adoption studies: Genetic differences and malleability. Child Dev 54: 260–267

Tizard B, Hodges J (1978) The effect of early institutional rearing on the development of eight-year-old children. J Child Psychol Psychiatry 16: 61–74

Werner EE, Smith RS (1989) Vulnerable but Invincible: A Longitudinal Study of Resilient Children and Youth. Adams, Bannister and Cox, New York

Werner EE, Smith RS (1992) Overcoming the Odds: High Risk Children from Birth to Adulthood. Cornell University Press, Ithaca NY

Wilson RS (1983) The Louisville Twin Study: Developmental synchronies in behavior. Child Dev 54: 298–316

3.3 Erfassung der Variabilität

Es gibt kein Entwicklungsmerkmal, welches bei allen Kindern gleich ausgeprägt wäre. Wenn der Kinderarzt das Verhalten eines Kindes beurteilen will, muß er die Variabilität des Verhaltens bezüglich Ausmaß und Erscheinungsformen ausreichend kennen. Nur so kann er die Bedeutung einer allfälligen individuellen Abweichung richtig einschätzen.

Interindividuelle Variabilität. Es gibt verschiedene Methoden, um die Variabilität, die ein bestimmtes Entwicklungsmerkmal bei Kindern aufweisen kann, zu beschreiben. Weit verbreitet ist die Verwendung sog. Perzentilenkurven, beispielsweise für Körperlänge und Gewicht. Sie geben an, wie unterschiedlich groß und schwer Kinder in jedem Alter sind (Abb. 3.19).

Perzentilenkurven beschreiben die Verteilung eines Merkmals in der Normalpopulation. Sie geben an, wie groß die Wahrscheinlichkeit ist, daß ein Meßwert normal ist. Je mehr der Wert von der 50. Perzentile abweicht, desto größer wird die Wahrscheinlichkeit, daß eine Auffälligkeit vorliegt. Ein Kind, das mit seiner Körpergröße über der 97. oder unter der 3. Perzentile liegt, ist nicht notwendigerweise auffällig. 6% der Normalbevölkerung liegen außerhalb dieser Perzentilenwerte. Andererseits wächst nicht jedes Kind normal, dessen Körpergröße zwischen der 3. und 97. Perzentile liegt.

Perzentilenwerte, denen eine Normalverteilung der Meßgröße (z. B. der Körpergröße) zugrunde liegt, werden als Gauss-Perzentilen bezeichnet (Abb. 3.20). Deren Berechnung ergibt sich durch eine feste Beziehung zwischen Standardabweichung und Prozentwerten (z. B. Mittelwert + 1,28 Standardabweichung = 75. Perzentile). Andere Skalen, die sich auf die Normalverteilung beziehen, sind die Z- oder SDS- („standard deviation score") Skalen. Entwicklungs- und Intelligenzquotienten beruhen ebenfalls auf der Annahme einer Normalverteilung; eine Standardabweichung beträgt 15 EQ/IQ-Punkte.

Einige Wachstumsparameter wie Körpergewicht oder Bodymass-Index sind nicht normal verteilt. Ihre Verteilung in der Bevölkerung kann durch empirische Perzentilen wiedergegeben werden, die direkt aus den Daten errechnet werden. Nicht normal verteilte Standards zeichnen sich dadurch

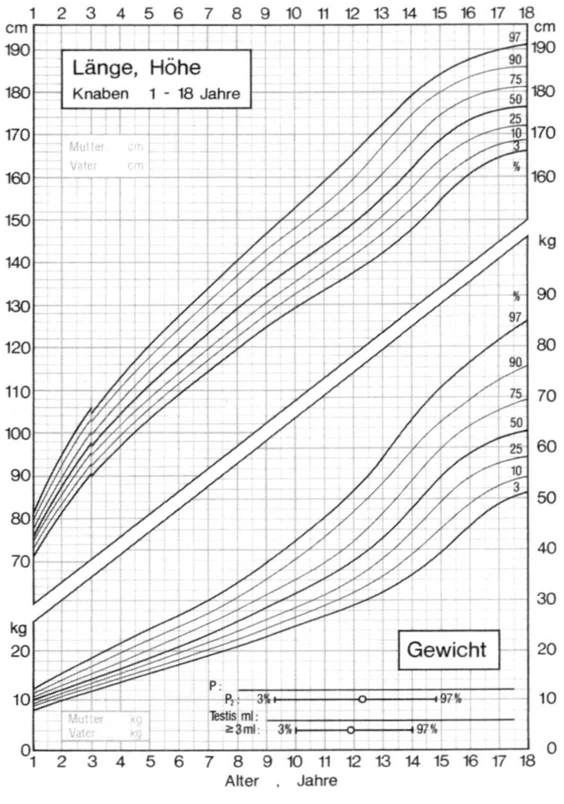

Abb. 3.19. Perzentilenkurven von Körpergröße und Gewicht für Knaben von 1 bis 18 Jahren. (Aus Prader et al. 1989)

aus, daß sie im Gegensatz zu den Gauss-Standards eine asymmetrische Verteilung aufweisen; ein Beispiel dafür sind die Perzentilenkurven für das Gewicht in Abb. 3.19.

Entwicklungsverlauf. Das Wachstum und die Entwicklung eines Kindes können anhand einer Verlaufskurve weit zuverlässiger eingeschätzt werden als aufgrund einzelner Meßpunkte (Abb. 3.21a–d).

Ein normaler Wachstumsverlauf zeichnet sich dadurch aus, daß in den ersten 2 Lebensjahren Gewicht, Länge und Kopfumfang über einen Zeitraum von Monaten, danach über einen solchen von Jahren, in etwa parallel zu den Perzentilenkurven verlaufen. Wie aus Abb. 3.21 zu ersehen ist, können bei einer Wachstumsstörung die Meßpunkte durchaus zwischen der 3. und 97. Perzentile liegen. Nur der Verlauf zeigt die Wachstumsstörung an.

Die normale Variation der psychomotorischen Entwicklung wird in Screening-Instrumenten (z.B. Denver-Test) als sog. Normbereich definiert. Die Annahme, daß ein Kind, welches eine Störung aufweist, sich immer außerhalb dieses Bereiches befindet, ist unrichtig, wie Abb. 3.22 am Beispiel der Zerebralparese illustriert.

Das freie Gehen setzt bei neurologisch unauffälligen Kindern zwischen 10 und 18 Monaten ein. Kinder mit einer schweren bis mäßigen Zerebralparese liegen deutlich außerhalb dieses Altersbereiches. Kinder mit einer leichten Zerebralparese jedoch finden sich im oberen, Kinder mit einer minimalen Zerebralparese sogar im mittleren bis unteren Normbereich. Sie machen die ersten Schritte im gleichen Alter wie gesunde Kinder. Ein normales Geh-Alter schließt also eine motorische Störung keineswegs aus. Eine leichte Behinderung führt wohl zu einer Verzögerung in der Entwicklung,

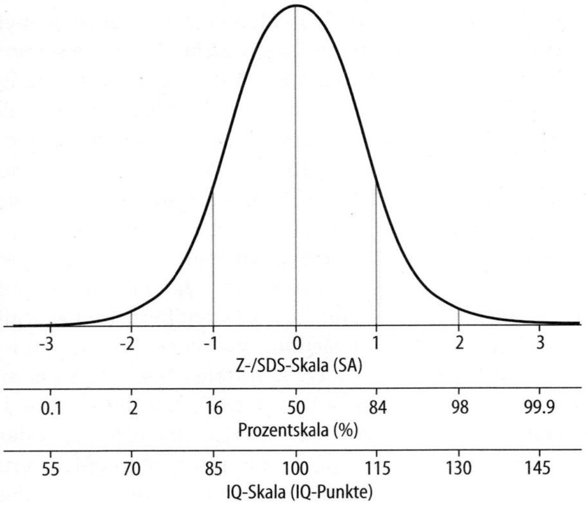

Abb. 3.20. Standardskalen basierend auf einer Normalverteilung der Meßwerte

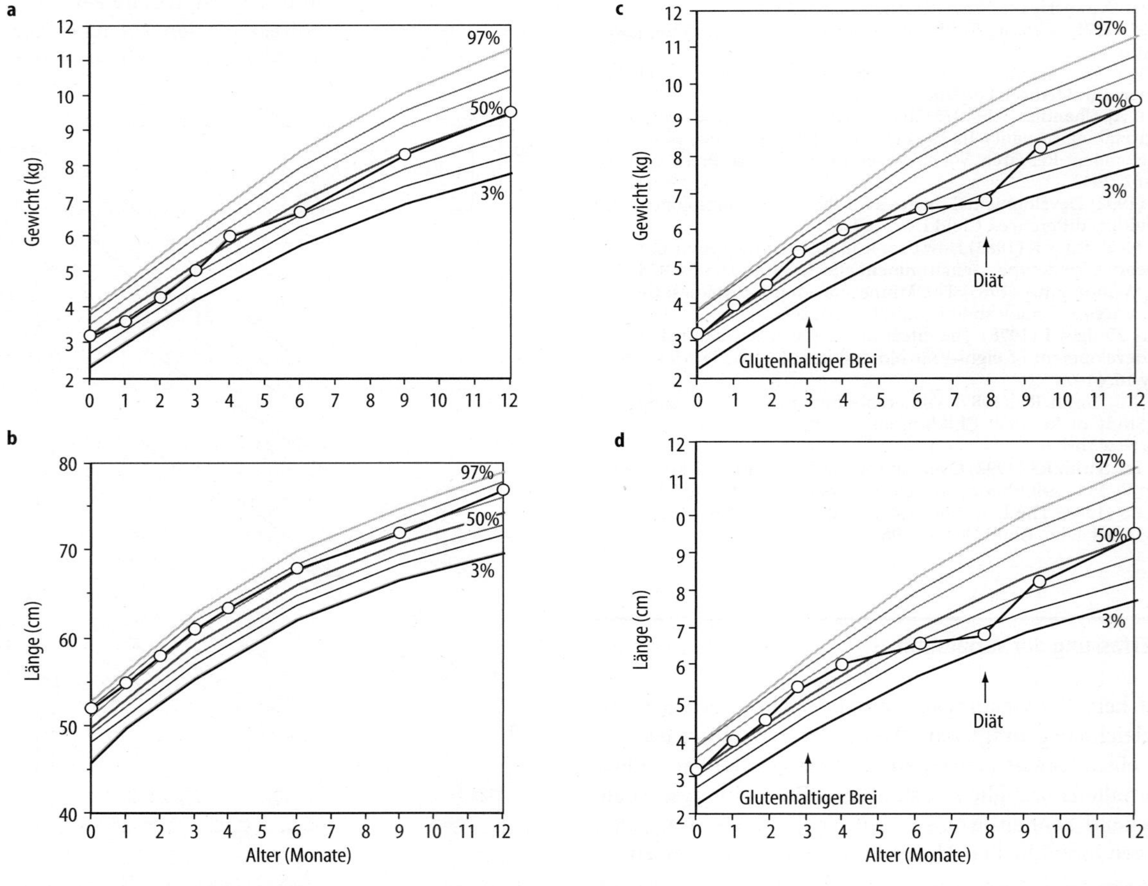

Abb. 3.21a-d. Individueller Verlauf von Gewicht und Körpergröße. **a, b** Normaler Verlauf entlang der Perzentilen; **c, d** Wachstumsverzögerung bei einem Kind mit Zöliakie, die zu einem Durchkreuzen der Längen- und Gewichtperzentilen führt. Die Diätbehandlung bewirkt ein Aufholwachstum

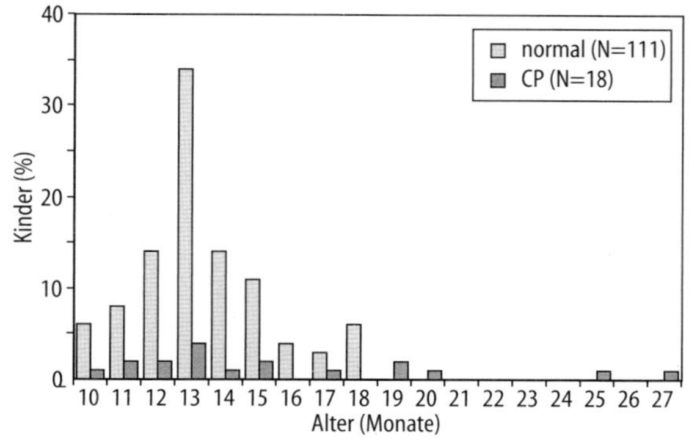

Abb. 3.22. Geh-Alter bei neurologisch unauffälligen termingeborenen Kindern und bei Kindern mit unterschiedlich ausgeprägter Zerebralparese. (Aus Largo et al. 1985)

die aber so gering sein kann, daß das Entwicklungsmerkmal immer noch altersgemäß auftritt. Um eine leichte motorische Störung zu erfassen, ist es notwendig, nicht nur den Zeitpunkt des Gehens, sondern auch die Art und Weise zu beurteilen, wie sich das Kind bewegt. Dies trifft nicht nur für die Motorik, sondern auch für andere Entwicklungsbereiche wie etwa die Sprache zu. So kann ein Kind durchaus altersgemäß die ersten Worte und die ersten Sätze sprechen. Seine Artikulation und seine Satzbildung sind aber auffällig. Weitere Untersuchungsparameter wie die Qualität der Aussprache und Satzbildung sind für eine zuverlässige Beurteilung notwendig.

Bei der Einschätzung des Entwicklungsverlaufes ist zu berücksichtigen, daß sich viele Fähigkeiten und Verhalten nicht wie die Körpermaße kontinuierlich entwickeln. So verläuft die frühe Sprachentwicklung in Etappen (einzelne Worte, Zwei-Wort-Sätze etc). Zusätzlich ist zu beachten, daß nicht alle Kinder die gleiche sequentielle Abfolge von Entwicklungsstadien zeigen. Besonders offensichtlich ist dies bei der lokomotorischen Entwicklung (s. Kap. 3.5). Auch beim Erwerb des Lesens und Schreibens wenden die Kinder unterschiedliche Lernstrategien an.

Wachstums- und Entwicklungsgeschwindigkeit. Kinder sind nicht nur unterschiedlich groß und schwer. Sie wachsen auch verschieden rasch. Unterschiedliche Wachstumsgeschwindigkeiten können dazu führen, daß Kinder mit gleichem Wachstumspotential in einem bestimmten Alter unterschiedlich groß sein können (s. Kap. 3.1). Die Wachstumsdynamik kann anhand der Wachstumsgeschwindigkeit eingeschätzt werden. Sie errechnet sich aus der Differenz von zwei konsekutiven Messungen. Abbildung 3.23 zeigt, daß sich die Wachstumsgeschwindigkeit im Verlaufe der Kindheit ständig verändert und unter gleichaltrigen Kindern unterschiedlich groß sein kann.

Intraindividuelle Variabilität. Die Vielfalt besteht nicht nur zwischen den Kindern, sondern auch beim einzelnen Kinde selbst. Seine Fähigkeiten wie Sprache, logisches Denken oder Motorik sind unterschiedlich angelegt, reifen verschieden rasch aus und sind damit in jedem Alter auch unterschiedlich ausgebildet. So kann ein Kleinkind motorisch weit entwickelt sein, während seine Sprachentwicklung langsam verläuft. Bei einem anderen Kind ist es genau umgekehrt. Die

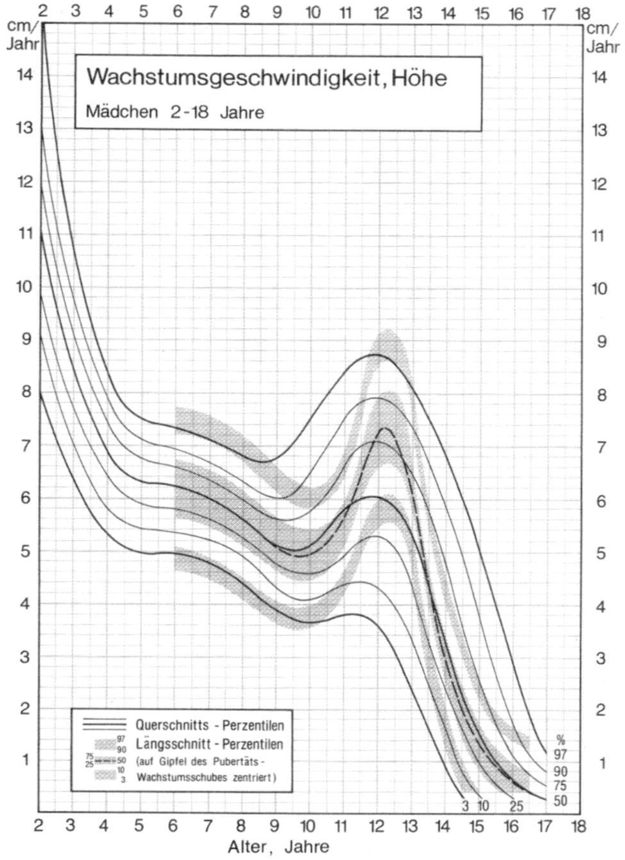

Abb. 3.23. Perzentilenkurven der Wachstumsgeschwindigkeit für die Körperlänge von Mädchen. (Aus Prader et al. 1989)

intraindividuelle Variabilität im Schulalter ist in Abb. 3.24 am Beispiel der akademischen Leistungen dargestellt.

Wenn die intraindividuelle Variabilität sehr ausgeprägt ist, kann sie zu auffälligem Verhalten führen; beispielsweise bei einem Kind, dessen kognitive Fähigkeiten deutlich weiter fortgeschritten sind als seine sprachlichen Ausdrucksmöglichkeiten. Das Kind bricht in Wutanfälle aus, weil es sich nicht ausreichend mitteilen kann.

Geschlechtsunterschiede. Die Mädchen neigen im präpubertären Alter dazu, sich etwas rascher zu entwickeln als die Knaben. Die Geschlechtsunterschiede sind unter anderem darauf zurückzuführen, daß die biologische Zeitskala bei den Mädchen in jedem Alter etwas weiter fortgeschritten ist als bei den Knaben. Die Mädchen sind bereits bei der Geburt etwas reifer als die Knaben. Dieser Reifungsunterschied vergrößert sich ständig im Verlaufe der Kindheit und führt dazu, daß die Mädchen im Mittel 1,5 Jahre früher in die Pubertät eintreten und ihre Entwicklung dementsprechend früher abschließen als die Knaben. Geschlechtsunterschiede finden sich in vielen Entwicklungsbereichen, insbesondere in der Sprach- und Sozialentwicklung. Die Knaben haben einen geringfügigen Vorteil in der somatischen Entwicklung, da ihr Wachstumspotential etwas größer ist, und in der Grobmotorik, weil sie über etwas mehr Muskelkraft verfügen.

Die Geschlechtsunterschiede sollten nicht überbewertet werden. Die mittleren Differenzen zwischen Mädchen und

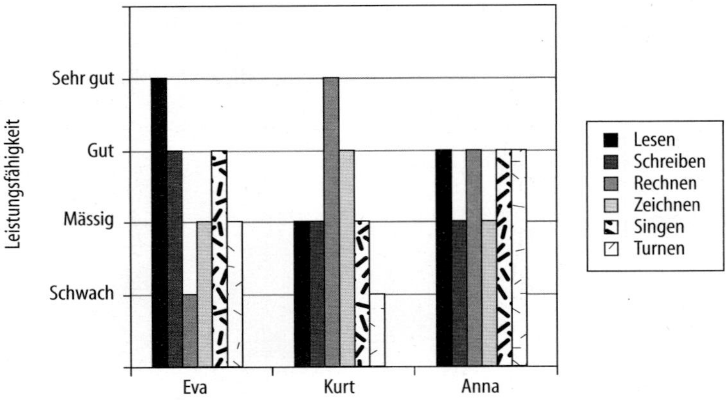

Abb. 3.24. Intraindividuelle Variabilität der Schulleistungen bei drei 8jährigen Kindern

Knaben sind viel kleiner als die Unterschiede von Kind zu Kind. So bilden Mädchen Zwei-Wort-Sätze im Mittel drei Monate früher als Knaben, nämlich mit 20 beziehungsweise 23 Monaten. Bei Knaben und Mädchen kann dieser Meilenstein jedoch bereits mit 12 bis 15 Monaten oder erst mit 24 bis 36 Monaten auftreten. Knaben können durchaus eine raschere Sprachentwicklung aufweisen als gleichaltrige Mädchen.

Beziehung zwischen Wachstums- und Entwicklungsparametern. Um das Gewicht eines Kindes richtig beurteilen zu können, reichen Perzentilenkurven und selbst der Gewichtsverlauf nicht aus. Das Gewicht muß auf die Körperlänge des Kindes bezogen werden. Dazu stehen Normkurven zur Verfügung, in denen die Gewicht-Länge-Beziehung in Perzentilen dargestellt wird (s. Anhang zu diesem Kapitel). Eine weitere Möglichkeit besteht in der Berechnung des Bodymass-Index (BMI) (s. Kap. 3.1 und Anhang). Keine klinisch bedeutsame Beziehung besteht zwischen der Körpergröße und dem Kopfumfang. Große Kinder haben nicht notwendigerweise größere Köpfe als kleine Kinder.

Ausprägung elterlicher Merkmale. Ein weiterer hilfreicher Bezugspunkt bei der Einschätzung von Wachstum und Entwicklung ist die elterliche Ausprägung eines bestimmten Merkmals. Für das Längenwachstum kann die sog. Zielgröße aus der Körpergröße der Eltern errechnet werden. Sie gibt einen Hinweis, ob das Wachstum eines Kindes im Rahmen seiner genetischen Veranlagung verläuft (Kap. 3.1).

Hinsichtlich der intellektuellen Leistungsfähigkeit kann davon ausgegangen werden, daß 90 % der Kinder einen IQ aufweisen, der demjenigen ihrer Eltern mit einer Streuung von ±20 IQ-Punkten entspricht (Annahme: Korrelation des IQ zwischen Kind und Eltern 0,5). Weicht ein Kind in seiner intellektuellen Leistungsfähigkeit wesentlich davon ab, sollte eine Ursache dafür gesucht werden. Klinisch besonders bedeutungsvoll ist die Ausprägung elterlicher Merkmale, wenn beim Kind eine Teilleistungsschwäche wie Legasthenie oder Dyskalkulie vorliegt. Bei der Mehrheit betroffener Kinder findet sich eine positive Familienanamnese.

Die körperliche und psychische Entwicklung eines Kindes läßt sich allein anhand einzelner Meßgrößen nicht richtig einschätzen. Für eine zuverlässige Beurteilung müssen alle relevanten Wachstums- und Entwicklungsparameter in ihrem Verlauf erfaßt und zueinander in Beziehung gesetzt werden.

Literatur

Largo RH, Weber M, Comenale-Pinto L, Duc G (1985) Early development of locomotion: Significance of prematurity, cerebral palsy and sex. Dev Med Child Neurol 27: 183–191

Prader A, Largo RH, MolinariI L, Issler C (1989) Physical growth of Swiss children from birth to 20 years of age (First Zurich Longitudinal Study of Growth and Development). Helvet Paediat Acta, Suppl 52

3.4 Pränatalperiode

Differenzierung, Spezifizierung und Wachstum des kindlichen Organismus sind nie größer als in der Pränatalperiode. Damit verbunden sind zahlreiche Risiken und eine hohe Mortalität. 30 % der Schwangerschaften enden mit einem Spontanabort, zumeist während des ersten Trimesters und oftmals als Folge einer chromosomalen Störung. Der Uterus bietet dem Kind viel Schutz, ist aber dennoch durchlässig für zahlreiche Umwelteinflüsse. Infektiöse Agenzien (z.B. Toxoplasmose, Rubeolen), chemische Noxen (z.B. Quecksilber, antiepileptische Medikamente oder Drogen), hohe Temperatur und Bestrahlung können zu körperlichen und mentalen Abnormitäten sowie zu einer Wachstumsverminderung führen. Etwa 5 % der Kinder sind frühgeboren, d.h. sie kommen vor der 37. Schwangerschaftswoche auf die Welt.

Ernährung und Schlafverhalten. Während der Schwangerschaft wird das ungeborene Kind umfassend von der Mutter versorgt. Es bezieht von ihr alle Nährstoffe, die es für seine Entwicklung und sein Wachstum benötigt und kann die Schlakken an sie abgeben.

In den ersten Schwangerschaftsmonaten ist das ungeborene Kind in einem Bewußtseinszustand, der elektrophysiologisch weder dem späteren Wachsein noch Schlaf entspricht. Im letzten Trimenon können bei frühgeborenen Kindern die Vorläufer von Schlaf- und Wachzustand beobachtet werden. Mit etwa 36 Schwangerschaftswochen beginnen sich eigentliche Schlaf- und Wachperioden auszubilden.

Während der Schwangerschaft sind Änderungen im Verhaltenszustand noch nicht an den Tag-Nacht-Wechsel gebunden. Die mütterlichen Wach- und Schlafperioden übertragen sich kaum auf das Kind.

Wachstum. Die körperliche Entwicklung zwischen Zeugung und Geburt dauert ca. 40 Wo. und umfaßt 3 Perioden (Abb. 3.25).

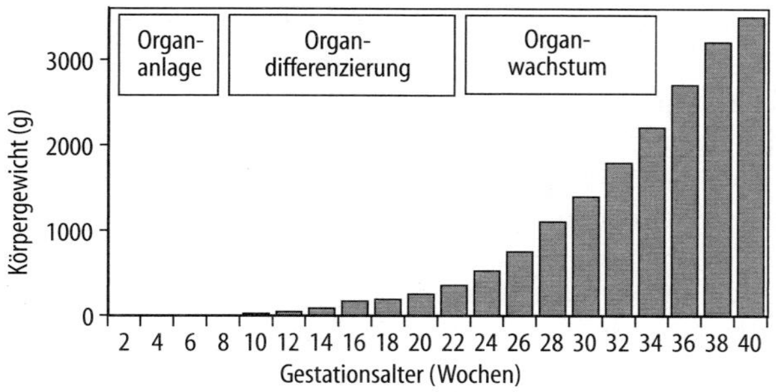

Abb. 3.25. Somatische Entwicklung und Körpergewicht in der Pränatalperiode

Organanlage. In den ersten 8 Lebenswochen werden die Organe angelegt. Nach einer Phase intensiver Zellteilung bilden sich mit 14 Tagen eine Körpersymmetrie sowie ein Kopf- und ein Schwanzende aus. Daraufhin beginnen sich die verschiedenen Gewebe zu differenzieren. Die Neuralplatte erscheint an der ektodermalen Oberfläche des trilaminaren Embryos, faltet sich zum Neuralrohr ein und bildet die neurale Leiste, die zum peripheren Nervensystem wird. Zwischen 21 und 28 Tagen entstehen die Herzkammern, Gefäße sprießen aus und vereinigen sich zu einem Blutkreislauf. Ein einfacher Darm entsteht, aus dem die Leber, die Bauchspeicheldrüse und die Lungen durch Ausstülpungen hervorgehen. Die Somiten, Vorläufer der Skelettmuskeln und Wirbel, erscheinen; mit 42 Tagen sind die ersten Fingerstrahlen sichtbar. Aus den Schlundbögen entwickeln sich Mandibula, Maxilla und äußeres Ohr. Die Linsenplakoden treten auf, die den Sitz des zukünftigen Auges bestimmen. Anfangs des 3. Schwangerschaftsmonats sind alle Organe angelegt. Das Kind ist zu diesem Zeitpunkt etwa 30 g schwer und 6 cm lang.

Organdifferenzierung. Im 3. bis 6. Schwangerschaftsmonat differenzieren sich die Organe bis zur Funktionstüchtigkeit aus. Lungenbläschen und Bronchien werden gebildet; die Produktion des Surfactantfaktors setzt ein. Das Hör- und Gleichgewichtsorgan sowie die Augen reifen aus. Die Myelinisierung des Nervensystems setzt ein. Ende des 2. Schwangerschaftstrimenons sind die Organsysteme so weit ausgereift, daß mehr als die Hälfte der Kinder, die in der 25. bis 27. Schwangerschaftswoche auf die Welt kommen, mit Hilfe der modernen Geburtshilfe und Neonatologie überleben. Das Körpergewicht beträgt in diesem Alter 500 bis 800 g und die Körperlänge etwa 35 cm.

Organwachstum. Im letzten Schwangerschaftstrimenon neh-men die Kinder an Länge und vor allem an Gewicht zu. Sie vergrößern ihr Körpergewicht zwischen der 26. und 40. Schwangerschaftswoche um das 4- bis 7fache. Die Gewichtszunahme ist durch eine Vergrößerung aller Organe und die Bildung eines kräftigen Unterhautfettgewebes bedingt, welches postnatal als Wärmeschutz und Energiespeicher dient.

Am Termin geborene Knaben sind durchschnittlich 3.500 und die Mädchen 3.300 g schwer; sie weisen eine mittlere Körperlänge von 52 beziehungsweise 50 cm auf. Für die meisten Zwillinge wird die plazentare Versorgung in den letzten Schwangerschaftswochen unzureichend. Ihr Geburtsgewicht ist deshalb im Durchschnitt 600 g niedriger als dasjenige von Einzelkindern. Ihr Längenwachstum ist zumeist nicht beeinträchtigt. Drillinge und Vierlinge sind in ihrer Versorgung noch mehr eingeschränkt als Zwillinge. Sie sind daher bei der Geburt wesentlich leichter und auch kleiner als Einzelkinder.

Motorik. Die werdende Mutter verspürt Kindsbewegungen erstmals mit 16 bis 20 Schwangerschaftswochen. Die Anfänge der motorischen Aktivität des ungeborenen Kindes reichen jedoch weit in die Frühschwangerschaft zurück.

Im Ultraschall sind einfache Bewegungen bereits in der achten Schwangerschaftswoche nachweisbar (Abb. 3.26). Zwischen der 9. und 14. Schwangerschaftswoche entwickeln sich alle Bewegungsmuster, die am Geburtstermin bei Neugeborenen zu beobachten sind. Die verschiedenen Bewegungen werden kaum durch äußere Reize ausgelöst; sie sind vor allem Ausdruck einer eigenständigen motorischen Aktivität, welche die folgenden Aufgaben erfüllt:

Einüben von Bewegungsmustern. Geradezu lebenswichtig für das Kind ist das Einüben derjenigen Verhalten, die bei der Geburt auf Anhieb funktionieren müssen wie das Atmen, Saugen und Schlucken.

Einüben von Organfunktionen. Die Atembewegungen fördern das Wachstum der Lungen. Das Trinken von Fruchtwasser regt den Darm zur Resorption und die Nieren zur Ausscheidung an.

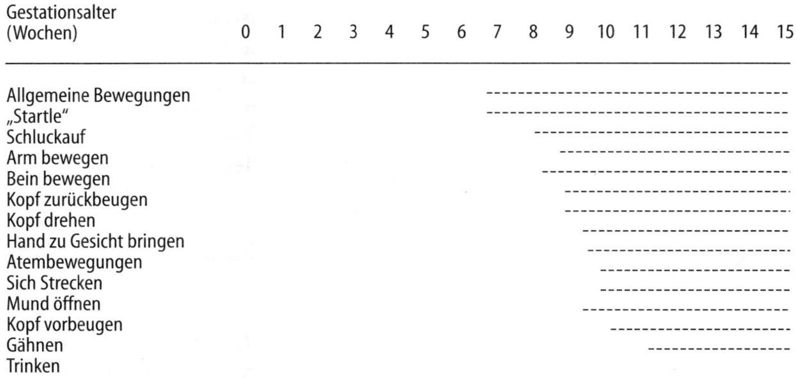

Abb. 3.26. Die häufigsten Bewegungsmuster während der Schwangerschaft. Die Striche geben an, ab welchem Alter die verschiedenen Bewegungsmuster beobachtet werden. (Nach Prechtl 1988)

Modellierung der Gliedmaßen. Muskeln, Knochen und Gelenke entwickeln sich nur normal, wenn sich das Kind regelmäßig bewegt. Die Bewegungen modellieren die Gliedmaßen.

Einstellung in den Geburtskanal. Vor der Geburt stellt das Kind seine Körperlage so ein, daß es mit dem Kopf in den Geburtskanal eintritt und damit auf die schonendste Weise auf die Welt kommt.

Bindungsverhalten. Das ungeborene Kind ist mit seiner Mutter auf das innigste körperlich verbunden. Inwieweit dies auch gefühls- und verhaltensmäßig zutrifft, wird seit einigen Jahren intensiv erforscht.

Die Beziehung der Eltern zum Kind beginnt weit vor der Geburt. Sie entsteht aus den Erwartungen, welche die Eltern in ihr zukünftiges Kind setzen, aus ihren partnerschaftlichen und familiären Vorstellungen sowie aus den Erfahrungen, welche die Eltern während der Schwangerschaft mit dem Kind und mit dem Ehepartner machen. In der Entwicklung der Eltern-Kind-Beziehung können im Verlaufe der Schwangerschaft 3 Erlebnisperioden unterschieden werden:

1. Trimenon. Die Schwangerschaft macht sich in den ersten Wochen für die meisten Frauen körperlich nur wenig bemerkbar. Vermehrte Müdigkeit und Übelkeit, Heißhunger für und Widerwillen gegen bestimmte Speisen können auftreten. Obwohl die schwangere Frau ihr Kind noch nicht wahrnimmt, beschäftigt es sie aber gleichwohl. Die Frau spürt, daß das Kind ihr Leben verändern wird. Sie muß sich mit ihrer zukünftigen Rolle als Mutter und den Veränderungen, die sich in ihrem privaten und beruflichen Leben ergeben werden, auseinandersetzen. Ambivalente Gefühle treten auf, unabhängig davon, ob die Schwangerschaft geplant war oder nicht; sie gehören zu jeder Schwangerschaft. Auch der angehende Vater macht sich Gedanken, wie sich das Kind auf Partnerschaft und Beruf auswirken wird. Für viele Familien ist die Ankunft eines Kindes mit Einschränkungen, vor allem auch finanzieller Art, verbunden.

2. Trimenon. Mit den ersten Kindsbewegungen in der 16. bis 20. Schwangerschaftswoche nimmt die Mutter das ungeborene Kind erstmals als ein unabhängiges Wesen wahr. Aufgrund seines Musters an Aktivität und Reaktivität beginnt sie, ihm individuelle Persönlichkeitsmerkmale zuzuschreiben. Gewisse Mütter wollen bei den Schwangerschaftsuntersuchungen die Ultraschallbilder ihrer Kinder nicht sehen. Sie wollen auch sein Geschlecht nicht wissen. Sie ziehen es vor, sich ihr eigenes inneres Bild zu bewahren.

3. Trimenon. Neben der Freude auf die bevorstehende Geburt stellen sich der schwangeren Frau auch in diesem Abschnitt der Schwangerschaft bange Fragen. Sie sorgt sich um den Gesundheitszustand des Kindes und versucht, sich die Anforderungen auszumalen, die das Kind an sie richten wird. In der gedanklichen und gefühlsmäßigen Auseinandersetzung mit der Geburt zieht sie auch einen möglichen ungünstigen Ausgang in Betracht. Solche Bedenken sind keine ominösen Vorzeichen, sondern wiederum Ausdruck der großen inneren Umstellungen, welche die Mutter zu bewerkstelligen hat.

In den letzten Wochen vor der Geburt beginnt sich das innere Bild, das sich die Mutter im Verlaufe der Schwangerschaft von ihrem Kind gemacht hat, aufzulösen. Sie macht sich bereit für die reale Beziehungsaufnahme mit ihrem Kind. Viele Frauen warten in den letzten Schwangerschaftswochen geradezu ungeduldig auf das Einsetzen der Wehen.

Während der gesamten Schwangerschaft bleibt das Kind für die angehenden Eltern ein imaginäres Wesen, was sie aber nicht daran hindert, sich an ihr Kind zu binden. Sie haben ihm einen festen Platz in ihrem Leben eingeräumt und sind innerlich bereit, für das Kind zu sorgen. Dieser Prozeß kann durch ungünstige Lebensbedingungen wie Schichtarbeit oder psychosoziale Belastungen wie etwa Verlassenwerden durch den Partner beeinträchtigt werden.

Kognition und Kommunikation. Unser Wissen über die Erfahrungen, die ein ungeborenes Kind im Verlaufe der Pränatalperiode macht, und die Bedeutung, die diese Erfahrungen für seine spätere Entwicklung allenfalls haben, sind äußerst beschränkt. So ist das Kind seit der Frühschwangerschaft motorisch vielseitig aktiv. Wie bedeutungsvoll diese Aktivitäten für seine geistige Entwicklung sind, wissen wir nicht.

Ziemlich ausführlich ist die auditive Wahrnehmung des ungeborenen Kindes untersucht worden. Deren Besonderheit liegt darin, daß das Innenohr bereits mit der 20. Schwangerschaftswoche Erwachsenengröße erreicht hat und teilweise funktionstüchtig ist. Mit 36 bis 40 Schwangerschaftswochen ist das Hörorgan ausgereift, die Hörzellen reagieren elektrophysiologisch wie beim erwachsenen Menschen. Mit Hilfe von EKG- und EEG-Aufzeichnungen konnte gezeigt werden, daß das ungeborene Kind auf akustische Reize zuverlässig mit einer Änderung von Herzfrequenz und Hirnaktivität reagiert. Während laute Geräusche die Herzfrequenz ansteigen lassen und das ungeborene Kind sich vermehrt bewegt, bewirken die menschliche Stimme und Musik eine Abnahme der Herzfrequenz und eine motorische Beruhigung. Das Kind vermag zwischen der Stimme der Mutter und derjenigen fremder Personen zu unterscheiden.

Das ungeborene Kind ist ebenfalls fähig zur Habituation. Fetale Bewegungen verstärken sich als Antwort auf akustische Reize und vermindern sich nach mehrmaligen Wiederholungen. Ein anderer akustischer Reiz ruft wiederum die ursprüngliche Antwort hervor. Diese frühe Form des Lernens ist bei neurologisch beeinträchtigten oder unterversorgten Kindern vermindert. Kontrovers diskutiert werden die Beobachtungen, die mit visueller und taktiler Stimulierung bei ungeborenen Kindern gemacht wurden.

Literatur

Prechtl HFR (1988) Beurteilung fetaler Bewegungsmuster bei Störungen des Nervensystems. Gynäkologe 21: 130–134

3.5 Neugeborenenperiode

Nach der Geburt muß sich das Kind an die neuen Lebensbedingungen anpassen. Seine Atmung und sein Kreislauf bewältigen diese Umstellung innerhalb weniger Minuten. Verdauung, Stoffwechsel und Ausscheidung kommen nur langsam über Stunden und Tage in Gang. Der Säugling braucht schließlich Wochen und Monate, um seinen Schlaf-Wach-Rhythmus dem Tag-Nacht-Wechsel anzugleichen.

Trink- und Schlafverhalten. Die Nahrungszufuhr ist in den ersten Lebenstagen unzureichend. Um diese Zeit zu überbrücken, kommt das Kind mit einem Energievorrat an Fett und Kohlenhydraten (Glykogen) auf die Welt. Das Neugeborene braucht anfänglich nicht voll ernährt zu werden.

Wenn die Mutter ihr Kind in den ersten Minuten nach der Geburt an die Brust legt, sucht es nach der Brustwarze und macht die ersten Saugversuche. Saugen und Schlucken sind Verhalten, die das Kind vor der Geburt während Monaten eingeübt hat. Bis zur 34. Schwangerschaftswoche sind diese Reflexmechanismen so weit entwickelt, daß ein Kind, welches zu diesem Zeitpunkt zur Welt kommt, ausreichend Flüssigkeit zu sich nehmen kann. Die Nahrungsaufnahme wird durch die folgenden Reflexverhalten sichergestellt:

Suchreflex. Berühren die Wangen oder die Lippen eines hungrigen Neugeborenen die mütterliche Brust, beginnt es nach der Brustwarze zu suchen und versucht, diese in den Mund zu bekommen. Suchbewegungen können beim hungrigen Kind auch mit einem Schnuller oder einem Finger ausgelöst werden.

Wenn das Neugeborene die Wärmeabstrahlung der mütterlichen Brust auf der Wange spürt, dreht es den Kopf zur Brust. Es orientiert sich in seinem Suchverhalten auch nach dem mütterlichen Geruch. Es kann bereits am 5. Lebenstag das Brusttüchlein der eigenen Mutter von denjenigen anderer Mütter zuverlässig unterscheiden (McFarlane 1975).

Saugreflex. Berühren die Lippen die Brustwarze, saugt das Neugeborene die Brustwarze in die Mundhöhle und hält sie mit Ober- und Unterkiefer fest. Die Zunge drückt die Brustwarze gegen den Gaumen und streicht die Milchzisternen der Brustdrüsen von hinten nach vorne aus. Anschließend öffnet sich der Mund etwas, der Druck der Zunge läßt nach, und die Zisternen füllen sich erneut.

Schluckreflex. Während Monaten trinkt das ungeborene Kind Fruchtwasser. Der Schluckreflex ist bei der Geburt eingeübt und abgestimmt mit den Saug- und Atembewegungen. Beim Trinken führt der Säugling 10 bis 30 Saugbewegungen während etwa 15 Sekunden aus und schluckt dabei ein- bis viermal; nach ein bis zwei Schluckbewegungen macht er einen Atemzug. Er kann saugen und schlucken und dabei gleichzeitig atmen. Da er ausschließlich durch die Nase atmet, kann ihn bereits ein banaler Schnupfen beim Trinken behindern.

Spätestens ab dem 6. Schwangerschaftsmonat sind die Brustdrüsen funktionsbereit. Die Milchbildung wird durch die hormonelle Umstellung bei der Geburt in Gang gesetzt. Der Säugling löst durch sein Saugen die Bildung und Ausscheidung der Milch aus. Wie beim kindlichen Trinkverhalten spielen auch bei der Milchbildung Reflexmechanismen eine wichtige Rolle:

Milchbildungsreflex. Der Saugreiz des Kindes setzt bei der Mutter im Vorderlappen der Hirnanhangsdrüse Prolaktin frei, welches die Brustdrüse zur Milchbildung anregt. Je häufiger die Mutter das Neugeborene an die Brust legt, desto stärker wird die Brustdrüse stimuliert und desto größer ist die Milchmenge.

Milchausscheidungsreflex. Der Saugreiz bewirkt im Hinterlappen der Hirnanhangsdrüse die Ausschüttung von Oxytocin ins mütterliche Blut. Das Hormon bringt die Muskelfasern, die sich um die Milchdrüsen und -gänge winden, zur Kontraktion; dadurch wird die Milch aus den Zisternen gepreßt.

Das Verhalten des Neugeborenen wird durch 5 diskrete Verhaltensstadien reguliert, die Schlafverhalten, Aufmerksamkeit und motorische Aktivität bestimmen (Tabelle 3.8).

Im Verhaltenszustand 1 (Non-REM-Schlaf) liegt das Kind ruhig da, bewegt sich nur selten und atmet regelmäßig. Sein Gesicht strahlt Ruhe aus. Im Verhaltenszustand 2 (REM-Schlaf) bewegt es sich und atmet unregelmäßig. In seinem Gesicht sind häufig Zuckungen zu sehen, gelegentlich scheint es Grimassen zu schneiden. Der oberflächliche REM-Schlaf ist beim Neugeborenen und Säugling weit ausgedehnter als beim älteren Kind und Erwachsenen. Im Verhaltenszustand 3 ist das Kind motorisch ruhig und am aufmerksamsten.

Die Eltern beeinflussen mit der Ernährung, der Pflege und dem sozialen Umgang die Verhaltensregulation ihres Kindes. Sie bestimmen die Regelmäßigkeit des Tagesablaufes, stimulieren und beruhigen das Kind und steuern seine Aufmerksamkeit im sozialen Spiel.

Nach der Geburt führt das Neugeborene seinen vorgeburtlichen Schlaf-Wach-Rhythmus weiter. Der Rhythmus paßt sich in den ersten 3–5 Lebensmonaten dem Tag-Nacht-Wechsel an.

Wachstum. Das Neugeborene verbraucht in den ersten Lebenstagen mehr Kalorien, als ihm zugeführt werden, und scheidet mehr Flüssigkeit aus, als es aufnehmen kann. Der daraus resultierende Gewichtsverlust beträgt bei den meisten Kindern 3–6% des Geburtsgewichtes, kann aber bis zu 10% ausmachen (Abb. 3.27). Das Längenwachstum bleibt in den ersten Lebenstagen weitgehend aus. Der Kopfumfang kann je nach Ausmaß des Flüssigkeitsverlustes und der Größe der Geburtsgeschwulst zu- oder abnehmen.

Tabelle 3.8. Verhaltenszustände des Neugeborenen. (Aus Prechtl 1977)

Verhaltenszustand	1 (Non-REM)	2 (REM)	3 (wach, ruhig)	4 (wach, aktiv)	5 (schreiend)
Augen	Geschlossen, ruhig	Geschlossen, rasche Bewegungen	Offen	Offen	Offen/geschlossen
Spontanbewegungen	Selten	Gelegentlich	Keine	Häufig	Häufig
Atmung	Regelmäßig	Unregelmäßig	Regelmäßig	Unregelmäßig	Unregelmäßig
Muskeltonus	Normal	Erniedrigt	Normal	Erhöht	Erhöht

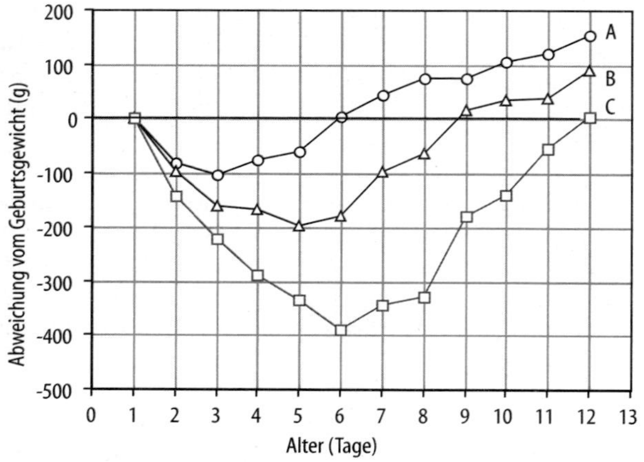

Abb. 3.27. Verlauf des Körpergewichtes in den ersten 12 Lebenstagen bei 3 Kindern

Nach 5 bis 10 Tagen ist das Geburtsgewicht wieder erreicht. Danach setzt ein rasches Körperwachstum ein.

Motorik. Das Neugeborene weist eine Vielzahl von Reflexreaktionen auf. Seine Motorik besteht zudem aus einer sehr beschränkten Haltungskontrolle, aus Spontanbewegungen und gelegentlichen koordinierten Bewegungen.

Reflexreaktionen. Darunter sind motorische Verhalten zu verstehen, die durch einen bestimmten Reiz zuverlässig ausgelöst werden. Einige dieser Reflexverhalten sind geradezu lebenswichtig. Wird der Säugling mit dem Gesicht nach unten abgelegt, dreht er den Kopf zur Seite. Dieser Reflex stellt sicher, daß die Nasenatmung erhalten bleibt. Nachfolgend werden zwei Reflexreaktionen beschrieben, die Teil jeder entwicklungsneurologischen Untersuchung sind.

Moro-Reaktion. Das Kind wird aus einer sitzenden Stellung heraus rasch um etwa 30 % nach hinten bewegt. Es extendiert und abduziert die Arme und evtl. auch die Beine, um die Extremitäten anschließend zu flektieren und zu adduzieren (Abb. 3.28).

Greifreflex. Druck auf die Innenfläche der Hände oder auf die Fußsohle bewirkt eine Beugung der Finger beziehungsweise Zehen (Abb. 3.29a,b). Am ausgeprägtesten wird der Reflex hervorgerufen, wenn ein Fell über die Handinnenfläche oder Fußsohle gezogen wird.

Haltung. Wenn der Säugling aufrecht gehalten wird, beispielsweise an der Schulter der Mutter, vermag er den Kopf kurze Zeit zu halten, insbesondere dann, wenn es etwas Interessantes zu sehen oder zu hören gibt. Ansonsten verfügt das Neugeborene über keine Haltungskontrolle.

Spontanbewegungen. Das Neugeborene streckt und beugt rhythmisch und alternierend Arme und Beine. Die Qualität dieser Spontanbewegungen hat eine gewisse prognostische Aussagekraft. Normale Spontanbewegungen (sog. „general movements") zeichnen sich durch die folgenden 3 Merkmale aus: Glattheit des Bewegungsablaufes, große Variabilität der Bewegungen bezüglich des zeitlichen Ablaufs und des Raums, den sie einnehmen, sowie große Variabilität der sequentiellen Bewegungsabfolgen zwischen den Extremitäten (Kakebeeke et al. 1997).

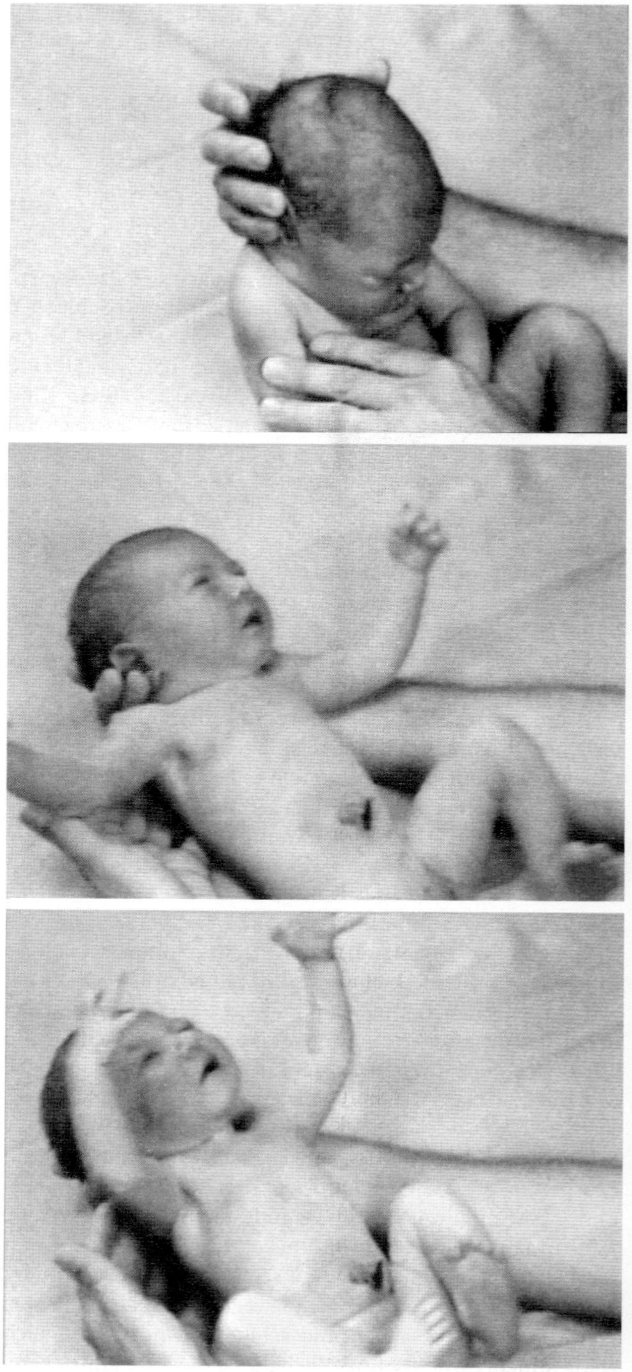

Abb. 3.28. Moro-Reaktion

Koordinierte Bewegungen. Mit den Händen führt das Neugeborene gelegentlich koordinierte Bewegungen aus. Es bringt seine Hände zum Mund, hält sie vor die Augen und betrachtet sie kurzzeitig.

Bei der Beurteilung der Motorik des Neugeborenen sollte sein aktueller Verhaltenszustand immer mitberücksichtigt werden. Sein motorisches Verhalten fällt je nach Verhaltens-

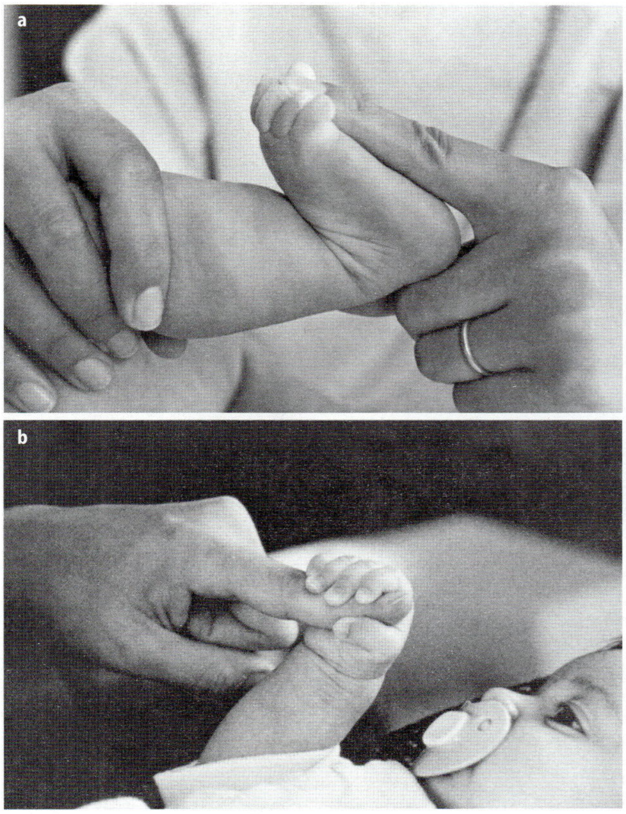

Abb. 3.29. Greifreflex an **a** Füßen und **b** Händen

zustand, in dem sich das Kind gerade befindet, unterschiedlich aus (Tabelle 3.9). Unerfahrene Untersucher sollten ein Neugeborenes nur dann neurologisch beurteilen, wenn es sich im Verhaltenszustand 3 befindet.

Bindungs- und Sozialverhalten. Unmittelbar nach der Geburt ist das Neugeborene ausgesprochen wach und aufmerksam. Seine erhöhte Bereitschaft zur Kontaktaufnahme kann durch Analgetika und Anästhetika, welche die Mutter während der Entbindung erhalten hat, aber auch durch eine fetale Hypoxie, beeinträchtigt werden. Diese initiale Phase der sozialen Interaktion dauert etwa 40 Minuten und ist gefolgt von einer Periode der Somnolenz. In den folgenden Tagen treten nur noch kürzere Perioden von Wachsein und Aufmerksamkeit zwischen langen Schlafphasen auf. In den folgenden Wochen und Monaten wendet sich das Kind immer mehr den Personen zu, die seine Bedürfnisse befriedigen, mit ihm zusammen sind und ihm Geborgenheit und Zuwendung geben.

Die Stunden nach der Geburt haben für die Eltern eine außergewöhnliche emotionale Qualität, die wahrscheinlich durch Hormone verstärkt wird. Die Erfahrungen der ersten Lebensstunden spielen aber keine Schlüsselrolle in dem Sinne, daß, wenn dieser Kontakt zwischen Eltern und Kind nach der Geburt ausbleibt, eine bleibende Beeinträchtigung der Eltern-Kind-Beziehung zu befürchten wäre. Dies ist ein Glück für alle Eltern und Kinder, denen ein gegenseitiges Kennenlernen nach der Geburt aus äußeren Gründen verwehrt ist, beispielsweise weil das Kind durch Kaiserschnitt entbunden oder wegen Frühgeburtlichkeit in ein anderes Spital verlegt werden muß.

Tabelle 3.9. Reizantwort in Abhängigkeit vom Verhaltenszustand. +++ Erhöht; ++ mittel; + erniedrigt; – fehlend. (Aus Prechtl 1977)

	Schlaf		Wachzustand
Verhaltenszustand	1	2	3–5
Muskeltonus	+++	(+)	++
Propriozeptive Reflexe			
Sehnenreflexe	+++	(+)	++
Moro	+++	(+)	++
Exterozeptive Hautreflexe			
Suchreflex	–	–	++
Greifreflex	–	(+)	++
Nozizeptive Reflexe			
Babinski	+	+++	+++
Auditive Reaktionen	–	++	+++
Visuelle Folgebewegungen	–	–	+++
Vestibulookuläre Reflexe	–	++	+++

Die Geburt und die Zeit danach ist für Eltern und Kind ein bewegendes, aber kein grundlegend prägendes Erlebnis. Die Bindung zwischen Eltern und Kind entwickelt sich aus den unzähligen kleinen und großen Erfahrungen, die sie im Verlaufe von Monaten und Jahren miteinander machen werden.

Im ersten Gespräch mit den Eltern sollte der Kinderarzt zu erfahren suchen, welche Bedeutung das Kind für sie hat, welche Erwartungen, Ängste und Sorgen sie haben und wie ihre Lebensbedingungen sind (Tabelle 3.10).

Kognition und Kommunikation. Das Neugeborene verfügt über ein differenziertes Wahrnehmungsvermögen. Es kann visuelle Reize unterschiedlich verarbeiten und zeigt eine visuelle Präferenz für Gesichter (Fantz 1965). Es kann ein Objekt fixieren und horizontal verfolgen. Seine Blickdistanz ist auf 21 cm festgelegt, was etwa der Distanz zum mütterlichen Gesicht entspricht, wenn es auf dem Arm der Mutter liegt. Es vermag eine menschliche Stimme von Tönen, Klängen und Geräuschen zu unterscheiden. Es wendet sich vorzugsweise weiblichen Stimmen zu und dreht zuverlässig den Kopf, wenn zu ihm auf Ohrhöhe mit einer hohen Stimme gesprochen wird.

Das Neugeborene reagiert darauf, wie es aufgenommen und auf dem Arm gehalten wird. Es kann Mundstellungen nachahmen. Das Neugeborene teilt sich mit seiner Körpersprache (Mimik, Haltung und Bewegungen des Körpers) und durch sein Schreien mit.

Literatur

Fantz RL (1965) Visual perception from birth as shown by pattern selectivity. Ann N Y Acad Sci 118: 793–814

Kakebeeke T, Largo RH (1997) Differences in movement quality at term among preterm and term infants. Biol Neonate 71: 367–378

MacFarlane JA (1975) In Parent-infant interaction. Ciba Foundation Symposium. Elsevier, Amsterdam

Melzoff A, Moore MK (1977) Imitations of facial and manual gestures by human neonates. Science 198: 75–78

Prechtl HFR (1977) The neurological examination of the full-term newborn infant, second revised and enlarged version. Clin Dev Med 63

Prechtl HFR (1990) Qualitative changes of spontaneous movements in fetus and preterm infants are a marker of neurological dysfunction. Early Hum Dev 23: 151–158

Tabelle 3.10. Faktoren, die das elterliche Verhalten beeinflussen können, gegliedert für die Zeitabschnitte Schwangerschaft, Geburt, Neonatalperiode und erste Lebensmonate

Einflußfaktoren	Beispiele
Psychosoziale Faktoren	
Partnerbeziehung	Gegenseitiges Verständnis, Rollenverteilung und -akzeptanz, Familienplanung
Eigene Kindheits- und Familienerfahrung	Beziehung zu eigenen Eltern, Scheidung, Tod eines Elternteils
Soziale Integration	Freundes- und Bekanntenkreis, berufliche Situation, Wohnung, Stadt/Land
Ethnische Zugehörigkeit	Religion, kultureller Hintergrund
Schwangerschaft	
Frühere Schwangerschaft	Aborte, Totgeburten
Verlauf der Schwangerschaft	Langes Liegen, Tokolyse, Blutungen, Kindsbewegungen
Soziale Umstellung	Aufgabe von Beruf, Mutterrolle
Geburt	
Umstände	Frühgeburtlichkeit, Kaiserschnitt, Komplikationen bei Mutter und Kind
Trennung von Mutter und Kind	Dauer der Trennung, Distanz zwischen Gebärklinik und Neonatologie
Neonatalperiode	
Komplikationen	Atemnotsyndrom, Infektion, Blutaustausch
Erste Lebensmonate	
Trinkverhalten	Ernährungsschwierigkeiten
Schlafverhalten	Fehlender Tag-Nacht-Rhythmus
Schreien	„Bauchkoliken"
Psychomotorische Entwicklung	Verzögerung, zerebrale Bewegungsstörung
Partnerschaft	
der Mutter	Isolation, Anpassung an Mutterrolle, Verlust beruflicher Tätigkeit und sozialer Kontakte, Unterstützung durch den Ehemann
des Vaters	Nähe/Distanz zum Kind, Haltung als Ehepartner, Beanspruchung durch Beruf, Rolle des Ernährers

3.6 Säuglingsalter

Im ersten Lebensjahr ist das Kind auf vielerlei Weise damit beschäftigt, sich an die neue Umwelt anzupassen: an flüssige und feste Nahrung, an den Tag-Nacht-Wechsel, an die Schwerkraft und den Raum. Vor allem aber muß es mit den Bezugspersonen und der gegenständlichen Umgebung vertraut werden, die sein Gedeihen ermöglichen und seine Entwicklung gewährleisten.

Trink- und Schlafverhalten. Die tägliche Nahrungsmenge ist von Kind zu Kind unterschiedlich groß (Abb. 3.30a,b). Wird sie auf das Körpergewicht bezogen, bleiben die Unterschiede bestehen. Im Alter von 12 Monaten gibt es Kinder, die mit 60 g Nahrung pro kg Körpergewicht auskommen, während andere bis zu 120 g Nahrung pro kg Körpergewicht zu sich nehmen. Große und schwere Kinder essen und trinken nicht notwendigerweise mehr als leichte und kleine.

Das Gedeihen eines Kindes läßt sich weniger an der aufgenommenen Nahrungsmenge als an den folgenden Parametern einschätzen:

- Aufmerksamkeit und motorische Aktivität,
- Verlaufskurve von Länge und Gewicht,
- Urin- und Stuhlausscheidung.

Im Verlaufe des ersten Lebensjahres wird der Nährstoff- und Energiebedarf mit dem rasch zunehmenden Körpergewicht so groß, daß flüssige Nahrung wie Muttermilch oder Säuglingsmilchnahrung allein nicht mehr ausreicht. Damit der Säugling Brei essen und verdauen kann, müssen verschiedene Körperfunktionen herangereift sein:

- Die Mundmotorik ist anfänglich ganz auf das Saugen eingestellt. Sie muß einen bestimmten Entwicklungsstand erreicht haben, damit der Säugling Brei aufnehmen und herunterschlucken kann.
- Das Neugeborene ist ausschließlich auf Süßes ausgerichtet. Nach dem 3. Lebensmonat beginnt der Säugling, sich für andere Geschmacksempfindungen zu interessieren.
- Breinahrung stellt höhere Anforderungen an die Verdauung und die Ausscheidung als die Milch. Sie enthält weniger Flüssigkeit; ihre Nährstoffe sind schwerer verdaulich und belasten den Körper mit Mineralstoffen, die über die Nieren ausgeschieden werden müssen.

Alle diese Funktionen reifen von Kind zu Kind unterschiedlich rasch heran. Einige Kinder essen daher Brei bereits mit 4, die meisten mit 5 bis 6 und manche erst mit 7 bis 8 Monaten.

In den ersten Lebenswochen sind die Schlafperioden von 2 bis 4 Stunden und die kurzen Wachperioden gleichmäßig

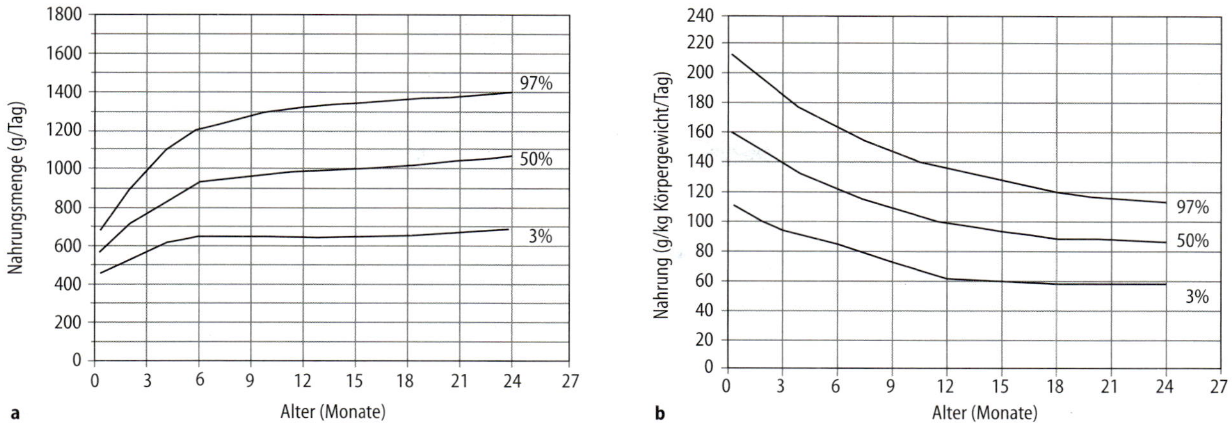

Abb. 3.30. Perzentilenkurven für die ersten 24 Lebensmonate. **a** tägliche Nahrungsmenge absolut, **b** bezogen auf das Körpergewicht. (Zusammengestellt aus Birch et al. 1991, Stolley et al. 1982, Wachtel 1990)

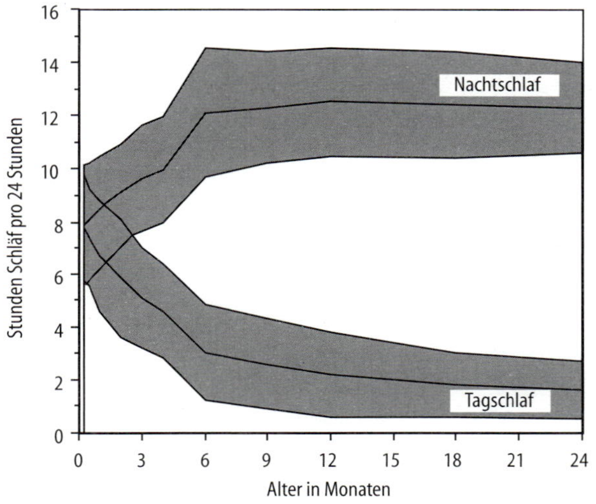

Abb. 3.31. Entwicklung des Nacht- und Tagschlafes im Verlaufe der ersten 2 Lebensjahre (Mittelwert ± 2 Standardabweichungen). (Zürcher Longitudinalstudien). (Aus Basler et al. 1980)

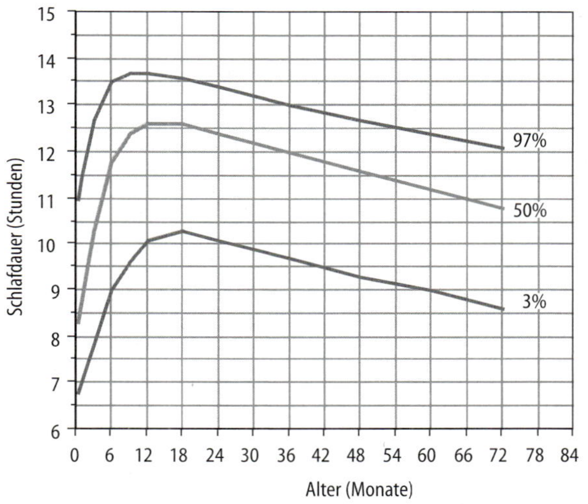

Abb. 3.32. Dauer des Nachtschlafes in den ersten 6 Lebensjahren (3., 50. und 97. Perzentile). (Aus Basler et al. 1980)

über den Tag und die Nacht verteilt. Danach beginnt der Säugling, sich langsam auf den Tag-Nacht-Wechsel einzustellen. Regelmäßige Änderungen von Tageslicht und Dunkelheit, von Alltagsgeräuschen und nächtlicher Stille, von Temperatur und Kleidung sowie periodische Kontakte mit den Eltern und Geschwistern dienen ihm als natürliche Zeitgeber. Einige Kinder schlafen bereits im ersten, 70 % bis zum dritten und 90 % bis zum fünften Lebensmonat durch (Durchschlafen: 6 bis 8 Stunden Aneinanderschlafen). Für frühgeborene Kinder gelten diese Angaben nicht ab Geburt, sondern ab dem errechneten Termin. Die Eltern können ihr Kind bei der Entwicklung eines beständigen Schlaf-Wach-Rhythmus unterstützen, wenn sie seinen Tagesablauf bezüglich Mahlzeiten, Einschlafzeiten und anderer Aktivitäten wie Spazierengehen regelmäßig gestalten.

In den ersten Lebenswochen sind die Dauer des Tagschlafes und diejenige des Nachtschlafes etwa gleich groß (Abb. 3.31). In den folgenden Monaten nimmt die Dauer des Nachtschlafes immer mehr zu, während der Tagschlaf immer kürzer ausfällt. Mit etwa 6 Monaten ist die Umverteilung des Schlafes im Wesentlichen abgeschlossen.

Gleichaltrige Kinder schlafen in jedem Alter unterschiedlich viel (Abb. 3.32). Der individuelle Schlafbedarf ist in einem hohen Maße biologisch vorgegeben.

Schlafstörungen können weitgehend vermieden werden, wenn das Kind

- nur solange im Bett belassen wird, wie es auch schlafen kann;
- fähig ist, am Abend ohne elterliche Hilfe einzuschlafen;
- sich tagsüber geborgen fühlt und ausreichend Zuwendung bekommt.

Wachstum. Im Mittel verdreifacht sich das Körpergewicht im ersten Lebensjahr, die Körperlänge nimmt um 25 cm und der Kopfumfang um 12 cm zu.

Länge und Gewicht. Der monatliche Zuwachs von Länge und Gewicht kann von Kind zu Kind sehr unterschiedlich ausfallen (Abb. 3.33a,b).

Kopfwachstum, Konfiguration. Der Kopfumfang nimmt bei allen Kindern kontinuierlich zu. Er folgt im Wesentlichen dem

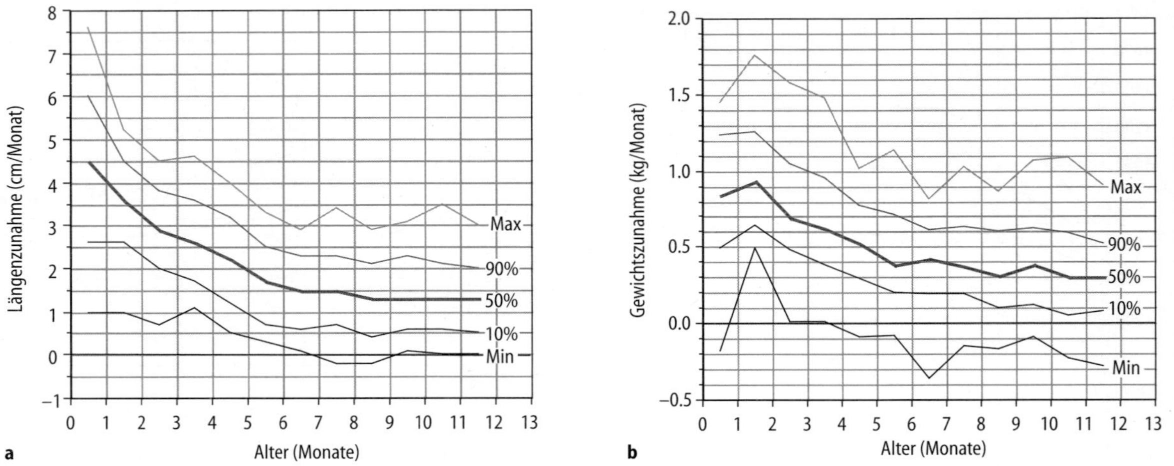

Abb. 3.33. Monatliche Zunahme von **a** Körperlänge und **b** Gewicht (10., 50, und 90. Perzentile, Minima und Maxima). (Aus Eiholzer et al. 1998)

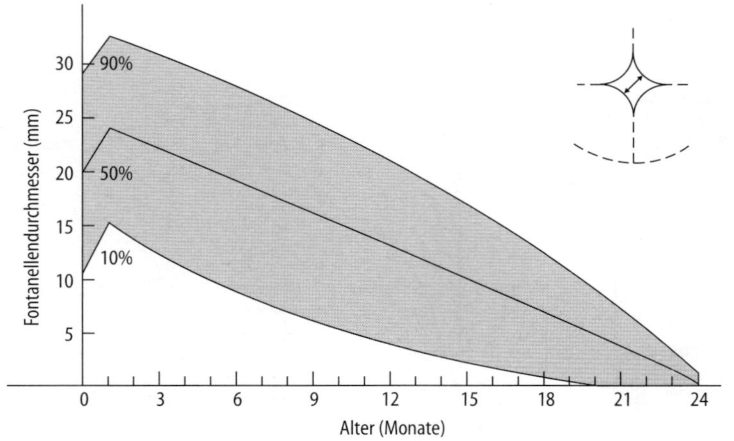

Abb. 3.34. Fontanellendurchmesser (10., 50. und 90. Perzentile). (Aus Duc u. Largo 1986)

Verlauf der Perzentilenkurven. Die Kopfform wird durch familiäre Merkmale geprägt. In den ersten Lebensmonaten formt die Schwerkraft den Kopf zusätzlich mit. Säuglinge, die auf dem Rücken schlafen, halten den Kopf überwiegend in einer Mittelstellung und entwickeln einen eher rundlichen Kopf. Säuglinge, die auf dem Bauch schlafen, haben den Kopf seitlich gedreht und bekommen eine mehr dolichozephale Kopfform. Bei frühgeborenen Kindern wirkt die Schwerkraft vorzeitig seitlich auf die weichen Schädelknochen ein. Manche ehemalig frühgeborene Kinder haben daher einen ausgesprochen schmalen, hohen und nach hinten ausgezogenen Kopf.

Fontanelle. Alle Kinder weisen bei der Geburt eine offene vordere Fontanelle auf, die sehr unterschiedlich groß sein kann. Der Fontanellendurchmesser nimmt in den ersten Lebenswochen nach termingerechter Geburt noch leicht zu, um danach abzunehmen (Abb. 3.34). Die Fontanelle kann während Monaten in ihrer Größe unverändert bleiben, um sich dann innerhalb weniger Wochen zu verschließen. Der Fontanellenschluß stellt sich bei 50 % der Kinder zwischen dem 9. und 18. Lebensmonat ein. Frühestens kann dies bereits mit 3 Monaten und spätestens erst mit 27 Monaten geschehen.

Zahnentwicklung. Die ersten Zähne (Milchzähne) treten bei den meisten Kindern zwischen 5 und 8 Monaten auf. Sie können bereits bei der Geburt vorhanden sein oder aber erst mit 12 bis 18 Monaten erscheinen. Durchschnittlich brechen die Zähne bei den Knaben etwas früher durch als bei den Mädchen. Die Reihenfolge, in der die Milchzähne am häufigsten auftreten, ist in Abb. 3.35 dargestellt.

Neuromotorik. Im Verlaufe des ersten Lebensjahres befreit sich das Kind aus seiner anfänglichen motorischen Hilflosigkeit. Als Neugeborenes vermag es seine Körperlage kaum zu verändern. 12 Monate später kann es sitzen, aufstehen und sich fortbewegen.

Reflexverhalten. Die Motorik des Säuglings wird von einer Vielzahl unterschiedlich komplexer Reflexreaktionen mitbestimmt. Ihre Ausprägung ist vom Reifezustand und der neurologischen Integrität des Kindes abhängig. Abbildung 3.36 gibt eine Übersicht über diejenigen Reflexreaktionen, die im ersten Lebensjahr klinisch bedeutsam sind.

Haltung. Die erste motorische Aufgabe, die sich dem Säugling stellt, ist sich gegen die Schwerkraft zu behaupten. Eine ausreichende Kopf- und Körperhaltung entwickelt sich in den ersten 6 Lebensmonaten (Abb. 3.37a-d).

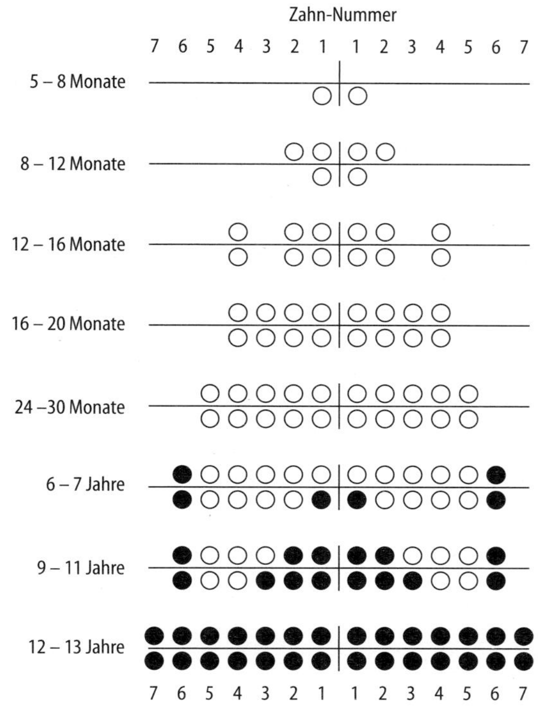

Abb. 3.35. Durchschnittlicher Verlauf der Zahnentwicklung. ❍ Milchzähne; ● bleibende Zähne

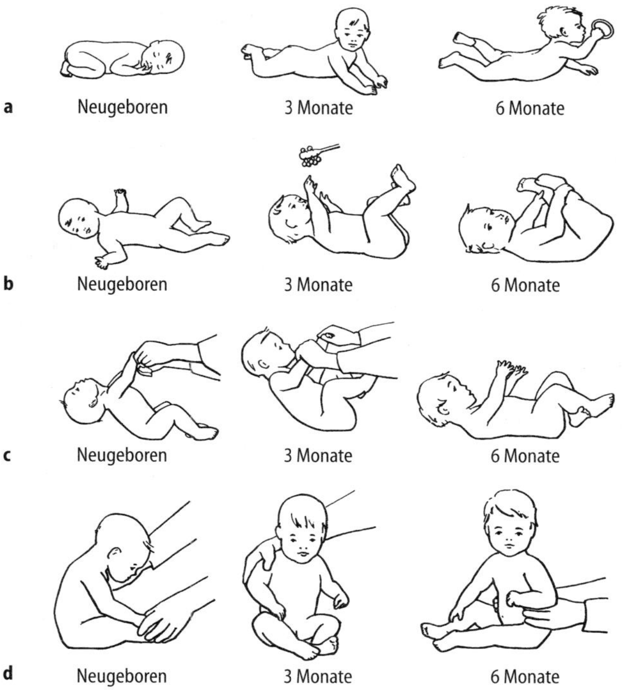

Abb. 3.37. Kopf- und Körperhaltung **a** in Bauchlage, **b** in Rückenlage, **c** beim Aufziehen und **d** im Sitzen in den ersten 6 Lebensmonaten. (Aus Largo 1993)

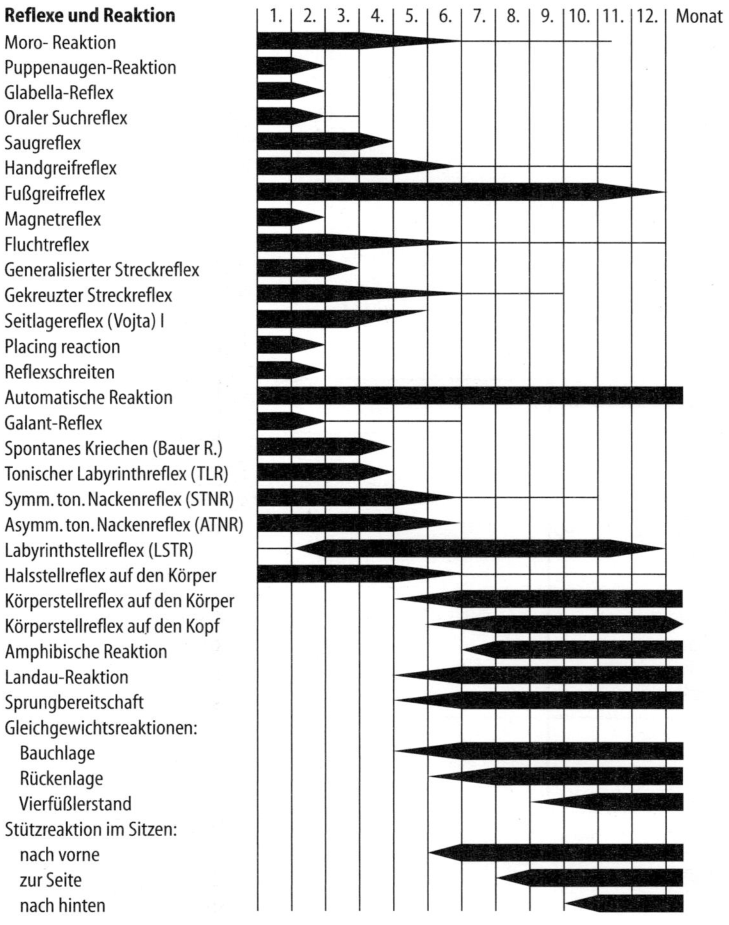

Abb. 3.36. Einfache und komplexe Reflexreaktionen im ersten Lebensjahr. (Nach Vossen 1971)

In Bauchlage geht der Säugling von einer Flexions- in eine Extensionshaltung über, in Rückenlage verläuft die Entwicklung genau umgekehrt. Wird das Neugeborene zum Sitzen hochgezogen, fehlt ihm die Kraft, den Kopf gegen die Schwerkraft anzuheben. Mit etwa 3 Monaten vermag der Säugling, den Kopf mitzunehmen. Mit 5 bis 6 Monaten hebt er den Kopf spontan von der Unterlage ab, wenn er aufgenommen wird.

Im Sitzen kann das Neugeborene den Kopf nur für wenige Sekunden aufrecht halten; der Kopf fällt nach hinten oder vorn. Im Alter von 3 Monaten hält der Säugling den Kopf im Sitzen und vermag ihn seitwärts zu drehen. Mit 6 Monaten kann er auch nach oben und unten blicken.

Lokomotion. Die Fortbewegung setzt zwischen 6 und 12 Monaten ein. 95% der Kinder können sich am Ende des ersten Lebensjahres auf irgendeine Weise fortbewegen. Die verschiedenen Formen der Fortbewegung treten in sehr unterschiedlichem Alter auf (Abb. 3.38).

Die Mehrheit der Kinder entwickelt ihre frühe Lokomotion wie folgt: Als Erstes drehen sie sich vom Bauch auf den Rücken und umgekehrt (Abb. 3.39). Dann robben sie, kriechen auf Händen und Knien, bewegen sich im Vierfüßlergang fort, stehen auf und gehen. 13% der Kinder verhalten sich anders: Einige lassen gewisse Stadien der Lokomotion wie das Robben oder Kriechen aus. Andere bewegen sich überhaupt nie auf allen Vieren fort; sie ziehen sich aus der Bauchlage in den Stand auf und gehen frei. Die Variabilität in der frühen motorischen Entwicklung bezüglich Art der Fortbewegung und des zeitlichen Verlaufes ist so groß, daß sich beim einzelnen Kind nicht voraussagen läßt, auf welche Weise es sich in einem späteren Alter fortbewegen wird.

Rhythmische Bewegungen. Zwischen 6 und 12 Monaten treten bei mehr als der Hälfte aller Kinder rhythmische Bewegungen auf (Abb. 3.40); vorzugsweise vor dem Einschlafen und nachts, aber auch tagsüber, wenn die Kinder sich langweilen oder müde sind.

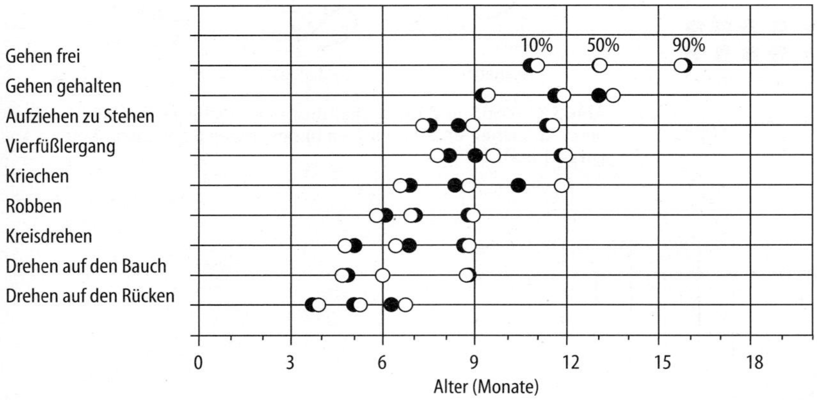

Abb. 3.38. Auftreten der Meilensteine der frühen Lokomotion. ❍ Mädchen; ● Knaben. (Aus Largo et al. 1985)

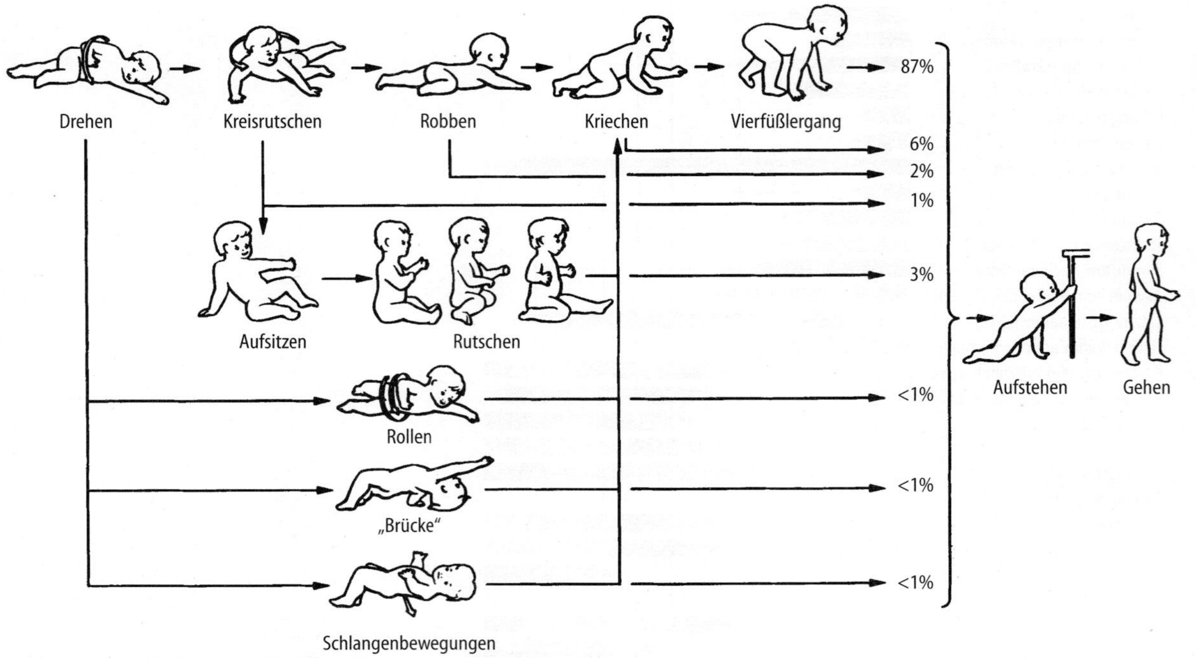

Abb. 3.39. Entwicklungsverläufe der frühen Lokomotion. (Aus Largo et al. 1985)

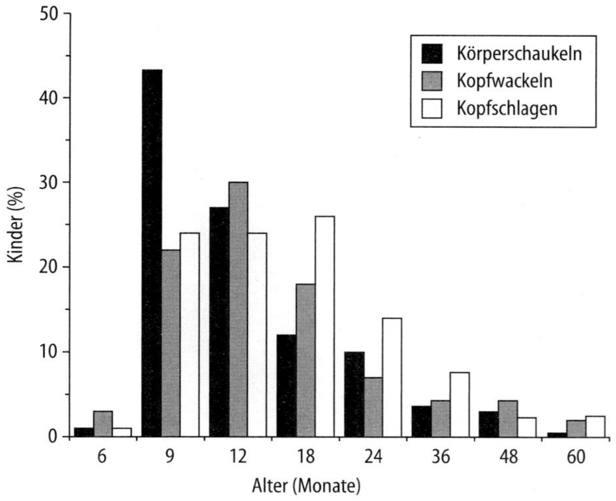

Abb. 3.40. Rhythmische Bewegungen in den ersten Lebensjahren. (Aus Klackenberg 1971)

Entwicklungsneurologische Parameter. Entwicklungsneurologische Parameter wie Muskeltonus und Eigenreflexe sind von Kind zu Kind unterschiedlich ausgeprägt und weisen in den ersten 12 Monaten einen charakteristischen Verlauf auf (Abb. 3.41a-d).

Erhöhter Muskeltonus und lebhafte Eigenreflexe kommen im ersten halben Lebensjahr bei rund 30 % aller termingeborenen Kinder vor. Sie allein sind kein eindeutiger Hinweis für das Vorliegen einer Zerebralparese. Bei rund einem Drittel der Kinder findet sich im Alter von 3 Monaten im Sitzen eine leichte, zumeist linkskonvexe Skoliose. Diese Haltungsasymmetrie verschwindet bis zum Ende des ersten Lebensjahres. 40 % der Kinder weisen im ersten Lebensmonat einen feinschlägigen Tremor am häufigsten im Bereiche des Kinns und der Finger auf, der in den folgenden 6 Monaten rasch abnimmt.

Greifverhalten. Zwischen 4 und 12 Monaten reifen die Greiffunktionen heran. Ihnen voraus gehen die folgenden Verhalten, mit denen sich das Kind mit seinen Händen vertraut macht:

- *Hände in den Mund (Hand-Mund-Koordination).* Der Säugling nimmt die Finger in den Mund und saugt daran.
- *Hände betrachten (Hand-Augen-Koordination).* Der Säugling führt eine Hand vor das Gesicht, öffnet die Finger, bewegt sie langsam und schaut sie dabei an.
- *Hände betasten (Hand-Hand-Koordination).* Der Säugling bringt die Hände zusammen, die sich gegenseitig betasten.

Zwischen 4 und 5 Monaten beginnen die Kinder gezielt zu greifen. Der Greifreflex schwächt sich mit dem Auftreten des Greifens immer mehr ab. Die wichtigsten Stadien der Greifentwicklung sind in Abb. 3.42a-d und 3. 43 dargestellt.

Während die Kinder Ende des ersten Lebensjahres großes Geschick im Ergreifen von Gegenständen zeigen, berei-

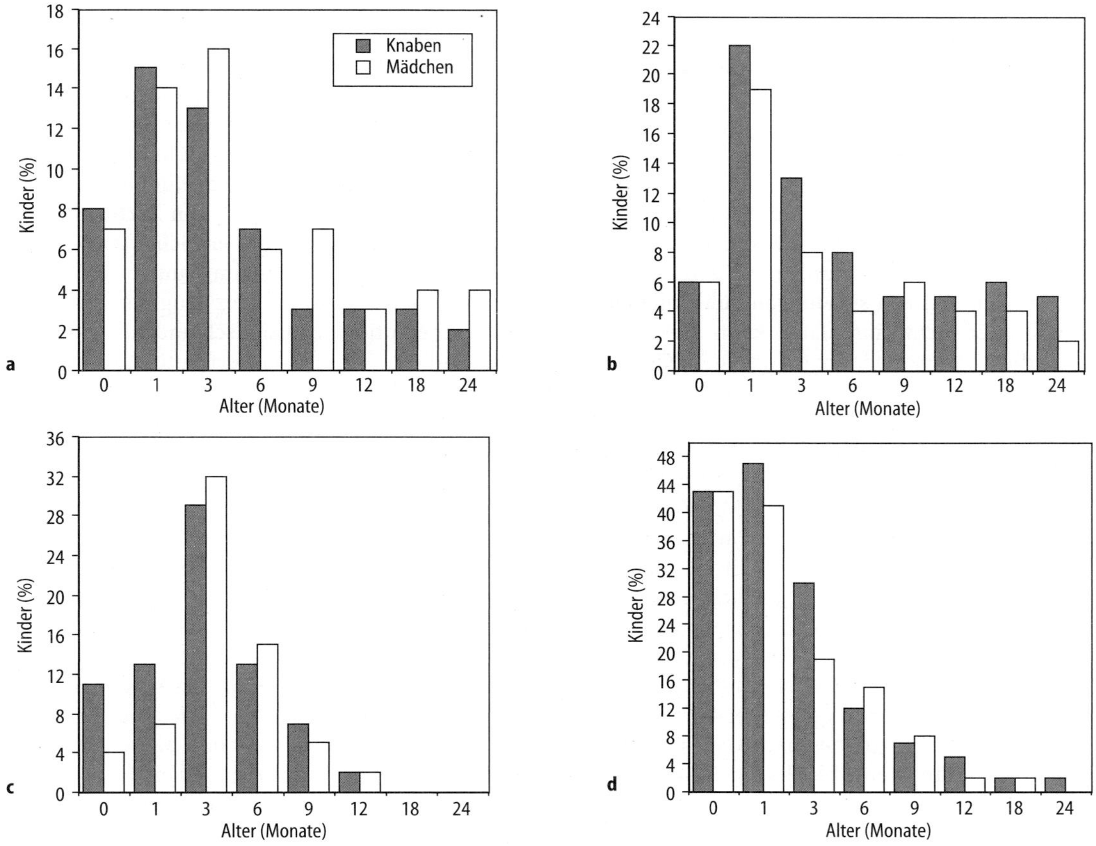

Abb. 3.41. **a** Häufigkeit von erhöhtem Muskeltonus, **b** verstärkten Eigenreflexen, **c** asymmetrischer Körperhaltung im Sitzen und **d** feinschlägigem Tremor bei gesunden termingeborenen Knaben und Mädchen. (Zweite Zürcher Longitudinalstudie)

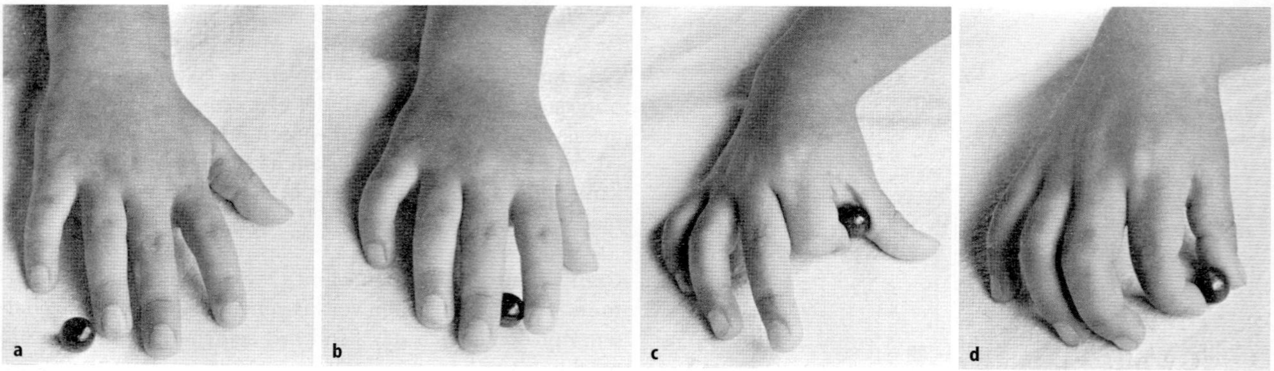

Abb. 3.42. Palmares Greifen **a** ulnar und **b** radial, **c** Scherengriff und **d** Pinzettengriff

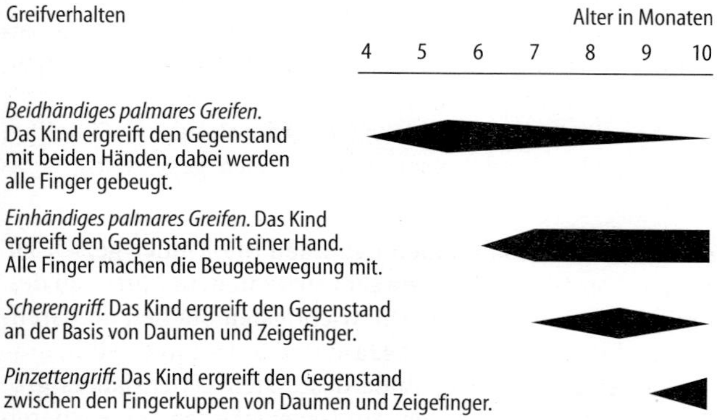

Abb. 3.43. Entwicklung des Greifverhaltens im ersten Lebensjahr

tet ihnen das Loslassen von Gegenständen noch Mühe. Erst im Verlaufe des 2. Lebensjahres werden die Kinder fähig, Gegenstände gezielt loszulassen.

Bindungs- und Sozialverhalten. In den ersten Lebenswochen wird der Säugling mit den Personen vertraut, die ihn füttern, pflegen, auf den Arm nehmen, mit ihm plaudern und spielen. Er macht die Erfahrung, daß seine Bedürfnisse zuverlässig befriedigt werden. Wenn er Hunger hat und schreit, bekommt er zu trinken. Wenn er sich unwohl fühlt, nicht mehr allein sein will oder nicht einschlafen kann, steht ihm jemand bei. Zu diesen Personen, für die meisten Kinder die Eltern und vor allem die Mutter, entwickelt das Kind eine bedingungslose Bindung.

Ein Gefühl von Nähe und Sicherheit ist für das Kind in den ersten Lebensmonaten eine körperliche Erfahrung: gehalten, getragen und bewegt zu werden. Mit 3 bis 4 Monaten beginnt das Kind, vom Körperkontakt langsam unabhängiger zu werden. Es vermag den Kopf im Liegen und Sitzen anzuheben und einige Zeit hochzuhalten. Sein Sehvermögen hat sich so weit entwickelt, daß es die Eltern auf Distanz wahrnehmen und mit den Augen verfolgen kann, wenn sie herumgehen. Mit diesen neu erworbenen Fähigkeiten fühlt sich das Kind auch ohne direkten Körperkontakt den Eltern nahe.

Etwa im gleichen Alter beginnt es, nach Gegenständen zu greifen. Es kann sich nun alleine beschäftigen und ist nicht mehr ausschließlich auf eine Bezugsperson als Spielpartner angewiesen. Das Kind braucht aber nach wie vor die Nähe der Mutter oder einer anderen Bezugsperson. Es erwartet, daß diese jederzeit verfügbar ist.

In den ersten Lebensjahren braucht das Kind den ständigen Kontakt mit einer Bezugsperson. Jede Trennung löst Angst aus. Wird das Kind verlassen, reagiert es mit Angst und Verzweiflung und versucht, sich an die Person zu klammern. Neben der Trennungsangst bindet das Fremdeln das Kind zusätzlich an die Bezugspersonen. Mit der Hinwendung zu vertrauten Menschen stellt sich ein zurückhaltendes Verhalten gegenüber Fremden ein. Im Alter von 6 bis 10 Monaten beginnt das Kind, unbekannte Personen abzulehnen. Das Fremdeln ist im 2. und 3. Lebensjahr besonders ausgeprägt. Es schwächt sich in dem Maße ab, wie das Kind emotional selbständiger und fähiger wird, Kontakt mit anderen Erwachsenen und Kindern aufzunehmen.

Die Trennungsangst und das Fremdeln setzen in dem Alter ein, in welchem das Kind beginnt, sich fortzubewegen. Sie sorgen dafür, daß es in der Nähe vertrauter Personen bleibt und sich nicht ständig Gefahren aussetzt. Trennungsangst und Fremdeln binden das Kind an seine Bezugspersonen, die ihm fortan als sichere Basis dienen, von der aus es seine nähere Umwelt erkunden kann (Abb. 3.44).

Wenn sich die Eltern mit dem Kind beschäftigen, kommt es immer auch zum Austausch von Zärtlichkeiten. Die Mutter lächelt den Säugling an, er lächelt zurück. Die Mutter plaudert mit ihm, der Säugling antwortet mit Lauten. Sie streichelt und liebkost ihn, der Säugling strampelt vor Freude. Dieser emotionale Austausch und das soziale Spiel geben dem Kind ein Gefühl von Vertrautheit und Angenommensein.

Mit etwa 6 bis 8 Wochen erscheint die erste soziale Form des Lächelns: Der Anblick eines menschlichen Gesichtes ruft beim zufriedenen Kind zuverlässig ein Lächeln hervor. Dieses erste Lächeln ist noch ziemlich unspezifisch: Der Säugling lächelt vertraute und fremde Personen gleichermaßen an. Das Lächeln wird anfänglich allein durch die Umrisse des menschlichen Kopfes ausgelöst (Abb. 3.45). So kann auch ein Luftballon ein Lächeln hervorrufen.

In den folgenden Wochen richtet der Säugling seine Aufmerksamkeit zunehmend auf die Augenpartie. Die Augen und Augenbrauen werden als Auslöser des Lächelns bedeutsam. Mit etwa 20 Wochen beginnt die Mundpartie, eine Rolle zu spielen. In den folgenden Wochen lächelt der Säugling fremde Personen zunehmend weniger und schließlich überhaupt nicht mehr an. Spätestens mit einem halben Jahr beginnt er, auf den mimischen Ausdruck eines Gesichtes zu achten. Er lächelt nur noch ein freundliches Gesicht an.

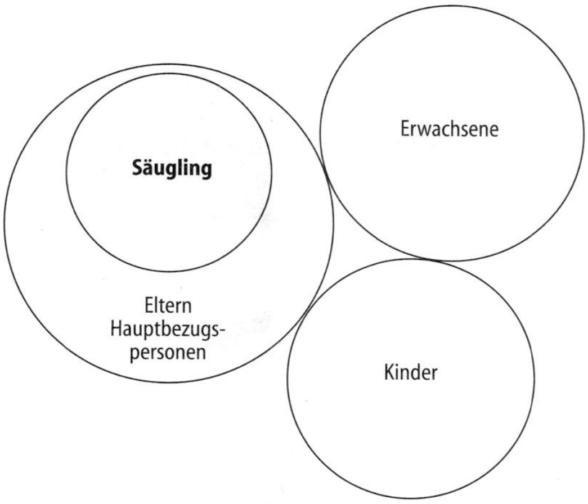

Abb. 3.44. Bindungen im Säuglingsalter

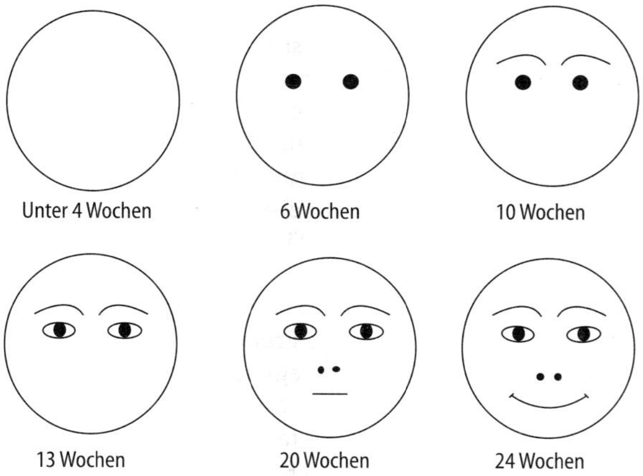

Abb. 3.45. Elemente des menschlichen Gesichtes und der Mimik, die im Verlaufe des ersten halben Jahres beim Säugling ein Lächeln auslösen können. (Mod. nach Ahrens 1954)

In der sozialen Interaktion mit seinen Bezugspersonen lernt das Kind, das Lächeln und viele andere Verhalten den sozialen Regeln seines Milieus entsprechend einzusetzen.

Kognitive Entwicklung. In den ersten Lebensjahren reflektiert das kindliche Spielverhalten wesentliche Aspekte der kognitiven Entwicklung. Das dominierende Spielverhalten der ersten 12 Monate ist das Erkunden von Gegenständen. Zwischen dem 4. und 12. Lebensmonat treten 3 Formen des Erkundens auf (Abb. 3.46).

Orales Erkunden. Das Kind nimmt Gegenstände zum Mund und untersucht sie bezüglich Größe, Konsistenz, Form und Oberflächenbeschaffenheit. Dabei vermitteln ihm die Sinneskörperchen der Schleimhäute sowie der Zungen- und Lippenmuskeln Eindrücke über die Beschaffenheit des Gegenstandes (taktil-kinästhetische Wahrnehmung). Das orale Erkunden ist das dominierende Erkundungsverhalten bis zum 8. Monat. Nach dem 18. Lebensmonat kommt es kaum mehr vor.

Manuelles Erkunden. Das Kind bewegt den Gegenstand in der Luft hin und her, schlägt ihn auf die Unterlage oder gegen einen anderen Gegenstand, reibt ihn auf der Unterlage

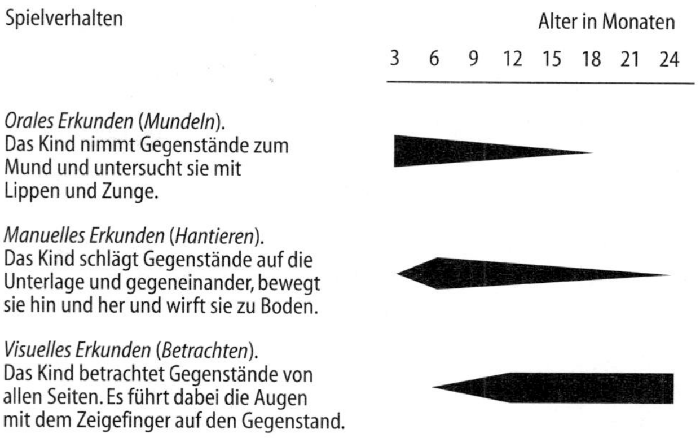

Abb. 3.46. Orales, manuelles und visuelles Erkundungsverhalten

und wirft ihn zu Boden. Das Kind gewinnt mit diesem Verhalten wiederum taktil-kinästhetische Informationen über den Gegenstand. Manuelles Erkunden ist charakteristisch für die zweite Hälfte des ersten Lebensjahres.

Visuelles Erkunden. Ein eigentliches Betrachten von Gegenständen setzt erst im Alter von 8 bis 9 Monaten ein. Vor diesem Alter benützt das Kind die Augen lediglich dazu, einen Gegenstand zu lokalisieren und die Hand zum Gegenstand zu führen. Beim visuellen Erkunden wird der Gegenstand eingehend betrachtet, in den Händen nach allen Seiten gewendet und mit dem Zeigefinger befühlt.

Die drei Formen des Erkundungsverhaltens kommen von Kind zu Kind in unterschiedlicher Ausprägung vor.

Im Alter von etwa 9 Monaten entwickelt sich die Merkfähigkeit oder Objektpermanenz (Piaget 1975). Bis zu diesem Alter ist ein Gegenstand, der aus dem kindlichen Blickfeld verschwindet, für das Kind nicht mehr vorhanden. Das neuerworbene Kurzzeitgedächtnis erprobt das Kind auf vielfältige Art, eigenständig und im sozialen Spiel (beispielsweise im Gugus-Dada-Spiel).

Ein Verständnis für kausale Zusammenhänge erschließt sich dem Kind auf vielerlei Weisen, im Umgang mit Gegenständen und Menschen. Im Verlaufe des ersten Lebensjahres beginnt das Kind, die Auswirkungen einfacher Handlungen zu begreifen. So erfaßt es durch wiederholtes Schütteln der Glocke den Zusammenhang zwischen seinen Handbewegungen und dem Ertönen der Glocke.

Gegen Ende des ersten Lebensjahres beginnt das Kind, einfache Handlungen nachzuahmen. Es winkt auf Wiedersehen, klatscht in die Hände und verweigert seine Zustimmung mit Kopfschütteln. Wenn es einen Gegenstand haben möchte, den es nicht erreichen kann, zeigt es darauf, anfänglich mit der ganzen Hand und dann mit dem Zeigefinger.

Kommunikation. In den ersten Lebensmonaten teilt der Säugling Bedürfnisse wie Hunger, Unwohlsein, Langeweile oder Müdigkeit seiner Umgebung hauptsächlich durch sein Schreien mit. Er schreit aber auch, ohne daß die Eltern eine eindeutige Ursache ausmachen können. In unserer westlichen Gesellschaft weist dieses unspezifische Schreien in den ersten 3 Lebensmonaten einen charakteristischen Verlauf auf (Abb. 3.47). Es nimmt von der Geburt bis zur 6. Lebenswoche zu, um danach bis zum 3. Lebensmonat wieder abzuneh-

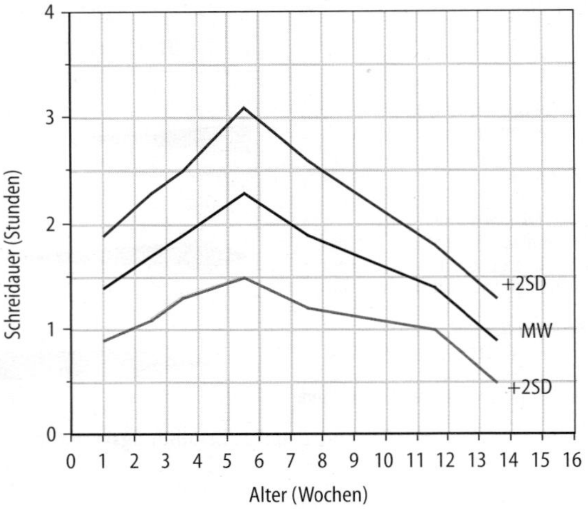

Abb. 3.47. Dauer der täglichen Schreistunden in den ersten 3 Lebensmonaten (Mittelwert ± 2 Standardabweichungen). (Mod. nach Brazelton 1962)

men. Bei frühgeborenen Kindern bezieht sich dieser Verlauf nicht auf das Geburtsdatum, sondern auf den errechneten Geburtstermin. Ausmaß und Dauer des Schreiens sind von Kind zu Kind unterschiedlich ausgeprägt. Etwa ein Fünftel aller Kinder werden als ausgesprochene Schreikinder oder Bauchkolik-Kinder bezeichnet. Eine organische Ursache für das Schreien, z.B. ein unausgereiftes Verdauungsenzym, konnte bisher nicht gefunden werden. Charakteristisch für das unspezifische Schreien ist, daß es überwiegend am späteren Nachmittag und in den Abendstunden auftritt (Abb. 3.48).

Wieviel ein Kind schreit, hängt vor allem von seiner Disposition ab und weniger vom elterlichen Verhalten. Erfahrene Eltern wenden in der Regel nicht mehr Zeit für ihr schreiendes Kind auf als unerfahrene. Sie verstehen es aber besser, die richtige Maßnahme in der richtigen Dosierung zum richtigen Zeitpunkt zu ergreifen.

Vermehrtes Herumtragen (mindestens 4 Stunden pro Tag) kann zu einer erheblichen Verminderung des täglichen Schreiens beitragen (Hunziker u. Barr 1986). Entscheidend dabei ist, daß der Säugling nicht erst aufgenommen wird, wenn er weint, sondern daß das Herumtragen über den Tag verteilt erfolgt. Wiederholter Körperkontakt und häufige Stimulierung der Gleichgewichts- und Bewegungsorgane scheinen eine rhythmisierende Wirkung auf die Körperfunktionen zu haben und damit zu einer Reduzierung der Schreiperioden zu führen. Eltern können die Schreiperioden verkürzen, wenn auch nicht eliminieren, wenn sie die Kinder regelmäßig über den Tag verteilt herumtragen, sich spielerisch mit dem wachen Kind beschäftigen und einen regelmäßigen Tagesablauf einhalten.

Sprachentwicklung. Im Säuglingsalter ist die Sprachentwicklung in das Beziehungsverhalten eingebettet. Das Gefühlsmäßige der Sprache und die zwischenmenschliche Beziehung sind für den Säugling die wesentlichen Anteile der Kommunikation. Mit 2 bis 3 Monaten beginnt er, auf den Mund der Mutter zu schauen und auf ihre Lippenbewegungen zu achten, wenn sie mit ihm spricht. Der Säugling wendet sich nicht nur gezielt einer Stimme oder einem Geräusch zu. Er kann akustische Reize auch ignorieren; diese Fähigkeit ist insbesondere beim Schlafen von Bedeutung.

In der zweiten Hälfte des ersten Lebensjahres stellt sich ein erstes Verständnis für Worte ein. Die Worte bekommen eine konkrete Bedeutung für das Kind, indem es Namen mit Personen in Verbindung bringt. Wenn es mit seinem Namen angesprochen wird, hält es in seinem Spiel inne. Wenn die Mutter eines der Geschwister ruft, sucht es mit seinen Augen nach dem Geschwister. Etwas später setzt das Kind Worte mit Gegenständen und Situationen in Beziehung und lernt so Milchflasche oder Schnuller beim Namen kennen. Wenn die Mutter Worte wie „Essen", „Baden", „Spazierengehen" braucht, weiß es, welche Aktivitäten damit gemeint sind. Das erste Sprachverständnis ist in einem hohen Maße an Erfahrungen gebunden: Das Kind „erlebt" die Worte. So versteht es anfänglich das Wort „Spazierengehen" nur im Zusammenhang mit Jacke-und-Mütze-Anziehen und Ins-Wägelchen-gesetzt-Werden. Einige Zeit später ist das Wort allein von ausreichender Bedeutung.

In den ersten Lebensmonaten ist die Lautproduktion eines Kindes unabhängig von seiner Umgebung. Kinder, die in unterschiedlichen Kulturen aufwachsen, bilden die gleichen Laute. Charakteristisch für das Alter von 3 bis 5 Monaten sind Vokale, Blas-, Reib- und freudige Schreilaute. Nach

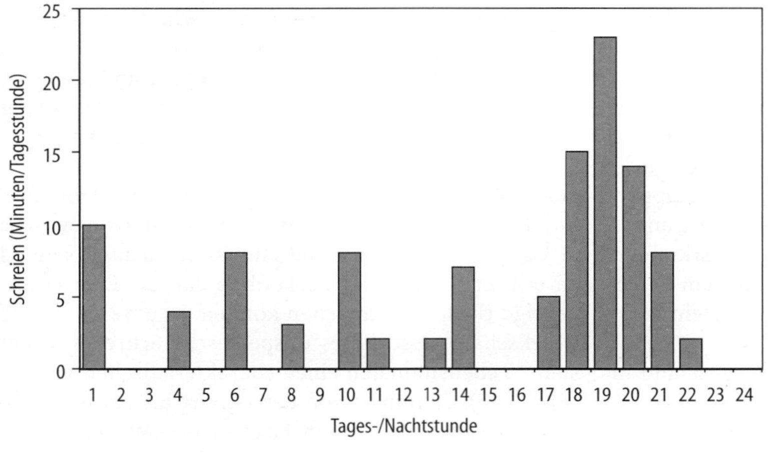

Abb. 3.48. Verteilung der Schreiperioden bei einem 6 Wochen alten Kind im Verlaufe von 24 Stunden

dem 6. Lebensmonat verwendet der Säugling immer häufiger Konsonanten. Er hängt zwei und mehr Silben aneinander, Lautfolgen wie bah-bah-bah, gah-gah-gah oder ogoo-ogoo-ogoo entstehen. Mit 7 bis 8 Monaten setzt die Fähigkeit zur unmittelbaren Nachahmung ein. Der Säugling beginnt, Laute nachzuahmen; zuerst nur solche, die er bereits in seinem Repertoire hat, dann auch Laute, die ihm noch nicht vertraut sind. Aus Silbenfolgen wie mama-mama leitet das Kind die ersten Bezeichnungen für seine Eltern ab. Anfänglich gebraucht es „Mama" und „Papa" eher zufällig. Nach kurzer Zeit wendet es sie gezielt an.

Gegen Ende des ersten Lebensjahres drückt das Kind sein Mißbehagen immer weniger durch Schreien und immer mehr mit Lauten aus. Wenn es ein Spielzeug haben will, das es nicht erreichen kann, schimpft es; sein Plappern bekommt einen ärgerlichen Unterton. Will es Zuwendung, schreit es nicht mehr, sondern macht sich mit lockenden oder klagenden Lauten bemerkbar.

Literatur

Ahrens R (1954) Beitrag zur Entwickung des Physiognomie- und Mimikerkennens. Z Experiment Angew Psychol 2: 412–454, 599–633

Basler K, Largo RH, Molinari L (1980) Die Entwicklung des Schlafverhaltens in den ersten fünf Lebensjahren. Helvet Paediatr Acta 35: 211–223

Birch LL, Johnson SL, Andresen G, Peters JC, Schulte MC (1991) The variability of young children's energy intake. N Engl J Med 324: 232–235

Brazelton TB (1962) Crying in infancy. Pediatrics 29: 579–588

Duc G, Largo RH (1986) Anterior fontanel: Normal size and closure in term and preterm infants. Pediatrics 78: 904–908

Eiholzer U, Bodmer P, Bühler M et al. (1998) Longitudinal monthly body measurements from 1 to 12 months of age. A study by practitioners for practitioners. Europ J Pediatrics 157: 547–552

Hunziker U, Barr R (1986) Increased carrying reduces infant crying: A randomized controlled trial. Pediatrics 77: 641–648

Klackenberg G (1971) A prospective longitudinal study of children. Data on psychic health and development up to 8 years of age. Acta Paediatr Scand Suppl 224

Largo RH (1993) Babyjahre. Carlsen, Hamburg

Largo RH, Weber M, Comenale-Pinto L, Duc G (1985) Early development of locomotion: Significance of prematurity, cerebral palsy and sex. Dev Med Child Neurol 27: 183–191

Piaget J (1975) Gesammelte Werke. Studienausgabe. Klett, Stuttgart

Stolley H, Kersting M, Droese W (1982) Energie- und Nährstoffbedarf von Kindern im Alter von 1–14 Jahren. Ergeb Inn Med Kinderheilk 48: 1–75

Vossen A (1971) Die Früherfassung zerebral geschädigter Kinder. Dtsch Ärztebl 68: 3136–3144

Wachtel U (1990) Ernährung von gesunden Säuglingen und Kleinkindern. Thieme, Stuttgart

3.7 Kleinkindesalter

Zwischen dem 2. und 5. Lebensjahr erweitert das Kind seine geistigen Kompetenzen mehr als in jeder anderen Altersperiode. So entwickelt es ein Verständnis für zeitliche, räumliche und kausale Zusammenhänge sowie eine für den Alltag ausreichende Kommunikation. Diese Fähigkeiten machen das Kind zunehmend selbständiger. Andererseits bleibt es emotional so stark an seine Eltern und andere Hauptbezugspersonen gebunden, daß es ohne sie nicht auskommen kann.

Trink-, Eß- und Schlafverhalten. Im 2. Lebensjahr nimmt der Appetit bei den meisten Kindern deutlich ab. Manche Kinder essen weniger als im 1. Lebensjahr. Die interindividuellen Unterschiede im Eßverhalten bleiben bestehen. Das Bedürfnis, beim Essen und Trinken selbständig zu werden, erwacht, wenn die geistigen und motorischen Fähigkeiten einen gewissen Entwicklungsstand erreicht haben. Zwischen 9 und 15 Monaten ist das Kind so weit entwickelt, daß es einfache Handlungen nachzuahmen vermag. Aus einer Tasse zu trinken und mit einem Löffel zu essen, eignet sich das Kind durch imitatives Lernen an (Abb. 3.49).

Kinder beginnen in unterschiedlichem Alter zu beißen und zu kauen, da die Zähne verschieden rasch durchbrechen und die Mundmotorik unterschiedlich rasch ausreift. Spätestens Ende des 1. Lebensjahres kann das Kind ein Stück feste Nahrung abbeißen. Das Kauvermögen ist bei den meisten Kindern im Verlaufe des 2. und bei einigen erst im 3. Lebensjahr ausreichend entwickelt.

Im 2. Lebensjahr nimmt der Schlafbedarf deutlich ab. Die meisten Kinder schlafen nur noch einmal tagsüber. Eine wesentliche Reduktion des Tagschlafes stellt sich im 3. und 4. Lebensjahr ein (Abb. 3.50).

Nächtliche Trennungs- und Verlassenheitsängste treten im Rahmen der Autonomieentwicklung im 3. Lebensjahr auf. Sie werden durch Milieufaktoren wie z.B. die Geburt eines Geschwisters verstärkt. Sie können dazu führen, daß ein Kind im Verlaufe der Nacht das Elternbett aufsucht. Die Eltern vermindern diese Ängste, wenn sie sich bemühen, dem Kind tagsüber ausreichend Geborgenheit zu geben und seine Selbständigkeit zu fördern.

Der Pavor nocturnus (Angsterschrecken genannt) wird am häufigsten im 4. und 5. Lebensjahr beobachtet. Zwischen

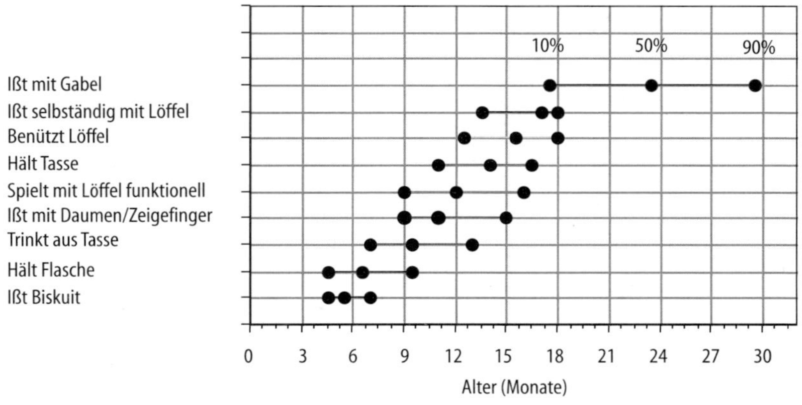

Abb. 3.49. Entwicklung des Trink- und Eßverhaltens für beide Geschlechter (Zweite Zürcher Longitudinalstudie)

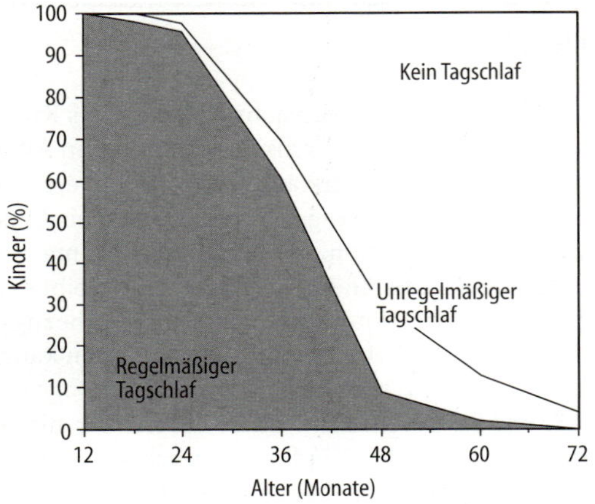

Abb. 3.50. Häufigkeit des Tagschlafes (Zürcher Longitudinalstudien)

dem 2. und 7. Lebensjahr haben ein Drittel bis die Hälfte aller Kinder solche Episoden. Bei den meisten Kindern tritt der Pavor nur sporadisch auf. Er gehört zum normalen Schlafverhalten. Die Merkmale des Pavor sind in Tabelle 3.11 aufgeführt.

Vom Pavor nocturnus sind die Angstträume zu unterscheiden. Sie können auch bereits in den ersten Lebensjahren auftreten, sind aber seltener als der Pavor. Während der Pavor 2 bis 4 Stunden nach dem Einschlafen auftritt, kommen die Angstträume vorwiegend in der zweiten Hälfte der Nacht vor und haben zumeist eine psychoreaktive Ursache.

Wachstum. Das Wachstum schwächt sich zwischen 2 und 5 Jahren immer mehr ab. Das Milchgebiß ist bis Ende des 3. Lebensjahres vollständig durchgebrochen. Eine anfänglich ausgeprägte lumbale Lordose, die mit einem deutlich vorgewölbten Abdomen einhergeht, bildet sich zurück. Die O-Beinstellung des 1. Lebensjahres geht bis zum 3. Lebensjahr in eine X-Beinstellung über, die sich bis zum Schulalter wieder mehr oder weniger zurückbildet.

Motorik. Der wichtigste grobmotorische Meilenstein des 2. Lebensjahres ist das freie Gehen. Er weist eine große Streubreite auf (Abb. 3.51). Manche Kinder sind während Wochen mit dem Gehen so beschäftigt, daß sie in anderen Entwicklungsbereichen nur geringfügige Fortschritte machen. Nach einigen Wochen Üben läuft das Kind bereits nicht mehr so breitbeinig wie zu Beginn und seine Arme schwingen mit den Gehbewegungen mit. Das Kind setzt beim Gehen den Fuß mit der Ferse auf und rollt ihn ab. Es vermag das Tempo den räumlichen Gegebenheiten immer besser anzupassen.

Im Verlaufe des 3. Lebensjahres lernt das Kind, Treppen zu steigen und zu rennen. Es fährt Dreirad und mit 4 bis 5 Jahren Zweirad. Es erprobt seine motorischen Fähigkeiten unter den verschiedensten Bedingungen, z.B. beim Ballspiel oder an einem Kletterturm.

Der Bewegungsdrang ist bei den Kindern sehr unterschiedlich ausgeprägt. Kinder, die sich motorisch nicht ausreichend betätigen können, werden unruhig und bereiten oft erzieherische Schwierigkeiten. Ihr natürlicher Bewegungsdrang sollte nicht als Hyperaktivität fehlgedeutet werden.

Die feinmotorische Geschicklichkeit, die sich bis ins Kindergartenalter entwickelt, bildet eine wichtige Voraussetzung, damit Aktivitäten wie Basteln, Zeichnen und Bauen mit Legosteinen möglich werden.

Bindungs- und Sozialverhalten. Zwischen dem 2. und 5. Lebensjahr erwirbt das Kind ein großes Stück innerer und äußerer Selbständigkeit. Die Fähigkeit, Beziehungen zu außerfamiliären Personen aufzunehmen, nimmt ständig zu (Abb. 3.52). Das Kind ist aber immer noch auf die Unterstützung von Bezugspersonen angewiesen, wenn es in Kontakt mit Erwachsenen und Kindern treten will. So braucht es anfänglich den Rückhalt der Mutter, wenn es eine Spielgruppe besucht. Es muß mit der Gruppenleiterin und den anderen Kindern zuerst vertraut werden, bevor es sich ohne die Mutter wohl fühlen kann.

Die zeitliche und räumliche Abhängigkeit von Bezugspersonen bleibt während des ganzen Vorschulalters beste-

Tabelle 3.11. Pavor nocturnus und Angsträume

	Pavor nocturnus	Angstträume
Schlafphase	Partielles Aufwachen aus tiefem Schlaf (Non-REM-Stadium IV)	Angstmachender Traum im REM-Schlaf gefolgt von Aufwachen
Zeitliches Auftreten	1 bis 3 Stunden nach dem Einschlafen	In der zweiten Hälfte der Nacht
Erster Eindruck vom Kind	Kind mit aufgerissenen Augen, außer sich. *Kann nicht geweckt werden!*	*Waches Kind* weint oder ruft nach Eltern.
Verhalten des Kindes	Sitzt im Bett, schlägt um sich. Rennt umher in bizarrer Manier. Gesichtsausdruck zeigt offensichtliche Angst, Zorn oder Verwirrung. Ausgeprägtes Schwitzen, jagender Puls, starkes Atmen. Verhalten normalisiert sich sofort nach Aufwachen.	Weint und ist verängstigt; Angst dauert an nach Aufwachen.
Verhalten des Kindes gegenüber Eltern	Nimmt Eltern nicht wahr. Läßt sich nicht beruhigen. Stößt Eltern weg, schreit und schlägt um sich, wenn gehalten.	Nimmt Eltern sofort wahr. Will getröstet werden.
Wiedereinschlafen	Rasch	Oft verzögert
Erinnerung	Keine	Auch am folgenden Tag
Was tun als Eltern?	Abwarten, nicht versuchen, Kind zu wecken. Vor Verletzungen schützen.	Zuwendung. Falls Bedürfnis mit Kind über Traum reden.
Alter	1. bis 5. Lebensjahr	3. bis 10. Lebensjahr
Psychische Störungen	Nein	Selten

hen: Das Kind ist auf die ständige Anwesenheit einer vertrauten Person, die auf seine Bedürfnisse eingehen kann, angewiesen. Es ist das Alter, in dem das Kind am Rockzipfel der Mutter und anderer Bezugspersonen hängt.

Das Kleinkind verlangt viel Zuwendung, nicht nur in Form von Körperkontakt und sprachlichem Austausch. Gemeinsame Erfahrungen sind wichtige Formen der Zuwendung. Spielen und Singen und vor allem gemeinsame Erlebnisse mit Bezugspersonen im Haus und im Freien geben dem Kind ein Gefühl des Angenommenseins und der Zugehörigkeit.

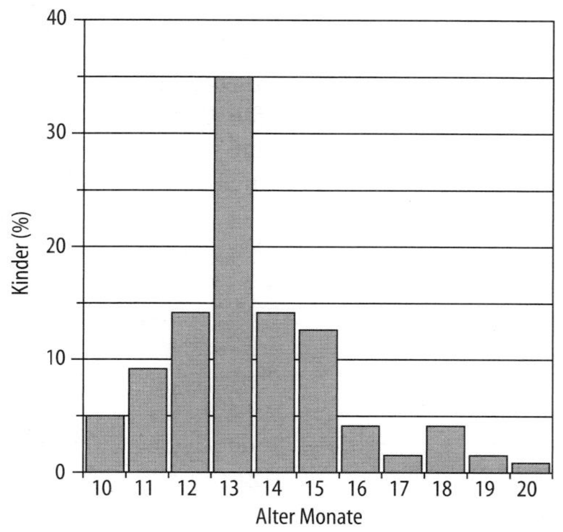

Abb. 3.51. Zeitliches Auftreten des freien Gehens. (Aus Largo et al. 1985)

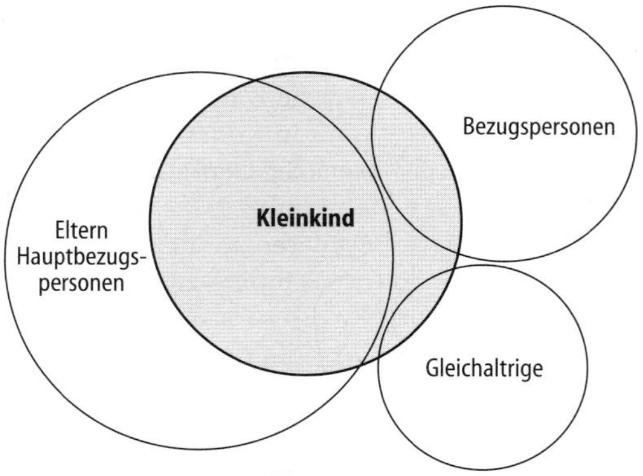

Abb. 3.52. Bindungen im Kleinkindesalter

Geborgenheit können sich Kleinkinder untereinander, z.B. in einer Spielgruppe, kaum geben. Ihre Fähigkeiten, sich emphatisch zu verhalten, sind noch zu beschränkt. Sie interessieren sich aber für das Verhalten und Tun der anderen Kinder. Erstes antizipierendes Verhalten zeigt sich im Rollenspiel.

Die Erweiterungen, die das Beziehungsverhalten zwischen 2 und 5 Jahren erfährt, werden wesentlich durch die Selbstwahrnehmung sowie ein sich ständig erweiterndes Raum- und Zeitverständnis bestimmt (s. Abschn. „Kognitive Entwicklung"). Zwischen 18 und 24 Monaten beginnt das Kind, sich als Person wahrzunehmen und von anderen Menschen abzugrenzen (s. Abschn. „Kognitive Entwicklung"). Damit verdichten sich seine Gefühle von Geborgenheit oder Verlassensein zu bewußten Vorstellungen. Das Kind realisiert, daß es alleine ist, wenn es nachts aufwacht. Trennungs- und Verlassenheitsängste lassen in seiner Phantasie Schreckgestalten entstehen, die in Ecken und hinter Vorhängen des dunklen Kinderzimmers lauern.

Viele Kleinkinder tragen ständig ein Tüchlein oder ein Spielzeug mit sich herum. Solche Übergangsobjekte haben eine gewisse Ersatzfunktion; sie können Bezugspersonen für eine begrenzte Zeit ersetzen. Sie geben den Kindern ein Gefühl von Sicherheit und dienen ihnen als Tröster.

Selbständigkeit. Im 2. Lebensjahr wird das Kind bezüglich Trinken und Essen weitgehend selbständig. Im 3. Lebensjahr zieht es Kleidungsstücke wie Socken oder Mütze aus. 1 bis 2 Jahre später kann es sich selbständig an- und auskleiden. Zwischen 2 und 5 Jahren reifen die Blasen- und Darmfunktionen so weit heran, daß das Kind aus einem inneren Bedürfnis heraus sauber und trocken werden will (Abb. 3.53).

Das Kind ist dann bereit, sauber und trocken zu werden, wenn es die Darm- und Stuhlentleerung bewußt wahrzunehmen beginnt. Die Eigenwahrnehmung stellt sich zwischen 18 und 48 Monaten ein. Sie äußert sich in Mimik, Körperhaltung und Sprache. Die meisten Kinder werden mit wenig erzieherischem Aufwand sauber und trocken, wenn

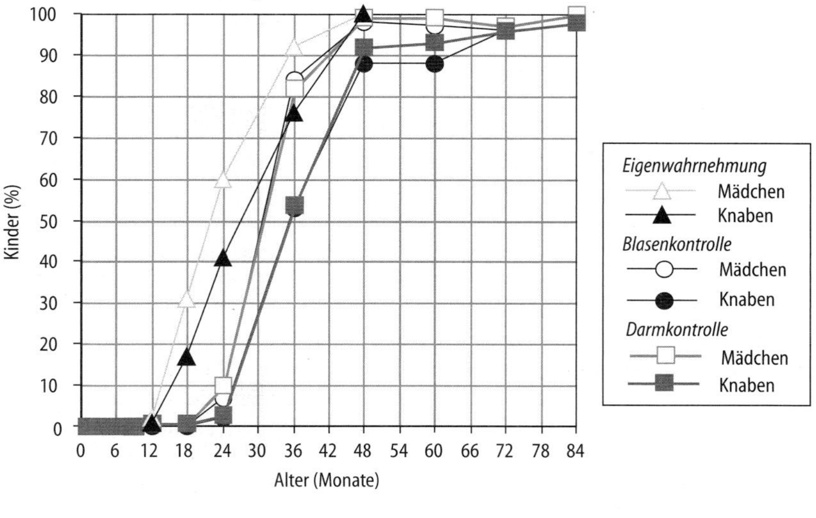

Abb. 3.53. Entwicklung der Blasen- und Darmkontrolle tagsüber. (Aus Largo et al.1996)

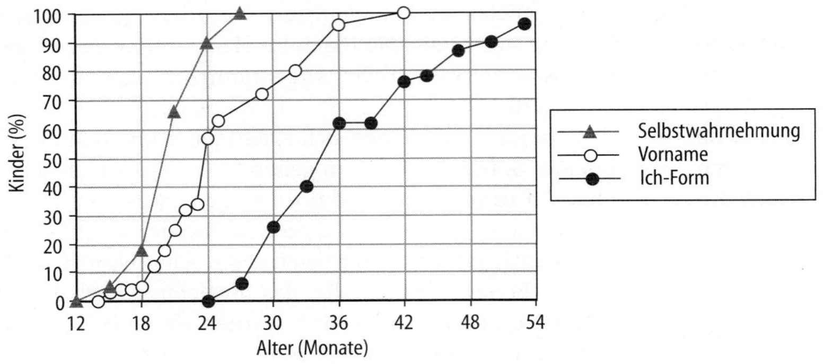

Abb. 3.54. Auftreten der Selbstwahrnehmung im Spiegel, Gebrauch des Vornamens und der Ich-Form. (Zürcher Longitudinalstudien)

die Eltern das Auftreten der Eigenwahrnehmung abwarten, dem Kind als Vorbild dienen und es in praktischen Belangen unterstützen. Etwa 50 % der Kinder werden im Verlaufe des 3. Lebensjahres tagsüber sauber und trocken, weitere 40 % im 4. und praktisch alle Kinder im 5. Lebensjahr. Die Blasenkontrolle nachts entwickelt sich etwas später als diejenige tagsüber. Etwa 10 % der Knaben und 5 % der Mädchen nässen im Alter von 5 Jahren nachts noch ein.

Kognitive Entwicklung. Im 2. Lebensjahr geht die sensomotorische Periode zu Ende und wird durch die präoperationale Periode abgelöst, die sich durch das Auftreten der sog. Symbolfunktionen anzeigt.

Selbstwahrnehmung. Am Ende des 2. Lebensjahres erfährt die Selbstwahrnehmung eine tiefgreifende Erweiterung: Das Kind wird sich seiner selbst bewußt. Das Alter, in welchem diese Symbolfunktion auftritt, läßt sich mit dem sog. Rouge-Test erfassen (Bischof-Köhler 1989). Bei diesem Test wird dem Kind, während es spielt, unbemerkt ein roter Farbtupfen auf seiner Wange oder Stirn angebracht. Anschließend wird das Kind vor einen Spiegel gesetzt und sein Verhalten beobachtet. Vor dem 18. Lebensmonat schäkert das Kind mit seinem Spiegelbild und greift danach. Es dreht den Spiegel um, sucht nach dem vermeintlichen Spielpartner und ist erstaunt, wenn es nur die Rückseite des Spiegels vorfindet. Den roten Fleck in seinem Gesicht bemerkt es nicht. Zwischen 18 und 24 Monaten schaut das Kind sein Spiegelbild erstaunt und oftmals irritiert an. Es wird auf den Farbfleck aufmerksam und lokalisiert denselben in seinem Gesicht. Das Kind erkennt sich im Spiegel.

Das Erscheinen der Selbstwahrnehmung spiegelt sich im Sozialverhalten und in der Sprache wider (Abb. 3.54). Einige Monate nachdem sich das Kind im Spiegel erkannt hat, gebraucht es seinen Vornamen. Im Verlaufe des 3. Lebensjahres benützt das Kind Fürwörter wie mein und dein und schließlich die Ich-Form.

Wenn sich das Kind als Person wahrzunehmen beginnt, werden ihm auch seine Tätigkeiten zunehmend bewußt. So freut es sich, wenn es ein Vorhaben erfolgreich umsetzen kann, und wird durch Mißerfolge frustriert. Trotzreaktionen, die als Reaktion auf Mißerfolge auftreten, sind ein weiterer Hinweis dafür, daß die Selbstwahrnehmung eingesetzt hat.

Figural-räumliche Vorstellungen. Diese Entwicklung nimmt ihren Anfang im Säuglings- und Kleinkindesalter, wenn das

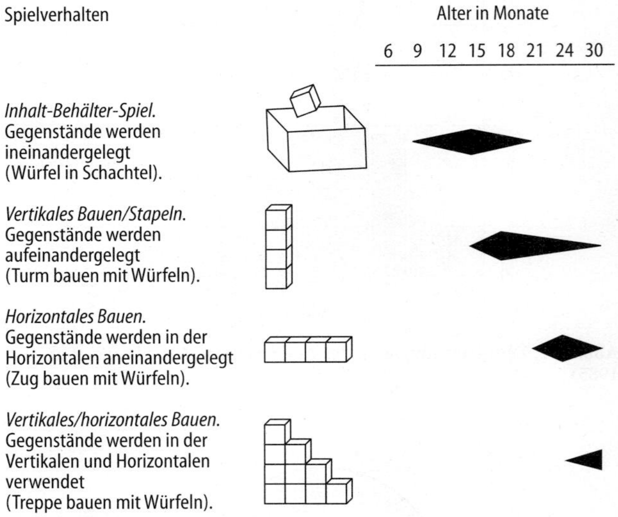

Abb. 3.55. Spielverhalten mit räumlichen Charakteristiken

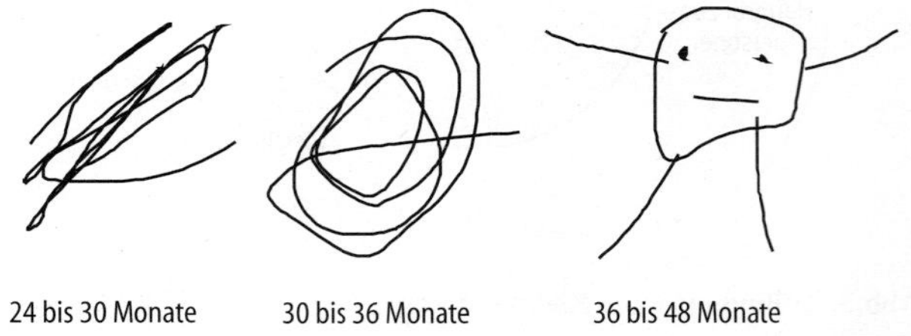

Abb. 3.56. Zeichnen im Alter von 2 bis 4 Jahren: Spitzes und rundes Kritzeln sowie erste Menschzeichnung (Kopffüßler)

Kind seine Umgebung betrachtet, sich im Raum bewegt und sich mit Gegenständen beschäftigt. Ab dem 2. Lebensjahr setzt sich das Kind in seinem Spiel intensiv mit den räumlichen Beziehungen zwischen den Gegenständen auseinander. Diese Auseinandersetzung spiegelt sich in einer charakteristischen Abfolge von Spielverhalten wider (Abb. 3.55).

Bis zum Alter von 5 Jahren sind die räumlichen Vorstellungen so weit entwickelt, daß das Kind die Raumdimensionen im Spiel konstruktiv umsetzen kann. Es baut beispielsweise aus Bauklötzen oder Legosteinen dreidimensionale Gebilde wie etwa ein Haus oder ein Flugzeug.

Zwischen 2 und 3 Jahren kritzeln die Kinder zuerst spitz und dann rund. Mit 3 bis 4 Jahren versuchen sie erstmals, etwas Konkretes zu zeichnen. Sie zeichnen einen sog. Kopffüßler, eine erste Darstellung der menschlichen Gestalt (Abb. 3.56).

Bis zum Kindergartenalter sind die meisten Kinder fähig, den Menschen mit den wichtigsten Körperteilen, aber auch Häuser und Bäume wiederzugeben.

Symbolspiel. Zwischen 12 und 18 Monaten macht das Kind einen ersten Schritt hin zur Entwicklung von sog. Symbolfunktionen. Nach Piaget (1975) entsteht über die verzögerte Nachahmung eine innere Vorstellung einer Handlung. Diese innere Vorstellung ist unabhängig von den zeitlichen und örtlichen Gegebenheiten, in der das Kind die Handlung erlebt hat, und damit auf neue Situationen übertragbar. Dies ermöglicht dem Kind, eine Handlung wie beispielsweise „Mit dem Löffel zu essen" nicht nur bei sich auszuführen. Es kann auch die Mutter oder die Puppe mit dem Löffel füttern (Repräsentatives Spiel I). In einem weiteren Schritt stellt sich das Kind vor, daß die Puppe selber mit dem Löffel ißt (Repräsentatives Spiel II). Anfangs des 3. Lebensjahres ist seine Vorstellungskraft schließlich so weit entwickelt, daß das Kind nicht nur einzelne Handlungen, sondern ganze Handlungsabläufe mit einer gemeinsamen Thematik darstellen kann (Sequentielles Spiel). Es spielt beispielsweise in der Puppenstube „Essen am Familientisch" oder „Zu Bett gehen" nach. Die Symbolfunktionen sind von ausschlaggebender Bedeutung für die Kognition, das Sozialverhalten und die Sprachentwicklung. In Abb. 3.57 sind die verschiedenen Spielformen mit Symbolcharakter aufgeführt.

Zeitbegriffe. In den ersten 3 Lebensjahren verfügt das Kind über keine konkreten Zeitvorstellungen. Die Mutter kann ihrem 2jährigen Kind nicht begreiflich machen, daß sie nur einige Minuten wegbleibt, wenn sie im Keller etwas holen möchte. Erste Zeitvorstellungen entwickeln sich im 4. Lebensjahr. Das Kind versteht einfache zeitliche Angaben wie „Nach dem Mittagsschlaf gehen wir auf den Spielplatz". Bis zum Schulalter dehnt sich das kindliche Vorstellungsvermögen auf immer größere Zeiträume aus. Ein 4- bis 5jähriges Kind verfügt über Zeitvorstellungen, die sich über einige Tage erstrekken, und versteht Begriffe wie „gestern, heute und morgen".

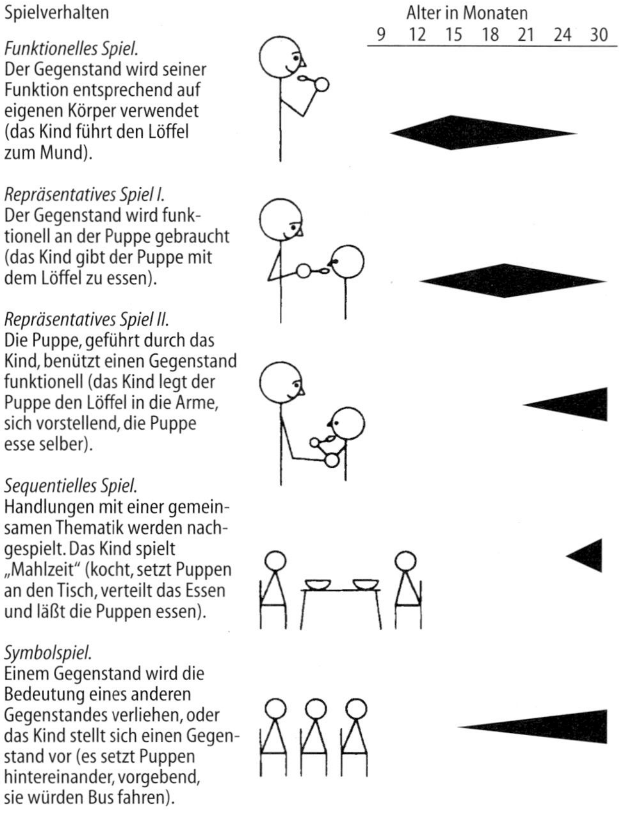

Abb. 3.57. Spielverhalten mit Symbolcharakter

Logisch-mathematische Kompetenz. Der Ursprung dieser Kompetenz wurzelt in den konkreten Erfahrungen, die das Kind in den ersten Lebensjahren mit der gegenständlichen Umwelt macht. Mit 1 1/2 bis 2 Jahren realisiert das Kind, daß Gegenstände aufgrund bestimmter Eigenschaften gleich oder verschieden sein können. Es sortiert oder gruppiert Spielsachen und Gegenstände nach bestimmten Eigenschaften. Diese Einsicht ist der Beginn des Kategorisierens, einer Grundfunktion des logischen Denkens.

Zahlenbegriff. Bereits das Neugeborene und der Säugling verfügen über eine – wenn auch noch sehr beschränkte – Mengenvorstellung (Starkey et al. 1990). Die erste Unterscheidung von Mengen, die das Kind im Verlaufe des 3. Lebensjahres bewußt vornimmt, umfaßt Vorstellungen wie „eines" und „vieles". Damit wird es dem Kind möglich, Einzahl und Mehrzahl von Hauptwörtern zu bilden. Frühestens im 4. und 5. Lebensjahr beginnt sich ein Zahlenbegriff einzustellen. Er bleibt vor dem Schuleintritt bei den meisten Kindern auf 1 bis 5 beschränkt.

Sprachentwicklung. Das Sprachverständnis (rezeptive Sprache) ist im Kleinkindesalter deutlich weiter entwickelt als der sprachliche Ausdruck (expressive Sprache).

Rezeptive Sprache. Gegen Ende des 1. Lebensjahres kann das Kind die Bezeichnung von Personen und Gegenständen, mit denen es tagtäglich in Berührung kommt, verstehen. Es reagiert sinngemäß auf Fragen wie „Wo ist Papa?". Sagt die Mutter „nein", hält das Kind – mindestens einen Augenblick lang – in seiner Tätigkeit inne. Zwischen 12 und 18 Monaten wächst das Interesse des Kindes an Gesprächen. Es hört aufmerksam zu, wenn Eltern und Geschwister miteinander sprechen. Gegen Ende des 2. Lebensjahres versteht das Kind Sätze wie „Wenn wir auf dem Spielplatz sind, darfst du mit dem Ball spielen".

Kleinkinder haben eine große Vorliebe für Kinderreime. Sie können sie sich mühelos mit Hilfe von Melodie und rhythmischen Begleitbewegungen merken. Der Inhalt der Reime interessiert die Kinder dabei weit weniger.

Expressive Sprache. Anfangs des 2. Lebensjahres entwickeln die Kinder einen sog. Sprechjargon, der sich aus längeren Lautfolgen zusammensetzt und zumeist keine eigentlichen Wörter enthält (Abb. 3.58). Das Charakteristische des Jargons ist, daß die Kinder den Fluß, Rhythmus und Tonfall der Umgebungssprache nachahmen. Die Kinder machen nicht nur die Sprechweisen der Familienangehörigen nach, sondern auch Umgebungslaute wie Hundegebell oder das Geräusch eines fahrenden Autos.

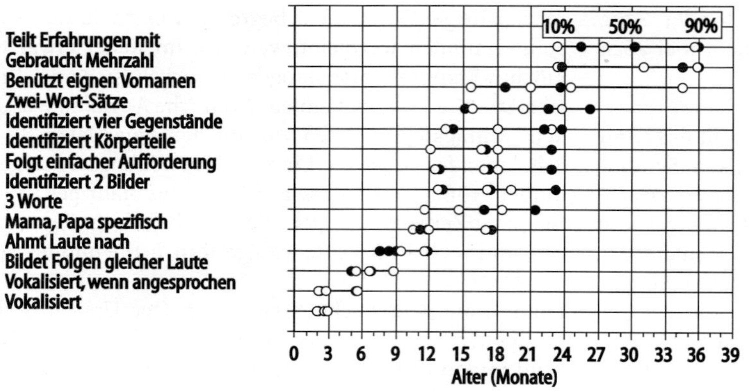

Abb. 3.58. Expressive Sprachentwicklung. ❍ Mädchen; ● Knaben

Kleinkinder haben ein großes Interesse, die Namen von allen möglichen Gegenständen zu erfahren. Sie stellen den ganzen Tag „Was-Fragen" und erwarten, daß die Eltern Auskunft geben. Eine Eigenheit der frühen Sprachentwicklung besteht darin, daß das Kind die Bedeutung eines Wortes überdehnt. Mit dem Wort „Kuh" bezeichnet es beispielsweise alle größeren Tiere, also nicht nur Kühe, sondern auch Pferde, Schafe und Ziegen. Es neigt auch dazu, die Bedeutung eines Wortes einzuengen. So braucht es beispielsweise das Wort „Auto" nur für das Fahrzeug der Familie, nicht aber für andere Autos.

Die ersten Worte treten bei den meisten Kindern zwischen 12 und 18 Monaten auf. Bei vielen Kindern weist die frühe Sprachentwicklung einen sprunghaften Charakter auf; der Wortschatz weitet sich nicht kontinuierlich, sondern in Schüben aus. Wenn der Wortschatz auf 20 bis 50 Worte angewachsen ist, beginnen die Kinder, Zwei-Wort-Sätze zu bilden. Diese entstehen aus der Verbindung zweier Worte, die nicht als ein Begriff auftreten, beispielsweise „Eva Schuhe".

Die expressive Sprachentwicklung zwischen 2 und 5 Jahren weist die folgenden Merkmale auf:

Eigenschaftswörter. Zweijährige Kinder verwenden noch kaum Eigenschaftswörter. Eine Ausnahme bildet das Wörtchen „heiß", das häufig und früh im Wortschatz der Kinder erscheint. Vom 3. bis 5. Lebensjahr eignen sich die Kinder eine Vielzahl von Eigenschaftswörtern an.

Tätigkeitswörter. Zweijährige Kinder verwenden nur die Infinitivform. Die Beugung (Konjugation) wie auch die verschiedenen Zeitformen der Tätigkeitswörter erwerben die Kinder im 3. bis 5. Lebensjahr. Die semantischen Voraussetzungen dafür sind, daß das Kind sich und andere Menschen als eigenständige Personen wahrnimmt sowie über einen Mengen- und einen Zeitbegriff verfügt.

Persönliche Fürwörter. Zweijährige Kinder sprechen von sich, indem sie ihren Vornamen benützen. Im Verlaufe des 3. Lebensjahres sind „mein" und „mir" diejenigen Fürwörter, welche die Kinder zuerst verwenden. Es folgen „du" und schließlich „ich". Mit den ersten Mengenvorstellungen erschließt sich den Kindern auch die Bedeutung der Wir-Form.

Kausalbegriffe. Ein Bewußtwerden von Kausalzusammenhängen setzt im 3. und 4. Lebensjahr ein. Die Kinder kommen ins „Fragealter". Die Kinder stellen den lieben langen Tag „Warum-Fragen".

Mit dem Eintritt in den Kindergarten ist die Sprache bei den meisten Kindern so weit entwickelt, daß die Kinder im täglichen Umgang in vollständigen, grammatikalisch korrekten Sätzen sprechen. Die Artikulation, wenn auch noch unvollständig, ist auch für Außenstehende gut verständlich.

Die meisten Eltern spüren intuitiv, welche Worte und Satzkonstruktionen ihr Kind versteht, und passen ihre Sprechweise seinem Sprachverständnis an. Der folgende Umgang mit dem Kind wirkt sich fördernd auf seine Sprachentwicklung aus: Die Eltern übernehmen nicht die Sprechweise des Kindes. Sie vereinfachen aber ihre Sprache so weit, daß das Kind sie versteht. Sie haben eine akzeptierende Grundhaltung, können gut zuhören und das Kind bestätigen. Sie korrigieren die inhaltliche Aussage und den Wahrheitsgehalt dessen, was das Kind sagt, nicht aber die grammatikalische Form. Sie berichtigen eine falsche Satzkonstruktion nur, wenn diese die Aussage unverständlich macht. Entscheidend für die Sprachentwicklung des Kindes ist das elterliche Interesse am Kind und ihre innere Bereitschaft zur Kommunikation.

Kinder, deren Eltern zwei verschiedene Sprachen sprechen, weisen im Vergleich mit Kindern, die nur eine Sprache hören, eine langsamere Sprachentwicklung auf. Die Verzögerung kann sich mit einem kleineren Wortschatz und einem einfacheren Satzbau bis ins frühe Schulalter bemerkbar machen. Dieser vorübergehende Nachteil sollte aber Eltern nicht davon abhalten, ihrem Kind mehr als eine Sprache zu vermitteln. Eine Person sollte mit dem Kind in den ersten Jahren nur eine Sprache sprechen.

Literatur

Bischof Köhler D (1989) Spiegelbild und Empathie. Huber, Bern
Largo RH, Weber M, Comenale-Pinto L, Duc G (1985) Early development of locomotion: Significance of prematurity, cerebral palsy and sex. Dev Med Child Neurol 27: 183–191
Largo RH, Molinari L, von Siebenthal K, Wolfensberger U (1996) Does a profound change in toilet-training affect development of bowel and bladder control? Dev Med Child Neurol 38: 106–116
Piaget J (1975) Gesammelte Werke. Studienausgabe. Klett, Stuttgart
Starkey P, Selke ES, Gelman R (1990) Numerical abstraction by human infants. Cognition 36: 97–127

3.8 Schulalter

Zwischen 6 und 12 Jahren eignet sich das Kind grundlegende Kulturtechniken an. Akademische Fähigkeiten und ein vielfältiges Wissen werden ihm vor allem durch die Schule und andere Institutionen vermittelt. Die Beziehungen zu den Gleichaltrigen bekommen für das Schulkind eine immer größere Bedeutung, während es sich langsam von seinen Eltern abzulösen beginnt.

Eß- und Schlafverhalten. Weil das Schulkind für seine körperlichen Bedürfnisse weitgehend selbst sorgen kann, werden seine diesbezüglichen emotionalen Bedürfnisse von manchen Eltern unterschätzt. Das Kind möchte auch in diesem Alter noch umsorgt werden. Das Essen zubereitet zu bekommen und die Mahlzeiten gemeinsam einzunehmen sind wichtige Formen der Zuwendung. Wenn sich die Eltern dem Kind beim Aufstehen und Zubettgehen noch etwas annehmen, gibt ihm dies ein Gefühl von Geborgenheit.

Einschlafstörungen sind in dieser Altersperiode häufig. Als deren mögliche Ursache sind vor allem Schulschwierigkeiten und Beziehungsprobleme mit Gleichaltrigen in Betracht zu ziehen. Auch in dieser Altersperiode wird der Schlafbedarf von den Eltern oft überschätzt.

Wachstum. Die körperliche Entwicklung verläuft im Schulalter kontinuierlich und mit geringer Intensität. Die erste Streckung („mid-growth spurt“) mit 7 Jahren fällt bei den meisten Kindern so schwach aus, daß sie nicht wahrgenommen wird. Die Körpergestalt bleibt stabil während der mittleren Kindheitsperiode. Das Erscheinen der zweiten Zähne beginnt mit 5 bis 7 Jahren und setzt sich bis ins Erwachsenenalter fort. Das lymphoide Gewebe ist im frühen Schulalter hypertroph; vergrößerte Tonsillen und Adenoide machen aber nur ausnahmsweise eine chirurgische Reduktion erforderlich.

Die Sexualorgane bleiben unreif, und das sexuelle Interesse ist gering. Masturbation kommt bei beiden Geschlechtern vor, ist aber nicht allgemein verbreitet.

Motorik. Bewegungskoordination, Durchstehvermögen und Muskelkraft nehmen im Schulalter kontinuierlich zu. Die Fähigkeit, komplexe Bewegungen wie beim Tanzen, Tennis- oder Klavierspiel auszuführen, sind von der familiären Disposition, der Reifungsgeschwindigkeit und der Trainingsintensität abhängig. Der unterschiedliche Kompetenzgrad, der dabei erreicht wird, spiegelt die große interindividuelle Variabilität neuromotorischer Funktionen wider.

Das Leistungsvermögen nimmt bis zur Pubertät ständig zu (Abb. 3.59), während Häufigkeit und Ausmaß der Mitbewegungen sich vermindern.

Bindungs- und Sozialverhalten. Im Schulalter wird das Kind fähig, selbständig Kontakt zu Erwachsenen und Gleichaltrigen aufzunehmen (Abb. 3.60). Diese Beziehungen werden für das Kind in dieser Altersperiode so wichtig, daß sich ein Mangel nachteilig auf sein Wohlbefinden und Selbstwertgefühl auswirkt. Das Schulkind hat eine innere Bereitschaft, sich auf fremde Erwachsene auszurichten und von ihnen zu lernen. Es braucht – im Gegensatz zum Kleinkind – seine Eltern oder andere Hauptbezugspersonen nicht mehr als Vermittler.

Das Schulkind ist auch nicht mehr auf die unmittelbare Nähe vertrauter Erwachsener angewiesen. Es braucht aber die Gewißheit, daß es jederzeit an eine Bezugsperson gelangen kann. Die Beziehung zu den Eltern bleibt die sichere Basis, von der aus das Kind außerfamiliäre Erfahrungen macht. Meilensteine der zunehmenden Unabhängigkeit sind Erfahrungen wie das erste Nächtigen im Hause eines Freundes oder die Teilnahme an einem Feriencamp.

Das Schulkind braucht nicht nur die Zuwendung und Anerkennung von Eltern und Bezugspersonen wie Lehrern, sondern immer mehr auch von seinen Kameraden. Es ist darauf angewiesen, daß es mit seinen Fähigkeiten und Leistungen von ihnen akzeptiert wird und sich so die Zugehörigkeit zu einer Gruppe sichern kann. Organisationen wie Pfadfindervereinigung oder Sportgruppe stellen wichtige Möglichkeiten dar, Beziehungen zu Gleichaltrigen außerhalb der Familie aufzubauen. Kinder können sich gegenseitig ein Gefühl von Nähe und Sicherheit geben; tiefe und tragfähige Freundschaften sind nun möglich. Freundschaften, die über Monate und Jahre andauern können, aber auch Gegnerschaf-

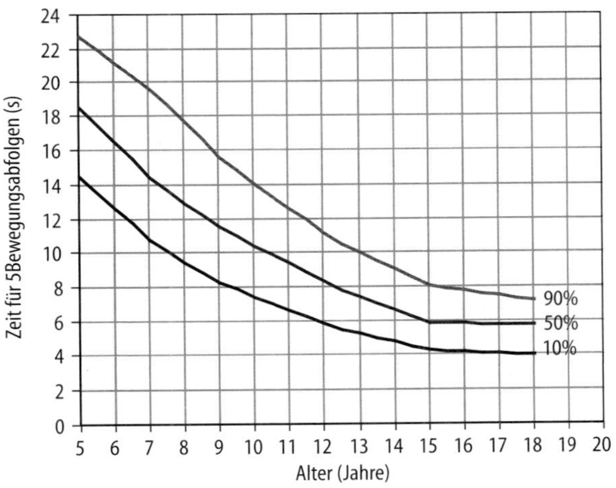

Abb. 3.59. Geschwindigkeit sequentieller Fingerbewegungen. Das Diagramm gibt die Zeit an, die Kinder zwischen 5 und 18 Jahren benötigen, um fünfmal die folgende Bewegungsabfolge durchzuführen: Der Daumen berührt nacheinander Zeigefinger, Mittelfinger, Ringfinger und kleinen Finger (10., 50. und 90. Perzentile). (Largo et al. 2001a, b)

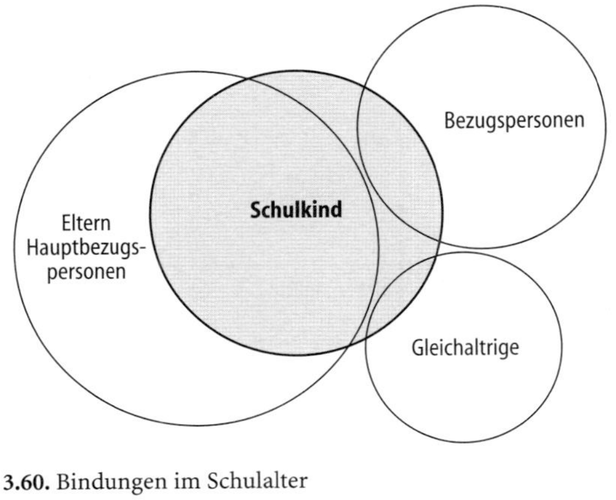

Abb. 3.60. Bindungen im Schulalter

ten und konflikthafte Beziehungen mit Gleichaltrigen gestalten das Beziehungsverhalten.

Kognition. Im frühen Schulalter vollzieht sich der Wandel vom präoperationalen zum konkret logischen Denken. Das magische, egozentrische und wahrnehmungsgebundene Denken des Kleinkindes wird abgelöst durch ein erweitertes kognitives Verständnis. Das Schulkind versteht die Bedeutung von Regeln, vermag verschiedene Aspekte gleichzeitig zu berücksichtigen und seine Wahrnehmung durch logische Einsichten zu relativieren. Letzteres zeigt sich beispielsweise darin, daß für ein Schul-, nicht aber für ein Kleinkind das Volumen einer Flüssigkeit konstant bleibt, wenn es von einem hohen und schmalen Gefäß in ein breites und flaches umgegossen wird.

Beim Schuleintritt soll ein Kind die folgenden Voraussetzungen mitbringen:

- intellektuell: zeigt Interesse für Buchstaben, Zahlen und Geschichten;
- sozial: kann Beziehungen zu fremden Erwachsenen und Gleichaltrigen aufnehmen, ist grupppenfähig und kann den Schulweg alleine bewältigen;
- motorisch: verfügt über eine ausreichende feinmotorische Geschicklichkeit zum Schreiben und Zeichnen; kann längere Zeit ruhig sitzen.

Der Entwicklungsstand 5jähriger Kinder kann mit dem normierten Fragebogen, der von Ohrt und Mitarbeitern (1993) ausgearbeitet wurde, screeningmäßig erfaßt werden (Abb. 3.61).

Radfahren	noch nicht ○	mit Stützrädern ○	seit kurzem ohne Stützräder ○	> 1/2 Jahr ohne Stützräder ○
Ballfangen	noch nicht ○	nur mit Mühe ○	gut ○	sehr geschickt ○
Rennen	noch nicht ○	langsam ○	rasch ○	sehr rasch, flüssig ○
Knöpfe aufknöpfen	noch nicht ○	mit Hilfe ○	seit kurzem selbst ○	seit ≥ 1 Jahr ○
Mann-Zeichnung	keine gegenständliche Darstellung ○	Kopffüßler ○	Kopf, Rumpf, Extremitäten ○	zusätzlich Details von Kopf und Extremitäten ○
Zeitbegriff	fehlend ○	morgens, mittags, abends ○	gestern, heute, morgen ○	über mehrere Tage ○
Ausdrucksfähigkeit im Vergleich mit Gleichaltrigen	stark zurück ○	etwas zurück ○	etwas voraus ○	deutlich voraus ○
Erzählen von Erfahrungen und Geschichten	fehlend ○	bruchstückweise ○	mehrheitlich zusammenhängend ○	detailliert und klar ○
Artikulation der Alltagssprache für Außenstehende	unverständlich ○	teilweise verständlich ○	mehrheitlich verständlich ○	alles verständlich ○
Satzbau der Alltagssprache	so unvollständig, daß unverständlich ○	viele Fehler ○	selten Fehler ○	immer korrekt ○
Trennung von Bezugspersonen für einige Stunden	nicht möglich ○	nur für kurze Zeit möglich ○	meist möglich, aber noch Schwierigkeiten, Trennung auszuhalten ○	immer korrekt ○
Versteht Spielregeln altersgemäßer Spiele (Brettspiele, Domino, Lotto u.ä.)	nein ○	hält sich für kurze Zeit an Spielregeln, bricht Spiele von sich aus ab ○	gelegentliche Probleme mit Spielregeln oder Verlierer zu sein ○	hält sich an Spielregeln, kann auch verlieren ○
Wird von anderen Kindern in kleinerer Spielgruppe (bis zu 6 Kindern) akzeptiert	nein ○	ab und zu mit erheblichen Vorbehalten ○	meist, aber gelegentlich gewisse Vorbehalte ○	wird voll akzeptiert ○
Hat Freunde/Freundinnen	nein ○	nur ab und zu kurzfristig, wenig an Freundschaften interessiert ○	möchte gerne, verliert aber immer wieder scheinbar stabile Freundschaften ○	stabile Freundschaften, wird eingeladen, lädt selbst ein (z.B. Geburtstage) ○
Rollenspiele mit anderen Kindern	beteiligt sich nicht ○	beteiligt sich nur ungern und mit bestimmter Rolle ○	nur bestimmte Rolle oder läßt sich unangemessene Rolle zuweisen ○	übernimmt verschiedene Rollen kompetent je nach Spielsituation ○
Versteht emotional getönte Signale (Mimik, Gestik, Redewendungen, Tadel, Trauer, Kummer, Weinen, Lachen) anderer Kinder	nein ○	hat erhebliche Schwierigkeiten, Signale zu bemerken und adäquat zu reagieren ○	versteht, kann aber nicht immer adäquat reagieren ○	versteht und handelt adäquat (Trösten, Teilen, Kommentare, Mitfreuen) ○
Ankleiden	nicht möglich ○	braucht immer etwas Hilfe ○	mehrheitlich selbständig, braucht gelegentliche Hilfe ○	selbständig ○
Sauberkeit	näßt täglich ein ○	ist noch nicht zuverlässig trocken und sauber ○	ist trocken und sauber, wenn zum Toilettengang aufgefordert wird ○	selbständig ○

Abb. 3.61. Normierter Fragebogen zur Erfassung von Entwicklungsauffälligkeiten bei 5jährigen. Eingezeichnete Grenzlinie entspricht der 95. Perzentile der Normstichprobe. (Aus Ohrt et al.1993)

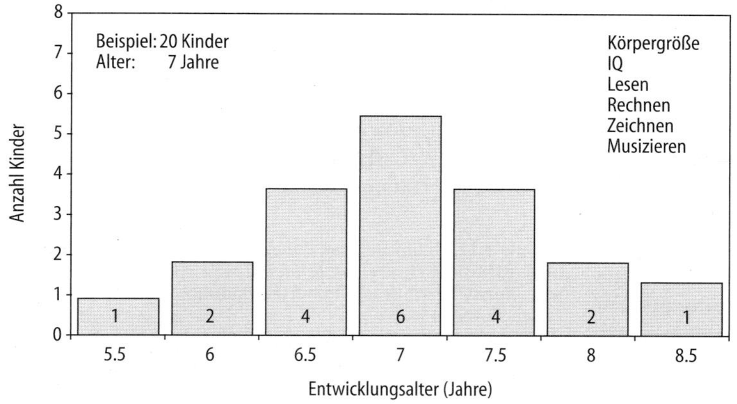

Abb. 3.62. Variabilität des Entwicklungsstandes in einer Gruppe von 20 7jährigen Kindern

In den ersten Jahren der Elementarschule eignen sich die Kinder die grundlegenden akademischen Fähigkeiten wie das Lesen und Schreiben an. In den folgenden Schuljahren benutzen sie diese Grundkenntnisse, um Wissen zu erwerben, Zusammenhänge zu verstehen und Probleme zu lösen. Viele Fähigkeiten erwerben sie auch in der Freizeit. Manche Kinder werden zu eigentlichen Experten im Sport oder in musischen Aktivitäten.

Wie verschieden die Kinder im Schulalter sind, wird von Eltern und Lehrern immer wieder unterschätzt. Welches Ausmaß die Variabilität bei Schulanfängern aufweist, veranschaulicht das folgende hypothetische Beispiel: Abbildung 3.62 bezieht sich auf eine erste Schulklasse mit 20 Kindern, die alle genau 7 Jahre alt sind. Damit die unterschiedlichen Entwicklungsparameter wie Körpergröße und Lesefähigkeit miteinander vergleichbar sind, werden sie (z.B. die Körpergröße) nicht in absoluten Werten (in Zentimetern), sondern als Entwicklungsalter dargestellt. Das heißt, ein 7jähriges Kind mit einer durchschnittlichen Körpergröße eines 7jährigen wird bei 7 Jahren, ein anderes 7jähriges Kind mit der durchschnittlichen Körpergröße eines 6jährigen bei 6 Jahren eingetragen.

Die Verteilung in Abb. 3.62 zeigt, daß die Variabilität der Körpergröße, aber auch der akademischen Leistungsfähigkeit unter 7jährigen Kindern von einem Entwicklungsalter von 5 1/2 bis zu einem solchen von 8 1/2 Jahren reichen kann. So gibt es in einer ersten Schulklasse Kinder, deren rechnerisches Verständnis einen Entwicklungsstand von 5 1/2 bis 6 Jahren entspricht, während andere bereits ein Verständnis von 8- bis 8 1/2jährigen aufweisen. Ein bis drei Kinder können beim Schuleintritt bereits lesen, einige sind erst gegen Ende des ersten Schuljahres so weit. In diesem Beispiel wird die Variabilität eher unterschätzt, da nicht berücksichtigt wurde, daß die Kinder einer ersten Schulklasse ungleich alt und die Mädchen als Gruppe etwas weiter entwickelt sind als die Knaben. Im Schulalltag sind daher noch größere interindividuelle Unterschiede zu erwarten.

Die interindividuelle und intraindividuelle Variabilität (s. Abschn. „Erfassung der Variabilität") ist im Schulalter so groß, daß Leistungsversagen und -verweigerung sowie sekundäre Verhaltensauffälligkeiten wie motorische Unruhe, vermehrte Aggressivität und gestörtes Beziehungsverhalten gehäuft vorkommen. Kinder, die an solchen Störungen leiden, sind umfassend abzuklären. Dazu gehört eine sorgfältige Beurteilung der intellektuellen Leistungsfähigkeit, insbesondere auch bezüglich dem Vorliegen von spezifischen Lernschwächen wie Legasthenie oder Dyskalkulie, sowie eine Untersuchung der neuromotorischen und sozialen Kompetenzen. Im Weiteren werden die Erwartungen und Erziehungsvorstellungen der Eltern und Lehrer in Erfahrung gebracht. Interventionen sollten neben therapeutischen und pädagogischen Maßnahmen vor allem darin bestehen, die schulischen Anforderungen den individuellen Fähigkeiten des Kindes anzupassen und das Umfeld so zu gestalten, daß das Kind seine Stärken einsetzen und positive Lernerfahrungen machen kann.

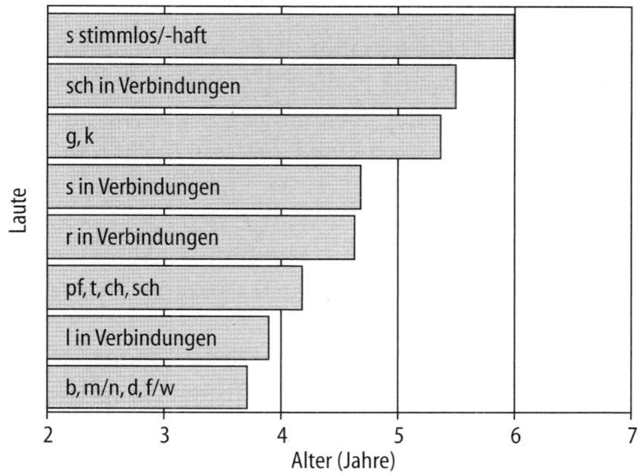

Abb. 3.63. Entwicklung der Sprachlaute (90. Perzentile). (Nach Grohnfeldt 1980)

Sprache. Die formale Sprachentwicklung ist im frühen Schulalter weitgehend abgeschlossen. Geringfügige Auffälligkeiten in Syntax und Artikulation kommen aber bei 5 bis 10% der Kinder noch vor (Abb. 3.63).

In der Elementarschule geht es vor allem darum, die Kompetenzen der gesprochenen Sprache weiter auszuweiten und auf die geschriebene Sprache zu übertragen.

Literatur

Grohnfeldt M (1980) Erhebung zum altersspezifischen Lautbestand bei drei- bis sechsjährigen Kindern. Sprachheilarbeit 25: 169–117

Largo RH, Caflisch J, Hug F, Muggli K, Sheehy A, Gasser T (2001a) Neuromotor development 5 to 18 years: Part 1. Timed performance. Dev Med Child Neurol 43: 436–443

Largo RH, Caflisch J, Hug F, Muggli K (2001b) Neuromotor development 5 to 18 years: Part 2. Associated movements. Dev Med Child Neurol 34: 444–453

Ohrt B, Schlack HG, Largo RH, Michaelis R, Neuhäuser G (1993) Erfassen von Entwicklungsauffälligkeiten bei Fünfjährigen. Ein normierter Fragebogen. Pädiatr Praxis 46: 11–19

3.9 Adoleszenz

In der Adoleszenz werden die Entwicklung und das Wachstum abgeschlossen. Zuvor macht der Organismus jedoch einen letzten Entwicklungsschub durch. Ein hormonell ausgelöster Reifungsprozeß bewirkt einen Wachstumsspurt, einen Gestaltwandel und das Auftreten der sekundären Geschlechtsmerkmale. Die kognitiven Fähigkeiten erweitern sich um neue Denkkategorien. Im Bindungs- und Sozialverhalten findet ein eigentlicher Umbruch statt.

Ernährungs- und Schlafverhalten. Der Adoleszente will über seinen Körper und seine Bedürfnisse selber bestimmen. Er lehnt die Fürsorge der Eltern geradezu ab. Was er ißt und trinkt, will er selbst entscheiden. Ob sein Verhalten sinnvoll und seinem Körper zuträglich ist, kümmert ihn oft wenig. Mit dieser Haltung ist eine Risikobereitschaft (beispielsweise Alkoholexzesse, Drogen etc.) verbunden, die unterschiedlich lang andauern und individuell verschieden ausgeprägt sein kann.

Das Schlafverhalten verändert sich bei manchen Jugendlichen, wenn sie in die Pubertät eintreten; dazu trägt in erheblichem Maße ein anderer Lebensrhythmus bei.

Wachstum. Die Pubertätsentwicklung läßt sich am besten anhand der Tanner-Stadien beschreiben (Tabelle 3.12).

Das Hodenvolumen kann mit Hilfe des Orchidometers durch vergleichende Palpation geschätzt werden (Abb. 3.64).

Mädchen. Der pubertäre Wachstumsschub setzt bei den Mädchen im Mittel mit 9,6 Jahren ein, erreicht seinen Gipfel mit 12,2 Jahren und findet seinen Abschluß zwischen 15 und 16 Jahren (Abb. 3.65). Das Sesambein des Daumens tritt im Röntgenbild bei einem durchschnittlichen Alter von 11,5 Jahren auf und wird bei der Mehrheit vor dem Auftreten des pubertären Wachstumsschubes sichtbar. Die Mädchen erreichen 99 % der Erwachsenengröße im Mittel mit 15,25 Jahren.

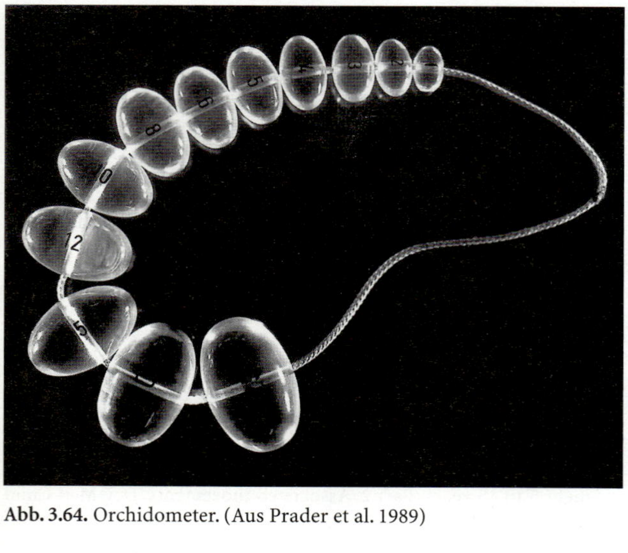

Abb. 3.64. Orchidometer. (Aus Prader et al. 1989)

Die Entwicklung der Pubesbehaarung setzt bei einem mittleren Alter von 10,4 Jahren ein (PH2). Sie wird gefolgt von der Brustentwicklung (B2: 10,9 Jahre) und der Axillarbehaarung (AH2: 12 Jahre). Während sich das Auftreten dieser drei Pubertätsmerkmale über 1 1/2 Jahre hinzieht, finden

Tabelle 3.12. Definition der Pubertätsmerkmale. Abkürzungen wie B2 oder PH3 bezeichnen das Alter, bei welchem eine Weiterentwicklung von einem bestimmten Pubertätsstadium zum nächsten stattfindet. (Nach Tanner 1962)

Stadium	Merkmale
Pubesbehaarung (PH) (beide Geschlechter)	
PH1	Pubes nicht weiter entwickelt als Behaarung der Bauchhaut. Eigentliche Schamhaare fehlen
PH2	spärliches Wachstum langer, leicht pigmentierter Haare
PH3	Behaarung beträchtlich dunkler, gröber und stärker gelockt. Spärliche Ausbreitung über das Schamdreieck
PH4	Behaarung ähnelt dem Erwachsenen Typ, jedoch erheblich geringere Ausbreitung und kein Übergreifen auf Oberschenkel
PH5	Erwachsenenbehaarung mit horizontaler oberer Begrenzung und Ausbreitung auf die Oberschenkel
PH6	wie PH5, jedoch mit zusätzlicher Ausbreitung entlang der Linie alba (männlicher Behaarungstyp)
Brustentwicklung (B) (Mädchen)	
B1	ausschließliches Hervortreten der Papille
B2	Brustknospe, halbkugelige Vorwölbung im Bereich des Warzenhofes, welcher sich im Durchmesser vergrößert
B3	weitere Vergrößerung über den Warzenhof hinaus, ohne Trennung ihrer Konturen
B4	weitere Vergrößerung mit gesonderter Vorwölbung im Bereiche des Warzenhofes
B5	reife Brust, Zurückweichen der Warzenhofvorwölbung in die allgemeine Brustkontur
Genitalentwicklung (G) (Knaben)	
G1	Testes, Skrotum und Penis haben die gleiche Größe wie in der früheren Kindheit
G2	Vergrößerung von Skrotum und Testes. Strukturveränderung und Rötung der Skrotalhaut. Penis unverändert
G3	Vergrößerung des Penis, zunächst hauptsächlich in der Länge. Weiteres Wachstum von Skrotum und Testes
G4	Dickerwerden des Penis und Entwicklung der Glans. Dunkelfärbung der Skrotalhaut
G5	Erwachsenengröße und -form des Genitales
Axillarbehaarung (AH)	
AH1	keine
AH2	spärlich
AH3	mäßig
AH4	ausgedehnt
Akne (A)	
A1	keine
A2	leicht bis mäßig
A3	ausgeprägt
Striae (STR)	
STR1	keine
STR2	vorhanden
Menarche (M)	
M	erstmalige Menstruationsblutung

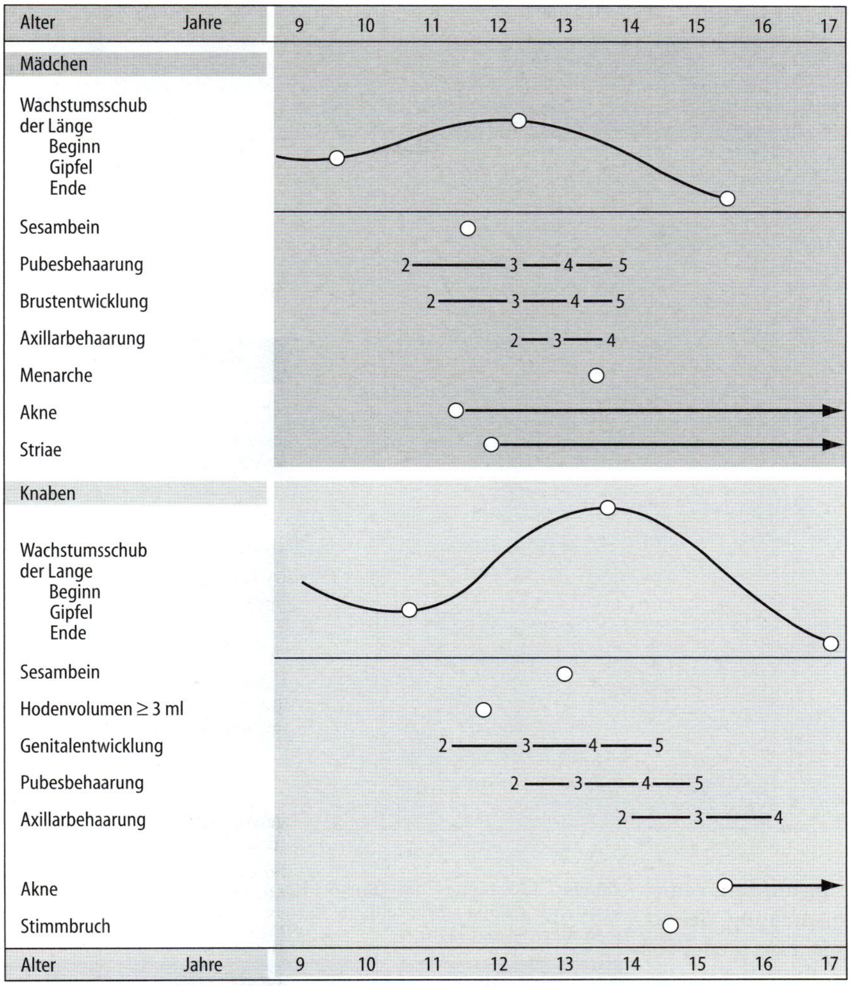

Abb. 3.65. Mittleres Auftreten der Pubertätsmerkmale bei Mädchen und Knaben. (Aus Largo u. Prader 1983a, 1983b)

Tabelle 3.13. Zuerst auftretende Pubertätsmerkmale bei Mädchen und Knaben. (Aus Largo u. Prader 1983a, 1983b)

Mädchen	%	Knaben	%
Pubesbehaarung	53	Genitalentwicklung	41
Pubesbehaarung und Brustentwicklung	29	Hodenvolumen ≥ 3 ml	20
Brustentwicklung	18	Genitalentwicklung und Pubesbehaarung	17
Menarche	0	Genitalentwicklung und Hodenvolumen ≥ 3 ml	9
	0	Pubesbehaarung	8
		Genitalentwicklung Pubesbehaarung und Hodenvolumen ≥ 3 ml	5

alle 3 Merkmale etwa gleichzeitig ihren Abschluß, nämlich bei einem mittleren Alter von 13,9 bis 14 Jahren.

Die Pubesbehaarung tritt bei den meisten Mädchen zuerst auf, gefolgt von der Brustentwicklung und der Axillarbehaarung; Axillarbehaarung und Menarche treten nie als erstes Merkmal auf (Tabelle 3.13). Selten wird als Entwicklungsvariante eine isolierte Schambehaarung oder Brustentwicklung im vorpubertären Alter beobachtet (prämature Pubarche oder Thelarche).

Das durchschnittliche chronologische Alter der Menarche beträgt 13,4 Jahre. Alle Mädchen haben zum Zeitpunkt der Menarche den Gipfel des pubertären Wachstumsschubes überschritten. Mit der Menarche ist die Phase der größten Längenzunahme abgeschlossen.

Ein männlicher Behaarungstyp (PH6) wird bei etwa 20 % der Mädchen bis zum 18. Lebensjahr beobachtet. In diesem Alter ist bei allen Mädchen die Axillarbehaarung voll entwikkelt (AH4). Gesichtsakne tritt frühestens mit 11,5 Jahren auf, kommt in den folgenden Jahren bei 50 % der Mädchen vor und ist nach dem 16. Lebensjahr rückläufig. 81 % aller Mädchen weisen zwischen 11 und 18 Jahren Akne unterschiedlichen Schweregrades und Dauer auf. Striae an den Hüften werden frühestens bei 12jährigen Mädchen beobachtet. Bis zum 18. Lebensjahr treten sie bei insgesamt 41 % der Mädchen auf.

Die verschiedenen Pubertätsstadien können in ihrem Erscheinen außerordentlich variieren (Tabelle 3.14). Die Standardabweichungen reichen von 0,9 bis 1,3 Jahren und die Streubereiche von 5 bis 6 1/2 Jahren. So kann die Pubesbehaarung und die Brustentwicklung bei einigen Mädchen bereits im Alter von 8 bis 9 Jahren auftreten, bei anderen ist dies erst im Alter von 13 bis 15 Jahren der Fall. Die Menarche kann frühestens zwischen 9 und 10 Jahren, spätestens zwischen 16 und 17 Jahren beobachtet werden. Der pubertäre

Tabelle 3.14. Normalwerte der Pubertätsentwicklung: Alter, in dem die Pubertätsmerkmale auftreten. (Aus Largo u. Prader 1983a, 1983b)

	Mädchen			Knaben		
	Mittleres Auftreten (Jahre)	Standardabweichung (Jahre)	Streubereich (Jahre)	Mittleres Auftreten (Jahre)	Standardabweichung (Jahre)	Streubereich (Jahre)
Gipfel des pubertären Wachstumsschubes	12,2	0,8	9,5–15,0	13,9	1,0	11,5–16,0
Pubesbehaarung						
PH2	10,4	1,2	8,0–14,0	12,2	1,5	9,0–15,5
PH3	12,2	1,2	9,5–15,0	13,2	1,2	10,0–16,0
PH4	13,0	1,1	10,0–16,0	14,1	1,0	11,0–16,5
PH5	14,0	1,3	11,5–17,5	14,9	1,1	12,5–17,5
Brustentwicklung						
B2	10,9	1,2	8,0–14,5			
B3	12,2	1,2	9,0–15,5			
B4	13,2	0,9	10,0–15,5			
B5	14,0	1,2	12,0–18,0			
Genitalentwicklung						
G2				11,2	1,5	8,5–15.5
G3				12,9	1,2	10,0–16,0
G4				13,8	1,1	11,5–16,5
G5				14,7	1,1	12,5–17,5
Menarche	13,4	1,1	10,5–17,0			
Stimmbruch				14,6	1,1	12,0–17,0
Hodenwachstum						
Beginn (≥ 3 ml)				11,8	0,9	9,5–15,5
Ende				15,3	1,2	12,5–18,5

Wachstumsschub variiert nicht nur in Bezug auf sein zeitliches Auftreten, sondern auch in seiner Ausprägung. Bei einem Drittel aller Mädchen beträgt er weniger als 2 cm pro Jahr. Eine solch geringfügige Ausprägung des Wachstumsschubes entzieht sich eines klinischen Nachweises.

Die Entwicklung der Pubesbehaarung dauert im Mittel 3,6 Jahre, diejenige der Brustentwicklung 3,2 Jahre. Im Einzelfall kann die Dauer weniger als ein Jahr oder aber mehr als 6 Jahre betragen (Tabelle 3.15).

Die Dauer der Entwicklung der Pubesbehaarung und diejenige der Brustentwicklung sind nicht signifikant miteinander korreliert. Zwischen dem Auftreten der Pubesbehaarung beziehungsweise der Brustentwicklung und dem Erscheinen der Menarche verstreichen im Mittel 2,7 beziehungsweise 2,2 Jahre. Dieses Intervall kann weniger als ein Jahr oder aber bis zu 6 1/2 Jahren betragen.

Die außerordentlich große Streuung im zeitlichen Auftreten der Pubertätsmerkmale wie auch in der Dauer der Pubertätsentwicklung führt dazu, daß zwischen 12 und 15 Jahren die Mehrheit der Mädchen sich in einem intermediären Stadium der Pubertätsentwicklung befinden; gewisse Mädchen sind körperlich bereits voll ausgereift und andere noch nicht in die Pubertätsentwicklung eingetreten. Diese großen interindividuellen Unterschiede in der somatischen Entwicklung können erhebliche psychosoziale Auswirkungen haben.

Zwischen den Pubertätsmerkmalen, dem Längenwachstum und der Knochenreifung bestehen signifikante Beziehungen. Für ein bestimmtes Stadium der Pubesbehaarung befinden sich 80–90 % der Kinder in zwei benachbarten Bruststadien. So weisen beispielsweise 87 % der Mädchen,

Tabelle 3.15. Dauer der Entwicklung von Pubesbehaarung und Brustentwicklung sowie zeitliche Beziehung zur Menarche. (Aus Largo u. Prader 1983a, 1983b)

	Mittlere Abweichung (Jahre)	Standardabweichung (Jahre)	Streubereich (Jahre)
Pubesbehaarung			
PH2–5	3,6	1,1	1,0–6,5
PH2-M	2,7	1,1	0,5–4,9
Brustentwicklung			
B2–5	3,2	1,4	0,5–6,5
B-M	2,2	1,1	0,2–6,5

die ins Stadium PH3 eintreten, ein Stadium B2 oder B3 auf. Die Gesichtsakne setzt bei der Mehrheit der Mädchen im Stadium 4 und 5 der Brustentwicklung ein.

Zum Zeitpunkt des Auftretens der Schambehaarung und der Brustentwicklung haben die Mädchen im Durchschnitt 85,1 beziehungsweise 87,2 % der Erwachsenengröße erreicht (Tabelle 3.16). Dies entspricht einem verbleibenden Längenwachstum von durchschnittlich 24,5 beziehungsweise 21,1 cm. Zu berücksichtigen sind wiederum die großen Standardabweichungen.

Der Gipfel des pubertären Wachstumsschubes wird von den meisten Mädchen im Stadium 2 und 3 der Pubesbehaarung und Brustentwicklung erreicht (Tabelle 3.17). Beim Eintreten der Menarche befinden sich 20–30 % der Mädchen

	PH2		B2	
	Mittelwert	Standard-abweichung	Mittelwert	Standard-abweichung
Erreichte Erwachsenen-größe (%)	85,1	3,0	87,2	2,9
Verbleibendes Wachstum (cm)	24,5	5,1	21,1	5,0

Tabelle 3.16. Verbleibendes Wachstum bei Auftreten von Pubesbehaarung und Brustentwicklung. (Aus Largo u. Prader 1983b)

Tabelle 3.17. Prozentuale Verteilung der Pubesbehaarung und Brustentwicklung zum Zeitpunkt des pubertären Wachstumsgipfels. (Aus Largo u. Prader 1983b)

	Stadien				
	1	2	3	4	5
Pubesbehaarung (%)	4	37	49	10	
Brustentwicklung (%)	5	43	47	2	3

Tabelle 3.18. Prozentuale Verteilung der Pubesbehaarung und Brustentwicklung zum Zeitpunkt der Menarche. (Aus Largo u. Prader 1983b)

	Stadien				
	1	2	3	4	5
Pubesbehaarung (%)	0	3	20	46	31
Brustentwicklung (%)	0	5	31	40	24

im Stadium 3 der Pubesbehaarung und Brustentwicklung, etwa 40 % im Stadium 4 und wiederum 20–30 % im Stadium 5 (Tabelle 3.18).

Zwischen Menarche und Knochenalter besteht eine engere korrelative Beziehung als zwischen Menarche und chronologischem Alter. Die Menarche tritt bei einem mittleren Knochenalter von 13,2 Jahren auf; die Standardabweichung ist deutlich kleiner als zwischen Menarche und chronologischem Alter (0,7 beziehungsweise 1,1 Jahre). Die Menarche setzt bei 90 % der Mädchen bei einem Knochenalter von 12,5 bis 14,5 Jahren ein.

Die pubertäre Gewichtszunahme beträgt etwa 40 % des Erwachsenengewichtes. Sie hinkt um einige Monate hinter dem Längenwachstum nach. Der Adoleszente streckt sich zuerst und legt erst dann an Fülle zu. Bei den Mädchen nimmt vor allem das Fettgewebe und bei den Knaben das Muskelgewebe zu. Nach Frisch u. Revelle (1971) setzt die Menarche bei einem mittleren Körpergewicht von 48 kg ein (Streuung: 33,3 bis 72,5 kg).

Die mittlere Größe bei der Menarche beträgt 156,9 cm, was einer erreichten Erwachsenengröße von 95,3 % entspricht oder einem verbleibenden Größenwachstum von durchschnittlich 7,8 cm. Im Einzelfall können diese Werte wiederum außerordentlich variieren. So gibt es Mädchen, die zum Zeitpunkt der Menarche weniger als 90 % ihrer Erwachsenengröße erreicht haben; sie werden nach der Menarche noch bis zu 18 cm wachsen. Andere Mädchen weisen bereits 99,2 % ihrer Erwachsenengröße auf; das verbleibende Größenwachstum beträgt lediglich noch 1,4 cm.

Im ersten Jahr nach der Menarche beträgt die Zykluslänge bei 70 % der Mädchen 21–35 Tage, bei 7 % der Mädchen weniger als 21 Tage und bei 23 % mehr als 35 Tage (Tabelle 3.19). Mit zunehmendem gynäkologischen Alter stellt sich eine Abnahme der kurzen wie auch der sehr langen Zyklen ein. Diese Regularisierung der Menstruationszyklen geht mit einer Zunahme der ovulatorischen Zyklen einher. Im 1. gynäkologischen Jahr weisen lediglich 14 % der Mädchen ovulatorische Zyklen auf. Bis zum Ende des 2. gynäkologischen Jahres sind es bereits 50 und im fünften 87 % der Mädchen. Damit hat sich bei der Mehrheit der Mädchen die Geschlechtsreife eingestellt.

Tabelle 3.19. Zyklusdauer und Auftreten ovulatorischer Zyklen in Abhängigkeit vom gynäkologischen Alter. (Aus Apter u. Vihko 1977)

	Gynäkologisches Alter (Jahre)					
Zykluslänge	0	1	2	3	4	5
<21 Tage (%)	7	4	4	3	3	3
21–35 Tage (%)	70	76	77	81	81	88
>35 Tage (%)	23	19	19	15	16	9
Ovulatorische Zyklen* (%)	14	38	50	48	64	87

* Serumprogesteron <2 ng ml (20–23 Tage)

Knaben. Bei den Knaben setzt die Pubertätsentwicklung mit einer Vergrößerung der Hoden von einem präpubertären Volumen von 1 bis 2 auf mindestens 3 ml ein (Abb. 3.65 und 3.66 sowie Tabelle 3.14). Der Hodenvergrößerung folgt die Entwicklung des Genitales sowie der Pubes- und Axillarbehaarung. Ejakulationen treten erstmals im letzten Drittel der Pubertätsentwicklung auf. Der Gipfel des pubertären Wachstumsschubes stellt sich mit etwa 14 Jahren ein. Der Stimmbruch tritt immer nach dem Gipfel auf. Die Erwachsenengröße wird im Mittel mit 17 Jahren erreicht. Akne wird bei 30 % der Knaben bis zum 18. Lebensjahr beobachtet. Die Entwicklung des Bartwuchses und der Körperbehaarung setzt sich bis ins 3. Dezennium fort.

Die Pubertätsentwicklung der Knaben ist wie bei den Mädchen durch eine große Variabilität bezüglich Zeitpunkt und Dauer gekennzeichnet (Tabellen 3.14 und 3.15). Im Alter von 12 bis 15 Jahren sind gleichaltrige Knaben sehr unterschiedlich weit entwickelt. Die Mehrheit steht mitten in der Pubertätsentwicklung, einige Knaben sind bereits geschlechtsreif und andere weisen noch keine sekundäre Geschlechtsmerkmale auf. Eine erhebliche körperliche Entwicklungsverzögerung kann zu sozioemotionalen Schwierigkeiten führen.

Ein relativer Östrogenüberschuß zu Beginn der Pubertät führt bei 60 % der Knaben zu einer, oft nur einseitigen, Vergrößerung der Brustdrüsen. Eine solche Gynäkomastie verschwindet bei mehr als 90 % der betroffenen Knaben im Verlaufe von 1 bis 2 Jahren. Sie kann, wenn sie ausgeprägt ist, zu

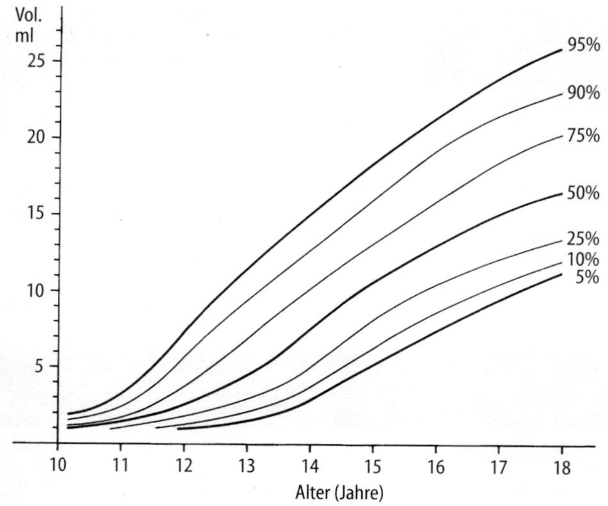

Abb. 3.66. Hodenvolumen. (Aus Largo u. Prader 1983a)

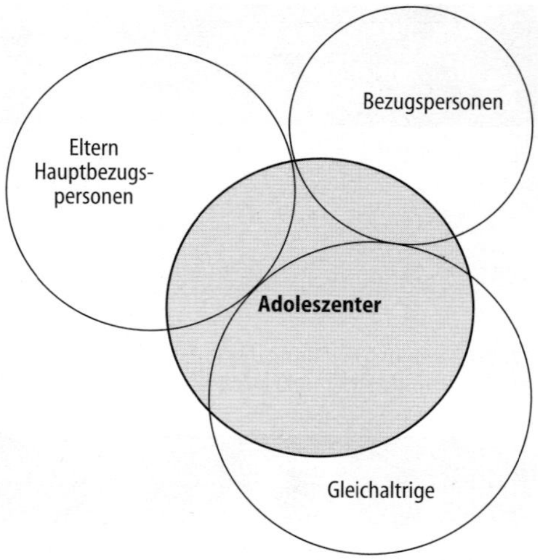

Abb. 3.67. Bindungsverhalten in der Adoleszenz

einer psychosozialen Belastung werden; eine chirurgische Behandlung ist nur ausnahmsweise und immer erst nach Abschluß der Pubertätsentwicklung angezeigt.

Bei beiden Geschlechtern stimulieren die adrenalen Androgene die Talgdrüsen, was den Körpergeruch verändert und Akne auslösen kann. Die Ausweitung des Augapfels wirkt sich häufig in einer Kurzsichtigkeit aus. Die Vergrößerung und Verlagerung des Larynxs führt, beim männlichen Geschlecht weit ausgeprägter als beim weiblichen, zu einer Absenkung der Stimmhöhe. Im Verlaufe der Pubertät verdoppelt sich die Herzgröße. Damit nehmen Blutdruck und Blutvolumen, aber auch andere klinische Parameter wie Lungenkapazität und Hämatokrit deutlich zu.

Motorik. Die Ausreifung des motorischen Systems wird im Verlaufe der Adoleszenz abgeschlossen. Geschicklichkeit, Bewegungsgeschwindigkeit und Gleichgewicht nehmen nicht mehr weiter zu; Dauer und Ausmaß der Mitbewegungen verringern sich nicht mehr (Largo u. Caflisch 2001a, b). Motorische Fertigkeiten können aber auch im Erwachsenenalter durch Einüben erworben und verbessert werden.

Bindungs- und Sozialverhalten. Das Bindungsverhalten erfährt in der Adoleszenz einen eigentlichen Bruch, der in seinem Ausmaß genauso tiefgreifend ist wie das Eingehen einer bedingungslosen Bindung in den ersten Lebensjahren. Die Bindung zu den Eltern und anderen Hauptbezugspersonen schwächt sich so weit ab, daß der junge Mensch frei wird, um neue Beziehungen einzugehen und nach einigen Jahren selbst eine Familie zu gründen.

Die innerliche Neuorientierung des Jugendlichen wirkt sich auf sein Beziehungsverhalten aus. Die körperliche Distanz zu den Eltern, insbesondere zum anderen Geschlecht, wird größer. An einem Meinungsaustausch mit den Eltern ist er nur noch wenig oder überhaupt nicht mehr interessiert. Mit der emotionalen Ablösung von den Eltern hat er kaum mehr Angst vor einem Liebesentzug, wenn er sich den Eltern entgegenstellt. Er ist immer weniger bereit, sein Verhalten nach ihnen auszurichten. Er läßt sich von den Eltern emotional kaum mehr kontrollieren.

Der Jugendliche stellt sich in seinem Bindungsverhalten auf Gleichaltrige ein, die ihm die Geborgenheit und Zuwendung geben sollen, die er bisher von den Eltern erhalten hat (Abb. 3.67). Die Erwartungen, die er dabei an seine Kameraden stellt, sind kaum kleiner als diejenigen, die er bisher an die Eltern richtete: bedingungslose Treue und unzerstörbare Beziehungen.

Der Jugendliche will als Person mit seiner Erscheinung, seinen Fähigkeiten und seinen Leistungen von seinen Kameraden akzeptiert werden. Er reagiert überaus empfindsam auf ihre Einschätzung seiner Stärken und Schwächen. Um von ihnen angenommen zu werden, ist er bereit, Risiken einzugehen (beispielsweise in einem durch Imponiergehabe ausgelösten, aggressiven Autofahren). Die meisten Jugendlichen sind ständig bemüht zu gefallen und reagieren überempfindlich auf Ablehnung und Verlust. Das Schlimmste, was einem Adoleszenten zustoßen kann, ist, von den Gleichaltrigen nicht akzeptiert zu werden. Das Ausmaß seiner Verzweiflung ist durchaus mit dem Verlassenheitsgefühl eines Kindes vergleichbar, das sich von den Eltern abgelehnt fühlt. Wie schwerwiegend oft der Beziehungsnotstand vieler Jugendlicher ist, zeigt der sprunghafte Anstieg psychosomatischer Störungen wie Magersucht sowie der Selbstmordrate in der Adoleszenz (Beziehungstod) (Abb. 3.68).

Die Häufigkeit der Selbsttötungen nimmt in der Adoleszenz deutlich zu und erreicht ein Ausmaß, welches erheblich über der mittleren Häufigkeit in der Gesamtbevölkerung liegt. Männer bringen sich dabei in jeder Altersklasse zwei- bis dreimal öfter um als junge Frauen. Es wäre aber falsch, daraus abzuleiten, daß die Frauen in der Adoleszenz weniger gefährdet wären als die Männer. Das Gegenteil scheint sogar der Fall zu sein: Die Frauen unternehmen mehr Selbsttötungsversuche als Männer. Sie überleben aber häufiger, weil sie zu weniger lebensbedrohlichen Mitteln, vor allem Medikamenten, greifen als die Männer, die sich mit einer Waffe, einem Strick oder mit einem Sprung ins Leere umzubringen versuchen.

Die Bedrohungen, denen der Adoleszente ausgesetzt ist, sollten Eltern und Fachleute bei aller Ablehnung, die sie von ihm immer wieder erfahren, bedenken. Der Adoleszente ist in seinem Streben nach Unabhängigkeit auf die Unterstüt-

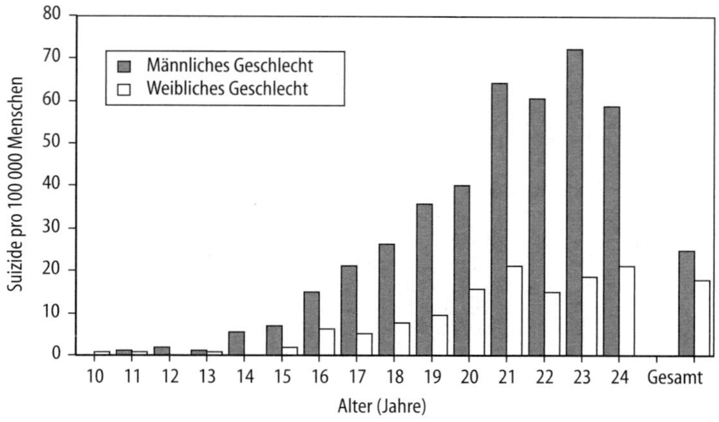

Abb. 3.68. Häufigkeit der Selbsttötungen. Gesamt: Durchschnitt in Gesamtbevölkerung. (Nach Ladame 1996)

zung der Eltern und anderer Bezugspersonen angewiesen. Er braucht das Gespräch mit und den Rückhalt bei vertrauten Erwachsenen, die aber nicht versuchen sollten, ihn in seinem Denken und in seinen Gefühlen zu beeinflussen.

Anfänglich sozialisieren sich die Jugendlichen in gleichgeschlechtlichen Gruppen. Abwertende Sprüche, Neckereien gegenüber dem anderen Geschlecht und Gerüchte darüber, wer wen mag, spiegeln das unterschwellige sexuelle Interesse wider. Weibliche Freundschaften basieren auf gegenseitigem Vertrauen während sich die männlichen vor allem auf gemeinsame Aktivitäten und Wettbewerb abstützen.

Das Interesse am anderen Geschlecht wächst allgemein mit dem Einsetzen der Pubertät. Die sexuelle Entwicklung (Küssen, Petting, Geschlechtsverkehr) weist jedoch eine sehr große interindividuelle Variabilität auf. Sie hängt wesentlich vom individuellen Reifungstempo ab, aber auch von sozialen und kulturellen Faktoren. Wissen über das Risiko einer Schwangerschaft, die Gefahr von Aids und anderer sexuell übertragbarer Krankheiten vermag das Verhalten nur begrenzt zu beeinflussen. Eine Minderheit der Adoleszenten benützt Kontrazeption beim ersten Geschlechtsverkehr, und nur etwas mehr als die Hälfte gebrauchen später regelmäßig Kondome oder andere wirksame Methoden der Empfängnisverhütung.

Im Verlaufe der Adoleszenz nimmt die Partnersuche zu und das Bedürfnis nach der gleichgeschlechtlichen Gruppe ab. Das sexuelle Experimentieren vermindert sich und intime Beziehungen bestimmen zunehmend das Beziehungsverhalten. Werte wie Liebe, Zugehörigkeit und gegenseitige Verantwortung werden immer bedeutungsvoller.

Kognitive Entwicklung. Das Gehirn zeigt kaum strukturelle Veränderungen während der Pubertät; im Elektroenzephalogramm findet sich eine progressive Reifung. Inwieweit die Sexualsteroide die kognitive und sozioemotionale Entwicklung beeinflussen wird, ist unklar.

Nach der Theorie von Piaget (1975) markiert die Adoleszenz den Übergang vom konkret operationalen zum formal logischen Denken. Letzteres ermöglicht den Umgang mit abstrakten Begriffen, beispielsweise in Algebra, befähigt das Argumentieren aufgrund bestimmter Prinzipien sowie das Entscheiden unter Zuhilfenahme von Kriterien. Zu den formal logischen Fähigkeiten gehört auch die Möglichkeit, über das Denken selbst nachdenken zu können. Gewisse Adoleszente zeigen bereits im späten Schulalter formales Denken, andere verfügen über diese Fähigkeit erst gegen Ende der Pubertät, und wieder andere erwerben sie nie. Eine starke gefühlsmäßige Beteiligung vermag formal logisches Denken immer wieder zu dominieren. So kann beim Autofahren die Überzeugung, gegen Unfälle gefeit zu sein, zu einem irrationalen Verhalten verleiten. Das formal logische Denken wirkt sich auch auf die Selbstwahrnehmung und die moralischen Vorstellungen aus.

Selbstwahrnehmung. Zu Beginn der Adoleszenz wird die Selbstwahrnehmung geprägt durch die körperlichen Veränderungen. Junge Adoleszente gehen sehr kritisch mit ihrer äußeren Erscheinung um und haben oft das Gefühl, jedermann starre sie an. Geringfügige Verzerrungen der Körperwahrnehmung scheinen universal zu sein. Eine schwerwiegende gestörte Eigenwahrnehmung, wie sie bei der Anorexia nervosa auftritt, kommt vor allem in der Frühphase der Pubertät vor. Die körperlichen Veränderungen können das Selbstwertgefühl verbessern, vor allem bei Knaben, aber auch mindern, eher bei Mädchen. Im Verlaufe der Adoleszenz nimmt der Einfluß, den die Peer-group auf die Bekleidung, Aktivitäten und Verhalten des Jugendlichen ausübt, immer mehr ab. Körperliche Attraktivität und Ansehen bleiben aber kritische Faktoren, sowohl in der Beziehung zu Gleichaltrigen wie auch für das eigene Selbstwertgefühl. Die Mädchen neigen dazu, sich selber und ihre Kameradinnen aufgrund der zwischenmenschlichen Beziehungen einzuschätzen, während sich die jungen Männer eher auf bestimmte Fähigkeiten ausrichten.

Der ältere Adoleszente philosophiert über die Bedeutung des Lebens. Intensive Gefühle, Aufgewühltsein und tiefste Traurigkeit begleiten seine Gedanken und sind gelegentlich schwierig von Symptomen psychiatrischer Krankheiten abzugrenzen. Existentielle Fragen beschäftigen ihn: Wer bin ich? Weshalb bin ich hier? Mögliche Antworten auf diese Fragen beinhalten eine Selbstbeurteilung und eine Einschätzung der existentiellen Möglichkeiten. Ein zunehmend realistisches Rollenmodell löst das idealisierte der Vergangenheit langsam ab. Gegen Ende der Adoleszenz wird die Selbstwahrnehmung immer mehr durch die Stellung bestimmt, die der junge Erwachsene in der Gesellschaft künftig einnehmen wird (als Student, Arbeiter, aber auch als Eltern). Berufliche Karriere und Familienplanung beeinflussen die Persönlichkeitsentwicklung immer mehr.

Moralische Entwicklung. Im präadoleszenten Alter sind für ein Kind „richtig" und „falsch" absolute und nichtdiskutierbare Kriterien. Einem Menschen ein Stück Brot zu geben, der hungert, ist für ein Kind falsch, wenn das Brot gestohlen wurde. Der Adoleszente versucht, diese Art von Moralität zu überwinden und sich an übergeordneten ethischen Vorstellungen zu orientieren. Er hinterfragt die Verhaltensstandards der Eltern und der Gesellschaft. Er beginnt, sich für soziale Zusammenhänge, die über seinen Verwandten- und Bekanntenkreis hinausgehen, zu interessieren und beschäftigt sich mit politischen und ökologischen Fragen.

Das erweiterte Denken erlebt der Adoleszente als eine innere und äußere Befreiung. Er will in die Welt hinausgehen und sich ihr stellen. Er neigt anfänglich zu realitätsfernen Erwartungen, vorschnellen Urteilen und Selbstüberschätzung. Seine Allmachtsvorstellungen schlagen, wenn sie auf die Realität treffen, in Ohnmachtsgefühle um. Der Adoleszente ist oft idealistisch bis absolutistisch und intolerant gegenüber andersartigen Vorstellungen. Religiöse und politische Gruppierungen, die einfache Antworten auf komplexe Fragen versprechen, weisen für manche Adoleszente eine große Attraktivität auf.

Sprache. Die Ausreifung der morphologischen und funktionellen Sprachstrukturen wird in der Adoleszenz abgeschlossen. Während sich die Kinder im vorpubertären Alter eine Sprache durch Anhören und Erleben erwerben können, ist ein solch ganzheitliches Erlernen nach der Adoleszenz nur noch ausnahmsweise möglich. Die meisten Erwachsenen müssen sich eine Sprache analytisch aneignen, indem sie sich intensiv mit dem Vokabular und den grammatikalischen Regeln auseinandersetzen.

Literatur

Apter D, Vihko R (1977) Serum pregnenolone, progesterone, 17-hydroprogesterone, teststerone and 5-dihydrotestosterone during female puberty. J Clin Endocrinol 45: 1039–1048

Frisch RE, Revelle R (1971) Height and weight at menarche and a hypothesis of menarche. Arch Dis Child 46: 695–701

Ladame F (1996) Wenn sich Jugendliche das Leben nehmen wollen. Horizonte 28: 12–13

Largo RH, Prader A (1983a) Pubertal development in Swiss boys. Helvet Paediatr Acta 38: 211–228

Largo RH, Prader A (1983b) Pubertal development in Swiss girls. Helvet Paediatr Acta 38: 229–243

Largo RH, Caflisch J, Hug F, Muggli K, Sheehy A, Gasser T (2001a) Neuromotor development 5 to 18 years: Part 1. Timed performance. Dev Med Child Neurol 43: 436–443

Largo RH, Caflisch J, Hug F, Muggli K (2001b) Neuromotor development 5 to 18 years: Part 2. Associated movements. Dev Med Child Neurol 34: 444–453Lenneberg EH (1967) Biological Foundation of Language. Wiley, New York

Piaget J (1975) Gesammelte Werke. Studienausgabe. Klett, Stuttgart

Prader A, Largo RH, Molinari L, Issler C (1989) Physical growth of Swiss children from birth to 20 years of age. Helvet Paediatr Acta Suppl 52

Tanner JM (1962) Growth at adolescence.Blackwell Scientific Publications, Oxford

Anhang: Normwerte Wachstum

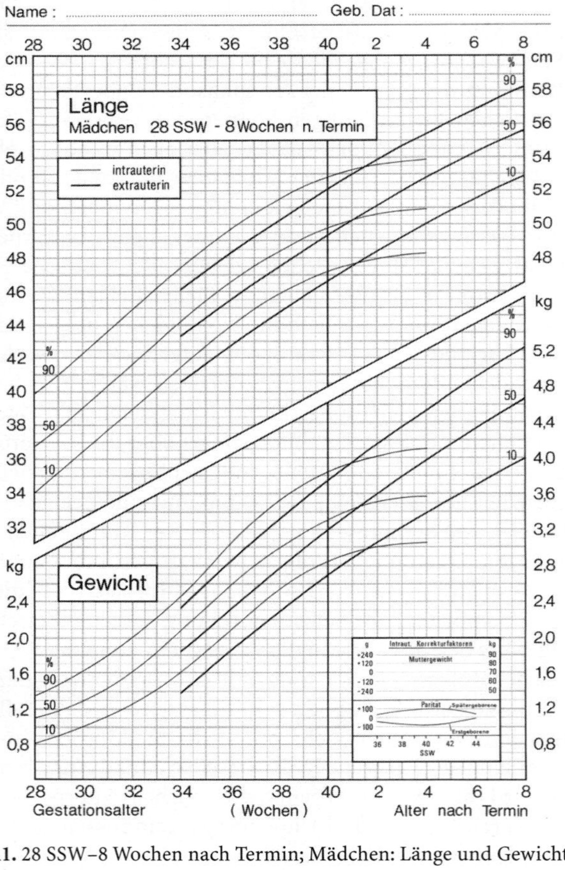

3.A1. 28 SSW–8 Wochen nach Termin; Mädchen: Länge und Gewicht

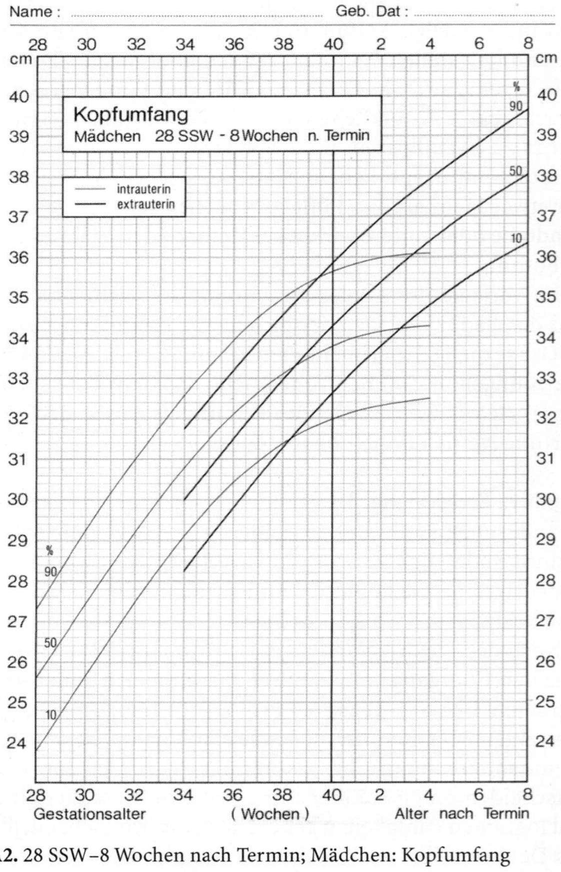

3.A2. 28 SSW–8 Wochen nach Termin; Mädchen: Kopfumfang

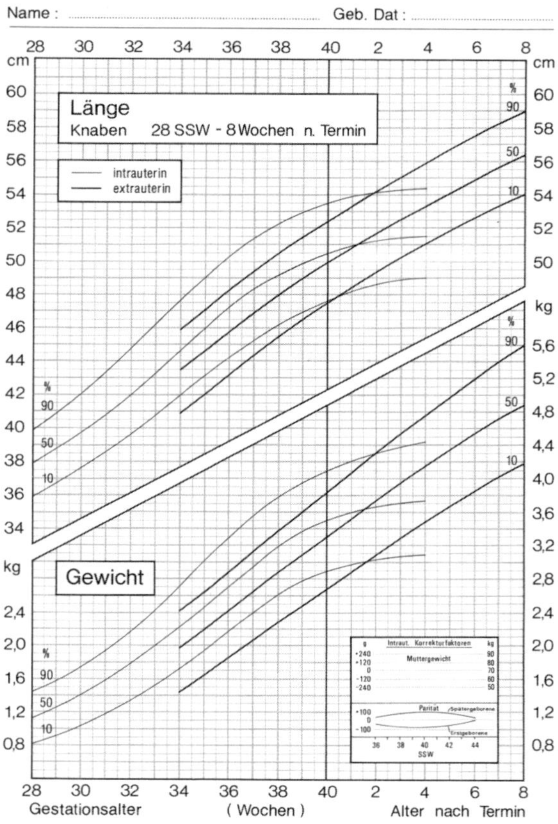

3.A3. 28 SSW–8 Wochen nach Termin; Knaben: Länge und Gewicht

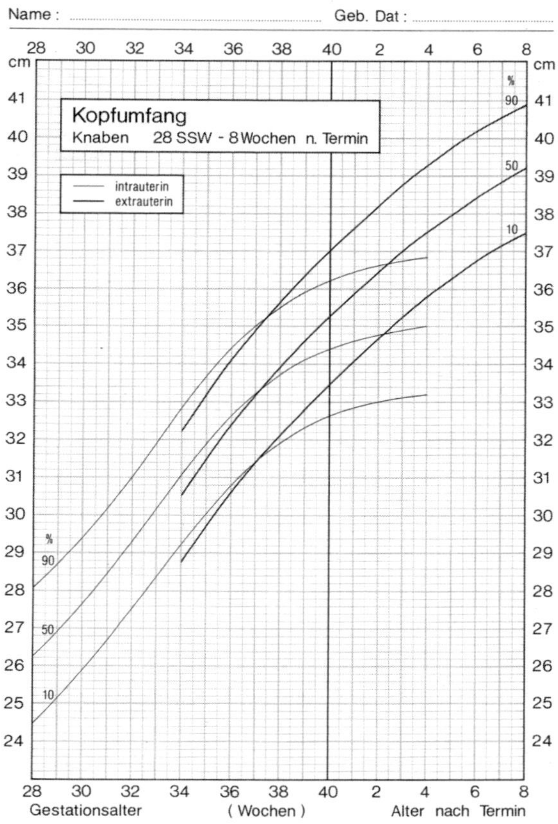

3.A4. 28 SSW–8 Wochen nach Termin; Knaben: Kopfumfang

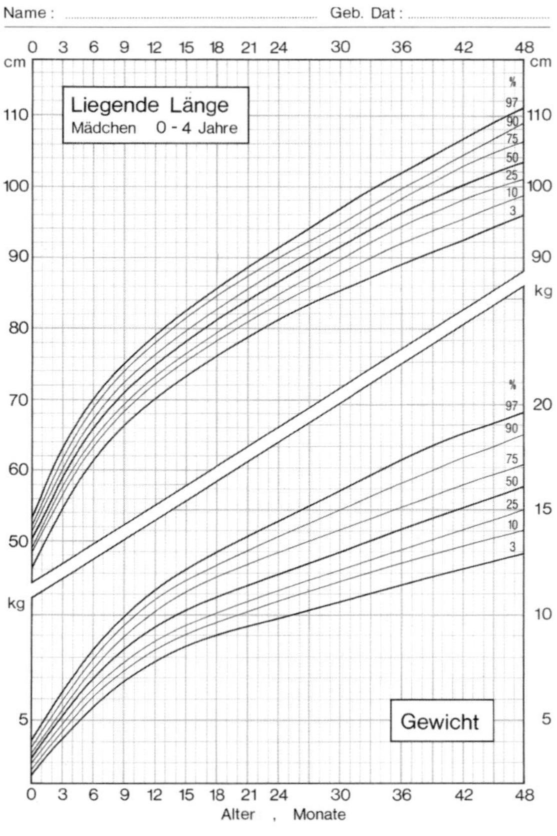

3.A5. 0–4 Jahre; Mädchen liegende Länge und Gewicht

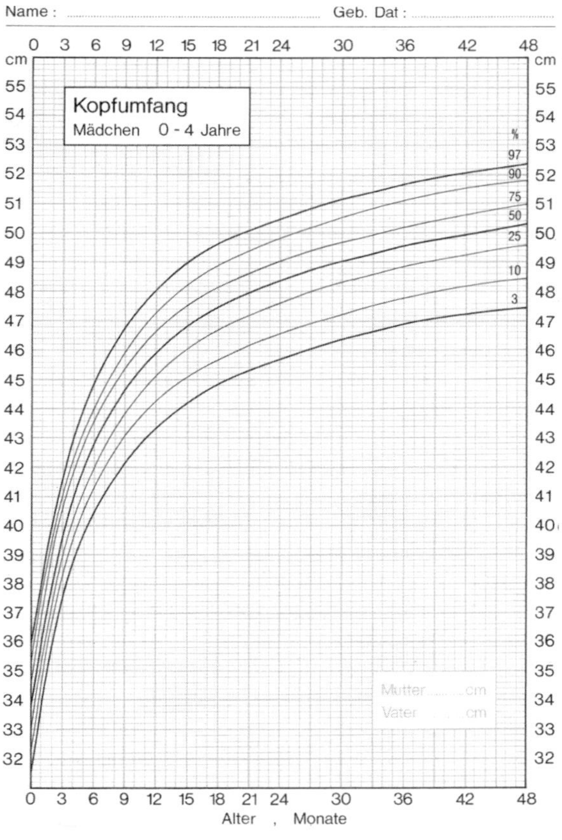

3.A6. 0–4 Jahre; Mädchen: Kopfumfang

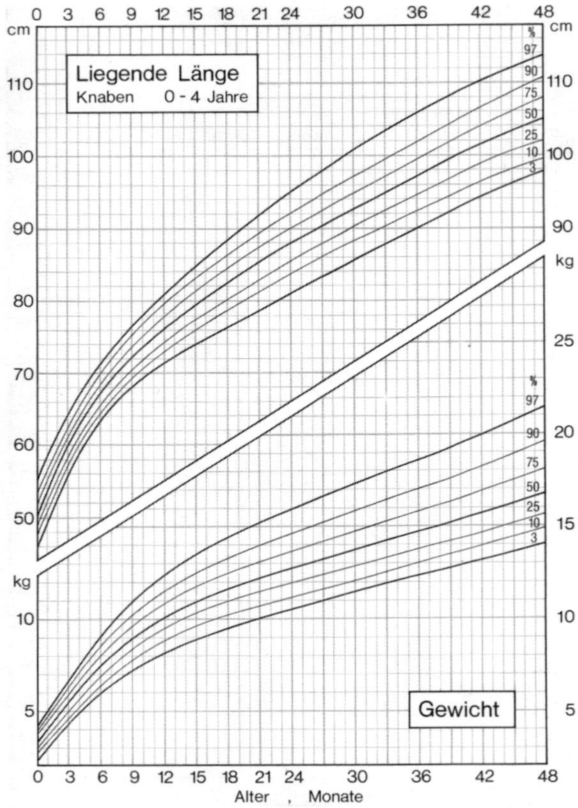

3.A7. 0–4 Jahre; Knaben: liegende Länge und Gewicht

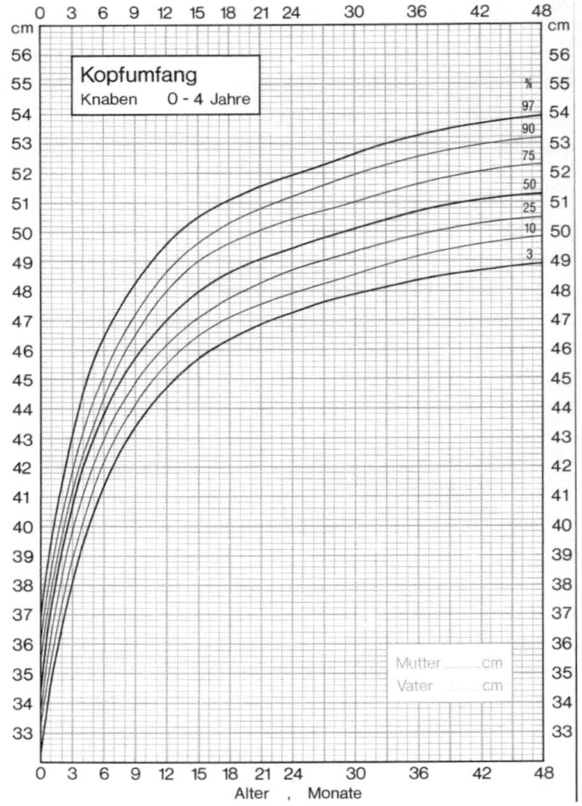

3.A8. 0–4 Jahre; Knaben: Kopfumfang

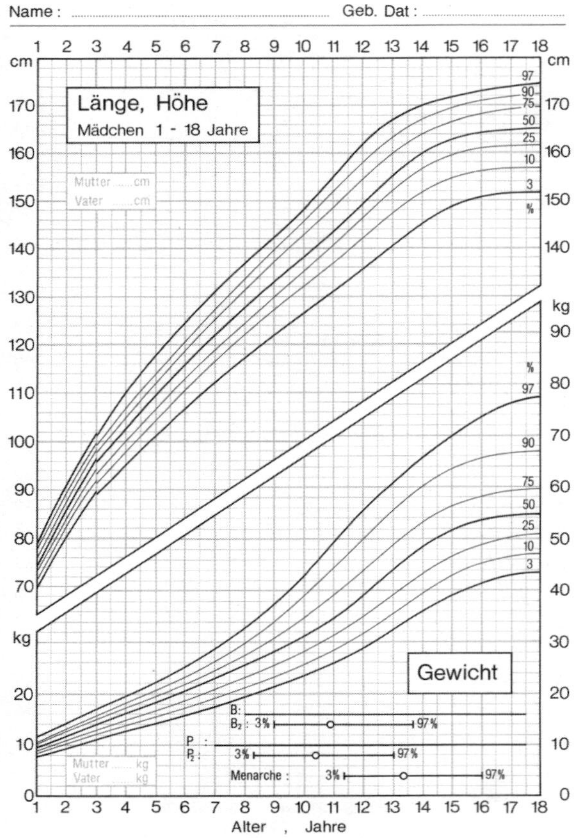

3.A9. 1–18 Jahre; Mädchen: Länge und Gewicht

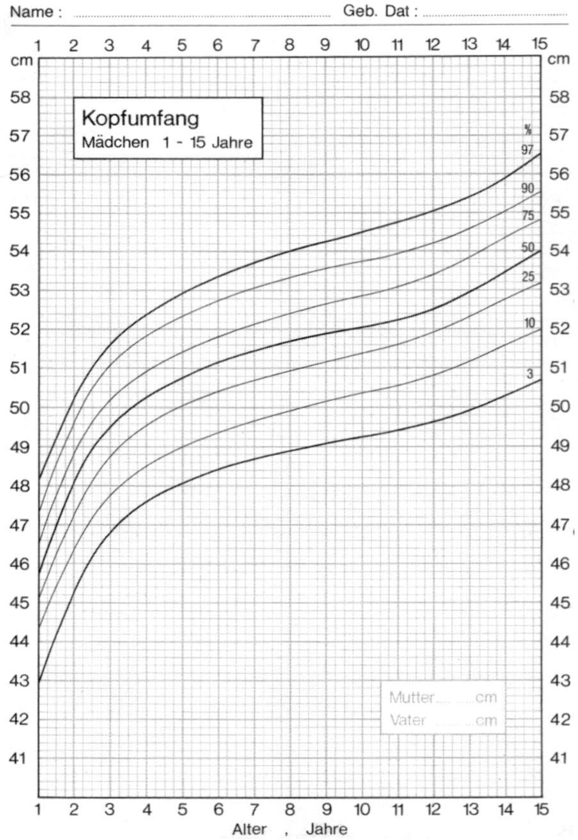

3.A.10. 1–18 Jahre; Mädchen: Kopfumfang

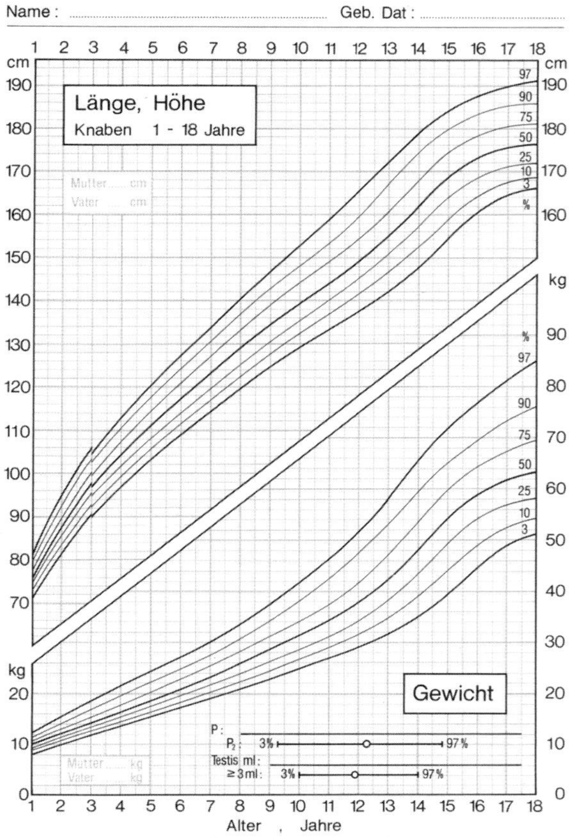

3.A11. 1–18 Jahre; Knaben: Länge und Gewicht

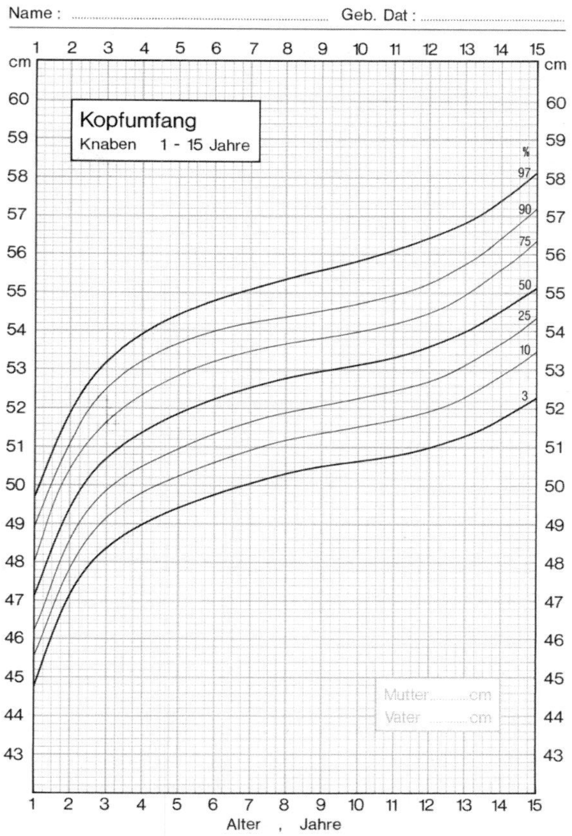

3.A12. 1–18 Jahre; Knaben: Kopfumfang

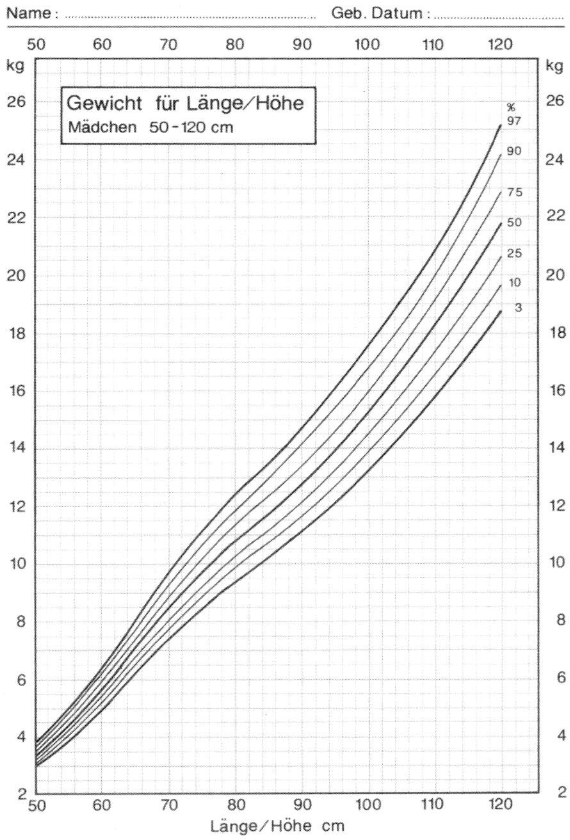

3.A13. Gewicht für Länge/Höhe; Mädchen: 50–120 cm

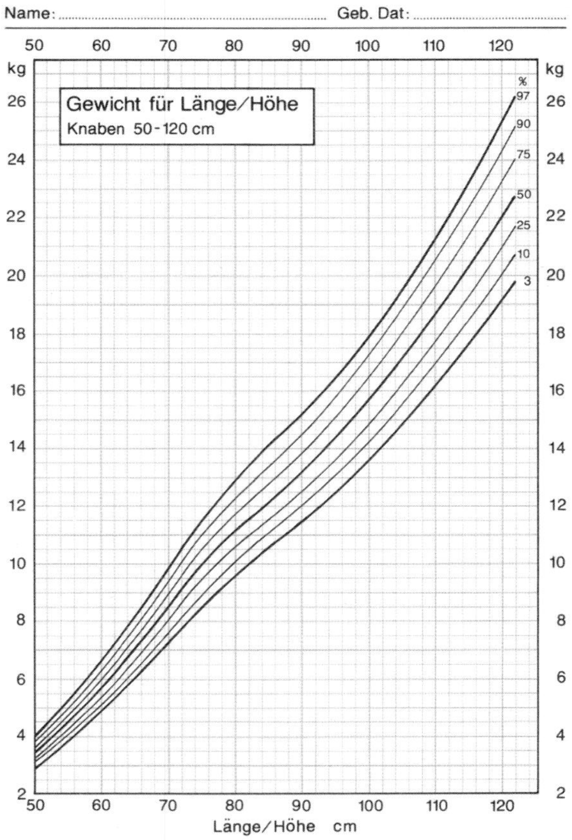

3.A14. Gewicht für Länge/Höhe; Knaben: 50–120 cm

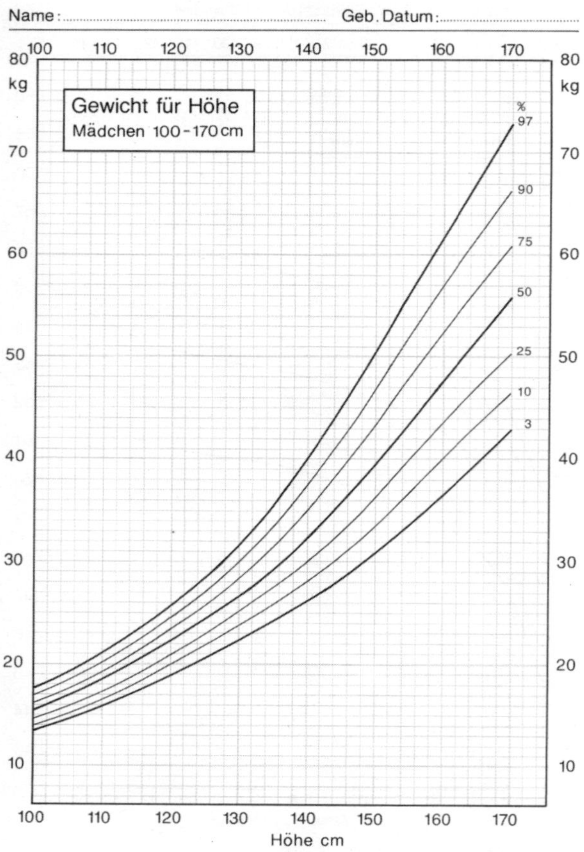

3.A15. Gewicht für Höhe; Mädchen: 100–170 cm

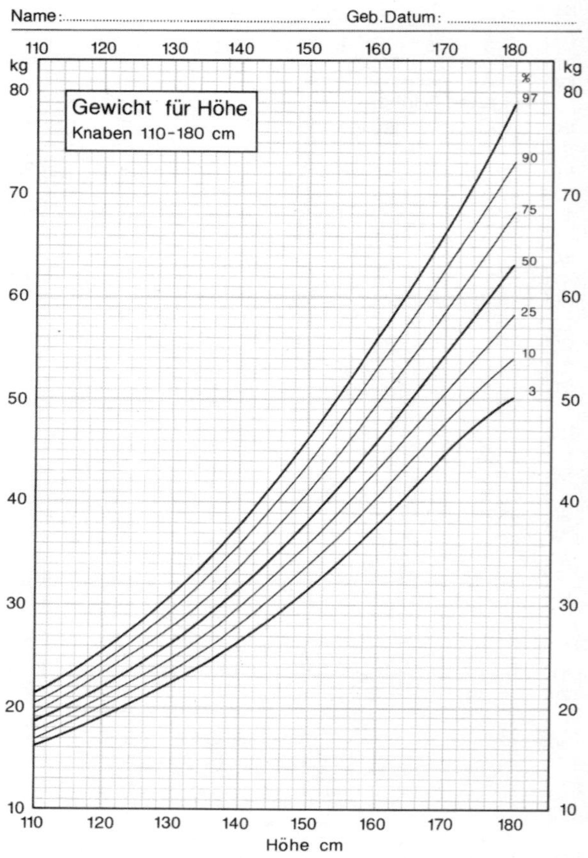

3.A16. Gewicht für Höhe; Knaben: 110–180 cm

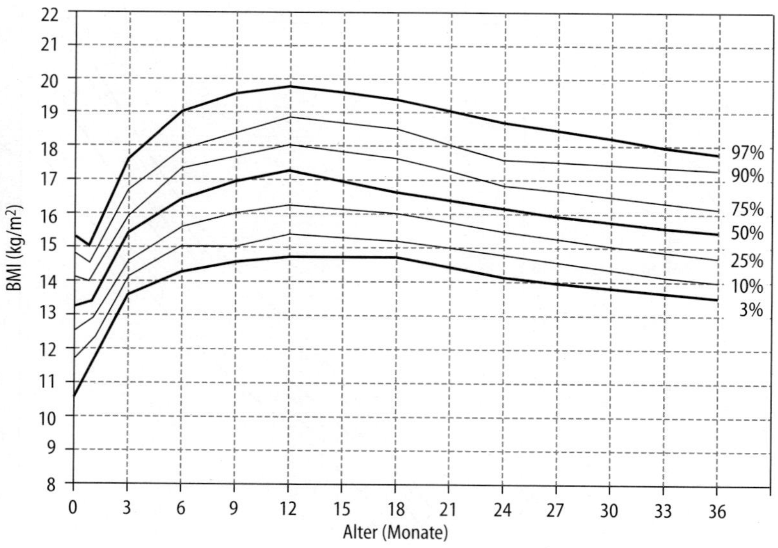

3.A17. Bodymass-Index (BMI); Mädchen: Geburt bis 3 Jahre

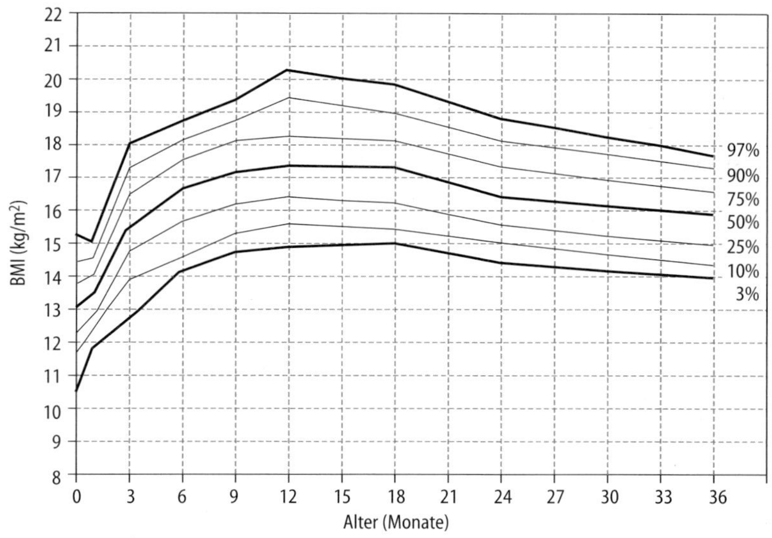

3.A18. Bodymass-Index; Knaben: Geburt bis 3 Jahre

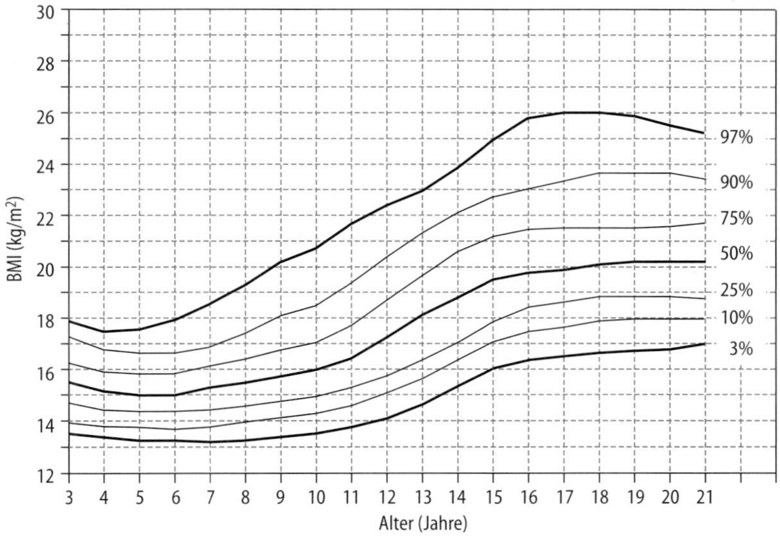

3.A19. BMI; Mädchen: 3–21 Jahre

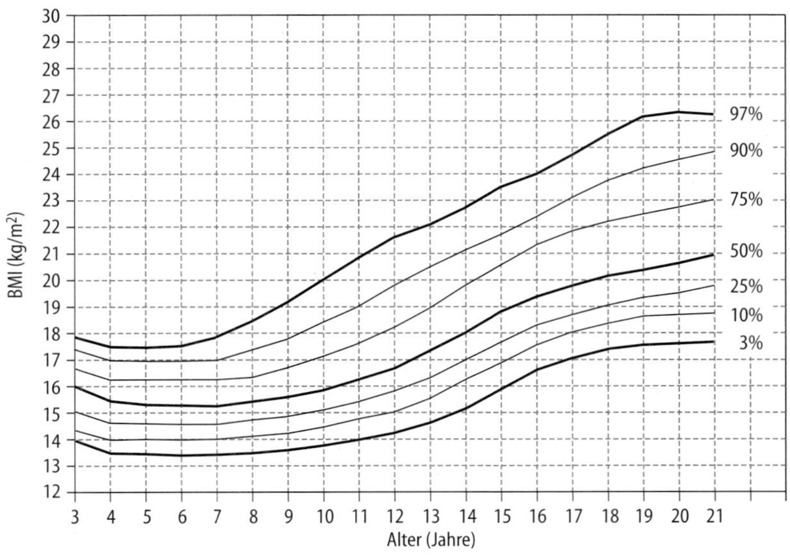

3.A20. BMI; Knaben: 3–21 Jahre

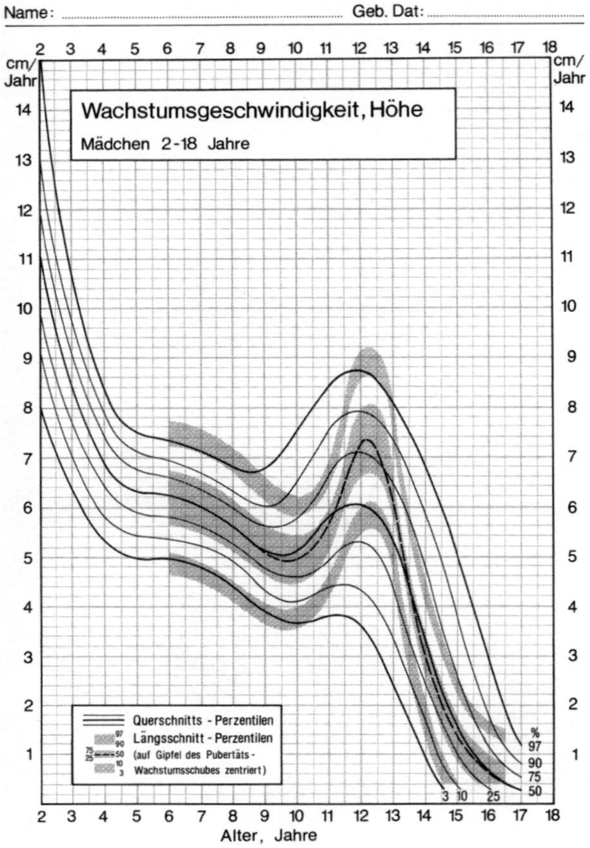

3.A21. Wachstumsgeschwindigkeit, Höhe; Mädchen: 2–18 Jahre

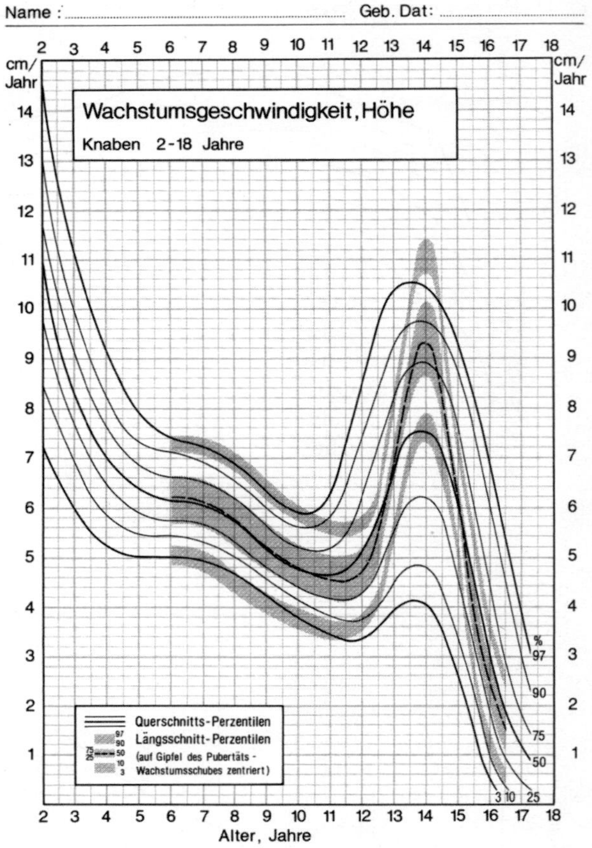

3.A22. Wachstumsgeschwindigkeit, Höhe; Knaben: 2–18 Jahre

4 Schwangerschaftsvorsorge

F. Bahlmann, E. Merz

Das Schwangerenvorsorgeprogramm der Bundesrepublik Deutschland ist seit 1966 Leistung der gesetzlichen Krankenkassen. Sie wurde durch die Einführung des Mutterpasses 1968 standardisiert und stetig nach den neuesten wissenschaftlichen Erkenntnissen aktualisiert. Der Mutterpaß ist Bestandteil der Richtlinien des Bundesausschusses der Ärzte und Krankenkassen über die ärztliche Betreuung während der Schwangerschaft und nach der Entbindung (sog. Mutterschaftsrichtlinien).

Vorrangiges Ziel der ärztlichen Schwangerenvorsorge ist neben einer Standardisierung der Untersuchungen die frühzeitige Erkennung von Risikoschwangerschaften und Risikogeburten (Abb. 4.1a, b). Im Rahmen der Schwangerenvorsorge sind insgesamt 10 Vorsorgeuntersuchungen vorgesehen. Hierbei werden Frauen mit einem normalem Schwangerschaftsverlauf in den ersten 8 Wochen alle 4 Wochen und ab der 32. Schwangerschaftswoche (SSW) in zweiwöchigen Abständen untersucht. Ergeben sich im Rahmen der Vorsorgeuntersuchungen Risikofaktoren, so erfolgt eine Intensivierung der ärztlichen Untersuchung. Bei Mehrlingsschwangerschaften werden häufigere Kontrolluntersuchungen durchgeführt. Weiterhin sind seit 1995 drei Ultraschalluntersuchungen integrativer Bestandteil der Mutterschaftsrichtlinien. Im Zuge dieser Maßnahmen ist die perinatale Mortalität und Morbidität gesunken. Einen wesentlichen Beitrag leistet dabei das Ultraschallscreening, dessen Durchführung zu einer Senkung der perinatalen Mortalität um 50 % geführt hat. Neben Fortschritten in der humangenetischen Diagnostik konn-

B. Besondere Befunde im Schwangerschaftsverlauf

27. Behandlungsbedürftige Allgemeinerkrankungen, ggf. welche ______

28. Dauermedikation	42. Anämie
29. Abusus	43. Harnwegsinfektion
30. Besondere psychische Belastung	44. Indirekter Coombstest positiv
31. Besondere soziale Belastung	45. Risiko aus anderen serologischen Befunden
32. Blutungen vor der 28. SSW	46. Hypertonie (Blutdruck über 140/90)
33. Blutungen nach der 28. SSW	47. Eiweißausscheidung 1‰ (entsprechend 1000 mg/l) oder mehr
34. Placenta praevia	48. Mittelgradige - schwere Ödeme
35. Mehrlingsschwangerschaft	49. Hypotonie
36. Hydramnion	50. Gestationsdiabetes
37. Oligohydramnie	51. Einstellungsanomalie
38. Terminunklarheit	52. Andere Besonderheiten ggf. welche ______
39. Placenta-Insuffizienz	
40. Isthmozervikale Insuffizienz	
41. Vorzeitige Wehentätigkeit	

Abb.4.1b. Schwangerschaftsrisiken gemäß Katalog B

Alter ______ Jahre Größe ______ cm Gravida ______ Para ______

A. Anamnese und allgemeine Befunde/Erste Vorsorge-Untersuchung

	ja		nein
1. Familiäre Belastung (Diabetes, Hypertonie, Mißbildungen, genetische Krankheiten, psychische Krankheiten ______)	☐	1.	☐
2. Frühere eigene schwere Erkrankungen (z. B. Herz, Lunge, Leber, Nieren, ZNS, Psyche) ggf. welche ______	☐	2.	☐
3. Blutungs-/Thromboseneigung	☐	3.	☐
4. Allergie gegen ______	☐	4.	☐
5. Frühere Bluttransfusionen	☐	5.	☐
6. Besondere psychische Belastung (z. B. familiäre oder berufliche)	☐	6.	☐
7. Besondere soziale Belastung (Integrationsprobleme, wirtsch. Probleme)	☐	7.	☐
8. Rhesus-Inkompatibilität (bei vorangegangenen Schwangerschaften)	☐	8.	☐
9. Diabetes mellitus	☐	9.	☐
10. Adipositas	☐	10.	☐
11. Kleinwuchs	☐	11.	☐
12. Skelettanomalien	☐	12.	☐
13. Schwangere unter 18 Jahren	☐	13.	☐
14. Schwangere über 35 Jahren	☐	14.	☐
15. Vielgebärende (mehr als 4 Kinder)	☐	15.	☐
16. Zustand nach Sterilitätsbehandlung	☐	16.	☐
17. Zustand nach Frühgeburt (vor Ende der 37. SSW)	☐	17.	☐
18. Zustand nach Mangelgeburt	☐	18.	☐
19. Zustand nach 2 oder mehr Aborten/Abbrüchen	☐	19.	☐
20. Totes/geschädigtes Kind in der Anamnese	☐	20.	☐
21. Komplikationen bei vorausgegangenen Entbindungen ggf. welche ______	☐	21.	☐
22. Komplikationen post partum ggf. welche ______	☐	22.	☐
23. Zustand nach Sectio	☐	23.	☐
24. Zustand nach anderen Uterusoperationen	☐	24.	☐
25. Rasche Schwangerschaftsfolge (weniger als 1 Jahr)	☐	25.	☐
26. Andere Besonderheiten ggf. welche ______	☐	26.	☐

Nach ärztlicher Bewertung des Kataloges A liegt bei der Erstuntersuchung ein Schwangerschaftsrisiko vor ☐

Abb.4.1a. Schwangerschaftsrisiken gemäß Katalog A

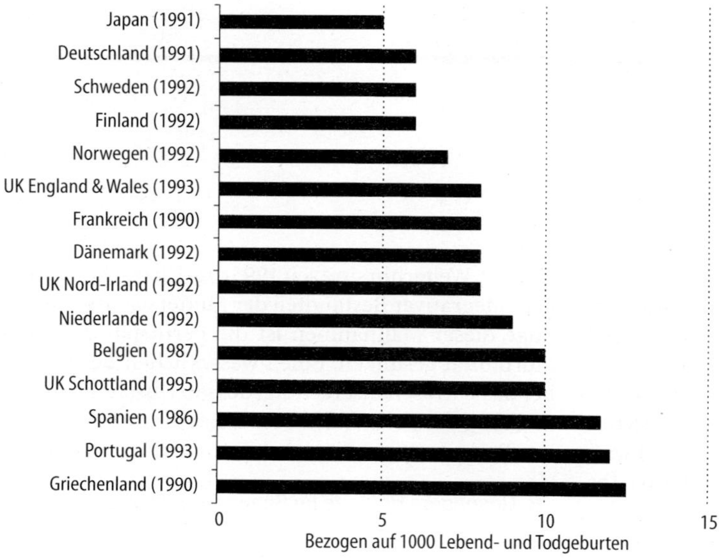

Abb.4.2. Perinatale Mortalitätsrate. (Aus World Health Organization 1996)

ten insbesondere durch die technische Weiterentwicklung hochauflösender Ultraschallgeräte beachtliche Fortschritte in der Pränataldiagnostik und intrauterinen Therapie erreicht werden. Dies führte zu einer enormen Erweiterung im Verständnis der physiologischen und pathophysiologischen Fetalentwicklung. Der Fetus rückt dabei immer mehr in den Mittelpunkt der Schwangerenvorsorge, zumal auch die Eltern in zunehmenden Maße absichernde Untersuchungen zum Ausschluß von fetalen Entwicklungsstörungen wünschen. Weiterhin hat die zunehmende Regionalisierung der Geburtshilfe, mit Konzentration von Hochrisikofällen in sog. Perinatalzentren mit entsprechenden neonatologischen Intensivstationen, wesentlich zu einer Abnahme sowohl von mütterlichen Komplikationen als auch der perinatalen kindlichen Mortalität und Morbidität geführt. Im Mutterpaß werden die Ergebnisse, der nach den Mutterschaftsrichtlinien durchzuführenden Untersuchungen dokumentiert. Die Effektivität der Mutterschaftsvorsorge zeigt sich im internationalen Vergleich vor allem anhand der perinatalen Mortalität (Abb. 4.2).

Die ärztliche Betreuung der Schwangeren gemäß den aktuellen Mutterschaftsrichtlinien sieht die in der folgenden Übersicht aufgeführten Maßnahmen vor:

- Untersuchungen und Beratungen sowie sonstige Maßnahmen während der Schwangerschaft (Abschnitt A),
- frühzeitige Erkennung und besondere Überwachung von Risikoschwangerschaften (Abschnitt B),
- serologische Untersuchungen auf Infektionen (Abschnitt C),
- blutgruppenserologische Untersuchungen nach Geburt oder Fehlgeburt, Anti-D-Immunglobulin-Prophylaxe (Abschnitt D),
- Untersuchungen und Beratungen der Wöchnerin (Abschnitt F),
- medikamentöse Maßnahmen und Verordnung von Verband- und Heilmitteln (Abschnitt G),
- Aufzeichnungen und Bescheinigungen (Abschnitt H).

Anamnese und körperliche Untersuchung. Nach Feststellung einer Schwangerschaft sollte möglichst frühzeitig neben einer ausführlichen Anamnese die erste Untersuchung und Beratung erfolgen. Das Gestationsalter wird anhand der Naegeleschen Regel (Definition: 1. Tag der letzten Regel minus 3 Monate plus 7 Tage = Geburtstermin) bestimmt und mittels der sonographisch ermittelten Scheitel-Steiß-Länge kontrolliert. Neben anamnestischen Befunden über Familie, früheren Schwangerschaften, Arbeits- und Sozialumfeld erfolgt bei der gynäkologisch-geburtshilflichen Allgemeinuntersuchung sowohl eine körperliche Inspektion (Varikosis, Ödeme) als auch eine Palpation der Mammae zum Ausschluß eines Mammakarzinoms. Die Beurteilung des inneren Genitals schließt neben der Palpation eine Karzinomvorsorge in Form eines zytologischen Zervixabstriches sowie neuerdings auch einen Zervixabstrich zum Nachweis von Chlamydien mit ein. Der frühzeitige Nachweis einer Chlamydieninfektion bei Schwangeren und die daraus resultierende antibiotische Therapie hat zu einer signifikanten Abnahme von Frühgeburtsneigung und Neugeborenenkomplikationen geführt. Die vaginale Palpationsuntersuchung der Zervix wird zur Früherkennung einer isthmozervikalen Insuffizienz bei der Vorsorgeuntersuchung durchgeführt. Bei palpatorisch auffälliger Zervix und vorzeitiger Wehentätigkeit wird zur genaueren Quantifizierung die gleichzeitige transvaginale sonographische Vermessung der Zervixlänge mit Beurteilung des inneren Muttermundes empfohlen. Weitere wichtige Untersuchungen sind die Bestimmung der Körpergröße und des Körpergewichtes während der Schwangerschaft. Zu Beginn der Schwangerschaft sollte eine ausführliche Beratung über die Ernährung erfolgen und insbesondere auf eine ausreichende Jodzufuhr hingewiesen werden. Des weiteren sieht die Schwangerenvorsorge eine eingehende Aufklärung der Schwangeren über Infektionsgefahren, einschließlich HIV-Infektion vor.

Nach jeder Vorsorgeuntersuchung erfolgt vom Frauenarzt eine Überprüfung der in Katalog B (Abb. 4.1b) aufgeführten Risikofaktoren, die gegebenfalls im Mutterpaß dokumentiert werden müssen.

Blutdruckmessung. Eine besondere Bedeutung kommt der Blutdruckmessung bei Schwangeren zu. Die Grenzwerte für den systolischen Druck liegen bei 100 mmHg als Untergrenze und bei 140 mmHg als Obergrenze. Für den diastolischen Druck liegen die entsprechenden Werte bei 60 mmHg bzw. 90 mmHg. Schwangerschaftshypertonien haben einen hohen prädiktiven Wert hinsichtlich einem gehäuften Auftreten von

Früh- und Mangelgeburten, Präeklampsien sowie einer hohen Sectiofrequenz. Ebenso sind schwangerschaftsinduzierte Hypertonien (SIH) und Präeklampsien für 20%–25% der perinatalen Morbidität und Mortalität verantwortlich und stehen in vielen Ländern an erster Stelle der mütterlichen Todesursachen. Nur bei einer rechtzeitigen Erfassung und Einschätzung der fetomaternalen Gesamtsituation kann ggf. eine risikoadaptierte Therapie eingeleitet werden. Die Betreuung solcher Hochrisikopatienten sollte in spezialisierten perinatologischen Zentren erfolgen.

Urindiagnostik. Zur Schwangerenbetreuung gehören routinemäßige Untersuchungen des Mittelstrahlurins auf Eiweiß, Zucker, Sediment und, falls erforderlich, auch bakteriologische Untersuchungen.

Serumdiagnostik. Die Bestimmung der mütterlichen Blutgruppe mit Erfassung des Rhesusfaktors, die serologische Lues-, Röteln,- HIV- und Hepatitis-B-Diagnostik ist obligater Bestandteil des Vorsorgeprogrammes. Die Durchführung des HIV-Tests geschieht auf freiwilliger Basis. Je nach Risiko oder Infektionszeichen der Schwangeren können weitere serologische Untersuchungen (z.B. Toxoplasmose, Zytomegalie, Parvovirus B19) durchgeführt werden. Die Hepatitis-B-Diagnostik erfolgt gegen Ende der Schwangerschaft zwischen 32. und 40. SSW. Bei Rhesus-negativen Schwangeren wird zur Verringerung der mütterlichen Sensibilisierung prophylaktisch um die 28. SSW einmalig Anti-D-Globulin (150 g) verabreicht. Maternale Antikörperbestimmungen werden zu Beginn der Schwangerschaft sowie zwischen 24. und 27. SSW routinemäßig durchgeführt. Ferner erfolgen bei jeder Vorsorgeuntersuchung regelmäßig Hämoglobinbestimmungen, die bei Werten <11,2 g/dl eine Eisen- und/oder Folsäuresubstitution erforderlich machen.

Humangenetische Beratung. Eine humangenetische Beratung einer Schwangeren ist indiziert, wenn sich im Rahmen der Mutterschaftsvorsorge Anhaltspunkte für ein genetisches Risiko ergeben. Diese Beratung ist heute gemäß den Mutterschaftsrichtlinien (Abschnitt A3) fester Bestandteil der Familienplanung und der ärztlichen Schwangerenbetreuung. Sie stellt die Basis für eine pränatale Diagnostik dar und sollte möglichst im ersten Trimenon oder besser noch vor der Schwangerschaft durchgeführt werden.

Kardiotokographie (CTG). Kardiotokographische Untersuchungen sind im Rahmen der Routineschwangerenvorsorge nur bei bestimmten Risikokonstellationen (z.B. drohende Frühgeburt, vorzeitige Wehentätigkeit, Verdacht auf Plazentainsuffizienz, uterine Blutungen, Terminübertragungen etc.) indiziert und gehören somit nicht zum Basisprogramm der Schwangerenvorsorge. Bei Risikofällen und während der peripartalen Überwachung des Fetus ist sie jedoch zur Überprüfung des fetalen Wohlbefindens und der Beurteilung der Plazentafunktion unumgänglich.

Sonographie. Die Neufassung der Mutterschaftsrichtlinien von 1. April 1995 sieht bei jeder Schwangeren routinemäßig 3 Ultraschalluntersuchungen in definierten Zeitabschnitten der Schwangerschaft vor (sog. 10–20–30 Schwangerschaftswochen-Screening). Routinemäßig durchgeführte Ultraschalluntersuchungen verbessern die Entdeckungsraten von intrauterinen Wachstumsretardierungen, von Mehrlingsschwangerschaften und insbesondere von schweren Fehlbildungen. Obwohl die Entdeckungsrate kongenitaler Anomalien derzeit nur um 30% zu liegen scheint (Queisser-Luft et al. 1998), führen gezielte Fortbildungsprogramme, verbesserte Geräteausstattungen in der Praxis mit hochauflösenden Ultraschalltechnologien sowie die zunehmende Erfahrung der Untersucher zu einer Verbesserung der Erkennungsraten. Durch eine frühzeitige Zuweisung in ein Tertiärzentrum besteht die Möglichkeit einer gezielten intrauterinen Diagnostik und ggf. Therapie sowie einer gezielten interdisziplinären perinatologischen Versorgung von Mutter und Kind. Wesentliche Vorteile von frühzeitig durchgeführten Ultraschalluntersuchungen bestehen in der Sicherung und Festlegung des tatsächlichen Gestationsalters. Schädigende Effekte durch die Anwendung von diagnostischem Ultraschall konnten selbst bei Langzeitbeoabachtungen von untersuchten Kindern nicht nachgewiesen werden. Im Vergleich zu anderen Ländern, wie z.B. den USA, gehören die Ultraschalluntersuchungen in der Bundesrepublik Deutschland zu den ärztlichen Leistungen und können somit nicht an nachgeordnetes Personal delegiert werden.

Erstes Ultraschallscreening (9.–12. SSW). Der Nachweis einer Schwangerschaft im 1. Trimenon erfolgt in aller Regel mit Hilfe der transvaginalen Sonographie (5–7,5 MHz) und verfolgt die in der folgenden Übersicht aufgeführten Ziele.

Ziele der ersten Ultraschallscreening-Untersuchung (9.–12. SSW)

- Festlegung einer intakten intrauterinen Gravidität,
- Überprüfung des Gestationsalters (SSL, BPD),
- Nachweis von Mehrlingschwangerschaften,
- Erkennen von embryonalen Entwicklungsstörungen,
- Erkennen von Hinweiszeichen für eine embryonale/fetale Fehlbildung.

Die sonographische Überprüfung des Gestationsalters erfolgt im 1. Trimenon durch die Bestimmung der Scheitel-Steiß-Länge (SSL). Die Schätzgenauigkeit beträgt hierbei etwa ±6 Tage. Diese wird wegen der zunehmenden Streubreite am Ende des 1. Trimenons durch die Messung des biparietalen Kopfdurchmessers (BPD) ersetzt. Bei weiter fortschreitendem Gestationsalter findet sich eine zunehmende Variabilität der einzelnen Biometrieparameter, so daß im 3. Trimenon mit einer Schwankungsbreite von ±2 Wochen oder mehr gerechnet werden muß. Die Kenntnis des genauen Gestationsalters ist insofern von klinischer Relevanz, als bei 20–25% der Schwangeren das anamnestische Gestationsalter korrekturbedürftig ist. Das exakte Gestationsalter ist sowohl aus pränataldiagnostischer als auch aus geburtshilflicher Sicht von Bedeutung. Zum einen wird die Aussagekraft des maternalen biochemischen Serumscreenings (Triple-Test, AFP-Bestimmung) sowie die Diagnose einer intrauterinen Wachstumsstörung entscheidend vom Gestationsalter beinflußt, zum anderen kann nur durch eine frühzeitige Sicherung des Gestationsalters eine signifikante Abnahme von Geburtsinduktionen bei Terminüberschreitungen erreicht werden. Beim sonographischem Nachweis einer Zwillingsschwangerschaft ist neben der Anzahl der Amnionhöhlen vor

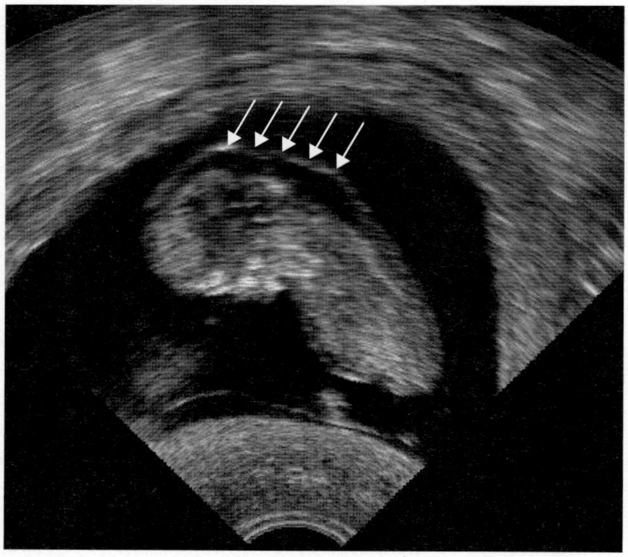

Abb.4.3. Erhöhte Nackentransparenz mit 12+4 SSW

allem auf die Art der Plazentation zu achten. Eine sonographische Differenzierung zwischen einer monochorialen und einer dichorialen Plazenta ist am verläßlichsten zwischen 10. und 14. SSW. Monochorial-monoamniale wie auch monochorial-diamniale Zwillingsanlagen weisen im Vergleich zu dichorial-diamnialen Anlagen ein deutlich höheres Risiko für Fehlbildungen, für das Auftreten eines fetofetalen Transfusionssyndroms und für eine chronisch-nutritive Plazentainsuffizienz auf. Der sonographische Nachweis einer Nackentransparenz >3 mm zwischen 10. und 14. SSW ist ein wichtiger Hinweis auf Chromosomenstörungen, konnatale Herzvitien und ein fetofetales Transfusionssyndrom (Abb. 4.3). Bei Nachweis dieses sonographischen Stigmas liegt die Sensitivität für die Erkennung einer Trisomie 21, 18 und 13 bei 62 % (Taipale et al. 1997). Das Risiko einer Chromosomenstörung steigt dabei mit zunehmender Dicke des Nackenödems. Darüber hinaus lassen sich bereits gegen Ende des 1. Trimenons einige ausgeprägte Fehlbildungen, wie Anenzephalus, Enzephalozele, das Prune-belly-Syndrom oder siamesische Zwillinge sonographisch sicher diagnostizieren.

Zweites Ultraschallscreening (19.–22. SSW). Diese Untersuchung beinhaltet vornehmlich die Überprüfung der fetalen Entwicklung, die Kontrolle des intrauterinen Wachstums anhand der in der folgenden Übersicht aufgeführten Biometrieparameter und die Suche nach fetalen Fehlbildungen.

Biometrieparameter für das 2. und 3. Ultraschallscreening

- Biparietaler Kopfdurchmesser (BPD),
- frontookzipitaler Kopfdurchmesser (FOD),
- Kopfumfang (KU),
- abdominaler Sagittaldurchmesser (ATD),
- abdominaler Sagittaldurchmesser (ASD),
- Abdomenumfang (AU),
- Femurlänge (FL),
- Humeruslänge (HU).

Vom Basisscreening wird allerdings – abgesehen vom Nachweis eines Anenzephalus – nach wie vor keine detaillierte Diagnostik fetaler Anomalien gefordert. Das Augenmerk der 2. Ultraschallscreening-Untersuchung liegt in erster Linie im Erkennen von Hinweiszeichen für das Vorliegen einer fetalen Entwicklungsstörung (siehe unten).

Sonographische Hinweiszeichen für das Vorliegen einer fetalen Fehlbildung

- Auffällige Fruchtwassermenge (Poly- oder Oligohydramnion, Anhydramnion),
- fetale Wachstumsstörung (frühe Retardierung, Makrosomie),
- Disproportion einzelner Körperteile (auffälliges Kopf-Rumpf- bzw. Kopf-Extremitäten-Verhältnis),
- auffällige Körperoberfläche (Defekt, Ausstülpung),
- auffällige Strukturen im Körperinneren (Flüssigkeit, Hohlraum atypischer 4-Kammerblick),
- kardiale Arrhythmie,
- auffälliges Bewegungsverhalten des Feten (Hypo- oder Hypermotorik),
- Fehlen einer Nabelschnurarterie,
- auffällige Plazentastruktur (vakuolige Plazenta, Hyper-/Hypoplasie)

Der Beurteilung der Fruchtwassermenge kommt eine vorrangige klinische Bedeutung zu. Sowohl das Oligohydramnion als auch das Polyhydramnion sind mit einer deutlich erhöhten Fehlbildungsrate assoziiert und korrelieren mit einer erhöhten Frühgeburtlichkeitsrate. Einem Oligohydramnion liegt in etwa der Hälfte der Fälle ein vorzeitiger Blasensprung zugrunde. Bei etwa 8,5 % und 14 % der Fälle ist mit einer fetalen Fehlbildung zu rechnen. Hierbei handelt es sich vorwiegend um Störungen des Urogenitalsystems, wie z. B. einer Potter-Sequenz, einer beidseitigen Nierenagenesie oder einer bilateralen multizystisch dysplastischen Nierenanlage. Des weiteren sind mit einem Oligohydramnion schwere intrauterine Wachstumsretardierungen infolge einer chronisch nutritiven Plazentainsuffizienz in ca. 18 % sowie Plazentaanomalien in ca. 7 % assoziiert. Bei Nachweis eines Polyhydramnions lassen sich in etwa zwei Drittel der Fälle keine Ursachen finden, sog. ideopathische Polyhydramnie. Im übrigen Drittel finden sich jedoch maternale diabetische Stoffwechselveränderungen sowie fetale Fehlbildungen. Ein Polyhydramnion kann einerseits durch Störungen des fetalen Schluckaktes und/oder der gastrointestinalen Resorption, z. B. Zwerchfellhernie, Ösophagusatresie, Darmobstruktionen, Hals- und Mediastinaltumoren, Anenzephalus, Arthrogryposis multiplex congenita, verursacht werden (Abb. 4.4). Andererseits können volumenbelastete Feten eine erhöhte kardiale Vorlast, bzw. einen erhöhten zentralvenösen Druck, z. B. im Rahmen eines fetofetalen Transfusionssyndroms, fetale Tachyarrhythmien, arteriovenöse Shunts, fetale Anämien durch eine gesteigerte Diurese mit konsekutivem Polyhydramnion kompensatorisch reduzieren. Durch dopplersonographische Untersuchungen des arteriellen und venösen Gefäßsystems sowie durch die Anwendung der fetalen Echokardiographie lassen sich entsprechende hämodynamische Veränderungen nachweisen. Eine frühe intrauterine Wachstumsstörung ist ebenfalls mit einer erhöhten Rate an fetalen Anomalien und Aneuploidien, insbesondere einer Triploidie, vergesellschaftet. Voraussetzung für eine sichere Diagnosestellung sind neben der Kenntnis des genauen Gestationsalters serielle biometrische Verlaufsbeobachtungen von mindestens 2wöchigen Abständen. Bei der detaillierten Beurteilung des Fetus liegt das Augenmerk sowohl auf der Körperoberfläche als auch auf dem Körperinneren. Oberflächende-

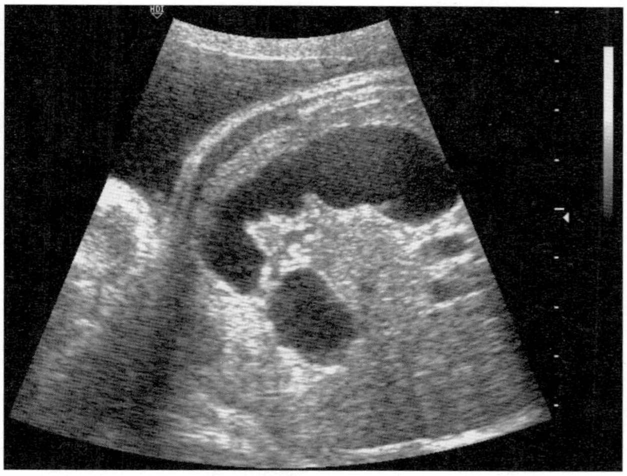

Abb. 4.4. Pancreas anulare mit 30 SSW

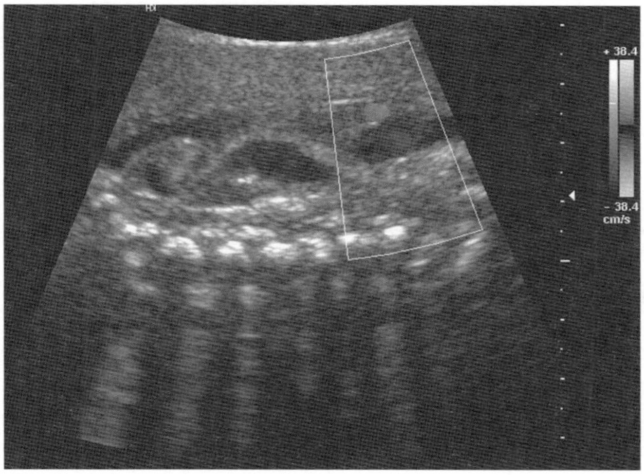

Abb. 4.5. Myelomeningozele mit 22 SSW

fekte weisen z.B. Feten mit einem Anenzephalus, einer Enzephalozele, einem Hygroma colli, einer Omphalozele, einer Gastroschisis oder einer Myelomeningozele auf (Abb. 4.5). Da sich diese Fehlbildungen sonographisch nicht immer exakt nachweisen lassen, kommt den indirekten Hinweiszeichen eine besondere Bedeutung zu. So weist beispielsweise eine auffällige Kopfform (sog. „lemon sign") sowie eine Verformung des Zerebellums (sog. „banana sign") mit einer hohen Verläßlichkeit auf eine Myelomeningozele hin.

Kongenitale Herzfehler sind nicht selten und haben einen Anteil von 20 % der perinatalen Todesfälle. Eine Indikation zur fetalen Echokardiographie besteht derzeit vorwiegend anhand anamnestischer Risiken (familiäre Belastung, teratogene Noxen, maternale Systemerkrankungen, Infektionen) und bei sonographischem Nachweis von fetalen Auffälligkeiten. Diese als High-risk-Kollektiv definierte Gruppe stellt jedoch nur etwa 10 % der Feten mit einem tatsächlichen Herzfehler dar. Obwohl in spezialisierten Pränatalzentren mit der Möglichkeit einer detaillierten fetalen Echokardiographie ca. 85 % der kongenitalen Herzfehler nachgewiesen werden können, beträgt die pränatale Entdeckungsrate im generellen Screening derzeit nur 5,9–10 %. Die Ursache hierfür dürfte in der unterschiedlichen Geräteausstattung und Qualifikation der einzelnen Untersucher, ungünstigen Untersuchungsbedingungen und letztlich auch in der im Rahmen der Mutterschaftsrichtlinien nicht geforderten Beurteilung gezielter kardialer Untersuchungsebenen begründet sein. Dabei könnte eine Verbesserung der Entdeckungsrate kongenitaler Herzfehler durch die systematische sonographische Einstellung des 4-Kammerblickes auf annähernd 40 % und bei zusätzlicher Darstellung des aortopulmonalen Ausflußtraktes auf etwa 65 %–70 % der Herzfehler erreicht werden.

Drittes Ultraschallscreening (29.–32. SSW). Im Vordergrund der 3. Screening-Untersuchung steht neben der Wachstumskontrolle des Fetus auch die Erkennung weiterer fetaler Auffälligkeiten, wie z.B. dem Nachweis eines Hydrozephalus, einer Hydronephrose oder dem Nachweis von Fruchtwasser- und Plazentaanomalien. Sowohl der frühzeitige Nachweis einer intrauterinen Wachstumsretardierung als auch die Entwicklung einer Makrosomie sind für das weitere klinische Management von entscheidender Bedeutung. Eine Wachstumsretardierung muß dann angenommen werden, wenn sich die sonographischen Abdomenmaße in der Verlaufsbeobachtung unter der 5. Perzentile der Normkurve, eine Makrosomie, wenn sich die Abdomenwerte über die 95. Perzentile hinaus bewegen. Biometrische Verlaufskontrollen sollten frühestens nach 1–2 Wochen erfolgen, da sonst der Meßfehler größer als das tatsächliche fetale Wachstum sein kann. Ergänzend zur biometrischen und kardiotokographischen Zustandsbeurteilung des Feten kann die Dopplersonographie der fetomaternalen Hämodynamik additiv zur Abschätzung einer möglichen intrauterinen Gefährdung eingesetzt werden (s. Übersicht). Während sich die fetale Dopplersonographie als Screening-Methode in einem Low-risk-Kollektiv als ungeeignet erwiesen hat, führt sie in den High-risk-Kollektiven, insbesondere bei Schwangerschaften mit einer intrauterinen Wachstumsretardierung zu einer signifikanten Abnahme der fetalen Morbidität und Mortalität. Die Dopplersonographie liefert dabei wichtige Einblicke in die physiologische Hämodynamik, und es lassen sich frühzeitig pathologische Blutströmungen im maternalen (Aa. uterinae, Aa. arcuatae) und insbesondere im fetalen Gefäßkompartiment (A. umbilicalis, Aorta descendens, A. cerebri media, venöses Gefäßsystem) nachweisen. Nehmen in der A. umbilicalis die enddiastolischen Maximalgeschwindigkeiten bis hin zum enddiastolischen Null- bzw. Rückwärtsfluß ab (Abb. 4.6), so erfolgt zur Abschätzung des Schweregrades einer hämodynamischen Zentralisation eine weitere dopplersonographische Untersuchung der Aorta descendens, der A. cerebri media und des Ductus venosus. Läßt sich in den zerebralen Gefäßen eine Zunahme der enddiastolischen Maxi-

Indikationen für eine Doppleruntersuchung in der Schwangerschaft (gemäß Mutterschaftsrichtlinien)

- Verdacht auf intrauterine Wachstumretardierung,
- schwangerschaftsinduzierte Hypertonie/Präeklampsie/Eklampsie,
- Zustand nach Mangelgeburt/intrauterinem Fruchttod,
- Zustand nach Präeklampsie/Eklampsie,
- Auffälligkeiten der fetalen Herzfrequenz,
- begründeter Verdacht auf Fehlbildungen/fetale Erkrankungen,
- Mehrlingsschwangerschaften mit diskordantem Wachstum,
- Abklärung bei Verdacht auf Herzfehler/Herzerkrankungen

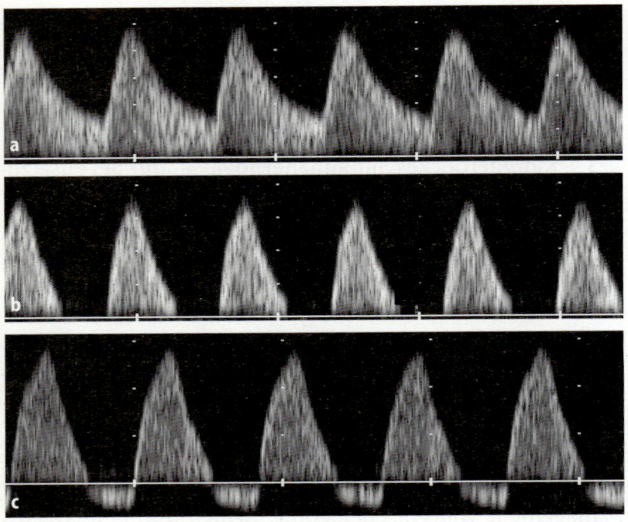

Abb. 4.6. a Normales und **b, c** pathologisches Dopplerflußprofil der A. umbilicalis

malgeschwindigkeiten und somit eine Abnahme der Widerstandsindizes als Ausdruck eines sog. „Brain-sparing-Effektes" und im Ductus venosus eine Zunahme der Pulsatilität als Hinweis für eine Myokardinsuffizienz nachweisen, so kann konkret auf eine fetale Gefährdung geschlossen werden. Ergeben sich bei der Untersuchung pathologische Strömungsmuster in den fetalen Gefäßen, so ist die umgehende stationäre Einweisung in ein perinatologisches Zentrum zur weiterführenden Diagnostik und Therapie erforderlich.

Methoden der Pränataldiagnostik zur Erkennung von fetalen Chromosomenstörungen. Siehe Kap. 27.

Literatur

Merz E (1994) Cordocentese – Indikationen und Konsequenz. Gynäkologe 27:174–180

Queisser-Luft A, Stopfkuchen H, Stolz G, Schlaefer K, Merz E (1998) Prenatal diagnosis of major malformations: Quality control of routine ultrasound examinations based on a five-year study of 20248 newborn fetuses and infants. Prenat Diagn 18:567–576

Richardus JH, Graafmans WC, Pal-de Bruin KM van der, Amelink-Verburg MP, Verloove-Vanhorick SP, Mackenbach JP (1997) An European concerted action investigating the validity of perinatal mortality as an outcome indicator for the quality of antenatal and perinatal care. J Perinat Med 25: 313–324

Taipale P, Hiilesmaa V, Salonen R, Ylöstalo P (1997) Increased nuchal translucency as a marker for fetal chromosomal defects. N Engl J Med 337:1654–1658

World Health Organization, Family and Reproductive Health (1996) Perinatal mortality. A listing of available information. Geneva

5 Krankheitsfrüherkennungsuntersuchungen bei Kindern und Jugendlichen

W. Gey

Grundlagen. Präventivmedizin dient der Erhaltung der Gesundheit durch Verhütung und Früherkennung von Krankheiten, sie hat aber auch das Ziel der Verschlimmerung bestehender Leiden vorzubeugen. Prävenire (lat.): einer Sache zuvorkommen.

Primäre Prävention. Maßnahmen, die zur Erhaltung der Gesundheit dienen, solange noch keine Erkrankung vorliegt, z. B. Ernährungs- und Mundgesundheitsberatung, Förderung von sportlicher Betätigung, Schutzimpfungen, Gabe von Vitamin D und Fluorid, genetische Beratung, Beratungen über Unfallrisiken.

Sekundäre Prävention. Früherkennung und/oder Frühtherapie von Gesundheitsstörungen zur Verbesserung der Heilungschancen und/oder zur Verminderung der Krankheitslast. Die sekundäre Prävention bildet den Rahmen für die Krankheitsfrüherkennungsuntersuchungen.

Ziel der Untersuchungen ist, im Rahmen eines Screening „auffällige" Kinder zu entdecken, bei denen eine weiterführende Diagnostik und ggf. auch Behandlung notwendig ist. Bei der Entscheidungsfindung über die Auswahl von Zielkrankheiten und geeigneter Untersuchungsmethoden sind die von Wilson u. Jungner (1968) formulierten Kriterien für Screening-Programme zu beachten (s. folgende Übersicht).

Tertiäre Prävention. Vermeidung des Wiederauftretens einer erfolgreich behandelten Krankheit, Vorbeugung des Fortschreitens einer chronischen Erkrankung, Verhütung krankheitsspezifischer Komplikationen, Maßnahmen der Rehabilitation.

Prinzipien von Screening-Untersuchungen nach Wilson und Jungner (1968)

1. Screening-(=Filter-)Untersuchungen sollten nur für wichtige Volkskrankheiten durchgeführt werden.
2. Der natürliche Verlauf der Krankheit, d. h. die Entwicklung vom latenten zum manifesten Stadium, sollte hinreichend bekannt sein.
3. Es muß ein erkennbares latentes oder frühes symptomatisches Stadium für die betreffende Krankheit geben.
4. Es müssen geeignete Tests oder Untersuchungsmethoden zur Verfügung stehen.
5. Der Früherkennungstest muß für die Zielgruppe akzeptabel sein, d. h. er darf nicht zeitraubend oder unangenehm sein.
6. Für die als krank gefundenen Personen muß es eine wirksame Therapie geben, d. h. die Behandlung einer Krankheit sollte sowohl in deren präsymptomatischem Stadium als auch in einem frühen manifesten Stadium den Verlauf und die Prognose günstig beeinflussen.
7. Es muß ein ausreichendes Angebot für eine weiterführende Diagnostik und eine Therapie der Verdachtsfälle vorhanden sein.
8. Es sollte eindeutig festgelegt sein, wer als Patient behandelt werden soll.
9. Die „Fallfindungskosten", d. h. die Kosten für die Screeninguntersuchung und die daraus resultierenden Ausgaben für eine weiterführende Diagnostik und Therapie der Verdachtsfälle, sollten zu den insgesamt für die medizinische Versorgung aufgewandten Kosten in einem angemessenen Verhältnis stehen.

10. Screeninguntersuchungen sollten ein kontinuierlicher Prozeß sein und nicht eine „Einmal-und-nicht-wieder-Aktion".

Selbstverständlich werden bei klinischen Vorsorgeuntersuchungen über die Suche nach fest definierten „Volkskrankheiten" hinaus individuelle Besonderheiten des Kindes erfaßt und ggf. behandelnden Institutionen zugewiesen.

5.1 Krankheitsfrüherkennungsuntersuchungen im Kindes- und Jugendalter in der Bundesrepublik Deutschland

Systematische klinische Untersuchungen zur Früherkennung von Krankheiten im Kindesalter werden in den meisten europäischen Ländern angeboten (s.u.). Als Beispiel sei nun das deutsche Früherkennungsprogramm erläutert.

U1-U9

Gesetzliche Grundlagen. Das 2. Krankenversicherungsgesetz vom 21.12.1970 begründete die Einführung eines Krankheitsfrüherkennungsprogramms für Kinder ab 1. Juli 1971 als kassen-/vertragsärztliche Leistung. Danach haben heute versicherte Kinder bis zur Vollendung des 6. Lebensjahres Anspruch auf Untersuchungen zur Früherkennung von Krankheiten, die ihre körperliche und geistige Entwicklung in nicht geringfügigem Maße gefährden.

In den folgenden Jahren wurde der Diagnosekatalog systematisiert und erweitert, die Dokumentationsseiten im „gelben Heft" mehrmals umgestaltet und die zunächst 7 Untersuchungen um 2 weitere Untersuchungen – im 6.–7. Lebensmonat (ab 01.01.1977) und im Alter von 5 Jahren (ab 01.01.1989) – ergänzt. Privatversicherte Kinder können Untersuchungen zur Früherkennung von Krankheiten bis zum vollendeten 14. Lebensjahr in Anspruch nehmen, wobei die Leistung ab dem vollendeten 2. Lebensjahr je Kalenderjahr höchstens einmal berechnungsfähig ist.

Zeitpunkte der Untersuchungen. Die Krankheitsfrüherkennungsuntersuchungen können nur in den jeweils angegebenen Zeiträumen unter Berücksichtigung der in Tabelle 5.1 dargestellten Toleranzgrenzen in Anspruch genommen werden.

Durchführung der Untersuchungen und Dokumentation. Die Befunde werden im sog. „gelben Heft" dokumentiert. Auf der linken Seite sind jeweils auffällige Befunde bzw. Angaben anzukreuzen (Abb. 5.1), während auf der rechten Seite neben Körpergewicht, Körperlänge und Kopfumfang bestimmte Kennziffern der Gesundheitsstörungen eingetragen werden. (Abb. 5.2). Die Kennziffern (Abb. 5.3) bezeichnen diejenigen Zielkrankheitskomplexe, auf die das Krankheitsfrüherkennungsprogramm gerichtet ist. Sie stellen aber lediglich einen Teil der Gesundheitsstörungen im Kindesalter dar, der präventive Erfolge erhoffen läßt.

Tabelle 5.1. Untersuchungszeitpunkte der U2–U9

Untersuchung	Untersuchungsstufe	Toleranzgrenze
U2	3.–10. Lebenstag	3.–14. Lebenstag
U3	4.– 6. Lebenswoche	4.– 6. Lebenswoche
U4	3.– 4. Lebensmonat	2.– 4 1/2 Lebensmonat
U5	6.– 7. Lebensmonat	5.– 8. Lebensmonat
U6	10.–12. Lebensmonat	9.–13. Lebensmonat
U7	21.–24. Lebensmonat	20.–27. Lebensmonat
U8	43.–48. Lebensmonat	43.–50. Lebensmonat
U9	60.–64. Lebensmonat	58.–66. Lebensmonat

Am Ende des gelben Untersuchungsheftes befinden sich Somatogramme für Körpergröße, Körpergewicht und frontooccipitalen Kopfumfang.

Neugeborenenerstuntersuchung U1. Diese Untersuchung wird unmittelbar nach der Geburt vorgenommen. Ist ein Arzt nicht anwesend, soll die Hebamme die U1 durchführen. Die Untersuchung hat im wesentlichen zum Ziel, lebensbedrohliche Zustände zu erkennen und augenfällige Schäden festzustellen, ggf. notwendige Sofortmaßnahmen einzuleiten.

Neugeborenenscreening auf metabole und endokrine Störungen. Im Regelfall wird am 4. – maximal 7. Lebenstag Blut aus der Ferse des Neugeborenen zum allgemeinen Stoffwechselscreening entnommen (s. Kap. 7).

Sonographisches Screening der Säuglingshüfte. Zum 1. Januar 1996 wurde ein sonographisches Screening der Säuglingshüfte im Rahmen der U3 eingeführt. Die Durchführung der Hüftsonographie wird durch eine Richtlinie der Kassenärztlichen Bundesvereinigung geregelt. Bei jeder Untersuchung ist ein Dokumentationsbogen auszufüllen. Zur Durchführung siehe Kap. 6.

Inanspruchnahme der Früherkennungsuntersuchungen. Das Krankheitsfrüherkennungsprogramm für Kinder ist von einer sehr hohen Akzeptanz gekennzeichnet. Die Inanspruchnahme liegt derzeit bei über 90%. Betrachtet man jedoch die einzelnen Untersuchungen, so ist vor allem für die U8 und U9 eine deutlich niedrigere Beteiligung festzustellen (Tabelle 5.2).

Jugendgesundheitsuntersuchung

Ab 1.10.1998 wurde die Jugendgesundheitsuntersuchung in den Leistungskatalog der gesetzlichen Krankenversicherung (GKV) aufgenommen, nachdem sie schon seit 1995 in allen Bundesländern als Modellvorhaben etabliert war.

Gesetzliche Grundlagen. Durch das 2. GKV-Neuordnungsgesetz wurde 1997 der §26 (Kinderuntersuchungen) des SGB. V geändert. Dort heißt es nun:

> *Versicherte Kinder haben bis zur Vollendung des 6. Lebensjahres Anspruch auf Untersuchungen sowie nach Vollendung des 10. Lebensjahres auf eine Untersuchung zur Früherkennung von Krankheiten, die ihre körperliche oder geistige Entwicklung in nicht geringfügigem Maße gefährden.*

Zeitpunkt der Untersuchung. Versicherte haben zwischen dem vollendeten 13. und vollendeten 14. Lebensjahr Anspruch auf eine Jugendgesundheitsuntersuchung. Die Toleranzgrenzen betragen jeweils 12 Monate vor bzw. nach diesen Zeitpunkten (12,0–15,0 Jahre).

Bitte – **falls zutreffend** – die auffälligen Befunde bzw. Angaben **ankreuzen** **U5**

Ⓐ Erfragte Befunde

- ☐ Krampfanfälle
- ☐ Schwierigkeiten beim Trinken und Füttern, Erbrechen, Schluckstörungen
- ☐ abnorme Stühle
- ☐ Blickkontakt fehlt
- ☐ stimmhaftes Lachen fehlt
- ☐ Reaktion auf Klingel/ Telefon/ Zuruf der Eltern fehlt
- ☐ Interesse für angebotenes Spielzeug fehlt
- ☐ aktives Drehen v. Rücken in Seiten- oder Bauchlage fehlt

Ⓑ Erhobene Befunde

Körpermaße
(bitte in das Somatogramm **eintragen)**

- ☐ Untergewicht
- ☐ Übergewicht

Haut

- ☐ auffällige Blässe
- ☐ Cyanose
- ☐ Pigmentanomalie
- ☐ Hämatom
- ☐ ernste Verletzungsfolge
- ☐ chron. entzündliche Hautveränderung

Brustorgane
Hals/Herz

- ☐ Stridor
- ☐ Struma
- ☐ Herzgeräusch
- ☐ Herzaktion beschleunigt, verlangsamt, unregelmäßig
- ☐ Femoralispuls fehlt

Lunge

- ☐ path. Auskultationsbefund
- ☐ Dyspnoezeichen (z. B. thorakale Einziehungen)

Bauchorgane

- ☐ Hernie re/li
- ☐ Lebervergrößerung
- ☐ Milzvergrößerung
- ☐ anderer path. Befund

Geschlechtsorgane

- ☐ Hodenhochstand re/li
- ☐ andere Anomalie (z. B. Hydrocele, Hypospadie, Klitorishypertrophie, Hymenalatresie)

Skelettsystem

- ☐ Rachitische Zeichen (z. B. Kraniotabes, Epiphysenauftreibung, „Rosenkranz")

Schädel
(**bitte** Schädelumfang in Diagramm **eintragen**)

- ☐ Mikrocephalie
- ☐ Makrocephalie
- ☐ auffällige Kopfform
- ☐ Fontanelle geschlossen

Brustkorb/Wirbelsäule

- ☐ Fehlhaltung
- ☐ Deformierung

Hüftgelenke

- ☐ Dysplasie- oder Luxationszeichen re/li (z. B. Längendiff. d. Oberschenk. bei in Knie und Hüfte gebeugten Beinen, Öffnungswinkel bei beids. Abspreizen < 120°)

Gliedmaßen

- ☐ abn. Gelenkbeweglichkeit
- ☐ Fehlbildung oder Fehlhaltung

Sinnesorgane
Augen

- ☐ Fixieren und/oder Blickverfolgung fehlt
- ☐ Motilitätsstörung
- ☐ Pupillenreflexe fehlen
- ☐ konstantes Schielen re/li
- ☐ Anomalie (z. B. Katarakt, Mikro-/ Makro-Ophthalmie – oberer Grenzwert für Hornhautdurchmesser 11 mm, Kolobom, Hinweis auf Tränen-Nasengangstenose)

Ohren

- ☐ Hörreaktion fehlt re/li (keine Kopfwendung zur Geräuschquelle seitlich hinter dem Kopf)

Motorik und Nervensystem

- ☐ Hypotonie (z. B. geringer Widerstand gegen passive Bewegungen, Froschhaltung der unteren Extremitäten, auffälliger Schulterzugreflex, evtl. fehlende oder schwache Muskeleigenreflexe)
- ☐ Hypertonie (z. B. stark ausgeprägte Streck- oder Beugehaltung. Aufrecht gehalten: steife Streckstellung der Beine mit und ohne Überkreuzen. Im Sitzen: Tendenz zu Streckspasmus mit Fallneigung nach hinten. Evtl. gesteigerte Muskelreflexe, anhaltende Kloni)
- ☐ Bewegungsarmut (auch einzelner Extremitäten, z. B. nur der Beine)
- ☐ Bewegungsunruhe (einschließlich Tremor, auffälliger Tonuswechsel, auffällige Schreckhaftigkeit)
- ☐ konstante Asymmetrie von Tonus, Bewegungen, Reflexen
- ☐ Kopfkontrolle bei Änderung der Körperhaltung fehlt
- ☐ Abstützen mit geöffneten Händen bei aufrechter Kopfhaltung in Bauchlage fehlt
- ☐ gezieltes Greifen mit der ganzen Hand fehlt re/li

Ⓒ Ergänzende Angaben

- ☐ keine altersgem. Ernährung
- ☐ Rachitis/Fluoridprophyl. nicht fortgeführt
- ☐ Eltern unzufrieden mit Entwicklung und Verhalten des Kindes, weil:

  ____

  ____
- ☐ seit letzter Früherkennungsuntersuchung entwicklungsgefährdende Erkrankung oder Operation, welche:

  ____

  ____

Abb. 5.1. Befunde und Angaben der U5

Durchführung der Untersuchung und Dokumentation. Die Jugendgesundheitsuntersuchung umfaßt eine differenzierte Anamnese und eine klinisch-körperliche Untersuchung. Außerdem ist bei jedem Jugendlichen der Impfstatus zu erheben, der Jugendliche ggf. für Nachimpfungen zu motivieren und auf eine ausreichende Jodzufuhr hinzuweisen. Die Untersuchung des Gesamtcholesterins wird nur bei Verdacht auf eine familiäre Hypercholesterinämie durchgeführt. Dieser Verdacht ergibt sich in der Regel aus der Familienanamnese: Kardiovaskuläre Erkrankungen vor dem 55. Lebensjahr (z.B. Herzinfarkt, koronare Herzkrankheit, periphere vaskuläre Krankheiten, zerebrovaskuläre Krankheiten) oder Todesfälle (z.B. plötzlicher Herztod) bei direkten Verwandten (Eltern, Großeltern).

Anamnestische Befunde, Untersuchungsergebnisse und veranlaßte Maßnahmen der Jugendgesundheitsuntersuchung werden auf einem Berichtsvordruck (Abb. 5.4) im Durchschriftverfahren aufgezeichnet. Die Durchschrift des Berichtsvordruckes bleibt beim Arzt und soll dort 5 Jahre aufbewahrt werden. Das Original ist mit den Abrechnungsunterlagen bei der Kassenärztlichen Vereinigung einzureichen. Hinweise für die Durchführung der Jugendgesundheitsuntersuchung siehe Gey et al. 1998.

Am Ende der Jugendgesundheitsuntersuchung werden der Jugendliche und/oder seine Eltern über das Ergebnis informiert und Auswirkungen im Hinblick auf die weitere Lebensgestaltung erörtert. Dabei sollen der Arzt/die Ärztin vor allem das individuelle Risikoprofil des Jugendlichen ansprechen und diesen auf die Möglichkeiten und Hilfen zur Vermeidung und zum Abbau gesundheitsschädigender Verhaltensweisen hinweisen.

5.2 Krankheitsfrüherkennungsuntersuchungen im Kindesalter in Europa

Vorsorgeprogramme für Kinder sind in den meisten europäischen Ländern etabliert. Umfang, Handhabung und Inan-

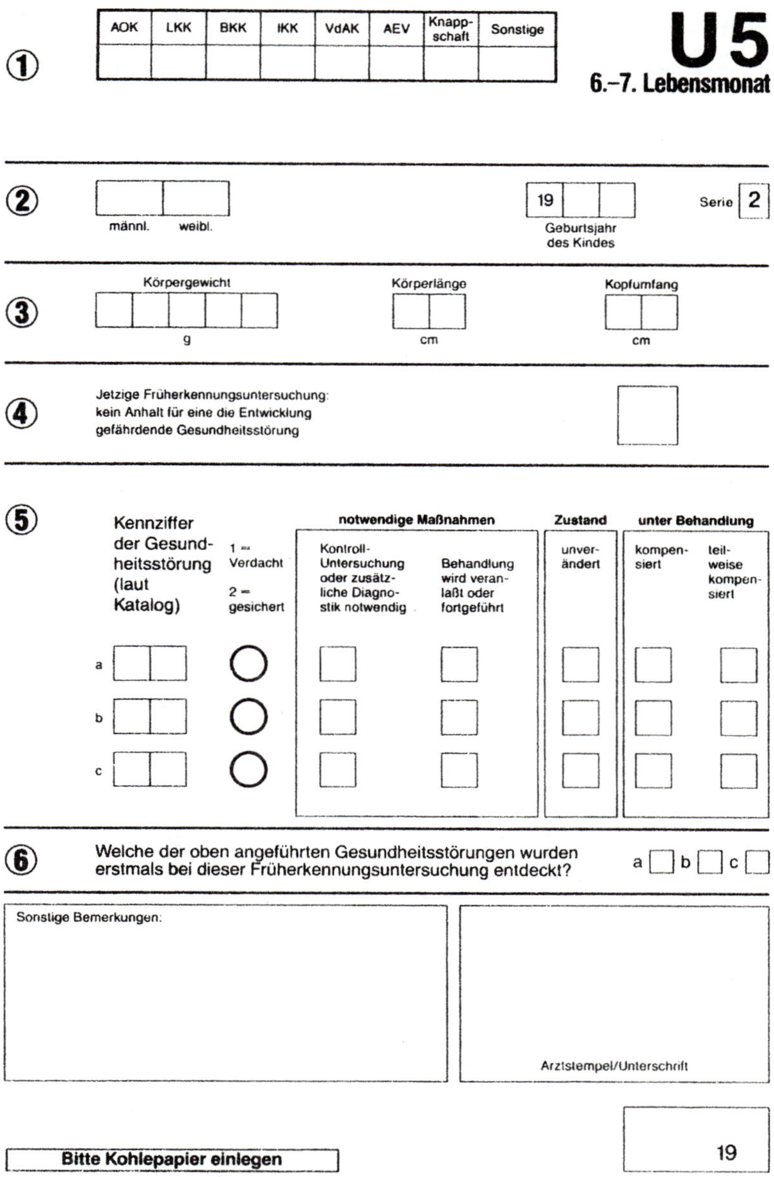

①

AOK	LKK	BKK	IKK	VdAK	AEV	Knapp-schaft	Sonstige

U5
6.–7. Lebensmonat

② männl. weibl. — 19 Geburtsjahr des Kindes — Serie 2

③ Körpergewicht g — Körperlänge cm — Kopfumfang cm

④ Jetzige Früherkennungsuntersuchung: kein Anhalt für eine die Entwicklung gefährdende Gesundheitsstörung

⑤

	Kennziffer der Gesundheitsstörung (laut Katalog)	1 = Verdacht 2 = gesichert	notwendige Maßnahmen: Kontroll-Untersuchung oder zusätzliche Diagnostik notwendig	notwendige Maßnahmen: Behandlung wird veranlaßt oder fortgeführt	Zustand: unverändert	unter Behandlung: kompensiert	unter Behandlung: teilweise kompensiert
a		○					
b		○					
c		○					

⑥ Welche der oben angeführten Gesundheitsstörungen wurden erstmals bei dieser Früherkennungsuntersuchung entdeckt? a ☐ b ☐ c ☐

Sonstige Bemerkungen:

Arztstempel/Unterschrift

Bitte Kohlepapier einlegen

19

Abb.5.2. Berichtsvordruck der U5

spruchnahme weisen jedoch große Unterschiede auf. Beispielhaft seien die Untersuchungen in Österreich und in der Schweiz näher erläutert.

Österreich: Untersuchungen im Mutter-Kind-Paß. Zu folgenden Zeitpunkten sind die 9 Untersuchungen vorgesehen: Neugeborenes in der 1. Lebenswoche, 4.–6. Lebenswoche, 3.–5. Lebensmonat, 7.–9. Lebensmonat, 10.–14. Lebensmonat, 22.–26. Lebensmonat, 34.–38. Lebensmonat, 46.–50. Lebensmonat, 58.– 62. Lebensmonat.

Hüftultraschallscreening. 1. Ultraschalluntersuchung beim Neugeborenen sofort, wenn sich Risiken aus der Anamnese (z.B. Beckenendlage, familiäre Dysplasieanamnese) oder dem klinischen Befund (z.B. Instabilität, Abspreizhemmung) ergeben. In allen anderen Fällen Ultraschalluntersuchung bis zur 5. Lebenswoche. Zweite Ultraschalluntersuchung in der 12.–16. Lebenswoche.

Screening auf angeborene Stoffwechselerkrankungen. In der ersten Lebenswoche bei ausreichender Ernährung.

Weitere Untersuchungen. Weiterhin erfolgen Augenuntersuchungen zu verschiedenen Zeitpunkten, HNO-Untersuchung im 3.–5. Lebensmonat und orthopädische Untersuchung in der 4.–6. Lebenswoche.

Schweiz: Gesundheitsheft für das Kind. Die 11 Vorsorgeuntersuchungen sollen stattfinden mit 1, 2, 4, 6, 9–12, 15–18 Monaten und 2, 3–4, 6–7, 10–11, 14–16 Jahren.

Besondere Aufmerksamkeit gilt in diesem umfangreichen Programm:

- den Entwicklungsschritten,
- Sehen und Hören,
- Schutzimpfungen,
- Ernährung,

Kennziffernkatalog

Eintragungen nach diesem Kennziffernkatalog sind vorzunehmen, wenn die normale körperliche oder geistige Entwicklung des Kindes in nicht geringfügigem Maße gefährdet ist.

Störungen in der Neugeborenenperiode
(nur U1 oder U2)

01 Früh-, Mangelgeburt, Übertragung
02 Asphyxie
03 Schwere Hyperbilirubinämie
04 Andere, die Entwicklung in nicht geringfügigem Maße gefährdende Störungen in der Neugeborenenperiode (z. B. Krämpfe, Sepsis, andere intrauterin/perinatal erworbene Infektionen)

Angeborene Stoffwechsel-Störungen

05 Mukoviszidose
06 Phenylketonurie
07 Andere, die Entwicklung in nicht geringfügigem Maße gefährdende angeborene Stoffwechselstörungen (z. B. Galaktosämie)

Endokrine Störungen, Vitaminosen

08 Hypo- oder Hypervitaminosen (z. B. Rachitis, D-Hypervitaminose)
09 Diabetes mellitus des Kindes
10 Hypothyreose
11 Andere, die Entwicklung in nicht geringfügigem Maße gefährdende endokrine Störungen (z. B. AGS)

12 **Blutkrankheiten**
(z. B. Hämophilien, Antikörpermangelsyndrome)

Entwicklungs- und Verhaltensstörungen

13 Somatische Entwicklungsstörungen (z. B. Dystrophie, Minderwuchs, Fettsucht)
14 Kognitiver Entwicklungsrückstand
15 Störungen der emotionellen oder sozialen Entwicklung (z. B. Verhaltensstörungen)
16 Störungen der motorischen Entwicklung oder andere, die Entwicklung in nicht geringfügigem Maße gefährdende funktionelle Störungen

Nervensystem

17 Cerebrale Bewegungsstörungen (zentrale Tonus- und Koordinationsstörungen, Cerebralparesen)
18 Fehlbildungen des Zentralnervensystems (z. B. Spina bifida und Hydrocephalus)
19 Anfallsleiden
20 Andere, die Entwicklung in nicht geringfügigem Maße gefährdende Erkrankungen des Nervensystems (z. B. neuromuskuläre Erkrankungen, periphere Lähmungen)

Sinnesorgane

21 Hochgradige Sehbehinderung, Blindheit
22 Schielkrankheit
23 Andere, die Entwicklung in nicht geringfügigem Maße gefährdende Fehlbildungen oder Erkrankungen der Augen
24 Hochgradige Hörbehinderung, Gehörlosigkeit
25 Andere, die Entwicklung in nicht geringfügigem Maße gefährdende Fehlbildungen oder Erkrankungen der Ohren

26 **Sprachstörungen** oder **Sprechstörungen**
(z. B. verzögerte Sprachentwicklung, Artikulationsstörungen, Stottern)

27 **Zähne, Kiefer, Mundhöhle**
Fehlbildungen oder Erkrankungen

Herz/Kreislauf

28 Fehlbildungen des Herzens oder der herznahen Gefäße

29 **Atmungsorgane**
Fehlbildungen oder Erkrankungen

30 **Verdauungsorgane**
Fehlbildungen oder Erkrankungen

31 **Nieren und Harnwege**
Fehlbildungen oder Erkrankungen

32 **Geschlechtsorgane**
Fehlbildungen oder Erkrankungen

Skelett u. Muskulatur

33 Hüftgelenksanomalien
34 Andere, die Entwicklung in nicht geringfügigem Maße gefährdende Fehlbildungen oder Ekrankungen des Skelettsystems
35 Myopathien (z. B. progressive Muskeldystrophie)

36 **Haut**
Fehlbildungen oder Erkrankungen

37 **Multiple Fehlbildungen,** einschl. **chromosomaler Aberrationen**
(z. B. Down-Syndrom)

Abb.5.3. Kennziffernkatalog

Tabelle 5.2. Dokumentation der Untersuchungsergebnisse 1994. Beteiligung der Anspruchsberechtigten an den Früherkennungsuntersuchungen

Untersuchungen bei Kindern	Beteiligung an den Früherkennungsuntersuchungen v. Hundert der Berechtigten (GKV insgesamt)
U3	96,85
U4	96,35
U5	97,36
U6	97,76
U7	89,46
U8	84,57
U9	68,82
U3 bis U8 zusammen[a]	93,73
U3 bis U9 zusammen[a]	90,10

[a] Wegen der geringen Aussagefähigkeit der Ergebnisse für die Untersuchungen U1 und U2 (ab 1. Januar 1982 unzureichende Datenbasis) wurden diese Werte bei der Durchsicht nicht berücksichtigt.

- Allergieprophylaxe,
- Unfallverhütung,
- Suchtvorbeugung.

Literatur

Allhoff P, Flatten G, Laaser U (1997) Krankheitsverhütung und Früherkennung. Springer-Verlag, Berlin Heidelberg New York Tokyo

Altenhofen L, Hutzler D (1996) Leitlinie für das hüftsonographische Screening im Rahmen des Programmes „Krankheitsfrüherkennung im Kindesalter". Dtsch Ärztebl 1–2: 57–60

Arbeitskreis „Prävention im Jugendalter" des Zentralinstitutes für die kassenärztliche Vorsorge (1999) Erläuterungen zur Jugendgesundheitsuntersuchung. Schriftenreihe Diagnose-Therapie, Band 13. Deutscher Ärzt-Verlag, Köln

Beraterkreis"Krankheitsfrüherkennung im Kindesalter" des Zentralinstitutes für die kassenärztliche Versorgung (1991) Hinweise zur Durchführung der Früherkennungsuntersuchungen im Kindesalter. Deutscher Ärzte-Verlag, Köln

Gey W, Altenhofen L, Bausch J (1998) Die Jugendgesundheitsuntersuchung – eine neue Leistung der gesetzlichen Krankenversicherung. Kinderarzt 9: 1–6

Wilson JMG, Jungner G (1968) Principles and practice of screening for disease. WHO-Public Health Paper 34. WHO, Genf

AOK	LKK	BKK	IKK	VdAK	AEV	Knappschaft

Name, Vorname des Versicherten

geb. am

Kassen-Nr. | Versicherten-Nr. | Status

Vertragsarzt-Nr. | VK gültig bis | Datum

Geschlecht weiblich ☐ männlich ☐

Anamnese

Bekannte Gesundheitsstörungen	*ja*	*nein*
1. chronische Erkrankung	☐	☐
2. körperliche Behinderung	☐	☐
3. seelische Störung	☐	☐
Impfstatus und Jodprophylaxe	*ja*	*nein*
4. Impfschutz vollständig	☐	☐
5. Jodprophylaxe wird durchgeführt	☐	☐
Familie	*ja*	*nein*
6. besondere Familiensituation	☐	☐
7. Hinweis auf familiäre Hypercholesterinämie	☐	☐
Schulische Entwicklung	*ja*	*nein*
8. Schulleistungsprobleme	☐	☐
9. Besuch einer weiterführenden Schule	☐	☐
Gesundheitsverhalten	*ja*	*nein*
10. regelmäßige Medikamenteneinnahme ohne ärztliche Verordnung	☐	☐
11. Rauchen	☐	☐
12. Alkoholkonsum	☐	☐
falls ja, wie häufig: selten ☐ mehrmals/Woche ☐ täglich ☐		
	ja	*nein*
13. Drogenkonsum	☐	☐
falls ja, wie häufig: selten ☐ mehrmals/Woche ☐ täglich ☐		
Motorik/Visuomotorik	*ja*	*nein*
14. motorische/visuomotorische Auffälligkeiten	☐	☐
Seelische Entwicklung/Verhalten	*ja*	*nein*
15. dissoziales Verhalten	☐	☐
16. Eßstörungen	☐	☐
17. affektive Störung	☐	☐
Pubertätsentwicklung	*ja*	*nein*
18. Knaben: Stimmbruch	☐	☐
19. Mädchen: Thelarche	☐	☐
Menarche	☐	☐
20. Sexualkontakte	☐	☐

Jugendgesundheitsuntersuchung

Teil b (Durchschrift für den Arzt)

Körperliche Untersuchung

21. Größe (cm) ☐☐☐ 22. Gewicht (kg) ☐☐☐

Blutdruck

23. RR-Werte ☐ *normal* ☐ *kontrollbedürftig*

Labor

24. Gesamtcholesterin* ☐☐☐ mg/dl
(*nur bei familiärer Hypercholesterinämie)

Tanner-Stadien

25. Knaben ☐ G ☐ PH
26. Mädchen ☐ B ☐ PH
(nach: TANNER)

Befunde	*ja*	*nein*
Hals/Thorax/Bauchorgane		
27. Struma	☐	☐
Skelettsystem		
28. Fehlhaltung (Matthiaß-Haltungstest):		☐
Grad I ☐ Grad II	☐	
29. Skoliose – auffälliger Vorbeugetest	☐	☐
30. Bewegungseinschränkung der Hüfte	☐	☐
Sonstige		

31. ______________________

32. ______________________

33. ______________________

Zahl der Arztkontakte in den letzten 12 Monaten ☐

Veranlaßte Maßnahmen

wegen: *(bitte Ziffern 1 - 33 eintragen!)*

Weitere Diagnostik ☐ ☐ ☐

Weitere Beratung ☐ ☐ ☐

Überweisung ☐ ☐ ☐

Impfung veranlaßt ☐ *ja* ☐ *nein*

Arztstempel

Version 2.0

Abb.5.4. Berichtsvordruck der Jugendgesundheitsuntersuchung

6 Hüftgelenkdysplasie und postnatales Hüftgelenkscreening

R. Schumacher

Definition. Der Begriff der konnatalen Hüftgelenkdysplasie umfaßt ein Spektrum von Befunden an der Hüftgelenkpfanne, das von leichter Deformierung des Pfannenerkers über die Steilstellung mit Subluxation bis zur Luxation des Hüftkopfes mit Hypoplasie des Azetabulums reicht. Während der deutsche Begriff „konnatal" eher den statischen Charakter einer Fehlbildung des Gelenkes vermittelt, wird in der aus dem Amerikanischen übernommenen Bezeichnung „entwicklungsbedingte Hüftgelenkdysplasie" („developmental dysplasia of the hip") der dynamische Charakter der Erkrankung betont, wie er sich aus Studien zur Pathogenese der Hüftgelenkluxation entwickelt hat. In der sonographischen Diagnostik wird von Reifungsverzögerungen und dezentrierten Hüftgelenken gesprochen.

Häufigkeit. Die Definition der Hüftgelenkdysplasie ist insgesamt unscharf, so daß eine große Schwankungsbreite in den Häufigkeitsangaben besteht.

Durch den zunehmend geübtereren Einsatz der Sonographie ist die Diagnostik insbesondere innerhalb der ersten Lebensmonate genauer und sicherer geworden. Während 1986 noch bei ca. 5% der Lebendgeborenen sonographisch eine behandlungsbedürftige Hüftreifungsstörung diagnostiziert wurde, ist der Wert jetzt auf 3% gesunken (persönliche Mitteilung der Krankenversicherungsträger). Dabei handelt es sich, jeweils auf 1.000 Lebendgeborene bezogen, um 1–2 bei der Geburt bestehende Hüftgelenkluxationen, um 3–4 dezentrierte,d. h. subluxierte und um 27 mit nach sonographischer Definition gefährdete/instabile Hüften. Es besteht bezüglich der instabilen Hüfte bei den Provokationstests nach Ortolani und Barlow eine Mädchenwendigkeit wie 12:1 und bei der Luxationshäufigkeit wie 8:1.

Ätiologie und Pathogenese. Die Ursache der Hüftgelenkdysplasie ist multifaktoriell mit genetischen, mechanischen und hormonellen Ursachen in unterschiedlicher Auswirkung. Weiße sind häufiger betroffen als Schwarze. Der mütterliche hormonale Einfluß (Östrogen) dokumentiert sich in einer zum Zeitpunkt der Geburt höheren Bindegewebslockerheit, die sich jedoch in der ersten Woche nach der Geburt zurückbildet.

Eine große Bedeutung kommt der mechanischen Komponente zu. Dabei spielen die Stabilität der Pfanne und die auf sie einwirkenden Kräfte eine Rolle. Es besteht ein Mißverhältnis zwischen statischen und dynamischen Kräften. Die Hüftgelenkpfanne ist je jünger das Kind, desto formbarer. Ist der Hüftkopf erst einmal dezentriert oder wirken andere exzentrische Kräfte auf den Pfannenerker ein, so gibt der aus hyalinem Knorpel bestehende Gelenkanteil dem steten Druck nach, und es kommt zur Verformung („Dysplasie") und Luxation. Pränatal spielt dabei die intrauterine Lage des Fetus eine Rolle. Während die Hockstellung für das Hüftgelenk recht günstig ist, besteht bei Beckenendlage mit hochgeschlagenen, gestreckten Beinen eine ausgeprägte Fehlbelastung der Pfanne. Erkrankungen mit veränderter Bindegewebsfestigkeit sind in der Übersicht oben aufgeführt.

Erkrankungen, die aufgrund von Veränderungen der Bindegewebsfestigkeit und dauerhafter muskulärer Tonusänderung häufig zu Hüftgelenkluxationen führen

- Arthrogryposis,
- fibröse Muskeldegeneration,
- diastrophische Dysplasie,
- Larsen-Syndrom,
- neuromuskuläre Erkrankungen mit Spastik der unteren Extremitäten,
- Ehlers-Danlos-Syndrom Typ III und VII

Für die immer wieder bei Erwachsenen mit Frühharthrose des Hüftgelenks beschuldigte „Hüftgelenk-Restdysplasie" gibt es keine Studien. Ist bereits die Definition der Hüftgelenkdysplasie unscharf, so gilt dies erst recht für die Restdysplasie, wenn die große Spannbreite des Normalen berücksichtigt wird.

Klinische und bildgebende Diagnostik. Entscheidend für den Therapieerfolg bei der Hüftgelenkdysplasie bzw. therapiepflichtigen Reifungsverzögerung ist die frühestmögliche Diagnose und der sich daraus ergebende frühzeitige Therapiebeginn. Vor Einschluß des Hüftgelenks in das Vorsorgeprogramm „Krankheitsfrüherkennung im Kindesalter" lag der mittlere Behandlungsbeginn schwerer Hüftgelenkdysplasien und Luxationen bei 13 Monaten. Dieser Zeitpunkt konnte durch das genannte Programm auf den 8. Lebensmonat reduziert werden. Auch dieser Therapiebeginn ist für die Erzielung eines zufriedenstellenden Therapieergebnisses aber noch deutlich zu spät.

Die von Graf 1978 (zitiert nach Graf 1986) beschriebene Hüftgelenksonographie als nicht strahlenbelastendes Verfahren eröffnet schon unmittelbar nach der Geburt zusätzlich zum klinischen Untersuchungsbefund der Hüfte die Möglichkeit für eine bildgebende Diagnostik.

Sonographische Untersuchungstechnik und Hüftgelenkklassifikation. Das Hüftgelenk wird mittels eines Linearschallkopfes (Mindestfrequenz 5 MHz) in koronarer Ebene von lateral untersucht. Die bildliche Dokumentation erfolgt in der von Graf angegebenen Standardebene in einem Vergrößerungsverhältnis von 1,8:1. In der Standardebene, die durch die Mitte des Azetabulums verläuft, sind der knöcherne Pfannenerker, der Unterrand des Azetabulums an der Y-Fuge sowie die Fossa acetabuli und der knorpelige Erker mit dem echoreichen Labrum acetabulare klar erkennbar und somit auch ausmeßbar (Abb. 6.1a).

Die Beurteilung der sonographischen Hüftgelenkbefunde basiert auf morphometrischen und morphologischen Kriterien: Der Pfannendachwinkel α und der Ausstellungswinkel β erlauben eine zahlenmäßige Klassifikation des Gelenks in seinem ossären und knorpeligen Anteil. Die Winkel werden zwischen der Grundlinie und der Pfannendachlinie bzw. der Ausstellungslinie entsprechend Abb. 6.1b gemessen. Die Reproduzierbarkeit der Winkelmessungen ist für den Winkel α mit ±2° deutlich besser als für den Winkel β (>+/−4°). Im Hüftgelenkscreening hat nur der Winkel β diagnostische und therapeutische Bedeutung. Der Winkel α eignet sich darüber hinaus besser für vergleichende Langzeitkontrollen, da er bei wiederholten Messungen einen deutlich geringeren Messfehler aufweist. Mit zunehmender Reifung des Hüftgelenks nimmt der Winkel α entsprechend der Abb. 6.2 zu.

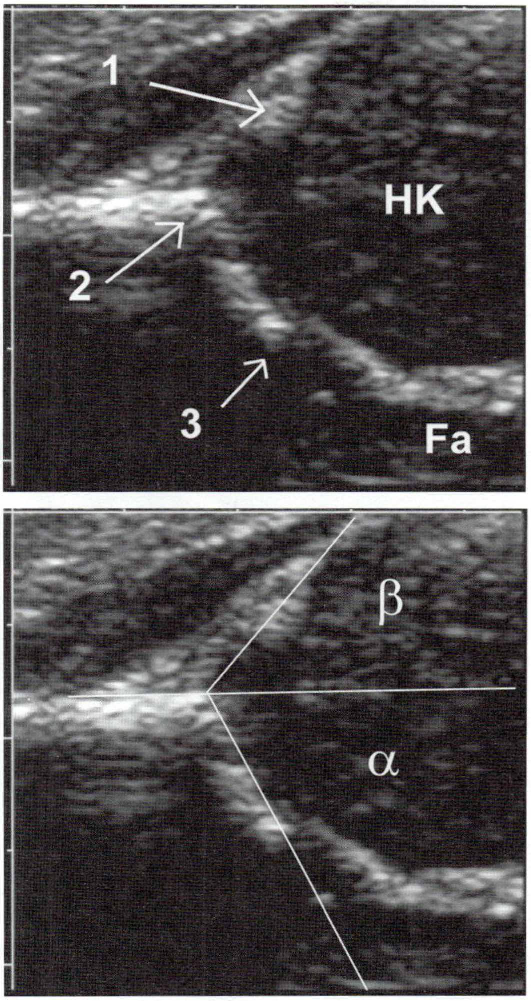

a

b

Abb.6.1a,b. Normales Hüftgelenksonogramm (TypI nach Graf) eines Neugeborenen, **a** mit anatomischen Strukturen, *1* knorpeliger Erker mit echoreichem Labrum acetabulare, *2* knöcherner Erker, *3* Unterrand des Azetabulums mit angrenzender Y-Fuge, *HK* Hüftkopf, *Fa* Fossa acetabuli; **b** mit eingezeichneten Meßlinien sowie Pfannendachwinkel α (63°) und Ausstellungswinkel β (51°)

Bei der morphologischen Beschreibung der Sonogramme werden der knöcherne Pfannenerker, die Hüftgelenkpfanne, der knorpelige Erker und die Position des Hüftgelenkkopfes beurteilt. Es werden grundsätzlich 4 Hüftgelenktypen unterschieden:

- *Typ I*: das reife Hüftgelenk;
- *Typ IIa, b, g, D*: das in unterschiedlichem Grad reifungsverzögerte Hüftgelenk;
- *Typ IIIa, b*: das subluxierte Hüftgelenk mit dezentriertem Hüftgelenkkopf;
- *Typ IV*: das luxierte Hüftgelenk.

Für die detaillierte Klassifikation siehe Tabelle 6.1.

Nach Graf können morphometrische und morphologische Kriterien zur Charakterisierung des Hüftgelenktyps wechselseitig verwendet werden, da „bei korrekter Beschreibung des knorpeligen und knöchernen Pfannendaches sich zwangsweise auch der richtige Hüfttyp ergibt" (Graf 1986, S. 82). Die genannten Kriterien sind aber besonders wegen Ossifikationsvarianten im Bereich des knöchernen Erkers (Erkerdefekt) nicht völlig kongruent (Abb. 6.8). Deshalb hat die Morphometrie mit Bestimmung des Winkels α als relativ objektivem Parameter eine große Bedeutung.

Sonographisches Hüftgelenkscreening. Ziel des Anfang 1996 in der Bundesrepublik eingeführten hüftsonographischen Screenings ist die Vermeidung von Spätfolgen der sog. angeborenen Hüftgelenkluxation bzw. die Früherkennung von Risiken, die zu Hüftgelenkluxationen führen können. Insbesondere sollen dadurch operative Korrekturen vermieden werden.

Da sich durch Anamnese und sorgfältige klinische Untersuchung nur etwa die Hälfte der Patienten mit später behandlungspflichtigen Hüftgelenkdysplasien erfassen lassen, wird in unmittelbarem zeitlichen Zusammenhang mit der 3. Früherkennungsuntersuchung (U3) in der 4.–5. Lebenswoche ein allgemeines Hüftscreening angeboten. Ziel ist es, die Therapie vor der 6. Lebenswoche zu beginnen.

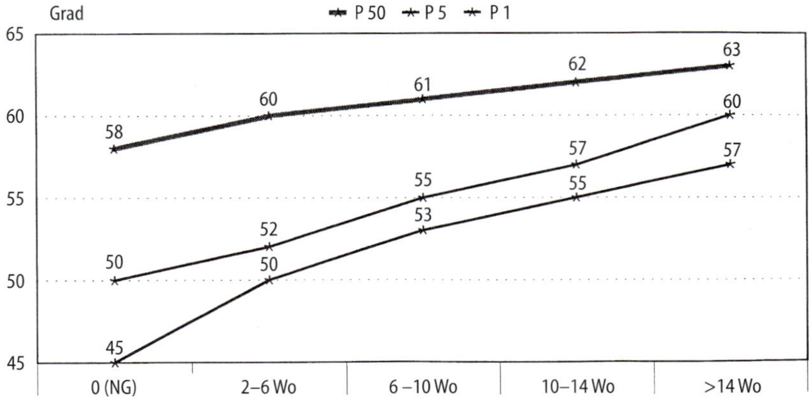

Abb.6.2. Entwicklung des Pfannendachwinkels α bei 18469 Säuglingen in Abhängigkeit vom Lebensalter. Dargestellt sind die 50er, 5er und 1er Perzentile (*NG* Neugeborene, *Wo* Wochen). (Mod. nach Weitzel 1992)

Tabelle 6.1. Hüftgelenkklassifikation nach Graf

	Winkel α (Grad)	Labrum	knöcherner Erker	Azetabulum	Hüftkopf
Typ I (Abb. 6.1a, b)	>60 (>56)	Spitzzipflig	Eckig	Gut ausgebildet	Zentriert
Typ IIa (Abb. 6.3)	>50–59	Verbreitert	Abgerundet	Gut ausgebildet	Zentriert
Typ IIb	wie Typ IIa, Kind jedoch älter als 3 Monate				
Typ IIg/D[a] (Abb. 6.4)	>43–49	Verbreitert	Abgeflacht	Flach	Zentriert
Typ IIIa (Abb. 6.5)	<42	Verdrängt, echoarm	Flach	Mangelhaft	Dezentriert
Typ IIIb (Abb. 6.6)	<42	Verdrängt, echoreich	Flach	Mangelhaft	Dezentriert
Typ IV (Abb. 6.7)	Luxation				

[a] Der Typ IID nach Graf weist gegenüber dem Typ IIg einen größeren β-Winkel auf. Hinsichtlich der Prognose unterscheidet er sich nicht von Typ IIg.

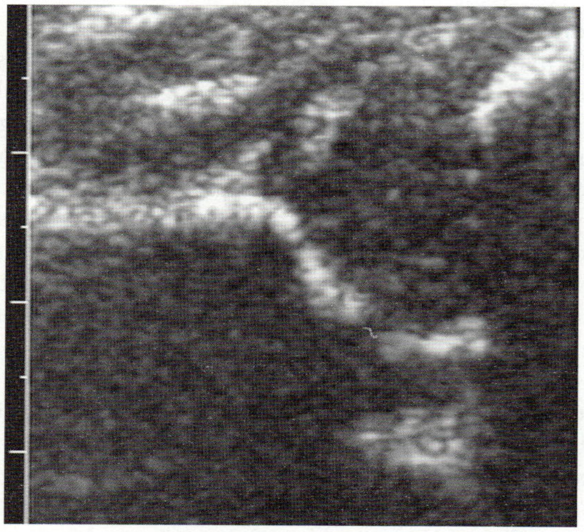

Abb.6.3. TypIIa. Knöcherner Erker abgerundet, Winkel α 54°

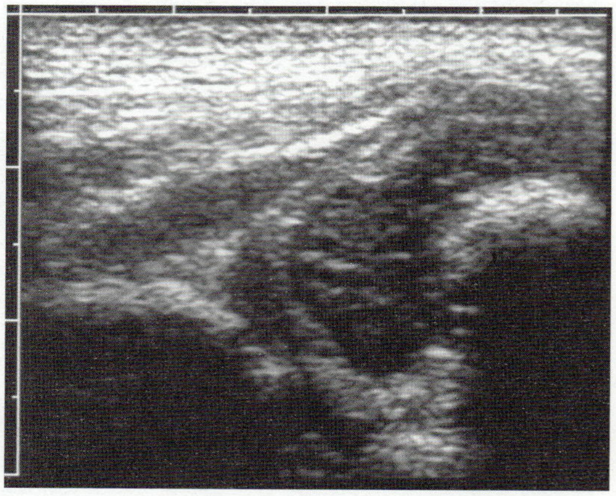

Abb.6.5. TypIIIa. Der hyalinknorplige Erker ist noch echoarm, mangelhafte Form der Pfanne, subluxierter Hüftkopf

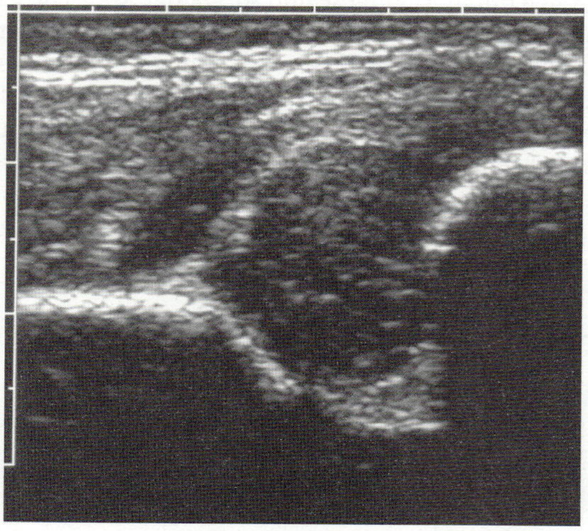

Abb.6.4. TypIIg. Flache Hüftgelenkpfanne, Winkel α 48°. Hüftkopf zentriert

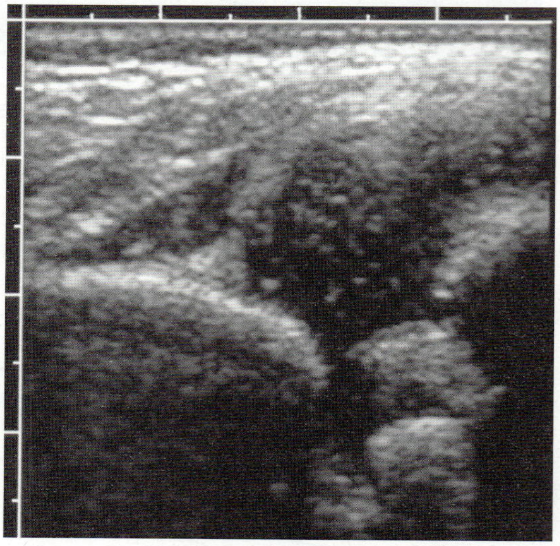

Abb.6.6. TypIIIb. Echoreiche Umwandlung des hyalinknorpeligen Erkers. Der Hüftkopf ist subluxiert

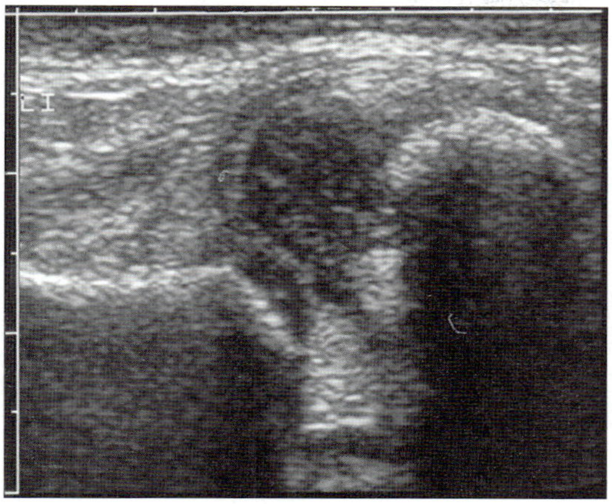

Abb.6.7. TypIV. Der Hüftkopf ist luxiert. Der in die Pfanne geschlagene knorpelige Erker wirkt als Repositionshindernis

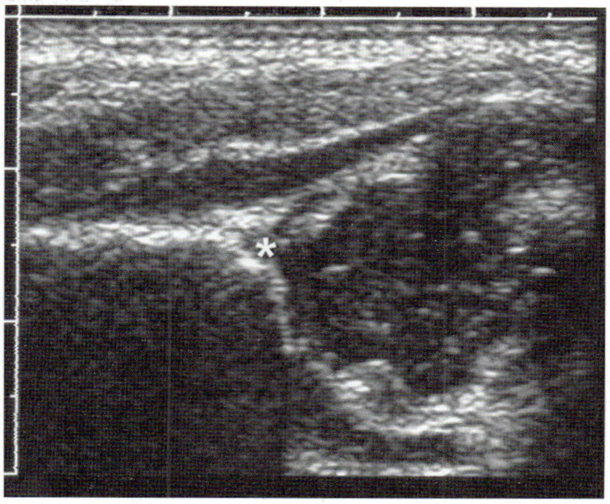

Abb.6.8. Erkerdefekt, der durch Knorpel ausgefüllt wird (*Sternchen*) und dadurch das knorpelige Pfannendach sehr breit erscheinen läßt

Anamnestische und klinische Zeichen, die unmittelbar in der Neonatalperiode die Indikationen für eine sonographische Hüftgelenkdiagnostik begründen

- A. Risiken aus Anamnese und Allgemeinbefund:
  - Geburt aus Beckenendlage,
  - Hüftgelenkluxation bzw. Hüftgelenkdysplasie in der Herkunftsfamilie,
  - Stellungsanomalien bzw. Fehlbildungen (insbesondere der Füße);
- B. Klinische Zeichen:
  - Instabilität des Hüftgelenks,
  - Abspreizhemmung.

Unabhängig von dieser Untersuchung im Rahmen der U3 wird das sonographische Screeningprogramm schon bei Neugeborenen durchgeführt, wenn einer der in der folgenden Übersicht genannten Risikofaktoren vorliegt. Dabei werden sowohl anamnestische Angaben wie auch die Ergebnisse der klinischen Untersuchung bewertet, insbesondere die Provokationstests nach Ortolani und Barlow auf Hüftgelenkinstabilität. Unbeschadet vom Ergebnis des Sonogramms wird auch bei diesen Kindern im Rahmen der U3 in der 4.–5. Lebenswoche ein erneutes Hüftgelenksonogramm durchgeführt.

Therapie. Die therapeutischen Konsequenzen aus den klinischen und sonographischen Hüftgelenkbefunden ergeben sich aus den Tabellen 6.2 und 6.3. Dabei wird unterschieden, ob die Befunde im Neugeborenenalter oder während der U3 erhoben wurden. Grundsätzlich wird jede Hüfte des Typs IIg und schlechter einer individualisierten Spreizbehandlung zugeführt. Nur ein früher Therapiebeginn bis zur 6. Lebenswoche nutzt die in diesem Lebensalter noch vorhandene große Formbarkeit der Gelenkstrukturen mit der Möglichkeit einer völligen Normalisierung der Hüftgelenkfunktion. Bei späterem Therapiebeginn ist dieses Behandlungsziel gefährdet oder nur durch eine deutlich verlängerte Therapiedauer und höheren Aufwand erzielbar. Seit Nutzung der Sonographie hat sich die durchschnittliche Therapiedauer von knapp 7 Monaten auf 4 Monate reduziert.

Das bei unreifen Hüftgelenken des Typs IIa mit Winkeln zwischen 51° und 56° empfohlene breite Wickeln ist eine Kompromißlösung. Es soll die Hüften in einer gewissen Abspreizung halten, ohne das Kind in seinem Bewegungsdrang wesentlich zu hindern. Gleichzeitig soll den Eltern die eventuelle Notwendigkeit eines Handlungs- bzw. Kontrollbedarfes vermittelt werden. Dies resultiert daher, daß bei der Sonographie wie beim Röntgen der Hüftgelenke der Grad der Ausreifung bei Geburt prognostisch nur eine gewisse Wahrscheinlichkeitsaussage für die zukünftige Entwicklung zuläßt. Es ist dabei zu bedenken, daß durch die obige Empfehlung viele normale Hüften umsonst behandelt werden. Kontrolluntersuchungen von Exner und Kern (1994) an mittels Röntgenbildern diagnostizierten Hüftgelenkdysplasien (ohne Luxationen) mit Pfannendachwinkeln größer als 2 Standardabweichungen vom Mittelwert zeigten eine spontane Normalisierungsrate von 66%. Bezogen auf die sonographische Klassifikation beträfe dies den Hüfttyp IIg/D. Die

Tabelle 6.2. Vorgehen im Neugeborenenalter unter Berücksichtigung des anamnestischen, klinischen und sonographischen Befundes. (Aus Altenhofen u. Hutzler 1996)

Anamnestisches Risiko	+/–	+/–	+/–	+/–	+/–	+/–
Instabilität und/oder Abspreizhemmung	–	–	–	+	+	+
Sonographie (α-Winkel in Grad)	>56°	51–56°	<51°	>56°	51–56°	<51°
(entspricht derzeit Hüfttyp nach Graf)	I; IIa	IIa	IIg/D; IIIa/b; IV	I; IIa	IIa	IIg/D; IIIa/b; IV
Diagnostische/therapeutische Konsequenzen	Sonokontrolle U3	Sonokontrolle U3	Spreizbehandlung; Sonokontrolle	Sonokontrolle U3	breit wickeln; Sonokontrolle U3	Spreizbehandlung; Sonokontrolle

Tabelle 6.3. Vorgehen bei U3 unter Berücksichtigung des anamnestischen, klinischen und sonographischen Befundes. (Aus Altenhofen u. Hutzler 1996)

Anamnestisches Risiko	+/–	+/–	+/–	+/–	+/–	+/–	+/–	+/–
Instabilität	–	+/–	+/–	–	–	–	+	+
Abspreizhemmung	–	–	–	+	+	+	+	+
Sonographie (α-Winkel in Grad)	>56°	51–56°	<51°	>56°	51–56°	<51°	51–56°	<51°
(entspricht derzeit Hüfttyp nach Graf)	I; IIa	IIa	IIg/D; IIIa/b; IV	I; IIa	IIa	IIg/D; IIIa/b; IV	IIa	IIg/D; IIIa/b; IV
Diagnostische/ therapeutische Konsequenzen	Keine	Breit wickeln; Sonokontrolle nach 4 Wochen	Spreizbehandlung	Sonokontrolle nach 4 Wochen	Breit wickeln; Sonokontrolle nach 4 Wochen	Spreizbehandlung	Breit wickeln; Sonokontrolle nach 4 Wochen	Spreizbehandlung

Behandlung von Normvarianten liegt im allgemeinen Trend der Kinderheilkunde (Spranger 1994), ist aber mangels Spezifität des sonographischen Screenings unvermeidbar.

Literatur

Altenhofen L, Hutzler D (1996) Leitlinien für das hüftsonographische Screening im Rahmen des Programms „Krankheitsfrüherkennung im Kindesalter". Dt Ärztebl 93:57–60

Avisse C, Gomes H, Delvinquiere V, Quedraogo T, Lallemand A, Delattre JF, Flament JB (1997) Anatomic study of the pre- and neonatal hip. Physiopathologic considerations on dysplasia and congenital dislocation of the hip. Surg Radiol Anat 19:155–159Dorn U (1990) Hüftscreening bei Neugeborenen. Klinische und sonographische Ergebnisse. Wien Klin Wochenschr 102:1–22

Dunn PM (1976) Perinatal observations on the etiology of congenital dislocation of the hip. Clin Orthop 119:23–7

Exner GU (1997) Sonographisches Hüftdysplasie-Screening in der Schweiz. Päd 3:284–287

Exner GU, Kern SM (1994) Spontanverlauf milder Hüftdysplasien vom Kleinkindes- bis ins Erwachsenenalter. Orthopäde 23:181– 184

Graf R (1986) Sonographie der Säuglingshüfte – ein Kompendium. 4. Aufl. Enke, Stuttgart

Spranger J (1994) Therapie im Kindesalter: Wissenschaft und Magie. Monatsschr Kinderheilk 142:84– 89

Weitzel D (1992) Gutachten zur Frage des Stellenwertes eines flächendeckenden sonographischen Hüftscreenings bei Neugeborenen. Deutsche Klinik für Diagnostik, Wiesbaden

Weitzel D, Schneider R, Obermann B (1994) Sonographische Befunde in einem flächendeckenden neonatalen Hüftscreening. Ist die Graf-Typeneinteilung der Hüftsonogramme korrekturbedürftig? Monatsschr Kinderheilk 142:132– 13

7 Stoffwechselscreening

Untersuchung von Neugeborenen auf angeborene endokrine und metabolische Krankheiten

A. Kohlschütter

In Deutschland werden von den zuständigen Fachgesellschaften derzeit übereinstimmend die in Tabelle 7.1 (linke Spalte) aufgeführten Krankheiten für ein allgemeines labordiagnostisches Screening empfohlen (Harms et al. 1997). Darüber hinaus werden in regional unterschiedlicher Weise auch noch andere Krankheiten ins Screening einbezogen (Tabelle 7.1). Die das Screening betreffenden Gesichtspunkte dieser Krankheiten werden nachfolgend besprochen.

Tabelle 7.1. Neugeborenenscreening durch Laboruntersuchungen

In Deutschland allgemein empfohlen (Harms et al. 1997)	Einige weitere Screeningprogramme (regionale Durchführung und Bedeutung unterschiedlich)
Hypothyreose; adrenogenitales Syndrom; Phenylketonurie; klassische Galaktosämie; Biotinidasemangel	Weitere Aminoacidopathien (Ahornsirupkrankheit, Homocystinurie, Tyrosinämie); Organoacidopathien; Fettsäurenoxidationsdefekte; zystische Fibrose; hämolytische Anämien (Glukose-6-Phosphat-Dehydrogenase-Mangel, Hämoglobinopathien); Infektionen (Toxoplasmose, HIV, CMV); Muskeldystrophie Duchenne

Hypothyreose

Die angeborene Hypothyreose beruht auf ungenügender Bildung von Schilddrüsenhormon bei heterogenen Störungen wie Agenesie oder Ektopie der Schilddrüse, Enzymdefekten der Hormonsynthese, Jodmangel oder der seltenen fehlenden Stimulation durch die zentralen Hormone (TSH, TRF). Nicht erkannte und infolgedessen nicht gleich nach Geburt behandelte Patienten leiden neben den für Hypothyreose typischen hypometabolen Störungen an Geistesschwäche und unterschiedlichen Graden von Minderwuchs, Taubheit und neurologischen Symptomen. Die Inzidenz der überwiegend sporadisch auftretenden Krankheit beträgt in Mitteleuropa etwa 1:3000. Die Diagnose aufgrund klinischer Symptome ist meist erst im Alter von mehreren Monaten möglich, d.h. zu einem Zeitpunkt, wo es für eine erfolgreiche Therapie zu spät ist.

Bei den primären Hypothyreosen wird reaktiv die Ausschüttung von TSH gesteigert. Die erhöhte TSH-Konzentration im Blut wird für die Erkennung der Krankheit beim Neugeborenenscreening benutzt. Auf die Erfassung der sekundären und tertiären Hypothyreosen, bei denen das TSH nicht erhöht ist, wird meist verzichtet. Hierzu müßte zusätzlich das Schilddrüsenhormon (T4) bestimmt werden, was in einigen Ländern auch geschieht. Der Verzicht auf die Bestimmung von T4 wird begründet mit den hohen Kosten und dem Hinweis, daß die sekundären Hypothyreosen wegen der ungestörten basalen Tätigkeit der Schilddrüse nicht zu geistigen Schäden führen.

Die Blutentnahme soll frühestens nach der 12. Lebensstunde erfolgen. Blutproben, die vor 24 bis 48 Lebenstunden entnommen wurden, können zu falschpositiven Ergebnissen führen, da die TSH-Konzentration im Blut physiologischerweise nach der Geburt vorübergehend ansteigt. Mit einem gewissen Prozentsatz falschnegativer Ergebnisse muß gerechnet werden. In einer amerikanischen Studie wurden 10% der Fälle erst bei Wiederholung des Screenings im Alter von 2 bis 6 Wochen gefunden. Im Zweifelsfalle sollte man nicht auf das negative Screening-Ergebnis vertrauen, sondern den Test wiederholen.

Bei eindeutig postivem Testergebnis muß Flüssigblut für die quantitative Bestimmung der Schilddrüsenhormone abgenommen und eine orale Substitution mit L-Thyroxin unverzüglich noch vor Eintreffen des Ergebnisses begonnen werden. Die weitere Behandlung (s. Kap. 62) soll in Konsultation mit einem pädiatrischen Endokrinologen erfolgen. Bei sorgfältiger Behandlung wachsen die Kinder meist körperlich und geistig normal auf, doch ließen Langzeitstudien in Kollektiven mit angeborener Hypothyreose gewisse kognitive und neuromuskuläre Defizite erkennen.

Adrenogenitales Syndrom (AGS)

Mit adrenogenitalem Syndrom (AGS) bezeichnet man eine Gruppe verwandter Enzymdefekte der Nebennierenrinde, die zu einer verminderten Synthese von Kortikoiden führen (s. Kap. 64). Über 95% der Fälle beruhen auf einem Mangel an 21-Hydroxylase. Diese Form kann durch das Neugeborenenscreening erkannt werden. Der Enzymdefekt führt zu einer Überproduktion von androgenen Substanzen, die für die bereits intrauterin beschleunigte somatische und sexuelle Reifung und für die Virilisierung weiblicher Patienten verantwortlich sind. Eine der diagnostischen Substanzen ist 17α-Hydroxy-Progesteron (17-OHP), dessen erhöhte Konzentration im Blut für den Screeningtest benutzt wird. Bei Mädchen tritt durch die Einwirkung der Androgene in der Fetalzeit eine unterschiedlich ausgeprägte Maskulinisierung des Genitales ein, die zu einer falschen Geschlechtszuordnung führen kann. Bei Knaben kann das Auftreten des lebensgefährlichen „Salzverlustsyndroms" mit schockartigem Bild zur klinischen Diagnose führen. Eine Substitutionsbehandlung des Kortisolmangels mit Kortikoiden unterdrückt das abnorme Muster der Steroidhormone und vermeidet die Folgen der übermäßigen Virilisierung, des Salzverlustes und des Minderwuchses durch vorzeitigen Epiphysenschluß.

Die Inzidenz ist wegen vieler unerkannter Fälle schwer abzuschätzen und dürfte etwa 1:10.000 betragen. Der Vorteil einer Erfassung durch das Neugeborenenscreening ist inzwischen gut belegt (Pang u. Shook, 1997). Es erfolgt durch Nachweis des erhöhten 17-OHP in einer Trockenblutprobe. Problematisch ist dabei die starke Abhängigkeit des Normbereichs vom Gestationsalter. Bei der Beurteilung der Ergebnisse müssen Gestationsalter oder Geburtsgewicht des Kindes bekannt sein (Allen et al. 1997). Pathologisch erhöhte 17-OHP-Konzentrationen sind schon bei Geburt nachweisbar, doch können die Werte innerhalb der ersten 24 Stunden auch physiologisch erhöht sein. Die rasche Bearbeitung und Befundmitteilung ist beim AGS-Screening besonders wichtig, da schon in den ersten Lebenstagen eine adrenale Krise und ein Salzverlustsyndrom eintreten können. Durch einen postpartal durchgeführten ACTH-Test sind zusätzlich noch einige Schwachformen und nichtklassische Formen des 21-Hydroxylase-Mangels erfaßbar. Die erfolgreiche Langzeitbehandlung eines Patienten mit AGS verlangt die Erfahrung eines pädiatrischen Endokrinologen.

Phenylketonurie (PKU)

Die klassische Phenylketonurie (PKU) beruht auf einem Mangel an Phenylalaninhydroxylase und führt unbehandelt zu Schwachsinn, Krämpfen, Hautausschlägen und auffälligem Körpergeruch (s. Kap. 36). Der Enzymdefekt führt zu diagnostisch erhöhten Konzentrationen von Phenylalanin im Blut. Außerdem gibt es gutartigere Varianten des Phenylalaninhydoxylasemangels und „atypische" Formen der PKU, die auf dem Mangel von Cofaktoren beruhen. Auch sie können u. U. durch ein erhöhtes Phenylalanin im Screening erfaßt werden. Die Inzidenz der klassischen PKU beträgt etwa 1:10.000. Eine klinische Diagnose ist in den ersten Lebensmonaten nicht möglich und erst nach Deutlichwerden einer gestörten psychomotorischen Entwicklung zu vermuten, also zu einem Zeitpunkt, wo es für die erfolgreiche Therapie zu spät ist. Die Behandlung besteht in einer phenylalaninarmen Diät mindestens während des Kindes- und Jugendalters.

Als Screeningmethode wird der erhöhte Gehalt von Phenylalanin im Blut benutzt. Dieser ist zwar schon bei Geburt leicht erhöht, steigt aber erst in den ersten Lebenstagen auf ein diagnostisch sicheres Niveau. Die Verwendung einer ausreichend sensitiven Analytik ist kritisch. Jahrzehntelang wurde ein bakterieller Wachstumstest verwendet. Dieser ist unter heutigen Bedingungen, wo die Blutentnahme oft schon am ersten Lebenstag erfolgt („Frühscreening", s.u.), nicht mehr geeignet, und eine quantitative Methode ist vorzuziehen. Auch damit ist bei einem „Frühscreening" keine ausreichende Sicherheit gegeben, und in solchen Fällen muß die Screening-Untersuchung vor dem Ende der zweiten Lebenswoche wiederholt werden.

Ein positives Screening-Ergebnis muß in Zusammenarbeit mit einem Stoffwechselzentrum rasch diagnostisch geklärt werden. Die verschiedenen Ursachen einer Hyperphenylalaninämie (Phenylalaninhydroxylasemangel unterschiedlicher Malignität, Kofaktormängel, sekundäre Störungen) sind zu differenzieren, wozu i.d.R. ein kurzer stationärer Aufenthalt notwendig ist. Im Falle einer klassischen PKU sollte die Diättherapie vor Ablauf der zweiten Lebenswoche einsetzen. Die sorgfältige langjährige Behandlung von PKU-Patienten, die ein körperlich und geistig normales Aufwachsen ermöglicht, erfordert die Mitbetreuung durch ein Stoffwechselzentrum.

Klassische Galaktosämie

Die klassische Galaktosämie beruht auf einer Störung der Verwertung von Galaktose bei Fehlen der Galaktose-1-Phosphaturidyltransferase (Gal-1-PUT). Unerkannt führt sie meist zum Tode, bei Überlebenden zu Gedeihstörungen, Erbrechen, Leberkrankheit, Katarakten und psychomotorischer Entwicklungsstörung. Für das Screening nutzbar ist das Fehlen der Gal-1-PUT-Aktivität im Blut, die Akkumulation van Galaktose-1-Phosphat und, falls das Neugeborene ausreichend laktosehaltige Milchnahrung erhielt, der erhöhte Spiegel von Galaktose im Blut. Varianten der klassischen Galaktosämie haben erniedrigte, aber nicht fehlende Enzymaktivitäten. Nichtklassische Galaktosämien beruhen auf anderen Enzymdefekten (Galaktokinase, Uridindiphosphatgalaktose-4-Epimerase) und sind viel weniger gefährlich, führen jedoch unerkannt auch zu Katarakten (s. Kap. 38.1).

Als Analysemethode für die klassische Galaktosämie empfiehlt sich die Messung der Gal-1-PUT-Aktivität, deren Fehlen zu jedem Zeitpunkt nach der Geburt nachweisbar ist. Diese Methode ist unter den Bedingungen eines „Frühscreenings" unerläßlich. Parallel dazu sollen weitere Methoden verwendet werden wie die Bestimmung von Galaktose und Galaktose-1-Phosphat. Eine deutlich erhöhte Galaktosekonzentration hängt von vorausgegangener ausreichender Zufuhr laktosehaltiger Milchnahrung ab, läßt dann aber auch „nichtklassische" Galaktosämieformen erkennen. Galaktose-1-Phosphat ist bei der klassischen Galaktosämie häufig auch ohne Laktosezufuhr erhöht. Für das Galaktosämiescreening müssen die Trockenblutproben wegen der Empfindlichkeit des Enzyms besonders vor Hitze und Feuchtigkeit geschützt werden. Der Befundrücklauf muß rasch erfolgen, da Neugeborene mit klassischer Galaktosämie bereits in den ersten Lebenstagen katastrophal entgleisen können. Bluttransfusionen können den Enzymtest für mehrere Wochen fälschlich normal erscheinen lassen.

Bei positivem Screening-Ergebnis oder anderweitigem Verdacht auf Galaktosämie ist in jedem Fall die Zufuhr von laktosehaltiger Nahrung sofort zu unterbrechen und eine definitive Diagnostik zu veranlassen (durch Bestimmung der Enzymaktivitäten in Erythrozyten). Die Prognose der klassischen Galaktosämie ist bei Früherkennung und einer laktosearmen Diät im allgemeinen gut, aber belastet durch eine oft suboptimale Entwicklung spezieller kognitiver Fähigkeiten und durch ovarielle Insuffizienz.

Biotinidasemangel

Der autosomal rezessiv erbliche Mangel an Biotinidase verhindert im intermediären Stoffwechsel die Wiedergewinnung von Biotin, das als prosthetische Gruppe multipler Carboxylasen benötigt wird. Die ganz oder teilweise fehlende Aktivität dieser Enzyme führt zu einem weiten klinischen Spektrum. Es gibt schwere akute Bilder mit metabolischer Acidose, Koma und Krämpfen, chronische Bilder mit psychomotorischen Entwicklungsstörungen und Hauterscheinungen, aber auch weitgehend erscheinungsfreie Patienten. Die Schwere der Erscheinungen hängt von der Restaktivität der Biotinidase ab. Durch Screening im Blut von Neugeborenen fand man sowohl partielle Enzymdefekte (10–30 % der normalen Aktivität) als auch vollständige Defekte und K_m-Mutanten (Baumgartner u. Suormala 1997). Die Inzidenz der Defekte beträgt etwa 1:50.000; schwere Defekte sind deutlich seltener. Dennoch lohnt sich das Screening, da der verwendete Test wenig aufwendig ist und entdeckte Patienten mit einer einfachen Supplementierung von Biotin vor schweren Schäden bewahrt werden können.

Die Biotinidaseaktivität wird im Trockenblut mit einem kolorimetrischen oder fluorimetrischen Assay bestimmt. Bei niedriger Aktivität werden zur Bestätigung diese Assays (und in spezialisierten Labors ein empfindlicher radiometrischer Test) im Serum durchgeführt.

Weitere Screening-Programme

Für viele weitere angeborene Krankheiten wurden Screening-Methoden entwickelt (s. Tabelle 7.1, rechte Spalte), doch besteht keine Übereinstimmung, sie in ein allgemeines Screening einzubeziehen. Die Gründe hierfür liegen teils in der großen Seltenheit der Krankheiten oder in noch unausgereifter aufwendiger Methodik, die ein Screening wirtschaftlich nicht tragbar erscheinen lassen. Bei anderen Krankheiten ist die Wirksamkeit der Behandlungsmethoden nicht ausreichend bewiesen. Für manche Krankheiten werden von der Industrie Bestimmungsmethoden propagiert, die sich für ein Screening eignen, doch ist der medizinische Nutzen des Screenings zweifelhaft. Einige weitere Krankheiten, für die in gewissen Regionen ein Screening durchgeführt wird, seien kurz besprochen.

Ahornsirupkrankheit. Hierbei führt eine autosomal-rezessiv erbliche Abbaustörung der verzweigten Aminosäuren Leuzin, Isoleuzin und Valin auf der Ebene ihrer Ketoanaloge zu unterschiedlich schweren Bildern, die von akuten Entgleisungen mit Erbrechen, Koma und raschem Tod bis zu milden psychomotorischen Entwicklungsstörungen reichen. Die Inzidenz ist im Verhältnis gering (etwa 1:200.000), doch wird an einigen Stellen ein Screening durchgeführt durch Feststellung einer erhöhten Leuzinkonzentration im Blut. Die Behandlung besteht in einer eiweißarmen Diät. Schwere akute Fälle sind hierdurch nicht immer rechtzeitig zu erkennen, doch ist der therapeutische Nutzen einer Früherkennung und Behandlung unzweifelhaft. Zur Bestätigung der Diagnose ist die quantitative Analyse der verzweigtkettigen Aminosäuren im Plasma und der entsprechenden organischen Säuren im Urin erforderlich, ggf. ergänzt durch enzymatische Untersuchungen. Die Behandlung, bei der manche Fragen offen sind, erfordert die Erfahrung eines Stoffwechselzentrums.

Homocystinurie. Hierbei handelt es sich um eine Reihe autosomal-rezessiv erblicher Defekte im Abbau schwefelhaltiger Aminosäuren. Der häufigste Defekt betrifft die Cystathionin-β-Synthase und führt zu erhöhten Konzentrationen von Homozystein, Methionin und Homozysteinmetaboliten in Blut und Urin. Zu den klinischen Symptomen gehören Thromboembolien, Linsenluxation, Skoliose, Osteoporose, psychomotorische Entwicklungsstörungen, Krämpfe, Myopathien und ein marfanoider Habitus. Die Inzidenz variiert regional und liegt bei uns bei etwa 1:180.000. Die Erfolge von Therapien sind nicht gut bekannt. Einige Formen reagieren gut auf die Gabe von Vitamin B_6, das als Kofaktor wirkt. Andere Formen sucht man durch eiweißarme Kost zu beeinflussen.

Screening-Zentren, die die Homocystinurie einschließen, verwenden meist die mittels eines bakteriellen Wachstumstests gemessene erhöhte Methioninkonzentration im Blut der Neugeborenen. Das Methionin steigt jedoch erst nach einigen Tagen und nach ausreichender Eiweißzufuhr deutlich an, vor allem bei den Vitamin-B6-responsiven Fällen, bei denen eine gewisse Restaktivität des Enzyms besteht. Diese der Therapie besonders gut zugänglichen Fälle werden daher mit dieser

Methodik leicht verpaßt. Neuere technische Entwicklungen (Tandem-Massenspektrometrie, s.u.) sind hier vorteilhaft.

Praktische Durchführung

Zeitpunkt der Blutentnahme. Der optimale Zeitpunkt ist wegen der besprochenen unterschiedlichen Anforderungen bei den einzelnen Krankheiten ein Kompromiß. Während einzelne Krankheiten sofort nach Geburt erfaßt werden können und sollten (z.B. die klassische Galaktosämie), liegt der diagnostisch sichere Zeitraum für eine Erfassung bei anderen Krankheiten deutlich später. Auch die Zahl falschpositiver Testergebnisse ist bei einigen Krankheiten zu einem etwas späteren Zeitpunkt geringer. Dieses Dilemma ist bei der heute zur Verfügung stehenden Methodik eigentlich nur durch wiederholte Untersuchungen zu lösen. Für die Praxis empfehlen die entsprechenden Fachgesellschaften folgendes Vorgehen (Harms et al. 1997):

1. Blutentnahme im Regelfall am 4. bis maximal am 7. Lebenstag.
2. Bei Geburt in einer Klinik findet die Blutentnahme immer in der Klinik statt.
3. Bei Entlassung des Kindes vor dem 4. Lebenstag, bei Verlegung in eine andere Institution oder bei einer Bluttransfusion wird vor dem Ereignis die Blutentnahme durchgeführt. Dieses Verfahren soll die möglichst vollständige Erfassung aller Neugeborenen ermöglichen. Bei Verzicht auf das Screening in der Klinik entgehen erfahrungsgemäß einige Kinder dem Screening.
4. Bei Frühgeborenen und kranken Neugeborenen im Krankenhaus: Blutentnahme wie im Regelfall am 4. bis maximal am 7. Lebenstag. Bei sehr unreifen Kindern (weniger als 32 Schwangerschaftswochen) muß ein zweites Screening nach 2 Wochen erfolgen.
5. „Frühscreening“: Bei einer Blutentnahme innerhalb der ersten 48 Stunden muß ein Zweitscreening (am 4.–7. Tag) durchgeführt werden. Bei einer Blutentnahme zwischen 48 und 72 Lebensstunden wird ein Zweitscreening empfohlen.

Bei jedem Zweifel an der ordnungsgemäßen Durchführung der Screeninguntersuchung sollte es sicherheitshalber wiederholt werden.

Blutgewinnung und Probenversand. Siehe die Hinweise auf Abb. 7.1. Die Testkarte muß klare Angaben enthalten zur Identifizierung des Kindes, Datum und Uhrzeit der Geburt, Datum und Uhrzeit der Blutentnahme, Adresse und Telefonnummer der Mutter und des Einsenders, Angaben über Ernährungsstörungen (z.B. fehlende Zufuhr von Milch), Gestationsalter oder Geburtsgewicht. Weitere Hinweise zu Organisation und Verantwortlichkeiten sind in den veröffentlichten Richtlinien enthalten (Harms et al. 1997). Venenblut (Punktion einer Schädelhaut-Vene) kann zur Untersuchung verwendet werden.

Neue Entwicklungen

Das traditionelle Vorgehen beim Neugeborenenscreening besteht darin, einzelne Krankheiten nach Kosten-Nutzen-Überlegungen als screeningwürdig zu erklären und in Trockenblutproben eine Batterie dafür geeigneter biochemischer

Leitfaden zur Blutentnahme (Kapillar- oder Venenblut, kein EDTA-Blut, kein Nabelschnurblut):

- Zur Durchblutungssteigerung Fuß evtl. 5 min in ein feuchtes 40–42 °C warmes Tuch einwickeln.
- Fersenhaut desinfizieren, sorgfältig trocknen.
- Ferse Zwischen Daumen und Zeigefinger fixieren (Mittel-, Ring- und Kleinfinger über den Fußrücken legen).
- Einstich am inneren oder außeren Fersenrand. Einstichtiefe 2,4 mm (bei Frühgeborenen 1,9 mm) nicht überschreiten (Sichereitslanzetten, Verletzungsgefahr des Fersenbeinknochens!).

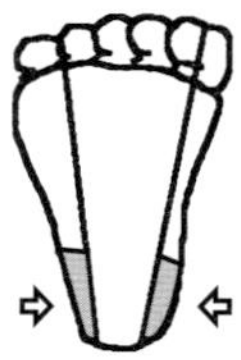

- Ersten Blutstropfen abwischen, danach die Kreise auf dem Filterpapier (nur!) von einer Seite her vollständig durchtränken, so daß sie auch auf der Rückseite vollständig ausgefüllt sind.
- Blutstropfen eintrocknen lassen (2–4 Stunden bei Zimmertemperatur) und am gleichen Tag abschicken (nicht mehrere Tage sammeln!).

Abb. 7.1. Teil einer Filterpapierkarte für das Neugeborenenscreening mit Hinweisen zur Blutentnahme

(neuerdings auch molekulargenetischer) Tests durchzuführen. Trotz Automatisierung bleibt dieses Verfahren umständlich und liefert keine Erkenntnisse über andere als die gesuchten Krankheiten. Hier setzt die moderne analytische Technik der Tandem-Massenspektrometrie ein, bei der in einer einzigen Probe und in einem Arbeitsgang eine große Zahl von Metaboliten identifiziert und quantifiziert wird (Rashed et al. 1997). Diese Technik erlaubt die Früherkennung zahlreicher bisher nicht im Screening gesuchter Stoffwechselkrankheiten, z.B. aus der Gruppe der Aminoacidopathien, Organoacidopathien und Fettsäurenoxidationsdefekte, die heute erst spät und oft nach dem Eintritt irreversibler Schäden diagnostiziert werden. Einige dieser Krankheiten, z.B. der Mangel an Medium-chain-AcylCoA-Dehydrogenase, sind gut behandelbar. Für andere Krankheiten dieser Gruppe werden erst durch ein Screening mit der neuen Technik die Inzidenzen bestimmt und die Voraussetzungen für eine Frühbehandlung geschaffen werden können.

Literatur

Allen DB, Hoffman GL, Fitzpatrick P, Laessig R, Maby S, Slyper A (1997) Improved precision of newborn screening for congenital adrenal hyperplasia using weight-adjusted criteria for 17-hydroxyprogesterone levels. J Pediatr 130: 128–133

American Academy of Pediatrics. Committee on Genetics (1996) Newborn screening fact sheets. Pediatrics 98: 473–501

Baumgartner ER, Suormala T (1997) Multiple carboxylase deficiency: inherited and acquired disorders of biotin metabolism. Int J Vitam Nutr Res 67: 377–384

Harms E et al. (1997) Richtlinien zur Organisation und Durchführung des Neugeborenenscreenings auf angeborene Stoffwechselstörungen und Endokrinopathien in Deutschland. Kinderarzt 28: 1328–1332

Pang S, Shook MK (1997) Current status of neonatal screening for congenital adrenal hyperplasia [see comments]. Curr Opin Pediatr 9: 419–423

Rashed MS, Bucknall MP, Little D et al. (1997) Screening blood spots for inborn errors of metabolism by electrospray tandem mass spectrometry with a microplate batch process and a computer algorithm for automated flagging of abnormal profiles. Clin Chem 43: 1129–1141

Zabransky S (Hrsg) (2001) Screening auf angeborene endokrine und metabole Störungen. Springer, Wien New York

8 Rachitisprophylaxe

K. Kruse

Tagesbedarf an Vitamin D. Der Tagesbedarf an Vitamin D (also Vitamin D3 und Vitamin D2) wird bei Frühgeborenen auf etwa 1.000 IE, bei Säuglingen auf 400 IE und bei älteren Kindern auf 200–400 IE geschätzt.

Über die Milchnahrung erhalten gestillte Säuglinge maximal 100 IE und mit industriell hergestellter Milch ernährte Säuglinge maximal 400 IE täglich.

Stellenwert der UV-Bestrahlung der Haut in der Rachitisprophylaxe. Da jenseits des Säuglingsalters eine ausreichende Aufnahme von Vitamin D mit der Nahrung nicht gewährleistet ist, ist für eine ausreichende Versorgung bei manchen Kindern eine zusätzliche Bereitstellung von Vitamin D über die Haut notwendig.

Exakte Empfehlungen für eine adäquate natürliche UV-Strahlung, die zur Rachitisprophylaxe eines Kindes notwendig ist, können nicht gegeben werden. Die wirksame Bestrahlungsdauer mit Wellenlängen um 300 nm schwankt erheblich in Abhängigkeit von Jahres- und Tageszeit, geografischer Breite sowie Fläche, Dicke und Pigmentierung der bestrahlten Haut. Dabei ist eine direkte Sonnenbestrahlung nicht erforderlich, weil die indirekte Himmelsstrahlung genügend antirachitisch wirksame Strahlenanteile enthält. Dagegen darf der Einfall der Himmelsstrahlung nicht allzusehr, z.B. durch Kleidung, Schirm, Dach eines Kinderwagens oder Hauswand behindert werden.

In Deutschland ist eine Sonnenbestrahlung von Oktober bis März im Hinblick auf die Vitamin-D-Bildung in der Haut ineffektiv. Im Frühjahr und Sommer reicht vermutlich eine 2stündige Exposition von Gesicht und Händen pro Woche zur Gewährleistung einer genügenden Vitamin-D-Versorgung von Kindern aus.

Exzessive Sonnenbäder mit mehrstündiger täglicher Exposition des gesamten unbedeckten Körpers führen zwar zu keiner Vitamin-D-Intoxikation, haben aber im Hinblick auf die Vitamin-D-Prophylaxe im Kindesalter keinen Vorteil.

Durchführung der Rachitisprophylaxe. Um eine Vitamin-D-Mangel-Rachitis (s. Kap. 66) mit großer Sicherheit zu vermeiden, wird in Deutschland eine zusätzliche orale Individualprophylaxe während des 1., oft auch des 2. Lebensjahres, mit 500 IE Vitamin D3/Tag durchgeführt. Überdosierungserscheinungen treten bei dieser Rachitisprophylaxe, die in der Regel mit einer Kariesprophylaxe in Form von Fluor kombiniert wird, nicht auf.

Der Vitamin-D-Bedarf Frühgeborener ist weniger gut definiert, er dürfte auf das Körpergewicht bezogen viel höher als beim reifgeborenen Kind liegen.

Bei einer Ernährung Frühgeborener mit Muttermilch sollen mindestens bis zum Erreichen des „Geburtstermins" 1.000 IE Vitamin D3 und anschließend mindestens 500 IE D3 täglich verabreicht werden. Da die z.Z. erhältlichen Milchfertignahrungen für Frühgeborene Unterschiede im Vitamin-D-Gehalt aufweisen, sollte die zusätzliche Supplementation sich daran orientieren, die tägliche Gesamtzufuhr von 1.200 IE nicht zu überschreiten.

Schlußfolgerung. Nach Einführung der Rachitisprophylaxe ist die Vitamin-D-Mangel-Rachitis in Deutschland seit Jahrzehnten sehr selten geworden. Leider ist in den letzten Jahren, insbesondere aufgrund einer unzureichenden Prophylaxe, wieder ein Anstieg der Rachitis festzustellen (mehrere 100 Fälle/Jahr).

Viele Kinder erkranken erst im 2. Lebensjahr, da dann in der Regel keine Vitamin-D-angereicherte Milch mehr gefüttert wird und der Vitamin-D-Bedarf aufgrund des noch großen Längenwachstums weiterhin hoch ist.

Die Sonnenbestrahlung ist als Prophylaxe zu unsicher, so daß die konsequente Einhaltung der Rachitisprophylaxe mit Vitamin D3 in obengenannter Dosis und in einer Dauer von 24 Monaten dringend anzuraten ist.

9 Jodprophylaxe der Struma

A. Grüters

Definition. Als Struma wird eine Vergrößerung der Schilddrüse über die altersentsprechende Norm bezeichnet. Man unterscheidet die euthyreote Struma von der Struma durch eine Schilddrüsenfunktionsstörung oder eine Thyreoiditis. In der Regel ist mit euthyreoter Struma die durch Jodmangel bedingte Struma gemeint. Man unterscheidet hierbei diffuse von knotig veränderten Strumen.

Ätiologie und Pathogenese. Zwischen Jodmangel und dem gehäuften Auftreten von Strumen besteht eine enge Beziehung. Da Jod ein wichtiger Baustein für die Schilddrüsenhormonsynthese ist, wurde früher angenommen, daß ein Mangel an Jod zu einer verminderten Schilddrüsenhormonproduktion führt und die Vergrößerung der Schilddrüse allein auf die proliferative Wirkung des in der Folge ansteigenden TSH-Spiegels zurückzuführen ist (Gärtner 1990). Diese funktionellen Vorstellungen erklären jedoch nicht alle klinischen Beobachtungen. So sind in Jodmangelgebieten die TSH-Spiegel bei Patienten mit Struma nicht höher als bei Patienten ohne Struma und die angeborene Struma ist nicht zwingendes Symptom des endemischen Kretinismus. In Regionen mit ausgeprägtem Jodmangel gibt es außerdem Individuen ohne vergrößerte Schilddrüse und Jodmangelstrumen bei nur moderatem Jodmangel. Eine Struma entwickelt sich nur bei disponierten Menschen. Mit der Identifizierung genetisch bedingter Veränderungen des Natrium-Jod-Symporters bei Patienten mit Hypothyreose und Struma sowie der Beschreibung von Mutationen im Pendrin-Gen, das ebenfalls für einen Jodidtransporter codiert, wurde deutlich, daß die Prädisposition für die Entwicklung einer Struma durch Veränderungen in Genen bedingt ist, die eine wichtige Rolle in der Aufnahme von Jodid in die Schilddrüsenzelle spielen.

Weiterhin scheinen parakrine Wachstumsfaktoren wie IGF I und EGF eine zentrale Rolle in der Strumagenese zu spielen. Das IGF I- und EGF-vermittelte Wachstum von Schilddrüsengewebe ist bei intrathyreoidalem Jodmangel verstärkt (Gärtner 1990).

Schließlich sind natürliche und synthetische Goitrogene wichtige Faktoren der Strumapathogenese. Zumeist wirken sie über eine Hemmung der Jodaufnahme (Thiocyanate) oder der Schilddrüsenperoxidase (Phenolderivate, Flavonoide); für manche ist der Wirkmechanismus nicht geklärt. In der Pädiatrie spielen neben der Verunreinigung des Trinkwassers durch Phenolderivate und Belastung der Muttermilch mit PCB Nahrungsmittel mit goitrogener Wirkung eine entscheidende Rolle. Daher nimmt in vielen Ländern der dritten Welt die Schilddrüsengröße nach Abstillen zu, da dann thiocyanatreiche billige Nahrungsmittel in die Ernährung eingeführt werden. Auch Soja hat eine goitrogene Wirkung, und es wurden Patienten beschrieben, die im Rahmen einer Ernährung mit Sojamilch wegen einer Neurodermitis ausgeprägte Strumen entwickelten.

In der Bundesrepublik Deutschland besteht regional unterschiedlich ausgeprägt nur noch ein geringer alimentärer Jodmangel. Durch die Zunahme des Verbrauchs von jodiertem Speisesalz in der Nahrungsmittelindustrie sowie in Bäkkereien hat sich die Jodaufnahme in den letzten Jahren deutlich verbessert. Dies deutet sich regional auch in einer bereits signifikanten Verringerung des Schilddrüsenvolumens bei Kindern und Jugendlichen an. Eine höhere alimentäre Jodzufuhr korreliert mit geringeren Schilddrüsenvolumina. Ältere Normwerte der Schilddrüsengröße, die unter Bedingungen des alimentären Jodmangels gemessen wurden, sind durch Normwerte zu ersetzen, die bei gut mit Jod versorgten Kindern und Jugendlichen erhoben wurden (Tabelle 9.1).

Tabelle 9.1. Referenzwerte der Schilddrüsenvolumina von gut mit Jod versorgten Kindern und Jugendlichen. MW Mittelwerte, SD Standardabweichung. (Aus Liesenkötter 1997)

Alter (Jahre)	Jungen [ml] MW (+/– 2 SD)	Mädchen [ml] MW (+/– 2 SD)	Gesamt [ml] MW (+/– 2 SD)
<6	1,2 (1,0)	1,5 (1,4)	1,4 (0,6)
6–7	2,1 (0,8)	2,5 (1,0)	2,3 (0,9)
7–8	2,3 (0,8)	2,5 (1,0)	2,4 (0,9)
8–9	2,4 (0,7)	2,5 (1,0)	2,4 (0,9)
9–10	3,0 (0,7)	2,7 (1,1)	2,8 (0,9)
10–11	3,8 (1,5)	4,2 (1,4)	4,0 (1,7)
11–12	3,9 (1,5)	4,4 (2,1)	4,2 (1,8)
12–13	4,1 (1,4)	4,9 (2,3)	4,5 (1,9)
13–14	4,4 (1,9)	4,6 (2,7)	4,5 (2,3)
14–15	4,4 (1,4)	4,9 (2,3)	4,6 (2,7)
15–16	6,2 (3,2)	6,5 (3,8)	5,9 (3,7)
16–17	6,8 (3,9)	6,9 (4,5)	6,7 (4,2)

Jodmangel in der Schwangerschaft führt zu einer Kropfbildung beim Feten. Durch eine zunehmende Verbesserung der Jodversorgung und durch gezielte Jodprophylaxe in der Schwangerschaft ist die sichtbare Neugeborenenstruma in der Bundesrepublik Deutschland eine Rarität geworden. Eine deutliche Korrelation besteht jedoch zwischen der Jodversorgung und der Häufigkeit erhöhter TSH-Spiegel im Neugeborenenscreening. Der Jodmangel ist außerdem ein erhebliches gesundheitliches Risiko im Hinblick auf die knotigen Veränderungen der Schilddrüse im Erwachsenenalter. Eine Jodmangelstruma zeigt nach längerem Bestehen die Tendenz, von der diffusen in die nodöse Form überzugehen, wobei die Knotenbildung ihren Ausgang von Zellnestern nimmt, die nicht der TSH-Regulation folgen. Neben diesen morphologischen Veränderungen werden auch funktionelle Veränderungen, wie multifokale Autonomien oder eine globale Hypothyreose gehäuft in Jodmangelgebieten beobachtet. Daher müssen alle Anstrengungen unternommen werden, durch eine Verbesserung der Jodversorgung in allen Regionen der Bundesrepublik die Jodmangelstruma bei Kindern und Jugendlichen zu eliminieren. Wie bereits in einigen Bundesländern und europäischen Staaten schon jetzt, wird dann eine vergrößerte Schilddrüse immer auf eine pathologische Veränderung, zumeist auf eine Autoimmunthyreoiditis hinweisen.

Prävention. Bei gestillten Säuglingen ist die Jodversorgung ausreichend, wenn der erhöhte Jodbedarf der Mutter sicher gedeckt ist. Dies erfolgt am besten durch eine Jodprophylaxe der schilddrüsengesunden schwangeren und stillenden Frau. Da nahezu alle Säuglingsnahrungen mit Ausnahme von einigen Spezialnahrungen, z.B. hypoallergene Nahrungen oder Frühgeborenennahrungen, mit Jodid angereichert sind, ist bei überwiegend mit Fertignahrung ernährten Säuglingen ebenfalls keine zusätzliche Jodsubstitution erforderlich. Ob danach bei der sich derzeit abzeichnenden allgemeinen Verbesserung der Jodsupplementierung von Nahrungsmitteln langfristig eine zusätzliche Jodsubstitution von Kindern und Jugendlichen nötig ist, ist derzeit offen. Eine Jodsubstitution sollte immer dann erfolgen, wenn eine familiäre Belastung mit Schilddrüsenvergrößerungen oder ein nachgewiesener regionaler Jodmangel besteht (Tabelle 9.2).

Tabelle 9.2. Jodbedarf und empfohlene Jodsubstitution

Lebensabschnitt	Jodbedarf [μg/Tag]	Substitutionsdosis [μg/Tag]
Gestillter Säugling	50–80	200 an die Mutter
Ungestillter Säugling	50–80	adaptierte Milch (mit Jodzusatz 5 μg/100 ml)
6–12 Monate	60–100	evtl. 50
1–10 Jahre	120–150	evtl. 50–100
11–16 Jahre (Pubertät)	150–200	evtl. 100
Erwachsene	100–200	evtl. 100
Schwangere	200–250	200

Literatur

Gärtner R (1990) Struma-Pathophysiologie und Definition des Krankheitsbildes. In: Köbberling J, Pickardt R (Hrsg) Struma. Springer, Berlin Heidelberg, New York Tokyo
Liesenkötter KP, Kiebler A, Stach B, Willgerodt H, Grüters A (1997) Small thyroid volumes and normal iodine excretion in Berlin schoolchildren indicate full normalization of iodine supply. Exp Clin Endocrinol Diabetes 105: 46
Pohlenz J, Rosenthal IM, Weiss RE, Jhiang SM, Burant C, Refetoff S (1998) Congenital hypothyroidism due to mutations in the sodium/iodide symporter. Identification of a nonsense mutation producing a downstream cryptic 3ʿ splice site. J Clin Invest 101: 1028

10 Impfungen

10.1 Aktive Immunisierung

Grundlagen

F. Zepp

Bedeutung. Impfungen sind die wichtigsten und kosteneffektivsten Präventivmaßnahmen der modernen Medizin. Mit der breiten Nutzung von Vakzinen hat die Inzidenz der impfpräventablen Erkrankungen in den vergangenen Jahrzehnten dramatisch abgenommen. In gleichem Maße sind die Bedenken der Öffentlichkeit gegenüber potentiellen Risiken von Impfungen gewachsen und bestimmen heute in hohem Maße Akzeptanz und Nutzung von Impfungen. Öffentliche Impfempfehlungen stellen ein dynamisches Gleichgewicht zwischen Risiken und Vorteilen von Impfungen dar. Unverändert sind Impfungen der sicherste und beste Weg, Gesundheitsvorsorge zu betreiben und Infektionserkrankungen zu kontrollieren.

Immunologische Grundlagen. „Immunität" beschreibt die Eigenschaft des Organismus, Schutz vor Infektionserkrankungen zu gewährleisten. Der Mensch verfügt über natürliche unspezifische und erworbene spezifische Abwehrmechanismen. Mangels der Fähigkeit, eine immunologische Gedächtnisantwort aufzubauen, bietet die natürliche Abwehr keine Ansatzmöglichkeiten für eine Immunisierung durch Impfung.

Die *spezifische Immunität* wird durch B-Lymphozyten und Antikörper (humoral) sowie durch T-Lymphozyten (zellulär) vermittelt. Die bedeutendste Eigenschaft der spezifischen Immunität liegt in der Fähigkeit, nach der ersten Auseinandersetzung mit dem Pathogen eine *„immunologische Gedächtnisantwort"* auszubilden, um bei erneutem Antigenkontakt sofort spezifisch reagieren zu können. Das immunologische Gedächtnis ist die Grundlage von Infektionsschutz durch erworbene Immunität und stellt die Voraussetzung für die Infektionsprävention durch Impfungen dar.

Um einen Krankheitserreger erkennen zu können, müssen die Zellen des spezifischen Immunsystems zwischen körpereigenen Strukturen („Selbst") und körperfremden Substanzen, den sog. „Fremdantigenen" (z.B. Bakterien oder Viren), unterscheiden. B- oder T-Lymphozyten besitzen dafür spezifische Rezeptormoleküle.

Die Rezeptoren von B-Lymphozyten sind die auf der Zelloberfläche exprimierten Antikörpermoleküle. B-Zellen erkennen das Antigen als komplexe dreidimensionale Strukturen. Jede Veränderung der dreidimensionalen Struktur eines Antigens, wie z B. bei Denaturierung eines Proteins, hat Folgen für die Antigenerkennung. Dies ist von besonderer Bedeutung bei der Impfstoffentwicklung: Zu starke Veränderungen eines Antigens können dazu führen, daß der induzierte Antikörper das Antigen nicht mehr erkennt.

Die aktivierte B-Zelle differenziert zu einer IgM-produzierenden Plasmazelle (Primärantwort). Um eine suffiziente humorale Immunantwort und einen dauerhaften Schutz zu gewährleisten, ist die Umschaltung der Antikörperproduktion auf IgG (Isotypen-Switch) und die Entwicklung von B-Gedächtniszellen erforderlich. Diese wichtigen Entwicklungsschritte werden durch T-Helferzellen kontrolliert. Es gibt nur wenige natürliche Antigene, die B-Zellen unabhängig von T-Zellen aktivieren können. Dazu gehören Strukturen, die repetitive Sequenzen besitzen und dadurch mehrere Antigen-Rezeptor-Moleküle auf den B-Zellen direkt vernetzen. Beispiele für T-Zell-unabhängige Antigene sind Polysaccharide, wie sie als Kapselwandbestandteile bei Bakterien vorkommen.

Das *T-zelluläre Immunsystem* umfaßt verschiedene Zellsubpopulationen mit einem breiten Spektrum unterschiedlicher Funktionen. T-Helferzellen übernehmen immunregulatorische Aufgaben, während T-Effektorzellen für die Elimination fremdantigenpräsentierender Zellen (z.B. virusinfizierte Körperzellen) verantwortlich sind. Auch T-Zellen tragen auf ihrer Oberfläche spezifische Antigenrezeptoren (TCR). Im Gegensatz zu B-Zellen erkennen T-Zellen Fremdantigene jedoch nicht nativ, sondern nur in Assoziation mit körpereigenen Histokompatibilitätsstrukturen (HLA-Moleküle) auf antigenpräsentierenden Zellen (APC). Damit eine T-Zelle das Antigen erkennen kann, muß dieses also zunächst durch eine APC vorbereitet (prozessiert) und in eine Tasche auf der Oberfläche des HLA-Moleküls präsentiert werden. T-Zell-Antigene sind kleine Peptide aus etwa 8–15 Aminosäuren. Abhängig von der Qualität des Antigens, der Prozessierung und Präsentation sowie verschiedenen Faktoren des umgebenden Milieus werden zytotoxische T-Zellen oder T-Helferzellen aktiviert. Letztere können sich zu T-Helfer-1- (TH1) oder T-Helfer-2-Zellen (TH2) weiterentwickeln. TH1-Zellen unterstützen zellvermittelte zytotoxische Abwehrreaktionen, z.B. bei Virusinfektionen, und steuern die IgG1-Produktion. Die Hauptaufgaben der TH2-Zellen liegen in der Kontrolle der B-Zellantwort und des B-zellulären Gedächtnisses. Die T-Helfer-Subpopulationen werden durch ihr spezifisches Zytokinproduktionsprofil unterschieden: TH1-Zellen sind durch Interferon γ und IL-2, TH2-Zellen durch IL-4, IL-5 und IL-10 charakterisiert.

Die protektive Immunantwort ist das Resultat einer komplexen Interaktion vieler Komponenten des spezifischen Immunsystems. Neben B-Zell-Antigenen benötigt ein guter Impfstoff in der Regel T-Zell-Antigene, um die für die Steuerung der B-Gedächtnisantwort wichtigen T-Helferzellen zu stimulieren. Für virale Impfstoffe ist neben der Induktion von Antikörpern auch die Aktivierung virusspezifischer zytotoxischer T-Zellen wichtig. Der Nachweis spezifischer Antikörper beim Impfling ist daher für die Beurteilung des Impferfolgs in der Mehrzahl der Fälle unzureichend (Ausnahme: Antitoxinantikörper, wie bei Tetanus und Diphtherie). Zukünftige Impfstoffe werden mit dem Ziel der kontrollierten Aktivierung von B- und T-Zell-Subpopulationen zur optimierten Induktion des immunologischen Gedächtnisses entwickelt werden.

Impfstoffe. Man unterscheidet Impfstoffe mit vermehrungsfähigen und nicht vermehrungsfähigen Erregern. Lebendimpfstoffe werden aus der „Wildform" des Krankheitserregers durch direkte Modifikation oder durch Ausnutzung bestimmter Kulturbedingungen entwickelt. Die abgeschwächten Erreger sind replikationsfähig. Sie erzeugen eine Infektion, ohne daß es zu einer Erkrankung kommt. Wegen der nahen Verwandtschaft mit der „Wildform" des Erregers schützt die resultierende Immunantwort auch gegen das krankheitserzeugende Pathogen.

Risiken bestehen vor allem bei Impflingen mit eingeschränkten Abwehrfunktionen. Hier können die attenuierten Erreger durch unkontrolliertes Wachstum zu schweren Schäden führen. Heutzutage werden Impfstoffe gegen Mumps, Masern, Röteln, Varizellen, Gelbfieber, Typhus und Tuberkulose als Lebendvakzinen eingesetzt.

Inaktivierte Impfstoffe (Totimpfstoffe) bestehen entweder aus ganzen abgetöteten Erregern oder aus gereinigten, für die protektive Immunantwort relevanten Antigenstrukturen von Bakterien oder Viren (Komponentenimpfstoffe). Inaktivierte Impfstoffe sind nicht replikationsfähig; sie führen daher auch nicht zur Infektion oder Krankheit. Allerdings können die Inhaltsstoffe an der Injektionsstelle lokale Reizungen oder systemische Nebenwirkungen, wie Fieber, auslösen. Beispiele für ganze inaktivierte Impfstoffe sind Polio, Rabies, Hepatitis A sowie Ganzkeim-Pertussis, Typhus und Cholera.

Fraktionierte Komponentenvakzinen reduzieren die Inhaltsstoffe auf die für die protektive Immunantwort relevanten Antigene. In diese Gruppe gehören die neuen azellulären Pertussis- und Influenza-Vakzinen sowie Hepatitis B. Auch bei Antitoxinimpfstoffen, wie Diphtherie oder Tetanustoxoid, sowie Polysaccharidimpfstoffen handelt es sich um fraktionierte Vakzinen. Zukünftig werden Komponentenvakzinen vermehrt gentechnologisch als rekombinante Impfstoffe, wie z. B. die Hepatitis-B-Impfstoffe, hergestellt werden.

Impfplan. Man unterscheidet Routineimpfungen – diese sollten alle Kinder erhalten – und Indikationsimpfungen für Personen mit besonderem Infektionsrisiko. Die z. Z. empfohlenen Routineimpfungen, das empfohlene Impfalter und die Mindestabstände zwischen den Impfungen sind in Tabelle 10.1 dargestellt. Dieser Impfkalender für Säuglinge, Kinder und Jugendliche wird von der Ständigen Impfkommission (STIKO) am Robert-Koch-Institut in Berlin laufend aktualisiert.

Grundsätzlich sollten bei jedem gesunden Kind die Impfungen möglichst frühzeitig durchgeführt werden. Versäumte Impfungen sollen unter Berücksichtigung der empfohlenen Zeitabstände und möglicher Kontraindikationen sobald wie möglich nachgeholt werden. Grundsätzlich gilt, daß jede früher verabreichte Impfung zählt und auch bei unvollständiger Grundimmunisierung nur die fehlenden Impfungen nachgeholt werden müssen. Bei unbekanntem Impfstatus muß im Zweifelsfall von fehlendem Impfschutz ausgegangen werden. Hier empfiehlt sich ggf. eine komplette Grundimmunisierung.

Zwischen der Applikation von Lebend- und Totimpfstoffen müssen keine Zeitabstände eingehalten werden. Auch Lebendimpfstoffe dürfen gleichzeitig verabreicht werden. Ist dies nicht möglich, sollte ein zeitlicher Abstand von 4 Wochen eingehalten werden, um den Impferfolg sicherzustellen.

Alle Impfungen (Datum, Impfstoff, Dosis, Applikationsart, Hersteller, Chargennummer) sind durch den impfenden Arzt in ein Impfbuch (Deutsches Grünes Kreuz, 35037 Marburg) zu dokumentieren.

Tabelle 10.1. Impfkalender für Säuglinge, Kinder und Jugendliche. (Nach den Impfempfehlungen der Ständigen Impfkommission, STIKO, Stand Juli 2001)

Impfstoff/Antigen-kombinationen		Lebensmonat					Lebensjahr	
	Geburt	2	3	4	5	11–14	5–6	11–18
DTaP[a]			1.	2.	3.	4.		
aP								A
Hib			1.	siehe 1)	2.	3.		
IPV[b]			1.	siehe 1)	2.	3.		A
HB	siehe 2)		1.		2.	3.		G
MMR[c]						1. / 2.		G
DT/Td[d]							A	A

Um die Zahl der Injektionen möglichst gering zu halten, sollten vorzugsweise Kombinationsimpfstoffe verwendet werden. Impfstoffe mit unterschiedlichen Antigenkombinationen von D/d, T, aP, HB, Hib, IPV sind bereits verfügbar oder in Vorbereitung. Bei Verwendung von Kombinationsimpfstoffen sind die Angaben des Herstellers zu den Impfabständen zu beachten.

1) Antigenkombinationen, die eine Pertussiskomponente enthalten, werden nach dem für DTaP angegebenen Schema benutzt.

2) Impfschema: 0, 1, 6 Monate; siehe auch Anmerkungen „Postexpositionelle Hepatitis-B-Immunprophylaxe bei Neugeborenen".

A Auffrischimpfung: Erfolgte die letzte Impfung mit entsprechenden Antigenen vor weniger als 12 Monaten, kann der Termin entfallen.

G Grundimmunisierung: Alle Kinder und Jugendliche, die bisher nicht geimpft wurden bzw. Komplettierung eines unvollständigen Impfschutzes.

[a] Abstände zwischen erster und zweiter sowie zweiter und dritter Impfung mindestens 4 Wochen; Abstand zwischen dritter und vierter Impfung mindestens 6 Monate.

[b] Bei Verwendung von IPV-Virelon nur zweimalige Impfung. Siehe Beipackzettel.

[c] Die zweite MMR-Impfung kann bereits vier Wochen nach der ersten MMR-Impfung erfolgen.

[d] Ab Beginn des 6. Lebensjahres wird zur Auffrischimpfung ein Impfstoff mit reduziertem Diphtherietoxoid-Gehalt (d) verwendet.

Nebenwirkungen

H.-J. Schmitt

Reaktogenität. Nach heutigem Wissen führt keiner der derzeit in Deutschland von der Ständigen Impfkommission am Robert-Koch-Institut (STIKO) empfohlenen Impfstoffe zu bleibenden Schäden bei einem Impfling oder dessen Kontaktpersonen. Allerdings haben alle Impfstoffe Nebenwirkungen. Unter dem Begriff „Reaktogenität" werden einerseits lokale Reaktionen, wie Schmerz, Schwellung oder Rötung am Ort der Injektion und andererseits allgemeine Reaktionen, wie Fieber und leichtes Unwohlsein zusammengefaßt. Je nach Impfstoff, Zahl der vorangegangenen Injektionen, Alter des Patienten und Art der Erfassung findet man lokale Reaktionen bei nur 1–2% (z.B. erste DTaP-Dosis beim Säugling) bis zu 70% (z.B. DTgP-Boosterdosis) der Patienten. Schwere lokale Reaktionen (≥2 cm) kommen bei den modernen Impfstoffen nur noch in einer Größenordnung von ≤2% vor. Hohes Fieber (Temperaturen >39,0°C) beobachtet man mit den heute empfohlenen Impfstoffen bei weniger als 2% aller Impflinge. Lokale und allgemeine Reaktionen treten praktisch ausschließlich innerhalb von 48 Stunden nach Impfstoffgabe auf. Eine Ausnahme ist der Masernimpfstoff, der Fieber typischerweise zwischen dem 7. und 14. Tag p.v. induziert.

Allergie. Eine *Anaphylaxie* gegen Bestandteile von Impfstoffen kann grundsätzlich nach jeder Impfung sofort oder innerhalb von 60 Minuten auftreten. Dies ist aber insgesamt eine Rarität. Von der Anaphylaxie zu unterscheiden ist die sofort nach Injektion auftretende anaphylaktoide Reaktion, die möglicherweise Folge einer versehentlichen intravasalen Injektion ist, ferner die vasovagale Reaktion („Kollaps"). Ansonsten gibt es keine Belege dafür, daß Impfstoffe Allergien hervorrufen.

Impfstofftypische Ereignisse. Von den o.a. „allgemeinen Nebenwirkungen" abzugrenzen sind impfstofftypische Ereignisse, die aber ebenfalls insgesamt nur sehr selten sind. Hierzu zählen die transiente Thrombozytopenie nach Gabe von Mumpsimpfstoff (seltener als 1:30.000) und die akute, transiente Röteln-Arthropathie, v.a. bei erwachsenen, weiblichen Impflingen.

Mangelhafte Impftechnik. Abszeß, Blutung und Verletzung, z.B. eines Nervs, gehören nicht in die Kategorie „Nebenwirkungen", sondern in den Bereich mangelhafter Impftechnik. Auch „sterile Abszesse, Granulome oder Zysten" sind mit schlechter Technik assoziiert, wenn z.B. Adsorbatimpfstoff außen an der Impfnadel haftet und den Stichkanal benetzt. Oft resultieren über Wochen bis Monate tastbare Knötchen an der Injektionsstelle.

Unerwünschte Ereignisse versus Nebenwirkungen. Seit es Impfungen gibt, tauchen immer wieder Berichte auf, in denen einzelne Impfstoffe mit gravierenden Nebenwirkungen bis hin zum schweren Hirnschaden und sogar bis zum Tod des Patienten in Zusammenhang gebracht werden. Es dauert dann einige Zeit, bis größere Untersuchungen mit einer Kontrollgruppe zeigen, daß kein ursächlicher Zusammenhang zwischen Impfung und der betreffenden Krankheit besteht – aber das wird von den Medien und der Öffentlichkeit kaum mehr wahrgenommen. Beispiele sind die Ganzkeim-Pertussisimpfung (sie verursacht weder plötzlichen Kindstod noch Hirnschäden), die Hepatitis-B-Impfung (sie ist nicht Ursache der multiplen Sklerose) oder die Masernimpfung (sie kann weder einen M. Crohn noch Autismus induzieren). Der Schaden, der durch solche Hypothesen angerichtet wird, ist jeweils erheblich. Fallberichte, Fallserien und (selbst plausible) Hypothesen sind ungeeignete Methoden, um Kausalität nachzuweisen. Hierzu bedarf es kontrollierter klinischer Studien.

Es ist daher von entscheidender Bedeutung, zwischen „*Nebenwirkung*" (Impfstoff ist Ursache eines Ereignisses) und „*unerwünschtem Ereignis*" in zeitlichem Zusammenhang nach Impfstoffgabe (Kausalität ist unbekannt) zu differenzieren.

Erfassung und Bewertung seltener, unerwünschter Ereignisse. Um der Bevölkerung weiterhin die weltweit besten Impfstoffe anbieten und auch sehr seltene Nebenwirkungen als solche erfassen zu können, ist es von größter Wichtigkeit, daß der Impfarzt alle unerwünschten Ereignisse nach Impfung an das Gesundheitsamt, die Arzneimittelkommission der deutschen Ärzteschaft, die Zulassungsbehörde (Paul-Ehrlich-Institut in Langen) und/oder den Impfstoffhersteller meldet. Diese Institutionen registrieren, sichten und bewerten alle unerwünschten Ereignisse nach Impfung und untersuchen gemeinsam mit Wissenschaftlern weltweit, ob im Vergleich zu einer ungeimpften Population das beobachtete Ereignis in ursächlichem Zusammenhang mit der Impfstoffgabe steht.

Zu den Pflichten des Impfarztes zählt es auch, *andere Ursachen* des beobachteten Ereignisses differentialdiagnostisch auszuschließen und hierzu ggf. adäquate Untersuchungsmaterialien zu asservieren.

Begutachtung von „Impfschäden". Für die Begutachtung eines Kausalzusammenhangs haben nur kontrollierte Studien Beweiskraft (Vergleich der Häufigkeit eines unerwünschten Ereignisses zwischen einer geimpften und einer demographisch gleichen, ungeimpften Population). Fallberichte oder Fallserien sind bestenfalls geeignet, einen Verdacht zu äußern. Tritt das beobachtete Ereignis nach Reexposition des Patienten in gleicher Weise erneut auf, ist ein Zusammenhang ebenfalls wahrscheinlich. „Biologische Plausibilität" (theoretisch oder epidemiologisch nachgewiesen) ist ein weiteres Argument dafür, daß ein Impfstoff Ursache eines unerwünschten Ereignisses sein könnte.

Anerkennung eines „Impfschadens". Nach dem Bundesseuchengesetz genügt zur Anerkennung eines Gesundheitsschadens als Folge einer Impfung die Wahrscheinlichkeit eines ursächlichen Zusammenhangs. Wenn Ungewißheit besteht, etwa weil aus methodischen Gründen ein Zusammenhang wissenschaftlich nicht ermittelt werden kann oder weil die Fakten inadäquat sind, so kann der Gesundheitsschaden als Impffolge anerkannt werden. Diese großzügige Unterstützung selbst für geringste Verdachtsfälle dient dem Ziel, das Vertrauen der Bevölkerung in den Nutzen und die Sicherheit der hierzulande verfügbaren Impfstoffe zu stärken.

Routineimpfungen

Tetanusschutzimpfung

H. -J. Schmitt

Neben der passiven Immunisierung mit speziell angereicherten menschlichen Immunglobulinpräparaten gegen Tetanustoxin gibt es gegen den Wundstarrkrampf keine kausal wirksame Therapie.

Impfstoffe. Tetanusimpfstoffe sind Toxoidimpfstoffe, die aus dem Kulturfiltrat von *Clostridium tetani* gewonnen werden. Das Toxin wird mit Formaldehyd zum Toxoid inaktiviert, in einem anschließenden Schritt an Aluminiumhydroxid oder Aluminiumphosphat adsorbiert und mit Konservierungsstoffen (z.B. Natriumtimerfonat) versetzt.

Die passive Immunisierung mit Tetanusimmunglobulin wird nur „postexpositionell" durchgeführt, in der Regel in Verbindung mit der aktiven Impfung (Simultanprophylaxe; s. Tabelle 10.2).

Wirkmechanismen. Die aktive Immunisierung mit Tetanustoxoid führt zur Bildung neutralisierender Antikörper gegen Tetanustoxin.

Protektion. Eine Konzentration von ≥0,01 IE/ml im Neutralisationstest (NT) gilt als schützend. Andere Testverfahren – vor allem kommerziell erhältliche ELISA-Verfahren – korrelieren insbesondere in Bereichen niedriger Antikörperkonzentration schlecht mit den Ergebnissen des NT. Möglicherweise spielen Gedächtniszellen eine entscheidende Rolle beim Langzeitschutz.

Nebenwirkungen. Tetanusimpfstoffe führen bei wenigen Prozent der Impflinge zu lokalen Reaktionen, die aber harmlos sind und sich spontan wieder zurückbilden. In klinischen Studien bei älteren Kindern und Erwachsenen wurde ein Zusammenhang zwischen dem Schweregrad lokaler Nebenwirkungen einerseits und der vorbestehenden Höhe der Tetanus-Antitoxin-Konzentrationen dokumentiert. Eine „Überimmunisierung" mit Tetanustoxoid sollte daher vermieden werden. Seltener als lokale Reaktionen sind Fieber, Kopfschmerzen und allgemeines Krankheitsgefühl. Über das Auftreten von peripheren Neuropathien oder eines Guillain-Barré-Syndroms im zeitlichen Zusammenhang mit der Tetanusimpfung wurde berichtet.

Tabelle 10.2. Tetanusimmunprophylaxe im Verletzungsfall. (Nach STIKO 1998)

Vorgeschichte der Tetanusimmunisierung (Anzahl der Impfungen)	Saubere, geringfügige Wunden		Alle anderen Wunden[a]	
	Td[b]	TIG[c]	Td[b]	TIG[c]
Unbekannt	ja	nein	ja	ja
0–1	ja	nein	ja	ja
2	ja	nein	ja	nein[d]
3 oder mehr	nein[e]	nein	nein[f]	nein

[a] Tiefe und/oder verschmutzte (mit Staub, Erde, Speichel, Stuhl kontaminierte) Wunden, Verletzungen mit Gewebszertrümmerung und reduzierter Sauerstoffversorgung oder Eindringen von Fremdkörpern (z.B. Quetsch-, Riß-, Biß-, Stich-, Schußwunden); schwere Verbrennungen und Erfrierungen; Gewebsnekrosen; septische Aborte.

[b] Kinder unter 6 Jahren DT, ältere Personen Td (d.h. Tetanus-Diphtherie-Impfstoff mit gegenüber dem DT-Impfstoff verringertem Diphtherietoxoidgehalt).

[c] TIG = Tetanusimmunglobulin; im allgemeinen werden 250 IE verabreicht; die Dosis kann auf 500 IE erhöht werden; TIG wird simultan mit Td/DT-Impfstoff angewendet.

[d] Ja, wenn die Verletzung länger als 24 Stunden zurückliegt.

[e] Ja, wenn seit der letzten Impfung mehr als 10 Jahre vergangen sind.

[f] Ja, wenn seit der letzten Impfung mehr als 5 Jahre vergangen sind.

Kontraindikationen. Außer bei Anaphylaxie gegen Bestandteile des Impfstoffes gibt es keine Kontraindikationen gegen eine Tetanusimpfung. Ist eine Auffrischimpfung nicht möglich, ist im Verletzungsfall ggf. eine passive Immunisierung indiziert (s. Tabelle 10.2).

Impfziele. Ziel der Impfung ist der Individualschutz vor Tetanus und dessen Komplikationen.

Impfplan. Alle Menschen sollten gegen Tetanus immun sein, werdende Mütter sollten über eine ausreichende Antikörperkonzentration verfügen, um ihr Neugeborenes vor „Nabeltetanus" zu schützen. Die Grundimmunisierung erfolgt im Säuglingsalter in der Regel mit DTP-Kombinationsimpfstoff. Auffrischimpfungen s. Abschn. „Diphtherieschutzimpfung".

Die Gabe von Tetanus-Monokomponenten-Impfstoff ist in der Regel aus folgenden Gründen als Fehler einzustufen:

1. Patienten, die eine Immunisierung gegen Tetanus benötigen, müssen auch vor einer Wundinfektion durch *C. diphtheriae* geschützt werden.
2. Die getrennte Applikation macht eine weitere Injektion notwendig und fügt dem Patienten daher vermeidbare Schmerzen zu.
3. Die Kosten für eine getrennte Applikation sind höher.
4. Die Anwendung von T-Monoimpfstoffen ist eine häufige Ursache großer lokaler Reaktionen an der Impfstelle durch „Überimmunisierung".

Neben den üblichen Boosterimpfungen ist eine Auffrischung u.U. als Simultanimpfung mit kontralateraler Gabe von Tetanusimmunglobulin angezeigt, wenn eine Verletzung bei Tetanusgefährdeten vorliegt und seit der letzten Impfung mehr als fünf Jahre vergangen sind (s. Tabelle 10.2).

Diphtherieschutzimpfung

H.-J. Schmitt

Gegen die Diphtherie stehen in Deutschland Antiseren meist nur noch über die Auslandsapotheke zur Verfügung. Ansonsten gibt es keine kausal wirksame Therapie.

Impfstoffe. Diphtherieimpfstoffe enthalten inaktiviertes Diphtherietoxin, das aus dem Kulturüberstand eines Stammes von *Corynebacterium diphtheriae* mit hoher Toxinproduktion gewonnen wird. Das Toxin wird mit Formaldehyd inaktiviert (und so zum „Toxoid"), an Aluminiumhydroxid und/oder Aluminiumphosphat adsorbiert und mit Konservierungsstoffen versehen (z.B. Natriumtimerfonat).

Die Einzeldosis für Kinder enthält mindestens 30 IE Diphtherietoxoid (abgekürzt als „D"). Mit Beginn des 6. Lebensjahres werden nur noch 5 IU verwendet (abgekürzt „d"), weil höhere Dosen gehäuft schwere lokale Reaktionen hervorrufen. Es wird vermutet, daß Infektionen mit apathogenen Corynebakterien Ursache dieser überschießenden Immunreaktion beim Erwachsenen sind.

Auf dem Markt sind z.Z. neben den Diphtherie-Monoimpfstoffen verschiedene Kombinationsimpfstoffe erhältlich (DT, Td, DTP u.a.).

Wirkmechanismus. Diphtherie-Impfstoffe induzieren die Bildung neutralisierender Antikörper gegen Diphtherietoxin.

Protektion. Eine Antikörperkonzentration ≥0,01 IE/ml im Neutralisationstest gilt als schützend (weitere Details s. Abschn. „Tetanusschutzimpfung"). Es gibt aber – aus leicht erkennbaren Gründen – keine Studie, die überprüft hätte, ob beim Menschen nicht auch eine deutlich niedrigere Antikörperkonzentration vor Diphtherie schützt, insbesondere wenn nach Grundimmunisierung Gedächtniszellen vorhanden sind.

Nebenwirkungen und Kontraindikationen. Lokale Reaktionen werden v.a. bei Erwachsenen beobachtet. Eine anaphylaktische Reaktion gegen Inhaltsstoffe ist sehr selten. Andere gravierende, impfstofftypische unerwünschte Ereignisse sind nicht bekannt.

Impfziel ist der Individualschutz vor Diphtherie. Es ist unbekannt, ob durch Immunisierung mit den verfügbaren Diphtherieimpfstoffen eine Herdimmunität erreichbar ist.

Impfplan (s.a. Tetanus- und Pertussisschutzimpfung). Die Impfung gegen Diphtherie ist für alle Menschen empfohlen. Das Beispiel Rußlands belegt zum wiederholten Male, daß ein Aussetzen der Impfung zu einer Epidemie führt.

Die Grundimmunisierung im Säuglingsalter erfolgt in der Regel mit DTaP-Kombinationsimpfstoff. Um einen möglichst frühen Schutz zu gewährleisten, wird die erste Dosis ab der vollendeten 8. Lebenswoche gegeben, 2 weitere Dosen folgen im Abstand von jeweils 4 Wochen. Eine vierte Dosis wird nach einem Jahr gegeben, Boosterdosen („Td") erfolgen mit 5–6 und mit 11–18 Jahren; danach im Abstand von 10 Jahren.

Beginnt die Grundimmunisierung erst jenseits der Säuglingsperiode ohne Pertussiskomponente, so werden zwei Injektionen (DT oder Td; s.o.) innerhalb von 4 Wochen appliziert, eine dritte nach 6 (bis 12) Monaten. Anschließend sind ebenfalls 10jährliche Auffrischimpfungen empfohlen.

Durch eine Grundimmunisierung wird die Bildung von Gedächtniszellen induziert. Werden Boosterdosen nicht zeitgerecht gegeben, so ist selbst nach Jahrzehnten ohne weitere Diphtherieimpfung das Wiederholen der Grundimmunisierung nicht indiziert, vielmehr wird jeweils nur eine Auffrischungsimpfung appliziert.

Als Injektionsstellen werden bei Säuglingen und Kleinkindern die laterale Oberschenkelmuskulatur, bei älteren Kindern und Erwachsenen der *M. deltoideus* gewählt.

Pertussisschutzimpfung

H.-J. Schmitt

Es gibt keine sicher wirksame Therapie gegen Pertussis, daher ist die Prophylaxe in Form einer Impfung von besonderer Bedeutung.

Ganzkeimimpfstoffe. Seit dem Jahr 1914 stehen „Ganzkeim"-Pertussisimpfstoffe (gP) aus „ganzen", abgetöten und inaktivierten Bordetella-pertussis-Bakterien zur Verfügung. In Industriestaaten werden diese Vakzinen seit den fünfziger Jahren in Form von DTgP-Kombinationen eingesetzt. Deren wichtigste Nachteile sind ihre hohe Reaktogenität und die fehlende Kontrollierbarkeit bei der Herstellung. Die hohe Reaktogenität ist Folge der großen Zahl von (unerwünschten) bakteriellen Begleitstoffen; die fehlende Kontrollierbarkeit beruht auf der Tatsache, daß aufgrund des Herstellungsprozesses von Pertussis-Ganzkeimvakzinen deren Zusammensetzung von Hersteller zu Hersteller und sogar von Charge zu Charge variabel ist. Auch ist bis heute nicht genau bekannt ist, welche Bestandteile von B. pertussis eine optimale Immunität induzieren. Es kann daher nicht verwundern, daß in neueren Wirksamkeitsstudien DTgP-Impfstoffe „Wirksamkeitsraten" zwischen 40 und >90% aufwiesen.

In den siebziger Jahren hatten Behauptungen über angebliche schwere Schäden durch DTgP-Impfstoffe v.a. in der Laienpresse großen Anklang gefunden und in vielen Ländern der Erde zum Aussetzen der Impfempfehlung gegen Pertussis geführt. Kontrollierte Untersuchungen konnten dann aber schlüssig zeigen, daß DTgP-Impfstoffe weder mit der Entstehung von Hirnschäden noch mit dem plötzlichen Kindstod assoziiert sind.

Wegen ihres niedrigen Preises sind DTgP-Impfstoffe in den meisten Ländern der Erde unverändert der wichtigste Grundstein für Immunisierungsprogramme im Kindesalter.

Azelluläre Pertussisimpfstoffe (aP) bestehen nicht mehr aus ganzen Bakterien, sondern entweder aus Extrakten von B.-pertussis-Kulturen oder aus gereinigten, definierten Mengen einzelner B.-pertussis-Antigene (Komponentenimpfstoffe). Die wichtigsten dieser Komponenten sind Pertussistoxoid (PT), filamentöses Hämagglutinin (FHA), Pertactin (PRN) und Agglutinogene (AGGL). Es bleibt bis heute unklar, welche B.-pertussis-Komponenten in welcher Zusammensetzung den optimalen Schutz vor Keuchhusten verleihen. Kürzlich publizierte Daten legen nahe, daß Antikörper gegen PRN mit Protektion korrelieren. Weiterhin scheinen zusätzliche Komponenten in einem aP-Impfstoff die Schutzrate zu erhöhen.

Wirkmechanismen. Die pathophysiologischen Effekte einzelner Toxine und Faktoren von B. pertussis sind bekannt. Allerdings bleibt die exakte Pathogenese des Keuchhustens aufzuklären, auch weil es kein Tiermodell gibt, in dem pertussiformer Husten induziert werden kann. aP-Impfstoffe induzieren die Bildung von Antikörpern gegen PT sowie gegen Adhäsionsfaktoren (FHA, PRN, AGGL) von B. pertussis. Diese Antikörper fallen sowohl nach Erkrankung wie nach Infektion aber rasch wieder ab, obwohl weiterhin für eine begrenzte Zeit ein Schutz vor erneuter Erkrankung besteht.

Möglicherweise spielt für die Protektion gegen Pertussis die zellvermittelte Immunität eine entscheidende Rolle: die entsprechenden Marker bleiben über einen langen Zeitraum hinweg nachweisbar.

Protektion. In neueren klinischen Protektionsstudien hatten DTaP-Impfstoffe je nach Zusammensetzung eine Wirksamkeit zwischen 78 und 96%. Die Wirksamkeit hängt von der Definition des Krankheitsbildes ab: Vor „leichtem Keuchhusten" (nur wenige Tage Husten) schützen Pertussisimpfstoffe schlechter (> 60%) als vor „schwerem Husten" (> 80%; nach WHO-Definition: ≥3 Wochen anfallsweiser Husten). Kinder, die trotz Impfung an Keuchhusten erkrankten, hatten aber eine signifikant kürzere Hustendauer, und sie waren weniger schwer krank als ungeimpfte Kinder. Die Dauer der Protektion nach Krankheit wie nach Impfung liegt zwischen wenigstens 5 und maximal 20 Jahren (für DTaP noch nicht genau bekannt). Serologische Verfahren sind in der Praxis nicht geeignet, Schutz vor Pertussis zu dokumentieren.

Nebenwirkungen. DTgP-Impfstoffe sind signifikant reaktogener als DTaP-Impfstoffe. Die Inzidenz von lokalen Nebenwirkungen steigt mit der Anzahl der vorangegangenen Injektionen sprunghaft an und liegt nach der 4. Injektion (Boosterdosis) bei bis zu 50%. Nach etwa 1:1000 Boosterdosen wird zwischen dem 3. und 10. Tag p.v. eine nichtschmerzhafte Schwellung des gesamten Oberschenkels beobachtet, die das Allgemeinbefinden und die Aktivitäten des Kindes nicht beeinträchtigt und die sich ohne jede weitere Therapie innerhalb weniger Tage spontan zurückbildet. Die Ursache ist unbekannt. Hohes Fieber (> 39°C) wird bei etwa 1% der DTaP-Impflinge beobachtet, hingegen bei bis zu 40% der Impflinge nach DTgP. Hypoton-hyporesponsive Reaktionen kommen bei Verwendung azellulärer Impfstoffe nur noch in einer Größenordnung von rund 1:60.000 Dosen vor. DTgP-Impfstoffe waren mit lang anhaltendem (> 3 Stunden), unstillbarem Schreien des Säuglings assoziiert.

Kontraindikationen. Anaphylaxie gegen einen der Inhaltsstoffe, hypoton-hyporesponsive Reaktion oder unstillbares Schreien sind (relative) Kontraindikationen für die Gabe weiterer DTaP-Dosen. Die alte Empfehlung, Kinder mit progressiven neurologischen Krankheiten nicht gegen Pertussis zu immunisieren, basierte auf der Tatsache, daß man zu verhindern suchte, die Verschlechterung der Grundkrankheit (z.B. eines Krampfleidens) dem Impfstoff zur Last zu legen. Nach heutigem Wissen gibt es keine Hirnschäden durch Pertussisimpfstoffe und, da Kinder mit ZNS-Krankheiten besonders durch Pertussis gefährdet sind, ist ihnen die DTaP-Impfung in besonderem Maße anzuraten. Die Sorgeberechtigten sind zuvor über diese Aspekte aufzuklären.

Impfziele. Ziel der Pertussisimpfung ist der Individualschutz von Kindern vor schwerer Krankheit und vor Komplikationen einschließlich Tod.

Impfplan. Den bisher durchgeführten klinischen Studien entsprechend werden alle Pertussisimpfstoffe (einschließlich der Pertussisantigen enthaltenden Kombinationsimpfstoffe) zum frühestmöglichen Zeitpunkt (ab der 9. Lebenswoche) 3mal im Abstand von 4 Wochen i.m. appliziert. Ab dem 12. Lebensmonat erfolgt eine Auffrischimpfung. Da die Schutzrate 5 Jahre nach einer Grundimmunisierung mit 3 (!) Dosen unverändert > 80% ist, ist eine Boosterdosis zum Schuleintritt sinnlos. Sie wird aufgrund der heute verfügbaren Daten für die Gruppe der 11- bis 18jährigen empfohlen.

Es gibt Hinweise dafür, daß Erwachsene ein wichtiges Reservoir für B. pertussis darstellen (s. Kap. 93.21). Sie führen den Erreger wahrscheinlich immer wieder aufs neue in die pädiatrische Population ein und gefährden vor allem Säuglinge. Es würde daher Sinn machen, auch Erwachsene wiederholt gegen Pertussis zu immunisieren. Derzeit liegen aber noch keine adäquaten epidemiologischen Fakten vor, die diesen finanziell erheblichen Aufwand rechtfertigen würden.

Schutzimpfung gegen Haemophilus influenzae Typ b

F. Zepp

Kapseltragende *H. influenzae* induzieren invasive septische Krankheitsverläufe (v.a. Meningitis, Epiglottitis). Es gibt 6 bekannte Kapselpolysaccharid-Untergruppen (Typ a-f). In Deutschland ist H. influenzae Typ b (Hib) für > 95% der septischen Krankheitsfälle verantwortlich.

Impfstoffe. Die Impfstoffe enthalten das Kapselpolysaccharid von Hib (Polyribosylribitolphosphat, PRP), das chemisch an ein immunogenes Trägerprotein gekoppelt ist. Als Trägerproteine werden Tetanus- und Diphtherietoxoid (PRP-T, PRP-D, PRP-HbOC) sowie Membranproteine von Neisseria meningitidis B (PRP-OMP) verwendet. Es gibt Einzel- und Kombinationsimpfstoffe.

Wirkmechanismus. Die Konjugatimpfstoffe induzieren opsonisierende und komplementbindende Antikörper, v.a. vom IgG-Typ, gegen das Kapselpolysaccharid PRP. Reine Kapselpolysaccharide sind bei Säuglingen und Kleinkindern bis zu 2 Jahren noch nicht immunogen. Durch Konjugation an ein Trägerprotein werden T-Zellen und Makrophagen stimuliert, die B-Zellen in der Entwicklung einer protektiven Gedächtnisantwort unterstützen. Dadurch sind auch Säuglinge in der Lage, eine schützende Immunantwort gegen Hib aufzubauen.

Protektion. Die Impfung schützt in > 95% vor invasiven Hib-Erkrankungen. PRP-Antikörperkonzentrationen von mindestens 0,15 µg/ml korrelieren mit Kurzzeitschutz, spezifische Antikörperspiegel von ≥1 µg/ml mit Langzeitschutz. Neuere Studien deuten darauf hin, daß die Höhe der Antikörperkonzentrationen nicht der entscheidende Parameter für Protektion ist. Viel wichtiger scheint die Fähigkeit zu sein, bei Kontakt mit dem Krankheitserreger unverzüglich eine PRP-spezifische B-Zell-Gedächtnisantwort abrufen zu können. Die einzelnen Hib-Konjugatimpfstoffe besitzen unterschiedliche immunologische Charakteristika. Für alle Impfstoffe ergab sich jedoch in Feldversuchen eine hervorragende Wirksamkeit. In Deutschland traten vor Einführung der generellen Hib-Impfung durchschnittlich 2.000 invasive Hib-Erkrankungen pro Jahr auf. Durch die Impfung im Säuglingsalter sank die Zahl der Erkrankungsfälle auf < 25 im Jahr 1999.

Nebenwirkungen. Gelegentlich treten lokale Rötung und Schmerzen an der Injektionsstelle sowie kurz dauerndes Fieber auf. Schwerwiegende Impfkomplikationen wurden bisher nicht beobachtet.

Kontraindikationen. Außer Unverträglichkeitsreaktionen gegen Bestandteile des Impfstoffes gibt es keine Kontraindikationen.

Impfplan. Hib-Konjugatimpfstoffe werden heutzutage bevorzugt in Kombinationsimpfstoffen eingesetzt. In diesem Fall wird die Hib-Konjugatkomponente ab vollendeter 8. Lebenswoche 3mal im Abstand von 4 Wochen, z.B. zusammen mit DTPa-IPV, i.m. injiziert. Eine 4. Impfung erfolgt zu Beginn des 2. Lebensjahrs. Für die Grundimmunisierung mit Monovakzinen genügen 3 Impfungen im 3., 5. und 12.–15. Lebensmonat. Bei bisher ungeimpften Kindern ist nach dem 12.–15. Lebensmonat eine einmalige Hib-Impfung ausreichend.

Indikationen. Die Impfung wird uneingeschränkt für alle Kinder bis zum vollendeten 5. Lebensjahr empfohlen. Ab dem 6. Lebensjahr ist die Hib-Impfung nur in Ausnahmefällen indiziert (z.B. bei funktioneller oder anatomischer Asplenie).

Poliomyelitisschutzimpfung

H. W. Kreth

Wegen des (wenn auch sehr geringen) Risikos einer vakzinassoziierten Poliomyelitis (Häufigkeit ca. 1:3,3 Mio. Impfungen) wurde laut STIKO-Beschluß vom 21.1.1998 die bisher empfohlene orale Poliovakzine (OPV) durch die inaktivierte Poliovakzine (IPV) ersetzt. OPV ist nur noch zur Riegelungsimpfung bei Poliomyelitisausbrüchen vorgesehen.

Impfstoff. Der heute verwendete trivalente Impfstoff enthält nichtvermehrungsfähige, inaktivierte Poliowildviren aller 3 Typen. Es gibt Einzel- und Kombinationsimpfstoffe mit der IPV-Komponente.

Wirkungsmechanismen. Die inaktivierte Poliovakzine erzeugt neutralisierende Serumantikörper. Diese verhindern die Erregerinvasion in das ZNS.

Protektion. Nach 2 Injektionen bilden mindestens 90%, nach 3 Injektionen 99–100% der Kinder protektive Antikörper. Die inaktivierte Poliovakzine erzeugt nur einen Individualschutz. Aufgrund der nur mäßigen intestinalen Immunität können Wildviren aufgenommen und ausgeschieden werden. Daher besteht für Nichtgeimpfte bei Polioausbrüchen ein hohes Risiko.

Nebenwirkungen. In seltenen Fällen treten lokale Rötungen und Schwellungen auf, gelegentlich auch Fieber. Zwischen IPV und dem Auftreten eines Guillain-Barré-Syndroms besteht kein kausaler Zusammenhang.

Kontraindikationen. Abgesehen von Überempfindlichkeitsreaktionen gegen einzelne Bestandteile des Impfstoffs gibt es keine Kontraindikationen. Auch Personen mit Immunschwäche können unbedenklich mit IPV geimpft werden.

Impfziele. Die WHO hat sich die weltweite Eliminierung der Poliomyelitis zum Ziel gesetzt. Dieses Ziel wird aber bisher noch nicht erreicht. Da prinzipiell immer noch die Gefahr einer Einschleppung besteht, müssen hohe Durchimpfungsraten aufrechterhalten werden.

Impfplan. Die Grundimmunisierung im Kindesalter besteht bei Verwendung von Kombinationsimpfstoffen aus 4 Injektionen (i.m.) im 3., 4., 5. und 12.–15. Lebensmonat. [Bei Verwendung von Einzelimpfstoffen genügen je nach Produkt 2–3 Injektionen im Abstand von mindestens 8 Wochen.] Ab Beginn des 11. bis zum vollendeten 18. Lebensjahr erfolgt eine Auffrischimpfung. Eine mit OPV begonnene Grundimmunisierung wird mit IPV komplettiert. Nach dem 18. Lebensjahr sollen nur noch gefährdete Personen eine Auffrischimpfung erhalten, wenn die letzte Impfung >10 Jahre zurückliegt (z.B. medizinisches Personal, das engen Kontakt zu Erkrankten haben könnte oder Reisende in Regionen mit Infektionsrisiko). Erwachsene, die nicht geimpft sind oder über keinen dokumentierten Impfschutz verfügen, werden mit IPV geimpft und zwar – je nach Anweisung der Hersteller – mit 2 oder 3 Impfdosen.

Masernschutzimpfung

H. W. Kreth

Masern sind eine der gefährlichsten Kinderkrankheiten. Außer der aktiven und passiven Immunisierung gibt es keine kausale Therapie.

Impfstoff. Der Impfstoff enthält vermehrungsfähige, abgeschwächte Masernviren, die in Hühnerfibroblasten angezüchtet wurden. Das Impfvirus ist licht- und wärmeempfindlich (Kühlkette beachten!). Masernimpfstoff wird vorzugsweise in Kombination mit Mumps- und Rötelnimpfstoff verabreicht.

Wirkmechanismen. Der Impfstoff erzeugt neutralisierende Antikörper und eine solide T-Zell-Immunität.

Protektion. Die Impfwirksamkeit nach einer Impfung beträgt ca. 95%. Die Dauer des Impfschutzes ist gegenwärtig nicht genau bekannt.

Nebenwirkungen. Zwischen dem 7. und 14. Tag p.v. können Fieber, Exantheme und Konjunktivitis auftreten. Eine Throbozytopenie wird bei ca. 1:30.000 Impflingen beobachtet. Ob das Masernimpfvirus auch eine Enzephalitis auslösen kann, ist wissenschaftlich umstritten. Es besteht kein Zusammenhang zwischen Masernimpfung und entzündlichen Darmerkrankungen und Autismus.

Geimpfte Kinder sind nicht infektiös.

Kontraindikationen. Kontraindikationen sind Allergien gegenüber Neomycin, akute hochfieberhafte Erkankungen, primäre und sekundäre Immunmangelzustände und Schwangerschaft. Asymptomatische HIV-infizierte Kinder können geimpft werden. Keine Kontraindikationen sind: banale Infektionen mit Schnupfen und subfebrilen Temperaturen, Hühnereiweißallergie, Zerebralschäden und chronische Infektionen.

Impfziele. Nahziel der WHO in Europa ist die Elimination von einheimischen Masern bis zum Jahr 2007; Fernziel ist die globale Eradikation der Erkrankung innerhalb der nächsten 15 Jahre. Um eine Herdimmunität zu erreichen, ist eine lükkenlose, ≥95 %ige Immunisierung aller Jahrgänge erforderlich. Derart hohe Durchimpfungsraten sind nur mit zwei Impfungen zu erreichen.

Impfplan. Da die im ersten Lebensjahr noch vorhandenen maternalen Antikörper das Impfvirus neutralisieren würden, wird die Impfung z.Z. erst ab dem 12.–15. Lebensmonat empfohlen. Die 2. Impfung wurde inzwischen vom 5.–6. Lebensjahr auf das 2. Lebensjahr vorverlegt (STIKO-Empfehlung vom Juli 2001). Auch seronegative Erwachsene können bedenkenlos geimpft werden. Für die Wiederimpfung gibt es nach oben keine Altersbegrenzung. Nach der Gabe von Blutprodukten und Immunglobulinen muß ein Abstand von min-destens 3–10 Monaten zur Masernimpfung eingehalten werden.

Postexpositionelle Impfung (Riegelungsimpfung). Durch den Lebendimpfstoff kann auch der Ausbruch der Wildmasern wirksam unterdrückt werden, wenn innerhalb der ersten 3 Tage nach Exposition geimpft wird. Diese Riegelungsimpfung wird empfohlen für ungeimpfte, aber auch für erst einmal mit MMR-Impfstoff geimpfte Kinder. Sie ist besonders in Kindereinrichtungen und Schulen wichtig, um die Ausbreitung der Erkrankung auf weitere ungeschützte Kinder zu verhindern.

Passive Immunisierung. Siehe Tabelle 10.5.

Mumpsschutzimpfung

H. W. Kreth

Durch die Mumpsimpfung im frühen Kindesalter lassen sich die häufige meningitische Verlaufsform und die Orchitis während und nach der Pubertät vermeiden.

Impfstoff. Der Impfstoff enthält vermehrungsfähige, abgeschwächte Mumpsviren (Stamm Jeryl-Lynn), die auf embryonalen Hühnerfibroblasten angezüchtet wurden. Der Impfstoff wird vorzugsweise als Kombinationsimpfstoff (MMR) eingesetzt.

Wirkmechanismen und Protektion. Die Impfung erzeugt neutralisierende Antikörper und Memory-T-Zellen vom CD4- und CD8-Typ. Der Impfschutz nach einer einmaligen Impfung beträgt ca. 90 %. Die Dauer des Impfschutzes ist gegenwärtig nicht genau bekannt.

Nebenwirkungen. Vereinzelt wird eine unilaterale Parotitis beobachtet, meistens in der 3. Woche nach Impfung oder noch später. Es besteht kein ursächlicher Zusammenhang zwischen einer Mumpsschutzimpfung und dem Auftreten eines Diabetes mellitus Typ I.

Kontraindikationen und Impfplan. Siehe Masernschutzimpfung.

Der Erfolg einer Inkubationsimpfung bei Mumps ist fraglich.

Rötelnschutzimpfung

H. W. Kreth

Röteln sind für Kinder und Erwachsene fast immer eine harmlose Erkrankung. Das Ziel der Rötelnschutzimpfung ist daher allein die Verhütung der Rötelnembryopathie.

Impfstoffe. Der Impfstoff enthält vermehrungsfähige, abgeschwächte Rötelnviren (Stamm Wistar RA 27/3), die auf menschlichen diploiden Zellen gezüchtet wurden. Einzel- und Kombinationsimpfstoffe (MMR) stehen zur Verfügung. Nach der Impfung wird das Impfvirus auch für kurze Zeit im Rachen ausgeschieden. Eine Übertragung von Impfviren auf Kontaktpersonen wurde aber bisher nicht festgestellt.

Wirkmechanismen. Die Impfung erzeugt neutralisierende Antikörper. Die T-Zell-spezifischen Immunreaktionen sind bisher nicht hinreichend erforscht.

Protektion. Mindestens 95 % der Impflinge, die älter als 12 Monate sind, bilden Antikörper gegen Rötelnvirus. Sie gelten als geschützt.

Nebenwirkungen. Gelegentlich treten ein leichtes Fieber, Lymphknotenschwellungen und leichte Impfröteln auf. Auch postvakzinale Thrombozytopenien werden beobachtet. Bei postpubertären Impflingen, v.a. jungen Frauen, kommt es in der 2.–3. Woche nach Impfung zu vorübergehenden Arthralgien oder Arthritiden. (Diese gehen nicht in eine chronische Polyarthritis über!)

Kontraindikationen. Siehe Masern- und Mumpsschutzimpfung.

Eine akzidentelle Rötelnimpfung kurz vor und in der Frühgravidität ist zwar unerwünscht, aber keine zwingende Indikation zur Interruptio.

Impfziele. Das Ziel ist eine mindestens 90 %ige Durchimpfung aller Jahrgänge, um die Zirkulation des Rötelnwildvirus zu unterbrechen (Herdimmunität), und die völlige Verhinderung der Rötelnembryopathie.

Impfplan. Die Rötelnimpfung, vorzugsweise mit dem Kombinationsimpfstoff MMR, wird für alle Kinder (Jungen und Mädchen) empfohlen. (1. Impfung mit 12–15 Monaten, 2. Impfung mit 16–24 Monaten.) Eine zusätzliche monovalente Rötelnimpfung für Mädchen ist nicht erforderlich, wenn bereits zwei Impfungen mit MMR erfolgten.

Indikationen. Alle noch seronegativen jungen Frauen sollten unter einem dreimonatlichen Konzeptionsschutz nochmals schutzgeimpft werden (mit serologischer Erfolgskontrolle 8–10 Wochen nach Impfung).

Hepatitis-B-Schutzimpfung

F. Zepp

Die Hepatitis-B-Impfung schützt vor den Spätfolgen der chronischen Infektion, v.a. vor der Leberzirrhose und dem hepatozellulären Karzinom. Die generelle HB-Impfung wird seit 1995 für alle Kinder und Jugendlichen empfohlen.

Impfstoffe. Die Impfstoffe enthalten hochgereinigtes Hepatitis-B-Oberflächenantigen (HBsAg), das in gentechnisch veränderten Hefezellen hergestellt wird, sowie zusätzlich Aluminiumhydroxyd als Adjuvans. Die Impfstoffe besitzen eine hohe Effizienz und sind absolut infektionssicher.

Wirkmechanismus und Protektion. Über 95% aller gesunden, jüngeren Impflinge sprechen auf die Grundimmunisierung mit Anti-HBs-Konzentrationen >10 IE/l an. Etwa 5% der Impflinge antworten entweder überhaupt nicht (Nonresponder) oder vermindert auf die Impfung. Durch weitere Impfungen (bis zu 3 Injektionen im Abstand von 3 Monaten) kann bei mehr als Dreiviertel der Nonresponder eine positive Immunantwort ausgelöst werden.

Nebenwirkungen. Die Verträglichkeit des HB-Impfstoffes ist sehr gut. Gelegentlich treten leichte lokale und systemische Reaktionen auf. Schwere Nebenwirkungen, die in eindeutigem kausalem Zusammenhang mit der Impfung stehen, wurden bisher nicht beobachtet.

Kontraindikationen. Außer der sehr seltenen Überempfindlichkeit gegen Bestandteile des Impfstoffs gibt es keine Kontraindikation.

Impfziel. Ziel der Impfung ist die Ausrottung der Hepatitis B.

Impfplan. Die Grundimmunisierung wird bei Säuglingen ab der 8. Lebenswoche zusammen mit den DTPa-Hib-IPV-Impfungen durchgeführt. Die ersten beiden Impfstoffdosen werden im Abstand von 4–8 Wochen verabreicht, gefolgt von einer 3. Impfung nach 6–12 Monaten im 2. Lebensjahr. Der Impfstoff wird i.m. verabreicht, bei Säuglingen in den lateralen Anteil des Oberschenkels, ansonsten in den Oberarm. Nicht ins Fettgewebe injizieren! Serologische Nachtestungen zur Kontrolle des Impferfolgs sind nach der Routineimpfung im Kindes- und Jugendalter nicht erforderlich. Ob regelmäßige Auffrischimpfungen überhaupt notwendig sind, ist im Augenblick Gegenstand der Diskussion.

Indikationen. Zusätzlich sollte die selektive Impfung bei *Erwachsenen mit erhöhtem Infektionsrisiko* durchgeführt werden (z.B. bei medizinischem und zahnmedizinischem Personal, Beschäftigten in medizinischen Laboratorien, Personal in psychiatrischen Einrichtungen und Fürsorgeeinrichtungen für Zerebralgeschädigte oder Verhaltensgestörte, Dialysepatienten und Patienten mit häufiger Übertragung von Blut oder Blutbestandteilen u.a.). Im Gegensatz zur Routineimpfung bei Kindern und Jugendlichen sollte nach selektiver Impfung eine Überprüfung der Impfantwort durchgeführt werden (1–2 Monate nach der 3. Dosis).

Anhaltspunkte für den Zeitpunkt der Wiederimpfung:

- Anti-HBs-Titer <10 IE/l sofort (und Kontrolle),
- Anti-HBs-Titer 10–100 IE/l nach 6–12 Monaten,
- Anti-HBs-Titer >100 IE/l nach 10 Jahren.

Für immuninsuffiziente und dialysepflichtige Patienten gibt es einen verstärkten Impfstoff mit 40 μg HBsAg pro Impfdosis.

Tabelle 10.3. Hepatitis-B-Prophylaxe nach Exposition

Aktueller Anti-HBs-Wert	Erforderlich ist die Gabe von	
	HB-Impfstoff	HB-Immunglobulin
≥100 IE/l	nein	nein
10–100 IE/l	ja	nein
<10 IE/l	ja	ja
nicht innerhalb von 48 Std. zu bestimmen	ja	ja

Bei *Neugeborenen infektiöser* Mütter sollte sofort die kombinierte aktive und passive Immunisierung durchgeführt werden [unmittelbar post partum, d.h. innerhalb von 12 Stunden 1 ml spezifisches Hepatitis-B-Immunglobulin (200 IE) + 0,5 ml Hepatitis-B-Impfstoff i.m.; Boosterimpfungen nach 1 und nach 6 Monaten].

Bei Neugeborenen von Müttern, deren HBsAg-Status nicht bekannt ist, wird ebenfalls post partum die Grundimmunisierung mit HB-Impfstoff begonnen. Bei nachträglicher Feststellung einer HBsAg-Positivität der Mutter kann beim Neugeborenen innerhalb von 7 Tagen postnatal die passive Immunisierung nachgeholt werden. Nach Abschluß der Grundimmunisierung ist die serologische Kontrolle erforderlich.

Bei akzidentieller Inokulation mit infektiösem Material muß bei Personen mit keiner oder unvollständiger Grundimmunisierung sofort die simultane aktive und passive Immunisierung durchgeführt werden (passive Immunisierung, Tabelle 10.5). Für geimpfte Personen gilt:

Keine Maßnahmen notwendig,

- wenn bei exponierter Person Anti-HBs nach Grundimmunisierung ≥100 IE/l betrug und die letzte Impfung nicht länger als 5 Jahre zurückliegt oder
- wenn innerhalb der letzten 12 Monate ein Anti-HBs-Wert von ≥100 IE/l gemessen wurde (unabhängig vom Zeitpunkt der Grundimmunisierung).

Sofortige Verabreichung einer Dosis Hepatitis-B-Impfstoff (ohne weitere Maßnahmen),

- wenn Anti-HBs nach Grundimmunisierung ≥100 EI/l betrug und die letzte Impfung 5–10 Jahre zurückliegt.

Sofortige Testung des „Empfängers“,

- wenn Empfänger nicht bzw. nicht vollständig geimpft ist oder
- wenn Empfänger „Non“- oder „Low-Responder“ ist (Anti-HBs nach Grundimmunisierung < 100 EI/l) oder
- wenn der Impferfolg nie kontrolliert wurde oder
- wenn die letzte Impfung länger als 10 Jahre zurückliegt.

Das weitere Vorgehen ist in diesem Fall vom Testergebnis abhängig und in Tabelle 10.3 dargestellt.

Indikationsimpfungen

Hepatitis-A-Schutzimpfung

F. Zepp

Die aktive Impfung gegen Hepatitis A stellt die wirksamste Maßnahme zur Verhütung einer Infektion dar.

Impfstoff. Der Impfstoff enthält inaktivierte, an Aluminiumhydroxid adsorbierte Hepatitis-A-Viren, die in humanen diploiden Zellen gezüchtet wurden. Hepatitis-A-Impfstoff ist für Kinder ab dem vollendeten 1. Lebensjahr zugelassen. Mittlerweile ist der HAV-Impfstoff auch in Kombination mit Hepatitis-B-Impfstoff verfügbar.

Wirkmechanismus. Die Impfung erzeugt neutralisierende Antikörper.

Protektion. Spätestens 2 Wochen nach der 1. Impfdosis sind 95–100 % der Impflinge geschützt (schützender Antikörpertiter ≥10 IE/l). Wahrscheinlich persistiert der Impfschutz nach 2 bzw. 3 Injektionen über >20 Jahre. Bei vollständiger Grundimmunisierung wird daher z.Z. keine Auffrischimpfung empfohlen.

Nebenwirkungen. Der Impfstoff ist sehr gut verträglich. Schwerwiegende Nebenwirkungen sind bisher nicht bekannt geworden.

Kontraindikationen. Außer bei bekannten Unverträglichkeitsreaktionen gegen Bestandteile des Impfstoffs gibt es keine Kontraindikation.

Impfplan. Die Anzahl der für eine vollständige Grundimmunisierung benötigten Injektionen richtet sich nach dem Antigengehalt des Impfstoffes. Mit dem in Deutschland zugelassenen Impfstoff mit 360 Antigeneinheiten pro Impfdosis sind bei Kleinkindern und Schulkindern 3 intramuskuläre Injektionen im Abstand von 0,1 und 6–12 Monaten erforderlich. Jugendliche und Erwachsene können mit einer höheren Antigenmenge (720 bzw. 1.440 Antigeneinheiten pro Impfdosis) mit 2 Injektionen im Abstand von 6–12 Monaten immunisiert werden.

Indikationen. Die HAV-Impfung wird für Personen mit erhöhtem Expositionsrisiko empfohlen. Dazu zählen Reisende in Endemiegebiete und medizinisches Personal, v.a. in Kinderkliniken und Infektionsabteilungen, Mitarbeiter in Kindertagesstätten, Kinderheimen und Laboratorien, Arbeiter in Kläranlagen u.a.

Wird nach Exposition ein Schutz benötigt, ist eine sofortige aktive Impfung ausreichend. Eine passive Immunisierung wird für Schwangere und immundefekte Menschen empfohlen. (Passive Immunisierung s. Tabelle 10.5).

Varizellenschutzimpfung

H. W. Kreth

Die Varizellenimpfung ist zum gegenwärtigen Zeitpunkt in Deutschland eine typische Indikationsimpfung für besonders gefährdete Gruppen. In den USA wird seit 1996 die generelle Varizellenimpfung für alle Kleinkinder empfohlen.

Impfstoff. Der Impfstoff enthält attenuierte Varizellaviren (Stamm OKA), die auf menschlichen diploiden Zellen vermehrt wurden. Der Impfstoff wird bei einer Kühlschranktemperatur von +2 bis +8°C gelagert und ist 2 Jahre lang haltbar.

Wirkmechanismen. Der Impfstoff erzeugt eine VZV-spezifische zelluläre und humorale Immunität.

Protektion. Die Serokonversionsrate bei gesunden Kindern beträgt nahezu 100 % mit einer Persistenz spezifischer Antikörper über den gesamten Beobachtungsraum (10–20 Jahre) und einem Schutzeffekt von >90 %. Varizellendurchbrüche nach massiver Exposition verlaufen in der Regel mild. Dagegen liegt die Serokonversionsrate, die Dauer der Antikörperpersistenz und der Schutzeffekt bei älteren Jugendlichen, jungen Erwachsenen und immunsupprimierten Patienten nach einer Impfung deutlich niedriger. Deshalb werden für diese Personen zwei Impfungen empfohlen.

Nebenwirkungen. Die Verträglichkeit bei gesunden Impflingen aller Altersgruppen ist ausgezeichnet. Gelegentlich treten Fieber und papulöse Exantheme auf (fast immer ohne Virusausscheidung). Dagegen ist der Impfstoff bei immunsupprimierten Kindern (z.B. bei Kindern mit Leukämie in kompletter klinischer Remission) stärker reaktogen (in ca. 40 % hohes Fieber mit makulopapulösen und papulovesikulären Exanthemen mit Virusausscheidung).

Das Impfvirus bleibt latent im Körper. Es kann gelegentlich reaktiviert werden und einen Herpes zoster verursachen. Nach den bisherigen Erfahrungen bei Kindern mit Leukämie hat die Impfung jedoch ein geringeres Zosterrisiko als die Wildvirusinfektion.

Kontraindikationen. Kontraindikationen sind Überempfindlichkeiten gegen Bestandteile des Impfstoffs (wie z.B. Neomycin), Schwangerschaft, längerfristige Steroidtherapie (>1 mg/kg Körpergewicht/Tag) und schwere angeborene oder erworbene Immuninsuffizienzen.

Impfplan. Kinder im Alter von 9 Monaten bis 13 Jahren erhalten eine Impfdosis, Jugendliche mit bisher leerer Varizellenanamnese (ab 13. Geburtstag) und seronegative Erwachsene zwei Impfdosen im Abstand von mindestens 6 Wochen.

Indikationen. Von der STIKO wird die Impfung für folgende Probanden empfohlen:

1. Seronegative Patienten vor geplanter immunsuppressiver Therapie oder Organtransplantation
2. Seronegative Patienten unter immunsuppressiver Therapie
3. Seronegative Patienten mit Leukämie
4. Empfängliche Patienten mit schwerer Neurodermitis

- Empfängliche Personen mit engem Kontakt zu den unter Punkt 1–4 Genannten
- Seronegative Frauen mit Kinderwunsch
- Ungeimpfte 12- bis 15-jährige Jugendliche ohne Varizellenanamnese
- Seronegatives Personal im Gesundheitsdienst, insbesondere der Bereiche Pädiatrie, Onkologie, Gynäkologie/Geburtshilfe, Intensivmedizin und der Betreuung von Immundefizienten sowie bei Neueinstellungen in Gemeinschaftseinrichtungen für das Vorschulalter.

Kinder mit Leukämie dürfen nur geimpft werden, wenn sie sich seit mindestens 12 Monaten in kompletter klinischer Remission befinden und die Lymphozytenzahl ≥1.200/μl Blut beträgt. Außerdem muß die zytostatische Erhaltungstherapie für eine Woche vor und eine Woche nach der Impfung unterbrochen werden.

Bei der Impfung von seronegativen Frauen mit Kinderwunsch ist außerdem eine Antikonzeption über 3 Monate erforderlich. Die Varizellenschutzimpfung kann auch bei empfänglichen HIV-Patienten mit noch funktionierender zellulären Abwehr (≧25% der altersentsprechenden $CD4^+$-Zellzahl) erwogen werden. Darüber hinaus kann der Varizellenimpfstoff allen Kindern angeboten werden, deren Eltern bereit sind für die kosten aufzukommen.

Postexpositionelle Impfung. Bei empfänglichen Personen mit Kontakt zu Risikopersonen ist eine postexpostionelle Riegelungsimpfung innerhalb von 5 Tagen nach Exposition oder innerhalb von 3 Tagen nach Beginn des Exanthems beim Indexfall zu erwägen.

Passive Immunisierung. Passive Immunisierung mit Varizella-Zoster-Immunglobulin s. Tabelle 10.5.

Schutzimpfung gegen Frühsommer-Meningoenzephalitis (FSME)

H. W. Kreth

Durch aktive Immunisierung gegen FSME kann eine Erkrankung mit hoher Wahrscheinlichkeit verhindert werden.

Impfstoffe. Die Impfstoffe enthalten an Aluminiumhydroxyd adsorbierte, formalininaktivierte FSME-Viren, die auf embryonalen Hühnerfibroblasten angezüchtet wurden.

Wirkmechanismus. Die Impfung erzeugt neutralisierende Antikörper.

Protektion. Der Impfschutz beträgt – gemessen an der Antikörperkonversion – nach 2 Injektionen mindestens 90% und nach 3 Injektionen nahezu 100%. Die Dauer des Impfschutzes wird je nach Impfstoff und Immunisierungsschema mit 3–5 Jahren angegeben.

Nebenwirkungen. Bei ca. 10–20% der Geimpften treten – vorzugsweise nach der 1. Impfung – lokale Reaktionen (Rötung, Schwellung, Schmerzhafigkeit an der Injektionsstelle) und „grippale" Allgemeinsymptome auf. Vereinzelt wurden Neuritiden beobachtet (Kausalität nicht nachgewiesen).

Kontraindikationen. Kontraindikationen sind hochfieberhafte Erkrankungen und Überempfindlichkeitsreaktionen gegen Bestandteile des Impfstoffes.

Impfplan. Das konventionelle Impfschema besteht aus zwei Teilimpfungen im Abstand von 14 Tagen bis 3 Monaten und einer Boosterung nach 9–12 Monaten. Von einem Hersteller wird auch ein Schnellimmunisierungsschema empfohlen (3mal 0,5 ml Impfstoff i.m. an den Tagen 0, 7 und 21, gefolgt von einer Auffrischimpfung nach 1 Jahr). Bei anhaltendem Expositionsrisiko sind weitere Auffrischimpfungen nach 3–5 Jahren erforderlich.

Indikationen. Die FSME-Schutzimpfung ist für alle Personen zu empfehlen, die sich innerhalb und außerhalb Deutschlands in einem Risikogebiet aufhalten und für die ein Expositionsrisiko besteht. Für die Impfung besteht keine Altersbegrenzung (FSME-Risikogebiete s. Kap. 204).

Passive Immunisierung. Die Wirksamkeit der passiven Immunisierung (und der Simultanimpfung) nach Zeckenstich ist nicht ausreichend belegt. Vereinzelt wurde über schwere Verläufe nach passiver Immunisierung, insbesondere bei Kindern, berichtet. Deshalb ruht z.Z. die Zulassung der Immunglobulinpräparate zur postexpositionellen Prophylaxe bei Kindern und Jugendlichen bis zum Alter von 14 Jahren.

Influenzaschutzimpfung

H. W. Kreth

Die Influenza ist eine bedrohliche Infektionskrankheit, besonders für Patienten mit chronischen Grundleiden. Das gilt für alle Altersklassen.

Impfstoffe. Die Impfstoffe enthalten gereinigte Oberflächenantigene von seuchenaktuellen Influenzaviren, die in Hühnerembryonen gezüchtet wurden. Das Ausgangsmaterial besteht z.Z. aus 2 Influenzavirus-A-Subtypen und Influenzavirus Typ B (trivalenter Impfstoff). Der Impfstoff enthält Hühnereiweiß. Attenuierte Lebendimpfstoffe sind z.Z. in Deutschland nicht erhältlich.

Wirkmechanismus. Die Impfung erzeugt neutralisierende Antikörper.

Protektion. Der Impfschutz beträgt 70–90% gegen die in der Vakzine enthaltenen Influenzaviren. Der frühestmögliche Schutz wird 10–14 Tage nach der Impfung erreicht. Bei zwischenzeitlichem Ausbruch einer Influenza-A-Epidemie kann die Zeit bis zum Erreichen eines Impfschutzes mit dem Virostatikum Amantadin überbrückt werden (Dosierung s. Kap. 94.4).

Nebenwirkungen. Mitunter werden leichte lokale und systemische Nebenwirkungen in den ersten 48 Stunden nach der Impfung beobachtet.

Kontraindikationen. Vorsicht bei Überempfindlichkeit gegen Hühnereiweiß!

Impfziele. Die Impfung erzeugt einen Individualschutz.

Impfplan. Erwachsene und Kinder ab 3 Jahren erhalten 0,5 ml, Kinder ab 6 Monate bis 3 Jahre 0,25 ml Impfstoff. Kinder, die zuvor nicht infiziert oder geimpft waren, sollten nach mindestens 4 Wochen eine 2. Impfdosis erhalten. Bevorzugte Impfzeit ist Oktober/Anfang November. Die Impfantikörper fallen innerhalb eines Jahres rasch ab. Bei weiterbestehendem Gesundheitsrisiko sind deshalb jährliche Wiederimpfungen mit aktualisierten Vakzinen erforderlich.

Indikationen. Die Influenzaimpfung wird für Kinder und Erwachsene mit chronischen Grundleiden empfohlen (Atemwegs- und Lungenerkrankungen, Herz-Kreislauf-Erkrankungen, chronischen Nierenleiden, Stoffwechselstörungen, angeborenen und erworbenen Immundefekten). Darüber hinaus ist die Impfung indiziert für alle Personen ab 60 Jahre, für medizinisches Personal und Pflegepersonal mit Kontakt zu Risikopatienten.

Pneumokokkenschutzimpfung

H. W. Kreth

Die Morbidität und Letalität durch Pneumokokkeninfektionen ist hoch, besonders bei Kinder <2 Jahre und Personen >65 Jahre. Das Erkrankungsrisiko durch Pneumokokken wird durch bestimmte Grundkrankheiten wie z.B. funktionelle oder anatomische Asplenie drastisch erhöht. Ein weiteres Problem ist die zunehmende Resistenz der Pneumokokken gegenüber Makroliden und Betalaktam-Antibiotika.

Impfstoff. Der *klassische Polysaccharid-Impfstoff* enthält gereinigte Kapselpolysaccharide von 23 Serotypen, die für 85–90% der invasiven Pneumokokkeninfektionen verantwortlich sind. Es handelt sich um eine sog. T-Zell-unabhängige Vakzine (kein Aufbau eines immunologischen Gedächtnisses, kein Boostereffekt). Reine Polysaccharid-Impfstoffe sind unwirksam bei Säuglingen und Kleinkindern <2 Jahre.

Seit dem Frühjahr 2001 steht auch in Deutschland ein neuer, besser immunogener *Pneumokokken-Konjugat-Impfstoff* zur Verfügung, der bereits bei Säuglingen eine protektive Immunantwort induziert. Der Impfstoff enthält die an das Trägerprotein CRM_{197} (atoxische Mutante des Diphtherietoxins) gekoppelten Poly- bzw. Oligosaccharide der Pneumokokken-Serotypen 4, 6B, 9V, 14, 18C, 19F und 23F. Dieser 7-valente Impfstoff deckt ca. 70% der in Deutschland für das Kleinkindalter bedeutsamen Serotypen ab.

In Weiterentwicklung sind Konjugat-Impfstoffe mit einem erweiterten Spektrum an Serotypen (9- und 11-valente Impfstoffe).

Wirkmechanismus. Die Impfstoffe erzeugen opsonisierende Antikörper gegen die in der Vakzine enthaltenen Pneumokokken-Serotypen.

Protektion. Nach Aussage von Studien, die vorwiegend bei Erwachsenen durchgeführt wurden, schützen reine *Polysaccharid-Impfstoffe* in ca. 60% vor invasiven Infektionen. Gegen lokale Infektionen (Otitis media, Sinusitis) besteht kein Schutz.

Erfahrungen mit dem neuen Pneumokokken-Konjugat-Impfstoff liegen nur im begrenzten Umfang vor. In einer in Kalifornien durchgeführten Studie zeigte der 7-valente Impfstoff eine hohe Wirksamkeit (Effektivität >95%) gegen jene invasiven Pneumokokken-Infektionen (Meningitis, bakteriämische Verläufe), deren Serotypen im Impfstoff enthalten waren. In einer finnischen Studie war dagegen die Wirksamkeit gegenüber lokalen Pneumokokken-Infektionen (Otitis media) bedeutend geringer.

Nebenwirkungen. In den ersten Tagen p.v. können milde lokale (Schmerzen, Rötung, Schwellung) und mäßige systemische Reaktionen (Fieber, Schläfrigkeit, Myalgien) auftreten. Schwerwiegende Nebenwirkungen wurden bisher nicht beobachtet.

Kontraindikationen. Kontraindikationen sind akute hochfieberhafte Erkrankungen und Unverträglichkeitsreaktionen gegen Bestandteile der Impfstoffe.

Impfplan. Kinder (ab vollendetem 2. Lebensjahr), Jugendliche und Erwachsene erhalten 0,5 ml *Polysaccharid-Impfstoff* entweder i. m. oder tief s.c. Bei fortdauerndem Risiko ist die Impfung im Abstand von 6 (Erwachsene) bzw. frühestens 3 Jahren (Kinder unter 10 Jahren) einmal zu wiederholen.

Bei gegebener Indikation erhalten Säuglinge und Kleinkinder (vom vollendeten 2. Lebensmonat bis zum vollendeten 2. Lebensjahr) *Pneumokokken-Konjugat-Impfstoff* nach folgendem Schema: ab vollendetem 2. Lebensmonat insgesamt 4 Dosen im Alter von 3, 4, 5 und 12–15 Monaten; bei Impfbeginn im Alter von 7–11 Monaten 2 Dosen im Abstand von 4 Wochen und eine 3. im Alter von 12–15 Monaten; bei Impfbeginn im Alter von 12–13 Monaten 2 Dosen im Abstand von 8 Wochen.

Kleinkinder mit erhöhter gesundheitlicher Gefährdung sollten in Ergänzung der Impfung mit *Pneumokokken-Konjugat-Impfstoff* im 3. Lebensjahr eine Impfung mit *Polysaccharid-Impfstoff* erhalten (Mindestabstand von 2 Monaten nach der letzten Impfung mit Konjugat-Impfstoff).

Nach den bisher vorliegenden Daten kann der 7-valente *Pneumokokken-Konjugat-Impfstoff* simultan mit verschiedenen Einzel- und Kombinationsimpfstoffen verabreicht werden.

Indikationen. Von der STIKO (Stand: Juli 2001) wird die Pneumokokken-Impfung für folgende Risikogruppen empfohlen:

- Kinder (ab vollendetem 2. Lebensmonat), Jugendliche und Erwachsene mit *angeborenen oder erworbenen Immundefekten* (z.B. Hypogammaglobulinämie, funktionelle oder anatomische Asplenie, Sichelzellanämie, hämatologische und onkologische Erkrankungen, HIV-Infektion, Z.n. Knochenmarktransplantation) und *chronischen Krankheitszuständen* (z.B. Herz-Kreislauf-Krankheiten, chronische Lungenleiden, Diabetes mellitus und andere Stoffwechselstörungen, Niereninsuffizienz/nephrotisches Syndrom, Liquorfisteln, vor Organtransplantation und vor Beginn einer immunsuppressiven Therapie).
- Frühgeborene (<38 SSW); Kinder mit niedrigem Geburtsgewicht (<2500 g), Säuglinge und Kinder mit Gedeihstörungen oder neurologischen Erkrankungen.
- Personen >60 Jahre.

Tollwutschutzimpfung

H. W. Kreth

Eine manifeste Tollwuterkrankung führt unweigerlich zum Tod. Deshalb muß die Infektion unter allen Umständen durch rechtzeitige Impfung verhindert werden.

Impfstoffe. Die in Deutschland zugelassenen Impfstoffe enthalten inaktivierte Rabiesviren, die entweder in menschlichen diploiden Zellkulturen oder in embryonalen Hühnerfibroblasten vermehrt wurden. Alle Zellkulturimpfstoffe sind gleichermaßen wirksam.

Wirkmechanismus und Protektion. Die Impfung induziert neutralisierende Antikörper [frühestes Auftreten schützender Antikörperspiegel (>0,5 IE/ml) 7–14 Tage p.v.]. Ein Versagen der postexpositionellen Tollwutprophylaxe ist in den allermeisten Fällen auf Behandlungsfehler und nicht auf ein Impfversagen zurückzuführen (fehlende oder falsche Wundversorgung, fehlende Gabe von Tollwutimmunglobulinen, verzögerte, postexpositionelle Impfbehandlung oder falsche Impftechnik).

Nebenwirkungen. Die Verträglichkeit der modernen Tollwutimpfstoffe ist sehr gut. Bei bis zu 10% der Impflinge werden leichte lokale und systemische Reaktionen beobachtet. Die modernen Zellkulturvakzinen sind frei von enzephalitogenen Komponenten. Deshalb besteht heutzutage keine Gefahr schwerer, immunologisch bedingter ZNS-Komplikationen.

Kontraindikationen. Tollwut verläuft stets tödlich. Es gibt keine Kontraindikationen für die postexpositionelle Impfung!

Impfplan. Die Impfstoffe werden bei *postexpositioneller Prophylaxe* an den Tagen 0, 3, 7, 14, 30 und 90 verabreicht, vorzugsweise in die Mm. deltoidei, bei Kleinkindern in die Mm. vasti laterales. Intragluteale Injektionen können u.U. zu Impfversagen führen! Bei multiplen Wunden, insbesondere in stark innervierten Regionen (Kopf, Hände u.a.) sollte am Tag 0 die doppelte Impfdosis (2×1,0 ml an zwei verschiedenen Körperstellen) verabreicht werden. Zur postexpositionellen Prophylaxe gehört die korrekte Versorgung der Wunde (s. Kap. 95.20) und ggf. die passive Immunisierung mit Tollwutimmunglobulin (Dosierung s. Tabelle 10.5).

Bei erhöhtem Expositionsrisiko ist auch die *präexpositionelle Impfung* angezeigt. Dazu genügen 3 Injektionen an den Tagen 0, 7 und 21, gefolgt von einer Boosterinjektion nach 1 Jahr, und ggf. weitere Auffrischimpfungen nach 3–5 Jahren.

Indikationen. Indikationen für die postexpositionelle Tollwutimmunprophylaxe s. Tabelle 10.4.

Tuberkuloseschutzimpfung

F. Zepp

Die Tuberkulose ist weltweit ein großes Problem (schätzungsweise sind 30% der Weltbevölkerung infiziert!). Neue wirksamere Impfstoffe werden dringend benötigt.

Impfstoff. Der in Deutschland zugelassene Impfstoff enthält vermehrungsfähige, attenuierte bovine Mykobakterien [*Bacillus Calmette-Guérin (BCG)*, Stamm Copenhagen 1331]. Nach Aufschwemmen der lyophilisierten Bakterienmasse muß der Impfstoff sofort verbraucht werden. Die Impfung erfolgt durch streng intrakutane Injektion von 0,1 ml im oberen Drittel der Außenseite des linken Oberschenkels über dem Trochanter. Nur tuberkulinnegative Individuen (Vortestung mit 10 Tuberkulineinheiten intrakutan!) dürfen geimpft werden.

Protektion. Die BCG-Schutzimpfung gegen Tuberkulose ist eine der ältesten Impfungen; sie ist gleichzeitig die in ihrer Wirkung umstrittenste. Hierzu liegen mehrere epidemiologische Studien vor. Unterschiedliche Falldefinitionen (von Hauttestkonversion über verschiedene Organmanifestationen bis zu „Tod durch Tuberkulose") erschweren die Vergleichbarkeit der verschiedenen Studien. Fallkontrollstudien dokumentieren eine Wirksamkeit zwischen 10 und 90%. So wurde z.B. in einer chilenischen Studie zur Prävention der pulmonalen Tuberkulose bei Jugendlichen nur eine Wirksamkeit von 10% ermittelt. In einer neueren Metaanalyse wurde eine Gesamtwirksamkeit der BCG-Impfung von 50% errechnet. Die Schutzrate bezüglich „Tod durch Tuberkulose" betrug 71%, für disseminierte Verlaufsformen 78% und für Meningitis tuberculosa 64%.

Insgesamt läßt sich aus den klinischen Studien die Vermutung ableiten, daß die BCG-Impfung bei erhöhtem Infektionsrisiko einen gewissen, schwer abschätzbaren Schutzeffekt besitzt, wobei hierfür in Gebieten mit niedriger Tuberkulose-

Tabelle 10.4. Postexpositionelle Tollwutimmunprophylaxe. (Nach STIKO 2001)

	Art der Exposition		
Grad der Exposition	Durch ein tollwutverdächtiges oder tollwütiges Wild- oder Haustier	Durch einen Tollwutimpfstoffköder	Immunprophylaxe
I	Berühren/Füttern von Tieren, Belecken der intakten Haut	Berühren von Impfstoffködern bei intakter Haut	Keine Impfung
II	Knabbern an der unbedeckten Haut, oberflächliche, nicht blutende Kratzer durch ein Tier, Belecken der nichtintakten Haut	Kontakt mit der Impfflüssigkeit eines beschädigten Impfstoffköders mit nichtintakter Haut	Impfung
III	Jegliche Bißverletzung oder Kratzwunden, Kontamination von Schleimhäuten mit Speichel (z.B. durch Lecken, Spritzer)	Kontamination von Schleimhäuten und frischen Hautverletzungen mit der Impfflüssigkeit eines beschädigten Impfstoffköders	Impfung und simultan mit der ersten Impfung passive Immunisierung mit Tollwutimmunglobulin (20 IE/kg KG)

inzidenz (wie z.Z. in Deutschland) noch kein Nachweis erbracht wurde. Am ehesten scheinen Säuglinge und Kleinkinder von der Impfung zu profitieren (Verhinderung der generalisierten Verlaufsformen, die allerdings z.Z. in Deutschland sehr selten auftreten).

Nebenwirkungen. Zu den häufigen Nebenwirkungen der BCG-Impfung zählen Impfulzera, Abszesse und Lymphadenitiden (Häufigkeit der suppurativen Lymphadenitis bei Kindern <2 Jahren ca. 0,3%). Osteomyelitiden treten nach BCG-Impfung in einer Häufigkeit von etwa 1:100.000 auf. Bei Neugeborenen mit angeborenen T-Zell-Defekten besteht ein hohes Risiko einer lebensbedrohlichen, generalisierten BCGitis.

Indikationen. Die nur ungenügend belegte Wirksamkeit des einzigen in Deutschland zugelassenen BCG-Impfstammes und die rückläufige Zahl der Tuberkulosefälle haben die Ständige Impfkommission bewogen, eine neue Nutzen-Risiko-Bewertung vorzunehmen. Die STIKO erkannte, daß dem evtl. zu erwartenden Nutzen der Impfung ein ebenso großer möglicher Schaden gegenüber steht. Die Tuberkuloseschutzimpfung wird deshalb seit April 1998 nicht mehr allgemein empfohlen.

Der Impfstoff darf in Deutschland auch auf Wunsch der Eltern (z.B. für den Fall, daß diese mit sehr jungen Kindern für längere Zeit in Hochendemieländer ausreisen wollen) nur dann noch verabreicht werden, wenn zuvor ein angeborener oder erworbener Immundefekt mit größtmöglicher Sicherheit ausgeschlossen wurde.

Typhusschutzimpfung

H.-J. Schmitt, M. Hufnagel

Die Vermeidung potentiell kontaminierter Speisen und Getränke ist die beste Maßnahme zur Prophylaxe des Typhus. Weiterhin stehen zur Prophylaxe ein oraler und ein parenteral zu applizierender Impfstoff zur Verfügung.

Parenteraler Impfstoff. Der Impfstoff enthält 25 µg gereinigtes Vi-Kapselpolysaccharid-Antigen des Stammes S. Typhi Ty2, das nach einmaliger parenteraler (s.c. oder i.m.) Applikation die Bildung protektiver Antikörper gegen Typhus induziert. Gegen Salmonellen, die nicht über das Vi-Antigen verfügen, besteht kein Schutz (z.B. S. Paratyphi A und B). Ab der 3. Woche besteht ein Schutzrate von 77% für wenigstens 12 Monate. Boosterdosen werden bei entsprechender Exposition alle 3 Jahre empfohlen. Über Lokalreaktionen berichten rund 20% der Impflinge, Allgemeinreaktionen werden bei 3% registriert. Akute fieberhafte Erkrankungen, schwere Reaktionen auf eine vorangegangene Dosis gelten als Kontraindikation. Kinder vor dem 18. Lebensmonat reagieren mit einer oft nur ungenügenden Immunantwort. Schwangerschaft ist eine relative Kontraindikation.

Oraler Impfstoff. Die in Deutschland erhältlichen Präparate enthalten rund 1 Milliarde lebende, lyophilisierte, attenuierte S. Typhi (Stamm Ty21a) plus inaktivierte Bakterien des gleichen Stammes zusammen in einer magensaftresistenten Kapsel. An den Tagen 1, 3 und 5 wird unabhängig vom Alter jeweils 1 Kapsel 1 Stunde vor einer Mahlzeit eingenommen. Bei Reisen in Endemiegebiete werden Boosterdosen jährlich, bei Aufenthalt in einem Endemiegebiet alle 3 Jahre empfohlen. 7–10 Tage nach der dritten Dosis beträgt die Schutzrate wenigstens 67%, nach 5–8 Dosen sogar 87%. Kontraindikationen sind Säuglingsalter (Vivotif zugelassen ab 4. Lebensmonat; Typhoral L ab 13. Lebensmonat), akute gastrointestinale Krankheiten, schwere Reaktionen auf eine vorangegangene Dosis, schwerer T-Zell-Defekt, wie z.B. bei symptomatischer HIV-Infektion (Lebendimpfstoff!) und Schwangerschaft. An möglichen Interaktionen sind zu berücksichtigen: Antibiotika (können Impfstamm inaktivieren), Mefloquin (in wenigstens 12 Stunden Abstand) und Laxanzien.

Keiner der beiden Impfstoffe kann übliche Hygienemaßnahmen ersetzen. Die Wirksamkeit des oralen und des parenteralen Impfstoffes ist – in Kenntnis der verschiedenen Studiendetails – vergleichbar hoch, und es bleibt dem Arzt überlassen, nach Alter des Patienten und anderen Aspekten (s.o.) individuell zu entscheiden.

Gelbfieberschutzimpfung

H.-J. Schmitt

Impfstoff. Es handelt sich um einen Lebendimpfstoff mit attenuierten Gelbfieberviren(Stamm 17D), die in Hühnerembryonen gezüchtet wurden.

Wirkmechanismus. Der Wirkstoff induziert neutralisierende Antikörper.

Protektion. Die Dokumentation der Wirksamkeit erfolgte im wesentlichen auf epidemiologischer Basis durch Vergleich Ungeimpfter mit großen Kohorten Geimpfter vor 1940–1953 (Rückgang der Inzidenz von 35 auf 2,7%).

Nebenwirkungen und Kontraindikationen. Gelegentlich werden Lokal- und Allgemeinreaktionen beobachtet. Sehr selten ist insbesondere bei jungen Säuglingen eine durch den Impfstamm bedingte Enzephalitis beobachtet worden. In Deutschland ist der Impfstoff (Stamaril) erst ab dem 6. Lebensmonat zugelassen. Der Impfstoff enthält Hühnereiweiß, weswegen bei entsprechender Allergie besondere Vorsicht geboten ist. Der Lebendimpfstoff sollte Schwangeren und Patienten mit relevantem Immundefekt nicht gegeben werden. Auf ausreichenden Abstand zu anderen Impfungen ist zu achten. Nach Immunglobulingabe sollte – je nach Dosis – wenigstens 3 Monate mit der Gabe des Impfstoffes gewartet werden (Inaktivierung durch neutralisierende Antikörper).

Impfziele. Der Impfstoff erzeugt einen Individualschutz vor Gelbfieber für Reisende in Endemiegebiete.

Impfplan. Einmalige Impfung (0,5 ml i.m. oder s.c.) in einer von den Gesundheitsbehörden zugelassenen Gelbfieberimpfstelle. Boosterimpfungen alle 10 Jahre.

Indikationen. Reisen in Endemiegebiete oder auf Verlangen von Transitländern (tropisches Afrika und Südamerika).

Choleraschutzimpfung

H.- J. Schmitt, M. Hufnagel

Bei Reisen in Endemiegebiete kann Cholera durch Meiden potentiell kontaminierter Nahrungsmittel und Getränke [Wasser aus „öffentlichen Quellen", aller Produkte hieraus (Eis) sowie aller Produkte, die damit in Berührung kamen; roher oder nicht ausreichend gekochter Fisch oder Krustentiere] sicher vermieden werden. Choleraimpfstoffe sind dagegen nicht sicher wirksam.

Impfstoffe. Der in Deutschland zugelassene Ganzkeimimpfstoff besteht aus inaktivierten Choleravibrionen. Er ist ausgesprochen reaktogen und hat eine zeitlich auf nur 6 Monate beschränkte Wirksamkeit von etwa 30 %. Er kann ab dem 7. Lebensmonat gegeben werden: Kinder zwischen dem 7. und 12. Lebensmonat erhalten im Abstand von 4 Wochen jeweils 0,2 ml. Ab dem 2. Lebensjahr werden bei der ersten Injektion 0,25 ml, bei der zweiten Injektion 0,5 ml appliziert, ab 10 Jahre 0,5 und dann 1,0 ml jeweils s.c.

Seit kurzem sind im Ausland zwei orale Vakzinen verfügbar. Dukoral besteht aus inaktivierten V. cholerae 01 plus rekombinant hergestelltem Choleratoxin (WC/rBS). Nach Gabe von 2 Dosen im Abstand von 2 Wochen wurde eine Wirksamkeit von 86 % ab der dritten Woche nach der ersten Dosis ermittelt. Nach 3 Jahren betrug die Wirksamkeit immerhin noch 40 %. Weiterhin bietet der Impfstoff einen zeitlich begrenzten Schutz gegen Diarrhöe durch enterotoxinbildende E. coli (52 %). Schwangerschaft und frühe Kindheit sind eine Kontraindikation.

Die zweite neue, ebenfalls oral zu applizierende Choleravakzine besteht aus lebenden, attenuierten V. cholerae 01 (CVD 103 HgR) und bietet 1 Woche nach Verabreichung einer Dosis eine Schutzrate von 100 % gegen den klassischen Biotyp V. cholerae 01 sowie eine Schutzrate von 62 % gegen die Typen El Tor und Ogawa. Die Schutzdauer beträgt wenigstens 6 Monate. Vor ETEC-bedingter Diarrhöe besteht kein Schutz. Schwangerschaft und Alter unter 2 Jahren sind Kontraindikationen.

Indikation. Der alte Ganzkeimimpfstoff ist nur noch indiziert, wenn ein Land auf der Impfung als Voraussetzung für eine Einreise besteht und neuere Impfstoffe nicht gegeben werden können. Alle genannten Choleraimpfstoffe haben keine Relevanz für Kurzzeitreisende, da für sie das Risiko, an Cholera zu erkranken, bei nur 1:100.000 liegt. Indiziert ist eine Impfung gegen Cholera ggf. für Personen, die sich häufig oder langfristig in Endemiegebieten aufhalten.

Meningokokkenschutzimpfung

H.-J. Schmitt

Impfstoffe. In Deutschland ist ein Polysaccharid-Impfstoff gegen Meningokokken der serologischen Gruppen A und C, sowie ein weiterer Impfstoff gegen die Gruppen A, C, W-135 und Y verfügbar. Neuerdings gibt es auch einen Protein-Konjugatimpfstoff gegen Meningokokken C. Gegen Meningokokken der Gruppe B, dem in Deutschland und Europa am häufigsten anzutreffenden Serotyp, ist derzeit kein Impfstoff verfügbar.

Wirkmechanismen. Die Applikation von Kapselpolysacchariden führt zur Bildung opsonierender Antikörper gegen den entsprechenden Serotyp. Wie bei anderen Polysaccharidimpfstoffen hängt die Immunogenität vom Alter des Impflings ab. Kinder unter 2 Jahren entwickeln nur eine unzureichende Antikörperantwort. Auch bei älteren Kindern sind die erzielbaren Antikörperkonzentrationen niedriger als bei Erwachsenen. Konjugatimpfstoffe, in Analogie zu den Hib-Impfstoffen mit Kapselpolysacchariden der Gruppen A, C, W-135 und Y sind in Entwicklung. Meningokokken-C-Konjugatimpfstoffe sind schon ab dem Säiglingsalter immunogen.

Protektion. Neben dem Alter des Impflings hängt die Wirksamkeit des Impfstoffs auch vom Kapseltyp ab. Eine finnische Studie zeigte überraschenderweise eine klinische Wirksamkeit der „Gruppe-A-Impfung" bereits ab einem Alter von 3 Monaten. Kinder über 2 Jahre und Erwachsene entwickeln einen sehr guten Impfschutz. Für die „Gruppe-C-Vakzine" konnte keine klinische Wirksamkeit bei Kindern bis zu einem Alter von 23 Monaten nachgewiesen werden. Unter epidemischen Bedingungen wurde bei Erwachsenen eine Wirksamkeit von 90 % ermittelt.

Die Gruppe-Y- und W-135-Polysaccharide zeigen bei Erwachsenen eine gute Immunogenität. Für den bivalenten (A und C) wie auch für den tetravalenten Impfstoff (A, C, Y, W-135) konnte ein guter Schutzeffekt ab einem Alter von 2 Jahren und bei Erwachsenen belegt werden. Die Schutzdauer beträgt rund 3–5 Jahre. Nach diesem Zeitraum sind bei entsprechender Indikation ggf. Auffrischimpfungen notwendig. Meningokokken-C-Konjugatimpfstoffe sind in einer Feldstudie nach bisher unveröffentlichten Angaben auch bei Säuglingen wirksam.

Nebenwirkungen. Lokale Reaktionen werden bei 2,5 % aller Kinder und bei bis zu 26 % der erwachsenen Impflinge beobachtet. Als unerwünschte Ereignisse sind selten vorübergehende Schwäche, Parästhesien und Kopfschmerzen beschrieben worden. Bleibende Schäden beim Impfling sind nicht bekannt.

Kontraindikationen. Außer den sehr seltenen Unverträglichkeitsreaktionen bestehen keine Kontraindikationen gegen die verfügbaren Meningokokkenimpfstoffe. Daten über den Einsatz während der Schwangerschaft liegen derzeit nicht vor; da es sich um Totimpfstoffe handelt, sind relevante Risiken nicht zu erwarten.

Impfziele. Mit den derzeit verfügbaren Impfstoffen ist der Individualschutz vor Krankheit durch bestimmte Kapseltypen zu Zeiten erhöhten Risikos das einzig mögliche Impfziel. Indiziert sind die Impfstoffe daher erstens bei Reisen in Endemiegebiete sowie zweitens ggf. auf Empfehlung der Gesundheitsbehörden im Rahmen einer Epidemie, hervorgerufen durch einen Kapseltyp, der in einem der beiden Impfstoffe vertreten ist.

Impfplan. Für die Immunisierung mit den in Deutschland zugelassenen Impfstoffen (Mencevax ACWY, Meningokokkenimpfstoff A + C Mérieux) wird eine einmalige Dosis von 0,5 ml Impfstoff streng s.c. empfohlen. Boosterdosen sind bei weiter bestehendem hohem Infektionsrisiko indiziert.

10.2 Passive Immunisierung

H. W. Kreth

Bei der passiven Immunisierung werden dem Organismus Antikörper menschlichen oder tierischen Ursprungs zugeführt, um Toxine zu neutralisieren oder vor einer akuten Infektion zu schützen. Der Stellenwert der passiven Immunisierung liegt eindeutig auf Seiten der Prophylaxe. Die therapeutische Anwendung von Immunglobulinpräparaten, z.B. nach Ausbruch einer Viruserkrankung, ist umstritten. Immunglobuline sind durchaus nicht immer als harmlos zu betrachten. Es sei hier daran erinnert, daß spezifische Antikörper bei einigen Viruskrankheiten (z.B. durch bestimmte Flaviviren) sogar zu einer Krankheitsverstärkung (Enhancement) führen können.

Humane Immunglobulinpräparate werden entweder aus gepooltem Plasma von mindestens 1.000 Blutspendern hergestellt (normales Immunglobulin, Standard-Ig) oder aus Plasma ausgesuchter Spender mit erhöhten spezifischen Antikörpertitern (spezielle Immunglobuline). Diese Präparate enthalten überwiegend Antikörper der IgG-Klasse (Halbwertzeit ca. 21 Tage) und kleine Mengen an IgA.

Viele handelsübliche Präparate liegen als 16%ige Lösung vor; sie sind nur für den intramuskulären Gebrauch bestimmt. Versehentliche intravenöse Applikation kann zu schwersten anaphylaktischen Reaktionen führen. Inzwischen stehen auch besonders behandelte Präparate zur intravenösen Anwendung zur Verfügung. Die Vor- und Nachteile intramuskulär und intravenös applizierbarer Präparate sind sorgsam gegeneinander abzuwägen. Intramuskulär applizierbare Immunglobuline sind billiger. Die Antikörper werden jedoch langsamer resorbiert; außerdem kommt es zu Verlusten durch proteolytischen Abbau in der Muskulatur. Die teueren intravenös applizierbaren Präparate sind überall dort indiziert, wo schnell hohe, intravenöse Antikörperspiegel notwendig sind. Einige Indikationen für die passive Immunprophylaxe mit humanen Immunglobulinen sind in Tabelle 10.4 zusammengestellt. Unwirksam war bisher die Prophylaxe gegen Mumps und Pertussis. Deshalb wurden die zur Verfügung stehenden Präparate inzwischen aus dem Handel gezogen. Passive Immunprophylaxe zur Verhinderung schwerer RSV-Infektionen bei Hochrisikopatienten s. Kap. 95.6.

Heterologe Antiseren, die Antikörper tierischen Ursprungs enthalten, werden heute nur noch selten eingesetzt, z.B. gegen Diphtherie und Botulismus. Die Anwendung heterologer Antiseren darf nur nach strenger Indikationsstellung erfolgen, da die artfremden Proteine die große Gefahr der Sensibilisierung in sich bergen. So kann es 6–13 Tage nach Serumgabe zu serumkrankheitsartigen Symptomen kommen (Fieber, Urticaria, Arthritis, Neuritis, Nephritis). Die wiederholte Gabe von Antiseren der gleichen Tierart kann einen lebensbedrohlichen, anaphylaktischen Schock auslösen.

Literatur

Advisory Committee on Immunization Practices (1998) Measles, mumps and rubella vaccine use and strategies for elimination of measles, rubella and congenital rubella syndrome and control of mumps. MMWR 47: 1–57

Tabelle 10.5. Passive Immunisierung mit humanen Immunglobulinen

Prophylaxe gegen	Indikation	Dosierung	Bemerkung
Mit normalen Immunglobulinen (Standard-Ig)			
Masern	Nichtimmune chronisch Kranke, abwehrgeschwächte Kinder, junge Säuglinge	0,2–0,5 ml/kg i.m. oder 1–2 ml/kg i.v [a]	Innerhalb von 2–3 Tagen nach Kontakt gute Schutzwirkung; bei späterer Gabe (bis zum 6. Tag) Mitigierung möglich. Aktive Impfung frühestens nach 3 Monaten
Mit speziellen Immunglobulinen			
Varizellen	Nichtimmune, abwehrgeschwächte, vor allem onkologische Patienten, Neugeborene, deren Mütter 5 Tage vor bis 2 Tage nach Geburt an Varizellen erkrankten, seronegative Schwangere in den ersten 5 Schwangerschaftsmonaten	0,2–0,4 ml/kg i.m. oder 1–2 ml/kg i.v. [a]	Relativ gute Wirksamkeit innerhalb der ersten 3 Inkubationstage
Hepatitis B	Neugeborene infektiöser Mütter, nach akzidenteller Inokulation von infektiösem Material	10–20 IE/kg i.m. (Neugeborene 200 IE) oder 5–10 IE/kg i.v. [a]	Gute Schutzwirkung, wenn sofort nach Geburt bzw. nach Exposition verabreicht; immer gleichzeitig aktive Immunisierung beginnen
Tollwut	Bißverletzungen vor allem an Kopf, Hals und Händen sowie nach Schleimhautkontakt mit tollwutverdächtigen und sicher tollwütigen Tieren	20 IE/kg (zur Hälfte um die Wunde, restliche Menge i.m.)	Gute Schutzwirkung; immer gleichzeitig aktive Impfung beginnen
Röteln	Prä- und postexpostionell in der Frühschwangerschaft bei seronegativen Frauen	0,3 ml/kg i.m.	Postexpositionell nur wirksam, wenn innerhalb der ersten 5 Inkubationstage verabreicht, sonst ohne Erfolg
Zytomegalie	Abwehrgeschwächte, vor allem Patienten nach Transplantation und mit negativem Immunstatus.	1–2 ml/kg i.v. [a]	Relativ guter Schutzeffekt
Tetanus	Verletzungen bei Ungeimpften oder nicht vollständig Geimpften oder bei unbekannter Impfananmnese	250–500 IE i.m.	Gut wirksam; immer simultan mit aktiver Impfung

[a] Besonders behandelte Präparate zur intravenösen Anwendung

Akademie für Kinderheilkunde und Jugendmedizin (1997) Postexpositionelle FSME-Immunglobulingabe im Kindesalter nicht mehr zu empfehlen. Kinderarzt 28: 414–416
Anonymus (1998) Varicella vaccines. WHO position paper. Weekly Epidemiological Record 73: 241–248
Black S, Shinefield H, Firemann B et al. (2000) Efficacy, safety and immunogenicity of heptavalenz pneumococcal conjugate vaccine in children. Pediatr Infect Dis 19:187–195
Brown F, Greco D, Mastrantonio P, Salmaso S, Wassilak S (1997) Pertussis vaccine trials. Developments in Biological Standardization. Karger, Basel
Edwards R, Birriel C (1994) Harmonisation in Pharmacovigilance. Drug Safety 10: 93–102
Eskola J, Kilpi T, Palmn A et al. (2001) Efficacy of a pneumococcal conjugate vaccine aggainst acute otitis. N Engl J Med 344: 403–409
Impfempfehlungen der Ständigen Impfkommission (STIKO) am Robert-Koch-Institut (2001) Epidemiologisches Bulletin 28: 203–218
James JM, Burkes AW, Robertson RK, Samson HA (1995) Safe administration of the measles vaccine to children allergic to eggs. N Engl J Med 323: 1262–1266
Kries R von, Siedler A, Schmitz HJ, Reinert RR (2000) Proportion of invasive pneumococcal infections in German children preventable by pneumococcal conjugate vaccines. Clin Infekt Dis 31:482–487
Lemon SM, Thomas DL (1997) Vaccines to prevent viral hepatitis. N Engl J Med 336: 196–204
Murdin AD, Barreto L, Plotkin S (1996) Inactivated polio vaccine: past and present experience. Vaccine 14: 735–746
Schmitt HJ, Wirsing von König CH (1997) Pertussis Vaccines. Baillier's Clinical Paediatrics 5: 121–138
Stratton K, Howe CJ, Johnston RB (1994) Adverse events associated with childhood vaccines. Evidence bearing on causality. Institute of Medicine. National Academy Press, Washington
West DJ, Calandra GB (1996) Vaccine induced immunologic memory for hepatitis B surface antigen: implications for policy on booster vaccination. Vaccine 14: 1019–1027
White CJ (1997) Varicella-zoster virus vaccine. Clin Infect Dis 24: 753–763
Zepp F, Schmitt HJ, Kaufhold A et al. (1997) Evidence for induction of polysaccharid specific B cell memory in the 1st year of life: plain Haemophilus influenzae type b – PRP (Hib)

11 Zahnärztliche Untersuchung und Prophylaxe

B. Willershausen-Zönnchen

Die zahnärztliche Prävention beginnt mit der sorgfältigen Anamnese und beinhaltet eine extraorale und intraorale Untersuchung. Extraoral ist besonders auf Schwellungen und Disharmonien des Gesichts, verletzungsbedingte Defekte oder Besonderheiten der Gesichtsfarbe zu achten.

Bei der intraoralen Untersuchung müssen neben der Bewertung der Mundhygiene orale Weichgewebe und parodontale Strukturen, Zahnstatus und okklusale Verschiebungen beurteilt werden. Der Entwicklungsstand des Gebisses ist zu bewerten, da dies von wesentlicher Bedeutung ist (Brägger 1994).

Präventive Maßnahmen richten sich in erster Linie auf die Verhütung der Karies und Zahnbetterkrankungen.

Karies wird definiert als eine Infektionskrankheit mit Streptococcus-mutans-Arten und weiteren Bakterien, die nach länger bestehender Besiedlung die Zahnhartsubstanz destruieren. In absteigender Häufigkeit finden sich kariöse Läsionen in den Fissuren der Kauflächen, den interdentalen Zahnflächen (Aproximalkaries) und als Glattflächenkaries mit vorwiegendem Befall der labialen und bukkalen Bereiche. Durch konsequente Beachtung von Mundhygienemaßnahmen können kariöse Läsionen vermieden und Zahnbetterkrankungen deutlich reduziert werden. Zu den wesentlichen Säulen zur Gesunderhaltung der Zähne gehören:

1. die gründliche Zahnreinigung,
2. eine kohlenhydratreduzierte Ernährung,
3. der Einsatz von Fluoriden,
4. regelmäßige zahnärztliche Kontrolltermine.

Mundhygiene. Im Vordergrund der Mundhygiene steht die mechanische Reinigung der Zahnhartsubstanz, insbesondere der Kauflächen, der Zahnzwischenräume und der Zahnglattflächen sowie des angrenzenden marginalen Parodontiums (Staehle 1996). Die Auswahl und Handhabung der Zahnbürste (Handzahnbürste, elektrische Bürste) muß auf das entsprechende Alter abgestimmt werden. Um nicht die spielerische Freude beim Zähneputzen zu verlieren, benötigen insbesondere Kleinkinder eine Zahnbürste mit kleinem Bürstenkopf und massivem Griff. In den ersten Jahren nach Zahndurchbruch muß der Putzvorgang gemeinsam mit den Eltern geübt werden, und das Nachreinigen durch die Eltern (bzw. Erwachsene) ist bis zum Alter von ca. 8 Jahren empfehlenswert. Dabei ist besonderer Wert auf die Reinigung der Kauflächen zu legen, da in deren Fissuren in der Regel die erste Karies auftritt. Für den Erfolg der Mund- und Zahnhygiene ist gleichfalls wesentlich, daß eine Putzmethode durchgeführt wird, die das Kind beherrschen kann und seine Fähigkeiten und Möglichkeiten nicht überfordert. Solange das Kind noch nicht richtig ausspülen kann (meist bis zum 4. Lebensjahr), sollte noch keine fluoridhaltige Zahnpaste verwendet werden. Bei gründlicher mechanischer Reinigung kann notfalls auf Zahnpasten verzichtet werden. Die Zähne sind regelmäßig nach den drei Hauptmahlzeiten zu putzen und möglichst auch nach Genuß von süßen Zwischenmahlzeiten. Zumindest sollte nach Zuckerkonsum die Mundhöhle mit Wasser ausgespült oder Milch nachgetrunken werden.

Ernährung. Konsum fermentierbarer Kohlenhydrate, vor allem Saccharose (Haushaltszucker), Fruktose (Fruchtzucker), Maltose (Malzzucker), Laktose (Milchzucker) und hydrolysierbare Stärke ist ein wichtiger Kausalfaktor in der Kariesentstehung. Diese Beziehung wird u.a. dadurch deutlich, daß bei Kindern mit hereditärer Fruktoseintoleranz, die vom Säuglingsalter an Fruktose meiden, Karies praktisch nicht auftritt. Andererseits werden Zähne rasch fortschreitend zerstört, wenn gehäuft und langdauernd stark gesüßte Flaschennahrung und zuckerhaltige Fertigtees, sowie in Zucker oder Honig getauchte Sauger angeboten werden; es entsteht das „nursing bottle syndrome" (Flaschenkaries). Bei der Kariesenstehung sind neben der Menge des verzehrten Zuckers auch Art und Häufigkeit des Verzehrs und die Verweildauer bzw. Klebrigkeit der Nahrungsmittel an der Zahnoberfläche entscheidend. Speisen mit hohem Stärkegehalt, wie z.B. Brot, Getreideprodukte, Kartoffelchips oder Pommes frites verbleiben länger in der Mundhöhle als Speisen mit hohem Zuckergehalt. Berücksichtigend muß auch bedacht werden, daß Stärke die bakterielle Säureproduktion aus Saccharose begünstigt. Experimentelle Untersuchungen zeigten, daß Lebensmittel mit einem Stärkeanteil von ca. 1% in Kombination mit Saccharose sogar eine deutlich höhere Kariogenität aufweisen als Saccharose allein. Ein gehäufter Kontakt mit Zucker während der Mahlzeiten und zahlreiche zuckerhaltige Zwischenmahlzeiten führen zu prolongierten und multiplen Phasen mit niedrigen Speichel-pH-Werten, wodurch das Ausmaß der Schmelzdemineralisierung deutlich zunimmt.

Einige Nahrungsstoffe besitzen jedoch karieshemmende Eigenschaften. Als wichtige zahnschonende Lebensmittel gelten fettreiche Produkte, die durch Ausbildung eines Lipidfilmes an der Zahnoberfläche die bakterielle Plaqueadhäsion vermindern sowie auch proteinreiche Speisen, die gleichfalls einen „coating effect“ aufweisen.

Fluoridsupplementierung. Die Kariesprophylaxe mit zusätzlichem Einsatz von Fluoriden wird seit mehr als 50 Jahren erfolgreich betrieben. Fluoride führen bei ausreichender Verfügbarkeit zu einer Stabilisierung der Zahnhartsubstanz und folglich einer Verminderung der Karies.

Wirkungsmechanismen der Fluoride sind die Beeinflussung des Bindungszustands der Mineralien des Hydroxylapatits in der Zahnhartsubstanz, Störungen des bakteriellen Stoffwechsels insbesondere der Säureproduktion der oralen Plaque, Verminderung der Adhäsionsmöglichkeiten der Mikroorganismen auf die Zahnoberfläche, Förderung der Viskosität des Gesamtspeichels sowie u.a. die Begünstigung der Remineralisation der Schmelzoberflächen nach Exposition von Säuren (Nahrungssäure) sowie nach beginnender kariöser Schädigung. Je nach Lebensalter sollten deshalb tägliche Fluoridmengen zwischen 0,125–1 mg Fluorid aufgenommen werden. Fluoridierungsmaßnahmen im Rahmen der Kariesprävention sind nicht erforderlich, wenn der natürliche Fluoridgehalt des Trinkwassers eine Konzentration von 0,7 bis 1 mg Fluorid pro Liter beträgt bzw. übersteigt. Liegt der Fluoridwert darunter, so empfehlen sich primär lokale oder auch systemische Fluorgaben. Als systemische Fluoridierungsgaben sind der Gebrauch von fluoridiertem Kochsalz, die tägliche Zufuhr bestimmter Mengen an fluoridhaltigem Mineralwasser oder fluoridreicher Nahrungsmittel sowie im Einzelfall die Einnahme von Fluoridtabletten (Tabelle 11.1) aufzuzählen. Neben der systemischen Prophylaxe soll die tägliche Zahnpflege mit einer fluoridhaltigen Zahnpasta betrieben werden. Im Rahmen der Fluoridprophylaxe sollte des weiteren auf folgende Gesichtspunkte besonders geachtet werden:

a) Während der Schwangerschaft bringt eine zusätzliche Fluoridaufnahme durch die Mutter keinen Nutzen für die Zahngesundheit des ungeborenen Kindes.
b) Im 1. und 2. Lebensjahr erhalten die meisten Kinder über Vitamin D/Fluorid-Tabletten eine kombinierte Karies- und Rachitisprophylaxe. Sie wird durch die Salzfluoridierung nicht berührt, da Kinder diesen Alters kaum Haushaltssalz aufnehmen.
c) Im 3. Lebensjahr sollten sich die Eltern vorrangig für fluoridiertes Speisesalz und den Gebrauch von fluoridhaltiger Zahnpasta entscheiden; grundsätzlich wird nur eine systematische Darreichungsform empfohlen, ein Wechsel ist möglich.
d) Bei Schulkindern und Jugendlichen können neben lokalen Fluoridierungsmaßnahmen auch Fissurenversiegelungen (fluoridhaltiger Versiegler) durchgeführt werden.

Tabelle 11.1. Empfohlene Dosierung der Fluoridtabletten bei Nichtanwendung lokaler Fluoridierungsmaßnahmen wie fluoridhaltige Zahnpasta oder fluoridiertes Speisesalz. Sollte ausschließlich die Tablettenfluoridierung in Betracht kommen, so muß das Lebensalter und die vorhandene Trinkwasser-Fluorid-Konzentration berücksichtigt werden.

	Tablettenmenge bei vorhandener Fluoridkonzentration des Trinkwassers		
Alter (Jahre)	bis 0,3 mg/l	0,3–0,7 mg/l	über 0,7 mg/l
0–4 Monate	0,25	–	–
4–12 Monate	0,25	–	–
Kinder			
0–3 Jahre	0,25	–	–
3–6 Jahre	0,5	0,25	–
6–15 Jahre	1,0	0,5	–
Erwachsene über 15 Jahre	1,0	0,5	–

Zahnärztliche Untersuchung. Eine erste zahnärztliche Untersuchung wird im Alter von 6–15 Monaten bei den ersten Zähnen empfohlen. Weitere Routineuntersuchungen sollten im Abstand von 6 Monaten erfolgen.

Zahnbetterkrankungen. Entzündungen der marginalen Gingiva werden bei Kindern und Jugendlichen mit zunehmendem Alter vermehrt beobachtet mit der höchsten Erkrankungsrate in der Pubertät. Wesentliche Ursachen sind bakterielle Plaques. Destruktive Parodontalerkrankungen treten bei Kindern dagegen im Vergleich zu Erwachsenen seltener und klinisch symptomärmer auf. Hormonelle Faktoren sowie die noch nicht vollständig entwickelte Immunantwort scheinen zu der geringen Prävalenz von Parodontitiden unter Mitbeteiligung des Alveolarknochens bis zur Pubertät beizutragen. Werden altersuntypische Zahnlockerung oder Zahnverlust beobachtet, so muß immer an Allgemein- oder Systemerkrankungen, Immundefekte oder genetische Disposition gedacht werden.

Literatur

American Dental Association (1995) Caries diagnosis and risk assessment: A review of preventive strategies and management. J Amer Dent Ass 126: 7

Brägger U (1994) Anamnese in der Zahnmedizin. Schweiz Monatsschr Zahnmed 104: 625

Staehle HJ (1996) Wege zur Realisierung einer präventionsorientierten Zahnheilkunde in Deutschland. Hanser, München

Willershausen-Zönnchen B, Neumann C, Pistorius A (1997) Parodontopathien. In: Einwaag J, Pieper K (Hrsg) Kinderzahnheilkunde, Praxis der Zahnheilkunde. Urban & Schwarzenberg, München Wien Baltimore, S 325–354

III Kind und Gesellschaft

12 Sozialpädiatrie und Recht

H. G. Schlack

12.1 Sozialpädiatrie – Definition und Aufgaben

Dimensionen der Sozialpädiatrie

Die Sozialpädiatrie befaßt sich mit den Beziehungen zwischen Gesundheit, Krankheit und Entwicklung von Kindern einerseits und den Lebensbedingungen der Kinder andererseits. Wesentliche Faktoren dieser Lebensbedingungen sind die unmittelbaren Bezugspersonen, die sozialen Strukturen wie Familie, Kindergarten, Schule und Peer-groups, daneben aber auch materielle Gegebenheiten wie die Ausstattung und Leistungsfähigkeit des Gesundheitswesens, die Belastung der Umwelt mit toxischen oder allergenen Stoffen, der individuelle und allgemeine materielle Wohlstand, der Stand der Hygiene bzw. der Gefährdung durch Seuchen oder andere verbreitete Gesundheitsrisiken.

Sozialpädiatrie ist demnach ein altersspezifischer Sektor der Sozialmedizin und hat die Aufgabe, die über den individuellen Fall hinausgehenden Entstehungsbedingungen und Folgen von Krankheiten im Kindes- und Jugendalter zu analysieren, daraus die Grundlagen für adäquates gesundheitspolitisches Handeln abzuleiten und diese Prinzipien auch individualmedizinisch anzuwenden. Die Optimierung der Entwicklungsbedingungen und die Minimierung von Gesundheitsrisiken verlangen altersdifferenzierte Konzepte und Zielsetzungen; sie müssen den unterschiedlichen Voraussetzungen in den verschiedenen Altersstufen zwischen Säuglingsalter und Adoleszenz Rechnung tragen.

Neben dieser *bevölkerungsmedizinischen* Dimension hat die Sozialpädiatrie auch eine *individualmedizinische* Dimension, die traditionell bisher in Deutschland ganz im Vordergrund stand. Das individualmedizinische Verständnis zielt auf die Berücksichtigung der äußeren Lebensumstände und der psychosozialen Bedingungen bei der Prävention und der Behandlung von Krankheiten beim einzelnen Kind. Es gibt kaum ein Gebiet der Pädiatrie, in welchem soziale Faktoren keine bedeutsame Rolle spielen, und insofern ist es verständlich, daß Sozialpädiatrie weithin eher als allgemeines Prinzip kinderärztlichen Handelns gilt denn als eigenständiges Arbeits- oder gar Wissenschaftsgebiet. Ein solchermaßen eingeschränktes Verständnis der Sozialpädiatrie würde aber ihrer Bedeutung nicht gerecht werden.

Sozialpädiatrie – Gesundheitswissenschaft des Kindes- und Jugendalters

Gesundheit ist nicht einfach als Normalzustand anzusehen, der sich durch erfolgreiche Behandlung einer Krankheit wieder einstellt, sondern als ein dynamisches Gleichgewicht, das von zahlreichen Faktoren bedroht und von anderen Faktoren gestützt wird. Dementsprechend definiert die Weltgesundheitsorganisation (WHO) die Gesundheit als Zustand körperlichen, seelischen und sozialen Wohlbefindens und nicht lediglich als Freisein von Krankheit. Die Gesundheitsförderung und Krankheitsprävention durch Erforschung und praktische Berücksichtigung der Risiko- und Protektionsfaktoren sind Gegenstand der Gesundheitswissenschaften. Deren Ziel ist es, die wissenschaftlichen Grundlagen für ein effizientes und bedarfsgerechtes Gesundheitswesen bereitzustellen und dazu beizutragen, den einzelnen zum „gesunden Leben" zu motivieren und zu befähigen. Es liegt auf der Hand, daß die Gesundheitswissenschaften (dieser Begriff entspricht dem in den angelsächsischen Ländern üblichen Terminus „public health") nicht nur im medizinischen, sondern auch im soziologischen, psychologischen und volkswirtschaftlichen Wissenschaftsbereich angesiedelt sind.

Sozialpädiatrie versteht sich in diesem Sinne als der medizinische Sektor der *Gesundheitswissenschaften für Kinder und Jugendliche*; sie spielt damit eine komplementäre Rolle im Verhältnis zur kurativen Pädiatrie als der Wissenschaft von den Krankheiten des Kindesalters. Dabei hat sie vor allem folgende Funktionen:

> **Gesundheitswissenschaftliche Aufgaben der Sozialpädiatrie**
>
> - Epidemiologische Erfassung bevölkerungsrelevanter Krankheiten und Entwicklungsstörungen im Kindes- und Jugendalter,
> - Entwicklung von Maßnahmen und Strategien der Gesundheitsförderung (bezogen auf Gesamtpopulationen) und der Primärprävention (bezogen auf potentielle Risikogruppen),
> - Evaluation dieser Maßnahmen mit epidemiologisch-statistischen Methoden,
> - Mitwirkung an der Planung und Realisierung notwendiger und geeigneter Strukturen des Gesundheitswesens.

Die Effizienz von Maßnahmen der Gesundheitsförderung und Primärprävention läßt sich naturgemäß nicht im konkreten Einzelfall nachweisen; deswegen werden diese Maßnahmen nicht selten in ihrer Bedeutung unterschätzt, wie sich z.B. an dem geringen Interesse an der Folsäuresupplementation zur Prävention der Meningomyelozele zeigt.

Die adäquate Erhebung und Verarbeitung epidemiologischer Daten, die Planung und Auswertung von Studien und die kritische Interpretation statistischer Zusammenhänge sind deshalb eine unentbehrliche Voraussetzung für rationelle Gesundheitsförderung und Primärprävention, die als genuine sozialpädiatrische Arbeitsfelder anzusehen sind (s. Abschn. „Definition der wichtigsten Meßgrößen", Kap. 12.3).

Sozialpädiatrische Schwerpunkte im individual-medizinischen Bereich

Als Praxisbereiche mit einer im engeren Sinne sozialpädiatrischen Ausrichtung gelten vor allem:

- entwicklungsgestörte und behinderte Kinder,
- Kinder mit chronischen Erkrankungen verschiedener Art,
- vernachlässigte, mißhandelte und sexuell mißbrauchte Kinder,
- Kinder mit sonstigen Belastungen oder sozialer Benachteiligung (z.B. Armut, Migration, traumatische Lebensereignisse).

Diese Aufgabenfelder, die inzwischen einen großen Anteil der Aufgaben der Pädiatrie umfassen, haben mehrere Gemeinsamkeiten: Ein ausschließlich somatisch orientierter Behandlungsansatz ist nicht ausreichend, vielmehr liegt der Schlüssel zu einer erfolgreichen Intervention in der Einflußnahme auf das soziale Umfeld. Dafür ist eine interdisziplinäre Arbeitsweise erforderlich mit besonderen Versorgungsstrukturen und großem Vernetzungsbedarf. Eine spezielle pädiatrische Verantwortung für diejenigen Kinder, deren Belastung und Traumatisierung vor allem im psychosozialen Bereich liegt, wird nicht zuletzt dadurch begründet, daß aus diesen psychosozialen Belastungen auch erhebliche somatische Krankheitsrisiken hervorgehen (vgl. Abschn. „Soziale Faktoren", Kap. 12.4).

Die pädiatrischen Aufgaben bei entwicklungsgestörten, chronisch kranken und behinderten Kindern sind überwiegend Maßnahmen der tertiären Prävention bzw. der *Rehabilitation*. Rehabilitation ist nach der Definition der WHO der koordinierte Einsatz von medizinischen, sozialen und schulischen bzw. beruflichen Maßnahmen mit dem Ziel nicht nur einer bestmöglichen funktionellen Wiederherstellung, sondern auch der sozialen Eingliederung. Aus dieser Definition wird der über die Medizin hinausgehende interdisziplinäre Arbeitsansatz deutlich, der für die Sozialpädiatrie charakteristisch ist.

Aktuelle prioritäre Aufgaben der Sozialpädiatrie. Die großen Erfolge der Pädiatrie im 20. Jahrhundert haben die Mortalität im Kindesalter drastisch gesenkt und das Morbiditätsspektrum verändert. Die Abnahme von Mortalität und Morbidität durch Infektionskrankheiten und Ernährungsstörungen hat psychische Erkrankungen und Störungen (darunter Störungen des Sozialverhaltens, Gewaltbereitschaft, Drogenkonsum, Entwicklungsstörungen durch soziale Benachteiligung) in den Vordergrund gerückt. Hinzu kommen insbesondere die Krankheiten auf allergischer Basis. Neue und umfangreichere Aufgaben ergeben sich ferner bei der Behandlung und Versorgung von Kindern und Jugendlichen mit chronischen Krankheiten in der Folge gestiegener Lebenserwartung (z.B. von Kindern mit Mukoviszidose, Muskeldystrophie, Diabetes, Mehrfachbehinderungen bei zerebraler Schädigung u.a.).

In Deutschland besteht ein großer Nachholbedarf an epidemiologischer, insbesondere sozial-epidemiologischer Forschung im Kindesalter. Eine verbesserte Informationsbasis ist die Voraussetzung dafür, neue Entwicklungen und Gesundheitsrisiken zu antizipieren und gezielt darauf zu reagieren. Dem Trend der letzten Jahre folgend muß mit einer weiteren Zunahme der oben genannten „neuen Morbidität" gerechnet werden.

Dringend erforderlich als Aufgaben der Qualitätssicherung sind eine weitergehende Standardisierung und Revision des Krankheitsfrüherkennungsprogramms im Kindesalter und die Evaluation der Konzepte und Methoden in der tertiären Prävention und Rehabilitation. Schließlich gehört auch die Mitwirkung an Planung und Realisierung komplementärer Strukturen des Gesundheitswesens (vgl. Abschn. „Strukturen der Gesundheitsversorgung") zu den Aufgaben der Sozialpädiatrie.

Literatur

Köhler L (1993) Child health promotion: A task for social pediatrics. Soz Präventivmed 38: 34–38

Woodroffe C, Glickman M, Barker M, Power C (1993) Children, Teenagers and Health. Open University Press, Buckingham Philadelphia

12.2 Epidemiologie

Siehe Kap. 13.

12.3 Sozialmedizinische Grundlagen

Gesundheitsindikatoren

Als Gesundheitsindikatoren werden Kriterien bezeichnet, die als repräsentativ für den Gesundheitszustand der Bevölkerung, die Lebensqualität in bezug auf gesundheitliche Fragen und damit auch für die Effektivität der gesundheitspolitischen Rahmenbedingungen und der Strukturen des Gesundheitswesens angesehen werden können. Die Gesundheitsindikatoren werden in drei Kategorien eingeteilt und mit Hilfe geeigneter Meßgrößen bestimmt. Für die Pädiatrie sind davon vor allem die in Tabelle 12.1 genannten von Bedeutung.

Definitionen der wichtigsten Meßgrößen

Statistische Angaben zu Mortalität und Morbidität gehören zu den wichtigsten Gesundheitsindikatoren.

Mortalität (Sterblichkeit) ist definiert als die Zahl von Todesfällen, bezogen auf eine bestimmte Population und einen bestimmten Zeitraum.

Morbidität bezeichnet die in einem bestimmten Zeitraum registrierte Zahl von Fällen einer definierten Krankheit, bezogen auf die Bevölkerungszahl (üblicherweise wird die Krankheitsfallzahl pro 100.000 Personen der untersuchten Population angegeben). Dabei wird unterschieden zwischen *Prävalenz* (Zahl der zum Zeitpunkt der Untersuchung bestehenden Erkrankungen) und *Inzidenz* (Zahl der in einem bestimmten Zeitraum neu auftretenden Erkrankungen). Daten zu Prävalenz und Inzidenz werden meist in ‰ angegeben, d.h. auf je 1.000 Personen der untersuchten Population bezogen.

Von besonderer Bedeutung sind Angaben zu *altersspezifischer Mortalität und Morbidität*, wobei in erster Linie die Säuglingssterblichkeit zu nennen ist. Sie gilt – auch im internationalen Vergleich – als repräsentatives und valides Kriterium für den Stand und die Effektivität des Gesundheitswesens eines Landes. Neben der Säuglingssterblichkeit sind auch die Totgeburtenrate und die Müttersterblichkeit als Kriterien der pränatalen Gesundheitsfürsorge von Interesse.

Tabelle 12.1. Gesundheitsindikatoren und ihre wichtigsten Meßgrößen

Kategorie der Indikatoren	Meßgrößen
Indikatoren der Gesundheit selbst	Müttersterblichkeit
	Perinatale Sterblichkeit
	Säuglingssterblichkeit
	Lebenserwartung Neugeborener
	Altersspezifische Mortalität und Morbidität
	Krankheitsspezifische Mortalität und Morbidität
	Unfallhäufigkeit
Indikatoren der Gesundheitssicherung	Regionale Versorgungssituation (Versorgungsdichte mit Fachärzten, alters- und fachspezifischen klinischen Einrichtungen und sonstigen Diensten)
	Subjektive Zufriedenheit der Patienten (bzw. der Eltern) mit der Versorgungssituation
	Gesundheitsausgaben pro Kopf der Bevölkerung
Indikatoren gesundheitsrelevanter Lebensbedingungen	Einkommen pro Kopf der Bevölkerung
	Bildungsniveau (Schulabschlüsse)
	Wohnfläche pro Person
	Physikalisch-chemische Umweltbelastung
	Verkehrsdichte
	Konsum risikoreicher Substanzen

Zur Unterscheidung von Lebend-, Tot- und Fehlgeburt gelten nach dem Personenstandsgesetz in der Fassung von 1994 folgende Definitionen:

Lebendgeburt. Als lebendgeboren gilt ein Kind, bei dem nach Scheidung aus dem Mutterleib entweder das Herz geschlagen oder die Nabelschnur pulsiert oder die natürliche Lungenatmung eingesetzt hat.
Totgeburt. Totgeboren ist ein Kind, das keines der o.g. Merkmale gezeigt hat, aber ein Geburtsgewicht von wenigstens 500 g aufweist.

Fehlgeburt. Wenn das Geburtsgewicht unter 500 g liegt und keines der o.g. Lebenszeichen zu beobachten war, wird von einer Fehlgeburt gesprochen. Fehlgeburten werden nicht im Personenstandsregister verzeichnet.

Für die Interpretation von Daten zu altersspezifischer Mortalität sind folgende Definitionen zu beachten:

Säuglingssterblichkeit. Zahl der innerhalb des ersten Lebensjahres Gestorbenen, bezogen auf 1.000 Lebendgeburten; darin enthalten sind die Frühsterblichkeit (Sterbefälle innerhalb der ersten 7 Lebenstage) und die Spätsterblichkeit (Sterbefälle vom 8. bis zum 28. Lebenstag); Früh- und Spätsterblichkeit werden auch als neonatale Sterblichkeit zusammengefaßt. Als Nachsterblichkeit (postneonatale Säuglingssterblichkeit) wird die Zahl der Sterbefälle vom 29. Lebenstag bis zum Ende des 1. Lebensjahres bezeichnet (jeweils auf 1.000 Lebendgeburten bezogen).

Perinatale Mortalität. Summe der Totgeburten und der Sterbefälle in den ersten 7 Lebenstagen, bezogen auf die Summe der Lebend- und Totgeburten.

Kindersterblichkeit. Die Definition ist nicht einheitlich; sie umfaßt die Zahl der Sterbefälle teils einschließlich, teils ausschließlich der Säuglingssterblichkeit, teils bis zum Ende des 14., teils bis zum Ende des 15. Lebensjahres. Praktisch wichtig ist die differentielle Erfassung wichtiger Todesursachen in den einzelnen Abschnitten der Kindheit, so daß sinnvollerweise die altersspezifische Mortalität für definierte Altersgruppen des Kindesalters betrachtet werden sollte (vgl. Tabelle 12.3–12.5).

Spezielle Aspekte der Säuglingssterblichkeit

Säkularer Trend. Mitte des 19. Jahrhunderts verstarb in Deutschland noch jedes 4., Anfang des 20. Jahrhunderts jedes 6. Kind vor Ende des 1. Lebensjahres. Seitdem ist eine kontinuierliche, nur durch die Jahre nach dem 1. und 2. Weltkrieg unterbrochene Senkung der Säuglingssterblichkeit zu verzeichnen, die auf mehrere günstige Faktoren zurückzuführen ist: Propagierung des Stillens, verbesserte Trinkwasserhygiene, Beherrschung der Infektionskrankheiten, Verbreitung des Wissens über altersspezifische psychosoziale und physische Bedürfnisse von Kindern, Verbesserung der sozialen Fürsorge und der Ernährung, Fortschritte in der

Tabelle 12.2. Säuglingssterblichkeit in Deutschland 1870–1999. (Nach Daten von Husler 1923, Genz 1979, Statistische Jahrbücher für die Bundesrepublik Deutschland 1993 und 1999)

Staat	Jahr	Gestorbene Säuglinge pro 1.000 Lebendgeborene
Deutsches Reich	1870/71	235
Deutsches Reich	1910	162
Bundesrepublik (West)	1977	19,7
DDR	1977	15,9
Bundesrepublik (West)	1982	10,9
Bundesrepublik (West)	1989	7,6
DDR	1989	7,6
Bundesrepublik (vereint)	1991	6,8
Bundesrepublik	1997	4,8

Geburtshilfe u.a. Der Rückgang der Säuglingssterblichkeit ist in Tabelle 12.2 dokumentiert.

Bis in die 60er Jahre ist diese Verbesserung hauptsächlich durch eine Senkung der Spätsterblichkeit bedingt (Genz 1979), also durch eine Beherrschung der Säuglingskrankheiten; in der folgenden Phase bis heute wurde die weitere Senkung der Säuglingssterblichkeit im wesentlichen im Bereich der neonatalen Sterblichkeit erreicht (v. Kries 1995), vor allem durch die Fortschritte der Perinatalmedizin und das verbesserte Überleben der Frühgeborenen. Die Frühgeburtlichkeit mit ihren Folgen ist heute der größte Einzelfaktor der Säuglingssterblichkeit (vgl. Tabelle 12.3).

Eine weitere Senkung der Säuglingssterblichkeit wird daher auch von Fortschritten bei der Reduktion der Häufigkeit von Frühgeburten abhängen.

Während die heutige Säuglingssterblichkeit in Deutschland ein günstiges Bild auch im internationalen Vergleich abgibt, nahm in den 60er und 70er Jahren die (alte) Bundesrepublik trotz ihrer wirtschaftlichen Prosperität nur einen sehr mäßigen Mittelplatz ein und wurde z.B. auch von der DDR deutlich übertroffen. Bei internationalen Vergleichen ist jedoch zu beachten, daß Unterschiede z.T. auch durch uneinheitliche Definitionen und Bezugsgrößen bedingt sein können.

Geschlechtsdifferenzen. Die Säuglingssterblichkeit von Mädchen liegt derzeit und auch in den letzten Jahrzehnten um etwa 25 % niedriger als die von Knaben (Genz 1979, Wiesner 1995). Zu Anfang des Jahrhunderts betrug diese Differenz nur etwa 15 % (nach Daten von Husler 1923). Demnach haben die Mädchen von der säkularen Senkung der Säuglingssterblichkeit stärker profitiert als die Knaben.

Übersterblichkeit nichtehelicher Säuglinge. Die erhöhte Mortalität von nichtehelichen im Vergleich zu ehelichen Säuglingen (Übersterblichkeit) ist ein seit langem bekanntes Phänomen. Die Übersterblichkeit lag in den ersten beiden Jahrzenten des 20. Jahrhunderts bei 180 %, d.h. die Säuglingssterblichkeit nichtehelicher Kinder war um das 1,8fache höher als die der ehelichen Kinder. Dieses Phänomen wurde von Husler (1923) als logische Folge der schlechteren sozialen Abkunft und der geringeren ökonomischen Sicherung nichtehelicher Kinder erklärt. Aber auch noch in den Jahrzehnten nach dem 2. Weltkrieg betrug die Übersterblichkeit bis etwa 1990 noch 150–160 %, d.h. die Mortalität nichtehelicher Kinder nahm zwar wie die der ehelichen Kinder ab, jedoch ohne daß sich die Proportionen zwischen beiden wesentlich veränderte – trotz der zunehmenden Verbreitung und Tolerierung nichtehelicher Lebensformen und der rechtlichen Gleichstellung nichtehelicher Kinder mit ehelichen.

Signifikante Unterschiede in der Säuglingssterblichkeit in Abhängigkeit vom Zeitpunkt einer Eheschließung der Eltern während der Schwangerschaft machen es wahrscheinlich, daß die Übersterblichkeit noch immer auf eine gesellschaftliche Stigmatisierung der nichtehelichen Schwangerschaft, die subjektive Belastung der werdenden Mutter und die davon abhängigen psychosomatischen Folgen („Sozialstreß") zurückzuführen sind (Unland 1998). In den letzten Jahren ist die Übersterblichkeit auf 130–140 % zurückgegangen, was wohl eher auf gesellschaftlichen als auf medizinischen Veränderungen beruht.

Bemerkenswerterweise trifft auf die Entwicklung der *Totgeburtenrate* dasselbe Phänomen zu. Die Totgeburtenrate sank zwischen 1976 und 1993 um mehr als die Hälfte von 7,3 auf 3,0 ‰ (alte Bundesländer). Bis zum Beginn der 90er Jahre lag die Totgeburtenrate bei nichtehelichen Schwangerschaften ziemlich konstant bei 160 % der Rate von ehelichen Schwangerschaften, derzeit noch immer um 140–150 % (Unland 1998).

Mortalität und Todesursachen in den verschiedenen Altersklassen

In den Tabellen 12.3 bis 12.5 sind die Mortalitätsziffern für ausgewählte Todesursachen in 3 Altersklassen zusammengefaßt (1. Lebensjahr, 2. bis 5. Lebensjahr, 6. bis 15. Lebensjahr).

Diese Daten zeigen u.a.

- die besondere Bedeutung der Probleme der Perinatalperiode (einschließlich Frühgeburtlichkeit) für die Säuglingssterblichkeit,
- die führende Rolle von Unfällen, Verletzungen und Vergiftungen als Todesursachen bereits vom 2. Lebensjahr an,
- die Übersterblichkeit der Knaben in fast allen Bereichen (mit Ausnahme der Todesfälle durch kongenitale Anomalien),
- die derzeit sehr geringe Bedeutung von Infektionskrankheiten als Todesursachen,
- die starke Abnahme der Sterblichkeit im Verlauf der Kindheit von 5,3 ‰ im Säuglingsalter über 0,31 ‰ im Vorschulalter auf 0,15 ‰ im Schulalter.

Wichtige Informationen liefert der Vergleich der Todesursachenstatistik über Zeiträume von mehreren Jahren, weil da-

Tabelle 12.3. Sterbefälle bei Säuglingen (1. Lebensjahr) nach ausgewählten Todesursachen. Deutschland 1997

Ursache	ICD 9	männlich	weiblich	gesamt	[%]
Affektionen mit Ursprung in der Perinatalzeit	760–779	934	677	1611	41,2
Kongenitale Anomalien	740–759	663	562	1225	31,3
Plötzlicher Kindstod	798.0	404	267	671	17,1
Unfälle u. Gewalt	E800–E999	53	37	90	2,3
Infektiöse Krankheiten	001–139	19	16	35	0,9
Gestorbene insgesamt		2260	1691	3951	100
Altersspezifische Sterbeziffer 4,8‰					

Ursache	ICD 9	männlich	weiblich	gesamt	[%]
Verletzungen und Vergiftungen	800–899	162	103	265	29,5
Kongenitale Anomalien	740–759	98	80	178	19,8
Bösartige Neubildungen	140–208	51	44	95	10,6
Krankheiten des Nervensystems	290–389	47	36	83	9,2
Infektiöse Krankheiten	001–139	29	24	53	5,9
Gestorbene insgesamt		510	388	898	100
Altersspezifische Sterbeziffer 0,28‰					

Tabelle 12.4. Sterbefälle im Alter von über 1 bis 5 Jahren nach ausgewählten Todesursachen. Deutschland 1997

Ursache	ICD 9	männlich	weiblich	gesamt	[%]
Verletzungen und Vergiftungen	800–999	318	163	481	39,5
Bösartige Neubildungen	140–208	134	101	235	19,3
Krankheiten des Nervensystems	290–389	66	46	112	9,0
Kongenitale Anomalien	740–759	52	43	95	7,8
Suizid	E950-E959	28	8	36	3,0
Gestorbene insgesamt		733	486	1219	100
Altersspezifische Sterbeziffer 0,15‰					

Tabelle 12.5. Sterbefälle im Alter von über 5 bis 15 Jahren nach ausgewählten Todesursachen. Deutschland 1997

mit Trends zu erkennen sind, die besondere Maßnahmen erfordern oder aber zur Beurteilung getroffener Maßnahmen beitragen. In Relation zu den Mortalitätsziffern von 1991 kann z.B. festgestellt werden, daß bis 1997 die Zahl der registrierten Fälle von plötzlichem Kindstod um fast die Hälfte (von 1285 auf 671) zurückgegangen ist. Die Annahme eines ursächlichen Zusammenhangs zwischen dieser erfreulichen Entwicklung und der im gleichen Zeitraum durchgeführten Aufklärungskampagne (gegen die Bauchlage von Säuglingen, gegen das Rauchen in ihrer Umgebung, für das Stillen) liegt nahe. Im Gegensatz dazu ist die Zunahme der Todesfälle durch Suizid in der Altersgruppe 6–15 Jahre um rund 50 % im gleichen Zeitraum zu beachten.

Die Datenlage zur *altersspezifischen Morbidität* ist wesentlich schlechter, da nur wenige Krankheiten meldepflichtig sind. Für manche Fragestellungen (z.B. Häufigkeit allergischer Erkrankungen oder spezieller Infektionskrankheiten) sind kleinräumige Erfassungen unter Mitwirkung von Beobachtungspraxen und des öffentlichen Gesundheitsdienstes ein geeignetes Instrument. Sie können als Grundlage der Formulierung und Verfolgung regionaler *Gesundheitsziele* dienen.

Vulnerabilität und Widerstandsfähigkeit

Gemessen an der niedrigen Sterblichkeitsrate ist das späte Kindes- und frühe Jugendalter die Phase der größten biologischen Widerstandsfähigkeit. Dieser günstigen Situation auf körperlichem Gebiet steht eine besondere Vulnerabilität auf psychosozialem Gebiet im Verlauf der Pubertät gegenüber. Bei der Auseinandersetzung mit den pubertätsspezifischen Entwicklungsaufgaben (Übergang ins Erwachsenwerden, Ablösungs-Bindungs-Ambivalenz zur Herkunftsfamilie, Ausweitung der sozialen Beziehungen insbesondere zum anderen Geschlecht, Identitätsfindung, Konfrontation mit neuen Verantwortungen) treten häufig (in unterschiedlicher Ausprägung und zeitlicher Ausdehnung) Verhaltensweisen auf, die als potentiell gesundheitsschädigend anzusehen sind: insbesondere Konsum von Alkohol, Tabak und illegalen Drogen sowie riskantes Verhalten im Straßenverkehr, Mutproben u.ä. Dadurch besteht eine enge Beziehung zwischen psychischer Vulnerabilität und somatischer Gesundheit auf längere Sicht.

Risikoverhalten erfüllt dabei offenbar eine Funktion bei den Versuchen, Schwierigkeiten bei der Lösung von Entwicklungsaufgaben und der sozialen Orientierung zu kompensieren, und kann je nach Ausgangsvoraussetzung als Statushandlung und Reifesymbol, Konformitätshandeln, Bewältigungsversuch bei Streßbelastung oder als Selbstbestätigung durch Grenzüberschreitung interpretiert werden. In vielen Fällen werden solche dysfunktionalen Konfliktlösungsversuche als Gewohnheit in das Erwachsenenleben übernommen mit der Folge körperlicher und psychischer Abhängigkeiten. Bedenklich ist dabei der immer frühere Einstieg in den Konsum gesundheitsgefährdender Genußmittel (Rauchen 8–9 Jahre, Alkohol 11–12 Jahre) und der zumindest im großstädtischen Milieu besorgniserregende Anteil von Gewohnheitskonsumenten: regelmäßige Raucher in der 7./8. Klasse 22 %, in der 9./10. Klasse 34 %; Gewohnheitstrinker, Rauschtrinker und Alkoholismusgefährdete in der 7./8. Klasse 5 %, in der 9./10. Klasse 14 %.

Widerstandsfähigkeit (Resilience) ist auf diesem Gebiet in erster Linie eine Frage psychosozialer Faktoren. Suchtgefährdete Kinder sind meist schon im Vorschulalter auffällig durch impulsiv-aggressives oder aber abnorm zurückhaltendes, selbstunsicheres Verhalten. Insbesondere stellen das hyperkinetische Syndrom, Störungen des Sozialverhaltens sowie schulisches Scheitern als Folge von Begabungsmängeln oder Teilleistungsschwächen disponierende Bedingungen dar. In der psychosozialen Vorgeschichte sind gestörte familiäre Beziehungen, Vernachlässigung, Mißhandlung und Mißbrauch, Überforderung, ungünstiges elterliches Vorbild und Einflüsse aus dem sozialen Umfeld die wichtigsten Faktoren bei der Entstehung von Genußmittelmißbrauch und Sucht.

Präventionskonzepte sind deswegen vor allem darauf ausgerichtet, den Kindern Selbstsicherheit, Urteilsfähigkeit und Standhaftigkeit zu vermitteln, die sie in die Lage versetzen, kompetent und konstruktiv mit Konfliktsituationen und negativen Einflüssen umzugehen. Die präventiven Maßnahmen, die bei Kindern mit erkennbarem Risiko schon vor Schulbeginn einsetzen sollten, sind sicherlich keine spezifische Suchtprävention, ebensowenig wie die erwähnten Risikofaktoren in direkter kausaler Folge in ein Suchtverhalten führen. Andererseits steht außer Frage, daß eine frühe Förderung von psychosozialer Kompetenz ein genereller Schutzfaktor gegen psychische Störungen verschiedener Art ist.

Literatur

Genz H (1979) Gesundheit, Krankheit und Sterblichkeit als statistisch faßbare Größen. In: Maneke M (Hrsg) Sozialpädiatrie. Urban & Schwarzenberg, München Wien Baltimore

Husler J (1923) Mortalität und Morbidität im Kindesalter. In: Pfaundler M von, Schlossmann A (Hrsg) Handbuch der Kinderheilkunde, 3. Aufl. Vogel, Leipzig, S 45–72

Kries R von (2000) Epidemiologie. In: Schlack HG (Hrsg) Sozialpädiatrie – Gesundheit, Krankheit, Lebenswelten. Urban & Fischer, München Jena, S 27–56

Lohaus A (1993) Gesundheitsförderung und Krankheitsprävention im Kindes- und Jugendalter. Hogrefe, Göttingen Bern Toronto Seattle

Schlack HG (2000) Gesundheit, Morbidität und Mortalität. In: Schlack HG (Hrsg) Sozialpädiatrie–Gesundheit, Krankheit, Lebenswelten. Urban & Fischer, München Jena, S 77–88

Schulz E, Fleischhaker C, Remschmidt H (1998) Drogenproblematik im Jugendalter: Gefährdung erkennen. Kinderärztl Prax 69: 78–84

Semmer N, Lippert P, Fuchs R, Rieger-Ndakorewa G, Dwyer JH, Knoke EA (1991) Gesundheitsverhalten im Kindes- und Jugendalter. Ausgewählte Ergebnisse der Berlin-Bremen-Studie. Nomos, Baden-Baden

Unland R (1998) Die Übersterblichkeit von Säuglingen bei nichtehelicher Schwangerschaft. Untersuchung zur Bedeutung des Faktors „Sozialstreß" für Säuglingssterblichkeit und Totgeburtenrate. Inaugural-Diss., Bonn

Wiesner G (1995) Mortalität im Säuglings-, Kindes- und Jugendalter. In: Casper W, Wiesner G, Bergmann KE (Hrsg) Mortalität und Todesursachen in Deutschland. Robert-Koch-Institut, Berlin.

12.4 Soziale Faktoren als Determinanten von Gesundheit und Entwicklung im Kindesalter

Demographische Entwicklung

Bedingt durch eine sinkende Geburtenrate und eine steigende Lebenserwartung hat sich in Deutschland wie auch in den meisten west- und mitteleuropäischen Ländern der Anteil der Kinder an der Bevölkerung vermindert und der Anteil alter Menschen erhöht. Inzwischen ist der Bevölkerungsanteil von Menschen über 65 Jahren etwa so groß wie der von Kindern bis 15 Jahre (12,7 bzw. 13,2 Millionen). Die in den letzten Jahren leicht gestiegenen Geburtenzahlen sind vor allem darauf zurückzuführen, daß die geburtenstarken Jahrgänge der 60er Jahre in die generative Phase gekommen sind. Die Geburtenziffer (Zahl der von einer Frau im Durchschnitt geborenen Kinder) lag 1996 bei 1,3 (Mittelwert in der europäischen Gemeinschaft: 1,44).

Eine wesentliche Ursache der niedrigen Geburtenrate liegt sicherlich im ökonomischen Bereich, da Familien mit Kindern finanziell im Durchschnitt wesentlich schlechter gestellt sind als Singles oder Paare ohne Kinder. Die staatlichen Kompensationsmaßnahmen (Kindergeld, Steuerermäßigung, Anrechnung von Kinderbetreuungszeiten auf die Altersrente, im Bedarfsfall Sozialhilfe) sind von einem effektiven Familienlastenausgleich noch weit entfernt.

Darüber hinaus begünstigt die Situation von Kindern als einer Minorität in der Bevölkerung eine Entwicklung, die als „strukturelle Rücksichtslosigkeit" der Gesellschaft gegenüber Kindern und Familien bezeichnet wurde. Dazu zählen vor allem die Bedingungen der Arbeitswelt, die einer besseren Vereinbarkeit von Kinderbetreuung und Berufstätigkeit entgegenstehen, die unzureichende Zahl und Ausstattung von familienergänzenden Kinderbetreuungsmöglichkeiten, der Wohnungsbau mit seinem Mangel an bezahlbaren familien- und kindgerechten Wohnungen. Nicht zu vergessen ist auch, daß die dem Gesundheitswesen zur Verfügung stehenden finanziellen Mittel in großem Umfang für die Versorgung älterer Menschen beansprucht werden (bedingt z.B. durch hohe Lebenserwartung, aufwendige Behandlungen noch in hohem Alter, Multimorbidität).

Frühkindliche Bindung und familiäre Interaktion

Im Verlauf der Evolution ist die Entwicklung zunehmend komplexer und differenzierter sozialer Kompetenzen zu erkennen. Eine der wesentlichen Ziele sozialer Interaktion während der frühkindlichen Entwicklung ist die Herstellung einer stabilen Bindung zwischen dem Kind und einer Hauptbezugsperson oder auch mehreren Bezugspersonen. Bindung ist zunächst die Voraussetzung für das physische Überleben des Kindes, das bei der Geburt vollständig auf Schutz und Erfüllung der körperlichen Grundbedürfnisse angewiesen ist. Im weiteren Verlauf steht die psychische Dimension der Bindung (zu deren Entstehung die Erfüllung körperlicher Bedürfnisse einen wesentlichen Beitrag leistet) wegen ihrer Bedeutung für die seelische Entwicklung bis ins Erwachsenenalter hinein ganz im Vordergrund.

Nach Bowlby (1975) ist Bindung („attachment") das Produkt zahlreicher Verhaltenssysteme, deren Ziel die Nähe zwischen Mutter und Kind ist. Die psychobiologische Funktion der Bindung ist die Vermittlung von Sicherheit und Geborgenheit („Urvertrauen" nach Erikson). Eine mangelhafte Erfüllung dieses Bedürfnisses und daraus hervorgehende Verlustängste sind wesentliche pathogene Faktoren für die Entstehung neurotischer Entwicklungsstörungen im späteren Leben. Die Untersuchungen von Ainsworth (1978) haben gezeigt, daß die Qualität der Bindung durch das Verhalten von Säuglingen in einer standardisierten Beobachtungssituation (mit kurzfristiger Trennung von der Mutter) zuverlässig beurteilt werden kann. Bemerkenswerterweise sind die in der frühen Kindheit erworbenen Bindungsmuster (sicher, unsicher-vermeidend, unsicher-ambivalent) in ihren Grundzügen bis ins Erwachsenenalter nachweisbar und beeinflussen auch dann noch das Beziehungsverhalten z.B. zum Partner und zu den eigenen Kindern.

Bereits beim jungen Säugling sind differenzierte Voraussetzungen sozialer Kommunikation gegeben (z.B. Blickkontakt, Lächeln, Vokalisieren, Handbewegungen sowie komplexe Wahrnehmungsleistungen), die es dem Kind von Beginn an ermöglichen, bei der Interaktion mit den Bezugspersonen eine aktive Rolle zu spielen. Obwohl auch bei Erwachsenen Fähigkeiten „instinktiven" Eingehens auf die Signale des Kindes nachweisbar sind, sind diese Fähigkeiten oft so erheblich von Störfaktoren überlagert, daß dadurch die Bindungsentwicklung nachhaltig beeinträchtigt werden kann. Eine wesentliche Voraussetzung für eine günstige Interaktion mit dem Ergebnis einer sicheren Bindung ist die Bereitschaft und Fähigkeit der Bezugsperson, die Signale des Kindes nicht nur wahrzunehmen und richtig zu interpretieren, sondern auch zuverlässig und angemessen darauf zu reagieren (Responsivität). Das gilt nicht nur für die Wünsche nach Nähe und Versorgung, sondern auch nach Autonomie und Selbständigkeit des Kindes. Unzureichende Bindungserfahrung der Eltern in der eigenen Kindheit, zivilisatorische Einflüsse wie bestimmte Erziehungspraktiken und fehlerhafte Interpretationen kindlichen Verhaltens (z.B. bei neurologisch gestörten Kindern) können die Responsivität der Bezugspersonen einschränken.

Besonders ungünstig wirkt sich dabei das Syndrom der mütterlichen Depressivität aus, die sowohl die Wahrnehmung und Einschätzung des Kindes als auch die mütterliche Reaktionsbereitschaft verändert. Mütterliche Depressivität ist ihrerseits in wesentlichem Umfang die Folge sozialer Streßfaktoren. Ein niedriger sozioökonomischer Status ist mit einem erhöhten Risiko psychischer Erkrankungen verbunden, und Mütter mit niedrigem Bildungsgrad zeigten sich in zahlreichen Studien bei Schwierigkeiten ihrer Kinder eher überfordert und reagierten mit Rückzug oder Ablehnung. Psychische Störungen der Eltern beeinträchtigen nicht nur die emotionale, sondern auch die kognitive Entwicklung der Kinder.

Organische und psychosoziale Risikofaktoren für die Interaktion. Längsschnittstudien, in welchen biologische und psychosoziale Risiken in ihrer Aus- und Wechselwirkung auf die geistige und seelische Entwicklung von Kindern untersucht wurden, zeigen in großer Übereinstimmung auch bei unterschiedlichen soziokulturellen Rahmenbedingungen die dominierende Bedeutung der psychosozialen Faktoren. Ihr Einfluß überwiegt vor allem vom 2. Lebensjahr an, während im 1. Lebensjahr die Auswirkungen organischer Risikofaktoren (z.B. Frühgeburt, perinatale Komplikationen) noch deutlicher in Erscheinung treten.

Es besteht ein signifikanter statistischer Zusammenhang zwischen schlechten sozioökonomischen Bedingungen, belastenden Lebensereignisssen und ungünstigen Erziehungs- und Interaktionsweisen. Die wesentlichen psychosozialen Risikofaktoren sind in der folgenden Übersicht dargestellt; wenn 1 bis 2 dieser Risikofaktoren vorliegen, ist von einer leichten Risikobelastung, bei 3 und mehr Risikofaktoren von einer schweren Risikobelastung auszugehen.

Die psychosozialen Bedingungen wirken sich auf der Ebene der Interaktion aus. Die Qualität der Interaktion hängt entscheidend vom Verhalten der Erwachsenen ab, wogegen der Anteil des Kindes (z.B. durch besondere Temperamentsmerkmale) primär gering ist. Sekundär trägt das Kind allerdings zu ungünstigen Interaktionsweisen bei, wenn es

Kriterien zur Einschätzung der psychosozialen Risikobelastung. (Nach Esser et al. 1994)

- Niedriges Bildungsniveau der Eltern (keine abgeschlossene Berufsausbildung),
- beengte Wohnverhältnisse (>1,0 Personen pro Raum bzw. <50 qm Gesamtwohnfläche),
- psychische Störung der Eltern (gemäß Kriterien der ICD 10 bzw. DSM-III R),
- Kriminalität/Herkunft aus zerrütteten familiären Verhältnissen (aus Anamnese der Eltern),
- eheliche Disharmonie (häufiger und anhaltender Streit, Trennungen, emotionale Kühle),
- frühe Elternschaft (Alter <18 Jahre bei Geburt, Dauer der Partnerschaft <6 Monate bei Konzeption),
- Ein-Eltern-Familie (bei Geburt des Kindes),
- unerwünschte Schwangerschaft (von Seiten der Mutter und/oder des Vaters),
- mangelnde soziale Integration und Unterstützung (wenig soziale Kontakte, wenig Hilfe bei der Betreuung des Kindes),
- ausgeprägte chronische Schwierigkeiten (z.B. Arbeitslosigkeit, chronische Krankheit, länger als 1 Jahr),
- mangelnde Bewältigungsfähigkeit (z.B. Verleugnung, Rückzug, Resignation, Dramatisierung im Umgang mit Lebensereignissen des letzten Jahres).

reaktiv Störungen des Verhaltens und der Emotionalität entwickelt. Diese Transaktion kann in Form statistischer Zusammenhänge eindrücklich belegt werden.

Protektive Faktoren. Schutzfaktoren lassen sich empirisch weniger eindeutig bestimmen als Risikofaktoren. Sie sind am ehesten bei der Analyse langfristiger Entwicklungsverläufe zu erkennen, in denen Menschen trotz schwerer biologischer und psychosozialer Risikobelastung zu guter sozialer Anpassung und normaler Leistungsfähigkeit gefunden haben. Bei der 30-Jahre-Auswertung der Hawaii-Studie wurden folgende Bedingungen als protektive Faktoren ermittelt: mindestens durchschnittliche Intelligenz, ausgeglichenes Temperament, soziale Initiative und Kontaktfähigkeit, affektive Bindung an wenigstens eine außerfamiliäre Bezugsperson, Vorhandensein eines sozialen Netzwerks.

Niedriger sozioökonomischer Status und Armut

Definitionen. Der sozioökonomische Status berücksichtigt Kriterien des Bildungsstandes und der materiellen Sicherung einer Familie; er kennzeichnet damit wesentliche Einflußgrößen auf die Entwicklung des Kindes. Unter der noch immer üblichen, aber nicht mehr ohne weiteres zutreffenden Prämisse einer bürgerlichen Familie, in welcher der Vater für das Familieneinkommen und die Mutter für die Erziehung der Kinder zuständig ist, wird der sozioökonomische Status meist durch die berufliche Stellung und das Einkommen des Vaters und das Schulbildungsniveau der Mutter definiert; sinnvollerweise orientiert man sich unter heutigen Bedingungen eher am Familieneinkommen und am Schul- und Ausbildungsniveau beider Eltern. In Großbritannien ist die Einteilung in soziale Klassen (nach welcher die sozialepidemiologischen Erhebungen durchgeführt werden) ausschließlich an der beruflichen Qualifikation des „Haushaltsvorstands" orientiert.

Von *Armut* wird gesprochen, wenn weniger als die Hälfte des durchschnittlichen Einkommens der Bevölkerung zu Verfügung steht. Legt man diese Definition zugrunde, so lebten 1994 in Deutschland 9,1 % der Bevölkerung (aber 14,2 % der Kinder!) in Armut. Betroffen sind vor allem kinderreiche Familien, Alleinerziehende mit Kindern und Familien, in denen der Hauptverdiener arbeitslos geworden ist (Hanesch et al. 1994). Dem entsprechend hat sich in den letzten beiden Jahrzehnten die Sozialhilfequote (Bezug von Hilfe zum Lebensunterhalt) von Kindern vervielfacht. Sie betrug 1995 für Kinder unter 7 Jahren 6,8 %, von 7 bis 11 Jahren 5,1 % und von 11 bis 15 Jahren 4,5 %; der Bevölkerungsdurchschnitt lag im gleichen Zeitraum bei 2,7 %.

Niedriger sozioökonomischer Status und Armut sind miteinander korreliert, da das Armutsrisiko mit niedrigem Bildungsstand zunimmt. In Zeiten von Massenarbeitslosigkeit schützt aber auch ein gehobener Bildungsstand nicht vor Armut. Allerdings können die negativen Auswirkungen der Armut auf die innerfamiliären Beziehungen und die Erziehung der Kinder in Familien mit höherem Bildungsniveau besser abgefangen werden.

Auswirkungen. In deutschen und ausländischen Untersuchungen (Walper 1995; Duncan et al. 1994) wird unter finanziellem Druck eine Veränderung des familiären Klimas mit verstärkt autoritärer, restriktiver und strafender Erziehungsweise festgestellt. Kinder aus ökonomisch deprivierten Familien werden als ängstlicher, aggressiver oder depressiver beschrieben mit erhöhten Risiken für die Intelligenzentwicklung und den Schulerfolg.

Die Zusammenhänge zwischen Schichtzugehörigkeit einerseits und Mortalität und Morbidität andererseits werden in Großbritannien systematisch erfaßt (Woodroffe et al. 1993). Sie zeigen, daß auch unter den aktuellen Gegebenheiten einer sozialstaatlichen Absicherung die Säuglings- und Kindersterblichkeit sowie die Morbidität an verschiedenen Krankheiten bei Kindern aus der untersten Sozialschicht im Durchschnitt etwa doppelt so hoch sind wie in den obersten Sozialschichten. Bei den Todesfällen durch Unfälle ist die Rate bei den Kindern aus der Unterschicht sogar um das Vierfache erhöht. In Deutschland gibt es leider keine entsprechenden sozialepidemiologischen Erhebungen. Es ist aber davon auszugehen, daß auch hier Kinder mit niedrigem sozioökonomischen Status in vergleichbarer Weise gesundheitlich benachteiligt sind. Gründe dafür sind vor allem die geringere Inanspruchnahme von Präventionsmaßnahmen (Schwangerschaftsvorsorge, Kinderfrüherkennungsuntersuchungen, Impfungen), ein weniger entwickeltes Gesundheitsbewußtsein (z. B. Stillen, richtige Ernährung, Bewegung, Verzicht auf das Rauchen), die bezüglich Hygiene, Größe und Umgebung schlechteren Wohnverhältnisse und nicht zuletzt die psychosomatischen Auswirkungen sozialer Streßfaktoren.

Migrantenstatus

Statistische Daten zu ausländischen Kindern in Deutschland. Der Ausländeranteil insgesamt an der Wohnbevölkerung in Deutschland betrug 1996 rund 9 %. Von den 1996 geborenen Kindern machten ausländische Kinder einen Anteil von 13,6 % aus. Die ausländische Bevölkerung weist insgesamt eine deutlich jüngere Altersstruktur auf als die deutsche. Rund 20 % der hier lebenden Ausländer sind in Deutschland geboren, mehr als 40 % leben seit mehr als 15 Jahren in Deutschland (Bericht der Beauftragten der Bundesregierung 1997).

Tabelle 12.6. Daten zur Schulbildung ausländischer im Vergleich zu deutschen Kindern 1995. (Nach Angaben im Bericht der Beauftragten der Bundesregierung 1997)

Schulbildung	Ausländer [%]	Deutsche [%]
Schulabgang ohne Hauptschulabschluß	15,4	8,0
Abschluß der Sonderschule für Lernbehinderte	4,6	2,4
Besuch anderer Sonderschulen	2,0	1,7
Realschulabschluß	27,3	41,0
Abitur	8,9	25,6

Rund 80 % der ausländischen Familien wohnen in großstädtischen Ballungszentren, oft konzentriert in bestimmten, wenig attraktiven Wohngebieten. Die „Wohnraumarmut" (quantitative und qualitative Unterversorgung) betrifft nahezu jede 2. Ausländerfamilie, während die Einkommensarmut (im Sinne der in oben erwähnten Definition) „nur" 16,4 % der Ausländer betrifft (Hanesch et al. 1994).

Auch in der schulischen Bildung schneiden ausländische Kinder deutlich schlechter ab, wobei mangelhafte Sprachkenntnisse und niedriger sozioökonomischer Status eine wesentliche Rolle spielen. Immerhin ist ein positiver Trend zu verzeichnen: Die Rate der ausländischen Kinder, die ohne Hauptschulabschluß von der Schule abgehen, ist seit Anfang der 80er Jahre um mehr als die Hälfte zurückgegangen. Sie ist aber auch jetzt noch doppelt so hoch wie bei deutschen Kindern. Eine Übersicht über die aktuelle schulische Situation ausländischer Kinder im Vergleich zu deutschen gibt Tabelle 12.6.

Gesundheitsindikatoren. Die Müttersterblichkeit war 1995 bei ausländischen Frauen doppelt so hoch wie bei deutschen (8,2 vs. 4,1 pro 100.000 Lebendgeburten). Die Säuglingssterblichkeit ausländischer Kinder lag um etwa 20 % höher (6,5 vs. 5,1 ‰). Eine besondere Rolle dabei spielt die erheblich geringere Inanspruchnahme der Schwangerschaftsvorsorgeuntersuchungen, gegen die vor allem bei muslimischen Frauen soziokulturelle Vorbehalte bestehen. Auch werden Impflücken bei ausländischen Schulanfängern doppelt so häufig wie bei deutschen gefunden (Bericht der Beauftragten der Bundesregierung 1997).

Die Mortalität durch Unfälle ist bei ausländischen Kleinkindern doppelt so hoch wie bei deutschen. Daran sind die ungünstigen Wohn- und Wohnumgebungsbedingungen ursächlich beteiligt.

Fernsehen als Risikofaktor für Gesundheit und Entwicklung

Fernsehen ist ein so selbstverständlicher Faktor des täglichen Lebens geworden, daß z.B. nach jetziger Rechtspraxis ein Fernsehgerät nicht mehr gepfändet werden darf, weil es als Teil der unverzichtbaren Grundausstattung gilt. Damit gehört Fernsehen (einschließlich Videokonserven, Videospielen und ähnlichen neuen Medien) mehr oder weniger zur Lebenswelt der meisten Kinder. Bei dieser Ubiquität stellt sich die Frage, ob und ggf. unter welchen Bedingungen aus dem Konsum dieser Medien nachteilige Folgen für Entwicklung und Gesundheit von Kindern hervorgehen können.

Zur Diskussion stehen vor allem Auswirkungen auf die kognitive Entwicklung (wegen einseitiger sensorischer Anregung, verminderter Beanspruchung der eigenen Imaginationsfähigkeit und Phantasie, geringerer Eigenaktivität und Kreativität, weniger Aneignung von Wissen durch Lesen), auf die Gesundheit (durch Abnahme der motorischen Aktivitäten und Zunahme der Adipositas) sowie vor allem auf die sozioemotionale Entwicklung mit der Förderung von Gewaltbereitschaft.

In den USA (wo allerdings Umfang und Inhalt des Fernsehkonsums durch Kinder noch eine andere Dimension als in Deutschland erreichen) werden diese negativen Auswirkungen von kinderärztlicher Seite nicht in Frage gestellt (vgl. Sege u. Dietz 1994). Medienforscher in Deutschland bescheinigen deutschen Eltern einen sehr verantwortungsvollen Umgang mit dem Fernsehen, was aber wohl in erster Linie für Familien mit gehobenem sozioökonomischem Status zutrifft. Nach Glogauer (1995) haben in Deutschland rund ein Drittel der 9- bis 10jährigen einen eigenen Fernsehapparat, und ein ebenso großer Anteil der 6- bis 8jährigen sieht pro Woche mehr als 30 Stunden fern. Vielseher unter den Kindern konsumieren rund 18.000 Werbespots im Jahr.

Nachfolgedelinquenz nach Vorbildern aus Fernsehen oder Videos steht auch bei deutschen Kindern und Jugendlichen in vielen Fällen von Tötungen, schweren Körperverletzungen, Sexualdelikten und Raub außer Frage (Glogauer 1995). Sicherlich sind Fernsehen und Videos in diesen Fällen nicht die ausschließliche Ursache kriminellen Verhaltens, aber doch immerhin ein suggestiv wirksamer Auslösefaktor. Disponiert sind vor allem sozial und emotional deprivierte Kinder und Jugendliche, die aus Frustration, emotionaler Abstumpfung und Mangel an Erfahrung mit besseren Alternativen die visuell angebotenen Gewaltbeispiele als Modell für entsprechendes eigenes Verhalten umsetzen.

Eine unmittelbare Einflußnahme auf den Fernsehkonsum dieser Problemgruppe ist schwer möglich. Es wäre aber eine wichtige Aufgabe der deutschen Pädiatrie, mehr als bisher die Öffentlichkeit zu sensibilisieren und einer verbreiteten Gleichgültigkeit entgegen zu wirken.

Literatur

Ainsworth MDS, Blehar MC, Waters E, Wall S (1978) Patterns of attachment. A psychological study of the Strange Situation. Lawrence Erlbaum, Hillsdale NJ

Beauftragte der Bundesregierung für Ausländerfragen (1997) Bericht über die Lage der Ausländer in der Bundesrepublik Deutschland. Bonn

Bowlby J (1975) Bindung. Kindler, München

Duncan GJ, Brooks-Gunn J, Klebanov PK(1994) Economic deprivation and early childhood development. Child Dev 65: 296–318

Esser G, Laucht M, Schmidt MH (1994) Die Auswirkung psychosozialer Risiken auf die Kindesentwicklung. In: Karch D (Hrsg) Risikofaktoren der kindlichen Entwicklung. Steinkopf, Darmstadt, S 143–157

Glogauer M (1995) Die neuen Medien verändern die Kindheit, 3. Aufl. Dt. Studienverlag, Weinheim

Grossmann KE, Grossmann K (1995) Frühkindliche Bindung und Entwicklung individueller Psychodynamik über den Lebenslauf. Familiendynamik 20: 171–192

Hanesch W, Adamy W, Martens R, Rentzsch D, Schneider U, Schubert U, Wißkirchen M (1994) Armut in Deutschland. Rowohlt, Reinbek

Laucht M, Esser G, Schmidt MH (1994) Parental mental disorder and early child development. Eur Child Adolesc Psychiat 3: 125–137

Meyer-Probst B, Teichmann H (1984) Risiken für die Persönlichkeitsentwicklung im Kindesalter. Thieme, Leipzig

Sameroff AJ, Seifer R (1983) Familial risk and child competence. Child Dev 54: 1254–1268

Schlack HG (1989) Psychosoziale Einflüsse auf die Entwicklung. In Karch D, Michaelis R, Rennen-Allhoff B, Schlack HG (Hrsg) Normale und gestörte Entwicklung. Springer, Berlin-Heidelberg-New York, S 41–49

Sege R, Dietz W (1994) Television viewing and violence in children: The pediatrician as agent of change. Pediatrics 94: 600–607

Walper S (1995) Kinder und Jugendliche in Armut. In: Bieback KJ, Milz H (Hrsg) Neue Armut. Campus, Frankfurt/M New York, S 181–219

Werner EE, Bierman JM, French FE (1971) The children of Kauai. University Press, Honolulu

Werner EE, Smith RS (1992) Overcoming the odds. High risk children from birth to adulthood. Cornell University Press, Ithaca London

Woodroffe C, Glickman M, Barker M, Power C (1993) Children teenagers and health. Open University Press, Buckingham Philadelphia

12.5 Familie, Familienersatz, familienergänzende Einrichtungen

Familie als Ideal

„Ehe und Familie stehen unter dem besonderen Schutze der staatlichen Ordnung". Dieser Satz aus Artikel 6 des Grundgesetzes umreißt nicht nur die politisch-gesellschaftliche Zielsetzung, sondern entspricht auch noch immer den mehrheitlich in der Bevölkerung verbreiteten Idealvorstellungen. Trotz zunehmender Verbreitung alternativer Lebensformen ist die „klassische" bürgerliche Familie mit Kind(ern) und formal verheirateten Eltern weiterhin die in Deutschland quantitativ vorherrschende Familienform.

Die Familie bietet (im Idealfall) optimale Bedingungen für die Entwicklung und primäre Sozialisation in der frühen Kindheit: Sicherheit, Stabilität und Verläßlichkeit; Übersichtlichkeit mit einer kleinen Zahl von Bezugspersonen, zu denen das Kind dyadische Beziehungen aufbauen kann; Möglichkeit der Arbeitsteilung zwischen den Eltern bei den Fürsorge- und Betreuungsaufgaben am Kind. Diese Voraussetzungen, die in analoger Weise auch bei sozial lebenden Tieren zu beobachten sind, können unter psychobiologischem Aspekt als essentiell angesehen werden.

Die Entwicklung einer stabilen Bindung (vgl. Abschn. „Frühkindliche Bindung und familiäre Interaktion") setzt Stabilität und Verläßlichkeit sozialer Beziehungen voraus. Deshalb stellen Trennung und Scheidung der Eltern und das Hinzukommen von Stiefeltern, Stiefgeschwistern oder anderen neuen Bezugspersonen grundsätzlich kritische Lebensereignisse dar. Dabei darf natürlich nicht übersehen werden, daß der formale Bestand einer Familie noch keine Gewähr für die Erfüllung der genannten psychobiologischen Grundbedürfnisse bietet und daß für manche Kinder die Trennung ihrer Eltern nach sehr konfliktreichem Verlauf der Partnerschaft auch entlastend sein kann (Wallerstein u. Blakeslee 1989). Alternative Lebensformen, die das Zusammenleben mit und die Erziehung von Kindern planen und praktizieren, müssen sich aber in jedem Fall daran messen lassen, ob und wie gut sie den Entwicklungs- und Sozialisationsbedürfnissen der Kinder gerecht werden.

Zu den Postulaten des traditionellen Familienideals gehört auch die These, daß ein junger Säugling auf eine einzige, konstante Bezugsperson – in der Regel die leibliche Mutter – angewiesen sei („Monotropie" des Säuglings). In Analogie zu Prägungsvorgängen bei Tieren wurde auch für das menschliche Kind angenommen, daß im Zuge der Bindungsentwicklung während des 1. und 2. Lebensjahres ein prägungsähnliches Lernen stattfinde, welches das Kind unwiderruflich an die Hauptbezugsperson binde. Diese Annahme konnte jedoch nicht bestätigt werden (Ernst u. von Luckner 1985). Zwar beruhen die auf Bindung ausgerichteten Verhaltensweisen des Säuglings auf dyadischer Interaktion, jedoch ist eine dyadische Interaktion nicht nur mit einer, sondern mit mehreren Bezugspersonen möglich unter der Voraussetzung, daß diese Personen dem Kind dauerhaft bekannt sind. Von einem evolutiven Standpunkt aus betrachtet müßte eine ausschließlich auf die Mutter orientierte Bindung sogar als unzureichende biologische Absicherung der emotionalen und sozialen Entwicklung des Kindes angesehen werden.

Das Syndrom der frühkindlichen Deprivation ist deshalb nicht (wie z. B. von Spitz, Goldfarb, Bowlby und anderen angenommen) als Folge der „Mutterentbehrung" zu erklären, und die Forderung nach einer Rückkehr zu traditionellen (patriarchalischen) Familienformen wäre keine Lösung des Deprivationsproblems. Frühkindliche Deprivation wird vermieden durch die Erfüllung der psychobiologischen Grundbedürfnisse des Kindes mit einer adäquaten sozialen Interaktion (vgl. Abschn. „Frühkindliche Bindung und familiäre Interaktion"). Eine streßfreie, weil durch den (Ehe-)Partner und durch familienergänzende Einrichtungen ermöglichte Vereinbarkeit von Kindererziehung und Berufsausübung kann viel zu Selbstwert und Lebenszufriedenheit von Müttern beitragen. Das kann die Erklärung dafür sein, daß Kinder berufstätiger Mütter als weniger verhaltensauffällig im Vergleich zu Kindern von nicht berufstätigen Müttern beschrieben wurden.

Familie in der Realität

Die Realität weicht von dem Idealbild der Familie in vieler Hinsicht und in beträchtlichem Umfang ab. Wie in Tabelle 12.7 zusammengefaßt ist,

- nimmt die Zahl der Eheschließungen ab und die Zahl der Scheidungen zu,
- sind immer mehr minderjährige Kinder von der Scheidung ihrer Eltern betroffen,
- sind nichteheliche Lebensgemeinschaften zunehmend verbreitet,
- wird z. Z. etwa jedes 6. Kind in Deutschland nichtehelich geboren (in den neuen Bundesländern konstant auf hohem Niveau, in den alten Bundesländern zunehmend auf noch relativ niedrigem Niveau),
- leben in 4 von 10 Mehrpersonenhaushalten keine Kinder, und nur in etwa jedem 5. Haushalt lebt mehr als ein Kind.

Die Groß- und Mehrgenerationenfamilie ist durch verstärkte Mobilität und verändertes generatives Verhalten zu einer Ausnahmeerscheinung geworden. Auch die traditionelle Kleinfamilie mit verheirateten Eltern und einem oder mehreren Kindern ist nur noch ein Modell neben anderen. Scheidung und Wiederverheiratung der Eltern, nichteheliche Lebensgemeinschaften, Eineltern- und Mehrelternfamilien stellen Varianten dar, die sich für manche Kinder aneinanderreihen mit dem Effekt einer „Bastelbiographie".

Tabelle 12.7. Daten und Trends zur Situation von Familien und Lebensgemeinschaften in Deutschland. (Quelle: Statistische Jahrbücher für die Bundesrepublik Deutschland 1993 und 1999 mit Angaben für 1991 und 1997)

	1991	1997
Eheschließungen	454.291	422.766
Ehescheidungen	136.481	187.402
davon ohne Kinder	69.175	82.802
mit 1 minderjährigen Kind	40.991	58.714
mit 2 minderjährigen Kindern	21.318	36.825
mit 3 und mehr minderjährigen Kindern	4.833	9.434
betroffene minderjährige Kinder insgesamt	67.142	105.000
Nicht-eheliche Lebensgemeinschaften	1,39 Millionen	1,98 Millionen
davon mit Kindern	37%	28%
Lebendgeborene Kinder	830.019	812.173
davon nichtehelich	125.187 (17,6%)	145.833 (18,0%)
alte Bundesländer	80.228 (11,1%)	101.615 (14,3%)
neue Bundesländer	44.959 (41,7%)	44.218 (44,1%)
Mehrpersonenhaushalte	23,309 Millionen	24,236 Millionen
davon ohne Kinder	9,773 Millionen. (42%)	11,287 Millionen (47%)
mit 1 Kind	4,795 Millionen (20,5%)	4,728 Millionen (19,5%)
mit 2 Kindern	3,359 Millionen (15,2%)	3,536 Millionen (14,5%)
mit 3 Kindern	0,821 Millionen (3,5%)	0,863 Millionen (4,0%)
mit 4 und mehr Kindern	0,234 Millionen (1,0%)	0,249 Millionen (1,0%)

Adoption

Definition. Adoption bedeutet die rechtliche Integration eines Kindes in eine Ersatzfamilie, wo das Kind die vollen Rechte und Pflichten eines leiblichen Kindes erwirbt. Damit ist zugleich die rechtliche und in der Regel auch die tatsächliche Loslösung von den leiblichen Eltern verbunden. Man unterscheidet zwischen Fremd-, Stiefkinder- und Verwandtenadoption. Von den rund 8.000 Adoptionen, die jährlich in Deutschland stattfinden, sind weniger als die Hälfte „klassische" Fremdadoptionen, bei denen zuvor keine Beziehungen zwischen den Adoptiveltern und dem Kind bestehen. Meist bleiben die Adoptiveltern den leiblichen Eltern unbekannt (Inkognito-Adoption), zunehmend werden aber auch offene Adoptionen durchgeführt, bei denen leibliche und annehmende Eltern miteinander in Kontakt treten.

Rechtliche Voraussetzungen. Die Adoptionsvermittlung ist den nach gesetzlichen Vorgaben lizensierten Adoptionsvermittlungsstellen vorbehalten, wodurch illegale Adoptionen vermieden und eine umfassende Beratung sowohl der abgebenden als auch der annehmenden Eltern gewährleistet werden sollen. Die Adoptionsvermittlungsstellen haben die Aufgabe, adoptionswillige Eltern auf ihre Eignung zu prüfen, sie mit dem Kind in Kontakt zu bringen und in Fällen, in denen ein Entwicklungsrisiko besteht oder vermutet wird, eine eingehende pädiatrische Diagnostik zu veranlassen. Der Vollzug der Adoption erfolgt durch Beschluß des Vormundschaftsgerichts. Voraussetzung ist die rechtswirksame Einwilligung der leiblichen Eltern. In Fällen, in denen die leiblichen Eltern unauffindbar sind oder aber ihre Fürsorgepflicht gegenüber dem Kind grob verletzt haben, kann ihre Einwilligung durch richterlichen Beschluß ersetzt werden. Ein nichtehelicher leiblicher Vater hat Vorrang vor einer fremden Ersatzfamilie, sein Kind zu adoptieren, wenn die Vaterschaft rechtlich feststeht.

Ziele der Adoption. Aus der Sicht des Kindeswohls hat eine Adoption das Ziel, Kindern in einer Ersatzfamilie günstige Bedingungen für Bindung und Entwicklung zu vermitteln, wenn die leiblichen Eltern subjektiv oder objektiv dazu nicht in der Lage sind. Für Stiefkinder kann die Adoption durch Stiefvater oder Stiefmutter ein wichtiger Schritt zur Stabilisierung des familiären Rahmens und der ökonomischen Sicherung sein; das ist insbesondere dann von Vorteil, wenn das Kind den entsprechenden leiblichen Elternteil nicht kennt und deswegen nicht in Loyalitätskonflikte kommt.

Für die annehmenden Eltern erfüllt die Adoption meist den Zweck, eine ungewollte Kinderlosigkeit zu kompensieren und eine „richtige" Familie zu werden. Gelegentlich spielt auch der Wunsch mit, einen Erben für das Familienvermögen zu bekommen. Fremdadoptionen finden vorzugsweise im Säuglings- und frühen Kleinkindalter statt, um die in dieser Lebensphase besonders intensiven sozialen Bindungen zu begünstigen. Stiefkinderadoptionen werden überwiegend im späteren Kleinkind- und Schulalter durchgeführt, Verwandtenadoptionen oft noch später. Die beiden letzteren Adoptionsformen verändern aber in der Regel nicht die sozialen Beziehungen, sondern legitimieren eher bereits bestehende Gegebenheiten.

Problemfelder der Adoption. Erwartungen und Projektionen der elterlichen Wünsche auf das Kind können (wie bei leiblichen Kindern auch) für das Kind eine Belastung darstellen. Bei adoptierten Kindern kann diese Belastung verschärft werden, wenn das Kind aufgrund geringerer intellektueller Ausstattung, unerwarteter Temperamentsmerkmale, besonderen Aussehens (z. B. bei fremder ethnischer Herkunft) oder neuropsychiatrischer Störungen die Hoffnungen und Erwartungen der Eltern enttäuscht.

Fast alle adoptierten Kinder interessieren sich früher oder später für ihre Herkunftsfamilie. Nicht selten werden die (unbekannten) leiblichen Eltern idealisiert, vor allem dann, wenn es (z. B. in der Pubertät) Konflikte mit den Adoptiveltern gibt; das wird von Adoptiveltern oft als Ausdruck besonderer Undankbarkeit empfunden. Andererseits beschäftigen sich viele adoptierte Kinder mit den möglichen Gründen, aus denen ihre leiblichen Eltern sie abgegeben haben könnten. Solche Überlegungen können die Quelle von Selbstwertproblemen sein. Daher besteht für Adoptiveltern und adoptierte Kinder ein erhöhter Bedarf an präventiver oder auch therapeutischer Beratung.

Familienergänzende Einrichtungen

Familienergänzende Einrichtungen der Jugendhilfe sind einerseits Hilfen innerhalb des häuslichen Rahmens wie Familienberatung, Erziehungsbeistandschaft und sozialpädagogische Familienhilfe, die vor allem an Familien in belasteten Lebensumständen oder an alleinerziehende Mütter oder Väter adressiert sind. Andererseits gehören auch Krippen, Kindergärten, Horte und Tagespflegestellen zu den familienergänzenden Institutionen.

Krippen sind Tageseinrichtungen für Kinder bis zum vollendeten 3. Lebensjahr, *Kindergärten* für Kinder ab 3 Jahren bis zum Beginn der Schulpflicht, *Horte* für Schulkinder. Allen drei Institutionen sind Aufgaben der Betreuung, Erziehung und Bildung zugewiesen. Dieser Aspekt verdient, hervorgehoben zu werden, da im pädiatrischen Verständnis meist nur dem Kindergarten Erziehungs- und Bildungsfunktionen zugebilligt werden, während Krippen und Horte ebenso wie Tagespflegestellen (z. B. Tagesmütter) nur in ihrer Funktion als Betreuungsstätten gesehen werden. An Krippen müssen personell und konzeptionell besonders hohe Anforderungen gestellt werden, weil die sehr jungen Kinder ein großes Bedürfnis an dyadischer Interaktion (d. h. an unmittelbarer Zuwendung) haben und außerdem in Gemeinschaftseinrichtungen einem erhöhten Infektionsrisiko ausgesetzt sind.

Der Versorgungsgrad mit Krippen- und Hortplätzen und die Nachfrage danach ist regional sehr unterschiedlich mit einer ausgeprägten, historisch begründeten Differenz zwischen alten und neuen Bundesländern. Demgegenüber ist die Nachfrage nach Kindergartenplätzen ständig gestiegen, seit 1996 hat jedes Kind ab Vollendung des 3. Lebensjahres einen Rechtsanspruch auf einen Kindergartenplatz. Die Bedeutung der Kindergartenerziehung als einer im engeren Sinne familienergänzenden Einrichtung ist allgemein anerkannt, insbesondere unter dem Aspekt, daß viele Bereiche sozialen Lernens in den heutigen kinderarmen Familien (oft Aufwachsen ohne Geschwister) nur schwer zu erleben sind.

Außerfamiliäre Unterbringung

Pflegestellen. Pflegekinder sind Kinder und Jugendliche bis 14 bzw. 18 Jahren, die in Familien oder familienähnlichen Strukturen außerhalb der Herkunftsfamilie aufwachsen, ohne adoptiert zu sein. Pflegeverhältnisse können als Kurzzeit- bzw. Bereitschaftspflege oder als Dauerpflege angelegt sein (zu den rechtlichen Grundlagen s. Abschn. „Gesetzliche Bestimmungen“). Anlässe zur Unterbringung von Kindern in Pflegestellen sind – abgesehen von einem vorübergehenden Ausfall eines alleinerziehenden Elternteils z.B. durch Krankheit – in der Regel belastete oder dekompensierte Zustände in der Herkunftsfamilie wie Partnerkonflikte und Scheidung, Alkoholismus, Überschuldung, psychische Störungen bei den Eltern, Erziehungsunfähigkeit mit der Folge von Verwahrlosung, Mißhandlung und sexuellem Mißbrauch. Je jünger ein Kind ist, desto eher sollte einer Pflegefamilie anstelle eines Heims der Vorzug gegeben werden, weil in einer Familienstruktur die Voraussetzungen für die Entwicklung emotionaler Bindungen günstiger sind. Je schwerer ein Kind bereits traumatisiert ist, desto höher sind die Anforderungen an die Pflegestelle (sozialpädagogische Qualifikation der Pflegeeltern, Supervision), um der Gefahr eines Scheiterns des Pflegeverhältnisses mit der Folge eines erneuten Beziehungsabbruchs vorzubeugen.

Heime. Die Unterbringung in Heimen als familienersetzende Maßnahme kommt aus den gleichen Anlässen wie die Vermittlung in Pflegestellen in Betracht. Eine Heimunterbringung ist vor allem dann zu erwägen, wenn ein Kind oder Jugendlicher bereits ein Stadium dissozialer Entwicklung erreicht hat, welches eine Pflegefamilie überfordert bzw. für welches sich keine ausreichend belastbare Pflegefamilie findet.

Weiterhin kann sich die Notwendigkeit einer Heimunterbringung bei einer Behinderung ergeben, und zwar als Eingliederungshilfe (bei seelischer Behinderung nach dem Kinder- und Jugendhilfegesetz, bei anderen Behinderungen nach dem Bundessozialhilfegesetz) oder zur Pflege nach Maßgabe der gesetzlichen Pflegeversicherung (s. dazu auch Abschn. „Gesetzliche Bestimmungen“).

Literatur

Ernst C, Luckner N von (1985) Stellt die Frühkindheit die Weichen? Enke, Stuttgart

Gerhard I, Metzner C, Runnebaum B, Kubli F, Linderkamp O (1990) Entwicklungsstand 4-jähriger Kinder. Teil VIII: Psychische Entwicklung. Sozialpädiatrie 12: 895–899

Wallerstein J, Blakeslee S (1989) Gewinner und Verlierer. Frauen, Männer, Kinder nach der Scheidung. Droemer Knaur, München

12.6 Pädiatrie und Schule

Kinderärztliche Aufgabenfelder im Kontext der Schule

Durch die allgemeine Schulpflicht ist Schule ein wesentlicher Teil der Lebenswelt für mehr als 9 Millionen Kinder und Jugendliche in Deutschland. Die Schulpflicht impliziert zugleich auch ein Recht jedes Kindes auf Schulbildung, was insbesondere auch für behinderte Kinder ohne Einschränkung durch Art und Schweregrad einer Behinderung gilt.

Schule ist in besonderem Maße ein Spiegelbild allgemeiner gesellschaftlicher Werteordnungen, die sich z.B. in den Erwartungen an die Schule, in pädagogischen Prinzipien und in prioritären Zielsetzungen äußern. Spannungsfelder, die sich aus Inkongruenzen zwischen gesellschaftlichen und schulischen Rahmenbedingungen, elterlichen Vorgaben (Erwartungshaltung, familiale Sozialisation) und Voraussetzungen beim einzelnen Kind (z.B. Begabung, Motivation) ergeben, sind eine Quelle zahlreicher Entwicklungs- und Verhaltensprobleme, die zur Inanspruchnahme kinderärztlicher Beratung und Behandlung führen.

Darüber hinaus wird Schule nicht nur in einem allgemeinen Verständnis, sondern konkret auch in mehreren Bereichen der Sozialgesetzgebung (z.B. Rehabilitation, gesetzliche Unfallversicherung) in Analogie zur Arbeitswelt der Erwachsenen gesehen. Daraus ergeben sich pädiatrische Aufgaben, die der Betriebs- und Arbeitsmedizin des Erwachsenenalters entsprechen und die im wesentlichen dem öffentlichen Jugendgesundheitsdienst zugeordnet sind.

Traditionelle betriebsärztliche Aufgaben in der Schule sind die Arbeitsplatz- und Unterrichtshygiene. Dazu gehören grundsätzlich die Überprüfung der schulischen Gemeinschaftseinrichtungen auf Unfallgefahren und auf die Einhaltung von Hygienestandards, die Berücksichtigung betriebshygienischer Anforderungen bei der Einführung neuer Unterrichtsmedien (z.B. PC, Video-Anlagen), die Mitwirkung bei der Bereitstellung angemessener Unterrichtsbedingungen insbesondere für behinderte Kinder. Die tatsächliche Wahrnehmung dieserAufgaben hängt stark von den personellen Möglichkeiten des jeweiligen schulärztlichen Dienstes und dem Kooperationsinteresse der Schulen ab.

Ein neueres, vielerorts bereits in die Praxis umgesetztes Verständnis der betriebsärztlichen Funktion der Schulärzte erstreckt sich auf ein niederschwelliges Beratungsangebot in der Schule selbst, das sich einerseits an die Lehrer, andererseits an die Schüler richtet. Das Funktionieren dieses Modells setzt voraus, daß der Schularzt bzw. die Schulärztin durch häufige Präsenz in der Schule bekannt und dort als Ansprechpartner(in) wahrgenommen wird. Die besonderen Chancen einer so verstandenen betriebsärztlichen Funktion liegen darin, daß die ärztlich-pädagogische Kommunikation verbessert und vielen Jugendlichen, die sonst mit gesundheitlichen Fragen und Problemen nicht zum Arzt gehen, eine Beratungsmöglichkeit eröffnet wird.

Schulreife, Schuleingangsuntersuchung

Der Begriff „Schulreife“ umfaßt Kriterien der Gesundheit, der körperlichen Entwicklung, der intellektuellen Leistungsfähigkeit und der sozial-emotionalen Entwicklung. Aus diesen Kriterien wird die Einschätzung abgeleitet, ob ein Kind am Beginn des Schulalters über die Voraussetzungen bzw. die Belastbarkeit verfügt, um den Anforderungen der Grundschule (Regelschule) gewachsen zu sein. Die Anforderungen der Schule sind, wie bereits erwähnt, abhängig von gesellschaftlichen Werteordnungen und Zielsetzungen, die sich unter anderem in der personellen Situation (Lehrer-Schüler-Relation bzw. Klassengröße) und der sächlichen Ausstattung der Schulen niederschlagen. Es gibt daher keine absoluten und zeitlosen Maßstäbe für das Kriterium „Schulreife“. Vielmehr muß die Frage der Schulreife eines Kindes immer auch in Relation zur „real exisitierenden Schule“ vor Ort beurteilt werden.

Einschränkungen oder Störungen eines Kindes auf körperlichem, geistigem oder sozial-emotionalem Gebiet, welche die Schulreife und Schulbelastungsfähigkeit eines Kindes gefährden oder von vornherein in Frage stellen, sollten möglichst vor Schulbeginn festgestellt werden und Anlaß zu entsprechenden Maßnahmen geben. Diesem Ziel dienen vor allem die Kinderfrüherkennungsuntersuchung U9 am Ende des Vorschulalters und die vom öffentlichen Jugendgesundheitsdienst durchgeführte Schuleingangsuntersuchung. Beide sind ihrer Natur nach Screening-Untersuchungen mit einer gewissen Rate falschpositiver und falschnegativer Beurteilungen. Über Spezifität und Sensitivität sind mangels entsprechender Evaluation bisher keine Aussagen möglich.

Die *Früherkennungsuntersuchung U9* bietet für die Erfassung von möglicherweise schulrelevanten Problemen nur ein recht grobes Raster. Insbesondere sind die Kriterien der emotionalen Stabilität, die ihrerseits die Grundlage sozialer Kompentenzen ist, nur in sehr allgemeiner Form berücksichtigt. Eine geeignete Ergänzung der U9 stellt ein standardisierter Entwicklungsfragebogen für 5jährige dar (Ohrt et al. 1993/94), der sich auf alterstypische biologische und in unserer Zivilisation erwartete Fertigkeiten in den Bereichen Motorik, Kognition und Sprache sowie soziale Kompetenz und Selbständigkeit bezieht. Die Normierung des Fragebogens an einer repräsentativen Stichprobe erlaubt Aussagen darüber, ob ein Kind in einzelnen oder mehreren Funktionen jenseits der 90. bis 95. Perzentile liegt, die aus praktischen Gründen als Grenzbereich der Norm angesehen werden kann.

Die *Schuleingangsuntersuchung* hat unter dem Aspekt der Schulgesundheitspflege 3 Schwerpunkte:

- die Beurteilung des körperlich-gesundheitlichen Zustands einschließlich des Hör- und Sehvermögens, des Bewegungs- und Halteapparats und den Folgen von Fehl- bzw. Überernährung,
- die Beurteilung von Wachstum und körperlicher Entwicklung vor allem im Hinblick auf die Ergonomie des Arbeitsplatzes (Größe der Schulmöbel),
- die Beurteilung des funktionellen Entwicklungsstandes (allgemeine Körperbeherrschung, manuelle Feinmotorik und visuomotorische Koordination, visuelle Wahrnehmung, sprachliche Fähigkeiten und soziale Kompetenzen) als Voraussetzung für die Bewältigung schulischer Leistungsanforderungen.

Aus sozialpädiatrischer Sicht erfüllt die ärztliche Schuleingangsuntersuchung wichtige bevölkerungsmedizinische und individualmedizinische Funktionen. Wesentliche Teilaspekte dabei sind

- bevölkerungsmedizinisch:
  - die Gewährleistung eines umfassenden Gesundheitsfürsorgesystems für Kinder und die Verbesserung der betriebsärztlichen Versorgung,
  - der Zugang zu allen (auch den sozial benachteiligten) Kindern ohne sozial diskriminierende Selektion,
  - die Möglichkeit der Erhebung epidemiologischer Daten durch die Untersuchung eines vollständigen Bevölkerungsquerschnitts, z.B. zum Zweck einer Gesundheitsberichterstattung;
- individualmedizinisch:
  - die Einleitung notwendiger therapeutischer bzw. sozialkompensatorischer Maßnahmen und ihre Sicherung durch nachgehende Fürsorge,
  - die präventive Beurteilung der Schulbelastungsfähigkeit, die Mitwirkung bei der Wahl einer optimalen Schulform und die Vorbeugung gegen vorhersehbares schulisches Scheitern,
  - die Beratung von Eltern, Lehrern und entscheidungsbefugten Schulbehörden.

Inhaltliche Schwerpunkte der Schuleingangsuntersuchung sind daher solche Befunde,

- die im Hinblick auf die Schule einen besonderen Förderbedarf begründen (insbesondere sprachliche und kognitive Entwicklungsrückstände),
- die auf Sozialisationsdefizite hinweisen (Verhaltensstörungen, Unselbständigkeit, mangelnde soziale Kompetenz),
- die Anlaß zu Interventionen auf medizinischem Gebiet geben (Seh- und Hörstörungen, Fehl- und Überernährung, Impflücken u.a.).

Behinderte Kinder in der Schule

Eine allgemeine Schulpflicht setzt Konzepte voraus, die eine sinnvolle schulische Förderung auch derjenigen Kinder ermöglichen, die wegen Krankheit oder Behinderung die Anforderungen der Regelschule nicht erfüllen können. Aufbauend auf den Empfehlungen der Bildungskommission des Deutschen Bildungsrats von 1973 ist in Deutschland ein differenziertes System von Sonderschulen entstanden. Es ist einerseits als großer Fortschritt bei der Erfüllung des Bildungsanspruchs behinderter Kinder gepriesen, andererseits als Instrument ihrer Segregation und sozialen Diskriminierung kritisiert worden.

Die Forderung nach besonderen Schulen für behinderte Kinder orientiert sich an pädagogischen Erfordernissen, die in der Regelschule im allgemeinen nicht in ausreichendem Maße gegeben sind: Akzeptanz von sehr unterschiedlichen Lernvoraussetzungen bei den Schülern einer Klasse; Einstellung des Unterrichts auf spezielle Entwicklungsdefizite; besondere Qualifikation der Lehrkräfte, differenziert nach den individuellen Bedürfnissen der Schüler; geeignete bauliche und Materialausstattung der Schulen; Integration erforderlicher therapeutischer Maßnahmen in die schulische Förderung. Die Befürworter einer gemeinsamen schulischen Förderung von behinderten und nichtbehinderten Kindern argumentieren dagegen, daß sich die Regelschule gerade im Sinne der genannten Voraussetzungen reformieren müsse, um auch den Bedürfnissen der nichtbehinderten Kinder besser gerecht zu werden; integrativer Unterricht als allgemeines Prinzip wird deswegen nicht nur als Maßnahme gegen die Ausgrenzung behinderter Kinder, sondern als grundsätzlicher pädagogischer Fortschritt gesehen.

Den Vorteilen der Sonderschule (spezielle pädagogische Förderung, Bereitstellung eines „Schonraums“ für das behinderte Kind) stehen als Nachteile die Aspekte der sozialen Desintegration gegenüber. Diesen Nachteilen wird in zunehmendem Maße Bedeutung zugemessen, nachdem erfolgreiche Modelle belegt haben, daß eine erfolgreiche integrative Beschulung behinderter und nichtbehinderter Kinder in einem viel weiter gehenden Umfang möglich ist, als man es sich bisher vorstellen konnte (Schirm 2000). Da Modellversuche im allgemeinen von einem besonderen Engagement der Elternschaft und der Lehrer getragen werden und auch sonst eher günstige Begleitumstände aufweisen, können ihre Ergebnisse noch nicht ohne weiteres auf die allgemeine Schulsituation übertragen werden.

Integrativer Unterricht – Zielsetzung und rechtliche Voraussetzungen. Die Ziele integrativen Unterrichts lassen sich in 3 Punkten zusammenfassen:

1. Jedes Kind – ob behindert oder nicht – soll seinem Wesen und Leistungsvermögen gemäß optimal gefördert werden;
2. das behinderte Kind soll die gleichen Erfahrungsfelder wie seine nichtbehinderten Altersgenossen haben, um darin die „Normalität" täglichen Lebens soweit wie möglich erleben und üben zu können;
3. Das nichtbehinderte Kind soll Rücksichtnahme und Hilfsbereitschaft erlernen, damit soll auch der Entstehung von Vorurteilen vorgebeugt werden.

In der Zusammenfassung bedeutet das den Anspruch der integrativen Erziehung, sowohl die kognitive als auch die psychosoziale Entwicklung beim behinderten wie beim nichtbehinderten Kind optimal zu fördern.

Die Auswertung integrativer Schulversuche zeigt, daß der Erfolg von mehreren Bedingungen bestimmt wird: von der Schule (Konzept, Ausstattung), den Lehrern (persönliche und fachliche Qualifikation), den Eltern der behinderten Kinder (schulisches und außerschulisches Engagement, soziale Kompetenz), den Eltern nichtbehinderter Kinder (Einstellungen, Erziehungsziele) und schließlich den behinderten Kinder selbst. Art und Schweregrad ihrer Behinderung haben sich dabei nicht als das einzige Kriterium der „Integrationsfähigkeit" erwiesen; vielmehr hängt das Gelingen der schulischen Integration entscheidend vom Optimalitätsgrad der anderen Bedingungen ab (Schirm 2000).

Die Schulgesetzgebung fällt in die Kompetenz der Bundesländer. In mehreren Bundesländern besteht inzwischen ein grundsätzlicher Rechtsanspruch auf integrative Beschulung behinderter Kinder. Das Schulgesetz von Nordrhein-Westfalen von 1995 differenziert zwischen dem sonderpädagogischen Förderbedarf, der sich aus Art und Grad der Behinderung ergibt, und dem „Förderort", der nicht notwendigerweise die Sonderschule ist, sondern eine Regelschule sein kann, in welcher der sonderpädagogische Förderbedarf zu decken wäre. Dem Elternwunsch wird dabei ein entscheidendes Gewicht zugemessen; die Mitwirkung der Schulärzte an dieser Entscheidung durch eine kompetente Beratung der Eltern und der Schule ist von großer Bedeutung.

Sonderschulen. In den Schulgesetzen der Bundesländer sind, unbeschadet länderspezifischer Details, einheitlich 10 Sonderschulformen vorgesehen, die in Tabelle 12.8 aufgeführt sind.

Die Kriterien der Zuordnung zu den einzelnen Sonderschulformen sind als grundsätzliche Orientierung zu verstehen. Im konkreten Einzelfall können aus vielerlei Gründen (z.B. Mehrfachbehinderungen, weite Entfernung entsprechender Sonderschulen, psychische und soziale Faktoren) individuelle Lösungen gefragt sein, die von den offiziellen Leitlinien abweichen.

Der langfristige Fortbestand bestimmter Sonderschulformen wird in der schulpolitischen Diskussion in Frage gestellt; das gilt vor allem für die Schulen für Lernbehinderte, für Sprachbehinderte und für Verhaltensgestörte. Deren Funktion wird hauptsächlich als eine sozialkompensatorische Aufgabe angesehen, die von der Grundschule geleistet

Tabelle 12.8. Sonderschulformen in Deutschland

Schulform	Wichtige Zuordnungskriterien
Schule für Blinde	Zentrale Sehschärfe auf dem besseren Auge auch nach Korrektur nicht über 1/25
Schule für Sehbehinderte	Zentrale Sehschärfe auf dem besseren Auge nicht über 1/3
Schule für Gehörlose	Hörverlust im Frequenzbereich 125–500 Hz >60 dB, im Frequenzbereich 500–2000 Hz >90 dB
Schule für Schwerhörige	Beidseitiger Hörverlust im Frequenzbereich 500–2000 Hz zwischen 30 und 90 dB
Schule für Körperbehinderte	Zerebralparesen, Myopathien, Querschnittslähmung, schwere Skeletterkankungen (z. B. Osteogenesis imperfecta), schwere Herzfehler u. a.
Schule für Geistigbehinderte	Einschränkung der Intelligenz um 3 Standardabweichungen und mehr unter dem Durchschnitt (IQ <55)
Schule für Lernbehinderte	Intelligenzrückstand um mindestens 1,5–2 Standardabweichungen (IQ <70–75), generalisierte Lernstörungen verschiedener Ursache
Schule für Sprachbehinderte	Schwere Störungen der expressiven und rezeptiven Sprachentwicklung nach Ausschluß einer Hörbehinderung und einer wesentlichen intellektuellen Einschränkung
Schule für Erziehungshilfe	Schwere Verhaltensstörungen aus verschiedenen Gründen (somatisch, psychisch, sozial)
Schule für Kranke	Unterricht für Kinder, die wegen chronischer Krankheit und stationärer Behandlung die Schule nicht besuchen können (Krankenhausschule)

werden sollte. Ob diese Vorstellung realistisch ist, muß unter den derzeit in den Regelschulen gegebenen Bedingungen (Klassenstärke, Lehrer-Schüler-Relation, verfügbare Personalkapazität für individuelle sonderpädagogische Förderung) als fraglich angesehen werden.

Gesundheitsförderung in der Schule

Gesundheitsförderung ist die Bezeichnung für alle Maßnahmen der unspezifischen primären Prävention, die sich an eine Gesamtpopulation richten. Nach Vorschlag der Weltgesundheitsorganisation unterscheidet man bei der Gesundheitsförderung zwischen „verhaltensbezogenen" (auf Einstellungen und Motivationen von Individuen zielende) Maßnahmen und „verhältnisbezogenen" (auf die kollektiven Lebensbedingungen zielende) Maßnahmen.

Schule steht unter dem Aspekt verhaltensbezogener Prävention aus zwei Gründen im Blickpunkt: Einerseits bietet die Schule theoretisch über viele Jahre hinweg die Möglichkeit zur Gesundheitserziehung und gesundheitsbezogenen Wissensvermittlung, andererseits ist Schule das hauptsächliche Forum für einen großen Teil der „neuen Morbidität" (vgl. Abschn. „Aktuelle prioritäre Aufgaben der Sozialpädiatrie"), z.B. in Form von psychischen oder psychosomatischen Problemen im Zusammenhang mit Leistungsversagen, ersten Kontakten mit illegalen Drogen, gruppenkonformem Einstieg in Tabak- und Alkoholkonsum, Aggressivität und Destruktivität.

Immer wieder hat sich bestätigt, daß Wissensvermittlung (z.B. durch schulische Gesundheitserziehung) noch keine entsprechende Verhaltensänderung bewirkt (Hurrelmann u. Leppin 2000, Schirm 2000). Vielmehr sind nur solche Ansätze erfolgversprechend, die neben der kognitiven auch die emotionale und soziale Dimension des Verhaltens berücksichtigen. Dabei spielen sehr grundsätzliche pädagogische Ziele wie der Aufbau von sozialen Kompetenzen und Selbstsicherheit (z.B. um einem Gruppendruck widerstehen zu können) ebenso eine Rolle wie die Ausbildung und der Einsatz von sozialen Tutoren aus der Peer-group. Abgesehen von (meist kurzlebigen) Modellversuchen haben solche Maßnahmen der Gesundheitsförderung noch kaum Einzug in den Schulalltag gefunden. Die Gegengründe (Kosten, geeignete Lehrkräfte, Integration in den Lehrplan) liegen auf der Hand; trotzdem sind Anstrengungen in dieser Richtung im Hinblick auf die „neue Morbidität" notwendig.

Literatur

Hurrelmann K, Leppin A (2000) Beeinflussung gesundheitsrelevanten Verhaltens. In: Schlack HG (Hrsg): Sozialpädiatrie – Gesundheit, Krankheit, Lebenswelten. Urban & Fischer, München Jena, S 71–76

Ohrt B, Schlack HG, Largo RH, Michaelis R, Neuhäuser G (1993/94) Erfassen von Entwicklungsauffälligkeiten bei Fünfjährigen. Ein normierter Fragebogen. Pädiat. prax 46: 11–19

Schirm H (2000) Kind und Schule. In: Schlack HG (Hrsg) Sozialpädiatrie – Gesundheit, Krankheit, Lebenswelten. Urban & Fischer, München Jena, S0321–342

12.7 Strukturen der Gesundheitsversorgung für Kinder und Jugendliche

Die Gesundheitsfürsorge im Kindes- und Jugendalter bezieht sich nicht nur auf Prävention und Therapie von Krankheiten, sondern auch auf die Schaffung bestmöglicher Voraussetzungen für die körperliche, geistige, emotionale und soziale Entwicklung. Demzufolge sind für die Gesundheitsversorgung nicht nur Strukturen aus dem medizinischen, sondern auch aus dem psychosozialen Bereich von Bedeutung. Die relevanten Dienste sind in der folgenden Übersicht dargestellt.

Institutionen und Dienste der Gesundheitsversorgung für Kinder und Jugendliche

A. Medizinischer Bereich
- Niedergelassene (Vertrags-)Ärzte, insbesondere Kinderärzte, ferner Kinder- und Jugendpsychiater, Ärzte für Allgemeinmedizin u.a.,
- öffentlicher Jugendgesundheitsdienst,
- sozialpädiatrische Zentren,
- pädiatrische Kliniken und Polikliniken,
- kinder- und jugendpsychiatrische Kliniken, Tageskliniken und Polikliniken,
- niedergelassene nichtärztliche Therapeuten (Krankengymnasten, Logopäden, Ergotherapeuten);

B. psychosozialer Bereich
- psychologische Beratungsstellen,
- schulpsychologischer Dienst,
- niedergelassene nichtärztliche Psychotherapeuten,
- Frühförderstellen,
- Jugendämter;

C. Selbsthilfegruppen und -einrichtungen

Niedergelassene (Kinder-) Ärzte. Im deutschen Gesundheitswesen ist die ambulante Versorgung im kurativen Bereich weitgehend, im präventiven Bereich zu großen Teilen den in eigener (Kassen-) Praxis niedergelassenen Ärzten übertragen. Die Inanspruchnahme präventiver Angebote (Früherkennungsuntersuchungen, Impfungen, Beratungen) ist umso geringer, je ungünstiger die sozialen Lebensbedingungen sind (Altenhofen 1998). In der Schweiz wurde bei einer Befragung niedergelassener Kinderärzte ermittelt, daß rund ein Drittel der Arbeitszeit auf präventive Aufgaben entfällt, ohne daß jedoch die Kinderärzte nach ihrer eigenen Einschätzung bei der klinischen Weiterbildung auf diese präventive Tätigkeit ausreichend vorbereitet werden (Largo et al. 1986). Diese Aussagen dürften auch für Deutschland in ähnlicher Weise zutreffen.

Öffentlicher Jugendgesundheitsdienst. Die Aufgaben des öffentlichen Jugendgesundheitsdienstes sind ein zentrales sozialpädiatrisches Arbeitsgebiet mit individualmedizinischen und bevölkerungsmedizinischen Anteilen. Die individualmedizinischen Aufgaben erstrecken sich vor allem auf die Vermittlung präventiver Maßnahmen an Kinder, welche durch die entsprechenden Angebote der niedergelassenen Ärzte nicht erreicht werden, auf betriebsärztliche Funktionen in Kindertagesstätten und Schulen, auf nachgehende Fürsorge sowie auf Koordination und Vernetzung. Im wesentlichen handelt es sich also um sozial-kompensatorische Maßnahmen; von besonderer Bedeutung ist dabei die Möglichkeit der nachgehenden Fürsorge, welche die niedergelassenen Ärzte aus berufsrechtlichen Gründen nicht in vergleichbarer Form ausüben können. Bevölkerungsmedizinische Aufgaben betreffen zum einen Gesundheitsaufsicht und Umwelthygiene, zum andern aber vor allem die Mitwirkung bei einer epidemiologisch fundierten Planung im Gesundheitswesen und einem präventiv orientierten öffentlichen Gesundheitsschutz. Diese Aufgaben haben in den letzten Jahren zunehmend die ihnen zustehende Beachtung und Bearbeitung erfahren.

Sozialpädiatrische Zentren. Durch § 119 SGB V sind sozialpädiatrische Zentren als besondere Institutionen für ambulante Krankenbehandlung definiert. Ihre Aufgabe ist die Untersuchung und Behandlung von Kindern mit Entwicklungsstörungen, manifesten oder drohenden Behinderungen sowie chronischen Krankheiten. Neben Entwicklungsstörungen auf der Grundlage körperlicher Ursachen gehören auch Kinder mit hauptsächlich psychosozial bedingten Störungen zur Klientel sozialpädiatrischer Zentren, also z. B. Kinder mit Störungen der Emotionalität und des Sozialverhaltens („behavioral pediatrics") und Opfer von Vernachlässigung, Mißhandlung und/oder sexuellem Mißbrauch (Schlack 1998). Sozialpädiatrische Zentren stehen unter ständiger ärztlicher Leitung, sind aber grundsätzlich auf interdisziplinäre Arbeit ausgerichtet mit Integration von psychologischen und pädagogischen Anteilen in das medizinische Leistungsspektrum. Das Arbeitskonzept ist familienzentriert, d. h. Interventionen zur Stabilisierung der emotionalen Situation der Familie stehen gleichwertig neben therapeutischen Maßnahmen am betroffenen Kind.

Pädiatrische Kliniken, Polikliniken und Ambulanzen. Auf dem Gebiet der stationären Krankenversorgung für das Kindes- und Jugendalter sind vor allem zu nennen

- die Kinderkliniken und pädiatrischen Fachabteilungen der kurativen Medizin,
- die Kliniken für stationäre Prävention und Rehabilitation im Kindes- und Jugendalter,
- spezielle stationäre Abteilungen an einigen sozialpädiatrischen Zentren, insbesondere Eltern-Kind-Stationen.

Im Vergleich zur Erwachsenenmedizin ist in der Pädiatrie der Versorgungsgrad mit stationären Behandlungsangeboten niedrig. Das liegt zum einen an den Bestrebungen, die Behandlung von Kindern möglichst in den ambulanten Bereich zu verlegen oder jedenfalls die stationäre Verweildauer abzukürzen. Ein anderer wesentlicher Grund ist die stationäre Behandlung von Kindern und Jugendlichen in nichtpädiatrischen Krankenhäusern bzw. Abteilungen; das trifft vor allem auf die operativen Fächer (Chirurgie, HNO) zu. Diese Situation beeinträchtigt unmittelbar die kindgerechte ärztliche und pflegerische Versorgung und führt außerdem zu mangelhafter Auslastung der vorhandenen pädiatrischen Kliniken und Abteilungen. Mittelbare Konsequenzen sind Schließungen von Kinderkrankenhäusern, geringe Versorgungsdichte von kinderklinischen Einrichtungen vor allem im ländlichen Bereich und Verlust von pädiatrischen Weiterbildungsstätten.

Der sekundären und tertiären Prävention bei chronischen Gesundheitsstörungen im Kindes- und Jugendalter dienen die Einrichtungen für stationäre Prävention und Rehabilitation. Stationäre Präventionsmaßnahmen kommen vor allem bei erhöhter Infektanfälligkeit, Fehlernährung, Allergien und psychosomatischen Störungen in Betracht, Rehabilitationsmaßnahmen insbesondere bei schweren chronischen Erkrankungen (z. B. Diabetes, Asthma, rheumatische Erkrankungen, Nieren- und Kreislauferkrankungen sowie nach Schädel-Hirn-Trauma), ggf. als Anschlußheilbehandlung nach stationärer Behandlung im akuten Stadium.

Für eine umfassende Behandlung von Kindern nach Mißhandlung, Mißbrauch und schwerer Vernachlässigung (s. Kap. 16) sind Arbeitskonzepte und Strukturen erforderlich, die in pädiatrischen Kliniken bzw. Abteilungen in der Regel nicht gegeben sind und deshalb von einigen sozialpädiatrischen Einrichtungen vorgehalten werden. Besonders hervorzuheben sind die Eltern-Kind-Stationen, deren therapeutisches Angebot sich an Kind und Eltern gleichermaßen richtet mit einer abgestimmten Kombination von funktionstherapeutichen und psychotherapeutischen bzw. psychosozialen Maßnahmen.

Ambulante Behandlung in klinischen Einrichtungen findet einerseits in den Polikliniken der Universitäten, andererseits in Krankenhausambulanzen statt, deren Leiter zur Teilnahme an der kassenärztlichen Versorgung ermächtigt sind. Ihre Inanspruchnahme erfolgt vorzugsweise aufgrund schwieriger diagnostischer Fragestellungen und für die spezialisierte Behandlung von Kindern und Jugendlichen mit chronischen Krankheiten (z. B. Diabetes, onkologische Erkrankungen, Epilepsie). Für Krankheiten, bei denen die Lebenserwartung sich in letzter Zeit deutlich verbessert hat (z. B. Mukoviszidose, Muskeldystrophie, angeborene Herzfehler, Phenylketonurie), gibt es bisher noch keine ausreichenden Versorgungsstrukturen in der Erwachsenenmedizin, so daß Einrichtung der Kinder- und Jugendmedizin in vielen Fällen auch noch von jungen Erwachsenen in Anspruch genommen werden.

Kinder- und jugendpsychiatrische Einrichtungen. Die Institutionen der kinder- und jugendpsychiatrischen Versorgung gliedern sich in einen ambulanten, einen teilstationären und einen stationären Bereich; Übergangsheime, Wohngruppen und Wohnheime kommen als komplementärer Bereich hinzu (Remschmidt 1995).

Auf medizinischem Gebiet erfolgt die ambulante Versorgung durch niedergelassene Ärzte für Kinder- und Jugendpsychiatrie und Psychotherapie, durch Institutsambulanzen gem. § 118 SGB V, durch Polikliniken an den Universitäten und durch kinder- und jugendpsychiatrische Dienste des öffentlichen Gesundheitsdienstes.

Teilstationäre Angebote sind teils als Tageskliniken, teils auch als Nachtkliniken konzipiert. Sie sind häufig Unterabteilungen stationärer kinder- und jugendpsychiatrischer Einrichtungen, die an Universitätskliniken, psychiatrischen Landeskliniken oder entsprechenden Fachabteilungen anderer Krankenhäuser bestehen. Während die stationären Behandlungsmöglichkeiten als bedarfsdeckend angesehen werden können, besteht eine erhebliche Versorgungslücke im ambulanten und komplementären Bereich.

Ambulante nichtärztliche Dienste im medizinischen Bereich. Nichtärztliche, aber medizinisch orientierte Therapieformen sind Krankengymnastik, Logopädie und Ergotherapie. Sie werden als sog. Heilmittel auf ärztliche Verordnung von der gesetzlichen Krankenversicherung getragen. Das von den Praxen bereitgestellte Behandlungsangebot deckt einen großen Teil des Versorgungsbedarfs von Kindern mit Entwicklungsstörungen verschiedener Art ab.

Zu den Institutionen medizinischer Provenienz gehören auch die *Familienhebammen*, die nach der Entbindung die Familien aufsuchen, die Mütter in Fragen der Pflege und Gesundheit des Kindes beraten und bei erkennbaren Schwierigkeiten weitergehende Hilfe vermitteln können. Diese Dienste eröffnen wichtige Möglichkeiten unter präventivem und sozial-kompensatorischem Aspekt; sie werden leider aus Kostengründen nur von wenigen Kommunen angeboten.

Schließlich sind als Teil der Gesundheitsversorgung auch die Dienste der *ambulanten bzw. mobilen Krankenpflege* aufzuführen, durch deren Mitwirkung eine stationäre Behandlung langfristig und schwer erkrankter Kinder abgekürzt und die Therapie im familiären Umfeld fortgesetzt werden kann.

Psychologische Beratung und Behandlung. In der Gesundheitsversorgung für Kinder und Jugendliche spielen psychologische Dienste und Behandlungsangebote eine wichtige Rolle, entsprechend der zentralen Bedeutung, die der seelischen Gesundheit gerade in dieser Altersgruppe zukommt. Psychologische Beratungs- und Behandlungsangebote sind gegeben in

- Erziehungs- und Familienberatungsstellen,
- schulpsychologischen Diensten,
- psychologischen Praxen.

Trägerschaft, Finanzierung und Zugangsvoraussetzungen sind unterschiedlich. Erziehungs- und Familienberatungsstellen sind teils in kommunaler, teils in freier Trägerschaft (z. B. Kirchen); sie erhalten auch in letzterem Fall finanzielle Zuwendungen aus öffentlichen Mitteln (Kinder- und Jugendhilfe), ihre Inanspruchnahme ist für die Klienten kostenlos. Schulpsychologische Dienste sind grundsätzlich in öffentlicher Trägerschaft entsprechend ihrer Aufgabe, sich Leistungs- und Verhaltensproblemen im Kontext mit Schule zu widmen.

Weitere psychotherapeutische und sozialtherapeutische Angebote. An der psycho- und sozialtherapeutischen Versorgung im Kindes- und Jugendalter sind neben Ärzten und Psychologen noch weitere Berufsgruppen beteiligt. Kinder- und Jugendlichen-Psychotherapeuten können nach Approbation und Kassenzulassung Behandlungen zu Lasten der Krankenversicherung übernehmen. Heilpädagogen und Sozialpädagogen sind vielerorts ebenfalls in eigener Praxis tätig; ihre Leistungen werden jedoch nicht durch die Krankenversicherung, sondern je nach Voraussetzungen durch die Sozialhilfe, die Kinder- und Jugendhilfe oder auch finanzielle Eigenleistungen der Eltern entgolten.

Frühförderstellen. Frühförderstellen sind Einrichtungen für entwicklungsgestörte und behinderte Kinder im Vorschulalter. Sie bieten in der Regel mobile Dienste an (Hausfrühförderung). Frühförderstellen sind meist sozialpädagogisch (gelegentlich auch psychologisch) orientiert und geleitet, bieten aber teilweise auch Therapien aus dem medizinischen Bereich an (Krankengymnastik, Logopädie, Ergotherapie). Die Frühförderstellen bilden zusammen mit den sozialpädiatrischen Zentren ein komplementäres Versorgungssystem für behinderte und entwicklungsgestörte Kinder, wobei die Frühförderstellen die Aufgabe der wohnortnahen und regelmäßigen Versorgung, die sozialpädiatrischen Zentren die Funktion der Diagnostik und der speziellen Behandlungsangebote haben. Frühförderstellen werden meist von freien Trägern unterhalten und aus Mitteln der Eingliederungshilfe für Behinderte finanziert.

Jugendämter. Durch das 1990 in Kraft getretene Kinder- und Jugendhilfegesetz (KJHG) sind den Jugendämtern weitreichende Zuständigkeiten in der Fürsorge für die psychosoziale Entwicklung und die seelische Gesundheit übertragen worden. Trotz der fraglos gegebenen Beziehungen zwischen Kinder- und Jugendhilfe und Gesundheitswesen sieht das KJHG eine Mitwirkung medizinischer Dienste nicht explizit vor, ihre Kooperation in der Praxis ist jedoch als Teil der Hilfeplanung (§ 36 KJHG) möglich und wünschenswert.

Der Allgemeine Sozialdienst (ASD) der Jugendämter stellt die Clearing- und Schnittstelle dar mit der Möglichkeit der Krisenintervention. Als Hilfen zur Erziehung kann das Jugendamt z.B. Erziehungsbeistand oder eine sozialpädagogische Familienhilfe vermitteln. Durch die Einfügung des § 35a „Eingliederungshilfe für seelisch behinderte Kinder und Jugendliche“ wurde das Leistungsspektrum des KJHG bedeutsam erweitert. „Seelische Behinderung“ ist dabei nicht als medizinische Diagnose, sondern als sozialrechtliches Konstrukt zu verstehen. Gedacht ist dabei vor allem an Kinder und Jugendliche mit chronischen Störungen der psychischen Entwicklung, welche die soziale Integration erschweren und die von geistiger Behinderung abgrenzbar sind.

Selbsthilfegruppen und -organisationen. Bezogen auf Gesundheitsstörungen im Kindesalter handelt es sich bei den Selbsthilfeaktivitäten in erster Linie um Elterngruppen und deren Verbände, die mit bestimmten Behinderungsformen und chronischen Erkrankungen befaßt sind. Selbsthilfeorganisationen stellen eine wichtige Ergänzung des professionellen Systems dar. Sie stärken die Kompetenzen der Betroffenen in der Auseinandersetzung mit chronischer Krankheit und Behinderung und bei der Bewältigung von Alltagsproblemen. Ferner trägt die Arbeit der Selbsthilfeorganisationen dazu bei, Mängel und Lücken im professionellen System aufzuzeigen und ihre Beseitigung zu unterstützen. Im pädiatrischen Bereich hat sich mit dem „Kindernetzwerk e.V.“ (Aschaffenburg) eine zentrale Stelle zur Informationsvermittlung und Koordination von Initiativen der Elternselbsthilfe etabliert.

Literatur

Altenhofen L (1998) Das Programm zur Krankheitsfrüherkennung bei Kindern: Inanspruchnahme und Datenlage. In: Bundeszentrale für gesundheitliche Aufklärung (Hrsg) Gesundheit von Kindern. Epidemiologische Grundlagen. Köln, S 24–33

Largo RH, Diethelm M, Kessler R, Suter FE (1986) Prospektive Studie über die Tätigkeit des praktizierenden Kinderarztes. Helv Paediat Acta Suppl 51: 1–73

Remschmidt H (1995) Versorgungseinrichtungen für psychisch kranke Kinder und Jugendliche. In: Settertobulte W, Palentien C, Hurrelmann K (Hrsg) Gesundheitsversorgung für Kinder und Jugendliche. Asanger, Heidelberg, S 101–118

Schlack HG (1998) Sozialpädiatrische Zentren: Entwicklungen, aktuelle Probleme, Aufgaben und Perspektiven. Kinderärztl Prax 69: 278–287

12.8 Entwicklungsstörungen und Behinderung

Definitionen

Störungen der Entwicklung können vorübergehender oder dauerhafter Natur sein. Bleibende und erhebliche Einschränkungen entsprechen dem Begriff „Behinderung" im engeren Sinne; im deutschen Sozialrecht ist dieser Begriff allerdings weiter gefaßt und erstreckt sich auch auf die Folgen chronischer Krankheiten und Reifungsstörungen, sofern es sich dabei um wesentliche Einschränkungen mit einer Dauer von mehr als 6 Monaten handelt (s. dazu auch Unterkap. „Gesetzliche Bestimmungen"). Im Kindesalter äußert sich jede Behinderung als Störung der Entwicklung, umgekehrt ist aber nicht jede Entwicklungsstörung Ausdruck einer Behinderung im medizinischen Sinne.

Behinderung wird nach der Definition der Weltgesundheitsorganisation (WHO) auf drei Ebenen charakterisiert:

Die Ursache ist ein regelwidriger körperlicher, geistiger oder seelischer Zustand *(„impairment")*, der durch Krankheit oder Schädigung bedingt ist; die Folgen sind einerseits die daraus hervorgehenden Funktionsdefizite *(„disability")*, andererseits die als Konsequenz der Funktionsdefizite entstehenden psychischen und sozialen Nachteile *(„handicap")*.

Der „regelwidrige Zustand" („impairment") kann durch eine Schädigung mit dauerhaften organischen Veränderungen hervorgerufen werden oder aber durch Störfaktoren mit zeitlich begrenzter Einwirkung auf die Entwicklung (z.B. chronische Krankheiten, psychosoziale Deprivation, konstitutionelle Faktoren). In diesen Fällen spricht man von *Reifungsstörungen*, die je nach Ursache und Lebensphase zu sehr verschiedenartigen Auffälligkeiten und Abweichungen im Verhalten und in der funktionellen Entwicklung führen können. Umschriebene Entwicklungsstörungen bzw. Teilleistungsschwächen auf dem Gebiet der Motorik, der Sprache und kognitiver Funktionen sind sehr wahrscheinlich überwiegend Ausdruck von Reifungsstörungen (Esser u. Schmidt 1990), die Symptomatik bessert sich in vielen Fällen nach der Pubertät.

Bestimmte Formen von *Verhaltensstörungen* werden – z.B. nach der Internationalen Klassifikation der Krankheiten (ICD) – zu den Krankheiten gerechnet, etwa die Störungen des Sozialverhaltens oder das hyperkinetische Syndrom. Grundsätzlich wird zwischen expansiven Verhaltensstörungen (Aggressivität, Destruktivität, Hyperaktivität u.a.) und regressiven Störungen (Rückzug, Inaktivität, Verweigerung u.a.) unterschieden. Gemeinsam ist allen Formen, daß die Kinder und Jugendlichen sowohl in ihrer sozialen Anpassungsfähigkeit als auch in ihrer Entwicklung (bzw. in der Erfüllung von Entwicklungsaufgaben auf verschiedenen Ebenen) mehr oder weniger stark beeinträchtigt sind.

„Verhaltensgestörte Kinder" stellen eine hinsichtlich Ätiologie und Symptomatik sehr heterogene, schlecht definierte und dennoch für die praktische Pädiatrie sehr relevante Gruppe dar. Die Grenze zu den Kindern mit funktionellen Entwicklungsstörungen ist fließend, da Kinder mit umschriebenen oder kombinierten Entwicklungsrückständen im Vorschul- und Schulalter oft zuerst durch ihr Verhalten auffällig werden.

Prävalenz von Behinderungen

Valide Daten zur Prävalenz bestimmter Behinderungsformen setzen voraus, daß die Behinderung eindeutig definiert, objektiv feststellbar und dauerhaft vorhanden ist. Das trifft z.B. für die Zerebralparesen und die geistigen Behinderungen zu. Bei weniger klar definierten oder in ihrer Ausprägung veränderlichen Entwicklungsstörungen hängen Prävalenzangaben stark von der Erhebungsweise, dem Alter der untersuchten Kinder und der nosologischen Eingrenzung ab. In Deutschland gibt es nur wenige repräsentative Erhebungen wie etwa die Erfassung der bilateralen Zerebralparesen in Südwestdeutschland (Krägeloh-Mann et al. 1994). Anhaltspunkte zur Prävalenz verschiedener Formen von Entwicklungsstörungen und Behinderungen gibt eine Untersuchung in den USA, in welcher über 11.000 Haushalte mittels eines standardisierten Interviews befragt wurden. Die danach ermittelten Prävalenzen sind in Tabelle 12.9 dargestellt. Bei dieser Erhebung wurde nicht nach „geistiger Behinderung" gefragt, weil eine solche Frage bei einer früheren Befragung auf Vorbehalte bzw. Ablehnung gestoßen war. Die geistig behinderten Kinder sind in der Gruppe der Kinder mit „Verzögerungen in Wachstum und Entwicklung" enthalten. Die Prävalenz schwerer geistiger Behinderung (IQ <50) liegt – im internationalen Vergleich weitgehend konstant – bei 0,4%, während die Häufigkeitsangaben milderer Formen geistiger Behinderung (IQ 70–50) erheblich schwanken. Vermutlich werden bei vielen empirischen Erhebungen Menschen mit leichter geistiger Behinderung nicht vollständig erfaßt. Nach einer Metaanlayse von Roeleveld et al. (1997) ist von einer Prävalenz um 3% auszugehen.

Tabelle 12.9. Prävalenz verschiedener Entwicklungsstörungen und Behinderungen bei 17.110 Kindern im Alter von 0 bis 17 Jahren in den USA. (Nach Boyle et al. 1994)

Art der Behinderung/Entwicklungsstörung	Anteil der Kinder [%]
Taubheit oder Schwerhörigkeit, beide Ohren	1,98
Blindheit (beide Augen)	0,61
Epilepsie oder wiederholte afebrile Anfälle	0,89
Zerebralparese	0,23
Stammeln oder Stottern	1,89
Andere Sprachentwicklungsstörungen	2,65
Verzögerung in Wachstum und Entwicklung	4,01
Lernstörungen	6,52
Störungen der Emotionalität oder des Verhaltens (länger als 3 Monate andauernd)	6,13
Entwicklungsstörungen insgesamt bei 16,8% aller Kinder	

Entwicklungsverlauf und Prognose

Der Entwicklungsverlauf wird maßgeblich von den psychosozialen Lebensbedingungen, den Ursachen einer Entwicklungsstörung und dem Ausmaß einer Schädigung bestimmt. Je weniger hirnorganische Faktoren ursächlich an einer Verzögerung oder Störung der Entwicklung beteiligt sind, desto größer sind die Aussichten einer Kompensation durch günstige sozioökonomische und psychosoziale Bedingungen und durch therapeutische Förderung. Eine Zwischenstellung zwischen schädigungsbedingten und psychosozial verursachten Entwicklungsstörungen nehmen die umschriebenen Entwicklungsrückstände ein; sie sind mehrheitlich als Ausdruck disharmonischer Funktionsreifung zu verstehen (vgl. Abschn. „Definitionen"), d.h. als Extremvarianten der Norm mit wesentlichen genetischen Anteilen. Krankheitswert erhalten sie hauptsächlich durch die Auseinandersetzung mit sozialen bzw. zivilisationsabhängigen Vorgaben, etwa durch schulische Mißerfolge oder Enttäuschung elterlicher Erwartungen, mit ihren negativen Auswirkungen auf die psychische Entwicklung. Bei diesen Reifungsstörungen ist der Entwicklungsverlauf individuell sehr unterschiedlich mit Aufholentwicklung in vielen Fällen, aber auch langfristig bestehenbleibenden funktionellen Minderleistungen in anderen Fällen.

Wesentliche Einschränkungen der geistigen Entwicklung sind bereits im 1. Lebensjahr mit großer prognostischer Zuverlässigkeit zu erfassen. In den Züricher Längsschnittstudien (Largo et al. 1990, Largo 2000) zeigte sich, daß eine Kategorisierung entwicklungsdiagnostischer Befunde im Alter von 9 Monaten in Kinder mit normaler bzw. subnormaler Entwicklung (mit Entwicklungsquotienten über bzw. unter 85) auch noch im Alter von 7 Jahren zutraf: jeweils rund 98 % der Kinder gehörten zu diesem Zeitpunkt noch immer derselben Kategorie an. Je niedriger der Entwicklungsquotient bei der Untersuchung mit 9 Monaten war, desto geringer waren die Möglichkeiten einer Niveauverbesserung. Diese Befunde bestätigen ältere Publikationen und lassen darauf schließen, daß mit einer kompetenten entwicklungsdiagnostischen Untersuchung nicht nur der aktuelle Entwicklungsstand, sondern auch das Entwicklungspotential und das Entwicklungstempo beurteilt werden können.

Von den einzelnen Funktionsbereichen haben die motorischen Fähigkeiten die geringste, die handlungsbezogenen kognitiven Fähigkeiten und das Spielverhalten die höchste prädiktive Aussagekraft (Largo 2000). Die Abfolge früher kognitiver Entwicklungsschritte verläuft bei geistig behinderten Kindern grundsätzlich gleichartig wie bei nichtbehinderten Kindern; einzelne Entwicklungsphasen (z.B. das orale Explorieren) können jedoch aufgrund des verlangsamten Entwicklungstempos geistig behinderter Kinder extrem lange ausgedehnt sein und dann als „Verhaltensstörung" empfunden werden.

Eine wichtige Dimension der Prognose behinderter Kinder ist die *Lebenserwartung*. Sie wird einerseits von den Lebensumständen, d.h. Art und Umfang der Betreuung und der Gesundheitsfürsorge bestimmt, andererseits vom Schweregrad der Schädigung bzw. Behinderung. Unter den schwer und mehrfach (körperlich/geistig) Behinderten lassen sich 3 Untergruppen differenzieren, deren Lebenserwartung sehr unterschiedlich ist (Eyman et al. 1990, Strauss u. Shavelle 1998): Die Gruppe mit der kürzesten Lebenserwartung besteht aus den Patienten, die immobil sind und künstlich (mit Sonde) ernährt werden müssen; es folgt die Gruppe der immobilen Patienten, die mit Hilfe selbst Nahrung aufnehmen können, und schließlich die Gruppe derjenigen Patienten, die zwar nicht laufen, sich aber doch in begrenztem Umfang bewegen können.

Die Analyse von Daten zu Mortalität und Behinderungsgrad, die in den USA bei fast 100.000 Personen erhoben wurden, erlaubt eine statistische Aussage zur durchschnittlichen Lebenserwartung („verbleibende Lebensjahre"), differenziert nach Alter und Behinderungsgrad (Eyman et al. 1990). Obwohl diese Daten, welche die Gegebenheiten in den USA in den Jahren 1984–1987 reflektieren, sich nicht ohne weiteres auf Deutschland übertragen lassen, können sie dennoch (mangels entsprechender deutscher Daten) Anhaltspunkte für die Beratung von Eltern und auch in forensischen Fragestellungen geben.

In einer britischen Nachuntersuchung von über 1500 Kindern, die in den Jahren 1966–1984 geboren waren und eine Zerebralparese entwickelt hatten, wurde bei den Schwerbehinderten (IQ <50, pflegebedürftig, nicht gehfähig) eine 20-Jahres-Überlebensrate von 50 % festgestellt, bei den leichter behinderten zerebralparetischen Patienten von 99 % (Hutton et al. 1994). Leichter behinderte Kinder mit Zerebralparese haben demnach im Vergleich zu nichtbehinderten Kindern keine eingeschränkte Lebenserwartung. Die im Vergleich zu früheren Annahmen höhere Lebenserwartung dürfte auch für andere Behinderungsformen zutreffen, sie wirkt sich in einer höheren Prävalenz von Behinderungen aus und hat Konsequenzen für das Gesundheits-, Erziehungs- und Sozialwesen.

Behandlungskonzepte

Die Behinderung eines Kindes ist vor allem für die Eltern ein schwer belastendes Lebensereignis, das einen großen und berechtigten Bedarf an Hilfe und Behandlungsangeboten auslöst. Therapeutische Ansätze liegen zum einen in „klassischen" medizinischen Arbeitsgebieten (operative Behandlung, z.B. eines Hydrozephalus; medikamentöse Behandlung, z.B. einer Epilepsie; Versorgung mit Hilfsmitteln, z.B. einem Hörgerät). Zum andern gibt es eine große Nachfrage nach und ein entsprechend großes Angebot von Maßnahmen, welche dem zentralen Problem – der gestörten und eingeschränkten Entwicklung der geistigen und körperlichen Funktionen – begegnen sollen. Konzepte auf dieser Ebene beruhen hauptsächlich auf dem Prinzip der Übungsbehandlung (insbesondere auf den Gebieten der Krankengymnastik, Ergotherapie und Logopädie) und dem Postulat eines damit verbundenen kompensatorischen Lernens.

Solche entwicklungsfördernden Maßnahmen lassen grundsätzlich nur bei langfristiger Anwendung Effekte erwarten, und über längere Zeitspannen hinweg wirken außer der Therapiemethode noch viele andere Faktoren auf die Entwicklung ein. Dadurch ist es äußerst schwierig zu belegen, ob einem speziellen Verfahren über das allgemeine Anregungspotential hinaus ein methodenspezifischer Effekt zukommt. Aus dieser Situation ergibt sich das Bedürfnis nach wissenschaftlicher Legitimation, dem meist dadurch entsprochen wird, daß bestimmte praktische Erfahrungen und Beobachtungen nachträglich durch eine (oft sehr großzügige) Übertragung und Verallgemeinerung grundlagenwissenschaftlicher Ergebnisse theoretisch erklärt werden.

Die verbreiteten Therapiekonzepte lassen sich in zwei Kategorien unterschiedlicher Grundeinstellungen zur Behandlung unterteilen: Nach der ersten Vorstellung hängt der Erfolg der therapeutischen Intervention in erster Linie von der Therapiemethode als dem spezifischen, gewissermaßen kurativen Faktor ab; diese Vorstellung impliziert die Annahme einer *direkten Wirkung* der therapeutischen Intervention auf die beeinträchtigte Funktion bzw. auf das ZNS. Nach der anderen Vorstellung sind die Eigenaktivität und Motivation des Kindes und die individuellen Entwicklungspotenzen die entscheidenden Faktoren der Entwicklung, zu welchem die therapeutische Intervention Impulse und begünstigende Bedingungen beisteuern kann; nach dieser Vorstellung können therapeutische Maßnahmen eine Wirkung nur *indirekt*, d.h. über das aktive Zutun des Kindes, entfalten.

Das „kurative" Paradigma. Diese Bezeichnung für die erstgenannte Gruppe von Therapiekonzepten wurde gewählt, weil Vorstellungen aus der kurativen Medizin auf die Intervention bei Entwicklungsstörungen übertragen wurden. Ausgangspunkt dieser Konzepte ist die Annahme einer sehr weitgehenden Formbarkeit (Plastizität) des kindlichen Nervensystems durch geeignete, d.h. „therapeutische" Reize. Dabei spielen zwei Grundannahmen eine wesentliche Rolle: Zum einen wird postuliert, daß die Neurone des Gehirns zum Zeitpunkt der Geburt und in den ersten Lebensjahren nur teilweise in ihrer Funktion festgelegt seien und durch geeignete, vor allem frühzeitige Stimulation kompensatorisch für geschädigte Neurone aktiviert werden könnten. Zum andern wird angenommen, daß die Entwicklung des Kindes sich in hierarchisch gegliederten Stufen vollziehe, so daß die nächsthöhere Stufe erst nach Beherrschung der vorigen erreichbar sei. Im Umkehrschluß wird behauptet, daß man mit einem Training und der dadurch erreichbaren Normalisierung bestimmter Basisfunktionen die Entwicklung auch im Falle einer Schädigung des ZNS wieder in normale Bahnen lenken könne.

Obwohl diese Prämissen nach dem heutigen Stand der Neurowissenschaften als obsolet anzusehen sind, erweisen sie sich als recht zählebig. Offenbar entsprechen die auf ihnen aufbauenden Therapiekonzepte in besonderem Maße den Hoffnungen der Eltern behinderter Kinder und wohl auch dem Wunsch vieler engagierter Fachleute nach kurativen Erfolgen. Auch die fehlende wissenschaftliche Evidenz für die tatsächliche Wirksamkeit solcher Konzepte (Schlack 1994) scheint kein entscheidendes Hindernis für ihre Verbreitung zu sein.

Das „systemisch-ökologische" Paradigma. Neuere Konzepte relativieren demgegenüber die Bedeutung der Übungsbehandlung. Sie beziehen sich auf die Grundlagen der Systemtheorie und Humanökologie. Danach ist die Eigenaktivität des Kindes der entscheidende Faktor für seine Entwicklung, auch im Falle einer Schädigung des ZNS. Diese Eigenaktivität steht in enger Wechselbeziehung zur subjektiven Befindlichkeit des Kindes und zur Interaktion mit seinen Bezugspersonen. Therapeutische Stimulation wirkt nach dieser Vorstellung nicht ohne Zutun des Kindes, sondern nur mittelbar, indem sie das Kind zu eigenen Aktivitäten und Lernschritten anregt. Aufgabe der Intervention ist es also, in der sozialen Ökologie des Kindes günstige Voraussetzungen dafür zu schaffen.

Nicht nur die Kritik an den Grundannahmen der „kurativen" Konzepte sprechen für das systemisch-ökologische Paradigma, sondern auch die *Ergebnisse vieler Entwicklungsstudien*, welche die Bedeutung der Eigenaktivität des Kindes belegen. Die Auswertung von 20 Studien an gesunden, risikobelasteten und verschiedenartig behinderten Kindern zeigte übereinstimmend, daß die funktionelle Entwicklung der Kinder, gemessen am Entwicklungsquotienten, von bestimmten Qualitäten der Interaktion mit den Bezugspersonen abhing (Schlack 1989). Positiv wirken alle Interaktionsformen, welche die Eigenaktivität des Kindes verstärken: insbesondere Responsivität, kontingente verbale Verstärkung, emotionale Zuwendung und das Angebot altersadäquaten Spielzeugs. (Unter Responsivität versteht man ein Verhalten der Bezugsperson, welches dem Kind die Initiative überläßt, aber in Bereitschaft steht, auf diese Initiativen zuverlässig, verstärkend und ggf. modifizierend einzugehen.) Negativ wirken demgegenüber alle Verhaltensweisen der Erwachsenen, welche das Kind durch direktives und kontrollierendes Vorgehen in eine passive Rolle bringen, selbst wenn dies durch ein besonders intensives Stimulationsangebot geschieht. Dadurch besteht keine positive Korrelation zwischen Umfang und Intensität einer vermeintlich „therapeutischen" Stimulation einerseits und dem Entwicklungsfortschritt andererseits.

Diese Studien, bei denen irgendwelche therapeutische Maßnahmen nicht Gegenstand der Untersuchung waren, zeigen die „therapeutische" (kompensatorische) Auswirkung einer günstigen sozialen Ökologie auch bei Kindern mit organischen Risiken (insbesondere Frühgeborenen) und Behinderungen. Demgegenüber war die Effektivität der Übungsbehandlung hirnorganisch geschädigter Kinder in der bisher umfangreichsten Metaanalyse von 105 Studien zu Frühbehandlung und Frühförderung (Dunst et al. 1989) schwer zu objektivieren, wenn die Entwicklungsquotienten als Maßstab genommen wurden.

Realistische Einschätzung therapeutischer Interventionen. Ein systemisch-ökologisches Konzept zu vertreten bedeutet nicht, funktionelle Übungsbehandlung als verzichtbar anzusehen. Entwicklungsquotienten sind kein generell relevantes Ergebniskriterium; für das einzelne Kind können sich bestimmte funktionelle Zugewinne, die sich in keinem Test-Item niederschlagen, oder Verbesserungen der Befindlichkeit als wesentlicher Behandlungserfolg auswirken. Die grundsätzlichen therapeutischen Effekte, die man realistischerweise von Übungsbehandlungen erwarten darf, sind in der folgenden Übersicht aufgeführt.

Mögliche Effekte funktioneller Übungsbehandlungen

- Aktive Mobilisierung, Anregung zu Eigenaktivität;
- passive Mobilisierung, Kontrakturprophylaxe;
- Anregung zu objektorientiertem Lernen, Erweiterung des Handlungsrepertoires;
- Anregung zu sozialem Lernen (Imitationslernen, Lernen am Modell);
- Verbesserung der Befindlichkeit (physisch, psychisch).

Da die Eltern-Kind-Interaktion stark von emotionalen Faktoren beeinflußt wird, richtet sich bei den systemisch-ökologisch orientierten Konzepten ein wesentlicher Teil der Interventionen an die Bezugspersonen. Dieses Vorgehen wird durch die Evaluation gestützt: Interventionen, die auch die Familie einbeziehen, sind grundsätzlich wirksamer als solche, die sich nur an das behinderte Kind richten (Dunst et al. 1989, Dunst 1996). Die Einbeziehung der Familie darf sich jedoch nicht darauf beschränken, die Eltern mit Aufträgen zur Übungsbehandlung zu versehen (herkömmliches Kotherapeutenmodell). Eine sinnvolle und effektive Mitwirkung der Eltern an der Übungsbehandlung setzt eine günstige Interaktion und eine positive Beziehungshaltung voraus, die ihrerseits sehr wesentlich vom Coping-Prozeß (dem Prozeß der psychischen Auseinandersetzung mit der Behinderung) abhängen.

Die Behandlung erfordert somit koordinierte Interventionen auf mehreren Ebenen und setzt in der Regel – wie auch auf anderen Gebieten der Rehabilitation – eine interdisziplinäre Arbeitsweise mit medizinischen, psychologischen und pädagogischen Anteilen voraus. In der schon oben zitierten Metaanalyse von Dunst et al. (1989) erwiesen sich therapeutische Maßnahmen auf der psychosozialen Ebene als eindeutig effektiv, gemessen an Kriterien der Eltern-Kind-Interaktion, des familiären Coping, der subjektiven Streßbelastung und der sozialen Kompetenz der Eltern. Übungsbehandlung und pädagogisch-psychologische Programme konnten vor allem in Kombination mit den elternzentrierten Interventionen die Entwicklung von behinderten Kindern günstig beeinflussen.

Daraus kann gefolgert werden: Ein Handlungskonzept, das auch bei organisch bedingten Behinderungen therapeutische Interventionen auf der psychosozialen Ebene in den Mittelpunkt stellt, wird von den Ergebnissen der vorliegenden empirischen Studien besser gestützt als eine Therapietheorie, die in erster Linie das Training beeinträchtigter Funktionen als kurativen Faktor einschätzt. Die psychosozialen Interventionen bedürfen der Definition und Standardisierung, um ihnen auch in der Medizin zu der Beachtung zu verhelfen, die ihrer praktischen Bedeutung entspricht.

„Lebensqualität" als Zielkriterium der Behandlung. Da das Idealziel der Heilung bei Behinderungen nicht erreichbar ist und auch Kompensationen oft nur in engen Grenzen möglich sind, spielt der Begriff der Lebensqualität behinderter Kinder als Ziel- und Evaluationskriterium eine besondere Rolle. Nach Lindström u. Eriksson (1993) wird die Lebensqualität auf 3 Ebenen bestimmt:

1. Äußere Bedingungen: ökonomische Situation, sozialer Status der Familie, Wohnsituation;
2. interpersonelle Bedingungen: Interaktion mit den Bezugspersonen, Funktion und Struktur des sozialen Netzwerks;
3. persönliche Bedingungen: Eigenaktivität, Selbstwert, emotionale Verfassung.

Diese Faktoren, abgesehen von den äußeren Bedingungen, sind abhängig von den therapeutischen Maßnahmen und fallen deswegen zumindest teilweise auch in die kinderärztliche Verantwortung. Ein adäquates Behandlungskonzept muß die Eigenaktivität und den Selbstwert des behinderten Kindes fördern und zugleich das emotionale Gleichgewicht der Familie stärken (Sorrentino 1988). Die soziale Integration (also der Rehabilitationserfolg auf der Ebene des „handicap", vgl. Abschn. „Definitionen") wird davon in weit größerem Umfang bestimmt als von organisatorischen Maßnahmen wie z.B. dem gemeinsamen Unterricht von behinderten und nichtbehinderten Kindern (vgl. Abschn. „Behinderte Kinder in der Schule").

Literatur

Boyle CA, Decouflé P, Yeargin-Allsopp M (1994) Prevalence and health impact of developmental disabilities in US children. Pediatrics 93: 399–403

Dunst CJ (1996) Early intervention in the USA: Programs, models, and practices. In: Brambring M, Rauh H, Beelmann A. (eds) Early childhood intervention. de Gruyter, Berlin New York, pp 11–52

Dunst CJ, Snyder SW, Mankinen M (1989) Efficacy of early intervention. In: Wang MC, Reynolds MC, Walberg HJ (eds) Handbook of special education, vol 3. Pergamon, Oxford, pp 259–294

Esser G, Schmidt MH (1990) Der Verlauf psychiatrischer Störungen und Minimaler Cerebraler Dysfunktion im Längsschnitt bei Kindern von acht bis dreizehn Jahren. In: Schmidt MH (Hrsg) Fortschritte in der Psychiatrischen Epidemiologie. Deutsche Forschungsgemeinschaft. VCH, Weinheim, S 35–73

Eyman RK, Grossman HJ, Chaney RH, Call TL (1990) The life expectancy of profoundly handicapped people with mental retardation. N Engl J Med 323: 584–589

Hutton JL, Cooke T, Pharoah POD (1994) Life expectancy in children with cerebral palsy. Brit med J 309: 431–435

Krägeloh-Mann I, Hagberg G, Meisner C et al. (1994) Bilateral spastic cerebral palsy – a comparative study between South-west Germany and Western Sweden. II: Epidemiology. Dev Med Child Neurol 36: 473–483

Largo RH (2000) Kindliche Entwicklung und psychosoziale Umwelt. In: Schlack HG (Hrsg) Sozialpädiatrie – Gesundheit, Krankheit, Lebenswelten. Urban & Fischer, München Jena New York, S 7–26

Largo RH, Graf S, Kundu S, Hunziker U, Molinari L (1990) Predicting developmental outcome at school age from infant tests of normal, at-risk and retarded infants. Dev Med Child Neurol 32: 30–45.

Lindström B, Eriksson B (1993) Quality of life for children with disabilities. Soz Präventivmed 38: 83–89

Roeleveld N, Zielhuis GA, Gabreëls F (1997) The prevalence of mental retardation: a critical review of recent literature. Dev Med Child Neurol 39: 125–132

Schlack HG (1989) Psychosoziale Einflüsse auf die Entwicklung. In: Karch D, Michaelis, R, Rennen-Allhoff B, Schlack HG (Hrsg) Normale und gestörte Entwicklung. Springer, Berlin Heidelberg New York, S 41–50

Schlack HG (1994) Interventionen bei Entwicklungsstörungen. Bewertende Übersicht. Monatsschr Kinderheilkd 142: 180–184

Soorani-Lunsing IJ, Touwen BCL (1995) Welchen Einfluß hat die Pubertät auf leichte Hirnfunktionsstörungen (MND) und Verhaltensprobleme? Kindheit Entwicklung 4: 138–142

Sorrentino, A M (1988) Behinderung und Rehabilitation. Ein systemischer Ansatz. Modernes Lernen, Dortmund

Strauss D, Shavelle R (1998) Life expectancy of adults with cerebral palsy. Dev Med Child Neurol 40: 369–375

12.9 Vernachlässigung, Mißhandlung, sexueller Mißbrauch

Siehe Kap. 17.

12.10 Gesetzliche Bestimmungen

Absicherung gesundheitlicher Risiken

Aus der Sicht der Medizin sind Krankheit, Behinderung und Pflegebedürftigkeit die wesentlichen Risiken, zu deren Absicherung der Staat Sozialversicherungssysteme eingesetzt hat. Die den genannten Risiken entsprechenden Maßnahmen sind die medizinische Behandlung, die Rehabilitation und die Pflege, deren Gewährleistung und Finanzierung in den einzelnen Gesetzen geregelt sind. Ergänzt werden diese Regelungen durch Gesetze, welche die nachteiligen Folgen von Krankheit und Behinderung ausgleichen und die Integration der betroffenen Menschen in die Gesellschaft fördern sollen.

In den Gesetzestexten wird nicht zwischen akuter und chronischer Krankheit unterschieden. Ein bedeutsamer Anteil der chronischen Krankheiten und ihrer Folgen fällt unter den Begriff „Behinderung" (vgl. Abschn. „Definitionen", Kap. 12.8). Die Abgrenzung einer Behinderung von Krankheit liegt in einer „wesentlichen" Einschränkung mit einer Dauer von mehr als 6 Monaten und in den damit oft verbundenen (psycho-)sozialen Nachteilen.

In weitgehender Parallelität zu dieser Differenzierung zwischen Krankheit und Behinderung steht die Abgrenzung zwischen medizinischer Behandlung und Rehabilitation. Während die medizinische Behandlung, vereinfacht ausgedrückt, als Aufgabe der Ärzte und der nichtärztlich-medizinischen Berufsgruppen angesehen und damit in die Zuständigkeit der gesetzlichen Krankenversicherung gesetzt wird, wird die Rehabilitation grundsätzlich als interdisziplinäre Aufgabe verstanden mit medizinischen, beruflichen bzw. schulischen sowie psychologischen und sozialen Anteilen, für welche nach den gesetzlichen Bestimmungen in der Bundesrepublik Deutschland unterschiedliche Kostenträger zuständig sind.

Im Kindesalter spielt neben der Dimension Gesundheit/Krankheit die Dimension der Entwicklung eine wichtige Rolle. Zur Prävention und Behandlung von (körperlichen, geistigen, seelischen) Entwicklungsstörungen sind ebenfalls gesetzliche Regelungen getroffen. Die wichtigsten gesetzlichen Bestimmungen, die für die Pädiatrie relevant sind, werden auszugsweise in den folgenden Abschnitten dargestellt.

Gesetzliche Krankenversicherung, Sozialgesetzbuch (SGB) V. Das Gesetz regelt u.a. den Anspruch auf

- medizinische Behandlung im ambulanten (§ 28) und stationären Bereich (§ 39),
- die Versorgung mit sog. Heilmitteln (Krankengymnastik, Ergotherapie, Logopädie (§ 32) und Hilfsmitteln (§ 33),
- die medizinische Rehabilitation (§§ 40, 43),
- die Gewährung einer Haushaltshilfe unter bestimmten Bedingungen (§ 38) und die Zahlung von Krankengeld bei Erkrankung des Kindes (§ 45).

Hilfsmittel, die zu Lasten der Krankenkasse verordnet werden können, sind z.B. Hörgeräte oder orthopädische Hilfsmittel, aber auch Geräte zur Inhalation und/oder zum Absaugen. Einzelheiten zur Verordnung von Heil- und Hilfsmitteln regeln die vom Bundesausschuß der Ärzte und Krankenkassen herausgegebenen Heilmittel- und Hilfsmittel-Richtlinien. Der Behindertensport zählt als „ergänzende Leistung zur Rehabilitation" (§ 43) zu den Kann-Leistungen der Krankenkassen.

Die Gewährung einer *Haushalthilfe* durch die Krankenkasse (§ 38) ist möglich, wenn in einem Haushalt eine behindertes oder hilfebedürftiges Kind im Alter bis zum vollendeten 12. Lebensjahr lebt, die Betreuungsperson durch Krankheit nicht in der Lage ist, den Haushalt zu versorgen, und darin nicht durch ein anderes Haushaltsmitglied vertreten werden kann.

Krankenversicherte Eltern haben ferner Anspruch auf unbezahlte Freistellung durch den Arbeitgeber und auf Bezug von *Krankengeld* (§ 45), wenn sie nach ärztlichem Zeugnis ein Kind bis zum vollendeten 12. Lebensjahr wegen Krankheit pflegen und betreuen müssen. Dieser Anspruch ist begrenzt auf 10 Arbeitstage je Kalenderjahr und Kind bzw. 25 Arbeitstage im Kalenderjahr insgesamt; bei Alleinerziehenden gilt die jeweils doppelte Zahl von Arbeitstagen als Grenze.

Rehabilitation und Teilhabe behinderter Menschen, SGB IX. Die Frühförderung von Kindern mit angeborenen Entwicklungsstörungen und Behinderungen wird ausdrücklich in Analogie zur Rehabilitation nach Krankheiten oder Schädigungen im späteren Kindes- und Erwachsenenalter gesehen. In der Frühförderung ist die Abgrenzung von medizinischen und psychosozialen Leistungen noch schwieriger als bei der Rehabilitation in späteren Lebensphasen; eine angeborene Schädigung hat nicht nur funktionelle Ausfälle auf verschiedenen Gebieten zur Folge, sondern beeinflußt auch von Beginn an die Interaktion mit den Bezugspersonen und die Erfahrung von Akzeptanz und Bindung. Daher ist die Einbeziehung der Bezugspersonen in das Behandlungs- bzw. Rehabilitationskonzept von entscheidender Bedeutung. Das SGB IX verbessert den Rechtsanspruch behinderter und von Behinderung bedrohter Kinder auf eine umfassende Behandlung (medizinisch, psychologisch, heilpädagogisch) sowie die Koordination und Kooperation der für die einzelnen Behandlungselemente zuständigen Kostenträger.

Pflegeversicherung, SGB XI. Pflegebedürftig im Sinne dieses Gesetzes sind Personen, die wegen einer körperlichen, geistigen oder seelischen Krankheit oder Behinderung für die gewöhnlichen und regelmäßig wiederkehrenden Verrichtungen des täglichen Lebens auf Dauer (mindestens 6 Monate) in erheblichem Umfang der Hilfe bedürfen. Dazu zählen Verrichtungen der Körperpflege und Hygiene, der Nahrungsaufnahme, der Mobilität und der hauswirtschaftlichen Versorgung.

Nach dem Umfang der notwendigen Maßnahmen und des Zeitaufwandes werden 3 *Stufen der Pflegebedürftigkeit* unterschieden, nach denen sich die Höhe der Leistungen richtet (§ 15):

- Pflegestufe I (erheblich Pflegebedürftige),
- Pflegestufe II (Schwerpflegebedürftige)
- Pflegestufe III (Schwerstpflegebedürftige).

Bei Kindern wird nur der Umfang an Pflegebedürftigkeit berücksichtigt, der krankheitsbedingt ist und über das Maß des Pflege- und Betreuungsbedarfs gesunder gleichaltriger Kinder hinausgeht. Dabei wird in der Begutachtungspraxis nicht auf die durchschnittliche Selbständigkeit von Kindern in den jeweiligen Altersstufen Bezug genommen, sondern auf die Toleranzbreite der Normvariation, was den krankheitsbedingten Mehraufwand schmälert. Außerdem zählen therapeutische Maßnahmen, die gerade bei Kindern oft eng mit den Pflegemaßnahmen verbunden sind, nicht zu dem pflegerischen Mehraufwand.

Zu den Leistungen der Pflegeversicherung zählen

- Zahlung von Pflegegeld (§ 37); diese Leistung wird für chronisch kranke bzw. behinderte Kinder, deren Angehörige die Pflege selbst durchführen, am häufigsten in Anspruch genommen;
- häusliche Pflege bei Verhinderung der Bezugsperson (§ 39);
- Pflegehilfsmittel und technische Hilfen (§ 40);
- teilstationäre Pflege (§ 41), Kurzzeitpflege (§ 42) und stationäre Dauerpflege (§ 43).

Schwerbehindertengesetz. Die Einschränkungen durch dauerhafte Gesundheitsstörungen werden nach Maßgabe amtlicher „Anhaltspunkte" als „Grad der Behinderung" (GdB) – früher „Minderung der Erwerbsfähigkeit" (MdE) – eingeschätzt. Diese Einschätzung erfolgt in Prozentwerten; bei einem GdB von 50 % und mehr liegt eine Schwerbehinderung vor. Personen, bei denen durch das Versorgungsamt eine Schwerbehinderung anerkannt ist und die über einen Schwerbehindertenausweis verfügen, kommen in den Genuß von Steuervergünstigungen und anderen Nachteilsausgleichen (z.B. kostenlose Beförderung im Personennahverkehr bei Vorliegen von „Hilflosigkeit" und/oder „Gehbehinderung").

Bundessozialhilfegesetz, BSHG. „Aufgabe der Sozialhilfe ist es, dem Empfänger der Hilfe die Führung eines Lebens zu ermöglichen, das der Würde des Menschen entspricht" (§ 1). Die Sozialhilfe umfaßt zwei Kategorien von Hilfen: Hilfe zum Lebensunterhalt und Hilfe in besonderen Lebenslagen. Die Hilfe zum Lebensunterhalt wird im Zuge der zunehmenden Armutsproblematik in den letzten Jahren für immer mehr Familien mit Kindern zur Notwendigkeit (vgl. Abschn. „Niedriger sozioökonomischer Status und Armut", Kap. 12.4); die Hilfe muß bei Kindern auch den zur Entwicklung notwendigen Bedarf decken (§ 12).

Zu den Maßnahmen der Hilfe in besonderen Lebenslagen gehören im Kontext von Gesundheit, Krankheit und Behinderung insbesondere

- vorbeugende Gesundheitshilfe (§ 36),
- Krankenhilfe (§ 37),
- Eingliederungshilfe für Behinderte (§§ 39,40),
- Hilfe zur Pflege (§ 68).

Für alle diese Maßnahmen gilt der Grundsatz der Nachrangigkeit, d.h. sie werden nur dann von der Sozialhilfe gewährt, wenn kein anderes Sozialversicherungssystem leistungspflichtig ist und wenn die hilfesuchende Person nicht aus eigenen Mitteln (Familieneinkommen und Vermögen) leistungsfähig ist.

Praktische Bedeutung haben vor allem die Leistungen der Eingliederungshilfe für Behinderte im (psycho-)sozialen Bereich, weil diese Maßnahmen nicht durch die Träger der medizinischen Rehabilitation übernommen werden. Dazu zählen z.B. manche Anleitungen (Schulungen) von Angehörigen oder ein Selbständigkeitstraining für chronisch kranke bzw. behinderte Kinder. Zur Eingliederungshilfe für Behinderte gehört auch die heilpädagogische Frühförderung entwicklungsgestörter Kinder (§ 40, Abs. 1, Nr. 2), die als einzige der Maßnahmen unabhängig vom Familieneinkommen gewährt wird.

Kinder- und Jugendhilfe, SGB VIII

Die Leistungen der Kinder- und Jugendhilfe ergänzen die bisher erwähnten sozialen Sicherungssysteme auf dem Gebiet der seelischen Gesundheit. In erster Linie ist es aber die Aufgabe der Kinder- und Jugendhilfe, die Eltern bei der Erziehung der Kinder und bei der Förderung ihrer Entwicklung zu unterstützen. Für den Fall, daß die Eltern dieser Aufgabe auch mit entsprechenden Hilfen nicht gerecht werden können, regelt das Kinder- und Jugendhilfegesetz (KJHG) die außerfamiliäre Unterbringung von Kindern und Jugendlichen in Pflegestellen oder Heimen (s. auch Unterkap. „Familie, Familienersatz, familienergänzende Einrichtungen"). Das Gesetz enthält außerdem Bestimmungen zum Kinderschutz, zur Adoptionsberatung und zur Mitwirkung des Jugendamtes bei vormundschafts- und familienrechtlichen sowie bei jugendstrafrechtlichen Verfahren (s. auch Abschn. „Geschäftsfähigkeit, Schuldfähigkeit"). Koordinationsstelle und Kostenträger der Leistungen nach dem KJHG ist das kommunale Jugendamt.

Hilfe zur Erziehung (§ 27). Eltern oder andere sorgeberechtigte Personen haben Anspruch auf Hilfe zur Erziehung, wenn es für das Wohl des Kindes und seine Entwicklung erforderlich ist. Diese Hilfe soll vor allem dazu dienen, die Erziehungskompetenz der Sorgeberechtigten zu stärken und so einen Verbleib des Kindes in seiner Ursprungsfamilie zu ermöglichen. Hilfe zur Erziehung umfaßt „pädagogische und damit verbundene therapeutische Leistungen"; damit wird – zumindest im Ansatz – der Grenzbereich zwischen medizinischer und pädagogischer Zuständigkeit auf dem Gebiet der seelischen Gesundheit abgedeckt.

Formen dieser Hilfe sind Erziehungsberatung (§ 28), soziale Gruppenarbeit (§ 29), Erziehungsbeistandschaft (§ 30), sozialpädagogische Familienhilfe (§ 31) und Erziehung in einer Tagesgruppe (§ 32). Familienersetzende Maßnahmen sind die Vollzeitpflege (§ 33) und die Heimerziehung (§ 34).

Eingliederunghilfe für seelisch behinderte Kinder und Jugendliche (§ 35a). „Seelische Behinderung" ist keine medizinische Diagnose, sondern ein sozialrechtliches Konstrukt. Hierbei ist vor allem an chronische Störungen der psychischen Entwicklung gedacht, welche die soziale Eingliederung erschweren und die von einer geistigen Behinderung abgrenzbar sind (Fegert 2000). Die Maßnahmen können je nach den individuellen Erfordernissen ambulant, in Tageseinrichtungen bzw. Tagespflegestellen oder auch stationär (in Heimen oder Vollzeitpflege) erfolgen. Anspruchsberechtigt sind die Kinder und Jugendlichen selbst, während sich sonst die Hilfen nach KJHG an die Sorgeberechtigten richten. Die Eingliederungshilfe nach § 35a KJHG bezieht auch Kinder und Jugendliche ein, die von einer seelischen Behinderung bedroht sind. Damit ist der Kreis der Anspruchsberechtigten sehr weit gezogen, was einen großen Ermessensspielraum der Jugendämter entsprechend ihren finanziellen Möglichkeiten impliziert. Ein Beispiel dafür ist ein pädagogisch-psychologisches Legasthenikertraining: Wenn eine schwere Legasthenie mit bereits manifesten psychischen bzw. psychosomatischen Folgesymptomen als drohende seelische Behinderung anerkannt wird, kann das Legasthenikertraining als Maßnahme der Eingliederungshilfe vom Jugendamt getragen werden. Die Entscheidungen der Jugendämter sind sehr unterschiedlich.

Die Einbeziehung seelisch behinderter Kinder und Jugendlicher in die Hilfen nach KJHG hat Fragen der Abgrenzung zur Eingliederungshilfe nach dem Bundessozialhilfegesetz (BSHG, s.o.) aufgeworfen. Kinder mit körperlicher oder geistiger Behinderung haben nach wie vor Anspruch auf Eingliederungshilfe nach BSHG. Unklar ist vor allem die Abgrenzung der Zuständigkeit bei entwicklungsgestörten Kleinkindern, bei denen Grad und Schwerpunkt einer späteren Behinderung noch nicht eindeutig abzuschätzen ist. In der Regel wird die heilpädagogische *Frühförderung* als Eingliederungshilfe nach BSHG angeboten, unabhängig von Ursache und Art einer (drohenden) Behinderung.

Kinderschutz. Mit der Inobhutnahme (§ 42) sieht das KJHG die Möglichkeit einer Krisenintervention vor, wenn Gefahr im Verzuge ist. Das Jugendamt ist verpflichtet, ein Kind oder einen Jugendlichen in seine Obhut zu nehmen, wenn das Kind oder der Jugendliche darum bittet oder wenn eine dringende Gefahr für das Wohl des Kindes besteht (z.B. bei Mißhandlung). Erfolgt diese Maßnahme gegen den Willen des oder der Sorgeberechtigten, so muß das Jugendamt unverzüglich eine Entscheidung des Vormundschaftsgerichts herbeiführen (s. dazu auch Abschn. „Elterliche Sorge, Kindschaftsrecht").

Bei offensichtlicher Gefährdung des Kindeswohls ist das Jugendamt außerdem befugt, ein Kind oder einen Jugendlichen ohne Zustimmung des oder der Sorgeberechtigten aus einer Pflegestelle oder Einrichtung herauszunehmen (§ 43) und in einer besser geeigneten Stelle unterzubringen. Wie bei der Inobhutnahme ist eine richterliche Entscheidung erforderlich, falls die sorgeberechtigten Personen nicht nachträglich zustimmen.

Elterliche Sorge, Kindschaftsrecht

Bis zur Volljährigkeit mit Vollendung des 18. Lebensjahres bildet die elterliche Sorge den rechtlichen Rahmen für den Schutz- und Fürsorgebedarf des Kindes. Nach Feststellung des Bundesverfassungsgerichts ist das in Art. 6, Abs. 2 des Grundgesetzes formulierte „Elternrecht" als treuhänderisches und fremdnütziges Recht zu verstehen, nämlich als eine von den Eltern für die Kinder übernommene Verantwortung. Die elterliche Sorge wird unterteilt in Personen- und Vermögenssorge; die Personensorge umfaßt das Recht und die Pflicht, das Kind zu pflegen, zu erziehen, zu beaufsichtigen und seinen Aufenthalt zu bestimmen (§ 1631 BGB). Die Eltern sind verpflichtet, dem Kind eine angemessene Schul- und Berufsausbildung zu ermöglichen (§ 1631a BGB) und im Krankheitsfall die notwendige ärztliche Hilfe zuteil werden zu lassen, einschließlich der Einwilligung in notwendige Heileingriffe (Diederichsen u. Dröge 1998). „Entwürdigende Erziehungsmaßnahmen, insbesondere körperliche und seelische Mißhandlung" sind gesetzlich verboten (§ 1631 BGB). Allerdings bleibt bei dieser Formulierung noch zuviel Raum für gesetzlich nicht geächtete gewalt- und repressionsgeladene „Erziehungsformen"; die Formulierung des § 1631 bleibt hinter den Forderungen des Artikel 19 der UN-Kinderrechtskonvention (die von der Bundesrepublik Deutschland unterzeichnet wurde) zurück.

Verboten ist auch eine *Sterilisierung* Minderjähriger (§ 1631c BGB). Eine Sterilisierung nicht einsichtsfähiger (z.B. geistig behinderter) Personen nach Eintritt der Volljährigkeit ist nur auf Beschluß des Vormundschaftsgerichts unter sehr restriktiven Voraussetzungen zulässig (§ 1905 BGB). Dazu gehört, daß eine Schwangerschaft nicht mit anderen zumutbaren Mitteln verhütet werden kann, daß eine Schwangerschaft eine Gefahr für Leben und Gesundheit der Schwangeren bedeuten würde und daß eine vormundschaftliche Maßnahme mit Trennung von Mutter und Kind unvermeidlich wäre.

Die *Reform des Kindschaftsrechts*, die 1998 in Kraft getreten ist, weist zwei Schwerpunkte auf: Zum einen die völlige rechtliche Gleichstellung von ehelichen und nichtehelichen Kindern, zum andern die Neuregelung der elterlichen Sorge. Beide Regelungen tragen der Auffassung Rechnung, daß die Verantwortung beider Eltern für das Kind nicht aufkündbar ist und nicht vom Status der Beziehungen zwischen den Eltern abhängen darf; daß das Kind einen grundsätzlichen Anspruch darauf hat, von beiden Eltern Zuwendung und Fürsorge zu erfahren, und daß nicht ein einzelner Elternteil das alleinige Sorgerecht (gewissermaßen als Herrschaftsrecht über das Kind) beanspruchen kann. Ein Abweichen von diesen Grundsätzen ist nur dann erlaubt, wenn es im Einzelfall dem Kindeswohl dient.

Konkret bedeutet das, daß nicht verheiratete Eltern das gemeinsame Sorgerecht auf ihren übereinstimmenden Antrag, verheiratete Eltern mit der Geburt des Kindes erlangen. Die gemeinsame Sorge soll im Trennungs- bzw. Scheidungsfall fortbestehen, sofern nicht ein Elternteil widerspricht und die Sorgerechtsregelung dann gerichtlich festgelegt werden muß. Bei fortbestehender gemeinsamer Sorge darf der Elternteil, bei dem das Kind lebt, in Fragen des täglichen Lebens, die nicht von „erheblicher Bedeutung" sind, allein entscheiden.

Von großer Bedeutung ist auch die Neufassung des *Umgangsrechts*. Danach hat das Kind ein eigenes Recht auf Umgang mit jedem Elternteil; zugleich hat jedes Elternteil *das Recht und die Pflicht* zum Umgang mit dem Kind. Die Eltern werden außerdem verpflichtet, alles zu unterlassen, was das Verhältnis des Kindes zum anderen Elternteil belastet (§ 1684 BGB). Darüber hinaus erhalten auch Großeltern, Geschwister und nahestehende Dritte ein Umgangsrecht mit dem Kind, wenn dies dem Kindeswohl dient (§ 1685 BGB).

Wenn das körperliche, geistige oder seelische Wohl des Kindes durch mißbräuchliche Ausübung oder Vernachlässigung der elterlichen Sorge gefährdet ist und die Eltern nicht willens oder in der Lage sind, Abhilfe zu schaffen, hat das Vormundschaftsgericht die zur Abwendung der Gefahr erforderlichen Maßnahmen zu treffen (§ 1666 BGB). Im äußersten Fall kann das die Trennung des Kindes von der elterlichen Familie und die Entziehung der Personensorge insgesamt bedeuten (§ 1666a BGB). In vielen Fällen ist die (zeitweilige) Suspendierung von Elternrechten ausreichend, z.B. der Entzug des Aufenthaltsbestimmungsrechts, um die Durchführung einer klinischen Behandlung gegen den Willen der Eltern (etwa nach Mißhandlung des Kindes) oder den Verbleib in einer Pflegefamilie zu sichern. Es wird geschätzt, daß ein Drittel bis die Hälfte der Unterbringung von Kindern in Pflegestellen auf derartigen richterlichen Entscheiden beruht (Fegert 2000).

Wird eine Kindesmißhandlung oder ein begründeter Verdacht darauf zur Anzeige gebracht, so sind Polizei und Staatsanwaltschaft verpflichtet, Ermittlungen durchzuführen, weil es sich dabei um ein *Offizialdelikt* handelt. Die Konsequenzen, angefangen von den polizeilichen und richterlichen Vernehmungen des Kindes bis hin zu einer strafrechtlichen Verfolgung und Verurteilung eines Täters aus dem familiären Umfeld, sind nicht in jedem Fall die für das Kind beste Lösung, sie garantieren auch nicht immer den intendierten Schutz des Kindes. Ärzte und andere Personen dürfen daher – im Sinne der Rechtsgüterabwägung – auch in Fällen von Kindesmißhandlung auf eine polizeiliche Anzeige verzichten, wenn die begründete Aussicht besteht, daß mit anderen Maßnahmen (vor allem über die Kinder- und Jugendhilfe) dem Kindeswohl bessert gedient werden kann (Prinzip „Hilfe vor Strafe", vgl. dazu auch Kap. 17).

Geschäftsfähigkeit, Schuldfähigkeit

Ein Kind ist von Geburt an rechtsfähig, d.h. Träger von Grundrechten. Dazu gehört z.B. das Recht auf Eigentum, so daß das Kind unabhängig vom Alter die Fähigkeit hat, Erbe zu sein und Vermögen zu besitzen. Da ein Kind aber noch nicht in der Lage ist, damit selbstverantwortlich umzugehen, sind die Eltern (bzw. erforderlichenfalls ein Vormund) als gesetzliche Vertreter eingesetzt. Elterliche Sorge und Vormundschaft enden mit der Volljährigkeit des Kindes, also mit der Vollendung des 18. Lebensjahres. Wenn eine volljährige Person wegen einer körperlichen, geistigen oder seelischen Behinderung nicht in der Lage ist, ihre Angelegenheiten ganz oder teilweise selbstverantwortlich zu besorgen, so muß durch das Vormundschaftsgericht eine Betreuung angeordnet werden. Der Betreuer hat die Rechtsstellung eines gesetzlichen Vertreters, seine Befugnisse sind auf die Bereiche beschränkt, denen der oder die Betreute nicht selbst gerecht werden kann. Entscheidungen von besonderer Bedeutung bedürfen darüber hinaus der Zustimmung des Vormundschaftsgerichts. Durch das seit 1992 in Kraft gesetzte Betreuungsgesetz wurde das Rechtsinstitut der Entmündigung abgeschafft, damit sollte dem Grundsatz einer möglichst weitgehenden Achtung des Selbstbestimmungsrechts der betroffenen Personen Rechnung getragen werden (Walter 1998). Bei volljährig gewordenen Geistigbehinderten werden auf Antrag in der Regel die Eltern oder andere Familienangehörige als Betreuuer eingesetzt.

Die *Geschäftsfähigkeit* ist definiert als „die persönliche Fähigkeit, selbständig und mit voller Wirksamkeit Rechtsgeschäfte schließen zu können". Die volle Geschäftsfähigkeit wird mit der Volljährigkeit erreicht, soweit nicht wegen einer krankhaften Störung der Geistestätigkeit eine Betreuung (s.o.) angeordnet wird.

Bis zur Vollendung des 7. Lebensjahres ist ein Kind *geschäftsunfähig*, d.h. alle Rechtsgeschäfte können nur durch den gesetzlichen Vertreter durchgeführt werden. Nach der Vollendung des 7. Lebensjahres bis zum Erreichen der Volljährigkeit ist das Kind bzw. der oder die Jugendliche *beschränkt geschäftsfähig*. Beschränkt geschäftsfähige Minderjährige können solche Rechtsgeschäfte in eigener Verantwortung vornehmen, die für sie ausschließlich vorteilhaft und nicht mit Nachteilen oder Verpflichtungen (z.B. zu Gegenleistungen) verbunden sind. Schließt ein Minderjähriger z.B. einen Kaufvertrag ab, so ist dieser Vertrag zwar nicht ungültig, aber „schwebend unwirksam", bis ihn der gesetzliche Vertreter genehmigt. Wird diese Genehmigung versagt, wird der Vertrag endgültig unwirksam. Allerdings sind Kaufverträge, deren Umfang im Bereich der dem Kind oder Jugendlichen anvertrauten Mittel (Taschengeld) liegt, von vornherein wirksam.

Parallel zu der mit dem Alter zunehmenden Geschäftsfähigkeit verändert sich auch die rechtliche Verantwortlichkeit – und damit die Haftung – für eventuelle Schäden, die Minderjährige Dritten zufügen *(Deliktsfähigkeit)*. Kinder unter 7 Jahren sind für die von ihnen verursachten Schäden nicht verantwortlich; zwischen der Vollendung des 7. und des 18. Lebensjahres sind die Zurechnungsfähigkeit und die Verantwortlichkeit für verursachte Schäden zu bejahen, wenn der Minderjährige die erforderliche Einsicht besitzt.

Die *Schuldfähigkeit* ist demgegenüber ein Begriff aus dem Strafrecht. Kinder sind bis zum vollendeten 14. Lebensjahr generell schuldunfähig (§ 19 StGB). Für Jugendliche (zwischen vollendetem 14. und vollendetem 18. Lebensjahr) und Heranwachsende (vom vollendeten 18. bis zum vollendeten 21. Lebensjahr) legt das Jugendgerichtsgesetz (JGG) die Besonderheiten fest, die bei der Verfolgung, Verhandlung und Ahndung von Straftaten junger Menschen zu beachten sind. Jugendliche sind strafrechtlich verantwortlich, wenn sie z.Z. der Tat reif genug waren, das Unrecht der Tat einzusehen und nach dieser Einsicht zu handeln (§ 3 JGG). Heranwachsende sind grundsätzlich wie Erwachsene schuldfähig, jedoch wird nach § 105 JGG geprüft, ob der Heranwachsende zum Zeitpunkt der Tat bei Gesamtwürdigung seiner Persönlichkeit, nach seiner sittlichen und geistigen Entwicklung und unter Berücksichtigung der Umweltbedingungen noch einem Jugendlichen gleichzusetzen war; außerdem wird berücksichtigt, ob es sich „nach der Art, den Umständen oder den Beweggründen der Tat um eine Jugendverfehlung handelt". Die Reifebeurteilung und die häufig damit verbundene Frage nach der Prognose sind Gegenstand kinderärztlicher oder kinder- und jugendpsychiatrischer Begutachtung (Fegert 2000).

Literatur

Bundesminister für Arbeit und Sozialordnung (Hrsg) Anhaltspunkte für die ärztliche Gutachtertätigkeit im sozialen Entschädigungsrecht und nach dem Schwerbehindertengesetz. Bonn, 1996

Fegert JM (2000) Sozialpädiatrisch relevante gesetzliche Bestimmungen und Begutachtung. In: Schlack HG (Hrsg) Sozialpädiatrie – Gesundheit, Krankheit, Lebenswelten. Urban & Fischer, München Jena, S 365–388

Walter U (1998): Betreuung/Betreuungsrecht. In: Görres-Gesellschaft (Hrsg) Lexikon der Bioethik, Bd 1, Gütersloh, S 343–347

13 Epidemiologie als Instrument in der Sozialpädiatrie

R. von Kries, O. Dammann, A. Queißer-Luft

Die Population als Patient – Aufgaben der Epidemiologie
Epidemiologie beschäftigt sich mit dem Auftreten und den Ursachen von Krankheiten in Bevölkerungen. Untersuchungen zu Ursachen von Krankheiten sind von unmittelbarer klinischer Relevanz, wenn sich hieraus Konzepte zur Prävention dieser Krankheiten ergeben. Fragen der Therapie gehören nicht zum klassischen Arbeitsfeld der Epidemiologie. Der Patient für den Epidemiologen ist bei der Analyse möglicher Krankheitsursachen nicht das Individuum, sondern die Population als Summe der Individuen. Während in der klinischen Pädiatrie die Frage: „Warum ist das Kind A an der Krankheit B erkrankt?" von Bedeutung ist, steht in der Epidemiologie die Frage: „Warum ist die Krankheit B bei Kindern z.B. aus der Population X häufiger als bei Kindern aus der Population Y?" im Zentrum des Interesses.

Aust und Schlesinger zeigten 1956, daß bei 6–16jährigen Kindern aus Newburgh, NJ, die Prävalenz von kariösen, fehlenden oder plombierten Zähnen nur etwa halb so groß war wie bei Kindern aus der nur 34 Meilen entfernt liegenden Stadt Kingston, NY. 1944 war die Prävalenz defekter oder fehlender Zähne bei Kindern dieser Altersgruppe in den beiden Städten noch identisch gewesen. In beiden Städten war der natürliche Fluorgehalt des Wassers mit 0,1 ppm niedrig. In Newburgh war jedoch 1945 mit Fluoridierung des Trinkwassers begonnen worden, wobei Fluorkonzentrationen von 1–1,2 ppm angestrebt wurden. 10 Jahre nach Beginn dieser Maßnahme betrug bei den 6–9jährigen Kindern aus Kingston der Anteil der defekten oder fehlenden Zähne im Durchschnitt 2,3 pro Kind, während bei den Kindern dieser Altersgruppe aus Newburgh nur durchschnittlich 0,98 Zähne defekt oder fehlend waren. Die individuelle Ursache für das Auftreten defekter oder fehlender Zähne war in beiden Städten gleich: Kinder mit schlechten Zähnen waren die mit schlechter Mundhygiene und/oder hohem Zuckerkonsum. Die Ursache einer geringeren durchschnittlichen Rate defekter bzw. fehlender Zähne bei den Kindern aus der nur wenige Meilen entfernt liegenden Stadt Newburgh war jedoch Folge der in dieser Stadt 10 Jahre zuvor eingeführten Trinkwasserfluoridierung.

Dieses Beispiel verdeutlicht die Notwendigkeit, bevölkerungsbezogene epidemiologische Daten zu erfassen und zu analysieren. Die Zielkrankheit (Zahngesundheit) und die erklärende Variable (Trinkwasserfluoridierung) sind in diesem Beispiel gut definiert und einfach meßbar. Der Mechanismus der protektiven Wirkung der höheren Fluoridzufuhr zur Prävention von Zahnschäden im Kindesalter ist bekannt. Die Bedeutung dieser Untersuchung besteht darin, daß die Wirksamkeit der Präventionsmaßnahme Trinkwasserfluoridierung nachgewiesen werden konnte.

Eine weitere wichtige Aufgabe der epidemiologischen Forschung liegt darin, mögliche Ursachen von Krankheiten, deren molekulare, biochemische oder pathophysiologische Grundlagen noch nicht bekannt sind, zu identifizieren. In den meisten westeuropäisch geprägten Ländern hat die Häufigkeit allergischer Krankheiten in den letzten 50 Jahren zugenommen hat. Bekannt ist, daß genetische Faktoren das Auftreten von allergischen Krankheiten begünstigen. Die Zunahme der Häufigkeit kann aber kaum durch genetische Faktoren bedingt sein. Deshalb muß angenommen werden, daß Umweltfaktoren oder Veränderungen im Lebensstil für die Zunahme verantwortlich sind.

Um Hypothesen zu generieren, welche Faktoren hierfür verantwortlich sein könnten, kann ein Vergleich der Häufigkeit allergischer Krankheiten in unterschiedlichen Ländern hilfreich sein. Damit ein solcher Vergleich sinnvoll ist müssen einerseits vergleichbare Kinder (gleiches Alter, vergleichbare und jeweils repräsentative Stichproben) bezüglich der gleichen Merkmale (Falldefinitionen) verglichen werden. Die Verwendung gleicher Falldefinitionen ist essentiell und bezüglich allergischer Krankheiten keinesfalls trivial. In der ISAAC- (International Study of Asthma and Allergies in Childhood) Studie wurde deshalb eine standardisierte und in verschiedenen Kulturen vergleichbare Erfassung der Symptome von Asthma, Heuschnupfen und Neurodermitis u.a. bei Kindern im Alter von 13 bis 14 Jahren entwickelt und in 156 Zentren aus 56 Ländern eingesetzt. Hierbei wurden Fragen zu klassischen Symptomen allergischer Krankheiten entworfen, validiert, übersetzt und auch dem regionalen Sprachgebrauch angepaßt (in den neuen Bundesländern ist es z.B. gebräuchlich, statt von Giemen von Fiepen zu sprechen). Zusätzlich wurde zur Erfassung von Asthma Symptomen in den letzten 12 Monaten ein Video gezeigt (Frage: hattest Du so etwas in den letzen 12 Monaten?).

Diese Untersuchung zeigte zwischen den 156 Zentren erhebliche Unterschiede in der Inzidenz allergischer Krankheiten: um den Faktor 8 für Asthma- bzw. Neurodermitissymptome und den Faktor 4 für Heuschnupfensymptome (jeweils zwischen Ländern an der 90. und an der 10. Perzentile der Verteilung). Die Extremwerte unterschieden sich um Faktoren von 20 bis 60. Die Raten für Asthmasymptome z.B. waren am höchsten in England, Australien, Neuseeland und Irland und am niedrigsten in Indonesien, Indien, Äthiopien, China, Usbekistan, Taiwan und Griechenland.

Es ist bekannt, daß diese Länder sich bezüglich der Umweltbelastung durch Luftschadstoffe unterscheiden. Die Länder mit der höchsten Umweltbelastung an Luftschadstoffen sind aber nicht die mit der höchsten Rate an allergischen Krankheiten. Umweltbelastung durch Luftschadstoffe allein kann deshalb diese Unterschiede nicht erklären. Andererseits ist auffällig, daß Kinder aus Ländern mit niedrigem hygienischen Standard offenbar seltener an Asthma erkranken. Ein niedriger hygienischer Standard in den ersten Lebensjahren ist mit erhöhten Infektionsraten assoziiert. Häufige Infekte und Infektionen in früher Kindheit, könnten somit ein protektiver Faktor hinsichtlich allergischer Krankheiten sein.

Aus Daten über Krankheitshäufigkeiten in Populationen können fundierte Hypothesen zur Ätiologie von Krankheiten, deren Ursachen unklar sind, generiert werden. Die

Überprüfung dieser Hypothesen muß anschließend mit in der Epidemiologie etablierten Studienkonzepten und statistischen Methoden erfolgen, wobei am Ende dieses Prozesses der Nachweis epidemiologischer Kausalität stehen kann.

Die Identifikation gesicherter Risikofaktoren erlaubt dann die Konzeption von Präventionsmaßnahmen, deren Effektivität und Effizienz in der praktischen Umsetzung mit epidemiologischen Methoden überprüft werden muß.

Maßeinheiten zur Erfassung der Häufigkeit von Krankheiten

Die Häufigkeit von Krankheiten in Populationen wird üblicherweise als Verhältniszahl angegeben. Hierbei steht im Zähler die Zahl der Erkrankten und im Nenner die Zahl der Personen, die potentiell erkrankt sein könnten. So muß z.B. beim Vergleich von Fehlbildungshäufigkeiten sehr präzise angegeben werden, ob hierbei nur Fehlbildungen bei Lebendgeborenen oder auch Fehlbildungen bei Totgeburten erfaßt worden sind. Im ersten Fall muß die Zahl der Lebendgeburten im Nenner stehen, im zweiten Fall die Zahl der Lebend- und Totgeburten. Angaben zu Krankheitshäufigkeiten können als Prävalenz oder Inzidenz gegeben werden.

Die Prävalenz einer Krankheit beschreibt die Häufigkeit der Krankheit in einer definierten Population zu einem definierten Zeitpunkt. Eine Prävalenzangabe wäre z.B. die Rate der an hypoplastischem Linksherzsyndrom erkrankten Kinder in Deutschland zu einem willkürlich gewählten Stichtag (z.B. 01.01.2000). Im Nenner dieser Berechnung stünden alle Kinder der Altersgruppe 0–15 Jahre, die zum Stichtag in Deutschland leben. Im Zähler stünden alle Kinder, die die Kriterien für den Nenner erfüllen und zusätzlich am Erhebungszeitpunkt das Merkmal „hypoplastisches Linksherzsyndrom" aufweisen.

Prävalenzzahlen sind nicht geeignet, um das Risiko für das Auftreten von Krankheiten zu beurteilen. So war mit ziemlicher Sicherheit die Prävalenz von „am hypoplastischen Linksherzsyndrom erkrankten" Kindern am 01.01.1980 annähernd Null, da fast alle Kinder mit dieser Krankheit in der ersten Lebenswoche verstarben. In den 90er Jahren wurden palliative Operationstechniken entwikkelt, die für einige dieser Kinder ein Überleben zumindest im ersten Lebensjahr ermöglichen. So wird am 01.01.2000 die Prävalenz der Kinder mit hypoplastischem Linksherzsyndrom sicher größer als 20 Jahre zuvor sein. Obwohl die Prävalenz der Krankheit größer geworden ist, kann hieraus nicht abgeleitet werden, daß das Risiko, am hypoplastischen Linksherzsyndrom zu erkranken, in den 90er Jahren größer als in den 80er Jahren geworden ist.

Das Risiko für das Auftreten von Krankheiten wird durch die Erkrankungsinzidenz beschrieben. Wie groß war z.B. die Wahrscheinlichkeit für Kinder, die im Januar 1988 geboren waren, in den ersten 5 Lebensjahren an einer systemischen Haemophilus-influenzae-b-Infektion zu erkranken? Die Wahrscheinlichkeit bzw. das Risiko für das Auftreten von Krankheiten kann empirisch bestimmt werden durch die Häufigkeit des Auftretens von Krankheiten in einer definierten Population über einen definierten Zeitraum. Eine Möglichkeit zur Bestimmung der Wahrscheinlichkeit des Auftretens systemischer Haemophilus-influenzae-b-Erkrankungen bei Kindern, die im Januar 1988 geboren wurden, bestünde in einer systematischen Registrierung aller Kinder, die im Januar 1988 in Deutschland geboren wurden und der vollständigen Erfassung systemischer Haemophilus-influenzae-b-Erkrankungen bei diesen Kindern bis zum Januar 1993 einschließlich.

> Erkrankungsinzidenz = Zahl der Neuerkrankungen in einer definierten Population während des definierten Zeitraums: Zahl der beobachteten Kinder, die während des definierten Zeitraums potentiell erkranken könnten

Eine solche Erhebung von Inzidenzzahlen ist jedoch nur mit sehr großem Aufwand im Rahmen großer Kohortenstudien möglich. Die vollständige Erfassung z.B. aller systemischen Haemophilus-influenzae-b-Erkrankungen vor dem 5. Geburtstag bei allen Kindern eines Geburtsmonats wäre logistisch schwierig, personal- und kostenintensiv und nur nach einer sehr genauen Abstimmung mit den datenschutzrechtlichen Bestimmungen möglich.

In der Praxis kann die Inzidenz auch ohne die Nachuntersuchung definierter Geburtskohorten geschätzt werden. Bei bekannten Geburtenraten wird die exponierte Population z.B. der Kinder bis zum 5. Geburtstag für jedes Jahr berechnet. Die Anzahl der jährlichen Erkrankungsfälle bei Kindern dieser Altersgruppe wird hierauf bezogen. Nach Einführung der Hib-Impfung z.B. ist die jährliche Rate der durch Haemophilus influenzae bedingten Meningitiden bei Kindern in den ersten 5 Lebensjahren von ca. 20/100.000 vor Einführung der Impfung auf weniger als 0,7/100.000 1995 zurückgegangen. Somit wurde durch Einführung der Hib-Impfung das Erkrankungsrisiko für durch Haemophilus influenzae bedingte Meningitiden auf weniger als ein Zwanzigstel reduziert.

Inzidenzzahlen dienen zur Risikoabschätzung für unterschiedliche Krankheiten. Ein verändertes Krankheitsrisiko kann Hinweis auf neu aufgetretene oder häufiger gewordene Risikofaktoren geben. Unverzichtbar sind Inzidenzschätzungen vor und nach Einführung von Präventionsmaßnahmen zur Beurteilung von deren Wirksamkeit.

Methoden zur Messung der Häufigkeit von Krankheiten

Die Definition eines geeigneten Zählers und Nenners ist unverzichtbar für die Berechnung von Prävalenzen und Inzidenzen. Hierzu ist die Kenntnis der Zahl der Erkrankten wie die der Exponierten notwendig. Zur Erfassung dieser Daten gibt es verschiedene Möglichkeiten:

„Vollständige" Erfassung der Krankheiten in Populationen. Die vollständige Erfassung von Krankheiten in Populationen kann durch aktive und passive Erfassungssysteme angestrebt werden. Passive Erfassungssysteme beruhen z.B. auf der Meldung „meldepflichtiger" Ereignisse wie Geburten und Todesfälle nach den Personenstandsgesetzen der einzelnen Bundesländer. Eine regelmäßige Abfrage der Häufigkeit der betreffenden Ereignisse in den potentiell meldenden Institutionen erfolgt hierbei nicht. Dennoch kann aufgrund der administrativen Vorgaben erwartet werden, daß alle Geburten und Todesfälle erfaßt werden. In anderen Bereichen kann bei passiven Meldesystemen nicht von einer so vollständigen Erfassung ausgegangen werden. Im Infektionsschutzgesetz wird z.B. die Meldung von Erkrankungen bzw. Tod an konnatalen Infektionen wie Zytomegalie, Toxoplasmose, etc. gefordert (Meldepflicht). Die Vollständigkeit der Meldungen wird jedoch nicht überprüft und ist auch anhand der publizierten Daten nicht überprüfbar. So wurden im Bundesseuchenbericht 1991 aus dem Land Baden-Württemberg 9 Fälle von angeborener Zytomegalie berichtet, wovon 6 Fälle allein aus dem Regierungsbezirk Stuttgart kamen. Die Häufung von Erkrankungssmeldungen aus dem Regierungsbezirk Stuttgart muß überraschen, vergleicht man die Melderate mit Meldungen aus anderen Bundesländern. In Nordrhein-Westfalen, mit fast 200.000 Geburten im Jahr 1991, wurden nur 2 Fälle von angeborener Zytomegalie-Infektion gemeldet, in Rheinland-Pfalz mit etwa 42.000 Geburten pro Jahr kein einziger und in Bayern mit 134.000 Geburten im Jahr 1991 ebenfalls nur 2 Fälle. Diese unterschiedlichen Melderaten sind wenig plausibel. Es kann angenommen werden, daß die Qualität der medizinischen Versorgung in den erwähnten Bundesländern vergleichbar ist, so daß die Wahrscheinlichkeit der Diagnosestellung einer konnatalen Zytomegalie in diesen Bundesländern gleich hoch ist. Deshalb muß gefolgert werden, daß die Melderaten im Rahmen eines solchen flächendeckenden passiven Erhebungssystems regional unterschiedlich und insgesamt meist unzureichend sind.

Bei aktiven Surveillance-Systemen erfolgt eine monatliche Abfrage bei den potentiell meldenden Institutionen. Ein Beispiel für ein aktives Surveillance-System stellt die Erhebungseinheit für seltene pädiatrische Krankheiten im Kindesalter (ESPED) dar. Alle Chefärzte bzw. Leiter von selbständigen Abteilungen in deutschen Kinderkliniken erhalten eine monatliche Postkarte, auf der sie gebeten werden, anzugeben, ob und wie häufig eine Auswahl von bis zu 12 unterschiedlichen Krankheiten in ihrer Institution im vorangegangenen Monat beobachtet worden ist. Die Kollegen werden gebeten, die Postkarte auch dann zurückzusenden, wenn kein Fall der aufgeführten Krankheiten in ihrer Klinik beobachtet worden ist. Anhand der Rücklaufquoten der Postkarten kann überprüft werden, wie groß der Anteil der an der Erhebung teilnehmenden Kliniker ist.

Auch bei solch aktiven Surveillance-Systemen kann jedoch nicht von einer vollständigen Erfassung aller interessierenden Fälle ausgegangen werden. Der Abgleich der Datenerfassung zur Diabetesinzidenz bei Kindern bis zum Alter von 15 Jahren mit einer zweiten unabhängigen Datenquelle zeigte, daß nur mit ESPED allein 72 % der tatsächlichen Fälle, durch Abfrage bei den Kinder behandelnden Ärzten der Studienregion allein 46 % der tatsächlichen Fälle und mit beiden Erfassungssystemen zusammen 85 % der geschätzten tatsächlichen Fallzahl zu erfassen waren. Grundsätzlich ist bei aktiven Erfassungssystemen aber von höheren Melderaten als bei passiven Erfassungssystemen auszugehen.

Zufallsstichproben versus Vollerfassung. Die Qualität der Erfassung von Krankheitshäufigkeiten oder der Akzeptanz von Präventionsmaßnahmen hängt entscheidend davon ab, mit welchem Einsatz versucht wird, die interessierenden Daten zu erhalten. Von Interesse sind so z.B. die Durchimpfungsraten für Kinder unterschiedlicher Altersstufen. Würde man versuchen, diese Daten durch eine vollständige Erfassung aller potentiell für diese Impfung in Frage kommenden Kindern zu erfassen, wäre dies eine überaus kosten- und personalintensive Maßnahme. Durchimpfungsraten bei Kindern unterschiedlicher Altersstufen in Deutschland wurden deshalb anhand von zufällig ausgewählten Stichproben gemessen.

Bei jeder Erhebung besteht das Problem der Non-Compliance durch z.B. nicht zurückgesandte Fragebögen. Um zu überprüfen, wie häufig derzeitig in den etwa 1.000 Geburtskliniken in Deutschland bei jedem Neugeborenen eine Vitamin-K-Prophylaxe entsprechend den derzeitigen Empfehlungen erfolgt, könnten alle ca. 1.000 Geburtskliniken angeschrieben werden. Bei einer Rücklaufquote der Fragebögen von 80 % wäre bei 200 Kliniken keine Aussage zu der Frage möglich. Würden 80 % der antwortenden Kliniken angeben, daß diese Kliniken allen Neugeborenen routinemäßig die empfohlene Prophylaxe geben, könnte der Anteil der Kliniken, in denen tatsächlich eine solche Untersuchung erfolgt, in Wahrheit nur 44 % betragen, wenn alle 200 nicht antwortenden Kliniken diese nicht durchführten (Annahme des ungünstigsten Falls). Eine präzisere Schätzung ließe sich nur dann erreichen, wenn alle 200 bei der ersten Anfrage nicht antwortenden Kliniken so häufig konsultiert würden, bis auch für diese die gewünschte Information verfügbar wäre.

Deshalb werden solche Daten häufig in einer Zufallsstichprobe erhoben. Im o.g. Fall hieße dies, daß 100 Klinken zufällig ausgewählt würden, in denen dann mit vertretbarem Aufwand ein Rücklauf der Fragebögen von fast 100 % erreichbar wäre. Bei einer solchen Erhebung an einer Zufallsstichprobe muß jedoch die Unschärfe der Schätzung, die sich daraus ergibt, daß nicht alle 1.000, sondern nur 100 Kliniken konsultiert wurden, durch einen Vertrauensbereich der Häufigkeitsangabe, z.B. das 95 %-Konfidenzintervall, ausgedrückt werden. Das 95 %-Konfidenzintervall ist ein Maß für die Unschärfe der Schätzung, die sich daraus ergibt, daß die Messung auf einer Zufallsstichprobe beruht.

Ursache und Wirkung in Populationen

Sind die Inzidenzen einzelner Krankheiten in unterschiedlichen Populationen bzw. während unterschiedlicher Zeiträume in einer Population different, stellt sich die Frage, ob diese Differenzen Artefakte darstellen oder real sind und im letzteren Fall, welche Ursachen diesen Unterschieden zugrunde liegen. Diese Ursachen können ggf. als protektive oder als Risikofaktoren identifiziert werden. Die Kenntnis relevanter protektiver Faktoren oder von Risikofaktoren ermöglicht rationale Präventionsmaßnahmen.

Ein Beispiel für *Korrelationsstudien* aus der Kinderheilkunde ist der Vergleich der durchschnittlichen Bevölkerungseinkommen mit der Säuglingssterblichkeit in verschiedenen Ländern. Würde eine Liste aller Länder der Welt, für die neben Daten zum durchschnittlichen Pro-Kopf-Einkommen zusätzlich Angaben zur Säuglingssterblichkeit verfügbar sind, zusammengestellt, ergäbe sich bei Auftragung des durchschnittlichen Pro-Kopf-Einkommens auf der X-Achse und der Rate der Säuglingssterblichkeit auf der Y-Achse eine inverse Korrelation, d.h. je niedriger das durchschnittliche Pro-Kopf-Einkommen ist, desto höher ist die Säuglingssterblichkeit.

Mit Daten aus solchen Korrelationsstudien können Hypothesen über mögliche Zusammenhänge generiert werden. Das Pro-Kopf-Einkommen ist sicher nicht die direkte Erklärung für die Höhe der Säuglingssterblichkeit in einem Land. Vielmehr ist ein hohes durchschnittliches Pro-Kopf- Einkommen häufig assoziiert z.B. mit besseren hygienischen Verhältnissen, einer besseren medizinischen Versorgung oder einem besseren Impfprogramm. Die letztendlichen Ursachen für die geringere Säuglingssterblichkeit können in dem einen Land bessere Impfprogramme, in einem anderen Land bessere hygienische Verhältnisse und in einem dritten Land eine effektivere primärmedizinische Versorgung sein. Welche Bedingungen für eine geringere Säuglingssterblichkeit verantwortlich sind, muß durch eine der in den folgenden Abschnitten dargestellten analytischen epidemiologischen Studienkonzepte überprüft werden.

Querschnittsuntersuchungen („cross sectional studies"). Querschnittsuntersuchungen sind in der klinischen Medizin weit verbreitet. So findet man z.B. in Lehrbüchern der inneren Medizin und Kinderheilkunde, daß bestimmte HLA-Muster (HLA B27) überproportional häufig mit dem Auftreten von rheumatoiden Arthritiden des Bechterew-Typs assoziiert sind. Grundlage für die Annahme dieser Assoziation war die Beobachtung, daß bei Patienten mit diesem Typ von rheumatoiden Krankheiten der HLA-Typ B27 sehr viel häufiger als in der Allgemeinbevölkerung ist. Die Annahme eines möglichen Kausalzusammenhanges scheint gerechtfertigt, da das Merkmal HLA-Typ angeboren ist und somit eine Verwechslung von Ursache und Wirkung ausgeschlossen werden kann.

In den meisten Fällen ist eine Differenzierung von Ursache und Wirkung einfach möglich. So würde kaum ein vernünftiger Untersucher aus Ergebnissen einer Querschnittsuntersuchung, die bei Kindern mit obstruktiven Atemwegserkrankungen den häufigeren Gebrauch von Sekretolytika konstatiert, folgern, daß Sekretolytika das Auftreten von obstruktiven Bronchialerkrankungen begünstigen. Im Einzelfall kann aber die Erkenntnis von Ursache und Wirkung weniger evident sein.

Andererseits sind Querschnittserhebungen zu Krankheitsrisiken durchaus sinnvoll, wenn eine Differenzierung zwischen Ursache und Wirkung („Henne und Ei") möglich ist. Wesentliche Erkenntnisse zu Ursachen allergischer Krankheiten basieren auf solchen Querschnittsuntersuchungen. So wurde gezeigt, daß bei Kindern in den neuen Bundesländern unmittelbar nach der Wende die Häufigkeit von Bronchitiden bei hoher Umweltbelastung mit Luftschadstoffen zwar hoch, die Häufigkeit von Asthma, Heuschnupfen und atopischer Sensibilisierung aber gering war. Innerhalb von 5 Jahren kam es dann jedoch zu einem deutlichen Anstieg der Häufigkeit von Heuschnupfen und atopischer Sensibilisierung, nicht jedoch bezüglich asthmatischer Krankheiten.

Fallkontrollstudien. Das Prinzip von Fallkontrollstudien ist der Vergleich von Erkrankten und Kontrollpersonen hinsichtlich verschiedener Risikofaktoren. Ist der vermutete Risikofaktor für das Auftreten der Krankheit von Bedeutung, wird diese Exposition bei den Erkrankten häufiger gefunden als bei den Kontrollpersonen. Wird die betreffende Exposition bei den Fällen hingegen seltener als bei den Kontrollen gefunden, kann angenommen werden, daß diese Exposition einen protektiven Faktor darstellt. Ein Beispiel für einen protektiven Effekt ist der Einfluß der perikonzeptionellen Einnahme von Folsäurepräparaten auf das Auftreten von Neuralrohrdefekten. In verschiedenen Studien wurde überprüft, ob Frauen, die Kinder mit Neuralrohrdefekten geboren hatten, seltener folsäurehaltige Präparate eingenommen hatten als Kontrollen, d.h. Frauen, die gesunde Kinder oder Kinder mit anderen Fehlbildungen geboren hatten. Ist die Annahme eines protektiven Effektes der Folsäureversorgung zur Verhinderung von Neuralrohrdefekten gerechtfertigt, wird erwartet, daß Mütter von Kindern mit Neuralrohrdefekten seltener folsäurehaltige Präparate eingenommen haben als Mütter von gesunden Kindern, bzw. Kindern mit anderen Fehlbildungen. Dies wurde in mehreren Studien gezeigt.

In den allermeisten Fällen erfolgen Fallkontrollstudien retrospektiv. Nach der Identifikation von Fällen und entsprechenden Kontrollen wird überprüft, ob die interessierende Exposition bei den Fällen häufiger oder seltener als bei den Kontrollen vorlag. Die Exposition gegenüber dem vermeintlichen Risikofaktor bzw. protektiven Faktor liegt in jedem Fall jedoch längere Zeit vor der Diagnose der Krankheit, z.B. der Geburt eines Kindes mit Neuralrohrdefekt. Eine weitere Zeitverschiebung kann sich durch die Erhebung des betreffenden Risikofaktors ergeben: So waren in der 1988 von Mulinaire und Mitarbeitern publizierten Studie über den Zusammenhang zwischen Neuralrohrdefekten und der Einnahme folsäurehaltiger Vitaminpräparate Kinder aus den Geburtsjahren 1968–1980 aufgenommen worden. Die etwaige Einnahme von folsäurehaltigen Vitaminpräparaten bei Fällen und Kontrollen wurde 1982/83 erfragt. Die Erinnerung an eine etwaige Einnahme von Folsäuresupplementen in einer zum Teil mehr als 10 Jahre zurückliegenden Schwangerschaft kann nicht sehr präzise sein.

Fallkontrollstudien kommen häufig dann zum Einsatz, wenn neue potentielle Risiko- oder protektive Faktoren diskutiert werden. Muß eine rasche Entscheidung angestrebt werden, ob diese Expositionen tatsächlich Risiko- bzw. Schutzfaktoren darstellen, können – insbesondere bei langen Latenzen zwischen dem Auftreten der Exposition und dem Manifestwerden der Krankheit – Ergebnisse prospektiver Studien nicht abgewartet werden. Aus einer prospektiven Geburtskohortenstudie ergab sich 1990 der Verdacht, daß eine parenterale Vitamin-K-Prophylaxe Krebs im Kindesalter verursachen könnte. Durch prospektive Studien wäre diese Frage nicht ausreichend rasch beantwortbar, da zwischen der parenteralen Vitamin-K-Gabe bei der Geburt und dem Auftreten von Krebserkrankungen die Kinder bis zu 15 Jahre nachbeobachtet werden müßten. Deshalb wurde diese Hypothese zunächst in einer Fallkontrollstudie überprüft. Nachdem diese erste Fallkontrollstudie den Verdacht zu bestätigen schien, konnte ein generelles Krebsrisiko der parenteralen Vitamin-K-Prophylaxe durch weitere Fallkontrollstudien weitgehend ausgeräumt werden.

Ein weiterer Vorteil der Fallkontrollstudien ist die Möglichkeit der Untersuchung von Ursachen auch seltener Krankheiten. Neuralrohrdefekte z.B. sind in Deutschland mit einer geschätzten Inzidenz von 1–1,5/1.000 relativ selten. Um in Deutschland anhand prospektiver Studien eine Aussage darüber machen zu können, ob perikonzeptionelle Folsäuresupplemente das Risiko für Neuralrohrdefekte auf 1/3 reduzieren können, müßten je ca. 20.000 Schwangerschaften mit und ohne perikonzeptionelle Folsäuresupplementierung beobachtet werden, um auf dem Signifikanzniveau von $p < 0,05$ eine statistisch signifikante Aussage über eine solche, erhebliche Risikoreduktion machen zu können.

Fallkontrollstudien werden deshalb immer dann eingesetzt, wenn eine rasche Antwort über die potentielle Relevanz neu vermuteter Risiko- bzw. protektiver Faktoren notwendig ist und wenn die betreffende Krankheit ein relativ seltenes Ereignis darstellt. Die Durchführung von Fallkontrollstudien ist, verglichen mit den Kosten, die bei der prospektiven Begleitung großer Gruppen unterschiedlich exponierter Populationen entstehen, kostengünstig. Ein weiterer Vorteil ist die Möglichkeit, im Rahmen von Fallkontrollstudien verschiedene Risikofaktoren für das Auftreten einer Krankheit zu untersuchen. In der Studie von Golding und Mitarbeitern aus dem Jahr 1992 wurde z.B. nicht nur die Frage nach einer möglichen Kanzerogenität der parenteralen Vitamin-K-Gabe, sondern auch die Frage nach einer möglichen Kanzerogenität einer Dolantin-Medikation bei der Mutter unter der Geburt untersucht: für Vitamin K ergab sich ein signifikanter Zusammenhang, für Dolantin nicht.

Ein besonderes Problem bei der Durchführung von Fallkontrollstudien stellt die Auswahl geeigneter Kontrollgruppen dar. Als Kontrollen kommen sowohl gesunde Kinder als auch Kinder mit anderen Krankheiten in Frage. Es wird hierbei angestrebt, daß die Exposition der betreffenden Kontrollen gegenüber dem vermeindlichen Risikofaktor die Exposition darstellt, der die Fälle ausgesetzt wären, wenn sie nicht erkrankt wären.

Eine Fehlermöglichkeit bei Fallkontrollstudien stellt eine unterschiedliche Auswahl der Fälle und Kontrollen oder eine unterschiedlich vollständige Erfassung und Datensammlung bei Fällen und Kontrollen dar. Wären beispielsweise im Rahmen der Studien zur perikonzeptionellen Folsäureversorgung Fälle von Neuralrohrdefekten überwiegend dann erfaßt worden, wenn die perikonzeptionelle Folsäureversorgung der Mutter unzureichend war, wäre der Eindruck, daß eine schlechte Folsäureversorgung ursächlich für das Auftreten von Neuralrohrdefekten ist, unzureichend begründet. Wäre bei den Fällen weniger intensiv nach einer perikonzeptionellen Einnahme von Folsäuresupplementen gefragt worden als bei den Kontrollen, würde fälschlicherweise der Eindruck entstehen, daß eine unzureichende Folsäureversorgung mit dem Auftreten von Neuralrohrdefekten im Zusammenhang stünde. Im umgekehrten Fall – der intensiveren Nachfrage bei den Fällen als bei den Kontrollen – würde ein tatsächlich bestehender Zusammenhang nicht erkannt.

Ein weiteres Problem kann eine systematische Verzerrung der Erinnerung darstellen. So mußten Fälle wie Kontrollen im Rahmen der Studien über den Zusammenhang von perikonzeptioneller Folsäureversorgung und Neuralrohrdefekten gleichermaßen aus der Erinnerung angeben, wie die Folsäureversorgung in der Frühschwangerschaft bei den betreffenden Müttern war. Alle anamnestischen Angaben sind potentiell fehlerhaft. Unterscheiden sich die Erinnerungsfehler bei Fällen und Kontrollen jedoch systematisch, unterschätzten z.B. Mütter von Kindern mit Neuralrohrdefekten regelmäßig ihre perikonzeptionelle Folsäureaufnahme, während die Mütter der Kontrollkinder korrekte Angaben machten, entstünde fälschlicherweise der Eindruck, daß eine schlechte Folsäureversorgung für das Auftreten von Neuralrohrdefekten verantwortlich sei. Um derartige selektive Erinnerungen zu minimieren, wurden in einigen dieser Studien den Fällen mit Neuralrohrdefekt Kontrollen mit anderen Fehlbildungen gegenübergestellt. Hierbei konnte angenommen werden, daß Fälle wie Kontrollen als gleichermaßen Betroffene auch gleichermaßen unpräzise bzw. fehlerhafte Angaben zu ihrer perikonzeptionellen Folsäureeinnahme machen würden.

Diese Annahme kann jedoch nicht mehr gerechtfertigt sein, wenn bereits zum Zeitpunkt der Durchführung der Studie die untersuchte Hypothese allgemein bekannt ist, so z.B. daß eine perikonzeptionelle Folsäureversorgung einen Einfluß auf das Auftreten von Neuralrohrdefekten haben könnte. Dies wurde z.B. auch als Problem einer Fallkontrollstudie über den Zusammenhang von perikonzeptioneller Folsäureversorgung und Neuralrohrdefekten diskutiert, bei der die Befragung der Mütter zu einem Zeitpunkt erfolgte, als bereits die ersten prospektiven Studien über einen möglichen Zusammenhang bekannt wurden.

Eine Möglichkeit, Fehler durch systematisch falsche Erhebung der Exposition zu minimieren, ist die Datenerhebung aus archivierten Dokumenten bzw. Datenträgern durch „blinde Untersucher", die nicht wissen, ob die gesammelten Daten Fälle oder Kontrollen zuzuordnen sind.

Neben einem solchen systematischen Fehler (Bias) müssen auch im Rahmen von Fallkontrollstudien Störfaktoren berücksichtigt werden. Im Idealfall unterscheiden sich Fälle und Kontrollen nur hinsichtlich der interessierenden Exposition. In der Praxis unterscheiden sich Fälle und Kontrollen jedoch auch noch hinsichtlich anderer Risikofaktoren für die Krankheit. Um eine hierdurch bedingte Verzerrung („confounding") der Untersuchungsergebnisse auszugleichen, sind besondere statistische Verfahren bei der Datenanalyse notwendig. Einer der wichtigsten Einwände gegen die 1992 von Golding und Mitarbeitern publizierte Hypothese, daß eine parenterale Vitamin-K-Prophylaxe verantwortlich für ein erhöhtes Krebsrisiko im Kindesalter sein könnte, war, daß im Rahmen dieser Studie überwiegend Kinder mit besonderen perinatalen Problemen eine parenterale Vitamin-K-Prophylaxe erhalten hatten. Wären nun aber diese besonderen perinatalen Probleme und nicht die parenterale Vitamin-K-Prophylaxe verantwortlich für das vermutete erhöhte Krebsrisiko, wäre die Annahme, daß die parenterale Vitamin-K-Prophylaxe Krebs verursachen könnte, unbegründet („confounding"). Eine möglichst vollständige Erfassung aller auch nur denkbaren Störfaktoren im Rahmen derartiger Studien ist notwendig, damit diese in der Analyse berücksichtigt werden können. Durch mathematische Verfahren werden Fälle und Kontrollen so ähnlich gemacht (Adjustierung), daß die betreffenden Störfaktoren bei Fällen und Kontrollen gleich verteilt sind. Dies ist jedoch nur für die Störfaktoren möglich, für die die entsprechenden

Daten erhoben worden sind. Eine Datenerhebung über Störfaktoren ist jedoch nur für bekannte Störfaktoren möglich. So muß bei jedem neu identifizierten Risikofaktor die Frage gestellt werden, ob tatsächlich dieser Risikofaktor oder ein hiermit assoziierter unzureichend bekannter und nicht berücksichtigter Störfaktor verantwortlich für das erhöhte Erkrankungsrisiko ist.

Kohortenstudien. Im Rahmen von Kohortenstudien wird die Häufigkeit des Auftretens von Krankheiten in unterschiedlich exponierten Gruppen (Kohorten) untersucht. Tritt die untersuchte Krankheit in der Kohorte, in der der vermutete Risikofaktor häufiger als in einer Vergleichsgruppe ist, gehäuft auf, wird angenommen, daß der vermutete Risikofaktor verantwortlich für das gehäufte Auftreten der Krankheit in der betreffend exponierten Kohorte ist.

Üblicherweise sind Kohortenstudien prospektiv angelegt. Nach Definition der unterschiedlichen Kohorten aufgrund unterschiedlicher Expositionscharakteristika wird im weiteren Verlauf die Häufigkeit des Auftretens der interessierenden Krankheiten in diesen unterschiedlich exponierten Gruppen bestimmt. Im Rahmen der Untersuchungen über einen möglichen Zusammenhang von Folsäuresupplementation und Neuralrohrdefekten untersuchten Milunski und Mitarbeiter (1989) 23.491 Schwangerschaften, bei denen um die 16. Schwangerschaftswoche eine α_1-Fetoproteinbestimmung oder eine Amniozentese durchgeführt wurde. Zu diesem Zeitpunkt wurden auch Daten über die Einnahme von Folsäuresupplementen in der Frühschwangerschaft erhoben. Die betreffenden Mütter konnten zu dem Zeitpunkt, als sie die Angaben über die Einnahme von Folsäuresupplementen machten, noch nicht wissen, ob sie ein gesundes Kind oder ein Kind mit Neuralrohrdefekt bekommen würden. Für 22.776 der ursprünglich 23.491 erfaßten Schwangerschaften konnte eindeutig festgestellt werden, ob der Fetus (bei Spontanabort oder Schwangerschaftsabbruch) bzw. das Neugeborene einen Neuralrohrdefekt hatte oder nicht.

Geeignet sind Kohortenstudien für die Untersuchung seltener Expositionen (die Kohorten können an verschiedenen Orten ggf. auch über längere Zeiträume rekrutiert werden). Im Idealfall ist die Latenz zwischen der Exposition und dem Auftreten der Krankheit kurz, so daß nur Nachbeobachtungszeiten von wenigen Jahren notwendig sind. Begünstigt wird die Durchführbarkeit von Kohortenstudien, wenn die interessierenden Krankheiten auch in der nichtexponierten Kohorte nicht zu selten sind. Um mit einer ausreichenden Sicherheit (von mindestens 80 %) eine Verdopplung des Erkrankungsrisikos mit einer Irrtumswahrscheinlichkeit von unter 5 % erkennen zu können, wären bei einer Inzidenz der Zielerkrankung bei den Nichtexponierten von 5 % 491 Nachbeobachtungen pro Kohorte notwendig. Bei einer Inzidenz von 20 % reichten je 91 Nachbeobachtungen aus, während bei einer Inzidenz von 1 % zwei Kohorten mit jeweils 2.510 Kindern nachbeobachtet werden müßten.

Voraussetzung für die Durchführbarkeit von Kohortenstudien ist die eindeutige Definierbarkeit der Exposition und eine möglichst 100 %ige Nachuntersuchung der unterschiedlich exponierten Gruppen. So war es in der bereits zitierten Studie von Milunski und Mitarbeitern (1989) möglich, bei 22.776 von 23.491 Schwangerschaften den in Frage kommenden Endpunkt, Geburt eines Kindes oder Abort bzw. Abruptio bei einem Fetus mit Neuralrohrdefekt, eindeutig zu bestimmen. Für 686 Mütter konnte der Wohnort zum Zeitpunkt der Geburt des Kindes nicht ermittelt werden, bei 29 Müttern war die vollständige Befragung nicht möglich. Eine Verzerrung des Untersuchungergebnisses wäre möglich, wenn z.B. in der Folsäuresupplementkohorte mehr Schwangerschaften mit Ausgang „Geburt eines Kindes mit Neuralrohrdefekt“ als in der Kohorte ohne Folsäure nicht dokumentiert worden wären. Dies erscheint jedoch nur schwer vorstellbar. Selbst wenn dies der Fall wäre, könnte dies – selbst bei Zugrundelegung der Inzidenz von 3,5 Neuralrohrdefekten/1.000 in der nicht supplementierten Kohorte – im ungünstigsten Fall nur 2 zusätzliche Krankheitsfälle in der Supplementkohorte zur Folge haben. Hierdurch würde das Ergebnis der Studie nicht beeinträchtigt.

Darüber hinaus stellen Störfaktoren ein besonderes Problem von Kohortenstudien dar. Im Rahmen der bereits zitierten Studie zum Zusammenhang von Folsäuresupplementen und Neuralrohrdefekten von Milunsky wäre es vorstellbar, daß gerade die Frauen perikonzeptionell keine Folsäuresupplemente eingenommen hätten, die aus anderen Gründen ein erhöhtes Risiko für die Konzeption eines Kindes mit Neuralrohrdefekt hatten. Ein niedriger Sozialstatus z.B. ist mit einem erhöhten Risiko für Neuralrohrdefekte assoziiert. Sozial unterpriviligierte Frauen könnten möglicherweise weniger leichten Zugang zu Folsäuresupplementen haben. Würde ein niedriger Sozialstatus unabhängig von Ernährungsfaktoren das Risiko von Neuralrohrdefekten erhöhen, könnte somit ein Teil des Effektes der Erhöhung des Risikos für Neuralrohrdefekte durch fehlende perikonzeptionelle Einnahme von Folsäuresupplementen in Wirklichkeit durch den niedrigen Sozialstatus der keine Folsäuresupplemente einnehmenden Frauen bedingt sein.

Eine weitere potentielle Fehlerquelle bei Kohortenstudien ist eine Fehlbestimmung des Krankheitsstatus. Besonders bei nicht sehr präziser Definition des Krankheitsstatus könnte die Wahrscheinlichkeit der Diagnosestellung bei bekannt Exponierten höher als bei nicht Exponierten sein. In der Studie von Milunsky erscheint ein solcher Fehler jedoch unwahrscheinlich, da Enzephalozelen, Myelomeningozelen und die Anenzephalie klinisch sicher erkannt werden können.

In dieser Studie wurde in der Gruppe von den Müttern, die keine Folsäuresupplemente eingenommen hatte, eine Rate von 3,5 Neuralrohrdefekten pro 1.000 Schwangerschaften gefunden, während in der Gruppe der Frauen, die perikonzeptionell Folsäurepräparate eingenommen hatten, die Rate nur 0,9/1.000 betrug. Die wesentliche Stärke dieser Studie ist ihr prospektiver Charakter: Die interessierenden Expositionsdaten (perikonzeptionelle Folsäureeinnahme) waren zu einem Zeitpunkt erhoben worden, als die Krankheit noch nicht eingetreten war. Auch in dieser Studie war es möglich, daß einige Frauen angaben, Folsäurepräparate eingenommen zu haben, die in Wahrheit keine Folsäurepräparate nahmen oder umgekehrt. Diese fehlerhafte Angabe war aber unabhängig vom Wissen um die Konzeption eines Kindes mit Neuralrohrdefekt. Somit leistete diese Studie einen wesentlichen zusätzlichen Beitrag zur Beurteilung des

Zusammenhanges zwischen perikonzeptioneller Einnahme von Folsäurepräparaten und Neuralrohrdefekten.

Eine potentielle Fehlerquelle bei dieser Art von Studie ist jedoch die Möglichkeit von Störfaktoren: Die Folsäuresupplementierung erfolgte nicht randomisiert. Die einzelnen Frauen entschieden selber, ob sie diese Präparate einnahmen oder nicht. Somit ist es denkbar, daß Frauen, die aus anderen Gründen ein niedrigeres Risiko für die Konzeption eines Kindes mit Neuralrohrdefekt hatten, auch Folsäuresupplemente einnahmen. Für den Defekt bekannte, und bei der Datenerhebung berücksichtigte, Störfaktoren kann in der Analyse korrigiert werden. Es ist andererseits schwer vorstellbar, daß es einen anderen unbekannten Schutzfaktor für Neuralrohrdefekte, der das Risiko auf 1/3 reduziert, gibt, der zusätzlich sehr eng mit der Einnahmen von Folsäuresupplementen assoziiert ist. Somit ist der in dieser Kohortenstudie gefundene Zusammenhang zwischen Folsäureeinnahme und verringertem Risiko von Neuralrohrdefekten als recht valide anzusehen.

Interventionsstudien. Interventionsstudien sind per definitionem prospektiv angelegt. Der wesentliche Unterschied zu den meist ebenfalls prospektiv angelegten Kohortenstudien ist die randomisierte Zuordnung zu der interessierenden Exposition. Während z.B. in der Kohortenstudie über den Zusammenhang zwischen Neuralrohrdefekten und perikonzeptioneller Folsäuresupplementierung die Mütter selbst entschieden, ob sie Folsäuresupplemente nahmen oder nicht, erfolgte die Zuordnung zur Folsäuresupplementierung in den Interventionsstudien von Czeizel u. Dudás (1992) bzw. in der MRC-Studie (1991) doppelblind randomisiert: Nach dem Zufallsprinzip erhielten in diesen beiden Studien die betreffenden Mütter entweder ein folsäurehaltiges Supplement oder ein Placebo bzw. Supplement aus anderen Vitaminen oder Mineralstoffen. Die Mütter wußten, daß sie ein Supplement erhalten hatten, sie wußten jedoch nicht, welches. Auch die Untersucher, die im weiteren Verlauf überprüfen mußten, ob es zur Konzeption eines Fetus mit Neuralrohrdefekt gekommen war, wußten nicht, ob der/das betreffende Fetus/Kind aus einer Schwangerschaft mit oder ohne Folsäuresupplementation stammt. Wissen weder der Untersucher noch der Patient, in welche Gruppe die betreffenden Patienten randomisiert worden sind, erfolgt die Bestimmung des Krankheitsstatus zwar möglicherweise im Einzelfall auch nicht korrekt, mit großer Wahrscheinlichkeit aber unabhängig von der interessierenden Exposition.

Auch bei einer randomisierten Zuordnung der unterschiedlichen Expositionen ist es möglich, daß sonstige Risikofaktoren für die untersuchte Krankheit in der Verum- bzw. Placebogruppe ungleich verteilt sind. Wären z.B. in Studien zur Prävention von Neuralrohrdefekten durch Folsäure Frauen mit erhöhtem familiären Neuralrohrdefektrisiko, z.B. nach Geburt eines Kindes mit dieser Fehlbildung, überwiegend in der Folsäuregruppe, während in der Kontrollgruppe nur Frauen mit durchschnittlichem Risiko wären, wäre möglicherweise der Effekt der Folsäuresupplementierung auf die Senkung der Rate von Neuralrohrdefekten nicht erkennbar. Um eine etwa gleiche Verteilung der übrigen Risikofaktoren in der Placebo- und Verum-Gruppe zu erreichen, gibt es zwei Optionen:

1. Die Konzeption einer sehr groß angelegten Studie, wobei angenommen werden kann, daß durch die Randomisation auch die übrigen Risikofaktoren gleichmäßig verteilt werden.
2. Die Auswahl von Patientengruppen mit vergleichbarem Grundrisiko, so daß bei der randomisierten Zuordnung zu Placebo und Verum angenommen werden kann, daß die übrigen Risikofaktoren gleichmäßig verteilt sind.

Auch Interventionsstudien sind jedoch nicht „immun" gegen Fehler. Das bei kleinen Studien erhebliche Risiko einer ungleichen Verteilung sonstiger Risikofaktoren in der Interventions- und Kontrollgruppe wird in großen Studien geringer, da die statistische Wahrscheinlichkeit für das Auftreten eines solchen Fehlers hierbei vermindert wird. Andererseits besteht jedoch gerade im Rahmen von groß angelegten Interventionsstudien das Problem der Nachuntersuchung aller Studienteilnehmer. Bei allen für Verum oder Placebo randomisierten Probanden muß der interessierende Endpunkt bestimmt werden. Gelingt z.B. die Nachuntersuchung bei den auf Verum randomisierten Probanden besonders dann schlecht, wenn diese die interessierende Krankheit entwikkeln, kann der protektive Effekt eines Medikamentes fälschlicherweise vorgetäuscht werden.

In der Studie von Czeizel und Dudás (1992) wurden deshalb maximale Anstrengungen unternommen, bei allen Studienteilnehmern den interessierenden Schwangerschaftsausgang (Konzeption eines Fetus bzw. Geburt eines Kindes mit Neuralrohrdefekt) sicher zu bestimmen. Von 2.333 in die Spurenelementgruppe (Kontrollgruppe) randomisierten Schwangerschaften gelang dies bei 2.310. Von den in die Folsäuregruppe randomisierten Schwangerschaften ($n = 2.420$) gelang dies bei 2.394. Bei 6 Fällen von Neuralrohrdefekten bei 2.310 dokumentierten Schwangerschaften mit Spurenelementeinnahme und keinem Fall in der Gruppe von 2.394 dokumentierten Schwangerschaften in der folsäuresupplementierten Gruppe konnte mit einer Wahrscheinlichkeit von 1:50 angenommen werden, daß eine derartige Verteilung nicht als zufällig anzusehen ist. Diese Beobachtung wird insofern zu Recht als „signifikant" beurteilt ($p = 0,02$). Wäre jedoch nur ein einziger Fall von Neuralrohrdefekt bei den 26 Schwangerschaften in der Folsäuresupplementationsgruppe, bei denen der Ausgang nicht ermittelt werden konnte, aufgetreten, wäre der Unterschied bereits für ein konventionelles „$p < 0,05$" nicht mehr signifikant.

Zusammenfassend sind Interventionsstudien als die am wenigsten störanfälligen epidemiologischen Studien anzusehen. Diese Studien erfordern jedoch einen erheblichen logistischen und finanziellen Aufwand. Sie sind ethisch nur dann zu vertreten, wenn sowohl hinreichende Sicherheit über die Unschädlichkeit des verwendeten Medikamentes als auch noch hinreichend Unsicherheit über die Wirksamkeit des Medikamentes zur Therapie oder Prävention der interessierenden Krankheit besteht. Selbst Interventionsstudien sind jedoch nicht „immun" gegen Fehler und müssen deshalb in jedem Einzelfall sehr kritisch geprüft werden.

Meßeinheiten für eine Risikoerhöhung bzw. Risikoreduktion. Kohorten- und Interventionsstudien erlauben die Messung des Erkrankungsrisikos in unterschiedlich exponierten Populationen. So war in der Studie von Milunski und Mitarbeitern (1989) die Inzidenz von Neuralrohrdefekten in der Gruppe der Mütter mit perikonzeptioneller Folsäureeinnahme mit 0,9/1.000 Schwangerschaften deutlich niedriger als in der Gruppe ohne perikonzeptionelle Folsäurezufuhr (3,5/1.000 Schwangerschaften). Das relative Risiko, ausgedrückt als „risk ratio" (RR) von Neuralrohrdefekten in Schwangerschaften mit versus ohne perikonzeptionelle Folsäuresupplementierung betrug 0,26 – anders ausgedrückt, das Risiko der supplementierten Gruppe betrug nur etwa ein Viertel des Erkrankungsrisikos in der nichtsupplementierten Gruppe. Wenn der RR unter 1 liegt, spricht dies für einen protektiven Effekt der Exposition, ein RR von 1 schließt einen Einfluß der betreffenden Exposition aus, ein RR von größer als 1 spricht für eine Risikoerhöhung. Ein RR von 2 heißt, daß das Erkrankungsrisiko bei den Exponierten doppelt so hoch ist wie bei den Nichtexponierten. Der RR ist der klassische Parameter zur Beurteilung des relativen Risikos in Kohorten- und Interventionsstudien.

In Fallkontrollstudien kann das Krankheitsrisiko nicht geschätzt werden, da in Fallkontrollstudien alle erreichbaren Fälle, jedoch nur ein kleiner, willkürlich definierter Anteil der potentiellen Kontrollen berücksichtigt wird. Somit kann aus dem Anteil der Fälle in Relation zur Summe der Fälle und Kontrollen nicht das Erkrankungsrisiko für Exponierte bzw. Nichtexponierte berechnet werden.

Der „odds ratio" (OR) ist der üblicherweise in Fallkontrollstudien verwendete Parameter zur Beschreibung einer Risikoerhöhung oder Risikoreduktion durch unterschiedliche Expositionen. Dieser Parameter erlaubt für seltene Krankheiten eine gute Schätzung des relativen Risikos, wobei die Zahlenwerte von OR und RR annähernd identisch sind.

Fehlerquellen bei epidemiologischen Studien

Statistischer Fehler. Ziel epidemiologischer Studien ist es, abzuschätzen, um wieviel das Risiko für bestimmte Krankheiten durch verschiedene Expositionen erhöht oder reduziert wird. Würde man alle potentiell Exponierten nachuntersuchen und bei allen potentiell Exponierten den exakten Krankheitsstatus feststellen, ließe sich präzise beurteilen, um wieviel die betreffende Exposition das Risiko für die betreffende Krankheit erhöht oder erniedrigt. In der Praxis erfolgt diese Untersuchung jedoch nicht bei allen potentiell Exponierten, sondern in einer Gruppe von Exponierten und Nichtexponierten, deren Krankheitsstatus man beurteilen kann. Die Unschärfe der Messungen, die sich daraus ergibt, daß nicht alle potentiell Exponierten bzw. Nichtexponierten nachuntersucht werden, bedingt den statistischen Fehler der Messung. Der statistische Fehler ist somit ein Maß für die Präzision der Risikoabschätzung. Deshalb werden „risk ratio" und „odds ratio" immer mit einem Konfidenzintervall angegeben. Der Bereich des 95%-Konfidenzintervalls, z.B. gibt den Bereich an, in dem der wahre „risk-(odds) ratio" mit 95%iger Wahrscheinlichkeit zu finden ist. Die Unschärfe des 95%-Konfidenzintervalls resultiert daraus, daß die Untersuchung nur auf einer begrenzten Anzahl von Beobachtungen beruht und reflektiert den statistischen Fehler. Der wesentliche Vorteil des statistischen Fehlers ist somit, daß sein potentielles Ausmaß durch das Konfidenzintervall abschätzbar ist.

Störfaktoren („confounding"). Störfaktoren sind Charakteristika der untersuchten Population, die sowohl mit den interessierenden Expositionen als auch mit den interessierenden Ergebnisparametern assoziiert sind. Dies soll am Beispiel des Einflusses der Frühgeborenheit auf den Zusammenhang zwischen Bauchlage und erhöhtem Risiko des plötzlichen Kindstodes verdeutlicht werden. Würde der Zusammenhang von „Schlafen auf dem Bauch" und plötzlichem Kindstod in einer Fallkontrollstudie untersucht, bei der 30% der SID-Fälle ehemalige Frühgeborene waren, während nur 5% der zufällig ausgewählten Kontrollen ehemalige Frühgeborene waren, würde die Bedeutung der Bauchlage als Risikofaktor für den plötzlichen Kindstod überschätzt. Da die Bauchlage für Frühgeborene hinsichtlich der Atmungphysiologie günstig ist, werden Frühgeborene insbesondere in den ersten Lebenswochen, zum Teil aber auch noch danach, bevorzugt in der Bauchlage zum Schlafen gelegt. Somit besteht ein statistischer Zusammenhang zwischen Frühgeborenheit und häufiger Bauchlage. Andererseits erhöht aber auch die Frühgeborenheit an sich, unabhängig von einer etwaigen Bauchlage, das Risiko für den plötzlichen Kindstod. Somit besteht auch ein statistischer Zusammenhang zwischen Bauchlage und plötzlichem Kindstod. Frühgeborenheit wäre somit in dem hier dargestellten Zahlenbeispiel ein Störfaktor bei der Beurteilung des Zusammenhanges von Bauchlage und plötzlichem Kindstod, der dadurch bedingt ist, daß 30% der Fälle, aber nur 5% der Kontrollen Frühgeburten waren.

Bekannte Störfaktoren können in der Planung oder in der Analyse von Studien neutralisiert werden. Eine Möglichkeit zur Neutralisierung des Störfaktors Frühgeborenheit in der Studienkonzeption in dem oben dargestellten Beispiel wäre z.B. die Möglichkeit, die Studie auf reif geborene Fälle und Kontrollen zu begrenzen. Eine andere Möglichkeit ist das „matching": Bei diesem Studiendesign würde eine Paarbildung erfolgen, bei der zu jedem frühgeborenen Fall ein Kontrollfrühgeborenes, und zu jedem Fall bei einem reifen Kind ein entsprechend reifes Kontrollkind ausgewählt würde. In diesem Fall müßte aber die Paaranalyse auch in den weiteren statistischen Berechnungen beibehalten werden, was zwar möglich, im Falle der Notwendigkeit der zusätzlichen Adjustierung für andere, noch nicht gepaarte Störfaktoren jedoch rechentechnisch aufwendig ist. Eleganter ist es, die Neutralisierung der Störfaktoren durch Adjustierung in der Analyse vorzunehmen. Durch mathematische Verfahren wie stratifizierte Analyse oder Regressionsanalyse würden Fälle und Kontrollen einander so ähnlich gemacht, daß die interessierende Exposition – im oben genannten Beispiel die Bauchlage – unabhängig von der Frühgeborenheit untersucht werden kann.

Verzerrung (Bias). Während der Effekt von Störfaktoren („confounder") in der Konzeption und Analyse der Studie potentiell ausgeglichen werden kann, ist Bias nur durch eine sehr sorgfältige Planung der Studie verhinderbar. Bias beschreibt einen Fehler in der Konzeption von Studien, für den weder die Richtung noch das Ausmaß beurteilt werden kann. Bias führt somit dazu, daß die Ergebnisse der betreffenden Studien kaum interpretierbar sind. Bias kann aus Fehlern in der Auswahl der Fälle und Kontrollen (Selektions-

Bias) oder durch Fehler in der Erfassung der Information über den Expositions- oder Krankheitsstatus (Informations-Bias) entstehen.

Eine Selektions-Bias bei der Auswahl der Fälle kann beispielsweise dadurch entstehen, daß selektiv solche Fälle ausgewählt werden, bei denen die Exposition vorlag. Andererseits ist eine Selektions-Bias auch bei der Auswahl der Kontrollen möglich, wenn die Auswahl der Kontrollen durch die interessierende Exposition beeinflußt wird. Selektions-Bias ist ein charakteristischer Fehler bei Fallkontrollstudien.

Auch die Informations-Bias durch Fehlbeurteilung des Expositionsstatus ist ein typischer Fehler in Fallkontrollstudien. Die Beurteilung der Exposition der Fälle und Kontrollen stützt sich häufig auf die Erinnerung der Betroffenen bzw. ihrer Eltern; menschliche Erinnerung ist bekanntlich selten objektiv. Dies wäre ein geringeres Problem, wenn Ausmaß und Richtung der Fehlerinnerung bei Fällen und Kontrollen gleich wäre. Der wesentliche Unterschied zwischen Fällen und Kontrollen ist jedoch häufig das Maß der Betroffenheit. Betroffene suchen nach Erklärungen für ihr Betroffensein, in diesem Fall für ihre Krankheit bzw. für die Krankheit ihres Familienangehörigen. Hieraus kann ein Erinnerungsfehler („recall-bias") entstehen.

Wären in den Studien über den Zusammenhang von perikonzeptioneller Folsäureeinnahme ausschließlich Mütter gesunder Kontrollen gefragt worden, wäre eine „recall-bias" bei der Erinnerung an die interessierende Exposition wahrscheinlich gewesen. Deshalb wurden z.B. in der Studie von Mulinaire et al. (1988) als Kontrollen Mütter von Kindern mit anderen Fehlbildungen ausgewählt, bei denen angenommen werden konnte, daß diese sich in gleicher Weise wie die Mütter von Kindern mit Neuralrohrdefekten erinnern würden.

Eine weitere mögliche Verzerrung bei der Erhebung des Expositionsstatus kann auch durch unzureichend geschulte Interviewer entstehen: Wissen die Interviewer um die interessierende Hypothese und um den Krankheitsstatus des Interviewten, erscheint es denkbar, daß bei den Fällen anders nachgefragt wird als bei den Kontrollen (Interviewer-Bias). Die einzige Möglichkeit, dies zu verhindern, ist entweder ein „blinding" der Interviewer, oder, wenn dies nicht möglich ist, eine sehr intensive Interviewerschulung.

Eine Informations-Bias bei der Erfassung des Krankheitsstatus ist ein typischer Fehler von Kohortenstudien. Häufig ist es in den Kohortenstudien bekannt, ob das untersuchte Individuum, dessen Krankheitsstatus zu überprüfen ist, exponiert war oder nicht. Insbesondere bei nicht sehr genau definierten Krankheitsbildern könnte somit die Diagnose der Krankheit bei Exponierten häufiger gestellt werden als bei Nichtexponierten, wodurch eine Verzerrung bei der Beurteilung des Erkrankungsrisikos durch die betreffenden Expositionen entstünden. In Interventionsstudien wird versucht, diesen Fehler durch die Konzeption der Interventions- als randomisierte Doppelblindstudie, bei der weder der Untersuchte noch der Untersucher über die Art der Exposition informiert ist, zu vermeiden.

Verwechslung von Ursache und Wirkung. Im täglichen Leben ist es meist evident, wer die „Henne" und wer das „Ei" ist. Im Bereich von epidemiologischen Studien jedoch, in denen primär nur ein irgendwie bestehender statistischer Zusammenhang zwischen zwei Beobachtungen festgestellt wird, kann dies im Einzelfall nicht immer evident sein. Im Rahmen der Fallkontrollstudien über den Zusammenhang von Bauchlage und plötzlichem Kindstod mußte z.B. sehr genau differenziert werden, was verglichen wurde: Die Lage, in der das an plötzlichem Kindstod verstorbene Kind aufgefunden wurde, versus Regelschlaflage des Kontrollkindes oder Regelschlaflage des an plötzlichem Kindstod verstorbenen Kindes und Regelschlaflage des Kontrollkindes. Bei der ersteren Gegenüberstellung wäre eine Verwechslung von „Henne" und „Ei" möglich, wenn eine Drehung auf den Bauch eine häufige terminale Reaktion der an plötzlichem Kindstod verstorbenen Kinder wäre.

Kausalität in der Epidemiologie

Während das Kausalitätsverständnis der naturwissenschaftlich orientierten Schulmedizin die Identifikation von Pathomechanismen auf physikalischer, biochemischer oder molekularer Ebene fordert, ist für die Annahme eines Kausalzusammenhanges auf Grundlage epidemiologischer Studien die Kenntnis eines exakten Pathomechanismus nicht notwendig. Lange vor der Identifikation der Choleravibrionen gelang es in London eine Cholera-Epidemie durch Analyse der inzidenten Fälle zu beenden. Aufgrund von Beobachtungen, wieviele Menschen während dieser Epidemie wann und wo an Cholera erkrankten, konnten Verhaltensempfehlungen gegeben werden, die die Cholera-Epidemie beendeten: nur die Wasserentnahme aus bestimmten Brunnen war mit dem Auftreten der Cholera assoziiert, während bei Wasserentnahme aus einem anderen Brunnen keine Erkrankungen beobachtet wurden. Dies erlaubte die richtige Empfehlung, choleraträchtige Brunnen zu meiden, und konnte die Cholera-Epidemie beenden.

Für ein solches, sich auf reine Empirie stützendes Kausaltitätsverständnis sind sehr klar definierte Kriterien erforderlich. Epidemiologische Kausalitätskriterien wurden 1965 von Hill entworfen (s. folgende Übersicht).

Epidemiologische Kausalitätskriterien (mod. nach Hill 1965)

- Valide statistische Assoziation?
  - Zufall? Beurteilbar durch statistische Signifikanz
  - Systematische Fehler (Bias)? Fehlerhafte Konzeption oder Ausführung der Studie?
  - Störfaktoren („confounding")? Ist der beobachtete Effekt der Exposition durch eine Assoziation der Exposition mit einem anderen (bekannten) Risikofaktor bedingt?
- Kausalität?
  - Verwechslung von Ursache und Folge ausgeschlossen?
  - Starke Assoziation? „Risk" bzw. „odds ratio" >2 ?
  - Biologische Glaubwürdigkeit?
  - Konsistenz mit anderen Studien? Sind die Ergebnisse der meisten Studien mit der Hypothese vereinbar?
  - Nimmt nach der Vermeidung des vermeintlichen Risikos auch die Häufigkeit der Krankheit ab?

Unverzichtbar ist zunächst der Nachweis einer validen statistischen Assoziation. Die bereits dargestellten potentiellen Fehlerquellen epidemiologischer Studien betreffen allein die Frage nach einer validen statistischen Assoziation. Eine valide statistische Assoziation wird ausgeschlossen durch erkennbare Bias oder Störfaktoren, die in der Analyse nicht berücksichtigt wurden. „Statistische Signifikanz" besagt nur, wie wahrscheinlich die zufällige Beobachtung der gefundenen Assoziation wäre. Üblicherweise wird eine „statistische Signifikanz“ angenommen, wenn der p-Wert 0,05 unterschreitet. Ein p-Wert von weniger als 0,05 heißt, daß die Wahrscheinlichkeit eines statistischen Fehlers geringer als 1:20 ist.

Ist die Wahrscheinlichkeit eines statistischen Fehlers hinreichend klein und scheinen Fehler durch Störfaktoren oder Bias nach Ermessen des Untersuchers und der Fachwelt hinreichend unwahrscheinlich, kann davon ausgegangen werden, daß die Studie in sich schlüssig, d.h. intern valide ist.

Sind die Ergebnisse der Studie auch auf andere Populationen als die Untersuchte anzuwenden (externe Validität)? Die MRC-Studie (1991) zu Folsäuresupplementation und Neuralrohrdefekten, die zu recht als „intern valideste“ Studie zu dieser Fragestellung angesehen wird, wurde in einer Hochrisikopopulation durchgeführt. Aufnahmekriterium für die Studie war ein vorangegangenes Kind mit Neuralrohrdefekt (NRD) in der Familie. In dieser Population von Frauen mit erhöhtem Neuralrohrdefektrisiko war eine statistisch signifikante und deutliche Reduktion des Risikos von Zweiterkrankungen nachgewiesen worden. Sind diese Daten aber auch extern valide, d.h. kann dieser Effekt z.B. auch in der Population der Frauen erwartet werden, die (noch) kein Kind mit NRD geboren hatten?

Es erscheint zumindest theoretisch vorstellbar, daß in Familien mit erhöhtem Risiko für Neuralrohrdefekte der Genese des Neuralrohrdefektes andere Pathomechanismen zugrunde liegen als in der Durchschnittsbevölkerung. In diesem Fall wären die Ergebnisse aus dieser Hochrisikopopulation nicht auf die Allgemeinbevölkerung extrapolierbar. Im Fall der Neuralrohrdefekte konnte dieser Einwand jedoch weitgehend entkräftet werden: auch bei den im Rahmen dieser Studie untersuchten Familien gab es eine Ersterkrankung. Es ist kaum vorstellbar, daß in den Familien, in denen die Zweiterkrankung durch Folsäure verhindert worden war, die Ersterkrankung nicht auch durch Folsäure verhindert worden wäre. Da aber andererseits die Rekrutierung der Familien für diese Studie unabhängig von einer „responsiveness“ gegenüber Folsäure getroffen wurde, sind die Ergebnisse der Studie wahrscheinlich auch als „extern valide“ anzusehen.

Interne und externe Validität einer Assoziation sagen jedoch primär nur etwas über Zusammenhänge, nicht jedoch über Kausalzusammenhänge. Die Annahme eines Kausalzusammenhanges von A und B impliziert, daß A ursächlich für B verantwortlich ist. Der Nachweis der Assoziation von A und B sagt nur, daß A und B gleichermaßen gehäuft beobachtet werden und somit in irgendeiner Form assoziiert sind. Hierbei kann A B, genausogut aber B auch A verursacht haben. Bevor ein Kausalzusammenhang in eine bestimmte Richtung postuliert wird, muß die zeitliche Abfolge überprüft werden: Wenn A B verursacht, muß A vor B aufgetreten sein („Henne-Ei-Effekt“).

Als weiteres Kriterium für Kausalität wird üblicherweise eine starke Assoziation gefordert, wobei die Festlegung, welche Assoziation als stark erachtet wird, willkürlich ist. Eine Verdoppelung des Risikos oder eine Halbierung des Risikos wird meist als starke Assoziation bewertet (OR oder RR = 2; bzw. OR oder RR = 0,5). Unzweifelhaft können auch schwächere statistische Assoziationen kausal sein. Andererseits gibt das Vorhandensein einer starken Assoziation eine relative Sicherheit gegenüber möglichen Störfaktoren.

Die Adjustierung in der Analyse der Studie ist der klassische Weg, um Fehler durch Störfaktoren auszugleichen Eine Adjustierung ist jedoch nur für bekannte Störfaktoren möglich, zu denen auch Daten gesammelt wurden. Andererseits ist es aber vorstellbar, daß andere, unbekannte Risikofaktoren z.B. für einen Teil der protektiven Wirkung der Folsäure zur Verhinderung von Neuralrohrdefekten verantwortlich sind. Ein anderer, bislang unbekannter Risikofaktor, der zu einer Halbierung des Risikos führt, ist grundsätzlich denkbar. Es ist jedoch schwer vorstellbar, daß dieser Risikofaktor so eng mit der Supplementierung assoziiert sein könnte, daß dieser als „Störfaktor“ den gesamten, z.B. in der Studie von Milunski et al. (1989) beobachteten protektiven Effekt der Folsäuresupplementierung erklären könnte, da dieser Effekt mit einer Risikoreduktion auf 1/3 so deutlich ausgeprägt war. Wenn die Risikoreduktion durch einen vermeintlichen Protektionsfaktor geringer ausgeprägt ist, erscheint es eher möglich, daß ein anderer, bislang nicht identifizierter Faktor, der jedoch häufig mit dem protektiven Faktor assoziiert auftritt, für den Effekt des vermuteten Schutzfaktors verantwortlich ist. Der Nachweis einer starken Assoziation kann somit Hinweis auf einen kausalen Zusammenhang geben, da bei einer starken Assoziation Störfaktoren eher nicht die Ursache der gefundenen Assoziation sind.

Widersprechen die Ergebnisse einer epidemiologischen Kausalkette dem biologischen Verständnis, spricht dies gegen die Annahme einer Kausalität. Hierbei ist jedoch zu berücksichtigen, daß auch das biologische Verständnis zeitlichen Wandlungen unterliegt und mitunter eher eine Kette von Irrtümern als die reine Wahrheit reflektiert. Andererseits kann im Einzelfall der vermutete Zusammenhang so absurd sein, daß die Annahme eines Kausalzusammenhanges kaum gerechtfertigt erscheint. Ein Beispiel hierzu veröffentlichten kürzlich Davey-Smith und Mitarbeiter (1992). Hierbei wurde nach allen Regeln epidemiologischer Kunst ein valider statistischer Zusammenhang zwischen Rauchen und Selbstmordgefährdung demonstriert. Die Autoren dieser Studie verweisen auf den „gesunden Menschenverstand“, der eine derartige kausale Verknüpfung wenig plausibel erscheinen läßt. Andererseits erscheint es jedoch denkbar, daß einige in epidemiologischen Studien nachgewiesene „Kausalzusammenhänge“ einen ebensolchen Fehler darstellen, wobei dieser vermutete Kausalzusammenhang nur eben zu wenig absurd ist, um aufgrund des „gesunden Menschenverstandes“ verworfen zu werden.

Wird in mehreren Studien in verschiedenen Populationen durch unterschiedliche Untersucher mit jeweils unterschiedlichem Versuchsaufbau jeweils eine ähnliche, statistisch valide Assoziation gefunden, läßt dies einen Kausalzusammenhang als wahrscheinlich erscheinen. Hierbei muß jedoch berücksichtigt werden, daß das Fehlen eines signifikanten Ergebnisses in einer Studie keineswegs bedeutet, daß das Ergebnis dieser Studie eine valide Assoziation ausschließt. Dies gilt insbesondere dann, wenn die Studie nur geringe Fallzahlen beinhaltet und somit die statistische Aussagekraft zum Nachweis eines statistisch signifikanten

Effektes nur gering war. Andererseits spricht der Nachweis entgegengesetzter Effekte in verschiedenen Studien gegen die Annahme eines Kausalzusammenhanges.

Ein weiterer wichtiger Hinweis auf einen epidemiologischen Kausalzusammenhang ist der Nachweis, daß die Vermeidung des vermeintlichen Risikos auch zu einer Abnahme der Häufigkeit der Krankheiten führt.

Die epidemiologischen Kausalitätskriterien seien am Beispiel des Zusammenhangs von Bauchlage und plötzlichem Kindstod (SID) illustriert. Die Annahme, daß die Präferenz der Bauchlage als bevorzugte Schlafposition junger Säuglinge das Risiko für den plötzlichen Kindstod erhöhen könnte, erschien noch vor einigen Jahren sehr spekulativ. In den 60er Jahren war die Bauchlage für die kindliche Entwicklung als besonders vorteilhaft empfohlen worden. Seit dieser Zeit hatten viele tausend Kinder tausende von Nächten auf dem Bauch geschlafen und davon offenbar keinen Schaden genommen.

Ausgehend von Einzelbeobachtungen, daß Kinder, die an SID verstorben waren, häufig auf dem Bauch liegend aufgefunden wurden, wurde die Hypothese generiert, daß die Bauchlage SID begünstigen könnte. In verschiedenen Studien wurde gezeigt, daß diese Kinder auch sehr viel häufiger als Kontrollkinder zum Schlafen auf den Bauch gelegt wurden. Diese Assoziation wurde in verschiedenen, ganz unterschiedlich konzipierten Studien bestätigt. Diese Studien war so angelegt, daß Fehler durch „confounding“ oder Bias unwahrscheinlich erschienen. Die Ergebnisse waren konsistent und zeigten fast immer ein signifikantes und mit OR von deutlich über 2 erhebliches SID-Risiko für die Bauchlage. Auch gab es eine Vielzahl von biologischen Hypothesen, warum die Bauchlage das SID-Risiko erhöhen könnte. Ein weiterer wichtiger Mosaikstein in der Kausalkette war jedoch der überzeugende Nachweis, daß in den Niederlanden nach Empfehlungen, die Bauchlage als Regelschlaflage des gesunden Säuglings zu vermeiden, die Zahl der Kinder, die regelmäßig in Bauchlage zum Schlafen gelegt wurden, deutlich zurückging und parallel dazu auch die Rate des plötzlichen Kindstodes deutlich abnahm. Somit erschien die Annahme eines Kausalzusammenhangs von Bauchlage und erhöhtem SID-Risiko gut begründet. Deshalb wurden auch in Deutschland Empfehlungen gegeben, die Bauchlage als Regelschlaflage des jungen Säuglings zu vermeiden.

Auch Beobachtungen aus Deutschland und Norwegen unterstreichen die Richtigkeit dieser Empfehlung: Nach Herausgabe der Empfehlungen nahm nicht nur die SID-Rate, sondern auch die postneonatale Säuglingssterblichkeit insgesamt deutlich ab. Deshalb konnte ausgeschlossen werden, daß veränderte „diagnostische“ Gewohnheiten beim Ausfüllen des Totenscheins für die Veränderungen verantwortlich waren. Der Einwand, daß nach der Herausgabe der Empfehlungen nicht nur die Prävalenz der Bauchlage, sondern auch die Prävalenz anderer Risikofaktoren drastisch reduziert worden sei, so daß letztendlich dies und nicht die Abnahme der Bauchlagenprävalenz verantwortlich für die Abnahme der Rate des plötzlichen Kindstodes sei, ist kaum zu belegen: Weder die Stillfrequenz noch die mütterlichen Rauchgewohnheiten haben sich in dem Zeitraum verändert, während die Prävalenz der Bauchlage deutlich abgenommen hatte. Seit 1992 empfiehlt auch die American Academy for Pediatrics, junge Säuglinge zum Schlafen nicht auf den Bauch zu legen.

Epidemiologische Themenschwerpunkte in der Sozialpädiatrie

Sozialpädiatrie als eigenständige Subdisziplin in der Kinderheilkunde definierte sich zunächst über die intensive Auseinandersetzung mit Therapiemöglichkeiten bei einfach- und mehrfachbehinderten Kindern. Neben isolierten bzw. komplexen Fehlbildungen im Rahmen genetischer Syndrome oder aus anderen Ursachen, ist die infantile Zerebralparese eine quantitativ besonders bedeutsame Ursache von Behinderungen im Kindesalter. Die Beschreibung der Häufigkeit von Fehlbildungen bzw. der infantilen Zerebralparese und zeitlichen Veränderungen von deren Inzidenz sowie die Analyse möglicher Ursachen muß deshalb ein zentrales Anliegen der Epidemiologie in der Sozialpädiatrie sein.

Die Entwicklung von Konzepten zur Primärprävention und von Instrumenten zur Überprüfung von deren Wirksamkeit in der Praxis gehören ebenfalls zu den Aufgaben der Sozialpädiatrie als Gesundheitswissenschaft für Kinder und Jugendliche. Deshalb wurden bei der Darstellung der epidemiologischen Methoden Beispiele für Konzepte zur primären Prävention im Kindesalter ausgewählt.

Besondere methodische Kenntnisse sind für die Beurteilung der Sinnhaftigkeit von Maßnahmen der sekundären Prävention (Screening-Programmen) und zur Abschätzung von deren Wirksamkeit notwendig.

Fehlbildungen. Unter angeborenen Malformationen werden „strukturelle Defekte“ pränatalen Ursprungs verstanden, die bei der Geburt eines Kindes vorhanden sind. Als große Fehlbildungen werden Fehlbildungen bezeichnet, die die Lebensfähigkeit und/oder Lebensqualität beeinträchtigen und interventionsbedürftig sind. In passiven Fehlbildungsregistern wird die Häufigkeit von großen Fehlbildungen mit etwa 4% und in aktiven Registern mit etwa 7% angegeben. Etwa ein Viertel aller kindlichen Todesfälle steht im Zusammenhang mit angeborenen Malformationen. Die Kinder mit angeborenen Defekten machen etwa ein Drittel aller stationären pädiatrischen Aufnahmen aus. Für die Behandlung von Kindern mit großen Fehlbildungen werden in den USA jährlich Kosten von mehr als 1,4 Milliarden Dollar veranschlagt. Die Prävention angeborener Fehlbildungen sowie die problemangepaßte Begleitung von Kindern mit angeborenen Defekten und deren Eltern sind wesentliche Aufgaben der Pädiatrie.

Instrumente zur Messung der Häufigkeit von Fehlbildungen. Es besteht kein Konsens darüber, ob das „gemessene Vorkommen“ angeborener Fehlbildungen als Inzidenz oder als Prävalenz bezeichnet werden soll. Die meisten Autoren sprechen von Prävalenzen. Der Begriff Inzidenz wird von diesen Autoren als ungeeignet angesehen, da es sich bei der Häufigkeitserfassung angeborener Fehlbildungen nicht um ein zeitliches Weiterverfolgen gesunder Individuen bis zur Erkrankung handelt. Vielmehr wird zu einem „willkürlichen“ Zeitpunkt (Geburt) die Häufigkeit von Fehlbildungen festgestellt. Dies entspricht der Definition von Prävalenzen.

In den USA wurden die nationale Fehlbildungserfassung und die Fehlbildungsforschung in die Gesundheitsziele des

Jahres 2000 aufgenommen. Auf Europäischer Ebene existiert mit EUROCAT (European Registration of Congenital Anomalies and Twins) eine konzertierte Aktion der Europäischen Gemeinschaft zur epidemiologischen Erfassung der Häufigkeit von angeborener Fehlbildungen bei Neugeborenen, die 1979 ihre Arbeit aufgenommen hat. An diesem Programm nahmen bis 1995 32 Zentren aus 20 europäischen Ländern teil, die ihre regional ermittelten Prävalenzen zum internationalen Vergleich an die EUROCAT-Zentrale nach Brüssel gemeldet haben. Auf globaler Ebene existiert „The International Clearinghouse for Congenital Birth Defects Monitoring Systems“ (ICBDMS), ein internationales Fehlbildungs-Surveillance-System der Weltgesundheitsorganisation, das 1974 gegründet wurde und in dem 1990 26 Nationen vertreten sind. Die Arbeitsweise des ICBDMS entspricht der von EUROCAT. Die an die Studienzentrale übermittelten Prävalenzen, die aus unterschiedlich arbeitenden regionalen Registern stammen, werden weltweit vergleichend ausgewertet.

In der Bundesrepublik Deutschland können theoretisch derzeit mehrere Register zur Fehlbildungserfassung herangezogen werden: Die Diagnosen aus Totenscheinen, die Häufigkeiten angeborener Fehlbildungen aus den Datensätzen der Peri- und Neonatalerhebungen sowie die Prävalenzen der regionalen Register in Magdeburg und Mainz. Die Fehlbildungsprävalenzen aus den Totenscheinen und den flächendeckenden Instrumentarien der gynäkologischen bzw. neonatologischen Qualitätskontrolle, die im Nebenschluß passiv Fehlbildungen registrieren, erreichen jedoch nur etwa 30–50 % der wirklichen Fehlbildungshäufigkeiten. Sie sind somit als Erfassungssysteme angeborener Fehlbildungen nur bedingt geeignet.

Ursachen von Fehlbildungen. Noch immer sind in mindestens 60 % der Fälle die Ursachen angeborener Fehlbildungen nicht bekannt. In etwa 20 % werden monogen erbliche Ursachen, in 5–10 % chromosomale und in 2–10 % Virusinfektionen als Ursache angegeben. Die intrauterine Entwicklung des Kindes kann durch äußere Störfaktoren (z.B. chemische und physikalische Noxen, Medikamenteneinnahme in der Schwangerschaft, Fehlernährung, ökosoziale Faktoren, berufliche Expositionen) beeinflußt und sehr empfindlich gestört werden. Fehlbildungen können dann die Folge solcher schädigenden Einflüsse sein. Spätestens seit der Thalidomid-Katastrophe sind die möglichen Auswirkungen einer medikamentösen Therapie in der Schwangerschaft offensichtlich.

Anforderungen an die Erfassung von Fehlbildungen. Epidemiologische Daten aus Fehlbildungserfassungssystemen sind die unverzichtbare Basis, um Hypothesen über das Auftreten neuer Fehlbildungsmuster zu generieren und die Wirksamkeit möglicher Präventionsmaßnahmen zu überprüfen. Hierzu ist eine systematische und umfassende Registrierung von angeborenen Fehlbildungen, die auch eine internationale Vergleichbarkeit einschließt, unverzichtbar.

Eine Fehlbildungserfassung sollte nicht nur deskriptive epidemiologische Daten (z.B. Prävalenzen, zeitliche und regionale Trends) ermitteln, sondern auch die Basis für analytische Aufgaben (z.B. Ursachenforschung) liefern. Zusammenfassend werden die wesentlichen Anforderungen an eine solche Erfassung aufgelistet:

- Vollständige, kontinuierliche Erfassung aller Fehlbildungen (Prävalenzen),
- Einbeziehung von Lebendgeburten, Totgeburten und Aborten,
- unbeeinflußbare Meldehäufigkeit,
- anamnestische Datenerhebung vor Geburt der Kindes,
- Konformität mit Datenschutz und ärztlicher Schweigepflicht,
- Bevölkerungsbezug,
- Erfassung zeitlicher Trends (Frühwarnsystem),
- Erfassung regionaler Trends (Cluster),
- Ermittlung von Ansatzpunkten zur Ursachenforschung,
- Ermittlung von Ansatzpunkten für Präventionsmaßnahmen,
- Instrument der Qualitätskontrolle (Überprüfung von Präventionsmaßnahmen),
- Planung gesundheitspolitischer Maßnahmen,
- Gesundheitsberichterstattung.

Nur durch eine vollständige und kontinuierliche Fehlbildungserfassung bei Lebendgeburten, Totgeburten und Aborten können echte zeitliche Prävalenzschwankungen festgestellt und interpretiert werden. Es müssen alle, nicht nur ausgewählte Fehlbildungen erfaßt werden, damit auch neue Fehlbildungsmuster erkannt werden können. So wurden in den letzten Jahren „neu aufgetretene“ Fehlbildungsmuster nach Einnahme von Marcumar oder Retinoinsäure in der Schwangerschaft identifiziert. Kombinationsfehlbildungen müssen als solche erfaßt werden, damit Entwicklungsstörungen an unterschiedlichen Organsystemen, die durch ein Teratogen verursacht wurden, auch zuzuordnen sind (z.B. Phokomelien, Ohrfehlbildungen, Ösophagus- und Dünndarmatresien, Herzfehler und Nierenagenesien nach Thalidomid). Die Meldehäufigkeit muß von äußeren Einflüssen (z.B. Presseberichte über einen vermeintlichen Anstieg der Rate der Trisomie-21-Fälle nach dem Reaktorunfall in Tschernobyl) völlig unbeeinflußbar sein, damit Häufigkeitsanstiege (Cluster) erkannt werden können. Die anamnestischen Daten zur Durchführung analytisch-epidemiologischer Fallkontrollstudien im Rahmen der Ursachenforschung müssen vor Geburt des Kindes erhoben werden, um Verzerrungen der Erinnerung durch Erklärungsbedarf zum minimieren („recall bias“).

Die aufgeführten Ziele und Anforderungen an Fehlbildungsregistrierungen lassen sich gut mit aktiven und nur bedingt mit passiven Erfassungssystemen erreichen. In optimal ausgestatteten aktiven Erfassungssystemen werden die Neugeborenen von speziell ausgebildeten Ärzten untersucht und ggf. vorhandene Fehlbildungen diagnostiziert. Die untersuchenden Personen diagnostizieren, klassifizieren und verschlüsseln die gefundenen, genau definierten Fehlbildungen. In passiven Registern werden ausgewählte Fehlbildungen von unterschiedlichen Personen (Institutionen) mit unterschiedlicher Ausbildung und Motivation an ein Zentrum weitergeleitet. Die meldende Person hat meist die Untersuchung nicht durchgeführt und die Fehlbildung nicht selbst diagnostiziert, sondern die Diagnose den Akten entnommen. Ein standardisiertes, sytematisches

Untersuchungsschema existiert in passiven Erfassungen nicht. Passive Fehlbildungserfassungssysteme können somit schon von ihrem methodischen Ansatz her nicht alle der geforderten Anforderungen erfüllen. Die deutlich höheren Prävalenzen der aktiven Erfassung begründen sich vor allem in der Standardisierung der Untersuchung, den genauen Fehlbildungsdefinitionen und der Minimierung der Heterogenitätsprobleme.

Analyse der Ursachen von Fehlbildungen. In der epidemiologischen Forschung angeborener Fehlbildungen kommen vor allem Fallkontrollstudien und prospektive Kohortenstudien zur Anwendung. Fallkontrollstudien dienen zur Ermittlung neuer potentieller Risikofaktoren bzw. Überprüfung protektiver Faktoren. Prospektive Kohortenstudien werden zur Überprüfung eines eindeutig definierten Risikofaktors in unterschiedlich exponierten Gruppen (Kohorten) eingesetzt. Dies soll an drei Beispielen verdeutlicht werden:

In populationsbezogenen Fallkontrollstudien wurde gezeigt, daß Neugeborene adipöser Mütter (Bodymass-Index, BMI >30 kg/m^2) im Vergleich zu denen normalgewichtiger Schwangerer ein deutlich erhöhtes Fehlbildungsrisiko haben (OR: 1,9 bis 7,3). Dies gilt sowohl für Neuralrohrdefekte als auch für andere große Fehlbildungen. Es wurde in diesen Studien überprüft, ob die Exposition „mütterliche Adipositas" in der Fallgruppe (Kinder mit großen Fehlbildungen) häufiger vorkam als im Kontrollkollektiv (Kinder ohne große Fehlbildungen). In den Arbeiten von Shaw et al. (1996) und Waller et al. (1993) (passive Erfassungssysteme) ist durch die Art der Erfassung des mütterlichen Gewichts (Selbstangabe des Körpergewichts und der Körperlänge) sowie durch die Auswahl der Kontrollen eine systematische Verzerrung möglich. Das Kontrollkollektiv setzt sich beispielsweise nur aus Lebendgeborenen von jüngeren Müttern eines niedrigeren ökosozialen Umfeldes zusammen. In der Studie von Queißer-Luft et al. (1998), der ein aktives Erfassungsystem zugrundeliegt, konnten diese möglichen Fehlerquellen weitgehend ausgeschlossen werden, da alle Neugeborenen und Aborte mit und ohne Fehlbildungen in dem Geburtenregister erfaßt wurden. Die somatischen Parameter mütterliches Gewicht und Länge wurden zu Beginn der Schwangerschaft bei allen Fällen und Kontrollen metrisch ermittelt. Insgesamt kommen alle Studien zu dem Ergebnis, daß mütterliche Adipositas ein Risikofaktor für kindliche Malformationen darstellt. Als mögliche Ursachen werden eine mütterliche Fehlernährung sowie Stoffwechselstörungen diskutiert.

An der Teratogenität von Retinoiden bestehen keine Zweifel. Seit in Tierversuchen die Teratogenität von Vitamin A nachgewiesen wurde, wird diese in den letzten Jahren auch zunehmend für den Menschen diskutiert. In einer Kohortenstudie an 22.748 Schwangeren wurde beobachtet, daß bei einer mütterlichen Vitamin-A-Supplementierung von täglich >10.000 IU in den ersten 3 Monaten der Schwangerschaft die Prävalenz kindlicher Fehlbildungen bei Lebendgeborenen deutlich höher war als bei einer Supplementierung von <5.000 IU (RR: 4,8). Die Informationen über Fehlbildungen des Neugeborenen wurden zum errechneten Geburtszeitpunkt mittels Fragebogen vom Geburtshelfer bzw. der Mutter erfragt. Durch den unterschiedlichen Kenntnisstand und Motivation der meldenden Person erscheint eine Selektions- wie eine Informations-Bias möglich. Da Aborte und Totgeborene in der Studie nicht erfaßt wurden, muß davon ausgegangen werden, daß ein keinesfalls zu vernachlässigender Anteil an Fehlbildungen nicht in die Studie einbezogen wurde. Die Autoren leiten aus ihren Ergebnissen ab, daß in den ersten 7 Wochen der Schwangerschaft eine mütterliche Aufnahme von täglich >10.000 IU Vitamin A als teratogen angesehen werden kann. Weiterführende Studien müssen diese Aussage überprüfen.

Man geht zunehmend davon aus, daß es sich bei terminalen transversalen Reduktionsfehlbildungen (LRD) der oberen Extremitäten um Disruptionen handelt. In Fallkontrollstudien und Kasuistiken wurden ursächliche Zusammenhänge von Chorionzottenbiopsien und LRD beschrieben. Trotz hoher, statistisch signifikanter Zusammenhänge (z.B. OR: 6,6–30,5) ist letztlich unklar geblieben, ob LRD durch die Chorionzottenbiopsien selbst hervorgerufen wurden. Generell wurden die Ergebnisse der oben genannten Studien dadurch eingeschränkt, daß es sich um retrospektive Untersuchungen handelt, keine Aborte und Totgeborene sowie nur Kinder von Müttern >34 Jahre einbezogen wurden. Die Definitionen und Klassifikationen der LRD waren inhomogen. Zur weiterführenden Klärung wurde in einer großen prospektiven Kohortenstudie (138.996 Schwangerschaften, genaue Definitionen und Klassifikationen der LRD) die Hypothese des Zusammenhanges zwischen Chorionzottenbiopsien und LRD überprüft. Das Ergebnis dieser Studie war, daß keinerlei Hinweise auf ein erhöhtes Risiko von Reduktionsfehlbildungen der Extremitäten nach Chorionzottenbiopsien ermittelt wurden.

Insgesamt unterstreichen diese Beispiele nachhaltig den gesundheitspolitischen und wissenschaftlichen Wert epidemiologischer Studien auf Grundlage valider Daten aus Fehlbildungserfassungssystemen.

Infantile Zerebralparese. Die Zerebralparesen (CP) sind kein einheitliches Krankheitsbild, sondern werden als nicht progrediente Bewegungsstörung nach Schädigung des Gehirnes während dessen früher Entwicklung definiert (s. Kap. 196). Die Angaben zur Bevölkerungsprävalenz der CP aus internationalen Studien variieren von etwa 1,2 bis 2,6 pro 1.000. Dementsprechend leben in Deutschland z.Z. etwa 90–200.000 Menschen mit einer CP. Das Ziel der Epidemiologie der CP ist es, durch die Identifikation von Risikofaktoren einen Beitrag zur Prävention zu leisten.

Die unterschiedlichen Formen der CP müssen getrennt studiert werden, da die Verwendung inhomogener Fallgruppen den Kontrast zu den jeweiligen Vergleichsgruppen verwischt und damit Risikoanalysen erschwert.

Etwa die Hälfte aller Menschen mit einer CP sind ehemals Frühgeborene mit dem klinischen Bild einer bilateral spastischen CP. In diesem Abschnitt wird die Epidemiologie der CP daher vorwiegend vor dem Hintergrund der Frühgeburt und mit Bezug auf die spastischen CP-Formen diskutiert.

Schätzung der Inzidenz von CP bei ehemaligen Frühgeborenen: Regionale Register vs. Langzeitstudien. Register, in denen Informationen über alle in einer definierten Region aufgetretenen Fälle gesammelt werden, sind eine Grundvoraussetzung für die Ermittlung der Bevölkerungsprävalenz der CP. So kann die Häufigkeit der Krankheit z.B. bei Frühgeborenen annähernd bestimmt werden, indem die Zahl der Kinder mit einer CP aus einem regionalen Register auf die Zahl der lebendgeborenen (idealerweise der überlebenden) Kinder desselben Gestationsalters aus derselben Region bezogen wird. Für Westaustralien wurde auf diese Weise für die Jahre 1983–85 bei Kindern mit einem Geburtsgewicht von <1,500 g eine CP-Häufigkeit von 8,1 % errechnet. Ein Nachteil dieser Methode ist, daß nicht tatsächlich alle Schulkinder der Region mit der speziellen Fragestellung nach dem Vorliegen einer CP kinderärztlich untersucht wurden. Dieses kann zu einer Unterschätzung der tatsächlichen Prävalenz führen.

In einer systematischen, regionalen Nachuntersuchungsstudie wurden alle in den Jahren 1983 bis 1986 im Raum Hamburg geborenen Kinder mit einem Geburtsgewicht <1.501 g im Alter von 6 Jahren nachuntersucht und eine Prävalenz der CP von 13 % ermittelt.

Auch systematische, regionale Kohortenstudien jedoch können in ihrer Aussagekraft beschränkt sein. Häufig führt eine große Anzahl von Nachuntersuchern zu einer starken Variabilität der diagnostischen Genauigkeit. Das Alter der Kinder bei der Nachuntersuchung hat ebenfalls einen Einfluß auf die Variabilität der diagnostischen Präzision (je älter das Kind, desto genauer die Diagnose). Eine weitere Fehlerquelle sind fehlende Informationen über die Kinder aus der ursprünglich definierten Population, die nicht nachuntersucht werden konnten („lost-to follow-up").

Bei der Kohortendefinition in perinatal-epidemiologischen Untersuchungen wird oft aus Gründen der besseren Datenverfügbarkeit das Geburtsgewicht anstelle des Gestationsalters verwendet. In der Gesamtpopulation aller Neugeborenen wächst jedoch mit steigendem Geburtsgewicht der Anteil der Kinder mit einer intrauterinen Wachstumsrestriktion (niedriges Gewicht bei relativer Reife). Dieses führt bei der Betrachtung von Risiken, die wesentlich enger mit der Reife (also dem Gestationsalter) als dem Körpergewicht bei Geburt korrelieren, zu Verzerrungen in der Prävalenzberechnung. Beispielsweise liegt bei Kindern von 26 Schwangerschaftswochen das mittlere Geburtsgewicht bei etwa 800 g. In einer quantitativen Literaturanalyse ergab sich für Kinder unterhalb dieses Gestationsalters eine durchschnittliche CP-Prävalenz von 12,2 %; in den Studien, die Kinder unter 800 g Geburtsgewicht einschlossen, lag diese bei lediglich 7,5 %. Dieser Unterschied läßt sich dadurch erklären, daß Kinder mit einem Geburtsgewicht unter 800 g, die jedoch bereits älter als 26 Schwangerschaftswochen sind, in den gewichtsdefinierten Studien, jedoch nicht in den gestationsalterdefinierten Untersuchungen berücksichtigt wurden.

Zeitliche Trends. Mit der Verbesserung der neonatologischen Versorgung ist die Sterblichkeit frühgeborener und untergewichtiger Kinder deutlich zurückgegangen. Während in den 50er Jahren weniger als die Hälfte aller Kinder mit einem Geburtsgewicht unter 1.500 g überlebte, sind dieses mittlerweile deutlich mehr als 80 %. Diese erhebliche Mortalitätsreduktion legt die Hypothese nahe, daß aufgrund des erhöhten CP-Risikos extrem unreifer Frühgeborener mit einem Anstieg der CP-Prävalenz bei Frühgeborenen zu rechnen ist, weil relativ mehr extrem unreife Frühgeborene überleben. Daten aus dem CP-Register in der Merseyregion zeigen, daß von den 1975 geborenen und überlebenden Kindern <1.500 g Geburtsgewicht 2,2 % eine CP hatten, während dieses bei den 1984 geborenen Kindern 6,1 % waren. Diese geburtsgewichtsspezifische Prävalenzentwicklung ist mit Daten aus Westaustralien gut vergleichbar (1975–78: 2,8 %; 1983–85: 8,1 % der Überlebenden <1.500 g). Es ist sehr wahrscheinlich, daß sich diese Trends zumindest teilweise über eine Verschiebung der Gestationsaltersverteilung innerhalb der Geburtsgewichtskategorie <1.500 g erklären lassen. Auch nach Daten des dänischen Registers ist innerhalb der Gruppe der Lebendgeborenen unter 31 Schwangerschaftswochen die CP-Prävalenz von 8,5 % (1979–82) auf 12,3 % (1983–86) gestiegen. Die Zusatzinformation, daß in derselben Zeitspanne die neonatale Sterblichkeit bei Frühgeborenen dieses Gestationsalters in Dänemark nur wenig gesunken ist (von 28 % auf 24 %) legt nahe, daß die steigende CP-Prävalenz bei Frühgeborenen durch verbesserte Überlebenschancen immer unreiferer Frühgeborener mit besonders hohem CP-Risiko erklärt werden kann.

Eine wesentlich exaktere Antwort auf die Frage, welchen Einfluß Verbesserungen in der neonatalen Versorgung auf die Inzidenz der CP haben, können epidemiologische Analysen bieten, in denen nicht nur säkuläre Trends untersucht, sondern tatsächlich Marker für die Qualität der peri- und neonatalen Versorgung in multivariablen Rechenmodellen berücksichtigt werden. Als ein Beispiel hierfür kann der vermehrte Einsatz von pulmonalem Surfactant gelten, das im vergangenen Jahrzehnt zu deutlichen Verbesserungen der Beatmungsfähigkeit und damit des Überlebens extrem kleiner Frühgeborener geführt hat. Wenn zwischen dem Geburtsjahr und der CP-Häufigkeit ein Zusammenhang besteht und dieser *nicht* durch vermehrten Surfactanteinsatz bedingt ist, sollte der beobachtete Zusammenhang bestehen bleiben, wenn „Surfactant" als dritte Variable in das Rechenmodell einbezogen wird. Eine solche Studie wurde in North Carolina, USA, durchgeführt. Hier wurde eine Kohorte von 2.076 Kindern mit sehr niedrigem Geburtsgewicht (<1.500 g) nachuntersucht, die zwischen 1982 und 1994 geboren wurden. Von den 1.369 Überlebenden, die am Ende des ersten Lebensjahres nachuntersucht werden konnten, hatten 8,3 % eine (mit wenigen Ausnahmen) spastische CP. In multivariablen Analysen war das *Sterblichkeitsrisiko* bei Kindern der Geburtsjahre 1990–92 im Vergleich zu 1988–89 geborenen Kindern um 33% und bei Kindern der Jahre 1992–94 um 59 % nur dann reduziert, wenn die Variable „Surfactant" unberücksichtigt blieb. Wurde diese jedoch in die multivariablen Analysen einbezogen, verschwand der protektive Effekt der späteren Geburt. Die geringere Mortalität in den späteren Jahren kann somit durch vermehrten Surfactanteinsatz erklärt werden.

Risikoanalysen. Bei Reifgeborenen gelten perinatale Störungen des Gasaustausches mit Hypoxie und Acidose (Asphyxie) als ein wichtiger Risikofaktor für eine CP. Bei Frühgeborenen werden zusätzlich die Unreife des Gehirnes und die perinatalen Intensivmaßnahmen als Risikofaktoren angesehen. Unreife Frühgeborene, die reanimiert und/oder beatmet werden müssen, haben ein besonders hohes CP-Risiko. Bisher wurden in klinisch-epidemiologischen Untersuchungen jedoch oft jene Faktoren nicht berücksichtigt, die zur Asphyxie oder zu Frühgeburt und den darauffolgenden Intensivmaßnahmen geführt haben könnten.

Wenn der Zusammenhang z.B. zwischen Hypoxie und CP in epidemiologischen Studien analysiert werden soll, muß „Hypoxie" exakt definiert und gemessen werden. Dieses kann aber vor allem für pränatale Phänomene schwierig sein. So genügt es beispielsweise nicht, einen niedrigen Apgar-Wert als Hinweis für eine perinatale Hypoxie zu interpretieren. Der niedrige Apgar-Score kann ein Marker für eine Folge und nicht für eine Ursache der fetalen Hirnschädigung sein.

Viele, aber bei weitem nicht alle Frühgeborenen entwickeln eine CP. Als Risikofaktoren gelten besonders jene Umstände, die gleichzeitig zur Frühgeburt und zur CP beigetragen haben könnten. In neueren Studien ist z.B. ein erhöhtes Risiko für eine CP bei Kindern festgestellt worden, bei denen Hinweise auf eine vorgeburtliche intrauterine Infektion vorlagen. Vorgeburtliche Infektionen sind wiederum mit vorzeitigen Wehen (Frühgeburt) und Blasensprung assoziiert. Möglicherweise ist bei Kindern <1.500 g Geburtsgewicht, die nach vorzeitigen Wehen/Blasensprung geboren wurden, die dem vorzeitigen Blasensprung zugrundeliegende Infektion auch Ursache des auf das 2–3fache erhöhten CP-Risikos dieser Kinder im Vergleich zu jenen, die aus den anderen o.g. Gründen zu früh geboren wurden.

Die besondere Relevanz der Infektionshypothese ergibt sich aus dem Kontext einer möglichen Prävention. 1996 wurden in Deutschland etwa 8,000 Kinder mit einem Gewicht unter 1,500 g geboren; von den Langzeitüberlebenden werden etwa 10–15 % eine CP entwickeln. Wären nur 25 % der CP-Fälle bei Frühgeborenen durch Infektionen verursacht, könnte in dieser Geburtsgewichtskategorie durch eine rechtzeitige Antibiotikabehandlung in der Schwangerschaft die Anzahl der jährlich neuen Fälle von CP immerhin von ca. 800 auf 600 reduziert werden. Wenn allerdings die Hypothese zutrifft, daß eine Infektion nicht nur das Auftreten einer CP, sondern auch die Frühgeburt begünstigt, wäre evtl. sogar ein Rückgang der Inzidenz der Frühgeburt zu erwarten.

Sekundäre Prävention und Screening. Siehe Sektion II.

Literatur

American Academy of Pediatrics AAP Task Force on Infant (1992) Positioning and SIDS. Pediatrics 89: 1120–1126

Aust DB, Schlesinger ER (1988) The conclusion of a ten-year study of water fluoridation. In: Pan American Health Organization (ed) The challenge of Epidemiology; Issues and selected readings. Publication No. 505. Pan American Health Organization, Washington

Botto LD, Olnes RS, Mastroiacovo P et al. (1996) Chorionic villus sampling and transverse digital defiencies: Evidence for anatomic and gestational-age specificity of the digital deficiences in two studies. Am J Med Genet 62: 173–178

Czeizel AE, Dudás I (1992) Prevention of the first occurence of neural-tube defects by periconceptional vitamin supplementation. N Engl J Med 327: 1832–1835

Dammann O, Allred N, Veelken N (1998) Increased risk of spastic dipleagia among very low birth weight children after preterm labor or prelabor rupture of membranes. J Pediatr 132: 531–535

Davey-Smith G, Phillips AN, Neaton JD (1992) Smoking as „independent" risk factor for suicide: illustration of an artifact from observational epidemiology? Lancet 340: 709–712

Edmonds LD, Layde PM, James LM, Flynt JW, Erickson JD, Oakley GP Jr (1981) Congenital malformation surveillance: Two American systems. Int J Epidemiol 10: 247–252

Ehrenstein O von, Mutius E von, Illi S, Baumann L, Böhm O, Kries R von (2000) Reduced risk of hay fever and asthma among children of farmers. Clin Exp Allergy 30: 187–193

Golding J, Paterson M, Kinlen LJ (1990) Factors associated with childhood cancer in a national cohort study. Br J Cancer 62: 304–308

Golding J, Birmingham K, Greenwood R, Mott M (1992) Childhood cancer, intramuscular vitamin K, and pethidine given during labour. BMJ 305: 341–346

Grether JK, Nelson KB (1997) Maternal infection and cerebral palsy in infants of normal birth weight. JAMA 278: 207–211

Froster UG, Jackson l (1996) Limb defects and chorionic villus sampling: results from an international registry, 1992–94. Lancet 347: 489–494

Healthy People 2000: National Health Promotion and Disease Prevention Objectives DHHS PHS, September 1990. U. S. Dept. of Health and Human Services Publication No. (PHS) 91–50213. Government Printing Office, Washington, DC

Hill AB (1965) The environment and disease: association or causation? Proc R Soc Med 58: 295–300

Hook EB (1982) Incidence and prevalence as measures of the frequency of birth defects. Am J Epidemiol 116:743–747

ISAAC Steering Committee (1998) Worldwide variation in the prevalence of asthma, allergic rhinoconjunctivitis, and atopic eczema: ISAAC. Lancet 351: 1225-1232

Jorch G, Trowitzsch E, Kries von R, Bernuth von H, Hörnchen H, Schulte-Wissermann H (1994) Epidemiologische Trends beim Plötzlichen Säuglingstod (SID) – Ergebnisse der NRW-Intervention. Kinderarzt 10: 1145–1152

Krägeloh-Mann I, Hagberg G, Meisner C, Schelp B, Haas G, Eeg-Olofsson KE, Selbmann HK, Hagberg B, Michaelis R (1994) Bilateral spastic cerebral palsy – a comparative study between South-West Germany and Western Sweden. II: Epidemiology. Dev Med Child Neurol 36: 473–483

Kries von R, Lenard HG (1994) Anmerkungen zur Prävention von Neuralrohrdefekten (NRD) durch Folsäure. Monatsschr Kinderheilkd 142: 705–711

Kries von R, Heinrich B, Böhm O, Windfuhr A, Helwig H (1997) Systemische Haemophilus-influenzae-Erkrankungen in Deutschland: 1992–1995. Monatsschr Kinderheilkd 145:136–143

Kries R von (1998) Neonatal vitamin K prophylaxis: the gordian knot still awaits untying. BMJ 316: 161–162

Kuban KCK, Leviton A (1994) Cerebral palsy. N Engl J Med 330: 188–195

Lammer EJ, Chen DT, Hoar RM et al. (1985) Retinoic acid embryopathy. N Engl J Med 313: 837–841

Lenz W (1962) Thalidomide and congenital abnormalities. Lancet I: 271–272

Lenz W, Knapp K (1962) Thalidomide embryopathy. Arch Environ Health 5: 100–105

Lorenz JM, Wooliever DE, Jetton JR, Paneth N (1998) A quantitative review of mortality and developmental disability in extremely premature newborns. Arch Pediatr Adolesc Med 152: 425–435

Lynberg MC, Edmonds LD (1992) Surveillance of birth defects. In: Halperin W, Baker EL, Monson RR (eds)Public Health Surveillance. Van Norstrand Reinhold, New York, pp 157–177

Milunsky A, Jick H, Jick S, Bruell CL, MacLaughlin S, Rothman J, Willett W (1989) Multivitamin/folic acid supplementation in early pregnancy reduces the prevalence of neural tube defects. JAMA 262: 2847–52

MRC Vitamin Study Research Group (1991) Prevention of neural tube defects: Results of the Medical Research Council Vitamin Study. Lancet 338: 131–137

Mulinaire J, Cordero JF, Erickson JD, Berry RJ (1988) Periconceptionel use of multivitamins and the occurrence of neural tube defects. JAMA 260: 3141–3145

Nelson KB, Ellenberg JH (1981) Apgar scores as predictors of chronic neurologic disabilty. Pediatrics 68: 36–44

O'Shea TM, Dammann O (2000) Antecedents of cerebral palsy in very low brithweight infants. Clin Perinatol 27: 285–302

O'Shea TM, Preisser JS, Klinepeter KL, Dillard RG (1998) Trends in mortality and cerebral palsy in a geographically based cohort of very low birthweight neonates born between 1982 to 1994. Pediatrics 101: 642–647

Pharoah POD, Cooke T, Cooke RWI, Rosenbloom L (1990) Birthweight specific trends in cerebral palsy. Arch Dis Child 65: 602–606

Queisser-Luft A, Stolz G, Wiesel A, Schaefer K, Spranger J (2001) Malformations in newborns: Results based on 30.940 infants and fetuses (1990–1998) from the Mainz congenital brith monitoring system. Arch Gynecol Obstet

Queißer-Luft A, Wolf HG, Schlaefer K, Kries von R (1996) Häufigkeiten von Neuralrohrdefekten in Deutschland: Prävalenz – Inzidenz. Monatsschr Kinderheilkd 144: 136–140
Queisser-Luft A, Kieniger-Baum D, Menger H, Stolz G, Schlaefer K, Merz E (1998) Erhöht mütterliche Adipositas das Risiko für kindliche Fehlbildungen? Ultraschall Med 19: 40–44
Rothman KJ, Moore LL, Singer MR, Nguyen US, Mannino S, Milunsky A (1995) Teratogenity of high Vitamin A intake. N Engl J Med 333: 1369–1373
Schulman J, Shaw G, Selvin S (1988) On „rates" of birth defects. Teratology 38: 427–429
Sever L, Lynberg MC, Edmonds LT (1993) The impact of congenital malformations on public health. Teratology 48:547–549
Shaw GM, Velie EM, Schaffer D (1996) Risk of neural tube defects – affected pregnancies among obese mothers. JAMA 275: 1093–1096
Shepard TH (1995) Catalog of Teratogenic Agents, 8th ed. Johns Hopkins University Press, Baltimore, MD
Skadberg BT, Morild I, Markestad T (1998) Abandoning prone sleeping: Effect on the risk of sudden infant death syndrome. J Pediatr 132: 340–3
Snow (1936) A reprint of papers with an introduction by W. H. Frost. the Commonwealth Foundation, New York
Stanley FJ (1992) Survival and cerebral palsy in low birthweight infants: implications for perinatal care. Paediatr Perinat Epidemiol 6: 298–310
Statistisches Bundesamt (Hrsg) (1996) Gesundheitswesen: Todesursachen in Deutschland 1995. Fachserie 12, Reihe 4. Metzler-Poeschel, Stuttgart, S 124–128
Topp M, Uldall P, Langhoff-Roos J (1997) Trend in cerebral palsy birth prevalence in eastern Denmark: birth-year period 1979–86. Paediatr Perinat Epidemiol 11: 451–460
Waller DM, Mills JL, Simpsion JL, Cunningham GC, Conley MR, Lassman MR, Rhoads GG (1993) Are obese woman at a higher risk for producing malformed offspring? Am J Obstet Gynecol 170: 541–548
Werler MM, Shapiro S, Mitchell AA (1993) Periconceptional folic acid exposure and risk of occurrent neural tube defects. JAMA 269: 1257–1261

14 Pädiatrische Sportmedizin

H. Hebestreit, B.-K. Jüngst

Die körperliche Aktivität ist für die Entwicklung des Kindes wichtig, stellt aber gleichzeitig auch Anforderungen an seinen Organismus. Nutzen und Risiken einer körperlichen Belastung müssen daher bei körperlichen Belastungen, insbesondere beim Schulsport (Pflicht) und Leistungssport (Hochleistung), abgewogen werden.

Entwicklung der körperlichen Leistungsfähigkeit und Belastbarkeit im Kindes- und Jugendalter

Die Leistung bei Ausdauerbelastungen (z.B. Langstreckenläufen) verbessert sich ungefähr bei Mädchen bis zum 14. Lebensjahr, bei Jungen bis zum 16. Lebensjahr. Ursache dieses Leistungsgewinns ist überwiegend eine Verbesserung der Bewegungsökonomie, die zum Teil durch die Zunahme der Körpergröße und damit der Schrittlänge erklärt wird. Außerdem nimmt die Muskelmasse bis zur Pubertät von ca. 40–42 % des Körpergewichts auf 45 % bei Mädchen bzw. auf 50 % bei Jungen zu. Anschließend kommt es bei den Mädchen, wohl aufgrund des steigenden Körperfettanteils, zu einem relativen Abfall der Muskelmasse zum Körpergewicht auf 40 %, während die Muskelmasse bei den Jungen eher zunimmt.

Auch die Leistungen bei *Kraft- und Schnellkraftbelastungen* (z.B. Sprints) nehmen im Verlaufe des Kindes- und Jugendalters zu, u.a. durch Veränderung der maximalen Bewegungsgeschwindigkeit. Diese ist bei Kindern erniedrigt durch eine langsamere Muskelerschlaffung nach einer Kontraktion und die bei Kindern zahlenmäßig verminderten schnellen glykolytischen Typ-II-Muskelfasern (die Leistung eines Muskels nimmt mit steigendem Anteil an Typ-II-Muskelfasern für Kraft- und Schnellkraftbelastungen zu).

Die *koordinativen Leistungen* wie Balancieren oder Einbeinstand verbessern sich ebenfalls ca. bis zum 10.–12. Lebensjahr. Anschließend kommt es nur noch zu einer geringfügigen Zunahme der koordinativen Leistungsfähigkeit.

Die geringere Leistungsfähigkeit von Kindern bei Anforderungen an die Ausdauer, die Kraft, die Schnellkraft und die Koordination bedeutet nicht, daß der kindliche Organismus bei körperlicher Belastung anfälliger reagiert als der erwachsene.

Zwei wichtige Systeme werden jedoch bei körperlicher Aktivität und Sport besonders beansprucht und sind im Kindesalter noch nicht voll leistungsfähig:

Das Binde- und Stützgewebe.

Die Wachstumsfugen der kindlichen Knochen sind um den Faktor 2–5 schwächer als das umgebende Kapselgewebe und die Bänder. Daher können bei Unfällen mit starken Scherkräften die Epiphysenfugen verletzt und so das weitere Wachstum der betroffenen Extremität beeinträchtigt werden. Ob eine repetitive Mikrotraumatisierung der Wachstumsfugen, z.B. durch extremes Ausdauertraining, ebenfalls zu einer Schädigung führen kann, ist bisher nicht belegt.

Die Temperaturregulation

Im Vergleich mit Erwachsenen geben Kinder überschüssige Körperwärme eher über Konvektion und weniger durch Verdunstung von Schweiß an die Umgebung ab. Bei besonders warmen Außentemperaturen sind Kinder daher nicht mehr in der Lage, die Körpertemperatur konstant zu halten, so daß sie ein erhöhtes Überwärmungsrisiko haben.

Nutzen körperlicher Aktivität im Kindes- und Jugendalter.

Viele Studien haben in den vergangenen Jahren die Vorteile von Sport und Bewegung im Kindes- und Jugendalter belegt. Die folgenden Übersichten zeigen, welche positiven Auswirkungen durch eine Steigerung der körperlichen Aktivität in diesem Alter erwartet werden können.

Positive Effekte einer hohen körperlichen Aktivität im Kindes- und Jugendalter

- Erhöhte körperliche Leistungsfähigkeit,
- niedrigerer Blutdruck,
- geringerer Körperfettgehalt,
- erhöhtes Selbstwertgefühl,
- effektiveres Lernen,
- schnellere Entwicklung des Sozialverhaltens,
- geringere Gewaltbereitschaft und weniger „asoziales Verhalten",
- geringeres Unfallrisiko.

Auswirkungen des Sports im Kindesalter auf das Erwachsenenalter

- Erhöhte körperliche Aktivität,
- erhöhte Knochendichte.

Auswirkungen des Sports auf Kinder mit chronischen Erkrankungen

- Bessere Gehfähigkeit bei Kindern mit Zerebralparese,
- niedrigerer Blutdruck bei Jugendlichen mit Hypertonie,
- möglicherweise geringere/später auftretende Folgeschäden bei Patienten mit Diabetes mellitus Typ I,
- wahrscheinlich längere Lebenserwartung bei Kindern mit Mukoviszidose.

Risiken von Sport im Kindes- und Jugendalter. Den erwähnten positiven Auswirkungen von Sport und körperlicher Aktivität im Kindes- und Jugendalter stehen erhöhte Risiken gegenüber. Diese werden in der folgenden Übersicht und Tabelle 14.1 aufgeführt.

Risiken von Sport im Kindes- und Jugendalter

- Tod (meist kardiale Ursachen, Häufigkeit ca. 1:200.000),
- Unfälle (Häufigkeit steigt im Jugendalter bis auf ca. 10 von 100 sporttreibenden Jugendlichen pro Jahr, meist Bagatellverletzungen, bei einigen Sportarten jedoch auch Todesfälle beschrieben),
- Überlastungsschäden (nur im Leistungssport, bei Trainingsfehlern oder bei prädisponierenden Fehlstellungen bzw. Normvarianten),
- psychische Probleme/Eßstörungen,
- Medikamentenmißbrauch.

Für die meisten der genannten Risiken gilt bei gesunden Kindern, daß sich Schäden erst bei einer hohen Belastungsintensität oder langen Belastungsdauer manifestieren. Mit Ausnahme akuter Verletzungen werden Sportschäden normalerweise nur im Leistungssport beobachtet. Bei chronisch kranken Kindern kann es jedoch bereits bei alltäglichen Belastungen zu Komplikationen kommen. Daher sollte besonders bei diesen Patienten den Risiken von Sport durch eine intensive Aufklärung über mögliche präventive bzw. akuttherapeutische Maßnahmen gezielt begegnet werden.

Sporttauglichkeitsuntersuchung einschließlich Interpretation

Eine wichtige Aufgabe des Arztes ist es, eine Gefährdung bereits vor einer sportlichen Aktivität zu erkennen und durch ein mehr oder weniger rigoroses Sportverbot oder Einschränkung bestimmter Belastungsformen zu verhindern.

Daher sollte bei allen Kindern und Jugendlichen, die Leistungssport betreiben wollen, eine Untersuchung zur Feststellung der Sporttauglichkeit im jährlichen bis zweijährlichen Abstand von einem Sportmediziner durchgeführt werden.

In vielen Sportarten ist eine solche Untersuchung von den Verbänden vorgeschrieben, um an Wettkämpfen teilnehmen zu dürfen. Da sich die meisten Kinder aber auch außerhalb des Leistungssports körperlich bis an ihre Leistungsgrenzen belasten, sollten die Bestandteile einer Sporttauglichkeitsuntersuchung bei jeder ärztlichen Untersuchung von Kindern und Jugendlichen Beachtung finden.

In Anbetracht der genannten positiven Aspekte von körperlicher Aktivität und Sport darf eine „(Teil-)Freistellung" vom Schulsport bzw. ein Sportverbot nur in wirklich gerechtfertigten Fällen ausgesprochen werden. Die folgenden Hinweise sollen helfen, Kinder oder Jugendliche mit erhöhter Gefährdung durch Sport zu erkennen.

Anamnese. Die Erhebung der Krankengeschichte folgt dem üblichen Schema. Gezielt muß jedoch nach Symptomen oder Beschwerden im Zusammenhang mit körperlicher Belastung wie Atemnot, Schmerzen oder eine rötlichen Verfärbung des Urins gefragt werden. Ein Leistungsknick, vermehrte Müdigkeit oder auch Gereiztheit kann Folge eines zu intensiven Trainings („Übertraining", „burn out") sein. Die Familienanamnese kann auf kardiale Krankheiten mit er-

Tabelle 14.1. Risiken von Sport bei chronisch kranken Kindern und Jugendlichen

Krankheitsbild	Risiko
Diabetes mellitus	Hypoglykämie während der Belastung und, weil oft im Schlaf, gefährliche Späthypoglykämien 6–15 Stunden nach anstrengender Belastung
Trisomie 21	Luxation im Atlantookzipitalgelenk
Arrhythmien	Exazerbation unter körperlicher Aktivität
Bland-White-Garland-Syndrom	Herzinfarkt, Arrhythmien
Aortenstenose, hypertrophe Kardiomyopathie	Blutdruckabfall unter Belastung, Myokardischämie
Muskelstoffwechselstörungen	Muskelzerfall, Crush-Niere
Asthma bronchiale	Auslösung eines Asthmaanfalls durch die Belastung. Bronchokonstriktion kann akut auftreten, ca. 30% der Patienten mit belastungsinduziertem Asthma können neben dem akuten Anfall zusätzlich 2–24 Stunden nach der Belastung einen Anfall erleiden

höhtem Risiko bei körperlicher Anstrengung wie z.B. die familiäre hypertrophe Kardiomyopathie oder das Marfansyndrom hinweisen.

Weiterhin ist die psychische Belastung des Sportlers und seiner Familie durch Sport und Schule zu erfragen. Insbesondere eine überzogene Erwartungshaltung der Eltern und des Trainers kann durch übermäßigen Leistungsdruck zu Konflikten führen. Umgekehrt kann sich auch eine uneingeschränkte Ablehnung des Leistungssports durch die Eltern belastend auswirken und im Zusammenhang mit weiteren Streßfaktoren wie Schulschwierigkeiten zu Leistungsabfall oder Krankheitsneigung führen.

Insbesondere bei Turnern und Ausdauersportlern beiderlei Geschlechts ist auf das Eßverhalten zu achten, da Eßstörungen bis hin zur Anorexia nervosa und Bulimia nervosa besonders in diesen Sportarten gehäuft beobachtet werden. Eine primäre oder sekundäre Amenorrhöe kann auf eine übermäßige sportliche Belastung bzw. eine kalorisch ungenügende Nahrungsaufnahme hinweisen.

Körperliche Untersuchung und Diagnostik. Die Sporttauglichkeitsuntersuchung erfordert nicht zwingend eine weiterführende apparative Diagnostik. Bei jedem sporttreibenden Kind bzw. Jugendlichen soll vor Beginn eines leistungsbezogenen Trainings jedoch einmal ein EKG abgeleitet werden. In den folgenden Übersichten sind die unbedingt notwendigen Untersuchungen aufgeführt.

Dringend notwendige Untersuchungsanteile

- Pädiatrisch/internistisch:
  - Tasten der peripheren Pulse,
  - Auskultation von Herz, Lunge und Gefäßen,
  - Blutdruckmessung,
  - Ausschluß einer Organomegalie,
  - orientierende Sehprüfung;
- orthopädisch (Erkennen von Fehlstellungen oder Fehlhaltungen im Bewegungsapparat, insbesondere):
  - Skoliose oder Krankheiten/Fehlbildungen der Wirbelsäule,
  - Beinlängendifferenzen,
  - Fehlstellungen der Extremitäten,
  - Einschränkungen der Gelenkbeweglichkeit (vor allem der ischiokruralen und Schultermuskulatur),
  - Überstreckbarkeit der Gelenke.

Indikationen für ein absolutes Sportverbot

- Akute, fieberhafte Infekte,
- akuter Asthmaanfall,
- akute Entgleisung einer Stoffwechselstörung (z.B. Diabetes mellitus),
- akute Myokarditis,
- aktives rheumatisches Fieber mit Karditis,
- unkontrollierte, schwere Hypertonie,
- manifeste Herzinsuffizienz,
- schwere pulmonale Hypertonie,
- hypertrophe Kardiomyopathie mit Synkopen in der Anamnese,
- schwere Aorten- oder Mitralstenose,
- andere, passagere Krankheiten mit deutlicher Beeinträchtigung des Allgemeinzustandes.

Weiterführende Untersuchungen. Bei Auffälligkeiten in der Anamnese oder der körperlichen Untersuchung folgt die weitere Abklärung nach den üblichen Richtlinien (siehe in den jeweiligen Organkapiteln).

Einschätzung der Belastbarkeit (Teil- oder Vollfreistellung vom Schulsport). Die Krankheitsbilder, bei denen ein absolutes Sportverbot erforderlich ist, sind in der Übersicht oben zusammengefaßt, während Tabelle 14.2 Empfehlungen zur Vorgehensweise bei passageren Zuständen mit möglicher Beeinträchtigung der Belastbarkeit enthält.

Am häufigsten werden Teil-/Vollfreistellungen für Krankheiten des Herz-Kreislaufs und der Atemwege ausgesprochen. Orientierende Empfehlungen werden daher in den Tabellen 14.3–6 angegeben. Jede derartige Beurteilung muß jedoch individuell gefällt werden und richtet sich nach dem Schweregrad der Erkrankung.

Eine abschließende Beratung ist unverzichtbarer Teil der Sporttauglichkeitsuntersuchung. Sie muß die folgenden Themen enthalten:

1. eine Stellungnahme zur Sporttauglichkeit mit Begründung der Beurteilung,
2. die ausführliche, individuelle Aufklärung über mögliche Risiken einer hohen körperlichen Aktivität oder der gewählten Sportart sowie möglicher präventiver Maßnahmen,
3. Hinweise auf einen gesunden Umgang mit Sport. Hier sollte auch die Einnahme von Mitteln wie Androgene angesprochen werden. Weiterhin sollte über die Gefahren einer kalorienreduzierten „Diät" aufgeklärt werden, die oft nicht leistungssteigernd, sondern leistungsschwächend wirkt. Es sollte auch auf Vitamin- oder Eiweißzusätze zur Nahrung eingegangen werden.

Belastungsuntersuchungen (Ergometrie)

Indikationen. Im Rahmen der Sporttauglichkeitsuntersuchung dienen Belastungsuntersuchungen der Bestimmung erstens der Leistungsfähigkeit und zweitens der Belastbarkeit (Einschätzung der Gefährdung durch vermutete oder bekannte Krankheiten). Mittels einer Ergometrie können bei Patienten mit Arrhythmien Aussagen zu deren Dignität gemacht und ggf. die antiarrhythmische Therapie überprüft werden. Bei Patienten mit Hypertonie kann ein überproportionaler Anstieg des Blutdrucks unter Belastung vor einer künftigen Gefährdung warnen. Durch eine körperliche Belastung kann bei Patienten mit Asthma nicht nur eine belastungsinduzierte Bronchokonstriktion diagnostiziert werden, es kann auch das Verhalten bei Sport geübt und die Wirksamkeit der prophylaktischen und therapeutischen Maßnahmen überprüft werden. Bei Kindern und Jugendlichen mit Mukoviszidose ist die Leistung in der Ergometrie ein prognostisches Kriterium für das Überleben während der folgenden 8 Jahre. Die ergometrische Messung der muskulären Leistungsfähigkeit bei Patienten mit Muskelkrankheiten oder neurogenen Bewegungsstörungen stellt ein objektives und reproduzierbares Maß für die muskuläre Beeinträchtigung dar. Nicht zuletzt kann eine Belastungsuntersuchung aber auch zeigen, daß belastungsinduzierte Symptome keine ernsthafte Ursache haben und dadurch die Angst von Patient und Eltern vor körperlicher Anstrengung mindern.

Kontraindikationen. Die im Abschnitt „Körperliche Untersuchung und Diagnostik" bereits vorgestellten Indikationen

Tabelle 14.2. Empfehlungen zum Verhalten bei Impfungen, Menses und fieberhaften Infekten

	Risiken	Konsequenzen
Impfungen	Bisher keine dokumentiert	Kein generelles Sportverbot, bei ausgeprägten lokalen Reaktionen oder Allgemeinsymptomen (Teil-)Freistellung für einige Tage bis 2 Wochen
Menses	In aller Regel keine	Kein Sportverbot, im Schwimmsport evtl. Freistellung aus hygienischen Gründen
Fieberhafte Infekte	Unterschiedlich, Gefahr der Karditis, pathologische Herz-Kreislauf-Reaktion, langsamere Gesundung	Kein Sport während fieberhafter Infekte, anschließend langsame Belastungssteigerung

Tabelle 14.3. Empfohlene Belastung für nichtoperationsbedürftige angeborene Herzfehler und andere Krankheiten des Kreislaufs

Vitium	Koordination	Flexibilität	Kraft	Schnelligkeit	Ausdauer
PDA	+++	+++	+++	+++	+++
ASD	+++	+++	+++	+++	+++
VSD	+++	+++	+++	+++	+++
PS	+++	+++	+++	+++	+++
AS	+++	+++	0	+	++
PA+AO-Insuffizienz	+++	+++	+	+	++
Orthostatische Dysregulation	+++	+++	+++	+++	+++
Rhythmusstörungen	+++	+++	+	+	+++

PDA persistierender Ductus arteriosus Botalli; *ASD* Vorhofseptumdefekt; *VSD* Ventrikelseptumdefekt; *PS* Pulmonalstenose; *AS* Aortenstenose; *PA+AO-Insuffizienz* Insuffizienz von Pulmonal- und Aortenklappe
+++ maximale Belastung möglich; ++ submaximale Belastung möglich, + nur leichte Belastung möglich; *0* keine sportliche Belastung erlaubt

Tabelle 14.4. Empfohlene Belastung für hämodynamisch wirksame, operationsbedürftige angeborene Herzfehler

Vitium	Koordination	Flexibilität	Kraft	Schnelligkeit	Ausdauer
PDA	+++	+++	+	+	++
ASD	+++	+++	+	+	++
VSD	+++	+++	0	+	++
PS	+++	+++	0	+	++
TOF	+++	+++	0	0	+
AS	+++	+++	0	0	0
PA+Ao-Insuffizienz	+++	+++	0	0	0

PDA persistierender Ductus arteriosus Botalli; *ASD* Vorhofseptumdefekt; *VSD* Ventrikelseptumdefekt; *PS* Pulmonalstenose; *TS* Fallotsche Tetralogie; *AS* Aortenstenose; *PA+AO-Insuffizienz* Insuffizienz von Pulmonal- und Aortenklappe
+++ maximale Belastung möglich; ++ submaximale Belastung möglich; + nur leichte Belastung möglich; *0* keine sportliche Belastung erlaubt

Tabelle 14.5. Empfohlene Belastung für erfolgreich operierte angeborene Herzfehler

Vitium	Koordination	Flexibilität	Kraft	Schnelligkeit	Ausdauer
PDA	+++	+++	+++	+++	+++
ASD	+++	+++	+++	+++	+++
VSD	+++	+++	+++	+++	+++
PS	+++	+++	+	++	+++
TOF	+++	+++	+	+	++
AS	+++	+++	0	0	++
PA+Ao-Insuffizienz	+++	+++	+	++	++

PDA persistierender Ductus arteriosus Botalli; *ASD* Vorhofseptumdefekt; *VSD* Ventrikelseptumdefekt; *PS* Pulmonalstenose; *TS* Fallotsche Tetralogie; *AS* Aortenstenose; *PA+AO-Insuffizienz* Insuffizienz von Pulmonal- und Aortenklappe
+++ maximale Belastung möglich; ++ submaximale Belastung möglich; + nur leichte Belastung möglich; *0* keine sportliche Belastung erlaubt

Krankheit	Koordination	Flexibilität	Kraft	Schnelligkeit	Ausdauer
Akute Krankheiten, akute Schübe folgender Krankheiten:	0	0	0	0	0
Asthma bronchiale	+++	+++	++, (+++)	++, (+++)	+, (+++)
Mukoviszidose	+++	+++	+, (++)	++, (+++)	+, (+++)
Lungentuberkulose	+++	+++	++	++	++
interstitielle Lungenkrankheiten	+++	+++	+	+	+
Lungenoperationen	+++	+++	+ bis ++[a]	+ bis ++[a]	+ bis ++[a]
Rezidive oder chronische (obstruktive) Bronchitis	+++	+++	++	++	++
Tumoren nach Therapieende	+++	+++	++	++	++

+++ maximale Belastung möglich; ++ submaximale Belastung möglich; + nur leichte Belastung möglich; *0* keine sportliche Belastung erlaubt

[a] Entsprechend der Grundkrankheit (Rücksprache Arzt).

Tabelle 14.6. Empfohlene Belastungen für leichte bis mittlere Schweregrade der Krankheiten im symptomfreien Intervall

für ein absolutes Sportverbot gelten auch für ergometrische Untersuchungen.

Kriterien zum Abbruch einer Ergometrie. Jede pathologische Reaktion des Herz-Kreislauf-Systems sollte zu einem sofortigen Ende der Belastungsuntersuchung führen. Die folgende Übersicht stellt einzelne Kriterien zum Belastungsabbruch zusammen.

Abbruchkriterien während der Ergometrie (nach Hebestreit et al. 1997)

- Versagen der Überwachungsgeräte;
- auffällige Blässe, Dyspnoe, Schwindel, Kopfschmerz oder Angina pectoris;
- horizontale oder deszendierende Senkungen der ST-Strecke im EKG von >0,2 mV (ohne Digitalis und bei normalem Ruhe-EKG);
- ST-Hebungen;
- zunehmende Zahl ventrikulärer Extrasystolen, insbesondere bei Couplets oder Salven;
- ein unphysiologisch schneller Anstieg der Herzfrequenz bzw. ein Abfall der Herzfrequenz;
- Vorhofflimmern und Vorhofflattern;
- Störungen der atrioventrikulären Überleitung oder intraventrikuläre Leitungsstörungen;
- unzureichender Blutdruckanstieg oder sogar Blutdruckabfall;
- Blutdruckanstieg über 250 mmHg systolisch bzw. wenn der Blutdruck den Meßbereich des Gerätes übersteigt.

Durchführung einer Ergometrie. Die genaue Beschreibung der Durchführung einer Ergometrie findet sich in der weiterführenden Literatur. Es ist jedoch kein Ergometer und kein Ergometrieprotokoll für alle Fragestellungen gleich gut geeignet. Zum Beispiel kann eine Bronchokonstriktion eher durch eine Laufbandbelastung als durch eine Fahrradergometrie provoziert werden. Hingegen läßt sich die Leistung eines Muskelkranken besser durch die Fahrradergometrie bestimmen. Wegen der geringeren Bewegungsartefakte während einer Fahrradergometrie kann der Blutdruck einfacher bestimmt werden. Weiterhin ist das Fahrradergometer preisgünstiger in der Anschaffung, weniger personalintensiv und einfacher zu handhaben als das Laufband.

Die Ergometrieprotokolle lassen sich in drei Gruppen einordnen:

1. Stufen- oder Rampenprotokolle dienen der Bestimmung der maximalen Leistung sowie ggf. der Messung von Puls, Blutdruck und Sauerstoffsättigung bei diskreten submaximalen Belastungsstufen. Weiterhin werden Stufenprotokolle aufgrund der immer wieder eintretenden „near steady state"-Bedingungen zur Untersuchung von Extrasystolien und zur Belastungsechokardiographie bevorzugt. Für diese Protokolle existieren Normwerte zur Beurteilung der Leistung, der maximalen Belastungszeit, der maximalen Sauerstoffaufnahme und der Herzfrequenz. Zum Teil gibt es auch Normalwerte für den Blutdruck unter maximaler Belastung.
2. Sprintprotokolle können zur Untersuchung der muskulären Leistungsfähigkeit bei Patienten mit Muskelkrankheiten oder Bewegungsstörungen eingesetzt werden. Hier hat sich vor allem der sog. Wingate-Test etabliert. (Definition: Nach einem standardisierten Aufwärmprogramm wird das Kind/der Jugendliche aufgefordert, auf einem drehzahlunabhängigen Fahrradergometer über 30 s so schnell wie möglich zu treten. Abhängig von Geschlecht, Körpergewicht und Trainingszustand wird ein so hoher Widerstand gewählt, daß eine möglichst maximale Leistung erbracht wird.)
3. Belastungen mit konstanter Intensität eignen sich z.B. zur Provokation einer belastungsinduzierten Bronchokonstriktion. Ein Abfall der forcierten Einsekundenkapazität von mehr als 15% nach der Belastung gilt als diagnostisch für eine „belastungsinduzierte Bronchokonstriktion".

Literatur

Bar-Or O (Hrsg) (1996) The Child and Adolescent Athlete. The Encyclopaedia of Sports Medicine. Blackwell Science, Oxford

Goldberg B (1995) Sports and Exercise for Children with Chronic Health Conditions. Human Kinetics, Champiagn

Hebestreit H, Lawrenz W, Zelger O, Kienast W, Jüngst B-K (1997) Ergometrie im Kindes- und Jugendalter. Monatsschr Kinderheilkd 145: 1326–1336

Inbar O, Bar-Or O, Skinner JS (1996) The Wingate Anaerobic Test. Human Kinetics, Champaign
Klimt F (1992) Sportmedizin im Kindes- und Jugendalter. Thieme Verlag, Stuttgart
Rowland T (Hrsg) (1993) Pediatric Laboratory Exercise Testing. Human Kinetics, Champaign
Washington RL, Bricker JT, Alpert BS et al. (1994) Guidelines for exercise testing in the pediatric age group. From the Committee on Atherosclerosis and Hypertension in Children, Council on Cardiovascular Disease in the Young, the American Heart Association. Circulation 90: 2166–2179

15 Umweltmedizin

K. E. von Mühlendahl

Definition. Krankheiten sind stets ein Resultat der Interaktion von Disposition und Umweltfaktoren. Bei der Phenylketonurie ist der endogene Faktor, bei einer Tibiafraktur meistens mehr die exogene Noxe von Bedeutung; bei dem Entstehen einer Meningitis halten sich beide ungefähr die Waage. Insofern ist die gesamte Pädiatrie Umweltmedizin. In den letzten 10 Jahren ist allerdings ein spezieller Aspekt der Umwelt besonders in den Blickpunkt von Ärzten und Patienten gekommen: die „Umweltkrankheiten" als Folge der Einwirkung von anthropogenen chemischen und physikalischen Noxen. Ideologische Voreingenommenheit spielt bei der Bewertung eine nicht unerhebliche Bedeutung. Den von der Öffentlichkeit, von Staat, Kommunen, Industrie zu verantwortenden Risiken wird ein besonders großes, vielfach überschätztes Gewicht beigemessen. Der Vergleich mit anderen Risiken des täglichen Lebens und mit selbst zu verantwortenden, eventuell auch auf eigene Kosten zu beseitigenden Gefährdungen wird häufig vernachlässigt.

Umweltmedizin ist kein einheitliches, sondern ein übergreifendes und dabei unscharf definiertes Fach. Mit Umweltmedizin kann gemeint sein:

a) die individualmedizinische Patientenbetreuung (Diagnostik, Beratung, sekundäre Prävention);
b) die primäre Prävention; sie wird vom öffentlichen Gesundheitsdienst, von Gewerbeaufsichtsämtern und von verschiedenerorts angesiedelten Umweltbehörden wahrgenommen;
c) ein gesellschaftliches Legat, für eine nachhaltige Entwicklung dieser Welt zu sorgen, so daß auch kommende Generationen nicht von anthropogen bedingten vermeidbaren Krankheiten bedroht werden.

Ausbildung. Es gibt einen Ausbildungsgang, der zur Führung der Zusatzbezeichnung „Umweltmedizin" berechtigt. Derart qualifizierte Ärzte können spezielle umweltmedizinische Leistungen erbringen oder veranlassen. Die Richtlinien und Regelungen hinsichtlich solcher Berechtigungen sind in Deutschland nur in einigen Regionen fixiert und nicht einheitlich. Von den Landesärztekammern ist eine 18monatige klinische und theoretische Ausbildung vorgeschrieben, die durch Kurse von 200 Stunden ergänzt werden muß.

Umweltmedizinische Praxis in Kinderkliniken und bei niedergelassenen Kinderärzten. Wichtige umweltmedizinische Noxen, die in den vergangenen Jahren für Schlagzeilen gesorgt haben, und die zum Teil tatsächlich eine Gefährdung für die Gesundheit von Kindern darstellen können (diese kursiv), sind nachfolgend in alphabetischer Reihenfolge aufgeführt:

Alkohol, Asbest, Benzol, *Blei*, *Dieselruß*, Dioxine, *Drogen*, elektromagnetische Felder, Formaldehyd, Furane, Hexachlorbenzol (HCB), *Hexachlorcyclohexan (HCH, Lindan)*, *Holzschutzmittel*, *Innenraumluft*, *Kadmium*, *Kupfer*, *Lärm*, *polychlorierte Binephenyle (PCB)*, *Pentachlorphenol (PCP)*, Phthalate, Pyrethroide, *Quecksilber*, *Radon*, *Schwebestäube*, *Schwefeldioxid*, *Stickoxide*, *Tabakrauch* und *Verkehr*.

Als Krankheiten muß man sich etwa mit dem Syndrom der multiplen Chemischen Sensitivität (MCS) und dem chronischen Müdigkeitssyndrom (CFS, „chronic fatigue syndrome"), idiopathischer, umweltbezogener Intoleranz (IEI, „idiopathic environemental intolerance") oder umweltbezogenem funktionellem Syndrom auseinandersetzen. Spezifischere Bezeichnungen wie „Amalgamschädigung", „Holzschutzmittelsyndrom" werden heute seltener gebraucht.

Der Kinderarzt hat die schwierige Aufgabe, sich mit Behauptungen, Klagen und den wirklichen Symptomen und Krankheiten auseinanderzusetzen und eine sorgfältige Differentialdiagnose zu betreiben. Oft ist sein Rat auch dann gefragt, wenn es etwa um den Umgang mit Asbestvorkommen in Schulen, mit Schadstoffen und Rückständen in Säuglingsnahrung und Muttermilch geht oder darum, ob Quecksilberamalgamfüllungen gelegt oder entfernt werden sollen.

Hier können wegen des erforderlichen großen Umfangs keine Details zu Noxen, Krankheitsbildern und praktischer Vorgehensweise ausgebreitet werden. Wohl aber werden die vorhandenen Informationsmöglichkeiten aufgezeigt für die nicht seltene Situation, in der Kinderärzte vor individualmedizinische „Umweltfragen" im oben definierten, engeren Sinn gestellt werden.

Vorgehen, Informationsmöglichkeiten für den nicht speziell umweltmedizinisch vorgebildeten Kinderarzt. Nach sorgfältiger Anamneseerhebung und klinischer Untersuchung sind allgemeingültige pädiatrische differentialdiagnostische Überlegungen anzustellen. Auch wenn eher ein psychologischer als ein somatischer Hintergrund Ursache für die Vorstellung zu sein scheint, ist es in dieser Phase oft nicht sinnvoll, auf diesen Aspekt abzuheben, da das häufig zu einem schnellen Vertrauensverlust führt. Es kann dann im weiteren sinnvoll sein, an einen Kinderarzt mit der Zusatzbezeichnung „Umweltmedizin" oder an eine umweltmedizinische Beratungsstelle weiterzuverweisen (in der Dokumentations- und Informationsstelle für Umweltfragen, DISU zu erfragen). Informationen zu Einzelstoffen oder Krankheitsbildern können bei der DISU eingeholt werden, die erforderlichenfalls auch den Zugang zu Experten vermittelt.

Information. Die in den letzten Jahren nur dezentral vorgehaltene und nicht leicht akzessiblen Informationen zu umweltmedizinischen Fragestellungen sind inzwischen hand- und lehrbuchmäßig zusammengefaßt. Auskünfte erhält man zudem bei Umweltmedizinischen Beratungsstellen (zu erfragen bei der Kinderumwelt). Ferner kann man Informationen bei den jeweils mit den anstehenden Problemen befaßten Stellen der Bundesoberbehörden (Bundesumweltamt, Bundesinstitut für gesetzlichen Verbraucherschutz und Veterinärmedizin) erhalten, oder bei der:

Kinderumwelt gGmbH (Deutsche Akademie für Kinderheilkunde und Jugendmedizin), Westerbreite 7, 49082 Osnabrück, Tel. 0541-97789-0, Fax 97789-05, e-mail motto@uminfo.de, oder bei Zugang über Modem oder Internet direkt in den Informationsforen der Kinderumwelt (www.kinderumwelt.de), wofür Zugangsberechtigung und Passwort erforderlich sind.

Literatur

Beyer A, Eis D (Hrsg) (1994) Praktische Umweltmedizin. Methoden, Klinik, Arbeitshilfen. Loseblattsammlung. Springer Verlag, Berlin Heidelberg New York

Böse-O'Reilly S, Kammerer S, Mersch-Sundermann V, Wilhelm M (2001) Leitfaden Umweltmedizin, 2. Aufl. Urban & Fischer, München

Mersch-Sundermann V (1999) Umweltmedizin. Thieme, Stuttgart

Mühlendahl von KE , Otto M, Schmidt S (Hrsg) (1992–1999) Kinderarzt und Umwelt. Jahrbücher 1991/92; 1993/94; 1995/96; 1997/99. Bosch Druck, Landau

Mühlendahl von KE , Otto M (1995) Kinderarzt und Umwelt. Jahrbuch 1995/96. Alete Wissenschaftlicher Dienst, München

Rom WN (1998) Environmental and occupational medicine, 3rd ed., Lippincott-Raven, Philadelphia

Seidel HJ (1998) Praxis der Umweltmedizin. Thieme, Stuttgart

Wichmann HE, Schlipköter HW, Fülgraff G (Hrsg) (1993) Handbuch der Umweltmedizin. Loseblattsammlung. Ecomed, Landsberg

16 Schadstoffwirkungen und respiratorische Morbidität

E. von Mutius

In der 2. Hälfte des letzten Jahrhunderts sind mögliche Folgen einer Schadstoffbelastung der Umwelt zunehmend in den Blickpunkt der medizinischen wie auch der öffentlichen Diskussion geraten. Mehrere schwere Smogepisoden in den USA 1930 und 1948 sowie 1952 in London, die zu einem Anstieg der Mortalität respiratorischer Krankheiten geführt haben, zeigen die mögliche Gefährdung weiter Schichten der Bevölkerung durch extrem hohe Luftschadstoffbelastungen auf. Obwohl seitdem die Schadstoffkonzentrationen aufgrund legislativer Schritte in Westeuropa, den USA, Kanada und anderen Industrienationen deutlich gesunken sind, ist die Besorgnis geblieben, daß Nebenprodukte der Industrialisierung, die durch Bautätigkeit, neuartige Industriezweige und vermehrte Verkehrsbelastung entstanden sind, in die Umwelt abgegeben werden und dadurch sowohl das ökologische Gleichgewicht stören als auch die menschliche Gesundheit, insbesondere von Kindern, gefährden. Dies hat zu einer regen Forschungstätigkeit geführt, wobei jedoch in den letzten Jahren zunehmend erkannt wurde, daß nicht nur eine Schadstoffbelastung der Außenluft von Bedeutung sein könnte, sondern daß die Lebensbedingungen in Innenräumen, in welchen sich die meisten Menschen zu 70–90 % ihrer Zeit aufhalten, eine mindestens genauso große Beachtung erhalten sollten. Insbesondere kommt der passiven Tabakrauchexposition die größte Bedeutung bei der Entstehung von Atemwegskrankheiten im Kindesalter zu. Die folgenden Abschnitte werden sich folglich zunächst mit der Bedeutung der Innenraumbelastung befassen, um dann die potentiellen Effekte anderer Schadstoffe in der Außenluft zu diskutieren.

Innenraumbelastung

Passivrauchexposition

Die Effekte des Passivrauchens auf den Atemwegstrakt von Kindern sind eingehend untersucht worden. Tabakrauch ist ein komplexes Gemisch aus verschiedenen Gasen und Partikeln. Mit der Zahl der Raucher, der Anzahl der gerauchten Zigaretten und geringem Lüften erhöhen sich die Konzentrationen von Stäuben, Nikotin, polizyklischen Kohlenwasserstoffen, CO, Stickstoffdioxid und vielen anderen Substanzen in Innenräumen. Unter anderem konnte gezeigt werden, daß in Wohnungen mit mindestens 2 starken Rauchern der amerikanische 24-Stunden-Grenzwert für Schwebstaub von 260 $\mu g/m^3$ überschritten wird.

Ein über viele unabhängige Studien konsistenter, schädlicher Effekt des Passivrauchens auf die respiratorische Gesundheit von Kindern ist nachgewiesen und in einem umfassenden Bericht an die amerikanische Umweltbehörde (Environmental Protection Agency) ausführlich beschrieben worden. Dieser kommt zum Schluß, daß ein kausaler Zusammenhang zwischen der Passivrauchexposition eines Kindes und dem Auftreten von Krankheiten des unteren Atemtrakts wie Bronchitiden und Pneumonien insbesondere im Säuglings- und Kleinkindalter besteht. Bei älteren Kindern konnte wiederholt eine geringe, aber statistisch signifikante Einbuße der Lungenfunktion passivrauchexponierter Kinder aufgezeigt werden. Auch findet sich ein kausaler Zusammenhang zwischen Passivrauchbelastung und Auslösung obstruktiver Beschwerden bei asthmakranken Kindern. Schließlich gibt es auch zahlreiche Hinweise darauf, daß die Passivrauchbelastung ein kausaler Faktor für die Neuentstehung von Asthma bronchiale im Kindesalter ist.

Mütterliches Rauchen

Die meisten Studien haben eine klare Dosis-Wirkungs-Beziehung zwischen steigender Zahl gerauchter Zigaretten und dem Risiko der Kinder aufgezeigt, Krankheiten des unteren Atemtrakts zu entwickeln. Daher erscheint es auch plausibel, daß die Effekte in der Regel stärker sind, wenn die Mutter raucht, als wenn der Vater raucht. Dies kann an einer stärkeren Exposition des Kindes durch den engeren Kontakt mit der Mutter liegen, oder daran, daß die meisten rauchenden Mütter bereits in der Schwangerschaft rauchten und so das schädigende Agens bereits in utero wirksam war.

Die Folgen mütterlichen Rauchens während der Schwangerschaft auf die Lungenfunktion Neugeborener wurde bei 80 Säuglingen kurz nach der Geburt (im Schnitt 4,2 Wochen später) untersucht. Die Rauchgewohnheiten der Mütter wurden sowohl mittels Fragebögen als auch mittels objektiver Parameter, nämlich der Nikotinkonzentration im Urin, bestimmt. Im Vergleich zu gesunden Kindern waren bei Säuglingen rauchender Mütter die forcierten exspiratorischen Flußwerte signifikant eingeschränkt. Da diese Lungenfunktionsmessungen kurz nach der Geburt stattfanden und für eine kurzzeitige Passivrauchexposition der Kinder in multivariaten statistischen Modellen adjustiert wurden, ist davon auszugehen, daß diese Einbußen tatsächlich die Auswirkung einer Rauchexposition in utero widerspiegeln, die zu einer Verringerung des Atemwegskalibers führen könnte. Diese schädigenden Effekte sind bis zum Alter von 18 Monaten nachgewiesen worden. Doch vieles spricht dafür, daß sie weitaus länger bestehen bleiben.

Der Zusammenhang zwischen mütterlichem Rauchen und nachfolgenden respiratorischen Krankheiten der Kinder ist ferner in einer großen prospektiven Geburtskohortenstudie in den USA untersucht worden. Wiederum wurden die Rauchgewohnheiten der Mütter mittels Fragebögen und Nikotinmessungen im Nabelschnurblut vorgenommen. Das Auftreten von obstruktiven Bronchitiden und anderen Krankheiten des unteren Atemtrakts wurden von Studienärzten sorgfältig dokumentiert. Im Vergleich zu Kindern nichtrauchender oder nur leicht rauchender Mütter war das Risiko, im 1. Lebensjahr Krankheiten des unteren Atemtrakts zu entwickeln, bei Kindern, deren Mütter stark, d.h. mehr als 20 Zigaretten am Tag rauchten, um das fast 2fache erhöht. Der Anteil der symptomatischen Kinder war größer, wenn die Mutter während der Schwangerschaft und danach stark rauchte, als wenn sie nur nach der Geburt rauchte (46,2 % vs. 36,4 %, $p < 0{,}03$). Auch erhöhte sich das Risiko, wenn das Kind zu Hause und nicht im Hort betreut wurde, was auf die Bedeutung modifizierender Einflußfaktoren, die die tatsächliche individuelle Tabakrauchexposition bestimmen, hinweist. Andererseits ist jedoch auch gezeigt worden, daß rauchende Betreuer in Kinderhorten oder Kindergärten auch das Risiko des Auftretens von Bronchitiden und Pneumonien in den ersten 3 Lebensjahren erhöhen. Das Rauchverhalten der Mutter war nicht nur mit der Entwicklung obstruktiver und nichtobstruktiver Bronchitiden assoziiert, sondern auch mit einem früheren Beginn der Symptomatik.

Passivrauchen und Asthma bronchiale

Es könnte vermutet werden, daß vorwiegend das Auftreten viral assoziierter obstruktiver Säuglingsbronchitiden durch eine Passivrauchexposition gefördert wird. Umfangreiche Geburtskohortenstudien haben aber aufgezeigt, daß auch das Risiko der Entstehung eines Asthma bronchiale dadurch erhöht wird. Kinder rauchender Mütter mit geringer Schulbildung hatten ein 2 1/2faches Risiko, im Alter von 6 Jahren ein Asthma aufzuweisen, als Kinder, deren Mütter in der Schwangerschaft und im ersten Lebensjahr nicht geraucht bzw. die eine bessere Schulbildung erhalten hatten. In einer britischen Geburtskohortenstudie, welche über 9.000 Kinder bis zum Alter von 10 Jahren nachverfolgte, fand sich eine Erhöhung des Risikos, eine obstruktive Bronchitis zu entwickeln, um 14 %, wenn die Mutter mindestens 4 Zigaretten pro Tag rauchte. Dieses Risiko stieg auf 49 % an, wenn die Mutter mehr als 14 Zigaretten pro Tag rauchte. In einer kürzlich publizierten südafrikanischen Studie an 7–9 Jahre alten Kindern fand sich bei Kindern rauchender Mütter in der Schwangerschaft ebenfalls ein um das 2fache erhöhte Risiko, Asthma zu entwickeln. Doch trug jedes weitere Haushaltsmitglied, das rauchte, zum Risiko bei, was darauf hindeutet, daß nicht nur die Passivrauchbelastung in utero, sondern auch die postpartale Passivrauchexposition einen schädigenden Effekt für die Entstehung obstruktiver Krankheiten hat.

Untersuchungen, die auch objektive Parameter, die eng mit Asthma assoziiert sind, wie die bronchiale Hyperreaktivität oder die atopische Sensibilisierung, gemessen haben, könnten zum Verständnis der Effekte des Passivrauchens weiter beitragen. In Italien wurden in einer Querschnittsstudie an über 1.200 Schulkindern die Auswirkungen der Passivrauchbelastung auf die bronchiale Reaktivität auf Methacholin untersucht. Bei Mädchen, nicht jedoch bei den Buben fand sich eine Dosis-Wirkungs-Beziehung mit der Anzahl der von der Mutter gerauchten Zigaretten. Dieser Effekt wurde verstärkt in Familien, in denen der Vater eine geringe Schulbildung aufwies und in denen viele Personen auf engem Raum zusammenlebten. In einer Freiburger Untersuchung war die Schwankung des „peak flow" mit mütterlichen Rauchgewohnheiten sowohl bei nichtatopischen asthmatischen als auch bei asymptomatischen Kindern assoziiert. In der Gruppe der atopischen Kinder fanden sich Hinweise, daß Mütter nach Auftreten der Beschwerden bei ihren Kindern ihre Rauchgewohnheiten änderten. Ein methodisches Problem, welches in einigen Studien die tatsächlichen Effekte der Passivrauchbelastung verschleiert haben könnte. Im Gegensatz zu den Studien, die einen Effekt der Passivrauchbelastung auf das Vorliegen einer bronchialen Hyperreaktivität aufzeigen, sind die Zusammenhänge mit der atopischen Sensibilisierung weniger deutlich und widersprüchlicher. Manche Untersucher berichteten über ein erhöhtes Gesamt-IgE, eine vermehrte Eosinophilie und eine verstärkte atopische Sensibilisierung, die andere Untersucher jedoch nicht reproduzieren konnten.

Luftschadstoffbelastung

Luftschadstoffe

Schwefeldioxid. Schwefeldioxid ist ein natürlicher Bestandteil fossiler Brennstoffe und wird daher durch verschiedenartige Verbrennungsprozesse in die Umwelt abgegeben. Da bei schwefeldioxidhaltigen Verbrennungsprozessen auch Partikel entstehen, sind die Schadstoffkonzentrationen von Stäuben und Schwefeldioxid häufig eng korreliert. Bis Ende der 60er Jahre wurde Schwefeldioxid meist von Schornsteinen mit relativ geringer Höhe ausgestoßen, was zu einer raschen Deposition von SO_2 am Boden mit nachfolgender chemischer Reaktion mit verschiedenen Substanzen geführt hat. Aufgrund verschiedener legislativer Initiativen wurden in den nachfolgenden Jahren höhere Schornsteine und Kamine gebaut, um die lokalen Schwefeldioxidkonzentrationen zu verringern. Dies führte jedoch dazu, daß Schwefeldioxid weniger durch Bodensubstanzen gebunden wurde, so daß die Emissionen größere Höhen erreichten und länger in der Luft verweilten. Wenn Schwefeldioxid sich dann in Flüssigkeiten auflöst oder an Partikel bindet, laufen verschiedene Oxidationsprozesse ab, die von der Konzentration und Mixtur der einzelnen Schadstoffe, von Temperatur und Sonnenlichtintensität und anderen Faktoren abhängen. Aus diesen Reaktionen entstammen saure Aerosole. In Gegenden, in denen Verkehrsemissionen den Hauptanteil der sauren Vorläufersubstanzen liefern, ist Nitrat ein wesentlicher Bestandteil der sauren Aerosole.

Stäube. Stäube bestehen aus einer komplexen Mischung organischer und anorganischer Substanzen verschiedener Größe. Stäube, die Verbrennungsprozessen entstammen, sind in der Regel saurer und kleiner und können daher leichter in die unteren Atemwege gelangen als Staubpartikel, die vom Straßen- oder Bodenstaub abstammen. Die Toxizität der Partikel variiert mit ihrer Größe und chemischen Zusammensetzung. Partikel mit einem Durchmesser unter 10 µm gelangen in die unteren Atemwege, wohingegen größere Partikel in den extrathorakalen Atemwegen deponiert werden. Innerhalb der einatembaren Partikel unterscheiden sich die feinen (<2,5 µm) von den ultrafeinen (<0,1 µm) Partikeln hinsichtlich ihrer physikochemischen Eigenschaften wie auch möglicherweise hinsichtlich ihrer Effekte. In letzter Zeit ist zudem viel diskutiert worden, ob der Partikelmasse oder der absoluten Anzahl der Partikel eine größere Rolle bei der Schadstoffwirkung zukommt.

Stickstoffdioxid. In der Außenluft entsteht Stickstoffdioxid vorwiegend durch Verbrennung fossiler Brennstoffe in Kraftwerken und Kraftfahrzeugen. Im Innenraum sind Stickoxide aber auch durch eigene Quellen wie dem Passivrauchen und dem Benutzen von offenen Gasflammen zum Kochen oder Heizen anzutreffen. Stickstoffdioxid ist ein stark oxidierendes Gas. Im Gegensatz zu den Konzentrationen des Schwefeldioxids, die in den letzten Jahrzehnten deutlich abgenommen haben, ist ein derartiger Trend für Stickstoffdioxid nicht zu bemerken.

Ozon. Ozon ist eine stark oxidierende Substanz, welche durch photochemische Reaktionen dann entsteht, wenn ultraviolettes Licht auf Vorläufersubstanzen wie NOx und polyzyklische Kohlenwasserstoffe trifft. Vom späten Frühjahr bis zum Frühherbst werden Stickstoffoxide, welche vorwiegend von Kraftfahrzeugen emittiert werden, bei Sonnenschein zu Ozon umgewandelt. In der Nähe vielbefahrener Straßen wird Ozon jedoch wieder durch NO, welches ebenfalls von Kraftfahrzeugen emittiert wird, abgebunden, so daß häufig die höchsten Ozonkonzentrationen in städtischen Vororten im Windgefälle großen Verkehrsaufkommens zu finden sind. Ozonkonzentrationen steigen typischerweise am Morgen, einige Stunden nach dem morgendlichen Stoßverkehr, an und erreichen die höchsten Werte am späten Nachmittag.

Auswirkungen der Luftschadstoffbelastung auf den Respirationstrakt des Kindes

Schwefeldioxid. Wenn eine Asthmakrankheit vorliegt, dann führt eine Belastung mit Schwefeldioxid unter leichter körperlicher Belastung zur Bronchialobstruktion, wie Klimakammerstudien eindrucksvoll belegen. Gesunde hingegen reagieren nicht. Wenn Asthmatiker kurzfristig einer Schwefeldioxidkonzentration von mindestens 0,25 ppm ausgesetzt werden, kann bei vielen Patienten ein Anstieg des Atemwegswiderstands (FEV_1) festgestellt werden. Eine Verringerung des FEV_1 stellt sich bei höheren Konzentrationen ab 0,4 ppm ein. Die Reaktion des Patienten tritt innerhalb von 2 Minuten ein. Sie steigert sich mit anhaltender Dauer der Exposition über die nächsten 10–30 Minuten, um dann ein Plateau zu erreichen, welches bestehen bleibt, solange die Exposition andauert. Nach Beendigung der Exposition ist die Reaktion innerhalb 1 Stunde verschwunden. Spätreaktionen sind mit ganz wenigen Ausnahmen nicht beobachtet worden. Die Beschwerden, die mit diesen Lungenfunktionsänderungen einhergehen, sind gewöhnlich mild und bestehen in stechenden Sensationen in der Nase, im unangenehmen Schwefelgeruch, in Halsbeschwerden, Atemnot und Giemen. Die durch Schwefeldioxid induzierte Bronchialobstruktion wie auch die begleitenden Beschwerden verschwinden rasch nach Gabe von β_2-Sympathomimetika.

Unter den in der natürlichen Umwelt vorkommenden Schwefeldioxidkonzentrationen konnte in epidemiologischen Untersuchungen jedoch kein Zusammenhang zwischen der SO_2-Konzentration und Krankenhauseinweisungen oder Notfallbehandlungen wegen akuter Asthmabeschwerden unter der Verringerung des „peak flow" bei Asthmatikern nachgewiesen werden. Die in Klimakammerstudien vorherrschenden künstlichen Bedingungen können somit keinesfalls auf reale Umweltbelastungen übertragen werden. Hingegen fanden sich Zusammenhänge mit der Konzentration an sauren Aerosolen und Sulfaten.

Viele Untersuchungen an Kleinkindern und Schulkindern legen die Vermutung nahe, daß eine vermehrte Exposition gegenüber Schwefeldioxid jedoch zu vermehrten Atemwegsbeschwerden wie Husten, Giemen oder Symptomen des oberen Atemtrakts führt. Das größte methodische Problem in epidemiologischen Studien liegt jedoch darin, die Effekte von Schwefeldioxid von denen einer Staubbelastung zu unterscheiden, da – wie bereits erwähnt – beide Schadstoffe oft in ähnlichen Konzentrationen vorliegen.

Es gibt kaum Hinweise dafür, daß eine vermehrte Schwefeldioxidbelastung zum Neuauftreten eines Asthma oder allergischer Krankheiten führt, wie die in den letzten Jahren durchgeführten Studien in Ost- und Westdeutschland deutlich belegen. In ehemals mit Schwefeldioxid und anderen Schadstoffen hochbelasteten Arealen der ehemaligen Deutschen Demokratischen Republik war die Prävalenz des Asthma bronchiale, der bronchialen Hyperreaktivität und der atopischen Sensibilisierung bei Kindern wie Erwachsenen signifikant niedriger als in westdeutschen Vergleichsregionen wie München oder Hamburg. Andere Umweltfaktoren scheinen also eine größere Rolle bei der Entstehung dieser Krankheiten zu spielen als die Luftschadstoffbelastung mit Schwefeldioxid oder Stäuben.

Feinstaub. Eine englische Studie fand erhöhte Raten von Atemwegskrankheiten bei Kindern, die in Gegenden mit hohen Schadstoffbelastungen durch SO_2 und Schwebstaub lebten. Eine Folgeuntersuchung dieser Kinder 4 Jahre nach Einführung eines Reinluftprogramms konnte einen deutlichen Rückgang der Luftschadstoffkonzentration, vor allem des Schwebstaubs, und zugleich einen Abfall der Häufigkeit von Atemwegskrankheiten bei Schulkindern nachweisen. Konzentrationen von SO_2 hatten in dieser Zeit nur geringfügig abgenommen. Die amerikanische Six-City-Study zeigte einen Zusammenhang zwischen Prävalenz der Bronchitis und des chronischen Hustens und einer Exposition gegenüber Schwebstaub auf. Das Risiko, eine Bronchitis oder einen chronischen Husten zu entwickeln, stieg auf das 2,3- bzw. 3,4fache innerhalb der beobachteten Konzentration von 43,1–80 $\mu g/m^3$ Gesamtschwebstaub. Dieser Anstieg war signifikant für die Konzentration von Feinstaub mit einem Durchmesser von weniger als 15 μm. Ähnliche Ergebnisse wurden in einer umfangreichen Schweizer Studie an über 4.000 Schulkindern gefunden. Es wurde jedoch kein Zusammenhang zwischen einer Exposition gegenüber Schwebstaub, NO_2 oder SO_2 und der Prävalenz von persistierenden, giemenden Atemgeräuschen („wheeze") oder Asthma beobachtet.

Bei manifesten Asthmatikern könnte eine Umweltbelastung mit lungengängigem Feinstaub sehr wohl zu einer Exzerbation der Krankheit beitragen. In Birmingham, England, fand sich ein statistisch signifikanter Zusammenhang zwischen Konzentration des „black smoke" und Krankenhausaufnahmeraten wegen Asthma während zweier Winterperioden. Der Effekt kann als ein 19%iger Anstieg der Aufnahmeraten pro Tag pro Anstieg der Staubkonzentration um 20 $\mu g/m^3$ zusammengefaßt werden. Ähnliche Befunde wurden in Seattle, USA, erhoben. Hier wurde das Risiko als ein 14%iger Anstieg der Asthmaaufnahmeraten pro Tag pro durchschnittlichem Anstieg der PM_{10}-Konzentration um 30 $\mu g/m^3$ über die letzten 4 Tage ausgedrückt. Die Zusammensetzung der Partikel könnte dabei von Bedeutung sein, da kanadische Forscher gezeigt haben, daß die Effekte für saure Aerosole (H^+, SO_4-) stärker waren als für Fein- und Schwebstaub. Klimakammerstudien sind mit Staubbelastungen bislang nicht durchgeführt worden.

Stickstoffdioxid. Bei Konzentrationen, wie sie üblicherweise in der natürlichen Umwelt vorkommen, konnte keine Wirkung einer Stickstoffdioxidbelastung auf die bronchiale Reaktivität gesunder Probanden aufgezeigt werden. Bei Patienten mit Asthma bronchiale haben verschiedene kontrollierte Studien unterschiedliche Resultate erbracht, so daß derzeit ein klares Verständnis der Wirkungen einer NO_2-Belastung auf die asthmatische Lunge fehlt.

Zwei kürzlich publizierte Studien deuten jedoch darauf hin, daß eine Exposition mit Stickstoffdioxid die bronchiale Reaktivität auf Allergenprovokation bei Patienten mit mildem Asthma bronchiale potenzieren kann. Zehn nichtrauchende Asthmatiker wurden mit 0,1 ppm bzw. 0,4 ppm NO_2 belastet und wurden unmittelbar danach mit Hausstaubmilbenextrakten bronchial provoziert. Der Ausgangs-FEV_1 war durch die NO_2-Belastung nicht erniedrigt, allerdings war die bronchiale Obstruktion nach Allergenprovokation in der mit 0,4 ppm NO_2 exponierten Gruppe deutlich stärker als in der nichtexponierten Gruppe. Ähnliche Reaktionen konnten nach Exposition mit einem Gemisch von 0,4 ppm NO_2 und 0,2 ppm SO_2 erzielt werden.

Ob die Luftschadstoffbelastung durch den Straßenverkehr einen meßbaren schädigenden Effekt auf die Gesundheit von Kindern hat, ist bisher nicht eindeutig geklärt. In Japan wurden bei Kindern, die in der Nähe einer vielbefahrenen Straße wohnten, doppelt soviel Atemwegsbeschwerden, wie z.B. Giemen und Infekte gefunden als bei Kindern, die weniger exponiert waren. Im Stadtbereich München wurde ein signifikanter Zusammenhang zwischen der Anzahl der passierenden Kraftfahrzeuge und diversen Atemwegsbeschwerden wie Infekten, Husten und Giemen sowie Einbußen der Lungenfunktion, insbesondere Einschränkungen der maximalen forcierten Expirationsraten gefunden. Kein Zusammenhang zeigte sich hingegen für das Auftreten von Asthma, Heuschnupfen, einer atopischen Sensibilisierung oder der bronchialen Hyperreaktivität, so daß die Effekte, die von der Verkehrsexposition herrühren, möglicherweise eher zu einer Irritation der Schleimhäute, aber nicht zur Induktion von Asthma und Allergien führen. Ungewöhnlich hohe NO_2-Konzentrationen in der Außenluft (0,423 ppm) traten 1991 im Rahmen einer Smogepisode in London auf, wobei SO_2 und Ozonkonzentrationen niedrig blieben. Nur ein sehr geringer Anstieg (3%) der stationären Asthmaaufnahmen war während dieser Smogepisode in den Krankenhäusern im Großraum London zu verzeichnen.

Ozon. Die Reaktion auf Ozon weist eine große interindividuelle Variabilität auf, selbst in homogenen Studienpopulationen, die aus sorgfältig ausgewählten gesunden Freiwilligen bestehen. Ungefähr 10–20% der Bevölkerung ist ozonempfindlich und wird nach Ozonexposition Einschränkungen der Lungenfunktion (FVC und FEV_1) entwickeln, wohingegen die restlichen Personen unempfindlich sind. Intraindividuell sind sowohl die vermehrten Atemwegsbeschwerden als auch die Lungenfunktionseinbußen weitestgehend reproduzierbar. Die Gründe, warum nur ein kleiner Teil der Bevölkerung auf eine Ozonbelastung reagiert, sind derzeit unbekannt. Es findet sich ferner bei den betroffenen Personen kein klarer Zusammenhang zwischen dem Ausmaß der Lungenfunktionseinbußen, dem Ausmaß der gesteigerten bronchialen Reaktivität und den verschiedenen Markern der Entzündungsreaktion in den Atemwegen. Allerdings ist wiederholt gezeigt worden, daß Raucher nicht auf Ozon reagieren. Atopische und asthmatische Personen reagieren auf Ozon ebenso sensibel wie gesunde Nichtraucher, jedoch zeigen sie im Gegensatz zur Exposition mit SO_2 oder NO_2 keine verstärkte Antwort auf die Ozonexposition. Bei allen ozonempfindlichen Personen gilt, daß Effekte erst dann gesehen werden, wenn die Probanden leichter bis mittlerer körperlicher Belastung unterworfen werden.

Um reale Umweltbedingungen zu simulieren, wurden verschiedene Studienprotokolle entwickelt, die Probanden über eine Dauer von 1–2 Stunden unterschiedlichen Ozonkonzentrationen aussetzten. Sie fanden in konsistenter Weise Einschränkungen der Lungenfunktion (FVC und FEV_1) unter ansteigenden Ozonkonzentrationen von 0,21–0,4 ppm. In einigen städtischen Bereichen bleiben Ozonwerte aber häufig über mehrere Stunden erhöht. Studienprotokolle, die eine längere Expositionsdauer von 6–8 Stunden unter körperlicher Belastung der Probanden verwendeten, fanden dann auch Effekte ab Konzentrationen um 0,08 ppm.

Einige Studien haben einen Anstieg der bronchialen Reaktivität auf Methacholin oder Histamin, nicht aber nach Laufbelastung nach einmaliger Exposition mit Ozon im Bereich von 0,12–0,6 ppm gezeigt. Wiederum fand sich kein Unterschied für die Induktion der bronchialen Reaktivität zwischen Gesunden und Asthmatikern. Bei den meisten Probanden war der Anstieg der Reaktivität am nächsten Tag wieder verschwunden, nur bei 2 Personen blieb die gesteigerte Reaktivität auch nach einer Woche noch nachweisbar. Allerdings zeigten die Resultate zweier weiterer Studien, daß Asthmatiker nach einmaliger Ozonbelastung mit einer gesteigerten bronchialen Reaktivität auf Allergenprovokation reagieren. Dies konnte in einer der Studien auch bei Probanden mit allergischer Rhinitis, wenn auch in geringerem Umfang, gezeigt werden.

In Los Angeles fiel auf, daß die Ozonempfindlichkeit der Probanden von der Jahreszeit abhing. Sie waren am Ende der Sommerzeit mit hohen Ozonwerten weniger sensibel als im Winter, wenn die Ozonbelastungen gering waren. Weitere Klimakammerstudien haben bestätigt, daß bei mehrmaliger Ozonexposition eine Toleranzinduktion oder Adaptation stattfindet. Mehrere Studien, die die Ozonbelastung über 4–5 Tage wiederholten, fanden, daß die stärksten Einbußen der FVC und des FEV_1 am 2. Belastungstag auftraten und daß diese Parameter am 5. Tag wieder zu ihrem Ausgangswert zurückgekehrt waren. Wenn keine weiteren Ozonbelastungen vorgenommen werden, bleibt dieses verminderte Ansprechen auf Ozon für die nächsten 4–7 Tage bestehen, um dann wieder auf seine Ausgangslage zurückzukehren.

Es ist unklar, ob die nach einmaliger Ozonbelastung gesteigerte bronchiale Reaktivität ebenfalls eine Adaptation aufweist. Verschiedene Studien, die relativ hohe Ozonkonzentrationen (0,4 ppm) wiederholt anwendeten, fanden widersprüchliche Resultate. Bei den meisten Probanden fand eine Restitutio ad integrum statt, nur in einer Untersuchung fand sich bei 11 von 17 untersuchten Probanden ein Weiterbestehen der gesteigerten bronchialen Reaktivität am 5. Tag der Exposition. Letztlich werden nur epidemiologische Untersuchungen die aus diesen Studien resultierenden Fragen, ob Ozon eine bronchiale Reaktivität langfristig bei Gesunden induzieren und somit das Neuauftreten eines Asthma bronchiale hervorrufen kann, beantworten können.

Andere Untersuchungen haben sich mit der Frage beschäftigt, ob eine vermehrte Ozonbelastung zu einer Exazerbation eines Asthma bronchiale führt. In Kanada wurden in den Sommermonaten positive Korrelationen mit der Ozonbelastung vom Vortag gefunden. Ein Anstieg der maximalen Einstunden-Ozonkonzentration um 0,05 ppm während der Monate Juli–August war mit einem signifikanten 8,3%igen Anstieg der Einweisungsrate für Asthma bronchiale bei Kindern assoziiert. Andere kanadische und amerikanische Studien haben diesen Zusammenhang zwischen Ozonbelastung und Einweisungen wegen Asthma bronchiale bestätigt.

Einige epidemiologische Untersuchungen an Kindern und Erwachsenen, die ihre Sommerferien in Ferienlagern verbrachten, fanden ähnliche Zusammenhänge wie die in den Klimakammerstudien beschriebenen. Auch in diesen Studien waren die wiederholten Ozonbelastungen der Außenluft mit Einschränkungen der Lungenfunktion assoziiert. Das Ausmaß dieser Einschränkungen war meist gering. In Mexiko-Stadt, wo die Ozongrenzwerte regelmäßig überschritten werden, wurden Schulkinder untersucht, die bei Ozonkonzentrationen der Außenluft von 0,15–0,36 ppm einer Laufbelastung unterzogen wurden. Obwohl diese Kinder zuvor im Alltagsleben hohen Ozonbelastungen ausgesetzt waren, reagierten sie dennoch in ähnlicher Weise mit Lungenfunktionseinbußen, wie in Klimakammerstudien gezeigt wurde. Allerdings waren diese Veränderungen nur passager und reversibel nach Abnahme der Ozonkonzentrationen. Die Langzeitbedeutung dieser Befunde bleibt folglich unklar.

Literatur

Health effects (1991) of atmospheric acids and their precursors. Report of the ATS Workshop on the Health Effects of Atmospheric Acids and Their Precursors. Am Rev Respir Dis 144: 464–467

Health effects (1996) of outdoor air pollution. Part 1. Am J Respir Crit Care Med 153: 3–50

Mutius E von (1997) Epidemiologie des Asthma bronchiale im Kindesalter. Pneumologie 51: 949–961

Mutius E von (1999) Air pollution and asthma. In: Bousquet J , Yssel H (eds) Series lung biology in health and diease. Immunotherapy in Asthma.Marcel Dekker, New York Basel, pp 497–534

Sandström T (1995) Respiratory effects of air pollutants: experimental studies in humans. Eur Respir J 8: 976–995

17 Mißhandlung, Mißbrauch und Vernachlässigung von Kindern

H. G. Lenard

Geschichte und Klassifikation

Die Geschichte der Tötung und Mißhandlung von Kindern aus rituellen oder kultischen Motiven ist so alt wie die überlieferte Geschichte der Menschheit. Die Tötung von Neugeborenen als Mittel der Familienplanung und Bevölkerungspolitik reicht bis in unsere Zeit; es gibt Anhaltspunkte dafür, daß die staatlich verordnete Beschränkung der Familien auf ein Kind in China zu einem biologisch nicht erklärbaren Geburtenüberschuß von Knaben geführt hat. Der Mißbrauch von Kindern als billige Arbeitskraft – eine typische Begleiterscheinung der frühen Industrialisierung – ist in vielen Entwicklungsländern noch immer ein aktuelles Problem, und auch in unseren Regionen trifft man Kinder, die zum Stehlen abgerichtet oder zum Betteln angehalten werden (man denke an die bettelnde „Pietà", bei der der Säugling, sicher nicht ohne medikamentöse Nachhilfe, immer schläft).

Nicht weniger aktuell sind die Bewaffnung und aktiver Einsatz von Kindern bei militärischen Aktionen.

Das den Eltern zuerkannte Recht, ihre Kinder nach Gutdünken, aber auch entsprechend der in der jeweiligen Gesellschaft herrschenden pädagogischen Überzeugungen zu erziehen und zu bestrafen, bedingte und bedingt noch Maßnahmen, die in unserer Zeit und unserem Kulturkreis als Mißhandlung zu klassifizieren sind. Als Folge dieser Situation konnten auch Mißhandlungen von Kindern innerhalb der Familie, die keineswegs erzieherische Absichten verfolgten, lange Zeit nicht wahrgenommen und noch weniger verhindert werden. Die Tatsache, daß eine öffentlich bekannte, chronische Mißhandlung eines Adoptivkindes behördlich nicht unterbunden werden konnte, führte 1874 in New York zur Gründung des ersten Kinderschutzbundes (Society for the Prevention of Cruelty to Children).

Die Mißhandlung und Tötung von Kindern galt lange Zeit als ausschließlich kriminologisches Problem, mit dem sich auf medizinischer Seite nur die Forensik beschäftigte. Erst nachdem Kempe 1962 unter dem absichtlich provokativen Begriff des Battered-child-Syndroms die typische klinische Symptomatik der körperlichen Mißhandlung von Säuglingen und Kleinkindern beschrieben hatte (Kempe et al. 1962), waren Kinderärzte in der Lage, Krankheitsbilder, die in der älteren Literatur vielfach präzise dargestellt waren (beispielsweise als Pachymeningiosis haemorrhagica externa), ätiologisch einzuordnen und entsprechend damit umzugehen.

Der sexuelle Mißbrauch hat, insbesondere in den Formen des Inzestes und der Pädophilie, eine gleichermaßen lange literarische und historische Vorgeschichte. Die damit verbundenen Risiken und Folgen für die körperliche und geistige Gesundheit der Betroffenen wurden, ebenso wie anamnestische und klinische Anhaltspunkte für die Diagnostik, erst in den letzten Jahrzehnten untersucht und erarbeitet. Eine erste zusammenfassende pädiatrische Darstellung erfolgte, wiederum von Kempe, 1978.

Zuletzt wurden Kinderärzte auf eine sehr spezielle Form der Mißhandlung aufmerksam, die nach Meadow (1977) als Münchhausen-by-proxy-Syndrom bezeichnet wird. Dabei werden von Pflegepersonen, zumeist Müttern, Symptome bei dem Kind entweder erfunden oder künstlich hervorgerufen, die zu unnötigen Untersuchungen und Behandlungen, zu vielfältigen Krankheitsbildern und schlimmstenfalls zum Tod führen können.

Die drei genannten Formen der Mißhandlung erscheinen ätiologisch, also bei Betrachtung des sozioökonomischen Umfeldes und der Psychopathologie der Täter, heterogen, und auch die körperlichen und emotionalen Folgeschäden des Kindes erlauben häufig eine klare diagnostische Zuordnung. Trotzdem ist darauf hinzuweisen, daß sich Symptome einer sexuellen Mißhandlung oder einer emotionalen und/oder körperlichen Vernachlässigung auch bei aktiv körperlich mißhandelten Kindern finden können (Abb. 17.1), daß andererseits emotionale Vernachlässigung in Verbindung mit sexuellem Mißbrauch vorkommt und daß schwere Verletzungen sowohl die Folge einer im Affekt ausgeführten körperlichen Mißhandlung als auch bewußt produziertes Symptom im Rahmen des Münchhausen-by-proxy-Syndroms sein können. Der Mißbrauch von Kindern

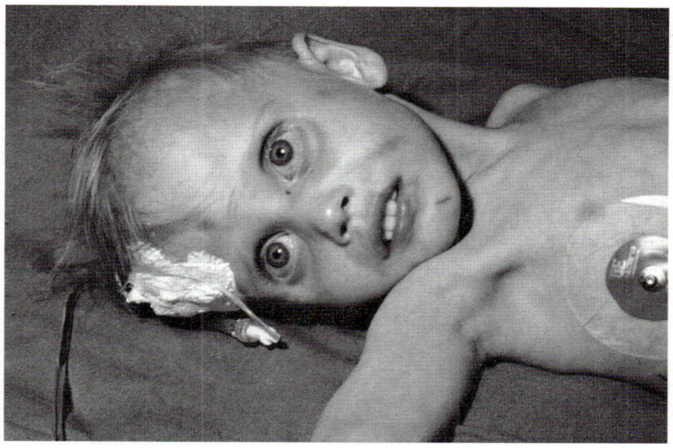

Abb. 17.1. Im Rahmen einer Vernachlässigung unterernährtes und geschlagenes Kind, 1 1/4 Jahr

zu fremdnützigen Zwecken, die physische und psychische Mißhandlung und die körperliche und emotionale Vernachlässigung sind eine Tragödie im Einzelfall und in ihrer Gesamtheit ein Problem von gesundheitspolitischer Dimension. Wenn man zur Kenntnis nimmt, wieviele neue und zunächst unglaubliche Varianten uns erst in den letzten Jahrzehnten bekannt und damit erkennbar geworden sind, ist anzunehmen, daß sich das Spektrum in der Zukunft noch erweitern wird. Die Zahl der Verdachtsfälle von Mißhandlung und Vernachlässigung bei Kindern unter 12 Jahren, die bei zentralen Einrichtungen des Kinderschutzes in den USA und Großbritannien gemeldet werden, liegt bei 45 auf 1.000 Kinder im Jahr; etwas mehr als die Hälfte bestätigen sich bei kritischer Überprüfung.

Das „Battered-child- Syndrom"

Diese Bezeichnung, die heute oft auch durch den neutralen Terminus „non-accidental injury" ersetzt wird, beschreibt die aktive körperliche Mißhandlung von Kindern, die vor allem bei Säuglingen und Kleinkindern zu schweren Schädigungen und zu diagnostischen Problemen führt. Natürlich können auch ältere Kinder mißhandelt werden, aber zum einem sind deren Verletzungen zumeist weniger schwer, zum anderen macht die Diagnostik in einem Alter, in dem der Patient mit anderen Erwachsenen zusammenkommt und selbst Auskunft geben kann, kaum Probleme. Anders als die Eltern und Schulmeister des 19. und frühen 20. Jahrhunderts würden wir heute jede Form der Prügelstrafe als unangemessen betrachten. Aus medizinischer Sicht ist es aber zweckmäßig, sich der Definition Kempes zu bedienen: „Kindesmißhandlung ist der Unterschied zwischen einem Klaps auf den Po und einem Faustschlag ins Gesicht".

Häufigkeit. Aufgrund unterschiedlicher Definitionen und unterschiedlicher Erhebungsmethoden kommen epidemiologische Studien zu divergierenden Ergebnissen. Die polizeilichen Statistiken sind wenig brauchbar, da sie naturgemäß mit einer besonders großen Dunkelziffer behaftet sind. Vorsichtige und verläßliche Schätzungen nehmen eine Prävalenz von bis zu 5 Fällen von schwerer körperlicher Kindesmißhandlung auf 1.000 Geburten im Jahr an, die überwiegend Kinder unter 4 Jahren betreffen und die mit einer Mortalität von bis zu 10 % einhergehen. Nach entsprechenden Statistiken sind bis zu 10% aller „Unfälle" bei Kindern unter 5 Jahren nichtakzidentell, 50% aller Frakturen bei Kindern im ersten Lebensjahr und 15% aller Verbrennungen und Verbrühungen dieser Altersgruppe auf Mißhandlung zurückzuführen.

Symptomatologie. Bei der aktiven Mißhandlung weisen Hautveränderungen oft zuerst auf die Diagnose hin. Neben Narben und Wunden, Brand- oder Bißverletzungen (zwar beißen auch Geschwister, aber der Zahnstatus erlaubt eine Differenzierung) findet man vor allem Striemen und Hämatome. Gelegentlich erlaubt das Muster der Hautläsion Rückschlüsse auf Geräte, die neben der Hand zur Malträtierung des Kindes benutzt wurden. Verletzungen an Lippen, Gaumen und besonders am Zungenbändchen finden sich nach forcierten Fütterungsversuchen. Die Farbe von Hämatomen erlaubt ungefähre Rückschlüsse auf ihren Entstehungszeitpunkt. Abgesehen von der typischen Brandmarke einer Zigarette sind Brandverletzungen am Gesäß (Herdplatte) oder strumpfförmig an beiden Füßen (heißes Bad) fast pathognomonisch für eine nicht unfallbedingte Verbrennung. Wichtig ist immer die Überprüfung der Frage, ob die Lokalisation der Verbrennung oder Verbrühung mit dem berichteten Unfallhergang in Übereinstimmung zu bringen ist (Abb. 17.2a,b).

a
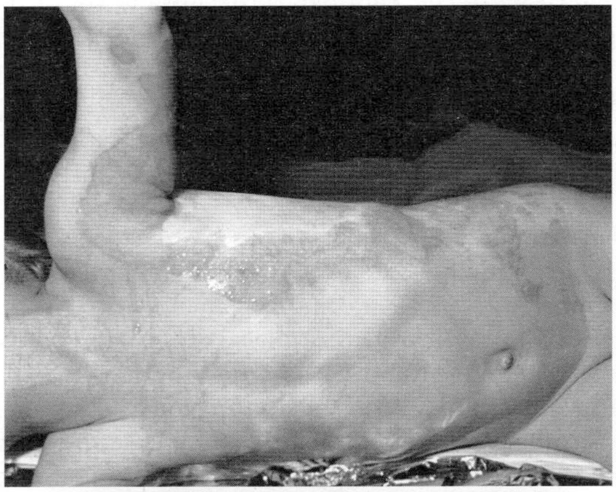

b
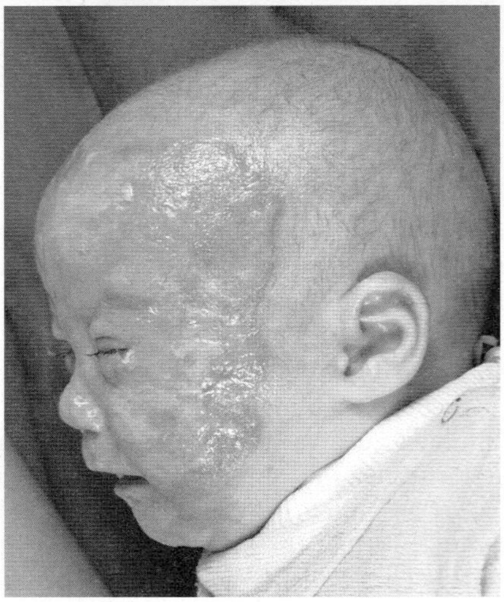

Abb. 17.2.a Akzidentelle Verbrühung (Griff nach einem auf dem Tisch stehenden Topf), **b** nichtakzidentelle Verbrühung (Eintauchen des Gesichtes in heißes Wasser)

Diagnostisch wichtig und oft richtungweisend sind *Schäden am Skelett*, besonders an den Extremitäten, den Rippen, am Schädel, aber auch an Becken und Schulterblatt. Sie entstehen durch Schläge, durch Aufschlagen des Kindes, durch groben Zugriff mit Distorsion oder durch Schleudern an einer Extremität. Radiologisch typisch sind subperiostale Verkalkungen in der Folge von Abscheren des Periosts mit nachfolgender subperiostaler Blutung (Abb. 17.3) und Absprengungen am Rande der Metaphysen (Abb. 17.4). Bei

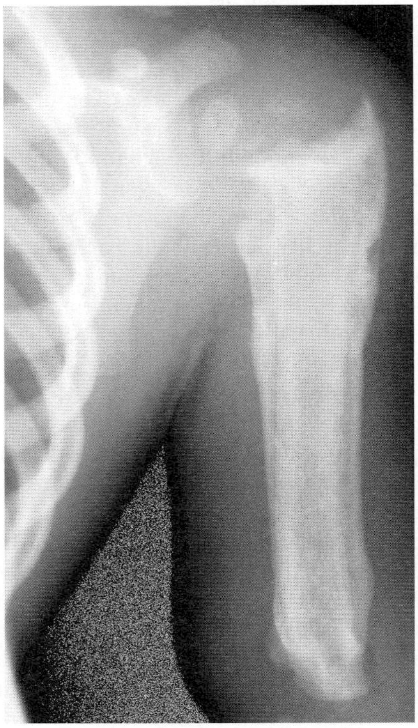

Abb. 17.3. Subperiostale Verkalkung nach Blutung am Humerus

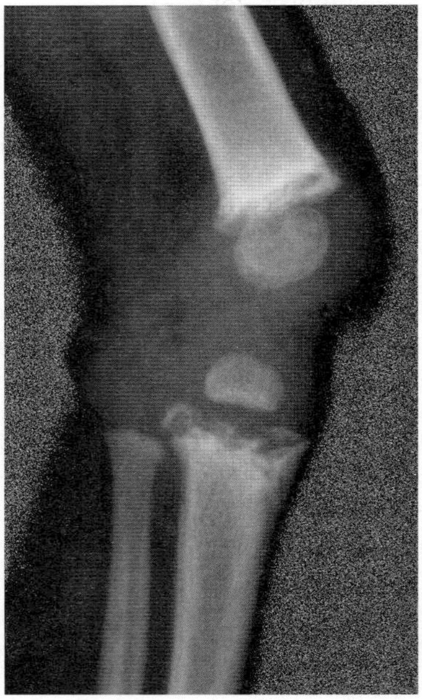

Abb. 17.4. Absprengung und Destruktion des Knochens an den Metaphysen des distalen Femur und der proximalen Tibia

Frakturen der langen Röhrenknochen ist vor allem dann an eine Mißhandlung zu denken, wenn diese spiralförmig verlaufen. Bei Schädelfrakturen ist darauf zu achten, ob das angegebene Trauma adäquat für das Ausmaß der Fraktur sein kann.

Bei Verdacht auf körperliche Mißhandlung ist immer eine Untersuchung des Skelettsystems erforderlich. Dieses „Screening" erfolgt beim Säugling radiologisch, beim älteren Kind wegen der geringeren Strahlenbelastung zunächst szintigraphisch. Da Schädelfrakturen im Szintigramm schlecht darstellbar sind, ist eine Röntgenaufnahme des Schädels immer indiziert.Diagnostisch hinweisend sind in der Anamnese nicht erwähnte und nachträglich nur unzureichend erklärte Frakturen, insbesondere wenn diese unterschiedlichen Alters sind.

Besonders gefährdet sind junge Kinder durch mißhandlungsbedingte *Schädel-Hirn-Traumen*. Schläge auf den Kopf oder ein Aufschlagen des Schädels können Frakturen, Kontusionen und intrazerebrale Blutungen verursachen. Besonders häufig und typisch sind subdurale Hämatome, die durch kräftiges Schütteln mit dadurch bedingter Zerreißung von Brückenvenen entstehen. Die Kombination eines subduralen Hämatoms mit den beschriebenen Knochenveränderungen und/oder typischen Hautveränderungen kann als pathognomonisch für eine Kindesmißhandlung angesehen werden. Fehlen Haut- oder Knochenläsionen, ist ein subdurales Hämatom in Verbindung mit retinalen Blutungen zumindest dann hochverdächtig, wenn ein adäquates Trauma nicht berichtet werden kann, wie beispielsweise Schütteln eines Kindes durch die erschreckten Eltern, das bei einer Apnoe – sei es bei Verschlucken, Husten oder einem Anfall – zyanotisch wurde. Da sich die retinalen Blutungen rasch zurückbilden, gehört die initiale Untersuchung durch einen erfahrenen Augenarzt zur diagnostischen Routine bei Mißhandlungsverdacht.

Stumpfe Bauchtraumen sind seltener, aber nicht weniger gefährlich. Leber- oder Milzrupturen sowie mesenteriale und intestinale Blutungen können eintreten, ohne daß äußere Verletzungen am Abdomen sichtbar sind. In Einzelfällen wurden Nierenverletzungen, ein Chylaskos und Pseudozysten des Pankreas als Mißhandlungsfolgen beschrieben. Eine sonographische Untersuchung des Abdomens ist nicht nur bei entsprechender klinischer Symptomatik zu empfehlen.

Chronisch mißhandelte Kinder zeigen oft ein typisches *psychopathologisches Bild* in Form einer ernsten und ängstlichen Wachsamkeit („frozen watchfulness") gegenüber Erwachsenen, manchmal nur gegen solche eines bestimmten Geschlechtes, von denen sie aufgrund ihrer Erfahrung nichts Gutes erwarten (Abb. 17.5).

Derzeit unbekannt sind Folgeschäden von Attacken gegen ein ungeborenes Kind („*fetal abuse*"). Nach einer Publikation von Condon (1987) geben 8% aller Mütter und 4% der Väter das gelegentliche Verlangen zu, dem ungeborenen Kind etwas anzutun, so daß anzunehmen ist, daß in Einzelfällen dem Verlangen auch die Tat folgt. Da vor allem zerebrale Residualschäden nach einem Unfall der Mutter während der Schwangerschaft bekannt sind, kann man keineswegs sicher sein, daß Schläge auf den Fetus durch die Mutter oder Schläge gegen eine Schwangere immer folgenlos bleiben.

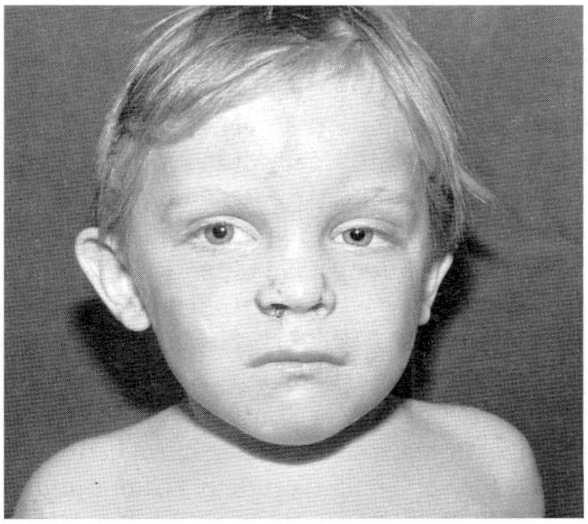

Abb. 17.5. Ernster, ängstlicher Gesichtsausdruck eines chronisch mißhandelten Kindes („frozen watchfulness")

Die nachteiligen Folgen eines Fehlverhaltens der Mutter während der Schwangerschaft für das Kind – Alkohol, Drogen, Nikotin – sind wohlbekannt. In ausgeprägter Form kann man sie durchaus als „fetale Vernachlässigung" qualifizieren. Die Frage, ob ein solches Verhalten juristische Ansprüche des Kindes gegen seine Mutter rechtfertigt, wird diskutiert, ist derzeit allerdings noch ein theoretisch-juristisches Problem.

Differentialdiagnose. Hämatologische und hämostaseologische Untersuchungen sind erforderlich, bevor man bei Hämatomen oder Blutungen einen Mißhandlungsverdacht äußert. Weitere Laboruntersuchungen können zum einen zusätzliche Pflegeschäden aufdecken (Eisenmangel, Rachitis), aber auch organische Krankheiten ausschließen, die eine vermehrte Knochenbrüchigkeit oder eine erhöhte Infektneigung bedingen. Knochenveränderungen bei Leukämien können initial den Verdacht auf eine Mißhandlung aufkommen lassen. Die Osteogenesis imperfecta ist eine wichtige Differentialdiganose bei rezidivierenden Frakturen unklarer Ursache. Vorwiegend metaphysär lokalisierte Skelettdysplasien und gelegentlich auch Normvarianten können mit Mißhandlungsfolgen verwechselt werden.

Da bei der Glutaracidurie Typ I subdurale Hämatome oder Hygrome, auch in Kombination mit retinalen Blutungen, auftreten können, die von einer Mißhandlungsfolge schwer zu unterscheiden sind, empfiehlt sich der Ausschluß dieser Stoffwechselkrankheit bei entsprechender Symptomatik ungeklärter Ätiologie. Petechien im Gesicht können auf eine artifizielle Atemwegsobstruktion hinweisen, aber auch die natürliche Folge von Pressen oder Husten sein. Mongolenflecke, auch an atypischer Stelle, oder Hämangiome sollten unschwer von Hämatomen zu unterscheiden sein.

Ätiologie. Grundsätzlich kann die körperliche Kindesmißhandlung in allen sozialen Gruppierungen vorkommen. Sozioökonomische Probleme (finanzielle Schwierigkeiten, beengte Wohnverhältnisse, häufige Schwangerschaften, Arbeitslosigkeit, soziale Isolierung) spielen als erschwerende und auslösende Faktoren sicher eine Rolle. Die grundsätzlichen Probleme liegen jedoch immer in der Persönlichkeit des Täters, in seinem Verhältnis zum Kind sowie oft auch im Zustand und Verhalten des Kindes selbst. Täter sind meistens die Eltern oder Pflegeeltern, unter unseren gesellschaftlichen Bedingungen häufiger die Mütter als die Väter, seltener der „Freund" der Mutter oder ein Babysitter. Eine aggressiv-psychopathische Persönlichkeitsstruktur, oft in Verbindung mit Alkohol oder Drogen, ist für einen kleinen Teil der Mißhandlungsfälle verantwortlich zu machen. Mißhandelnde Mütter werden häufig als kontaktschwach, zwanghaft und eher ängstlich beschrieben; manchmal wurden oder werden sie selbst körperlich oder sexuell mißhandelt. Die betroffenen Kinder können erwünscht oder sogar ersehnt sein, aber sie sind es in der unrealistischen Erwartung, daß sie ausschließlich Freude bereiten und für die angebotene Liebe ständig dankbar sein werden. Die Beobachtung, daß Adoptivkinder keineswegs seltener als natürliche mißhandelt werden, mag in einer solch übersteigerten Erwartungshaltung nach vergeblichem Kinderwunsch begründet sein. Wenn diese Erwartung enttäuscht wird, weil das Kind häufig ohne ersichtlichen Grund schreit, nicht essen will oder die Nahrung erbricht, kann es zu einem krisenhaften Zustand mit Mißhandlungsfolge kommen. Zerebralgeschädigte oder schwer verhaltensgestörte Kinder, denen die normalerweise als Auslöser von Elternliebe dienenden Verhaltensmuster fehlen, sind besonders gefährdet, und so gibt es Kinder, die konsekutiv in mehreren Pflegefamilien mißhandelt werden. Eine deutliche Bindungsstörung zwischen mißhandelnder Pflegeperson und betroffenem Kind läßt sich häufig feststellen. Diese ist bei Stiefeltern oder solchen, die es werden wollen, leichter anzunehmen und zu erkennen als in Situationen, in denen der Vater einen anderen Erzeuger vermutet oder die Mutter ihre Aggression gegen den Erzeuger gegen das Kind wendet. Zumindest bei ungünstigen Voraussetzungen ist anzunehmen, daß eine längerdauernde Unterbrechung des Eltern-Kind-Kontaktes in der ersten Lebenszeit eine anhaltende Bindungsstörung verursachen kann.

Biologisch ist die Feststellung von Interesse, daß auch verhaltensgestörte Primaten ihre Jungen, vor allem wenn diese sich ebenfalls nicht adäquat verhalten, in einer Form schlagen, schütteln oder schleudern, die uns bekannt erscheint. Viele normale Mütter und Väter können sich an Situationen erinnern, in denen sie, durch ihren wohlversorgten aber trotzdem anhaltend brüllenden Säugling entnervt, mit gebeugten Armen und geballten Fäusten an das Bettchen getreten sind und vielleicht sogar gesagt haben: „Ich könnte dich an die Wand werfen". Der nächste Schritt, bei dem man das Kind aus dem Bett nimmt und schüttelt, unterbleibt im Normalfall; der abnorme Fall, in dem bei fehlender intellektueller und emotionaler Sicherung Schütteln und Schlagen folgen, ist bis zu einem gewissen Grad zu verstehen, wenn man das beschriebene initiale Verhaltensmuster als ein auch dem Homo sapiens angeborenes betrachtet. Daß bei der Maus Störungen im Pflegeverhalten durch Mutationen eines in der präoptischen Region des Hypothalamus vorhandenen und durch Umgebungseinflüsse aktivierten Gens der FOS-Gruppe verursacht werden können, ist eine interessante Beobachtung, deren Relevanz für höhere Säugetiere allerdings erst noch belegt werden muß.

Prävention und Behandlung. Prophylaktisch ist es wichtig, Situationen zu erkennen, in denen eine Mißhandlung geschehen kann. Geringes Interesse der Eltern an einem kranken Säugling, manifestiert durch seltene Besuche, können eine Risikosituation anzeigen. Häufige Klagen einer Mutter in der Sprechstunde über angebliche somatische Probleme des Kindes, für die sich eine objektive Ursache nicht finden läßt, können auf eine Überforderung der Mutter hinweisen und ein Hilfsersuchen darstellen. Die Versicherung, daß das Kind gesund sei, ist hier nicht ausreichend und wiederholte stationäre Aufnahmen des Kindes können die Situation insofern verschlimmern, als sie der Mutter das Gefühl der Unfähigkeit geben und ihre Beziehung zu dem Kind weiter stören. Besser ist, der Mutter durch Gespräche, durch Einschaltung anderer Familienmitglieder oder der Sozialfürsorge Hilfe zu geben.

Bei stattgefundener Mißhandlung ist die Frage des weiteren Vorgehens für den Arzt oft schwierig. Die Eltern genießen in diesem Fall nicht das Vorrecht der Schweigepflicht, die dem Arzt die Bekanntgabe eines Verdachtes verbieten würde, da das „überwertige Interesse" des gefährdeten Kindes den Vorzug hat. Ziel kann nicht eine strafrechtliche Verfolgung des Täters sein, die erfahrungsgemäß die Rezidivgefahr nicht mindert, sondern es muß vielmehr in einer Rekonstruktion einer normalen Eltern-Kind-Beziehung in risikoarmer Umgebung bestehen. Dies mag in Einzelfällen durch Bemühungen einer klinischen Arbeitsgruppe (Arzt, Psychologe, Sozialarbeiter) oder, so vorhanden, eines „Kinderschutzzentrums" gelingen. Im Hinblick auf das hohe Rezidivrisiko sind in der Regel die Einschaltung einer amtlichen Stelle, die mit diesem Problem vertraut ist (Jugendamt oder Kriminalpolizei) und eine zumindest vorübergehende Entfernung des Kindes aus dem gestörten Milieu der sicherere Weg.

Vernachlässigung und Verwahrlosung

Symptomatologie. Vernachlässigung und Verwahrlosung haben naturgemäß bei Säuglingen und Kleinkindern, die noch vollständig von den Eltern abhängig sind, die schwersten Konsequenzen. Die Kinder sind untergewichtig und häufig auch zu klein. Offenbar können schwere emotionale Mangelzustände auch unabhängig von der Qualität der Ernährung die Produktion von Wachstumshormon ungünstig beeinflussen und einen sog. „emotionalen Zwergwuchs" bewirken. An der Haut finden sich neben optischen und olfaktorischen Folgen eines ungenügenden Gebrauchs von Reinigungsmitteln Infektionen durch Pilze und/oder Bakterien. Ein platter Hinterkopf mit abgescheuerten Haaren zeigt, daß das Kind fast ständig und ausschließlich auf dem Rücken liegt. Da die Eltern solcher Kinder Vorsorgeuntersuchungen und prophylaktische Maßnahmen nicht oder nicht sorgfältig wahrnehmen, ist auf entsprechende Mangelzustände (Vitaminmangel, insbesondere Rachitis, oder Anämie) zu achten. Die allgemeine psychomotorische Entwicklung dieser Kinder ist oft verzögert und die altersentsprechende soziale Reaktivität kann durch ein ängstliches, abwehrendes, zurückgezogenes Verhalten ersetzt sein. Zeichen einer aktiven körperlichen Mißhandlung finden sich bei vernachlässigten Kindern gelegentlich, aber keineswegs regelhaft.

Bei *Vorschulkindern*, die mit anderen Erwachsenen zusammenkommen und zumindest im Kindergarten ausreichend zu essen bekommen, treten Defizite der psychosozialen Entwicklung und des Verhaltens in den Vordergrund.

Neben den Zeichen einer mangelnden Sorge für Körperpflege (auch der Zähne) und Kleidung sind bei *Schulkindern* Lernstörungen, mangelndes Selbstbewußtsein, Störungen im sozialen Umgang mit Gleichaltrigen und mit Erwachsenen sowie Verhaltensauffälligkeiten und psychosomatische Beschwerden Konsequenzen einer mangelnden elterlichen Fürsorge und Zuneigung.

Diagnose. Die Diagnose einer mangelnden Pflege eines Säuglings oder Kleinkindes ist unschwer zu stellen. Die Ursache für eine Gedeih- und Wachstumsstörung erfordert eine gründliche klinische Untersuchung, die nicht nur den Ausschluß organischer Störungen, sondern auch die Beobachtung der Gewichtsentwicklung unter adäquater Ernährung ermöglicht. In dieser Situation zeigen chronisch unterernährte Kinder manchmal einen ausgeprägten Heißhunger, der in Einzelfällen initial Probleme in Form einer Magendilatation verursacht. Bei unzureichendem therapeutischen Ansprechen infektiöser Hautveränderungen ist ein Immundefekt auszuschließen.

Der Nachweis einer emotionalen Ursache für Entwicklungs- und Verhaltensstörungen geht um so mehr in die Kompetenz des Kinder- und Jugendpsychiaters oder des klinischen Psychologen über, je älter das Kind wird.

Ätiologie und Intervention. Die Ursachen für eine mangelnde Kompetenz und Fürsorge der Mutter bei sehr jungen Kindern sind in emotionalen, sozialen und häufig auch intellektuellen Defiziten zu suchen. Während eine vernachlässigte körperliche Versorgung und Pflege, die für Außenstehende erkennbar ist, nur unter sehr ungünstigen sozialen Bedingungen auch jenseits der Säuglingszeit noch fortgesetzt wird, kann eine rein emotionale Deprivation auch bei guter äußerlicher Pflege und von den sozioökonomischen Gegebenheiten unabhängig vorkommen. Auf der anderen Seite ist nicht jedes ungepflegte und wenig behütete Kind (beispielsweise einer unverheirateten Mutter mit mehreren unehelichen Kindern) notwendigerweise ungeliebt und unglücklich. Der Kinderarzt wird sich bei der Diagnostik und insbesondere auch der Therapie um so mehr der Hilfe von psychologischen oder psychiatrischen Spezialisten bedienen, je älter die betroffenen Kinder sind.

Der Übergang von Eltern, die eher großzügig mit ärztlichen Empfehlungen und Vorschriften umgehen,zu solchen, die dadurch die Gesundheit ihrer Kinder erkennbar gefährden bis zu der Situation einer manifesten Vernachlässigung sind fließend (siehe Abb. 17.6). Die Entscheidung, wann und mit welcher Intensität eine von den Eltern nicht gewünschte Intervention von außen betrieben werden soll, erfordert Augenmaß. Sozioökonomische und psychologische Hilfestellung ist immer angezeigt. Eine Entfernung des Kindes aus seiner gewohnten Umgebung ist nur dann notwendig, wenn fehlende Compliance oder Gleichgültigkeit zu eindeutigen Gedeih-, Wachstums- und Entwicklungsstörungen führt, die um so eher reversibel sind, je früher das Kind in eine adäquate Umgebung gebracht wird.

Ein spezielles Problem ist die direkte *Verweigerung einer Therapie, die für das Kind lebensnotwendig ist.* Öffentlich bekannt und heftig diskutiert wurden in den letzten Jahren Fälle, in denen mehr oder weniger wirksame Behandlungen von onkologischen Krankheiten von den Eltern abgelehnt wurden. Es ist keine Frage, daß ein Kind, welches mit einer etablierten, wenn auch sehr eingreifenden Therapie eine gute Überlebenschance hat, diese auch erhalten muß, nötigenfalls mit juristischen Zwang nach Einschaltung des Familiengerichtes. Je geringer jedoch die Erfolgsaussichten im Verhältnis zu den therapiebedingten Belastungen sind, desto schwieriger wird eine Entscheidung sein und desto zurückhaltender das Gericht. Juristisch wird das Selbstbestimmungsrecht der Familie sehr hoch eingeschätzt, und dieser Sicht sollte sich auch der Arzt anschließen. Selbst wenn die Aktionen und Entscheidungen der Eltern seinen Überzeugungen zuwider laufen, sollte er sich geduldig um Verständnis und Zusammenarbeit bemühen, unkonventionelle Behandlungsvorschläge von dritter Seite akzeptieren, auch wenn sie wenig rational erscheinen. Häufig führt die

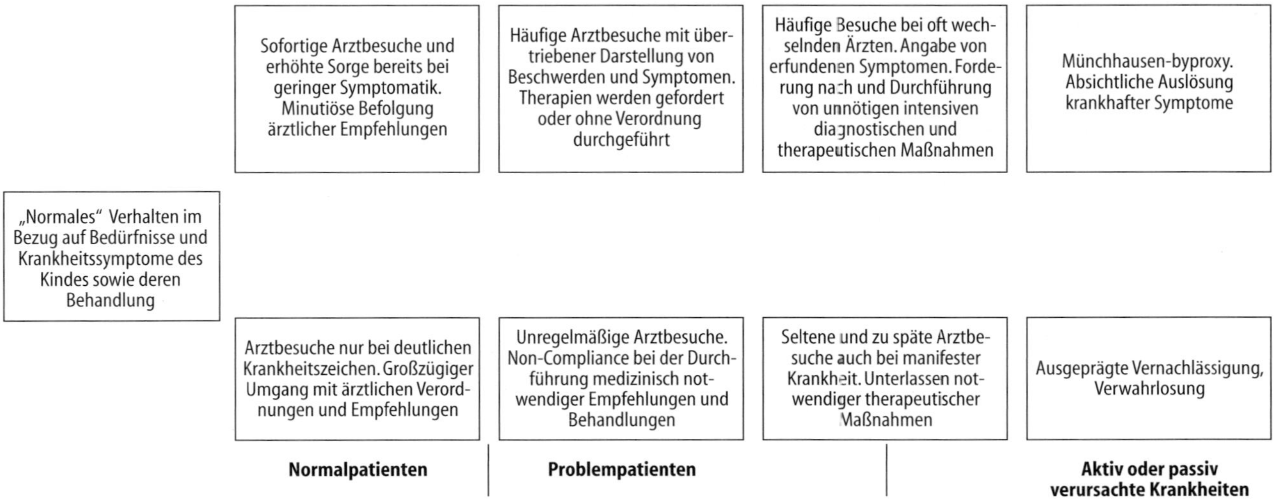

Abb. 17.6. Grad der Übereinstimmung zwischen medizinischem Personal und Pflegepersonen bezüglich notwendiger Maßnahmen sowie zwischen dem Verhalten der Eltern und den Bedürfnissen des Kindes. (Nach Eminson u. Postlewhaite 1992)

Suche der Eltern nach einem Weg wieder in die Schulmedizin zurück und manchmal kann auch diese den Tod des Kindes nicht verhindern, so daß letztlich wichtig die Gewißheit für die Eltern bleibt, das Bestmögliche für ihr Kind getan zu haben.

Münchhausen-by-proxy-Syndrom

Der Terminus „Münchhausen-Syndrom" wurde zur Beschreibung der Situation geprägt, in der ein Erwachsener durch die Angabe erfundener oder die künstliche Erzeugung realer Krankheitssymptome bei sich selbst eine Vielzahl von Untersuchungen und therapeutischen Interventionen veranlaßt. Geschieht dies durch eine Pflegeperson mit und an einem Kind, wird dies als Münchhausen-by-proxy-Syndrom (MbpS) bezeichnet. (Der früher in den USA gleichlautend verwendete Begriff „Polle-Syndrom" mußte aufgegeben werden, nachdem klargestellt wurde, daß „Polle" keineswegs der Name eines Sohnes von Münchhausen war, sondern ein Ort in der Nähe von Bodenwerder ist).

Obwohl man den Grad der Übereinstimmung zwischen Eltern und medizinischem Personal im Hinblick auf die Notwendigkeit ärztlicher Maßnahmen als ein Kontinuum darstellen kann (Abb. 17.6), welches von überängstlichen oder von unbegründeten Ängsten beunruhigten Eltern, die das Kind ständig bei oft wechselnden Ärzten vorstellen und die mehr oder weniger sinnlose Untersuchungen und Therapien verlangen, bis zum MbpS reicht, sollte diese Bezeichnung solchen Fällen vorbehalten bleiben, in denen Krankheitszeichen ohne erkennbare oder zumindest subjektiv verständliche Ursachen berichtet oder hervorgerufen werden. Auch wenn unnötige drastische Einschränkungen in der Ernährung oder in der Aktivität bei Kindern mit einer angeblichen allergischen Diathese oder mit einer von den Eltern vermuteten, manchmal von medizinischer Seite bestärkten „Umweltschädigung" oder „Abwehrschwäche" zu einer manifesten Beeinträchtigung des Kindes und seiner Entwicklung führen können oder wenn im Kontext eines Streites um das Sorgerecht eine sexuelle Mißhandlung behauptet und vielleicht sogar vorgetäuscht wird, so ist doch ein Anlaß erkennbar, der medizinische, psychologische oder soziale Interventionen ermöglicht. Bei einem MbpS ist die Motivation schwer oder nicht erkennbar und die Diagnostik ungleich schwieriger.

Häufigkeit. Das Ergebnis einer prospektiven Studie in England zeigte eine jährliche Inzidenz des schweren MbpS (einschließlich absichtlicher Vergiftungen und Erstickungen) bei Kindern unter einem Jahr von 3 auf 100.000. Für alle Kinder unter 16 Jahren betrug die Zahl 0,5 auf 100.000. Im Hinblick auf die Schwierigkeiten der Diagnostik stellen die angegebenen Werte sicher ein Minimum dar. Wichtig ist die gleichzeitig gemachte Beobachtung, daß sich bei 42 % der betroffenen Familien mit mehreren Kindern Hinweise auf Mißhandlungen zumindest eines weiteren Geschwisterkindes fanden.

Klinische Symptome und Verlauf. Das Spektrum des MbpS reicht von der Angabe erfundener Symptome und Beschwerden, die zahlreiche unnötige Untersuchungen, Behandlungsversuche und Einschränkungen des Kindes veranlassen, über die zusätzliche Bekräftigung der Angaben durch Fälschungen an medizinischen Unterlagen und an Untersuchungsmaterial bis zu artefiziell hervorgerufenen Krankheiten des Kindes. Die berichtete bzw. beobachtete Symptomatik kann nahezu alle Funktionen und Organe des Kindes betreffen. Tabelle 17.1 gibt eine Übersicht über häufigere Erscheinungsformen des MpbS und deren mögliche Auslöser. Sie ist keineswegs vollständig, da der Erfindungsreichtum der Verursacher fast unbegrenzt ist. Die am häufigsten initial berichtete Symptomatik sind Blutungen, zerebrale Krampfanfälle, Apnoen, Durchfälle und/oder Erbrechen mit Gedeihstörung, Fieber und Hautausschläge. Seltener wird eine Multisystemerkrankung berichtet, jedoch kann diese sich entwickeln, wenn die initial angegebene Symptomatik nicht durch diagnostische Maßnahmen zu

Tabelle 17.1. Angegebene oder induzierte Symptome bei MbpS und die Möglichkeiten ihrer Verursachung. (Nach Keller et al. 1997)

Angegebene oder induzierte Symptome	Mögliche Ursachen
Anfälle, Apnoen, Schwindel	Vergiftungen; Ersticken; Druck auf Karotissinus
Blutungen (Hämatemesis, Hämaturie, genitale Blutungen etc.)	Mütterliches Blut (besonders Tampon), rohes Fleisch, Verschmieren kindlichen Blutes (Nase, Vulva etc.), Gabe von Marcumar etc.
Fieber	Erwärmte Thermometer, manipulierte Temperaturkurven, Injektion kontaminierten Materials in die Vene oder einen ZVK
Durchfälle	Gabe von Laxanzien
Erbrechen	Mechanische Induktion oder Gabe von Salz oder Emetika
Bluthochdruck	Manipulation der Blutdruckkurven oder Manschetteninstruktionen
Hautausschläge	Mechanische Läsionen der Haut, Ätz- und Farbstoffe, Verstärkung einer vorbestehenden Neurodermitis durch Kratzen und Induktion von Infektionen
Nierensteine	Gries in kindlichem Urin, der zuvor mit Blut kontaminiert wurde
Miserere	Erbrechen induzieren und mit Stuhl verrühren
Gedeihstörung	Nahrung vorenthalten, verdünnen oder aus der Magensonde abziehen

objektivieren oder bereits „zureichend" behandelt ist. Diagnostische und therapeutische Bemühungen (Monitorüberwachung, Urinsammeln, Sondenernährung oder Infusionstherapie) bieten neue Möglichkeiten, Krankheitszeichen zu produzieren.

Der erste Schritt zur Diagnose ist, daß Arzt und Pflegepersonal an die Möglichkeit eines MbpS denken. Dies geschieht um so eher, als bereits Erfahrungen mit derartigen Situationen bestehen. Neben einer ungeklärten, anhaltenden und oft bizarren Symptomatik und der fehlenden Wirksamkeit üblicherweise effektiver therapeutischer oder diätetischer Maßnahmen stellen die folgenden Punkte Warnsignale dar: Symptome treten nur in Anwesenheit der Mutter auf; die Symptome machen der Mutter anscheinend weniger Sorgen als dem medizinischen Personal; die Mutter stimmt invasiven diagnostischen Maßnahmen sofort zu oder fordert diese sogar; die Mütter sind ständig bei dem Kind und kaum bereit, pflegerische Maßnahmen dem Personal zu überlassen; die Mütter beeindrucken durch ihre anscheinend ruhige und kompetente Art im Umgang mit dem Kind und auch mit dem Personal; eine Familienanamnese mit angeblich therapiebedürftigen Erkrankungen(Krampfl eiden, Allergien) bei anderen Kindern oder psychosomatischen Störungen bei der Mutter selbst.

Eine spezielle und in ihrem Ausmaß noch nicht zureichend bekannte Form des MbpS sind Apnoen beim Säugling bishin zum „near-miss" oder dem tatsächlichen „plötzlichen Kindstod". Es gibt mehrere Berichte über Säuglinge, die wegen rezidivierender Apnoen stationär aufgenommen wurden und die auch in der Klinik Apnoen zeigten, allerdings nur in Anwesenheit der Mutter. Mit der sicher problematischen Methode der verdeckten Videoüberwachung konnten Southall et al. (1997) innerhalb von 8 Jahren 30 Fälle dokumentieren, in denen „Apnoen" auch in der Klinik durch absichtliche Obstruktion der kindlichen Atemwege verursacht wurden. Die Vermutung erscheint berechtigt, daß derartige dramatische Ereignisse außerhalb der Klinik noch häufiger vorkommen. Während man früher auch eine „familiäre Komponente" in der Ätiologie des plötzlichen Kindstodes diskutierte, ist heute festzustellen, daß ein zweiter Fall in einer Familie zumindest verdächtig auf, der dritte nahezu beweisend für induzierte Ereignisse im Rahmen eines MbpS ist. Kritische Aufmerksamkeit ist geboten, wenn in der Familienanamnese eines körperlich mißhandelten Kindes Fälle von plötzlichem Kindstod bei Geschwistern berichtet werden. Erfahrene Autoren gehen davon aus, daß mehr als 10% der Fälle von plötzlichem Kindstod auf aktive Maßnahmen von Pflegepersonen zurückzuführen sind.

Ätiologie. Verursacher des MbpS sind in 90% der Fälle die Mütter, in 5% andere weibliche Bezugspersonen und in weniger als 5% die Väter. Die Mütter sind zumeist über medizinische Gegebenheiten gut informiert, nicht selten medizinisch ausgebildet. Obwohl in ihrer Vorgeschichte Hinweise auf eine traumatische Kindheit, auf Eßstörungen, Suchterscheinungen und psychosomatische Probleme, manchmal auch auf ein Münchhausen-Syndrom zu finden sind, sind manifeste psychiatrische Erkankungen ungewöhnlich. Die Ergebnisse psychiatrischer Konsultationen sind zur Diagnosesicherung daher zumeist wenig hilfreich. Die Väter in dieser Konstellation sind oft beruflich stark engagiert und abwesend, intellektuell weniger differenziert als die Mutter und nicht bereit, einen von ärztlicher Seite geäußerten Verdacht ernsthaft in Betracht zu ziehen. Daß die Mütter durch ihr Vorgehen Gefühle von Isolation, Einsamkeit und mangelnder Unterstützung zu kompensieren versuchen, daß sie Aufmerksamkeit und Anerkennung für ihr engagiertes Verhalten erwerben möchten, sind Hinweise auf mögliche ätiologische Faktoren, die allerdings nicht ausreichen, ihre offensichtlich vorhandene Psychopathologie verständlich zu machen.

Gelegentlich haben Mütter als Verursacher der von ihnen selbst berichteten oder produzierten Symptomatik andere Personen, zumeist Ehemänner, genannt, ohne daß eheliche Schwierigkeiten erkennbar waren oder juristische Auseinandersetzungen anstanden. In den Fällen, in denen Väter oder männliche Bezugspersonen das MbpS verursacht hatten, fanden sich regelmäßig entweder ein Münchhausen-Syndrom oder zumindest deutliche psychosomatische Störungen.

Diagnose und Therapie. Der Beweis für das Vorliegen eines MbpS kann erbracht werden, wenn durch Trennung der Mutter von dem Kind die Symptome behoben werden. Diese Trennung wird allerdings von der Mutter in der Regel strikt abgelehnt. Eine kontinuierliche Überwachung durch das Pflegepersonal ist um so schwieriger, je patientenfreundlicher die Klinik eingerichtet ist (eigenes Zimmer mit Bad, Routinepflege durch die Mutter). Eine Videoüberwachung dürfte aus ethischen und juristischen Gründen in unserem Lande, selbst in begründeten Verdachtsfällen, unmöglich sein. Eine Entfernung der Mutter aus der Klinik mit juristischen Mitteln ist häufig der einzige erfolgversprechende Weg, bedarf aber bislang der mühevollen Sammlung überzeugenden Beweismaterials, da den zuständigen Gerichten das Problem noch zu wenig bekannt ist. In Einzelfällen kann die Konfrontation mit der Verdachtsdiagnose und der Hinweis auf anstehende juristische Konsequenzen erfolgreich sein, kann jedoch auch dazu führen, daß die Mutter mit dem Kind die Klinik verläßt und an anderer Stelle wieder auftaucht, wo dann die diagnostischen Bemühungen von neuem beginnen, so daß immer auch die gründliche Information möglicherweise involvierter Ärzte und des Jugendamtes erforderlich sind, die den weiteren Verlauf kontrollieren können.

Prognose. Die wenigen vorliegenden Berichte über die Langzeitprognose von Kindern mit artefiziellen Krankheiten geben Anlaß zur Sorge. Das Rezidivrisiko ist erheblich, und die langfristige Morbidität als Folge einer tief gestörten Eltern-Kind-Beziehung ist hoch. Vergiftungen und artefizielle Verursachung von Apnoen sind naturgemäß mit einer erheblichen Mortalität verbunden. Ob Personen, die ein chronisches schweres Krankheitsbild bei ihren Kindern oder Apnoen bei ihren Säuglingen verursachen, bewußt ein tödliches Risiko in Kauf nehmen, erscheint nicht sicher. Möglicherweise handelt es sich bei Todesfällen häufig um „tödliche Unfälle" bei Bemühungen, Krankheitssymptome zu produzieren und ärztliche Zuwendung zu veranlassen.

Sexueller Mißbrauch und sexuelle Mißhandlung

Definition. Sexueller Mißbrauch von Kindern und Heranwachsenden ist ihre Beteiligung an sexuellen Aktivitäten, die sie nicht oder nicht in allen Konsequenzen verstehen, denen sie nicht verantwortlich zustimmen können, oder die soziale Tabus im Rahmen familiärer Strukturen verletzen. Über strafrechtlich definierte Tatbestände hinaus können medizinisch alle Situationen relevant sein, die das Kind körperlich oder psychisch als unangenehm empfindet, die seine entwicklungsgerechte Kontrolle über den eigenen Körper und seine Auswahlmöglichkeiten altersgemäßer Sexualpartner auf gleichberechtigter Grundlage beeinträchtigen.

Die Epidemiologie des sexuellen Mißbrauchs – der Kreis der Täter und Opfer, die Motivation des Täters, die Dynamik der Situation – und seine klinischen Konsequenzen zeigen grundsätzlich erhebliche Unterschiede zu denen bei körperlicher Mißhandlung und Vernachlässigung, wenn auch in Einzelfällen bei mißhandelten Kindern Verletzungen im Genitalbereich, wohl als Ausdruck einer sadistischen Komponente, vorkommen.

Häufigkeit. Die Prävalenz des sexuellen Mißbrauchs von Kindern ist zahlenmäßig schwer zu fassen, da zum einen operationelle Definitionen fehlen und da zum anderen die Dunkelziffer naturgemäß besonders hoch ist. Eine offizielle Zahl (des englischen Kinderschutzregisters für 1995) liegt bei 0,75‰. Die im Rahmen retrospektiver Befragungen erwachsener Frauen angegebenen Zahlen von mindestens 10 bis 15% negativer sexueller Erfahrungen vor der Adoleszenz geben allerdings eine ganz andere Größenordnung an. Über den sexuellen Mißbrauch von Knaben liegen weniger Informationen vor, jedoch ist davon auszugehen, daß er nicht wesentlich seltener (um 8%) vorkommt.

Medienberichte aus jüngster Zeit lassen annehmen, daß die Dunkelziffer für den Mißbrauch von Kindern für Pornographie und Prostitution in ihrer Größenordnung noch nicht bekannt ist und wahrscheinlich unterschätzt wurde.

Formen des sexuellen Mißbrauches. Die sexuelle Belästigung („indecent liberties") reicht von Berühren, Streicheln und Küssen sexuell relevanter Körperregionen – was im Einzelfall noch Geschmackssache und gegen vergnügliche Zärtlichkeiten schwer abzugrenzen sein mag – bis zur Masturbation des Kindes oder durch das Kind. Inwieweit Exhibitionismus oder der Anblick ungewöhnlicher sexueller Aktivitäten Erwachsener als unangenehm oder bedrohlich empfunden werden, hängt von der Erfahrung und der Persönlichkeit des Kindes ab.

Geschlechtsverkehr mit Kindern (mit oder ohne Penetration und einschließlich Fellatio) kann ohne Gewaltanwendung durch Verführung, Überredung, Bestechung oder den Einsatz von Autorität erfolgen. Die gesetzliche Altersgrenze von 14 Jahren ist dabei ärztlich weniger relevant als die Situation und die Person des Täters und somit die Bedeutung der Erfahrung für das einzelne Kind.

Vergewaltigung schließlich ist versuchter oder ausgeführter Geschlechtsverkehr gegen den Willen und zumeist gegen den Widerstand des Opfers.

Der sexuelle Mißbrauch ist nicht auf bestimmte soziale Schichten begrenzt, wird jedoch durch instabile Familienverhältnisse gefördert. Der Kreis der Täter reicht von sexuell frustrierten oder infantilen Jugendlichen und Erwachsenen bis zu solchen mit ungewöhnlichen sexuellen Präferenzen (Pädophilie). Die Täter sind bei Mädchen fast immer, bei Knaben bevorzugt Männer. Fremde spielen zahlenmäßig eine geringere Rolle als Pflege- und Aufsichtspersonal sowie Bekannte der Familie oder des Kindes. Die ökonomische Verwertung des sexuellen Mißbrauches erfolgt im Rahmen von Kinderpornographie und Kinderprostitution.

Die Altersverteilung der Opfer hat kaum eine Begrenzung nach unten. Auch Kleinkinder, sogar ältere Säuglinge, können betroffen sein.

Ein keineswegs seltenes Problem ist der Inzest, der in drei Vierteln der Fälle zwischen Vater und Tochter, der aber auch in allen anderen hetero- und homosexuellen Konstellationen erfolgt. Unter Inzest werden in der Regel auch Kontakte mit nicht blutsverwandten Familienmitgliedern (Stiefeltern und deren Kindern) subsumiert. Inzest kann im frühen Kindesalter beginnen und geht meist schon über Jahre, wenn er entdeckt wird. Die Vater-Tochter-Konstellation ist der Mutter in vielen Fällen bekannt und wird manchmal durch sie gefördert, was die Situation für das betroffene Kind besonders schwierig macht. Bei Mutter-Sohn-Beziehungen ist die Grenze zwischen anhaltender mütterlicher Fürsorge und der Beeinträchtigung der altersgerechten kindlichen Entwicklung nicht immer eindeutig. Die Varianten der familiären Psychopathologie sind vielfältig, selten einfach zu durchschauen, und für das Kind mit fortschreitendem Alter zunehmend belastend und ausweglos.

Klinik und Therapie. Bei sexuellem Mißbrauch durch Personen außerhalb der engeren Familie werden die Kinder in der Regel mit der Diagnose oder Verdachtsdiagnose durch Eltern oder Kriminalpolizei zum Arzt gebracht. Die Untersuchung geschieht zweckmäßigerweise in Zusammenarbeit mit Rechtsmedizinern sowie mit Gynäkologen und/oder Chirurgen. Nach Versorgung möglicherweise vorhandener Verletzungen folgt die exakte und schonende Untersuchung der Genital- und Analregion mit Kolposkop und Rektoskop, in der pädiatrischen Praxis notfalls mit einem Otoskop. Immer ist Material für den Nachweis von Sperma und für mikrobiologische Untersuchungen (Gonokokken, Chlamydien, Trichomonaden) sowie für einen serologischen Ausgangsstatus (Lues, HIV, Hepatitis B) zu asservieren. Eine antibiotische Prophylaxe und, bei postpubertären Mädchen, eine Konzeptionsprophylaxe mit Diäthylstilböstrol sind zu erwägen. Bei Vergewaltigung ist eine psychologisch-psychiatrische Nachsorge wohl immer angezeigt. Inwieweit sexueller Mißbrauch ohne Penetrationsversuch einer psychologischen Betreuung bedarf, ist im Einzelfall, abhängig vom Alter, Entwicklungsstand und Umfeld des Kindes in Absprache mit den Eltern zu entscheiden. Die im Rahmen des MbpS bereits erwähnte Möglichkeit einer falschen Anschuldigung aus mehr oder weniger einsehbarem Anlaß muß in bestimmten Fällen in Betracht gezogen werden. Auch bei sicherem sexuellem Mißbrauch ist in der Mehrzahl der Fälle der klinische Untersuchungsbefund negativ.

Die korrekte diagnostische Einordnung genitaler oder analer Veränderungen erfordert zureichende Erfahrung ebenso wie die daraus resultierende Vorsicht. Differentialdiagnostisch muß an Veränderungen durch Infektionen oder mechanische Irritation, an angeborene Varianten oder Anomalien sowie an dermatologische Krankheiten (Lichen sclerosus atrophicans, Streptokokkenzellulitis) gedacht werden. Im Analbereich sind Rhagaden, perianale Veränderungen bei entzündlichen Darmerkrankungen sowie ein klaffender Sphinkter bei chronischer Obstipation in Erwägung zu ziehen.

Diagnostisch überaus schwierig ist die Inzestproblematik in allen ihren Varianten. Es handelt sich zumeist um einen chronischen Zustand, der ohne Gewaltanwendung einher geht und bei dem nur kritische Aufmerksamkeit und indirekte Hinweise zu einer Verdachtsdiagnose führen können.

Die psychosomatischen Folgen sind altersabhängig: Sie sind beim Kleinkind ganz unspezifisch und bestehen in Angstzuständen, Schlafstörungen und Regression, gelegentlich in sekundärer Inkontinenz. Beim älteren Kind sind ängstliche oder depressive Verstimmungen, Eßstörungen, Schulversagen und eine variable Konversionssymptomatik (Anfälle, Lähmungen, Bauchschmerzen, Atemnot) mögliche Folgen. In der Adoleszenz schließlich können zusätzlich schwere Selbstwertdefizite zu chronischer Depression, sozialer Isolation und manchmal Prostitution führen; bei einem Teil der Jugendlichen, die von zu Hause weglaufen, soll sexueller Mißbrauch eine auslösende Rolle spielen.

Im Interesse der betroffenen Kinder ist es wichtig, daß der Pädiater bei unklaren psychologisch-psychosomatischen Beschwerden die Diagnose eines sexuellen Mißbrauches in seine Überlegungen einbezieht. Zumindest in solchen Fällen sollte eine eingehende Untersuchung der Ano-Genitalregion erfolgen, die gemeinhin kein Bestandteil der pädiatrischen Routine ist. Die Bestätigung einer Verdachtsdiagnose erfordert Geduld, Geschick und zumeist die Hilfe speziell erfahrener Ärzte, Psychologen oder Sozialarbeiter. Entsprechende Andeutungen oder Aussagen von Kindern sind sehr häufig wahr, können jedoch auch durch Bemühungen übereifriger Psychologen, Pädagogen und sogar Mediziner induziert werden. Der potentielle Schaden solcher wohlgemeinten Interventionen ist erheblich; mehr als die Hälfte aller Ehen zerbrechen innerhalb eines Jahres, wenn ein Partner des sexuellen Mißbrauches beschuldigt wurde, und die höchst suspekte tiefenpsychologische Methode der „recovered memory therapy", die bei Jugendlichen und Erwachsenen „verdrängte" Erinnerungen an eine sexuelle Mißhandlung aufzudecken können glaubt, hatte fatale Folgen für die betroffenen Familien.

Die Begleitung der betroffenen Kinder und Jugendlichen bei polizeilichen und juristischen Verfahren, ihre Psychotherapie sowie der Versuch einer Familientherapie überschreiten meist die Kompetenz des Pädiaters und erfordern die Hilfe von Fachleuten oder Institutionen mit spezieller Erfahrung.

Literatur

Eminson M, Postlethwaite RJ (eds) (2000) Munchhausen Syndrome by proxy abuse: A practical approach. Butterworth Heinemann, Oxford

Helfer ME, Kempe RS, Krugman RA (1997) (eds) The Battered Child, 5th ed. The University of Chicago Press, Chicago London

Hobbs CJ, Hanks HGI, Wynne JM (1999) Child abuse and neglect. A clinician's handbook, 2nd ed. Churchill Livingstone, London

Hobbs CJ, Wynne JM (1996) Physical Signs of Child Abuse. A colour atlas. Saunders, London

Kempe HC (1978) Sexual abuse, another hidden pediatric problem. Pediatrics 62: 382–389

Kempe HC, Silverman FN, Steele BF, Droegemueller W, Silver HK (1962) The battered-child syndrome. JAMA 181: 105–112

Kleinman PK (1998) Diagnostic Imaging of Child Abuse, 2nd ed. Mosby, St. Louis

Meadow R (1977) Munchausen syndrome by proxy – hinterland of child abuse. Lancet II: 343–345

Meadow R (ed) (1997) ABC of Child Abuse, 3rd ed. BMJ Publishing Group, London

Reece RM, Ludwig S (eds) (2001) Child abuse. Medical diagnosis and management, 2nd ed. Lippincott Williams & Wilkins, Phiadelphia

Southall DP, Plunkett MCB, Banks MW, Falkov AF, Samuels MP (1997) Covert videorecordings of life-threatening child abuse: Lessons for child protection. Pediatrics 100: 735–760

18 Der plötzliche Kindstod

C. F. Poets

Der plötzliche Kindstod (pK) wird als häufigste Todesursache im Säuglingsalter jenseits der Neugeborenenzeit angesehen. Obwohl bereits in der Bibel erwähnt (1. Buch Könige 3: 19), wurde er erst vor etwa 40 Jahren als eigenständige Entität anerkannt. Seine Ätiologie ist bis heute ungeklärt.

Definition. Im Jahre 1970 wurde die Diagnose „plötzlicher Kindstod", englisch „sudden infant death syndrome (SIDS)", erstmals definiert. Die damals gegebene Begriffsbestimmung ist bis heute gültig und definiert SIDS als den „plötzlichen Tod eines Säuglings oder Kleinkinds, der aufgrund der Anamnese unerwartet ist und bei dem eine gründliche postmortale Untersuchung keine adäquate Todesursache zu zeigen vermag" (Bergman et al. 1970, S. 17–18). Trotz dieser Definition, die die Durchführung einer Obduktion zur Voraussetzung für die Diagnosestellung macht, wird in Deutschland die Diagnose „pK" häufig ohne Obduktion gestellt; nur 20 % (Rheinland-Pfalz) bis 78 % (Niedersachsen) der plötzlichen Kindstodesfälle werden obduziert. Die Verwendung des Begriffs „SIDS" als Todesursache ist zudem tautologisch: der Tod kann nicht Ursache des Todes sein.

Inzidenz. Die Häufigkeit des plötzlichen Kindstodes schwankt erheblich zwischen einzelnen Staaten (Tabelle 18.1). In Deutschland versterben unter dieser Diagnose jährlich ca. 600 Säuglinge, dies entspricht 0,7 auf 1000 Geburten. In den USA, aber auch in anderen Ländern, wurden gravierende Unterschiede in der Sterblichkeitsrate zwischen einzelnen ethnischen Gruppen gefunden. So ist das Kindstodrisiko in den USA bei Indianern und Farbigen ca. 5mal höher als bei Weißen, bei Asiaten dagegen ca. 30 % niedriger. Diese Differenzen können nicht ausschließlich durch so-

Tabelle 18.1. Inzidenz des plötzlichen Kindstods und Prävalenz der Bauchlage (bei gesunden Kindern) in ausgewählten Ländern

Land/Region	Jahr	Bauchlage [%]	Inzidenz [‰]
Neuseeland	1988	43	4,4
	1993	3	2,1
Hongkong	1986–87	1	0,3
USA	1992	70	1,2
	1996	24	0,7
Deutschland	1990	41	1,6[a]
	1995	10	0,8[a]
Avon, England	1988	58	3,8
	1992	2	0,3
Norwegen	1967	?	1,3
	1989	49	2,4
	1995	4	0,6
Schweden	1991	42	1,1
	1995	17	0,4

[a] laut Statistischem Bundesamt; im Gegensatz zu den anderen hier zitierten Erhebungen, die auf Obduktionsraten von >95% basieren, liegt die Obduktionsrate hier bei ca. 50%.

zioökonomische Unterschiede erklärt werden, was darauf schließen läßt, daß möglicherweise auch genetische Faktoren in der Pathogenese des plötzlichen Kindstodes eine Rolle spielen.

Ende der 80er Jahre wurde aus mehreren Ländern eine Zunahme der Kindstodraten gemeldet, die parallel ging mit einem Anstieg der postneonatalen Mortalität, also nicht dadurch bedingt war, daß die Diagnose häufiger gestellt wurde. Als Erklärung fand sich schließlich eine Änderung in den Säuglingspflegepraktiken, v.a. die Einführung der Bauchlage (s.u.). Nach Durchführung nationaler Aufklärungskampagnen mit dem Ziel, die Bauchlage zu vermeiden, nahm in den betreffenden Ländern die Inzidenz um jeweils 50–70 % ab (Tabelle 18.1).

Der plötzliche Kindstod zeigt eine charakteristische Häufigkeitsverteilung mit und einem Gipfel im 2.–4. Lebensmonat (ca. 75 % der Kinder sterben in diesem Zeitraum). Er kommt auch in Neugeborenenalter vor. Knapp 95 % der Kinder versterben vor dem 10. Lebensmonat. Diese Altersverteilung ist abhängig vom Reifealter, d.h. bei Frühgeborenen ist der Altersgipfel entsprechend um einige Wochen nach hinten verschoben. Ferner gibt es tages- und jahreszeitliche Besonderheiten. So wurden in einer hannoverschen Kindstodstudie 61 % der Säuglinge in den Morgenstunden (6–12 Uhr) gefunden; eine andere Untersuchung ergab, daß der geschätzte Todeszeitpunkt bei 58 % der Fälle zwischen Mitternacht und 8 Uhr morgens gelegen hatte. Der Tod tritt also überwiegend zu einer Zeit ein, in der die Kinder unbeobachtet sind; ob sie auch schlafen, läßt sich anhand dieser Daten allerdings nicht feststellen. Untersuchungen zur Inzidenz an einzelnen Wochentagen zeigen eine Häufung von Fällen an Wochenenden und Feiertagen. Unterbrechungen der täglichen Routine des Säuglings (lange Autofahrten, Besuch) wurden als mögliche Erklärung hierfür genannt; in einer Studie aus Neuseeland, die diesen Aspekt gezielt untersuchte, hatten Besuche von oder bei Freunden bzw. Verwandten allerdings eher einen protektiven Effekt (relatives Risiko 0,70). Bezüglich der jahreszeitlichen Verteilung fällt eine Bevorzugung der Wintermonate auf. Dieses Phänomen wurde mit der Häufung von Atemwegsinfekten in dieser Jahreszeit in Verbindung gebracht. So konnte in mehreren Studien eine Häufung von Kindstodfällen in Zeiten von Virus- oder Pertussisendemien gezeigt werden; Impfungen haben dagegen einen protektiven Effekt. Noch unklar ist die pathogenetische Bedeutung neuerer Beobachtungen aus England und Neuseeland, die ein weitgehendes Verschwinden dieses „Wintergipfels“ nach Rückgang der Bauchlagenprävalenz zeigen.

Risikofaktoren. Epidemiologische Untersuchungen konnten eine Vielzahl von Faktoren aufdecken, die bei am plötzlichen Kindstod Verstorbenen bzw. deren Eltern signifikant häufiger auftreten als bei Kontrollkindern. Ende der 80er Jahre wurden mehrere Risikofaktoren identifiziert, die einer Modifikation zugänglich waren. Hierzu gehörte vor allem die Bauchlage, aber auch eine zu starke Bedeckung des Kindes, Rauchen in der Schwangerschaft und frühes Abstillen. Über diese Risikofaktoren wurde daraufhin die Öffentlichkeit in mehreren Staaten gezielt informiert, mit der Folge, daß vor allem die Prävalenz der Bauchlage – und mit ihr die Inzidenz des plötzlichen Kindstodes – stark abnahm (Tabelle 18.1). Dieser Rückgang der Inzidenz ging einher mit einer Zunahme der Bedeutung sozialer Faktoren in dem Sinne, daß der plötzliche Kindstod inzwischen noch mehr als früher signifikant häufiger bei sozial Unterpriveligierten und – z.B. in den USA und Neuseeland – bei ethnischen Minderheiten auftritt. Tabelle 18.2 gibt eine Auswahl von Daten zur quantitativen Bedeutung einiger Risikofaktoren in Ländern, aus denen bereits Daten nach Durchführung von Interventionskampagnen zur Risikoreduktion vorliegen.

Wie in Tabelle 18.2 gezeigt, bleiben auch nach den obengenannten Interventionskampagnen das Schlafen in Bauchlage, mangelnde Möglichkeit zur Wärmeabgabe (z.B. aufgrund dicker Bettdecke oder Kopfbedeckung), Rauchen der Eltern und – zumindest in Skandinavien – eine ausschließliche Flaschenernährung signifikante Risikofaktoren. Zusätzlich konnten noch einige andere Faktoren aufgedeckt werden, die gleichfalls beeinflußbar sind. Hierzu gehören das Schlafen in Seitenlage, das Schlafen im Bett der Eltern (vor allem, wenn dort geraucht wird) und die Verwendung von Bettzeug, bei dem die Kinder unter die Bettdecke rutschen können (zu vermeiden z.B. durch Verwendung eines Schlafsacks oder dadurch, daß das Kind an das Fußende des Bettes gelegt wird). Gleichzeitig konnten das Schlafen im Zimmer der Eltern und die Benutzung eines Schnullers als Faktoren mit *protektivem* Einfluß (Effektschätzer <1) herausgearbeitet werden, wobei dem fehlenden Schnuller offenbar vor allem dann eine Bedeutung zukommt, wenn der Säugling gewohnt ist, damit zu schlafen; ein Kind, das nie einen Schnuller hatte, hat kein höheres Risiko als eines, das ihn immer bekommt.

Diese Risikofaktoren sagen über die Pathogenese des plötzlichen Kindstodes zunächst wenig aus. Mehr Aufschluß geben allerdings Beobachtungen zur Interaktion zwischen verschiedenen Risikofaktoren. So konnte z.B. gezeigt werden, daß die Bauchlage vor allem in Kombination mit einer weichen Unterlage, einer hohen Umgebungstemperatur oder festem Einwickeln des Kindes risikoerhöhend wirkt, oder daß die Verwendung einer dicken Zudecke bei

Tabelle 18.2. Typischer Effektschätzer („odds ratio“) für einige Einflußfaktoren auf den plötzlichen Kindstod nach Durchführung von Kampagnen zur Risikoreduktion. (Daten aus Brooke et al. 1997; Daltveit et al. 1997; Fleming et al. 1996; Mitchell et al. 1997; Schellscheidt et al. 1997)

Einflußfaktoren	„Odds ratio“, multivariat (mit 95% KI)[a]	
Elterliche Faktoren		
Rauchen der Mutter in der Schwangerschaft (>20 vs. 0 Zigaretten/Tag)	7,9	(3,9;12,3)
Rauchen des Vaters (>20 vs. 0 Zigaretten/Tag)	3,5	(1,9;6,6)
Rauchen beider Eltern (vs. beide Nichtraucher)	8,4	(5,1;13,9)
Drogeneinnahme[b] der Mutter in der Schwangerschaft	4,3	(1,5;12,4)
Drogeneinnahme[b] des Vaters nach Geburt	4,2	(2,1;8,5)
junges Alter der Mutter (<20 vs. 25–29 Jahre)	7,0	(4,2;11,9)
höheres Alter der Mutter (>34 vs. 25–29 Jahre)	0,3	(0,2;0,6)
viele vorausgegangene Schwangerschaften (>2 vs. 0)	14,4	(8,3;24,9)
wenige Schwangerenvorsorgeuntersuchungen (0–4 vs. >9)	3,1	(1,9;5,2)
Mutter ohne Berufsausbildung	7,6	(3,6;16,2)
niedrige soziale Schicht (IV-V)	1,9	(1,0;3,2)
Mutter alleinstehend	2,8	(1,9;4,0)
Kindliche Faktoren:		
männliches Geschlecht	1,5	(1,1;1,9)
Flaschenernährung[c]	4,5	(1,4;14,7)
Schlafen in Bauchlage	9,0	(2,8;28,5)
Schlafen in Seitenlage	1,8	(1,0;3,3)
Schlafen im Bett der Eltern (ganze Nacht)	4,4	(1,6;12,0)
Schlafen im Bett der Eltern (Mutter Nichtraucherin)	2,6	(0,8;8,2)
Schlafen im Bett der Eltern (Mutter Raucherin)	17,6	(7,6;40.7)
Schlafen im Raum der Eltern (im eigenen Bett)	0,3	(0,2;0,4)
Kopf durch Bettzeug bedeckt	21,6	(6,2;75,0)
Schlafen mit Schnuller	0,4	(0,2;0,7)
Schlafen unter dicker Bettdecke	3,5	(1,7;7,1)

[a] *KI* Konfidenzintervall; multivariat = Risikoabschätzung nach Ausschluß potentieller Einflußfaktoren („confounder“). Ist die Untergrenze des Konfidenzintervalls >1,0, so bedeutet dies, daß die Risikoerhöhung durch den betreffenden Faktor signifikant ist.
[b] Heroin, Kokain, Cannabis, Amphetamine etc.
[c] kein signifikanter Risikofaktor in 2 anderen Studien.

gleichzeitigem Vorliegen einer Atemwegsinfektion zu einer Potenzierung des Kindstodrisikos führt. Dies hat zu der Hypothese geführt, daß einer Rückatmung von CO_2 und/oder einer Überwärmung des Kindes eine pathogenetische Rolle beim plötzlichen Kindstod zukommt. Gestützt wird diese Hypothese durch tierexperimentelle Daten, nach denen es in Bauchlage zur Rückatmung mit letalen CO_2-Konzentrationen kommen kann und die Beobachtung, daß sich gesunde Säuglinge in Bauchlage wesentlich schlechter als in Rückenlage von einer über ihren Kopf gelegten Bettdecke befreien können. Auch ist die Wärmeabgabe über den Kopf in Bauchlage eingeschränkt und es kommt seltener zu Aufwachreaktionen. Zusammengenommen suggerieren diese Daten, daß es in Bauchlage eher als in Rückenlage zu Situationen mit eingeschränktem Gasaustausch und/oder Hyperthermie kommen kann und daß Säuglinge sich in Bauchlage aus derartigen Situationen schlechter wieder befreien können.

Für Frühgeborene ist dagegen die Bauchlage eher günstig: sie oxygenieren in Rückenlage schlechter und zeigen eine abgeschwächte CO_2-Antwort sowie eine ungünstigere Atemmechanik als in Bauchlage. Für diese Patienten ist daher in den ersten Lebenswochen auch weiterhin die Bauchlage eindeutig zu bevorzugen – sie sind in diesem Alter aber auch in der Regel noch in der Klinik und monitorüberwacht.

Die starke – und in den letzten Jahren offenbar noch zunehmende – Bedeutung sozialer Faktoren ist dagegen schwierig zu interpretieren. Es erscheint denkbar, daß diese Faktoren mit einer geringer ausgeprägten elterlichen Fähigkeit assoziiert sind, auf die individuellen Bedürfnisse des Kindes einzugehen oder subtile Änderungen seiner Befindlichkeit wahrzunehmen; dies ist aber zum einen schwer durch Daten zu belegen und erlaubt zum anderen keinen direkten Rückschluß auf die Pathogenese dieser Todesfälle.

Für die Praxis lassen sich aus den obengenannten Daten konkrete Handlungsanweisungen ableiten, die allen Eltern von jungen Säuglingen zugänglich gemacht werden sollten und von der Akademie für Kinderheilkunde und Jugendmedizin herausgegeben wurden:

- Legen Sie Ihr Kind zum Schlafen auf den Rücken.
- Achten Sie auf eine rauchfreie Umgebung für Ihr Kind.
- Stillen Sie so lange wie möglich.
- Vermeiden Sie Überwärmung: 18° Raumtemperatur und eine dünne Decke oder noch besser ein Schlafsack sind genug. Im Zweifelsfall fühlen Sie zwischen den Schulterblättern, ob sich die Haut warm, aber nicht verschwitzt anfühlt: dann ist es Ihrem Kind weder zu warm noch zu kalt.

- Achten Sie darauf, daß Ihr Kind nicht mit dem Kopf unter die Bettdecke rutschen kann.
- Nimmt Ihr Kind einen Schnuller, so sollte es diesen zu jedem Schlaf bekommen.
- Lassen Sie Ihr Kind bei sich im Zimmer, aber in seinem eigenen Bett schlafen.

Pathologie. Entsprechend der obengenannten Definition findet sich bei der Autopsie kein Befund, der das Eintreten des plötzlichen Todes erklärt. Die Autopsie ist jedoch unabdingbar, um die Diagnose zu sichern und um andere mögliche Todesursachen, wie z.B. eine fulminant verlaufende Meningitis, eine kritische Aortenstenose oder Kindesmißhandlung auszuschließen. Zudem bleiben bei den Eltern ohne Autopsie oft über Jahre Zweifel bestehen, ob sie irgendetwas übersehen oder „falsch gemacht" hätten. Insofern ist eine Autopsie auch und gerade im Interesse der Eltern.

Bei der Autopsie finden sich eine Reihe von charakteristischen Merkmalen. So weisen 85–99% der am Kindstod verstorbenen Säuglinge intrathorakal petechiale Blutungen auf. Die typische Verteilung dieser Petechien ist wohl der einzige histopathologische Befund, der gleichzeitig auch weitgehend spezifisch für den plötzlichen Kindstod ist. Tierexperimentell konnte gezeigt werden, daß Petechien bei erhöhter Atemarbeit mit protrahierter Hypoxämie und (noch) intaktem Kreislauf auftreten. Begünstigend wirken Infektionen, erhöhte Katecholaminkonzentrationen und ein stark negativer intrathorakaler Druck. Bereits 1897 zeigte der französische Pathologe Brouardel, daß bei Hunden, die durch Verschluß der oberen Atemwege erstickt wurden, Petechien erst mit Einsetzen der Schnappatmung auftraten, nicht jedoch bereits initial, wenn die Tiere kraftvolle Atemexkursionen zur Überwindung des Atemwegsverschlusses machten. Insofern geben Petechien möglicherweise nicht Hinweis auf einen bestimmten Pathomechanismus, sondern nur darauf, daß es im Rahmen des Versterbens zu Schnappatmung bei noch intakter Kreislauffunktion kam.

Ein weiterer charakteristischer Befund ist das Auftreten von rötlich tingiertem Schaum um Nase oder Mund, der bei ca. 60% der Kinder gefunden wird. Dieser entsteht wahrscheinlich durch eine Kombination aus (hypoxischem) Lungenödem und starken intrathorakalen Druckschwankungen (z.B. durch Schnappatmung). Das Austreten von Blut aus Nase oder Mund oder auch der Nachweis von intraalveolären Siderophagen ist dagegen nicht typisch für den plötzlichen Kindstod und muß den Verdacht eher in Richtung eines nichtakzidentellen Erstickens lenken.

Schließlich wurden eine Reihe von Gewebsveränderungen identifiziert, die unter dem Begriff der „hypoxischen Gewebemarker" zusammengefaßt werden. Hierzu gehören u.a. die Retention periadrenalen braunen Fettgewebes, Hirnstammgliose, Hyperplasie der pulmonalen neuroendokrinen Zellen und eine vermehrte Wandstärke der pulmonalen Gefäße und Atemwege. Obwohl die Spezifität dieser Marker für den plötzlichen Kindstod umstritten ist, zeigt ihr Auftreten zumindest, daß diese Todesfälle möglicherweise nicht so plötzlich sind, wie ihr Name suggeriert.

Zusammenfassend geben diese Autopsiebefunde Hinweise auf Faktoren, die möglicherweise zum Eintreten des plötzlichen Todes beitragen. Dies sind im Wesentlichen eine obere oder untere Atemwegsobstruktion und prolongierte bzw. rezidivierende Hypoxie. Die bislang bekannten Befunde vermögen jedoch nicht das finale Krankheitsgeschehen hinreichend zu erklären.

Pathophysiologie. Steinschneider veröffentlichte 1972 eine Untersuchung an 5 Kindern, von denen 2 später angeblich am plötzlichen Kindstod verstarben. Diese 5 Säuglinge wiesen alle Episoden mit einem Sistieren der Atembewegungen für 15 Sekunden und mehr auf (prolongierte Apnoen). Diese Untersuchung war nicht nur die Grundlage für die sog. Apnoehypothese, die besagt, daß der plötzliche Kindstod durch ein Sistieren der Atmung ausgelöst wird, sondern auch Anlaß für mehrere Studien, in denen bei Tausenden von Kindern Atemaufzeichnungen durchgeführt wurden in der Hoffnung, Kinder mit prolongierten Apnoen und dadurch erhöhtem Kindstodrisiko prospektiv zu identifizieren. 25 Jahre später stellte sich heraus, daß die beiden Kinder in Steinschneiders Untersuchung von ihrer Mutter erstickt und ihre angeblichen Apnoen nie polysomnographisch dokumentiert worden waren. Inzwischen waren allerdings bereits viele Millionen Dollar zur Erforschung von Apnoen ausgegeben und Zehntausende von Kindern mit Apnoemonitoren überwacht worden.

Im Rahmen dieser prospektiven Untersuchungen bei später am plötzlichen Kindstod verstorbenen Säuglingen fanden sich eine eingeschränkte Herzfrequenzvariabilität, höhere Herzfrequenzen im Schlaf, häufigere Phasen mit Sinustachykardie und weniger Körperbewegungen und Aufwachreaktionen im Schlaf. In einer Untersuchung fanden sich ferner vermehrt obstruktive Apnoen, definiert als ein Sistieren des nasalen Luftstroms für mindestens 3 Sekunden bei erhaltener Atemtätigkeit. Diese Studie schloß allerdings überwiegend Kinder mit klinischen Risikofaktoren ein, so daß unklar ist, ob obstruktiven Apnoen auch bei Kindern ohne diese Risikofaktoren eine Bedeutung zukommt. Insgesamt hat keiner der bislang erfaßten Parameter eine ausreichenden Vorhersagewert, um den Einsatz der Polygraphie als Screening-Methode zur Identifizierung von Risikokindern zu rechtfertigen. Die klinische Einschätzung eines individuellen Kindstodrisikos sollte nie ausschließlich auf die Ergebnisse der Messung verschiedener Apnoeformen gegründet werden. Auch einer verlängerten QT-Zeit, die sich in einer neueren prospektiven Untersuchung bei 50% der später verstorbenen Säuglinge fand, kann keine entscheidende prädiktive Bedeutung zukommen, da es keinerlei Anhaltspunkte gibt, daß Herzrythmusstörungen in der Pathogenese des plötzlichen Kindstodes eine Rolle spielen. Dies ergibt sich zum einen aus der Auswertung von mittels Monitoraufzeichnung dokumentierter plötzlicher Kindstodesfälle, zum anderen aus der Tatsache, daß sich bei 90–99% aller Fälle Petechien finden, deren Auftreten die Persistenz eines intakten Kreislaufs noch im Stadium der Schnappatmung voraussetzt.

Aufzeichnungen von EKG und Atmung im terminalen Stadium eines plötzlichen Kindstodes geben Hinweise, daß in ca. 80% der Fälle zunächst eine langsam progrediente Bradykardie auftritt. Fast zeitgleich kommt es zum Auftreten von Schnappatmung (Poets et al. 1999). Prolongierte Apnoen setzen dagegen erst etliche Minuten später ein. Da

Schnappatmung bei einem arteriellen PO_2 von unter ca. 10 mmHg auftritt, muß gefolgert werden, daß die Kinder beim Auftreten der Bradykardie bereits ausgeprägt hypoxämisch sind. Die Ursache für diese schwere Hypoxämie und der Grund, warum Schnappatmung bei diesen Kindern nicht wie sonst zu einer „Selbst-Wiederbelebung" führt, bleiben bislang allerdings unklar.

Prävention. Die einzig gesichert wirksame Art, den plötzlichen Kindstod zu vermeiden, ist die Primärprävention, also die Vermeidung von Risikofaktoren wie Bauchlage oder Rauchen (s.o.). In der klinischen Praxis hat sich jedoch darüber hinaus eine Art Sekundärprävention durchgesetzt, nämlich die Verordnung von Heimmonitoren bei Kindern mit erhöhtem Risiko. Die Wirksamkeit dieser Maßnahme wurde nie durch kontrollierte Studien überprüft, die Verordnung erfolgte häufig unabhängig vom Kindstodrisiko (z.B. selten bei Kindern starker Raucherinnen, häufig dagegen bei Frühgeborenen) und es sterben immer wieder Kinder trotz Monitorüberwachung. Die Indikation zum Heimmonitoring (Poets et al. 2000) sollte insofern weniger die Kindestodvermeidung zum Ziel haben, sondern das Erreichen einer Diagnose (mittels Speichermonitor) bzw. die Vermeidung von Morbidität. Aufgrund der ungeprüften Wirksamkeit dieser Intervention darf auf keinen Fall eine Familie gegen ihren Willen zu einem Monitoring überredet werden. Eine Verordnung darf außerdem nur in Verbindung mit einer Schulung der Eltern in Säuglingsreanimation erfolgen.

Mögliche Indikationen zum Heimmonitoring (nach Poets et al. 2000)

- *Monitoring als diagnostisches Instrument:*
  - Zustand nach anscheinend lebensbedrohlichem Ereignis (ALE) ohne erkennbare Ursache
  - Zwei oder mehr Geschwister am plötzlichen Kindstod verstorben
- *Monitoring als Warnung vor potentiell bedrohlicher Pathophysiologie*
  - Technik-abhängige Kinder: z.B. Frühgeborene mit Heimsauerstofftherapie, Säuglinge mit Tracheostoma oder Heimbeatmung
  - Frühgeborene, die zum Zeitpunkt der Klinikentlassung noch signifikane Apnoen bzw. Hypoxämien aufweisen
  - Säuglinge mit definierten Atemregulationsstörungen, wie z.B. bei Pierre-Robin-Sequenz oder Arnold-Chiari-Malformation

Anscheinend lebensbedrohliches Ereignis (ALE). Ein ALE (englisch „apparent life-threatening event", ALTE) ist definiert als eine Episode, bei der ein Säugling plötzlich blaß oder blau, steif oder schlaff wird, und die nur durch heftige Stimulation (z.B. Hochnehmen und kräftiges Rütteln) oder Reanimation beendet werden kann. Die differentialdiagnostische Abklärung dieser Ereignisse richtet sich ganz wesentlich nach Anamnese und klinischem Befund (Tabelle 18.3). Findet sich keine akut behandelbare Ursache und war heftige Stimulation/Reanimation notwendig, so ist das Risiko für den plötzlichen Kindstod auf ca. 1–3% erhöht. Deshalb sollte hier in jedem Fall eine Überwachung angestrebt werden, diese sollte mit einem Ereignismonitor kombiniert werden, um bei ggf. auftretenden weiteren Ereignissen doch noch zu einer Diagnose zu gelangen.

Mittels derartiger Ereignismonitore lassen sich bei ca. 1/3 der Kinder mit scheinbar idiopathischen ALE eine Reihe von Mechanismen identifizieren, die diesen Ereignissen zugrunde liegen können. Hierzu gehören u.a. zerebrale Krampfanfälle mit Zyanose als einzigem klinischem Symptom (sog. benigne Partialepilepsie), Durchblutungsstörungen der Haut, die Zyanose *ohne* Hypoxämie bewirken, und ein Vortäuschen bzw. bewußtes Verursachen dieser Ereignisse durch die Eltern (Stellvertreter-Münchhausen-Syndrom). Bleibt ein ALE trotz Ereignisaufzeichnung unerklärt, so zeigt sich meist eine ausgeprägte Hypoxämie, die aber nur in ca. 1/4 der Fälle durch prolongierte Apnoen ausgelöst wird. Prolongierte Apnoen scheinen also auch in der Pathogenese von ALE nur eine untergeordnete Rolle zu spielen; unklar bleibt allerdings auch hier, was der Auslöser der Hypoxämie ist.

Nachgeborene Geschwister. Nach einem plötzlichen Kindstod ist die Sterberate für nachgeborene Geschwister etwa 1,6–5fach erhöht. Eine Monitorverordnung würde hier insofern eher aus psychologischen, nicht aus medizinischen Gründen erfolgen. Dies ist grundsätzlich abzulehnen: ohne medizinische Indikation sollte man genausowenig einen Monitor verordnen, wie man eine Operation durchführen würde, die nicht indiziert ist. Vielmehr sollte den Eltern der Hinweis gegeben werden, daß bei Vermeidung der o.g. beeinflußbaren Risikofaktoren das Kindstodrisiko extrem gering ist; hilfreich sind hier Zahlen aus Holland, wo kaum Monitore verordnet werden, die jährlichen Kindstodzahlen durch konsequente Aufklärung über die vermeidbaren Risikofaktoren aber dennoch von ca. 200 auf <30 pro Jahr (<0,14/1000) zurückgegangen sind.

Mit 4–5 Lebenstagen sollte zusätzlich zu einer gründlichen körperlichen Untersuchung (z.B. im Rahmen der U2) ambulant ein EKG abgeleitet und ein Differentialblutbild sowie Kalzium und Nüchternglukose im Serum bestimmt werden. Weitere Untersuchungen wie z.B. ein Stoffwechselscreening im Urin sind nur bei Vorliegen entsprechender anamnestischer Hinweise notwendig sowie dann, wenn bereits 2 oder mehr Geschwister verstorben sind. Eine Polysomnographie braucht in der Regel nicht durchgeführt zu werden (s.o.).

Sind bereits 2 oder mehr Kinder in einer Familie am plötzlichen Kindstod verstorben, so muß von einem deutlich erhöhten Kindstodrisiko für alle weiteren Geschwister ausgegangen werden, auch wenn sich unter diesen Fällen ein überproportional hoher Anteil an erklärbaren Todesursachen findet. Nach Ausschluß vermeidbarer, familiär gehäuft auftretender Todesursachen (z.B. Stoffwechselstörungen, Kindstötungen, verlängerte QT-Zeit) erscheint hier eine Heimüberwachung mit Ereignisaufzeichnung sinnvoll.

Ehemalige Frühgeborene. Nach älteren Studien steigt das Kindstodrisiko mit abnehmender Schwangerschaftsdauer, nach neueren Studien ist dieses Risiko auch bei Kindern, die nach 24–28 Wochen geboren werden, „nur" um den Faktor 3–4 erhöht. Insgesamt ist die Datenlage nicht ausreichend, um für ansonsten gesunde ehemalige Frühgeborene eine Empfehlung zum Heimmonitoring zu geben. Grundätzlich

Tabelle 18.3. Vorschläge zur Anamneseerhebung und Diagnostik bei Patienten mit ALE. Die Liste ist ohne Anspruch auf Vollständigkeit; v.a. können weitere Untersuchungen je nach Anamnese indiziert sein (z.B. obere Magen-Darm-Passage, pH-Metrie im Ösophagus, Echokardiographie)

Frage/Untersuchung	Grund für Frage/Untersuchung
1. Anamnese	
Während/nach Ereignis	
Hautfarbe (blaß/blau/grau)	Abschätzung der Schwere des ALE
Dauer (Sekunden/Minuten)	–
Bewußtseinszustand (wach/schlafend/bewußtlos)	–
Beendigung (spontan/Stimulation/Reanimation)	–
Zeitraum bis zur vollständigen Erholung	–
Unmittelbar vor Ereignis	
Angst, Schreck	? Affektkrampf („breath-holding spell“)
plötzliches Geräusch, gefolgt von Schreckreaktion	? Hyperekplexie („startle disease“)
Husten, Würgen, Erbrechen	? Aspiration, tracheo-ösophageale Fistel
	? laryngealer Chemoreflex
Mahlzeit	? gastroösophagealer Reflux
Augenverdrehen, Zuckungen, Steifwerden	? Krampfanfall
Tremor, profuses Schwitzen	? Hypoglykämie, Hypokalzämie
Stunden / Tage vor Ereignis	
Fieber, Erkältung, Durchfall	? Infektion (z. B. Rotavirus)
abnorme Schläfrigkeit/Irritabilität	? Meningitis, Reye-Syndrom
Schnarchen	? obstruktive Schlafapnoe
Stridor	? Laryngo- oder Tracheomalazie
etliche Stunden ohne Nahrung (± Infektion)	? Medium-chain-Acyl-CoA-deficiency
Zyanose beim Schreien oder Füttern	? Herzfehler, BPD
Wochen / Monate vor Ereignis	
langsame Abnahme der motorischen Aktivität	? spinale Muskelatrophie, Myopathie
Pertussis- oder RSV-Infektionen in Umgebung	? Pertussis, Bronchiolitis
Frühgeburtlichkeit, bronchopulmonale Dysplasie	? „BPD-spells“
SIDS/ALE bei Geschwister	? Stoffwechselstörung, verlängerte QT-Zeit
weitere Ereignisse, immer in Gegenwart derselben Person beginnend	? Münchhausen-by-proxy-Syndrom
2. Spezielle Aspekte bei der körperlichen Untersuchung	
Blässe	? Anämie
Stridor	? Laryngo-/Tracheomalazie; Gefäßring
Mikrognathie	? Pierre-Robin Sequenz
trockener Husten („TOF-cough“)	? tracheoösophageale Fistel
Dyspnoe, Giemen, Rasselgeräusche	? Bronchitis, Pneumonie
betonter 2. Herzton	? Rechtsherzbelastung; chronische Hypoxämie
muskuläre Hypotonie, keine Muskeleigenreflexe	? spinale Muskelatrophie
subkostale oder juguläre Einziehungen	? erhöhte Atemarbeit, z. B. erhöhter Atemwegswiderstand, reduzierte Compliance
retinale Blutungen; Hämatome	? Kindesmißhandlung
3. Laboruntersuchungen	
arterielle Blutgasanalyse	Abschätzung der Schwere des Ereignisses (so bald wie möglich nach Ereignis)
? metabolische Störung	–
Differentialblutbild	? Anämie, Infektion
C-reaktives Protein	? Infektion
Serumglukose (nüchtern)	? Hypoglykämie, metabolische Störung
Serumkalzium und -magnesium	? Hypokalzämie, Hypomagnesämie
Nasen-Rachen-Abstrich; Immunfluoreszenztest	? Pertussis, RSV, Adenovirus
organische Säuren im Urin	? Medium-chain-Acyl-CoA-deficiency
Serumammoniak	? OTCD-carrier, Glutaracidurie, Carnitinmangel
4. Weitere Untersuchungen	
EKG	? verlängerte QT-Zeit
Thoraxröntgenaufnahme	? Aspiration, Pneumonie, kardiovaskuläre Anomalien, BPD
Elektroenzephalogramm	? krampfanfallindizierte Ereignisse
kranialer Ultraschall	? Blutung; Hirnstamm-/Kleinhirnanomalie
Polysomnographie	? Hypoventilation, Hypoxämie im Schlaf, krampfanfallinduzierte Ereignisse
dokumentiertes Monitoring	Erfassung weiterer ALE zuhause

BPD bronchopulmonale Dysplasie; *RSV* „respiratory syncytial virus“; *OTCD* Ornithin-Transcarbamylase-Defizienz wird hier – ähnlich wie bei den pK-Geschwistern – daher inzwischen keine Indikation mehr zum Heimmonitoring gesehen.

Auch die Empfehlung, für Frühgeborene mit einer bronchopulmonalen Dysplasie (BPD) in jedem Fall einen Monitor zu verordnen, muß aufgrund neuerer Daten relativiert werden. Sie basiert v.a. auf einer Untersuchung von 1982, in der Frühgeborene mit BPD ein mit 11 % extrem hohes Risiko aufwiesen, plötzlich und unerwartet zu versterben. Zwei zwischenzeitlich veröffentlichte Studien fanden jedoch keinen signifikanten Unterschied in den Kindstodraten von Frühgeborenen mit bzw. ohne BPD, was u.U. auf die großzügigere Verordnung von Heimsauerstoff in den neueren Studien zurückzuführen ist. Dennoch erscheint bei jenen Frühgeborenen, die mit Sauerstoff nach Hause entlassen werden, ein Heimmonitor, möglichst mit Messung des O_2-Gehalts im Blut, zur Therapieüberwachung sinnvoll.

Für Säuglinge mit schweren Apnoen, Bradykardien oder Zyanosezuständen noch zum Zeitpunkt der geplanten Krankenhausentlassung liegen zwar keine Daten zum Kindstodrisiko vor, hier erscheint aber eine Überwachung erforderlich, um Schäden durch die damit u.U. verbundene Hypoxie zu vermeiden (sofern die Säuglinge nicht ohnehin bis zum völligen Sistieren der Symptomatik in der Klinik verbleiben). Frühgeborenenapnoen, die vor Erreichen des errechneten Geburtstermins sistiert haben, stellen keinen Risikofaktor für den plötzlichen Kindstod dar.

Dauer und Art der Überwachung. Da ca. 95 % aller Kindstodfälle vor Ende des 9. –10. Lebensmonats auftreten, kann die Überwachung fast immer zu diesem Zeitpunkt beendet werden. Sind 2 oder mehr Kinder in einer Familie verstorben, mag es gerechtfertigt erscheinen, die Überwachung bis einen Monat über das Sterbealter der Geschwister hinaus fortzusetzen. Bei Säuglingen mit ALE sprechen alle Daten dafür, daß das Risiko (auch für weitere ALE) nicht mehr signifikant erhöht ist, wenn für einen Monat keine weiteren Ereignisse aufgetreten sind. Daher kann die Überwachung hier meist bereits nach einem Monat beendet werden.

Bezüglich der Art der Überwachung kann mangels vergleichender, kontrollierter Studien keine eindeutige Aussage getroffen werden, ob eine reine Überwachung der Atmung (Apnoemonitore) genauso sicher ist wie die kombinierte Überwachung von Herz- und Atemtätigkeit (Herz-Atem-Monitore) oder die Überwachung des Sauerstoffs (Pulsoximeter). Angesichts mangelnder Belege für die Apnoehypothese und des späten Auftretens von Apnoen im Rahmen dokumentierter Todesfälle ist die Wirksamkeit reiner Apnoemonitore allerdings fraglich. Ähnliches gilt auch für Herz-Atem-Monitore: tritt ein Alarm erst auf, wenn das Kind bereits Schnappatmung macht, kann der Erfolg einer Reanimation durch medizinische Laien nicht sichergestellt werden. Bezüglich der Pulsoximetrie, die aus pathophysiologischer Sicht am ehesten sinnvoll erscheint, sind dringend Verbesserungen der Fehlalarmhäufigkeit notwendig; hieran wird seitens der Industrie derzeit intensiv gearbeitet.

Verhalten beim Auftreten eines plötzlichen Kindstodes in der Praxis. Wird der Pädiater zu einem Kind gerufen, das plötzlich verstorben ist, so sollten bei Vorliegen sicherer Todeszeichen keine Reanimationsversuche mehr unternommen werden (Helmerichs et al. 1997). Wichtig ist dann vielmehr, den Eltern in klaren und eindeutigen Worten zu erklären, daß ihr Kind tot ist und was die vermutete Todesursache ist. Es sollte dann auch erklärt werden, warum als Todesart „nicht aufgeklärt" auf dem Totenschein angegeben werden muß und daß dies zwar die Einschaltung der Polizei zur Folge haben wird, aber nicht Ausdruck irgendeines Mißtrauens ist. Ferner sollten erste Informationen zum plötzlichen Kindstod gegeben und erläutert werden, daß ggf. von der Staatsanwaltschaft eine Obduktion angeordnet wird und warum diese gerade auch im Interesse der Eltern ist. Sodann ist es für die meisten Eltern sehr wichtig, von ihrem Kind Abschied nehmen zu können; dies sollte man ihnen unbedingt ermöglichen. Schließlich sollte den Eltern eine Kontaktaufnahme mit anderen betroffenen Eltern, z.B. über die Selbsthilfegruppe GEPS (Gesellschaft zur Erforschung des plötzlichen Säuglingstodes) ermöglicht werden (Adresse unter Helmerichs et al. 1997).

Literatur

Brooke H, Gibson A, Tappin D, Brown H (1997) Case-control study of sudden infant death syndrome in Scotland, 1992–5. Br Med J 14: 1516–20

Daltveit AK, Øyen N, Skjaeren R, Irgens LM(1997) The epidemic of SIDS in Norway 1967–93: changing effects of risk factors. Arch Dis Child 77: 23–27

Fleming PJ, Blair PS, Bacon C, Bensley D, Smith I, Taylor E, Berry J, Golding J, Tripp J (1996) Confidential Enquiry into Stillbirths and Deaths Regional Coordinators and Researchers. Environment of infants during sleep and risk of the sudden infant death syndrome: results of 1993–5 case-control study for confidential enquiry into stillbirths and deaths in infancy. Br Med J 313: 191–198

Helmerichs J, Bentele KHP, Kleemann WJ, Poets CF, Saternus K-S (1997) Plötzlicher Säuglingstod: Empfehlungen zur Unterstützung betroffener Familien in der Akutsituation. Deutsches Ärzteblatt 94: A519–522

Mitchell EA, Tuohy, PG, Brunt JM, Thompson JMD, Clements MS, Stewart AW, Ford RPK, Taylor BJ (1997) Risk factors for sudden infant death syndrome following the prevention campaign in New Zealand: a prospective study. Pediatrics 100: 835–40

Poets CF, (2000) Heimmonitoring bei Säuglingen mit erhöhtem Kindestodrisiko: Anregungen zu einem Überdenken der gegenwärtigen Praxis. Wien Klin Wochenschr 112:198–203

Poets CF, Southall DP (1998) Sudden infant death syndrome and apparent life-threatening events. In: Taussig LM, Landau LI (Hrsg). Textbook of Pediatric Respiratory Medicine. Mosby Year Book, Baltimore, pp 1078–1105

Schellscheidt J, Ott A, Jorch G (1997) Epidemiological features of sudden infant death after a German intervention campaign in 1992. Eur J Pediatr 156: 655–660

19 Unfälle

R. Kurz, M. E. Höllwarth

Definition. Jedem Unfall geht eine technische, physikalische, menschliche oder organisatorische Gefährdung voraus. Jede Gefahr wird, solange sie besteht und nicht ausgeschaltet wird, mit Gewißheit früher oder später Unfälle verursachen. Gezielte Verhütungsmaßnahmen können Unfälle signifikant vermindern, unter der Voraussetzung der Kenntnis der Unfallentstehung.

Epidemiologie. Der Unfall im Kindes- und Jugendalter ist heute die häufigste Todesursache jenseits der Neugeborenen- und Säuglingsperiode (60%) und zählt auch zu den häufigsten Krankheitsursachen. Die Mortalitätsstatistik ist in den europäischen Ländern unterschiedlich (Tabelle 19.1). Durch Entwicklung und Durchführung von Präventionsprogrammen läßt sich die Zahl der tödlichen Unfälle deutlich reduzieren. Der potentielle Verlust an Lebensjahren beträgt für das Kindes- und Jugendalter insgesamt ca. 7%, bei Verkehrsunfällen bis zu 17% – bezogen auf das 65. Lebensjahr. Ca. 15% aller Kinder, d.h. jedes 7. Kind, wird pro Jahr wegen Unfällen ärztlich versorgt. Die Häufigkeitszahlen für die unterschiedlichen Unfallarten sind im entsprechenden Abschnitt angeführt.

Ätiologie. Die Entstehung von Unfällen ist im wesentlichen von verschiedenen *Risikofaktoren* abhängig.

Alter. Abbildung 19.1 zeigt, daß Kinder im Kleinkindes- und Jugendalter Perioden mit erhöhtem Risiko durchlaufen. Im Kleinkindesalter besteht eine augenscheinliche Diskrepanz zwischen motorischer Beweglichkeit bzw. Erkundungsdrang und der mentalen Fähigkeit, Gefahren richtig einzuschätzen. Kleinkinder geben dem jeweiligen Impuls nach und können sich nur auf eine Tätigkeit bzw. ein Objekt zur gleichen Zeit konzentrieren. Daher können Sie beim Spiel eine nahende

Tabelle 19.1. Relative Häufigkeit der tödlichen Unfälle (bezogen auf 100.000 Kinder der Altersgruppe 0–14 Jahre) im europäischen Vergleich

Land	1984 relativ	Tote absolut	1993 relativ	Tote absolut	Veränderung [%]
Großbritannien	3,2	1103	1,7	599	–47
Deutschland	4,3	1233	2,4	970	–44
Frankreich	4,5	1565	2,6	899	–42
Portugal	7,7	556	4,7	255	–39
Niederlande	3,1	279	1,9	174	–39
Österreich	4,5	195	2,8	125	–38
Griechenland	4,1	262	2,8	156	–32
Irland	3,8	126	2,6	74	–32
Dänemark	3,0	89	2,1	61	–30
Belgien	4,2	251	3,2	184	–24
Schweden	2,0	97	1,6	81	–20
Italien	2,6	935	2,1	586	–19
Spanien	3,8	1028	3,2	692	–16
Finnland	2,5	76	2,2	69	–12

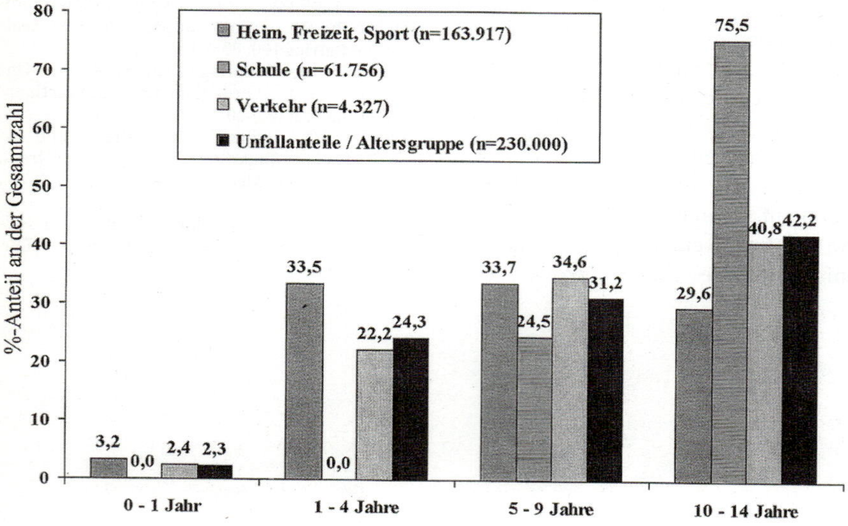

Abb. 19.1. Altersverteilung und relativer Anteil der nicht tödlichen Kinderunfälle in bezug auf die Lebensbereiche in Österreich

Gefahr nicht ausreichend erkennen und abschätzen. Außerdem können Entfernungen, Geschwindigkeiten und Größen nicht adäquat eingeschätzt, Geräusche nur ungenau lokalisiert und der Unterschied zwischen rechts und links nur unsicher getroffen werden. Eine verläßliche Einsichtigkeit und Diskriminierungsfähigkeit der Gefahrensituation kann erst nach dem 12. Lebensjahr erwartet werden. Bis zu diesem Alter sind Kinder für den Verkehr noch nicht reif. Eltern sind sich dieser entwicklungsphysiologischen Gegebenheit oft nicht bewußt.

Im Jugendalter spielen emotionale Unausgeglichenheit, Fehleinschätzung der eigenen Fähigkeiten, riskantes Verhalten zum Ausloten der eigenen Grenzen und Wettbewerbsdenken eine große Rolle, was mit dem häufig stürmischen Prozeß der Identifikationssuche zusammenhängt.

Geschlecht. Das Überwiegen von Knaben (60%) hat offenbar mit dem im allgemeinen stärkeren Bewegungsdrang mit erhöhter Wagemutigkeit zu tun.

Unfallort (Abb. 19.2). In den ersten Lebensjahren finden sich im Haushalt die meisten Gefahren. Für den unbeaufsichtigten Säugling und für Kleinkinder sind Stürze häufige Ereignisse. Im Haushalt ereignen sich auch schwere Verbrühungen und Verbrennungen, Verletzungen mit scharfen Gegenständen und in Pools und Biotopen die Ertrinkungsunfälle. Die für dieses Alter typischen Vergiftungen werden in Kap. 253 beschrieben. Im Verkehr ereignet sich die Hälfte der tödlichen Unfälle bei Kindern, die mangelhaft geschützt in Autos mitfahren, auf Fahrrädern oder Mopeds selbst fahren oder als Passanten niedergefahren werden. Für Stadtkinder ist das Verkehrsunfallrisiko doppelt so hoch wie bei Landkindern. Im Schulbereich und in landwirtschaftlichen Betrieben ist eine Vielzahl an Verletzungen möglich. Im allgemeinen weniger schwer, aber besonders häufig treten Unfälle an Sportstätten und beim Schulsport auf.

Unfallzeit. Die jahreszeitliche Verteilung zeigt einen Gipfel im Mai und im September. In den Wintermonaten ist die Rate am niedrigsten. Tageszeitliche Gipfel treten während der Schulwegszeiten und in den Nachmittagsstunden auf.

Psychosoziale Faktoren. Sie spielen eine Hauptrolle bei der Entstehung von Unfällen. Bedeutsame Risikofaktoren sind in Abb. 19.3 zusammengefaßt. Besonders negativ wirkt sich das falsche Vorbild von Eltern und anderen Bezugspersonen im Verkehr oder in anderen Gefahrensituationen aus.

Unfallarten

Tödliche Kinderunfälle. Etwa die Hälfte aller tödlichen Kinderunfälle ereignet sich im Verkehr (Abb. 19.2). Innerhalb der tödlichen Verkehrsunfälle ereignet sich die Hälfte bei Kindern, die im Auto mitfahren. Die andere Hälfte der tödlichen Verkehrsunfälle betrifft Kinder als Fußgänger und als Radfahrer (Abb. 19.4).

In den Bereichen Heim, Freizeit und Sport ereignet sich die 2. Hälfte der tödlichen Kinderunfälle. Der Anteil an den gesamten Unfallzahlen in diesem Bereich ist deutlich höher als im Verkehr. Häufige Todesursachen im Wohn- und Gartenbereich sind Fenstersturz, Vergiftung durch Medikamente, Verbrennungen und Verbrühungen und Ertrinken im Schwimmbad oder Badeteich.

Nicht tödliche Kinderunfälle. Unfälle im Kindesalter sind – nach den Infektionskrankheiten – die häufigste „Krankheitsursache". Darüber hinaus muß bei Unfällen mit bleibenden Behinderungen gerechnet werden. Auf einen Unfalltoten kommen 1,6 Schwerbehinderte und 15 Leichtbehinderte. Im Kindesalter muß der unfallbedingte Verlust eines Schuljahres mit dem Verlust des Arbeitsjahres eines Erwachsenen gleichgesetzt werden.

Im Säuglingsalter dominieren Stürze vom Wickeltisch, von Hochstühlen, aus Kinderwippen und Tragetaschen sowie mit gefährlichen Laufwagen und über ungesicherte Treppen, Verbrühungen mit Tee- oder Kaffeetassen, die Aspiration von kleinen Spielzeugteilen oder ungeeigneten Nahrungsmitteln, z.B. Nüssen aus der Schokolade. Sobald Kleinkinder sich selbst fortbewegen können, stehen Stürze aller Art im Vordergrund, z.B. von Fenstern, Balkonen, Bäumen und Stockbetten. Häufig werden Eltern von einem plötzlichen Entwicklungsschritt des Kindes überrascht, z.B. beim Wickeltischsturz: „... das Kind hat sich noch nie drehen können", oder beim Fenstersturz: „... das Kind konnte noch nie auf einen Sessel klettern." Herabziehen von

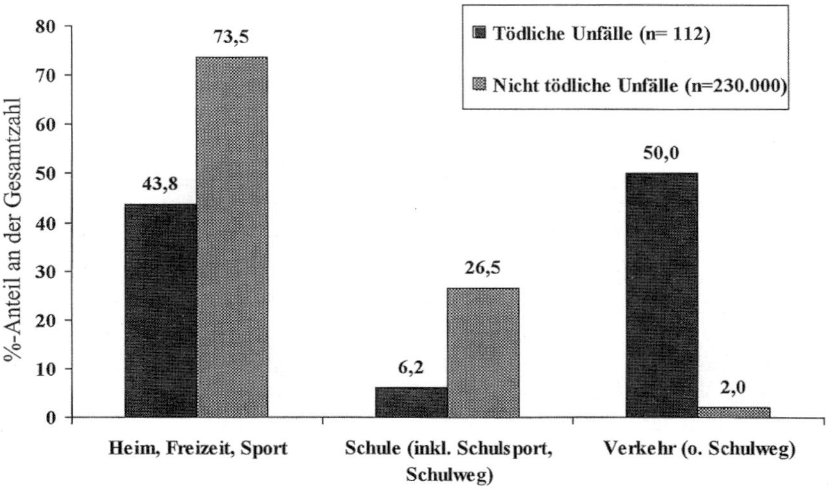

Abb. 19.2. Relative tödliche und nicht tödliche Kinderunfälle in bezug auf die Lebensbereiche. Obwohl im Straßenverkehr nur ein geringer Anteil an den Gesamtunfällen vorliegt, ereignet sich die Hälfte aller Unfälle in diesem Bereich

Endogene/persönliche Faktoren

Entwicklungphysiologische Besonderheiten:

Reduzierte Gefahrenerkennung
Reduzierte Wirklichkeitswahrnehmung der Umwelt
Reduzierte Geschwindigkeitseinschätzung
Reduzierte Geräuschlokalisation
Reduzierte Größenvorstellung
Reduzierte Rechts/Links-Unterscheidung
Reduzierte Peripheriewahrnehmung
Geringere Übersicht durch die geringe Größe

Mentale und psychomotorische Entwicklungsstörungen:

Hyperaktivität
Psychische Störungen
Persönlichkeitsmerkmale:
Extrovertiert, impulsiv
Risikofreudig (besonders Knaben)
Aggressiv, kampfeslustig
Selbstüberschätzend (Jugendliche)
Unausgeglichen
Trotzalter

Exogene/Umgebungsfaktoren

Milieu:

Gefahrvolles Milieu, unsicheres Wohnen,
Inadäquate Grundeinstellung zu Risiko und Gefahr, zu sozialen Werten und Verantwortung
Verminderte soziale Betreuung und Unterstützung, Armut

Erziehung:
Mangelnde Sicherheitserziehung
Mangelnde Beaufsichtigung (Schlüsselkinder)
Inadäquates Vorbildverhalten der Erwachsenen
zu Risikoverhalten verführende Vorbilder (z.B. im Sport)

Psychosoziale Belastungen:
Konflikte in Familie. Trennung der Eltern
Schwere Krankheit oder Tod naher Verwandter oder Freunde
Drogen- und Alkoholabusus der Eltern
Übermäßiger Schulstreß
Psychischer Druck durch Kameraden (Initiationsriten, Mutproben)
andere Streßsituationen

↓

Erhöhung der Unfallswahrscheinlichkeit

+

Auslöser

Akute emotionale Spannung (zB Abschied, Trauer, Schock, Enttäuschung u.a.)
Ablenkung von Gefahr (Spiel)
Drogen, Alkohol
Übermüdung

Überforderung durch spezielle Situationen (Verkehr, Schule)
Technische Defekte (zB Auto)
Inadäquate Ausrüstung (zB Sport)
Akuter Konflikt (Familie u.a.)
Tätlicher Angriff (Mitmenschen, Tiere)

↓

Unfall

Abb. 19.3. Mentale und psychosoziale Risikofaktoren für Unfälle

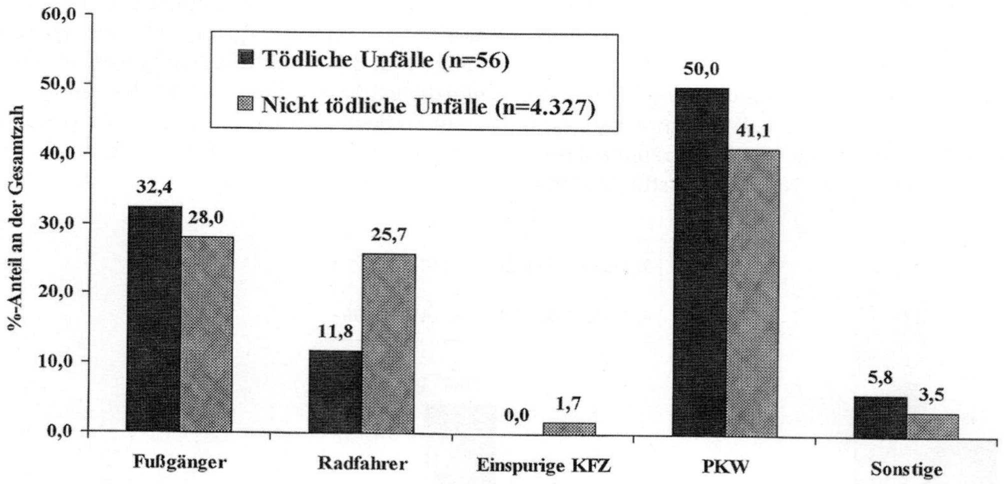

Abb. 19.4. Relativer Anteil der Verkehrsunfälle in bezug auf die Verkehrsteilnahme. Beachtlich der hohe Anteil von mitfahrenden Kindern aufgrund unzureichender Rückhaltesystemverwendung

Küchengeschirr vom Herd und Betätigung von Heißwasserhähnen führen vor allem bei Kleinkindern zu Verbrühungen, Brände im Haus zu Verbrennungen oder Rauchgasvergiftung. Schnittverletzungen durch brechendes Glas, Verätzungen mit Haushaltsreinigungsmitteln, Vergiftungen mit Zigaretten, Medikamenten, Reinigungsmitteln oder Gartenbeeren und Ersticken in Plastiksäcken sind ebenfalls häufige Unfallursachen. Später kommt als Gefahr das Mithelfen bei der Arbeit sowohl in der Küche, aber auch an anderen Arbeitsplätzen dazu. Besonders viele Gefahrenquellen bietet in diesem Zusammenhang der Bauernhof, wo nicht nur den mithelfenden Kindern, sondern auch den Urlauberkindern die Gefahren deutlich dargestellt und manche Risikobereiche als Tabu erklärt werden müssen. Ein gefährlicher Bereich für Kleinkinder ist das Planschbecken, der Zierteich oder der Swimmingpool. Beim Stolpern oder Sturz in das Wasser kann es innerhalb von wenigen Minuten zum Tod durch Ersticken oder zu schwerer bleibender Behinderung kommen.

Auf Spielplätzen wird die Mehrzahl der Unfälle durch Stürze verursacht. Schaukel und Rutsche sind mit über 50% die am häufigsten involvierten Spielgeräte.

In der Schule ereignet sich ca. 1/4 aller Kinderunfälle, vor allem beim Schulsport, in erster Linie beim Ballspiel. Aber auch bei allen anderen sportlichen Betätigungen von Kindern und Jugendlichen ereignen sich ähnliche Unfälle. Reiten, Radfahren, Rodeln und Kampfsportarten wie auch Judo gehören zu den gefährlichsten Sportarten (Abb. 19.5). Beim Radsturz stehen die schweren Schädel- und Gesichtsverletzungen im Vordergrund, zumal die Wucht des Sturzes auch bei vorgestreckten Armen nicht ausreichend abgefangen werden kann. Beim Rollerbladesport dagegen überwiegen Verletzungen der Hände, Arme und Knie, da es aufgrund der geringen Sturzhöhe oft gelingt, durch die Abstützung mit den Extremitäten ärgere Schädelverletzungen zu verhindern. Ähnliches gilt auch für Snowboarden und Skifahren. Beim Reiten ist es wiederum der Sturz aus großer Höhe, der zu den schweren Verletzungen führt, beim Rodeln der Sturz mit relativ hoher Geschwindigkeit in den Wald mit Anprall an Bäumen oder Felsen. Typisch sind dabei auch schwere Knieverletzungen.

Nicht tödliche Verkehrsunfälle sind nicht so häufig, haben aber an den Unfällen mit schweren Folgen einen großen Anteil (Abb. 19.4). Über 40% der Kinder verletzen sich als Mitfahrer im PKW. Sie erleiden ihre Verletzungen häufig deshalb, weil sie mit steigendem Alter nicht mehr, oder in 2/3 der Unfälle nicht sachgerecht angegurtet sind. Eine besondere Risikogruppe stellen Kinder als Radfahrer dar. Eigene Untersuchungen haben gezeigt, daß Kinder mit 12–14 Jahren noch zu 40% einen Radhelm tragen, 17–18jährige nur mehr zu 5%. Verletzungen von Fußgängern haben ihren Altersgipfel bei den 7–11jährigen. Die Inzidenz ist jenseits des 6. Lebensjahres höher, was darauf hinweist, daß dann, wenn sich das Kind mit den Straßenverhältnissen vertraut fühlt, die Vorsicht deutlich nachläßt.

Maßnahmen am Unfallort. Die Morbidität und Mortalität von Unfällen kann durch eine adäquate Behandlung minimiert werden. Die Vorinformation des Krankenhauses mit Schilderung des Verletzungsausmaßes und der durchgeführten Maßnahmen ist wichtiger Teil einer optimalen Erstversorgung.

Die Erstuntersuchung und notärztliche Behandlung der verunfallten Patienten wird zunächst vom Unfallmechanismus – stumpfes/penetrierendes Trauma, Verbrennung/Verbrühung, Stromverletzung oder unklare Ursache – vom Kreislaufzustand und von der Atemsituation bestimmt. Bei schweren Unfällen sind die Prinzipien der Wiederbelebung im allgemeinen bekannt (s. auch Kap. 135): Freimachen der Atemwege – Beatmung – Wiederherstellung einer ausreichenden Z(C)irkulation (ABC). Die Kontrolle der großen Atemwege und die allenfalls erforderliche Beatmung bilden eine wesentliche Voraussetzung zur Erreichung einer entsprechenden Oxygenierung. Die andere dringliche Maßnahme ist die suffiziente Herzmassage mit tastbarem Karotis- oder Femoralispuls. Solange der Patient nicht intubiert ist, lösen sich Atemfrequenz und Herzmassage mit 1:5 ab; sobald die Intubation erreicht wird, können Beatmung und Herzmassage simultan erfolgen.

Unmittelbar anschließend – oder bei mehreren Helfern parallel dazu – muß Volumen substituiert werden, ohne daß es zu einer wesentlichen Verzögerung eines Patiententransportes kommt (s. auch Kap. 135 u. 263). Wenn beim hypovolämischen oder im Schock befindlichen Patienten eine intravenöse Volumengabe technisch schwierig ist, kann auf die einfache und sehr zuverlässige intraossäre Infusion zurück-

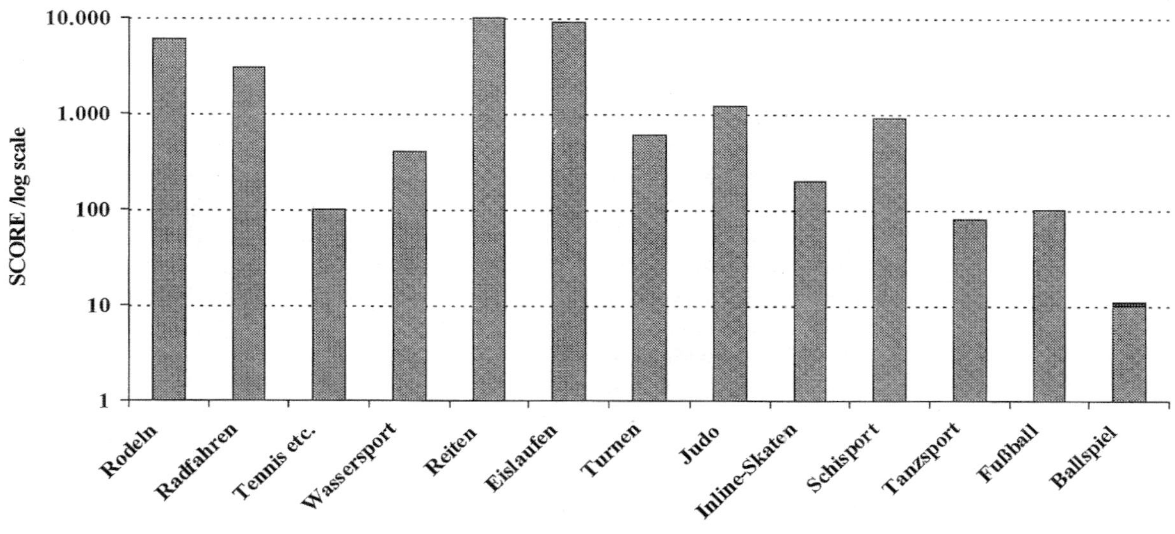

Abb. 19.5. Sportunfälle: Schweregrad der Verletzungen. Der schädelgewichtete Score zeigt den höchsten Verletzungsschweregrad beim Rodeln, Radfahren und Reiten. Das Eislaufen ist in derselben Gruppe aufgrund des hohen Anteils an Unterarmfrakturen und Schädelfrakturen, wenngleich insgesamt die Folgen der Eislaufverletzungen deutlich geringer sind als die bei den anderen Sportarten

gegriffen werden. Dabei wird mit einer geeigneten kräftigen Nadel mit Mandrin der Markraum der proximalen oder distalen Tibia – bzw. bei älteren Jugendlichen der Markraum des Beckenkammes – punktiert und das erforderliche Volumen (z.B. Ringerlösung oder isotone Kochsalzlösung) unter Zuhilfenahme einer Druckmanschette in den Markraum infundiert. Von dort gelangt die Flüssigkeit sehr rasch in die Zirkulation.

Beim Schädel-Hirn-Trauma ist ein Glasgow Coma Scale am Unfallort, noch vor der Gabe sedierender oder schmerzstillender Medikamente zu erstellen (s. auch Kap. 207). Bei jedem schweren Schädeltrauma ist auch an die Möglichkeit einer gleichzeitigen Verletzung der Halswirbelsäule zu denken und bei Intubation und Lagerung der Patienten zu berücksichtigen.

Während Kinder mit inneren Blutungen (Thorax, Abdomen, große Fraktur) nach der erforderlichen Kreislaufstabilisierung unverzüglich in ein geeignetes Krankenhaus transportiert werden sollen, müssen äußere Blutungen noch am Unfallort durch direkte Kompression, u.U. auch durch den Finger in der Wunde (z.B. Hals) oder Tamponade unter Kontrolle gebracht werden.

Sedierende und schmerzstillende Medikamente können heute ohne Einschränkung bei allen Arten von Trauma – so auch bei dringendem Verdacht auf innere Verletzungen – verabreicht werden, da die vielfältigen Untersuchungsmöglichkeiten im Krankenhaus (Ultraschall, CT) die diagnostische Palette wesentlich verbessert haben (s. Schmerztherapie, Kap. 270)

Frakturen sollten nach ausreichender Sedierung noch am Unfallort mechanisch stabilisiert werden, da sich damit die bestehenden Schmerzen wesentlich verringern lassen. Massiv dislozierte Brüche sollten grob reponiert werden, besonders aber dann, wenn die periphere Durchblutung beeinträchtigt ist (z.B. suprakondyläre Humerusfraktur). Pneumatische Schienen sind sehr beliebt, zumal ihnen ein Antischockeffekt zugesprochen wird.

Bei aspirierten Fremdkörpern kann es gegebenfalls lebensrettend sein, wenn der Fremdkörper mit einer Magillzange aus dem Larynxbereich entfernt wird.

Beim Ertrinkungsunfall ist die Überlebenschance um so größer, je kürzer sich das Kind unter Wasser befindet und je tiefer die Wassertemperatur ist. Erste Maßnahme ist in jedem Fall die sofortige Reanimation (s. Kap. 135), die unter Erwärmung des Kindes auch während des Transportes ins Krankenhaus fortgesetzt werden sollte (Weiterbehandlung s. Kap. 263).

Bei Verbrühungen und Verbrennungen sind zunächst die Kleider zu entfernen, um das Fortschreiten der Hitzeschädigung zu verringern. Am Körper fest haftende Kleidungsstücke können allerdings erst im Krankenhaus entfernt werden. So rasch wie möglich sollte 10–15 Minuten lang mit fließendem kalten Wasser die Hitzeeinwirkung gestoppt und damit die weitere Ausdehnung des Gewebeschadens verhindert werden. Das Auftreten einer generellen Hypothermie ist zu vermeiden, um nicht eine zusätzliche Morbidität zu riskieren. Im Anschluß an diese Erstmaßnahmen sollten die geschädigten Körperteile mit sauberen und trokkenen Tüchern oder Silberfolien geschützt werden (Weiterbehandlung s. Kap. 263).

Bei Verdacht auf Verätzung in Mund und Speiseröhre sollte sofort Wasser und nichts anderes getrunken und kein Erbrechen ausgelöst werden. Falls erforderlich Schmerzbehandlung (s. Kap. 270) und Schockbekämpfung (s. Kap. 135 u. 263). Weiterbehandlung s. Kap. 104.

Stromverletzungen bei Kindern sind meist Niedervoltageunfälle und können neben lokalen Verbrennungen (Mund, Finger) vor allem auch einen Herzstillstand zur Folge haben, der entsprechende Wiederbelebungsmaßnahmen am Unfallort erfordert. (s. Kap. 135)

Bei Kohlenmonoxid- bzw. Rauchgasvergiftungen sollte das Kind rasch an die frische Luft gebracht werden und wenn möglich Sauerstoff mit der Maske zugeführt werden.

Bei Erfrierungen besteht die Lokalbehandlung in einer langsamen Erwärung im Wasserbad, das allmählich innerhalb von 15 bis 20 Minuten von 37° auf 40 °C erwärmt wird. Zum Weitertransport sollte ein steriler Verband angelegt werden.

Prophylaxe. Unfälle können durch gezielte Präventionsmaßnahmen signifikant gesenkt werden (Tabelle 19.1). Die wichtigsten als effizient erkannten Maßnahmen sind:

Koordinierte multidisziplinäre Unfallverhütungsorganisationen. Die meisten europäischen Länder haben lokale und nationale Organisationen für Unfallverhütung. In diesen Organisationen sollten alle Berufsgruppen einbezogen werden, die mit Kindern in Berührung kommen und Sicherheitsmaßnahmen beeinflussen können: Neben Kinderärzten und Kinderchirurgen sind es Krankenschwestern, Lehrer, Sozialarbeiter, Gesetzeshüter, Politiker und Regierungsbeamte, Städteplaner, Architekten und Ingenieure, Juristen, Versicherungsträger und Journalisten. Die Aufgabe der europäischen Kommissionen ist die standardisierte Registrierung und Auswertung der epidemiologischen Daten, die Planung, Implementierung und Überprüfung von Präventionsmaßnahmen (Sicherheitsprogrammen) und die Initiierung internationaler Normen (s. Literatur zu EURECAAPP-Studie).

Informationskampagnen. Diese haben das Ziel, die Sensitivität der Eltern und Kinder, aber auch anderer Berufsgruppen, die mit Kindern befaßt sind, zu erhöhen und zu Eigenverantwortlichkeit zu motivieren. Die Informationen sollten präzise und gegenstandsbezogen, kurz und klar verständlich, durch Forschungsergebnisse untermauert und gezielt an die betroffene Bevölkerung gerichtet sein.

Kinderchirurgen, Pädiater und Unfallchirurgen sollten in Unfallverhütungskommissionen vertreten sein. Sie sind in ihrer täglichen Arbeit mit dem Unfallgeschehen unmittelbar konfrontiert und können Unfallursachen und den Unfallhergang am besten hinterfragen und daher gezielte Vorschläge zu sinnvoller Unfallverhütung machen. Kinderärztliche Praxen eignen sich besonders gut, im persönlichen Gespräch mit den Eltern die altersspezifischen Unfallgefahren und ihre Verhütungsmöglichkeiten anzusprechen. Darüber hinaus eignen sie sich zum Auflegen von Broschüren, zur Ausstellung von Postern und Bereitstellung von Sicherheitskoffern, in denen an konkreten Beispielen Anschauungsmaterial, technische Hilfsmittel und deren Bezugs-

Wenn Sie ein Kind erwarten oder schon Kinder haben, sollten Sie die Wohnung, das Haus, den Garten auf die Sicherheit für Ihre Kinder überprüfen. Sie können Ihre Kinder vor vielen Gefahren schützen, wenn Sie folgende Punkte beachten. Bitte testen Sie selbst, wie sicher Kinder bei Ihnen leben.

	vorhanden bzw. erledigt	noch erforderlich
1. Sicherung der Fenster durch Gitter oder kindersichere Beschläge.		
2. Sicherung der Treppen vor Absturz durch Schutzgitter.		
3. Bei Stiegen und Balkongeländern: Größter Abstand der Gitterstäbe 10 cm.		
4. Schnuller nicht mit Schnur um Hals hängen. Schnüre und Kabel wurden aus der Umgebung des Kinderbettes entfernt.(Erdrosselungsgefahr!)		
5. Sicherung der Stockbetten vor Absturz.		
6. Sturzgefahr durch fahrbare Gehschule über Stiegen, Türschwellen, Teppichkanten, daher durch ortsfeste ersetzen.		
7. Kindersicherungen für alle Steckdosen.		
8. Kontrolle aller Elektrokabel auf schadhafte Stellen.		
9. Sicherung aller elektrischen Geräte in Küche, Keller und Werkstatt vor Inbetriebnahme durch Kinder (Stecker nach Gebrauch immer herausziehen).		
10. Sicherung des Herdes durch ein Schutzgitter, damit Töpfe nicht heruntergezogen werden können.		
11. Warmwassermischbatterien zur Verhinderung von Verbrühungen durch Heißwasser.		
12. Haushalts-Chemikalien (Putzmittel, Säuren, Laugen und Insektenschutzmittel) im Schrank versperrt.		
13. Medikamente sind versperrt im Medikamentenschrank aufbewahrt.		
14. Die Hausbar ist versperrt und Alkohol für Kinder unerreichbar.		
15. Rauchwaren, Streichhölzer und Feuerzeuge sind kindersicher verwahrt.		
16. Aschenbecher sind geschlossen (Zigarettenreste nicht erreichbar).		
17. Küchenmesser, Hacken und Sägen sind kindersicher verwahrt (Schubladen- oder Schranksperre).		
18. Plastiksäcke und -taschen (Erstickungsgefahr!) sind für Kinder unerreichbar.		
19. Kühlschränke, Gefriertruhen (auch außer Betrieb), Truhen sind von innen zu öffnen (Erstickungsgefahr).		
20. Bücherwände, Fernsehregale, Einrichtungsgegenstände, auf die Kinder klettern können, sind fixiert und gegen Umstürzen gesichert.		
21. Eckenschutz vor scharfen Kanten und Ecken.		
22. Scheren, Nadeln und andere scharfe Gegenstände werden nach Gebrauch weggeräumt.		
23. Der Arbeitsraum (Werkstatt, Bügelraum, etc.) ist bei Nichtbenützung versperrt.		
24. Stehendes oder fließendes Gewässer, egal welcher Tiefe (Swimmingpool, Teich, Bach, Springbrunnen) ist durch ein Schutzgeländer gesichert.		
25. Rasenmäher und Mähmaschine sind kindersicher untergebracht.		
26. Kinder sollten von Geburt an nur in altersentsprechenden Sicherheitssitzen im Auto angegurtet transportiert werden.		
27. Das Fahrrad hat einen Kindersitz und Radspeichenabdeckung. Fahrradhelm ist vorhanden.		
28. Aus dem Garten wurden Giftpflanzen und Giftsträucher entfernt.		

Abb. 19.6. Prüfliste für Kindersicherheit. Eltern prüfen selbst anhand dieser Liste die Kindersicherheit ihres Heims

quellen ausgestellt sind. Bei allen Primary-health-care-Aktivitäten sollten Unfallberatungen grundsätzlich eingebaut werden.

Sicherheitserziehung. Die derzeit übliche Sicherheitserziehung in Schulen, insbesondere die Verkehrserziehung, hat sich nur begrenzt als wirksam erwiesen. Aufgrund der entwicklungsphysiologischen Besonderheiten sind kleine Kinder im Verkehr grundsätzlich überfordert, weshalb nur eine effektive Sicherung der Umgebung einen wirksamen Schutz bietet. Mit zunehmendem Alter kann durch graduelles Lernen die Gefahr immer besser eingeschätzt werden. Die Einführung von Schülersicherheitssystemen, in denen Lehrer, Schüler und Schularzt ein selbstverantwortliches Team zur Erkennung schulspezifischer Gefahren und wirksamer Gegenmaßnahmen bilden, hat sich als vorteilhaft erwiesen. Ausgebildete Sozialarbeiter, Tagesmütter, Pflegeeltern und Kindergärtnerinnen können im

Rahmen ihrer Tätigkeit gezielte Unfallprävention betreiben. Gute Erfahrungen gibt es auch bereits mit flächendeckender Verteilung von Checklisten, die z.B. nach der Geburt eines Kindes zur Selbstüberprüfung der Kindersicherheit in Haus und Umgebung an die Eltern mitgegeben werden (Abb. 19.6).

Passive Sicherungsmaßnahmen. Mit Hilfe von Organisationen für Unfallverhütung, Informationskampagnen und Sicherheitserziehung sollte auch der passive Schutz des Kindes durch Sicherung der Umgebung verbessert werden, wovon folgende Maßnahmen bereits als effizient objektiviert werden konnten:

Im Haushalt und Garten. Die Planung von kindgerechten Wohnungen, die Überprüfung der Haushalte und Gärten auf Gefahrensituationen und die Beseitigung derselben kann an Hand einer Checkliste für kindersichere und unfallschützende Produkte erfolgen (Abb. 19.6).

Im Verkehr. Der Transport von Kindern in Autos sollte nur in altersentsprechenden, mit dem CE-Zeichen (europäisches Gütesiegel) versehenen Sicherheitssitzen erfolgen. Bereits die erste Fahrt nach der Geburt vom Krankenhaus nach Hause sollte dieser Art geschehen, und entsprechende Angebote sollten bereits im Krankenhaus erfolgen („Erste Fahrt – Sichere Fahrt“). Sicherheitssitze reduzieren die Todesrate um 50 %. Bei Transport der Kinder am Fahrrad können geeignete Kindersitze die früher häufigen Radspeichenverletzungen verhindern. Das Tragen eines Radhelmes reduziert schwere Schädel- und Gesichtsverletzungen signifikant zu 85 %. In Wohngegenden vermindert eine Trennung der Wohnhäuser vom Hauptverkehr Verkehrsunfälle bis zu 80 %. Schul- und Kindergartenbereiche sollten generell mit Straßenschwellen (sog. „silent police“) und durch Geschwindigkeitsbeschränkung (30 km/h) gesichert sein. Die Erwachsenen sollten sich ihrer verantwortungsvollen Vorbildhaltung besonders im Verkehr bewußt sein.

Auf dem Spielplatz. Auf Spielplätzen sollten die Gerätehöhen (= Fallhöhe) 1,5 m nicht überschreiten. Besonderes Augenmerk ist auf die Beschaffenheit des Bodens zu legen, der entweder regelmäßig gepflegt oder durch Fallschutzplatten standardisiert sein sollte.

Beim Sport. Verschiedene Spielsachen sind gefährlich (z.B. Wurfgeschosse). Adäquate Sportausrüstung, die auch die Unfallsicherheit mitberücksichtigt, und regelmäßige Pflege der Geräte sollte eine Selbstverständlichkeit sein. Dazu gehören verschiedene Helme, Knie-, Ellbogen- und Handgelenkschützer, die richtige Einstellung der Skibindungen usw. Ein entscheidender unfallpräventiver Faktor ist körperliche Fitness und Kondition.

In der Landwirtschaft. Der Spielbereich der Kinder sollte vom Arbeitsbereich der Eltern getrennt sein. Bei mitarbeitenden Kindern ist darauf Bedacht zu nehmen, daß sie nur Arbeitsgeräte benutzen, die sie sicher beherrschen. Das Lenken von Traktoren und anderer Transportsysteme sollte nicht vor dem 13. Lebensjahr gestattet werden.

Schaffung von gesetzlichen Verordnungen. In den einzelnen Staaten bestehen unterschiedliche Rechtsnormen zur Unfallverhütung. Neue EU-konforme Bestimmungen werden durch den „Council of the International Organisation for Standardisation“ erstellt. Bezüglich der Produktsicherheit bestehen internationale Bestrebungen durch das „Commitee on Continuous Policy“.

Derzeit zielen die Schwerpunkte für gesetzliche Maßnahmen auf folgende Bereiche:

- Kindgerechte Bauschutzverordnungen;
- Schaffung gesetzlicher Normen zur Risikoverminderung, z.B. bei Maschinen, Transportmitteln, Geräten; Behälter für toxische Substanzen mit Schutzaufschriften, Rauch- und Feuermelder auch in Privatwohnungen; Verbot leicht brennbarer Kleider und Möbel, Schutzbestimmungen für Teiche, Swimmingpools und Spielplätze und für die Verwendung von sicherem Glas;
- Abschluß von Betriebsversicherungen nur mit Klauseln, die die Unfallsicherheit von Geräten und Betrieben als Voraussetzung beinhalten.

Literatur

Berfenstam R (1988) Prevention of child accidents in Sweden. Acta paediatrica Scandinavica, Supplement 275

Höllwarth ME (1994) Unfälle im Kindesalter – gesundheitspolitische Stellenwerte und Möglichkeiten der Prävention. Paediatr Paedologie 29: A23–A25

Kurz R, Roos R (1991) Unfallschäden, Vergiftungen und Mißhandlungen. In: Keller-Wiskott GK, Künzer W, Schaub J (Hrsg) Lehrbuch der Kinderheilkunde. Thieme, Stuttgart New York, S 535–558

Lavand J, Manciaux M, Schaack JC, Sibert J (1998) EURECAAPP Survey (European Evaluation of Children's and Adolescent's Accident Preventive Policies). Commission of the European Communities. Contract SOC 96 20025205F01 with the Confederation of European Specialists in Paediatrics

Manciaux M, Rosner CJ (1991) Accidents in childhood, the role of research. WHO, Geneve

Sauer H (Hrsg) (1984) Das verletzte Kind. Lehrbuch der Kindertraumatologie. Thieme, Stuttgart New York

Sibert JR, Kemp A (1992) Child accident prevention in Europe. Maternal Child Health 17: 314–320

20 Vergiftungen

K. E. von Mühlendahl

Definition und Epidemiologie. Als *Ingestionsunfall* wird die akzidentelle, nicht gewollte Einnahme von möglicherweise schädigenden Substanzen oder Dingen bezeichnet. Oft ist bei Kindern nicht eindeutig zu sagen, ob sie tatsächlich etwas eingenommen und geschluckt haben, etwa Beeren, Tabletten, Haushaltsmittel. Vielfach handelt es sich um kleine Mengen, so daß keine Symptome auftreten. Von *Vergiftungen* wird gesprochen, wenn es nach Ingestionen zu Krankheitserscheinungen kommt.

Man rechnet in Deutschland mit rund 200.000 Ingestionsunfällen jährlich bei Kindern, darunter ca. 20.000 Fälle mit Vergiftungserscheinungen, etwa 500 mit wirklich gefährlichen Intoxikationen und 20–40 Todesfälle.

Rund 90 % aller Ingestionsunfälle betreffen Kleinkinder im Alter von 10 Monaten bis 4 1/2 Jahren, mit einem deutlichen Altersgipfel bei 1–2 1/2 Jahren.

Suizidale Vergiftungen sind bei Kindern unter 10 Jahren selten, aber bei Kindern und Jugendlichen in der Altersgruppe von 10–19 Jahren kommen Suizidversuche häufiger vor. Allein die Berliner Giftberatungsstelle wird jährlich wegen rund 1.000 solcher Ereignisse konsultiert.

Die meisten Ingestionsunfälle bei Kleinkindern ereignen sich in Haus und Garten, manche auch in Hobbyräumen, Werkstätten und in elterlichen Betrieben. Die gefährlichsten Räume in der Wohnung sind Badezimmer und Küche; hier geschehen 40 % aller Vergiftungsunfälle. In 80 % der Fälle sind die eingenommenen Substanzen nicht höher als 1,60 m über dem Boden aufbewahrt worden. Besonders häufig sind solche Vorkommnisse am späten Vormittag und in den frühen Abendstunden. Die Aufsichtspersonen sind in der Regel in einem anderen Raum tätig gewesen, Telefonanrufe, plötzliche Besuche, Abfahrt und Ankunft bei Reisen und Umzug sind begünstigende Umstände. Ältere Besucher bringen fast immer Medikamente für den Eigengebrauch mit, und auch bei Krankheit von Familienangehörigen sind oft Medikamente leicht greifbar. Aus diesen Angaben lassen sich wesentliche Hinweise für primäre Präventionsmaßnahmen ableiten.

Noxen. Welche Substanzen zu Ingestionsunfällen führen, und in welcher Häufigkeit das geschieht, ist der Tabelle 20.1 zu entnehmen. Diejenigen darunter, die erfahrungsgemäß häufiger zu gravierenden Vergiftungen führen, sind im folgenden aufgeführt.

Tabelle 20.1. Wichtigste Substanzen und Noxen bei Ingestionsunfällen und Vergiftungen bei Kindern; gerundete Zahlen der Berliner Beratungsstelle für Vergiftungserscheinungen im Kindesalter

Haushaltsmittel, Kosmetika	33%
Medikamente	33%
Pflanzen	15%
Fremdkörper	5%
Genußmittel	5%
Insektizide, Herbizide	3%
Lebensmittel	2%
Pilze	1%
Sonstiges	6%

Substanzen, die zu gravierenden Ingestionsunfällen bei Kindern führen

- *Medikamente:* Amphetamine, Analgetika, Antiarrhythmika, Antidepressiva, Antihypertensiva, Antikonvulsiva, Herz- und Kreislaufmittel, Hypnotika, Sedativa, orale Antidiabetika, Sympathikomimetika, Theophyllin, Tuberkulostatika;
- *Publikumsmittel:* alle chlorierten Kohlenwasserstoffe, Benzin, Bremsflüssigkeit, Duftöl, Fliesenreiniger, Kühlerfrostschutzmittel, Lampenöl, Nitroverdünner, Petroleum, Terpentinersatz;
- *ätzende Mittel:* Abbeizer, Bleichlaugen, Desinfektionsmittel, Entkalker, Kaliumpermanganat, Kalk, Laugen, Melkmaschinenreiniger, Reiniger für Geschirrspülmaschinen, Rohr-, Abfluß-, Backofen- und WC-Reiniger, Säuren, manche Unkrautvertilgungsmittel, Zement.

Beim Umgang mit Ingestionsunfällen und Vergiftungen im Kindesalter ist es wichtig zu wissen, welche Substanzen in aller Regel als harmlos einzustufen sind. Das gilt beispielsweise für sehr viele Beeren und Pflanzenteile, aber auch für zahlreiche Kosmetika und Haushaltsmittel und für manche Medikamente. „Erlaubte" Höchstmengen werden in der folgenden Übersicht angegeben:

Häufiger bei Kindern zu Ingestionsunfällen führende Noxen, die unschädlich sind. (Mengenangaben in Klammern bezeichnen die Menge, bis zu der keine Maßnahmen erforderlich sind)

- *Pharmaka:*
  Acetylcystein, Ambroxol, Bromhexin, Carbocystein, Fluoride (100 mg), Homöopathika (bis D4) [nur Aconitum Nipellus erst ab D5], Kalziumpräparate (10 Tabletten), Trockentabletten (Kieselgur), Vitamin A (50000 E), Vitamin B, C, K, Vitaminkomplexe (1 OP), Vitamin D (50000 E);
- *Haushaltsmittel, Genußmittel, Kosmetika:*
  Beißringflüssigkeit, Bleistiftminen, Buntstiftminen, Düngemittel (0,5 g/kg), Faserstifte, Filzstifte, Fingerfarben, Gesichtswasser (1 Schluck, zu beachten ist der Alkoholgehalt), Heizkostenverteilerröhrchen (Inhalt eines Röhrchens), Kieselgur, Kreide, Kühlflüssigkeit aus Kühltaschen, Lebensmittelfarben, Lippenstifte, Ostereierfarben, Parfums (1 Schluck, zu beachten ist der Alkoholgehalt), Pflegecremes, Rasierwässer (1 Schluck, zu beachten ist der Alkoholgehalt), Salben, Schminken, Speiseessig, Spülmittel für manuelles Spülen, Streichholzköpfe (1 Schachtel), Styropor, Süßstofftabletten (20 Tabletten), Tinte (1 ml/kg), Trockentabletten aus Kieselgur, Tuschen, Wachsmalstifte;
- *Pflanzen und Früchte:*
  Berberitze, Bergpalme, bittersüßer Nachtschatten (5 Beeren), Blutpflaume, Cotoneaster (5 Beeren), Dattelpalme, Deutzie, Dreimasterblume, Eberesche (Handvoll), Eicheln (3 Früchte), Felsenbirne, Feuerdorn, Ficusarten, Flieder, Fuchsie, Gänseblümchen, gemeiner Schneeball (5 Beeren), Geranie, Grünlilie, Gummibaumarten, Hagebutte, Hartriegelarten, Hibiskus, Howeia-Palme, Jasmin, falscher, Judenkirsche, Kapuzinerkresse, Knackebeere (5 Beeren), Kornelkirsche, Liguster (5 Beeren), Mahonie, Maiglöckchen (3 Früchte), Maulbeeren, Mehlbeeren, Nachtschatten, bittersüßer (5 Beeren), Nachtschatten, schwarzer (5 Beeren), Osterkaktus, Pantoffelblume, Pelargonie, Roßkastanie (1 Frucht), Rotdorn, Sanddorn, Schlehe, Schneeball (5 Beeren), Schneebeere (5 Beeren), Stiefmütterchen, Usambaraveilchen, Veilchen, Vogelbeere (Handvoll), Wachsblume, Weihnachtskaktus, Weißdorn, Zierapfel, Zierkirsche, Zierquitte, Zwergmispel (5 Beeren).

Anamnese. Um schnell entscheiden zu können, ob es sich wahrscheinlich um eine harmlose oder möglicherweise um eine bedrohliche Vergiftung handelt, braucht man folgende Angaben:

Alter und Gewicht des Kindes, Noxen, vermutete Menge, Zeitpunkt, Zufuhrweg, Vergiftungsumstände, beobachtete Symptome, eingeleitete Maßnahmen. Bei telefonischer Konsultation notiert man sich dann Namen, Wohnort und Telefonnummer und veranlaßt, daß Originalpackungen, Pflanzen usw. mitgebracht werden.

Die Zeitangaben sind vielfach unpräzise, und die Angaben können unvollständig sein, da mitunter ja nur die Situation beschrieben wird, in der das Kind aufgefunden wurde. Gelegentlich wird die Ingestion bagatellisiert (etwa aus Angst der Eltern vor juristischen Konsequenzen oder wegen ihrer Selbstvorwürfe), mitunter aber auch dramatisiert, mit übertriebenen Angaben, denn manche Eltern bringen ihr „vergiftetes" Kind in großer Panik in ärztliche Behandlung. Die Exaktheit anamnestischer Angaben sollte also grundsätzlich kritisch betrachtet werden, insbesondere dann, wenn Vorgeschichte und Symptomatik nicht zusammenpassen. In seltenen Fällen muß auch einmal an die Möglichkeit einer Kindesmißhandlung und an das „Münchhausen-by-proxy-Syndrom" gedacht werden.

Klinische Symptome. Bei den meisten schweren Vergiftungen ist die klinische Symptomatik uncharakteristisch. Es kommt zu Koma, Krämpfen, Kreislauf- und Organversagen, einer Konstellation, die eine ätiologische Diagnose nicht stellen läßt.

Leichtere Vergiftungen führen oft zur Beeinträchtigung von zentralnervösen Funktionen (Verwirrung, Somnolenz, Ataxie, Hypotonie). Gelegentlich werden Symptome seitens des Magen-Darm-Traktes und Veränderungen am Herz-Kreislauf-System beobachtet.

Nur einige Substanzen führen bei mittelschweren und schweren Intoxikationen zu charakteristischen Symptomkonstellationen, die eine Diagnose ermöglichen. Dazu gehören manche Pharmaka, insbesondere solche, die cholinerge oder adrenerge Synapsen beeinflussen, sowie einige Schwermetalle. Solche charakteristischen Vergiftungssyndrome sind:

Anticholinerges Sydrom. (Atropin und atropinähnlich wirkende Pharmaka und Pflanzen wie Tollkirsche und Stechapfel) Mydriasis, Tachykardie, trockene Schleimhäute, Harnverhaltung, rote Backen, leichtes Fieber, Halluzinationen.

Cholinerges Syndrom. (Organophosphate, Cholinergika-Überdosierung, manche Pilze) Miosis, Bradykardie, Hypotension, vermehrte Speichel- und Schleimsekretion, Erbrechen, Stuhl- und Urinabgang, Schwitzen, Hypothermie, Muskelfaszikulationen, erst spät Koma und Krämpfe.

Sympathikomimetisches Syndrom. (Amphetamin und Amphetaminabkömmlinge, Adrenalin und Adrenalinderivate, Kokain) Tachykardie, Hypertonie, Mydriasis, Schwitzen, Hautblässe, Tremor, Unruhe.

Opiat-Syndrom. (Opiate, Kodein) Miosis, Halluzinationen, Sedierung bis hin zum Koma, Atemdepression.

Extrapyramidales Syndrom. (Neuroleptika, insbesondere Phenothiazine; Metoclopramid) Tortikollis, Zungen- und Schlundkrämpfe bei erhaltenem Bewußtsein.

Thalliumvergiftung. Haarausfall, Obstipation, periphere Neuropathie, enzephalitisähnliche Symptomatik.

Quecksilbervergiftung. Akut: schwerer Durchfall, Nierenversagen, Schock, Hypersalivation. Chronisch: Feersche Krankheit [Enzephalopathie, vegetative Symptome (Schwitzen, Appetitverlust, Schlafstörungen, Blutdruckerhöhung), Hautsymptome (Akrodynie, flüchtige Exantheme, Urticaria rubra, Schuppung)].

Bleivergiftung. Darmkoliken, Anämie, Enzephalopathie, Bleisaum am Zahnfleisch, Bleilinien (radiologisch, in den Metaphysen), Bleikolorit (aschgraue Hautfarbe).

Botulismus. Hirnnervenausfälle (Doppelbilder, Schluckstörungen, Akkomodationsstörungen mit weiten Pupillen), Obstipation, Muskelschwäche.

Erstmaßnahmen bei Ingestionsunfällen. Wer Vergiftungen behandelt oder wer sich für eine Nichtbehandlung bei einem Ingestionsunfall entscheidet, der muß über die Eigenschaften der in Frage kommenden Noxen gut informiert sein. Der schnelle Zugang zu guter und hinreichender Information ist deshalb besonders wichtig (s.u.).

Es muß sehr schnell eine erste Entscheidung darüber gefällt werden, ob die Situation unbedenklich ist, so daß weitere Maßnahmen nicht erforderlich sind und eine Überbehandlung vermieden werden muß, ob es sich nur mit größerer Wahrscheinlichkeit um eine unbedenkliche Situation handelt, so daß zwar therapeutische Zurückhaltung, dabei aber eine gute Beobachtung geboten sind, oder ob eine bedrohliche Situation vorliegt oder entstehen wird.

Oft kann man anfänglich Flüssigkeit geben lassen, vor allem natürlich nach Einnahme von ätzenden Substanzen, oder Dimeticon bei schäumenden Stoffen, oder frühzeitig Kohle. Carbo medicinalis ist rezeptfrei in Apotheken erhältlich. Bei bewußtlosen Patienten wird man eine stabile Seitenlage veranlassen.

Transport. Bei gravierenden Ingestionsunfällen ist es wichtig, unter Verzicht auf zumeist uneffektive, zeitraubende häusliche Behandlungsversuche sofort einen Transport zu veranlassen (eigenes Auto oder das von Nachbarn, Taxi, Krankenwagen). Lassen Dosis und Art des Giftes annehmen, daß das Kind während der Fahrt bewußtlos werden könnte, oder ist es bereits zum Zeitpunkt eines Anrufes ohne Bewußtsein, dann gilt: Sicherheit geht vor Schnelligkeit. Dann muß der Transport in ärztlicher Begleitung erfolgen. Hier gelten die allgemeinen Regeln für den Transport komatöser Patienten.

Primäre Giftentfernung. Die Entfernung einer Substanz aus dem Magen-Darm-Trakt vor erfolgter Resorption wird als primär bezeichnet, im Gegensatz zur sekundären Giftentfernung, die resorbierte toxische Substanzen aus dem Körper eliminiert.

Magenentleerung. Für die Magenentleerung bei kindlichen Ingestionsunfällen wird zumeist die pharmakologische Induktion durch Ipecac bevorzugt. Apomorphin wird kaum jemals eingesetzt. Gelegentlich ist eine Magenspülung erforderlich. Die früher praktizierte Gabe von Salzwasser ist gefährlich und obsolet. Der Versuch, Erbrechen mechanisch, etwa mit dem Finger oder durch einen Löffelstiel hervorzurufen, ist fast immer ineffektiv und soll nicht unternommen werden.

Nach einer Magenentleerung bleiben gelegentlich trotz ausgiebiger Spülung oder reichlichen Erbrechens erhebliche Reste. Manchmal entleert sich der Mageninhalt auch innerhalb weniger Minuten in den Dünndarm. Deshalb kann eine erfolgte Magenentleerung nicht als Garantie für eine Giftentfernung angesehen werden. Bei schwerwiegenden Ingestionsunfällen muß darum immer nach der Magenentleerung auch Aktivkohle gegeben werden.

Kontraindikationen gegen die Magenspülung und gegen induziertes Erbrechen sind in der folgenden Übersicht aufgeführt.

Kontraindikation gegen Magenspülung und induziertes Erbrechen

Eine Magenspülung darf nicht vorgenommen, pharmakologisch induziertes Erbrechen darf nicht eingeleitet werden:

- Bei *benommenen, eintrübenden oder bewußtlosen* Patienten.
  Beachte: Bis zum Einsetzen der Ipecac-Emesis können 30 min vergehen!
  Eine erforderliche Giftentfernung kann bei bestehender Benommenheit erst nach Intubation mit Abdichtung der Trachea vorgenommen werden.
- Bei *ätzenden Substanzen.*
  Ausnahme: Bei Einnahme größerer Mengen einer starken Säure kann es zu einer sich langsam entwickelnden Nekrotisierung von Magenwand und Duodenum kommen. Gleiches gilt auch für die Ingestion von Lötwasser. Es resultieren Perforation oder schwerste Stenosen. In diesen Situationen kommt auch ein vorsichtiges Abziehen des Mageninhaltes über eine weiche dünne Sonde in Betracht. Ein Erbrechen soll dabei möglichst vermieden werden.
- Bei den meisten *organischen Lösemitteln.*
  Die topische Schädlichkeit der meisten dieser Substanzen ist größer als die systemische Toxizität. Sie haben die Eigenschaft, sich schnell auf Oberflächen auszubreiten und können im Falle einer Aspiration beim Erbrechen zu einer schweren chemischen „Pneumonitis" führen. – Eine sehr schnelle und möglichst vollständige Magenentleerung ist allerdings bei Ingestion von hochtoxischen halogenierten Kohlenwasserstoffe anzustreben.
- Bei *schäumenden Substanzen.*
  Hier wird wegen der nur geringen systemischen Toxizität ohnehin selten eine Giftentfernung indiziert sein. Im Ausnahmefall muß zuvor Dimeticon zur Entschäumung verabreicht werden.

Sirupus emeticus bzw. *Sirupus Ipecacuanhae* wird in folgender Dosierung gegeben: 1–2 Jahre 10 ml, 2–3 Jahre 20 ml, über 3 Jahre 20–30 ml. Bei über 90% der Patienten kann man mit Ipecac-Präparaten innerhalb von 15–30 Minuten ein Erbrechen herbeiführen. Wenn es 20–25 Minuten nach einer ersten Gabe noch nicht zum Erbrechen gekommen ist, dann wird nochmals die Hälfte der Dosis nachgegeben. Man kann zu diesem Zeitpunkt, wenn es sich um eine bedrohlichere Situation handelt, auch eine Magenspülung versuchen, die dann bei der deutlich vorhandenen Brechneigung oft zum Erbrechen führt.

Magenspülung. Das Schlauchvolumen muß so groß wie möglich sein und im Innendurchmesser mindestens 9–11 mm betragen. Die Länge des Schlauches entspricht dem Abstand von Nasenwurzel bis zum Schwertfortsatz des Brustbeines zuzüglich 10 cm. Nach Einführen wird das Schlauchende tiefgehalten und der Mageninhalt abgelassen und asserviert. Es folgen im Wechsel Einlaufen und Ablassen von physiologischer Kochsalzlösung als Spülflüssigkeit. Die Menge für eine Einzelspülung beträgt 5–10 ml/kg. Nach Ablassen der letzten Spülflüssigkeit, die ganz klar sein sollte, wird Aktivkohle (0,5–1 g/kg, wenn möglich mindestens 1 g/100 mg Gift) gegeben. Die Magenspülung muß in Seitenlage, möglichst auch in Kopftieflage erfolgen, damit das häufig dabei eintretende Erbrechen nicht zu Aspirationen führt.

Aktivkohle. Medizinalkohle, Carbo medicinalis, bindet in den Poren, die Durchmesser zwischen 20 und 500 Å haben, zahlreiche Substanzen (Medikamente, Chemikalien, Hormone, Vitamine, organische Toxine und Viren). Kohle ist atoxisch und nebenwirkungsfrei, kann also nicht überdosiert, sondern höchstens unterdosiert werden.

In den letzten Jahren setzt sich zunehmend die Erkenntnis durch, daß bei einer frühzeitigen und ausreichenden Kohlegabe eine Magenentleerung nicht erforderlich ist, die dementsprechend nun auch sehr viel seltener vorgenommen wird.

Kohle wird reichlich dosiert. Eine realistische Dosierungsempfehlung lautet: so viel Kohle wie möglich, bis zu einer Dosis von 1 g/kg, mindestens ein 10facher Überschuß zum Gift, bei vollem Magen eher mehr.

Einige Substanzen werden nur schwach an Aktivkohle adsorbiert: anorganische Säuren, aliphatische Kohlenwasserstoffe, Borsäure, Laugen, Lithium, organische Chlorkohlenwasserstoffe, Blei, Eisen, Quecksilber.

Kohle wird auch zur sekundären Giftentfernung eingesetzt, nämlich zur Unterbrechung des enterohepatischen Kreislaufes von Toxinen. Die Serumhalbwertzeit von Barbital kann durch kontinuierlich wiederholte Kohlegaben von 120 auf 20 Stunden herabgesetzt werden, die von Carbamazepin von 32 auf 18 Stunden, von Phenylbutazon von 51 auf 37 Stunden.

Sekundäre Giftentfernung. Maßnahmen, die Giftsubstanzen aus dem Blut nach der Resorption aus dem Magen-Darm-Trakt entfernen, führen zur sekundären Giftelimination. Diese Maßnahmen sind eingreifend, nicht ungefährlich, sie erfordern einen hohen technischen Aufwand und bleiben spezialisierten Zentren vorbehalten.

Als Methoden kommen in Frage: forcierte Diurese, Hämodialyse, Hämoperfusion und Membranplasmaseparation. Dabei bewirkt die forcierte Diurese eine Verstärkung der Toxindissoziation im Primärharn. Die damit eliminierbaren Substanzen müssen also wasserlöslich, nicht eiweißgebunden und überwiegend renal eliminierbar sein. Bei der Hämodialyse (Diffusion über semipermeable Membranen) ist eine hohe Plasmakonzentration der Noxe erforderlich, die wasserlöslich und nicht eiweißgebunden sein muß. Bei der Hämoperfusion, die vor allem für lipophile Toxine verwendet wird, wird mit der Adsorption an Aktivkohle oder Kunstharz über einen extrakorporalen Kreislauf gearbeitet. Die Membranplamaseparation trennt durch großporige Membranen mittels Transmembrandruck das Plasma vom Restblut ab. Hiermit können vor allem Toxine mit Proteinbindung entfernt werden. Die Indikationen für Hämodialyse und Hämoperfusion sind der folgenden Übersicht zu entnehmen:

Indikationen für Hämodialyse und Hämoperfusion

- Gut geeignet für Entfernung durch Hämodialyse:
  Arsen, Chinin, Ethanol, Kalzium, Lithium, Paraldehyd, Quecksilber, Salizylate, Thallium.
- Nicht geeignet für Elimination durch Hämodialyse:
  Herbizide, Hypnotika, Insektizide, Psychopharmaka, Sedativa.
- Eine Hämoperfusion kommt in Frage für:
  Chinidin, Colchicin, Digitoxin, Digoxin, Herbizide (Paraquat, Diquat), Insektizide (Organophosphate), Isoniazid, Knollenblätterpilze, Lidocain, Meprobamat, Methotrexat, Paracetamol, Phenytoin, Psychopharmaka, Sedativa, Theophyllin.

Indikationen für die Anwendung von Methoden der sekundären Giftentfernung sind im folgenden aufgeführt.

Indikationen für die Anwendung von Methoden der sekundären Giftentfernung

- Bestehende oder trotz Therapieeinleitung zunehmende respiratorische oder hämodynamische Insuffizienz;
- bestehende oder trotz Therapieeinleitung zunehmende, schwere neurologische Symptomatik (Koma, Krämpfe);
- Elektroenzephalogramm mit schweren medikamentös bedingten spezifischen Veränderungen, z.B. Burst-Suppression-Muster;
- pathologischer Ausfall neurologisch-elektrophysiologischer Untersuchungen, wie z.B. repetitive Muskelreizung bei Organophosphat-Intoxikationen;
- kritische Blutkonzentrationen.

Verätzungen. Siehe Kap. 104.1.

Antidotbehandlung. Nur für wenige Noxen ist eine gezielte Behandlung mit Antidoten möglich, deren Einsatz lebensrettend sein und dann auch vor der Giftentfernung den Vorrang haben kann. Bei der Mehrzahl der behandlungsbedürftigen Vergiftungen besteht allerdings nach der Giftentfernung nur die Möglichkeit einer symptomatischen Behandlung.

Antidote wirken auf verschiedenen Wegen:

- Adsorption von Substanzen im Magen-Darm-Trakt, um deren Resorption zu unterbinden (Antidotum Thallii, Kohle);
- Bildung von nichttoxischen Komplexen (Chelatbildner bei Schwermetallvergiftungen, Digitalisantikörper);
- Verhinderung oder Verlangsamung der Metabolisierung, was dann von Bedeutung ist, wenn weniger giftige oder untoxische Ausgangssubstanzen zu hochtoxischen Stoffwechselprodukten metabolisiert werden (Beispiel: Ethanolgabe bei Vergiftungen mit Methanol oder Äthylenglykol);
- Unterstützung körpereigener Entgiftungsvorgänge (N-Acetylcystein bei Paracetamolintoxikationen, Wirkung über Bereitstellung von SH-Gruppen, oder von Natriumthiosulfat bei Cyanidvergiftungen);
- Konkurrenz am Rezeptor (Naloxon bei Opiaten, Atropin bei Organophosphatintoxikation);
- gezielte Beeinflussung von Enzymsystemen (Physostigminbehandlung bei Atropinvergiftung, Wirkung durch Hemmung der Acetylcholinesterase).
- Daneben gibt es einige unbekannte Mechanismen. So kann die sehr hoch dosierte Gabe von Diazepam lebensrettend bei Herzrhythmusstörungen bei Chloroquinintoxikationen sein.

Der Einsatz von Antidoten bedarf einer strengen Indikationsstellung. Nicht alle sind frei von Nebeneffekten oder so nebenwirkungsarm, daß man eine probatorische Gabe rechtfertigen könnte. Während Naloxon auch bei falscher Indikation keine Nebenwirkungen aufweist, kann die nicht indizierte Gabe von Physostigmin, wenn kein gesichertes anticholinerges Syndrom vorliegt, zu lebensbedrohender Bradykardie, Hypersalivation und Krampfanfällen führen. Die wichtigsten in der Pädiatrie verwendeten Antidote sind mit Indikationen und Dosierungsangaben in Tabelle 20.2 aufgeführt. Die folgende Übersicht gibt an, wo welche Antidota verfügbar sein sollen:

Verfügbarkeit von Antidoten und Medikamenten zur Behandlung von Vergiftungen

- In Praxen von niedergelassenen Ärzten, die Kinder behandeln, sollten vorhanden sein:
  Atropinsulfat, Biperidenlaktat, Carbo medicinalis, Dexamethason zur Inhalation, Diazepam, Dimeticon, Ipecacuanha-Sirup, Kalziumglukonat, Naloxon, Natriumsulfat, Prednison oder Prednisolon, Vitamin K.
- In Kinderkliniken sollten neben den o.g. Medikamenten vorgehalten werden:
  4-DMAP (Dimethylaminophenol), Ethanol, Folinsäure, Methylenblau (wenn nicht Toluidinblau vorrätig ist), N-Acetylcystein, Natriumthiosulfat, Penicillin G, Physostigminsalicylat, Pyridoxin, Toluidinblau (wenn vorhanden, kann auf Methylenblau verzichtet werden).
- Innerhalb von 30 Minuten sollen verfügbar, also z.B. in einer nächsten größeren Krankenhausapotheke oder in einer Zentralapotheke vorhanden sein:
  Colestyramin, Deferoxamin, Digitalisantitoxin, Dimercaptopropansulfonat (DMPS), D-Penicillamin, Eisen(III)-Hexacyanoferrat(II) (Berliner Blau), Ethylendiamintetraacetat (CaNa2-EDTA), Folsäure, Obidoxim-HCl, Polyethylenglykol, Silibinum.

Informationsquellen. Schwere, bedrohliche Vergiftungen sind bei Kindern selten, tödliche Vergiftungen sind extrem selten. Eine unnötige und gefährdende Überbehandlung ist zu vermeiden. Andererseits wäre eine durch leichtfertige Bagatellisierung bedingte Gesundheitsgefährdung eines Kindes nicht verzeihlich. Daraus folgt:

Wer Vergiftungen behandelt oder wer sich für eine Nichtbehandlung bei einem Ingestionsunfall entscheidet, der muß über die in Frage kommenden Noxen gut informiert sein.

Sofern nicht weiterführende Literatur zum Nachlesen vorhanden ist, wird man auf den Rat von Giftinformationszentren zurückgreifen müssen.

Giftnotrufzentralen.

Berlin	030/1 92 40
Bonn	0228/1 92 40
Erfurt	0361/73 07 30

Tabelle 20.2. Antidote und Medikamente zur Behandlung von Vergiftungen (Auszug aus der ausführlichen Tabelle in Mühlendahl et al. 2002)

Freiname	Indikation	Dosierung
N-Acetylcystein	Vergiftung mit Paracetamol, Acrylnitril, Methacrylnitril, Methylbromid	Initialdosis: 150 mg/kg in 200 ml 5%iger Glukose in 15 min infundieren. Erhaltungsdosis: 50 mg/kg in 500 ml 5%iger Glukose in 4 h, danach 100 mg/kg in 1000 ml 5%iger Glukose in 16 h infundieren. Genau überwachen, cave: Überwässerung! Gesamtdosis: 300 mg/kg in 20 h
Atropinsulfat	Vergiftung mit Akylphosphaten und Carbamaten	(0,5–)1(–2) mg i.v. („biologische" Titration)
Biperidenlaktat	Durch Psychopharmaka ausgelöste extrapyramidale Symptomatik	0,04 mg/kg langsam i.v. 3–4 × pro Tag wiederholbar
Carbo medicinalis	Adsorbens	1 g/kg, max. 50 g mindestens 1 g Kohle für 100 mg Gift
Ethanol (1 ml Ethanol–0,8 g)	Vergiftungen mit Methanol, Ethylenglykol	Initialdosis: 7,5 ml/kg einer 10%igen Lösung (v/v) in 5%iger Glukose Erhaltungsdosis: 1,25 ml/kg/h einer 10%igen Lösung (v/v) in 5%iger Glukose. Die Ethanolkonzentration im Blut soll zwischen 0,5 und 1‰ liegen
Ipecacuanha-Sirup	Emetikum	Bis 2 Jahre: 10 ml; >2 Jahre: 20–30 ml. Anschließend reichlich trinken lassen
Methylenblau (1%ige Lsg., 0,1 g/10 ml)	Vergiftungen mit Met-Hb-Bildnern außer Chlorat	Säuglinge: 3 mg Kleinkinder: 7 mg Schulkkinder: 10 mg Dosis kann bei Bedarf nach 30 min wiederholt werden
Naloxon-HCI	Vergiftungen mit Opiaten (z. B. Kodein, Methadon, Pentazocin, Dextropropoxyphen)	10–100µg/kg i.v. oder s.c., kann nach Bedarf wiederholt werden, ggf. Dauerinfusion
Physostigminsalicylat	Vergiftungen mit Atropin und anderen Anticholinergika, Belladonna, Pantherina, Antihistaminika, trizyklischen Antidepressiva	0,5 mg (–2 mg) (0,02–0,06 mg/kg) langsam i.v.
Toloniumchlorid (Toluidblau Injektionslösung)	Methämoglobinämie, z. B. durch Nitrite, Anilin, nicht durch Chlorate	2–4 mg/kg i.v., ggf. einmal wiederholen
Vitamin K	Vergiftung bzw. Überdosierung von Cumarinderivaten	5 mg/d p.o. 0,3 mg/kg i.v. (cave: bei i.v.-Gabe Schockgefahr)

Freiburg	0761/1 92 40
Göttingen	0551 /1 92 40
Homburg	06841/1 92 40
Mainz	06131 /23 24 66 oder 1 92 40
München	089 /1 92 40
Wien	(0043) 1 /406 43 43
Zürich	(0041)1 /2 51 51 51

Kursiv hervorgehoben sind die Giftinformationszentralen, die mit pädiatrischem Schwerpunkt arbeiten.

Bei Fragen zur Toxizität von Medikamenten in der Schwangerschaft oder zur Beeinträchtigung eines Neugeborenen durch vor oder während der Geburt an die Mutter verabreichte Medikamente oder zu Pharmaka in der Muttermilch können folgende spezialisierte Beratungsstellen Auskunft geben:

Berlin 030/30 68 67 34

Daten zur Vergiftungsprävention sind abrufbar unter *http://www.meb.uni-bonn.de/giftzentrale*

Aktualisierte Informationen und Hyperlinks sind auch unter der Homepage der Berliner Giftinformation zu finden: *http://www.giftnotruf.de*

Literatur

Pädiatrische Toxikologie

Mühlendahl KE von, Oberdisse U, Bunjes R, Brockstedt M (2002) Vergiftungen im Kindesalter, 4. Aufl. Thieme, Stuttgart

Medizinische Toxikologie

Ellenhorn JM, Barceloux DG (1997) Medical Toxicology: Diagnosis and Treatment of Human Poisoning, 2nd edn. Elsevier, Amsterdam New York

Haddad LM, Winchester JF (1997) Clinical Management of Poisoning and Drug Overdose, 3rd edn. Saunders, Philadelphia

Pharmakologie und Toxikologie

Baselt RC, Cravey RH (2000) Disposition of Toxic Drugs and Chemicals in Man, 5th edn. Year Book Medical Publishers, Chicago

Forth W, Henschler D (1997) Allgemeine und spezielle Pharmakologie und Toxikologie. Für Studenten der Medizin, Veterinärmedizin, Pharmazie, Chemie, Biologie sowie für Ärzte, Tierärzte und Apotheker, 7. Aufl. Bibliographisches Institut, Mannheim

Reynolds J, Martindale ES (eds)(1999) The Extra Pharmacopoeia, 32nd edn. Pharmaceutical Press, London

Medikamente in Schwangerschaft und Stillperiode

Briggs G, Freeman R, Yaffe S (1998) Drugs in Pregnancy and Lactation. A Reference Guide to Fetal and Neonatal Risk, 5th edn. Williams & Wilkins, Baltimore

Schaefer C, Spielmann H (2001) Taschenbuch der Arzneimittelverordnung in Schwangerschaft und Stillperiode, 6. Aufl. Gustav Fischer, Stuttgart Jena New York

Pilzvergiftungen

Bresinsky A, Best H (1985) Giftpilze. Ein Handbuch für Apotheker, Ärzte und Biologen. Mit einer Einführung in die Pilzbestimmung. Wissenschaftliche Verlagsgesellschaft, Stuttgart

Gerhaard E (2000) Pilze. Mit Schnellbestimmungs-System. München, BLV

Giftige Tiere und Tiergifte

Mebs D (2000) Gifttiere. Ein Handbuch für Biologen, Toxikologen, Ärzte und Apotheker, 2. Aufl.. Wissenschaftliche Verlagsgesellschaft, Stuttgart

Pflanzenvergiftungen

Aichele D, Golte-Bechtle M (1997) Was blüht denn da? 56. Aufl. Franck-Kosmos, Stuttgart
Frohne D, Pfänder HJ (1997) Giftpflanzen, 4. Aufl. Wissenschaftliche Verlagsgesellschaft, Stuttgart
Weilemann S. Kelbel C, Reinicke HJ (2000) Giftberatung: Pflanzen. Diagnose. Erste Hilfe, Therapie, 2. Aufl. Govi, Eschborn

IV Ernährung, Wasser- und Mineralhaushalt

21 Normale Ernährung von Neugeborenen, Säuglingen, Kindern und Jugendlichen

G. Schöch, M. Kersting

21.1 Nährstoff- und Energiebedarf

Referenzwerte. Die deutschsprachigen Länder haben gemeinsame *Referenzwerte für die Nährstoffzufuhr* (D-A-CH 2000). In Abhängigkeit vom gegenwärtigen Kenntnisstand werden Empfehlungen, Schätzwerte und Richtwerte unterschieden. *Empfehlungen* (Tabellen 21.1, 21.2.) werden vom experimentell ermittelten oder aus langfristigen Erhebungen erschlossenen durchschnittlichen Bedarf einer v.a. nach Alter und Geschlecht definierten Bevölkerungsgruppe abgeleitet, indem gewöhnlich ein Zuschlag von 20–30 % addiert wird, der größenordnungsmäßig einer hypothetischen doppelten Standardabweichung entspricht. Es wird angenommen, daß hiermit der Bedarf von fast 98 % aller gesunden Personen der betreffenden Bevölkerungsgruppe gedeckt wird. *Schätzwerte* (Tabelle 21.3) für eine angemessene und gesundheitlich unbedenkliche Zufuhr wurden für Nährstoffe festgesetzt, deren Bedarf noch nicht mit der wünschenswerten Genauigkeit bestimmt werden kann. Für die Einzelperson sind Empfehlungen bzw. Schätzwerte nur Zielgrößen, die Unterversorgung weitgehend ausschließen. Unterschreitung von Empfehlungen bzw. Schätzwerten bedeutet für die Einzelperson nicht notwendigerweise Mangelversorgung, sondern weist nur auf deren Möglichkeit hin. *Richtwerte* haben die Bedeutung von Orientierungshilfen. Sie werden für einige Nährstoffe angegeben, deren Zufuhr nach unten (Wasser, Fluorid, Ballaststoffe) oder oben (Fett, Cholesterin, Alkohol, Speisesalz) aus gesundheitlichen Gründen zwar nicht innerhalb scharfer Grenzwerte, wohl aber in bestimmten Bereichen geregelt werden sollte.

Die Empfehlungen für die Zufuhr von Nährstoffen in den *ersten 4 Lebensmonaten* gelten für nichtgestillte Säuglinge. Sie wurden meist von den mutmaßlichen Zufuhrwerten vollgestillter Säuglinge (800 ml Muttermilch/Tag) abgeleitet, die erfahrungsgemäß 4–6 Monate lang optimal gedeihen. Für die Altersgruppen jenseits von *4 Monaten bis zum Erwachsenenalter* wurden, wo vorhanden, experimentelle, sonst meist unter Bezug auf den Energieverbrauch extrapolierte, Daten zugrunde gelegt.

Wichtigste Kriterien für eine ausreichende Ernährung sind altersgemäßes Wachstum, Vermeidung von Mangelzuständen und Bemühungen um die Prävention der ernährungsmitbedingten Zivilisationskrankheiten. (s. Kap. 21.3).

Tabelle 21.1. Empfohlene Nährstoffzufuhr pro Tag für Protein, Essentielle Fettsäuren, Kalzium, Phosphor, Magnesium, Eisen, Jod, Zink (nach D-A-CH[z] 2000)

Alter	Protein [g/kg[a]/Tag]	Protein [g/Tag]	Ess. Fettsäuren [% der Energie]		Kalzium [mg]	Phosphor [mg]	Magnesium [mg]	Eisen [mg]	Jod [µg]		Zink [mg]
	m; w	m; w	n-6	n-3[f]			m; w	m; w[v]	D[z] A[z]	WHO[z] CH[z]	m; w
Säuglinge											
0 bis unter 4 Monate	2,7/2,0/1,5[b]	12/10/10[b]	4,0	0,5	220[f]	120[f]	24[f]	5[f, w, x]	40[f]	50	1,0[f]
4 bis unter 12 Monate	1,3/1,1[c]	10/10[c]	3,5	0,5	400[f]	300	60	8[w]	80	50	2,0
Kinder											
1 bis unter 4 Jahre	1,0	14; 13	3,0	0,5	600	500	80	8	100	90	3,0
4 bis unter 7 Jahre	0,9	15; 17	2,5	0,5	700	600	120	8	120	90	5,0
7 bis unter 10 Jahre	0,9	24; 24	2,5	0,5	900	800	170	10	140	120	7,0
10 bis unter 13 Jahre	0,9	34; 35	2,5	0,5	1100	1250	230; 250	12; 15	180	120	9,0; 7,0
13 bis unter 15 Jahre	0,9	46; 45	2,5	0,5	1200	1250	310; 310	12; 15	200	150	9,5; 7,0
Jugendliche und Erwachsene											
15 bis unter 19 Jahre	0,9; 0,8	60; 46	2,5	0,5	1200	1250	400; 350	12; 15	200	150	10,0; 7,0
19 bis unter 25 Jahre	0,8	59; 48	2,5	0,5	1000	700	400; 310	10; 15	200	150	10,0; 7,0
25 bis unter 51 Jahre	0,8	59; 47	2,5	0,5	1000	700	350; 300	10; 15	200	150	10,0; 7,0
51 bis unter 65 Jahre	0,8	58; 46	2,5	0,5	1000	700	350; 300	10; 10	180	150	10,0; 7,0
65 Jahre und älter	0,8	54; 44	2,5	0,5	1000	700	350; 300	10; 10	180	150	10,0; 7,0
Schwangere		58[d]	2,5	0,5	1000[q]	800[s]	310[u]	30	230	200	10,0[d]
Stillende		63[e]	2,5	0,5	1000[r]	900[t]	390	20[y]	260	200	11,0

Fußnoten s. Tabelle 21.2

Tabelle 21.2. Empfohlene Nährstoffzufuhr pro Tag für Vitamine (nach D-A-CH[z] 2000)

Alter	Vit. A [mg RÄ][g] m; w	Vit. D [µg][i]	Thiamin [mg] m; w	Riboflavin [mg] m; w	Niacin [mg NÄ][l] m; w	Vit. B_6 [mg] m; w	Folsäure (Nahrungsfolat) [µg FÄ][l]	Vit. B_{12} [µg]	Vit. C [mg]
Säuglinge									
0 bis <4 Monate	0,5[f]	10	0,2[f]	0,3[f]	2[f]	0,1[f]	60[f]	0,4[f]	50[f]
4 bis <12 Monate	0,6	10	0,4	0,4	5	0,3	80	0,8	55
Kinder									
1 bis <4 Jahre	0,6	5	0,6	0,7	7	0,4	200	1,0	60
4 bis <7 Jahre	0,7	5	0,8	0,9	10	0,5	300	1,5	70
7 bis <10 Jahre	0,8	5	1,0	1,1	12	0,7	300	1,8	80
10 bis <13 Jahre	0,9; 0,9	5	1,2; 1,0	1,4; 1,2	15; 13	1,0	400	2,0	90
13 bis <15 Jahre	1,1; 1,0	5	1,4; 1,12	1,6; 1,3	18; 15	1,4	400	3,0	100
Jugendliche und Erwachsene									
15 bis <19 Jahre	1,1; 0,9	5	1,3; 1,0	1,5; 1,2	17; 13	1,6; 1,2	400[m]	3,0	100
19 bis <25 Jahre	1,0; 0,8	5	1,3; 1,0	1,5; 1,2	17; 13	1,5; 1,2	400[m]	3,0	100[q]
25 bis <51 Jahre	1,0; 0,8	5	1,2; 1,0	1,4; 1,2	16; 13	1,5; 1,2	400[m]	3,0	100
51 bis <65 Jahre	1,0; 0,8	5	1,1; 1,0	1,3; 1,2	15; 13	1,5; 1,2	400	3,0	100
65 Jahre und älter	1,0; 0,8	10	1,0; 1,0	1,2; 1,2	13; 13	1,4; 1,2	400	3,0	100
Schwangere	1,1[d]	5	1,2[d]	1,5[d]	15[d]	1,9[d]	600[m]	3,5[n]	110
Stillende	1,5[h]	5	1,4	1,6	17	1,9	600	4,0[o]	150[p]

Fußnoten für Tabellen 21.1 und 21.2

[a] Bezogen auf das Referenzgewicht
[b] 0–1 / 1–2 / 2–4 Monate
[c] 4–6 / 6–12 Monate
[d] Ab 4. Monat der Schwangerschaft
[e] Ca. 2 g Protein-Zulage pro 100 g sezernierte Milch
[f] Hierbei handelt es sich um einen Schätzwert
[g] 1 mg Retinoläquivalent (RÄ) = 1 mg Retinol = 6 mg all-trans-β-Carotin = 12 mg andere Provitamin-A-Carotinoide = 1,15 mg all-trans-Retinylacetat = 1,83 mg all-trans-Retinylpalmitat; 1 IE = 0,3 µg Retinol
[h] Ca. 70 µg Retinol-Äquivalente-Zulage pro 100 g sezernierte Milch
[i] 1 µg = 40 IE; 1 IE = 0,025 µg
[j] Die Deutsche Gesellschaft für Kinderheilkunde empfiehlt unabhängig von der Vitamin D-Produktion durch UV-Licht in der Haut und der Vitamin D-Zufuhr durch Frauenmilch bzw. Säuglingsmilchnahrungen (Basisvitaminierung) zur Rachitisprophylaxe bei gestillten und nicht gestillten Säuglingen die tägliche Gabe einer Vitamin D-Tablette von 10–12,5 µg (400-500 IE) ab dem Ende der ersten Lebenswoche bis zum Ende des ersten Lebensjahres. Die Prophylaxe kann im 2. Lebensjahr in den Wintermonaten fortgeführt werden.
[k] 1 mg Niacinäquivalent (NÄ) = 60 mg Tryptophan
[l] Berechnet nach der Summe folatwirksamer Verbindungen in der üblichen Nahrung = Folat-Äquivalente (gemäß neuer Definition)
[m] Frauen, die schwanger werden wollen oder könnten, sollten zusätzlich 400 µg synthetische Folsäure (=Pteroylmonoglutaminsäure/ PGA) in Form von Supplementen aufnehmen, um Neuralrohrdefekten vorzubeugen. Diese erhöhte Folsäurezufuhr sollte spätestens 4 Wochen vor Beginn der Schwangerschaft erfolgen und während des ersten Drittels der Schwangerschaft beibehalten werden.
[n] Insbesondere zur Erhaltung der Nährstoffdichte
[o] Ca. 0,13 µg Vitamin B_{12}-Zulage pro 100 g sezernierte Milch
[p] Unter Berücksichtigung der mit 750 ml Frauenmilch sezernierten Vitamin C-Menge
[q] Schwangere < 19 Jahre 1200 mg
[r] Stillende < 19 Jahre 1200 mg
[s] Schwangere < 19 Jahre 1250 mg
[t] Stillende < 19 Jahre 1250 mg
[u] Schwangere < 19 Jahre 350 mg
[v] Nichtmenstruierende Frauen, die nicht schwanger sind oder nicht stillen: 10 mg/Tag
[w] Ausgenommen Unreifgeborene
[x] Ein Eisenbedarf besteht infolge der dem Neugeborenen von der Plazenta als Hb-Eisen mitgegebenen Eisenmenge erst ab dem 4. Monat
[y] Diese Angabe gilt für stillende und nicht stillende Frauen nach der Geburt zum Ausgleich der Verluste während der Schwangerschaft
[z] D = Deutschland, A = Österreich, CH = Schweiz, WHO = Weltgesundheitsorganisation

Energie. Für die Energiezufuhr von Personen mit Sollgewicht wurde der durchschnittliche Bedarf der jeweiligen Bevölkerungsgruppe als Richtwert (Tabelle 21.4) definiert. Je nach körperlicher Aktivität wird der Grundumsatz hierzu mit einem „PAL-Faktor“ (physical activity level) multipliziert. Sicherheitszuschläge verbieten sich bei der Energiezufuhr wegen der Adipositasgefahr. Der tatsächliche Energiebedarf einer Einzelperson kann nur durch regelmäßige Gewichtskontrollen beurteilt werden. Die Zahlen beruhen auf Messungen des Energieumsatzes mit $^2H_2{}^{18}O$. Der mutmaßliche Bedarf an Energie wird benötigt für Grundumsatz, körperliche Aktivität, postprandiale Thermogenese, Verluste mit Stuhl und Urin sowie ggf. Wachstum (Waterlow 1988), Schwangerschaft und Stillzeit. Der Grundumsatz ist die größte Komponente des Energieverbrauchs (Erwachsene ca. 24 kcal/kg/Tag, Säuglinge im ersten Halbjahr ca. 48–53 kcal/kg/Tag). Der Energiebedarf für die körperliche Aktivität steigt erst gegen Ende des ersten Lebenshalbjahres

Tabelle 21.3. Schätzwerte für eine angemessene Zufuhr pro Tag für Vitamine und Spurenelemente sowie geschätzter täglicher Mindestbedarf an Natrium, Chlorid und Kalium (nach D-A-CH^{Z} 2000)

Alter	Biotin [µg]	Pantothensäure [m/g]	Vit. E [mg Ä][a,b] m; w	Vit. K [µg] m; w	Kupfer [mg]	Mangan [mg]	Chrom [µg]	Molybdän [µg]	Selen [µg]	Natrium [mg]	Chlorid [mg]	Kalium [mg]
Säuglinge												
0 bis unter 4 Monate	5	2	3	4	0,2–0,6	--[d]	1–10	7	5–15	100	200	400
4 bis unter 12 Monate	5–10	3	4	10	0,6–0,7	0,6–1,0	20–40	20–40	7–30	180	270	650
Kinder												
1 bis unter 4 Jahre	10–15	4	6; 5	15	0,5–1,0	1,0–1,5	20–60	25–50	10–40	300	450	1000
4 bis unter 7 Jahre	10–15	4	8; 8	20	0,5–1,0	1,5–2,0	20–80	30–75	15–45	410	620	1400
7 bis unter 10 Jahre	15–20	5	10; 9	30	1,0–1,5	2,0–3,0	20–100	40–80	20–50	460	690	1600
10 bis unter 13 Jahre	20–30	5	13; 11	40	1,0–1,5	2,0–5,0	20–100	50–100	25–60	510	770	1700
13 bis unter 15 Jahre	25–35	6	14; 12	50	1,0–1,5	2,0–5,0	20–100	50–100	25–60	550	830	1900
Jugendliche und Erwachsene												
15 bis unter 19 Jahre	30–60	6	15; 12	70; 60	1,0–1,5	2,0–5,0	30–100	50–100	30–70	550	830	2000
19 bis unter 25 Jahre	30–60	6	15; 12	70; 60	1,0–1,5	2,0–5,0	30–100	50–100	30–70	550	830	2000
25 bis unter 51 Jahre	30–60	6	14; 12	70; 60	1,0–1,5	2,0–5,0	30–100	50–100	30–70	550	830	2000
51 bis unter 65 Jahre	30–60	6	13; 12	80; 65	1,0–1,5	2,0–5,0	30–100	50–100	30–70	550	830	2000
65 Jahre und älter	30–60	6	12; 11	80; 65	1,0–1,5	2,0–5,0	30–100	50–100	30–70	550	830	2000
Schwangere	30–60	6	13	60	1,0–1,5	2,0–5,0	30–100	50–100	30–70	625	940	2040
Stillende	30–60	6	17[c]	60	1,0–1,5	2,0–5,0	30–100	50–100	30–70	690	1230	2470

[a] 1 mg RRR-α-Tocopherol-Äquivalent (TÄ) = 1 mg RRR-α-Tocopherol = 1,49 IE; 1IE = 0,67 mg RRR-α-Tocopherol = 1 mg all-rac-α-Tocopherylacetat.
[b] 1 mg RRR-α-Tocopherol (D-α-Tocopherol)-Äquivalent (TÄ) = 1,1 mg RRR-α-Tocopherylacetat (D-α-Tocopherylacetat) = 2 mg RRR-β-Tocopherol (D-β-Tocopherol) = 4 mg RRR-γ-Tocopherol (D-γ-Tocopherol) = 100 mg RRR-δ-Tocopherol (D-δ-Tocopherol) = 3,3 mg RRR-α-Tocotrienol (D-α-Tocotrienol) = 1,49 mg all-rac-α-Tocopherylacetat (D,L-α-Tocopherylacetat)
[c] ca 260 µg RRR-α-Tocopherol-Äquivalente-Zulage pro 100 g sezernierte Milch
[d] -- = keine Angabe

Tabelle 21.4. Referenzwerte für den Energiebedarf (Gesamtenergieumsatz) von Säuglingen, Kindern und Jugendlichen (kcal/kg/Tag)

Alter	Männlich			Weiblich		
Säuglinge[a]						
0 bis <4 Monate	94			91		
4 bis <12 Monate	90			91		
Kinder Jugendliche[b]	körperliche Aktivität			körperliche Aktivität		
	leicht	mäßig	stark	leicht	mäßig	stark
1 bis <4 Jahre	83 (1,45)[c]	91 (1,60)[c]	-	80 (1,45)[c]	88 (1,60)[c]	-
4 bis <7 Jahre	74 (1,45)	82 (1,60)	-	70 (1,45)	78 (1,60)	-
7 bis <10 Jahre	66 (1,55)	75 (1,75)	83 (1,95)[c]	60 (1,50)	68 (1,70)	76 (1,90)[c]
10 bis <13 Jahre	56 (1,55)	64 (1,75)	71 (1,95)	49 (1,50)	55 (1,70)	62 (1,90)
13 bis <15 Jahre	50 (1,60)	56 (1,80)	63 (2,05)	41 (1,45)	47 (1,65)	52 (1,85)
15 bis <19 Jahre	45 (1,60)	51 (1,80)	58 (2,05)	38 (1,45)	43 (1,65)	48 (1,85)

[a] Gemessener Energieumsatz + geschätzter Wachstumsbedarf (nach Butte 1996).
[b] Gemessener Energieumsatz bei mäßiger körperlicher Aktivität; – 2 SD (12%) für leichte, + 2 SD (12%) für starke körperliche Aktivität (nach Torun et al.1996).
[c] In Klammern: Quotient Gesamtenergieumsatz : Grundumsatz; entspricht dem sog. PAL-Faktor (physical activity level).

stark an. Als postprandiale Thermogenese (früher „spezifisch-dynamische Wirkung der Nahrung“) wird die Energiefreisetzung bei Verdauung, Resorption, Transport, Umbau und Speicherung der Nährstoffe (etwa 5 % der Energiezufuhr) bezeichnet. Mit Stuhl und Urin verlieren Säuglinge etwa 10 % der zugeführten physikalischen Energie, ältere Kinder meist weniger. Das Wachstum stellt nur bei jungen Säuglingen die zweithöchste Komponente des Energiebedarfs dar; geschätzt werden pro g Zuwachs 4 kcal + 1 kcal für die Synthese.

Beim *Brennwert* der Nahrung wird zwischen „physikalischem“ (Verbrennung in Kalorimeterbombe), „physiologischem“ (z.T. unvollständige Verbrennung nach erfolgter Resorption) und „verfügbarem Brennwert“ (physikalischer

Brennwert minus Brennwert von Urin und Stuhl) unterschieden. Letzterem entsprechen die für Erwachsene berechneten *„Atwater-Faktoren"*: für Kohlenhydrate, Protein je 4 kcal/g, für Fett 9 kcal/g. Säuglinge resorbieren etwa 5% weniger Energie als nach Atwater berechnet. Bei parenteraler Ernährung entfallen Verluste bei der Resorption, nicht aber mit dem Urin. Fieber erhöht den Energiebedarf um ca. 10% pro °C.

Wasser. Für den Aufbau (intra- und extrazelluläres Wasser) und die Funktionen (Transport, Intermediärstoffwechsel, Ausscheidung von Stoffwechselendprodukten, Wärmeregulation) des Organismus ist Wasser unentbehrlich. Der Wassergehalt des Körpers sinkt von etwa 75–80% bei Säuglingen auf 60% beim Mann bzw. 50% bei der Frau (mehr Fettgewebe). Der tägliche Wasserumsatz eines Säuglings beträgt 10–15% des Körpergewichts, der eines Erwachsenen nur 2–4%. Die Retention für das Wachstum (Säuglinge, Kleinkinder) beträgt ca. 3–0,5%. Wassermangel kann beim Säugling schon nach Stunden zu schwerwiegenden Schäden führen.

Wasserbedarf und Wasserabgabe lassen sich mit der Faktorenmethode schätzen. Wärmeabgabe (über Perspiratio insensibilis, Schweiß) und Nierenbelastung sind vom Energieumsatz des Organismus abhängig. Der Richtwert für die Wasserzufuhr beträgt bei Erwachsenen etwa 1 ml/kcal, bei gestillten Säuglingen etwa 1,5 ml/kcal (geringere Konzentrationsfähigkeit der Niere, größere relative Körperoberfläche). Die *Zufuhr* erfolgt teils frei (Getränke), teils in Speisen, teils durch Oxidation von Nahrung bzw. Gewebe. Je 100 g Fett/Protein/Kohlenhydrate liefern 107/41/55 ml Oxidationswasser; dies entspricht etwa 12 ml/100 kcal Mischkost. Die *Resorption von Wasser* erfolgt überwiegend zusammen mit Na^+ und Glukose (65% Dünndarm, 35% Dickdarm). Die Wasserabgabe über Haut, Lunge und Niere und damit der Wasserbedarf kann insgesamt etwa auf das 10fache ansteigen. Die *Perspiratio insensibilis* (ml/kg/Tag) beläuft sich auf etwa 50–80 bei Säuglingen bzw. 10–16 bei Erwachsenen (ca. 2/3 über die Haut, 1/3 über die Lunge). Sie steigt mit dem Energieumsatz (Wärmeproduktion), dem Temperaturgradienten zwischen Körper und Umgebung sowie bei Abfall der Luftfeuchtigkeit. Die *Schweißabgabe* beginnt oberhalb von 29 °C. Die *Urinproduktion* muß die Ausscheidung der harnpflichtigen Stoffwechselendprodukte im Rahmen der Konzentrationsfähigkeit der Niere ermöglichen. Diese entspricht bei Erwachsenen maximal etwa der 4fachen, bei jungen Säuglingen aber nur etwa der doppelten Osmolalität des Serums. Säuglinge benötigen also bis zu doppelt so viel Wasser wie Erwachsene zur Ausscheidung derselben renalen Molenlast. Der Bereich „maximaler Urinosmolalität" beginnt bei Schulkindern und Erwachsenen etwa bei 850 mosm/l. Gün-

Tabelle 21.5. Richtwerte für die Zufuhr von Wasser[a] (nach D-A-CH 2000)

Alter	Wasserzufuhr durch Getränke[b] ml/Tag	feste Nahrung[c] ml/Tag	Oxidationswasser[d] ml/Tag	Gesamtwasseraufnahme[e] ml/Tag	Wasserzufuhr durch Getränke und feste Nahrung [ml/kg/Tag]
Säuglinge					
0 bis unter 4 Monate[f]	620	–	60	680	130
4 bis unter 12 Monate	400	500	100	1000	110
Kinder					
1 bis unter 4 Jahre	820	350	130	1300	95
4 bis unter 7 Jahre	940	480	180	1600	75
7 bis unter 10 Jahre	970	600	230	1800	60
10 bis unter 13 Jahre	1170	710	270	2150	50
13 bis unter 15 Jahre	1330	810	310	2450	40
Jugendliche und Erwachsene					
15 bis unter 19 Jahre	1530	920	350	2800	40
19 bis unter 25 Jahre	1470	890	340	2700	35
25 bis unter 51 Jahre	1410	860	330	2600	35
51 bis unter 65 Jahre	1230	740	280	2250	30
65 Jahre und älter	1310	680	260	2250	30
Schwangere	1470	890	340	2700[g]	35
Stillende	1710	1000	390	3100[g]	45

[a] Bei bedarfsgerechter Energiezufuhr und durchschnittlichen Lebensbedingungen. Die Werte wurden absichtlich wenig gerundet, um die Nachvollziehbarkeit ihrer Berechnungen zu gewährleisten.
[b] Wasserzufuhr durch Getränke = Gesamtwasseraufnahme minus Oxidationswasser minus Wasserzufuhr durch feste Nahrung
[c] Wasser in fester Nahrung etwa 78,9 ml/MJ (≈ 0,33 ml/kcal)
[d] Etwa 29,9 ml/MJ (≈ 0,125 ml/kcal)
[e] Gestillte Säuglinge etwa 360 ml/MJ (≈ 1,5 ml/kcal), Kleinkinder etwa 290 ml/MJ (≈ 1,2 ml/kcal) Schulkinder, junge Erwachsene etwa 250 ml/MJ (≈ 1,0 ml/kcal), ältere Erwachsene etwa 270 ml/MJ (≈ 1,1 ml/kcal) einschließlich Oxidationswasser (etwa 29,9 ml/MJ bzw. 0,125 ml/kcal)
[f] Hierbei handelt es sich um einen Schätzwert
[g] Gerundete Werte

stig für die Niere ist eine Urinosmolalität von 500 mosm/kg. Es beträgt die renale Molenlast von Erwachsenenkost im Durchschnitt 650 mosm/1,73 m^2, von Muttermilch 80 mosm/l, von Kuhmilch 230 mosm/l. Ziegler u. Fomon (1971) schätzen: *renale Molenlast* ≅ molare Ausscheidung von Elektrolyten (gemessen als Summe von Na^+ + K^+ + Cl^-) + Harnstoff (bei 70 % Oxidation liefert 1 g Eiweiß 0,7 × 160 ≅ 112 mg Stickstoff ≅ 4 mosm Harnstoff). Näherungsweise entspricht mengenmäßig in einem gemäßigten Klima das Wasser im Stuhl dem Oxidationswasser, das (sichtbare) Urinvolumen dem (sichtbaren) Trinkvolumen, das in den Lebensmitteln (unsichtbar) gebundene Wasser der Perspiratio insensibilis (Tabelle 21.5). Gesunde Säuglinge, die überwiegend gestillt und/oder mit industriell hergestellten Milchnahrungen für Säuglinge ernährt werden, benötigen in der Regel keine zusätzlichen Getränke. Mit dem Übergang auf die Familienkost wird etwa ab dem 10. Monat eine regelmäßige zusätzliche Getränkezufuhr erforderlich.

Proteine. Sie üben mannigfache Funktionen aus, u. a. als Baustoffe von Zellstrukturen, als stoffwechselsteuernde Enzyme, als Transportmoleküle und als Antikörper. Als Brennstoffe dienen sie nur bei Zufuhr im Überschuß und bei länger dauerndem Hunger. Speicherung von Protein ist nicht in nennenswertem Umfang möglich. Im Hunger ist jedoch ein Umbau, etwa von Muskeleiweiß zu lebenswichtigen Enzymen, möglich. Der Anteil von Proteinen am Körpergewicht beträgt bei reifen Neugeborenen 11,4 %, bei Einjährigen 17,5 %, bei Erwachsenen 19 %.

Proteine bzw. deren Polypeptiduntereinheiten sind nur aus den 20 genetisch codierten *L-α-Aminosäuren* aufgebaut. 9 Aminosäuren sind für den Menschen unentbehrlich bzw. essentiell (Histidin, Isoleuzin, Leuzin, Lysin, Methionin/Cystein, Phenylalanin/Tyrosin, Threonin, Tryptophan, Valin). Frühgeborene benötigen auch Cyst(e)in und Tyrosin. Die übrigen Aminosäuren können vom Menschen durch Transaminierung der entsprechenden Ketosäuren ineinander umgewandelt werden, sind also nicht unentbehrlich. Wegen begrenzter Umwandlungskapazitäten muß aber auch die Zufuhr von Gesamtprotein ausreichend sein.

Die *Zufuhrempfehlungen* beziehen sich in der Regel nicht auf den Bedarf an einzelnen essentiellen Aminosäuren (hierzu Crim u. Munroe 1994), sondern auf biologisch hochwertige Proteine wie Ei, Fleisch, Milch oder Fisch („Referenzproteine"), die in ihrer Zusammensetzung menschlichem Protein nahekommen. Als Maß für die *biologische Wertigkeit eines Proteins* gilt sein Gehalt an der erstlimitierenden Aminosäure in Prozent des Gehalts dieser Aminosäure im Referenzprotein. Über den prozentualen Gehalt an der limitierenden Aminosäure hinausgehende Gehalte an anderen Aminosäuren werden oxidiert (1 g Protein ≅ 160 mg Stickstoff ≅ 5,7 mmol (342 mg) Harnstoff).

Die *Proteinverdauung* beginnt durch verschiedene Pepsinisoenzyme im sauren Milieu des Magens. Die freigesetzten Peptide stimulieren die Freisetzung gastrointestinaler Hormone. Im alkalischen Milieu des Dünndarms spalten die Pankreasenzyme Trypsin, Chymotrypsin, Elastase und Carboxypeptidase intraluminal Peptidbindungen in jeweils spezifischen Positionen zu freien Aminosäuren und Oligopeptiden (2–6). Letztere werden durch Peptidasen im Bürstensaum oder Zytoplasma gespalten. Die gruppenweise Resorption der Aminosäuren ist überwiegend an gleichzeitige Natriumbewegungen gebunden, die der Di- und Tripeptide nicht. Der Weitertransport erfolgt über die Pfortader. Besonders in den ersten Lebensmonaten können geringe Mengen an Nahrungsprotein auch intakt resorbiert werden und Anlaß zu *immunologischen Reaktionen* geben. Immunologisch aktive Epitope auf Proteinmolekülen sind entweder durch die lineare Abfolge der Aminosäuren (Sequenzepitope) oder durch deren sterische Anordnung (Konformationsepitope) bedingt. Die Wirksamkeit der ersteren kann nur durch Hydrolyse, die der letzteren auch durch Wärmebehandlung vermindert oder aufgehoben werden.

Die empfohlene tägliche Zufuhr an Protein geht aus Tabelle 21.1, der Anteil der Proteine an der Energiezufuhr in einer ausgewogenen gemischten Kost geht aus Tabelle 21.6 hervor. *Proteinreiche tierische Lebensmittel* sind Milch und Milchprodukte, fettarmes Fleisch, Fisch und Ei. *Proteinreiche pflanzliche Lebensmittel* sind Getreide und Hülsenfrüchte.

Fette. Etwa 98 % der natürlichen Fette sind Triglyceride, die restlichen 2 % bestehen vor allem aus freien Fettsäuren, Mono- und Diglyceriden, Cholesterin, Phospholipiden und unverseifbaren Komponenten einschließlich Sterinen. Zu den Funktionen der Fette gehört die Speicherung von Energie (langkettige Triglyceride), die Beteiligung am Aufbau von Zellmembranen (besonders „long chain polyunsatura-

Tabelle 21.6. Anteile von Protein, Fett und Kohlenhydraten an der Energiezufuhr (%) von Säuglingen, Kindern und Jugendlichen gemäß empfehlungsgerechten Ernährungsplänen (EP[a]) und aktuellen Ernährungserhebungen (EE[b])

Altersgruppen	Protein		Fett		Fettsäuren						Kohlenhydrate	
					Gesättigt		Monoen		Polyen			
	EP	EE	EP	EE	EP	EE	EP	EE	EP	EE	EP	EE
0–4 Monate	7[c]	10	48[c]	43	23[c]	21	18[c]	14	7[c]	6	45[c]	47
5–9 Monate	13	13	42	34	17	15	17	13	8	6	45	53
10–12 Monate	13	13	38	35	13	16	17	13	8	4	49	53
1 Jahr	14	14	31	36	10	17	14	15	7	4	55	50
2–18 Jahre	14	13	31	39	10	17	14	16	7	5	55	49

[a] 0–12 Monate: s. Kap. 21.2 „Ernährungsplan für das 1. Lebensjahr"; 1–18 Jahre: s. Kap. 21.3 „Konzept der Optimierten Mischkost".
[b] Ernährungserhebungen (3-Tage-Wiegeprotokolle, n = 820): DONALD-Studie, Dortmund, in Kersting et al. 1998 und Alexy et al. 1999.
[c] Frauenmilch.

ted fatty acids", LCPUFA), die Bereitstellung von C_{20}-Fettsäuren für die Synthese der Eikosanoide (Gewebshormone, Prostaglandine, Thromboxane und Leukotriene) und der Transport und die Speicherung der fettlöslichen Vitamine (A, D, E und K), endlich die Verbesserung des Geschmacks der Lebensmittel und der Sättigungswirkung der Nahrung. Natürliche Triglyceride enthalten teils gesättigte, teils ungesättigte geradzahlige Fettsäuren (C_4–C_{24}). Langkettige freie Fettsäuren aus den Triglyceriden der Nahrung oder des Depotfetts (C_{14-18}) spielen die Hauptrolle für den Energiestoffwechsel. Postnatal wird der Energiebedarf (einschließlich des Gehirns), nach Verbrauch der geringen Glykogenreserven und vor Einsetzen einer ausreichenden Milchversorgung, vorübergehend durch Ketonkörper gedeckt, die die Leber aus Fettsäuren bildet.

Die *Verdauung* der Triglyceride (Verdaulichkeit beim jungen Säugling vermindert, später etwa 95%) beginnt beim Säugling mit der Frauenmilchlipase, der lingualen Lipase und der Magenlipase, die die Fette teilweise hydrolysieren und im Magen emulgieren. Im späteren Leben beginnt die Fettverdauung erst mit der Pankreaslipase, die im Duodenum Triglyceride zu Mono- und Diglyceriden und freien Fettsäuren hydrolysiert und zusammen mit Gallensalzen gemischte Mizellen bildet. *Mittelkettige Triglyceride* (C_6 bis C_{12}) werden bei Malresorption eingesetzt. Sie werden durch Pankreaslipase leicht gespalten, bei Mangel an Galle oder Pankreaslipase auch durch Bürstensaumlipase. Die freien Fettsäuren werden resorbiert und ohne Wiederveresterung portal transportiert. Die *Resorption* der Fettsäuren wird durch geringere Kettenlänge, geringeren Sättigungsgrad und Bildung von 2-Monoglyceriden gefördert. Ungespaltene Di- und Triglyceride sind unlöslich. Fettsäuren und Monoglyceride werden durch Diffusion in die Mukosazellen aufgenommen. Nach Wiederveresterung und Verbindung mit *Lipoproteinen* entstehen die Chylomikronen, die das Fett und Cholesterin mit der Lymphe schließlich über den Ductus thoracicus in das venöse Blutsystem transportieren. Die wichtigsten Transportproteine sind die VLDL (Very low density lipoproteins), LDL (Low density lipoproteins) und HDL (High density lipoproteins). Sie werden in der Leber synthetisiert. Mit Lipiden zusammen entstehen hydrophile Lipoproteine, deren Protein die Dichte (Ultrazentrifuge) bestimmt. Essentielle Fettsäuren sind *Linolsäure (C18:2n-6)* und *α-Linolensäure (C18:3n-3)*. Sie werden nur von Pflanzen produziert. Öle aus Sonnenblumensamen, Maiskeimen, Sojabohnen und Raps enthalten Linolsäure in unterschiedlichen Mengen (meist neben C16:0, C18:0 und C18:1) und sind für die Ernährungspraxis wichtig. Soja- und Rapsöl enthalten zusätzlich α-Linolensäure. Säuglinge sollen kein Sesam- und Baumwollsaatöl bekommen. Bei einem Ungleichgewicht zwischen ungesättigten Fettsäuren und Vitamin E im Serum kommt es zur vermehrten Bildung von Peroxyden und u.U. zu Membranschädigungen. Bei einer Zufuhr von essentiellen Fettsäuren von weniger als 1% der Gesamtenergie kommt es bei Säuglingen zu einer stark schuppenden, trockenen und verdickten Haut. *Mangel an essentiellen n-6-Fettsäuren* führt u.a. zu Wachstumsretardierung, schuppender Haut und Infektionsanfälligkeit. *Mangel an essentiellen n-3-Fettsäuren* bewirkt neurologische Störungen, insbesondere kommt es zu einer verzögerten Entwicklung des Visus, Veränderungen des Elektroretinogramms und der Informationsverarbeitung.

Aus Linolsäure und (eingeschränkt) α-Linolensäure bildet der Mensch C_{20}-Fettsäuren (Eikosanoide) und hieraus die Gewebshormone Prostaglandine und Thromboxane (Cyclooxygenaseweg) sowie Leukotriene und Lipoxine (Lipoxygenaseweg). *Verlängerung und Desaturierung* der n-6- und n-3-Fettsäuren werden von den gleichen Enzymen (Elongasen, Desaturasen) gesteuert. Die Synthese der Eikosanoide und der für Struktur und Funktion des Zentralnervensystems wichtigen langkettigen mehrfach ungesättigten Fettsäuren ($LCPUFA_{20-24}$, besonders Arachidonsäure (AA) und Dokosahexaensäure (DHA)), wird daher stärker von dem Verhältnis n-6/n-3-Fettsäuren beeinflußt als von den jeweiligen absoluten Mengen. Die Zufuhrempfehlungen der ESPGHAN (1991) für industriell hergestellte Säuglingsanfangsnahrung lauten (entsprechend den Gehalten in Muttermilch): für Linolsäure 4,5–10,8% der Energie, für α-Linolensäure 1/15–1/5 der Linolsäurezufuhr. Das *Verhältnis n-6/n-3-LCPUFA* liegt in Muttermilch um 2 und entspricht damit den Verhältnissen im kindlichen Gehirn. Frühgeborene und in geringerem Ausmaß auch ein Teil der Reifgeborenen sind noch nicht ausreichend zur Synthese von Arachidonsäure (AA) und Docosahexaensäure (DHA) befähigt. Es wird daher empfohlen, der Formulanahrung für Frühgeborene mindestens 0,35% der Gesamtfettsäuren als DHA und 0,4% als AA zuzusetzen. Formulanahrung für Reifgeborene (Säuglingsanfangsnahrung) sollte mindestens 0,2% der Gesamtfettsäuren als DHA und 0,35% als AA enthalten (Koletzko et al. 2001).

Der *Anteil von Fett an der Gesamtenergiezufuhr* soll zur Prävention der Zivilisationskrankheiten (s. Kap. 21.3) bei Kindern, Jugendlichen und Erwachsenen nur etwa 30–35% (Richtwert) betragen. Die Empfehlungen für die Zufuhr an essentiellen Fettsäuren finden sich in Tabelle 21.1. Muttermilch enthält rund 50% der Energie als Fett, industriell hergestellte Formula mindestens 40%. Zwar fehlen experimentelle Daten, aber die Überzeugung überwiegt, daß der Fettanteil in den ersten 2–3 Lebensjahren allmählich von 50% auf 30–35% abfallen sollte (Tabelle 21.6). Wichtiger als die absolute Menge an Fett ist das *Fettsäuremuster*: etwa gleiche Anteile an gesättigten sowie einfach und mehrfach ungesättigten Fettsäuren beeinflussen das Serumlipoproteinmuster günstig. Tatsächlich enthält eine vollwertige Präventionsernährung (s. Kap. 21.3) deutlich höhere Mengen an mehrfach ungesättigten n-3- und n-6-Fettsäuren als zur Deckung des Bedarfs gefordert wird (Tabelle 21.1). Wichtig ist ferner ein geringer Verzehr von *Cholesterin* (Erwachsene <300 mg/Tag, Kinder <100 mg/1000 kcal) und Transfettsäuren. Der Verzehr von tierischen Fetten (u.a. in Fleisch, Milchprodukten und Eiern), die reich an gesättigten Fettsäuren und Cholesterin sind, sollte zugunsten pflanzlicher Öle eingeschränkt werden (s.o.). Günstig sind Öle mit einfach ungesättigten Fettsäuren (Ölsäure), wie Oliven- und Rapsöl, da sie bei geringem Oxidationsrisiko günstig auf die Serumlipoproteine wirken. *Transfettsäuren* entstehen bei der Hydrierung (Härtung) von ungesättigten Ölen sowie im Pansen von Wiederkäuern (Milchfett). Sie sind dosisabhängig u.a. mit folgenden Risiken verbunden: Anstieg von LDL und Lp(a), Abfall von HDL im Serum, Störung des

Stoffwechsels essentieller Fettsäuren, Störung des frühen Wachstums. Die EU beschränkt den Gehalt an Transfettsäuren in Säuglingsanfangsnahrungen auf 4% der Gesamtfettsäuren. Die Zufuhr mit gemischter Kost liegt in Deutschland unter 1% der Energiezufuhr (Wolfram und Fremann 2001).

Kohlenhydrate. Stärke und Zucker liefern die Hauptmasse der Nahrung sowie den größten Teil der *Nahrungsenergie*: bei Muttermilchernährung etwa 40%, später nach Möglichkeit über 50% (Tabelle 21.6), bevorzugt aus Getreide (Polysaccharide), Gemüse und Obst, die reichhaltig Vitamine, Mineralstoffe, Spurenelemente und Ballaststoffe sowie sog. sekundäre Pflanzenstoffe (z.B. Flavonoide, Phytosterine) mit vielfältigen präventiven Wirkungen mitbringen. Zur Vermeidung der Glukoneogenese aus Protein und zur Hemmung der Lipolyse sollten beim Erwachsenen wie beim Säugling mindestens 25% des Energiebedarfs als Kohlenhydrate angeboten werden. Bei einer Kohlenhydratzufuhr unter 15 Energieprozent kommt es zur Ketogenese. Als *Baustoffe* sind Kohlenhydrate an der Synthese von nichtessentiellen Aminosäuren und Fettsäuren, Glykoproteinen und Mukopolysacchariden beteiligt.

Die *Verdaulichkeit* der Kohlenhydrate wird mit 97% angenommen. Speichelamylase setzt in Mund und Magen Oligosaccharide frei. Durch Pankreasamylase (in den ersten 4 Monaten erniedrigt) entstehen im oberen Dünndarm Disaccharide (vor allem Maltose), die in die Bürstensaum-Mukosazellen aufgenommen werden und dort von Disaccharidasen (Maltase, Saccharase, Laktase) zu Monosacchariden (Glukose, Fruktose, Galaktose) gespalten werden. *Glukose* wird zusammen mit Natrium durch aktiven Transport mittels des Glukosetransporters SGLT1 gegen einen Gradienten in die Zelle gepumpt. Die Energie stammt von der Natriumpumpe, die Natrium gegen einen Gradienten wieder aus der Zelle zurück ins Lumen pumpt. Dieser Sachverhalt ist für die Rehydratationsbehandlung wichtig. Der größte Teil der resorbierten Glukose wird in der Leber zu *Glykogen* umgewandelt. Leberglykogen (bis zu 15% des Lebergewichts) wird zu Glukose, Muskelglykogen (bis zu 3% des Muskelgewichts) wird zu Laktat abgebaut. Auch die meisten *anderen Monosaccharide* werden aktiv resorbiert, Fruktose unterliegt einem erleichterten Transport mittels GLUT5. Galaktose, Fruktose und die Zuckeralkohole Sorbit und Xylit werden von der Leber aus der Pfortader aufgenommen und in die intermediäre Transportform Glukose umgewandelt. Nach Umgehung der Leber durch i.v.-Zufuhr können auch andere Organe Nichtglukose-Monosaccharide z.T. verwerten. Bei der parenteralen Ernährung von Kindern sollte aber nur Glukose verwendet werden, da Fruktose und Sorbit bei hereditärer Fruktoseintoleranz lebensgefährlich wirken können. Erythrozyten, Nieren- und Nebennierenmark können nur Glukose verwerten.

Der *Abbau von Glukose* erfolgt teils anaerob (Glykolyse) zu Pyruvat, teils aerob (Zitronensäurezyklus und Atmungskette) zu CO_2 und H_2O. Das bei der Glykolyse entstehende Laktat wird in der Leber zu Glukose rezykliert. Auf das Gehirn entfallen beim Erwachsenen 2/3 des Glukosebedarfs. Bei Hunger oder Kohlenhydratmangel wird zunächst Glykogen (Glykogenolyse), dann Protein (Glukoneogenese) und endlich Depotfett (Bildung von freien Fettsäuren und Ketonkörpern) zur Energiegewinnung abgebaut. Überschüssige Kohlenhydrate werden als Depotfett eingelagert, der umgekehrte Weg ist nicht möglich.

Ballaststoffe (Nahrungsfasern). Es handelt sich um komplexe Kohlenhydratstrukturen aus pflanzlicher Nahrung, die von den körpereigenen Enzymen nicht abgebaut werden. Lösliche Ballaststoffe (z.B. Pflanzengummis, Pektin) senken den Cholesterinspiegel, unlösliche Ballaststoffe (z.B. Cellulose) beschleunigen die Transitzeit. Ballaststoffreiche Lebensmittel, insbesondere Vollkorngetreide, Gemüse und Obst, enthalten Mischungen mit unterschiedlichen Anteilen beider Typen. Im Colon werden durch bakteriellen Abbau kurzkettige Fettsäuren freigesetzt, die zusätzlich Energie liefern (ca. 2 kcal/g Ballaststoff). Ballaststoffe laxieren und sind präventivmedizinisch wichtig, denn sie mindern das Risiko von manchen Krebsformen (Kolon, Pankreas, Mamma, Ovar, Prostata), von Herz-Kreislauf-Krankheiten und von Typ-II- Diabetes. Als *Richtwert für Erwachsene* gibt die DGE eine Zufuhr von mindestens 30 g/Tag an, das entspricht einer Ballaststoffdichte von 10–12,5 g/1000 kcal. Experimentell begründete *Richtwerte für Säuglinge und Kinder* sind nicht bekannt. Muttermilch enthält keine Ballaststoffe. Mit Beikost steigt die Ballaststoffzufuhr/1000 kcal im 2. Lebenshalbjahr von 4 g (6. Monat) auf 10 g (12. Monat) an. Damit erscheint die für Erwachsene empfohlene Ballaststoffdichte schon für Kleinkinder erreichbar. In den USA (Williams et al. 1995) wird für Kinder derzeit eine pragmatische Dosierung von „Lebensalter in Jahren + 5–10 g/Tag" genannt, was dem deutschen Richtwert nahekommt. Resorptionsverluste von mehrwertigen Kationen (Kalzium, Magnesium, Eisen, Zink) drohen nur bei erhöhter Zufuhr isolierter Ballaststoffe (z.B. Kleie), von deren Gabe an Kinder abgeraten wird.

Mineralstoffe und Spurenelemente. Ernährungsphysiologische Daten und Zufuhrempfehlungen für Mineralstoffe und Spurenelemente sind in den Tabellen 21.7 und 21.1–3 zusammengefaßt (s. auch Kap. 25).

Literatur

Behrman RE, Kliegman RM, Arvin AM (eds) (1996) Nelson textbook of pediatrics, 15th ed. Saunders, Philadelphia

Bergström E, Hernell O (1997) Nahrungsfette und Atheroskleroseprävention. Ann Nestlé 55: 47–56

Butte NF (1996) Energy requirements of infants. Eur J Clin Nutr 50, Suppl 1: S24-S36

Crim MC, Munro HN (1994) Proteins and amino acids. In: Shils ME, Olson JA, Shike M (eds) Modern nutrition in health and disease, 8th ed, vol 1. Lea & Febiger, Philadelphia, pp 3–35

D-A-CH: Deutsche Gesellschaft für Ernährung, Österreichische Gesellschaft für Ernährung, Schweizerische Gesellschaft für Ernährungsforschung, Schweizerische Vereinigung für Ernährung (2000) Referenzwerte für die Nährstoffzufuhr. Umschau Braus, Frankfurt

Department of Health (1991) Dietary reference values for food energy and nutrients for the United Kingdom. HMSO, London

Elmadfa I, Leitzmann C (1998) Ernährung des Menschen, 3. Aufl. Ulmer, Stuttgart

ESPGAN Committee on Nutrition (1991) Comment on the content and composition of lipids in infant formulas. Acta Paediatr Scand 80: 887–896

Koletzko B (1997) Trans-Fettsäuren. Ann Nestlé 55: 71–82

Koletzko B, Agostoni C, Carlson SE, Clandinin T, Hornstra G, Neuringer M, Nauy R, Yamashiro Y, Willats P (2001) Long chain polyunsaturate fatty acids (LC-PUFA) and perinatal development. Acta Paediatr 90:460–464

National Research Council (1989) Recommended dietary allowances, 10th edn. National Academy Press, Washington

Tabelle 21.7. Eigenschaften und Herkunft der wichtigsten Mineralstoffe und Spurenelemente (nach D-A-CH 2000; National Research Council 1989, Department of Health 1991)

Mineralstoffe, Spurenelemente	Hauptquellen	Stoffwechsel und Funktionen	Mangel	Überschuß	Chemisch-physikalische Daten
Kalzium	Milch, Milchprodukte, besonders Hartkäse, kalziumreiche Gemüse, Mineralwässer mit >150 mg Kalzium/l	*Resorption:* im oberen Dünndarm (Säuglinge bis 75%, Erwachsene 20–40%), gefördert durch Laktose, sauren pH und Vitamine D, C; gehemmt durch Phytate, Oxalsäure, Fette, Ballaststoffe, Phosphate. Hormonelle Regelung durch Kalzitonin u. Parathormon. Retention je nach Wachstumsgeschwindigkeit 15–25%. *Ausscheidung:* Darm 70%, Niere 10%. *Vorkommen im Körper:* 99% in Knochen und Zähnen. Serumspiegel 2,25–2,75 mmol/l, ca. 60% ionisiert. *Funktionen:* Stabilisierung des Knochens, Nervenleitung, Muskelkontraktion, Herzaktion, Blutgerinnung	Osteoporose, Osteomalazie, Rachitis, Tetanie, Wachstumsstörungen	Oral: unbekannt;parenteral: Herzblock	1 mmol= 40,1 mg
Chlorid	Kochsalz, Milch, Fleisch, Eier	*Resorption* (rasch) und *Ausscheidung* parallel zu Natrium. Ausscheidung von 92% der Aufnahme, bes. durch Niere, daneben auch d. Darm und mit Schweiß. *Vorkommen im Körper:* intra- und extrazelluläre Flüssigkeit, Serumspiegel: 99–106 mmol/l, ca. 2/3 der Serumanionen. *Funktionen:* osmotischer Druck, Säure-Basen-Bilanz, Magensaft.	Hypochlorämische Alkalose (Erbrechen, Schwitzen, iatrogen, kongenital)	Unbekannt	1 mmol= 35,5 mg
Chrom	Hefe	*Funktionen:* Regulation des Blutzuckers und Insulinstoffwechsel	Diabetes bei Tieren	Unbekannt	1 mmol= 52,0 mg
Kobalt	Aufnahme mit Vitamin B_{12}	*Funktionen:* Baustein von Vitamin B_{12}	Unbekannt	Kardiomyopathie, Kropf	1 mmol= 58,9 mg
Eisen	Fleisch, Vollkorngetreide, Spinat, Fenchel, Hülsenfrüchte, Nüsse	*Resorption:* als Fe^{++} im Duodenum und Jejunum, Mithilfe von Magensäure, Resorptionsquote aus Fleisch (Hämeisen) 5–12%, aus pflanzl. Lebensmitteln (anorgan. Eisen) 1–4 %, durch Mitverzehr von Vitamin C verdoppelbar, gehemmt durch Ballaststoffe, Phytinsäure und Steatorrhöe. Transport als F^{+++}, an Transferrin gebunden. *Ausscheidung:* gering, kaum steigerbar: Blutverluste (gastrointestinal, Menstruation), Zellabschilferung (Ferritin): Darm, Galle, Haut. *Vorkommen im Körper:* Blut (Hämoglobin) 67%, Speichereisen im RES (Ferritin, Hämosiderin) 27%, Gewebseisen (Myoglobin, Enzyme) 3,7%, Transporteisen 0,1%. *Funktionen:* Hämoglobin und Myoglobin: Transport von O_2 und CO_2; oxidative Enzyme, Cytochrom C, Katalase.	Eisenmangel ist Systemkrankheit: hypochrome, mikrozytäre Anämie, Minderwuchs, Schulleistungsschwäche, Verhaltensstörungen	Hämosiderose	1 mmol= 55,8 mg
Fluorid	Trinkwasser, schwarzer Tee, Supplemente	*Resorption:* durchschnittliche Resorptionsquote 80%, Retention sinkt mit Alter: junger Säugling: 90%, Kleinkind: 50%, später: <10%. *Ausscheidung:* vor allem Niere. *Vorkommen im Körper:* Zahnhartsubstanzen, Knochen (Fluorapatit). *Funktionen:* Säureresistenz des Zahnschmelzes, Remineralisation von Primärläsionen, Hemmung der Säurebildung durch Mundbakterien	Erhöhte Kariesanfälligkeit	Trinkwasser: >2 mg/l Schmelzflecken; >5–8 mg/l Knochenfluorose, 20 mg/l Wachstumsstörungen	1 mmol= 19,0 mg
Jod	Jodsalz, Seefisch, Milch	*Resorption:* Dünndarm, rasch. Jod zirkuliert als organisches und anorganisches Jodid. Einbau in Thyreoglobulin, daraus Abspaltung von Thyroxin (T4) und Trijodothyronin (T3). *Ausscheidung:* Niere. *Vorkommen im Körper:* 80% in Schilddrüse, Körperbestand: 15–20 mg. *Funktionen:* Baustein von Schilddrüsenhormonen	Kropf; bei fetalem Jodmangel Hirnentwicklungsstörung, Kretinismus; Empfindlichkeit steigt mit Wachstumsgeschwindigkeit. Hypothyreose u. U. ausgelöst durch Medikamente, insbes. Thyreostatica und strumigene Substanzen	bei guter Jodversorgung hohe Toleranz: bis 1 mg/Tag sicher harmlos; bei Erwachsenen nach Jodmangel autonome Überproduktion von Schilddrüsenhormon (Jod-Basedow-Krankheit), u. U. schon bei Jodmangelprophylaxe	1 mmol= 126,9 mg
Kalium	Fast alle Lebensmittel; kaliumreich: Trockenfrüchte, Hülsenfrüchte, Bierhefe, mageres Fleisch	*Resorption:* oberer Dünndarm, rasch. *Ausscheidung:* 90% Niere (Hauptregelorgan, Kapazität begrenzt), 10% Darm, geringe Anteile in Speichel und Schweiß. Retention beim wachsenden Kind ca. 8%. *Vorkommen im Körper:* intrazellulär 130–160 mmol/l; 1–2% in extrazellulärer Flüssigkeit. *Funktionen:* wichtigstes intrazelluläres Kation, intrazellulärer osmotischer Druck, Flüssigkeitsbilanz; Konzentrationsgradient von intra- zu extrazellulärem K^+ von entscheidender Bedeutung für die Erregungsvorgänge der Zellen (Muskelkontraktion, Nervenleitung). Aktivator verschiedener Enzyme	Ursachen: Hunger, Verluste (enteral, kutan, renal, endokrin, metabolisch). Muskelschwäche, Anorexie, Apathie, Übelkeit, paralytischer Ileus, Bradykardie, Herzrhythmusstörungen	Ursachen: parenteral, renal, Gewebszerfall. Herzrhythmusstörungen, Kammerflimmern, Herzdilatation, EKG-Veränderungen	1 mmol= 39,1 mg

Tabelle 21.7 (Fortsetzung)

Mineralstoffe, Spurenelemente	Hauptquellen	Stoffwechsel und Funktionen	Mangel	Überschuß	Chemisch-physikalische Daten
Kupfer	Leber, Fleisch, Fisch, Vollkorngetreide, Nüsse, Gemüse	*Resorption:* im Dünndarm, zusammen mit schwefelreichen Proteinen, transportiert als Coeruloplasmin (α-2-Globulin). *Ausscheidung:* Galle. *Vorkommen im Körper:* Erythrozyten (Hämocuprein), Leber und ZNS (Cerebrocuprein). *Funktionen*: Erythropoese, Hämoglobin, Transferrin, Resorption von Eisen, Cuproenzyme: u. a. 8-Aminolävolinsäure-Dehydrase, Katalase, Cytochrom-C-Oxidase, Lysyloxidase, Superoxiddismutase, Monoaminoxidase, Dopamin-β-Hydroxylase, Tyrosinase, Uricase	Verminderte Aktivität der Cuproenzyme bewirkt u. a. refraktäre Anämie, Neutropenie, Osteoporose, verzögerte Knochenreifung	Leberzirrhose, Gastritits, Hämolyse	1 mmol= 63,5 mg
Magnesium	Fast alle Lebensmittel	*Resorption:* Dünndarm, bes. Ileum, durchschnittlich 40%, abhängig von Zufuhr und Nahrungszusammensetzung (Mg-Salze der Phytinsäure, Oxalsäure und einiger Fettsäuren werden nicht oder sehr schlecht resorbiert). *Ausscheidung:* Niere; Darm (nicht resorbiertes Mg). *Vorkommen im Körper:* Knochen 65%, Muskel 27%, extrazellulär <1%. *Funktionen*: Aktivierung verschiedener Enzyme, besonders des Kohlenhydratstoffwechsels, Erregbarkeitsdämpfung von Muskel- und Nervenzellen, wichtiges intrazelluläres Kation, Struktur von Knochen und Zähnen. Kalziumantagonist	„Western diet", Alkoholismus, Neugeborene bei Mg-Mangel der Mutter, parenterale Ernährung, chronische Verluste mit Darm, Niere, Symptome wie Hypokalzämie, oft mit Hypokalzämie, Hypokaliämie	Alimentär nicht möglich; iatrogen: Mg-haltige Antacida bei chronischer Niereninsuffizienz, parenterale Zufuhr	1 mmol= 24,3 mg
Mangan	Alle pflanzlichen Gewebe, besonders Vollkorngetreide, Hülsenfrüchte, grünes Blattgemüse, Früchte, Nüsse	*Resorption:* im Dünndarm, durchschnittlich 3–4 %, abhängig vom Nahrungsmuster. *Ausscheidung:* mit Galle, regelt Homöostase mehr als Resorption. *Vorkommen im Körper:* Knochen, parenchymatöse Organe, Mitochondrien. *Funktionen:* Baustein von Metalloenzymen (Pyruvat-Carboxylase, Superoxid-Dismutase, Diaminoxidase), Cofaktor von Hydrolasen, Kinasen, Decarboxylasen, Transferasen. Beteiligt am Kohlenhydratstoffwechsel und Aufbau der Mukopolysaccharide	Unbekannt	Alimentär nicht bekannt; Enzephalopathie nach chronischer Inhalation	1 mmol= 54,9 mg
Molybdän	Milchprodukte, Getreide	*Resorption:* 25–80% aus Magen und Darm. Interaktion mit Schwefel. *Ausscheidung:* regelt Homöostase, Ausscheidung als Molybdation hauptsächlich über Niere, etwas mit Galle. *Vorkommen im Körper:* besonders in Leber und Niere. *Funktionen:* Cofaktor von Xanthinoxidasen, Sulfitoxidase, Aldehydoxidase.	Unbekannt	Beim Menschen unbekannt	1 mmol= 95,9 mg
Natrium	Speisesalz, zubereitete Lebensmittel, bes. Wurst, Hartkäse, Suppen, Saucen, ferner Milch, Fleisch	*Resorption:* Jejunum, energieabhängig, an Glukose gekoppelt. Na-Aufnahme entspricht Chloridaufnahme. *Ausscheidung:* 95% Niere (geregelt durch Aldosteron-Renin-Angiotensin und atriales natriuretisches Peptid, ANP), 4,5% Darm, 0,5% Schweiß (sehr steigerbar). *Vorkommen im Körper:* wichtigstes Ion der extrazellulären Flüssigkeit (98%), wenig in Knorpel und Muskel. *Funktionen:* Osmotischer Druck und Volumen der extrazellulären Flüssigkeit. Ladungstransport, Zellmembranpotential, Erregbarkeit von Muskel- und Nervenzellen, intra- und extrazellulärer osmotischer Druck, Absorption von Monosacchariden, Aminosäuren. Säure-Basen-Haushalt, Alkalität der Verdauungssäfte, Enzymaktivierung	Alimentär oder durch Verluste. Hypotone Dehydratation, Hypotonie, Oligurie, Muskelkrämpfe, Fieber, Erbrechen, Apathie	Ödeme bei Störung der Ausscheidung oder überschüssiger parenteraler Zufuhr	1 mmol= 23,0 mg
Phosphor	Fast in allen Lebensmitteln, besonders in proteinreichen, wie Milch, Fleisch u. Fisch	*Resorption:* Resorptionsquote ca. 70%, Vitamin D und Parathormon fördern Aufnahme und Retention. *Ausscheidung:* Niere, Darm. *Vorkommen im Körper:* in Kern und Zytoplasma aller Zellen, Bestandteil von Knochen und Zähnen. Im Blut als Phospholipide, organische Ester und anorganische Phosphate. *Funktionen:* Transformation, Speicherung und Übertragung von Energie (ATP), Baustein von Nukleinsäuren, Säure-Basen-Haushalt, Stoffwechsel der Kohlenhydrate, Proteine und Fett	Bei sehr kleinen Frühgeborenen, die wenig Ca und Phosphat erhalten Rachitisrisiko. Muskelschwäche.	Alimentär nicht bekannt. Tetanierisiko bei anbehandelter Rachitis, bei Ernährung von Neugeborenen mit Nahrung von niedrigem Ca:P-Verhältnis (1:1)	1 mmol= 30,9 mg

Tabelle 21.7 (Fortsetzung)

Mineralstoffe, Spurenelemente	Hauptquellen	Stoffwechsel und Funktionen	Mangel	Überschuß	Chemisch-physikalische Daten
Selen	Fleisch, Getreide, Hülsenfrüchte; Selengehalte von Böden abhängig	*Resorption:* Resorptionsquote aus dem Darm 50–100%, Selenomethionin gut, anorganisches Selen stark differierend resorbierbar. *Ausscheidung:* Niere regelt Homöostase. *Vorkommen im Körper:* in vielen Geweben, besonders in Erythrozyten. *Funktionen:* Antioxidans, Bestandteil der Glutathion-Peroxidase, synergistisch mit Vitamin E, inhibiert Redox-Zyklisierer (Paraquat, Diquat, Nitrofurantoin), schützt gegen Schwermetalle. In Typ-I-Jodthyronin-Dejodinase	Keshan-Kardiomyopathie, endemisch bei extrem selenarmen Böden, Kardiomyopathie bei parenteraler Ernährung, endemische Osteoarthritis und Zwergwuchs Kashin-Beck	Selenose sehr selten, alimentär kaum möglich, fehlerhafte Supplemente. Dermatitis, Haarausfall, Nagelverlust, Schäden an ZNS und Zähnen. Akut: Knoblauchgeruch (Dimethyl-Selenid)	1 mmol= 79,0 mg
Schwefel	Proteinreiche Lebensmittel: Milch, Fleisch, Eier, Nüsse, Hülsenfrüchte	*Resorption:* Resorption vor allem in organischer Form, Verwertung nur in dieser: Methionin, Cystein aus der Proteinverdauung. *Ausscheidung:* als Sulfat, als Schwefelsäureester (Entgiftung von Steroiden, Alkoholen, Phenolen) und als Neutralschwefel (in organ. Bindung) über Niere, z. T. auch Galle. *Vorkommen im Körper:* schwefelhaltige Aminosäuren in Proteinen; Glukosaminoglukane in Bindegewebe, Knorpel, Knochenmatrix; Sulfatide des Myelins; in den Vitaminen Thiamin, Biotin. *Funktionen:* u. a. Proteinsynthese (S-haltige Aminosäuren), Matrix des Bindegewebes, Sulfhydrylgruppendonator Glutathion; Cystathionin, Coenzym A, Heparin	Schwefelmangel ist immer zugleich Proteinmangel, Folge u. a. Minderwuchs	Überschüssiger Schwefel wird von Niere als Sulfat ausgeschieden	1 mmol= 32,1 mg
Zink	Fleisch, Milch, Getreide, Hülsenfrüchte, Nüsse	*Resorption:* vom Bedarf abhängig (20–30%), Dünndarm, aktiver Transport, Metallothionin als Ligand und intrazellulärer Speicher, Kalzium und Kupfer antagonistisch. *Ausscheidung:* vor allem mit Darm. *Vorkommen im Körper:* Mengenmäßig wichtigstes Spurenelement, innere Organe. *Funktionen:* Bestandteil vieler Enzyme (u. a. Carboanhydrase, mehrere Dehydrogenasen, RNA- und DNA-Polymerase, Aminohydrolase, Peptidasen)	Minderwuchs, Eisenmangelanämie, Hepatosplenomegalie, Hyperpigmentierung, Hypogonadismus, Akrodermatitis enteropathica, Immundefizienz, Wundheilungsstörungen	Verzehr säurehaltiger Lebensmittel oder Wasser aus verzinkten Gefäßen: Magen-Darm-Störungen (akut), hypochrome Anämie (chronisch)	1 mmol= 65,4 mg

n

Shils ME, Olson JA, Shike M (eds) (1994) Modern nutrition in health and disease, 8th ed. Lea & Febiger, Philadelphia

Torun B, Davies PSW, Livingstone MBE, Paolisso M, Sackett R, Spurr GB (1996) Energy requirements and dietary energy recommendations for children and adolescents 1 to 18 years old. Eur J Clin Nutr 50, Suppl 1: S37-S81

Waterlow JC (1988) Basic concepts in the determination of nutritional requirements of normal infants. In: Tsang RC, Nichols BL (eds) Nutrition during infancy. Hanley & Belfus, Philadelphia, pp 1–19

Williams CL, Bollella M, Wynder EL (1995) A new recommendation for dietary fiber in childhood. Pediatrics 96: 985–988

Wolfram G, Fremann D (2001) Referenzwerte mit Gewähr – Richtwerte für die Fettzufuhr. Ernährungs-Umschau 48: 274–283

Ziegler EE, Fomon SJ (1971) Fluid intake, renal solute load, and water balance in infancy. J Pediatr 78: 561–568

21.2 Ernährung von Neugeborenen und Säuglingen

Muttermilch

Unterrichtung von Mutter und Klinikpersonal. Die Entscheidung der Mutter über die Ernährung ihres Säuglings fällt in der Regel schon vor der Geburt. Deshalb sollte im Rahmen der *Geburtsvorbereitung* von erfahrener Seite auch über Säuglingsernährung aufgeklärt werden. Wer dies tut (Frauenarzt oder Hebamme, Kinderarzt, Kinderschwester oder Laktationsberaterin) spielt keine Rolle, entscheidend sind einvernehmliche umfassende Sachkenntnisse und eine einfühlsame Darstellung. Dazu ist auch eine systematische *Weiterbildung des Klinikpersonals* und eine entsprechende Betreuung der Mütter während des *Klinikaufenthalts* unumgänglich. Nur so lassen sich Ängste und Nervosität bei der Mutter und damit Unruhe beim Kind sicher vermeiden, die ein erfolgreiches Stillen gefährden. Eine intensive *Stillförderung*, wie sie u.a. von WHO und UNICEF mit der weltweiten „Baby Friendly Hospital Initative" eingeleitet wurde und seit 1994 von der Nationalen Stillkommission an die Bedingungen in Deutschland angepaßt vertreten wird, verdient jegliche Unterstützung von Seiten der Kinderärzte. Dazu gehören u.a. die Ermöglichung des initialen Hautkontaktes zwischen der Mutter und dem ihr auf den Bauch gelegten Neugeborenen, das Anlegen des Neugeborenen innerhalb der ersten 30 Minuten post partum, die Beschränkung einer Zufütterung auf die wenigen wirklich indizierten Fälle, gemeinsame Unterbringung von Mutter und Kind (Rooming in, Bedding in) sowie kundige, widerspruchsfreie und warmherzige Beratung und Betreuung.

Vorteile der Ernährung mit Muttermilch. Die Erforschung der postpartalen physiologischen Wechselwirkungen zwischen

Mutter und Kind hat in den letzten Jahren sehr große Fortschritte gemacht. Die stillende Mutter bildet mit ihrem Kind eine treffend als Mutter-Kind-Dyade bezeichnete Einheit. Inzwischen wurde eine intensive peri- und postpartale *endokrine Symbiose* unter Beteiligung des Vagusnerven sowie von 19 verschiedenen gastrointestinalen Hormonen (u.a. Cholezystokinin, Gastrin und Insulin) sowie Oxitocin beschrieben, deren jeweils synchrone Synthese bzw. Ausschüttung bei Mutter und Kind im Gefolge insbesondere des Kontakts des kindlichen Mundes mit der Brust der Mutter als elementare somatische Korrelate der *psychologischen Mutter-Kind-Bindung* angesehen werden kann (Lawrence u. Lawrence 1999, Uvnäs-Moberg, Eriksson 1996). Die Ernährung mit der immer verfügbaren, richtig temperierten und keimarmen Muttermilch stellt den *Kompromiß der Natur* zwischen den Bedürfnissen des Kindes und dem Schutz der Mutter gegen Überforderung dar. Die *Zusammensetzung der Muttermilch* (Tabellen 21.8 u. 21.9) ändert sich besonders hinsichtlich der Proteine vom immunglobulinreichen Kolostrum (1. Woche) über die transitorische Milch (2. Woche) bis hin zur reifen Muttermilch (ab 3. Woche). Letztere enthält im Prinzip alle erforderlichen Nährstoffe in ausreichenden Mengen. Einschränkungen (z.T. umweltbedingt) gelten u.U. für Jod sowie die Vitamine K, B_{12} (Veganer) und D. Ein Überschuß an Wasser (s. Kap. 26) kommt dem hohen Flüssigkeitsbedarf des Säuglings in gesunden und kranken Tagen entgegen. Die Milchproduktion setzt bei den meisten Müttern erst 2–3 Tage nach der Geburt wirkungsvoll ein. Dennoch erhält das Kind in dieser Zeit in der Regel mit *Kolostrum* (Tabelle 21.8)

Tabelle 21.8. Proteine und Nichtproteinstickstoff in Muttermilch (pro 100 ml)

	Kolostrum (~ 1. Woche)	Transitorische Milch (~2. Woche)	Reife Muttermilch (~ ab 3. Woche)
Proteine[a,b,c,d] (g)	>1,4	1,4	0,85
Casein[b] (g)	0,4	0,6	0,5
Lactoferrin[d,e] (g)	0,5	0,2	0,1
α-Lactalbumin (g)	0,2	0,2	0,2
Serumalbumin (g)	0,03	0,03	0,03
Immunglobuline[d,e,f]			
sIgA (mg)	200	100	50
IgG (mg)	20	10	1
IgM (mg)	20	3	1
Nichtproteinstickstoff (NPN)[g] (mg)	60	50	40

[a] Wahres Protein (ohne 20–25% Nichtproteinstickstoff, gesamte Laktationsphase).
[b] Kunz C u. Lönnerdal B (1992) Re-evaluation of the whey protein/casein ratio of human milk. Acta Paediatr 81: 107–112.
[c] Harzer G, Haug M, Bindels JG (1986) Biochemistry of human milk in early lactation. Z Ernährungswiss 25: 77–90.
[d] Lönnerdal B (1985) Biochemistry and physiological function of human milk proteins. Am J Clin Nutr 42: 1299–1317.
[e] Goldman AS, Garza C, Nichols BL, Goldblum RM (1982) Immunologic factors in human milk during the first year of lactation. J Pediatr 100: 563–567.
[f] Jatsyk GV, Kuvaeva IB, Gribkin SG (1985) Immunological protection of the neonatal gastrointestinal tract: the importance of breast feeding. Acta Paediatr Scand 74: 246–249.
[g] Atkinson SA, Schnurr C, Donovan SM, Lönnerdal B (1989) The non-protein nitrogen components in human milk: biochemistry and potential functional roles. In: Atkinson SA, Lönnerdal B (eds) Protein and non-protein nitrogen in human milk. CRC Press, Boca Raton, pp 117–172

Tabelle 21.9. Zusammensetzung von reifer Muttermilch und Kuhmilch (Gehalte pro 100 ml)

Bestandteil	Einheit	Muttermilch Mittelwert	Kuhmilch Mittelwert
Wasser	g	90,2[j]	90,4
Trockenmasse	g	12,9[k]	12,9
Energie	kJ	280[c]	276
	kcal	67[c]	66
Gesamtstickstoff	mg	200[f,i]	531
Gesamteiweiß	g	1,0[f,i]	3,3
Casein	g	0,5[h]	2,6
Molkenproteine gesamt	mg	0,5[f,h,i]	700
α-Lactalbumin	mg	200[f,i]	120
β-Lactoglobulin	mg	–[f,i]	300
Lactoferrin	mg	100[e,f,i]	Spuren
Lysozym	mg	30[i]	Spuren
Serumalbumin	mg	30[e,f,i]	30
Immunglobulin A	mg	50[e,g]	3
Immunglobulin G	mg	1[e,g]	60
Immunglobulin M	mg	2[e,g]	3
andere Proteine	mg	70[e,g]	150
Aminosäuren gesamt	g	1,34[k]	3,8
Essentielle AS	g	0,59[k]	1,55
Alanin	mg	57,7[k]	131
Arginin	mg	52,6[k]	124
Asparaginsäure	mg	123,7[k]	289
Cystin	mg	24,7[k]	27
Glutaminsäure	mg	226,8[k]	773,2
Glycin	mg	37,1[k]	82,5
Histidin	mg	32[k]	91,8
Isoleuzin	mg	79,4[k]	216,5
Leuzin	mg	134[k]	361
Lysin	mg	88,7[k]	268,1
Methionin	mg	27,7[k]	86,6
Phenylalanin	mg	55,7[k]	175,3
Prolin	mg	123,7[k]	365
Serin	mg	60,8[k]	200
Threonin	mg	65[k]	154,7
Tryptophan	mg	22,7[k]	47,4
Tyrosin	mg	57,7[k]	175,3
Valin	mg	83,5[k]	237,1
Nichtproteinstickstoff	mg	50[a]	28
freie Aminosäuren	mg	35[d]	6
Harnstoff	mg	54[a]	28
Harnsäure	mg	1,5[a]	2,4
Kreatin	mg	11,6[a]	2,8
Kreatinin	mg	9,4[a]	0,8
Glucosamin	mg	60,1[a]	?
Cholin	µg	7,5[a]	17
Kohlenhydrate			
Laktose	g	6,8[b]	4,7
Oligosaccharide	g	0,6[b]	–
Gesamtfette	g	3,45[c]	3,47
Fettsäurenmuster	%	Gesamtfettsäuren	
Gesättigte Fettsäuren	%	47,1[c]	67,4
$C_{4:0}$ Buttersäure	%	–[c]	3,2
$C_{6:0}$ Capronsäure	%	–[c]	0,6

Tabelle 21.9 (Fortsetzung)

Bestandteil	Einheit	Muttermilch Mittelwert	Kuhmilch Mittelwert
$C_{8:0}$ Caprylsäure	%	0,1[c]	1,0
$C_{10:0}$ Caprinsäure	%	1,2[c]	2,9
$C_{12:0}$ Laureinsäure	%	4,6[c]	4,8
$C_{14:0}$ Myristinsäure	%	6,4[c]	11,8
$C_{16:0}$ Palmitinsäure	%	23,4[c]	27,4
$C_{18:0}$ Stearinsäure	%	8,6[c]	10,4
Monoensäuren gesamt	%	37,9[c]	27,4
$C_{14:1}$ Myristoleinsäure	%	0,7[c]	1,8
$C_{16:1}$ Palmitoleinsäure	%	3,7[c]	2,6
$C_{18:1}$ Ölsäure	%	33,3[c]	22,9
Polyensäuren gesamt	%	15,0[c]	5,2
$C_{18:2}$ Linolsäure	%	12,0[c]	3,6
$C_{18:3}$ Linolensäure	%	1,8[c]	1,1
$C_{20:4}$ Arachidonsäure	%	0,5[j]	–
Cholesterin	mg	20[j]	13
Mineralstoffe	g	0,22[k]	0,76
Kalium	mg	48,8[k]	145,4
Kalzium	mg	32,8[k]	123,7
Natrium	mg	13,1[k]	46,6
Magnesium	mg	3,2[k]	12,4
Chlor	mg	41,2[k]	105,2
Phosphor	mg	15,5[k]	95
Schwefel	mg	14[k]	32
Spurenelemente			
Chrom	µg	4,2[k]	1,75
Fluor	µg	17,5[k]	17,5
Eisen	µg	59,4[k]	58
Jod	µg	6,5[k]	6,3
Kobalt	µg	117,6[k]	0,08
Kupfer	µg	74,5[k]	6,7
Mangan	µg	734/0,7[k]	2,6
Selen	µg	3,4[k]	2,5
Zink	µg	152,6[k]	369
Vitamine			
A	µg	71,1[k]	28,9

Tabelle 21.9 (Fortsetzung)

Bestandteil	Einheit	Muttermilch Mittelwert	Kuhmilch Mittelwert
Carotin	µg	3,1[k]	17,5
B_1 (Thiamin)	µg	15,5[k]	38,2
B_2 (Riboflavin)	µg	39,2[k]	185,6
B_6 (Pyridoxin)	µg	14[k]	37,1
B_{12} (Kobalamin)	µg	0,05[k]	0,42
Niacin	µg	115,3[k]	92,8
Folsäure	µg	8,8[k]	6,6
Pantothensäure	µg	216,5[k]	360,8
C (Ascorbinsäure)	mg	4,5[k]	1,75
D (Calciferol)	µg	0,07[k]	0,017
	IE	2,8[k]	3,2
E (α-Tocopherol)	µg	271[k]	72,4
	IE	0,27[k]	0,11
K	µg	0,49[k]	4,1
Biotin	µg	0,59[k]	3,6
pH	–	7,01[b]	6,62
mosm/kg H_2O		300[b]	288

[a] Atkinson SA, Schnurr C, Donovan SM, Lönnerdal B (1989) The non-protein nitrogen components in human milk: biochemistry and potential functional roles. In: Atkinson SA, Lönnerdal B (eds) Protein and non-protein nitrogen in human milk. CRC Press, Boca Raton, pp 117–172
[b] Documenta Geigy (1977) Wissenschaftliche Tabellen, 8. Aufl. Ciba-Geigy, Basel.
[c] Droese W, Pape E, Stolley H (1976) Zur Frage der Versorgung des Säuglings mit Fett und Fettsäuren. I. Europ J Pediat 122: 57–67.
[d] Gaull GE, Rassin DK (1980) Taurine, milk and maturation. In: Freier S, Eidelman AJ (eds) Human Milk. Elsevier-North-Holland-Excerpta Medica, Amsterdam, pp23–27.
[e] Goldman AS, Garza C, Nichols B, Goldblum RM (1982) Immunologic factors during the first year of lactation. J Pediatr 100: 563–567.
[f] Harzer G, Haug M, Bindels JG (1986) Biochemistry of human milk in early lactation. Z Ernährungswiss 25: 77–90.
[g] Jatsyk GV, Kuvaeva IB, Gribakin SG (1985) Immunological protection of the neonatal gastrointestinal tract: the importance of breast feeding. Acta Pediatr Scand 74: 246–249.
[h] Kunz C, Lönnerdal B (1992) Re-evaluation of the whey protein/casein ratio of human milk. Acta Pediatr 81: 107–112.
[i] Lönnerdal B (1985) Biochemistry and physiological function of human milk proteins. Am J Clin Nutr 42: 1299–1317.
[j] Renner E (1982) Milch und Milchprodukte in der Ernährung des Menschen, 4. Aufl. Volkswirtschaftlicher Verlag, München, und Mann, Gelsenkirchen-Buer.
[k] Souci SW, Fachmann W, Kraut H (1986/87) Die Zusammensetzung der Lebensmittel, Nährwerttabellen. Wissenschaftliche Verlagsgesellschaft, Stuttgart (Angaben berechnet pro 100 ml unter Annahme einer Dichte von 1,031 nach b).

ausreichend viel Wasser, Energie und Nährstoffe. *Reife Muttermilch ist im Vergleich zu Kuhmilch* (Tabelle 21.9), bei gleichem Gehalt an Energie und Fett, eiweiß- und mineralstoffarm aber laktosereich und hat damit eine sehr niedrige renale Molenlast (s. Kap. 26). Der Baustoffbedarf (Protein, Mineralstoffe) des Menschen ist wesentlich geringer als der des Rindes. Laktose fördert die Resorption von Kalzium. Der hohe Gehalt der Muttermilch an langkettigen mehrfach ungesättigten Fettsäuren (LCPUFA) ist für den Einbau in Membranen im ZNS und für die Synthese von Eikosanoiden (Gewebshormone: Prostaglandine, Thromboxane, Leukotriene) von Bedeutung (s.o.).

Muttermilch bietet einen relativen *Schutz gegen zahlreiche infektionsbedingte Krankheiten.* Dies läßt sich sowohl epidemiologisch als auch durch Laboruntersuchungen (Tabellen 21.10 und 21.11) erkennen. Unter schlechten hygienischen Bedingungen führt der Ersatz von Muttermilch zu einem dramatischen Anstieg von Morbidität und Mortalität. Dabei können der Wegfall der schützenden Muttermilch einerseits und die Folgen einer falsch zusammengesetzten und/oder kontaminierten Nahrung andererseits als Ursachen meist nicht auseinander gehalten werden. Unter guten hygienischen Bedingungen und bei Einsatz von modernen Muttermilchersatznahrungen sind die Morbiditätsunterschiede zwischen gestillten und nichtgestillten Säuglingen so gering, daß sie nur bei anspruchsvollen epidemiologischen Versuchsanordnungen erkannt werden können. Erschwerend wirkt, daß bei Muttermilchernährung keine Randomisierung möglich ist. Nach Auffassung der American Academy of Pediatrics (1997) führt Muttermilchernährung auch in entwickelten Ländern bei den folgenden Krankheiten zu einer signifikanten Minderung des Risikos: Diarrhöe, bronchopulmonale Infektionen, Otitis media, Sepsis, bakterielle Meningitis, Botulismus, Harn-

Tabelle 21.10. Schutzfaktoren in Muttermilch. Mod. nach Goldman u. Goldblum (1995) und Speer u. Hein-Kreikenbaum (1993)

Klasse	Charakteristische Funktion
Antiinfektiöse Faktoren	
Oligosaccharide Glykokonjugate	Hemmung der Bindung von bakteriellen Pathogenen und Toxinen
Lactoferrin	Hemmung der Vermehrung von siderophilen Bakterien/Pilzen durch Chelatbindung von Fe^{3+}
Lysozym	Spaltung von Peptidoglykanen (Murein) in Zellwänden von Bakterien; antiphlogistisch
Komplement C3/C4	Zusammen mit Lysozym und sIgA bakterizid gegen E. coli und Salmonellen
Muzine (Glykoproteine der Milchfettmembranen)	Hemmung von Rotaviren
Lipide (freigesetzte Fettsäuren und Monoglyceride)	Zerstörung von Viren mit Lipoproteinhülle (z. B. Coronaviren) und Giardia lamblia
Bifidusfaktoren (noch unzureichend charakterisierte stickstoff-haltige Polysaccharide)	Zusammen mit β-Laktose (verzögerte Resorption), niedrigem pH und geringer Pufferkapazität von Muttermilch (wenig Phosphate) Förderung einer grampositiven Bifidusflora im Dickdarm, die gramnegative Bakterien und Pilze hemmt
Gallensalzabhängige Lipasen	Hydrolyse u. a. von Zellwänden von Giardia lamblia und Entamoeba histolytica
Neuraminsäure	Hemmung der Adhäsion von einigen Viren, bakteriostatische Wirkung auf enteropathogene Keime
Sekretorisches IgA (sIgA)	Produkt des entero- und bronchomammären Systems, antibakteriell, antiviral, antiparasitär (Tabelle 21.8)
IgG, IgM, IgD	Geringe Mengen in Muttermilch, Funktionen wenig beschrieben
Antientzündliche Faktoren	
Harnsäure, Ascorbat, α-Tocopherol, β-Carotin	Antioxidanzien
Prostaglandine	Schutz gegen kleine Verletzungen im Gastrointestinaltrakt
Kortisol, Lactoferrin, EGF	Epitheliale Wachstumsfaktoren
Pf3-Acetylhydrolase	Abbau von Plättchenfaktor 3
Immunmodulatoren	
Interleukin 1β	Aktivierung von T-Zellen und Monozyten
Interleukin 6	Induktion der Synthese von sIgA in aktivierten B-Zellen
Tumor-Nekrose-Faktor α	Stimulation der Produktion der sekretorischen Komponente
Zelluläre Bestandteile	
Makrophagen	Phagozytose, Zytotoxizität, Immunregulation, Synthese von Entzündungsmediatoren, Komplementfaktoren
Neutrophile Granulozyten	Phagozytose, Freisetzung von Entzündungsmediatoren
T-Lymphozyten	Zellvermittelte Immunität, Zytotoxizität, Lymphokin-Produktion
B-Lymphozyten	Synthese von Immunglobulinen

Tabelle 21.11. Spezifische antibakterielle, antivirale und antiparasitäte Aktivitäten der Muttermilch (sIgA). (Nach Speer u. Hein-Kreikenbaum 1993, mit Genehmigung von Autoren und Verlag)

Antibakterielle Aktivität	Antivirale Aktivität	Antiparasitäre Aktivität
Clostridium difficilis	Poliovirus Typ 1, 2, 3	Entamoeba histolytica
Escherichia coli (Endotoxin, 0- und K-Antigengruppe)	Coxsackie-Virus Typ A9, B3, B5	Schistosoma mansoni Giardia lamblia
Salmonella-Species	ECHO-Virus Typ 6, 9	Cryptosporidium
Shigella-Species	Herpes-simplex-Virus	–
Vibrio-cholerae-Enterotoxin	Zytomegalievirus	–
Bacteroides fragilis	Rotavirus	–
Streptococcus mitis	Rötelnvirus	–
Streptococcus mutants	Mumpsvirus	–
Streptococcus sanguinis	Influenzavirus	–
Hämophilus influenzae Typ b	Respiratory-syncytial-Virus	–
Corynebacterium diphtheriae	Arboviren	–
Diplococcus pneumoniae	Dengue-Virus	–
Klebsiella pneumoniae	Semliki-Forest-Virus	–
Bordetella pertussis	Japanischer B-Virus	–
Clostridium tetani	Ross-River-Virus	–

wegsinfekte und Nekrotisierende Enterokolitis. *Schutzeffekte der Muttermilchernährung* werden auch gegen nichtinfektiöse Krankheiten diskutiert: plötzlicher Kindstod, Diabetes mellitus Typ I, Morbus Crohn, Colitis ulcerosa, Lymphome, Allergien und Adipositas. Ferner werden fördernde Einflüsse der Muttermilchernährung auf die *kognitive Entwicklung* behauptet. Gewißheit werden hier erst prospektive Studien bringen. Weitgehend erwiesen ist die Schutzwirkung des Stillens gegen die Entwicklung einer maxillo-mandibulären Malocclusion (Davis u. Bell 1991). *Muttermilchernährung fördert auch die Gesundheit der Mutter*, u.a. durch beschleunigte Rückbildung des Uterus, verminderten Blutverlust, raschere Rückbildung der schwangerschaftsbedingten Gewichtszunahme, zeitweisen Konzeptionsschutz sowie vermindertes Risiko für Ovarialkrebs und prämenopausalen Brustkrebs. Endlich werden durch Stillen erhebliche *Kosten für Säuglingsnahrung* gespart und die Umwelt entlastet (Aufwand für Herstellung, Verpackung, Transport, Zubereitung von Säuglingsmilchnahrung in Haushalten.

Die verschiedenen *Schutz- und Immunfaktoren in der Muttermilch* (Tabellen 21.10 und 21.11) dienen dem Schutz des Kindes und/oder der Brustdrüse. Ihre Konzentration verhält sich generell umgekehrt proportional zur Produktion durch das Kind und fällt mit deren Anstieg im Laufe der Laktation ab. Im Magen-Darm-Kanal werden sie nicht oder nur teilweise abgebaut. Sie wirken meist synergistisch. Zu den *unspezifischen antiinfektiösen Faktoren* gehört auch die durch verschiedene Komponenten der Muttermilch geförderte Bifidusflora des Brustkindes, die gramnegative Bakterien und Pilze hemmt. *Spezifische antiinfektiöse Faktoren* sind die Immunglobuline. Am wichtigsten ist das sekretorische IgA (sIgA), das sowohl das immunologische Gedächtnis als auch die akut aktivierbare immunologische Kompetenz der Mutter für das unreife Kind verfügbar macht. Geschluckte bzw. eingeatmete Antigene aus dem gemeinsamen Milieu von Mutter und Kind lösen bei der Mutter im lymphatischen System von Magendarm- bzw. Bronchialtrakt („gut/bronchus associated lymphoid tissue", GALT bzw. BALT) kurzfristig die Bildung spezifischer immunkompetenter Zellen aus. Diese wandern in alle Schleimhäute und in die Brustdrüse (enteromammäres bzw. bronchomammäres System) und sorgen dort für die Synthese *spezifischer Antikörper* (Tabelle 21.11). Anders als das monomere Serum-IgA ist sIgA ein Dimer, das durch die J-Kette zusammengehalten und durch ein Glykoprotein, die von Epithelzellen synthetisierte sekretorische Komponente, gegen Verdauung geschützt wird. Es bindet Bakterien und Viren und hemmt damit deren Bindung an die Schleimhäute. Einen relativen *Schutz gegen die Entwicklung atopischer Symptome* (dermal, intestinal, bronchopulmonal) bietet ausschließliches Stillen in den ersten 6 Monaten, wahrscheinlich aber nur in Risikokollektiven (mindestens ein Elternteil oder ein Geschwister mit bekannter Allergie). Ein Verzicht der Stillenden auf stark allergene Lebensmittel (Kuhmilch, Ei, Zitrusfrüchte, Fisch, Tomaten, Nüsse und Schokolade) kann diesen Schutzeffekt verstärken, erfordert aber Diätberatung zur Vermeidung von Fehlernährung.

Fragen und Probleme bei Muttermilchernährung. Die bei Muttermilchernährung aus noch nicht völlig verstandenen Gründen gehäuft und verstärkt auftretende *Hyperbilirubinämie des gesunden Neugeborenen* (Anstieg erst nach dem 2. Tag, Maximum ca. 3.–5. Tag, meist <12 mg/dl, Dauer 1–2 Wochen) ist ein multikonditionales Geschehen, an dem u.a. ein vermehrter Abbau von Hämoglobin, eine hochgradige Unreife der Glukuronyltransferase in der Leber und eine Reabsorption von bereits in den Darm ausgeschiedenem glukuronierten Bilirubin nach Spaltung durch die im Neugeborenendarm auftretende β-Glukuronidase ursächlich beteiligt sind. Das früher übliche Abstillen ist nicht erforderlich, vielmehr möglichst frühes und häufiges Anlegen (10- bis 12mal/Tag) zur Stimulation der Ausscheidung von Bilirubin mit dem Mekonium und späterem Stuhl (≥2 Stühle/Tag, ab 3. Tag). Dehydratation und Kalorienmangel hemmen die Mekoniumentleerung und verstärken den enterohepatischen Bilirubin-Kreislauf. Bei ungenügender Milchmenge wird Zufüttern empfohlen, Wasser oder Dextroselösung senkt den Bilirubinspiegel nicht. Mit 2–3 Wochen haben nichtgestillte Säuglinge Bilirubinwerte um 1,3–1,5 mg/dl, gestillte Kinder dagegen noch zu einem Drittel klinisch sichtbare Bilirubinerhöhungen über 5 mg/dl. Dieser Verlauf ist als physiologisch anzusehen. Einzelheiten zu Ätiologie, Verlauf, Kontroll- und ggf. Therapiemaßnahmen siehe Kapitel „Icterus neonatorum und Hyperbilirubinämie".

Schwere Infektionskrankheiten der Mutter erfordern sowohl eine Erwägung der Risiken des Erregerübergangs auf das Kind (prä-, peri- bzw. postnatal, hämatogen, oral, respiratorisch, Kontakt) als auch der Chancen eines Schutzes des Kindes durch mütterliche Antikörper, eine evtl. mögliche passive und/oder aktive Immunisierung und endlich gegebenenfalls eine gleichzeitige Behandlung von Mutter und Kind. Muttermilch schützt in vielen Fällen durch ihren Antikörpergehalt, kann in einigen Fällen aber auch Erreger übertragen. Bei einigen akuten Erkrankungen der Mutter kann fallweise überlegt werden, ob das Kind vorübergehend isoliert und die Muttermilch abgepumpt und pasteurisiert bzw. tiefgefroren werden soll, bis die Therapiemaßnahmen bei Mutter und Kind gegriffen haben und die Antikörpersynthese der Mutter ausreichend ist. Diesbezüglich ist auf die entsprechenden Spezialabschnitte in diesem Buch und in der Literatur (Lawrence u. Lawrence 1999, 2001) hinzuweisen.

Eine absolute Kontraindikation gegen das Stillen besteht in entwickelten Ländern derzeit nur im Falle einer HIV-Erkrankung der Mutter wegen des Erregerübergangs mit Muttermilch und des Fehlens von Immunisierungsmöglichkeiten sowie einer zuverlässsig wirkenden Therapie. In unterentwickelten Ländern empfiehlt die WHO dagegen auch bei HIV-Infektion der Mutter dann zu stillen, wenn anzunehmen ist, daß der Säugling durch einen Verzicht auf Muttermilchernährung noch mehr gefährdet würde als durch das Risiko einer HIV-Infektion. Entsprechendes gilt in Ländern, in denen das HTLV-Virus endemisch ist (Karibik, Afrika südlich der Sahara, Brasilien, Japan), das eine sich im Erwachsenenalter manifestierende chronisch-lymphatische Leukämie verursachen kann.

Bei offener Tuberkulose muß die Mutter zeitweise vom Kind getrennt werden, die abgepumpte Milch kann aber an das Kind verabreicht werden, wenn die Brust selbst nicht befallen ist. Bei aktiver Lues der Mutter muß das Kind immer als infiziert angesehen und mitbehandelt werden, darf aber unter diesen Umständen gestillt werden. Zytomegalieantikörper besitzen in Deutschland etwa 50% der Mütter, Spenderinnenmilch muß davon frei sein. Reife Neugeborene, nicht aber Frühgeborene vor der 28. Schwangerschaftswoche, werden bei Muttermilchernährung durch mütterliche Antikörper geschützt, obwohl Virus ausgeschieden werden kann. Bei Hepatitis B der Mutter kann nach der passiven und aktiven Immunisierung des Neugeborenen gestillt werden. Bei Hepatitis C besteht keine Impfmöglichkeit, das Infektionsrisiko mit Muttermilch ist sehr gering, aber derzeit nicht ganz auszuschließen. Herpes simplex ist nur bei einer Läsion der Brust selbst eine Kontraindikation für Stillen und Muttermilch. Bei Varizellen/Zoster muß das Kind solange von der Mutter getrennt werden, bis diese nicht mehr infektiös ist, Muttermilch kann aber verabfolgt werden, sobald das Kind, wie stets erforderlich, Varizellen/Zoster-Immunglobulin erhalten hat. Entsprechendes gilt bei akuten Masern der Mutter.

Medikamente, Drogen und Genußmittel sind in entwickelten Ländern die Hauptrisiken des Stillens. *Tabakinhaltsstoffe* nimmt das Kind einer Raucherin sowohl mit der Muttermilch (Darm) als auch mit der Atemluft (Lunge) auf. Schon weniger als 10 Zigaretten täglich, von der Mutter oder von Dritten im Haushalt geraucht, führen zu einer signifikanten Verkürzung der Stilldauer (Horta et al. 1997). Die Risiken für ein Kind in einem Raucherhaushalt bestehen u.a. in vermindertem Milchangebot, verfrühtem Abstillen und Unruhe, in schweren Fällen auch in Übelkeit, Erbrechen, Bauchkrämpfen und Diarrhöe. Ferner wurden Zusammenhänge zwischen den Rauchgewohnheiten der Eltern und der Häufigkeit von Pneumonie, Bronchitis und plötzlichem Kindstod im ersten Lebensjahr sowie der Belastung des Kindes mit Kadmium beschrieben. Bei der Mutter steigert Rauchen u.a. den Energieumsatz, senkt den Spiegel von Prolaktin und damit die Milchproduktion und hemmt den Milchausstoßungsreflex. Deshalb sollte keinesfalls kurz vor oder während dem Stillen geraucht werden. Das Kind wird durch das Rauchen dann am wenigsten belastet, wenn die Mutter unmittelbar nach einer Brustmahlzeit raucht, da dann die längste Abklingzeit bis zur nächsten Brustmahlzeit besteht (Halbwertszeit von Nikotin: 95 Minuten). Am besten ist es, wenn beide Eltern das Rauchen schon am Anfang der Schwangerschaft einstellen.

Alkohol ist in der Milch nur wenig geringer konzentriert als im Blut der stillenden Mutter. Das Maximum wird 30–60 Minuten nach Einnahme eines Getränks bzw. nach 60–90 Minuten bei zusätzlichem Verzehr von Speisen erreicht. Eine 60 kg schwere Frau baut 1 Portion Bier oder Wein im Laufe von 2–3 Stunden ab. Für vereinbar mit dem Stillen wird 1 Portion eines alkoholischen Getränks pro Tag gehalten. Ausgeprägter Alkoholkonsum führt bei der Mutter zu Störungen des Milchausstoßungsreflexes, das Kind trinkt anfangs rascher aber insgesamt weniger, es kommt zu Störungen des Gewichtszuwachses, der motorischen Entwicklung und zu Schläfrigkeit.

Medikamente, die die Mutter erhält, lassen sich zwar meist auch in der Muttermilch nachweisen, in der Regel ist der Übergang in die Milch und damit die Gefährdung des Kindes aber weit geringer als über die Plazenta. Ist eine Behandlung der Mutter unumgänglich, kann durch sorgfältige Auswahl unter den zur Verfügung stehenden Medikamenten und deren pharmakokinetisch wohlüberlegte Zufuhr das Stillen oder die Ernährung des Kindes mit abgepumpter Milch seiner Mutter in den weitaus meisten Fällen ermöglicht werden (Ausnahmen v.a. Suchtmittel, Zytostatika, Immunsuppressiva, Radiotherapeutika). Da die individuelle Situation des Kindes (bes. Reifegrad, Geburtsbelastung, evtl. Krankheiten) eine wichtige Rolle für die Verträglichkeit einer mütterlichen Medikation darstellt, sollte letztere zwischen den Ärzten von Mutter und Kind abgestimmt werden (s. auch Kap. 257–260; ferner Lawrence u. Lawrence 1999; Schaefer u. Spielmann 2001).

Die Einnahme von *Suchtgiften* nimmt leider zu. Ein besonders schwerwiegendes Problem ist die häufige Beeinträchtigung der Fürsorgefähigkeit süchtiger Mütter. *Amphetamine* verursachen Unruhe, Reizbarkeit und Schlaflosigkeit. Die aktive Komponente von *Haschisch/Marihuana* (Cannabis) ist Tetrahydrocannabinol (THC). Es wird in Muttermilch konzentriert, auch beim Passivrauchen aufgenommen, im Urin und Stuhl des Kindes ausgeschieden und kann die motorische Entwicklung des Kindes verzögern. *Cocain* kann beim gestillten Kind Reizbarkeit, Erbrechen, Pupillenerweiterung, Tremor und Anstieg von Herz- und Atemfrequenz verursachen. Es wurde 36 Stunden nach Exposition in Muttermilch und 60 Stunden nach Exposition im Urin des Säuglings nachgewiesen. Bei allen „Straßendrogen" sind Verunreinigungen mit anderen Substanzen häufig. *Heroin* kann auch zur Abhängigkeit des Säuglings führen. *Methadon* ist die Ersatzdroge zur Behandlung Heroinsüchtiger. Bis zu 20 mg/Tag gelten als vereinbar mit dem Stillen.

Rückstände werden heute weltweit in Muttermilch gefunden. Es handelt sich besonders um chlororganische Verbindungen, u.a. Pflanzenschutzmittel, polychlorierte Biphenyle (PCB) aus technischen Produkten und polychlorierte Dioxine und Dibenzofurane aus Verbrennungsprozessen. Sie alle gelangen als fettlösliche, äußerst langlebige Verbindungen über die Nahrungskette in das Fettgewebe des Menschen und von da aus in das Muttermilchfett. In der Vergangenheit gaben diese Stoffe in Deutschland Anlaß zu gesundheitlichen Bedenken, allerdings ohne Nachweis von Schäden bei gestillten Säuglingen. Nach dem Verbot der Herstellung und Verwendung nahezu aller Vertreter dieser Stoffklassen im Bereich der EU findet sich inzwischen bei vielen Verbindungen in der Muttermilch eine deutlich abnehmende Tendenz: der Median fiel bei chlororganischen Pflanzenschutzmitteln um 80–90%, bei PCB um 50% und auch bei Dioxinen (PCDD) und Furanen (PCDF) ist in den letzten Jahren ein Abfall erkennbar. Daraus zogen die zuständigen wissenschaftlichen Gremien den Schluß, daß keine Einschränkungen des Stillens mehr erforderlich sind.

Milchbildung und Saugen. Das Wachstum der Brust erfolgt während jedes Zyklus unter dem Einfluß von Östrogenen (Milchgänge) und von Progesteron (Alveolen). Während der Schwangerschaft vergrößert sich die Brust unter dem Einfluß von HPL (Human placental lactogen), HCG (Human chorionic gonadotropin), Prolaktin und weiterer Hormone. Die *Milchproduktion* wird durch das Prolaktin der Adenohypophyse angeregt, das bis zur Geburt durch den „Prolactin inhibiting factor" (PIF) gehemmt wird. Die Geburt führt ferner zum Entzug der gleichfalls hemmenden plazentaren

Hormone und zur Stimulierung des „Prolactin releasing factor" (PRF). Der entscheidende *Auslösereiz für die Milchbildung* ist das Saugen des Kindes an der Brust, das auf neuralem Wege zur Stimulation des Hypothalamus führt, der seinerseits auf hormonalem Wege die Adenohypophyse zur Synthese von Prolaktin (Milchbildung) und auf neuralem Wege die Neurohypophyse zur Synthese von Oxitocin (Milchausstoßung) anregt.

Beim *Saugakt* werden zunächst durch den Unterdruck Mamille und Areola zu einer Zitze ausgezogen, die von der Zunge umscheidet und vom Unterkiefer gegen den harten Gaumen gepreßt wird. Die Milch wird sodann durch Druck einer peristaltischen Welle der Zunge von vorn nach hinten aus der Zitze ausgestrichen, ohne daß sich die Zungenspitze wesentlich bewegt. Der Unterdruck in der Mundhöhle hält die Zitze fest und erleichtert die Wiederfüllung der Milchgänge. Intramammär bewirkt der Oxitocin-vermittelte Milchejektionsreflex den Milchfluß.

Praktische Stillhinweise. Stillen muß von Mutter und Kind gelernt werden. Hierbei ist erfahrene *Hilfe* (s. Kap. 21.2 „Unterrichtung von Mutter und Klinikpersonal") von großem Wert. Das erste *Anlegen* sollte schon 20–30 Minuten nach der Geburt im Kreißsaal erfolgen, noch bevor das Kind gemessen, gewogen und gebadet wird. Der Saugreflex ist zu diesem Zeitpunkt besonders stark. Zur maximalen Stimulierung der Milchbildung sollte das Neugeborene alle 2–3 Stunden, bzw. immer wenn es unruhig wird, angelegt werden. Nach Kaiserschnitt sollte die Mutter mit dem Stillen beginnen, sobald sie ansprechbar ist. *Gesunde reife Neugeborene* benötigen bei Stillen nach Bedarf und guter Stillanleitung der Mütter in den ersten 3 Tagen keine Zufütterung, auch nicht von Wasser, Tee oder Kohlenhydratlösung. *Hypotrophe Neugeborene* (Gewicht < 10. Perzentile) brauchen möglichst früh eine vollwertige Nahrung.

Stillen nach Bedarf bewirkt eine angepaßte Milchproduktion, Sättigung des Kindes und, nach individuell unterschiedlich langer Zeit, die Herausbildung eines stabilen, individuellen *Stillrhythmus* mit etwa 5–8 Mahlzeiten/Tag. Wenn möglich sollte das Kind Tag und Nacht im Zimmer der Mutter sein. Dies fördert das Stillen über viele Mechanismen und ist Voraussetzung für den Immunschutz durch das entero- und bronchomammäre System (s.o.). Mütter müssen lernen, daß Säuglinge nicht nur wegen Hunger schreien. Für *Hunger* spricht allmähliche Zunahme der Unruhe im üblichen Abstand von Mahlzeiten in Verbindung mit rascher Beruhigung durch Stillvorbereitungen. Schreit das Kind gleich nach dem Stillen, dann hat es meist Luft geschluckt. Daher sollte es nach jeder Mahlzeit mit dem Gesicht zur Mutter auf den Arm genommen und zum ausgiebigen *Aufstoßen* gegen die rechte Schulter der Mutter bewegt werden, bis die Luft in der Magenblase durch die Cardia entwichen ist. Die *Trinkmenge* beträgt in den ersten 5 Minuten 50–60 % der gesamten Milchmenge, nach 10 Minuten wird nur noch wenig getrunken. 20 Minuten pro Mahlzeit sollten im Interesse der Erholung von Mutter und Kind in der Regel nicht überschritten werden. Bis zur 8. Lebenswoche steigt die Milchmenge im Durchschnitt bis auf etwa 750–800 ml/Tag an, danach bleibt sie etwa gleich. Individuelle Unterschiede sind erheblich. Die tägliche *Gewichtszunahme* des vollgestillten Kindes beträgt im ersten Vierteljahr ca. 25–30 g, im zweiten Vierteljahr ca. 20–25 g. *Frauenmilchstühle* (Frequenz: jeden 3. Tag bis 5–6/Tag) sind sauer, pastenartig, gelegentlich dünnflüssig, gold- bis grüngelb und riechen aromatisch. Frühes *Durchschlafen* läßt sich durch Schreienlassen nicht erzwingen. Etwa nach 3 Monaten schlafen die meisten nach Bedarf gestillten Kinder durch. *Tägliches Wiegen* ist bei gestillten Kindern nur in den ersten 1–2 Wochen (stets zur selben Zeit vor einer Mahlzeit) erforderlich, später nur noch wöchentlich oder bei Vorsorgeuntersuchungen. *Stillproben*, d.h. Wiegen vor und nach jeder Mahlzeit über 24 h, sind nur in Ausnahmefällen vom Arzt anzuordnen.

Zur Stilltechnik: Das Kind sollte anfangs an beiden Brüsten, später entsprechend den Wünschen von Mutter oder Kind ein- oder beidseitig angelegt werden. Beim Stillen im Sitzen oder Liegen muß die Mutter eine entspannte Haltung einnehmen. Das Kind wird, von der Mutter mit einem Arm gestützt, an die Brust geführt, die die Mutter mit der anderen Hand C-förmig so umfaßt, daß die vier Finger die Brust von unten stützen, während der freie Daumen sie von oben bei Bedarf etwas zurückdrängt. Der Kopf des Kindes muß so an die Brustwarze herangeführt werden, daß der Warzenvorhof erfaßt wird und die Nasenatmung während des Saugens frei bleibt. Nach dem Beenden des Stillens läßt man zur Pflege der Brustwarzen etwas Milch antrocknen. Einmal täglich sollte die Brust abgeduscht werden und an der Luft trocknen. Ein *Zufüttern* von Tee bzw. Glukose-/-Polymerlösungen ist bei gesunden reifen Neugeborenen nur zu erwägen, wenn es trotz häufigen (bis zu zweistündlich) und beidseitigen richtigen Anlegens in den ersten 3 Tagen zu einem Verlust von ≥10 % des Geburtsgewichts kommt. Fällt das Gewicht weiter, wird die Zufütterung von Säuglingsanfangsnahrung notwendig. Diese sollte im Falle einer familiären Allergiebelastung (Verwandte 1. Grades mit einer Allergie) hydrolysiertes Protein enthalten. *Gestillte Kinder mit (Brech-)Durchfall* werden wenn möglich weiter gestillt. Verluste an Flüssigkeit und Elektrolyten werden durch eine Rehydratationslösung ausgeglichen. Akute Gewichtsverluste ≥5 % erfordern zusätzliche ärztliche Maßnahmen (s. Kap. 22).

Die *Ernährung stillender Mütter* soll nach Appetit erfolgen, abwechslungs- und flüssigkeitsreich sein. Dafür eignet sich die optimierte Mischkost (s. Kap. 21.3). Der Mehrbedarf an Energie für die Abgabe von 800 ml Milch/Tag beträgt etwa 530 kcal/Tag; er kann z.B. wie folgt gedeckt werden: 100 ml Milch + 1 Scheibe dunkles Brot + 1 Eßlöffel Haferflocken + 2 Kartoffeln + 1 Portion Gemüse/Salat + 1 Portion Obst. Dazu pro Woche 1 Portion Fleisch + 1 Portion Seefisch (fettreich, wegen n-3-Fettsäuren). Der Mehrbedarf muß nicht vollständig ersetzt werden, da während der Laktation ein Teil der Schwangerschaftsfettdepots abgebaut werden kann. Einzelne Sorten von Obst und Gemüse sowie manche Gewürze sind nur dann wegzulassen, wenn sie ausnahmsweise zu Beschwerden beim Kind führen. Eine diätetische Anregung der Milchproduktion ist nicht möglich.

Stillprobleme. Echte *Saugschwäche* kommt vor allem bei unreifen Kindern oder nach Geburtstrauma vor. *Infekte des Nasen-Rachenraumes* behindern die Nasenatmung und damit das Trinken. Hier helfen vor dem Stillen verabreichte abschwellende Nasentropfen. Bei eitrigem Schnupfen Neugeborener muß auch an Lues connata und Nasendiphtherie gedacht werden. Bei *schweren Krankheiten der Luftwege oder des Herzens* muß die Milch oft abgepumpt werden. *Spaltmißbildungen* lassen sich vorübergehend mit besonderen Saugern und Abdeckplatten kompensieren. Manche *Stoffwechselkrankheiten* (Phenylketonurie, Galaktosämie) erfordern sofort eine Spezialdiät.

Bei *Flach- oder Hohlwarzen* der Mutter können sog. Brustschilde (u.U. schon vor der Geburt) helfen. *Milchstau*, wunde Brustwarzen und beginnende Mastitis werden durch gute Entleerung der Brust (häufigeres kürzeres Anlegen) behandelt. Das beugt auch schmerzhaften und häufig pathogen besiedelten tiefen Rhagaden vor. Milchstau führt zu einer schmerzhaften Verhärtung der Brust mit Rötung der Haut. Zusätzlich zur häufigen Entleerung der Brust helfen kalte Umschläge zwischen den Brustmahlzeiten und warme Umschläge kurz vor dem Stillen. Milchstau kann zu Mastitis führen. Häufige Erreger sind Staphylokokken, die zur Abszeßbildung neigen. Gründe zum Abstillen bei Mastitis sind: Abszeßbildung, heftigste Schmerzen beim Stillen, eine gestörte Abwehr des Kindes sowie epidemisches Auftreten der Mastitis in der Klinik. Bei Mastitis abgepumpte Milch muß verworfen werden. Bei *Infektionen* des Nasen-Rachen-Raumes der Mutter wird in leichteren Fällen ein Mundtuch empfohlen, in schweren Fällen sollte die Milch vorübergehend nach Abpumpen verfüttert werden. Bei schweren Infektionen der Mutter (Tuberkulose, Sepsis, Lues) muß das Kind sogar von der Mutter getrennt werden. Bei konsumierenden Krankheiten der Mutter (z.B. Tumoren, chronische Leber- und Nierenkrankheiten) darf nicht gestillt werden.

Abpumpen, Lagerung und Transport von Muttermilch. Für das *Sammeln von Muttermilch für das eigene Kind* müssen den Müttern standardisierte schriftliche Anleitungen ausgehändigt werden. Kompetentes Personal muß sie erläutern und ihre Einhaltung überwachen. So gewonnene Muttermilch kann bei Raumtemperatur 6 bis 8 Stunden, bei ununterbrochener Kühlkette (+4 bis +6 °C) bis zu 72 Stunden gelagert bzw. transportiert und bei Tiefkühlung (−18 bis −40 °C) bis zu 6 Monate gelagert werden. Sofern keine besondere Problematik vorliegt, ist bei genauer Einhaltung der o.g. Vorschriften ein routinemäßiges bakteriologisches Screening und Pasteurisieren von abgepumpter Muttermilch für das eigene Kind nicht erforderlich.

Frauenmilchsammelstellen wurden zu Unrecht weitgehend geschlossen. Da den Kliniken für die Ernährung kranker oder unreifer Kinder häufig nicht genug Milch der eigenen Mütter zur Verfügung steht, werden mit Erfolg intensive Bemühungen zur Wiederbelebung von Milchbanken angestellt. Eine aktuelle Leitlinie für Einrichtung und Arbeitsweise liegt vor. Die Spenderinnen müssen serologisch negativ für Hepatitis B und C, Lues, HIV und aktive Zytomegalie (IgM) sein. Die Milch jeder Spenderin wird bakteriologisch getestet (gefordert: Gesamtkeimzahl $<10^5$/ml, spezielle Keime $<10^4$), Poolen ist unzulässig. Geeignete Milch wird pasteurisiert (30 min bei 57–63 °C). Die Lagerung erfolgt tiefgekühlt (bis zu 6 Monate), das Auftauen schonend.

Zufüttern/Abstillen. In der Regel gedeihen vollgestillte Kinder 4–6 Monate optimal. Sofern die Muttermilch trotz häufigen Anlegens nicht reichen sollte, kann nach dem Stillen Säuglingsanfangsnahrung mit der Flasche (kleines Saugerloch: Tropfenfolge 1/sec) zugefüttert werden (*Zwiemilchernährung*, s. Abschn. „Säuglingsanfangsnahrung und Folgenahrung"). Zwischen dem 5. und 7. Monat benötigt der Säugling in der Regel zusätzliche Energie und Nährstoffe. Daher wird ab diesem Zeitpunkt alle 4 Wochen eine Milchmahlzeit durch *Beikost* ersetzt (s. Abschn. „Ernährungsplan für das 1. Lebensjahr"). Daneben kann solange weiter *Teilstillen* erfolgen, wie Mutter und Kind es wünschen.

Industriell hergestellte Milchnahrungen in Deutschland

Rechtliche Regelungen. Lebensmittel für Säuglinge (<12 Monate) und Kleinkinder (1–3 Jahre) gelten lebensmittelrechtlich als diätetische Lebensmittel, deren Zusammensetzung (Tabelle 21.12), Etikettierung und Vertrieb heute in speziel-

Tabelle 21.12. Auszüge aus Richtlinien der EU für die Zusammensetzung von Säuglingsanfangsnahrung (91/321/EWG; 96/4/EG) im Vergleich zu Nährstoffgehalten in der Muttermilch (nach Manz 2000)

	Säuglingsanfangs-nahrung pro 100 g	Muttermilch Durchschnitt (Spanne) pro 100 g
Energie (kcal)	60–75	71
Protein (g)	1,3–2,1[b]	1,13 (1,03–1,43)
Fett (g)	3,4–4,6[c]	4,03 (3,50–4,62)
Kohlenhydrate (g)	5–10	7,0
Laktose (g)	≤ 2,5	7,0
Modifizierte Stärke	≤2 g/100 ml oder ≤ 30% der KH möglich	–
Maltose, Saccharose, Maltodextrine, Glukosesirup-Saccharose	≤ 20% der KH	–
Natrium (mg)	14–42	13 (12–19)
Kalium (mg)	42–102	47 (46–64)
Kalzium (mg)	≥ 35	32 (25–41)
Phosphor (mg)	18–63	15 (12–17)
Magnesium (mg)	3,5–10,5	3,1 (2,9–5,0)
Eisen (mg)	0,35–1,05[d]	0,058 (0,026–0,058)
Zink (mg)	0,35–1,05	0,148 (0,120–0,390)
Kupfer (µg)	14–56	72 (24–77)
Jod (µg)	≥ 3,5	6,3 (4,3–9,0)
Vitamin A[e] (µg)	42–126	69 (52–73)
Vitamin E[f] (µg)	≥ 0,5 µg/g mehrfach ungesättigte Fettsäuren	0,28 (0,15–0,54)
Vitamin C (µg)	≥ 5,6	4,4 (3,5–5,5)
Vitamin B_1 (µg)	≥ 28	15 (13–17)
Vitamin B_2 (µg)	≥ 42	38 (30–44)
Vitamin B_6 (µg)	≥ 25	14 (9–17)
Niacin (mg)	≥ 0,6[g]	0,17 (0,13–0,20)
Folsäure (µg)	≥ 2,8	8,5

[a] Angaben pro 100 kcal wurden umgerechnet unter der Annahme von 67 kcal/100 g
[b] Kuhmilchproteine
[c] Linolsäure 0,3–1,2 mg/100 kcal; Laurin- und Myristinsäure ≤15% Fett; Transfettsäuren ≤ 4% im Fett; Erucasäure ≤1% im Fett; α-Linolensäure: Linolsäure = 1:5–1:15; n-3 Fettsäuren ≤ 1% Energie; n-6 Fettsäuren ≤ 2% Energie
[d] für Produkte mit Zusatz des jeweiligen Nährstoffes
[e] Retinoläquivalente
[f] Tocopheroläquivalente
[g] Niacinäquivalente

len *EG-Richtlinien* (*RL*) geregelt sind (Kersting 2000 a und b). Diese werden in *nationales Recht* umgesetzt. In Deutschland ist dies vor allem die Diätverordnung, ferner die Lebensmittelkennzeichnungs- und die Nährwertkennzeichnungs-Verordnung sowie das Säuglingsnahrungs-Werbegesetz (Österreich und Schweiz s. bes. Abschn. „Industriell hergestellte Milchnahrungen in Österreich" und „Industriell hergestellte Milchnahrungen in der Schweiz").

Die in der deutschen Diätverordnung (§ 14) festgelegten Grenzwerte für *gesundheitsgefährdende Substanzen* in Lebensmitteln für Säuglinge und Kleinkinder von jeweils nicht mehr als 10 µg/kg an Pflanzenschutz-, Schädlingsbekämpfungs- und Vorratsschutzmittelrückständen gelten seit 1999 auch auf EU-Ebene; d.h., diese Produkte müssen im Rahmen klassischer Nachweismethoden praktisch rückstandsfrei sein.

Säuglingsanfangsnahrungen und Folgenahrungen. Für Säuglinge, die nicht oder nicht voll gestillt werden können, stehen heute *industriell hergestellte Muttermilchersatzprodukte* zur Verfügung, die eine vollwertige und sichere Ernährung ermöglichen (s. Übersichten zu industriell hergestellten Milchnahrungen in diesem und in den folgenden Abschnitten). Säuglingsanfangsnahrung entspricht für sich allein den Erfordernissen von Säuglingen in den ersten 4–6 Lebensmonaten. Folgenahrung ist für Säuglinge über 4 Monate bestimmt, kann allein den Nährstoffbedarf nicht decken, sondern stellt den flüssigen Milchanteil einer nach und nach abwechslungsreicheren Kost dar (Europäische Gemeinschaften 1991, 1996a). Säuglingsanfangsnahrungen einschließlich Soja- und HA-Nahrungen können sowohl von der Neugeborenenperiode an gegeben, als auch als Milch neben der Beikost bis zum Ende des 1. Lebensjahres beibehalten werden.

Industriell hergestellte Milchnahrungen für Säuglinge in Deutschland

- *Säuglingsanfangsnahrung:*
  - Säuglingsmilchnahrungen:
    Produkte mit Laktose als einzigem Kohlenhydrat (früher „adaptiert"): Aletemil Pre, Aponti Pre, Aptamil Pre, Beba Pre, Hipp Pre, Humana Pre, Lactana A Pre, Milumil Pre, Pre Milasan;
    Produkte mit Stärke und ggf. weiteren Kohlenhydraten zusätzlich zu Laktose, (früher „teiladaptiert"): Aletemil 1, Aponti 1, Aptamil 1, Babybio 1, Beba 1, Bebivita 1, Hipp 1, Holle 1, Humana 1, Humana babyfit 1, Ki-Na 1, Lactana B, Milasan 1, Milumil 1;
  - Sojanahrungen: Humana SL, Lactopriv, Milupa SOM, Pro Sobee, Sojagen Plus;
  - Proteinteilhydrolysate (sog. HA-Nahrungen): Aletemil H. A. 1, Aponti H. A., Aptamil H. A. 1, Beba H. A. 1, Beba Start H. A. Pre, Hipp H. A1., Humana H. A. 1, Lactana H. A., Milasan H. A. 1, Milumil H. A. 1;
- *Folgenahrungen:*
  - Folgemilch ab 5. Monat: Aletemil 2 plus, Aponti 2, Aptamil 2, Babybio 2, Beba 2, Beba 2 probiotisch, Bebivita 2, Hipp 2, Holle 2, Humana 2, Humana babyfit 2, Ki-Na 2, Lactana C, Milasan 2, Milumil 2, Milumil 2 kristallzuckerfrei;
  - Folgemilch ab 8. Monat: Aptamil 3, Hipp 3, Hipp 3 ohne Kristallzucker, Milumil 3
  - Proteinteilhydrolysate (sog. HA-Nahrungen): Aletemil H. A. 2, Aptamil H. A. 2, Beba H. A. 2, Hipp H. A. 2, Humana H. A. 2, Milasan H. A. 2, Milumil H. A. 2;
- *therapeutische Nahrungen (bilanzierte Diäten):*
  - Semielementardiäten: Alfaré, Nutramigen, Pepti Junior, Pregestimil, Pregomin;
  - Elementardiäten: Neocate, Nutri Junior.

Produkte, die im Proteinanteil ausschließlich aus Kuhmilchprotein hergestellt sind, werden als Säuglingsmilchnahrung bzw. Folgemilch bezeichnet. Bei den in Deutschland angebotenen *Säuglingsmilchnahrungen* (s. Übersicht „Industriell hergestellte Milchnahrung für Säuglinge in Deutschland") lassen sich aufgrund der Kohlenhydratkomponenten Produkte mit Laktose als einzigem Kohlenhydrat („Pre", früher „adaptiert") und Produkte mit zusätzlichem Gehalt an Stärke und ggf. weiteren Kohlenhydraten, meist Maltodextrinen („1", früher „teiladaptiert") unterscheiden. Der Begriff „adaptiert" wird jetzt nur auf die Proteinkomponente bezogen (Protein <2,5 g/100 kcal, Molkenprotein: Casein ≥1,0).

Säuglingsmilchnahrungen mit Laktose als einzigem Kohlenhydrat („Pre-") oder HA-Nahrungen sind für die eventuelle Zufütterung bei gestillten Säuglingen sinnvoll (Zwiemilch). Sie sind ähnlich dünnflüssig wie Muttermilch und eignen sich für Fütterung nach Bedarf. Auch die etwas konsistenteren stärkehaltigen Nahrungen („1") sind in den ersten Lebensmonaten vertretbar. Mütter sprechen ihnen häufig eine bessere Sättigung zu. Kontrollierte Studien hierzu fehlen bisher. In *Säuglingsanfangsnahrung* zugelassen ist trotz des Risikos einer hereditären Fruktoseintoleranz auch Saccharose, in Folgenahrung zusätzlich Fruktose und Honig.

Folgenahrungen ähneln 2/3- oder 3/4-Kuhmilch-Mischungen. Sie dürfen frühestens ab dem 5. Monat gegeben werden, da sie mit ihrem höheren Protein- und Mineralstoffgehalt die unreife Niere stärker belasten. Eine ernährungsphysiologische Notwendigkeit für Folgenahrungen besteht nicht, da die Milchmahlzeiten im gesamten 1. Lebensjahr in Form von Muttermilch oder Säuglingsanfangsnahrung gegeben werden können.

Sogenannte „Spezialnahrungen", die neuerdings für Säuglinge mit leichten Befindlichkeitsstörungen allgemein erhältlich vermarktet werden, sind tatsächlich „diätetische Lebensmittel für besondere medizinische Zwecke" und als solche unter ärztlicher Überwachung einzusetzen (Ernährungskommission).

Sojanahrungen. Nahrungen für Säuglinge auf der Basis von Sojaproteinisolaten (konzentriertes Sojaprotein) werden in Deutschland unter verschiedenen Bezeichnungen angeboten (s. Übersicht „Industriell hergestellte Milchnahrungen für Säuglinge in Deutschland"). Zusätzlich zu den Nährstoffanforderungen an Säuglingsmilchnahrungen wird von der EG für Sojanahrungen ein Zusatz von Methionin (wie in Muttermilch) und Carnitin (≥7,5 µmol/100 kcal) vorgeschrieben. Sojanahrungen können z.B. bei nichtgestillten Säuglingen von strengen Vegetariern und bei Bedarf einer laktose- und/oder galaktosefreien Kost eingesetzt werden. Der Verwendung von Sojanahrungen zur Prävention oder Therapie einer Kuhmilcheiweißallergie steht entgegen, daß hierbei etwa 1/3 der Patienten eine kombinierte Kuhmilch-Sojaprotein-Allergie entwickelt.

Proteinteilhydrolysate. Für die in der EG-Richtlinie so bezeichneten Produkte wird im Handelsangebot in der Regel die Bezeichnung „HA" (Hypoallergen, Hypoantigen) verwendet (s. Übersicht „Industriell hergestellte Milchnahrungen für Säuglinge in Deutschland"). Die Ernährungskommission der Deutschen Gesellschaft für Kinderheilkunde und Jugendmedizin bezeichnet solche Produkte als „Säuglingsnahrungen mit mäßig reduziertem Antigengehalt“ und unterscheidet sie von hochgradig hydrolysierten Produkten, die für die Therapie von manifester Kuhmilchallergie erforderlich sind. In den HA-Nahrungen wurde die Antigenität des nativen Eiweißes durch enzymatische Hydrolyse, Erhitzung und z.T. Ultrafiltration reduziert. Carnitin (≥7,5 μmol/100 kcal) und Taurin (≥42 μmol/100 kcal) sind zugesetzt. Kontrollierte Untersuchungen haben gezeigt, daß bei Säuglingen mit erhöhtem familiären Atopierisiko (ein Elternteil oder Geschwister leiden an Heuschnupfen, Asthma, Ekzem oder Nahrungsmittelallergie) eine ausschließliche Ernährung mit HA-Nahrung in den ersten 4–6 Lebensmonaten die Häufigkeit allergischer Krankheiten, ähnlich wie ausschließliches Stillen, in den ersten Lebensjahren signifikant vermindern kann. Ob die präventive Wirkung von HA-Nahrungen noch verbessert werden kann, wenn diese über das erste Lebenshalbjahr hinaus gegeben werden, ist derzeit weder ausreichend untersucht, noch leicht untersuchbar (Beikost), noch sehr wahrscheinlich. In einer unausgewählten Population wird kein präventiver Effekt gesehen. Allergieprävention ist auch mittels hochgradig hydrolysierter Nahrungen möglich, doch sind diese teuer und schmecken bitter. Eindeutige Vorteile hochgradig hydrolysierter Produkte gegenüber mäßig hydrolysierten Produkten konnten für die Prävention bisher nicht nachgewiesen werden (Høst et al. 1999). Unbestritten ist jedoch die alleinige Eignung hochgradig hydrolysierter Produkte für die Therapie manifester Kuhmilchallergien (s.u.).

Therapeutische Nahrungen (bilanzierte Diäten). Diese hochgradig hydrolysierten Produkte (s. Übersichten über industriell hergestellte Milchnahrungen) werden als *„Semielementardiäten“* seit Jahrzehnten erfolgreich zur Behandlung von Kuhmilcheiweißallergie und Malresorption eingesetzt. Die Proteinkomponente besteht aus Molkenprotein, Casein oder Schweinekollagen + Soja. Werden auch Semielementardiäten nicht vertragen, kommt der Einsatz von *Elementardiäten* auf der Basis von Aminosäuren in Betracht. Hochgradig hydrolysierte Nahrungen haben einen ausgeprägt bitteren *Geschmack*, an den sich junge Säuglinge aber gewöhnen.

Industriell hergestellte Milchnahrungen in Österreich

K. Zwiauer

Rechtliche Regelungen. Die maßgebliche Quelle für lebensmittelrechtliche Verordnungen in Österreich ist das „Bundesgesetzblatt für die Republik Österreich“. Kommentare veröffentlicht die Ernährungskommission der Österreichischen Gesellschaft für Kinder- und Jugendheilkunde.

Säuglingsanfangsnahrungen und Folgenahrungen. Die Einteilung in Säuglingsanfangsnahrungen und Folgenahrungen erfolgt wie in Deutschland; dasselbe gilt für die Definition der Säuglingsanfangsnahrungen entsprechend dem Kohlenhydratanteil (s. Übersicht „Industriell hergestellte Milchnahrungen für Säuglinge in Österreich“).

Sojanahrungen. In Österreich befinden sich insgesamt 4 Säuglingsanfangsnahrungen auf der Basis von Sojaproteinisolaten auf dem Markt, die wie die entsprechenden deutschen Produkte gemäß der Richtlinie der EU für Säuglingsanfangsnahrung und Folgenahrung mit Methionin und Carnitin angereichert sind.

Proteinteilhydrolysate und therapeutische Nahrungen (bilanzierte Diäten). In Österreich werden Säuglingsanfangsnahrungen auf der Basis von Proteinteilhydrolysaten als „HA-Nahrungen“ bezeichnet. Es wird zwischen einem extensiven und einem partiellen Hydrolysegrad unterschieden. Die extensiv hydrolysierten Produkte Hipp HA, Aptamil HA 1,2 und Prematil HA werden nur zur Prophylaxe empfohlen. Als therapeutische Nahrungen (bilanzierte Diäten) sind in Österreich Prophylac, Alfaré und Pregomin erhältlich.

Industriell hergestellte Milchnahrungen für Säuglinge in Österreich

- *Säuglingsanfangsnahrungen:*
  - Säuglingsmilchnahrungen:
    Produkte mit Laktose als einzigem Kohlenhydrat („Pre-Nahrungen“): Pre Aptamil mit LCP-Milupan, Pre Beba, Biomil, Pre Hipp, Pre Humana, Ja! Natürlich Pre.
    Produkte mit Stärke und ggf. weiteren Kohlenhydraten zusätzlich zu Laktose („1-er Nahrungen“): Aptamil 1, Beba 1, Hipp 1, Humana 1, Humana baby-fit, Ja!Natürlich 1, Milumil 1;
  - Sojanahrungen: Humana SL, Humana SL Brei, Lactopriv, Milupa SOM 1, Sojagen Plus;
  - Proteinteilhydrolysate („HA-Pre-“ und „HA-1-Nahrungen“): Aptamil H. A. Pre mit LCP Milupan, Beba H. A. 1, Beba Start H. A. 1 mit LCP-PVFA, Hipp H. A. 1 Pulver, Humana H. A. 1, Humana H.A.;
- *Folgenahrungen:*
  - Folgemilch („2er Nahrungen“): Aptamil 2, Beba 2, Beba 2 probiotisch; Biomil 2, Hipp 2, Humana 2, Humana baby-fit 2, Humana 3, Ja!Natürlich 2, Milumil 2, Milumil mit Karrotten, Milumil 3, Aptamil 3, Hipp 3 Frucht, Hipp ohne Kristallzucker;
  - Proteinteilhydrolysate („HA-2-Nahrungen“): Aptamil H. A. 2, Beba H. A. 2, Humana H.A.1, Humana H.A. 2, Humana H.A. Brei, Hipp H. A. 2 Pulver, Milumil H. A. 2, Milumil H. A. Brei;
  - Folgenahrung auf der Basis von Sojaproteinisolat: Milupa SOM 2;
- *therapeutische Nahrungen (bilanzierte Diäten):*
  - Semielementardiäten: Alfaré, Pregomin, Prophylac.

Industriell hergestellte Milchnahrungen in der Schweiz

K. Baerlocher

Rechtliche Regelungen. In der Schweiz gelten Säuglingsanfangs- und Folgenahrung sowie auch sonstige Lebensmittel für Säuglinge und Kleinkinder nach Art. 165 (Kap. 17 der Lebensmittelverordnung) als Lebensmittel, die für eine besondere Ernährung bestimmt sind („Speziallebensmittel“). Art. 182 regelt Säuglingsanfangs- und Folgenahrungen, wobei spezielle Kriterien der EU-Richtlinie über Säuglingsanfangsnahrung und Folgenahrung (dortiger Anhang 2 und 4) hinsichtlich Zusammensetzung und zulässiger Werbebehauptungen entsprechend erfüllt sein müssen. Eine Ausnahme machen die Sojanahrungen, weil in der Schweiz auch Sojaproteine neben Sojaproteinisolaten zugelassen sind. Auch die notwendigen Informationen und Werbebehauptungen sind festgehalten (Art. 182^{6-7} und Anhang 5). Ein Codexpanel aus Vertretern der Nährmittelhersteller und der Schweizerischen Stiftung zur Förderung des Stillens überwacht diese Regelungen auf freiwilliger Basis.

Säuglingsanfangsnahrungen und Folgenahrungen. In der Schweiz ist die Namensgebung der Säuglingsmilchnahrungen leider nicht so einheitlich wie in Deutschland und Österreich. Nur Milupa verwendet die Bezeichnung „Pre" für Anfangsnahrungen, die ausschließlich Laktose enthalten. Andere Hersteller bezeichnen solche Nahrungen als „1"-oder „Start"-Milchen, weil sie die Bezeichnung „Pre" für Frühgeborenenmilch verwenden. Bei den Folgenahrungen hat sich eine alte schweizer Tradition erhalten, nämlich Nahrungen mit Zusätzen von Früchten und Gemüsen, obwohl diese heute erst nach 4 Monaten gegeben werden dürfen, also zu einem Zeitpunkt, zu dem Gemüse und Früchte als Beikost eingesetzt werden können.

Sojanahrungen. In der Schweiz sind neben Sojaproteinisolaten auch Sojaproteine als Ausgangsmaterial möglich. Neben den Soja-Anfangsmilchen gibt es auch eine Folgemilch (s. Übersicht „Industriell hergestellte Milchnahrungen für Säuglinge in der Schweiz").

Industriell hergestellte Milchnahrungen für Säuglinge in der Schweiz

- Säuglingsanfangsnahrungen:
  - Säuglingsmilchnahrungen:
    Produkte mit Laktose als einzigem Kohlenhydrat („Pre-Nahrungen", früher „adaptierte Nahrungen"): Adapta 1, Aptamil Pre, Beba Start, Humana 1 Bio, Milumil 1 Bio, Holle 1 Bio;
    Produkte mit Stärke und ggf. weiteren Kohlenhydraten zusätzlich zu Laktose („1-Nahrungen", früher „teiladaptierte Nahrungen"): Adapa 2, Aptamil 1, Beba 1, Hipp 1 Bio, Humana 2 Bio, Milumil 1 Bio;
  - Sojanahrungen: Mamina Bio, SOM Milupa;
  - Proteinteilhydrolysate („HA-Pre-" und „HA-1-Nahrungen"): Adapta HA 1, Aptamil HA Pre, Aptamil HA 1, Beba Start HA, Beba HA 1, Humana HA 1, Milumil HA 1;
- Folgenahrungen:
  - Folgemilch gemäß Empfehlungen der EU: Adapta 3, Aptamil 2, Aptamil 3, Beba 2, Beba 2 Plus, Beba 2 Bifidus, Hipp 2 Bio, Holle 2 Bio, Humana 3 Bio, Milumil 2 Bio, Milumil 3 Bio;
  - Folgenahrung mit Früchte- oder Gemüsezusatz: Adapta Frutiva, Veguva, Végumine, Leguma;
  - Sojanahrungen: Mamina Junior Bio;
  - Proteinteilhydrolysate („HA-2-Nahrungen"): Adapta HA 2, Aptamil HA 2, Beba HA 2, Hipp HA 2, Humana HA, Milumil HA 2;
- „Juniormilchen":
  - Junior Milk crassance, Junior Milk Bifidus, Milu-Milk
- therapeutische Nahrungen (Spezialnahrungen):
  - Semielementardiäten(extensiv hydrolysierte Milchen): Alfaré, Damira, Pregomin;
- Elementardiäten(nicht frei im Handel): Neocate, Pregomin AS.

Proteinteilhydrolysate und therapeutische Nahrungen. Die Ernährungskommission der Schweizerischen Gesellschaft für Pädiatrie bezeichnet die nur für die Prophylaxe einsetzbaren Proteinteilhydrolysate als „partielle" Hydrolysate (HA-Milchen) und unterscheidet sie von den für die Therapie einer manifesten Kuhmilchallergie allein geeigneten hochgradig oder extensiv hydrolysierten therapeutischen Milchen.

Selbsthergestellte Säuglingsmilch

Selbstherstellung der Säuglingsmilch ist möglich, aber nicht empfehlenswert, da Sicherheit und ernährungsphysiologische *Qualität* von industriell hergesteller Säuglingsmilch definitiv höher sind. Möchte eine Mutter, die nicht oder nicht voll stillt, trotz ärztlicher Beratung auf die Verwendung industriell hergestellter Produkte verzichten, muß sie sachgerecht über die *Selbstzubereitung* von Säuglingsmilch informiert werden. Diese erfordert besondere hygienische Sorgfalt und Genauigkeit einschließlich der Benutzung einer Digitalwaage.

Kuhmilchmischungen. Für die Selbstzubereitung von Säuglingsmilch eignet sich das Rezept einer fett- und kohlenhydratangereicherten *Halbmilch nach Droese und Stolley*. Kuhvollmilch (3,5 % Fett) wird mit Wasser 1 : 1 gemischt und mit 2,5 % Stärke (ab 5. Monat Vollkornflocken), 4 % Milchzucker und 1,5 % Öl (möglichst Raps-, Soja-, sonst Sonnenblumen- oder Maiskeimöl) aufgekocht. Zur Deckung des Bedarfs an Vitamin A und C werden ab der 6. Woche pro 200 ml Nahrung je 5 g Karottenpüree und 20 g Orangensaft (oder ein anderer Saft für Säuglinge mit ≥40 mg Vitamin C/100 ml) zugefügt.

Kuhvollmilch ist in Form von Trinkmahlzeiten, z.B. mit Getreide (Grieß, Haferflocken), im gesamten Verlauf des 1. Lebensjahres nicht empfehlenswert. Der hohe Gehalt an Protein und Mineralstoffen führt zu einer erhöhten renalen Belastung. Ein Teil der Säuglinge entwickelt okkulte Blutverluste im Stuhl, was zusammen mit dem niedrigen Eisengehalt der Milch die Risiken eines Eisenmangels erhöht. *Teilentrahmte Milch und Magermilch* sind wegen ihrer geringen Energiedichte und ihres Mangels an fettlöslichen Vitaminen nicht für die Ernährung von Säuglingen geeignet. *Rohmilch (Ab-Hof-Milch, Vorzugsmilch)* darf auf keinen Fall für die Ernährung von Säuglingen und Kleinkindern verwendet werden. Auch bei noch so guter Kontrolle kann ein Infektionsrisiko nicht ausgeschlossen werden, z.B. bezüglich Tuberkulose, Brucellose, Listeriose, Yersiniose, und Enteritiden durch Campylobacter oder enterohämorrhagische E. coli. Das zur sicheren Keimabtötung erforderliche Abkochen der Milch im Haushalt führt zu wesentlich höheren Vitaminverlusten als molkereimäßiges Pasteurisieren („Frischmilch") oder Ultrahocherhitzen („H-Milch").

Milch anderer Tierarten. Zur Vorbeugung oder Therapie von Kuhmilchunverträglichkeit beim nichtgestillten Säugling oder generell aus grundsätzlichen Vorbehalten gegenüber industriell hergestellten Produkten möchten manche Eltern Milch anderer Tierarten verwenden. Abgesehen von Beschaffungsproblemen bestehen aus ernährungsphysiologischer Sicht erhebliche Vorbehalte gegenüber der Verwendung dieser Milchen in der Säuglingsernährung. Der Nährstoffgehalt von *Ziegenmilch* entspricht zwar weitgehend demjenigen von Kuhvollmilch, Ziegenmilch hat aber ein ähnlich hohes allergenes Potential wie Kuhmilch. Wegen Folsäuremangel (Anämie) ist Ziegenmilch nur zusammen mit folsäurereicher Beikost geeignet. Bei der Verwendung von (fettarmer) *Stutenmilch* muß 2,5 % Keimöl zugesetzt werden. *Schafsmilch* ist wegen ihres hohen Fettgehalts problematisch. Generell haben alle selbstzubereiteten Milchmischungen den Nachteil, daß sie nicht mit den erforderlichen und heute möglichen Supplementen, wie z.B. Jod und Eisen, angereichert sind. In der Allergieprävention sind Nahrungen auf Hydrolysatbasis eindeutig vorzuziehen.

Pflanzliche Nahrungen. In allen Altersstufen gänzlich ungeeignet als Milchersatz sind selbsthergestellte „Milch"nahrungen aus rein vegetabilen Rohstoffen, wie Mandelmus, nicht für die Ernährung von Säuglingen deklarierte einfache Sojanahrungen, Frischkorngetreide oder Reis, z.B. in Form der sog.

makrobiotischen Ernährung oder der „Vollwertkost" nach Bruker. Aufgrund der geringen biologischen Wertigkeit der Pflanzenproteine, der geringen Energiedichte bei fehlender Fettzugabe, der schlechten Nährstoffausnutzung aus Rohgetreide, des Mangels an Mineralstoffen und Spurenelementen (z.B. Kalzium, Jod, Eisen) sowie an Vitaminen (z.B. B_{12}, D, B_2) kann es zu Wachstumsstörungen und teilweise irreparablen Mangelerscheinungen (Eisenmangelanämie, Rachitis, neurologische B_{12}-Mangelsymptome) kommen. Glutenhaltige Getreide (Weizen, Dinkel, Hafer, Gerste, Roggen) sollen nicht vor dem Alter von 6 Monaten eingesetzt werden, da eine u.U. vorhandene Glutenunverträglichkeit (Zöliakie) sich um so stärker ausprägt, je jünger das Kind ist.

Trinkmengen und Zubereitung der Flaschennahrung. Die *Trinkmenge* in der ersten Lebenswoche wurde früher an der sog. Finkelsteinschen Formel orientiert: Trinkmenge = (Lebenstage – 1) × 70 ml. Dem heute erwünschten früheren Fütterungsbeginn wird folgende Formel für die Trinkmenge (ml) besser gerecht:

$$\text{Trinkmenge/24h} = 20 \times \text{kg} \times \text{Lebenstage}$$

Ab der 2. Woche wird die Trinkmenge um etwa 100 ml pro Woche gesteigert bis auf durchschnittlich etwa 800 ml/Tag (maximal 1000 ml/Tag) bzw. 140–180 ml/kg Körpergewicht bzw. etwa 1/6 des Körpergewichts. *Zusätzliche Flüssigkeit*, z.B. Tee oder andere Getränke, sind nur in Ausnahmesituationen (Hitze, Fieber, Dehydratationszustände) indiziert.

Die *Zubereitung der Flaschennahrung* sollte gemäß der Anleitung auf der Verpackung (Abstreifen des Meßlöffels mit dem Messerrücken!) und aus hygienischen Gründen für jede Mahlzeit einzeln erfolgen. Gebrauchte Flaschen und Sauger sind (nach kaltem Vorspülen) mit warmem Wasser, Spülmittel und Bürste zu reinigen und anschließend mindestens 3 Minuten auszukochen. Für die Nahrungszubereitung wird abgekochtes Leitungswasser (Trinkwasser) verwendet. Wird in Einzelfällen der Höchstwert von 50 mg Nitrat/l überschritten (Auskunft bei Wasserwerk oder Gesundheitsamt), sollte auf „abgepacktes Wasser" (Mineral-, Quell- oder Tafelwasser) ausgewichen werden, das als „geeignet für die Zubereitung von Säuglingsnahrung" deklariert ist und pro Liter maximal 10 mg Nitrat, 0,02 mg Nitrit, 20 mg Natrium, 1,5 mg Fluorid und 240 mg Sulfat enthält. Besteht ein Verdacht auf erhöhte Gehalte an Blei (>40 µg/l, künftig >10 µg/l) im Leitungswasser (Bleileitungen) oder an Kupfer (Kupferleitungen, hartes Wasser und niedriger pH), empfiehlt sich eine Nachfrage beim zuständigen Gesundheitsamt. Bei Verwendung von Wasser aus Hausbrunnen in Verbindung mit Kupferrohren und Kupfergefäßen mit mehr als 10 mg Cu/l, nicht aber bei Wasser aus dem öffentlichen Leitungsnetz, wurden in Einzelfällen Leberzirrhosen bei Säuglingen beobachtet.

Ernährungsplan für das 1. Lebensjahr
Im ersten Lebensjahr sind ernährungs- und entwicklungsphysiologisch drei Abschnitte (Abb. 21.1) zu unterscheiden.

Ausschließliche Milchernährung in den ersten 4–6 Monaten. Im Idealfall wird der Säugling in dieser Zeit ausschließlich mit Muttermilch ernährt. Nicht- oder teilgestillte Säuglinge erhalten eine geeignete Muttermilchersatznahrung (s. Abschn. „Säuglingsanfangsnahrungen und Folgenahrungen"). Nach 4–6 Monaten reicht Muttermilch allein als Energie- und Nährstoffquelle im Durchschnitt nicht mehr aus. Limitierend bei Muttermilchernährung wird im Alter von 5–6 Monaten neben Energie und Protein nach Verbrauch der perinatalen Speicher insbesondere Eisen, was im Säuglings- und Kleinkindalter nicht nur zu Anämie, sondern auch zu Beeinträchtigung der psychomotorischen und mentalen Entwicklung führt. Die neurophysiologische Entwicklung ist im Alter von 4–5 Monaten so weit fortgeschritten, daß der Saugreflex und seine Zungenbewegungen abgelöst werden und das Kind die Löffelfütterung akzeptiert. Jetzt kann das Kind aufrecht sitzen, die Kopfhaltung kontrollieren sowie Hunger (Öffnen des Mundes) und Sättigung (Verweigerung) äußern.

Schrittweise Einführung von Beikost ab dem 5.–7. Monat. Frühestens im 5. Monat beginnt die schrittweise Ablösung der Milchernährung durch Beikost (Abb. 21.1). Einführung von Beikost vor dem Alter von 4 Monaten erhöht das Risiko für atopische Krankheiten, abhängig von der Anzahl der neueingeführten Lebensmittel. Späte Einführung von Beikost (7. Monat) ist bei atopiegefährdeten Säuglingen indiziert, bei denen in Verbindung mit einer hypoallergenen Ernährung (Stillen bzw. HA-Nahrung) das Risiko für die Entwicklung einer Atopie in den ersten Lebensjahren signifikant verringert werden kann. Die Beikost wird durch nationale Ernährungsgewohnheiten geprägt. Dementsprechend ist die Regelungsdichte in der entsprechenden EG-Richtlinie wesentlich geringer als für Säuglingsanfangsnahrung (Europäische Gemeinschaften 1996b).

Im deutschen Sprachraum hat sich das in Abb. 21.1 gezeigte *Beikostschema* bewährt. Der Beginn mit einem Gemüse-Kartoffel-Fleisch-Brei verbessert insbesondere die Eisenversorgung durch optimal resorbierbares Hämeisen aus Fleisch sowie die Vitaminversorgung (Tabelle 21.13). Der etwa einen Monat später folgende Milch-Getreide-Brei verbessert vor allem die Versorgung mit Mineralstoffen (besonders Kalzium). Der nach einem weiteren Monat folgende milchfreie (proteinarme) Getreide-Obst-Brei ergänzt die Nährstoffzufuhr. Die Rezepte für die *Selbstzubereitung der Beikost* (Tabelle 21.13) aus wenigen nährstoffreichen Lebensmitteln in resorptionsfördernden Kombinationen ergänzen sich wie in einem Baukastensystem zu einer Gesamt-

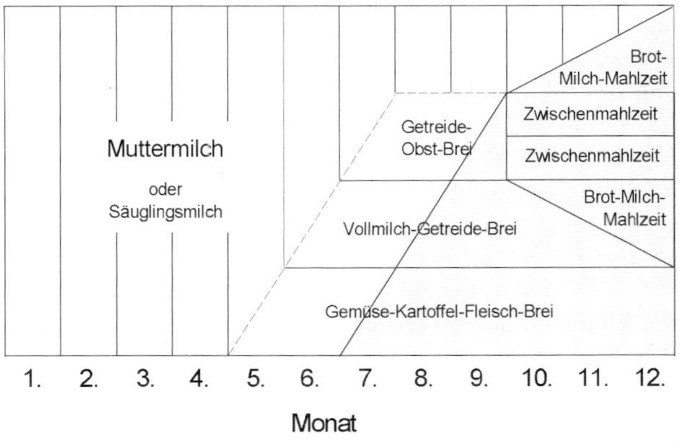

Abb. 21.1. Ernährungsplan für das 1. Lebensjahr. (Forschungsinstitut für Kinderernährung Dortmund 2000; Kersting 2001)

Gemüse-Kartoffel-Fleisch-Brei	Milch-Getreide-Brei	Getreide-Obst-Brei
Selbst zubereitete Beikostmahlzeiten		
90 –100 g Gemüse	200 g Vollmilch	20 g Getreideflocken
40–60 g Kartoffeln	20 g Getreideflocken	100 g Obst
30–45 g Obstsaft[a]	20 g Obstsaft[a],-pürree	5 g Butter
20–30 g Fleisch		90 g Wasser
8–10 g Rapsöl		
oder industriell hergestellte Beikostmahlzeiten		
Baby-/Junior-Menü (Gläschenkost)	Milchfertigbrei (Trockenprodukte, Gläschenkost)	Getreide-Obst-Brei (Gläschenkost)

[a] Orangensaft oder anderer Obstsaft für Säuglinge mit Vitamin C-Zusatz

Tabelle 21.13. Mahlzeiten und Lebensmittel in der Beikost
Mengen in Abhängigkeit vom Alter

zufuhr an Nährstoffen gemäß den aktuellen Empfehlungen. Jod kann nur bei Verwendung von Produkten mit Jodzusatz (kommerzielle Getreidebreie) in empfehlungsentsprechenden Mengen zugeführt werden. Bei der Beikost kann zwischen *Selbstzubereitung und Verwendung kommerzieller Produkte* frei gewählt werden (Tabelle 21.13). Die gesetzlich geforderte Rückstandsminimierung der kommerziellen Beikost bietet einen zusätzlichen Sicherheitsstandard gegenüber der Selbstzubereitung aus Lebensmitteln des üblichen Verzehrs, führt aber zusammen mit dem höheren Conveniencegrad zu höheren Preisen der Fertigprodukte. Aber auch die Lebensmittel des üblichen Verzehrs sind für die Ernährung von Säuglingen ausreichend sicher.

Neue Lebensmittel sollten (besonders bei allergiegefährdeten Säuglingen) nur einzeln im Abstand von mehreren Tagen eingeführt werden. Bei Unverträglichkeitserscheinungen (Haut, Darm) wird das betreffende Lebensmittel abgesetzt und evtl. später unter ärztlicher Aufsicht erneut getestet. Es wird empfohlen, bei allergiegefährdeten Kindern auf die Verwendung von Lebensmitteln mit besonders hoher Allergenität (z.B. Kuhmilch, Ei, Zitrusfrüchte, Fisch, Tomaten, Nüsse) im 1. und 2. Lebensjahr zu verzichten. Gegebenenfalls kann Kuhmilch unter ärztlicher Aufsicht versuchsweise schon früher eingeführt werden, um eine evtl. unnötig strenge Diät mit aufwendiger Kompensation vermeiden zu können. Auskunft über die Zutaten von kommerziellen Produkten gibt die obligatorische Zutatenliste auf der Verpackung (in absteigender Reihenfolge der Gehalte im Produkt).

Schrittweise Einführung von Familienkost ab dem 10. Monat. Gegen Ende des 1. Lebensjahres gehen die Brei- und Milchmahlzeiten der Säuglingsernährung schrittweise in die Haupt- und Zwischenmahlzeiten der *Familienernährung* über (Abb. 21.1). Die Mahlzeiten des Kindes sollten nach Möglichkeit nicht gesalzen und nicht stark gewürzt werden. Am Ende des 1. Lebensjahres verträgt das Kind fast alle Lebensmittel. *Vorsicht* ist noch geboten bei stark blähenden Lebensmitteln (Hülsenfrüchte, Kohl), fettreichen schwer verdaulichen Lebensmitteln (Fettgebackenes, fette Wurst) und sehr kleinen, harten Lebensmitteln, die beim Verschlucken leicht in die Luftröhre gelangen können (Nüsse). Nach dem 1. Lebensjahr sind spezielle Lebensmittelfertigprodukte (z.B. Milchnahrungen, Menüs) nicht mehr erforderlich. Die Kinder können und sollen jetzt aus ernährungserzieherischen Gründen an den Mahlzeiten der Familie teilnehmen.

Supplemente für Säuglinge. Perinatal sollten alle gesunden Säuglinge zur Vorbeugung gegen Vitamin-K-Mangelblutungen *Vitamin K* oral erhalten. Die Empfehlung lautet: je 2 mg Vitamin K (z.B. 2 Tropfen Konakion bzw. Konakion MM) anläßlich der Vorsorgeuntersuchungen U1–U3 am 1. und 2.–7. Tag sowie in der 4.–6. Woche. Bei Resorptionsrisiko ist die i.m.- oder s.c.-Gabe (0,1–0,2 mg am 1. Tag) vorzuziehen; weitere Vitamin-K-Gaben (parenteral oder oral) zur Prävention der späten Vitamin-K-Mangelblutungen müssen in Abhängigkeit vom klinischen Zustand erfolgen (Bundesärztekammer 1994).

Ab der 2. Woche wird während des gesamten 1. Lebensjahres und in den Wintermonaten des 2. Lebensjahres bei jeder Art der Säuglingsernährung (auch beim Stillen!) die Supplementierung von *Vitamin D* (400–500 IE/Tag in Tablettenform) zur Vorbeugung gegen Rachitis empfohlen. Sie wird mit der Gabe von *Fluorid* zur Kariesprophylaxe kombiniert (s. Kap. 11). Säuglinge und Kleinkinder (≤4 Jahre) erhalten bei einem Fluoridgehalt des Trinkwassers bis maximal 0,3 mg/l (in Deutschland die Regel) täglich 0,25 mg Fluorid als Tabletten, selbst wenn die Familie fluoridiertes Jodsalz verwendet. Bei höherem Fluoridgehalt des Trinkwassers entfällt die Tablettengabe.

Literatur

Akademie für Kinderheilkunde und Jugendmedizin, Deutsche Gesellschaft für Kinderheilkunde und Jugendmedizin, Ernährungskommission und Nationale Stillkommission (1996) Rückstände in Frauenmilch. Monatsschr Kinderheilkd 144: 315–316 und www.uminfo.de

Alexy U, Kersting M, Sichert-Hellert W, Franz F, Schöch G (1999) Macronutrient intake of 3- to 36-month-old German infants and children. Ann Nutr Metab 43: 14–22

American Academy of Pediatrics (1994a) Practice parameter: management of hyperbilirubinemia in the healthy term newborn. Pediatrics 94: 558–565

American Academy of Pediatrics (1994b) The transfer of drugs and other chemicals into human milk. Pediatrics 93: 137–150

American Academy of Pediatris (1997) Breastfeeding and the use of human milk. Pediatrics 100: 1035–1039

Bachmann KD, Ewerbeck H, Kleihauer E, Rossi E, Stalder G (Hrsg) (1989) Pädiatrie in Praxis und Klinik, Bd. 1, 2. Aufl. G. Fischer, Stuttgart

Bundesärztekammer (1994) Vitamin-K-haltige Arzneimittel zur oralen Anwendung bei Säuglingen. Deutsches Ärzteblatt 91: C-1981

Bundesgesetzblatt für die Republik Österreich Nr. 174 (1995) 531. Verordnung: Säuglingsanfangsnahrung und Folgenahrung (CELEX-Nr. 391L0321)

Bundesinstitut für gesundheitlichen Verbraucherschutz und Veterinärmedizin und Umweltbundesamt (1998) Kupferrohre nicht für alle Trinkwasserinstallationen geeignet. BGVV Pressedienst Mitteilung 04/98

D-A-C-H: Deutsche Gesellschaft für Ernährung, Österreichische Gesellschaft für Ernährung, Schweizerische Gesellschaft für Ernährungsforschung, Schweizerische Vereinigung für Ernährung (2000) Referenzwerte für die Nährstoffzufuhr, Umschau Braus, Frankfurt
Davis DW, Bell PA (1991) Infant feeding practices and occlusal outcomes: a longitudinal study. J Can Dent Assoc 57: 593–594
Deutsche Gesellschaft für Kinderheilkunde, Ernährungskommission (1995) Säuglingsanfangsnahrungen auf der Grundlage von partiell hydrolysiertem Eiweiß, die für die Prävention atopischer Krankheiten bestimmt sind (sog. HA-Nahrungen). Monatsschr Kinderheilkd 143: 317–319
Ernährungskommission der Deutschen Gesellschaft für Kinderheilkunde und Jugendmedizin; Stellungnahmen siehe www.fkl-do.de
Fomon SJ (1994) Nutrition of normal infants. Mosby, St. Louis
Forschungsinstitut für Kinderernährung (2000) Empfehlungen für die Ernährung von Säuglingen. ai, DGE (Hrsg), Bonn; www.fke-do.de
Goldman AS, Goldblum RM (1995) Defense agents in milk. A. Defense agents in human milk. In: Jensen RG (ed) Handbook of milk composition. Academic Press, San Diego, pp 727–745
Horta BL, Victora CG, Menezes AM, Barros FC (1997) Environmental tobacco smoke and breastfeeding duration. Am J Epidemiol 146: 128–133
Høst A, Koletzko B, Dreborg S, Muraro A, Wahn U, Aggett P, Bresson J-L, Hernell O, Lafeber H, Michaelsen KF, Micheli J-L, Rigo J, Weaver L, Heymans H, Strobel S, Vandenplas Y (1999) Dietary products used in infants for treatment and prevention of food allergy. Arch Dis Child 81: 80–84
Jensen RG (ed) (1995) Handbook of milk composition. Academic Press, San Diego
Kersting M, Sichert-Hellert W, Alexy U, Manz F, Schöch G (1998) Macronutrient intake of 1 to 18 year old German children and adolescents. Z Ernährungswiss 37: 252–259
Kersting M (2000a) Die Lebensmittelgesetzgebung der EG und die Kinderernährung in Deutschland. Teil 1: Grundlagen, Richtlinien über Milchnahrungen für Säuglinge. Ernähr-Umschau 47: 382–386
Kersting M (2000b) Die Lebensmittelgesetzgebung der EG und die Kinderernährung in Deutschland. Teil 2: Richtlinien über Beikost. Ernähr-Umschau 47: 437–441
Kersting M (2001) Ernährung des gesunden Säuglings. Lebensmittel- und mahlzeitenbezogene Empfehlungen. Monatsschr Kinderheilkd 149: 4–10
Koletzko B (1992) Milchnahrungen für gesunde, reifgeborene Säuglinge. Monatsschr Kinderheilkd 140: F71-F82
Koletzko B, Decsi T, Demmelmair H (1996) Arachidonic acid supply and metabolism in human infants born at full term. Lipids 31: 79–83
von Kries R, Koletzko B, Sauerwald T, von Mutius E, Barnert D, Grunert V, von Voss H (1999) Breastfeeding and obesity: cross sectional study. Brit Med J 319: 147–150
La Leche Liga Deutschland e.V., Mohrbacher N, Stock J (2000) Handbuch für die Stillberatung „Breastfeeding Answer Book"-deutsch. La Leche Liga Deutschland e.V. (Hrsg), München
Lawrence RA, Lawrence RM (1999) Breastfeeding. Mosby, St Louis
Lawrence RM, Lawrence RA (2001) Given the benefits of breastfeeding, what contraindications exist? Pediatr Clin North Am 48 (1): 235–251
Manz F, Kersting M (2000) Die richtige Milch für nichtgestillte Säuglinge. Kinderärztl. Praxis, Sonderheft 25–29
Nationale Stillkommission (1999) Empfehlungen zur Stillförderung in Krankenhäusern. Akt Ernähr-Med 24: 112–114
Nationale Stillkommission Deutschlands (2001) Stillen und Rauchen. Akt Ernähr-Med 264: 113–114
Nationale Stillkommission Deutschlands (2001) Empfehlungen siehe www.bgvv.de/Das Institut/Kommissionen
Nationale Stillkommission Deutschlands (1997) Stillempfehlungen. Akt Ernähr-Med 22: 112–113
Österreichische Gesellschaft für Kinder- und Jugendheilkunde, Ernährungskommission (1998) Ernährung des gesunden Säuglings – was, wann, wieviel? Pädiatr Pädol 1: 6–22
Papke O (1998) PCDD/PCDF: human background data for Germany, a 10-year experience. Environ Health Perspect 106 Suppl 2:723–731
Schade G, Heinzow B (1998) Organochlorine pesticides and polychlorinated biphenyls in human milk of mothers living in northern Germany: current extent of contamination, time trend from1986 to 1997 and factors that influence the levels of contamination. Sci Total Environ 215 (1-2): 31–39
Schöch G, Alexy U, Kersting M (1995) Advantages of breast-milk feeding and habits in different countries. In: Sutor AH, Hathaway WE (eds) Vitamin K in infancy. Schattauer, New York, pp 71–82
Schweizerische Gesellschaft für Pädiatrie, Ernährungskommission (1998a) Empfehlungen für die Säuglingsernährung 1998. Schweiz Ärzteztg 79: 1143–1153
Schweizerische Gesellschaft für Pädiatrie, Ernährungskommission (1998b) Grundsätze zur Ernährung des Säuglings/Kleinkindes vom 5. bis 15. Monat. Paediatrica 9/2, Suppl: 1–8
Speer CP, Hein-Kreikenbaum H (1993) Immunologische Bedeutung der Muttermilch. Monatsschr Kinderheilkd 141: 10–20
Schaefer C, Spielmann H (2001) Arzneiverordnung in Schwangerschaft und Stillzeit, 6. Aufl. Urban&Fischer, Stuttgart
Springer S (Hrsg) (1998a) Leitlinie für die Einrichtung und zur Arbeitsweise von Frauenmilchbanken. Leipziger Universitätsverlag, Leipzig
Springer S (Hrsg) (1998b) Sammlung, Aufbewahrung und Umgang mit abgepumpter Muttermilch für das eigene Kind im Krankenhaus und zu Hause. Leipziger Universitätsverlag, Leipzig
Uvnäs-Moberg K, Eriksson M (1996) Breastfeeding: physiological, endocrine and behavioral adaptations caused by oxytocin and local neurogenic activity in the nipple and mammary gland. Acta Paediatr 85: 525–530
Verordnung über diätetische Lebensmittel (Diätverordnung) (2000) In: Lebensmittelrecht. Allgemeine Vorschriften. Beck, München

21.3 Ernährung von Kindern und Jugendlichen

Kriterien für eine gesunde Ernährung. Die Ernährung von Kindern und Jugendlichen muß nicht nur den *Bedarf* an Energie und essentiellen Nährstoffen decken (s. Kap. 21.1), sondern auch die heute bekannten Erfordernisse der *Prävention* der sog. Zivilisationskrankheiten berücksichtigen. Zu den multifaktoriell bedingten, meist im späten Erwachsenenalter manifest werdenden ernährungsmitbedingten Zivilisationskrankheiten zählen z.B. Herzkreislaufkrankheiten auf der Basis von Atherosklerose und/oder Hypertonie und/oder Adipositas, Osteoporose, Gicht, Diabetes mellitus Typ II und manche Krebsformen wie Magen-, Darm- und Brustkrebs. Die mit diesen Krankheiten verbundenen Ernährungsgewohnheiten sind typisch für eine langjährige überreichliche Ernährung mit viel Energie und Fett aber wenig pflanzlichen Lebensmitteln und Ballaststoffen. Eine solche Kost ist Teil des „Western life style" in Industriegesellschaften. Longitudinale kontrollierte Studien über die *Auswirkungen unterschiedlicher Ernährungsweisen in der Kindheit auf Krankheit bzw. Gesundheit im Erwachsenenalter* fehlen allerdings und sind auch in absehbarer Zukunft nicht zu erwarten. Assoziationen von bestimmten Ernährungsgewohnheiten (viel Fett und gesättigte Fettsäuren, wenig Ballaststoffe) im Kontext mit erhöhten Serumcholesterinwerten sowie Frühsymptomen von Atherosklerose bzw. koronarer Herzkrankheit lassen sich aber schon bei Kindern und Jugendlichen wie bei Erwachsenen beobachten. Dementsprechend wurden für Kinder und Jugendliche international weitgehend übereinstimmende präventive Ernährungsempfehlungen auf Bevölkerungsebene formuliert (ESPGAN 1994). *Ernährungsempfehlungen* müssen auch praktische Gesichtspunkte berücksichtigen. Dazu zählen landestypische Mahlzeitengewohnheiten, die Verfügbarkeit und die Kosten der Lebensmittel und insbesondere *sensorische Aspekte.* Die meisten Kinder und Jugendlichen bevorzugen Süßes, wofür die Präferenz eher angeboren ist, und bestimmte fettreiche Lebensmittel, wie knusprig Gebackenes, wofür die Präferenz eher konditioniert ist.

Konzept der Optimierten Mischkost („optimiX"). Hierbei handelt es sich um ein altersunabhängiges präventives Ernährungskonzept für Kinder und Jugendliche von 1 bis 18 Jah-

Tabelle 21.14. Altersgemäße Lebensmittelverzehrsmengen in der Optimierten Mischkost

Lebensmittel		Kleinkinder und Schulkinder					Jugendliche	
		1 Jahr	2–3 Jahre	4–6 Jahre	7–9 Jahre	10–12 Jahre	13–14 Jahre m/w	15–18 Jahre m/w
Empfohlene Lebensmittel mit hoher Nährstoffdichte (>90% der Gesamtenergiezufuhr)								
Reichlich								
Getränke	ml/Tag	600	700	800	900	1000	1200/1300	1400/1500
Brot, Getreide(-flocken)	g/Tag	80	120	170	200	250	250/300	280/350
Kartoffeln[a]	g/Tag	80	100	130	150	180	200/250	230/280
Gemüse	g/Tag	120	150	200	220	250	260/300	300/350
Obst	g/Tag	120	150	200	220	2550	260/300	300/350
Mäßig								
Milch, Milchprodukte[b]	ml(g)/Tag	300	330	350	400	420	450	500
Fleisch, Wurst	g/Tag	40	50	60	70	80	90	90
Eier	Stk./Woche	1–2	1–2	2	2	2–3	3	3
Fisch	g/Woche	50	50	100	150	180	200	200
Sparsam								
Öl, Margarine, Butter	g/Tag	10	15	20	25	30	30	35
Geduldete Lebensmittel mit niedriger Nährstoffdichte (<10% der Gesamtenergiezufuhr)								
Zucker- und fettreiche Lebensmittel	g/Tag	25	30	40	50	60	60/75	70/85
Zuckerreiche Lebensmittel	g/Tag	5	5	10	10	15	15/20	15/20
Gesamtenergiezufuhr	kcal/Tag	950	1100	1450	1800	2150	2200/2700	2500/3100

[a] oder Nudeln, Reis u. a. Getreide
[b] 100 ml Milch entsprechen im Kalziumgehalt ca. 15 g Schnittkäse oder 30 g Weichkäse.

ren, das die o.g. wissenschaftlichen und praktischen Kriterien berücksichtigt und lebensmittel- und mahlzeitenbezogen formuliert ist. Anhaltswerte für *Lebensmittel-Verzehrsmengen*, die etwa im Durchschnitt einer Woche erreicht werden sollten, zeigt Tabelle 21.14. Die sich hieraus ergebenden Anteile von Nährstoffen an der Energiezufuhr und die damit verbundenen präventivmedizinischen Verbesserungen der derzeitigen Ernährung von Kindern und Jugendlichen zeigt Tabelle 21.6.

Ernährungsberatung muß möglichst praxisnah sein und kann sich an den *Mahlzeiten* orientieren. Die in Abb. 21.2 a–c dargestellten Pyramiden zeigen die mengenmäßigen Anteile und die Bedeutung der verschiedenen Lebensmittelgruppen für die Nährstoffzufuhr in der jeweiligen Mahlzeit. Wie im Falle der Beikost (s. Kap. 21.2, „Ernährungsplan für das 1. Lebensjahr") weisen auch die für Kinder und Jugendliche empfohlenen einzelnen Mahlzeiten unterschiedliche Nährstoffmuster auf, die sich gegenseitig wie in einem Baukastensystem zu einer insgesamt empfehlungsgerechten Ernährung ergänzen müssen.

Hinweise zur Lebensmittelwahl. Der relativ hohe Bedarf an *Wasser* von Kindern und Jugendlichen wird am besten mit energiefreien Getränken gedeckt, z.B. Trinkwasser, Mineralwasser, Kräuter- oder Früchtetee. Fruchtsäfte sollten zum Durstlöschen mindestens im Verhältnis 1 : 1 mit Wasser verdünnt werden, da sie etwa 10 % Kohlenhydrate enthalten.

Pflanzliche Lebensmittel. Brot und Getreide sollten mindestens zur Hälfte in Form von Vollkornprodukten verzehrt werden, da beim Ausmahlen des Getreidekornes die in den Randschichten und im Keimling enthaltenen essentiellen Nährstoffe (Mineralstoffe, Vitamine, Fettsäuren) und Ballaststoffe verlorengehen. Gemüse sollte zum Teil, Obst möglichst immer als Frischkost angeboten werden, um Zubereitungsverluste (Hitze, Auslaugen) bei essentiellen Nährstoffen und sekundären Pflanzenstoffen zu vermeiden.

Tierische Lebensmittel. Zur Verminderung der Zufuhr gesättigter Fettsäuren werden teilentrahmte Milchprodukte (1,5 % Fett) und mageres Fleisch empfohlen. Pasteurisierte Milch („Frischmilch") und ultrahocherhitzte Milch („H-Milch") unterscheiden sich im Nährstoffgehalt nur wenig. Milchfertigprodukte (wie Fruchtjoghurt, „Kinderquark", Milchmischgetränke) enthalten meist unerwünscht viel Zucker aber nur wenig oder keine Früchte.

Fette. Speiseöle mit präventivmedizinisch günstigem Fettsäuremuster sind insbesondere Rapsöl (Monoensäuren, n-6- und n-3-Polyenfettsäuren), Sojaöl (n-6-und n-3-Polyenfettsäuren), Olivenöl (Monoensäuren), Sonnenblumenöl und Maiskeimöl (n-6-Polyensäuren). Da bei der Fetthärtung, z.B. bei der Herstellung von Margarine, Transfettsäuren entstehen können, sollte auf Fetterzeugnisse mit gehärteten Fetten möglichst verzichtet werden.

Empfohlene und geduldete Lebensmittel. Empfohlene Lebensmittel weisen hohe spezifische Nährstoffdichten auf. Mit den in Tabelle 21.14 angegebenen Mengen werden die Empfehlungen für die Nährstoffzufuhr im Durchschnitt erreicht. Ein geringer Teil des Energiebedarfs (≤ 10 %) bleibt aber noch ungedeckt. Er kann auch durch Lebensmittel mit niedriger Nährstoffdichte, z.B. Süßigkeiten, Gebäck oder Eiscreme, gedeckt werden. Zur Kariesprophylaxe soll-

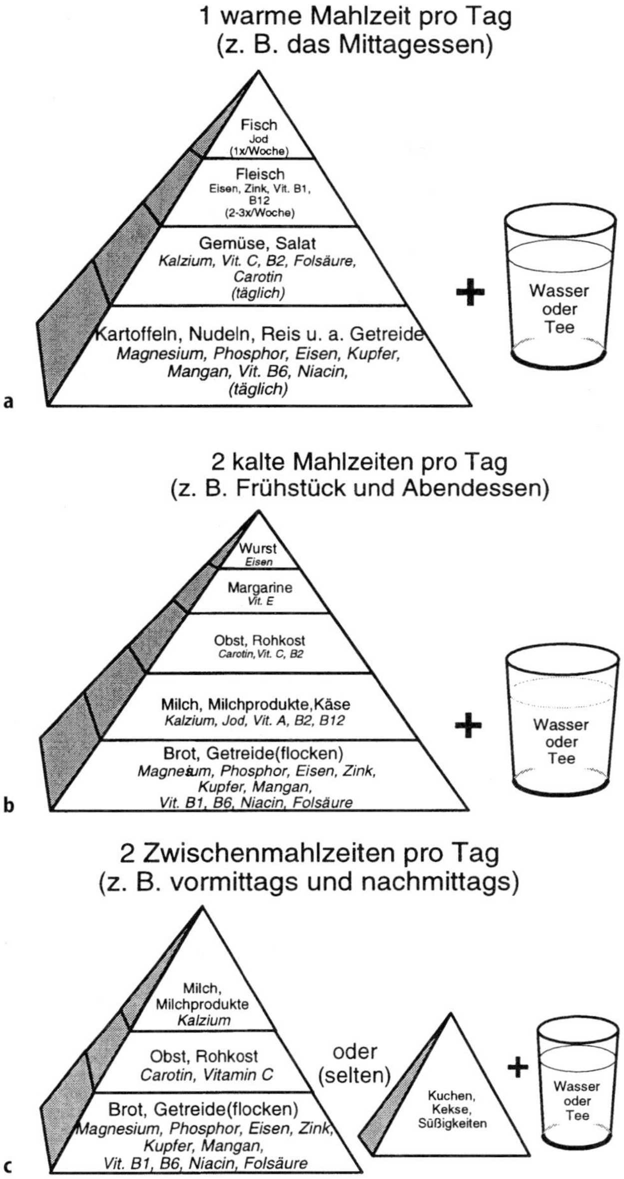

Abb. 21.2a–c. Optimierte Mischkost: Lebensmittel und Nährstoffe, **a** warme Hauptmahlzeit, **b** 2 kalte Hauptmahlzeiten, **c** 2 Zwischenmahlzeiten

ten nach dem Verzehr zuckerhaltiger Lebensmittel die Zähne geputzt werden. Auch ein gelegentlicher Verzehr von beliebten, aber ungünstig zusammengesetzten Produkten wie Hamburger, Pommes frites oder Nudeln mit Ketchup, kann im Rahmen einer insgesamt ausgewogenen Lebenmittelwahl akzeptiert werden, ohne daß die Nährstoffzufuhr dadurch nennenswert beeinträchtigt würde. Bei abgepackten Fertigprodukten gibt die obligatorische Zutatenliste auf der Verpackung Hinweise auf die Zusammensetzung (s.o.).

Der duldbare Anteil von Lebensmitteln mit niedriger Nährstoffdichte hängt vom individuellen Energiebedarf ab. Da manche weibliche Jugendliche ihre Energiezufuhr bewußt reduzieren, um dem modernen Schlankheitsideal zu entsprechen, benötigen sie eine Kost mit hohen Nährstoffdichten, z.B. von Eisen (zum Ausgleich von Menstruationsverlusten), Kalzium (zur Osteoporoseprävention) und Folsäure (Gewöhnung an folsäurereiche Kost zur Prävention von Neuralrohrdefekten in frühen Stadien einer Schwangerschaft).

In allen Altersgruppen ist zur Deckung des Bedarfs an *Jod* neben dem regelmäßigen Verzehr von Seefisch und Milch die Verwendung von jodiertem Speisesalz im Haushalt (sparsam, Vorbeugung von Bluthochdruck) und von Lebenmitteln, die mit Jodsalz (Zutatenliste) hergestellt wurden (Brot, Wurst, Fertigprodukte), zu empfehlen.

Einsatzmöglichkeiten der optimierten Mischkost. Die Lebensmittelwahl und die Nährstoffzufuhr mit der optimierten Mischkost entsprechen den Empfehlungen für die Ernährung von Kindern und Jugendlichen mit *Fettstoffwechselstörungen* (z.B. familiäre Hypercholesterinämie) oder *Diabetes mellitus*. Der Einsatz der optimierten Mischkost als längerfristige *Reduktionsdiät* bei Kindern und Jugendlichen wird empfohlen (AGA 2002). Die optimierte Mischkost eignet sich auch als Basis für eine „optimierte" laktovegetarische Ernährung, d.h. eine Kost, in der auf Fleisch verzichtet, Milch aber akzeptiert wird.

Grundsätzlich bietet eine ausgewogene *laktovegetarische Ernährung* präventivmedizinische Vorteile (geringe Energiedichte, wenig tierische Fette und Proteine, reichlich pflanzliche Lebensmittel mit komplexen Kohlenhydraten, Ballaststoffen und sekundären Pflanzenstoffen). Um den *Verzicht auf Hämeisen* als optimale Eisenquelle so weit wie möglich auszugleichen, sind gute Ernährungskenntnisse erforderlich. Dazu gehört, eisenreiche pflanzliche Lebensmittel gleichzeitig mit Vitamin-C-reichen Lebensmitteln anzubieten und dabei auf resorptionshemmende Komponenten, z.B. Milch, zu verzichten. Aber selbst mit einer gezielten Lebensmittelauswahl bleibt die Eisenversorgung bei Verzicht auf Fleisch wahrscheinlich suboptimal, wie verminderte Eisenspeicher (Serumferritin) bei Laktovegetariern im Vergleich zu Omnivoren zeigen. Eine *streng vegetarische (vegane)* Ernährung ist in allen Lebensabschnitten mit besonderen Ernährungsbedürfnissen, also bei Kindern, Jugendlichen, Schwangeren und Stillenden, strikt abzulehnen.

Literatur

Arbeitsgemeinschaft Adipositas im Kindes- und Jugendalter. Leitlinien. www.a-g-a.de

ESPGHAN Committee on Nutrition (1994) Childhood diet and prevention of coronary heart disease. J Pediatr Gastroenterol Nutr 19: 261–269

Forschungsinstitut für Kinderernährung Dortmund (2001) optimiX – Empfehlungen für die Ernährung von Kindern und Jugendlichen. aid, DGE (Hrsg) Bonn; www.fke-do.de

Kersting M, Chahda C, Schöch G (1993a) Optimierte Mischkost als Präventionsernährung für Kinder und Jugendliche. Teil 1: Lebensmittelauswahl. Ernähr Umsch 40: 164–169

Kersting M, Zempléni S, Schöch G (1993b) Optimierte Mischkost als Präventionsernährung für Kinder und Jugendliche. Teil 2: Nährstoffzufuhr. Ernähr Umsch 40: 204–209

Kersting M, Schöch G (1996) Ernährungsberatung für Kinder und Familien. G. Fischer, Jena

Koletzko B (Hrsg) (1996) Alternative Ernährung bei Kindern in der Kontroverse. Springer, Berlin

22 Infusionstherapie und parenterale Ernährung

B. Koletzko

Indikation, Definitionen. Eine parenterale Nährstoffzufuhr durch intravenöse Infusionen wird notwendig, wenn eine bedarfsgerechte Nährstoffzufuhr auf enteralem Wege über einen längeren Zeitraum nicht realisiert werden kann. Bevor eine parenterale Ernährung begonnen wird, sollte gründlich geprüft werden, ob nicht eine ausreichende enterale Nährstoffzufuhr erreichbar ist. Die intravenöse Nährstoffzufuhr kann als ergänzende oder *partielle parenterale Ernährung* eine zwar vorhandene, aber insgesamt unzureichende enterale Nährstoffzufuhr ergänzen, wie es beispielsweise während der Phase eines allmählichen enteralen Nahrungsaufbaues bei einem Frühgeborenen der Fall sein kann. Dagegen kann die *totale parenterale Ernährung* eine ausschließliche oder ganz überwiegend intravenöse Nährstoffzufuhr gewährleisten, z.B. nach operativen Eingriffen im Abdominalraum oder bei akuten bzw. chronischen Darmkrankheiten mit gestörter Nahrungstoleranz oder schwerer Malassimilation. Allerdings soll neben der totalen parenteralen Ernährung soweit als möglich die Realisierung eine minimalen enteralen Nahrungszufuhr angestrebt werden. Auch wenn eine solche ergänzende *minimale enterale Ernährung* keinen nennenswerten Beitrag zur Deckung des Substratbedarfes beiträgt, kann sie das Risiko potentieller Komplikationen wie einer Mukosaatrophie oder der Entwicklung einer Cholestase vermindern.

Zugangswege. Die Wahl und die Pflege des Venenzuganges sind von entscheidender Bedeutung für den Erfolg der parenteralen Ernährung. Wenn nur eine ergänzende, partielle parenterale Ernährung für einen begrenzten Zeitraum von nicht mehr als etwa 5–7 Tagen Dauer vorgesehen ist und der Patient über ausreichende Venenverhältnisse verfügt, kann eine Infusion über wechselnde *periphere Venenzugänge* versucht werden. Hierbei soll die Osmolalität der eingesetzten Infusionslösungen 600–700 mosmol/l nicht überschreiten. Vergleichende Studien bei Frühgeborenen haben belegt, daß die Lebensdauer peripherer Venenzugänge bei einem höheren Anteil der Energiezufuhr durch Lipidemulsionen und entsprechend geringerer Glukosezufuhr deutlich zunimmt. Allerdings werden auch dann regelmäßig Neuanlagen peripherer Zugänge mit entsprechender Belastung des Patienten notwendig.

Für die längerfristige partielle parenterale Ernährung einschl. der heimparenteralen Ernährung sowie für eine vollständige parenterale Ernährung ist jedoch ein *zentralvenöser Zugang* notwendig. Einfache, durch Punktion eingeführte Katheter müssen je nach Pflege und Lokalbefund sowie ggf. vorhandenen allgemeinen Zeichen für das Vorliegen einer Entzündungsreaktion in der Regel nach 1–2 Wochen gewechselt werden. Zur Anlage zentralvenöser Katheter durch Punktion eignen sich beispielsweise die V. jugularis interna, V. subclavia oder V. basilica. Längerfristig nutzbare Kathetersysteme werden durch chirurgische Freilegung der Gefäße oder durch Punktion der Gefäße in Seldinger-Technik implantiert. Für die langfristige parenterale Ernährung werden Kathetersysteme aus Teflon, Polyethylen, Polyurethan oder Silikonkautschuk bevorzugt, die zur Minderung des Infektionsrisikos bevorzugt mit einer Dacron-Manschette ausgestattet und über eine möglichst lange Distanz untertunnelt unter der Haut nach außen geführt werden (z.B. Hickmann-Broviac-Katheter). Die Dacron-Manschette fördert eine Fibroblastenproliferation und bewirkt einen besseren Katheterhalt sowie einen zusätzlichen Schutz vor an der Außenwand des Katheters aszendierenden Infektionen.

Implantierte *Portsysteme* mit transkutaner Punktionsmöglichkeit eines kleinen, subkutanen Vorratsbehälters durch eine Silikonmembran können mit einer speziellen, gebogenen Punktionsnadel mit dem Infusionssystem verbunden werden. Obwohl diesen Systemen eine besonders geringe Infektionsrate nachgesagt wird, werden sie im Kindes- und Jugendalter wegen der oft angstbesetzten Notwendigkeit zu wiederholten Punktionen und vor allem wegen des erhöhten Okklusionsrisikos bei langfristiger parenteraler Ernährung nicht bevorzugt.

Handelsübliche Schlauchsysteme für Infusionszwekke aus Polyvinylchlorid (PVC) können grOße Mengen des Weichmachers Diethylhexylphthalat (DEHP) enthalten. DEHP wird in bedenklichen Mengen durch Lipidemulsionen und fettlösliche Medikamente herausgelöst. Deshalb sollten für die parenterale Ernährung in der Pädiatrie sowie die parenterale Zufuhr lipophiler Medikamentenzubereitungen ausschließlich Mischbeutel und Schlauchsysteme verwendet werden, die nicht aus PVC gefertigt sind. Verfügbare und empfehlenswerte Alternativen sind aus Äthylenvenylacetat (EVA) hergestellte Mischbeutel bzw. mit Polyäthylen ausgekleidete Infusionsleitungen. Verschiedene Systeme aus Silikon oder Polyurethan werden in jeweils unterschiedlichen Größen für jede Altersgruppe angeboten.

Katetherposition. Die Lage jedes neu angelegten zentralen Venenkatheters muß radiologisch überprüft werden. Die Katheterspitze soll in der V. cava superior gerade oberhalb des rechten Vorhofes, aber nicht im Vorhof selbst liegen. Die V. cava inferior hat eine vergleichbare Größe und Flußgeschwindigkeit und eignet sich damit ebenfalls für eine Katheterpositionierung (gerade unterhalb des rechten Vorhofes). Allerdings sollte bei kaudaler Katheteranlage ein Katheteraustritt im Leistenbereich vermieden werden, da hier erfahrungsgemäß ein erhöhtes Infektionsrisiko gegeben ist. Statt dessen sollte der Katheteraustritt durch subkutane Untertunnelung im Bereich des Abdomens oder auch des Oberschenkels liegen.

Katheterpflege. Wegen des hohen Infektionsrisikos ist sowohl bei der Anlage als auch bei der Pflege und Versorgung der Zugangswege eine strengstens aseptische Vorgehensweise zwingend notwendig. Ein Verbandwechsel im Bereich des Katheteraustrittes wird unter sterilen Bedingungen etwa 3 Mal pro Woche durchgeführt. Dabei wird die den Katheteraustritt umgebende Haut mit einer antiseptischen Lösung gereinigt (z.B. Polyvidonjodlösung) und nach vollständigem Abtrocknen ein frischer, steriler Verband angelegt. Die Anwendung von Cremes und Salben ist nicht zu empfehlen, da hiermit die Bildung von infektionsfördernden feuchten Kammern erleichtert wird. Die Katheterpflege sollte nach Möglichkeit nicht durch häufig wechselnde Personen, sondern am besten durch einige wenige Erfahrene oder durch die gut geschulten Eltern durchgeführt werden, die meist sorgfältiger als das Krankenhauspersonal vorgehen.

Hauptbestandteile der parenteralen Ernährung

Flüssigkeit. Eine bedarfsgerechte Dosierung der Flüssigkeitszufuhr ist im Kindesalter von ungleich höherer klinischer Bedeutung als bei Erwachsenen und erfordert im klinischen Alltag große Aufmerksamkeit. Kinder und besonders Säuglinge haben im Vergleich zu Erwachsenen einen deutlich höheren prozentualen Wassergehalt des Körpers und einen deutlich größeren Anteil des Extrazellularraumes an der Körpermasse. Gleichzeitig ist der relative Flüssigkeitsumsatz gerade bei jungen Kindern wesentlich höher als bei Erwachsenen. Während beim gesunden Erwachsenen der Flüssigkeitsumsatz pro Tag nur etwa 1/7 der Extrazellularflüssigkeit entspricht, sind es beim Säugling etwa 1/3 des Extrazellularraumes. Die Fähigkeit zur Kompensation bei nicht angemessener Flüssigkeitszufuhr ist bei jungen Säuglingen und Frühgeborenen stark eingeschränkt. Bis zum Alter von etwa 6 Monaten ist die Konzentrationsfähigkeit der Niere vermindert, das Neugeborene kann den Urin auch bei hoher Salz- oder niedriger Wasserzufuhr nur bis zu etwa 700 mosmol/l konzentrieren. Hierdurch kann bei Säuglingen der Flüssigkeitsbedarf im Falle der Notwendigkeit zur vermehrten Elimination harnpflichtiger Substanzen erheblich ansteigen, etwa bei überhöhter Proteinzufuhr oder bei ausgeprägtem Katabolismus. Andererseits führt eine akute Flüssigkeitsbelastung im Säuglingsalter und besonders bei Frühgeborenen schneller zur Wassereinlagerung mit Ödemneigung.

Richtwerte für den Flüssigkeitsbedarf zeigt die Tabelle 22.1. Es ist unbedingt zu berücksichtigen, daß sich der Bedarf des individuellen Patienten ganz erheblich von diesen Richtwerten unterscheiden kann. So kann der Flüssigkeitsbedarf bei sehr unreifen Frühgeborenen und niedriger relativer Luftfeuchtigkeit auf mehr als das Doppelte der für Säuglinge angegebenen Richtwerte (Tabelle 22.1) steigen. Fieber steigert den Flüssigkeitsbedarf. Im geringerem Maße steigert die Anwendung von Wärmestrahlern und Phototherapie den Wasserbedarf. Andererseits können Beatmung, Relaxierung, Sedierung, hohe Luftfeuchtigkeit und Abdeckfolien den Wasserbedarf vermindern.

In den ersten 12 bis 24 Stunden der postoperativen Phase sowie nach schweren Traumen besteht oft eine erhöhte ADH-Wirkung mit Tendenz zur Wasserretention, so daß hier die Flüssigkeitsdosierung an der unteren und die Natriumzufuhr (Tabelle 22.3) an der oberen Grenze der Richtwerte orientiert werden.

Tabelle 22.1. Richtwerte für den Flüssigkeitsbedarf bei Säuglingen und Kleinkindern (ml/kg Körpergewicht und Tag). Beachte: der Bedarf einzelner Patienten kann von diesen Richtlinien stark abweichen!

Alter	Flüssigkeitsbedarf [ml/kg KG und Tag]
1. Lebenstag	50–70 ml
2. Lebenstag	70–90 ml
3. Lebenstag	80–100 ml
4. Lebenstag	100–120 ml
5. Lebenstag	100–130 ml
1. Lebensjahr	100–140 ml
2. Lebensjahr	80–120 ml
3.–5. Lebensjahr	80–100 ml
6.–10. Lebensjahr	60–80 ml
10.–14. Lebensjahr	50–70 ml

Besonderheiten bei Frühgeborenen. Frühgeborene neigen in besonderem Maße zur Überwässerung. Eine hohe Flüssigkeitszufuhr in den ersten Lebenstagen ist hier mit einem erhöhten Risiko für das Auftreten intrakranieller Blutungen und für eine Persistenz des Ductus arteriosus Botalli assoziiert. Bei unreifen Frühgeborenen erfolgt deshalb abhängig vom Geburtsgewicht in den ersten Tagen eine besonders sorgfältig begrenzte Flüssigkeitszufuhr (vgl. Tabelle 22.2). Erwünscht ist hier in den ersten Tagen nach der Geburt ein Flüssigkeitsverlust mit einer Gewichtsabnahme von bis zu 10 %.

Elektrolyte. Der Bedarf an Natrium und Kalium (Tabelle 22.3) ist besonders bei Neugeborenen stark von der Diurese abhängig. Bei geringer Wasserzufuhr kann z.B. der Kaliumbedarf auf 0,5 mmol/kg und Tag absinken. Der Bedarf an Kalzium und Phosphor ist stark altersabhängig und besonders hoch bei Frühgeborenen. Eine zur Vermeidung des

Tabelle 22.2. Richtwerte für den Flüssigkeitsbedarf bei Frühgeborenen in Abhängigkeit vom Geburtsgewicht und vom Lebensalter (ml/kg Körpergewicht und Tag). Beachte: der Bedarf einzelner Patienten kann von diesen Richtlinien stark abweichen!

Geburtsgewicht [g]	1.–2. Lebenstag	3. Lebenstag	15.–30. Lebenstag
>750–1000	105	140	150
1001–1250	100	130	140
1251–1500	90	120	130
1501–1750	80	110	130
1751–2000	70	90	130

Tabelle 22.3. Mittlerer Elektrolytbedarf/kg Körpergewicht und Tag bei parenteraler Ernährung (mmol/kg Körpergewicht und Tag). Beachte: der Bedarf einzelner Patienten kann von diesen Richtlinien stark abweichen!

Elektrolyt	Bedarf [mmol/kg KG und Tag]
Natrium	3–5 mmol
Kalium	1–3 mmol
Kalzium	0,1–1 mmol (unreife Frühgeborene: bis 3 mmol Kalzium)
Magnesium	0,1–0,7 mmol
Chlorid	3–5 mmol
Phosphat	0,5–1 mmol (unreife Frühgeborene: bis 2,5 mmol Phosphat)

Ausfallens von Kalzium und Phosphatsalzen früher vielfach praktizierte konsekutive Infusion von Kalzium und Phosphatsalzen zu verschiedenen Zeiten des Tages kann nicht mehr empfohlen werden, da hier die Bioverfügbarkeit stark reduziert ist und ein größerer Anteil der infundierten Salze renal ausgeschieden wird. Statt dessen kann durch die Wahl geeigneter organischer Verbindungen (z.B. Kalziumglukonat, Natriumglycerophosphat) eine für die meisten Patienten adäquate Kalzium- und Phosphatkonzentration in Lösung gebracht werden.

Intraoperativ werden natriumreiche Lösungen mit einem Natriumgehalt >70 mmol/l infundiert, während die intraoperativ zugeführten Lösungen in der Regel kein Kalium enthalten.

Aminosäuren. Neben einer angemessenen Flüssigkeits- und Energiezufuhr ist die Bereitstellung eines quantitativ und qualitativ ausreichenden Aminosäurenangebotes von entscheidender Bedeutung für die Vermeidung eines Eiweißkatabolismus und das Erreichen einer physiologischen Proteinsynthese, welche die Aufrechterhaltung der Organfunktionen und ein angemessenes Wachstum ermöglicht. Heute werden ausschließlich kristalloide L-Aminosäuren in meist 5–10%igen Lösungen verwendet, die alle essentiellen und als zusätzliche Stickstoffquelle auch nichtessentielle Aminosäuren enthalten. Die Zusammensetzung der Aminosäuren soll sich an der eines hochwertigen Proteins (z.B. Muttermilchprotein) orientieren. Zur Deckung des Stickstoffbedarfes (Tabelle 22.4) wird für Säuglinge und Kleinkinder die Verwendung pädiatrischer Aminosäurelösungen empfohlen, die den Besonderheiten des Bedarfes in diesem Lebensalter angepaßt sind. Hier wird berücksichtigt, daß die Aktivität der hepatischen Cystathionase bei Feten und Frühgeborenen als nicht meßbar berichtet wurde und somit Cystein aufgrund einer Unreife der Eigensynthese bei Neu- und Frühgeborenen zur konditionell essentiellen Aminosäure werden kann. Deshalb muß Cystein bei dieser Altersgruppe mit der parenteralen Ernährung zugeführt werden und ist in pädiatrischen Aminosäurelösungen wegen seiner begrenzten Löslichkeit und Stabilität in unterschiedlichen Konzentrationen sowie verschiedenen Verbindungen enthalten (Tabelle 22.5). Die Zufuhr von Histidin, Taurin und durch einige Autoren auch Tyrosin wird befürwortet, da die Kapazität zur Eigensynthese im Säuglingsalter eingeschränkt sein kann (Tabelle 22.5).

Tabelle 22.4. Richtwerte zum Nährstoffbedarf/kg Körpergewicht und Tag bei parenteraler Ernährung (der Bedarf einzelner Personen kann von diesen Richtwerden deutlich abweichen!)

Alter	Aminosäuren [g]	Glukose [g]	Fett [g]	Energie [kcal]
1. Lebensjahr	1,5–2,5	8–15	2–3	60–100
2. Lebensjahr	1,5	12–15	2–3	70–90
3.–5. Lebensjahr	1,5	12	1–2	60–70
6.–10. Lebensjahr	1,0	10	1–2	50–60
10–14. Lebensjahr	1,0	8	1	50

Tabelle 22.5. Gehalte einiger kritischer, als semiessentiell angesehener Aminosäuren bzw. ihrer Derivate in pädiatrischen Aminosäurelösungen (mg/100 ml). (Nach Herstellerangaben)

	Aminopäd 10% [mg/dl] (Pharmacia & Upjohn)	Aminoven infant 10% [mg/dl] (Fresenius Kabi)	Primene 10% [mg/dl] (Baxter)
Cysteinverbindungen	Aceytylcystein	Cystein	Cystein-HCl
	70	52	246
Histidin	460	476	380
Taurin	300	400	600
Tyrosin	0	420	450

Infundierte Aminosäuren können nur dann zur Proteinsynthese genutzt werden, wenn sie gleichzeitig mit einer ausreichenden Menge an Nichtproteinenergie infundiert werden. Als Richtgröße kann gelten, daß mit jedem Gramm Aminosäuren etwa 20 bis 30 kcal Energie infundiert werden sollen. Bei zu hoher Dosierung einer Aminosäureninfusion bzw. eingeschränkter Metabolisierbarkeit der infundierten Aminosäuren kommt es typischerweise zu einer Zunahme der Harnstoff- und Ammoniakkonzentrationen im Plasma.

Kohlenhydrate. Die Kohlenhydratzufuhr dient zur Bereitstellung von rasch verfügbarer Energie (ca. 3,8 kcal/g Glukose), zur Prävention von Hypoglykämien und mittelbar zur Vermeidung der Proteolyse. Bei Kindern werden grundsätzlich nur Glukoselösungen angewandt. Glukose wird von allen Geweben metabolisiert, allerdings ist die Utilisation in den meisten Geweben (nicht im Zentralnervensystem) insulinabhängig. In der Regel wird bei Kindern eine Glukosezufuhr um 10–15 g/kg/Tag gut toleriert. Bei schwerkranken Patienten (Sepsis, schweres Trauma, postoperative Phase) kann jedoch die Glukosetoleranz ganz erheblich eingeschränkt sein mit der Folge gehäufter Hyperglykämien, die abhängig vom Ausmaß der resultierenden Glukosurie zu relevanten renalen Wasserverlusten führen können. Eine hohe Glukosezufuhr kann auch ohne Auftreten einer Hyperglykämie eine *de novo* Lipacidogenese induzieren und zu einer Leberverfettung führen, der durch Zufuhr eines höheren Kalorienanteils aus Fettemulsionen vorgebeugt werden kann.

Die als Alternative zur Glukoseinfusion früher übliche Gabe von Infusionslösungen mit Fruktose (Laevulose) oder dem über Fruktose metabolisierten Sorbit kann bei Patienten mit hereditärer Fruktoseintoleranz (vgl. Kap. 41.2) zu schwersten Unverträglichkeitsreaktionen führen. Da wiederholt Todesfälle bei Patienten aufgetreten sind, bei denen die Diagnose der bestehenden hereditären Fruktoseintoleranz nicht bekannt war, sollten parenterale Lösungen mit Fruktose (Laevulose) oder Sorbit generell nicht mehr zur Anwendung kommen.

Bei Erwachsenen wird als alternatives Kohlenhydrat oftmals Xylit eingesetzt, das nach hepatischer Metabolisierung zu Xylose in den Pentosephosphatshunt eingeschleust wird und schließlich in die Stoffwechselwege der Glykolyse oder Glukoneogenese eingeht. Im Vergleich zu Glukose führt eine vergleichbare Xylitdosierung zu geringerer Hyperglykämie. Für pädiatrische Patienten sind Xylitlösungen allerdings nicht zugelassen, da keine systematischen Untersuchungen über Wirkungen und Verträglichkeit bei Kindern und Jugendlichen vorliegen.

Lipide. Die Infusion von Lipidemulsionen erlaubt die Zufuhr einer hohen Energiedichte (wegen des unterschiedlichen Glyceringehaltes bei 10%igen Emulsionen ca. 11 kcal/ml, bei 20%igen Emulsionen ca. 20 kcal/ml) mit isoosmolaren Lösungen. In der Praxis kann eine Deckung des bei Säuglingen und Kindern hohen Energiebedarfes unter parenteraler Ernährung nur durch die regelmäßige Fettinfusion erreicht werden. Ein angemessener Anteil an Fett an der Energiezufuhr ermöglicht darüber hinaus die Vermeidung zu hoher Glukoseinfusionsraten und beugt so einer Leberverfettung vor. Zudem sind Lipidemulsionen zur Deckung des Bedarfes an essentiellen Fettsäuren unverzichtbar notwendig, da sich bei fettfreier parenteraler Ernährung bereits innerhalb einer Woche ein klinisch manifester Mangel an essentiellen Fettsäuren einstellen kann.

Bei Säuglingen und Kindern werden in der Regel nur Emulsionen mit niedrigem Lecithin-Triglycerid-Verhältnis eingesetzt, wie es in üblichen 20%igen Emulsionen gegeben ist. Im Vergleich zu klassischen 10%igen Emulsionen mit doppelt so hohem Lecithin-Triglycerid-Verhältnis zeigt sich bei niedrigem Lecithinanteil eine bessere metabolische Verträglichkeit mit signifikant geringerer Akkumulation von Phospholipiden und Cholesterin im Plasma. Das erwünschte niedrige Lecithin-Triglycerid-Verhältnis liegt auch in einzelnen neueren 10%igen sowie 30%igen Emulsionen vor.

In Deutschland sind für die Anwendung im Kindesalter derzeit Emulsionen aus Sojaöl sowie eine Emulsion aus Olivenöl und Sojaöl zugelassen, die alle Hühnereiweißlecithin als Emulgator sowie Glycerin zur Anpassung der Osmolarität enthalten (Tabelle 22.6). Für Sojaölemulsionen liegen langjährige Erfahrungen und sehr umfangreiche Daten zur Sicherheit und Nebenwirkungsarmut bei Säuglingen und Kindern vor. Allerdings ist ihre Zusammensetzung dem kindlichen Bedarf nicht optimal angepaßt, da sie bei üblicher Dosierung zu einer übermäßig hohen Zufuhr an mehrfach ungesättigten Fettsäuren führen. Hier besteht Besorgnis hinsichtlich einer möglichen vermehrten Lipidperoxidation und daraus resultierender Gewebeschädigung insbesondere bei Patienten mit hohem oxidativen Streß (z.B. bei Infektionen) und schlechter antioxidativer Abwehr (z.B. Frühgeborene). Da Sojaölemulsionen gleichzeitig nur geringe Konzentrationen der biologisch wirksamen Form des antioxidativen Vitamin E (α-Tocopherol) enthalten und ein niedriges Verhältnis zwischen diesem Antioxidans und den durch das Antioxidans zu schützenden Doppelbindungen der mehrfach ungesättigten Fettsäuren (Tabelle 22.6), sollte mit der Infusion von Sojaölemulsionen stets gleichzeitig Vitamin E supplementiert werden (Tabelle 22.7). Die neuerdings auch für die pädiatrische Anwendung zugelassene, überwiegend auf Olivenöl basierende Emulsion weist eine günstiger erscheinende Fettsäurezusammensetzung und einen höheren Vitamin-E-Gehalt auf; erste klinische Studien zeigten eine gute metabolische und klinische Toleranz bei Säuglingen und Kindern.

Die im Erwachsenenalter verbreitet eingesetzten Emulsionen aus mittelkettigen Triglyceriden und Sojaöl sind in Deutschland für pädiatrische Patienten bisher nicht zugelassen, da im Kindesalter bislang nur begrenzte Erfahrungen vorliegen. Für die Zukunft werden weitere Entwicklungen und eine Verbreiterung des Angebotes verfügbarer Fettemulsionen erwartet, beispielsweise auch Emulsionen mit langkettigen ω-3-Fettsäuren, die u.a. für Säuglinge vorteilhaft sein könnten.

Vitamine und Spurenelemente. Eine über mehr als wenige Tage durchgeführte parenterale Ernährung wird grundsätzlich durch die Gabe von wasserlöslichen und fettlöslichen Vitaminen ergänzt. Wasserlösliche Vitamine werden im Organismus kaum retiniert und sollten deshalb spätestens nach wenigen Tagen einer parenteralen Ernährung zugeführt werden. Fettlösliche Vitamine werden zwar im Organismus gespeichert, so daß beispielsweise ein manifester Vitamin-A-Mangel bei einem zuvor Gesunden erst nach

	Sojaöl-Emulsionen (Deltalipid 20%, Delta-Pharma; Intralipid 20%, Pharmacia & Upjohn; Lipofundin 20%, B. Braun; Lipovenös 20%, Fresenius-Kabi; Salvilipid 20%, Baxter)	Olivenöl/Sojaöl-Emulsion (ClinOleic 20%, Baxter)
Öl, 20 g/dl	Sojaöl	Olivenöl/Sojaöl = 4:1
Ei Phospholipide	1,2 g/dl	1,2 g/dl
Glycerin	2,25 g/dl	2,25 g/dl
Na-Oleat	–	0,03 g/dl
Einfach ungesättigte Fettsäuren (vorwiegend Olsäure)	22,3%	58,3%
Mehrfach ungesättigte Fettsäuren (vorwiegend Linol- und α-Linolensäure)	58%	20,2%
Linolsäure/α-Linolensäure	7,2	8,9
Vitamin E (α-Tocopherol)	1,45 mg/dl	3,0 mg/dl
α-Tocopherol/Linolsäure	0,15 mg/g	0,87 mg/g

Tabelle 22.6. Zusammensetzung in Deutschland für pädiatrische Patienten zugelassener 20%iger Fettemulsionen auf der Basis von Sojaöl bzw. Oliven- und Sojaöl. (Nach Herstellerinformationen)

Tabelle 22.7. Zusammensetzung in Deutschland für pädiatrische Patienten eingesetzter Präparate zur parenteralen Vitamingabe. (Nach Herstellerinformationen)

	Cernevit (Baxter) (zugelassen für Kinder >11 Jahre und Erwachsene)	Soluvit N (Braxter) (zugelassen für Kinder ab 11 Jahre und Erwachsene)	Vitalipid Infant (Braxter) (zugelassen für Säuglinge und Kinder <11 Jahre)	Vitalipid Adult (Braxter) (zugelassen für Kinder ≥11 Jahre und Erwachsene)
Dosierungsempfehlung des Herstellers	1 Amp. (5 ml)/Tag	1 Amp./Tag	1 ml/kg u. Tag bis max. 10 ml/Tag	1 Amp. (10 ml)/Tag
Fettlösliche Vitamine				
Vitamin A	3500 IE /Amp.		2300 IE/10 ml	3300 IE/Amp.
Vitamin D	220 IE /Amp.		40 IE/ml	200 IE/Amp.
Vitamin E	11,2 IE /Amp.		0,7 IE/ml	10 IE/Amp.
Vitamin K	–		0,02 mg/ml	0,15 mg
Wasserlösliche Vitamine				
Thiamin	–	2,5 mg/Amp.		
Riboflavin	Riboflavin-5'-phosphat-Mononatriumsalz 2H2O, 5,67 mg/Amp.	3,6 mg/Amp.		
Nicotinamid	46 mg/Amp.	40 mg/Amp.		
Vitamin B6	Pyridoxin-HCl, 5,5 mg/Amp.	4 mg/Amp.		
Vitamin B12	0,006 mg/Amp.	0,005 mg/Amp.		
Folsäure	0,414 mg/Amp.	0,4 mg Amp.		
Panthotensäure	16,15 mg Dexpanthenol/Amp.	15 mg/Amp.		
Biotin	0,069 mg/Amp.	0,06 mg/Amp.		
Vitamin C	125 mg/Amp.	100 mg/Amp.		

langer parenteraler Ernährung ohne Retinolzufuhr auftritt. Dennoch sollte bei vollständig parenteral ernährten Patienten von Beginn an ein Präparat mit fettlöslichen Vitaminen einschließlich des Antioxidans Vitamin E zugeführt werden, da parenteral ernährte Patienten ein hohes Risiko für die vermehrte Bildung von reaktiven Sauerstoffradikalen mit konsekutiver peroxidativer Membranschädigung aufweisen. Zur Dosierung bei Säuglingen und Kindern bestehen kontroverse Meinungen, die Tabelle 22.7 zeigt die Dosisempfehlungen der Hersteller.

Bei längerfristiger parenteraler Ernährung ist eine Supplementierung mit für pädiatrische Patienten konzipierten Spurenelementpräparaten empfehlenswert. Bei spurenelementfreier Infusion wird häufig ein Mangel an Zink und Kupfer offensichtlich. Zusätzlich werden die Spurenelemente Chrom, Eisen, Jod, Kobalt, und Selen als sicher essentiell sowie die Elemente Mangan und Molbydän als wahrscheinlich essentiell angesehen. Allerdings fehlen ausreichende Daten, um den tatsächlich notwendigen, altersbezogenen Bedarf bei parenteraler Ernährung von Säuglingen und Kleinkindern zu definieren. Pragmatisch wird man einer über mehr als nur wenige Tage andauernden parenteralen Ernährung eines der für Kinder zugelassenen Spurenelementpräparate [z.B. Inzolen Infantibus (Köhler), Peditrace (Baxter)] zugeben.

Praktische Durchführung der parenteralen Ernährung

Zubereitung der Infusionslösungen. Die Herstellung der dem Patienten applizierten Infusionslösungen ist mit erheblichen Risiken behaftet, insbesondere einer Kontamination mit Infektionserregern, dem möglichen Auftreten von Mischungsfehlern sowie einer Inkompatibilität verschiedener Infusionsbestandteile untereinander oder mit gleichzeitig parenteral applizierten Medikamenten. Die Zubereitung erfordert deshalb besondere Sorgfalt und Erfahrung. Wenn immer möglich sollten Infusionslösungen durch hierfür entsprechend ausgestattete und erfahrene Apotheken bzw. Krankenhausapotheken oder pharmazeutische Hersteller zubereitet werden. Aufgrund der besonderen Erfordernisse der pädiatrischen Patienten wird jedoch eine Selbstzubereitung auf Krankenstationen und Intensivstationen in vielen Fällen nicht vollständig zu vermeiden sein. Die hier auftretenden Risiken können vermindert werden, wenn alterspezifisch zusammengesetzte Standardlösungen (Tabelle 22.8) mit einer für viele pädiatrische Patienten angemessenen Deckung des Nährstoffbedarfes eingesetzt werden. Die Erfahrung in vielen Kliniken zeigt, daß der größte Teil päd-

Tabelle 22.8. Beispiel für eine am Dr. von Haunerschen Kinderspital der Universität München eingesetzte Standardlösung für die parenterale Ernährung von Frühgeborenen, die nach Bedarf durch eine Fettemulsion, Vitamin- und Spurenelementpräparate und ggf. auch zusätzliche Elektrolyte ergänzt werden kann

Inhalt	Basislösung für Frühgeborene
Volumen/Beutel	120 ml
Glukose	12 g/Btl. (10 g/dl)
Aminosäuren (pädiatr. Lsg.)	2,4 g/Btl. (2 g/dl)
Natrium	4,5 mmol/Btl. (3,75 mmol/dl)
Kalium	1,5 mmol/Btl. (1,25 mmol/dl)
Kalzium	1,7 mmol/Btl. (1,42 mmol/dl)
Glycerophosphat	1,3 mmol/Btl. (1,08 mmol/dl)
Chlorid	3,4 mmol/Btl. (2,83 mmol/dl)

iatrischer Krankenhauspatienten einschließlich der intensivbehandelten Frühgeborenen mit einigen wenigen, alterspezifisch zusammengesetzten Standardlösungen mit festen Mischungen aus Glukose, Aminosäuren und Elektrolyten sehr gut versorgt werden können, wodurch gleichzeitig eine Risikominderung gegenüber einer individuellen freien Mischung von Infusionslösungen auf einer Krankenstation erreicht wird kann.

Die Zugabe von Medikamenten zu einer Infusionslösung oder das Zuspritzen in eine Infusionslösung sollte nur nach Überprüfung der Mischbarkeit erfolgen.

Die Verwendung von Ein-Beutel-Systemen mit Gemischen aus Glukose, Aminosäuren und Fettlösungen sowie Elekrolyten und Vitaminen kann für pädiatrische Patienten nicht generell empfohlen werden, da bei den hier notwendigen spezifischen Nährstoffkonzentrationen insbesondere bei sehr hohen Kalziumkonzentrationen eine Stabilität von Ein-Beutel-Systemen nicht immer gewährleistet ist. Ausgenommen sind gemischte Infusionslösungen, deren Kompatibilität und Stabilität durch angemessene Prüfungen gesichert ist.

Applikation. Bei pädiatrischen Patienten sollte die Zufuhr der parenteralen Ernährung generell über Pumpensysteme und nicht durch freies Tropfenlassen erfolgen, um Dosierungsfehler weitgehend zu vermeiden. Bei höher Nährstoffzufuhr oder eingeschränkter metabolischer Toleranz erscheint es vorteilhaft, die Infusion kontinuierlich über etwa 20–24 Stunden/Tag durchzuführen. Bei langfristiger parenteraler Ernährung und insbesondere bei heimparenteraler Ernährung bewährt es sich jedoch, die Infusionsdauer auf eine begrenzte Zeit von z.B. 8–12 Stunden/Tag zu limitieren, um den Patienten höhere Freiheitsgrade z.B. für Spiel, körperliche Aktivität und Schulbesuch zu ermöglichen. Hierbei ist im Einzelfall ggf. ein Infusionsbeginn und -ende mit schrittweise abgestufter Veränderung der Infusionsgeschwindigkeit sinnvoll, um das Risiko metabolischer Nebenwirkungen (beispielsweise Hyperglykämien bei Infusionsbeginn, reaktive Hypoglykämien bei Infusionsende) zu vermindern.

Generell sollten alle wasserlöslichen Infusionslösungen durch ein patientennah im Infusionssystem angebrachtes *Mikrofilter* mit einer Porengröße von 0,2 µm infundiert werden, das Partikeln und Mirkoorganismen zurückhält. Lipidemulsionen und Mischungen von Lösungen mit Lipidemulsionen werden durch ein Filter mit einer Porengröße von 1,0 µm infundiert.

Komplikationen und Überwachung

Zu den möglichen *katheterbedingten Komplikationen* gehören Dislokationen, Leckagen und Abrisse, bei denen ggf. auch Fehlinfusionen (z.B. Infusothorax) auftreten können, und nicht zuletzt das Auftreten von Venenthrombosen. Okklusionen können nicht nur durch thrombotische Ablagerungen, sondern auch durch das Ausfallen von Infusionsbestandteilen insbesondere bei Mischungen inkompatibler Lösungen auftreten (z.B. hohe Kalziumkonzentrationen in Kombination mit Heparin und Lipidemulsionen). Besonders gefürchtete, vergleichsweise häufig auftretende Komplikationen sind Katheterinfektion und Kathetersepsis, die insbesondere bei Infektionen mit den Katheter besiedelnden Staphylokokken oft das Entfernen des Zuganges erfordern.

Zu den *metabolischen Komplikationen* bei parenteraler Ernährung gehören u.a. Hyper- und Hypoglykämie, osmotische Diurese besonders bei starker Hyperglykämie, Hyperlipidämie, Dysproteinämie, metabolische Acidose, Akkumulation von Harnstoff und Ammoniak, hepatozelluläre Schäden, Cholestase, Cholelithiasis, sowie das Auftreten einer Mangelversorgung beispielsweise von Elektrolyten, essentiellen Aminosäuren, essentiellen Fettsäuren, Vitaminen, Spurenelementen und Carnitin. Die Überwachung des einzelnen Patienten und die zur Erkennung möglicher infektiöser und metabolischer Risiken durchgeführten Laboruntersuchungen müssen sich nach Art und Dauer der parenteralen Ernährung und nach der vorliegenden Grundkrankheit und der aktuellen Situation des einzelnen Patienten und seines Krankheitsbildes richten. Die Übersicht kann nur eine Orientierung für ein mögliches diagnostisches Vorgehen bei parenteraler Ernährung geben, die jeweils an die Bedingungen des Einzelfalles angepaßt werden muß.

Beispiel für ein mögliches Vorgehen zur Überwachung einer langfristigen parenteralen Ernährung, das jeweils an die Bedingungen des Einzelfalles anzupassen und insbeondere bei pathologischen Befunden oder klinischen Besonderheiten zu ergänzen ist!

- Initialphase
  - Woche 1: ca. 2mal/Woche: Körperliche Untersuchung, Anthropometrie;
    BB, BZ, Elektrolyte inkl. Ca, P, Mg, Harnstoff, Creatinin, GOT, GPT, GLDH, γGT, AP, Bilirubin, Gesamtalbumin, Triglyceride und Cholesterin (möglichst >6 Stunden nach Ende der Lipidzufuhr), Quick, PTT.
  - Woche 2–4: ca. 1mal/Woche: Körperliche Untersuchung;
    BB, BZ, Elektrolyte inkl. Ca, P, Mg, Harnstoff, Creatinin, GOT, GPT, GLDH, γGT, AP, Bilirubin ges., Albumin, Triglyceride und Cholesterin (möglichst >6 Stunden nach Ende der Lipidzufuhr), Quick, PTT.
- Langzeitige parenterale Ernährung
  - Alle 4–6 Wochen: Körperliche Untersuchung mit RR, Anthropometrie, Kontrolle Katheter und Kathetereintrittsstelle, Systemdruckmessung;
    BB, BZ, Elektrolyte inkl. Ca, P, Mg, Harnstoff, Creatinin, GOT, GPT, GLDH, γGT, AP, Bilirubin ges., Albumin, Triglyceride und Cholesterin (möglichst >6 Stunden nach Ende der Lipidzufuhr), Quick, PTT
  - Alle 3 Monate: Perzentilenkurven;
    Blutgasanalyse, Harnsäure, LDH, Serumeisen, Ferritin, Zink, Carnitin, Gesamteiweiß, Eiweißelektrophorese, Folsäure, VitaminB12, B6, A, E, Selen, Kupfer, Ammoniak, Laktat, ggf. Albumin, Mangan, Chrom, essentielle Fettsäuren);
    Ultraschall Abdomen mit Bestimmung der Lage der Katheterspitze;
    Überprüfung der enteralen Ernährung, Überprüfung und Anpassung der PN-Verordnung.
  - Alle 12 Monate: Entwicklungsdiagnostik, Röntgen-Knochenalter, IgFBP3.

Heimparenterale Ernährung

Säuglinge, Kinder und Jugendliche, die aufgrund ihrer vorliegenden Erkrankung einer längerfristigen parenteralen Ernährung bedürfen, können bei richtiger Indikationsstellung und Durchführung in hohem Maße von einer häuslich durchgeführten parenteralen Ernährung profitieren. Mit der heimparenteralen Ernährung können die Patienten wieder in ihr familiäres, häusliches und soziales Umfeld integriert werden und in Abhängigkeit von ihrer Grundkrankheit oftmals einem weitgehend normalen Tagesablauf mit Kindergarten- oder Schulbesuch bzw. Berufsausbildung nachgehen. Selbstvertrauen, psychische Stabilität und Lebensqualität können oft ganz erheblich verbessert werden. Nicht zuletzt zeigen Erfahrungen mit großen Patientenzahlen eine geringere Häufigkeit insbesondere von infektiösen Komplikationen bei häuslicher im Vergleich zur während einer stationären Krankenhausbehandlung durchgeführten parenteralen Ernährung. Abhängig von den jeweils vorliegenden Bedingungen kann u.U. auch eine deutliche Kostenersparnis eintreten.

Zu den *Voraussetzungen* für eine erfolgreiche heimparenterale Ernährung gehört die richtige Auswahl geeigneter Patienten, eine gute Schulung von Patient und Familie, ein angemessenes Ernährungsregime, eine ausreichende technische Ausstattung und absolut sicher funktionierende Logistik der Bereitstellung von Infusionslösungen und anderen Materialien, meist die Betreuung durch einen engagierten und erfahrenen ambulanten Pflegedienst und nicht zuletzt die Anbindung an ein ständig über 24 Stunden an 7 Tagen der Woche erreichbares, erfahrenes Behandlungszentrum.

Patientenauswahl. Eine heimparenterale Ernährung sollte bei pädiatrischen Patienten in stabilem Zustand erwogen werden, bei denen eine weitere parenterale Ernährung für noch etwa einen Monat oder länger erwartet wird und eine weitere stationäre Behandlung aus anderen Gründen nicht notwendig ist. Es sollten keine Besonderheiten vorliegen, die eine hohe Komplikationsrate wahrscheinlich machen, und es muß ein stabiler zentraler Venenzugang vorliegen, am günstigsten ein Hickmann-Broviac-Katheter. Der Patient bzw. Familienangehörige müssen nach entsprechender Information die häusliche Behandlung befürworten und zu ihrer Durchführung in der Lage sein.

Vorbereitung. Das auszuwählende Ernährungsregime sollte möglichst einfach durchführbar sein und so wenig häusliche Mischungen als möglich vorsehen. Hierbei ist besonders der praktisch wichtige Aspekt zu berücksichtigen, daß die Häufigkeit der Anlieferung der vom Apotheker zubereiteten Infusionslösungen an die Familie von der Haltbarkeitsdauer der eingesetzten Mischungen abhängig ist. Bevorzugt wird eine zyklische Infusion in den Abend- und Nachtstunden eingesetzt. In einer strukturierten und eingehenden Schulung des Patienten und (oder) der betreuenden Familienangehörigen werden die Grundlagen der intravenösen Ernährung und ihrer Komponenten besprochen. Die Funktion und Pflege des Katheters und die Grundlagen und Praxis der Asepsis müssen eingehend erklärt und die Katheterpflege und -überwachung intensiv praktisch geübt werden. Die Lagerung und Vorbereitung der Infusionslösungen, das Anschließen und Beenden der Infusion sowie der Umgang mit Verbindungsleitungen und Infusionspumpe müssen erlernt werden. Über mögliche Komplikationen und angemessene Reaktionsweisen muß informiert werden, des weiteren ist ein klares Konzept zur ärztlichen Überwachung und eine Liste mit Notfalltelefonnummern vorzubereiten. Meist ist es hilfreich, besonders in den ersten Wochen Patient und Familie bei der Durchführung der Infusionstherapie durch einen ambulanten Pflegedienst zu unterstützen. Auch wenn keine Komplikationen auftreten, sollte der heimparenterale Patient in der Regel mindestens einmal monatlich in einem erfahrenen Behandlungszentrum ambulant untersucht werden. Bei sorgfältiger Vorgehensweise kann ein Kind ggf. über viele Jahre heimparenteral ernährt werden.

23 Adipositas

M. Wabitsch

Definition. Eine Adipositas liegt vor, wenn der Körperfettgehalt eines Patienten das normale Maß überschreitet. Da eine genaue Messung der Fettmasse des Körpers technisch aufwendig ist, wird diese in der Praxis indirekt durch Messung der Körpergröße und des Körpergewichts abgeschätzt. Im deutschsprachigen Raum wurde entsprechend bislang aus dem Längensollgewicht[1] (Relativgewicht bezogen auf die Größe) das prozentuale Übergewicht berechnet und eine Adipositas ab 20 % Übergewicht definiert. Heute ist der Körpermassenindex oder Body Mass Index (BMI)[2] die international und auch in Deutschland empfohlene Größe, welche zur Definition der Adipositas herangezogen wird (WHO 1998; AGA 2001). Entsprechend den Grenzwerten für andere altersabhängige Parameter im Kindes- und Jugendalter (z.B. Definition von Hochwuchs) wird die 97. Altersperzentile des BMI zur Definition von Adipositas herangezogen (s. Abb. 23.2). Die Messung der Trizeps-Hautfaltendicke kann zusätzlich helfen eine Adipositas zu diagnostizieren (>97. Altersperzentile).

Es muß betont werden, daß der Körperfettgehalt während der Kindheit stark vom Alter abhängt (Abb. 23.1). Während des letzten Drittels der Fetalzeit kommt es zu einer deutlichen Zunahme der Fettmasse, die ihr vorläufiges Maximum am Ende des ersten Lebensjahres hat (Körperfettgehalt ca. 28 %) („1. Fülle"). Es folgt dann eine relative Reduktion des Körperfettmasse, bis diese wieder in der präpubertären Phase bis ins Erwachsenenalter hinein ansteigt („2. Fülle"). Da der BMI auch während der Kindheit gut mit dem Fettgehalt des Körpers korreliert, beschreibt der Verlauf der BMI-Perzentilen annähernd die physiologische Veränderung des Körperfettgehalts während der Kindheit (Abb. 23.2 a,b).

Häufigkeit. In den USA lag Anfang der 90er Jahre bei 11 % der Kinder eine Adipositas vor (Troiano et al. 1995). Für

[1] Längensollgewicht = (Gewicht/größenbezogenes Referenzgewicht) × 100
[2] BMI = Gewicht/(Größe)^2 [kg/m^2]

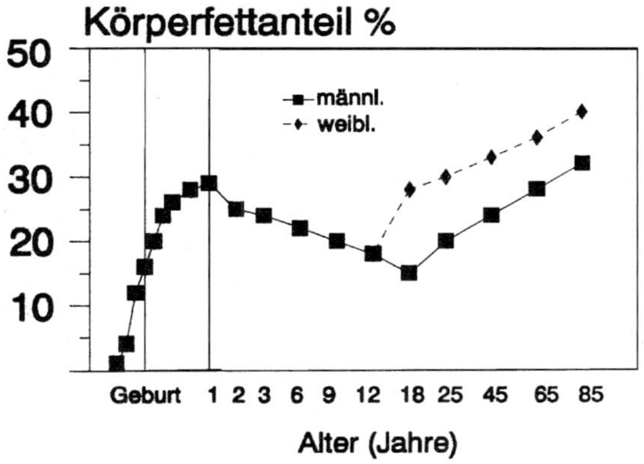

Abb. 23.1. Altersabhängigkeit des Körperfettgehalts. (Nach Häger et al. 1977)

Deutschland gibt es keine repräsentative Angabe über die Prävalenz von Adipositas im Kindes- und Jugendalter. Angaben aus einzelnen regionalen Untersuchungen schwanken zwischen 5 und 15 % und zeigen eine höhere Adipositasprävalenz im Jugendalter sowie ein Land-Stadt-Gefälle. In den USA stieg die Prävalenz seit Ende der 70er Jahre um mehr als 100 % an, ebenfalls erhöhte sich in den meisten Industrieländern der mittlere BMI der Kinder in allen Altersgruppen. Zudem gibt es Hinweise, daß die Zunahme des mittleren BMI vor allem auf einen Zuwachs bei höheren BMI-Werten zurückzuführen ist (Troiano et al. 1995). Dies bedeutet, daß Kinder mit Adipositas heute deutlich mehr Gewicht haben als vor einigen Jahren. In Deutschland stieg die Prävalenz von Adipositas bei Kindern und Jugendlichen nach der Wiedervereinigung in den östlichen Bundesländern dramatisch an (Kromeyer-Hauschild u. Jaeger 1998).

Aufgrund ihrer Häufigkeit und ihrer Prognose zählt die Adipositas zu den bedeutendsten chronischen Krankheiten im Kindes- und Jugendalter. Sie bedarf erhöhter ärztlicher Aufmerksamkeit sowie neuer Wege für eine effektive Prävention und therapeutische Intervention.

Ätiologie. Grundsätzlich kann zwischen der *primären* und der sehr seltenen *sekundären Adipositas* unterschieden werden. Von einer sekundären Adipositas spricht man, wenn eine definierte andere Grundkrankheit die Ursache der Adipositas ist (s. Abschn. „Differentialdiagnose"). Eine primäre Adipositas liegt vor, wenn keine ursächliche Primärkrankheit erkennbar ist. Der Begriff der primären Adipositas kommt zunehmend ins Wanken, da sich neuerdings nosologische Subgruppen adipöser Kinder und Jugendlicher bilden lassen, die auf pathophysiologischer oder/und somatischer Ebene voneinander unterschieden werden können und wahrscheinlich jeweils eine gemeinsame, bislang nicht bekannte, molekulare Grundlage haben (s. auch Pathoge-

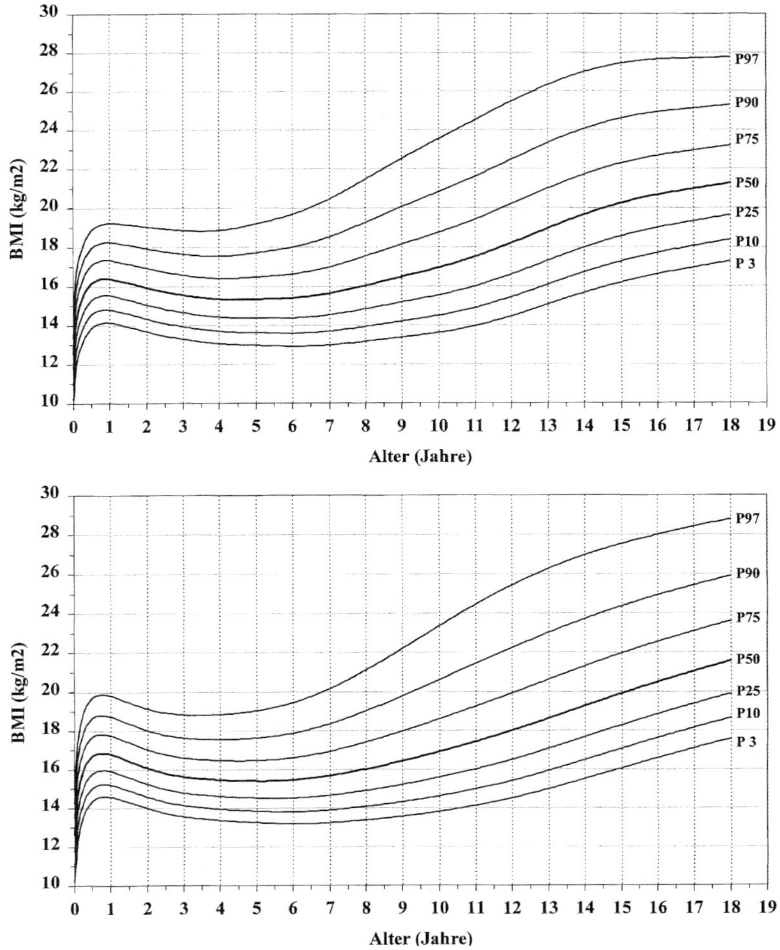

Abb. 23.2a,b. Perzentilenkurven des Körpermassenindex (Body Mass Index (BMI)), **a** Jungen, **b** Mädchen. (Nach Kromeyer-Hauschild et al. 2001)

nese, Komorbidität). Es soll erwähnt werden, daß kürzlich mehrere seltene, monogene Formen der frühmanifesten Adipositas beschrieben wurden (s. Übersicht).

Bekannte seltene monogene Formen der Adipositas beim Menschen. (Stand: Dezember 2001)

Liste der Gene, bei denen Mutationen gefunden wurden, die möglicherweise Ursache für eine frühmanifeste Form der Adipositas beim Menschen sind:
- Leptin-Gen,
- Leptinrezeptor-Gen,
- Prohormone-Convertase-I-Gen,
- Pro-opio-Melanocortin-Gen,
- Melanocortin-4-Rezeptor-Gen,
- Perioxosome-proliferator-activated-receptor-γ-(PPARγ-)Gen

Die Manifestation der primären Adipositas ist in der Regel multifaktoriell bedingt. Ungünstige Umgebungsfaktoren (s. Übersicht) können bei einer genetischen Prädisposition das Entstehen einer Adipositas auslösen.

Ungünstige Faktoren, die zur Manifestation der Adipositas beitragen

- *Psychosozial:*
  - niedrige soziale Schicht,
  - familiäre Deprivation,
  - Einzelkind,
  - alleinerziehender Elternteil;
- *nutritiv:*
  - fettreiche und kaloriendichte Nahrung;
- *Verhalten:*
  - wenig körperliche Bewegung,
  - exzessives Fernsehen.

Ergebnisse von Familien-, Zwillings- und Adoptionsstudien zeigen eine hohe Heredität der Adipositas (bis zu 60%). Es liegt nahe anzunehmen, daß für die Anlage von Energiespeichern prädisponierende Allele während der Evolution von Vorteil waren (z.B. während Hungersnöten), sich jedoch heute in Ländern mit Nahrungsüberfluß negativ auswirken. Die hohe Prävalenz der Adipositas in unserer Gesellschaft ist das Resultat der Interaktion zwischen einer genetischen Prädisposition und der Umgebung (verminderte körperliche Aktivität und hohe Verfügbarkeit kaloriendichter Nahrungsmittel), die zunehmend permissiv für die Ausprägung des Phänotyps Adipositas ist.

Pathogenese. Entsprechend den Grundsätzen der Thermodynamik und deren Anwendung für biologische Systeme kann eine Adipositas – definiert als eine pathologische Vergrößerung der Energiespeicher des Körpers – nur dann entstehen, wenn während eines Zeitraums die Energieaufnahme größer ist als der Energieverbrauch. Die Energieaufnahme erfolgt nahezu ausschließlich durch die Nahrung. Der Energieverbrauch des Körpers wird bestimmt durch den individuellen Grundumsatz, durch die Energie, die für Wachstum, Thermogenese und Infektabwehr nötig ist, und durch die Energie, die für die körperliche Bewegung Verwendung findet. Letztere Möglichkeit der Energieabgabe ist willentlich steuerbar, wogegen die erstgenannten vorwiegend genetisch fixiert sind. Neben der Energiezufuhr und der Energieabgabe ist die Regulation der Aufteilung der Energiespeicherung in Fett, Kohlenhydrate und Eiweiß („nutrition partioning") bedeutend für die Körperzusammensetzung und das Wachstum des Fettgewebes.

Über die Physiologie der Körpergewichtsregulation und die zugrunde liegenden genetischen Faktoren ist noch zu wenig bekannt, um die Pathogenese der Adipositas schlüssig aufzeigen zu können. Dies gilt sowohl für die seltenen syndromalen Formen der Adipositas (z.B. Prader-Willi-Syndrom) ebenso wie für die große Masse der multifaktoriell bedingten Adipositasformen. Wesentliche physiologische Regulationssysteme, in denen Kandidatengene für die Gewichtsregulation vermutet werden, sind die Steuerung des Grundumsatzes, der Thermogenese, der Fettoxidation, des Hunger-Sättigungs-Empfindens (z.B. Leptinsensitivität), der Aktivität des sympathischen Nervensystems und der Adipozytendifferenzierung (z.B. PPARγ) sowie verschiedene weitere endokrine Regelkreise.

Einige Gene, die die molekularen Komponenten dieser Regulationssysteme kodieren, wurden zunächst bei Tieren identifiziert und dann ihre Bedeutung beim Menschen bestätigt (Barsch et al. 2000; Schwartz et al. 2000).

Es ist bekannt, daß an der Regulation der Energiehomöostase zahlreiche Hormone und Neurotransmitter in übergeordneten hypothalamischen Zentren beteiligt sind. Beispielsweise ist das Neuropeptid Y (NPY) ein potenter, zentral wirksamer Appetitstimulator. Dopamin und Serotonin wirken appetithemmend. Diese Tatsache ist auch Ansatzpunkt für Entwicklungen in der Pharmakotherapie der Adipositas: z.B. kann eine Minderung des Appetits durch eine Hemmung der Serotoninwirkung erreicht werden (z.B. *d*-Fenfluramin) oder kann durch eine zusätzliche katecholaminerge Wirkung eine gleichzeitige Steigerung des sympathischen Nervensystems erzielt werden (z.B. Sibutramin).

α-Melanozyten-stimulierendes Hormon (MSH), welches nach Aufspaltung von Proopiomelanocortin (POMC) im ZNS entsteht, ist ein Ligand für den Melanocortin 4-Rezeptor (MC4R) und löst nach Bindung an den Rezeptor Sättigungsempfinden aus. Mutationen im MC4R sind beim Menschen wahrscheinlich bei ca 1% aller Patienten mit Adipositas für ein vermindertes Sättigungsempfinden verantwortlich (Schwartz et al. 2000).

Von besonderer Bedeutung bei der Erforschung der Pathogenese der Adipositas ist auch das Verständnis des Zusammenspiels zwischen psychischer Stimmungslage bzw. Psychopathologien und der Energieaufnahme und -abgabe.

Der Energiegehalt des Körpers und damit das Körpergewicht wird durch fein aufeinander abgestimmte Regulatoren aus den genannten unterschiedlichen physiologischen Systemen im Gleichgewicht gehalten bzw. der altersabhängigen physiologischen Änderungen angepaßt. Wenn der Energiegehalt des Körpers und damit das Körpergewicht nicht biologisch reguliert wären, würde beispielsweise eine zusätzliche Energiezufuhr von nur 150 kcal pro Tag oberhalb des Gleichgewichts in einen Energieüberschuß von ca. 55.000 kcal/Jahr und in eine Gewichtszunahme von mehr als 10 kg/Jahr resultieren.

Es können offensichtlich zwei übergeordnete Regulationsprinzipien unterschieden werden: Bei der *kurzfristigen* Kontrolle der Energiebilanz spielen Signale aus dem Magen-Darm-Trakt sowie Nahrungsmetabolite eine wichtige Rolle. Für die *langfristige* Kontrolle der Energiebilanz und die Sicherung der Stabilität des Gewichts und der Körperzusammensetzung ist ein Informationsaustausch zwischen den Energiereservoirs des Körpers und den übergeordneten hypothalamischen Zentren nötig (z.B. Leptin).

Störgrößen, die Änderungen des Gleichgewichts herbeiführen wollen (z.B. Maßnahmen zur Gewichtsreduktion), werden normalerweise durch kompensatorische Mechanismen (z.B. Reduktion des Grundumsatzes) beantwortet, um so das Energiegleichgewicht zu stabilisieren. Die Entwicklung einer Adipositas wird dann möglich, wenn Störfaktoren in den regulierenden Systemen keine adäquate Antwort finden. Dabei sind wie oben erwähnt kleinste Energieüberschüsse pro Tag ausreichend, um ein progredientes Wachstum der Energiespeicher und damit des Körperfettorgans auszulösen.

Regulation der Fettgewebsmasse. Bereits am Ende des ersten Lebensjahrs hat das durchschnittliche Adipozytenvolumen nahezu das des Erwachsenen erreicht. Der maximale Lipidgehalt eines Adipozyten beträgt ca. 1 µg. Das weitere Größenwachstum des Fettgewebes während der Kindheit ist danach vorwiegend auf eine Zunahme der Fettzellzahl im Organismus zurückzuführen. Neue Adipozyten können sich lebenslang aus Präadipozyten bilden. Dieser Differenzierungsprozeß ist abhängig von der Aktivierung spezifischer Transkriptionsfaktoren und steht unter der Kontrolle zirkulierender Faktoren (z.B. Insulin, IGF-I, Glukokortikoide, Wachstumshormon, Fettsäuren) und auto-/parakrin wirkender Faktoren (z.B. Prostaglandine, IGF-I). Bei der Entwicklung einer Adipositas kommt es entsprechend zu einer vermehrten Neubildung von Adipozyten. Eine Reduktion der Fettmasse während hypokalorischer Ernährung wird zunächst durch eine Verringerung des Volumens der Adipozyten erreicht. Ob dabei eine Reduktion der Fettzellzahl des Organismus durch Dedifferenzierung oder Apoptose möglich ist, ist z.Z. noch unklar.

Differentialdiagnose. In seltenen Fällen kann die Adipositas Symptom einer anderen Primärkrankheit sein (s. Übersicht) (AGA 2001). Die meisten dieser Krankheiten sind durch weitere eindeutige klinische Merkmale ohne weitere Diagnostik erkennbar. Da ein adipöses Kind normalerweise eine Akzeleration des Längenwachstums zeigt, sollte bei jedem Patienten mit verzögertem Wachstum eine sekundäre Adipositas ausgeschlossen werden.

Differentialdiagnosen der primären Adipositas

- *Kongenitale Krankheiten:*
  - chromosomale Störungen: Down-Syndrom, Klinefelter Syndrom, Prader-Willi-Syndrom;
  - genetische Störungen: Laurence-Moon-Bardet-Biedl-Syndrom, Achondroplasie, hGH-Mangel, hGH-Rezeptordefekt, Pseudohypoparathyreodismus, u.a.
- *Erworbene Krankheiten:*
  - endokrine Störungen: Hypothyreose, hGH-Mangel, Cushing-Syndrom;
  - hypothalamische Störungen: Kraniopharyngeom, Trauma, Enzephalitis, Z.n. Bestrahlung;
  - Immobilität;
  - mangelndes Skelettwachstum;
  - Medikamente.
- *Adipositas/Makrosomie beim Neugeborenen:*
  - diabetische Fetopathie, Sotos-Syndrom, Wiedemann-Beckwith-Syndrom, Simpson-Golabi-Behmel-Syndrom.

Klinische Symptome und Komorbidität. Mögliche Folgeerscheinungen der Adipositas im Kindes- und Jugendalter sind in Abb. 23.3 zusammengefaßt und im folgenden erläutert.

Stoffwechselstörungen und Hypertonie. Die Anlage überschüssiger Fettgewebsdepots begünstigt das Auftreten von zahlreichen Folgekrankheiten wie Dyslipoproteinämie, Diabetes mellitus Typ 2 und Hypertonie, die letztlich ein erhöhtes Arterioskleroserisiko zur Folge haben. Die Wurzeln dieser bedeutendsten Zivilisationskrankheiten liegen bereits in der Kindheit.

Wahrscheinlich werden erhöhte Blutfettwerte sowie charakteristische Dyslipoproteinämien (meist Typ IIa oder IIb nach Fredrickson) bereits in der Kindheit durch Adipositas ausgelöst oder verstärkt. Der Diabetes mellitus Typ 2 ist in den USA bereits für ein Drittel aller neuen Diabetesfälle bei Jugendlichen verantwortlich. Dieser Anstieg der Prävalenz des Diabetes mellitus Typ 2 erfolgte in den letzten Jahren parallel zum Anstieg der Adipositasprävalenz in dieser Altersgruppe (Pinhas-Hamiel et al. 1996).

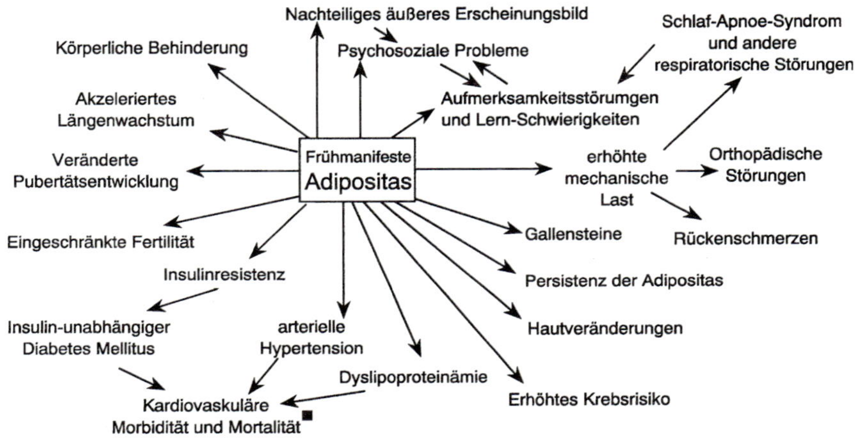

Abb. 23.3. Folgeerscheinungen der Adipositas im Kindes- und Jugendalter

Erhöhte Blutdruckwerte finden sich häufig bei adipösen Kindern und Jugendlichen, obgleich eine echte arterielle Hypertonie eher selten vorkommt.

Für Insulin-, Cholesterin- und Triglyceridspiegel sowie für den Blutdruck liegt offenbar ein sog. „tracking" vor, d.h. das relative Niveau der Meßwerte bleibt während der Zunahme des Alters gleich. Hiernach können theoretisch eine pathologische Glukosetoleranz, eine Dyslipoproteinämie oder eine Hypertonie des Erwachsenen bereits in der Kindheit prognostiziert werden und somit eine Risikoeinschätzung der bestehenden Adipositas schon sehr früh erfolgen.

Beim adipösen Erwachsenen kommt es häufig zu einem sog. „clustering" von Risikofaktoren: Die Kombination von Hyperinsulinämie, pathologischer Glukosetoleranz, Dyslipoproteinämie, Hyperurikämie und erhöhtem Blutdruck bedingt das metabolische Syndrom, welches im Kindesalter als prämetabolisches Syndrom bereits erkennbar ist. Die beobachtete Anhäufung dieser Befunde bei mehreren Familienmitgliedern läßt auch auf eine genetische Prädisposition schließen.

Diese kann möglicherweise kausal mit der Aktivität der 11β Hydroxysteroid-Dehydrogenase Typ 1 (11β HSD-1), ein Enzym das für die Bildung von Cortisol aus Cortison verantwortlich ist und in omentalen Adipozyten exprimiert wird, in Zusammenhang gebracht werden (Masuzaki 2002).

Die entsprechenden Patienten zeichnen sich auch durch eine abdominell betonte Körperfettverteilung aus mit vergrößerten intra-abdominellen Fettdepots. Dem viszeralen Fettgewebe kommt eine Schlüsselrolle bei der Entstehung dieser metabolischen Störungen zu; Es zeichnet sich im Vergleich zum subkutanen durch eine höhere Zelldichte, eine dichterere Innervation, kleinere Zellen mit höherer Dichte adrenerger Rezeptoren und einen erhöhten Blutfluß aus. Dies bedingt, daß es metabolisch aktiver ist (Björntorp 1997; Wabitsch et al. 1994). In Abhängigkeit von der im viszeralen Fett vorherrschenden lipolytischen Aktivität kommt es zum Anfluten von freien Fettsäuren im portalen Kreislauf, wodurch es zu einer Steigerung der hepatischen Lipoproteinproduktion und zu einer Beeinträchtigung der hepatischen Insulinextraktion kommt. Da viszerales Fett während der Pubertät an Größe zunimmt, ist davon auszugehen, daß sich die metabolischen Veränderungen zeitgleich vermehrt einstellen.

Störungen der Pubertätsentwicklung. Es besteht eine Beziehung zwischen der Pubertätsentwicklung und dem Ausmaß der Energiespeicher im Körper. Eine frühe Reifeentwicklung ist mit einem erhöhten Körperfettgehalt im Erwachsenenalter verknüpft. Andererseits haben Kinder mit Adipositas eine frühere Adrenarche, ein akzeleriertes Knochenalter sowie eine passager erhöhte Wachstumsgeschwindigkeit und Mädchen ein jüngeres Menarchenalter. Interessanterweise scheint bei Jungen die Gonadarche dem gegenüber etwas verspätet einzusetzen, was vorläufigen Befunden zufolge auf eine verzögert einsetzende und verminderte Gonadotropinausschüttung zurückzuführen ist. Zusätzlich bestehen bei adipösen Knaben oft eine ausgeprägte Pseudogynäkomastie und ein Pseudohypogenitalismus.

Weitere endokrinologische Veränderungen. Adipositas geht mit Veränderungen in klassischen endokrinologischen Regelkreisen (hypothalamo-hypophysär-thyroidale, hypothalamohypophysär-gonadale und hypothalamo-hypophysär-adrenale Achse) einher. Zahlreiche endokrine Funktionen scheinen dabei in enger Beziehung zum Körpergewicht zu stehen (Björntorp 1997; Wabitsch et al. 1995).

Eine verminderte hypophysäre Ausschüttung von Wachstumshormon (GH) führt bei Adipositas zu erniedrigten GH-Serumkonzentrationen. Diese sind invers mit der Größe der viszeralen Fettgewebsdepots korreliert. Eine postulierte verminderte lipolytische Wirkung von GH könnte hierfür verantwortlich sein.

Endokrine und metabolische Funktionen des Fettgewebes. Das Fettorgan des Menschen hat nicht nur die Funktion eines Energiespeichers, sondern ist durch seine metabolische und endokrinologische Funktionen auch an der Entstehung der Folgekrankheiten der Adipositas mehr als bislang angenommen beteiligt. Adipozyten produzieren u.a. Angiotensinogen, das im Fettgewebe zu Angiotensin II umgewandelt wird und dadurch möglicherweise an der Blutdruckregulation teilnimmt. Das Fettgewebe ist ein zentraler Ort der Aromatisierung von Steroidhormonen, was die Hyperöstrogenämie im Rahmen der Adipositas erklärt. Schließlich werden Leptin und seine Bindungsproteine (OBBP) im Fettgewebe gebildet. Komplexe Störungen des Leptin-OBBP-Leptinrezeptor(OBR)-Systems sind bei der Adipositas vorhanden, die auch in Zusammenhang mit diversen Folgekrankheiten der Adipositas stehen.

Orthopädische Störungen. Eine bislang weit unterschätzte Bedeutung haben orthopädische Veränderungen als Folge einer frühmanifesten Adipositas. Neben häufigeren Zerrungen und Frakturen sind bei Kindern und Jugendlichen mit Adipositas folgende 3 relevante Befunde vermehrt zu finden: Genu valgum und Blount-Krankheit (= aseptische Epiphyseonekrose der medialen, proximalen Tibiaepiphyse, die v.a. bei der negroiden Rasse vorkommt) als Wegbereiter für eine spätere Gonarthrose sowie die Epiphyseolysis capitis femoris. Diese kann bei extrem adipösen Jugendlichen latent verlaufen und zu einer Dislokation des Hüftkopfes führen und so Wegbereiter für eine Koxarthrose sein.

Respiratorische Störungen. Adipöse Säuglinge und Kleinkinder leiden offenbar häufiger an obstruktiven Bronchitiden als normalgewichtige. Von besonderer Bedeutung sind zudem Berichte über das Vorkommen des obstruktiven Schlafapnoe-Syndroms mit nächtlicher Hypoventilation und Hypoxämien bei adipösen Kindern. Neurokognitive Defizite können bei den adipösen Kindern bestehen, die ein Schlafapnoe-Syndrom aufweisen (Rhodes et al. 1995). Da bei den publizierten Fällen von adipositasassoziiertem Hypoventilationssyndrom eine hohe Mortalitätsrate beschrieben wurde, ist beim Vorliegen dieser Komplikation eine aggressive Therapie zu fordern.

Dermatologische Veränderungen. Weitere körperliche Veränderungen, die zu einem Leidensdruck bei den Betroffenen führen, sind: monströse Formen des Panniculus adiposus, Striae distensae, intertriginöse Hautinfektionen. Die Acanthosis nigricans, deren Vorkommen auf bis zu 25% bei deutlich übergewichtigen Jugendlichen geschätzt wird, findet bei der klinischen Befunderhebung meist keine Beachtung, könnte aber ein Hinweis für das Vorliegen einer gestörten Glukosetoleranz oder eines Diabetes mellitus Typ 2 sein. Auch ein vermehrtes Vorkommen von Akne und Hirsutismus bei adipösen Mädchen ist bekannt.

Gastroenterologische Veränderungen. Ein gastroösophagealer Reflux sowie Magenentleerungsstörungen als Folge eines vermehrten intra-abdominellen Drucks liegen ebenso wie eine hepatische Steatosis mit erhöhten Leberenzymen und Gallensteine bei adipösen Kindern häufiger als bei normalgewichtigen Kindern vor.

Psychosoziale Folgen. Der Leidensdruck eines Kindes oder Jugendlichen mit Adipositas entsteht durch sein äußeres Erscheinungsbild und die daraus resultierende Diskriminierung, welche schließlich ein gestörtes Selbstbild zur Folge hat. Die entstehenden psychosozialen Probleme und die oft negativen sozialen Interaktionen beeinflussen den sozioökonomischen Status der Betroffenen im Erwachsenenalter entscheidend (Gortmaker et al. 1993).

Bei adipösen Erwachsenen ist eine höhere Rate an affektiven Störungen zu finden, wobei unklar ist, ob diese Folge der psychosozialen Probleme sind oder umgekehrt das Entstehen der Adipositas durch sie begünstigt wird.

Verlauf und Prognose. Die Wahrscheinlichkeit, daß eine Adipositas im Kindesalter bis ins Erwachsenenalter fortbesteht, ist hoch, wenn das Kind älter als 4 Jahre ist, einen übergewichtigen Elternteil hat oder eine extreme Adipositas aufweist. Bei einem 7jährigen Kind mit Adipositas und einem adipösen Elternteil besteht z.B. unabhängig von der Ausprägung der Adipositas eine 70%ige Wahrscheinlichkeit auch im Erwachsenenalter adipös zu sein (Whitaker et al. 1997).

Adipositas im Kindes- und Jugendalter ist mit einer höheren Morbidität und Mortalität im Erwachsenenalter verbunden (Must et al. 1992). Die Prognose der Adipositas ist daher auch von der Ausprägung und jeweiligen Prognose der o.g. Folgekrankheiten abhängig. Die Adipositas mit ihren Folgekrankheiten stellt im Erwachsenenalter eines der bedeutensten medizinischen und gesundheitsökonomischen Probleme unserer Zeit dar.

Die Prognose der Adipositas im Kindes- und Jugendalter ist auch durch die Tatsache ungünstig, daß die momentan bestehenden Therapiekonzepte eine hohe Motivation und Compliance fordern, die oft von den Betroffenen nicht erbracht werden oder nicht erbracht werden können.

Therapie. Es muß erwähnt werden, daß es bislang nur wenige prospektive und kontrollierte Studien zur Adipositastherapie bei Kindern und Jugendlichen gibt und keine ausreichende Daten über Langzeiterfolge bereits bestehender Therapieprogramme (auch für Erwachsene) vorliegen. Zudem ist heute eine kausale Therapie der Adipositas noch nicht möglich, da die ursächlichen molekularen und pathophysiologischen Mechanismen noch nicht ausreichend aufgeklärt sind.

Grundsätzlich müssen bei einer Therapie der Adipositas die physiologischen Grundlagen der Körpergewichtsregulation berücksichtigt werden (s.o.). Deshalb ist das Ziel einer Therapiemaßnahme nicht die Gewichtsabnahme, sondern die Stabilisierung eines reduzierten Körpergewichts auf einem niedrigeren Niveau und damit die Stabilisierung eines neuen Energiegleichgewichts. Schnelle Gewichtsabnahmen im Rahmen von kurzzeitigen hypokalorischen Diäten sind eher nachteilig (Effekt des „weight cycling"). Die Adipositas ist wie der Diabetes oder die Hypercholesterinämie eine chronische Krankheit, die einer Langzeittherapie bedarf.

Die Indikation zu einer speziellen therapeutischen Intervention hängt vom Schweregrad der Adipositas und vom Vorliegen von Folgekrankheiten ab. Aus präventiver Sicht sollte so früh wie möglich eine adäquate Intervention angestrebt werden. Kreuzt der BMI-Verlauf die BMI-Perzentilen nach oben, so sollte dies erkannt und bereits vor Erreichen der 97. Perzentile mit einer Behandlung begonnen werden.

Bei den momentan möglichen Therapiemaßnahmen im Kindes- und Jugendalter hat eine ambulante, verhaltenstherapeutisch orientierte Maßnahme unter Einbeziehung der Personen des engeren sozialen Umfelds die besten Aussichten auf einen Langzeiterfolg (Epstein et al. 1994). Die Bausteine einer solchen Therapie sind: Steigerung der körperlichen Aktivität sowie individuelle Modifikation der Ernährung und des Eßverhaltens (AGA 2001). Leider gibt es bis heute nur wenige überzeugende Therapiekonzepte und kaum ambulante Therapiezentren, an denen eine langfristige Betreuung der Patienten möglich ist. Interkurrente stationäre Therapiemaßnahmen können vorteilhaft sein, insbesondere dann, wenn sie fest in ein langfristiges Programm eingebunden sind. Medikamentöse und chirurgische Therapien sind für die Anwendung bei Kindern und Jugendlichen nicht überprüft bzw. nicht zugelassen und sollten nur bei zwingenden Indikationen in Adipositasspezialzentren durchgeführt werden.

Literatur

Arbeitsgemeinschaft Adipositas im Kindes- und Jugendalter (AGA) (2001) Leitlinien Adipositas im Kinder- und Jugendalter. www.a-g-a.de

Barsh GS, Farooqi IS; o'Ratilly S (2000) Genetices of body-height regulation. Nature 404: 644–651

Björntorp P (1997). Obesity. Lancet 350: 423–6

Epstein LH, McKenzie SJ, Valoski A, Wing RR, McCurley J (1994) Ten year outcomes of behavioral family based treatment for childhood obesity. Health Psychol 13: 373–383

Gortmaker SL, Must A, Perrin JM, Sobol AM, Dietz WH (1993) Social and economic concequences of overweight in adolescents and young adulthood. N Engl J Med 329: 1008–1012

Häger A, Sjöström L, Arvidsson B, Björntorp P, Smith U (1977) Body fat and adipose tissue cellularity in infants: A longitudinal study. Metabolism 26: 607–614

Kromeyer-Hauschild, Jaeger U (1998) Growth studies in Jena, Germany: Changes in body size and subcutaneous fat distribution between 1975 and 1995. Am J Hum Biol 10: 579–587

Kromeyer-Hauschild, Wabitsch M, Kunze D et al. (2001) Perzentile für den Body Mass Index für das Kinder- und Jugendalter unter Heranziehung verschiedener deutscher Stichproben. Monatsschr Kinderheilk 8: 807–818

Masuzaki H, Paterson J, Shinyama H et al. (2001). A transgenic model of visceral obesity and the metabolic syndrome. Science 294: 2166–2170

Must A Jaques PF, Dallal GE et al. (1992) Long-term morbidity and mortality of overweight adolescents. A follow-up of the Harvard Growth Study of 1922 to 1935. N Engl J Med 327: 1350–1355

Pinhas-Hamiel O, Dolan LM, Daniels SR et al. (1996) Increased incidence of non-insulin-dependent diabetes mellitus among adolescents. J Pediatr 128: 608–615

Rhodes SK et al. (1995) Neurocognitive deficits in morbidly obese children with obstructive sleep apnea. J Pediatr 127: 741–744
Schwartz MW, Woods SC, Porte D et al. (2000) Central nervous system conrol of food intake. Nature 404: 661–671
Troiano RP, Flegal KM, Kuczmarski RJ, Campbell SM, Johnson CL (1995) Overweight prevalence and trends for children and adolescents: The National Health and Nutrition Examination Surveys, 1963–1991. Arch Pediatr Adolesc Med 149: 1085–1901
Wabitsch M, Kunze D (2002) D4 Adipositas. In Reinhardt D (Hrsg) Leitlinien Kinderheilkunde und Jugendmedizin. Urban & Fischer, München, S 1–36
Wabitsch M, Hauner H, Heinze E et al. (1994) Bodyfat distribution and changes in the atherogenic risk-factor profile in obese adolescent girls during weight reduction. Am J Clin Nutr 60: 54–60
Wabitsch M, Hauner H, Heinze E et al. (1995) Body fat distribution and steroid hormone concentrations in obese adolescent girls before and after weight reduction. J Clin Endocrinol Metab 80: 3469–3475
Whitaker RC, Wright JA, Pepe MS, Seidel KD, Dietz WH (1997) Predicting obesity in young adulthood from childhood and parental obesity. N Engl J Med 337: 869–873
WHO (1998) Obesity. Preventing and managing the global epidemic. Report of a WHO consultation on Obesity. Geneva 3–4 June 1997

24 Malnutrition (Unterernährung)

M. J. Lentze

Definition. Der über einen längeren Zeitraum bestehende Mangel an Energie und/oder Protein führt beim Menschen, insbesondere bei Kindern zur Unterernährung, die immer mit Gedeihstörung einhergeht. Hiervon betroffen sein kann das Gewicht und die Länge mit der Entwicklung von Untergewicht und Unterlänge, gemessen am Perzentilkurvenverlauf des Kindes. Schwere Unterernährung wird heute im internationalen Sprachgebrauch als *Malnutrition* bezeichnet. Da es sich bei den hungernden Kindern in der dritten Welt um eine Kombination aus Proteinmangel und Energiemangel handelt, wird sie auch als *Protein-Energie-Malnutrition* (PEM) bezeichnet. In der deutschen Sprache verwenden wir dafür die Begriffe *Dystrophie* oder *Atrophie*. Bei Kindern in der dritten Welt mit schwerer Magerkeit („wasting") und Längenwachstumsstörung („stunting") sprechen wir von Marasmus. Sind schwere Ödeme vorhanden und Hautstörungen zusammen mit Gedeihstörung, wird dies als Kwashiorkor bezeichnet. Eine Sonderform des Kwashiorkor ist der marantische Kwashiorkor, der sich vom Marasmus durch das gleichzeitige Vorhandensein von Ödemen unterscheidet.

Ätiologie und Pathogenese. Malnutrition kommt in unseren Breiten als Folge von Krankheiten vor, bei denen entweder die Aufnahme von Nahrungsmitteln nicht gewährleistet ist, die Verwertung im Körperstoffwechsel nicht adäquat funktioniert oder der Verbrauch die aufgenommen Menge an Energie übersteigt. Typisch für die Malnutrition ist das gleichzeitige Vorkommen von rezidivierenden Infektionen, meist den Gastrointestinaltrakt betreffend. Diese führen ihrerseits zu einem schweren Mukosaschaden des Dünndarms. Damit ist der Circulus vitiosus für eine Verschlechterung der Ernährungssituation und Entwicklung der PEM vorgegeben. Die Mortalität ist entsprechend hoch. Mehrere Millionen Kinder fallen der PEM mit Infektionen zum Opfer. In den europäischen Ländern kommt die Unterernährung mit Dystrophie häufiger als Folge anderer Krankheiten vor. Einen Überblick über die Ursachen gibt die folgende Übersicht. Pathogenetisch gemeinsam ist allen Formen der Malnutrition das Defizit von essentiellen Substraten für das normale Funktionieren des Stoffwechsels und der Versorgung der Organe mit den notwendigen Stoffwechselprodukten. Es kommt zu einer tiefgreifenden Störung der Zellsynthese und des Zellturnovers. Hiervon sind der Protein-, Glykogen-, Fett-, Vitamin- und Mineralstoffwechsel betroffen. Proteinmangel führt zur Mobilisation von körpereigenem Eiweiß und zu einer katabolen Stoffwechselsituation, Energiemangel verbraucht die körpereigenen Fettreserven. Der Grundumsatz wird vermindert durch ein Umschalten des normalen Trijodthyronin(T3)-Stoffwechsels zu Reverse-T3. Dadurch kommt es zu einer Herunterregelung der Organfunktionen und verminderten Hormonsekretion endokriner Drüsen. Neben dem Sistieren des Längen- und Gewichtswachstums, vermindert sich auch das Kopfwachstum und damit die normale altersgemäße Hirnentwicklung. Gewisse intellektuelle Defizite führen bei lange andauernder Malnutrition zu bleibenden Spätschäden. Das Immunsystem wird durch die Katabolie geschwächt und leistet der rezidivierenden Infektion mit Erregern von oberen Atemwegskrankheiten sowie schweren Durchfallskrankheiten Vorschub.

Ursachen für Unterernährung aufgrund von Krankheiten

1. Maldigestions- und Malabsorptionssyndrome
   - Zöliakie,
   - Mukoviszidose,
   - schwere Kuhmilchallergie,
   - eiweißverlierende Enteropathie,
   - intraktable Diarrhöe,
   - Autoimmunenteropathie.
2. Chronische Krankheiten
   - HIV-assoziierte Enteropathie,
   - Herzinsuffizienz,
   - chronische Niereninsuffizienz,
   - Leberinsuffizienz,
   - Morbus Crohn,
   - Colitis ulcerosa,
   - Kurzdarmsyndrom,
   - spastische Zerebralparese,
   - Stoffwechselstörungen (z. B. Cystinose),
   - rezidivierende Infektionskrankheiten.
3. Störungen des Umfeldes und psychiatrische Störungen
   - Außenseiterdiäten (Rohkost),
   - Vernachlässigung,
   - Kindesmißhandlung,
   - Anorexia nervosa.

Klinische Symptome und Diagnose. Bei der Malnutrition kommt es zu einer Gedeihstörung mit mangelnder Gewichtszunahme. Diese ist als erstes an der Perzentilkurve für das Gewicht sichtbar: sie verläßt ihren Kanal nach unten und liegt weit unter der Längenperzentile. Bei schwerer Malnutrition senkt sich die Längenperzentile ebenfalls ab und unterschreitet die 3. Perzentile. Klinisch kann sie durch das mangelhaft ausgeprägte subkutane Fettgewebe an typischen Körperstellen festgestellt werden: Gesäß (Tabaksbeutel!), innere Oberschenkel und Bauchhaut, während das Gesicht lange sein normales Aussehen bewahrt. Proteinmangel führt zu Ödemen und Aszites. Bei Malabsorptionssyndromen liegt meistens auch eine Eisenmangelanämie oder eine Vitamin-E-Mangelanämie (wie bei CF) vor, und die Kinder sind blaß. Ihre psychomotorische Entwicklung ist verzögert. Neben einer auffälligen Muskelhypotonie bei Säuglingen und Kleinkindern sind auch die „Meilensteine" der Entwicklung verzögert: kein oder spätes Sprechen, verspätete Dentition, auffälliges Sozialverhalten, vor allem bei vernachlässigten oder mißhandelten Kindern, die durch Teilnahmslosigkeit oder Distanzlosigkeit gekennzeichnet sind. Säuglinge mit Malnutrition werden eher immer ruhiger und melden sich nicht zum Trinken, sie erscheinen „zufrieden" als Zeichen der durch den Katabolismus hervorgerufenen Apathie. Die Diagnose richtet sich nach der Grundkrankheit.

Therapie. Die Behandlung der Grundkrankheit steht im Vordergrund, soweit dies möglich ist. Kann die Grundkrankheit nicht ausreichend behandelt werden, so sind zusätzliche diätetische Maßnahmen notwendig. Bei *Herzinsuffizienz* besteht die Schwierigkeit darin, daß das Nahrungsangebot so gewählt werden muß, daß 130–150 % des altersgemäßen Energiebedarfs bei gleichzeitiger Flüssigkeitsrestriktion zugeführt werden müssen. Dies gelingt nur durch Anreicherung der Nahrung mit Fett und polymeren Kohlenhydraten bis zu einer Energie von 120–160 kcal/kg/Tag. Bei schweren Durchfallskrankheiten wie eiweißverlierender Enteropathie, intraktabler Diarrhöe oder Kurzdarmsyndrom ist die resorbierbare Oberfläche des Dünndarms je nach Ausprägung drastisch vermindert. Dies hat bei einem oral zugeführten Überangebot eine osmotische Diarrhöe zur Folge. Im Vordergrund der Therapie stehen hierbei Hydrolysatnahrungen vom Typ der extensiven Hydrolysate oder Elementardiäten. Hierbei hat sich die schrittweise Steigerung von kleinen Mengen beginnend bis zu der „verträglichen" Menge bewährt, die gerade keinen Durchfall produziert. Der verbleibende Anteil muß in der Regel durch eine totale parenterale Ernährung gedeckt werden (s. Kap. 22). Eine Sonderstellung nehmen die Kinder mit schwerer *spastischer Zerebralparese* ein, die durch ihre Unfähigkeit zu schlucken und die damit verbundene schwierige Fütterungssituation zu den schwer unterernährten Kindern in unserer Gesellschaft gehören. Sie sollten frühzeitig einer perkutanen endoskopisch durchgeführten Gastrostomie (PEG) zugeführt werden. Die Ernährung durch die Gastrostomiesonde erleichtert die Ernährung dieser Kinder sehr, und sie haben keine Risiken durch die oft üblichen und langliegenden nasogastrischen Sonden. Vor Anlegen der PEG-Sonde müssen die betroffenen Kinder immer auf das Vorliegen einer gastroösophagealen Refluxkrankheit (24-Stunden-ph-Metrie, Osophago-Gastroskopie) untersucht werden. Bei rezidivierenden Aspirationspneumonien ist besonders in dieser Krankheitsgruppe eine Fundoplikatio nach Nissen hilfreich.

Protein-Energie-Malnutrition in Entwicklungsländern

Ätiologie und Pathogenese. Die Protein-Energie-Malnutrition im engeren Sinne kommt besonders in Entwicklungsländern vor und wird durch die gleichzeitig vorhandenen rezidivierenden Infektionen verstärkt. Sie kommt in 3 Krankheitsformen vor: dem *Marasmus*, dem *marantischen Kwashiorkor* und dem *Kwashiorkor*. Ursache ist die Unterernährung mit Protein, Energie und Mineralien, die zum Marasmus führt. Proteinmangel allein bei noch ausreichender Energiezufuhr durch Kohlenhydrate führt zum Kwashiorkor. Beide Krankheitszustände sind mit Vitaminmangel kombiniert. Entsprechend sind auch die klinischen Symptome. Betroffen sind vor allem Kinder, die nicht mehr oder nur unzureichend gestillt sind und auf die Zufütterung von Beikost angewiesen sind. Neben der oft mangelhaften Zusatzernährung ist die schlechte Wasser- und Umgebungshygiene Ursache von chronischen, oft schwer verlaufenden Durchfallkrankheiten und Infektionen der oberen Atemwege. Mangelnde Stimulation der Kinder im psychosozialen Verhalten trägt zum Krankheitsbild bei.

Klinische Symptome und Diagnose. Der Marasmus ist charakterisiert durch gleichmäßige Abmagerung am ganzen Körper mit fehlendem subkutanen Fettgewebe und hypotropher Muskulatur, jedoch ohne Ödeme („wasting"). Die Körperlänge ist auffällig vermindert („stunting"). Der Kwashiorkor tritt bei älteren Klein- und Schulkindern auf und ist gekennzeichnet durch Ödeme, Hautläsionen, Haarveränderungen, Apathie und Anorexie. Die Hautveränderungen sind durch Hypopigmentationen, Hyperpigmentationen bis zur Blasenbildung gekennzeichnet. Die Leber ist vergrößert, das Serumprotein erniedrigt, es liegt eine Anämie vor. Bei Kindern mit dem äußeren Erscheinungsbild von Marasmus und Ödemen liegt ein marantischer Kwashiorkor vor. Die Einteilung des Schweregrades der PEM erfolgt nach einfachen Meßgrößen. Hierbei hat sich der Oberarmumfang als einfaches Meßverfahren gut geeignet, da er bei Kindern zwischen dem 2. und 5. Lebensjahr relativ konstant ist. Normal sind > 14 cm, eine leichte bis mittelgradige PEM hat 12,5–14 cm, eine schwere PEM < 12,5 cm Oberarmumfang. Bei jüngeren und älteren Kindern werden die Schweregrade der PEM eingeteilt, indem die Länge und das Gewicht prozentual in Beziehung zu den Medianen von Referenzperzentilen zum Alter des Kindes gesetzt werden: Länge/Alter, Gewicht/Alter (normal > 95, milde PEM 87,5–95, mäßige PEM 80–87,5, schwere PEM < 80) und Gewicht/Länge (normal > 90, milde 80–90, mäßige 70–80 und schwere < 70). Die schwere PEM geht mit Hypophosphatämie einher, die je nach Schweregrad über den Ausgang der PEM entscheidet. Bei schwerer Hypophosphatämie und PEM steigt die Mortalität bis über 60 % an, während sie bei Normophosphatämie 19 % beträgt. Es muß damit gerechnet werden, daß 5–10 % der Kinder in der 3. Welt und an einer schweren PEM leiden. Der Zeitpunkt des Wachstumsstillstandes sowie des Gewichtsverlustes durch PEM beginnt mit 3–6 Monaten und endet zwischen dem 3. und 6. Lebensjahr.

Therapie. Die Therapie der PEM besteht in der diätetischen Behandlung und der Beherrschung der gleichzeitig vielfach vorhandenen Infektionskrankheiten sowie einer ausreichenden psychosozialen Stimulation. Die Ernährung besteht aus Nahrungsmitteln, die lokal hergestellt werden können. In der Regel handelt es sich um proteinreiche Gemüse (Soya, Tempe) kombiniert mit energiereichen Kohlenhydraten und Milchpulver. Die Supplementierung von Vitaminen und Spurenelementen sowie eine Behandlung der Begleitinfektionen wie Malaria, Sepsis, Pneumonie und Dysenterie ist notwendig. Der Kalorienbedarf ist deutlich höher als bei Gesunden und kann bis zu 150 kcal/kg/Tag betragen. Die Zufuhr einer derart hohen Kalorienmenge kann problematisch sein, da bei den meisten Kindern ein schwerer Mukosaschaden vorliegt. Eine reguläre Absorptionsrate für Fett, Protein und Kohlenhydrate ist nicht vorhanden, sie ist vielmehr eingeschränkt. Eine langsame, aber stetige Steigerung der Kalorienmenge ist daher empfehlenswert.

Prognose. Bei adäquater Therapie erholen sich die Kinder mit PEM innerhalb von Wochen und Monaten, zeigen ein Aufholwachstum, das vergleichbar dem bei sekundären Ursachen für eine PEM wie bei Zöliakie ist. Das Aufholwachstum bei Kindern mit Marasmus ist jedoch schlechter als bei solchen mit Kwashiorkor. Nach Beendigung des Wachstums liegen die Betroffenen in der Regel zwischen der 3. und 25. Referenzperzentile für die Länge. Die Pubertät tritt in der Regel um 1–2 Jahre verspätet ein. Dies erlaubt längeres Aufholwachstum. Hierbei zeigen unterernährte präpubertäre Mädchen ein größeres Längenaufholwachstum als Knaben. Nach der Pubertät kehrt sich dies um. Mädchen tendieren dann zu größerer Gewichtszunahme und neigen zu Adipositas, während Knaben danach schneller wachsen und die Mädchen überholen. Was die intellektuellen Fähigkeiten angeht, so ist das spätere Intelligenzdefizit bei Kindern mit Marasmus größer als bei solchen mit Kwashiorkor. Insgesamt büßen Kinder mit schwerer PEM durchschnittlich 15 IQ-Punkte ein, was zu schlechteren Schulleistungen führt. Frühzeitige Interventionsstudien haben gezeigt, daß derartige Defizite verhindert werden können durch eine adäquate Versorgung mit Protein und Energie und ausreichende psychosoziale Stimulation. Intrauterine Wachstumsrückstände aufgrund einer PEM der Mutter können nur unvollständig ausgeglichen werden. Die Umweltbedingungen spielen ebenfalls eine große Rolle. Während Kinder mit schwerer PEM, die bei ihren Familien in der 3. Welt geblieben waren, die oben genannten Defizite ausprägten, traf dies nicht in diesem Umfang zu für adoptierte Kinder mit PEM in Familien aus entwickelten Industrienationen.

Literatur

Gopalan C (1968) Kwasiorkor and marasmus: evolution and distinguishing features. In: McCance RA, Widdowson EM (eds) Calorie deficiencies and protein deficiencies. Little Brown, Boston, pp 49–58

Brush G, Harrison GA, Waterlow JC (1997) Effects of early disease on later growth, and early growth on later disease in Khartoum infants. Ann Hum Biol 24: 187–95

Manary MJ, Hart A, Whyte MP (1998) Severe hypophospatemia in children with kwashiorkor is associated with increased mortality. J Pediatr 133: 789–91

Grantham-McGregor SM (1995) A review of studies of the effect of severe malnutrition on mental development. J Nutr 125: 2233–38

Brown JL, Pollit E (1996) Malnutrition, poverty and intellectual development. Sci Amer 274: 38–43

25 Vitaminmangelkrankheiten

H. Böhles

25.1 Wasserlösliche Vitamine

Zum Zeitpunkt der Geburt ist bei Neugeborenen die Konzentration wasserlöslicher Vitamine höher als bei der Mutter. Der aktive Plazentatransport wasserlöslicher Vitamine führt in der Schwangerschaft zu einem Konzentrationsgradienten von 1:1,5 bis 1:6 zugunsten des Fötus. Bei unzureichender Vitaminversorgung der Schwangeren können sich beim Neugeborenen durchaus Mangelzustände entwickeln. Über den Vitaminbedarf Frühgeborener besteht noch weitgehende Unklarheit. Bei oraler Zufuhr werden wasserlösliche Vitamine durch den Gastrointestinaltrakt und die Leber umgebaut. Bei parenteraler Verabreichung dagegen werden diese Organsysteme umgangen und größere Mengen der Vitamine über die Nieren ausgeschieden.

Vitamin-B_1-Mangel, Thiaminmangel

Definition. Thiaminpyrophosphat (Cocarboxylase) ist die aktive Form von Thiamin. Die molekulare Struktur setzt sich aus einem substituierten Pyrimidin- und einem Thiazolanteil zusammen, die über eine Methylenbrücke verbunden sind. Circa 75% sind phosphoryliert und 25% in freier Form nachweisbar. Es katalysiert vor allem Decarboxylierungsreaktionen im Kohlenhydratstoffwechsel und ist z.B. Cofaktor der Pyruvatdehydrogenase, der α-Ketoglutarat-Dehydrogenase, der Dehydrogenase verzweigtkettiger Aminosäuren sowie der Transketolasereaktion. Die Transketolase katalysiert die Übertragung von C-C-Einheiten an zwei Stellen des Pentosephosphatshunts, der für die Ribosebereitstellung im Rahmen der Nukleotidsynthese essentiell ist. Unter den Organen ist das Myokard mit 2–3 µg/g eines der thiaminreichsten Gewebe des Körpers.

Häufigkeit. Vor allem bei reichlicher Kohlenhydratzufuhr und unzureichender Thiaminsubstitution kann ein Thiaminmangel bereits nach einigen Tagen auftreten. Diese Aussage hat vor allem für den Bereich der parenteralen Ernährung Bedeutung.

Ätiologie und Pathogenese. Da Thiamin eng mit dem energetischen Glukosestoffwechsel verbunden ist, wirkt sich sein Mangel hauptsächlich an von Glukose abhängigen Organsystemen, also am Zentralnervensystem aus. Da es auch an der Acetylcholinsynthese beteiligt ist beeinflußt der Thiaminmangel die Nervenleitgeschwindigkeit. In der Nahrung ist Thiamin hauptsächlich in Gemüse, Zerealien, Obst, Eiern und Fleisch enthalten. Thiamin wird jedoch durch den Kochprozeß schnell zerstört. Allgemeine, unspezifische Symptome des Thiaminmangels wie Schlafstörungen, Anorexie, Nausea, Muskelschmerzen können bereits bei einer täglichen Thiaminaufnahme von weniger als 0,2 mg/1000 kcal auftreten. Bei einem Abfall unter 20 % der normalen Thiaminkonzentration im Gehirn treten zentralnervöse Ausfallerscheinungen auf. Die Ausfallserscheinungen erklären sich in erster Linie aus dem gestörten Kohlenhydratstoffwechsel, wovon strikt glukoseabhängige Gewebe, wie das zentrale und periphere Nervensystem primär betroffen sind. Thiamin hat Funktionen im Kohlenhydratstoffwechsel und ist z.B. Cofaktor der Pyruvatdehydrogenase, der α-Ketoglutarat-Dehydrogenase, der Dehydrogenase verzweigtkettiger Aminosäuren sowie der Transketolasereaktion. Die Transketolase katalysiert die Übertragung von C-C-Einheiten an zwei Stellen des Pentosephosphatshunts, der für die Ribosebereitstellung im Rahmen der Nukleotidsynthese essentiell ist. Unter den Organen ist das Myokard mit 2–3 µg/g eines der thiaminreichsten Gewebe des Körpers.

Häufigkeit. Vor allem bei reichlicher Kohlenhydratzufuhr und unzureichender Thiaminsubstitution kann ein Thiaminmangel bereits nach einigen Tagen auftreten. Diese Aussage hat vor allem für den Bereich der parenteralen Ernährung Bedeutung.

Ätiologie und Pathogenese. Da Thiamin eng mit dem energetischen Glukosestoffwechsel verbunden ist, wirkt sich sein Mangel hauptsächlich an von Glukose abhängigen Organsystemen, also am Zentralnervensystem aus. Da es auch an der Acetylcholinsynthese beteiligt ist, beeinflußt der Thiaminmangel die Nervenleitgeschwindigkeit. In der Nahrung ist Thiamin hauptsächlich in Gemüse, Zerealien, Obst, Eiern und Fleisch enthalten. Thiamin wird jedoch durch den Kochprozeß schnell zerstört. Allgemeine, unspezifische Symptome des Thiaminmangels wie Schlafstörungen, Anorexie, Nausea, Muskelschmerzen können bereits bei einer täglichen Thiaminaufnahme von weniger als 0,2 mg/1000 kcal auftreten. Bei einem Abfall unter 20 % der normalen Thiaminkonzentration im Gehirn treten zentralnervöse Ausfallerscheinungen auf. Die Ausfallerscheinungen erklären sich in erster Linie aus dem gestörten Kohlenhydratstoffwechsel, wovon strikt glukoseabhängige Gewebe, wie das zentrale und periphere Nervensystem primär betroffen sind.

Pathologie. Die pathologischen Veränderungen sind vor allem am Herzen und am peripheren Nervensystem feststellbar. Das Herz ist vergrößert und weist Zeichen einer fettigen Degeneration auf. Die Veränderungen am peripheren Nerven basieren auf einer Degeneration der Myelinscheiden und der Axone. Die unteren Extremitäten sind zuerst betroffen, und die Ausbreitung der Degeneration erfolgt von distal nach proximal.

Klinische Symptome und Verlauf. In klassischer Weise wurde das Auftreten eines Thiaminmangels als Beriberi-Krankheit in Asien vor allem nach dem Genuß von poliertem Reis bekannt. Von dieser Krankheit wurden 3 klinische Verlaufsformen beschrieben:

- *Trockene Beriberi*: Sie manifestiert sich vor allem an sensorischen und motorischen Nerven; klinisch fallen diese Patienten durch aufsteigende Sensibilitätsstörungen, Augenmuskellähmungen (Ptose!) einschließlich einer Atrophie des N. opticus und eine zerebelläre Ataxie auf; Heiserkeit als Zeichen einer Schädigung des N. glossopharingeus ist ein charakteristisches Zeichen. Eine Beteiligung des Herzens ist bis auf eine Tachykardie selten; die Leber ist jedoch meistens vergrößert.
- *Feuchte Beriberi*: Sie ist durch das Auftreten einer Herzinsuffizienz und Ödembildung charakterisiert. Im Vordergrund der klinischen Zeichen stehen neben Blässe und Ödemen eine Dyspnoe, Tachykardie und Erbrechen. Die Insuffizienz betrifft vor allem das rechte Herz. Das EKG zeigt eine Niederspannung, eine verlängerte Q-T-Dauer und eine Umkehrung der T-Welle.
- *Infantile Beriberi*: Sie kommt bei von Müttern mit Thiaminmangel gestillten Kindern vor; bei diesen Müttern können klinische Symptome durchaus fehlen. Klinisch fallen diese Kinder durch Bauchschmerzen, Durchfälle und eine zunehmende Wasserretention auf. Auf Kohlenhydratzufuhr reagieren sie mit einer Laktatacidose.

Von besonderer klinischer Relevanz ist der im Rahmen einer parenteralen Nahrungszufuhr bereits nach einigen Tagen auftretende Thiaminmangel. Im Vordergrund steht klinisch immer eine durch die Grundproblematik des Patienten nicht zu erklärende Laktatacidose. Die periphere Neuritis äußert sich durch Parästhesien und Brennen an Zehen und Füßen mit sich entwickelndem Verlust der Tiefensensibilität. Die Sehnenreflexe sind vermindert. Lähmungserscheinungen sind jedoch im Kindesalter seltener als bei Erwachsenen.

Diagnose und Differentialdiagnose. Die zuverlässigste Methode zur Beurteilung des Thiaminversorgungszustandes ist die Messung der Transketolaseaktivität in Erythrozyten vor und nach Zugabe von Thiaminpyrophosphat. Ein Mangel ist als Stimulierbarkeit der Transketolaseaktivität von >20 % definiert. Die normale Stimulierbarkeit beträgt dagegen 0–15 %. Die normale Serumkonzentration von Thiamin liegt bei 20–60 µg/l. Im Zweifelsfall ist es durchaus gerechtfertigt, die Diagnose ex juvantibus aus der Reaktion auf Thiaminsubstitution zu stellen.

Der Thiaminbedarf ist wesentlich von der Kohlenhydratzufuhr beeinflußt. Bei einer ungeklärten Laktatacidose parenteral ernährter Patienten ist immer ein Thiaminmangel auszuschließen.

Prophylaxe. Der Thiaminbedarf ist altersabhängig:

1. Lebensjahr:	0,2 mg/Tag
Kindesalter:	0,3–0,9 mg/Tag
Erwachsene:	1,0–2,0 mg/Tag.

1,2 mg Vitamin B_1 sind enthalten in: 120 g Schweinefleisch, 240 g Vollkornmehl, 600 g Gemüse, 1200 g Kartoffeln und 2400 g Obst.

Der Thiaminbedarf ist in allgemeinen Streßsituationen wie Trauma und Infektionen erhöht.

In der Schwangerschaft und während der Laktation ist eine zusätzliche Zufuhr von 0,3 mg/Tag anzuraten, um eine Gefahr einer infantilen Beriberi zu vermeiden. Der Gesamtthiamingehalt der Frauenmilch ist mit ca. 400 µg/1000 kcal ausreichend. Als Thiaminminimalzufuhr werden 200 µg/ 1000 kcal angesehen. Kuhmilch enthält ca. die doppelte Thiaminmenge wie reife Frauenmilch.

Bei reichlicher Kohlenhydratzufuhr, vor allem bei parenteraler Ernährung, ist auf eine ausreichende Thiaminversorgung zu achten.

Therapie. Bei leichter Polyneuropathie: 10–20 mg Thiamin/ Tag p.o.

Bei schwerer Polyneuropathie: 20–50 mg Thiamin/Tag p.o.

Kardiovaskuläre Form der Beriberi: 50–100 mg Thiamin/ Tag i.v. für einige Tage, dann Weiterführung der Dosis p.o. über einige Wochen.

Die Besserung ist dramatisch. Zur vollständigen Normalisierung der Befunde sind jedoch Wochen notwendig.

Thiamin ist Coenzym der Pyruvatdehydrogenase. Beim Pyruvatdehydrogenasemangel kann eine Thiaminabhängigkeit bestehen. Thiaminpyrophosphat in hoher Dosierung stellt bei diesen Patienten dann ein zentrales Therapeutikum dar.

Prognose. Bei entsprechender Behandlung sind alle Symptome reversibel.

Vitamin-B_2-Mangel, Riboflavinmangel

Definition. Riboflavin ist das Coenzym wasserstoffübertragender Flavinenzyme, also von Oxidasen und Dehydrogenasen. Es ist notwendig für die Umwandlung von Pyridoxin in Pyridoxalphosphat. Seine wichtigsten Derivate sind Flavinmononukleotid (FMN) und Flavindinukleotid (FAD). Freies Riboflavin, FMN und FAD sind hauptsächlich an Albumin und spezifisch an riboflavinbindende Proteine gebunden. Überschüssiges Riboflavin kann nicht gespeichert werden, wenn dafür keine ausreichende Apoproteinmenge vorliegt. Die höchsten Riboflavinkonzentrationen finden sich in der Leber, den Nieren und im Herz, und zwar 70–90 % als FAD und < 5 % als freies Riboflavin. Vitamin B_2 wird vorrangig über die Niere als unverändertes Riboflavin, als 7-Hydroxyriboflavin und als 8-Hydroxyriboflavin durch aktive tubuläre Sekretion eliminiert. Wegen seiner Bedeutung für die Glutathionreduktasereaktion ist Riboflavin ein indirekt antioxidativ wirkendes Vitamin. Das Glutathionsystem, welches zu den effektivsten oxidativ wirkenden Enzymen des wäßrigen Kompartiments zählt, ist in seiner Wirksamkeit abhängig von reduziertem Glutathion, das gegenüber oxidiertem Glutathion die ca. 100fache Konzentration aufweisen sollte.

Häufigkeit. Der klinisch manifestierte Mangel ist in Industrieländern selten, da Milch und Milchprodukte als die wichtigsten Riboflavinlieferanten gut verfügbar sind.

Ätiologie und Pathogenese. Der Riboflavinmangel wird meistens durch eine ungenügende Riboflavinaufnahme bei Patienten mit Galleabflußproblemen verursacht. Einige Medikamente, wie Probenezid oder Phenothiazin behindern die Absorption.

Riboflavin ist, wie auch Vitamin A, extrem lichtempfindlich. Die bei Neugeborenen häufig wegen einer Hyperbilirubinämie eingesetzte Phototherapie führt zu einem starken Zerfall von Riboflavin und einer eingeschränkten Verfügbarkeit, z.B. für die Glutathionreduktase und die Xanthinoxidase. Besonders bei vollgestillten Kindern kann sich unter Phototherapie ein Riboflavinmangel entwickeln. Frauenmilch enthält nur ca. ein Viertel der Riboflavinmenge der Kuhmilch.

Es ist zu beachten, daß neuroleptisch wirksame Phenothiazinderivate wie Promethazin als strukturelle Riboflavinantagonisten bei langer Therapiedauer einen erhöhten Vitaminbedarf zur Folge haben.

Klinische Symptome und Verlauf. Ein Riboflavinmangel ist selten und tritt erst nach Wochen einer riboflavinfreien Ernährung auf. Zu den charakteristischen Krankheitsmerkmalen zählen: entzündliche Schleimhautveränderungen, wie Glossitis (typischer Magentafarbton) und Stomatitis, eine seborrhoische Dermatitis im Bereich der Nasolabialfalten und Ohren, sowie eine konjunktivale Gefäßinjektion. Die Epithelveränderungen der Haut sind durch Atrophie, Hyperkeratose und Hyperplasie gekennzeichnet. Häufig besteht eine normochrome Anämie bei hypoplastischem Knochenmark. Riboflavinmangel in der Schwangerschaft kann zu Fehlbildungen vor allem des Skelettsystems, des Herzens, der Augen und der Nieren führen. In Analogie können Veränderungen bei der Glutaracidurie Typ II gesehen werden, die eine Störung des FAD-Coenzymsystems darstellen und mit Fehlbildungen der Nieren einhergehen kann. Ein bei parenteraler Ernährung beobachteter Riboflavinmangel ist laborchemisch sowohl durch eine Laktatacidose als auch durch eine ausgeprägte Glutaracidurie gekennzeichnet.

Diagnose, Differentialdiagnose. Neben der Riboflavinausscheidung im Urin (Riboflavinmangel: < 40 µg/g Kreatinin) ist vor allem die Glutathionreduktaseaktivität in den Erythrozyten ein empfindliches Maß der Riboflavinverfügbarkeit.

Prophylaxe. Durch eine ausgewogene Ernährung unter Einschluß von Milch und Milchprodukten wird die Entstehung eines Riboflavinmangels verhindert. Die wünschenswerte tägliche Riboflavinzufuhr liegt altersentsprechend zwischen 0,4 und 1,2 mg.

Die tägliche Substitution mit 0,3–0,6 mg Vitamin B_2 verhindert die Entstehung des Riboflavinmangels unter Phototherapie.

Während der Schwangerschaft und in der Laktationszeit sollten zusätzlich 0,3–0,5 mg Riboflavin/Tag zugeführt werden.

Therapie. 10 mg Riboflavin/Tag p.o. Säuglinge unter Phototherapie sollten mit 0,5 mg Riboflavin/Tag substituiert werden.

Vitamin-B_6-Mangel, Pyridoxinmangel

Definition. Vitamin B_6 liegt als Pyridoxal, Pyridoxin und als Pyridoxamin im Intermediärstoffwechsel vor, welches in die Wirkform Pyridoxal-5-Phosphat bzw. Pyridoxamin-5-Phosphat umgewandelt wird. Die Leber ist mit ca. 10 µg/g das an Vitamin B_6 reichste Organ. Vitamin B_6 ist Coenzym von Transaminierungs- und Dekarboxylierungsreaktionen im Aminosäurestoffwechsel. Ca. 70 % des Vitamins werden im Urin als 4-Pyridoxinsäure, einem inaktiven Vitamin-B_6-Metaboliten, ausgeschieden. Als Coenzym der Lysyloxidase ist Vitamin B_6, wie auch Vitamin C, für die Kollagenquervernetzung und damit für die Bindegewebsstabilität mitverantwortlich. Die vom klinischen Alltag bekannten „Leberenzyme" Glutamat-Pyruvat-Aminotransferase (GPT) und Glutamat-Oxalacetat-Aminotransferase (GOT) sind neben vielen anderen ebenfalls von Vitamin B_6 abhängig. Als Coenzym der Glutamatdecarboxylase und der γ-Aminobuttersäure-Transaminase ist es zentral in den Stoffwechsel von Neurotransmittern eingebunden. Es ist daher nachvollziehbar, daß die Funktion des ZNS von einer ausreichenden Vitamin-B_6-Verfügbarkeit abhängt. Der Mangel führt zu Krampfanfällen und peripheren Neuropathien.

Der Vitamin-B_6-Bedarf ist an die Eiweißzufuhr gekoppelt.

Wie Konzentrationsgradienten zwischen mütterlichem Plasma und Nabelvenenplasma zeigen, akkumuliert der Fötus kurz vor der Geburt in größerem Umfang Pyridoxalphosphat.

Häufigkeit. Ein isolierter Vitamin-B_6-Mangel ist selten und meistens an die Einnahme antagonisierender Medikamente geknüpft. Unter diesen ist vor allem das Tuberkulostatikum Isoniazid (INH) hervorzuheben. Isoniazid führt durch die Bildung eines Hydrazons zu Pyridoxinmangel, der sich klinisch vor allem in Form einer Polyneuropathie bemerkbar macht. Insbesondere die als „INH-Langsamacetylierer" bekannten Patienten sind von der schnellen Entwicklung des Vitamin-B_6-Mangels betroffen. Die Induktion eines Vitamin-B_6-Mangels durch die Einnahme von Kontrazeptiva und Steroiden ist durch die Induktion der Kynureninase und einem sich daraus ergebenden gesteigerten Vitamin-B_6-Verbrauch zu erklären.

Ätiologie und Pathogenese. Vitamin B_6 wird durch das Erhitzen von Nahrungsmitteln zerstört. Ein Vitamin-B_6-Mangel kann bei Malabsorptionserkrankungen, wie z.B. der Zöliakie, M. Crohn und Colitis ulcerosa auftreten. Isoniazid (INH) ist ein Vitamin-B_6-Antagonist. Bei einer tuberkulostatischen Behandlung mit INH ist somit der Vitamin-B_6-Bedarf gesteigert.

Folgende Krankheiten können als angeborene Störungen von Enzymreaktionen von Vitamin B_6 abhängig sein: Vitamin-B_6-abhängige Krampfanfälle, Vitamin-B_6-abhängige Anämie, Xanthurenacidurie, Cystathionurie und die Homozystinurie, vor der einige Patienten auf die Therapie mit Vitamin B_6 ansprechen.

Klinische Symptome und Verlauf. Die klinischen Zeichen des Mangels können in 4 Symptomkomplexen zusammengefaßt werden: Krampfanfälle, periphere Neuritis, Dermatitis und mikrozytäre Anämie. Die Hautveränderungen manifestieren sich als seborrhoische Dermatitis im Nasen-Augen-Mund-Bereich, als Glossitis und als Erosionen der Mundschleimhaut. Die Anämie bei gleichzeitig erhöhten Serumeisenkonzentrationen demonstriert die Vitamin-B_6-Abhängigkeit der Eisenverwertung im Rahmen der Hämsynthese.

Vitamin-B_6-abhängige Krampfanfälle können in den ersten Lebensstunden bis ca. 6 Monate nach der Geburt auftreten.

Diagnose, Differentialdiagnose. Bei Säuglingen mit Krampfanfällen sollte grundsätzlich die Möglichkeit einer Vitamin-B_6-Abhängigkeit in Erwägung gezogen und der Versuch gemacht werden, den Krampfanfall mit 100 mg Vitamin B_6/kg zu unterbrechen. Der Pyridoxinstatus kann u.a. durch folgende Methoden beurteilt werden:

- 4-Pyridoxinsäureausscheidung im Urin;
- Xanthurensäureausscheidung nach Tryptophanbelastung (100 mg L-Tryptophan/kg p.o.); eine Ausscheidung > 30 mg/24 h weist auf einen Vitamin-B_6-Mangel hin;
- Beeinflussung der Oxalsäureausscheidung;
- die Aktivität der erythrozytären GOT, die als Kennenzym angesehen werden kann, stellt einen funktionellen Test dar, das Verhältnis der Aktivität vor und nach In-vitro-Stimulation durch Vitamin B_6 beträgt normalerweise < 1,6. Ein Aktivitätsquotient > 2,0 gilt als Hinweis auf einen Vitamin-B_6-Mangel.
- Die Serumpyridoxal-5-Phosphat-Konzentration liegt im Kindesalter bei ca. 0,90 µg/dl; die Konzentration der Erythrozyten ist etwa doppelt so hoch.
- Zusätzlich stehen noch chromatographische, enzymatische und radioimmunologische Bestimmungsmethoden zur Verfügung.

Prophylaxe. Bei ausgewogener Ernährung tritt kein Vitamin-B_6-Mangel auf. Grundsätzlich sollte der lineare Zusammenhang zwischen steigender Proteinzufuhr und steigendem Vitamin-B_6-Bedarf bedacht werden. Gute Quellen für Vitamin B_6 sind z.B. Leber, Fleisch, Fisch, Kartoffeln und Vollkornprodukte. Der Gehalt der Muttermilch liegt 5–7 Tage post partum bei ca. 130 µg/l, um dann aber bis auf 200 µg/l anzusteigen. Die Konzentration in der Milch ist bei einer Vitamin-B_6-Zufuhr der Stillenden von unter 2,5 mg/Tag erniedrigt.

Die nach DGE (1991, Angaben aus Biesalski et al. 1997) empfohlene tägliche Vitamin-B_6-Zufuhr liegt bei:

Säuglinge:	0,6 mg
Kleinkinder:	0,9 mg
Vorschulkinder:	1,2 mg
Schulkinder:	1,5 mg
Jugendliche:	2,1 mg.

Zur Deckung von 2,0 mg Vitamin B_6 müssen 200 g Rinderleber oder Hafervollkorn, 400 g Fleisch oder Fisch oder 1000 g Gemüse verzehrt werden.

Bei Isoniazid-Therapie sollten 1mal pro Woche 10 mg Vitamin B_6 supplementiert werden.

Therapie. Zur Unterbrechung eines akuten Krampfanfalls werden 100–200 mg Vitamin B_6 benötigt. Die Erhaltungsdosis beträgt ca. 50 mg/Tag p.o.

Bei längerer Vitamin-B_6-Zufuhr in hoher Dosierung kann es zum Auftreten einer peripheren sensorischen Neuropathie mit ataktischen Gangstörungen, Reflexstörungen und der Beeinträchtigung des Tastsinnes sowie der Temperaturempfindung kommen.

Niacinmangel

Definition. Nikotinsäure und ihr Amid werden gemeinsam als Niacin bezeichnet. Beide Substanzen haben die gleiche Vitaminwirksamkeit. Nikotinamid wird im Urin als Trigonellin (Methylbetain der Nikotinsäure) ausgeschieden. Der aktive Cofaktor ist Nikotinamid-Adeninnukleotid (NAD) oder dessen phosphorylierte Form (NADP), NAD und NADP sind Coenzyme von Oxidations- und Reduktionsreaktionen und damit wichtige Elektronenakzeptoren bzw. Donatoren vor allem im Rahmen des Kohlenhydratstoffwechsels.

Ätiologie und Pathogenese. Die wesentlichen Ursachen des Niacinmangels sind Störungen der Resorption bei chronischen Darmerkrankungen sowie Tryptophanmangel bei weitgehender Deckung des Eiweißbedarfes durch Mais. Mais enthält nur unbedeutende Mengen an Tryptophan. Bei der Hartnupschen Krankheit, bei welcher ausgeprägte Zeichen des Niacinmangels auftreten, besteht eine angeborene Tryptophanmalabsorption in Darm und Niere.

Pathologie. Degeneration des Oberflächenkollagens der Dermis mit Ödemen und perivaskulären lymphozytären Infiltrationen. Die Epidermis ist hyperkeratotisch und geht im fortgeschrittenen Krankheitsstadium in eine Atrophie über. Die Veränderungen der Haut sind auch an den Schleimhäuten und an der Zunge erkennbar. Die Veränderungen am Zentralnervensystem treten als fleckförmige Demyelinisierung und Degeneration der Ganglienzellen zeitlich nach den Hautsymptomen auf. Im Bereich des Rückenmarks sind vor allem die Seiten- und Hinterstränge betroffen.

Klinische Symptome und Verlauf. Klinisch stehen die Veränderungen der Haut, besonders an Stellen mit Sonnenlichtexposition, im Vordergrund. Die Veränderungen imponieren zunächst als symmetrische, scharf begrenzte Erytheme an lichtexponierten Hautarealen, die zunächst an Sonnenbrand erinnern. Die Dermatitis mit ihrer dunklen und schuppenden Haut hat der klassischen Mangelsituation den Namen „Pellagra" (rauhe Haut) gegeben. Die Anordnung der Effloreszenzen an Händen und Füßen erinnert an „Handschuhe" bzw. „Socken" und die am Hals an eine „Halskette" (Casalsches Halsband). Störungen im Bereich des Intestinaltraktes treten bereits sehr frühzeitig auf. Es kommt zu einer Glossitis mit hochroter Farbe und starker Schwellung, Entzündung der Magenschleimhaut und Durchfällen. Störungen der ZNS mit Schlaflosigkeit, Schwindelerscheinungen, Extremitätenschmerzen und psychischen Veränderungen mit Bewußtseinsstörungen gehören ebenfalls zum klassischen Bild des Niacinmangels. Da der Niacinbedarf zu etwa zwei Drittel über Eiweißversorgung mit Tryptophan gedeckt wird, finden sich Mangelerscheinungen vorzugsweise bei Deckung des Eiweißbedarfs durch Mais, welcher nur sehr wenig Tryptophan enthält.

Niacinäquivalent = 1 mg Nikotinamid = 60 mg Tryptophan.

Diagnose, Differentialdiagnose. Die Beurteilung des Niacinstatus erfolgt durch die Messung von 1-N-Methylnikotinamid, dem wesentlichen Metaboliten von Niacin im Urin. Die Ausscheidung von 1-N-Methylnikotinamid im Urin von Normalpersonen liegt 5,8 ± 3,6 mg in 24 Stunden. Werden nach Aufnahme von 50 mg Nikotinamid innerhalb von 4 Stunden weniger als 500 µg 1-N-Methylnikotinamid ausgeschieden, so weist dies auf einen Niacinmangel hin.

Prophylaxe. Nikotinamid kommt vor allem in tierischen Produkten vor. Durch eine ausgeglichene Ernährung mit Fleisch, Eiern und Milch ist eine ausreichende Niacinzufuhr gegeben. In Getreidearten findet sich Nikotinsäure zu über 80 % in der Aleuronschicht und geht daher bei niedrigem Ausmahlen (helle Mehle!) verloren.

In Getreideprodukten ist Nikotinsäure aber komplex an Makromoleküle gebunden und hat daher eine Bioverfügbarkeit von lediglich 30 %. Durch Rösten oder durch Alkalibehandlung, wie sie bei der Herstellung von Tortillas in Zentralamerika üblich ist, kann Nikotinsäure aus der komplexen Bindung freigesetzt werden. Deshalb ist dort trotz einseitiger Ernährung mit Mais (Tryptophan in Mais 0,6 %!, in Fleisch 1,1 %, in Milch 1,4 % und in Eiern 1,5 %), im Gegensatz zu Afrika, Indien oder China, selten ein Nikotinsäuremangel zu finden. Größere Mengen an Nikotinsäure enthält Bohnenkaffee (1–2 mg pro Tasse). Sie entsteht durch Demethylierung von Trigonellin (Methylnikotinsäure) beim Röstprozeß.

Der Niacintagesbedarf von Kindern liegt altersabhängig bei 5 bis 15 mg. Der Bedarf bei Erwachsenen liegt bei ca. 20 mg/Tag. In Schwangerschaft und Stillzeit ist der Tagesbedarf um 2 bis 4 mg angehoben.

Die nach DGE (1991, Angaben aus Biesalski et al. 1997) empfohlene tägliche Niacinzufuhr ist:

- Säuglinge: 6 mg,
- Kleinkinder: 9 mg,
- Vorschulkinder: 12 mg,
- Schulkinder: 15 mg,
- Jugendliche: 20 mg.

15 mg Niacin sind jeweils enthalten in: 100 g Leber, 200 g Rindfleisch, 250 g Weizenvollkorn, 1250 g Kartoffeln oder 3000 g Obst.

Therapie. Zur Behandlung der Pellagra müssen 300–500 mg Niacin/Tag p.o. zugeführt werden. In schweren Fällen oder bei bestehender Malabsorption sollten 100 mg/Tag i.v. verabreicht werden. Die Applikation von Niacin kann durch ein Hitzegefühl, Flush und Hautbrennen begleitet sein. Große Niacinmengen sind hepatotoxisch und können zu einem cholestatischen Ikterus führen. Nach Abheilung der Effloreszenzen verbleibt meistens eine Hyperpigmentation der Haut.

Vitamin-C-Mangel; Ascorbinsäuremangel; Moeller-Barlow-Krankheit

Definition. L-Ascorbinsäure ist das Lacton der 2-Keto-L-Gulonsäure und ist im Organismus in 3 Formen nachweisbar:

1. als reduzierte Ascorbinsäure; 2. als das Radikal Semihydroascorbinsäure; 3. in oxidierter Form als Dehydroascorbinsäure.

Vitamin C ist an vielen Redoxreaktionen beteiligt. Seine Funktionen sind extrem vielfältig und reichen von der Cortisolhomöostase über die Synthese von Neurotransmittern (Hydroxylierung von Dopamin zu Noradrenalin) bis zur Carnitinsynthese (Carnitinmangel bei Skorbut!). Die Hauptfunktionen können u.a. in folgender Weise charakterisiert werden:

- Beteiligung an Oxygenasereaktionen;
- Beteiligung an mikrosomalen Hydroxylierungsreaktionen unter Einbezug des Cytochrom-P450-Systems;
- Ascorbinsäure als Radikalfänger. Ascorbinsäure ist einer der wichtigsten Radikalfänger des wasserlöslichen Kompartiments;
- Beeinflussung des Eisenstoffwechsels. Ascorbinsäure katalysiert die Reduktion von Fe^{+++} zu Fe^{++}. Außerdem verbessert es die Resorption durch Schwächung der Wirkung von Phytaten und anderen Eisenliganden;
- Beeinflussung des Immunsystems;
- Beteiligung an der Bindegewebssynthese. Im Bindegewebe erfolgt die Vitamin-C-abhängige Hydroxylierung von Prolin zu Hydroxyprolin sowie von Lysin zu Hydroxylysin. Die von Vitamin C abhängige Lysyloxidase ist essentiell für die Verknüpfung und Ausbildung einer stabilen Kollagentripelhelix.

Ätiologie und Pathogenese. Vitamin C wird beim Fötus angereichert. Die Konzentration im Nabelschnurblut ist daher 2–4mal höher als im mütterlichen Blut. Die Milch einer Mutter mit unzureichender Vitamin-C-Zufuhr verursacht eine ungenügende Versorgung des Kindes. Vitamin C wird schnell oxidiert und wird in Lebensmitteln durch Kochen zerstört. Bei fieberhaften Infektionskrankheiten, Durchfällen, Eisen- und Proteinmangel ist der Vitamin-C-Bedarf erhöht.

Pathologie. Pathologisch anatomisch stehen die Veränderungen am Kollagen und am Skelettsystem im Vordergrund. Bedingt durch die Störung des kollagenen Zahnhalteapparates kommt es zu Lösung der Zähne und Zahnausfall. Durch eine eingeschränkte Osteoidsynthese der Osteoblasten kommt die enchondrale Ossifikation zum Erliegen. Die Knochentrabekel werden brüchig. An den Enden vor allem der langen Röhrenknochen kommt es zu subperiostalen Blutungen. Bei schwerem Skorbut treten eine muskuläre Degeneration, eine Knochenmarksdepression sowie eine Nebennierenatrophie auf.

Klinische Symptome und Verlauf. Die im Kindesalter auftretenden Fälle wurden vor allem zwischen dem 6. und 24. Lebensmonat beschrieben. Im Unterschied zu anderen Vitaminen ist der Vitamin-C-Mangel mit einem spezifischen Krankheitsbild, dem Skorbut, verbunden. Typische Skorbutzeichen sind ein livide verfärbtes, geschwollenes und blutendes Zahnfleisch, vor allem im Bereich der oberen Schneidezähne, Blutungen unter der Haut sowie Gelenkschmerzen. Petechiale Hautblutungen sind ein häufiges Initialsymptom. Als Zeichen der Kapillarfragilität ist das Rumpel-Leede-Zeichen positiv. Häufig besteht zunächst vor allem eine allgemeine Schmerzhaftigkeit und Berührungsempfindlichkeit, die bei der Körperpflege des Kindes bemerkt wird. Diese Beobachtung hat zum Begriff der „Pseudoparalyse" geführt. In diesem Zustand werden die Beine in einer typischen Abduktions- oder „Froschstellung" gehalten. An den Beinen sind meist Ödeme erkennbar, und gelegentlich kann die subperiostale Blutung sogar getastet werden.

Symptome treten auf, wenn die Plasma-Ascorbinsäurekonzentration < 02,3 mg/dl ist. Diese Situation kann bereits nach 4wöchiger Vitamin-C-freier Ernährung auftreten. Eine vor allem bei hypotrophen Neugeborenen gelegentlich zu beobachtende transitorische Hypertyrosinämie spricht gut auf Ascorbinsäure an.

Diagnose, Differentialdiagnose. Bei der Diagnosefindung kommt der Interpretation der klinischen Auffälligkeiten sowie den Röntgenaufnahmen des Skeletts ein hoher Stellenwert zu.

Röntgenaufnahmen der Knieregion zeigen Skelettveränderungen am besten. Der Knochen stellt sich „milchglasartig" bei Aufhebung der trabekulären Zeichnung dar. Der Kortexdurchmesser ist stark vermindert. Die metaphysäre Abschlußlinie ist als weiße Linie stark hervorgehoben.

Die Aussagekraft der Konzentrationsbestimmungen von Ascorbinsäure wird derzeit noch stark diskutiert. Es wird angenommen, daß Skorbut durch eine Serumascorbinsäurekonzentration von über 0,6 mg/dl ausgeschlossen werden kann. Von einigen Autoren wird die Vitamin-C-Konzentration in Leukozyten (Lymphozyten!), die etwa 10mal höher ist als im Plasma, als am aussagefähigsten erachtet. Bei ausreichender Vitamin-C-Versorgung werden mindestens 80 % einer intravenös applizierten Ascorbinsäuredosis in den nächsten 5 Stunden ausgeschieden.

Im Urin findet sich außerdem eine allgemeine Hyperaminoacidurie als Ausdruck einer tubulären Störung.

Bei bestehenden Problemen im Stoffwechsel der Oxalsäure ist zu bedenken, daß ungefähr die Hälfte des im Urin ausgeschiedenen Oxalats dem Vitamin-C-Metabolismus entstammen. Die Oxalsäureausscheidung steigt jedoch nicht linear mit zunehmender Vitamin-C-Zufuhr an.

„Rosenkranzartige" Auftreibungen an der Knorpel-Knochen-Grenze der Rippen ist gegenüber der Rachitis von differentialdiagnostischer Bedeutung und macht verständlich, daß diese Krankheit von *Moeller* zunächst als „akute Rachitis" beschrieben wurde.

Differentialdiagnostisch sind bei den vor allem gelenkbezogenen Beschwerden Arthritiden und Krankheiten des rheumatischen Formenkreises abzugrenzen. Das Symptom der „Pseudoparalyse" ist als „Parrotsche Lähmung" auch ein klassisches Bild der Lues connata und muß durch die assoziierten klinischen Merkmale und die serologischen Befunde abgegrenzt werden. Die Differentialdiagnose der Hautblutungen schließt vor allem die idiopathische Thrombozytopenie, die Leukämie und die Purpura Schönlein-Henoch ein.

Prophylaxe. Skorbut läßt sich durch die Einnahme von 10 mg Vitamin C pro Tag verhindern. Bei einer ausgewogenen Ernährung unter Einschluß von Obst, Salaten und Gemüse besteht eine ausreichende Vitamin-C-Zufuhr. Auf die Hitzeinstabilität sowie die leichte Oxidierbarkeit sollte geachtet werden. Besonders reich an Vitamin C sind Zitrusfrüchte, Paprikaschoten, schwarze Johannisbeeren, Hagebutten, Kartoffeln. Die tägliche Vitamin-C-Aufnahme sollte im Kindesalter 50–100 mg betragen. Unter anhaltender Streßsituation kann der Bedarf über 200 mg/Tag ansteigen.

Die nach DGE (1991, Angaben aus Biesalski et al. 1997) empfohlene tägliche Zufuhr von Vitamin C ist:

Säuglinge:	50 mg/Tag
Kleinkinder:	60 mg/Tag
Schulkinder:	70 mg/Tag
Jugendliche:	75 mg/Tag.

Therapie. Zur Behandlung von Skorbut werden 100 bis 200 mg Ascorbinsäure/Tag benötigt.

Vitamin-H-Mangel, Biotinmangel

Definition. Das mit der Nahrung zugefügte Biotin liegt in freier und gebundener Form vor. Proteingebundenes Biotin wird im proximalen Dünndarm aufgenommen und zu Biocytin verdaut. Es wird durch das Enzym Biotinidase zu Biotin und freiem Lysin gespalten. Biotin ist Coenzym von Carboxylasen und somit essentiell für die Übertragung von C1-Gruppen. Es katalysiert 4 klassische Emzymreaktionen:

1. Pyruvatcarboxylase (1. Schritt der Glukoneogenese);
2. Propionylcarboxylase (Abbau der verzweigtkettigen Aminosäuren);
3. 3-Methylcrotonyl-CoA-Carboxylase (Leuzinabbau):
4. Acetyl-CoA-Carboxylase (1. Schritt der Fettsäuresynthese).

Ätiologie und Pathogenese. Biotin hat eine ausgeprägte Affinität für Avidin, ein Glykoprotein z.B. in rohem Hühnereiweiß, mit dem es eine kovalente Bindung eingeht. Dieser Biotin-Avidin-Komplex ist für die Entwicklung mancher klinischen Biotinmangelsituationen verantwortlich. Ein Biotinmangel entsteht somit vor allem bei übermäßiger Ernährung mit Eiklar.

Mit einem Biotinmangel muß auch bei biotinfreier, ca. 3 Monate andauernder parenteraler Ernährung gerechnet werden. Auch hier steht der Haarausfall klinisch im Vordergrund.

Patienten mit Biotinidasemangel können endogenes Biotin nicht aus Biocytin freisetzen und damit wiederverwerten. Ebenfalls ist die Freisetzung aus der Proteinbindung nicht möglich. Patienten mit Biotinidasemangel werden überwiegend um den 3. Lebensmonat mit myoklonischen Krampfanfällen auffällig.

Klinische Symptome und Verlauf. Der Biotinmangel äußert sich vor allem an der Haut, den Haaren und dem Zentralnervensystem. Typische Veränderungen sind eine Dermatitis seborrhoides und Haarausfall, der bis zur vollständigen Alopezie führen kann.

Weitere klinische Zeichen des Biotinmangels sind: gastrointestinale Beschwerden mit Anorexie und Erbrechen, psychomotorische Störungen mit muskulärer Hypotonie, Ataxie und Krampfanfällen.

Für einen Biotinmangel charakteristische klinische Zeichen sind das Zusammentreffen von: seborrhoischer Dermatitis, Alopezie, Krampfanfällen, Ataxie, Keratokonjunktivitis und Laktatacidose.

Diagnose, Differentialdiagnose. Bei Biotinmangel können im Urin die Metabolite der gestörten Stoffwechselwege auftreten. Als Kennmetabolit gilt, wie im Falle des angeborenen Biotinidasemangels oder des Holocarboxylasemangels, der Nachweis von 4-OH-Isovaleriansäure. Die Bestimmung der Biotinkonzentration im Serum ist extrem aufwendig und kann nicht als klinisch-chemische Routineuntersuchung gelten. Freies Biotin macht ca. 20 % des im Plasma meßbaren Gesamtbiotins aus. Die Plasmabiotinkonzentration im Nüchternzustand beträgt altersabhängig ca. 0,50 ± 0,14 ng/ml. Biotin wird renal in einer Menge von ca. 50 µg/24 Stunden eliminiert.

Prophylaxe. Bei einer täglichen Aufnahme von 150 bis 300 µg sind Mangelerscheinungen ausgeschlossen.

Die nach DGE (1991, Angaben aus Biesalski et al. 1997) empfohlene tägliche Zufuhr ist:

Säuglinge:	10 µg,
Kleinkinder:	20 µg,
Schulkinder:	30 µg,
Jugendliche:	100 µg.

50 µg Biotin sind jeweils enthalten in: 50 g Rinderleber, 250 g Haferflocken, 800 g Bananen, 1000 g Fleisch.

Therapie. 10 mg Biotin/Tag p.o.

Pantothensäuremangel

Definition. Pantothensäure besteht aus β-Alanin und Pantoinsäure (2,4-Dihydroxy-3,3-Dimethylbutyrat). Es ist ein wesentlicher Bestandteil von CoA (Cysteamin + Pantothensäure + Ribose-3′-Phosphat + Adenin). CoA bildet mit verschiedenen Carbonsäuren S-Acylverbindungen mit hohem Gruppenübertragungspotential, die dann „aktivierte Verbindungen" genannt werden. In dieser Form wird Pantothensäure somit für die Übertragung von Acylresten benötigt. Pantothensäure wird sehr gut aus dem Darm resorbiert. Zellwände sind dagegen nicht für CoA bzw. aktivierte Verbindungen permeabel. Das in der Nahrung enthaltene CoA wird daher im Darm zu Pantothensäure abgebaut, die dann sehr gut resorbiert wird.

Häufigkeit. Ein isolierter Pantothensäuremangel wurde bisher nicht beschrieben. Wegen des verbreiteten Vorkommens von Pantothensäure sind Mangelerscheinungen selten.

Ätiologie und Pathogenese. Mit einem Pantothensäuremangel muß im Rahmen eines allgemeinen Vitaminmangels bei schweren Malnutritionszuständen gerechnet werden. Patienten mit chronischer Niereninsuffizienz unter Hämodialyse können einen Pantothensäuremangel entwickeln. Bei schwerem Pantothensäuremangel ist die Funktion der Nebennierenrinde beeinträchtigt und es besteht eine herabgesetzte Resistenz gegen Infektionen.

Klinische Symptome und Verlauf. Aus Tierversuchen ist bekannt, daß der Pantothensäuremangel zu Appetitverlust,

Wachstumsstörungen, Exanthemen, intestinalen Ulzerationen und allgemeiner Schwäche führt. Bei Tieren wurde auch eine Depigmentierung von Haut, Fell und Federn beschrieben.

Diagnose, Differentialdiagnose. Die Pantothensäurekonzentration im Serum beträgt ca. 1–5 μmol/l. Die Pantothensäurekonzentration im Urin (4–6 mg/Tag) beträgt ca. die Hälfte der normalen täglichen Pantothensäurezufuhr im Kindesalter von ca. 10 mg/Tag. Mit der Muttermilch erhält ein Säugling ca. 2–3 mg Pantothensäure/l. Die Urinkonzentration kann als ein Maß der Pantothensäureversorgung herangezogen werden.

Prophylaxe. Die nach DGE (1991, Angaben aus Biesalski et al. 1997) empfohlene tägliche Zufuhr ist:

Säuglinge:	3 mg
Kleinkinder:	4 mg
Schulkinder:	5 mg
Jugendliche:	6 mg.

6 mg Pantothensäure sind jeweils enthalten in: 100 g Leber, 300 g Reis, 800 g Fleisch und 3000 g Gemüse.

Die Muttermilch von Reifgeborenen weist eine Konzentration von ca. 2,5 μg/ml auf. Bei parenteraler Ernährung wird eine Zufuhr von 5 mg Pantothensäure empfohlen.

Therapie. 10–20 mg/Tag.

Folsäuremangel

Definition. Folsäure ist aus Pteridin, p-Aminobenzoat und Glutamat zusammengesetzt. Sie ist erst in Form der 5,6,7,8-Tetrahydrofolsäure (THF) biologisch aktiv. Sie ist die wichtigste Coenzymform bei der Übertragung von Methylgruppen. Quellen für Methylgruppen sind:

- die Umwandlung von Serin zu Glycin,
- Formiminoglutaminsäure aus dem Histidinabbau,
- Formylreste aus dem Tryptophanstoffwechsel (Formylkynurenin).

Die verschiedenen C1-Reste werden vor allem für die Purin- und die DNA-Synthese sowie die Remethylierung von Homocystein zu Methionin benötigt.

5-Methyl-THF ist die überwiegende Transport- und Speicherform der Folsäure. Aus ihr kann THF nur bei der Remethylierung von Homocystein zu Methionin regeneriert werden. Für diese Reaktion ist Cobalamin (Vitamin B_{12}) als Coenzym erforderlich. So wird verständlich, daß es beim Vitamin-B_{12}-Mangel (s.u.) zu einem Mangel an THF kommt. Hierdurch kann erklärt werden, daß sich die hämatologischen Symptome des Folsäuremangels und des Vitamin-B_{12}-Mangels gleichen.

Häufigkeit. Gemessen an der Häufigkeit überhöhter Plasmahomocysteinkonzentrationen in der Bevölkerung ist das Auftreten eines leichten Folsäuremangels sicherlich nicht selten.

Ätiologie und Pathogenese. Der Folsäuremangel führt zu einer Reifungsstörung von Leuko- und Erythropoese und zu einer Überalterung peripherer Blutzellen.

Für die Entwicklung eines Folsäuremangels können vor allem Medikamente, die eine folsäureantagonisierende Wirkung haben, verantwortlich sein:

- Antiepileptika wie Diphenylhydantoin, Primidon, Barbiturate;
- Trimethoprim, Pyrimethamin, Triamteren;
- Methotrexat;
- Pentamidin.

Die folsäureabhängige Remethylierung von Homocystein zu Methionin hat große Bedeutung erlangt, da ein Folsäuremangel zu einer Erhöhung der Homocysteinkonzentration, welches für Thromboseneigung und Vaskulopathien verantwortlich gemacht wird, führt.

Klinische Symptome und Verlauf. Im Vordergrund stehen die am Blutbild erkennbaren Veränderungen, wie die granulozytäre Übersegmentierung und die makrozytäre Anämie. Weitere Zeichen des Folsäuremangels sind Schleimhautveränderungen im Bereich der Mundhöhle, gastrointestinale Störungen (Durchfälle), Wachstumsstörungen und Neuropathien.

Diagnose und Differentialdiagnose. Die Folsäurezufuhr ist im Rahmen der in Mitteleuropa gegebenen realen Ernährungsbedingungen grenzwertig. Eine mangelnde Zufuhr führt zunächst zu einer Absenkung der Folsäureausscheidung im Urin und nach ca. 3 Wochen zu einem Abfall der Serumkonzentration. Ein Folsäuremangel ist gegeben, wenn die Serumfolsäurekonzentration unter 3,5 ng/ml absinkt. Parallel dazu steigt im Urin die Ausscheidung von Formiminoglutaminsäure (FIGLU) nach Belastung mit Histidin an. Nach 5 Wochen liegt eine granulozytäre Übersegmentierung bereits im Knochenmark vor. Nach 7 Wochen ist dieses Überalterungszeichen polymorphkerniger Granulozyten auch im peripheren Blutbild erkennbar. Nach 10 Wochen treten Riesenmetamyelozyten und polychromatische Megaloblasten auf. Nach 20 Wochen des Folsäuremangels besteht eine megaloblastäre Anämie.

Fünferregel: Von einem Folsäuremangel kann ausgegangen werden, wenn mehr als 5 % der Granulozyten fünf oder mehr Segmente haben.

Hämatologisch ist die durch Folsäuremangel bedingte megaloblastäre Anämie von der durch einen Vitamin-B_{12}-Mangel ausgelösten Anämie nicht zu unterscheiden.

Prophylaxe. Die von der DGE (1991, Angaben aus Biesalski et al. 1997) empfohlene tägliche Folsäurezufuhr ist:

Säuglinge:	80 μg,
Kleinkinder:	120 μg,
Schulkinder:	200 μg,
Jugendliche:	300 μg.

Folsäure und die Entstehung von Neuralrohrdefekten. Bei der Schließung des menschlichen Neuralrohres um den 25. postkonzeptionellen Tag können verschiedene Fehlbildungen auftreten, unter denen die Anenzephalie, die Enzephalozele und die Spina bifida die wichtigsten darstellen. Neuralrohrdefekte sind eine häufige angeborene Mißbildung, von der pro Jahr weltweit schätzungsweise 400 000

Neugeborene betroffen sind. Die größte Häufigkeit wurde bisher (12 von 1000 Neugeborenen) in Süd-Wales festgestellt. Zwischenzeitlich konnte festgestellt werden, daß durch eine perikonzeptionelle Supplementierung einer Mutter mit einem Spina-bifida-Kind mit 400 µg Folsäure pro Tag das Wiederholungsrisiko um 72 % gesenkt werden konnte.

Therapie. Zur Therapie werden, je nach Schwere des Krankheitsbildes, 1–15 mg Folsäure/Tag p.o. eingesetzt.

Bei der Tumortherapie mit Folsäureantagonisten, wie Methotrexat oder Aminopterin, wird als Antidot hauptsächlich Folinsäure (Citrovorumfaktor, Leucovorin, 5-Formyl-THF) in einer Dosierung bis 200 mg eingesetzt.

Literatur

MRC Vitamin Study Research Group (1991) Prevention of neural tube defects: results of the Medical Research Council Vitamin Study. Lancet 338: 131–137

Vitamin-B_{12}-Mangel, Cobalaminmangel

Definition. Das Grundgerüst von Vitamin B_{12} ist das fast flache Corrin-Ringsystem, eine porphyrinähnliche Verbindung aus 4 Pyrrolringen. Das zentrale Kobaltatom ist fest an die N-Atome dieser Ringe gebunden.

Methylcobalamin ist die aktive Form von Vitamin B_{12}. Vitamin B_{12} wird im allgemeinen als „primitives" Coenzym angesehen, da anaerobe und im Dunkeln lebende Organismen viele Vitamin-B_{12}-abhängige Enzymsysteme besitzen, während bereits höhere Pflanzen weitgehend von Vitamin B_{12} unabhängig sind. Beim Menschen spielt Vitamin B_{12} nur noch bei 3 Reaktionen eine vitale Bedeutung. Diese Reaktionen sind in verschiedenen Zellkompartimenten wirksam: Methylcobalamin im Zytosol und Adenosylcobalamin in den Mitochondrien. 70 % des Lebercobalamins liegt als Adenosylcobalamin vor, während 60 bis 80 % als Methylcobalamin im Blut zirkulieren. Methylcobalamin ist Methylgruppenüberträger bei der Rückmethylierung von Homocystein zu Methionin; Methyltetrahydrofolsäure dagegen ist der eigentliche Methyldonator.

Adenosylcobalamin ist an zwei intramolekularen Umlagerungsreaktionen beteiligt:

- Umlagerung von Methylmalonyl-CoA zu Succinyl-CoA. Durch diese Reaktion bekommen ungeradzahlige Fettsäuren und Valin Anschluß an den Zitratzyklus. Bei Störung dieser Reaktion kommt es zur Methylmalonacidurie;
- reversible Umwandlung von Leuzin in 3-Aminoisocapronsäure (β-Leuzin).

Am Cobalamintransport sind einige spezifische Makromoleküle und Rezeptoren beteiligt:

- *Haptocorrin* (Protein R): in Speichel, Galle Pankreassekret und Tränenflüssigkeit; im Plasma wird es Transcobalamin I und III genannt.
- *Transcobalamin II*: Plasmaprotein für den zellulären Transport der Cobalamine.
- *Transcobalamin-II-Rezeptor*: zelluläre Internalisierung.
- *Intrinsic factor*: aus den Parietalzellen des Magens; er ist essentiell für die Cobalaminresorption.
- *Intrinsic-factor-Rezeptor*: er ermöglicht die enterozytäre Internalisierung des Cobalamin-Intrinsic-factor-Komplexes im Ileum.

Ätiologie und Pathogenese. Der Vitamin-B_{12}-Mangel entsteht alimentär oder im Rahmen von angeborenen Störungen des Cobalaminstoffwechsels (s. Kap. 108). Grundlage der erworbenen Mangelzustände sind eine langjährige Fehlernährung bei Extremvegetariern (Veganer), eine Gastrektomie oder eine über lange Zeit pathologisch veränderte intestinale Flora. Besonders gefährdet sind vollgestillte Säuglinge, deren Mütter Veganer sind.

Pathologie. Er führt zu Störungen des Knochenmarks, epithelialen Veränderungen der Mukosa des Verdauungstraktes und Veränderungen des Zentralnervensystems im Sinne einer funikulären Myelose, die durch Entmarkung im Hinterstrang und der Pyramidenseitenstrangbahn gekennzeichnet ist.

Klinische Symptome und Verlauf. Die Symptome des Vitamin-B_{12}-Mangels können in Probleme des Zellwachstums und der Blutbildung sowie in neurologische Probleme unterteilt werden. Im Vordergrund der klinischen Symptomatik stehen folgende Krankheitsbilder:

- Veränderungen des Zentralnervensystems im Sinne einer funikulären Spinalerkrankung führen am häufigsten zu symmetrischen Parästhesien, Störungen des Tast-, Schmerz- und Vibrationssinnes, spinaler Ataxie, Reflexsteigerung und Spastik. Die neurologischen Veränderungen können den hämatologischen Veränderungen um Monate voraus gehen.
- Störung der Erythropoese, die sich als hypochrome, makrozytäre Anämie darstellt. Die Granulozyten sind, wie beim Folsäuremangel, als Zeichen ihrer Überalterung übersegmentiert.
- Epitheliale Veränderungen der Mukosa des Verdauungstraktes mit Verkürzung der Villi und nachfolgender Resorptionsstörung. Ein Kardinalsymptom ist die histaminrefraktäre Anazidität des Magens.

Diagnose und Differentialdiagnose. Die normale Serum-Vitamin-B_{12}-Konzentration reicht von 0,2–1,0 ng/ml. Im manifesten Stadium sinkt die Serumcobalaminkonzentration unter 0,2 ng/ml ab. Als Folge einer eingeschränkten Methylmalonyl-CoA-Mutaseaktivität kommt es zu einer Methylmalonacidurie. Eine Methylmalonacidurie, die als angeborene Stoffwechselerkrankung bekannt geworden ist, wurde erstmals bei Patienten mit perniziöser Anämie beschrieben (s. Kap. 167.1). Außerdem tritt in Analogie zum Folsäuremangel eine Hyperhomocysteinämie auf, welche die Abhängigkeit der Remethylierung von Homocystein zu Methionin von Folsäure und Vitamin-B_{12} unterstreicht.

Prophylaxe. Der nutzbare Körperspeicher beträgt 2–3 mg. Der Minimalbedarf ist mit der Aufnahme von 1 µg Vitamin B_{12} pro Tag zu decken. Die von der DGE empfohlene tägliche Vitamin-B_{12}-Zufuhr ist:

Säuglinge:	0,8 μg
Kleinkinder:	1,0 μg
Schulkinder:	2,0 μg
Jugendliche:	3,0 μg.

3 μg Vitamin B_{12} sind jeweils enthalten in: 4 g Rinderleber, 100 g Fisch, 120 g Hühnerei oder 170 g Rindfleisch.

Therapie. Zur Therapie stehen Hydroxo- und Cyanocobalamin zur Verfügung. Die Resorption von Cyanocobalamin ist mit 1–3 % gering, und eine orale Anwendung von Vitamin B_{12} ist daher im Rahmen der Therapie unsicher. Zur Behandlung der perniziösen Anämie haben sich parenterale Injektionen von täglich 0,1–1,0 mg Cyanocobalamin bewährt. Die Auffüllung der reduzierten Körperspeicher erfordert eine tägliche Injektion von 0,1 mg B_{12} über 1–2 Wochen. Nach eingetretener Retikulozytenkrise und Normalisierung des Blutbildes reichen monatlich 0,5–1 mg Cyanocobalamin bzw. 3monatlich 0,5–1 mg Hydroxocobalamin, welches eine höhere Retentionsrate besitzt, aus.

Wegen der Symptomenähnlichkeit beim Folsäuremangel besteht die Gefahr, daß der Vitamin-B_{12}-Mangel übersehen wird. Eine alleinige Folsäurebehandlung würde zu einer Besserung lediglich der hämatologischen Probleme und zu einer Verschleierung und Verschlechterung der neurologischen Probleme führen. Bei bestehender megaloblastärer Anämie sollte somit nie eine alleinige Folsäuretherapie durchgeführt werden. Diese Warnung wurde erstmals 1947 unter dem Titel „A warning regarding the use of folic acid“ publiziert.

25.2 Fettlösliche Vitamine

Vitamin-A-Mangel

Definition. Der Begriff Vitamin A bezeichnet eine Reihe von Substanzen mit Vitamin-A-ähnlicher Wirksamkeit; sie sind international unter dem Namen Retinoide zusammengefaßt. Der Begriff Retinoide jedoch ist weiter gefaßt und enthält auch Substanzen, die nicht alle Vitamin-A-Wirkung haben, da sie nicht zur Ausgangssubstanz Retinol verstoffwechselt werden können. Die wesentlichen Substanzen sind: Retinol, Retinal, 11-cis-Retinalaldehyd, Retinsäure, Retinol-β-Glukuronid, Retinylpalmitat. Die biologische Aktivität wird in IE angegeben, wobei 1 IE 0,3 mg Retinol entspricht. Die Vitamin-A-Wirkung wird durch Interaktion mit zwei Subfamilien nukleärer Retinsäurerezeptoren, die als Transkriptionsfaktoren wirken, erklärt. An der Wirkungsvermittlung sind unterschiedliche Bindungsproteine beteiligt. Nach der Resorption wird Vitamin A in Form der Retinylester mittels der Chylomikronen zur Leber transportiert. Nach der Ausschleusung aus der Leber in das Blut ist es an retinolbindendes Protein (RBP) und Transthyretin gebunden.

Häufigkeit. Der Vitamin-A-Mangel ist eine der häufigsten Vitaminmangelerkrankungen. Er kommt ernährungsbedingt hauptsächlich in den unterentwickelten Ländern Asiens, Afrikas und Lateinamerikas vor. Die Xerophthalmie stellt eine der Hauptursachen von Erblindung in diesen Ländern dar. Kinder im Vorschulalter sind dabei am häufigsten betroffen.

Ätiologie und Pathogenese. Die Leber ist das Speicherorgan für Vitamin A. Der bei Geburt noch niedrige Vitamin-A-Gehalt der Leber, der aus Neugeborenen eine eigene Risikogruppe macht, steigt in den ersten Lebenswochen durch die Milchernährung an. Frühgeborene haben nahezu keine hepatischen Reserven. Die Ursache des Vitamin-A-Mangels kann einerseits eine mangelnde Zufuhr mit der Nahrung oder eine gestörte intestinale Resorption sein, wie z. B. bei entzündlichen Darmerkrankungen oder Pankreasfunktionsstörungen. Infektionskrankheiten, wie insbesondere Masern und Windpocken, gehen mit erniedrigten Retinol- und RBP-Konzentrationen einher Es ist daher nachvollziehbar, daß bei Vitamin-A-Mangel eine zusätzliche Maserninfektion den Grad der durch Vitamin-A-Mangel bedingten Cornealveränderungen verschlimmert. Eiweißmangel führt über eine ungenügende Synthese von RBP zum Vitamin-A-Mangel.

Bei Lebererkrankungen sind die Vitamin-A- und RBP-Plasmakonzentrationen häufig erniedrigt, so daß gelegentlich klinische Symptome, wie z. B. Nachtblindheit auftreten. Dies wurde für Leberzirrhose und auch Virushepatitiden nachgewiesen. Die niedrigen Konzentrationen sind durch eine geringere Synthese, wie auch eine gestörte Ausschleusung von RBP bedingt.

Pathologie. Retinal ist die prosthetische Gruppe der photosensitiven Pigmente auf Stäbchen und Zapfen. Das für die Hell-Dunkel-Adaptation notwendige Rhodopsin besteht aus einem Eiweiß (Opsin) und einem Vitamin-A-Aldehyd (Retinal). Die Xerophthalmie ist die erste erkennbare Strukturveränderung der Bindehaut. Diese wirkt glanzlos und zirkulär zum Hornhautrand hin faltig. Am Hornhautrand, im Lidspaltenbereich entstehen dreieckige, weiße, mit festhaftendem Schaum belegte Bezirke, die Bitot-Flecken. Diese Veränderungen sind durch eine Keratose des konjunktivalen Bindegewebes und das Fehlen von Becherzellen mit späterer Epidermatisation bedingt.

Der Vitamin-A-Mangel wirkt sich auch auf die Bronchialschleimhaut aus. Die Veränderungen der respiratorischen Schleimhaut führen zu einem Verlust zilientragender Zellen und zu einer Zunahme sezernierender Zellen. Diese Veränderungen führen zu einer Reduktion der mukoziliaren Clearance und damit zu einer gesteigerten Infektneigung.

Klinische Symptome und Verlauf. Vitamin-A-Mangel stört die normalen Funktionen der Epithelzellen von Haut und Schleimhäuten. Klinisch ist der Vitamin-A-Mangel an Bitot-Flecken, Xerophthalmie und Nachtblindheit klar zu erkennen. Ohne diese Symptome jedoch wird er leicht übersehen. An der Haut und den Schleimhäuten zeigen sich eine Eintrocknung bis Verhornung von Schleimhäuten, eine Atrophie von Speicheldrüsen und in der Folge gehäuft Gingivitis, Stomatitis, Bronchitis und Pneumonie. Marginale Mangelzustände sind klinisch kaum erkennbar. Kinder von Müttern mit Vitamin-A-Mangel können einen An- oder Mikrophthalmus, Linsentrübung und ein Papillenödem aufweisen.

Diagnose und Differentialdiagnose. Als diagnostischer Parameter wird die Plasmaretinolkonzentration bestimmt. Eine deutliche Erniedrigung der Plasmaretinolkonzentration wird jedoch erst auftreten, wenn die Leberspeicher (Normalwert: 100–300 μg pro g Leber) bis unter einen kritischen Punkt unter 100 μg/g entleert sind. Nach WHO-Definition wird davon ausgegangen, daß bei Serumkonzentrationen unter 10 μg/dl ein ausgeprägter und bei Werten von 10–20 μg/dl ein beginnender Vitamin-A-Mangel vorliegt. Ein Mangel kann auch im RDR-Test („relative dose response test“) dargestellt werden. Beim RDR-Test wird die Plasmaretinolkonzentration vor und 5 Stunden nach einer einmaligen Dosis von 25 000 IE Vitamin A gemessen. Beträgt der Anstieg über 15 %, so liegt ein marginales Defizit vor. Der Anstieg ist dadurch bedingt, daß bei Vitamin-A-Defizit vermehrt RBP („retinolbindendes Protein“) in der Leber bereitgestellt wird.

Normalwerte der Plasmaretinolkonzentration:

Neugeboren:e	15–30 mg/dl,
Kleinkinder:	25–40 mg/dl,
Schulkinder:	40–55 mg/dl,
Erwachsene:	50–85 mg/dl.

Prophylaxe. Die Zufuhr folgender täglicher Vitamin-A-Mengen wird nach DGE (1991, Angaben aus Biesalski et al. 1997) empfohlen:

Kinder:	0,6–0,8 mg,
Erwachsene:	ca. 1 mg,
Stillende Frauen:	1,8 mg.

Leber, Butter, Käse und Eigelb haben einen besonders hohen Vitamin-A-Gehalt.

Die von der DGE (1991, Angaben aus Biesalski et al. 1997) empfohlene tägliche Zufuhr, ausgedrückt in Retinoläquivalenten (RÄ, 1 mg Retinoläquivalent = 3000 IE Vitamin A) ist:

Säuglinge:	0,5 mg RÄ
Kleinkinder:	0,7 mg
Schulkinder:	0,8 mg
Jugendliche:	1,1 mg.

0,9 mg Vitamin A sind jeweils enthalten in: 10 g Leber; 150 g Butter; 300 g Käse; 3 l Vollmilch.

Therapie. Bei latentem Vitamin-A-Mangel reicht eine Tagesdosis von 1,5 mg Vitamin A aus. Bei schweren Vitamin-A-Mangelzuständen können intramuskuläre Einzeldosen bis zu 30 mg verabreicht werden. Die orale Therapie erfolgt mit Tagesdosen von 1,5–45 mg. Zur Behandlung der Xerophthalmie wird von der WHO bei Kindern über einem Jahr empfohlen: 110 mg Retinylpalmitat oral oder 55 mg i.m. und am nächsten Tag nochmals 100 mg oral.

Eine akute Hypervitaminose A kann bei der oralen Aufnahme von über 100 mg auftreten. Die Symptome sind Übelkeit, Erbrechen, Bewußtseinstrübung und gesteigerter Hirndurck. Das Auftreten von Doppelbildern, Papillenödem und Hirnnervenlähmungen können weitere klinische Hinweise sein (Pseudotumor cerebri).

Zeichen einer chronischen Überdosierung sind: Anorexie, Pruritus, Gedeihstörung, schmerzhafte Knochenschwellung, Haarausfall, seborrhoische Hautveränderungen und gesteigerter Hirndruck.

Die Einnahme von Retinoiden, z.B. zur Aknebehandlung in der Frühschwangerschaft führt zu Fehlbildungen des Kindes.

Vitamin-D-Mangel

Siehe Kap. 66.2.

Vitamin-E-Mangel

Definition. α-Tocopherol ist ein Derivat des 6-Chromanols mit einer gesättigten Phytolseitenkette. Die einzelnen Tocopherole (α, β, γ, δ) unterscheiden sich durch die Anordnung der Methylgruppen am Chromanolringsystem. Die Nomenklatur der Vitamin-E-Formen wird noch durch die Stereoisomerie sowie durch voll- und halbsynthetische Formen kompliziert. Der Begriff Vitamin E gilt als Sammelbezeichnung für alle natürlichen und synthetischen Formen, die qualitativ die biologische Aktivität von α-Tocopherol zeigen und deren Wirkungsäquivalent als 100 % angegeben wird. β-, γ- und δ-Tocopherol haben ein Wirkungsäquivalent von 50 %, 10 % und 3 %. Ca. 30 % des oral aufgenommenen α-Tocopherol werden resorbiert. 35–55 % des α-Tocopherols im Blut befindet sich in den Erythrozyten. Die wichtigste biologische Funktion von α-Tocopherol besteht darin, Membranlipide, Lipoproteine und Depotfette als Antioxidans vor der Schädigung durch Lipidperoxidation zu schützen.

1 mg α-Tocopherol entspricht ca. 1 IE.

Ätiologie und Pathogenese. Ein Vitamin-E-Mangel entwickelt sich vor allem bei Patienten mit Fettmalabsorptionssyndromen einschließlich der zystischen Fibrose, bei cholestatischen Lebererkrankungen oder bei einem angeborenen β-Lipoproteinmangel (Abetalipoproteinämie; M. Bassen-Kornzweig). Neugeborene haben wegen der geringen Plazentagängigkeit von Vitamin E und des noch nicht bestehenden Unterhautfettgewebes nur sehr geringe Speicher. Je geringer das Geburtsgewicht, deso niedriger die Vitamin-E-Konzentrationen. Säuglinge entwickeln einen Mangel vor allem bei vorzeitiger Eisenzufuhr im 2.–3. Lebensmonat, der sich vor allem durch eine hämolytische Anämie bei gleichzeitiger Ödemneigung äußert.

Ein Vitamin-E-Mangel kann sich auch infolge parenteraler Ernährung ohne adäquate Vitaminsubstitution entwickeln.

Bei einer seltenen angeborenen Krankheit (FIVE; „familial isolated vitamin E deficiency“) kommt es ohne Malabsorptionsproblematik zu einem isolierten Vitamin-E-Mangel. Es handelt sich um einen Defekt des Tocopherol-Transferproteins.

Klinische Symptome und Verlauf. Ein persistierender Vitamin-E-Mangel führt zu neurologischen Schäden. Symptome einer Schädigung treten bei Kindern im Gegensatz zu Erwachsenen bereits nach 18–24 Monaten auf. Im Rahmen degenerativer Veränderungen an den Axonen der Hinterstränge des Rückenmarks und deren Kernen entwickeln sich ein Verlust der Sehnenreflexe, eine Ataxie, Störungen der Tiefensensibilität, Ophthalmoplegie und auch Retinopathien. Weitere typische klinische Veränderungen sind: Hämolyse mit Bildung Heinzscher Innenkörper, Muskelschwäche und Lipopigmentablagerungen (z.B. Lipofuszin). Die Trias von hämolytischer Anämie, Thrombozytose und Ödemneigung ist typisch für einen Vitamin-E-Mangel.

Diagnose und Differentialdiagnose. Die α-Tocopherol-Serumkonzentration gilt als ein guter Index für den Vitamin-E-Status. Da α-Tocopherol jedoch mit der Serumlipoproteinkonzentration variiert, sollte seine Konzentrationsangabe auf die Serumcholesterolkonzentration bezogen werden, um Unter- oder Überschätzungen der Vitamin-E-Verfügbarkeit zu vermeiden. Ein Vitamin-E-Mangel liegt vor, wenn die Serumkonzentration <5 mg α-Tocopherol/l oder <0,8 μg/mg Cholesterol beträgt. Erythrozyten zeigen eine gesteigerte Hämolyseneigung im H_2O_2-Hämolysetest.

Prophylaxe. Reich an α-Tocopherol sind pflanzliche Öle, wie Weizenkeim-, Sonnenblumen- und Olivenöl. Soja-, Maiskeim- und Palmöl enthalten dagegen vor allem γ-Tocopherol. Der Vitamin-E-Gehalt der Muttermilch liegt bei 1,3–2,3 mg α-Tocopherol/l. Zwischen dem Gehalt an Doppelbindungen in Fettsäuren und dem Vitamin-E-Bedarf besteht ein proportionales Verhältnis. Je Gramm Dienfettsäure sollten 0,5 mg α-Tocopherol aufgenommen werden. Die von der DGE (1991, Angaben aus Biesalski et al. 1997) empfohlene durchschnittliche tägliche Zufuhr an α-Tocopherol beträgt:

Säuglinge:	4 mg,
Klein-, Vorschul- und Schulkinder:	6–12 mg,
Jugendliche:	12 mg.

12 mg α-Tocopherol sind z.B. in 50 ml Olivenöl, 150 g Butter, 1200 g Käse oder 2500 g Fleisch enthalten.

Bei parenteraler Ernährung mit Polyenfettsäuren sollte eine Mehrzufuhr an Tocopherol von 0,5–1 mg/g Linolsäure berücksichtigt werden.

Therapie. Die Therapie der neurologischen Veränderungen erfolgt durch wöchentliche Injektionen mit 100 mg α-Tocopherol für ein halbes Jahr.

Vitamin-K-Mangel

Definition. Vitamin K hat eine Naphthochinonstruktur. Unterschiedliche Vitamin-K-Derivate unterscheiden sich durch eine unterschiedlich lange Seitenkette. Die Position der Methylgruppe ist für die spezifische biologische Wirksamkeit verantwortlich. Im rauhen endoplasmatischen Retikulum der Hepatozyten wird Vitamin K zu seiner biologisch aktiven Form hydroxyliert. Vitamin K wirkt bei der γ-Carboxylierung der Gerinnungsproteinvorstufen an spezifischen Glutaminsäureresten zu ihren aktiven Metaboliten (γ-Carboxylglutaminsäureverbindungen) als Cofaktor der γ-Glutamylcarboxylase. Mit diesem Vorgang ist die Carboxylierung der Vorstufen aller Vitamin-K-abhängigen Gerinnungsproteine abgeschlossen (Faktoren II, VII, IX, X, Proteine C und S). Vitamin K ist ferner an der γ-Carboxylierung anderer Proteine, wie z.B. von Osteocalcin, Atherocalcin und dem renalen Gla-(γ-Carboxyglutaminsäure)-Protein beteiligt.

Häufigkeit. Wegen der geringen Plazentapassage von Vitamin K und seinem niedrigen Gehalt in der Muttermilch muß bei ca. 7 von 100.000 voll gestillten Kindern ohne Vitamin-K-Prophylaxe im Alter von 3 bis 12 Wochen mit Vitamin-K-Mangelblutungen gerechnet werden.

Ätiologie und Pathogenese. Die meisten späten Vitamin-K-Mangelblutungen betreffen Kinder mit cholestatischen Grunderkrankungen.

Über das in den Osteoblasten synthetisierte Osteocalcin ist Vitamin K somit funktionell auch an der Mineralisation des Knochens beteiligt.

Auf die Entwicklung eines Vitamin-K-Mangels bei Schädigung der intestinalen Flora durch Antibiose oder eine Durchfallerkrankung ist durch Beurteilung der Thromboplastinzeit zu achten. Cephalosporine hemmen die Epoxidreduktase und führen somit zu einer Vitamin-K-Verwertungsstörung. In gleicher Weise beruht die therapeutische Wirkung der Antikoagulantien Marcumar (Phenprocoumon), Sintrom (Acenocoumarol) und Coumadin (Warfarin) zu einer kompetitiven Hemmung der Vitamin-K-Reduktase und -Epoxidreduktase.

Klinische Symptome und Verlauf. Der Vitamin-K-Mangel wirkt sich klinisch nur auf die Blutgerinnung aus. Es treten Spontanblutungen und inadäquate Blutungen bei Verletzungen auf. Es gibt keinen typischen Blutungsmanifestationsort. Im Neugeborenenalter fällt jedoch die relative Häufigkeit von Hirnblutungen auf.

Der Vitamin-K-Mangel bei Neugeborenen ist durch eine typische Konstellation von verlängerter Thromboplastinzeit, PIVKA und promptem Ansprechen auf Vitamin K charakterisiert. Klinisch sind 3 Formen abgrenzbar:

- perinatale Blutungen des Kindes (Nabel, Haut, Gastrointestinum, Gehirn),
- Frühblutungen (2. Tag–3. Woche) bei gestillten Kindern,
- Spätblutungen (8.–12. Woche), die sich vor allem als Hirnblutung präsentieren.

Diagnose und Differentialdiagnose. Als labortechnischer Leitparameter des Vitamin-K-Mangels ist die Verlängerung der Thromboplastinzeit (Quick-Wert). Durch die Bestimmung der Gerinnungsfaktoren II, V, VII, IX und X muß eine Synthesestörung von genetisch bedingten Einzelfaktordefizienzen abgegrenzt werden. In Abwesenheit von Vitamin K entfällt die γ-Carboxylierung der Gerinnungsproteinvorstufen; sie erscheinen als gerinnungsinaktive Acarboxyproteine im peripheren Blut, die als PIVKA („proteins induced by vitamin K absence or antagonists") bezeichnet werden.

Mit dem Koller-Test (Vitamin K i.v.) läßt sich feststellen, ob eine Störung der Vitamin-K-abhängigen Gerinnungsfaktoren auf eine mangelhafte Resorption von Vitamin K oder auf eine Verwertungsstörung von Vitamin K durch einen Leberschaden mit Proteinsynthesestörung zurückzuführen ist.

Prophylaxe. Das natürlich vorkommende Vitamin K ist in grünen Pflanzen (Phyllochinone) als Teil des Photosyntheseapparates enthalten und wird von einigen Mikroorganismen (Menachinone) (einige E.-Coli-Stämme und Bacteroides fragilis) synthetisiert. Vor allem bei gestillten Neugeborenen ist zur Verminderung des Risikos einer Gehirnblutung die Prophylaxe mit Vitamin K notwendig.

Durch eine parenterale Vitamin-K-Prophylaxe (1 mg Vitamin K i.m. bei der Geburt) können Blutungen fast immer verhindert werden. Eine einmalige orale Vitamin-K-Prophylaxe mit einer Dosis von 1–2 mg ist weniger wirksam und beträgt ca. 2 pro 100.000. Ob eine orale Prophylaxe mit neuen Mischmicellenpräparationen (Konakion MM) in der Wirkung der i.m.-Applikation von Vitamin K gleichkommt und ob die i.m.-Gabe mit einem erhöhten Tumorrisiko verbunden ist, kann nach Lage der vorliegenden Publikationen noch nicht abschließend beantwortet werden. Derzeit sollte eine Vitamin-K-Prophylaxe im Neugeborenenalter mit 3mal 2 mg Konakion MM im Abstand von je 4 Wochen durchgeführt werden.

Die von der DGE empfohlene tägliche Zufuhr von Vitamin K beträgt:

Säuglinge:	5–10 µg,
Klein- und Vorschulkinder:	15–30 µg,
Schulkinder:	40 µg,
Erwachsene:	60–80 µg.

65 µg Vitamin K sind jeweils enthalten in: 20 g Weizenkeimen, 25 g Rosenkohl, 100 g Butter, 120 g Kartoffeln, 400 g Schweinefleisch.

Therapie. Bei leichteren Blutungen genügen in allen Altersklassen 1–5 mg p.o.. Bei schweren lebensbedrohlichen Blutungen: 1–10 mg Vitamin K1 i.v. (Neugeborene 1 mg/kg). Zusätzlich ist bei schweren Blutungen die Gabe von Prothrombinkomplexpräparaten indiziert. Bei Patienten mit Resorptionsstörungen sollte Vitamin K parenteral verabreicht werden, wobei die Dosierung der oralen Applikation entsprechen kann.

Literatur

Biesalski HK, Schrezenmeir J, Weber P, Weiß H (Hrsg) (1997) Vitamine. Physiologie, Pathophysiologie, Therapie. Georg Thieme Verlag, Stuttgart

Bässler K-H, Grühn E, Loew D, Pietrzik K (1992) Vitamin-Lexikon für Ärzte, Apotheker und Ernährungswissenschaftler. Gustav Fischer, Stuttgart Jena

Brody T (1994) Nutritional Biochemistry. Academic Press, San Diego

26 Wasser- und Mineralhaushalt

W. Rascher, K. Kruse

26.1 Natrium und Wasser

Physiologische Grundlagen. Die Homöostase des Elektrolyt- und Wasserhaushalts ist in keinem Lebensabschnitt so störanfällig wie bei Säuglingen und Kleinkindern. Dies ist auf die Besonderheiten des höheren Wasserumsatzes in dieser Lebensphase zurückzuführen. So liegt die tägliche Flüssigkeitsaufnahme und -abgabe bei Säuglingen zwischen 10 und 20 %, bei Erwachsenen zwischen 3 und 4 % des Körpergewichts. Besonders kritisch ist das Extrazellularvolumen, also der interstitielle und intravasale Flüssigkeitsraum, in dem sich bei Säuglingen etwa 50 %, bei Erwachsenen etwa 30 % des Körperwassers befinden. Vergleicht man die tägliche Flüssigkeitszufuhr und die Größe des Extrazellularraumes zwischen einem 70 kg schweren Erwachsenen und einem 7 kg schweren Säugling, wird deutlich, daß der Erwachsene nur 1/7, der Säugling jedoch 1/3 seines Extrazellularraums durch die tägliche Flüssigkeitszufuhr ersetzen muß (Abb. 26.1). Ein kleiner Teil des Extrazellularraums (1–2 %) umfaßt als transzellulärer Raum die physiologische Sekretion von Epithelien, z.B. in den Zerebrospinalraum, die Augenflüssigkeit und den Synovialraum.

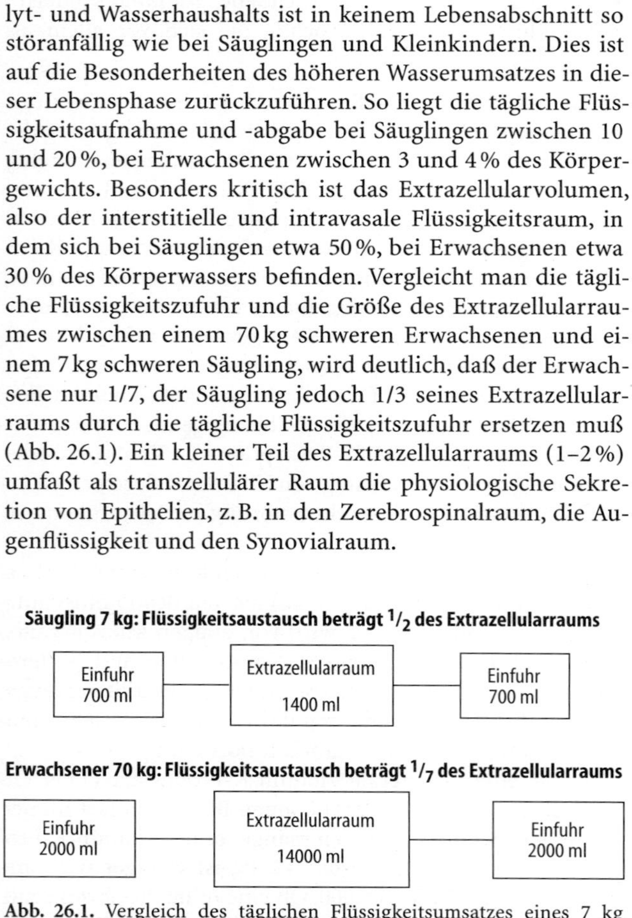

Abb. 26.1. Vergleich des täglichen Flüssigkeitsumsatzes eines 7 kg schweren Säugling und eines 70 kg schweren Erwachsenen bezogen auf den Extrazellularraum. (Mod. nach Gamble 1947)

Verteilungsräume der Flüssigkeiten. Das Gesamtkörperwasser kann sich zwischen definierten, in enger Beziehung stehenden Flüssigkeitsräumen im Extrazellularraum (= interstitieller + intravasaler Raum) und dem Intrazellularraum frei diffundieren. Unter dem dritten Raum versteht man die Zunahme der transzellulären Flüssigkeit bei verschiedenen Störungen wie Pleuraerguß, Aszites und bei anderen Extravasaten. Extra- und Intrazellularräume sind durch die Zellmembranen, Plasma und interstitieller Raum durch die Kapillarmembranen getrennt.

Die Kapillarmembran ist für alle gelösten Bestandteile bis auf die Proteine durchlässig, die Zellmembran lediglich für Wasser frei permeabel. Somit unterscheidet sich die interstitielle Flüssigkeit von der Plasmaflüssigkeit durch einen geringeren Proteinanteil (Ultrafiltrat des Plasmas). Der Gehalt des Intrazellularraums an Elektrolyten unterscheidet sich von dem des Plasmas bzw. der interstitiellen Flüssigkeit (Abb. 26.2). Die intrazelluläre Flüssigkeit enthält als wichtigste Kationen Kalium und Magnesium und als bedeutsame Anionen organische Phosphate und Proteine. Im Plasma und in der interstitiellen Flüssigkeit ist Natrium das bedeutsamste Kation, als wichtige Anionen fungieren Chlorid und Bicarbonat. Der hohe Gehalt an Natrium im Extrazellularraum und der hohe Gehalt an Kalium im Intrazellularraum wird über einen aktiven Transport der Na-K-ATPase aufrecht erhalten. In der Summe sind die Kationen und Anionen, also die Osmolarität im Plasma, im interstitiellen und im intrazellulären Raum gleich. Die molare Konzentration gelöster Teilchen pro Liter Lösung wird als Osmolarität bezeichnet. Wird die molare Konzentration in kg Wasser ausgedrückt, spricht man von Osmolalität. Die in klinisch-chemischen Labors verwendeten Osmometer, die nach dem Prinzip der Gefrierpunktserniedrigung bzw. dem Vakuumdruck arbeiten, messen die Osmolalität in mosmol/kg.

Der Wassergehalt des Körpers ist altersabhängig. Intrauterin und im ersten Lebensjahr kommt es zu einem

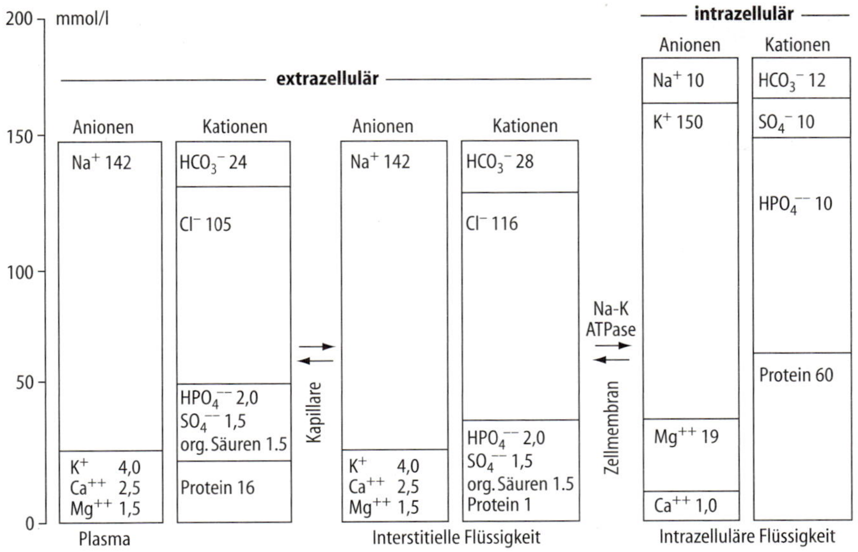

Abb. 26.2. Zusammensetzung und Verteilung der osmotisch aktiven Substanzen zwischen Plasma, Interstitium und Extrazellularraum. (Mod. nach Gamble 1947)

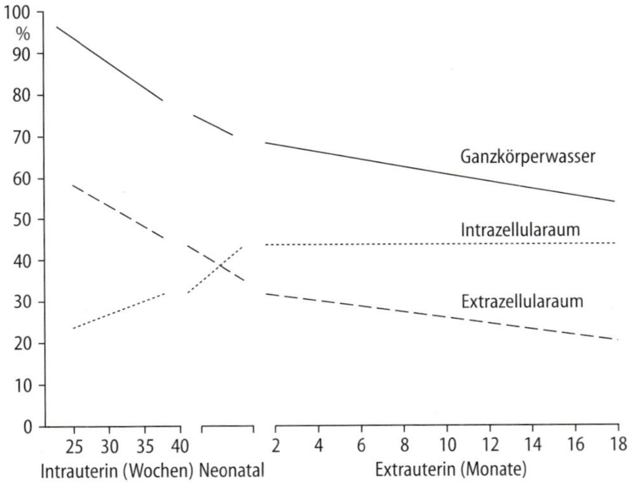

Abb. 26.3. Veränderung der Zusammensetzung der Körperflüssigkeiten mit dem Wachstum

Tabelle 26.1. Normalwerte der Elektrolytkonzentrationen (in mmol/l) und Osmolalität (in mosmol/kg) im Serum

Elektrolyt/Osmolalität	Normalwerte
Natrium	135–145
Kalium	3,5–5,5
Chlorid	98–109
Kalzium	2,1–2,6
Magnesium	0,7–0,9
Anorg. Phosphat	1,3–2,3 Säuglinge
	1,3–1,9 Kinder
	0,7–1,5 Erwachsene
Osmolalität	275–295 mosmol/kg

raschen, dann einem langsamen Abfall des Körperwassers (Abb. 26.3). Die Verschiebung des Verhältnisses von extra- zu intrazellulärer Flüssigkeit im Säuglingsalter von etwa 1:1 auf 1:2 in zunehmendem Alter ist auf eine Abnahme der extrazellulären Flüssigkeit zurückzuführen. Auch die Gewichtsabnahme, die in den ersten Tagen nach Geburt physiologischerweise auftritt und zwischen 5 und 10% des Körpergewichtes ausmacht, ist auf eine Abnahme der extrazellulären Flüssigkeit zurückzuführen. Der Intrazellularraum, bezogen auf das Körpergewicht, nimmt nach der Geburt zu. Die Konzentrationen an Elektrolyten, sowie die Osmolalität im Extrazellularraum sind vom Alter weitgehend unabhängig (Tabelle 26.1).

Flüssigkeitsumsatz und Regulation des Wasserhaushalts. Der tägliche Flüssigkeitsumsatz ist um so größer, je jünger das Kind ist (Tabelle 26.2). Er beträgt beim Säugling ca. 10%, beim Jugendlichen nur noch etwa 5% des Körpergewichts. Das Wachstum verlangt einen höheren Stoffwechsel bezogen auf das Körpergewicht, und dies wird vor allem in den ersten 2 Lebensjahren deutlich. Der Bedarf an Wasser korreliert mit dem Energiestoffwechsel; der höhere Kalorienverbrauch pro Kilogramm Körpergewicht geht mit einem höheren Verbrauch an Wasser einher. Für jede metabolisierte Kalorie wird etwa 1 ml Wasser verbraucht. Durch die Oxidation der Nahrungsmittel entsteht Wasser. Im Durchschnitt kann man annehmen, daß bei 1 g Kohlenhydrate 0,6 ml Wasser, bei 1 g Eiweiß 0,4 ml Wasser und bei 1 g Fett 1,0 ml Wasser entstehen.

Die tägliche Wasseraufnahme setzt sich zusammen aus der Flüssigkeitszufuhr in Form von flüssigen und festen Nahrungsmitteln sowie versteckter Wasserzufuhr (Oxidationswasser). Der erhöhte Wasserbedarf bei Säuglingen ist vor allem auf die vermehrte Perspiratio insensibilis (Wasserabgabe über die Atemluft und die Haut) und den erhöhten Energieumsatz zurückzuführen. Die Perspiratio insensibilis ist vor allem vom Verhältnis Körperoberfläche zu Körpergewicht abhängig, die beim Säugling das zwei- bis dreifache der Werte bei Erwachsenen beträgt.

Die tägliche Wasserabgabe setzt sich zusammen aus dem Wasserverlust durch Perspiratio insensibilis und durch Verlust über Urin und Stuhl. Ein höherer Wasserverlust kommt durch Fieber, Schwitzen, Tachypnoe und Hyperventilation zustande. Bei Beatmung wird der höhere Wasserbedarf durch Anfeuchten der Luft berücksichtigt. Wegen der ho-

Alter	Körperoberfläche [m^2]	Gewicht [kg]	Perspiratio insensibilis [ml/kg pro Tag]	Urin [ml/kg pro Tag]	Flüssigkeitsbedarf [ml/kg pro Tag]
Neugeborenes	0,25	3,5	30	40–60	80–120
1 Monat	0,25	3,5	40	70–90	140–160
6 Monate	0,35	7,3	50	60–80	120–140
1 Jahr	0,45	9,5	40	40–60	110–120
2 Jahre	0,50	12,0	30	40–60	100–120
5 Jahre	0,75	19,0	27	35–55	90–100
9 Jahre	1,00	30,0	25	30–50	60–80
12 Jahre	1,25	40,0	22	25–45	50–70
15 Jahre	1,50	50,0	20	20–40	40–60
Erwachsene	1,73	70,0	15	10–20	30–40

Tabelle 26.2. Richtwerte der Körperoberfläche und empfohlene Zufuhr an Wasser in Abhängigkeit von Gewicht und Alter

hen täglichen Umsatzraten an Wasser besteht besonders für Säuglinge und Kleinkinder eine verminderte Toleranz gegenüber Störungen des Flüssigkeitshaushalts.

Im Prinzip werden Natrium- und Wasserhaushalt getrennt geregelt, jedoch existieren sehr enge Beziehungen zwischen der Regulation beider Systeme.

Regulation des Natriumhaushalts. Der Natriumhaushalt, vor allem die Exkretion, ist komplex reguliert und Teil eines Kontrollsystems, das den extrazellulären Flüssigkeitsraum und den arteriellen Blutdruck konstant hält. Der Natriumgehalt des Körpers (nicht die Natriumkonzentration) bestimmt die Größe des Extrazellularrraums.

Das dominierende Regelorgan des Natriumhaushalts ist die Niere, die von verschiedenen Hormonsystemen und dem arteriellen Blutdruck beeinflußt wird. Die Natriumzufuhr ist variabel und von kulturellen und erlernten Verhaltensweisen abhängig. Die renale Natriumausscheidung paßt sich der Natriumzufuhr an. Allerdings besitzt dieses Regelsystem eine gewisse Trägheit. So kommt es bei erhöhter Natriumzufuhr zunächst zu einer positiven Natriumbilanz, das extrazelluläre Flüssigkeitsvolumen und damit das Körpergewicht steigen an. Parallel dazu wird die Wasserbilanz auch positiv, und so treten keine meßbare Veränderungen der Natriumkonzentration im Serum und im Extrazellularraum auf. Nach Tagen paßt sich der Organismus an und steigert die Natrium- und Wasserausscheidung, das Körpergewicht fällt wieder.

Volumenrezeptoren in verschiedenen Gefäßgebieten dienen als afferentes Regelglied der Natriumausscheidung. Vor allem die venösen Volumenrezeptoren der intrathorakalen Gefäße sind dabei von großer Bedeutung. So führt ein Anstieg des intrathorakalen Blutvolumens zu einem Anstieg des effektiven arteriellen Blutvolumens infolge erhöhten venösen und lymphatischen Rückstroms zum Herzen. Auch wenn das Extrazellullarvolumen konstant bleibt, reagiert die Niere nach Erhöhung des intrathorakalen Blutvolumens mit einer gesteigerten Salz- und Wasserausscheidung.

Bei extrazellulärer Volumenexpansion wird das atriale natriuretische Peptid aus den Herzvorhöfen in den Blutkreislauf freigesetzt, steigert die Diurese und Natriurese sowie die glomeruläre Filtrationsrate und senkt den arteriellen Blutdruck. Folglich sinkt die Vor- und Nachlast des Herzens. Neben der Freisetzung des atrialen natriuretischen Peptids kommt die Diurese und Natriurese bei intrathorakaler Volu-

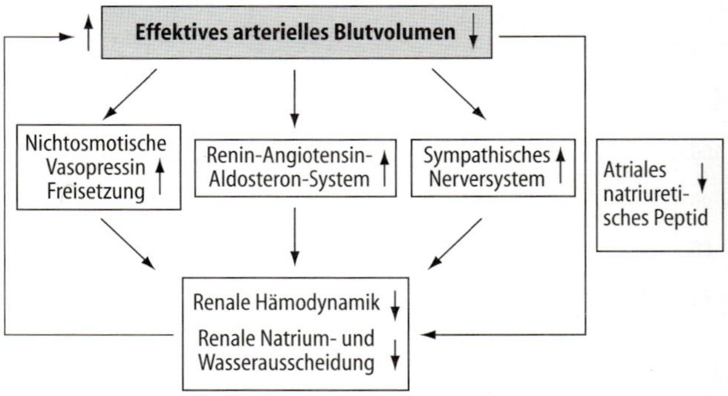

Abb. 26.4. Regulation vasoaktiver und volumenregulierender Hormone durch das intrathorakale („effektive arterielle") Blutvolumen

menexpansion durch eine Senkung der Reninaktivität und der Konzentration von Aldosteron, Vasopressin und Noradrenalin im Plasma zustande (Abb. 26.4). Expansion des zentralen Blutvolumens (Bettruhe, Schwerelosigkeit, Beatmung mit negativem end-exspiratorischem Druck) führt zur Natriurese, ein Abfall des zentralen Blutvolumens (aufrechter Gang, Beatmung mit positivem endexspiratorischem Druck, intrathorakaler Volumenmangel) zur Natriumretention.

Das Renin-Angiotensin-Aldosteron-System ist das wichtigste Regelsystem für die Natriumbilanz. Aldosteron erhöht die renale tubuläre Natriumreabsorption am distalen Tubulus. Die Freisetzung von Aldosteron wird vor allem durch die Bildung von Angiotensin II und durch die Kaliumkonzentration im Extrazellularraum kontrolliert. Volumenmangel bewirkt eine Stimulation des Renin-Angiotensin-Aldosteron-Systems, während eine Volumenexpansion die Aktivität dieser hormonellen Achse unterdrückt. Aldosteron spielt eine große Rolle für die chronische Natriumhomöostase und ist das bedeutsamste natriumkonservierende Hormon.

Die Expansion des extrazellulären Volumens führt über Dehnungsrezeptoren im Vorhof zu einer Freisetzung des atrialen natriuretischen Peptids in den Kreislauf. Durch seine diuretische und natriuretische Eigenschaft vermindert das Hormon das extrazelluläre Flüssigkeitsvolumen. Niedriger Vorhofdruck bzw. niedriges intravasales Volumen hemmt die Freisetzung des Hormons im Sinne eines negativen Feedbackmechanismus. Das atriale natriuretische Peptid fördert neben der Natriumexkretion auch die Ausscheidung von Chlorid, Kalium, Kalzium und Magnesium.

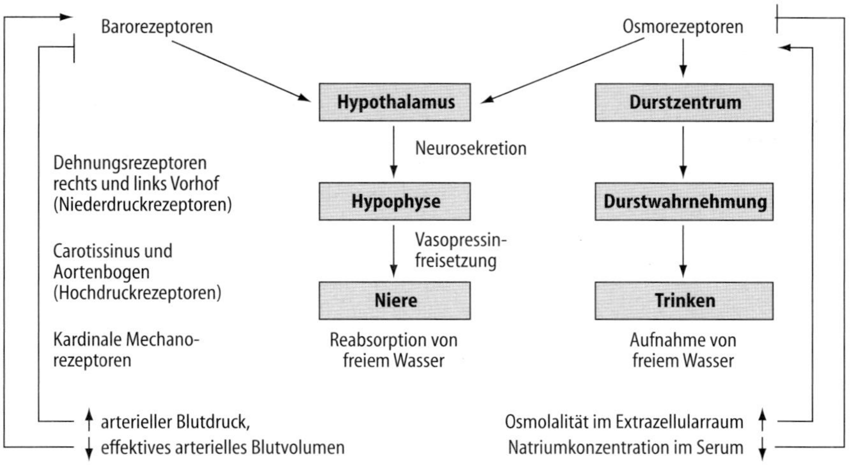

Abb. 26.5. Mechanismus der Freisetzung des antidiuretischen Hormons Arginin-Vasopressin (AVP, ADH). Die osmotische AVP-Freisetzung ist rechts, die nichtosmotische AVP-Freisetzung links dargestellt

Deswegen kann die renale Wirkung dieses Hormons gut mit einer Beeinflussung der renalen Hämodynamik erklärt werden. Außerdem bewirkt dieses Hormon eine Hemmung der Aldosteronfreisetzung und besitzt eine direkte tubuläre Wirkung am Sammelrohr der Niere. Das atriale natriuretische Peptid spielt offenbar in der akuten Regulation des Salz- und Wasserhaushalts eine wichige Rolle.

Regulation des Wasserhaushalts. Die Regelglieder des Wasserhaushalts sind:

- Durstmechanismus,
- Bildung von Vasopressin im Hypothalamus und Freisetzung von Vasopressin aus dem hinteren Hypophysenlappen,
- vasopressininduzierte Wasserreabsorption im Sammelrohr der Niere.

Wasser ist frei permeabel und folgt dem osmotischen Druck mit dem Ziel eines osmotischen Ausgleichs. Weit über 90 % der Osmolalität im Extrazellularraum kommen durch die Natriumchloridkonzentration zustande. Normalerweise beträgt die Osmolalität zwischen 275 und 295 mosmol/kg und kann aus der Summe und der Anionen und Kationen sowie der Glukose und des Harnstoffs nach folgender Formel berechnet werden:

Plasmaosmolalität = 2 × (Natrium + Kalium) + Glukose + Harnstoff (Angaben in mmol/l) = 2 × (Natrium + Kalium) + Glukose/18 + Harnstoff/6 (Angabe der Elektrolyte in mmol/l und von Glukose und Harnstoff in mg/dl)

Die Umrechnungsfaktoren lassen sich durch das Molekulargewicht von Glukose (MG 180) und Harnstoff (MG 60) erklären und durch den Bezug auf 100 ml statt auf 1000 ml Serum.

Die Summe der Kationen Natrium plus Kalium im Serum ist größer als die der Anionen Chlorid plus Bicarbonat. Es läßt sich nach folgender Formel die Anionenlücke berechnen, die den nicht erfaßten Anteil der Anionen z.B. in Protein, Sulphat und Phosphat erfaßt.

Anionenlücke (in mmol/l) = (Na+K) – ($Cl+HCO_3$)

Normalerweise liegt die Anionenlücke bei 12 ± 2 mmol/l. Eine hohe Anionenlücke >20 mmol/l spricht für das Vorhandensein von zusätzlichen Anionen wie organischen Säuren z.B. bei Salicylatvergiftung, bei Laktatacidose und diabetischer Ketoacidose (Acetoacetat und β-Hydroxybutyrat).

Im Hypothalamus wird das Nonapeptid Arginin-Vasopressin zusammen mit Neurophysin II synthetisiert. Beide werden als ein gemeinsames Vorläufermolekül hergestellt und in Form sekretorischer Granula durch Axone hindurch in den Hypophysenhinterlappen transportiert. Aus der Neurohypophyse wird Vasopressin auf osmotische und nichtosmotische Stimulation hin in die Zirkulation freigesetzt (Abb. 26.5).

Der Anstieg des osmotischen Drucks in der extrazellulären Flüssigkeit, z.B. nach natriumreicher Kost, stimuliert das Durstgefühl und die Freisetzung des antidiuretischen Hormons Arginin-Vasopressin. Die Beziehung zwischen der Osmolalität und der Vasopressinkonzentration im Plasma ist linear (Abb. 26.6). Mit dem Anstieg der Plasmavasopressinkonzentration steigt die Urinosmolalität an und bildet ein Plateau (Abb. 26.7).

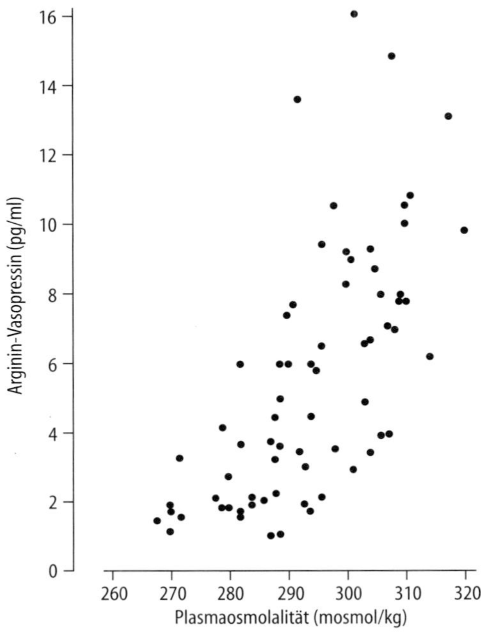

Abb. 26.6. Plasmavasopressinkonzentration in Abhängigkeit von der Plasmaosmolalität bei gesunden Kindern. Nach Rascher et al. 1986

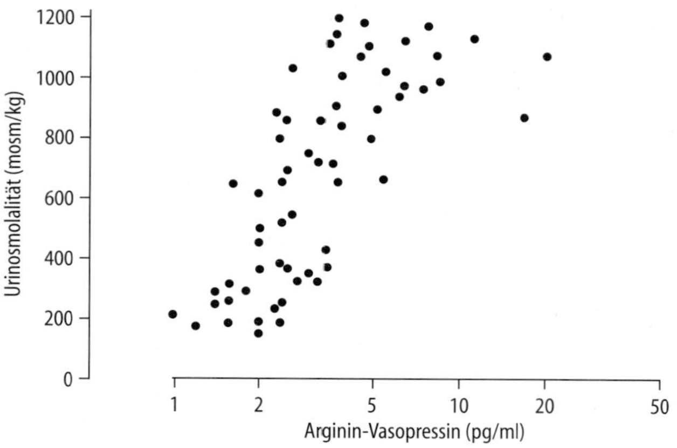

Abb. 26.7. Beziehung zwischen der Urinosmolalität und der Plasmavasopressinkonzentration bei gesunden Kindern. Nach Rascher et al. 1986

Osmotisch wird Vasopressin in geringen Mengen aus der hinteren Hypophyse freigesetzt. Unter normalen Bedingungen finden sich etwa 1–3 pg/ml Vasopressin im Plasma. Unter Durst steigen die Werte bis auf 10 pg/ml an und bewirken über die Wasserretention eine maximale Konzentration des Urins (>800 mosmol/kg). Die Aufnahme hypotoner Flüssigkeit und ihre Retention durch den Vasopressinmechanismus der Niere halten die Osmolalität und die Natriumkonzentration im Plasma konstant (Abb. 26.5). Hieraus ergibt sich, daß die Plasmaosmolalität und die Serumnatriumkonzentration über den Vasopressin-Durst-Mechanismus reguliert werden. Bei Flüssigkeitszufuhr wird Vasopressin unterdrückt bzw. die Sekretion abgestellt.

Infusionen von hypertonen Mannitol- bzw. Natriumchloridlösungen stimulieren das Durstgefühl und die osmotische Freisetzung von Vasopressin. Beide Substanzen verbleiben nahezu ausschließlich im Extrazellularraum, so daß sich zwischen dem Extrazellularraum und dem Zellinneren ein Gradient aufbauen kann, der das osmotische Signal darstellt. Nahezu ohne Wirkung auf die Vasopressinfreisetzung und den Durst bleiben Substanzen wie Glukose und Harnstoff, die rasch in die Zelle diffundieren können.

Vasopressin wird auch durch nichtosmotische Stimuli wie Hypovolämie oder Blutdruckabfall freigesetzt (Abb. 26.5). Vermittelt wird die nichtosmotische Vasopressinfreisetzung über Volumenrezeptoren in den Vorhöfen, über kardiale Mechanorezeptoren und Barorezeptoren im Karotissinus und Aortenbogen. Als Notfallfunktion wird Vasopressin in großen Mengen freigesetzt und hält den Blutdruck z.B. bei Schock aufrecht. Auch ein vermindertes effektives arterielles Blutvolumen, das als intrathorakales Blutvolumen das Herzzeitvolumen und die volumenregulierenden Hormone und damit die renale Salz- und Wasserausscheidung steuert, setzt Vasopressin nichtosmotisch frei. Diese nichtosmotische Vasopressinfreisetzung wird bei Herzinsuffizienz, nephrotischem Syndrom und Leberzirrhose beobachtet. Entscheidend ist dabei nicht die absolute Konzentration an Vasopressin, sondern die fehlende Suppression dieses Hormons bei Zufuhr hypotoner Flüssigkeiten. Dann führen selbst minimale Plasmaosmolalitäten nicht zu einer maximalen Urinverdünnung. Durch Retention von freiem Wasser kommt es dann zu einer Hyponatriämie. Nichtosmotisch bedingte extreme Vasopressinkonzentrationen (zwischen 50 und 1000 pg/ml) können bei einem ausgeprägtem Blutdruckabfall oder bei starker physischer Belastung (z.B. Operationen, schweren Blutverlust, Erbrechen, Hypoxie) auftreten. Hohe Vasopressinkonzentrationen bei diesen Zuständen führen zu einer reflektorischen Bradykardie und einer extremen Hautblässe durch kutane Vasokonstriktion.

Vasopressin wirkt über eine Bindung an einem spezifischen Vasopressin-V2-Rezeptor am Sammelrohr der Niere antidiuretisch. Das Gen für den menschlichen Vasopressin-V2-Rezeptor (AVPR2) liegt auf dem X-Chromosom. Nach Aktivierung der Adenylatzyklase wird cAMP gebildet und der vasopressinsensible Wasserkanal Aquaporin 2 (AQP2) geöffnet. Das Gen für diesen Wasserkanal befindet sich auf Chromosom 12.

Die Gefäßwirkung von Vasopressin wird über Vasopressin-V1-Rezeptoren (AVPR1) vermittelt. Aktivierung des Rezeptors steigert den Umsatz von Phosphatidylinositol und führen zu einem Anstieg der Kalziumkonzentration im Zytosol (Vasokonstriktion). Vasopressin-V1-Rezeptoren finden sich vor allem im Haut- und Spanchnikusgefäßen. Schon der physiologische Anstieg der Plasmakonzentration von Vasopressin beim Dursten steigert den peripheren Gefäßwiderstand. Über eine Aktivierung der Barozeptoren mit Abnahme der Herzzeitvolumens ändert sich der arterielle Blutdruck nicht.

Störungen des Natriumchloridhaushalts. Störungen im Natriumhaushalt betreffen primär den Extrazellularraum und lassen sich in Dehydratation (extrazellulärer Salz- und Wasserverlust) und Hyperhydratation (extrazellulärer Salz- und Wasserüberschuß) einteilen. Schwere Formen der Hyperhydratation imponieren als Ödeme. Es gibt keine Laboruntersuchung, die unmittelbar Auskunft über die Größe des Extrazellularraums gibt. Anamnese, klinischer Befund, der Verlauf und die renale Anwort auf Volumengabe sind für die Einschätzung der Größe des Extrazellularraums entscheidend. Bei normaler Serumnatriumkonzentration entspricht der Wasserverlust oder die Wasserretention dem Natriumverlust bzw. dem Natriumüberschuß. Bildet sich zusätzlich eine Hyponatriämie oder eine Hypernatriämie aus, ist zusätzlich der Wasserhaushalt gestört, d.h. die Wassermenge im Verhältnis zur Natriummenge in Extrazellularraum. Änderungen des Extrazellularraums haben über die Volumenänderung Auswirkungen aus den Kreislauf, die Organperfusion und sekundär auch auf das intrazelluläre Milieu.

Störungen des Wasserhaushalts. Polyurie und Polydipsie sind Symptome, die direkt auf eine Störung des Wasserhaushalts hinweisen. Für klinische Zwecke ist jedoch bedeutsam, daß die beiden Elektrolytstörungen Hypernatriämie und Hyponatriämie die beiden Enden eines Spektrums von Wasserstoffwechselstörungen darstellen. Sie sind unabhängig von „Natriumstörungen", d.h. mit Störungen des Natriumbestandes des Organismus (= Störungen des Extrazellularraums) zu sehen. So findet sich bei Zuständen der Körpernatriumüberladung (Herzversagung mit Ödemen, nephrotisches Syndrom mit Ödemen und Aszites) nicht selten eine Hyponatriämie. An Patienten mit diesen Krankheiten wird deutlich, daß ein Natriummangel gar nicht vorliegen kann.

Die Retention von Wasser übersteigt die von Natrium, so daß sich eine Hyponatriämie ausbildet. Umgekehrt liegt nicht selten bei einer Hypernatriämie, z.B. Gastroenteritis mit hypernatriämischer Dehydratation ein echter Natriumverlust vor.

Jedes Glied der Regulation des Wasserhaushalts (1. Durstmechanismus, Wasseraufnahme, 2. Bildung von Vasopressin im Hypothalamus und Freisetzung aus der hinteren Hypophyse, 3. vasopressininduzierte Wasserreabsorption im Sammelrohr der Niere) kann für sich allein gestört sein. Charakteristische Krankheitsbilder sind 1. Störungen der Durstregulation (primäre Polydipsie, Hypodipsie), 2. zentraler Diabetes insipidus und 3. nephrogener Diabetes insipidus. In allen diesen Fällen bewirkt ein Wassermangel die Hypernatriämie.

Hyponatriämie. Die Hyponatriämie (Serumnatriumkonzentration <130 mmol/l) wird in der Klinik häufig beobachtet. Sie ist als relativer (im Verhältnis zum Natriumgehalt des Extrazellularraums) oder absoluter Wasserüberschuß zu sehen und wird bei niedrigem Natriumbestand des Organismus (Salzverlust, Dehydratation), bei normalem Salzgehalt des Organismus (Syndrom der inadäquaten ADH-Sekretion) und bei Natriumüberschuß des Organismus (Herzinsuffizienz, Leberzirrhose mit Aszites und nephrotisches Syndrom) beobachtet (Tabelle 26.3). Kein Laborparameter gibt zufriedenstellend über den Natriumbestand des Organismus Auskunft. Die Natriumkonzentration im Serum gibt nur das Verhältnis von Natriumchlorid zu Wasser im Extrazellularraum wieder.

Bei rascher Entwicklung einer Hyponatriämie insbesondere ohne Dehydratation werden Symptome wie Übelkeit, Kopfschmerzen, Erbrechen, Apathie, Verwirrtheit, zerebrale Krampfanfälle und Koma beobachtet. Der Wassergehalt des Gehirns steigt bei akuter Hyponatriämie (Hirnödem), während er sich bei chronischer Hyponatriämie wieder normalisiert. Entsteht die Hyponatriämie langsam, kann sich das Gehirn offenbar durch Abbau von organischen Osmolyten adaptieren, und Symptome bleiben aus. Wird bei einer chronischen Hyponatriämie der Versuch unternommen, die Serumnatriumkonzentration rasch zu korrigieren, treten iatrogen die o.g. Symptome auf.

Der körperlichen Untersuchung des hyponatriämischen Patienten kommt die entscheidende Rolle in der diagnostische Zuordnung zu. Während Ödeme und Aszites offensichtlich sind, kann die Feststellung eines reduzierten Extrazellularvolumens schwierig sein. Hier spielt die Anamnese (kranke Säuglinge ohne adäquate Zufuhr von Salz und Wasser) bzw. der klinische Verlauf für die Diagnostik die entscheidende Rolle. Manchmal sind Medikamente an der Ausbildung einer Hyponatriämie beteiligt (s. Übersicht).

Medikamente, die Hyponatriämie verursachen können

- Amphotericin B,
- Carbamazepin,
- Chlorpropramid,
- Clofibrat,
- Cyclophosphamid,
- Deamino-D-Arginin-Vasopressin (Desmopressin),
- Demeclocyclin,
- Furosemid,
- Lithium,
- Thiaziddiuretika (z.B. Hydrochlorothiazid),
- Oxytocin,
- Vincristin.

Tabelle 26.3. Ursachen der Hyponatriämie

Gesamtkörpernatrium vermindert Hypotone Dehydratation Natriumverlust größer als Wasserverlust, Volumenmangel	Gesamtkörpernatrium normal Reine Wasserretention	Gesamtkörpernatrium erhöht Hypotone Hyperhydratation Wasserretention größer als Natriumretention, Ödembildung
Renal:	Schwere akute und chronische Lungenkrankheit	Herzinsuffizienz
Mineralokortikoidmangel	Inadäquate Vasopressinsekretion (SIADH)	Nephrotisches Syndrom
Salzverlustniere bei schwerer akuter Pyelonephritis	Erhöhte Empfindlichkeit des Osmorezeptors	Leberzirrhose mit Aszites
Entlastung einer obstruktiven Uropathie	Glukokortikoidmangel	Niereninsuffizienz (mit Oligurie)
Nierenversagen mit Salzverlust	Hypothyreose	–
Polyurische Phase eines akuten Nierenversagens	Wasserintoxikation (Süßwasserertrinken, Infusion hypotoner Infusionslösungen nach Operationen)	–
Tubulopathie (Zystinose)	Medikamente	–
Nephronophthise	–	–
Diuretika	–	–
Extrarenal:	–	–
Erbrechen	–	–
Gastroenteritis	–	–
Intestinale Fisteln	–	–
Verlust in den dritten Raum	–	–
Schrankenstörung bei Sepsis, Peritonitis, Verbrennungen	–	–
Nach Operationen mit mangelndem Volumen-(Natrium-)ersatz	–	–

Das Syndrom der inadäquaten ADH-Sekretion (SIADH) mit pathologischer Wasserretention kommt im Kindesalter in seiner klassischen Definition selten vor; in der Regel liegt einer Hyponatriämie mit normalem Extrazellularvolumen eine kreislaufinduzierte pathologische Vasopressinsekretion zugrunde (s. Kap. 63).

Bei den hydropischen Krankheiten Herzinsuffizienz, nephrotisches Syndrom und Leberzirrhose wird Salz- und Wasser über einen gemeinsamen Mechanismus retiniert. Das „effektive arterielle intrathorakale Blutvolumen" ist niedrig. Da über diesen Anteil des Blutvolumens das Herzzeitvolumen, die volumenregulierenden Hormone und die renale Salz- und Wasserausscheidung gesteuert werden, sind vasoaktive Hormone, so auch Vasopressin, stimuliert. Die Aktivierung vasopressorisch wirksamer Hormone dient der Aufrechterhaltung des arteriellen Blutdrucks. Bei Zufuhr hypotoner Lösungen wird die Sekretion von Vasopressin nicht vermindert, und über eine Wasserretention kommt es zur Hyponatriämie. Die Retention von Wasser übersteigt die pathologische Natriumretention. Die Gabe von Natriumchlorid zur Korrektur der Hyponatriämie würde die Ödembildung verstärken.

Das Volumenkontrollsystem ist über die Beziehung zwischen Herzzeitvolumen und peripherem Widerstand, die zusammen die Füllung des arteriellen Kreislaufsystems bewirken, mit dem Kreislaufregulationssystem verknüpft. Auch bei schweren Lungenkrankheiten, bei denen infolge des erhöhten intrathorakalen Drucks der venöse Rückstrom vermindert ist, kann das Herzzeitvolumen abfallen und damit ein vermindertes effektives arterielles Blutvolumen auftreten. Ein solcher Mechanismus kann bei Patienten mit Bronchiolitis oder bronchopulmonaler Dysplasie bei Zufuhr hypotoner Infusionslösungen eine Hyponatriämie bewirken. Deswegen sollten diese Patienten bei klinischer Verschlechterung initial (d.h. in den ersten Stunden nach stationärer Aufnahme) mit natriumreichen Infusionslösungen versorgt werden.

Hypernatriämie. Die Hypernatriämie (Serumnatriumkonzentration > 150 mmol/l) ist als relativer (im Verhältnis zum Natriumgehalt des Extrazellularraums) oder absoluter Wassermangel zu sehen und wird bei niedrigem Natriumbestand des Organismus (hypertone Dehydratation), bei normalen Salzgehalt des Organismus (Diabetes insipidus) und sehr selten bei Natriumüberschuß des Organismus (sog. Kochsalzvergiftung) beobachtet (Tabelle 26.4).

Eine Hypernatriämie entsteht beim Versagen des renalen Konzentrationsmechanismus, z.B. infolge fehlender oder ungenügender Vasopressinfreisetzung, mangelhafter Vasopressinwirkung und bei mangelhafter Zufuhr von freiem Wasser. Ein Anstieg der Serumnatriumkonzentration und der Plasmaosmolalität wird normalerweise durch das Durstgefühl mit nachfolgender Wasseraufnahme und vasopressinvermittelter Wasserretention verhindert. Erst wenn der Flüssigkeitsverlust nicht ausgeglichen wird, z.B. bei Säuglingen, bei Kindern mit zerebralen Krankheiten, bei Beatmung, oder wenn das Durstgefühl gestört ist, entwickelt sich eine Hypernatriämie.

Nur bei rascher Ausbildung einer Hypernatriämie werden Symptome wie Verwirrtheit, Unruhe, Stupor, Myoklonien, Hyperreflexie, zerebrale Krampfanfälle und Koma beobachtet. Entsteht die Hypernatriämie langsam, kann sich das Gehirn an die Hyperosmolalität durch Bildung intrazellulärer (intrazellulärer Osmolyte wie Taurin, Glutamin, Myoinositol) adaptieren. Dann bleiben Symptome aus oder sind nur diskret zu beobachten. Bei akuter Hypernatriämie ist der Wassergehalt des Gehirns vermindert, während er bei chronischer Hypernatriämie annähernd normal ist. Wird bei einer chronischen Hypernatriämie der Versuch unternommen, die Serumnatriumkonzentration rasch zu normalisieren, treten iatrogen o.g. zerebrale Symptome auf. Deshalb müssen bei Hypernatriämie vor einer Therapie die Ursache und die Dauer der Elektrolytstörung unter pathophysiologischer Sicht geklärt werden.

Beim Diabetes insipidus zentralis kommt es durch Wasserverlust zur Ausbildung einer Hypernatriämie. Zur Diagnose dieser Krankheit muß immer der Nachweis einer Hypernatriämie im Durstversuch als Folge eines Wasserverlusts gefordert werden (s. Kap. 63).

Dehydratation. Die Dehydratation wird durch eine übermäßige Flüssigkeitsabgabe und/oder eine ungenügende Flüssigkeitszufuhr hervorgerufen. Bei Kindern, insbesondere Säuglingen, ist eine Dehydratation am häufigsten durch eine Gastroenteritis mit Erbrechen und Diarrhöe bei gleichzeitiger Nahrungsverweigerung bedingt. Weitere wichtige Ur-

Tabelle 26.4. Ursachen der Hypernatriämie

Gesamtkörpernatrium vermindert Hypertone Dehydratation Wasserverlust größer als Natriumverlust	Gesamtkörpernatrium normal reiner Wasserverlust	Gesamtkörpernatrium erhöht Hypertone Hyperhydratation Natriumretention größer als Wasserretention
Hypertone Dehydratation Enteraler Verlust bei Gastroenteritis	Diabetes insipidus zentral nephrogen	Natriumchloridintoxikation Erhöhte Zufuhr von Natriumchlorid oder Natriumbicarbonat
Renaler Verlust bei Niereninsuffizienz	Störung der Durstregulation (Adipsie, Hypodipsie)	Primärer Hyperaldosteronismus (selten, da Serumnatrium oft normal)
Nebenniereninsuffizienz (selten)	Verminderte Empfindlichkeit der Osmorezeptoren	
Osmotische Diurese (Mannitol, Harnstoff)	Verminderte Wasserzufuhr oder Wasserverlust über Haut und Respirationstrakt	

sachen sind Diabetes mellitus, Diabetes insipidus, adrenogenitales Syndrom, Morbus Addison, hypertrophe Pylorusstenose und tubulären Nierenkrankheiten. Prognose und Therapie hängen weniger von der Grundkrankheit als vom Schweregrad und Typ der Dehydratation ab. Der Schweregrad ist am besten zu erfassen, wenn das genaue Gewicht des Kindes unmittelbar vor der Krankheit bekannt ist. Der Gewichtsverlust entspricht dann dem akuten Flüssigkeitsverlust. Da meist genaue Gewichtsangaben fehlen, muß das Ausmaß der Dehydratation anhand von Anamnese und klinischem Befund abgeschätzt werden. Anamnestisch sind neben der Dauer der Krankheit Ausmaß und Häufigkeit des Erbrechens, Stuhlfrequenz, -menge und -konsistenz sowie die Körpertemperatur von Bedeutung. Wichtige Hinweise auf den Typ der Dehydratation können Angaben über die Art der Flüssigkeitszufuhr und über Zeitpunkt und Häufigkeit der Urinabgabe vermitteln. Bleibt trotz der Exsikkose die Urinausscheidung relativ konstant oder hoch, ist als Ursache ein Diabetes mellitus, ein Diabetes insipidus oder eine tubuläre Nierenkrankheit anzunehmen.

Der Flüssigkeitsverlust über den Gastrointestinaltrakt führt zu einer Volumenkontraktion, d.h. zu einer Depletion des Extrazellularraums an Natrium, Chlorid und Wasser. Theoretisch bedeutet bei isotoner Dehydratation der Verlust eines Kilogramms Extrazellularraum einen Mangel von einem Liter Wasser und 140 mmol Natrium bzw. 9 g Natriumchlorid. Die Volumenkontraktion führt zu einer Reduktion der glomerulären Filtrationsrate und zu einer Steigerung der proximalen tubulären Reabsorption von Natrium. Diese renalen Adaptationsmechanismen erfolgen durch intrarenale Kontrollmechanismen und durch die Freisetzung volumensensitiver Hormone, vor allem Aldosteron und Vasopressin. Die hohen Aldosteronkonzentrationen bewirken langfristig neben der Natriumretention die Entwicklung eines Kaliummangels. Vasopressin steigert die Reabsorption von freiem Wasser. Somit wird wenig Urin mit hoher Osmolalität und relativ niedriger Natriumkonzentration unabhängig von der Serumnatriumkonzentration ausgeschieden. Angiotensin II und Vasopressin werden über Kreislaufstimuli freigesetzt und tragen bei ausgeprägter Dehydratation zur Aufrechterhaltung des normalen Blutdrucks bei.

Die klinische Untersuchung umfaßt die Beurteilung von Allgemeinbefinden (leicht- bis schwerkrank), Exsikkosezeichen (eingesunkene Fontanelle, tiefliegende Augen, verminderter Hautturgor, trockene Mundschleimhaut), Kreislaufsymptomen (Tachykardie, Blutdruckerniedrigung, marmorierte, grau-blaß-zyanotische Haut, kühle Extremitäten), Atemtyp (beschleunigte und vertiefte Atmung bei schwerer metabolischer Acidose) und zentralnervöse Symptomen (Unruhe, schrilles Schreien, Apathie, Koma, Krämpfanfälle; Tabelle 26.5).

Erfahrungsgemäß entspricht bei Säuglingen eine leichte Dehydratation einem Gewichtsverlust von etwa 5 % des Körpergewichtes (Flüssigkeitsdefizit 50 ml/kg), während eine deutliche Dehydratation auf ein Flüssigkeitsdefizit von 10 % (100 ml/kg) und eine starke Exsikkose auf ein Defizit von 10–15 % (100–150 ml/kg) hinweist. Bei größeren Kindern treten die entsprechenden klinischen Zeichen wegen des relativ kleineren Extrazellularraums schon bei geringeren Flüssigkeitsverlusten auf: Eine leichte Exsikkose entspricht hier einem Flüssigkeitsdefizit von etwa 3 %, eine deutliche Exsikkose einem Defizit von etwa 3–6 % und eine schwere Exsikkose einem solchen von ~9 % des Körpergewichtes (Tabelle 26.5).

Tabelle 26.5. Einteilung des Schweregrads einer Dehydratation aufgrund der klinischen Untersuchung

Klinische Zeichen	Leichte Dehydratation	Mittelschwere Dehydratation	Schwere Dehydratation
Turgor	kaum reduziert	deutlich reduziert	stehende Hautfalten
Schleimhäute	trocken	spröde	brüchig
Verhalten	Durst	Tachykardie	Schock
	orientiert	Blutdruck vermindert	bewußtlos, Krampfanfälle
Urinproduktion	noch normal	vermindert, konzentriert	ausbleibend, Harnblase leer
Körpergewichtsverlust			
Säugling	<5%	5–10%	>10%
Kind	<3%	3–6%	>6%
Erwartetes Flüssigkeitsdefizit [ml/kg KG]			
Säugling	<50	50–100	>100
Kind	<30	30–60	>60

Tabelle 26.6. Typen der Dehydratation

Dehydratation	Hypoton	Isoton	Hyperton
Serumnatrium [mmol/l]	<132	132–145	>145
Verlust	Salz >Wasser	Salz = Wasser	Salz <Wasser
Hautturgor	stark reduziert	reduziert	teigig
Tachykardie	stark	mäßig	gering
Blutdruck	niedrig	vermindert	zunächst noch normal
Zentralnervensystem	Koma	Lethargie	Unruhe
	Krampfanfall	Somnolenz	Irritabilität Krampfanfall
Häufigkeit	ca. 10%	ca. 65%	ca. 25%

Eine wichtige klinische Maßnahme bei Kindern mit Störungen im Flüssigkeitshaushalt ist eine sorgfältige Messung des Körpergewichts. Dies ist vor allem für die Beurteilung des Verlaufes von Bedeutung. Anhand des Gewichtsverlaufs (weitere Gewichtsabnahme oder Zunahme des Körpergewichts) kann objektiv beurteilt werden, ob die Rehydratation erfolgreich ist.

Während der Schweregrad der Dehydratation vorwiegend durch die klinische Symptomatik bestimmt wird, kann der Typ der Dehydratation bzw. eine zusätzliche Störung im Wasserhaushalt durch Laborparameter erfaßt werden. Je nach Verhalten der Plasmaosmolalität und der Serumnatriumkonzentration, die vom Ausmaß des Wasserverlusts im Verhältnis zum Salzverlust bestimmt werden, können 3 Dehydratationstypen unterschieden werden (Tabelle 26.6). Da die Zellmembran für die wichtigsten osmotischen Substanzen relativ wenig durchlässig ist, wird bei einer Änderung der extrazellulären Natriumkonzentration der entstandene osmotische Gradient durch eine entsprechende

Wasserverschiebung zwischen extra- und intrazellulärem Raum ausgeglichen.

Bei einer hypotonen Dehydratation strömt Wasser in die Zelle, das mittlere Zellvolumen nimmt zu, und es bildet sich am Gehirn ein Hirnödem aus. Dies wird vor allem dann deutlich und klinisch relevant, wenn zur Rehydratation bei ausgeprägter Dehydratation mit Kreislaufdepression natriumarme Infusionslösungen verwendet werden. Umgekehrt führt eine hypertone Dehydratation zu einer Schrumpfung der Zellen, u.a. auch der des Gehirns. Ein zu rascher Ausgleich der Hypernatriämie mit natriumarmen Infusionslösungen führt zu einer raschen Schwellung der Hirnzellen und bedingt zerebrale klinische Symptome (z.B. zerebrale Krampfanfälle). Eine isotone Dehydratation ändert primär das Zellvolumen nicht. Jedoch führt der Einsatz von Infusionslösungen mit zu niedrigem Natriumgehalt dann zur Ausbildung einer Hyponatriämie und Hirnschwellung, wenn der Kreislauf und die Organperfusion mit der Freisetzung von Vasopressin aufrecht erhalten werden muß. Deshalb ist der Einsatz von isotoner Natriumchloridlösung initial bei Dehydratation auch bei Säuglingen und Kleinkindern nötig (z.B. 20 ml/kg in der ersten Stunde).

Hypotone Dehydratation. Eine hypotone Dehydratation (Serumnatriumkonzentration <132 mmol/l) ist bei Kindern mit den klinischen Zeichen der Dehydratation häufig und oft durch eine akute Gastroenteritis, nicht selten in Verbindung mit Nahrungsverweigerung und Erbrechen bedingt (extrarenaler Natriumverlust). Ein renaler Natriumverlust wird bei Mineralokortikoidmangel, Salzverlustniere bei schwerer Pyelonephritis, bei Entlastung von obstruktiven Uropathien und bei renalen Tubulopathien beobachtet (siehe auch Tabelle 26.3). Ungenügende Zufuhr von Natrium verursacht im Zusammenhang mit der Gabe hypotoner Infusionslösungen postoperativ nicht selten eine Hyponatriämie. Eine adäquate Prävention des Volumenmangels durch Infusion von halbnormaler oder isotoner Kochsalzlösung verhindert das Auftreten einer Hyponatriämie.

Bei Kindern mit bakterieller Meningitis liegt selten ein echtes SIADH (zentrale Stimulation der Vasopressinfreisetzung) zugrunde, vielmehr findet sich häufiger eine kreislaufbedingte Vasopressinfreisetzung (durch die schwere Infektion mit nachfolgender Kreislaufdepression). Wie alle schwerkranken Säuglinge kommen auch die Patienten mit Meningitis infolge mangelnder Nahrungsaufnahme oft mit Dehydratation zur stationären Aufnahme, obwohl die klinischen Zeichen der Dehydratation noch nicht voll ausgeprägt sind. Eine Flüssigkeitsrestriktion, die zur Prävention der Hyponatriämie und des Hirnödems in der Frühphase einer bakteriellen Meningitis empfohlen wird, ist heute umstritten. Eine liberalere Flüssigkeitzufuhr initial (d.h. in den ersten Stunden nach stationärer Aufnahme) mit natriumreichen Lösungen verbessert die Kreislaufsituation und verhindert die Ausbildung einer Hyponatriämie.

Auch eine schwere akute Pyelonephritis kann infolge Salzverlustes eine Hyponatriämie mit ausgeprägter Dehydratation hervorrufen. Dabei findet sich nicht selten neben der Hyponatriämie eine Hyperkaliämie, so daß dabei an einen Mineralokortikoidmangel und differentialdiagnostisch an ein adrenogenitales Syndrom gedacht wird.

Hypertone Dehydratation. Eine hypertone Dehydratation (Serumnatriumkonzentration >145 mmol/l) ist bei kleinen Säuglingen nicht selten durch eine Gastroenteritis mit Nahrungsverweigerung bedingt. Bei kombiniertem Natrium- und Wasserverlust besteht ein deutlich höherer Wasserverlust. Die Patienten präsentieren sich klinisch mit den Zeichen der Dehydratation (z.B. bei hypertoner hypernatriämischer Dehydratation). Im Gegensatz zu anderen Formen der Dehydratation finden sich klinisch bei ausgeprägter Hypernatriämie erst spät Symptome des drohenden Kreislaufschocks mit Blutdruckabfall und Tachykardie, aber frühzeitig eine teigige Haut und zerebrale Symptome wie Unruhe, Irritabilität und Krampfanfälle.

Eine hypernatriämische Dehydratation wird nahezu ausschließlich bei kleinen Säuglingen beobachtet und kann über zwei Mechanismen erklärt werden. Die Kohlenhydrate der Milch werden bei schwerer Gastroenteritis nicht resorbiert, sind im Kolon osmotisch aktiv und entziehen zusätzlich Wasser aus dem Extrazellularraum in den Darm. Zudem bewirkt die Hypernatriämie ein starkes Durstgefühl. Während ältere Säuglinge und Kinder sowie Erwachsene das Durstgefühl äußern können und alles daransetzen, Wasser zu trinken, ist dies bei jungen Säuglingen wegen des Alters nicht möglich.

Im Gegensatz zu anderen Formen der Hypernatriämie besteht neben einem ausgeprägten Wasserverlust durch die Gastroenteritis ein Mangel an Natrium. Dieser bedingt die Dehydratation des Extrazellularraums und einen intravasalen Volumenmangel, der für die klinische Symptomatik (Volumenmangelschock) verantwortlich ist. Darüber sind auch Acidose und prärenales Nierenversagen erklärt.

Störungen der Durstregulation. Angeborene und erworbene isolierte Störungen der Durstregulation sind sehr selten. Eine essentielle Hypernatriämie tritt bei mangelnder oder fehlender Durstwahrnehmung auf. Eine unzureichende Flüssigkeitszufuhr ist in diesen Fällen die Ursache der Hypernatriämie. Sie wird vor allem bei Patienten mit zerebralen Störungen (v.a. im Hypothalamus) beobachtet. Das Durstzentrum reagiert – wenn überhaupt – erst bei höheren Osmolalitäten bzw. Natriumkonzentrationen im Serum mit einem Durstgefühl. Nur selten ist eine mangelnde Be-

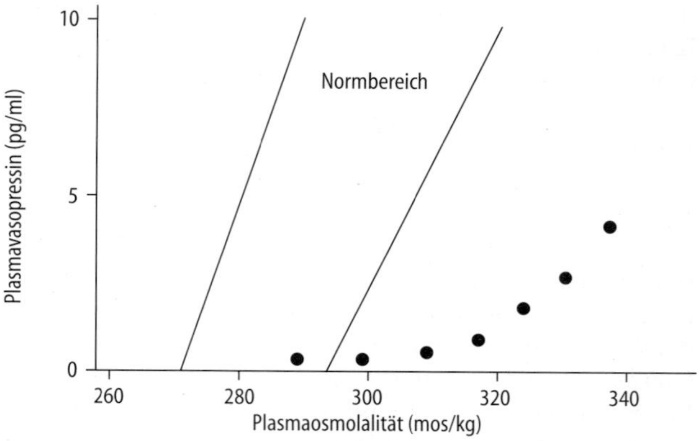

Abb. 26.8. Beziehung zwischen der Plasmavasopressinkonzentration und der Plasmaosmolalität bei Kindern mit Hypernatriämie-Hypodipsie-Syndrom

reitstellung von Flüssigkeit für diese Störung verantwortlich, da diese Patienten keinen Durst haben und nicht trinken wollen. Neben einem Defekt der Durstwahrnehmung ist bei chronischer Hypernatriämie die Hypodipsie nicht selten mit einer Störung der Vasopressinfreisetzung gekoppelt (Hypernatriämie-Hypodipsie-Syndrom). Verglichen mit der normalen Beziehung zwischen Osmolalität und Vasopressin im Plasma liegen bei diesen Patienten meßbare Vasopressinkonzentrationen im Plasma erst bei deutlich erhöhter Plasmaosmolalität vor (Abb. 26.8). Ein partieller Diabetes insipidus läßt sich leicht durch eine normale maximale Urinosmolalität (>800 mosm/kg) im Durstversuch bzw. nach Gabe von Desmopressin (DDAVP) ausschließen. Über einen ähnlichen Mechanismus lassen sich Hypernatriämien bei psychischen Krankheiten (z.B. bei Depression) erklären.

Hyperhydratation. Bei Kindern wird die Hyperhydratation seltener als die Dehydratation beobachtet. Als klinische Zeichen finden sich Gewichtszunahme und Ödembildung. Bei der isotonen Hyperhydratation (Serumnatriumkonzentration 130–150 mmol/l) führt die gleichmäßige Vermehrung von Natrium und Wasser zur Expansion des Extrazellularraums ohne Änderung der Osmolalität. Das Intrazellularvolumen bleibt unverändert. Häufigste Ursachen einer isotonen Hyperhydratation sind iatrogen durch übermäßige Infusionstherapie mit isotonen Salzlösungen sowie Herzinsuffizienz, nephrotisches Syndrom, akute Glomerulonephritis, terminale Niereninsuffizienz und Leberzirrhose.

Eine hypertone Hyperhydratation (Serumnatriumkonzentration >150 mmol/l) ist bei Kindern meist iatrogen bedingt und Folge einer übermäßigen Infusion von hypertoner Natriumchlorid- oder Natriumbicarbonatlösungen. Sie kommt vor bei Kochsalzvergiftung und Ertrinken in Meerwasser. Aufgrund der erhöhten Natriumkonzentration und Osmolalität strömt Wasser aus dem Intrazellularraum in den Extrazellularraum. Folglich können zerebralen Symptome wie bei einer hypertonen Dehydratation auftreten.

Eine hypotone Hyperhydratation (Serumnatriumkonzentration <130 mmol/l) ist Folge einer übermäßigen Wasseraufnahme (Wasserintoxikation – z.B. Süßwassertrinken) oder einer Störung der renalen Ausscheidung von freiem Wasser. Besonders zu erwähnen ist eine inadäquate Infusionsbehandlung mit hypotonen Infusionslösungen bei Oligurie oder Anurie. Die Zunahme des Extrazellular- und dann auch des Intrazellularraums führt zu Ausbildung eines Hirnödems. Klinisch imponieren dann Erbrechen, Kopfschmerzen, Krämpfe und Bewußtseinsstörungen.

Ödembildung. Unter normalen Bedingungen ist die Nettofiltration von Flüssigkeit aus den Kapillaren gering und wird durch die Pumpfunktion des lymphatischen Systems über den Ductus thoracicus in die Zirkulation zurückgeführt. Ödeme entstehen, wenn vermehrt Salz und Wasser im Interstitium anfallen und dies nicht über das lymphatischen System eliminiert werden kann. Ödembildung bedeutet stets eine Vermehrung des extrazellulären Flüssigkeitsvolumens. Ödeme fallen klinisch auf, wenn das interstitielle Kompartment um 3–5 % erhöht ist. Bei ödembildendenen Krankheiten ist entweder der hydrostatische Kapillardruck erhöht, wie z.B. bei Herzinsuffizienz, oder der intrakapilläre onkotische Druck vermindert (Leberzirrhose, nephrotisches Syndrom) oder auch die Kapillarpermeabilität erhöht (idiopathische Ödeme, Störungen der Schrankenfunktion der Kapillaren bei Schock/Sepsis). Durch Abnahme des effektiven zirkulatorischen Blutvolumens werden Salz und Wasser retinierende Hormone stimuliert und dieser hormonale Mechanismus ist an der Aufrechterhaltung des Ödemstatus beteiligt ist. Die Ursache der Ödembildung bei renalen Krankheiten kann grundsätzlich über zwei Entstehungsmechanismen erklärt werden (Tabelle 26.7).

Tabelle 26.7. Grundsätzliche Mechanismen der Ödembildung bei renalen Krankheiten. Typ A entspricht dem nephritischen, Typ B dem nephrotischen Syndrom

Typ A	Typ B
1. Renale Salz- und Wasserretention	1. Erniedrigter kolloid-osmotischer Druck
2. Expansion des Extrazellularraumes	2. Ödembildung
3. Erhöhter kapillarer hydraulischer Druck	3. Volumenkontraktion (effektives arterielles Blutvolumen niedrig)
4. Ödembildung	4. Renale Salz- und Wasseretention

26.2 Chlorid

Die Regulation der Serumchloridkonzentration (normal 98–109 mmol/l) ist eng mit der für Natrium gekoppelt. Daher sind Zustände von Hyper- oder Hypochlorämie meist mit gleichsinnigen Veränderungen der Natriumkonzentration verbunden. Eine wichtige Ausnahme bilden Chloridverlu-

Tabelle 26.8. Säure-Basen-Status bei verschiedenen Ursachen der Dehydratation (Natriumchloridstörungen)

Ursache	Begleitende Störung im Säuren-Basen-Haushalt	Begleitender Kaliummangel
Gastrointestinale Verluste:		
Gastroenteritis	Acidose	+
Pylorusstenose	Alkalose	+
Abführmittelabusus	Alkalose	++
Renale Verluste:		
Diabetische Ketoacidose	Acidose	+
Mineralokortikoidmangel/ Adrenogenitales Syndrom	Acidose	(Retention)
Salzverlustniere (obstruktive Uropathie)	Acidose	(Retention)
Diabetes insipidus	Variabel	–
Bartter-Syndrom	Alkalose	++
Fanconi-Syndrom	Acidose	+
Thiaziddiuretika	Alkalose	++
Schleifendiuretika	Alkalose	++
Kaliumsparende Diuretika	Variabel	(Retention)
Andere Ursachen:		
Wasserentzug	Variabel	–
Hungern	Acidose	+
„Hitzschlag"	Acidose	–

ste infolge eines Wasserstoffionen-Chloridverlustes (HCl) bei heftigem Erbrechen sowie Störungen des Säure-Basen-Haushalts. Die wichtigsten Anionen des Extrazellularraums, Chlorid und Bicarbonat sind oft gegensinnig verändert, damit das Gleichgewicht von Kationen zu Anionen in den Körperflüssigkeiten erhalten bleibt. So geht ein Wasserstoffionen-Chloridverlust beim Erbrechen in der Regel mit einer metabolische Alkalose einher. Von Ausnahmen abgesehen (Tabelle 26.8) geht der extrazelluläre Volumenmangel mit einer metabolischen Acidose einher.

26.3 Kalium

Physiologische Vorbemerkungen. Der Gesamtbestand des Körpers an Kalium beträgt bei Neugeborenen 40 mmol/kg und beim Erwachsenen etwa 50 mmol/kg. Davon sind 90 % im Intrazellularraum, und zwar vorwiegend in der Muskulatur, 8 % im Knochen und Bindegewebe und nur 2 % im Extrazellularraum (davon etwa 0,5 % im Serum) lokalisiert. Trotzdem orientiert man sich bezüglich des Kaliumbedarfs an der Fraktion von Kalium im Extrazellularraum. Die tägliche Kaliumaufnahme (Tagesbedarf) beträgt 2 mmol/kg Körpergewicht. Das mit der Nahrung aufgenommen Kalium wird fast vollständig im oberen Dünndarm resorbiert. Es wird zu etwa 90 % über die Nieren, zu 9 % über den Darm und zu 1 % über die Haut ausgeschieden. Die Serumkaliumkonzentration ist eng über die renale Ausscheidung und über die Umverteilung von Kalium zwischen Intrazellularraum und Extrazellularvolumen in einem engen Bereich von 3,5–5,5 mmol/l konstant reguliert. Kalium wird über Aldosteron, Natrium und den pH-Wert gesteuert. Die Steigerung der Aldosteronkonzentration, Natriumaufnahme und der Ausbildung einer Alkalose bewirken eine vermehrten Ausscheidung von Kalium und eine Senkung der Serumkaliumkonzentration.

Kalium wird zwischen dem Intra- und Extrazellularraum entsprechend dem Einfluß des Säure-Basen-Haushalts und der Hormone Insulin und Aldosteron verteilt. Eine erhöhte extrazelluläre H-Ionenkonzentration (metabolische Acidose) führt zu einem Einstrom von H-Ionen in die Zelle und zu einem Ausstrom von Kaliumionen in den Extrazellularraum, während bei einem Abfall der H-Ionenkonzentration (pH-Erhöhung) im Extrazellularraum Kalium im Austausch gegen H-Ionen in die Zellen eintritt. Somit führt eine metabolische Acidose zu einem Anstieg und eine Alkalose einen Abfall des Serumkaliumkonzentration.

Insulin und Aldosteron fördern den Kaliumeinstrom in die Zelle. Da beide Hormone durch eine akute Erhöhung der Serumkaliumkonzentration vermehrt sezerniert werden, ist diese hormonell induzierte Kaliumverschiebung ein wichtiger Regulator der Serumkaliumkonzentration. Die Kaliumspeicherung der Zelle mit einem etwa 30fachen Gradienten vom Intrazellularraum (Kaliumkonzentration etwa 150 mmol/l) zum Extrazellularraum (Kaliumkonzentration etwa 4,5 mmol/l) bestimmt die Höhe des Membranpotentials und damit den neuromuskulären Erregungsvorgang. Eine Hyperkaliämie bewirkt eine Abnahme von Membranpotential und Reizschwelle und somit eine Zunahme der muskulären Erregbarkeit. Bei ausgeprägter Hyperkaliämie kann ein funktionstüchtiges Membranpotential nicht mehr aufrechterhalten werden; es kommt zur Lähmung. Eine Hypokaliämie bewirkt eine Zunahme von Membranpotential und Reizschwelle mit verminderter Erregbarkeit bis zur Dauerpolarisation der Muskelfasern und darüber ebenfalls eine Muskellähmung.

Hypokaliämie. Eine Hypokaliämie (Serumkalium < 3,5 mmol/l) entsteht durch verminderte Zufuhr, vermehrte Ausscheidung oder veränderte Verteilung von intra- nach extrazellulär. Die Kaliumkonzentration im Serum kann lange bei intrazellulärem Kaliummangel normal sein, wenn entsprechend Kalium zugunsten des Extrazellulärraums umverteilt wird.

Je schneller und ausgeprägter eine Hypokaliämie auftritt, desto auffälliger sind die klinischen Symptome wie Muskelschwäche bis hin zu schlaffen Lähmungen, Hyporeflexie, Müdigkeit, paralytischer Ileus, Tachykardie, Rhythmusstörungen der Herzens mit charakteristischen EKG-Veränderungen (ST-Senkung, T-Abflachung, U-Welle) und Polyurie bei Abnahme der renalen Konzentrationsleistung.

Als Ursache der Hypokaliämie kommen vermehrte gastrointestinale Verluste durch Erbrechen und Durchfall und vermehrte renale Verluste bei angeborenen Tubulopathien (z.B. Gitelman-Syndrom, Bartter-Syndrom) oder Hyperaldosteronismus in Frage. Bei chronischen renalen Hypokaliämien findet sich in der Regel eine metabolische Alkalose. Zudem induzieren verschiedene Medikamente den Kaliumverlust (s. Übersicht).

Medikamente, die eine Hypokaliämie induzieren können

- Renaler Verlust:
  - Thiaziddiuretika,
  - Schleifendiuretika,
  - Amphotericin B,
  - Cisplatin,
  - Glukokortikoide,
  - Mineralokortikoide,
  - Theophyllin;
- intestinaler Verlust:
  - Laxantien;
- Umverteilung:
  - β-adrenerge Agonisten (z.B. Salbutamol).

Auch führt ein unzureichendes Angebot an Kalium, insbesondere bei parenteraler Zufuhr bzw. Ernährung zu einem Kaliummangel. Im Gegensatz zu Natrium kann die Niere Kalium nicht ausreichend konservieren. Kalium wird auch bei zu geringer Kaliumaufnahme renal eliminiert. Eine Umverteilung von Kalium aus dem Extra- in den Intrazellularraum findet sich bei Alkalose, familärer hypokaliämischer Lähmung und infolge einer Insulinbehandlung beim neudiagnostiziertem Diabetes mellitus.

Eine leichte bis mittelschwere Hypokaliämie wird durch orale Kaliumsubstitution mit kaliumreichen Nahrungsmitteln (getrocknete Früchte, Bananen, Orangensaft) oder oral verabreichbaren Kaliumpräparaten behandelt. Bei schweren Hypokaliämien oder Gastroenteritis mit Erbrechen muß Kalium über eine intravenöse Dauerinfusion zugeführt werden. Oft genügt es, in der Infusionslösung die Kaliumdosis auf 3–(4) mmol/kg pro Tag zu steigern. Um einer Hyperkaliämie vorzubeugen, sollte die parenterale Kaliumsubstitution langsam erfolgen.

Hyperkaliämie. Eine Hyperkaliämie (Serumkalium >5,5 mmol/l) ist Folge einer verminderten Ausscheidung, einer vermehrten Zufuhr oder einer veränderten Umverteilung von intra- nach extrazellulär.

Je schneller der Anstieg der Serumkaliumkonzentration, desto eher treten kardiale Rhythmusstörungen auf, die lebensbedrohlich sein können (Bradykardie, Kammerflimmern). Im EKG stellen sich typischerweise ein verlängertes P-R-Intervall mit Verlust der P-Welle, eine verkürzte QT-Zeit, eine QRS-Verbreiterung und hohe T-Zacken dar.

Klinisch finden sich Störungen der neuromuskulären Erregbarkeit, die neben dem Herzen gelegentlich auch die Skelettmuskulatur (Schwäche, Paresen) betreffen.

Die Hyperkaliämie entsteht infolge einer gestörten renalen Ausscheidung bei Niereninsuffizienz oder bei Hypoaldosteronismus (adrenogenitales Syndrom, Morbus Addison, Pseudohypoaldosteronismus) sowie bei zu hoher intravenöser Zufuhr kaliumhaltiger Elektrolytlösungen bzw. Transfusion größerer Mengen von Erythrozytenkonzentraten (Kaliumaustritt aus den Erythrozyten), insbesondere bei eingeschränkter Nierenfunktion. Eine Hyperkaliämie wird auch bei Umverteilung aus dem Intra- in den Extrazellularraum bei Acidose oder der hyperkaliämischen periodischen Lähmung sowie bei Freisetzung großer Kaliummengen durch Zelluntergang (ausgedehnte Hämolyse, Verbrennungen, zytostatische Behandlung von Leukämien) beobachtet.

Die Prophylaxe einer Hyperkaliämie besteht in der Beachtung vermeidbarer Ursachen, insbesondere der Einhaltung des Grundsatzes, Kalium einer Infusionslösung erst bei ausreichender Nierenfunktion zuzusetzen, ein Kaliumdefizit nur langsam auszugleichen und eine Infusionsgeschwindigkeit von 0,2 mmol/kg/h (= 4,8 mmol/kg/Tag) möglichst nicht zu überschreiten.

Die Therapie einer ausgeprägten Hyperkaliämie (Serumkalium >6,5–7,0 mmol/l) ist immer eine Notfallbehandlung, insbesondere wenn kardiale Symptome oder EKG-Veränderungen vorhanden sind. Neben Acidoseausgleich mit Natriumbicarbonat kann die Kaliumkonzentration im Serum durch eine Infusion einer 20%igen Glukoselösung mit Insulin (auf 3 g Glukose 1 Einheit Normalinsulin) oder der Infusion von Salbutamol (4–5 µg/kg über 15–20 min) vorübergehend gesenkt werden. Die intravenöse Kalziumgabe hemmt die kardiotoxischen Wirkungen von Kalium. Die orale oder rektale Gabe eines Kationenaustauschers (Sorbisterit, Resonium A) entzieht dem Organismus Kalium. Bei Niereninsuffizienz ist nicht selten nur eine Dialysebehandlung in der Lage, die Hyperkaliämie zu beseitigen.

26.4 Säure-Basen-Haushalt

Physiologische Vorbemerkungen. Die Aufrechterhaltung der extrazellulären Wasserstoffionenkonzentration in einem konstanten Bereich (Isohydrie) zwischen pH 7,35–7,45 ist für die vitalen Funktionen des Organismus unbedingt erforderlich. Der pH-Wert ist der negative Logarithmus der H-Ionenkonzentration. Ein pH von 7,4 entspricht einer H-Ionenkonzentration von 40 nmol/l (0,00004 mmol/l), mit einem pH von 7,1 verdoppelt sich die H-Ionenkonzentration auf 80 nmol/l.

Die Konstanz des pH-Werts wird durch 3 verschiedene Regulationsmechanismen gewährleistet:

1. Puffersysteme,
2. pulmonale Regulation,
3. renale Regulation.

Von den etwa 20.000 mmol H-Ionen, die durchschnittlich pro Tag im Stoffwechsel eines Erwachsenen freigesetzt werden, fallen etwa 99,5 % als Kohlensäure an und werden bei normaler Lungenfunktion in Form von CO_2 rasch abgeatmet. Die übrigen H-Ionen, bei Erwachsenen 1 mmol/kg Körpergewicht und bei jungen Säuglingen 2–3 mmol/kg Körpergewicht täglich, fallen als nichtflüchtige Säuren (Milchsäure, Schwefelsäure, Phosphorsäure u. a.) an. Sie werden durch Bicarbonat gepuffert und als neutrale Salze über die Nieren eliminiert.

Puffersysteme. Puffer sind Lösungen aus schwachen, d.h. wenig dissoziierten Säuren, und ihren vollständig dissoziierten Salzen. Sie halten durch Aufnahme oder Abgabe von H-Ionen (Protonen) die Wasserstoffionenkonzentration konstant. Biologisch bedeutsame Puffersysteme sind Kohlensäure/Bicarbonat (H_2CO_3), Oxyhämoglobin/Hämoglobin (Blut), Dihydrogenphosphat/Hydrogenphosphat (H_2PO_4) und Ammonium/Ammoniak (Urin).

Pulmonale Regulation. Die Lungen stehen in direkter Beziehung zum Bicarbonatsystem. Die Reaktion

$$CO_2 + H_2O \rightleftharpoons H_2CO_3 \rightleftharpoons H^+ + HCO_3^-$$

untersteht der Kontrolle und Regulation durch die Atmung. Ein Anstieg der Kohlensäure- bzw. H-Ionenkonzentration im Blut bewirkt über eine Stimulation des Atemzentrums eine Hyperventilation und Abatmung des überschüssigen CO_2. Umgekehrt führt eine Abnahme von Kohlensäure- bzw. H-Ionenkonzentration im Blut zu Hypoventilation und CO_2-Retention.

Renale Regulation. Die Puffersysteme des Blutes und die Lunge garantieren nur kurzfristig und vorübergehend die Säuren-Basen-Homeostase. Die überschüssigen H-Ionen werden über die Nieren durch Sekretion im proximalen und distalen Tubulus ausgeschieden. Das bei der Pufferung und pulmonalen Regulation ständig verbrauchte Bicarbonat wird fast ausschließlich durch die Nieren nachgeliefert. Im proximalen Tubulus wird HCO_3^- unter Vermittlung der Carboanhydrase nach der Formel

$$CO_2 + H_2O \rightleftharpoons H_2CO_3 \rightleftharpoons H^+ + HCO_3^-$$

regeneriert. Die freiwerdenden H-Ionen werden gegen Natriumionen ausgetauscht, die sich im Tubuluslumen befinden, während das Bicarbonat ins Blut aufgenommen wird. Die ins Tubuluslumen sezernierten H-Ionen werden an Phosphatpuffer („titrierbare Acidität") und Ammoniak gebunden und beeinflussen den Urin-pH-Wert, der zwischen 4,5 und 8 schwanken kann.

Störung	pH	HCO_3-	pCO_2
Metabolische Acidose	vermindert	vermindert	vermindert
Metabolische Alkalose	vermehrt	vermehrt	vermehrt
Respiratorische Acidose	vermindert	vermehrt	vermehrt
Respiratorische Alkalose	vermehrt	vermindert	vermindert

Tabelle 26.9. Charakteristische Abweichungen der pH-, HCO_3- und pCO_2-Werte bei den typischen Störungen im Säure-Basen-Haushalt

Da $H_2CO^-_3$ mit dem gelösten CO_2 im Gleichgewicht steht, kann nach der modifizierten Henderson-Hasselbalch-Gleichung [$pH = pK + \log HCO_3^-/(\alpha \times pCO_2)$] durch Messung zweier Komponenten (pH-Wert, pCO_2) der Säure-Basen-Status im Blut gemessen werden. Der pK-Wert stellt den dekadischen Logarithmus der Dissoziationkonstanten (6,1) und α den Löslichkeitsfaktor für CO_2 im Plasma (0,03) dar.

Die wichtigsten Parameter sind:

- pH-Wert (normal 7,35–7,45),
- CO_2-Partialdruck (pCO_2, normal 36–44 mmHg),
- Bicarbonat (HCO_3-Konzentration (normal 22–26 mmol/l)),
- Basenabweichung (Basenexzeß (BE), normal –3 bis + 3 mmol/l).

Unter Verwendung dieser Parameter ist jede der 4 entscheidenden Störungen im Säure-Basen-Haushalt durch charakteristische Muster der Abweichungen gekennzeichnet. Dabei weichen bei allen typischen Störungen Bicarbonat und pCO_2 in gleicher Richtung ab. Für die praktische Arbeit sollte zunächst immer anhand des pH-Wertes und des Bicarbonats die Art der jeweiligen Hauptstörung festgelegt werden. Dann sind anhand des pCO_2 die in Tabelle 26.9 dargestellten Werte zu prüfen.

Verschiebungen des Blut-pH-Wertes werden als Acidosen (pH <7,35) oder Alkalosen (pH >7,45) bezeichnet. Liegt primär eine respiratorische Ursache der Störung des Säure-Basen-Haushalts zugrunde, so spricht man von einer respiratorischen Acidose bzw. Alkalose. Werden vermehrt Säuren oder Basen in Organismus gefunden, spricht man von metabolischen Acidosen bzw. Alkalosen. Respiratorische Störungen werden primär durch Änderung der Bicarbonatausscheidung über die Nieren ausgeglichen. So wird bei respiratorischer Acidose Bicarbonat retiniert und bei respiratorischer Alkalose Bicarbonat vermehrt ausgeschieden. Metabolische Störungen werden primär durch eine Änderung der CO_2-Abgabe über die Lunge kompensiert. So wird bei metabolischer Acidose vermehrt CO_2, bei metabolischer Alkalose vermindert CO_2 abgeatmet. Die pulmonale Anpassung geschieht innerhalb von Minuten, die renale Anpassung dauert Tage.

Metabolische Acidose. Durch verstärkten Anfall von H-Ionen im Extrazellularraum kommt es zur Ausbildung einer metabolischen Acidose. Dies bedeutet einen pH-Wert unter 7,35 sowie eine Bicarbonatkonzentration unter 22 mmol/l. Kompensatorisch fällt der pCO_2 ab (unter 35 mmHg). Ursachen sind ein übermäßiger Anfall von Säuren aus den Zellen (z.B. Laktat bei Hypoxie, β-Hydroxybutyrat und Acetoacetat bei Diabetes mellitus, organische Säuren bei angeborenen Stoffwechselstörungen, Gewebsnekrosen bei Verbrennung, Operation, Trauma sowie Intoxikationen). Eine verminderte renale H-Ionenausscheidung oder ein Bicarbonatverlust findet sich bei chronischer Niereninsuffizienz und renaltubulärer Acidose. Ein überproportionaler Verlust bicarbonathaltiger Sekrete des Gastrointestinaltrakts bei Gastroenteritis, Fisteln des Pankreas oder des Gallensafts führt zu einer metabolischen Acidose. Die heute nicht mehr übliche Ureterosigmoidostomie (Ableitung des Harns in den Darm) bewirkt über einen Austausch von Urinchlorid gegen Bicarbonat einen Bicarbonatverlust, der ständig ausgeglichen werden muß. Der Verlust an Bicarbonat führt zu einem kompensatorischen Anstieg der Serumchloridkonzentration (hyperchlorämischen Acidose), während ein zusätzlicher Anfall von Säuren (z.B. bei ketoacidoischem diabetischem Koma) die Anionenlücke vergrößert ist (s. Abschn. „Regulation des Wasserhaushalts"). Dies ist differentialdiagnostisch wegweisend.

Die respiratorische Kompensation (vermehrte CO_2-Elimination) ist an einer vertieften und beschleunigten Atmung (Kußmaulsche Atmung) erkennbar. Die Therapie einer metabolischen Acidose besteht in der Behandlung der Grundkrankheit und bei einem pH-Wert unter 7,2 in der parenteralen Zufuhr von Natriumbicarbonat. (1 molar = 8,4%ige Lösung). Die Berechnung der erforderlichen Dosis erfolgt nach der Formel:

negativer Basenexcess (BE) × f Extrazellularraum = mmol Natriumbicarbonat

Der Extrazellularraum läßt sich aus Körpergewicht und Altersstufe abschätzen (Extrazellularraum in l = kg KG × Faktor *f*; bei Frühgeborenen $f = 0{,}45$, bei Neugeborenen $f = 0{,}4$, bei Säuglingen $f = 0{,}3$, bei Kindern $f = 0{,}25$, Im Mittel ist der Faktor *f* mit 0,3 anzusetzen. Oft ist zunächst die Hälfte der errechneten Menge an Bicarbonat ausreichend, da durch die Behandlung der Grundkrankheit eine Besserung eintritt.

Als Beispiel Berechnung des Ausgleiches einer metabolischen Acidose bei einem Säugling mit einem Körpergewicht von 8 kg (Werte: pH: 7,14, HCO_3: 12 mm Hg, pCO_2: 20 mmHg, BE: –16):

$$NaHCO^-_3 - \text{Bedarf (in mmol)} = 16 \times 0{,}3 \times 8 = 38.4\,\text{mmol}$$

In praxi wird zunächst die Hälfte (ungefähr 20 mmol) $NaHCO^-_3$ verabreicht [z.B. 20 ml verdünnt mit 20 ml Aqua destillata – wegen der hohen Osmolalität als Kurzinfusion (1molares $NaHCO^-_3$ entspricht etwa 2000 mosm/kg)]. Durch die Therapie der Grundkrankheit, z.B. Rehydratation bei Gastroenteritis durch Natriumchlorid und Wasserzufuhr, verbessert sich die Acidose auch spontan.

Metabolische Alkalose. Unter einer metabolischen Alkalose versteht man die Erhöhung der Serumbicarbonatkonzentration über 28 mmol/l und einem Anstieg des pH-Werts über 7,45. Kompensatorisch steigt die pCO_2-Konzentration im

Blut durch Hypoventilation. Wegen der resultierenden Hypoxie ist dieser Kompensationsmechnismus begrenzt, und der pCO_2-Anstieg steigt in der Regel nicht über 55 mmHg. Die Alkalose ist oft asymptomatisch. Die Klinik ist durch die Grundkrankheit festgelegt. Eine flache Atmung ist als kompensatorische Hypoventilation zu verstehen.

Als Ursachen einer metabolischen Alkalose finden sich ein gesteigerter Säureverlust durch anhaltendes Erbrechen (hypertrophe Pylorusstenose), eine übermäßige Zufuhr von Natriumbicarbonat infolge überproportionaler Pufferung sowie eine vermehrte renale Rückresorption von Bicarbonat bzw. erhöhte H-Ionenausscheidung bei ausgeprägtem Kaliummangel (z.B. bei Bartter-Syndrom oder Conn-Syndrom). Für die Abklärung der Ursache ist die Bestimmung von Chloridkonzentration und pH-Wert im Urin hilfreich: Eine verminderte Chloridausscheidung (<10 mmol/l) spricht für einen vermehrten extrarenalen Verlust (z.B. Erbrechen bei Pylorusstenose, kongenitale Chloriddiarrhöe) (chloridsensitive Alkalose). Bei dieser Form der Alkalose erfolgt die Behandlung durch Infusion von physiologischer Natriumchloridlösung. Bei normaler oder erhöhter Urinchloridkonzentration liegt ein renaler H-Ionen- oder Kaliumverlust vor. Die Grundkrankheit muß behandelt und vor allem ein Kaliummangel ausgeglichen werden. In der Regel ist eine Infusion mit physiologischer Natriumchloridlösung mit Kaliumzusatz (3 mmol/kg/Tag) ausreichend. Eine Behandlung mit ansäuernden Substanzen ist nur bei einer ausgeprägter Alkalose indiziert, wenn tetanische Krämpfe auftreten. Die Therapie erfolgt mit Argininhydrochlorid (1 ml 21,4% = 1 mmol) nach der Formel:

ml Argininhydrochlorid = Basenüberschuß (mmol/l) × kg Körpergewicht × 0,3.

Respiratorische Acidose. Die Ursache der respiratorischen Acidose ist meist eine akute alveoläre Hypoventilation. Durch ein pCO_2-Anstieg fällt der pH-Wert unter 7,35 ab. Initial besteht ein geringer Bicarbonatanstieg, die volle renale Kompensation setzt nach 2–4 Tagen ein. Klinisch imponiert die eine Atemnot mit Tachydyspnoe, Hypoxie mit Zyanose, Unruhe, Stupor bis hin zum Koma. Bei CO_2-Narkose setzt die Hypoventilation ein, die bei Sauerstoffgabe schlechter werden kann, da die noch vorhandene Respiration sauerstoffabhängig sein kann. Ursächlich finden sich pulmonale, neuromuskuläre oder zentral bedingte Störungen.

Respiratorische Alkalose. Durch eine übermäßige Belüftung der Lungen kommt es bei alveolärer Hyperventilation zu einer Erniedrigung des pCO_2 unter 35 mmHg und einem erhöhten pH-Wert über 7,45. Kompensatorisch fällt die Bicarbonatkonzentration im Blut. Ursachen der Hyperventilation sind psychische Störungen oder eine Stimulation des Atemzentrums, z.B. bei Enzephalitis, Schädel-Hirn-Traumen, Hirntumoren, Sepsis oder Salicylatvergiftung. Iatrogen findet sich die respiratorische Alkalose bei Überbeatmung. Als Folge der Hyperventilation ist die zerebrale Durchblutung vermindert, und es tritt eine Tachykardie auf. Klinisch werden die Folgen des Abfalls des ionisierten Kalziums im Serum mit Parästhesien und Tetanie auffällig. Neben der Therapie der Grundkrankheit kann eine Rückatmung in einen Plastikbeutel, die Gabe von CO_2 (5–10%) über eine nasale Sonde oder eine Sedierung des Patienten sinnvoll sein.

26.5 Kalzium

Physiologische Vorbemerkungen. Kalzium und Phosphat sind in ihrer Regulation eng miteinander verbunden. Kalzium und anorganisches Phosphat bilden in Form des Hydroxylapatit den Hauptbestandteil des nichtorganischen Anteils des Knochengewebes. Etwa 99% des Kalziums im Organismus findet sich in Knochen und Zähnen und nur 1% im Extrazellularraum. Neben seiner Funktion im Knochenstoffwechsel ist Kalzium für die Erregungsleitung im Nervensystem, die neuromuskuläre Übertragung, die Muskelkontraktion, die Blutgerinnung und die Regulation der Sekretion verschiedener Hormone von enormer Bedeutung. Die extrazelluläre Kalziumkonzentration wird in engen Grenzen konstant gehalten. Die Konzentration des Gesamtkalziums im Serum beträgt normalerweise 2,2–2,7 mmol/l. Davon ist etwa die Hälfte als ionisiertes Kalzium biologisch aktiv, der Rest ist an Proteine (vor allem Albumin), Zitrat oder Phosphat gebunden. Das biologisch wirksame ionisierte Kalzium kann heute mit ionenselektiven Elektroden gemessen werden und liegt normalerweise im Serum zwischen 1,1–1,4 mmol/l. Die Serumkonzentration des Gesamtkalziums ist abhängig von der Albuminkonzentration im Serum. Bei Hypalbuminämie ist die Serumkonzentration an Gesamtkalzium vermindert, bei Hyperalbuminämie erhöht, ohne daß sich das ionisierte Kalzium verändert. Somit ist bei Hypalbuminämie ein niedriger Serumkalziumwert normal (Richtwert: bei einer Konzentration an Serumeiweiß von 40 g/l ist das Gesamtkalzium im Serum mit 2,0 mmol/l normal): das ionisierte Kalzium wird durch eine Hypoproteinämie nicht beeinflußt. Die Konzentration des ionisierten Kalziums ist aber vom pH-Wert des Blutes abhängig. Sie sinkt bei einer Alkalose um 0,2 mmol/l pro pH-Werteinheit und steigt bei einer Acidose um etwa 0,2 mmol/l.

Kalzium wird überwiegend mit Milch und Milchprodukten aufgenommen. Der tägliche Kalziumbedarf beträgt in den ersten 6 Lebensmonaten 9 mmol (360 mg), bei größeren Säuglingen 13,5 mmol (540 mg) und im Alter von 1–10 Jahren etwa 20 mmol (800 mg) und nach dem 11. Lebensjahr etwa 30 mmol (1200 mg). Die Kalziumaufnahme im Dünndarm ist, anders als die anderer Ionen (z.B. Natrium, Kalium, Phosphat), dem Bedarf angepaßt. Deshalb wird Kalzium „nahrungsunabhängig" im Harn ausgeschieden. Kalzium wird im oberen Dünndarm über einen aktiven Transport resorbiert, der von 1,25-Dihydroxyvitamin D_3 (Calcitriol) stimuliert wird. Überschreitet die Kalziumausscheidung die obere Normgrenze von 0,1 mmol/kg pro Tag (4 mg/kg pro Tag), steigt das Risiko für eine Harnsteinbildung.

Sinkt das ionisierte Kalzium im Serum ab (Hypokalzämie), wird vermehrt Parathormon (PTH) aus der Nebenschilddrüse freigesetzt, das in der Niere 25-Hydroxyvitamin D_3 in die biologisch aktive Form 1,25-Dihydroxyvitamin D_3 umwandelt. Im Dünndarm stimuliert Parathormon indirekt über eine vermehrte Calcitriolbildung die Aufnahme von Kalzium und Phosphat. In der Niere fördert Parathormon auch die tubuläre Rückresorption von Kalzium und hemmt die von Phosphat und steigert die Phosphatausscheidung. Diese Wirkung von Parathormon wird über zyklisches Adenosinmonophosphat (cAMP) vermittelt. Dies kann in hoher Konzentration im Urin gemessen werden und ist in der Diagnostik (z.B. bei Hyperparathyreoidismus) wegweisend.

Am Skelett fördert Parathormon zusammen mit Calcitriol die Freisetzung von Kalzium und Phosphat. Steigt die Konzentration des ionisierten Kalzium im Serum an (Hyperkalzämie), wird Parathormon vermindert sezerniert. Folglich wird weniger Kalzium aus dem Skelett freigesetzt und in der Niere rückresorbiert. Als Konsequenz einer verminderten renalen Calcitriolsynthese wird weniger Kalzium im Dünndarm absorbiert. Zusätzlich wird die Sekretion des Calcitonins aus der Schilddrüse stimuliert. Dieses Hormon hemmt insbesondere bei erhöhtem Knochenumsatz die Kalziumfreisetzung aus dem Skelett. Es hat aber für die langfristig Regulation des Kalziumhaushalts nur eine untergeordnete Bedeutung.

Hyperkalzämie. Eine Hyperkalzämie wird definiert als Erhöhung der Gesamtkalziumkonzentration im Serum über 2,9 mmol/l bei normaler Serumeiweißkonzentration bzw. Erhöhung des ionisierten Kalziums über 1,5 mmol/l. Nur bei ausgeprägter Hyperkalzämie sind Symptome wie Appetitlosigkeit, Übelkeit, Erbrechen, Gewichtsabnahme, Rötung der Augen („Konjunktivitis"), psychische Veränderungen, Muskelschwäche und Polyurie und Polydipsie zu beobachten. Bei lange bestehender Hyperkalzämie treten auch extraossäre Verkalkungen, Nephrokalzinose und Nephrolithiasis auf.

Eine Hyperkalzämie im Kindesalter aufgrund eines primären Hyperparathyreoidismus ist extrem selten. Diagnostisch wegweisend ist neben der Klinik eine Vergrößerung der Nebenschilddrüsen in der Sonographie. Die häufigste Ursache einer Hyperkalzämie ist eine erhöhte Calcitriolwirkung, die durch eine absolute oder relative Vitamin-D-Überdosierung (z.B. bei Vitamin-D-Stoßprophylaxe) nur bei prädisponierten Kindern auftritt. Eine Hyperkalzämie mit kraniofazialer Dysmorphie, hypoplastischen Zähnen, Kleinwuchs, psychomotorischer Retardierung und kardiovaskulären Fehlbildungen, insbesondere peripheren Pulmonalstenosen und supravalvulären Aortenstenosen ist als Fanconi-Schlesinger-Syndrom bekannt. Osteosklerose, Nephrokalzinose und andere extraossäre Kalkablagerungen werden gelegentlich beobachtet, und Hyperkalzämie verschwindet in der Regel vor dem 4. Lebensjahr. Das klinische Bild der Krankheit gleicht dem Williams-Beuren-Syndrom, bei dem pathogenetisch eine intrauterine Hyperkalzämie diskutiert wird. Bei der benignen familiären Hyperkalzämie wird eine erhöhte tubuläre Kalziumrückresorption als primäre Ursache diskutiert. Zusätzlich muß eine herabgesetzte Empfindlichkeit der Nebenschilddrüsen vorliegen, da trotz der erhöhten Serumkalziumkonzentration Parathormon nicht supprimiert ist.

Die Akuttherapie einer ausgeprägten Hyperkalzämie besteht in einer Steigerung der renalen Kalziumausscheidung durch forcierte Diurese mit Natriumchloridinfusion und Furosemidgabe. Die weitere Behandlung richtet sich nach der Grundkrankheit.

Hypokalzämie. Eine Hypokalzämie, definiert als Gesamtserumkalzium <2,0 mmol/l, bzw. ionisiertes Kalzium <1,0 mmol/l, ist Folge einer verminderte Parathormonsekretion oder -wirkung (Hypoparathyreoidismus, Pseudohypoparathyreoidismus), einer verminderten Verfügbarkeit oder Wirkung aktiver Vitamin-D-Metaboliten (Rachitis) oder einer Hyperphosphatämie. Klinisch imponieren Übererregbarkeit des neuromuskulären Systems wie Tetanie oder epileptische Anfälle. Eine Tetanie äußert sich episodisch mit tonischen Muskelkrämpfen (Pfötchenstellung, Karpopedalspasmen, Laryngospasmus) und Parästhesien. Die neuromuskuläre Erregbarkeit läßt sich bei der klinischen Untersuchung provozieren. Chvosteksches Zeichen: Beklopfen des N. facialis vor dem äußeren Gehörgang führt zu einer Zukkung aller 3 Fazialisäste. Trousseausches Zeichen: Provokation von tonischen Muskelkrämpfen nach Druck auf die Nervenstämme der Extremitäten oder Abschnüren der Blutzufuhr durch Aufblasen einer Blutdruckmanschette oberhalb des systolischen Blutdrucks für einige Minuten. Im EKG ist bei einer Hypokalzämie meist die QT-Zeit verlängert.

Die Hypokalzämie bei Neugeborenen wird auf einen transitorischen Hypoparathyreoidismus oder eine zu hohe Phosphatzufuhr mit der Nahrung zurückgeführt. Da Neugeborene eine niedrige Serumeiweißkonzentration aufweisen, ist oft nur das Gesamtkalzium im Serum vermindert, das ionisierte Kalzium jedoch normal.

Beim Hypoparathyreoidismus stimuliert Parathormon die Ausscheidung von cAMP und Phosphat im Urin. Ein Hypoparathyreoidismus kann beim Di-George-Syndrom oder bei der Nebennierenrindeninsuffizienz (Morbus Addison) auftreten. Die Hypokalzämie ist beim Pseudohypoparathyreoidismus Folge einer verminderten Parathormonwirkung an der Niere und am Skelett. Exogene Zufuhr von Parathormon vermag die Urinausscheidung von cAMP und Phosphat nicht zu steigern. Die Ursache dieser Krankheit liegt in einer defekten G-Protein-Signaltransduktion. Bei einem Teil der Patienten finden sich Kleinwuchs, gedrungener Körperbau, kurze Finger, und geistige Retardierung (Albright-Osteodystrophie).

Die Behandlung der akuten Hypokalzämie mit Tetanie oder epileptischem Anfall besteht in der langsamen intravenösen Gabe von Kalzium. Bei chronischer Hypokalzämie werden Vitamin D oder Vitamin-D-Metaboliten in einer von der Grundkrankheit abhängigen Dosis und Dauer eingesetzt; zu Beginn wird häufig die orale Kalziumzufuhr gesteigert.

26.6 Phosphat

Physiologische Vorbemerkungen. Mehr als 75% des Phosphats findet sich als anorganisches Phosphat in Knochen und Zähnen. Der restliche Anteil liegt als organisches Phosphat (Nucleinsäuren, Phosphoproteine, Phospholipide, Adenosintriphosphat, Kreatinphosphat) intrazellulär vor. Bei einem Neugeborenen beträgt der Gesamtbestand an Phosphat 20 g, bei Erwachsenen 650 g. Nur ein sehr geringer Anteil findet sich extrazellulär. Die Konzentration an anorganischen Phosphats im Serum ist altersabhängig (Tabelle 26.1). Bei einem pH-Wert von 7,40 besteht das anorganische Phosphat zu etwa 80 % aus Hydrogenphosphat ($HPO4^-$) und zu etwa 20 % aus Dihydrogenphosphat ($H_2PO_4^-$).

Phosphat wird über Milch und Eiweiß (Fleisch) zugeführt. Die empfohlene Tagesmenge für Kinder von 1–10 Jahren beträgt 880 mg/Tag und 1200 mg/Tag für ältere Kinder. Die intestinale Aufnahme wird von Calcitriol stimuliert. Die Serumphosphatkonzentration wird über die renale Ausscheidung, vorwiegend durch Parathormon, reguliert. Parathormon senkt die Serumphosphatkonzentration durch Hemmung der Rückresorption im proximalen Tubulus.

Hyperphosphatämie. Da die Phosphatexkretion von der glomerulären Filtration abhängt, steigt die Serumkonzentration bei Niereninsuffizienz. Zudem ist die Serumphosphatkonzentration bei verminderter Parathormonsekretion oder -wirkung (Hypoparathyreoidismus, Pseudohypoparathyreoidismus) erhöht. Bei gesteigertem Zelluntergang (zytostatische Behandlung maligner Tumoren) fällt vermehrt Phosphat an, ebenso wenn die Phosphatzufuhr exzessive gesteigert ist. Eine Hyperphosphatämie liegt sicher vor, wenn die Konzentration an anorganischem Phosphat im Serum bei Säuglingen und Kindern über 2,5 mmol/l, bei Erwachsenen über 2,0 mmol/l liegt. Die erhöhte Phosphatkonzentration senkt die Serumkalziumkonzentration leicht und bewirkt über eine vermehrte Kalziumbindung eine Ablagerung von Kalziumphosphat im Skelett, aber auch extraossär (erhöhtes Kalzium-Phosphat-Produkt). Da bei Neugeborenen physiologischerweise die glomeruläre Filtrationsrate niedrig und die Nebenschilddrüsenaktivität herabgesetzt ist, führt eine vermehrte orale Phosphatzufuhr mit ungeeigneter Milchnahrung in diesem Lebensalter zur einer Hyperphosphatämie und Hypokalzämie (z.B. Ernährung mit Mandelmilch).

Bei Niereninsuffizienz wird die intestinalen Phosphataufnahme durch Phosphatbinder (z.B. Kalziumcarbonat, Kalziumketoglutarat) gesenkt.

Hypophosphatämie. Eine Hypophosphatämie liegt vor, wenn die Serumkonzentration an anorganischem Phosphat bei Kindern unter 1,2 mmol/l, bei Erwachsenen unter 0.6 mmol/l gemessen wird. Als Ursache kommen eine vermehrte Parathormonsekretion (meist sekundärer Hyperparathyreoidismus) und eine gesteigerte renal-tubuläre Phosphatausscheidung infolge gestörter Phosphatrückresorption in Frage. Angeborene Ursachen wie das renale Fanconi-Syndrom oder die familiäre Hypophosphatämie (Phosphatdiabetes) und erworbene Störungen wie die Schädigung der tubulären Phosphatrückresorption durch Ifosfamid (erworbenes Fanconi-Syndrom) führen langfristig über ein erniedrigtes extrazelluläre Kalzium-Phosphat-Produkt zur Ausbildung einer Rachitis.

Die Hypophosphatämie wird mit oraler Phosphatsubstitution, ggf. in Kombination mit Vitamin D behandelt. Bei länger dauernder Infusionstherapie muß Phosphat zur Verhinderung eines Phosphatmangels zugegeben werden. Ebenso benötigen schnell wachsende Frühgeborene eine höhere Phosphatzufuhr pro kg Körpergewicht als gesunde Neugeborene.

26.7 Magnesium

Physiologische Vorbemerkungen. Als wesentliches intrazelluläres Kation ist Magnesium an der Steuerung wichtiger Enzyme und der Bildung von Adenosintriphospat beteiligt. Es dämpft die neuromuskuläre Erregbarkeit. Der Gesamtbestand an Magnesium beträgt etwa 10–15 mmol/kg. Der größte Anteil findet sich im Knochen (60 %) und im Muskel (39 %). Nur etwa 1 % sind im Extrazellularraum enthalten.

Die Serumkonzentration an Magnesium liegt bei 0,7–0,9 mmol/l. Etwa 60 % sind ionisiert. Der tägliche Bedarf beträgt 0,5 mmol/ kg und wird über das Chlorophyll des Gemüses zugeführt. Magnesium wird vorwiegend im oberen Dünndarm resorbiert und im wesentlichen durch die Niere reguliert. Je nach Bedarf wird die tubuläre Rückresportion gesteigert oder gedrosselt. Die genauen Mechanismen der Regulation sind nur unvollständig bekannt. Die renale Magnesiumexkretion wird durch Parathormon gehemmt und durch renale Natrium- und Kalziumverluste gesteigert.

Hypermagnesiämie. Eine Erhöhung der Serummagnesiumkonzentration (> 1 mmol/l) ist selten und tritt bei extremer Zufuhr bzw. Gewebszerfall und gleichzeitig gestörter renaler Ausscheidung (Niereninsuffizienz) auf. Klinische Symptome werden erst bei sehr hohen Konzentrationen (> 2 mmol/l) beobachtet und äußern sich in Übelkeit, Erbrechen, Herzrhythmusstörungen, Paresen und Atemlähmung. Die Behandlung erfolgt durch die intravenöser Zufuhr von Kalzium, ggf. ist eine Hämodialyse notwendig.

Hypomagnesiämie. Ein Abfall der Serumkonzentration von Magnesium unter 0,5 mmol/l verursacht eine neuromuskuläre Übererregbarkeit mit Krampfanfällen, Tetanie, und Rhythmusstörungen. Wie bei der Hypokaliämie ist die Serumkonzentration ein schlechter Indikator der Magnesiummenge im Organismus. Ungenügende Zufuhr, intestinale Magnesiumabsorption oder vermehrte renale Verluste (bei tubulären Nierenkrankheiten oder durch Cyclosporin) sind die häufigste Ursachen einer Hypomagnesiämie. Therapeutisch wird Magnesium supplementiert. Größere Mengen an oral verabreichtem Magnesium können abführend wirken.

26.8 Parenterale Flüssigkeitstherapie

Einführung. Die Infusionstherapie über einen venösen Zugang zur Flüssigkeits- und Elektrolytzufuhr spielt im Kindesalter zur Behandlung schwerer Krankheiten eine wesentliche Rolle. Ziel ist die Wiederherstellung und Aufrechterhaltung des Gleichgewichts im Wasser- und Elektrolyt- sowie im Säure-Basen-Haushalt. Zudem ist die Zufuhr von Energieträgern in Form von Glukose, Aminosäuren und Fetten sowie die Gabe von Mineralien und Spurenelementen zur Gewährleistung einer optimalen Zell- und Organfunktion notwendig.

Die Indikation zur Infusionstherapie ist bei allen Krankheiten mit schweren Störungen des Wasser-Elektrolyt- und Säure-Basen-Haushalts gegeben. Dies betrifft vor allem die Dehydratation bei heftigem Erbrechen, schwerer Diarrhöe,

Nahrungsverweigerung bei Infektionskrankheiten, Verbrennungen und Schockzuständen. Darüber hinaus ist eine parenterale Flüssigkeitstherapie bei Frühgeborenen sowie bei allen Kindern während und nach größeren operativen Eingriffen notwendig. Eine absolute Indikation zur parenteralen Rehydratation besteht bei Schock, persistierendem Erbrechen, zentralnervösen Symptomen (Krampfanfall, Bewußtlosigkeit), Mundverletzungen, kleinen Säuglingen unter 2500 g Körpergewicht; eine relative bei kleinen Säuglingen, bei fehlender Möglichkeit der oralen Rehydratation und bei intermittierendem Erbrechen. Oft führt bei Säuglingen und Kleinkindern mit hohem Fieber die Infusionsbehandlung zu einem raschen Fieberabfall. Daran wird deutlich, daß ein Flüssigkeitdefizit entscheidend zur Fieberreaktion beigetragen hat.

Die Infusion erfolgt über periphere Venen an der Hand, dem Arm oder bei Säuglingen am Kopf (über Stirn- und Scheitelbein). Ein zentrale Venenkatheter (V. jugularis, V. cava, V. subklavia) bietet den Vorteil der zentralen Venendruckmessung und der Infusion hochkonzentrierter hypertoner Lösungen. Der invasive Eingriff und die relativ hohe Infektions- und Sepsisgefahr ist aber von Nachteil. Deswegen bedarf die Anlage eines zentralvenösen Katheters einer strengen Indikation.

Der Bedarf an Wasser, Elektrolyten und Energieträgern (Glukose) setzt sich aus dem Erhaltungsbedarf, dem Nachholbedarf und den kontinuierlichen Verlusten (Begleitverluste) zusammen.

Festlegung des Erhaltungsbedarfs. Der Basisbedarf an Wasser, Natrium, Chlorid, Kalium, Kalzium, Phosphor, Magnesium und Spurenelementen orientiert sich am Körpergewicht (Tabelle 26.2, 26. 10 und Übersicht). Bezogen auf die Körperoberfläche beträgt der Bedarf an Wasser 1500–1800 ml/m^2 pro Tag. Er deckt den kontinuierlichen Ersatz der „normalen" Verluste. Der Flüssigkeitsbedarf ist vom Energiestoffwechsel abhängig und beträgt pro umgesetzte 100 Kalorien etwa 130 ml Wasser. Eine praktikable Berechnung des Grundbedarfs richtet sich dem Körpergewicht unter Beachtung der sog. „Zehnerregel" (s.u.).

Berechnung des Erhaltungsbedarfs

Basisbedarf:	1500–1800 ml/m^2 pro 24 h
160 ml/kg pro 24 h (6 ml/kg/h)	für Neugeborene und kleine Säuglinge bis 5000 g
100 ml/kg pro 24 h (4 ml/kg/h)	für die ersten 10 kg Körpergewicht
50 ml/kg pro 24 h (2 ml/kg/h)	zusätzlich für jedes kg zwischen 11 und 20 kg Körpergewicht
20 ml/kg pro 24 h (1 ml/kg/h)	zusätzlich für jedes kg über 20 kg Körpergewicht

Beispiele:
- 7500 g: 750 ml/24 h
- 25 kg: 1000 + 500 + 100 ml = 1600 ml/24 h

Die Korrektur der Verluste sowie Zusätze für kontinuierlichen Mehrbedarf (z.B. bei Fieber) sind nicht berücksichtigt.

Festlegung des Nachholbedarfs. Nach ungenügender Flüssigkeitaufnahme bzw. gesteigerter -abgabe wie durch Erbrechen, Durchfall, renalen Verlusten, Schwitzen oder bei Fieber ist eine zusätzliche Wasser- und Elektrolytzufuhr notwendig. Jeder deutlich kranke Säugling reduziert seine Trinkmenge. Folglich besteht, insbesondere bei Fieber, oft schon nach kurzer Krankheitsdauer ein Flüssigkeitsdefizit, das sich nicht immer in klinisch sichtbaren Dehydratationszeichen präsentiert. Das beste Maß für die Exsikkose ist die Abnahme des Körpergewichts. Wassermangel bedeutet Durst, Fieber, Hämatokritanstieg, Oligurie und Schockgefahr. Bei anhaltendem Fieber über 38,5 °C erhöht sich der Tagesbedarf um von 5–10 % des Erhaltungsbedarfes pro Grad Temperaturanstieg. Fieber verbunden mit starkem Schwitzen verursacht einen Flüssigkeitsverlust von 100 ml/m^2 pro 24 h je +1 °C über 37 °C.

Tabelle 26.10. Erhaltungsbedarf wichtiger Elektrolyte bezogen auf das Körpergewicht

Elektrolyt	Bedarf [mmol/kg/Tag]
Natrium	2–4
Chlorid	2–4
Kalium	2
Bei Langzeittherapie über 2–4 Tage hinaus auch:	
Phosphat	1
Kalzium	0,5–1
Magnesium	0,1–0,5
Nach einer Woche Spurenelemente	

Tabelle 26.11. Richtwerte möglicher abnormer Elektrolytverluste aus verschiedenen Körperflüssigkeiten (in mmol/l)

Flüssigkeit aus	Natrium	Kalium	Chlorid	Bicarbonat
Schweiß	30	5	40	0
Speichel	30	20	30	0
Magen	60	10	100	0
Pankreas	140	5	75	110
Duodenum	140	5	80	30
Dünndarm	100	5	95	30
Diarrhöe	60–120	10–30	40–100	10–40

Auch müssen Verluste durch Absaugen von Magen- oder Darmsekret, z.B. nach Operationen, berücksichtigt werden. Durchschnittliche Elektrolytkonzentrationen von Körperflüssigkeiten sind in Tabelle 26.11 angegeben. Es gibt kein einfaches Berechnungsschema für den Nachholbedarf, der anhand klinischer Parameter festgelegt werden muß. Dazu gehört auch die Beurteilung der Kreislauf- und Nierenfunktion unter Therapie.

Bei zu schneller Rehydratation mit hypotonen Elektrolytlösungen kann sich rasch eine Hyponatriämie und ein ausgeprägtes Hirnödem entwickeln. Deswegen muß bei klinisch manifester Dehydratation die Flüssigkeitstherapie initial mit Lösungen hoher Natriumkonzentration erfolgen. Eine physiologische Kochsalzlösung (0,9 % = 154 mmol/l) ist auch im Kindesalter initial, d.h. zu Beginn der Rehydratationstherapie wenigstens für einige Stunden notwendig. Nur in der Dauertherapie würde bei Verwendung von isotoner Natriumchloridlösung zuviel Natrium zugeführt. Dies könnte bei kleinen Säuglingen und jüngeren Kindern zu einer Kochsalzintoxikationen führen.

Zusammensetzung der Infusion. Je nach primärem Therapieziel wird 0,9 % Natriumchloridlösung zur Auffüllung des Extrazellularraums oder hypotone Natriumchloridlösung in Kombination mit 5%iger Glukoselösung verabreicht. Da die Glukose verstoffwechselt wird, führt man mit 5%iger Glukoselösung Wasser zu, das sich sowohl in den Intrazellular- wie den Extrazellularraum verteilt. Humanalbuminlösungen zur sog. Schocktherapie bei ausgeprägter Dehydratation sind unnötig, da die Infusion von 0,9%iger Natriumchloridlösung die gleiche Wirkung hat.

Zuckeraustauschstoffe wie Fruktose, Sorbit, Xylit dürfen in der Kinderheilkunde nicht angewendet werden. Diese unphysiologischen Substanzen werden unabhängig von Insulin metabolisiert, bewirken aber durch rasche glykolytische Spaltung einen Laktatanstieg. Nach Xylitinfusionen wurden bei Erwachsenen Oxalatkonkremente in Niere und Gehirn mit Todesfolge beschrieben. Auch wurden Todesfälle bei Patienten mit hereditärer Fruktoseintoleranz nach Gabe von Fruktose bzw. Sorbitinfusionen bekannt. Patienten mit diesem Enzymdefekt entwickeln nach Gabe von Fruktose eine Hypoglykämie, Acidose und ein Leber- und Nierenversagen und schließlich eine letalen Schockzustand.

Infusionslösungen, die den Basisbedarf von Wasser, Natrium, Chlorid und Glukose bei unkomplizierten Fällen dekken, sind Mischlösungen von 5%iger Glukose und 0,9%iger Natriumchloridlösung. (Tabelle 26.12 und 26.13). Sie enthalten kein Kalium. Kalium wird erst bei Einsetzen des Urinflusses zugegeben und richtet sich nach dem Basisbedarf (2 mmol/kg pro 24 h). Der Kaliumbedarf läßt sich aus der Serumkonzentration von Kalium nur unbefriedigend abschätzen, da Kalium überwiegend intrazellulär vorkommt (intrazellulär 130 mmol/l, extrazellulär 4 mmol/l). Das Absinken der Serumkaliumkonzentration um 1 mmol/l korreliert etwa mit einem Kaliumdefizit von 2–4 mmol/kg. Die einfachste Art der Kaliumsubstitution ist eine Steigerung des Kaliummenge in der Infusion auf 3 (–4) mmol/kg pro Tag. Kalium darf niemals in konzentrierten Lösungen als Bolus verabreicht werden, da Herzrhythmusstörungen, möglicherweise mit Todesfolge drohen.

Tabelle 26.12. Zusammensetzung von Infusionslösungen (Natriumchlorid-Glukose-Mischlösungen)

Lösung	Natrium [mmol/l]	Chlorid [mmol/l]	Glukose [g/l]
Isotone NaCl (0,9%)	154	154	
Glukose (5%)			50
Halbisotone NaCl-Glukose	77	77	25
Drittelisotone NaCl-Glukose	51	51	33
Initiallösungen (Starterlösungen, nach Einsetzen der Diurese Kaliumzugabe (2 mmol/kg/Tag)			

Prinzipien der Therapie einer Dehydratation. Eine Enteritis, mangelnde Flüssigkeitszufuhr und Salzverlust (adrenogenitales Syndrom, salzverlierende Nephropathie, z. B. schwere Pyelonephritis) kann eine schwere Dehydratation, d. h. eine Kontraktion des Extrazellularraums bewirken. Der Grad des Natriumverlustes, d. h. der Reduktion des Extrazellularraums = Dehydratationsgrad, läßt sich nicht durch Messung der Serumnatriumkonzentration, sondern nur an der klinischen Symptomatik (Gewichtsverlust, Hautturgorverminderung, stehende Hautfalten, halonierte Augen, trockene Schleimhäute, eingesunkene Fontanelle, Lethargie, Zeichen der Kreislaufzentralisation, Schock mit schlechter periphe-

Tabelle 26.13. Zusammensetzung von Infusionslösungen

Lösung	Natrium	Kalium	Kalzium	Chlorid	Glukose
0,9% NaCl	154			154	
Ringer	147,5	4,0	2,0	156	2,25
Ringer-Laktat	130	5,4	2,0	111,8	1,84
	(+ Laktat 27,2 mmol/l)				
1:1 Lösung	77			77	25
Jonosteril Päd I	29,4	0,8	0,45	31,1	40
Jonosteril Päd II	49,1	1,34	0,75	51,9	33
Jonosteril Päd III	73,6	2,0	1,12	77,85	25
Glukoven infant	25	20	8	41	125
	(+ in mmol/l: Magnesium 2; Malat 8; Phosphat 12)				
Pädiafusin I	35	18	1,0	34	50
	(+ in mmol/l: Magnesium 1,5; Acetat 20; Malat 3; Phosphat 2)				
Pädiafusin II	70	18	1,5	64	50
	(+ in mmol/l: Magnesium 2; Acetat 26,5; Malat 3; Phosphat 2)				
Pädiafusin OP	100	–	2	110	50
	(+ in mmol/l: Magnesium 3)				
Thomaejonin I	35	18	1	29	
	(+ in mmol/l: Magnesium 1,5; Acetat 25; Malat 0,2; Phosphat 5)				
Thomaejonin II	70	18	1,5	60	
	(+ in mmol/l: Magnesium 2; Acetat 32; Malat 0,2; Phosphat 5)				
Thomaejonin OP	100	–	2	91	
	(+ in mmol/l: Magnesium 3)				

rer Durchblutung, Tachykardie, niedriger arterieller Blutdruck, Oligurie) erkennen. Ein Gewichtsverlust von 100 g bedeutet etwa einen Natriumchloridverlust von ca. 1 g (physiologisch ist 0,9 g NaCl pro 100 ml Extrazellularraum).

Bei Dehydratation gilt:

Serumnatrium hoch: Wasserverlust > Natriumverlust,
Serumnatrium normal: Wasserverlust = Natriumverlust,
Serumnatrium niedrig: Wasserverlust < Natriumverlust,

Bei allen Dehydratationszuständen wird in der ersten Stunde 20 ml/kg 0,9%ige Natriumchloridlösung infundiert. Während dieser Zeit werden mit den Ergebnissen der Blutentnahme (Elektrolyte, Kreatinin, Glukose, Blutgasanalyse und ein Blutbild) das Ausmaß der begleitenden Störung des Elektrolyt- und Säure-Basen-Haushalts diagnostiziert.

Durch die weitere Infusionstherapie soll die Anurie überwunden werden. Dazu wird zunächst die Infusion mit 0,9%iger Natriumchloridlösung solange fortgesetzt, bis die Blutgasanalyse keine ausgeprägte metabolische Acidose anzeigt (BE über −15 mmol/l) und/oder die Urinproduktion eingesetzt hat. Dann wird die Infusion mit halbnormaler Glukose-Elektrolyt-Lösung fortgeführt. Bei Einsetzen der Urinproduktion wird Kaliumchlorid in einer Menge von 0,5 mmol/kg pro kg Körpergewicht pro 6 Stunden (entspricht 2 mmol/kg pro 24 h) hinzugegeben.

Das Konzept einer protrahierten Rehydratation ist heute zugunsten einer initial raschen Rehydratation verlassen worden. Möglichst bald sollte eine orale Flüssigkeitszufuhr angestrebt werden. Während der Rehydratationstherapie ist eine exakte Bilanzierung der Ein- und Ausfuhr nötig, ebenso wie Laborkontrollen (Blutgasanalyse und Elektrolyte).

Die Korrektur einer Hypernatriämie wie die einer Hyponatriämie sollte langsam erfolgen, in 24 Stunden höchstens 7–10 mmol/l (maximal 12 mmol/l), da bei zu rascher Korrektur zerebrale Krampfanfälle, aber auch bleibende Hirnschädigungen auftreten können (z.B. bei Hyponatriämie eine zentrale pontine Myelinolyse). Eine Ausnahme bilden Patienten mit Diabetes insipidus, die bei ausgeprägtem Wasserverlust ein akute Hypernatriämie entwickeln.

Ist eine ausreichende orale Wasserzufuhr nicht möglich, muß der akute Wasserverlust mit 2,5%iger Glukoselösung oder mit einer 0,22%igen NaCl-Lösung (Viertellösung) behandelt werden. Eine Rehydratation mit unverdünnter physiologischer Kochsalzlösung (0,9 %) kann zu komatösen Zuständen oder zum Tode durch Hirnödem führen. Eine physiologische Kochsalzlösung ist nur initial bzw. kurzfristig zur Kompensation eines Volumenmangels angezeigt.

Literatur

Gamble JL (1947) Chemical anatomy, physiology and pathology of extracellular fluid. Harvard University Press

Gerigk M, Gnehm HPE, Rascher W (1996) Arginine vasopressin and renin in acutely ill children: implication for fluid therapy. Acta Paediatr 85: 550–553

Haycock GB (1995) The syndrome of inappropriate secretion of antidiuretic hormone. Pediatr Nephrol 9: 375–381

Holliday MA, Friedman AL, Wassner SJ (1999) Extracellular fluid restoration in dehydration: a critique of rapid versus slow. Pediatr Nephrol 13: 292–297

Kruse K (1988) Wasser-, Elektrolyt-, Säure-, Basenhaushalt. In: Schulte FJ, Spranger J (Hrsg) Lehrbuch der Kinderheilkunde, 26. Aufl. Urban & Fischer, München, S 105–122

Rascher W (1997) Hormonregulation des Salz- und Wasserhaushaltes. In: Stolecke H (Hrsg) Endokrinologie im Kindesalter, 3. Aufl. Springer, Berlin Heidelberg New York Tokyo, S 267–285

Rascher W, Rauh W, Brandeis WE, Huber KH, Schärer K (1986) Determinants of plasma arginine-vasopressin in children. Acta Paediatr Scand 75: 111–117

Schrier RW (1988) Pathogenesis of sodium and water retention in high-output and low-output cardiac failure, nephrotic syndrome, cirrhosis and pregnancy. N Engl J Med 319: 1065–1072, 1127–1134

V Medizinische Genetik

27 Aufgaben der medizinischen Genetik

B. Zabel

In den letzten 20 Jahren sind mehr als 10 Medizin-Nobelpreise für Genetik, genetische Molekularbiologie oder Gentechnologie verliehen worden. Dies belegt die enorme Bedeutung dieser Forschungsrichtung für Biologie und Medizin. Die Gentechnik in Kombination mit der Bioinformatik ist heute eine der wirkungsvollsten Ansätze zur Gewinnung von Grundlagenwissen. Die damit verbundene Aufklärung der Grundstrukturen des Lebens hat einen außerordentlichen Wissenszuwachs gebracht, andererseits aber auch dazu geführt, daß entweder übersteigerte Hoffnungen an diese Entwicklung geknüpft werden, oder daß man die neuen Möglichkeiten nicht einzuschätzen weiß und sie als Bedrohung empfindet. Dem ist entgegenzuhalten, daß das durch die Genetik verfügbare Wissen den Menschen zwar andere, aber keine prinzipiell neuen ethischen Herausforderungen bringt. Patienten mit genetischen oder anderen Entwicklungsstörungen sind keine „Launen der Natur" sondern Menschen, welche die gleiche Zuwendung benötigen und erfahren wie solche mit Tumoren oder anderen chronischen Krankheiten. Trotz möglicher Schwierigkeiten in Diagnostik, Verlaufseinschätzung und oft fehlender therapeutischer Beeinflussung sollten Zuwendung und Mitgefühl für die menschlichen Bedürfnisse der Patienten und ihrer Familien selbstverständlich und Grundlage unseres Handelns sein.

Basis der medizinischen Genetik ist die ursächliche Abklärung medizinischer Vorgänge auf molekularer Ebene und die Nutzbarmachung des neuen Wissens zur Diagnostik, Prävention und Therapie.

Gendiagnostik. Mit der besseren Kontrollierbarkeit von Infektionskrankheiten hat die quantitative Bedeutung genetisch bedingter Krankheiten in der Pädiatrie zugenommen. Neue Behandlungsmethoden halten Kinder mit Fehlbildungen oder Stoffwechselstörungen am Leben und beseitigen Funktionsdefizite. Damit stieg das Informationsbedürfnis über Erbkrankheiten und über die verfügbare Diagnostik.

Die *pränatale Diagnostik* bei Risikoschwangerschaften durch Analyse des Fruchtwassers (ab 13. SSW bzw. 15. SSW) oder durch Chorionzottenbiopsie (10.–12. SSW) ist inzwischen zum Routineverfahren geworden. Die Möglichkeiten umfassen die Chromosomenuntersuchung, biochemische Tests auf über 150 verschiedene Stoffwechseldefekte und die DNA-Analyse auf über 200 Gendefekte (wie z.B. CF, Fra(X)Syndrom, Muskeldystrophie Duchenne). Begleitet und ergänzt werden diese Analysen durch hochauflösende Ultraschalluntersuchungen.

Die *postnatale genetische Diagnostik* umfaßt derzeit ca. 800 Erbkrankheiten, die auf DNA-Ebene festgestellt werden können, wobei jährlich Tests für weitere 60–100 Krankheiten hinzukommen.

Zweifellos beinhaltet diese Entwicklung auch Gefahren, u.a. aus den prognostischen Möglichkeiten der DNA-Diagnostik. Um Mißbrauch zu verhindern, sollten die Ergebnisse der Gendiagnostik daher als persönliche genetische Daten einem besonderem Schutz unterliegen, der sie vor der Zugriffsmöglichkeit z.B. durch Versicherungen oder Arbeitgeber bewahrt. Die Untersuchungen sollten ausdrücklich nur im Interesse betroffener Individuen erfolgen und an medizinische Zwecke (Diagnostik, Prävention und Therapie von Krankheiten) gebunden sein. Das Gebiet der prädiktiven Diagnostik muß sehr differenziert betrachtet werden: so ist bei bestimmten Krankheiten wie der Chorea Huntington eine DNA-Diagnostik möglich, bedeutet dadurch aber keine Therapiemöglichkeit dieser infausten Krankheit, während das Wissen über die Vererbung der Disposition für bestimmte Krebsformen grundsätzlich zur Prävention eingesetzt werden kann.

Mittlerweile wurde das gesamte menschliche Genom, d.h. die komplette DNS-Sequenz aller menschlichen Chromosomen (bestehend aus ca. 3 Milliarden Basenpaaren) analysiert. Aufgabe der nächsten Jahrzehnte ist, mit Hilfe der lückenlosen Sequenzinformation alle ca. 35.000–50.000 menschlichen Gene zu finden und damit alle Erbkrankheiten aufzuklären und diagnostizierbar zu machen. Es wird darüber hinaus gelingen, das Zusammenspiel einzelner Gene in den ca. 1000 Regelkreisen aufzuklären und mit Krankheiten in Zusammenhang zu bringen. Diese Genprofilanalysen können bereits jetzt durch die Entwicklung sog. DNA-Chips systematisch erfolgen, wobei mit einer Reaktion in einer Mikro-Testkammer mehrere tausend Gene gleichzeitig auf ihren Aktivitätszustand untersucht werden. Diese Verfahren ermöglichen auch die zielgerichtete Entwicklung von Arzneimitteln mit klar umrissenem Wirkungsmechanismus und Wirkort.

Genetische Beratung. Gendiagnostik und genetisches Screening dürfen nicht unreflektiert, sondern nur begleitet von einer genetischen Beratung erfolgen. Dies gilt insbesondere dann, wenn Aussagen zur Risikoerkennung bei einem Überträgerstatus oder für möglicherweise betroffene Schwangerschaften möglich werden. Voraussetzung der genetischen Beratung ist die möglichst eindeutige diagnostische Zuordnung des zu besprechenden Krankheitsbildes. Dabei sollten die genetischen Sachverhalte nach neusten wissenschaftlichen Erkenntnissen berücksichtigt werden. Die Beratung sollte nichtdirektiv erfolgen und von einem klar definierten Beratungsauftrag ausgehen, der vom Ratsuchenden selbst ausgesprochen sein sollte, wobei auch sein „Recht auf Nichtwissen bzw. Nicht-Informiert-Werden" zu berücksichtigen ist. Das Gespräch umfaßt auch die genaue Risikobestimmung für die zu beratende Familie und das mögliche Betroffensein von Nachkommen. Die wichtigen Themen der genetischen Beratung sind also die Aufklärung über genetische Krankheiten und die Information über Untersuchungen zur Erkennung von Anlageträgern und Analysen im Rahmen der vorgeburtlichen Diagnostik. Die Option für pränatale Diagnostik und evtl. selektiven Schwangerschaftsabbruch motiviert immer mehr Paare zur Beratung. Eine wesentliche Funktion dieser Einrichtung besteht jedoch darin, den Betroffenen die oft unbegründeten Ängste über hohe Risiken zu nehmen und Eltern bereits betroffener Kinder zu erläutern, daß sie sich nicht mit einer abstrakten Risikozahl auseinandersetzen müssen, sondern konkret die Möglichkeit haben, gesunde Kinder zu bekommen.

Gentherapie. Die somatische Gentherapie ist ein medizinisches Behandlungsverfahren, bei dem gestörte Funktionen menschlicher Körperzellen mit Hilfe gentechnischer Methoden korrigiert, substituiert oder neue Eigenschaften hinzugefügt werden. In einem Teil der Körperzellen wird eine ausgefallene Funktion wiederhergestellt oder eine neue Zellfunktion genetisch etabliert. Von dieser somatischen Gentherapie ist die Keimbahn-Gentherapie zu unterscheiden. Bei ihr werden Keimbahnzellen (d.h. Eizellen und Spermien bzw. deren Vorläuferzellen) genetisch modifiziert, wodurch die Veränderungen nicht nur auf das behandelte Individuum selbst beschränkt bleiben, sondern auch die Nachkommen betreffen. Über die Nichtanwendung der Keimbahn-Gentherapie – die in Deutschland nach dem Embryonenschutzgesetz verboten ist – herrscht in der Öffentlichkeit ein breiter Konsens. Der Begriff Gentherapie wird deshalb immer nur als Synonym für somatische Gentherapie verwendet, wobei die gentherapeutischen Methoden auf medizinische Anwendungen beschränkt bleiben mit dem Ziel Krankheiten zu heilen, zu lindern oder zu vermeiden.

Prinzipiell gibt es unterschiedliche Ansätze für die Gentherapie. So kann die gentechnische Veränderung von Gewebe sowohl am lebenden Menschen direkt – in vivo (im Organismus) – wie auch in entnommenem Gewebe ex vivo (außerhalb des Körpers) erfolgen. Das veränderte Gewebe wird in den Patienten retransferriert (Abb. 27.1). Im Zielgewebe sind folgende Verfahrensmöglichkeiten zu unterscheiden: Die *Substitutionstherapie* wird für Störungen angewandt, die durch das Fehlen einer Substanz bedingt sind. Es handelt sich dabei meist um monogene Krankheiten, die ihre Ursache im Defekt eines einzelnen Gens haben (z.B. das Gen für Gerinnungsfaktor VIII bei der Hämophilie A). Die *Additionstherapie* beruht auf dem Hinzufügen von Genen, die für Proteine kodieren, die normalerweise in den behandelten Zellen nicht vorkommen. Mit diesen Genprodukten können neue Eigenschaften übertragen oder auch hemmende bzw. regulierende Wirkungen erzielt werden. Dieses Konzept kann bei sog. multifaktoriellen Krankheiten wie z.B. einer Reihe von Krebserkrankungen wirksam sein. Der Gentransfer kann zur *genetischen Zellmarkierung* verwendet werden, um den Verlauf der Tumorerkrankung besser kontrollieren zu können. Es können mit Übertragung von DNS gewünschte Antigene exprimiert, eine *genetische Immunisierung* erreicht oder eine verbesserte Immunantwort des Körpers im Rahmen einer Tumorimmunotherapie bewirkt werden. Bei der *zytotoxischen oder Suizidgentherapie* werden gezielt Gene in Tumorzellen transferiert, die sie durch toxische Genprodukte zum Absterben bringen oder die Empfindlichkeit gegen bestimmte Pharmazeutika erhöhen. Bei der *Antisense-Therapie* werden Gene in die Zielzellen transferiert, welche durch Hemmung der Genexpression die Produktion von bestimmten zelleigenen Substanzen unterbindet. Diese Hemmung findet auf der RNS-Ebene statt, indem komplementäre Oligonukleotide mit der mRNS des unerwünschten Gens hybridisieren und damit dessen Translation verhindern. Antisense-Wirkstoffe werden z.B. bei viralen Infektionen und Tumorerkrankungen erprobt.

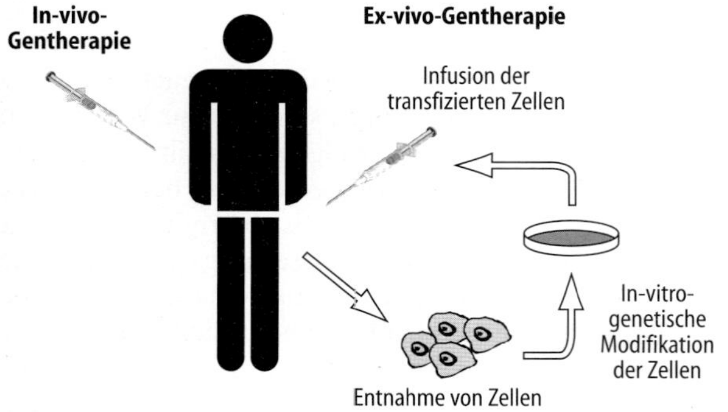

Abb. 27.1. Die somatische Gentherapie kann direkt in vivo eingesetzt werden: die Fremd-DNS erreicht mit Hilfe ihres Vektors das Zielgewebe innerhalb des Körpers und steuert dort die Produktion des gewünschten Genprodukts. Bei dem indirekten Ex-vivo-Verfahren wird das entsprechende Körpergewebe zunächst entnommen und in der Zellkultur transfiziert. Nach erfolgreicher Übertragung der DNS werden die Zellen in den Körper zurückgeführt und produzieren dort das zusätzliche Protein

Die grundsätzliche Problematik der Gentherapie liegt im effektiven Einschleusen des therapeutischen Gens in das spezielle Zielgewebe sowie in der nachfolgenden stabilen und sicher regulierbaren Expression. Eine Langzeitwirkung scheint nur erreichbar, wenn das therapeutische Gen stabil in das Genom der Zelle eingebaut wird, wie das bei der Verwendung von retroviralen Vektoren als Gentransfersystem der Fall ist. Auf diese Weise wird die genetische Modifikation auch an Tochterzellen weitergegeben. Demgegenüber geht extrachromosomale Nukleinsäure, die z.B. durch adenovirale Vektoren oder nicht virusvermittelte Genübertragung (z.B. beim Transfer mittels Liposomen) eingeschleust wird, durch die Zellteilung oft verloren, so daß die darauf beruhende Modifikation des Organismus nur vorübergehend ist.

Technische Problem dieser Art haben den erhofften schnellen Fortschritt lange hinausgezögert, so daß erst wenige gentherapeutische Ansätze klinisch erprobt werden können (s. Übersicht). Neue Perspektiven erhofft man sich inzwischen durch Verfahren, die z.B. den Gentransfer in hämatopoetische Stammzellen und andere Vorläuferzellen bedeuten. Erste Erfolge für eine humane Stammzell-Gentherapie-Strategie zeichnen sich dabei insbesondere bei der SCID-Krankheitsgruppe (schwere kombinierte Immundefekte) ab.

Prinzipiell ist die Gentherapie aufgrund ihres kausalen Behandlungscharakters die konsequente Weiterentwicklung jeder Therapie von Krankheiten mit einer genetischen Komponente. Sie eröffnet die Entwicklung von Behandlungsver-

Krankheiten, bei denen z. Z. gentherapeutische Ansätze klinisch erprobt werden

- Krebs:
  - malignes Melanom,
  - Leukämien, Lymphome, Plasmozytom,
  - Mesotheliom, Neuroblastom,
  - Glioblastom u. a. Hirntumoren,
  - Mammakarzinom, Ovarialkarzinom,
  - Bronchialkarzinom,
  - hepatozelluläres Karzinom, Nierenkarzinom,
  - Kolonkarzinom, Prostatakarzinom;
- Immundefekte (z. B. Purinnucleosid-Phosphorylase-Mangel);
- schwere kombinierte Immundefekte (SCID, ADA-Mangel);
- chronische septische Granulomatose;
- Fanconi-Anämie;
- Hämophilie A/B;
- Mukoviszidose;
- α-1-Antitrypsinmangel;
- Mukopolysaccharidosen (z. B. M. Hunter);
- Morbus Gaucher;
- familiäre Hypercholesterinämie;
- periphere Angiopathie;
- rheumatoide Arthritis;
- AIDS.

fahren für bisher nur unzureichend bzw. nicht therapierbare Krankheiten. Sie beinhaltet aber auch Risiken, z. B. durch die potentiell mutagene Wirkung von in das Zellgenom eingebauter Fremd-DNS. Diese Gefahren sind frühzeitig erkannt und die Vorversuche von einer ungewöhnlich ausführlichen Diskussion ethischer Erwägungen begleitet worden. Eine Vielzahl von Kontrollinstanzen trägt dazu bei, die verantwortungsvolle Anwendung der Gentherapie sicherzustellen.

Literatur

Digest: Gene und Genome (1997) Spektrum Wiss Sonder Nr 2

Gottschalk U, Vesting J-W (1998) Naturwissenschaftliche und juristische Aspekte der somatischen Gentherapie. Friedrich-Ebert-Stiftung

The Chipping Forecast, Special Issue on DNA-Chip Technology and its Applications (1999) Nature Genet [Suppl]21: 1–60

Nikol S (2000) Aktueller Stand der Gentherapie. In: Ganten D, Ruckpaul K (Hrsg) Monogen bedingte Erbkrankheiten, Teil 2. Springer, Berlin Heidelberg New York Tokio, S 297–374 (Handbuch der molekularen Medizin, Bd 7)

Dick JE (2000) Gene therapy turns the corner. Nature Med 6: 624–626

The Human Genome (2001) Nature 409: 813–958, Science 291: 1145–1434

28 Das menschliche Genom

A. Winterpacht

Einführung

Die Genetik beschäftigt sich mit der Weitergabe der Erbinformation von den Eltern auf die Nachkommen. Unsere heutigen Vorstellungen von diesem Vorgang basieren auf den Beobachtungen Gregor Mendels in der Mitte des letzten Jahrhunderts, die letztendlich zum heutigen Begriff der Erbanlage oder des Gens geführt haben. Ein Gen ist die Einheit hereditären Materials (DNS-Abschnitt), die eine bestimmte biologische Information enthält und für ein RNS- oder Polypeptidmolekül codiert. Verschiedene Versionen dieses Gens werden als Allele bezeichnet, wobei diploide Organismen wie der Mensch für jedes Erbmerkmal zwei Allele, eines von jedem Elternteil besitzen. In jeder Generation werden die beiden Allele während der Entstehung der Keimzellen getrennt, wobei jede Keimzelle jeweils ein Allel aus einem solchen Paar erhält (haploider Zustand). Bei der nachfolgenden Befruchtung ergibt sich so jeweils eine neue Allelkombination. Die Allele eines Genpaares liegen jeweils auf homologen Chromosomen, von denen eines väterlichen, das andere mütterlichen Ursprungs ist.

Struktur der Erbinformation. Fast alle Zellen enthalten als informationstragende Makromoleküle die Nukleinsäuren *DNS (Deoxyribonukleinsäure)* und *RNS (Ribonukleinsäure)*, wobei die genetische Information auf der DNS gespeichert ist. Bestimmte Bereiche auf der DNS (Gene) werden als Matrize benutzt und in RNS-Moleküle überschrieben, die die Information für jeweils ein Polypeptid enthalten. Der normale Fluß der genetischen Information verläuft also in der Regel von der DNS über die RNS zum fertigen Protein. DNS kommt in den Chromosomen des Zellkerns, in den Mitochondrien und bei Pflanzen in den Chloroplasten vor. Die Struktur von DNS, RNS und Proteinen ist in der Abb. 28.1 dargestellt.

Die Umsetzung der in der DNS gespeicherten Information in ein Polypeptid erfolgt über *Transkription* und *Translation*. Bei der *Transkription* werden einzelne informationstragende Bereiche der DNS in ein RNS-Molekül (Messenger-RNS, mRNS, Boten-RNS) umgeschrieben. Diese mRNS wird modifiziert (s. u.), zu den Ribosomen befördert und hier in eine Aminosäuresequenz umgewandelt; dabei wird jede Aminosäure durch eine Gruppe aus 3 Nukleotiden (Codon) bestimmt. Mit Hilfe von tRNS (Transfer-RNS)-Molekülen wird zu jedem Codon die passende Aminosäure in die wachsende Polypeptidkette eingebaut. Da 3 unterschiedliche Leseraster möglich sind (z. B. ABCXXX... beginnend in A, B oder C), ist es wichtig, daß die *Translation* am richtigen Codon (Startcodon) beginnt. Bei dieser Aminosäure (die später das N-terminale Ende des Proteins darstellt) handelt es sich normalerweise immer um ein Methionin, das von dem Codon AUG festgelegt wird. Die Polypeptidsynthese endet an einem STOP-Codon (UAA, UAG, UGA).

Um bei der Zellteilung den kompletten Informationsgehalt zu erhalten, muß die DNS identisch repliziert und auf die beiden Tochterzellen aufgeteilt werden. Bei der *DNS-Replikation* entwinden und trennen sich die beiden DNS-Stränge. Jeder der beiden Einzelstränge dient als Matrize für die Synthese eines komplementären Stranges, die durch die DNS-Polymerase katalysiert wird. Es entstehen so schließlich zwei Doppelstränge, die mit dem Ausgangsmolekül identisch sind. Man spricht hier aus diesem Grunde auch

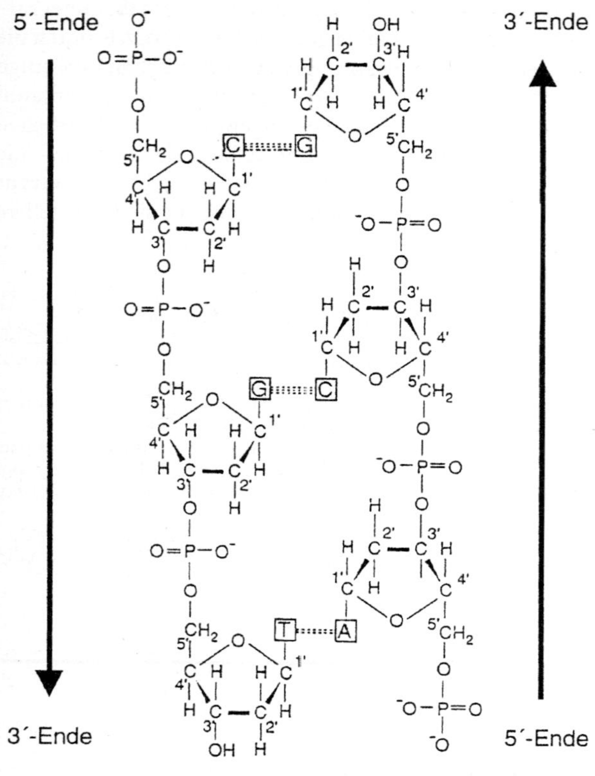

DNA-Doppelstrang

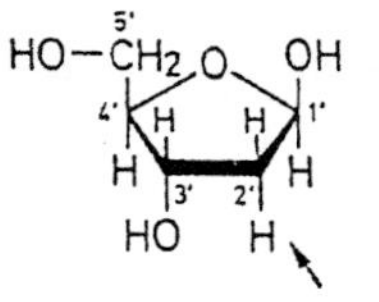

2-Deoxyribose

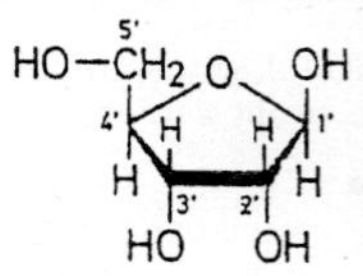

Ribose

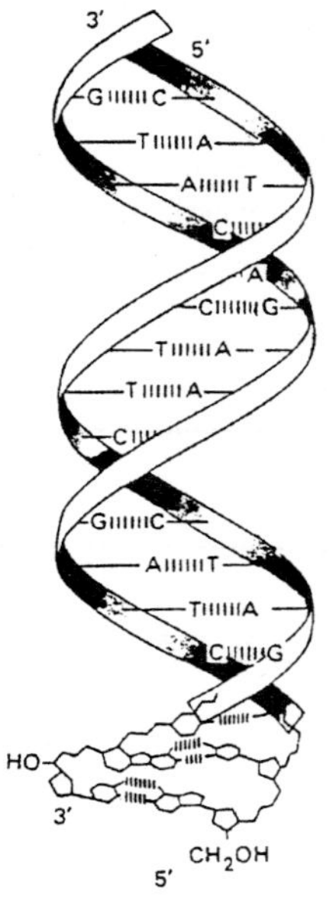

DNA-Doppelhelix

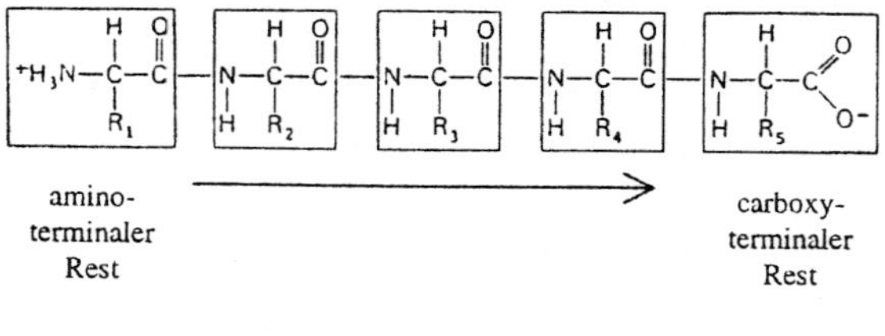

Pentapeptid

Abb. 28.1. DNS, RNS, Protein. DNS besteht aus einem Rückgrat aus Deoxyribose, deren einzelne Einheiten durch Phosphodiesterbindungen miteinander verknüpft sind (Zucker-Phosphat-Rückgrat). Hierbei sind jeweils die Kohlenstoffatome 3 und 5 benachbarter Zuckermoleküle verbunden, so daß DNA-Stränge jeweils ein freies Phosphat an ihrem 5′-Ende und eine OH-Gruppe am 3′-Ende aufweisen. Dementsprechend kann die Richtung des einzelnen DNA-Strangs angegeben werden (5′–3′oder 3′–5′). An das Kohlenstoffatom Nr. 1 der einzelnen Zuckerreste ist jeweils eine stickstoffhaltige Base kovalent gebunden. Hierbei handelt es sich entweder um ein Pyrimidin (Cytosin oder Thymin) oder ein Purin (Adenin oder Guanin). Die Verbindung von Phosphatgruppe, Zuckermolekül und Base bezeichnet man als Nukleotid. Sie ist der Grundbaustein der DNA und entspricht im Grunde den einzelnen Gliedern einer langen Kette, deren Gesamtheit die genetische Information darstellt. Die DNA liegt in Form einer antiparallelen Doppelhelix (Doppelstrang) vor, wobei jeweils die Basen Adenin (A) und Thymin (T) sowie Gunanin (G) und Cytosin (C) miteinander durch Wasserstoffbrückenbindungen verknüpft sind. Die genetische Information ist in der Reihenfolge der Basen in den beiden DNA-Strängen verschlüsselt, wobei der Informationsgehalt (also die Basensequenz) im allgemeinen in 5′–3′-Richtung angegeben und aufgeschrieben wird. Die RNA unterscheidet sich von der DNA dadurch, daß sie als Zucker Ribose anstatt Deoxyribose und Uracil (U) anstatt Thymin enthält. Darüber hinaus liegt die RNA im allgemeinen als Einzelstrang vor. Die Proteine letztendlich bestehen aus einer oder mehreren Polypeptidketten. Jedes Polypeptid (als Beispiel ist ein Pentapeptid abgebildet) besteht aus einer Abfolge von Aminosäuren. Die sich wiederum aus einer positiv geladenen Aminogruppe und einer negativ geladenen Carboxylgruppe zusammensetzen, die über ein zentrales Kohlenstoffatom verbunden sind. An diesem Kohlenstoffatom hängt eine für die entsprechende Aminosäure charakteristische Seitenkette (R). Die Seitenketten der 20 unterschiedlichen Aminosäuren bestimmen in einer Gesamtheit die Eigenschaften und die Funktion des gesamten Proteins von einer semikonservativen Replikation. Die *DNS-Replikation* ist bei höheren Organismen mit der Chromosomenverteilung verbunden.

In menschlichen Zellen ist die genetische Information in zwei Genomen gespeichert. Eines befindet sich im Zellkern und umfaßt den weitaus größten Teil, während sich ein sehr kleines, einfaches Genom in den Mitochondrien befindet, das nur für einige wenige Gene codiert, die für die Funktion der Mitochondrien wichtig sind.

Das Kerngenom. Das Kerngenom umfaßt die Gesamtheit der DNS codierten genetischen Information des Zellkerns. Das Kerngenom einer haploiden Zelle besteht aus ca. 3 × 109 Basenpaaren (bp). Ca. 1,5–2 % dieser 3 Milliarden Basenpaare codieren für die ungefähr 30.000–40.000 Gene. Die restlichen 98 % des Kerngenoms bestehen dagegen aus nichtcodierender DNS. Die Basenabfolge des humanen Kerngenoms wurde im Rahmen des internationalen Humangenomprojekts ermittelt und ist in speziellen Datenbanken zugänglich (http://www.ncbi.nlm.nih.gov/).

Gene. Die meisten Eukaryontengene bestehen aus einem DNS-Abschnitt, der nicht durchgehend für das entsprechende Protein codiert. Die codierenden Bereiche (Exons) können immer wieder durch nichtcodierende Introns unterbrochen sein, die bis zu einigen tausend Basenpaaren lang sind. Die größten Gene erstrecken sich genomisch über eine Länge von 1 Mb (1.000.000 bp). Das Zusammenfügen der Exons zu einer vollständigen Information erfolgt bei der Transkription der Gene, d.h. bei der Herstellung einer Messenger-RNS (mRNS) entsprechend der DNS-Matrize. Die Entfernung der Introns und die dadurch ermöglichte Verbindung der Exons erfolgt durch einen Prozeß den man RNS-Spleißen nennt. Hierbei spielen konservierte Sequenzen an den Enden der Introns – die sog. Spleißstellen (gt… Intron… ag) – eine wesentliche Rolle. Die RNS wird dann an ihrem 5′- und 3′-Ende modifiziert (5′-Cap und 3′-Polyadenylierung), um ihre Stabilität in der Zelle festzulegen und den Transport zu den Ribosomen zu erleichtern, wo die in der RNS gespeicherte Information in eine Polypeptidsequenz translatiert wird. Die Transkription wird bei den meisten Genen durch die RNS-Polymerase II durchgeführt. Wann und wie stark die einzelnen Gene abgeschrieben werden, wird durch Transkriptionsfaktoren und regulatorische Sequenzen (Promotoren, Enhancer) beeinflußt.

Nichtcodierende DNS. Wie bereits oben erwähnt, entfällt nur ein kleiner Teil (1,5–2 %) des Kerngenoms auf die eigentlich codierende DNS. 60 % der restlichen nichtcodierenden DNS entfallen auf Introns und Intergenregionen, denen bisher keine direkte Funktion zugewiesen werden konnte. Die verbleibenden 40 % entfallen auf repetitive DNS. Es handelt sich hierbei um häufig wiederkehrende Sequenzmotive, die von einigen Basen bis zu mehreren tausend Basenpaaren reichen können. Man unterscheidet hier vor allen Dingen zwischengestreute repetitive Sequenzen, wie z.B. die Alu-Elemente, die im menschlichen Genom in ca. 500.000 Kopien vorhanden sind und tandem-repetitive Sequenzen, zu denen vor allen Dingen die Mikro-, Mini- und Makrosatelliten gehören, die eine große Bedeutung für die Gentechnologie gewonnen haben. Häufig wird auch die Unterteilung der repetitiven Elemente in SINE („short interspersed repetitive element") und LINE („long interspersed repetitive element") verwendet.

Das Mitochondriengenom. Im Gegensatz zum Kerngenom besteht das Mitochondriengenom nur aus einem zirkulären DNS-Molekül, mit einer Länge von ca. 16.600 bp. Jedes Mitochondrium enthält dieses Genom in 2–10 Kopien. Da jede Zelle mehrere hundert Mitochondrien besitzt, kann die mitochondriale DNS bis zu ca. 0,5 % der Gesamtmenge an DNS in der Zelle ausmachen. Das Mitochondriengenom codiert für 37 Gene, die die Information für Proteine der Atmungskette sowie für mitochondrienspezifische tRNS (Transfer-RNS) und rRNS (ribosomale RNS) enthalten.

28.1 Molekulargenetik

Grundlegende Techniken. DNS kann sehr einfach aus allen Arten von Zellen und Geweben gewonnen werden. Im medizinisch-diagnostischen Sektor wird die DNS zumeist aus Vollblut, d.h. also aus Lymphozyten, präpariert. DNS ist in Wasser löslich und kann als Flüssigkeit gehandhabt werden. Um die DNS näher analysieren zu können, ist es notwendig, sie in definierte Stücke zu zerschneiden. *Restriktionsenzyme* erkennen kurze Sequenzabschnitte, die in der Regel 4–8 bp lang sind (Palindromstruktur) und schneiden die doppelsträngige DNS an diesen Stellen. Die definierten Schnittstellen sind zufällig über das Gesamtgenom verteilt, wobei die Größen der entstehenden Fragmente zwischen 0,3 kb (Kilobasenpaare = 1.000 bp) und 10 Mb (Megabasenpaare = 1.000.000 bp) liegen. Es entstehen so zehntausende unterschiedlich großer Fragmente. Durch eine *Southern-Blot-Hybridisierung* (Abb. 28.2) der geschnittenen und elektrophoretisch aufgetrennten DNS auf einen Nylonfilter und anschließender Hybridisierung mit spezifischen radioaktiv markierten Sonden wird ein Nachweis einzelner Fragmente mittels Autoradiographie möglich. Die Größe des hybridisierenden Fragments kann bestimmt werden und kann für diagnostische Zwecke eingesetzt werden.

Spezifische Gensonden, welche die detaillierte Untersuchung, d.h. Sequenzierung vorgegebener DNS-Abschnitte, ermöglichen, werden durch *Klonierung* von DNS-Fragmenten hergestellt (Abb. 28.3). Mit der Technik ist es möglich, DNS-Abschnitte des menschlichen Genoms in beliebiger Menge und Reinheit darzustellen und zu untersuchen. Eine Sammlung von Klonen, deren Integrate zusammengenommen das gesamte Genom eines Organismus (z.B. Mensch) abdecken, wird als *Genbank* bezeichnet. Neben diesen genomischen *Genbanken* gibt es auch Klonsammlungen, die der mRNS-Population (und damit den exprimierten Genen) einzelner Zellen oder Gewebe entsprechen und als cDNS (komplementäre DNS)-Bibliotheken bezeichnet werden.

Mit Hilfe der *Polymerasekettenreaktion* (PCR = „polymerase chain reaction") (Abb. 28.4) ist es möglich, aus sehr geringen Mengen von DNS gezielt bestimmte Bereiche zu vervielfachen und sie detailliert, z.B. durch Ermittlung der Basenabfolge (*DNS-Sequenzierung*), zu analysieren.

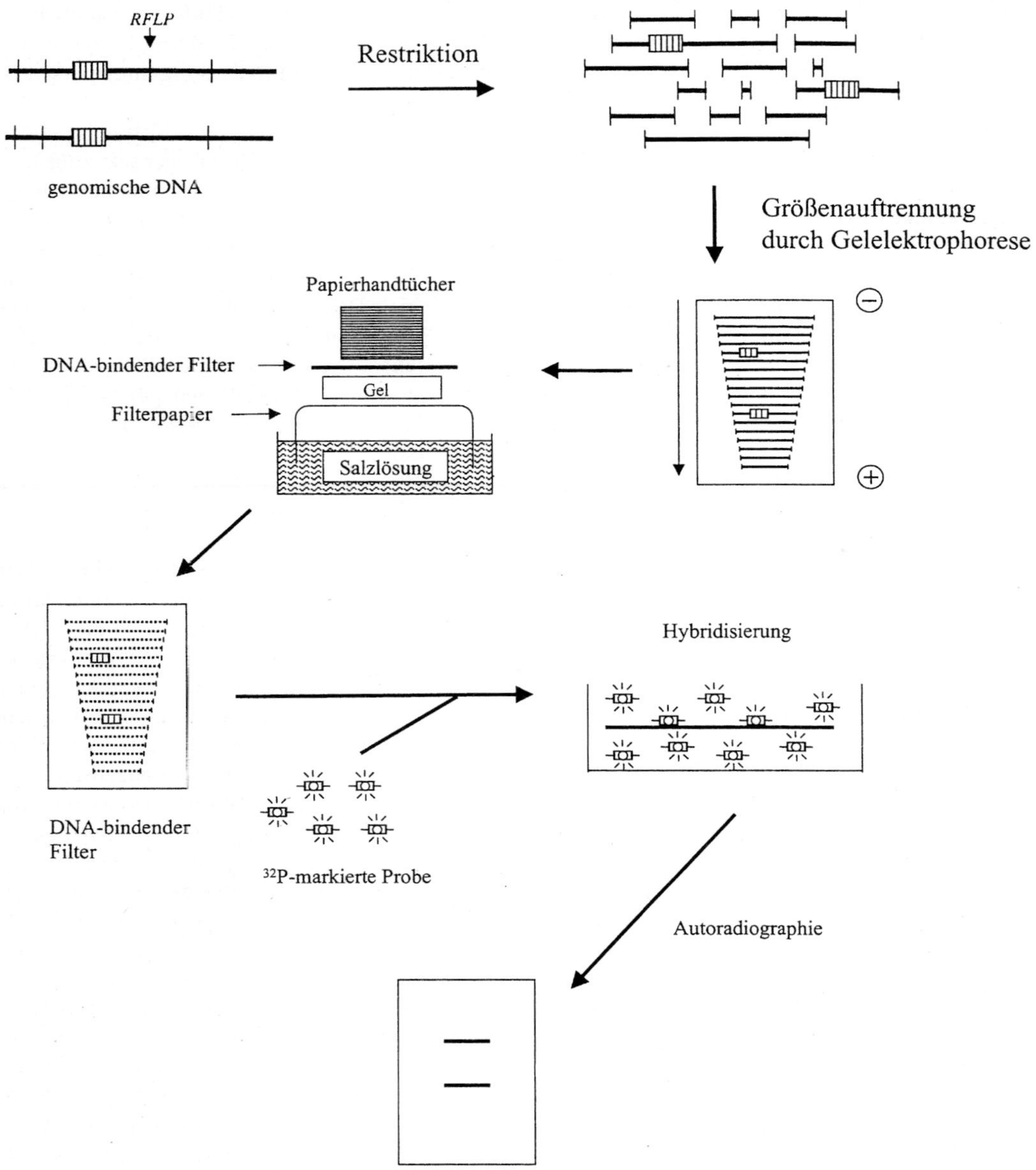

Abb. 28.2. Southern-Blot-Hybridisierung. Bei der Southern-Blot-Analyse (hier dargestellt am Beispiel einer RFLP-Analyse) wird die zu untersuchende genomische DNA mit einem entsprechenden Restriktionsenzym in kleine Fragmente geschnitten. Die Fragmente werden entsprechend ihrer Größe auf einer Agarosegelelektrophorese aufgetrennt. Nachfolgend wird die aufgetrennte DNA im Gel denaturiert (Einzelstränge) und auf einen DNA-bindenden Filter übertragen, so daß ein spiegelverkehrter Abdruck des Agarosegels entsteht. Die Übertragung kann, wie im abgebildeten Fall, durch Kapillarkräfte erfolgen. Es wird hierbei ein Flüssigkeitsstrom erzeugt, der durch das Gel und den Filter in das darüberliegende Handtuchpapier verläuft. Die DNA wird hierbei aus dem Gel mitgerissen und bleibt an dem darüberliegenden DNA-bindenden Filter haften. Nach Fixierung der DNA auf dem Filter erfolgt die Hybridisierung mit einer radioaktiv markierten, denaturierten (einzelsträngigen) Probe. Die Probe lagert sich auf dem Filter an DNA-Fragmente mit der komplementären Sequenz an. Die Hybridisierung kann dann durch Autoradiographie nachgewiesen werden

Identifizierung menschlicher Krankheitsgene. Krankheitsgene, d.h. Mutationen, die der Krankheit zugrunde liegen, werden mit 3 unterschiedlichen Methoden identifiziert: der funktionellen Klonierung, der positionellen Klonierung und dem Kandidatengenansatz.

Funktionelle Klonierung. Die funktionelle Klonierung ist die klassische Methode der Mutationssuche. Am Anfang steht die Identifizierung eines Defekts auf biochemischer Ebene (z.B. Enzymdefekt). Nachfolgend wird das Gen für das betroffene Protein durch immunologische Verfahren aus einer speziellen cDNS-Bibliothek isoliert und charakterisiert. Nach Aufklärung der genomischen Struktur (Exons/Introns) des Gens erfolgt die Mutationssuche bei den Patienten. Ein klassisches Beispiel für diese Strategie sind die Hämoglobinopathien, bei denen bereits sehr früh die verschiedenen Hämoglobine als betroffene Proteine identifiziert und erst im nachhinein das Gen und die zugrundeliegenden Mutationen identifiziert wurden.

Eine neue Art der funktionellen Klonierung hat sich durch die Entwicklung der Microchiptechnologie etabliert. Mit Hilfe der Microchiptechnologie ist es möglich, eine gro-

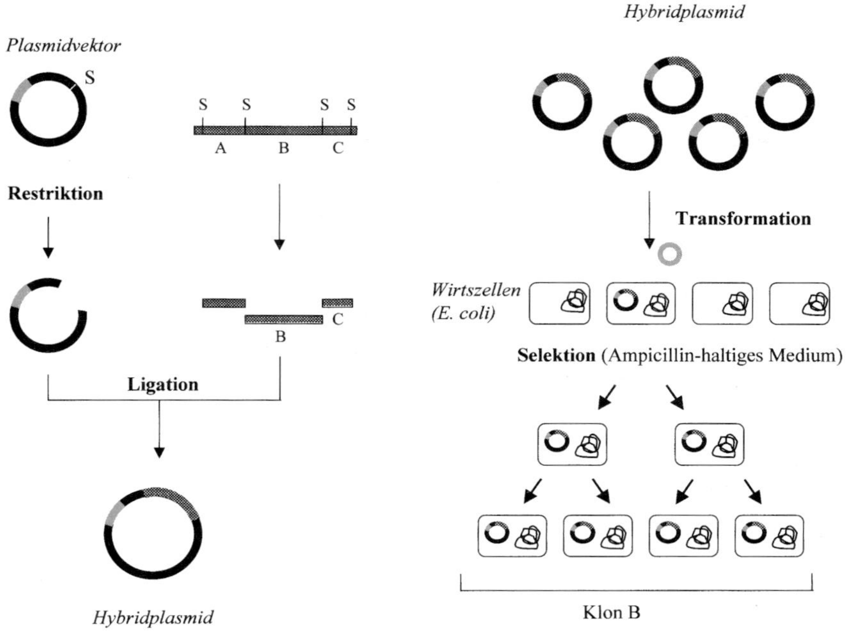

Abb. 28.3. Klonierung. Bei der Klonierung werden DNA-Fragmente mittels eines Vektors in Wirtszellen eingeschleust und vermehrt. Im dargestellten Fall einer Plasmidklonierung dienen Plasmide als Vektoren und Bakterien (E. coli) als Wirtszellen. Plasmide sind kurze ringförmige DNA-Moleküle, die sich in Bakterien unabhängig vom Bakterienchromosom replizieren können. Plasmidvektoren enthalten zudem ein Antibiotikaresistenzgen (z.B. gegen Ampicillin), das eine Selektion plasmidtragender Bakterien erlaubt. Bei der Klonierung werden Plasmidvektor und DNA fremder Herkunft mit demselben Enzym restringiert. Nach dem Einfügen der DNA-Fragmente in den Plasmidvektor (Ligation) werden die entstandenen Hybridmoleküle in Bakterienzellen überführt (Transformation) und auf einer antibiotikahaltigen Agarplatte ausgestrichen. Dies ermöglicht eine Selektion resistenter und somit plasmidtragender Zellen. Jede entstandene Kolonie repräsentiert die Nachkommen einer Zelle (Klon), die wiederum ein spezielles Hybridmolekül mit einem speziellen DNA-Fragment beinhaltet. Durch Anzucht des Bakterienklons kann dieses Fragment beliebig vermehrt werden

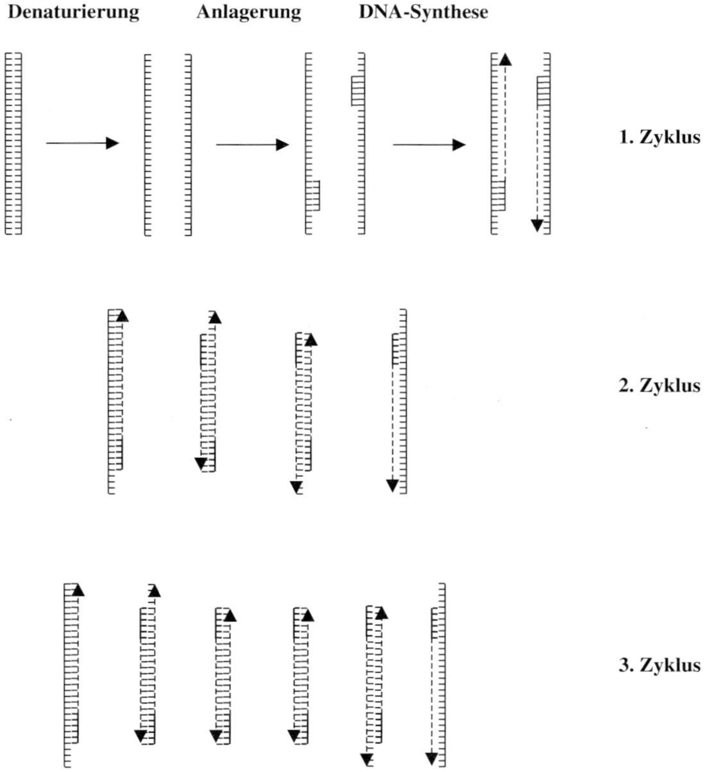

Abb. 28.4. Polymerasekettenreaktion („polymerase chain reaction", PCR). Die Amplifikation spezifischer DNA-Bereiche mit Hilfe der PCR setzt die Kenntnis der flankierenden Sequenzen neben der Zielsequenz voraus. Entsprechend dieser Sequenz werden kurze einzelsträngige Oligonukleotide hergestellt (20–30 Nukleotide), die als Primer für die nachfolgenden DNA-Synthesereaktionen dienen. Neben diesen Primern werden dem Reaktionsansatz die zu amplifizierende DNA, die 4 DNA-Bausteine (dATP, dCTP, dTTP, dGTP), ein Reaktionspuffer und eine thermostabile DNA-Polymerase (Taq-Polymerase) zugesetzt. Die eigentliche PCR-Reaktion verläuft in 3 Schritten, die durch unterschiedliche Inkubationstemperaturen charakterisiert sind. Im ersten Schritt wird die genomische DNA bei hoher Temperatur (ca. 96°C) in zwei Einzelstränge denaturiert. Im zweiten Schritt (ca. 50–60°C) erfolgt die Anlagerung der Primer an die komplementären Sequenzen der genomischen DNA. Ausgehend von diesen Primern und mit dem Ausgangsstrang als Matrize, wird im dritten Schritt (ca. 72°C) durch die Taq-Polymerase ein neuer komplementärer DNA-Strang synthetisiert. Dieser Zyklus wiederholt sich bis zu 30mal. Eine Kettenreaktion ist die PCR, weil die neu synthetisierten Stränge im nächsten Synthetisierungszyklus wieder als Matrize dienen und es so zu einer exponentiellen Amplifikation des Bereichs zwischen den beiden Primern kommt. Nach 30 Zyklen enthält das Reaktionsgemisch ca. 10^5–10^6 Kopien der gewünschten Sequenz

ße Zahl von Genen auf ihre Aktivität in unterschiedlichen Geweben hin zu untersuchen. Durch einen Vergleich von pathologisch verändertem mit normalem Gewebe können so Expressionsunterschiede erkannt und neue funktionelle Kandidatengene für eine entsprechende Erkrankung identifiziert werden.

Positionelle Klonierung. Die positionelle Klonierung ist eine sehr aufwendige Strategie, mit der Krankheitsgene isoliert werden. Das betroffene Protein ist in diesen Fällen unbekannt. Ausgangspunkt sind Familien mit mehreren betroffenen Angehörigen. Die positionelle Klonierung gliedert sich in mehrere Teilschritte: genetische Kartierung des Krankheitsgens (Kopplungsanalyse), physikalische Kartierung und Transkriptkartierung sowie die Mutationssuche.

Genetische Kartierung. Bei der genetischen Kartierung wird die Segregation von Allelen an zwei oder mehr chromoso-

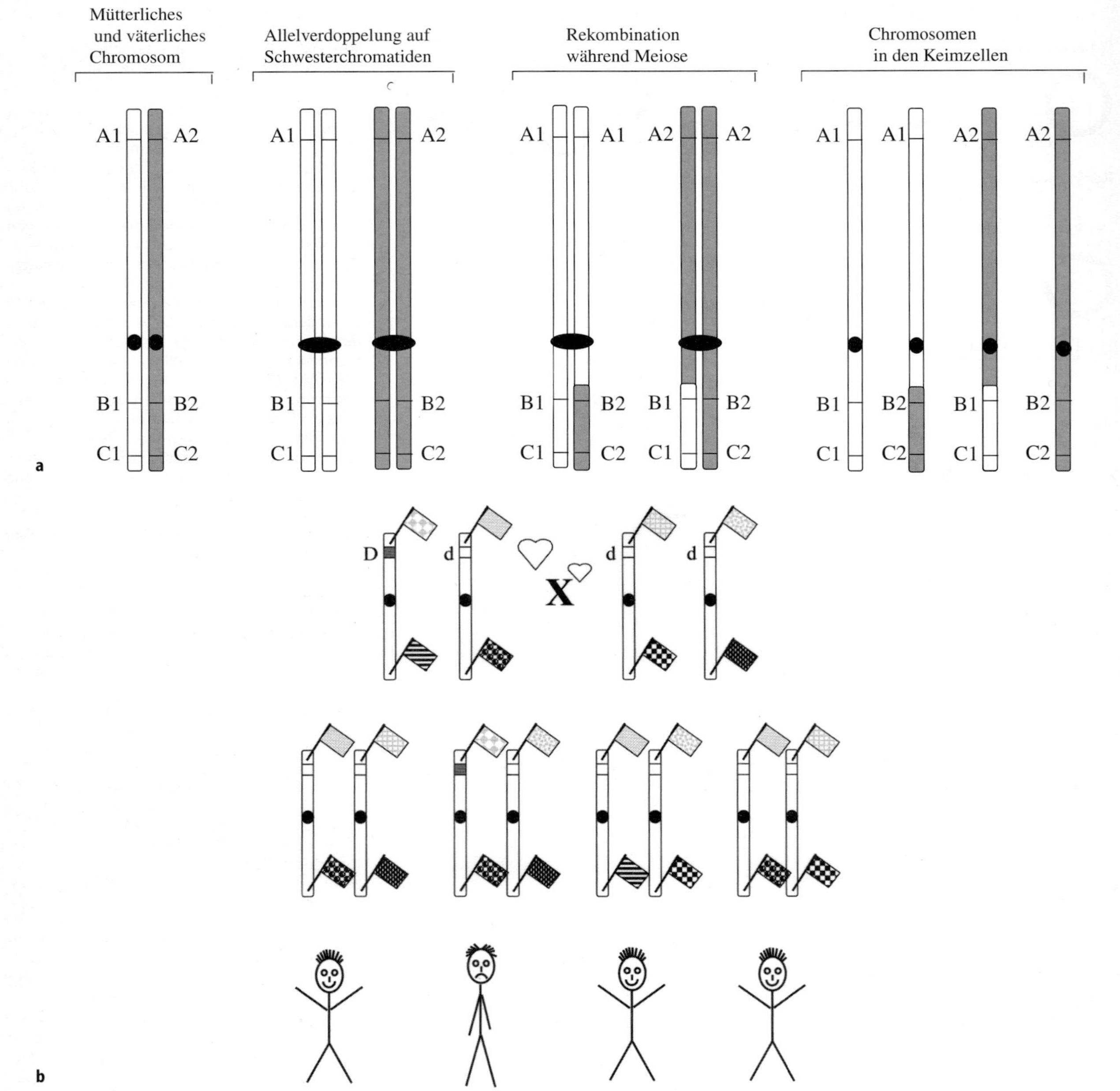

Abb. 28.5. Kopplungsanalyse. **a** Während der Meiose kann es zu Rekombinationsereignissen zwischen den Chromatiden der homologen Chromosomen kommen, die in einer Neukombination von Allelen an unterschiedlichen Loci (Loci A, B, C; Allele 1, 2) resultieren können. Die Wahrscheinlichkeit für ein Rekombinationsereignis zwischen zwei Loci ist direkt abhängig von der Entfernung der Loci auf dem Chromosom. Das heißt, daß die Entfernung zweier Loci aus der Häufigkeit an Rekombinationen unter den Nachkommen ermittelt werden kann (s. Text). Dies wird bei der Kopplungsanalyse ausgenutzt. **b** Als Loci dienen hier Marker bekannter chromosomaler Lokalisation mit unterschiedlichen Allelen (dargestellt durch Fähnchen unterschiedlichen Musters) und das Krankheitsgen selbst mit dessen zwei Allelen (D erkrankt; d gesund). Ermittelt wird, welcher Marker mit dem Krankheitsgen cosegregiert (d.h. mit welchem Marker keine und nur sehr wenig Rekombinationen zu beobachten sind). Marker und Krankheitsgen müssen in diesem Fall eng benachbart liegen und ermöglichen so die chromosomale Lokalisation der Krankheit. Im vorliegenden Fall zeigen die hellen Fähnchen erwartungsgemäß bei keinem der Nachkommen, die dunklen Fähnchen dagegen bei zwei der Nachkommen (Mitte) eine Rekombination mit dem Krankheitsgen

malen Orten (Loci) während der Meiose verfolgt. Die Anzahl an Rekombinationsereignissen, die während der Meiose zwischen den beiden Loci auftreten, sind ein direktes Maß für den Abstand. Je weiter der Abstand, desto größer die Anzahl an Rekombinationen, d.h. also an neuen Allelkombinationen in der Nachkommenschaft (Abb. 28.5a). Ist die Anzahl an Rekombinationsereignissen sehr gering oder gleich Null, bedeutet dies, daß die beiden Loci unmittelbar nebeneinander liegen. Daher ist die Rekombinationshäufigkeit (θ) dem genetischen Kartenabstand direkt proportional. Der so ermittelte genetische Abstand (Kartenabstand) zweier Loci wird in cM (centiMorgan) angegeben, wobei 0,01 Rekombinationsanteil (1 % Rekombination) unter den Nachkommen einem cM und somit ungefähr einer Megabase entspricht. Dieses Prinzip wird nun bei der Kopplungsanalyse zur groben genetischen Kartierung des Krankheitsgens genutzt.

Man betrachtet hierbei die Segregation von Allelen an zwei Loci. Einen der beiden Loci stellt hierbei das Krankheitsgen selber dar, dessen zwei Allele (gesund oder erkrankt) innerhalb der einzelnen Mitglieder der Familie leicht erkannt und im Stammbaum verfolgt werden können. Betrachtet wird nun die Kopplung zu einem genetischen Marker (s.u.), dessen Lokalisation innerhalb des Genoms bekannt ist. Die Allele des entsprechenden Markers werden an der DNS der verschiedenen Familienmitglieder ermittelt und mit dem jeweiligen Phänotyp verglichen. Mit geeigneten statistischen Verfahren kann festgelegt werden, ob und mit welcher Wahrscheinlichkeit der ausgetestete Marker mit der Krankheit cosegregiert. In einem solchen Fall liegen Marker und Krankheitsgen in unmittelbarer Nachbarschaft. Da die Marker genau lokalisiert sind, kann somit auch das Krankheitsgen einem chromosomalen Ort, möglicherweise sogar einer Subregion, zugeordnet werden (Abb. 28.5 b). Bei den Kopplungsanalysen wird zunächst eine geringere Zahl von Markern (einige pro Chromosom) getestet, um das Chromosom zu ermitteln, auf dem das Krankheitsgen liegt. Nachfolgend werden dann dichter liegende Marker von dem Chromosom benutz, um die Subbanden zu identifizieren, in denen das Krankheitsgen liegt.

Die geringe Anzahl an Nachkommen bei den meisten mitteleuropäischen Familien macht es wichtig festzulegen, ob die beobachteten Daten signifikant sind. Dies geschieht durch die Ermittlung des sog. „Lod score" („logarithm of odds"), dessen Höhe ein Maß für die Kopplung zweier Loci ist. Ein Lod score von 3 weist auf Kopplung mit einer Wahrscheinlichkeit von $10^3 = 1000:1$ hin. Die Wahrscheinlichkeit einer Kopplung betrachtet man als signifikant, wenn der Lod score über 3.0 liegt. Die Lod-Werte für die einzelnen Marker können für jede der untersuchten Familien separat ermittelt werden. Die einzelnen Lod-Werte, die bei kleinen Familien fast immer unter drei liegen, können zu einem gemeinsamen Lod-Wert (der dann >3 sein muß) addiert werden (Z). Ein Lod-Wert von $Z < -2$ schließt eine enge Kopplung aus. Die Lod-Werte können auch für unterschiedliche Rekombinationshäufigkeiten berechnet werden und so den wahrscheinlichsten Abstand des Markers vom Krankheitsgen angeben.

Marker sind Polymorphismen, d.h. Besonderheiten des individuellen Genoms, die zumeist keine codierenden oder regulatorischen Sequenzen betreffen. Man geht davon aus, daß die DNS-Sequenz zweier Individuen etwa alle 1250 bp einen Unterschied aufweist, wobei es sich zumeist um den Austausch einzelner Basen handelt. Die Veränderungen stellen, wenn sie in der Population häufiger vorkommen, ideale Marker dar, wobei allerdings im allgemeinen nur zwei Allelvarianten vorkommen können (ausgetauscht oder nicht ausgetauscht). Der Nachweis solcher Polymorphismen ist einfach, wenn die Basenaustausche zufälligerweise Restriktionsschnittstellen betreffen. Im allgemeinen kommt es hierdurch zu einem Verlust der Restriktionsschnittstelle und nach Restriktion mit gesamtgenomischer DNS zu einem vergrößerten Fragment, das durch Southern-Blot-Hybridisierung mit einer speziellen Sonde nachgewiesen werden kann (vergl. Abb. 28.2). Die chromosomale Lokalisation der Sonde ist bekannt und damit auch die Lage des Polymorphismus, so daß dieser als Marker verwendet werden kann. Man spricht hier von einem *Restriktionsfragmentlängenpolymorphismus (RFLP)*. Die Sequenzierung des menschlichen Genoms hat dazu geführt, daß inzwischen auch zahlreiche Einzelnukleotidpolymorphismen identifiziert wurden, die keine Restriktionsschnittstelle betreffen, sog. *SNPs* („single nucleotide polymorphisms"; sprich: „snips"). Einmal identifiziert, können diese SNPs durch PCR, Sequenzierung oder Mikrochiptechnologien leicht identifiziert und ausgewertet werden. Der Nachteil von Einzelnukleotidpolymorphismen als Marker liegt in ihrer geringen Zahl an unterschiedlichen Allelvarianten (nämlich zwei), die dazu führen kann, daß die zu untersuchenden Familien homozygot für den Marker und somit nicht informativ sein können.

Die heute am häufigsten verwendeten Marker (Mikrosatelliten, Minisatelliten) sind daher hoch polymorph. Bei *Mikrosatelliten* (*STR*, „short tandem repeats") handelt es sich um tandem-repetitiv angeordnete Di-, Tri-, Tetra oder Pentanukleotide (z.B. CACACACA), deren Anzahl an Wiederholungen hoch variabel ist und somit zu sehr vielen unterschiedlichen Allelen in der Bevölkerung geführt hat. Man geht davon aus, daß z.B. Dinukleotidwiederholungen ca. alle 30 000 bp im Genom vorkommen, was ihre Verwendung als Marker extrem interessant macht. Die Längenbestimmung erfolgt auf speziellen Elektrophoresegeräten, mit denen ein Unterschied von einer Wiederholungseinheit (= 2 bp) festgestellt werden kann.

Bei *Minisatelliten* (*VNTR*, „variable number of tandem repeats") handelt es sich um bis zu 20 kb lange Sequenzabschnitte, die ebenfalls aus tandem-repetitiven Sequenzwiederholungen bestehen, wobei diese in Sequenz und Länge (>10 bp) sehr variabel sind. Es gibt mehr als 10 000 solcher Minisatellitenloci im menschlichen Genom.

Physikalische Kartierung und Transkriptkartierung. Ist die grobe Lokalisation des Krankheitsgens bekannt (zumeist im Bereich von einigen Mb), erfolgt die genauere Kartierung des entsprechenden Chromosomenbereichs. Hierbei werden bekannte Marker oder Gene in der Region relativ zueinander angeordnet. Es entsteht so eine genaue Landkarte, innerhalb der das Krankheitsgen dann feinlokalisiert werden kann.

Die chromosomale Lokalisation von gereinigten DNS-Sequenzen (Marker, Sonden) kann mit Hilfe der *Fluoreszenz-in-situ-Hybridisierung (FISH)* erfolgen. Hierbei wird die zu untersuchende DNS-Sonde auf Chromosomenpräparate aufgebracht, so daß die Sonde direkt an den Chromsomenbereich bindet, in dem sie auch *in vivo* lokalisiert ist. Diese Hybridisierung kann unter dem Mikroskop direkt sichtbar gemacht werden.

Letztendliches Ziel einer physikalischen Kartierung ist die Erzeugung überlappender DNS-Klone (Contigs), deren Integrate den zu untersuchenden Chromosomenbereich abdecken und erst die detaillierte Analyse und Sequenzierung erlauben. Die Klonierungsverfahren ähneln der oben beschriebenen (vergl. Abb. 28.3), basieren aber auf der Verwendung artifizieller Phagen- (PACs), Bakterien- (BACs) oder Hefechromosomen (YACs) als Vektoren. Diese Methoden erlauben die Klonierung sehr großer genomischer Bereiche (bis zu 1 Mb).

Im Rahmen des internationalen Humangenomprojekts wurde eine physikalische Karte mit einem entsprechenden DNS-Klon-Contig für nahezu das gesamte humane Kerngenom erstellt. Auf der Grundlage dieser Karte erfolgte die Ermittlung der kompletten Kerngenomsequenz, die in großen Datenbanken abgespeichert und zugänglich ist. Durch Computeranalysen kann nun die genaue Lokalisation von krankheitsassoziierten Markern im Genom ohne experimentelle Verfahren (d.h. „in silico") bestimmt werden.

In Kombination mit anderen Datenbanken, in denen z.B. cDNS-Sequenzen [EST (= „expressed sequence tag")-Datenbanken] gespeichert sind, wird der chromosomale Bereich mit Hilfe spezieller Software (Bioinformatik) detailliert analysiert. Auf diese Weise ist es möglich, bekannte und bisher unbekannte Gene zu identifizieren und eine Transkriptkarte der betroffenen Region anzufertigen. Nur in seltenen Fällen müssen hierbei noch experimentelle Verfahren angewendet werden, wie z.B. die Identifizierung evolutionär konservierter Bereiche (Zoo-Blots) oder das Einfangen von Exonsequenzen aus vorliegenden Klonen. Durch die Aufklärung der Humangenomsequenz und die Entwicklungen im Bereich der Bioinformatik ist die positionelle Klonierung von Krankheitsgenen wesentlich erleichtert worden.

Um beurteilen zu können, welches dieser Gene als Kandidatengen in Frage kommt, wird im allgemeinen die komplette codierende Sequenz (cDNS) des Gens ermittelt. Die cDNS-Sequenz erlaubt es, die Aminosäuresequenz des codierten Proteins abzuleiten und über Computeranalysen die mögliche Funktion oder etwaige Homologien zu bereits bekannten Proteinen aufzudecken. Darüber hinaus sollte die Expression des Gens in den unterschiedlichen Geweben mit den pathologischen Veränderungen bei den Patienten vereinbar sein. Am Ende dieser Verfahren sollte im günstigsten Fall ein Kandidatengen stehen, das dann direkt bei den Patienten auf das Vorkommen von Mutationen untersucht werden kann.

Die Sequenzierung des gesamten menschlichen Genoms im Rahmen des Humangenomprojekts wird die Strategie der positionellen Klonierung wesentlich vereinfachen, da nach der Kopplungsanalyse die DNS-Sequenz des entsprechenden Chromosenbereichs direkt mit computergestützten Methoden analysiert werden und die in ihr enthaltenen Gene ermittelt werden könnten.

Mutationssuche. Die Mutationssuche kann, je nach Verfügbarkeit von Zellen oder Geweben, in denen das zu untersuchende Gen exprimiert wird, entweder an der RNS oder an der DNS des Patienten durchgeführt werden. Da RNS der Patienten im allgemeinen schwer oder gar nicht zugänglich ist, erfolgt die Mutationssuche zumeist durch Untersuchung der Einzelexons des Gens an der DNS. Die Exons werden hierbei mittels PCR amplifiziert und mit verschiedenen Methoden (z.B. Sequenzierung) auf Mutationen untersucht. Am Ende dieser Untersuchungen steht die Identifizierung einer Mutation, die je nach Krankheit beim Patienten homo- oder heterozygot vorliegen kann.

Kandidatengenansatz. Beim *positionsunabhängigen Kandidatengenverfahren* werden Vermutungen über ein Kandidatengen für eine menschliche Krankheit angestellt, ohne daß eine chromosomale Zuordnung des Krankheitslocus vorliegt. Dies ist dann möglich, wenn der Phänotyp der Krankheit einem Phänotyp beim Menschen oder bei Tieren ähnelt, für den das Krankheitsgen bereits bekannt ist, oder wenn das Gen zu einer bekannten Genfamilie gehört, dessen Mitglieder ähnliche Pathomechanismen oder Phänotypen auslösen. In diesen Fällen kann das gewählte Kandidatengen direkt auf Mutationen untersucht werden. Beim *positionellen Kandidatengenansatz* werden nach der Lokalisation des Krankheitsgens durch Kopplungsanalyse in dem ermittelten Chromsomenbereich alle bekannten Gene auf ihre Eignung als Kandidatengen überprüft.

28.2 Mutationen und Molekulare Pathologie

Im menschlichen Genom treten immer wieder Veränderungen (Mutationen) auf, die durch exogene (Mutagene) oder endogene Faktoren (z.B. spontan auftretende Fehler während der DNS-Replikation und -Reparatur) hervorgerufen werden. Die Folge hiervon sind neben größeren chromosomalen Veränderungen (s. Kap. 30) geringfügige Veränderungen in der DNS-Sequenz, die nur eine oder wenige Basenpaare betreffen. Wenn diese Mutationen funktionell wichtige Bereiche der DNS (z.B. Gene) betreffen, können sie ganz erhebliche Auswirkungen auf den Organismus haben. Grundsätzlich können Mutationen entweder in den somatischen Zellen oder in den Keimzellen auftreten. Keimbahnmutationen können vererbt werden und sich u.U. in der Population ausbreiten.

Mutationstypen. Man unterscheidet mehrere Mutationstypen. *Basensubstitutionen* sind Mutationen, bei denen jeweils ein Nukleotid durch ein anderes ersetzt ist. In seltenen Fällen können auch ganze Bereiche ausgetauscht sein (Genkonversion). Man unterscheidet Substitution von einem Pyrimidin (C und T) durch ein anderes Pyrimidin bzw. eines Purins (G und A) durch ein anderes Purin (*Transitionen*) und Substitutionen eines Pyrimidins durch ein Purin oder umgekehrt (*Transversion*). Transitionen kommen im Genom der Säugetiere häufiger vor als Transversionen. Bei *Deletionen* fehlen eine oder mehrere Basen. Bei *Insertionen* wurden ein oder mehrere Nukleotide in eine Sequenz eingefügt; hierzu gehören auch *Duplikationen*.

Dynamische Mutationen entstehen aus der umfangreichen Ausdehnung von tandem-repetitiven Trinukleotidwiederholungen innerhalb eines Gens. Trinukleotidwiederholungen sind im menschlichen Genom nicht selten. Unterhalb einer bestimmten Länge sind diese repetitiven Einheiten während Mitose und Meiose relativ stabil. Überschreiten sie aber eine gewisse Länge, werden die Wiederholungen instabil und werden fast immer verändert an die Nachkommen weitervererbt. Hierbei kann es sowohl zu einer Verlängerung, seltener zu einer Verkürzung der Sequenzwiederholungen kommen. Während die meisten dieser Ereignisse keine unmittelbaren Auswirkungen haben, können anwachsende Trinukleotidwiederholungen innerhalb eines Gens zur Erkrankung führen. Mehrere Gene enthalten (CAG)n-Wiederholungen innerhalb der codierenden Sequenz, die als Polyglutaminbereiche translatiert werden. Eine starke Verlängerung dieses Bereichs beeinträchtigt die normale Funktion des Proteins. Es entstehen neurodegenerative Krankheiten, wie z.B. die Chorea Huntington. Stark anwachsende (CGG)n-Wiederholungen sind die Ursache des fragilen X-Syndroms. Die Ursache der myotonischen Dystrophie ist eine Expansion von (CTG)n-Wiederholungen (s. Kap. 214).

Veränderungen des normalen *genomischen Imprintings* einzelner Gene stellen eine weitere Gruppe von Mutationen dar, die Ursache verschiedener komplexer kongenitaler Krankheitsbilder, wie dem Prader-Willi-Syndrom und dem Beckwith-Wiedemann-Syndrom sind. Im menschlichen Genom gibt es ca. 100–200 Gene, die einem genomischen Imprinting unterliegen. Hier ist die Aktivität (Expression) der einzelnen Allele in Abhängigkeit von der elterlichen Herkunft unterschiedlich reguliert. Das Imprinting spezifischer Gene erfolgt während der elterlichen Keimzellentwicklung. Sie mindert zumeist die Aktivität des betroffenen Gens in den Keimzellen eines Geschlechts und führt somit zu einer unterschiedlichen Aktivität des mütterlichen und väterlichen Allels im Embryo und nach der Geburt. Bei diesen Genen ist also die Kombination eines aktiven und eines inaktiven Allels notwendig, um eine korrekte Gendosis und somit einen normalen Phänotyp zu erzielen. Erhält ein Individuum beide Chromosomen von einem Elternteil (uniparentale Disomie), so kommt es zu einer Verdoppelung oder einem Verlust der Gendosis, je nachdem ob geprägte Gene auf diesem Chromosom aktiv oder inaktiv sind.

Auswirkung von Mutationen. Wird durch den Basenaustausch ein Aminosäurecodon in ein STOP-Codon umgewandelt, spricht man von einer *Nonsense-Mutation.* Diese hat den vorzeitigen Abbruch der Peptidkette zur Folge. Wird ein Aminosäureaustausch verursacht, spricht man von einer *Missense-Mutation.* Je nach substituierter Aminosäure kann es sich um konservative Austausche handeln, die möglicherweise keinen phänotypischen Effekt haben. Andere Mutationen haben erhebliche Auswirkungen auf die korrekte Funktion des Proteins. Hierzu gehören Insertionen oder Deletionen, die den Leseraster verschieben („frameshift mutations"). Bei der Translation werden dann falsche Aminosäuresequenzen eingebaut.

Mutationen im nichtcodierenden Bereich von Genen können ebenfalls pathogen wirken. Dies betrifft vor allen Dingen Mutationen in Introns oder in den regulatorischen Bereichen von Genen. Introns weisen an ihren Enden Sequenzen auf, die für ein korrektes Spleißen der RNS verantwortlich sind (s.o.). Mutationen an diesen hoch konservierten Spleißstellen, könnnen zu einem falschen Zusammenfügen der RNS und daraus resultierend zu Deletionen oder Insertionen in der RNS führen. Dies hat fast immer die Herstellung eines veränderten (zumeist verkürzten) Proteins zur Folge. Auch Mutationen in regulatorischen Bereichen von Genen, die im allgemeinen vor dem Transkriptionsstart liegen und Expressionsstärke bzw. Expressionszeitpunkt beeinflussen, können zu Krankheiten führen.

Mutation und Phänotyp. Die mutationsbedingten Veränderungen am Genprodukt können Struktur oder Menge der Proteine beeinträchtigen. Ihre Funktion kann vermindert oder erhöht werden.

Funktionsverlustmutationen führen im allgemeinen zu einer 50%igen Reduktion der Gendosis. Reicht diese Gendosis noch für eine korrekte Funktion des Proteins aus, so liegt eine rezessive Krankheit vor. Reicht die reduzierte Gendosis nicht mehr aus, so spricht man von *Haploinsuffizienz.* Diese mutationsbedingte Krankheit wird dominant vererbt.

Funktionsgewinnmutationen vermitteln dem Protein eine neue oder veränderte Funktion. Bei der Achondroplasie beispielsweise wird durch eine Mutation der Fibroblasten-Wachstumsfaktor-Rezeptor 3 ligandenunabhängig (konstitutiv) aktiviert und dadurch die Knorpelzellproliferation unterdrückt. Andere Mechanismen können die mutationsbedingte Überexpression von Genen (Charcot-Marie-Tooth-Hoffmann-Krankheit), die Entstehung einer neuen Proteinfunktion (PI-Allel bei α1-Antitrypsinmangel), das Auftreten chimärer Gene (chronische myeloische Leukämie) oder die Entstehung anormaler Multimere (Kollagen I und II bei Osteogenesis imperfecta bzw. Chondrodysplasien) sein.

Somatische Mutationen und Krebs. Mutationen, die in Körperzellen auftreten, werden als somatische Mutationen bezeichnet. Sie sind häufig und unvermeidlich. Die typischen Mutationsraten beim Menschen liegen zwischen 10^{-5} und 10^{-7} pro Gen und Generation. Die meisten somatischen Mutationen haben für die einzelnen Zellen so gut wie keine Folgen, ausgenommen sie treten sehr früh in der Embryonalentwicklung auf und betreffen dann ein ganzes Organ. Anders ist es mit Mutationen, die einen Einfluß auf die Zellproliferation haben und somit zu einem Klon mutierter Zellen führen. Wenn solche Zellen dem natürlichen Kontrollmechanismus im Organismus entgehen, kann dies zum Krebs führen. Allerdings ist eine Vielzahl von Mutationen innerhalb einer Zelle notwendig, um eine normale Zelle in eine bösartige Krebszelle zu verwandeln. Gene, die bei Krebs häufig mutiert sind, lassen sich in 3 Gruppen einteilen: Onkogene, Tumorsuppressorgene und Mutatorgene.

Onkogene. Onkogene sind Gene, die die Zellproliferation fördern, Protoonkogene die nicht mutierte Version. Durch Mutationen bereits eines Allels, kann es zu einer verstärkten Aktivität und daraus resultierend zu einer überschießenden Zellproliferation kommen. Mutationen in Onkogenen verursachen daher zumeist einen Funktionsgewinn und haben daher einen dominanten Charakter. Protoonkogene können Punktmutationen erleiden oder durch Translokation mit anderen Genen fusioniert und somit fehlreguliert werden (z.B. chronisch-myeloische Leukämie).

Tumorsuppressorgene. Im Gegensatz zu den Onkogenen inhibieren Tumorsuppressorgene die Zellproliferation. Tumoren entstehen häufig durch einen mutationsbedingten Funktionsverlust, wobei beide Kopien eines Tumorsuppressorgens betroffen sein müssen. Diese Mutationen haben daher einen rezessiven Charakter. Entsprechend sind zwei Mutationen (Treffer) nötig, um eine Zelle in eine Tumorzelle zu verwandeln. Bei erblichen Fällen, z.B. dem Retinoblastom war ein Allel bereits in der elterlichen Keimbahn mutiert, so daß die Nachkommen in allen ihren Zellen nur noch ein intaktes Allel besitzen (erster Treffer). Die Wahrscheinlichkeit, daß das verbleibende gesunde Allel in somatischen

Zellen ebenfalls durch Mutation inaktiviert wird (zweiter Treffer) hat sich damit dramatisch erhöht. Das zweite Allel kann durch Punktmutationen, durch Verlust eines ganzen Chromosoms oder eines Chromosomenbereichs inaktiviert werden.

Mutatorgene. Mutatorgene (z.B. MSH2, MLH1) sind für den Erhalt der Integrität des Genoms und den Informationstransfer verantwortlich. Mutationen in diesen Genen destabilisieren vor allen Dingen kurze tandem-repetitive Sequenzen (STRs) im gesamten Genom und somit auch in Onkogenen oder Tumorsuppressorgenen. Mutationen in Mutatorgenen sind die Ursache für die familiäre adenomatöse Polyposis und den erblichen Nichtpolyposis-Dickdarmkrebs.

Mitochondriale Krankheiten. Veränderungen in der mitochondrialen DNA können zu maternal übertragenen Krankheiten führen. Da immer unterschiedlich viele Mitochondrien von der Mutation betroffen sein können, sind Vererbungsmechanismus und Genotyp-Phänotyp-Zusammenhang ausgesprochen komplex (s. Kap. 43).

Literatur

The Human Genome (2001) Science 291:1145–1434
The Human Genome (2001) Nature 409:813–958

29 Erbgänge und Stammbaumanalysen

M. C. Koch

Die genetische Information des Menschen wird von der DNS in den Zellkernen (22 paarig angelegte Autosomen, Gonosomen X und Y) und in den Mitochondrien (mtDNS) codiert. Krankheiten und Phänotypen, die auf Mutationen der Kern-DNS zurückzuführen sind, werden nach den Mendelschen Regeln (autosomaler, X- und Y-chromosomaler Erbgang) an die nächste Generation weitervererbt. Die mtDNS und damit auch ihre genetischen Veränderungen mit den resultierenden Phänotypen werden nur maternal vererbt. Der mitochondriale Erbgang ist daher ein nicht mendelnder Erbgang.

Bei den Mendelschen Erbgängen geht man von einem einfachen genetischen Modell, einer monogenen Vererbung einer Krankheit, aus. Das bedeutet, der Phänotyp wird im wesentlichen von einer Erbanlage bestimmt. Äußere Einflüsse auf den Phänotyp spielen bei diesen monogenen Modellen eine untergeordnete Rolle. Autosomal und X-chromosomal vererbte Phänotypen können entweder dominant oder rezessiv sein. Das Y-Chromosom findet sich nur bei männlichen Individuen und ist nicht paarig angelegt. Eine Unterscheidung von Dominanz und Rezessivität ist für Merkmale, die vom Y-Chromosm codiert werden nur notwendig, wenn der Genlocus in eine der beiden pseudoautosomalen Region (PAR1 = Ypter, PAR2 = Ypter) lokalisiert.

Die Begriffe Dominanz und Rezessivität beziehen sich immer auf den Phänotyp bzw. die Krankheit, sie sind nicht Eigenschaften von Genen. Wie sich eine veränderte Erbanlage auf die Proteinfunktion auswirkt und welcher Erbgang daraus resultiert, kann nur durch Stammbaumanalysen in betroffenen Famlien geklärt werden. Weist das Protein aufgrund einer veränderten Gensequenz keine oder nur eine verminderte Funktion auf, so handelt es sich um eine Funktionsverlustmutation. Funktionsverlustmutationen können einen rezessiven Phänotyp (Nullmutation) oder einen dominanten Phänotyp (Haploinsuffizienz, Funktionsverlustmutation mit dominant-negativem Effekt) zur Folge haben. Weist das durch die Mutation veränderte Protein einen Funktionszugewinn (Überfunktion) auf, so führt dies meist auch zu einem dominanten Phänotyp. Auch können unterschiedliche Mutationen in ein- und demselben Gen zu einem rezessiven oder dominanten Erbgang führen.

Informationen über den Erbmodus einer Krankheit werden durch Stammbaumanalysen aufgrund von Familienbeobachtungen gewonnen. Der Erbmodus einer Krankheit kann in dem Katalog *Mendelian Inheritance in Man (MIM)* zuverlässig nachgeschlagen werden. Alle neuen Erkenntnisse zu Phänotyp und Genotyp werden dort mit der entsprechenden Literaturstelle aufgeführt. Die ständig aktuell gehaltenen Informationen dieses Katalogs sind über eine Online-Datenbank verfügbar[1].

Autosomal-dominanter Erbgang

Eine Erkrankung wird dominant vererbt, wenn eine Mutation in nur einem Allel ausreicht, um den Phänotyp zu verändern. Liegt das mutierte Gen auf einem der 22 Autosomen, so ist der Erbgang autosomal-dominant. Der Genotyp des erkrankten Individuums ist in der Regel heterozygot (z.B. Genotyp AB). Die mutierte Erbanlage (z.B. B) wird von dem Heterozygoten mit einer Wahrscheinlichkeit von 50% an Nachkommen weitergegeben. Genträger erkranken in der Regel auch wieder. Charakteristisch für den autosomal-dominanten Erbgang sind Stammbäume mit Erkrankten in mehreren Generationen (vertikale Transmission). Es erkranken männliche und weibliche Individuen im Verhältnis 1:1. Typisches Kennzeichen für den autosomal-dominanten Erbgang ist eine Vererbung vom Vater auf den Sohn, dies ist die wesentliche Unterscheidung zum X-chromosomalen Erbgang. Erbliche Erkrankungen, die autosomal-dominant vererbt werden, sind z.B das Marfan-Syndrom (MIM 154700), die Krankheit myotone Dystrophie (MIM 160900) oder die Neurofibromatose Morbus Recklinghausen (MIM 162200).

Autosomal-rezessiver Erbgang

Bei diesem Erbgang manifestiert sich ein Phänotyp nur, wenn beide Allele mutiert sind. Liegt der Genort auf einem Auto-

[1] OMIM siehe http://www.ncbi.nlm.nih.gov/omim/

som, so ist der Erbgang autosomal-rezessiv. Der Genotyp des Individuums ist homozygot (z.B. Genotyp aa). Haben Eltern ein Kind mit einer autosomal-rezessiv vererbten Krankheit, so sind beide Elternteile gesunde, heterozygote Genträger (z.B. Genotyp Aa). Jedes weitere Kind dieser Eltern hat unabhängig vom Geschlecht eine Erkrankungswahrscheinlichkeit von 25 % (Genotypen der Kinder AA, Aa, Aa, aa). Gesunde Geschwister eines Erkrankten sind mit einer Wahrscheinlichkeit von 2/3 (Genotypen AA, Aa, Aa) heterozygote Anlagenträger. Kinder eines homozygot Erkrankten (Genotyp aa), sind in der Regel gesunde heterozygote Genträger (Genotyp Aa), da das andere Elternteil in der Regel homozygot gesunder Anlagenträger (Genotyp AA) ist. Für Kinder eines homozygot Erkrankten (Genotyp aa) mit einem am gleichen Locus heterozygoten Partner (Genotyp Aa) ergibt sich eine Erkrankungswahrscheinlichkeit von 1/2 (Genotypen der Kinder aa, Aa, Aa, aa) wie bei einem autosomal-dominanten Erbgang. Da in diesem Fall ein autosomal-dominanter Erbgang vorgetäuscht wird, spricht man von Pseudodominanz. Homozygote Anlagenträger zeigen meist unterschiedliche Mutationen auf den homologen Allelen. Dies wird als Compound-Heterozygotie bezeichnet (s. Abb. 29.4).

Berechnungsbeispiele für Heterozygoten- und Erkrankungswahrscheinlichkeiten bei einer autosomal-rezessiv vererbten Krankheit gibt Abb. 29.1/Exkurs 1. Beispiele für Inzidenzzahlen von Krankheiten, entsprechende Gen- sowie

Exkurs 1: Berechnung von Heterozygoten- und Erkrankungswahrscheinlichkeiten in einer Familie mit einer autosomal-rezessiv vererbten Krankheit (Abb. 29.1)

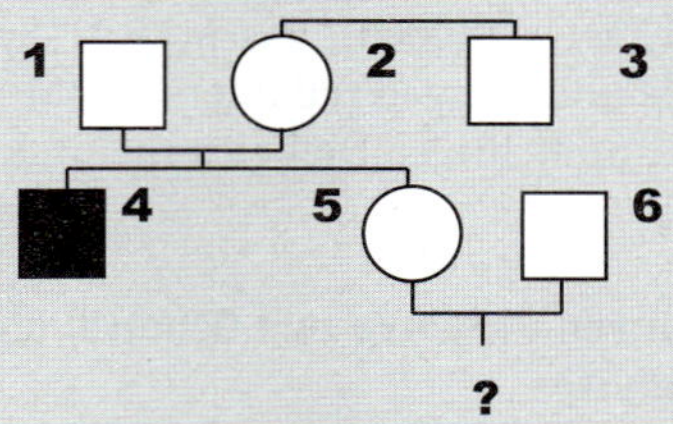

- Frage 1: Wie hoch ist das Heterozygotenrisiko für Person 3?
- Antwort: Die Schwester (Person 2) ist sicher heterozygot, da sie ein erkranktes Kind hat. Daher ist die Wahrscheinlichkeit für die Person 3, heterozygot zu sein 1/2.
- Frage 2: Wie hoch ist das Heterozygotenrisiko für die Person 5? Welche Erkrankungswahrscheinlichkeit besteht für Kinder der Person 5?
- Antwort:
  a) Die Wahrscheinlichkeit für die Person 5, heterozygot zu sein, ist 2/3 (Genotypen AA, Aa, Aa).
  b) Das Heterozygotenrisiko für den Partner (Person 6) von Person 5 entspricht dem allgemeinen Heterozygotenrisiko (2pq) in der Bevölkerung.
  Grundlage für die Berechnung eines Heterozygotenrisikos ist das Hardy-Weinberg-Gleichgewicht:

  homozygot Gesunde (AA) p^2 + Heterozygote (Aa) $2pq$ + homozygot Erkankte (aa) $q^2 = 1$
  $p + q = 1, p = 1 - q, q^2 = 1 : 10.000$ (Inzidenz der Krankheit)
  $q = \sqrt{1 : 10.000} = 1 : 100 = 0{,}01, p = 1 - 0{,}01 = 0.99,$
  $2pq = 2 \times 0{,}99 \times 0{,}01 = 1 : 50$

  Somit beträgt das Heterozygotenrisiko der Person 6 = 1/50 bei einer Inzidenz der Krankheit von 1 : 10.000. Nur wenn beide Partner (Personen 5 und 6) heterozygot sind, hat jedes Kind unabhängig vom Geschlecht eine Erkrankungswahrscheinlichkeit von 1/4. Somit beträgt die Wahrscheinlichkeit von Kindern der Person 5 zu erkranken: $2/3 \times 1/50 \times 1/4 = 1/300$.

Tabelle 29.1. Zahlenangaben zur Inzidenz von Krankheiten (q^2), zur Häufigkeit des mutierten Allels (q) und der Heterozygotenfrequenz (2pq). (Hardy-Weinberg-Äquivalent : $p^2 + 2pq + q^2 = 1$)

Inzidenz [q^2]	Genfrequenz [q]	Heterozygotenfrequenz [2pq]
1:100	1:10	2:11
1:1000	1:32	1:16
1:2000	1:45	1:23
1:10.000	1:100	1:50
1:100.000	1:316	1:158

Heterozygotenfrequenzen sind in Tabelle 29.1 zusammengestellt. Beispiele für autosomal-rezessiv vererbte Krankheiten sind die Mukoviszidose (MIM 219700), die Phenylketonurie (MIM 261600) sowie das Smith-Lemli-Opitz-Syndrom (MIM 270400).

X-chromosomal rezessiver Erbgang

Es gibt viele Beispiele für Krankheiten, die durch Mutationen in X-chromosomal lokalisierten Genen verursacht sind. Die Vererbung des Phänotyps kann dominant oder rezessiv sein. Da Männer zwei unterschiedliche Geschlechtschromosomen (X- und Y-Chromosom) haben, gibt es von jedem auf diesen beiden Chromosomen lokalisierten Genen nur eine Kopie. Die Gene haben keine homologen Partner wie auf den Autosomen. Die Ausnahme dazu bilden Gene, die in den pseudoautosomalen Regionen des X- und Y-Chromosoms liegen. Männliche Individuen sind hemizygot für Genorte auf dem X- und Y-Chromosom. Das X-Chromosom ererbt der Mann immer von seiner Mutter, das Y-Chromosom immer von seinem Vater. Beim Mann führt eine Mutation eines X-chromosomal lokalisierten Gens immer zur Krankheit, da kein zweites ausgleichendes Allel vorhanden ist.

Die X-chromosomal-rezessive Vererbung eines Phänotyps ist dadurch gekennzeichnet, daß nur Männer erkranken und ihre Mütter gesunde Überträgerinnen (Konduktorinnen) sind (Ausnahme Neumutation, s. Exkurs unten). Töchter betroffener Männer sind obligate Konduktorinnen, alle Söhne hingegen sind phänotypisch und haben eine Genträgerwahrscheinlichkeit von 50 %, Töchter sind zu 50 % Konduktorinnen wie ihre Mütter. Im Gegensatz zum autosomal-dominanten Erbgang findet keine Vererbung des Phänotyps vom Vater auf den Sohn statt. Ein Beispiel zur Berechnung von Konduktorinnenrisiken anhand der Muskeldystrophie vom Typ Duchenne (MIM 310200) gibt der folgende Exkurs (Abb. 29.2/Exkurs 2). Weitere X-chromosomal-rezessiv vererbte Krankheiten sind das Fragile-X-Syndrom (MIM 309550), die Rot-Grün-Farbenblindheit (MIM 303800 und MIM 303900) sowie die anhydrotische ektodermale Dysplasie (MIM 305100).

X-chromosomal dominante Vererbung

Die Besonderheit des seltenen X-chromosomal-dominanten Erbgangs ist, daß sowohl Männer (hemizygot) als auch Frauen (heterozygot) erkranken. Hemizygote Männer sind in der Regel schwerer betroffen, da sie nicht wie heterozygote Frauen ein Zellmosaik aus gesunden und mutierten X-Chromosomen (Lyon-Hypothese) aufweisen. Zusammen-

Exkurs 2: Berechnung von Konduktorinnenwahrscheinlichkeiten in einer Familie mit einem sporadischen Fall einer X-chromosomal vererbten Muskeldystrophie vom Typ Duchenne (DMD, MIM 310200) (Abb. 29.2)

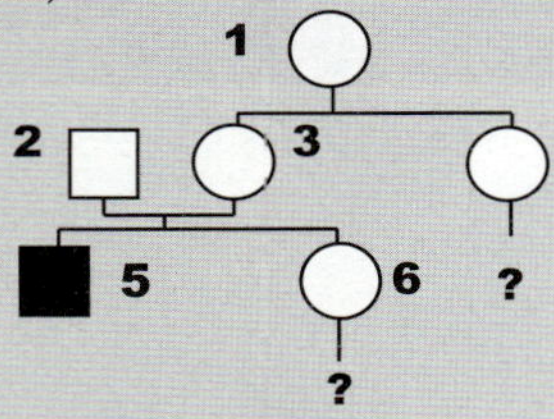

- Frage 1: Wie hoch ist das Risiko für die Schwester (Person 6) des Patienten (Person 5), Konduktorin zu sein? Welche Erkrankungswahrscheinlichkeit besteht für ihre Söhne?
- Antwort: 1/3 der Patienten mit DMD sind Neumutationen. Die Mutter des Patienten (Person 3) hat daher eine Wahrscheinlichkeit von 2/3, Konduktorin zu sein. Das Konduktorinnenrisiko für die Tochter liegt daher bei 1/3, ihre Söhne haben eine Erkrankungswahrscheinlickeit von 1/6.
- Frage 2: Wie hoch ist das Risiko für die Tante mütterlicherseits (Person 4), Konduktorin zu sein? Welche Erkrankungswahrscheinlichkeit besteht für ihre Söhne?
- Antwort: Die Mutter des Patienten (Person 3) hat ein Risiko von 2/3, Konduktorin zu sein. Daher hat die Großmutter (Person 1) eine Konduktorinnenwahrscheinlichkeit von 1/3. Folglich hat die Person 4 ein Risiko von 1/6, Konduktorin zu sein, und Söhne haben eine Erkrankungswahrscheinlichkeit von 1/12.
- Bemerkung: Um das Konduktorinnenrisiko zu präzisieren, wird man der Familie eine molekulargenetische Diagnostik anbieten.

fassend gilt für diesen Erbgang, daß Frauen doppelt so häufig betroffen sind wie Männer, da alle Töchter hemizygot betroffener Männer heterozygote Merkmalsträgerinnen sind. Männliche und weibliche Nachkommen dieser heterozygoten Töchter erkranken im Verhältnis 1:1 wie beim autosomal-dominanten Erbgang. Daher kann in kleinen Stammbäumen manchmal nicht entschieden werden, ob es sich um einen autosomal oder X-chromosomal vererbten Phänotyp handelt. Beispiele für X-chromosomal-dominant vererbte Krankheiten sind die Vitamin-D-resistente Rachitis (MIM 307800), das Alport-Syndrom (MIM 301050) und der Ornithintranscarbamylase-Mangel (MIM 311250).

Mitochondriale Vererbung

Ein geringer Anteil der menschlichen Gene wird von der ringförmigen 16,5 kb großen mitochondrialen DNS (mtDNS) codiert. Im wesentlichen handelt es sich um Gene, die bei der oxidativen Phosphorylierung eine Rolle spielen und um Gene der Aminosäurensynthese. Die Mitochondrien werden in der Regel über die Eizellen an die Nachkommen weitergegeben. Daher können Krankheiten, die durch Sequenzänderungen der mtDNS verursacht sind, nur über die Mutter vererbt werden. Der mitochondriale Erbgang folgt nicht den Mendelschen Regeln.

Mitochondriale Krankheiten wie z.B. das MELAS-Syndrom, eine mitochondriale Enzephalomyopathie, zeigen nicht nur Besonderheiten bezüglich der Vererbung, sondern auch bei der Ausprägung des Phänotyps. In jeder Körperzelle finden sich mehrere tausend Mitochondrien und damit multiple Kopien vom mitochondrialen Genom. Nicht jede mtDNS ist genetisch identisch. So kann bei mitochondrialen Krankheiten in Geweben und Keimzellen eine Mischpopu-

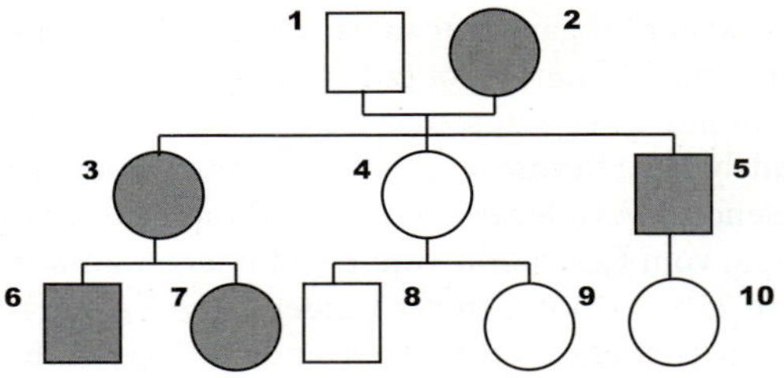

Abb. 29.3. Stammbaumbeispiel für einen mitochondrialen Erbgang. Es ist davon auszugehen, daß die weibliche Person 2 eine Mischpopulation von mutationstragenden und normalen Mitochondrien in ihren Keimzellen aufweist (Heteroplasmie). Daher erkranken die Person 4 und ihre Kinder nicht.

lation (Heteroplasmie) zwischen normalen und mutierten Mitochondrien vorliegen. Die prozentuale Verteilung von normalen zu mutierten Mitochondrien kann auch von Gewebe zu Gewebe (Fibroblasten, Muskelzellen, Nervenzellen) variieren. Dies führt letztendlich zu einer variablen Ausprägung des Phänotyps.

Erkrankte Frauen geben eine mitochondriale Krankheit unabhängig vom Geschlecht an alle ihre Nachkommen weiter, wenn sich nur mutierte Mitochondrien in ihren Keimzellen finden. In diesem Fall liegt Homoplasmie vor. Hat eine Frau eine Mischpopulation aus mutierten und normalen Mitochondrien in ihren Keimzellen, so liegt eine Heteroplasmie vor, und Nachkommen können auch gesund sein. Nachkommen eines erkrankten Mannes sind immer gesund. Ein Stammbaumbeispiel für eine mitochondriale Vererbung gibt Abb. 29.3. Zu den mitochondrialen Krankheiten gehören unter anderem das schon oben erwähnte MELAS-Syndrom (MIM 540000), das MERRF-Syndrom (myoklone Epilepsie und „ragged red fibers", MIM 545000) sowie ein nicht insulinpflichtiger Diabetes mellitus mit Taubheit (MIM 520000).

Besonderheiten von Phänotyp und Genotyp, die Stammbaumanalysen beeinflussen

Eine Stammbaumanalyse und damit die Festlegung eines Erbmodus kann durch verschiedene Faktoren erschwert werden. Die *Expressivität* einer erblichen Krankheit kann sehr variabel sein. Damit kann es problematisch sein zu entscheiden, ob die Symptome eines Individuums einer bestimmten Krankheitsdiagnose zuzuordnen sind. So können beim Marfan-Syndrom nur die Symptome Hochwuchs und überstreckbare Gelenke nachweisbar sein, Symptome wie Linsenluxation und Aortenaneurysma aber fehlen. Für viele Krankheiten sind daher diagnostische Kriterien festgelegt worden, die erfüllt sein müssen, um den Phänotyp des Patienten dem Krankheitsbild zuzuordnen.

Die Variabilität eines Phänotyps kann durch verschiedene Mutationen in ein- und demselben Gen (multiple Allelie) erklärt werden. Art und Lokalisation einer Genmutation können die Struktur des Proteins, seine Funktion und damit den Phänotyp in unterschiedlicher Weise verändern. Ein Beispiel zur Verdeutlichung einer multiplen Allelie im CFTR-Gen mit unterschiedlichen Mutationen für die Krankheitsmanifestation Mukoviszidose und die kongenitale bilaterale Aplasie der Vasa deferentia (CBAVD, MIM 277180) gibt der Stammbaum einer Familie in Abb. 29.4. Von der mul-

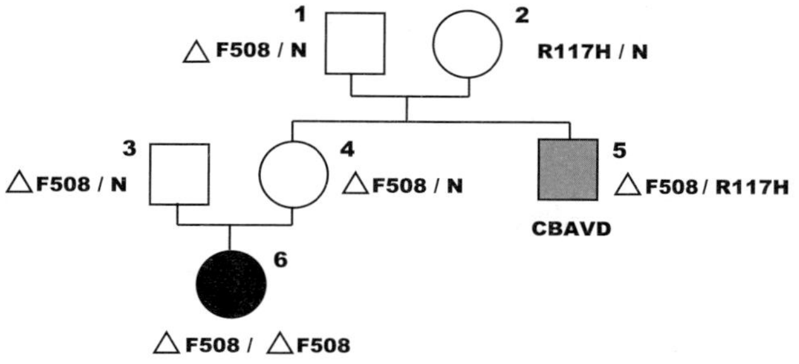

Abb. 29.4. Stammbaum einer Familie mit unterschiedlichen Mutationen im CFTR-Gen und verschiedenen Phänotypen. Die Person 6 hat eine Mukoviszidose mit der homozygoten CFTR Mutation ΔF508 (Deletion der Aminosäure Phenylalanin an der Position 508). Der Onkel (Person 5) ist compound-heterozygot für die Mutationen ΔF508 und R117H (Substitution der Aminosäure Arginin durch die Aminosäure Histidin an der Position 117) Der Onkel weist eine kongenitale bilaterale Aplasie der Vasa deferentia (CBAVD) auf (N = gesundes Allel).

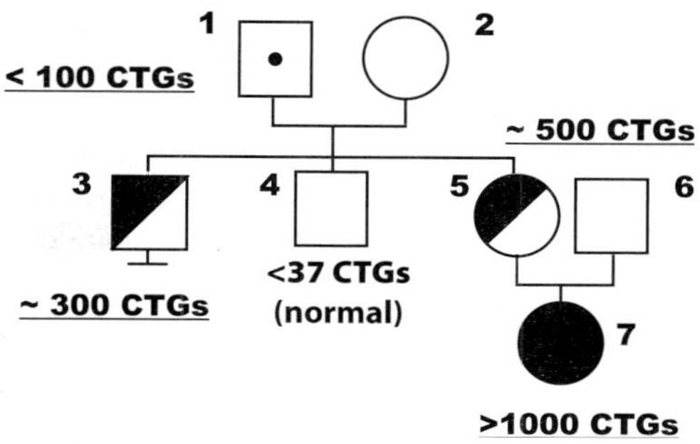

Abb. 29.5. Stammbaum einer Familie mit myotoner Dystrophie und Antizipation. Die Person 1 weist klinisch nur eine Katarakt auf. Die Personen 3 und 5 sind im jugendlichen bzw. jungen Erwachsenenalter mit Muskelsymptomen und anderen Organmanifestationen erkrankt, die Person 7 weist die kongenitale Form der Krankheit auf. Neben den Personensymbolen sind die CTG-Expansionen in der Leukozyten-DNA auf dem erkrankten Allel angegeben.

tiplen Allelie oder allelischen Heterogenität ist die nicht allelische Heterogenität (Locusheterogenität) zu unterscheiden. Nicht allelische Heterogenität liegt vor, wenn ein Phänotyp von unterschiedlichen Genorten codiert werden kann. So ist ein Genort für die autosomal-dominant vererbte tuberöse Hirnsklerose (TSC1) auf dem langen Arm von Chromosom 9 (9q34, MIM 191100) lokalisiert und ein weiterer (TSC2) auf dem kurzen Arm von Chromosom 16 (16p13, MIM 191092).

Eine andere Möglichkeit, die unterschiedlichen Expressivität eines Phänotyps in einer Familie zu erklären, ist ein somatisches Mosaik. Beim somatischen Mosaik findet sich die Mutation nur in einem Teil der Körperzellen. Das betreffende Individuum zeigt keine oder nur minimale Symptome der Krankheit. Findet sich die Mutation auch in den Keimzellen des Individuums, so liegt zusätzlich ein germinales Mosaik vor. Die Mutation kann dann an Nachkommen vererbt werden, und diese erkranken schwerer, da die Mutation in allen Körperzellen vorliegt. Somatische/germinale Mosaike können z.B. bei Eltern von Kindern mit einer Frühform der Facioscapulohumeralen Muskeldystrophie vorliegen (s. Kap. 205)

Zeigt sich der vollständige Phänotyp einer Krankheit nicht regelmäßig bis zu einem bestimmten Lebensalter, so ist die Penetranz unvollständig. Der Phänotyp der myotonen Dystrophie (DM, MIM 160900) mit distaler Muskelschwäche und Katarakten manifestiert sich meist im 2.–3. Lebensjahrzehnt. Einige Genträger zeigen aber erst im höheren Lebensalter (6.–7. Lebensjahrzehnt) lediglich eine Katarakt aus, andere bleiben Zeit ihres Lebens asymptomatisch. In diesem Fall ist die Penetranz reduziert. Ein Individuum mit einer reduzierten Penetranz wird manchmal erst als obligater Anlagenträger erkannt, wenn Nachkommen Symptome der Krankheit zeigen. Das Gen scheint eine Generation übersprungen zu haben. Zusätzlich zu einer intrafamiliär unterschiedlichen Ausprägung des Phänotyps (Expressivität) und des Manifestationsalters (Penetranz) wird in den meisten Familien mit DM eine Zunahme der Schwere des Krankheitsbildes und eine Verringerung des Manifestationsalters in der Generationenfolge beobachtet. Dieses Phänomen wird als Antizipation bezeichnet und kommt auch bei anderen neurologischen Krankheiten wie z.B. der Huntington Krankheit (MIM 143100) vor. Die Ursache der Antizipation konnte für DM inzwischen geklärt werden. Im 3′ nicht translatierten Bereich des DMPK-Gens auf Chromosom 19 findet sich eine CTG-(Cytosin-Thymin-Guanin) Trinukleotidsequenz, die bei Erkrankten von Generation zu Generation weiter expandiert. Es besteht eine weitgehende Korrelation zwischen dem Ausprägungsgrad des Krankheitsbildes und der Vergrößerung der CTG-Sequenz (Abb. 29.5).

Die Ausprägung eines Phänotyps kann auch davon beeinflußt werden, ob eine Mutation von Vater (z.B. Prader-Willi-Syndrom, MIM 176270) oder Mutter (z.B. Angelman-Syndrom, MIM 105830) auf die Nachkommen vererbt wird. Die unterschiedliche Auswirkungen eines Gens auf den Phänotyp je nach elterlicher Herkunft wird als genomische Prägung (Imprinting) bezeichnet (s. Kap. 30).

In wieweit bei variabler Expressivität und Penetranz andere modifizierende Gene oder Umweltfaktoren eine Rolle spielen, ist für die meisten monogen vererbten Krankheiten noch nicht sehr erforscht.

Polygene und multifaktorielle Vererbung

Krankheiten, die nach den Mendelschen Regeln an die nächste Generation weitergegeben werden, sind in ihrer Merkmalsausprägung im wesentlichen von einem Gen bestimmt. Es wird von einem monogenen genetischen Modell ausgegangen. Der Phänotyp ist aber auch bei monogen vererbten Krankheiten nicht nur auf Mutationen eines Gens zurückzuführen. Wahrscheinlich tragen modifizierende Gene, die sich ebenfalls nach den Mendelschen Regeln vererben mit ihren verschiedenen Allelen zur Variabilität des Phänotyps bei. Von den meisten in der Bevölkerung häufig vorkommenden Krankheiten (essentielle Hypertonie, Allergien, extreme Adipositas) und Fehlbildungen (Neuralrohrdefekte, Lippen-Kiefer-Gaumenspalten, kongenitale Herzfehler) ist anzunehmen, daß sie nicht monogen vererbt werden. Trotzdem können sie ebenfalls familiär gehäuft auftreten.

Für die komplexe Ätiologie dieser Krankheiten und Fehlbildungen werden mehrere verwandte genetische Modelle diskutiert, denen allen eine Interaktion von Genen und Umweltfaktoren (gemeinsam ist. Ob eine komplexe Krankheit zwei Loci (digen), mehrere Loci (polygen), eine bestimmte

Anzahl von Genen mit Schwellenwerteffekt oder zusätzlich Umweltfaktoren (multifaktorielle Vererbung) benötigt, um sich zu manifestieren, ist im Einzelfall meist nicht zu entscheiden. Deshalb stützt man sich in der genetischen Beratung bei der Angabe von Wiederholungswahrscheinlichkeiten auf die empirische Erbprognose. Dabei handelt es sich um Zahlenwerte, die durch Untersuchungen von Familien, in denen die entsprechenden Krankheiten segregieren, gewonnen wurden. Für die meisten polygen und/oder multifaktoriell vererbten Krankheiten oder Fehlbildungen liegt das Wiederholungsrisiko in der deutschen Population für Eltern mit einem erkranktem Kind bei 3–5%. Auch nach zwei Erkrankten liegt die Wiederholungswahrscheinlichkeit für weitere Krankheitsfälle in der Familie noch unter 10%. Da Wiederholungswahrscheinlichkeiten bei komplexen Krankheiten stark von der Inzidenz der Krankheit in der Bevölkerung und damit vom untersuchten Genpool abhängen, sind Zahlenangaben einer empirischen Erbprognose nur für die jeweils untersuchte Population gültig.

Inzwischen gibt es konkrete Beispiele, die die Hypothese von digener, polygener und multifaktorieller Vererbung von Krankheiten stützen. Die Online-Datenbank OMIM listet inzwischen etwa 20 Krankheiten auf, für die ein digener Erbgang beim Menschen wahrscheinlich gemacht werden konnte. Bei einer Form der autosomal-rezessiv vererbten Gliedergürtel-Muskeldystrophie (LGMD2 A, MIM 253600) konnten Mutationen im Gen für Calpain 3, das für eine muskelspezifische Ca^{2+}-regulierte Protease codiert, nachgewiesen werden. Zusätzlich zu diesen Mutationen ist für eine Ausprägung dieser Calpain 3 Muskeldystrophie jedoch mindestens ein weiteres, bisher nicht identifiziertes Gen notwendig. Ein weiteres Beispiel für einen digenen Erbgang ist das Waardenburg-Syndrom Typ IIA (MIM 193510). Individuen mit diesem Syndrom zeigen Mutationen im Tyrosinase-Gen und im Gen für den Transkriptionsfaktor MITF.

Ebenfalls gibt es konkrete Hinweise für eine polygene und multifaktorielle Ätiologie der Lippen-Kiefer-Gaumenspalten (MIM 119530, MIM 119540). Es wurden Assoziationen zwischen definierten Polymorphismen für die Gene der Wachstumsfaktoren TGFA und TGFB3 gefunden. Zusätzlich konnte in einigen Populationen gezeigt werden, daß eine Assoziation zu einem TGFA-Polymorphismus und einem Nikotinkonsum der Mutter in der Schwangerschaft besteht.

Für einige Populationen scheint nachgewiesen zu sein, daß eine Substitution mit Folsäure vor der Konzeption, die Fehlbildungsrate beim Kind reduziert. Dies soll insbesondere zutreffen für Neuralrohrdefekte, Lippen-Kiefer-Gaumenspalten und Herzfehler. Dieser präventive Effekt der Folsäure hat Gene, die am Metabolismus der Folsäure beteiligt sind, zu Kandidatengenen für die Fehlbildungsforschung werden lassen.

30 Chromosomen – Aberrationen und Krankheitsbilder

S. Schuffenhauer

30.1 Struktur und Funktion der Chromosomen

Definition. Chromosomen sind im Zellkern lokalisierte, molekular hochorganisierte Struktureinheiten, die aus DNA, Proteinen und RNA bestehen. Sie sind die Träger der Erbinformation und lassen sich während der Zellteilung (Mitose) lichtmikroskopisch darstellen.

Funktion und Struktur. Sie gewährleisten bei der Teilung von Körperzellen (Mitose) oder Keimzellen (Meiose) die organisierte Weitergabe des Erbmaterials auf die Tochterzellen, sie sind gewissermaßen die Transportform der DNA. Chromosomen bestehen aus zwei Chromatiden (Halbchromosomen), die jeweils identische DNA-Sequenzen enthalten. Die Wechselwirkung zwischen DNA und Proteinen ermöglicht eine hochkompakte Tertiärstruktur der DNA und die Ausbildung von Chromosomensubstrukturen, die der Stabilität und Segregation (Verteilung der DNA) dienen (Zentromer, Telomer). Bei der Mitose werden die Chromatiden getrennt und jeweils eine an jede – somit genetisch identische – Tochterzelle weitergegeben, die nunmehr Halbchromosomen enthält. Während der Arbeitsphase der Zellen (Interphase) ist das Erbmaterial nicht in diesen Halbchromosomen, sondern dekondensiert in Form von Chromatindomänen organisiert (G1-Phase, G2-Phase). Vor der Zellteilung erfolgt in der Interphase die DNA-Synthese (S-Phase) (Abb. 30.1).

Chromosomensatz und Karyogramm. Die verschiedenen Chromosomen eines Individuums werden als Chromosomensatz definiert. Der einfache (= haploide) Chromosomensatz des Menschen besteht aus 23 Chromosomen (n=23), und zwar aus 22 Autosomen (Nr. 1–22) und einem Geschlechtschromosom (Gonosom X oder Y). Die Körperzellen sind in der Regel *diploid*, d.h. sie enthalten zwei komplette Chromosomensätze (2n=46; 2×22 Autosomen + 2 Gonosomen; XX – weiblich oder XY – männlich). Die Keimzellen sind *haploid* (1n=23). Sie entwickeln sich in den Hoden und Eierstökken aus bestimmten somatischen Zellen, die eine spezielle Zellteilung durchlaufen – die Meiose. Im Ergebnis der zwei Teilungsschritte der Meiose (Meiose 1 = Reduktionsteilung und Meiose 2 = mitoseähnliche Teilung) entstehen Keimzellen mit je 23 Chromatiden (je ein Halbchromosomen 1–22 und X oder Y). Aus der Befruchtung einer haploiden Eizelle (n=23) mit einer haploiden Samenzelle (n=23) entsteht eine diploide Zygote (2n=46). Die Zygote sowie sämtliche diploide Zellen des Individuums, das sich durch mitotische Zellteilungen aus ihr entwickelt, enthalten also Paare homologer Chromosomen mit nahezu identischen DNA-Sequenzen. Jeder Elternteil hat zu jedem Autosomenpaar ein Chromosom – ein Homolog – beigesteuert und je ein Geschlechtschromosom. Von der Mutter stammen 22 Autosomen und ein X-Chromosom (maternale Chromosomen), vom Vater 22 Autosomen und ein X- oder Y-Chromosom (paternale Chro-

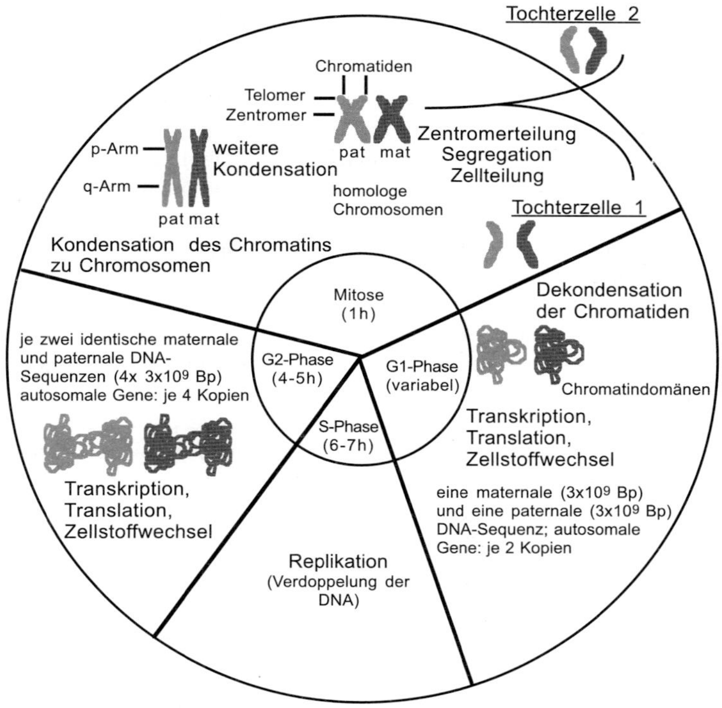

Abb. 30.1. Zellzyklus

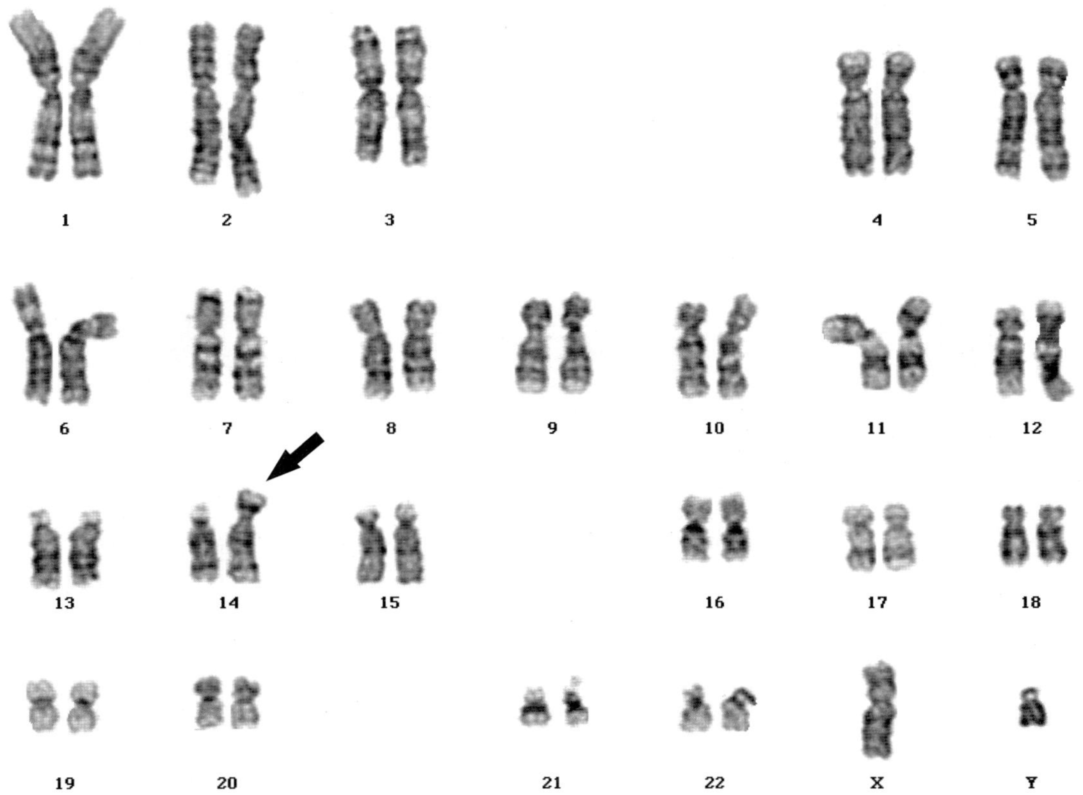

Abb. 30.2. Karyogramm eines Patienten mit Down-Syndrom infolge einer Translokationstrisomie 21, Karyotyp: 46,XY,der(14;21)(q10;q10), +21. Durch G-Bänderung sind ca. 450 Banden pro haploidem Chromosomensatz differenziert, d.h. jede helle oder dunkle Bande enthält etwa 6 Millionen Basenpaare (6 Megabasen, Mb)

mosomen). Die Chromosomenkonstitution einer Zelle wird als *Karyotyp*, die Darstellung der Chromosomen in geordneter Form als *Karyogramm* bezeichnet (Abb. 30.2).

30.2 Klassifizierung und Häufigkeit von Chromosomenaberrationen

Definition. Mutationen, die im Lichtmikroskop beobachtet werden können, werden traditionell Chromosomenaberrationen genannt. Sie gehen häufig mit Abweichungen von der normalen Menge an DNA (ca. 2×3 Milliarden Basenpaare) einher und verursachen Dysmorphie- und Fehlbildungssyndrome oder Reproduktionsstörungen (Infertilität, Fehlgeburten) (Tabellen 30.1 und 30.2).

Klassifizierung. Chromosomenaberrationen können im wesentlichen nach folgenden Gesichtspunkten klassifiziert werden: 1. dem Typ der Veränderung, 2. der Bedeutung für den Phänotyp und 3. der Verteilung der Aberration im Organismus.

Typ der Aberration. Chromosomenstörungen lassen sich einteilen in *numerische Aberrationen*, d.h. Veränderungen der Chromosomenzahl ohne Chromosomenbrüche und *strukturelle Aberrationen*, d.h. Veränderungen der Chromosomenstruktur infolge von Chromosomenbrüchen und Reunion (Abb. 30.3). Zu den ersteren gehören *Aneuploidien* (z.B. Trisomie oder Monosomie einzelner Chromsomen) und *Polyploidien* (z.B. Triploidie = Trisomie aller Chromosomen). Wichtige Strukturaberrationen sind *Deletion* (= partielle Monosomie), *Translokation*, *Inversion*, *Duplikation* (= partielle Trisomie) und *Insertionstranslokation*. Strukturaberrationen können auch gleichzeitig mit einer Veränderung der Chromosomenzahl einhergehen, hierzu gehören z.B. zusätzliche kleine Markerchromosomen (Abb. 30.3).

Bedeutung für den Phänotyp. Chromosomenstörungen mit pathologischem Effekt auf den Phänotyp des Trägers werden als *unbalancierte* Aberrationen bezeichnet. Es handelt sich hier um Veränderungen, die mit einem Verlust oder Gewinn an genetischem Material verbunden sind (alle numerischen Aberrationen, Deletion, Duplikation, Markerchromosom). Strukturaberrationen ohne quantitative Veränderungen des Erbmaterials haben in der Regel keinen Effekt auf den Phänotyp des Mutationsträgers und werden deshalb als *balanciert* bezeichnet (z.B. reziproke Translokation, Inversion, Insertionstranslokation). Sie können jedoch bei den Nachkommen in Abhängigkeit von der Verteilung der betroffenen Chromosomen während der Reduktionsteilung der Keimzellen zu Verlust und/oder Gewinn an Erbmaterial führen, d.h. zu einer unbalancierten Chromosomenaberration und damit verbundenem Dysmorphie- und Fehlbildungssyndrom. In seltenen Fällen können Strukturaberrationen ohne sichtbare quantitative Veränderungen der DNA (zytogenetisch balanciert erscheinend) auch Ursache von monogenen – dominanten oder X-chromosomal-rezessiven – Krankheiten sein, wenn das entsprechende Gen durch den Chromosomenbruch zerstört oder inaktiviert wird.

Verteilung im Organismus. Chromosomenaberrationen, die in sämtlichen Zellen des Körpers auftreten, werden als *konstitutionelle* Aberrationen bezeichnet. Chromosomenstörungen, die nur in einem Teil der Zellen vorliegen, sind *somatische* oder erworbene Aberrationen. Das Vorliegen von Zelllinien mit unterschiedlichem Chromosomensatz in einem aus einer Zygote entstandenen Individuum wird als *Mosaik* bezeichnet. Mosaike können aus einer normalen Zygote durch Neumutation in einer von mindestens zwei Zellen entstehen (z.B. mitotischer Verlust eines Y-Chromosoms) oder aus einer pathologischen Zygote durch Rückmutation (z.B. mitotischer Verlust eines überzähligen Chromosoms).

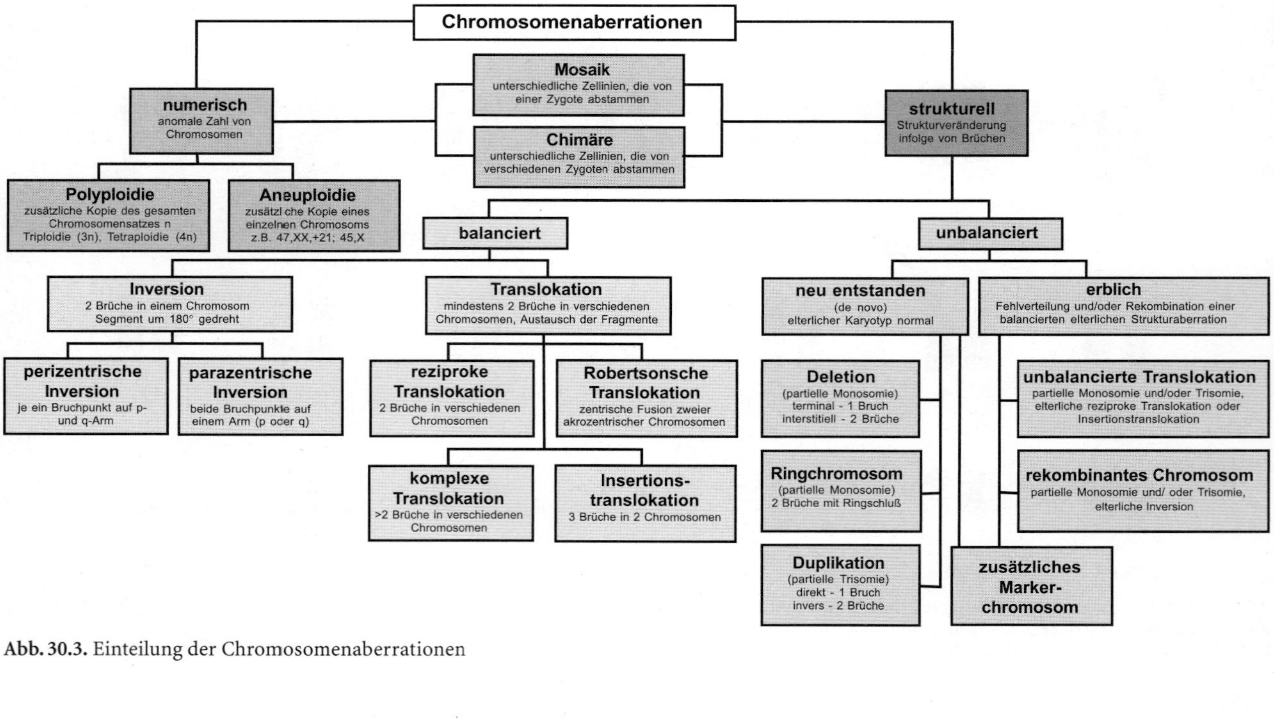

Abb. 30.3. Einteilung der Chromosomenaberrationen

Im Extremfall ist ein pathologischer Chromosomensatz nur auf ein Gewebe beschränkt und meistens Ausdruck maligner Entartung. In neoplastischem Gewebe finden sich in der Regel multiple und außerordentlich heterogene Chromosomenaberrationen, die sowohl Ursache als auch Folge der malignen Entartung sind und manchmal mit der Prognose korrelieren. Solche Chromosomenstörungen werden im weiteren nicht betrachtet. Schwerpunkt dieses Kapitels sind die im Rahmen von Fehlbildungs- und Retardierungssyndromen relevanten Chromosomenaberrationen.

Tabelle 30.1. Konstitutionelle Chromosomenaberrationen als Ursache von Krankheiten, Mortalität und Fertilitätsstörungen. Nach Hook 1992

Indikationsgruppe	Häufigkeit [%]
Fehlgeburten/Totgeburten	30
5.–11. Schwangerschaftswoche	50
12.–24. Schwangerschaftswoche	25
>24. Schwangerschaftswoche	5
insgesamt	30
angeborene komplexe Fehlbildungen	4–8
angeborene Herzfehler	13
mentale Retardierung (außer Fra-X-Syndrom)	–
IQ<20	? 3–10
IQ20–49	12–35
IQ50–69	? 3
Infertilität (männlich)	2
Azoospermie	15
echter Hermaphroditismus	25
primäre Ovarialinsuffizienz (einschl. Stranggonaden)	65
multiple Fehlgeburten (≥2)	2–5

30.3 Chromosomenanalyse und Fluoreszenz-in-situ-Hybridisierung in der pädiatrischen Praxis

Prinzip und Indikation. Die *Chromosomenanalyse* (= *Karyotypisierung*) beinhaltet die mikroskopische Untersuchung von Zahl und Struktur der Chromosomen in teilungsfähigem Gewebe (z.B. Fibroblasten, stimulierte Lymphozyten). Grundlage für die strukturelle Differenzierung sind spezielle Färbetechniken, mit denen sich je nach Auflösungsgrad 350–650 (im Extremfall bis 850) helle und dunkle Banden unterscheiden lassen (Abb. 30.2). Wichtige Indikationen zur Karyotypisierung lassen sich aus Tabelle 30.1 ableiten. Neben den dort aufgeführten Indikationsgruppen sollte auch bei autosomal-dominanten oder X-chromosomalen Krankheitsbildern eine Karyotypisierung erfolgen, da eine zytogenetisch balanciert erscheinende Translokation oder Inversion vorliegen kann. Der Karyotyp wird nach international geltender Nomenklatur (ISCN 1995) als Formel angegeben (Tabelle 30.2).

Untersuchungsmaterial und Qualitätsanforderungen. Das Standarduntersuchungsmaterial in der postnatalen Zytogenetik ist Blut (1–2 ml steriles Vollblut mit 0,2 ml Heparin). Bei Verdacht auf ein Chromosomenmosaik empfiehlt sich zusätzlich eine Karyotypisierung von Hautfibroblasten. Die qualitativen Anforderungen an die Chromosomenanalyse sind in hohem Maße von der entsprechenden Fragestellung abhängig. Ein unspezifisches Fehlbildungs- und Retardierungssyndrom erfordert beispielsweise eine Bandenauflösung von 500–600 Banden pro haploidem Chromosomensatz, so daß eine Bande durchschnittlich 5 Millionen Basenpaare (5 Megabasen, 5 Mb) DNA enthält und damit auch kleinere De-

Tabelle 30.2. Häufigkeit von konstitutionellen Chromosomenaberrationen bei Neugeborenen. (Nach Hook 1992)

Typ der Aberration	Aberration	Krankheitsbild	Häufigkeit pro 1.000	Inzidenz
Autosomale Trisomien	gesamt		1,4	1:700
	47,XY,+13[a]	Pätau-Syndrom	0,08	1:12.000
	47,XY,+18[a]	Edwards-Syndrom	0,15	1:6.000
	47,XY,+21[a]	Down-Syndrom	1,2	1:800
Triploidie	69,XXY[a]	Dysmorphiesyndrom	0,02	1:50.000
Gonosomen-Aneuploidie (männlich)	gesamt	–	2,5	1:400 (männl.)
	47,XXY	Klinefelter-Syndrom	1,2	1:800 (männl.)
	47,XYY	Großwuchs	1,2	1:800 (männl.)
	andere		0,14	1:7.000 (männl.)
Gonosomen-Aneuploidie (weiblich)	gesamt	–	1,4	1:700 (weibl.)
	45,X und Mosaike	Ullrich-Turner-Syndrom	0,3	1:3.000 (weibl.)
	47,XXX	meist unauffällig	1,1	1:900 (weibl.)
Strukturaberrationen unbalanciert[b]	2n=46	Dysmorphiesyndrom	0,3	1:3.000
	2n=47 (Markerchr.)	Dysmorphiesyndrom	0,4	1:2.500
Strukturaberrationen balanciert	–	–	4,0	1:250
Aberrationen gesamt	–	–	8,3	1:120

[a] Männlicher Karyotyp angegeben.
[b] Ohne Mikrodeletionen.

letionen, Duplikationen oder unbalancierte Translokationen nachzuweisen sind. Eine Trisomie 21 oder andere numerische Aberrationen lassen sich auch bei geringerer Bandenauflösung sicher nachweisen. Zur Abklärung von Chromosomenmosaiken ist meist die Auswertung einer großen Zahl von Zellen (50–100) in evtl. verschiedenen Geweben erforderlich. Hautpigmentierungsmuster (Blaschko-Linien z.B. bei Hypomelanosis Ito) sind ein wichtiger Indikator für Mosaike. Besondere Fragestellungen und Befunde erfordern zusätzlich zur konventionellen Karyotypiserung die Anwendung von molekularzytogenetischen Methoden.

Fluoreszenz-in-situ-Hybridisierung (FISH). FISH ist ein vielfach verwendetes diagnostisches Verfahren, bei dem chemisch markierte DNA-Moleküle (DNA-Sonden) auf Chromosomenpräparate oder Gewebeschnittpräparationen (in situ) hybridisiert und durch Fluoreszenzsignale im Mikroskop sichtbar gemacht werden (Abb. 30.4). Sie verbindet zytogenetische und molekulargenetische Techniken und wird deshalb auch als *Molekularzytogenetik* bezeichnet. Die Einsatzmöglichkeiten und das methodische Repertoire der FISH sind vielfältig und werden ständig erweitert. FISH ermöglicht u.a. die gezielte Identifizierung von segmentalen Aneuploidien, d.h. Deletionen, Duplikationen und Translokationen, die unter dem Auflösungsbereich der Lichtmikroskopie liegen, und sie dient zur Charakterisierung von unklaren Befunden der konventionellen Chromosomenfärbung. Die eingesetzten Techniken und DNA-Sonden müssen dabei immer an die jeweilige Fragestellung angepaßt werden. FISH ist in vielen Anwendungen eine Ergänzung zur traditionellen Chromosomenanalyse, für manche Fragestellungen auch allein ausreichend.

Die Vielfarben-FISH ermöglicht, mit computerassistierter Analyse jedes Chromosomenpaar mit einer spezifischen Fluoreszenzfarbenkombination differenziert darzustellen oder auch (fast) beliebig andere Abschnitte des Chromosomensatzes. Für die Vielfarben-FISH sind unterschiedliche Techniken entwickelt worden – mit angloamerikanischen Termini wie Multiplex (M)-FISH, Spectral Karyotyping (SKY), Color Changing Karyotyping (CCK) und Combined Binary Ratio Labeling (COBRA). Es handelt sich dabei ausnahmeslos um sehr komplexe Methoden, die gegenwärtig weiter entwickelt werden und deren direkter Vergleich hinsichtlich Sensitivität und Praktikabilität schwierig ist.

Ein an Bedeutung zunehmendes Anwendungsgebiet der Vielfarben-FISH ist das *Telomer-Screening*, bei dem mit einer spezifischen Auswahl von DNA-Sonden die Telomerregionen aller Chromosomen untersucht werden. Untersuchungen an Patienten mit idiopathischer geistiger Behinderung haben gezeigt, daß zwischen 2 und 6 % der Fälle auf Veränderungen im Bereich der Chromosomentelomere zurückzuführen sind, die sich der Identifizierung mit konventionellen Bänderungstechniken entziehen (kryptische Rearrangements – Deletionen, unbalancierte Translokationen). Bei Patienten mit unklarer geistiger Behinderung mit oder ohne Dysmorphiezeichen, insbesondere bei familiärem Auftreten kann ein Telomer-Screening als ergänzende diagnostische Maßnahme erwogen werden. Die breite Anwendung dieser aufwendigen Untersuchung für die o.g. Indikationen ist aus Kapazitäts- und Kostengründen (noch) eingeschränkt. Ein genomweites Screening nach unbekannten Deletionen ist derzeit nicht möglich.

Eine neue Methode zur Markierung kleinster chromosomaler Abschnitte ist PRINS (PRimed IN-Situ labeling), bei der zur Hybridisierung spezifische kurzkettige Oligonukleotide benutzt und anschließend polymerisiert werden. Die Methode kann kleinere DNA-Segmente lokalisieren als FISH.

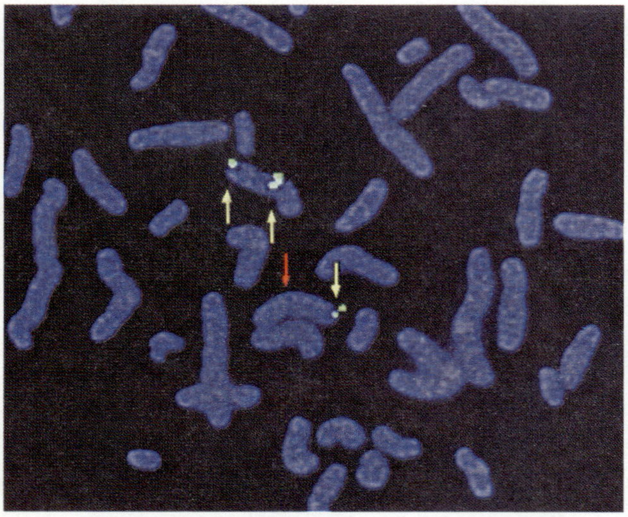

Abb. 30.4. Nachweis einer Mikrodeletion 7q11 bei einem Patienten mit Williams-Beuren-Syndrom (WBS) durch FISH mit einer spezifischen DNA-Sonde (ELN) für die WBS-typische Mikrodeletion 7q11 und einer Kontroll-DNA-Sonde für den terminalen Bereich des langen Arms von Chromosom 7. Das normale Chromosom 7 hat Fluoreszenzsignale in der Region 7q11 und am Ende des langen Arms (gelbe Pfeile). Das Chromosom 7 mit der Mikrodeletion weist nur Signale der Kontrollsonde auf, der Chromosomenabschnitt für die 7q11-DNA-Sonde fehlt (kein Fluoreszenzsignal, roter Pfeil)

30.4 Numerische Aberrationen und Krankheitsbilder

Numerische Aberrationen treten meist sporadisch auf und haben eine geringe Wiederholungswahrscheinlichkeit (ca. 1 %) (Tabelle 30.2). Trisomien von Autosomen und die Monosomie X sind häufige Befunde bei Embryonen und Feten von Fehlgeburten. Nur 3 reine, d.h. nicht im Mosaik vorliegende, autosomale Trisomien werden als lebensfähig eingestuft – Trisomie 13, 18 und 21, wobei im ersten Lebensjahr die Mortalität der ersten beiden über 90 % beträgt. Einige andere autosomale Trisomien sind nur in Mosaikform mit dem Leben vereinbar, z.B. Trisomie 8, 9, 14, 20 und 22 (Tabelle 30.3)

Down-Syndrom (Trisomie 21)

Ätiologie. Das klinische Bild des Down-Syndroms wurde bereits 1866 von dem Arzt Langdon Down beschrieben, doch dessen Ursache – ein zusätzliches Chromosom Nr. 21 – wurde erst 1959 durch Lejeune und Turpin nachgewiesen. Diese sog. freie Tisomie 21 liegt bei ca. 95 % der Patienten vor, eine komplette Trisomie 21 infolge einer Robertsonschen Translokation (Translokationstrisomie 21) findet sich bei ca. 5 % der Patienten (Tabelle 30.4; Abb. 30.2). Klinisch sind diese beiden Gruppen nicht differenzierbar. Sehr selten kann auch eine partielle Trisomie 21 vorliegen, d.h. die dreifache Dosis

Tabelle 30.3. Mosaik-Trisomien von Autosomen

Mosaik (Fallzahl)	Gewebe mit abnormalen Zellen	Wichtige Symptome
Trisomie 8 (>100)	Blut manchmal, Haut immer	langes Gesicht mit breiter vorgewölbter Stirn, breite Nase, dicke evertierte Unterlippe, Mikroretrogenie, hoher Gaumen oder Gaumenspalte, tiefe Palmar- und Plantarfurchen, Skelettanomalien, geistige Behinderung, Letalität bis 1. Jahr: 10%
Trisomie 9 (>100)	Blut und/oder Haut	Mikrozephalie mit weiten Schädelnähten, fliehende schmale Stirn, enge Lidspalten, Mikroretrognathie, multiple Gelenksluxationen, lange dünne Finger, Herzfehler, Nierenanomalien, schwere Retardierung, Letalität bis 1. Jahr: 90%

Tabelle 30.4. Aberrationen des Chromosoms 21 bei Down-Syndrom, Häufigkeit und Wiederholungswahrscheinlichkeiten (WW) für die Geburt eines weiteren Kindes

Aberration Karyotyp	Anteil	Erläuterungen	WW[a]
freie Trisomie 21 47,XY,+21	95%	Zunahme der Inzidenz mit mütterlichem Alter[a] Mutter <35 Jahre: 1:1.000; 35 J.: 1:350, 38 J.: 1:170; 40 J.: 1:100; Ursache Nondisjunktion: 95% maternale Meiose, 5% paternale Meiose oder postzygotisch (mitotisch)	<30 J. : 0,7% >30 J. : nach Alter
davon ca. 2–3% Mosaike 47,XY,+21/46,XY		Phänotyp häufig milder, jedoch keine klare Korrelation mit Mosaikgrad im Blut;	wie vor
Robertsonsche Translokation z. B. 46,XY, rob(13q21q) de novo	3%	Karyotyp der Eltern normal; Trisomie des kompletten Chromosoms 21 deshalb Phänotyp wie bei freier Trisomie 21; häufigste Translokationen: 14;21 und 13;21	<1%
Robertsonsche Translokation z. B. 46,XY, rob(13q21q) familiär	1%	ein Elternteil Translokationsträger, WW abhängig von Translokation und Geschlecht	–
		alle Translokationen außer t(21;21) – Mutter	10–15%
		alle Translokationen außer t(21;21) – Vater	2–4%
		t(21;21) – Mutter oder Vater (sehr selten)	100%
partielle Trisomie 21	<1%	unbalancierte reziproke Translokation (familiär)	2–20%
		intrachromosomale Duplikation (de novo) Phänotyp meist milder, Nachweis durch FISH	<1%

[a] Da ca. 30% aller Konzeptionen mit Trisomie 21 eine Fehlgeburt oder intrauterinen Tod zur Folge haben, ist die pränatale Häufigkeit je nach Schwangerschaftsalter entsprechend höher.

nur eines Teils von Chromosom 21 infolge einer Duplikation oder einer unbalancierten reziproken Translokation. Durch Phänotyp-Genotyp-Analysen solcher Patienten, die meist nur eine Teilsymptomatik zeigen, ist es in den letzten Jahren gelungen, sog. kritische Regionen für bestimmte Merkmale zu definieren. Das Down-Syndrom ist demnach im Sinne eines „contiguous-gene-syndromes“ zu werten, d.h. die dreifache Dosis mehrerer Gene einer bestimmten Chromosomenregion versursacht die für das Krankheitsbild charakteristische Merkmalskombination.

Klinische Symptome. Siehe Tabelle 30.5 und Abb. 30.5 a–c.

Diagnose. Die Sicherung der Diagnose erfolgt durch Karyotypanalyse, die auch Voraussetzung für die im Rahmen der Familienberatung erforderliche Bestimmung der Wiederholungswahrscheinlichkeit ist. Als Orientierung für die klinische Diagnose Down-Syndrom können die von Jackson et al. (1976) erstellten Kriterien dienen, nach denen die Wahrscheinlichkeit für eine Trisomie 21 100 % beträgt, wenn mindestens 13 der 25 mit Stern gekennzeichneten Merkmale vorliegen (Tabelle 30.5). Bei 12–10 Merkmalen beträgt die Wahrscheinlichkeit ca. 85 %, bei 9–7 Merkmalen 75 %, bei 5–6 Merkmalen 23 % und bei weniger als 5 Merkmalen 0 %. Im Zweifelsfall ist bei Patienten der letzteren Gruppe trotzdem eine Karyotypisierung im Hinblick auf ein Chromosomenmosaik zu erwägen.

Therapie. Die therapeutischen Maßnahmen orientieren sich nach der im Rahmen der Grundkrankheit vorliegenden Symptomatik (Herzfehlerkorrektur, Infektbehandlung). Für die geistige und körperliche Entwicklung von besonderer Bedeutung sind spezielle Förderungs- und Trainingsprogramme.

Prognose. Die 5-Jahres-Überlebensrate der Patienten mit Herzfehler beträgt ca. 70 %, die der Patienten ohne Herzfehler über 95 %. Der Intelligenzquotient im Alter von 3–10 Jahren liegt in der Regel im Bereich 25–50, höhere Werte werden insbesondere durch intensive Frühförderung erreicht. Ab dem 30. Jahr ist häufig eine Verschlechterung auf der Basis einer Alzheimer-Demenz zu beobachten.

Edwards-Syndrom (Trisomie 18)

Ätiologie. Im Jahr 1960 wurde von Edwards und Mitarbeitern bei Kindern mit einem charakteristischen Syndrom

Kraniofaziale Merkmale	[%]	Andere Merkmale	[%]
Brachyzephalie[a]	75	geistige Behinderung	100
„mongoloide" Lidachsen[a]	80	muskuläre Hypotonie[a]	100
Epikanthus[a]	60	verzögerte Reflexe	80
Brushfield Spots[a]	55	Infertilität (männl.)	100
Blepharitis, Konjunktivitis[a]	30	kurze, breite Hände[a]	65
Nystagmus[a]	35	Brachydaktylie 5[a]	60
flache, breite Nasenwurzel[a]	70	Klinodaktylie 5[a]	55
offener Mund[a]	60	Vierfingerfurche[a]	55
gefurchte Zunge[a]	55	auffällige Dermatoglyphen	85
hervortretende Zunge*	45	Sandalenlücke[a]	70
dysplastische Ohren[a]	50	Gelenkhyperflexibilität[a]	75
hoher Gaumen[a]	50	Hüftdysplasie	70
schmaler Gaumen[a]	75	Herzfehler (AV-Kanal, VSD, ASD)[a]	40
Zahnfehler[a]	60	Herzgeräusch[a]	70
atlantoaxiale Instabilität	15	Hypothyroidismus	13
überschüssige Nackenhaut[a]	80	Duodenal-, Analatresie	4
kurzer Hals[a]	60	Leukämie	1

[a] Bestandteil der Symptomenliste von Jackson et al. (1976).

Tabelle 30.5. Die wichtigsten Merkmale des Down-Syndroms und deren Häufigkeit. Symptomfrequenzen nach Antonarakis 1996 und Epstein 1995

(Mikrozephalie, Herzfehler, Wiegenkufenfüße) erstmals die Trisomie 18 nach. Meist liegt eine komplette Trisomie 18 vor. Mosaike mit einer normalen Zellinie finden sich in ca. 10 % der Patienten, partielle Trisomien bei unbalancierter Translokation in ca. 5 %. Das Verhältnis Mädchen zu Jungen beträgt 3 : 1.

Klinische Symptome. Mehr als 130 phänotypische Auffälligkeiten wurden bei der Trisomie 18 beschrieben. Im Folgenden sind die Merkmale aufgelistet, die bei mindestens 50 % bzw. bei 10–49 % (in Klammern) der Patienten vorliegen.

Allgemein. Polyhydramnion, kleine Plazenta, Frühgeburt oder Übertragung, singuläre Umbilikalarterie, Hypoplasie von Skelettmuskeln und Subkutangewebe, niedriges Geburtsgewicht pre- und postnataler Minderwuchs, muskuläre Hypertonie, Gedeihstörung, Cutis marmorata, Ateminsuffizienz, Trinkschwäche, schwere psychomotorische Retardierung, (Krampfanfälle).

Kraniofazies. Prominentes Okziput, schmaler Bifrontalabstand, kleiner Gesichtsschädel, tief angesetzte dysmorphe Ohren (Faunenohren), kleiner Mund, schmaler hoher Gaumen, Mikroretrognathie; (Mikrozephalie, Ptosis, Hypoplasie der Orbitalbögen, Hornhauttrübung, Gaumen- und/oder Lippenspalte).

Extremitäten. Flexionskontrakturen der Finger mit Überlagung II über III und IV über III, Nagelhypoplasie, kurzer, meist dorsal flexierter Hallux, (Handabknickung nach ulnar oder radial, Daumenhypoplasie, dorsal flektierte Zehen mit Wiegenkufenfüßen, Syndaktylie der Zehen II und III).

Thorax/Abdomen. Kurzes Sternum, kleine Mamillen mit weitem Abstand, Inguinal- oder Umbilikalhernien, Rektumdiastase, (Meckelsches Divertikel, Omphalozele).

Genitalien. M: Kryptorchismus; w: (Hypoplasie der Labia major, prominente Klitoris).

Organe. Herzfehler VSD, ASD, persistierender Duktus arteriosus (Pulmonalstenose, Aortenfehlbildung), Hufeisenniere, Hydronephrose, polyzystische Nieren, Ureterfehlbildungen; Malsegmentation der Lunge, Aplasie des rechten Lappens.

Prognose. Die intrauterine Letalität dieser Chromosomenstörung beträgt ca. 90 %, ca. 50 % der geborenen Kinder versterben in der ersten Lebenswoche, und nur ca. 5 % überleben länger als ein Jahr. Bei Mosaiken und partieller Trisomie kann ein milderes klinisches Bild mit längerer Überlebenszeit vorliegen, wobei in der Regel eine schwere psychomotorische Retardierung vorliegt.

Pätau-Syndrom (Trisomie 13)

Ätiologie. Die Trisomie 13 wurde erstmals von Pätau bei Kindern mit der Symptomenkombination Holoprosenzephalie, Lippenspalte und Hexadaktylie beschrieben. Bei ca. 80 % der Patienten liegt eine freie Trisomie 13 vor – ein Teil davon in Mosaikform, bei ca. 20 % findet sich eine Robertsonsche Translokation (Translokationstrisomie 13), die in etwa 40 % von einem Elternteil geerbt wurde.

Klinische Symptome. Im folgenden werden die Merkmale mit einer Häufigkeit von ≥50 % bzw. (10–49 %) aufgelistet.

Allgemein. Singuläre Umbilikalarterie, niedriges Geburtsgewicht, Krampfanfälle, Apnoe, Trinkschwäche, schwere psychomotorische Retardierung.

Kraniofazies. Holoprosenzephalie, Schwerhörigkeit, Mikrozephalie, weite Fontanelle und Sagittalnaht, Mikrophthalmie, Iriskolobom, Lippen- oder LKG-Spalte, tief sitzende dys-

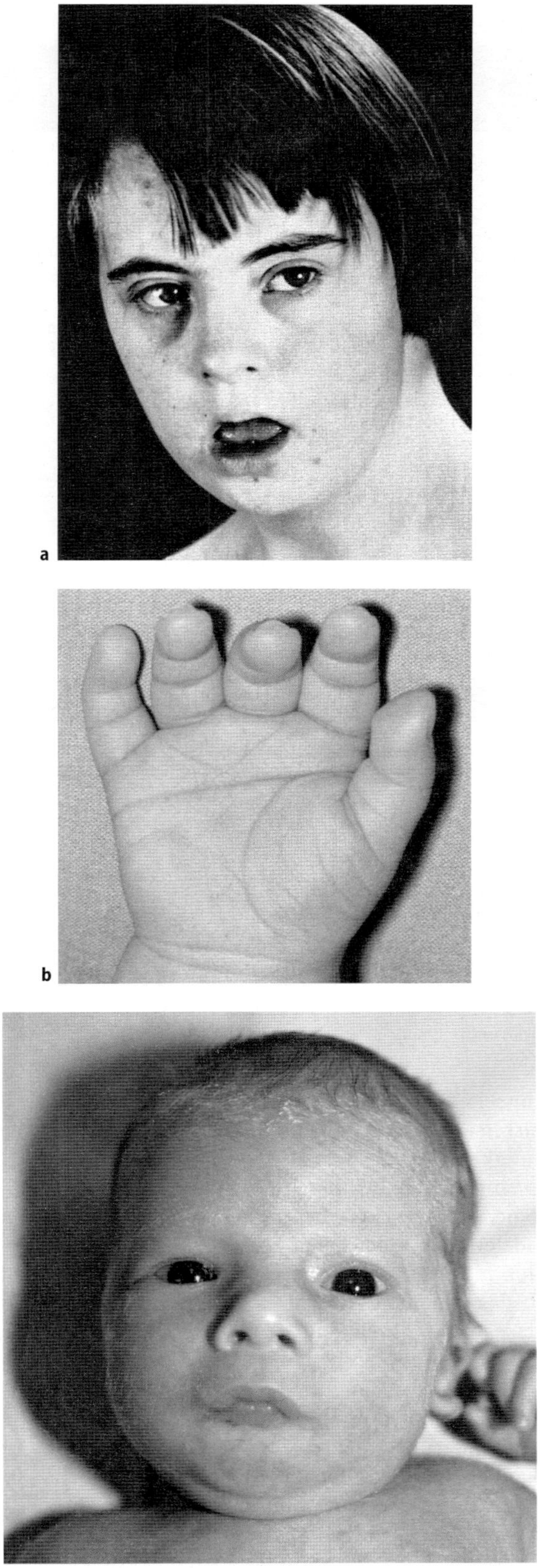

Abb. 30.5. a Jugendliche mit Down-Syndrom. Schlaffe, hypotone Gesichtszüge, schräg nach außen-oben verlaufende Lidspalten, Epicanthus beidseits, große Zunge. **b** Vierfingerfurche. **c** Säugling mit Di-George-Syndrom und Mikrodeletion 22q11. Typische Kraniofazies mit Hypertelorismus, kurzer Nase, kleinem zugespitzten Mund und Mikroretrognathie. (Mit freundlicher Genehmigung von Dr. H. Seidel, München)

morphe Ohren, (Corpus-callosum-Agenesie, Hydrozephalus, Meningomyelozele, Anophthalmus, Mikroretrognathie).

Extremitäten. Postaxiale Polydaktylie, Flexion der Finger, hyperkonvexe schmale Fingernägel, (Radiusaplasie, Syndaktylie, Klumpfüße).

Thorax/Abdomen. Schmale und fehlende Rippen, Hüfthypoplasie, Inguinal- oder Umbilikalhernie, (Omphalozele, inkomplette Kolonrotation, Meckelsches Divertikel).

Genitalien. M: Kryptorchismus, abnormales Skrotum (Hypospadie); w: Uterus bicornis (Ovarialhypoplasie).

Organe. Herzfehler – VSD, ASD, persistierender Duktus arteriosus, Dextroposition, Venenfehlmündung, überreitende oder hypoplastische Aorta, Pulmonalstenose, Mitral- oder Aortenklappenstenose, (Nierenfehlbildungen, z.B. polyzystische Nieren, Hydronephrose und Hufeisenniere, Situs inversus der Lungen, Thrombozytopenie).

Prognose. Die intrauterine Letalität beträgt ca. 80%; 80% der geborenen Kinder versterben in der ersten Lebenswoche, nur 5% überleben die ersten 6 Monate.

30.5 Strukturelle Aberrationen und Krankheitsbilder

Die wichtigsten Formen der unbalancierten strukturellen Aberrationen, die auch als segmentale Aneusomien bezeichnet werden können, sind *partielle Monosomien* (Deletionen), *partielle Trisomien* (Duplikationen) bzw. *partielle Tetrasomien* (Extra-Markerchromosomen in Form von Isochromosomen) und die *Kombination* von partieller Monosomie und Trisomie (unbalancierte reziproke Translokation) (Abb. 30.3). Für alle diese Strukturveränderungen gilt, daß eine von der Norm abweichende Kopiezahl für die in der betroffenen Chromosomenregion lokalisierten Gene vorliegt. Diese veränderte Gendosis führt zu einer für die entsprechende Chromosomenregion mehr oder weniger charakteristischen Kombination von Dysmorphien, Fehlbildungen und psychomotorischer Retardierung. Die mit segmentalen Aneusomien assoziierten Phänotypen können demzufolge als *„Contiguous gene syndrome"* betrachtet werden, im angloamerikanischen Sprachgebrauch wird auch die Bezeichnung *„Segmental aneusomy syndrome"* verwendet. Segmentale Aneusomien sind für fast alle Chromosomenabschnitte beschrieben worden, wobei die Fallzahlen für jede einzelne Chromosomenregion meist gering sind. Dabei unterscheiden sich zytogenetisch identisch erscheinende Bruchpunkte auf der DNA-Ebene in der Regel um mehrere Mb, mit Ausnahme bestimmter Mikrodeletionen. Beispiele für segmentale Aneusomien und deren Phänotypen finden sich in den Tabellen 30.6 und 30.7. Für das gleichzeitige Vorliegen von partiellen Monosomien und partiellen Trisomien in Form von unbalancierten reziproken Translokationen gibt es eine nahezu unbegrenzte Anzahl von Kombinationsmöglichkeiten, so daß in diesen Fällen meist keine charakteristischen Phänotypen definierbar und identische Vergleichsfälle in der Literatur sehr selten sind. Eine prognostische Aussage

Tabelle 30.6. Partielle Monosomien und Phänotypen

Monosomie Bruchpunkte Deletionsgröße	Syndrom/Symptome
4p p16[a], p15 o. p14 2–20 Mb[1]	Wolf-Hirschhorn-Syndrom/Wachstumsretardierung, Mikrozephalie, prominente Stirn mit medianem Hämangiom, hakenförmige Nase mit prominenter Wurzel (griechisches Profil), Ohranhängsel, Gaumen- oder LKG-Spalte, Mikrorethrognathie, Kopfhautdefekte, Herzfehler, Nierenanomalien, Epilepsie, schwere geistige Behinderung; Letalität bis 1. Jahr: 90%
5p p15[a], p15 o. p14 2–20 Mb[1]	Katzenschreisyndrom (Cri-du-chat-Syndrom)/Wachstumsretardierung, Mikrozephalie, rundliches Gesicht, antimongoloide Lidachsen, Strabismus, flache breite Nasenwurzel, Mikrorethrognathie, kurze Hände und Finger, charakteristischer Säuglingschrei (Name), geistige Behinderung
18p p11[a] 20 Mb	DeGrouchy-I-Syndrom/Minderwuchs, muskuläre Hypotonie, breites Gesicht, Hypertelorismus, Ptosis, breite Nase, abfallende Mundwinkel, Zahnfehlstellungen, Trichterbrust, Skoliose, milde bis mittlere geistige Behinderung, ca. 20% schwerer betroffen mit Hirnfehlbildungen (Holoprosenzephalie, schwere Behinderung), Herzfehler, Augenfehlbildungen
18q q21, q22, q23 20–40 Mb	De Grouchy-II-Syndrom/Muskelhypotonie, Minderwuchs, Brachyzephalie, Mittelgesichtsretraktion, variable Augenfehlbildungen (Iriskolobom, Mikrophtalmie), schmale Nase, kurze Oberlippe, evertierte Unterlippe, Unterbiß, Wirbelfehlbildungen, Klumpfuß, Immunglobulin-A-Mangel
Xp p22.3[a] 2–15 Mb	männlich: Contiguous gene syndrome, gleichzeitiges Auftreten von Ichtyosis, Kallmann-Syndrom, Chondrodysplasia punktata, Kleinwuchs und okulärer Albinismus weiblich: Kleinwuchs, fertil (kein Ullrich-Turner-Syndrom)

[a] Einige Patienten haben eine sehr kleine Deletion oder eine unbalancierte kryptische Translokation, die sich nur mit FISH-Analyse nachweisen lassen. Kleinere Deletionen zeigen nur eine Teilsymptomatik.

Tabelle 30.7. Partielle Trisomien/Tetrasomien und Phänotypen

Aberration	Syndrom/Symptome
partielle Trisomie 9p, unbalancierte Translokation	Trisomie 9p-Syndrom/Wachstumsrückstand, verzögerte Knochenreifung, Mikrobrachyzephalie, antimongoloide Lidachsen, knollige Nase, kurze Finger/Zehen, Nagelhypoplasie, Kryptorchismus, schwere psychomotorische Retardierung
partielle Trisomie 11p (pat) unbalancierte Translokation	Beckwith-Wiedemann-Syndrom/synon. EMG (Exomphalos, Makroglossie, Gigantismus)-Syndrom, geistige Behinderung, Tumore
partielle Tetrasomie 22q, Markerchromosom[a]	Katzenaugen (Cat eye)-Syndrom/Kolobom, Hypertelorismus, Ohranhängsel, Nierenfehlbildungen, Herzfehler, Analatresie Markerchromosom i(22)(q12), häufig im Mosaik
Tetrasomie 12p, Markerchromosom[a], immer Mosaik	Pallister-Killian-Syndrom/grobes Gesicht mit evertierter Nasenbodenebene, Pigmentstörungen, zusätzliche Brustwarzen, Zwerchfellhernie, Herzfehler, Markerchromosom i(12p) in Fibroblasten, nur selten im Blut nachweisbar

[a] Die zusätzlichen Markerchromosomen sind in der Regel nur mit FISH-Analyse genau definierbar.

ist meist nicht anhand der betroffenen Chromosomensegmente sondern nur auf Basis der klinischen Befunde möglich. Bei strukturellen Chromosomenanomalien ist immer eine Chromosomenanalyse der Eltern indiziert. Die untere Grenze der im Karyogramm sichtbaren Veränderungen liegt in der Größenordnung von 5–10 Mb, d.h. partielle Monosomien oder Trisomien, die weniger als 5 Mb umfassen, werden in der Regel nicht erkannt (Ausnahme: Extra-Markerchromosomen).

30.6 Mikrodeletionssyndrome

Deletionen von weniger als 5 Mb werden als Mikrodeletionen bezeichnet. Sie sind nur in Ausnahmefällen im Lichtmikroskop sichtbar und werden mit der molekularzytogenetischen FISH-Technik nachgewiesen (Abb. 30.4). Einige Mikrodeletionen gehören zu den häufigsten chromosomalen Strukturstörungen und verursachen charakteristische Krankheitsbilder, die als Mikrodeletionssyndrome bezeichnet werden (Tabelle 30.8). Eltern von betroffenen Kindern können Träger einer balancierten Strukturaberration oder (sehr selten) sogar selbst Träger der Deletion sein, die dann meist in Mosaikform vorliegt. Die Deletionen sind nach der Häufigkeit von elterlichen Strukturaberrationen in 3 Gruppen eingeteilt. In der Tabelle 30.8 nicht aufgelistet sind Syndrome, deren verursachendes Gen zwar aufgrund von Mikrodeletionen identifiziert wurde, aber die insgesamt nur selten mit Mikrodeletionen assoziiert sind. Dazu gehören z.B. das Alagille-Syndrom mit den Leitsymptomen Cholestase und Wirbelanomalien (Defekt des JAG1-Gens in 20p12, Deletionsanteil ca. 2%) und das Rubinstein-Taybi-Syndrom mit den Leitsymptomen Mikrozephalie, faziale Dysmorphien, breite Daumen und Zehen sowie geistige Behinderung (Defekt des CBP-Gens in 16p13, Deletionsanteil ca. 10%). Ebenfalls nicht in der Tabelle 30.8 erwähnt sind sehr seltene „Contiguous gene syndromes", wie z.B. das Langer-Giedion-Syndrom (Trichorhinophalangeal-Syndrom I, Exostosen und geistige Behinderung, 8q24) und das WAGR-Syndrom (Wilms-Tumor, Aniridie, genitouretrale Fehlbildung, Retardierung, 11p13). Über die in der Tabelle 30.8 zusammengefaßten Informationen hinaus sollen hier die Mikrodeletionen 22q11 und 15q12 (s.u.) näher erläutert werden.

Tabelle 30.8. Die wichtigsten Mikrodeletionssyndrome

Syndrom	Deletion ca. Größe	Häufigkeit der Deletion (Patienten)	Symptome (Leitsymptome)	Deletions-gruppen
Williams-Beuren-Syndrom (WBS)	7q11 2 Mb	1:10.000 (>95%)	supravalvuläre Aortenstenose, perinatale Hyperkalzämie, rauhe Stimme, geistige Behinderung, gutes Sprachvermögen, Verhaltensauffälligkeiten (distanzlos), charakteristisches Gesicht	I
Prader-Willi-Syndrom (PWS)	15q12,pat 4 Mb	1: 13.000 (70%)	neonatale Hypotonie, Adipositas, Minderwuchs, Hypogenitalismus, Verhaltensauffälligkeiten	II
Angelman-Syndrom (AS)	15q12,mat 4 Mb	1: 15.000 (70%)	schwere geistige Behinderung, Epilepsie, Ataxie, Lachanfälle	II
Miller-Dieker-Syndrom (MDS) und isolierte Lissenzephalie	17p13 1–5 Mb	1:20.000 (90% und 30%)	Lissenzephalie, prominente Stirn, schmale Schläfenregion, kurze Nase, schwere geistige Behinderung	III
Smith-Magenis-Syndrom (SMS)	17p11 5 Mb	1:25.000 (100%)	Hyperaktivität, autoaggressives Verhalten, Brachyzephalie, flaches Mittelgesicht, geistige Behinderung	I
DiGeorge-Syndrom (DGS) und Shprintzen-Syndrom (VCFS)	22q11 2 Mb	1:4.000 (95% und 70%)	Hypo- oder Aplasie von Thymus und/oder Parathyroidea, T-Zell-Defekt, Hypokalzämie, Herzfehler, Gaumenspalte, faziale Dysmorphien	II

I ausschließlich interstitielle Deletionen, fast immer de novo, sehr selten (<0,5%) haben Eltern ein Deletionsmosaik (meist Mikrosymptome); II in der Regel interstitielle de novo Deletionen (22q11 ca. 10% geerbt), der Anteil an unbalancierten Translokationen beträgt ca. 1%; III terminale Deletion, 5–10% infolge unbalancierter Translokation

Mikrodeletion 22q11

Häufigkeit. Die Mikrodeletion 22q11 ist mit einer Inzidenz von 1:4000 bei Neugeborenen die häufigste strukturelle Aberration.

Klinische Symptome. Die 2 Mb große Deletion ist mit verschiedenen, bereits früher klinisch definierten Krankheitsbildern assoziiert, die ausnahmslos eine hohe Variabität und überlappende Merkmale zeigen. Dazu gehören DiGeorge-Syndrom, Velokardiofaziales Syndrom (VCFS), Conotruncal-Anomaly-Face-Syndrom, Cayler-Syndrom (schiefes Schreigesicht), CHARGE-Assoziation, Opitz-BBB(G)-Syndrom und ein Noonan-Syndrom-ähnliches Bild. Diese Syndrome sind ausnahmslos heterogen, d.h. die Mikrodeletion 22q11 findet sich nur in einem Teil der Patienten. Um die durch Mikrodeletion 22q11 verursachten Phänotypen zu einem „Syndrom" gleicher Ursache zusammenzufassen, wurde basierend auf den häufigsten Symptomen zunächst das Akronym CATCH22 geprägt („cardiac defect, abnormal facies, thymic hypoplasia, cleft palate, hypocalceamia, 22q11 deletion"). Im angloamerikanischen Sprachgebrauch hat sich der vorzuziehende Überbegriff *„microdeletion 22q11 syndrome"* durchgesetzt.

DiGeorge-Syndrom (DGS). Die drei klassischen Symptome des DGS sind Immundefekt aufgrund einer Aplasie oder Hypoplasie des Thymus, Herzfehler, vor allem Anomalien des Herzausflußtraktes, und Hypokalzämie infolge Aplasie oder Hypoplasie der Parathyroidea. Patienten mit DGS zeigen häufig faziale Dysmorphien, wie Hypertelorismus, tiefsitzende dysmorphe Ohren und Mikrognathie und sind meist lernbehindert, seltener schwerer geistig retardiert (Abb. 30.5c). Seltenere Symptome sind Gaumenspalte, Nierenfehlbildungen und Neuralrohrdefekte. Das DGS wird als Entwicklungsfelddefekt der 3. und 4. Schlundtasche auf der Basis einer frühembryonalen Migrationstörung der Neuralleistenzellen mit heterogener Ätiologie (Teratogene, Chromosomenstörungen) und variabler Expressivität definiert. Die häufigste Ursache des DGS ist mit über 90 % die partielle Monosomie 22q11 (Mikrodeletion, selten unbalancierte Translokation 22q11). Selten finden sich andere Chromosomenstörungen, z.B. Deletion 10p oder Tetraploidie-Mosaik (nur in Fibroblasten).

Velokardiofaziales Syndrom (VCFS, Synonym: Shprintzen-Syndrom). Die Leitsymptome des VCFS sind Gaumenanomalien (Gaumenspalte, submuköse Spalte, velopharyngeale Insuffizienz), Herzfehler, vor allem VSD, und charakteristische faziale Dysmorphien (schmale Augenspalten, Nase mit prominenter Wurzel mit schmaler Basis und rundlicher Spitze, Mikrognathie, rundliche, meist abstehende Ohren). Verhaltensauffälligkeiten und Lernbehinderung sind häufig. Weitere Merkmale sind Hypoplasie des Thymus und der Parathyroidea, Nierenfehlbildungen und Fehlbildungen des ZNS. Es besteht eine Überlappung mit dem DGS. Die Mikrodeletion 22q11 findet sich bei ca. 70 % der Patienten.

Pathogenese. Die Deletionsregion (3 Mb) beinhaltet mehr als 40 Gene. Das Fehlen von einem oder mehreren dieser Gene bewirkt die o.g. Entwicklungsdefekte (Haploinsuffizienz), wobei Haploinsuffizienz des Gens TBX1 die typischen Herzfehler verursacht.

Diagnose. Aufgund des breiten Phänotypspektrums der Mikrodeletion 22q11, das von gesund mit Mikrosymptomen, über isolierte Herzfehler bis hin zu letalen Formen des DGS (Thymusaplasie) reicht, sollte die Indikation zur FISH-Analyse der Region weit gefaßt, d.h. schon bei Vorhandensein eines der CATCH-Symptome erwogen werden. Durch das Vorliegen von selteneren Begleitfehlbildungen (Neuralrohrdefekte, Extremitätenfehlbildungen) wird die klinische Diagnose der o.g. Syndrome zusätzlich erschwert. Bei Vorliegen einer Mikrodeletion 22q11 ist eine Untersuchung der Eltern indiziert (Anteil der geerbten Deletionen 10 %).

30.7 Uniparentale Disomie und Genomische Prägung (Genomic Imprinting)

Uniparentale Disomie

Definition. Chromosomenmutationen, bei der die beiden homologen Chromosomen vom gleichen Elternteil geerbt wurden, werden als *uniparentale Disomie (UPD)* bezeichnet. Bei mütterlicher Herkunft der beiden Homologen liegt eine *maternale UPD*, bei väterlicher Herkunft eine *paternale UPD* vor. Uniparentale *Isodisomie* liegt vor, wenn die beiden Chromosomen identisch sind (homozygote Allele), *Heterodisomie* bedeutet, daß sich die Homologen unterscheiden (heterozygote Allele).

Diagnose. Da die Gesamtzahl der Chromosomen bei einer UPD nicht verändert ist, läßt sich diese Mutation nicht im Karyogramm, sondern nur mit DNA-Analyse nachweisen. Im Rahmen der Pränataldiagnostik (Chorionzottenbiopsie) nachgewiesene Trisomiemosaike, die auf die Plazenta beschränkt bleiben, sind ein Indikator für eine mögliche UPD des betroffenden Chromosoms beim Feten mit normalem Karyotyp.

Pathologie. Eine mögliche pathologische Konsequenz der UPD ist bei Isodisomie die Homozygotie für einen *rezessiven Gendefekt*. Von größerer pathologischer Bedeutung ist jedoch das Fehlen von bestimmten Genen, die grundsätzlich nur auf einem elterlichen Allel – entweder immer auf dem mütterlichen oder immer auf dem väterlichen – aktiv sind (monoallelische oder hemizygote Expression).

Genomic Imprinting

Definition. Die o.g. spezifische, von der Keimbahnpassage abhängige Inaktivierung von Genen wird als *Genomic Imprinting (genomische Prägung)* bezeichnet. Die Gensequenz ist dabei auf dem inaktivierten Allel völlig intakt, d.h. die Inaktivierung erfolgt über keimbahnspezifische regulatorische Prozesse (assoziiert mit DNA-Methylierung) und ist reversibel (Aufhebung der Inaktivierung bei Keimbahnpassage bei entgegengesetztem Geschlecht. Nur wenige von den 50.000–100.000 Genen des Menschen unterliegen dem Genomic Imprinting, d.h. werden monoallelisch exprimiert. In Abhängigkeit von deren Chromosomenlokalisation führt eine UPD bestimmter Chromosomen zu Krankheiten (Tabelle 30.9).

Tabelle 30.9. Uniparentale Disomie und Krankheitsbilder

Chromosom (Disomie)	Syndrom/ Symptome
7 (maternal)	Silver-Russel-Syndrom/primordialer, proportionierter Minderwuchs
11 (paternal)	Beckwith-Wiedemann-Syndrom (EMG-Syndrom)/ s. Tabelle 27.8
15 (maternal)	Prader-Willi-Syndrom/s. Tabelle 27.8
15 (paternal)	Angelman-Syndrom/s. Tabelle 27.8
14 (paternal)	Dysmorphiesyndrom/Blepharophimose, Retrognathie, schmaler Thorax, Rippenanomalien, Gastroschisis, Kamptodaktylie, schwere geistige Behinderung
14 (maternal)	kein gesichertes Syndrom/ intrauterine Wachstumsretardierung, milde geistige Behinderung, 1 Fall normal intelligent, keine Fehlbildungen

Prader-Willi-Syndrom (PWS) und Angelman-Syndrom (AS)

Das klassische Beispiel für genomische Prägung beim Menschen sind PWS und AS, die in über 70% durch Mikrodeletion 15q12 oder UPD15 verursacht werden (siehe Kap. 29). Die Mikrodeletion 15q12 liegt beim PWS immer auf dem paternalen Chromosom 15, beim AS immer auf dem maternalen Chromosom 15 (Tabelle 30.8). Daraus läßt sich ableiten, daß das PWS durch das Fehlen von paternaler und das AS durch das Fehlen von maternaler genetischer Information der Region 15q12 verursacht wird. Liegt eine UPD15 vor, so fehlen beim PWS ebenfalls immer die väterlichen Allele (maternale UPD 15) und beim AS die mütterlichen Allele (paternale UPD15). Für mehrere Gene der 15q12-Deletionsregion wurde eine monoallelische Expression auf dem paternalen Allel nachgewiesen, die Rolle dieser PWS-Kandidatengene bei der Pathogenese des Phänotyps ist bisher jedoch unklar. Das AS wird durch den Funktionsausfall des UBE3A-Gens verursacht. Dieses Gen wird im Gehirn nur auf dem maternalen Allel exprimiert. Bei AS-Patienten ohne Deletion oder UPD15 finden sich auf dem maternalen Allel UBE3A-Punktmutationen. In einem Teil dieser Fälle ist die gesunde Mutter Mutationsträgerin (stumme Mutation des paternalen Allels), was ein Wiederholungsrisiko von 50% bedeutet. Ein weiterer Mutationstyp mit einem erhöhten Wiederholungsrisiko ist die sog. Imprinting-Mutation, bei dem infolge eines noch unklaren Mechanismus die Allele falsch, d.h. nach dem Muster des entgegengesetzten Geschlechts, geprägt werden. Beim PWS zeigt das vorhandene paternale Allel ein DNA-Methylierungs- und Genexpressionsmuster wie das maternale Allel (maternaler Epigenotyp), beim AS zeigt das maternale Allel einen paternalen Epigenotyp. Die PWS- und AS-Mutationstypen und deren Häufigkeit sind in Abb. 30.6 zusammengestellt.

30.8 Chromosomeninstabilitätssyndrome

Es gibt eine Reihe von autosomal-rezessiv vererbten Krankheiten, die mit einer erhöhten Chromosomenbruchrate assoziiert sind. Die Chromosomenbrüche können spontan auftreten oder in der Gewebekultur mit bestimmten Agenzien induziert werden und dienen als diagnostisches Kriterium. Sie sind Ausdruck von DNA-Reparaturdefekten, die den Krankheiten zugrundeliegen (Tabelle 30.10).

30.9 Fragile Stellen

Definition. Fragile Stellen sind bestimmte Chromosomenregionen, die unter bestimmten Zellkulturbedingungen eine Neigung zu Brüchen zeigen. Für keine der zahlreichen autosomalen fragilen Stellen konnte bisher ein phänotypischer Effekt nachgewiesen werden.

Fragile-X-Syndrom. Das Syndrom (Synonym: Martin-Bell-Syndrom) gehört zu den häufigsten genetisch beding-

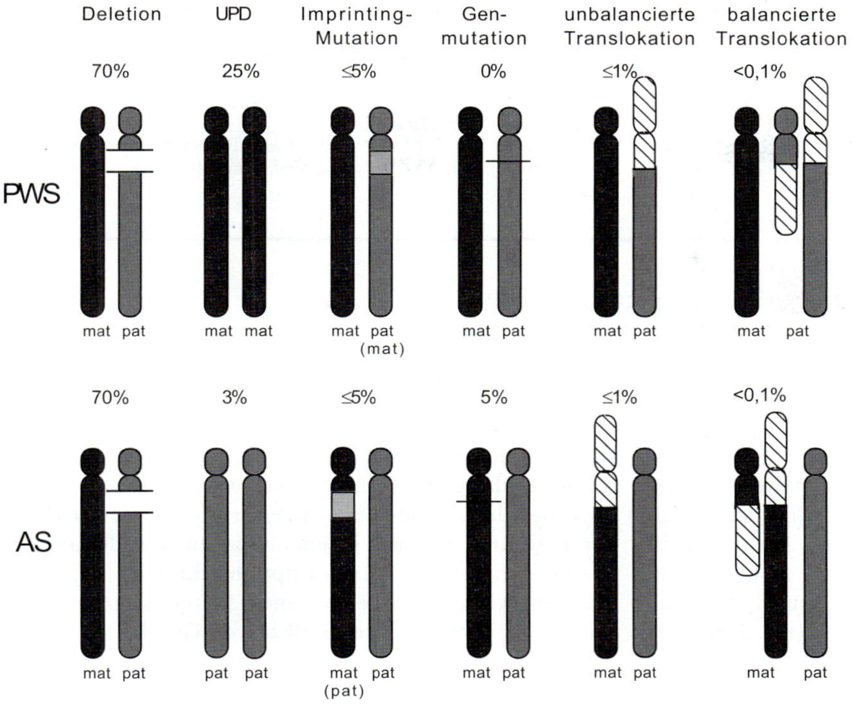

Abb. 30.6. Mutationen bei PWS und AS und deren prozentuale Häufigkeit. Beim AS läßt sich in ca. 20 % der Fälle keine Mutation nachweisen

Tabelle 30.10. Syndrome mit Chromosomeninstabilität

Syndrom (Häufigkeit)	Leitsymptome	Chromosomenbefunde	Gen(e)
Fanconi-Anämie (1:100.000)	Panzytopenie, Minderwuchs, Radiusaplasie	Brüche spontan und induzierbar (Diepoxybutan)	FAA, FAC (heterogen)
Ataxia teleangiectatica (1:100.000)	zerebelläre Ataxie, Teleangiektasien, Immundefekt, Krebsrisiko (Leukämien)	Brüche, Chromosom 7 und 14, spontan und induzierbar (Bleomycin, Strahlen)	ATM
Bloom-Syndrom (1:100.000, bei Ashkenasie 1:10.000)	Minderwuchs, UV-Sensitivität, Gesichtserythem, Immundefekt, Krebsrisiko	Schwesterchromatidaustauschrate erhöht (Harlekinchromosomen)	BLM
Xeroderma pigmentosum (1:200.000)	Erytheme, Keratose, hohe UV-Sensibilität, Teleangiektasien, Tumore (Melanom, Basaliom)	Brüche induziert durch UV-Strahlung	XPB, XPD, XPG (heterogen)
Nijmegen-Breakage-Syndrom (1:500.000)	Mikrozephalie, Immundefekt, Krebsrisiko (Leukämien)	ähnlich wie bei Ataxia teleangiectatica	NBS1
Roberts-Syndrom (1: 100.000)	Reduktionsfehlbildungen der Gliedmaßen (Tetramelie), Gesicht	frühe Zentromertrennung, Heterochromatinrepulsion	unbekannt
ICF-Syndrom (1: 500.000)	Immunglobulinmangel, faziale Dysmorphien, mentale Retardierung	Chromosom 1, 9 und 16, Brüche/Multiradialfiguren	DNMT3B

ten Syndromen und Ursachen geistiger Behinderung und ist mit einer fragilen Stelle auf dem X-Chromosom (Bande Xq27) assoziiert. Die wichtigsten Symptome des meist bei Knaben (ca. 1:1500), aber auch bei Mädchen (1:5000) vorkommenden Krankheitsbildes sind geistige Behinderung, Hyperaktivität, große Ohren, langes Kinn und beim männlichen Geschlecht vergrößerte Testis. Der Krankheit liegt eine Mutation im FMR1-Gen („fragile site mental retardation 1“) auf Xq27 zugrunde. Es handelt sich dabei um eine Tandemamplifikation eines CCG-Trinukleotids, die unter bestimmten Zellkulturbedingungen eine Chromatinstörung und damit die mikroskopisch sichtbare fragile Stelle verursacht. Als diagnostisches Mittel der Wahl dient heute ausschließlich der direkte Nachweis der CCG-Amplifikation durch DNA-Analyse, wobei die Personen anhand der vorliegenden CCG-Kopienzahl „n“ klassifiziert werden können: gesunde Normalpersonen (n=10–50), gesunde Überträger (n=50–200) und Betroffene (n=200–2000). Die zunehmende Verlängerung der Nukleotidsequenz in der Generationenfolge (instabile Mutation, n wird größer) erklärt den bereits in früheren Stammbaumanalysen beobachteten Antizipationseffekt.

Literatur

Epstein CJ (1995) Down syndrome (trisomy 21). In: Scriver CR, Beaudet AL, Sly WS, Valle D (eds) The Metabolic and Molecular Basis of Inherited Disease. McGraw Hill, New York, pp 749–794
Fauth C, Speicher MR (2001) Classifying by colors: FISH based genome analysis. Cytogen Cell Gen 93: 1–10
Gardner RJM, Sutherland GR (1996) Chromosome Abnormalities and Genetic Counseling. Oxford University Press, New York

Hook EB (1992) Chromosome abnormalities. Prevalence, risks and recurrence. In: Brock DJH, Rodeck CH, Ferguson-Smith MA (eds) Prenatal Diagnosis and Screening. Churchill Livingstone, Edinburgh, pp 351–392

Jackson JF, North ER, Thomas JG (1976) Clinical diagnosis of Down's Syndrome. Clin Genet 9: 83–487

Nicholls RD, Saitoh S, Horsthemke B (1998) Imprinting in Prader-Willi and Angelman syndromes. TIG 14: 194–200

Schuffenhauer S, Kotzot D (2001) Mikrodeletionen als Ursache pädiatrischer Krankheitsbilder. medgen 13: 117–123

Schuffenhauer S, Murken J (1997) Moderne zytogenetische Untersuchungsmethoden. Kinderarzt 28: 887–904

Strachan T, Read A (1996) Molekulare Humangenetik. Spektrum Akademischer Verlag, Heidelberg

Wachtel SS, Tharapel AT (2002) FISH and PRINS: Competing or complementary technologies? Am J Med Genet 107: 97–98

31 Konnatale anatomische Entwicklungsstörungen

S. Mundlos

Definition. Veränderungen, die auf vorgeburtliche Einflüsse zurückgehen, werden generell als angeboren bezeichnet. Diese können direkt bei der Geburt festgestellt werden, oder sich erst zu einem späteren Zeitpunkt manifestieren (z.B. Taubheit, Zahnanomalien etc.). Angeboren ist hier nicht gleichzusetzen mit genetisch oder vererbt, da auch viele äußere Einflüsse wie Stoffwechselveränderungen der Mutter (z.B. Diabetes), intrauterine Infektionen (z.B. Rötelnembryopathie), oder Lageanomalien des Fetus zu entsprechenden Veränderungen führen können.

Häufigkeit. Angeborene anatomische Entwicklungsstörungen tragen erheblich zur neonatalen Mortalität und Morbidität bei. Je nach Erfassungssystem (aktiv oder passiv) wird heute von einer Fehlbildungsrate zwischen 4 % und 8 % ausgegangen. Somit wird ungefähr eins von 20 Kindern mit einer erkennbaren, klinisch relevanten Anomalie geboren. Die Inzidenz steigt auf über 20 % bei Kindern, die in der Neugeborenenperiode versterben und ist noch höher bei Fehlgeburten. In der Bundesrepublik Deutschland sind angeborene Fehlbildungen die häufigste Ursache der Kindersterblichkeit.

Normale Entwicklung. Die genetisch gesteuerte Entwicklung beruht im wesentlichen auf einer interaktiven Kaskade von Entwicklungsgenen, die eine Reihe von Mechanismen regulieren und kontrollieren, von denen die wichtigsten im folgenden kurz aufgezeigt werden.

Zellteilung und Zellzyklus. Das rasche Wachstum des Embryos ist nur durch eine sehr hohe Zellteilungsrate möglich. Die Kontrolle der Teilungsrate ist von essentieller Wichtigkeit, ermöglicht sie doch das differentielle Wachstum einzelner Strukturen. Ein zentraler Mechanismus ist die inverse Kopplung von Wachstum und Differenzierung. Mit zunehmender Differenzierung und Reifung sinkt die Fähigkeit der Zellen, sich zu teilen. Während der Entwicklung wird dieses Problem gelöst, indem bestimmte Strukturen durch entsprechende Signale in einem undifferenzierten Zustand gehalten werden.

Positionelle Information. Entscheidend für die Entwicklung des Embryos ist die Information jeder Zelle über ihre momentane Position in bezug auf die Nachbarzellen. Nur so ist eine Abgrenzung gegenüber benachbarten Zellen und eine Differenzierung in bestimmte und möglicherweise gegensätzliche Richtungen möglich. Durch diese Abgrenzung entstehen räumliche Strukturen, die in ihrer Gesamtheit auch als Muster bezeichnet werden. Musterbildung wird in allen Metazoen durch eine Reihe von z.T. stark konservierten Genen bestimmt, die nach einem ähnlichen Grundschema arbeiten. Schaltergene (Transkriptionsfaktoren) regulieren die Expression von anderen Genen. Diffundierende Signalproteine können über den Aufbau von Gradienten positionelle Information übermitteln. Die relative Entfernung zum Signalgeber wirkt hierbei als Determinator. Eine selektive Genexpression, reguliert durch Schalter-, Signal- und Rezeptorgene bewirkt schließlich die positionelle Identität von Zellen und Zellverbänden.

Während der Entwicklung des Embryos entstehen passager eine Reihe von organisatorischen Zentren, die positionelle Information an die umliegenden Zellen weiterleiten und so die Musterbildung steuern. Diese Zentren (auch Organisator genannt) sind nur während einer bestimmten Entwicklungsphase aktiv und verschwinden danach. In der Extremitätenknospe übernimmt z.B. die hintere Polarisationszone die Funktion eines organisatorischen Zentrums, indem sie die relative Position einzelner Zellen und Zellverbände und somit die Anzahl und Gestalt der Finger bestimmt. Wird dieses Zentrum gestört, so kann es z.B. zur Verdopplung von Fingern (Polydaktylie) kommen.

Zellmigration. Viele Organe/Strukturen entstehen durch umfangreiche und gerichtete Zellbewegungen. Diese sind zu unterscheiden von sekundären Bewegungen, wie sie bei massiven lokalen Zellvermehrungen auftreten können. Migration kann ausgelöst werden durch chemotaktische Signale und/oder durch adhäsive extrazelluläre Moleküle, wie z.B. N-Cadherin oder Fibronectin, die als Leitstruktur dienen. Die Bildung der Wirbelkörper und Rippen beruht auf einer von der Chorda dorsalis ausgelösten und gesteuerten Migration von Vorläuferzellen aus dem Sklerotom. Umfangreiche Wanderungen unternehmen die Zellen der Neuralleiste, die vom dorsalen Neuralrohr ausgehend zu verschiedensten Regionen des Körpers wandern und dort z.B. zur Bildung der Nebenniere, des aortopulmonalen Septums, des kraniofazialen Skeletts und der Pigmentzellen der Haut beitragen. Die Pigmentdefekte beim Waardenburg-Syndrom sind z.B. Migrationsdefekte von Neuralleistenzellen. Weitere Beispiele für Zellmigration sind die Schichtenbildung im Zentralnervensystem und die umfangreiche Wanderung der myogenen Stammzellen aus den Somiten in die Peripherie.

Determination und Differenzierung. Obwohl alle Zellen die gleiche genetische Ausstattung haben, sind differenzierte Zellen nicht mehr in der Lage, sich in andere, nicht vorgegebene Richtungen weiter zu entwickeln. Die ursprünglich vorhandenen Pluripotenz wird schrittweise auf ihre prospektive Bedeutung eingeengt. Dieser Vorgang der schrittweisen Einengung der prospektiven Potenz wird als Restriktion bezeichnet. Vor der eigentlichen Bildung von Organen und spezialisierten Zellverbänden werden pluripotente Vorläuferzellen determiniert und so auf eine bestimmte zukünftige Funktion festgelegt. Durch die Determination werden bestimmte Bereiche des Genoms einer Zelle blockiert und sind somit nicht mehr abrufbar, während andere einer externen Regulation zugänglich gemacht werden. Mittlerweile sind eine Reihe von Genen bekannt, die eine solche Determination bewirken. Wird beispielsweise das Gen Cbfa1, ein Transkriptionsfaktor, der mesenchymale Stammzellen zu Osteoblasten determiniert, inaktiviert, so werden keine Osteoblasten gebildet und somit kein Knochen.

Als Differenzierung wird der Vorgang bezeichnet, in dem eine determinierte Zelle gewebs- oder organspezifische Strukturen ausbildet und dann die hierfür typischen Gene exprimiert.

Apoptose. Der programmierte Zelltod (Apoptose) ist ein wichtiger Bestandteil der embryonalen Formgebung. Überall dort, wo sich eine Zellgruppe aus einem Zellverband löst oder wo die fortschreitende Differenzierung zu Segmentierungen führt, sterben Zellen. Bei der Entwicklung der Extremitäten flachen sich die distalen Enden der Extremitätenknospen ab und bilden Hand- bzw. Fußplatten (s. auch Abb. 31.4b). Nach Bildung der Fingerstrahlen werden die Anlagen der einzelnen Finger durch Zelltod der interdigitalen Segmente von einander separiert, ein Vorgang, der bei der Syndaktylie gestört ist.

Eckpunkte der menschlichen Entwicklung. Die Embryonalentwicklung des Menschen wird in 23 Stadien eingeteilt, die als Carnegie-Stadien bezeichnet werden (Abb. 31.1). Alle Zeit-

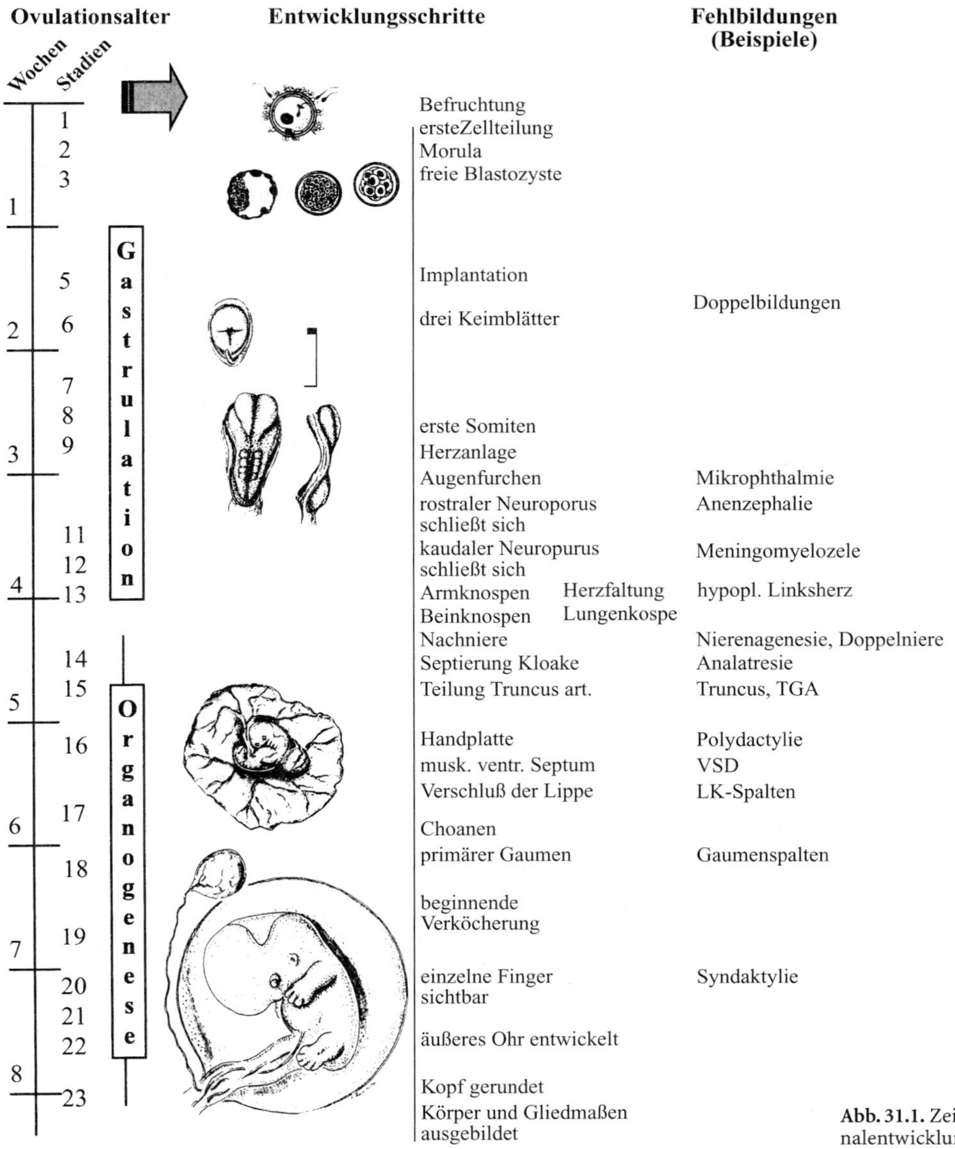

Abb. 31.1. Zeittafel der menschlichen Embryonalentwicklung

angaben beziehen sich auf den Zeitpunkt der Befruchtung bzw. der Ovulation. Es können 4 Entwicklungsphasen unterschieden werden. Als *Präimplantationsphase* wird die Zeit von der Befruchtung der Eizelle (Stadium 1) bis zum Abschluß der Implantation (Stadium 5) bezeichnet. Während dieser Phase durchwandert der Keim als Morula und dann als freie Blastozyste (Stadium 3, 4.–5. Tag) die Tube, um sich dann in der Uteruswand zu implantieren (Stadium 4, 5.–6. Tag). Störungen in dieser Phase laufen nach dem „Alles-oder-Nichts-Prinzip" ab und führen entweder zur Restitutio oder zum Verlust des Embryos.

Während der zweiten Phase, der *Gastrulation*, entsteht die dreiblättrige Keimscheibe mit dem äußeren Ektoderm, dem inneren Entoderm und dem interstitiellen Mesoderm. Die Übersicht zeigt die Abstammung der Gewebe aus den Keimblättern. Im Stadium 9 (19–12 Tage) richtet sich die Kopffalte auf, die ersten Somiten werden gebildet und das Herz beginnt zu schlagen. Die Chorionzotten flottieren im mütterlichem Blut. Mit dem Stadium 12 (26–30 Tage) schließt sich der Neuroporus, und die Armknospen erscheinen. Störungen dieser Phase können z.B. zu Verdopplungen ganzer Körperteile führen, oder in Spaltbildungen (Dysraphie, Anenzephalie, Spina bifida) resultieren.

Differenzierung der Keimblätter

• *Ektoderm*	
Neuralrohr →	zentrales Nervensystem
Neuralleiste →	peripheres Nervensystem
Plakoden →	Sinnesorgane
Oberflächenepithel →	Epidermis
• *Mesoderm*	
Somiten →	Korium, Subkutis Muskulatur axiales Skelett
Intermediäres Mesoderm →	Nieren Genitalgänge
Seitenplatten →	Leibeswand Peritoneum Schichten der Darmwand
• *Entoderm*	
Darmrohr →	epitheliale Auskleidung des Darmrohrs

Es folgt in der 5.–8. Woche (Stadium 14–23) die *Organogenese*. Hier entstehen die meisten Fehlbildungen. Die Organogenese teilt sich auf in die aufeinander folgenden Prozesse der Morphogenese und der Histogenese. Morphogenese im eigentlichen Sinne beschreibt die Entstehung von Organen und Strukturen im Sinne einer Musterbildung und Determinierung, während sich Histogenese auf die Differenzierung von determinierten Zellen zu funktionstüchtigen Organen/Geweben bezieht. Da für die Musterbildung keine Zelldifferenzierung notwendig ist, sind fehlgebildete Organe histologisch normal, also nicht dysplastisch. Mit der 8. Woche ist die Phase der Formbildung und Gestaltung abgeschlossen und es folgt die Fetalzeit von der 9. Woche bis zur Geburt.

Die *Fetalzeit* ist durch Wachstum, Differenzierung und durch die Funktionsentwicklung der Organe gekennzeichnet. In der späten Phase dieser Entwicklung werden die anthropometrischen, d.h. quantitativen Aspekte des Körpers festgelegt, die schließlich die rassische und familiäre Zugehörigkeit bestimmen.

Pathologische Entwicklung

Störungen der Entwicklung werden unterschiedliche Auswirkungen haben, je nach Ursache, Zeitpunkt und Ausmaß der Störung. Eine eingehende klinische Analyse läßt häufig Rückschlüsse auf die Entstehung einer Entwicklungsstörung zu. Wie in Abb. 31.2 dargestellt, werden 4 pathogenetische Kategorien unterschieden.

1. Primäre Fehlbildungen. Als primäre Fehlbildungen (Malformation) bezeichnet man Störungen der Musterbildung, die durch einen endogenen Defekt bedingt sind und zu einer mangelnden Gewebsbildung führen. Endogen heißt in diesem Falle, daß die Störung vom Embryo selber ausgeht, also entweder schon vorher festgelegt war und somit gene-

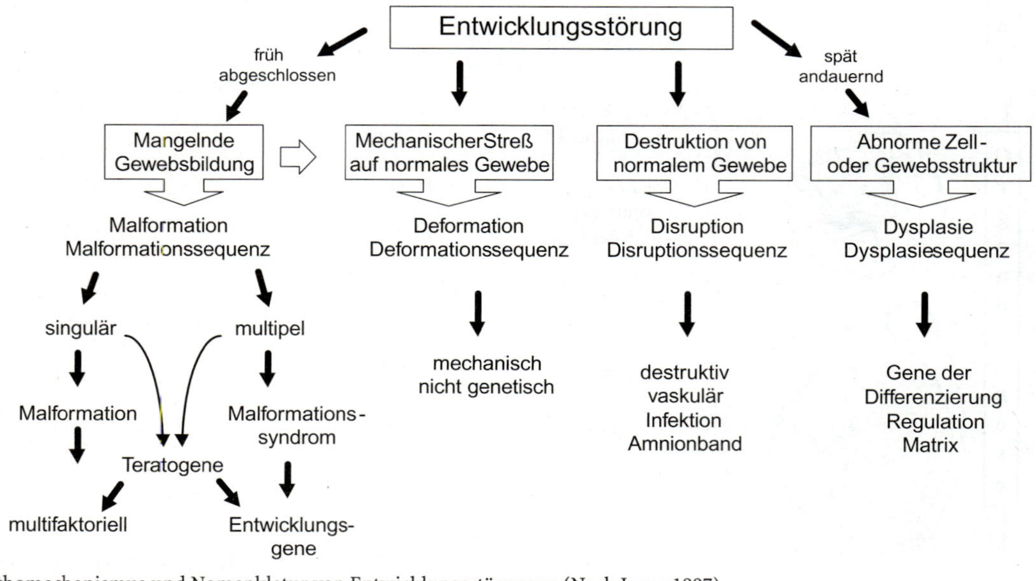

Abb. 31.2. Pathomechanismus und Nomenklatur von Entwicklungsstörungen (Nach Jones 1997)

tischer Natur ist, oder von außen zugeführt wird und dann direkt in die Entwicklung eingreift. Die gestörte Musterbildung ist auf eine Inaktivierung oder Beeinflussung von regulativen Entwicklungsgenen zurückzuführen. Solche Gene sind häufig nur während eines kurzen Zeitabschnittes der Entwicklung aktiv, während dem sie einen bestimmten Entwicklungsprozess steuern. Die Pathogenese der Malformation ist daher in der Regel zum Zeitpunkt der Geburt abgeschlossen.

Ursachen von Malformationen. Die große Mehrzahl der Malformationen ist in ihrer Ursache unbekannt, aber wahrscheinlich multifaktoriell-genetisch bedingt. Ein kleinerer Teil ist auf chromosomale Aberrationen oder auf singuläre Gendefekte zurückzuführen. Als weitere ätiologische Ursachen kommen Arzneimittel mit teratogener Eigenschaft, wie Thalidomid, Vitamin-A-Derivate oder Antiepileptika in Frage. Eine veränderte mütterliche Stoffwechsellage, wie z.B. beim Diabetes mellitus oder der Phenylketonurie, kann zu Fehlbildungen führen. Weitere Noxen, die beim Menschen nachweislich zu Entwicklungsstörungen führen können, sind in Tabelle 31.1 aufgeführt.

Die Verknüpfung multipler Fehlbildungen bei Malformationssyndromen beruht auf der Mehrfachfunktion einzelner Entwicklungsgene in unterschiedlichen Organen und zu unterschiedlichen Zeitpunkten der Entwicklung. Hierdurch kann durch ein defektes Gen ein Muster von Fehlbildungen entstehen, die vordergründig nicht zusammen passen. Eine solche Kombination von Defekten wird dann als Malformationssyndrom bezeichnet. Bestimmte Kombinationen von Mehrfachdefekten wurden darauf zurückgeführt, daß diese zu einem „Entwicklungsfeld" gehören. Neuere Erkenntnisse der genetischen Embryologie haben gezeigt, daß solche virtuellen anatomischen Felder auf die Expression von Muster bildenden Entwicklungsgenen zurück gehen und somit jedes „Feld" der Funktion eines oder mehrerer Gene entspricht.

So führen z.B. Mutationen im TBX5-Gen zum Holt-Oram-Syndrom, einer Kombination aus Extremitätenfehlbildung, die vorwiegend den radialen Strahl betrifft, und Herzfehlern. Die Kombination dieser Defekte beruht nicht auf einer anatomischen Nähe von Herzanlage und Extremitätenknospe, sondern auf einer ähnlichen (noch unbekannten) Funktion des Gens bei der Morphogenese des Herzens und der Extremitäten.

Tabelle 31.1. Noxen, die beim Menschen nachweislich Entwicklungsstörungen erzeugen können

Mütterliche Krankheiten	Toxische Substanzen
Röteln	Alkohol
Zytomegalie	Androgene
Toxoplasmose	Carbamazepin
Varizellen	Cumarinderivate
Ringelröteln	Ionisierende Strahlen
Phenylketonurie	Jodüberdosierung
Diabetes mellitus	Kokain
Endemische Hypothyreose	Polychlorierte Biphenyle
	Phenobarbital/Primidon
	Phenytoin
	Retinoide
	Thalidomid
	Valproinsäure
	Zytostatika

Molekulare Mechanismen der Embryopathogenese. Eine wichtige Rolle bei der embryonalen Formgebung spielen die oben erwähnten Organisationszentren, die positionelle Information über die Aussendung von Signalproteinen vermitteln. Als Beispiel sei hier die Chorda dorsalis genannt, die als Mittellinienstruktur eine zentrale Rolle einnimmt. Signale der Chorda trennen dorsal von ventral, induzieren die Differenzierung der Somiten und kontrollieren die Entwicklung der Nierenanlage, des Darms und des Neuralrohrs. Entsprechend führen Mutationen von Genen, die in der Chorda exprimiert werden, zu Entwicklungsstörungen, die sich entlang der Mittellinie manifestieren und so in Störungen des Mittelgesichts, Balkenmangel, Herzfehlern, Verschmelzungsnieren, Analstenosen, oder Genitalfehlbidungen resultieren können.

Ein maßgebliches Signalprotein der Chorda dorsalis ist Sonic Hedgehog (SHH), ein dem Drosophila-Gen Hedgehog verwandtes Gen. Mutationsanalysen zeigten bei einer Untergruppe von Patienten mit Holoprosenzephalie inaktivierende Mutationen im Sonic-Hedgehog-Gen. Durch das fehlende Hedgehog-Signal fehlt die Induktion zur Faltung des Vorderhirns, zur Bildung der getrennten Augenanlagen und zur Ausbildung der Mittellinienstrukturen, woraus entsprechende Fehlbildungen resultieren (Abb. 31.3 a, b).

Nach der Festlegung des allgemeinen Bauplans müssen die individuellen Elemente eine eigene Identität bekommen, die dann in eine Form umgesetzt wird. Die homeotischen (HOX) Gene sind die klassischen Vertreter dieser Gengruppe. In Gruppen angeordnet kontrollieren die HOX-Gene die Spezifikation ganzer Organsysteme, u.a. die Entwicklung des Skeletts. Sie sind früh in der Entwicklung angeschaltet und determinieren so u.a. das Muster der Extremität, d.h. die Anzahl, Gestalt und Form der Knochen. Mutationen in diesen Genen können zu Fehlbildungen der Extremitäten führen. Bei der Polysyndaktylie, z.B. liegt eine Mutation im HOXD13-Gen vor. Patienten mit Polysyndaktylie haben einen zusätzlichen Finger (Polydaktylie) zwischen den Fingern III und IV, der mit diesen verschmilzt (Syndaktylie) (Abb. 31.4 a, b). Ähnliche Veränderungen finden sich an den Füßen, das übrige Skelett ist unauffällig.

Mutationen in Entwicklungsgenen führen zur gestörten Musterbildung, das Gewebe selber (z.B. Herz, Knochen) ist jedoch histologisch normal und zeigt keine Tendenz zu entarten.

2. Sekundäre Fehlbildungen (Disruptionen). Als Disruptionen werden Fehlbildungen bezeichnet, bei denen eine zunächst normale Anlage im weiteren Verlauf durch äußere, oder auch innere Einwirkung zerstört wird. Als mögliche Ursachen kommen Infektion (z.B. Varizellen), Ischämie (z.B. durch Gefäßverschluß), oder Adhäsion von verletztem Gewebe in Frage. Disruptionen betreffen normalerweise verschiedene Arten von Geweben in einer bestimmten anatomischen Region, ohne daß diese entwicklungsbiologisch festgelegten Grenzen entsprechen würde. Ein Amnion-

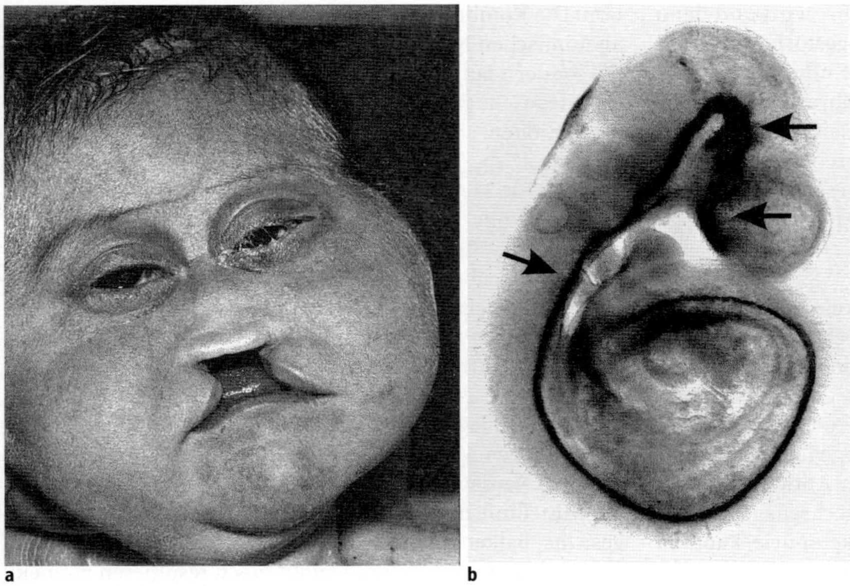

Abb. 31.3. a Patient mit Holoprosenzephalie. Fehlbildungen des Vorderhirns: Hypotelorismus, Balkenmangel, singulärer Ventrikel; Fehlbildung des Mittelgesichts: mediane Lippen-Kiefer-Gaumen-Spalte, hypoplastische Nase. **b** Expression des Sonic-Hedgehog-Gens in einem Mausembryo (Entwicklungstag 9,5) dargestellt durch In-situ-Hybridisierung. Die dunkle Färbung (Pfeile) entspricht der Expression entlang der Mittellinie in der Chorda dorsalis und den rostral davon gelegenen, medianen Strukturen des Gehirns. Das Hedgehog-Signal induziert u.a. die Entwicklung des Vorderhirns, der Nase und der Augenanlagen. Mutationen in diesem Gen können Holoprosenzephalie hervorrufen

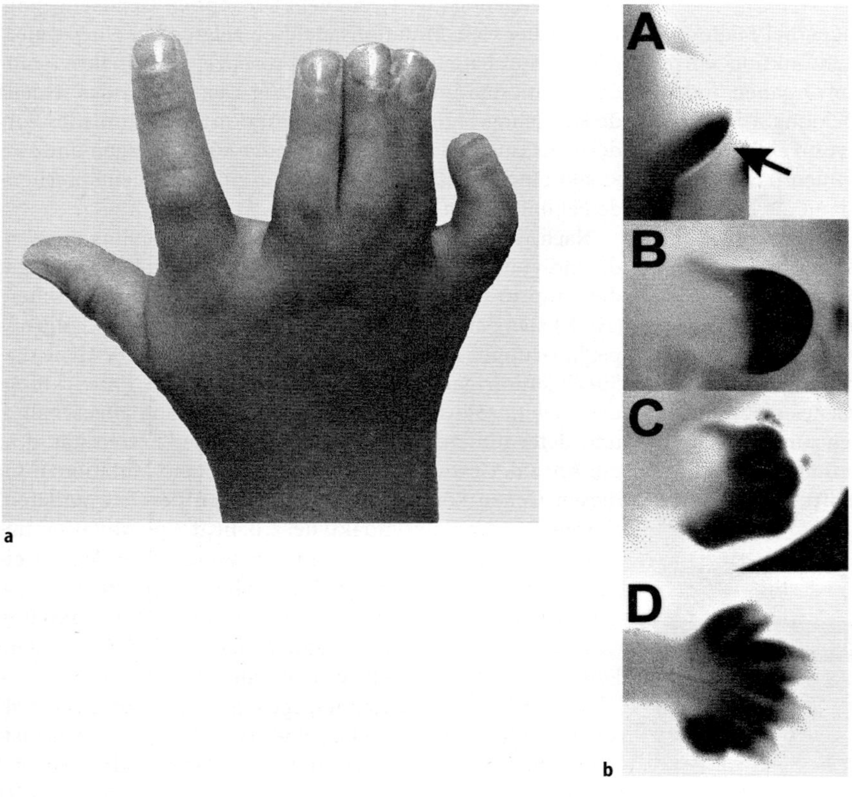

Abb. 31.4. a Patient mit Synpolydaktylie und Mutation im HOXD13-Gen. Zwischen dem 3. und dem 4. Finger befindet sich ein zusätzlicher Finger, der mit den beiden benachbarten verschmolzen ist. **b** Expression des HOXD13-Gens während der Extremitätenentwicklung [Mausembryo Entwicklungstag 9,5 (A), 10,5 (B), 11,5 (C) und 13,5 (D)]. Am distalen Ende der Extremitätenknospe (A) bildet sich die Hand. bzw. Fußplatte (B,C), in der sich streifenförmige Bezirke verdichten und die Fingerstrahlen bilden (C), die im weiteren Verlauf durch Degeneration des interdigitalen Gewebes von einander getrennt werden (D). Die dunkle Färbung entspricht der Expression von HOXD13. Das Gen ist zunächst nur in einem kleinen Bereich der dorsalen Extremitätenknospe (A) angeschaltet (Pfeil), dann in der ganzen Handplatte (B, C) und findet sich schließlich nur noch um die neu gebildeten Phalangen (D)

band kann z.B. quer durch das kaudale Viertel eines Embryos schneiden und dabei Muskel, Haut, Knochen und andere Gewebe zerstören, die embryologisch in keiner direkten Beziehung zu einander stehen. Weitere Beispiele für Disruptionen sind die porenzephale Zyste, entstanden durch Gefäßruptur, oder eine Zytomegalieembryopathie, die primär normal entwickeltes Augengewebe zerstört. Disruptionen sind nicht genetisch und haben kein erhöhtes Wiederholungsrisiko, es sei denn, es kommt zu einer Wiederholung des Traumas.

3. Deformationen. Hierbei handelt es sich um mechanisch bedingte Formabweichungen einer normalen Anlage. Deformationen entstehen meist in der späten Phase der Schwangerschaft, können aber zu ausgeprägten Veränderungen von verschiedenen Körperstrukturen führen. Verformungen des Schädels (z.B. Plagiozephalus), Verkrümmung langer Röhrenknochen (z.B. Tibia), oder Mikrognathie können das Resultat von mechanischer Einwirkung sein.

Maternale Faktoren, wie ein schmales oder deformiertes Becken, oder strukturelle Anomalien des Uterus (z.B.

Myome, Uterus bicornatus) kommen als Ursachen ebenso in Betracht, wie z.B. Platzmangel bei Mehrlingsschwangerschaften. Fetale Faktoren, wie neurologisch oder muskulär bedingte Lageanomalien, ein Oligohydramnion durch verminderte Urinproduktion oder eine vorher existierende Malformation oder Disruption können die Ursache von Deformationen sein. Deformationen betreffen meistens Knorpel und Knochen, wahrscheinlich weil anderes, weicheres Gewebe dem Druck reversibel nachgeben kann.

Deformationen können auch nachgeburtlich entstehen. So kommt es z.B. durch die mangelnde Eigenbewegung des Kopfes und die fortwährende Seitlage bei Frühgeborenen häufig zur Ausbildung eines ausgesprochen flachen, länglichen Schädels (Dolichozephalus).

Wenn die mechanischen Ursachen beseitigt sind, korrigieren sich die meisten Deformationen spontan. Manchmal ist es jedoch notwendig, durch sanften Gegendruck, wie z.B. durch eine Gipsredression, nachzuhelfen.

Sowohl bei Deformationen als auch bei Disruptionen ist das Entwicklungspotential des Embryos normal. Da der sekundäre Effekt auf ein zunächst normales Gewebe trifft, ist die Auswirkung beschränkt, und es finden sich selten assoziierte Fehlbildungen, die geistige Entwicklung ist normal.

4. Dysplasien. Dysplasien sind Störungen der zellulären Organisation und/oder Funktion. Die initiale Musterbildung ist normal, die darauf folgende Histogenese, also die eigentliche Organbildung, ist gestört. Dysplasien zeichnen sich damit durch eine normale Anlage, aber eine pathologische Histologie der betroffenen Gewebe aus. Nicht ein embryologisch-anatomisch definierter Bereich ist betroffen, wie z.B. bei den Handfehlbildungen, vielmehr werden die Grenzen durch die Verteilung eines bestimmten Gewebes bestimmt. Im Gegensatz zu Fehlbildungen, bei denen das mutierte Gen nicht mehr angeschaltet ist und somit diese Phase der Entwicklung abgeschlossen ist, wird das Dysplasie auslösende Gen zum Zeitpunkt der Untersuchung des Patienten noch aktiv sein.

So ist z.B. bei der Osteogenesis imperfecta der Knochen als Gewebe betroffen, die Zahl und primäre Gestalt einzelner Sklettabschnitte sind jedoch normal. Stoffwechsel- oder hormonale Defekte führen häufig zu generalisierten Dysplasien, z.B. bei den Mukopolysacharidosen oder der Hypothyreose. Ist hingegen eine Entwicklungsstörung als Fehlbildung oder Disruption definiert, sind Stoffwechseluntersuchungen im allgemeinen nicht indiziert.

Während bei der Osteogenesis imperfecta der gesamte Knochen betroffen ist, sind andere Dysplasien lokal beschränkt. Beispiele sind Fibrome, Hamartome, Pigmentnävi, Exostosen, oder Hämangiome. Viele dieser Veränderungen finden sich im Rahmen von Grundkrankheiten, wie z.B. Fibrome beim der Neurofibromatose, Hamartome bei der tuberösen Sklerose oder Exostosen beim Langer-Giedion-Syndrom. Neuere Untersuchungen deuten darauf hin, daß zu der heterozygot vorliegenden Keimbahnmutation ein Funktionsverlust des anderen Allels dazukommen muß („second hit"), bevor es zur Dysplasie kommt. Dies erklärt, warum manche Bereiche sich völlig normal entwickeln, andere aber dysplastisch und warum neue dysplastische Gewebsbereiche auch nachgeburtlich hinzu kommen können.

Der Begriff Dysplasie wird auch histopathologisch verwendet, wobei er sich hier auf mikroskopisch erkennbare Vorstufen der malignen Entartung bezieht. Embryogenetisch ist er weiter gefaßt und ist das Ergebnis der Dyshistogenese. Auch embryogenetisch dysplastische Gewebe zeigen eine erhöhte Tendenz zur Entartung. Tumoren finden sich beispielsweise gehäuft bei den oben erwähnten Phakomatosen, wie der Neurofibromatose. Die Verbindung zur Karzinogenese wird noch deutlicher bei intestinalen Dysplasien, wie z.B. Polypen, die bekanntermaßen zur Entartung neigen.

Nomenklatur und klinische Klassifikation

Eine Möglichkeit, sich der verwirrenden Vielfalt von Entwicklungsdefekten zu nähern, ist ihre Beschreibung und Charakterisierung, verbunden mit einer Namensgebung. Erst der Name macht aus der Vielfalt der klinischen Symptome eine definierte Diagnose, die dieses Krankheitsbild gegenüber anderen abgrenzt und so prognostische und ätiologische Aussagen ermöglicht. Die folgende Subklassifikation soll helfen, die verschiedenen Kombinationen, in denen Entwicklungsstörungen auftreten können, zu klassifizieren und ätiologisch einzuordnen.

Einzelfehlbildungen. Malformationen, die nur eine lokale Region eines Organsystems betreffen, gehören zu den häufigsten Entwicklungsstörungen. Hierzu gehören z.B. Gaumenspalten, Klumpfuß, Herzfehler, oder die kongenitale Hüftluxation. Die Genetik dieser Veränderungen folgt nicht einfachen Mendelschen Erbgängen. Vielmehr geht man heute davon aus, daß es sich um einen kumulativen Effekt von mehreren Genen handelt, möglicherweise im Zusammenhang mit Umwelteinflüssen. Das erhöhte Wiederholungsrisiko innerhalb von betroffenen Familien und die zufällige Verteilung unterstützt dieses Konzept.

Klinisch (und wahrscheinlich pathogenetisch) sind singuläre Defekte nicht von denen bei Malformationssyndromen zu unterscheiden. Dies deutet darauf hin, daß unterschiedliche ätiologische Faktoren über eine gemeinsame pathogenetische Wegstrecke zum selben Phänotyp führen können.

Sequenzen. Einige Entwicklungsstörungen können zurückgeführt werden auf eine Kaskade von Ereignissen, die embryologisch nicht miteinander verknüpft sind, die aber von einem Primärdefekt ausgehen. Der Primärdefekt kann wiederum unterschiedlicher Ursache sein und z.B. auf eine singuläre Malformation zurückgehen. Ausgelöst durch den Primärdefekt kommt es zu einer Beeinträchtigung der Embryo- und Fetogenese, so daß das Kind zum Zeitpunkt der Geburt multiple Fehlbildungen diverser Organsysteme aufweist, die wie separate und spezifische Veränderungen aussehen (s. Abb. 31.1).

Bei der Potter-Sequenz handelt es sich z.B. um eine durch extremes Oligohydramnion ausgelöste Fehlbildungssequenz. Primärdefekt kann eine Nierenagenesie sein. Die fehlende Urinproduktion führt zu einer stark verminderten Amnionflüssigkeit während der ersten Hälfte der Gestation. Dies wiederum führt zur Kompression des Feten. Die Einzwängung führt zur Bewegungsarmut und Fixation der Gelenke

(Arthrogrypose) und zur Deformation des Gesichts (Potter-Fazies). Die mechanische Kompression verhindert die Expansion des Thorax, die fetalen Atembewegungen fehlen, und es tritt kein Fruchtwasser in die Lungen ein. Hierdurch bleiben die Lungen hypoplastisch. Neugeborene mit Potter-Sequenz sterben an ihrer respiratorischen Insuffizienz.

Ein weiteres Beispiel ist die fetale Akinesiesequenz, bei der es durch fehlende fetale Bewegungen zu multiplen Gelenkkontrakturen mit Fehlstellungen, Lungenhypoplasie, Mikrognathie, Polyhydramnion und kurzer Nabelschnur kommen kann. Durch die Immobilisation ist das Wachstum retardiert und das Skelett ausgesprochen zart angelegt und frakturgefährdet. Die Akinesiesequenz kann exogen, z.B. durch Mehrlingsschwangerschaften, Uterusmyome oder Oligohydramnion und endogen durch Schädigungen des Nervensystems (zentral oder peripher), oder auch durch eine primär muskuläre Komponente (z.B. kongenitale myotone Dystrophie) bedingt sein.

Syndrome. Wenn die Kombination von Entwicklungsdefekten wiederholt in einem bestimmten Muster auftritt, wird dieses Muster als Syndrom (griechisch „das Zusammenlaufen") bezeichnet. In der klinischen Genetik bezieht sich der Begriff Syndrom nur auf klinisch definierte Kombinationen aus Symptomen/Defekten, die eine einheitliche ätiologische Ursache haben. Einheitliche Ursache ist hier nicht mit identischer Mutation oder Gen gleichzusetzen, sondern bezieht sich auf eine gemeinsame, eng verknüpfte pathogenetische Wegstrecke. So kann z.B. das Stickler-Syndrom durch Mutationen im Kollagen Typ II, als auch durch Mutationen im Kollagen Typ XI ausgelöst werden. Der Phänotyp der genetisch verschiedenen Formen ist nicht zu unterscheiden, da beide Proteine auf der molekularen Ebene eng miteinander interagieren. Das Syndrom ist genetisch heterogen.

Assoziationen. Eine Reihe von Krankheitsbildern sind bekannt, bei denen es zu einer nicht zufälligen Kombination von Defekten (Syntropie) kommt, bei denen aber die Verknüpfung zwischen den beobachteten Veränderungen nicht eindeutig genug ist, um diese als Syndrom zu bezeichnen. Bei solchen Störungen ist die Variabilität des klinischen Erscheinungsbildes besonders hoch, die Ätiologie ist unklar und eine Erblichkeit ist nicht erkennbar. Derzeit werden diese Störungen als Assoziation bezeichnet. Bei der VACTERL-Assoziation z.B. werden Fehlbildungen der Wirbelkörper, Analatresie, Herzfehler, tracheoösophageale Fisteln, Nierenfehlbildungen und Extremitätendefekte in wechselnder Kombination und Ausprägung beobachtet. Die extreme Variabilität kann die Diagnostik erheblich erschweren. Wie viele Fehlbildungen sind notwendig, um die Diagnose VACTERL stellen zu können? Da weder erbliche, noch teratogene Effekte bisher eindeutig nachgewiesen werden konnten, bleibt die Ätiologie unklar.

Probleme bei der Diagnostik/Klassifikation

Ein Syndrom wird im allgemeinen als solches erkannt und anerkannt, wenn eine Reihe von Fällen mit ähnlichem Muster beschrieben sind. Mit der Publikation weitere Fälle wird das Krankheitsbild näher definiert. Andere Veränderungen werden als Teil des Syndroms erkannt, die Grenzen einer möglichen Variabilität werden festgelegt, und prognostische Aussagen über den normalen Verlauf können getroffen werden. Aber selbst bei genau definierten Krankheitsbildern ist die auf einer klinischen Untersuchung basierende Diagnostik großen Schwankungen unterlegen, da es häufig keinen „Gold-Standard" gibt, mit dem der zur Frage stehende Patient verglichen werden könnte. Die moderne molekulare Genetik kann hier Abhilfe schaffen, indem ein klinischer Verdacht durch den Nachweis einer Mutation bestätigt wird. Während in vielen Fällen diese Vorgehensweise erfolgreich ist, so kann sie doch in der Mehrzahl der Fälle die klinische Diagnose nicht ersetzen. Die Gründe hierfür sind in genetischer Heterogenität und phänotypischer Variabilität zu sehen.

Zahlreiche Krankheiten sind klinisch ähnlich, aber ursächlich verschieden, d.h. ätiologisch heterogen. Umgekehrt können aber auch Mutationen in demselben Gen zu völlig verschiedenen Krankheitsbildern führen, wenn durch die jeweilige Mutation ein anderer funktioneller Bereich des Gens verändert wird. So können z.B. Mutationen im GLI3-Gen zum Krankheitsbild des Greig-Syndroms, des Pallister-Hall-Syndroms, oder auch zur postaxialen Polydaktylie führen. Für den Patienten, wie auch den Arzt, ist somit die Bezeichnung „GLI3-Mutation" wenig hilfreich.

Durch Änderungen in Expressivität und Penetranz können manche Krankheiten großer phänotypischer Variabilität unterworfen sein. Diese Schwankungen beruhen zum einen auf zufälligen (stochastischen) Ereignissen zu einem frühen Zeitpunkt der Entwicklung, wenn geringe Schwankungen zu großen phänotypischen Konsequenzen führen können. Zum anderen können modifizierende Gene erheblichen Einfluß auf die Dominanz eines Gens haben und einen Phänotyp völlig zum Verschwinden bringen oder für eine besonders ausgeprägte Klinik verantwortlich sein.

Maßgeblich wird daher bei der Mehrzahl der Entwicklungsdefekte weiterhin die klinische Diagnose sein. Bei einigen definierten Krankheitsbildern hat die molekulare Diagnostik im Zusammenhang mit der Klinik eine wegweisende Bedeutung.

Literatur

Biesecker LG (1998) Lumping and splitting: molecular biology in the genetics clinic. Clin Genet 53: 3–7

Innis JW, Mortlock DP (1998) Limb development: molecular dysmorphology is at hand! Clin Genet 53: 337–348

Jones K L (1997) Smith's Recognizable Patterns of Human Malformation. Saunders, Philadelphia

Kalter H, Warkany J (1983) Congenital malformations – etiological factors and their role in prevention. New Engl J Med 308: 424–431, 491–497

Ming JE, Roessler E, Muenke M (1998) Human developmental disorders and the Sonic hedgehog pathway. Mol Med Today 5: 343–349

Winter RM (1996) Analysing human developmental abnormalities. Bioessays 18: 965–971

32 Dysmorphogenetische Syndrome

R. König

Etwa 2–3 % aller Neugeborenen haben große Fehlbildungen, d.h. in Deutschland werden im Jahr etwa 15–20.000 betroffene Kinder geboren. Bei der etwa gleichen Zahl der Kinder, die nach der Geburt als gesund angesehen wurden, wird bis zum 5. Lebensjahr eine Fehlbildung gefunden. Fehlbildungen sind die häufigste Todesursache im 1. Lebensjahr, und sie sind auch der häufigste Grund, warum Kinder in diesem Lebensabschnitt stationär aufgenommen und in der genetischen Sprechstunde vorgestellt werden. Das Erkennen und Einordnen von Fehlbildungen ist damit eine wesentliche Aufgabe des Pädiaters und klinischen Genetikers. Prinzipiell können Patienten eine einzelne Fehlbildung oder multiple Fehlbildungen haben. Auf ihre Entstehung wird im Kap. 31 eingegangen. Einzelne Fehlbildungen lassen sich einteilen in große morphologische Defekte, die die Lebensfähigkeit oder Funktionsfähigkeit einschränken und einer Korrektur bedürfen, und in kleine morphologische Defekte, die zumeist nur kosmetischer Natur sind. Bei den kleinen morphologischen Defekten sind Fehlbildungen von kleinen Anomalien zu unterscheiden. Kleine Fehlbildungen sind qualitative Störungen, z.B. zusätzliche Mamille, rudimentärer 6. Finger. Kleine Anomalien sind quantitative Störungen, z.B. weiter Augenabstand, abfallende Lidachse, kurze Finger. Während kleine Fehlbildungen als Störungen der Organogenese immer pathologisch sind, können kleine Anomalien, die in der Phänogenese entstehen, sowohl normale intrafamiliäre Extremvarianten sein, als auch auf eine morphologische Fehlentwicklung hinweisen. Eine Unterscheidung ist nur durch die Untersuchung von Familienangehörigen möglich. Kleine Anomalien, die andere Familienangehörige nicht haben, sind als pathologisch zu werten und weisen z.B. auf Syndrome hin. Mit anderen Worten: Patienten mit Syndromen haben häufig mehrere kleine Anomalien, die sie von ihren Familienangehörigen unterscheiden und die die Ähnlichkeit mit Patienten mit dem gleichen Syndrom bedingen (der syndromatische Phänotyp überdeckt den genetischen Hintergrund).

Fehlbildungen und angeborene Entwicklungsstörungen des Menschen haben verschiedene Ursachen. Etwa 20 % sind durch Genmutationen, 3–5 % durch Chromosomenaberrationen und 5–10 % durch teratogene Noxen bedingt. Bei 65–70 % ist die Ursache unbekannt. Chromosomenstörungen werden in Kap. 30. behandelt. Im folgenden werden einige häufigere monogene Syndrome, Mikrodeletionssyndrome und ätiologisch unklare Syndrome als kurze Zusammenfassung bzw. tabellarisch dargestellt und auch die häufigsten Teratogene besprochen.

32.1 Häufige Syndrome

Angelman-Syndrom[1]

Definition und Häufigkeit. Das Syndrom wurde 1965 von Angelman beschrieben („puppet children") und ist gekennzeichnet durch Retardierung, postnatale Mikrozephalie, leichte Gesichtsdysmorphien, fehlende Sprache, Ataxie und Krampfanfälle (MIM 105830). Die Häufigkeit beträgt etwa 1 : 15.000–20.000.

Ätiologie. Ursache ist ein Funktionsausfall des Gens Ubiquitinproteinligase (UBE3A), das im Gehirn nur auf dem maternalen Allel exprimiert wird (Imprinting) und auf dem Chromosom 15 (15q11–13) lokalisiert ist. Der Funktionsausfall des Gens beruht in den meisten Fällen auf einer zytogenetisch oder molekulargenetisch nachweisbaren (maternalen) Deletion der Region 15q11–q13 (70–75 %). 5 % sind auf Mutationen des Gens UBE3A zurückzuführen, 1–2 % sind durch eine paternale uniparentale Disomie des Chromosoms Nr. 15 bedingt, etwa 3 % gehen auf eine Imprintingmutation zurück, 1–2 % sind durch chromosomale Rearrangements, die den Bereich 15q11–13 einbeziehen, verursacht. Bei etwa 15 % der Patienten konnte bisher keine Ursache gefunden werden.

Symptome und Verlauf. Fütterungsschwierigkeiten und Gedeihstörungen sind häufig. Fühlbare Muskelzuckungen können schon in den ersten Lebensmonaten auftreten. Im Kindesalter fallen Mikro-, Brachyzephalus (90 %), tiefliegende (blaue) Augen, Schielen, Mittelgesichtshypoplasie, breiter Mund (75 %), kleine Zähne (60 %), Zungenprotrusion (70 %), prominentes Kinn (95 %), blonde Haare (65 %) und helle Haut auf (Abb. 32.1). Die psychomotorische Entwicklung ist schwer retardiert. Die aktive Sprachentwicklung bleibt aus, so daß die meisten Kinder nur einige wenige Worte sprechen (98 %), das Sprachverständnis ist dagegen besser erhalten. Die Patienten haben eine Rumpfhypotonie und Extremitätenhypertonie (85 %), sitzen im Durchschnitt mit etwa 1 Jahr und laufen mit etwa 4 Jahren, wobei der Gang breitbasig, steif, unsicher, roboterartig ist (100 %). Mental

[1] Selbsthilfegruppe: Angelman e. V., Herr Bewersdorf, Boothstr. 21, 12207 Berlin, Tel. 030/76 80 67 50

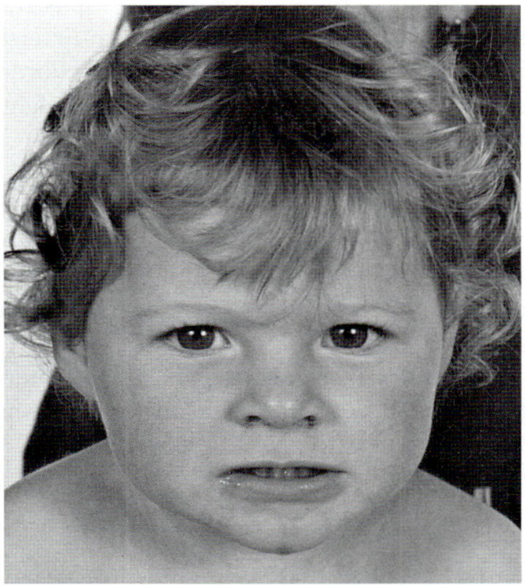

Abb. 32.1. Patient mit Angelman-Syndrom, 17 Monate

liegt eine Debilität bis Imbezillität vor. Phasenartig ablaufende Krampfanfälle (80%) mit sehr unterschiedlichem Erscheinungsbild manifestieren sich zumeist zwischen dem 1. und 3. Lebensjahr und sind durch Antikonvulsiva nur teilweise zu beherrschen. Das EEG ist fast immer pathologisch und zeigt charakteristische Veränderungen: generalisierte hochamplitudige 4–6/sec-Wellen (ohne Müdigkeit), gruppierte, frontal betonte, sehr hochamplitudige 2–3/sec-Wellen, Spikes und Sharp waves gemischt mit hochamplitudigen 3–4/sec-Wellen posterior besonders nach Augenschluß. Die Kinder haben eine fröhliche Grundstimmung und lachen häufig. Schlafstörungen und hyperaktives, unkonzentriertes Verhalten sind gängige Probleme. In der Untersuchung von Laan et al. (1996) konnten 85% der erwachsenen Patienten mit Löffel oder Gabel essen, 85% ihren Willen ausdrücken bzw. einfachen Aufforderungen nachkommen, 68% beim An-/Ausziehen helfen bzw. sich allein an- (11%) oder auskleiden (50%), 57% waren tagsüber urinkontinent. 71% hatten eine Skoliose (gegenüber 10% im Kindesalter), 39% waren an den Rollstuhl gebunden.

Diagnose und Differentialdiagnose. Methylierungstest zum Nachweis einer ausschließlich paternalen Expression des Genbereichs, womit etwa 80% der Patienten mit Angelman-Syndrom zu erfassen sind. In-situ-Hybridisierung zum Nachweis einer Mikrodeletion bzw., falls keine Deletion vorhanden, Untersuchung mit Mikrosatelliten zum Nachweis einer uniparentalen Disomie. Konventionelle Chromosomenanalyse zum Ausschluß einer Translokation. Gegebenenfalls Mutationssuche im UBE3A-Gen.

Differentialdiagnostisch ist bei Mädchen besonders das Rett-Syndrom zu erwägen, Überschneidungen bestehen auch zur Alpha-Thalassämie mit mentaler Retardierng (ATR-X-Syndrom).

Therapie. Antikonvulsive Behandlung, überwiegend werden Valproinsäure, Phenobarbital und Carbamazepin eingesetzt. Frühzeitige Anwendung und Förderung nonverbaler Kommunikationsformen, z.B. Handzeichen, Bildertafeln, „private" oder formale Gebärdensprache (Makaton), PC-unterstützte visuelle Kommunikation. Krankengymnastik, Physiotherapie, Ergotherapie dienen z.B. zur Stärkung des Gleichgewichts, zum Laufenlernen, zum Erreichen und zur Erhaltung der Mobilität. 2 Ziele stehen im Vordergrund: Kommunikation ermöglichen und Selbständigkeit in den Dingen des täglichen Lebens.

Genetik. Die meisten Fälle sind sporadisch. Bei Patienten mit Deletion und uniparentaler Disomie besteht eine kleines Wiederholungsrisiko (<1%). Bei Patienten mit Translokation ist das Risiko klein bei einer De-novo-Translokation, bei einer familiären Translokation hängt das Wiederholungsrisiko von der Art der Translokation ab. Bei Patienten mit Imprintingmutation bzw. Mutationen im UBE3A-Gen ist das Risiko klein bei einer Neumutation, es beträgt 50% bei einer vererbten Mutation.

Noonan-Syndrom

Definition und Häufigkeit. Das Syndrom wurde 1963 von Noonan und Ehmke beschrieben und ist charakterisiert durch auffällige Fazies mit Hypertelorismus, leichte mentale Retardierung, Herzfehler und Minderwuchs (MIM 163950). Die Häufigkeit beträgt 1:1.000–2.500.

Ätiologie und Pathogenese. Zwei große Familien zeigten eine Kopplung zum chromosomalen Bereich 12q24, andere Familien zeigten diese Kopplung nicht, was für eine genetische Heterogenität spricht. Ein Teil der Symptome könnte durch die Hypothese erklärt werden, daß durch ein embryonales Lymphödem die Migration von Zellen bzw. die Anlage von Organen behindert wird.

Symptome und Verlauf. In etwa 1/3 der Schwangerschaften fällt ein Polyhydramnion auf. Die Geburtslänge liegt im unteren Normbereich. Postpartal verlieren die Kinder überdurchschnittlich viel an Gewicht, was durch subkutane Ödeme erklärt werden kann. Fütterungsprobleme sind häufig (40–76%). Kraniofazial imponieren ein Hypertelorismus mit abfallender Lidachse (95%), Epikanthus, Ptosis (42%), tiefsitzende, posterior rotierte Ohren mit dicker Helix (90%), tiefes Philtrum mit prominenter Oberlippe (95%), hoher Gaumen (45%), Mikrogenie (25%), kurzer Hals mit überschüssigen Nackenfalten und tiefer Nackenhaargrenze (23–55%) (Abb. 32.2). Herzfehler werden bei 2/3 der Patienten diagnostiziert: Pulmonalstenose, zumeist dysplastische Pulmonalklappe (50%), ASD (10%), hypertrophe Kardiomyopathie (10–20%), VSD (5%), weiterhin PDA, periphere Pulmonalstenose, Mitralklappenprolaps. Typisch sind Thoraxfehlbildung mit oberer Schildbrust und unterer Trichterbrust (70–95%) und Cubitus valgus (50%). Eine nicht zu erklärende Hepatosplenomegalie wurde in 26%, Nierenfehlbildungen in etwa 11% gefunden. 60–77% der männlichen Patienten haben einen Hodenhochstand. An der Haut finden sich Café-au-lait-Flecken (10%), Pigmentnävi (25%), Lentigines, Keratosis pilaris. Die Haare sind spärlich und dünn (11%) oder dick und gelockt (29%). An den Fingern und Zehen fallen „fetal pads" auf (67%). Periphere Lymphödeme, aber auch pulmonale Lymphangiektasien und Chylothorax sind durch Dys- und Hypoplasien der Lymphgefäße bedingt (20%). Blutungsstörungen (20–58%) umfassen Faktor XI.C-, VIII.C-, XII.C-Mangel, von Willebrand-Syndrom und Plätt-

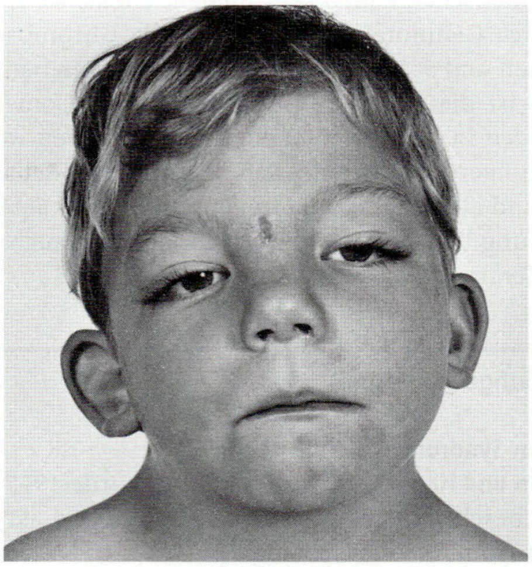

Abb. 32.2. Patient mit Noonan-Syndrom, 4 Jahre

chendysfunktionen. Antimikrosomale Schilddrüsenantikörper werden bei 30% der Patienten gefunden.

Etwa 25% der Patienten sind motorisch verzögert, im Durchschnitt laufen die Patienten mit 21 Monaten, 20% haben eine Sprachentwicklungsverzögerung, Zweiwortsätze werden im Durchschnitt mit 31 Monaten gesprochen. 12–40% haben eine Hörstörung, zumeist durch ein Mukotympanon bedingt. 94% haben einen Strabismus oder Visusstörungen. Der IQ reicht von 64 bis 127 mit einem Median von 102. Die meisten Patienten besuchten eine Regelschule (89%). Die Längen- und Gewichtsentwicklung bleibt im unteren Normbereich oder unter der Norm (durchschnittliche Endlänge: Knaben: 162 cm; Mädchen: 153 cm), während das Kopfwachstum im Normbereich verläuft. Die Pubertät ist verzögert. Die Fertiliät scheint bei weiblichen Patienten normal zu sein, während etwa die Hälfte der männlichen Patienten infertil ist. Erwachsene Patienten wirken durch eine sehr faltige, durchscheinende Haut vorgealtert.

Diagnose und Differentialdiagnose. Die Diagnose ist klinisch zu stellen, Karyogramm zum Ausschluß eines Turner-Syndroms. Abzugrenzen sind: Turner-Syndrom bei Mädchen, Cardio-fazio-cutanes (möglicherweise allelische Variante des NS)-, Costello-,Williams-Beuren-, Aarskog-, LEOPARD-Syndrom. Übergänge zur Neurofibromatose und zum Watson-Syndrom wurden beschrieben.

Therapie. Romano et al. (1996) stellten bei 42 Kindern, die über 4 Jahre mit Wachstumshormon behandelt wurden, eine signifikante Verbesserung der Längenperzentilen fest. Allerdings erreichten nur 3/6 Patienten eine größere Endlänge als vor der Therapie berechnet.

Genetik. Autosomal-dominante Vererbung mit stark variabler Expressivität. In 30–75% ist eine direkte Eltern-Kind-Vererbung nachzuweisen. Sporadische Fälle sind anscheinend Neumutationen. Eine Vererbung über die Mutter ist häufiger als über den Vater (3:1), was wahrscheinlich durch die eingeschränkte Fertilität betroffener Männer bedingt ist.

Prader-(Labhart)-Willi-Syndrom[2]

Definition und Häufigkeit. Das Syndrom wurde 1956 erstmals von Prader, Labhart und Willi beschrieben. Es ist charakterisiert durch postnatale Hypotonie und Gedeihstörung, psychomotorische Retardierung, Adipositas ab dem 3.–5. Lebensjahr, Minderwuchs, Hypogenitalismus, leichte Dysmorphien (MIM 176270). Die Häufigkeit beträgt etwa 1:10.000.

Ätiologie. Das Syndrom ist ein klassisches Beispiel für genomisches Imprinting. Es wird verursacht durch eine paternale Deletion des Chromosomenbereichs 15q11–13 (70%), durch eine maternale uniparentale Disomie (29%) oder eine Imprintingmutation (<1) Bisher gibt es keine Patienten mit einer Genmutation, was darauf hindeutet, daß mehrere Gene für die Ausprägung des Phänotyps verantwortlich sind (Contiguous gene syndrome).

Symptome und Verlauf. Der Krankheitsverlauf läßt mehrere Phasen erkennen: anamnestisch oft verminderte intrauterine Kindsbewegungen, Polyhydramnion. Postnatal besteht eine schwere Muskelhypotonie (80–90%), die mit vermindertem Saugen und Gedeihstörung einhergeht. Bei männlichen Säuglingen fallen Mikropenis und hypoplastisches Skrotum auf (81%), die Hypoplasie der Labien bei Mädchen (89%) wird dagegen leicht übersehen. Die Patienten haben eine Dolichozephalie, Strabismus, zeltförmigen Mund, zähen Speichel (Karies!), etwa die Hälfte ist hypopigmentiert. Die Muskelhypotonie wird im 2. und 3. Lebenshalbjahr besser, dafür wird die psychomotorische Retardierung (97%) immer deutlicher. Die Kinder sprechen im Durchschnitt erst mit etwa 25 Monaten und laufen mit etwa 28 Monaten. Im Kindes- und Jugendalter kommt es bei den meisten Patienten zu einer Eßsucht (fehlendes Sättigungsgefühl) mit z.T. extremer Adipositas (Abb. 32.3). Sie benutzen alle Gelegenheiten, um an Essen zu kommen bis hin zum Stehlen und Durchwühlen von Abfalleimern. Weitere Verhaltensstörungen sind Passivität, Sturheit, Stimmungslabilität (häufige Wutausbrüche) und fehlende soziale Kompetenz, die die Patienten zunehmend in eine soziale Isolation bringen. An der Sprache ist das Hängenbleiben an bestimmten Themen oder Worten (Perseverieren) auffällig. Typisch sind auch zwanghaftes Kratzen und Herumpitteln an kleinen Hautwunden sowie plötzliches Einschlafen während des Tages. Die Intelligenz reicht von normal bis schwer retardiert, die meisten Kinder haben einen IQ unter 70. Schwächen liegen besonders in der sequentiellen Verarbeitung, Stärken in der Erfassung von visuellen Reizen. Die Patienten sind zumeist minderwüchsig und haben kleine Hände und Füße (mittlere Endlänge: Knaben: 155 cm, Mädchen: 149 cm). Im Adoleszentenalter manifestiert sich oft eine Skoliose. Die Pu-

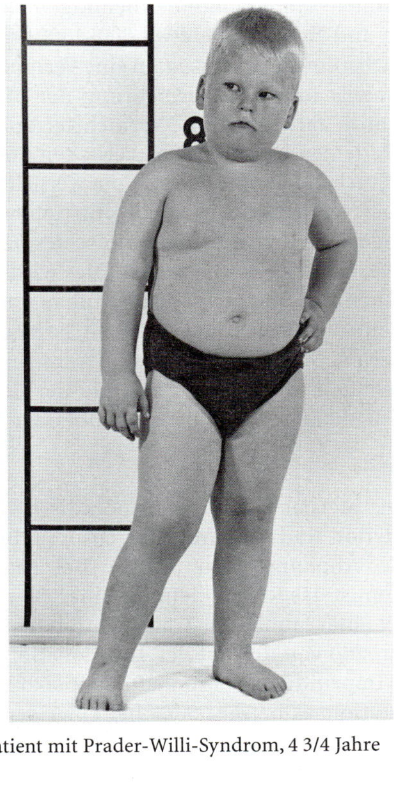

Abb. 32.3. Patient mit Prader-Willi-Syndrom, 4 3/4 Jahre

[2] Selbsthilfegruppe: Prader Willi Vereinigung Deutschland, T. Gross, Söllock-Weg 66, 45357 Essen Tel.0201/602 802, Fax 0201/8 69 57 83

bertätsentwicklung bleibt im Rahmen eines hypogonadotropen Hypogonadismus aus oder verläuft unvollständig. Die Patienten sind infertil. Im Erwachsenenalter sind Folgeschäden der Adipositas erkennbar (Hypertonie, Arthrose, Diabetes mellitus, Apnoen). Im Vordergrund stehen aber die psychischen Störungen mit starken Stimmungsschwankungen, besonders auch depressiven Zuständen, die mangelnde emotionale Kontrolle, das mangelnde Planungsvermögen, die Unfähigkeit adäquat auf neue Situationen zu reagieren und mit Geld umzugehen und die unveränderte Eßsucht, so daß fast alle Patienten zumindest einer Aufsicht bedürfen.

Diagnose und Differentialdiagnose. Methylierungstest zum Nachweis einer ausschließlich maternalen Expression des Chromosomenbereichs 15q11–13. In-situ-Hybridisierung zum Nachweis einer Mikrodeletion bzw., falls keine Deletion gefunden wird, Untersuchung mit Mikrosatelliten zum Nachweis einer uniparentalen Disomie. Konventionelle Chromosomenanalyse zum Ausschluß einer Translokation.

Differentialdiagnose des „floppy infant" im Säuglingsalter, z.B. Zellweger-Syndrom, spinale Muskelatrophie, strukturelle Myopathien; im Kindesalter z.B. Bardet-Biedl-, Cohen-, Alström-Syndrom, Pseudohypoparathyroidismus, Fragiles-X-Syndrom (adipöser Typ). Im Gegensatz zum alimentär übergewichtigen Kind sind Patienten mit PWS zumeist klein und haben ein retardiertes Knochenalter.

Therapie. Krankengymnastik zum Aufbau des Muskeltonus, Standkontrolle, Einsatz beider Hände. Verhinderung einer extremen Adipositas durch eine kalorienreduzierte, ausgewogene, konsequente Diät (Patienten mit PWS haben einen geringeren Energiebedarf von etwa 50–70 % im Vergleich zu Normalpersonen; d.h. Kleinkinder benötigen etwa 600–800, Jugendliche und Erwachsene etwa 800–1300 kcal/Tag). Studien mit Wachstumshormon zeigten eine Verminderung des Körperfettanteils und eine Vermehrung der Muskelmasse. Teilweise wurde auch über eine vermehrte Agilität der behandelten Patienten berichtet. Das Verhalten und insbesondere das Eßverhalten sollten durch ein Verhaltensmanagement gesteuert werden, d.h. es sollen Situationen geschaffen oder verhindert werden, die ein gewünschtes bzw. nicht gewünschtes Verhalten erwarten lassen. Dies wird unterstützt z.B. mit Plänen für den Tagesablauf, Aufbau von Routinen, Aufstellen und Durchsetzung von Regeln, Festlegen von realistischen Zielen, Belohnungssystemen. Anbieten von sportlichen Aktivitäten. Depressive Zustände bei Erwachsenen lassen sich medikamentös z.B. mit Haldol oder Melleril behandeln.

Genetik. Die meisten Fälle sind sporadisch. Bei Patienten mit Deletion und uniparentaler Disomie besteht eine kleines Wiederholungsrisiko (< 1 %). Bei Patienten mit Translokation ist das Risiko klein bei einer De-novo-Translokation, bei einer familiären Translokation hängt das Wiederholungsrisiko von der Art der Translokation ab. Bei Patienten mit Imprintingmutation ist das Risiko klein bei einer Neumutation, es beträgt 50 % bei einer vererbten Mutation.

Sotos-Syndrom[3]

Definition. Das Sotos-Syndrom, das erstmals 1964 durch Sotos et al. beschrieben wurde, ist gekennzeichnet durch zumeist bereits bei Geburt bestehender Übergröße mit auffälliger Fazies und leichter psychomotorischer Retardierung (MIM 117550). Mehr als 300 Fälle sind in der Literatur beschrieben.

Ätiologie/Genetik. In fast allen Fällen tritt das Sotos-Syndrom sporadisch auf. Einzelne familiäre Fälle sind mit einem autosomal-dominanten bzw. auch autosomal-rezessiven Erbgang vereinbar. Heterogenität ist nicht ausgeschlossen.

Symptome und Verlauf. Die Patienten werden entweder schon groß geboren (besonders die Körperlänge ist vergrößert) oder zeigen innerhalb der ersten 4–5 Lebensjahre ein überschießendes Längenwachstum. Die Wachstumsgeschwindigkeit normalisiert sich dann über mehrere Jahre, um schließlich abzufallen, so daß nur selten Erwachsene mit Sotos-Syndrom eine Übergröße aufweisen. Der Kopfumfang liegt typischerweise kontinuierlich oberhalb der 97er Perzentile. Im Säuglings- und Kleinkindesalter imponieren ein rundes Gesicht, prominente Stirn mit sehr hoher Stirnhaargrenze, eine leicht abfallende Lidachse, ein Hypertelorismus, ein hoher, gotischer Gaumen, oft ein vorzeitiger Zahndurchbruch, ein spitzes Kinn. Mit zunehmendem Alter wird das Gesicht länger, die Haare wachsen in die Stirn hinein, und es entwickelt sich eine Progenie (Abb. 32.4). Die Arme sind dysproportioniert lang, die Hände und Füße sind vergrößert. Die Gelenke sind überstreckbar, häufiger wird auch eine Kyphoskoliose oder Kniedeformität beobachtet. Etwa 8 % der Patienten haben einen Herzfehler (ASD, VSD, PDA). Zumindest bei Mädchen tritt die Pubertät oft verfrüht ein. Fast alle Patienten haben im ersten Lebensjahr eine muskuläre Hypotonie (90 %), die teilweise eine Sondenernährung

[3] Selbsthilfegruppe: Eltern-Initiative Sotos-Syndrom e. V. Steinernkreuzweg 22, 55246 Kostheim, Tel. 06134/64733, Fax 06134/62106

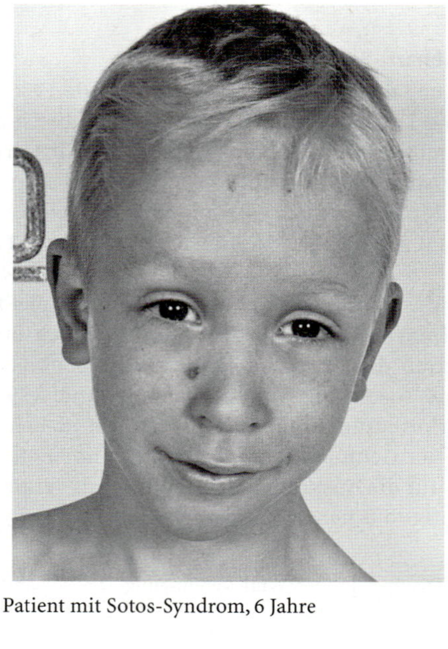

Abb. 32.4. Patient mit Sotos-Syndrom, 6 Jahre

notwendig macht und die die motorische Entwicklung zusätzlich hemmt. Störungen der Fein- und Grobmotorik, aber auch der Koordination sind typisch. Die aktive Sprachentwicklung ist deutlich verzögert, während das Sprachverständnis besser ist. Häufige Verhaltensauffälligkeiten sind: Aufmerksamkeitsstörungen, Hyperaktivität, Stereotypien, soziale Unsicherheit und sozialer Rückzug, Überängstlichkeit, Aggressivität. Der Grad der mentalen Retardierung ist sehr variabel. Die meisten Patienten haben eine grenzwertige bis leichte Retardierung, liegen im unteren Normbereich oder haben umschriebene Lernbehinderungen. In der Studie von Cole und Hughes (1994) konnten von 41 untersuchten Patienten 10 die Regelschule, 7 die Regelschule mit Förderung, 19 die Sonderschule und 5 den Kindergarten (oder unbekannt) besuchen. Der Grad der motorischen und mentalen Retardierung scheint mit zunehmendem Alter geringer zu werden. Etwa 1/3 der Patienten hat Krampfanfälle, etwa die Hälfte hat ein auffälliges EEG. Im NMR oder CT des Schädels werden häufig leichte bis mittelgradige Ventrikelerweiterungen gefunden. Die meisten Patienten haben ein akzeleriertes Knochenalter, wobei die Handwurzelknochen stärker als die Phalangen akzeleriert sind. Möglicherweise haben Patienten mit Sotos-Syndrom ein leicht erhöhtes Tumorrisiko.

Diagnose und Differentialdiagnose. Das Sotos-Syndrom wird überdiagnostiziert. Andere Großwuchssyndrome, wie Marfan-, Beckwith-Wiedemann-, Marshall-, Simpson-Golabi-Behmel-, Klinefelter-, Pallister-Mosaik-, Sanfilippo-Syndrom sind aufgrund unterschiedlicher Symptome leicht abzugrenzen. Stärkere Überschneidungen bestehen zum Fragilen-X-, Weaver-, Ruvalcaba-Myhre-Smith-Syndrom.

Therapie und Prävention. Frühzeitige Behandlung der Hypotonie und motorischen Entwicklungsstörungen durch Krankengymnastik und Ergotherapie, die auch die Mundmotorik zusammen mit einer Sprachtherapie verbessern. Eventuell auch Einsatz nonverbaler Kommunikationsformen. Förderung sozialer Kompetenz durch Rollenspiele, Einübung von Verhaltensmustern, Strategien zur Konfliktlösung. Die Patienten dürfen aber in ihren Fähigkeiten und in ihrem Sozialverhalten aufgrund ihrer Übergröße nicht überfordert werden, da dies wiederum zu nicht gewünschten Reaktionsweisen, wie Isolation oder Aggression führen kann.

Beckwith-Wiedemann-Syndrom[4]

Definition und Häufigkeit. Das Beckwith-Wiedemann-Syndrom (BWS) wurde erstmals 1963/64 von Beckwith und Wiedemann beschrieben. Es ist gekennzeichnet durch prä- und postnatalen Großwuchs, Viszeromegalie, Bauchwanddefekte und postnatale Hypoglykämie. Die Trias der Hauptsymptome Exomphalos, Makroglossie und „Gigantismus" führten zu dem Namen EMG-Syndrom (MIM 130650). Die Häufigkeit beträgt etwa 1:12.000–15.000.

Ätiologie und Pathogenese. Ursache sind Funktionsstörungen verschiedener, unterschiedlich geprägter (imprinting) Gene innerhalb eines Gen-Clusters im terminalen Bereich des kurzen Arms des Chromosoms Nr. 11 (11p15.5), so daß es zu einem Ungleichgewicht zwischen wachstumsfördernden und wachstumsbremsenden Genen kommt. Unterschieden werden eine distale Region mit dem paternal exprimierten IGF2, das durch das maternal exprimierte H19 geregelt wird, und eine weiter proximal liegenden Region mit dem maternal exprimierten Gen CDKN1C (p57kip2), das wahrscheinlich durch ein paternal exprimiertes antisense Transcript innerhalb von KvLQT1 geregelt wird (LIT1: long QT intronic transcript) (two-domain hypothesis). IGF2 ist ein Wachstumsfaktor, dessen Überexpression (biallelische Expression, LOI) auch schon von verschiedenen Tumoren (z.B. Wilms-Tumoren) bekannt ist. CDKN1C kodiert einen cyclinabhängigen-Kinase-Inhibitor, der einen wachtumsbremsenden Effekt hat. Anscheinend führt der Ausfall von CDKN1C neben einem allgemeinen Effekt auch zu spezifischen Fehlbildungen, wie z.B. Bauchwanddefekten und Gaumenspalten (knock-out-mouse).

Symptome und Verlauf. Bei etwa 1/3 der Patienten wird über ein Polyhydramnion berichtet, und in mehr als 80 % kommt es zu einer Frühgeburt. Die meisten Patienten haben entweder schon bei Geburt einen Großwuchs oder entwickeln einen Großwuchs in den ersten Lebensmonaten (88 %). Länge und Gewicht verlaufen im Kindesalter über der 90–97. Percentile, fallen danach aber ab, so daß die meisten Erwachsenen eine normale Endlänge haben. Der Schädel ist relativ klein, das Okziput ist ausladend. Es bestehen vielfach ein leichter Exophthalmus, ein Naevus flammeus im Nasenwurzelbereich, Unterlidfalten, eine Mittelgesichtshypoplasie, eine Makroglossie (97 %), Kerben im unteren Ohrbereich oder Eindellungen auf der Ohrrückseite (67 %), Bauchwanddefekte (80 %) z.B. Omphalozele (44 %), Nabelhernie, Diastasis recti. Die Gesichtsauffälligkeiten werden mit zunehmendem Alter geringer. Die Makroglossie ist selten so schwer, daß sie zu obstruktiven Apnoen führt, häufiger sind aber ständiges Speicheln und Fütterungsschwierigkeiten. In etwa der Hälfte der Patienten verschwindet die Makroglos-

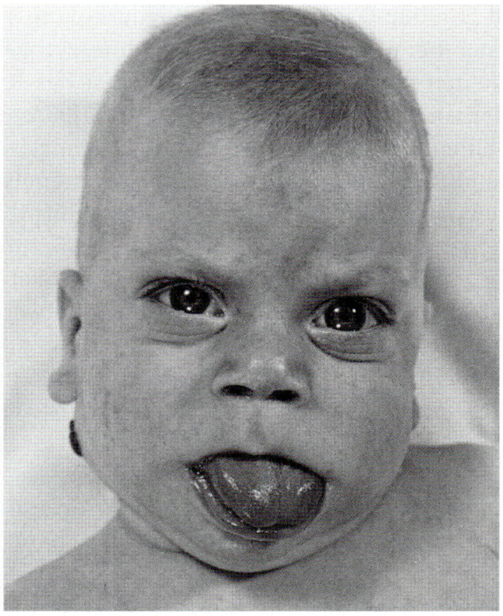

Abb. 32.5. Patient mit Beckwith-Wiedemann-Syndrom, 5 Monate

[4] Selbsthilfegruppe: D. Gebhardt, Unterstr. 4, 25524 Oelixdorf, Tel. 04821/91930

sie mit zunehmendem Unterkieferwachstum. Vergrößerungen der inneren Organe sind häufig und sollten durch US dokumentiert werden: Vergrößerung von Niere (59%), Leber (25%), Milz und Pankreas (8–9%), seltener Kardiomegalie. Hypoglykämien (63%) verlaufen zumeist mild oder asymptomatisch, vereinzelt gibt es aber auch schwere, monatelange, therapieresistente Hypoglykämien. Viele Knaben haben einen Hodenhochstand. Etwa 13–25% der Patienten entwickeln eine Hemihypertrophie. Die psychomotorische Entwicklung ist in der Regel normal. Bei Kindern mit Retardierung (4%) spielen wahrscheinlich Frühgeburtlichkeit, schwere Geburten durch eine Makrosomie, oder nicht erkannte Hypoglykämien eine wesentliche Rolle. Die Pubertät verläuft normal. Das Risiko für Neoplasien ist mit 4–7,5% deutlich erhöht. 40% der Patienten mit einem Tumor haben eine Hemihypertrophie, so daß diese Patienten besonders gefährdet sind. Am häufigsten werden Wilms-Tumoren, Nebennierenrindenkarzinome und Hepatoblastome beschrieben.

Diagnose und Differentialdiagnose. Die Diagnose ist klinisch zu stellen. Das X-gekoppelte Simpson-Golabi-Behmel-Syndrom kann bei isolierten männlichen Patienten schwer abzugrenzen sein. Leichter zu unterscheiden sind: Fetopathia diabetica, Perlman -, Sotos-, Weaver-Syndrom.

Therapie. Bis zur Normalisierung der Blutzuckerwerte engmaschige Kontrollen und Therapie. In Abhängigkeit vom Schweregrad der Makroglossie wird eine Zungenreduktion heute zumeist zwischen dem 2. und 3. Lebensjahr durchgeführt, um eine normale Sprachentwicklung zu gewährleisten und auch kieferorthopädische Komplikationen, wie offener Biß und Prognathie, zu verhindern. Patienten mit Hemihypertrophie müssen wegen eines eventuellen Beckenschiefstands und der Gefahr einer Skoliose orthopädisch überwacht werden. Wegen des erhöhten Tumorrisikos empfehlen wir 3–4monatige US-Kontrollen bis zum 6. Lebensjahr und 1/2jährliche Kontrollen bis zur Pubertät.

Genetische Beratung. Die meisten Fälle sind sporadisch, etwa 15% sind familiär. Das empirische Wiederholungsrisiko für Geschwister bei sporadischen Fällen ohne zytogenetische Auffälligkeiten beträgt etwa 5%. Unklar ist das Risiko für die Kinder von sporadischen Patienten. Familiäre Fälle deuten auf einen autosomal-dominanten Erbgang, wobei zumeist die Mutter betroffen ist. Chromosomenanalysen und eine molekulargenetische Untersuchungen mit Mikrosatelliten zeigen in etwa 15–20% einen auffälligen Befund (<1% paternale Duplikation; <1% maternale Translokation/Deletion; 15–20% paternale Disomie). Sie sind notwendig, um vererbte bzw. *De-novo*-Chromosomenaberrationen mit hohem bzw. *niedrigem* Wiederholungsrisiko zu erkennen. Pränatale US-Diagnosen wurden mehrmals beschrieben.

Williams-Beuren-Syndrom[5]

Definition und Häufigkeit. Das Syndrom wurde 1961/62 von Williams und Beuren beschrieben. Es ist charakterisiert durch eine typische Fazies, kardiovaskuläre Fehlbildungen, Minderwuchs und Retardierung (MIM 194050). Die Häufigkeit wird auf 1:20–50.000 geschätzt.

Ätiologie. Ursache des Williams-Beuren-Syndroms (WBS) ist eine Mikrodeletion in der Chromosomenregion 7q11.23, die zu einem kompletten Ausfall des Elastingens (ELN) führt. Eine Deletion am 3′-Ende dieses Gens findet man auch bei der isolierten autosomal-dominanten supravalvulären Aortenstenose. Die Deletion des Elastingens (Haploinsuffizienz) verursacht wahrscheinlich nur einen Teil der Symptome des WBS, der gesamte Phänotyp dürfte durch die Deletion weiterer Gene in der Umgebung z.B. LIM-Kinase 1, TFII-I-bedingt sein (Contiguous gene syndrome).

Symptome und Verlauf. Viele Säuglinge leiden an Trinkschwäche, Erbrechen, Koliken, Gedeihstörungen und Obstipation. Die Angaben über eine nachgewiesene Hyperkalzämie reichen von selten bis 2/3 der Patienten. Kraniofazial fallen eine breite Stirn mit kräftigen Supraorbitalwülsten, enge Lidspalten, lebhaftes (speichenähnliches) Irismuster, Strabismus convergens (50%), tief eingezogene Nasenwurzel, antevertierte Nasenlöcher, langes Philtrum, volle Wangen, offener Mund mit hängender, dicker Unterlippe, kleine Zähne mit Lücken (55%), Malokklusion (85%), Retro-, Mikrogenie und eine tiefe, rauhe Stimme auf (Abb. 32.6). Eine chronische Otitis media ist häufig (43%), ältere Kinder zeigen eine vermehrte Schreckhaftigkeit auf Geräusche. Der häufigste Herzfehler ist die supravalvuläre Aortenstenose (60–70%), gefolgt von supravalvulären und peripheren Pulmonalstenosen (20–30%) und Mitralklappenprolaps (15%). Seltener sind Stenosen der Nierenarterien und der zerebralen Gefäße. Eine arterielle Hypertonie kann sich schon im Kindesalter entwickeln (17%) und gehört bei den Erwachsenen zu den häufigeren Symptomen (47%). Etwa die Hälfte der Patienten hat eine Nabel- oder Leistenhernie. Fehlbildungen der Nieren und ableitenden Harnwege (18%) umfassen Nephrokalzinose, Nierenhypoplasie, -

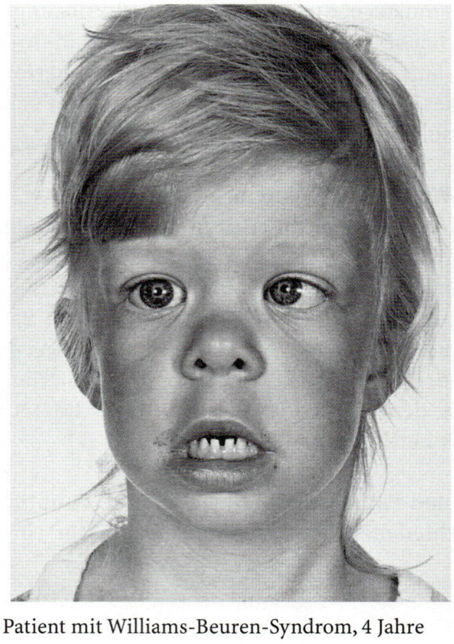

Abb. 32.6. Patient mit Williams-Beuren-Syndrom, 4 Jahre

[5] Selbsthilfegruppe: W. Wandschneider, Bornkamp 5, 23795 Fahrenkrug, Tel. 04551/6493, Fax 04551/93967

aplasie, Nierenzysten, Ureterstenosen, vesikourethralen Reflux, Blasendivertikel. Während Säuglinge und Kleinkinder durch eine muskuläre Hypotonie und Gelenkschlaffheit auffallen, können sich bereits im Klein- und Schulkindesalter Sehnenverkürzungen entwickeln mit Kontrakturen im Kniegelenk und Spitzfußhaltung. Bei erwachsene Patienten findet man häufig Gelenkversteifungen und Kyphoskoliosen. Die Wachstumsgeschwindigkeit ist besonders in den ersten 4–5 Lebensjahren vermindert. Erwachsene erreichen aber zumeist eine Endlänge knapp unter oder im unteren Normbereich. Die psychomotorische Entwicklung ist leicht bis mittelschwer retardiert, kann selten aber auch normal sein (IQ: 20–106). Es besteht eine deutliche Diskrepanz zwischen relativ guten verbalen Fähigkeiten und schlechten Wahrnehmungs- und Handlungsfähigkeiten sowie Grob- und Feinmotorik. Die Sprache ist flüssig und korrekt, angereichert mit sozialen Phrasen und Klischees, wobei der Inhalt aber nicht adäquat ist („cocktail party speech"). In der Untersuchung von Udwin (1990) konnten erwachsene Patienten in etwa 60 % lesen, 20 % konnten Briefe schreiben und 40 % konnten einfache Rechenaufgaben lösen. Patienten, die unabhängig leben, sind eine Ausnahme. Die meisten Kinder haben Verhaltensstörungen: sie sind distanzlos, umtriebig, leicht ablenkbar, ängstlich. Sie haben Eß-, Einschlaf-, Durchschlafprobleme, zwanghafte Vorlieben, Probleme im Aufbau von Freundschaften. Andererseits haben sie oft eine freundliche, positive Grundstimmung, sind anhänglich, liebebedürftig.

Diagnose und Differentialdiagnose. Wegen der relativ guten expressiven Sprache wird die Diagnose häufig erst verzögert gestellt (>4 Jahre). In mehr als 90 % der Patienten kann die klinische Diagnose durch eine In-situ-Hybridisierung mit Nachweis einer Mikrodeletion 7q11.23 bestätigt werden. Wegen der möglichen Heterogenität des Phänotyps sollte immer auch eine konventionelle Chromosomenanalyse erfolgen. Abzugrenzen sind: isolierte, autosomal-dominante Aortenstenose, Noonan-Syndrom.

Therapie. In Abhängigkeit vom Schweregrad der supravalvulären Aortenstenose bzw. kardialen Symptomen erfolgt eine chirurgische Korrektur, meist mittels Patch-Erweiterung der Aorta. Es ist wichtig, die Kontaktfreude und Offenheit, das gute Gedächtnis der Patienten sowie ihre guten Sprachfähigkeiten zur Förderung zu nutzen. Abstrakte und visuell orientierte Aufgaben verlangen dagegen spezielle Lernstrategien. Frühzeitig sollte ein Kinderpsychologe in die Betreuung einbezogen werden.

Tabelle 32.1. Syndrome mit Minderwuchs. AD autosomal-dominant, AR autosomal-rezessiv

Syndrom	Symptome	Mentale Entwicklung	Ätiologie/Locus/Gen
Aarskog-Syndrom	rundes Gesicht, Hypertelorismus, leichte Ptose, kleine Nase, Hypodontie, Brachydaktylie, kutane Syndaktylie der Finger, Klinodaktylie 5, Wirbelkörperfehlbildungen, „Shawl- Scrotum", Kryptorchismus	leichte Retardierung (30%)	X-gebunden rezessiv, Xp11.21, FGD1-Gen
Bardet-Biedl-Syndrom	Adipositas, Retinopathie, postaxiale Polydaktylie, Brachydaktylie, Syndaktylie, Hypogenitalismus, Nierenfehlbildungen, Schwerhörigkeit	mentale Retardierung	AR/Kopplung: 11q13, 16q21, 15q22, 3p12
Bloom-Syndrom	milde Mikrozephalie, Dolichozephalie, flache Jochbögen, schmetterlingsförmiges Gesichtserythem, UV-Sensitivität, großflächige Hyper- und Hypopigmentierungen, Immunglobulinmangel, erhöhtes Malignomrisiko	normal bis leicht retardiert	AR, erhöhte Chromosomenbrüchigkeit 15q26.1; BLM-Gen
Cornelia-de-Lange-Syndrom	Mikrobrachyzephalie, Synophrys, bogenförmige Augenbrauen, kurze Nase, antevertierte Nares, langes Philtrum, dünne, nach kaudal weisende Oberlippe, Mikrogenie, Hirsutismus, Mikromelie, ulnare Strahldefekte	schwere mentale Retardierung	zumeist sporadisch
Dubowitz-Syndrom	leichte Mikrozephalie, spärliche Haare, kurze Lidspalten, Telekanthus, Ptosis, Augenanomalien, Mikrogenie, dysplastische Ohren, Ekzem im Säuglings- und KK-Alter	leichte bis schwere Retardierung (54%), Hyperaktivität	AR
Hallermann-Streiff-Syndrom	Brachyzephalie, dünne, spärliche Haare, Mikrophthalmus, Katarakt, sehr dünne Nase mit hypoplastischen Nasenflügeln, Mittelgesichtshypoplasie, Hypodontie und dysplastische Zähne, atrophische Haut, Kryptorchismus	mentale Retardierung (15%)	sporadisch
Johanson-Blizzard-Syndrom	leichte Mikrozephalie, Scalpdefekte, hypoplastische Nasenflügel, Zahndysplasie und Hypodontie, sensorische Hörstörung (75%), Hypothyreose, exokrine Pankreasinsuffizienz	mentale Retardierung (67%)	AR
LEOPARD-Syndrom	multiple *L*entigines, *E*KG-Veränderungen, (*O*kulärer) Hypertelorismus, *P*ulmonalstenose, Genital*A*nomalien(Hypospadie), Minderwuchs(*R*), Taubheit (*D*)	vereinzelt leichte Retardierung	AD
MMM-Syndrom	Dolichozephalie, dreieckförmiges Gesicht, betontes Kinn, abstehende Ohren, kurzer Nacken mit prominentem M. trapezius, keine Asymmetrie, keine rel. Makrozephalie, Rö: dünne Röhrenknochen	normal	AR
Seckel-Syndrom	ausgeprägter Minderwuchs(-7 SD), Mikrozephalie, flache Stirn, große Augen, abfallende Lidachse, prominente Nase, Mikrogenie, große Ohren ohne Ohrläppchen, Klinodaktylie 5, Kryptorchismus, Hüftluxation, Rö:11 Rippen	deutliche bis schwere Retardierung, Hyperaktivität	AR 3q22.1–q.24
Silver-Russel-Syndrom	relative Makrozephalie, dreieckförmiges Gesicht, Café-au-lait-Flekken, Klinodaktylie 5, Extremitätenasymmetrie	normal	sporadisch 7p12 maternale UPD (10%)

Tabelle 32.2. Syndrome mit besonders auffälliger Fazies. AD autosomal-dominant, AR autosomal-rezessiv

Syndrom	Symptome	Mentale Entwicklung	Ätiologie/Locus/Gen
Coffin-Lowry-Syndrom	grobe Fazies, Hypertelorismus, breite Nasenwurzel, großer Mund mit dicken Lippen, abstehende Ohren, Hypodontie, konisch zulaufende Finger, Skoliose, Minderwuchs,	zumeist deutliche bis schwere Retardierung, Hypotonie	X-gebunden rezessiv/ Xp22.1–p22.2 RSK2-Gen
Franceschetti-(Treacher-Collins-)Syndrom	abfallende Lidachse, Unterlidkolobome, Hypoplasie der Jochbeine und des Ober- und Unterkiefers, Makrostomie, Mikrotie, Gehörgangsstenose, Schwerhörigkeit, zumeist symmetrische Fehlbildungen	normale Entwicklung	AD/5q32-q33.1/ TREACLE-Gen
Goldenhar-Syndrom	Gesichtsasymmetrie, Hypoplasie der Jochbögen und der Maxilla, epibulbäres Dermoid, Oberlidkolobom, Mikrotie, Präaurikularanhängsel, Hörstörung, Makrostomie, Wirbelkörperfehlbildungen	zumeist normale Entwicklung	zumeist sporadisch, AD und AR beschrieben
Kabuki-(Niikawa-Kuroki-) Syndrom	lange Palpebralspalten mit lateralem Ektropion, gebogene Augenbrauen, Epikanthus, kurze Nase, Gaumenspalte, abstehende Ohren, Fingerspitzenpolster, Minderwuchs, Hörstörung	leichte bis deutliche Retardierung, Hypotonie	sporadisch
Opitz-Syndrom (Hypertelorismus-Hypospadie-Syndrom)	Hypertelorismus, abweichende Lidachse, breite, flache Nasenwurzel, LK(G)-Spalte, Schluckschwierigkeiten, posterior rotierte Ohren, Hypospadie, Kryptorchismus	leichte Retardierung	AD/22q11.2 und X-gebunden/Xp22
Progerie (Hutchinson-Gilford-Syndrom)	Minderwuchs ab 1. Lebensjahr, zunehmende Vergreisung: Haarverlust, prominente Schädelvenen, schnabelartige Nase, fliehendes Kinn, Verlust des subkutanen Fettgewebes, Hautatrophie, Kontrakturen, Tod im 2. Lebensjahrzehnt	normal	sporadisch
Robinow-Syndrom	Makrozephalus, flaches Gesicht, Hypertelorismus, kleine Nase mit antevertierten Nares, nach kaudal weisende Mundwinkel, kurze Unterarme, Klinodaktylie 5, Hemivertebrae, Hypogenitalismus Nierenfehlbildungen, Herzfehler	mentale Retardierung (18%)	AD AR: 9q22; ROR2-Gen
Rubinstein-Taybi-Syndrom	leichte Mikrozephalie, dichte, gebogene Augenbrauen, abfallende Lidachse, Strabismus, hypoplastische Maxilla mit engem Gaumen, prominente Nase mit langem Septum, tiefsitzende Ohren, breite Daumen und Großzehen, Hodenhochstand	deutliche mentale Retardierung	zumeist sporadisch, 16p13.3 Mutation, Mikrodeletionen (10%) im CBP-Gen

Genetik. Überwiegend handelt es sich um sporadische Patienten, einige wenige Patienten mit autosomal-dominantem Erbgang wurden beschrieben.

Ausgewählte Syndrome

Siehe Tabellen 32.1 und 32.2.

32.2 Assoziationen

Unter einer Assoziation versteht man das über den (statistischen) Zufall hinausgehende Zusammentreffen verschiedener Fehlbildungen, deren Ätiologie und Pathogenese bisher nicht geklärt werden konnte. Opitz faßt sie als ätiologisch heterogene Krankheitseinheiten auf, die in der Blastogenese entstehen und überwiegend Mittellinienstrukturen betreffen (Diskussion bei Martínez-Fríaz et al. 1998). Gemeinsam ist den Assoziationen die große Variabilität und das geringe Wiederholungsrisiko. Vereinzelt finden sich bei Patienten Symptome verschiedener Assoziationen und Übergänge zum okulo-aurikulo-vertebralen Spektrum (Tabelle 32.3).

32.3 Teratogene

Die Teratogene lassen sich in 4 Gruppen unterteilen: 1. Intrauterine Infektionen (s. Kap. 49), 2. Medikamente, Genußmittel, Chemikalien, 3. physikalische Ursachen, 4. Mütterliche Stoffwechselstörungen (s. Kap. 59). Der genaue pathogenetische Mechanismus der meisten Teratogene ist unbekannt, doch können einige Punkte herausgearbeitet werden, die erklären, warum Embryonen ähnlich bzw. unterschiedlich auf Teratogene reagieren:

Dosis. Generell gilt, je höher die Dosis eines Teratogens, um so größer ist der Effekt.

Sensible Phase. Die meisten Organe durchlaufen während der Entwicklung Phasen, in denen sie besonders störanfällig sind. Das Entwicklungsstadium, zu dem das Teratogen einwirkt, bestimmt daher, ob es z.B. zum Fruchttod, zu Fehlbildungen oder zu einer allgemeinen Retardierung kommt.

Genotyp. Ob ein Wirkstoff eine teratogene Wirkung zeigt und wie stark diese ist, hängt von der genetischen Ausstattung eines Organismus ab. Einige Individuen werden deshalb ein besonders hohes, andere ein niedriges Risiko für bestimmte Teratogene haben. Dies erklärt auch, warum Mütter, die bereits ein Kind mit einer Hydantoin- oder Alkoholembryopathie haben, ein wesentlich höheres Wiederholungsrisiko haben als Mütter, die bereits ein gesundes Kind (bei Ingestion des gleichen Teratogens) geboren haben.

Kombination der o.g. Faktoren. Häufig werden während einer Schwangerschaft mehrere teratogene Wirkstoffe zu unterschiedlichen Zeitpunkten einwirken, so daß sich unterschiedliche Kombinationseffekte erwarten lassen.

Tabelle 32.3

Assoziation	Symptome
VA(C)TER(L)-A	(V) Vertebrale Fehlbildungen (48%) (A) Analatresie, -stenose (83%) (C) Kardiale Fehlbildungen (48%) (TE) Tracheoösophageale Fehlbildungen (60%) (R) Renale Fehlbildungen (81%), Radiale Fehlbildungen (35%) (L) Nichtradiale Extremitätenfehlbildungen Cave: – Hydrocephalus mit Symptomen der VATER-Assoziation: autosomal rezessiv oder X-gekoppelt rezessiv – Schwer ausgeprägte Fälle mit Fanconi Anämie
CHARGE-A.	(C) Kolobome der Iris, Retina, Choroidea, Mikrophthalmus (80–90%) (H) Herzfehler: ASD, konotrunkale Fehlbildungen (75–85%) (A) Choanalatresie(-stenose), ein- oder beidseitig, membranös oder knöchern (50–60%) (R) Retardierte Entwicklung, Stammhypotonie (>90%) (G) Genitalfehlbildungen: Mikropenis, Hodenhochstand, hypoplastische Labien, verzögerte Pubertät (70–80%) (E) (Ear)Helixfehlbildungen, Schallleitungs- und Schallempfindungsschwerhörigkeit, Cochleardefekte (90%) Sonst: ZNS-Anomalien (83%), Gedeihstörung (Schluckstörung !, Aspiration !) , Minderwuchs (70%), faziale Dysmorphie (70%), Fazialisparese, LKG-Spalten (15%), Tracheoösophageale Fehlbildungen (15%), Nierenfehlbildungen (20%), Skelettanomalien (53%)
MURCS-A.	(MU) Aplasie der Muellerschen Gänge mit konsekutiven uterovaginalen Fehlbildungen – Mayer-Rokitansky-Küster-Komplex – (96%) (R) Renale Agenesie (88%), ektope Nieren (CS) Z(C)ervikale und obere thorakale Wirbel(Somiten)fehlbildungen (80%) Sonst: ZNS-Fehlbildungen, Enzephalocele, LKG-Spalten, Gesichtsasymmetrie, Hörstörungen, Rippenanomalien, Sprengelanomalie 3 Männer beschrieben mit Azoospermie

Teratogenspezifische Fehlbildungsmuster. Einzelne Teratogene zeigen ein charakteristisches Fehlbildungsmuster, was auf einen wirkstoffspezifischen Metabolismus, der in bestimmte Entwicklungsschritte eingreift, hinweist.

Medikamente

Antiepileptika. Bei Kindern epileptischer Mütter werden 2–3mal häufiger Fehlbildungen gefunden als in der Normalbevölkerung. Welchen Anteil dabei der genetische Hintergrund der Mutter und des Fetus bzw. die Antiepileptika haben, ist bisher nicht genau geklärt. In den letzten Jahren zeigte sich, daß die einzelnen Antiepileptika kein jeweils typisches Fehlbildungssyndrom verursachen, sondern daß weitgehende Überschneidungen bestehen und nur in einzelnen Symptomen oder im Grad der Ausprägung Unterschiede zu erkennen sind, so daß man besser von einer Antiepileptika-Embryopathie spricht. Als Ursache werden unter anderem hochreaktive Epoxidmetaboliten der Antiepileptika, aber auch Folsäure- und Vitamin-B_{12}-Mangel angesehen. Die Kombination verschiedener Antiepileptika erhöht das Fehlbildungsrisiko beträchtlich.

Antiepileptika-Embryopathie. Etwa 5–10 % der mit *Phenobarbital, Carbamazepin oder Phenytoin* exponierten Embryonen zeigen prä- und postnatalen Minderwuchs, Mikrozephalie, weite große Fontanelle, leichte mentale Retardierung, Hypertelorismus, Epikanthus, Ptosis, Strabismus, Mittelgesichtshypoplasie, breite, tiefe Nasenwurzel, kurze Nase, breiten Mund mit vollen Lippen, Hypoplasien der Finger- und Zehenendphalangen, Nagelhypoplasien und fingerähnliche Daumen. Seltener sind Herzfehler und LKG- und Gaumenspalten. Bei der intrauterinen Exposition mit *Valproinsäure* sind häufig auch Trigonozephalie, verstrichenes Philtrum, schmale Oberlippe, kleiner Mund und dysplastische Ohren zu erkennen. Typisch für Valproinsäure ist die erhöhte Rate an Neuralrohrdefekten (5–6 %), häufig auch mit Hydrozephalus. Nach Exposition mit *Oxazolidine* (in Deutschland nicht im Handel) finden sich auch V-förmig ausgezogene Augenbrauen, Synophrys, dysplastische, tiefsitzende Ohren, Herzfehler, urogenitale und gastrointestinale Fehlbildungen.

Cumarine (Warfarin). Etwa 15–30 % der Kinder, die Cumarinderivaten (insbesondere Warfarin) ausgesetzt sind, haben ein Chondrodysplasia-punctata- (CDP-) ähnliches Krankheitsbild: hypoplastische Nase mit tiefer Furche zwischen Nasenflügeln und Nasenspitze, kleine Nasenlöcher, Augenfehlbildungen (Katarakt, Optikusatrophie, Mikrophthalmie), Extremitätenhypoplasien, Minderwuchs, ZNS-Fehlbildungen, leichte bis schwere mentale Retardierung, kalkspritzerartige Veränderungen der Epiphysen („stippled epiphyses“) besonders am Achsenskelett und am Kalkaneus. Warfarin hemmt die Arylsulfatase E, deren Ausfall im Rahmen einer Mutation zur X-gekoppelten CDP führt, was die Übereinstimmung der beiden Krankheitsbilder erklären könnte.

Retinoide. Retinolsäure ist ein wesentliches körpereigenes Morphogen, das u.a. für die Musterbildung in der frühen Embryonalentwicklung verantwortlich ist. Synthetische Derivate des Vitamin A (Tretinoin, Isotretinoin) greifen in diesen Prozeß ein und führen zur Retinoidembryopathie. Diese ist gekennzeichnet durch flaches Gesicht, Hypertelorismus, Fazialisparese, Gaumenspalte, Mikrogenie, dysplastische, hypoplastische Ohren, konotrunkale Herzfehler und unterbrochenen Aortenbogen, Thymushypoplasie, Hydrozephalus, zerebrale und zerebelläre Fehlbildungen, mentale Retardierung. Für Isotretinoin besteht ein Risiko von 35 % für eine Embryopathie, falls eine Frau nach dem 15. postkonzeptionellen Tag das Medikament weiter einnimmt.

Thalidomid. In den Jahren 1959–1962 kam es zu einem plötzlichen und drastischen Anstieg von Extremitätenfehlbildungen in den Ländern, in denen thalidomidhaltige Medikamente zugelassen waren. Weltweit waren etwa 6.000, allein in Deutschland etwa 3.000 Kinder betroffen. Das Fehlbildungsrisiko bei Exposition betrug etwa 20 %. Die kritische Phase umfaßte nur 15 Tage (35.–50. Tag postmentruationem). Die Art der Fehlbildung war stark abhängig vom Tag der Thalidomideinnahme und reichte von Anotie, Fazialis-, Augenmuskellähmung (35. Tag) über die typische Peromelie (38.–40. Tag), über Analatresie, Nierenfehlbildungen, schwere Armfehlbildungen, Herzfehler, Duodenalatresie/-stenose (41.–43. Tag) bis zur Triphalangie der Daumen und Analstenose (50. Tag). Bis heute ist der teratogene Wirkungsmechanismus von Thalidomid, trotz vieler Spekulationen, nicht geklärt.

Zytostatika (Aminopterin/Methotrexat). Bei der Chemotherapie mit Zytostatika muß wegen des Wirkungsmechanismus der Arzneimittelgruppe mit teratogenen Wirkungen gerechnet werden. Die Folsäureantagonisten Aminopterin und Methotrexat können zu einem charakteristischen Fehlbildunsgsyndrom führen: pränataler Minderwuchs, Mikrozephalie, Hypoplasie der Schädelknochen, flache Supraorbitalwülste, breite Nasenwurzel, Gaumenspalte, Mikrogenie, tiefsitzende Ohren, verkürzte Extremitäten, Klumpfüße, Neuralrohrdefekte, anscheinend keine mentale Retardierung. Die kritische Periode liegt um die 6.–8. Woche postkonzeptionell; kritisch sind Dosen über 10 mg Methotrexat/Woche. Nach der Untersuchung von Doll (1988) stieg die Rate schwerer Fehlbildungen bei Monotherapie mit einem Zytostatikum im 1. Trimenon auf 17 % an, bei kombinierter Chemotherapie auf 25 %.

Andere teratogene Medikamente und Chemikalien
Siehe Tabelle 32.4.

Genußmittel und Drogen

Alkohol-Embryopathie

Definition und Häufigkeit. Erstbeschreibung durch Lemoine (1968), davon unabhängig 1973 durch Jones und Smith, die das Krankheitsbild als „fetal alcohol syndrome“ bekannt machten. Es ist charakterisiert durch eine motorische und mentale Retardierung mit Verhaltensstörungen, unterschiedliche Fehlbildungen und, zumindest in schweren Fällen, typische Fazies. Die geschätzte Häufigkeit liegt bei etwa 1 : 500–1.000.

Tabelle 32.4. Teratogene Medikamente und Chemikalien

Substanz	Resultierende Fehlbildung
Methylquecksilber	Mikrozephalie, zerebrale und zerebelläre Atrophie, Zerebralparese
Aminoglykoside	Gehörschäden
Androgene, Gestagene	Maskulinisierung weiblicher Feten
Lithium	Ebstein-Anomalie
Methimazol	Aplasia cutis, Choanalatresie

Ätiologie und Pathogenese. Ethanol wirkt zytotoxisch und mitosehemmend. Es besteht keine Plazentaschranke, so daß im Fetus die gleichen Blutalkoholwerte erreicht werden wie bei der Mutter. Es ist unklar, ob Ethanol oder seine Metabolite, wie z.B. Acetaldehyd die Schädigung bedingen. Anscheinend spielen auch Gene der Mutter, die den Alkoholabbau regulieren, sowie chronische Unterernährung, Spurenelement- und Vitaminmangel eine Rolle. Etwa 30 % der Kinder alkoholkranker Frauen haben eine Alkoholembryopathie, zwischen 50 und 70 % haben Alkoholeffekte. Es besteht keine direkte Dosis-Wirkungs-Beziehung, es gibt keine sichere untere Schwellendosis. Majewski (1986) wies aber darauf hin, daß eine Korrelation zwischen dem Stadium (nach Jellinek) der mütterlichen Alkoholkrankheit und der Häufigkeit und dem Schweregrad der Alkoholembryopathie besteht: in der Prodromalphase ist kaum mit Schädigungen zu rechnen, in der kritischen Phase sind etwa 20 % der Kinder leicht, in der chronischen Phase etwa 40 % der Kinder schwer geschädigt.

Symptome und Verlauf. Die Patienten werden untergewichtig (89 %) geboren und bleiben auch postnatal untergewichtig. Teilweise sind sie schon bei Geburt mikrozephal, häufiger entwickelt sich aber eine Mikrozephalie erst mit zunehmendem Lebensalter. Die Fazies ist charakteristisch: niedrige Stirn, Epikanthus (66 %), Blepharophimose (11 %), Ptose (38 %), abfallende Lidachse (37 %), kurzer Nasenrükken (49 %), fehlendes oder sehr flaches Philtrum (95 %), schmale Oberlippe (65 %), hoher Gaumen (39 %) oder Gaumenspalte (7 %), hypoplastischer Unterkiefer (74 %), dysplastische, tiefsitzende Ohren (59 %) (Abb. 32.7). An den Händen sind typisch: Klinodaktylie 5, Kamptodaktylie und abnorme Dermatoglyphen (69 %: z.B. tiefe Daumenfurche und scharf abknickende Dreifingerfurche, die zwischen dem 2. und 3. Finger endet). Etwa 30 % der Patienten haben einen Herzfehler, am häufigsten sind Ventrikelseptum- (39 %) und Vorhofseptumdefekte (37 %). Genitalanomalien werden in 30–40 % gefunden (Hypospadia glandis, Hodenhochstand, Hypoplasie der Labia majora, Klitorishypertrophie). Nierenfehlbildungen (10 %) umfassen z.B. Nierenagenesie und -hypoplasie, Doppelniere, Anomalien der ableitenden Harn-

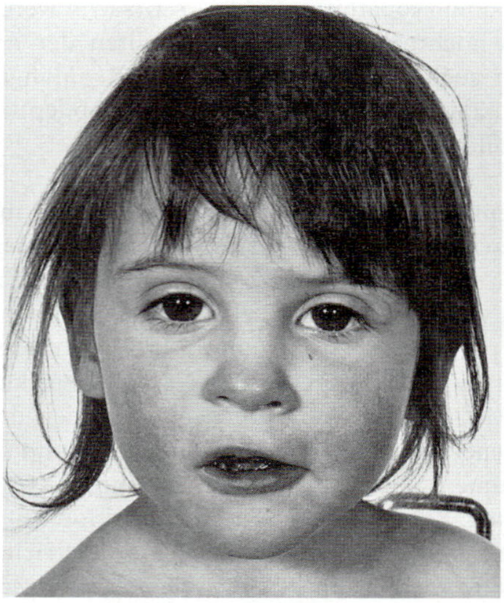

Abb. 32.7. Patient mit Alkoholembryopathie, 2 1/2 Jahre

wege. Skeletäre Fehlbildungen sind häufig: Trichterbrust (28%), Supinationseinschränkung (14%) durch radioulnare Synostose, progrediente Skoliosen (6,8%). Im Säuglings- und Kleinkindesalter haben etwa 1/3 der Patienten Eß- und Schluckstörungen. Die grobmotorische Entwicklung ist wenig beeinträchtigt, häufig sind jedoch Störungen der Feinmotorik. Die meisten Patienten (90%) haben eine Sprachentwicklungsstörung. Bei der mentalen Entwicklung fallen besonders Einschränkungen im logischen Denken, im Abstrahieren, im Erfassen von Zusammenhängen, in der phantasievollen Gestaltung auf, während die Merkfähigkeit häufig gut ist. Viele Patienten haben Wahrnehmungsstörungen und Verhaltensstörungen. Typisch sind Hyperaktivität, Konzentrationsschwäche, Impulsivität, Stimmungslabilität, erhöhte Risikobereitschaft, fehlende soziale Kompetenz, distanzloses Verhalten gegenüber Erwachsenen. Mit zunehmendem Lebensalter bilden sich die charakteristischen kraniofazialen Veränderungen größtenteils zurück, es bleiben aber die Mikrozephalie, das flache Philtrum und die dünne Oberlippe. In der Untersuchung von Löser (1995), der 51 Patienten langzeitig untersuchte, konnten 2 Kinder eine Realschule besuchen (beide AE mit leichtem Schweregrad), 35% besuchten eine Hauptschule, 55% besuchten eine Sonderschule (25% Schule für Lernbehinderte, 30% Schule für Geistigbehinderte), 6% waren nicht bildungsfähig. Nur vereinzelt können erwachsene Patienten selbständig leben.

Differentialdiagnose. Dubowitz-, Noonan-, De-Lange-, Fetales-Hydantoin-, Smith-Lemli-Opitz-Syndrom.

Therapie. Krankengymnastische Therapien nach Bobath, Vojta, Montessori. Sensomotorisches Training, Wahrnehmungtraining, logopädische Behandlung (cave! Innenohrschwerhörigkeit). Medikamentöser Behandlungsversuch zur Verminderung der Hyperaktivität und Verbesserung der Konzentration, z.B. mit Methylphenidat. Gewährung ausreichender Freiräume, Aufstellen von Tagesplänen und Routinen. Intensive Beratung der Eltern zur Prävention einer zukünftigen Alkoholembryopathie. Ausführliche Beratung eventueller Pflegeeltern.

Kokain und andere Drogen

Stärkerer Kokainabusus kann zu Reduktionsdefekten der Extremitäten, urogenitalen, gastrointestinalen Fehlbildungen und unterschiedlichen Hirnfehlbildungen wie Porenzephalie, Corpus-callosum-Agenesie, intrazerebralen Zysten führen. Daneben wird eine intrauterine Wachstumsretardierung und eine Entwicklungsverzögerung gefunden. Ob es ein typisches „Kokaingesicht“ gibt mit Lidschwellung, flachen Supraorbitalwülsten mit Furchen und kurzer Nase, bleibt offen. Die Fehlbildungen werden auf den ausgeprägten sympatikomimetischen Effekt von Kokain zurückgeführt, der zu Durchblutungsstörungen der Plazenta und des Feten führt.

Opiate, zu denen Heroin und Morphium zählen, sind nicht teratogen, bedingen aber intrauterine Wachstumsstörungen, Frühgeburtlichkeit und eine erhöhte perinatale Mortalität. Nachuntersuchungen bei Kindern, deren Mütter *Marihuana* und *Amphetamine* einnahmen, ergaben beeinträchtigte mentale Leistungen.

Nikotin

Nikotinabusus während der Schwangerschaft führt zu einem geringeren Geburtsgewicht. Ebenso sind die Abortrate, die Frühgeburtlichkeit und die perinatale Mortalität erhöht. Nikotin verursacht jedoch keine Fehlbildungen.

Physikalische Ursachen

Ionisierende Strahlen. Aus Tierexperimenten und den Erfahrungen aus den Atombombenexplosionen im 2. Weltkrieg ist bekannt, daß Röntgenstrahlen und radioaktive Strahlen in sehr hohen Dosen teratogen sind. Die Fehlbildungen umfassen Mikrozephalie mit mentaler Retardierung, Augenfehlbildungen und Wachstumsstörungen. Die dafür notwendigen Strahlendosen werden unter normalen Umständen, auch bei umfassender Röntgendiagnostik nicht erreicht, sondern allenfalls durch eine therapeutische Bestrahlung. Von der Deutschen Gesellschaft für medizinische Physik und der Deutschen Röntgengesellschaft wird der kritische Schwellenwert zwischen der 2. und 8. Woche Entwicklungswoche bei 50 mSv angesetzt. Hiervon abzutrennen und unabhängig von einer Schwellendosis sind das karzinogene und mutagene Risiko einer Strahlenexposition.

Hyperthermie. Langdauernde Überwärmung in der frühen Schwangerschaft wird mit Mikrozephalie, Retardierung und Neuralrohrstörungen in Verbindung gebracht, ohne daß jedoch größere Studien vorliegen.

Maternale Krankheiten

Embryopathia diabetica (s. auch Kap. 59)

Kinder diabetischer Mütter haben ein 2–4fach erhöhtes Risiko für Einzel- und Mehrfachfehlbildungen. Etwa 0,5% aller Schwangerschaften betreffen Diabetikerinnen, etwa 2% der Schwangeren entwickeln einen Gestationsdiabetes.

Ätiopathogenese. Die Fehlbildungen entstehen vor der 4.–7. Entwicklungswoche. Als Ursache werden besonders Hyperglykämien, aber auch immunologische Faktoren, hormonelle Störungen, Hypoglykämien und Gefäßveränderungen diskutiert. Je schwerer der mütterliche Diabetes ist und je länger er besteht, um so größer scheint das Risiko für Fehlbildungen zu sein.

Symptome. Am häufigsten sind Herzfehler mit 21% [2, 8] (Transposition der großen Gefäße, VSD, hypoplastisches Linksherz, Truncus arteriosus communis, Single ventricle), Fehlbildungen des Gehirns (Hydrozephalus, Anenzephalie, Holoprosenzephalie) und Neuralrohrdefekte (18%; [2, 9]), Genital- (13%) – und urorenale Fehlbildungen (11%; [3, 8]), Fehlbildungen des Respirationstraktes (8%; [2, 7]), gastrointestinale Atresien (5%; [3, 5]). Am charakteristischsten sind die Fehlbildungen lumbaler oder thorakaler Wirbelkörper und Rippen (10%; [26–40]) und die kaudale Dysplasie (5,3%; [53]) mit Fehlen des Kreuz- und Steißbeins, Hypoplasie des Beckens und der unteren Extremität, Muskelhypoplasien, Paresen, konsekutiven Kontrakturen sowie Blasen- und Darmlähmungen. (Zahlen nach Martínez-Fríaz 1994; in eckigen Klammern wird angegeben, wieviel mal häufiger die Fehlbildung bei Kindern diabetischer Mütter gegenüber denen nicht diabetischer Mütter ist). Weitere Befunde sind: LKG-Spalte, Katarakt, Mikrophthalmus, dysplastische Ohren, Omphalozele, Polydaktylie. Bis zu 50 % der Kinder sterben aufgrund ihrer schweren Fehlbildungen.

Differentialdiagnose. Kaudale Regressionssequenz, Femoral-hypoplasia-unusal-facies-Syndrom.

Therapie der Mutter. Eine bereits präkonzeptionell beginnende, strenge Diabeteseinstellung reduziert das Risiko für eine Embryopathie erheblich. Die oben zitierte Untersuchung zeigt auch ein erhöhtes Risiko für nichtinsulinpflichtigen Diabetes und für den Gestationsdiabetes, so daß auch bei diesen Formen eine strenge Therapie notwendig ist.

Maternale Phenylketonurie[6]

Dent (1957) und Mabry et al. (1963) beschrieben als erste, daß eine unbehandelte maternale Phenylketonurie beim Fetus zu Fehlbildungen und mentaler Retardierung führen kann. Viele Patientinnen, die seit den 60er Jahren im Neugeborenenscreening erfaßt und durch eine phenylalaninarme Diät behandelt wurden, haben die Diät nach der Pubertät abgesetzt und sind mittlerweile in ein gebärfähiges Alter gekommen. Sie haben ohne entsprechende Therapie ein hohes Risiko, daß ihre Kinder geschädigt sein werden.

Ätiologie. Die Fehlbildungen sowie die Retardierung werden auf einen toxischen Effekt der erhöhten mütterlichen Phenylalaninspiegel zurückgeführt, wobei eine direkte Korrelation besteht zwischen der Höhe des mütterlichen Phe-Spiegels und dem Auftreten und der Häufigkeit der Fehlbildungen.

Symptome. Die Abortrate liegt bei etwa 25 %. Die Kinder werden untergewichtig (40 %) und mikrozephal (73 %) geboren. Etwa 12 % haben Herzfehler (besonders Fallotsche Tetralogie, Truncus arteriosus communis, PDA). Fazial fallen eine breite, flache Nasenwurzel, ein weiter äußerer Kanthalabstand, ein Epikanthus, ein Strabismus, antevertierte Nares, ein flaches, wenig modelliertes Philtrum, ein hoher Gaumen und leicht dysplastische Ohren auf (kleine Anomalien bei mehr als 85 %). Neurologische Auffälligkeiten, wie motorische Retardierung, abnormer Muskeltonus, abnorme Reflexe finden sich bei mehr als 75 %. Die meisten Kinder sind mental deutlich retardiert (92 %). Mindestens 50 % haben eine postnatale Wachstumsstörung. Selten sind: Mikrophthalmus, Ösophagusatresie, LKG-Spalte, Hypospadie (die Prozentzahlen beziehen sich auf mütterliche Phe-Spiegel von 900–1.200 mol/Liter).

Differentialdiagnose. Alkoholembryopathie.

Therapie der Mutter. Beginn einer phenylalaninarmen Diät vor der Konzeption, wobei maternale Blutwerte von 120–360 mol/Liter (2–6 mg/dl) während der gesamten Schwangerschaft anzustreben sind.

[6] Selbsthilfegruppe: Interessengemeinschaft Phenylketonurie, Postf. 2503, 61295 Bad Homburg, Tel./Fax 06172/451871

Genetik. Die PKU wird autosomal-rezessiv vererbt, d.h. die Kinder betroffener Mütter sind in der Regel heterozygot und haben damit normale postnatale Phe-Spiegel.

Literatur

Adler G, Burg G, Kunze J, Pongratz D, Schinzel A, Spranger J (1996) Leiber. Die klinischen Syndrome Urban & Schwarzenberg, München

Angelman H (1965) „Puppet children: a report on three cases. Dev Med Child Neurol 7: 681–688

Beckwith JB (1963) Extreme cytomegaly of the adrenal fetal cortex, omphalocele, hyperplasia of the kidneys and pancreas, and Leydig cell hyperplasia. Another syndrome. Annual meeting of Western Society for Pediatric Research, Los Angeles

Beuren AJ, Apitz J, Harmjanz D (1962) Supravalvular aortic stenosis in association with mental retardation and a certain facial appearance. Circulation 26: 1235–1240

Cole TRP, Hughes HE (1994) Sotos syndrome: a study of the diagnostic criteria and natural history. J Med Genet 31: 20–32

Dent CE (1957) Relation of biochemical abnormality to development of mental defect in phenylketonuria. In: Report of the 23rd pediatric research conference, Columbus

Doll DC, Ringenberg QS, Yarbro JW (1988) Management of cancer during pregnancy. Arch Intern Med 148: 2058–2064

Enders G (1991) Infektionen und Impfungen in der Schwangerschaft. Urban & Schwarzenberg, München

Gorlin RJ, Cohen MM, Levin LS (1990) Syndromes of the head and neck. Oxford monographs on medical genetics, No 19, Oxford University Press, New York

Jones KL (1997) Smith's recognizable patterns of human malformation. WB Saunders, Philadelphia

Jones KL, Smith DW (1973) Pattern and recognition of the fetal alcohol syndrome in early infancy. Lancet 2: 999-1001

Laan LAEM, Boer AT den, Hennekam RCM, Renier WO, Brouwer OF (1996) Angelman Syndrome in childhood. Am J Med Genet 66: 356–360

Lemoine P, Harousseau H, Borteyru JP, Menuet JC (1968) Les enfants de parents alcooliques. Anomalies observées à propos de 127 cas. Quest Méd 21: 476–492

Löser H (1995) Alkoholembryopathie und Alkoholeffekte. Gustav Fischer, Stuttgart

Mabry CC, Denniston JC, Nelson TL, Choon DS (1963) Maternal phenylketonuria. A cause of mental retardation in children without metabolic defect. N Engl J med 269: 1404–1408

Majewski F (1986) Die Alkoholembryopathie. Kinderarzt 17: 1127–1138

Martínez-Fríaz ML (1994) Epidemiological analysis of outcomes of pregnancy in diabetic mothers. Am J Med Genet 51: 108–113

Martínez-Fríaz ML, Frias JL, opitz JM (1998) Errors of morphogenesis and developmental field theory. Am J Med Genet 76: 291–296

Noonan JA, Ehmke DA (1963) Associated noncardiac malformations in children with congenital heart disease. J Pediatr 63: 468–470

Prader A, Labhart A, Willi H (1956) Ein Syndrom von Adipositas, Kleinwuchs, Kryptorchismus und Oligophrenie nach myatonieartigem Zustand im Neugeborenenalter. Schweiz med Wochenschr 86: 1260–1261

Romano AA, Blethen SL, Dana K, Noto RA (1996) Growth hormone treatment in Noonan syndrome: the national cooperative growth study experience. J Pediatr 128 (5Pt2): 18–21

Sotos JF, Dodge PR, Muirhead D, Crawford JD Talbot NB (1964) Cerebral gigantism in childhood. N Engl J Med 271: 109–116

Spielmann H, Steinhoff H, Schaefer CH, Bunjes R (1998) Arzneimittelverordnung in Schwangerschaft und Stillzeit. Gustav Fischer Verlag, Stuttgart

Stevenson RE, Hall JG, Goodman RM (1993) Human malformations and related anomalies. Oxford monographs on medical genetics, No 27, Oxford University Press, New York

Udwin O (1990) A survey of adults with Williams syndrome and idiopathic infantile hypercalcaemia. Dev Med Child Neurol 32: 129–141

Wiedemann HR (1964) Complex malformatif familial avec hernie ombicale et macroglossie – un „syndrome nouveau"? J Génét Hum 13: 223–232

Wiedemann H-R, Kunze J (1995) Atlas der Klinischen Syndrome. Schattauer, Stuttgart

Williams JCP, Barratt-Boyes BG, Lowe JB, (1961) Supravalvular aortic stenosis. Circulation 24: 1311–1318

Internet: Online Mendelian Inheritance in Man: http:// www3. ncbi. nlm. nih. gov/Omim

VI Stoffwechselkrankheiten

33 Glykogenspeicherkrankheiten

K. Ullrich, J. Schaub

Definition. Die verschiedenen Glykogenspeicherkrankheiten („glycogen storage disease", GSD) sind Folge verminderter Aktivitäten unterschiedlicher Enzyme und Transportproteine des Glykogen- und Glukosestoffwechsels. Es kommt zur vermehrten zytoplasmatischen und/oder lysosomen Anreicherung normal oder abnormal strukturierter Glykogenmoleküle (Abb. 33.1). Da Lysosomen in allen Zellen nachweisbar sind, weisen Patienten mit lysosomaler Glykogenspeicherkrankheit (GSD II) immer generalisierte Speicherphänomene auf. Bei den übrigen Krankheiten ist die zytoplasmatische Glykogenspeicherung, mit Ausnahme der GSD IV, im wesentlichen auf Leber- und Muskelgewebe beschränkt.

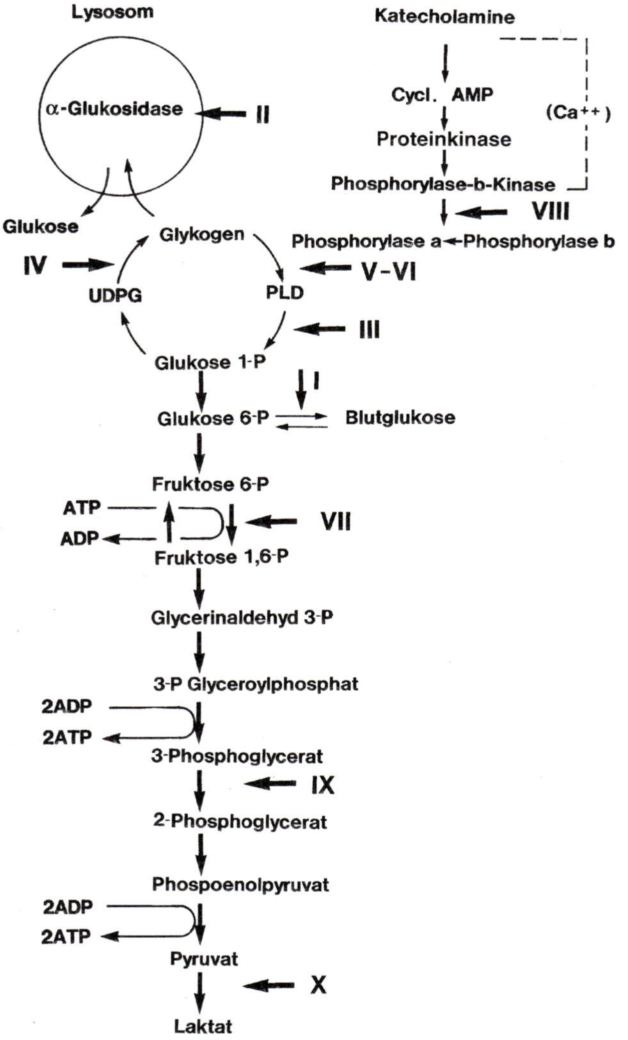

Abb. 33.1. Schematische Darstellung des Glykogenabbaus und der Glykolyse. Die römischen Buchstaben repräsentieren die verschiedenen Glykogenspeicherkrankheiten oder Defekte der Glykolyse: *I* Glukose-6-Phosphatase, *II* α-Glukosidase, *III* Amylo-1,6-Glukosidase, *IV* Amylo-1,4→1,6-Transglukosidase, *V* Muskelphosphorylase, *VI* Leberphosphorylase, *VII* Muskelphosphofruktokinase, *VIII* Phosphorylase-b-Kinase, *IX* Phosphoglyceratmutase, *X* Laktatdehydrogenase.

In Mitteleuropa haben ca. 25 % der Patienten entweder eine GSD I, III oder VI/VIII, ca. 15 % eine GSD II. Der Vererbungsmodus ist im allgemeinen autosomal-rezessiv (Tabelle 33.1).

Eine Gruppe der Glykogenspeicherkrankheiten ist klinisch charakterisiert durch eine Hepatopathie mit Störungen der Blutzuckerhomöostase und sekundären Veränderungen des Lipid- und Harnsäurestoffwechsels (GSD I, III, VI, VIII-Varianten), eine andere durch Erkrankung der Skelett- und/oder Herzmuskulatur (GSD II, III, V, VII und VIII-Varianten).

Pathogenese. Erhöhte Glykogenkonzentrationen in Leber- und Muskelgewebe finden sich bei Patienten mit GSD II, III, V und VIII.

Als mögliche Ursachen der Glykogenspeicherung bei bei GSD I, III, VI und VIII wird eine vermehrte Aktivität der Glykogensynthase bei Hemmung des Phosphorylasesystemes durch Akkumulation von Intermediärprodukten der Glykolyse diskutiert (Abb. 33.1). Glykogenspeicherung und intrazelluläre Lipidakkumulation (vor allem GSD I) bedingen die Hepatomegalie.

Hypoglykämie. Hypoglykämien treten bei Patienten mit GSD I, III, VI und VIII auf. Sie sind bei der GSD I am ausgeprägtesten, da die hier defiziente Glukose-6-Phosphatase das Schlüsselenzym der endogenen Glukoseproduktion aus Glykogenolyse und Glukoneogenese ist. Bei GSD-I-Patienten ist eine, wenn auch verminderte, endogene Glukoseproduktion nachweisbar. Diese ist zurückzuführen auf eine funktionelle Restaktivität der Glukose-6-Phosphatase in Gegenwart hoher Substratkonzentrationen, auf die Einwirkung unspezifischer Phosphatasen auf das Substrat, auf eine direkte Bildung freier Glukose aus Glykogenmolekülen durch Amylo-1,6-Glukosidase und auf eine lysosomale Glukosefreisetzung durch α-Glukosidase.

Im Vergleich zur GSD I treten bei Patienten mit GSD III, VI und VIII längere normoglykämische Fastenperioden auf, da hier die Glukoseproduktion durch Glukoneogenese und/oder durch Aktivierung des Phosphorylasesystems bzw. der Amylo-1,6-Glukosidase möglich ist.

Bei Patienten mit der lysosomalen Glykogenspeicherkrankheit (GSD II) kommt es nicht zu Hypoglykämien.

Laktatacidämie. Bei der GSD I kommt es in der Hypoglykämie durch Akkumulation von Intermediärprodukten der Glykolyse zur hepatischen Bildung von Laktat. Dieses wird

Tabelle 33.1. Klinische und biochemische Charakteristika unterschiedlicher Glykogenspeicherkrankheiten

Typ	Mutiertes Protein	Genlocus Erbgang	Organbeteiligung	Leitsymptome
Ia	Glukose-6-Phosphatase	17q21 autosomal-rezessiv	Leber, Niere	Hepato-Nephromegalie, Hypoglykämie, Lactacidämie, Hyperlipidämie
Ib	Glukose-6-Phosphat-Transporter	11q23 autosomal-rezessiv	Leber, Niere, Leukozyten, Monozyten	wie Ia, Neutropenie, bakterielle Infekte, M. Crohn
IIa	α-Glukosidase	17q25.2-q25.3 autosomal-rezessiv	Skelett- und Herzmuskel	Musk. Hypotonie, Myopathie, Kardiomyopathie
IIb	α-Glukosidase	17q23-q28	Skelettmuskel	Myopathie, Leberfibrose
III	Amylo-1,6-Glukosidase („debranching enzyme")	1p21 autosomal-rezessiv	Leber, Skelettmuskel, Herzmuskel	milder als GSD I, keine Nephropathie, Myopathie, Kardiomyopathie
IV	Amylo-1,4→1,6-Transglukosidase („branching enzyme")	3p12 autosomal-rezessiv	Leber, Muskel	Chron. Hepatopathie, Leberzirrhose, Myopathie, Kardiomyopathie
V	Muskelphosphorylase	11q13 autosomal-rezessiv	Skelettmuskel	Muskelschwäche, Muskelkrämpfe bei Belastung
VI	Leberphosphorylase	14q21-q22 autosomal-rezessiv	Leber	milder als GSD I, keine Nephropathie
VII	Phosphofruktokinase	1cen-q32 autosomal-rezessiv	Skelettmuskel	wie V, Hämolyse
VIIIa	Phosphorylase-b-kinase α-Untereinheit, Leber	Xp22.2-p22.1 X-chromosom.	Leber, Blutzellen	milder als GSD I, keine Nephropathie
b	γ-Untereinheit, Leber	16p11.2-p12.1 autosomal-rezessiv	Leber	wie GSD I, Leberzirrhose, keine Nephropathie
c	β-Untereinheit	16q 12-q13 autosomal-rezessiv	Leber, Skelettmuskel	milder als GSD I, keine Nephropathie nicht progred. Myopathie
d	? Untereinheit	? autosomal-rezessiv	Skelettmuskel	Myopathie
e	? Untereinheit	? autosomal-rezessiv	Herzmuskel	Kardiomyopathie im Säuglingsalter

von der Leber zur Aufrechterhaltung des zerebralen Energiestoffwechsels an die Blutbahn abgegeben. Der Laktat-/Pyruvatquotient ist normal.

Patienten mit GSD III, VI und VIII weisen in der Hypoglykämie im allgemeinen keine Serumlaktaterhöhung auf. Glukosezufuhr kann bei diesen Krankheiten einen pathologischen Laktatanstieg bewirken.

Anders als bei GSD I führt Galaktosezufuhr bei GSD III, VI und VIII zu einem normalen Anstieg der Blutzuckerkonzentrationen.

Patienten mit GSD III und z.T. auch GSD VI und VIII weisen im Gegensatz zu denen mit GSD I in der Hypoglykämie eine Ketonurie auf, da bei fehlender Laktat-/Pyruvaterhöhung die Aktivität des Zitronensäurezyklus nicht durch vermehrte Bildung von Oxalacetat gesteigert werden kann.

Hyperurikämie. Ursache der Hyperurikämie ist ein vermehrter Abbau von AMP bei intrazellulärem ATP-Mangel. Dieser entsteht durch Akkumulation energiereicher Phosphate in Phosphatestern der Glykolyse (Abb. 33.1). Da Laktat und Harnsäure über ein gleiches Carriersystem tubulär sezerniert werden, verstärkt die Laktatacidämie die Hyperurikämie, der saure Urin-pH begünstigt die Bildung von Harnsäuresteinen.

Hyperlipidämie. Die bei hepatozellulären Glykogenspeicherkrankheiten nachweisbare Hyperlipidämie ist Folge einer erhöhten Synthese von Triglyceriden, Cholesterin und Lipoproteinen durch Substratakkumulation (Acetyl-CoA, Pyruvat u.a.) und Folge einer verminderten Clearance von Lipoproteinen durch erniedrigte Aktivität der Plasmalipoproteinlipase bei Hypoinsulinismus. Erhöhte Aktivität der Fettgewebslipoproteinlipase (Hypoinsulinismus) mit vermehrter Freisetzung freier Fettsäuren und Reduktion mitochondrialer Fettsäureoxidation durch Hemmung der Fettsäureaufnahme sind ebenso, wie die verminderte Expression von LDL-Rezeptoren, zusätzliche Faktoren, die zur erhöhten Konzentration von VLDL-, IDL-, LDL- und erniedrigten Konzentrationen von HDL-Partikeln führen.

Die beschriebene Konstellation der Plasmalipoproteine müßte typischerweise zu einer prämaturen Arteriosklerose führen. Diese wurde aber bei Patienten mit Glykogenspeicherkrankheiten erstaunlicherweise bisher nicht beschrieben. Eventuell führt die erhöhte Produktion von NADPH durch Aktivierung des Pentosephosphatzyklus zu einer erhöhten Aktivität der NADPH-abhängigen Glutathionperoxidase und damit zur „Entgiftung" vermehrt anfallender freier Radikale. Funktionelle Defizite der Thrombozyten mit reduzierter Kollagenadhäsivität könnten eine zusätzliche Rolle spielen. In seltenen Fällen ist die Hyperlipidämie Ursache für die Entwicklung eruptiver Xanthome oder einer Pankreatitis.

Leberadenome. Patienten mit hepatozellulärer Glykogenspeicherkrankheit entwickeln in unterschiedlicher Häufigkeit ab dem 2. Lebensjahrzehnt Leberadenome, die strukturell östrogeninduzierten Tumoren ähneln. Die Entwicklung eines hepatozellulären Karzinomes (HCC) wurde nur in Einzelfällen beobachtet, obwohl die Hepatome morphologische Veränderungen („mallory bodies", „Knotenformation") aufweisen, die mit erhöhtem Risiko für die Entwicklung eines HCC verbunden sind.

Nierenveränderungen. Fast alle Patienten mit GSD Ia und b entwickeln eine renale Hyperfiltration. Bei einem Teil kommt es im Erwachsenenalter zur Entwicklung einer chronisch-terminalen Niereninsuffizienz, der Albuminurie, große Proteinurie mit Hypertonus vorausgehen. Morphologisch ist eine fokal, segmentale Glomerulosklerose nachweisbar.

Der genaue, zur Nephropathie führende Pathomechanismus ist nicht bekannt. Da sich die Veränderungen nach Nierentransplantation auch in der Transplantatniere entwickeln können, ist anzunehmen, daß sie nicht nur Folge der Expression des Defektes im Nierengewebe, sondern auch Folge der Stoffwechselimbalance sind.

Dysfunktionen des proxymalen Tubulus (Fanconi-Syndrom) sind bei Patienten mit GSD I nur bei inadäquater Behandlung zu beobachten und wurden nur bei einzelnen Patienten mit GSD III beschrieben. Beim Fanconi-Bickel-Syndrom ist der Defekt u.a. in der Niere exprimiert.

Minderwuchs und Skelettveränderungen. Diese sind vor allem Folge des chronischen Energiemangels. Steigerung der Glukoneogenese, metabolische Acidose bei Laktatacidämie und chronische Niereninsuffizienz führen zusätzlich zur Entwicklung einer im allgemeinen milde ausgeprägten Osteopenie und verzögerten Skelettreifung.

Polyzystische Ovarien. Bei über 60 % adoleszenter Mädchen mit GSD I, III, VI und VIII wurden sonographisch polyzystische Ovarien nachgewiesen.

Rezidivierende bakterielle Infekte. Die Mehrzahl der Patienten mit GSD I (GSD I non a) haben eine Neutropenie mit rezidivierenden bakteriellen Infektionen. Neutrophile Granulozyten, aber auch Monozyten weisen eine verminderte Migrationsfähigkeit und Produktion von H_2O_2 sowie Superoxidanionen („respiratory burst") auf. Die Veränderungen werden als Folge erniedrigter intrazellulärer Glukose-6-Phosphat-Konzentrationen mit erniedrigter Aktivität des Pentosephosphatzyklus und verminderter NADPH-Bildung aufgefaßt. Bei Patienten mit GSD Ia homozygot für die Mutation G188R wurden ebenfalls Neutropenie und rezidivierende Infekte nachgewiesen.

Myopathie. Die erhöhte Ermüdbarkeit sowie die nach Belastung auftretenden Muskelschmerzen und die Muskelsteifheit bei Patienten mit GSD V und VII werden als Folge der mangelnden Energieproduktion aufgefaßt. Die Muskelschmerzen können bei anhaltender Belastung verschwinden („Second-wind-Phänomen"). Dieses ist bedingt durch eine energetische Adaptation des Muskels mit vermehrter Oxidation freier Fettsäuren und vermehrtem Blutfluß in Gegenwart verminderter oxidativer Phosphorylierung.

Die Steigerung der Glukoneogenese führt auch bei Patienten mit hepatischer Glykogenspeicherkrankheit zur muskulären Hypotonie und gering entwickelter Skelettmuskulatur. Beide Symptome tragen zur Entwicklung einer Osteopenie bei.

Glykogenosen Ia und Ib

Es liegen Defekte verschiedener Proteine des Glukose-6-Phosphatase-Komplexes, der quantitativ in Leber- und Nierengewebe exprimiert ist, vor. Bestandteile sind neben der Glukose-6-Phophatase zwei mikrosomale Transportproteine, die der Aufnahme von Glukose-6-Phosphat in das endoplasmatische Retikulum (ER) sowie der Abgabe von Phosphat nach Spaltung der Glukose-6-Phosphatmoleküle dienen. Unklar ist, wie der Glukosetransport aus dem ER nach Substratspaltung erfolgt.

Patienten mit GSD Ia weisen Mutationen im Gen der Glukose-6-Phosphatase, die mit GSD Ib im Gen des Glukose-6-Phosphat-Transporters auf. Bei Patienten mit defektem Stabilisatorprotein (GSD IaSP) sowie verminderter Aktivität der Phosphat-/Pyrophosphattranslokase (GSD Ic) oder des Glukosetransporters (GSD Id) wurden fast ausnahmslos Mutationen wie bei GSD Ia bzw. Ib nachgewiesen, woraus sich die neuere Einteilung in GSD Ia bzw. GSD I non a, gleich Ib, ergibt.

Klinisch imponieren Patienten mit GSD Ia und Ib durch Minderwuchs, deutliche Abdominalvorwölbung bei Hepatomegalie ohne Cholestase sowie gering entwickelte Skelettmuskulatur (Abb. 33.2). Mit Ausnahme der Neutropenie und ihren klinischen Folgen sowie unterschiedlich häufiger Splenomegalie (ca. 3 versus 30 %) sind Patienten mit GSD Ia und IB klinisch nicht zu unterscheiden. Die relative Häufigkeit von GSD Ia zu GSD Ib ist in Europa ca. 5 : 1.

Weitere wesentliche klinische und laborchemische Veränderungen (Hyperlipidämie, Urikämie) sind der Tabelle 33.2 zu entnehmen. Ergänzend besteht häufig eine geringe Erhö-

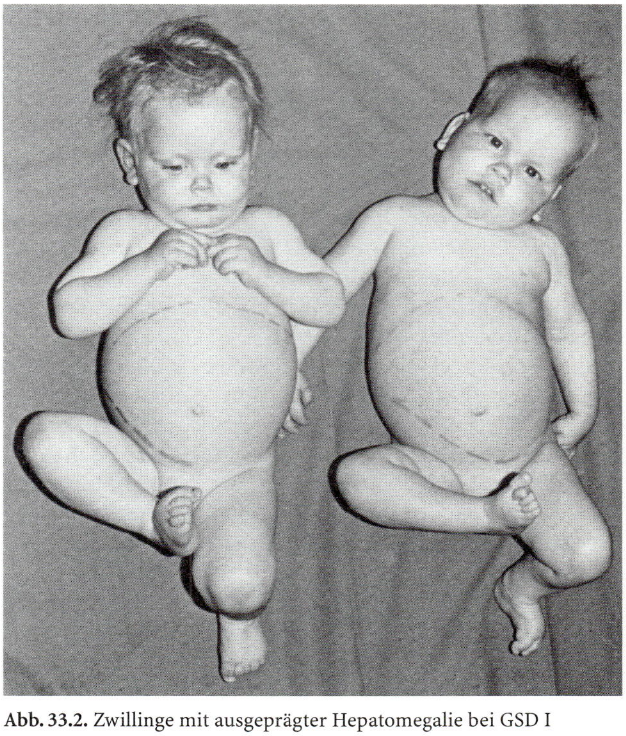

Abb. 33.2. Zwillinge mit ausgeprägter Hepatomegalie bei GSD I

Tabelle 33.2. Typische Symptome und Laborveränderungen bei verschiedenen hepatozellulären Glykogenspeicherkrankheiten (Smit et. al. 1990)

Symptome	GSD Ia [%]	GSD III [%]	GSD VI/VIII [%]
Körpergröße <P3	46	36	9
Hepatomegalie	98	68	42
Leberadenome	28	10	0
Hypoglykämie <40 mg/dl	15	8	0
Cholesterin >5 mmol/L	82	39	54
Cholesterin >10 mmol/L	18	0	0
Triglyceride >2 mmol/L	85	37	20
Triglyceride >4 mmol/L	53	13	0
Harnsäure >0,36 mmol/L	54		
Normale geistige Entwicklung	85	93	100

hung der Serumtransaminasen. Die Funktion der Thrombozyten ist gestört, so daß es zu Blutungen kommen kann.

Klinisch relevante Hypoglykämien treten im Säuglingsalter häufig erst mit Reduktion der Fütterungsfrequenz auf 4 Mahlzeiten auf. Da die Patienten daran adaptiert sind, im Gehirn Laktat als alternativen Energieträger zu verstoffwechseln, werden Hypoglykämien bis zu 20 mg/dl ohne Bewußtseinsverlust toleriert. Trotzdem erleiden ca. 30 % der Patienten in ihrem Leben ein hypoglykämisches Koma. In Folge der Hypoglykämien ist die intellektuelle Entwicklung bei gut 10 % der Patienten nicht normal. Die Hypoglykämieneigung nimmt, wie auch bei anderen hepatischen Glykogenspeicherkrankheiten, mit steigendem Alter der Patienten ab, da die zur Aufrechterhaltung normaler Blutzuckerkonzentrationen notwendige physiologische Glukosefreisetzung aus der Leber altersabhängig abnimmt.

Patienten mit GSD Ia und Ib (I non a) entwickeln in 30 % der Fälle Leberadenome (Tabelle 33.2). Plötzliche Zunahme von Größe und Anzahl, unscharfe Abgrenzung in sonographischen Untersuchungen, Entwicklung einer Cholestase sowie Anstieg der Serumkonzentration von alkalischer Phosphatase und/oder α-Fetoprotein können Hinweis auf eine maligne Entartung sein. Die α-Fetoproteinkonzentrationen im Plasma können trotz Malignomentwicklung im Normbereich liegen. Verbesserung der metabolischen Einstellung kann zur Regression der Adenome führen. Soweit Beobachtungen vorliegen, führen Schwangerschaften nicht zur Vergrößerung oder vermehrten Bildung der Adenome.

Eine erhöhte glomeruläre Filtrationsrate oder ein erhöhter effektiver renaler Plasmafluß ist bei den meisten Patienten mit GSD Ia und Ib (I non a) nachweisbar. In einer retrospektiven Studie an 250 europäischen und israelischen Patienten (Alter: 11,5 ± 9 Jahre) wiesen 50 % eine Mikroalbuminurie, 18 % eine Proteinurie sowie 3 % eine chronische Niereninsuffizienz auf, ein Drittel zusätzlich verkalkte Nierensteine.

Die Entwicklung einer Nephropathie durch Hyperurikämie ist heute bei adäquater diätetischer und medikamentöser Behandlung nicht mehr zu erwarten.

In Folge der Nephropathie ist bei ca. 50 % der älteren Patienten eine normochrome Anämie nachweisbar.

Trotz Verbesserung des Längenwachstums unter diätetischen Maßnahmen erreichen viele Patienten nicht ihre Zielgröße. Bei ca. 50 % liegt eine Pubertas tarda sowie ein reduziertes Skelettalter vor. Die Osteopenie führt selten zu pathologischen Frakturen.

Die meisten Patienten mit GSD Ib weisen bei Neutropenie rezidivierende bakterielle Infekte auf, die oft schon im ersten Lebensjahr beginnen. Besonders häufig sind orale/anale Schleimhautulzerationen, Otitis media und Pneumonien. Die Infektneigung ist unabhängig von der Güte der metabolischen Einstellung. Gehäuft ist eine chronisch-entzündliche Darmerkrankung zu beobachten, die schon im ersten Lebensjahr auftreten kann. Klinisch, radiologisch und morphologisch ist sie nicht vom M. Crohn zu unterscheiden.

Glykogenosen IIa und IIb

Die verschiedenen klinischen Verlaufsformen der GSD II sind biochemisch durch unterschiedliche Restaktivitäten an lysosomaler α-Glukosidase gekennzeichnet. Die zugrunde liegenden Mutationen beeinflussen die Synthese des Enzymes im ER, die Stabilität und Phosphorylierung des Enzymproteines (Transportdefekte) sowie die katalytische Aktivität. Die klinische Variabilität wird auch durch Compound-Heterozygotie beeinflußt.

Das klinische Bild der generalisierten, frühinfantilen Form (Typ IIa, klassischer M. Pompe) ist sehr konstant. Erste Symptome im 2.–4. Lebensmonat sind Trinkschwäche, geringe Mimik, muskuläre Hypotonie und Dyspnoe bei respiratorischer und kardialer Insuffizienz. Zum Zeitpunkt der Diagnose besteht bei fast allen Patienten eine Kardiomegalie, bei 50 % eine Hepatomegalie, sowie bei 30 % eine Makroglossie. Zusätzlich bestehen periphere und zentral-nervöse Symptome mit Abschwächung der Eigenreflexe und Dysphagien. Der Tod erfolgt nahezu ausnahmslos vor Vollendung des ersten Lebensjahres. Das klinische Bild des „floppy infant" mit Kardiomegalie läßt differentialdiagnostisch auch an Defekte der Atmungskette denken (s. Kap. 163.1).

Echokardiographisch bestehen Zeichen der links- oder biventrikulären Hypertrophie, wobei sekundär Dilatationen des Herzens mit verminderter Kontraktilität auftreten. 20 % der Patienten weisen eine linksbetonte Endokardfibroelastose auf. Im EKG sind in ca. 80 % Verkürzungen des PQ-Intervalles und verbreiterte QRS-Komplexe nachweisbar. Die Serum-CPK-Konzentrationen sind deutlich erhöht.

Patienten mit späterer Manifestation (Typ IIb) zeigen ab dem Kleinkindes- und Erwachsenenalter eine Myopathie ohne Kardiomyopathie und Hepatomegalie. Klinisch imponiert entweder eine statomotorische Retardierung, das Bild einer degenerativen Myopathie, ähnlich dem des M. Duchenne, sowie bei milderem Verlauf eine Muskelatrophie mit Betonung der Bein-/Becken- und Schultermuskulatur (Abb. 33.3). 50 % der Patienten haben abgeschwächte Eigenreflexe. Der Tod erfolgt meistens im 2.–3. Lebensjahrzehnt an respiratorischer Insuffizienz.

Die Serum-CPK-Werte sind mäßig erhöht, im EMG finden sich Zeichen myopathischer und pseudomyotoner Entladungen, in Einzelfällen ein rein neurogenes Muster.

Histologisch sind im Muskelgewebe beim Typ IIa ausgeprägte vakuoläre, d.h. lysosomale, aber auch zytoplasma-

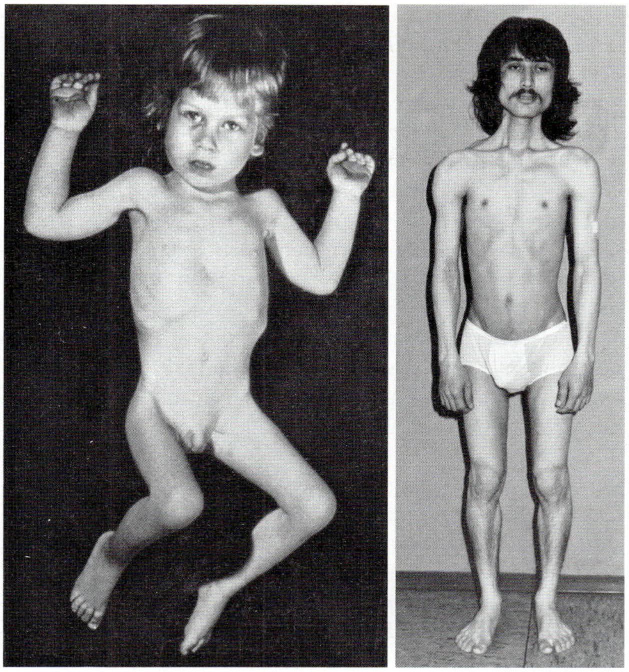

Abb. 33.3. Unterschiedliche klinische Verlaufsformen bei GSD II

tische Glykogeneinlagerungen nachweisbar. Beim Typ IIb sind die lysosomalen Speicherphänomene geringer ausgeprägt. Bei der lysosomalen Glykogenspeichererkrankung ohne α-Glukosidasemangel (Danon Disease) wurden Mutationen im Gen eines lysosomalen Membranproteines (LAMP-2) nachgewiesen.

Die Patienten weisen im allgemeinen ab dem Adoleszentenalter Zeichen einer Myopathie, hypertrophen Kardiomyopathie, Rhythmusstörungen sowie eine geistige Behinderung auf. Die Erkrankung wird x-chromosomal vererbt.

Glykogenose III

Die Krankheit ist Folge der verminderten Aktivität der Amylo-1,6-Glukosidase im Leber- und Muskelgewebe. Das Leber- und Muskelenzym wird durch das gleiche Gen codiert. Die unterschiedliche Organbeteiligung kann durch alternatives „splicing" der Leber- und Muskel-mRNA erklärt werden.

Klinisch werden drei Verlaufsformen unterschieden: a) rein hepatisch, b) gemischt hepatisch/muskulär (ca. 80 % der Patienten), c) rein muskulär.

a, b) Obwohl die meisten Patienten (> 80 %) eine verminderte Enzymaktivität in Leber- und Muskelgewebe aufweisen, steht im Kindes- und Jugendalter die Lebererkrankung klinisch im Vordergrund. Statomotorische Retardierung und muskuläre Hypotonie finden sich mit und ohne verminderter Enzymaktivität im Muskelgewebe.
Sowohl die hepatische als auch die gemischt hepatische/muskuläre Verlaufsform neigen zu Hypoglykämie, Leberadenombildung, Minderwuchs sowie Hyperlipidämie. Die Veränderungen sind im allgemeinen jedoch geringer ausgeprägt als bei GSD I, in einzelnen Fällen entspricht der Verlauf jedoch einer typischen GSD I (Tabelle 33.2). Minderwuchs und Hepatomegalie weisen mit Beginn der Pubertät eine spontane Besserung auf. Gelegentlich kommt es zur Entwicklung einer nicht progredienten Leberfibrose, in einigen Fällen wurde eine Leberzirrhose beobachtet. Verschiedene Untersuchungsserien zeigten für die hepatische/muskuläre Verlaufsform eine Mitbeteiligung des Herzmuskels in 40–90 % der Fälle. Echokardiographisch ist eine linksventrikuläre Hypertrophie nachweisbar. Eine Herzinsuffizienz tritt selten auf. Erhöhte Serum-CK-Konzentrationen beweisen die Miterkrankung des Muskels.

c) Bei rein muskulärer Erkrankung dominieren Muskelschwäche und Muskelatrophie (distal > proximal) vor allem im Bereich der Waden- und Handskelettmuskulatur, wobei sich die Symptome im allgemeinen erst im Erwachsenenalter entwickeln. Bei 40 % der Patienten sind die Eigenreflexe abgeschwächt, so daß primär an eine Motorneuronerkrankung oder periphere Neuropathie gedacht wird, zumal im EMG ein gemischt neurogen/myopathisches Muster (ca. 50 %) nachweisbar und die motorische NLG (ca. 50 %) erniedrigt ist. Die Serum-CPK ist immer erhöht.

Glykogenose IV

Verminderte Aktivität von Amylo-1,4 → 1,6-Transglukosidase führt zur Ablagerung vermindert verzweigter Glykogenmoleküle, die elektronenoptisch erkennbar sind. Nicht alle Glykogenmoleküle weisen die genannte Strukturänderung auf. Die Speicherphänomene sind in verschiedenen Geweben wie Leber, Skelett-/Herzmuskel sowie Nervengewebe nachweisbar. Das pathologisch strukturierte Glykogen ähnelt Amylopectin (Amylopectinose).

Die Erkrankung manifestiert sich als eine progressive Hepatopathie mit Entwicklung einer Leberzirrhose, portalen Hypertension und Tod im Leberversagen vor dem 5. Lebensjahr. Häufig besteht zusätzlich eine muskuläre Hypotonie. Die Serum-CPK-Konzentrationen sind nicht konstant erhöht.

Einzelne Patienten mit neuromuskulärem Verlauf der Erkrankung wurden beschrieben. Sie wiesen eine schwere muskuläre Hypotonie, Muskelatrophie, z. T. mit dilatativer Kardiomyopathie und Manifestation der Symptome vom Säuglings- bis zum Erwachsenenalter auf. Soweit dokumentiert, waren die Serum-CPK-Werte erhöht.

Glykogenose V (McArdlesche Krankheit)

Muskuläre Hypotonie und Muskelschwäche sind frühe Symptome des Muskelphosphorylasemangels. Bei den meisten Patienten treten ab dem Erwachsenenalter Muskelkrämpfe und -steifheit nach Belastung auf. Ca. 20 % der Patienten zeigen eine persistierende Muskelschwäche, die bei geringer Ausprägung als psychogen mißinterpretiert werden kann. Eine Herzmuskelbeteiligung liegt nicht vor, da die Herzmuskelphosphorylase durch ein anderes Gen codiert wird.

Die Muskelschmerzen können bei anhaltender Belastung verschwinden („Second-wind-Phänomen"). Muskelschmerzen und Steifheit finden sich wie bei der GSD VII auch im Ischämietest.

Die Serum-CPK ist bei fast allen Patienten in Ruhe erhöht (>90%). Bei vielen Patienten findet sich nach Belastung eine Myoglobinurie (ca. 50%). Aufgrund des Abbaues von Muskelpurinen sind die Serumharnsäurekonzentrationen häufig erhöht. Bei ca. 40% der Patienten ist im Ruhe-EMG ein myopathisches Muster nachweisbar.

Glykogenose VI

Der Leberphosphorylasemangel manifestiert sich wie eine mild verlaufende GSD I (Tabelle 33.2). Eine Nephropathie entwickelt sich nicht.

Glykogenose VII

Die Muskelphosphofruktokinase ist ein tetrameres Enzym, das aus drei verschiedenen Untereinheiten besteht, die durch verschiedene Gene codiert werden. Im Skelettmuskel ist nur die Untereinheit M, in Erythrozyten die Untereinheit L und M expremiert, woraus sich die Mitbeteiligung von Erythrozyten erklärt.

Die klinischen Symptome mit leichter Ermüdbarkeit und Muskelkrämpfen/-steifheit nach Belastung entsprechen denen bei GSD V. Die Symptome sind ebenfalls im Ischämietest nachweisbar. Circa 40% der Patienten weisen eine permanente Muskelschwäche auf. Die Erhöhung der Serum-CPK und Harnsäurekonzentrationen sowie die EMG-Veränderungen entsprechen denen bei GSD V. Im Gegensatz zu dieser Krankheit zeigen 40% der Patienten einen rezidivierenden Ikterus in Folge der Hämolyse.

Glykogenose VIII

Für den Phosphorylasekinasemangel existiert keine einheitliche Nomenklatur. Die Defekte werden hier als GSD VIII klassifiziert. Eine international gültige Zuordnung der Varianten (a–e) liegt ebenfalls nicht vor (s. Tabelle 33.1).

Der Enzymdefekt manifestiert sich klinisch als isolierte Leber-, Muskel- oder Herzmuskelerkrankung bzw. als kombinierte Leber-/Muskelerkrankung. Die unterschiedliche Organmanifestation ist Folge der Enzymstruktur mit Aufbau aus 4 Untereinheiten ($\alpha, \beta, \gamma, \delta$). Die Untereinheiten werden entweder durch unterschiedliche Gene (α-Untereinheit Leber/Skelettmuskel, γ-Untereinheit (Skelett-/Herzmuskel) oder gleiche Gene (β-Untereinheit Leber/Skelettmuskel) kodiert. Durch alternatives „splicing" der primären Transskripte können zusätzliche gewebsspezifische Isoformen gebildet werden.

Der X-chromosomal isolierten Lebererkrankung (VIIIa) liegen Mutationen der α-Untereinheit, der autosomal-rezessiven Lebererkrankung (VIIIb) Mutationen der γ-Einheit zugrunde. Mutationen der α- und/oder γ-Untereinheit bedingen wahrscheinlich auch die isolierte Muskelform (VIIId).

Die GSD VIIIa ist der häufigste Enzymdefekt. Der klinische Verlauf entspricht der einer milden GSD I.

Die seltene autosomal-rezessive GSD VIIIb verläuft klinisch wie eine GSD I. Die Entwicklung einer Leberzirrhose ist häufig. Eine chronische Niereninsuffizienz wurde nicht beschrieben.

Bei kombinierter Leber-/Muskelbeteiligung (VIIIc) steht klinisch die milde Lebererkrankung im Vordergrund. Die Myopathie ist nicht progredient. Die Serum-CPK-Werte sind im allgemeinen nicht erhöht.

Bei allen Formen mit Leberbeteiligung kommt es während der Pubertät zu einer spontanen Rückbildung der Lebervergrößerung und Wachstumsretardierung, so daß die Endgröße der Patienten im wesentlichen normal ist.

Die wenigen publizierten Fälle mit isolierter Muskelbeteiligung (VIIId) imponierten klinisch durch Muskelschwäche, -hypotonie, Muskelsteifheit bei Belastung, z.T mit Myoglobinurie, wobei die ersten Symptome zwischen Kindheit und Erwachsenenalter auftraten. Auch bei diesen Patienten sind die Serum-CPK-Konzentrationen im allgemeinen im Normbereich.

Eine isolierte Herzmuskelbeteiligung in Form einer hypertrophen Kardiomyopathie mit Endokardfibroelastose wurde bei 2 Patienten mit Herzversagen im Säuglingsalter beschrieben (VIIIe) (Tabelle 33.1).

Diagnostik. Im Vordergrund steht eine exakte klinische Einordnung, um unnötige biochemische und morphologische Untersuchungen sowie funktionelle Belastungsteste (z.B. Glukagonbelastung) zu vermeiden.

Bei *hepatozellulärer Glykogenspeicherung mit Hepatomegalie* und typischen Laborveränderungen, wie Hypoglykämie, Laktatacidämie, Hyperurikämie, Hyperlipidämie und Transaminasenerhöhung, erleichtern nachfolgende klinische Hinweise die Einordnung:

1. Kurze Fastenperioden mit Normoglykämie: Verdacht GSD I.
2. Hypoglykämie mit Serumlaktaterhöhung: Verdacht GSD I.
3. Signifikanter Abfall erhöhter Serumlaktatkonzentrationen postprandial oder nach Glukosebelastung: Verdacht GSD I.
4. Hypoglykämie ohne Serumlaktaterhöhung: Verdacht GSD III, VI, VIII.
5. Signifikanter Anstieg von Serumlaktatkonzentrationen postprandial oder nach Glukosebelastung: Verdacht GSD III, VI und VIII.
6. Nephromegalie: Verdacht GSD I.
7. Serum-CPK-Erhöhung: Verdacht GSD II, III.
8. Neutropenie/rezidivierende bakterielle Infekte: Verdacht GSD Ib.

Statomotorische Retardierung, *muskuläre Hypotonie*, Muskelatrophie/-dystrophie sowie Muskelkrämpfe und -steifheit nach Belastung mit Serum-CPK-Erhöhung sind verdächtig auf Vorliegen einer GSD II, III, IV, V und VII.

Ein „floppy infant" mit Kardiomegalie bei deutlicher Serum-CPK-Erhöhung ist dringend verdächtig auf das Vorliegen einer GSD II. Im peripheren Blutbild sind bei allen Verlaufsformen dieser lysosomalen Speichererkrankung vermehrt vakuolisierte Lymphozyten (>5%) nachweisbar (Abb. 33.4).

Bei Verdacht auf GSD V oder VII kann als Screening-Methode ein Ischämietest (Nachweis typischer Symptome, verminderte Serumlaktaterhöhung) durchgeführt werden.

Die endgültige Diagnose erfolgt biochemisch oder molekularbiologisch, wobei die biochemische Charakterisierung aus Blutzellen, evtl. Hautzellen, der aus Leber- und Muskelgewebe vorausgehen sollte.

Die enzymatische Charakterisierung der GSD II ist aus Lymphozyten/Fibroblasten, die der GSD III aus Erythro-

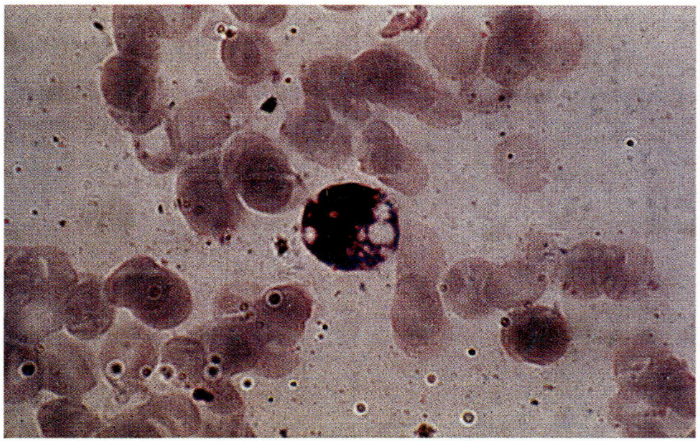

Abb. 33.4. Vakuolisierter Lymphozyt bei Glykogenose Typ II

zyten/Fibroblasten und die der GSD VI aus Lebergewebe möglich.In einem hohen Prozentsatz kann die Diagnose einer GSD IV bzw. GSD VII aus Leukozyten, die der GSD VIIIa-c aus Erythrozyten erfolgen.

Bei Verdacht auf GSD Ia oder b erfolgt vor der Enzymbestimmung aus Lebergewebe heute zunächst eine molekularbiologische Untersuchung, u.a. weil die Bestimmung der Glukose-6-Phosphattranslokase, im Gegensatz zu der der Glukose-6-Phosphatase, nur aus frischem Lebergewebe möglich ist.

Die Diagnose der GSD V und VII kann auch histochemisch im Muskelgewebe erfolgen, da die meisten Patienten kein Enzymprotein synthetisieren.

Falls erforderlich (u.a. GSD II, IV), sollte die pränatale Diagnose auf molekularbiologischem Wege erfolgen. Eine enzymatische Diagnose ist aus Chorion- und Amnionzellen bei Verdacht auf GSD II, III und IV möglich.

Therapie. Bei der GSD I werden Hypoglykämien durch häufige kohlenhydratreiche Mahlzeiten (60–70% Kohlenhydrate als Energieträger) und durch u.a. nächtliche Glukosezufuhr mittels Magensonde, perkutaner Gastrostomie oder alternativ durch Gabe ungekochter Maisstärke verhindert. Zielsetzung ist die Normalisierung der Serum-Laktatwerte (Blutzucker i.a. >80 mg/dl). Die nächtliche Glukosezufuhr muß dazu im allgemeinen höher als die altersabhängige, endogene Glukoseproduktion sein. Durch Gabe von Maisstärke während des Tages kann die Häufigkeit der Mahlzeiten reduziert werden. Langzeituntersuchungen an GSD-I-Patienten zeigten keinen Unterschied bei Behandlung durch nächtliche Magensonde mit Glukose oder nächtlicher Gabe von Maisstärke.

Zufuhr von Fruktose und Galaktose führt bei der GSD I, im Gegensatz zu anderen hepatozellulären Glykogenspeicherkrankheiten, zur vermehrten Laktatbildung, da diese Zucker nicht in freie Glukose überführt werden können. Konsequenterweise erfolgt bei Patienten mit GSD I eine Multivitaminsubstitution sowie bei jungen Patienten die Gabe einer kalziumsubstituierten Sojamilch.

Die diätetische Behandlung führt bei GSD-I-Patienten in über 90% zu einer Verbesserung des Längenwachstums, Rückbildung der Hepatomegalie und hämorrhagischen Diathese sowie Verbesserung der laborchemischen Veränderungen. Eine Normalisierung der Hyperlipidämie gelingt selten. Viele Patienten weisen auch unter diätetischer Behandlung eine Hyperurikämie auf, so daß eine zusätzliche Allopurinolbehandlung durchgeführt werden sollte. Frühe und optimale diätetische Einstellung scheint sich positiv auf die Entwicklung von Adenomen bzw. einer chronischen Niereninsuffizienz auszuwirken. Ungekochte Maisstärke kann im allgemeinen ab dem 1. Lebensjahr, in Folge ausreichender Synthese von Pankreasamylase gegeben werden, wodurch eine Normoglykämie bis zu sechs Stunden erreicht wird (ca. 2 g/kg).

Bei Entwicklung einer persistierenden Albuminurie, großen Proteinurie und/oder Hypertonie wird bei GSD-I-Patienten, in Analogie zum Diabetes mellitus, eine Behandlung mit ACE-Hemmern empfohlen. Ob dadurch die Progredienz der chronischen Niereninsuffizienz verhindert werden kann, ist unklar.

Indikationen zur diätetischen Behandlung von Patienten mit GSD III, VI und VIII sind Hypoglykämien, deutliche Wachstumsretardierung sowie Hepatomegalie mit deutlicher Transaminasenerhöhung, v.a. im Kleinkindesalter. Die Behandlung erfolgt prinzipiell nach dem gleichen Schema wie für GSD I gegeben.

Bei Neutropenie mit schweren bakteriellen Infektionen/chronischer Darmerkrankung erhalten Patienten mit GSD Ib G-CSF (Beginn mit 2–3 µg/kg/Tag). Bei langanhaltender Anwendung ist auf Nebenwirkung durch Makrophagenaktivierung (Splenomegalie, Knochenschmerzen, erhöhte Kalziumausscheidung im Urin) zu achten. Die Entwicklung einer AML wurde unter dieser Therapie beobachtet.

Die Lebertransplantation ist eine therapeutische Option bei Patienten mit progredientem Leberversagen bei Leberzirrhose (GSD III und IV, VIIIb), wobei die Transplantation die eventuelle Entwicklung einer klinisch relevanten Myopathie/Kardiomyopathie nicht positiv beeinflußt.

Eine Lebertransplantation ist nach aktuellem Wissensstand bei Patienten mit GSD I nur bei Verdacht auf Entwicklung maligner Tumoren indiziert, da bisher nicht geklärt ist, ob die Transplantation die Entwicklung einer chronischen Nierenerkrankung verhindert.

Die Anwendung ethylierter Östrogene ist kontraindiziert, da durch sie die Entwicklung von Leberadenomen gefördert wird. Gegen die Anwendung rein gestagenhaltiger Kontrazeptiva, der sog. Minipille, bestehen dagegen keine Bedenken. Eine Enzymersatztherapie für Patienten mit GSD II ist in klinischer Erprobung.

Fanconi-Bickel-Syndrom

Diese Glykogenose, bei der kein Enzymdefekt gefunden werden kann, ist selten. Sie wird nur deshalb besprochen, weil es die erste Krankheit ist, bei der ein genetischer Defekt in einem der Glukosetransporter, von denen es 6 gibt, beschrieben wurde. Die Mutation liegt auf dem langen Arm von Chromosom 3. Bei 82 klinisch diagnostizierten Fällen aus 70 Familien konnten bisher 13 Mutationen in 14 Familien gefunden werden. Die Krankeit wird autosomal-rezessiv vererbt und wurde bisher nur in der kaukasischen Rasse gefunden. Der Glut-2-Transporter ist exprimiert in der Leber, der Niere, in den Enterozyten und in den β-Zellen des Pankreas.

Klinisch haben die Patienten eine Hepatomegalie mit Glykogenspeicherung, eine Glukose- und Galaktoseintoleranz, eine Nüchternhypoglykämie, eine proximal tubuläre Nephropathie und einen schweren Minderwuchs. Alle Symptome werden erklärt durch eine fehlende Monosaccharid-Transportaktivität.

Die Behandlung ist symptomatisch und beinhaltet die Korrektur der renalen Verluste von Wasser und Elektrolyten (s. Kap. 26), eine Vermeidung von Galaktose und die Berechnung einer Diät mit vielen kleinen Mahlzeiten wie bei Diabetes mellitus (s. Kap. 69). Ungekochte Stärke wie bei anderen Glykogenosen ist sinnvoll. Fruktose, die über Glut 5 transportiert wird, bessert die Symptome der Glukose- und Galaktosemalabsorption.

Literatur

Chen Y-T (2001) Glycogen storage diseases In: Scriver RC et al (eds) Metabolic and molecular bases of inherited disease. McGraw-Hill, New York, pp 1521–1551

DiMauro S, Servidei S, Tsujino S (1997) Disorders of carbohydrate metabolism: Glycogen storage diseases. In: Rosenberg RN, Prusiner SB, DiMauro S, Barchi R (eds) The Molecular and Genetic Bases of Neurological Disease. Butterworth-Heinemann, Boston, pp 1067–1097

Moses SM (1990a) Muscle glycogenosis. J Inher Metab Dis, 13: 1–14

Moses SM (1990b) Pathophysiology and dietary treatment of the glycogen storage diseases. J Pediatr Gastroenterol Nutrit 11: 1–20

Moses SM, Shin YS, Smit GPA, Ullrich K (eds) (1993) Glycogen storage disease I. Eur J Paediatr 152 (Suppl 1)

Santer R, Schneppenheim R, Suter O, Schaub J, Steinmann B (1998) Fanconi-Bickel-Syndrom – The original patient and his natural history, historical steps leading to the primary defect, and a review of the literature. Eur J Pediatr 157: 783–797

Smit GPA, Fernandes J, Leonard JV, Matthews EE, Moses SM, Odievre M, Ullrich K (1990) The long-term outcome of patients with glycogen storage disease. J Inher Metab Dis 13: 411–418

Tanaka Y, Guhde G, Suter A et al. (2000)Accumulation of autophagic vacuoles and cardiomyopathy in LAMP-2-deficient mice. Nature 406: 902–906

34 Heteroglykanosen

J. Spranger

34.1 Mukopolysaccharidosen

Definition und Häufigkeit. Mukopolysaccharidosen (MPS) sind erbliche Speicherkrankheiten, hervorgerufen durch eine intrazelluläre Anhäufung von Glykosaminoglykanen (sauren Mukopolysacchariden). Glykosaminoglykane sind komplexe Kohlenhydratketten aus Uronsäuren, Aminozukkern und Neutralzuckern. Im Gewebe sind sie mit Proteinen zu großmolekularen Proteoglykanen verbunden.

Die Häufigkeit von Mukopolysaccharidosen wird auf ca. 1:20.000 Geburten geschätzt.

Ätiologie und Pathogenese. Die Enzymdefekte sind durch Genmutationen bedingt. Die entstehenden Krankheitsbilder sind in Tabelle 34.1 aufgelistet.

Glykosaminoglykane werden intrazellulär synthetisiert, überwiegend in den Extrazellulärraum ausgeschieden und teilweise in Lysosomen wieder abgebaut. Ist dieser Abbau durch Defekte lysosomaler Enzyme gestört, häufen sich Glykosaminoglykanreste in Lysosomen an (Abb. 34.1a–c). Verschiedene Enzyme greifen an unterschiedlichen Stellen der komplexen Kohlenhydratketten an. Ihr Ausfall führt zur Speicherung unterschiedlicher Abbauprodukte in verschiedenen Geweben und zu insgesamt ähnlichen, aber doch unterscheidbaren Krankheitsbildern, die im einzelnen beschrieben werden.

Diagnose. Die Diagnose wird durch Nachweis der erhöhten Mukopolysaccharid-Ausscheidung im Urin gestützt und durch Nachweis der verminderten Aktivität des betroffenen lysosomalen Enzyms in Leukozyten oder Fibroblasten gesichert. Molekulare Analyse ist möglich, aber meist unnötig. Röntgenaufnahmen des Skeletts geben diagnostische Hinweise.

Therapie. Die Therapie ist symptomatisch und besteht in der Vermeidung und Behandlung von Komplikationen. In Einzelfällen wurde über erfolgreiche Knochenmarktransplantationen berichtet. Enzymsubstitution wird erprobt.

Prävention. Die Erfassung von heterozygoten Anlageträgern sowie die pränatale Diagnostik sind durch Enzymbestimmung oder Mutationsanalyse möglich. Das genetische Wiederholungsrisiko hängt vom Vererbungsmodus ab. Dies gilt für alle Mukopolysaccharidosen.

Mukopolysaccharidose I-H [(Pfaundler-)Hurlersche Krankheit]

Ätiologie. Die MPS I-H ist eine autosomal-rezessiv erbliche Krankheit, verursacht durch Mutationen des Gens für die α-L-Iduronidase auf Chromosom 4. In Mitteleuropa werden vorwiegend 2 Nonsense-Mutationen (W420X und Q70X) gefunden, die zu einem völligen Funktionsausfall des Enzyms und zu schweren Verlaufsformen führen.

Klinische Symptome und Verlauf. Die Krankheit manifestiert sich beim Säugling. Sie ist progredient und führt meist vor dem 12. Lebensjahr zum Tod. Erste Symptome sind rezidivierende Luftwegsinfekte, Hernien und ein großer Kopf. Junge Säuglinge sind eher zu groß. Im 2. Lebenshalbjahr stellen sich thorakale Kyphose, vergröberte Gesichtszüge, eingeschränkte Gelenkbeweglichkeit und Hepatosplenomegalie ein. Spätestens im 2. Lebensjahr wird die psychomotorische Behinderung deutlich. Das Vollbild der Erkrankung ist bis zum 4. Lebensjahr erreicht (Abb. 34.2a–e).

Der Schädel ist groß und durch eine prämature Nahtsynostose häufig verformt. Die Gesichtszüge sind grob, das Haar ist dicht, die Alveolarfortsätze sind breit, die Zunge ist groß. Luftwegsinfekte treten gehäuft auf. Befunde im HNO-Bereich sind adenoide Vegetationen, hyperplastische Tonsillen, rauhe Stimme und kombinierte Schwerhörigkeit.

Tabelle 34.1. Klassifikation der Mukopolysaccharidosen, Nachweismöglichkeit der Enzymdefekte

Typ	Synonym	Klinische Hauptmerkmale	Enzym	Nachweis
I-H	Pfaundler-Hurler	Schwerer Hurler-Phänotyp, Demenz, Hornhauttrübung, Tod in Adoleszenz	α-L-Iduronidase	L, F, A, C
I-S	Scheie	Gelenkkontrakturen, Hornhauttrübung, normale Intelligenz, normale Lebenserwartung	α-L-Iduronidase	L, F, A, C
I-H/S	Intermediärform	Variabler Phänotyp zwischen MPS I-H und MPS I-S, je nach Mutation	α-L-Iduronidase	L, F, A, C
II	Hunter	Schwerer Verlauf wie Hurler, leichter wie Scheie; keine Hornhauttrübungen	Iduronatsulfatsulfatase	L, F, A, C
III-A	Sanfilippo-A	Schlafstörungen, Umtriebigkeit, Erethie, progredienter geistiger Abbau, Krampfanfälle, klare Hornhäute, leichte Dysmorphie, Tod meist in der Adoleszenz, doch Überleben in das frühe Erwachsenenalter möglich	Heparansulfatsulfatase	L, F, A, C
III-B	Sanfilippo-B	idem	N-Ac-α-D-Glukosaminidase	L, F, A, C
III-C	Sanfilippo-C	idem	N-Ac-Transferase	F, A
III-D	Sanfilippo-D	idem	N-Ac-Glukosamin-6-Sulfatsulfatase	F, A
IV-A	Morquio-A	Kurzrumpfiger Kleinwuchs, feine Hornhauttrübungen, Skelettdysplasie, Erwachsenengröße < 125 cm	Galaktosamin-6- Sulfatsulfatase	L, F, A
IV-B	Morquio-B	Wie Typ IV-A, doch weniger ausgeprägt, Erwachsenengröße > 140 cm	β-Galaktosidase	L, F, A, C
V				
VI	Maroteaux-Lamy	Hurler-Phänotyp mit Hornhauttrübungen, normale Intelligenz. Schwere und leichte Verlaufsformen	N-Ac-Galaktosamin-α-4-S-Sulfatase (Arylsulfatase B)	L, F, A
VII	Sly	Sehr variable Ausprägung, grobe leukozytäre Einschlüsse	β-Glukuronidase	S, F, A
VIII				
IX	Hyaluronidasemangel	Multiple periartikuläre Weichteiltumore, flaches Gesicht, mäßiger Kleinwuchs	Hyaluronidase	S

L Leukozyten, *F* Fibroblasten, *A* Amnionzellen, *C* Chorionzotten, *S* Serum.

Spaltlampenmikroskopisch, ab dem 2. Lebensjahr auch makroskopisch, sind Hornhauttrübungen zu sehen („verschleierter Blick"). Seltenere Augenbefunde sind Buphthalmus, Makrokornea, Stauungspapille und Optikusatrophie. Die Patienten sind kleinwüchsig mit besonders kurzem Rumpf und Hals. Es besteht eine dorsolumbale Kyphose. Die Beweglichkeit der Gelenke ist eingeschränkt. Besonders auffällig ist die Streckhemmung der kurzen, breiten Finger. Haut und Unterhautgewebe sind verdickt und fest. Das Abdomen ist vorgewölbt, Leber und Milz sind vergrößert. Nabel- und Leistenhernien können groteske Ausmaße annehmen. Herzgeräusche weisen auf Klappenfehler. In abnehmender Häufigkeit sind Mitral-, Trikuspidal- und Pulmonalklappen durch Mukopolysaccharid-Einlagerungen verdickt und in ihrer Funktion beeinträchtigt. Der Blutdruck ist meist erhöht.

Die Patienten sind geistig und motorisch behindert. Sie erreichen etwa den Entwicklungsstand eines 2- bis 3jährigen Kindes. Nach dem 4. Lebensjahr ist mit einem weiteren Abbau der psychomotorischen Fähigkeiten zu rechnen. Die Kinder sind lenkbar, anhänglich, dankbar, scheu und häufig bis zum Ende ihres Lebens mit ihren Eltern verbunden. Krampfanfälle sind selten. Schreiattacken können auf Kopfschmerzen durch Liquorabflußstörungen infolge von verdickten Leptomeningen und Subarachnoidalzysten weisen. Milztorsionen kommen vor. Die Kinder sterben nach chronisch-rezidivierenden Infekten mit zunehmend erschwerter Atmung meist an Herzversagen.

Diagnose. Röntgenaufnahmen des Skeletts zeigen das charakteristische Befundmuster der Dysostosis multiplex mit J-förmiger Sella, breiten Rippen, Hakenwirbeln, Beckendysplasie, verkürzten Röhrenknochen und Zuckerhutphalangen (Abb. 34.3a–f). Die Knochenstruktur ist grob. Mit zunehmendem Alter werden die Veränderungen deutlicher. Früheste diagnostische Hinweise sind verbreiterte Rippen. Das Zytoplasma peripherer Lymphozyten enthält abnorme Einschlüsse. Die Diagnose wird durch Nachweis der erhöhten Mukopolysaccharid-Ausscheidung im Urin gestützt und durch Nachweis der verminderten α-Iduronidase-Aktivität in Leukozyten oder Fibroblasten gesichert.

Differentialdiagnose. Auszuschließen sind insbesondere die Mukopolysaccharidosen II und VI sowie die Mukolipidose II. Andere Erkrankungen mit ähnlicher Symptomatik (z.B. Hypothyreose, Glykogenose II, Coffin-Lowry-Syndrom, Williams-Syndrom) haben keine Dysostosis multiplex und scheiden normale Mengen von sauren Mukopolysacchariden im Urin aus.

Therapie. Die Behandlung ist symptomatisch unter Berücksichtigung der Gesamtprognose. Ein erhöhter intrakranieller Druck kann Shunt-Implantationen notwendig machen. Bei Herzklappenfehlern wird eine antibakterielle Endokarditisprophylaxe empfohlen. Nach Knochenmarktransplantation im Kleinkindesalter wurde ein Stillstand, teilweise auch eine Besserung der klinischen Symptomatik

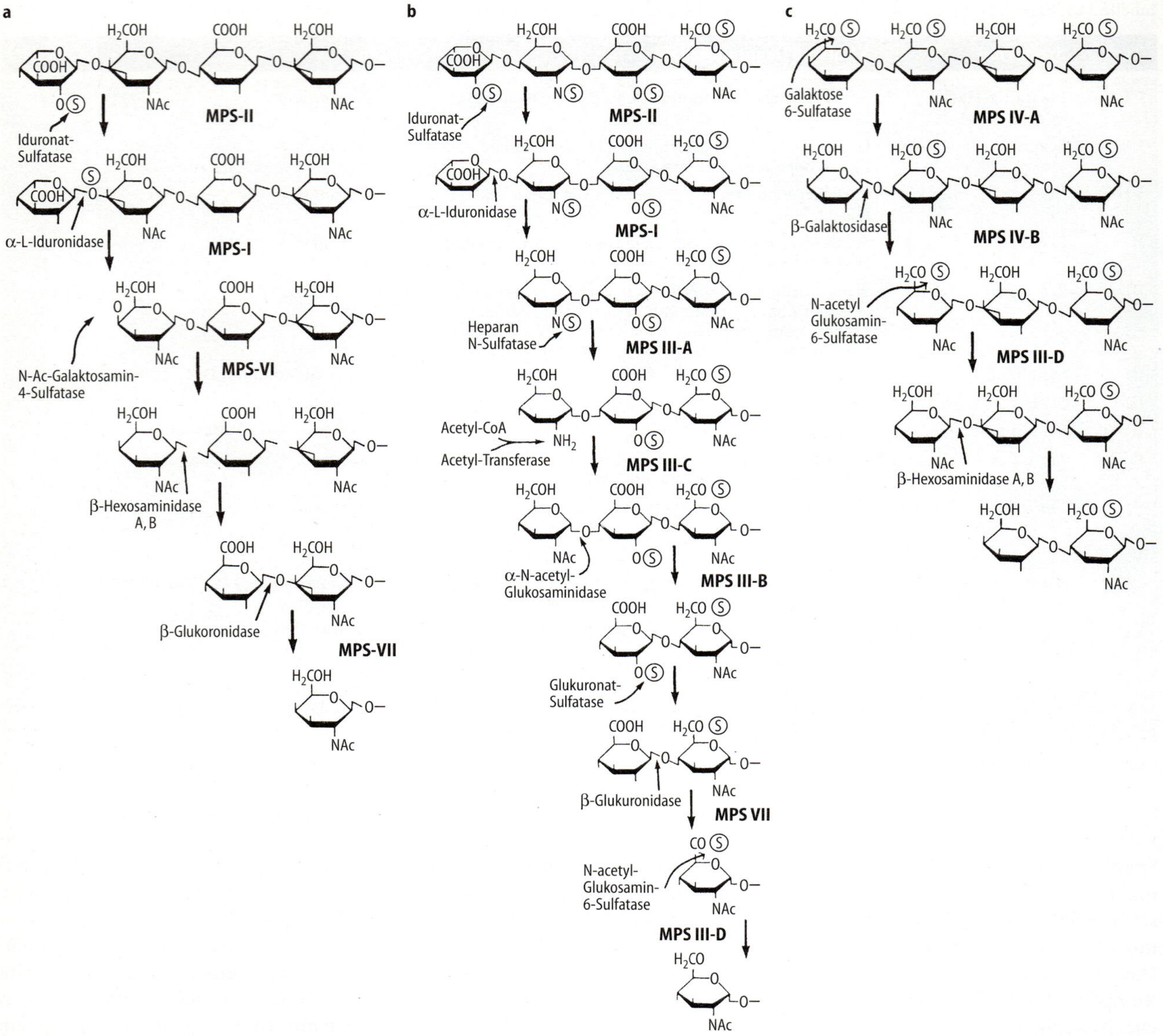

Abb. 34.1a–c. Abbau dreier Mukopolysaccharide durch sequentiell hintereinander geschaltete lyosomale Enzyme und die durch einzelne Defekte bedingten Mukopolysaccharidosen. **a** Dermatansulfat, **b** Heparansulfat, **c** Keratansulfat

einschließlich des intellektuellen Abbaus, nicht aber der Skelettveränderungen, beobachtet. Eine Substitutions-Behandlung mit gentechnologisch hergestellter α-Iduronidase ist in Erprobung.

Mukopolysaccharidose I-S (Morbus Scheie)

Ätiologie. Es handelt sich um die leichtere Form des α-Iduronidase-Mangels.

Klinische Symptome und Verlauf. Die Erkrankung wird selten vor dem 6. Lebensjahr diagnostiziert. Leitsymptom sind Gelenkkontrakturen, vor allem der Finger. Die Haut ist verdickt, es bestehen Hornhauttrübungen und etwas grobe, aber nicht Hurler-artige Gesichtszüge (s. Abb. 34.2). Die Aortenklappen, seltener andere Herzklappen, sind verdickt. Schwerhörigkeit kommt vor. Die Kinder sind normal intelligent und normal groß. Ihre Lebenserwartung ist, abhängig vom Herzfehler, gut. Komplikationen sind Retinopathie, Glaukom, Karpaltunnelsyndrom, Hohlfüße und Hernien.

Diagnose. In Röntgenaufnahmen des Skeletts zeigen sich minimale Veränderungen der Dysostosis multiplex mit verbreiterten Rippen, kleinen Handwurzelknochen, leichter Beckendysplasie. Die Ausscheidung saurer Mukopolysaccharide im Harn ist erhöht. Die Diagnose wird durch den Nachweis der verminderten α-Iduronidase-Aktivität gesichert.

Intermediärformen des α-Iduronidase-Mangels

Allele Mutationen des α-Iduronidase-Gens und ihre homozygoten oder (doppelt) heterozygoten Kombinationen führen zu einem breiten Krankheitsspektrum zwischen Morbus Hurler und Morbus Scheie. Die Symptomatik der Intermediärformen setzt später ein als bei der MPS I-H und

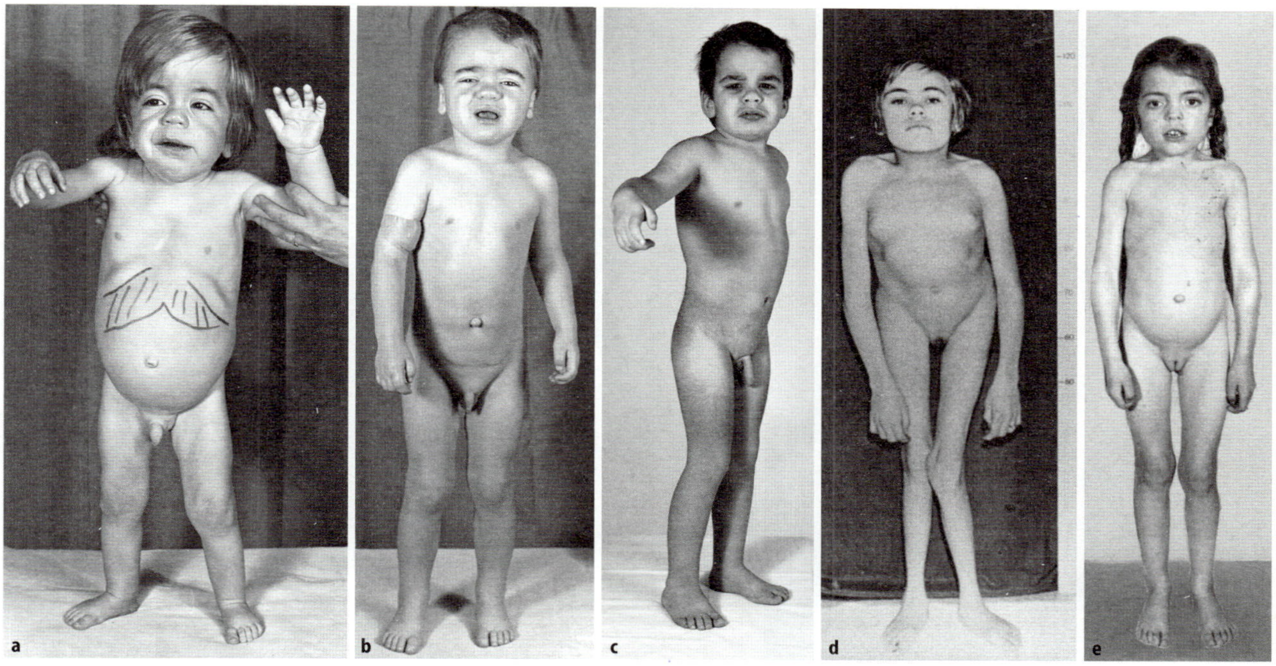

Abb. 34.2a-e. Klinischer Aspekt von Patienten mit verschiedenen Mukopolysaccharidosen. **a** MPS I-H, **b** MPS II, **c** MPS III, **d** MPS IV-A, **e** MPS VI

früher als bei der MPS I-S. Die Gesichtszüge sind weniger grotesk; die geistige Entwicklung kann zunächst fast normal sein. Die Patienten überleben bis in das 2. Dezennium. Gelenkkontrakturen, Hornhauttrübung, Hepatosplenomegalie, Herzfehler weisen auf die Diagnose hin; Skelettveränderungen und Mukopolysaccharidurie erhärten den Verdacht.

Mukopolysaccharidose II (Morbus Hunter)

Ätiologie. Die Mukopolysaccharidose II wird X-chromosomal rezessiv vererbt. Mit extrem seltenen Ausnahmen sind dementsprechend nur Knaben betroffen. Ursache sind Mutationen des IDS-Gens auf dem X-Chromosom mit Funktionsverlust der Iduronatsulfatsulfatase.

Klinische Symptome und Verlauf. Die Erkrankung ähnelt klinisch der Mukopolysaccharidose I, doch ist die Hornhaut in der Regel klar. Apfelsinenartige Hautveränderungen finden sich nur beim Morbus Hunter.

Wie bei der Mukopolysaccharidose I gibt es schwere, intermediäre und leichte Verläufe. Schwere Verlaufsformen ähneln weitgehend der Hurlerschen Krankheit. Leichte Verlaufsformen äußern sich in mäßigem Kleinwuchs, etwas vergröberten Gesichtszügen, Heiserkeit, Gelenkkontrakturen, Hepatosplenomegalie und Hernien. Eine Innenohrschwerhörigkeit ist regelmäßig vorhanden; eine atypische Retinitis pigmentosa (Elektroretinogramm!) und ein chronisches Papillenödem mit eingeschränkter Sehfähigkeit kommt seltener vor. Häufig entwickelt sich ein Karpaltunnelsyndrom. Die geistige Entwicklung ist normal. Die Prognose hängt vom Grad der kardialen Beteiligung ab.

Diagnose. Diagnostisch empfehlen sich Skelettaufnahmen und die Bestimmung der Mukopolysaccharide im Urin. Die Diagnose wird durch Nachweis der verminderten Iduronatsulfatsulfatase-Aktivität in Serum oder Fibroblasten gesichert.

Therapie. Die Behandlung ist symptomatisch und entspricht der beim Typ I. Es wird über erfolgreiche Knochenmarktransplantationen berichtet. Eine antibakterielle Endokarditisprophylaxe wird bei Herzklappenfehlern empfohlen.

Mukopolysaccharidose III (Sanfilippo-Krankheit)

Ätiologie. Die Mukopolysaccharidose III wird durch 4 verschiedene Enzymdefekte hervorgerufen (s. Tabelle 34.1), die jeweils autosomal-rezessiv vererbt werden. Die klinischen Manifestationen ähneln sich.

Klinische Symptome und Verlauf. Im Unterschied zu anderen Mukopolysaccharidosen stehen Verhaltensstörungen und eine progrediente Demenz im Vordergrund der Erkrankung. Im frühen Kleinkindesalter treten Verhaltensauffälligkeiten wie Schlaf- und Sprachstörungen auf, häufig begleitet von mangelnder Lenkbarkeit und Konzentrationsunfähigkeit. Die Patienten sind normal groß. Gesichtsveränderungen werden, wenn überhaupt, spät bemerkt. Die Haare sind strohig, häufig blond. Leber, Milz, Herzklappen sind kaum betroffen, die Hornhaut ist klar. Schwerhörigkeit kommt vor. Der zunehmende Verlust intellektueller, später auch motorischer Fähigkeiten, Sprachverlust, Perseverationstendenz, Umtriebigkeit und Aggressivität führen zum Bild der erethischen Oligophrenie. Die Erethie kann die häusliche Pflege unmöglich machen. Krämpfe treten auf. Luftwegsinfektionen und chronisch anhaltende Durchfälle häufen sich. Die Patienten werden inkontinent, bettlägerig und sterben nach einem vegetativen Endstadi-

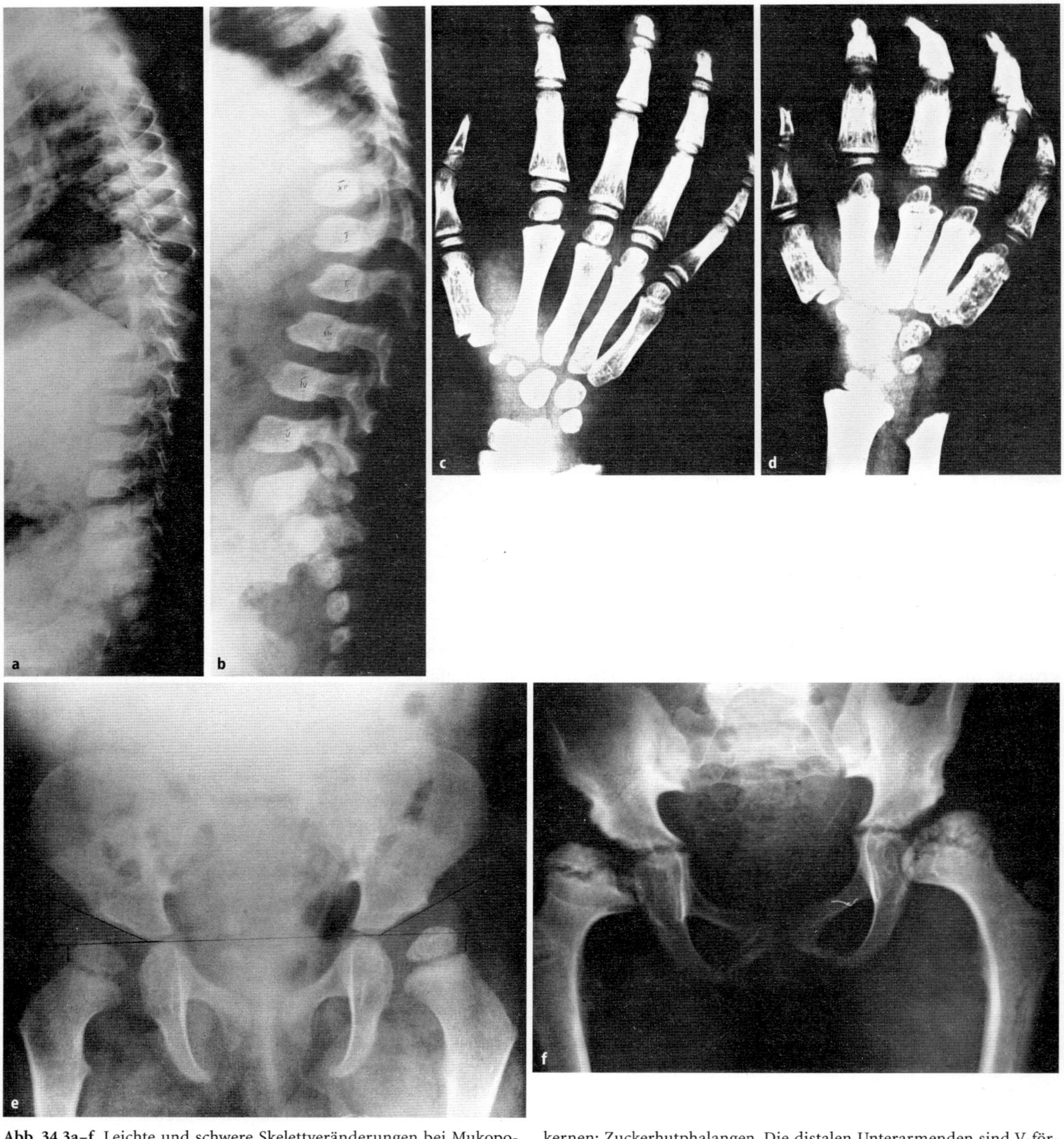

Abb. 34.3a–f. Leichte und schwere Skelettveränderungen bei Mukopolysaccharidosen. **a** 6 Jahre. Die Wirbelkörper haben eine leicht ovoide (unreife) Form und sind dorsal teilweise etwas abgeflacht. **b** 2 Jahre. Die Wirbelkörper sind ovoid mit anteriosuperioren Ossifikationsdefekten der Lumbalwirbel (Hakenwirbel). **c** 9 Jahre. Die Unterarmepiphysen sind verschmälert und etwas nach innen geneigt. Die Metacarpalia sind proximal zugespitzt, die Metaphysen der kurzen Röhrenknochen unregelmäßig begrenzt. **d** 11 Jahre. Die Röhrenknochen sind verbreitert und verkürzt mit grober Bälkchenstruktur und verformten Epiphysenkernen; Zuckerhutphalangen. Die distalen Unterarmenden sind V-förmig geneigt, die Mittelhandknochen proximal zugespitzt. Beide Hände konnten bei der Röntgenaufnahme wegen Beugekontrakturen nicht gestreckt werden. **e** 3 Jahre. Die unteren Iliakalabschnitte sind etwas hypoplastisch, die Iliakalwinkel vergrößert. Coxa valga. **f** 10 Jahre. Die unteren Iliakalabschnitte sind deutlich unterentwickelt, die Sitz- und Schambeine schmal; die Femurepiphysen irregulär begrenzt, abgeflacht, schollig ossifiziert; Coxa valga. Die Femurköpfe sind durch die kleinen, unregelmäßig begrenzten Gelenkpfannen ungenügend überdacht.

um mit spastischen Gelenkkontrakturen, völligem Verlust der Umweltbeziehung, Schluckstörungen und Aspirationspneumonien allgemein vor dem 20. Lebensjahr. Leichtere Verlaufsformen, bei denen der Verlust von Sprache und motorischen Fähigkeiten erst nach dem Kindesalter eintritt, kommen vor.

Diagnose. Röntgenaufnahmen des Skeletts zeigen Veränderungen einer leichten Dysostosis multiplex. In peripheren Lymphozyten finden sich plasmatische Einschlüsse. Die Urinausscheidung von Heparansulfat ist erhöht. Gesichert wird die Diagnose durch den Nachweis der spezifischen Enzymdefekte (s. Tabelle 34.1).

Therapie. Zur Behandlung der Erethie werden Neuroleptika erforderlich. Sedativa sind häufig wirkungslos. Therapieresistente Unruhezustände können sich durch eine intrakranielle Druckentlastung schlagartig bessern. Krampfanfälle werden wie üblich behandelt. Chronische Durchfälle rechtfertigen einen Behandlungsversuch mit Loperamid.

Mukopolysaccharidose IV (Morbus Morquio)

Ätiologie. Die Mukopolysaccharidose IV-A wird durch mangelnde Aktivität der Galaktosamin-6-sulfat-Sulfatase, die Mukopolysaccharidose IV-B durch einen Defekt der β-Galaktosidase verursacht. Beide Formen werden autosomal-rezessiv vererbt. Codierende Gene und Mutationen sind bekannt.

Klinische Symptome und Verlauf. Die Erkrankung manifestiert sich im frühen Kleinkindesalter. Hauptmerkmal ist der dysproportionierte Kleinwuchs mit kurzem Hals und Rumpf und vergleichsweise langen Extremitäten. Das Gesicht ist etwas flach, die untere Hälfte betont, jedoch nicht Hurler-artig. Thoraxdeformität, Wirbelsäulenkyphose, überstreckbare Gelenke und Genua valga charakterisieren den Verlauf bei schwerer betroffenen Kindern. Herzklappenverdickungen, feinste Hornhauttrübungen, Innenohrschwerhörigkeit und Zahnschmelzhypoplasien treten auf. Bänderschlaffheit und Hypoplasie des Dens axis führen zu atlantoaxialer Instabilitat. Frühe Symptome der Rückenmarkkompression sind vermehrte Ermüdbarkeit und verkürzte Laufstrecke. Die geistige Entwicklung ist normal. Die Patienten überleben in das Erwachsenenalter.

Die Mukopolysaccharidose IV-A verläuft schwerer mit ausgeprägteren Skelettveränderungen und einer Endgröße meist unter 120 cm. Kinder mit Mukopolysaccharidose IV-B zeigen leichtere Veränderungen, gelegentlich nur einen mäßiggradigen, kurzrumpfigen Kleinwuchs mit einer Endgröße bis 150 cm.

Diagnose. Röntgenaufnahmen des Skeletts zeigen eine charakteristische spondyloepiphysäre Dysplasie. Die Urinausscheidung von Keratansulfat ist bei Kindern erhöht, bei Jugendlichen und Erwachsenen normal. Die Diagnose wird durch Enzymbestimmung, evtl. durch Mutationsanalyse gesichert.

Therapie. Es gibt keine kausale Behandlung. Knochenmarktransplantationen haben keinen Effekt. Die Betreuung konzentriert sich auf tertiäre Prävention, vor allem durch orthopädische und neurochirurgische Maßnahmen. Zur Verhütung einer zervikalen Myelopathie infolge atlantoaxialer Instabilität wird im Alter von etwa 4 Jahren eine prophylaktische okzipitoatlantoaxiale Fusion mit femoralen und tibialen Knochenspänen empfohlen. Genua valga erfordern evtl. Korrekturosteotomien. Bei Intubationsnarkose ist die atlantoaxiale Instabilität zu beachten. Weitere Maßnahmen der tertiären Prävention sind Zahnpflege, Hörgeräte bei Schwerhörigkeit, Endokarditisprophylaxe bei Klappendefekten.

Mukopolysaccharidose VI (Maroteaux-Lamy-Krankheit)

Ätiologie. Die autosomal-rezessiv erbliche Krankheit wird durch verschiedene Mutationen des Arylsulfatase-B-Gens hervorgerufen, die zu einer verminderten Aktivität der N-Acetylgalaktosamin-4-Sulfat-Sulfatase führen.

Klinische Symptome und Verlauf. Das Krankheitsspektrum reicht von schwer betroffenen Patienten mit allen Speicherphänomenen der Pfaundler-Hurler-Krankheit und einer Endgröße um 115 cm bis zu wenig behinderten Patienten mit einer normalen Endgröße, etwas eingeschränkter Gelenkbeweglichkeit, leichten Hornhauttrübungen und etwas schweren Gesichtszügen (s. Abb. 34.2). Patienten mit MPS-VI haben eine normale Intelligenz, sind bei schwerer Ausprägung allerdings durch Hornhauttrübungen, Optikusatrophie, Makroglossie, Liquorabflußstörungen, kardiopulmonale Insuffizienz, Schlafapnoen und Gelenkkontrakturen sekundär behindert. Die Patienten überleben in das Erwachsenenalter. Die Prognose hängt wesentlich von der kardialen Beteiligung ab.

Diagnose. Röntgenaufnahmen zeigen diskrete bis schwere Skelettveränderungen. Periphere Lymphozyten haben grobe Einlagerungen. Im Urin findet sich vermehrt Dermatansulfat. Die Diagnose wird durch Enzymbestimmung in Leukozyten, evtl. durch Mutationsanalyse gesichert.

Therapie. Knochenmark- und Hornhauttransplantationen wurden durchgeführt. Die symptomatische Behandlung zur tertiären Prävention entspricht der bei anderen Mukopolysacchariden.

Mukopolysaccharidose VII

Ätiologie. Die Mukopolysaccharidose VII wird durch Defizienz der β-Glukuronidase verursacht. Der Erbgang ist autosomal-rezessiv. Allele Mutationen führen zu einem weiten Spektrum von Erkrankungen.

Klinische Symptome und Verlauf. Schwerste Formen manifestieren sich als fetaler Hydrops, andere im Säuglings- oder frühen Kleinkindesalter mit mittelschwerer geistiger Behinderung, Hepatosplenomegalie, Hernien, vergröberten Gesichtszügen, Thoraxdeformitäten, thorakolumbaler Kyphose und rezidivierenden Infektionen der Luftwege. Leichtgradig betroffene Patienten haben nur Skelettveränderungen. Der älteste bekannte Patient starb im Alter von 19 Jahren an Herzversagen bei ausgeprägter Herzklappeninsuffizienz.

Diagnose. Röntgenaufnahmen des Skeletts zeigen eine Dysostosis multiplex. In peripheren Leukozyten finden sich grobe Einschlüsse, im Urin vermehrte Mukopolysaccharide. Die Diagnose wird durch Nachweis der verminderten β-Glukuronidase-Aktivität im Serum gestellt.

Mukopolysaccharidose IX

Es handelt sich um einen Defekt der Hyaluronidase, einer lyosomalen Endoglykosidase, die Hyaluronsäure abbaut. Bei der einzigen bislang bekannten Patientin traten im frühen Schulalter multiple periartikulare Weichteiltumore auf, die bei Anstrengung oder Fieber über einige Tage schmerzhaft anschwollen. Weitere Symptome waren ein flaches Gesicht und mäßiger Kleinwuchs. Röntgenaufnahmen zeigten intraartikuläre Weichteilmassen und azetabuläre Erosionen des

Beckens, jedoch keine Dysostosis multiplex. Intelligenz und Mukopolysaccharidausscheidung im Urin waren normal. Die Diagnose läßt sich durch Bestimmung der Hyaluronidaseaktivität in Serum oder Plasma stellen.

Literatur

Bax MCO, Colville GA (1995) Behaviour in mucopolysaccharide disorders. Arch Dis Childh 73: 77–81

Clary MA, Wraith JE (1993) Management of mucopolysaccharidosis type III. Arch Dis Childh 69: 403–406

Hopwood JJ, Morris CP (1990) The mucopolysaccharidoses. Mol Biol Med 7: 381–404

Fensom AH, Benson PF (1994) Recent advances in the prenatal diagnosis of the mucopolysaccharidoses. Prenat Diagn 14: 1–12

Northover H, Cowie RA, Wraitz JE (1996) Mucopolysaccharidosis type IVA (Morquio syndrome): a clinical review. J Inherit Metab Dis 19: 357–365

Natowicz MR, Short MP, Wang Y, Dickersin GR, Gebhardt MC, Rosenthal DI, Sims K, Rosenberg AE (1996) Clinical and biochemical manifestations of hyaluronidase deficiency. New Engl J Med 335: 1029–1033

Scott HS, Bunge S, Gal A et al. (1995) Molecular genetics of mucopolysaccharidosis type I. Hum Mutat 6: 228–302

Walker, RWM, Darowski M, Morris P, Wraith JE (1994) Anaesthesia and mucopolysaccharidoses. Anaesthesia 49: 1078–1084

Wraith JE (2001) Enzyme replacement therapy in mucopolysaccharidosis type I: J Inherit Metab Dis 24: 245–250

34.2 Oligosaccharidosen und verwandte Krankheiten

Definition. Oligosaccharidosen sind lysosomale Speicherkrankheiten. Gespeichert werden Oligosaccharide – kurzkettige Verbindungen aus Neutralzuckern und Aminozukkern.

Ätiologie und Pathogenese. Die Pathogenese entspricht der bei Mukopolysaccharidosen. Autosomal-rezessiv erbliche Mutationen bedingen eine verminderte Funktionsfähigkeit von lysosomalen Enzymen. Ihre Substrate – Oligosaccharidketten aus Glykoproteinen – können nicht ordnungsgemäß durch eine Serie von spezifischen Glykosidasen abgebaut werden (Abb. 34.4). Je nach Enzymdefekt häufen sich unterschiedliche Produkte an und führen zu ähnlichen, in Morphe und Verlauf jedoch unterscheidbaren Krankheitsbil-

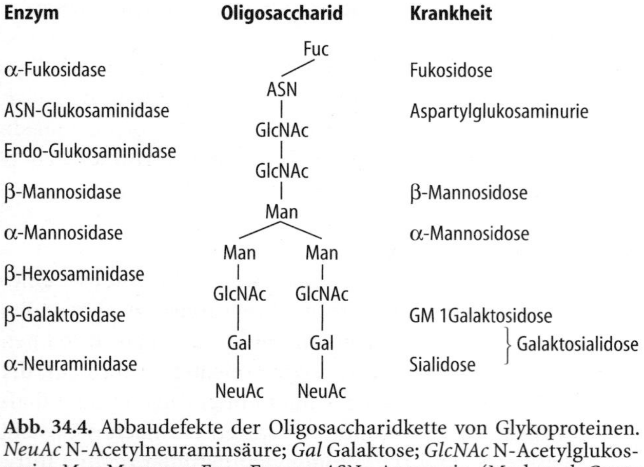

Abb. 34.4. Abbaudefekte der Oligosaccharidkette von Glykoproteinen. *NeuAc* N-Acetylneuraminsäure; *Gal* Galaktose; *GlcNAc* N-Acetylglukosamin; *Man* Mannose; *Fuc*= Fucose; *ASN*= Asparagin. (Mod. nach Cantz u. Ullrich-Bott 1990)

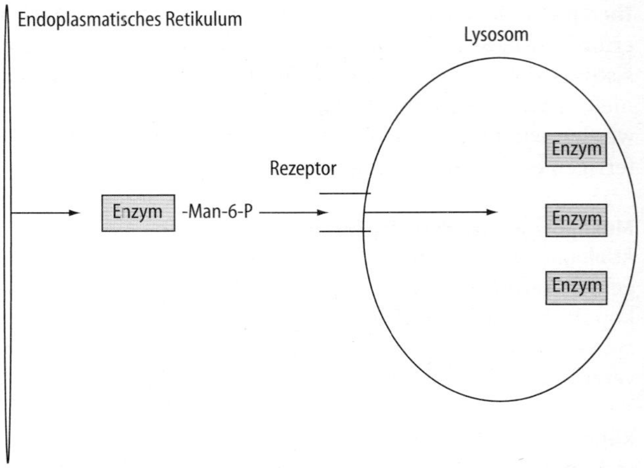

Abb. 34.5. Grob vereinfachtes Schema des Transports lysosomaler Enzyme aus dem endoplasmatischen Retikulum in primäre Lysosomen. Die Enzyme tragen ein Mannose-6-Phosphat-Signal, welches von einem lysosomalen Rezeptor erkannt wird und ihre Aufnahme in das primäre Lysosom sicherstellt. Durch die Aufnahme von Abbaumaterial wird ein „primäres“ zu einem „sekundären“ Lysosom

dern. Der intralysosomale Oligosaccharidabbau kann auch gestört sein, wenn lysosomale Enzyme selbst unverändert sind, jedoch nicht ordnungsgemäß von ihrer Produktionsstätte – dem endoplasmatischen Retikulum – in ihren Wirkungsort – die Lysosomen – gelangen (Abb. 34.5). Ursache hierfür ist die fehlende Phosphorylierung eines Mannoserests an lysosomalen Enzymen durch mangelnde Aktivität einer Phosphotransferase. Die Phosphat-depletierten Enzyme werden von den Lysosomen nicht mehr erkannt und somit nicht mehr aufgenommen. Die resultierenden Krankheitsbilder – Mukolipidose II und III – sind biochemisch charakterisiert durch einen Exzess lysosomaler Enzyme in Körperflüssigkeiten und ihr Fehlen in den Lysosomen. Weitere Krankheiten entstehen durch das Fehlen von komplementären Eiweißen, die zur Aktivierung oder Stabilisierung lysosomaler Enzyme nötig sind (Galaktosialidose, Mukosulfatidose), sowie durch gestörte Transportmechanismen von Neuraminsäure durch die lysosomale Membran (Sialurie).

Diagnose. Klinisch ähneln Oligosaccharidosen den Mukopolysaccharidosen mit groben Gesichtszügen, Kleinwuchs, Skelettveränderungen, Leber-Milz-Vergrößerung und Neurodegeneration in wechselndem Ausmaß. Art und Ausmaß des Speichermaterials äußern sich in unterschiedlichen Krankheitsbildern (Tabelle 34.2, Abb. 34.6 a–i). An eine Oligosaccharidose ist zu denken bei Kombination von Speicherphänomenen mit Zeichen der Neurodegeneration, Skelettveränderungen der Dysostosis multiplex und normaler Ausscheidung saurer Mukopolysaccharide im Urin (Ausnahme Mukosulfatidose, s.u.). Dünnschichtchromatographisch lassen sich bei der Mehrzahl der Krankheiten vermehrt Oligosaccharide im Urin nachweisen. Die Diagnose wird durch Bestimmung der Enzymaktivitäten in Serum oder Leukozyten gestellt. Eine molekularbiologische Diagnostik ist meist ebenfalls möglich, jedoch langwierig, teuer und selten von praktischer Bedeutung.

Therapie und Präventivmaßnahmen entsprechen denen bei Mukopolysacchariclosen.

Tabelle 34.2. Synopsis der Oligosaccharidosen und verwandter Krankheiten

Krankheit	Klinische Hauptmerkmale	Enzym	Nachweis
Fukosidose	Leichter Hurler-Phänotyp[a], psychomotorische Retardierung, progrediente Neurodegeneration, abnorme Retinagefäße, Angiokeratome	α-L-Fukosidase	L,F,A,C
Aspartylglukosaminurie	Verzögerte Sprachentwicklung, motorische Ungeschicklichkeit, grobe Gesichtszüge	Aspartyl-β-Glukosaminidase	L,F,A,C
Sialidose I u. a.[b]	Hydrops, Aszites, letal	Neuraminidase	L,F,A,C
Sialidose II u. a.[b]	Hurler-Phänotyp[a] schon im Säuglingsalter, kirschroter Fleck	α-Neuraminidase	L,F,A,C
Sialidose III u. a.	Hurler-Phänotyp[a] als Kleinkind, kirschroter Fleck, Ataxie, Myoklonie in Adoleszenz	α-Neuraminidase	L,F,A,C
Sialidose IV u. a.[b]	Myoklonie, Ataxie, kirschroter Fleck	α-Neuraminidase	L,F,A,C
Mannosidose	Entwicklungsverzögerung, diskreter Hurler-Phänotyp[a], Schwerhörigkeit, Katarakte	α-D-Mannosidase	
Phosphotransferasemangel I (MLII)	Schwerer Hurler-Phänotyp[a] schon im Säuglingsalter	Glukosamin-N-Ac-Phosphotransferase	S,L,F,A,C
Phosphotransferasemangel II (ML III)	Kontrakturen, Skelettdysplasie	Glukosamin-N-Ac-Phosphotransferase	S,L,F,A,C
Mukosulfatidose	Hurler-Phänotyp[a], Neurodegeneration, Ichthyose	Arylsulfatasen A,B	L,F,A
Sialurie I	Hydrops, Aszites, letal		Urin
Sialurie II	Hurler-Phänotyp[a], Muskelhypotonie		Urin
Sialurie III (Salla-Krankheit)	Grobe Gesichtszüge, Demenz, späte Neurodegeneration		Urin
Schindlersche Krankheit	Entwicklungsverzögerung, Neurodegeneration ab 2. Lebensjahr	α-N-Ac-Galaktosaminidase	P,L,F,A,C

[a] Grobe Gesichtszüge, verdickte Haut, Gelenkkontrakturen, Hernien, Dysostosis multiplex, meist Organomegalie.
[b] Ähnliche klinische Verläufe bei GM1 Gangliosidose und Galaktosialidose.
A Amnionzellen, *F* Fibroblasten, *L* Leukozyten, *P* Plasma, *S* Serum.

Fukosidose

Nach unauffälligen 6–12 Lebensmonaten stagniert die psychomotorische Entwicklung. Leicht vergröberte Gesichtszüge, etwas verdickte Zunge und Haut, mäßige Leber-Milz-Vergrößerung fallen auf. Die Muskulatur ist hypoton. Die Sprachentwicklung bleibt aus; manche Kinder lernen nicht zu laufen. Ophthalmologisch werden abnorme Retinagefäße beschrieben. Erworbene psychomotorische Fähigkeiten gehen im Kleinkindesalter verloren. Stecknadelkopfgroße subkutane Teleangiektasien treten vor allem an Hand und Fuß auf. Progrediente Spastik, manchmal Krampfanfälle, führen zum Endstadium völliger Demenz und Rigidität im 1. Lebensjahrzehnt (Typ I), gelegentlich auch erst im 2. Lebensjahrzehnt (Typ II).

Aspartylglukosaminurie

Die Erkrankung manifestiert sich im Kleinkindesalter mit verzögerter Sprachentwicklung, Ablenkbarkeit, motorischer Ungeschicklichkeit. Intellektuell wie motorisch fallen die Kinder gegenüber Altersgenossen zurück; einige sind hyperaktiv und aggressiv. Ab dem Jugendalter gehen erworbene Fähigkeiten verloren. Die Gesichtszüge sind etwas grob, doch fehlen charakteristische klinisch-morphologische Veränderungen (Abb. 34.6 b).

Sialidose

Es lassen sich 4 klinische Verlaufsformen unterscheiden:

1. *Neonatale Form* mit Hydrops fetalis, Aszites, Hepatosplenomegalie, Hurler-ähnlichen Veränderungen. Intensivmedizinische Maßnahmen sind wenig erfolgversprechend (Abb. 34.6 d)
2. *Frühkindliche Form*: Neugeborene haben grobe Gesichtszüge, gelegentlich Aszites, Perikarderguß und Hepatosplenomegalie. Sie überleben, entwickeln weitere Hurler-ähnliche Charakteristika mit Kleinwuchs, Gelenkkontrakturen, geistiger Retardierung, Dysostosis multiplex. Ophthalmologisch evtl. kirschroter Fleck. Bei massiver renaler Speicherung entsteht eine therapierefraktäre Nephrose („Nephrosialidose") mit Nierenversagen.
3. *Kindliche Form*: Kleinkinder mit dieser Form der Sialidose fallen wegen verzögerter psychomotorischer Entwicklung auf. Die Kombination mit groben Gesichtszügen, großer Zunge, Gingivahypertrophie, Hernien läßt an eine Mukopolysaccharidose denken (Abb. 34.6 e). Beim Schulkind treten Zeichen einer progredienten Neurodegeneration hinzu mit Muskelschwäche, Muskelhypotrophie, Ataxie, Nystagmus, später Myoklonien und Tremor. Spätestens zu diesem Zeitpunkt wird ein charakteristischer kirschroter Maculafleck erkannt, gelegentlich in Kombination mit feinen Hornhauttrübungen und/oder Katarakt. Die Krankheit führt im späten Jugendalter zum Tode. Sprache und sozialer Kontakt bleiben lange erhalten. Die Kombination von Mukopolysaccharidose- und Lipidosesymptomen erklärt die historische Bezeichnung „Mukolipidose I".
4. *Juvenile Form (Cherry-red-spot-Myoclonus-Syndrom)*: Nach normaler kindlicher Entwicklung treten im 2. Lebensjahrzehnt Myoklonien und Nystagmus auf. Ophthalmologisch kirschroter Maculafleck, keine Hornhauttrübungen. Mukopolysaccharidoseähnliche Symptome fehlen.

GM1-Gangliosidose

Die GM1-Gangliosidose verläuft in ähnlichen Stadien wie die Sialidose und läßt sich klinisch von ihr kaum unter-

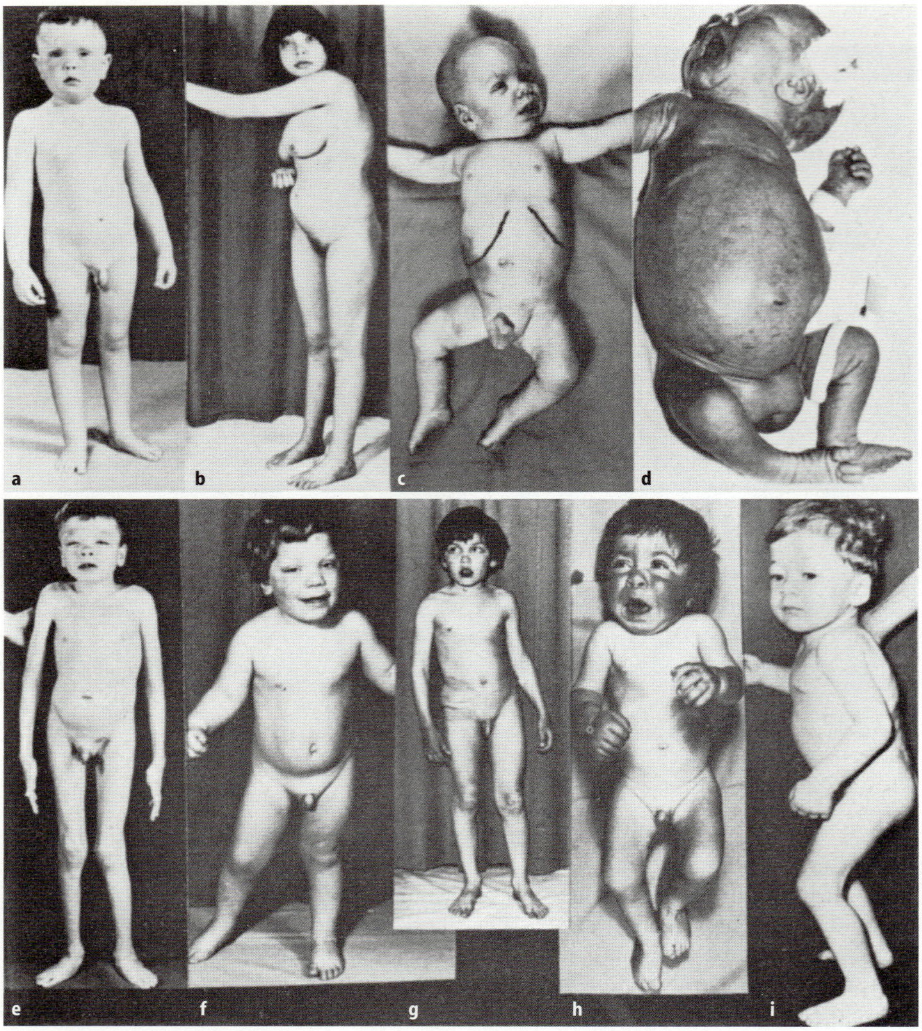

Abb. 34.6a–i. Klinisches Erscheinungsbild verschiedener Oligosaccharidosen und verwandter Krankheiten. **a** Mannosidose (5 Jahre), **b** Aspartylglukosaminurie (17 Jahre), **c** GM1-Gangliosidose (3 Monate), **d** Sialidose (Neugeborenes mit Hydrops), **e** Sialidose (10 Jahre), **f** Sialurie (4 Jahre), **g** Galaktosialidose (10 Jahre), **h** Phosphotransferasedefekt I (Mukolipidose II), 4 Jahre, **i** Phosphotransferasedefekt II (Mukolipidose III), 6 Jahre

scheiden (Abb. 34.6 c). Je später sich eine GM1-Gangliosidose manifestiert, desto seltener finden sich Zeichen der Oligosaccharidspeicherung (grobe Gesichtszüge, Organomegalie) und mesenchymalen Dysplasie (Kleinwuchs, Kontrakturen, Skelettveränderungen), desto mehr treten neurologische Ausfälle in den Vordergrund (s. Kap. 36). Eine Ausnahme ist die Mukopolysaccharidose IV-B (s. Kap. 34.1).

Galaktosialidose

Stabilität und Aktivität der α-Neuraminidase und β-Galaktosidase hängen von einem protektiven Eiweiß ab. Defekte dieses protektiven Faktors äußern sich in einem Funktionsverlust beider Enzyme. Es entstehen früh- oder spätmanifeste Krankheitsbilder (Abb. 34.6 g), die sich nur durch Enzymbestimmung von der Sialidose und GM1-Gangliosidose unterscheiden lassen: bei der Galaktosialidose sind beide Enzyme defekt. Am häufigsten ist die juvenile Form mit langsam progredienter Ataxie, Tremor, Myoklonien, Sehverlust, kirschrotem Maculafleck und häufig Angiokeratomen.

α-Mannosidose

Betroffene Kinder werden im 2.–4. Lebensjahr wegen verzögerter psychomotorischer Entwicklung vorgestellt. Es finden sich eine kombinierte oder Innenohr-Schwerhörigkeit. Hinweise auf eine Speicherkrankheit sind etwas vergröberte Gesichtszüge und Hepatosplenomegalie (Abb. 34.6 a). Nicht selten liegen Katarakte vor. Die meisten Patienten überleben in das Erwachsenenalter mit einer mittelschweren geistigen Behinderung, Schwerhörigkeit und progredienter Ataxie. Die Körpergröße ist normal.

Die β-Mannosidose nimmt einen ähnlichen, klinisch allerdings recht variablen Verlauf.

Phosphotransferasemangel (Mukolipidose II, III)

Der Phosphotransferasesmangel ist genetisch heterogen und führt zu einem breiten Spektrum von Krankheitsbildern. Patienten mit der schweren Form werden der Mukolipidose II („I-cell disease"), mit leichten Verlaufsformen der Mukolipidose III (Pseudopolydystrophie) zugeordnet. Neugeborene mit Mukolipidose II sind von Patienten mit

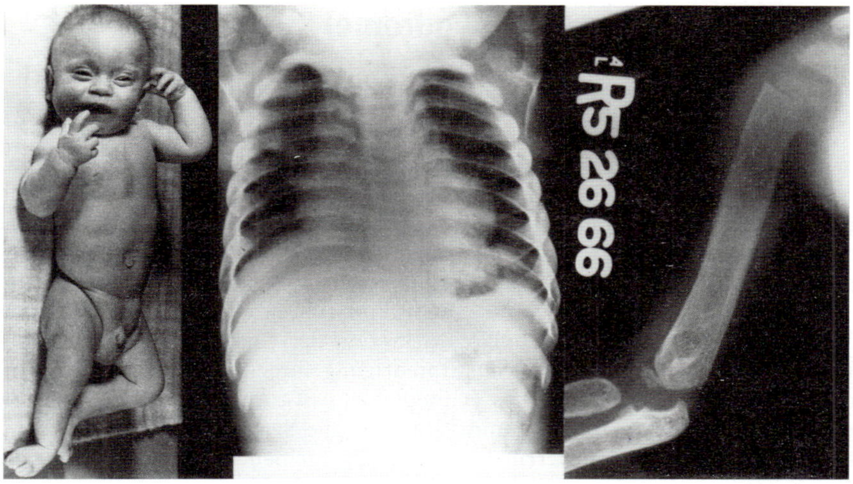

Abb. 34.7. 3 Monate aller Säugling mit Mukolipidose II. Grobe Gesichtszüge, allgemein verdicktes Unterhautfettgewebe. Röntgenologisch breite Rippen sowie durch exzessive periostale Knochenneubildung verbreiterte Röhrenknochen. Die GM1-Gangliosidose könnte sich ähnlich manifestieren

frühmanifester GM1-Gangliosidose klinisch nicht zu unterscheiden (s.o.). Säuglinge zeigen einen ausgeprägten Hurler-Phänotyp mit schwerer Dysostosis multiplex (Abb. 34.7). Im weiteren Verlauf erinnern die Patienten klinisch wie radiologisch an eine Mukopolysaccharidose I (Abb. 34.6 h). Sie sind jedoch kleiner, mit schwereren Gelenkkontrakturen, fehlender Hepatosplenomegalie und klarer Hornhaut. Nur spaltlampenmikroskopisch zeigen sich feinste Trübungen. Patienten mit rasch progredientem Verlauf überleben das 1. Lebensjahrzehnt nicht. Weniger stark betroffene Patienten zeigen einen fließenden Übergang zur Mukolipidose III.

Die leichte Form des Phosphotransferasedefekts – die sog. Mukolipidose III – ist charakterisiert durch eine eingeschränkte Beweglichkeit vor allem der Hüften und Schultern, später auch der Finger. Dysproportionierter Kleinwuchs veranlaßt zu Röntgenaufnahmen, die eine spondyloepiphysäre Dysplasie zeigen. Die Gesichtszüge können etwas grob sein. Die geistige Entwicklung ist weitgehend normal, Speicherphänomene fehlen (Abb. 34.6 i).

Mukosulfatidose

Die durch mangelnde Aktivität multipler Sulfatasen bedingte Krankheit beginnt im späten Säuglingsalter mit Zeichen der psychomotorischen Retardierung. Im 2. Lebensjahr setzt ein neurodegenerativer Prozess ein mit progredienter Spastik, Ataxie, Seh- und Hörverlust sowie Krampfanfällen. Vergröberte Gesichtszüge, Hepatosplenomegalie und Hernien lassen an eine Mukopolysaccharidose denken. Retinale Depigmentierung und Optikusatrophie und ichthyosiforme Hautveränderungen sind Besonderheiten der Mukosulfatidose.

Sialurie (Neuraminsäurespeicherkrankheit)

Schwerste Verlaufsformen der Sialurie manifestieren sich als Hydrops fetalis. Die infantile Form äußert sich in axialer Muskelhypotonie, Pigmentarmut, groben Gesichtszügen, Hepatosplenomegalie und Hernien.

Die leichtere Verlaufsform – Salla-Krankheit– zeigt sich im Kleinkindesalter mit verzögerter psychomotorischer und Sprachentwicklung, Ataxie, Nystagmus, Rigidität und Spastik, gelegentlichen Krampfanfällen. Die Gesichtszüge sind grob (Abb. 34.6 f). Die Patienten überleben schwer behindert ins Erwachsenenalter.

M. Schindler

Die durch einen Defekt der α-N-Acetylgalaktosaminidase bedingte Krankheit manifestiert sich im späten Säuglingsalter mit einem rasch progredienten Verlust psychomotorischer Fähigkeiten, Muskelhypotonie und Erblindung. Im Urin lassen sich charakteristische Glykopeptide nachweisen.

Literatur

Cantz M, Ulrich-Bott B (1990) Disorders of Glycoprotein Degradation. J Inher Metab Dis 13: 523–537

Leroz, JG (1996) Oligosaccharidoses. In: Rimoin DL, Connor JM, Pyeritz RE (eds) Principles and Practice of Medical Genetics. Churchill Livingstone, New York, pp 2081–2013

Thomas GH, Beaudet AL (1996) Disorders of Glycoprotein Degradation. In: Scriver CR, Beaudet AL, Sly WS, Valle D (eds) The Metabolic and Molecular Basis of Inherited Disease. McGraw Hill, New York, pp 2563–2587

35 Angeborene Störungen der Glykosylierung (CDG-Syndrome)

K. Ullrich, E. Harms

Definition, Ätiologie und Pathogenese. „Congenital disorders of glycosylation" sind angeborene Erkrankungen, hervorgerufen durch inkorrekte Glykosylierung von Proteinen. Die Erkrankungen wurden bisher als „Carbohydrate-deficient" Glykoproteinsyndrome (CDG-S) bezeichnet.

Die Kohlenhydratseitenketten von Proteinen haben Bedeutung bei der korrekten Faltung, dem intrazellulären Transport, sowie der Funktion der Proteine. Die Biosynthese N-glykosidisch gebundener Kohlenhydratseitenketten von Glykoproteinen (Bindung an Asparagin) erfolgt zunächst auf der zytosolischen Seite des endoplasmatischen Retikulums auf einem phosphorylierten Lipid (Dolichylphosphat) unter Ausbildung N-Acetylglukosamin/Mannose enthaltender Oligosaccharide. Nach Translokation dieser Oligosaccharide in das Lumen des endoplasmatischen Retikulums und Übertragung weiterer Mannose- und Glukosereste werden die Oligosaccharide (Oligosaccharyltransferase) „en bloc" auf die Proteinketten übertragen. In verschiedenen enzymatischen Schritten werden diese Kohlenhydratseitenketten sowohl im endoplasmatischen Retikulum als auch im Golgi-Apparat in ihrer Struktur weiter modifiziert. Zunächst werden dabei die terminalen Glukose- sowie weitere Mannosereste abgebaut (Oligosaccharid vom „high mannose type"). Danach wird durch Übertragung von N-Acetylglukosamin, Galaktose und terminaler Neuraminsäurereste die endgültige Kohlenhydratstruktur u.a. sekretorischer Glykoproteine aufgebaut (Oligosaccharid vom „complex type").

Defekte mit zytoplasmatischer Lokalisation bzw. Lokalisation im endoplasmatischen Retikulum einschließend der Funktion der Oligosaccharyltransferase werden heute als Typ I, danach liegende Defekte der Glykosylierung als Typ II eingeordnet. Nicht definierte CDG werden unter Typ X zusammengefaßt (Tabelle 35.1). Hierzu gehört auch das CDGS Typ II nach alter Nomenklatur, wobei weiterhin unklar bleibt, ob dieser Erkrankung überhaupt ein primärer Glykosylierungsdefekt zugrunde liegt.

Inkomplette Struktur der Kohlenhydratseitenketten mit Fehlen terminaler Zuckerreste (Neuraminsäure, Galaktose, N-Acetylglukosamin) sowie Fehlen ganzer Kohlenhydratseitenketten, in Folge unzureichender Übertragung der Dolichylphosphatoligosaccharide auf die Proteinketten, führt zu verändertem Laufverhalten von Serum-Glykoproteinen in elektrophoretischen Verfahren. Änderungen in der Kohlenhydratstruktur führen auch zur verminderten hepatozellulären Sekretion der Glykoproteine und damit zur variablen Erniedrigung ihrer Serumkonzentrationen, wie u.a. des Haptoglobin, TBG, Apolipoprotein B, AT III, Protein C und Protein S. Die Serumkonzentrationen von Transferrin liegen im allgemeinen im Normbereich. Die Ursache der häufig nachweisbaren Hypalbuminämie ist nicht bekannt.

Ob auch die Glykosylierung von Lipiden und von O-glykosylierten Proteinen verändert ist, bleibt unklar. Die Organbeteiligung wird als Folge erniedrigter Konzentrationen und/oder Dysfunktionen zahlreicher intra-/extrazellulärer sowie membrangebundener Glykoproteine aufgefaßt.

Tabelle 35.1. Klassifikation der CDG-Syndrome

Typ	Enzymdefekt	Gen
Ia	Phosphomannomutase	PMM 2
Ib	Phosphomannosisomerase	PM 1
Ic	α 1,3 Glucosyltransferase	ALG 6
Id	α 1,3 Mannosyltransferase	ALG 3
Ie	Dolicholphosphat-Mannosesynthase	DPM 1
IIa	N-Acetylylglucosamintransferase	MGAT 2
IIb	Glucosidase I	?
IIc	GDP-Fucosetransporter	?
IId	Galactosyltransferase I	?
X	Nicht charakterisiert	

Klinische Symptome. Die Leitsymptome der verschiedenen CDG sind in der Tabelle 35.2 zusammengefaßt. Geistige und motorische Retadierung stehen klinisch mit Ausnahme des Typ Ib, der durch intestinale Symptome imponiert, im Vordergrund. Verlauf und klinische Variabilität sind detailliert nur für den Typ Ia bekannt, wegen ihrer Seltenheit nicht für die übrigen Erkrankungen. Soweit bekannt werden die CDG autosomal-rezessiv vererbt. CDG Ia ist eine Multiorganerkrankung für die atypische Fettgewebsverteilung, Kleinhirnhypoplasie und Polyneuropathie charakteristisch sind. Faziale Dysmorphien mit Retrognathie, hohem Gaumen, breiter Nasenwurzel und dysplastischen Ohren finden sich, ebenso wie eine Hepatopathie, bei verschiedenen CDG.

Bei CDG Ia (alte Einteilung: Typ Ia) finden sich die in Tabelle 35.3 aufgeführten Symptome mit unterschiedlicher Häufigkeit, Ausprägung und Progredienz. Die altersabhängige Aufteilung der Symptome ist künstlich, jedoch hilfreich im klinischen Alltag. Im Säuglings- und Kleinkindesalter stehen Gedeihstörung, muskuläre Hypotonie, Hepatomegalie mit fluktuierender Transaminasenerhöhung, rezidivierende Infekte sowie bei einem Teil der Patienten inverse Brustwarzen, atypische Fettgewebsverteilung mit hypo- und hypertrophischen Arealen, vor allem im Gesäß- und Beinbereich (Abb. 35.1), klinisch im Vordergrund; bis zur Pubertät geistige (IQ 40-60) und motorische Retadierung, inadäquate Sprachentwicklung, Retinitis pigmentosa sowie eine periphere Neuropathie mit nachlassenden Eigenreflexen. Ca. 20 % der Patienten sterben bis zum 10. Lebensjahr, häufig im Rahmen von Infektionskrankheiten, seltener auch infolge eines Herz- und Leberversagens. In der Adoleszenz entwikkeln sich Epilepsien, beinbetonte Muskelatrophien, Gelenkkontrakturen, Kyphoskoliosen sowie, vor allem bei Mädchen, ein hypergonadotroper Hypogonadismus. Hautveränderungen, Hepatopathie sowie Infektanfälligkeit können sich zurückbilden oder verbessern. Erwachsene Patienten

Tabelle 35.2. Leitsymptome und Häufigkeit von CDG-Syndromen

	Ia	Ib	Ic	Id	Ie	IIa	IIb	IId
Psychomotor. Retardierung	+	(+)	+	+	+	+	+	+
Epilepsie	+	(+)	+	+	+	+	+	
Hypotonie	+		+					
Strabismus	+		+					
Faziale Dysmorphie	+		(+)	(+)	+	+	+	
Kleinhirnhypoplasie	+				(+)			
Hepatopathie	+	+			+	+	+	(+)
Exsudative Enteropathie		+	(+)					
Koagulopathie	+	+	+		+	+	+	
Weitere Symptome	Multiorgan-erkrankungen		Ichthyosis	Mikrozephalie, Tetraspastik Optikusatrophie	Mikrozephalie Retinopathie	Stereotype Bewegungen		Hydrozephalus Dandy-Walker Malformation
Patientenzahl	>300	>20	>20	2	4	4	1	1

Tabelle 35.3. Organbeteiligung bei CDG-Syndrom Ia

Organ	Symptome
Nervensystem	Psychomotorische Retardierung, Mikrozephalie, muskuläre Hypotonie, Strabismus, zerebelläre Ataxie, Polyneuropathie, Muskelatrophie, Klein-, Stammhirnhypoplasie, Retinitis pigmentosa, Liquorproteinerhöhung
Herz	Perikarderguß, hypertrophische Kardiomyopathie
Leber	Hepatomegalie, Transaminasenerhöhung, Leberfibrose, Koma
Niere	Renomegalie, Mikrozysten, Proteinurie
Skelett	Osteopenie, Wirbelkörperanomalien
Haut	Atypische Fettgewebsverteilung, „Michelin-Männchen", Peau d'orange, inverse Brustwarzen

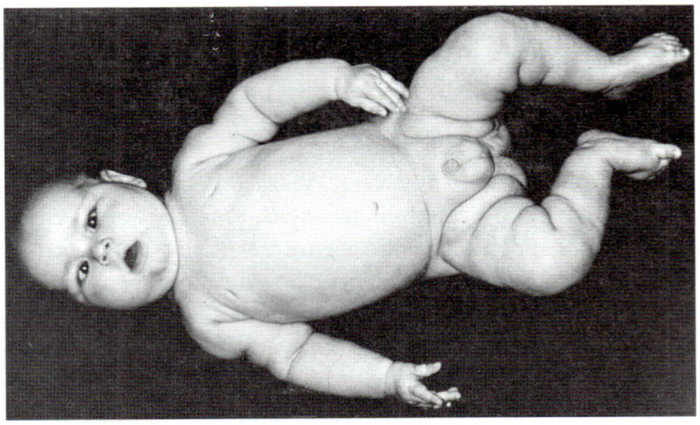

Abb. 35.1. Patient mit CDG-S Ia. Strabismus, inverse Brustwarzen und atypische Fettgewebsverteilung

weisen bei kurzem Thorax häufig einen disproportionierten Minderwuchs auf. In der kranialen Kernspintomographie sind typischerweise eine Hypoplasie des Kleinhirns, weiterhin eine kortikale Atrophie, Seitenventrikelerweiterung, Hypoplasie von Pons, Hirnstamm und Corpus callosum sowie eine Dysmyelinisierung nachweisbar. Die Veränderungen sind im allgemeinen ab dem 2. Lebensjahrzehnt nicht mehr progredient.

Wie bei anderen CDG können infolge des AT-III-, Protein-C und Protein-S-Mangels Thrombosen und Hirninfarkt auftreten. Die gerinnungsphysiologischen Veränderungen sind z. T. nur passager nachweisbar.
Die neurologischen Symptome bei Patienten mit CDG Ic (frühere Einteilung: Typ V) sind milder ausgeprägt als bei Typ Ia (selbständiges Laufen, Spracherwerb). Leitsymptome sind Strabismus internus, muskuläre Hypotonie und Epilepsie. Milde faziale Dysmorphien sind nachweisbar. MRI-Untersuchungen zeigten eine milde kortikale Atrophie.

Die Patienten mit CDG Id und Ie weisen eine ausgeprägtere statomotorische Retardierung mit geistiger Behinderung sowie eine medikamentös schwer einstellbare frühkindliche Epilepsie auf. Ergänzend wurden Microzephalie, Optikusatrophie sowie beim Typ Id dystone Bewegungsstörungen beschrieben.

Eine deutliche Entwicklungsverzögerung mit muskulärer Hypotonie besteht ebenfalls bei den Patienten mit Typ IIa, IIb und IId. Bei den Typen IIa und IIb traten zusätzlich Epilepsien auf, beim Typ IIb weiterhin Hypoventilation und rezidivierende Atrophie sowie fokale Läsionen der weißen Substanz mit verzögerter Myelinisierung. Diese Veränderungen waren bei den Patienten mit Typ IIb und IId nicht nachweisbar.

Patienten mit CDG Ib (frühere Einteilung: Typ Ib), fallen mit hepatointestinalen Symtomen wie schwerem rezidivierendem Erbrechen, chronischen Diarrhöen, z. T. auch exsudativer Enteropathie auf. Weiterhin wurden Hypoglykämien, eine hämorrhagische Diathese und/oder eine Thrombophilie nachgewiesen. Die geistige und motorische Entwicklung dieser Patienten ist im allgemeinen unauffällig.

Auf das CDG IIc wird in einem gesonderten Kapitel eingegangen.

Diagnose und Differentialdiagnose. Die biochemische Diagnose der CDG erfolgt zunächst durch isoelektrische Fokussierung von Serumglykoproteinen, im allgemeinen Transferrin. Dabei wird ein sog. Typ-I-Muster (erhöhte Konzentrationen von Di- und Asialotransferrin, verminderte Konzentration von Tetrasialotransferrin) von einem sog. Typ-II-Muster (Zunahme auch von Tri- und Monosialotransferrin) unterschieden. Beim Typ-I-Muster werden zunächst sekundäre CDG, wie sie durch Galaktosämie, Fruktoseintoleranz und Alkoholabusus auftreten können, ausgeschlossen. Danach erfolgt die Enzymtestung bzw. Mutationsanalyse. Beim CDG-II-Muster erfolgt aufgrund der komplizierten Enzymassays zunächst eine Strukturanalyse der im Urin ausgeschiedenen Glykane in speziellen Laboratorien, nachfolgend die Enzymtestung bzw. Mutationsanalyse. Diese Untersuchung wird auch durchgeführt, wenn beim Typ-I-Muster die Enzymtestung keine Diagnose ergibt. (Charakterisierung von Patienten mit Typ X). Die sekundären CDG bei u.a. Fruktoseintoleranz und Galaktosämie sind Folge einer Enzymhemmung bzw. Transporterhemmung durch im Rahmen der Grunderkrankung akkumulierenden Metabolite. Die isoelektrische Fokussierung des Transferrins muß immer mit Serum durchgeführt werden, da die Verwendung von EDTA-Plasma zu falsch-positiven Befunden führen kann. Aus unbekannten Gründen weisen Patienten mit CDG IId ein normales Isofokussierungsmuster des Transferrins auf. Die Diagnose kann durch Ausscheidung atypischer Oligosaccharide im Urin erfolgen.

Aufgrund der geschilderten Symptome muß bei allen Patienten mit unklarer psychomotorischer Retardierung, Thrombophilie, zyklischem Erbrechen und/oder exsudativer Enteropathie an das Vorliegen eines CDG gedacht werden.

Therapie. Eine ursächliche Therapie ist nur bei Patienten mit Typ Ib möglich. Bei diesen führt eine Mannose-Substitutionsbehandlung zur Korrektur der klinischen Symptome sowie zur Normalisierung des Serum-Glykoproteinmusters. Die Therapie bei den übrigen Formen beschränkt sich auf symptomatische Behandlung mit u.a. medikamentöser Einstellung der Epilepsie und Substitution von Schilddrüsenhormon.

Leukozytenadhäsionsdefekt Typ II (LAD II)

E. Harms

Diese kürzlich entdeckte Krankheit kann zu den CDG-Syndromen gerechnet werden. Ein Mangel an GDP-L-Fukose, der vermutlich auf einer Transportstörung dieses Zuckernukleotids in den Golgi-Apparat beruht, führt zu fast vollständigem Fehlen von Fukose in fast allen Glykokonjugaten. Unter anderem fehlt auf der Oberfläche von Leukozyten ein fucosyliertes Antigen, so daß die Adhäsion der Leukozyten an die Endothelzellen gestört ist. Klinisch imponieren die Patienten durch eine Mikrozephalie, eine Sattelnase mit antevertierten Nares, kurze Extremitäten und breite Hände sowie einen dorsal positionierten zweiten Zeh. Die geistige Entwicklung ist stark retardiert, die Kinder leiden unter einer Gedeihstörung. Charakteristisch sind hohe Granulozytenzahlen bei rezidivierenden bakteriellen Infektionen und Septitiden. Die orale Verabreichung von Fukose normalisiert die Leukozytenadhäsion und verhindert damit die rezidivierenden Infektionen.

Literatur

Jaeken J, Matthijs G, Carchon H, von Schaftingen E (2001) Defects of N-glycan synthesis. In: Scriver Ch R, Beaudet AL, Sly WS, Valle D (eds). The metabolic and molecular bases of inherited disease. McGraw-Hill, New York, pp 1601–1622

Marquardt T, Freeze H (2001) Congenital disorders of glycosylation: Glycosylation defects in man and biological models for their study. Biol Chem 382: 161–177

Stibler H, Westenberg B, Hanefeld F, Hagberg B (1993) Carbohydrate-deficient glycoprotein (CDG) syndrome – a new variant, type III. Neuropediatrics 24: 51–52

36 Neurolipidosen

A. Kohlschütter

Neurolipidosen sind durch einen erblichen Enzymdefekt verursachte Krankheiten des Nervensystems. Häufig besteht dabei eine Speicherung von Sphingolipiden, d.h. von Lipidmolekülen, deren Rückgrat das langkettige Aminodiol Sphingosin ist und die als Seitenkette komplexe Kohlenhydrate enthalten („Sphingolipidosen"). Der neurodegenerative Prozeß kann dabei vorwiegend im Perikaryon von Nervenzellen ablaufen und eine „zellständige Speicherkrankheit" mit den Symptomen einer „Krankheit der grauen Substanz" hervorrufen, die mit und ohne Viszeromegalie einhergeht. Einzelne solcher Krankheiten zeigen eine Verwandtschaft zu den Mukopolysaccharidosen und Mukolipidosen. Andererseits kann der Prozeß sich in weit vom Zellkern entfernten Organellen wie der Myelinmembran abspielen und eine Leukodystrophie („Krankheit der weißen Substanz") verursachen. Diese unterschiedlichen Pathomechanismen führen grundsätzlich zu zwei verschiedenen klinischen Bildern, die in Tabelle 36.1 schematisch dargestellt sind.

Tabelle 36.1. Symptome bei vorwiegendem Befall der grauen bzw. der weißen Gehirnsubstanz

Symptome	Krankheiten der grauen Substanz (Zellständige Speicherkrankheiten)	Krankheiten der weißen Substanz (Leukodystrophien)
Früh	„Amaurotische Demenz"	Motorische Störung
	Visusverlust (Retinopathie)	Spastische Lähmungen
	Demenz	± Periphere Neuropathie
	Krämpfe	Geistige Fähigkeiten lange erhalten
Spät	Lähmungen	Demenz, Krämpfe

Ein wesentliches Kennzeichen der Neurolipidosen ist die *Progredienz der Symptome*. Diese kann allerdings so langsam sein, daß bei kurzer Beobachtung der Eindruck eines neurologischen Residualsyndroms entsteht. In der Frühphase weisen die Krankheiten oft nur geringe Erscheinungen auf. Die Vorgeschichte ist auf den Verlust bereits erworbener psychomotorischer Fertigkeiten zu prüfen. Besonders ist auf das *Erkrankungsalter* zu achten, da die differentialdiagnostisch zu erwägenden Prozesse typischerweise als *infantile*, *spätinfantile* oder *juvenile* Formen auftreten können.

36.1 „Zellständige" Lipidosen

Gangliosidosen

GM1-Gangliosidosen

Ganglioside (G) sind Sphingolipide, bei denen der Kohlenhydratanteil ein oder mehrere Reste von Sialinsäure (Neuraminsäure) enthält. In der Formel GM1 steht M für *Monosialo-* und die Ziffer 1 für den Komplexitätsgrad der Kohlenhydrate, die hier eine β-glykosidisch gebundene Galaktose enthalten.

GM1-Gangliosidosen sind autosomal-rezessiv erbliche Krankheiten, bei denen das Fehlen einer lysosomalen β-Galaktosidase zu Speicherphänomenen inner- und außerhalb des Nervensystems führt. Verlauf und Ausmaß der Organbeteiligungen sowie biochemische Besonderheiten sind sehr variabel.

Pathogenese. Der lysosomale Enzymdefekt führt zur Anhäufung von GM1-Gangliosiden und Funktionsstörungen vornehmlich in neuronalen Perikarya. Da die β-Galaktosidase variable Affinitäten gegenüber zahlreichen β-glykosidisch gebundenen Galaktoseresten, etwa in Glykoproteinen, aufweist, kann es außerhalb des Nervensystems zu Speichererscheinungen kommen, die denen bei Mukopolysaccharidosen ähneln, im Extremfall zum Phänotyp der rein skelettären Mukopolysaccharidose Typ IV (sog. M. Morquio B, s. Kap. 34.1).

Pathologie. Die neuropathologischen Befunde betreffen vor allem die graue Substanz. Weiße Substanz und periphere Nerven bleiben weitgehend verschont. Die Nervenzellen sind vergrößert und enthalten granuläres Material, das elektronenmikroskopisch Lamellenstruktur aufweist. Viele retikuloendotheliale Organe wie Lunge, Leber, Milz, Lymphknoten und Knochenmark zeigen aufgetriebene schaumige Histiozyten und intrazelluläre Vakuolen mit PAS-positivem Inhalt, ähnlich wie bei Mukopolysaccharidosen.

Pathologische Physiologie. Der Speicherprozeß führt nicht nur zu einem Absterben von Nervenzellen, sondern zu einem erheblichen Umbau der interneuronalen Konnektivität. Charakteristisch ist eine Bildung ektoper und stark verdickter Neuriten, die als *Meganeuriten* bezeichnet werden und abnorme Synapsenverbindungen aufnehmen. Funktionsgestört sind auch die Ganglienzellen der Netzhaut. Die lichtempfindlichen und potentialgenerierenden Zellen der Netzhaut sind jedoch nicht betroffen. Das Elektroretinogramm ist daher nicht ausgelöscht.

Klinische Symptome und Verlauf

Infantile GM1-Gangliosidose („generalisierte GM1-Gangliosidose", „Pseudo-Hurler"). Diese Form macht sich meist nach dem ersten Lebenshalbjahr durch eine progrediente Verzögerung der psychomotorischen Entwicklung bemerkbar. Gesichts- und Skelettauffälligkeiten können schon seit Geburt bestehen. Die Kinder verlieren allmählich das Interesse an ihrer Umgebung, entwickeln Muskelhypotonie, Spastik und zerebrale Anfälle und werden schließlich blind, taub und unreaktiv. Der Krankheitsverlauf dauert kaum länger als 2–3 Jahre. Zusätzlich zu den neurologischen Symptomen bestehen Charakteristika einer Mukopolysaccharidose mit Gesichtsdysmorphie, Skelettveränderungen und Vergrößerung von inneren Organen wie Leber, Milz und Herz.

Spätinfantile oder juvenile GM1-Gangliosidose. Diese Form beginnt nach dem ersten Lebensjahr mit milderem und langsamerem Verlauf der neurologischen Krankheit und ohne Befall der extraneuralen Organe. Solche Patienten können über 10 Jahre alt werden.

Adulte und chronische GM1-Gangliosidosen. Diese Formen zeigen sehr variable motorische Störungen (z.B. Dystonien) mit geringer mentaler Beteiligung und ohne deutliche somatische Stigmata. Knöcherne Veränderungen können jedoch zur Rückenmarkkompression führen.

Galaktosialidose. Siehe Kap. 34.2.

Diagnose. Bei Verdacht auf eine amaurotische Demenz muß funduskopisch nach dem „kirschroten Fleck" der Netzhaut gesucht werden (Abb. 36.1 b). Dieses Phänomen entsteht durch weißliche Lipideinlagerung in den Ganglienzellen an der Peripherie der Macula, wodurch die Macula selbst eigenartig dunkel erscheint. Ein „kirschroter Maculafleck" wird auch bei anderen Speicherkrankheiten beobachtet (s. Übersicht). Obwohl Kinder mit der infantilen Form wie eine Mukopolysaccharidose aussehen („Pseudo-Hurler") und entsprechende ossäre Veränderungen erkennbar sind, scheiden sie nicht vermehrt Mukopolysaccharide, jedoch Oligosaccharide im Urin aus. Das Fehlen der β-Galaktosidase kann in Leukozyten, Hautfibroblasten und Geweben nachgewiesen werden und bestätigt die Diagnose. Das Gen für die β-Galaktosidase liegt auf Chromosom 3, und eine Reihe von Mutationen sind beschrieben. Es besteht jedoch eine große genetische, klinische und biochemische Heterogenität, und Zuordnungen von Genotyp und Phänotyp sind nicht möglich.

Vorkommen eines „kirschroten Maculaflecks"

- GM1- und GM2-Gangliosidosen,
- Sialidose Typ I („cherry red spot myoclonus syndrome"),
- M. Niemann-Pick,
- Mukosulfatidose,
- atypischer M. Krabbe;
- Fraglich bei:
  - M. Fabry,
  - M. Farber,
  - M. Gaucher, infantile neuronopathische Form.

Variante	Hauptsächliches Vorkommen	Defektes Enzym	Defektes Protein	Defektes Gen und Lokus
M. Tay-Sachs	Askenasi-Juden, Französisch-Kanada	Hexosaminidase A	Untereinheit α	HEXA 15q23
B1-Variante	Portugal	Hexosaminidase A (Substratvariante)	Untereinheit α	HEXA
Juveniler M. Tay-Sachs	Askenasi-Juden	Hexosaminidase A	Untereinheit α	HEXA
M. Sandhoff		Hexosaminidase A und B	Untereinheit β	HEXB 5q11
AB-Variante		GM2-Hydrolase	GM2-Aktivator	GM2 A

Tabelle 36.2. Varianten der GM2-Gangliosidosen

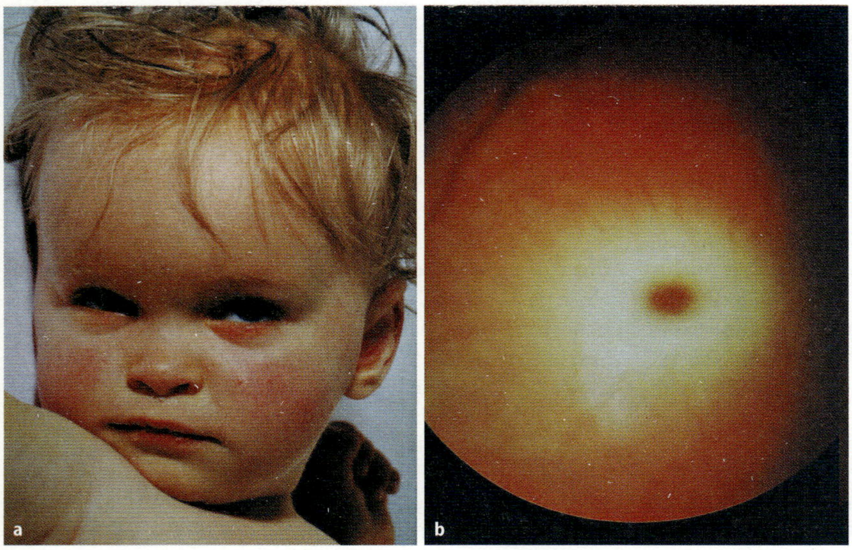

Abb. 36.1a,b. GM2-Gangliosidose (M. Tay-Sachs). **a** Makrozephalie bei erblindetem Kind mit Epilepsie („amaurotische Demenz"), **b** „kirschroter Maculafleck" in der Netzhaut

Genetische Beratung. Eine pränatale Diagnostik auf der Grundlage des in fetalem Material nachgewiesenen Enzymdefekts ist möglich. Heterozygotentests auf enzymatischer Basis sind problematisch. In der Familie selbst gefundene Mutationen lassen sich für beide Zwecke nutzen.

Therapie. Spezifische Therapien (auch experimentelle Maßnahmen wie Knochenmarktransplantation) sind nicht bekannt.

GM2-Gangliosidosen

GM2-Gangliosidosen sind zu amaurotischer Demenz führende, autosomal-rezessiv erbliche Krankheiten mit Anhäufung von GM2-Gangliosid in Nervenzellen. In der Formel steht die Ziffer 2 für einen Komplexitätsgrad der Kohlenhydrate, der um eine Stufe geringer ist als bei den GM1-Gangliosiden.

Pathogenese. Eine Störung des lysosomalen Abbaus zelleigener GM2-Ganglioside führt zu ihrer Anhäufung in neuronalen Perikarya und zu entsprechenden Funktionsstörungen. Der Abbau des GM2-Gangliosids beginnt normalerweise mit der Abspaltung eines Hexosamins (N-Acetylgalaktosamin) durch das Zusammenwirken des lysosomalen Enzyms Hexosaminidase A mit einem GM2-Aktivatorprotein. Mutationen in einem Gen, das für die Untereinheit α der Hexosaminidase A kodiert, sind die häufigste Ursache für GM2-Gangliosidosen; daneben gibt es noch andere Defekte von Enzymen, Untereinheiten und des GM2-Aktivatorproteins (s. Tabelle 36.2).

Pathologie. Die neuropathologischen Befunde und pathophysiologischen Vorgänge sind ähnlich wie bei den GM1-Gangliosidosen, doch kommt es nicht zu den dort oft ausgeprägten extraneuralen Erscheinungen, die an eine Mukopolysaccharidose denken lassen.

Klinische Symptome und Verlauf

Infantile GM2-Gangliosidose (M. Tay-Sachs). Diese Krankheit tritt vorwiegend bei Juden osteuropäischer Abstammung auf, unter welchen die Genfrequenz 1:27 beträgt. Bei anderen ethnischen Gruppen ist die Krankheit wesentlich seltener. Das befallene Kind hat im Alter von 3–6 Monaten einen Stillstand seiner psychomotorischen Entwicklung. Schon früh kann ein „kirschroter Fleck" (s. oben und Abb. 36.1 b) nachgewiesen werden. Nach dem ersten Geburtstag wird das Kind zunehmend lethargisch, bewegt sich kaum, greift nicht nach Gegenständen und spricht nicht. Spastische Lähmungen und Anfälle treten auf, charakteristischerweise aus dem Schlaf heraus als gelastische (Lach-) Anfälle. Plötzliche Stimulation durch Licht, Geräusche oder Berührung kann eine spastische Krise auslösen (sog. „Hyperakusis").

Mit 2 Jahren kontrastiert eine *Makrozephalie* (Abb. 36.1a) mit dem dystrophen Körper. Es entsteht ein Zustand mit kortikaler Blindheit, heftigen Krämpfen, vegetativen Störungen (Temperaturabweichungen, Hautverfärbungen) und Atemunregelmäßigkeiten. Der Tod tritt meist mit 4–5 Jahren ein.

Das EEG zeigt zu Beginn der Krankheit hohe langsame Wellen, nach dem Auftreten von Krämpfen *multifokale Spikes*. Bildgebende Verfahren zeigen im Alter von 11–14 Monaten auf CT-Bildern Hypodensitäten in den Basalganglien und in der weißen Gehirnsubstanz, auf MR-Bildern in T2-Wichtung erhöhte Signalintensitäten.

B1-Variante der GM2-Gangliosidosen. Diese bei Patienten der iberischen Halbinsel vorkommende Variante zeigt einen mehr juvenilen Beginn und variablen Verlauf.

Juveniler M. Tay-Sachs. Auch diese heterogene Krankheitsgruppe kommt vorwiegend bei Patienten mit osteuropäisch-jüdischen Vorfahren vor. Sie beginnt im Schulalter als Muskelschwäche. Charakteristisch sind psychiatrische Probleme wie übertriebene Ängstlichkeit, Reizbarkeit und Ablenkbarkeit, während Sehstörungen und ein kirschroter Maculafleck nicht gefunden werden. Ähnlich wie die juvenile GM1-Gangliosidose kann auch eine juvenile GM2-Gangliosidose unter dem Bild einer Dystonia musculorum (s. Kap. 218) auftreten.

Weitere Varianten. Der enzymatisch definierte *M. Sandhoff* (Fehlen der Hexosaminidase A und B, s. Tabelle 36.2) führt klinisch zu ähnlichen Bildern wie der M. Tay-Sachs mit infantilen und juvenilen Veräufen. Gleiches gilt für die sog. *AB-Variante*, bei der die Aktivitäten der Hexosaminidasen A und B normal sind, aber das GM2-Aktivatorprotein fehlt.

Diagnose, Differentialdiagnose. Bei jedem Verdacht auf Entstehung einer „amaurotischen Demenz" sollte an die Gangliosidosen gedacht und die Aktivitätsbestimmung der Hexosaminidase A und B (neben der bei GM1-Gangliosidosen fehlenden β-Galaktosidase) im Blut veranlaßt werden. Ist die Enzymaktivität normal und zeigt die elektronenmikroskopische Untersuchung von Blutlymphozyten oder Hautbiopsiematerial typische Speichererscheinungen, muß nach dem Defekt des GM2-Aktivatorproteins gesucht werden.

Genetische Beratung. Die Erkennung von Überträgern der Krankheit und eine pränatale Diagnostik sind seit langer Zeit auf enzymatischer Basis möglich. Hiervon ist unter Mitarbeit religiöser Führer in jüdischen Gemeinden der USA und Israels wirksam Gebrauch gemacht worden.

Neuronale Ceroidlipofuszinosen (NCL)

Die neuronalen Ceroidlipofuszinosen sind eine Gruppe autosomal-rezessiv erblicher progredienter neurodegenerativer Krankheiten, die wahrscheinlich die häufigsten derartigen Prozesse im Kindes- und Jugendalter darstellen. Ihr gemeinsames Merkmal ist die Entwicklung von Amaurose und Demenz sowie die intrazelluläre Speicherung eines morphologisch definierten Materials (Ceroidlipofuszin), das aus unterschiedlichen Stoffen besteht. Die Krankheiten sind den Gangliosidosen in vielfacher Hinsicht ähnlich. Das Speichermaterial ist zwar in fast allen Zellen des Körpers nachweisbar, führt jedoch nur im Nervensystem und an der Retina zu wesentlichen Schäden, weshalb die Bezeichnung der Speicherkrankheit als „neuronal" beibehalten wurde. Aus praktischen Gründen werden die neuronalen Ceroidlipofuszinosen am besten nach dem Zeitpunkt ihres klinischen Beginns eingeteilt, obwohl eine molekulargenetisch begründete Einteilung präziser wäre. Es gibt mehr als ein halbes Dutzend Typen von neuronalen Ceroidlipofuszinosen beim Menschen und viele Tiermutanten. Eine Synopsis der wichtigsten Typen im Kindes- und Jugendalter gibt Tabelle 36.3.

Bei der in Finnland häufigen *infantilen NCL (M. Santavuori-Haltia)* sind die Kinder im ersten Lebensjahr gesund und erleiden im zweiten Jahr einen *dramatischen Verlust bereits erworbener Fähigkeiten*. Innerhalb von zwei bis drei Jahren werden die Kinder vollkommen hilflos, steif und reglos. Sehr kennzeichnend ist die Abflachung des EEG, die rasch zu einem *„Null-Linien-EEG"* wie bei Hirntod führt. Bildgebende Verfahren zeigen eine ungewöhnlich starke Hirnatrophie. Die Diagnose wird durch elektronenmikroskopische Untersuchung von Zellen (Blutlymphozyten, Hautbiopsiematerial) oder molekulargenetisch bestätigt.

Die *spätinfantile neuronale Ceroidlipofuszinose (M. Jansky-Bielschowsky)* ist in Mitteleuropa relativ häufig. Sie beginnt im Alter von zwei bis vier Jahren als *schwere, therapieresistente Epilepsie*. Bemerkenswert ist, daß die Kinder lange Zeit nicht blind erscheinen, obwohl die Retina erkrankt und das ERG pathologisch verändert ist. Die Erkennung eines Syndroms der amaurotischen Demenz wird dadurch erschwert. Die Kinder verlieren allmählich alle psychomotorischen Fähigkeiten.

Im Frühstadium kann das EEG spezifische Hinweise geben durch *okzipitale Spikes oder Polyspikes* nach *Einzelblitzstimulation* (Abb. 36.2). Weitere Hilfsuntersuchungen tragen nichts Wesentliches bei. Die diagnostische Bestätigung erfolgt am besten durch die elektronenmikroskopische Untersuchung von isolierten Blutlymphozyten oder Hautbiopsiematerial. Weitere Einzelheiten s. Tabelle 36.3.

Die *juvenile neuronale Ceroidlipofuszinose (M. Spielmeyer-Vogt)* ist ein typisches Beispiel von „amaurotischer Demenz", wenn sie auch wegen ihres schleichenden Verlaufs häufig spät erkannt wird. Die anfangs normal entwickelten Kinder fallen in der ersten Schulklasse durch *Sehschwäche* auf. Die Verordnung von Brillen bessert nichts, vielmehr nimmt der Visus rasant weiter ab bis zur Erblindung mit durchschnittlich 10 Jahren. Der Fundus ist schwer verändert mit atrophischer Retina und Pigmentverschiebungen (Abb. 36.3), das Elektroretinogramm ausgelöscht. Häufig wird fälschlich eine „Retinitis pigmentosa" diagnostiziert. Im Alter von 8–10 Jahren wird die abnehmende geistige Kapazität deutlich, und *epileptische Anfälle* komplettieren das Bild.

Die Degeneration der Netzhaut beginnt in deren Zentrum, während mit ihrer Peripherie noch Restwahrnehmungen möglich sind. Dies führt zu dem eindrucksvollen Phänomen des *„overlooking"*: Die Kinder blicken scheinbar über ihren Gesprächspartner hinweg oder an ihm vorbei (Abb. 36.4). Auch motorische Besonderheiten können eine Blick-

Tabelle 36.3. Häufigste neuronale Ceroidlipofuszinosen (NCL) im Kindes- und Jugendalter

Krankheit	Infantile NCL (M. Santavuori-Haltia)	Spätinfantile NCL (M. Jansky-Bielschowsky)	Juvenile NCL M. Spielmeyer-Vogt
Inzidenz/100.000 Geburten	Finnland 8, Deutschland selten	Deutschland 0,5	Deutschland 0,7
Leitsymptome (Beginn, Verlauf)			
Visusverlust	12–22 Monate	2–3 Jahre, Progression langsam	4–9 Jahre, blind 6–14 Jahre
Epilepsie	14–24 Monate	21/2–31/2 Jahre (schwer)	8–16 Jahre
Demenz	6–18 Monate	21/2–31/2 Jahre	6–9 Jahre
Gehunfähigkeit	12–18 Monate	31/2–6 Jahre	10– >20 Jahre
Bewegungsstörung	Stereotypien, Choreoathetose	Myoklonien	± Rigidität, Myoklonien
Andere Befunde			undeutl. Sprache 10–14 Jahre
Lebenserwartung	<14 Jahre	10–15 Jahre	20–40 Jahre
Retinapathologie			
Maculadegeneration	+	+	+
Pigmentaggregation	–	+	+
ERG ausgelöscht (Alter)	12 Monate	3–4 Jahre	5–7 Jahre
Neurophysiologie			
EEG	Isoelektrisch: 3–4 Jahre; keine photische Reaktion	Polyspikes nach Einzelblitzen (Frühstadium)	
Visuelle evozierte Potentiale	↓, fehlend: >12 Monate	↑	↓
Neuroradiologie			
CCT/MR: Hirnatrophie	+++	+	+
Morphologie			
Lymphozytenvakuolen lichtmikroskopisch	–	–	+++
Dominierende Einschlüsse elektronenmikroskopisch	granulär	curvilineär	Fingerprint, curvilineär
Geeignetes Gewebe	Haut, Lymphozyten, Rektum	Haut, Lymphozyten, Rektum	Haut, Lymphozyten, Rektum
Biochemie			
Genprodukt, Enzymdefekt	Palmitoylprotein-Thioesterase	Tripeptiolylpeptidase	438-Aminosäuren-Polypeptid
Hauptsächliches Speichermaterial	Sphingolipidaktivatorproteine, Glykosphingolipide	Untereinheit c der mitochondrialen ATP-Synthase	Untereinheit c der mitochondrialen ATP-Synthase
Genetik			
Chromosomale Lokalisation	1p32	11p15	16p11
Bezeichnung, des Locus	CLN1	CLN2	CLN3
Mutationen	einzelne häufige Mutation	mehrere Mutationen	meistens Deletion
Pränatale Diagnose	meistens möglich	möglich	meistens möglich
Heterozygotentest	meistens möglich		meistens möglich

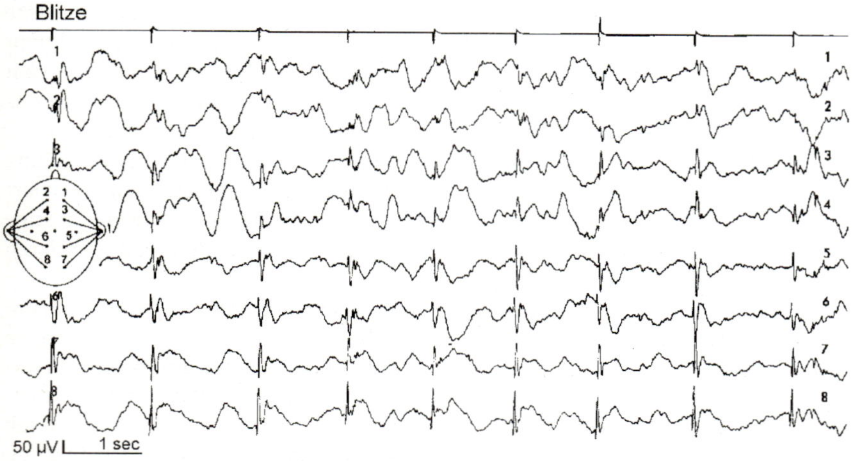

Abb. 36.2. EEG bei 5jährigem Kind mit spätinfantiler neuronaler Ceroidlipofuszinose. Posteriore Spikes bei Einzelblitzstimulation. (Mit freundlicher Genehmigung von Prof. H. Doose, Kiel)

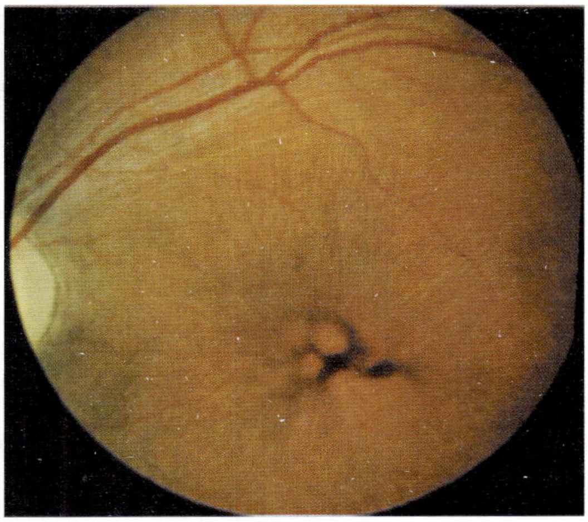

Abb. 36.3. Augenhintergrund bei juveniler neuronaler Ceroidlipofuszinose: Atrophie der Retina, dünne Gefäße, Pigmentverschiebungen. (Aufnahme Dr. K.-L. Elze, Hamburg)

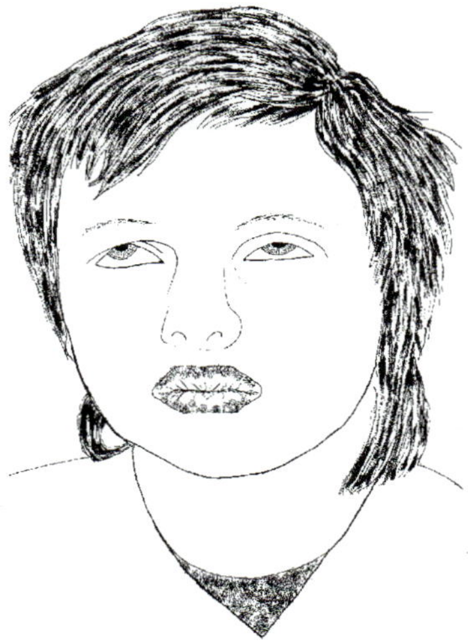

Abb. 36.4. Juvenile neuronale Ceroidlipofuszinose: Phänomen des „Overlooking" beim Anblick des Gesprächspartners, den die Patientin nur andeutungsweise mittels peripherer Netzhautabschnitte wahrnehmen kann

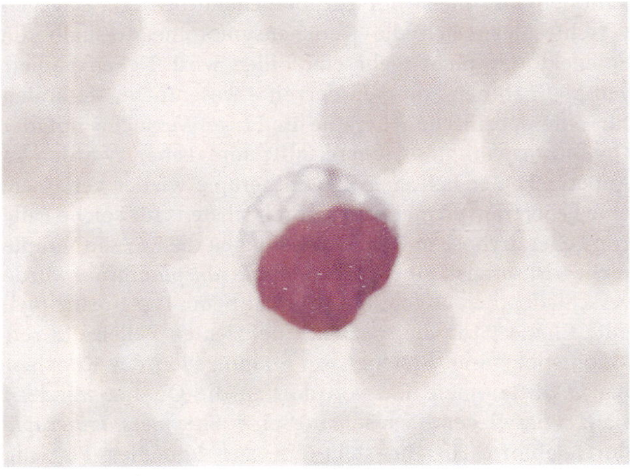

Abb. 36.5. Lymphozytenvakuolen bei Juveniler neuronaler Ceroid-Lipofuszinose

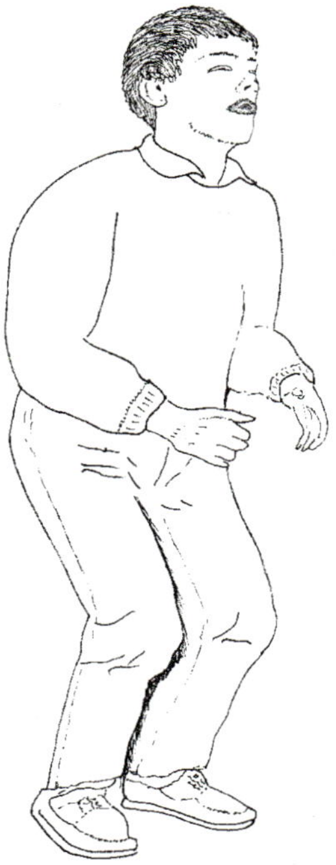

Abb. 36.6. Typische Körperhaltung eines erblindeten Jugendlichen mit juveniler neuronaler Ceroidlipofuszinose

diagnose der Krankheit ermöglichen: die Patienten nehmen oft eine auffällige Körperhaltung mit angebeugten Knien ein, die Ausdruck von Parkinson-ähnlichen Störungen ist (Abb. 36.6). Das Leiden führt unaufhaltsam fortschreitend zu Verlust schließlich aller mentalen und motorischen Fähigkeiten bis zur Schwerpflegebedürftigkeit und zum Tod im jungen Erwachsenenalter.

Die Verdachtsdiagnose läßt sich oft schon sichern durch zahlreiche im üblichen *Blutausstrich* erkennbare *Lymphozytenvakuolen* (Abb. 36.5). Eine weitere Bestätigung erfolgt durch die *Elektronenmikroskopie* von Blutlymphozyten oder Hautbiopsiematerial sowie durch die molekulargenetische Untersuchung. Weitere Untersuchungen (bildgebende Verfahren, Lumbalpunktion, biochemische Analysen) sind nicht hilfreich.

Differentialdiagnostisch müssen bei Retinopathie mit ausgelöschtem ERG und neurologischer Symptomatik neben einer Reihe komplexer genetischer Syndrome auch andere Stoffwechselkrankheiten bedacht werden [Atrophia gyrata mit Hyperornithinämie (s. Kap. 37), peroxisomale Stoffwechselstörungen (s. Kap. 44), Mitochondriopathien (s. Kap. 43), Friedreich-Ataxie (s. Kap. 199.2)].

Trotz des Fehlens kausaler Therapieansätze ist die Auseinandersetzung mit allen Problemen medizinischer, pädagogischer und psychosozialer Art eine wichtige Aufgabe. Es gibt Interessenvereinigungen betroffener Familien.

Weitere neuronale Ceroidlipofuszinosen

Im Kindes- und Jugendalter gibt es noch andere NCL-Formen, die genetisch und hinsichtlich des Speichermaterials von den hier erwähnten „klassischen" Formen abweichen. Als *kongenitale NCL* wurden einzelne Fälle von Kindern mit angeborener Mikrozephalie und neonatalen Krämpfen bezeichnet, die im Alter von wenigen Tagen verstarben und bei denen sich neuropathologisch autofluoreszierendes Speichermaterial fand, das demjenigen bei besser definierten Krankheitsformen ähnlich war. Eine im Erwachsenenalter beginnende Form wird als *M. Kufs* bezeichnet und kann dominant vererbt sein. Für die Differentialdiagnose dieser seltenen Varianten ist eine elektronenmikroskopische Untersuchung durch einen speziell erfahrenen Neuropathologen unerläßlich.

M. Gaucher

Unter dieser Bezeichnung werden drei verschiedene rezessiv erbliche Sphingolipidspeicherkrankheiten zusammengefaßt, die große Mengen von Glukozerebrosid in phagozytierenden Zellen speichern. Sie verursachen in sehr unterschiedlicher Weise neurologische und andere Symptome.

M. Gaucher Typ I

Dieser häufigste Typ wird auch *chronischer nicht-neuronopathischer Typ* genannt. Früher war auch die Bezeichnung „adulter" Typ üblich, doch wird die Krankheit durchaus schon im Kindesalter gesehen; entscheidend für die Klassifizierung ist das *primäre Fehlen neurologischer Symptome.* Bei Juden osteuropäischer Abstammung ist etwa 1 Kind auf 2.500 Geburten betroffen, sonst weltweit etwa 1 auf 75.000.

Pathogenese. Glukozerebrosid ist im Vergleich zu den Gangliosiden ein einfach gebautes Sphingolipid, bei dem der Kohlenhydratanteil nur aus Glukose besteht. Der Anteil von Glukozerebrosid an den Gewebslipiden ist normalerweise gering und liegt dort als Bestandteil von Membranlipiden vor. Ist der lysosomale Abbau des Glukozerebrosids gestört, kommt es zu großen Ansammlungen des Lipids vor allem in Phagozyten. Die genetische Ursache hierzu liegt meistens im Defekt des auf Chromosom 1q21 gelegenen Gens der Glukozerebrosidase. In Einzelfällen wurde ein Fehler in einem für die Hydrolyse des Lipids notwendigen Kofaktor (Sphingolipidaktivatorprotein, Saposin) gefunden. Betroffen sind vor allem die an Phagozyten/Monozyten reichen Organe des *retikulohistiozytären Systems* (Leber, Milz, Knochenmark, lymphatisches Gewebe).

Pathologie. Die *Milz* enthält charakteristische histiozytäre Riesenzellen, die mit Lipiden angefüllt sind und als *Gaucher-Zellen* bezeichnet werden. Der fettige Inhalt dieser Zellen führt zu einer nur zarten Färbung mit wäßrigen Farbstoffen und erinnert an zerknittertes Zigarettenpapier. Das Speichermaterial reagiert wegen des Glukosegehalts PAS-positiv. Typisch ist eine starke histochemische Aktivität der sauren Phosphatase. Elektronenmikroskopisch führt das gespeicherte Glukozerebrosid zu eigenartig verdreht wirkenden tubulären Strukturen. In der *Leber* sind vorwiegend die Kupffer-Zellen betroffen. Die Hepatozyten sind intakt, wahrscheinlich weil sie Glukozerebroside mit der Galle ausscheiden können; dennoch entwickelt sich manchmal eine Leberzirrhose. Unterschiedlich stark breiten sich Gaucher-Zellen im *Knochenmark* aus, was zu extramedullärer Blutbildung und zu pathologischer Knochenbrüchigkeit führt. Daneben werden Gaucherzellen in der Lunge und zahlreichen anderen Geweben gefunden. Im *Nervensystem*, dessen Zellen nicht primär betroffen sind, können sekundäre Schäden dadurch entstehen, daß angeschwollene Adventitiazellen der Gefäße zu Durchblutungsstörungen führen.

Klinische Symptome und Verlauf. Die klinischen Befunde beim Typ I sind hinsichtlich Beginn und Verlauf sehr variabel, doch qualitativ stets ähnlich und bestehen hautsächlich aus den Folgen von *Hypersplenismus* und Schäden an *Knochenmark und Skelett.* Typisch sind Splenomegalie, hämorrhagische Diathese, Anämie, Leukopenie und Thrombopenie. Das Abdomen kann in entstellender Weise aufgetrieben sein. Die Leber ist nicht immer vergrößert, und Leberfunktionsstörungen liegen oft nicht vor. Gelegentlich ist die Lunge deutlich befallen. Akute Schmerzen können durch Milzinfarkte und *pathologische Knochenfrakturen* entstehen. Neurologische Symptome sind bei jüngeren Patienten selten und beruhen auf Komplikationen wie Rüchenmarksläsionen bei Wirbelbrüchen, Fettembolien oder Blutungen ins Nervengewebe.

Diagnose, Differentialdiagnose. Der Verdacht auf M. Gaucher kann durch eine Knochenmarkpunktion unterstützt werden, wobei man die sehr auffälligen Gaucher-Zellen findet. Im Blut findet man oft sehr hohe Aktivitäten einzelner Enzyme wie der sauren Phosphatase und des Angiotensin-konvertierenden Enzyms. Falls Leberbiopsiegewebe vorliegt, kann darin das Glukozerebrosid dünnschichtchromatographisch nachgewiesen werden. Die enzymatische Bestätigung der Diagnose erfolgt für alle Gaucher-Formen durch Messung der *Glukozerebrosidaseaktivität* in Leukozyten oder gezüchteten Hautfibroblasten. Differentialdiagnostisch kommen neben entzündlichen und infektiösen Krankheiten der M. Niemann-Pick in Frage (s. unten).

Genetische Beratung. Der enzymatische Test kann zur pränatalen Diagnostik verwendet werden, ist aber als Methode zur Heterozygotenerkennung nicht sehr zuverlässig. Zunehmend stehen für diese Zwecke molekulargenetische Verfahren zur Verfügung

Therapie. Bei vielen Patienten wurde eine Splenektomie durchgeführt, wonach sich die hämatologischen Komplikationen aber meist nur vorübergehend bessern. Dagegen verschlechtern sich die Knochensymptome, weshalb die Splenektomie nicht mehr empfohlen wird. Neben palliativen Maßnahmen kommen derzeit 4 wesentliche Methoden für eine spezifische Therapie in Frage. Versuche mit der *Organtransplantation* (Niere, Milz und Leber) wurden in Anbetracht der heutigen Enzymtherapie wieder verlassen; eine Lebertransplantation kommt höchstens für solche Fälle von Leberzirrhose in Betracht, bei denen die Enzymtherapie nicht wirksam ist. Eine *Knochenmarktransplantation* wurde verschiedentlich angewandt und hat beim Typ I prinzipiell gute Chancen, da die spezifisch defizienten Zellen des retikulohistiozytären Systems von Stammzellen des Knochenmarks abstammen und von dort in die Organe wandern. Ganz überwiegend wird heute eine *Enzymersatztherapie* durchgeführt. Hierfür steht ein aus humaner Plazenta isoliertes und sinnreich modifiziertes Glukozerebrosidasepräparat zur Verfügung, das in etwa 14tägigen Abständen lebenslang intravenös injiziert werden muß. Das Enzympräparat wird von Makrophagen aufgenommen und ist dort offensichtlich wirksam, was am Rückgang der Organomegalie und an der Besserung der hämatologischen Parameter erkennbar ist. Schäden am Skelettsystem werden dagegen offenbar nur ungenügend gebessert. Diese Therapie, die recht nebenwirkungsarm ist, wird derzeit weltweit etwa bei 2.000 Patienten durchgeführt und ist außerordentlich teuer. Sie ist keineswegs in jedem diagnostizierten Fall erforderlich, denn es gibt eine große klinische Variablität und relativ milde Spontanverläufe. Auch ein künstlich mit Hilfe rekombinanter Bakterien erzeugtes Enzympräparat ist in Erprobung. Eine *Gentherapie* des M. Gaucher ist in Entwicklung.

Prognose. Bei einer milden Verlaufsform oder effektiven Enzymersatztherapie ist die Lebenserwartung nicht erheblich eingeschränkt, doch können durch Knochenzerstörungen schwere Probleme entstehen wie Querschnittslähmungen durch Wirbelfrakturen.

M. Gaucher Typ II

Bei dieser rasch progredienten Krankheit des Säuglinsalters ist auch das Gehirn primär stark betroffen, weswegen die Bezeichnung „akuter infantiler neuronopathischer Typ" existiert. Die Pathologie ist wie beim Typ I. Am Gehirn werden neben den bei allen drei Typen vorkommenden perivaskulären Speicherprozessen beim Typ II spezifische Veränderungen gefunden, die sich stark von denjenigen bei Gangliosidosen und Ceroidlipofuszinosen unterscheiden. Während dort die Nervenzellen selbst durch intrazelluläre Prozesse degenerieren, ist das Gehirn bei den neuronopathischen Typen des M. Gaucher mit Abräumzellen hämatogener Herkunft infiltriert, die Nervenzellen phagozytieren (*Neuronophagie*).

Klinische Symptome und Verlauf. Das klinische Bild ist beim Typ II recht uniform. Die Hepatosplenomegalie wird meist mit 3–6 Monaten bemerkt. Im Laufe weniger Monate entwickeln sich *Anämie*, Verlust psychomotorischer Fähigkeiten, Schluckstörungen und spastische Lähmungen. *Organomegalie und Spastik* tragen dazu bei, daß der Säugling mit auffällig überstrecktem Rumpf daliegt. Krämpfe sind selten. Die Kinder werden nicht älter als 1–2 Jahre.

Diagnose, Differentialdiagnose. Das schwere Bild mit Hepatosplenomegalie, großen Lymphknoten und Anämie kann an eine explodierende maligne Krankheit denken lassen, bei der man die neurologische Komponente zunächst übersieht. Die übrigen Überlegungen zur Diagnostik und genetischen Beratung sind beim Typ I beschrieben.

Therapie. Therapieversuche mit Enzymersatz sind bei diesem Typ nicht erfolgreich.

M. Gaucher Typ III

Dieser Typ tritt in der Adoleszenz oder im frühen Erwachsenenalter auf und wird auch *subakuter juveniler neuronopathischer Typ* genannt. Der Leber-, Milz- und Knochenmarkbefall ist dabei ähnlich wie beim Typ I. Es wird eine Variante unterschieden, die sich bei relativ geringer systemischer Ausprägung der Speicherkrankheit durch Demenz, therapieresistente myoklonische und generalisierte tonisch-klonische Anfälle sowie durch eine horizontale supranukleäre Blicklähmung auszeichnet. Eine andere Variante hat die Blicklähmung während der Kindheit als einziges neurologisches Zeichen, aber einen aggressiven Verlauf, der in wenigen Jahren zum Tod durch Versagen von Leber oder Lungen führt. Über die Wirksamkeit der Enzymersatztherapie in solchen Fällen besteht noch keine Klarheit.

M. Niemann-Pick

Zur Gruppe der Niemann-Pick-Krankheiten gehören autosomal-rezessiv erbliche Lipidspeicherkrankheiten mit Hepatosplenomegalie, die mit und ohne Beteiligung des Nervensystems einhergehen. Biochemisch gibt es zwei Gruppen: solche mit erheblicher intrazellulärer Speicherung von Sphingomyelin aufgrund eines Mangels an Sphingomyelinase (Niemann-Pick Typ A und B) und solche mit Speicherung von Cholesterin aufgrund einer Cholesterintransportstörung bei nur gering erhöhtem Gehalt der Organe an Sphingomyelin (Niemann-Pick Typ C und D).

M. Niemann-Pick Typ A

Dieser Typ ist durch Hepatosplenomegalie und einen schweren Befall des ZNS mit rascher Progredienz im Säuglingsalter ausgezeichnet. 30 % der Patienten sind Juden osteuropäischer Abstammung.

Pathogenese. Sphingomyelin ist ein ubiquitäres phosphorhaltiges Gewebslipid, das hauptsächlich in Membranen vorkommt und beispielsweise in großen Mengen beim Abbau von Erythrozyten anfällt. Auch im Gehirn, besonders in der Myelinmembran, kommt Sphingomyelin reichlich vor. Sein Abbau erfolgt durch die Sphingomyelinase. Das Enzym läßt sich mit immunologischen Methoden bei allen Niemann-Pick-Formen in normaler Menge nachweisen, doch ist seine Aktivität vermindert. Beim Typ A ist die Residualaktivität offenbar so gering, daß der im Gehirn im Vergleich zu Leber und Milz wohl geringere Anfall an Sphingomyelin nicht bewältigt wird. Die etwas größere Residualaktivität beim Typ B vermag das Gehirn vor Schaden zu bewahren und führt lediglich zur Viszeromegalie.

Pathologie. Histopathologisches Erkennungszeichen für Typ A wie B ist die *Niemann-Pick-Zelle*, eine lipidreiche Riesenzelle, die in Leber, Milz, lymphatischem Gewebe, Nebennierenrinde und Knochenmark gefunden wird. Die gespeicherten Lipidtröpfchen verleihen der Zelle einen *maulbeerartigen* Aspekt (der sie von der Gaucher-Zelle unterscheidet), Anfärbbarkeit für Cholesterin und Phospholipide sowie Autofluoreszenz. Elektronenmikroskopisch zeigen die Lipideinschlüsse eine myelinartige Struktur konzentrischer Lamellen.

Das Gehirn eines an Typ A verstorbenen Patienten ist atrophisch und verfestigt. In den Nervenzellen findet man Speichervakuolen mit der für die Niemann-Pick-Zelle typischen Feinstruktur. Die Zahl der Neuronen in der Rinde von Groß- und Kleinhirn ist stark vermindert, und es findet sich eine Gliaproliferation in der grauen und weißen Substanz, manchmal auch Zeichen der Demyelinisierung.

Klinische Befunde und Verlauf. Säuglinge mit Typ A haben eine so erhebliche *Hepatosplenomegalie*, daß sie fast immer vor dem 6. Lebensmonat entdeckt werden. Auffällig ist auch eine bräunlich-gelbliche Hautverfärbung. Es kommt rasch zu Stillstand und *Verfall der psychomotorischen Entwicklung*, ein Sitzen wird praktisch nicht erreicht. Ophthalmoskopisch wird in etwa der Hälfte der Fälle ein kirschroter Maculafleck beobachtet und gelegentlich eine Verfärbung der Augenlinsen. Erbrechen, unklares Fieber und Durchfälle treten auf. Die Patienten werden hypoton. Krämpfe sind selten. Eine periphere Neuropathie wurde mehrfach beschrieben. Die Patienten werden meist nicht älter als 2 Jahre.

Diagnose, Differentialdiagnose. Zunächst wird im Knochenmarkausstrich nach den charakteristischen Niemann-Pick-Zellen gesucht. Die Bestätigung der Diagnose durch enzymatischen Nachweis des Sphingomyelinasedefekts kann in Leukozyten oder gezüchteten Fibroblasten erfolgen. Differentialdiagnostisch ist in erster Linie an den M. Gaucher Typ II zu denken.

Genetische Beratung. Das Gen für die Sphingomyelinase liegt auf Chromosom 11p15 und wurde geklont. Es wurden zahlreiche Mutationen gefunden, die sich für die pränatale Diagnostik und für Heterozygotentests eignen. Eine pränatale Diagnose ist auch auf enzymatischer Basis möglich.

Therapie. Es sind nur supportive Maßnahmen möglich.

M. Niemann-Pick Typ B

Dieser Typ weicht von Typ A durch das Fehlen deutlicher ZNS-Symptome und durch eine größere Variabilität ab. Er beruht genau so wie der Typ A auf einem Defekt der Sphingomyelinase; zur unterschiedlichen Pathogenese von Typ A und B s.o.

Klinische Befunde und Verlauf. Im Vordergrund steht die Erkrankung der *Leber*. Meist ist auch die *Milz* vergrößert, doch sind die Zeichen des Hypersplenismus (Anämie, Leukopenie, Thrombopenie) nicht so ausgeprägt wie beim M. Gaucher. Häufig sind die *Lungen* befallen. Die Lungenfunktionsstörung kann so erheblich sein, daß chronische Sauerstofftherapie notwendig wird. Verschiedene Störungen treten am Auge auf, wie Minderung des zentralen Visus wegen retinaler Veränderungen im Bereich der Macula und ihrer Umgebung, abnorme visuell evozierte Potentiale und periorbitale Ödeme. Überdurchschnittlich häufig findet man eine Hyperlipidämie mit Erhöhung sowohl der Triglyceride als auch des Cholesterins. Einige Patienten weisen eine vorzeitige Atherosklerose auf.

Therapie. Wegen der Neigung zu Hyperlipidämie und frühzeitiger Koronarsklerose wird eine hierauf gerichtete diätetisch-medikamentöse Behandlung empfohlen (s. Kap. 45). Über Versuche mit Knochenmarktransplantation liegen ungenügende Erfahrungen vor. Prinzipiell könnte eine Enzymersatztherapie beim Typ B wohl ähnlich gut funktionieren wie beim M. Gaucher Typ I, doch wurde noch kein geeignetes Präparat entwickelt.

M. Niemann-Pick Typ C

Es handelt sich um eine autosomal-rezessiv erbliche, langsam progrediente neurodegenerative Krankheit mit variablem Krankheitsbeginn. Eine klinische Heterogenität besteht oft innerhalb einer Geschwisterschaft. Für Krankheiten, bei denen es sich um wahrscheinliche Fälle von M. Niemann-Pick Typ C handelte, gibt es in der Literatur eine große Zahl von Synonymen (s. Übersicht). Mit Typ D bezeichnet man eine vom Typ C nicht unterscheidbare Variante, die nur im Westen der kanadischen Provinz Nova Scotia vorkommt.

Synonyme für M. Niemann-Pick Typ C

- Atypische zerebrale Lipidose,
- atypische juvenile Lipidose,
- chronische retikuloendotheliale Speicherkrankheit,
- „down gaze, ataxia, foam cell (DAF) syndrome",
- juvenile dystone Lipidose,
- juveniler M. Niemann-Pick,
- Laktosylceramidose,
- neuroviszerale Speicherkrankheit mit vertikaler supranukleärer Blicklähmung,
- Neville-Syndrom,
- „Nova Scotia variant of Niemann-Pick disease", → Typ D
- ophthalmoplegische Lipidose,
- „sea-blue histiocyte syndrome",
- subakute neuroviszerale Lipidose,
- subakuter M. Niemann-Pick.

Ätiologie und Pathogenese. Der M. Niemann-Pick Typ C ist charakterisiert durch die Anhäufung großer Mengen nicht veresterten *Cholesterins* in inneren Organen. Damit geht auch eine gewisse Vermehrung des Sphingomyelingehalts der Organe einher (was die Krankheit historisch in die Gruppe der Sphingomyelinspeicherkrankheiten gebracht hat), doch liegt *kein Defekt der Sphingomyelinase* vor. Der basale Stoffwechselfehler ist nicht völlig aufgeklärt. Gesichert an Fibroblastenkulturen wurden Störungen der intrazellulären Cholesterinverarbeitung. Dies trifft insbesondere für die Veresterung freien intrazellulären Cholesterins zu, und die Kinetik dieses Prozesses wird für Diagnostik und genetische Beratung genutzt. Das betroffene Gen liegt auf Chromosom 18.

Pathologie. Die Milzpulpa ist mit *Schaumzellen* infiltriert, die sich für Cholesterin, Phospho- und Glykolipide anfärben. In der Leber sind vor allem die Kupffer-Zellen von solchen Lipidspeicherungen betroffen, in geringerem Ausmaß die Hepatozyten. Bei den Krankheitsformen mit frühem Beginn imponiert eine ausgedehnte Vakuolisierung der Leber mit Cholestase und Riesenzellbildung, die an eine neonatale Riesenzellhepatitis denken läßt. Fast immer werden Schaumzellen im Knochenmark nachgewiesen. In einigen Fällen, bei denen es sich retrospektiv um den M. Niemann-Pick Typ C gehandelt haben dürfte (s. Übersicht oben), sind solche Zellen als *„sea-blue histiocytes"* beschrieben worden.

Im Nervensystem findet man kortikale Atrophien und aufgetriebene Neuronen mit Einschlußkörperchen vom Typ der *„polymorphous cytoplasmic bodies"* und *„spherical membranous sacs"*. Basalganglien und Hirnstamm sind besonders stark, das periphere Nervensystem nur wenig betroffen. Interessant ist das Vorkommen von Knäueln neurofibrillärer Strukturen („*neurofibrillary tangles*") in bestimmten Hirnregionen von Patienten mit langsam voranschreitenden Krankheitsformen.

Klinische Symptome und Verlauf. Der Beginn ist sehr variabel zwischen dem Neugeborenenalter und der 6. Dekade. Meist findet sich eine mäßig ausgeprägte Hepatosplenomegalie. Häufig besteht ein pathologischer Neugeborenenikterus mit Cholestase und „Riesenzellhepatitis". Die Leberkrankheit wird in der Regel überwunden, doch mit wechselnder Verzögerung machen sich neurologische Symptome bemerkbar. Wichtigstes Frühzeichen ist eine supranukleär bedingte *vertikale Blicklähmung*. Krämpfe und Pyramidenzeichen treten auf, sowie extrapyramidale Störungen wie Dystonie, Tremor und Choreoathetose. Die peripheren Nerven sind kaum betroffen. Bildgebende Verfahren zeigen eine Atrophie von Groß- und Kleinhirn. Es entwickeln sich Rindenblindheit, Dysarthrie, Dysphagie und Schluckstörungen mit Aspirationspneumonien. Meist tritt der Tod in der 2. oder 3. Dekade ein.

Diagnose, Differentialdiagnose. Die Diagnose ist nicht einfach und muß bei eindeutig progredienten neurodegenerativen Leiden des Kindes- und Jugendaltes erwogen werden, besonders wenn eine *Anamnese mit Leberstörungen* und eine auch nur mäßige Hepatosplenomegalie vorliegt. Nachweis von *Schaumzellen im Knochenmark* ist hilfreich. Der Nachweis einer Cholesterinverarbeitungsstörung in Hautfibroblasten sollte angestrebt werden.

Therapie. Spezifische Empfehlungen über supportive Maßnahmen hinaus können gegenwärtig nicht gegeben werden, obwohl zahlreiche Therapieversuche zur Beinflussung des gestörten Cholesterinmetabolismus gemacht worden sind.

M. Fabry

Dies ist eine seltene geschlechtsgebunden vererbte Sphingolipidspeicherkrankheit mit weit im Körper verbreitenen Symptomen, die gelegentlich auch beim weiblichen Geschlecht Symptome macht.

Pathogenese. Ein genetischer Defekt der lysosomalen α-Galaktosidase A führt zur intrazellulären Akkumulation von Ceramiddi- und Trihexosiden. Die Vielfalt der klinischen Symptome kommt dadurch zustande, daß das Gefäßsystem durch Materialeinlagerung in den *Gefäßwänden* betroffen ist.

Pathologie und Pathophysiologie. Schaumzellen mit vakuolisiertem Zytoplasma werden in glatter, gestreifter und in Herzmuskulatur, im Knochenmark, dem retikulohistiozytären System und den Nierenglomeruli gefunden. Elektronenmikroskopisch werden „*Zebra-Körperchen*" beschrieben. Der Befall von Muskelgewebe, besonders der glatten Gefäßmuskulatur, führt zu Funktionsstörungen im Herz-Kreislauf-System und den Nieren. Im Nervensystem ist der Speicherprozeß meist hoch selektiv begrenzt auf die Wände von Blutgefäßen, auch des Plexus choroideus, und führt dadurch zu degenerativen Vorgängen und Thrombosen.

Klinische Symptome und Verlauf

Männliche Patienten. Die Krankheit beginnt meist in den Kinder- oder Jugendjahren mit periodisch auftretenden *Schmerzkrisen* und Akroparästhesien. An der Haut entwickeln sich *Angiokeratome* und Hypohydrose, am Auge charakteristische Einlagerungen in *Hornhaut* und *Linsen*. Die Gefäßeinlagerungen führen zu Ischämien und Infarktbildung im Herz, Gehirn und den Nieren und dadurch zum Tod in der 4. oder 5. Dekade. Mildere Varianten wurden auch beobachtet.

Weibliche Patienten. haben meist keine oder geringere, später auftretende Symptome und eine normale Lebenserwartung; häufig fallen sie dem Augenarzt durch eigentümliche Hornhauteinlagerungen (*cornea verticillata*) auf.

Diagnose, Differentialdiagnose. An den M. Fabry sollte bei älteren Knaben gedacht werden, die unter intermittierenden brennenden Schmerzen in Füßen, Beinen oder Fingerspitzen leiden und deren Beschwerden bei warmem Wetter zunehmen. Im Frühstadium muß nach Angiokeratomen sorgfältig gesucht werden (besonders in der Hodenregion). Biopsien befallener Hautstellen lassen morphologisch die Diagnose stellen, doch beruhen nicht alle Angiokeratome auf dem M. Fabry. Mit dem Urin werden große Mengen von Ceramiddi- und Trihexosiden ausgeschieden, die sich durch Dünnschichtchromatographie der Urinlipide leicht diagnostisch nutzen lassen, auch bei hemizygoten weiblichen Patienten. Der enzymatische Nachweis der fehlenden α-Galaktosidase A kann in Leukozyten und Fibroblasten erfolgen. Da bei weiblichen Patienten die enzymatischen Befunde variieren, kann dort eine genetische Diagnostik und Erbberatung durch Nachweis einer Mutation im Gen der α-Galaktosidase A oder durch Polymorphismusstudien (RFLP) erfolgen.

Therapie. Die häufig wiederkehrenden schweren Schmerzkrisen lassen sich durch Gabe von Phenytoin oder Carbamazepin oder eine Kombination beider Medikamente günstig beeinflussen. Die Niereninsuffizienz führt zur Dialysebehandlung oder Nierentransplantation. Da die transplantierte Niere Aktivität der α-Galaktosidase A mitbringt, erkrankt sie nicht an dem Gefäßprozeß des M. Fabry. Seit kurzem steht eine wirksame Enzymersatztherapie mit rekombinater α-Galaktosidase zur Verfügung.

M. Farber (Lipogranulomatose)

Die Lipogranulomatose Farber ist eine seltene autosomal-rezessiv erbliche Sphingolipidspeicherkrankheit, die vorwiegend Erscheinungen an den Gelenken, den Stimmbändern und in wechselnder Weise am Nervensystem verursacht.

Pathogenese und Pathologie. Es fehlt die lysosomale Ceramidase. Nicht abgebaute Ceramide bewirken unter Beteiligung von Histiozyten in einer Art „Fremdkörperreaktion" die Entstehung von Gewebsgranulomen. Die besonders ausgeprägte Entstehung von Granulomen im Subkutangewebe hängt damit zusammen, daß die Haut reich an Ceramiden ist. *Pathologisches Merkmal* der Krankheit sind Granulome, die aus proliferierten und angeschwollenen Mesenchymzellen bestehen und die in späteren Stadien in dichtes fibröses Gewebe eingebettet sind. Innerhalb des Nervensystems können sowohl Neuronen als auch Gliazellen Lipidspeichermaterial enthalten.

Klinische Symptome und Verlauf. Leitsymptom sind schmerzhafte Gelenkschwellungen und subkutane Knötchen, besonders über den kleinen Gelenken der Extremitäten. Dazu kommt das Heiserwerden der Stimme und eine unterschiedliche Beeinträchtigung der psychomotorischen Entwicklung. Weitere innere Organe können befallen sein. Während einige Kinder im ersten Lebensjahr an den Komplikationen der Krankheit sterben, werden andere beträchtlich älter. Selbst bei Fehlen schwerer interner Störungen kann die Krankheit rasch voranschreiten und zu stark behindernden Verkrüppelungen führen, ähnlich einer schweren rheumatischen Krankheit.

Diagnose, Differentialdiagnose. Die Triade von *Gelenkerkrankung, subkutanen Knötchen und Heiserkeit* bei einem Kleinkind gilt als pathognomonisch. Differentialdiagnostisch sind Formen der juvenilen rheumatoiden Arthritis und der Histiozytose X zu erwägen. Schwierig ist das Aufkommen des richtigen Verdachts in Fällen mit neonatal-viszeralem Befall und raschem Übergang in ein neurologisches Bild bei nur geringer Ausprägung der Granulome. In bioptisch entnommenen Granulomen und postmortalem Gewebe ist die Ceramidanhäufung dünnschichtchromatographisch nachweisbar; die enzymatische Sicherung der Diagnose erfolgt in gezüchteten Hautfibroblasten.

Therapie. Theoretisch sollte eine Knochenmarktransplantation gute Chancen haben, den Krankheitsprozeß zu heilen, falls er auf Weichteilgewebe beschränkt ist. Das Verfahren wird für solche Patienten empfohlen, bei denen keine wesentliche Hepatosplenomegalie und kein Befall des ZNS vorliegt. Nonsteroidale Antirheumatika machen die Gelenkschmerzen erträglich, halten aber die Progression der Läsionen nicht auf.

36.2 Leukodystrophien (Lipidstoffwechselstörungen des Myelins)

In diesem Abschnitt werden genetische Leukodystrophien mit definiertem Stoffwechseldefekt behandelt. Zur Adrenoleukodystrophie siehe das Kapitel über peroxisomale Krankheiten (s. Kap. 44). Zu weiteren Leukodystrophien wie M. Alexander und M. Pelizaeus-Merzbacher s. Kap. 197.2).

Metachromatische Leukodystrophie

Hierbei handelt es sich um eine Gruppe von autosomal-rezessiv vererbten, zu Myelinzerfall führenden Lipidspeicherkrankheiten, bei denen sich im Gehirn und anderen Organen Sulfatide (saure Sphingolipide) anreichern, die histochemisch „metachromatisch" reagieren. Sie werden auch Sulfatidlipidosen genannt. Die Krankheiten gehören zu den am häufigsten beschriebenen Leukodystrophien. Ihre Inzidenz in Deutschland beträgt mindestens 0,6 pro 100.000 Geburten.

Pathogenese. Das Sphingolipid Zerebrosidsulfat (*Sulfatid*) ist ein Zellmembranbestandteil und kommt in großen Mengen vor allem im Gehirn und dort besonders in Myelinmembranen vor. Der normale intrazelluläre Abbau des Moleküls beginnt durch Abspaltung des Sulfatrests mittels Aktivität der lysosomalen Zerebrosidsulfatase (Sulfatidase), die wegen ihrer Fähigkeit zur Hydrolyse anderer, aromatischer Sulfatverbindungen auch *Arylsulfatase A* genannt wird. Dieses Enzym ist bei metachromatischer Leukodystrophie defekt. Es gibt zahlreiche Mutationen des verantwortlichen Gens auf Chromosom 22q13, bei denen teilweise eine Zuordnung zwischen Genotyp und Phänotyp möglich ist. Der unterschiedliche klinische Verlauf bei den Defekten der Arylsulfatase A wird durch unterschiedliche Restaktivität des Enzyms erklärt. In seltenen Fällen ist die Arylsulfatase A normal, doch fehlt dann ein als Cofaktor notwendiges Sphingolipidaktivatorprotein (Saposin B). Bei einer speziellen Form (multipler Sulfatasenmangel) liegt neben dem Mangel an Arylsulfatase A auch ein Mangel an mehreren anderen Arylsulfatasen vor, die nichtlipidartige sulfatierte Substrate in zahlreichen Geweben spalten, wodurch es dann auch außerhalb des Nervensystems zu (mukopolysaccharidoseartigen) Speicherphänomenen kommt. Durch den Stoffwechselblock und die Anhäufung von Sulfatiden wird das Myelin unstabil und zerfällt. Neben den Sulfatiden häufen sich auch Lysosulfatide (die den Sulfatiden analogen deacylierten Verbindungen) an, die wegen ihres Detergencharakters zytotoxisch sind und zum Myelinzerfall wohl besonders stark beitragen.

Pathologie. Neuropathologisches Kennzeichen ist ein diffuser Demyelinisierungsprozeß mit Anhäufung von sich metachromatisch färbenden Granula, wobei die „metachromatische" Veränderung entsprechender Farbstoffe auf der negativen Ladung der gespeicherten Sulfatide beruht. Die Elektronenmikroskopie zeigt zytoplasmatische Einschlußkörper und Veränderungen der lamellären Myelinstruktur. Die Demyelinisierung ist zwar diffus, doch befällt der Prozeß bevorzugt frühkindlich myelinisierende Bahnen. Die subkortikalen U-Fasern, die der Kommunikation zwischen Rindenarealen dienen, bleiben lange verschont (s. Abb. 36.7).

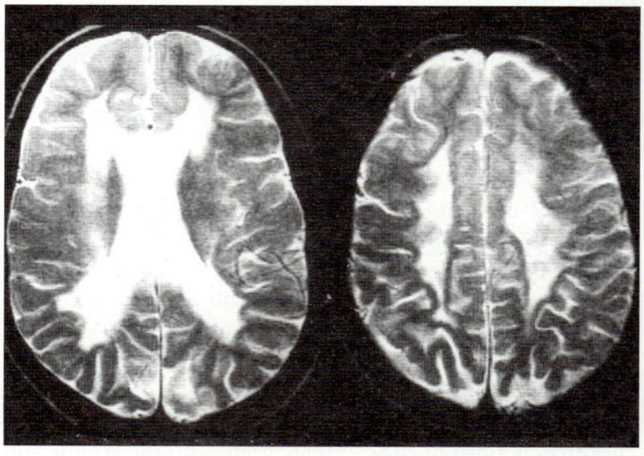

Abb. 36.7. Juvenile metachromatische Leukodystrophie, T2-gewichtetes MR-Bild. Links signalreiche (weiße) Läsionen periventrikulär; rechts Aussparung der kortexnahen U-Fasern der weißen Substanz

Metachromatisches Material findet man außerdem in der Niere, den Gallenwegen und anderen inneren Organen.

Pathologische Physiologie. Der bevorzugt an den langen Bahnverbindungen des ZNS, teilweise auch an peripheren Nerven ablaufende demyelinisierende Prozeß läßt verstehen, weshalb anfangs ein überwiegend durch motorische Störungen gekennzeichnetes Bild entsteht. Da die neuronalen Perikarya und Synapsen nicht primär gestört sind und die kortikalen Verbindungsbahnen erst spät angegriffen werden, entsteht das klassische klinische Bild einer Erkrankung der weißen Substanz (Tabelle 36.1). Dem entsprechen auch Befunde elektrophysiologischer Untersuchungen: evozierte Potentiale, die über längere Bahnen geleitet werden, zeigen verlängerte Latenzzeiten; demgegenüber ist das EEG, das Aktivitäten rindennaher Neurone widerspiegelt, anfangs normal.

Klinische Symptome und Verlauf

Spätinfantile metachromatische Leukodystrophie. Diese Form beginnt im Alter von 15–24 Monaten, wenn die Kinder beim Laufenlernen nicht die erwarteten Fortschritte machen und häufig stolpern. Etwas später werden auch Störungen bei Spracherwerb deutlich. Die Kinder werden dann schlaff und verlieren die Gehfähigkeit ganz, mit 2–3 Jahren auch das freie Sitzen. Man findet eine Optikusatrophie und sowohl Zeichen einer zentral bedingten Muskelspastik als auch verminderte Reflexantworten als Zeichen peripherer Beteiligung, was in dieser seltenen Kombination von vornherein auf einen übergeordneten Prozeß mit Befall mehrerer neurologischer Systeme denken läßt. Berührungsempfindlichkeit deutet auf Beteiligung peripherer Nerven und der Hinterhornwurzeln. Es entsteht allmählich ein dezerebrierter Endzustand mit schwerer Spastik und Verlust aller psychomotorischen Fähigkeiten, in dem das Kind 1–7 Jahre nach Krankheitsbeginn verstirbt.

Juvenile metachromatische Leukodystrophie. Bei frühjuvenilen Formen, die mit 4–6 Jahren beginnen, ist der Verlauf der spätinfantilen Form ähnlich, doch stärker protrahiert. Über längere Zeit imponiert das Bild der „Krankheit der weißen Substanz“ mit motorischer Hilflosigkeit bei stärker erhaltener Kommunikationsfähigkeit und emotionaler Reaktivität. In späteren Stadien gehen auch diese verloren, und Krämpfe treten auf. Das periphere Nervensystem ist meist, aber nicht immer betroffen. Das Erwachsenenalter wird kaum erreicht. *Spätjuvenile Formen* beginnen fast unmerklich zwischen 6 und 10 Jahren, teils mit anfangs subtilen motorischen Störungen, teils mit mentalen Veränderungen, die lange unerkannt zu Schwierigkeiten in Schule und Gesellschaft führen. Der motorische und dementielle Abbau kann sich langsam fortschreitend bis in die 4. Dekade hinziehen.

„Adulte“ metachromatische Leukodystrophie. Diese Form beginnt meist schon in der Adoleszenz mit Schulschwierigkeiten und auffälligem Sozialverhalten. Mit der Zeit werden schwere Störungen der Sprache und der mentalen Leistungen, sowie ein bizarres Verhalten so offensichtlich, daß meist eine jugendliche Psychose angenommen wird. Der zunehmende Gebrauch der Kernspintomographie läßt bei langjährig als Schizophreniepatienten eingestuften Anstaltsinsassen gelegentlich eine metachromatische Leukodystrophie erkennen. Eine schwere spastische Tetraparese kann sich innerhalb einiger Jahre nach Krankheitsausbruch entwickeln, doch überleben viele Patienten mehrere Jahrzehnte.

Multipler Sulfatasenmangel. Diese Form ähnelt hinsichtlich der neurologischen Entwicklung weitgehend der spätinfantilen metachromatischen Leukodystrophie, doch treten mit der Zeit Dysmorphien vor allem am Gesicht und am Skelett auf, die an eine Mukopolysaccharidose denken lassen („Mukosulfatidose“).

Mangel an Sulfatidaktivatorprotein. Von dieser biochemischen Variante sind nur wenige Fälle beschrieben; die meisten zeigten Ähnlichkeiten zur spätinfatilen metachromatischen Leukodystrophie, doch erkrankte ein Patient erst in den frühen Zwanzigern an Demenz.

Diagnose, Differentialdiagnose. Eine progrediente, zentralnervös bedingte motorische Störung im Kindes- und Jugendalter läßt den Verdacht auf diese Krankheitsgruppe aufkommen, der dann durch die *Kernspintomographie* untermauert wird. In frühen Stadien findet man dabei eine diffuse, von den Ventrikeln nach peripher fortschreitende Demyelinisierung, die die subkortikalen U-Fasern lange unangetastet läßt (Abb. 36.7). Wenn gleichzeitige periphere Nerven betroffen sind, liegt fast sicher eine Leukodystrophie vor. Das Liquoreiweiß ist bei den spätinfantilen und frühjuvenilen Formen mit zunehmender Hirngewebszerstörung mäßig erhöht, bei den sich später manifestierenden Formen nicht unbedingt. Der biochemische Nachweis fehlender Aktivität der Arylsulfatase A geschieht einerseits einfach im Urin oder in Leukozyten, doch kann bei der Interpretation Vorsicht geboten sein. Deutlich erniedrigte Enzymaktivitäten kommen bei einem relativ großen Anteil der Bevölkerung mit und ohne neurologische oder psychiatrische Symptome vor. Solche genetisch bedingten niedrigen Enzymaktivitäten werden als *Pseudodefizienz der Arylsulfatase A* bezeichnet; ob sie in Kombination mit anderen Faktoren eine pathogenetische Bedeutung haben kann, ist unklar. Am sichersten ist die biochemische Diagnostik, wenn neben der fehlenden Enzymaktivität auch die Akkumulation von Sulfatiden nachgewiesen wird. Dies ist gut durch den dünnschichtchromatographischen Nachweis der Sulfatide in den mit dem Urin ausgeschiedenen Nierenepithelien möglich. In Fällen, wo alle klinischen und neuroradiologischen Befunde für eine metachromatische Leukodystrophie sprechen, aber eine normale Enzymaktivität gefunden wurde, gewinnt der Nachweis der Sulfatide im 24-Stunden-Urin besondere Bedeutung, da eine Form mit Saposin-B-Mangel und normaler Arylsulfatase A vorliegen kann.

Genetische Beratung. Heterozygotenerkennung und pränatale Diagnostik sind sowohl auf enzymatischer Basis, als auch in den meisten Fällen auf der Basis nachgewiesener Mutationen möglich.

Therapie. Abgesehen von supportiven Maßnahmen ist der Versuch einer Korrektur des Mangels an Arylsulfatase A durch Knochenmarktransplantation mehrfach unternommen worden. Einzelne Beobachtungen sprachen dafür, daß durch diese Maßnahme der Verlauf zwar signifikant positiv beeinflußt, doch nicht entscheidend gebessert werden kann. Relativ bessere Chancen werden dieser experimentellen Therapie bei den langsamer verlaufenden juvenilen Fällen eingeräumt, wenn sie möglichst frühzeitig durchgeführt wird. Die grundsätzlich offenbar wirksame, wenn auch unbefriedigende Knochenmarktransplantation läßt hoffen, daß verbesserte Methoden des Enzymersatzes selbst bei diesem lysosomalen Defekt mit ZNS-Befall hilfreich sein können.

M. Krabbe (Globoidzellenleukodystrophie)

Der M. Krabbe, auch Globoidzellenleukodystrophie genannt, beruht auf einem rezessiv erblichen Mangel des lysosomalen Enzyms Galaktozerebrosidase. Er gehört neben der metachromatischen und der Adrenoleukodystrophie zu den häufigsten Leukodystrophieformen.

Pathogenese. Galaktozerebroside (Galaktosylceramide) sind wesentliche Sphingolipide des Gehirns, vor allem des Myelins. Die Galaktozerebrosidase hat normalerweise Aktivitäten gegenüber mehreren Substraten, neben Galactosylceramid auch gegen Galaktosylsphingosin (Psychosin) und Laktosylceramid. Das Gen dafür liegt auf Chromosom 14q31 und zeigt in etwa der Hälfte der klassischen Krabbe-Patienten eine große Deletion. Bei Ausfall des Enzyms häufen sich grundsätzlich alle Substrate an; dabei dominiert in der Pathogenese das Psychosin, das zytotoxisch ist und die Oligodendrozyten zerstört. Daher kommt es bei M. Krabbe nicht zu sehr ausgeprägten Speichererscheinungen, sondern rasch zu einer erheblichen Hirnatrophie. Lipidspeichernde Zellen, die Globoidzellen genannt werden, enthalten Galaktosylceramid und sind eher ein Begleitphänomen.

Pathologie. Die weiße Substanz des ZNS weist ausgedehnte Demyelinisierungen auf, die die subkortikalen U-Fasern nicht aussparen, und einen fast völligen Verlust der Oligodendrozyten. An Stellen aktiven Myelinzerfalls findet man mehrkernige, lipidhaltige, PAS-positive Riesenzellen (*Globoidzellen*), die elektronenmikroskopisch kristalline Einschlüsse enthalten. Periphere Nerven zeigen segmentale Demyelinisierungen und endoneurale Fibrose.

Klinische Symptome und Verlauf

Klassischer infantiler M. Krabbe. Die Krankheit beginnt bei zuvor unauffälligen Säuglingen im Alter von 4–6 Monaten mit Unruhezuständen, Irritabilität und zunehmender Versteifung der Glieder, zu denen Krämpfe treten können. Die Kinder entwickeln eine opisthotone Haltung, bewegen sich kaum noch, zeigen eine „Hyperakusis" und Optikusatrophie. Auffällig ist der Kontrast zwischen Tetraspastik und schwierig auszulösenden peripheren Reflexen. Im Endstadium werden die Kinder schlaff und bekommen bulbäre Störungen. Sie werden kaum älter als ein Jahr.

Spät beginnende Varianten des M. Krabbe. Eine Reihe von neurodegenerativen Krankheiten mit spätinfantilem, juvenilem und adultem Beginn wurden biochemisch unzweifelhaft als M. Krabbe identifiziert, wenn es sich dabei auch genetisch um verschiedene Mutationen handelt.

Diagnose, Differentialdiagnose. Die Erkennung der klassischen Form beruht auf der raschen neurologischen Progredienz im Säuglingsalter sowie auf der Verbindung von Spastik und peripherer Neuropathie mit Reflexverlust und verlängerter Nervenleitgeschwindigkeit. Das Liquoreiweiß ist erhöht. Differentialdiagnostisch kommen andere infantil beginnende neurodegenerative Krankheiten wie die GM2-Gangliosidose und die infantile Form der Ceroidlipofuszinosen in Betracht (s. Kap. 36.1). Beim „atypischen" (spät beginnenden) M. Krabbe können Liquoreiweiß und Nervenleitgeschwindigkeit normal sein, doch im MR-Bild ein leukodystrophischer Prozeß erkennbar sein. Die biochemische Bestätigung der Diagnose beruht in allen Fällen auf dem Nachweis der fehlenden Galaktozerebrosidaseaktivität in Leukozyten oder Fibroblasten.

Genetische Beratung. Heterozygotentests auf der Basis reduzierter Enzymaktivität haben eine gewisse Unsicherheit. Pränatale Diagnostik auf der Basis fehlender Aktivität ist möglich. Beide verbessern sich durch molekulargenetische Methoden.

Therapie. Für den als M. Krabbe erkannten rasanten neurodegenerativen Prozeß beim Säugling gibt es keine spezifische Therapie. Versuche mit der Transplantation von Knochenmark und besonders von hämatopoetischen Stammzellen haben bei später beginnenden Formen positive Effekte gezeigt.

M. Canavan (spongiöse Leukodystrophie)

Die spongiöse Dystrophie der weißen Substanz ist eine seltene, vorwiegend bei Askenasi-Juden vorkommende, rasch progrediente, autosomal-rezessiv erbliche Stoffwechselkrankheit des Gehirns, die auf einem Mangel an Aspartoacylase beruht.

Pathogenese. N-Acetylaspartat ist eine Aminosäure, die in großen Mengen besonders in der grauen Substanz des Gehirns vorkommt. Ihre Funktion ist unbekannt. Wahrscheinlich ist sie für die Synthese von Myelinkomponenten und im Stoffwechsel der Neurotransmitter von Bedeutung. Der Gehalt des Gehirns an N-Acetylaspartat ist sehr konstant, und die Substanz dient daher als Referenzstoff und Marker für Neuronen bei Studien mit der Protonenkernspinspektroskopie. Sie wird durch Aspartoacylase zu Acetat und Aspartat hydrolysiert. Das Enzym kommt innerhalb des Gehirns ausschließlich in der weißen Substanz vor, so daß es naheliegt, in der normalen Hydrolyse des N-Acetylaspartats einen für die Stabilität des Myelins wichtigen Faktor zu sehen. Der Zusammenhang zwischen dem Enzymdefekt und der Zerstörung der weißen Substanz ist jedoch noch nicht verstanden. Das Gen für die Aspartoacylase liegt auf Chromosom 17p13 und zeigt bei den meisten Patienten immer eine von zwei bekannten Punktmutationen.

Pathologie. Am auffälligsten im Gehirn ist ein vorwiegend auf die weiße Substanz beschränktes Netzwerk von kleinen, zystischen, flüssigkeitshaltigen Hohlräumen, die dem Gewebe einen schwammigen Charakter verleihen. Elektronenmikroskopisch sieht man Myelinlamellen, die durch Flüssigkeit auseinandergedrängt werden. Periphere Nerven können eine axonale Degeneration zeigen.

Klinische Symptome und Verlauf. Der Beginn variiert stark. Bei einer *kongenitalen Form* tritt die Krankheit gleich nach der Geburt auf. Bei der häufigsten *infantilen Form* ist dies nach dem 6. Lebensmonat der Fall. Selten wurde über die *juvenile Form* nach dem 5. Lebensjahr berichtet. Es kommt zu Stillstand und Verlust der psychomotorischen Entwicklung, Optikusatrophie und zu Bewegungsstörungen von anfangs hypotonem und später spastischem Charakter. Krämpfe treten auf und typischerweise eine *Makrozephalie.* Die meisten Patienten haben den Ausbruch der Krankheit nur einige Jahre überlebt. Versuche einer spezifischen Behandlung sind nicht bekannt.

Diagnose, Differentialdiagnose. Ein Verdacht entsteht aus rasch progredienter neurologischer Krankheit mit Optikusatrophie und Makrozephalie. Die Kernspintomographie zeigt eine weit ausgedehnte, diffuse ödematöse Zerstörung der weißen Gehirnsubstanz. Die Kernspinspektroskopie zeigt ein stark erhöhtes Verhältnis von N-Acetylaspartat zu Kreatinin. Im Urin werden hohe Mengen von N-Acetylaspartat ausgeschieden. Das Fehlen der Aspartoacylase kann nur in gezüchteten Hautfibroblasten, nicht aber in Blutbestandteilen nachgewiesen werden. Differentialdiagnostisch wichtig ist die Abgrenzung vom M. Alexander (s. Kap. 188.2), einer Leukodystrophie, die ebenfalls mit Makrozephalie einhergeht.

Genetische Beratung. Für eine pränatale Diagnostik läßt sich das Enzym schlecht verwenden; besser bewährte sich der Nachweis von erhöhtem N-Acetylaspartat im Fruchtwasser. Wenn in einer Familie die Mutation gefunden wurde, läßt sich diese für die pränatale Diagnostik und Heterozygotenerkennung benutzen.

Literatur

Brett EM (1997) Paediatric Neurology. 3rd ed. Churchill Livingstone, New York

Eng C M, Guffon N, et al. (2001) Safety and efficacy of recombinant human alpha-galactosidase A--replacement therapy in Fabry's disease. N Engl J Med 345: 9–16

Krivit W, Shapiro EG, Peters C et al. (1998) Hematopoietic stem-cell transplantation in globoid-cell leukodystrophy. New Engl J Med 338: 1119–1126

Menkes JH (1995) Textbook of Child Neurology. 5th ed. Williams and Wilkins, Baltimore

Rosenberg RN, Prusiner SB, DiMauro S, Barchi RL (eds) (1997) The molecular and genetic basis of neurological disease. 2nd ed. Butterworth-Heinemann, Boston

Scriver C, Beaudet A, Sly L et al. (eds) (2001) The metabolic and molecular bases of inherited disease 8th ed. McGraw Hill, New York

Vanier MT (1997) Phenotypic and genetic heterogeneity in Niemann-Pick disease type C: current knowledge and practical implications. Wien Klin Wochenschr 109: 68–73

37 Hyperammonämien

C. Bachmann

Definition. Erhöhung der Ammoniakplasmakonzentration in zentraler Vene oder Arterie (nicht kapillär), über 50 μmol/l (1.–5. Tag: 150, 1. Monat: 80–100 μmol/l)

Häufigkeit. Die Häufigkeit der *Hyperammonämie als Symptom* im Neugeborenen- und Kindesalter ist nicht bekannt. Bei ca. 2/3 der klinisch manifesten Patienten mit Hyperammonämie werden primäre Störungen des Harnstoffzyklus (hochgerechnete Häufigkeit ca. 1 : 20.000) gefunden und bei etwa 1/3 der Patienten kongenitale organische Acidurien (s. Kap. 39) oder seltenere andere Ursachen.

Ätiologie und Pathogenese. In Tabelle 37.1 sind Ursachen von gestörtem Ammoniakabbau und erhöhter Produktion aufgeführt.

Zu Hyperammonämie kommt es, wenn die Stickstoffbelastung durch Ernährung und Katabolismus der körpereigenen Proteine und Nukleinbasen oder Bildung von Ammoniak durch Darmbakterien dessen Abbaukapazität zu Harnstoff und Glutamat/Glutamin überschreitet.

Das Ausmaß der (Hyper-)ammonämie hängt nicht nur vom Genotyp ab (Vererbung bei Harnstoffzyklusstörungen autosomal-rezessiv, außer OTC X-chromosomal), sondern auch von der jeweiligen endogenen und exogenen Stickstoffbelastung.

Nicht selten beruht eine Hyperammonämie auf fehlerhafter Blutentnahme: Da die Gewebskonzentrationen 3–10mal höher sind als die Plasmakonzentration, führen kapillare Entnahmen sehr oft zu falschen Werten. Bei Blutentnahmen aus peripherer Vene ist nach Muskelkrämpfen oder langem Stauen lokal die Ammoniak- (und Glutamin-)freisetzung und -konzentration höher als bei Blutentnahme aus einem zentralen Gefäß. Blut ist deshalb aus zentraler Vene (oder Arterie) ohne Stauen zu entnehmen.

Hyperammonämie bewirkt im ZNS eine Erhöhung der Glutaminbildung in den Astrozyten und wahrscheinlich auch von rasch umgesetztem Glutamat. Die Erhöhung von Glutamin in den Astrozyten stimuliert γ-Glutamyltranspeptidase-abhängig die Aufnahme langer neutraler Aminosäuren durch die Blut-Hirn-Schranke und insbesondere der Serotoninvorstufe Tryptophan ins Gehirn. Als Folge wird mehr Serotonin gebildet und ausgeschüttet. Die verminderte Wiederaufnahme von Glutamat, das in den Neuronen aus Glutamin entsteht, in die Astrozyten bewirkt eine Vermehrung des synaptischen Glutamats, das ein exzitatorischer Neurotransmitter ist (AMPA-, NMDA-Rezeptoren). Bei chronischer Hyperammonämie mäßigen Grades ist wahrscheinlich eine hyperammonämische Krise mit raschem Anstieg von Glutamat im Hirn wegen der vorangegangenem Downregulierung von Glutamatrezeptoren im Hippocam-

Tabelle 37.1. Ätiologie der Hyperammonämie

Störungen des Ammoniakabbaus	
Erbliche Defekte der Harnstoffzyklusenzyme	Carbamoylphosphatsynthetase (CPS)
	Ornithincarbamoyltransferase (OCT) = Ornithintranscarbamylase (OTC)
	Zitrullinämie (Argininosuccinatsynthetase; AS)
	Argininbersteinsäure-Krankheit (Argininosuccinatlyase; AL)
	Argininämie (Arginase 1)
	N-Acetylglutamat-Synthetase (NAGS)
Defekte des Transports von Metaboliten des Harnstoffzyklus	Lysinurische Proteinintoleranz (LPI)
	Hyperornithinämie-Homozitrullinurie-Hyperammonämie- (HHH-) Syndrom
Synthesedefekte oder Mangel von Substraten des Harnstoffzyklus	Mangel an Acetylcoenzym A: organische Acidurien inkl. Pyruvatdehydrogenasemangel; Störungen der β-Oxidation der Fettsäuren; Valproat oder Pivalatestermedikation; Atmungskettendefekte (sek.PDH-Störung); Störungen des Carnitinstoffwechsels
	Pyrrolin-5-Carboxylatsynthetase-Mangel
	Glutamatdehydrogenase (kinetischer Defekt), Argininmangel (iatrogen, parenterale Ernährung)
Bypass der Leber	Offener Ductus venosus Arantii (transiente Hyperammonämie des Frühgeborenen); Gefäßmißbildungen; portocavaler Shunt
Unspezifische Verminderung von Lebergewebe	Leberzirrhose, Tumoren, Infektionen, Infestationen
Erhöhte Ammoniakproduktion	
Bakteriell	Ureasehaltige Bakterien bei neurogener Blase, Ureterosigmoidostomie, evtl. Darm (Blindloop).
Medikamentös	Asparaginasebehandlung
Physiologisch	Erhöhte Muskelaktivität (Epilepsie, assistierte Beatmung, Gegenwehr)

pus für die postsynaptischen Zellen schwerwiegender als in Abwesenheit einer vorher bestehenden Hyperammonämie. Eine Normalisierung des Plasmaammoniaks ist deshalb therapeutisch bei kongenitalen Hyperammonämien anzustreben.

Klinische Befunde

Hyperammonämische Krisen. Auslösende Faktoren sind: katabole Stoffwechsellage (Gewichtsverlust beim Neugeborenen, Infekte, Akutphasenreaktion) und/oder Nahrungswechsel (Zunahme der Proteinzufuhr; Übergang Muttermilch zu adaptierter Milch); besonders in der Pubertät: Abnahme des Bedarfs an Aminosäuren nach Wachstumsspurt, evtl. hormonelle Faktoren.

Akute Symptome. Alle Altersstufen: Appetitverlust, Erbrechen, Somnolenz bis Koma, in 1/3 der Patienten Krämpfe; bei Progredienz mäßige Hepatomegalie, Leberinsuffizienz, Schock, Hirnödem; neonatal: zudem Hyperpnoe, Temperaturschwankungen (Hypo/Hyper).

Pubertät und Erwachsene: Verhaltensstörungen. Acidose oder Alkalose je nach Grad des Erbrechens, der Hyperpnoe und der peripheren Zirkulationsstörung.

Chronische Symptome. Aversion gegen eiweißhaltige Nahrung, Muskelhypotonie, Reizbarkeit, Schlafwachumkehr, Hypalgesie; Ataxie (Kleinkinder und Kinder); infolge vorangehender hyperammonämischer Krisen psychomotorischer Rückstand mit Dichteverlust im CT.

Typische Fehldiagnosen. IRDS, Hirnblutung, Sepsis, Kuhmilchintoleranz, Pylorusstenose, Hepatitis, exogene Intoxikation; psychiatrische Krankheiten.

Bei Argininämie. Die Symptome der Hyperammonämie stehen nicht im Vordergrund, dafür ab 2. Lebensjahr progressive Spastizität (untere Extremitäten!), Demenz und Wachstumsrückstand; daneben episodisches Erbrechen und Reizbarkeit, evtl. Lethargie.

Bei Lysinurischer Proteinintoleranz. Starke Aversion gegen Fleisch und eiweißreiche Nahrungsmittel, Wachstumsstörung, Hepatosplenomegalie, Muskelschwäche; Osteoporose, ggf. Lungenproteinose, Knochenmarkveränderungen, LDH-Erhöhung, Entwicklungsrückstand nach hyperammonämischen Episoden.

Differentialdiagnose und diagnostisches Vorgehen. Der diagnostische Algorithmus ist in Abb. 37.1 schematisch aufgezeigt.

Bei hyperammonämischen Krisen ist ein rasches gezieltes Vorgehen für die Prognose der Krankheit ausschlaggebend. Das Ziel ist, die Ammoniakwerte rasch unter 180 µmol/l zu senken und ein Koma von mehr als 3 Tagen zu verhindern. Dazu muß die Diagnose innerhalb von 24 Stunden gestellt

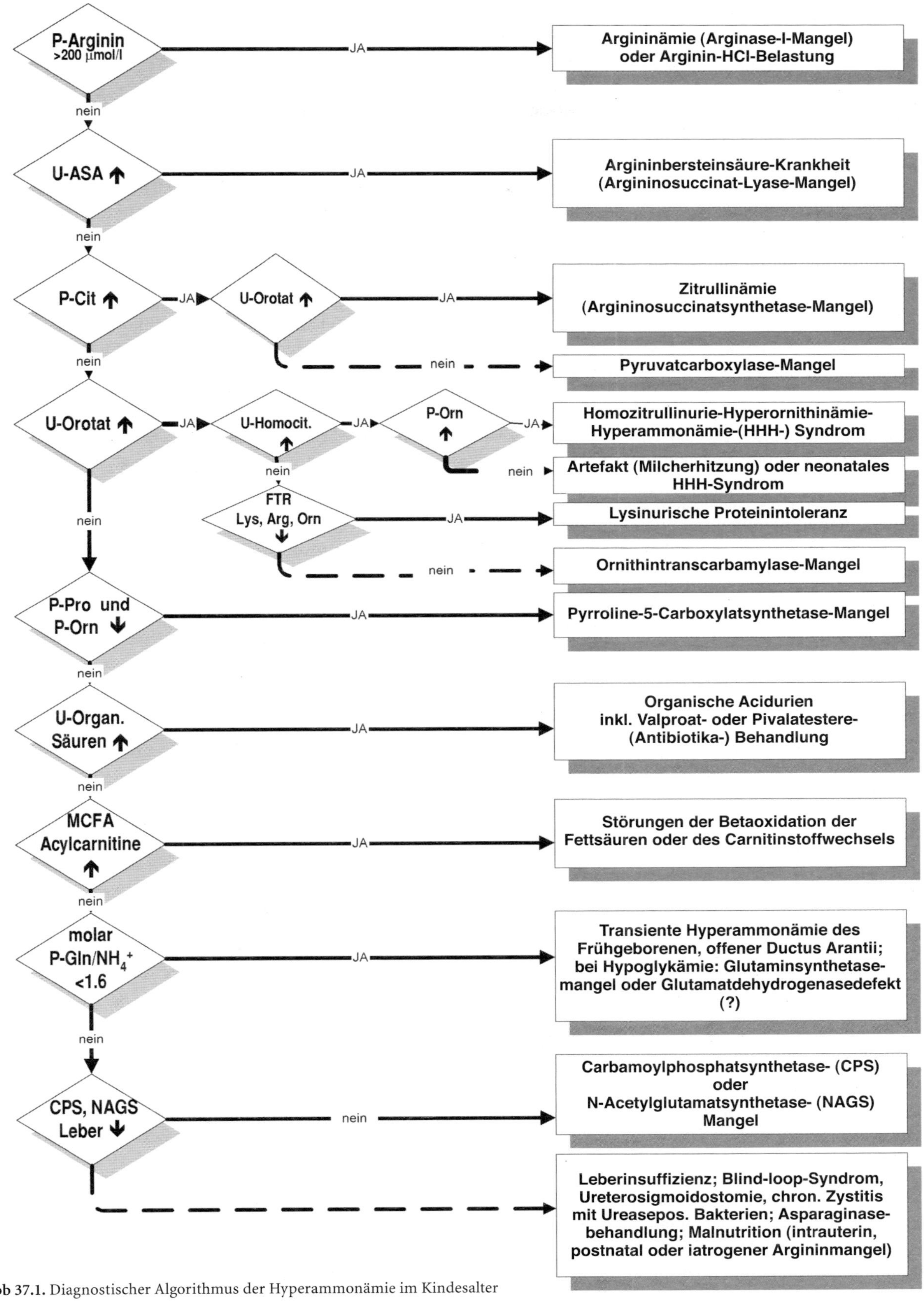

Abb 37.1. Diagnostischer Algorithmus der Hyperammonämie im Kindesalter

werden, da eine gezielte Therapie Zeit braucht, bis sie wirksam wird. Die Besserung der Symptome hinkt der Ammoniaksenkung bis zu einem halben Tag nach. Weder die Zeit des Auftretens der ersten Symptome, noch die Höhe der Hyperammonämie, noch der Säure-Basen-Status erlauben es, beim akut erkrankten Patienten zwischen Harnstoffzyklusstörungen und organischen Acidurien (s. Kap. 39, 186) zu unterscheiden.

Vorgehen bei Hyperammonämie. *Zentrale Blutentnahme* zur Bestimmung von Ammoniak, Na, K, Cl, $Ca_{(i)}$, Mg, Glukose, Kreatinin, Harnsäure, ALT, CK, CKMB, Säure-Basen-Status, Laktat, Blutbild, Gerinnung; Aminosäuren quantitativ, evtl. Carnitine, mittelkettige Fettsäuren oder Acylcarnitine, Ketonkörper quantitativ.

Frische Urinportion (kein 24-Std-Urin): organische Säuren, Orotsäure, Aminosäuren (quantitativ), Kreatinin. (Notfallproben voranmelden).

Perimortal sind EDTA-Blut (DNA-Diagnostik), Plasma und separat gewaschene Erythrozyten, Urin, Lebergewebe und Hautbiopsie für Fibroblastenkultur zu asservieren.

Notfalltherapie der Hyperammonämie (Diagnose noch unbekannt). Vor Einsatz jeder Therapie ist deren Sinn zu hinterfragen; Bei Entscheidung zur Therapie nach Probenentnahme für die Diagnostik und vor Verlegung in ein *Zentrum*(!):

- Stop der Proteinzufuhr,
- Glukose i.v. 6–8 mg/kg/min (evtl. mehr, wenn toleriert, um Anabolismus zu erzwingen);
- als initialer Bolus über 30 min i.v. gegeben:
  - 2 mmol/kg L-Arginin-HCl zur Substitution des fehlenden Produkts,
  - 50 mg/kg L-Carnitin zur Substitution und Ausscheidung pathologischer Acylcarnitine;
- dann pro 24 Stunden: 2 mmol/kg L-Arginin-HCl und 300 mg/kg L-Carnitin.
- Nach 2 Stunden: Kontrolle des Laktats im Blut, da Glukose bei PDH-Mangel (s. Kap. 39) kontraindiziert ist; Laktat kann bei hyperammonämischen Krisen an sich primär mäßig erhöht sein (schlechte periphere Durchblutung).

Diese Notfalltherapie soll nicht länger als etwa 24 Stunden gegeben werden, da ein Mangel essentieller Aminosäuren den Anabolismus verhindert, was sowohl bei Harnstoffzyklusstörungen wie bei organischen Acidurien den Zirkulus vitiosus in Gang setzt. Ohne Diagnose sollten bei Hyperammonämie keine Aminosäurenmischungen gegeben werden, da diese den Zustand organischer Acidurien ggf. verschlimmern würden. Benzoat ist aus dem gleichen Grund zu diesem Zeitpunkt nicht indiziert (Coenzym-A- und Carnitinverbrauch).

In geübten Händen ist die Hämofiltration (evtl. Hämodialyse) angezeigt, wenn die angegebene Therapie innerhalb von 12 Stunden keine deutliche Senkung des Ammoniaks bewirkt. Beim Einsatz von Hämodialyse bei Kindern sind auch die entzogenen essentiellen Aminosäuren zu ersetzen.

Austauschtransfusionen sind nicht effizient und, außer bei der Argininämie (Enzymsubstitution), nutzlos oder gar gefährlich (Ammoniak- und Proteinbelastung!), da das extravasale Ammoniakkompartiment viel bedeutender ist als das intravasale. Die Peritonealdialyse ist nicht genügend effizient und schafft oft neue Probleme (Subileus) für die bald einzusetzende orale Nahrungszufuhr.

Therapie der diagnostizierten Harnstoffzyklusstörungen und Behandlungskontrollen

Prinzipien. Der Anabolismus muß gewährleistet sein durch genügende Zufuhr von Kalorien und – für den Bedarf – gerade ausreichender Menge essentieller Aminosäuren, aber unter Einschränkung der Gesamtbelastung an Stickstoff; dies wird erreicht durch eine berechnete und kontrollierte Limitierung der Einnahme von natürlichem Protein mit Ergänzung durch begrenzte Mengen essentieller Aminosäuren. Die dadurch erreichte höhere Wertigkeit des zugeführten Stickstoffs ermöglicht eine Einschränkung der Stickstoffbelastung ohne Proteinmalnutrition. 0,5 g Proteinäquivalent der essentiellen Aminosäuren entsprechen in dieser Hinsicht etwa 1 g natürlichem Protein.

Substitution des fehlenden Arginins (außer bei Argininämie) und von Kalzium, Phosphat, Spurenelementen, Vitaminen und Carnitin wegen der Einschränkung der natürlichen Proteinzufuhr.

Kontrolle der bakteriellen Ammoniakbildung und Resorption im Darm (Ziel saures Kolon-pH).

Gabe von Substraten, die eine Ausscheidung von Stickstoff über alternative Stoffwechselwege ermöglichen. In Frage kommt Benzoat für die akute und chronische Behandlung sowie für akute Kriesen Phenylazetat (i.v.) oder Phenylbuyrat. Dies ist kontraindiziert bei MCAD-Mangel. Wir raten von einer chronischen Verwendung ab, da Phenylbutyrat auch zur Krebsbehandlung verwendet wird, den Zellzyklus verlängert und somit Langzeitnebenwirkungen haben könnte. Bekannt ist, daß ca. 15 % der Patientinnen eine Hypo- oder Amenorrhoe nach chronischer Phenylbutyrattherapie zeigen. Glättung von Stickstoffbelastungsspitzen durch ausgeglichene Verteilung der Nahrung und der Zusätze auf mindestens 5 Mahlzeiten/Tag.

Spezielles Vorgehen. Die im Folgenden aufgeführten Dosierungen sind Richtgrößen pro Tag für den Beginn der spezifischen Therapie bei diagnostiziertem Harnstoffzyklusdefekt bei Neugeborenen.

Harnstoffzyklusstörungen.

1. Glukosezufuhr i.v. über 3–4 Tage wie bei Notfallbehandlung belassen, dann auf orale Zufuhr (Dextrinmaltosezusatz) wechseln, so daß gesamt 120–130 Kcal/kg bei Neugeborenen zugeführt werden.
2. Carnitininfusion absetzen.
3. Natriumbenzoat (3 %) 50 mg/kg Bolus über 30 min i.v., dann 250 mg/kg pro Tag. Bei Neugeborenen ab 2. Behandlungstag auf 350 mg/kg pro Tag steigern, falls die Plasmaspiegel des Benzoats 2 mmol/l nicht übersteigen. Bei Säuglingen und Kindern 350 mg/kg von Anfang an. Nach Ende des Nahrungsaufbaus gleiche Dosierung oral. Die Gesamttagesdosis bei Kindern sollte 10 g nicht überschreiten. Natriumbelastung kontrollieren. 5 mg Folsäure, 100 mg Vitamin B6.
4. Argininzufuhr anfänglich i.v. (außer bei Argininämie): CPS- und OTC-Mangel 2 mmol/kg; Zitrullinämie 2–

3 mmol/kg, Argininbernsteinsäure-Krankheit 3–4 mmol/kg. Nach Nahrungsaufbau gleiche Dosierung peroral (174 mg Argininbase = 211 mg Arginin-HCl = 1 mmol Arginin). Bei CPS- und OTC-Mangel mindestens die Hälfte des L-Arginins durch L-Zitrullin ersetzen (1 mmol = 175 mg) z.B. Stimol.
5. Orale Zufuhr von essentiellen Aminosäuremischungen (EAM, UCD) ab 2. Tag innerhalb von 4 Tagen bis auf 0,5 g/kg Proteinäquivalent oral aufbauen (initial evtl. mit Sonde). Osmolalität der flüssigen Nahrung kontrollieren.
6. Ab 3–4. Behandlungstag, wenn Ammoniak unter 150 µmol/l liegt, natürliches Protein (adaptierte Milch bekannter Zusammensetzung) je nach Toleranz bis etwa 0,6 g/kg zusetzen.
7. Nach Aufbau der Ernährung Mineralien, Vitamine und Spurenelemente zusetzen (z.B. Seravit).
8. Ab dem Säuglingsalter Laktulose dauernd oder intermittierend in einer Dosierung, die keinen Durchfall bewirkt.
9. Je nach Bedarf (Totalcarnitinkonzentration < 30 µmol/l) Carnitin intermittierend über einige Tage zuführen.

Um Schleimhautreizungen zu vermeiden, sind die Zusätze unter die Nahrung zu mischen.

Bei Argininbernsteinsäure-Krankheit zusätzlich: Zitronensäuremonohydrat 210 mg pro mmol Argininzusatz.

Argininämie. Wie oben, aber weder Arginin noch Zitrullinzugabe.

Lysinurische Proteinintoleranz. Außerhalb von katabolen Episoden braucht die Einschränkung von natürlichem Protein nicht so drastisch wie bei den Harnstoffzyklusenzymdefekten zu sein (1,2–1,5 g/kg), wenn genügend Zitrullin (3–4 mmol/kg) substituiert wird.

NAGS-Mangel. Durch Substitution von 100–300 mg/kg N-Carbamylglutamat, maximal 2,4 g/Tag (und Arginin) allein konnte bei verschiedenen Patienten ohne Diäteinschränkung die Hyperammonämie beherrscht werden.

Ist die Ammoniakkonzentration mit obiger Therapie, bei guter Compliance und ohne Mangelzustände, nüchtern oder präprandial nicht unter 80 µmol/l zu senken, so wird empfohlen, Natriumbenzoat (250 mg/kg) und zusätzlich Natriumphenylbutyrat (200–250 mg/kg, Orphan Drugs) zu geben. Nebenwirkungen siehe Feillet und Leonard 1998. Den Patienten wird ein Notfallausweis mitgegeben (Notfalltherapie i.v.: 20–40 % Glukose zur Deckung des Kalorienbedarfs i.v., Arginin-HCl 2 mmol/kg/24 h, Benzoat 3 %: 350 mg/kg/Tag i.v.).

Kontrollen. Genaue Ernährungsanamnese (Compliance), Längen-, Kopfumfang und Gewichtskontrolle, neurologischer Status und psychomotorische Entwicklung. Besonders bei Neugeborenen täglich während der ersten 5 Tage: Plasma-Benzoat (Benzoatinfusion 3 Stunden vor Entnahme absetzen).

Plasmaaminosäuren (quantitativ), Plasmaammoniak und Orotsäure (außer bei CPS-Mangel) in einer frischen Urinportion; die Blutentnahmen erfolgen nüchtern, d.h. mindestens 4 Stunden nach der letzten Mahlzeit. Frequenz: Initial, d.h. bevor die stabile Phase erreicht wird 1–2mal täglich, dann progressiv abnehmend, aber mindestens alle 2 Monate bis zum 3. Lebensjahr, um die *Zufuhr dem wechselnden Bedarf anzupassen.* Bis zur Pubertät Kontrollen alle 3 Monate. In der Pubertät ist die Wachsamkeit zu erhöhen. 1–3mal monatlich sind zudem Elektrolyte (Kalium!), Hb, Albumin, Carnitin, Ferritin, Kalzium, Phosphate, alkalische Phosphatase und Magnesium zu kontrollieren, jährlich Knochenalter, EEG und Computertomographie.

Interpretation der biochemischen Parameter (Sollwerte).
- Plasma-Ammoniak: < 50–80 µmol/l;
- Plasma-Arginin: 80–120 µmol/l; wenn tiefer, ist die Arginin- oder Zitrullinzufuhr zu erhöhen. Bei Argininämie < 200 µmol/l.
- Plasmaglycin: Soll > 100 µmol/l; wenn tiefer: zu hohe Benzoatzufuhr bezogen auf Stickstoffbelastung/zufuhr.
- Essentielle Aminosäuren: keine Erniedrigung (Isoleuzin Soll > 30 µmol/l), Threonin im Nahrungsgleichgewicht > 130 µmol/l (Säuglinge), > 80 µmol/l (Kleinkinder, Kinder). Bei Erniedrigung ist der Zusatz an essentiellen Aminosäuren zu erhöhen, auch bei mäßig erhöhtem Ammoniak. Normalisiert sich die Hyperammonämie nicht, trotz normalisierter Plasma-Aminosäuren, muß die Zufuhr an natürlichem Protein reduziert werden; zusätzlich kann Metronidazol zur Darmdesinfektion eingesetzt werden.
- Plasmabenzoat: < 2000 µmol/l (Intoxikationssymptome identisch mit denen der Hyperammonämie).
- Phenylacetat: < 4 mmol/l.
- Phenylbutyrat: < 2 mmol/l.

Als Alternative zur konservativen Therapie, die vor 10 Jahren in fast 60 % der Überlebenden eine Retardierung nicht zu verhindern vermochte, wird bei Patienten mit enger therapeutischer Breite (Hyperammonämie vs. Proteinmalnutition), heute eine Lebertransplantation vorgeschlagen, bevor hyperammonämische Krisen zu schwerer Retardation geführt haben (insbesondere heterozygote OTC-Defekte mit wenig Restaktivität und Zitrullinämie). Dagegen sind aber die Risiken der Intervention und Konsequenzen der lebenslangen Immunosuppression abzuwägen.

Prognose. Überlebensraten in der Literatur sind zum Teil irreführend, weil die untersuchte Population dadurch selektiert ist, daß nur solche Patienten eingeschlossen sind, die in großen Zentren in die Behandlungsprogramme aufgenommen wurden, d.h. solange überlebt haben; damit wird aber die hohe Mortalität in den ersten 10–20 Lebenstagen nicht berücksichtigt (30–40 %). So sterben wohl die meisten homozygoten, d.h. männlichen Neugeborenen mit OTC-Defekten sehr früh, ausgenommen solche mit seltenen kinetischen Varianten. Wichtiger als die Überlebensrate ist die Prognose im Hinblick auf die psychomotorische Entwicklung. Bei Komadauer des Neugeborenen von mehr als 3 Tagen nimmt eine schwere Behinderung und als Korrelat Dichteverlust in der Hirncomputertomographie drastisch zu. Es besteht eine Korrelation zwischen geistigem Entwicklungsrückstand und Ammoniakspitzenwerten über 5mal der oberen Normgrenze. Die hohe genetische Variabilität der einzelnen Defekte, welche Restaktivität und Stabilität der Enzyme beinflussen, die nicht kontrollierbaren Umwelteinflüsse auf die Stickstoffbelastung (Ernährung, insbesondere auch übervorsichtige Proteinzufuhr, die zu Mangel an essentiellen Aminosäuren führt, Katabolie bei banalen Infekten), die Entwicklung und Variabilität der übrigen medikamentösen Behandlung (Compliance!) führen zu einer solchen Heterogenität, daß allgemeine Aussagen für den einzelnen Patienten kaum Gültigkeit haben.

Pränatale Diagnose von Harnstoffzyklusstörungen. Möglich bei Zitrullinämie, Argininbernsteinsäure-Krankheit, Arginasemangel, HHH-Syndrom und bei männlichen Feten mit OTC-Defekt. Bei befallenen heterozygoten weiblichen Feten ist hier der Genotypus nicht prädiktiv, weil das bei der Lyonisierung entstehende Mosaik von befallenen und gesunden Zellen in der Leber zufällig verteilt ist und somit die funktionelle Restaktivität für die Ammoniakentgiftung von minimal bis praktisch normal sein kann. Bei CPS-Mangel ist die pränatale Diagnose in gewissen Familien mittels Microsatelliten-Linkage-Analyse möglich. Eine pränatale Diagnostik für den NAGS-Mangel ist nicht bekannt.

Literatur

Bachmann C (1992) Ornithine carbamoyltransferase deficiency: findings, models and problems. J Inher Metab Dis 15: 578–591
Bachmann C (1998) Satellite Meeting on Advances in Inherited Urea Cycle Disorders. Recent results – new questions. J Inher Metab Dis 21/11: 1–5
Feillet F, Leonard JV (1998) Alternative pathway therapy for urea cycle disorders. J Inher Metab Dis 21/1: 101–111
Msall M, Batshaw ML, Suss R, Brusilow SW, Melits ED (1984) Neurologic outcome in children with inborn errors of urea synthesis. Outcome of urea cycle enzymopathies. N Engl J Med 310: 1500–1505
Summar ML (1998) Molecular genetic research into carbamoyl-phosphate synthase I: Molecular defect and linkage markers. J Inher Metab Dis 21/1: 30–39
Tuchman M, Morizono H, Rajagopal BS, Plante RJ, Allewel NM (1998) The biochemical and molecular spectrum of ornithine transcarbamylase deficiency. J Inher Metab Dis 21/1: 40–58
Uchino T, Endo F, Matsuda I (1998) Neurodevelopmental outcome of longterm therapy of urea cycle disorders in Japan. J Inher Metab Dis 21/1: 151–159

38 Hypoglykämie

E. Harms

Definition. Hypoglykämien sind häufige Stoffwechselentgleisungen im Kindesalter. Ursachen können verschiedene angeborene Stoffwechseldefekte, Endokrinopathien oder auch nur die Besonderheiten des kindlichen Energiestoffwechsels sein. Hypoglykämien sind gefährliche Störungen der Energiezufuhr, insbesondere für das Gehirn, das seine Energie bei einem ausgeglichenen Ernährungszustand ausschließlich aus Glukose bezieht. Ketonkörper können bei akutem Glukosemangel nur begrenzt den Energiestoffwechsel des Gehirns aufrecht erhalten. Erst bei längerem Fasten kann sich der Hirnstoffwechsel an die Utilisation von Ketonkörpern zur Deckung von bis zu 2/3 seines Energiebedarfs adaptieren.

Die vielen verschiedenen Ursachen für eine Hypoglykämie werden nur verständlich, wenn man den komplexen Energiestoffwechsel und seine Regulation kennt. Für die Diagnose und Differentialdiagnose der Hypoglykämie sind deshalb Grundkenntnisse der Physiologie und Pathophysiologie der Blutzuckerhomöostase erforderlich, auf die in diesem Kapitel besonders eingegangen werden soll.

In Tabelle 38.1 werden die unteren Grenzwerte des normalen Blutzuckerspiegels angegeben. Während man bei Säuglingen und älteren Kindern einheitlich von einem unteren Grenzwert des normalen Blutzuckerspiegels von 50 mg/dl ausgeht, sind die Angaben für das Neugeborenenalter uneinheitlich. Orientiert man sich an den physiologischerweise nach der Geburt auftretenden Blutzuckerwerten, so kommt man zu den angegebenen unteren Grenzwerten. Die Schwierigkeiten der Definition eines Blutzuckergrenzwertes bei Neugeborenen liegt darin, daß auch bei Unterschreiten der genannten Grenzwerte der ganz überwiegende Teil der Neugeborenen asymptomatisch bleibt. Asymptomatische Hypoglykämien sind bei Neugeborenen kein Risiko für ihre psychomotorische Entwicklung.

Symptome. Hypoglykämien verursachen vegetative und neurologische Symptome. Diese sind getrennt für Neugeborene und ältere Kinder in Tabelle 38.2 dargestellt. Die

Tabelle 38.1. Untere Grenzwerte des normalen Blutzuckers (=Plasmaglukose)

Altersgruppe	Grenzwerte [mg/dl][a]
Neugeborene	30 in den ersten 3 Lebenstagen
	40 ab 4. Lebenstag in 1. Lebenswoche
Frühgeborene	20 in 1. Lebenswoche
	40 nach 1. Lebenswoche
ältere Kinder	50 (–40)

[a] mg/dl×0.05551=mmol/l

Tabelle 38.2. Symptome der Hypoglykämie

Neugeborene	Ältere Kinder/Erwachsene
Trinkschwäche	Blässe, Schwitzen
Blässe	Hunger, Bauchschmerzen
Tachypnoe	Übelkeit, Erbrechen
Tremor („zittrig")	Schwäche, Apathie
Hyperexzitabilität	Kopfschmerzen, Sehstörungen
Apnoe, Zyanose	Abnorme Verhaltensmuster
Hypotonie	Bewußtseinstrübung
Krampfanfälle	Krampfanfälle
Koma	Koma

vegetativen Symptome sind Folge der hormonalen Gegenregulation (Katecholaminausschüttung), die durch die Hypoglykämie selbst ausgelöst wird. Bei Frühgeborenen, Neugeborenen und jungen Säuglingen, bei denen das zentrale Nervensystem noch nicht ausdifferenziert ist, überwiegen eher die vegetativen Symptome, die oft uncharakteristisch sind. Deshalb muß bei Früh- und Neugeborenen auch bei Auftreten solcher unspezifischer Symptome immer an eine Hypoglykämie gedacht werden. Beim älteren Kind und beim Erwachsenen tritt zwar in den meisten Fällen zunächst eine vegetative Symptomatik auf, es treten jedoch rasch die neurologischen Symptome in den Vordergrund. Bei jedem ersten Krampfanfall im Kindesalter muß daher sofort der Blutzucker zum Ausschluß einer Hypoglykämie bestimmt werden.

Pathophysiologie, Grundlagen der Diagnostik. Hypoglykämien sind Energiemangelsituationen, auf die der Körper mit hormonaler Gegenregulation reagiert. Die Vielfalt pathobiochemischer und endokriner Ursachen machen die Differentialdiagnose der Hypoglykämie schwierig. Für eine gezielte Diagnostik der verschiedenen zugrunde liegenden Krankheiten ist die Kenntnis der Verbindungen und der Regulation des Energiestoffwechsels unbedingt notwendig.

Der Energiestoffwechsel des Körpers setzt verschiedene energieliefernde Substrate um, baut Energiespeicher auf und ab, stellt dem Stoffwechsel des Körpers außer Glukose andere energieliefernde Metabolite zur Verfügung (Milchsäure, Ketonkörper, freie Fettsäuren, Triglyceride und Aminosäuren), kann Glukose und freie Fettsäuren synthetisieren und liefert über die oxidative Phosphorylierung (Atmungskette) Energie in Form der energiereichen Phosphate. Abbildung 38.1 zeigt ein vereinfachtes Schema der wichtigsten Reaktionen des Energiestoffwechsels und dessen Regulation durch die Hormone Insulin, Glukagon, Adrenalin und Kortisol. Auch Wachstumshormon und Schilddrüsenhormone greifen in den Energiestoffwechsel ein. Das Schema läßt erkennen, in welch vielfältiger Weise Hormone die meisten Reaktionsschritte des Energiestoffwechsels regulieren, teils hemmend, teils aktivierend. Grundsätzlich hat Insulin einen eher energiekonservierenden Effekt (Aufbau der Energiespeicher Glykogen, Fett und Eiweiße), während Glukagon, Katecholamine und Kortisol überwiegend der Bereitstellung rasch umsetzbarer Energiesubstrate dient.

Zentrales Stoffwechselorgan der Glukosehomöostase und der Energieversorgung des Körpers ist die Leber. Die Abb. 38.2 zeigt diese zentrale Stellung der Leber für den Energiestoffwechsel. Sie kann auch das im Körper anfallende Laktat durch den Cori-Zyklus zu Glukose resynthetisieren und dem gesamten Körper wieder zur Verfügung stellen. Die Leber verfügt über die bei weitem größte Kapazität der Glukoseneubildung (Glukoneogenese) und ist das einzige Organ, das die Fähigkeit zur Ketonkörperbildung (Ketogenese) und zur Umwandlung von Galaktose und Fruktose in Glukose besitzt. In Abb. 38.2 ist eine ausgeglichen Stoffwechsellage des Körpers dargestellt. Neben der Leber sind auch Skelettmuskulatur und Fettgewebe dargestellt, in denen ebenfalls große Energiemengen gespeichert und umgesetzt werden. Bei Glukoseüberschuß werden die Triglycerid- und Glykogenspeicher des Körpers gefüllt.

Ob die metabolischen Verbindungen des Energiestoffwechsels und dessen endokrine Regulation funktionieren, zeigt sich erst im Fasten (Abb. 38.3). Bei Glukosemangel werden unter endokriner Kontrolle die Energiespeicher entleert und die Glukoneogenese aktiviert:

- Glukose wird durch Glykogenolyse und Glukogenese bereitgestellt,
- freie Fettsäuren und Ketonkörper werden durch Lipolyse und Ketogenese bereitgestellt,
- freie Aminosäuren werden durch Proteolyse freigesetzt und dienen dem Körper als Ketonkörper oder Vorstufen für die Glukoneogenese.

Der Stoffwechsel von Pyruvat hat eine Schlüsselstellung im Energiestoffwechsel (Abb. 38.4). Pyruvat wird entweder durch die Pyruvatdehydrogenase irreversibel zu Acetyl-CoA

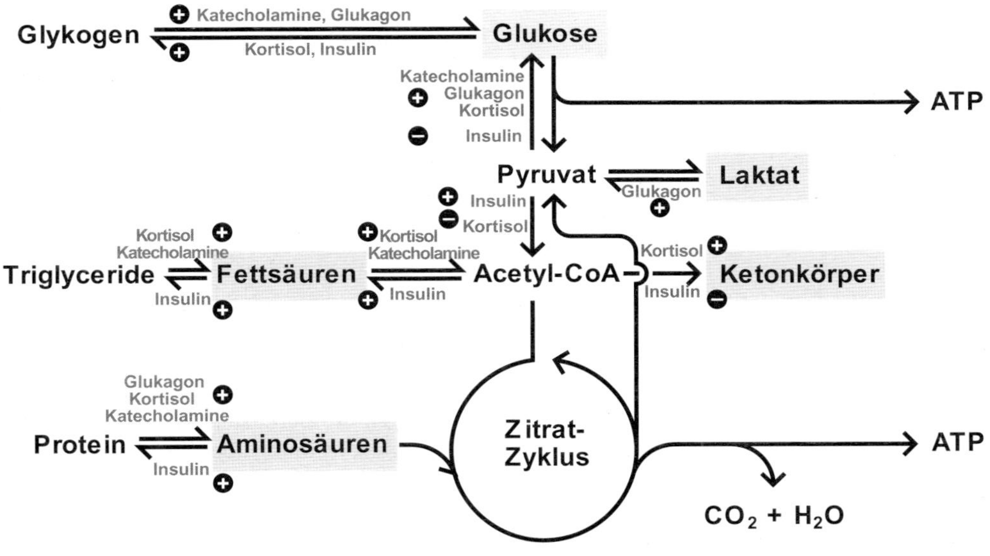

Abb. 38.1. Energiestoffwechsel: Verbindungen und endokrine Regulation. + aktivierende Hormone, – hemmende Hormone

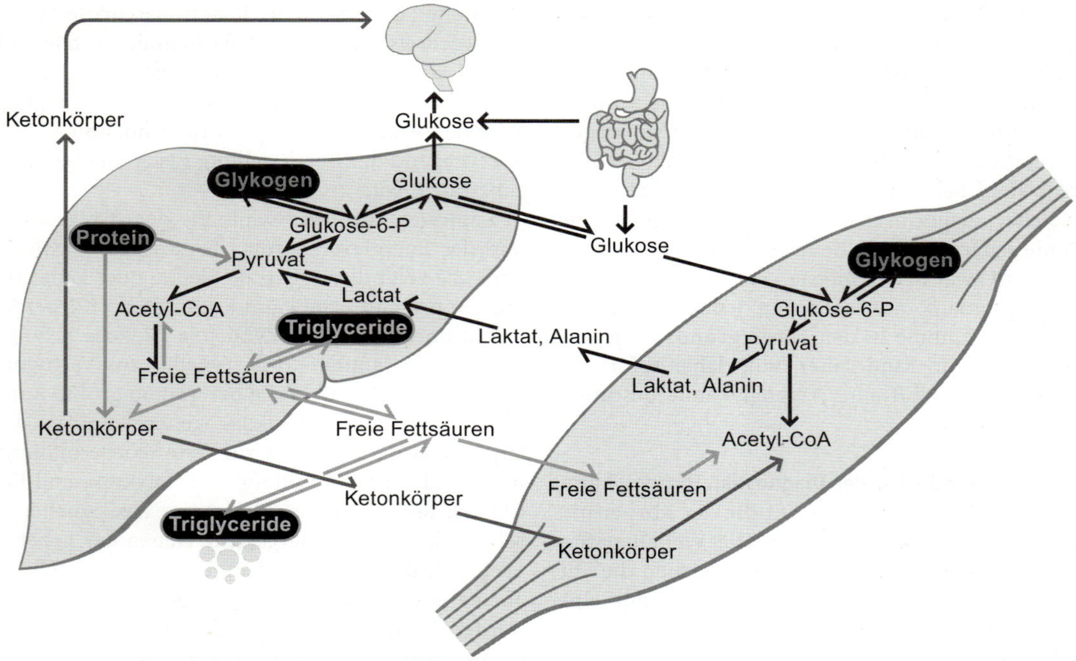

Abb. 38.2. Verbindungen des Energiestoffwechsels. Zentrale Bedeutung der Leber als Stoffwechselorgan

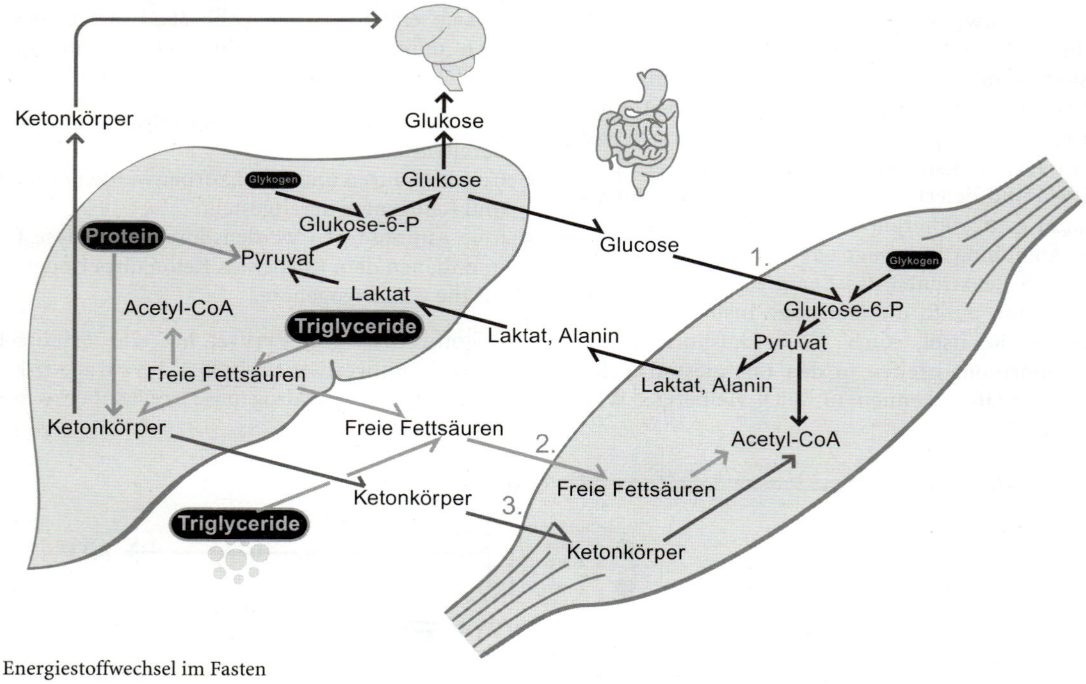

Abb. 38.3. Energiestoffwechsel im Fasten

in Richtung Zitratzyklus und oxidative Phosphorylierung, oder aber durch die Pyruvatcarboxylase in Richtung Glukoneogenese gelenkt. Aus der Abb. 38.4 ist die vielfache endokrine und metabolische Regulation dieser Schaltstelle ersichtlich. Grundsätzlich gilt:

- Ein Überschuß an Energie (ATP) bei verfügbarem Oxalacetat aktiviert die Glukoneogenese, wobei die Pyruvatcarboxylase durch die Hormone Adrenalin und Glukagon rasch aktiviert werden kann.
- Ein Überschuß an Energie bei gleichzeitig hohem Insulinspiegel führt zu Aktivierung der Pyruvatdehydrogenase und Fettsäuresynthese.
- Energiemangel aktiviert die Pyruvatdehydrogenase und dadurch die Bereitstellung von Acetyl-CoA, das für die Energiegewinnung über Zitratzyklus und oxidative Phosphorylierung zur Verfügung steht.

Störungen der Glukosehomöostase werden verursacht durch:

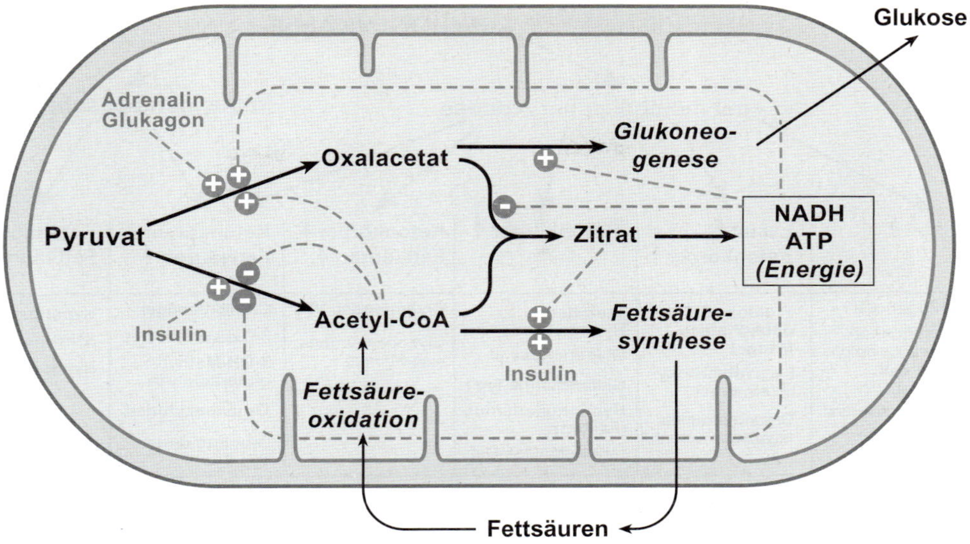

Abb. 38.4. Pyruvat: Stoffwechselwege und Regulation

- Defekte in den Verbindungen des Energiestoffwechsels (z.B. Glukoneogenesedefekte s. Kap. 33, Glykogenosen s. Kap. 33)
- Störungen der endokrinen Regulation des Energiestoffwechsels (z.B. Hyperinsulinismus, NNR-Insuffizienz s. Kap. 67, Hypopituitarismus. Kap. 64)
- Störungen der metabolischen Regulation einzelner Schritte des Energiestoffwechsels (z.B. hereditäre Fruktoseintoleranz s. Kap. 41.2, Galaktosämie s. Kap. 41.1, Organoacidurien s. Kap. 186, β-Oxidationsdefekte s. Kap. 42.2, Carnitinmangel s. Kap. 42.1)

Bei allen Störungen der Glukosehomöostase tritt in der Entgleisung, d.h. während der Hypoglykämie, eine diagnostisch wegweisende Konstellation von Metaboliten und Hormonen auf. Bestimmt man in der Hypoglykämie diese Parameter, so kann man die Suche nach der Ursache unter den vielen Möglichkeiten einengen. Folgende Parameter sollten zur orientierenden Laboruntersuchung in der Hypoglykämie bestimmt werden:

- Blutzucker,
- Blutgasanalyse,
- Laktat,
- Ketonkörper,
- freie Fettsäuren,
- Insulin (evtl. + C-Peptid), Kortisol

Unbedingt sollte der erste Urin nach einer Hypoglykämie asserviert und auf organische Säuren, Ketonkörper (qualitativ) und evtl. Laktatausscheidung (quantitativ) untersucht werden.

Ist die Probenasservierung in der Hypoglykämie versäumt worden, muß zur Überprüfung der Fastenreaktion ein Fastenversuch durchgeführt werden. Hierzu erhält der Patient die letzte Mahlzeit abends 18 Uhr. Nachts werden mindestens 3stündlich die Blutzuckerwerte bestimmt. Bei fallenden Blutzuckerwerten werden zusätzlich auch Blutgasanalysen durchgeführt. Die Urinportionen werden einzeln gesammelt und auf Ketonkörper getestet. Ab 7 Uhr morgens werden stündlich Blutzucker bestimmt. Sobald der Blutzucker unter 50 mg/dl fällt, wird die Diagnostik wie oben angegebenen durchgeführt. Bei einer normalen Fastenreaktion kann auch im Kleinkindesalter 24 Stunden lang ein normaler Blutzucker aufrecht erhalten werden. Längere Fastenteste sind sinnlos, da dann auch bei stoffwechselgesunden Kleinkindern Hypoglykämien physiologischerweise auftreten.

Die Abb. 38.5 gibt einen orientierenden Überblick über charakteristische Metabolitkonstellationen bei verschiedenen Ursachen von Hypoglykämien. Aus Gründen der Übersichtlichkeit sind nicht alle Ursachen genannt.

Therapie. Nach Asservierung der diagnostischen Proben wird eine Hypoglykämie sofort durch intravenöse Injektion von 2 ml 20 % Glukose/kg KG unterbrochen und anschließend die Glukosezufuhr durch eine Infusion gesichert. Die langfristige Therapie hängt ausschließlich von der jeweils zugrundeliegenden Ursache ab.

Hypoglykämien verursacht durch angeborene Stoffwechseldefekte

Bei angeborenen Defekten der Glukoneogenese, sowie bei den Glykogenosen der Typen I, III und VI (s. Kap. 33) kommt es zu Störungen der Biosynthese oder Glykogenolyse und damit zu mangelnder Verfügbarkeit von freier Glukose in Fastensituationen. Die zu erwartende Metabolitkonstellation ist aus Abb. 38.3 und 38.5 abzuleiten.

Die Hypoglykämien bei hereditärer Fruktoseintoleranz (s. Kap. 41.2)und Galaktosämie (s. Kap. 41.1)werden durch die Anhäufung der toxischen Zuckerphosphate verursacht.

Störungen des mitochondrialen Energiestoffwechsels (s. Kap. 47), bei denen eine Verminderung von Acetyl-CoA besteht, führen, wie in Abb. 38.6 für das Beispiel der β-Oxidationsdefekte (s. Kap. 42.2) dargestellt, zu einer funktionellen Beeinträchtigung der Glukoneogenese. Dieser Mechanismus macht verständlich, warum es bei Defekten der Fettsäureoxidation, bei Carnitinmangel und bei Organoacidämien,

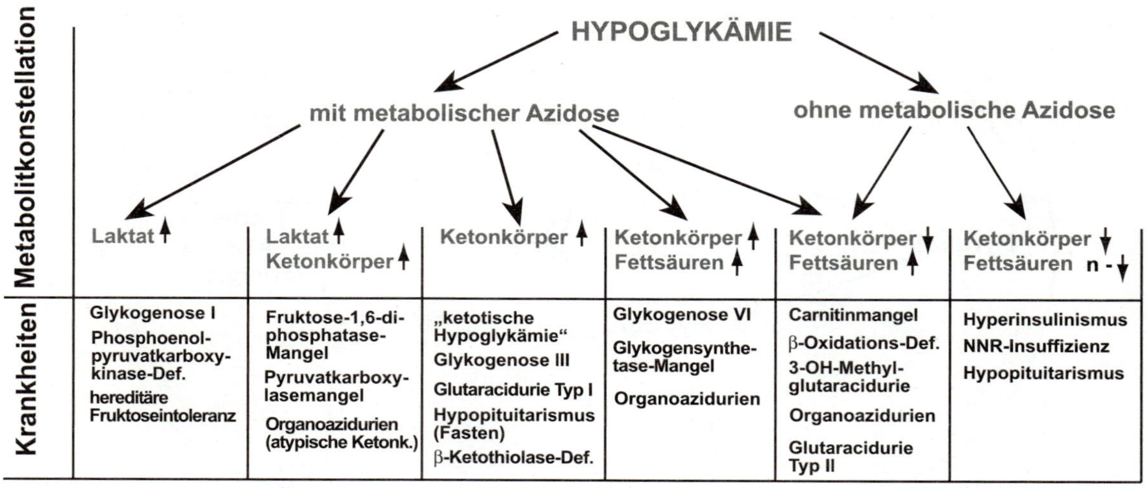

Abb. 38.5. Orientierende Labordiagnostik als Grundlage für die Differentialdiagnose der Hypoglykämie; **n** normal, ↑ erhöht, ↓ erniedrigt

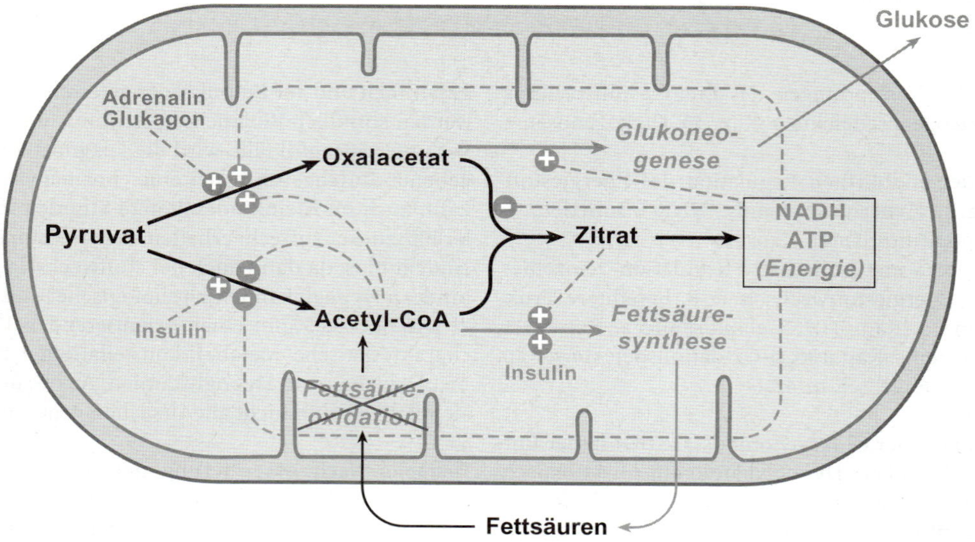

Abb. 38.6. Gestörte Regulation des Pyruvatstoffwechsels am Beispiel von β-Oxidationsdefekten von Fettsäuren

bei denen Coenzym A in den Acyl-CoA-Verbindungen sequestriert ist, häufig zu Hypoglykämien kommt. Der Glukosemangel des Organismus wird bei diesen Zuständen noch dadurch verstärkt, daß Gewebe, wie z.B. die Skelettmuskulatur, die unter normalen Bedingungen die Hauptmenge ihrer Energie aus der Fettsäureoxidation gewinnen, ihre Energie ausschließlich aus der Oxidation von Glukose gewinnen müssen.

Ketotische Hypoglykämie (Substratmangelhypoglykämie)

Definition. Die ketotische Hypoglykämie ist wohl die häufigste Form der Hypoglykämie des Kleinkindesalters und tritt typischerweise zwischen 1 und 5 Jahren auf. Im Schulalter kommt es zu einer spontanen Remission.

Ätiologie und Pathogenese. Im Fasten kann die Glykogenolyse bei Erwachsenen für 6–12 Stunden, bei Kindern wegen der geringen Muskelmasse jedoch nur für 4–6 Stunden einen normalen Blutzucker aufrechterhalten. Bei fortgesetztem Fasten wird Glukose vorzugsweise aus Alanin über die Glukoneogenese synthetisiert. Bei der geringen Muskelmasse eines Kleinkindes ist die Verfügbarkeit von Alanin allerdings begrenzt. Es handelt sich demnach um eine Substratmangelhypoglykämie. Für diese Erklärung spricht auch, daß die spontane Remission mit der Phase der Zunahme der Muskelmasse zusammenfällt. Intravenös gegebenes Alanin führt bei Patienten mit ketotischer Hypoglykämie zu einem raschen Glukoseanstieg ohne Änderung des Laktat- oder Pyruvatspiegels, d.h. alle Schritte der Glukoneogenese und deren Regulation sind intakt. Auch die Umsetzung von Fruktose oder Glycerin zu Glukose sowie die Glykogenolyse funktionieren normal. Durch die normale hormonale Regulation wird die Lipolyse aktiviert, die freien Fettsäuren im Blut steigen an, und durch die Ketogenese entstehen die Ketonkörper Acetoacetat und β-Hydroxybutyrat.

Klinische Symptome. Betroffen sind eher schmächtige Kinder mit geringer Muskelmasse. In der Neugeborenenzeit waren diese Patienten oft schon durch vorübergehende neonatale Hypoglykämien aufgefallen. Provoziert wird das Auftreten der Hypoglykämien durch geringe Nahrungsaufnahme, z.B. bei Ausfall einzelner Mahlzeiten, durch Krankheiten oder durch längere Schlafdauer mit der damit verbundenen längeren Über-Nacht-Fastenperiode. Aus dem Schlaf heraus oder vorzugsweise vormittags werden die Patienten lethargisch, komatös und erleiden evtl. zerebrale Krampfanfälle.

Diagnose. Die Diagnose „ketotische Hypoglykämie" ist eine Ausschlußdiagnose, d.h. spezifische Ursachen, wie sie in Abb. 38.6 genannt sind, müssen bei jedem Patienten mit keto-tischer Hypoglykämie ausgeschlossen werden. Die Metabolitkonstellation zeigt neben dem erniedrigten Blutzucker eine Acetonämie und -urie, erhöhte freie Fettsäuren im Blut und adäquate Insulinspiegel. Der früher häufig durchgeführte Provokationsversuch mit ketogener Diät ist nicht sicher diagnostisch. Im Verlauf des Fastentests kommt es zur Ketonämie und Ketonurie, zur Hypoglykämie und dabei charakteristischerweise zu einem Abfall des Plasmaalaninspiegels.

Therapie. Patienten sollen mit protein- und kohlenhydratreicher Diät ernährt werden, aufgeteilt in häufige kleine Mahlzeiten. Fastenperioden müssen unbedingt vermieden werden. Es ist zweckmäßig, den Eltern Urinteststreifen für den Nachweis von Ketonkörpern mitzugeben. Der Nachweis von Ketonkörpern im Urin geht in der Regel dem Auftreten einer Hypoglykämie voraus. Bei Nachweis von Ketonkörpern im Urin sollten deshalb zusätzlich rasch resorbierbare Kohlenhydrate verabreicht werden. Nur ausnahmsweise ist die kurzzeitige Anwendung von Kortikosteroiden zur Förderung der Glukoneogenese sinnvoll. Schwere Entgleisungen mit Dekompensation erfordern die sofortige i.v.-Dauerinfusion von Glukose.

Prognose. Bei allen Patienten ist eine spontane Remission im Schulalter zu erwarten. Eine gewisse Einschränkung der Fähigkeit, längere Fastenperioden zu ertragen, kann allerdings auch länger bestehen bleiben.

Persistierender Hyperinsulinismus

Definition und Häufigkeit. Hyperinsulinismus bezeichnet eine für den jeweiligen Blutzucker inadäquat hohe Ausschüttung von Insulin aus den β-Zellen des Pankreas. *Transitorische* Formen eines Hyperinsulinismus im Neugeborenenalter treten bei Kindern diabetischer Mütter, mütterlichen Medikamenten und Erythroblastose auf. *Persistierender* Hyperinsulinismus entsteht durch autosomal-rezessiv vererbte Störungen der Kontrolle der Insulinsekretion. Angeborener Hyperinsulinismus, Nesidioblastose und Leuzin-sensitive Hypoglykämie sind Synonyme für den persistierenden Hyperinsulinismus. Die Häufigkeit des persistierenden Hyperinsulinismus ist nicht genau bekannt, wird aber bis zu 1:20.000 geschätzt.

Ätiologie. Die Insulinsekretion aus den β-Zellen des Pankreas unterliegt einer Feedbackkontrolle, wie sie in Abb. 38.7 gezeigt ist. Glukose wird durch Glukokinase (GK) rasch in β-Zellen aufgenommen, oxidiert und führt zu einer Erhöhung des ATP/ADP-Quotienten, der aber auch durch die Oxidation anderer Metabolite erhöht werden kann. Die Wirkung von Leuzin aus β-Zellen beruht auf einer Aktivierung der Glutamatdehydrogenase (GDH). Ein erhöhter ATP/ADP-Quotient bewirkt über den membranständigen Sulfonylharnstoffrezeptor (sulfonyl urea receptor, SUR), der mit dem ATP-sensitiven Kaliumkanal (K_{ATP}-Kanal) gekoppelt ist, ein Schließen des Kaliumkanals. Die dadurch bedingte Verminderung des extrazellulären Kaliums führt über einen Kalziumkanal („voltage dependent calcium channel", VDCC) zu einem Kalziumeinstrom, der die Insulinsekretion auslöst. Sulfonylharnstoffe, wie Tolbutamid, schließen über den SUR den Kaliumkanal und führen dadurch zu einer Insulinsekretion, während Diazoxid über den SUR den Kaliumkanal öffnet und dadurch die Insulinsekretion hemmt. Das Somatostatinanalog Octreotid hemmt den Kalziumeinstrom am VDCC. Sowohl das

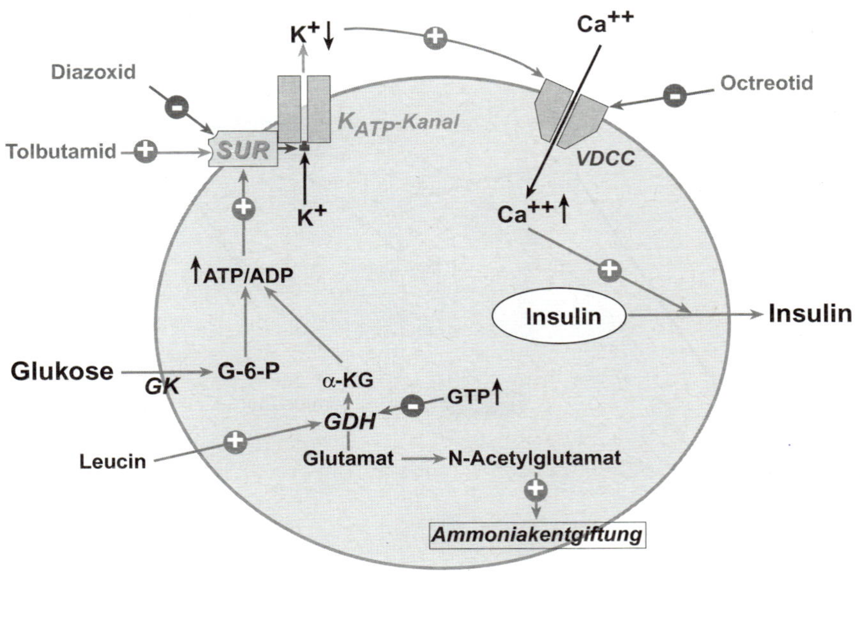

Abb. 38.7. Regulation der Insulinsekretion in den β-Zellen des Pankreas. *GK* Glukokinase; GDH Glutamatdehydrogenase; *SUR* Sulfonylharnstoffrezeptor (sulfonyl urea receptor); *K_{ATP}-Kanal* ATP-abhängiger Kaliumkanal; *VDCC* spannungsabhängiger Kalziumkanal (voltage dependent calcium channel). (Mod. nach Stanley 1997)

Gen des Sulfonylharnstoffrezeptors als auch das Gen des K_{ATP}-Kanals wurden auf Chromosom 11p15.1 lokalisiert. Ursachen des persistierenden Hyperinsulinismus sind Mutationen des Sulfonylharnstoffrezeptors oder seltener des K_{ATP}-Kanals. Diese Krankheiten werden alle überwiegend autosomal-rezessiv vererbt.

Eine besondere Form des kongenitalen, hereditären Hyperinsulinismus wird durch Mutationen der Glutamatdehydrogenase (GDH) verursacht, die die Feedback-Inhibierung der GDH durch Guanosintriphosphat (GTP) ausschalten. Dies führt zu unkontrollierter Oxidation von Glutamat mit einem Überangebot an Energie (ATP), das zu vermehrter und inadäquater Insulinsekretion aus β-Zellen führt. Durch die vermehrte Oxidation von Glutamat wird auch vermehrt Ammoniak freigesetzt; gleichzeitig vermindert sich die Bildung von N-Acetylglutamat, der Triggersubstanz für die Ammoniakentgiftung. Beides führt zu der für diese Form des Hyperinsulinismus typischen begleitenden moderaten Hyperammonämie.

Pathogenese. Die unkontrollierte Sekretion von Insulin führt zu schwersten hypoketotischen Hypoglykämien, wie dies in Abb. 38.8 dargestellt ist. Durch die überschießende Insulinwirkung fehlt auch jegliche alternative Energiequelle, so daß das Gehirn gänzlich von der Energiezufuhr abgeschnitten ist. Die Hypoglykämie beim Hyperinsulinismus führt daher zu akuter neurologischer Symptomatik wie Krampfanfällen, Bewußtseinsverlust, Koma und auf Dauer zu bleibenden Schädigungen des Gehirns.

Klinische Symptome und Diagnose. Der Schweregrad der Krankheit ist unterschiedlich. Neugeborene mit persistierendem Hyperinsulinismus können klinisch wie eine makrosome Fetopathia diabetica ohne mütterlichen Diabetes imponieren; diese klinische Symptomatik ist jedoch nicht obligat. Die Patienten fallen bereits in der frühen Neugeborenenperiode durch symptomatische Hypoglykämien mit sehr niedrigen Blutzuckerwerten auf. Trotz ausreichender Ernährung und Infusionsbehandlung treten weiter tiefe Hypoglykämien auf. Die Blutgase sind normal, Ketonkörper und freie Fettsäuren im Blut sind niedrig. Der Glukosebedarf liegt bei parenteraler Glukosezufuhr oft über 15–20 mg/kg/min., um einen normalen Blutzuckerspiegel aufrechtzuerhalten. Die Diagnose wird gestellt durch Bestimmung eines abnormalen Insulin-Glukose-Quotienten von über 0,5 (Insulin μU/Glukose mg/dl). Da Insulin eine sehr kurze Halbwertzeit hat, kann die zusätzliche Bestimmung von C-Peptid, ggf. auch Proinsulin die Diagnose sichern. Bei nachgewiesenem Hyperinsulinismus sollte auch der Ammoniakspiegel im Plasma zur Diagnose von GDH-Mutationen bestimmt werden.

Therapie und Verlauf. Hypoglykämien bei persistierendem Hyperinsulinismus sind ein gefährlicher metabolischer Notfall, der eine rasche Diagnostik und Therapie erfordert. Zur Aufrechterhaltung eines normalen Blutzuckerspiegels ist in der Regel zunächst eine parenterale Glukosezufuhr notwendig. Als erstes sollte ein Therapieversuch mit Diazoxid (10–15 mg/kg/Tag in 3 ED) unternommen werden. Falls nach 2 Tagen keine eindeutige Besserung auftritt, muß unverzüglich die subtotale Pankreatektomie vorbereitet werden. Hierbei wird der Pankreaskörper vom Pankreasschwanz aus soweit wie möglich bis zum duodenalen C entfernt. Zur medikamentösen Überbrückung kann bis zu diesem Eingriff das Somatostatinanalog Octreotid in einer Dosis von 2–10 μg/kg/Tag entweder s.c. oder als kontinuierliche i.v.-Infusion angewandt werden.

Die Prognose der psychomotorischen Entwicklung ist nur nach frühzeitiger, erfolgreicher Intervention günstig. Sie ist abhängig von der Häufigkeit und Dauer der hyper-

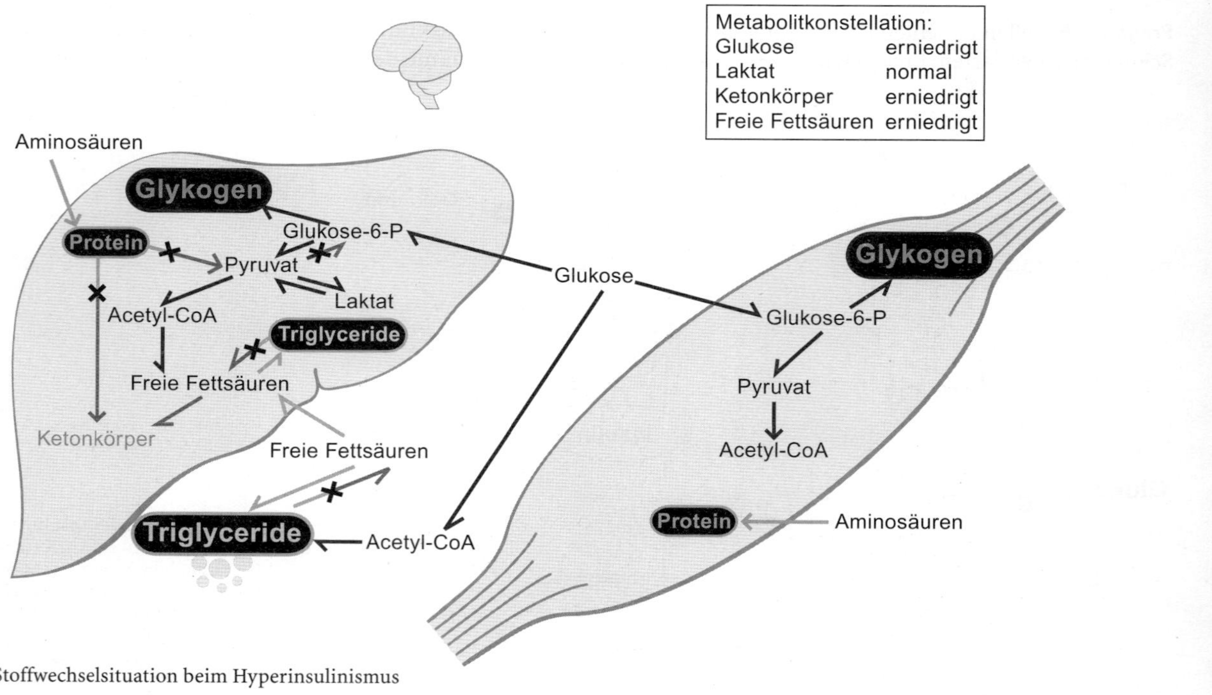

Abb. 38.8. Stoffwechselsituation beim Hyperinsulinismus

insulinämischen Hypoglykämien. Subtotal pankreatektomierte Patienten entwickeln häufiger im Verlaufe einiger Jahre einen milden Diabetes mellitus. Dieser ist jedoch für die Funktion und Entwicklung des Zentralnervensystems wesentlich ungefährlicher als rezidivierende Hypoglykämien. Eine exokrine Pankreasinsuffizienz tritt als Folge des Eingriffs selten auf.

Bei einigen Patienten mit persistierendem Hyperinsulinismus wird die Symptomatik im Verlaufe der Krankheit geringer, so daß die Therapie mit Diazoxid nach einigen Jahren reduziert oder in Einzelfällen sogar beendet werden kann. Die Gründe hierfür sind nicht bekannt.

Differentialdiagnose. Differentialdiagnostisch muß in erster Linie ein Inselzelladenom in Betracht gezogen werden, das jedoch im Kindesalter und bei Neugeborenen sehr selten vorkommt. Das Inselzelladenom wird meist erst intraoperativ diagnostiziert, da es durch Bildgebung präoperativ kaum zu erfassen ist.

Literatur

Aynsley-Green A,Soltesz G (1985) Hypoglycemia in Infancy and Childhood. Churchill Livingstone, Edinburgh

Cornblath M, Schwarz R (1994) Disorders of Carbohydrate Metabolism in Infancy, 3rd ed. Blackwell Scientific Publications, Oxford, UK

Stanley CA (1997) Hyperinsulinism in Infants and Children. Pediatr Clin N AM 44:363–374

Williams AF (1997) Hypoglycaemia of the newborn: a review. WHO Bulletin OMS 75: 261–290

39 Störungen des Stoffwechsels von Aminosäuren und organischen Säuren

E. Harms, U. Wendel

39.1 Phenylalanin

Hyperphenylalaninämien

Definition. Der Mensch nimmt mit einer normalen eiweißhaltigen Ernährung wesentlich größere Mengen der essentiellen Aminosäure Phenylalanin zu sich, als er für seine Eiweißsynthese benötigt. Überschüssiges Phenylalanin wird daher unter normalen Bedingungen ganz überwiegend durch die Phenylalaninhydroxylase (PAH) zu Tyrosin umgewandelt. Dieses Enzym benötigt als aktiven Cofaktor Tetrahydrobiopterin (BH_4). Sowohl ein Aktivitätsverlust oder Fehlen des Apoenzyms PAH als auch ein Mangel des Cofaktors BH_4 vermindern die Aktivität des Enzymsystems. Dabei kommt es bei normaler Eiweißzufuhr zu erhöhten Phenylalaninspiegeln in Blut und Organen. Tyrosin wird durch den Defekt zu einer essentiellen Aminosäure. Erhöhte Phenylalaninkonzentrationen führen im Säuglings- und Kleinkindesalter *während* der Phase der Entwicklung zu irreversiblen Schädigungen des Gehirns, *nach* Abschluß der Hirnentwicklung zu reversiblen Funktionseinschränkungen.

Eine verminderte Aktivität des Phenylalaninhydroxylasekomplexes kann zu folgenden Stoffwechselkrankheiten bzw. Auffälligkeiten führen:

- klassische, behandlungsbedürftige Phenylketonurie (PKU) mit einer Restaktivität des PAH-Apoenzyms von weniger als 1 %,
- milde Phenylketonurie mit einer Restaktivität des PAH-Apoenzyms von 1–3 %,
- benigne Hyperphenylalaninämie (HPA) mit einer Aktivität des PAH-Apoenzyms von über 3 %,
- Hyperphenylalaninämie infolge Fehlens des Cofaktors BH_4 entweder infolge eines Dihydrobiopterinsynthese- oder infolge eines Dihydrobiopterinreduktasedefektes,
- transitorische Hyperphenylalaninämie von Frühgeborenen bei eiweißreicher Ernährung,
- maternale Phenylketonurie, bei der das Kind intrauterin durch den erhöhten Phenylalaninspiegel einer Schwangeren mit PKU oder HPA im Sinne einer toxischen Embryofetopathie geschädigt wird.

Phenylketonurie (PKU) und benigne Hyperphenylalaninämie (HPA)

Häufigkeit. Die Phenylketonurie ist die häufigste Aminosäurestoffwechselstörung des Menschen. Sie wird autosomalrezessiv vererbt. Ihre Häufigkeit ist in verschiedenen ethnischen Gruppen sehr unterschiedlich. In der kaukasischen Bevölkerung geht man von einer durchschnittlichen Häufigkeit von 1 : 10.000 aus. In der türkischen Bevölkerung ist sie etwa 3- bis 4mal so häufig. In der japanischen Bevölkerung ist sie mit unter 1 : 100.000 eine Rarität.

Die Phenylketonurie wurde zum ersten Mal durch Fölling 1934 als Stoffwechselstörung des Phenylalanins beschrieben und mit erblicher Imbezillität in Zusammenhang gebracht. Für das Verständnis angeborener Stoffwechseldefekte und für die Entwicklung von diagnostischen und therapeutischen Verfahren hat die PKU seitdem stets Modellcharakter gehabt.

Etwa 5- bis 10mal seltener als die behandlungsbedürftige PKU ist die sog. benigne Hyperphenylalaninämie (HPA), bei der es auch ohne Behandlung nicht zu einer Beeinträchtigung der geistigen Entwicklung kommt. Die Grenze zwischen milder PKU und HPA ist unscharf und wird durch die Bestimmung der Phenylalanintoleranz festgelegt (s. u.).

Ätiologie. Ursache von PKU und HPA ist eine mangelnde oder fehlende Aktivität des Apoenzyms Phenylalaninhydroxylase (PAH, s. Abb. 39.1). Das Gen für die Phenylalaninhydroxylase konnte auf dem Chromosom 12q22-q24.1 lokalisiert werden. Das PAH-Gen ist 90 Kilobasen lang, enthält 13 Exons, die für die 452 Aminosäuren des monomeren PAH-Moleküls codieren. Die genaue Anzahl der funktionellen Polymere und die dreidimensionale Struktur

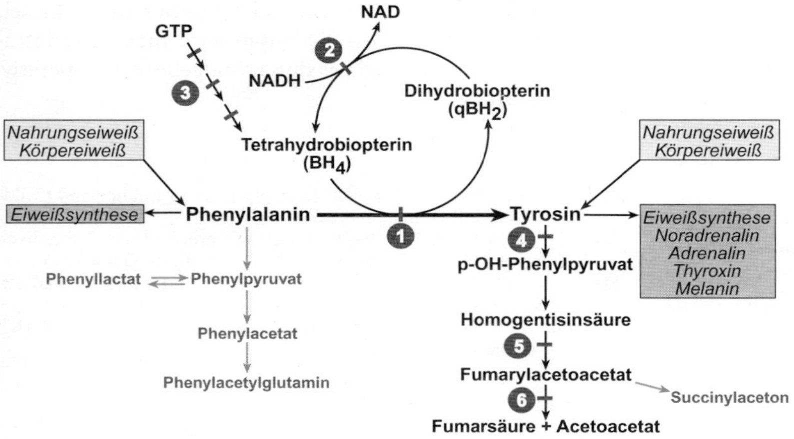

Abb. 39.1. Stoffwechsel der Aminosäuren Phenylalanin und Tyrosin: *1* Phenylalaninhydroxylase – Defekt führt zu PKU oder HPA; *2* Dihydropteridinreduktase – Defekt führt zu Cofaktormangel; *3* Tetrahydrobiopterinsynthese – Defekte führen zu Cofaktormangel; *4* Tyrosinaminotransferase – Defekt führt zur Tyrosinämie Typ II; *5* Homogentisinsäureoxidase – Defekt führt zur Alkaptonurie; *6* Fumarylacetoacetat-Hydrolase – Defekt führt zur Tyrosinämie I

der PAH sind bisher nicht ausreichend bekannt. Inzwischen sind über 200 Mutationen des PAH-Gens beschrieben worden, die zu einem Aktivitätsverlust der PAH führen. Die Häufigkeit der einzelnen Mutationen ist sehr unterschiedlich. Charakteristische Mutationen kommen in einzelnen ethnischen Gruppen vor. Bei 75% der Patienten kann eine Compound-Heterozygotie, bei 25% eine Homozygotie für Mutationen nachgewiesen werden. Einzelne Mutationen führen zu einem vollständigen Verlust der PAH-Aktivität (z.B. R408 W, Splice-site-Mutationen 12NT1 und 12NT11), mit anderen Mutationen ist eine Aktivitätsverminderung der PAH unterschiedlichen Ausmaßes verbunden. Dies macht verständlich, daß die Aktivitätsminderung der PAH individuell sehr unterschiedlich sein kann.

Die Aktivität der PAH kann in vivo (mit deuteriertem Phenylalanin) und in vitro aus Biopsien bestimmt werden. Da die Phenylalaninhydroxylase fast ausschließlich in der Leber aktiv ist, muß für die In-vitro-Bestimmung eine Leberbiopsie durchgeführt werden. Eine Aktivität der PAH unter 1% ist mit einer behandlungsbedürftigen Phenylketonurie, eine Aktivität von 1–3% mit einer milden, ebenfalls behandlungsbedürftigen Phenylketonurie und eine Aktivität von über 3% mit einer benignen Hyperphenylalaninämie (HPA) verbunden. Die Bestimmung der PAH-Aktivität hat nur theoretische, aber keine praktisch-klinische Bedeutung für die Feststellung der Behandlungsindikation (s.u.).

Pathogenese und Pathologie. Die Hyperphenylalaninämie beeinträchtigt Entwicklung und Funktion des Gehirns. Obwohl durch den hepatischen PAH-Mangel verursacht, ist die Funktion der Leber wie aller anderen inneren Organe nicht beeinträchtigt. Die Ursache der Neurotoxizität ist nach wie vor nicht vollständig geklärt. Die bei Erhöhung des Phenylalaninspiegels im Körper beobachteten abnormen Metabolite Phenylbrenztraubensäure, Phenylmilchsäure, o-OH-Phenylessigsäure, Phenylessigsäure und Phenylacetylglutamin kommen bei der PKU nicht in Konzentrationen vor, die toxische Reaktionen bei Mensch und Tier auslösen. Einige Befunde sprechen dafür, daß Phenylalanin selbst die Hauptursache für die Entwicklungsstörung und Fehlfunktion des Gehirns ist. Ausgehend von dem Befund, daß die Vulnerabilität des Gehirns von Patienten mit Hyperphenylalaninämie individuell unterschiedlich ist, konnte in vivo mit MR-Spektroskopie gezeigt werden, daß eine Korrelation zwischen der Höhe des Phenylalaninspiegels im Gehirn und der Beeinträchtigung der Hirnfunktion besteht. Bei Patienten, die trotz hoher Phenylalaninblutspiegel keine Beeinträchtigung der Hirnfunktion zeigten, konnte ein niedrigerer Phenylalaninspiegel im Gehirn nachgewiesen werden. Drei Wirkungsmechanismen eines erhöhten Phenylalaninspiegels im Gehirn werden diskutiert:

1. Störung des Transports anderer Aminosäuren in das und innerhalb des ZNS;
2. Störung der zerebralen Proteinsynthese;
3. Störung der Neurotransmittersynthese.

Hohe Phenylalaninspiegel führen sowohl zu akuten, reversiblen als auch zu chronischen, irreversiblen Störungen der kognitiven Funktion.

Unbehandelt kommt es bei der klassischen PKU zu allgemeiner und fokaler Störung der Myelinisierung. Das Gewicht des Gehirns unbehandelter PKU-Patienten ist vermindert, pathologisch-anatomisch ist eine diffuse kortikale Atrophie und die mangelhafte Myelinisierung mit sekundärer Gliose nachweisbar.

Klinische Symptome und Verlauf der unbehandelten Krankheit. Patienten mit PKU zeigen als Neugeborene keinerlei klinische Auffälligkeiten. Das Zurückbleiben der psychomotorischen Entwicklung bei hohen Phenylalaninblutspiegeln wird frühestens ab dem 3. Lebensmonat erkennbar. Unbehandelt führt die PKU bei etwa der Hälfte der Patienten zu Idiotie (IQ<35), bei der anderen Hälfte zu Imbezillität (IQ<50). Nur etwa 5% der Patienten erreichen IQ-Werte von 70 und mehr, nur ausnahmsweise wird ohne Behandlung eine normale Intelligenz erreicht. Viele unbehandelte Patienten entwickeln ein unspezifisches neurologisches Krankheitsbild mit muskulärer Hypertonie, Hyperreflexie der tiefen Sehnenreflexe, Diplegie, Athetosen, Hyperaktivität. Ein Viertel unbehandelter Patienten entwickelt ein Krampfleiden; EEG-Veränderungen sind jedoch nur bei 3/4 der Patienten nachweisbar. Aggressive, autistische und psychotische Verhaltensstörungen werden bei hohen Phenylalaninblutspiegeln häufiger beobachtet. Wegen einer beeinträchtigten Melaninsynthese erscheinen unbehandelte PKU-Patienten pigmentärmer im Vergleich zu ihren Familienangehörigen. Ekzeme bei Säuglingen und Kleinkindern sind häufig. Bei hohen Phenylalaninblutspiegeln entsteht Phenylessigsäure, die mit Urin und Schweiß ausgeschieden wird und einen muffigen Geruch verursacht.

Diagnose, Differentialdiagnose. Der Erfolg einer Behandlung der PKU hängt von der rechtzeitigen Diagnosestellung im asymptomatischen Stadium ab. Verfahren, die Phenylbrenztraubensäure oder Phenylessigsäure im Urin nachzuweisen (Föllingsche Probe, Phenistix) sind für die Diagnose der PKU unzuverlässig, da sie erst bei sehr stark erhöhten Phenylalaninblutwerten sicher pathologische Befunde ergeben. Die PKU ist das klassische Beispiel für die Zweckmäßigkeit eines generellen Screenings in der Neugeborenenperiode. Im Screening werden die Patienten an einem erhöhten Phenylalaninblutspiegel diagnostiziert. Bei Geburt ist der Phenylalaninblutspiegel aufgrund des vorausgehenden Stoffaustausches über die Plazenta zunächst normal. Bei gesunden Neugeborenen steigt innerhalb des ersten Lebenstages der Phenylalaninblutspiegel im Mittel auf etwa 180 µmol/l (3,0 mg/dl) an und fällt in den folgenden Tagen wieder ab. Die Tandem-Massenspektrometrie erlaubt die zuverlässige Diagnose der Phenylketonurie schon nach 12 Lebensstunden aus der Höhe des Phenylalaninblutspiegels und des gleichzeitig mitbestimmten Verhältnisses von Phenylalanin zu Tyrosin. Bei PKU-Patienten steigt nach der Geburt allein durch Katabolismus auch ohne Eiweißfütterung der Phenylalaninblutspiegel in pathologische Bereiche an. Die Diagnose einer Hyperphenylalaninämie muß stets durch die quantitative Bestimmung des Phenylalanins im Serum bestätigt werden.

Neugeborene mit einem Phenylalaninblutspiegel von >1200 µmol/l (>20 mg/dl) sind von vornherein als sicher behandlungsbedürftig anzusehen. Neugeborene, bei denen unter Fütterung mit adaptierter Milchnahrung die Phenylalaninblutspiegel <600 µmol/l (<10 mg/dl) liegen, werden nicht diätetisch behandelt. Alle Patienten mit Phenylalaninblutspiegeln von >600 µmol/l (>10 mg/dl) werden zunächst diätetisch behandelt.

Zwar kann in einem Nadelbiopsat aus der Leber die Aktivität der PAH in vitro bestimmt werden. Diese invasive Diagnostik ist jedoch zur Feststellung der Behandlungsbedürftigkeit der PKU ebensowenig erforderlich wie molekulargenetische Untersuchungen des PAH-Gens. Die diätetische Einstellung der PKU richtet sich ausschließlich nach dem Verlauf der Phenylalaninblutspiegel.

Zum Ausschluß einer durch Cofaktormangel bedingten Hyperphenylalaninämie (s.u.) müssen vor Einleitung der diätetischen Behandlung ein Urin auf Pterine untersucht, die Dihydropteridinreduktaseaktivität aus einer „Guthrie"-Testkarte bestimmt und Phenylalanin und Tyrosin im Serum oder Plasma vor und nach oraler Gabe von 20 mg Tetrahydrobiopterin/kg KG bestimmt werden.

Die pränatale Diagnose der PKU ist bei einer informativen Familie durch DNA-Diagnostik möglich. Soweit die Behandlungsmöglichkeiten dieses gut behandelbaren Stoffwechseldefektes gegeben sind, ist die pränatale Diagnostik nicht indiziert.

Therapie. Da der pathogenetische Zusammenhang zwischen einem hohen Phenylalaninblutspiegel und Schwachsinn bewiesen ist, muß das Ziel der diätetischen Therapie die Normalisierung der hohen Phenylalaninspiegel sein. Der anzustrebende Phenylalaninplasmaspiegel soll zwischen 60–240 µmol/l liegen (1–4 mg/dl).

Grundprinzip der Diät ist die Beschränkung der täglichen Phenylalaninzufuhr auf den essentiellen Bedarf. Dieser essentielle Bedarf muß für jeden Patienten individuell ermittelt werden und liegt bei Säuglingen zwischen 30–50 und bei älteren Kindern zwischen 10–30 mg/kg/Tag. Dieser tägliche Phenylalaninbedarf wird durch die Gabe natürlichen Eiweißes gedeckt, bei Säuglingen eine begrenzte Menge an Muttermilch durch Stillen oder übliche Milchnahrung. Alle natürlichen Proteine bestehen zu etwa 5 % aus Phenylalanin. Der verbleibende Eiweißbedarf einer vollwertigen Ernährung wird durch künstliche Eiweißersatzpräparate gedeckt, die Phenylalanin nur in Spuren oder gar nicht enthalten. Es handelt sich entweder um Eiweißhydrolysate, denen Phenylalanin fast vollständig entzogen wurde (Aponti PKU-Diät 1 und 2) oder um synthetische Aminosäurengemische (z.B. PKU 1 und 2 von Milupa, PAM von SHS), welche kein Phenylalanin enthalten. Die modernen Aminosäuremischungen sind mit Salzen, Spurenelementen und Vitaminen angereichert, um eine ausreichende Zufuhr dieser Nahrungskomponenten auch bei der weitgehend künstlichen Diät zu sichern.

In den meisten kohlenhydratreichen Grundnahrungsmitteln, wie z.B. allen normalen Getreideprodukten, sind wechselnde Mengen natürlichen Eiweißes geringerer biologischer Wertigkeit enthalten. Grundnahrungsmittel (z.B. Brot, Teigwaren) müssen daher aus eiweißarmen Mehlen hergestellt werden, um die Diät berechenbar zu machen. Für die Phenylalaningehalte verschiedener Nahrungsmittel stehen Tabellen zur Verfügung, die den Patienten bzw. Familien den Austausch verschiedener Nahrungsmittel ermöglichen.

Auf keinen Fall darf die tägliche Phenylalaninzufuhr längerfristig unterschritten werden, da es dadurch zu Mangelschäden kommen kann. Katabole Stoffwechsellage und längerfristiger nutritiver Eiweißmangel führen zum Ansteigen des Phenylalaninblutspiegels bei PKU-Patienten.

Die komplexe Diät muß ständig den sich ändernden Bedürfnissen und Ernährungsgewohnheiten der wachsenden Kinder angepaßt werden. Ein ständig aktualisierter, schriftlicher Diätplan mit Angabe der täglichen Phenylalaninvorlage muß erstellt werden. Die Eltern müssen in der Zubereitung der Diät unterrichtet und ggf. immer wieder geschult werden. Überwacht wird die Diät durch regelmäßige Kontrollen des Phenylalaninblutspiegels, während der Phase der Diäteinstellung mehrmals wöchentlich, nach erfolgter Einstellung im Säuglingsalter wöchentlich, jenseits des Säuglingsalters 2- bis 4wöchentlich. Die Betreuung der Patienten mit Phenylketonurie sollte in einer speziell eingerichteten Stoffwechselsprechstunde erfolgen, in der Ärzte mit der notwendigen Erfahrung in der Behandlung angeborener Stoffwechselkrankheiten mit Diätassistentinnen und Psychologen bei der Betreuung dieser Patienten langfristig zusammenarbeiten.

Die Behandlung der Phenylketonurie muß sofort nach Stellung der Diagnose beginnen. Die Vulnerabilität des Gehirns gegenüber erhöhten Phenylalaninblutspiegeln ist bei Neugeborenen und jungen Säuglingen am größten und nimmt im Laufe des Lebens ab. Ein Behandlungsbeginn im ersten Lebensmonat ist daher unbedingt anzustreben.

Patienten mit benigner Hyperphenylalaninämie (HPA) nach der oben angegebenen Definition bedürfen keiner Behandlung. Nachuntersuchungen unbehandelter Erwachsener mit HPA haben weder Intelligenzdefekte noch kognitive Defekte ergeben.

Prognose. Behandlungsstudien in verschiedenen Ländern haben gezeigt, daß der Erfolg der diätetischen Behandlung vor allem vom Zeitpunkt des Beginns der Behandlung und von der erzielten Einstellung während des Behandlungszeitraums abhängig ist. Wird eine Behandlung in den ersten zwei Lebensmonaten begonnen und kann während der Behandlungszeit der Phenylalaninblutspiegel im erwünschten Bereich stabil gehalten werden, ist mit einer praktisch normalen geistigen Entwicklung des Patienten zu rechnen. Die Indikation für eine konsequente diätetische Behandlung wird heute bis mindestens einschließlich des 12. Lebensjahres gesehen. Danach kann die Diät etwas gelockert werden, sollte jedoch nicht freigegeben werden, da sehr hohe Phenylalaninwerte auch bei älteren PKU-Patienten akut toxische Wirkungen haben und zu reversiblen kognitiven Defiziten und emotionalen Störungen führen können.

Bei verspätetem Behandlungsbeginn ist der inzwischen eingetretene Hirnschaden nicht vollständig reversibel. Aber auch bei verspätetem Behandlungsbeginn kann eine Besserung der intellektuellen Entwicklung und der neurologischen Symptomatik erzielt werden.

Literatur

Azen C, Koch R, Friedman E, Wenz E, Fishler K (1996) Summary of findings from the United States Collaborative Study of children treated for phenylketonuria. Eur J Pediatr 155/Suppl 1: S29–S32

Burgard P, Rupp A, Konecki DS, Trefz FK, Schmidt H, Lichter Konecki U (1996a) Phenylalanine hydroxylase genotypes, predicted residual enzyme activity and phenotypic parameters of diagnosis and treatment of phenylketonuria. Eur J Pediatr 155/Suppl 1: S11–S15

Burgard P, Schmidt E, Rupp A, Schneider W, Bremer HJ (1996b) Intellectual development of the patients of the German Collaborative Study of children treated for phenylketonuria. Eur J Pediatr 155/Suppl 1: S33–S38

Burgard P, Rey F, Rupp A, Abadie V, Rey J (1997) Neuropsychologic functions of early treated patients with phenylketonuria, on and off diet: results of a cross-national and cross-sectional study. Pediatr Res 41: 368–374

Güttler F, Guldberg P (1996) The influence of mutations on enzyme activity and phenylalanine tolerance in phenylalanine hydroxylase deficiency. Eur J Pediatr 155/Suppl 1: S6–S10

Koch R, Fishler K, Azen C, Guldberg P, Güttler F (1997) The relationship of genotype to phenotype in phenylalanine hydroxylase deficiency. Biochem Mol Med 60: 92–101

Möller HE, Weglage J, Wiedermann D, Vermathen P, Bick U, Ullrich K (1997) Kinetics of phenylalanine transport at the human blood-brain barrier investigated in vivo. Brain Res 778: 329–337

Przyrembel H (1996) Recommendations for protein and amino acid intake in phenylketonuria patients. Eur J Pediatr 1996 155/Suppl 1: S130–S131

Schmidt E, Burgard P, Rupp A (1996) Effects of concurrent phenylalanine levels on sustained attention and calculation speed in patients treated early for phenylketonuria. Eur J Pediatr 155/Suppl 1: S82–S86

Weglage J, Ullrich K, Pietsch M, Fünders B, Güttler F, Harms E (1997) Intellectual, neurologic, and neuropsychologic outcome in untreated subjects with nonphenylketonuric hyperphenylalaninemia. German Collaborative Study on Phenylketonuria. Pediatr Res 42: 378–384

Maternale Phenylketonurie

Häufigkeit und Ätiologie. Hohe mütterliche Phenylalaninblutspiegel können eine Embryopathie und Fetopathie verursachen. Diese schon 35 Jahre alte Erkenntnis hat erst in den letzten 10 Jahren klinisch praktische Bedeutung bekommen, da inzwischen zahlreiche junge PKU-Patientinnen sich im reproduktiven Alter befinden und Kinderwunsch haben. In größeren Studien konnte gezeigt werden, daß die toxischen Effekte von der Höhe der Phenylalaninblutspiegel der Schwangeren und von Zeitpunkt und Zeitdauer der Exposition des Fetus abhängen. Eine Hyperphenylalaninämie des Vaters schädigt die Nachkommen nicht.

Pathogenese. Es wird vermutet, daß der embryotoxische Effekt erhöhter mütterlicher Phenylalaninblutspiegel durch die Beeinträchtigung des Transports anderer Aminosäuren durch die Plazenta und im Fetus verursacht wird. Diese Erklärung könnte auch die intrauterine Dystrophie verständlich machen.

Klinische Symptome. Bei einem mütterlichen Phenylalaninblutspiegel von über 1200 μmol/l (>20 mg/dl) während der gesamten Schwangerschaft ist bei 92 % der Kinder mit einem geistigen Entwicklungsrückstand, bei 73 % der Kin-

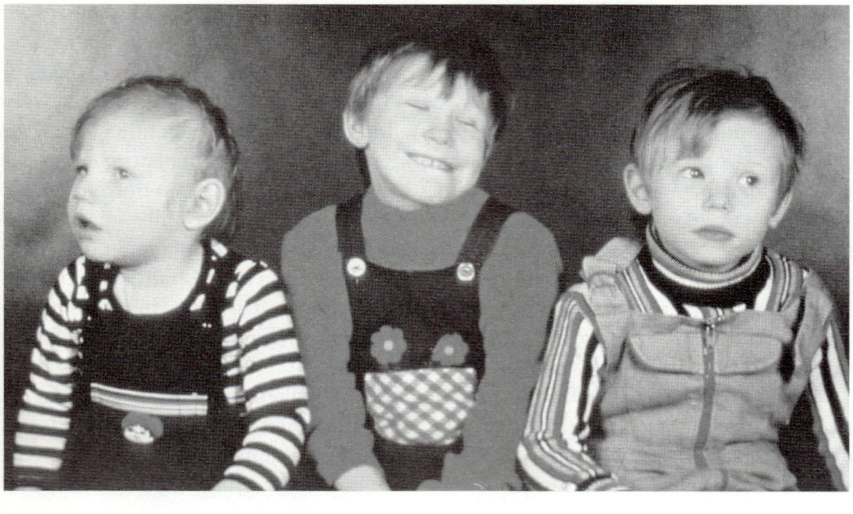

Abb. 39.2. Drei Brüder mit Mikrozephalie und mentaler Retardierung als Folge einer „maternalen PKU". (Beobachtung von W. Lenz, Münster)

der mit Mikrozephalie und bei 12 % der Kinder mit einem angeborenen Herzfehler zu rechnen (s. Abb. 39.2). Ein Geburtsgewicht <2 500 g wird bei 40–50 % der Kinder beobachtet. Bei einem Phenylalaninblutspiegel unter 900 μmol/l (unter 15 mg/dl) zum Zeitpunkt der Konzeption treten zwar keine Fehlbildungen auf. Dystrophie, Mikrozephalie und spätere, bleibende Intelligenzdefekte der Kinder treten aber in Abhängigkeit von der Höhe des mütterlichen Phenylalaninblutspiegels auf, ohne daß ein Schwellenwert angegeben werden kann.

Differentialdiagnose. Bei jedem Kind mit der Symptomentrias neonatale Dystrophie, Mikrozephalie und mentaler Entwicklungsrückstand, möglicherweise assoziiert mit angeborenen Herzfehlern, sollte eine Bestimmung des Phenylalaninblutspiegels der Mutter erfolgen, am einfachsten mit einer „Guthrie-Testkarte". Da das Screening in Deutschland erst 1968 flächendeckend eingeführt wurde, ist es immer noch möglich, daß Frauen im gebärfähigen Alter einen erhöhten Phenylalaninblutspiegel haben, ohne daß dies jemals vorher diagnostiziert wurde. Auch wenn im Kindesalter die Diagnose einer Hyperphenylalaninämie gestellt wurde, geht diese Information im Laufe der Jahre in vielen Familien verloren.

Prophylaxe und Prognose. Die einzig verläßliche Prophylaxe der maternalen PKU besteht in einer präkonzeptionell begonnenen, streng phenylalaninarmen Diät, die während der Schwangerschaft sorgfältig durch regelmäßige Laboruntersuchungen überwacht werden muß. Die tägliche Phenylalanintoleranz steigt während des 2. und 3. Trimenons der Schwangerschaft stark an, was einerseits Ausdruck des erhöhten Bedarfs für die Proteinsynthese während der Phase des schnellen Wachstums des Fetus, andererseits Ausdruck der Stoffwechselaktivität des heterozygoten Fetus ist.

Literatur

Hanley WB, Koch R, Levy HL, Matalon R, Rouse B, Azen C, Cruz F de la(1996) The North American Maternal Phenylketonuria Collaborative Study, developmental assessment of the offspring: preliminary report. Eur J Pediatr 155/Suppl 1: S169–S172

Lenke RR, Levy HL (1980) Maternal phenylketonuria and hyperphenylalaninemia. An international survey of the outcome of untreated and treated pregnancies. N Engl J Med 303: 1202–1208

Levy HL, Waisbren SE, Lobbregt D et al. (1996) Maternal non-phenylketonuric mild hyperphenylalaninemia. Eur J Pediatr 155/Suppl 1: S20–S25

Hyperphenylalaninämie durch Cofaktormangel

Häufigkeit. Hyperphenylalaninämien bedingt durch einen Cofaktormangel machen nur etwa 1–2 % aller Hyperphenylalaninämien aus.

Ätiologie. Tetrahydrobiopterin (BH_4) wird als Cofaktor für die Hydroxylierung von Phenylalanin, Tyrosin und Trytophan benötigt. Ein angeborener Mangel an BH_4 wird verursacht entweder durch einen Defekt der Synthese oder einen Mangel der Dihydropteridinreduktase (s. Abb. 39.1). Die Hydroxylierung von Tyrosin und Tryptophan sind wichtige Reaktionen des Synthesewegs von Katecholaminen und Serotonin, die bedeutende Neurotransmitter des Gehirns sind.

Die bislang bekannten Synthesedefekte sind der GTP-Cyclohydrolase-1-Mangel (GTP-CH), der 6-Pyrovoyl-Tetrahydrobiopterinsynthasemangel (PTPS) und der sehr seltene Pterin-4α-Carbinolamin-Dehydratasemangel (PCD). Diese Defekte und der Dihydropteridinreduktasemangel (DHPR) werden alle autosomal-rezessiv vererbt.

Pathogenese und Pathophysiologie. Der aktive Cofaktor BH_4 wird vorwiegend für die Aktivität des Phenylalaninhydroxylase-Komplexes benötigt. Die Hydroxylierung von Tyrosin und Trytophan sind Nebenwege des Stoffwechsels dieser Aminosäuren, die auf die katecholamin- und serotoninsynthetisierenden Gewebe beschränkt sind. Die Dihydropteridinreduktase kommt in sämtlichen Körpergeweben vor, da BH_4 auch in anderen Reaktionen als Protonendonator dient.

Katecholamine und Serotonin passieren die Bluthirnschranke nicht. Lediglich die Vorstufen L-Dopa und 5-Hydroxytryptophan können die Bluthirnschranke passieren und stehen dann im Hirngewebe für die Synthese von Katecholaminen und Serotonin zur Verfügung.

Klinische Symptome und Verlauf. Patienten mit durch Cofaktormangel bedingter Hyperphenylalaninämie werden häufig zunächst durch das Neugeborenenscreening aufgrund der Hyperphenylalaninämie diagnostiziert. Falls nicht unmittelbar die Diagnose der BH_4-Stoffwechselstörung gestellt wird, treten trotz „korrekter" diätetischer PKU-Behandlung schwere neurologische Störungen auf. Charakteristische Zeichen sind wechselnder Muskeltonus zwischen Hypotonie und Spastik mit Opisthotonus, Dystonie, Athetose und choreatiformen Bewegungen, Hypersalivation, Temperaturschwankungen, Myoklonien oder klonisch-tonische Krampfanfälle, myoklonische Augenbewegungen, mentaler und motorischer Entwicklungsrückstand und Mikrozephalie. Das Vorliegen von BH_4-Stoffwechselstörungen muß auch bei leichteren klinischen Krankheitsbildern in Betracht gezogen werden, da partielle Stoffwechseldefekte beschrieben sind.

Diagnose, Differentialdiagnose. Zur Differentialdiagnose der BH_4-Stoffwechselstörungen sollte bei jedem Kind, das im Screening mit Hyperphenylalaninämie entdeckt wird, vor Beginn der PKU-Behandlung eine BH_4-Stoffwechselstörung ausgeschlossen werden. Hierzu wird ein Urin gesammelt und auf Pterine analysiert und anschließend ein oraler Belastungstest mit 20 mg BH_4/kg KG durchgeführt. Vor und nach der Belastung werden die Plasmaspiegel von Phenylalanin und Tyrosin bestimmt. Ist ein normales Apoenzym vorhanden, kommt es innerhalb von vier Stunden zu einem raschen Abfall des Phenylalanins im Blut. Gleichzeitig wird die DHPR-Aktivität aus einer Guthrie-Testkarte bestimmt.

Der GTP-CH-Mangel und die partiellen Defekte können mit normalen oder nur gering erhöhten Plasmaspiegeln von Phenylalanin einhergehen. Besteht der Verdacht auf einen BH_4-Stoffwechseldefekt, sollten Pterine im Urin und Neurotransmittermetabolite im Liquor untersucht werden.

Therapie. Die Korrektur des Plasmaphenylalanins durch phenylalaninarme Diät allein ist nicht ausreichend für die Behandlung der Tetrahydrobiopterinmangelzustände. Zur

Behebung des Neurotransmitterdefizits im Gehirn müssen Neurotransmittervorstufen, die die Bluthirnschranke passieren können, gegeben werden. Patienten erhalten L-Dopa in einer Dosis zwischen 2 und 10 mg/kg/Tag mit einem Zusatz von Carbidopa (10 % der Dopa-Dosis) sowie 5-Hydroxy-Tryptophan zwischen 2 und 10 mg/kg/Tag. Diese Substitution wird in 3 bis 5 Einzeldosen aufgeteilt. Bei GTP-CH und PTPS wird zusätzlich 3–10 mg BH_4/kg Körpergewicht täglich in ein bis drei Dosen gegeben. Bei DHPR-Mangel muß zusätzlich 10 bis 20 mg Folinsäure täglich gegeben werden, wodurch die für diese Krankheit typische multifokale, perivaskuläre Demyelinisierung verhindert werden kann. Zu Beginn der Therapie muß durch regelmäßige Untersuchung der Neurotransmittermetabolite im Liquor die Einstellung korrigiert werden. Klinische Zeichen der Überbehandlung sind Erbrechen, Dyskinesie, Erregbarkeit und Tachykardie. Zeichen nicht ausreichender Behandlung sind Dystonien, Krampfanfälle, myoklonische Augenbewegungen, Ptose, Rumpfhypotonie, Hypertonie der Extremitäten, Hypersalivation.

Die pränatale Diagnostik ist bei den genannten Krankheiten möglich, wobei je nach Krankheit die Pterinanalyse der Amnionflüssigkeit, Enzymbestimmung aus Fetalblutproben und/oder aus Amnionzellen und Chorionzotten genutzt werden können.

Prognose. Erfolge der Behandlung hängen von der Schwere der Krankheit, dem Zeitpunkt der Diagnose und der Qualität der Einstellung ab. Das Spektrum der Behandlungsergebnisse reicht von ausgeprägtem Entwicklungsrückstand bis zu einer Entwicklung im niedrig normalen Bereich. Die Behandlung muß lebenslang fortgeführt werden.

Literatur

Blau N, Barnes I, Dhondt JL (1996) International database of tetrahydrobiopterin deficiencies. J Inher Metab Dis 19: 8–14

Matalon R, Michals K, Blau N, Rouse B (1989) Hyperphenylalaninemia due to inherited deficiencies of tetrahydrobiopterin. Adv Pediatr 36: 67–89

39.2 Tyrosin

Tyrosinämie Typ I (hepatorenale Tyrosinämie)

Definition. Die Tyrosinämie Typ I, die hepatorenale Tyrosinämie, wird autosomal-rezessiv vererbt und durch einen Defekt der Fumarylacetoacetat-Hydrolase verursacht. Die klinischen Symptome sind individuell sehr unterschiedlich. Funktionsstörungen der Leber reichen von frühem, akutem Leberversagen bis zu chronisch verlaufender Zirrhose mit Übergang in ein hepatozelluläres Karzinom und werden begleitet von renaler proximal tubulärer Dysfunktion (Fanconi-Syndrom, s. Kap. 184) und krisenhaften peripheren Neuropathien.

Häufigkeit. Verläßliche Zahlen über die Häufigkeit der Tyrosinämie Typ I gibt es nicht, da die Diagnose möglicherweise nicht bei jedem Erkrankten gestellt wird. Häufiger kommt die Krankheit in der Bevölkerung französischen Ursprungs der Provinz Quebec (ca. 1 : 1.900) und in Norwegen vor.

Ätiologie. Die Tyrosinämie Typ I wird verursacht durch einen Mangel der Fumarylacetoacetat-Hydrolase (FAH, s. Abb. 39.1). Dieses Enzym spaltet das im Abbau des Tyrosins entstehende Fumarylacetoacetat zu Fumarsäure und Acetessigsäure. Das Enzym kommt in allen Körpergeweben vor, jedoch mit größerer Aktivität in Leber und Niere. Das menschliche FAH-Gen konnte auf Chromosom 15q23-q25 lokalisiert werden. Die 14 Exons codieren für 419 Aminosäuren. Mindestens 10 verschiedene Mutationen wurden bisher beschrieben.

Pathogenese und Pathologie. Die Entstehung der Leber- und Nierenschädigung wird bis heute nicht vollständig verstanden. Maleylacetoacetat und Fumarylacetoacetat, die vor dem Stoffwechselblock liegenden Metabolite, sind Substanzen mit potentiell alkylierender Wirkung. Obwohl diese Substanzen im Blut von Patienten nicht nachgewiesen werden können, wird ihnen eine Rolle bei der Entstehung der Leber- und Nierenschädigung zugeschrieben. Aus Maleylacetoacetat und aus Fumarylacetoacetat entsteht Succinylaceton, das in Plasma und Urin nachgewiesen werden kann. Succinylaceton ist ein Inhibitor der δ-Aminolaevulinsäure-Dehydratase. Die dadurch entstehende Erhöhung von δ-Aminolaevulinsäure kann die porphyrieähnlichen Symptome der Tyrosinämie erklären.

Pathologisch-anatomisch entwickelt sich bei allen Patienten mit Tyrosinämie Typ I eine Leberzirrhose. Bereits im ersten Lebensjahrzehnt kann sich aus dieser Leberzirrhose ein hepatozelluläres Karzinom entwickeln.

Klinische Symptome und Verlauf. Bei jedem Kind mit einer unklaren Lebererkrankung, evtl. zusätzlicher renal tubulärer Dysfunktion und möglicherweise assoziierter chronischer Polyneuropathie, muß an das Vorliegen einer Tyrosinämie Typ I gedacht werden. Es lassen sich altersabhängig zwei Verlaufsformen unterscheiden. Die frühe, *akute* Verlaufsform manifestiert sich innerhalb weniger Wochen oder Monate nach der Geburt mit Gedeihstörung, Erbrechen, Diarrhöen, Hepatomegalie, hämorrhagischer Diathese, Hyperbilirubinämie, Hypoglykämie. Auch im späteren Säuglings- und Kindesalter sind akute Verläufe mit Leberversagen möglich. Die mehr *chronische* Verlaufsform manifestiert sich im Kindesalter mit weniger ausgeprägten Symptomen. Gedeihstörung und die Folgen der renal tubulären Dysfunktion mit hypophosphatämischer Rachitis können die einzigen Symptome sein. Sowohl bei der akuten als auch bei der chronischen Form treten bei etwa 40 % der Patienten krisenhaft Neuropathien auf, die einer akuten Porphyrie ähnlich sind. Es kommt zu schmerzhaften Parästhesien, muskulärer Hypertonie, Tachykardie, Ileus und teilweise zu progressiver Paralyse. In diesen Krisen kann es auch zur Selbstverletzung kommen. Im Verlauf einer Tyrosinämie Typ I muß die Leber regelmäßig mit bildgebender Diagnostik auf die Entwicklung von Adenomen bzw. einem hepatozellulären Karzinom untersucht werden.

Die Intelligenzentwicklung von Patienten mit hereditärer Tyrosinämie ist nicht beeinträchtigt.

Diagnose, Differentialdiagnose. Bei jedem Patienten mit ungeklärter Lebererkrankung oder Leberversagen muß eine

Tyrosinämie Typ I als Ursache ausgeschlossen werden. Die Aminosäurenanalyse allein zeigt eine mäßige Erhöhung des Tyrosins im Plasma. Ganz allgemein findet man bei chronischen Leberkrankheiten verschiedener Ursache neben einer Methionin- auch eine Tyrosinerhöhung im Plasma als unspezifisches Zeichen einer Leberfunktionsstörung. Eine Tyrosinerhöhung im Plasma allein beweist daher noch nicht die Diagnose einer Tyrosinämie Typ I. Der Schlüssel zur Diagnose liegt im Nachweis erhöhter Spiegel von Succinylaceton in Blut und Urin. Beweisend ist die verminderte Aktivität der Fumarylacetoacetat-Hydrolase in Fibroblasten oder Lymphozyten. Problematisch ist die Untersuchung der Fumarylacetoacetat-Hydrolaseaktivität in Lebergewebe, da in regenerierendem Lebergewebe der genetische Defekt revertieren kann und dann fälschlich normale Fumarylacetoacetat-Hydrolaseaktivität gemessen wird.

Weitere laborchemische Untersuchungen zeigen eine normochrome Anämie, Erhöhung der Leberenzyme, eine Erhöhung des freien und konjugierten Bilirubins und eine Erniedrigung der Vitamin-K-abhängigen Gerinnungsfaktoren. Das α-Fetoprotein ist auch ohne Vorhandensein eines hepatozellulären Karzinoms oft erhöht. Bei einer Tubulopathie findet man im Urin eine Hyperaminoacidurie, Glukosurie und Hyperphosphaturie.

Die pränatale Diagnose ist entweder durch Nachweis von Succincylaceton in der Amnionflüssigkeit oder durch Bestimmung des Enzymdefektes in der Amnionzellkultur oder in Chorionzotten möglich. In informativen Familien ist die pränatale Diagnose durch molekulargenetische Untersuchungen zu ergänzen.

Therapie. Die symptomatische Behandlung besteht im Ausgleich von Elektrolyt- und Phosphatdefiziten, der Behandlung der Rachitis vorzugsweise mit 1,25-OH-Vitamin-D_3 (s. Kap. 25, 66.3) und dem Ersatz von Gerinnungsfaktoren und Albumin.

Eine diätetische Behandlung mit Einschränkung von Tyrosin und Phenylalanin in der Nahrung vermindert die Ausscheidung von Succinylaceton. Diese Behandlung kann die tubuläre Dysfunktion bessern, die Leberkrankheit wird durch die diätetische Behandlung allein nicht gebessert.

Als neuer Behandlungsansatz ist die Hemmung des Enzyms 4-Hydroxyphenylpyruvat-Dioxygenase, die p-OH-Phenylpyruvat zu Homogentisinsäure umsetzt, durch 2-(2-Nitro-4-Trifluoromethylbenzoyl)-1,3-Cyclohexandion (NTBC) zu nennen. NTBC wird in einer Dosis von 0,6 mg/kg Körpergewicht täglich verabreicht. Da durch die Behandlung ein Stoffwechseldefekt vergleichbar der Tyrosinämie Typ II gesetzt wird, muß bei NTBC-Behandlung eine tyrosin-/phenylalaninarme Diät eingehalten werden. Die Verbesserung der klinischen Symptomatik bei akut verlaufender Tyrosinämie Typ I ist nach derzeitigem Kenntnisstand so überzeugend, daß die NTBC-Behandlung als Therapie der Wahl angesehen werden kann. Toxische Nebenwirkungen durch NTBC selbst sind in der angegebenen Dosierung bisher nicht beobachtet worden.

Bei fortgeschrittener Krankheit oder im akuten Leberversagen ist die Lebertransplantation (s. Kap. 128) lebenserhaltend. Nach der Lebertransplantation wird weiter Succinylaceton im Urin ausgeschieden, das vermutlich von der Niere gebildet wird. Risiken und Erfolge der Lebertransplantation bei Tyrosinämie Typ I unterscheiden sich nicht von anderen Indikationen. Es ist zu erwarten, daß mit zunehmender Verwendung von NTBC die Notwendigkeit einer Lebertransplantation bei Tyrosinämie Typ I seltener wird.

Prognose. Durch den Einsatz von NTBC hat sich die Prognose der hepatorenalen Tyrosinämie Typ I deutlich verbessert. Die Langzeiteffekte und -prognose dieser Therapie sind derzeit noch unklar. Die Prognose transplantierter Patienten wird durch die Prognose der Lebertransplantation bestimmt.

Literatur

Holme E, Lindstedt S (1995) Diagnosis and management of tyrosinemia type I. Curr Opin Pediatr 7: 726–732

Lindstedt S, Holme E, Lock EA, Hjalmarson O, Strandvik B (1992) Treatment of hereditary tyrosinaemia type I by inhibition of 4-hydroxyphenylpyruvate dioxygenase. Lancet 340/8823: 813–817

Tyrosinämie Typ II (okulokutane Tyrosinämie)

Definition und Häufigkeit. Als Tyrosinämie Typ II wird die okulokutane Tyrosinämie bezeichnet, die durch den autosomal-rezessiven Defekt der Tyrosinaminotransferase (TAT) verursacht wird. Die Krankheit wird auch nach ihren Erstbeschreibern als Richner-Hanhart-Syndrom bezeichnet. Die Krankheit ist sehr selten, über 100 Fälle wurden beschrieben.

Ätiologie und Pathogenese. Ursache der Tyrosinämie Typ II ist ein Mangel der hepatischen, zytosolischen Tyrosinaminotransferase (TAT, s. Abb. 39.1). Das Gen der TAT konnte auf dem Chromosom 16q22.1-q22.3 lokalisiert werden; verschiedene Mutationen bei Tyrosinämie-Typ II-Patienten wurden beschrieben.

Die Krankheit führt zu exzessiver Erhöhung der Tyrosinspiegel im Plasma (bis über 3000 µmol/l). Die Löslichkeit des in Wasser nur gering löslichen Tyrosins ist temperaturabhängig. In schlecht durchbluteten, kühleren Körperregionen kommt es daher zur Präzipitation von Tyrosinkristallen, die zu lokalen Entzündungsreaktionen führen. Betroffen sind daher in erster Linie die Cornea, die Handflächen und die Fußsohlen. Bei Tyrosinspiegeln unter 600 µmol/l bleibt bzw. geht Tyrosin auch in den peripheren Regionen in Lösung. Die Funktion von Leber und Nieren wird durch die Tyrosinerhöhung bei Tyrosinämie Typ II nicht beeinträchtigt.

Klinische Symptome und Verlauf. Der Schweregrad der Krankheit ist sehr unterschiedlich. Symptome können ab dem Säuglingsalter jederzeit auftreten. Charakteristisches Symptom ist die beidseitig ausgeprägte schmerzhafte Keratitis mit Photophobie und Augentränen (s. Abb. 39.3). Bei der Spaltlampenuntersuchung findet sich eine beidseitige Keratitis, die einer Keratitis herpetiformis gleicht. Die Herpeskeratitis kommt allerdings üblicherweise nur einseitig vor. Die Symptomatologie verstärkt sich in der kälteren Jahreszeit. Unbehandelt kann es zur Vernarbung der Hornhaut und zum Sehverlust kommen. Typische palmoplantare Veränderungen sind schmerzhafte Hyperkeratosen an Druckstellen, denen entzündliche Erosionen oder

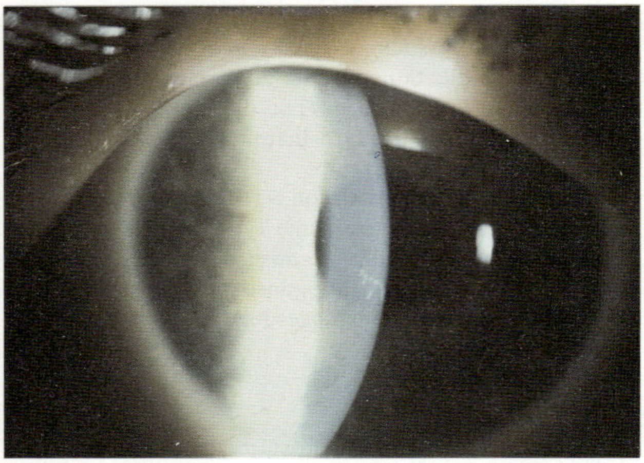

Abb. 39.3. Herpetiforme Keratitis bei der okulokutanen Tyrosinämie Typ II (Richner-Hanhart-Syndrom)

Blasenbildung vorausgehen können. Nur etwa die Hälfte der Patienten zeigt neurologische Auffälligkeiten mit milder mentaler Retardierung, Störungen der Feinmotorik oder Selbstverstümmelung.

Diagnose und Differentialdiagnose. Jeder Patient mit beidseitiger Keratitis und jedes Kind mit unerklärlichen schmerzhaften Keratosen an Hand- und Fußsohlen sollte auf das Vorliegen einer Tyrosinämie Typ II untersucht werden. Unbehandelte Patienten zeigen meistens einen erhöhten Plasmaspiegel von Tyrosin über 1000 μmol/l und eine abnorme Ausscheidung von Tyrosinmetaboliten im Urin.

Therapie und Prognose. Ziel der Behandlung ist eine Verminderung des Tyrosinspiegels unter 600 μmol/l. Dies wird in leichteren Fällen allein durch eine Eiweißreduktion in der Nahrung auf z. B. 1,5 g/kg Körpergewicht täglich erreicht. Ist diese Einschränkung der Eiweißzufuhr nicht ausreichend, muß mit einer phenylalanin- und tyrosinarmen Diät lebenslang behandelt werden. Nach Erreichen des Schwellenwertes von etwa 600 μmol/l verschwinden die klinischen Symptome innerhalb von wenigen Wochen. Wird die Diagnose früh gestellt und ist die Therapie erfolgreich, so ist die Prognose der Keratitis gut.

Literatur

Goldsmith LA, Kang E, Bienfang DC, Jimbow K, Gerald P, Baden HP (1973) Tyrosinemia with plantar and palmar keratosis and keratitis. J Pediatr 83: 798–805

Hervé F, Moreno JL, Ogier H et al. (1986) Kératite „inguérissable" et hyperkératose palmo-plantaire chronique avec hypertyrosinémie. Guerison par un regime pauvre en tyrosine. Tyrosinémie de type II. Arch Fr Pediatr 43: 19–22

Alkaptonurie

Definition und Häufigkeit. Alkaptonurie ist eine seltene, autosomal-rezessiv vererbte Krankheit, bei der das Zwischenprodukt Homogentisinsäure im Abbauweg des Tyrosins wegen eines Defekts der Homogentisinsäureoxidase (s. Abb. 39.1) nicht weiter abgebaut werden kann. Das Gen der Homogentisinsäureoxidase konnte auf Chromosom 3q21-q23 lokalisiert werden.

Ätiologie und Pathogenese. Homogentisinsäure polymerisiert zu dunklen Pigmenten. Die Polymerisation wird durch Alkali beschleunigt. Urin der Patienten verfärbt sich spontan, vor allem aber nach Zugabe von Alkali rasch dunkel (s. Abb. 39.4). Das dunkle, sog. ochronotische Pigment, wird in Bindegewebe und Knorpel abgelagert und führt dort zu degenerativen Veränderungen (Ochronose). Es wird vermutet, daß die abnormen Abbauprodukte der Homogentisinsäure toxisch auf den Kollagen- und Knorpelstoffwechsel wirken. Insbesondere wird die Lysylhydroxylase gehemmt, die für die Vernetzung der Kollagenfasern essentiell ist.

Klinik, Verlauf und Therapie. Im Kindesalter fällt die Alkaptonurie über den dunklen bzw. nachdunkelnden Urin auf. Zusatz von Alkali führt zu einem raschen Dunkeln des Urins. Die Ochronose der Patienten wird klinisch erst im 2. bis 3. Lebensjahrzehnt manifest. Äußerlich erkennbar sind dunkle ochronotische Pigmentablagerungen in den Skleren. Die sich entwickelnde ochronotische Arthritis ist eine Osteoarthritis. Typisch sind Wirbelsäulenveränderungen mit Degeneration und Kalzifizierung der Bandscheiben. Diätetische Einschränkung von Phenylalanin und Tyrosin führen nicht zu einer ausreichenden Verminderung der Homogentisinsäure. Die tägliche Einnahme von Gramm-Mengen Ascorbinsäure zum Erhalt der Aktivität der Lysylhydroxylase wird empfohlen.

Literatur

O'Brien WM, La Du BN, Bunim JJ (1963) Biochemical, pathological and clinical aspects of alcaptonuria, ochronosis and ochronotic arthropathy. Am J Med 34: 813–838

Hazleman BL, Adebajo AO (1993) Alcaptonuria. In: Royce PM, Steinmann B (eds) Connective Tissue and Ist Heritable Disorders. Wiley-Liss, New York, pp 591–602

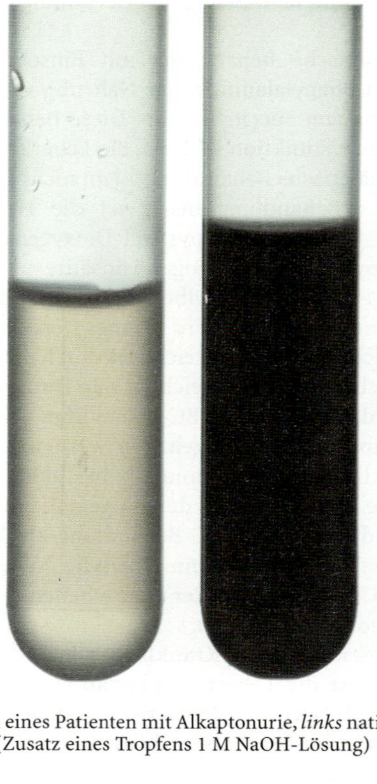

Abb. 39.4. Urin eines Patienten mit Alkaptonurie, *links* nativ, *rechts* nach Alkalisierung (Zusatz eines Tropfens 1 M NaOH-Lösung)

Tyrosinase-negativer okulokutaner Albinismus (OCA)

Der Tyrosinase-negative okulokutane Albinismus wird autosomal-rezessiv vererbt. Die Häufigkeit liegt in der weißen Bevölkerung bei 1:39.000. Ursache ist ein Defekt der Melanozytentyrosinase, die auf Chromosom 11q14-q21 lokalisiert ist. Vier unterschiedlich schwere klinische Phänotypen werden beobachtet, OCA 1A ohne Pigmentbildung während des gesamten Lebens, OCA 1B mit leicht gelber Pigmentierung der Haare und geringer Pigmentierung der Augen, OCA 1MP (Minimalpigment) ebenfalls mit allmählicher Gelbfärbung der Haare und Ausbildung okulären Pigmentes und OCA 1TS (temperatursensitiv) mit später Pigmentbildung im Verlauf der Pubertät, aber nur in kälteren Körperregionen. Folge des Tyrosinase-negativen Albinismus ist die angeborene Hypopigmentierung von Haut, Haaren und Augen. Die Pigmentarmut von Iris und Retina führt zu erheblichen Sehstörungen mit Nystagmus, Foveahypoplasie und Störungen der Sehbahn im Chiasmabereich. Diagnostisch für den Tyrosinase-negativen Albinismus ist das Ausbleiben der Pigmentbildung in Haarwurzeln nach Inkubation in Tyrosin- oder DOPA-haltiger Lösung. Patienten mit Albinismus benötigen einen maximalen Sonnenschutz und ständige augenärztliche Betreuung.

Zu den anderen Formen des Albinismus s. Kap. 262.

39.3 Verzweigtkettige Aminosäuren Leuzin, Valin und Isoleuzin und zugehörige Organoacidopathien

Definition. Die ersten beiden Abbauschritte dieser drei essentiellen Aminosäuren werden durch zwei Enzyme katalysiert. Dabei entstehen durch reversible Transaminierung zunächst die verzweigtkettigen 2-Ketosäuren und aus ihnen durch irreversible Dekarboxylierung Acyl-CoA-Verbindungen (organische Säuren). Danach wird das Kohlenstoffgerüst jeder Aminosäure getrennt über weitere Acyl-CoA-Verbindungen zu kleinen Molekülen des Intermediärstoffwechsels abgebaut (Abb. 39.5). Folge einer eingeschränkten Dekarboxylierung der Ketosäuren ist die Ahornsirupkrankheit (MSUD). Die diversen Enzymdefekte in den weiteren getrennten Abbauwegen der Acyl-CoA-Verbindungen verursachen die sog. Organoacidopathien (Organoacidämien, -urien) mit der Akkumulation entsprechender vor dem Enzymblock gelegener organischer Säuren.

Ahornsirupkrankheit (MSUD)

Definition und Häufigkeit. Der Ahornsirupkrankheit („maple syrup urine disease", MSUD) liegen verschiedene genetische Defekte im Multienzymkomplex der verzweigtkettigen 2-Ketosäuren-Dehydrogenase („branched-chain 2-keto acid dehydrogenase", BCKA-DH) zugrunde. Dieser in den Mitochondrien gelegene Enzymkomplex besteht aus den Untereinheiten $E_{1\alpha}$, $E_{1\beta}$, E_2 und E_3 und benötigt Thiaminpyrophosphat als Coenzym. Ist infolge von Mutationen in den $E_{1\alpha}$-, $E_{1\beta}$- oder E_2-kodierenden Genen die Gesamtaktivität der BCKA-DH beeinträchtigt, so entsteht die Ahornsirupkrankheit (MSUD), die ihren Namen vom karamelartigen Ahornsirupgeruch des Urins unbehandelter Patienten hat. Da E_3 auch Bestandteil der Pyruvat- und 2-Ketoglutarat-Dehydrogenase ist, entsteht durch Mutationen im E_3-Gen eine über die reine MSUD hinausgehende Stoffwechselstörung mit zusätzlichen Metaboliten (s. E_3-Mangel). Die Häufigkeit der MSUD wird auf <1:500.000 Geburten geschätzt. Bei den Mennoniten in Pennsylvania kommt sie infolge einer hohen Konsanguinitätsrate bei 1:176 Lebendgeborenen vor.

Ätiologie und Pathogenese. Die MSUD existiert in unterschiedlichen Schweregraden: bei der klassischen Form fehlt die Enzymaktivität nahezu vollständig, bei den leichteren varianten Formen (intermediäre, intermittierende Form) betragen die Enzymaktivitäten zwischen 2 und 25% der Norm. In den $E_{1\alpha}$- $E_{1\beta}$-, und E_2-Genen wurden jeweils verschiedene Mutationen identifiziert, die zur klassischen und varianten MSUD führen. Erwähnenswert ist die Missense-Mutation (Y 393N) in $E_{1\alpha}$, die in homozygoter Form bei den Mennoniten die klassische MSUD verursacht.

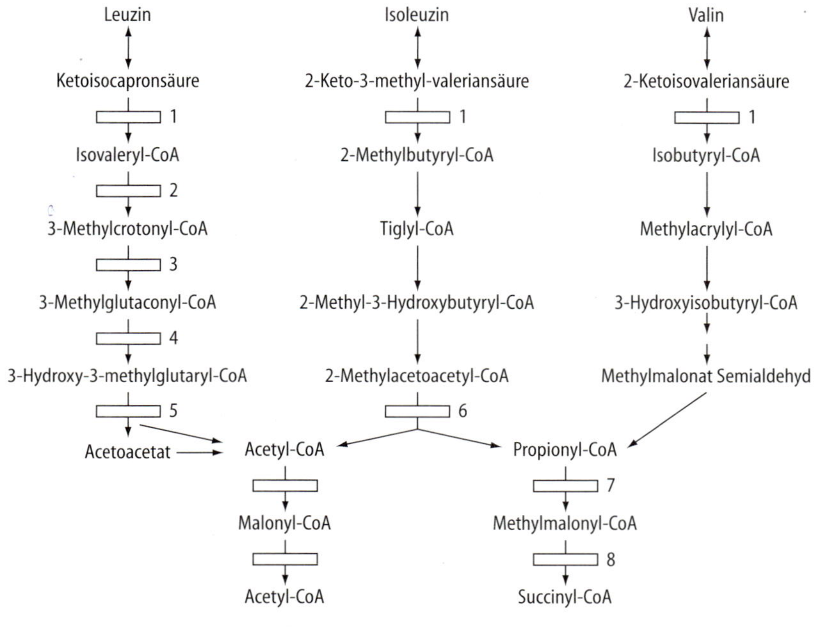

Abb. 39.5. Stoffwechselwege der verzweigtkettigen Aminosäuren mit der Position der einzelnen Enzymdefekte.
1. BCKA-DH-Mangel = MSUD;
2. Isovaleryl-CoA-Dehydrogenasemangel = Isovalerianacidämie;
3. 3-Methylcrotonyl-CoA-Carboxylasemangel = 3-Methylcrotonylglycinurie;
4. 3-Methylglutaconyl-CoA-Hydratasemangel = 3-Methylglutaconacidurie (Typ I);
5. 3-Hydroxy- 3-Methylglutaryl-CoA-Lyasemangel;
6. 2-Methylacetoacetyl-CoA-Thiolasemangel = 3-Ketothiolasemangel;
7. Propionyl-CoA-Carboxylasemangel = Propionacidämie;
8. Methylmalonyl-CoA-Mutasemangel = Methylmalonacidurie

Infolge der reduzierten Aktivität der BCKA-DH kommt es zum Anstieg der Aminosäuren Leuzin, Valin, Isoleuzin und Alloisoleuzin, einem Stereoisomer des Isoleuzins, sowie deren 2-Ketosäuren in Blut und Geweben. Temporär oder permanent stark erhöhte Spiegel der verzweigtkettigen Amino- und Ketosäuren führen zu schwerwiegenden Funktionsstörungen des Zentralnervensystems, wobei die Neurotoxizität vorwiegend von dem Metabolitenpaar Leuzin und der zugehörigen 2-Ketoisocapronsäure (KIC) ausgeht, dessen symptomatische Schwelle im Plasma bei etwa 1 mmol/l liegt. Die Konzentration der Metabolite im Gehirn beträgt nur etwa die Hälfte der Plasmakonzentration. Akute Effekte hoher KIC-Konzentrationen sind gestörte Transportprozesse von für den Hirnstoffwechsel wichtigen Substanzen an der Blut-Hirn-Schranke und an Zellmembranen, Verschiebungen im Aminosäuren-Neurotransmitter-Gleichgewicht mit meßbaren Erniedrigungen von Glutamin, Glutamat und GABA im Hirngewebe, sowie die Hemmung verschiedener protein- und lipidanaboler energieliefernder enzymatisch katalysierter Reaktionen.

Klinische Symptome und Verlauf. Typischerweise wird das Neugeborene mit klassischer MSUD ab dem 4. Lebenstag somnolent, sobald Leuzin und KIC eine kritische Schwelle erreichen. Es zeigt Trinkschwäche und zunehmend neurologische Symptome wie Hypo- und Areflexie, Rumpfhypotonie und Hypertonie der Extremitäten, vorgewölbte Fontanelle, zerebrale Krampfanfälle, respiratorische Insuffizienz und wird schließlich tiefkomatös. Zusammen mit der neurologischen Symptomatik beginnt auch der intensive Geruch nach Ahornsirup. Allerdings schließt das Fehlen des Geruchs eine MSUD nicht aus. In dieser Phase ist ein typisches EEG-Muster mit kammähnlichem Rhythmus vorhanden und in der zerebralen Bildgebung ist ein Hirnödem sichtbar. Bei rascher Senkung der Metabolite sind die Symptome reversibel. Persistieren hohe Spiegel über den 14. Lebenstag hinaus, so ist mit bleibenden Zerebralschäden zu rechnen, die von einer späteren Intelligenzminderung bis hin zur spastischen Zerebralparese reichen können.

In etwa 15% der Fälle liegt bei höherer Restaktivität der BCKA-DH eine leichtere MSUD-Variante vor. Bei der sog. intermittierenden Variante treten zerebrale Symptome während ketoacidotischer Episoden meist erst im Kleinkindesalter während fieberhafter Krankheiten oder nach sehr proteinreicher Mahlzeit auf. Bei der sog. intermediären Form kommt es zur gestörten psychomotorischen Entwicklung, ohne daß ketoacidotische Episoden bestanden hätten. Es gibt auch sehr leichte Varianten, die aufgrund hoher Enzymrestaktivität zeitlebens asymptomatisch bleiben.

Diagnose. Bei der klassischen MSUD ist der rasche Anstieg der verzweigtkettigen Amino- und Ketosäuren nach der Geburt Folge des Katabolismus und der begonnenen Milchernährung. Im allgemeinen ist das Neugeborene bei Diagnosestellung kritisch krank und in der Regel deckt die zur Diagnosesicherung erforderliche Analyse der Plasmaaminosäuren Leuzinspiegel von 2–5 mmol/l auf. Die neurotoxische KIC ist in etwa gleicher Konzentration vorhanden, während Valin, Isoleuzin und Alloisoleuzin deutlich tiefer liegen. Im Urin ist der Ketosäuren anzeigende Dinitrophenylhydrazin(DNPH)-Test stark positiv. Bei der Differentialdiagnostik einer leichteren MSUD-Variante spricht ein Alloisoleuzinspiegel im Plasma < 5 µmol/l gegen eine MSUD. Die hohen Spiegel an verzweigtkettigen Aminosäuren sind derart charakteristisch für MSUD, daß die Bestätigung der Diagnose auf Enzymebene (z.B. in Fibroblasten) nicht unbedingt erfolgen muß. Die Pränataldiagnostik wird auf Enzymebene in Chorionzotten durchgeführt.

Therapie und Prognose. Bei der klassischen MSUD sind die neurotoxischen Metabolite schnellstmöglich durch Blutaustauschtransfusion oder extrakorporale Dialyse zu eliminieren, und zwar möglichst vor dem 10. Lebenstag. Nach Abschluß der Akutbehandlung wird in Analogie zur Phenylketonurie, im Unterschied zu dieser Krankheit aber mit einer lebenslang erforderlichen Diättherapie begonnen. Diese stark im Gehalt an verzweigtkettigen Aminosäuren und damit im Proteingehalt eingeschränkte Ernährung bedarf lebenslang der Substitution mit einem leuzin-, valin- und isoleuzinfreien Gemisch von essentiellen Aminosäuren. Im Prinzip enthält die Diät diese Aminosäuren nur in für die körpereigene Proteinsynthese erforderlichen Mengen. Auf diese Weise werden die Plasmakonzentrationen von Leuzin, Valin und Isoleuzin und damit auch der entprechenden Ketosäuren im Bereich normaler bis mäßig erhöhter Werte, am besten nicht oberhalb des Dreifachen der Norm, gehalten. Bei den MSUD-Varianten reicht eine im Proteingehalt mäßig eingeschränkte Ernährung aus.

Trotz optimaler Therapie können lebenslang im Rahmen gewebekataboler Zustände während interkurrenter Infektionen Stoffwechseldekompensationen mit hohen Amino- und Ketosäurenspiegeln auftreten. Die dann bei Plasmaleuzinspiegeln > 1 mmol/l auftretenden neurologischen Symptome wie Lethargie, Ataxie, Dysarthrie, Halluzinationen, Zeichen des Hirnödems sind unter frühzeitiger Therapieintensivierung nach einem Notfallprotokoll durch Beendigung jeglicher Proteinzufuhr, Umschalten auf reine Kohlenhydrataufnahme rasch reversibel. Bei schweren Entgleisungen läßt sich der Gewebekatabolismus unter Einsatz von Insulin mit seiner rasch anabolen Wirkung beherrschen.

Patienten mit klassischer MSUD können sich somatisch, psychomotorisch und neurologisch normal entwickeln. Allerdings müssen eine sehr frühe Diagnosestellung mit raschem Behandlungsbeginn, eine konsequente und gute Dauerbehandlung mit der Spezialdiät und rasche und wirksame Reaktionen auf katabole Zustände gewährleistet sein. Die Ursache für spätere kognitive Defizite ist im wesentlichen in einem um wenige Tage verzögerten Behandlungsbeginn in der Neonatalperiode zu suchen. Bei Schwangerschaften von Patientinnen mit MSUD lassen sich durch intensive Diätbehandlung Embryo- oder Fetopathien vermeiden.

Literatur

Chuang DT, Shih VE (1995) Disorders of branched-chain amino acid and keto acid metabolism. In: Scriver CR, Beaudet AL, Sly WS, Valle D (eds) The metabolic and molecular bases of inherited disease, 7th ed. McGraw-Hill, New York, pp 1239–1277

Korein J, Sansaricq C, Kalmijn M, Honig J, Lange B (1994) Maple syrup urine disease: clinical, EEG, and plasma amino acid correlations with a theoretical mechanism of acute neurotoxicity. Intern J Neuroscience 79: 21–45

Verzweigtkettige Organoacidopathien

Definiton. In der Gruppe der Organoacidopathien liegen Enzymdefekte in den Abbauwegen des Kohlenstoffskeletts von Leuzin, Valin und Isoleuzin, auf dem Niveau ihrer Acyl-CoA-Verbindungen vor. Anderen Organoacidopathien liegen Störungen im Abbau der Aminosäuren Lysin und Tryptophan – Glutaracidurie Typ I – oder Störungen im γ-Glutamylzyklus – Pyroglutamaturie – zugrunde. Eine weitere Krankheitsgruppe umfaßt erbliche Defekte von Enzymen oder Transportproteinen, die sämtlich an der Oxidation der aliphatischen freien Fettsäuren beteiligt sind (s. Kap. 42).

Ätiologie und Pathogenese. Aufgrund genetischer Defekte spezifischer intramitochondrialer Enzyme akkumulieren in den Mitochondrien primär Acyl-CoA-Ester (Abb. 39.5). Diese Ester und die entsprechenden freien organischen Säuren hemmen in hoher Konzentration eine Reihe mitochondrialer Stoffwechselschritte und verursachen auf diese Weise Hyperammonämie, Hyperlaktatämie, Hyperglycinämie und Hypo- oder Hyperglykämie. Ein weiterer wichtiger Folgeeffekt intramitochondrialer Akkumulation von Acyl-CoA-Estern ist die Sequestrierung von Coenzym A, was über den Mangel an freiem CoA-SH zur Hemmung CoA-SH-abhängiger Stoffwechselprozesse führt. Carnitin geht leicht Esterbindung mit Acylgruppen ein, und ein zusätzliches Carnitinangebot kann die Verfügbarkeit von freiem CoA-SH verbessern. Das Verhältnis von Acylcarnitin zu freiem Carnitin im Blut reflektiert das intramitochondriale Acyl-CoA/CoA-SH-Verhältnis. Die Carnitinveresterung hat eine gewisse detoxifizierende Wirkung und kann zu einer erhöhten Ausscheidung von toxischen Acyleinheiten im Urin beitragen. Aufgrund erhöhter renaler Acylcarnitinausscheidung verarmt der Organismus an Carnitin. Diesen Zusammenhängen wird bei der Behandlung von Organoacidopathien durch Carnitinsubstitution Rechnung getragen.

Klinische Symptome. Die verzweigtkettigen Organoacidopathien treten in zweierlei Formen mit charakteristischer Leitsymptomatik auf. Bei der *akuten neonatalen Form* entwickeln die zunächst unauffälligen Neugeborenen in den ersten Lebensstunden bis -tagen (keto-)acidotische Krisen mit Trinkunlust, Erbrechen, Lethargie, Dehydratation und Koma und bisweilen Krampfanfällen. Bei der *chronisch-intermittierenden Form* kommt es episodisch zu (keto-)acidotischen Krisen mit Erbrechen, Hyperventilation, Lethargie und Koma bei einem oftmals muskelhypotonen und psychomotorisch retardierten Säugling. Ausgelöst werden solche Krisen durch proteinreiche Nahrung oder durch gesteigerte Proteolyse im Rahmen eines Gewebekatabolismus entweder unmittelbar nach der Geburt oder später während fieberhafter Krankheiten. Bei den sog. zerebralen Organoacidopathien – Prototyp Glutaracidurie I –, die mit neurodegenerativen Krankheitsbildern einhergehen, können acidotische Episoden vollkommen fehlen.

Diagnose. Die organischen Säuren werden durch Gaschromatographie, meist in Kombination mit Massenspektrometrie, am sichersten im Urin während einer „metabolischen Krise" identifiziert. In den Geweben und Körperflüssigkeiten, besonders im Urin, akkumulieren freie Säuren, Carnitinester und verschiedene Konjugate z.B. mit Glycin oder Glukuronsäure. Bei der Diagnostik ist die Analyse der Plasmaaminosäuren mit ihren sekundären unspezifischen Veränderungen wenig aussagekräftig. Durch Anwendung der Tandem-MS-Technik auf die auf Filterpapier getrockneten Blutstropfen des Neugeborenen läßt sich das Neugeborenenscreening auf die gesamte Gruppe der Organoacidopathien ausweiten. Auf diese Weise könnte es gelingen, durch Analyse des Acylcarnitinprofils eine Organoacidopathie im Prinzip in den ersten Lebenstagen noch in präsymptomatischem Zustand zu diagnostizieren. Bei der Pränataldiagnostik wird in den meisten Fällen entweder die Aktivitätsbestimmung des entsprechenden Enzyms in Chorionzotten oder der Nachweis erhöhter Konzentrationen der entsprechenden organischen Säuren im Fruchtwasser herangezogen.

Literatur

Rashed MS, Ozand PT, Bucknall MP, Little D (1995) Diagnosis of inborn errors of metabolism from blood spots by acylcarnitines and amino acids profiling using automated electrospray tandem mass spectrometry. Pediatr Res 28: 324–331

Isovalerianacidämie

Definition und Häufigkeit. Dieser Störung im Leuzinabbau (s. Abb. 39.5) mit einer geschätzten Inzidenz von <1:200 000 liegen unterschiedliche Mutationen im Gen der Isovaleryl-CoA-Dehydrogenase zugrunde. Die Aktivität des Enzyms ist unabhängig von der klinischen Präsentation auf 0–3% der Norm reduziert.

Klinische Symptome und Verlauf. Bei der *akuten neonatalen Form* sind nach einem symptomfreien Intervall ab der 1. oder 2. Lebenswoche eine Enzephalopathie mit Lethargie, Trinkschwäche, progredienter neurologischer Symptomatik, Erbrechen, Dehydratation, zerebralen Krampfanfällen und Koma die vorherrschenden Symptome. Es kommt zur metabolischen Acidose mit Ketonurie und Schweißfußgeruch, zur Hyperammonämie und Neutro- und Thrombopenie. Bei *chronisch-intermittierendem Verlauf* treten periodisch, im Rahmen von Infekten oder bei Erhöhung des Proteingehaltes der Nahrung, im allgemeinen mit Beginn im 1. Lebensjahr schwere ketoacidotische Zustände auf, die mit rezidivierendem Erbrechen und Somnolenz, Ataxie und Halluzinationen beginnen und bis zum Koma führen können. Begleitet werden diese Zustände von Hyperglykämien. Während dieser Episoden enthält das Plasma die freie, mit dem Schweißfußgeruch behaftete und neurotoxisch wirkende Isovaleriansäure in großer Menge. Im symptomfreien Intervall ist diese deutlich geringer und liegt im nichtneurotoxischen Bereich. Zu solchen Zeiten ist die Menge des anfallenden Metaboliten Isovaleryl-CoA so gering, daß er vollständig in Form nichttoxischer Konjugate wie Isovalerylglycin, Isovalerylcarnitin renal ausgeschieden wird. Hingegen ist die Kapazität der Konjugatbildung bei hohem Anfall von Isovaleryl-CoA unzureichend und es entsteht die freie Isovaleriansäure in nunmehr neurotoxischen Konzentrationen.

Diagnose. Die Diagnose ergibt sich anhand des spezifischen Musters der organischen Säuren im Urin mit den Hauptmetaboliten Isovalerylglycin, 3-Hydroxyisovaleriansäure und Isovalerylcarnitin.

Therapie und Prognose. Viele Patienten weisen aufgrund verzögerter Diagnosestellung oft erst nach mehreren schweren ketoacidotischen Episoden einen bleibenden Hirnschaden auf. Bei frühzeitiger Diagnosestellung und Behandlung mit proteinarmer Enährung und zusätzlich mit Glycin und Carnitin zur Optimierung der Bildung von Isovalerylkonjugaten haben sich die Chancen für eine normale neurologische und mentale Entwicklung deutlich verbessert. Auch bei optimaler Therapie ist während des metabolischen Stresses mit ketoacidotischen Episoden zu rechnen. Diese lassen sich mit frühzeitig begonnenen Notfallmaßnahmen – Stop weiterer Proteinaufnahme, intravenöse Zufuhr von Flüssigkeit, Puffer und Carnitin, Anhebung der oralen Glycindosis – rasch und ohne Komplikationen beheben.

Literatur

Berry GT, Yudkoff M, Segal S (1988) Isovaleric acidemia: medical and neurodevelopmental effects of long-term therapy. J Pediatr 113: 58–64

Fries MH, Rinaldo P, Schmidt-Sommerfeld E, Jurecki E, Packman S (1996) Isovaleric acidemia: response to a leucine load after three weeks of supplementation with glycine, L-carnitine, and combined glycine-carnitine therapy. J Pediatr 129: 449–452

Erblich bedingte Formen der 3-Methylglutaconacidurie (3MGC-Acidurie)

Klinische Symptome und Verlauf. Bei der Untersuchung des Urins von neurologisch auffälligen Kindern auf abnorme organische Säuren wird nicht selten die Kombination einer 3-Methylglutacon- und 3-Methylglutaracidurie gefunden. Mit dieser spezifischen Organoacidurie sind mindestens 3 umschriebene klinische Phänotypen assoziiert. Die meisten Kinder mit 3-MGC-Acidurie lassen sich allerdings keinem Typ zuordnen.

Typ 1. Aufgrund eines Aktivitätsmangels des im Leuzinabbau lokalisierten Enzyms 3-Methylglutaryl-CoA-Hydratase kommt es zur Akkumulation der spezifischen Metabolite und zu ihrer vermehrten Ausscheidung unter erhöhter Leuzinzufuhr. Bei den bisher bekannten Fällen bestand lediglich eine verzögerte Sprachentwicklung.

Typ 2 (Barth-Syndrom). Zu diesem X-gebundenen Syndrom gehören eine dilatative Kardiomyopathie, z.T. mit abnormen Mitochondrien, eine allgemeine Myopathie, Wachstumsstörungen, Neutropenie und Infektanfälligkeit bei weitgehend normaler kognitiver Entwicklung. Zum Teil werden noch andere organische Säuren, z.B. Fumarsäure, 2-Äthylhydracrylsäure, ausgeschieden.

Typ 3 (Costeff-Optikusatrophie-Syndrom). Dieser Typ kommt ausschließlich bei aus dem Irak stammenden Juden vor. Es besteht eine Optikusatrophie kombiniert mit einer variablen neurologischen Symptomatik: Choreoathetose, spastische Paraparese, zerebelläre Ataxie.

Nicht klassifizierte Typen der 3-MGC-Acidurie. Die meisten Patienten aus dieser Gruppe haben eine ausgeprägte neurologische Symptomatik mit psychomotorischer Retardierung, muskulärer Hypotonie, Krampfanfällen und z.T. Veränderungen des Augenhintergrunds. Bei einzelnen Patienten wurde auch über Tetraspastik, Taubheit, Optikusatrophie, Mikrozephalus, Dysmorphien, Gedeihstörung, hypertrophe Kardiomyopathie und Leberfunktionsstörungen berichtet. Einige Patienten hatten Verläufe mit ketoacidotischen Krisen, einige verstarben im Kleinkindesalter. Häufig besteht neben der 3-Methylglutaconacidurie eine erhöhte Ausscheidung von Zitratzyklusintermediaten oder Laktat.

Diagnose. Bei allen Formen der 3-MGC-Acidurie – außer Typ 1 – liegt eine normale Aktivität der 3-Methylglutaconyl-CoA-Hydratase vor, und eine Leuzinbelastung führt nicht zu einem Anstieg der o.g. Metabolite im Urin. Die Vererbung – außer beim Typ 2 – ist autosomal-rezessiv. Bei diesen Stoffwechselstörungen mit progredientem Verlauf sind die molekularen Ursachen noch unbekannt. Bei einigen Patienten wird der primäre biochemische Defekt in der mitochondrialen Atmungskette vermutet.

Literatur

Gibson KM, Elpeleg ON, Jakobs C, Costeff H, Kelley RI (1993) Multiple syndromes of 3-methylglutaconic aciduria. Pediatr Neurol 9: 120–123

3-Hydroxy-3-Methylglutaracidurie (HMG-CoA-Lyase-Mangel)

Definition. Dieser seltene, autosomal-rezessiv vererbte Enzymdefekt betrifft die letzte Stufe des Leuzinabbaus (Abb. 39.5) und die Ketogenese. Er stellt eine Organoacidämie und gleichzeitig eine klassische Störung der Fettsäurenoxidation dar, mit stark gestörter Bildung von Acetoacetat und 3-Hydroxybutyrat. Diese Störung kommt öfter in mediterranen Ländern vor. Im HMG-CoA-Lyase-Gen wurden mehrere Mutationen nachgewiesen.

Klinische Symptome und Verlauf. Das Krankheitsbild ist sehr heterogen. In einigen Fällen kann es bereits in der Neonatalperiode zu lebensbedrohlichen acidotischen und hypoglykämischen Krisen kommen. In klassischer Weise treten aber im Säuglingsalter im Rahmen von Infektionen mit Inappetenz, so wie auch bei anderen Störungen der Fettsäurenoxidation, akute Episoden von Reye-ähnlicher Symptomatik mit Tachypnoe, Lethargie und Koma auf. Laborchemisch liegen neben einer extremen Hypoglykämie bei fehlender Ketose/Ketonurie eine ausgeprägte metabolische Acidose, Hyperlaktatämie, z.T. Hyperammonämie und erhöhte Transaminasen vor. Die schweren Hypoglykämien und die Schocksymptomatik können zu vielfältigen bleibenden neurologischen Schäden führen.

Diagnose. Das typische Profil der organischen Säuren im Urin umfaßt hohe Konzentrationen von 3-Hydroxy-3-Methylglutar-, 3-Methylglutacon-, 3-Methylglutar- und 3-Hydroxyisovaleriansäure bei fehlenden Ketonkörpern. Die verminderte Enzymaktivität ist in Fibroblasten nachzuweisen. Die Pränataldiagnostik ist mit verschiedenen Methoden möglich.

Therapie. Die akute Krise erfordert einen raschen Ausgleich der Hypoglykämie und Acidose. Die Langzeitbehandlung stützt sich im wesentlichen auf die Vermeidung von längeren Nüchternperioden, besonders während interkurrenter Krankheiten. Bei einmal gestellter Diagnose lassen sich gefährliche Situationen mit der Folge bleibender neurologischer Schäden vermeiden und die Prognose ist gut.

Literatur

Nyhan WL, Ozand T (1998) 3-Hydroxy-3methylglutaryl CoA lyase deficiency. In: Atlas of Metabolic diseases. Chapman & Hall Medical, London. pp 253–258

3-Ketothiolase-Mangel

Siehe Kap. 40.

Störungen im Propionat- und Methylmalonatstoffwechsel

Definition. Zusammen mit der Isovalerianacidämie sind Propionacidämie (PA) und Methylmalonacidämien (MMA) die häufigsten Organoacidopathien. Beiden liegen autosomal-rezessiv erbliche Störungen im Propionatabbau zugrunde. Bei beiden Krankheiten akkumuliert in den Mitochondrien Propionyl-CoA, bei letzterer sind es zusätzlich und vornehmlich die Substanzen Methylmalonyl-CoA und freie Methylmalonsäure. Vorstufen dieser Verbindungen sind die essentiellen Aminosäuren Valin, Isoleuzin, Methionin und Threonin sowie ungeradzahlige Fettsäuren und die Cholesterinseitenkette. Bedeutung für die Akkumulation der organischen Säuren und somit für den Krankheitsverlauf scheint auch die Propionatproduktion von Darmbakterien zu haben. Beim Stoffwechselgesunden wird Propionyl-CoA unter Vermittlung des biotinhaltigen Enzyms Propionyl-CoA-Carboxylase zu Methylmalonyl-CoA und dieses unter Vermittlung der Methylmalonyl-CoA-Racemase und der als Cofaktor 5-Desoxyadenosylcobalamin (AdoCbl; Vitamin B_{12}) enthaltenden Methylmalonyl-CoA-Mutase zu Succinyl-CoA verstoffwechselt (Abb. 39.5).

Propionacidämie (PA)

Ätiologie und Häufigkeit. Bei der Propionacidämie (Inzidenz <1:100000) ist, unabhängig vom klinischen Phänotyp, die Aktivität der Propionyl-CoA-Carboxylase (PCC) in kultivierten Fibroblasten auf 1–5% der Norm reduziert. Es liegt eine Großzahl verschiedener Mutationen entweder im PCCA- oder PCCB-Gen zugrunde, welche defekte α- oder β-Untereinheiten des Holoenzyms kodieren. Somit ist bei der isolierten Form der PA – im Gegensatz zur PA im Rahmen des multiplen Carboxylasemangels (s. Abschn. „Multipler Carboxylasemangel") – die Synthese oder Struktur des Apoenzyms gestört. Obwohl das Enzym als Cofaktor Biotin in Bindung an die α-Untereinheit enthält, läßt sich die PA nicht mit pharmakologischen Dosen von Biotin behandeln. Die Restaktivität des Enzyms ist kein prädiktiver Marker für Schweregrad und Verlauf der Krankheit.

Diagnose. Die PA ist durch das Vorkommen von Propionat in Blut und Urin gekennzeichnet. Dieses Merkmal kann fehlen; es sind aber immer die diagnostisch nutzbaren Hauptmetabolite Methylcitrat, 3-Hydroxypropionat und Propionylcarnitin in Plasma und Urin zu finden. Im allgemeinen besteht eine Hyperglycinämie und bei metabolischen Entgleisungen kommt es besonders in den ersten Lebensjahren zur Hyperammonämie. Die Pränataldiagnose ist etabliert.

Klinische Symptome, Verlauf und Therapie. Bei 60% der Patienten manifestiert sich die Krankheit in der ersten Lebenswoche akut mit metabolischer Enzephalopathie, bei 40% erst später zwischen 2 und 36 Monaten. Die Behandlung umfaßt die Restriktion von Nahrungsprotein, den Zusatz von Carnitin und die temporäre Beeinflussung der Propionatproduktion der Darmflora mit Antibiotika (s. Therapie unter MMA). Trotz optimaler Stoffwechselkontrolle sind muskuläre Hypotonie und kongnitive Störungen die Regel. Im Rahmen von Stoffwechseldekompensationen kann es zu bleibenden choreoathetoiden Bewegungsstörungen mit geänderten Signalintensitäten in den Basalganglien kommen. Im MR-Tomogramm können auch eine verzögerte Myelinisierung und eine Hirnatrophie zur Darstellung kommen. In der Pathogenese des Hirnschadens spielt die Beeinträchtigung des Energiehaushalts auf zellulärer Ebene eine Rolle. Eine folgenschwere Komplikation stellt die Kardiomyopathie dar. Sie kann sich zurückbilden oder rasch letal verlaufen.

Literatur

Bergman AJIW, van der Knaap MS, Smeitink JAM, Duran M et al. (1996) Magnetic resonance imaging and spectroscopy of the brain in propionic acidemia: clinical and biochemical considerations. Pediatr Res 40: 404–409

Lehnert W, Sperl W, Suormala T, Baumgartner ER (1994) Propionic acidemia: clinical, biochemical and therapeutic aspects. Eur J Pediatr 153/Suppl 1: S68–S80

Massoud AF, Leonard JV (1993) Cardiomyopathy in propionic acidemia. Eur J Pediatr 152: 441–445

North KN, Korson MS, Gopal YR, Rohr FJ et al. (1995) Neonatal-onset propionic acidemia: neurologic and developmental profiles, and implications for management. J Pediatr 126: 916–922

Surtees RAH, Matthews EE, Leonard JV (1992) Neurolgical outcome of propionic acidemia. Pediatr Neurol 8: 333–337

Methylmalonacidämie (MMA)

Ätiologie. Die isolierte Methylmalonacidämie (MMA) tritt als sog. mut^0- oder mut^--Variante aufgrund von Mutationen im Gen des Apoenzyms der Methylmalonyl-CoA-Mutase oder als sog. CblA- oder CblB-Krankheit auf. Die beiden letztgenannten Störungen werden durch genetische Defekte in der 5-Desoxyadenosylcobalamin(AdoCbl)-Synthese verursacht. AdoCbl ist Cofaktor der Methylmalonyl-CoA-Apomutase (s. Tabelle 39.1 sowie unter dem Abschn. „Störungen des intrazellulären Cobalaminstoffwechsels"). Die schweren mut^0- und die leichter verlaufenden mut^--Formen der Methylmalonacidämie sind der Therapie mit pharmakologischen Dosen von Hydroxycobalamin nicht zugänglich. Alle CblA- und 40% der CblB-Patienten lassen sich biochemisch und klinisch mit pharmakologischen Mengen von Hydroxycobalamin (niemals Cyanocobalamin geben!) positiv beeinflussen. Die Inzidenz aller Formen der MMA beträgt jeweils ungefähr 1:50000. Untersuchungen des Gens der Methylmalonyl-CoA-Mutase sind möglich.

Tabelle 39.1. Nomenklatur der intrazellulären Cobalamin-(Vitamin-B_{12}-)Stoffwechselstörungen

Störung des Enzyms – Betroffener Cofaktor	Symptome – Klinisch-chemische Befunde
Methylmalonyl-CoA Mutase – AdoCbl (intramitochondrial)	
CblA (Defekt der intramitochondrialen Cobalaminreduktase)	Metabolische Acidose
CblB (Defekt der intramitochondrialen AdoCbl-Transferase)	Methylmalonacidurie
Methylmalonyl-CoA-Mutase – AdoCbl und Methioninsynthase (MS) – MetCbl	
CblC (zytosolischer Defekt)	Megaloblastäre Anämie, neurologische Symptome
CblD (zytosolischer Defekt)	Methylmalonacidurie
CblF (Defekt der Vitamin-B_{12}-Freisetzung aus den Lysosomen)	Hyperhomocysteinämie, Homocystinurie
Methioninsynthase (MS) – MetCbl (zytosolisch)	
CblE (zytosolischer Defekt der Biosynthese von MetCbl)	Megaloblastäre Anämie, neurologische Symptome
CblG (Defekt im Gen der MS)	Hyperhomocysteinämie, Homocystinurie

MetCbl Methylcobalamin, Cofaktor der Methioninsynthase; *AdoCbl* 5-Desoxyadenosylcobalamin, Cofaktor der Methylmalonyl-CoA-Mutase.
Die Bezeichnung der Störungen CblA, CblB etc. bezieht sich auf die Komplementation in Fibroblasten von Patienten mit einer Störung im intrazellulären Cobalaminstoffwechsel (s. auch Abb. 39.6 intrazellulärer Cobalaminstoffwechsel)

Biochemie und Diagnose. Die verminderte Methylmalonyl-CoA-Mutaseaktivität führt zur primären Akkumulation von Methylmalonyl-CoA und zum Rückstau von Propionyl-CoA. Im Urin sind immer große Mengen von Methylmalonsäure, sowie Metabolite des Propionyl-CoA wie Methylcitrat, 3-Hydroxypropionat und 3-Hydroxyisovalerat zu finden. Bei Nachweis erhöhter Mengen an Methylmalonat im Urin ist immer ein Vitamin-B_{12}-Mangel auszuschließen. Im Falle eines Vitamin-B_{12}-Mangels dürfte auch eine leichte Hyperhomocysteinämie (ohne Homocystinurie) vorliegen. Die Pränataldiagnostik ist mit verschiedenen Methoden möglich.

Klinische Symptome und Verlauf. Klinisch ähneln Patienten mit mut^0 oder mut^- und CblA und CblB sehr denen mit Propionacidämie. Auch bei der MMA besteht eine *akute neonatale* und eine *später-manifeste chronische Form*. Kinder mit der *akuten neonatalen* Form entwickeln nach 2–3 symptomfreien Tagen eine von einer Ketoacidose begleitete Enzephalopathie mit Lethargie, Trinkschwäche, Erbrechen, muskulärer Hypotonie und Somnolenz. Unbehandelt entwickeln sich rasch ein Koma mit Dehydratation, Neigung zu Hypothermie, Apnoe- und Krampfanfällen und schließlich Ateminsuffizienz. Labordiagnostisch finden sich konstant eine deutliche bis extreme Hyperammonämie, Veränderungen im Blutzucker, Hypokalzämie, Neutropenie und Thrombopenie, somit z.T. Befunde, die an eine Sepsis denken lassen. Die korrekte Diagnose erfolgt durch Identifizierung der spezifischen Metabolite durch gaschromatographische Untersuchungen des Urins. Die Plasmaaminosäuren sind unspezifisch verändert, fast regelmäßig ist jedoch der Glycinspiegel erhöht.

70–80% der mut^0-Patienten zeigen den schweren neonatalen Verlauf, während sich die Krankheit bei nur 40–60% der Patienten mit anderen MMA-Varianten in der Neonatalzeit manifestiert. Bei der *später-manifesten* Form treten Symptome meist erst nach längerem symptomfreien Intervall von einigen Monaten bis hin zu Jahren auf. Im späten Säuglings- oder Kleinkindesalter kommt es im Rahmen kataboler Zustände während fieberhafter Krankheiten oder während des Abstillens und der Umstellung auf Beikost mit einem höheren Proteingehalt episodisch zur Ketoacidose und Enzephalopathie mit Ataxie und Lethargie bis hin zum Koma. Es können Hypo- oder Hyperglykämien vorkommen, letztere können den Eindruck einer diabetischen Ketoacidose erwecken. Im Gegensatz zum ersten Lebensjahr tritt später während solcher Episoden keine ausgeprägte Hyperammonämie mehr auf. Infolge Hemmung der hämatopoetischen Stammzellen durch die organischen Säuren kommt es aber immer wieder zur Neutro- und Thrombopenie mit Neigung zu Infekten. Patienten mit chronischer Verlaufsform hatten bei Diagnosestellung eine beeinträchtigte psychomotorische Entwicklung, zerebrale Krampfanfälle, Zeichen der „aplastischen Anämie“ oder Kardiomyopathie. Es wurde auch über Fälle von MMA berichtet, die viele Jahre oder zeitlebens asymptomatisch blieben.

Bleibende neurologische Symptome. Trotz sorgfältiger Langzeitbehandlung sind Ataxien, athetoide Bewegungsstörungen, Rumpfhypotonie, fokale und generalisierte Krampfanfälle und Zeichen der zerebralen Atrophie häufig. Nahezu charakteristisch ist das Auftreten von extrapyramidalen Bewegungsstörungen wie Choreoathetose, Dystonie, Rigidität, Bradykinesen mit symmetrischen Nekrosen in den Basalganglien, welche sich während akuter krisenhafter Stoffwechseldekompensationen ausbilden können. In Einzelfällen kann es auch zur akuten Hemiplegie und Hemianopsie ähnlich einem zerebrovaskulären Ereignis kommen.

Therapie von Propionacidämie und Methylmalonacidämie. Beim akut kranken Neugeborenen umfaßt die Therapie die rasche Beseitigung der neurotoxischen Metabolite inklusive Ammoniak, die Induktion eines Anabolismus und bei der MMA immer auch die Erprobung der Stoffwechselwirksamkeit von Hydroxycobalamin (Vitamin B_{12}). Im Gegensatz zu Neugeborenen mit Propionacidämie, bei denen die häufig vorkommende schwere Hyperammonämie zusammen mit toxischen Metaboliten mit geringer renaler Clearance durch Hämodialyse oder Hämodiafiltration beseitigt werden muß, ist bei der MMA meistens eine Steigerung der Diurese zur Elimination der akkumulierten Methylmalonsäure, welche eine hohe renale Clearance besitzt, ausreichend. Langfristig ist für PA und MMA die gleiche, sorgfältig kontrollierte

Diättherapie erforderlich. Sie umfaßt die Restriktion des Nahrungsproteins auf die minimale, für ein normales Wachstum erforderliche Menge und wird z.T. mit geringen Mengen eines Gemisches von essentiellen Aminosäuren, welches frei von Präkursoraminosäuren für Propionat ist, ergänzt. Zur Vermeidung eines sekundären Carnitinmangels erfolgt der Zusatz von Carnitin und zur Beeinflussung der Propionatproduktion der Darmflora werden temporär Antibiotika verabreicht. Bei MMA mit nachgewiesener Wirksamkeit von Hydroxycobalamin ist unter regelmäßiger Gabe dieser Substanz eine geringere Einschränkung im Nahrungsprotein ausreichend. Ungeachtet einer optimalen Behandlung können während interkurrenter fieberhafter Krankheiten Episoden von metabolischer Dekompensation auftreten. Während solcher Stoffwechseldekompensationen kann es zu bleibenden choreoathetoiden Bewegungsstörungen mit Läsionen der Basalganglien kommen. Wegen hartnäckiger Inappetenz und häufigen Erbrechens ist zur Erzielung eines guten Ernährungszustandes meist die Ernährung durch Magensonde erforderlich. Infolge der Proteinrestriktion in den ersten Lebensjahren kann es zum Minderwuchs kommen.

Verlauf bei MMA. In Hinblick auf Mortalität und Morbidität ist die Prognose für die mut^0 am schlechtesten. Besonders häufig besteht bei dieser Form eine Wachstumsverzögerung. Eingeschränkte kognitive Funktionen mit IQ < 80 und deutliche neurologische Symptome treten bei der Hälfte der Patienten mit mut^0 und bei einem Drittel der Patienten mit CblA/B auf und fehlen bei mut$^-$-Patienten. Konstant tritt bei der MMA – nicht bei der PA! – eine tubulointerstitielle Nephritis auf, welche bis zur Adoleszenz in eine schwere chronische Niereninsuffizienz münden kann. Eine seltene Komplikation bei MMA ist eine akute Pankreatitis.

Literatur

Baumgartner ER, Viardot C et al. (1995) Long-term follow -up of 77 patients with isolated methylmalonic acidemia. J Inher Metab Dis 18: 138–142

D'Angio CT, Dillon MJ, Leonard JV (1991) Renal tubular dysfunction in methylmalonic acidemia. Eur J Pediatr 150: 259–263

Leonard JV (1995) The management and outcome of propionic and methylmalonic acidemia. J Inher Metab Dis 18: 430–434

Störungen des intrazellulären Cobalamin-(Vitamin-B$_{12}$-)Stoffwechsels

Definition. Cobalamin (Cbl, Vitamin B$_{12}$), ein wasserlösliches Vitamin, wird beim Menschen für zwei biochemische Reaktionen benötigt. Zur Aufbereitung von Vitamin B$_{12}$ sind komplexe Systeme der Absorption, des Transports und der intrazellulären Umwandlung erforderlich. Als Methylcobalamin (MetCbl) ist es Kofaktor für das zytoplasmatische Enzym Methioninsynthase (MS), welches die Methylierung

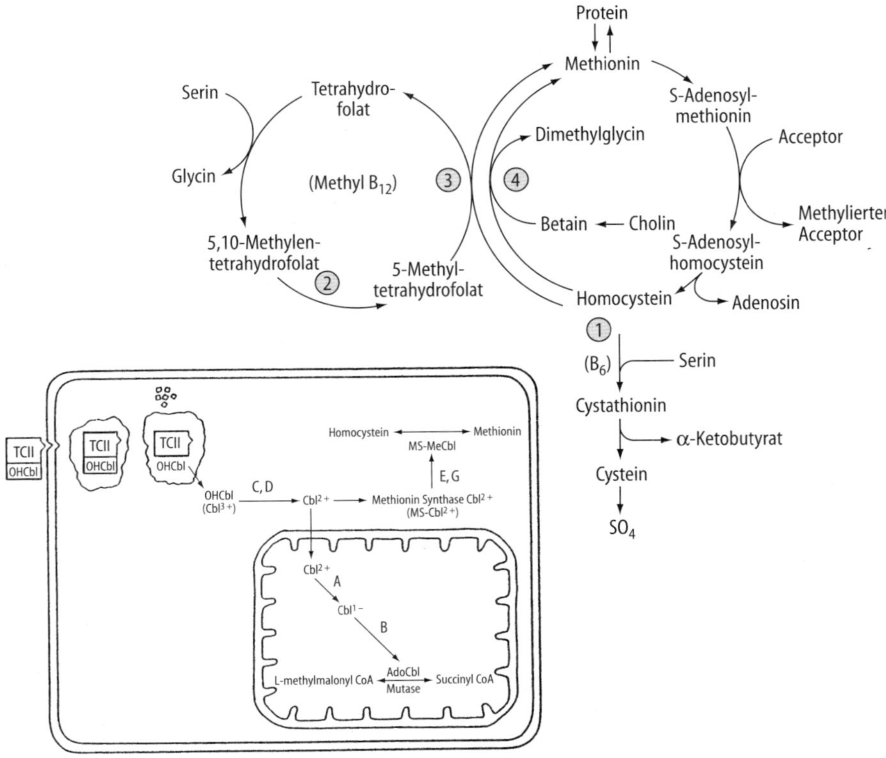

Abb. 39.6. Reaktionsschritte, welche bei den Störungen der Transsulfurierung und der Homocystein-Remethylierung eine Rolle spielen: 1 Cystathionin-Synthase (CBS), 2 5,10-Methylentetrahydrofolat-Reduktase (MTHFR), 3 Methioninsynthase (MS), 4 Homocystein:Betain-Methyltransferase (BHMT).
Intrazellulärer Cobalamin- (Cbl-) Stoffwechsel. Die Buchstaben beziehen sich auf die Positionen des Stoffwechselblocks und wurden durch Komplementationsanalyse definiert. Die zytoplasmatischen und mitochondrialen Kompartmente sind angegeben. Die Umwandlung zu Methylcobalamin (MetCbl), welches Cofaktor für das zytoplasmatische Enzym Methioninsynthase (MS) ist, erfolgt im Zytoplasma, während die Umwandlung zum 5-Desoxyadenosylcobalamin (AdoCbl), welches Cofaktor für das mitochondriale Enzym Methylmalonyl-CoA-Mutase ist, in den Mitochondrien erfolgt. *TC* Transcobalamin, *MS-MeCbl* aktive Methioninsynthase, *OHCbl* Hydroxycobalamin. (Aus Fernandes et al. 1995)

von Homocystein zu Methionin katalysiert (s. Abschn. „Methionin", Homocystinurie durch Remethylierungsdefekte). Als 5-Desoxyadenosylcobalamin (AdoCbl) ist es Kofaktor für das mitochondriale Enzym Methylmalonyl-CoA-Mutase.

Patienten mit erblichen Störungen in der Cbl-Absorption (s. Kap. 108) oder im Cbl-Stoffwechsel weisen erhöhte Plasmaspiegel von Homocystein und Methylmalonsäure, entweder isoliert oder in Kombination, auf. Ist durch den Defekt die MetCbl–Bildung beeinträchtigt, so sind eine megaloblastäre Anämie, neurologische Störungen im Sinne einer Myelopathie, subakute kombinierte Degeneration des Rückenmarks und des Gehirns und einer peripheren Neuropathie sowie leukodystrophieähnliche Befunde die Hauptsymptome. Störungen in der AdoCbl-Bildung können durch vermehrten Anfall von Methylmalonsäure zur metabolischen Acidose führen (s. Tabelle 39.1 und Abb. 39.6).

Kombinierte Methylmalonacidämie und Homocystinurie (CblC-, CblD-, CblF-Krankheit)

Definition. Aufgrund von Störungen des zytosolischen Cbl-Stoffwechsels sind die beiden cobalaminabhängigen Enzyme Methylmalonyl-CoA-Mutase und Methioninsynthase in ihrer Funktion beeinträchtigt, und vor den gestörten Enzymschritten akkumulieren Methylmalonsäure und Homocystein (s. Abb. 39.6). Die Methylmalonacidämie (MMA) ist deutlich geringer ausgeprägt als bei isolierter MMA. In der Regel besteht nur eine leichte metabolische Acidose, keine Hyperammonämie und keine Hyperglycinämie. Die Diagnosesicherung erfolgt durch Komplementationsanalysen kultivierter Fibroblasten.

Klinische Symptome und Verlauf. Die meisten Patienten mit CblC sind im ersten Lebensmonat akut krank. Hauptsymptome dieser frühmanifesten Form sind Trinkschwäche und Gedeihstörung, Lethargie, muskuläre Hypotonie, Krampfanfälle und eine gestörte psychomotorische Entwicklung. Einige Patienten haben hämatologische Symptome wie makrozytäre Anämie, Neutro- und Thrombopenie. Zum Teil bestehen okulomotorische Symptome mit Nystagmus und einer ungewöhnlichen Form von Retinopathie. Leberfunktionsstörungen und ein hämolytisch-urämisches Syndrom können vorkommen. Eine geringe Zahl von Patienten wurde erst zwischen dem 2. und 20. Lebensjahr diagnostiziert. Bei Krankheitsmanifestation im frühen Kleinkindesalter stehen Ataxie und Pyramidenzeichen im Vordergrund. Bei den erst im Erwachsenenalter diagnostizierten Fällen sind es Gangstörungen aufgrund einer Myelopathie, Zeichen von Neuropathie und Leukodystrophie, sowie Demenz. CblD und CblF sind sehr selten, der CblD-Phänotyp ähnelt der spätmanifesten Form von CblC.

Diagnose. Plasmahomocystein ist stark erhöht und Methionin ist vermindert. Es besteht eine mäßig ausgeprägte Methylmalonacidurie und Homocystinurie. Die Plasmakonzentration von Vitamin B_{12} ist normal.

Therapie und Prognose. Nur ein sehr früher Therapiebeginn kann die hämatologischen Symptome rasch beheben und die Entwicklung neurologischer Symptome z.T. verhindern. Es sollte versucht werden, die Plasmamethionin- und Homocysteinspiegel durch parenterale Behandlung mit Hydroxycobalamin – 5 mg/Woche – und dem Methylgruppendonor Betain – 100 mg/kg/d per os – zu normalisieren. In der Regel bleiben aber mäßig erhöhte Plasmahomocysteinspiegel und eine leichte Methylmalonacidurie bestehen. Trotz Behandlung ist die Prognose ungünstig.

Literatur

Rosenblatt DS, Shevell MI (1995) Inherited disorders of cobalamin and folate absorption and metabolism. In: Fernades J, Saudubray JM, Berghe G van den (eds) Inborn metabolic diseases, 2nd ed. Springer, Berlin Heidelberg New York, pp 247–258

Ogier de Baulny H, Gerard M, Saudubray JM, Zittoun J (1998) Remethylation defects: guidelines for clinical diagnosis and treatment. Eur J Pediatr 157/Suppl 2: S77–S83

Multipler Carboxylasemangel (Störungen der Biotinutilisation)

Definition. Biotin, ein wasserlösliches Vitamin, ist Cofactor für verschiedene Carboxylasen. Es sind dies das zytosolische Enzym Acetyl-CoA-Carboxylase (ACC) und die drei mitochondrialen Enzyme Pyruvatcarboxylase (PC), Propionyl-CoA-Carboxylase (PCC) und 3-Methylcrotonyl-CoA-Carboxylase (MCC). Als Bestandteil dieser Carboxylasen beeinflußt Biotin direkt wichtige Stoffwechselschritte der Glukoneogenese (PC), der Fettsäurensynthese (ACC) und des Abbaus der Aminosäuren Leuzin, Valin und Isoleuzin (PCC und MCC). Das mit der Nahrung aufgenommene Biotin ist proteingebunden und wird im Darm bei der Verdauung und unter Mitwirkung der Biotinidase in freies Biotin überführt. Dieses wird durch Vermittlung des Enzyms Holocarboxylasesynthase kovalent an die inaktiven Apoenzymproteine der Carboxylasen gebunden und verleiht den Carboxylasen dadurch volle Aktivität. Biotinidase, ein in allen Körperflüssigkeiten und Geweben vorhandenes Enzym, katalysiert die Freisetzung von Biotin aus den Abbauprodukten der Carboxylasen: Biocytin und Biotinylpeptiden. Dadurch wird Biotin für den Wiedergebrauch zurückgewonnen.

Ätiologie und Pathogenese. Der multiple Carboxylasemangel existiert in zwei Formen. Der *neonatalen Form* liegt ein molekularer Defekt der Holocarboxylasesynthase (HCS), der *später-manifesten Form* ein Aktivitätsmangel der Biotinidase zugrunde. Beide erblichen Störungen im Biotinstoffwechsel führen ebenso wie der erworbene Biotinmangel zu reduzierten Aktivitäten aller 4 biotinabhängigen Carboxylasen. Als Folge akkumulieren im Organismus charakteristische organische Säuren. Beim HCS-Mangel treten im allgemeinen die Symptome von der frühen Neonatalperiode bis hin zum 3. Lebensmonat auf. Beim Biotinidasemangel führen der erhöhte Verlust von Biotin, besonders in Form von Biocytin im Urin, sowie die verminderte Bioverfügbarkeit von Biotin aus der Nahrung zur zunehmenden Biotinverarmung des Organismus. In Abhängigkeit von der Menge an freiem Biotin in der Nahrung manifestiert sich die Krankheit typischerweise erst nach einigen Lebensmonaten. Bei beiden Störungen läßt sich der Aktivitätsmangel der Carboxylasen durch Biotin in pharmakologischen Mengen kompensieren, bzw. vollständig beheben.

Bei den verschiedenen Formen des multiplen Carboxylasemangels entwickeln sich charakteristische neurologische Symptome (Hypotonie, Ataxie, Krampfanfälle), eine metabolische Acidose und Hautveränderungen (Dermatitis, Alopezie). Dermatologische und neurologische Befunde sind auf einen leichten bis mäßigen, die Ketoacidose ist auf einen schweren Biotinmangel zurückzuführen. Das Gehirn scheint besonders früh von einem Biotinmangel betroffen zu sein, da es fast ausschließlich von der Aufnahme von freiem Biotin durch die Blut-Hirn-Schranke abhängig ist. In einer frühen Krankheitsphase ist bereits die Aktivität der PC im Gehirn reduziert, was dann zu einer isolierten Laktaterhöhung im Gehirn führt und die neurologische Symptomatik erklären könnte.

Ebenso wie es den isolierten biotinresistenten, die Propionacidämie verursachenden Defekt der Propionyl-CoA-Carboxylase (PCC) gibt, existiert auch ein solcher für die 3-Methylcrotonyl-CoA-Carboxylase (MCC). Bei diesem sehr seltenen Enzymdefekt im Leuzinabbau (Abb. 39.5) entspricht das variable Krankheitsbild dem anderer Organoacidopathien. Im Urin werden vermehrt 3-Hydroxyisovalerat und 3-Methylcrotonylglycin ausgeschieden.

Holocarboxylasesynthase(HCS)-Mangel

Klinische Symptome und Verlauf. Meistens manifestiert sich dieser Enzymdefekt als akute neonatale Form einer Organoacidurie in den ersten Lebenstagen mit Lethargie, muskulärer Hypotonie, Trinkunlust, Erbrechen bis hin zum Koma. Die schwere Ketoacidose ist meist von einer Hyperammonämie begleitet. In Einzelfällen wurden Patienten erst jenseits des ersten Lebensmonats auffällig mit verzögerter psychomotorischer Entwicklung, generalisierter Alopezie und schuppender, erythematös-squamöser Hautveränderung in Windelbereich und Körperfalten.

Diagnose. Der Enzymdefekt ist am Profil der organischen Säuren im Urin zu erkennen. Es sind Metabolite vorhanden, die sich infolge einer kombinierten Störung der biotinabhängigen Carboxylasen anstauen. Der Enzymdefekt läßt sich in Leukozyten und Fibroblasten nachweisen. Er besteht in einer Affinitätsminderung des Enzyms gegenüber Biotin, sichtbar an einem gegenüber Normalkontrollen 3- bis 70fach erhöhten K_M-Wert. Dieser korreliert in negativer Weise eng mit dem Zeitpunkt des Auftretens der Symptomatik.

Therapie. Unter täglich 10 mg Biotin kommt es rasch zur Normalisierung der klinischen und klinisch-chemischen Befunde. Bei spätem Behandlungsbeginn können neurologische Restschäden bestehen bleiben.

Biotinidasemangel

Klinische Symptome und Verlauf. Im Vergleich zum HCS-Mangel entwickeln sich die Symptome stufenweise in Abhängigkeit von der Verfügbarkeit freien Biotins in der Nahrung. Der Symptomenbeginn variiert über einen Zeitraum, der sich von der 1. Lebenswoche bis über das 2. Lebensjahr hinaus erstreckt. Die häufigsten initialen Symptome sind myoklonische Anfälle und muskuläre Hypotonie. In vielen Fällen traten Ataxien, Grand-Mal-Anfälle, Lethargie, Atemstörungen sowie eine verzögerte psychomotorische Entwicklung auf. Andere initiale Symptome sind erythematös-squamöse Hautveränderungen und Alopezie. Es besteht eine ausgeprägte Infektneigung, in 40 % der Fälle liegt eine Innenohrschwerhörigkeit vor. 80 % der Kinder weisen eine typische Organoacidurie auf. Der partielle Biotinidasemangel kann sich unter dem Bild einer therapieresistenten seborrhoischen Säuglingsdermatitis darstellen, ohne zusätzliche neurologische Symptome (s. Abb. 39.7).

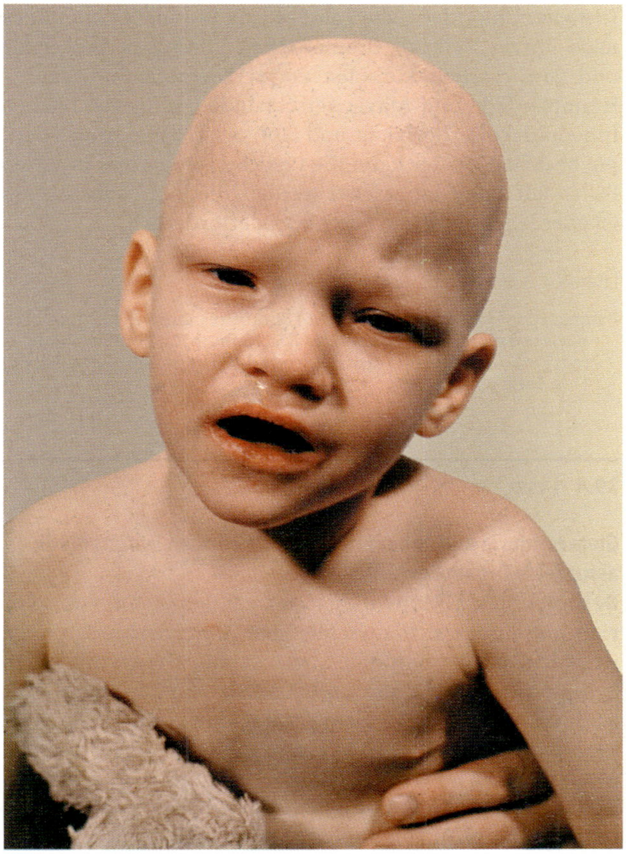

Abb. 39.7. 26 Monate altes Mädchen mit multiplem Carboxylasedefekt durch einen Biotinidasemangel. Vollständige Alopezie, Ekzeme, persistierende metabolische Acidose mit kompensatorischer Hyperventilation, Muskelhypotonie, Ataxie

Diagnose und Häufigkeit. Meistens wird die Diagnose aufgrund des typischen Profils der organischen Säuren im Urin gestellt. Organoacidurie und metabolische Acidose können in frühen Krankheitsphasen fehlen. Evtl. findet sich nur eine leichte Hyperlaktatämie bei deutlich erhöhten Laktatwerten im Liquor. Verläßt man sich in der Diagnostik auf den Nachweis einer Organoacidurie, so läuft man Gefahr einer zu späten Diagnose, wobei dann bleibende neurologische Schäden mit Taubheit und Optikusatrophie vorkommen. Ein Biotinidasemangel sollte immer bei einer neurologischen Symptomatik, auch wenn Organoacidurie oder Hauterscheinungen fehlen, in die Differentialdiagnostik einbezogen werden. Dieser Empfehlung kommt entgegen, daß die Bestimmung der Biotinidaseaktivität sehr einfach ist. Die Untersuchung ist an auf Filterpapier getrocknetes Vollblut adaptiert und wird allgemein für das Neugeborenenscreening empfohlen (s. Kap. 7).

Therapie. Unter der Gabe von 5–10 mg Biotin/Tag kommt es nach kurzer Zeit zur dramatischen klinischen Besserung und zum raschen Aufholen der verzögerten Entwicklung. Krampfanfälle und Ataxie verschwinden, hingegen bleiben Innenohrschwerhörigkeit und Optikusatrophie trotz Therapie bestehen. Später kann die tägliche Biotindosis in vielen Fällen auf 1 mg/Tag gesenkt werden, die Biotinsubstitution ist aber lebenslang und regelmäßig erforderlich.

Literatur

Baumgartner R, Suormala T (1995) Biotin-responsive multiple carboxylase deficiency. In: Fernandes J, Saudubray JM, Berghe G van den (eds) Inborn metabolic diseases, 2nd ed. Springer, Berlin Heidelberg New York, pp 239–245

39.4 Lysin

Glutaracidurie und andere mit einer zerebralen Symptomatik assoziierte Organoacidurien

Definition. Die Gruppe dieser sog. zerebralen Organoacidurien präsentiert sich ausschließlich mit charakteristischen neurologischen Symptomen, wie Ataxie, extrapyramidalen Symptomen und Makrozephalie. Sie umfaßt die Glutaracidurie Typ I, die 2-Ketoglutaracidurie, die L-2-Hydroxyglutaracidurie, die D-2-Hydroxyglutaracidurie und die Mevalonacidurie. Wichtige diagnostische Hinweise auf das Vorliegen einer dieser Organoacidurien können aus der zerebralen Bildgebung kommen: es sind Störungen der Myelinisierung, Kleinhirnatrophie, frontotemporale Hirnatrophie und Hypodensitäten der Basalganglien.

Glutaracidurie Typ I

Definition und Häufigkeit. Die Glutaracidurie Typ I ist der Prototyp einer Organoacidopathie mit Auftreten schwerer motorischer Störungen. Der autosomal-rezessiv erblichen Krankheit liegt eine Defizienz der Glutaryl-CoA-Dehydrogenase zugrunde. Der Enzymdefekt betrifft den Lysin- und Tryptophanabbau. Die Krankheit scheint mit einer Frequenz von 1 : 50 000 nicht ganz selten zu sein. In Schweden wurde ihre Inzidenz auf 1 : 30 000 geschätzt, in der Bevölkerungsgruppe der Amish tritt sie mit 1 : 480 auf. Im Gen der Glutaryl-CoA-Dehydrogenase wurden viele Mutationen identifiziert.

Klinische Symptome und Verlauf. Typischerweise haben Kinder mit einer sich in den ersten 3–6 Lebensmonaten ausbildenden Makrozephalie mit prominenter Stirn und nur leichten neurologischen Symptomen wie muskuläre Hypotonie und gesteigerte Erregbarkeit im Mittel im Alter von 14 Monaten während eines Infekts eine kaum von metabolischen Symptomen begleitete enzephalopathische Krise. Während der Krise entwickelt sich schleichend oder akut ein Syndrom mit Hypotonie, Dystonie von Gesicht und Extremitäten und Dyskinesien mit bizarren choreoathetoiden Bewegungen mit langsamer Progredienz und zunächst relativ gering beeinträchtigter Intelligenz. Konstant sind bereits im präsymptomatischen Stadium charakteristische Zeichen einer frontotemporalen Hirnatrophie mit Bevorzugung der Temporallappen und der sylvischen Furche, mit verzögerter Myelinisierung und z.T. chronischen subduralen Flüssigkeitsansammlungen und Hämatomen vorhanden (Abb. 39.8). Nach dem enzephalopathischen Ereignis kommen Atrophien, Nekrosen und/oder Infarkte der Basalganglien hinzu. Der Verlauf der Krankheit kann innerhalb einer Familie bemerkenswert variieren. Eine Minderzahl von Patienten hat eine verzögerte Entwicklung von Geburt an und es bildet sich in progressiver Weise die dystone Bewegungsstörung aus. Nur sehr wenige Patienten bleiben bis ins Jugend- oder Erwachsenalter frei von neurologischen Symptomen.

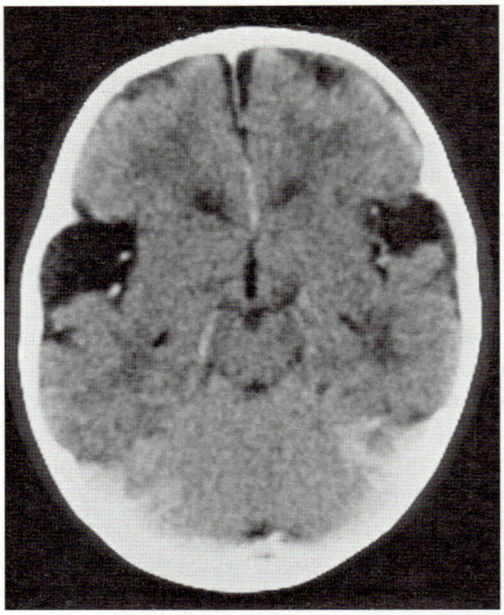

Abb. 39.8. Charakteristische frontotemporale Hirnatrophie im MR-tomographischen Bild eines 4 1/2 Monate alten Patienten mit Glutaracidurie Typ I

Pathogenese. Das Striatum ist Hauptort der Neurotoxizität bei der Glutaracidurie. Noch bevor histologische Veränderungen auftreten, kommt es zu entsprechenden Dysfunktionen. Später entwickelt sich eine schwere Degeneration im Caudatum und Putamen mit Neuronenverlust und ausgedehnter Gliose. Die Ursachen der neurodegenerativen Veränderungen sind nicht vollständig bekannt. Wahrscheinlich ist die 3-Hydroxyglutarsäure das maßgebliche Neurotoxin. Sie scheint über die Aktivierung von NMDA-Rezeptoren mit nachfolgender Exzitotoxizität bei gleichzeitig gestörtem Energiestoffwechsel zum neuronalen Zelltod zu führen.

Diagnose. Im Intervall außerhalb metabolischer Krisen besteht keine Acidose, obwohl die Kinder charakteristischerweise große Mengen von Glutarsäure und 3-Hydroxyglutarsäure im Urin ausscheiden. Während metabolischer Krisen können aufgrund eines sekundären Carnitinmangels Dicarbonsäuren hinzukommen. Im allgemeinen ist die Konzentration der Glutar- und 3-Hydroxyglutarsäure in allen Körperflüssigkeiten und Geweben erhöht. Bisweilen fehlt aber auch im Intervall die Glutaratausscheidung. Bei den meisten Patienten mit grenzwertiger Ausscheidung der freien Glutarsäure ist die Ausscheidung von Glutarylcarnitin erhöht, oder aber diese Substanz ist in erhöhter Menge im Blut vorhanden. Eine Glutaracidurie Typ I ist immer dann differentialdiagnostisch in Erwägung zu ziehen, wenn sich „postenzephalitisch“ eine progrediente neurologische Symptomatik besonders mit dystoner Bewegungsstörung entwickelt. Makrozephale Kinder sollten auch auf Glutaracidurie Typ I untersucht werden. Die pränatale Diagnostik ist möglich.

Therapie. Es gibt keine wirksame Behandlung, obwohl einige Patienten auf eine Therapie mit Riboflavin, Carnitin, Lysinrestriktion in der Nahrung und dem GABA-Analog Baclofen eine geringe klinische Besserung zeigten. Es gibt Hinweise darauf, daß sich bei präklinischen Patienten durch konsequente Therapie mit Carnitin und unter Vermeidung kataboler Stoffwechselkrisen die klinische Manifestation verhindern läßt.

Literatur

Hoffmann GF, Athanassopoulos S, Burlina AB, Duran M et al.(1996) Clinical course, early diagnosis, treatment, and prevention of disease in glutaryl-CoA dehydrogenase deficiency. Neuropediatrics 27: 115–123

L-2-Hydroxyglutaracidurie

Es handelt sich um eine langsam-progrediente neurodegenerative Krankheit, die mit einer erhöhten Konzentration der L-2-Hydroxyglutarsäure in allen Körperflüssigkeiten einhergeht. Es besteht ein charakteristischer Verlauf: Nach einer in der Regel normalen Entwicklung in den ersten zwei Lebensjahren oder auch einer leichten psychomotorischen Retardierung entwickeln die Kinder im frühen bis mittleren Kindesalter eine progrediente spastisch-ataktische Bewegungsstörung und eine deutliche mentale Retardierung und Epilepsie. Die intellektuellen Leistungen in der zweiten Lebensdekade sind deutlich eingeschränkt, der IQ liegt bei etwa 40–50. In der zerebralen Bildgebung stellt sich eine sehr charakteristische progressive subkortikale Leukoenzephalopathie dar. Es kommt zum progredienten Verlust der Bogenfasern und einer spongiformen Enzephalopathie sowie einer Kleinhirnatrophie. Eine Makrozephalie wurde öfter beobachtet. Eine Symptomatik bereits im Säuglingsalter ist die Ausnahme. Neben der L-Hydroxyglutarsäure ist auch Lysin im Plasma und Liquor cerebrospinalis erhöht. Der primäre biochemische Defekt ist unbekannt. Eine spezifische Therapie gibt es nicht. Die Pränataldiagnostik ist durch Bestimmung der Konzentration der L-2-Hydroxyglutarsäure in Amnionflüssigkeit möglich.

D-2-Hydroxyglutaracidurie

Die D-2-Hydroxyglutaracidurie ist mit einer neurometabolischen Krankheit mit variablem Phänotyp assoziiert. Meistens ist die psychomotorische Entwicklung schwer gestört, und die Säuglinge haben zerebrale Krampfanfälle unterschiedlichen Typs. In einigen Fällen wurde über generalisierte Hypotonie, kortikale Blindheit, dystone Bewegungsmuster, leichte Dysmorphien, sowie über einen Makrozephalus mit subduralen Flüssigkeitsansammlungen berichtet. Die zerebrale Bildgebung weist im allgemeinen Zeichen der Hirnatrophie, z.T. mit Läsionen der weißen Substanz auf. In den Körperflüssigkeiten akkumuliert D-2-Hydroxyglutarsäure und in geringerer Menge auch 2-Ketoglutarsäure. Der primäre biochemische Defekt der autosomal-rezessiv vererbten Krankheit ist unbekannt. Die Pränataldiagnostik ist durch Analyse des Fruchtwassers auf organische Säuren möglich. Eine spezifische Therapie gibt es nicht.

Mevalonacidurie

Definition. Es handelt sich um einen Stoffwechseldefekt in der Biosynthese des Cholesterins und der Nichtsterin-Isoprene auf der Stufe der in den Peroxisomen lokalisierten Mevalonatkinase mit hohen Plasmaspiegeln und massiv erhöhter Ausscheidung von Mevalonsäure im Urin. Gleichzeitig handelt es sich um eine verzweigtkettige Organoacidurie, da der initiale Metabolit für den gestörten zytosolischen Syntheseweg 3-Hydroxy-3-Methylglutaryl-CoA ist. Die wichtigsten Nichtsterin-Isoprene sind Ubichinon und der langkettige Alkohol Dolichol, der für die Glykoproteinsynthese Bedeutung hat.

Klinische Symptome und Verlauf. Bei der schweren Form kommt es zu einer im Säuglingsalter einsetzenden Gedeihstörung und schweren Entwicklungsverzögerung mit Muskelhypotonie und Ataxie. Hinzu kommen Durchfälle, die gelegentlich eine lebensbedrohliche Situation mit Elektrolytverlusten und Acidose auslösen, sowie Fieberschübe. Berichtet wurde auch über Dysmorphien, Anämie, Katarakt, Hepatosplenomegalie und Lymphadenopathie. Diese Kinder versterben noch im Säuglingsalter. Bei leichter verlaufenden Fällen bestanden im Alter von 2–6 Jahren außer einer zerebellären Ataxie und einer leichten Muskelhypotonie keine weiteren Auffälligkeiten. Jedoch fand sich aufgrund eines reduzierten Gallensäurenpools eine gestörte Resorption fettlöslicher Vitamine.

Auch dem Syndrom mit Hyperimmunglobulin-D- (IgD-) Ämie und periodischem Fieber liegt ein erblicher Defekt der Mevalonatkinase zugrunde, allerdings mit höherer verbleibender Restaktivität.

Diagnose. Im Blut ist die Konzentration der Mevalonsäure stark bis zu 400 µmol/l (Norm < 0,06) erhöht, was allerdings keine metabolische Acidose hervorruft. Die renale Ausscheidung der Mevalonsäure ist ebenfalls massiv erhöht. Im Plasma ist die Aktivität der Kreatinkinase (CK) erhöht. Plasmacholesterin kann leicht vermindert sein. Die Diagnose muß durch Nachweis einer verminderten Aktivität der Mevalonatkinase in Leukozyten oder Fibroblasten bestätigt werden. Die Pränataldiagnostik ist möglich.

Beim Syndrom mit Hyper-IgD-Ämie und periodischem Fieber findet sich nur eine relativ geringe Erhöhung der Mevalonatausscheidung im Urin und nur während der Fieberperioden.

Therapie. Eine Therapie, die zur eindeutigen Besserung der Symptomatik führt, gibt es nicht. Gegebenenfalls müssen die fettlöslichen Vitamine A, E und D substituiert werden.

Literatur

Hoffmann GF (1994) Die Mevalonazidurie. Thieme, Stuttgart

39.5 Glycin

Nichtketotische Hyperglycinämie (NKH)

Definition. Die nichtketotische Hyperglycinämie (NKH) ist Folge eines Defektes im Glycinabbausystem. Die autosomal-rezessiv vererbte Krankheit führt bereits in der Neugeborenenperiode zu einem weitgehend therapieresistenten Anfallsleiden. Von der NKH werden die ketotischen Hyperglycinämien unterschieden, die als Sekundärphänomen bei Organoacidämien (s. Abschn. „Verzweigtkettige Aminosäuren Leuzin, Valin und Isoleuzin" und „Störungen im Propionat- und Methylmalonatstoffwechsel") beobachtet werden.

Häufigkeit. Die NKH ist in Nordfinnland aufgrund eines Founder-Effekts mit 1:12.000 relativ häufig, in anderen Regionen der Welt sehr viel seltener. Genaue Zahlen über die Häufigkeit sind nicht bekannt.

Ätiologie und Pathogenese. Das Glycin-Cleavage-System (GCS) bildet einen Komplex aus 4 Proteinen (P, H, T und L), der sich an der inneren Mitochondrienmembran befindet. Die Reaktionskette der Glycinspaltung benötigt Pyridoxalphosphat, Liponsäure und Tetrahydrofolsäure als Cofaktoren. Der Proteinkomplex setzt Glycin und Tetrahydrofolsäure zu CO_2, Ammoniak und N5,10-Methylentetrahydrofolsäure um. Die Gene für P-, H- und T-Protein wurden charakterisiert. Bei NKH finden sich Mutationen ganz überwiegend im P-Protein, weniger im T-Protein. Bei schweren, neonatalen Verlaufsformen findet sich keine Aktivität des GCS in der Leber, bei milderen Verlaufsformen läßt sich eine Restaktivität nachweisen. Die *ketotischen* Hyperglycinämien werden bei Organoacidämien beobachtet; die Erhöhung des Glycinspiegels wird durch eine Hemmung des GCS durch mitochondriale organische Säuren bzw. deren CoA-Ester erklärt.

Der pathophysiologische Mechanismus erhöhter Glycinspiegel der NKH wird über eine agonistische Funktion von Glycin auf den N-Methyl-D-Aspartat(NMDA)-Glutamatrezeptor erklärt. Die Bindung von Glycin erhöht die Glutamatbindung an dem exzitatorischen Rezeptor.

Klinische Symptome und Verlauf. Klinisch kann zwischen der häufigen, neonatalen Verlaufsform und einer milderen Late-onset-Verlaufsform unterschieden werden. Bei der neonatalen Verlaufsform kommt es schon innerhalb der ersten Lebenstage zu rasch progredienter neurologischer Symptomatik. Die Patienten werden muskelhypoton, verlieren Saugreflex und Neugeborenenreflexe und fallen in ein Koma mit zentralen Apnoen. Häufig besteht ein Singultus. Krampfanfälle treten statusartig als Myoklonusepilepsie oder Grand-mal-Anfälle auf. Im EEG wird ein charakteristisches Burst-Suppression-Muster gesehen, das im weiteren Verlauf der Krankheit in eine Hypsarrhythmie übergeht. Überleben die Kinder, wechselt die Muskelhypotonie zu einer Spastizität. Etwa ein Drittel der Patienten stirbt in der Neugeborenenzeit, die übrigen überleben meist nur wenige Monate. Die milder verlaufenden Late-onset-Formen fallen durch ausgeprägten Entwicklungsrückstand, Krampfanfälle und Spastik auf. Auch diese Patienten haben eine sehr schlechte Prognose.

Diagnose. Die Diagnose der nichtketotischen Hyperglycinämie erfordert die Glycinbestimmung in Plasma und Liquor. Typisch ist eine Erhöhung des Glycins im Liquor auf das 10- bis 100fache. Das Verhältnis Liquor/Plasma-Glycin ist auf über 0,04 erhöht.

Die Aktivität des GCS kann in einer Leberbiopsie gemessen werden. In Amnionzellen ist es nicht aktiv, in Chorionzotten ist es meßbar, was für die pränatale Diagnose genutzt werden kann. In informativen Familien kann die NKH pränatal auch durch molekulargenetische Untersuchungen diagnostiziert werden.

Therapie und Prognose. Bislang gibt es nur experimentelle Therapieansätze, z.B. Verminderung des Glycinspiegels durch Gabe von Benzoat und Verabreichung des NMDA-Rezeptorblockers Dextrometorphan. Diese Therapieansätze haben nur in wenigen Fällen zu einer Besserung der klinischen Symptomatik geführt, in der Regel ist die Prognose infaust.

Literatur

Hamosh A, McDonald JW, Valle D, Francomano CA, Niedermeyer E, Johnston MV (1992) Dextromethorphan and high-dose benzoate therapy for nonketotic hyperglycinemia in an infant. J Pediatr 121: 131–135

Ohya Y, Ochi N, Mizutani N, Hayakawa C, Watanabe K (1991) Nonketotic hyperglycinemia: treatment with NMDA antagonist and consideration of neuropathogenesis. Pediatr Neurol 7: 65–68

Tada K (1995) Nonketotic hyperglycinemia. In: Fernandes J, Saudubray JM, Berghe G van den (eds) Inborn Metabolic Diseases, 2nd ed. Springer, Berlin Heidelberg New York, pp 191–194

39.6 Methionin

Hyperhomocysteinämie, Homocystinurie

Definition. Methionin wird als essentielle Aminosäure für die Proteinsynthese benötigt und ist nach Umwandlung zu S-Adenosylmethionin (SAM) der hauptsächliche Methylgruppendonor für über 100 Enzyme, welche Methylgruppen auf DNS, RNS, Proteine, Lipide und andere Moleküle übertragen. Bei allen diesen Methyltransferasereaktionen wird SAM in S-Adenosylhomocystein (SAH) umgewandelt, welches zu Adenosin und Homocystein hydrolysiert wird. Homocystein wird zu etwa gleichen Teilen entweder zu Methionin remethyliert und dient so zur Aufrechterhaltung des intrazellulären Methioningehaltes, oder es wird auf dem Wege der Transsulfurierung durch die Cystathionin-β-Synthase (CBS) über Cystathionin zu Cystein abgebaut. Von dort erfolgt der weitere Abbau letztlich zu anorganischem Sulfat und Taurin. Bei der Remethylierung von Homocystein zu Methionin werden exogene Methylgruppen in den körpereigenen Methylgruppenpool aufgenommen. Dabei fungieren in sämtlichen Organen 5-Methyltetrahydrofolat (5-MTHF) (Substrat der 5-MTHF:Homocystein-Methyltransferase = Methioninsynthase, MS) und in Leber und Niere zusätzlich das aus dem Cholin der Nahrung gebildete Betain (Substrat der Betain:Homocystein-Methyltransferase, BHMT) als Methylgruppendonoren (Abb. 39.6).

Ein fein abgestimmtes Regulationssystem bestimmt, welchen der beiden Reaktionswege Homocystein nimmt. Dadurch wird sichergestellt, daß immer ausreichend und nicht zu viel Methionin und SAM entstehen. Normalerweise ist Homocystein nur in sehr geringer Konzentration im Plasma enthalten und wird nicht im Urin ausgeschieden.

Zu einer Hyperhomocysteinämie mit Homocystinurie kommt es

- bei erblichem Defekt der Cystathionin-β-Synthase (CBS);
- bei gestörter Remethylierung infolge Aktivitätsmangel der 5,10-Methylentetrahydrofolat-Reduktase (MTHFR), dem Enzym, welches den Eintritt von exogenen Methylgruppen in den körpereigenen Methylgruppenpool in Form von Folatcoenzym kontrolliert;
- bei gestörter Remethylierung infolge verminderter Aktivität der Methioninsynthase (MS). Diesen Störungen liegen entweder pathogene Mutationen im Gen der MS (CblG) oder ein erblicher Defekt der Biosynthese von Methylcobalamin (CH_3Cbl), dem kovalent gebundenen Cofaktor der MS (CblE) zugrunde (s. Tabelle 39.1). Bei den mit CblC, CblD und CblF bezeichneten Defekten ist zusätzlich zur Biosynthese des Methylcobalamins diejenige von Adenosylcobalamin (AdoCbl), dem Cofaktor der Methylmalonyl-CoA-Mutase, gestört. Dementsprechend tritt hier die Hyperhomocysteinämie zusammen mit einer Methylmalonacidämie auf.
- Zu einer „geringen" Erhöhung des Homocystein im Plasma ohne Homocystinurie kommt es bei Vitamin-B_6-, Vitamin-B_{12}- und Folatmangelzuständen, bei Nierenkrankheiten sowie bei Einnahme von Methotrexat (Hemmung der DHPR) oder durch das Anästhetikum Stickstoffoxyd (Hemmung der MS). Außerdem sind bestimmte genetische Prädispositionen mit einer „milden Hyperhomocysteinämie" assoziiert.

Klassische Homocystinurie – Cystathionin-β-Synthasemangel (CBS-Mangel)

Definition und Häufigkeit. Der sog. klassischen Homocystinurie (geschätzte Inzidenz weltweit 1:350.000 mit regionalen Schwankungen von 1:50.000 bis zu 1:1.000.000) liegt ein Aktivitätsmangel des Enzyms Cystathionin-β-Synthase (CBS) zugrunde, dessen Cofaktor Pyridoxal-5-Phosphat (aktives Vitamin B_6) ist (Abb. 39.6).

Ätiologie und Pathogenese. Das Gen für das bei der klassischen Homocystinurie defekte zytosolische Enzym CBS wurde auf dem Chromosom 21q22.3 lokalisiert. Es sind über 60 Mutationen im CBS-Gen bekannt. Die meisten sind auf besondere Populationen beschränkt. Die häufige Mutation G307S, die hauptsächliche Mutation bei Patienten irischer Abstammung, ist mit einer nicht Vitamin-B_6-responsiven Homocystinurie und die häufige I278T-Mutation mit einer Vitamin-B_6-responsiven Homocystinurie assoziiert.

Wahrscheinlich führt Homocystein zu Gefäßläsionen, nachfolgenden arteriosklerotischen Veränderungen und Thromboembolien sowie zu Störungen der Kollagenstruktur. Zerebralschäden lassen sich z.T. durch rezidivierende Thromboembolien der Hirngefäße mit Hirninfarkten erklären. Auch Homocysteinsäure, welche Neurotoxizität über die Glutamatrezeptoren entfaltet, dürfte eine Rolle spielen.

Klinische Symptome und Verlauf. Die bei Geburt unauffälligen Patienten entwickeln in der Kindheit und Adoleszenz Symptome an Augen, Skelett, Zentralnerven- und Gefäßsystem. Nahezu obligat tritt eine Luxation der Linsen, bilateral und nach unten, zwischen dem 3. und 10. Lebensjahr auf (s. Abb. 39.9). Weitere okuläre Symptome sind Irisflattern, Astigmatismus, Glaukom und Katarakt. Netzhautablösungen und Optikusatrophie scheinen Folge eines thromboembolischen Verschlusses der zentralen Retinaarterie zu sein. Etwa die Hälfte der Patienten hat livide Hautveränderungen an Wangen und Extremitäten (Livedo reticularis). Ab dem 2. Lebensjahr ist eine Osteoporose mit Generalisierungstendenz, beginnend an der Wirbelsäule, nachweisbar. Abgeflachte Wirbelkörper, Fischwirbel und schlecht heilende Frakturen der langen Röhrenknochen sind die Folge. 30% der Patienten haben ein Marfan-ähnliches Aussehen mit Langgliedrigkeit und Arachnodaktylie. Skelettdeformitäten an Beinen und Füßen sowie Hühner- und Trichterbrust und Kyphoskoliose sind häufig und nehmen mit dem Alter zu. Die Hälfte der Patienten hat eine verzögerte psychomotorische Entwicklung und ist mental retardiert. 10–15% der Patienten zeigen zerebrale Krampfanfälle, oft begleitet von komatösen Zuständen und nachfolgender Spastik und Hemiplegie. Eindrucksvolle extrapyramidale Bewegungsstörungen können bestehen. Thromboembolien können in allen venösen und arteriellen Bereichen auftreten, so im Bereich der Lungenarterien, Koronararterien, Beckenvenen, V. cava und der Hirnsinus.

Diagnose. Im Plasma sind Homocystein und Methionin erhöht. Die Konzentration des Homocystein kann 250 μmol/l (normal < 15 μmol/l) übersteigen, Methionin kann bis auf das 50fache der Norm (normal < 30 μmol/l) ansteigen. Homocystin wird im Urin in großen Mengen ausgeschieden.

Therapie. In erster Linie geht es darum, schwere thromboembolische Komplikationen, eine vorzeitige Arteriosklerose und Neurotoxizität zu verhindern. Bei etwa der Hälfte

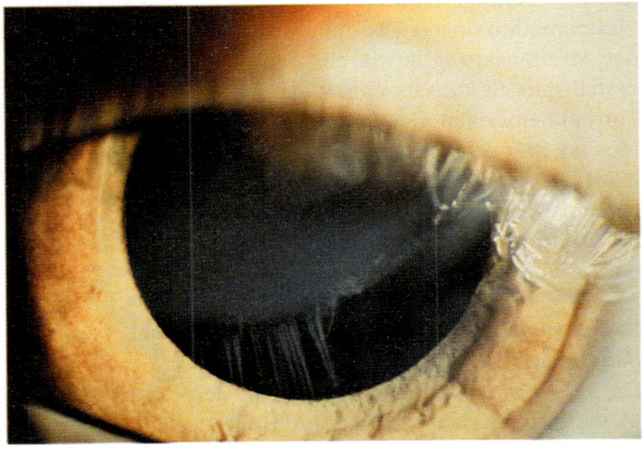

Abb. 39.9. Linsenluxation bei einem Patienten mit Homocystinurie durch einen Cystathionin-β-Synthasemangel. (Mit freundlicher Genehmigung von H. Gerding, Münster)

der Patienten liegt eine Vitamin-B_6-responsive Form der Homocystinurie vor: die Restaktivität des Enzyms läßt sich mit pharmakologischen Dosen von Pyridoxin per os (maximal 600 mg/Tag; *Pyridoxin-Polyneuropathie!*) steigern, so daß Methionin und Homocystein im Blut sinken und sich sogar normalisieren können. Entsprechend sinkt die Ausscheidung von Homocystin im Urin. Im allgemeinen bleibt bei den Patienten eine Methioninintoleranz bestehen. Patienten, die unter Pyridoxin keine oder eine unzureichende Reduktion von Homocystein aufweisen, benötigen eine Einschränkung von Methionin in der Nahrung bei gleichzeitiger Supplementierung von Cystein sowie eine Behandlung mit Betain in Dosen von 6–9 g/Tag. Letzlich ist das Ziel, Homocystein im Blut zu normalisieren. Erfahrungsgemäß wird Homocystein von < 40–50 µmol/l nur selten und wenn, dann bei Patienten mit einer leichteren Form des CBS-Mangels erreicht. Bei Fortbestehen erhöhter Homocysteinspiegel bleibt immer ein erhöhtes Risiko zur Gefäßkrankheit.

Remethylierungsdefekt: Methylentetrahydrofolat-Reduktasemangel (MTHFR-Mangel)

Bei dieser Krankheit ist die Remethylierung von Homocystein zu Methionin gestört, infolge ungenügender Bildung von 5-Methyltetrahydrofolat, dem Cofaktor für die Methioninsynthase. Es gibt zwei Formen: die *frühmanifeste Form* beginnt im frühen Säuglingsalter mit schwerst gestörter psychomotorischer Entwicklung, Mikrozephalie, Krampfanfällen, Apnoezuständen und zerebrovaskulären Symptomen, die *spätmanifeste Form* kann in jedem Alter beginnen mit mentaler Beeinträchtigung und neurologischen Zeichen wie Tremor, Ataxie, Gangstörungen sowie psychiatrisch-schizophrenieähnlichen und zerebrovaskulären Symptomen. Es besteht eine mäßiggradige Homocystinurie, eine Hypomethioninämie und eine Hyperhomocysteinämie. Der Zerebralschaden wird wahrscheinlich durch eine gestörte Myelinisierung infolge des intrazellulären Methionin- und SAM-Mangels hervorgerufen, sowie durch Thromboembolien in den Hirngefäßen.

Durch Behandlung mit Betain werden Methylgruppen für die Homocystein-Remethylierung durch das leberständige Enzym Betain:Homocystein-Methyltransferase (BHMT) bereitgestellt. Das führt zur Normalisierung des Plasmamethioninspiegels mit wesentlicher Verbesserung der Myelinisierung sowie zur Senkung des Plasmahomocysteinspiegels mit abnehmender Gefahr der Bildung von Thromboembolien. Das MTHFR-Gen wurde auf dem Chromosom 1p36.3 lokalisiert. Bisher wurden bei Patienten mit MTHFR-Mangel etwa 25 verschiedene pathogene Mutationen im MTHFR-Gen beschrieben. Die Pränataldiagnostik des autosomal-rezessiv erblichen Defekts ist in Chorionzotten auf Enzymbasis möglich.

Remethylierungsdefekt: Methioninsynthasemangel (MS-Mangel)

Die Methioninsynthase katalysiert den Transfer einer Methylgruppe von 5-MTHF auf Homocystein und bildet dabei Methionin. Um volle Aktivität zu erlangen, muß das im Enzym gebundene Cobalamin zu Cob(I)alamin reduziert werden und als Methylcobalamin (MetCbl) vorliegen. Zusätzlich ist ein aktivitätsregenerierendes System erforderlich. Den hier beschriebenen Defekten liegen pathogene Mutationen im MS-Gen (CblG) zugrunde oder eine gestörte Bildung von MetCbl (CblE). Diese Defekte lassen sich auch als Cobalaminstoffwechselstörungen klassifizieren. Hauptsymptome sind eine megaloblastäre Anämie und neurologische Symptome. Bei einem Teil der Patienten bessert sich die Symptomatik durch hohe Dosen von Hydroxycobalamin und Betain. Die Patienten mit funktionellem MS-Mangel sind klinisch und biochemisch heterogen und lassen sich durch Komplementationsstudien in kultivierten Fibroblasten einer von drei Komplementationsgruppen (CblE, CblG und einer weiteren) zuordnen (s. Tabelle 39.1).

Leichte Hyperhomocysteinämie: Hyperhomocysteinämie als Risikofaktor für die Entwicklung einer Arteriosklerose

Aus einer Reihe von Studien, in denen Risikokollektive für unterschiedliche Formen vorzeitiger Arteriosklerose retrospektiv hinsichtlich des Vorliegens einer Hyperhomocysteinämie untersucht wurden, ergab sich, daß bei 10–42 % der betroffenen Patienten eine Hyperhomocysteinämie als unabhängiger Risikofaktor für die Entstehung einer vorzeitigen Arteriosklerose in Frage kommt. Es handelt sich um eine milde Hyperhomocysteinämie mit einem um den Faktor 1,31 ± 0,17 erhöhten Plasmahomocysteinspiegel. Im Gegensatz zu den erblichen Defekten der Homocysteinremethylierung ist der Plasmahomocysteinspiegel nur leicht erhöht, und es besteht keine Homocystinurie. Dieser milden Hyperhomocysteinämie liegen genetische und umweltbedingte Faktoren zugrunde. Bei Patienten mit Vaskulopathie, nicht jedoch bei gesunden Kontrollpersonen, war der Plasmahomocysteinspiegel negativ mit der Folsäure-, der Vitamin-B_{12}- und der Pyridoxal-5-Phosphat-(PLP-)Konzentration im Blut korreliert. Auf Seiten der genetischen Prädisposition konnte die Mutation im CBS-Gen in heterozygoter Form als Ursache einer milden Hyperhomocysteinämie ausgeschlossen werden. Hingegen ist die thermolabile Variante der MTHFR als Ursache für eine milde Hyperhomocysteinämie zu nennen. Die entsprechende Mutation (C677T), die in homozygoter Ausprägung mit einer Prävalenz von 5–18 % vorkommt, ist mit einer milden Hyperhomocysteinämie assoziiert.

Die milde Hyperhomocysteinämie ist eine der Ursachen für Anlagedefekte des Neuralrohres. Obwohl die Mütter dieser Patienten keine erniedrigten Folatspiegel aufweisen, führt die Folatsubstitution in der Frühschwangerschaft zu einer signifikanten Senkung der Inzidenz dieser Fehlbildungen.

Literatur

Fowler B (1997) Disorders of homocysteine metabolism. J Inher Metab Dis 20: 270–285

Miner SES, Evrovski J, Cole DEC (1997) Clinical chemistry and molecular biology of homocysteine metabolism: an update. Clin Biochem 30: 189–201

Van den Berg M, Boers GHJ (1996) Homocystinuria: what about mild hyperhomocysteinaemia? Postgrad Med J 72: 513–518

39.7 Ornithin

Hyperornithinämie mit Atrophia gyrata

Definition. Die Hyperornithinämie mit Atrophia gyrata der Choreoidea und Retina beruht auf einem Defekt der Ornithin-δ-Aminotransferase. Die Krankheit wird autosomal-rezessiv vererbt.

Häufigkeit. Die Krankheit ist mit 1:50.000 in Finnland häufiger als in anderen Regionen.

Ätiologie und Pathogenese. Ursache der Krankheit ist ein Mangel der Ornithin-δ-Aminotransferase (OAT), einem Schlüsselenzym der endogenen Synthese von Prolin aus Ornithin. Das Gen der OAT konnte auf dem Chromosom 10q26 lokalisiert werden. Zahlreiche verschiedene Mutationen in Patienten unterschiedlicher ethnischer Abstammung wurden beschrieben. Die Pathogenese der Krankheit ist bislang unklar.

Klinische Symptome und Verlauf. Bereits im Kindesalter tritt Nachtblindheit und Myopie auf. Bei der Funduskopie sieht man typische rundliche chorioretinale Atrophieherde, die in der Peripherie beginnen und sich im Laufe der Jahre konzentrisch auf die Macula hin vergrößern (s. Abb. 39.10). Entsprechend schränkt sich das Gesichtsfeld im Verlauf der Krankheit konzentrisch, röhrenförmig ein. Bei vollständiger chorioretinaler Atrophie werden die Patienten im Alter von etwa 40 Jahren blind. Im zweiten Lebensjahrzehnt entwickelt sich eine posteriore subkapsuläre Katarakt. Die Intelligenz der Patienten ist normal. Histologisch findet man in der Muskulatur tubuläre Aggregate und eine Typ-II-Faseratrophie; einige Patienten entwickeln eine Muskelschwäche.

Diagnose. Der Nachweis eines 5–20fach erhöhten Ornithinspiegels im Plasma ist diagnostisch für die Krankheit. Das Enzym OAT kann in Fibroblasten gemessen werden.

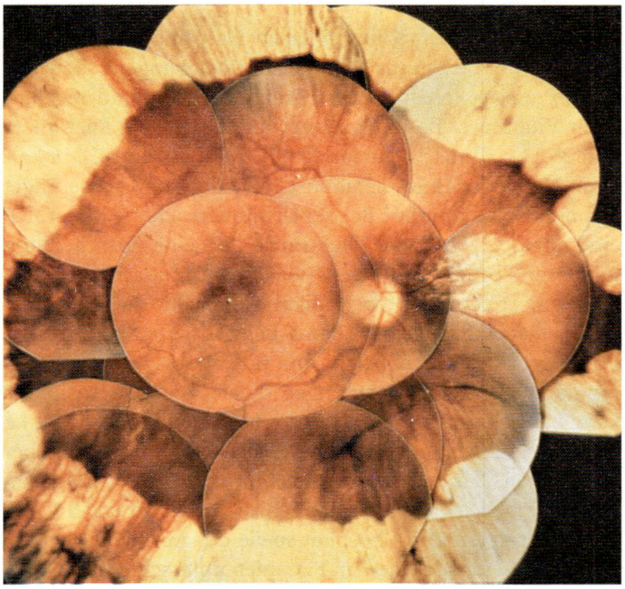

Abb. 39.10. Charakteristischer Augenhintergrundsbefund bei Hyperornithinämie mit Atrophia gyrata (Fotomontage H. Gerding, Münster)

Therapie und Prognose. Wenige Patienten sprechen auf pharmakologische Dosen von Vitamin B_6 an, dem Cofaktor der OAT-Reaktion. Arginin wird durch den Stoffwechseldefekt der Atrophia gyrata zu einer essentiellen Aminosäure. Deshalb kann durch eine argininreduzierte Diät der Ornithinspiegel beeinflußt werden. Diese Diät enthält nur etwa 0,25 g natürliches Protein/kg KG/Tag und wird durch eine Mischung essentieller Aminosäuren ergänzt. Wird diese Diät eingehalten, so kann das Fortschreiten der Veränderungen an der Retina aufgehalten werden. Die Substitution von Kreatin kann die histopathologischen Veränderungen der Muskulatur korrigieren, beeinflußt jedoch die Progression an der Retina nicht.

Literatur

McInnes RR, Arshinoff SA, Bell L, Marliss EB, McCulloch JC (1981) Hyperornithinaemia and gyrate atrophy of the retina: improvement of vision during treatment with a low-arginine diet. Lancet 1: 513–516

Shih VE (1995) Ornithine. In: Fernandes J, Saudubray JM, Berghe G van den (eds) Inborn Metabolic Diseases, 2nd ed. Springer, Berlin Heidelberg New York, pp 183–190

39.8 Histidin

Histidinämie

Die Histidinämie wird durch den autosomal-rezessiv vererbten Defekt der Histidase (Histidinammonialyase) verursacht. Das Enzym besteht aus 657 Aminosäuren, das Gen ist auf Chromosom 12q22-q23 lokalisiert. Die Histidinämie ist vergleichsweise häufig mit einer durch weltweites Screening ermittelten Häufigkeit von ca. 1:11.500.

Ursprünglich war die Histidinämie bei der Abklärung des Entwicklungsrückstands mehrerer Patienten beobachtet worden. Es war daher der Histidinämie ein Zusammenhang mit geistigem Entwicklungsrückstand und Sprachentwicklungsverzögerung zugeschrieben worden. Spätere Befunde, daß klinisch normale Geschwisterkinder ebenfalls eine Histidinämie aufwiesen und daß die im Neugeborenenscreening entdeckten Patienten mit Histidinämie sich auch ohne Behandlung normal wie ihre Geschwister entwickelten, belegen, daß die Histidinämie selbst keinen Krankheitswert hat. Eine mütterliche Histidinämie führt ebenfalls nicht zu einer Beeinträchtigung der Entwicklung des Embryos oder Feten.

Die $FeCl_3$-Probe fällt nicht nur bei Phenylketonurie, sondern auch bei der Histidinämie durch das im Urin ausgeschiedene Imidazolpyruvat positiv aus.

39.9 Cystin

Cystinose

Definition. Die Cystinose ist eine autosomal-rezessiv vererbte Störung des lysosomalen Cystintransportes, bei der es in fast allen Körperzellen zu einer deutlichen Erhöhung des intrazellulären, freien, nicht proteingebundenen Cystins kommt. Intra- und extrazelluläres Cystein sowie extrazelluläres Cystin sind normwertig. Obwohl fast alle Körperzellen von der Cystinspeicherung betroffen sind, steht die Störung der Nierenfunktion im Vordergrund; anfangs ein Verlust der proximal-tubulären Funktion, im weiteren Verlauf der Krankheit auch der glomerulären Funktion. Bei der nephropathischen Form gibt es eine infantile, im ersten Lebensjahr beginnende Form und später beginnende Late-onset-Formen. Sehr viel seltener diagnostiziert wird die benigne Cystinose, bei der es trotz lysosomaler Cystinspeicherung zu keiner Funktionseinschränkung von Nieren oder anderen Organen kommt.

Häufigkeit. Die Cystinose ist eine seltene Krankheit, ihre Häufigkeit wird mit etwa 1:100.000 angegeben. In manchen Regionen, wie z.B. der Bretagne, ist die Krankheit mit 1:25.000 deutlich häufiger.

Ätiologie. Cystin wird in Lysosomen beim Abbau von Proteinen frei. Untersuchungen an isolierten Lysosomen (normal, heterozygot und homozygot) haben ergeben, daß der Efflux von freiem, nicht proteingebundenem Cystin aus cystinotischen Lysosomen stark vermindert ist. Dieser Befund hat zur Hypothese eines defekten lysosomalen Membrantransportes als Ursache der Cystinose geführt. Inzwischen konnte das CTNS-Gen (Cystinosin-Gen) auf dem Chromosom 17p13 lokalisiert und seine Struktur analysiert werden. Es handelt sich um ein auf 12 Exons für 367 Aminosäuren codierendes Gen. Die aus der genetischen Information ableitbare Molekülstruktur läßt darauf schließen, daß es sich um ein Membranprotein handelt, möglicherweise um ein lysosomales Membranprotein, das Cystinosin genannt wurde. Mindestens 11 mit der Krankheit assoziierte Mutationen wurden beschrieben, die alle zu weitgehendem Verlust des Leserasters führen.

Pathogenese. Die Pathogenese der Cystinose ist nach wie vor vollkommen unklar. Die Funktion der Lysosomen ist trotz der Cystinspeicherung in cystinotischen Zellen nicht gestört. Die zahlreichen anderen bekannten lysosomalen Speicherkrankheiten führen alle nicht zu einem Krankheitsbild, das mit der Cystinose vergleichbar ist. Ob und auf welchem Weg das lysosomal gespeicherte Cystin andere Zellfunktionen, wie z.B. den Membrantransport in renaltubulären Zellen beeinflussen kann, ist bislang unbekannt. Experimentelle Befunde lassen eine Verarmung tubulärer Epithelien an energiereichen Phosphaten vermuten. Ebenfalls ungeklärt ist das Fehlen der Nierenbeteiligung bei der benignen Cystinose trotz der hier ebenfalls nachweisbaren lysosomalen Cystinspeicherung.

Pathologie. Cystinkristalle können lichtmikroskopisch im Knochenmark, in Leber, Nieren, Cornea und anderen Geweben sichtbar gemacht werden. Elektronenmikroskopisch gelingt mit geeigneten Techniken der Nachweis der lysosomalen Lokalisation. Cystinotische Nieren zeigen eine chronische interstitielle Nephritis mit tubulärer Degeneration, vielkernige Riesenzellen der glomerulären Epithelien, eine Hyperplasie und Hypertrophie des juxtaglomerulären Apparates und schließlich im Endstadium hyalinisierte Glomeruli und eine Fibrose.

Klinische Symptome und Verlauf. Bei der typischen, infantilen Verlaufsform treten die ersten Symptome meistens im 2. Lebenshalbjahr auf. Klinisch fallen Nahrungsverweigerung, Erbrechen, Wachstums- und Gedeihstörungen, Polyurie und exzessive Polydipsie auf. Trotz korrekter und regelmäßiger Vitamin-D-Prophylaxe entwickelt sich eine Rachitis (s. Abb. 39.11). Klinisch-chemisch fällt im Blut eine Hypokaliämie, Hyponatriämie, metabolische Acidose und ausgeprägte Hypophosphatämie auf. Bei der Urinuntersuchung findet sich eine normoglykämische Glukosurie und eine Ausscheidung tubulärer Proteine, eine generalisierte Aminoacidurie, eine Hyperphosphaturie, Hyperkaliämie und eine stark erhöhte Bicarbonatausscheidung. Damit liegt insgesamt ein ausgeprägtes renales Fanconi-Syndrom (s. Kap. 184) mit proximal tubulärer Dysfunktion vor. Der renale Diabetes insipidus kann zu ausgeprägter Dehydratation führen. Bereits im 1. Lebensjahr kann dabei die tägliche Urinausscheidung weit über 2 l betragen. Das Ausmaß der renal proximalen Dysfunktion ist individuell sehr unterschiedlich; so ist der Verlust an Wasser, Elektrolyten und Phosphat sowie das Ausmaß der metabolischen Acidose bei jedem Patienten unterschiedlich.

Im weiteren Verlauf der Krankheit kommt es in den folgenden Jahren zu allmählicher Einschränkung der glome-

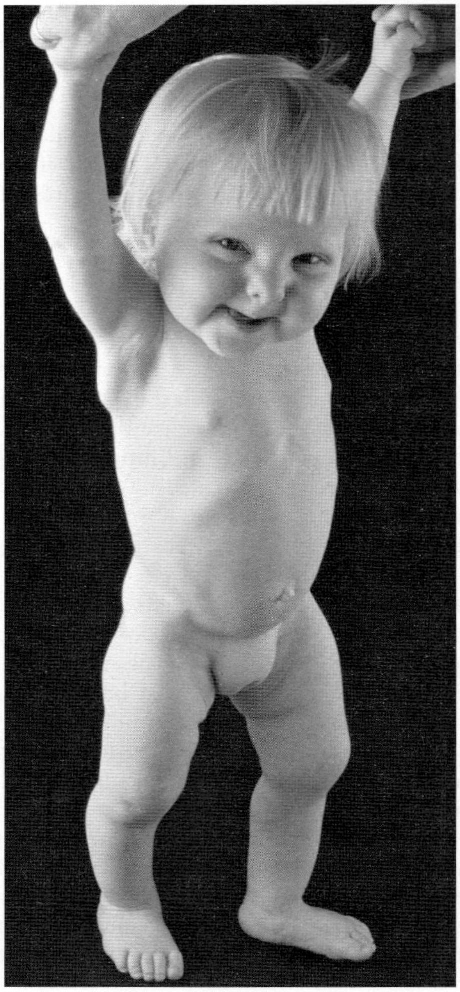

Abb. 39.11. Typisches klinisches Bild der infantilen, nephropathischen Cystinose: 15 Monate altes, kleinwüchsiges Mädchen (Körperlänge 66 cm = 7 cm<PC3), mit den Zeichen der Rachitis (rachitischer Rosenkranz)

rulären Filtration mit ansteigenden Serumkreatininwerten. Durchschnittlich im Alter von 9 Jahren wird bei nur symptomatisch behandelter, infantiler, nephropathischer Cystinose das Stadium der terminalen Niereninsuffizienz erreicht. Nur durch Dialyse und Transplantation erreichen die Patienten ein höheres Lebensalter. Die Nierentransplantation ist bei Cystinose genauso erfolgreich wie bei anderen Ursachen des Nierenversagens. Die Cystinose des Wirts beeinträchtigt die Funktion des Transplantats nicht. Cystinotische Patienten sind in der Regel etwas pigmentärmer als ihre gesunden Geschwister.

Patienten mit Cystinose entwickeln mehr oder weniger ausgeprägt ab dem 3. bis 4. Lebensjahr eine Photophobie. Ursache dieser Photophobie ist eine zunehmende Dichte kristalliner Cystineinlagerungen der Hornhaut, zum anderen eine Retinopathie mit Pigmentdegeneration und abnormem Elektroretinogramm. Ohne Behandlung entstehen aus den kristallinen Hornhauteinlagerungen im zweiten Lebensjahrzehnt immer häufiger Epitheldefekte und schmerzhafte Hornhauterosionen, die schließlich zu vollständiger Trübung der Hornhaut führen können. Mit zunehmendem Lebensalter verschlechtert sich bei einem Teil der Cystinosepatienten die Netzhautfunktion, so daß manche Patienten im 3. Lebensjahrzehnt erblinden.

Mit dem längeren Überleben durch Dialyse und Transplantation sind weitere, spätere Organmanifestationen der Cystinose beobachtet worden. Dazu zählen endokrine Störungen wie Hypothyreose, insulinabhängiger Diabetes mellitus und ein hypergonadotroper Hypogonadismus bei männlichen Patienten. Weibliche Patientinnen haben einen normalen Pubertätsverlauf. Die Erkrankung der Muskulatur manifestiert sich als Schluckstörung und bei vielen Patienten im 3. Lebensjahrzehnt als progressive distale Myopathie, die zuerst als Atrophie der kleinen Handmuskeln klinisch erkennbar wird. Bei den meisten älteren Cystinosepatienten kann man durch bildgebende Diagnostik zerebrale Atrophien nachweisen, aber nur bei einigen von ihnen treten neurologische Defizite, Verlust des Kurzzeitgedächtnisses und psychotische Symptome auf.

Wenige Patienten entwickeln die Symptome der Cystinose und die Nephropathie erst in einem höheren Lebensalter, wobei der Übergang dieser Late-onset-Typen fließend ist. Als erstes Zeichen einer Funktionsstörung der Niere entdeckt man anfangs eine tubuläre Proteinurie. Die Erkrankung der Niere kann danach in kurzer Zeit alle Stadien wie bei infantiler Cystinose durchlaufen und in wenigen Jahren zur terminalen Niereninsuffizienz führen.

Die benigne, nichtnephropathische Cystinose ist in der Regel eine Zufallsbeobachtung anläßlich einer ophthalmologischen Untersuchung. Die Patienten haben keine Nephropathie und eine normale Lebenserwartung. Die Photophobie ist, wenn vorhanden, weniger ausgeprägt und tritt erst in höherem Lebensalter auf.

Diagnose und Differentialdiagnose. Der mit der Spaltlampe erhobene ophthalmologische Befund kristalliner Einlagerungen in der Hornhaut ist pathognomonisch für die Cystinose (s. Abb. 39.12). Allerdings entwickeln sich die Hornhautkristalle erst im Verlaufe der Krankheit, so daß bei Patienten unter einem Jahr diese Kristalle oft nicht gesehen werden. Ein Fehlen der Corneakristalle schließt daher eine Cystinose nicht aus.

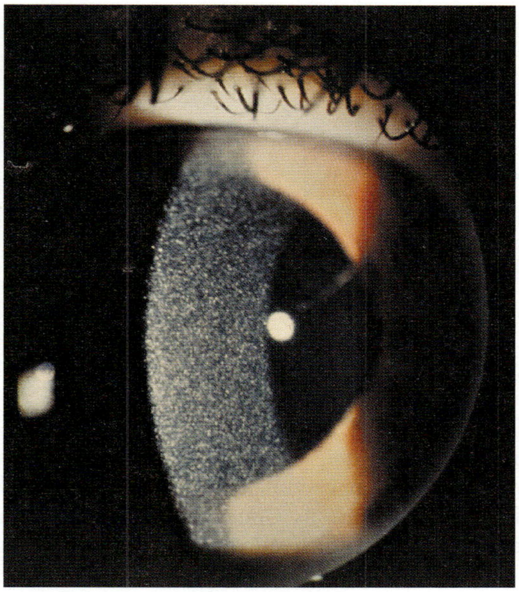

Abb. 39.12. Spaltlampenbefund bei Cystinose: Cystinkristalle der Hornhaut

Die biochemische Diagnose der Cystinose wird durch den Nachweis einer 50- bis 100fachen Erhöhung des intrazellulären freien, nicht proteingebundenen Cystins in isolierten Leukozyten oder kultivierten Fibroblasten gestellt. Knochenmarkpunktion und Konjunktivalbiopsie sind für die Diagnosestellung obsolet.

Die pränatale Diagnose ist möglich durch direkte Bestimmung des Cystins in Chorionzotten, durch Messung des Cystins oder der ^{35}S-Cystin-Inkorporation in kultivierte Chorion- oder Amnionzellen sowie durch molekulargenetische Untersuchung informativer Familien.

Therapie. Mit symptomatischer Therapie werden die Verluste durch die renal proximal tubuläre Dysfunktion ausgeglichen. Cystinosepatienten müssen immer freien Zugang zu Getränken haben. Die Trinkmenge liegt je nach renalem Verlust oft bei über 6 l täglich. Wird die Polyurie für die Patienten vor allem nachts zum Problem, so kann ein Versuch mit der abendlichen Gabe von 1(–2) mg Indomethacin/kg KG gemacht werden. Ziel der Elektrolytsubstitution sind normale Elektrolytspiegel und ein annähernd normales Bicarbonat im Serum, wobei eine Überkorrektur vermieden werden soll. Bei ausgeprägter renaler Acidose kann ein Versuch mit 1 mg/kg KG Hydrochlorothiacid täglich unternommen werden. Eine Normophosphatämie ist Voraussetzung, damit die hypophosphatämische Rachitis abheilen kann. Die Vitamin-D-Substitution sollte vorsichtig gehandhabt werden, zusätzliche Kalziumsubstitution bei Vitamin-D-Behandlung sollte wegen der gleichzeitig bestehenden Hyperphosphaturie vermieden werden. Die Kalziumausscheidung in Urin sollte nie über 0,5 mmol Kalzium/mmol Kreatinin liegen.

Zur wirkungsvollen Entfernung lysosomal gespeicherten Cystins steht Cysteamin zur Verfügung. Der Wirkmechanismus ist in Abb. 39.13 dargestellt. Die cystinentspeichernde Therapie mit Cysteamin verhindert oder verlangsamt die

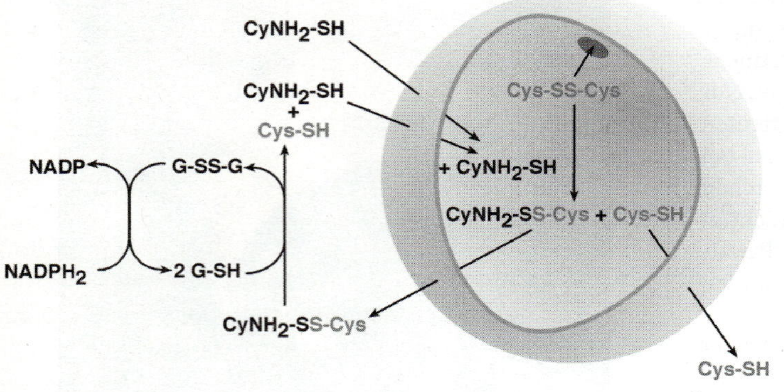

Abb. 39.13. Entspeicherung lysosomal gespeicherten Cystins durch Cysteamin: Cysteamin verteilt sich intrazellär als schwache Base bevorzugt im sauren, lysosomalen Zellkompartment und bildet dort mit Cystin ein gemischtes Disulfid, das ebenso wie freies Cystin aus dem Lysosom transportiert wird. Cys-SH, Cystin; Cys-SS-Cys, Cystein; CysNH2-SH, Cysteamin; G-SH, Glutathion (reduziert); G-SS-G, Glutathion (oxidiert)

Progression des glomerulären Schadens. Cysteamin hat einen fauligen, unangenehmen Geschmack. Im Handel erhältlich ist Cysteamin als Cysteamin-Bitartrat (Cystagon). Cysteamin soll in 5 täglichen Dosen in einer Dosierung von 50–60 mg/kg KG bzw. 1,3 g/m^2 KO gegeben werden. Zur Kontrolle der cystinentspeichernden Wirkung sind regelmäßige Untersuchungen des Leukozytencystins erforderlich, das nach Möglichkeit im oberen heterozygoten Bereich zwischen 0,5 und 1 nmol/mg Protein liegen soll.

Zur Milderung der Photophobie benötigen alle Cystinosepatienten Sonnengläser (80 % Tönung). Die regelmäßige, 4mal tägliche Anwendung von 0,5%igen Cysteaminaugentropfen reduziert die Kristalleinlagerungen der Hornhaut und vermindert damit die Photophobie.

Die Ernährung kann wegen der Medikamente und der Nahrungsverweigerung in den ersten drei Lebensjahren sehr schwierig sein, so daß viele Patienten anfangs eine Nahrungssonde oder evtl. eine PEG benötigen. Bei frühem Beginn der Cysteamintherapie, ausreichender Ernährung und vollständiger Substitution der renalen Verluste wachsen Cystinosepatienten im Säuglings- und Kleinkindesalter mit normaler Wachstumsgeschwindigkeit, allerdings meistens unter der 3. Perzentile. Bei weiterem Abweichen von der 3. Perzentile empfiehlt sich der Einsatz von Wachstumshormon, das bei cystinotischen Patienten das Wachstum verbessert und ein Aufholwachstum bewirkt.

Erreichen Cystinosepatienten das Stadium der terminalen Niereninsuffizienz, sollte frühzeitig mit der Dialysetherapie begonnen und/oder eine Nierentransplantation durchgeführt werden. Auch nach einer Nierentransplantation setzen viele Patienten die cystinentspeichernde Therapie mit Cysteamin fort, obwohl deren Wirksamkeit gegen Spätkomplikationen der Cystinose bisher nicht erwiesen ist.

Prognose. Die Prognose der Cystinose hängt wesentlich vom Zeitpunkt der Diagnose und des Behandlungsbeginns sowie von der Schwere der Krankheit ab. Wird die Cysteamintherapie frühzeitig im 1. Lebensjahr begonnen und konsequent durchgeführt, so kann die glomeruläre Funktion nach heutigem Kenntnisstand mindestens ins 2. Lebensjahrzehnt, möglicherweise auch länger erhalten werden. Ist die glomeruläre Funktion bei Therapiebeginn schon deutlich reduziert, so kann durch die Gabe von Cysteamin die Progression vermindert, das Eintreten der terminalen Niereninsuffizienz jedoch nicht vermieden werden.

Literatur

Fink JK, Brouwers P, Barton N et al. (1989) Neurologic complications in long-standing nephropathic cystinosis. Arch Neurol 46: 543–854

Gahl WA, Dalakas MC, Charnas L et al. (1988) Myopathy and cystine storage in muscles in a patient with nephropathic cystinosis. N Engl J Med 319: 1461–464

Markello TC, Bernardini IM, Gahl WA (1993) Improved renal function in children with cystinosis treated with cysteamine. N Engl J Med 328: 1157–1162

Schneider JA, Clark KF, Greene AA et al. (1995) Recent advances in the treatment of cystinosis. J Inher Metab Dis 18: 387–397

Town M, Jean G, Cherqui S et al. (1998) A novel gene encoding an integral membrane protein is mutated in nephropathic cystinosis. Nat Genet 18: 319–324

Cystinurie

Definition. Der Cystinurie liegt ein Transportdefekt der epithelialen Zellen des Nierentubulus und des Gastrointestinaltraktes für die Aminosäuren Cystin, Lysin, Arginin und Ornithin zugrunde. Die Krankheit wird autosomal-rezessiv vererbt. Untersuchungen des Transportes dieser Aminosäuren an Dünndarmbiopsien legen das Vorkommen von 3 allelen Typen nahe. Pathologische Bedeutung hat für Patienten nur die Urolithiasis aus dem schwer löslichen Cystin.

Häufigkeit. Die Häufigkeit der Cystinurie wird weltweit auf durchschnittlich 1 : 7.000 geschätzt, damit ist diese Krankheit eine der häufigsten angeborenen Stoffwechselkrankheiten überhaupt.

Ätiologie und Pathogenese. Zellmembranen enthalten verschiedene Transportsysteme für Cystin und die strukturell ähnlichen dibasischen Aminosäuren Lysin, Arginin und Ornithin. Der Defekt der Cystinurie betrifft die luminale Seite der Tubulusepithelien bzw. der Darmepithelien. Hierdurch kommt es zu einer verminderten Rückresorption von dibasischen Aminosäuren und Cystin. Eines der betroffenen Gene ist das SLC3A1 Gen („solute carrier family 3, member 1“) auf Chromosom 2p16, dessen Mutationen eine Cystinurie Typ I verursacht. Das Gen für Cystinurie Typ III und wahrscheinlich auch Typ II konnten auf Chromosom 19q13.1 lokalisiert werden.

Cystin hat eine sehr niedrige Löslichkeit, bei neutralem Urin-pH nur etwa 300 mg/l. Bei höheren Konzentrationen kommt es zum Auskristallisieren von Cystin und zur Bildung von Cystinsteinen.

Klinische Symptome und Verlauf. Nicht bei jedem Patienten mit Cystinurie kommt es zur Steinbildung. Die Symptomatik bei Cystinsteinen ist geprägt durch die Urolithiasis mit aktuen Nierenkoliken, Hämaturie, Pyurie und spontanem Steinabgang. Cystinsteine sind röntgendicht, allerdings weniger dicht als Kalziumsteine.

Diagnose. Ein einfacher, hinweisender Test auf das Vorliegen einer Cystinurie ist der Natriumnitroprussid-Test im Urin, mit dem ganz allgemein Disulfide im Urin nachgewiesen werden. Durch eine Aminosäurenanalyse des Urins wird die definitive Diagnose gestellt.

Therapie, Verlauf und Prognose. Ziel der Therapie ist die Erniedrigung der Cystinkonzentration bzw. die Erhöhung der Löslichkeit, um das Auskristallisieren von Cystin zu vermeiden. Die Trinkmenge muß erheblich erhöht werden, bei Erwachsenen immer über 3 l täglich. Da die Löslichkeit von Cystin im alkalischen Bereich stark ansteigt, sollte der Urin ständig mit Natriumbicarbonat oder Natriumcitrat auf einen pH-Wert von über 7,5 alkalisiert werden. Allerdings kann auch eine Verminderung der Natriumbelastung bei manchen Patienten schon zu einer deutlichen Reduktion der Cystinausscheidung führen. Diätetische Einschränkung der Zufuhr von Methionin, dem Präkursor der endogenen Cystinsynthese, hat allenfalls begrenzte Erfolge gebracht. Wesentlich erfolgreicher ist der Einsatz von Thiolen, die im Urin besser lösliche gemischte Disulfide mit Cystein bilden. Hierzu steht entweder D-Penicillamin ($2\,g/1{,}73\,m^2$ täglich) oder Merkaptopropionylglycin zur Verfügung, die jedoch beide toxische Nebenwirkungen haben können, u.a. eine Glomerulopathie. Auch eine Therapie mit Captopril, ebenfalls einem Thiol, kann in manchen Fällen die Cystinurie deutlich vermindern. Cystinsteine können entweder durch extrakorporale Stoßwellenlithotrypsie zertrümmert oder durch Spülung mit alkalisiertem N-Acetylcystein über einen Nephrostomiekatheter aufgelöst werden. Die Prognose der Krankheit hängt vom Ausmaß der Cystinurie und von der Compliance des Patienten ab.

Literatur

Segal S, Thier SO (1995) Cystinuria. In: Scriver CR, Beaudet AL, Sly WS, Valle D (eds) The metabolic and molecular bases of inherited disease, 7th ed. McGraw Hill, New York, pp 3581–3601

Sulfitoxidasemangel

Definition und Ätiologie. Der Hauptabbauweg von Cystein führt zu Sulfit, das durch die Sulfitoxidase zu Sulfat umgewandelt wird. Für ihre Aktivität benötigt die Sulfitoxidase den Molybdäncofaktor, der auch für zwei weitere Oxidasen, die Xanthinoxidase und die Aldehydoxidase notwendig ist. Der Sulfitoxidasemangel kommt selten isoliert, häufiger jedoch im Zusammenhang mit einem Molybdäncofaktormangel mit gleichzeitigem Xanthindehydrogenasemangel vor.

Klinische Symptome und Verlauf. Die klinischen Symptome von isoliertem Sulfitoxidasemangel und Molybdäncofaktormangel sind sehr ähnlich. Schon in den ersten Lebenswochen kommt es zu einem schweren, therapeutisch kaum beeinflußbaren Anfallsleiden, axialer Hypotonie, peripherer Hypertonie, Trinkschwäche. Mit bildgebender Diagnostik läßt sich eine zerebrale Atrophie nachweisen. Wird die Neugeborenenperiode überlebt, tritt eine beidseitige Linsenluxation auf. Die Patienten zeigen praktisch keine psychomotorische Entwicklung. Die Krankheit ist kausal nicht behandelbar, die Prognose infaust.

Diagnose. Erhöhte Ausscheidung von Sulfit, Thiosulfat und S-Sulfocystein ist typisch für den Sulfitoxidasemangel. Der Sulfittest sollte immer nur mit unmittelbar frisch gelassenem Urin durchgeführt werden. Liegt gleichzeitig ein Xanthindehydrogenasemangel im Rahmen eines Molybdäncofaktormangels vor, so findet man als wegweisenden Befund eine deutliche Erniedrigung des Harnsäurespiegels im Plasma. Im Urin wird deutlich vermehrt Xanthin und mäßig vermehrt Hypoxanthin ausgeschieden.

Literatur

Johnson JL, Wadman SK (1995) Molybdenum cofactor deficiency and isolated sulfite oxidase deficiency. In: Scriver CR, Beaudet AL, Sly WS, Valle D (eds) The metabolic and molecular bases of inherited disease, 7th ed. McGraw Hill, New York, pp 2271–2283

39.10 Andere Störungen des Aminosäurentransports

Hartnup-Krankheit

Definition und Häufigkeit. Die Hartnup-Krankheit ist eine autosomal-rezessiv vererbte Störung des Transports neutraler Aminosäuren in der Niere und im Dünndarm. Die Krankheit ist benannt nach der ersten Familie, in der sie beschrieben wurde. Wenn die Hartnup-Krankheit symptomatisch wird, treten pellagraähnliche klinische Erscheinungen auf mit Photodermatose, intermittierender zerebellärer Ataxie und Psychosen. Die Häufigkeit wird mit etwa 1:30.000 angegeben.

Ätiologie. Der Transportdefekt bei der Hartnup-Krankheit betrifft die renal-tubuläre Reabsorption neutraler Aminosäuren. So ist die renale Clearance für Alanin, Serin, Threonin, Valin, Leuzin, Isoleuzin, Phenylalanin, Tyrosin, Tryptophan, Histidin, Glutamin und Asparagin exzessiv erhöht. Ebenso kann eine deutlich erhöhte fäkale Ausscheidung dieser Aminosäuren nachgewiesen werden. Die orale Aufnahme dieser Aminosäuren über den Darm ist erniedrigt. Bakterielle Abbauprodukte dieser Aminosäuren werden aus dem Darm aufgenommen und im Urin ausgeschieden, insbesondere solche von Tryptophan. Demgegenüber sind die Plasmaspiegel der genannten Aminosäuren niedrig normal.

Pathogenese. Die Pathogenese der Krankheit ist nicht restlos geklärt. Die pellagraähnliche Symptomatik läßt an eine Störung des Nikotinsäurestoffwechsels denken. Nikotinsäure und Nikotinamid können endogen aus Tryptophan gebildet werden. Auch der therapeutische Erfolg der Behandlung mit Nikotinamid spricht für eine bislang nicht näher charakterisierte Störung des Stoffwechsels von Nikotinsäure bzw. Nikotinamid bei der Hartnup-Krankheit.

Klinische Symptome, Verlauf und Diagnose. Der biochemische Phänotyp führt nicht zwingend zu einer Erkrankung, die meisten Patienten bleiben symptomfrei. Charakteristische Symptome sind pellagraähnliche Exantheme vor allem an lichtexponierten Hautabschnitten. Dazu kann intermittierend eine zerebelläre Ataxie auftreten, die oft von psychotischen Symptomen begleitet wird. Diagnostisch ist der Nachweis der neutralen Aminoacidurie im Urin sowie eine erhöhte Indolausscheidung nach einer oralen Belastung mit 100 mg/kg L-Tryptophan.

Therapie und Prognose. Therapie der Wahl ist die orale Behandlung mit Nikotinamid, 40–300 mg täglich. Die klinische Symptomatik verschwindet innerhalb von 1–2 Wochen. Zur Vermeidung der Dermatitis sollten Sonnenschutzmaßnahmen angewandt werden.

Literatur

Levy HL (1995) Hartnup disorder. In: Scriver CR, Beaudet AL, Sly WS, Valle D (eds) The metabolic and molecular bases of inherited disease, 7th ed. McGraw Hill, New York, pp 3629–3642

40 Ketonämien

U. Wendel

Definition. Bei niedrigen Insulinspiegeln werden in der Leber während Nüchtern- und Krankheitsphasen aus Fettsäuren und ketogenen Aminosäuren (z.B. Leuzin und Isoleuzin) die Ketonkörper Acetoacetat (AA) und 3-Hydroxybutyrat (3OHB) gebildet. Diese werden an das Blut abgegeben, von verschiedenen extrahepatischen Geweben (z.B. Herz- und Skelettmuskel, Gehirn) aufgenommen und für die Energiegewinnung genutzt. Für die Ketonkörper ergeben sich für Kinder unter Bedingungen des 15- bzw. 24stündigen Fastens breitgestreute altersabhängige Normalwerte, welche negativ mit dem Blutzuckerspiegel korrelieren: so steigt bei gesunden 1 bis 7jährigen 3OHB im Plasma während der ersten 15 Stunden Fasten langsam auf einen Bereich von 0,1–0,9 und während der folgenden 9 Stunden viel schneller auf einen Bereich von 1,7–3,2 mmol/l an. Eine Ketoacidose ist definiert als Ketonämie (AA+3HOB) von über 7 mmol/l.

Ketonämie infolge gesteigerter Ketonkörperproduktion. Im Nüchternzustand kann es zu verstärkter Ketonämie bei verschiedenen Störungen des Kohlenhydratstoffwechsels kommen, so bei beeinträchtigter Glykogensynthese, Glykogenolyse oder Glukoneogenese. Hier ist die gesteigerte Produktion von Ketonkörpern auf einen frühzeitigen Abfall der Blutglukose zurückzuführen. Die Ketose ist dementsprechend mit niedrigen Glukosespiegeln assoziiert. Bei den glukoneogenetischen Defekten besteht gleichzeitig eine Hyperlaktatämie. Des weiteren kommen Ketoacidosen aufgrund übermäßiger Ketonkörperproduktion außer beim Diabetes mellitus auch im Rahmen kataboler Zustände bei der Ahornsirupkrankheit (variante Formen) und bei den verzweigtkettigen Organoacidopathien (s. Kap. 39) vor. Bei diesen ist der Blutzuckerspiegel normal oder erhöht. Außerdem sind hier während ketoacidotischer Krisen regelmäßig Ammoniak und Laktat im Blut erhöht. In jedem Falle ergibt sich die exakte Diagnose aus der Analyse der organischen Säuren im Urin oder der Acylcarnitine im Blut.

Nicht ganz selten werden Kleinkinder während interkurrenter Erkrankungen mit Erbrechen rasch ketoacidotisch, ohne daß sich ein Stoffwechseldefekt nachweisen läßt. In diesen Fällen empfiehlt es sich, zur Vermeidung weiterer acidotischer Krisen mit der Gefahr neurologischer Schäden frühzeitig Kohlenhydrate enteral oder parenteral zuzuführen.

Ketonämie infolge gestörter Ketolyse. Diese wird verursacht durch genetisch bedingte Aktivitätsminderung von Enzymen, welche die Utilisation der Ketonkörper in den nichthepatischen Geweben ermöglichen. Bei diesen Formen von Hyperketonämie/Ketoacidose sind die Blutzuckerspiegel normal oder leicht erhöht, und Ammoniak und Laktat sind ebenfalls normal. Ihnen können die drei nachfolgend aufgeführten Enzymdefekte zugrundeliegen.

Succinyl-CoA: 3-Oxosäure-CoA-Transferase-(SCOT-)Mangel

Klinische Symptome und Verlauf. SCOT vermittelt als geschwindigkeitslimitierendes Enzym den ersten Schritt der Utilisation von Ketonkörpern in den Mitochondrien extrahepatischer Gewebe. Einschränkungen der Enzymaktivität auf Werte von 10–20 % der Norm können bereits ab den ersten Lebenstagen oder -monaten rezidivierend zu schweren ketoacidotischen Episoden, im allgemeinen während kataboler Zustände, führen. Der Blutspiegel von 3HOB kann auf über 8 mmol/l steigen; die Glukose-, Ammoniak- und Laktatspiegel im Plasma sind normal. Es besteht eine Ketonurie (Acetest 3fach positiv), und im Urin werden große Mengen von 3OHB, AA und 3-Hydroxisovalerat ausgeschieden. Schon durch Übernachtfasten können die Ketonkörper im Blut auf 4–5 mmol/l ansteigen.

Diagnose. Die klinische Diagnose basiert auf dem Nachweis einer persistierenden Ketonurie (Acetest konstant positiv) und Hyperketonämie (3OHB konstant > 0,2 mmol/l). Sie ist durch Nachweis des Enzymmangels in Leukozyten oder Fibroblasten oder durch molekulargenetische Analyse zu bestätigen. Im SCOT-Gen wurden mehrere pathogene Mutationen identifiziert.

Therapie. In der Regel erholen sich die Kinder von den Krisen unter parenteraler Zufuhr von Glukose und Bikarbonat. Im Intervall kann ständige Pufferung mit Bikarbonat erforderlich sein.

3-Ketothiolasemangel = Mangel an mitochondrialer Acetoacetyl-CoA-Thiolase (T2)

Klinische Symptome und Verlauf. Diese nicht ganz seltene autosomal-rezessiv erbliche Störung betrifft den Isoleuzinabbau und die Utilisation der Ketonkörper. Sie manifestiert sich meist im späten Säuglings- und Kleinkindalter (14 von 22 Patienten zeigten erste Symptome zwischen 6 und 24 Monaten) mit rezidivierenden Attacken von schwerer Ketoacidose. Diese werden durch verstärkten Gewebskatabolismus während interkurrenter Infekte, durch längere Nüchternperioden mit Erbrechen und auch durch einen hohen Proteingehalt der Nahrung ausgelöst. Zwischen den Attacken besteht keine Ketose. Während der Attacken kann die Kombination von Hyperglykämie und Ketoacidose eine diabetische Ketoacidose vortäuschen. Die klinischen Symptome können sehr variieren und reichen von schweren ketoacidotischen Krisen mit tödlichem Ausgang bereits beim Neugeborenen über häufige ketoacidotische Episoden in der Kindheit bis hin zum symptomlosen Erwachsenen. Nur sehr selten entwickelt sich ein Koma mit bleibenden neurologischen Schäden. In wenigen Fällen mit bereits gestörter psychomotorischer Entwicklung kam es während einer schweren ketoacidotischen Krise zu Läsionen in den Basalganglien, ähnlich wie bei anderen Organoacidopathien.

Diagnose. Während akuter Phasen werden im Urin große Mengen von Isoleuzinmetaboliten – in erster Linie 2-Methyl-3-Hydroxybutyrat und Tiglylglycin, weniger 2-Methylacetoacetat und Butanon – zusammen mit großen Mengen an Ketonkörpern (AA+3HOB) ausgeschieden. Die Tatsache, daß jeder Mensch bei schwerer Ketoacidose große Mengen an 2-Methyl-3-Hydroxybutyrat und 3-Hydroxyisovalerat ausscheidet, könnte zunächst zur falschen Verdachtsdiagnose eines 3-Ketothiolasemangels führen. Deshalb muß in jedem Falle, will man diesen Defekt nachweisen, auf Isoleuzinmetabolite im symptomfreien Intervall, ggf. auch unter Isoleuzin- oder Proteinbelastung gefahndet werden. Die Diagnostik auf Enzymebene erfolgt in Fibroblasten. Dabei ist die Aktivität der K^+-abhängigen kurzkettenspezifischen 3-Ketoacyl-CoA-Thiolase (T2) vermindert. Im T2-Gen wurden über 20 pathogene Mutationen identifiziert. Eine Korrelation zwischen klinischem Phänotyp und Genotyp scheint nicht zu bestehen.

Therapie. Während einer Krise sind parenterale Glukose-Flüssigkeitszufuhr und rascher Acidoseausgleich indiziert. Kohlenhydrathaltige Getränke sollten bereits bei den ersten Anzeichen einer Krankheit gegeben werden und es sollte auch frühzeitig mit einer Pufferung begonnen werden. Langfristig sollte die Menge des Nahrungsproteins leicht eingeschränkt werden, und längere Nüchternperioden, besonders bei fieberhaften Erkrankungen, sind zu vermeiden. Die frühzeitige Diagnosestellung erlaubt eine gute Stoffwechselkontrolle mit Vermeidung ketoacidotischer Krisen.

Mangel an zytosolischer Acetyl-CoA-Thiolase (CT)

Dieser Enzymdefekt wurde bisher nur bei 5 Patienten beschrieben und ging mit muskulärer Hypotonie und schwerer mentaler Retardierung einher. Eine permanente Ketonämie und Ketonurie ließ sich durch Fettrestriktion in der Nahrung vermindern, ohne daß es zur klinischen Besserung kam. In Ermangelung der Exkretion spezifischer Metabolite sowie einer spezifischen klinischen Symptomatik könnte der Defekt leicht undiagnostiziert bleiben. Die CT ist an der zytosolischen Cholesterinbiosynthese beteiligt, und der Hirnschaden bei CT-Defizienz könnte mit einer verminderten Cholesterinsynthese zusammenhängen.

Literatur

Bonnefont JP, Specola NB, Vassault A et al. (1990) The fasting test in pediatrics: application to the diagnosis of pathological hypo- and hyperketotic states. Eur J Pediatr 150: 80–85

Fukao T, Yamaguchi S, Orii T, Hashimoto T (1995) Molecular basis of beta-ketothiolase deficiency: mutations and polymorphisms in the human mitochondrial acetoacetyl-coenzyme A thiolase gene. Hum Mutat 5: 113–120

Morris AAM (2000) Disorders of ketogenesis and ketolysis. In: Fernandes J, Saudubray JM, van den Berghe G (eds) Inborn metabolic diseases. Springer, Berlin Heidelberg New York Tokio pp 152–156

Nyhan WL, Ozand PT (1998) 3-Oxothiolase deficiency. In: Atlas of metabolic diseases, Chapman & Hill, London, pp 87–93

Ozand PT, Rashed M, Gascon GG et al. (1994) 3-ketothiolase deficiency: a review and four new patients with neurological symptoms. Brain Dev 16 (Suppl): 38–45

41 Störungen des Monosaccharidstoffwechsels

K. Baerlocher

41.1 Galaktosestoffwechselstörungen

Definition. Erbliche Störungen im Galaktosestoffwechsel führen zu Galaktosämie. Drei Enzymstörungen sind bekannt: Mangel an Galaktokinase, Galaktose-1-Phosphaturidyltransferase (klassische Galaktosämie) und an UDP-Galaktose-4-Epimerase (Abb. 41.1). Die Anreicherung von Galaktosemetaboliten führt zu Schädigungen vor allem von Leber, Niere, Gehirn, Ovar und Linse. Durch eine galaktoseeingeschränkte Diät können akute toxische Erscheinungen vermieden werden, doch zeigen Patienten mit klassischer Galaktosämie trotz Diät neurologische Auffälligkeiten und Ovardysfunktion.

Häufigkeit. Die Häufigkeit der einzelnen Defekte zeigt Tabelle 41.1: Beim Galaktokinasemangel bestehen ethnische Unterschiede. Er ist häufiger in slawischen Ländern. Der UDP-Galaktose-4-Epimerasemangel ist in der schweren Form sehr selten, die leichte Form ist häufiger.

Pathogenese. Je nach Defekt ist die Anreicherung von Metaboliten in den Geweben verschieden und damit auch die Klinik (Tabelle 41.1). Alle 3 Defekte sind autosomal-rezessiv vererbt. Der exakte Mechanismus der Pathogenese ist nur zum Teil bekannt.

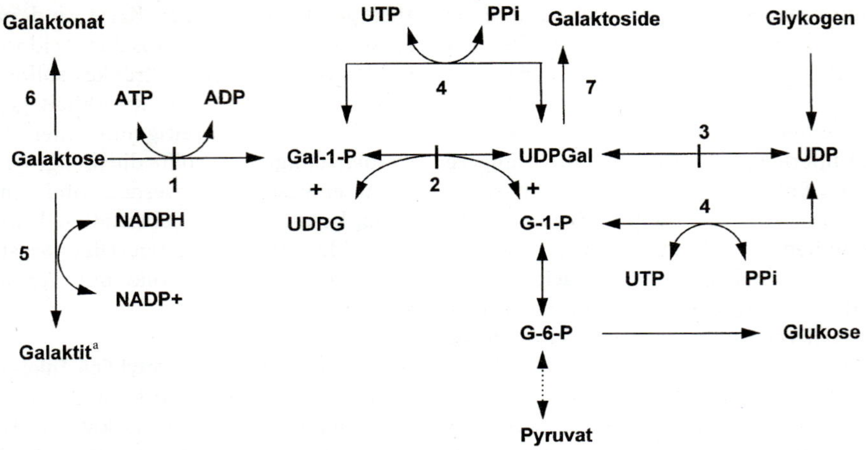

[a] In diesem Kapitel wird der Ausdruck Galaktit (entsprechend dem Roche-Lexikon) benutzt, obwohl in anderen Arbeiten der meist englische Ausdruck Gakaktiol verwendet wird.

Abb. 41.1. Schema des Galaktosestoffwechsels. Enzyme: *1* Galaktokinase, *2* Galaktose-1-P-Uridyltransferase, *3* UDP-Galaktose-4-Epimerase, *4* Galaktose- (Glukose-) UDP-Pyrophosphorylase, *5* Aldosereduktase, *6* Galaktosedehydrogenase, *7* Galaktosidtransferase. Die Stoffwechseldefekte betreffen Enzyme 1,2 und 3

Tabelle 41.1. Genetische und pathogenetische Aspekte bei Enzymdefekten im Galaktosestoffwechsel

	Galaktokinasemangel	Gal-1-P-Uridyltransferasemangel		UDP-Galaktose-4-Epimerasemangel	
		klassisch G/G	Duarte (D/D)	leichte Form	schwere Form
Vererbung	AR	AR		AR	
Genlocus	17q24	9p13		1p36	
Häufigkeit	USA 1:40.000 Deutschland/Österreich 1:150.000	USA + Europa 1:62.000 (1:30–180.000)	1:4–5.000	CH 1:46.000 Japan 1:23.000	selten
Angereicherte Metaboliten	Galaktit Galaktonat	Gal-1-P Galaktit Galaktonat	Gal-1-P (transit.)	Gal-1-P (transit.)	Gal-1-P Galaktit UDP-Gal
Betroffene Organe					
Linse	+	+	–	–	±
Gehirn	–	+	–	–	+
Leber	–	+	–	–	+
Niere	–	+	–	–	+
Ovar	–	+	–	–	–

Diagnose. Alle 3 Enzymdefekte können durch ein Neugeborenenscreening auf Galaktose, Galaktose-1-Phosphat (Gal-1-P) und/oder enzymatisch auf Galaktose-1-Phosphaturidyltransferase erfaßt und durch anschließende Bestimmung der Enzymaktivitäten in Erythrozyten und Fibroblasten definiert werden. Ist kein Neugeborenenscreening vorhanden, so ist der Nachweis von Galaktose im Urin mit der Reduktionsprobe und/oder chromatographisch hinweisend. Zusätzlich sind quantitative Bestimmungen von Metaboliten im Blut und Urin (Gal-1-P in Erythrozyten, Galaktit, Galaktonat) möglich.

Therapie. Die Therapie besteht in einer möglichst weitgehenden Einschränkung der Galaktosezufuhr mit der Nahrung. Galaktose ist für den Organismus nicht essentiell, da sie endogen aus Glukose gebildet wird, beim Erwachsenen mit Uridyltransferasemangel ungefähr 1.000–2.000 mg/Tag. Dies ist höher als die Menge, die in einer scheinbar „galaktosefreien" Nahrung (200–300 mg/Tag) zugeführt wird. Bei Säuglingen macht Galaktose bis zu 20 % der Energiezufuhr aus. Galaktose ist notwendig für die Bildung von Galaktolipiden, Glykoproteinen und komplexen Kohlehydraten.

Genetik und Pränataldiagnostik. Die Erfassung heterozygoter Anlageträger ist mittels Enzymbestimmungen und molekulargenetischer Untersuchungen möglich, ebenso eine pränatale Diagnostik aus Amnionflüssigkeit (Galaktit), Amnionzellen und Chorionzotten (Enzymbestimmung und Mutationsanalyse).

Galaktokinasemangel

Ätiologie. Die Ursache der Hypergalaktosämie liegt in der fehlenden Möglichkeit, Galaktose zu phosphorylieren. Die zugeführte Galaktose wird wieder ausgeschieden, entweder in Form von Galaktose, in reduzierter Form (Galaktit) oder in oxidierter Form (Galaktonat). Heterozygote zeigen ungefähr die Hälfte der normalen Enzymaktivität. Der Defekt betrifft wahrscheinlich alle Gewebe. Das Gen liegt auf Chromosom 17q24. Mutationen sind bekannt.

Pathogenese. Durch die Aldosereduktase entsteht in der Linse *Galaktit*, das osmotisch zu Quellung, Eiweißdenaturierung und damit zur Katarakt (nukleäre Form) führt.

Klinische Symptome und Verlauf. Außer der Katarakt, die sich in der frühen Säuglingszeit bildet, sind keine weiteren Symptome bekannt. Unter der Behandlung mit „galaktosearmer" Diät kann das Auftreten der Katarakt vermieden werden. Die Patienten werden durch das Neugeborenenscreening erfaßt und können so einer frühen Therapie zugewiesen werden.

Therapie. Bei diätetischer Behandlung darf man sich wahrscheinlich auf die Elimination von Laktose beschränken, d. h. geringe Mengen Galaktose in Milchprodukten oder Gemüse müssen nicht berücksichtigt werden. Bei früher Diagnose und Diätbeginn (erste 2–3 Lebenswochen) können sich Katarakte zurückbilden.

Klassische Galaktosämie (Transferasemangel)

Ätiologie. Die klassische Galaktosämie ist die häufigste Störung im Galaktosestoffwechsel. Sie ist bedingt durch ein praktisch vollständiges Fehlen der Galaktose-1-Phosphaturidyltransferase (GALT).

Eine mildere Variante mit verminderter Enzymaktivität und unterschiedlicher elektrophoretischer Eigenschaft ist die *Duarte*-Variante. Sie kommt 10mal häufiger vor als die klassische Galaktosämie. In homozygoter Form hat sie 50% Enzymaktivität, bei Heterozygoten 75%, bei Compound-Heterozygotie (klassische Galaktosämie/Duarte) ungefähr 25%. Weitere Enzymvarianten mit unterschiedlicher Restaktivität sind bekannt (z.B. Variante Rennes, Bern, Indiana). Das Gen für GALT ist auf Chromosom 9p13, 4 Kilobasen lang und hat 11 Exons. Die häufigste Mutation ist Q188R in Exon 6, mit einer Prävalenz bis zu 70% in der kaukasischen Bevölkerung. Für den Duarte-Phänotyp ist v.a. die Mutation N319D verantwortlich.

Pathogenese. Die pathogenetischen Mechanismen der Galaktosetoxizität sind gewebeabhängig. Die Schädigung der Linse erfolgt durch Galaktit und dessen osmotische Wirkung (wie bei Galaktokinasemangel). Die Pathogenese der hepatischen, renalen und zerebralen Störungen ist weniger klar, wahrscheinlich aber eine Folge der Anreicherung von Gal-1-P und Galaktit. In der Leber spielen möglicherweise auch andere Metabolite wie Galaktosamin oder Galaktonat eine Rolle. Als weitere Mechanismen kommen in Frage: Sequestrierung von Phosphat mit Abfall von ATP, Beeinflussung verschiedener Enzyme des Glukosestoffwechsels und der Glukosefreisetzung durch Gal-1-P. Die Schädigung der Ovarien scheint eine wichtige Manifestation der Galaktosetoxizität zu sein, die möglicherweise schon intrauterin stattfindet.

Pathologie. Neuropathologische Befunde bei Galaktosämie umfassen kortikale neuronale Degeneration, Atrophie des Zerebellums und der Basalganglien, Demyelinisierung und Sklerosierung der weißen Substanz sowie verminderte Pigmentation des Pallidum und der Substantia nigra. Biochemisch besteht ein reduzierter Zerebrosidgehalt der weißen Substanz und ein reduzierter Gehalt an Glykolipiden. Diese Befunde sind im Hirn-MRI nachweisbar.

Klinische Symptome. Sobald *Neugeborene* Milch erhalten, tritt innerhalb weniger Tage ein akut-toxisches Krankheitsbild auf: Erbrechen, Nahrungsverweigerung, Gedeihstörung, Gelbsucht, Lethargie, Krämpfe, Hepatomegalie mit Leberdysfunktion, Ödeme, Aszites und etwas später Katarakt. Das klinische Bild kann einer Sepsis gleichen. Leber- und Niereninsuffizienz oder eine zusätzliche Kolisepsis können zum Tode führen.

Unbehandelt führt die Krankheit zu Leberzirrhose, Katarakt, geistiger Retardierung und Verhaltensstörungen oder zum Tode.

Durch das *Neugeborenenscreening erfaßte Kinder* können bereits Symptome zeigen, da das Screening am 4. oder 5. Tag durchgeführt wird, und die Resultate erst am 6. oder 7. Tag vorliegen. Aus diesem Grund verzichten einige Länder und Staaten auf ein Galaktosämie-Screening.

Diagnose. Das akute toxische Bild ist begleitet von verschiedenen abnormen Laborbefunden: Die Leberdysfunktion führt zu Hyperbilirubinämie, erhöhten Transaminasen, Gerinnungsstörungen, Hypoalbuminämie, metabolischer Acidose und evtl. Hypoglykämie. Das renal-tubuläre Syndrom ist gekennzeichnet durch ein Fanconi-Syndrom (s. Kap. 184) und Albuminurie. Die *positive Reduktionsprobe* (Clinitest) ist diagnostisch hinweisend. Erhöhte Blutgalaktose, Erythrozyten-Gal-1-P und Ausscheidung von Galaktose, Galaktit und Galaktonat bekräftigen die Diagnose. Sie wird gesichert durch die fehlende Aktivität von GALT in Erythrozyten [Normalwert 26,2 (18,9–37,9) μmol/h gHb].

Differentialdiagnose. Ein portosystemischer venöser Shunt oder das Fanconi-Bickel-Syndrom (s. Kap. 33) können im Galaktosämiescreening erfaßt werden. Die klinische Differentialdiagnose umfaßt alle entzündlichen und metabolischen Leberkrankheiten mit Leberinsuffizienz und cholestatischer Hyperbilirubinämie (s. Kap. 121–128).

Behandlung

Klassische Galaktosämie. Schon die Vermutung einer Galaktosämie sollte zur Ernährung mit einer galaktosefreien Milch führen. Die lebenslange Diät muß Galaktose möglichst vollständig ausschließen. Eine galaktosefreie Diät ist praktisch nicht möglich. Galaktose kommt in freier und gebundener Form in fast jedem Lebensmittel vor, vor allem aber als Laktose (β-glukosidische Bindung) in Milch und Milchprodukten. Früchte und Gemüse enthalten geringe Mengen an freier Galaktose und Galaktose in α-glukosidischer Bindung (z.B. Raffinose, Stachyose, nur durch Darmbakterien spaltbar). Erfahrungen zeigen, daß Kinder unter guter diätetischer Kontrolle täglich gewisse Mengen an Galaktose einnehmen, so Säuglinge 50(–200) mg, Kleinkinder 150(–200) mg, Schulkinder 200(–300) mg, Jugendliche 250(–400) mg, Erwachsene 300(–500) mg. Diese Menge liegt deutlich unter derjenigen Galaktosemenge, die endogen gebildet wird. Als Ersatz für Milch und Milchprodukte kommen Sojamilchen aus Sojaproteinisolaten (Humana SL, Milupa SOM, Prosobee, Lactopriv) in Frage. Sie sind auch als Kalziumquelle geeignet. Die Zufuhr von Kalzium, Fluor, Jod, Zink, Vitamin D und anderer Vitamine sollte regelmäßig überprüft werden. Medikamente und Zahnpasten sind ebenfalls auf Laktosegehalt zu überprüfen.

Partieller Tranferasemangel. Compound-Heterozygote (klassische Galaktosämie/Duarte) mit partiellem Transferasemangel haben in der Neugeborenenperiode erhöhte Blutgalaktose und Gal-1-P in den Erythrozyten und werden im Screening erfaßt. Bei ihnen ist nicht klar, ob sie eine Behandlung benötigen oder nicht. Sie werden deshalb während der ersten 4–6 Monate je nach der Höhe des Gal-1-P mit einer laktosereduzierten Diät (Zwiemilchernährung mit Muttermilch oder Anfangsnahrung und einer laktosefreien Milch) ernährt.

Verlauf und Prognose. Die Kontrolle einer Diät umfaßt einerseits die *klinische Untersuchung* und regelmäßige *psychologische Testung* sowie *biochemische Tests.* Diese umfassen 2–4mal jährlich Gal-1-P in Erythrozyten, Leberfunktionstests, Urinanalysen (Clinitest, ev. quantitativ Galaktose, Galaktit, und Aminosäuren). Die Hormone FSH und LH sowie Oestradiol oder Testosteron werden präpubertär bestimmt. Trotz guter diätetischer Kontrollen ist Gal-1-P in den Erythrozyten leicht erhöht (2–4 mg/100 ml Erythrozyten, Norm bis 0,3). Auch Galaktit und Galaktonat im Urin sind gegenüber normalen Kontrollen erhöht. Klinische Langzeitstudien zeigen, daß mit zunehmendem Alter neurologische Störungen trotz guter diätetischer Kontrolle auftreten, so z.B. eine Abnahme des IQ, Mikrozephalie (zirka 10%), Sprachstörungen, Störungen der visuellen Perzeption, Rechenschwäche, Ataxie und Tremor. Bei den Mädchen kommt die primäre Amenorrhoe als Folge eines hypergonadotropen Hypogonadismus bei Ovarialdysfunktion hinzu.

UDP-Galaktose-4-Epimerasemangel

Ätiologie. Der Epimerasemangel kommt in 2 Formen vor: Die leichte Form hat eine reduzierte Stabilität des Enzyms und größeren Bedarf für das Coenzym NAD. Die zweite Form ist ein schwerer Defekt mit subtotalem oder totalem Enzymmangel. Das Epimerasegen liegt auf dem kurzen Arm des Chromosom 1, ist ungefähr 4 Kilobasen lang und hat 11 Exons. Mutationen sind beschrieben, sowohl homozygote wie compound-heterozygote, was auf allelische Heterogenität hinweist.

Pathogenese. Die milde Form mit beschränktem Enzymdefekt hat als einzige Abnormität eine Erhöhung von Gal-1-P in den Erythrozyten nach oraler Galaktosezufuhr. In der schweren Form ist UDP-Gal auch bei geringer Galaktosezufuhr in der Nahrung erhöht, während Gal-1-P nur nach exzessiver Galaktosezufuhr stark ansteigt. Im Unterschied zum GALT-Mangel sind die Patienten mit Epimerasemangel auf externe Galaktose angewiesen, da die endogene Bildung wegen des Enzymdefekts nicht möglich ist.

Klinik und Verlauf. Die Patienten mit leichter Form sind klinisch gesund. Das Bild der schweren Form gleicht dem der klassischen Galaktosämie. Auch die Laborbefunde gleichen der klassischen Galaktosämie mit erhöhten Transaminasen, Galaktosurie und Hyperaminoacidurie.

Diagnose. Sie erfolgt durch den Nachweis der Galaktose im Urin oder mit dem Neugeborenenscreening auf Gal-1-P. Die Diagnose wird durch den Nachweis der verminderten Enzymaktivität in Erythrozyten gesichert.

Therapie. Patienten mit Epimerasemangel sind auf Galaktose angewiesen, um komplexe Kohlenhydrate und Galaktolipide zu bilden. Es muß deshalb eine bestimmte Menge Galaktose in der Nahrung zugeführt werden. Mit 1–2 g Galaktose/Tag verbleibt Gal-1-P in den Erythrozyten normal, und UDP-Galaktose ist leicht erhöht.

Verlauf. Im weiteren Verlauf zeigen die bisher beschriebenen Patienten eine leichte geistige Retardierung, v.a. aber eine neurosensorische Taubheit. Es bestehen keine Hinweise auf eine Ovardysfunktion.

Literatur

APS (1997) Empfehlungen der Arbeitsgemeinschaft für Pädiatrische Stoffwechselstörungen zur Behandlung von Galaktosämie. Monatsschr Kinderheilk 9: 962–963

Böhles H, Wenzel D, Shin YS (1986) Progressive cerebellar and extrapyramidal motor disturbances in galactosemic twins. Eur J Pediatr 145: 413–417

Gitzelman R, Steinmann B (Hrsg) (2000) Galactosemia, Symposiumsbericht. Eur J Pediatr 154/2: 1–106

Gitzelmann R (2000) Disorders of galactose metabolism. In: Fernandes J, Saudubray JM, Van den Berghe G (eds) Inborn metabolic diseases, diagnosis and treatment. Springer Verlag, Berlin Heidelberg New York Tokyo, pp 103–109

Holton JB, Walter JH, Tyfield LA (2001) Galactosemia. In: Scriver CR, Beaudet AL, Sly WS, Valle D (eds) The metabolic and molecular basis of inherited disease. Mac Graw-Hill, New York, pp 1553–1587

Manis FR Cohn LB, McBride-Chang C et al.(1997) A longitudinal study of cognitive functioning in patients with classical galactosaemia, including a cohort treated with oral uridine. J Inher Metab Dis 20: 549–555

Schweitzer S, Shin Y, Jakobs C et al. (1993) Long-term outcome in 134 patients with galactosaemia. Eur J Pediatr 152: 36–43

Wehrli SL, Berry T, Palmieri M et al. (1997) Urinary galactonate in patients with galactosemia: quantitation by nuclear magnetic resonance spectroscopy. Pediatr Res 42/6: 855–861

41.2 Fruktosestoffwechselstörungen

Definition. Autosomal-rezessiv vererbte Enzymdefekte in der Umwandlung von Fruktose zu Glukose, die zu einer Anreicherung von Fruktose und deren Metaboliten führen: Fruktokinasemangel (essentielle Fruktosurie), Fruktaldolasemangel (hereditäre Fruktoseintoleranz, HFI) und Fruktose-1,6-Biphosphatase-(FBPase-)Mangel (Abb. 41.2). Die Störungen führen bei Fruktosezufuhr zu altersabhängigen, klinisch unterschiedlichen Krankheitsbildern. Elimination von Fruktose aus der Nahrung verbessert und verhindert Schädigungen.

Häufigkeit. Die Häufigkeit der einzelnen Krankheiten zeigt Tabelle 41.2. Am häufigsten ist die HFI mit einer Prävalenz von ungefähr 1 : 20.000.

	Fruktokinasemangel	Fruktaldolasemangel	Fruktose-1,6-Biphosphatasemangel
Vererbung	AR	AR	AR
Genlocus	2p23.3–p23.2	9q21.3–22.2	9q22.2–22.3
Häufigkeit	1:130.000	1:20.000	?
Symptome	keine	nur nach Einnahme von Fruktose	nach Fasten und nach Fruktose
Pathogenese (Metabolite)	Fruktose	F-1-P	Hypoglykämie, Ketose, Laktatacidose
Betroffene Organe (Enzym)	Leber, Darm, Pankreas, Nierenrinde	Leber, Niere, Darm	Leber
Behandlung	keine	„fruktosefreie" Diät	fruktosefrei, nächtliche Glukose

Tabelle 41.2. Genetische und pathogenetische Aspekte bei Fruktosestoffwechselstörungen

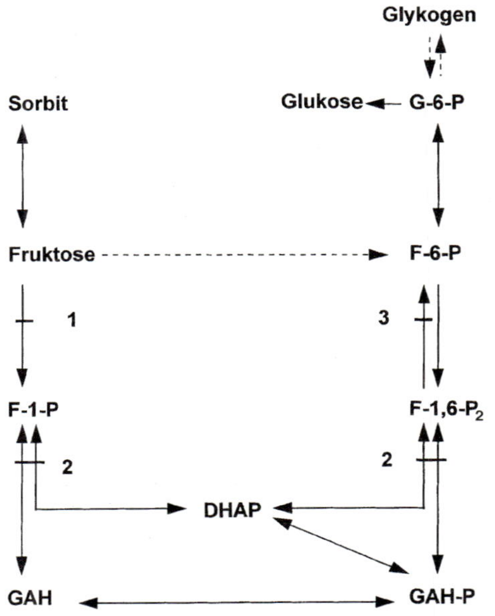

Abb. 41.2. Schema des Fruktosestoffwechsels. *1* Fruktokinase, *2* Fruktaldolase, *3* Fruktose-1,6-Biphosphatase (FBPase), *F-1-P* Fruktose-1-Phosphat, *F-6-P₂* Fruktose-1,6-Diphosphat, *DHA* Dihydroxyazetonphosphat, *GAH* Glycerinaldehyd, *GAH-P* Glycerinaldehydphosphat, *G-6-P* Glukose-6-Phosphat

Ätiologie und Pathogenese. Die Enzymdefekte sind durch bekannte Genmutationen bedingt. Kenntnisse über die pathogenetischen Mechanismen liegen detailliert vor und werden bei den einzelnen Krankheiten kurz besprochen.

Diagnose. Die Diagnose wird anhand des klinischen Bildes vermutet und durch den Nachweis des Enzymdefekts in Leber oder Fibroblasten und durch molekulargenetische Untersuchungen gesichert.

Fruktose im Urin kann durch die Reduktionsprobe erfaßt und/oder chromatographisch identifiziert werden. Funktionstests sind nach wie vor wichtige diagnostische Schritte.

Therapie. Sie besteht in der Elimination der Fruktose aus der Nahrung bei HFI und FBPase-Mangel, ist aber beim Fruktokinasemangel nicht nötig. Fruktose ist in der Nahrung weit verbreitet und kommt v.a. in Honig, Früchten und Gemüse vor. Als Bestandteil des Kochzuckers ist sie in vielen Nahrungsmitteln, Medikamenten (Sirup) und auch in Säuglingsmilchen enthalten.

Prävention und Genetik. Die Erkennung heterozygoter Merkmalsträger ist durch Enzymbestimmung in Lebergewebe, molekulargenetisch und mittels NMR-Spektroskopie möglich, so daß Kinder aus Risikofamilien früh erfaßt werden können. Langes Stillen und späte Zufuhr von fruktosehaltiger Beikost verhindern das schwere, lebensbedrohliche Bild bei jungen Säuglingen.

Fruktokinasemangel (essentielle Fruktosurie)

Ätiologie. Die Fruktosämie und Fruktosurie ist die Folge der fehlenden Phosphorylierung von Fruktose. Die zugeführte Fruktose wird nur zu einem geringen Teil im Urin ausgeschieden. Sie verschwindet zum größten Teil über alternative Stoffwechselwege im Fettgewebe und in der Muskulatur. Fruktokinase kommt in Leber, Nierenrinde, Darm und Pankreasinseln vor. Das Gen für die hepatische Fruktokinase ist auf dem kurzen Arm des Chromosom 2 lokalisiert, Mutationen sind bekannt.

Klinik und Pathogenese. Wegen der mangelnden Phosphorylierung entstehen keine toxischen Fruktosemetabolite, so daß auch keine klinischen Krankheitszeichen auftreten.

Diagnose. Sie erfolgt meist zufällig durch eine positive Reduktionsprobe im Urin. Da heute praktisch nur noch glukosespezifische Urintests verwendet werden, wird die Störung kaum mehr entdeckt. Bestimmung der Fruktose im Blut, Enzymbestimmung in Leber oder fehlender ^{31}P-Fruktose-peak in der NMR-Spektroskopie der Leber kann die Diagnose sichern.

Therapie. Erübrigt sich.

Hereditäre Fruktoseintoleranz (HFI)

Ätiologie. Die HFI wird durch Mutationen des Gens für Fruktaldolase B verursacht, die in Leber, Darm und Niere vorkommt. Es gibt neben Fruktaldolase B noch 2 Isoenzyme: Fruktaldolase A im Muskel und Fruktaldolase C im Gehirn. Fruktaldolase B spaltet Fruktose-1-Phosphat in Glycerinaldehyd und Dihydroxyacetonphosphat und katalysiert ebenso wie Aldolase A und C auch die Spaltung von Fruktose-1,6-Biphosphat in Glycerinaldehyd-3-Phosphat und Dihydroxyacetonphosphat (Abb. 41.2). Das Gen für Fruktaldolase B liegt auf dem langen Arm des Chromosom 9, ist 14.500 Basenpaare lang und hat 9 Exons. Vier häufige Mutationen sind bekannt: A149P und A174D (beide Exon 5) mit 67 % und 16 % machen den größten Anteil aus.

Pathogenese. Der Mangel an Aldolase B führt zur Anreicherung von Fruktose-1-Phosphat (F-1-P) in Leber, Niere und Darm und damit zu einem intrazellulären Verlust von ATP, GTP und anorganischem Phosphat. Dies kann heute mit nicht-invasiver ^{31}P-NMR-Spektroskopie in der Leber in vivo direkt nachgewiesen werden. Der Anstieg von Magnesium und Harnsäure im Serum sowie der Abfall des Serumphosphats sind ein indirektes Zeichen dafür. Die Ursache der durch Fruktose induzierten Hypoglykämie liegt im hemmenden Effekt von F-1-P auf die Phosphorylase A und damit die Glykogenolyse sowie auch auf die Glukoneogenese (Phosphoglukomutase). F-1-P stimuliert indirekt auch die Aufnahme der Glukose in die Zelle.

Auch beim Gesunden führt parenteral verabreichte Fruktose zu einem Anstieg von Laktat und Harnsäure im Serum und Urin. Fruktose ist damit eine potentiell gefährliche Substanz nicht nur für Patienten mit HFI, sondern auch für solche mit normaler Aldolase-B-Aktivität. Die intravenöse Verwendung von Fruktose, Sorbit oder Invertzucker als Glukoseersatz sollte deshalb vermieden werden.

Pathologie. Die histologischen Veränderungen in der Leber umfassen eine Steatose, Fibrose oder Zirrhose, Neubildung von Gallekapillaren und Leberzellnekrosen. Ultrastrukturelle Leberveränderungen können bereits nach einmaliger Fruktoseapplikation auftreten. Veränderungen des endoplasmatischen Retikulums, Verlust von Ribosomen, im Zytoplasma membrangebundene Einschlüsse und verminderte und veränderte Golgistrukturen sind beschrieben.

Klinische Symptome und Verlauf. Solange Säuglinge fruktosefreie Milch (Muttermilch, Pre-Milchen) erhalten, haben sie keine Symptome. Erst die akute oder chronische Fruktoseexposition führt zu den in Tabelle 41.3 zusammengefaßten Symptomen. Sie sind begleitet von abnormen Laborbefunden, die Ausdruck der hepatischen, renal-tubulären und intestinalen Dysfunktion sind (Tabelle 41.4). Je jünger das Kind und je größer die aufgenommene Fruktosemenge, umso stärker ist die Reaktion. Die führenden klinischen Symptome sind dabei unspezifisch: Erbrechen, Trinkschwäche, Gedeihstörung, Hypoglykämie und Schock. Manche Säuglinge sind früher undiagnostiziert gestorben. Heute ist die schwere chronische Form des frühen Säuglingsalters dank besserer Diagnostik selten. Treten die ersten Symptome bei Einführen der Beikost auf, so lernen gewisse Eltern rasch, welche Nahrung die Kinder vertragen und welche nicht, so daß sie undiagnostiziert das Erwachsenenalter erreichen können. Aufgetriebenes Abdomen, Hepatomegalie und ungenügendes Gedeihen sind klinische Zeichen einer späten Manifestation. Mit zunehmendem Alter tritt eine Aversion gegen Süßes auf, die auch mit auffälligem Eßverhalten einhergehen kann. Wird Fruktose aus der Nahrung entfernt, so verschwinden die klinischen Symptome sehr rasch und die Laborwerte normalisieren sich. Hepatomegalie und abnorme Leberbefunde, wie Zirrhose oder Fibrose, können allerdings noch über Monate bis Jahre persistieren. Die große Gefährdung stellt für undiagnostizierte HFI-Patienten die Verwendung von Infusionslösungen mit Fruktose oder Sorbit dar. Viele HFI-Patienten haben wegen der zukkerfreien Ernährung ein kariesfreies Gebiß.

Tabelle 41.3. Symptome der HFI

Akute Fruktoseexposition	Chronische Fruktoseexposition
Schwitzen	Erbrechen, Eßstörung
Zittern	Gedeihstörung, Dystrophie,
Schwindel	Durchfall
Übelkeit	Reizbarkeit, „Nervosität“
Erbrechen	Apathie, Tremor
Blähungen, Durchfall	Hepatomegalie
Apathie, Koma	Ikterus
Krämpfe	Aszites, Ödeme
	Blutungen
Folgeerscheinungen	
Lebersteatose und Zirrhose	
gestörtes Eßverhalten, „Aversion gegen Süßes“	
kariesfreies Gebiß	

Tabelle 41.4. Pathologische Laborbefunde bei HFI

	Laborbefunde
Serum	erhöhte Transaminasen
	erhöhte alkalische Phosphatase
	Hypophosphatämie
	Hyperbilirubinämie
	Hypoproteinämie
	Hypoprothrombinämie (PZ verlängert)
	Hypokaliämie
	erhöhtes Methionin/Tyrosin
	Acidose
	selten Hypoglykämie
Urin	reduzierende Substanzen (Fruktosurie)
	Glukosurie
	Proteinurie
	Hyperaminoacidurie
	vermehrte Ausscheidung organischer Säuren
Hämatologie	Anämie (Hb <100 g/l)
	Thrombopenie
	Akanthozytose

Diagnose. Die Diagnose kann aufgrund der Klinik, der Laborbefunde und einer guten Ernährungsanamnese vermutet werden. Direkter Hinweis ist die rasche Besserung der klinischen Befunde unter Glukoseinfusion und einer fruktosefreien Ernährung. Die für die Diagnose beweisenden Untersuchungen sollten erst nach Erholung und einer mindestens 3wöchigen fruktosefreien Ernährung durchgeführt werden, und zwar

1. *Fruktosebelastung i.v.* 200 mg/kg Körpergewicht. Bei 0, 10, 20, 30, 45, 60, 90 und 120 Minuten werden Glukose und Phosphat bestimmt. Zusätzliche Parameter sind Fruktose, Magnesium, Laktat und Harnsäure. Während beim Gesunden Glukose leicht ansteigt und Phospor kaum verändert ist, fallen beide Werte bei der HFI innerhalb 10–20 Minuten deutlich ab. Zeigt das Kind klinische Zeichen einer Hypoglykämie, so wird die Belastung mit Glukose i.v. unterbrochen, bevor ein Krampf auftritt.
2. *Enzymbestimmung im Lebergewebe*, evtl. im Dünndarm. Die Aktivität von Aldolase B für F-1-P ist stärker beeinträchtigt als für Fruktose-Biphosphat. Das Verhältnis F-1,6-BP zu F-1-P ist normalerweise 1, bei HFI über 2.
3. *Messung von ^{31}P in Leber* nach Fruktosebelastung mit NMR-Spektroskopie.
4. *Molekularbiologische Untersuchungen* können die Diagnose bestätigen und die Mutation nachweisen.

Differentialdiagnose. Bei jungen Säuglingen wird wegen des Erbrechens häufig eine Pylorusstenose vermutet, später sind unklare Hepatomegalie und Leberstörung, metabolische Störungen wie Tyrosinose, Galaktosämie oder Glykogenose, intrauterine Infektionen, aber auch hämolytisch-urämisches Syndrom in Betracht zu ziehen.

Therapie. Die Therapie besteht im Verzicht auf alle Nahrungsmittel, die freie Fruktose oder Saccharose (Kochzukker) enthalten, insbesondere Früchte, Gemüse, Honig sowie alle Nahrungsmittel, denen Zucker zugesetzt ist, d.h. viele Fertigprodukte und insbesondere auch Säuglingsmilchen. Muttermilch und Anfangsmilchen vom Typ Pre enthalten keine Fruktose, Anfangsmilchen vom Typ 1 können Saccharose enthalten. Bei der Einführung von Beikost ist zu beachten: Gemüse und Früchte enthalten Fruktose bis zu 7 g/100 g Frischgewicht. Getreideprodukte, Fleisch sowie Kuhmilch und Milchprodukte enthalten natürlicherweise keine Fruktose oder Saccharose. Der günstige Effekt der Diät ist innerhalb weniger Tage ersichtlich. Eine ungenügende Einschränkung der Fruktosezufuhr kann zu Wachstumsstörungen und Hepatomegalie führen. Eine Zufuhr von 10–20 mg/kg Körpergewicht wird meist toleriert. Eine Aversion gegen Süßes und Brechreiz nach Einnahme von Fruktose schützen den HFI-Patienten vor einer Fruktoseintoxikation. Wichtig ist ein Notfallausweis, um HFI-Patienten vor intravenöser Fruktosezufuhr zu schützen.

Fruktose-1,6-Biphosphatasemangel (FBPase)

Ätiologie. Die Krankheit ist die Folge eines Mangels des glukoneogenetischen Leberenzyms FBPase. Obwohl Hinweise für mindestens 2 Gene für FBPase bestehen, ist nur das FBP1-Gen bisher charakterisiert. Es liegt auf Chromosom 9, hat 7 Exons und ist ungefähr 31 Kilobasen lang. Verschiedene Mutationen sind beschrieben.

Pathogenese. FBPase-Mangel beeinträchtigt die Glukoneogenese aus Fruktose, Glycerin, Laktat, Pyruvat und Alanin. Dadurch ist die Aufrechterhaltung des Blutzuckers ganz auf die Zufuhr von Glukose und Galaktose angewiesen oder auf den Abbau der Glykogenreserven. Nach Fasten (12–15 Stunden) oder nach Zufuhr von Fruktose kommt es zum Anstieg von Laktat, Glycerin und Alanin. Fruktose kann noch teilweise zu Laktat metabolisiert werden. Deshalb tritt eine Hypoglykämie erst bei höherer Fruktoseeinnahme auf als bei HFI.

Klinisches Bild und Verlauf. FBPase-Mangel führt zu Episoden von schwerer Laktatacidose und Hypoglykämie. Klinisch stehen Hyperventilation, Dyspnoe, Tachykardie, Apnoeanfälle, Krämpfe, Irritabilität oder Benommenheit und Lethargie bis zum Koma und Exitus im Vordergrund. Muskelhypotonie und Hepatomegalie sind oft vorhanden. Als Auslöser von Episoden gelten Fieber, meist verbunden mit Erbrechen und Trink-/Eßverweigerung. Im Plasma sind während einer akuten Episode Laktat, Pyruvat, Alanin und Harnsäure erhöht. Auch im Urin sind diese Substanzen erhöht. Der Blutzucker ist tief, und die Fettsäuren sind hoch. Unter der Therapie kommt es rasch zu einer Verbesserung. Wachstum und Entwicklung sind normal. Der Verlauf ist nach Diagnosestellung und Behandlung günstig.

Diagnose. Die Diagnose wird durch verschiedene funktionelle Tests bekräftigt und definitiv gesichert durch die Enzymbestimmungen in Lebergewebe oder Dünndarmschleimhaut. Die FBPase-Aktivität schwankt zwischen 0 und 30 % der Norm. Fibroblasten, Amnionzellen und Chorionzotten enthalten keine FBPase-Aktivität.

- *Fastentest*: Glukoseabfall nach 14–16 Stunden, d.h. wenn Glykogenreserve aufgebraucht ist.
- Belastung mit Fruktose, Glycerin, Dihydroxyazeton oder Alanin: Bei allen kommt es zum Abfall von Phosphat, Glukose, Bicarbonat und zu einem Anstieg von Laktat und Harnsäure. Dosierung: Fruktose 200(–500) mg/kg i.v., nicht oral wegen zu starker Reaktion. Alanin und Glycerin oral 1 g/kg Körpergewicht.

Differentialdiagnose. Sie umfaßt die übrigen Störungen der Glukoneogenese mit Hypoglykämie nach Fasten und Laktatacidose, nämlich die Enzymdefekte von Pyruvatcarboxylase, Phosphoenolpyruvatcarboxylase und Glukose-6-Phosphatase (s. Kap. 33).

Therapie.

- *Während akuter Episode*: Korrektur der Hypoglykämie und Acidose durch Infusion mit Glukose und evtl. Bicarbonat.
- *Nach Episode*: Vermeiden von Fasten durch nächtliche Glukosegabe, häufige Mahlzeiten, Vermeiden von Fruktose und Saccharose. Die Toleranz auf Fruktose kann entsprechend der Restaktivität sehr unterschiedlich sein.

Eine eher fett- (20–25 %) und proteinarme (10 %) Diät angereichert mit Kohlenhydraten (Stärke, keine Saccharose) wird empfohlen.

Literatur

Baerlocher K, Gitzelmann R, Steinmann B (1978) Hereditary fructose intolerance in early childhood: a major diagnostic challenge. Helv paediat Acta 33: 465–487

Baerlocher K, Gitzelmann R, Steinmann B (1980) Clinical and genetic studies of disorders in fructose metabolism. In: Burman D et al. (eds) Inherited disorders of carbohydrate metabolism. MTP Press Limited, pp 163–187

Steinmann B ,Gitzelmann R, Van den Berghe G (2001) Disorders of fructose metabolism. In: Scriver CR, Beaudet AL, Sly WS, Valle D (eds) The metabolic and molecular bases of iherited disease. McGraw-Hill, New York, pp 1489–1520

42 Defekte der Fettsäureoxidation[1]

H. Böhles

Biochemische Grundlagen. Defekte der Fettsäureoxidation umfassen alle an der Energiebildung aus Fettsäuren beteiligten Störungen. Da langkettige Fettsäuren nur als Carnitinverbindungen über die innere Mitochondrienmembran in den mitochondrialen Matrixraum, den Ort der β-Oxidation, transportiert werden können, beinhaltet diese Krankheitsgruppe auch alle angeborenen Störungen des Carnitinstoffwechsels. An der inneren Mitochondrienmembran befindet sich die Oxidationsspirale langkettiger Fettsäuren, während die mittel- und kurzkettiger Fettsäuren in der Matrix lokalisiert ist. Der Schritt einer β-oxidativen Kettenverkürzung gesättigter Fettsäuren umfaßt dabei immer 4 klassische Enzymschritte:

1. Acyl-CoA-Dehydrogenase: Bildung von in 2,3-Stellung ungesättigten Enoyl-CoA-Derivaten,
2. Enoyl-CoA-Hydratase: Bildung von 3-Hydroxyacyl-CoA-Derivaten,
3. 3-Hydroxyacyl-CoA-Dehydrogenase: Bildung von 3-Ketoacyl-CoA-Derivaten,
4. 3-Ketoacyl-CoA-Thiolase: Spaltung in um 2 C-Atome verkürzte Acyl-CoA-Derivate.

Die Reaktionsschritte 2, 3 und 4 werden durch ein sog. trifunktionelles Protein katalysiert. Die Enzyme haben hinsichtlich der Spezifität für bestimmte Kettenlängen eine überlappende Aktivität. Defekte dieser Enzyme spielen nach Verbrauch der Glykogenreserven eine Rolle, wenn Energie durch die mitochondriale Fettsäureoxidation bereitgestellt werden muß. Die Regulation der Ketogenese greift an einer zentralen Stelle des Carnitinstoffwechsels, dem Fettsäuretransfer über die innere Mitochondrienmembran, an.

42.1 Defekte des Carnitintransportsystems

Defekt des Carnitintransportes über die Zytoplasmamembran (systemischer Carnitinmangel)

Definition. Bei diesem Defekt ist die Carnitinaufnahme in die Zelle durch den Mangel des Carnitintransportproteins gestört.

Häufigkeit. Der 1988 erstmals nachgewiesene Defekt des zytoplasmatischen Membrantransportes von Carnitin ist sehr selten.

Ätiologie und Pathogenese. Es ist ein Transportsystem mit hoher Affinität (Km für freies Carnitin 20–200 μM) und niedriger Kapazität, sowie ein in der Leber vorliegender Transporter mit niedriger Affinität (Km für freies Carnitin 2–4 mM) und hoher Kapazität bekannt. Der Defekt betrifft den hochaffinen Carnitintransporter, der in der Skelettmuskulatur, der Niere, den Leukozyten, den Fibroblasten und vermutlich auch im Herzmuskel exprimiert wird. Die Aufnahme in die Leberzellen ist dagegen unbeeinträchtigt.

Durch diese gestörte zelluläre Carnitinaufnahme bedingt, sind die plasmatische und die intrazelluläre Carnitinkonzentration sehr niedrig. Ausgenommen ist das Lebergewebe. In den energetisch von Fettsäuren abhängigen Geweben, wie z.B. der Herz- und Skelettmuskulatur führt die mangelnde Carnitinverfügbarkeit zu einer unzureichenden Energiebildung aus Fettsäuren. Durch die starken renalen Carnitinverluste kommt es zusätzlich zu einer sekundären Carnitinverarmung der Leber mit einer Einschränkung der Ketogenese.

Pathologie. Fettspeicherung in den Typ-I-Fasern der Skelettmuskulatur. Fettvakuolen können auch an den Schwann-Scheiden der Nervenzellen und in Granulozyten (Jordan-Phänomen) nachweisbar sein.

Klinische Symptome und Verlauf. Die meisten Patienten werden im Alter von 3 Monaten bis 2,5 Jahren durch hypoketotische Hypoglykämien, Hyperammoniämie, Transaminasenerhöhung und Muskelschwäche einschließlich einer Kardiomyopathie auffällig. Bei einer wesentlichen Zahl von Patienten ohne Hypoglykämien, die im Alter zwischen 1 und 7 Jahren auffällig werden, ist die Kardiomyopathie das herausragende klinische Merkmal.

Diagnose und Differentialdiagnose. Die Plasmacarnitinkonzentrationen liegen fast immer < 10 μM. Niedrige, aber nach Carnitinzufuhr reversible Ketonkörperbildung. Die Diagnose wird durch den direkten Nachweis der Transportaktivität an Hautfibroblasten gestellt.

Therapie. Carnitinsupplementierung (100 mg/kg/Tag), die in der Akutphase i.v. erfolgen sollte. Hierdurch werden die Plasma- jedoch nicht die Muskelcarnitinkonzentrationen normalisiert. In der Regel gutes Ansprechen auf die Carnitinsupplementierung mit weitgehender Normalisierung der Muskelfunktion.

Carnitinpalmitoyltransferase-I-Mangel (CPT-I-Mangel)

Definition. Die CPT I bildet aus Acyl-CoA einen Carnitinester (Acylcarnitin) und ermöglicht hierdurch den Transport langkettiger Fettsäuren über die innere Mitochondrienmembran. Beim CPT-I-Mangel ist diese Esterbildung und damit ein Fettsäuretransport nicht möglich.

[1] Unter Mitarbeit von J. Schaub

Ätiologie und Pathogenese. Ein CPT-I-Mangel ist in der Leber, jedoch nicht in der Muskulatur nachweisbar.

Klinische Symptome und Verlauf. Die ersten klinischen Zeichen, die meist zwischen dem 8. und dem 18. Monat beobachtet werden, treten nach einer längeren Nüchternperiode, meist in Zusammenhang mit einem leichten Virusinfekt auf. Sie werden dominiert von einer Kombination aus Hepato- und Enzephalopathie, welche an ein Reye-Syndrom (s. Kap. 122) erinnert („Reye-like-Symptomatik"). Die wichtigsten Einzelsymptome sind: Bewußtseinstrübung bis Koma, Krampfanfälle, Hepatomegalie, hypoketotische Hypoglykämie und Hyperammoniämie. Persistierende neurologische Störungen bestehen sehr häufig. Es besteht keine Dicarbonacidurie. Eine für die Diagnose wichtige Symptomenkonstellation ist eine hypoketotische Hypoglykämie ohne Dicarbonacidurie bei gleichzeitig erhöhten Plasmacarnitinkonzentrationen. Da der Defekt nur im Lebergewebe besteht, treten keine Symptome von Seiten des Muskels auf.

Diagnose, Differentialdiagnose. CK-Erhöhung. Plasmacarnitin meistens erhöht. Das Muster der organischen Säuren im Urin ist unauffällig. Bei der auftretenden Hypoglykämie ist die Serum-β-Hydroxybuttersäurekonzentration niedrig und die der freien Fettsäuren erhöht. Die definitive Diagnose wird durch den Nachweis der CPT-I-Aktivität in Fibroblasten gestellt.

Therapie. Vermeidung längerer Nüchternperioden und Zufuhr von Kohlenhydraten vor allem im Rahmen bereits leichter Infekte. Da mittelkettige Fettsäuren erst im mitochondrialen Matrixraum zu Acyl-CoA aktiviert werden, gelangen sie unabhängig vom Carnitintransportsystem in das Mitochondrieninnere. Auf dieser Grundlage erfolgt die Empfehlung der Substitution von mittelkettigen Triglyceriden (MCT) bei gleichzeitiger Reduktion langkettiger Fettsäuren.

Carnitin-/Acylcarnitin-Translokasemangel

Definition. Die Affinität der Fettsäuren zur Translokase nimmt mit zunehmender Kettenlänge zu. Die geringste Affinität besteht daher zu freiem Carnitin. Die durch die CPT-I-Reaktion gebildeten langkettigen Fettsäurecarnitinester werden beim Translokasemangel nicht in das Mitochondrieninnere transportiert und deshalb außerhalb des Matrixraumes angehäuft.

Ätiologie und Pathogenese. Bei dieser sehr seltenen Krankheit kommt es außerhalb der mitochondrialen Matrix zu einer massiven Anhäufung langkettiger Acylcarnitine, die selbst toxisch auf verschiedene Enzymaktivitäten und auf den zytoplasmatischen Carnitintransport wirken, so daß es zusätzlich zu einer sekundären zellulären Carnitinverarmung kommen kann.

Klinische Symptome und Verlauf. Typisch sind die frühzeitig auftretende ventrikuläre Rhythmusstörung bei leichter hypertrophischer Kardiomyopathie. Weitere Symptome können sein: Hypoglykämien, rezidivierendes Erbrechen, kardiorespiratorische Insuffizienz, Krampfanfälle, Apnoe und Bradykardien. Für die Rhythmusstörungen werden die langkettigen Acylcarnitine verantwortlich gemacht.

Diagnose, Differentialdiagnose. Die Serumcarnitinkonzentrationen sind erniedrigt. Nachweis hoher Konzentration der langkettigen Acylcarnitine ist jedoch ein entscheidender Hinweis auf die Diagnose des Translokasemangels wie auch des CPT-II-Mangels (s.u.). Die Diagnose wird durch den Enzymnachweis in Fibroblasten gesichert.

Therapie. Für diesen Defekt gelten die Behandlungsprinzipien des CPT-II-Mangels (s.u.).

Carnitinpalmitoyltransferase-II-Mangel (CPT-II-Mangel)

Definition. Nach dem Transport langkettiger Fettsäuren über die innere Mitochondrienmembran in den mitochondrialen Matrixraum können diese beim CPT-II-Mangel nicht wieder in ihre Acyl-CoA-Verbindung rücküberführt werden, so daß sie sich als langkettige Acylcarnitine im Inneren des Mitochondriums anhäufen.

Ätiologie und Pathogenese. Das für die CPT-II-Aktivität kodierende Gen wurde auf Chromosom 1p32 lokalisiert. Bisher wurden bereits mehrere Mutationen beschrieben. Das Ausmaß der enzymatischen Restaktivität ermöglicht die Unterscheidung zwischen einer sich erst relativ spät als Myopathie manifestierenden Krankheit (Restaktivität > ca. 20 %) und einer bereits im jungen Säuglingsalter auftretenden fulminanten Verlaufsform (Restaktivität < ca. 20 %), die von einer schweren Kardiomyopathie beherrscht wird.

Pathologie. In ca. 20 % der Patienten sind Lipidspeicherphänomene in der Muskulatur nachweisbar.

Klinische Symptome und Verlauf

Klassischer CPT-II-Mangel. Klinisch präsentiert sich der CPT-II-Mangel als Myopathie. Viele dieser Patienten fallen erstmals im Jugend- bzw. Erwachsenenalter durch Muskelschwäche, Muskelschmerzen und episodisch auftretende Myoglobinurie auf. Auslösend sind auch hier bereits leichte Infektionen, Hunger, Kälte und Streßsituationen. Die ersten klinischen Zeichen sind Schmerzen und Steifigkeit. Als Folge rezidivierender Myoglobinurien können Einschränkungen der Nierenfunktion auftreten.

Schwere infantile Verlaufsform. Diese Patienten können mit den für Fettsäureoxidationsstörungen üblichen Symptomen wie der akuten hypoketotischen Hypoglykämie ohne Dicarbonacidurie, Einschränkungen der Bewußtseinslage, Krampfanfällen und Hepatomegalie auffallen. Das klinische Bild ist jedoch von einer hypertrophischen Kardiomyopathie bestimmt. Herzrhythmusstörungen wurden ebenfalls beschrieben (langkettige Acylcarnitine!). In differentialdiagnostischer Abwägung zum Acylcarnitintranslokasemangel ist die Kardiomyopathie bei den CPT-II-Mangel-Patienten stärker ausgeprägt.

Diagnose, Differentialdiagnose. Die Plasmagesamtcarnitinkonzentration ist meistens im Normbereich, die Konzentration der langkettigen Acylcarnitine jedoch erhöht. Im

Moment einer akuten Krankheitsepisode ist die Serum-CK-Konzentration erhöht. Die Diagnose wird durch den Enzymnachweis z.B. in Fibroblasten oder peripheren Leukozyten gestellt.

Therapie. Um die Anhäufung langkettiger Acylcarnitine zu minimieren, sollte eine kohlenhydratreiche Ernährung durchgeführt werden. Fett sollte in Form mittelkettiger Triglyceride verabreicht werden, da diese unabhängig vom Carnitinsystem in den Matrixraum gelangen. Um die Bildung langkettiger Acylcarnitine zu hemmen, bleibt als noch experimentelle Therapieform der Einsatz des für die CPT I selektiven Hemmstoffes Etomoxir zu erwägen.

42.2 Defekte der β-Oxidation

Acyl-CoA-Dehydrogenasemangel sehr langkettiger Fettsäuren (VLCAD-Mangel)

Definition. Die Störung betrifft den ersten Schritt im β-oxidativen Abbau von Fettsäuren mit einer Kettenlänge über 18 C-Atome. Bisher liegen nur vereinzelte Beschreibungen vor.

Pathologie. Massive Steatose der Leber.

Klinische Symptome und Verlauf. Leitsymptome: Kardiomyopathie bei hypoketotischer Hypoglykämie. Schwere Akutverläufe im Neugeborenenalter präsentierten sich mit Atemstillstand und Herzrhythmusstörungen.

Diagnose und Differentialdiagnose. Acidose, massive Dicarbonacidurie und Erhöhung der Serum-CK-Konzentration; hypoketotische Hypoglykämie. Tandemmassenspektrometrischer Nachweis langkettiger Acylcarnitine in Blut von einer Guthrie-Testkarte.

Prophylaxe. Vermeidung längerer Nüchternphasen, vor allem bei leichten Infekten. Häufige kohlenhydratangereicherte Mahlzeiten, unter Verwendung von ungekochter Maisstärke (s. Kap. 33).

Therapie. Prinzip der Therapie ist die Suppression der Fettsäureoxidation durch Kohlenhydratzufuhr. Bei akuter metabolischer Dekompensation wird Glukose in der Menge der maximalen Glukoseoxidationsrate (altersabhängig 10–15 g/kg/Tag), ggf. auch unter Zufuhr von Insulin, infundiert. Da nur die Oxidation langkettiger Fettsäuren gestört ist, können mittelkettige Fettsäuren in Form von mittelkettigen Triglyceriden (MCT) zugeführt werden. L-Carnitin 100 mg/kg/Tag soll zur Vermeidung eines sekundären Carnitinmangels und zur Ausschleusung der im Mitochondrium angehäuften und toxisch wirkenden aktivierten langkettigen Fettsäuren gegeben werden.

Die Verwendung von Carnitin bei Oxidationsdefekten langkettiger Fettsäuren wird aber noch kontrovers diskutiert, da die Bildung toxischer langkettiger Acylcarnitine vermieden werden soll. Da jedoch langkettigen Acyl-CoAs eine noch höhere Toxizität zugeschrieben wird, wird der Einsatz von Carnitin (100 mg/kg/Tag) befürwortet.

Acyl-CoA-Dehydrogenasemangel langkettiger Fettsäuren (LCAD-Mangel)

Definition. Es bestehen zunehmende Hinweise, daß der LCAD-Mangel nicht vom VLCAD-Mangel abgrenzbar ist. Die gesonderte Darstellung des LCAD-Mangels soll daher als Ausdruck der jüngsten historischen Entwicklung gesehen werden.

Pathologie. Die Leber zeigt eine fettige Infiltration mit portaler und perilobulärer Fibrosierung.

Pathologische Biochemie. Beim LCAD-Mangel können in den Triglyceridspeichern vorhandene langkettige Fettsäuren nicht energetisch verwertet werden. Die Störung führt zur intramitochondrialen Anhäufung langkettiger aktivierter Fettsäuren (Acyl-CoA), die selbst wiederum andere Stoffwechselwege, wie z.B. die Glykogenolyse, die Glukoneogenese oder die Harnstoffsynthese beeinträchtigen. Vor allem in metabolischen Streßsituationen, wie sie bereits bei leichten Infektionen oder bei ungenügender Nahrungsaufnahme auftreten, kommt es zur akuten Entgleisung der Stoffwechselhomöostase. Vermehrt anfallende, vor allem langkettige Acylcarnitine hemmen den zytoplasmatischen Carnitintransport und tragen damit zu einer ausgeprägten sekundären Carnitinverarmung bei.

Klinische Symptome und Verlauf. Die Krankheit wird meistens innerhalb der ersten 18 Lebensmonate symptomatisch. Leitsymptome sind eine hypertrophische Kardiomyopathie sowie eine hypoketotische Hypoglykämie nach verlängerten Nüchternperioden. Bei allgemeiner Muskelschlaffheit reicht die Bewußtseinslage der Patienten von einer leichten Vigilanzeinschränkung bis zum Koma und zu Krampfanfällen. Häufig erbrechen die Patienten bei gleichzeitig bestehender Hepatomegalie.

Diagnose und Differentialdiagnose. Symptomentrias: Hypertrophische Kardiomyopathie, Hepatomegalie und hypoketotische Hypoglykämie.

Serum. Metabolische Acidose mit Anionenlücke; hypoketotische Hypoglykämie; sekundäre Hyperammoniämie; gestörte Blutgerinnung; sekundärer Carnitinmangel.

Urin. Niedrige Ketonkörperkonzentration; Ausscheidung mittel- und langkettiger Dicarbonsäuren (C6–C16). Tandemmassenspektrometrischer Nachweis langkettiger Acylcarnitine in Blut von einer Guthrie-Testkarte. Nachuntersuchungen zeigen, daß es sich bei primär als LCAD-Mangel beschriebenen Patienten um einen VLCAD-Mangel handeln kann. Die Diagnose wird durch den Nachweis der LCAD-Aktivität in Leukozyten bzw. Fibroblasten gesichert. Der pränatale Enzymnachweis kann an Chorionzotten wie auch an Amnionzellen durchgeführt werden.

Prophylaxe und Therapie. Siehe VLCAD-Mangel.

3-Hydroxyacyl CoA-Dehydrogenasemangel langkettiger Fettsäuren (LCHAD-Mangel)

Definition. Es liegt eine isolierte Störung des dritten Schrittes der β-Oxidation vor.

Genetik und Pathologie. Es fällt auf, daß diese Störung bisher überwiegend bei Mädchen beobachtet wurde.

Lebersteatose mit fibrotischem bzw. zirrhotischem Umbau. Fettinfiltration auch in der Herz- und Skelettmuskulatur.

Klinische Symptome und Verlauf. Krankheitsbeginn von den ersten Lebenstagen bis zum 4. Lebensjahr. Das Erstsymptom ist in den meisten Fällen die hypoketotische Hypoglykämie. Die klinische Präsentation kann jedoch sehr heterogen sein. Sie reicht von einer fulminant ablaufenden hepatischen Krankheit im Sinne eines „Reye-like-Syndroms" (s. Kap. 122), über eine hypertrophische Kardiomyopathie und eine Myopathie bis zu einer progressiven Neuropathie und Pigmentretinopathie. Vor allem das Ausmaß der Leberstörung ist bemerkenswert. Die metabolische Acidose ist in den meisten Fällen stärker ausgeprägt als es von anderen β-Oxidationsdefekten bekannt ist.

Diagnose und Differentialdiagnose

Serum. Hypoketotische Hypoglykämie; CK-Erhöhung; Hyperammoniämie; erniedrigte Carnitinkonzentrationen in Gewebe und Plasma. Tandemmassenspektrometrischer Nachweis von 3-Hydroxyacylcarnitinen in Blut von einer Guthrie-Testkarte.

Urin. Dicarbon- und 3-Hydroxydicarbonacidurie der Kettenlängen C6–C14. Es ist differentialdiagnostisch jedoch zu beachten, daß insbesondere bei starker Ketose auch 3-Hydroxydecandionsäure ausgeschieden wird. Gelegentliche Myoglobinurie.

Der Enzymnachweis erfolgt in Fibroblasten, bei deren Beurteilung jedoch die Überlappung mit der SCAD-Aktivität zu beachten ist.

Prophylaxe und Therapie. Siehe VLCAD-Mangel.

Acyl-CoA-Dehydrogenasemangel mittelkettiger Fettsäuren (MCAD-Mangel)

Definition. Der MCAD-Mangel ist die Störung des ersten Schrittes des intramitochondrialen β-oxidativen Abbaus mittelkettiger Fettsäuren.

Häufigkeit. Der MCAD-Mangel ist der häufigste Defekt der Fettsäureoxidation mit einer Häufigkeit von 1/13.000–20.000. Die Mutation, G985 (Lysin ⇒ Glutamin), macht 85–90 % der MCAD-Allelmutanten aus. Die Frequenz des G985-Allels ist ca. 1/70. Bisher wurden 8 Mutationen beschrieben.

Ätiologie und Pathogenese. Die MCAD ist an der β-Oxidation von Fettsäuren mit einer Kettenlänge von C4–C14 beteiligt. Durch den Enzymdefekt kommt es zu einer intramitochondrialen Anhäufung aktivierter mittel- und langkettiger Fettsäuren (Acyl-CoAs), die toxische Wirkung haben können.

Pathologie. Die Histologie der Leber zeigt eine fein bis grobtropfige Verfettung.

Klinische Symptome und Verlauf. Beginn der klinischen Auffälligkeiten ist zwischen dem Alter von 6 Monaten und 2 Jahren im Rahmen akuter metabolischer Streßreaktion, wie z.B. Infektionen oder prolongierter inadäquater Nahrungszufuhr. Es dominiert die Nüchternintoleranz mit hepatozerebralen Auffälligkeiten einschließlich Krampfanfällen im Sinne eines „Reye-like-Syndroms"(s. Kap. 122). Die klinische Ausprägung ist sehr variabel, und sogar asymptomatische Patienten wurden beschrieben.

Diagnose und Differentialdiagnose. Es werden vor allem Dicarbonsäuren von mittlerer Kettenlänge ausgeschieden. Eine Ketonurie schließt die Diagnose eines MCAD-Mangels nicht aus. Wichtige Hinweise geben auch Glycinkonjugate (Hexanoylglycin, Suberylglycin, Phenylpropionylglycin) und mittelkettige Carnitinverbindungen, wie vor allem das pathognomonische Oktanoylcarnitin. Tandemmassenspektrometrisch sind Acylcarnitine im Bluttropfen von einer Guthrie-Testkarte nachweisbar. Octanoylcarnitin ist mit dieser Methode auch in metabolisch unauffälligen Situationen nachweisbar. Die Serumcarnitinkonzentrationen sind jedoch als Ausdruck des sekundären Carnitinmangels häufig sehr niedrig. Das Muster der Metabolite ist meist nur im Rahmen der akuten Stoffwechseldekompensation diagnostisch auffällig. Im Serum sind dann eine metabolische Acidose mit Anionenlücke, eine hypoketotische Hypoglykämie, eine sekundäre Hyperammoniämie und eine Hyperurikämie nachweisbar.

Diagnostische Nüchterntests sind bei Patienten mit einem MCAD-Mangel sehr gefährlich und sollten daher nicht durchgeführt werden.

Phenylpropionsäurebelastungstest. Nach der oralen Zufuhr von 50 mg/kg Phenylpropionsäure wird diese unter normalen Umständen durch die MCAD gespalten. Im Falle eines MCAD-Mangels erfolgt die Koppelung an Glycin und die Ausscheidung von Phenylpropionylglycin im Urin. Der Phenylpropionylglycinnachweis nach Phenylpropionsäurebelastung ist somit ein Hinweis auf einen MCAD-Mangel.

Die Diagnose wird durch die Bestimmung der MCAD-Aktivität in Leukozyten bzw. in Hautfibroblasten oder pränatal in Chorionzotten bzw. Amnionzellen gestellt.

Prophylaxe und Therapie. Siehe VLCAD-Mangel. Der Einsatz von Carnitin ist beim MCAD-Mangel nicht mehr umstritten.

Prognose. Metabolische Krisen sind lebensbedrohlich, und bis zu 25 % der Patienten versterben im Rahmen eines ersten Anfalls. Diagnostizierte Patienten, bei denen die β-Oxidation durch die Kohlenhydratzufuhr ausreichend supprimiert ist, haben eine gute Prognose.

Acyl-CoA-Dehydrogenasemangel kurzkettiger Fettsäuren (SCAD-Mangel)

Definition. Die mitochondriale Acyl-CoA-Dehydrogenase kurzkettiger Fettsäuren katalysiert den ersten Schritt des β-oxidativen Abbaus von Fettsäuren mit einer Kettenlänge von C4–C6. Das Enzym hat hepatische und muskuläre Isoformen.

Häufigkeit. Die bisher geringe Patientenzahl erlaubt noch keine Angabe von Häufigkeiten.

Ätiologie und Pathogenese. Patienten werden insbesondere in Streßsituationen, wie Infektionen oder längeren Fastenperioden klinisch auffällig. Vor allem kommt es zur intramitochondrialen Anhäufung von Butyryl-CoA, welches zu Ethylmalonyl-CoA metabolisiert und schließlich als Ethylmalonsäure im Urin ausgeschieden wird. Im Rahmen einer eingeschränkten Energiebildung aus der β-Oxidation fehlt sowohl eine ausreichende Menge Acetyl-CoA wie auch die notwendige Energie für eine unbeeinträchtigte Glukoneogenese. Hypoglykämien, die nach einer verlängerten Nüchternperiode von ca. 8–10 Stunden auftreten, stellen daher ein klinisches Leitsymptom dar.

Der isolierte Mangel der muskulären SCAD definiert eine Mangelvariante, die erst im Erwachsenenalter zu klinischen Auffälligkeiten führt. Der in der Erstbeschreibung angeführte Patient war ein Erwachsener mit progressiver Myopathie und Fettspeicherung in den Typ-I-Fasern der Skelettmuskulatur.

Pathologie. Meistens nur geringgradige Lipidspeicherung in den Typ-I-Muskelfasern.

Klinische Symptome und Verlauf. Klinische Leitsymptome sind hypoketotische Hypoglykämien nach einer prolongierten Nüchternperiode sowie neurologische und gastrointestinale Symptome. Die motorische Entwicklung der meist hypotonen Patienten ist verzögert, und die Bewußtseinslage kann von einer Vigilanzeinschränkung bis zum Koma reichen.

Diagnose und Differentialdiagnose
Serum. Metabolische Acidose mit Anionenlücke; hypoketotische Hypoglykämie; sekundäre Hyperammoniämie; sekundärer Carnitinmangel; erhöhte Konzentrationen von Harnsäure und Transaminasen.

Urin. Auffälliges Muster der organischen Säuren (Ethylmalonsäure, Methylsuccinat und gelegentlich Butyrylglycin), welches zusätzlich durch eine geringe Ketonkörperausscheidung sowie erhöhte Konzentrationen mittelkettiger Dikarbonsäuren charakterisiert ist.

Die Diagnose wird durch die Bestimmung der SCAD-Aktivität in Leukozyten bzw. Fibroblasten bewiesen. Die wichtigste Differentialdiagnose ist der MCAD-Mangel.

Prophylaxe und Therapie. Siehe VLCAD-Mangel. Die Notwendigkeit der Carnitinsupplementierung ist unbestritten.

Trifunktioneller Proteinmangel

Definition. Bei diesem Defekt fehlt das Protein, welches als Teil eines Multienzymkomplexes die Aktivitäten der Enoyl-CoA-Hydratase, der 3-Hydroxyacyl-CoA-Dehydrogenase und der 3-Ketoacylthiolase enthält. Betroffene Patienten weisen die gleichzeitige Störung von drei Enzymen der β-Oxidationsspirale auf.

Pathologie. Steatose der Leber und leichte Lipidspeicherung in der Muskulatur.

Klinische Symptome und Verlauf. Patienten haben eine schwere progressive Muskelkrankheit. Die vor allem im Rahmen von leichten Infekten klinisch manifest wird. Unspezifische Symptome sind Erbrechen, Hypotonie, Hypoglykämie und Bewußtseinsstörung. Die statomotorische und geistige Entwicklung kann dagegen vollkommen unauffällig sein.

Diagnose und Differentialdiagnose. Erhöhung der Serum-CK-Konzentration. Niedrige β-Hydroxybuttersäurekonzentration. Die organischen Säuren im Urin zeigen ein typisches Muster von einerseits den Dicarbonsäuren Ethylmalon-, Adipin- und Suberinsäure und andererseits den charakteristischen 3-Hydroxy- und 3-Ketosäuren, die auf eine Unterbrechung der β-Oxidation an 3 Enzymen hinweisen. Diagnostisch hilfreich ist der tandemmassenspektrometrische Nachweis typischer langkettiger Acylcarnitine im Blut von einer Guthrie-Testkarte.

Prophylaxe und Therapie. Siehe VLCAD-Mangel.

Multipler Acyl-CoA-Dehydrogenasemangel (Glutaracidämie Typ II)

J. Schaub

Definition. Die Störung betrifft einen Enzymkomplex in der Leber und anderen Organen, der Elektronen auf ein Flavoprotein (ETF) überträgt. Die Akkumulation vieler Metabolite ist sekundär.

Pathologie. Es finden sich mikrovesikuläre fettige Veränderungen in den Zellen der Leber, des proximalen Nierentubulus, des Herz- und des Skelettmuskels. Häufig werden dysplastische Nieren mit riesigen Zysten beschrieben.

Häufigkeit. Sie ist nicht genau bekannt. Wegen der schwierigen Erkennung wird die Krankheit unterdiagnostiziert. Die Vererbung ist autosomal-rezessiv.

Klinische Symptome. Es gibt 3 Verlaufsformen. Neugeborene mit Fehlbildungen sind am schwersten betroffen. Sie sind pränatal dystroph, haben Muskelhypotonie, Hepatomegalie, schwere nichtketotische Hypoglykämie, metabolische Acidose und riechen nach Schweißfüßen (Isovaleriansäure). Die Fehlbildungen sind hohe Stirn, tiefsitzende Ohren, Hypertelorismus, Mittelgesichtshypoplasie, Gastroschisis, Hypospadie und Nierenzysten. Neugeborene ohne Fehlbildungen haben einen milderen Verlauf, sterben aber gewöhnlich nach Monaten an einer Kardiomyopathie. Kinder mit Spätform und milderem Verlauf fallen häufig durch episodisches Erbrechen auf.

Diagnose. Im Blut und Urin gibt es ein charakteristisches Muster organischer Säuren. Erhöht sind unter anderem Milchsäure, Ethylmalonsäure, Glutarsäure, Adipinsäure, Isovaleriansäure, Isovalerylglycin. Im Urin sind die entsprechenden Acylcarnitine stark erhöht. Die Hyperammoniämie ist mäßig.

Therapie. Versuche mit Riboflavin, Glycin, Carnitin und Diäten, niedrig in Fett und Eiweiß, sind indiziert. Die Hypoglykämie und die Acidose werden symptomatisch behandelt.

Literatur

Bougnères P-F, Saudubray J-M, Marsac C, Bernard O, Odièvre M, Girard J (1981) Fasting hypoglycemia resulting from hepatic carnitine palmitoyl transferase deficiency. J Pediatr 98: 742–746
DiMauro S, DiMauro PMM (1973) Muscle carnitine palmityltransferase deficiency and myoglobinuria. Science 182: 929–931
Douglass M, Turnbull DM, Bartlett K, Stevens DL, Alberti KGMM, Gibson GJ, Johnson MA, McCulloch AJ, Sheratt HSA (1984) Short-chain acyl-CoA dehydrogenase deficiency associated with a lipid-storage myopathy and secondary carnitine deficiency. N Engl J Med 311: 1232–1236
Glasgow AM, Engel AG, Bier DM, Perry LW, Dickie M, Todaro J, Brown BI, Utter MF (1983) Hypoglycemia, hepatic deficiency and long-chain acylcarnitine excess responsive to medium chain triglyceride diet. Pediatr Res 17: 319–321
Hale DE, Batshaw ML, Coates PM, Frerman FE, Goodman SI, Singh I, Stanley CA (1985) Long-chain acyl-coenzyme A dehydrogenase deficiency: An inherited cause of nonketotic hypoglycemia. Pediatr Res 19: 666–671
Hale DE, Thorpe C, Braat K, Wright JH, Roe CR, Coates PM, Hashimoto T, Glasgow AM (1990) The L-3-hydroxyacyl-CoA dehydrogenase deficiency. In: Tanaka K, Coates PM (eds): Fatty acid oxidation: Clinical, biochemical and molecular aspects. Alan R. Liss, New York, pp 503–508
Kolvraa S, Gregersen N, Christensen E, Hobolth N (1982) In vitro fibroblast studies in a patient with C6-C10-dicarboxylic aciduria: Evidence for a defect in general acyl-CoA dehydrogenase. Clin Chim Acta 126: 53–57
Stanley CA, Hale DE, Berry GT, DeLeeuw S, Boxer J, Bonnefont J-P (1992) A deficiency of carnitine-acylcarnitine translocase in the inner mitochondrial membrane. N Engl J Med 327: 19–23
Treem WR, Stanley CA, Finegold DN, Hale DE, Coates PM (1988) Primary carnitine deficiency due to a failure of carnitine transport in kidney, muscle and fibroblasts. N Engl J Med 319: 1331–1336

43 Mitochondriopathien

J. Smeitink, U. Wendel

Grundlagen. Hierunter fallen die Krankheitsbilder der oxidativ-metabolischen Zytopathien, denen Störungen der Pyruvatoxidation, des Zitratzyklus oder des in der inneren Mitochondrienmembran lokalisierten Systems der oxidativen Phosphorylierung (OXPHOS) zugrunde liegen. Im allgemeinen ist bei diesen Krankheiten intermittierend oder chronisch der Laktatspiegel im Blut und/oder Liquor cerebrospinalis infolge gestörter Substratoxidation erhöht.

Unter normalen Bedingungen einschließlich postprandialer Situationen, längerer Nüchternperioden und üblicher infektiöser Krankheiten liegen die Pyruvat- und Laktatkonzentrationen im Blut unter 0,1 mmol/l bzw. zwischen 1 und 2 mmol/l. Im Liquor cerebrospinalis liegt der Laktatspiegel unter 2,1 mmol/l. Bei normalen Pyruvat- und Laktatkonzentrationen besteht ein Gleichgewicht aus zytoplasmatischer Bildung dieser Substanzen durch Glykolyse und deren Verbrauch durch Glukoneogenese vorwiegend in der Leber und Oxidation in verschiedenen Organen (Herzmuskel und Niere). Laktat, Endprodukt der anaeroben Glykolyse, steigt unter anaeroben Stoffwechselbedingungen wie schwerer Muskelarbeit, Hypoxie, Sepsis und Kreislaufkollaps an. Bei der Oxidation wird Pyruvat durch den Enzymkomplex der Pyruvatdehydrogenase (PDHC) zu Acetyl-CoA und weiter durch Komponenten des Zitratzyklus und der Atmungskette zu CO_2 und H_2O metabolisiert. Die anabole Ausnutzung von Pyruvat im Rahmen der Glukoneogenese verläuft vermittelt durch die Pyruvatcarboxylase (PC) über Oxalacetat (Abb. 43.1).

Biochemische Defekte in einem der genannten – auch vom Pyruvat entfernt gelegenen – Stoffwechselschritte verändern Blut- und Gewebskonzentrationen von Pyruvat, Laktat und Alanin, und es resultiert eine primäre Hyperlaktatämie. Ein normales Blut-pH schließt das Vorliegen einer Hyperlaktatämie nicht aus, da Neutralität im Blut bis zu Laktatspiegeln von 5 mmol/l gewahrt werden kann.

Klinische Symptome bei Mitochondriopathien. Der Beschreibung der einzelnen Krankheitsbilder innerhalb der Gruppe der mitochondrialen Zytopathien wird hier das Spektrum möglicher Symptome in dieser Gruppe als Ganzes vorangestellt.

Die Symptome in dieser Krankheitsgruppe sind sehr heterogen. Viele sind unspezifisch, und oft wird erst die Kombination von zwei oder mehr zunächst nicht erklärbaren Symptomen in voneinander unabhängigen Organsystemen den Verdacht in Richtung Mitochondriopathie lenken. In der Mehrzahl der Fälle stehen allerdings zentralnervöse und/oder muskuläre Symptome im Vordergrund. Häufig sind neuromuskuläre mit nichtneurologischen Symptomen kombiniert; ein Organ kann isoliert betroffen sein, oder es kann eine Multisystemkrankheit vorliegen. Symptome können in jedem Alter auftreten. Grob geschätzt beginnt die Krankheit zu je 30 % im Neugeborenenalter, in den ersten beiden Lebensjahren oder später. Typischerweise nimmt mit zunehmendem Alter des Patienten die Anzahl der betroffenen Organe zu, wobei im Spätstadium einer Krankheit nahezu immer das Zentralnervensystem betroffen ist. Auch der Krankheitsverlauf kann sehr variabel sein: raschprogredient tödlich oder langsam-progredient mit Phasen eingeschobener Remission. Es lassen sich, meist bei älteren Kindern oder Erwachsenen 10 klinische Entitäten, z.B. MELAS, MERRF, Pearson-Syndrom, unterscheiden, denen allen mtDNA-Mutationen zugrunde liegen (s. unten). In etwa 95 % der kindlichen Patienten mit mitochondrialen Zytopathien handelt es sich um Krankheiten mit außerordentlich großer phänotypischer Heterogenität und überwiegend das Zentralnervensystem betreffenden Symptomen.

Es werden auch sehr große Konzentrationsunterschiede für Laktat gefunden. Das Spektrum reicht von einer extremen Laktacidose mit tödlichem Verlauf über eine nur mäßige Hyperlaktatämie mit episodisch auftretenden schweren Laktacidosen, über erhöhte Laktatkonzentrationen im Liquor cerebrospinalis bis hin zu, zumindest über lange Zeiträume, normalen Blutlaktatspiegeln. In Tabelle 43.1 sind die häufigsten bei den mitochondrialen Zytopathien vorkommenden Symptome aufgelistet.

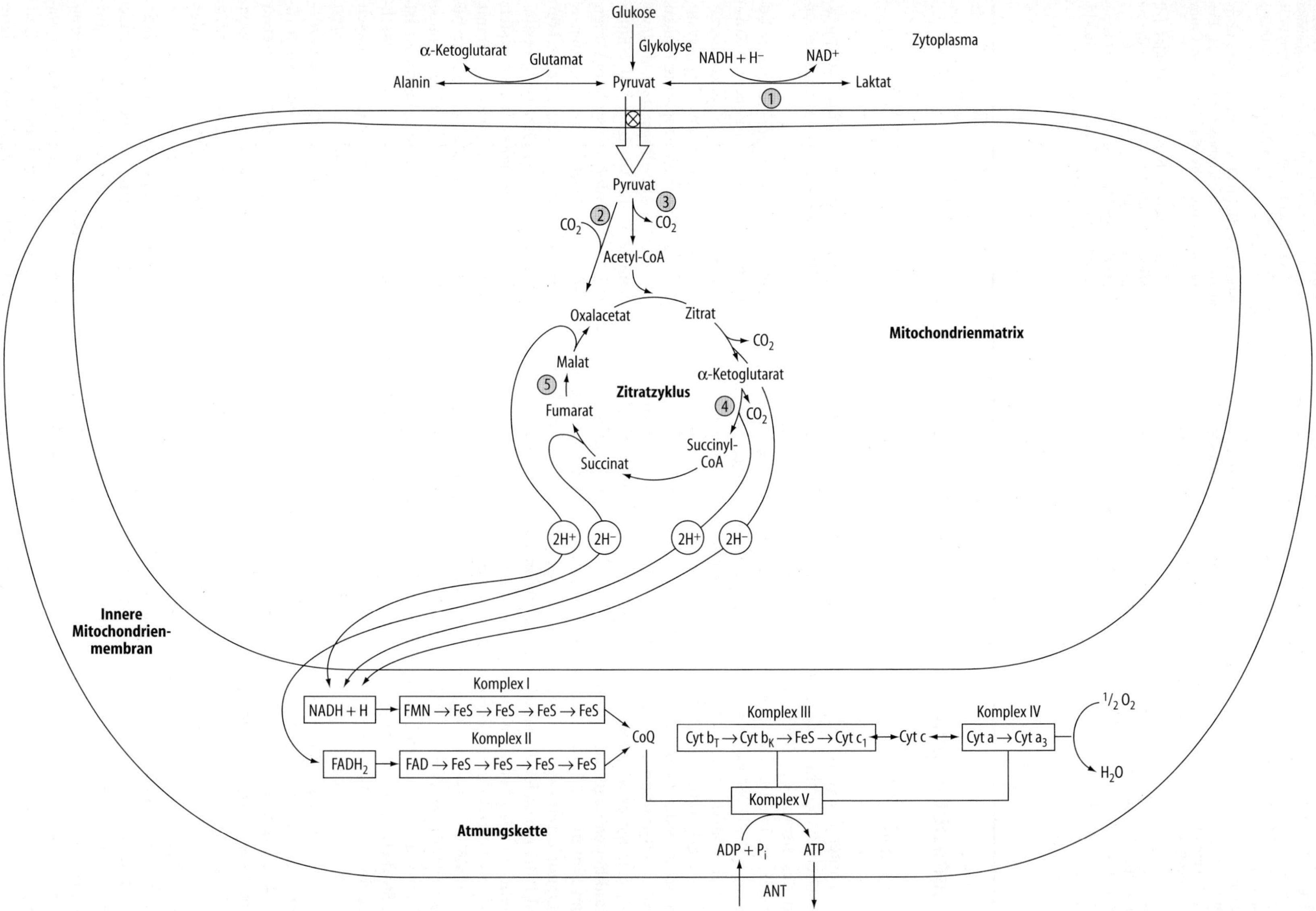

Abb. 43.1. Schematische Darstellung des Pyruvatstoffwechsels. Der zytoplasmatische Pyruvatpool steht über die Laktatdehydrogenase (*1*) im Gleichgewicht mit Laktat und Alanin. Pyruvat wird aktiv durch die innere Mitochondrienmembran in die Mitochondrienmatrix transportiert. Dort erfolgt die Oxidation im Zitratzyklus. Die reduzierenden Äquivalente (NADH und $FADH_2$) werden in der Atmungskette (Komplexe I–IV) reoxidiert. ATP-Produktion durch Vermittlung von Komplex V und Auswärtstransport von ATP ins Zytosol durch den Adenin-Nukleotid-Translokator (ANT). In der Gruppe der Mitochondriopathien können genetische Defekte die Pyruvatcarboxylase (PC)(*2*), die Pyruvatdehydrogenase (PDHC)(*3*), die 2-Ketoglutarat-Dehydrogenase (*4*), die Fumarase (*5*), die Komplexe (I–V) des OXPHOS-Systems sowie den ANT betreffen

Tabelle 43.1. Die häufigsten Symptome bei mitochondrialen Zytopathien. (Nach Munnich 1995)

Alter	betroffenes Organ	Symptome
Neugeborenen-periode	Zentralnervensystem	Konnatale Laktacidose, ketoacidotisches Koma, rezidivierende Apnoen, Lethargie, „near-miss sudden infant death", muskuläre Hypotonie, geringe Spontanmotorik
	Muskulatur	„Myopathie", Hypo-, Hypertonie, rezidivierende Myoglobinurie
	Leber	Organvergrößerung, Leberinsuffizienz
	Herz	Hypertrophe Kardiomyopathie
	Niere	Proximale Tubulopathie
Säuglingsalter (1 Monat–2 Jahre)	Zentralnervensystem	Rezidivierende Apnoen, rezidivierende laktacidotisch-ketoacidotische Episoden bis hin zum Koma. Muskuläre Rumpfhypotonie mit schlechter Kopfkontrolle, Spastik, psychomotorische Regression, mentale Retardierung, zerebelläre Ataxie, „stroke-like episodes", Myoklonus, Krampfanfälle. In der Bildgebung Zeichen der Enzephalomyelopathie (Leigh), zystische Läsionen, Zeichen der progressiven infantilen Poliodystrophie (Alpers- Syndrom)
	Muskulatur	Myopathische Symptome, Muskelatrophie, Muskelschwäche, Myalgie, Belastungsintoleranz
	Leber	Hepatozelluläre Dysfunktion
	Herz	Hypertrophe Kardiomyopathie
	Niere	Proximale Tubulopathie, tubulo-interstitielle Nephritis
	Darm	Rezidivierendes Erbrechen, chronische Diarrhöe, Zottenatrophie, exokrine Pankreasdysfunktion, Gedeihstörung
	Endokrine Organe	Minderwuchs, multiple endokrine Ausfälle
	Knochenmark	Sideroblastische Anämie, Neutropenie, Thrombopenie, myelodysplastisches Syndrom, Dyserythropoese
	Gehör	Neurosensorischer Hörverlust
	Augen	Optikusatrophie, progressive externe Ophthalmoplegie, eingeschränkte Augenbeweglichkeit, Retinopathie, Pigmentdegeneration der Retina, Katarakt, Ptose
Kindheit (>2 Jahre) und Erwachsenenalter	Zentralnervensystem	Myoklonus, Krampfanfälle unterschiedlicher Morphe, zerebrale Ataxie, Spastik, psychomotorische Regression, Demenz, mentale Retardierung, „stroke-like episodes", Migräne, rezidivierende Hemiparese, kortikale Blindheit. In der Bildgebung: Leukodystrophie, kortikale Atrophie
	Muskulatur	Progressive Myopathie, Muskelschwäche, Belastungsintoleranz, rezidivierende Myoglobinurie
	Herz	Konzentrische hypertrophe und dilatative Kardiomyopathie, verschiedene Typen des Herzblocks, Rhythmusstörungen
	Endokrine Organe	Diabetes mellitus, Wachstumshormonmangel, Hypoparathyreoidismus, multiple endokrine Störungen
	Gehör	Neurosensorischer Hörverlust
	Augen	Ptose der Lider, progressive externe Ophthalmoplegie, eingeschränkte Augenbeweglichkeit, Pigmentdegeneration der Retina, Katarakt, Hornhauttrübungen. Hereditäre Optikus-Neuroretinopathie (Leber)

43.1 Störungen im unmittelbaren Pyruvatstoffwechsel

Pyruvatcarboxylasemangel (PC-Mangel)

Klinische Symptome. Dieser seltene, autosomal-rezessiv vererbte Defekt der anabolen Ausnutzung von Pyruvat im Rahmen der Glukoneogenese geht mit einer chronischen Hyperlaktatämie und schweren zerebralen Symptomen einher. Er kommt in zwei Formen vor: Kinder mit dem Typ A weisen eine gewisse, wenn auch sehr geringe Restaktivität des Enzyms auf und haben infolgedessen geringere biochemische Störungen und entwickeln neurologische Symptome in den ersten 5 Lebensmonaten. Der Blutlaktatspiegel liegt bei 4–5 mmol/l und kann unter Hunger und Streßbedingungen bis auf 10–20 mmol/l ansteigen. Pyruvat und Alanin sind ebenfalls erhöht. Das Laktat-Pyruvat-Verhältnis ist normal oder leicht erhöht. Kinder, die acidotische Krisen überleben, sind in ihrer psychomotorischen Entwicklung schwer gestört und zeigen vielfältige neurologische Symptome. Sie sterben im allgemeinen schwer mental retardiert im Vorschulalter. Beim Typ B entwickelt sich bereits am 1. Lebenstag eine schwere Laktacidose begleitet von schweren zerebralen Symptomen bis hin zum Koma. Charakteristischerweise bestehen eine Hyperammonämie, erhöhte Plasmaspiegel für Citrullin, Lysin, Prolin und Alanin und eine für das Neugeborene abnorme Ketonurie. Das Laktat-Pyruvat-Verhältnis im Blut ist stark erhöht. Die Kinder sterben in den ersten 3 Lebensmonaten.

Pathogenese. Beim Typ B fehlt jegliche Aktivität der Pyruvatcarboxylase, wodurch es zu einer extremen Depletion von Oxalacetat und Aspartat in den Zellen kommt mit beeinträchtigter Harnstoffsynthese (Hyperammonämie, Citrullinämie) und deutlichen Verschiebungen im Oxidations-Reduktions-System (Redoxstatus) in verschiedenen Zellkompartimenten. Obwohl mit der Pyruvatcarboxylase ein glukoneogenetisches Schlüsselenzym gestört ist, sind Hypoglykämien selten. Wichtiger für das Krankheitsbild vom Typ B ist das Fehlen der anaplerotischen Funktion der Pyruvatcarboxylase, nämlich die Synthese ausreichender Mengen von Oxalacetat, um den für den Intermediärstoffwechsel wichtigen Zitratzyklus auf hohem Aktivitätsniveau zu halten.

Die Hirnentwicklung ist bereits pränatal gestört. Die Myelinisierung ist stark vermindert, die Neuronenzahl der

Hirnrinde reduziert. Es besteht eine Gliose mit vermehrter Astrozytenproliferation. Die Ventrikel sind erweitert, das Corpus callosum ist verschmälert. Beim Typ B liegen höhlenförmige Infarkte oder zystische Veränderungen paraventrikulär vor. Wahrscheinlich verlieren die Astrozyten, die im Gegensatz zu Neuronen eine hohe Aktivität an Pyruvatcarboxylase besitzen, im Falle des Enzymmangels die Funktion, Neuronen mit ausreichenden Mengen an Zitratzyklusintermediaten, einschließlich Glutamin als Neurotransmittervorstufe, zu versorgen und für die Myelinsynthese bereitzustellen.

Diagnose. Die Diagnose ist durch Nachweis einer reduzierten Enzymaktivität (< 5 % der Norm) in Leukozyten, Fibroblasten und Amniozyten sowie in verschiedenen Geweben zu stellen. Im PC-Gen wurden verschiedene pathogene Mutationen identifiziert.

Therapie. Unter ständiger Zufuhr großer Mengen von Bicarbonat läßt sich oftmals die metabolische Acidose, welche eine Mischform aus Lakt- und Ketoacidose ist, ausgleichen. Die Substitution von Biotin (Cofaktor des Enzyms) ist wirkungslos und die von Thiamin (Cofaktor der PDHC) oder Aspartat ist nicht gesichert.

Pyruvatdehydrogenasemangel (PDHC-Mangel)

Definition. Diesem Krankheitsbild liegen verschiedene genetische Defekte im Multienzymkomplex der Pyruvatdehydrogenase (PDHC) zugrunde. Der Enzymkomplex katalysiert die Umwandlung von Pyruvat zu Acetyl-CoA, die geschwindigkeitslimitierende Reaktion im oxidativen Glukosestoffwechsel. Er besteht aus den Untereinheiten $E_{1\alpha}$, $E_{1\beta}$, E_2, E_3 und einem E_3-Bindungsprotein (E_3BP), enthält eine den Komplex inaktivierende E_1-Kinase und eine aktivierende E1-Phosphatase und benötigt Thiaminpyrophosphat als Coenzym. Ganz überwiegend liegt beim PDHC-Mangel eine Mutation im $E_{1\alpha}$-Gen vor, nur in Einzelfällen betrifft der Defekt $E_{1\beta}$, E_2, E_3BP oder die E_1-Phosphatase (s. auch E_3-Mangel).

Klinische Symptome. Der PDHC-Mangel ist eine häufige Ursache der primären Hyperlaktatämie im Säuglings- und Kleinkindesalter und geht immer mit neurologischen Symptomen einher. Bei sehr geringer Restaktivität des Enzymkomplexes kommt es unmittelbar nach der Geburt zu einer schweren, kaum zu beherrschenden Laktacidose. Die psychomotorische Entwicklung der Säuglinge ist stark beeinträchtigt, und es besteht eine Vielfalt von schweren neurologischen Symptomen (Muskelhypotonie, Neugeborenenkrämpfe, Koordinationsstörungen, Bulbärparese, mangelnde Reaktionen auf visuelle und akustische Reize, Optikusatrophie, Krampfanfälle etc.). Als Ausdruck einer schwer gestörten Fetalentwicklung sind die Kinder bei Geburt meist hypotroph und mikrozephal, haben eine Corpus-callosum-Agenesie und sehr ausgedehnte zystische Läsionen in den Hirnhemisphären inklusive Basalganglien. Zum Teil bestehen auch leichte Gesichtsdysmorphien. Von dieser Symptomatik mit schwerer kongenitaler Laktacidose sind überwiegend Jungen betroffen. Sie sterben in der Regel in den ersten 6 Lebensmonaten.

Bei mäßig schwerem Krankheitsverlauf besteht zwar nur eine leichte bis mäßige Hyperlactatämie (3–6 mmol/l), aber konstant eine gestörte psychomotorische Entwicklung, häufig Mikrozephalie und ein Fächer neurologischer Symptome wie Ataxie, Choreoathetose, spastische Tetraplegie, Polyneuropathie, Optikusatrophie und Krampfanfälle. Zum Teil überleben die Patienten bis in die 2. Lebensdekade. Kinder, welche bis zum 3. Lebensjahr verstarben, hatten eine Hirnatrophie und große zystische Läsionen in verschiedenen Hirnregionen sowie oftmals eine spongiforme und gliöse Degeneration in Basalganglien und Hirnstamm. Bei längerem Überleben lassen sich mit der Bildgebung eine Hirnatrophie (kortikale Atrophie, Ventrikelerweiterung) und hypodense Bereiche in verschiedenen Hirnregionen, insbesondere in den Basalganglien darstellen, welche der sog. subakuten nekrotisierenden Enzephalomyelopathie (Leigh) entsprechen. Vom mäßig schweren Krankheitsverlauf sind überwiegend Mädchen betroffen.

Zu den am leichtesten Betroffenen gehören Mädchen mit langsam-progredienter Enzephalomyelopathie (Leigh) und männliche Patienten mit Ataxie, die einer langsam-progredienten spinozerebellären Degeneration ähnelt. Die Blutlaktatspiegel sind nur marginal erhöht. Die Symptome können sich bei erhöhter Kohlenhydratzufuhr und bei interkurrenten Krankheiten verstärken.

Diagnose. Bei der chronischen oder periodisch auftretenden Hyperlaktatämie sind auch Pyruvat und Alanin erhöht. Dabei bleibt das normale Konzentrationsverhältnis der 3 Metabolite erhalten. Diese sind auch im Liquor cerebrospinalis und im Urin erhöht. Unter erhöhter Kohlenhydratzufuhr kann es zu einem dramatischen Laktatanstieg kommen. Der Enzymdefekt ist in verschiedenen Organen inklusive Skelettmuskulatur und in Zellkulturen nachweisbar. In dem auf dem X-Chromosom gelegenen $E_{1\alpha}$-Gen wurden viele pathogene Mutationen identifiziert. Sie bedingen eine unterschiedliche Reduktion an Enzymaktivität und somit unterschiedlich schwere Krankheitsbilder [neonatale Laktacidose, mittelschwerer Verlauf, Enzephalomyelopathie (Leigh)] Der Defekt in $E_{1\alpha}$ verhält sich wie eine X-chromosomal vererbte Krankheit. Er betrifft männliche und weibliche Patienten in ungefähr gleicher Zahl. Die große Variabilität im klinischen Bild weiblicher (heterozygoter) Patienten läßt sich durch große Unterschiede im Inaktivierungsmuster der beiden X-Chromosomen erklären. Die meisten Fälle von $E_{1\alpha}$-Mangel scheinen durch Neumutation bei einem Elternteil des Kindes zu entstehen. Für die Pränataldiagnostik des $E_{1\alpha}$-Mangels ist die molekulargenetische Analyse heranzuziehen.

Therapie. Schwere Laktacidosen benötigen parenterale Pufferung. Um nicht lebensbedrohliche Laktacidosen zu provozieren, ist die Zufuhr großer Kohlenhydratmengen zu vermeiden. Oftmals läßt sich durch kohlenhydratarme und fettreiche Ernährung (ketogene Diät) die Laktatproduktion senken und die Ketonkörperbildung steigern, so daß diese dem Gehirn als alternatives Substrat zur Verfügung stehen. Eine neurologische Besserung wird aber in der Regel nicht beobachtet. Durch Thiamin in pharmakologischen Dosen ließ sich der klinische Verlauf in den meisten Fällen nicht beeinflussen. Hingegen ließ sich in vielen Fällen durch Dichloracetat der Laktatspiegel senken, allerdings auch ohne eindeutigen klinischen Erfolg.

Im Falle eines *Dihydrolipoyldehydrogenase-Mangels (sog. E_3-Mangel)* akkumulieren im Organismus neben Laktat, Pyruvat und Alanin auch die verzweigtkettigen Aminosäuren Leuzin, Valin und Isoleuzin, die entsprechenden Ketosäuren sowie 2-Ketoglutarat. Das E_3-Enzym ist Bestandteil der Pyruvat-, der verzweigtkettigen Ketosäuren- (s. Ahornsirupkrankheit) und der 2-Ketoglutarat- (s. isolierter Defekt der 2-Ketoglutarat-Dehydrogenase) Dehydrogenase-Komplexe. Bei dieser sehr seltenen autosomal-rezessiv vererbten Krankheit treten vom frühen Säuglingsalter an progredient neurologische Symptome mit den Zeichen der Hirnatrophie auf, ohne daß eine sichere therapeutische Beeinflussung möglich ist.

43.2 Störungen im Zitratzyklus

Bisher wurde die Defizienz von zwei Enzymen berichtet. Die Störungen sind sehr selten und gehen mit progredienten neurologischen Symptomen einher. Beim isolierten 2-Ketoglutarat-Dehydrogenasemangel ist die 2-Ketoglutaratkonzentration im Blut erhöht und die Substanz wird im Urin stark vermehrt ausgeschieden. Beim Fumarasemangel wird Fumarsäure in Kombination mit anderen Metaboliten des Zitratzyklus vermehrt ausgeschieden. Zum Teil besteht eine begleitende Hyperlaktatämie. Diagnostisch wegweisend ist das Profil der organischen Säuren im Urin bei Kindern mit Hyperlaktatämie.

43.3 Störungen im System der oxidativen Phosphorylierung (OXPHOS)

Definition und Inzidenz. Defekte der oxidativen Phosphorylierung (OXPHOS) betreffen eine oder mehrere Komponenten der in den Mitochondrien lokalisierten Funktionen der Substratendoxidation und der Übertragung der dabei gewonnenen Energie in ATP. Das OXPHOS-System liegt eingebettet in der Lipiddoppelschicht der inneren Mitochondrienmembran. Es besteht aus den Komponenten der Atmungskette – den Enzymkomplexen I–IV, dem Coenzym Q, mehreren Cytochromen – sowie der F_1-F_0-ATP-Synthetase (Komplex V). Die Inzidenz von Defekten der im OXPHOS-System organisierten und aus zahlreichen Untereinheiten bestehenden Enzymkomplexe (Komplexe I–V) wird auf 1:10.000 Lebendgeborene geschätzt.

Biochemie des OXPHOS-Systems. Acetyl-CoA, Produkt sowohl der Pyruvat- als auch der Fettsäurenoxidation, wird im Zitratzyklus oxidiert (Abb. 43.1). Die dabei entstehenden reduzierenden Äquivalente werden in der Atmungskette, über eine Kaskade von oxidierenden und reduzierenden Reaktionen, auf molekularen Sauerstoff übertragen und letztlich zu Wasser oxidiert. Während des Transports der reduzierenden Äquivalente werden von den Komplexen I, III und IV der Atmungskette Protonen aus der Mitochondrienmatrix ins Zytosol abgegeben. Der dadurch entstehende elektrochemische Protonengradient ist treibende Kraft für die ATP-Produktion durch Vermittlung der F_1-F_0-ATP-Synthetase. Das gebildete ATP wird für energieverbrauchende Reaktionen entweder in der Mitochondrienmatrix oder im Zytosol genutzt. Aus den Mitochondrien ins Zytosol wird ATP durch den Adenin-Nukleotid-Translokator (ANT) im Austausch gegen zytosolisches ADP transportiert (Abb. 43.1).

Molekularbiologie des OXPHOS-Systems. Die Komplexe I–V des OXPHOS-Systems bestehen jeweils aus einer unterschiedlichen Anzahl von Untereinheiten. Der bei weitem größte Teil dieser Untereinheiten wird durch nukleare Gene (nukleare DNA; nDNA) kodiert. Nur 13 Untereinheiten werden durch mitochondriale DNA (mtDNA) kodiert (Tabelle 43.2). Im Gegensatz zu den die Untereinheiten kodierenden mitochondrialen Gene sind die Kenntnisse von den entsprechenden nuklearen Genen noch sehr lückenhaft. Zum Beispiel sind derzeit beim Menschen erst 20 der insgesamt 36 die Untereinheiten von Komplex I kodierenden Gene aufgeklärt. Die nuklearen Gene des OXPHOS-Systems sind über alle Chromosomen verteilt und unterliegen bei der Vererbung den Mendelschen Erbgängen. Jedes Mitochondrium enthält 2–10 Kopien von mtDNA. Diese ist ein 16.569 Basenpaare umfassendes doppelsträngiges zirkuläres Molekül, welches 7 Untereinheiten von Komplex I, keine Untereinheit von Komplex II, eine Untereinheit von Komplex III, 3 Untereinheiten von Komplex IV und 2 Untereinheiten von Komplex V kodiert. Neben diesen Strukturgenen (*mit*-Genen) enthält die mtDNA auch 22 Transfer-RNAs (tRNA) und 2 ribosomale RNAs (*syn*-Gene) (Abb. 43.2). Die Übertragung von Mitochondrien und ihrer mtDNA auf die Nachkommen erfolgt ausschließlich durch die Mutter, weil bei der Befruchtung nur der Kopf der Samenzelle ohne Mitochondrien in die Eizelle gelangt. Bei mitotischen Zellteilungen werden die in der Zelle enthaltenen hunderte von Mitochondrien und ihr Genom dem Zufall entsprechend auf die Tochterzellen verteilt. Normalerweise besteht der Genotyp eines Individuums aus nur einer mtDNA-Spezies, was

Tabelle 43.2. Enzymkomplexe des OXPHOS-Systems: Struktur und Funktion

Komplex	Synonym	Funktion Elektronentransport oder Reaktion	Protonenfluß	Untereinheiten nDNA	 mtDNA
I	NADH: Ubichinon-Oxidoreduktase	NADH → CoQ	Matrix → Zytosol	36	7
II	Succinat: Ubichinon-Oxidoreduktase	Succinat → CoQ	keiner	4	0
III	Ubichinon: Cytochrom-c-Oxidoreduktase	CoQ → Cytochrom c	Matrix → Zytosol	10	3
IV	Cytochrom-c-Oxidase	Cytochrom c → O_2	Matrix → Zytosol	10	3
V	ATP-Synthetase	ADP + Pl → ATP	Zytosol → Matrix	12	2

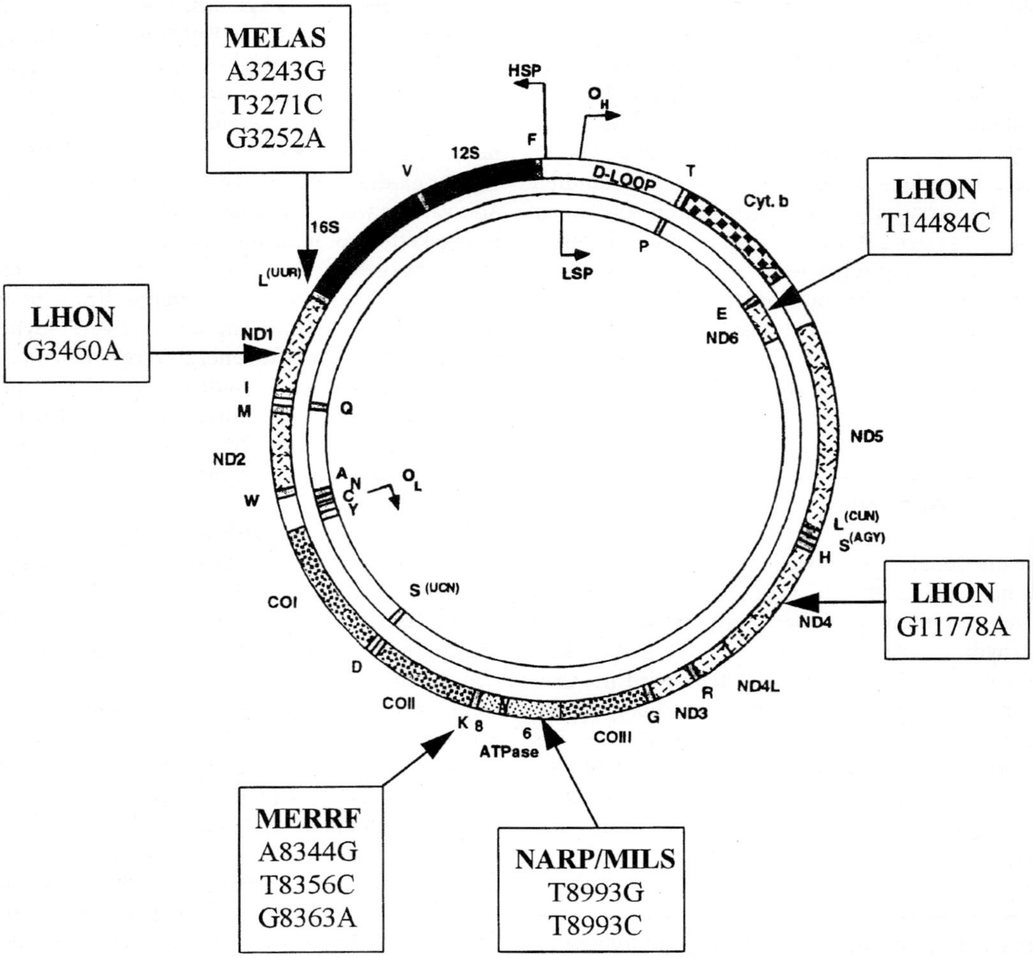

Abb. 43.2. Struktur der mitochondrialen DNA und Ortsangabe der Punktmutationen bei klinischen Entitäten mit *syn-* und *mit*-Mutation. Die Untereinheiten der Komplexe I und III bis V werden durch folgende Regionen codiert: Untereinheiten von Komplex I (NADH: Q_1-Oxidoreduktase) durch ND1-ND6; Untereinheit von Komplex III durch *Cyt. b*; Untereinheiten des Komplex IV (Cytochrom c-Oxidase) durch *COI bis COIII*; Untereinheiten von Komplex V (F_1-F_0-ATP-Synthetase) durch *ATPase 8 und 6*. Die ribosomale RNA wird durch *16S und 12S* codiert. *MELAS*: 3 Punktmutationen in der $L^{(UUR)}$-Region, der mtDNA für Leuzin; *MERRF*: 3 Punktmutationen in der Region der mtDNA für Lysin (K); *LHON*: 3 Punktmutationen in den Untereinheiten von Komplex I; *NARP*: 2 Punktmutationen in der mtDNA für die ATPase-6-Untereinheit.

als Homoplasmie bezeichnet wird. Aber aufgrund einer hohen Mutationsrate der mtDNA, bei gleichzeitig wenig effizientem Reparatursystem, kann eine als Heteroplasmie bezeichnete Situation entstehen, bei der in einer Zelle Wildtyp-mtDNA und mutierte mtDNA nebeneinander vorkommen. Diese Mischung aus unterschiedlicher mtDNA wird wiederum zufallsabhängig auf die folgenden Zellgenerationen verteilt. Dabei kann sich das Mischungsverhältnis unterschiedlicher Mitochondrienspezies während aufeinanderfolgender mitotischer Zellteilungen stark verändern mit der Folge einer großen Variabilität mitochondrialer Genotypen. Dementsprechend können bestimmte Zellinien eines Organismus eine Heteroplasmie unterschiedlicher Ausprägung aufweisen, während andere in nahezu reiner Form Genotypen von mutierter mtDNA oder Wildtyp-mtDNA darstellen. In Abhängigkeit vom Ausmaß der Heteroplasmie können neue klinische Phänotypen entstehen. Das ist aber nur dann der Fall, wenn der Anteil der entsprechenden mutierten mtDNA eine kritische Schwelle überschreitet. Die sukzessive auftretenden Veränderungen im mitochondrialen Genotyp können so zu einem abrupten Umschlag in einen neuen, durch mutierte mtDNA bestimmten Phänotyp führen.

Klassifizierung der Störungen im OXPHOS-System. Wegen der außerordentlich großen phänotypischen Heterogenität dieser Krankheiten muß die Einordnung eines jeden Krankheitsfalls unter Einbeziehung aller verfügbaren klinischen, biochemischen und genetischen Kriterien erfolgen. Nur dadurch läßt sich der Krankheitsverlauf prognostisch am besten abschätzen und die Wirksamkeit von Therapieansätzen objektiv beurteilen. Solche Zusammenhänge lassen sich am Beispiel der Enzephalomyelopathie (Leigh) veranschaulichen. Diese progressiv-neurodegenerative, mit unterschiedlicher Akuität verlaufende Krankheit ist durch ihre neuropathologischen Befunde definiert: fokale, bilaterale und symmetrische Nekrosen, welche vom Thalamus bis hin zur Pons reichen mit möglicher Beteiligung der unteren Olivenkerne und der Hinterstränge. Sie hat aber auf biochemischer

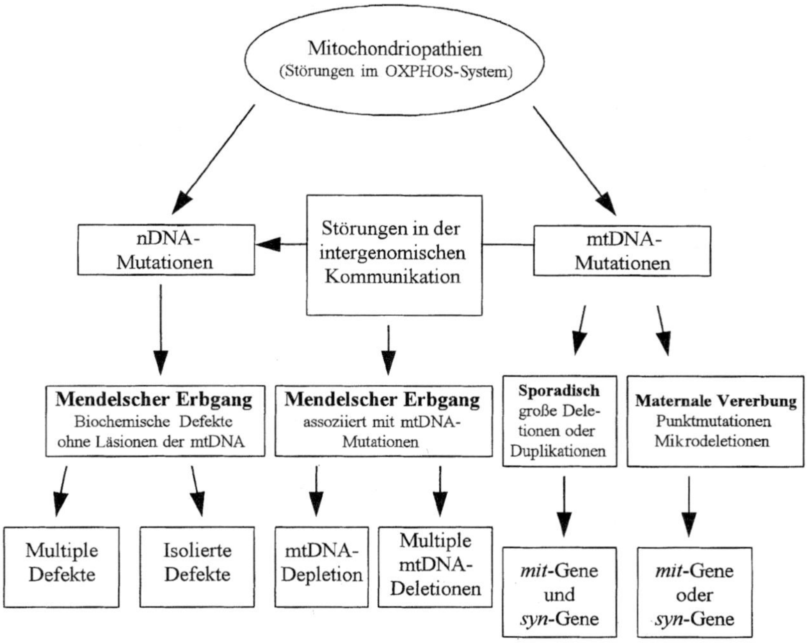

Abb. 43.3. Klassifizierung der Mitochondriopathien mit Störungen im OXPHOS-System

Ebene sehr unterschiedliche Ursachen. Sowohl eine Reihe von Defekten im OXPHOS-System (z.B. Mutationen in nuklearen Genen einiger Untereinheiten von Komplex I sowie Mutationen im nuklearen SURF-1-Gen, welches mit einer Cytochrom-c-Oxidase-Defizienz einhergeht) als auch Mangelzustände der Pyruvatdehydrogenase (PDHC) können mit einer Enzephalomyelopathie (Leigh) assoziiert sein. Aber auch Mutationen der mtDNA, mit oder ohne nachweisbare Enzymdefizienz im OXPHOS-System, weisen einen ähnlichen Phänotyp auf. Andererseits können anscheinend gleiche Enzymdefizienzen im OXPHOS-System bei dem einen Patienten mit Enzephalomyelopathie (Leigh) assoziiert sein, bei einem anderen Patienten aber zu einem anderen klinischen Bild führen, das von einer rasch tödlich verlaufenden frühkindlichen multisystemischen Krankheit mit extremer Laktacidose bis hin zu einer relativ gutartigen Myopathie reichen kann. Zur Aufdeckung der Gründe für die unterschiedlichen Verläufe bedarf es weiterer verfeinerter Untersuchungsmethoden. Man darf nicht vergessen, daß die derzeitigen Methoden relativ grob sind. Zum Beispiel läßt allein der Nachweis einer reduzierten Aktivität eines bestimmten Atmungskettenkomplexes keinerlei Rückschlüsse auf die defekte Untereinheit des Komplexes und somit auf die tatsächlich vorhandene Mutation in einem nuklearen Gen zu. Auf diesem Hintergrund bleibt in der Krankheitsgruppe mit Störungen im OXPHOS-System die Erkennung eines Patienten aufgrund seiner klinischen Symptome von eminenter Bedeutung für den diagnostischen Prozeß.

Diese Krankheiten werden nach der in Abb. 43.3 aufgeführten Klassifizierung in 4 Gruppen eingeteilt.

Krankheiten infolge biochemischer Defekte, ohne Läsionen der mtDNA und mit Mendelschem Erbgang

In diese Gruppe fallen etwa 95% der kindlichen Patienten. Im Gegensatz zu unten aufgeführten Krankheiten infolge Mutationen in der mtDNA, denen sich überwiegend klinische Entitäten zuordnen lassen, handelt es sich hier meistens um multisystemische Krankheiten mit außerordentlich großer phänotypischer Heterogenität, überwiegend das Zentralnervensystem betreffenden Symptomen. Im wesentlichen kommen zwei Verlaufsformen der Krankheit vor: Nicht selten ist die *im Säuglingsalter tödlich verlaufende Form* mit schwerer, kurz nach der Geburt auftretender Laktacidose, schwerer generalisierter Muskelhypotonie und Muskelschwäche („floppy infant“) und neurologischer Symptomatik. Als extremer Sonderfall kann sich unter diesem Bild ein benigner neonataler Komplex-IV- (Cytochrom-c-Oxidase-) Mangel mit spontaner Besserung innerhalb der ersten 3 Lebensjahre verberggen. Häufiger ist eine *progredient verlaufende Enzephalopathie* mit unterschiedlichem Beginn im Kindesalter und unterschiedlicher Akuität. Bei dieser äußerst heterogenen Verlaufsform besteht eine wechselnde Kombination von mehr oder weniger schweren zentralnervösen Symptomen, wie psychomotorische Entwicklungsstörung oder Regression, Hypotonie, Muskelschwäche, Ataxie, Pyramidenbahnzeichen, Dysphagie, Myoklonien, zerebrale Krampfanfälle, Atemstörungen, neurosensorischer Hörverlust, Retinopathie. Es kommen auch Symptomenkombinationen vor, welche Poliodystrophien oder der subakuten nekrotisierenden Enzephalomyelopathie (Leigh) entsprechen. Als Ausdruck eines weiteren vom Stoffwechseldefekt betroffenen Gewebes können Kardiomyopathien, Gedeihstörung und Minderwuchs, proximale renale Tubulopathie, hepatische, gastrointestinale und endokrine Störungen (Diabetes mellitus) vorkommen. Blutlaktat ist leicht oder mäßig erhöht oder auch normal, häufig ist das Liquorlaktat erhöht. Episodisch kann es während interkurrenter Krankheiten zur Laktacidose mit Exazerbation der Enzephalopathie bis hin zum Koma kommen. Die kraniale Bildgebung deckt unspezifische (Hirnatrophie, Ventrikelerweiterung) oder mehr spezifische Veränderungen [subkortikale und paraventrikuläre Substanzdefekte, symmetrische Läsionen der Basalganglien – hinweisend auf Enzephalomyelopathie (Leigh)] auf. Postmortal finden sich spongiöse Degenerationen mit Dysmyelinisierung und Astrozytose und z.T. diffusem Verlust der Ganglienzellen in Großhirn- und Kleinhirnrinde und Basalganglien.

Seltenere Manifestationsformen in dieser Krankheitsgruppe sind die Symptomenkombination aus *kongenitaler Katarakt und hypertropher Kardiomyopathie* oder die *reine Myopathie* mit progredienter Belastungsinsuffizienz bei Muskelarbeit oder mit permanenter Muskelschwäche.

Bei den aufgeführten Krankheitsformen wurden in der Ske-lettmuskulatur unterschiedliche Defekte in einem oder mehreren der 5 Komplexe des OXPHOS-Systems und auch ein Mangel an Adenin-Nukleotid-Translokator (ANT) diagnostiziert.

Krankheiten infolge Mutationen der mtDNA mit maternaler Vererbung

In diese Krankheitsgruppe fallen spezifische klinische Phänotypen, denen Punktmutationen in mtDNA-Abschnitten zugrunde liegen, welche entweder mitochondriale Proteine kodieren (*mit*-Gene) oder an der Synthese solcher Proteine beteiligt sind (*syn*-Gene). Im folgenden werden die häufigsten klinische Entitäten aufgeführt.

Klinische Entitäten bei *syn*-Mutationen. Hier liegen heteroplasmische *syn*-Mutationen in unterschiedlichen Abschnitten der tRNA des mitochondrialen Genoms vor. Im Gegensatz zu *mit*-Mutationen entspricht das klinische Bild bei *syn*-Mutationen in erster Linie dem einer neuromuskulären Krankheit mit Vorhandensein von „ragged-red fibres“ (subsarkolemmale Ansammlung von Mitochondrien) in der Skelettmuskulatur, einem mannigfaltigen Aktivitätsmangel von Komponenten des OXPHOS-Systems und einer Laktacidose in Ruhe oder bei körperlicher Belastung.

MELAS-Syndrom. Das Akronym MELAS steht für *m*itochondriale *E*nzephalomyopathie, *L*aktacidose und „*s*troke-like episodes“. Die typische Symptomatik umfaßt, wenn auch sehr variabel, die im Namen enthaltenen Kennzeichen, sowie Migräneanfälle, Minderwuchs, zunehmende Demenz und Diabetes mellitus. In der kranialen Bildgebung stellen sich hypodense Läsionen in parietotemporalen oder posterioren Hirnregionen dar mit zunehmender Hirnatrophie und Verkalkungen. Diese repräsentieren Infarkte, welche sich in der Regel innerhalb von Stunden oder Tagen zusammen mit den sie begleitenden neurologischen Symptomen zurückbilden. In der Skelettmuskulatur läßt sich neben „ragged-red fibres“ in über der Hälfte der Betroffenen ein Aktivitätsmangel an Komplex I oder den Komplexen I und IV nachweisen. Nach zunächst normaler Entwicklung tritt eine fortschreitende Myopathie mit eingeschränkter körperlicher Belastbarkeit in den Vordergrund. Die charakteristischen „stroke-like episodes“ (mit Hemiparese, Hemianopsie, Erblindung) begleitet von Erbrechen, Kopfschmerz und/ oder Krampfanfällen beginnen im Alter von 4 bis 15 Jahren; Symptome können aber bereits beim Neugeborenen oder erst viel später bei Erwachsenen auftreten. Am häufigsten liegt die Punktmutation A3243G, seltener liegen die Mutationen T3271C und G3252A im mitochondrialen Gen für die $tRNA^{Leuzin}$ vor. Die klinische Ausprägung ist bei Betroffenen in einer Familie sehr variabel und wird durch den Grad der Heteroplasmie in den verschiedenen Geweben bestimmt.

MERRF-Syndrom. Dieses ist charakterisiert durch eine progrediente *M*yoklonusepilepsie und mitochondriale Myopathie mit „*r*agged-red *f*ibres“, sowie eine langsam fortschreitende Demenz mit variablem Beginn der Symptome von später Kindheit bis zum Erwachsenenalter. Taubheit und Ataxie sind häufig sowie ein weites Spektrum neurodegenerativer Zeichen. Der Krankheitsverlauf bei MERRF und MELAS kann sich ähneln, er unterscheidet sich aber durch das Vorkommen der „stroke-like episodes“. In der Skelettmuskulatur besteht ein isolierter Aktivitätsmangel von Komplex I oder IV der Atmungskette oder ein kombinierter Mangel der Komplexe I und IV. Am häufigsten liegt die Punktmutation G8344A im mitochondrialen Gen für die $tRNA^{Lysin}$ vor. Die biochemischen Defekte in der Skelettmuskulatur lassen sich dadurch erklären, daß bestimmte lysinreiche Untereinheiten der Atmungskettenkomplexe nur unzureichend synthetisiert werden. Das gilt besonders für 3 der 7 durch mtDNA kodierte Untereinheiten von Komplex I.

Klinische Entitäten bei *mit*-Mutationen. In diese Kategorie von mtDNA-Mutationen fallen das *LHON*- (*L*ebers *h*ereditäre *o*ptische *N*europathie) und *NARP*- (*N*europathie, *A*taxie und *R*etinitis *p*igmentosa) Syndrom. NARP ist durch das kombinierte Vorkommen von Retinitis pigmentosa, zerebralen Krampfanfällen, Ataxie, neurogener Schwäche der proximalen Muskulatur, periphere Neuropathie und Demenz charakterisiert. Durch eine T8993G-Punktmutation im mitochondrialen Gen für die Untereinheit 6 der ATPase kommt es zum Austausch von einem hydrophoben Leucin- durch ein hydrophiles Argininmolekül. Dadurch wird der aus den ATPase-Untereinheiten 6 und 9 gebildete Protonenkanal und nachfolgend die ATP-Synthese gestört.

Krankheiten infolge Mutationen der mtDNA mit sporadischem Vorkommen

Außer maternal vererbten klinischen Entitäten gibt es eng umschriebene Symptomenkomplexe, denen im allgemeinen eine *spontan aufgetretene* Deletion oder Insertion der mtDNA zugrunde liegen. Ein wichtiges, auf eine Störung im OXPHOS-System infolge Deletion/Insertion der mtDNA hinweisendes Symptom ist die *chronisch-progressive externe Ophthalmoplegie (CPEO)*, eine langsam progrediente Parese der Augen- und Lidhebermuskeln. In diese Gruppe fallen das *Kearns-Sayre-Syndrom (KSS)* mit Krankheitsbeginn vor der 3. Lebensdekade und das *CPEO-PLUS-Syndrom* mit Krankheitsbeginn später. Bei diesen Symptomenkomplexen können zusätzlich zu den charakteristischen Zeichen, wie Ophthalmoplegie, Retinitis pigmentosa, Myopathie, Kleinhirnsymptomen und erhöhtem Liquoreiweiß eine große Zahl neurologischer, kardialer, renaler und endokriner Symptome vorliegen.

Pearson-Syndrom. Dies ist durch refraktäre sideroblastische Anämie oder Panzytopenie mit Vakuolenbildung in den Vorstufen weißer und roter Blutzellen, durch exokrine Pankreasinsuffizienz und weitere fakultative Symptome (z.B. Hyperlaktatämie, renale Tubulopathie) gekennzeichnet. Meist beginnen die Symptome früh im Säuglingsalter, und die Kinder sterben vor dem 3. Lebensjahr. Zugrunde liegen spontane, meist während der Embryogenese aufgetretene Deletionen der mtDNA an konstanter Position, aber von unterschiedlicher Größe. Diese überspannen die kodierenden Segmente für diverse Untereinheiten der OXPHOS-Komplexe und beeinträchtigen ihre Funktion.

Krankheiten infolge Mutationen der mtDNA mit Mendelschem Erbgang

Diesen Krankheiten liegen *autosomal-dominant vererbte* multiple mtDNA-Deletionen oder *autosomal-rezessiv vererbte* mtDNA-Depletionen zugrunde. Die wichtigste Entität mit multipler mtDNA-Deletion in der Skelettmuskulatur ist die *MNGIE* (*m*itochondriale *n*eurogastrointestinale *E*nzephalomyopathie). Hier hat sich herausgestellt, daß aufgrund pathogener Mutationen im Thymidinphosphorylasegen die Replikation bzw. Erhaltung der mtDNA gestört ist. Es handelt sich also um eine Störung der Kommunikation zwischen dem nuklearen und mitochondrialen Genom.

Ein weiteres, relativ eng umschriebenes Krankheitsbild liegt bei den *hepatischen Formen des mtDNA-Depletionsyndroms* mit Manifestation im Neugeborenen-, Säuglings- oder Kleinkindesalter vor. Das Krankheitsbild wird von einer schweren Leberinsuffizienz (z.T. nur episodisch während Infektionen) beherrscht. Konstant sind eine Nüchternhypoglykämie und eine variable Hyperlaktatämie, fakultativ eine Tubulopathie und zerebrale Symptome vorhanden. Die Aktivitätsminderung aller Atmungskettenkomplexe sowie die Reduktion der mtDNA auf unter 10 % der Norm sind auf die Leber begrenzt. Im Gegensatz zu den hepatischen ist das Krankheitsbild bei den *nichthepatischen Formen der mtDNA-Depletion* mit Manifestation im Säuglings- oder Kleinkindesalter viel weniger umschrieben. Bei ihnen handelt es sich im wesentlichen um eine Myopathie mit „ragged-red fibres“ und stark erhöhter Aktivität der Kreatinkinase, z.T. kommen auch zerebrale Symptome hinzu. Die Aktivitätsminderung sämtlicher Atmungskettenkomplexe ist auf die Skelettmuskulatur beschränkt, ebenso die mtDNA-Depletion, bei der frühmanifesten Form auf 2–8 % und bei der spätmanifesten Form auf 17–34 % der Norm. Bei den mtDNA-Depletionsyndromen handelt es sich um autosomal-rezessiv vererbte Defekte in nuklearen Genprodukten, und zwar in Komponenten des mitochondrialen DNA-Replisoms, welches sich aus etwa 20 verschiedenen Proteinen zusammensetzt. Bei der spätmanifesten hepatischen Form besteht eine Defizienz der DNA-Polymerase-γ. Pathogenetisch von Bedeutung ist die Reduktion der 13 durch mtDNA kodierten Proteine des OXPHOS-Systems.

Diagnostik bei Verdacht auf Störungen im OXPHOS-System

Klinisch-chemische Untersuchungen. Ein aufgrund der klinischen Symptome bestehender Verdacht einer Störung im OXPHOS-System ist unbedingt durch zusätzliche klinisch-chemische Untersuchungen zu untermauern und durch muskelmorphologische, biochemische und molekulargenetische Untersuchungen zu sichern. Von den klinisch-chemischen Untersuchungen haben die folgenden den größten Informationswert:

1. Mehrfache Bestimmung des Blutlaktats; davon möglichst eine Messung vor und eine Stunde nach dem Frühstück. Bei Säuglingen sollte die Messung unmittelbar vor und eine Stunde nach der ersten Flaschenmahlzeit des Tages erfolgen.
2. Analyse eines Sammelurins, der vornehmlich aus den Tagesstunden mit größtmöglicher Belastung des OXPHOS-Systems durch körperliche Aktivität und hauptsächliche Nahrungsaufnahme stammen sollte.
3. Bestimmung von Laktat, Pyruvat und Alanin sowie der üblichen klinisch-chemischen Parameter im Liquor cerebrospinalis bei Patienten mit vorwiegend neurologischen Symptomen.

Bei der Bestimmung von Laktat und Pyruvat im Blut ist unbedingt auf eine gute Abnahmetechnik (keine Stauung, keinerlei Abwehr des Kindes, sofortige Kühlung und Enteiweißung des Blutes) zu achten. Die Obergrenze normaler Laktatspiegel im Blut liegt bei 2,0 mmol/l. Bei nachgewiesenem erhöhtem Laktatspiegel sollte nach einer weiteren Bestimmung von Laktat und Pyruvat aus einer Blutprobe das Verhältnis beider Substanzen zueinander berechnet werden. Dieses spiegelt den zytoplasmatischen Redox-Status wider und kann bei der vorläufigen Unterscheidung zwischen einem Pyruvatdehydrogenasemangel (normales Verhältnis von 12–18 bleibt erhalten) und einer Störung im OXPHOS-System (Anstieg ist bis auf 100 möglich) hilfreich sein. In Einzelfällen läßt sich eine Hyperlaktatämie nur nach standardisierter oraler Glukosebelastung nachweisen. Die oftmals vorgeschlagene Bestimmung der Ketonkörper im Blut zur Abschätzung des mitochondrialen Redox-Status ist mit vielen Fehlermöglichkeiten behaftet und trägt nicht zusätzlich zu der Entscheidung bei, einem Patienten Muskelgewebe zur biochemischen Untersuchung zu entnehmen. Bei der Analyse der Plasmaaminosäuren können eine Alanin- und Prolinerhöhung eine Hyperlaktatämie anzeigen.

Das Screening auf organische Säuren im Urin gehört bei der Aufarbeitung von Krankheiten mit neurologischen Symptomen zur Routine. Bei Kindern mit OXPHOS-Defekten sind oftmals die Zitratzyklusintermediate und in der Regel Laktat in erhöhten Konzentration nachzuweisen. Der Laktatgehalt des Urins läßt Rückschlüsse auf die Laktatproduktion des Organismus zu. Es ist allerdings zu beachten, daß Laktat erst oberhalb eines Blutspiegels von 5 mmol/l im Urin erscheint und daß deshalb bei nur diskret erhöhtem Blutlaktat nicht mit vermehrter renaler Ausscheidung zu rechnen ist. Im Liquor cerebrospinalis sind Laktatwerte von oberhalb 2,1 mmol/l pathologisch. Mehrfach wurde über die isolierte Erhöhung des Liquorlaktats bei normalen Blutspiegeln berichtet. Auf der Basis der klinisch-chemischen Untersuchungen und des klinischen Bildes ist die Entscheidung zur Skelettmuskelbiopsie zu treffen.

Untersuchungen im Skelettmuskelgewebe. Als hochenergetisches mitochondrienreiches Gewebe eignet sich Skelettmuskulatur vorzüglich für die biochemische Diagnostik bei Mitochondriopathien, da sie zudem in ausreichender Menge vorhanden und leicht zu gewinnen ist. Die sorgfältig geplante chirurgische Gewebsentnahme aus dem M. quadriceps in einer Menge von ca. 300 mg Feuchtgewicht ist in gro-

Art der Untersuchung	Interpretation der Ergebnisse/gemessene Parameter des OXPHOS-Systems
Messung der Oxidationsraten mit verschiedenen ^{14}C-markierten Substraten (Pyruvat, Malat, Succinat etc.)	Differenzierung zwischen Störungen der unmittelbaren Pyruvatoxidation (PDHC-Mangel), des Zitratzyklus oder der Atmungskette
Messung der ATP-Produktion aus verschiedenen Substraten (Pyruvat, Succinat, etc.)	Beurteilung des gesamten OXPHOS-Systems
Messung der Enzymaktivitäten	Gemessene Parameter
1. Pyruvatdehydrogenasekomplex (PDHC)	PDHC
2. NADH: O_2-Oxidoreduktase	Komplexe I–IV + CoenzymQ + Cyt. c
3. NADH: Q_1-Oxidoreduktase	Komplex I
4. Succinat: Cytochrom-c-Oxidoreduktase	Komplex II + Coenzym Q + Komplex III
5. Succinatdehydrogenase	Komplex II
6. Decylubichinol: Cytochrom-c-Oxidoreduktase	Komplex III
7. Cytochrom-c-Oxidase	Komplex IV
8. F_1-F_0 ATP-Synthetase	Komplex V
9. Zitratsynthetase	Mitochondriales Markerenzym
Untersuchung der Transmembranproteine ANT, Phosphatcarrier,VDAC etc.	ATP/ADP-Transport,Phosphattransport etc.

Tabelle 43.3. Biochemische Routinemessungen in frischem und eingefrorenem Skelettmuskelgewebe

ßer Breite zu untersuchen (Tabelle 43.3). Da in vielen Fällen die zusätzliche nicht alleinige biochemische Untersuchung von Zellkulturen hilfreich ist, sollte regelhaft auch immer eine Hautbiopsie erfolgen.

Das Muskelgewebe ist ausführlich lichtmikroskopisch, histochemisch, immunchemisch und elektronenoptisch zu untersuchen. Die bei Mitochondriopathien immer wieder erwähnten subsarkolemmalen Anhäufungen von Mitochondrien im Sinne von „ragged-red fibres“ fehlen im allgemeinen bei Kindern mit Defekten in einem der OXPHOS-Komplexe. Trotz normaler lichtmikroskopischer Befunde sind bei der elektronenoptischen Untersuchung bis auf wenige Ausnahmen morphologisch veränderte Mitochondrien mit Einlagerung von kristallinen, parakristallinen und globulären Strukturen vorhanden. Die Histochemie gibt bei fehlendem Nachweis der Cytochrom-c-Oxidase-Aktivität einen starken Hinweis auf das Vorliegen eines Komplex-IV- (Cytochrom-c-Oxidase-) Mangels. Durch immunchemische Methoden lassen sich Defizienzen in den Untereinheiten der OXPHOS-Komplexe nachweisen. Niemals sind abnorme muskelmorphologische Befunde pathognomonisch für eine Mitochondriopathie; die endgültige Diagnosestellung hat mit biochemischen und molekulargenetischen Methoden zu erfolgen.

Im Rahmen der biochemischen Untersuchungen ist es eminent wichtig, das frische, nicht gefrorene Muskelbiopsat mit noch intakten Mitochondrien sofort aufzuarbeiten und mit verschiedenen Substraten auf eingeschränkte Oxidations- und ATP-Produktionraten zu untersuchen (Tabelle 43.3). Auf diese Weise wird die gesamte Kaskade der Pyruvatoxidation einschließlich der Transportprozesse am Mitochondrium und der Energieübertragung auf ADP in vollständiger Intaktheit gemessen, und man erhält Einblick in die Gesamtaktivität der Pyruvatoxidation und Hinweise auf einen möglicherweise gestörten Teilbereich. Weitere Untersuchungen, nämlich die Messung der Aktivitäten der einzelnen an der Gesamtpyruvatoxidation beteiligten Enzyme sowie in zunehmendem Maße auch die Untersuchung der spezifischen Transportproteine können in Material erfolgen, in dem durch Aufbewahrung im tiefgefrorenen Zustand die Mitochondrien zerstört wurden. Läßt sich bei eingeschränkter Pyruvatoxidation mit „intakten Mitochondrien“ kein Enzymdefekt nachweisen, so muß nach weiteren noch unbekannten Störungen, z.B. im Bereich der Transmembranproteine gesucht werden. Als Ergänzung, z.B. im Rahmen der Vorbereitung einer Pränataldiagnostik, aber nicht als alleinige Maßnahme, können die entsprechenden Enzyme in Fibroblastenkulturen untersucht werden.

Molekularbiologische Analyse. Bei Kindern mit dem sehr charakteristischen Phänotyp einer der genannten klinischen Entitäten mit Mutation der mtDNA kann die Untersuchung auf die häufigsten mtDNA-Mutationen im Blut in einem frühen Stadium des diagnostischen Prozesses erfolgen. Jedoch sind bei den meisten Kindern mit Störungen im OXPHOS-System keine mtDNA-Mutationen zu erwarten. Die Wahrscheinlichkeit, solche nachzuweisen, ist sehr viel größer bei Erwachsenen mit einer spätmanifesten Form von Mitochondriopathie. Bei Kindern läßt sich die Diagnose einer Mitochondriopathie fast ausschließlich durch Entnahme von Muskelgewebe mit anschließender breiter morphologischer und biochemischer Untersuchung stellen. Erfahrungsgemäß liegt bei Kindern mit Störungen im OXPHOS-System die Reduktion der Aktivität eines oder mehrerer OXPHOS-Komplexe vor. Dem größten Teil dieser Störungen liegen Mutationen im nuklearen Genom mit Mendelschem Erbgang zugrunde. In den in Frage kommenden über 70 am Aufbau der OXPHOS-Komplexe beteiligten nuklearen Genprodukten wurden 1998 die ersten Mutationen nachgewiesen. Diese hatten zur Aktivitätsminderung der Komplexe I, II und IV geführt. Es ist zu erwarten, daß in den nächsten Jahren viele neue Mutationen in diesen nuklearen Genen aufgedeckt werden.

Genetische Beratung und Pränataldiagnostik bei Krankheiten mit Störung im OXPHOS-System. Punktmutationen der mtDNA haben im Gegensatz zu mtDNA-Deletionen und -Duplikationen ein hohes Übertragungsrisiko. MtDNA-Deletionen oder -Duplikationen in singulärer Form treten spontan auf und werden nicht übertragen, während multiple mtDNA-Deletionen auf die nachfolgende Generation übergehen können. Enzymdefizienzen im OXPHOS-System können in Abhängigkeit vom zugrundeliegenden genetischen Defekt maternal, autosomal-rezessiv, autosomal-dominant oder X-chromosomal vererbt werden.

Obwohl die Pränataldiagnose in einigen Familien, in denen sich der Mangel eines OXPHOS-Komplexes auch in Fibroblastenkulturen nachweisen läßt, möglich erscheint, ist sie mit Ausnahme des Komplex-IV-Mangels wegen unzureichender Sicherheit in der Ergebnisinterpretation als experimentell zu betrachten. In Familien mit Punktmutationen der mtDNA ist die Durchführung einer Pränataldiagnostik abzulehnen. Bei einem von einer Mutation betroffenen Fetus kann nämlich der vom Ausmaß einer Heteroplasmie abhängige klinische Effekt nach der Geburt überhaupt nicht vorhergesagt werden. In der Gruppe der Defekte im OXPHOS-System mit Mendelschem Erbgang (verursacht durch Mutationen im nuklearen Genom) wird die Pränataldiagnostik erst dann sicher, wenn sie auf der Grundlage der Mutationsanalyse der am OXPHOS-System beteiligten Gene durchgeführt wird.

Therapieansätze. Derzeit lassen sich die Mitochondriopathien nur durch unterstützende Maßnahmen beeinflussen. In einigen Fällen läßt sich durch Behandlung mit Dichlorazetat der Blutlaktatspiegel senken. Da durch Mutationen der nuklearen und mitochondrialen DNA die mitochondriale Energieproduktion reduziert ist, bestehen die verschiedenen Therapieansätze darin, dem Mutationseffekt durch Steigerung der zellulären Energieproduktion entgegenzuwirken: dieses durch Verabreichung von Kofaktoren (Vitaminen) des OXPHOS-Systems und energetischer Substrate. Aussichtsreich wären Ubichinon, im Falle von Komplex-III-Mangel Ascorbinsäure und Menadion und im Falle von Komplex-I-Mangel Riboflavin. Die sorgfältige Auswertung solcher Therapieversuche hat kaum einen oder gar keinen positiven klinischen Effekte gezeitigt.

Literatur

Brown GK, Otero LJ, LeGris M, Brown RM (1994) Pyruvate dehydrogenase deficiency. J Med Genet 31: 875–879

De Meirleir L, Lissens W, Denis R et al. (1993) Pyruvate dehydrogenase deficiency: clinical and biochemical diagnosis. Pediatr Neurol 9: 216–220

Heuvel L van den, Semeitink J (2001) The oxidative phosphorylation (OXPHOS) system: nuclear genes and human genetic diseases. Bioessays 23(6): 518–525

Munnich A (1995) The respiratory chain. In: Fernandes J, Saudubray JM, van den Berghe G (eds) Inborn metabolic diseases. Springer, Berlin Heidelberg New York Tokyo, pp 121–131

Nishino I, Spinazzola A, Hirano M (1999) Thymidine phosphorylase gene mutations in MNGIE, a human mitochondrial disorder. Science 253: 689–692

Nyhan WL, Ozand PT (1998) The lactic acidemias. In: Atlas of metabolic diseases. Chapmann & Hall Medical, London, pp 259–320

Robinson BH (1995) Lactic acidemia (disorders of pyruvate carboxylase, pyruvate dehydrogenase). In: Sciver CR, Beaudet AL, Sly WS, Valle D (eds) The metabolic and molecular bases of inherited disease, 7th ed. McGraw-Hill, NewYork, pp 1479–1499

Ruitenbeek W, Wendel U, Trijbels F, Sengers R (1996) Mitochondrial energy metabolism. In: Blau N, Duran M, Blaskovics ME (eds) Physician's guide to the laboratory diagnosis of metabolic diseases. Chapmann & Hill Medical, London, pp 391–406

Shoffner JM, Wallace DC (1995) Oxidative phosphorylation diseases. In: Scriver CR, Beaudet AL, Sly WS, Valle D (eds) The metabolic and molecular bases of inherited disease, 7th ed. McGraw-Hill, New York, pp 1535–1609

Smeitink J, Heuvel L van den (1999) Human mitochondrial complex I in health and disease. Am J Hum Genet 64: 1505–1510

Smeitink J, Heuvel L van den, DiMauro S (2001) The genetics and pathology of oxidative phosphorylation. Nat Rev Genet 2(5): 342–352

Tiranti V, Hoertnagel K, Carozzo R et al. (1998) Mutations of SURF-1 in Leigh disease associated with cytochrome c oxidase deficiency. Am J Hum Genet 63: 1609–1621

Zeviani M, Fernandez-Silva P, Tiranti V (1997) Disorders of mitochondria and related metabolism. Curr Opin Neurol 10: 160–167

Zeviani M, Tiranti V, Piantadosi C (1998) Mitochondrial disorders. Rev Molec Med 77: 59–72

44 Peroxisomale Krankheiten

J. Gärtner, A. Roscher

Die Organellbezeichnung „Peroxisom" wurde 1966 von De Duve und Baudhuin eingeführt und geht auf den Gehalt an Wasserstoffperoxiden zurück, die durch Oxidasen gebildet und durch Katalase abgebaut werden. Peroxisomen kommen in allen menschlichen Zellen mit Ausnahme der Erythrozyten vor. Die Organellmembran besteht aus peroxisomenspezifischen integralen Membranproteinen mit meist noch unbekannter Funktion. Die peroxisomale Matrix enthält mehr als 50 Enzyme für eine Vielzahl anabolischer Funktionen wie z.B. Plasmalogenbiosynthese, Cholesterol- und Gallensäuresynthese und auch katabolischer Stoffwechselwege wie z.B. Abbau von Wasserstoffperoxiden, von überlangkettigen Fettsäuren und von Phytansäure.

Die Bildung neuer Peroxisomen erfolgt durch Teilung bereits bestehender Peroxisomen. Peroxisomale Membran- und Matrixproteine werden im Zytoplasma in freien Polyribosomen synthetisiert und anschließend in die Peroxisomen transportiert. Die Erkennungssignale (PTS, „peroxisomal targeting sequence"), für den Import peroxisomaler Matrixproteine des Menschen sind ein Tripeptid am carboxyterminalen (PTS1) oder eine Gruppe von Aminosäuren am aminoterminalen Ende des Proteins (PTS2). Komplementierungsstudien mit peroxisomendefizienten menschlichen Fibroblasten und Hefezellen haben gezeigt, daß mindestens 13 unterschiedliche Gene für die Entstehung menschlicher Peroxisomen und neunzehn Gene für die Entstehung von Hefeperoxisomen bedeutend sind (*PEX-Gene*).

Die vitale Bedeutung von Peroxisomen für das menschliche Stoffwechselnetzwerk zeigen autosomal-rezessiv und X-chromosomal vererbte Krankheiten der Peroxisomen. Peroxisomale Stoffwechselkrankheiten können in zwei Hauptgruppen eingeteilt werden (Tabelle 44.1).

Tabelle 44.1. Klassifikation peroxisomaler Krankheiten: Genetischer Defekt und biochemische Nachweismöglichkeiten

Krankheitsform	Gendefekt	Betroffener Stoffwechselweg Nachweisverfahren	Analysen-material
Entwicklungsstörungen von Peroxisomen (Gruppe I)			
Zellweger-Syndrom Neonatale Adrenoleukodystrophie Infantiler Morbus Refsum	PEX1 (mehr als 50% der Fälle) PEX2, PEX5, PEX6, PEX10, PEX12 u. a.	VLCFA, Phytansäure, Plasmalogene	P, F, E
		Plasmalogenbiosynthese	F
		Katalaseverteilung	F
		Zwischenprodukte Gallensäuresynthese	P
Rhizomele Chondrodysplasia punctata	PEX7	Plasmalogene	E
		Plasmalogenbiosynthese	F
		Phytansäure	P
Isolierter Defekt eines peroxisomalen Stoffwechselweges (Gruppe II)			
X-chromosomale Adrenoleukodystrophie	ALD-Gen	VLCFA	P, F
Peroxisomale β-Oxidation Defekt der Acyl-CoA-Oxidase, trifunktionales Protein, 3-Oxoacyl-CoA-Thiolase etc.	Gene der spezifischen Enzyme	VLCFA, β-Oxidation, Studien mit spezifischen Antikörpern	P, F
Morbus Refsum Defekt der Phytanyl-CoA-Hydroxylase	PAHX-Gen	Phytansäure	P
Hyperoxalurie Typ I Defekt der Alanin-Glyoxalat-Aminotransferase	AGT-Gen	Oxalsäure, Enzymbestimmung	U, L
Akatalasämie	CAT-Gen	Katalase	E

PEX Peroxin, *VLCFA* überlangkettige Fettsäuren ($\geq C_{22}$), *P* Plasma, *E* Erythrozyten, *F* Fibroblasten, *U* Urin, *L* Lebergewebe.

Bei den Entwicklungsstörungen von Peroxisomen (Gruppe I) werden Peroxisomen nicht oder nur sehr unvollständig gebildet. Defekte in mehreren peroxisomalen Stoffwechselwegen sind die Folge. Bei isolierten Defekten eines peroxisomalen Stoffwechselweges (Gruppe II) liegt morphologisch eine regelrechte Peroxisomenstruktur vor und die übrigen peroxisomalen Teilfunktionen sind nicht betroffen.

44.1 Entwicklungsstörungen von Peroxisomen (Gruppe I)

Definition und Häufigkeit. Patienten mit peroxisomalen Krankheiten der Gruppe I, die auf Fehler in der Peroxisomenbildung zurückzuführen sind, werden auch als PBD-(*„Peroxisome biogenesis defect“*) Patienten bezeichnet. Das *zerebrohepatorenale* oder *Zellweger-Syndrom* ist der Prototyp dieser Krankheitsgruppe. Die dem Zellweger-Syndrom ähnlichen anderen Krankheiten mit längerer Überlebensdauer der Patienten wurden entsprechend den zuerst entdeckten biochemischen Leitmetaboliten und dem Phänotyp ursprünglich als *neonatale Adrenoleukodystrophie*, *infantiler Morbus Refsum* und *Rhizomelia chondrodysplasia punctata* beschrieben. Diese Erkrankungsformen werden jetzt in Kenntnis des gemeinsamen molekularen Hintergrundes als ein Kontinuum der klinischen Ausprägung als Zellweger-Syndrom bezeichnet. Sie werden autosomal-rezessiv vererbt und haben eine geschätzte Inzidenz von 1:100.000 bis 1:200.000.

Ätiologie und Pathogenese. Die gestörte Peroxisomenbildung der Patienten ist auf Fehler im Importsystem peroxisomaler Bestandteile zurückzuführen. Eine Gruppe peroxisomaler und peroxisomenassoziierter Proteine, genannt *Peroxine*, sind die Bausteine des peroxisomalen Transportsystems mit unterschiedlichen Teilfunktionen (Rezeptorproteine, Ubiquitinkonjugation, ATPasen, Zinkfinger-Proteine etc.). Peroxine werden von PEX-Genen kodiert. Mutationen in PEX-Genen führen dazu, daß die Patienten peroxisomenähnliche Vesikel bilden, in die die meisten der im Zytoplasma synthetisierten peroxisomalen Matrixenzyme nicht importiert werden können. Funktionsstörungen im intraperoxisomalen Stoffwechselnetzwerk sind die Folge, die trotz der unterschiedlichen zugrunde liegenden Gendefekte zu klinisch ähnlichen Auswirkungen führen. Bei mehr als der Hälfte der Patienten mit Zellweger-Syndrom, neonataler Adrenoleukodystrophie und infantilem Morbus Refsum sind Mutationen im PEX1-Gen nachweisbar. Bei Patienten mit Rhizomelia chondrodysplasia punctata liegen Mutationen im PEX7-Gen vor.

Klinische Symptome und Verlauf. Trotz der vielen unterschiedlichen Gendefekte der Patienten der Gruppe I ist das klinische Bild der einzelnen Krankheiten ähnlich und gut definierbar. (Tabelle 44.2).

Patienten mit klassischem *Zellweger-Syndrom* fallen durch ein typisches Gesicht mit flacher, hoher Stirn, tiefer Nasenwurzel, Hypertelorismus, Epikanthus, leicht mongoloider Lidachse, Mikrognathie und dysplastischen Ohrmuscheln auf (Abb. 44.1). Die Patienten versterben meist in den ersten Lebensmonaten.

Patienten mit *atypischem Zellweger-Syndrom* („Pseudo-Zellweger-Syndrom“), *neonataler Adrenoleukodystrophie* und *infantilem Morbus Refsum* haben dem Zellweger-Syndrom ähnliche, jedoch weniger stark ausgeprägte klinische Symptome (Abb. 44.2). Die Überlebensdauer beträgt mehrere Jahre.

Tabelle 44.2. Klinische Merkmale der PBD- („peroxisome biogenesis defect") Patienten

Merkmale	ZS	ZS, NALD, IR	RCDP
Genetischer Defekt	verschiedene PEX-Gene	verschiedene PEX-Gene	PEX7
Überlebensdauer	<1 Jahr	>1 Jahr	>1 Jahr
Dysmorphiezeichen	+++	++	+++
Zerebral			
Muskelhypotonie	+++	++	++
Krampfanfälle	++	++	++
Psychomotorische Retardierung	+++	+++	+++
Trinkschwäche	+++	++	++
Gedeihstörung	+++	++	++
Okulär			
Katarakt	++	+	+++
Optikusatrophie	++	++	++
Retinopathie	++	++	++
Hepatorenal			
Hepatomegalie	+++	++	+
Leberfibrose bzw. -zirrhose	+++	++	+
Nierenzysten	++	–	–
Skelettsystem			
Vorzeitige Patellaverkalkung	++	+	++

ZS Zellweger-Syndrom, *NALD* neonatale Adrenoleukodystrophie, *IR* infantiler Morbus Refsum, *RCDP* Rhizomelia chondrodysplasia punctata.

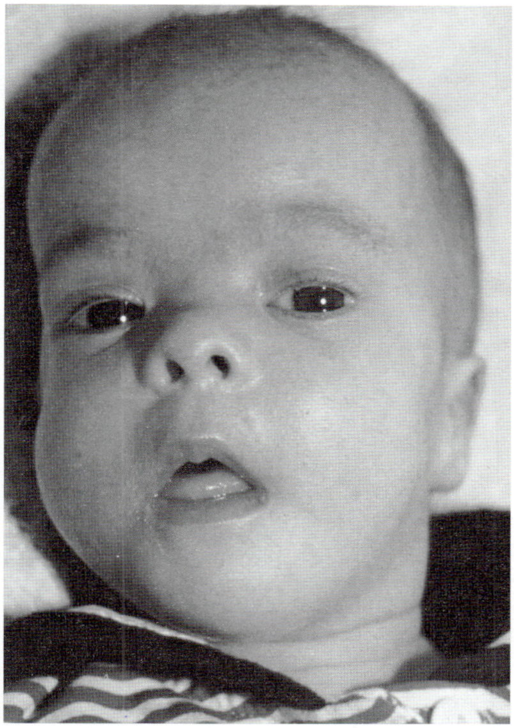

Abb. 44.1. Sechs Monate alter Junge mit Zellweger-Syndrom

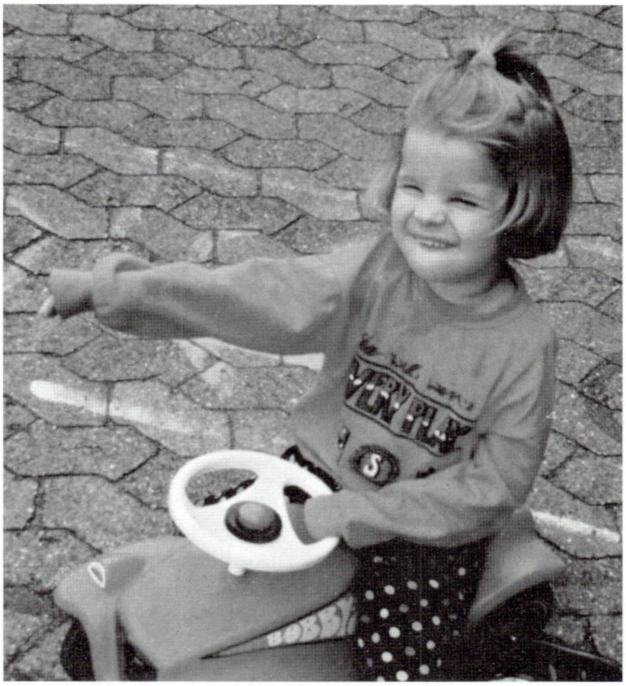

Abb. 44.2. Sechs Jahre altes Mädchen mit atypischem Zellweger-Syndrom („Pseudo-Zellweger-Syndrom")

Patienten mit *rhizomeler Chondrodysplasia punctata* unterscheiden sich in ihrem klinischen Phänotyp von den anderen genannten Krankheiten dieser Gruppe (Abb. 44.3 a,b). Sie sind vor allem durch Rhizomelie, Wachstumsstörungen, Verkalkungen in den Epiphysen, Katarakte, psychomotorische Retardierung und Ichthyosis gekennzeichnet. Die Überlebensdauer der Patienten beträgt mehrere Jahre.

Diagnose. Das auffällige Aussehen der Patienten, Röntgenaufnahmen des Skelettsystems und Ultraschalluntersuchungen des Abdomens geben diagnostische Hinweise. Visuell und akustisch evozierte Potentiale sind nahezu immer pathologisch. Die Diagnose wird durch die biochemische Bestimmung der Konzentration derjenigen Substanzen gestellt, die als Folge der Defekte in mehreren peroxisomalen Stoffwechselwegen nicht abgebaut oder nicht gebildet werden können (siehe Tabelle 44.1). Bei der Mehrzahl der Patienten ist darüber hinaus die Mutationsanalyse der PEX-Gene möglich.

Therapie. Die postnatalen Behandlungsmöglichkeiten sind durch die in der Fetalzeit entstandenen multiplen Mißbildungen und Funktionsstörungen eingeschränkt. Die derzeitige Therapie ist symptomatisch.

Prävention. Die pränatale Diagnostik ist durch biochemische und molekulargenetische Bestimmungen möglich. Die molekulargenetische Diagnostik ermöglicht im Gegensatz zur biochemischen Diagnostik auch die Identifizierung von heterozygoten Anlageträgern. Dies führt zu einer präziseren Risikoabschätzung in der genetischen Beratung betroffener Familien.

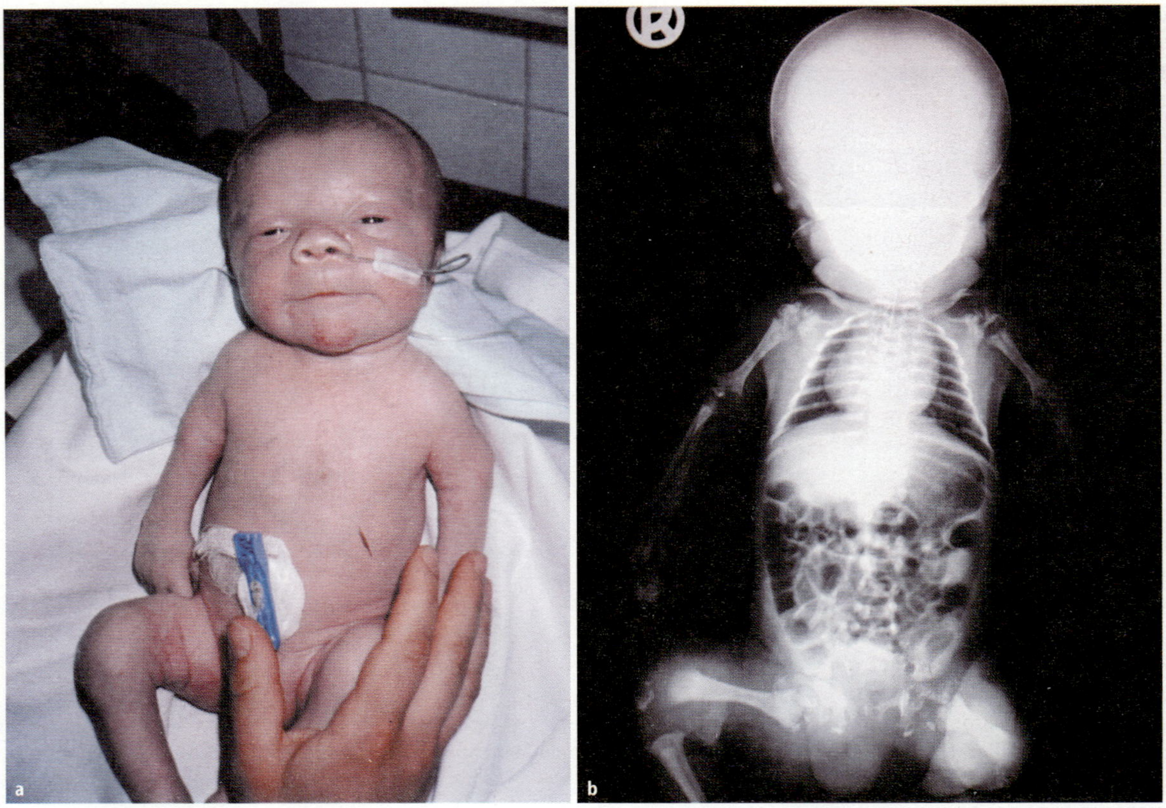

Abb. 44.3. a Zwei Wochen alter Junge mit rhizomeler Chondrodysplasia punctata; b Babygramm eines zwei Tage alten Jungen mit rhizomeler Chondrodysplasia punctata

44.2 Isolierte Defekte peroxisomaler Stoffwechselwege (Gruppe II)

X-chromosomal vererbte Adrenoleukodystrophie (X-ALD)

Neben spezifischen Enzymdefekten, wie Hyperoxalurie Typ I (s. Kap. 185) oder Morbus Refsum gehört insbesondere die X-chromosomal vererbte Adrenoleukodystrophie zu den klinisch wichtigsten Krankheitsbildern in dieser Gruppe (siehe Tabelle 44.1).

Definition und Häufigkeit. Der Name *Adrenoleukodystrophie* beschreibt 3 charakteristische Merkmale der Krankheit. *Adreno* – bezieht sich auf die Funktionseinschränkung der Nebennierenrinde (Morbus Addison); *leuko* – drückt aus, daß die weiße Substanz des Gehirns oder des Rückenmarks betroffen ist; *dystrophie* – es kommt dabei zu einem fortschreitenden Untergang des Myelins. Die erbliche neurodegenerative Krankheit folgt einem geschlechtsgebundenen X-chromosomalen Vererbungsplan, so daß die schwere Krankheitsform nur Jungen betrifft und in der Regel von ihren Müttern auf sie übertragen wird. Für die X-ALD charakteristisch sind Akkumulationen von überlangkettigen Fettsäuren (VLCFA) in allen Körpergeweben und -flüssigkeiten, vor allem in Cholesterolestern des Myelins und in der Nebennierenrinde.

X-ALD ist die häufigste der peroxisomalen Krankheiten und betrifft ca. 1:20.000 Knaben/Männer. Circa die Hälfte der Fälle sind der rasch progredienten kindlich-zerebralen Form von X-ALD und ca. 30% der Patienten der milderen Adrenomyeloneuropathie (AMN) des Erwachsenenalters zuzuordnen. Auch weibliche Überträgerinnen der Krankheit können infolge „ungleichförmiger“ X-Inaktivierung neurologische Symptome entwickeln.

Ätiologie und Pathogenese. Als Krankheitsursache wurden eine Vielzahl von Mutationen im X-chromosomal lokalisiertem (Xq28) ALD-Gen identifiziert. Mit wenigen Ausnahmen zeigt beinahe jede Familie ihre „eigene“ Mutation. Es kann keine Korrelation zwischen klinischem Verlauf und der Art der Mutation (Genotyp) hergestellt werden. „Modifizierende Gene“ und/oder andere nichtgenetische Einflüsse scheinen die klinische Ausprägung zusätzlich zu beeinflussen.

Das Genprodukt (ALD-Protein) gehört zu einer Gruppe von peroxisomalen Proteinen die als ATP-abhängige Membrantransporter (*„ATP binding cassette, ABC-Transporter“*) bezeichnet werden. ABC-Transporter verwenden typischerweise Energie aus der Hydrolyse von ATP, um ein Substrat gegen einen Konzentrationsgradienten durch eine Membran zu transportieren. Es wird postuliert, daß das ALD-Protein Fettsäuren durch die Membran von Peroxisomen transportiert.

Pathobiochemie und Pathologie. Der Gendefekt bei ALD führt zu einer mangelnden Aufspaltung (Oxidation) der sog. überlangkettigen Fettsäuren (Very long chain fatty acids, VLCFA) in den Peroxisomen. Die am häufigsten vorkommenden Fettsäuren bestehen aus 16–18 Kohlenstoffatomen. Längerkettige (>C:22) Fettsäuren kommen normalerweise

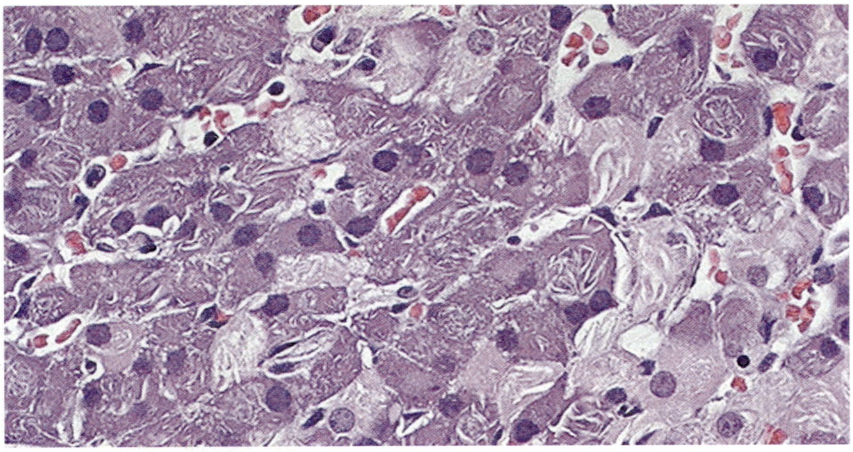

Abb. 44.4. Akkumulation von VLCFA in den Zellen der Nebenniere (helle Spalten)

in nur sehr geringen Konzentrationen in allen fetthaltigen Körpergeweben vor. Bei der ALD kommt es zu einer exzessiven Ansammlung der VLCFA, vor allem in der weißen Substanz des Gehirns und in der Nebennierenrinde (Abb. 44.4).

Die durch die Akkumulation der VLCFA resultierenden Gewebeschädigungen im Gehirn und in der Nebennierenrinde sind unterschiedlich. In der Nebennierenrinde findet eine extreme Ansammlung von Fetten, die überlangkettige Fettsäuren enthalten (bis 1.000fach erhöht), statt, und es scheint, daß die Funktion erst dann behindert wird, wenn die Ansammlung ein bestimmtes Maß erreicht.

Die Mechanismen der Gewebeschädigung im Gehirn sind komplexer. Annähernd die Hälfte aller ALD-Patienten mit dem biochemischen Defekt entwickeln überhaupt keine Gewebeschädigungen im Gehirn, obwohl eine Ansammlung der VLCFA vorliegt. Die Patienten, bei denen sich neurologische Symptome entwickeln, machen zugleich einen entzündlichen Prozeß an der weißen Substanz des Nervensystems durch. Dies kann eine Immunreaktion widerspiegeln, die auch für die rasche Progredienz nach Auftreten der Symptomatik verantwortlich sein könnte.

Klinik, Verlaufsformen und Prognose. Es findet sich eine sehr hohe Variabilität in den klinischen Verlaufsformen der Krankheit. Innerhalb von Familien mit mehreren betroffenen Mitgliedern können trotz identischer Mutation im ALD-Gen schwere und milde klinische Ausprägungen nebeneinander vorkommen. Auch das Ausmaß der Akkumulation von VLCFA ist nicht mit der Schwere des klinischen Bildes korreliert. Die unterschiedlichen Krankheitsverläufe könnten auf noch nicht identifizierten „modifizierenden Genen", Umweltfaktoren oder vom Grad begleitender entzündlicher Prozesse im ZNS beruhen.

Zerebrale X-ALD des Kindes. Zunächst normale psychomotorische Entwicklung. Beginn der neurologischen Symptomatik zwischen dem 4–10. Lebensjahr. Beginn mit Verhaltensauffälligkeiten, Verschlechterung der Sehleistung, Hör-Sprech- und Gangstörungen. Addison-Krankheit durch Nebenniereninsuffizienz. Im Verlauf häufig therapieresistentes Krampfleiden, rasche Progredienz zu Demenz, irreversiblem Koma und Tod typischerweise innerhalb von 3–10 Jahren nach Beginn der neurologischen Symptome.

Zerebrale X-ALD des Jugendlichen. Symptome und Befunde wie bei der kindlich-zerebralen Form. Späterer Beginn im Alter zwischen 10 und 21 Jahren.

Zerebrale X-ALD des Erwachsenen. Demenz, oft schizophrenieähnliche oder andere psychiatrische Störungen. Beginn definitionsgemäß nach dem 21. Lebensjahr. Symptome wie bei AMN können ebenso bestehen.

Adrenomyeloneuropathie (AMN). Beginn der neurologischen Symptomatik meist im 3. Lebensjahrzehnt. Langsam-progressive Paraparese der Beine. Häufig sensorische Störungen der Beine und gestörte Darm- und Harnblasenfunktion. Meistens Nebenniereninsuffizienz; oft auch Gonadeninsuffizienzienz (Impotenz, Zeugungsunfähigkeit). Langsame Progredienz.

„Addison-only-Phänotyp". Nebenniereninsuffizienz ohne neurologische Symptome. Risiko für späte Entwicklung neurologischer Symptome.

Asymptomatische X-ALD. Patienten mit dem biochemischen Vollbild der X-ALD ohne neurologische oder endokrine Auffälligkeiten bis ins hohe Alter.

Symptomatische X-ALD-Überträgerinnen. Diese entwikkeln vielfach milde (distal betonte Hyperreflexie und beeinträchtigtes Vibrationsempfinden) oder auch schwerere (z.B. spastische Paraparese) periphere neurologische Ausfallssymptome, typischerweise im höheren Erwachsenenalter. Eine zerebrale Beteiligung liegt in der Regel nicht vor. Die Symptomatik wird auf das Phänomen einer „ungleichen" X-Inaktivierung zurückgeführt.

Diagnostik und Differentialdiagnose. Eine umfassende Familienanamnese, einschließlich der Suche nach potentiell symptomatischen Überträgerinnen, gibt meist entscheidende Hinweise. Typische Befunde bei der mütterlichen Großmutter (Schwierigkeiten beim Treppensteigen, „Rollstuhlpflichtigkeit" unklarer Ursache, Multiple Sklerose etc.) können zur spezifischen Verdachtsdiagnose führen.

Der Nachweis von erhöhten VLCFA-Konzentrationen im Serum ist für die Diagnose aller Verlaufsformen entschei-

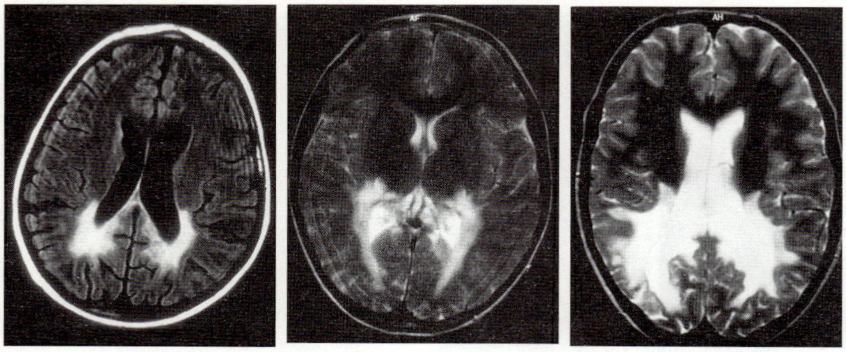

Abb. 44.5. MRT des Schädels. Entmarkungsherde im okzipitalen Marklager bei drei Patienten mit zerebraler X-ALD

dend. Auch heterozygote Überträgerinnen zeigen mehrheitlich erhöhte VLCFA-Konzentrationen (85–90 %). Die Mutationsanalytik des ALD-Gens kann für Zwecke der Konfirmation und auch für Pränataldiagnostik eingesetzt werden. Bei neurologischer Symptomatik finden sich in der Bildgebung des ZNS typische, meist okkzipital betonte, Entmarkungsareale (Abb. 44.5).

Die Nebennierenrindenbeteiligung muß durch einen ACTH-Test gesichert bzw. ausgeschlossen werden.

Viele Männer mit Adrenomyeloneuropathie werden oft erst jahrelang nach Beginn der Symptome diagnostiziert. Typische Fehldiagnosen: „M. Addison" oder „atypische Multiple Sklerose".

Therapie der ALD. Neben symptomatischen und physikalischen Maßnahmen und Substitution von Nebennierenrindenhormonen ist in den letzten Jahren versucht worden, durch *spezifische Diättherapie (Lorenzos Öl)* die erhöhten Konzentrationen der VLCFA zu senken. Durch Zufuhr von langkettigen einfach ungesättigten Fettsäuren, die normal abgebaut werden, kann die endogene Bildung von gesättigten VLCFA und deren Serumkonzentration vermindert werden. Bei symptomatischen und präsymtomatischen Patienten wurden jedoch trotz weitgehender „biochemischer Normalisierung" keine klinischen Besserungen erzielt.

Durch *Transplantation von Knochenmark* oder von Stammzellen aus Nabelschnurblut zeigten sich in Einzelfällen bei Patienten mit gerade beginnender Krankheit klinische Restitutionen bei völliger Normalisierung der Plasma-VLCFA.

Andere isolierte Defekte peroxisomaler Stoffwechselwege

Morbus Refsum

Der Morbus Refsum ist eine autosomal-rezessive Krankheit bedingt durch Defekte des peroxisomalen Enzyms Phytanoyl-CoA-Hydroxylase. Dies führt zu mangelnder α-Oxidation von Phytansäure, die sich dadurch im Verlauf der Krankheit im Blut und in allen lipidreichen Geweben, insbesonders neuronalen Strukturen, anhäuft. Typische klinische Leitsymptome der Krankheit sind eine Retinitis pigmentosa, periphere Neuropathie, zerebelläre Ataxie und erhöhtes Liquoreiweiß – *„Heredopathia Atactica Polyneuritiformis"*.

Während das Vollbild der Krankheit vor allem bei Erwachsenen auftritt, sind frühe klinische Symtome wie Sehstörungen (Nachtblindheit), Muskelschwäche und Gangunsicherheit meist noch vor dem 20. Lebensjahr zu beobachten.

Sonstige Krankheiten

Patienten mit isolierten Enzymdefekten in der *peroxisomalen β-Oxidation* von Fettsäuren sind in ihrer klinischen Symptomatik häufig ähnlich den schwer beeinträchtigten Patienten mit Entwicklungsstörungen der Peroxisomen. Einzelne Enzymdefekte der *Plasmalogenbiosynthese* (Dihydroxyacetonphosphat-Synthase, DHAP-Acyltransferase) zeigen Symptome ähnlich der Rhizomelia chondrodysplasia punctata. Dagegen hat der Mangel an peroxisomaler Katalase (*Hypo-oder Akatalasämie*) kaum erkennbare klinische Auswirkungen. Nur wenige Patienten entwickeln schlecht heilende orale Ulzerationen. Die *primäre Hyperoxalurie Typ 1* wird durch einen Mangel der peroxisomalen Alanin-Glyoxalat-Aminotransferase verursacht (s. Kap. 185). Übrige sehr seltene, durch Defekte isolierter peroxisomaler Enzyme verursachte Krankheiten sind: *Glutarsäureacidurie Typ III* (Glutaryl-CoA-Oxidase), *Mevalonsäureacidurie* (Mevalonatkinase) (s. Kap. 39) und *Di- und Trihydrocholestansäure-Acidurie.*

Literatur

Gärtner J, Braun A, Holzinger A, Roerig P, Lenard HG, Roscher AA (1998) Clinical and genetic aspects of X-linked adrenoleukodystrophy. Neuropediatrics 29: 3–13

Gould SJ, Raymond GV, Valle D (2001) The peroxisome biogenesis disorders. In: Scriver CR, Beaudet AL, Sly WS, Valle D (eds) The metabolic and molecular bases of inherited disease. McGraw-Hill, New York, pp 3181–3217

Moser HW, Smith KD, Watkins PA, Powers J, Moser AB (2001) X-linked adrenoleukodystrophy. In: Scriver CR, Beaudet AL, Sly WS, Valle D (eds) The metabolic and molecular bases of inherited disease. McGraw-Hill, New York, pp 3257–3301

Powers JM, Moser HW (1998) Peroxisomal disorders: genotype, phenotype, major neuropathologic lesions, and pathogenesis. Brain Pathol 8: 101–120

45 Hyperlipoproteinämien[1]

K. Widhalm

Hyperlipidämien (Synonym Hyperlipoproteinämien) sind biochemische Veränderungen, bei denen ein oder mehrere Anteile der Serumlipide (Cholesterin, Triglyceride oder beide) und eine oder mehrere der diese Lipide transportierenden Lipoproteine vermehrt sind. Bei den meisten sind multiple genetische und/oder exogene Faktoren kausal beteiligt, bei manchen wird die Hyperlipoproteinämie durch einen ganz bestimmten Gendefekt, der den Lipidmetabolismus beeinflussen kann, verursacht. Darüber hinaus haben epidemiologische Studien klar den Beweis erbracht, daß ein direkter Zusammenhang zwischen der Serumcholesterinkonzentration und der Häufigkeit des Auftretens von atherosklerotischen Gefäßveränderungen besteht.

Atherosklerose stellt nach wie vor die weitaus überwiegende Ursache der Koronargefäßerkrankung dar. Etwa die Hälfte der Todesfälle in Europa werden mittelbar oder unmittelbar durch diese Krankheit verursacht. In die Pathogenese sind verschiedene Faktoren, wie hämodynamische, thrombotische und kohlenhydrat-lipid-metabolische, gemeinsam mit primären „Intrinsic factors" der Arterienwand involviert. Nikotinabusus und physische Inaktivität tragen zu diesem Prozeß bei. Die Progression des atherosklerotischen Prozesse und das jeweilige Ausmaß sind nicht nur mit der Anwesenheit eines oder mehrerer verursachenden Faktoren assoziiert, sondern u. a. mit deren *Persistenz*.

Epidemiologische Studien konnten belegen, daß das Vorliegen multipler Risikofaktoren die Wahrscheinlichkeit kardiovaskulärer Ereignisse deutlich erhöht, da sich die einzelnen Risikofaktoren potenzieren können.

Da die einzelnen Risikofaktoren im wesentlichen vom Kindesalter ins Erwachsenenalter persistieren („tracking phenomenon") ist die Entstehung und Bildung des atherosklerotischen Prozesses bereits im Kindesalter sehr wahrscheinlich. Eindeutig gesichert ist die Zunahme von klinisch signifikaten Läsionen im Alter zwischen 15 und 34 Jahren. Zwei US-Studien haben in dieser Hinsicht den Zusammenhang zwischen Ausmaß der atherosklerotischen Läsionen bei Kindern und Jugendlichen und der Höhe insbesondere des Gesamtcholesterin, aber auch von LDL-Cholesterin klar belegt: Sowohl in der „PDAY-Multicenter postmorten study", als auch in der letzten Auswertung der „Bogalusa-Heart Study" konnte ein direkter Zusammenhang zwischen den Risikofaktoren (RR, Gesamtcholesterin, LDL-Cholesterin, Triglyceriden) und in letzterer Studie ein gewisser negativer Zusammenhang zwischen HDL-Cholesterin und preatherosklerotischen Veränderungen gezeigt werden. Die Fortführung dieser Studie führte jüngst zu weiteren interessanten Ergebnissen: So zeigte sich, daß bei 93 Personen, die im Alter zwischen 2 und 39 Jahren vorwiegend an Unfällen ums Leben gekommen waren, ein klarer Zusammenhang zwischen dem Ausmaß der asymptomatischen koronaren und aortalen Atherosklerose und der Anzahl der vorhandenen Risikofaktoren besteht. Der engste Zusammenhang ließ sich für „fatty streaks" und dem Body-mass-Index und dem systolischen Blutdruck in den Coronararterien bzw. für „fatty streaks" und Gesamt-Cholesterin bzw. LDL-Cholesterin zeigen.

Auf der anderen Seite haben die groß angelegten Interventionsstudien des „Lipid Research Clinics Coronary Primary Prevention Trial (LRC-CCPPT)" klar zeigen können, daß eine langfristige Senkung der Gesamtcholesterin- und LDL-Cholesterinkonzentrationen bei asymptomatischen Patienten mit Hypercholesterinämie sowohl durch diätetische wie auch durch medikamentöse Maßnahmen (Cholestyramin) mit einer signifikanten Reduktion des kardiovaskulären Risikos verbunden ist. Weiterhin konnte in der sog. 4S-Studie und in der WOSCOPS-Studie für mit Pravastatin bzw. mit Simvastatin behandelten Patienten nachgewiesen werden, daß deren Risiko, frühzeitig an kardiovaskulären Erkrankungen zu sterben, deutlich reduziert werden konnte. Aus diesen Studien kann gefolgert werden, daß eine Senkung der Blutcholesterinkonzentration um 1 % mit einer Reduktion des kardiovaskulären Risikos um ca. 2 % einhergeht. Diese und andere Befunde zeigen, daß die für die Entstehung der Atherosklerose des Erwachsenen erkannten Risikofaktoren für die Pathogenese der Atherosklerose beim Kind relevant sind. Demnach scheint eine frühe Erfassung und folglich auch eine suffiziente Kontrolle und Senkung dieser Risikofaktoren möglichst schon im frühen Kindesalter gerechtfertigt und notwendig.

Physiologie der Plasmalipoproteine. Sowohl Cholesterin als auch Triglyceride sind als hydrophobe Lipide wasserunlöslich und können somit nur an einen Lösungsvermittler gebunden im Blutplasma transportiert werden. Im Falle des Cholesterins wird dieses für den Transport mit langkettigen Fettsäuren verestert, und diese Ester werden im hydrophoben Kern der Plasmalipoproteine verpackt.

Die Hauptlipoproteinklassen werden entsprechend ihrer Mobilität in der Elektrophorese in

- Chylomikronen,
- Very low density lipoproteins (VLDL),
- Low density lipoproteins (LDL),
- High density lipoproteins (HDL)

unterteilt. Ihre Zusammensetzung ist aus Tabelle 45.1 ersichtlich. Im Nüchternplasma des Gesunden sind alle Lipoproteine, ausgenommen die Chylomikronen, nachweisbar. Ein Zwischenprodukt zwischen VLDL und LDL stellen die IDL (Intermediate density Lipoproteins) dar, die beim Gesunden in nur sehr geringen Mengen nachweisbar sind. Hinsichtlich einer potentiellen Atherogenität ist heute gesichert, daß einer erhöhten Gesamtcholesterin- und LDL-Konzentration die größte Bedeutung zukommt. Für VLDL und Triglyceride ist dieser Zusammenhang – möglicherweise – geringer ausgeprägt. Untersuchungen über postprandiale Verhältnisse liegen jedoch kaum vor. Dem HDL kommt hingegen eine Schutzfunktion gegen die Atherogenese zu, so daß

[1] Unter Mitarbeit von J. Schaub

Tabelle 45.1. Charakteristik der Serumlipoproteine beim Gesunden

Lipoproteinlipase	Dichte [g/ml]	Mobilität in der Elektrophorese	Chemische Zusammensetzung in Gew. % Protein	TG	Cholesterin frei	Ester	Phospholipide
Chylomikronen	0,94	Start	1–2	85–95	1–3	2–4	3–6
VLDL	0,94–1,006	Prä-β	6–10	50–65	4–8	16–22	15–20
LDL	1,006–1,063	b	18–22	4–8	6–8	45–50	18–24
HDL	1.063–1,21	a	45–55	2–7	3–5	15–20	26–32

nur niedrigen HDL-Werten eine Risikoindikatorfunktion zugeschrieben werden kann. Diese Tatsache unterstreicht jedoch ganz besonders die Bedeutung der Bestimmung der einzelnen Lipoproteinfraktionen, um eine individuelle Risikobeurteilung vornehmen zu können.

Definition der Hyperlipoproteinämien. Die Konzentration von Gesamtcholesterin und Triglyceriden im Blutplasma einerseits und die Konzentration von Gesamtcholesterin in verschiedenen Lipoproteinklassen stellt die Basis der klinischen Diagnostik von Hyperlipidämien und Hyperlipoproteinämien dar. Üblicherweise werden Blutkonzentrationen oberhalb der 95. Perzentile bzw. unterhalb der 5. Perzentile als abnorm bezeichnet; allerdings erfordert die Diagnose von monogenen Erkrankungen strenge „Cut-off-Level".

Als Referenzbereiche werden in Europa meist die im Rahmen des „Lipid Research Clinics Program" ermittelten Werte für beide Geschlechter, altersabhängig verwendet (Tabellen 45.2–45.5). Weitere Normalwertbereiche, insbesondere für Neugeborene und Säuglinge finden sich im Anhang in der Normalwerttabelle.

Familiäre Hypercholesterinämie (FH)

Diese Erkrankung wurde bereits 1938 von Carl Müller als ein „inborn error of metabolism", bei dem hohe Blutcholesterinwerte gefunden werden und Herzinfarkte schon bei jungen Menschen auftreten, beschrieben. Es werden die *weniger schwere heterozygote Form* und die *schwere homozygote Form* unterschieden.

Heterozygote tragen eine einzelne Mutante eines LDL-Rezeptorgens und kommen in der Bevölkerung in einer Häufigkeit von 1 auf 500 Personen vor. Die Erkrankung zählt somit zu den häufigsten bekannten angeborenen Stoffwechselstörungen. Die betroffenen Personen haben ab der Geburt eine etwa auf das Doppelte erhöhte LDL-Konzentration im Plasma und meistens zwischen dem 30. und 40. Lebensjahr die erste Herzattacke. Das Risiko einer klinisch manifesten Koronargefäßerkrankung liegt bei 40 jährigen Männern bei ca 20%, bei 50jährigen bereits bei 50%. Nur 15% der betroffenen Männer erreichen ohne Manifestation einer CVB das 65. Lebensjahr. Wesentlich für die Diagnose einer FH ist neben der Labordiagnostik der Nachweis der Familiarität (frühzeitige Koronargefäßerkrankung, „Herzschlag", Gefäßverkalkungen, Herzinfarkt und Hypercholesterinämie).

Homozygote Träger der FH (Häufigkeit 1:1.000.000) haben 2 Genmutanten von ihren Eltern geerbt, zeigen eine 6–10fache LDL-Konzentration schon von Geburt an, entwickeln meist massive Xanthome und haben bereits im Kindes-

Tabelle 45.2. Normalwerte (mg/dl) für Gesamtcholesterin nach Lipid Research Clinics Program 1984

Alter Jahre	Männlich Median	Perzentilen 5	95	Weiblich Median	Perzentilen 5	95
0–4	155	114	203	156	112	200
5–9	160	121	203	163	126	205
10–14	158	119	202	160	124	201
15–19	150	113	197	157	119	200
20–29	174	129	231	167	125	219

Tabelle 45.3. Normalwerte (mg/dl) für Gesamttriglyceride (s. Tabelle 45.1)

Alter Jahre	Männlich Median	Perzentilen 5	95	Weiblich Median	Perzentilen 5	95
0–4	56	29	99	64	34	112
5–9	56	30	101	60	32	105
10–14	66	32	125	75	36	131
15–19	78	37	148	72	39	124
20–29	108	45	225	74	37	138

Tabelle 45.4. Normalwerte (mg/dl) für LDL-Cholesterin (s. Tabelle 45.1)

Alter Jahre	Männlich Median	Perzentilen 5	95	Weiblich Median	Perzentilen 5	95
5–9	93	67	126	100	67	95
10–14	96	62	130	96	66	133
15–19	97	65	149	100	69	146
20–29	116	73	163	106	68	158

Tabelle 45.5. Normalwerte (mg/dl) männlich für HDL-Cholesterin (s. Tabelle 45.1)

Alter Jahre	Männlich Median	Perzentilen 5	95	Weiblich Median	Perzentilen 5	95
5–9	56	39	73	53	33	72
10–14	54	37	73	52	35	70
15–19	45	29	68	52	33	74
20–29	45	30	64	55	35	77

alter z.T. tödliche Herzattacken infolge weit fortgeschrittener Koronargefäßerkrankungen.

Die bahnbrechenden Arbeiten von Brown und Goldstein klärten den Pathomechanismus dieser Erkrankung auf, indem sie zeigen konnten, daß heterozygote Träger der FH nur ca. 50% der für den Abtransport der zirkulierenden LDL-Partikeln notwendigen LDL-Rezeptoren aufweisen. Bei Homozygoten sind diese Rezeptoren entweder gar nicht vorhanden oder fast funktionsuntüchtig. Diese Tatsache führt dazu, daß im Plasma ständig erhöhte LDL-Mengen zirkulieren, in die Blutgefäße eingelagert werden und zur Entstehung der frühzeitigen Atherosklerose beitragen.

Der rasante Fortschritt der molekularbiologischen Diagnostik führte dazu, daß in den letzten Jahren eine hohe Zahl von verschiedenen Genmutationen entdeckt wurden. Mit Methoden wie der „denaturierenden-Gradienten-Gel-Elektrophorese" (DGGE) gelingt es innerhalb kurzer Zeit festzustellen, ob und wo eine mögliche Mutation a) am LDLR-Promotor, b) den 18 LDLR-Genexons, c) korrespondierenden Intron-splice-Sequenzen oder d) in der Codon-3500-Region des ApoB-100 zu liegen kommt. Derzeit sind vom Ergebnis der molekulargenetischen Diagnostik noch keine wesentlichen klinischen Konsequenzen zu erwarten, wenngleich erste Hinweise dafür vorliegen, daß ganz bestimmte genetische Mutationen mit typischen z.T. besonders aggressiven Formen der FH assoziiert sind. Diese Tatsache könnte natürlich das therapeutische Vorgehen im Sinne einer forcierten LDL-Senkung bei Vorliegen einer Gen-Mutation beeinflussen. Ganz besonderen Stellenwert wird die molekulargenetische Diagnostik im Bereiche der Pädiatrie dort einnehmen, wo es um eine frühzeitige Diagnostik in Familien mit prämaturen Koronargefäßerkrankungen geht. Mit der heute üblichen Labordiagnostik, die Gesamtcholesterin, LDL-Cholesterin, HDL-Cholesterin und Triglyceride einschließt, gelingt es nur bei ca. 80%, die Träger von genetischen Hypercholesterinämien im Kindesalter zu diagnostizieren. Mit Hilfe der Genanalyse ist die Diagnostik unabhängig von der phänotypischen Expression in jedem Alter möglich, dies auch dann, wenn noch völlig „normale" Lipidwerte vorliegen.

Therapie. Die Behandlung der heterozygoten FH hat zum Ziel, die erhöhten LDL-Werte in Richtung „Normalbereich" zu senken. Das wichtigste therapeutische Prinzip stellt die Diät dar, die fettarm (<30% der Energiezufuhr), cholesterinarm (<200 mg/Tag), und monoen- bzw. polyensäurereich, also arm an gesättigten Fetten ist. Mit einer derartigen Diät gelingt meist eine Senkung des Blutcholesterin- und LDL-Cholesterinspiegels um ca. 10%. Diese Kostform ist dadurch gekennzeichnet, daß wenige tierische Produkte und überwiegend pflanzliche Lebensmittel verwendet werden. Eine effektive Fetteinsparung gelingt meist nur durch Verwendung von fettreduzierter Milch bzw. fettarmen Milchprodukten. Da meist auch weitere Familienmitglieder von dieser Stoffwechselstörung betroffen sind, ist es sehr ratsam, die gesamte Familie in die diätetische Betreuung miteinzubeziehen.

Neben der Fetteinschränkung und der Fettmodifikation gelang es in letzter Zeit durch Proteinmodifikation, z.B. durch Verwendung von Sojaeiweiß, wesentlich ausgeprägtere Reduktionen (bis zu 30%) von Gesamtcholesterin und LDL-Cholesterin zu erzielen. Leider sind noch nicht einigermaßen gut schmeckende Lebensmittel bzw. Produkte, die Soja-Protein in ausreichender Menge beinhalten, im Handel verfügbar.

Werden unter Ausschöpfung aller diätetischen Maßnahmen Serumcholesterin- und LDL-Cholesterinkonzentrationen nicht deutlich in Richtung des Referenzbereiches abgesenkt, so ist der Einsatz von lipidsenkenden Medikamenten indiziert. Eine Entscheidung, eine medikamentöse Therapie einer FH bei einem Kind zu beginnen, soll immer nach sorgfältiger Überprüfung aller Fakten (Alter, Familienanamnese) individuell erfolgen. Medikamente der Wahl stellen derzeit die nicht resorbierbaren Ionenaustauschharze Cholestyramin oder Cholestid dar. Diese Präparate blockieren im Dünndarm die Rückresorption von Cholesterin und Gallensäuren und liefern dadurch vor allem der Leber weniger Substrat für die Cholesterinneusynthese. Darüber hinaus erhöhen sie an der Leberzelle die Zahl der LDL-Rezeptoren, wodurch sie den Abstrom von LDL aus dem Plasma beschleunigen und die Blutkonzentration senken. Nebenwirkungen dieser Therapie sind meistens mild und beschränken sich auf den Magen-Darm-Trakt. Die Compliance ist bei Kindern oft schlecht. Aufgrund der Tatsache, daß diese Harze die Resorption auch anderer essentieller Nährstoffe behindern können, empfiehlt sich die konsekutive Verabreichung eines Multivitaminpräparates, das auch fettlösliche Vitamine enthält. Unter Dosierungen zwischen 12–14 g/Tag kann mit einem cholesterinsenkenden Effekt von ca. 20% in Verbindung mit einer Diät gerechnet werden. Auch nach jahrelanger Verwendung von Cholestyramin ist keine Beeinträchtigung des Wachstums bei behandelten Kindern festgestellt worden. Neue, direkt in den zellulären Stoffwechsel eingreifende Substanzen wie die sog. CSE-Hemmer (sie inhibieren die 3-Hydroxy-Methylglutaryl-CoA-Reduktase in der Leberzelle), werden mit großem Erfolg bei Erwachsenen eingesetzt. Für einige dieser Präparate (Simvastatin, Pravavastin) ist nach konsequenter Einnahme über Jahre bei asymptomatischen Patienten eine signifikante Senkung des koronaren Risikos beschrieben worden.

Erste Ergebnisse bei Kindern lassen den Schluß zu, daß diese Medikamente auch in der Pädiatrie erfolgreich eingesetzt werden können. Blutcholesterinsenkungen bis zu 30% sind mit relativ niedrigen Dosen (5–10 mg Lovastatin) beschrieben worden. Ein großer Vorteil besteht darin, daß die Probleme mit der Einnahme großer Pulvermengen (>10 g/d) der Gallensäurebinder wegfallen.

Die Therapie der homozygoten Form der FH muß auf aggressive Regime zurückgreifen, da bei diesen Patienten eine markante Senkung der extrem erhöhten Serumcholesterinkonzentration mit Diät und Medikamenten nicht erzielt werden kann. Neben dem Plasmaaustausch finden auch Verfahren Anwendung, bei denen selektiv die atherogenen LDL-Partikel aus dem Plasma entfernt werden (LDL-Apherese). Bei schwersten Formen wurden Herz-Leber-Transplantationen vorgenommen, wodurch eine weitgehende Normalisierung des LDL-Stoffwechsels erzielt werden konnte. Die Gentherapie bei der FH ist noch experimentell.

Selektives Screening. Ein generelles Screening auf Vorliegen einer FH wird heute aus verschiedenen, u.a. auch laborchemischen Gründen, noch nicht empfohlen. Allerdings ist es ratsam, in Risikofamilien (plötzlicher Herztod, Herzinfarkt, periphere Verschlußkrankheit oder zerebrovaskuläre Insuffizienz vor dem 55. Lebensjahr) schon bei Kindern ab dem 2. Lebensjahr eine Cholesterinbestimmung vorzunehmen. Moderne Labormethoden ermöglichen die Bestimmung von Cholesterin und Triglyceriden aus kleinsten Blutmengen (z.B. 1–2 Blutstropfen). Wird dabei eine Cholesterinerhöhung (> 95. Perzentile für das Alter) festgestellt, empfiehlt sich eine HDL-Cholesterinbestimmung. Falls nicht HDL die Hypercholesterinämie verursacht, ist eine Behandlung mit einer geeigneten Diät und/oder Medikation angezeigt. Mittels Cholesterin- und LDL-Cholesterinbestimmung im Nabelschnurblut ist die Diagnose einer FH schon bei Neugeborenen möglich.

Familiäre kombinierte Hyperlipidämie

Die familiäre kombinierte Hyperlipidämie ist eine relativ häufige (3–5 auf 1.000) autosomal-dominant vererbte Stoffwechselstörung, bei der die betroffenen Familienmitglieder verschiedene Typen von Hyperlipoproteinen aufweisen können. Etwa ein Drittel der Erkrankten weist nur eine Hypercholesterinämie auf, ein Drittel hat nur eine Hypertriglyzeridämie (VLDL), ein Drittel ist durch erhöhte Triglyceride und Cholesterin (VLDL und LDL) gekennzeichnet. Patienten mit dieser Stoffwechselstörung haben meist LDL-Partikel, die mit Apo B angereichert sind, so daß eine Apo-B-Bestimmung eine Unterscheidung zwischen dieser Erkrankung und einer familiären Hypertriglyzeridämie erlaubt. Patienten mit familiärer kombinierter Hyperlipidämie weisen ein erhöhtes Risiko für eine frühzeitige Koronargefäßerkrankung auf. Die Therapie besteht in einer fettarmen, fettmodifizierten und cholesterinarmen Diät. Manchmal kann auch der Einsatz von Medikamenten (Statine) sinnvoll sein.

Hyperapo-β-Lipoproteinämie

Diese Stoffwechselstörung ist dadurch gekennzeichnet, daß sich familiär LDL-Partikel mit einem erhöhten Apo-B-Gehalt bei normalem Cholesterin und Triglyceriden finden. Träger dieser dominant vererbbaren Erkrankung weisen ein eindeutig erhöhtes kardiovaskuläres Risiko auf. Die Diagnose wird durch Bestimmung von Apo B in den LDL gestellt. Therapeutisch werden fettarme, fettmodifizierte und cholesterinarme Diäten empfohlen.

Hypertriglyzeridämien/Chlyomikronämie-Syndrom

Die familiäre Hypertriglyzeridämie, die durch eine Vermehrung der VLDL gekennzeichnet ist, manifestiert sich im Kindesalter sehr selten. Meist ist sie mit Übergewicht assoziiert; die Therapie besteht somit aus Reduktion von Übergewicht und Verabreichung von Diäten, die arm an niedermolekularen Kohlenhydraten, relativ fettarm und monoen- bzw. polyensäurereich sind. Zu den exzessiven, seltenen Hypertriglyzeridämien zählen die Typ-I- und die Typ-V-Hyperlipoproteinämien. Beim Typ I fehlt das Enzym Lipoproteinlipase bzw. das Aktivatorprotein für dieses Ferment (Apo C-II). Patienten mit dieser Fettstoffwechselstörung haben oft Triglyceride über 1000 mg/dl, daher ein milchigtrübes Plasma, das nach Stehenlassen im Kühlschrank aufrahmt. Das Atheroskleroserisiko ist relativ gering, jedoch tritt manchmal eine Pankreatitis (s. Kap. 113) als Komplikation auf. Auf fettarme/fettmodifizierte Diäten (zwischen 20 und 30 % Fett) läßt sich meist eine drastische Reduzierung der Triglyceride erreichen. Die Typ-V-Hyperlipoproteinämie kommt primär sehr selten vor, ist durch Vermehrung von VLDL und Anwesenheit von Chylomikronen gekennzeichnet.

Der zugrunde liegende pathobiochemische Defekt ist nicht genau bekannt, bei einigen Fällen wurde ein Mangel an Lipoproteinlipase beschrieben. Die Therapie besteht in einer drastischen Fettrestriktion, wobei die Energiezufuhr z.T. weniger als 10 % aus Fett (< 15 g Fett für Kinder unter 12 Jahren) bestehen soll.

Sekundäre Hyperlipoproteinämien

Bei Vorliegen bestimmter Krankheiten finden sich z.T. erhebliche Hyperlipoproteinämien, die durch die Grundkrankheit selbst zustande kommen. Deshalb ist es bei Vorliegen einer Hyperlipidämie immer notwendig, mögliche Grundkrankheiten auszuschließen, bevor die Diagnose einer primären Hyperlipoproteinämie gestellt wird. Bei den folgenden Krankheiten sind sekundäre Hyperlipidämien im Kindesalter häufig: Hypothyreose, nephrotisches Syndrom, chronische Nierenkrankheiten, Cholestase, Glykogenose Typ 1, Steroidtherapie, etc.

Störungen des Fettstoffwechsels

Siehe Tabelle 45.6.

Mevalonacidurie (Mevalonkinasemangel)

Siehe Kap. 39.

Wolmansche Krankheit

Diese Krankheit wurde 1961 mit folgenden Symptomen erstmals beschrieben: Erbrechen, Durchfall, Gedeihstörung, Hepatosplenomegalie, Verkalkungen der Nebennieren, vakuolisierte periphere Lymphozyten und Schaumzellen im Knochenmark, Speicherung von Cholesterinestern und Triglyceriden. Die Ursache ist eine Defizienz der lysosomalen Lipase.

Die klinische Symptomatik der Krankheit beginnt meist im Alter von 2–7 Wochen in Form von Durchfällen und Erbrechen. Das Abdomen ist stark gebläht, so daß oft eine Laparatomie bei Verdacht auf intestinale Obstruktion durchgeführt wird. Dabei wird meist die Diagnose einer Lipidspeicherkrankheit durch Anwesenheit von Fett in der Leber und in der Milz gestellt. Ein weiteres Hauptmerkmal ist die Verkalkung der Nebennieren; diese kann in einem normalen Röntgenbild gesehen werden, wird aber auch besonders bei Anwesenheit eines Aszites übersehen. Das Biopsiematerial zeigt gelb angefärbte Zellen, im Elektronenmikroskop sind Fetttröpfchen, die an eine laminierte Membran gebunden sind, zu sehen. Sie befinden sich innerhalb der Lysosomen. Das Speichermaterial besteht aus Cholesterinestern und Triglyceriden. Der molekulare Defekt liegt in der Defizienz der lysosomalen sauren Lipase. Der Gendefekt ist auf Chromosom 10q23 lokalisiert; oft wird auch eine Hyper-β-Lipoproteinämie mit einer eindrucksvollen prämaturen Atherosklerose beobachtet.

Tabelle 45.6. Primäre Hyperlipoproteinämien und Hypocholesterinämien im Kindesalter

	Klinik	Biochemie, Labordiagnostik
Primäre Hyperlipoproteinämien im Kindesalter		
Familiäre Hypercholesterinämie (heterozygot) (Inzidenz 1:500)	im Kindesalter praktisch nie Symptome, Manifestation des Gefäßbefalles in 3.–5. Lebensdekade; Xanthome selten; immer liegt Familiarität vor; meist kardiovaskuläre Anamnese in der Familie	LDL-Rezeptor-Defekt Chol. >~l80 mg/dl (>95. Perz.) LDL-Chol. >l00 mg/d (>95. Perz.) Apo B↑; LDLR-Gen-Diagnostik
Homozygote Form (1:1 000 000)	Manifestation des Gefäßbefalles im frühen Kindesalter (Herzinfarkte!); beide Elternteile haben Hypercholesterinämie	LDL-Rezeptoren nicht oder praktisch nicht funktionstüchtig Chol. >500 mg/dl, LDL-Chol. >300 mg/dl
Apo-B-l00-Defekt	ähnlich	DGGE-Technik
Familiäre polygenetische Hyperlipidämie Inzidenz?	häufig; keine im Erwachsenenalter erhöhte Atherogenese	Chol. und/oder TG
Familiäre kombinierte Hyperlipidämie 0,3–0,5% der Bevölkerung (FCH) familiär vorkommende Hypercholesterinämie und Hypertriglyzeridämle	im Kindesalter keine, im Erwachsenenalter erhöhte Atherogenese	Pathobiochemie nicht bekannt Fettsäuredefekt? Lipolysedefekt? ApoB-Synthese-Defekt? Chol. und/oder TG, Apo B
Familiäre Hyperapo-B-Lipoproteinämie (familiär vorkommende Apo B) (Überlappung mit FCH)	Atherogenese	LDL ApoB↑ bei normalem Cholesterin und TG
Hyper-α-Lipoproteinämie Familiär vorkommende Hypercholesterinämie (durch HDL bedingt)	keine; Patienten sind vor Gefäßbefall weitgehend geschützt	Pathobiochemie unbekannt Cholesterin, HDL-Chol.
Hypertriglyzeridämie a) familiäre Hypertriglyzeridämie b) exzessive Hypertriglyzeridämien, entweder nur Chylomikronen (Typ 1) oder VLDL und Chylomikronen im Nüchternplasma (Typ V)	Bauchkoliken, Pankreatitis, Gefäßbefall selten	TG↑, VLDL↑ Pathobiochemie unbekannt, TG (>500 mg/dl) (VLDL und/oder Chylomikronen)
Primäre Hypocholesterinämien im Kindesalter		
Familiäre Hypo-β-Lipoproteinämie (bei Homozygotie: Abetalipoproteinämie)	neurologische Symptome, Blutbildveränderungen, Malabsorption	Apo B, LDL, VLDL
Familiäre Analphalipoproteinämie (Tangier-Krankheit)	Hyperplastische orangenfarbige Tonsillen und Adenoide, Hepatomegalie, periphere Neuropathie	Im Plasma fehlendes HDL, niedriges Cholesterin, normal bie erhöhte Lipide. Speicherung von Cholesterinestern im Gewebe

Es gibt keine anerkannte Behandlung für die Wolmansche Krankheit. Bei deutlicher Cholesterinesterspeicherung in der Leber können vor allem HMG-CoA-Reduktase-Inhibitoren von Vorteil sein. Bei einem Patienten wurde eine Lebertransplantation durchgeführt, bei 3 Patienten eine Knochenmarkstransplantation ohne überzeugende Erfolge.

Smith-Lemli-Opitz-Syndrom

Das Smith-Lemli-Opitz-Syndrom (SLOS) ist eine autosomal-rezessive Krankheit mit zahlreichen kongenitalen Fehlbildungen, die durch einen Defekt der Cholesterinbiosynthese verursacht werden. Die Häufigkeit wird auf 1:20.000–1:40.000 geschätzt. Die Konzentration des Cholesterinpräkursors 7-Dehydrocholesterol ist im Gewebe und im Serum bis zu 2.000fach erhöht, während das Plasmacholesterin deutlich erniedrigt ist. Die vermutete Ursache ist ein Defekt der 7-Dehydrocholesterol-δ-Reduktase.

Die klinischen Probleme resultieren einerseits aus dem Defizit an verfügbarem Cholesterin und aus einem Überschuß des 7-Dehydrocholesterins. Typische klinische Symptome sind: Mikrozephalie, Strabismus, Ptosis, Mikrognathie, Kieferspalten, Hypospadie und Katarakte. Typisch sind weiter eine Syndaktylie der 2. und 3. Zehe, Polydaktylien, eine pränatale Wachstumsverzögerung, eine mentale Retardation, Herzfehler, eine Sensitivität auf Licht, Taubheit, Kryptorchismus, Vergrößerung der Nebennierenrinde und eine Hepatomegalie. Eine erhöhte LDL-Rezeptorexpression wurde beschrieben. In klinischen Studien mit oralem Cholesterin und Gallensäuren konnte ein Aufholwachstum, eine verbesserte geistige Entwicklung und besonders bei Erwachsenen Verhaltensänderungen erreicht werden. Eine Pränataldiagnose ist möglich.

Literatur

Berenson GS, Srinivasan SR, Bao W et al. (1998) Association between multiple cardiovascular risk factors and atherosclerosis in children and young adults. N Eng J Med 338: 1650–656

Goldstein JL, Brown MS (1973) Familial hypercholesterolemia: Identification of a defect in the regulation of 3-hydroxy-3-methylglutaryl coenzyme A-reductase activity associated with overproduction of cholesterol. Proc Nat Acad Sci USA 70: 2804

Havel RJ, Kane JP (1995) Introduction: Structure and metabolism of plasma lipoproteins. In: Scriver CR et al. (eds) The metabolic and molecular bases of inherited disease, 7th ed. McGraw Hill, New York, pp 1847–1848

Lipid Research Clinics Coronary Primary Prevention Trial Results II (1984) The relationship of reduction in incidence of coronary heart disease to cholesterol lowering. JAMA 251: 365

Mc Gill HL Jr, Mc Mahan CA, Malcolm GT, Dalmann MC, Strong JP (1997) Effects of serum lipoproteins and tracking on atherosclerosis in young men and women. Arterioscl Thromb Vasc Biol 17: 95–106

Müller C (1938) Xanthomata, Hypercholesterolemia, angina pectoris. Acta Med Scand 89: 75

Newman WP, Freedman DS, Voos AW et al. (1986) Relation of serum lipoprotein levels and systolic blood pressure to early atherosclerosis: The Bogalusa heart study. N Engl J Med 314: 138–144

Scandinavian Simvastatin Survival Study Group (1994) Randomized trial of cholesterol lowering in 4444 patients with coronary heart disease: The Scandinavian Survival Study (4S). Lancet 344: 1383–1389

Sheperd J, Cobbe M, Ford J et al. (1995) Prevention of coronary heart disease with pravastatin in men hypercholesterolemia. N Engl J Med 333: 1301–1307

Stein EA, Illingworth DR, Kwiterovich PO et al. (1999) Efficacy and Safety of lovastatin in adolescent males with heterozygous familial hypercholesterolemia. J Am Med Assoc 281: 137–144

Strong JP, Malcom GT, McMahan CA et al. (1999) Prevalence and extent of atherosclerosis in adolescents and young adults. J Am Med Assoc 281: 727–735

Widhalm K, Brazda G, Schneider et al. (1993) Effect of soy protein diet versus standard low fat, low cholesterol diet on lipid and lipoprotein levels in children with familial or polygenic hypercholesterolemia. J Pediatr 123: 30

46 Defekte des Purin- und Pyrimidinstoffwechsels[1]

A. H. van Gennip

Definition und Häufigkeit. Defekte des Purin- und Pyrimidinstoffwechsels sind charakterisiert durch abnorme Konzentrationen von Purinen, Pyrimidinen und ihren Metaboliten in Zellen und Körperflüssigkeiten. Ursache ist eine erhöhte oder erniedrigte Aktivität von Enzymen. Die Symptome treten in jedem Alter auf, sie sind sehr variabel.

In 18 europäischen Staaten sind bis heute 900 Patienten in einer Population von 435×10^6 diagnostiziert. 70 % dieser Patienten sind in nur 3 Ländern entdeckt worden, in denen adäquate Laborausrüstungen existieren. Daß in kurzer Zeit 90 Patienten mit demselben Defekt gefunden wurden, läßt vermuten, daß die Krankheiten nicht selten sind.

Äthiologie und Pathogenese. Purine und Pyrimidine sind die Bausteine von DNA und RNA. Zusätzlich haben sie eine Reihe von Funktionen im Zellstoffwechsel wie Regulation, Energiespeicherung und Transport und Bildung von Coenzymen und aktiven Intermediärprodukten im Phospholipid- und Kohlenhydratstoffwechsel. In Tabelle 46.1 sind die bis heute gefundenen 28 Defekte des Purin- und Pyrimidinstoffwechsels dokumentiert.

Diagnose. Im Purinstoffwechsel ist Harnsäure das Endprodukt der De-Novo-Biosynthese, des „Salvage“ und des Abbaus (Tabelle 46.1) Im Pyrimidinstoffwechsel gibt es kein solches Endprodukt. Vielmehr ist hier wie bei vielen Stoffwechselkrankheiten die klinische Symptomatik unspezifisch und sehr variabel (Tabelle 46.2). Deshalb sind Screening-Methoden die beste Möglichkeit, bekannte und neue Defekte des Purin- und Pyrimidinstoffwechsels zu entdekken. Obwohl geeignete Methoden zur Verfügung stehen, führen nur wenige Screening-Zentren in der Welt diese Untersuchungen durch. Meistens reicht Urin für das Screening, weil die abnormen Metabolite hier akkumulieren. Alternativ kann Plasma oder Liquor zur Diagnostik benutzt werden. Die Diagnose muß in jedem Fall durch Enzymbestimmungen und/oder Mutationsanalysen gesichert werden.

Therapie. Patienten mit ADA oder PNP-Mangel können durch Knochenmarktransplantation behandelt werden. Die B- und T-Zellen haben genügend Enzymaktivität, um die Anhäufung der toxischen Nukleoside und Nukleotide zu verhindern. Dies führt auch zur Normalisierung der Aktivität von S-Adenosyl-Homocystein-Hydrolase (SAHH), die durch die akkumulierten Substanzen sekundär gehemmt ist. Initial werden mehrere Transfusionen von bestrahlten Erythrozyten gegeben. Beim ADA-Mangel kann auch eine Enzymersatztherapie mit ADA durchgeführt werden, das intramuskulär injiziert werden muß. Die Gentherapie hatte beim ADA-Mangel bisher nur begrenzten Erfolg, doch ist zu hoffen, daß adäquate Verfahren in Zukunft bessere Ergebnisse bringen. Patienten mit XDH-Mangel (Xanthinurie Typ I), APRT, FJHN, HGPRT oder HGPRTp oder Patienten mit Hyperaktivität von PRPS sollten mit Allopurinol behandelt werden, um die schwer löslichen Substanzen wie Xanthin, 2,8-Dihydroxyadenin oder Harnsäure zu verhindern. Zusätzliche Gaben von Flüssigkeit, Alkalisierung des Urins durch Bikarbonat oder Zitrat und eine Diät mit niedrigen Purinen sind notwendig, um die Akkumulation zu verhindern. Patienten mit AMPDA-1-Mangel dürfen keine schwere Arbeit verrichten, um die Rhabdomyolyse und die Myoglobinurie zu verhindern. Zusätzlich können sie mit Ribose behandelt werden, um die Arbeitstoleranz zu erhöhen.

Patienten mit TPMT-, MCF-, XDH-AO-, UMPS-, DPD- oder DHP-Mangel und ihre Verwandten sollten darüber informiert werden, daß bestimmte Arzneimittel in Folge des Enzymdefektes verlangsamt abgebaut werden. Patienten mit UMPS-Mangel können mit Uridin behandelt werden, das durch die Uridinkinase zu UMP umgewandelt wird. Uridin bringt zwar eine hämatologische Remission und eine Beschleunigung des Wachstums, verhindert aber nicht die schlechte körperliche und mentale Entwicklung.

Vererbung und Prävention. Die meisten Defekte des Purin- und Pyrimidinstoffwechsels werden autosomal-rezessiv vererbt. Die PRPS-Hyperaktivität und der HGPRT-Mangel werden geschlechtsgebunden vererbt, der ADA-Mangel in 1/3 geschlechtsgebunden und in 2/3 autosomal-rezessiv und der FJHN-Mangel autosomal-dominant. Bei fast allen Defekten ist über Mutationsanalysen berichtet worden. Die große Zahl von verschiedenen Mutationen und das Auftreten vieler neuer Mutationen erlaubt keine exakte Entdekkung von Erbträgern, es sei denn die Mutantenallele können durch eine automatische direkte DNA-Sequenzierung der genomischen DNA gemessen werden. Die Pränataldiagnose ist allerdings möglich durch Messung der Metabolite

[1] Aus dem Englischen übersetzt von J. Schaub

Tabelle 46.1. Defekte des Purin- und Pyrimidinstoffwechsels mit ihren Synonyma, Abkürzungen und diagnostisch wichtigen Metaboliten

Defekt	Synonym	Abkürzung	Metabolit
Defekte des Purinstoffwechsels			
Adenosindesaminasemangel	SCID	ADA	d(Ado)↑, (d)ATP↑ (Erythrozyten)
Adenosindesaminase-Hyperaktivität	ADA-Hyperaktivität	ADAs	keine
Adenylatdesaminasemangel	AMP-Desaminase	AMPD	
Muskel:AMPD-1	MyoAMPD-Mangel	AMPD-1	NH_3↓ (Belastungstest)
Erythrozyten:AMPD-3	EryAMPD-Mangel	AMPD-3	–
Adenylatsuccinatlyasemangel	Adenylsuccinase	ADSL	s-Ado↑, s-AICAR↑
Aldehydoxydase + Xanthindehydrogenasemangel	Xanthinurie II	AO/XDH	(Hypo-)Xanthin↑, Harnsäure↓
Adenosinphosphoribosyl-Transferasemangel	2,8-diOH-Adeninurie	APRT	2,8-diOH-Adenin↑
Familiäre juvenile hyperurikämische Nephropathie	Juvenile Gicht	FJHN	Harnsäure↑
Hypoxanthinguanin-Phosphoribosyltransferasemangel:			
Kompletter Mangel	Lesch-Nyhan-Syndrom	HGPRT	Harnsäure↑ Hypoxanthin↑
Partieller Mangel	Kelley-Seegmiller-Syndrom	HGPRTp	Harnsäure↑
Inosinmonophosphat-Dehydrogenase-Typ-II-Hyperaktivität	Krebszellen IMPDH	IMPDHs-II	IMP↑/GMP↓ (Krebszellen)
Inosintriphosphat-Pyrophosphohydrolasemangel	Ery-ITPA-Mangel	ITPA	ITP↑ (Erythrozyten)
Methylthioadenosin-Phosphorylasemangel	Krebszell-MTAP-Mangel	MTAP	MTAdo↑(in Krebszellen)
Molybdäncofaktormangel (kombinierter Mangel von AO, XDH und Sulfitoxidase [SO])	Xanthinurie-III	MCF	(Hypo-)Xanthin↑, Sulfit↑,
	(Xanthinurie-Sulfiturie)	AO/XDH/SO	Thiosulfat↑, s-Sulfocys↑, Cystin↓, Harnsäure
Phosphoribosylpyrophosphat-Synthasehyperaktivität	PRPS-Hyperaktivität	PRPss	Harnsäure↑
Purinnukleosid-Phosphorylasemangel	PNP-Mangel	PNP	(d)Ino↑, (d)Guo↑, dGTP↑ (Erythrozyten), Harnsäure ↓
Purin-5^1-Nukleotidasehyperaktivität	Fibroblasten Pu-5^1N	PU-5^1Ns	–
S-Adenosylhomocystein-Hydrolasemangel	kommt vor in: ADA-, PNP- und HGPRT-Mangel	SAHH	S-Adenosylhomocystein↑ (Erythrozyten)
Thiopurinmethyltrasferasemangel	TPMT-Mangel	TPMT	Thiopurinnukleotide↑ (Erythrozyten)
Xanthindehydrogenasemangel (isoliert)	Xanthinurie I	XDH	(Hypo-)Xanthin↑, Harnsäure↓
Defekte des Pymiridinstoffwechsels			
β-Alanin-α-Ketoglutarat-Aminotransferasemangel	GABA-AT-Mangel, β-Alaninurie	BAKAT	β-Alanin↑
β-Aminoisobutyratpyruvat-Aminotransferasemangel	Hyper-β-Amino-Isobutyrat-Acidurie	BAIBPAT	β-Aminoisobutyrat↑
Cytidindiphosphatcholin-Phosphortranspherasemangel	Ery-CDP-CPT-Mangel	CDP-CPT	CDP-Cholin + CDP-Äthanolamin↑(Erythrozyten)
Dihydropyrimidinasemangel	Dihydropyriminurie	DHP	DHU↑, DHT↑, Uracil s↑, Thymidin s↑
Dihydropyrimidin-Dehydrogenasemangel	Thymidin-Uracilurie	DPD	Uracil ↑, Thymin↑
Pyrimidin-5^1-Nukleotidasemangel	UMPH-1-Mangel	Py-5^1 N	Pyrimidinnukleotide↑ (Erythrozyten)
Thymidin-Phosphorylasemangel	Thymidinämie Thymidinurie	TP	Thymidin ↑
Ureidopropionasemangel	NC-BALA-amido-Hydrolasemangel	UP	NC-BALA↑, NC-BAIB↑
Uridinmonophosphat-Hydrolasemangel	siehe Py-5^1N	UMPHD-1	Pyrimidinnukleotide↑ (Erythrozyten)
Uridinmonophosphat-Synthasemangel (UMPS):	Orotacidurie	OPRT-ODC	
Orotatphosporibosyl-Transferasemangel	OA Typ I	OPRT	Orotsäure↑
Orotatidylsäure-Decarboxylasemangel	OA Typ II	ODC	Orotsäure↑, Orotidin↑

Metabolite sind erhöht (↑) oder erniedrigt (↓) in den Körperflüssigkeiten oder in den angegebenen Zellen.
(d)Ado, (d)Guo, (d)ATP: (Desoxy-)Adenosin, -Guanosin, -Inosin, -Adenosintriphosphat.
s-Ado, s-AICAR: Succinyladenosin, -Aminoimidazole-Carboxamidribosid. *SAH*: S-Adenosylhomocystein.
NC-BALA, NC-BAIB: N-Carbamyl-β-Alanin und N-Carbamyl-β-Aminoisobuttersäure. *DHU*: Dihydrouracil; *DHT*: Dihydrothymin; *OA*: Orotsäure.

Tabelle 46.2. Hauptsymptome bei 27 Defekten des Purin- und Pyrimidinstoffwechsels. Es sind alle Enzymdefekte aufgeführt mit Ausnahme von ADAs, PRPSs, PU-5[1]Ns und IMPDHs-II, welche eine Hyperaktivität zeigen. Abkürzungen s. Tabelle 46.1

Symptome	Enzymdefekt
Nephropathie, Kristallurie	PRPSs, HGPRT, HGPRTp, APRT, PNP, XDH, XDH-AO, MCF, FJHN, UMPS
Psychomotorische Entwicklungsstörung	PRPSs, ASL, HGPRT, Pu-5[1]Ns, PNP, MCF, UMPS, DPD, DHP, UP
Krampfanfälle	ASL, Pu-5[1]Ns, MCF, DPD, DHP, UP BAKAT
Arzneimittelwirkungen	TPMT, MCF, XDH-AO, UMPS, DPD, DHP
Immundefekte	ADA, PNP, (SAHH), Pu-5[1]Ns, UMPS
Anämie	ADAs, UMPS, Py-5[1]N, CDP-CPT
Wachstumsstörung	ADA, ASL, DPD, UMPS
Autismus	PRPSs, ASL, DPD
Krebs	IMPDHs-II, MTAP
Keine Symptome	ITPA, BAIBPAT
Arthritis	PRPPs, HGPRTp
Lymphopenie	ADA, PNP
Belastungsintoleranz mit Rhabdomyolyse	AMPDA
Ataxie, Selbstverstümmelung	HGPRT
Angeborene Taubheit	PRPSs
Mitochondriale Neuronale Gastro-Intestinale Enzephalopathie (MNGIE)	TP

oder Enzyme in Chorionzotten, Ammnionflüssigkeit, Ammnionzellen oder fetalem Blut.

Schlußfolgerungen. Wie bei vielen anderen angeborenen Stoffwechselstörungen ist die Beziehung zwischen den klinischen Symptomen und den biochemischen Veränderungen des Purin- und Pyrimidinstoffwechsels bis jetzt nicht klar. Da die klinischen Symptome unspezifisch sind, sollte bei ihrem Auftreten ein selektives Screening durchgeführt werden. Bei einigen Defekten können selbst heterozygote Erbträger schwere toxische Reaktionen bekommen, wenn Sie mit Purin- oder Pyrimidinanalogen (Azathioprin oder 5-Fluorouracil) behandelt werden. Für einige Enzyme sind Defekte bisher noch nicht beschrieben. Möglicherweise sind sie primär letal. Die Diagnostik bekannter Krankheiten und die Entdeckung neuer Defekte im Purin- und Pyrimidinstoffwechsel ist so schwierig, daß eine intensive Zusammenarbeit zwischen Klinikern und geeigneten Laboratorien notwendig ist.

Literatur

Gennip AH van, Abeling NGGM, De Korte D (1990) Application of TLC and HPTLC for the detection of aberrant purine and pyrimidine metabolism in man. In: Sherma J, Fried B (eds) Handbook of Thin-Layer Chromatography. Marcel Dekker, New York. Chromatographic Science Series 55: 863–906

Gennip AH van, Busch S, Elzinga L, Stroomer AEM, Cruchten van A, Scholten EG, Abeling NGGM (1993) Application of simple chromatographic methods for the diagnosis of defects in pyrimidine degradation. Clin Chem 39/3: 380–385

Gennip AH van, Abeling NGGM, Vreken P, Kuilenberg ABP van (1997b) Inborn errors of pyrimidine degradation: Clinical, biochemical and molecular aspects. J Inher Metab Dis 20: 203–213

Ito T, Kuilenberg ABP van, Bootsma AH, Haasnoot AY, Cruchten A van Wada Y and Gennip AH van (2000) Rapid screening of High-risk patients for disorders of purine and pyrimidine metabolism using HPLC-electrospray tanden mass spectrometry of liquid urine or urine-soaked filter paper strips. Clin Chem 46/4: 445–452

Scriver CR, Beaudet AL, Sly WS, Valle D (eds) (2001) The metabolic and molecular bases of inherited disease. Various authors: Part II, Chaps 106–113, Purines and pyrimidines, vol. II, 2thed. McGraw-Hill, New York, pp 2512–2702

Simmonds HA, Duley JA, Fairbanks LD, McBride MB (1997) When to investigate for purine and pyrimidine disorders. Introduction and review of clinical and laboratory indications. J Inher Metab Dis 20: 214–226

Lenthe H van, Kuilenberg ABP van, Ito T, Bootsma AH, Cruchten A van, Wada Y, Gennip AH van (2000) Defeats in pyrimidine degradation identified by HPLC-electrospray tandem mass spectrometry of urine specimens or urine-soaked filter paper strips. Clin Chem 46/12: 1916–1922

47 Die Porphyrien

J. Schaub

Definition. Porphyrien sind vererbte oder erworbene Krankheiten, bei denen die Aktivitäten von Enzymen der Hämbiosynthese partiell oder vollständig defizient sind. Abhängig vom Ort des Enzymdefektes werden sie als hepatische oder erythropoetische Form bezeichnet. Mit Ausnahme des Defektes im ersten führen solche in den restlichen 7 Enzymen zu den beschriebenen Formen der Porphyrien. Die Krankheiten werden unterteilt in akute und chronische Formen.

Biochemie und Pathogenese. Porphyrine und Porphyrinogene sind zyklische Tetrapyrrole. Die reduzierte Form ist das Porphyrinogen, die oxidierte das Porphyrin. Unter Lufteinfluß werden Porphyrinogene schnell in Porphyrine oxidiert, die die übliche Form in biologischem Material sind. Mit Ausnahme des Protoporphyrins als Substrat für die Ferrochelatase benötigen alle anderen Enzymschritte das reduzierte Porphyrinogen als Substrat.

Bei diesen Krankheiten tritt keine wesentliche Hämbildungsstörung auf, weil die Hämsynthese durch regulatorische Rückkopplungsmechanismen und Endproduktregulation des geschwindigkeitsbestimmenden Enzyms überkompensiert wird. So wird die physiologisch gehemmte δ-Aminolävulinsäuresynthese enthemmt, was zu einer vermehrten Bildung von δ-Aminolävulinsäure und Porphobilinogen führt.

Sind freie Porphyrine in den Geweben erhöht, kommt es unter Licht bei 440 nm und unter Sauerstoff zur photodynamischen Schädigung des Gewebes, dessen Ursache freie Sauerstoffradikale sind. Die Ursache der neurologischen Schäden ist nicht klar.

Akute intermittierende Porphyrie

Diese Krankheit (Abb. 47.1, Tabelle 47.1, Nr. 3) wird zu den hepatischen Porphyrien gerechnet. Sie macht 35% aller Porphyrien aus. Die Prävalenz ist in Europa 1:50.000, im Norden Europas ist sie häufiger (schwedischer Typ). Frauen sind 4mal häufiger betroffen als Männer. In der Pädiatrie spielt die Krankheit keine Rolle, weil sie erst ab dem 20. Lebensjahr manifest wird. Akute Attacken werden ausgelöst durch Stress, Hormone, Alkohol, Hunger und Medikamente wie Barbiturate, die Cytochrom P450 induzieren. 2/3 der Patienten haben einen roten Urin, der Porphobilin, ein Oxidationsprodukt von Porphobilinogen enthält. Im Urin sind außerdem δ-Aminolävulinsäure und Porphobilinogen erhöht.

Kongenitale erythropoetische Porphyrie

Die Günthersche Krankheit (Abb. 47.1, Tabelle 47.1, Nr. 4) macht 1% aller Porphyrien aus. Weniger als 200 Fälle sind beschrieben. Schon der Fetus reichert Porphyrine im Organismus an, was das bräunliche Fruchtwasser erklärt. Das Neugeborene fällt bald durch einen roten Urin auf. Später

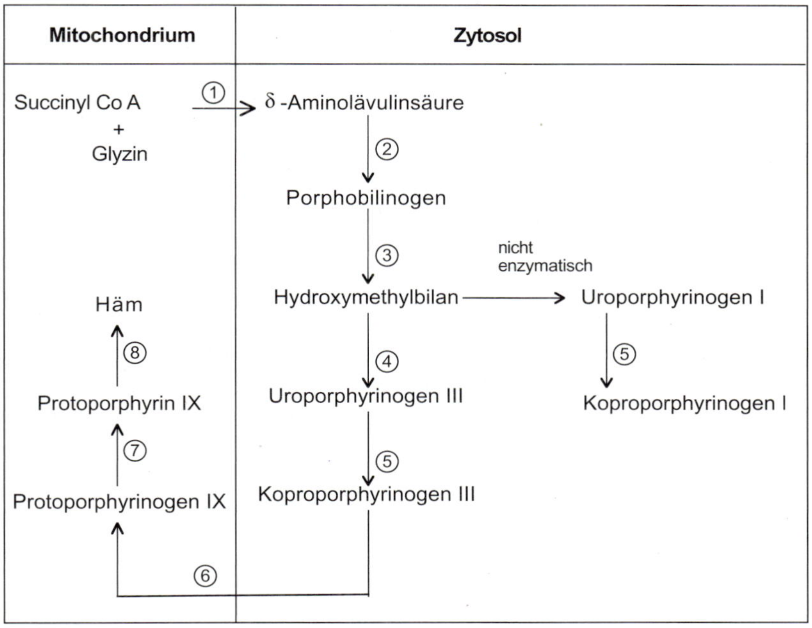

Abb. 47.1. Schematische Darstellung der Hämbiosynthese. Die Nummern bezeichnen die Enzyme und beziehen sich auf Tabelle 47.1

Tabelle 47.1. Übersicht über die 8 Enzymdefekte in der Hämbiosynthese. Die Nummern entsprechen denen in Abb. 47.1

Nr. in Abb. 47.1 Synonym	Enzym	Defekt Vererbung	Chromosomen-lokalisation	Symptome/Krankheit
1 X-gebundene sideroblastische Anämie	δ-Aminolävulinsäure-synthase	total (homozygot) X-chromosomal	3p21, xp11.21	Sideroblastische Anämie
2 δ-Aminolävulinsäure-Dehydratasemangel	δ-Aminolävulinsäure-Dehydratase	total (homozygot) autosomal-rezessiv	9q34	<10 Fälle beschrieben, ähnlich Nr. 3
3 Akute intermittierende Porphyrie (AIP)	Porphobilinogendesaminase	partiell (heterozygot) autosomal-dominant	11q23 → 11qter	kolikartige Bauchschmerzen, periphere Polyneuropathie, Verwirrtheit, Halluzinationen
4 Kongenitale erythyropoetische Porphyrie (CEP)	Uroporphyrinogen-III-Cosynthese	total (homozygot) autosomal-rezessiv	–	Hämolyse mit Anämie, Fotodermatose, Erythrodontie
5 a) Porphyria cutanea tarda (PCT)	Uroporphyrinogen-Decarboxylase	a) partiell (heterozygot) autosomal-dominant	1pter → p21	a) Fotodermatose, Hepatopathie
b) Hepatische erythropatische Porphyrie (HEP)		b) (homozygot ?) 2–10% Aktivität		b) ähnlich Nr. 4, aber milder, Hepatopathie
6 Hereditäre Koproporphyrie (HCP)	Koproporphyrinogen-Oxidase	partiell (heterozygot) autosomal-dominant	9	ähnlich Nr. 2+3, aber milder, 30% Fotodermatose
7 Porphyria variegata (VP)	Protoporphyrinogen-IX-Oxidase	partiell (heterozygot) autosomal-dominant	–	Mischbild von Nr. 3+5
8 Erythropoetische Protoporphrie (EPP)	Ferrochelatase	partiell (heterozygot) autosomal-dominant	18q21,3	milde Fotodermatose Hepatopathie

kommt es zur Fotosensibilität und intermittierenden Hämolyse mit Anämie und Splenomegalie. Die in der Haut eingelagerten Porphyrine verursachen unter Lichteinwirkung Erytheme, Blasen und Ulzerationen, die zu Deformierungen und Verstümmelungen an Fingern, Nase und Ohren führen. Eine Alopezie ist häufig. Urin, Zähne und Erythrozyten fluoreszieren stark im UV-Licht. Diagnostisch sind erhöhte Mengen von Uroporphyrin I, Koproporphyrinogen I und Koproporphyrin I im Stuhl und Urin. Mangels kausaler Therapie ist die Prognose schlecht. Die Haut wird mit Lichtschutzsalben geschützt. Knochenmark- und Stammzelltransplantationen sind in Erprobung. Viele Patienten sterben im Kindes- und Jugendalter.

Porphyria cutanea tarda

Diese Krankheit ist mit 55 % aller Porphyrien am häufigsten (Abb. 47.1, Tabelle 47.1, Nr. 5a). Sie wird als hepatische Porphyrie klassifiziert. Genetisch ist sie die heterozygote Form des Uroporphyrinogen-Decarboxylase-Mangels. So handelt es sich um eine heterogene Gruppe von Erkrankungen, die entweder hereditär oder erworben sind, aber beide die erniedrigte Enzymaktivität in der Leber haben. Die erworbene Form, die Erwachsene betrifft, hat normale Enzymaktivität in den Erythrozyten und wird ausgelöst durch Alkohol, Östrogene und andere Leberkrankheiten. Die hereditäre Form hat erniedrigte Enzymaktivität in Leber und Erythrozyten. Klinisch steht die Fotodermatose im Vordergrund. Besonders am Handrücken bilden sich nach Mikrotraumen und nach Lichtexposition Blasen, die platzen und depigmentiert abheilen. Im Gesicht dagegen ist die Haut braun pigmentiert. Um die Augen tritt eine Hypertrichose auf, die Haut ist insgesamt durch Faltenbildung gealtert. Differentialdiagnostisch ist an eine Skleodermie oder Pilzinfektion zu denken. Die Leber ist vergrößert, enthält Fett und in 50% Siderin. Es finden sich Leberzellnekrosen, Lymphozyteninfiltrate und Granulome. Im fortgeschrittenen Stadium entsteht eine Leberfibrose und -zirrhose. Die Leberstanzzylinder fluoreszieren rot unter UV-Licht. Bei diesen Patienten kommen Hepatitis B und C, HIV-Infektionen und Leberzellkarzinome häufiger vor als in der Normalpopulation. Der Urin ist braun-rot, es wird vermehrt Uroporphyrinogen III ausgeschieden. Im Blut ist der Eisenspiegel erhöht.

Therapeutisch scheint die Entfernung des Eisens aus der Leber durch Aderlässe oder Desferrioxamin günstig zu wirken. Die Kombination zwischen Enzymdefekt und Lebersiderose ist wohl pathogenetisch bedeutsam. Durch kleine Dosen Chloroquin kann zusätzlich Uroporphyrin als Chelat aus der Leber entfernt werden. Direkter Schutz vor Sonnenexposition ist wichtig.

Hepatische erythropoetische Porphyrie

Die Krankheit (Abb. 47.1, Tabelle 47.1, Nr. 5b) ist selten und klinisch kaum von der kongenitalen erythropoetischen Porphyrie zu unterscheiden. Gewöhnlich beginnt sie im frühen Säuglings- oder Kleinkindalter, aber auch der Beginn im Erwachsenenalter wurde beschrieben. Neben der Fotodermatose sind die Anämie und die Hepatopathie klinisch sehr variabel. Das Zn-Protoporphyrin in den Erythrozyten ist erhöht. Der Eisenspiegel im Blut ist normal. Im Urin wird hauptsächlich Uroporphyrin III ausgeschieden. Wegen des normalen Eisenspiegels ist ein Aderlaß sinnlos. Die Haut muß durch Lichtschutzsalben geschützt werden.

Hereditäre Koproporphyrie

Diese Krankheit (Abb. 47.1, Tabelle 47.1, Nr. 6) ist die seltenste Form der hepatischen Porphyrien. Bei akuten Attacken ist sie vom δ-Aminolävulinsäure-Dehydratasemangel (Tabelle 47.1, Nr. 2) und von der akuten intermittierenden Porphyrie (Tabelle 47.1, Nr. 3) nicht zu unterscheiden. Allerdings haben 30 % der Patienten Fotodermatosen. Diagnostisch ist die vermehrte Koproporphyrin-III-Ausscheidung im Stuhl und im Urin.

Porphyria variegata

Diese Krankheit (Abb. 47.1, Tabelle 47.1, Nr. 7) wird auch als gemischte Porphyrie, als Protokoproporphyrie oder als südafrikanische Porphyrie bezeichnet, weil ihre Häufigkeit dort 1:400 ist. In Mitteleuropa ist sie selten. Alle diese südafrikanischen Fälle gehen auf Ariaantja Jacobs zurück, eines der 8 Mädchen aus einem Waisenhaus in Rotterdam, die von der holländischen Ostindienkompanie 1688 als Frauen für die Siedler nach Kapstadt gebracht wurden (founder effect). Sie wird klinisch zwischen dem 10. und 30. Lebensjahr manifest und ist eine Mischung aus akuter intermittierender Porphyrie (Tabelle 47.1, Nr. 3) und Porphyria cutanea tarda (Tabelle 47.1, Nr. 5a) mit akuten Bauchkrämpfen, neuropsychatrischen Symptomen und Lichtdermatosen. Diagnostisch ist eine vermehrte Ausscheidung von Protoporphyrin IX und Koproporphyrin im Stuhl. Im Urin werden Porphyrine nur bei akuten Attacken ausgeschieden.

Erythropoetische Protoporphyrie

Die Krankheit (Abb. 47.1, Tabelle 47.1, Nr. 8) ist die häufigste erythropoetische Porphyrie und beginnt ausnahmslos im Kindesalter. Die Lebenserwartung ist nicht verkürzt, wenngleich die Fotodermatose lebenslang besteht. Es besteht keine Hypertrichose wie bei der Porphyria cutanea tarda (Tabelle 47.1,Nr 5a). Die Erythrozyten fluoreszieren nicht wie bei der kongenitalen erythropoetischen Porphyrie (Tabelle 47.1, Nr. 4). Der Urin ist nicht rot gefärbt. Die Porphyrienausscheidung in Stuhl und Urin ist normal. Dagegen ist Protoporphyrin in den Zellen der Erythropoese und in der Leber erhöht, was für die exakte Diagnosestellung erforderlich ist. Protoporphyrin wird vermehrt im Stuhl, Koproporphyrin vermehrt im Urin ausgeschieden. Die symptomatische Therapie erfolgt mit Lichtschutzsalben. Ein Viertel der Patienten entwickelt hepatobiliäre Symptome. Die Leberstörungen werden mit Urodesoxycholsäure und Lebertransplantation behandelt.

Literatur

Andersen KE, Sassa S, Bishop DF, Desnick RJ (2001) Disoders of heme biosynthesis: X-linhed sideroblastic anemia and the porphyrias. In: Scriver CR, Beaudet AL, Sly WS, Valle D (eds): The metabolic and molecular bases of inherited disease. McGraw-Hill, New York, pp 2991–3062

Gross U, Hoffmann GF, Doss MO (2000) Erythropoetic and hepatic porphyrias. J Inerit Metab Dis 23: 641–661

VII Neonatologie

48 Pränatale Medizin

G. Mielke

48.1 Fetale Entwicklungsstörungen

Chromosomenaberrationen

Unbalancierte Chromosomenaberrationen werden bei ungefähr 4 von 1.000 Neugeborenen gefunden. In der Schwangerschaft ist die Häufigkeit in Abhängigkeit vom Gestationsalter wesentlich höher, da die meisten Chromosomenstörungen zum Spontanabort führen. Die autosomalen Trisomien 21, 18 und 13 und die Monosomie X sind die klinisch bedeutsamsten Chromosomenstörungen in der Schwangerschaft. Das Trisomierisiko steigt mit dem mütterlichen Alter, dennoch werden ca. 70–80 % der Trisomie-21-Kinder von Müttern unter 35 Jahren geboren, da diese 92–94 % der Schwangeren repräsentieren. Die sog. Altersindikation ist der häufigste Grund für eine pränatale Karyotypisierung, die durch Amniozentese, Chorionzottenbiopsie oder Nabelschnurblutanalyse erfolgen kann (Abb. 48.1, 48.2). Sonographische Auffälligkeiten wie embryonales dorsonuchales Ödem, Plexuszysten (Abb. 48.3), Wachstumsretardierung, abnorme Fruchtwassermenge oder der Nachweis von Fehlbildungen sowie biochemische Untersuchungen im mütterlichen Blut können ebenfalls einen Hinweis auf Chromosomenaberrationen geben.

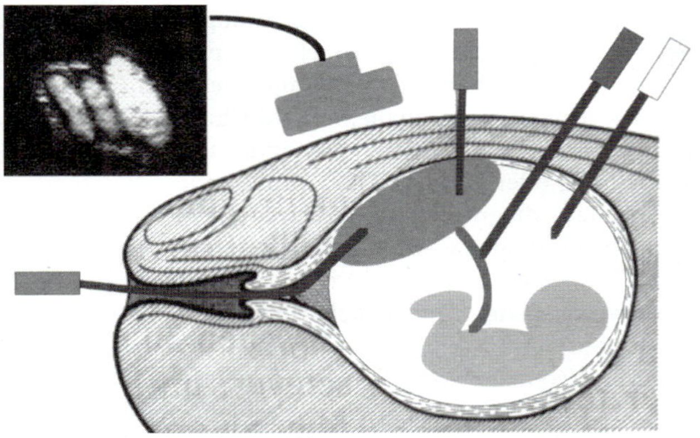

Abb. 48.1. Schematische Darstellung der invasiven pränataldiagnostischen Verfahren unter kontinuierlicher Ultraschallsicht (Darstellung der 3 Nabelschnurgefäße): transzervikale und transabdominale Chorionzottenbiopsie, Kordozentese und Amniozentese

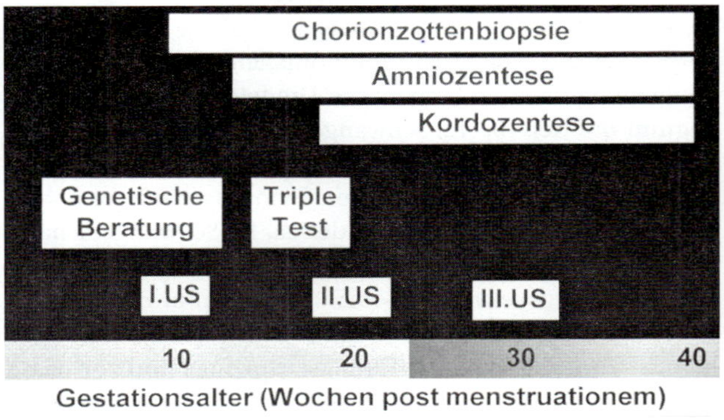

Abb. 48.2. Synopsis der pränataldiagnostischen Verfahren und Einsatzmöglichkeiten in Abhängigkeit vom Gestationsalter

Fehlbildungen

Kongenitale Herzfehlbildungen. Kongenitale Herzfehlbildungen werden bei ca. 8/1.000 Lebendgeborenen und 25–150/1.000 Aborten bzw. Totgeborenen gefunden. Die Häufigkeit von Chromosomenaberrationen bei angeborenen Herzfehlern liegt in postnatalen Studien bei 5–13 %. In pränatalen Studien liegt diese Rate (aus Selektionsgründen) bei ca. 30 %, die Häufigkeit von extrakardialen Fehlbildungen wird ebenfalls mit ca. 30 % angegeben. Die Prognose der pränatal diagnostizierten Herzfehler ist vergleichsweise schlecht, ca. 60 % der fortgeführten Schwangerschaften führen zum peri- oder postnatalen Tod. Das Spektrum der pränatal diagnostizierten Herzfehler unterscheidet sich wesentlich von dem postnataler Diagnosen. Die häufigsten pränatal diagnostizierten Herzfehler sind der atrioventrikuläre Kanal (18 %) und das hypoplastische Linksherzsyndrom (16 %), während die mit ca. 30 % häufigste postnatale Diagnose des Ventrikelseptumdefekts nur 6 % der pränatalen Diagnosen ausmacht.

Die fetale Echokardiographie ermöglicht neben der Beurteilung der Physiologie und Pathophysiologie der fetalen Zirkulation die pränatale Diagnose kongenitaler Herzfehler. Mit Hilfe hochauflösender Farbdoppler-Ultraschallsysteme können Herzfehler exakt beschrieben (Abb. 48.4) und die intrauterine Entwicklung wie beispielsweise die Progression von Klappenstenosen aufgedeckt werden. Mit Hilfe des Vier-Kammer-Blicks können 30–50 % und mit Darstellung der Ausflußtrakte und großen Arterien 50–90 % der Fehlbildun-

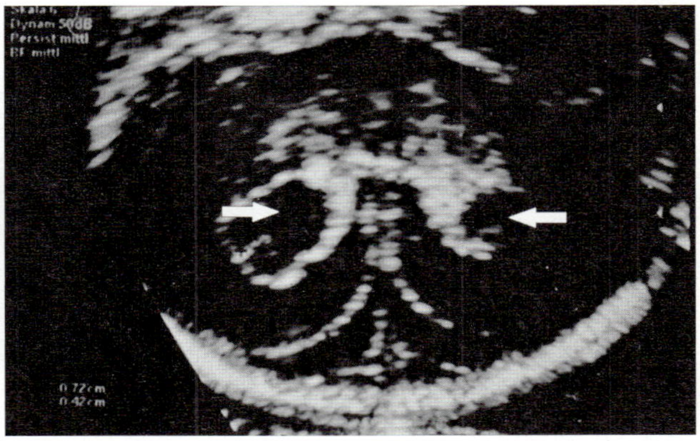

Abb. 48.3. Transvaginalsonographischer Koronarschnitt durch den fetalen Schädel mit Nachweis bilateraler Plexuszysten *(Pfeile)*

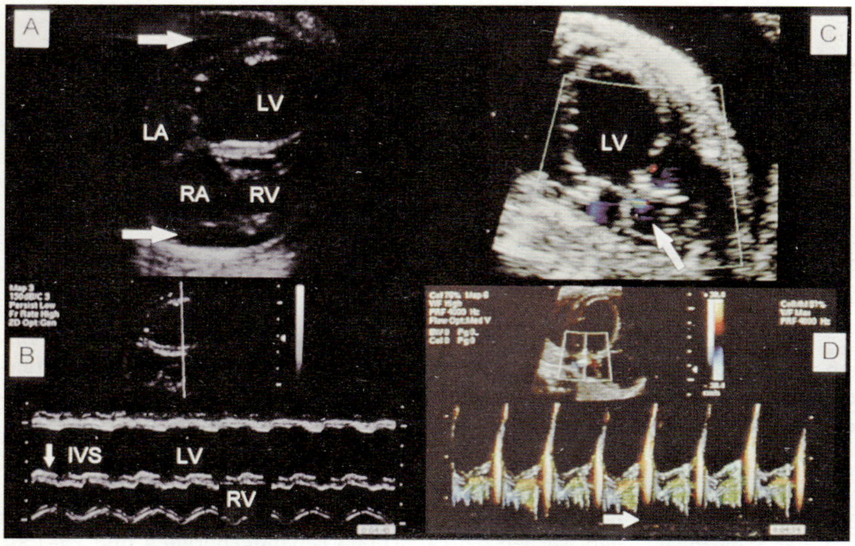

Abb. 48.4A–D. Echokardiographische Befunde bei fetaler hochgradiger Aortenklappenstenose. *IVS* interventrikuläres Septum, *LA* linker Vorhof, *LV* linker Ventrikel, *RA* rechter Vorhof, *RV* rechter Ventrikel. **A** Vier-Kammer-Blick mit Darstellung der Dilatation und Endokardfibroelastose des linken Ventrikels. Die *Pfeile* weisen auf einen Perikarderguß. **B** M-mode-Darstellung, die die Dilatation und die reduzierten Kontraktionen des linken Ventrikels illustriert. **C** Darstellung des linksventrikulären Ausflußtrakts und farbdopplersonographischer Nachweis reduzierten antegraden Blutflusses (*blau*) über die Aortenklappe (*Pfeil*). **D** Color-M-mode über der Mitralklappe. Verdeutlichung der holosystolischen (*Pfeil*) Mitralklappeninsuffizienz (*blau*), *rot* = diastolische Füllung des linken Ventrikels

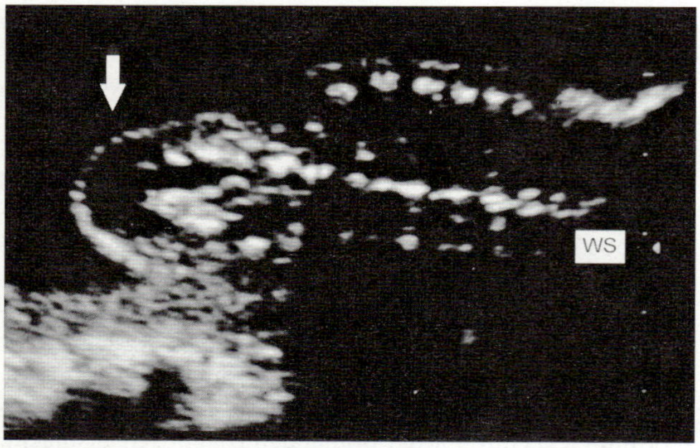

Abb. 48.5. Fetale Meningomyelozele. *WS* Wirbelsäule

gen erkannt werden. In einer neueren Screeninguntersuchung konnte eine Sensitivität von 86% und eine Spezifität von 100% erreicht werden. Die pränatale Diagnose ermöglicht eine frühe interdisziplinäre Aufklärung und Vorbereitung der Eltern, die Planung der Geburt in einem Zentrum für Perinatologie und Kinderkardiologie/Kardiochirurgie, die frühe postnatale Bestätigung der Diagnose und eine unverzügliche Therapie wie beispielsweise die Gabe von Prostaglandinen bei Herzfehlern mit einer Ductus-arteriosus-abhängigen Zirkulation, die pränatal diagnostiziert werden kann, so daß das Behandlungsergebnis durch die pränatale Diagnose verbessert werden kann. Eine medikamentös bedingte Konstriktion und der lebensbedrohliche intrauterine Verschluß des Ductus arteriosus können mittels zweidimensionaler und Doppler-Echokardiographie diagnostiziert werden.

Neuralrohrdefekte. Neuralrohrdefekte gehören mit einer Prävalenz von ca. 1/1.000 zu den häufigsten schwerwiegenden Fehlbildungen. Ein erhöhtes Wiederholungsrisiko ist beschrieben. Die Häufigkeit embryonaler Neuralrohrdefekte wird durch eine Folsäuresubstitution deutlich reduziert. Neuralrohrdefekte können durch erhöhte α-Fetoprotein-Konzentrationen im mütterlichen Serum und im Fruchtwasser sowie durch Sonographie nachgewiesen werden (Abb. 48.5). Als Entbindungsmodus wird die geplante Sektio vor Wehenbeginn empfohlen, um eine Traumatisierung der Nerven durch die einwirkenden Geburtskräfte zu vermeiden und die interdisziplinäre perinatale Behandlung optimal koordinieren zu können.

Zerebrale Fehlbildungen. Die Diagnose des Anenzephalus ist bereits im ersten Trimenon der Schwangerschaft möglich. Erweiterungen der Hirnventrikel sind pränatal gut sonographisch darstellbar und häufig mit *zerebralen Fehlbildungen* wie Holoprosenzephalie, Arnold-Chiari-Malformation, Dandy-Walker-Malformation, Aneurysma der V. Galeni, Enzephalozele oder Agenesie des Corpus callosum assoziiert, die in utero diagnostiziert werden können. Massive intrakranielle Blutungen wurden ebenfalls pränatal beschrieben.

Bauchwanddefekte. Die *Bauchwanddefekte* Gastroschisis (Abb. 48.6) und Omphalozele können pränatal sonographisch differenziert werden. Assoziierte Fehlbildungen und Chromosomenaberrationen bestimmen insbesondere bei der Omphalozele die Prognose. Häufig finden sich Polyhydramnion und Frühgeburtssymtomatik. Die Entbindung im Zentrum ermöglicht eine unverzügliche postnatale Therapie. Der Enbindungsmodus wird kontrovers diskutiert, meist wird jedoch eine Sektio durchgeführt.

Harntraktanomalien. Harntraktanomalien machen ca. 1/3 der kongenitalen Fehlbildungen aus. Die fetale Urinproduktion beginnt mit der 10.–12. Schwangerschaftswoche, ab diesem Zeitpunkt ist die fetale Harnblase darstellbar. Die Fruchtwassermenge ist von der fetalen Urinausscheidung abhängig. Die fetalen Nieren sind ab der ca. 15. Schwangerschaftswoche sonographisch darstellbar. Leitsymptom der bilateralen *Nierenagenesie* ist ein im 2. Trimenon in Erscheinung tretendes Oligo-/Anhydramnion. Fruchtwasserauffüllungen können zum Ausschluß eines Blasensprungs und zur besseren sonographischen Darstellbarkeit der fetalen Strukturen notwendig sein. Die bilaterale Nierenagenesie ist mit einer Lungenhypoplasie assoziiert. Die Prognose ist infaust.

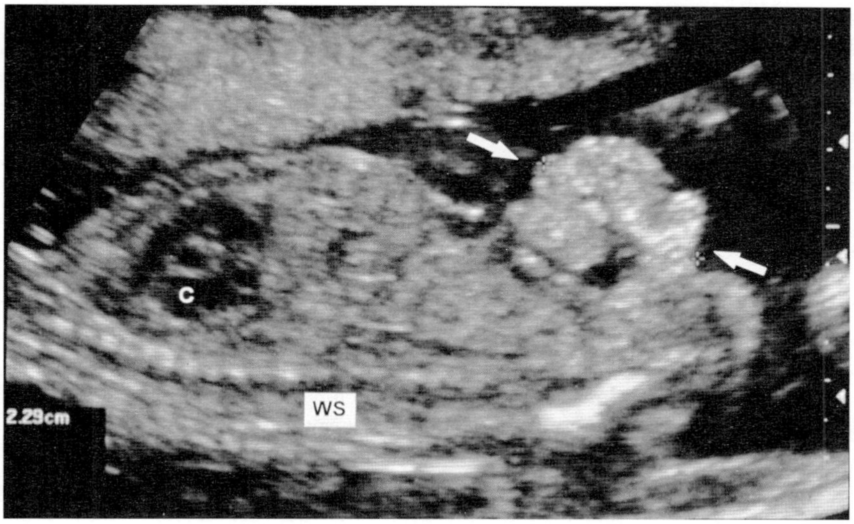

Abb. 48.6. Medianer Sagittalschnitt bei fetaler Gastroschisis (*Pfeile*). *C* Herz, *WS* Wirbelsäule

Die Prävalenz der fetalen *Hydronephrose*, die durch ein dilatiertes Pyelon von mehr als (5–)10 mm im AP-Durchmesser definiert ist, wird mit 0,1–0,5 % angegeben. Differentialdiagnostisch kommen ureteropelvine, ureterovesikale und urethrale Obstruktion, nonobstruktive Dilatation bei vesikoureteralem Reflux, Megazystis und Megaureter sowie Prune-belly-Syndrom und Zystennieren in Frage. Eine Abschätzung der fetalen Nierenfunktion ist durch eine Beurteilung der Fruchtwassermenge und der Elektrolyt- und β-2-Mikroglobulin-Konzentrationen im Fruchtwasser möglich. Die bereits im 2. Trimenon symptomatische Urethralobstruktion durch Agenesie, Atresie oder Klappen (Schleimhautfalten) ist aufgrund der assoziierten kortikalen Dysplasie und Lungenhypoplasie mit einer sehr schlechten Prognose verbunden.

Bei fetalen Nierenkrankheiten ist meist eine termingerechte vaginale Geburt möglich. Liegt eine bilaterale Hydronephrose mit Oligohydramnion vor, kann bei fetaler Reife eine vorzeitige Entbindung angezeigt sein. Nur ein Teil der Kinder mit pränatal auffälligen Befunden muß postnatal behandelt werden. Die pränatale Diagnose ermöglicht jedoch eine frühe postnatale Abklärung und ggf. Therapie auch klinisch primär unauffälliger Anomalien und somit eine Prävention im Hinblick auf Spätkomplikationen.

Gastrointestinale Fehlbildungen. Die fetale *Ösophagusatresie* wird durch das begleitende Polyhydramnion und die fehlende fetale Magenfüllung bereits während der Schwangerschaft auffällig. Liegen tracheoösophageale Fisteln vor, kann der fetale Magen darstellbar sein, meist erscheint er jedoch klein. Charakteristisch für die *Duodenalatresie* ist das „Double-bubble-Phänomen". Es handelt sich dabei um den Nachweis zweier zystischer Strukturen, die dilatiertem Duodenum und Magen entsprechen. Tieferliegende Darmstenosen sind durch erweiterte Darmschlingen gekennzeichnet.

Sakrokokzygeales Teratom. Das sakrokokzygeale Teratom (Abb. 48.7) kann aufgrund intratumoraler arteriovenöser Shunts bereits intrauterin zum kardial bedingten Hydrops fetalis und als Folge intratumoraler Blutungen zur Anämie führen. Daher sollte eine engmaschige Überwachung

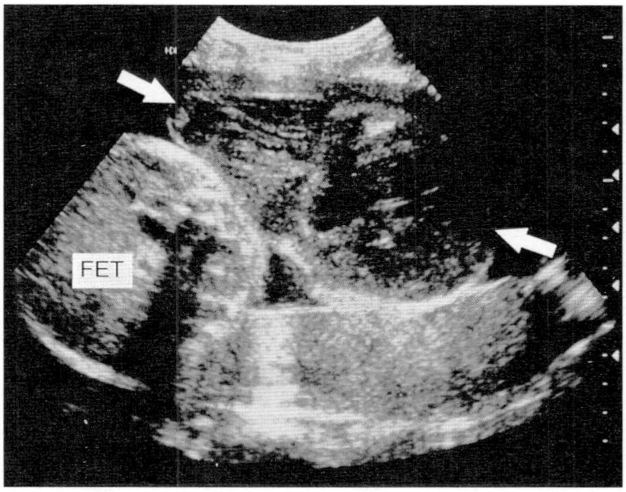

Abb. 48.7. Großes sakrokokzygeales Teratom (Durchmesser 14 cm). Sonographischer fetaler Querschnitt im kaudalen Wirbelsäulenbereich

der fetalen Hämodynamik mittels Dopplerechokardiographie erfolgen. Die Sektioentbindung wird zur Vermeidung von Dystokie, Tumorruptur und intratumoralen Blutungen empfohlen.

Zwerchfellhernie. Die meist posterolateral linksseitig auftretende Zwerchfellhernie ermöglicht bereits intrauterin eine Verlagerung abdominaler Organe in den Thoraxraum, die zur Verdrängung und Kompression der Thoraxorgane führt. Die Herniation kann aber auch nur intermittierend intrauterin auftreten oder gänzlich fehlen. In Abhängigkeit vom Zeitpunkt des Auftretens und dem Ausmaß der Hernie können ipsi-, aber auch kontralaterale Lungenhypoplasie und Linksherzhypoplasie die Folge sein. Die Magen- und Duodenumabknickung behindert die Fruchtwasserpassage mit Entwicklung eines Polyhydramnions, das in 30–75 % der Fälle gesehen wird. Differentialdiagnostisch sind Zwerchfellrelaxation, zystisch-adenomatoide Lungenmalformation und Tumoren in Betracht zu ziehen. Die Prognose der Zwerchfellhernie ist mit einer Mortalitätsrate von ca. 60 % (in pränatalen Studien 70–85 %) schlecht und wird neben

Begleitfehlbildungen (insbesondere Herzfehlern) und Chromosomenaberrationen wesentlich von der Lungenhypoplasie bestimmt. Die Entbindung kann termingerecht vaginal angestrebt werden, sollte aber unbedingt im Zentrum erfolgen, um eine sofortige Stabilisierung des Neugeborenen zu ermöglichen.

Infektionen

Mit Hilfe von Amniozentese und Kordozentese ist es möglich, fetale Infektionen wie Röteln, Zytomegalie, Toxoplasmose oder Parvovirus-B19 durch den Nachweis des Erregers im Fruchtwasser und/oder Fetalblut bzw. spezifischer, nicht plazentagängiger IgM-Antikörper zu diagnostizieren. Fetale Infektionen können zum Teil bereits intrauterin behandelt werden (s.u.). Sonographische Untersuchungen sind bei fetalen Infektionen indiziert, um Fehlbildungen oder Entwicklungsstörungen wie Wachstumsretardierung, Mikrozephalie, Hydrozephalus, zerebrale Verkalkungen oder Hydropszeichen erkennen zu können. Auch wenn der Fetus bereits ab der 13. Schwangerschaftswoche IgM-Antikörper synthetisieren kann, ist mit ausreichend meßbaren Konzentrationen erst nach der 20. Schwangerschaftswoche zu rechnen. Daher sollte eine fetale Blutentnahme nicht vor der ca. 22. Schwangerschaftswoche erfolgen. Die Treffsicherheit der fetalen IgM-Antikörperbestimmung liegt bei der *Rötelninfektion* bei ca. 95 %. Der Erregernachweis durch PCR aus Fruchtwasser oder Chorionzotten ist bereits zu einem früheren Zeitpunkt möglich, die Treffsicherheit wird mit 93 % angegeben. Bei der fetalen *Toxoplasmoseinfektion* sind nur in ca. 40 % der Fälle spezifische IgM-Antikörper nachweisbar. Zuverlässiger ist bei der Toxoplasmoseinfektion die PCR-Diagnostik aus Fruchtwasser. Die Therapie bei akuter Toxoplasmoseinfektion in der Schwangerschaft wird bis zur 15. Schwangerschaftswoche mit Spiramycin, danach mit der Kombination von Pyrimethamin, Sulfadiazin und Ca-Folinat durchgeführt. Die fetale *Zytomegalieinfektion* kann mittels PCR aus Fruchtwasser diagnostiziert werden, spezifische IgM-Antikörper sind nur in 70–80 % der Fälle ab der 22. Schwangerschaftswoche im Fetalblut nachweisbar. Eine *Parvovirus-B19-Infektion* in der Schwangerschaft führt in einem Drittel der Fälle zu einer transplazentaren Transmission. Infolge einer Infektion von Präkursoren der roten Zellinie in Knochenmark und Leber kann es bevorzugt im 2. Trimenon zu fetaler Anämie und Hydrops fetalis kommen. Da das Zeitintervall zwischen maternaler Infektion und fetalen Komplikationen bis zu 12 Wochen betragen kann, ist in diesem Zeitraum eine engmaschige sonographische Überwachung notwendig. Bei Verdacht auf Anämie kann eine fetale Infektion durch PCR-Diagnostik aus Fruchtwasser und Fetalblut sowie durch IgM-Nachweis im Fetalblut gesichert, die Anämie durch Kordozentese nachgewiesen und durch intrauterine Transfusion behandelt werden.

Blutgruppeninkompatibilität

Rhesusinkompatibilität. Die Einführung der Rhesusprophylaxe und die Möglichkeiten der pränatalen Diagnostik und Therapie haben zu einer drastischen Reduktion der Fälle mit immunologischem Hydrops fetalis infolge von Anti-D-Antikörpern geführt. Selten sind fetale Anämien durch andere Antikörper wie beispielsweise Anti-e, Anti-M oder Anti-Duffy bedingt. Die Überwachung der rhesusimmunisierten Schwangerschaft erfolgt durch maternale Titerkontrollen, Sonographie, Bestimmung der optischen Dichte des Fruchtwassers bei 450 nm und fetale Hämoglobin- und Blutgruppenbestimmung nach Fetalblutentnahme per Kordozentese. Die Sonographie ermöglicht den Nachweis von Hydropszeichen, allerdings liegt in diesen Fällen bereits eine ausgeprägte Anämie vor. Dopplersonographisch können aufgrund veränderter rheologischer Eigenschaften und erhöhten Herzminutenvolumens erhöhte fetale Blutflußgeschwindigkeiten bei Anämie nachgewiesen werden.

Ab ca. 18 Schwangerschaftswochen ist die Durchführung der intrauterinen Transfusion per Kordozentese möglich, die in der Regel in 2–3wöchigen Abständen wiederholt werden muß. Im weiteren Schwangerschaftsverlauf kommt bei fetaler Reife eine vorzeitige Entbindung in Frage.

Alloimmunthrombozytopenie. Bei der fetalen Alloimmunthrombozytopenie gelangen von der Mutter gebildete und gegen Thrombozyten gerichtete IgG-Antikörper (in 80 % Anti-HPA-1a-Alloantikörper) in den fetalen Kreislauf und führen zu einer Zerstörung der Thrombozyten des Kindes, so daß bereits intrauterin intrakranielle Blutungen auftreten können. Die Diagnose wird üblicherweise nach der Entdeckung einer unerwarteten neonatalen Thrombozytopenie gestellt. In nachfolgenden Schwangerschaften ist in der Regel mit einer zunehmenden Problematik zu rechnen. Bei paternaler Heterozygotie für das HPA-1a-Antigen liegt das Wiederholungsrisiko bei 50 %, der fetale thrombozytäre Antigenstatus kann in diesen Fällen durch Amniozentese geklärt werden. Bei paternaler Homozygotie sind alle Schwangerschaften des Paares von der Inkompatibilität betroffen. Die maternalen Antikörper sind nicht immer nachweisbar, die Höhe des Titers korreliert nicht mit der fetalen Thrombozytopenie. Die Diagnose der fetalen Thrombozytopenie erfolgt durch Kordozentese ab ca. 20 Schwangerschaftswochen. Therapeutisch werden wiederholte intrauterine Thrombozytentransfusionen empfohlen. Die maternale oder direkte Gabe von Immunglobulinen an den Feten wird ebenfalls diskutiert. Die primäre Schnittentbindung wird zum Teil empfohlen, vor einer vaginal geplanten Geburt sollte eine Thrombozytenbestimmung durch Kordozentese durchgeführt werden.

Mehrlinge

Zwillingsgeburten werden mit einer Häufigkeit von 1/85, Drillingsgeburten mit 1/7.000, und Vierlingsgeburten mit 1/600.000 angegeben. Höhergradige Mehrlingsschwangerschaften werden insbesondere nach reproduktionsmedizinischen Maßnahmen gesehen. Ungefähr 2/3 der Zwillingsschwangerschaften sind dizygot und 1/3 monozygot. Die Häufigkeit *dizygoter Zwillingsschwangerschaften* wird von genetischen Faktoren, mütterlichem Alter, Parität und sterilitätstherapeutischen Maßnahmen beeinflußt. Eine frühe embryonale Teilung innerhalb der ersten 3 Tage führt zu *monozygoten Zwillingen* mit dichorial-diamnialen Plazenta-Eihautverhältnissen, die in ca. 1/3 der Monozygoten gefunden werden, die restlichen 2/3 sind monochorial. Eine embryonale Teilung innerhalb von 4–8 Tagen nach Befruchtung führt zu monochorial-diamnialem Status, während aus einer Teilung nach dem 8. Tag monochorial-monoamniale Verhältnisse resultieren, die sich allerdings nur in weniger als 2% von Monochorialität finden. Verbundene („siamesische") Zwillinge entstehen durch eine embryonale Teilung nach dem 8. Tag, die Häufigkeit wird mit 1/60.000 Geburten angegeben. Die prä- und perinatalen Komplikationsraten sind bei monochorialen Gemini höher als bei dichorialen. *Komplikationen* der Mehrlingsschwangerschaft sind eine erhöhte Abort- und Fehlbildungsrate, intrauteriner Tod, fetofetales Transfusionssyndrom, Wachstumsretardierung und Frühgeburt. Mütterliche Komplikationen sind Anämie, Präeklampsie, Lungenfunktionsstörungen, vorzeitige Wehen und atonische Nachblutung.

Bei dem *fetofetalen Transfusionssyndrom* (FFTS) handelt es sich um eine schwerwiegende Komplikation monochorialer Mehrlingsschwangerschaften. Es ist das Resultat einer unbalancierten Bluttransfusion über plazentare Gefäßanastomosen. In monochorialen Plazenten lassen sich nahezu ausnahmslos solche Gefäßverbindungen nachweisen, dennoch bildet sich nur in bis zu 20% dieser Fälle ein FFTS aus, dessen Ausprägungsgrad sehr unterschiedlich sein kann.Bei fusionierten dichorialen Plazenten sind nur sehr selten Gefäßanastomosen vorhanden. Arterioarterielle und venovenöse Anastomosen befinden sich oberflächlich auf der Chorionplatte. Sie ermöglichen bidirektionalen Blutfluß, während bei arteriovenösen Anastomosen eine Arterie eines Zwillings Anschluß an einen Kotyledonen findet, der von einer Vene des anderen Feten drainiert wird, so daß unidirektionaler Blutfluß resultiert.

Das unter der Geburt akut auftretende FFTS ist im wesentlichen durch Hämoglobindifferenzen charakterisiert. Die chronische Form tritt meist im 2. Trimenon auf und ist durch Anämie, Hypovolämie, intrauterine Wachstumsretardierung und Oligohydramnion („stuck twin syndrome") beim Donor sowie Polyzythämie, Hypervolämie, Polyurie, Polyhydramnion und Zeichen der Herzinsuffizienz beim Akzeptor gekennzeichnet. Im Schwangerschaftsverlauf sind selten auch Spontanremission, Wiederauftreten und Umkehr des FFTS möglich.

Die perinatale Mortalität ist bei Zwillingen durchschnittlich 7mal höher als bei Einlingen, 15–20% der perinatalen Mortalität bei Zwillingen lassen sich auf ein FFTS zurückführen. Die Prognose des meist im 2. Trimester pränatal diagnostizierten FFTS ist schlecht. Die Mortalitätsraten ohne Therapie liegen bei 80–100%, bedingt durch Anämie und intrauterine Wachstumsretardierung beim Donor, Herz-Kreislauf-Dekompensation beim Akzeptor, sowie Frühgeburtlichkeit und intrauterinen Tod eines Feten. Antepartales Absterben eines Feten bei monochorialen Gemini im 2. oder 3. Trimester wird mit einer Häufigkeit von 3–4% angegeben. Bei dem überlebenden Kind muß in durchschnittlich 27% der Fälle mit zerebralen Schäden gerechnet werden. Pathogenetisch wird sowohl eine durch thromboplastisches Material vom abgestorbenen Feten initiierte disseminierte intravasale Gerinnung und Thromboembolien als auch eine hypoxisch-anämische Schädigung bedingt durch plötzliche Blutdruckschwankungen oder eine akute Transfusion vom überlebenden Zwilling zum abgestorbenen diskutiert.

Wiederholte Amniozentesen mit der Entfernung großer Mengen Fruchtwasser sind die verbreitetste Form der Therapie der Folgen eines FFTS (Abb. 48.8). Häufig sind eine Vielzahl von Entlastungspunktionen mit Entnahme mehrerer Liter Fruchtwasser pro Eingriff notwendig. Die eingriffsbedingten Komplikationsraten sind gering. Mit Überlebensraten von durchschnittlich 60–65% bewirken therapeutische Amniozentesen eine Verbesserung der Prognose durch eine Verlängerung der Schwangerschaft, hypothetisch auch durch eine Beeinflussung der Pathophysiologie aufgrund von Druckveränderungen auf Plazenta, Nabelschnuransätze und Anastomosen. Die transplazentare Digitalisierung der Feten kann möglicherweise die myokardiale Funktion des Akzeptors verbessern. In den letzten Jahren wurde mit der fetoskopisch gezielten Durchtrennung plazentarer Gefäßanastomosen mittels Laser ein neues Verfahren in die Therapie des FFTS eingeführt (Abb. 48.8). In Einzelfällen sind auch selektiver Fetozid, die chirurgische Entfernung eines Zwillings und die endoskopische Nabelschnurligatur bei einem Akardius durchgeführt worden.

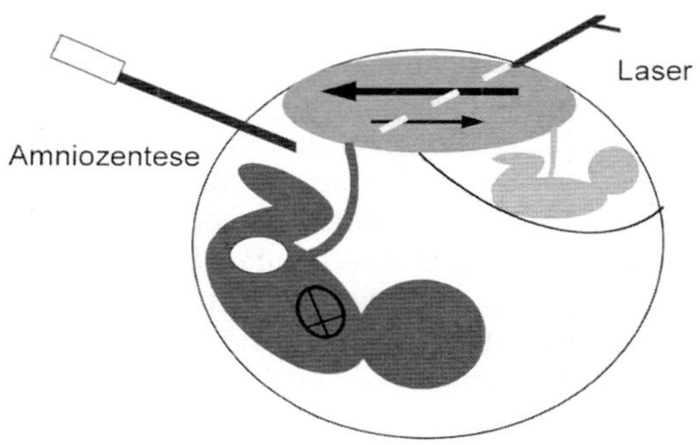

Abb. 48.8. Schematische Darstellung der charakteristischen Befunde bei fetofetalem Transfusionsssyndrom und der Therapie durch Entlastungspunktion mittels Amniozentese oder Laserkoagulation plazentarer Anastomosen. Oligohydramnion beim kleineren Donor, Polyhydramnion beim größeren Akzeptor, der Kardiomegalie, Plethora und große Harnblase aufweist

48.2 Pränatale Diagnostik

Nichtinvasive Diagnostik

Sonographie. Die B-Bild-Sonographie stellt das wichtigste diagnostische Verfahren in der Pränataldiagnostik dar. In Deutschland sind 3 Screening-Untersuchungen zu den Zeitpunkten 9.–12. Schwangerschaftswoche (SSW), 19.–22. SSW, und 29.–32. SSW festgelegt.

Die Ultraschalluntersuchung *im 1. Trimenon* erfolgt in der Regel vaginal und dient dem Nachweis der intakten intrauterinen Gravidität, der Bestimmung des Gestationsalters anhand der Messung der Scheitel-Steiß-Länge und des biparietalen Durchmessers, dem Nachweis bzw. Ausschluß einer Mehrlingsgravidität und der Entdeckung embryonaler Entwicklungsstörungen. Das sog. dorsonuchale Ödem (Nakenödem), gleiches gilt für die vermehrte Nackentransparenz (NT), ist mit einem erhöhten Risiko für chromosomale Aberrationen verbunden, so daß in diesen Fällen eine Karyotypisierung, zu diesem Gestationsalter bevorzugt durch Chorionzottenbiopsie, angeboten wird. Eine Assoziation der vermehrten Nackentransparenz mit Fehlbildungen, insbesondere Herzfehlern, wird ebenfalls diskutiert. Ab einem

Gestationsalter von 12–13 vollendeteten Schwangerschaftwochen post menstruationem ist eine zuverlässige fetale Geschlechtsbestimmung möglich.

Bei der Ultraschalluntersuchung *im 2. Trimenon* werden fetales Wachstum, Organentwicklung, Fruchtwassermenge und Plazentalokalisation beurteilt. Neben Kopfdurchmesser (biparietal und frontooccipital) und Abdomendurchmesser (quer und anteroposterior bzw. Umfang) werden auch Extremitätenknochen (Femurlänge, Humeruslänge) erfaßt. Der Einsatz hochauflösender Ultraschallsysteme einschließlich farbkodierter Dopplersonographie in spezialisierten pränatalmedizinischen Zentren ermöglicht heute eine differenzierte Diagnostik fetaler Fehlbildungen mit Beginn des 2. Trimenons der Schwangerschaft. Neben Fehlbildungen gelten auch Auffälligkeiten wie Plexuszysten und Pyelondilatation als sonographische Marker für Chromosomenaberrationen.

Verminderte oder vermehrte Fruchtwassermenge können Hinweise auf plazentare und fetale Entwicklungsstörungen verschiedenster Art geben. Neben der Struktur wird insbesondere die Lage der Plazenta zum Ausschluß einer Placenta praevia beurteilt. Mit Hilfe der Farbdopplersonographie kann die singuläre Umbilikalarterie bereits im 1. Trimenon diagnostiziert werden. Die singuläre Umbilikalarterie findet sich in ca. 1 % der Einlings- und 4–5 % der Mehrlingsschwangerschaften. Eine erhöhte Rate an assoziierten Fehlbildungen und Chromosomenaberrationen sowie ein gehäuftes Auftreten intrauteriner Wachstumsretardierung wird beschrieben.

Ziel der Ultraschalluntersuchung *im 3. Trimenon* ist im besonderen die Erfassung der intrauterinen Wachstumsretardierung. Eine zuverlässige fetale Gewichtsschätzung anhand biometrischer Parameter ist ab 24 Schwangerschaftswochen möglich. Wachstumsretardierte Feten stellen ein Hochrisikokollektiv dar und werden daher einer intensiven Überwachung einschließlich Dopplersonographie, Kardiotokographie und gegebenfalls auch Wehenbelastungstest zugeführt.

Mütterliche Blutuntersuchungen. Seit den 70er Jahren ist der Zusammenhang zwischen erhöhten Konzentrationen von *α-Fetoprotein* (AFP) im mütterlichen Serum und fetalen Neuralrohrdefekten bekannt. Die Sensitivität der AFP-Bestimmung bezüglich der Detektion von Neuralrohrdefekten wird mit ca. 70 % angegeben. AFP wird überwiegend in der fetalen Leber gebildet und gelangt zu 94 % durch transplazentare Diffusion von der fetalen in die mütterliche Zirkulation, der transmembranöse Transport von AFP aus dem Fruchtwasser macht ca. 6 % des maternalen Serum-AFP aus. Erhöhte maternale AFP-Werte werden ebenfalls bei anderen fetalen Entwicklungsstörungen wie Bauchwanddefekten, Ösophagus- und Duodenalatresie, Teratom, finnischer Nephrose, zystisch-adenomatoider Lungenmalformation und intrauterinem Fruchttod gefunden. Auch Plazentadefekte mit konsekutiver fetomaternaler Transfusion beispielsweise infolge invasiver Diagnostik wie Chorionbiopsie oder abdominalen Traumas können ebenso wie Mehrlingsschwangerschaften Grund für erhöhte maternale Serum-AFP-Werte sein. Die Abklärung erhöhter mütterlicher AFP-Konzentrationen erfolgt primär durch fetale Sonographie, ggf. auch durch Amniozentese mit AFP- und Acetylcholinesterasebestimmung im Fruchtwasser.

In den 80er Jahren wurde eine Assoziation zwischen niedrigen mütterlichen AFP-Werten und fetalen Chromosomenaberrationen beschrieben. Bei dem sog. *Triple-Test* („maternales Serumscreening"), der seit Anfang der 90er Jahre zunehmend durchgeführt wird, werden neben dem AFP humanes Choriogonadotropin und unkonjungiertes Estriol in der ersten Hälfte des 2. Trimenons bestimmt. Die Sensitivität des Triple-Tests bezüglich der Detektion von Chromosomenaberrationen ist höher als bei der alleinigen Bestimmung des AFP. Bei Trisomie 21 werden charakteristischerweise niedrige AFP- und Östriolwerte und hohe Choriongonadotropinkonzentrationen gefunden, Trisomie 18 ist mit erniedrigten AFP-, Estriol- und Choriogonadotropinwerten assoziiert. Computerprogramme berechnen unter Berücksichtigung des Risikofaktors mütterliches Alters ein individuelles Risiko für Trisomie 21. Bei einer falsch-positiven Rate des biochemischen Screenings von ca. 3–5 % können ca. 60–70 % der Trisomien 21 entdeckt werden, wenn eine Karyotypisierung bei auffälligem Testergebnis durchgeführt wird.

Während AFP- und Triple-Test im 1. Trimenon nicht aussagekräftig sind, scheinen andere Parameter wie PAPP-A („pregnancy associated placental protein A") und freie β-Ketten des Choriongonadotropins auch für eine Risikoabschätzung im 1. Trimenon geeignet zu sein.

Die Zuverlässigkeit der biochemischen Untersuchungen hängt im besonderen von der exakten Bestimmung des Gestationsalters ab, da sich die Konzentrationen der untersuchten Stoffe im Schwangerschaftsverlauf physiologischerweise verändern. Weitere Parameter wie Rasse, endokrine Störungen, Körpergewicht, Rauchen und Mehrlingsschwangerschaft beeinflussen ebenfalls das Testergebnis. Dringend zu fordern ist eine adäquate Aufklärung der Schwangeren *vor* Durchführung eines solchen Tests.

Fetale Zellen im mütterlichen Blut. Fetale Zellen lassen sich in sehr geringer Konzentration im mütterlichen Blut nachweisen. Kernhaltige Erythrozyten, Trophoblastzellen und Lymphozyten konnten bereits erfolgreich identifiziert und angereichert und eine Aneuploidie- und Gendiagnostik mittels Fluoreszenz-in-situ-Hybridisierung (FISH) und Polymerasekettenreaktion (PCR) durchgeführt werden. Problematisch ist neben der Identifizierung die Anreicherung der fetalen Zellen. Am besten scheinen kernhaltige Erythrozyten geeignet zu sein. Die pränatale Diagnostik an fetalen Zellen im mütterlichen Blut befindet sich allerdings noch in einem experimentellen Stadium.

Invasive Diagnostik

Neben Sonographie und maternalen Blutuntersuchungen stehen mit *Amniozentese* (Fruchtwasserpunktion), *Chorionzottenbiopsie* (Plazentagewebeentnahme) und *Kordozentese* (Nabelschnurpunktion) invasive Techniken zur Verfügung, die es ermöglichen, fetales Material für zytogenetische, molekulare, biochemische, infektiologische und hämatologische Untersuchungen zu gewinnen (Abb. 48.1). Amniozentese und Kordozentese haben zusätzlich eine große Bedeutung bei der Behandlung fetaler Krankheiten.

Zum Zweck der *Präimplantationsdiagnostik* lassen sich im Rahmen der In-vitro-Fertilisation am geeignetsten im 8–12-Zellstadium 1–2 Blastomere biopsieren, so daß vor intrauterinem Embryotransfer molekulargenetische Untersuchungen mittels PCR oder FISH durchgeführt werden können. Die embryonale Entwicklung scheint, soweit z.Z. beurteilbar, durch das Verfahren nicht beeinträchtigt zu werden. Die Präimplatationsdiagnostik wird sehr kontrovers diskutiert und ist bisher in Deutschland nicht eingeführt.

Amniozentese. Die Amniozentese wurde in den 70er Jahren eingeführt und stellt den am häufigsten durchgeführten invasiven Eingriff dar. Die Amniozentese wird standardmäßig ab 13 bis 14 SSW durchgeführt. Alle pränatalmedizinischen Eingriffe erfolgen unter kontinuierlicher Ultraschallsicht. Es werden ca. 10–20 ml Fruchtwasser entnommen. Komplikationsmöglichkeiten sind Fruchtwasserabgang, Wehen, Blutung, Infektion und extrem selten fetale Verletzung. Die eingriffsbedingte Abortrate ist mit ca. 0,3–1 % die geringste aller Verfahren. Maternale Komplikationen durch eine Infektion sind sehr selten. Bei Schwangeren mit rhesusnegativer Blutgruppe wird zur Vermeidung einer Sensibilisierung eine Anti-D-Globulin-Gabe nach pränataldiagnostischen Eingriffen verabreicht.

In Studien wurde die Amniozentese bereits ab 10 SSW durchgeführt. Diese sog. *Frühamniozentese* ist jedoch mit einer etwas geringeren Erfolgsrate und einer höheren Komplikationsrate verbunden, so daß die Durchführung der Amniozentese vor 12–13 SSW nicht empfohlen wird.

Aus dem Fruchtwasser werden sowohl fetale Zellen als auch Zellen des Amnions für die *Chromosomenanalyse* angezüchtet. Aufgrund der relativ langen Kulturdauer liegt das Ergebnis meist erst nach 2–3 Wochen vor, allerdings ermöglichen im Einzelfall aufwendige Labortechniken wie „Pipettenmethode" und „In-situ-Technik" eine Schnellkaryotypisierung aus Amnionzellen bereits innerhalb weniger Tage. Nahezu ausnahmslos kann aus dem Fruchtwasserpunktat eine Chromosomenanalyse erfolgreich durchgeführt werden. Unter Berücksichtigung der geringen Rate an maternaler Zellkontamination (ca. 0,2 %) und Mosaikbefunden (ca. 0,2 %) kann das Ergebnis der Chromosomenanalyse aus Fruchtwasserzellen als sehr zuverlässig angesehen werden.

Mit Hilfe der *Fluoreszenz-in-situ-Hybridisierung (FISH)* ist ein Schnelltest bezüglich der häufigsten numerischen Aberrationen (Trisomien 13, 18, und 21 sowie gonosomale Aberrationen) an unkultivierten Amnionzellen innerhalb von 1 Tag nach Amniozentese möglich. Die FISH-Methodik kommt weiterhin bei der Abklärung struktureller Chromosomenanomalien zum Einsatz.

Neben der Zytogenetik sind auch molekulargenetische und enzymatische Untersuchungen zum Nachweis von *Stoffwechselkrankheiten* aus Fruchtwasserzellen möglich. Die AFP- und Acetylcholinesterasebestimmung im Fruchtwasser ermöglicht den Nachweis von Neuralrohrdefekten. Weiterhin ist durch die optische Dichtemessung im Fruchtwasser eine Abschätzung der fetalen Gefährdung bei maternofetaler Blutgruppeninkompatibilität möglich. Eine Einschätzung der fetalen Lungenreife ist durch Lecithinbestimmung im Fruchtwasser möglich. Pränatale Infektionen können durch Virusanzucht oder DNA-Nachweis mittels PCR aus Fruchtwasser diagnostiziert werden. Die Amniozentese wird auch therapeutisch zum Zweck der Fruchtwasserentlastung beim Polyhydramnion durchgeführt.

Chorionzottenbiopsie. Die Chorionzottenbiopsie wurde in den 80er Jahren eingeführt und wird heute meist *transabdominal* ab 10–11 SSW durchgeführt. In ca. 97 % der Fälle läßt sich mit 1–2 Insertionen genügend Material (10–30 mg) gewinnen. Die häufigste Komplikation ist eine Blutung. Die eingriffsbedingte Abortrate liegt, wenn überhaupt, nur geringfügig über der der Amniozentese.

Die *transzervikale Chorionzottenbiopsie* läßt sich technisch bereits weit vor 10 SSW durchführen. Da jedoch ein Zusammenhang zwischen früher Chorionzottenbiopsie vor 9 SSW und einer erhöhten Rate an Extremitätenfehlbildungen diskutiert wurde, sollte auch die transzervikale Chorionzottenbiopsie sicherheitshalber nicht vor 10 vollendeten SSW durchgeführt werden. Da die Erfolgsrate der transzervikalen Chorionzottenbiopsie geringer und die Abortrate eher höher ist als die der transabdominalen, hat die Bedeutung der transzervikalen Chorionzottenbiopsie in den letzten Jahren deutlich abgenommen.

Bei der Chorionzottenbiopsie werden in der sog. *Kurzzeitkultur* die mitotisch hoch aktiven Zytotrophoblastzellen beurteilt. Das Ergebnis liegt bereits nach wenigen Tagen vor. In der *Langzeitkultur* werden die mesenchymalen Zellen des Zottenstromas angezüchtet. Für einen kompletten Befund ist sowohl das Ergebnis der Kurzzeit- als auch das der Langzeitkultur notwendig.

Eine *Kontamination* mit mütterlichen Zellen kommt bei der Chorionzottenbiopsie mit ca. 0,5–2 % deutlich häufiger vor als bei der Amniozentese. Während in der Langzeitkultur auch mütterliche Zellen angezüchtet und ausgewertet werden können, werden nach Kurzzeitkultur nur Mitosen der hochaktiven Zytotrophoblastzellen gefunden. Daher ist die Anlage einer Kurzzeitkultur zum Ausschluß einer mütterlichen Kontamination von entscheidender Bedeutung, auch wenn in der Kurzzeitkultur häufiger Mosaike gefunden werden.

Mosaikbefunde stellen das größte Problem bei der Chorionzottenbiopsie dar und werden in 1–2 % der Fälle gefunden. Sie entstehen durch postzygotische Chromosomenfehlverteilungen und können sowohl den Embryo als auch das Amnion und die Plazenta isoliert oder gemeinsam betreffen. In durchschnittlich 90 % handelt es sich dabei um ein Mosaik, das auf die Plazenta beschränkt ist, in ca. 10 % der Fälle muß aber mit einem Mosaik gerechnet werden, das auch den Feten betrifft. Eine weitere Differenzierung ist nur durch eine zusätzliche Amniozentese oder Kordozentese möglich.

Neben der zytogenetischen Diagnostik werden häufig *molekulargenetische Untersuchungen* aus Chorionzottenmaterial durchgeführt.

Wesentlicher Vorteil der Chorionzottenbiopsie gegenüber der Amniozentese ist das deutlich frühere Vorliegen des Ergebnisses. Die transabdominale Plazentapunktion ist auch im 2. und 3. Trimenon möglich.

Kordozentese. Bei der Kordozentese wird eine Fetalblutentnahme (ca. 1–3 ml) aus der Nabelschnurvene durchgeführt.

Ab ca. 18 SSW ist der Eingriff in den meisten Fällen technisch durchführbar, ist aber im Vergleich zu Amniozentese und Chorionzottenbiopsie mit einem etwas höheren Risiko (1–3 %), insbesondere durch Nabelschnurgefäßkomplikationen wie Nachblutung, Nabelschnurhämatom und Vasokonstriktion, behaftet.

Die Chromosomenanalyse aus fetalen Lymphozyten stellt die schnellste und zuverlässigste Methode zur fetalen Karyotypisierung dar. Das Ergebnis liegt nach 3–5 Tagen vor.

Die Kordozentese wird ebenfalls zum Nachweis fetaler Infektionen durch DNA- und IgM-Nachweis im Fetalblut und zur Diagnostik und In-utero-Therapie fetaler Anämien und Thrombozytopenien durchgeführt.

Therapie

Den vielfältigen pränataldiagnostischen Möglichkeiten stehen nur begrenzte therapeutische Optionen gegenüber. Dennoch ermöglicht die Pränatalmedizin bereits heute die erfolgreiche invasive und nichtinvasive Behandlung einer Reihe lebensbedrohlicher fetaler Krankheiten. Die pränatale Diagnose angeborener Fehlbildungen ermöglicht eine frühzeitige interdisziplinäre Aufklärung der Eltern und eine optimierte perinatale Behandlung durch Entbindung im Zentrum („In-utero-Transport"), frühe postnatale Bestätigung der Diagnose und Stabilisierung des Neugeborenen sowie Planung der operativen Therapie, so daß ein besseres Ergebnis möglich ist.

Eine *medikamentöse Behandlung* kann *transplazentar oder direkt* durch Injektion in die Nabelschnurvene erfolgen. Beispiele sind die maternale Gabe von Glukokortikoiden zur Induktion der fetalen Lungenreife und zur Verhinderung der genitalen Maskulinisierung weiblicher Feten mit adrenogenitalem Syndrom, die antibiotische Therapie der Toxoplasmoseinfektion, die Prophylaxe des Neuralrohrdefekts durch Foläure oder die maternale Digitalisierung bei fetalen supraventrikulären Tachykardien. Bei mit Hydrops assoziierten Tachykardien ist die direkte antiarrhythmische Behandlung des Feten durch Kordozentese vorzuziehen.

Große Bedeutung hat die Kordozentese bei der *invasiven Behandlung* fetaler Krankheiten. Fetale Anämien infolge Blutgruppeninkompatibilität oder Parvovirus-B19-Infektion können ebenso wie fetale Thrombozytopenien durch *In-utero-Transfusion* per Kordozentese erfolgreich behandelt werden.

Bei einem ausgeprägten Polyhydramnion können mit Hilfe der Amniozentese therapeutische *Entlastungspunktionen* durchgeführt werden, so daß eine Verbesserung der mütterlichen Atemfunktion und eine Reduktion der Wehentätigkeit erreicht werden kann. Diese Behandlung ist insbesondere bei dem fetofetalen Transfusionssyndrom etabliert. Bei diesem Krankheitsbild konnte in den letzten Jahren mit der fetoskopisch gezielten *Laserkoagulation plazentarer Anastomosen* ein neues Verfahren erfolgreich eingeführt werden.

Die intrauterine Anlage von Shunts bei Hirnventrikelerweiterungen hat sich aufgrund hoher Komplikationsraten nicht bewährt. Der *vesikoamniale Shunt* erscheint bei ausgewählten Fällen von früh in der Schwangerschaft auftretender Urethralobstruktion mit ansonsten infauster Prognose infolge Nierenschädigung und Lungenhypoplasie erfolgversprechend. Auch dieser Eingriff ist ebenfalls mit Komplikationen durch Katheterdislokation, Organverletzung, Urinaszites, iatrogener Gastroschisis und Frühgeburtssymtomatik sowie maternalen Risiken durch Infektion belastet.

Ziel der *intrauterinen Stammzelltherapie* ist es, genetische Krankheiten bereits vor der Geburt durch die intravaskuläre oder intraperitoneale Gabe von hämatopoetischen Stammzellen zu behandeln. Potentielle Indikationen sind sowohl hämatologische als auch immunologische und metabolische Krankheiten. Der günstigste Zeitpunkt für die intrauterine Stammzelltherapie scheint das Ende des 1. Trimenons aufgrund der bis dahin bestehenden Immuninkompetenz zu sein. Erste klinische Erfahrungen beim menschlichen Feten konnten bereits gewonnen werden, Erfolge scheinen am ehesten bei genetischen Immundefekten zu erwarten sein.

Literatur

Enders G, Bäder U, Lindemann L, Schalasta G, Daiminger A (2001) Prenatal diagnosis of congenital cytomegalovirus infection in 189 pregnancies with known autcome. Prenat Diagn 21: 362–377

Luthy D, Wardinsky T, Shurtleff D et al. (1991) Cesarean section before the onset of labor and subsequent motor function in infants with meningomyelocele diagnosed prenatally. N Engl J Med 324: 662–666

Mielke G, Benda N (2000) Cardiac output and central distribution of blood flow in the human fetus. Circulation 103: 1662–1668

Mielke G, Gonser M (1998) Pränatale Diagnostik und Therapie des fetofetalen Transfusionssyndrom. Z Geburtsh Neonatol 202: 141–148

Mielke G, Steil E, Kendziorra H, Goelz R (1997a). Ductus arteriosus-dependent pulmonary circulation secondary to cardiac malformations in fetal life. Ultrasound Obstet Gynecol 9: 25–29

Mielke G, Pietsch-Breitfeld B, Regele B, Gonser M, Marzusch K (1997b) An accurate method for sonographic estimation of the weight of very preterm fetuses. Gynecol Obstet Invest 43: 98–103

Smidt-Jensen S, Permin M, Philip J (1991) Sampling success and risk by transabdominal chorionic villus sampling, transcervical chorionic villus sampling and amniocentesis: a randomized study. Ultrasound Obstet Gynecol 1: 86–90

Stümpflen I, Stümpflen A, Wimmer M, Bernaschek G (1996) Effect of detailed fetal echocardiography as part of routine prenatal ultrasonographic screening on detection of congenital heart disease. Lancet 348: 854–857

Surbek DV, Hohlfeld P, Gratwohl A, Holzgreve W (1997) Intrauterine Transplantation hämatopoietischer Stammzellen zur Therapie genetischer Krankheiten. Z Geburtsh Neonatol 201: 158–170

Tercanli S, Enders G, Holzgreve W (1996) Aktuelles Management bei mütterlichen Infektionen mit Röteln, Toxoplasmose, Zytomegalie, Varizellen und Parvovirus B 19 in der Schwangerschaft. Gynäkologe 29: 144–163

49 Pränatale Infektionen

R. Roos

Toxoplasmose

Epidemiologie. Die Toxoplasmose ist weltweit verbreitet. Die Seroprävalenz steigt mit dem Lebensalter und ist abhängig von Lebens- und Umweltbedingungen, z.B. Eßgewohnheiten. Bei Frauen um 20 Jahren liegt sie in Mitteleuropa bei 32 % und steigt (während der reproduktiven Lebensphase) auf 48 % bei den 40jährigen (Zunahme pro Jahr um 0,8 %).

Nur bei Erstinfektion kommt es zur Parasitämie und damit Gefährdung des Feten. Eine seltene Ausnahme stellen eine Immundefizienz der Mutter, z.B. AIDS, oder andere schwere sekundäre Immundefekte dar. Das fetale Infektionsrisiko ist abhängig vom Stadium der Schwangerschaft. Bei einer Erkrankung einer Schwangeren im 1. Trimenon kommt es in ca. 15 %, im 2. Trimenon in etwa 45 % und im 3. Trimenon in 70 % zu einer Infektion des Feten. In Mitteleuropa muß mit 2 bis 7 Fällen einer konnatalen Toxoplasmose auf 1.000 Lebendgeburten gerechnet werden.

Pathogenese und Pathologie. Das Ausmaß und die Verteilung der Destruktion durch eine konnatale Toxoplasmose reflektiert die Blutverteilung beim Feten mit einer Betonung von Gehirn und Auge. Bei massiver Parasitämie des Feten sind auch andere Organe betroffen. Die Entzündung führt zur Infiltration von Lymphozyten, Plasmazellen, Makrophagen und eosinophilen Granulozyten vor allem im Endstromgebiet der Gefäße. Die Entzündung führt zur Nekrose des betroffenen Areals, später zur Verkalkung.

Klinische Symptome. Das Ausmaß der klinischen Symptome hängt einerseits vom Zeitpunkt der Infektion in der Schwangerschaft ab und andererseits vom Ausmaß der Parasitämie. Je später die Infektion des Feten eintritt, desto blander ist die Symptomatik.

Klassisch ist die Trias *Enzephalitis* mit intrazerebralen Verkalkungen, Hydrozephalus, und Krampfanfällen, *Chorioretinitis* und *Hepatitis*. Bei schwerem Verlauf besteht schon bei Geburt ein makulopapulöses Exanthem, eine generalisierte Lymphknotenschwellung, Thrombozytopenie und Hepatosplenomegalie. Einige Feten sterben bereits intrauterin ab.

Allerdings sind um 80 % der infizierten Neugeborenen bei Geburt asymptomatisch. Die mentale Retardierung, Sehstörungen oder Lernstörungen werden oft erst Monate bis Jahre später erkennbar. Auch die Chorioretinitis kann noch Monate bis Jahre später rezidivieren.

Diagnose. Die Diagnose Toxoplasmose wird serologisch gestellt. Es stehen viele verschiedene Methoden zum Nachweis von IgG-, IgM-, IgA- und IgE-Antikörpern zur Verfügung. Dies erschwert im Einzelfall die Interpretation; die Diagnose muß oft in Abstimmung mit einem Referenzlabor geklärt werden.

Suchtests für Toxoplasmoseantikörper sind der Sabin-Feldman-Test, der indirekte Immunfluoreszenztest und der Agglutinationstest. Zum Nachweis von IgM-Antikörpern werden der ELISA und der Immunosorbent-Agglutinationstest (ISAGA) herangezogen. Daneben werden noch die indirekte Hämagglutination, der IgA-Antikörpertest, der Aviditätstest und der Immunoblottest für Spezialfragen verwendet.

Etwa 10–14 Tage nach einer Primärinfektion treten IgG- und IgM-Antikörper gegen Antigene von Tachyzoiten, später auch Bradyzoiten auf. Der Nachweis von IgA-Antikörpern folgt etwa 1–3 Wochen später. Circa 3–8 Wochen nach der Infektion ist das Maximum der Titerhöhe bzw. Konzentration erreicht. Im Gegensatz zu anderen Infektionen persistieren IgM-Antikörper bei Toxoplasmose jahrelang, was die Festlegung des Infektionszeitpunktes erschwert. Man schätzt, daß nur jeder ca. 10. IgM-Befund bei einer Schwangeren auf eine frische Infektion hinweist. Ein 4facher Titeranstieg (oder signifikante Konzentrationszunahme) in einem der Tests zum Nachweis von IgG- oder IgM-Antikörpern beweist dagegen eine frische Infektion einer Schwangeren.

Vor Eintritt der Schwangerschaft sollte der Toxoplasmosestatus bekannt sein. Bei positivem Testergebnis erübrigen sich weitere Kontrollen, da dann eine Parasitämie während der Schwangerschaft so gut wie ausgeschlossen ist. Ein *Toxoplasmosescreening* sollte spätestens in der Frühschwangerschaft durchgeführt werden. Dies ist nach den Mutterschaftsrichtlinien bei begründetem Verdacht auf eine Infektion gefordert. Ist dieser Suchtest negativ, soll er nach Ablauf von 8–12 Wochen wiederholt werden. Die Schwangere muß auf präventive Maßnahmen hingewiesen werden (s.u.). Werden IgG-Antikörper gefunden, so soll ein IgM-Test durchgeführt werden. Ist dieser negativ, erübrigen sich weitere Kontrollen. Bei positivem IgM-Test muß mit einem Referenzlabor mit Zusatztests z.B. Aviditätstest der Verdacht auf eine frische Toxoplasmose abgeklärt werden. Wegleitend hierbei ist die Titerhöhe bzw. der Titerverlauf.

Bei einer *gesicherten Primärinfektion* der Schwangeren kann in fetalem Blut ab der 22. Schwangerschaftswoche nach spezifischen IgM- und IgG-Antikörpern gesucht werden. Diese serologischen Befunde sind allerdings unsicher, da nur in ca. 40 % bei einer fetalen Infektion IgM-Antikörper nachweisbar sind. Wesentlich verläßlicher ist der PCR-Nachweis von Toxoplasmen in Fruchtwasser und Fetalblut.

Nach Geburt eines potentiell infizierten Kindes sind folgende Untersuchungen vorzunehmen:

- Körperlicher Status (Hepatosplenomegalie etc.);
- neurologische Untersuchung des Kindes, Sonographie des Gehirns, Lumbalpunktion mit Messung von Eiweiß, Glukose, Zellzahl und -differenzierung, PCR-Test auf Toxoplasmen;
- augenärztliche Untersuchung zum Ausschluß einer Chorioretinitis;
- serologische Untersuchung auf IgG- und IgM-Antikörper;
- Parasitennachweis in Nabelschnurblut, Plazentagewebe, Nabelschnur durch PCR oder Mäuseinokulationstest sollte angestrebt werden;

- serologische Verlaufsuntersuchungen alle 6–8 Wochen (z.B. zu jeder Vorsorgeuntersuchung), bis keine mütterlichen IgG-Antikörper mehr vorhanden sind. Dies dauert u.U. mehr als 12 Monate. Der Titerabfall der Toxoplasmoseantikörper kann in Relation zum physiologischen Abfall der Immunglobuline bewertet werden.

Der Nachweis von IgM- und/oder IgA-Antikörpern im Enzymimmunoassay oder ISAGA und/oder hohen Titern (≥1:4096) in IgG-Tests wie indirekter Immunfluoreszenz oder Sabin-Feldman-Test gilt als Nachweis einer pränatalen Infektion. Das Gleiche gilt für ein Persistieren eines Titers von 1:1024 im indirekten Immunfluoreszenztest oder Sabin-Feldman-Test über den 6. Lebensmonat hinaus. Ein IgG-Titer von ≤1:256 im indirekten Immunfluoreszenztest bzw. Sabin-Feldman-Test lassen eine konnatale Infektion sehr unwahrscheinlich erscheinen.

Differentialdiagnose. Differentialdiagnostisch müssen andere konnatale Infektionen wir Zytomegalie, Röteln oder Herpes simplex in Betracht gezogen werden.

Therapie. Bei *Verdacht oder Nachweis einer frischen Toxoplasmoseinfektion einer Schwangeren* muß sofort eine Therapie begonnen werden. Dadurch kann das Risiko der Infektion und Schädigung des Feten um ca. 50 % reduziert werden. Bis zum Ende der 15. Schwangerschaftswoche erhält die Schwangere Spiramycin 3,0 g pro Tag in 3 ED. Von Spiramycin ist keine Teratogenität beschrieben, es reichert sich in der Plazenta an. Ab der 16. Schwangerschaftswoche erfolgt die Therapie mit Sulfadiazin 50 mg/kg/Tag bis 4,0 g oral in 4 ED und Pyrimethamin 50 mg am ersten Tag, 25 mg an den Folgetagen in 1 ED und Folinsäure (Lederfolat) 10–15 mg/Tag oral. Diese Therapie erfolgt über 4 Wochen. Wöchentlich sind Blutbildkontrollen zur Überwachung der Hämatopoese erforderlich. Bei allergischen Reaktionen soll Sulfadiazin durch Spiramycin ersetzt werden. Die Anwendung dieser Kombinationstherapie auch schon vor der 16. Schwangerschaftswoche wird diskutiert, da bislang darunter keine Teratogenität beschrieben ist.

Bei jedem *Verdacht auf eine Infektion eines Neugeborenen* soll eine Therapie begonnen werden, auch wenn die Infektion asymptomatisch oder subklinisch erscheint. Ein Verdacht ist begründet bei

- Nachweis spezifischer IgM- und/oder IgA-Antikörper im Blut der Kinder
- Klinischem Verdacht (s.o.) auch ohne Nachweis von IgM- oder IgA-Antikörper (dies fehlen in bis zu 30 % der Toxoplasma-infizierten Neugeborenen)

Bei konsequent behandelter Primärinfektion während der Schwangerschaft und fehlenden Infektionszeichen beim Neugeborenen kann bis zur Klärung des Infektionsverdachtes durch serologische Untersuchungen mit der Therapie gewartet werden. Bestehen Zweifel an der adäquaten Therapie der Schwangeren, kann bis zur Klärung des Infektionsverdachtes mit Spiramycin behandelt werden.

International hat sich bei der konnatalen Infektion ein einheitliches Therapieregime durchgesetzt. Ein Wirksamkeitsnachweis fehlt allerdings bislang. Die Therapie erfolgt zunächst über 6 Wochen mit Pyrimethamin, Sulfadiazin und Folinsäure für 6 Wochen (Tabelle 49.1). Spiramycin wird fürs Kinderalter wegen fehlendem Wirkungsnachweis und potentiellen Nebenwirkungen nicht mehr empfohlen. Danach wird für 1 Jahr in 4wöchentlichem Wechsel eine Therapiepause mit der Kombinationstherapie empfohlen. Bei einer floriden Chorioretinitis wird zusätzlich die Gabe von Prednisolon 2 mg/kg/Tag bis zum Abklingen der floriden Entzündung empfohlen. Während der Therapie soll regelmäßig das Blutbild bzw. bei Sulfonamidtherapie der Urin (Kristallurie, Hämaturie) untersucht werden. Clindamycin oder Clarithromycin kann bei allergischen Reaktionen alternativ eingesetzt werden. Clindamycin in Kombination mit Sulfadiazin erreicht hohe Konzentrationen im Auge bei der Chorioretinitis.

Tabelle 49.1. Dosierungen der Pharmaka bei der konnatalen Toxoplasmose

Pharmakon	Dosierungen	Einzeldosen/Tag
Pyrimethamin	1 mg/Kg KG/Tag	1
Sulfadiazin	(50)–100 mg/kg KG/Tag	2
Folinsäure	2×5 mg/Woche	–

Prävention. Wichtigste Maßnahme zur Verhinderung einer konnatalen Toxoplasmose ist die Prophylaxe während der Schwangerschaft. Schwangere dürfen kein rohes oder halbgares Fleisch verzehren, Früchte und Gemüse müssen gründlich gewaschen werden. Bei der Gartenarbeit sollten Handschuhe getragen und bei der Fleischzubereitung und vor dem Essen die Hände gründlichst gewaschen werden. Die Pflege von Katzen und die Reinigung der Kotkästen mit heißem Wasser sollten andere Personen übernehmen.

Zu einer wesentlichen Senkung der Häufigkeit der konnatalen Toxoplasmose könnte ein generelles Toxoplasmosescreening in der Frühschwangerschaft oder noch besser vor einer geplanten Schwangerschaft beitragen. In Frankreich und Österreich konnte durch Einführung des generellen Toxoplasmosescreenings die Inzidenz der konnatalen Toxoplasmose von 6–7/1.000 auf 1/10.000 Lebendgeborene gesenkt werden.

Für alle Erkrankungs- und Todesfälle einer pränatal erworbenen Toxoplasmose besteht Meldepflicht.

Verlauf und Prognose. Auch bei scheinbar asymptomatischen Neugeborenen und trotz konsequent durchgeführter Therapie im ersten Lebensjahr kann noch Monate und Jahre später ein Rezidiv einer Chorioretinitis eintreten. Dies kann auch nach konsequent durchgeführter Therapie im 1. Lebensjahr vorkommen. Regelmäßige augenärztliche Kontrollen sind deswegen indiziert. Ansonsten verhindert die zelluläre Immunität eine schwere Reinfektion oder Reaktivierung der Toxoplasmose. Bei Eintreten einer sekundären Immundefizienz (AIDS, Leukämie) sind jedoch Rezidive der Krankheit häufig.

Zytomegalie

Vorbemerkung. Diese Infektion kann prä, peri- oder postnatal erworben werden und stellt die häufigste konnatale Infektion dar.

Häufigkeit und Epidemiologie. Die konnatale Zytomegalie kommt weltweit vor. Sie ist in Entwicklungsländern und sozial schwächeren Bevölkerungsschichten häufiger als in westlichen Ländern und höheren Sozialschichten. Zwischen 0,2 und 2% der Neugeborenen sind bei Geburt infiziert. Die Durchseuchungsrate bei Frauen zwischen 20 und 40 Jahren liegt um 40–50%, im niedrigen sozialen Milieu aber bei 70–90%.

Infektionsquellen sind Körpersekrete wie Vaginalsekret, Sperma, Urin, Speichel, Muttermilch, Tränenflüssigkeit sowie Blut und Blutprodukte. Immunglobulinpräparate können nach menschlichem Ermessen heute als CMV-frei (CMV = Zytomegalievirus) gelten. Eine Ansteckung von Frauen und Schwangeren erfolgt häufig über Sexualkontakte, aber auch bei der Pflege von CMV-infizierten Säuglingen über deren Ausscheidungen wie Urin und Stuhl.

Eine *Primärinfektion* erfolgt bei 1–4% der Schwangeren. Via Virämie kommt es in ca. 40% der Primärinfektionen zur Infektion des Feten. Die Übertragungsraten in der Früh- und Spätschwangerschaft scheinen identisch zu sein. 10–15% der nach einer mütterlichen Primärinfektion infizierten Neugeborenen sind klinisch manifest erkrankt und haben dann fast immer Spätschäden.

Auch bei einer *rekurrierenden mütterlichen Infektion* ist eine aszendierende Infektion möglich. Circa 1% der Neugeborenen seropositiver Schwangerer sind bei Geburt infiziert, in aller Regel jedoch asymptomatisch. Aber auch 5–15% dieser infizierten Neugeborenen haben später mildere Symptome einer CMV. Bei der Geburt kann die Exposition durch genitale Sekrete zur Infektion führen. Sehr unreife Frühgeborene, die von der Mutter unzureichend mit protektiven Antikörpern ausgestattet sind, können über CMV-haltige Muttermilch infiziert werden.

Pathogenese und Pathologie. Eine konnatale Zytomegalie erfolgt entweder nach einer Primärinfektion oder einer rekurrierenden Infektion einer Schwangeren. Eine Primärinfektion während der Schwangerschaft hat ein höheres Risiko, zu Schädigungen des Feten wie Schwerhörigkeit oder kognitiven Störungen zu führen als eine rekurrierende Infektion. Fetale Schädigungen sind in jedem Schwangerschaftsmonat möglich, jedoch scheint der Verlauf der Infektion schwerer und die spätere Schädigung des Kindes desto höher, je früher in der Schwangerschaft die Infektion der Frucht eintritt.

Die Infektion führt zum Befall der Gehirnzellen oder der Retina und allen parenchymatösen Organen wie Leber, Niere, aber auch sekretorischem Gewebe (Speicheldrüsen, Pankreas und endokrine Drüsen). Mikroskopisch finden sich intrazelluläre Einschlußkörperchen und fleckige Infiltrate, die später verkalken.

Klinische Symptome und Verlauf. Eine symptomatische konnatale Zytomegalie betrifft sämtliche Organe. Leitsymptome sind die intrauterine Wachstumsretardierung (Dystrophie), Hepatomegalie, Ikterus, Splenomegalie, Mikrozephalie (mit u.U. sonographisch sichtbaren intrazerebralen Verkalkungen), sowie Thrombozytopenie mit Petechien. Eine Frühgeburt ist weit übernormal gehäuft (bis zu 30%).

Die *Hepatomegalie* ist bei Geburt meist ausgeprägt und bildet sich innerhalb der ersten Lebensmonate weitgehend zurück. Transaminasen und (konjugiertes) Bilirubin sind erhöht.

Eine *Splenomegalie* wird fast immer gefunden. Die Vergrößerung der Milz ist variabel von einer gerade eben tastbaren Milz bis zu gigantischer Vergrößerung, die bis ins kleine Becken reicht. Thrombozyten sind auf Werte zwischen 20,0 und 60,0/nl vermindert. Dies führt zu ausgeprägten Petechien, die vor allem nach der Geburt aber auch später bei jeder venösen Stauung, Druck etc. auftreten. Die Thrombozytopenie persistiert Wochen.

Als Folge der *Enzephalitis* kommt es zur Störung der Gehirnentwicklung mit Mikrozephalie. Der Kopfumfang liegt sehr häufig unterhalb der 3er Perzentile der altersentsprechenden Norm. Teilweise sind schon bei Geburt intrazerebrale Verkalkungen nachweisbar. Diese Kinder haben ein erhebliches Risiko, später mental retardiert zu sein.

Am Auge manifestiert sich die Zytomegalie als *Chorioretinitis*, seltener als Optikusatrophie, Mikrophthalmus, Katarakt und Verkalkungen in der Retina nach Nekrosen. Je nach Lokalisation der Retinaschädigung ist der Visus mehr oder weniger beeinträchtigt.

Eine CMV-*Pneumonie* ist bei der konnatalen Zytomegalie eher selten, aber sehr häufig bei einer postnatal erworbenen Zytomegalie. Nicht selten führt sie zur respiratorischen Insuffizienz und zwingt zur Beatmung.

An den Zähnen können als Folge einer Zytomegalie *Schmelzdefekte* auftreten. Sie führen oft zur ausgeprägten Karies.

Die häufigste (bis zu 60%) Spätschädigung einer konnatalen Zytomegalie ist die *Innenohrschwerhörigkeit.* Sie tritt auch, aber seltener (ca. 8%) bei Kindern auf, die bei Geburt asymptomatisch infiziert waren. Die Innenohrschwerhörigkeit ist in der Regel beidseitig und so ausgeprägt, daß das Wortverständnis behindert und damit die Sprachentwicklung gefährdet ist. Die Schwerhörigkeit kann im Laufe der Kindheit noch erheblich zunehmen.

Fehlbildungen sind bei der konnatalen Zytomegalie nicht überproportional gehäuft, so daß das CMV nicht als teratogen gilt.

Diagnose und Differentialdiagnose. Der sicherste Nachweis für eine Zytomegalie ist der *Virusnachweis* in Urin, Speichel oder in postmortal gewonnenem Leber- oder Lungengewebe. Der Virusnachweis sollte ggf. innerhalb der ersten beiden Wochen nach der Geburt geführt werden, um eine konnatale Infektion zu beweisen. Später könnte die Zytomegalie durch Infektion via Muttermilch oder Blut und Blutprodukten entstanden sein. Im Urin wird CMV in hoher Konzentration ausgeschieden. Ein zytopathischer Effekt ist frühestens nach 24 Stunden lichtmikroskopisch sichtbar. Der CMV-Nachweis wird sensitiver und früher möglich, wenn das CMV-spezifische „early antigen" mittels Immunfluoreszenz in den Zellkernen der Fibroblastenkulturen nachgewiesen wird. Die Sensitivität dieser Methode beträgt 80–90%, die Spezifität bei 80–100% bezogen auf die Zellkultur. Eine weitere Nachweismethode ist die DNA-in-situ-Hybridisierung oder die CMV-PCR in Urinproben. Diese letzteren Virusnachweise beweisen jedoch nur eine Infektion, nicht aber die Erkrankung an Zytomegalie!

Der *Antikörpernachweis* von CMV-IgG- oder IgM-Antikörpern ist mit dem ELISA etabliert. Problematisch – wie immer – ist die Unterscheidung zwischen kindlichen und übertragenen mütterlichen IgG-Antikörpern. Übertragene mütterliche Antikörper fallen nach 6–9 Monaten unter die Nachweisgrenze ab.

Theoretisch würde der Nachweis von CMV-IgM-Antikörpern eine konnatale Zytomegalie beweisen, jedoch ist dieser Test nicht selten falsch-negativ (Sensitivität um 70%) und andererseits bei Bildung von Rheumafaktoren häufig falsch-positiv. Der diagnostische Wert von CMV-IgM-Antikörpernachweisen ist also begrenzt. Das Fehlen von IgG- und IgM-CMV-Antikörpern im Nabelschnurblut schließt eine CMV weitgehend aus.

Eine Zytomegalie muß bei allen Neugeborenen mit Anzeichen für eine konnatale Infektion oder bei allen Schwangeren mit mononukleoseähnlichen Krankheiten in Erwägung gezogen werden. Differentialdiagnostisch müssen andere konnatale Infektionen wie Röteln, Herpes simplex, Toxoplasmose, Lues etc. in Betracht gezogen werden. Die Unterscheidung gelingt serologisch bzw. durch den Erregernachweis. Die klinische Symptomatik dieser verschiedenen Infektionen kann sich überlappen.

Prävention. Eine sichere Prävention einer fetalen Zytomegalie ist nicht bekannt. Ebenso gibt es keine Erkenntnisse darüber, wie lange eine Schwangerschaft nach einer Primärinfektion aufgeschoben werden sollte, um das Risiko für den Feten zu minimieren. Beruflich exponierte seronegative Frauen mit Kinderwunsch (Kinderkrankenschwestern, -pflegerinnen, Kindergärtnerinnen) sollten besonders hygienisch mit Ausscheidungen (Urin, Stuhl, Speichel) von potentiell immer CMV-ausscheidenden Säuglingen umgehen (Händewaschen und Desinfektion).

Eine besondere Gefahr für nosokomiale CMV-Infektionen stellen Bluttransfusionen dar. Grundsätzlich sollten bei Neu- und Frühgeborenen nur CMV-freie Blutkonserven verwendet werden. Leukozytenfilter reduzieren das Risiko einer transfusionsbedingten Zytomegalie weiter. Die Effektivität einer zeitgleichen Gabe von CMV-Hyperimmunseren zur Prävention einer transfusionsbedingten Zytomegalie ist nicht erwiesen.

Frühgeborene können, da sie über keine protektiven Antikörper verfügen, durch CMV-haltige Mutter- bzw. Frauenmilch infiziert werden. Tieffrieren der Milch auf –20 °C und anschließendes Pasteurisieren (30 min auf 63 °C) reduziert die Infektiosität der Milch.

Therapie. Mit Ganciclovir, Foscarnet und (zukünftig) Cidofovir sind Mittel zur Therapie von CMV-Infektionen verfügbar. Ganciclovir ist teilweise effektiv bei einer CMV-Chorioretinitis, Pneumonie, Gastroenteritis bei immundefizienten Patienten (HIV, Transplantationen etc.). Die Toxizität der Substanz mit Leukozytopenie, Thrombozytopenie, Funktionsstörungen von Leber, Niere und Gastrointestinaltrakt ist aber zu berücksichtigen. Randomisierte Studien zum Wirkungsnachweis bei fetalen Infektionen fehlen derzeit (Oktober 2001). In einer Phase-2-Studie wurden Neugeborene mit konnataler Zytomegalie mit 8 bzw. 12 mg/kg/Tag Ganciclovir in 2 ED für 6 Wochen behandelt. Darunter wurde die renale Virusausscheidung supprimiert, trat nach Absetzen der Medikation aber wieder auf. Es gab Hinweise darauf, daß die Hörfähigkeit bei 5/30 (16%) der Neugeborenen sich nach 6 oder mehr Monaten verbessert hatte. Foscarnet und (zukünftig) evtl. Cidofovir sind therapeutische Alternativen.

Tabelle 49.2. Spätschädigung nach bei Geburt symptomatischer bzw. sog. asymptomatischer konnataler Zytomegalie. Aus Stagno 1995

Prognose	Symptomatisch	„Asymptomatisch"
Innenohrschwerhörigkeit	58%	7,4%
Beidseitiger Hörverlust	37%	2,7%
Chorioretinitis	20%	2,5%
IQ <70	55%	3,7%
Mikrozephalie, Krampfanfälle, Paresen	52%	2,7%
Mikrozephalie	37%	1,8%
Krampfanfälle	23%	<1%
Paresen	12%	0%
Tod	6%	0,3%

Therapieversuche mit Idoxuridin, Cytosinarabinosid, Aciclovir, Interferon oder Transferfaktor waren erfolglos. CMV-Hyperimmunseren zur Therapie einer konnatalen CMV-Infektion sind nicht etabliert.

Prognose. Das Risiko einer ausgeprägten mentalen und psychomotorischen Entwicklungsstörung nach einer konnatalen Zytomegalie ist erheblich (Tabelle 49.2). Viele Kinder sind lernbehindert. Das Sprachverständnis und die Sprechfähigkeit sind verzögert. Das ganze Ausmaß der Schädigung ist erst Jahre nach der Geburt erkennbar. Trotzdem sind eine bei Geburt bestehende Mikrozephalie, neurologische Auffälligkeiten während des ersten Lebensjahres und/oder eine Chorioretinitis prädiktiv für spätere Entwicklungsstörungen und eine Minderung des IQ. Man muß damit rechnen, daß 90% der bei Geburt symptomatischen Neugeborenen später mindere oder ausgeprägte Defizite aufweisen. Aber auch bei Neugeborenen, die bei Geburt asymptomatisch erscheinen, werden bis zum 2. Lebensjahr in 10–15% Spätschäden wie Schwerhörigkeit, seltener eine Chorioretinitis manifest. Dies unterstreicht die Bedeutung regelmäßiger pädaudiologischer und ophthalmologischer Kontrollen dieser Kinder.

Es gibt bislang keinerlei gesicherte Erkenntnisse darüber, ob eine Therapie mit Ganciclovir diese Spätschäden verhindert, zumal die Schädigung schon während der Schwangerschaft gesetzt worden ist. Dennoch wird empfohlen den floriden Prozeß der Entzündung bei einer symptomatischen konnatalen Zytomegalie durch die Gabe von Ganciclovir zu stoppen.

Röteln

Häufigkeit und Epidemiologie. Die Übertragung des Rötelnvirus auf Feten erfolgt diaplazentar während einer Virämie bei Erstinfektion der Schwangeren. Eine Rötelnembryopathie findet sich derzeit bei 1 auf 6.000 bis 10.000 Lebendgeborenen. Konnatale Infektionen könnten vermieden werden, wenn alle Mädchen präpubertär geimpft wären. Auch heute haben 10–15 % der Frauen (Schwangeren) keine Antikörper gegen das Rötelnvirus. Deswegen besteht bedauerlicherweise nach wie vor das Risiko konnataler Röteln.

Die Rate der Rötelnembryopathie liegt bei einer Infektion in der 1.–6. Schwangerschaftswoche (SSW) bei 56 %, in der 7.–9. SSW bei 25 %, in der 10.–12. SSW bei 20 %, in der 13.–17. SSW bei 10 % und von der 18.–21. SSW unter 4 %. Damit ergibt sich ein durchschnittliches Risiko bei einer Infektion in den ersten 17 SSW von ca. 35 %. Säuglinge mit konnatalen Röteln sind hochinfektiös und scheiden das Virus jahrelang in Stuhl und Urin aus.

Pathogenese und Pathologie. Die Virämie bei Infektion findet ca. eine Woche vor Ausbruch des Exanthems statt. Nicht in jedem Fall kommt es zur Infektion des Feten, manchmal beschränkt sie sich auf das Chorionepithel der Plazenta. Die Symptomatik und das Ausmaß der Organschädigungen hängen vom Gestationsalter bei Infektion, der Viruslast, der Virulenz des Virusstammes und der Fähigkeit des Feten, die Replikation des Erregers zu kontrollieren, ab. Die Virusreplikation läuft bei einer konnatalen Rötelninfektion trotz Antikörperbildung noch ca. ein Jahr nach Geburt weiter. Parallel dazu werden IgM-Antikörper gebildet. Das Virus hemmt die Mitose fetaler Zellen und führt zur Zerstörung befallener Zellen. Histologisch findet man Nekrosen und eine Vaskulitis.

Klinische Symptome. Häufig führt die *Rötelnembryopathie* zum Abort oder zur Totgeburt. Eine Infektion des Embryos vor Abschluß der Organogenese resultiert in einer typischen Kombination von Organfehlbildungen, dem nach dem Erstbeschreiber benannten Gregg-Syndrom: Dazu gehören

- Hörstörungen, die zu den häufigsten Manifestationen der Rötelnembryopathie gehören;
- Herzfehler, vor allem Pulmonalarterien- oder -Klappenstenose, offener Ductus arteriosus Botalli, Aortenstenose und Ventrikelseptumdefekt;
- Befall des Auges als Katarakt, Mikrophthalmus und der typischen Pfeffer-und-Salz-Retinopathie;
- ZNS-Befall mit Mikrozephalus, Wahrnehmungsstörung und Hypotonie;
- Dystrophie und persistierende Wachstumsstörung.

Erfolgt die Infektion später in der Schwangerschaft, spricht man von der *Rötelnfetopathie*. Der Unterschied zwischen Rötelnembryopathie und -fetopathie ist selbstverständlich fließend.

Typisch für die Rötelnfetopathie sind transiente Schädigungen mit Symptomen wie:

- Hepatomegalie mit Hepatitis und Transaminasenerhöhungen,
- Splenomegalie teilweise beträchtlichen Ausmaßes,
- Thrombozytopenie mit Petechien und Purpura,
- extramedulläre Blutbildung. Diese nimmt teilweise exorbitante Ausmaße an und führt zu dunkel-blauroten Knötchen der Haut („blueberry muffin"),
- hämolytische Anämie,
- Exantheme uncharakteristischer Morphologie,
- Meningoenzephalitis,
- seltene Manifestationen sind eine Pneumonie, Myositis, Myokarditis, Osteopathie, Diarrhöe, Corneatrübungen.

Diese Symptome sind in der Regel selbst limitiert und bilden sich nach einigen Wochen zurück.

Diagnose und Differentialdiagnose. Die Diagnose konnataler Röteln wird serologisch gestellt. Diagnostisch beweisend ist der IgM-Antikörpernachweis im HAH-Test oder nach dem 6. Lebensmonat persistierende Antikörper. Nicht alle Neugeborenen mit konnatalen Röteln sind Rötelnvirus-IgM-Antikörper-positiv. Das Rötelnvirus kann bis 1–2 Jahre nach Geburt aus Rachensekret, Urin, Stuhl, Liquor, Leukozyten (buffy coat) in der Kultur angezüchtet werden.

Therapie. Eine spezifische Therapie gibt es nicht. Konnatal infizierte Neugeborene bedürfen einer umfassenden Betreuung mit Korrektur der Sehfähigkeit und der Herzfehler. Entscheidend ist die sozialpädiatrische Betreuung mit entwicklungsneurologischer und -psychologischer Nachsorge zur weitestgehenden Förderung der betroffenen Kinder und Familien.

Prävention. Alle Mädchen sollten vor Eintritt in die Pubertät gegen Röteln geimpft werden. Der Impferfolg sollte durch Nachweis eines protektiven Titers von $\geq 1:32$ im HAH-Test nachgewiesen sein. Eine Impfung während der Schwangerschaft ist kontraindiziert. Es wird empfohlen, bis zu 3 Monate nach der Impfung Kontrazeptiva zu verwenden. Daten von über 500 Kindern, deren Mütter während der Schwangerschaft akzidentell geimpft wurden, belegen, daß das Impfvirus zwar diaplazentar übertragen werden kann, aber offensichtlich keine Krankheit auslöst. Deswegen ist eine akzidentelle Rötelnimpfung während der Schwangerschaft keine Indikation zur Interruptio.

Wird eine nicht immune Schwangere gegenüber Röteln exponiert, so sollte serologisch untersucht werden, ob sie überhaupt an Röteln erkrankt. Es kann durch Gabe von 0,5 ml/kg KG Immunglobulinen versucht werden, den Ausbruch von Röteln zu verhindern, jedoch ist dieser Versuch einer Prävention sehr unsicher. Erkrankt eine Schwangere innerhalb der ersten 12 Schwangerschaftswochen, ist dies ein allseits akzeptierter Grund für eine Interruptio, da das Risiko einer Rötelnembryopathie sehr hoch ist. Es besteht Konsens, daß eine pränatale sonographische Kontrolle eine Rötelnembryopathie nicht mit der erforderlichen Sicherheit ausschließen kann. Bei einer Erkrankung an Röteln zwischen der 13. und 17. SSW ist die Indikation zur Interruptio fakultativ, danach nicht mehr gegeben. Eine frühe Diagnose kann mit dem PCR-Nachweis von Rötelnvirus-RNS in Chorionzottenbiopsien gestellt werden. Ist dieser Test negativ, kann ab der 22. SSW durch das Fehlen fetaler IgM-Antikörper gegen das Virus eine fetale Infektion mit großer Sicherheit ausgeschlossen werden. Die Interpretation der Befunde erfordert eine enge Kooperation mit einem erfahrenen Labor.

Verlauf und Prognose. Die Organschäden einer Rötelnembryopathie sind in der Regel bei Geburt voll ausgeprägt und irreversibel. Bei der Rötelnfetopathie muß mit einer Latenzperiode bis zur vollen Ausprägung aller Symptome gerechnet werden. Einige Neugeborene erscheinen bei Geburt weitgehend unauffällig und entwickeln erst im Verlauf einiger Monate eine multisystemische Symptomatik wie Pneumonitis mit Husten, Tachypnoe und Zyanose, ein Rötelnexanthem, chronische Diarrhöe, Taubheit, rezidivierende Infektionen aufgrund einer humoralen oder zellulären Immundefizienz und progressive neurologische Defizite. Auch autoimmunologisch bedingte Endokrinopathien (Diabetes mellitus, Hypo- oder Hyperthyreoidismus) sind beschrieben.

Parvovirus-Infektionen B19

Vorbemerkung. Infektionen durch humanes Parvovirus B19 verursachen beim primär gesunden Kind das Erythema anulare (Ringelröteln) oder verlaufen asymptomatisch. Problematisch ist die durch Parvovirus B19 verursachte passagere Knochenmarksaplasie, die bei Feten zur Anämie und folgendem Hydrops und Fruchttod führen kann.

Häufigkeit/Epidemiologie. Die Infektiosität der Krankheit durch Parvovirus B19 ist in Kap. 99.14 abgehandelt.

Die Seroprävalenz von Parvovirus B19 steigt zwischen 5 und 20 Jahren von 5 auf rund 30–50 %. Die Inzidenz der Infektion während der Schwangerschaft wird zwischen 0,25 % und 3,5 % (Mittel 1,1 %) angegeben. Die Rate fetaler Infektionen bei maternaler Parvovirus-B19-Infektion ist wenig gesichert, sie ist unabhängig vom Stadium der Schwangerschaft.

Es ist schwierig, die Infektion des Feten zu sichern. Der Nachweis von fetalen IgM-Antikörpern gegen Parvovirus B19 unterschätzt die Infektionsrate, da einige Feten kein spezifisches IgM bilden. Sensitiver ist der Nachweis von B19-DNS bzw. die Persistenz von IgG-Antikörpern über das 1. Lebensjahr hinaus. Diaplazentar übertragene maternale Antikörper sind nach ca. einem Jahr nicht mehr nachweisbar. Werden diese Parameter für eine intrauterine Infektion gewertet, beträgt die pränatale Übertragungsrate bis zu 30 %, ein Hydrops fetalis tritt aber nur in ca. 10 % auf. Ein Fruchttod ist noch wesentlich seltener und liegt bei 1–2 % der fetalen Infektionen.

Pathogenese und Pathologie. Klinische Symptome einer Parvovirus-B19-Infektion wie Hautausschlag, Arthralgien und mäßiggradiges Fieber treten parallel mit dem Nachweis von IgG- bzw. IgM-Antikörpern auf, was darauf hinweist, daß diese Symptomatik immunologisch getriggert wird. Zu diesem Zeitpunkt ist ein Patient nicht mehr infektiös. Für eine nicht immune, exponierte Schwangere bedeutet dies fatalerweise, daß die Diagnose Parvovirus-B19-Infektion bei einer Kontaktperson klinisch erst dann vermutet werden kann, wenn ein Patient nicht mehr infektiös ist.

Problematisch ist die Reduktion der Erythropoese beim Feten, da die Erythropoese beim Feten besonders schnell erfolgt (Gewichtszunahme) und die Überlebenszeit der fetalen Erythrozyten nur 40–70 Tage beträgt. Die folgende schwere Anämie (bis 2 g/dl Hb) führt zur Hypoxämie, zum Kapillarschaden mit folgendem Hydrops. Eine anämisch bedingte Steigerung des Herzzeitvolumens führt ebenso wie eine Myokarditis zur Herzinsuffizienz und Aszites. Die Organvergrößerung der Leber und die reduzierte Bildung von Albumin können den kolloidosmotischen Druck noch weiter vermindern und den Hydrops fetalis weiter verstärken. Am Ende kann der Fruchttod in der Herzinsuffizienz stehen.

Histologisch finden sich in Knochenmarkzellen bei Hydrops fetalis nach Parvovirus-B19-Infektion intranukleäre Einschlußkörperchen. Diese Zellen werden bevorzugt im Lumen von Gefäßen jedes Organes bzw. im Bereich der extrazellulären Blutbildung der Leber gefunden. Sie werden als Laternenzellen (engl. „lantern-cells“) bezeichnet, was ihre Morphologie charakterisiert.

Klinische Symptome. Die klinische Symptomatik einer Parvovirus-B19-Infektion bei einer Schwangeren reicht von einer asymptomatischen Infektion in ca. 50 % der Fälle bis zu den klassischen Ringelröteln (s. Kap. 99.9). Bei Anämie kann es zur aplastischen Krise kommen. Die Schwere des klinischen Verlaufes einer Infektion einer Schwangeren beeinflußt nicht den Verlauf der Schwangerschaft. Eine Präeklampsie bzw. Hochdruck der Schwangeren scheint jedoch bei einem Hydrops fetalis gehäuft aufzutreten.

Hauptproblem ist die Anämie des Feten und der folgende Hydrops. Andererseits sind nicht alle hydropischen Feten anämisch, da auch eine Myokarditis bei der Entwicklung des Hydrops eine Rolle spielen kann. Ohne Therapie versterben < 10 % der Feten infizierter Schwangerer innerhalb von 4–6 Wochen. Nicht alle absterbenden Feten sind hydropisch. Einige Feten weisen zusätzlich eine Thrombozytopenie, erhöhte Transaminasenwerte und erhöhtes Bilirubin auf.

Diagnose. ELISA-IgM- und IgG-Antikörper gegen Parvovirus B19 im Serum der Schwangeren beweisen eine akute Infektion. Die IgM-Antikörper (Sensitivität um 90 %) treten erst mit den Arthralgien bzw. dem Exanthem auf. Das Maximum der IgM-Antikörper ist nach 2–3 Wochen erreicht, in der Regel fallen sie nach 2–3 Monaten, nur in Ausnahmefällen erst nach ca. 10 Monaten unter die Nachweisgrenze. IgG-Antikörper sind einige Tage später und dann jahrelang nachweisbar. Fehlen sowohl IgG- als auch IgM-Antikörper, ist die Schwangere nicht immun und für eine Parvovirus-B19-Infektion empfänglich.

Der Nachweis von IgM-Antikörpern im fetalen Blut ist zwar hoch spezifisch, aber wenig sensitiv für eine Infektion, d.h. er kann fehlen. Die sensitivste Methode zum Nachweis einer fetalen Infektion durch Parvovirus-B19 ist der PCR-Nachweis von DNS in Amnionflüssigkeit und/oder fetalem Blut, Aszites oder die In-situ-Hybridisierung in fetalem Gewebe.

Therapie. Entscheidend nach einer Exposition einer Schwangeren ist zunächst die Bestimmung ihrer Immunität gegenüber Parvovirus-B19. Da bei der Mehrzahl der infizierten Schwangeren keine Gefährdung des Feten zu befürchten ist, kann man sich zunächst auf eine engmaschige sonographische Überwachung des Feten beschränken. Zeigen sich die Anzeichen eines Hydrops fetalis und läßt sich durch eine Punktion der Nabelschnurarterie eine fetale Anämie bestätigen, sind intrauterine Bluttransfusionen indiziert. Randomisierte Studien zum Nachweis des Therapieerfolges fehlen allerdings. Bei einigen Feten mit Hydrops scheint dieser auch spontan abheilen zu können.

Prävention. Ein Patient ist im Stadium des Exanthema infectiosum (Ringelröteln) nicht mehr infektiös, und muß deswegen nicht isoliert werden. Eine Ausnahme sind Patienten mit Immundefekten oder aplastischer Anämie. Empfängliche und gefährdete Schwangere sollten bei einer Exposition benachrichtigt werden, damit sie engmaschig überwacht werden können. Da die Infektion mit größter Wahrscheinlichkeit über eine Tröpfcheninfektion verläuft, ist das Händewaschen eine wichtige präventive Maßnahme. Der präventive Wert einer passiven Immunisierung mit derzeit verfügbarem Immunglobulin ist nicht etabliert. Eine aktive Impfung steht nicht zur Verfügung.

Prognose und Verlauf. Die Prognose eines Hydrops fetalis scheint entscheidend vom Ausgleich der pathogenetisch bedeutsamen Anämie abzuhängen. Spontane Regressionen eines Hydrops fetalis sind allerdings beschrieben. Unbehandelt führt die Anämie und der folgende Hydrops zum Absterben des Feten und zur Totgeburt. Überlebt der Fetus durch intrauterine Bluttransfusionen, ist die postnatale Entwicklung in der Regel ungestört. Einige (< 10 %) infizierte Neugeborene sind wohl aufgrund der intrauterinen Anämie wachstumsretardiert (dystroph).

Syphilis

Epidemiologie. Syphilis (Synonym Lues) ist eine Infektion durch Treponema pallidum, die diaplazentar übertragbar ist. Eine konnatale Syphilis ist heute in Mitteleuropa selten, da nach den Mutterschaftsrichtlinien Schwangere serologisch auf Lues untersucht werden sollen. Die konnatale Syphilis korreliert mit Promiskuität, Drogenabhängigkeit und mangelnder Inanspruchnahme von Vorsorgeuntersuchungen während der Schwangerschaft. Ein Primär- oder Sekundärstadium während der Schwangerschaft hat ein hohes Risiko, zur konnatalen Syphilis zu führen. Die diaplazentare Übertragung ist in der Spätschwangerschaft am höchsten (bis zu 100 %).

Pathogenese und Pathologie. Treponema pallidum wird meist bei einer Primärinfektion der Mutter hämatogen übertragen; sämtliche Organe können befallen sein. Das Primärstadium fehlt bei Feten, da die Infektion hämatogen erfolgt. Histologisch finden sich perivaskuläre, lymphozytäre und plasmazelluläre Infiltrate.

Klinische Symptome. Eine Syphilis während der Schwangerschaft führt in 30–40 % zum spontanen Abort, zu Frühgeburt, Hydrops oder Totgeburt. Überlebt das Neugeborene, so sind Fieber, makulopapulöse Effloreszenzen, Fissuren, Petechien, Ikterus, Hepatosplenomegalie, Lymphknotenschwellungen, chronischer Schnupfen mit serös blutiger Sekretion typische Symptome. Eine Anämie bzw. Thrombozytopenie sind häufig. Eine Beteiligung des ZNS manifestiert sich als Hydrozephalus, Krampfanfälle mit Liquorpleozytose und Eiweißerhöhung. Typisch ist ein Knochenbefall in Form einer metaphysären Osteochondritis mit Knochendestruktion. Im Kleinkindesalter sind eine Uveitis, Keratitis, Tonnenzähne, Sattelnase, Schwerhörigkeit, Hydrozephalus und Epilepsie typische Residuen einer konnatalen Infektion.

Diagnose. Die Diagnose beruht auf dem Antikörper- bzw. Erregernachweis. Ein Screening-Test ist der Cardiolipin-Mikroflockungstest. Spezifische Antikörper werden mit dem FTA-ABS-Test („fluorescence treponemal antibody-absorption“) bzw. dem TPHA-Test (Treponema-pallidum-Hämagglutination) nachgewiesen. Diese Tests werden ca. 3–6 Wochen nach Beginn einer Infektion positiv. Im Verlauf ansteigende oder 4fach höhere Titer als bei der Mutter beweisen die Infektion des Feten. Besonders hilfreich ist der IgM-Antikörpernachweis, der jedoch falsch-negativ sein kann. Der Errreger kann in Haut- oder Schleimhautsekreten oder in Biopsien im Dunkelfeld oder fluoreszenzmikroskopisch nachgewiesen werden.

Differentialdiagnose. Sämtliche konnatalen Infektionen kommen differentialdiagnostisch in Betracht.

Therapie. Die Therapie erfolgt mit Penicillin G in einer Dosis von 100.000 bis 200.000 E/kg/Tag in 2–3 ED für 10–14 Tage. Zu Beginn ist eine Jarisch-Herxheimer-Reaktion mit Fieber möglich.

Prävention. Die Prävention der konnatalen Syphilis beruht vor allem auf dem serologischen Screening aller Schwangeren im Rahmen der Mutterschaftsvorsorge. Neugeborene von Müttern ohne entsprechende Screening-Untersuchungen sollten serologisch auf Antikörper untersucht werden. Bei unklaren Befunden bzw. Verdacht auf eine unzureichende Behandlung der Schwangeren sollte eine Penicillintherapie (s. o.) durchgeführt werden.
Blut und Wund- bzw. Nasensekrete sind kontagiös!

Verlauf und Prognose. Ist es nicht schon während der Schwangerschaft zu gravierenden Organschäden (Enzephalitis, Osteomyelitis) gekommen, ist die Prognose einer konnatalen Syphilis gut.

Konnatale Malaria

Epidemiologie. In den Tropen war bislang eine konnatale Malaria relativ selten, da Einheimische aufgrund früherer Infektionen eine gewisse Immunität aufweisen (Plasmodienbefall des Neugeborenen bei ca. 1,5 % der infizierten Schwangeren). Die konnatale Malaria betrifft deswegen vor allem nichtimmune Schwangere, die aus nichtendemischen Gebieten stammen und an Malaria erkranken. Aufgrund des zunehmenden Ferntourismus, der nachlässig gehandhabten Prophylaxe und der zunehmenden Resistenzproblematik muß auch in Europa häufiger mit Malariaerkrankungen bei Schwangeren und damit einer konnatalen Malaria gerechnet werden.

Pathogenese. Die Plasmodien befallen bei mütterlicher Parasitämie zunächst die Plazenta. Von dort kann es zur pränatalen Infektion des Feten kommen. Eine Übertragung bei der Geburt ist durch Einriß der Plazenta und Übertritt infizierter mütterlicher Erythrozyten in den fetalen Kreislauf möglich. Mütterliche Antikörper sind teilweise protektiv für das Neugeborene. HbF und Hämoglobinanomalien (HB-S) bieten eine teilweise Resistenz gegenüber Plasmodienbefall der Erythrozyten.

Klinische Symptome. Symptome beim Neugeborenen treten meist nach einer Latenz von 2–8 Wochen nach Geburt auf, gelegentlich direkt postnatal oder erst nach mehreren Monaten. Leitsymptom ist Fieber. Die Neugeborenen sind zunächst unruhig, später lethargisch und verweigern die Nahrung. Häufig entwickeln sich eine Anämie und ein Ikterus. Krampfanfälle deuten auf eine zerebrale Malaria (bes. P. falciparum) hin. Leber und Milz sind vergrößert. Weitere Komplikationen sind Durchfall, Erbrechen, Dehydratation und Elektrolytverschiebungen sowie Hypoglykämie und Dystrophie schon bei Geburt. Ein Befall der Niere manifestiert sich als nephrotisches Syndrom. Bei schwer verlaufender Malaria tropica kann es neben zerebraler Beteiligung auch zum akuten Nierenversagen und zu einem Lungenödem mit respiratorischer Insuffizienz kommen.

An Laborwerten fallen Zeichen der Hämolyse (Anämie, Haptoglobin vermindert, LDH erhöht, Retikulozyten erhöht), Thrombozytopenie, Hyperbilirubinämie und – bei Beteiligung der Leber – Transaminasenerhöhungen auf.

Diagnose und Differentialdiagnose. Aufgrund der klinischen Symptome muß die Verdachtsdiagnose gestellt werden. Wegweisend ist die Anamnese mit der Angabe der Schwangeren, daß sie sich in einem endemischen Malariagebiet aufgehalten hat und dort (möglicherweise) eine fieberhafte Krankheit durchgemacht hat. Die häufigste Fehldiagnose lautet „unspezifischer Virusinfekt".

Differentialdiagnostisch muß an eine bakterielle Infektion oder konnatale Infektion wie Lues, Toxoplasmose, Zytomegalie, Röteln oder Herpes simplex gedacht werden. Beweisend ist der Nachweis von Plasmodien im nach Giemsa gefärbten Blutausstrich oder im dicken Tropfen.

Therapie. Die rasche Resistenzentwicklung (s. Kap. 101) insbesondere von P. falciparum gegenüber Chloroquin (z.B. Resochin) erschwert allgemeine Therapieempfehlungen. Da die Angaben zur Resistenz ständig aktualisiert werden, sollte eine Beratung durch ein tropenmedizinisches Institut erfolgen.

Eine Malaria tertiana und quartana kann mit Chloroquin (Resochin) initial 10 mg Base/kg oral, dann 5 mg Base/kg nach 6, 24 und 48 Stunden erfolgreich behandelt werden (sehr seltene Chloroquinresistenzen bei P. vivax). Eine Nachbehandlung bei konnataler Malaria tertiana mit Primaquin ist nicht erforderlich, da keine persistierenden Leberformen vorliegen, die zu Rezidiven führen könnten.

In Anbetracht der unsicheren Resistenzsituation ist Chinin das Mittel der Wahl sowohl bei Malaria tropica während der Schwangerschaft wie bei konnataler Malaria tropica. Initial werden 20 mg Chininbase/kg über 4 Stunden in 5% Glukose gegeben, anschließend 10 mg/kg über 2–4 Stunden alle 8 Stunden bis zum Aufklaren des Neugeborenen bzw. Nachlassen der Parasitämie. Die Behandlung wird anschließend mit 3 Einzeldosen von 10 mg/kg Chinin per os bis zu einer Dauer von insgesamt 7–10 Tagen weitergeführt. Bei Verdacht auf eine Infektion mit multiresistenten Plasmodien (verminderte Chininempfindlichkeit von P. falciparum vor allem in Teilen Südostasiens) kann die Chinintherapie mit Clindamycin oder Erythromycin kombiniert werden.

Mefloquin (Lariam) und das in Deutschland 1992 aus dem Handel genommene Fansidar sind in der Schwangerschaft und bei Säuglingen kontraindiziert. Die Anwendung von Mefloquin und weiteren Malariamitteln bei konnataler Malaria bleibt Sonderfällen vorbehalten.

Prävention. Grundsätzlich ist Schwangeren von einer Reise in Malariaendemiegebiete abzuraten. Die Expositionsprophylaxe erfolgt mit Moskitonetzen, schützender Bekleidung und Repellentien. Da die Empfehlungen zur Chemoprophylaxe ständig aktualisiert werden, sollte vor Reiseantritt eine Beratung durch ein tropenmedizinisches Institut erfolgen.

Verlauf und Prognose. Unbehandelt kann eine konnatale Malaria letal enden. Ansonsten ist die Prognose gut.

Literatur

Burke JP, Hinman AR, Krugman S (1985) International Symposium on Prevention of Congenital Rubella Infection. Rev Infect Dis 7: S1–S215

Enders G (1988) Infektionen und Impfungen in der Schwangerschaft, Urban & Schwarzenberg, Stuttgart

Fleischer K, Köhler B, Stich A (1995) Therapie der Malaria. Dtsch Ärzteblatt 92: A201–210

Gratacos E, Torres PJ, Vidal J et al. (1995) The incidence of human parvovirus B19 infection during pregnancy and its impact on perinatal outcome. J Infect Dis 171: 1360–1363

Handrick W (Koordinator) (2000) Lues connata. In: Deutsche Gesellschaft für Pädiatrische Infektiologie (DGPI) (Hrsg) DGPI-Handbuch Infektionen bei Kindern und Jugendlichen, 3. Aufl. Futuramed, München

Harger JH, Adler SP, Koch WC et al. (1998) Prospective evaluation of 618 pregnant women exposed to parvovirus B19: risks and symptoms. Obstet Gynecol 91: 413–420

Hedman K, Lappalaonen M, Soderhung M, Hedman (1993) Avidity of IgA in serodiagnosis of infections diseases. Rev Med Microbiol 4: 123–129

Heegard ED, Hornsleth A (1995) Parvovirus: The expanding spectrum of disease. Acta Paediatr 84: 109–117

Hulbert TV (1992) Congenital malaria in the United States: report of a case and review. Clin Infect Dis 14: 922–926

Levy R, Weissman A, Blomberg G, Hagan ZJ (1997) Infection by parvovirus B19 during pregnancy: A review. Obstet Gynecol Surv 52: 254–259

Litwin CM, Hill HR (1997) Serologic and DNA-based testing for congenital and perinatal infections. Pediatr Infect Dis J 16: 1166–1175

Naser K, Hlobil H, Baier E (1995) Diagnostische Bedeutung Toxoplasma-spezifischer IgA-Antikörper. Klin Lab 41: 151–157

Padelt H (Koordinator) (2000) Toxoplasmose. In: Deutsche Gesellschaft für Pädiatrische Infektiologie (DGPI) (Hrsg) DGPI-Handbuch Infektionen bei Kindern und Jugendlichen, 3. Aufl. Futuramed, München

Pass RF (1997) Cytomegalovirus. In: Long SS, Pickering LK, Prober CG (eds) Principles and Practice of Pediatric infectious diseases.

Remington JS, Klein JO (eds) (1995) Infectious diseases of the fetus and newborn infant, 4th ed. Saunders, Philadelphia

Rodis JF et al. (1998) Long term outcome of children following maternal human parvovirus B19 infection. Obstet Gynecol 91: 125–128

Stagno S (1995) Cytomegalovirus. In: Remington JS, Klein JO (eds) Infectious diseases of the fetus and newborn infant. Saunders, Philadelphia, pp 312–353

Terclani S, Enders G, Holzgrewe W (1996) Aktuelles Management bei mütterlichen Infektionen mit Röteln, Toxoplasmose, Zytomegalie, Varizellen und Parvovirus B19 in der Schwangerschaft. Gynäkologe 29: 144–163

Whitley RJ, Cloud G, Guber W et al. (1997) Ganciclovir treatment of symptomatic congenital cytomegalovirus infection: results of a phase II study. J Infect. Dis J 175: 1080–1086

50 Grundlagen der Neonatologie

C. P. Speer

Definitionen. In den meisten westlichen Ländern hat die neonatale Mortalität während der letzten Dekaden kontinuierlich abgenommen (neonatale Mortalität = Anzahl der in den ersten 28 Lebenstagen verstorbenen Früh- und Neugeborenen/1.000 Lebendgeborene). In Deutschland liegt die Sterblichkeit bei weniger als 7 pro 1.000 Lebendgeborenen; die überwiegende Anzahl dieser Kinder verstirbt innerhalb der ersten Lebenstage. In Baden-Württemberg betrug die Anzahl der Totgeborenen und in den ersten 7 Lebenstagen verstorbenen Früh- und Neugeborenen im Jahr 1997 6,2 pro 1.000 Neugeborene. Als häufigste Ursachen der neonatalen Sterblichkeit sind die Frühgeburtlichkeit und nicht mit Leben vereinbare schwere Fehlbildungen verantwortlich. Die für die Neonatalmedizin wesentlichen Definitionen sind in der folgenden Übersicht zusammengefaßt.

Definitionen der Neonatalmedizin

- *Gestationsalter*: Schwangerschaftsdauer vom 1. Tag der letzten normalen Regelblutung der Mutter bis zur Geburt des Kindes, normal ca. 280 Tage;
- *Frühgeborenes*: Gestationsalter <260 Tage, <37. vollendete Schwangerschaftswoche;
- *reifes Neugeborenes*: Gestationsalter 260–293 Tage (vollendete 37.– Ende der 41. Woche);
- *übertragenes Neugeborenes*: Gestationsalter >293 Tage (42 Wochen und mehr);
- *hypotrophes Neugeborenes*: Geburtsgewicht <10. Perzentile bezogen auf das Gestationsalter des Kindes (SGA: „small for gestational age");
- *eutrophes Neugeborenes*: Geburtsgewicht 10.–90. Perzentile bezogen auf das Gestationsalter des Kindes (AGA: „appropriate for gestational age");
- *hypertrophes Neugeborenes*: Geburtsgewicht >90. Perzentile bezogen auf das Gestationsalter des Kindes (LGA: „large for gestational age");

Zwei weitere, im internationalen Schrifttum häufig verwendete Definitionen berücksichtigen das Gestationsalter nicht:

- *Untergewichtige Neugeborene*: Geburtsgewicht <2500 g (LBW: „low birth weight infant");
- *sehr untergewichtige Neugeborene*: Geburtsgewicht <1500 g (VLBW: „very low birth weight infant").

Postpartale Bestimmung des Reifezustandes (Gestationsalter). Nach der Geburt lassen bestimmte körperliche (somatische) und auch neurologische Zeichen Rückschlüsse auf die Reife des Kindes zu; es sind verschiedenste Reifescores entwickelt worden. Da die neurologischen Reifescores für eine Beurteilung schwerkranker und beatmeter Neugeborener ungeeignet sind, erlauben die leicht zu beurteilenden somatischen Reifezeichen eine gewisse Bestimmung des Reifealters. Bei reifen eutrophen Neugeborenen weisen die Ohrmuschelknorpel ein vollständiges Knorpelgerüst auf. Der Durchmesser der Brustdrüsen beträgt ca. 10 mm; die Testes sind deszendiert, und die großen Labien bedekken die kleinen Labien. Die Fingernägel überragen die Fingerkuppe und die Fußsohlenfalten verteilen sich über die ganzen Sohlen. Die Reifezeichen sind bei Frühgeborenen in Abhängigkeit vom Gestationsalter gar nicht oder nur in Ansätzen vorhanden. So haben die *Ohrmuscheln* sehr kleiner Frühgeborener kaum Profil, tastbare Knorpeleinlagerungen finden sich zuerst im Tragus und Antitragus; der Helixknorpel entwickelt sich zuletzt. Das *Brustdrüsengewebe* und die *Brustwarze* bilden sich zwischen der 28. und 40. Gestationswoche langsam aus, die Mamille ist dann deutlich von der umgebenden Haut abgrenzbar, der Warzenhof erhebt sich über das Hautniveau. Bei männlichen Frühgeborenen können die *Hoden* im Leistenkanal oder darüber liegen, beim weiblichen Frühgeborenen treten die kleinen *Labien* und *Klitoris* hervor. Die *Nägel* sehr unreifer Neugeborener sind auffallend dünn und ausgefranst; die *Fußsohlenfalten* werden mit steigendem Gestationsalter deutlich sichtbar, ihre Verteilung nimmt von den Zehenballen in Richtung auf die Ferse zu. Die Haut sehr unreifer Frühgeborener ist dünn und durchsichtig, sie zeigt keine Fältelung. Die *Lanugobehaarung* entwickelt sich bis zur 35. Gestationswoche – der Rücken ist in dieser Zeit fast vollständig bedeckt – danach bildet sich die Behaarung wieder zurück. Bei sehr unreifen Frühgeborenen sind die Augenlieder fusioniert; sie öffnen sich normalerweise erst jenseits der 25. Gestationswoche.

Untersuchung des Neugeborenen. Die erste Untersuchung des reifen Neugeborenen erfolgt unmittelbar nach der Geburt (U1), das Kind wird gewogen und die Körperlänge sowie der Kopfumfang gemessen. Eine weitere ausführliche Untersuchung wird im Rahmen des Vorsorgeuntersuchungsprogrammes (3.–10. Lebenstag) durch einen Pädiater durchgeführt. Zur optimalen Beurteilung sollte sich das Neugeborene unbedingt in einem ruhigen und entspannten Zustand befinden. Wesentliche Auffälligkeiten, die im Rahmen der Vorsorgeuntersuchung registriert werden müssen, sind in der folgenden Übersicht zusammengefaßt. Die *Haut* der Früh- und Neugeborenen ist in der Regel mit einem weißlichen cremigen Material, der Vernix caseosa bedeckt. Diese Vernix besteht aus hochmolekularen Fettsäuren, Estern, Epithelzellen und Lanugohaaren; sie schützt die fetale Haut außerordentlich effektiv vor Alterationen durch das Fruchtwasser. Bei reifen Neugeborenen ist die Vernix caseosa häufig nur noch in den Hautfalten nachweisbar. Übertragene Neugeborene weisen als Ausdruck einer mangelnden Protektion durch die Vernix mehr oder weniger ausgeprägte Hautveränderungen auf („Waschfrauenhände", pergamentartige Haut etc.).

Bei allen Neugeborenen wird bis zum 5. Lebenstag ein Blutscreening zum Nachweis einiger angeborener Stoffwechselkrankheiten durchgeführt: Hypothyreose (Inzidenz 1:4.000 Lebendgeborene, TSH-Bestimmung), Phenylketonurie (Inzidenz 1:7.000, Phenylalaninbestimmung) und Galaktosämie (Inzidenz 1:50.000, Galaktosebestimmung). Weitere Screening-Untersuchungen zum Ausschluß anderer Stoffwechselkrankheiten sind z.Z. in der Erprobung (s. Sektion VI). Eine Vitamin-K-Prophylaxe erfolgt am 1., 5. und 28. Lebenstag (jeweils 2 mg Vitamin K oral).

Wesentliche Auffälligkeiten und Befunde, die bei der Untersuchung Früh- und Neugeborener registriert werden müssen

- *Haut:* Blässe, Zyanose, Plethora, Übertragungszeichen, Ikterus, kongenitale Nävi, z.B. Naevus simplex (Augenlider, Stirn, Nakken, Storchenbiß), N. flammaeus, Mongolenflecke (dunkelblauschwärzliche Flecke an distalen Rückenpartien, überwiegend bei Asiaten, Schwarzen), kapilläres oder kavernöses Hämangiom, Erythema toxicum neonatorum u.a.;
- *Hirnschädel:* Kopfumfang, Fontanellen (Größe, Füllung, weit offene kleine Fontanelle: Hypothyreose?), Nähte (prämature Synostose), Kephalhämatom, Caput succedaneum, Frakturen, Hautmarken durch Elektroden, Vakuumextraktionen oder Forzeps, Fehlbildungen (z.B. Enzephalozele) u.a.;
- *Gesicht:* Dysmorphiezeichen, Hyperteleorismus, Lidachse, Epikanthus, präaurikuläre Anhängsel, tiefsitzende Ohren, Spaltbildungen (Lippen-Kiefer-Gaumenspalte), Zähne, weißliche epi- dermale Zysten („Epstein-Perlen") am harten Gaumen (transitorisch, harmlos), Makroglossie, Retrogenie (Pierre Robin-Sequenz) u.a.;
- *Augen:* Kolobom, Megalocornea (u.a. Verdacht auf kongenitales Glaukom), Mikrocornea, konjunktivale Blutung (häufig harmloser Befund), Pupillenreflex, Leukokorie (Katarakt, okulärer Tumor) u.a.;
- *Hals:* Struma, nuchales zystisches Hygrom, Flügelfell (Turner-Syndrom), Schiefhals, Hämatom des M. sternocleidomastoideus, Klavikulafraktur u.a.;
- *Thorax:*
  - Herz: Herztöne, -frequenz (normal 110–160/min, Lage des Herzens,
  - Lunge: Atemgeräusch, -frequenz etc.,
  - Fehlbildungen des knöchernen Thorax, vergrößerte Brustdrüsen, Milchsekretion („Hexenmilch");
- *Abdomen:* Größe und Konsistenz von Leber, Milz, Resistenzen, Nierenvergrößerung; Zustand des Nabels (fällt innerhalb von 5–10 Tagen ab) und der Bauchdecke, Analöffnung (Analatresie, -dystopie), Leistenhernie, Femoralispulse;
- *Genitale:*
  - männlich: Hoden deszendiert, Hypospadie, Epispadie, intersexuelles Genitale, Schwellung des Skrotums (Hydrozele, Hodentorsion in utero),
  - weiblich: Genitalaspekt, Vaginalsekretion (weißliches Sekret durch mütterlichen Hormoneinfluß), Klitorishypertrophie, Hymenalatresie u.a.;
- *Wirbelsäule:* Spina bifida, Fehlstellungen, Dermalsinus, behaarter Nävus u.a.
- *Extremitäten:* Arme (z.B. Radiusaplasie), Hände, Finger (z.B. Spalthand, Hexadaktylie, Vierfingerfurche), Beine, Füße (Fehlstellungen, z.B. Klumpfuß), Zehen (z.B. Syndaktylie), instabile Hüfte, Hüftgelenksluxation (Ortolani-Phänomen);
- *Muskeltonus und Bewegungsmuster:* Beugehaltung der Arme und Beine, Zurückfedern der Extremitäten nach passivem Strecken, Kopfhaltung beim Aufsetzen des Neugeborenen, Symmetrie der spontanen Körperbewegungen und Bewegungsautomatismen bzw. Neugeborenenreflexe (Moro-Reflex, Saugreflex, Schreitreflex u.a., s. Kap. 3.5).

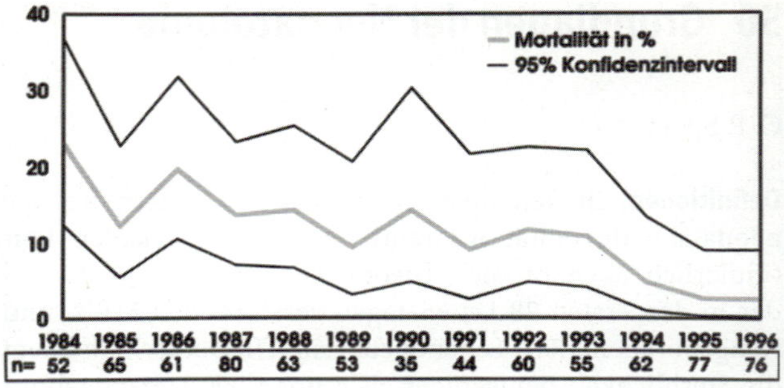

Abb. 50.1. Sterblichkeit von Frühgeborenen mit einem Gestationsalter von weniger als 32 Gestationswochen, die im Zeitraum von 1984–1996 in der Universitätsfrauenklinik geboren und in der Abteilung Neonatologie der Universitätskinderklinik Tübingen behandelt wurden. Der Anteil von Frühgeborenen <26 Gestationswochen nahm von 4,5% im Jahr 1984 auf 13,5% im Jahr 1996 zu ($p < 0{,}01$). (Aus Goelz et al. 1998)

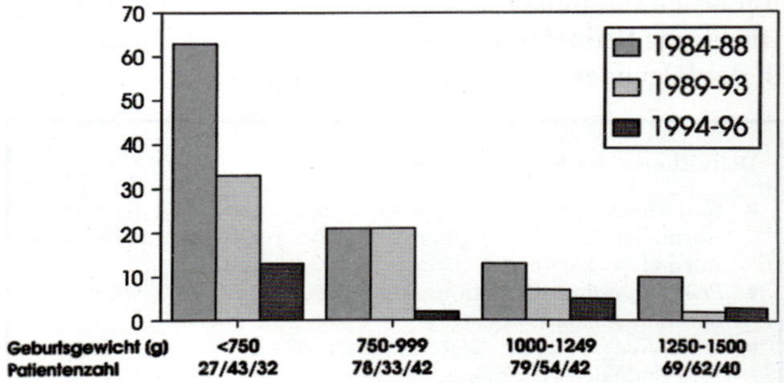

Abb. 50.2. Prozentualer Anteil überlebender Frühgeborener bezogen auf das Gestationsalter der Kinder; Vergleich von drei Behandlungsintervallen. Sämtliche Kinder wurden in der Abteilung Neonatologie der Universitätskinderklinik von 1984–1996 behandelt (Aus Goelz et al. 1998)

Das Frühgeborene. Ungefähr 6,5% aller Geburten erfolgen vor der vollendeten 37. Schwangerschaftswoche; etwa 1,5% der Kinder sind sehr kleine Frühgeborene (Geburtsgewicht <1500 g, Gestationsalter <32 vollendete Gestationswochen). Die Frühgeburtlichkeit trägt als wesentlicher Faktor zur perinatalen und neonatalen Sterblichkeit bei. Die Ursachen der Frühgeburtlichkeit lassen sich nur bei einem Teil der Patienten eruieren: *vorzeitige Wehen, vorzeitiger Blasensprung, Amnioninfektionssyndrom, Mehrlingsschwangerschaften, akute Plazentalösung, mütterliche Krankheiten wie EPH-Gestose u.a.* Die Überlebenschance Frühgeborener mit einem Geburtsgewicht von weniger als 1500 g hat sich im letzten Jahrzehnt deutlich verbessert. Während in den frühen 70er Jahren nur 15–40% dieser Risikopatienten die Neonatalperiode überlebten, ist 10 Jahre später der Anteil überlebender Frühgeborener auf mehr als 90% angestiegen. Die Sterblichkeit Frühgeborener mit einem Gestationsalter von weniger als 32 Gestationswochen, die seit 1986 in der Universitätskinderklinik Tübingen behandelt wurden, ist in Abb. 50.1 dargestellt. Weiterhin ist die Überlebensrate der Frühgeborenen mit unterschiedlichem Gestationsalter in Abb. 50.2 dokumentiert.

Männliche Frühgeborene und Mehrlinge haben allerdings eine geringere Überlebenschance als weibliche Risikopatienten bzw. Einzelgeborene gleichen Gestationsalters. Die *günstigere Prognose* ist zu einem großen Teil auf die *Verbesserung der Betreuung und des perinatalen Managements von Risikoschwangeren sowie die Fortschritte der neonatalen Intensivmedizin* zurückzuführen.

Das Grundproblem sehr kleiner Frühgeborener bleibt jedoch bestehen; die *Unreife von Organsystemen und -funktionen*, die postpartal zu einer Reihe von akuten Krankheiten und chronischen pulmonalen und neurologischen Folgeschäden führen können (s. Übersicht).

Für eine optimale Betreuung von Risikofrühgeborenen müssen eine Reihe von Bedingungen erfüllt sein. *Risikoschwangere* und *Frühgeborene* sollten nur in personell und technisch optimal ausgestatteten *Perinatalzentren* betreut werden. Ein *In-utero-Transport* eines gefährdeten Frühgeborenen ist mit ungleich geringeren Risiken verbunden, als eine postnatale Verlegung. Die Inzidenz von bleibenden Be-

Akute und chronische Krankheiten sehr kleiner Frühgeborener

- Atemnotsyndrom, chronische Lungenkrankheit, bronchopulmonale Dysplasie;
- intrazerebrale Blutung, periventrikuläre Leukomalazie;
- persistierender Ductus arteriosus;
- Apnoe, Bradykardie;
- nekrotisierende Enterokolitis;
- erhöhte Infektionsdisposition, nosokomiale Sepsis;
- Hypothermie, Hypoglykämie;
- Frühgeborenenretinopathie, Taubheit;
- psychomotorische Retardierung, neurologische Schädigung.

hinderungen ist – wie in vielen Studien belegt – bei einer Behandlung in Perinatalzentren deutlich geringer als in kleinen Kinderkliniken, die über eine geringere Erfahrung in der Behandlung der Patienten und/oder eine unzureichende personelle bzw. apparative Ausstattung verfügen.

Bei einer drohenden Geburt vor der 34. Gestationswoche ist unter maximaler *tokolytischer Therapie* eine ggf. repetetive *Lungenreifungsbehandlung* mit Betamethason durchzuführen. Die *Geburt* dieser Risikopatienten sollte so *atraumatisch* wie möglich erfolgen. Eine primäre Sectio caesarea ist in jedem Fall bei Kindern mit Beckenendlage, drohender intrauteriner Asphyxie, Verdacht auf Amnioninfektionssyndrom sowie jedweder Form relevanter Pathologie der Mutter und des Kindes indiziert. Durch eine schonende Spontangeburt scheint die Komplikationsrate insbesondere zerebraler Schädigungen nicht erhöht zu sein. Während der *mütterlichen Anästhesie* muß eine intrauterine und postpartale Depression des Kindes unbedingt vermieden werden. Dies setzt eine enge Abstimmung von Anästhesieverfahren, chirurgischem Vorgehen und unmittelbar postpartaler Versorgung der Frühgeborenen voraus. Nach der *Erstversorgung der Frühgeborenen im Kreißsaal* erfolgt die weitere zeit- und personalaufwendige Behandlung und Pflege der Kinder auf einer *neonatologischen Intensivstation.* Die therapeutischen Maßnahmen zielen auf eine Stabilisierung und Korrektur von postpartal einsetzenden Organstörungen ab. Da *Frühgeborene* nicht in der Lage sind, die Körpertemperatur selbständig aufrecht zu erhalten, werden die Kinder in einem *Inkubator* gepflegt; die Temperatur wird den Bedürfnissen der Patienten (thermoneutrale Temperatur, ausreichende Luftfeuchtigkeit) angepaßt. Zur Überwachung der Frühgeborenen werden EKG- und Atmungsmonitore eingesetzt, in Abhängigkeit vom postpartalen Verlauf (maschinelle Beatmung, Sauerstofftherapie) erfolgt eine *kontinuierliche* transkutane Messung des O_2- und CO_2-Partialdruckes, eine *kontinuierliche* Pulsoximetrie bzw. Blutgasanalysen (Nabelarterienkatheter), Blutdruckmessungen u.a. Sehr kleine Frühgeborene werden häufig parenteral (zentrale Katheter) und/oder mit Hilfe einer Magensonde ernährt. Das Risiko, an einer nosokomialen Sepsis und lokalen nosokomialen Infektionen zu erkranken ist hoch; in einigen Perinatalzentren erkranken bis zu 25 % der Hochrisikopatienten an einer Sepsis. Die psychische Bindung zwischen Mutter und Frühgeborenem bzw. zwischen Vater und Frühgeborenem soll auch bei beatmeten, aber respiratorisch und zirkulatorisch stabilen Kindern so früh wie möglich erfolgen. Diese sog. Känguruhmethode wird von den meisten Frühgeborenen außerordentlich gut toleriert.

Physiologie der Perinatalzeit

Grundlagen. Die Geburt führt zu einer Reihe eingreifender Veränderungen für das Neugeborene: der Übergang vom intrauterinen zum extrauterinen Leben erfordert innerhalb von Minuten eine Anpassung von Atmung, Kreislauf und Temperaturregulation. In utero befördert das rechte Herz ca. 90 % des durch die Plazenta sauerstoffgesättigten Blutes über das offene Foramen ovale und den Ductus arteriosus in den linksseitigen Anteil des Kreislaufes; es besteht ein physiologischer Rechts-Links-Shunt. Bedingt durch einen hohen intrapulmonalen Druck (Vasokonstriktion der Pulmonalarterien, Lungenflüssigkeit) fließt nur ca. 10 % des zirkulierenden Blutvolumens durch die flüssigkeitsgefüllte Lunge.

Pulmonale Adaptation. Von der 11. Gestationswoche an lassen sich intrauterin fetale Atembewegungen beobachten; gegen Ende der Schwangerschaft zeigen die Kinder mehr oder weniger regelmäßig 30–70 Atembewegungen/Minute. Diese „Atmungsübungen“ werden unter dem Einfluß verschiedener Regulationsfaktoren wenige Tage vor der Geburt zum größten Teil eingestellt. Die pulmonale Flüssigkeit, die das gesamte tracheobronchoalveoläre System ausfüllt, sowie der ständige Austausch der Lungenflüssigkeit mit dem Fruchtwasser sind entscheidend für die normale fetale Lungenentwicklung und insbesondere für die Ausbildung der Alveolen; vermutlich entspricht der Flüssigkeitsgehalt dem Volumen der postpartalen funktionellen Residualkapazität (30–35 ml/kg Körpergewicht). Bei fehlender Lungenflüssigkeit (Anhydramnion, Potter-Sequenz, vorzeitiger Blasensprung >2 Wochen in einer kritischen Phase der Lungenentwicklung u.a. Ursachen), entwickelt sich eine Lungenhypoplasie (s.u.). Unmittelbar postpartal wird die intrapulmonale Flüssigkeit durch die Mechanik und das Druckprofil der ersten Atemzüge im wesentlichen über interstitielle Lymph- und Blutgefäße abtransportiert. Die meisten Neugeborenen bauen vermutlich bei geschlossener Glottis in der Expirationsphase des ersten Atemzuges einen hohen positiven intrathorakalen Druck auf, der zur Elimination der Lungenflüssigkeit führt. Einige Neugeborene entwickeln bereits vor dem ersten Atemzug einen hohen intrathorakalen Druck und pressen so die Lungenflüssigkeit in den Extraalveolärraum. Die Geburtsmechanik hat, anders als früher vermutet, nur einen geringen Einfluß auf die Ausbildung des intrathorakalen Gasvolumens.

Kardiozirkulatorische Adaptation. Mit Beginn der extrauterinen Atmung steigt der Sauerstoffgehalt des arteriellen und venösen Blutes an, und der pulmonale Gefäßwiderstand sinkt. Die zunehmende Lungendurchblutung führt zu einer Volumenzunahme und einem Druckanstieg im linken Vorhof und Ventrikel; die Folge ist der Schluß des Foramen ovale. Die hämodynamischen Veränderungen und der erhöhte Sauerstoffpartialdruck lösen ebenfalls den funktionellen Verschluß des Ductus arteriosus Botalli aus; der permanente Verschluß (Thrombosierung, Fibrosierung) tritt häufig erst nach einigen Wochen ein. Mit intakter Lungenfunktion erfolgt die Sauerstoffversorgung des Organismus über das linke Herz und den großen Kreislauf. Die normale Atemfrequenz des Neugeborenen liegt bei durchschnittlich 40 Atemzügen/min (max. 60/min), die Herzfrequenz bei 120/min (max. 160/min).

Temperaturregulation. Unmittelbar nach der Geburt muß das in utero vor Wärmeverlusten geschützte Neugeborene zur Aufrechterhaltung der Körpertemperatur eigenständig Wärme produzieren; dies gelingt durch eine sauerstoffabhängige Oxidation von Fettsäuren im sog. braunen Fettgewebe. Bedingt durch die große Körperoberfläche im Vergleich zum Gewicht sind alle Neugeborenen – insbesondere hypotrophe Neugeborene und Frühgeborene – bei postpartalen Wärmeverlusten dem Risiko ausgesetzt, eine Hypothermie zu entwickeln. Einen bedeutenden Anteil an den postnatalen Wärmeverlusten hat die Verdunstungskälte, die auf der Hautoberfläche des mit Fruchtwasser bedeckten Kindes entsteht. Als Folge der peripheren Vasokonstriktion nimmt die Sauerstoffversorgung der Gewebe ab; durch reaktive Wärmebildung steigt der Energieumsatz. Diese Veränderungen induzieren eine Zunahme des anaeroben Metabolismus mit einer konsekutiven metabolischen Azidose, die zu einer pulmonalen Vasokonstriktion und somit zu einer schlechteren Sauerstoffaufnahme in die Lunge führt. Aus dieser pathogenetischen Sequenz kann sich leicht ein Circulus vitiosus entwickeln (Abb. 50.3), der von einer Reihe schwerwiegender Komplikationen begleitet sein kann: Entwicklung von Hypoglykämien, Verminderung der postnatalen Surfactantsynthese, Surfactantinaktivierung, Lungenblutung und erhöhte Sterblichkeit.

Reanimation

Voraussetzungen einer Reanimation. Die meisten Neugeborenen durchlaufen eine unproblematische kardiorespiratorische Adaption; bei ca. 10 % der Kinder sind allerdings mehr oder weniger intensive Reanimationsmaßnahmen erforderlich. Ungefähr 2/3 dieser Patienten können als Risikokollektiv bereits vor der Geburt identifiziert werden, bei 1/3 der Neugeborenen tritt die Reanimationssituation völlig unerwartet auf. Diese Tatsache unterstreicht die Notwendigkeit, daß die essentiellen Wiederbelebungsmaßnahmen zu jeder Zeit differenziert und kompetent durch ein geschultes neonatologisches Reanimationsteam durchgeführt werden können. Weitere Voraussetzungen sind eine optimale Information über maternale und fetale Risiken sowie eine gezielte Vorbereitung auf die spezielle Reanimationssituation. Sind die personellen und apparativen Möglichkeiten in einer Geburtsklinik nicht vorhanden, um ein Frühgeborenes oder Risiko-Neugeborenes optimal zu versorgen, so muß die Mutter – wenn immer medizinisch vertretbar – in ein Perinatalzentrum verlegt werden. Dieses medizinisch gut begründete Postulat ist inzwischen durch die deutsche Rechtsprechung bestätigt worden.

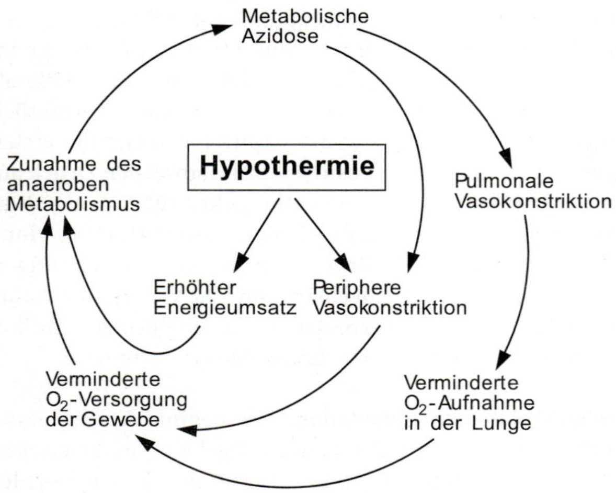

Abb. 50.3. Pathogenetische Sequenz der postnatalen Hypothermie

Postnatale Beurteilung. Für die postnatale Beurteilung reifer Neugeborener hat sich das von der amerikanischen Anästhesistin Virginia Apgar im Jahr 1952 entwickelte Schema, der sog. Apgar-Score bewährt (Tabelle 50.1). Der 5-Minuten-Apgar-Wert ist die beste verfügbare Methode, um die Vitalität Neugeborener und/oder den Effekt von Reanimationsmaßnahmen zu belegen. Frühgeborene lassen sich aufgrund des vom Gestationsalter abhängigen Muskeltonus und der Reflexerregbarkeit allerdings nicht adäquat beurteilen. Eine allzu schematische Erfassung der einzelnen Apgar-Kriterien bei der Erstversorgung eines deprimierten reifen Neugeborenen birgt die Gefahr, daß die Wiederbelebungsmaßnahmen nur verzögert einsetzen. Die Bestimmung des Säure-Basen-Status ist als ein fester Bestandteil und eine wesentliche Ergänzung der Zustandsbeurteilung des Kindes anzusehen; diese nur mit einer zeitlichen Latenz verfügbare Diagnostik ist jedoch für die initialen therapeutischen Entscheidungen in der Regel nicht relevant. Dagegen geben bereits 3 klinische Kriterien – nämlich Hautfarbe, Atmung und Herzfrequenz – ausreichende Informationen, um das akute Vorgehen zu planen und die Maßnahmen weder zu spät noch zu voreilig durchzuführen (Abb. 50.4).

Die Versorgung von deprimierten Neugeborenen sollte in 3 Stufen erfolgen:

Stufe 1: Basismaßnahmen. Die einfachen Basismaßnahmen der Reanimation beinhalten Abtrocknen, Stimulation und Absaugen des Neugeborenen sowie ggf. eine sog. „Sauer-

Tabelle 50.1. Apgar-Schema

Symptom	Apgarzahl[a] 0	1	2
Hautfarbe	blau oder weiß	Akrozyanose	rosig
Atmung	keine	langsam, unregelmäßig	gut
Herzaktion	keine	<100	>100
Muskeltonus	schlaff	träge Flexion	aktive Bewegung
Reflexe beim Absaugen	keine	Grimassieren	Schreien

[a] Bestimmung nach 1, 5, 10 Minuten

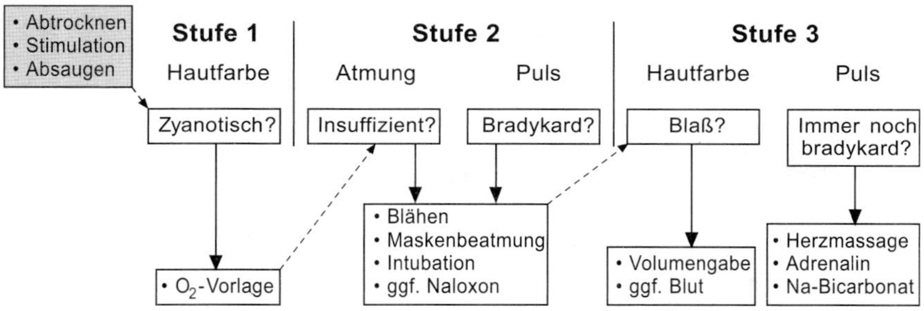

Abb. 50.4. 3-Stufen-Modell der Neugeborenenversorgung

stoffvorlage". Während dieser Maßnahme ist eine schnelle Beurteilung zum Ausschluß von schweren Fehlbildungen erforderlich. Nach dem Abtrocknen wird das Neugeborene in angewärmte, trockene Tücher gehüllt. Erstversorgung unter einem Heizstrahler, Vermeiden von Zugluft im Raum! Bei sehr kleinen Frühgeborenen und extrem hypotrophen Neugeborenen ist ein zusätzlicher Wärmeschutz durch verschiedenste Folien (u.a. Plastikfolien) oder Warmluftdecken erforderlich. Durch die taktile Stimulation u.a. von Rücken und Fußsohlen wird die Atmung des Kindes stimuliert. Die Mehrzahl der Neugeborenen beginnt innerhalb von 10 Sekunden nach der Geburt spontan zu atmen, allerdings ist damit zu rechnen, daß ca. 10 % der Neugeborenen nach 1 Lebensminute noch keine regelmäßige Atemtätigkeit aufweisen. Bei entsprechender Indikation wie Verlegung der Atemwege durch Fruchtwasser, Blut oder Mekonium sollten zuerst der Oropharynx und dann die Nasenwege des Neugeborenen mit einem ausreichend großlumigen Katheter (Ch 8–10) abgesaugt werden (Mund vor Nase! Erhöhte Aspirationsgefahr durch die Stimulation der Eigenatmung des Kindes nach nasalem Absaugen!) Es ist unbedingt darauf zu achten, daß beim Absaugen keine Bradykardien auftreten (Vagusstimulation). Der Sog am Absauggerät ist auf 200 mbar zu begrenzen, um Verletzungen der Schleimhaut zu vermeiden. Ein routinemäßiges Absaugen aller Neugeborenen ist nicht indiziert. Bei zentraler Zyanose während der ersten Lebensminuten wird dem Neugeborenen Sauerstoff vor Nase und Mund geleitet. Trotz theoretischer Bedenken wegen einer potentiellen Sauerstofftoxizität (Bildung von toxischen Sauerstoffradikalen) gibt es bisher keine eindeutigen Hinweise, die zu einem Verzicht dieser Maßnahme führen müßten.

Stufe 2: Zusatzmaßnahmen bei insuffizienter Spontanatmung. Reichen die beschriebenen Basismaßnahmen nicht aus, eine Spontanatmung zu induzieren, so sind zur Vermeidung von Bradykardie und Hypoxie weitere Schritte erforderlich. Neugeborene mit fehlender Eigenatmung werden nach 30 Sekunden mit einer Beutelmaskenbeatmung und inspiratorischem Druckplateau (Blähatmung) behandelt. Diese Blähatmung besteht aus max. 3 Beatmungshüben mit einem hohen inspiratorischen Beatmungsdruck (ca. 30–40 cm H_2O) und einer langen Inspirationszeit (ca. 3–5 Sekunden). Ziel dieser Beatmungsstrategie ist, die intraalveoläre Lungenflüssigkeit in das pulmonale Lymph- und Gefäßsystem zu pressen und somit – in Analogie zur Atemtechnik Neugeborener – eine funktionelle Residualkapazität herzustellen. Viele Neugeborene scheinen bereits mit initialen Beatmungsdrucken von 40 cm H_2O und weniger effizient beatmet zu werden, einige benötigen anfänglich Beatmungsdrücke von mehr als 40 cm H_2O. Runde Silikonmasken eignen sich für die Maskenbeatmung am besten; sie erlauben eine optimale Abdichtung. Bei sehr kleinen Frühgeborenen, die postpartal nicht schreien, sollte sofort mit einer Beutelmaskenbeatmung begonnen werden, um eine hypoxisch bedingte Bradykardie und somit das Risiko von Fluktuationen des zerebralen Blutflusses zu vermeiden (Cave: Hirnblutung). Eine inkorrekte Kopfhaltung oder fehlerhafte Maskenpositionierung kann die Atemtätigkeit des Neugeborenen empfindlich supprimieren („Erstickung unter der Maske"). Durch eine forcierte Maskenbeatmung ist eine Überblähung der Alveolen mit der Gefahr eines iatrogenen pulmonalen interstitiellen Emphysems und eines Pneumothorax möglich. Besonders bei sehr kleinen Frühgeborenen mit unreifen Lungenstrukturen ist auf einen äußerst sensiblen Umgang mit der Beutelmaskenbeatmung zu achten; durch inadäquat hohe Beatmungsvolumina und Beatmungsdrucke können folgenschwere Lungenverletzungen ausgelöst werden. Eine primäre Maskenbeatmung sollte bei einer Reihe von Krankheiten des Neugeborenen gänzlich vermieden werden: Mekonium- und Blutaspiration, Zwerchfellhernie, schwerste postpartale Asphyxie.

Intubation. Bleibt ein Neugeborenes trotz Beutelmaskenbeatmung apnoeisch oder bradykard, so wird das Kind umgehend endotracheal intubiert. Die technischen Aspekte der Intubation sind an anderer Stelle beschrieben. Für die Gruppe sehr kleiner Frühgeborener ist inzwischen eindeutig belegt, daß die Vermeidung von postpartaler Hypoxie zu einer Reduktion der Sterblichkeit und der Inzidenz des Atemnotsyndroms (RDS, „respiratory distress syndrome") beiträgt. Dennoch ist von einer generellen Intubation dieser besonderen Patientengruppe abzuraten, da gerade bei sehr vitalen Frühgeborenen unter der Intubation transistorische hypoxämische Phasen und Alterationen der zerebralen Zirkulation nicht auszuschließen sind. Es empfiehlt sich, die Intubation selektiv durchzuführen. Sehr kleine Frühgeborene werden in der Regel durch eine kurze Beutelmaskenbeatmung optimal stabilisiert und oxigeniert. Bei Zeichen von Atemnot und in Abhängigkeit vom Schweregrad der Symptomatologie sollte das Frühgeborene innerhalb von Minuten intubiert werden oder aber mit einem nasalen CPAP-System versorgt werden (CPAP, „continous positive airway pressure" = kontinuierlicher positiver Atemwegsdruck). Während der Intubation muß eine kontinuierliche Überwachung der Herzfrequenz des Kindes und der Sauerstoffsättigung (Pulsoximeter) erfolgen. Bei einer Bradykardie ist der Intubationsversuch unverzüglich abzubrechen und das Kind mit erneuter Beutelmaskenbeatmung und adäquater Sauerstoffzufuhr zu stabilisieren. Die häufigsten Komplikationen im Verlauf der Intubation sind die Fehlpositionen des Tubus in den Ösophagus und eine einseitige selektive Intubation des rechten Hauptbronchus; durch entsprechende Korrektur der Tubuslage sind diese Situationen leicht zu beheben. Ernsthafte Komplikationen stellen die Perforation des Ösophagus und Hypopharynx dar; tracheale Perforationen wurden durch Führungsstäbe von Endotrachealtuben beobachtet. Magenrupturen wurden nach Reanimation Neugeborener mit tracheoösophagealer Fistel beschrieben. Subglottische Stenosen können sich als chronische Komplikationen eines Intubationsschadens ausbilden.

Naloxon. Neugeborene, deren Mütter unter der Geburt Opiate erhalten haben, fallen häufig durch einen fehlenden Atemantrieb nach der Geburt auf. Durch die intravenöse Gabe des Opiatantagonisten Naloxon (z.B. Narcanti neonatal) kann die atemdepressive Wirkung diaplazentar übergetretener Morphinderivate aufgehoben werden (Dosierung 0,01 mg/kg). Da die Opiatanalgetika eine längere Halbwertzeit als Naloxon haben, muß mit symptomatischen Reboundeffekten beim Kind gerechnet werden; sie machen wiederholte Gaben von Naloxon erforderlich. Kinder heroinabhängiger Mütter dürfen kein Naloxon erhalten, da schwerste akute Entzugserscheinungen ausgelöst werden können.

Stufe 3: Zusatzmaßnahmen bei insuffizienter Kreislauffunktion. Da Bradykardien bei Neugeborenen in der Regel durch eine Hypoxie bedingt sind, lassen sich die meisten Kreislaufprobleme durch eine suffiziente Oxigenierung beheben. Besteht die Bradykardie trotz ausreichender Lungenbelüftung fort, so sind weitere Maßnahmen wie extrathorakaler Herzmassage, Adrenalingabe, Volumensubstitution und Acidosekorrektur angezeigt.

Herzmassage. Eine externe Herzmassage sollte bei allen Neugeborenen durchgeführt werden, bei denen die Herzfrequenz unter 60 Schlägen/Minute liegt und die nach Beginn der adäquaten Ventilation nicht mit einem Anstieg der Herzfrequenz reagieren. Bei einer der möglichen Techniken wird der Thorax des Kindes von beiden Seiten umfaßt und am unteren Teil des Sternums um 1–2 cm mit einer Frequenz von 100/min komprimiert (Abb. 50.5). Diese Art der Herzmassage stellt die effektivste Maßnahme zur Aufrechterhaltung der Kreislauffunktion dar, sie setzt aber voraus, daß zwei in der Reanimation Neugeborener erfahrene Personen die kardiozirkulatorische und respiratorische Reanimation durchführen. Eine Einzelperson ist gezwungen, durch Sternumkompression mittels 2 Fingern eine wirksame Herzmassage und gleichzeitig eine effiziente Beatmung zu gewährleisten. Es wird momentan ein Verhältnis von 3 Herzkompressionen zu 1 Beatmung empfohlen. Trotz wirksamer Herzmassage muß die Ursache der Bradykardie rasch erkannt, und wenn möglich kausal behandelt werden.

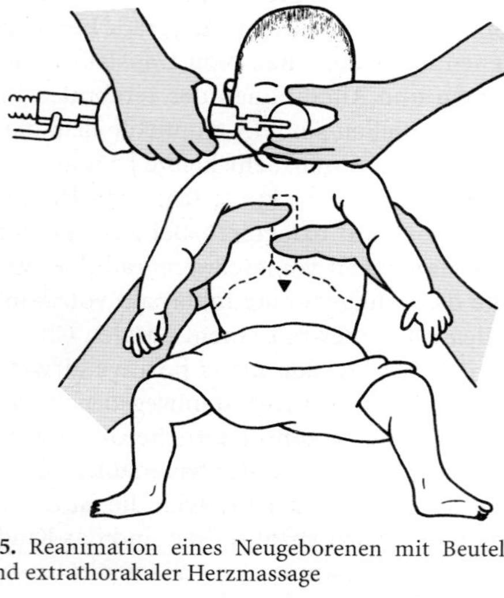

Abb. 50.5. Reanimation eines Neugeborenen mit Beutelmaskenbeatmung und extrathorakaler Herzmassage

Adrenalin. Bleibt der unter externer Herzmassage erwartete Anstieg der Herzfrequenz aus, so sollte unverzüglich Adrenalin (Suprarenin in einer Verdünnung von 1 : 10.000) über den endotrachealen Tubus (0,1 ml/kg Körpergewicht) appliziert werden. Trotz einer geringen Lungendurchblutung, kann diese Maßnahme zu einem raschen Anstieg der Herzfrequenz oder sogar einem erstmaligen Nachweis der Herzaktion führen. Ist diese Maßnahme nicht erfolgreich, so sollte über die katheterisierte Nabelvene oder eine periphere Vene die Adrenalingabe wiederholt werden (0,01–0,03 mg/kg Körpergewicht). Intrakardiale Injektionen sind obsolet. Die Wirkung von Adrenalin wird durch die bestehende Acidose eingeschränkt.

Natriumbicarbonat. Die Indikation für die Gabe von Natriumbicarbonat ist bei schwerer protrahierter metabolischer Acidose z.B. nach intrauteriner Hypoxie und nach längerdauernden Reanimationsmaßnahmen, insbesondere bei schlechtem Ansprechen auf Adrenalin indiziert. Die Gabe von Natriumbicarbonat erfolgt intravenös in einer mindestens 1 : 1 verdünnten Lösung (5 % Glukose) und über einen längeren Zeitraum – über 15 Minuten bei Neugeborenen und über Stunden bei Frühgeborenen – (Initialdosis: 1–3 mval $NaHCO_3$/kg Körpergewicht). Da Natriumbicarbonat 8,4 % hyperosmolar ist, besteht die Gefahr, daß Frühgeborene im Rahmen der Serumosmolalitätsspitzen und -schwankungen eine Hirnblutung entwickeln. Eine Bicarbonatbehandlung verbietet sich bei einer ausgeprägten respiratorischen Acidose.

Volumengabe. Bei anamnestischem und klinischem Verdacht auf einen akuten Blutverlust des Kindes sollte unverzüglich Volumen zugeführt werden. Für eine initiale Volumensubstitution bietet sich 5 % Humanalbumin (10–15 ml/kg KG) an. Als effektivste Maßnahme ist unter kritischer Indikationsstellung die Gabe von 0-Rh-neg.-/lysinfreiem Erythrozytenkonzentrat (10–15 ml/kg) anzusehen. Eine entsprechende Notfallkonserve, die ohne Kreuzprobe transfundiert werden kann, sollte heute für Risikosituationen unmittelbar nach der Geburt verfügbar sein; bei hämorrhagischem Schock ist die Transfusion bis zu einer Stabilisierung des kindlichen Zustandes fortzuführen. In der folgenden Übersicht sind sämtliche Schritte der Reanimation zusammengefaßt.

Schritte der Reanimation

- Adäquate Wärmezufuhr, Abtrocknen und Zudecken des Neugeborenen;
- Luftwege freimachen (Mund vor Nase gezielt absaugen);
- Auskultation (Stethoskop);
- Beutelmaskenbeatmung (O_2-Zufuhr: 100%), initiale „Blähatmung" (3–5 Sekunden), danach assistierte Beatmung (Beatmungsfrequenz 40–60/min);

Bei *Apnoe und/oder Bradykardie (Herzfrequenz 60–80/Min unter Beutelmaskenbeatmung):*

- endotracheale Intubation (Tubus: 2,0–3,5 mm);
- Herzmassage (Beatmungsfrequenz: Herzmassage, 1:3–5);
- evtl. Suprarenin 0,01 mg/kg = 0,1 ml/kg der Verdünnung 1:10.000 über Endotrachealtubus;
- evtl. Natriumbicarbonat 8,4% (1:1 mit 5% Glukose verdünnt), 1–3 mval/kg KG sehr langsam i.v.
- evtl. Nabelvenenkatheter, Volumenzufuhr (Humanalbumin, Blut, 10–15 ml/kg KG).

Literatur

American Academy of Pediatrics (1996) Use and abuse of the Apgar Score. Pediatrics 98: 141–42

American Academy of Pediatrics (1997) Guidelines for perinatal care, 4th ed. AAP/ACOG, Elk Grove Village, Il

British Paediatric Association, Royal College of Obstetrics and Gynaecology (1997) Resuscitation of babies at birth. BMJ Publishing Group, London

European Resuscitation Council (1998) Guidelines for Resuscitation. Elsevier, Amsterdam

Fanaroff AA, Marin RJ (1997) Neonatal-Perinatal Medicine, Vol. 1, 2, 6th ed. Mosby, St. Louis

Goelz et al. (1998) Pediatr Res 44: 444

Halliday HL, Mc Clure BG, Reid M (1998) Handbook of neonatal intensive care, 4th ed. Saunders, London

Kendig JW (1992) Care of the normal newborn. Pediatr Rev 13: 262–268

Obladen M (1995) Neugeborenenintensivpflege, 5. Aufl. Springer, Berlin Heidelberg, New York, Tokyo

Philip AGS (1996) Neonatology, 4th ed. Saunders, Philadelphia

Speer CP (1997) Reanimation des Neugeborenen. In: Reinhardt D (Hrsg) Therapie der Krankheiten im Kindes- und Jugendalter, 6. Aufl. Springer, Berlin Heidelberg, Neyw York Tokyo, S 3–11

Taeusch HW, Bllard RA (1998) Avery's Diseases of the Newborn. 7th ed. Saunders, Philadelphia

Vyas H, Milner AD, Hopkin IE (1981) Intrathoracic pressure and volume changes during the spontaneous onset of respiration in babies born by caesarean section and by vaginal delivery. J Pediatr 99: 787–791

51 Asphyxie und Geburtstrauma

C. P. Speer

51.1 Asphyxie

Definition. Unter einer Asphyxie wird heute der Sauerstoffmangel lebenswichtiger Organe verstanden; eine Asphyxie kann intrauterin oder auch postnatal durch pulmonale und kardiozirkulatorische Insuffizienz auftreten. Im Verlauf der Asphyxie können sich Funktionsstörungen aller Organe (Niere, Herz, Leber, Darm, Lunge), in schweren Fällen kann sich ein Multiorganversagen mit hypoxisch-ischämischer Enzephalopathie entwickeln (s. Kap. 52).

Ätiologie. Eine intrauterine oder postnatale Asphyxie kann im Verlauf mütterlicher Krankheiten, Störungen der Plazentafunktion, Nabelschnur- und Geburtskomplikationen sowie bei einer Reihe von Krankheiten des Kindes auftreten. Die Ursachen der perinatalen Asphyxie sind in der folgenden Übersicht dargestellt.

Ursachen der perinatalen Asphyxie

- *Mutter:*
  - uteroplazentare Insuffizienz, Gestose,
  - Hypotension,
  - übermäßige Sedierung;
- *Plazenta:*
  - Abruptio placentae,
  - Placenta praevia, Vasa praevia,
  - Randsinusruptur;
- *Nabelschnur:*
  - Nabelschnurvorfall, -umschlingung,
  - kurze Nabelschnur,
  - Knoten, Riß, Kompression;
- *Geburt:*
  - traumatisch (abnorme Lage, Mißverhältnis Becken-Kind, hypertrophes Neugeborenes, Schulterdystokie, u.a.)
  - langdauernd, überstürzt, Sturzgeburt;
- *Kind:*
  - Anämie (fetomaternale Transfusion, Erythroblastose u.a.),
  - extreme Unreife,
  - neuromuskuläre Krankheiten (Myopathie, kongenitale Myasthenia gravis u.a.),
  - Krankheiten der Atemwege und Lungen (Choanalatresie, pulmonale Hypoplasie, Zwerchfellhernie u.a.),
  - Infektionen (Pneumonie, septischer Schock).

Pathophysiologie. Die Auswirkungen des perinatalen Sauerstoffmangels auf die kardiorespiratorische Adaption des Neugeborenen sind in Abb. 51.1 dargestellt.

Bei intranataler oder postpartaler Hypoxie entwickelt sich rasch eine metabolisch-respiratorische Acidose. Die normalerweise unmittelbar nach der Geburt einsetzende Dilatation der Lungenarterien bleibt aus; die Acidose induziert über eine pulmonale Vasokonstriktion eine pulmonale Hypertonie, die über das Foramen ovale, den Ductus arteriosus Botalli und intrapulmonale Shunts die Entwicklung eines persistierenden Rechts-Links-Shunts nach sich zieht (*persistierende fetale Zirkulation*). Es bildet sich eine zunehmende Sauerstoffuntersättigung des arteriellen Blutes aus. Dieser „Circulus vitiosus" zeigt eindrucksvoll die fatalen Auswirkungen einer perinatalen Asphyxie auf das Neugeborene; durch eine wirksame Reanimation (Intubation, maschinelle Beatmung, evtl. Volumensubstitution) muß diese Sequenz durchbrochen werden. Gelingt es nicht, eine schwere oder prolongiert verlaufende Asphyxie zu behandeln, so ist mit einer akuten Beeinträchtigung oder auch bleibenden Schädigung verschiedener Organsysteme zu rechnen (s. Übersicht).

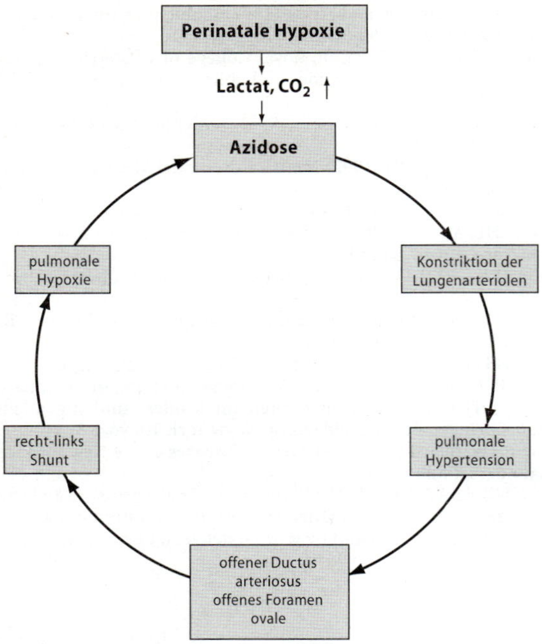

Abb. 51.1. „Circulus vitiosus" der perinatalen Hypoxie

Akute Komplikationen und Schädigungen verschiedener Organsysteme im Rahmen der intrauterinen oder postnatalen Hypoxie

- Zentrales Nervensystem: hypoxisch-ischämische Enzephalopathie, Krampfanfälle, erhöhte Inzidenz von Hirnblutungen bei Frühgeborenen;
- Herz-Kreislauf: myokardiale Ischämie (verminderte Kontraktilität), Hypotension;
- Lunge: persistierende fetale Zirkulation (PFC), Atemnotsyndrom (RDS), Lungenblutung;
- Niere: akute tubuläre oder kortikale Nekrose;
- Magen-Darm-Trakt: Perforation, Ulzeration, nekrotisierende Enterokolitis;
- Nebenniere: Nebennierenrindenblutung;
- Gerinnung: disseminierte intravaskuläre Gerinnungsstörung;
- metabolische Störung: Hypoglykämie, Hypokalzämie u.a.

Klinische Symptome. Leitsymptom der intrauterinen Hypoxie sind fetale Herztondezelerationen (Norm 120–160 Schläge/min), pathologische Herzfrequenzmuster im Kardiotokogramm, grünlich verfärbtes Fruchtwasser durch Mekoniumabgang, Bewegungsarmut des Kindes und Laktacidose, pH <7,2 (kapillare Mikroblutanalyse aus der Kopfhaut). Die postnatale, intrauterine und subpartuale Hypoxie manifestiert sich entweder durch verminderte Spontanatmung, Atemstillstand, Zyanose, Bradykardie *„blaue Asphyxie"* oder seltener durch extreme Blässe, Bradykardie und Hypotension (*„weiße Asphyxie"*); die Ursache ist häufig ein akuter Volumenmangel. In der Regel ist der Apgar-Score im Alter von 1 Lebensminute <4, im Alter von 5 Minuten <6; die Kinder haben meistens eine Acidose (Nabelarterien-pH <7,15).

Therapie. Bei Warnzeichen der intrauterinen Hypoxie ist eine sofortige Beendigung der Schwangerschaft angezeigt. Die Behandlung des Neugeborenen zielt auf eine adäquate Oxigenierung, Ventilation und Stabilisierung der Organperfusion ab. Einzelheiten der komplexen Behandlungsstrategien sind in den Lehrbüchern der Neonatologie dargestellt.

51.2 Geburtstraumatische Schäden (außer Nervensystem)

Verletzungen der Haut und Muskulatur. Ernsthafte geburtstraumatische Schädigungen des Neugeborenen treten erfreulicherweise nur noch selten auf, häufiger werden harmlose passagere Befunde beobachtet. Beim *Caput succedaneum* (Geburtsgeschwulst) handelt es sich um eine teigig-ödematöse, bläulich-rötlich verfärbte Schwellung über der Schädelkalotte; sie bildet sich innerhalb einiger Tage zurück und bedarf keiner Therapie. Von der Geburtsgeschwulst läßt sich eindeutig das *Kephalhämatom*, eine subperiostal gelegene, fluktuierende, durch die Schädelnähte begrenzte Blutung, abgrenzen. Dieses Hämatom (Verletzung subperiostaler Blutgefäße durch Scherkräfte) kann sich in den ersten Lebenstagen vergrößern; eine Rückbildung setzt häufig erst nach Organisation und Verkalkung (Randwall mit zentraler Vertiefung) ein; dieser Prozeß kann sich über Monate, selten auch über die ersten Lebensjahre hinziehen; bleibende Schädelverformungen sind nicht zu befürchten. Durch *Vakuumextraktion* können ebenfalls umschriebene Verletzungen der Kopfhaut auftreten. Ein *Hämatom des M. sternocleidomastoideus*, eine traumatische muskuläre Verletzung (meist nach Geburt aus Beckenendlage) fällt häufig erst einige Zeit nach der Geburt durch eine derbe, bis zu pflaumengroße Schwellung der entsprechenden Muskelpartie und einen *Schiefhals* auf; der Kopf ist zur Seite geneigt, die Blickwendung erfolgt zur Gegenseite. Durch intensive krankengymnastische Behandlung läßt sich diese Schädigung beheben.

Verletzungen des Nervensystems. Siehe Kap. 52.

Verletzungen des Skeletts. Die isolierte *Klavikulafraktur* wird häufig als Zufallsbefund diagnostiziert (Krepitation, Kallusbildung), sie heilt ohne besondere Maßnahmen aus. Die akute *Epiphysenlösung des Humerus*, läßt sich klinisch kaum von der oberen Plexusparese abgrenzen und wird identisch behandelt. Die Prognose ist ebenso wie bei Frakturen der langen Röhrenknochen und Rippen in der Regel gut.

Organverletzungen. Im Rahmen eines schweren Geburtstraumas können lebensbedrohliche mit Hypovolämie und Schock einhergehende *Leber- und Milzrupturen* auftreten; die Prognose hängt entscheidend vom Zeitpunkt der Diagnose (Abdomensonographie) ab; *Nebennierenrindenblutungen* verlaufen häufig asymptomatisch, können aber auch Zirkulationsstörungen bis hin zum Schock nach sich ziehen (Abdomensonographie). Bei Abdomenübersichtsaufnahmen jenseits der ersten Lebensmonate werden als Ausdruck abgelaufener Blutungen nicht selten Verkalkungen im Bereich der Nebennieren gefunden.

Literatur

Carter BS, Haverkamp AD, Merenstein GB (1993) The definition of acute perinatal asphyxia. Clin Perinatol 20: 287–304

Joseph PR, Rosenfeld W (1990) Clavicular fractures in neonates. AJOC 144: 165–167
Low JA (1997) Intrapartum fetal asphyxia: Definition, diagnosis and classification. Am J Obstet Gynecol 176/5: 957–959
Perlow JH, Wigton T, Hart J et al.(1996) Birth trauma. J Reprod Med 41: 754–760
Schullinger JN (1993) Birth trauma. Pediatr Clin North Am 40/6: 1351–1358

52 Neurologie des Neugeborenen

F. J. Schulte

Übersicht über neurologische Krankheiten in der Neugeborenenperiode. Viele der typischen, chronischen neurologischen Erkrankungen des Kindesalters können schon in der Neugeborenenperiode klinisch manifest werden. Dazu gehören die primären und sekundären Fehlbildungen des Nervensystems, neurometabolische Krankheiten speziell des Harnstoffzyklus und der organischen Säuren sowie mitochondriale und lysosomale Krankheiten, die angeborenen Myopathien sowie die spinalen Muskelatrophien, die angeborenen Hirn- und Rükkenmarkstumoren, infektiöse, toxische und metabolische Fetopathien. Diese Krankheiten werden entweder in den entsprechenden Sektionen über Fehlbildungen, Stoffwechselkrankheiten, Muskelkrankheiten, Tumoren oder in den einzelnen Kapiteln dieser Sektion VII ausführlich dargestellt.

Spezifisch für die Neurologie des Neugeborenen sind die besonderen Erscheinungsformen der geburtsassoziierten Hirn- und Rückenmarksschäden (Hypoxie, Ischämie, Blutung, Trauma), der akuten bakteriellen Enzephalopathien speziell im Rahmen von Sepsis und Meningitis sowie einiger akuter Stoffwechselkrankheiten, die typischerweise bereits in der Neugeborenenperiode zu schweren Enzephalopathien führen können.

Grundlagen von Reifung und Entwicklung. Die Besonderheiten der normalen und der abnormen Neurologie des Neugeborenen sind bedingt durch die Unreife des Nervensystems bei menschlichen Früh- und Neugeborenen.

Die Vermehrung der Nervenzellen und ihre Migration entlang der Glia erfolgen überwiegend vom 3. bis zum 5. Schwangerschaftsmonat. Sie sind also bei der Geburt des reifen Kindes weitgehend, aber noch nicht vollständig abgeschlossen. Reste des Keimlagers, der germinalen Matrix, sind in der Nachbarschaft der Ventrikel noch bis in die 35. Schwangerschaftswoche und rudimentär auch darüber hinaus erhalten.

Kleine, meist klinisch bedeutungsarme Keimlagerblutungen gibt es eindeutig auch noch bei reifen Neugeborenen.

Die Axone sind unzureichend mit Markscheiden versehen, die Impulsleitung über die langen Bahnen ist deshalb stark verlangsamt. Die axodendritische Verknüpfung, also die Verdrahtung der Nervenzellen, ist auch beim reifen Neugeborenen und noch während der frühen Säuglingszeit sehr eingeschränkt, an einigen Stellen des zentralen Nervensystems fehlt sie speziell bei Frühgeborenen noch fast vollständig. Entsprechend sind auch die intrazellulären Organellen, Golgi-Substanz und endoplasmatisches Retikulum, noch spärlich gebildet.

Die neurophysiologischen Marker dieser Unreife, die bioelektrische Hirntätigkeit (EEG), die Latenz und die Gestalt der evozierten Potentiale sowie die Nervenleitgeschwindigkeit geben einen grob quantitativen Aufschluß über den Entwicklungsstand des Gehirns. Diese bioelektrischen Korrelate der Hirn- und Nerventätigkeit sind deshalb stark abhängig vom Gestationsalter des Neugeborenen bzw. vom Konzeptionsalter des jungen Säuglings. Magnetresonanztomographisch kann die Entwicklung und Faltung der Hirnrinde sowie die Bemarkung der Axone, also die Ausbildung der weißen Substanz, sehr genau verfolgt werden.

Neurologische Untersuchung des Neugeborenen. Die unreifen Bewegungs- und Reflexmuster des Neugeborenen sind die Grundlage der klinisch neurologischen Untersuchung in diesem Lebensalter. Dabei ist der Vigilanzzustand des Kindes – Schreien, ruhiger Wachzustand, Schlafen im aktiven REM- oder ruhigen Non-REM-Schlaf – für die Interpretation der Untersuchungsergebnisse deshalb so besonders wichtig, weil das gesunde Neugeborene 18 bis 20 Stunden am Tag schläft und im Wachzustand meistens schreit. Beide Vigilanzstadien sind nur teilweise geeignet für eine neurologische Untersuchung. Beim Schreien ist der Muskeltonus, speziell der Beugetonus, erhöht. Im Schlaf kann man nicht die so wichtigen Spontanbewegungen des Kindes beobachten. Im Non-REM-Schlaf sind darüber hinaus die Fremdreflexe vermindert oder sogar erloschen. Im REM-Schlaf können die Eigenreflexe erloschen oder abgeschwächt sein.

Der neurologische Untersuchungsbefund ist darüber hinaus stark abhängig vom Gestations- bzw. Konzeptionsalter des Kindes. Beispiele: Kinder unter 28 Wochen zeigen nur unsichere, manchmal seitendifferente Pupillenreaktionen auf Licht. Kinder unter 35 Wochen haben noch nicht die für reife Neugeborene so charakteristische Beugehaltung der Extremitäten; die tonisch myostatischen Reflexe (Hand- und Fußgreifreflexe, das sog. Recoil-Phänomen der Unterarme nach deren passiver Streckung) können weitgehend fehlen. Der Mororeflex besteht nur aus seiner ersten Komponente; Arme und Finger werden gestreckt, letztere auch gespreizt; es folgt nicht sofort anschließend die zweite Komponente mit Beugung der Unterarme und Faustschluß (s. Kap. 3).

Abnorme neurologische Befunde. Viel weniger als beim Erwachsenen liefert der körperliche neurologische Untersuchungsbefund eine topische Diagnose, also einen Hinweis auf die Lokalisation. Dennoch haben Hirnnervenlähmungen einschließlich Pupillendifferenz und Pupillenstarre, Halbseitenbefunde, schlaffe Lähmungen einzelner Extremitäten, ein völliges Erlöschen der Muskeleigenreflexe am wachen und nicht komatösen Kind eine ähnlich hohe diagnostische Wertigkeit wie später im Leben.

Darüber hinaus sind aber Normabweichungen des motorischen Verhaltens beim Neugeborenen wichtige klinische Allgemeinsysmptome. Sie können bei fast allen, insbesondere bei den schweren Erkrankungen des Neugeborenen, wie z.B. bei einer Infektion, bei Sauerstoffmangel, bei Stoffwechselstörungen einschließlich Ikterus, nach traumatischen Geburten, nach Versorgungsstörungen und Drogeneinflüssen während der Schwangerschaft, ja sogar bei Exsikkose und bei Fieber beobachtet werden.

Das neuromotorische Verhalten eines Neugeborenen wird zusammengefaßt in

1. Skelettmuskeltonusanomalien: Hypotonie mit oder ohne Erlöschen der Muskeleigenreflexe oder Hypertonie mit gesteigertem Streck- oder Beugetonus;
2. Erregbarkeitsstörungen: Hyperexzitabilität mit vielen Kloni oder Apathie, Stupor und Koma;
3. fokale bzw. seitendifferente Befunde.

Spezielle Untersuchungsmethoden des Nervensystems in der Neugeborenenperiode. Für eine ursächliche Abklärung ebenso wie für eine prognostische Bewertung von abnormen neurologischen Symptomen in der Neugeborenenperiode spielen spezielle apparative Untersuchungsverfahren eine wichtige Rolle. Die Sonographie durch die offene Fontanelle oder viel genauer die Magnetresonanztomographie sind heute unerläßlich zum Nachweis oder Ausschluß von morphologischen Defekten des Gehirns einschließlich angeborener Zysten und Tumoren, von intrakraniellen Verletzungen und Blutungen sowie von hypoxisch-ischämischen Versorgungsstörungen. Die Magnetresonanztomographie, speziell die Spektroskopie kann darüber hinaus wichtige Hinweise auf ablaufende Funktionsstörungen und damit auch auf früh beginnende metabolische Erkrankungen geben.

Das Elektroenzephalogramm, die kortikal und im Hirnstamm evozierten Potentiale mit differenzierter Auswertung in den verschiedenen Vigilanzstadien ist immer noch ein wichtiges Hilfsmittel, Erregungsstörungen zu erfassen, zu quantifizieren und zu differenzieren. Bei Verdacht auf Neugeborenenkrämpfe ist das EEG unverzichtbar.

Früh beginnende Erkrankungen des peripheren motorischen Neurons (z.B. spinale Muskelatrophien, Verletzungen oder degenerative Erkrankungen der peripheren Nerven) können elektromyographisch und/oder durch Messung der Nervenleitgeschwindigkeit erkannt werden.

Die Dopplersonographie erlaubt eine Abschätzung des systolischen und des diastolischen zerebralen Blutflusses. Die Infrarotspektroskopie mit Bestimmung sowohl des arteriellen wie auch des venösen inkraniellen Hb und HbO_2 gibt wichtige Informationen über das zerebrale Blutvolumen, dessen Sauerstoffsättigung und dessen Sauerstoffabgabe. Messungen des intrakraniellen Druckes über der großen Fontanelle können genauer als die Palpation Aufschluß geben über zunehmenden und abfallenden intrakraniellen Druck, z.B. im Rahmen einer schweren hypoxisch-ischämischen Hirnschädigung mit Hirnödem und Hirnschwellung.

Neugeborenenkrämpfe

Neugeborenenkrämpfe sind ein diagnostisch bedeutsames neurologisches Symptom in der Neugeborenenperiode mit einer besonders hohen prognostischen Wertigkeit.

Vorkommen, Ursachen und Differenzialdiagnose. Neugeborenenkrämpfe zeigen eine meist schwere Erkrankung des Nervensystems an. Ihre genaue Inzidenz ist schwer bestimmbar, weil viele Neugeborenenkrämpfe nicht erkannt und weil oft andere abnorme Bewegungsautomatismen fälschlich für Krämpfe gehalten werden.

Die wichtigsten Ursachen (s. Übersicht) sind die hypoxisch-ischämische Enzepahlopathie, Mißbildungen des zentralen Nervensystems, intrakranielle Blutungen, die Meningoenzephalitiden, Stoffwechselentgleisungen oder Anomalien und Drogenentzug.

Differentialdiagnostik

Die differentialdiagnostischen Erwägungen, die bei jedem Kind mit Neugeborenenkrämpfen angestellt werden müssen, sind im folgenden zusammengefaßt:

- Störungen der Elektrolyte und Blutgase:
  - Hypokalzämie,
  - Hypomagnesiämie,
  - Wasserintoxikation und Hyponatriämie,
  - Polyglobulie und Hypernatriämie;
  - Hyperventilation, Hypokapnie
- Stoffwechselerkrankungen:
  - schnelle Aufwärmung nach Hypothermie,
  - ketotische und nichtketotische Hypoglykämie,
  - Vitamin-B_6-Mangel oder -Abhängigkeit,
  - adrenogenitales Syndrom (AGS),
  - Aminoacidopathien, insbesondere die Ahornsirupkrankheit und die β-Alaninämie,
  - nonketotische Hyperglyzinämie,
  - Störungen im Stoffwechsel der organischen Säuren und/oder des Harnstoffzyklus,
  - Störungen im Stoffwechsel der Fettsäuren, Acyl-Co-Dehydrogenase-Defekt,
  - GM_1- und GM_2-Gangliosidosen,
  - infantile Form der Ceroidlipofuszinose;
- Perinatale Enzephalopathien:
  - subdurales Hämatom,
  - traumatische Hirnschäden, Hirnkontusionen, Ödem,
  - andere, z.B. intrazerebrale Blutungen infolge von Gerinnungsstörungen (Thrombozytopenie, Hämophilie, α-Antitrypsinmangel),
  - Thromboembolien,
  - hypoxische Enzephalopathien mit ischämischen oder hämorrhagischen Infarkten,
  - Kernikterus;
- Meningoenzephalitiden:
  - eitrige Meningitiden mit bakteriellen Erregern,
  - angeborene Toxoplasmose und Lues,
  - pränatale Virusmeningoenzephalitiden: Röteln, Zytomegalie u.a.,
  - perinatale Virusmeningoenzephalitiden: Herpes simplex ECHO u. EBV, Coxsackie-Virus u.a.,
- Neugeborenenkrämpfe bei Tumoren und Fehlbildungen:
  - angeborene Tumoren,
  - Mißbildungen des Zentralnervensysteins,
  - intrakranielle Gefäßanomalien;
- sonstige Ursachen:
  - sekundäre Enzephalopathien bei primär renalen oder kardiopulmonalen Mißbildungen und Erkrankungen,
  - Intoxikationen durch Lokalanaesthetika und Analeptika,
  - Entzugserscheinungen, z.B. bei drogenabhängigen Müttern,
  - familiär auftretende Neugeborenenkrämpfe mit bekanntem Gendefekt.

Unter den medikamentös toxischen Ursachen von Neugeborenenkrämpfen zusammen mit Bradykardien, Asystolien bis hin zum langdauernden Herzstillstand und einer metabolischen Azidose stand viele Jahre lang an erster Stelle ein Übergang der Lokalanästhetika von der Mutter auf das Kind bei der Parazervikalblockade. Nach mehr als 30 so verursachten Todesfällen allein in Deutschland wurde diese Verfahren der Schmerzausschaltung unter der Geburt in den 90er Jahren weitgehend oder vollständig aufgegeben

Eine interessante Sonderform stellen die benignen familiären Neugeborenenkrämpfe dar, deren verantwortliches Gen auf dem Chromosom 20 lokalisiert wurde. Es handelt sich um die Mutation eines Kaliumkanalgens (KCNQ2-Gen) Die Krämpfe beginnen bei den sonst gesund erscheinenden Neugeborenen am 2. bis 4. Lebenstag und enden ohne Restschäden spätestens nach einem halben Jahr. Bei etwa 10% dieser Kinder können allerdings auch später noch zerebrale Anfälle auftreten.

Ohne entsprechende familiäre Belastung treten benigne, idiopathische Neugeborenenkrämpfe oft mit Apnoen in der ersten Lebenswoche für etwa 24 Stunden auf. Sie verschwinden spätestens innerhalb von 2 Wochen.

Eine bösartige Sonderform der Neugeborenenkrämpfe ist die frühe myoklonische Enzephalopathie. Die Krämpfe werden oft schon intrauterin bemerkt. Das EEG zeigt ein Burst-suppression-Muster. Die Ursachen sind mannigfaltig, wahrscheinlich oft metabolisch oder durch Mißbildungen bedingt. Die Prognose ist extrem schlecht.

Pyridoxinabhängige Krämpfe können schon in utero, manchmal aber auch erst nach den ersten Lebenswochen beginnen. Sie sind wahrscheinlich bedingt durch einen Stoffwechseldefekt, bei dem die GABA-Synthese gestört ist. Die Neugeborenenkrämpfe infolge Pyridoxinabhängigkeit sistieren klinisch und im EEG nach intravenöser Injektion von Vitamin B_6.

Physiologische, anatomische und biochemische Grundlagen. Regelhaft muß man davon ausgehen, daß das Elektroenzephalogramm während der Neugeborenenkrämpfe und weniger regelhaft im Intervall entweder herdförmig oder generalisiert hypersynchrone Potentiale zeigt. Die noch mangelhafte synaptische Verdrahtung der verschiedenen Hirnrindenregionen verhindert aber die Ausbreitung solcher hypersynchronen Potentiale, so daß speziell bei Frühgeborenen diese oft schwer zu entdecken und noch schwerer von dem normalen, stark diskontinuierlichen bioelektrischen Muster zu unterscheiden sind. Schließlich können bei Neugeborenen bestimmte Anfälle von den tiefen Hirnstrukturen im limbischen System, im Dienzephalon oder sogar vom mittleren und unteren Hirnstamm ausgehen. Wegen der mangelhaften synaptischen Verbindungen zur Hirnrinde sind sie aber elektroenzephalographisch kaum nachweisbar.

Wiederholte oder statusähnliche Neugeborenenkrämpfe können über eine Freisetzung großer Mengen exzitatorischer Transmitter toxisch auf dendritische Strukturen und axodendritische Synapsen wirken. Auf diese Weise können möglicherweise bestimmte sich rasch entwickelnde Hirnregionen mit reicher Expression von Glutamatrezeptoren, z.B. das limbische System (Hippocampus), auch bei entfernt liegenden Krampfherden dauerhaft geschädigt werden.

Erscheinungsformen (klinische Symptome). Neugeborenenkrämpfe können sich oft unter schwer identifizierbaren Symptomen verbergen, Volpe (1995) hat sie als „subtle seizures" bezeichnet. Apnoen, langes Offenhalten der Augen (Starren), abrupte Augenbewegungen, Kau- und Schmatzbewegungen, rhythmische Laufbewegungen und Zuckungen einzelner Finger oder Zehen können mit eindeutig hypersynchronen Potentialen im EEG verbunden sein. Neben diesen subtle seizures gibt es fokale und multifokal klonische, fokal tonische und generalisiert myoklonische Anfälle. Generalisiert tonische Anfälle und fokal bzw. multifokal myoklonische Anfälle sind in der Neugeborenenphase selten.

Differentialdiagnose. Bei komatösen oder stuporösen Kindern, speziell mit einem flachen, oft inaktiven EEG werden „Neugeborenenkrämpfe" oft nicht erkannt, so daß ein wichtiges klinisches Symptom z.B. bestimmter Stoffwechselerkrankungen oder auch der hypoxisch-ischämischen Enzephalopathie scheinbar fehlt. Andererseits werden die symmetrischen und rhythmischen Myoklonien übererregbarer Kinder nicht selten als Krämpfe bzw. Krampfäquivalente oder als „krampfverdächtig" klassifiziert. In Zweifelsfällen können Langzeitelektroenzephalogramme mit simultaner Videoüberwachung der Kinder diagnostisch hilfreich sein.

Behandlung. Die Behandlung einer Grundkrankheit, die Allgemeinbehandlung mit Überwachung der vitalen Parameter sowie der Ausgleich von Stoffwechselentgleisungen wie Hypoglykämie, Hypokalzämie und Hypomagnesiämie dürfen nicht vernachlässigt werden gegenüber der speziellen antikonvulsiven Behandlung. Ein Kind mit Neugeborenenkrämpfen gehört in der Regel auf eine Intensivstation.

In Anlehnung an internationale Empfehlungen ist die spezielle antikonvulsive Behandlung in der folgenden Übersicht dargestellt.

Die Behandlung von Neugeborenenkrämpfen

- Ausgleich von Hypoglykämie, -kalzämie, -magnesiämie;
- bei Verdacht: Pyridoxin: 50–100 mg i.v.
- Initial: 20 mg/kg Phenobarbital i.v. (10–15 min)
  rezidivierende Anfälle: zusätzlich max. bis zu 4mal 5 mg/kg/Tag
  maximal: 20–40 mg/kg/Tag
  Alternativ:
- Initial: Phenytoin i.v. 1 mg/kg/min
  maximal: 20 mg/kg/Tag.
- *Klinische Kontrollen:*
  - Alle vitalen Parameter einschließlich Blutgase,
  - Blutspiegel der Antikonvulsiva,
  - EEG (Langzeit-EEG).

Die Blutspiegel für Phenobarbital und Phenytoin müssen täglich, bei schwer behandelbaren Neugeborenenkrämpfen sogar mehrfach täglich bestimmt werden.

An die „loading dose" schließt sich die Erhaltungstherapie an. Nach etwa 5–10 Tagen können speziell die Phenobarbitalwerte im Blut erheblich kumulieren. Die Ausscheidungsrate kann speziell bei asphyktischen Neugeborenen durch eine hypoxische Funktionsstörung von Leber und Niere reduziert sein. Andererseits kann diese Ausscheidungsrate mit zunehmender Therapiedauer ansteigen und eine höhere Dosis erforderlich machen.

Eine Dauerbehandlung von Neugeborenenkrämpfen über Monate oder gar Jahre ist nur in etwa 10–30% der Kinder mit Neugeborenenkrämpfen notwendig. Kriterien für eine solche Dauerbehandlung sind eine unbehandelbare Grundkrankheit mit morphologischen Defekten (z.B. Fehlbildungen) oder anhaltend abnorme neurologische Untersuchungsbefunde mit hypersynchronen Potentialen im EEG und – selbstverständlich – rezidivierende klinische Anfälle mit Ausbildung einer Epilepsie.

Prognostische Bedeutung der Neugeborenenkrämpfe. Neugeborenenkrämpfe haben eine große Bedeutung für Aussagen zur allgemeinen psychoneurologischen Entwicklung des Kindes. 40–60 % der Kinder mit Neugeborenenkrämpfen weisen eine abnorme Entwicklung auf. Die Mortalität ist in den letzten Jahren deutlich gesunken. Die Entwicklungsprognose hängt entscheidend von der Grundkrankheit ab. Allerdings beinhalten bestimmte EEG-Veränderungen (Burst-suppression-Muster, statusähnliche bioelektrische Phänomene, ein inaktives Elektroenzephalogramm) auch unabhängig von der Grundkrankheit regelhaft eine sehr ungünstige Prognose. Bei 10 bis max. 30 % der Kinder mit Neugeborenenkrämpfen entwickelt sich eine Epilepsie.

Die geburtsassoziierte hypoxisch-ischämische Enzephalopathie

Definitionen. Der Begriff „perinatale Hirnschädigung" ist ungenau wegen unterschiedlicher Zeitdefinitionen: 20. Schwangerschaftswoche bis 4. Lebenswoche oder 28. Schwangerschaftswoche bis 7. Lebenstag. Die in diesem Zusammenhang einzig sinnvolle und operationell brauchbare Definition lautet: Die Zeit unmittelbar vor, während und unmittelbar nach der Geburt.

Der Begriff „geburtsassoziierte Hirnschädigung" schließt im Einzelfall fast immer einen Zeitraum von einigen Stunden oder wenigen Tagen vor und oft auch nach der Geburt mit ein. Der Zeitpunkt der Hirnschädigung kann oft nicht genau bestimmt werden. Die Entstehung einer irreversiblen Läsion des Gehirns mit ischämischen und Reperfusionsschäden erstreckt sich oft über einen längeren Zeitraum. Wiederholte Episoden einer Versorgungsstörung machen das Hirn besonders vulnerabel. Dieses in Frage kommende Zeitfenster der Hirnschädigung kann oft durch konsekutive sonographische Untersuchungen des Gehirns in der Neonatalperiode eingrenzt werden.

Ursachen für geburtsassoziierte hypoxisch-ischämische Hirnschäden bei reifen Neugeborenen sind die verschiedenen Formen der Plazentainsuffizienz einschließlich der vorzeitigen Lösung und der Flußstörungen in der Nabelschnur, eine mangelhafte O_2-Versorgung der Plazenta durch die Mutter (Schock oder Ateminsuffizienz), fetale bzw. unmitelbar postnatale Schocksymptome infolge Blutverlust oder Infektion.

Perinatale Symptome. Bei reifen Neugeborenen kann man in der Regel nur dann eine geburtsassoziierte Hirnschädigung annehmen, wenn bestimmte Symptome, „cluster oft perinatal events" auf eine relevante Enzephalopathie hindeuten (s. Übersicht unten) und wenn andere in Frage kommende Krankheiten ausgeschlossen sind. Die leichtfertige Diagnose „Zustand nach perinataler Asphyxie" hat oft ganz unnötige forensische Auseinandersetzungen zur Folge.

Unmittelbar nach der Geburt kommt dabei den Apgar-Werten eine gewisse Bedeutung zu, die stark eingeschränkt ist durch deren Anfälligkeit für subjektive Fehleinschätzungen. Sie verlieren vollends nicht nur ihre prognostische, sondern auch jede Bedeutung für die Zustandsbeurteilung des kindlichen Nervensystems, wenn das Kind direkt nach der Geburt reanimiert, intubiert und beatmet worden ist. Auch bei einer schweren intrapartualen Versorgungsstörung mit ausgedehntem Untergang von Hirngewebe erreichen solche Kinder 5 und 10 Minuten nach einer erfolgreichen Reanimation oft Apgar-Werte von 5 oder darüber. Solche Apgar-Werte sind dann ein wichtiger Beleg für die kompetente und gelungene Reanimation, aber kein Beweis für das intakte Überleben des Zentalnervensystems.

Das Vollbild – cluster of perinatal events – im Ablauf der geburtsassoziierten Enzephalopathie
(* ohne wissenschaftlich nicht belegte Grenzwerte
****selten ein völliges Organversagen oder gar Multiorganversagen)**

1. „Fetal distress",
2. metabolische Acidose*,
3. Depression der vitalen Parameter (Apgar)*,
4. neurologisches Durchgangssyndrom,
5. meist passagere hypoxische Funktionsstörungen anderer Organe**,
6. typische bildgebende Sequenz,
7. neuromotorisches Restschadenssyndrom,
8. Ausschluß anderer neurologischer Erkrankungen oder Entwicklungsstörungen.

Die metabolische Acidose ist ein wichtiger und obligater Befund bei Hirnschäden durch eine allgemeine schwere Hypoxie, viel weniger aber bei lokalisierten Ischämien des Gehirns. Allerdings kann eine Acidose infolge einer intrapartualen Hypoxie mit bleibender Hirnschädigung nach weniger als einer Stunde, also noch während der Geburt, wieder ausgeglichen werden durch eine entweder spontane oder durch medikamentöse Wehenhemmung begünstigte intrauterine Reanimation des Feten.

Bei der Mehrzahl von Kindern mit einer geburtsassoziierten hypoxisch-ischämischen Hirnschädigung kann man bei sorgfältiger Untersuchung in den ersten Lebenstagen Funktionsstörungen auch anderer Organe, am häufigsten der Niere, entdecken (s. Übersicht unten). Solche Funktionsstörungen sind allerdings meistens einerseits so diskret und andererseits so kurzfristig passager, daß sie oft nur entdeckt werden, wenn man mindestens täglich und mit adäquat empfindlichen Methoden danach sucht. Klinisch leicht erkennbares, vollständiges „Organversagen" oder gar „Multiorganversagen" ist selbst bei eindeutig nachweisbarer hypoxisch-ischämischer Hirnschädigung eher selten.

Effekte einer perinatalen Asphyxie (außer ZNS)

- *Niere:* Oligurie; Hämaturie; Proteinurie; Anstieg der harnpflichtigen Substanzen im Blut; akutes Nierenversagen;
- *Leber:* humorale Gerinnungsstörungen, Anstieg der Leberenzyme; Hyperammonämie;
- *Herz:* Abnahme der Kontraktilität; abnorme Herzfrequenzen und Rhythmusstörungen; Hypotension und kardiogener Schock;
- *Lunge:* pulmonale Hypertension; sog. Flüssigkeitslunge; Störung der Surfactantproduktion;
- *Darm:* Blutungen; nekrotisierende Enterocolitis;
- *Blutbildung:* Thrombozytopenie; Neutropenie; Neutrophilie; Vermehrung kernhaltiger Erythrozyten;
- *Stoffwechsel:* Hypoglykämie; Hypocalcämie und Hypomagnesiämie; Veränderungen der Natrium- und Kaliumkonzentrationen.

Reife Neugeborene und Kinder mit einem Gestationsalter von mehr als 34 Wochen zeigen nach einer unmittelbar perinatalen Hirnschädigung während der ersten Lebenstage regelhaft typische und abnorme Symptome, die man als „neurologisches Durchgangssyndrom" oder als akute posthypoxisch-ischämische Enzephalopathie bezeichnet hat. Typisch für diese Enzephalopathie ist ihr Beginn unmittelbar nach der Geburt mit Skelettmuskelhypotonie oder Hyperexzitabilität und mit der Entwicklung sehr unterschiedlicher Bewegungs- und Muskeltonusanomalien (Streckspasmen, Opisthotonus, abnorme Neugeborenenreflexe, seitendifferente Spontanmotorik), mit Trinkschwierigkeiten (Saugen und Schlucken). Bei schweren und prognostisch ungünstigen Verläufen sind die Kinder stuporös oder komatös. Sie haben Atemstörungen und Neugeborenenkrämpfe, die in der Regel (60 %) 2–12 Stunden nach der Geburt beginnen und häufig gegen Ende der ersten Lebenswoche abklingen. Diese akute posthypoxisch-ischämische Enzephalopathie wurde in 3 Schweregrade eingeteilt. Es besteht oft sogar eine gewisse Korrelation zwischen der Schwere des neurologischen Durchgangssyndroms auf der einen und der psychoneurologischen Restschäden auf der anderen Seite (Tabelle 52.1).

Eine große Bedeutung für die Erkennung und für den Ausschluß einer geburtsassoziierten Hirnschädigung haben heute konsekutive bildgebende Untersuchungen des Gehirns, die in den ersten Lebenstagen beginnen und sich bis zu einem Alter von einigen Wochen erstrecken müssen. Den höchsten Informationswert hat die Magnetresonanztomographie, die nichtinvasive und täglich durchführbare Sonographie des Gehirns hat aber die weit größere Bedeutung (s. Übersicht unten). Einige Stunden nach dem schädigenden Ereignis kann man oft eine Steigerung der Echoeigenschaften des Gehirns erkennen, die bedingt ist durch Kongestion, Ödem und beginnende Neurolyse. Ausgedehnte Einblutungen verursachen eine starke Erhöhung der echogenen Eigenschaften. Frühestens nach einer Woche und regelhaft in der 2. und 3. Woche nach der akuten Schädigung treten echoleere Zysten auf, die sich im Verlaufe der nächsten Wochen und Monate vergrößern und manchmal Anschluß an die Ventrikel finden mit dem Ergebnis einer unregelmäßig begrenzten Ventrikelerweiterung: Porenzephalie und allgemeinen Hirnatrophie. In schweren Fällen geht eine solche ausgedehnte Hirnsubstanzschädigung mit einer postnatal mikrozephalen Wachstumsstörung einher. Wenn man dagegen Hohlraumbildungen bei der Sonographie des Gehirns bereits in der ersten Lebenswoche sieht, weist das mit sehr hoher Sicherheit auf eine deutlich pränatale Hirnschädigung hin. Ein solcher Befund ist z. B. charakteristisch nach schweren fetofetalen Blutverteilungsstörungen bei monochorioten Zwillingen.

Tabelle 52.1. Korrelation zwischen Art und Ausmaß des neurologischen Durchgangssyndroms beim Neugeborenen und dem späteren psychoneurologischen Residualsyndrom

Hypoxisch-ischämische Enzephalopathie	Permanente Hirnschäden in %
Gering:	
Hyperexzitablität	~ 0
Mäßig:	
Lethargie; Muskelhypotonie ± Krämpfe	~ 20–40
Schwer:	
Koma, Krämpfe, Muskeltonusanomalien; kardiorespiratorische (Hirnstamm-) Störungen: Apnoen u. Bradykardien ± Hirndruck	~ 100

Konsekutive Ultraschalluntersuchungen nach geburtsassoziierter hypoxisch-ischämischer Enzephalopathie

1. *Akute Phase – 1. Woche:*
   - ab 12–24–72 Stunden: Hirnschwellung – enge Ventrikel,
   - erhöhte Echogenität des Parenchyms.
2. *Postakute Phase – 2./3. Woche:*
   - ab Tag 7: abklingende Hirnschwellung,
   - „normale" Ventrikelgröße,
   - veränderte Echogenität (Neurolyse),
   - unregelmäßige Echostrukturen in Thalamus und Basalganglien,
   - zystische Enzephalopathie.
3. *Chronische Phase – ein Monat und später:*
   - Hirnatrophie.

Neuropathologie und pathologische Neurophysiologie. Die hypoxisch-ischämischen Hirnschäden reifer Neugeborener haben typische Läsionsmuster, die auch bei den bildgebenden Untersuchungen erkennbar sind (Übersicht unten und Abb. 52.1 a,b).

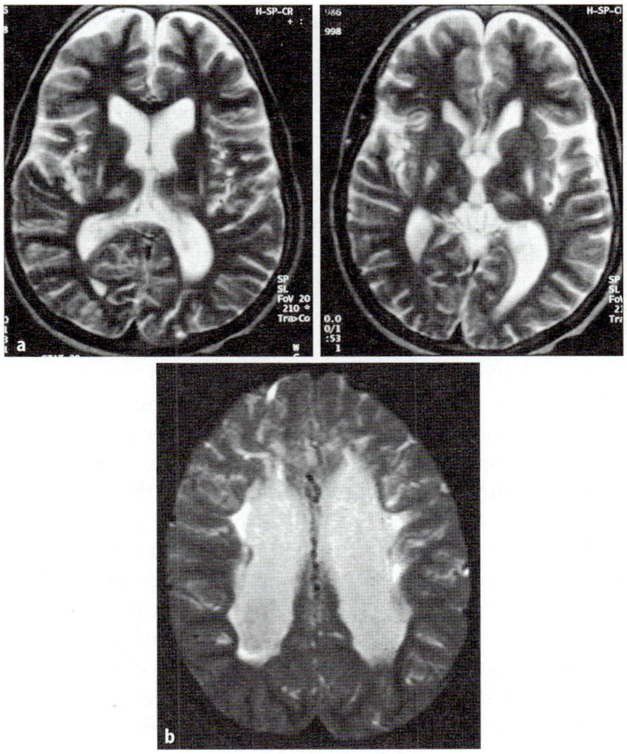

Abb. 52.1. **a** Magnetresonanztomographie des Gehirns eines ehemals reifen Neugeborenen mit typischen hypoxisch-ischämischen Läsionen im Grenzzonenbereich und in den Stammganglien (Putamen und Pallidum). **b** Magnetresonanztomographie des Gehirns bei einem Kind mit den Folgen der periventrikulären Leukomalazie mit unregelmäßiger Begrenzung der vergrößerten Ventrikel und periventrikulären Markreifungsstörungen

Hypoxisch-Ischämische Hirnschäden in der Perinatalperiode – Makroläsionen

1. Selektive neuronale Nekrosen im Kortex, in den Basalganglien/Thalamus, im Hirnstamm;
   fokale und multifokale Läsionen;
2. Status marmoratus;
3. parasagittale und andere Läsionen in grauer und weißer Substanz der arteriellen Grenzzonen;
4. multizystische Enzephalomalazie
5. periventrikuläre Leukomalazie mit oder ohne Einblutungen.

Das neurologische Durchgangssyndrom des Neugeborenen

- Muskeltonusanomalien;
- Hyperexzibilität, Krämpfe;
- Stupor, Koma, Apnoe, Bradykardie.

Differentialdiagnose:

- Hypoxisch-ischämische Enzephalopathie,
- infektiöse Enzephalopathie,
- akute metabolische Enzephalopathie,
- Hirnblutungen,
- thromboembolische Infarkte.

Das unreife Gehirn des Neugeborenen und mehr noch des Frühgeborenen ist zwar deutlich unempfindlicher gegen Sauerstoffmangel als das ausgereifte Gehirn. Aber auch beim Neugeborenen erlöschen die Nervenzellfunktionen (zunächst noch reversibel) nach einigen Minuten einer vollständigen Unterbrechung der Sauerstoffzufuhr. Nach 10 Minuten treten Zellschäden auf, nach mehr als 20 Minuten muß man mit ausgedehnten Hirngewebsnekrosen rechnen.

Solche exakten Daten über die Sauerstoffmangeltoleranz des unreifen Gehirns konnten nur in Studien an verschiedenen Tierspezies mit unterschiedlicher Reife des zentralen Nervensystems bei der Geburt erhoben werden. Sie sind aber praxisrelevant auch auf das menschliche Neugeborene übertragbar. Mindestens können sie belegen, daß bei reifen Neugeborenen mit einer kompletten Anoxie viele der offiziell geforderten (und praktisch möglichen) E-E-Zeiten (Zeit zwischen Entschluss zum Kaiserschnitt bis zur Entwicklung des Kindes) länger ist als es das Zentralnervensystem verträgt.

Der Energiemangel mit Abbruch der ATP-Synthese führt zum Zusammenbruch der Elektrolytgradienten zwischen Extra- und Intrazellulärraum. Na^+, und Cl^-, Wasser und Ca^{++} strömen in die Zelle ein, K^+ treten aus. Das Membranpotential bricht zusammen. Damit erlischt die Erregbarkeit der Zelle ebenso wie die Proteinbiosynthese. Dem exzessiven Einstrom von Ca^{++} in die Zelle wird eine besondere Bedeutung für Zellschädigung und Zelltod beigemessen.

Nach kurzdauernder Ischämie kann sich der Energiestoffwechsel zusammen mit Reperfusion der betroffenen Hirnareale erholen. Dabei können aber einige Stunden oder sogar noch wenige Tage nach dem primären Insult zusammen mit zerebraler Krampfaktivität sekundäre Zellschäden auftreten, die mitbedingt sind durch Sauerstoffradikale, exzitatorische Neurotransmitter (Glutamat), Stickoxyd und durch Entzündungsreaktionen mit Freisetzung von Zytokinen. Die dabei eintretenden Hirnschäden bestehen nicht immer wie bei schweren Primärschäden in Nekrosen als vielmehr in einer verstärkten Apoptose, dem programmierten Zelltod mit Schrumpfung der Zelle, Membrandestruktion, Chromatinkondensation und DNA-Fragmentierung.

Differentialdiagnose. Die klinischen Symptome allein erlauben keine Unterscheidung zwischen einer schweren Geburtsasphyxie und einer entweder entzündlichen oder metabolischen Enzephalopathie (s. Übersicht).

Therapie und Prophylaxe. Immer noch unzureichend erforscht ist die Behandlung des Neugeborenen mit einem hypoxisch-traumatischen Hirnödem. Volpe hat dieses Problem in seiner Monographie über die Neurologie des Neugeborenen erschöpfend diskutiert und kommt zu den folgenden Schlußfolgerungen: Steroide und die Infusion von hyperosmolaren Lösungen konnten die Prognose nicht nachweisbar bessern. Blutdrucksteigerungen durch überhöhte und schnelle Flüssigkeitszufuhr sind unbedingt zu vermeiden. Die Gestationsalter- bzw. Geburtsgewicht-abhängigen, kritischen Perfusionsdrucke (arterielle Mitteldrucke) sollten nicht unterschritten werden, was bei Frühgeborenen in der periventrikulären Region und bei reifen Neugeborenen in den arteriellen Endstromgebieten der Hirnrinde zu Perfusionsschäden führen kann. Es ist nach wie vor richtig, daß hohe arterielle CO_2-Drucke speziell bei gleichzeitiger oder vorangehender Hypoxie die Autoregulation der Hirndurchblutung lähmen und zu Hirnblutungen führen können, auch wenn chronische pCO_2-Erhöhungen in bestimmten Situationen, z.B. bei der bronchopulmonalen Dysplasie in Kauf genommen werden dürfen. In Tierversuchen ist gut belegt, dass unter hypoxischen Bedingungen eine leichte Hyperkapnie einen hirnprotektiven, eine Hypokapnie einen adversiven Effekt hat. Niedrige arterielle pCO_2-Drucke durch Hyperventilation zur Behandlung eines Hirnödems oder einer pulmonalen Hypertension können nicht nur zu Neugeborenenkrämpfen, sondern in den kritischen Hirnregionen je nach Ausgangssituation bzw. Gestationsalter auch zu ischämischen Hirnschäden und Beeinträchtigungen der Entwicklungsprognose führen.

Es ist nicht ausreichend erforscht, ob die hypoxisch-bedingte Gewebs- oder intrazelluläre Azidose vorwiegend Symptom des durchgemachten Sauerstoffmangels ist oder auch selbst gewebsschädigend wirkt. Bei entsprechenden Messungen mit der pH-Gewebselektrode einerseits und elektrophysiologischen Untersuchungen andererseits konnten Astrup und seine Mitarbeiter keine kritischen Grenzwerte ermitteln. Diese Befunde bedeuten aber nicht, daß der Ausgleich der Azidose nach einer Geburtsasphyxie nicht doch auch direkt und indirekt günstige therapeutische Effekte hat.

Moderne, experimentelle therapeutische Ansätze einer Neuroprotektion beruhen teilweise auf einer Verhinderung dieser Sekundärschäden durch eine exakt dosierte und lokalisierbare Hypothermie, eine genau dosierte Glukosezufuhr, die Gabe von Glutamat- und Ca^{++}-Antagonisten sowie durch eine Behandlung mit Sauerstoffradikalenfängern (sog. Scavengern).

Unabhängig von diesen modernen experimentellen Therapieansätzen ist die Verhütung der akuten hypoxisch-ischämischen Enzephalopathie in der Perinatalperiode der entscheidende Faktor zur Senkung der Prävalanz bleibender geburtsassoziierter Hirnschäden. Eine Optimierung der Schwangerenvorsorge, der Geburtsleitung sowie der postnatalen Überwachung und Intensivbehandlung hat vorwiegend erkennbar zu einer Senkung der Letalität geführt. Durch die Zunahme der Überlebenschancen auch geschädigter Kinder wird der in gleicher Weise günstige Effekt auf die Lebensqualität teilweise maskiert.

Die Grundlagen einer Behandlung von Neugeborenen mit einer perinatalen Asphyxie und den Zeichen der neonatalen hypoxisch-ischämischen Enzephalopathie sind in der folgenden Übersicht aufgelistet.

Prophylaxe und Therapie hypoxisch-ischämischer Enzephalopathien

1. Vermeidung der intrauterinen Asphyxie,
2. adäquate O_2-Zufuhr und Beatmung, Vorsicht: Hypo- oder Hypercarbie,
3. Stabilisierung des Blutdruckes,
4. normale Blutglukosespiegel,
5. ausreichende Behandlung von Krämpfen,
6. Vorsicht bei der Behandlung von Hirnödem und Hirnschwellung,
7. andere Behandlungsverfahren unter den Bedingungen des klinischen Versuches (s. Text)

Häufigkeit, Art und Vorkommen von bleibenden Hirnschäden. Geburtsassoziierte Enzephalopathien mit bleibenden Hirnschäden sind sehr selten geworden. Das Spektrum der Leistungsstörungen, welches nach geburtsassoziierten Hirnschäden auftreten kann, ist genauso groß wie das Spektrum der unterschiedlichen Leistungen des Nervensystems. Psychointellektuelle und kognitive Entwicklungsstörungen, Verhaltensstörungen und Epilepsien gehören ebenso wie Wahrnehmungsstörungen einschließlich Blindheit und Hörstörungen zum Bild einer schweren und ausgeprägten perinatalen Hirnschädigung wie Zerebralparesen. Isoliert, d.h. ohne eine Zerebralparese, sind sie aber selten und in Form schwerer geistiger Entwicklungs- und Verhaltensstörungen (z.B. Idiotie und Autismus) wahrscheinlich nie Folge einer geburtsassoziierten Enzephalopathie.

Es ist vielmehr charakteristisch für hypoxisch-ischämische Hirnschäden, daß die Zerebralparesen das Residualsyndrom entscheidend bestimmen. Wegen der fast ubiquitär im Nervensystem lokalisierten Repräsentanz der Motorik mit teilweise bereits hoher, sauerstoffabhängiger Stoffwechselaktivität ist bei fast jeder Substanzschädigung des Gehirns infolge einer Versorgungsstörung die Motorik mit betroffen. Die wesentlichen Residuen von perinatalen Hirnschäden sind also die unterschiedlichen Formen der Zerebralparesen (s. Kap. 189). Bleibende Skelettmuskelhypotonien und isolierte Ataxien sind allerdings nur sehr selten eine Folge von geburtassoziierten Schädigungen des Gehirns.

Aufgrund weltweit ziemlich übereinstimmender Ergebnisse epidemiologischer Studien entsteht nur ein verhältnismäßig kleiner Prozentsatz von Zerebralparesen – wahrscheinlich maximal 10 und 20% – im engen zeitlichen Zusammenhang mit der Geburt. Die aus diesen epidemiologischen Daten gelegentlich gezogene Schlußfolgerung, daß geburtsassoziierte Hirnschäden heute irrelevant geworden sind, ist in Anbetracht der absoluten Zahlen von wahrscheinlich einigen hundert bei der Geburt geschädigten Kindern pro Jahr in Deutschland unangebracht. Außerdem sind permanente, geburtsassoziierte Hirnschäden mit spastischen und extrapyramidal dyskinetischen Bewegungsstörungen sogar häufig in der Population solcher Kinder, die intra- und postpartal deutliche oder sogar schwere Zeichen einer Versorgungsstörung des Gehirns aufweisen (Tabelle 52.1 und 52.2).

Tabelle 52.2.

Geburtsassoziierte Hirnschäden durch Hypoxie, Ischämie, Trauma
sind bei reifen Neugeborenen sehr *selten* bezogen auf die *Gesamtpopulation*:
~ 2,5 ‰ Cerebralparesen (CP)
davon *geburtsassoziiert*:
~ 10%–20%
~ 2 bis 5 Kinder mit geburtsassoziierter CP auf 10.000 Geburten
~ 200 bis 400 Kinder jährlich in Deutschland
sind *häufig* bezogen auf bestimmte *Risikogruppen*:
~ 70% CP (einschließlich Todesfälle)
nach schwerer *postnataler Depression vitaler Parameter* und deutlicher *Acidose*
und neonatalem *neurologischem Durchgangssyndrom* (Krämpfe)

Daraus ergibt sich die Notwendigkeit einer besonders sorgfältigen Überwachung mit detaillierter und umfassender Dokumentation der Befunde bei solchen Neugeborenen, die entweder während oder unmittelbar nach der Geburt eine auch anscheinend oder scheinbar geringe Depression vitaler Parameter gezeigt haben. Für alle Neugeborenen mit einem erhöhten Risiko unmittelbar prä- und intrapartual, speziell nach dem Einsatz von Reanimationsmaßnahmen, reicht die Apgar-Bewertung nicht aus. Für diese sog. „Risikokinder", sollte eine Überwachung und vorstrukturierte Dokumentation der vitalen Parameter in den ersten Stunden durch eine erfahrene Schwester oder durch einen erfahrenen Arzt, ggf. auch durch apparative Methoden sichergestellt sein.

An dieser Stelle sollte man sich nicht mit der akademischen Diskussion über die Definition von „Risikokindern" aufhalten. Trotzdem kann dazu speziell für die ersten Stunden nach der Geburt eine einfach zu handhabende Mindestempfehlung gegeben werden: Jeder vitale Parameter, der entweder unter der Geburt (CTG, pH-Wert) oder in den ersten 10 Minuten danach (Apgar-Werte, Blutgasanalyse) nicht eindeutig optimal war, wird so lange kontrolliert – und falls notwendig natürlich auch behandelt – bis er als endgültig stabil und als eindeutig normal bezeichnet werden darf. Sinngemäß gilt diese Empfehlung auch für eine Verschlechterung, die nach der „Apgar-Zeit" im Kreißsaal und/oder auf der Neugeborenenstation eintritt.

Auch sollte man bei allen Neugeborenen mit einem überhöhten Schwangerschafts- oder Geburtsrisiko eine sonographische Untersuchung des Gehirns anstreben. Nur auf diese Weise werden eindeutig pränatal entstandene Läsionen durch den bereits eingetretenen Hirnzerfall (Hirnatrophie und Hohlraumbildungen) sicher erkannt und für alle Zukunft exakt abgrenzbar gegenüber geburtsassoziierten Hirnschäden.

Prä- oder perinatale zerebrale Gefäßverschlüsse

Vorkommen. Prä- oder perinatal können arteriell oder venös akute Gefäßverschlüsse zu umschriebenen fokalen oder multifokalen Hirndefekten führen. Die Morphologie und die territoriale Ausdehnung des Defektes bei bildgebenden Untersuchungen erlaubt es in der Regel, zwischen arteriellen (ischämischen) und venösen (hämorrhagischen) Infarkten zu unterscheiden. Am häufigsten betroffen ist die linke, deutlich seltener die rechte A. cerebri media. Andere Hirnarterien sind selten (unter 10 %) betroffen. Ganz vereinzelt wurde auch ein perinataler Verschluß der A. spinalis ant. mit partieller Querschnittslähmung gesehen. Unter den Venen ist der hintere Anteil des Sinus sagittalis superior am häufigsten der Ort einer Venenthrombose.

Die Ursachen solcher Gefäßverschlüsse sind vaskuläre Fehlbildungen, Embolien aus der Plazenta, insbesondere bei monochorioten Zwillingen speziell auch nach Absterben eines Zwillings, septische Infektionen, eine Polyzythämie mit oder ohne Dehydratation und Hypernatriämie sowie Thrombophilien (s. Kap. 164.2, Abb. 52.2) und Vaskulopathien. Solche Gefäßerkrankungen können im Rahmen eines mütterlichen Lupus erythematodes und verwandter Erkrankungen mit Antiphospholipid-Antikörpern auftreten. Diese Antikörper können diaplazentar übertragen werden und beim Neugeborenen zu akuten arteriellen Gefäßverschlüssen führen.

Analog zu entsprechenden Erfahrungen in der Hirntraumatologie älterer Kinder und Erwachsener muß man auch davon ausgehen, daß ein Geburtstrauma zur Dissektion von Wandschichten der Arterien und damit zu einem thrombotischen Gefäßverschluß führen können.

Klinische Symptome. Kleine und pränatal entstandene arterielle Verschlüsse können in der Neugeborenenperiode völlig symptomlos sein. Geburtsassoziierte Verschlüsse großer Arterien führen ähnlich wie bei allgemeiner Hypoxie/Ischämie des Gehirns zu den Symptomen der akuten hypoxisch/ischämischen Enzephalopathie (s. Tabelle 52.1).

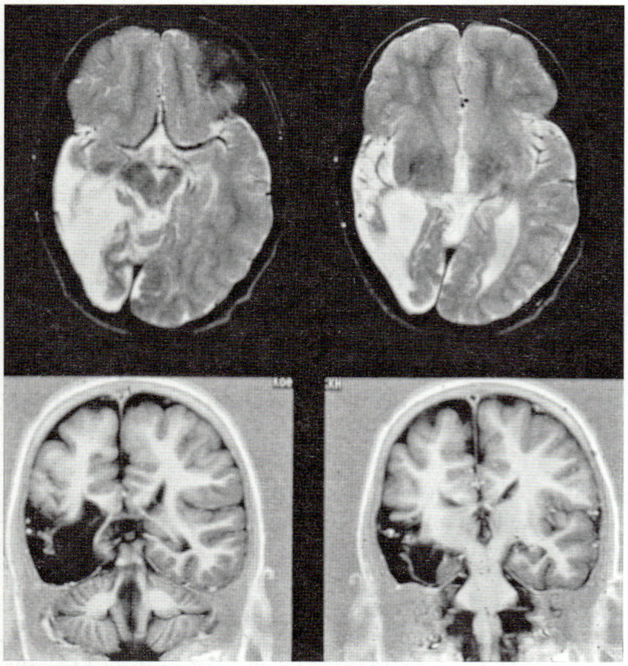

Abb. 52.2. Magnetresonanztomographie des Gehirns eines Kindes mit den Folgen eines arteriellen Gefäßverschlusses in der Neugeborenenperiode (Frühgeborenes) bei Faktor-V-(Leiden-)Mangel

Die Residuen prä- und perinataler Gefäßverschlüsse richten sich nach Ausdehnung und Lokalisation. Am häufigsten sind spastische Hemiplegien.

Die **Behandlung** der aktuen Gefäßverschlüsse in der Neugeborenenperiode richtet sich nach der Grundkrankheit, z.B. bei den unterschiedlichen Formen der Thrombophilien, bei Infektionen und bei Polyzythämien. Auf die pränatale Behandlung eines Lupus erythematodes der Mutter sei ausdrücklich verwiesen. Ob die Blutverdünnung in der derzeit üblichen Form bei Polyzythämien neurologische Schäden verhindern kann, ist unsicher. Bei eindeutigen klinischen Syntomen („symptomatische Polyzythämie") ist diese Behandlung indiziert.

Infektiöse (bakterielle) Enzephalopathien

Die verschiedenen erregertypischen Infektionen mit Bakterien, Viren, Pilzen und Protozoen sind in Kap. 49 und 61 abgehandelt. Hier sollen die akuten Enzephalopathien der bakteriellen Infektionen des Nervensystems und der Meningen in der Neugeborenenperiode dargestellt werden. Die antibiotische Behandlung erfolgt fast immer nach den Regeln der Sepsistherapie in der Neugeborenenperiode. Auch hierzu wird auf Kap. 61 verwiesen.

Definitionen. Die häufigsten Reaktionsformen des Nervensystems auf eine bakterielle Infektion sind Arachnitis, Ventrikulitis und Vaskulitis. Die fast immer begleitende Enzephalopathie (und die zerebralen Restschäden) sind vorwiegend bedingt durch ein allgemeines Hirnödem mit Durchblutungsstörungen sowie durch septische arterielle und venöse Infarkte mit Nekrosen. Hirnabzesse, subdurale und epidurale Abzesse sowie septische Sinusthrombosen sind selten.

Vorkommen. Die „Early-onset-Formen" von Meningitis und Sepsis sind bedingt durch intrauterine, intrapartuale Infektionen nach Blasensprung und Chorioamnionitis. Auch die „Late-onset-Formen" betreffen oft Kinder mit intrapartualer Keimbesiedlung. Bei einem Teil dieser Kinder handelt es aber um neonatale, nosokomiale Infektionen mitverursacht durch Katheter und gelegentlich übertragen von anderen Keimträgern.

Die klinischen Symptome sind ganz unterschiedlich bei den Early-onset- und den Late-onset-Formen. Bei frühem Beginn, meist an den ersten beiden Lebenstagen dominieren die Symptome der Sepsis. Spezielle Zeichen der Meningitis fehlen. Im lumbalen Liquor ist initial nur in etwa 30% der Early-onset-Formen trotz Erregerinvasion in den Liquorraum eine Pleozytose nachweisbar.

Bei den Late-onset-Formen sind die neurologischen Symptome deutlich ausgeprägt: Skelettmuskeltonusanomalien, manchmal mit Optisthotonus und Nackensteife, fokale neurologische Ausfälle (speziell im Bereich der Hirnnerven und der Augenmotilität), Irritabilität, Koma und Neugeborenenkrämpfe (75 %). Der Liquor zeigt immer die typischen Zeichen der bakteriellen Meningitis.

Einige seltene und spezielle Erreger verursachen typischerweise eine ausgedehnte hämorrhagische Meningitis mit hämorrhagischen Hirngewebsnekrosen (z.B. Serratien).

Die bildgebenden Verfahren sind hilfreich zur Erkennung eines beginnenden Hydrozephalus und/oder subduraler bzw. subarachnoidaler Flüssigkeitsansammlungen. Sie sind oft eindrucksvoll in der Darstellung von multiplen septischen Infarkten als Folge der intrakraniellen Vaskulitis.

Diagnose und Differentialdiagnose. Gründet sich auf den Verdacht und den Liquorbefund, bei den Early-onset-Formen oft ausschließlich auf den Erregernachweis im Liquor und im Blut.

Auch die Therapie (s. Kap. 61) kann nur kontrolliert und gesteuert werden durch regelmäßige Untersuchungen des Liquors bis zur vollständigen Normalisierung. Eine Meningitis mit gramnegativen Keimen sollte mindestens bis zwei Wochen nach der Sterilisation des Liquors und insgesamt mindestens 3 Wochen behandelt werden. Bei Meningitiden mit grampositiven Keimen, die klinisch, bakteriologisch und liquorzytologisch schnell auf die Therapie reagieren, kann die Behandlungsdauer gelegentlich kürzer sein. In Zweifelsfällen sollte man aber 48 Stunden nach Ende der antibiotischen Behandlung eine Kontrolluntersuchung des Liquors durchführen.

Heute nur noch selten sind Fehlschläge der Behandlung mit weiterhin positivem Nachweis der Erreger im Liquor und klinischer Verschlechterung. Bedingt sind solche Fehlschläge durch zu geringe Antibiotikakonzentration an den verschiedenen Stellen der intrakraniellen Infektion, durch eine besondere Virulenz und Behandlungsresistenz der Erreger (Cave: falsche Wahl und falsche Dosis des Antibiotikums) und durch immunologische Faktoren des oft sehr unreifen Kindes.

Die Prognose der bakteriellen Meningitis in der Neugeborenenperiode ist schlecht. Die Mortalität liegt wahrscheinlich bei etwa 10 bis 15%, sie ist höher bei den Early-onset-Formen und bei Frühgeborenen, geringer bei den Late-onset-Formen und bei reifen Neugeborenen. Etwa die Hälfte der überlebenden Kinder haben psychoneurologische Restschäden.

Der Hydrozephalus ist eine ernste und typische, aber heute selten gewordene Komplikation der Meningitis sowohl bei Neugeborenen wie auch bei älteren Kindern. Er kündigt sich in der Regel gegen Ende der ersten Behandlungswoche durch Zeichen der intrakraniellen Drucksteigerung an und kann leicht sonographisch diagnostiziert und in seinem Verlauf verfolgt werden. Die Behandlung besteht in Ableitung, entweder nach außen oder in ein Reservoir, in dem täglich der Druck gemessen und aus dem Liquor abpunktiert werden kann. Bei solchen Kindern kann man manchmal eine Ventrikulitis nachweisen. Wenn der Druck nicht mit zunehmender Behandlungsdauer zur Norm absinkt, ist ein ventrikuloperitonealer Shunt notwendig.

Der Hirnabzess ist eine seltene Erkrankung in der Neugeborenenperiode. Er kann die Folge einer bakteriellen Meningitis sein, tritt aber in 25% der Fälle ohne eine vorher diagnostizierte Meningitis auf. In solchen Fällen muß nach dem Ursprung septischer Infarkte gesucht werden. Die Diagnose muß in der Regel auf Grund von fokalen neurologischen Symptomen mit Hirndruck gestellt und kann leicht durch die bildgebenden Untersuchungen bestätigt werden.

Das subdurale Empyem ist fast immer Folge einer Meningitis. Epidurale Abzesse oder Empyeme sind in der Neugeborenenperiode extrem selten und die Folge von eitrigen Osteomyelitiden der angrenzenden Knochen.

Metabolische Enzephalopathien

Einige Stoffwechselstörungen und Erkrankungen verursachen schwere neurologische Symptome bereits in der Neugeborenenperiode (s. Übersicht). Die Krankheiten sind an anderer Stelle dieses Buches ausführlich abgehandelt.

Akute metabolische Enzephalopathie des Neugeborenen

1. Schwere Homöostasestörungen von Glukose, Elektrolyten; Hyperbilirubinämie;
2. Störungen des Energiestoffwechsels, z.B. mitochondriale Zytopathien;
3. spezielle Organo- und Aminoacidopathien;
4. Störungen des Harnstoffzyklus mit Hyperammonämie;
5. Entwicklungsstörungen der Peroxysomen;
6. seltene neonatale Verlaufsform des CDG-Syndroms.

Diese metabolischen Enzephalopathien können in den ersten Lebenstagen und Wochen bedeutsam werden, weil sie schwer von hypoxisch-ischämischen Enzephalopathien zu unterscheiden sind: Sie gehen mit Skelettmuskelhypotonien, seltener mit Hypertonien, mit Hyperexzibilität, Neugeborenenkrämpfen, Stupor, Koma und Apnoen einher (s. Übersicht im Abschn. „Neugeborenenkrämpfe"). Durch Neutro- und Thrombozytopenien kann auch die Differentialdiagnose zu entzündlichen Enzephalopathien schwierig werden.

Im Falle der peroxysomalen Entwicklungsstörungen und der neonatalen Form des CDG-Syndroms sind dysmorphe und dyskinetische Stigmata wichtige Leitsymptome.

Auch einige infantile Verlaufsformen, also früh beginnende Varianten neurometabolischer Speicherkrankheiten können bereits in den ersten Lebenstagen mit neurologischen Symptomen auffällig werden: GM_1- und GM_2-Gangliosidosen, einige Mukolipidosen, die sehr seltene frühinfantile Form der Ceroidlipofuszinose und die Globoidzelleukodystrophie (s. Kap. 36). Dramatische neurologische Verlaufsformen dieser Krankheitsbilder wird man aber in der Neugeborenenperiode kaum jemals sehen.

Es sind vor allem die Erkrankungen aus dem Formenkreis der Aminoacidopathien, der Störungen des Harnstoffzyklus und der Fettsäure-Oxidation, die in der insgesamt sicherlich quantativ vorherrschenden Gruppe der hypoxisch-ischämischen und infektiösen Enzephalopathien unerkannt bleiben (s. Übersicht unten). Hinweisend für diese Erkran-

Akute metabolische Enzephalopathien in der Neugeborenenperiode

- Hyperammonämien: Störungen des Harnstoffzyklus
  - Ornithintranscarbamylase-(OTC-)Defekt (Knaben)
  - Carbamylphosphatsynthetasedefekt
  - Zitrullinämie und Argininsuccininacidurie
- Störungen des Aminosäurestoffwechsels
  - Ahornsirupkrankheit
  - Isovalerianacidämie
  - 3-Hydroxy-3-Methylglutaracidurie

- Propionacidämie
- Methylmalonacidämie auch mit Homozystinurie
- Biotinidasemangel
- nichtketotische Hyperglycinämie
- Sulfitoxydase-(Molybdäncofaktor-)Mangel
- Störungen des Monosaccharidstoffwechsels
  - Galaktosestoffwechselstörungen
- Störungen der β-Oxydation langkettiger Fettsäuren
  - Acyl- und 3-Hydroxyacyl-CoA-Dehydrogenasemangel

kungen sind Hypoglykämien, Ketoacidosen, eine Laktaterhöhung, eine Hyperammonämie, abnorme Ausscheidungen von organischen Säuren im Urin und/oder abnorme Aminosäurekonzentrationen im Serum (s. Sektion VI).

Geburtstraumatische Hirnschäden

Definition und Vorkommen. Geburtstraumatische Schäden des zentralen Nervensystems sind nur jene Läsionen, die durch mechanische Einflüsse während der Geburt entstanden sind, auch wenn die Abgrenzung von hypoxisch-ischämischen Veränderungen klinisch schwierig sein kann. Darüber hinaus wirken beide Pathomechanismen – Sauerstoffmangel und Trauma – manchmal zusammen. Es ist gut belegt, daß nach hypoxischen Vorschäden traumatische Läsionen mit Blutungen z.B. bei instrumentellen Entbindungen häufiger auftreten.

Insgesamt aber sind geburtstraumatische Hirnschäden selten geworden. Genaue Angaben über Inzidenz oder Prävalenz sind nicht möglich.

Subgaleatische Blutungen und subperiostale Kephalhämatome sind in diesem Zusammenhang nur bedeutsam, weil sie auf eine Schädelfraktur mit möglichen intrakraniellen Blutungen hinweisend sein können. Sie treten mit 5–10 % bei Zangengeburten gehäuft auf.

Schädelfrakturen sind entweder linear, oder es besteht eine Impression. Eine Sonderform der Impressionsfraktur ist die sog. Ping-Pong-Fraktur mit Eindellung der Schädelkalotte.

Eine wichtige geburtsassoziierte Schädelverletzung, die fast ausschließlich bei schwierigen instrumentellen Entbindungen mittels Vakuumextraktor und/oder Zange auftritt, ist die wachsende Schädelfraktur, seltener einmal auch eine wachsende Schädelnaht oder eine wachsende Fontanelle. Durch eine geburtstraumatische Zerreißung der Dura unter einer linearen Fraktur, unter einer Schädelnaht oder auch unter der Fontanelle dringt Liquor unter die Kopfhaut, meist zusammen mit einem begleitenden Kephalhämatom. So entsteht eine leptomeningeale Zyste, die sich nicht nur nach außen, sondern typischerweise auch wahrscheinlich zusammen mit einer Blutung in die Hirnsubstanz hinein entwickelt und dort zu einem dauerhaften Hirndefekt führen kann. Oft wird die leptomeningeale Zyste zunächst unter dem Kephalhämatom nicht erkannt. Erst nach dessen Resorption fühlt man den Knochendefekt und die pulsierende Zyste. In kasuistischen Mitteilungen wird die Frühdiagnsoe durch bildgebende Untersuchungen – Sonographie und Kernspintomographie – gefordert, um eine Vergrößerung speziell des intrazerebralen Anteils der leptomeningealen Zyste möglichst zu vermeiden. Die Operation besteht in einem plastischen Verschluß des Duradefektes sowie der Knochenlücke.

Die okzipitale Osteodiastase ist keine echte Knochenfraktur sondern die Lösung der häutigen Anteile im Bereich der kleinen Fontanelle vom Os occipitale. Dabei können subdurale Hämatome in der hinteren Schädelgrube mit schneller Entwicklung von bedrohlichem Hirndruck auftreten.

Intrakranielle Verletzungen sind entweder epidurale, subdurale oder subarachnoidale Blutungen und Hirnkontusionen mit oder ohne größere Einblutungen in die Hirnsubstanz.

Die klinischen Symptome sind oft ähnlich wie bei hypoxisch-ischämischer Enzephalopathie, manchmal mit deutlichen Herdsymptomen und mit gesteigertem Hirndruck: halbseitige Bewegungsarmut oder Lähmung, seitendifferente Pupillenweite und/oder Pupillomotorik, gespannte Fontanelle.

Die Diagnose und Differentialdiagnose ist einfach geworden durch die Schädelsonographie und Computertomographie. Je nach Größe eines Hämatoms und je nach Schwere der klinischen Symptome muß die chirurgische Behandlung mit Hebung einer Impressionsfraktur und/oder Ausräumung eines Hämatoms erwogen werden. Zur schnellen Beseitigung von Hirndruck ist immer noch die Fontanellenpunktion und Aspiration eines Hämatoms eine u.U. vertretbare Alternative speziell dann, wenn ein Kephalhämatom mit einer intrakraniellen Blutung in Verbindung steht.

Geburtsverletzungen des Rückenmarks

Kleine, klinisch wenig relevante Rückenmarksblutungen sind bei schwierigen Geburtsabläufen (Beckenendlagen) mit Achsendeviation und Extraktion wahrscheinlich gar nicht so selten. Sie wurden jedenfalls immer wieder in relativ hoher Zahl bei Obduktionen gefunden.

Die Hämatomyelie mit partieller oder totaler Querschnittslähmung ist heute extrem selten geworden.

Verletzungen des Rückenmarks bei der Geburt ereignen sich fast ausschließlich bei Beckenendlagen, speziell wenn sie mit einer Hyperextension des kindlichen Köpfchens verbunden sind. Diese sehr gefährliche Lageanomalie führt bei vaginaler Entwicklung in 20–25 % zu Rückenmarksverletzungen. Sie sollte deshalb durch intrauterine Ultraschalluntersuchungen früh erkannt werden und eine Indikation zum Kaiserschnitt darstellen

Die *klinischen Symptome* richten sich nach der Höhe der Rückenmarksverletzung. Bei zervikalen Läsionen ist regelhaft die Spontanatmung mit betroffen. Die Lähmung ist zunächst absolut schlaff mit Verlust der Muskeleigenreflexe (spinaler Schock). Erst nach Wochen resultiert die spastische Querschnittslähmung unterhalb der geschädigten Rükkenmarkssegmente.

Die *Differentialdiagnose* ist in der Regel bereits klinisch einfach. Dennoch müssen durch bildgebende Untersuchungen (Sonographie und Kernspintomographie) dysraphische Anlagestörungen, Tumoren und extramedulläre Läsionen mit Kompression des Rückenmarkes sicher ausgeschlossen werden. Auch im Rückenmark des Neu- und Frühgeborenen können Durchblutungsstörungen, also ischämische Infarkte vorkommen. Anders als bei den schlaffen Paresen der spinalen Muskelatrophie (Werdnig-Hoffmann) ist bei den Hämatomyelien unterhalb der Rückenmarksschädigung auch die Sensibilität erloschen oder stark eingeschränkt. Das Kind reagiert also nicht auf Schmerzreize unterhalb der Läsion.

Die *therapeutischen Möglichkeiten* sind sehr begrenzt, eine chirurgische Intervention ist nur in seltenen Ausnahmefällen indiziert und erfolgreich. Die Verhütung der Hämatomyelie besteht in der kompetenten Geburtsleitung bei Beckenendlagen.

Ähnlich wie bei den Rückenmarksverletzungen älterer Kinder und Erwachsener kann eine sofort einsetzende Behandlung mit einer Methylprednisolon-Bolustherapie (1 × 30 mg/kg) möglichst während der ersten 8 Stunden, gefolgt von einer Dauerinfusion mit 5,4 mg/kg/h für die nächsten 23 Stunden wahrscheinlich hilfreich sein (siehe Kapitel 200).

Verletzungen peripherer Nerven

Die periphere Fazialislähmung war früher eine häufige, heute eine seltene Geburtsverletzung, die nicht nur nach Zangengeburten auftrat. Sie heilt regelhaft ohne Behandlung aus. Differentialdiagnostisch sind angeborene Kernaplasien zu erwägen, schmerzhafte elektromyographische Abklärungen sind nur noch ausnahmsweise indiziert. Immer muß man dagegen sonographisch und bei komplexen Hirnstammsymptomen auch kernspintomographisch intrakranielle Verletzungen oder Anomalien ausschließen.

Armplexusverletzungen sind die häufigsten Läsionen peripherer Nerven und/oder der Nervenwurzeln. Betroffen sind die Nervenfasern der Segmente C5 bis C8 und Th1. Manchmal ist die Zwerchfellbeweglichkeit durch Ausriß der Nervenwurzel C4 mit betroffen. Bei kompletter Plexusparese besteht meistens ein Horner-Syndrom.

Man unterscheidet eine obere, Erbsche (C5 bis C7) von einer unteren, Klumpkeschen (C7 bis Th1) Form der Plexusparese. Betroffen sind bei der oberen Plexusparese der Schulterbereich und der Oberarm, bei der unteren der Unterarm, das Handgelenk und die Finger. Betroffen sind stets Motorik und Sensibilität. Der betroffene Arm hängt schlaff und adduziert herab und kann im Ellenbogengelenk nicht gebeugt werden, der Unterarm ist proniert.

Armplexuslähmungen kommen praktisch nur bei übergroßen reifen Neugeborenen vor. Bei übergroßen Kindern ist das Wiederholungsrisiko bei der nächsten Schwangerschaft hoch.

Begleitende Komplikationen sind häufig eine Klavikula- oder eine Oberarmfraktur bzw. eine Epiphysenlösung.

Differentialdiagnostisch muß immer eine Knochen- oder Gelenkentzündung ausgeschlossen werden (sog. Pseudoparese).

Die Prognose hängt ganz von der Schwere der Läsion und wenig von den therapeutischen Maßnahmen ab. Quetschungen des Plexus zwischen Clavikula und oberer Thoraxapertur sind oft schnell reversibel. Totale Plexuszerreißungen und/oder Wurzelausrisse sind nicht heilbar.

Die Therapie besteht ausschließlich in Maßnahmen der sekundären und tertiären Prävention. Zunächst wird der Arm am Thorax geschient ruhiggestellt, um Nachblutungen zu vermeiden. Gegen Ende der 1. Woche beginnt man zunächst sehr vorsichtig, dann zunehmend intensiver die Übungsbehandlungen mit dem Ziel, Kontrakturen zu verhindern. Es erscheint gesichert, daß starke sensorische Reize (elektrisch oder mechanisch) die Gebrauchsfähigkeit des betroffenen Armes verbessern können. Es ist wichtig, daß das Kind den gelähmten Arm nicht vernachlässigt („nicht vergißt").

Wenn nach 3–4 Monaten überhaupt keine aktive Beweglichkeit einsetzt, sollte die Situation mit erfahrenen Nervenchirurgen besprochen werden. Die chirurgischen Erfolge sind unbefriedigend. Später kommen evtl. auch Muskelverpflanzungen in Frage.

Die Behandlung der gelegentlich begleitenden Zwerchfellparese besteht in der Anwendung einer Schaukelmatratze, in CPAP-Beatmung, in Intubation mit negativer Druckbeatmung und schließlich in der operativen Zwerchfellraffung.

Andere Verletzungen peripherer Nerven sind eine Rarität: Rekurrensparesen kommen bei intrauterinen Lageanomalien im Halsbereich oder aus ähnlichen Gründen unter der Geburt vor. Medianusparesen treten nach perkutaner Punktion der A. brachialis und Lähmungen des Ischiasnerven nach fehlerhafter Injektion auf. Radialislähmungen kommen zusammen mit Oberarmfrakturen nach Armlösung und Verletzungen des lumbosakralen Plexus nach Extraktion bei Beckenendlagen vor.

Intrakranielle Blutungen bei reifen Neugeborenen

Die Ursachen von intrakraniellen Blutungen bei reifen Neugeborenen sind Hypoxie, Trauma, Gerinnungsstörungen und – selten – Gefäßmißbildungen, Tumoren sowie die extrakorporale Membranoxygenation. Auch bei reifen Neugeborenen werden gelegentlich Blutungen in die ehemalige Keimlagerregion beobachtet.

Die möglichen Lokalisationen sind in Abb. 52.3, die klinischen Symptome in Tabelle 52.1 dargestellt.

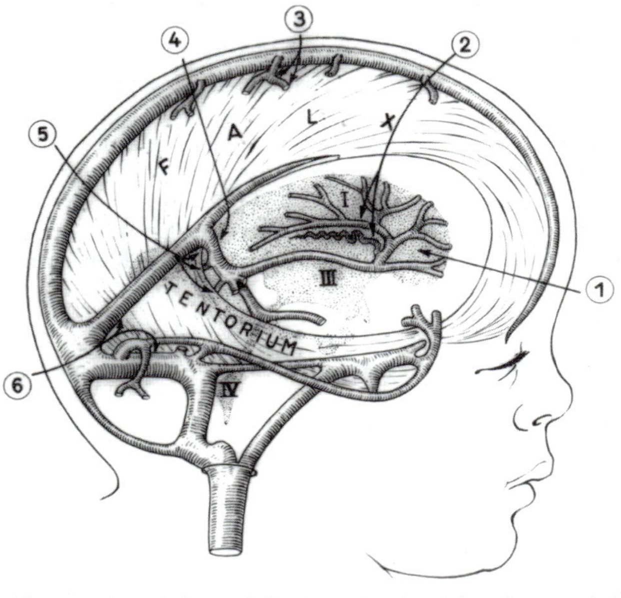

Abb. 52.3. Die typischen Lokalisationen intrakranieller Blutungen bei Neugeborenen: 1. subependymale Blutungen, u. U. mit nachfolgendem Einbruch in die Seitenventrikel; 2. Blutungen in die Ventrikel aus den Terminalvenen und/oder den Plexus choroidei; 3. Abriß der Brückenvenen mit subduraler Blutung; 4. Ruptur der V. Galeni mit Blutung in die hintere Schädelgrube und entlang der Hirnbasis; 5. Einriß des Tentoriums mit 6. Ruptur des Sinus transversus und/oder des Sinus rectus mit Blutungen auf beiden Seiten des Tentoriums

Zur ätiopathogenetischen Abklärung gehören neben der Bewertung der Geburtsanamnese immer die bildgebenden Untersuchungen (Sonographie und Computertomographie), der sofortige Nachweis oder Ausschluß von thrombozytären bzw. humoralen Gerinnungsstörungen (s. Kap. 164) und – wenn danach unklar – die Untersuchung des Liquors besonders auch zum Nachweis oder Ausschluß einer hämorrhagischen Meningoenzephalitis.

Die Frühgeborenenenzephalopathie, periventrikuläre Leukomalazie, subependymale, peri- und intraventrikuläre Blutungen

Definition. Die periventrikuläre Leukomalazie ist eine charakteristische Folge von Versorgungsstörungen vorwiegend, aber nicht ausschließlich des unreifen Gehirns meistens im Zusammenhang mit Geburt vor der 35. Schwangerschaftswoche. Sie besteht aus ischämischen Infarkten, häufig in Kombination mit periventrikulären, subependymalen und – in schweren Fällen – Massenblutungen in die Ventrikel.

Häufigkeit. 80–90 % der Kinder mit einer periventrikulären Leukomalazie sind Frühgeborene oder zumindest Kinder mit einem Geburtsgewicht unter 2.200 g. Die Häufigkeit ist umgekehrt proportional zur Schwangerschaftsdauer. Bei Kindern mit einem Gestationsalter von weniger als 32 Wochen und/oder einem Geburtsgewicht von unter 1.500 g kann man bei etwa 40–50 % der Überlebenden eine oft geringfügige periventrikuläre Leukomalazie nachweisen.

Ätiologie. Die periventrikuläre Hirnregion wird etwa bis zur 35. Gestationswoche durch Endarterien versorgt, in deren Bereich auch avaskuläre Areale vorkommen können. In der gleichen Region finden sich bis zu diesem Alter Reste der germinalen Matrix , der stark durchbluteten Bildungszone des Gehirns (Abb. 52.4).

Ischämische periventrikuläre Infarkte aufgrund der speziellen Vulnerabilität der arteriellen Grenzzonen einerseits und die Einblutungen in die Reste der germinalen Matrix andererseits sind voneinander unabhängige Prozesse, die aber häufig nebeneinander auftreten.

Pathogenese. In der periventrikulären Region des unreifen Gehirns ist der O_2-Metabolismus so gering, daß ein primärer O_2-Mangel allein die Häufigkeit der periventrikulären Leukomalazie nicht erklären kann. Bradykardie, Blutdruckabfall, Hypo- oder Hyperkapnie mit einer hypoxisch-acidotischen Lähmung der Autoregulation der Hirndurchblutung spielen nach unseren heutigen Vorstellungen die entscheidende Rolle (Abb. 52.5).

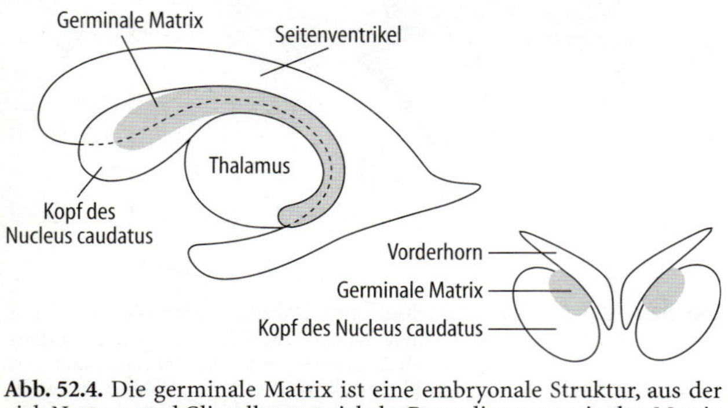

Abb. 52.4. Die germinale Matrix ist eine embryonale Struktur, aus der sich Nerven- und Gliazellen entwickeln. Reste dieser germinalen Matrix sind noch in der 32.–34. SSW und vereinzelt darüber hinaus nachweisbar. Sie sind der Ort subependymaler Blutungen mit Einbrüchen in die Ventrikel

Über diese gestörten Regulationsmechanismen der Hirndurchblutung können viele schwere perinatale Erkrankungen zur Enstehung einer periventrikulären Leukomalazie führen. Bekannte Risikofaktoren sind in der folgenden Übersicht aufgelistet.

> **Risikofaktoren für die Entstehung einer periventrikulären Leukomalazie und/oder Hirnblutung**
>
> - Unreife der zerebralen Gefäßarchitektur und Persistenz der germinalen Matrix;
> - Bradykardie, Hypoxie, Ischämie, Acidose;
> - Blutdruckschwankungen mit Störung der Autoregulation der Hirndurchblutung;
> - Hypo- oder Hyperkapnie mit Konstriktion oder Erweiterung der Hirngefäße;
> - intrakranielle und intrathorakale Druckschwankungen;
> - perinatale Infektionen;
> - Gerinnungsstörungen.

Weit verbreitete und teilweise auch gut belegbare Vorstellungen über die Entstehungsmechanismen der teils hämorrhagischen und teils ischämischen periventrikulären Infarkte bei der Frühgeborenenencephalopathie sind im Flußdiagramm der Abb. 52.5 dargestellt

Pathologie, bildmorphologische Befunde. Pathologisch-anatomisch ist die periventrikuläre Leukomalazie eine Nekrose der weißen Substanz mit einer sehr charakteristischen Verteilung der Läsionen dorsal und lateral der Seitenventrikel, speziell im Bereich des Centrum semiovale, der optischen und der akustischen Fasern im Bereich des Trigonums sowie des okzipitalen und des temporalen Ventrikelhorns.

Sonographie. In der ersten Woche nach dem schädigenden Ereignis zeigt sich sonographisch eine gesteigerte Echogenität als Ausdruck von Kongestion und/oder Hämorrhagie, evtl. mit beginnender Neurolyse. Je nach Ausprägung des Ödems sind die Ventrikel gelegentlich mäßig oder sehr stark verschmälert, in Extremfällen kaum noch erkennbar. Eine bis 3 Wochen nach dem schädigenden Ereignis bilden sich meist multiple, zunächst ganz kleine echoarme Bezirke (echoluzide Zysten), die den Beginn der Entstehung porenzephaler Gewebedefekte anzeigen. Gleichzeitig und danach kommt es häufig zu Abrundungen der Seitenventrikel mit unregelmäßiger Wandbegrenzung. Etwa 3 Monate nach Beginn dieser Hirnschädigung verschwinden viele der Zysten, weil sie in die Ventrikelformation miteinbezogen oder kollabiert sind.

Zusammen mit diesen ischämischen Infarkten, oder aber auch isoliert, kann es zu subependymalen oder periventrikulären Einblutungen bis hin zu Massenblutungen in die Ventrikel kommen. Auch diese Blutungen lassen sich sonographisch sicher darstellen. Sie werden nach Papile in 4 Schweregrade eingeteilt:

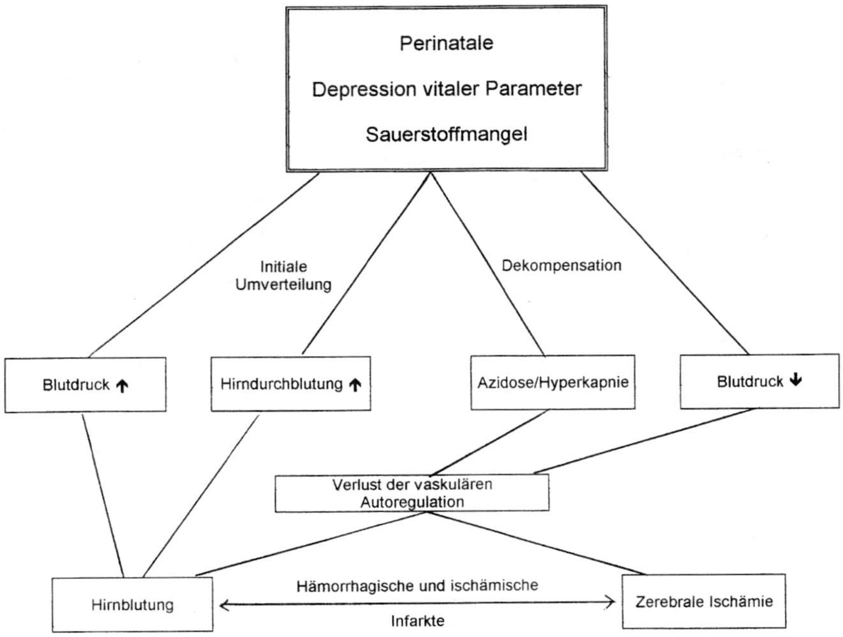

Abb. 52.5. Blutungen, hämorrhagische und ischämische Infarkte sind das morphologische Substrat der hypoxischen Hirnschädigung bei Neu- und Frühgeborenen.Der Verlust der Autoregulation der Hirndurchblutung nach Hypoxie und Acidose ist ein zentraler Pathomechanismus bei der entstehung der periventrikulären Leukomalazie im unreifen Gehirn. (Mod. nach Volpe 1995)

Grad 1 ausschließlich subependymale Blutung
Grad 2 50 % der Ventrikel sind gefüllt mit Blut; keine Ventrikelerweiterung.
Grad 3 mehr als 50 % der Ventrikel sind gefüllt mit Blut;
Grad 4 Einblutungen finden sich auch in die weiße Substanz des Zentrum semiovale

Diese Einteilung ist bildmorphologisch sehr überzeugend, klinisch und prognostisch dagegen wenig bedeutsam.

Prognostisch bedeutsam sind unabhängig von dieser Einteilung alle jene Blutungen, die sonographisch erkennbare Parenchymdefekte hinterlassen.

Magnetresonanztomographie. Die genaue quantitative Darstellung der periventrikulären Leukomalazie erfolgt mit der Magnetresonanztomographie. Im End- oder Narbenstadium sind die Ventrikel vergrößert mit irregulär gezackten Rändern und einer manchmal extremen Volumenminderung der weißen Substanz. In der sog. T2-Gewichtung zeigt sich die verzögerte oder ausbleibende Myelinisierung speziell meist bilateral in der peritrigonalen Region mit einer mehr oder weniger ausgedehnten periventrikulären Gliose (s. Kap. 189, Abb. 189.4a,b).

Klinische Symptome. Der klinische Befund in der Postnatalperiode hängt stark vom Ausmaß der Läsionen ab, speziell auch vom Ausmaß der Blutungen in die Hirnsubstanz hinein.

Periventrikuläre Infarkte: Kleine, auch prognostisch bedeutsame periventrikuläre Infarkte sind in der Neugeborenenperiode oft symptomlos. Ein charakteristisches neurologisches Krankheitsbild der periventrikulären Leukomalazie gibt es in den ersten Lebenstagen und -wochen nicht. Auch eine ausgedehnte und schwere periventrikuläre Hirnschädigung wird oft überraschend erst bei der Sonographie entdeckt. Das für hypoxisch-ischämische Hirnschäden reifer Kinder charakteristische neurologische Durchgangssyndrom mit den Symptomen der akuten hypoxisch-ischämischen Enzephalopathie fehlt oft. Teilweise mag es daran liegen, daß neurologische Symptome bei sehr unreifen Kindern wesentlich schwerer zu entdecken und von den allgemeinen Auswirkungen anderer Erkrankungen (einschließlich deren Therapie) im Rahmen der intensivmedizinischen Betreuung schwer zu unterscheiden sind.

Peri- und intraventrikuläre Blutungen: Nach Volpe sind 3 klinische Verlaufsformen zu unterscheiden: die „katastrophale", die „saltatorische" und die „klinisch silente".

Katastrophale Verlaufsform. Die Symptome spitzen sich innerhalb von Minuten bis zu einer Stunde dramatisch zu. Das Kind verfällt in einen tiefen Stupor oder ins Koma. Arrythmien und Hypoventilation bis hin zum Atemstillstand sind obligat. Es treten generalisierte tonische Anfälle mit Anzeichen der Dezerebrierungsstarre auf; zwischen den Anfällen besteht eine schlaffe Lähmung der gesamten Körpermuskulatur. Die Pupillen reagieren nicht auf Licht, die Augenbewegungen sind spärlich oder haben völlig sistiert. Diese schweren und unübersehbaren neurologischen Symptome sind verbunden mit Störungen der Temperaturregulation, mit einer Acidose, mit Homöostasestörungen für Elektrolyte und Glukose, mit einem Syndrom der inadäquaten ADH-Sekretion, mit Absinken des Hämatokrits und – als Zeichen des gesteigerten Hirndrucks – mit einer vorgewölbte Fontanelle.

Saltatorische Verlaufsform. Die beschriebenen Symptome sind bei diesem Verlauf weniger ausgeprägt und nur vorübergehend. Das ganze Krankheitsbild tritt nicht so plötzlich auf, es entwickelt sich vielmehr über Stunden. Dieser „stotternde Verlauf" („stuttering course") kann sich über Tage erstrecken.

Silente Verlaufsform. Es treten keine verwertbaren klinischen Symptome auf. Dies ist bei etwa 25–50 % der Kinder mit einer peri- bzw. intraventrikulären Blutung zu beobachten.

Diagnose und Differentialdiagnose. Die Diagnose der periventrikulären Leukomalazie wird heute ausschließlich und eindeutig durch die Sonographie und die übrigen bildgebenden Verfahren gestellt. Dagegen sind die klinischen Symptome unspezifisch. Bei jeder akuten Zustandsverschlechterung eines Frühgeborenen müssen neben der periventrikulären Leukomalazie mit und ohne Blutung andere Erkrankungen in die Differentialdiagnose einbezogen werden: eine Sepsis, ein hämodynamisch wirksamer Ductus arteriosus Botalli, Lungenentfaltungsstörungen mit oder ohne Pneumonie, Stoffwechselkrisen.

Therapie. Die Behandlungsmöglichkeiten der periventrikulären Leukomalazie und der peri- bzw. intraventrikulären Blutungen sind sehr beschränkt und bestehen in einer optimalen Intensivtherapie mit Stabilisierung der vitalen Parameter. Gerinnungsstörungen sind zu korrigieren. Die Behandlung des initialen Ödemstadiums erfolgt oft mit Dexamethason. Phenobarbital ist bei Krämpfen indiziert. Ob diese Behandlungsmaßnahmen einen günstigen Effekt auf abrupte Blutdruckschwankungen und auf die Wiederherstellung der zerebrovaskulären Autoregulation haben, erscheint möglich, ist aber nicht gesichert. Auch dem Indometacin wird ein ähnlicher günstiger Effekt zugeschrieben.

Prävention. Wichtiger, weil erfolgreicher, ist die Verhütung einer periventrikulären Leukomalazie. Die *Verhinderung einer Frühgeburt*, eine sorgfältige, schonende *Geburtsleitung*, eine optimale postnatale *intensivmedizinische Betreuung* mit Vermeidung der genannten Risikofaktoren und die frühzeitige Behandlung von perinatalen Infektionen sind anerkannte Prinzipien zur Verhütung einer periventrikulären Leukomalazie.

Sehr unreife Frühgeborene mit einem Geburtsgewicht unter 1.500 g und mit einem Gestationsalter unter 32 Wochen gehören in intensivmedizinische Perinatalzentren mit großer ärztlicher und pflegerischer Erfahrung, mit ausreichender personeller und apparativer Ausstattung und mit den Möglichkeiten einer wissenschaftlich exakten Qualitätskontrolle. Diagnostische und pflegerische Maßnahmen müssen auf das notwendige Minimum reduziert werden, unvermeidbare Transporte von Frühgeborenen müssen schonend erfolgen, die Wege möglichst kurz gehalten werden („minimal handling“).

Experimentelle medikamentöse Ansätze. Für die Zukunft ergibt sich wahrscheinlich eine neue Möglichkeit der Vorbeugung hypoxisch-ischämischer Hirnschäden durch neuroprotektive Mechanismen: Die gestörte zerebrovaskuläre Autoregulation, Gewebehypoxie und Laktatacidose sowie die verminderte Glukosezufuhr ins Hirngewebe führen zur Akkumulation von freien O_2-Radikalen, zur Anhäufung von Aminosäuren, die als exzitatorische Transmitter bekannt sind (Glutamat und Aspartat), und zu einem Anstieg der intrazellulären Kalziumkonzentration. Die präsynaptischen Nervenendigungen und Astrozyten nehmen die exzitatorischen Aminosäuren auf und werden durch deren hohe Konzentration geschädigt. Experimentell konnte die günstige Wirkung von O_2-Radikalenfängern („scavengers of free radicals“), Kalziumantagonisten und selektiven Glutamat- und Aspartatrezeptorenantagonisten bereits erwiesen werden.

Zu den neuroprotektiven Substanzen gehört auch das Magnesium, das die Erregbarkeit von Nervenzellmembranen herabsetzt, indem es die Erregungsschwelle für exzitatorische Transmitter erhöht und so die Membranen schützt. In einer großen epidemiologischen Studie (Nelson u. Grether 1995) konnte gezeigt werden, daß extrem untergewichtige Kinder, deren Mütter vor der Geburt Magnesium erhalten hatten, signifikant seltener eine Zerebralparese entwickelten.

Prognose und Verlauf. Die Mortalität schwankt zwischen 5 % bei den milden und klinisch silenten Verlaufsformen der periventrikulären Leukomalazie mit oder ohne Blutung und 50 % und darüber bei den schweren intraventrikulären Massenblutungen mit periventrikulären Infarkten.

Posthämorrhagischer Hydrozephalus. Bei progressiver Ventrikelerweiterung muß sorgfältig auf die Zeichen des gesteigerten intrakraniellen Druckes geachtet und ein hypertensiver, aggressiv wachsender Hydrozephalus frühzeitig erkannt werden. Bei etwa 35 % der Kinder mit posthämorrhagischer Ventrikelerweiterung muß mit zumindest zeitweise behandlungsbedürftigen Drucksteigerungen gerechnet werden; nur bei etwa 15 % der Kinder ist eine ventrikuloperitoneale Shuntanlage notwendig. In etwa 20 % der Fälle kommt es entweder spontan oder nach Behandlung mit Carboanhydrasehemmern bzw. nach seriellen Lumbalpunktionen unter sorgfältiger sonographischer Kontrolle zum Stillstand des hydrozephalen Wachstums. Kurzfristig können auch externe Ventrikeldrainagen hilfreich sein. Das Flußdiagramm der Abb. 52.6 gibt sichere Leitlinien für die Behandlung des posthämorrhagischen Hydrozephalus in den ersten Lebenswochen.

Psychoneurologische Entwicklungsstörungen. Frühgeborene mit periventrikulärer Leukomalazie entwickeln häufig ein psychoneurologisches Residualsyndrom, das in Kap. 218 ausführlich dargestellt ist.

Psychoneurologische Entwicklungsstörungen Frühgeborener

Definition. Die typischen psychoneurologischen Spätfolgen nach zu früher Geburt, insbesondere bei einem Gestationsalter unter 32 Wochen und/oder einem Geburtsgewicht unter 1.500 g, bestehen in einer beinbetonten spastischen Zerebralparese, in einer Beeinträchtigung der geistigen Entwicklung einschließlich der Sprachentwicklung, in Verhaltensstörungen sowie in Seh- und (seltener) in Hörstörungen. Gelegentlich treten Epilepsien auf.

Häufigkeit. Etwa die Hälfte der ehemaligen Frühgeborenen mit einem Gestationsalter unter 32 Wochen haben Entwicklungsstörungen, 10–15 % eine Zerebralparese, 1–3 % der Kinder sind weitgehend oder vollständig bildungsunfähig.

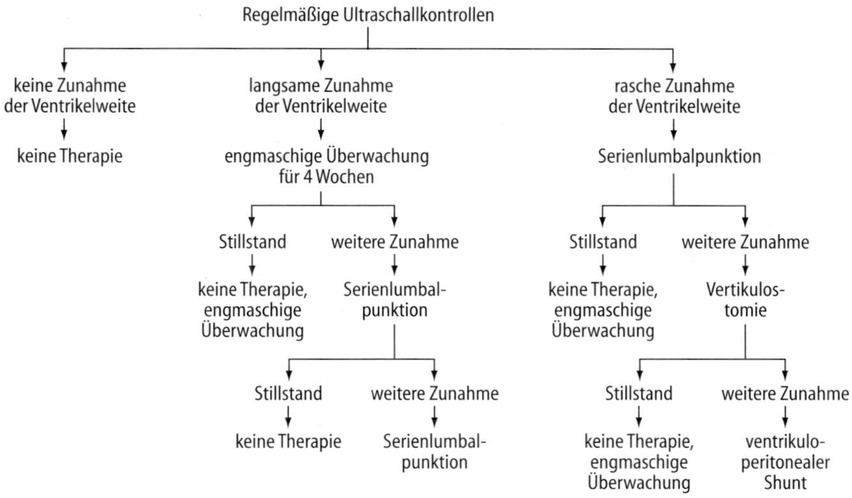

Abb. 52.6. Vorgehen nach intraventrikulärer Blutung. (Volpe/Obladen)

Die weit überwiegende Mehrheit ist aber durchaus schul- und bildungsfähig, wenn auch 3–4mal häufiger in nicht altersentsprechenden Schulklassen. Auch Sprachstörungen wie Artikulationsstörungen und Dysgrammatismus sowie Sehstörungen wie Strabismus, Myopie und Astigmatismus sind häufiger als bei termingeborenen Kindern. 1–3% der Kinder mit einem Geburtsgewicht unter 1.500 g haben mehr oder weniger schwere zentrale Hörstörungen.

Bei 800.000 Geburten pro Jahr in Deutschland werden etwa 8.000 Kinder mit einem Gewicht unter 1.500 g geboren, von denen heute wahrscheinlich mehr als 7.000 überleben. Etwa 2.500–3.000 Kinder haben relevante und meist zeitweise behandlungsbedürftige psychoneurologische Entwicklungsstörungen. In 10 Jahren addiert sich diese Zahl auf 25.000–30.000 Kinder. Nur ein ganz kleiner Teil davon, wenige hundert pro Jahr, sind schwerstbehindert und/oder kaum bildungsfähig. Diese Zahl sinkt seit 1990.

Klinische Symptome und Verlauf. Speziell für die kognitiven Funktionen, die Verhaltensstörungen und die Schulleistungen besteht eine deutliche Korrelation zum sozioökonomischen Status der Eltern. Zusammen mit einer perinatalen Schädigung spielen genetische und Umfeldfaktoren für die Ausprägung der psychoneurologischen Entwicklungsstörung eine wichtige Rolle.

Die typische Zerebralparese des Frühgeborenen ist eine spastische Diplegie beider Beine bzw. eine stark beinbetonte spastische Tetraparese. Diese charakteristische Topik der Zerebralparese ist bedingt durch die Nähe der Fasern des Tractus corticospinalis zu den Ventrikeln. Dieses Restschadensyndrom wurde zuerst von W.J. Little im Jahre 1862 beschrieben und hat über viele Jahrzehnte seinen Namen getragen (Morbus Little).

Trotz der großen Zahl von psychoneurologischen Entwicklungsstörungen bei ehemaligen Frühgeborenen kann die Lebensqualität dieser Kinder auch mit einer leichten oder mittelschweren spastischen Diparese der Beine und mit anderen Teilleistungsstörungen des Nervensystems relativ gut sein. Ihre intellektuellen und kognitiven Leistungen sind zwar gegenüber Kontrollen häufig schlechter, aber nicht regelhaft schwer abnorm.

Therapie. Die Behandlung muß alle Teilleistungsstörungen umfassen, um die Auswirkungen aller Defizite zu mildern (s. Kap. 189), sie darf sich also nicht nur auf Säuglingsgymnastik beschränken. Eine über viele Jahre regelmäßige Kontrolle der psychoneurologischen Entwicklung von Frühgeborenen mit sehr niedrigem Geburtsgewicht oder anderen Risikofaktoren ist heute unverzichtbarer Standard.

Literatur

Astrup J, Symon L, Branston NM (1977) Cortical evoked potentials and extracellular K^+ and H^+ at critical levels of brain ischemia. Stroke 8:51–57

Banker BQ, Larroche LJ (1962) Periventricular leukomalacia of infancy. Arch Neurol 7: 386–410

Beck L, Dick W (1993) Analgesie und Anästhesie in der Geburtshilfe. 3. Aufl. Thieme, Stuttgart

Bejar R (1990) Antenatal origin of neurologic damage in multiple gestations, Am J Obstet Gynecol 162: 1230–1236

Bifano EM, Pfannenstiel A (1988) Duration of hyperventilation and outcome in infants with persistent pulmonary hypertension. Pediatrics 81:657–661

Dubowitz L, Byder GM, Mushin J (1985) Developmental sequence of periventricular leukomalacia. Correlation of ultrasound, clinical, and nuclear magnetic resonance functions. Arch Dis Childh 60: 349–355

Huismann TA, Fischer J, Willi UV, Eich GF, Martin E (1999) Growing fontanelle: A serious complication of difficult vacuum extraction. Neuroradiology 41: 381–383

Jorch, K, Schulte FJ (1998) Die Folgen der perinatalen Asphyxie. Gynäkologe 31: 690–696

Largo RH, Molinari L. Kundu S et al. (1990) Neurological outcome in high risk weight appropriate for gestational age preterm children at early school age. Eur J Pediatr. 149: 835–844

Levene MI, Bennett MJ, Punt J (1988) Fetal and neonatal neurology and fetal neurosurgery, Churchill Livingstone, Edinburgh London

Low JA (1997) Intrapartum fetal asphyxia: Definition, diagnosis, and classification. Amer J Obstet Gynecol 176: 957

Nelson KB, Ellenberg JH (1986) Antecedents of Cerebral Palsy. Multivariate Analysis of Risk. N Engl J Med 315/2: 81–86

Nelson KB, Grether JK (1995) Can magnesium sulfate reduce the risk of cerebral palsy in very low birth weight infants? Pediatrics 95: 263–269

Obladen M (2001) Neonatalogie, 6. Aufl. Springer, Berlin Heidelberg New York

Paneth N, Rudelli R, Kazam E, Monte W (1994) Brain damage in the preterm infant. Clin Dev Med 131

Papile LA (2001) The Apgar score in the 21st century. N Engl J Med 344: 519–520

Riegel K, Ohrt B, Wolke D, Oesterlund K (1995) Die Entwicklung gefährdet geborener Kinder bis zum fünften Lebensjaht. Enke, Stuttgart

Rosenberg AA, (1992) Response of the cerebral circulation to hypocarbia in postasphyxia newborn lambs. Pediatr Res 32:537–541

Sarnat HB, Sarnat MS (1976) Neonatal encephalopathy following fetal distress. Clinical and Electroencepahlographic Study. Arch Neurol 33: 696

Sie LT, Knaap MS van der, Oosting J, Vries LS de, Lafeber HN, Valk J (2000) MR patterns of hypoxic-ischemic brain damage after prenatal, perinatal or postnatal asphyxia. Neuropediatrics 31:128–134

Stevenson DK, Sunshine P. (1997) Fetal and Neonatal Brain Injury, 2nd ed. Oxford University Press, Oxford

Vannucci RC, Towfighi J, Heitjan DF (1995) Carbon dioxide protects the perinatal brain from hypoxic-ischemic damage. Pediatrics 95: 686–874

Vannucci RC, Brucklacher RM, Vannucci SJ (1997) Effect of carbon dioxide on cerebral metabolism during hypoxia-ischemia in the immatur rat. Pediatr Res 42:24–29

Veelken N, Stollhoff K, Claussen M (1991) Development of very low birthweight infants: a regional study of 371 survivors. Eur J Pediatr 150: 815–820

Volpe JJ (2001) Neurology of the newborn, 4th ed. Saunders, Philadelphia

Wolke D, Ratschinski G, Ohrt B, Riegel K (1994) The cognitive outcome of very perferm infants may be poorer than often reported. Eur J Pediatr 153: 906–915

53 Lungenkrankheiten Früh- und Neugeborener

C. P. Speer

Das Atemnotsyndrom Frühgeborener

Definition. Das Atemnotsyndrom ist eine typische Krankheit Frühgeborener (Synonym: hyalines Membranen-Syndrom, „respiratory distress syndrome" = RDS); es wird durch den Mangel eines pulmonalen oberflächenaktiven Systems, des Surfactant („surface active agent") verursacht.

Häufigkeit. Ungefähr 1% aller Lebendgeborenen erkranken an einem Atemnotsyndrom. Die Inzidenz steigt mit abnehmendem Gestationsalter; bis zu 60% der Frühgeborenen mit einem Gestationsalter von weniger als 30 Wochen entwickeln aufgrund der Unreife des Surfactantsystems ein Atemnotsyndrom. Vor Einführung der Surfactant-Substitutionstherapie verstarben bis zu 50% der Kinder im Verlauf des Atemnotsyndroms.

Ätiopathogenese. Surfactant vermindert die Oberflächenspannung der Alveolen und trägt entscheidend zur Stabilität des Alveolarsystems bei. Es beugt einem Alveolarkollaps in der Exspiration vor. Surfactant, das in Pneumozyten Typ II gebildet und in den Alveolarraum sezerniert wird, kleidet als oberflächenaktiver Film das Alveolarsystem an der Luft-Wasser-Grenze aus. Es besteht aus verschiedenen Phospholipiden. Die Surfactant-Hauptkomponente Dipalmitoyl-Phosphatidylcholin (Lecithin) ist bei Frühgeborenen mit Atemnotsyndrom quantitativ vermindert, Phosphatidylcholin fehlt vollständig. Neben Phospholipiden enthält Surfactant *Apoproteine* unterschiedlichen Molekulargewichts (SP = Surfactantprotein). Die hochmolekularen hydrophilen Apoproteine SP-A regulieren vermutlich die zelluläre Sekretion und Wiederaufnahme der Phospholipide durch Alveolarmakrophagen. Daneben haben die Surfactantproteine SP-A und SP eine Reihe von antibakteriellen und antiviralen Eigenschaften; sie sind wichtige Bestandteile des bronchoalveolären humoralen Abwehrsystems. Den hydrophoben kleinmolekularen Apoproteinen SP-B und SP-C kommt eine besonders funktionelle Bedeutung für die biophysikalischen Eigenschaften des Surfactantsystems zu; sie verbessern die Adsorption und Ausbreitung der Surfactantphospholipide im Bronchoalveolärsystem. Eine ausreichende Surfactantsynthese besteht in der Regel von der 35. Gestationswoche an. Kinder diabetischer Mütter, Neugeborene mit schwerer Erythroblastose, Asphyxie und Unterkühlung sowie Mehrlingsgeburten und Sectio caesarea sind mit einer Lungenreifungsstörung assoziiert. Eine beschleunigte Lungenreifung wird bei Präeklampsie und Wachstumsretardierung, bei intrauterinem Streß durch vorzeitigen Blasensprung und durch mütterliches Amnioninfektionssyndrom beobachtet. Da in utero eine ständige Exkretion von fetalem pulmonalem Surfactant in das Fruchtwasser stattfindet, kann durch Bestimmung des L/S-Quotienten (Lecithin/Sphingomyelin) die Lungenreife von Frühgeborenen abgeschätzt werden. Der Sphingomyelingehalt im Fruchtwasser bleibt im Verlauf der Schwangerschaft konstant; ein L/S-Quotient von >2 weist auf ein ausgereiftes Surfactantsystem hin. Da nach Einführung der Surfactant-Substitutionstherapie eine wirksame kausale Behandlung des Atemnotsyndroms zur Verfügung steht (s.u.), ist die Bestimmung des L/S-Quotienten heute nicht mehr indiziert. Der Surfactantmangel Frühgeborener wird typischerweise durch die im Rahmen der Grundkrankheit und der damit verbundenen Therapiemaßnahmen einsetzende intraalveolare Akkumulation von Plasmaproteinen kompliziert; diese Plasmaproteine sowie weitere zelluläre Bestandteile kleiden das Alveolarepithel als sog. hyaline Membranen aus und führen zu einer direkten Inaktivierung der Surfactantfunktion.

Pathophysiologie. Bei einem Surfactantmangel entwickeln sich in den Lungen der Frühgeborenen unmittelbar nach der Geburt durch einen progredienten Alveolarkollaps zunehmende diffuse Atelektasen, die alveoläre Minderbelüftung führt zu einer Hypoxämie/Hypoxie und zu einem Anstieg des CO_2-Partialdrucks.

Die Folgen sind eine systemische Hypotension und Vasokonstriktion der pulmonalen Gefäße, die eine pulmonale Minderperfusion sowie eine Ausbildung intrapulmonaler Shunts und eines Rechts-Links-Shunts auf Vorhofebene (Foramen ovale) bzw. über den Ductus arteriosus nach sich ziehen; der pulmonale Metabolismus wird erheblich eingeschränkt. Sowohl Acidose, Hypoxie und der veränderte Lungenstoffwechsel inhibieren die postnatal einsetzende De-novo-Synthese von Surfactant. Der primäre Surfactantmangel wird durch den Einstrom von Plasmaproteinen in das Alveolarsystem und die funktionelle Inaktivierung des vorhandenen Surfactantsystems aggraviert. Alveoläre Atelektasen, die Ausbildung hyaliner Membranen und das durch die alveoläre-kapilläre Schädigung auftretende interstitielle Ödem führen zu einer deutlichen Verminderung der pulmonalen Compliance und zu einer ausgeprägten Ventilationsstörung.

Pathologie. Die tiefroten Lungen verstorbener Frühgeborener zeigen eine derbe, leberähnliche Konsistenz. Mikroskopisch finden sich neben ausgedehnten Atelektasen in den wenigen eröffneten und überblähten Lungenarealen hyaline Membranen und Zelldebris sowie eine mehr oder weniger ausgeprägte Inflammationsreaktion. Nicht selten werden bei beatmeten Frühgeborenen intraalveoläre Blutungen und ein interstitielles Emphysem nachgewiesen.

Klinische Symptome. Die klinischen Leitsymptome des Atemnotsyndroms treten bereits unmittelbar nach der Geburt oder aber innerhalb der ersten Lebensstunden post partum auf. Neben einer Tachypnoe (Atemfrequenz >60/min), exspiratorischem Stöhnen, sternalen und interkostalen Einziehungen sowie Nasenflügeln stellen das abgeschwächte Atemgeräusch bei geringer Thoraxexkursion die pulmonalen Leitsymptome des Atemnotsyndroms dar. Als Ausdruck der schweren Systemkrankheit weisen die Frühgeborenen im Rahmen der Mikrozirkulationsstörung häufig ein blaßgraues Hautkolorit, Temperaturinstabilität und bei inadäquater Behandlung eine Zyanose auf.

Diagnose und Differentialdiagnose. Die typische klinische Symptomatologie, Blutgasveränderungen und die charakteristischen röntgenologischen Veränderungen der Lunge lassen die Diagnose eines Atemnotsyndroms vermuten. Radiologisch findet sich eine zunehmende Verdichtung des Lungenparenchyms mit Auslöschung der Herz-Zwerchfell-Konturen und einem positiven Bronchogramm, eine sog. „weiße Lunge" (Abb. 53.1).

Differentialdiagnostisch ist immer an eine neonatale Pneumonie mit β-hämolysierenden Streptokokken der Gruppe B zu denken, die sich unter den klinischen und radiologischen Zeichen eines Atemnotsyndroms manifestieren kann. Daneben müssen verschiedene kardiale Krankheiten sowie sämtliche angeborenen und erworbenen Krankheiten Früh- und Neugeborener durch radiologische und ggf. echokardiographische Diagnostik ausgeschlossen werden.

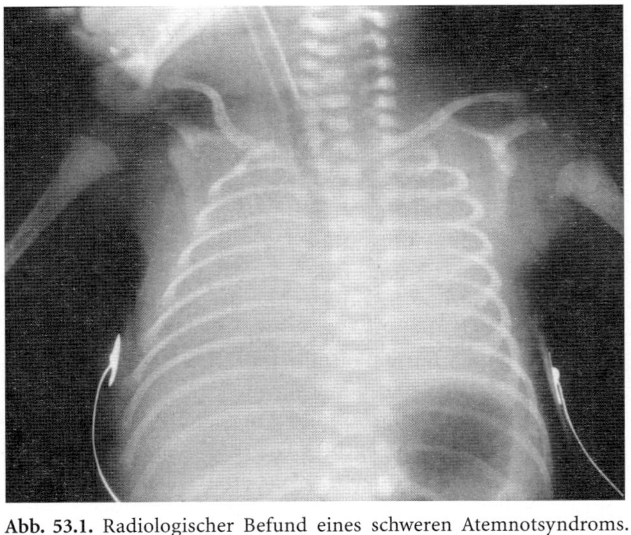

Abb. 53.1. Radiologischer Befund eines schweren Atemnotsyndroms. Verdichtetes Lungenparenchym, Auslöschung der Herz- und Zwerchfellkonturen, positives Luftbronchogramm

Komplikationen. Akute zum Teil lebensbedrohliche Komplikationen, die im Verlauf des Atemnotsyndroms auftreten können, sind extraalveoläre Luftansammlung (pulmonales interstitielles Emphysem), Pneumothorax (cave: Spannungspneumothorax), Pneumomediastinum und -peritoneum sowie Pneumoperikard. Vor dem Hintergrund der Lungenunreife und verschiedener Risikofaktoren entwikkeln bis zu 70 % sehr kleiner Frühgeborener eine chronische Lungenkrankheit (s.u.).

Symptomatische Behandlung. Bei leichtem RDS sind entweder eine gezielte Sauerstoffzufuhr unter einer „headbox" oder aber über einen „Nasen-CPAP" modifiziert (CPAP = „continous positive airway pressure", kontinuierlicher positiver Atemwegsdruck) über eine nasale einseitige Intubation oder einen binasalen Prong. Der FiO_2 („fraction of inspiratory oxygen", inspiratorische Sauerstoffkonzentration) sollte 0,4 nicht überschreiten, um einen PaO_2 von 50–70 mmHg zu erreichen. Der PEEP („positive endexpiratory pressure", positiver endexspiratorischer Druck) sollte ungefähr 3–5 cm H_2O betragen; die Maßnahme trägt zur alveolären Stabilität bei, unter CPAP-Atmung werden die Alveolen nicht eröffnet. Bei deutlicher Dyspnoe und ersten Anzeichen einer Ventilations- und Oxygenierungsstörung (FiO_2 > 0,4) ist unverzüglich eine intermittierende oder kontrollierte positive Druckbeatmung nach nasotrachealer Intubation angezeigt. Ziel ist es, eine Normoventilation herzustellen ($PaCO_2$: 40–50 mmHg, pH > 7,25). In der Übersicht ist eine praktikable initiale Einstellung der maschinellen Beatmung vor Surfactantsubstitution darstellt.

Mögliche Respiratoreinstellung bei Frühgeborenen mit RDS vor einer therapeutischen Surfactant-Behandlung

- FiO_2 0,4–1,0; der PaO_2 sollte zwischen 50–70 mmHg liegen. Cave: Hohe inspiratorische O_2-Konzentrationen erhöhen die Gefahr chronischer Lungenschädigungen. Unkontrollierte O_2-Zufuhr: Gefahr der Retinopathie
- P_{insp} 15–25 cm H_2O; der Spitzendruck sollte so gewählt werden, daß sich der Thorax hebt und ein Atemgeräusch auskultierbar ist. Cave: Barotrauma/Volutrauma, P_{insp} so niedrig wie möglich halten. um pulmonale Schädigungen zu vermeiden
- PEEP 3–5 cm H_2O; stabilisiert die Alveolen. Cave: bei inadäquat hohem PEEP akute Lungenüberblähung mit Drosselung der pulmonalen Perfusion; Entwicklung eines pulmonalen interstitiellen Emphysems und Pneumothorax
- Frequenz 50–60/min^{-1}; der $PaCO_2$ sollte zwischen 40–50 mmHg liegen. Cave: durch zu hohe Frequenzen Gefahr der Hyperventilation mit Drosselung der zerebralen Duchblutung (pCO_2 < 35 mmHg) und Risiko einer periventrikulären Leukomalazie. Weiterhin Gefahr der Alveolarüberblähung („inadvertent PEEP"); ausreichende Exspirationszeit wählen
- Inspirationszeit 0,3–0,4 s. Durch Verlängerung der Inspirationszeit Anstieg des MAP und verbesserte Qxigenierung. Cave: Gefahr der alveolären Überblähung. Wahl eines asäquaten Flows (~5–6 l/min)

Die differenzierte Beatmungstherapie ist nur unter einer sorgfältigen Überwachung des Frühgeborenen möglich: kontinuierliche transkutane Messung des PO_2 und PCO_2 nach Abgleich mit den arteriellen Sauerstoff- und Kohlendioxidpartialdrucken, kontinuierliche Pulsoximetrie, regelmäßige engmaschige Blutgasanalysen und Blutdruckkontrollen, evtl. Plasma- und Bluttransfusion (nur bestrahltes Erythrozytenkonzentrat verwenden) sowie andere symptomatische Maßnahmen. Das Grundprinzip der Behandlung Frühgeborener mit Atemnotsyndrom ist ein „minimal handling", d.h. eine möglichst geringe Belastung des Frühgeborenen durch diagnostische und therapeutische Maßnahmen.

Kausale Behandlung: Surfactant-Substitutionstherapie. Die Surfactant-Behandlung des Atemnotsyndroms Frühgeborener stellt einen Meilenstein in der Entwicklung der neonatalen Intensivmedizin dar. Avery und Mead beschrieben 1959 erstmals den Zusammenhang zwischen einem Surfactantmangel und der Entstehung des Atemnotsyndroms Frühgeborener. 21 Jahre später berichteten Fujiwara und Mitarbeiter über die erste erfolgreiche Surfactantbehandlung des Atemnotsyndroms Frühgeborener mit einem natürlichen Rinderpräparat. Seit dieser Zeit wurden weltweit mehr als 10.000 Frühgeborene mit verschiedensten Surfactantpräparationen in kontrollierten und/oder randomisierten klinischen Studien behandelt. Natürliche Surfactantpräparate werden durch Lavage von Kälber- und Rinderlungen (Alveofact, Infasurf) oder Homogenisierung von Rinderlungen (Surfactant-TA, Survanta) oder Schweinelungen (Curosurf) extrahiert oder aber wurden für klinische Studien aus dem menschlichen Fruchtwasser isoliert. Die Präparate unterscheiden sich in ihrer Zusammensetzung der Phospholipidfraktionen sowie im Apoproteinmuster; sämtliche bovinen sowie das porcine Präparat enthalten die Surfactantproteine SP-B und SP-C; nur menschliches Surfactant enthält zusätzlich SP-A. Synthetische Surfactantpräparate sind apoproteinfrei. Um die Adsorption und Ausbreitung von Dipalmitoyl-Phosphatidylcholin (DPPC) zu verbessern, wurde dem Präparat Exosurf ein Alkohol (Hexadecanol) und ein Detergenz (Tyloxapol) beigefügt. Das z.Z. hier in Großbritannien verwendete ALEC (Artifical Lung Expanding Compound) enthält nur Dipalmitoyl-Phosphatidylcholin und Phosphatidylglycerol.

Akuteffekte der Surfactantsubstitution und Ergebnisse klinischer Studien. Unmittelbar nach Applikation natürlicher Surfactantpräparate konnte bei Frühgeborenen mit manifestem RDS in allen Studien eine – wenn auch recht unterschiedliche – Verbesserung der Oxygenierung und der Beatmungssituation erzielt werden. Die verschiedensten Therapiestrategien, unterschiedliche Patientenkollektive sowie erheblich voneinander abweichende Dosierungs- und Applikationsvolumina lassen einen direkten Wirksamkeitsvergleich der Surfactantpräparate nicht zu. Synthetische Präparate zeigen im Vergleich zu natürlichen Surfactantpräparationen eine wesentlich langsamere Verbesserung des pulmonalen Gasaustausches und des Beatmungsverlaufs. Die eindrucksvollen Veränderungen des Gasaustausches wurden bei Patienten mit schwerem Atemnotsyndrom beobachtet, die mit Curosurf behandelt worden waren; ebenso konnte das Barotrauma deutlich reduziert werden. Curosurf ist das am besten im Rahmen klinischer Studien untersuchte natürliche Surfactantpräparat in Europa. Unmittelbar nach Surfactantgabe müssen die Beatmungsparameter den rasch einsetzenden Veränderungen des Gasaustausches angepaßt werden; nur so lassen sich Hypoxie, Hyperventilation und zusätzliches Barotrauma vermeiden. Sowohl nach prophylaktischer als auch therapeutischer Surfactantgabe natürlicher oder synthetischer Präparate konnte – wie in 32 internationalen kontrollierten Studien belegt – die Pneumothoraxinzidenz um 50–70% und die Sterblichkeit um ca. 40% reduziert werden. Alle anderen akuten und chronischen mit Atemnotsyndrom assoziierten Komplikationen wurden durch eine Surfactanttherapie nicht beeinflußt. Die Metaanalyse von 7 randomisierten Vergleichsstudien zwischen natürlichen und synthetischen Surfactantpräparaten zeigt eine eindeutige Reduktion der Sterblichkeit und Pneumothoraxinzidenz nach Behandlung mit natürlichen Surfactantpräparaten. Angaben zur Dosierung, Mehrfachbehandlung und zum optimalen Behandlungszeitpunkt die aus Ergebnissen randomisierter Studien gewonnen werden, sind in der folgenden Übersicht zusammengefaßt.

Empfehlungen zur postnatalen Surfactantbehandlung

- Prophylaktische Behandlung im Kreißsaal nur für Frühgeborene <28 Gestationswochen (Voraussetzung: erfahrenes Reanimationsteam),
- frühe Surfactantsubstitution bei Frühgeborenen <32 Gestationswochen mit klinischen Zeichen des RDS, maschinelle Beatmung und einem Sauerstoffbedarf >40%,
- spätere Behandlung bei etwas „reiferen" Frühgeborenen mit RDS, maschineller Beatmung und einem Sauerstoffbedarf >50–60%,
- Initialdosis für die prophylaktische Behandlung mit natürlichen Surfactantpräparaten ≈ 100 mg/kg KG,
- Initialdosis für die Behandlung des manifesten RDS 100 bis maximal 200 mg/kg KG,
- innerhalb von 48 Stunden wiederholte Surfactantgaben bei erneutem Sauerstoffanstieg >30% und maschineller Beatmung (kumulative Dosis: 400 mg/kg KG),
- unabhängig von der Art der Surfactantpräparation muß der behandelnde Kinderarzt mit allen Aspekten der Surfactanapplikation, der maschinellen Beatmung sowie allen anderen Maßnahmen der neonatologischen Intensivmedizin vertraut sein.

Applikation. Die Wirksamkeit der natürlichen Surfactantpräparationen wurde bisher nur nach intratrachealer Gabe einer oder mehreren Bolusapplikationen belegt. Die Kinder werden kurzzeitig vom Respirator diskonnektiert und Surfactant mit einer Magensonde intratracheal instilliert. Wie jüngste Untersuchungen zeigen, ist allerdings auch ohne Unterbrechung der maschinellen Beatmung bei einer Bolusgabe (z.B. Surfactantapplikation über einen Sideport) mit einem adäquaten Therapieeffekt zu rechnen. Die unterschiedliche Positionierung bzw. Lagerung der Kinder scheint keinen Einfluß auf den Therapieeffekt zu haben. Der Effekt einer langsamen Surfactantinfusion über 10–15 Minuten – einem bereits in deutschen Lehrbüchern als „schonendes Verfahren" deklarierten Applikationstechnik, ist durch keine klinische Studie belegt. Im Gegenteil, neueste tierexperimentelle Untersuchungen zeigen eindrucksvoll, daß eine langsame intratracheobronchiale Surfactantinfusion über 5 bzw. 45 Minuten zu einer mangelhaften Verteilung und deutlich verminderten Surfactantwirkung führt. Die Wirksamkeit von nebulisiertem Surfactant ist bei Frühgeborenen mit Atemnotsyndrom nicht eindeutig belegt.

Beatmung nach Surfactantsubstitotion. Bisher liegen keine kontrollierten Studien zur optimalen Beatmungsstrategie nach Surfactantapplikation vor, die Steuerung der Beatmung muß den raschen Veränderungen des Gasaustausches und Lungenfunktion minutiös angepaßt werden und somit dem Anstieg der funktionellen Residualkapazität, des Atemzugvolumens und der Compliance Rechnung getragen werden. Eine kontinuierliche ärztliche Präsens ist in dieser Phase unerläßlich. In der Übersicht sind einzelne Schritte schematisiert dargestellt.

Veränderung der maschinellen Beatmung nach Surfactantsubstitution

- Sofortige Reduktion des FiO_2, Adjustierung der Beatmungszeiten: Verlängerung der Exspirationszeit, Verkürzung der Inspirationszeit.
  Orientierung an $tcPO_2$ oder PaO_2. Gefahr der Hyperoxie
- Anschließende Reduktion des P_{imsp}, evtl. der Frequenz und des PEEP auf 3–4 cmH_2O.
  Orientierung an PCO_2 und Röntgenbild. Gefahr der alveolären Überblähung („inadvertent PEEP") sowie der akuten und chronischen Lungenschädigung

„Surfactant-Nonresponder". Eine Reihe von Grundkrankheiten können den Effekt einer Surfactanttherapie negativ beeinflussen. So muß bei Frühgeborenen mit struktureller Lungenunreife oder Lungenhypoplasie z.B. nach längerem vorzeitigen Blasensprung sowie bei Kindern mit konnataler und neonataler Pneumonie sowie intraalveolärem Ödem bei persistierendem Ductus arteriosus mit einem fehlenden oder deutlich geringeren Therapieerfolg gerechnet werden. Aber auch die perinatale Hypoxie, Hypothermie und nicht zuletzt die systemische Hypotension haben unmittelbaren Einfluß auf die initiale Wirksamkeit der Surfactantbehandlung.

Nebenwirkungen. Unmittelbare Nebenwirkungen einer Behandlung mit natürlichen Surfactantpräparaten sind – von Fehlern bei der Anpassung der maschinellen Beatmung abgesehen – bisher nicht beschrieben. So kann die akute Überblähung des Lungenparenchyms („Hyperexpansion") durch eine ungenügende Adjustierung des Beatmungsdruckes zu ernsthaften Ventilations- und Zirkulationsproblemen der behandelten Kinder führen. Ebenso wurde die Sensibilisierung gegen tierische, im Surfactant enthaltene Apoproteine bei keinem Patienten beschrieben. In Nachuntersuchungen von Kindern, die mit natürlichem oder synthetischen Präparaten behandelt worden waren, konnte kein Unterschied in der somatischen oder neurologischen Entwicklung im Vergleich zu unbehandelten Kontrollpatienten festgestellt werden. Eine gehäufte Infektanfälligkeit oder ein Auftreten einer chronischen „Slow-virus-Infektion" wurde nach Behandlung mit natürlichen Surfactantpräparaten auch nach 15jähriger Erfahrung mit diesem neuen Therapieprinzip bisher nicht beobachtet.

Prävention. Die sog. Lungenreifungsbehandlung durch Betamethason oder andere Glukokortikoidderivate kann die Inzidenz und den Schweregrad des RDS Frühgeborener durch eine Induktion der Surfactantsynthese vermindern. Betamethason sollte möglichst 48 Stunden vor der Geburt der Schwangeren verabreicht werden. Die Lungenreifungsbehandlung ist allerdings unter strengster Indikation in 8–10tägigen Abständen bis zur Geburt des Frühgeborenen zu wiederholen. Pränatale Kortikosteroide in Kombination mit der postnatalen Surfactanttherapie (natürliches Surfactant) reduzieren, wie in einer neuesten Untersuchung belegt wurde, die Sterblichkeit sowie die Inzidenz pulmonaler sowie extrapulmonaler Komplikationen (Hirnblutung). Als weiterer bedeutsamer Faktor in der Prävention des RDS ist eine schonende Geburtseinleitung und optimale primäre Reanimation der Risikokinder anzusehen.

Chronische Lungenkrankheit Frühgeborener oder bronchopulmonale Dysplasie

Definition. Die chronische Lungenkrankheit (CLD: „chronic lung disease") oder bronchopulmonale Dysplasie (BPD) ist eine bedrohliche, aber potentiell reversible Lungenkrankheit Frühgeborener, die in der Regel wegen eines Atemnotsyndroms maschinell beatmet und mit erhöhten inspiratorischen Sauerstoffkonzentrationen behandelt wurden. Die BPD wurde erstmals 1967 beschrieben; sie ist die häufigste chronische Lungenkrankheit im Kindesalter. Eine CLD liegt bei allen Frühgeborenen vor, die nach einer Phase maschineller Beatmung für mehr als 28 Lebenstage persistierende Zeichen der Atemnot aufweisen, sauerstoffabhängig bleiben und charakteristische radiologische Veränderungen der Lunge aufweisen. Frühgeborene, die neben den klinischen und radiologischen Zeichen der Atemnot im Alter von 36 vollendeten Gestationswochen einen zusätzlichen Sauerstoffbedarf haben, sind an einer BPD erkrankt.

Inzidenz. Aufgrund unterschiedlicher Patientenpopulationen, Besonderheiten in der Beatmungsstrategie und nicht zuletzt verschiedener BPD-Definitionen variiert die Inzidenz der CLD/BPD in den einzelnen nationalen und internationalen Neonatalzentren erheblich. In der Gruppe überlebender Frühgeborener mit RDS, maschineller Beatmung und einem Geburtsgewicht <1500 g erkranken 15–50 % der Kinder an einer CLD. Die Krankheit ist eindeutig mit dem Gestationsalter und dem Geburtsgewicht korreliert. Am häufigsten wird eine CLD bei Frühgeborenen mit einem Geburtsgewicht <1000 g diagnostiziert; in Stanford/USA entwickelten bis zu 70 % dieser Frühgeborenen Zeichen einer CLD. Nur selten wird die Krankheit bei Frühgeborenen mit einem Gestationsalter von mehr als 32–34 Wochen beobachtet.

Klinische Präsentation. Obwohl sich die chronische Lungenkrankheit Frühgeborener in verschiedensten Schweregraden manifestieren kann, sollte man mindestens zwei Verlaufsformen unterscheiden, die sich nicht nur durch ihre klinische Manifestation, sondern auch durch unterschiedliche pathogenetische Mechanismen voneinander abgrenzen.

Klassische BPD oder schwere Form der CLD

Diese Form der CLD/BPD entwickelte sich vor Einführung der Surfactant-Substitutionstherapie häufig bei Frühgebo-

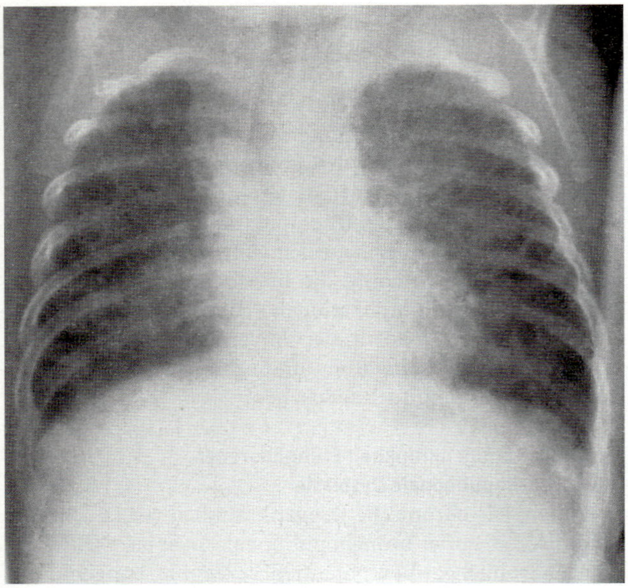

Abb. 53.2. Radiologische Veränderungen einer schweren bronchopulmonalen Dysplasie bei einem 5 Monate alten ehemaligen Frühgeborenen der 26. Gestationswoche, das noch nicht von einer Surfactantbehandlung profitieren konnte. Neben fibrotisch verdichteten und atelektischen Arealen finden sich überblähte Bezirke

renen mit schwerem Atemnotsyndrom. Die Kinder wurden über mehrere Tage mit hohen Beatmungsdrucken und hohen inspiratorischen Sauerstoffkonzentrationen behandelt und blieben über den 10.–14. Lebenstag hinaus maschinell beatmet. Radiologisch ließen sich in diesem Lebensalter bereits neben pulmonalen Verdichtungen die typischen Veränderungen der opaque erscheinenden Lunge und erste zystische Veränderungen der Lunge nachweisen (Abb. 53.2).

Die charakteristischen Befunde einer Lungenfibrose und überblähter emphysematöser Areale wurden im Alter von einigen Lebenswochen beobachtet. Mit der Einführung der Surfactanttherapie und Verbesserungen der Beatmungstherapie ist diese schwere Form der CLD in den meisten Intensivstationen selten geworden.

„Neue" oder „milde Form" der CLD

Die meisten sehr kleinen Frühgeborenen mit dieser Manifestationsform zeigen nach einem relativ milden Beatmungsverlauf und geringen inspiratorischen Sauerstoffkonzentrationen – häufig bereits nach Beendigung der maschinellen Beatmung und nach Extubation – um den 7.–10. Lebenstag eine progrediente Verschlechterung der Lungenfunktion. Die Kinder haben wiederum Zeichen der Atemnot und einen steigenden inspiratorischen Sauerstoffbedarf. Diese Verschlechterung geht mit einer diffusen Eintrübung der Lunge einher; diese Veränderung ist Ausdruck einer erhöhten alveolären-kapillären Permeabilität (s.u.) und der Entwicklung eines interstitiellen pulmonalen Ödems.

Ätiologie. Die CLD Frühgeborener hat eine multifaktorielle Genese. Als Hauptrisiken für die Entstehung einer CLD wurden die Lungenunreife, der Schweregrad der RDS, Höhe und Dauer der Sauerstofftoxizität sowie das Ausmaß und der Schweregrad des Barotraumas identifiziert. Als zusätzliche Risikofaktoren gelten prä- und postnatale systemische und pulmonale Infektionen, der persistierende Ductus arteriosus, pulmonales Emphysem, prolongierte endotracheale Intubation, Flüssigkeitsüberladung und parenterale Fettemulsionen.

Pathogenese. Barotrauma, Sauerstofftoxizität und andere Risikofaktoren lösen in der unreifen Lunge Frühgeborener über multiple Gewebsläsionen eine bronchoalveoläre und intrapulmonale Entzündungsreaktion aus, die bei einigen Kindern in das fibrotische Stadium der chronischen Lungenkrankheit einmünden kann. Durch die intraalveoläre Freisetzung von chemotaktisch aktiven Substanzen und eine vermehrte zytokininduzierte Expression von endothelialen Adhäsionsmolekülen werden neutrophile Granulozyten und Makrophagen rekrutiert, die im Alveolarsystem und dem Lungengewebe akkumulieren. Die gesteigerte mikrovaskuläre Permeabilität, die u.a. durch diverse Lipidmediatoren und Peptidoleukotriene ausgelöst wird, führt zum Einstrom von Plasmaproteinen in die Luftwege; diese Proteine u.a. Albumin und Fibrinogen inaktivieren das Surfactantsystem und perpetuieren so den bronchoalveolären Entzündungsprozeß. Der Influx von Makrophagen und neutrophilen Granulozyten in das pulmonale Interstitium ist mit einer Destruktion von Strukturproteinen assoziiert. Die in die Atemwege eingewanderten Entzündungszellen tragen durch Freisetzung proteolytischer Enzyme (u.a. Elastase), Zytokine und toxischer Sauerstoffradikale zu einer direkten proteolytischen und oxidativen Schädigung des Lungenparenchyms und zur Inaktivierung protektiver Antiproteasen bei. Neben der Proteasen-Antiproteasen-Imbalance weisen Frühgeborene mit CLD profunde Defizienzen des Antioxidanziensystems auf. Die Entwicklung der verschiedenen Antioxidanzienaktivitäten u.a. von Superoxiddismutase und Katalase unterliegt – wie auch das Surfactantsystem – einer gegen Ende des letzten Trimenons einsetzenden Reifung. Die Interaktion zwischen der Inflammationsreaktion und der Entwicklung einer pulmonalen Fibrose ist z.Z. noch ungeklärt.

Pathologie. Die Histopathologie der CLD ist heterogen; sie zeigt in Abhängigkeit vom Schweregrad der Krankheit Veränderungen der Luftwege, des Interstitiums und des Gefäßsystems. Bei einer ausgeprägten bronchiolären Schädigung werden häufig Metaplasien oder ein Verlust des respiratorischen Epithels, glanduläre Hyperplasien und Hypertrophien der Bronchialmuskulatur beobachtet. Im Interstitium finden sich neben einer interstitiellen Fibrose, Hypertrophien der Muskulatur und der Typ-II-Pneumozyten. Schwere chronische Schädigungen sind durch eine ausgeprägte Fibrose und emphysematöse Veränderungen charakterisiert; die Alveolararchitektur ist gestört und die Gesamtoberfläche der Alveolen vermindert. Bei dieser schweren Form treten zusätzlich Mediahypertrophien des arteriellen Gefäßsystems sowie Adventitiaverdickungen auf. Abb. 53.3 zeigt das typisch histopathologische Bild einer bronchopulmonalen Dysplasie.

Symptome. Neben einer kontinuierlichen Sauerstoffabhängigkeit und der Notwendigkeit zur Beatmung jenseits der ersten 4 Lebenswochen weisen Frühgeborene mit chronischer Lungenkrankheit mehr oder minder ausgeprägte klinische Zeichen der Atemnot auf: Tachypnoe und Dyspnoe.

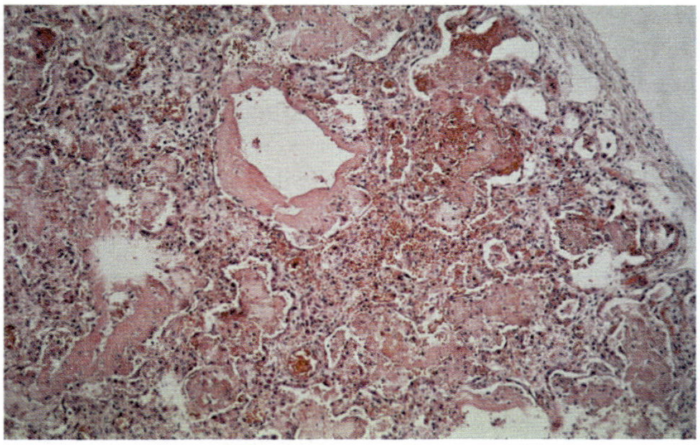

Abb. 53.3. Typisches histopathologisches Bild der bronchopulmonalen Dysplasie

Spontane Sättigungsabfälle und Zyanosezustände, plötzlich auftretende obstruktive Apnoen können Ausdruck der erhöhten pulmonalen „resistance" oder aber einer Obstruktion des Bronchialsystems durch abnorm zähes Sekret oder Sekretverlegung sein. Die pulmonale Hypertonie bei Frühgeborenen mit BPD kann zu einer progredienten Rechtsherzbelastung und möglicherweise kardialen Dekompensation führen. Die mangelhafte Gewichtszunahme, Ernährungsprobleme durch rezidivierendes Erbrechen oder gastroösophagealen Reflux, die Entwicklung einer Osteopenie bei inadäquater Kalzium- und Phosphatsupplementierung spiegeln die komplexe Problematik dieses primär pulmonalen Krankheitsbildes wieder.

Prävention

Pränatale Kortikosteroide. In einigen Studien zur Lungenreifungsbehandlung wurde eine verminderte Inzidenz der CLD beschrieben.

Surfactantsubstitution. In verschiedenen Metaanalysen der weltweit durchgeführten kontrollierten Surfactantstudien ließ sich kein Einfluß dieses Therapieprinzips auf die CLD/BPD-Inzidenz nachweisen. Betrachtet man jedoch nur das Kollektiv überlebender Frühgeborener, so zeigt sich eine eindrucksvolle Verminderung der CLD-Inzidenz in der Gruppe surfactantbehandelter Kinder.

Antioxidanzien. Vitamin E wurde aufgrund seiner antioxidativen Wirkung in einer Reihe von klinischen Studien zur Prävention der BPD eingesetzt; die vorliegenden Daten lassen keinen eindeutig positiven Effekt dieser Maßnahme erkennen. Ebenso muß die potentielle Rolle von *Superoxiddismutase (SOD)* als sauerstoffdetoxifizierendes Enzymsystem aufgrund der geringen klinischen Datenlage als ungeklärt angesehen werden.

Vitamin A. Die klinische Wirksamkeit einer postnatalen Vitamin-A-Supplementierung – Vitamin A hat eine Reihe positiver Effekte auf die pulmonalen Heilungsvorgänge – konnte bisher nicht überzeugend belegt werden.

Beatmungsstrategie. Es gibt eine Reihe von Hinweisen, daß eine Minimierung des Beatmungstraumas einer frühen Surfactant-Substitutionstherapie und die frühzeitige Extubation mit anschließender CPAP-Behandlung möglicherweise die Inzidenz und den Schweregrad der Krankheit positiv beeinflussen. Die bisherigen Vergleichsstudien von konventioneller Beatmung versus Hochfrequenzoszillation haben keine Überlegenheit eines der beiden Beatmungsverfahren in der Prävention der CLD gezeigt.

Therapie

Beatmung und Sauerstofftherapie. Um der Entwicklung der gefürchteten pulmonalen Hypertonie vorzubeugen, müssen die Kinder eine adäquate Oxygenierung, d.h. eine entsprechende Sauerstoffzufuhr erhalten; der arterielle Sauerstoffpartialdruck sollte zwischen 50–70 mmHg liegen (Sauerstoffsättigung >90 %). Zur Minimierung des Beatmungstraumas sollten, anders als in der akuten Phase des Atemnotsyndroms, höhere pCO_2-Partialdrücke toleriert werden (permissive Hyperkapnie).

Persistierender Ductus arteriosus. Ein persistierender Ductus arteriosus ist eindeutig als Risikofaktor für eine CLD/BPD identifiziert. Er verstärkt durch einen Links-rechts-Shunt das in der Frühphase der CLD auftretende pulmonale Ödem. Neben einer Flüssigkeitsrestriktion sollte eine frühzeitige Indomethacintherapie und bei ausbleibendem Therapieeffekt eine Ductusligatur erfolgen.

Infektionen. Postnatale Infektionen führen häufig zu einer akuten respiratorischen Dekompensation der Frühgeborenen mit CLD/BPD; darüber hinaus aggravieren sie das intraalveoläre und interstitielle Entzündungsgeschehen und stellen ein weiteres Risiko für eine Progredienz der Krankheit dar. Neben nosokomialen bakteriellen Erregern und einer Reihe viraler Erreger (RSV, Adenoviren u.a.) treten Ureaplasma urealyticum und selten auch Chlamydien auf.

Ernährung und Flüssigkeitstherapie. Kinder mit chronischer Lungenkrankheit haben einen erhöhten Kalorienbedarf, der in der Regel nur durch Supplementierung der Nahrung zu erreichen ist. Bei schwer verlaufenden Formen der BPD kann trotz einer Diuretikatherapie (s.u.) eine Reduktion der Gesamtflüssigkeitsmenge notwendig sein. Bei einer parenteralen Ernährung ist besonders bei der Gabe von intravenösen Lipiden darauf zu achten, daß die Fettemulsionen unter Lichtschutz appliziert werden (Bildung von toxischen Lipidperoxiden).

Diuretika, Bronchodilatoren. Eine diuretische Behandlung zielt primär auf die Reduktion des im Rahmen der CLD auftretenden pulmonalen Ödems ab. Ob eine diuretische Behandlung über die Akuteffekte hinaus die Langzeitmorbidität von Kindern mit BPD beeinflussen kann, ist vor dem Hintergrund der geringen Datenlage nicht zu beurteilen. Ebenso kann aufgrund der geringen Untersuchungsdaten keine generelle Therapieempfehlung zur Therapie mit inhalativen Bronchodilatoren gegeben werden.

Kortikosteroide. In vielen neonatologischen Abteilungen gehört die postnatale Gabe von Kortikosteroiden zum

Therapieregime der CLD/BPD. Zur Zeit liegen die Ergebnisse von mehr als 20 randomisierten und kontrollierten Studien vor, die den Einfluß einer Kortikosteroidtherapie bei Patienten mit CLD zu unterschiedlichen postnatalen Zeitpunkten untersucht haben. Trotz nicht unerheblicher Unterschiede im Studiendesign (Dosierung, Behandlungsdauer etc.) und Patientenzahlen, weisen die Ergebnisse darauf hin, daß eine Kortikosteroidbehandlung zu einer rascheren Entwöhnung von der maschinellen Beatmung und zu einer Abnahme des Sauerstoffbedarfs führt. Bei keiner Therapiestrategie ließ sich allerdings eine Reduktion der Sterblichkeit nachweisen. Lediglich eine sehr frühe Behandlung (< 72 Lebensstunden) sowie eine Therapie im Alter von 10–14 Lebenstagen führten zu einer Abnahme der Entwicklung eines pulmonalen interstitiellen Emphysems und dem verminderten Auftreten eines persistierenden Ductus arteriosus; es überlebten mehr Kinder ohne Zeichen einer chronischen Lungenkrankheit. Diesem vermeintlichen Vorteil stehen erhebliche Nebenwirkungen der Kortikosteroidtherapie gegenüber: Hypertension, Hyperglykämie und gastrointestinale Blutungen u.a. Nebenwirkungen traten in den Studien wesentlich häufiger bei behandelten als bei unbehandelten Kontrollkindern auf. Alarmierend sind die Ergebnisse der ersten vorliegenden Nachuntersuchungen von Studienpatienten. Besonders bei einem sehr frühen postnatalen Therapiebeginn konnte in der Gruppe steroidbehandelter Frühgeborener eine deutlich erhöhte Rate zerebraler Schädigungen festgestellt werden. Bis zu einer endgültigen Klärung dieser Problematik sollte die Kortikosteroidbehandlung nur unter strengster Indikation, d.h. bei lebensbedrohlichem Lungenversagen eingesetzt werden. Die optimale Dosis und der optimale Behandlungszeitpunkt sind sind noch nicht bekannt. Ebensowenig ist die adäquate Behandlungsdauer definiert; es scheint allerdings eine relativ kurze Therapie (7–10 Tage) sinnvoll zu sein. Bisher konnte in den wenigen, mit kleinen Patientenzahlen durchgeführten Untersuchungen zur inhalativen Steroidtherapie kein positiver Effekt auf den Krankheitsverlauf der BPD nachgewiesen werden.

Langzeitfolgen. Bei 2/3 der Patienten mit schwerer BPD konnten bis ins Adoleszenten- und junge Erwachsenenalter hinein ausgeprägte Lungenfunktionsstörungen (Atemwegsobstruktion, Überblähung, bronchiale Hyperreaktivität) nachgewiesen werden. In einer Gruppe australischer ehemaliger Frühgeborener mit BPD hatten die meisten Kinder im Alter von 11 Jahren distinkte Veränderungen der Lungenfunktion (Obstruktion). Nur wenige Kinder waren klinisch symptomatisch. Ähnliche Befunde wurden im Rahmen schwedischer und holländischer Nachuntersuchungen von 8jährigen Kindern mit früherer BPD beschrieben; zusätzlich fiel bei der Mehrzahl der Kinder eine Überblähung der Lunge auf. Im Kleinkindalter wurde in der Gruppe ehemaliger Frühgeborener mit CLD und BPD eine Häufung symptomatischer Atemwegskrankheiten, die mit Husten und Giemen einhergehen, beobachtet. Ein erhöhtes Risiko für die Entwicklung eines allergischen Asthma bronchialis scheint für Kinder mit CLD/BPD nicht zu bestehen.

Wilson-Mikity-Syndrom

Definition. Diese chronisch Lungenkrankheit kann auch bei nicht beatmeten Frühgeborenen mit einem Gestationsalter von weniger als 32 Gestationswochen im postnatalen Alter von 10–14 Tagen auftreten. Die Kinder haben in der Regel keine oder nur eine milde Atemnotsymptomatik während der ersten Lebenstage. Der radiologische Befund ist durch diffuse, zystisch erscheinende Areale charakterisiert, die besonders in den oberen Lungenpartien auftreten sollen. Bei dieser chronisch pulmonalen Krankheit dürfte es sich um eine der möglichen Verlaufsformen der chronischen Lungenkrankheit Frühgeborener (CLD) handeln.

Epidemiologie. Die Inzidenz des Wilson-Mikity-Syndroms ist nicht bekannt, da eine eindeutig klinische und radiologische Abgrenzung von der „CLD" nicht möglich ist.

Pathogenese. Wegweisende Untersuchungen zu pathogenetischen Mechanismen dieser chronischen Lungenkrankheit liegen nicht vor. Eine erhöhte Inzidenz von maternaler Chorioamnionitis bei Frühgeborenen mit Wilson-Mikity-Syndrom dürfte auf eine mögliche Rolle von intrauterinen bzw. prä- und postnatalen Infektionen hinweisen (s. Pathogenese der CLD/BPD). Es ist vorstellbar, daß das bei der CLD vorhandene pulmonale Entzündungsgeschehen durch verschiedenste Infektionserreger ausgelöst oder aggraviert wird.

Klinische Symptomatologie. Die betroffenen Frühgeborenen entwickeln um den 10.–14. Lebenstag langsam progrediente Zeichen der Atemnot (Tachypnoe, Dyspnoe etc.) und oftmals einen erhöhten Sauerstoffbedarf (cave: Entwicklung einer pulmonalen Hypertonie durch suboptimale Sauerstoffsättigung und erniedrigten Sauerstoffpartialdruck). Die Luftnotsymptomatik kann über mehrere Wochen und selten auch über mehrere Monate anhalten.

Therapie. Unter optimalen supportiven Maßnahmen (s. Therapie der CLD) sollte diese Krankheit in der Regel ohne Folgen ausheilen.

Transitorische Tachypnoe

Definition. Die transitorische Tachypnoe (Synonym: transientes Atemnotsyndrom des Neugeborenen, „fluid lung" = Flüssigkeitslunge) entwickelt sich in den Lebensstunden nach der Geburt überwiegend bei reifen Neugeborenen oder relativ „reifen" Frühgeborenen. Charakteristisch ist die deutlich beschleunigte Atemfrequenz mit minimalen Einziehungen und gelegentlich auftretender leichter Zyanose. Die Krankheit bildet sich in der Regel innerhalb der ersten 2–3 Lebenstage spontan zurück.

Pathogenese. Die transitorische Tachypnoe wird vermutlich durch eine verzögerte Resorption der kindlichen Lungenflüssigkeit über die pulmonalen Lymph- und Blutgefäße oder aber einen vermehrten pulmonalen Flüssigkeitsgehalt ausgelöst. Die prädisponierenden Faktoren, die mit einer normalen Flüssigkeitsresorption interferieren oder aber zu einer Erhöhung des pulmonalen Flüssigkeitsgehalts führen, sind in der folgenden Übersicht dargestellt.

Faktoren, die mit einer verzögerten Flüssigkeitsresorption oder einem vermehrten pulmonalen Flüssigkeitsgehalt einhergehen

- Sectio caesarea,
- perinatale Asphyxie,
- mütterlicher Diabetes,
- exzessive mütterliche Analgesie,
- Oxytocin und vermehrte maternale Flüssigkeitszufuhr,
- Polyglobulie (Polyzythämie) des Neugeborenen,
- erhöhter zentraler Venendruck des Neugeborenen,
- verspätetes „Abnabeln".

Klinische Symptome. Die Neugeborenen fallen durch eine kurze Zeit nach der Geburt einsetzende Tachypnoe (bis zu 120 Atemzüge/min) auf, die nur von geringen Einziehungen und wechselndem ausgeprägtem inspiratorischem Stöhnen begleitet ist; die Lungen sind häufig überbläht. Bei Hypoxämie ist in der Regel eine Zufuhr von 30–40 % Sauerstoff in der Inspirationsluft ausreichend, um eine suffiziente Oxygenierung zu erzielen. Das Röntgenthoraxbild zeigt typischerweise vermehrte zentrale Verdichtungen mit einer peripheren Überblähung der Lunge und gelegentlich interlobären Flüssigkeitsansammlungen oder kleinen Pleuraergüssen. Gelegentlich entwickelt sich auf dem Boden einer massiven pulmonalen Überblähung eine pulmonale Hypertonie mit Rechts-links-Shunt, die in das gefürchtete Krankheitsbild der persistierenden pulmonalen Hypertonie einmünden kann.

Diagnose. Die Diagnose der transitorischen Tachypnoe basiert häufig auf dem Ausschluß anderer akuter pulmonaler Krankheiten und wird häufig erst retrospektiv gestellt. Neonatale Pneumonien, insbesondere mit β-hämolysierenden Streptokokken der Gruppe B können unter einer identischen initialen Dynamik verlaufen.

Therapie. Bei Atemfrequenzen >80/min wegen Aspirationsgefahr keine orale Ernährung, intravenöse Flüssigkeitszufuhr, bei Bedarf Sauerstoffgabe; häufig ist eine kurzzeitige antibiotische Behandlung indiziert.

Mekoniumaspirationssyndrom

Definition. Nach der Aspiration von Mekonium entwickelt sich eine pathogenetisch komplexe Krankheit, die durch eine akute Atemnotsymptomatik der überwiegend übertragenen oder reifen hypotrophen Neugeborenen und einen kompatiblen radiologischen Lungenbefund charakterisiert ist. Mekoniumhaltiges Fruchtwasser ist bei 10–18 % aller Geburten nachzuweisen.

Inzidenz. Die Inzidenz des schweren Mekoniumaspirationssyndroms liegt zwischen 0,2–6 erkrankten Neugeborenen/1.000 Lebendgeborene. Es bestehen erhebliche geographische und regionale Unterschiede in der Krankheitshäufigkeit.

Ätiologie/Pathogenese. Mekonium besteht aus eingedickten intestinalen Sekreten und Zellen sowie löslichen und zellulären Fruchtwasserbestandteilen. Die wasserlöslichen Festsubstanzen bestehen u.a. aus Mukopolysacchariden, Plasmaproteinen, Proteasen, konjugiertem Bilirubin, die fettlöslichen Bestandteile u.a. aus Bilirubin, Bilirubinoiden, freien Fettsäuren, Cholesterin und Glykolipiden. Mekonium wird bereits von der 10.–16. Gestationswoche an im fetalen Gastrointestinaltrakt gefunden. Aufgrund einer intestinalen Hypomotorik wird nur selten ein Mekoniumabgang bei Frühgeborenen beobachtet. Die Häufigkeit des Auftretens von mekoniumhaltigem Fruchtwasser ist direkt mit der Reife der Neugeborenen verbunden und ist mit höheren Serumspiegeln des properistaltischen Hormons Motilin assoziiert. Bei fehlenden Hinweisen auf eine intrauterine oder subpartuale Gefährdungssituation dürfte ein Mekoniumabgang vor allem ein reifeabhängiges Phänomen reflektieren. Eine akute intrauterine oder subpartuale kindliche Hypoxie kann, gerade in den letzten Gestationswochen einen vorzeitigen Mekoniumabgang auslösen, der besonders bei einem Oligohydramnion ein sehr konsistentes „erbsbreiartiges" Fruchtwasser hinterlassen kann. Partikelhaltiges und dickflüssiges Fruchtwasser prädisponiert zur Entstehung eines Mekoniumaspirationssyndroms und zu komplizierten Krankheitsverläufen. Der wesentliche pathogenetische Faktor für ein Mekoniumaspirationssyndrom ist die prä-, intra- oder postnatale Hypoxie, die sich durch Herztondezelerationen, silentes CTG und Acidose oder nach prolongierter und komplizierter Geburt zeigt.

Pathophysiologie. Im Verlauf einer intrauterinen oder subpartalen Hypoxie, die zu einer Vasokonstriktion mesenterialer Gefäße, Darmischämie, konsekutiver Hyperperistaltik und Sphinkterrelaxation führt, tritt ein frühzeitiger Mekoniumabgang auf. Die Aspiration von Mekoniumpartikeln kann durch eine hypoxieinduzierte vorzeitige Atemtätigkeit, die ein bestimmtes Muster aufweist, bereits in utero erfolgen; häufiger findet die Aspiration von Mekonium jedoch unmittelbar nach der Geburt statt.

Bei >50 % aller Neugeborenen mit mekoniumhaltigem Fruchtwasser lassen sich Mekoniumbestandteile im Trachealaspirat nachweisen, die bei der Mehrzahl der Kinder folgenlos eliminiert werden. Größere Mekoniumpartikeln, die mit den ersten Atemzügen in die kleineren Luftwege gelangen, führen zu einer partiellen Bronchusobstruktion und Verlegung der Alveolen (Abb. 53.4).

Die Folgen sind die Ausbildung von Atelektasen, überblähten emphysematösen Arealen („air trapping") und extraalveoläre Luftansammlungen (interstitielles Emphysem,

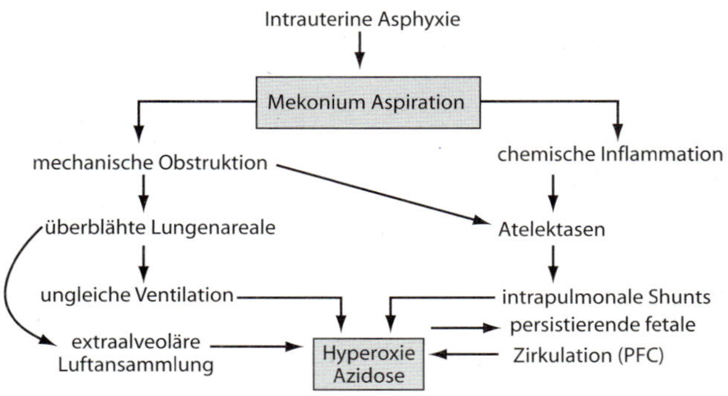

Abb. 53.4. Pathogenetische Sequenz der Mekoniumaspiration. Neben mechanischen Faktoren, die zu einer schweren Beeinträchtigung der Lungenfunktion beitragen, begünstigt die chemische pulmonale Inflammationsreaktion die Entwicklung von Hypoxie und Acidose

Pneumothorax, Pneumomediastinum etc.). Die konnatale Listerioseinfektion kann eine Ursache für den vorzeitigen Mekoniumabgang bei Frühgeborenen sein. Durch im Mekonium enthaltene Substanzen (z.B. Fettsäuren) entwickelt sich innerhalb von 24–48 Stunden eine chemische Pneumonie. Darüber hinaus führen verschiedene Proteine und Phospholipasen zu einer direkten Inaktivierung des Surfactantsystems. Häufig bilden sich intrapulmonale Shunts und eine durch eine Konstriktion der Lungengefäße bedingte persistierende pulmonale Hypertonie aus, die zu einer Rekonstitution fetaler Zirkulationsverhältnisse führen kann.

Klinische Symptome. Das klinische Bild wird vom Schweregrad der intrauterinen Asphyxie und dem Ausmaß der Mekoniumaspiration bestimmt. Die Neugeborenen fallen unmittelbar nach Geburt durch schwere Atemdepression, Schnappatmung, Bradykardie, Hypotonie, Schocksymptome auf: die Haut ist mit Mekonium bedeckt, Fingernägel und Nabelschnur können grünlich verfärbt sein. Neugeborene mit Spontanatmung fallen durch Tachypnoe, ausgeprägte Dyspnoezeichen und evtl. Zyanose auf. Die Röntgenthoraxaufnahme zeigt dichte fleckige Infiltrate neben überblähten Arealen, abgeflachte Zwerchfelle und häufig extraalveoläre Luft (Abb. 53.5).

Prävention. Durch sorgfältiges fetales Monitoring sind die Warnzeichen der intrauterinen Hypoxie zu erkennen. Bestehen Hinweise auf eine Gefährdung des Kindes, so ist die sofortige Geburtsbeendigung obligat. Bei allen Geburten, die durch mekoniumhaltiges Fruchtwasser auffallen, sollte umgehend ein erfahrener Kinderarzt zur postpartalen Versorgung des Neugeborenen hinzugezogen werden. Bei Abgang von mekoniumhaltigen Fruchtwasser muß bereits vor dem ersten Atemzug, d.h. nach der Geburt des kindlichen Kopfes vom Geburtshelfer oder Hebamme Mekonium aus dem Oropharynx entfernt werden. Findet sich bei einem klinisch auffälligen Neugeborenen während der laryngoskopischen Inspektion des Kehlkopfes Mekonium unterhalb der Stimmbänder, so ist es unverzüglich mit einem dicklumigen Katheter oder evtl. direkt über einen Endotrachealtubus abzusaugen. Bei größeren Mengen erbsbreiartigen Mekoniums in den Luftwegen sollte eine Bronchiallavage evtl. mit verdünnter Surfactantlösung durchgeführt werden (1–3 ml/kg KG). Ob eine initale Lavage mit verdünntem Surfactant die Prognose und Komplikationen des Mekoniumaspirationssyndrom verbessern kann, muß in randomisierten klinischen Studien geklärt werden. Auf eine primäre Maskenbeatmung ist – wenn möglich – zu verzichten.

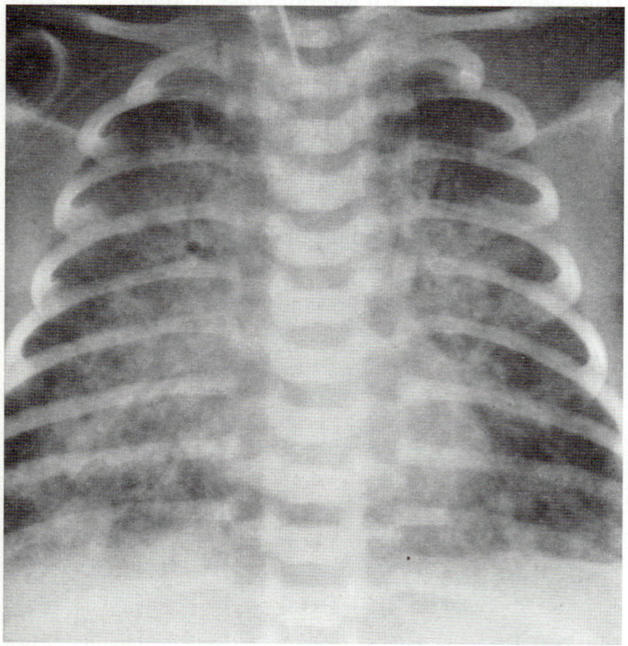

Abb. 53.5. Radiologische Veränderungen bei einem schweren Mekoni umaspirationssyndrom. Neben verdichteten dystelektatischen Arealen finden sich typische überblähte Lungenanteil

Therapie. Die zum Teil außerordentlich schwierige Behandlung Neugeborener mit Mekoniumaspirationssyndrom schließt, zur Behandlung der Hypoxämie, eine konventionelle Beatmungstherapie, die Hochfrequenzoszillationsbeatmung, die Surfactant-Substitutionstherapie und den Einsatz von Stickstoffmonoxid (NO) ein. Als Ultima-ratio-Therapie ist eine extrakorporale Membranoxigenierung (ECMO) zu erwägen. Zu Beginn der Therapie sind häufig hohe Inspirationsdrucke (≥30 cmH_2O) erforderlich. Es ist ein niedriger PEEP einzustellen (Gefahr der pulmonalen Hypertonie) und eine Frequenz zu wählen, die von dem Neugeboren toleriert wird, ohne gegen die Beatmung anzukämpfen.

Persistierende pulmonale Hypertonie (Persistierende fetale Zirkulation)

Definition. Die persistierende pulmonale Hypertonie (PPH) (Synonym: persistierende fetale Zirkulation) ist ein lebensbedrohliches Krankheitsbild, das auf dem Boden eines persistierenden erhöhten pulmonalen Gefäßdruckes durch einen signifikanten Rechts-links-Shunt über das offene Foramen ovale über den persistierenden Ductus arteriosus und auch intrapulmonale Shunts ohne Hinweise auf eine strukturelle Herzkrankheit charakterisiert ist.

Ätiologie. Die PPH tritt überwiegend bei reifen und übertragenen Neugeborenen auf. Nach intrauteriner und subpartualer Hypoxie, mütterlicher Aspirin- und Indomethacineinnahme während der Schwangerschaft, wurde eine Verdickung und Ausdehnung der Gefäßmuskulatur bis in kleine pulmonale Arterien hinein beschrieben. Am häufigsten entwickelte sich eine PPH sekundär bei Neugeborenen nach Mekoniumaspiration. Weitere Krankheiten, in deren Folge sich eine PPH entwickeln kann, sind die subpartuale und postnatale Hypoxie, die neonatale Sepsis mit β-hämolysierenden Streptokokken der Gruppe B und Listerien, die Zwerchfellhernie, die Lungenhypoplasie, Pneumothorax, Hyperviskositätsssyndrom, Hypoglykämie und Hypothermie sowie ein Atemnotsyndrom. Die PPH ist nicht selten idiopathisch. Die Prävalenz dieser Krankheit wurde auf ≈ 1 Neugeborenes/1000 Lebendgeborene geschätzt.

Pathophysiologie. Bei intranataler oder postpartaler Hypoxie entwickelt sich rasch eine metabolisch-respiratorische Acidose. Die normalerweise durch Anstieg des PaO_2 und Abfall der $PaCO_2$ unmittelbar nach der Geburt einsetzende Dilatation der Lungenarterien bleibt aus; die Acidose induziert über eine pulmonale Vasokonstriktion eine pulmonale Hypertonie, die über das Foramen ovale, den Ductus arteriosus Botalli und intrapulmonale Shunts die Entwicklung eines persistierenden Rechts-links-Shunts nach sich zieht. Es bildet sich eine zunehmende Sauerstoffsättigung des arteriellen Blutes aus, die mit der postnatal einsetzenden Vasodilatation interferiert. Bei einigen dieser Patienten liegen bereits pulmonale Gefäßveränderungen im Sinne einer Mediahypertrophie vor, die Ausdruck einer chronischen intrauterinen Hypoxie sein könnten (primärer pulmonaler Hochdruck. Andere Kinder haben als Grundkrankheit eine mehr oder weniger ausgeprägte Lungenhypoplasie). Potente Stimuli der pulmonalen Vasokonstriktion sind Leukotriene und weitere Lipidmediatoren, deren Freisetzung bei allen sekundären Formen der PPH durch Hypoxie, Infektionen und die im Verlauf verschiedenster Grundkrankheiten einsetzenden Inflammationsreaktion gefördert wird.

Klinische Symptome. Die Neugeborenen erkranken in der Regel innerhalb der ersten 12 Lebensstunden. In Abhängigkeit von der Grundkrankheit stehen entweder die Zyanose (Polyzythämie, idiopatische PPH u.a.) oder die schwere Atemnotsymptomatik mit Zyanose (Mekoniumaspiration, Zwerchfellhernie u.a.) im Vordergrund. Die Patienten können innerhalb kurzer Zeit ein Multiorganversagen oder eine Myokardischämie entwickeln. Die klinische Verdachtsdiagnose einer PPH kann durch die prä- und postduktale Sauerstoffdifferenz und nicht zuletzt durch die Echokardiographie (einschließlich Dopplerdiagnostik) bestätigt werden. Der Röntgenthoraxbefund ist bei einigen Krankheiten unauffällig (Asphyxie, Hyperviskositätssyndrom etc.), bei anderen zeigt er die typischen Veränderungen der Grundkrankheit.

Therapie. Zu einer optimalen Behandlung gehört – wenn immer möglich – eine Korrektur der Grundproblematik sowie eine gezielte Supportivtherapie und Behandlung aller im Verlauf der Krankheit aufgetretenen Komplikationen, wie z.B. Hypotension, myokardiale Dysfunktion, Acidose. Die Kinder sind zu sedieren und ggf. zu relaxieren. Der entscheidende therapeutische Ansatz ist eine suffiziente maschinelle Beatmung mit ausreichender Oxygenierung sowie eine moderate Alkalisierung des Blutes (Natriumbicarbonatinfusion). Bei besonders schweren Verläufen kann durch eine Hyperventilationsbehandlung mit Senkung des pCO_2 auf 20–25 mmHg die Vasokonstriktion pulmonaler Gefäße möglicherweise aufgehoben werden. Diese Therapie ist u.a. mit folgenden erheblichen Nebenwirkungen behaftet: ausgeprägtes Barotrauma, Überblähung der Lunge, Pneumothorax, reduziertes Herzschlagvolumen, Abnahme der zerebralen Durchblutung. Zusätzlich werden α-Rezeptoren-Blocker Tolazolin (cave: systemischer Blutdruckabfall) oder das kurzzeitig wirksame und gut steuerbare Prostacyclin auch in inhalativer Form eingesetzt werden. Als vielversprechender neuer therapeutischer Ansatz ist die inhalative Behandlung mit NO („nitric oxide") anzusehen; NO führt zu einer selektiven Vasodilatation der Pulmonalgefäße in den ventilierten Lungenarealen. Zur Zeit verfügen nur einige Neonatalzentren über die Therapiemöglichkeit. Neugeborene, die auf keine dieser Maßnahmen ansprechen, werden einer Hochfrequenzoszillations-Beatmungstherapie zugeführt. Reichen diese Maßnahmen nicht aus, um eine ausreichende Oxygenierung zu erreichen, so sollte der Patient mit einer extrakorporalen Membranoxygenierung (ECMO) behandelt werden. Die international anerkannten Kriterien für ECMO-Therapie sind: Gestationsalter >34 Wochen, Geburtsgewicht >2,0 kg, keine Gerinnungsstörung, fehlendes Ansprechen auf alle erwähnten therapeutischen Maßnahmen und das Vorliegen eines Oxygenierungsindex (O1) von 25–40 [O1 = mittlerer Atemwegsdruck (cmH_2O) × FiO_2 × 100 / PaO_2 /mmHg].

Prognose. Die neonatale Sterblichkeit der PPH liegt bei 20–30 %. In den wenigen Langzeituntersuchungen der überlebenden Kinder wird deutlich, daß nur ca. 40 % diese Krankheit unbeschadet überstehen; die restlichen Patienten weisen neurologische Folgeschäden in unterschiedlichster Ausprägung auf. Bei 20 % der Kinder wurde ein neurosensorischer Hörverlust diagnostiziert.

Pneumothorax

Inzidenz. Ein spontaner asymptomatischer Pneumothorax tritt bei ca. 0,5–1 % aller Neugeborenen auf. Die Pneumothoraxinzidenz bei maschinell beatmeten Frühgeborenen mit Atemnotsyndrom betrug vor Einführung der Surfactanttherapie 15–30 %. Inzwischen wird diese Komplikation bei 3–6 % aller beatmeten Frühgeborenen beobachtet.

Ätiologie. Ein symptomatischer Pneumothorax kann bei einer Reihe pulmonaler Krankheiten Früh- und Neugeborener auftreten: Atemnotsyndrom, Mekoniumaspiration, Lungenhypoplasie, kongenitaler Zwerchfellhernie, transitorischer Tachypnoe, Aspirationspneumonie, Staphylokokkenpneumonie mit Pneumatozele, lobäres Emphysem, nach Thorakotomie, nach unsachgemäßer Reanimation und maschineller Beatmung.

Pathogenese. Ein hoher intraalveolärer Druck, der durch erhöhten Spitzendruck und positiv endexspiratorischen Druck („positive endexpiratory pressure", PEEP) bei maschineller Atmung entsteht oder aber von tachypnoeischen spontanatmenden Kindern durch einen erhöhten sog. „Auto-PEEP" gebildet wird, kann besonders in ungleich belüfteten Lungenarealen zu einer Überblähung von Alveolen und zu einer möglichen Ruptur der Alveolarwand führen. Die extraalveoläre Luft ist in der Lage, durch das interstitielle Gewebe und entlang der perivaskulären Gefäßscheiden sowie der peribronchialen Lymphgefäße zu entweichen. In Abhängigkeit von der Ausbreitung der Luft ist mit einer Reihe von Komplikationen zu rechnen: interstitielles Emphysem, Pneumomediastinum, Pneumothorax, Pneumoperitoneum, Pneumoperikard und subkutanes zervikales oder thorakales Emphysem. Ein Spannungspneumothorax entwickelt sich bei einer druckwirksamen Ansammlung von Luft im Pleuraspalt. Ein einseitiger Spannungspneumothorax führt nicht nur zu einer schweren Ventilationsstörung der betroffenen, gelegentlich kollabierten Lungenseite, sondern durch die Mediastinalverlagerung auch der kontralateralen Lunge (Abb. 53.6).

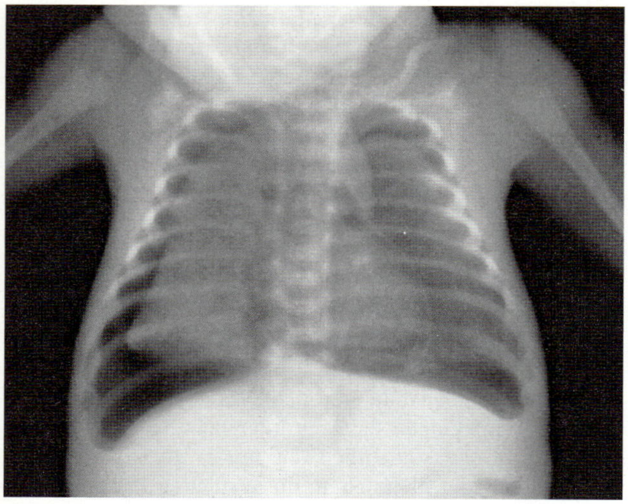

Abb. 53.6. Beginnender Spannungspneumothorax links mit Verdrängung des Mediastinums ist deutlich nach rechts bei einem Frühgeborenen der 24. Gestationswoche. Die in ihrer Compliance stark veränderte verdichtete linke Lunge ist nicht kollabiert; die rechte Lunge ist ebenfalls in weiten Teilen verdichtet. Zusätzlich besteht ein Pneumoperikard

Daneben wird durch Kompression der V. cava oder Torsion der großen Gefäße der venöse Rückfluß erheblich beeinträchtigt. Bei der Entstehung des interstitiellen Emphysems scheinen nicht nur physikalische Faktoren von Bedeutung zu sein, sondern auch pulmonale Entzündungsvorgänge und proteolytische Lungengerüstschädigungen, die u.a. nach pränatalen Infektionen beobachtet wurden.

Klinische Symptome. Die klinischen Leitsymptome des gefürchteten Spannungspneumothorax sind plötzlich einsetzende Atemnot, Zyanose, Hypotension, Schocksymptome, Bradykardie, Thoraxasymmetrie, Verlagerung der Herztöne und seitendifferentes Atemgeräusch. Gerade bei kleinen Frühgeborenen kann die Diagnose eines Spannungspneumothorax schwierig sein, da bei maschinell beatmeten Patienten nicht immer ein fehlendes oder abgeschwächtes Atemgeräusch nachweisbar ist. Bei linksseitigem Spannungspneumothorax sind die Herztöne nach rechts verlagert.

Diagnose, Therapie. In lebensbedrohlichen Situationen darf keine Zeit durch Anfertigung einer Röntgenaufnahme vergehen, es ist eine sofortige Pleurapunktion mit Entlastung des Pneumothorax durchzuführen. Anschließend wird eine Pleuradrainage unter optimalen Bedingungen gelegt. Die Transillumination des Thorax mit einer fiberoptischen Kaltlichtlampe erlaubt eine rasche Identifizierung des illuminierenden lufthaltigen Pleuraraumes.

Lungenhypoplasie

Definition. Eine Lungenhypoplasie ist entweder Ausdruck einer gestörten Organanlage oder einer Ausreifungsstörung der fetalen Lunge, die durch verschiedene mit der normalen Lungenentwicklung interferierende Faktoren ausgelöst werden kann.

Ätiopathogenese. Eine Anlagestörung der Lunge wird bei seltenen Chromosomenaberrationen beobachtet. Wesentlich häufiger entwickelt sich eine Lungenhypoplasie im Rahmen fetaler Grundkrankheiten oder Störungen, die mit der normalen Ausbildung der Alveolen interferieren. Ein Mangel an Fruchtwasser, der zu einem Verlust intraalveolärer Flüssigkeit in der vulnerablen Phase der Lungenentwicklung (vor der 26. Gestationswoche) führt, kann eine schwere Lungenhypoplasie nach sich ziehen. Eine bilaterale Nierenagenesie (Potter-Sequenz), Anhydramnie bei vorzeitigem Blasensprung oder Fruchtwasserverlust nach Amniozentese sind als Ursache der Lungenhypoplasie definiert. Aber auch fehlende intrauterine Atembewegungen der Feten, wie sie bei neuromuskulären Krankheiten, Myasthenia gravis, Anenzephalie u.a. Krankheiten beobachtet werden, können die normale Entwicklung nachhaltig beeinflussen. Eine Kompression der fetalen Lunge nach Malformation des Thorax führt bei verschiedenen Skelettkrankheiten (u.a. asphyxierende Thoraxdysplasie) zu einer Lungenhypoplasie. Auch andere Fehlbildungen wie die Zwerchfellhernie und Chylothorax können über eine Kompression des Lungengewebes die normale Wachstumsdynamik nachhaltig beeinträchtigen.

Klinische Symptome, Diagnose. Die schwere Lungenhypoplasie manifestiert sich entweder unter dem Bild einer Asphyxie oder aber schwersten respiratorischen Insuffizienz. Die hypoplastischen Lungen lassen sich häufig auch unter intensiven Beatmungsmaßnahmen nicht wirksam eröffnen.

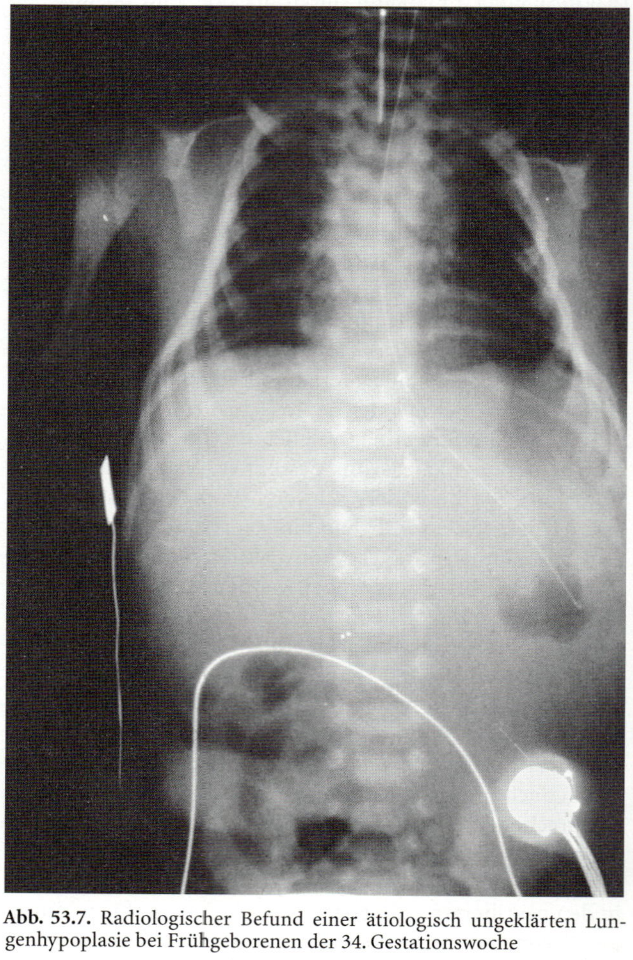

Abb. 53.7. Radiologischer Befund einer ätiologisch ungeklärten Lungenhypoplasie bei Frühgeborenen der 34. Gestationswoche

Häufig treten bilaterale Pneumothoraces auf; einige Patienten entwickeln auf dem Boden einer primären pulmonalen Hypertonie eine persistierende fetale Zirkulation. Bei ausgeprägten Formen der Lungenhypoplasie ist die Prognose infaust. Die Thoraxaufnahme zeigt typischerweise schmale Lungen mit einem glockenförmigen Thorax (Abb. 53.7). Die Diagnose ist allerdings häufig nur zu vermuten und wird an Hand anamnestischer Risiken sowie des postpartalen Verlaufs nicht selten retrospektiv gestellt. Post mortem kann durch Bestimmung des Lungengewichts sowie morphometrischer Techniken die Verdachtsdiagnose verifiziert werden.

Therapie. Nur bei weniger ausgeprägten Formen der Lungenhypoplasie kann durch differenzierte Beatmungstechniken, Einsatz von Stickstoffmonoxid NO und ggf. Surfactantsubstitution (sekundärer Surfactantmangel) eine nachhaltige Stabilisierung der Lungenfunktion erzielt werden. Als vielversprechender theoretischer Ansatz in der Behandlung der Lungenhypoplasie stellt sich momentan die sog. „liquid ventilation", eine Beatmung mit flüssigen Perfluorcarbonen dar.

Lobäres Emphysem

Definition. Das kongenitale lobäre Emphysem ist durch eine Überblähung einer oder mehrerer Lungenlappen charakterisiert; meistens sind die Oberlappen oder der rechte Mittellappen betroffen. Ungefähr 10 % der betroffenen Kinder haben zusätzlich ein Vitium cordis oder andere Fehlbildungen.

Ätiologie. Als Ursachen des lobären Emphysems, das mit zunehmender Überblähung normales Lungengewebe komprimiert, werden Störungen im Aufbau der Bronchialwand (z.B. Fehlen des bronchialen Knorpels), intraluminale Bronchusobstruktionen (eingedicktes Sekret, Schleimhautfalten) oder extraluminale Bronchusobstruktionen (z.B. Kompression durch aberrierende Gefäße) gefunden.

Klinische Symptome, Therapie. Häufig entwickelt sich die klinische Symptomatologie, die durch eine progrediente Tachypnoe und anderen Dyspnoezeichen auffällt, innerhalb der ersten Lebenswochen.

Einige Neugeborene erkranken allerdings unmittelbar postpartal an einer akuten progredienten Atemnotsymptomatik. Bei diesen Kindern ist eine sofortige Bronchoskopie und/oder Resektion des betroffenen überblähten Lungenteils lebensrettend. Bei vital milder, aber progredienter Symptomatik, ist eine chirurgische Therapie angezeigt. Nur bei asymptomatischen Kindern kann unter regelmäßiger Kontrolle auf eine invasive Behandlung verzichtet werden, da sich ein lobäres Emphysem gelegentlich zurückbilden kann.

Lungenblutung

Definition. Eine akute, von den Alveolen ausgehende Lungenblutung, tritt überwiegend bei Frühgeborenen und hypotrophen Neugeborenen auf, die an verschiedensten Krankheiten der Neonatalperiode leiden.

Inzidenz. Während bei mehr als 10 % verstorbener Neugeborener eine Lungenblutung autopisch diagnostiziert wird, tritt dieses lebensbedrohliche Ereignis bei weniger als 5 % aller Frühgeborenen mit einem Geburtsgewicht > 1500 g auf, die an einem Atemnotsyndrom erkrankt sind.

Ätiologie. Prädisponierende Faktoren für eine Lungenblutung sind eine neonatale Streptokokkenpneumonie, die perinatale Asphyxie, Hypothermie, Acidose, Hypoglykämie, Gerinnungsstörungen, Herzversagen, schwere Erythroblastose, Surfactanttherapie und Sauerstofftoxizität.

Klinische Symptome. Akute Blutung aus Mund, Nase und den Atemwegen mit rasch progredientem Kreislauf- und Atmungsversagen. In den Röntgenthoraxaufnahmen zeigt sich eine zunehmende Verdichtung der Lunge.

Therapie. Unverzügliche Stabilisierung der Beatmungs- und Kreislaufsituation mit allen zur Verfügung stehenden intensivmedizinischen Maßnahmen sowie – wenn immer möglich – Behandlung der Grundproblematik.

Zwerchfellhernie (Enterothorax)

Inzidenz. Die Inzidenz einer Zwerchfellhernie beträgt ca. 0,25/1.000 Lebendgeborene, 80–90 % der Hernien treten auf der linken Seite auf.

Pathogenese. Ein Zwerchfelldefekt kann zu einer Verlagerung sämtlicher Bauchorgane in die Thoraxhöhle führen. Dieses Krankheitsbild ist der dringlichste Notfall in der Neugeborenenchirurgie. Infolge der Lungenkompression und Herzverlagerung kann sich eine schwerste, rasch progrediente, respiratorische und kardiozirkulatorische Insuffizienz mit persistierender fetaler Zirkulation entwickeln.

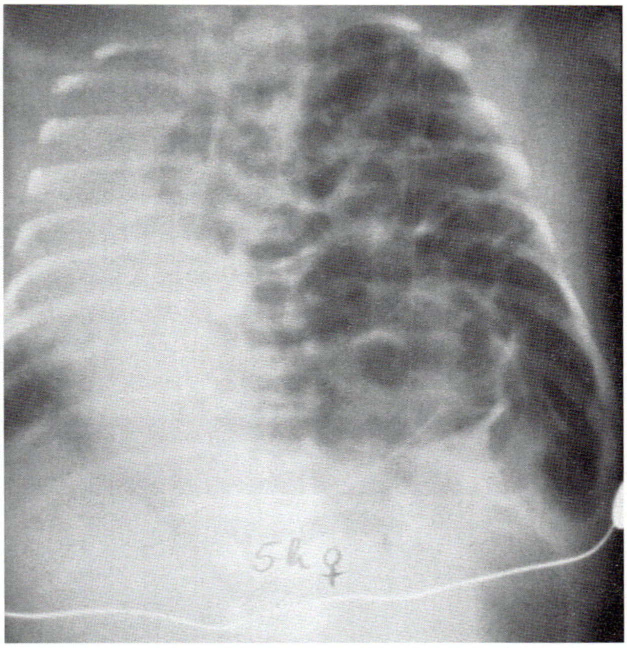

Abb. 53.8. Radiologischer Befund einer beidseitigen Zwerchfellhernie. Im linken Thorax zeigen sich überwiegend luftgefüllte Darmschlingen, das Mediastinum ist deutlich nach rechts verlagert, die luftgefüllte Magenblase findet sich im rechten Thorax (insuffiziente Luftaspiration während des Transportes des Kindes in das Perinatalzentrum)

Klinische Symptome. Die Leitsymptome der Zwerchfellhernie sind eine zunehmende Atemnot und Zyanose, Schocksymptome, Verlagerung der Herztöne, ein symmetrisch vorgewölbter Thorax ohne Atemexkursion, fehlendes Atemgeräusch, evtl. Darmgeräusche im Thorax und ein eingesunkenes „leeres" Abdomen (Abb. 53.8).

Therapie. Da mit zunehmender Luftfüllung des intrathorakal gelegenen Darmes Lunge, Herz und Mediastinum verdrängt werden und somit eine Spannungssymptomatik entstehen kann, ist eine primäre Maskenbeatmung obsolet. Die Neugeborenen werden umgehend intubiert, erhalten eine offene Magensonde und werden bereits im Kreißsaal auf die betroffene Seite gelagert.

Prognose. Die Prognose der Zwerchfellhernie wird entscheidend vom Grad der Lungenhypoplasie, der optimalen Erstversorgung, der chirurgischen Therapie und der anschließenden intensivmedizinischen Behandlung beeinflußt. Die Diagnose kann bei bereits zum Untersuchungszeitpunkt vorliegendem Enterothorax pränatal gestellt werden.

Neonatale Pneumonie

Definition. Eine neonatale Pneumonie entwickelt sich auf dem Boden einer intrauterinen, sub- oder postpartalen Infektion mit mütterlichen oder nosokomialen Erregern.

Pathogenese, Risikofaktoren. Die neonatale Pneumonie kann bereits durch eine intrauterine Infektion oder sub- bzw. postpartal durch Aspiration infizierten Fruchtwassers erfolgt sein. Als Risikofaktoren für eine neonatale Pneumonie sind eindeutig neben dem vorzeitigen Blasensprung >24 h, ein mütterliches Amnioninfektionssyndrom, Fieber und Bakteriämie der Mutter sowie die Frühgeburtlichkeit identifiziert. Bei einer mütterlichen vaginalen und rektalen Kolonisierung mit pathogenen Erregern kann ein Neugeborenes darüber hinaus auf dem Geburtswege besiedelt werden. Bis zu 30 % der amerikanischen und westeuropäischen Schwangeren weisen eine vaginale Besiedlung mit β-hämolysierenden Streptokokken der Gruppe B auf, maximal 50 % mit pathogenen E. coli. Nach einer vaginalen Geburt sind bis zu 70 % der Neugeborenen mit diesen pathogenen Bakterien auf Haut- und Schleimhäuten kolonisiert. Das Ausmaß der Besiedlung erhöht das Risiko, an einer Pneumonie zu erkranken. Eine Gruppe von Risikopatienten ist in einem hohen Maß gefährdet, eine Sepsispneumonie zu akquirieren: intensivmedizinisch behandelte Früh- und Neugeborene. Als Risikofaktoren für eine nosokomiale Infektion konnten u.a. die endotracheale Intubation, die maschinelle Beatmung, operative Eingriffe, parenterale Ernährung, zentrale Katheter (Nabelarterie, -vene), zentrale Silastikkatheter und nicht zuletzt mangelhafte Stationshygiene definiert werden. Die häufigsten Erreger der neonatalen Pneumonien sind in Tabelle 53.1 dargestellt.

Beatmete und intensivmedizinisch behandelte Früh- und Neugeborene sind besonders gefährdet, eine Pneumonie mit *Pseudomonas-* oder *Klebsiellen-Spezies* zu akquirieren. *Chlamydien* kommen ebenfalls als Erreger von Pneumonien Frühgeborener vor (z.T. gleichzeitiges Auftreten einer Konjunktivitis). Seltener treten Mykoplasmen als Erreger auf. Bei langzeitbeatmeten Frühgeborenen, die häufig über länger Zeit antibiotisch behandelt wurden, ist immer an eine Pilzpneumonie, insbesondere mit Candida-Spezies zu denken.

Klinische Symptome. Die klinische Symptomatik einer in den ersten Lebenstagen auftretenden neonatalen Pneumonie verläuft häufig unter dem Bild eines progredienten Atemnotsyndroms mit Tachypnoe, Einziehungen und Nasenflügeln.

Therapie. Die primäre *antibiotische Behandlung* muß gegen die potentiellen Mikroorganismen gerichtet sein (s. Therapie der neonatalen Sepsis). Bei Atem- und/oder Kreislaufinsuffizienz der erkrankten Neugeborenen wird die erforderliche Supportivtherapie durchgeführt.

Chylothorax

Definition. Unter Chylothorax wird eine Ansammlung von chylöser Flüssigkeit im Pleuraraum verstanden.

Epidemiologie. Ein angeborener Chylothorax ist ein seltenes Ereignis; häufiger werden erworbene Ansammlungen chylöser Flüssigkeit nach kardiochirurgischen Eingriffen beobachtet. Als Folge parenteraler Langzeiternährung über einen zentralen Venenkatheter wurden Thrombosierungen der oberen Hohlvene mit sekundärem Chylothorax beschrieben.

Ätiopathogenese. Die Ursache für die Entstehung eines angeborenen Chylothorax ist unklar; es wird ein angeborener Defekt des Ductus thoracicus vermutet. Bei Neugeborenen

Tabelle 53.1. Typische Erreger von Pneumonien, die sich bereits intrauterin, prä- bzw. intranatal oder postnatal ausbilden können

Zeitpunkt der Infektion Intrauterin	Prä-/intranatal	Postnatal
Zytomegalieviren	Streptokokken Gruppe B	E. coli
Enteroviren	E. coli	S. aureus
Herpesviren	Listerien	Klebsiella-Spezies
Rötelnviren	Enterokokken u. a.	Enterobacter-Spezies
Listerien	Herpesviren	Serratien
Treponema pallidum	Mykoplasmen	Proteus
Mycobacterium tuberculosis	Chlamydien	H. influenzae u. a. Bakterien
Toxoplasma gondii	Ureaplasmen	Pneumocystis carinii

mit Down-, Noonan- und Turner-Syndrom sowie bei Hydrops fetalis tritt gelegentlich ein Chylothorax auf; ebenso wurde nach Geburtstraumata die Entwicklung chylöser Effusionen berichtet.

Klinische Symptome/Diagnose. Die Neugeborenen fallen unmittelbar postnatal oder innerhalb der ersten Lebenstage durch mehr oder minder ausgeprägte Zeichen der Atemnot auf. Vor Beginn einer oralen Ernährung enthält die serumähnliche Pleuraflüssigkeit mehrere Tausend Leukozyten/μl, mehr als 90 % sind mononukleäre Zellen (Lymphozyten). Nach Milchernährung nimmt die Pleuraflüssigkeit eine weißliche, typisch chylöse Farbe an.

Therapie. Die kontinuierliche Ableitung der chylösen Flüssigkeit führt bei den meisten Kindern zu einer Ausheilung. Es treten aber z.T. erhebliche Eiweiß-, Antikörper- und Lymphozytenverluste auf. Eine orale Ernährung mit mittelkettigen Triglyceriden reduziert die Chylusproduktion.

Prognose. Bei den meisten Formen eines Chylothoraxes kann man von einer sich selbstlimitierenden Krankheit ausgehen. Selten werden Versuche chirurgischer Korrekturmaßnahmen oder intraperitoneale Shuntableitung, allerdings mit unsicherem Ausgang, nötig.

Obstruktion der oberen Atemwege

Definition. Angeborene Obstruktionen der oberen Luftwege gehen häufig mit akuter unmittelbar postpartal auftretender Atemnot einher.

Ätiopathogenese, Therapie. Da Neugeborene für eine suffiziente Atmung auf eine ungehinderte Nasenatmung angewiesen sind, führen sämtliche anatomischen und funktionellen Obstruktionen der oberen Luftwege zu einer akuten Atemnotsymptomatik. Trotz deutlicher Atemexkursionen unmittelbar nach der Geburt können Neugeborene mit Choanalatresie oder Pierre-Robin-Sequenz (Mikrognathie, Glossoptose, Gaumenspalte) kein adäquates Atemzugvolumen aufbauen. Diese bedrohliche Situation ist durch Einführen eines passenden Guedel-Tubus häufig akut zu beheben. Die Bauchlage kann das Zurückfallen der Zunge bei Neugeborenen mit Pierre-Robin-Sequenz häufig verhindern und die Luftnotsymptomatik verbessern. Eine frühe, dem individuellen Befund angepaßte kieferorthopädische Behandlung sowie chirurgische Maßnahmen können langfristig zu einer Ausheilung der Fehlbildung führen. Larynx- und Trachealatresien verlaufen meistens letal. Der kongenitale laryngeale Stridor auf dem Boden einer Laryngomalazie heilt bei den meisten Kindern im Verlauf des ersten Lebensjahres aus. Schwieriger gestaltet sich die Behandlung einer kongenitalen oder häufig durch prolongierte Intubation oder Intubationsschäden erworbenen subglottischen Stenose. Bei dieser Problematik können langwierige tracheale Dilatationen, Lasertherapien oder auch laryngotracheale Rekonstruktionen angezeigt sein.

Literatur

Avery ME, Tooley WH, Keller JB et al.(1987) Is chronic lung disease in low birth weight infants preventable? Pediatrics 79: 26–30

Greenough A, Roberton NRC, Milner AD (1996) Neonatal Respiratory disorders. Arnold, London

Groneck P, Speer CP (1996) Das Mekoniumsaspirationssyndrom. Z Geburtsh Neonat 200: 132–137

Halliday HL (1996) Natural vs synthetic surfactants in neonatal respiratory distress syndrome. Drugs 51: 226–233

Halliday HL (1997) A review of postnatal steroids for treatment and prevention of chronic lung disease in the preterm infant. Prenat Neonat Med 2: 237–248

Halliday HL (2001) Postnatal steroids: a dilemma for neonatologists. Acta Paediats 90: 116–118

Jobe AH (1993) Pulmonary surfactant therapy. N Engl J Med 328: 861–866

Northway WH, Moss RB, Carlisle KB et al.(1990) Late pulmonary sequelae of bronchopulmonary dysplasia. N Engl J Med 323: 1793–1799

Speer CP, Halliday HL (1994) Surfactant therapy in the newborn. Current Pediatrics 4: 1–5

Speer CP, Silverman M (1998) Issues relating to children born prematurely. Eur Respir J 12/27: 13–16

Speer CP, Groneck P (1998) Oxygen radicals, cytokines, adhesion molecules and lung injury in neonates. Sem Neonat 3: 219–228

Walsh-Sukys MC (1993) Persistent pulmonary hypertension of the newborn: The black box revisited. Clin Perinatol 20: 127–144

Wiswell TE, Tuggle JM, Turner BS (1990) Meconium aspiration syndrome: Have we made a difference? Pediatrics 85: 715–721

54 Intestinale Krankheiten

C. P. Speer

Intestinale Atresien und Stenosen

Definition. Obstruktionen oder Verengungen des Darmlumens können prinzipiell in jedem Darmbereich als isolierte, aber auch multiple Atresien oder Stenosen auftreten.

Inzidenz. Intestinale Atresien und Stenosen werden bei ca. 1/2.700 Lebendgeborenen diagnostiziert. Nur ca. 10 % der intestinalen Obstruktionen entfallen auf den Kolonbereich.

Ätiopathogenese. Duodenalatresien sind häufig Ausdruck einer kongenitalen Fehlbildung und sind nicht selten mit anderen Malformationen assoziiert. Ein Pancreas anulare führt zu einer Kompression des Duodenums. Bei 30 % der Neugeborenen mit Duodenalatresie besteht eine Trisomie 21. Atresien und Stenosen des Jejunums und Ileums dagegen entwickeln sich nach ischämischen Insulten während der intrauterinen Entwicklung.

Klinische Symptome. Bei nahezu der Hälfte aller Neugeborenen mit Atresie des Duodenums oder des proximalen Jejunums läßt sich in der Pränatalanamnese ein Polyhydramnion nachweisen. Im Rahmen der Pränataldiagnostik sind bei Polyhydramnion eine obere intestinale Obstruktion sowie assoziierte Fehlbildungen (Zwerchfellhernie, Situs inversus) auszuschließen.

Das klinische Leitsymptom der Duodenalatresie ist Erbrechen, bei einer Atresie unterhalb der Papilla vateri tritt galliges Erbrechen auf. Die Symptomatologie entwickelt sich in der Regel nach der Geburt, sie kann aber auch erst nach einigen Tagen einsetzen. Tiefere Dünndarmatresien oder -stenosen fallen durch eine zunehmende abdominelle Distension und Hyperperistaltik auf; die Mekoniumentleerung kann bei einem Teil der Kinder normal erfolgen. Eine verzögerte Mekoniumentleerung sollte allerdings immer an eine intestinale Obstruktion denken lassen.

Diagnose/Therapie. Die klinische Verdachtsdiagnose wird häufig durch eine Abdomenübersichtsaufnahme oder eine zusätzliche retrograde Kontrastdarstellung des Darmes bestätigt. Der typische radiologische Befund der Duodenalatresie ist ein „double bubble" (Doppelblasenphänomen), tiefere Atresien fallen durch luftgefüllte und zum Teil massiv dilatierte Darmschlingen auf. Bei tiefen Dünndarmatresien und -stenosen besteht meistens ein Mikrokolon. Die frühe chirurgische Therapie hat bei Darmobstruktionen ohne assoziierte Fehlbildungen in der Regel eine exzellente Prognose.

Analatresie

Ätiologie. Anorektale Atresien sind Ausdruck einer embryonalen Entwicklungsstörung des urorektalen Septums. Bis zu 2/3 der Kinder weisen assoziierte Fehlbildungen des Urogenitalsystems, der Wirbelsäure und des unteren Rückenmarks (tethered cord), des Skelettsystems und anderer Organsysteme auf. Zur klinischen Einschätzung der unterschiedlichen Formen bietet sich folgende topographische Einteilung an: hohe supralevatorische Atresie, intermediäre oder tiefe translevatorische Atresie mit oder ohne Fistelbildung zur äußeren Haut oder zum Urogenitalsystem (Vagina, Urethra, Harnblase).

Klinische Symptomatologie. Eine Analatresie oder ektope Lage des Anus werden häufig bereits bei der ersten Versorgungsuntersuchung des Neugeborenen diagnostiziert. Gelegentlich wird die Diagnose erst bei Mekoniumabgang über eine vaginale, urethrale oder perineale Fistel gestellt.

Diagnose/Therapie. Die topographische Diagnostik erfolgt mit Hilfe der Sonographie, eines MRT des Beckenbodens, evtl. der Röntgendiagnostik im seitlichen Strahlengang, selten auch durch Kontrastmitteluntersuchungen.

Die operative Therapie richtet sich nach der Höhe der Atresie. Die Behandlungsziele sind eine anale Kontinenz und eine korrekte Anusanlge herzustellen, sowie die Fistelversorgung zu gewährleisten. Bei tiefen Atresien haben nahezu alle Kinder eine normale Kontinenzleistung, während bei supralevatorischen Atresien nur ca. 1/3 der Patienten eine gute Kontinenzfunktion entwickeln.

Mekoniumileus

Definition. Durch Verlegung des terminalen Ileums mit eingedicktem, klebrig-viskösem Mekonium kann sich ein Mekoniumileus entwickeln, der gelegentlich eine Perforation mit Mekoniumperitonitis nach sich zieht.

Inzidenz. 10–15% aller Kinder mit Mukoviszidose erkranken als Neugeborene an einem Mekoniumileus.

Ätiologie. Die im Rahmen einer Mukoviszidose auftretende Defizienz pankreatischer Enzyme ist vermutlich für die typische Mekoniumkonsistenz verantwortlich.

Klinische Symptome/Therapie. Die Neugeborenen fallen innerhalb der ersten 24 Lebensstunden durch eine zunehmende abdominelle Distension, galliges Erbrechen und fehlenden Mekoniumabgang auf. Bei der digitalen Untersuchung stellt sich ein mekoniumleeres Rektum dar. Bei ungefähr der Hälfte der Neugeborenen führen rektale Einläufe u.a. mit Kontrastmittel, oder Mukolytika zu einem Abgang des Mekoniumpfropfs. Die restlichen Neugeborenen müssen rasch operiert werden.

Prognose. Zwischen dem Auftreten eines Mekoniumileus und dem klinischen Schweregrad der Mukoviszidose bestehen keine Beziehungen.

Nekrotisierende Enterokolitis

Definition. Die nekrotisierende Enterokolitis (NEC) ist eine hämorrhagisch-nekrotisierende entzündliche Krankheit des Dünn- und Dickdarmes, in deren Verlauf intramurale Luft (Pneumatosis intestinalis) auftritt; die NEC kann zu Perforationen, Gangrän und Peritonitis führen. Betroffen sind überwiegend sehr kleine und untergewichtige Frühgeborene und hypotrophe Neugeborene.

Epidemiologie, Inzidenz. Die Inzidenz der NEC hat im letzten Jahrzehnt in vielen Ländern zugenommen, sie variiert nicht nur zwischen einzelnen Ländern, sondern auch einzelnen Kliniken. Diese regionalen Unterschiede sind nicht zu erklären. Neben sporadischen Krankheiten wurde ein epi- und endemisches Auftreten der NEC beobachtet. Die Krankheitshäufigkeit liegt bei Frühgeborenen mit einem Geburtsgewicht <1500 g zwischen 2 und 9%. Mit abnehmendem Geburtsgewicht steigt die Letalitätsrate an, bis zu 50% der Frühgeborenen <1000 g versterben im Verlauf der Krankheit.

Ätiopathogenese. Als wesentliche Risikofaktoren werden die Frühgeburtlichkeit, die perinatale Asphyxie, Hypothermie, persistierender Ductus arteriosus Botalli, Hyperviskositätssyndrom, zyanotisches Vitium cordis, Nabelgefäßkatheterisierung, Blutaustauschtransfusion bzw. Medikamente angesehen. Viele dieser Krankheiten und therapeutischen Maßnahmen führen über eine Minderperfusion mesentialer Gefäße zu einer Sauerstoffunterversorgung des Darmes, insbesondere der Submukosa. Die Ischämie begünstigt die Invasion bakterieller intestinaler Erreger, ebenso wie mechanische Faktoren (hyperosmolare Nahrung, Medikamente), die zu einer Schädigung der Mukosa beitragen.

Die intestinale bakterielle Infektion und konsekutive Disseminierung von Darmerregern ist vermutlich die Folge der intestinalen Perfusionsstörung bzw. Darmschädigung. Nekrotisierende Enterokolitiden wurden gehäuft auch bei gastrointestinalen Virusinfektionen (Rotaviren, Enteroviren) beobachtet. Erreger, die in Blutkulturen und Peritonealexsudat nachgewiesen werden, umfassen das gesamte bakteriologische Darmspektrum einschließlich Anaerobier (Clostridien, Bacteroides).

Klinische Symptome. Die NEC manifestiert sich in den einzelnen Patientengruppen zu unterschiedlichen Zeitpunkten. Während reife Neugeborene häufig in den ersten Lebenstagen erkranken, kann eine NEC bei sehr kleinen Frühgeborenen innerhalb der ersten Lebenswochen auftreten. Möglicherweise erklärt die späte enterale Ernährung den Erkrankungszeitpunkt. Der Beginn kann schleichend oder fulminant sein, typische Symptome sind Temperaturinstabilität, Apnoen und Bradykardien, Tachypnoe, Nahrungsverweigerung, Erbrechen (gallig), Nahrungsretention, geblähtes und berührungsempfindliches Abdomen, schleimig-blutige Stühle, blaß-braun-marmoriertes Hautkolorit, Ödem und Erythem der prall und schmerzhaft gespannten Bauchhaut, Acidose, disseminierte intravasale Gerinnungsstörung und Schock.

Diagnose. Die röntgenologische Untersuchung des Abdomens zeigt in Abhängigkeit vom Stadium der Krankheit eine auffallende Distension des Darmes, bläschenförmige intramurale Luft (Pneumatosis intestinalis) (Abb. 54.1), ringförmige Pneumatosis und/oder Luft im Pfortadersystem (Pneumatosis Vv. portae). Die typischen Entzündungszeichen im Blut (Leukozyten, neutrophile Granulozyten, I/T-Quotient, CRP) sind zu Beginn der Krankheit nur bei einigen Kindern nachweisbar; im Verlauf weisen alle Patienten erhöhte Serumkonzentrationen des CRP auf (idealer Verlaufsparameter). Aerobe und anaerobe Blutkulturen sind bei jedem Verdacht einer NEC anzufertigen. Die Ergebnisse bakteriologischer und viraler Stuhluntersuchungen sind mit Vorsicht zu interpretieren.

Therapie. Prognose. Die Behandlung einer nekrotisierenden Enterokolitis beginnt mit sofortiger Nahrungskarenz (offene Magensonde), parenteraler Volumentherapie und systemischer intravenöser Antibiotikatherapie (s. Behandlung der neonatalen Sepsis). Die Antibiotikakombination sollte bei gesicherter NEC um ein anaerobierwirksames Mittel ergänzt werden (z.B. Metronidazol). Die orale Antibiotikatherapie wird kontrovers beurteilt. Die weiteren supportiven Maßnahmen richten sich nach dem klinischen Bild (Plasmatransfusionen, maschinelle Beatmung etc.). In der Akutphase müssen engmaschige Laboruntersuchungen durchgeführt und häufiger Röntgenbilder des Abdomens angefertigt werden. Als absolute Indikation für ein chirurgisches Eingreifen (Laparotomie) gelten die nachgewiesene Darmperforation und intestinale Gangrän. Bei 10–30% der Kinder werden nach abgeheilter NEC sekundäre Darmstrikturen beobachtet, sie erfordern ebenfalls eine chirurgische Behandlung. 5–10% der Patienten entwickeln auf dem Boden eines Kurzdarmsyndroms, das nach ausgedehnter Resektion des befallenen Darmes entsteht, eine mehr oder minder ausgeprägte Malabsorption. Die Sterblichkeit liegt in der gesamten Erkrankungsgruppe bei ca. 10%, nach Darmperforation versterben nahezu ein Drittel der Kinder.

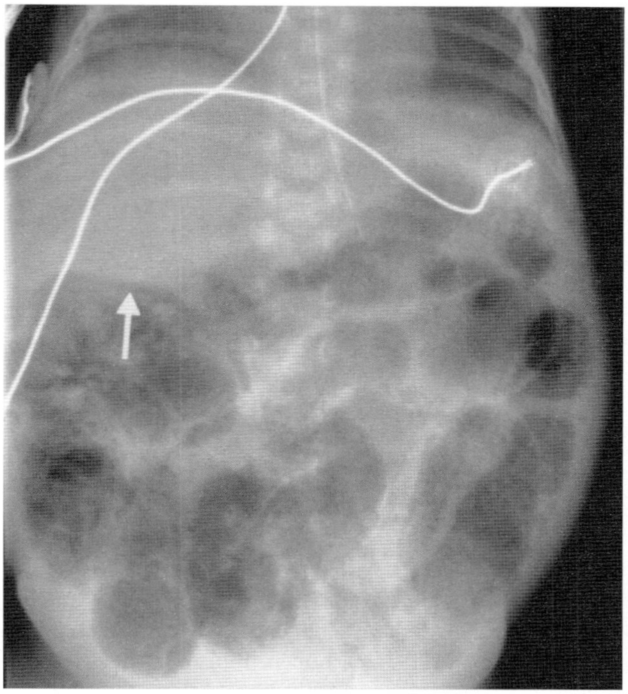

Abb. 54.1. Typisch radiologischer Befund bei Abdomenübersichtsaufnahme: ausgeprägte langstreckige intramurale Gasansammlung bei nektrotisierender Enterokolitis

Literatur

Caniano DA, Beaver BL (1987) Meconiumileus: A fifteen-year experience with forty-two neonates. Surgery 122: 699–705
Lebenthal E (ed) (1989) Textbook of Gastroenterology and Nutrition in Infancy. Raven Press, New York
Levitt AM, Patel M, Rodriguez G, Gaylin DS, Peña A (1997) The tethered spinal cord in patients with anorectal malformations. J Pediatr Surg 32: 462–462
Rescorla FJ, Grosfeld JL (1985) Intestinal atresia and stenosis: Analysis of survival in 120 cases. Surgery 98: 668–672
Stoll BJ, Kliegman RM (eds) (1994) Necrotizing enterocolitis. Clin Perinatol 21: 205–462
Stringer MD, Spitz L (1993) Surgical managment of neonatal necrotising enterocolitis. Arch Dis Child 69: 269–274

55 Icterus neonatorum und Hyperbilirubinämie

C. P. Speer

Besonderheiten des Bilirubinstoffwechsels Neugeborener. Durch den Abbau von Hämoglobin (Biliverdin) im retikuloendothelialen System entsteht wasserunlösliches unkonjugiertes Bilirubin. Aus 1 g Hämoglobin werden ca. 35 mg Bilirubin gebildet. Im Blut bindet sich das unkonjugierte Bilirubin an Albumin. Man geht davon aus, daß Albumin eine primäre und sekundäre Bindungsstelle mit unterschiedlicher Affinität für Bilirubin besitzt. Nach Transport zur Leberzelle dissoziiert das Bilirubin vom Albumin und wird aktiv mit Hilfe der Transportproteine Y und Z (Ligandine)

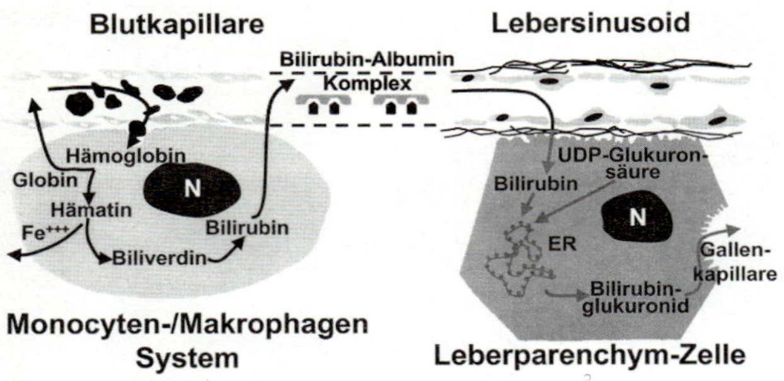

Abb. 55.1. Schematische Darstellung des Bilirubinstoffwechsels. (Erläuterung s. Text, *ER* endoplasmatisches Retikulum)

in das Zellinnere geschleust. Dort erfolgt die Konjugation durch die UDP-Glukuronyltransferase; das an Uridin-5′-Diphosphat-Glukuronsäure gekoppelte Bilirubin ist wasserlöslich und wird über das biliäre System in den Darm ausgeschieden (Abb. 55.1).

Der Bilirubinstoffwechsel des Neugeborenen weist im Vergleich zum Erwachsenen einige Besonderheiten auf, die die Entstehung des physiologischen Neugeborenenikterus erklären: Eine 2–3fach höhere Bilirubinproduktion bedingt durch die höhere Erythrozytenzahl und Hämoglobinkonzentration, die verkürzte Erythrozytenüberlebenszeit (Neugeborene 70–90 Tage, Erwachsene 120 Tage) sowie die Hydrolyse des in den Darm gelangten glukuronidierten Bilirubins durch intestinale Glukuronidase und vermehrte Rückresorption des Bilirubins aus dem Darm („enterohepatischer Kreislauf"). Dieser Vorgang wird durch eine verzögerte Darmpassage des mekoniumhaltigen Darms und die fehlende intestinale Kolonisation mit Bakterien, die Bilirubin in Urobilinogen und Sterkobilinogen umwandeln, verstärkt. Weiterhin besteht eine relative Defizienz der hepatischen Transportproteine Y und Z sowie der Glukuronyltransferaseaktivität. Die Bindungskapazität des Albumins wird nicht nur von der Gesamtkonzentration des Transporteiweißes bestimmt, sondern auch von im Blut vorhandenen Faktoren, die mit Bilirubin um die Albuminbindungsstellen konkurrieren. Zu diesen Substanzen, die zu einer Verdrängung des Bilirubins aus der Albuminbindung führen können, gehören freie Fettsäuren, Steroidhormone und Medikamente (Sulfonamide, Salizylate u.a.); eine verminderte Bindungsaffinität des Albuminmoleküls wird bei Acidose beobachtet.

Physiologischer Ikterus

Klinische Symptome und Verlauf. Unter normalen Bedingungen beträgt der Bilirubinspiegel im Nabelschnurblut 1–3 mg/dl. Vor dem Hintergrund der Besonderheiten des Bilirubinstoffwechsels entwickeln mehr als die Hälfte aller reifen Neugeborenen und nahezu 80 % aller Frühgeborenen 2–3 Tage nach der Geburt einen physiologischen Ikterus, der am 4. bis 5. Lebenstag seinen Höhepunkt erreicht und dann langsam abklingt. Bis zu 7 % aller Neugeborenen haben maximale indirekte Bilirubinspiegel von mehr als 13 mg/dl und nahezu 3 % von mehr als 15 mg/dl. Bei diesen Kindern findet man häufig eine Reihe von Risikofaktoren: ethnische Zugehörigkeit (Chinesen, Koreaner, Japaner), Höhe über Meeresspiegel, Polyzythämie, männliches Geschlecht, Muttermilchernährung, starker Gewichtsverlust, verzögerte Stuhlentleerung u.a. Der Ikterus fällt in der Regel bei Bilirubinkonzentrationen von 5 mg/dl zuerst im Gesicht auf und breitet sich dann kaudal aus; die Kinder sind nicht beeinträchtigt. Bei Frühgeborenen kann der Ikterus ausgeprägter sein, das Maximum des Bilirubinanstieges tritt später auf und der Ikterus hält länger an. Die meisten Neugeborenen erreichen nach ca. 14 Tagen mit Erwachsenen vergleichbare Serumbilirubinspiegel.

Therapie. Die meisten Neugeborenen mit physiologischem Ikterus bedürfen keiner speziellen Behandlung. Eine Phototherapie ist nur bei Überschreiten eines festgelegten Grenzwertes indiziert.

Phototherapie. Durch sichtbares Licht (Wellenlänge 425–475 nm) wird das in der Haut vorhandene Bilirubin zu nichttoxischen Bilirubinisomeren umgeformt; diese wasserlöslichen Substanzen können ohne Glukuronidierung mit der Galle und dem Urin ausgeschieden werden. Eine optimale Isomerisierung des Bilirubins findet im Bereich des normalen Adsorptionsspektrums statt; blaues Licht mit einer Wellenlänge von 445 nm ist daher besonders zur Behandlung der Hyperbilirubinämie geeignet. Bei reifen Neugeborenen mit physiologischem Ikterus ohne weitere Risikofaktoren sollte eine Phototherapie nach dem 3. Lebenstag erst bei Bilirubinserumspiegeln von >16 mg/dl begonnen werden. Neuere deutschsprachige Richtlinien setzen die Behandlungsgrenze in dieser Patientengruppe bei 18 mg/dl an. Durch kritiklose Anwendung von speziell für hämolytische Krankheiten erstellte Therapieschemata werden zu viele Neugeborene ohne klare Indikationsstellung einer Phototherapie unterzogen. Nebenwirkungen dieser Therapie sind Diarrhöe, vermehrter Flüssigkeitsverlust und Dehydratation. Durch das blaue Licht der Phototherapielampe ist die Hautfarbe des Kindes nicht mehr zu beurteilen; bedrohliche klinische Veränderungen des Kindes werden möglicherweise trotz einer Monitorüberwachung zu spät erkannt. Die zum Schutz von potentiellen Retinaschäden zu applizierenden Schutzbrillen können zur Verlegung der Nasenwege führen.

Muttermilchikterus

Ätiologie. Ein länger bekanntes Phänomen ist der deutliche Anstieg des unkonjugierten, sog. indirekten Bilirubins unter Muttermilchernährung. Obwohl die exakte Ursache dieser Ikterusform bis heute nicht geklärt ist, wird vermutet, daß entweder Pregnandiol oder nicht veresterte, langkettige Fettsäuren die konjugierende Aktivität der hepatischen Glukuronyltransferase kompetitiv hemmen. Erst vor kurzem wurde eine erhöhte Aktivität von β-Glukuronidase in der Muttermilch nachgewiesen; ein erhöhtes enterohepatisches „Recycling" könnte ebenfalls die erhöhten Bilirubinkonzentrationen erklären.

Verlauf/Therapie. Mit Muttermilch ernährte Neugeborene haben im Vergleich zu mit Formula ernährten Kindern häufiger höhere Bilirubinspiegel; therapeutische Konsequenzen ergeben sich bei den meisten Neugeborenen nicht. Allerdings entwickelt 1 von 200 mit Muttermilch ernährten Neugeborenen zwischen dem 4.–7. Lebenstag einen deutlichen Anstieg der Bilirubinkonzentration, das Maximum wurde bei einigen Neugeborenen erst in der 3. Lebenswoche erreicht. Der höchste beschriebene Spiegel betrug 27 mg/dl; von einem Kernikterus wurde nicht berichtet. Nur wenige Neugeborene mit Muttermilchikterus sind mit Phototherapie zu behandeln, ein Unterbrechen des Stillens ist in der Regel nicht angezeigt.

Ikterus bei Frühgeborenen

Ätiopathogenese. Eine Reihe von Beobachtungen deuten darauf hin, daß sehr kranke kleine Frühgeborene besonders gefährdet sind, eine Bilirubinenzephalopathie zu entwickeln. Die Albuminkonzentrationen sind im Vergleich zu reifen Neugeborenen häufig deutlich erniedrigt; verschiedene Faktoren wie Acidose, erhöhte Freisetzung von Fettsäuren während Hypothermie und Hypoglykämie interferieren mit der Bilirubin-Albumin-Bindung. Im Rahmen verschiedener Grundkrankheiten Frühgeborener kann eine erhöhte Permeabilität der Hirngefäße zu einem vermehrten Übertritt des Bilirubins in das Hirngewebe führen. Langsamer intestinaler Transport und Nahrungsaufbau sowie verzögerter Mekoniumabgang können zu einem Bilirubinanstieg beitragen.

Therapie. Eine Phototherapie muß bei Frühgeborenen bereits bei niedrigeren Bilirubinspiegeln als bei Neugeborenen eingeleitet werden. Die differenzierten Indikationen sind in den Lehrbüchern der Neonatologie dargestellt.

Pathologische Hyperbilirubinämie

Ätiopathogenese. Neben Krankheiten, die mit einer gesteigerten Hämolyse einhergehen, können pathologische Erhöhungen des indirekten Bilirubins bei angeborenen Defekten der Glukoronidierung, bei erhöhtem Bilirubinanfall durch vermehrten Erythrozytenabbau sowie durch eine vermehrte enterale Rückresorption von Bilirubin erfolgen. Die wesentlichen Ursachen sind in Tabelle 55.1 dargestellt.

Tabelle 55.1. Ätiologie der indirekten Hyperbilirubinämie (Erhöhung des unkonjugierten Bilirubins)

Krankheiten bzw. Störungen mit gesteigerter Hämolyse	ohne Hämolyse
Blutgruppeninkompatibilität: Rh, ABO, Kell, Duffy u. a.	*Verminderte Bilirubinkonjugation:* physiologischer Ikterus, Muttermilchikterus, Kinder diabetischer Mütter, Crigler-Najjar-Syndrom (genetisch bedingter Glukuronyltransferasemangel), Gilbert-Meulengracht-Syndrom (verminderte Bilirubinaufnahme in die Leberzelle), Hypothyreose, Medikamente (Pregnandiol)
Neonatale Infektionen (bakteriell, viral)	*Vermehrter Bilirubinanfall:* Polyzythämie, Organblutungen, Hämatome
Genetisch bedingte hämolytische Anämien: Enzymdefekte: Glukose-6-Phosphat-Dehydrogenase, Pyruvatkinase, Membrandefekte, Sphärozytose u. a., Hämoglobinopathien (homozygote α-Thalassämie)	*Vermehrte enterale Rückresorption von Bilirubin:* intestinale Obstruktion, unzureichende Ernährung (verminderte Peristaltik)

56 Morbus haemolyticus neonatorum

C. P. Speer

Allgemeine Ätiopathogenese. Die häufigsten Ursachen für einen Morbus haemolyticus neonatorum sind Blutgruppenunverträglichkeiten zwischen Mutter und Fetus, die Rhesusinkompatibilität (Rh), die ABO-Erythroblastose und seltene Unverträglichkeiten gegen andere erythrozytäre Antigene (Kell, Duffy u.a.). Durch Übertritt von fetalen inkompatiblen Erythrozyten während der Schwangerschaft oder vorherige Transfusion mit nicht blutgruppengleichen Erythrozyten (Sensibilisierung) reagiert das mütterliche Immunsystem mit der Bildung spezifischer IgG-Antikörper. Diese Immunglobuline sind plazentagängig und binden sich nach Übertritt auf das Kind an spezifische Antigenstrukturen fetaler Erythrozyten. Die Folge ist ein vorzeitiger und vermehrter Abbau der fetalen Erythrozyten; der Fetus beantwortet diese In-utero-Hämolyse mit einer Steigerung vorwiegend der extramedullären Blutbildung (Leber, Milz), es gelangen unreife Erythrozyten (Erythroblasten) in die Blutbahn des Kindes. Das durch die gesteigerte Hämolyse anfallende indirekte Bilirubin wird über die Plazenta transportiert und vom hepatischen Enzymsystem der Mutter glukuronidiert und biliär ausgeschieden, selbst bei schwerer fetaler Hämolyse sind die Bilirubinkonzentrationen des Kindes intrauterin kaum erhöht.

Rh-Erythroblastose

Epidemiologie. Ungefähr 15 % der europäischen Bevölkerung sind Rh-negativ und ca. 5 % der amerikanischen schwarzen Bevölkerung. Vor Einführung der Anti-D-Prophylaxe betrug die Prävalenz der Rh-Inkompatibilität 45 erkrankte Kinder pro 10.000 Lebendgeborene. Die Erkrankungshäufigkeit konnte um weit mehr als 90 % reduziert werden.

Ätiopathogenese. Das erythrozytäre Rhesus-Antigensystem besteht aus fünf Antigenen: C, D, E, c und e; d hat keine antigenen Eigenschaften. Bei ca. 90 % der Rhesusinkompatibilität sensibilisiert das D-Antigen des Fetus die Rh(d)-negative Mutter, die in der Folge IgG-Antikörper (Anti-D-Antikörper) bildet. Da in der Frühschwangerschaft nur ausnahmsweise Erythrozyten des Kindes in den Kreislauf der Mutter gelangen, bildet die Mutter keine oder nur geringe Mengen an Anti-D-Antikörpern. Das erste Kind bleibt entweder gesund oder entwickelt nur eine hämolytische Anämie und/oder Hyperbilirubinämie, vorausgesetzt, daß eine frühere Sensibilisierung durch Aborte oder Bluttransfusionen ausgeschlossen ist. Unter der Geburt und bei der Plazentalösung kann eine größere Menge von Erythrozyten des Kindes in die mütterliche Blutbahn übertreten. Die Rh-Erythroblastose bei unterlassener Rh-Prophylaxe manifestiert sich typischerweise während der 2. und weiteren Schwangerschaft mit zunehmendem Schweregrad der fetalen Erkrankung, die in einen Hydrops fetalis einmünden kann.

Klinische Symptome. In Abhängigkeit vom Schweregrad der Krankheit bestehen: eine mehr oder weniger ausgeprägte Anämie, ein Icterus präcox (Gesamtbilirubin >7 mg/dl innerhalb der ersten 24 Lebensstunden), ein Icterus gravis (Gesamtbilirubin >15 mg/dl bei reifen Neugeborenen) und als Ausdruck der extramedullären Blutbildung eine Hepatosplenomegalie. Als Zeichen der gesteigerten Hämatopoese sind Erythroblasten und Retikulozyten im peripheren Blut in großer Zahl nachweisbar.

Hydrops fetalis

Bei schwerer fetaler Anämie (Hämoglobin <8 g/dl) können sich eine intrauterine Hypoxie und Hypoproteinämie infolge einer verminderten Albuminsynthese entwickeln. Veränderungen der Zellpermeabilität und Verminderungen des onkotischen Drucks führen zu generalisierten Ödemen, Höhlenergüssen (Aszites, Pleuraerguß, Perikarderguß), Hypervolämie und Herzinsuffizienz. Beim generalisierten Hydrops kann bereits ein intrauteriner Fruchttod oder eine irreparable zerebrale Schädigung auftreten.

Diagnose. Im Rahmen der Schwangerschaftsvorsorge wird bei allen Frauen im Verlauf der Schwangerschaft nach irregulären Antikörpern gesucht, um Inkompatibilitäten in Rh-, Duffy-, Kell- oder anderen Blutgruppensystemen zu erkennen. Mit dem indirekten Coombs-Test werden plazentagängige IgG-Antikörper nachgewiesen. Bei vorhandenen Antikörpern ist eine engmaschige fetale Ultraschalldiagnostik imperativ. Da keine Korrelation zwischen der Höhe vorhandener Antikörper und dem Schweregrad der möglichen Krankheit des Kindes besteht, ist bei vorhandenen Antikörpern ggf. eine sequentielle Fruchtwasseruntersuchung (Amniozentese) zur Bilirubinbestimmung indiziert. Das Ausmaß der Hämolyse läßt sich durch spektrophotometrische Analyse der optischen Dichte (450 nm) des Fruchtwassers ablesen (s. Kap. 48). Durch Zuordnung in 3 Gefahrenzonen kann der Zustand des Kindes beurteilt und entsprechende therapeutische Konsequenzen eingeleitet werden. Nach der Geburt sind beim Neugeborenen unverzüglich folgende Bestimmungen durchzuführen: Hämoglobin-Serumbilirubin, Blutgruppenbestimmung, Coombs-Test, Retikulozytenzahl, Blutausstrich. Bei Neugeborenen mit Rh-Erythroblastose ist neben den beschriebenen hämatologischen Auffälligkeiten immer ein positiver direkter Coombs-Test zu finden (Nachweis von inkompletten, an Erythrozyten des Kindes gebundene Antikörper). Unmittelbar nach der Geburt kann die Konzentration des indirekten Bilirubins stark ansteigen; es sind engmaschige Bilirubinbestimmungen erforderlich.

Therapie

Intrauterine Therapie des Feten. Bei ausgeprägter fetaler Anämie ist eine intrauterine Transfusion in die Bauchhöhle des Kindes oder neuerdings durch Kordozentese in die Nabelvene möglich; bei ersten Zeichen eines Hydrops fetalis ist eine vorzeitige Beendigung der Schwangerschaft durch Sectio caesarea notwendig.

Phototherapie. Bei leichten Verläufen (einer Rh-Inkompatibilität) kann eine Phototherapie u.U. in zwei Ebenen zur Behandlung der Hyperbilirubinämie ausreichen. Die Indikation für den Beginn einer Phototherapie hängt vom Gestationsalter, Lebensalter, Höhe der Bilirubinkonzentration, Dynamik des Bilirubinanstieges, von dem Ausmaß der Anämie und anderen Risikofaktoren ab.

Austauschtransfusion. Zur Vermeidung der Bilirubinenzephalopathie wird nach wie vor eine Austauschtransfusion reifer Neugeborener bei Bilirubinserumkonzentrationen >20 mg/dl empfohlen; bei schweren Grundkrankheiten (Asphyxie, neonatale Sepsis, hämolytische Anämie u.a.) sowie einer Hyperbilirubinämie in den ersten 3 Lebenstagen liegt die Austauschgrenze in dieser Gruppe niedriger. Für Frühgeborene gelten besondere Austauschgrenzen (Frühgeborene mit einem Gewicht von >1.500 g: >15 mg/dl, Frühgeborene >1.000 g: >10 mg/dl). Der Blutaustausch erfolgt mit kompatiblem Spender-Vollblut in 5–20 ml Portionen über einen liegenden Nabelvenenkatheter; durch diese Maßnahme wird das 2–3fache Blutvolumen eines Neugeborenen ausgetauscht, d.h. ca. 90 % der Erythrozyten des Kindes werden neben mütterlichen Antikörpern und verfügbarem Bilirubin eliminiert. Als Komplikationen der Blutaustauschtransfusion können Infektionen (u.a. Sepsis), Katheterperforation, Pfortaderthrombose, Hypotension, Acidose, nekrotisierende Enterokolitis und Elektrolytentgleisungen auftreten. Nach einem Blutaustausch besteht häufig eine Anämie und Thrombozytopenie; durch eine zusätzliche kontinuierlich durchgeführte Phototherapie kann die Zahl von mehrfachen Austauschtransfusionen gesenkt werden.

Prävention. Durch Gabe eines Anti-D-Immunglobulins innerhalb von 72 Stunden nach der Geburt kann die Sensibilisierung einer Rh-negativen Mutter durch die Rh-positiven fetalen Erythrozyten häufig vermieden werden. Die Anti-D-Prophylaxe muß bei Rh-negativen Frauen auch nach Aborten, Amniozentesen oder unsachgemäßer Transfusion mit Rh-positivem Blut durchgeführt werden. Zu der ersten Schwangerschaft kann eine maternale Immunglobulinprophylaxe in der 28. Gestationswoche und unmittelbar postnatal die Sensibilisierung auf weniger als 1 % reduzieren. Nach bisherigen Kenntnissen scheint die im letzten Trimenon durchgeführte Anti-D-Prophylaxe beim Neugeborenen keine klinisch signifikante Hämolyse auszulösen.

Prognose. Trotz adäquater Initialbehandlung entwickeln die Kinder aufgrund der noch vorhandenen Anti-D-Antikörper häufig eine über mehrere Wochen anhaltende Anämie. Bei erhöhten Retikulozytenzahlen und asymptomatischem Kind ist keine weitere Therapie notwendig. Stellen sich eine persistierende Tachykardie sowie andere Zeichen der chronischen Anämie ein, so ist eine weitere Transfusion indiziert. Selten wird eine Pfortaderthrombose nach Austauschtransfusion beobachtet; diese schwerwiegende Komplikation ist therapeutisch nicht zu beeinflussen.

Kernikterus, Bilirubin-Enzephalopathie

Ätiologie. Unkonjugiertes, nicht an Albumin gebundenes Bilirubin kann aufgrund seiner lipophilen Eigenschaften leicht in das zentrale Nervensystem eindringen. Es inhibiert den neuronalen Metabolismus (eine Hemmung der oxidativen Phosphorylierung) und hinterläßt eine irreversible Schädigung im Bereich der Basalganglien, des Globus pallidus, des Nucleus caudatus (Kernikterus), des Hypothalamus, einiger Kerngebiete von Hirnnerven und auch der Großhirnrinde. Bei einer erhöhten Permeabilität der Blut-Hirn-Schranke (schwere Anämie, Hypoxie, Hydrops) kann auch an Albumin gebundenes Bilirubin in das Hirngewebe übertreten.

Pathogenese. Die Entstehung einer Bilirubinenzephalopathie wird von folgenden Faktoren beeinflußt: Lebensalter und Reifegrad der Kinder, Überschreiten der Albuminbindungskapazität durch zu hohe Bilirubinspiegel, Verminderung der Bindungskapazität bei Hypalbuminämie, Verdrängung des Bilirubins durch Gallensäuren, freie Fettsäuren (Hypoglykämie!) oder Medikamente und Veränderungen bzw. Schädigung der Blut-Hirn-Schranke nach Asphyxie, Hypoxie, neonataler Meningitis und anderen Krankheiten.

Klinische Symptome. Die Frühsymptome der Bilirubinenzephalopathie sind: Apathie, Hypotonie, Trinkschwäche, Erbrechen, abgeschwächte Neugeborenenreflexe und schrilles Schreien. Danach fallen die Neugeborenen durch eine vorgewölbte Fontanelle, eine opisthotone Körperhaltung, muskuläre Hypertonie und zerebrale Krampfanfälle auf. Überlebende Kinder weisen häufig eine beidseitige Taubheit, choreoathetoide Bewegungsmuster, sowie eine mentale Retardierung auf.

Therapie. Keine therapeutische Maßnahme kann diese irreversible Schädigung rückgängig machen. Heute sollte diese vermeidbare Komplikation nicht mehr auftreten.

AB0-Erythroblastose

Inzidenz. Mit einer AB0-Unverträglichkeit ist in ca. 1 von 200 Neugeborenen zu rechnen.

Pathogenese. Im Gegensatz zur Rh-Inkompatibilität tritt die AB0-Erythroblastose häufig in der ersten Schwangerschaft auf. Mütter mit der Blutgruppe 0 haben natürlich vorkommende Anti-A- und Anti-B-Antikörper (Isoagglutinine), die zur Gruppe der IgM-Antikörper gehören und deshalb nicht die Plazenta passieren. Dennoch bilden einige Schwangere plazentagängige IgG-Antikörper, die gegen die Blutgruppeneigenschaft A, B oder AB des Kindes gerichtet sind. Die mütterliche IgG-Antikörperbildung kann vermutlich durch exogene Ursachen, wie z.B. Darmparasiten stimuliert werden. Als weitere Ursache wird der Übertritt von Erythrozyten des Kindes in die mütterliche Zirkulation vermutet. Da die Antigenität der Blutgruppeneigenschaften des Kindes erst gegen Ende der Schwangerschaft voll ausgebildet ist, erklärt sich der im Vergleich zur Rh-Inkompatibilität milde Verlauf der hämolytischen Erkrankung beim ersten Neugeborenen, sowie die Tatsache, daß Frühgeborene nur extrem selten an einer AB0-Inkompatibilität erkranken. Der Schweregrad der hämolytischen Erkrankung Neugeborener nimmt bei nachfolgenden Schwangerschaften in der Regel nicht zu. Der Grund liegt vermutlich in einer Suppression der IgG-Antikörperbildung durch die natürlich vorkommenden IgM-Anti-A- oder Anti-B-Antikörper.

Klinische Symptome. Die Neugeborenen weisen meistens nur eine geringgradige Anämie auf; es besteht nur selten eine Hepatosplenomegalie; die Kinder entwickeln keinen Hydrops. Im peripheren Blut finden sich neben Retikulozyten und Erythroblasten als Ausdruck der gesteigerten Erythropoese Sphärozyten, die infolge der komplementvermittelten Hämolyse durch Fragmentation entstehen. Erkrankte Neugeborene sind lediglich durch die Hyperbilirubinämie und das damit verbundene Risiko einer Bilirubinenzephalopathie gefährdet.

Diagnose. Die wesentlichen diagnostischen Merkmale der AB0-Inkompatibilität im Vergleich zur Rh-Inkompatibilität sind in Tabelle 56.1 zusammengefaßt.

Tabelle 56.1. Unterschiede zwischen der Rh- und ABO-Inkompatibilität

	Inkompatibilität	
	Rh	ABO
Erkrankung bei erster Schwangerschaft	selten	häufig
Frühzeitige Anämisierung des Kindes	+	+
Hyperbilirubinämie während der ersten 24 Stunden post partum	++	+
Erythroblasten	+++	+
Sphärozyten	±	++
Retikulozyten	++	+ bis ++
Direkter Coombs-Test (Kind)	+++	– bis ±
Indirekter Coombs-Test (Mutter)	+++	±

Therapie. Durch eine rechtzeitig begonnene und konsequent durchgeführte Phototherapie können bei den meisten Kindern kritische Bilirubinserumkonzentrationen vermieden werden. Eine Austauschtransfusion ist nur extrem selten durchzuführen. Durch zirkulierende Antikörper kann sich in den ersten Lebenswochen eine in der Regel blande verlaufende Anämie entwickeln.

Weitere hämolytische Krankheiten

Blutgruppenunverträglichkeiten gegen andere Erythrozytenantigene [c, E, Kell (K), Duffy u.a.] sind für weniger als 5% aller hämolytischen Krankheiten der Neonatalperiode verantwortlich. Der direkte Coombs-Test ist bei diesen Unverträglichkeiten immer positiv. Kongenitale Infektionen mit verschiedenen Erregern sowie neonatale Infektionen können eine nichtimmunologische Hämolyse induzieren. Die homozygote α-Thalassämie kann sich ebenfalls unter dem Bild einer schweren hämolytischen Anämie mit Hydrops fetalis präsentieren; auch bei dieser und den folgenden Krankheiten ist der direkte Coombs-Test negativ. Hämolytische Anämie und ausgeprägte Hyperbilirubinämie mit Gefahr der Bilirubinenzephalopathie werden bei Neugeborenen mit hereditärer Sphärozytose oder angeborenen Enzymdefekten, wie dem Pyruvatkinase- oder Glukose-6-Phosphat-Dehydrogenasemangel beobachtet.

Literatur

Browers HAA, Van Ertbruggen I, Alsbach GPJ et al.(1988) What is the best predictor of the severity of ABO-haemolytic disease in the newborn? Lancet 2: 641–644

Chavez GF, Mulinare J, Edmonds LD (1991) Epidemiology of Rh hemolytic disease of the newborn in the United States. JAMA 265: 3270–3274

Matsunaga AT, Lubin BH (1995) Hemolytic anemia in the newborn. Clin Perinat 22: 803–828

Rubaltelli FF, Griffith PF (1992) Management of neonatal hyperbilirubinemia and prevention of Kernicterus. Drugs 43/6: 864–872

Watehko JF, Oski FA (1992) Kernicterus in preterm newborns: Past, present and future. Pediatrics 90: 707–715

57 Direkte konjungierte Hyperbilirubinämie

C. P. Speer

Eine direkte Hyperbilirubinämie (direktes, konjugiertes Bilirubin >2 mg/dl) wird bei einer Reihe angeborener und erworbener hepatischer sowie extrahepatischer Erkrankungen diagnostiziert (s. Tabelle 57.1). Größere Schwierigkeiten bereitet es, die extrahepatische Gallengangsatresie von der neonatalen Hepatitis abzugrenzen. Bei einigen Kindern konnte inzwischen belegt werden, daß eine Hepatitis der Entwicklung einer Gallengangsatresie vorausging. Eine nicht unerhebliche Anzahl Neugeborener mit prolongierter direkter Hyperbilirubinämie hat als Grunderkrankung einen α_1-Antitrypsinmangel (α_1-Proteinase-Inhibitor). Ebenso wird ein cholestatischer passagerer Ikterus häufig bei Früh- und Neugeborenen beobachtet, die eine langzeitige parenterale Ernährung erhalten. Als Ursache wird weniger die Infusion mit Lipiden, als die Gabe bestimmter Aminosäuren vermutet.

Tabelle 57.1. Ätiologie der direkten Hyperbilirubinämie (Erhöhung des konjugierten Bilirubins)

Intrahepatische Cholestase	Extrahepatische Cholestase
Neonatale Hepatitis, Hepatitis B	Gallengangsatresie
Perinatale Infektionen (CMV u. a.)	Choledochuszyste
Syndrom der eingedickten Galle (Hämolyse)	Zystische Fibrose (Mukoviszidose)
Parenterale Ernährung	
α_1-Antitrypsin-Mangel (Synonym: α_1-Proteinasemangel)	
Galaktosämie, Tyrosinose	
Intrahepatische Gallengangshypoplasie (Alagille-Syndrom)	

58 Blutkrankheiten

C. P. Speer

58.1 Störungen der fetalen Erythropoese

Physiologische Besonderheiten. Die Erythropoese, die am 20. Gestationstag beginnt, findet in der Fetalzeit überwiegend in Leber und Milz statt. Erst im letzten Trimenon wird das Knochenmark zum Hauptbildungsort der Erythropoese. Die Hämoglobinkonzentration steigt von 8–10 g/dl im Alter von 12 Gestationswochen auf 16,5–20 g/dl im Alter von 40 Gestationswochen an. Nach einem kurzen postpartalen Anstieg der Hämoglobinkonzentration innerhalb von 6–12 Lebensstunden fällt sie kontinuierlich auf 10 g/dl im Alter von 3–6 Monaten ab. Frühgeborene unterhalb der 32. Gestationswoche haben niedrigere Ausgangshämoglobinkonzentrationen und erfahren einen schnelleren Abfall der Hämoglobinkonzentration; der Tiefpunkt ist 1–2 Monate nach der Geburt erreicht. Während dieser physiologischen Anämisierung läßt sich kaum Erythropoetin im Plasma nachweisen.

Besonderheiten fetaler Erythrozyten. Fetale und neonatale Erythrozyten weisen eine kürzere Halbwertzeit (70–90 Tage) und ein größeres mittleres korpuskuläres Volumen auf (MCV 110–120 fl) als Erythrozyten Erwachsener. In den ersten Tagen nach der Geburt besteht in der Regel eine Retikulozytose von 50–120 ‰. Die Erythrozyten enthalten überwiegend fetales Hämoglobin F, das aus zwei α-Ketten und zwei γ-Ketten besteht. Unmittelbar vor der Geburt setzt bei einem reifen Neugeborenen die Synthese von β-Hämoglobinketten und damit adultem Hämoglobin ein (zwei α-Ketten und zwei β-Ketten). Zum Zeitpunkt der Geburt haben die Erythrozyten reifer Neugeborener 60–90 % fetales Hämoglobin; diese Konzentration sinkt bis zum Alter von 4 Monaten auf < 5 % ab.

Blutvolumen. Das Blutvolumen reifer Neugeborener beträgt ungefähr 85 ml/kg Körpergewicht; Plazenta und Nabelgefäße enthalten ca. 20–30 ml/kg Blut. Eine späte Abnabelung kann zu einem vorübergehenden Anstieg des neonatalen Blutvolumens innerhalb der ersten Lebenstage führen (s. Abschn. „Polyzythämie, Hyperviskositätssyndrom"), eine zu frühe Abnabelung zu einer Anämie. Um diese Komplikationen zu vermeiden, sollte die Abnabelung ca. 30 sec nach der Geburt erfolgen.

Neonatale Anämie

Definition. Eine Anämie Neugeborener ist durch Hämoglobinkonzentrationen (Hb) < 14 g/dl sowie einen Hämatokrit (Hkt) von < 40 % charakterisiert. Sie kann durch akuten oder chronischen Blutverlust, eine verminderte Bildung sowie durch eine immunologisch vermittelte oder nicht immunologisch bedingte Hämolyse der Erythrozyten verursacht sein (s. Tabelle 58.1).

Ätiologie. Ein akuter Blutverlust kann u.a. durch akute fetomaternale Blutung, durch Ruptur der Nabelschnur, durch Plazenta prävia oder innere Organblutungen eintreten. Die Hämoglobinkonzentration und der Hämatokrit sind unmittelbar nach einem akuten Blutungsereignis häufig normal und fallen erst im Rahmen der Hämodilution kontinuierlich ab. Das zirkulierende Blutvolumen vermindert sich jedoch bereits während der Blutungsereignisse. Ein chronischer Blutverlust kann u.a. durch fetomaternale oder fetofetale Transfusion zustande kommen. Eine fetomaternale Transfusion wird bei ca. 50 % aller Schwangerschaften beobachtet; der fetale Blutverlust kann erheblich sein. Die Diagnose einer fetomaternalen Transfusion wird durch den Nachweis von Hb-F-haltigen Erythrozyten des Kindes im mütterlichen Blut erbracht.

Klinische Symptome. Leitsymptome der akuten Blutungsanämie sind Blässe, Tachykardie, schwache oder nicht tastbare periphere Pulse, Hypotension, Tachypnoe und bei massivem Blutverlust Schnappatmung und Schock. Die klinischen Symptome bei chronischem Blutverlust sind Blässe bei erhaltener Vitalität, Tachykardie und normaler Blutdruck. Häufig besteht eine Herzinsuffizienz mit Hepatomegalie. Die gelegentlich nachweisbare Splenomegalie ist Ausdruck der extramedullären Blutbildung. Selten entwickelt sich ein Hydrops fetalis. Eine neonatale Anämie, die durch eine verminderte Bildung von Erythrozyten verursacht wird, wie z.B. bei Blackfan-Diamond-Anämie, ist durch niedrige Retikulozytenzahlen und Fehlen von Erythrozytenvorstufen im Knochenmark charakterisiert. Häufigste Ursachen für eine immunologisch vermittelte Hämolyse der Neugeborenen sind Inkompatibilitäten zwischen der Blutgruppe der Mutter und des Kindes (s. Kap. 56). Nichtimmunologische Krankheiten, die mit einer Hämolyse einhergehen, sind Defekte der Erythrozytenmembran (hereditäre Sphärozytose), Erythrozytenenzymdefekte (Glukose-6-Phosphat-Dehydrogenase- und Pyruvatkinasemangel), seltene Hämoglobinopathien sowie die α-Thalassämie.

Therapie. Neugeborene mit ausgeprägtem akuten Blutverlust (hämorrhagischer Schock, „weiße Asphyxie") werden notfallmäßig mit 0-Rh-negativem Erythrozytenkonzentrat ohne vorherige Kreuzprobe transfundiert (Hepatitis B, Anti-HCV, TPHA (Lues), CMV, HIV negativ!). Bei allen anderen Indikationen ist vor der Transfusion eine Blutgruppenbestimmung des Kindes und eine Kreuzprobe durchzuführen. Bei Verdacht auf Störung der Erythropoese und hämolytische Anämie ist vor Gabe von Blutprodukten Blut des Kindes für die entsprechende Spezialdiagnostik abzunehmen (s. Kap. 56, Rh-Erythroblastose u.a.).

Anämie Frühgeborener

Ein besonderes klinisches Problem stellt die Anämie Frühgeborener dar. Die meisten sehr kleinen Frühgeborenen entwickeln bereits während der ersten Lebenswochen eine mehr oder weniger ausgeprägte Anämie. Eine Reihe von Faktoren sind für die Entstehung der Frühgeborenenanämie verantwortlich, u.a. ein Erythropoetinmangel, der zu einer inadäquaten Erythropoese führt, sowie repetitive diagnostische Blutentnahmen. Seltener entwickelt sich eine hämolytische Anämie durch Vitamin-E-Mangel oder im Ver-

Tabelle 58.1. Ätiologie der neonatalen Anämie

Blutverlust	Verminderte Blutbildung	Hämolyse
Fetomaternale Blutung	Konnatale und perinatale Infektionen	Rh-Erythroblastose
Placenta prävia	Blackfan-Diamond-Anämie	ABO-Erythroblastose
Vorzeitige Plazentalösung	Konnatale Leukämie	Andere Blutgruppen-inkompatibilitäten
Fetofetale Transfusion	Frühgeborenenanämie	Erythrozytenmembrandefekte
Nabelschnureinriß		Erythrozytenenzymdefekte
Vasa prävia		Selten: Hämoglobinopathien
Neonatale Blutung: intrakraniell, gastrointestinal u. a.		
Frühgeborenenanämie		

lauf systemischer Infektionen. Bei klinischen Zeichen einer akuten oder chronischen Anämie oder Hinweisen auf eine hämodynamisch signifikante Hypovolämie ist eine Transfusion mit bestrahltem CMV-negativen Erythrozytenkonzentrat unabdingbar. Eine Erythropoetintherapie kann, wie in mehreren randomisierten und kontrollierten Studien belegt, die Spätanämisierung Frühgeborener zu einem gewissen Grad verhindern. Da noch eine Reihe klinisch relevanter Fragen der Erythropoetinsubstitution ungeklärt sind – optimaler Zeitpunkt des Behandlungsbeginns, Dosis, Therapiedauer, optimale Eisensubstitution u.a. –, kann diese Therapie z.Z. noch nicht als Standardtherapie empfohlen werden.

Polyzythämie, Hyperviskositätssyndrom

Definition. Unter einer Polyzythämie (Synonym: neonatale Polyglobulie) wird ein venöser Hämatokrit >65 % (Hämoglobin >22 g/dl) verstanden, der unter dem Bild eines Hyperviskositätssyndroms zu einem Anstieg der Blutviskosität, zur vaskulären Stase mit Mikrothrombosierung, zu Hypoperfusion und Ischämie von Organen führen kann.

Ätiologie. Ca. 3–5 % aller Neugeborenen weisen nach der Geburt einen Hkt >65 % auf. Risikokollektive sind reife oder postmature hypotrophe Neugeborene (intrauterine Wachstumsretardierung, chronische fetale Hypoxie), Patienten nach fetofetaler oder maternofetaler Transfusion, Neugeborene nach später Abnabelung, Kinder diabetischer Mütter, Nikotinabusus während der Schwangerschaft, Neugeborene mit Hyperthyreose oder Kinder mit angeborenen Krankheiten (adrenogenitales Syndrom, Trisomie 21, Beckwith-Wiedemann-Syndrom). Bei einem Hämatokrit von >65 % steigt die Blutviskosität exponentiell an.

Klinische Symptome. Die klinische Symptomatik ist außerordentlich vielfältig und reflektiert die Mikrozirkulationsstörungen und manifesten Durchblutungsstörungen der betroffenen Organsysteme. Die Neugeborenen fallen häufig durch ihr plethorisches oder auch blaß-graues Hautkolorit und eine Belastungszyanose auf. Daneben finden sich Hyperexzitabilität, Myoklonie, Hypotonie, Lethargie und zerebrale Krampfanfälle. Bei einigen Kindern steht die kardiopulmonale sowie renale Symptomatik im Vordergrund: Atemnotsyndrom, persistierende pulmonale Hypertonie mit PFC-Syndrom, Herzinsuffizienz, Oligurie, Hämaturie und Nierenversagen. Die Neugeborenen können foudroyante Verlaufsformen einer nekrotisierenden Enterokolitis sowie einen Ileus entwickeln. Daneben treten zum Teil gravierende Thrombozytopenien, Hypoglykämien, Hypokalzämien und ausgeprägte Hyperbilirubinämien auf.

Therapie. Beim Auftreten erster Symptome muß unverzüglich eine partielle modifizierte Austauschtransfusion durchgeführt werden. Zur Senkung der Hkt auf 55 % wird Blut des Kindes gegen Plasma oder eine Albuminlösung simultan ausgetauscht (Hämodilution).

Neonatale Alloimmunthrombozytopenie

Definition. Bei der neonatalen Alloimmunthrombozytopenie handelt es sich um eine fetomaternale Thrombozyteninkompatibilität.

Pathogenese. Thrombozyten des Kindes, die spezifische inkompatible Antigene tragen und im Verlauf der Schwangerschaft in den mütterlichen Blutkreislauf gelangen, können bei den Müttern eine humorale Immunantwort gegen das fremde Plättchenantigen auslösen; die maternalen Thrombozyten weisen dieses Antigenmerkmal nicht auf. In der Folge treten die im mütterlichen Organismus gebildeten IgG-Iso-Antikörper diaplazentar auf das Kind über, binden an die Thrombozyten des Kindes und führen zu einem beschleunigten Abbau der Blutplättchen. Die maternalen Thrombozytenzahlen sind normal.

Inzidenz. Die Inzidenz der Alloimmunthrombozytopenie wird mit 1 : 2–3.000 Neugeborenen angegeben. Verantwortlich für die mütterliche Sensibilisierung ist in mehr als 75 % der Fälle das plättchenspezifische Antigen PL^{A1}, das bereits in der 19. Schwangerschaftswoche von den fetalen Thrombozyten exprimiert wird. 98 % der Bevölkerung besitzen PL^{A1}-positive Thrombozyten. Weitere Plättchenantigene, für die Sensibilisierungen beschrieben wurden, sind Pl^{A2}, PL^{E1}, PL^{E2} u.a. Bis zu 15 % der Neugeborenen können an den Folgen einer zu spät erkannten Alloimmunthrombozytopenie versterben. Bei komplikationslosen Verläufen limitiert sich die Krankheit innerhalb der ersten 4–6 Lebenswochen durch Elimination der zirkulierenden Antikörper in der Regel von selbst. Eine Sensibilisierung mit Entwicklung der Thrombozyteninkompatibilität tritt im Verlauf der 1. Schwangerschaft bei ca. 50 % der Risikokonstellationen auf, das Wiederholungsrisiko steigt bei weiteren Schwangerschaften auf 85 % an.

Klinische Symptome. Klinisch symptomatische Neugeborene mit Alloimmunothrombozytopenie fallen durch Petechien, Purpura und gelegentlich Schleimhautblutungen auf. Neben renalen und gastrointestinalen Blutungen ist die gefürchtete Komplikation eine innerhalb der ersten Lebenstage auftretende Hirnblutung. Einige Neugeborene sind auch bei ausgeprägten Thrombozytopenien symptomlos. Die Diagnose wird durch Nachweis spezifischer Thrombozytenmerkmale und Antikörpernachweis bei Mutter und Kind gestellt.

Therapie. Bei Thrombozytenzahlen <50.000/µl oder klinischen Blutungszeichen ist eine sofortige Transfusion eines kompatiblen Thrombozytenkonzentrats angezeigt. Ein Problem stellt jedoch die Selektion geeigneter Thrombozytenspender dar, da 98 % der Bevölkerung PL^{A1}-positive Thrombozyten besitzen und somit als Spender ausscheiden. Eine Thrombozytentypisierung potentieller Spender ist nur in wenigen Blutbanken vorhanden. Als idealer Spender kompatibler Thrombozyten kommt daher nur die Mutter in Frage. Das Verfahren der Thrombozytenisolierung durch Zellseparation wird auch unmittelbar nach der Geburt von den Müttern gut toleriert. Einige Neugeborene sprechen auch auf eine hochdosierte intravenöse Immunglobulintherapie an. Bei erneuter Schwangerschaft einer sensibilisierten Mutter besteht ein hohes Risiko für das Kind, an einer Alloimmunthrombozytopenie zu erkranken. Der durch Nabelschnurpunktion erfolgte Nachweis einer fetalen Thrombozytopenie kann eine repetitive In-utero-Transfusion von kompatiblen Thrombozyten erfordern. Der therapeutische

Effekt einer hochdosierten mütterlichen Therapie mit γ-Globulinpräparaten ist aufgrund der unzureichenden Daten noch nicht zu beurteilen.

Andere neonatale Thrombozytopenien

Die wesentlichen Ursachen bei Mutter und Kind und Krankheiten, die eine neonatale Thrombozytopenie (< 150.000 Thrombozyten/μl) auslösen können, sind in der Übersicht unten dargestellt. Im Rahmen einer aktiven idiopatisch thrombozytopenischen Purpura (ITP oder eines Lupus erythematodes) können die maternalen Autoantikörper durch diaplazentaren Übertritt beim Neugeborenen eine Immunthrombozytopenie induzieren. Bei Müttern, die sich gegen Medikamente sensibilisiert haben, wurde nach Anlagerung des Antigen- (Medikament-) Antikörperkomplexes an fetale Blutplättchen von der Entwicklung einer Thrombozytopenie berichtet. Unter den das Kind betreffendenen Ursachen ist das Wiskott-Aldrich-Syndrom hervorzuheben. Aufgrund eines intrinsischen Thrombozytendefekts ist die Überlebenszeit der Blutplättchen deutlich vermindert. Die Thrombozyten sind bei dieser Krankheit deutlich kleiner als bei allen anderen Formen der neonatalen Thrombozytopenie. Mit Hilfe moderner hämatologischer Analysegeräte sollte die Diagnose dieser komplexen Immundefizienzkrankheit noch vor Auftreten der typischen Manifestationszeichen gestellt werden.

Ursachen der neonatalen Thrombozytopenie

- *Ursachen bei der Mutter:*
  - idiopathisch thrombozytopenische Purpura der Mutter,
  - Lupus erythematodes der Mutter,
  - Medikamente während der Schwangerschaft,
  - Thrombozyteninkompatibilität: Alloimmunthrombozytopenie;
- *Ursachen beim Kind:*
  - konnatale Infektionen: Toxoplasmose, Röteln, Zytomegalie, Herpes simplex, Lues,
  - neonatale Infektionen: Sepsis neonatorum,
  - disseminierte intravaskuläre Gerinnungsstörung nach Asphyxie, Schock etc.,
  - nekrotisierende Enterokolitis,
  - Austauschtransfusion,
  - selten: aplastische Anämie, kongenitale Leukämie, Wiskott-Aldrich-Syndrom, Riesenhämangiom u.a.,
  - Retardierung,
  - Polyzythämie.

58.2 Koagulopathien

In der Neonatalperiode werden nicht selten Störungen der plasmatischen Blutgerinnung beobachtet; sie können Ausdruck einer angeborenen Defizienz an Gerinnungsfaktoren (s. Hämophilie u.a., Kap. 164.1), eines Vitamin-K-Mangels oder einer disseminierten intravasalen Gerinnungsstörung (DIC, „disseminated intravascular coagulation") sein. Neugeborene haben erniedrigte Plasmakonzentrationen nahezu aller Gerinnungsfaktoren, besonders die Synthese der Vitamin-K-abhängigen Faktoren II, VII, IX und X ist gestört. Es gibt keinen diaplazentaren Übertritt von Gerinnungsfaktoren.

Morbus hämorrhagicus neonatorum (Vitamin-K-Mangel)

Definition. Der Morbus hämorrhagicus neonatorum ist eine durch einen Vitamin-K-Mangel ausgelöste potentiell lebensbedrohliche Krankheit, die durch präventive Vitamin-K-Substitution verhindert werden kann.

Inzidenz. Bei ca. 1 von 200 Neugeborenen, die keine postnatale Vitamin-K-Prophylaxe erhalten haben, tritt ein unerwartetes Blutungsereignis innerhalb der ersten Lebenswochen auf.

Ätiologie. Vitamin K ist für die hepatische Synthese von Prothrombin, Faktor VII, IX und X verantwortlich. Ein Vitamin-K-Mangel kann sich bei Neugeborenen zu verschiedenen Zeitpunkten manifestieren. Eine am 1. Lebenstag aufgetretene Blutung wird nach mütterlicher Medikamenteneinnahme beobachtet. Phenytoin, Phenobarbital, Primidon, Salicylate, Antikoagulanzien u.a. beeinträchtigen den Vitamin-K-Metabolismus Neugeborener, eine mütterliche Heparinbehandlung dagegen hat keine Auswirkungen auf das Gerinnungssystem des Kindes. Die typische Vitamin-K-Mangelblutung des reifen Neugeborenen tritt vom 3. bis 7. Lebenstag überwiegend bei mit Muttermilch ernährten Kindern auf; Muttermilch hat nur einen geringen Vitamin-K-Gehalt. Bei allen Früh- und Neugeborenen, die einer antibiotischen Langzeitbehandlung oder einer parenteralen Ernährung unterzogen sind, können sich bei mangelnder Vitamin-K-Substitution im Verlauf der Neonatalperiode bedrohliche Blutungen entwickeln. Eine Spätmanifestation des Vitamin-K-Mangels im Alter von 4–12 Wochen kann bei mit Muttermilch ernährten Säuglingen, besonders aber bei Kindern mit einer Vitamin-K-Malabsorption auftreten (Mukoviszidose, cholestatischer Ikterus u.a. bei Gallengangsatresie, Wachstumshemmung der Vitamin-K produzierenden intestinalen mikrobiellen Flora durch Antibiotika.

Klinische Symptome. Eine Vitamin-K-Mangelblutung ist immer dann zu vermuten, wenn ein gesund wirkendes Neugeborenes spontane Hämorrhagien entwickelt: Hämatemesis, gatrointestinale Blutung (Melaena vera), Epistaxis, Nabelschnur- und Hautblutungen, intrakranielle Blutung u.a.

Differentialdiagnose. Eine in den ersten Lebenstagen auftretende Hämatemesis oder Melaena kann auch durch mütterliches, bei der Geburt verschlucktes Blut verursacht sein. Mit Hilfe des Alkaliresistenztests (Apt-Test) kann in kürzester Zeit entschieden werden, ob es sich um Blut des Kindes oder der Mutter handelt. Erythrozyten des Kindes enthalten überwiegend alkaliresistentes Hämoglobin F, sie werden in einer Lösung von 1 % Natronlauge nicht denaturiert, die Lösung bleibt rötlich gefärbt. Die mütterlichen Hämoglobin A enthaltenden Erythrozyten dagegen werden sofort zerstört, die Lösung bekommt eine gelblich-braune Farbe.

Prävention und Therapie. Durch routinemäßig prophylaktische Gabe von Vitamin K an alle Neugeborenen unmittelbar post partum sowie am 5. und 28. Lebenstag läßt sich ein Morbus hämorrhagicus neonatorum vermeiden (jeweils 2 mg Vitamin K oral). Bei manifester Vitamin-K-Mangelblutung (Risikopatienten, Vitamin-K-Malabsorption) muß unverzüglich Vitamin K i.v. appliziert werden, zusätzlich kann die Gabe von Frischplasma notwendig sein. Höhere Dosen von Vitamin K sind bei mütterlicher Medikamenteneinnahme oder Leberkrankheit des Neugeborenen indiziert. Der Verdacht, daß intramuskulär injiziertes Vitamin K zu einem erhöhten Krebsrisiko bei Kindern führt, konnte inzwischen eindeutig widerlegt werden.

Literatur

Johnson JA, Ryan G, al-Musa A et al.(1997) Prenatal diagnosis and management of neonatal alloimmune thrombocytopenia. Semin Perinatol 21: 45–53

Linderkamp O, Zilow G (1992) Kritische Hämoglobinwerte bei Neugeborenen, Säuglingen und Kindern. Beitr Infusionsther 30: 235–246

Maier RF, Obladen M, Kattner E et al.(1998) High-versus low-dose erythropoetin in extremely low birth weight infants. J Pediatr 132: 866–70

Ow W (1986) Neonatal polycythemia and hyperviscosity. Pediatr Clin North Am 33: 523–532

Oski FA, Naiman JL (1989) Hematologic Problems in the Newborn, 3rd ed. WB Saunders, Philadelphia

Pramanik AK (1992) Bleeding disorders in neonates. Pediatr Rev 13: 163–172

von Kries, R, Göbel U (1993) Blutgerinnungsstörungen im Kindesalter. Monatsschr Kinderheilkd 141/2: 137–149

Werner EJ (1995) Neonatal polycythaemia and hyperviscosity. Clin Perinatol 22: 693–710

59 Metabolische Störungen

C. P. Speer

Embryo – Fetopathia diabetica

Definition. Kinder diabetischer Mütter stellen ein besonderes Risikokollektiv dar, da durch die mütterliche Krankheit eine Reihe schwerwiegender Fehlbildungen sowie metabolischer und funktioneller Störungen beim Neugeborenen induziert werden können.

Ätiologie. Die Entwicklung einer Fetopathia diabetica hängt entscheidend von der Einstellung des mütterlichen Diabetes während der Schwangerschaft ab. Bei optimaler Überwachung des Diabetes und Einhaltung normoglykämischer Werte kann sich die fetale Entwicklung normal vollziehen. Eine schlechte Einstellung des maternalen Diabetes und hyperglykämischen Blutzuckerspiegeln führt in der Regel zu einer Makrosomie, bei maternaler Vasopathie und Plazentainsuffizienz können die Neugeborenen eine ausgeprägte Hypotrophie aufweisen. Eine unzureichende Blutzuckerkontrolle um den Konzeptionstermin, insbesondere erhöhte Spiegel glykosylierten Hämoglobins sind mit einer erhöhten Fehlbildungsrate assoziiert. Bei 6–9% der Kinder werden schwerwiegende Anomalien im Sinne eines kaudalen Regressionssyndroms, Anenzephalie, Meningomyelozele, Vitium cordis, Truncus communis, Transposition der großen Gefäße, Fallotsche Tetralogie, VSD und eines linksseitigen Mikrokolons.

Pathogenese/Pathophysiologie. Da Glukose nahezu ungehindert durch die Plazenta diffundiert – die fetalen Blutzuckerspiegel betragen ca. 70% der mütterlichen Konzentrationen, führt die mütterliche Hyperglykämie zu erhöhten Blutzuckerkonzentrationen beim Feten. Als Folge entwickelt sich beim Feten eine Hyperplasie der pankreatischen β-Zellen mit einem Hyperinsulinismus. Insulin, das die Lipogenese und Proteinsynthese stimuliert – die Lipolyse ist gehemmt – wirkt als fetales Wachstumshormon. Die meisten kindlichen Organe sind, vom Gehirn abgesehen, vergrößert, die Kinder werden makrosom, das Geburtsgewicht liegt oberhalb der 90. Perzentile.

Da sich der Hyperinsulinismus nach der Geburt nur langsam zurückbildet, sind die Kinder extrem durch Hypoglykämie gefährdet. Die hepatische Glukoseproduktion durch Glykogenolyse und Glykoneogenese ist eingeschränkt, die normale Surfactantsynthese ist bereits in utero beeinträchtigt, durch eine veränderte Zusammensetzung der im Surfactant enthaltenen Phospholipid- und Apoproteinmuster entwickeln die Neugeborenen trotz eines normalen L/S-Quotienten häufig ein schwer verlaufendes Atemnotsyndrom. Einige Kinder weisen eine Polyzythämie mit den Zeichen des Hyperviskositätssyndroms auf, gefürchtet ist das Auftreten einer Nierenvenenthrombose.

Klinische Symptome. Die klinische Symptomatologie von Kindern diabetischer Mütter wird durch folgende Auffälligkeiten und Krankheiten bestimmt: Makrosomie, cushingoides Aussehen, Hepatomegalie, hypertrophe Kardiomyopathie (Glykogeneinlagerung), Atemnotsyndrom, Plethora, Polyzythämie, Nierenvenenthrombose, geburtstraumatische Komplikationen (z.B. Schulterdystokie), Plexuslähmung, intrakranielle Blutung, Asphyxie, Hypoglykämie, Hypokalzämie, Hypomagnesiämie, Icterus prolongatus diagnostiziert. Die perinatale Sterblichkeit Neugeborener diabetischer Mütter ist erhöht. Neugeborene mit hypertropher Kardiomyopathie können durch Zeichen der schweren Herzinsuffizienz auffallen. Sie sollten nicht mit Digitalis behandelt werden. Die myokardialen Veränderungen bilden sich in der Regel innerhalb einiger Wochen zurück. Eine häufig zu beobachtende Hyperexzitabilität kann sowohl Ausdruck von Hypoglykämie als auch von Hypokalzämien oder Hypomagnesiämien sein.

Therapie. Neben einer engmaschigen Prävention und Blutzuckerüberwachung und einer bei Hypoglykämie erforderlichen kontinuierlichen intravenösen Glukosezufuhr sind die klinischen und metabolischen Störungen konsequent zu behandeln. Durch eine Frühfütterung sollte eine intravenöse Glukosezufuhr, wenn immer möglich, vermieden werden. Bei einem Hyperinsulinismus ist bereits 30 Minuten nach der Geburt mit Hypoglykämien zu rechnen. Die wichtigste präventive Maßnahme ist die Verhütung der Fetopathia diabetica durch strenge Überwachung des mütterlichen Diabetes und Erreichen normoglykämischer Werte.

Hypoglykämie

Definition. Per definitionem liegt bei reifen Neugeborenen eine Hypoglykämie bei Blutzuckerspiegeln <35 mg/dl in den ersten 24 Lebensstunden vor. Bei Frühgeborenen wird eine Hypoglykämie bei Blutzuckerkonzentrationen von <25 mg/dl in den ersten 24 Lebensstunden und <45 mg/dl nach dem ersten Lebenstag angenommen.

Ätiologie. Hypoglykämien – die vermutlich eine zerebrale Schädigung verursachen können – werden bei einer Reihe von neonatalen Krankheiten und Störungen beobachtet, einer verminderten Substratverfügbarkeit bei intrauteriner Dystrophie oder Hypotrophie sowie Frühgeburtlichkeit; ein vermehrter Glukoseverbrauch im Rahmen eines Hyperinsulinismus bei Kindern diabetischer Mütter, Erythroblastosis fetalis, Nesidioblastose und Patienten mit Beckwith-Wiedemann-Syndrom sowie Polyzythämie. Störung der Glukoseutilisation liegen bei Glykogenosen, Galaktosämie, Fruktosämie und Aminosäurestoffwechselstörungen vor. Weiterhin muß im Verlauf verschiedener Grundkrankheiten mit dem Auftreten von Hypoglykämien gerechnet werden: Asphyxie, Sepsis neonatorum, endokrinologischen Krankheiten und Hypothermie.

Klinische Symptome. Hypoglykämien verlaufen nicht selten asymptomatisch, sie können jedoch durch folgende zentralvenöse und vegetative Symptome auffallen: Apnoen, Hypotonie, Tachykardie, intermittierende Blässe, Hypothermie, Apathie, Trinkschwäche, Hyperexzitabilität und Krampfanfälle. Obwohl viele dieser Symptome bei definierten Grundkrankheiten und metabolischen Störungen der Neonatalperiode auftreten können, ist immer an eine Hypoglykämie zu denken. Vor dem Hintergrund der bekannten Risikokonstellationen sollte eine Hypoglykämie durch Antizipation vermieden oder aber rechtzeitig erkannt werden. Die Konsequenz sind engmaschige Kontrollen des Blutzuckerspiegels und frühe Nahrungszufuhr; bei symptomatischer oder eindeutiger Hypoglykämie ist eine sofortige intravenöse Glukosezufuhr angezeigt.

Hypokalzämie, Hypomagnesiämie (s. auch Kap. 66)

Definition. Eine Hypokalzämie liegt bei Serumkalziumkonzentrationen von <7 mg/dl oder einem ionisiertem Kalziumspiegel von <3 mg/dl vor, eine Hypomagnesiämie bei Serumspiegeln <1,5 mg/dl.

Ätiologie/Pathogenese. Hypotrophe und kranke Neugeborene sowie Frühgeborene entwickeln häufig im Verlauf der ersten Lebenstage eine Hypokalzämie. In utero werden Kalzium und Magnesium durch aktiven Transport von der Mutter auf das Kind übertragen. Innerhalb der ersten 2 Lebenstage nach der Geburt fallen die Kalzium- und Magnesiumspiegel des Kindes vorübergehend ab. Ein transitorischer Hypoparathyreidoismus als Ausdruck eines verminderten Ansprechens der Parathyreoidea auf diesen nach der Geburt einsetzenden physiologischen Abfall der Kalziumspiegel können diese Frühform der Hypokalzämie und einer Hypomagnesiämie erklären, die häufig asymptomatisch verläuft. Es besteht eine komplexe Interaktion zwischen Serumkalzium- und Serummagnesiumspiegeln. Eine Hypomagnesiämie ist meistens mit einer Hypokalzämie assoziiert. Die Parathormonspiegel steigen in der Regel nach dem 3. Lebenstag an. Eine angeborene Aplasie der Parathyreoidea (Di-George-Syndrom, Thymusaplasie) ist extrem selten. Die späte Manifestation der neonatalen Hypokalzämie (>7. Lebenstag) wird durch zu hohe Phosphatzufuhr mit der Nahrung (Kuhmilchernährung), Malabsorptionssyndrome, Hypomagnesiämie, oder inadäquate Vitamin-D-Zufuhr induziert, andere Ursachen sind selten.

Klinische Symptome. Bei Hypokalzämie und Hypomagnesiämie stehen Hyperexzitabilitat, Tremor, Myoklonien im Vordergrund; es können auch Laryngospasmen, Apnoen und Krampfanfälle auftreten. Die typischen Tetaniezeichen (Chvostek, Trousseau) werden gelegentlich beobachtet. Gelegentlich wird bei Hypokalzämie ein AV-Block beobachtet.

Therapie. Eine frühzeitige Kalziumsupplementation bei Risikopatienten kann eine Hypokalzämie verhindern. Kalzium sollte nach Möglichkeit oral appliziert werden. Bei symptomatischer Hypokalzämie ist Kalzium unter EKG-Kontrolle langsam intravenös injizieren. Extravasation von Kalzium führt zu schweren Nekrosen. Eine Magnesiumsubstitution ist nur bei symptomatischer Hypomagnesiämie indiziert.

Hypermagnesiämie

Eine langzeitige maternale Magnesiumtherapie während der Schwangerschaft (Präeklampsie, Tokolyse) kann zu exzessiv erhöhten Magnesiumspiegeln bei den Neugeborenen führen (>3 mg/dl). Ebenso wurden Hypermagnesiämien unter parenteraler Langzeiternährung beobachtet. Ein Neugeborenes mit Hypermagnesiämie fällt durch Lethargie, paralytischen Ileus, Mekoniumpfropf-Syndrom und gelegentlich einer Atemdepression auf, die eine maschinelle Beatmung erfordern kann.

Osteopenia prämaturorum

Sehr unreife Frühgeborene können durch eine inadäquate Kalzium- und Phosphatsupplementierung oder massive Kalziumverluste durch diuretische Langzeittherapie mit Furosemid eine schwere Demineralisierung des Skeletts davontragen. Die vermeidbare iatrogene Krankheit fällt durch gelegentlich multiple Spontanfrakturen der Rippen und Extremitäten auf. Die Serumkalzium- und Phosphatspiegel sind meistens im Normbereich. Durch eine differenzierte Diagnostik der Kalzium- und Phosphatausscheidung im Urin kann eine unzureichende Zufuhr dieser Mineralien vermutet werden. Unter einer täglichen adäquaten Kalzium- und Phosphatsupplementierung sollte diese Mineralisierungsstörung der Vergangenheit angehören.

Spätmetabolische Acidose

Bei 5–10 % aller unreifen Frühgeborenen mit fehlender oder trotz ausreichender Kalorienzufuhr zu langsamer Gewichtsentwicklung wurde im Verlauf der ersten Lebenswochen eine spätmetabolische Acidose (BE –10 bis –15) ohne eine gleichzeitig bestehende Grundkrankheit beobachtet. Als Ursache konnte eine zu hohe Eiweißzufuhr durch Formulaernährung gefunden werden. Die Eiweißbelastung führt vermutlich zu einer vermehrten Synthese von Säuren. Durch eine Proteinreduktion ist diese transitorische Störung rasch zu beheben.

Angeborene Hypothyreose

Siehe Kap. 65.

Neonatale Hyperthyreose

Definition. Die neonatale Hyperthyreose ist eine ernste transitorische Krankheit des Neugeborenen.

Äthiologie. Bei einer maternalen Autoimmunhyperthyreose treten während der Schwangerschaft zirkulierende thyreoideastimulierende IgG-Antikörper auf das Kind über. Auch nach scheinbar ausgeheilter mütterlicher Hyperthyreose oder nach Thyreodektomie und medikamentöser Supressionsbehandlung sind diese Antikörper weiterhin vorhanden.

Klinische Symptome. Circa 10–20 % der Neugeborenen hyperthyreoter Mütter erkranken innerhalb der ersten Lebenstage an den typischen Symptomen einer Hyperthyreose: Tachykardie, Hyperthermie, ausgeprägte Hyperexzitabilität, evtl. Krampfanfälle, Diarrhöe, Erbrechen und Gewichtsverlust. Gefürchtet ist ein irreversibles Herz- und Kreislaufversagen. Die Neugeborenen haben in der Regel eine Struma, einige Kinder fallen zusätzlich durch einen Exophthalmus auf. Bei einer mütterlichen thyreostatischen Behandlung ist durch den medikamentösen Effekt auf die fetale Schilddrüse mit einem verspäteten Auftreten der klinischen Symptome zu rechnen. Als mögliche Langzeitkomplikation ist eine psychomentale Beeinträchtigung der Kinder nicht ausgeschlossen.

Diagnose/Therapie. Engmaschiges Monitoring von TSH, T4 und fT4; Bestimmung spezifischer bei der Mutter nachgewiesener Schilddrüsenantikörper. Die symptomatische Behandlung reicht von der Therapie mit β-Blockern (Propranolol), Digoxin, Diuretika und Sedativa bis hin zum Einsatz von Thyreostatika (z.B. Carbimazol). Die Krankheit limitiert sich selbst, die Therapie sollte spätestens 2–3 Monate nach der Geburt beendet werden.

Maternale Phenylketonurie

Frauen mit bekannter Phenylketonurie (s. Kap. 39) müssen bereits vor der Konzeption eine optimale Einstellung der Serumphenylalaninkonzentration erhalten, um eine irreversible neurologische Schädigung des Fetus zu verhindern. Durch eine suboptimale diätische Einstellung der Schwangeren können toxische Phenylpyruvatprodukte eine schwere Hirnschädigung des Fetus verursachen.

Maternaler systemischer Lupus erythematodes

Ein systemischer mütterlicher Lupus erythematodes ist mit einem erhöhten Risiko für Aborte, Totgeburten und Frühgeburtlichkeit assoziiert. Neugeborene können durch die diaplazentar übertragenen maternalen Antikörper an einem neonatalen Lupus erythematodes erkranken. Die klinischen Symptome reichen von einem typischen Gesichtserythem, diskoidem Lupus erythematodes an Stamm und Extremitäten bis hin zu Thrombozytopenie, Leukozytopenie und Anämie. Ein kongenitaler kompletter AV-Block wird bei Nachweis von Antikörpern gegen die Kernantigene Ro und La beobachtet. Bisher wurden bei wenigen Neugeborenen mit Lupus erythematodes ein zusätzliches Vitium cordis und Fibrokardelastose beschrieben. Die Therapie dieser transitorischen Krankheit ist symptomatisch; bei kompletten AV-Block kann eine Herzschrittmacherimplantation notwendig werden.

Literatur

Cornblath M, Schwartz R (1993) Hypoglycemia in the neonate. J Pediatr Endocrinol 6/2: 113–29

Donaldson MDC, Grant DB (1997) Congenital hypothyreodism. In: Recent Advances in Pediatrics, Vol 15, Churchill Livingstone, London

Fujisawa Y, Yamashita K, Hirai N et al.(1997) Transient late neonatal hypocalcemia with high serum parathyroid hormone. J Pediatr Endocrinol Metabol 10/4: 433–6

Giles MM, Laing IA, Elton RA et al.(1990) Magnesium metabolism in preterm infants: Effects of calcium, magnesium and phosphorus. J Pediatr 117: 147–154

Horsman A, Ryan SW, Congdon PJ et al.(1989) Osteopenia in extremely low birth weight infants. Arch Dis Child 64: 485–489

60 Drogenabhängigkeit der Mutter (s. auch Kap. 32.3)

C. P. Speer

Weltweit, insbesondere aber in den Großstädten der westlichen Hemisphäre, wird eine steigende Anzahl drogenabhängiger Schwangerer betreut. Am häufigsten ist z.Z. die Kokainabhängigkeit, gefolgt von Heroinabusus und Polytoxikomanie.

Kokain. Bedingt durch die pharmakologische Wirkung des Kokains im Zentralnervensystem und peripheren Gefäßsystem – eine kurzzeitige, zum Teil ausgeprägte Vasokonstriktion – wird häufiger eine Abruptio placentae sowie akute und chronische plazentare Durchblutungsstörungen mit den Gefahren der intrauterinen fetalen Hypoxie beschrieben. Die Rate der intrauterinen Wachstumsretardierung, Frühgeburtlichkeit und Fruchttod ist bei Kokainabhängigkeit erhöht. Als direkter Kokaineffekt auf das zerebrale Gefäßsystem wurden zum Teil ausgedehnte Hirninfarkte und weitere vermutlich vaskulär bedingte Destruktionen des sich entwickelnden fetalen Gehirns beobachtet. Kinder kokainabhängiger Mütter sind häufig mikrozephal. Direkte postpartale Entzugserscheinungen sind bei den Neugeborenen nicht zu erwarten; die Langzeitprognose ist ungewiß. Es gibt Hinweise, daß die z. Teil leicht irritablen, hyperaktiven Kinder möglicherweise durch eine gestörte soziale Interaktion auffallen.

Heroin. Nach Heroinabusus der Mutter treten in Abhängigkeit von der Dauer der Heroineinnahme, der Höhe der Dosis und dem Intervall der letzten Dosis bis zur Geburt zum Teil schwere Entzugserscheinungen auf. Innerhalb von 24–72 Stunden nach der Geburt fallen die Neugeborenen durch folgende Symptome auf: Hyperexzitabilität, Tremor, Unruhe, muskulärer Hypertonus, Temperaturerhöhung, Schwitzen, hochfrequentes Schreien, Erbrechen, Diarrhöe, Tachykardie, „verstopfte“ Nase, auffälliges Niesen und selten zerebrale Krampfanfälle. Die Therapie ist symptomatisch (Phenobarbital, Chlorpromacin, Tinctura opii). Die Anzahl Frühgeborener und hypotropher Kinder ist in dieser Hochrisikogruppe erhöht. Vermutlich wird durch die endogene Freisetzung von Glukokortikoiden die fetale Lungenreifung akzeleriert. Die Kinder sind durch maternale Infektionen wie Hepatitis B, C und möglicherweise D sowie HIV-Transmission gefährdet. Der Nachweis von Heroin und seinen Metaboliten läßt sich am besten im Mekonium führen. Die Entwicklungsprognose der Kinder ist durch die erheblichen psychosozialen Probleme des familiären Umfelds mitbedingt als kritisch anzusehen. Ein erheblicher Anteil der Kinder heroinabhängiger Mütter wird im Laufe des ersten Lebensjahres in die Obhut von Pflegefamilien gegeben.

Methadon. Das Heroinersatztherapeutikum Methadon hat ähnliche Auswirkungen an das Neugeborene wie Heroin. Wesentliche Unterschiede sind jedoch die verspätet auftretenden und häufig über mehrere Lebenswochen anhaltenden Entzugserscheinungen; im Vergleich zu Heroin treten während des Methadonentzugs häufiger zerebrale Krampfanfälle auf.

Polytoxikomanie. In Abhängigkeit von den während der Schwangerschaft eingenommenen Medikamenten und Drogen können die Neugeborenen zum Teil schwere und protrahierte Entzugserscheinungen durchmachen; besonders gefürchtet ist der Benzodiazepinentzug. Zur Identifizierung der mißbrauchten Substanzen sollten eine differenzierte Analytik der ersten kindlichen Urinproben sowie des Mekoniums erfolgen.

Alkohol. Die Inzidenz der embryofetalen Alkoholsyndrome wird auf 1:750 Lebendgeborene geschätzt; ca. 40% der Kinder alkoholabhängiger Mütter weisen typische Fehlbildungen, Stigmata und Entwicklungsauffälligkeiten des embryofetalen Alkoholsyndroms auf: u.a. intrauterine Wachstumsretardierung, Mikrozephalie, Hirsutismus, typische Fazies, Augenfehlbildungen, Herzfehler, selten Nierenfehlbildungen, Entwicklungsverzögerung und Intelligenzminderung. Bei exzessiver mütterlicher Alkoholabhängigkeit bis zum Zeitpunkt der Geburt ist mit Entzugserscheinungen des Neugeborenen zu rechnen. Die psychointellektuelle Langzeitprognose von Kindern mit embryofetalem Alkoholsyndrom ist ungünstig.

Rauchen. Die Nebenwirkungen des mütterlichen Zigarettenkonsums sind gut dokumentiert und zeigen eine Dosis-Wirkungs-Beziehung. Die perinatale Sterblichkeit ist in diesem Risikokollektiv erhöht; die Kinder weisen eine mehr oder weniger ausgeprägte intrauterine Wachstumsretardierung und eine postnatale Entwicklungsverzögerung auf.

Literatur

Bays J (1990) Substance Abuse and Child Abuse. Pediatr Clin North Am 37: 881–904
Bell GL, Lau K (1995) Perinatal and neonatal issues of substance abuse. Pediatr Clin North Am 42: 261–281
Dusick, AM, Covert RF, Schreiber MD et al.(1993) Risk of intracranial hemorrhage and other adverse outcomes after cocaine exposure in a cohort of 323 very low birth weight infants. J Pediatr 122: 438–45
Stiete H, Stiete S, Jahrig D, Briese V, Willich SN (1995) Risikogruppen Neugeborener diabetischer Mütter in Abhängigkeit von ihrem somatischen Outcome und der mütterlichen diabetischen Stoffwechsellage in der Schwangerschaft. Z Geburtshilfe Neonatol 199/4: 156–162
Zürrer M, Biedermann K, Rudin Ch et al.(1995) Frühgeburtlichkeit bei HIV-infizierten Frauen. Z Geburtsh Neonatol 199: 58–64

61 Vorwiegend perinatal und postnatal erworbene Infektionen

R. Roos

61.1 Bakterielle Infektionskrankheiten des Neugeborenen

Vorbemerkung. Bakterielle Infektionskrankheiten des Neugeborenen lassen sich in Lokal- oder Organinfektionen, systemische Entzündungsreaktionen (SER) (Synonym „klinische Sepsis“, engl. „systemic inflammatory response syndrome“ – SIRS) oder in eine Sepsis unterscheiden. Es gibt fließende Übergänge.

Bei Lokalinfektionen ist nur ein Organ betroffen, bei der SER finden sich klinische Zeichen einer Sepsis, die Blutkultur ist aber steril, während bei der Sepsis definitionsgemäß der Erreger in einer Blutkultur isoliert werden kann. Bakteriämie bezeichnet nur den Nachweis von Bakterien im Blut, im Englischen wird dieser Begriff synonym mit Sepsis verwendet.

Epidemiologie. In Perinatalstatistiken wird die *generalisierte Infektion* in einer Häufigkeit von 1,1–2,7% der Lebendgeborenen genannt. Nach einem vorzeitigen Blasensprung erkranken 3–5% der Neugeborenen an einer Infektion. Damit ist etwa die Hälfte der neonatalen Infektionen mit einem vorzeitigen Blasensprung assoziiert. Ein besonders hohes, und mit sinkendem Gestationsalter steigendes Infektionsrisiko haben Frühgeborene unter 32 SSW, zumal vorzeitige Wehen häufig durch ein Amnioninfektionssyndrom der Mutter ausgelöst werden. Sind Schwangere mit B-Streptokokken besiedelt und bestehen sonst keine geburtshilflichen Risiken, so erkranken 0,5 bis max. 1% aller Neugeborenen. Besteht zusätzlich ein Amnioninfektionssyndrom (z.B. vorzeitige Wehen, Fieber, vorzeitiger Blasensprung, Leukozytose), steigt das Infektionsrisiko um den Faktor 5–11.

Abhängig vom Zeitpunkt werden eine Sepsis mit frühem Beginn innerhalb der ersten 3 Lebenstage (engl. „early onset“) von einer Sepsis mit späterem Beginn nach dem dritten Lebenstag (engl. „late onset“) definiert. Unterschiede liegen neben dem Zeitpunkt und dem Übertragungsweg vor allem im Spektrum der häufigsten Infektionserreger (s.u.).

Ätiologie. Erreger, die innerhalb der ersten 3–4 Lebenstage zur Infektion führen, entstammen in der Regel der mütterlichen Rektovaginalflora. *ß-hämolysierende Streptokokken der Gruppe B* sind die häufigsten Erreger. Es folgen: *E. coli, S. aureus, Klebsiellen, Enterokokken, Streptokokken anderer Gruppen und Listeria monozytogenes.* 2–5% der Infektionen sind durch Anaerobier, besonders *Bacteroides fragilis*, bedingt.

Beginnt die Symptomatik später, handelt es sich um eine nosokomiale (horizontale) Infektion, d.h. der Erreger entstammt der Flora des Kindes und/oder der Umgebung. Am häufigsten werden grampositive Kokken wie koagulasenegative Staphylokokken, allen voran *S. haemolyticus* und *S. epidermidis* nachgewiesen. Gramnegative Keime, zumeist *Pseudomonas aeruginosa*, *Enterobacter*, Serratien, Klebsiellen oder auch *S. aureus* sind seltener und treten meist als Kleinraumepidemien auf. Pilzinfektionen, z.B. *Candida albicans*, sind zwar die Ausnahme, müssen aber bei beatmeten und sehr unreifen Frühgeborenen vor allem nach längerer antibiotischer Therapie und/oder parenteraler Ernährung in Betracht gezogen werden.

Die *Inkubationszeit* einer bakteriellen Infektion ist nicht definierbar. Infektionen durch Streptokokken der Gruppe B beginnen in der Regel unmittelbar nach der Geburt. Für *E.-coli*-Infektionen ist der Beginn am 2.–3. Lebenstag typischer.

Pathogenese und Pathologie. Risikofaktoren einer bakteriellen Sepsis können in mütterlich/geburtshilfliche, erregerbedingte und kindliche Pathogenitätsfaktoren unterteilt werden (Tabelle 61.1). Mütterliche Risikofaktoren für eine Infektion des Kindes sind sämtliche Kriterien, die auf eine mütterliche Infektion hindeuten. Beim vorzeitigen Blasensprung kommt es leicht zur Aszension der Keime aus der mütterlichen Rektovaginalflora. Dies ist auch bei intakter Fruchtblase möglich. Das Risiko ist erhöht bei vorzeitigem Blasensprung von >18 Stunden (>12 Stunden beim Frühgeborenen) oder Komplikationen wie z.B. Frühgeburt, perinatalem Schock des Neugeborenen, protrahierter Geburt oder Mekoniumaspirationssyndrom. Eine Tachykardie des Feten von >180/min macht wahrscheinlich, daß ein Neugeborenes bereits intrauterin infiziert wurde und fiebert. Die Inhalation oder Ingestion infizierten Fruchtwassers begünstigt eine Besiedelung der Atemwege, des Magens und Dünndarmes und von dort ausgehend eine Sepsis des Neugeborenen. Über Bakteriämie oder fokale Ausbreitung kann es zur Absiedelung der Erreger mit folgender Organinfektion wie Otitis media, Meningitis, Pneumonie, Osteomyelitis, Harnwegsinfektion etc. kommen.

Frühgeborene haben von der Mutter nur unzureichend Antikörper übertragen bekommen. Die Opsonisierung und damit Phagozytose von Erregern ist also verzögert. Die Erreger setzen Zellwandbestandteilen wie Endotoxin, Polysaccharide, Exotoxine oder andere Mediatoren der Entzündungsreaktion wie Kachektin, Interleukin-1 etc. frei. Damit wird die Kaskade der Entzündungsreaktion durch Zytokine (z.B. TNFα, Il-1, Il-6 u.a.) mit Permeabilitätsstörungen der Kapillaren, Exsudation von Eiweißen ins Gewebe oder die Alveolen der Lunge, Blutdruckabfall, Kardiotoxizität etc. getriggert. Folge ist eine systemische Entzündungsreaktion (SER). Zytokine werden aber infolge einer Vielzahl verschiedener Noxen – so u.U. durch den Geburtsstreß allein – ausgeschüttet. Deswegen sind die klinischen Symptome des SER nicht spezifisch und beweisen nicht a priori eine Infektion. Histologisch finden sich in der Lunge hyaline Membranen der Alveolen, in allen Geweben eine Infiltration durch polymorphkernige Zellen.

Klinische Symptome und Verlauf

SER und Sepsis. Klinisch fällt häufig nur auf, daß das Kind hypoton und weniger reaktiv ist. Aus diesem Grund hat der an sich sehr undifferenzierte Eindruck: „Das Kind sieht nicht gut aus“ oder „Das Kind gefällt mir heute gar nicht“ zwar eine sehr geringe Spezifität, aber eine hohe Sensitivität in der Diagnostik einer beginnenden Infektion. Meist beruht dieser Eindruck auf einer gestörten Hautperfusion (Rekapillarisierungszeit >3 sec) oder einer auffälligen Atmung wie Tachypnoe, Dyspnoe, Stöhnen oder apnoischen Pausen. Bevor bei einem reifen Neugeborenen die Diagnose eines idiopathischen Atemnotsyndroms gestellt wird, muß deswegen immer erst eine bakterielle Infektion ausgeschlossen werden.

Infizierte Neugeborene können bis 39°C oder darüber fiebern. Frühgeborene weisen dagegen eher eine auffällige Temperaturlabilität (Fieber oder Untertemperatur) oder eine Temperaturdifferenz von >2°C zwischen rektal oder der Peripherie (z.B. am Fuß) auf.

Im übrigen sind die in Tabelle 61.2 aufgeführten Symptome hinweisend auf eine Infektion eines Neu- bzw. Früh-

Tabelle 61.1. Risikofaktoren für neonatale Infektionen

Geburtshilfliche Risikofaktoren	Risikofaktoren des Kindes	Erregerbedingte Risikofaktoren
Amnioninfektionssyndrom	Unreife	Kapselpolysaccharide
Fieber sub partu		Oberflächenproteine
Vorzeitiger Blasensprung	Atemnotsyndrom	Adhäsine
Vorzeitige Wehen	Beatmung	Neuraminidase
Protrahierte Geburt	Parenterale Ernährung	Entotoxin
Grünes Fruchtwasser	Intravasale Katheter	Extrazelluläre Toxine
Mütterliche Harnwegsinfektion	Mangel humoraler Antikörper	Kachektin
Sepsis (z. B. Listerien) CRP >4 mg/dl	Wunden der Haut/Defekte der Schleimhaut	

Tabelle 61.2. Klinische Zeichen einer Sepsis des Neugeborenen

Betroffene Organe	Klinische Zeichen
Allgemeinzustand	„Das Kind sieht nicht gut aus", „Das Kind gefällt mir heute gar nicht", Trinkschwäche, Hypothermie oder Fieber, Berührungsempfindlichkeit
Herz, Kreislauf	Tachykardie >150/min, Blässe, Zentralisation mit schlechter Hautperfusion, Rekapillarisierungszeit >3 s
Atmung	Thorakale Einziehungen, Stöhnen, Apnoe, Dyspnoe, Tachypnoe; erhöhter Sauerstoffbedarf beim reifen Neugeborenen
Haut, Weichteile	Blässe, Zyanose, Petechien, Pusteln, Abszesse, Omphalitis, Paronychie, Ikterus, Ödeme
Magen-Darm-Trakt	Geblähtes Abdomen, Erbrechen, verzögerte Magenentleerung, Obstipation, Diarrhöe, Nahrungsverweigerung, fehlende Darmgeräusche
ZNS	Lethargie oder Irritabilität, Muskelhypotonie oder -hypertonie, Krampfanfälle, gespannte Fontanelle.

geborenen. Keines dieser Symptome, abgesehen von Hauteffloreszenzen wie Pusteln, Abszessen oder Omphalitis beweisen aber eine Infektion. Keines dieser Symptome ist also ein spezifischer, wohl aber ein sensitiver Hinweis auf eine Infektion.

Spätsymptome einer bakteriellen Infektion können sein: Ikterus (> 10 % konjugiertes Bilirubin), Lebervergrößerung, Thrombozytopenie, Petechien und die Zeichen einer Verbrauchskoagulopathie. Finalzeichen sind ein manifester septischer Schock mit Blutdruckabfall, graublassem Aussehen und metabolischer Acidose.

Meningitis. Die klinischen Zeichen einer Meningitis beim Neugeborenen sind unspezifisch und unterscheiden sich nicht von einer Sepsis. Die klassischen Zeichen des Meningismus des älteren Kindes wie Nackensteifigkeit fehlen. Hinweisend können eine gespannte Fontanelle, Erbrechen, ausgeprägte Apnoen, Krampfanfälle, Hemiparese, Hirnnervenausfälle oder Koma sein. Folge einer Meningitis ist häufig eine Schwerhörigkeit. Diese kann durch Messung otoakustischer Emissionen schon sehr früh diagnostiziert werden. Häufig sind ein Hydrozephalus oder subdurale Ergüsse Residuen einer Meningitis. Eine Meningitis ist heute dank verbesserter Überwachung von Schwangeren und Neugeborenen selten.

Osteomyelitis. Eine Osteomyelitis beim Neugeborenen verläuft anfangs blande. Besonders häufig sind die Metaphysen der langen Röhrenknochen befallen. In ca. 10 % der Fälle finden sich klinisch stumme Zweitherde. Häufig fällt nur eine schmerzbedingte Schonhaltung bzw. Schmerzen bei passiver Bewegung einer Extremität, z.B. beim Wechseln der Windeln, auf (Pseudoparalyse). Eine Osteomyelitis des Armes ist leicht mit einer Erbschen Plexusparese zu verwechseln. Sonst findet sich eine Rötung, Schwellung und Funktionseinschränkung. Oft bricht eine in der Metaphyse der langen Röhrenknochen beginnende Osteomyelitis ins benachbarte Gelenk ein mit nachfolgender Schwellung und Rötung, schmerzhaften Bewegungseinschränkung und eitrigem Erguß des Gelenkes.

Infektionen der Haut und der Weichteile. Infektionen der Haut sind relativ einfach zu erkennen. Sie manifestieren sich als Pusteln, Impetigo mit Blasen trüben oder eitrigen Inhaltes, Abszessen (Rötung und Schwellung) der Haut, der Brustdrüse oder der Kopfhaut, z.B. nach der Verwendung von Skalpelektroden sub partu. Eine Infektion des Nabels zeigt sich als eine auf die Bauchhaut übergreifende Rötung mit wässriger oder eitriger Sekretion oder schmierig eitrigen Belägen. Jede zu Beginn lokalisierte und blande Infektion der Haut kann rasch zu einer Sepsis fortschreiten. Sind die Erreger Streptokokken der Gruppe A oder B droht eine nekrotisierende Fasziitis mit rascher Progredienz und ausgedehneten Nekrosen der Haut, Subkutis und Muskulatur.

Harnwegsinfektionen. Harnwegsinfektionen werden beim Neugeborenen häufig übersehen, weil danach zu wenig gesucht wird. Die klinischen Symptome unterscheiden sich nicht von einer Sepsis. Die Neugeborenen sind irritabel, das Abdomen ist häufig gebläht, manche haben eine Diarrhöe mit wässrigen Durchfällen. Unter Umständen fallen Schreien bei Miktion (Dysurie) oder ein übel riechender Urin als wegleitende Symptome auf.

Pneumonie. Die klinischen Zeichen einer Pneumonie sind identisch mit der einer Sepsis. Dies ist verständlich, da Ausgangspunkt einer Sepsis des Neugeborenen oft Infektionen der Atemwege sind. Wegleitend sind Symptome der Ateminsuffizienz wie Dyspnoe, Nasenflügeln, lautes Stöhnen, thorakale Einziehungen, Zyanose und Hyperkapnie. Auskultatorisch fallen zu Beginn in den seltensten Fällen feuchte oder trockene Rasselgeräusche auf.

Nosokomiale Infektionen. Nosokomiale Infektionen werden definitionsgemäß im zeitlichen Zusammenhang mit einem Krankenhausaufenthalt erworben. Die Erreger entstammen teils der Umgebungsflora einer Klinik und werden meist via Hände der Betreuer auf das Neugeborene übertragen. Alternativ entstammen die Erreger der bakteriellen Besiedelung des Patienten selbst. Vor allem Katheterinfektionen bei parenteraler Ernährung und Pneumonien infolge einer Beatmung haben eine große Bedeutung.

Erreger einer katheterassoziierten Infektion sind meist koagulasenegative Staphylokokken (z.B. S. haemolyticus), seltener S. aureus, gramnegative Keime wie Serratia, Enterobakter, Pseudomonas aeruginosa u.a. Selten sind Pilze, allen voran Candida-Spezies. Die Symptome einer Katheterinfektion beginnen meist schleichend und sind in der Regel blande. Wegleitend sind Lethargie, geblähtes Abdomen, Apnoen, Fieber oder Temperaturinstabilität des Frühgeborenen. Selten ist eine bei Palpation schmerzhafte Rötung der Haut im Verlauf des Katheters zu sehen.

Eine nosokomiale Pneumonie bei Beatmung eines Frühgeborenen kündigt sich mit einer Verschlechterung der Beatmungsparameter an. Der Sauerstoffbedarf in der Inspiration und der erforderliche Beatmungsdruck steigen, das Trachealsekret wird reichlicher, trüber oder gelblich gefärbt. Radiologisch finden sich neue Infiltrationen. Husten ist die Ausnahme, Apnoen fallen beim beatmeten Neugeborenen kaum auf.

Diagnose. Eine *Leukozytopenie* unter 6,0/nl oder Granulozytopenie unter 2,0/nl und (eingeschränkt) eine Leukozytose über 30,0/nl nach Abzug der Erythroblasten sind ein Hinweis auf eine bakterielle Infektion. Dabei ist eine Leukozytopenie unter 6,0/nl bzw. neutrophile Granulozyten <1,75/nl praktisch beweisend, allerdings nicht sehr häufig, da es sich eher um Zeichen einer fortgeschrittenen Infektion handelt. Dies gilt aber nur für die ersten 4–5 Lebenstage, da danach die Leukozytenzahlen generell abfallen.

Spezifität und Sensitivität einer *Linksverschiebung* sind altersabhängig. So ist ein I/T-Wert von >0,2–>0,4 (I/T = „immature/total“: Stabkernige/Gesamtzahl der neutrophilen Granulozyten) am 1. Tag nach Geburt zwar ein sensibler, aber wenig spezifischer Hinweis auf eine Infektion, da dies auch bei einem gesunden Neugeborenen – wohl infolge des Geburtsstresses – gefunden wird. Ab dem 2. Lebenstag ist ein I/T-Wert von über 0,2 aber sowohl ein sensibler als auch spezifischer Parameter einer Infektion.

CRP-Werte beim Neugeborenen über 2,0 mg/dl (20 g/l) sind ein strenger, wenn auch nicht spezifischer Hinweis auf eine bakterielle Infektion in Verbindung mit Infektionssymptomen. Erhöhte CRP-Werte treten aber frühestens 8–12 Stunden nach Beginn der klinischen Symptomatik einer bakteriellen Infektion auf. Das CRP ist deswegen eher ein Spätsymptom und initial, auch bei fortgeschrittener klinischer Symptomatik einer Infektion, wenig sensibel. Andere Indikatoren von Entzündungen, z. B. die *proinflammatorischen Zytokine* TNF α, IL-1β, IL-6 oder IL-8 und das *Prohormon Procalcitonin* (PCT) werden im Verlauf einer Sepsis deutlich früher gebildet als das Akute-Phase-Protein CRP, eignen sich deswegen besser zur Frühdiagnostik einer Infektion.

Weitere *unspezifische Laborwerte* für eine bakterielle Infektion sind eine Hypo- oder Hyperglykämie, Glukosurie, Hyponatriämie, Hypokalzämie, Hypophosphatämie und vor allem eine metabolische Acidose.

Wichtig zur gezielten antibiotischen Therapie der Infektion ist, alle Möglichkeiten auszuschöpfen, den *Erreger zu identifizieren.* Dazu ist es hilfreich, zunächst die Keime zu erfassen, denen das Neugeborene pränatal exponiert gewesen ist und die deswegen in erster Linie als Infektionserreger in Frage kommen.

Ein *Zervix- oder Vaginalabstrich der Mutter* ist diagnostisch wertvoll, wenn Zeichen eines Amnioninfektionssyndroms wie Fieber, vorzeitige Wehen, vorzeitiger Blasensprung oder eine Leukozytose über 17,0/nl oder ein CRP >4,0 mg/dl vorliegen.

Beim Neugeborenen finden sich die Keime der mütterlichen Rektovaginalflora im Gehörgang bzw. im Magensaft. Es ist deshalb sinnvoll, unmittelbar nach Geburt bei Infektionsverdacht Ohrabstriche oder den Magensaft, bei Beatmung auch Trachealsekret, bakteriologisch zu untersuchen. Keimnachweise in diesen Abstrichen sind aber *nur* in Zusammenhang mit einer entsprechenden klinischen Symptomatik oder mit pathologischen Laborwerten des Neugeborenen sinnvoll und erleichtern dann die kalkulierte antibiotische Therapie.

Unabdingbar bei Verdacht auf eine Infektion sind eine aerobe und anaerobe Blutkultur vor Beginn einer Antibiotikatherapie. Das ideale Verhältnis von Blut zu Kulturmedium beträgt 1:10. Auch bei optimaler Technik finden sich nur bei höchstens 20 % der aufgrund klinischer Symptome diagnostizierten „Infektionen“ (SER) eine positive Blutkultur.

Im Urin weist ein positiver Kulturbefund nur dann auf eine Infektion hin, wenn der Urin durch eine suprapubische Blasenpunktion oder Katheterisierung gewonnen worden ist. Die Gewinnung eines Mittelstrahlurines ist technisch fast nie möglich.

Eine Meningitis bei einem Neugeborenen kann nur durch eine Lumbalpunktion ausgeschlossen oder bewiesen werden. Die Liquordiagnostik bei Meningitisverdacht umfaßt: Zellzahl mit Differenzierung, Eiweiß-, Glukose- und evtl. Laktatkonzentration sowie Blutzucker. Hinweisend auf eine Meningitis sind >0,1 Zellen/nl, davon meist >90 % Granulozyten, eine Liquorglukose von <40 % der Blutglukose und eine Eiweißerhöhung von >100 mg/dl. Der diagnostische Gewinn einer Lumbalpunktion zum Nachweis der heute seltenen Meningitis muß allerdings kritisch gegenüber der Belastung bei instabilen Frühgeborenen durch die Lumbalpunktion abgewogen werden. Ist die Meningitis eher unwahrscheinlich, und das gilt bei sehr frühem Erfassen der Symptome, normalem CRP-Wert und blandem Verlauf der Infektion, kann im Einzelfall auf die Lumbalpunktion verzichtet werden.

Prophylaxe. Gesichert ist der prophylaktische Wert einer Gabe von Ampicillin intrapartal an Schwangere, die mit B-Streptokokken besiedelt sind und zusätzliche Risikofaktoren aufweisen wie vorzeitige Wehen, vorzeitigen Blasensprung, Fieber oder CRP-Erhöhung über 4 mg/dl. Diese antibiotische Prophylaxe wird seit neuerem auch für Schwangere allein mit vorzeitigem Blasensprung >24 Stunden ohne andere Risikofaktoren wie Frühgeburtlichkeit etc. für sinnvoll erachtet.

Verschiedentlich wurde untersucht, ob die prophylaktische Gabe von intravenösen Immunglobulinen an Frühgeborene die Inzidenz von Infektionen senkt. Die Ergebnisse verschiedener Studien sind kontrovers. Allenfalls sehr unreife Frühgeborene <1.000 g können von der Gabe von Immunglobulinen (500 mg/kg pro Woche, bzw. bis IgG-Spiegel von >700 mg/dl) in Form einer reduzierten Inzidenz nosokomialer Infektionen profitieren. Viele Frühgeborene sind schon zum Zeitpunkt der Geburt infiziert, und die Prophylaxe kommt zu spät. Die Nebenwirkungen der Immunglobulingabe (erhebliches Volumen) sind bei Frühgeborenen kaum untersucht. Denkbar sind eine erhöhte Inzidenz von Hirnblutungen und eine Verschlechterung der Beatmungssituation (Übertritt von Eiweiß ins Interstitium der Lunge). Aus diesen Gründen erscheint *derzeit* die Gabe von Immunglobulinen an Neu- oder Frühgeborene zur Prophylaxe nosokomialer Infektionen nicht sinnvoll oder erforderlich.

Therapie. Entscheidend für eine erfolgreiche Therapie ist der frühzeitige Beginn beim ersten klinischen Verdacht vor Entwicklung des septischen Schocks. Zum Therapiebeginn ist aber der Erreger einer Sepsis noch nicht bekannt – die Wahl des Antibiotikums erfolgt also empirisch.

Dabei ist folgendes zu berücksichtigen:

- Das Erregerspektrum ist altersabhängig (s.o.).
- *Listerien und Enterokokken* werden von Cephalosporinen nicht erfaßt.
- Sowohl Aminopenicillin/Aminoglykosid- als auch Cephalosporin/Aminopenicillin-Kombinationen erfassen meist nicht Anaerobier wie B. fragilis, oder koagulasenegative Staphylokokken, Enterobacter spp. und Pseudomonas sp.
- *E. coli* ist bis zu 30 % Ampicillin-resistent.
- Aminoglykoside penetrieren schlecht in Liquor und Gewebe und sind deshalb als Monotherapie, z.B. einer Meningitis, nicht ausreichend.
- Der Einfluß der antibiotischen Therapie auf die bakterielle Besiedelung der Neugeborenen und folgende nosokomiale Infektionen: Nach einer Behandlung mit Aminoglykosiden und Aminopenicillinen besteht die Gefahr der Selektion von Klebsiellen und anderer *Enterobacteriaceae*. Nach einer Therapie mit Cephalosporinen werden häufig koagulasenegative Staphylokokken, *Enterobacter*, Pseudomonaden und Enterokokken selektioniert.

Diese Gesichtspunkte sind je nach Situation unterschiedlich zu werten. So kann es keine einheitliche Empfehlung für eine empirische Antibiotikakombination geben. Zur Wahl steht eine Kombination eines Aminopenicillins (z.B. Ampicillin) bzw. eines Acylaminopenicillins (z.B. Mezlocillin, Piperacillin) mit einem Aminoglykosid. Eine Alternative ist eine Kombination aus einem Cephalosporin der 2. oder 3. Generation mit einem Aminopenicillin. (s. Übersicht unten). Nur bei einer B-Streptokokkensepsis ist ein synergistischer Effekt zwischen Ampicillin und einem Aminoglykosid klinisch wahrscheinlich. Die Antibiotikawahl nosokomialer Infektionen unterscheidet sich von der Initialtherapie (s. Übersicht unten). Die Dauer der antibiotischen Therapie sollte möglichst kurz sein (Tabelle 61.3)

Tabelle 61.3. Dauer der antibiotischen Therapie

Dauer	Indikation
2 Tage	sobald klinischer Verdacht bei negativen bakteriellen Kulturen entfällt, Antibiotika *sofort* absetzen;
bis 7 Tage	bei klinisch blandem Verlauf ohne Erregernachweis (SER)
7 (–10) Tage	bei Sepsis mit positiver Blutkultur
>10 Tage	bei Meningitis 2–3 Wochen, bei Osteomyelitis nicht unter 3 Wochen i.v.
keine Therapie:	positive Abstrichkulturen ohne klinische Symptomatik

Empirische Antibiotikatherapie in den ersten 3 Lebenstagen

Dosierungen s. Tabelle 61.4.

- *Initiale Standardtherapie nach Abnahme von Blutkulturen:*
  - Ampicillin (oder ein anderes Aminopenicillin);
  - + Cefotaxim oder Cefotiam (o.ä.);
  - + (fakultativ) Aminoglykosid;
  - Alternative: Ampicillin + Aminoglykosid.
- *Bei Meningitis oder -verdacht:*
  - Ampicillin 200–300 mg/kg/Tag i.v. in 3 ED (oder Piperacillin);
  - + Cefotaxim 150–200 mg/kg/Tag i.v. in 2–3 ED;
  - + Aminoglykosid.
- *Bei Versagen der initialen Therapie am ersten Tag* (cave: Anaerobierinfektion oder NEC):
  - Standardtherapie ergänzen: Metronidazol.

Empirische Therapie bei nosokomialen Infektionen:

- *Erreger unbekannt:*
  - Ceftazidim + Aminoglykosid oder Vancomycin oder
  - Imipenem, Alternative: Meropenem + Vancomycin
- *Bei Verdacht auf systemische Pilzinfektion:*
  - Amphotericin B + Flucytosin,
  - Dauer der Therapie abhängig von klinischer Symptomatik,
- *Erreger bekannt, Resistenztestung steht aus:*
  - S. epidermidis: Vancomycin, cave: Selektion von Klebsiellen;
  - Pseudomonas aeruginosa: Ceftazidim + Tobramycin;
  - Enterobacter: Imipenem (Meropenem) + Aminoglykosid;
  - E. coli, Klebsiellen, Serratia, Proteus, H. influenzae, Pneumokokken: Cefotaxim (+ Aminoglykosid);
  - A- und B-Streptokokken: Penicillin G (evtl. + Aminoglykosid);
  - S. aureus: Cefuroxim oder Cefotiam (+ Netilmicin);
  - Enterokokken: Ampicillin (+ Aminoglycosid);
  - B. fragilis u.a. Anaerobier: Metronidazol (oder Meropenem);
  - Listerien: Ampicillin + Aminoglykosid, evtl. Rifampicin;
  - Herpes simplex: Aciclovir 60 mg/kg/Tag i.v. in 3 ED.

Die Dosierungen der wichtigsten Antibiotika finden sich in Tabelle 61.4. Genauso wichtig wie die antibiotische Therapie ist die adjuvante Therapie zur Stabilisierung der Vitalfunktionen. Je nach Verlauf müssen folgende Therapiemöglichkeiten erwogen werden:

- Frühzeitige Beatmung bei respiratorisch instabilem Kind;
- Stabilisierung des Blutdruckes;
- Volumengabe bis zu 20 ml/kg in 30 min bis 2 h Elektrolytlösungen, Serum oder „fresh frozen plasma“ (cave: Volumenüberladung und intrakranielle Blutung);
- Katecholamine Dopamin 2–4–10 (–20) µg/kg/min i.v. über zentralen Zugang;
- bei persistierender Hypotension Noradrenalin 0,05 (-1,0) µg/kg/min;
- exakte Flüssigkeitsbilanzierung;
- bei Verbrauchskoagulopathie (DIC): Vitamin K, AT III. evtl. „fresh frozen plasma“;
- bei Thrombozytopenie < 25.000 bzw. < 50.000/mm^3 und Blutung Thrombozytenkonzentrat: 10 ml/kgKG erhöhen Thrombozyten um 50–100.000/mm^3;
- bei Frühgeborenen < 1500 g Immunglobuline 500 mg/kg/Tag bis Serumspiegel von IgG > 700 mg/dl evtl. erwägen, die Letalität läßt sich dadurch jedoch nicht reduzieren;
- Ausgleich von Hypoglykämie, metabolischer Acidose, Elektrolytverschiebungen, Anämie.

Tabelle 61.4. Dosierungen wichtiger intravenös applizierter Antibiotika, Antimykotika und Virustatika in der Neonatalzeit bis zum 3. Lebensmonat

Substanz	Tagesdosis [mg (IE)/kg KG]	Einzeldosis	Anzahl [ED]	Bemerkungen
Aciclovir	60		3	bei Herpes-simplex Sepsis oder -Enzephalitis
Amikacin	<30 SSW	7,5	1	erwünschte Serumspiegel vor Dosis <4 mg/l, nach Dosis 10–20 mg/l
	30–37 SSW		1	
	<28 Tage:	10,0	1	
	>28 Tage:	7,5	2	
	>37 SSW 15	15	2	
Aminoglykoside wie Gentamicin, Netilmicin, Tobramycin	<30 SSW 3,5	3,5	1	erwünschte Serumspiegel vor Dosis <2 mg/l, nach Dosis 5–10 mg/l
	30–37 SSW 3,5 (ED!)	3,5 (ED!)	1,5 (18stdl.)	
	>37 SSW 7,5	7,5	2	
Amphotericin B	initial 0,1 dann pro Tag steigern bis 0,4–0,5 (–1 mg)		1	Infusion in 4–6 Std.
Ampicillin	150–200 (–400)		3	
Azlocillin	150–200 (–400)		3	
Cefalosporine 2. und 3. Generation	100 (–200)		2–3	
Chloramphenicol	<2 Lebenswoche :	25	1	erwünschter Spiegel 10–25 mg/l, 2tägig Retikulozyten!
	3. und 4. Woche:	50	2	
	nach 4. Woche:	50–100	3–4	
Clindamycin	Frühgeb. <4 Wochen:	15	3	
	Frühgeb. >4 Wochen:	20	3	
	Neugeb. >1 Woche:	20–40	3	
Erythromycin	40		3	Infusion über 1 Std. Cave: Arrhythmien venenwandreizend
Flucloxacillin	50–100		3	
Flucytosin	60–80 (–150)		3	
Fluconazol[a]	6 (–10)		1	1. Lebenswoche alle 2 Tage, dann täglich
Fosfomycin	Neugeb. <4 Wochen:	100	2	1 g = 14,5 mval Na!
	Säuglinge:	200–250	3	
Ganciclovir[a]	10		2	cave: myelotoxisch
Imipenem[a]	60–80 (–120)		4	ED in 1 Std. applizieren
Meropenem[a]	60–80		3	
Metronidazol	20 (–30)		1–3	
Mezlocillin	150–200 (–300)		3	
Penicillin G	100.000–300.000 (–500.000)		4–6	Penicillin G
Piperacillin	150–200 (–400)		3	
Teicoplanin	initial 16, ab 2. Therapietag 8		1	Spiegelkontrollen nicht erforderlich
Vancomycin	<30 SSW	15	1	erwünschte Spiegel vor Dosis <5 –10 mg/l, nach Dosis 25–40 mg/l
	30–37 SSW	15	1,5 (18stdl.)	
	>37 SSW	30	2	

[a] Substanzen sind derzeit nicht zur Anwendung bei Säuglingen unter 3 Monaten zugelassen und dürfen nur im „Heilversuch" nach Aufklärung und Zustimmung durch die Erziehunsberechtigten eingesetzt werden.

Literatur

Bone RC (1991) Let's agree on terminology: Definitions of sepsis. Crit Care Med 19: 973–998

Centers for Disease Control and Prevention (1996) Prevention of perinatal group B streptococcal disease: a public health perspective. MMWR 45: 1–25

DaSilva O, Ohlsson A, Kenyon C (1995) Accuracy of leucocyte indices and c-reactive protein for diagnosis of neonatal sepsis: a critical review. Pediatr Infect Dis J 14: 362–366

Escobar,GJ, Zukin T, Usatin MS, Lemesurier J, Honeychurch D, Armstrong MA, Folck B (1994) Early discontinuation of antibiotic treatment in newborns admitted to rule out sepsis: a decision rule. Pediatr Infect Dis J 13: 860–866

Merenstein, GB (1992) Neonatal sepsis. Curr Opin Infect Dis 5: 553–557

Messer J, Eyer D, Donato L, Gallati H, Matis J, Simeoni U (1996) Evaluation of interleukin-6 and soluble receptors of tumor necrosis factor for early diagnosis of neonatal infection. J Pediatr 129: 574–580

Roos R (1998) Sepsis des Neugeborenen: Prävention und adjuvante Therapie mit intravenösen Immunglobulinen. In: Wahn V (Hrsg) Intravenöse Immunglobuline, Zukünftige Indikationen in der Pädiatrie. Springer, Berlin Heidelberg New York Tokyo

Roos R, Bühler S, Kraeft H, Handrick W (1992) Infektionen durch Streptokokken der Gruppe B bei Neugeborenen und Kindern. Ergb Inn Med Kinderheilk 60: 103–149

Saez-Llorens, McCracke GH (1993) Sepsis syndrome and septic shock in pediatrics: current concepts of terminology, pathophysiology and mangement. J Pediatr 123: 497–507

Chlamydia trachomatis

Vorbemerkung. Chlamydia trachomatis verursacht beim Neugeborenen Infektionen wie Konjunktivitis, Pharyngitis, Otitis media und Pneumonie. Spezielle Serogruppen sind in Entwicklungsländern Erreger des Trachoms.

Epidemiologie. Chlamydia trachomatis kommt ubiquitär vor. Erreger urogenitaler Infektionen sind Ch. trachomatis der Serogruppen D-K. Die Übertragung erfolgt vor allem über sexuelle Kontakte. Ch. trachomatis ist ein häufiger Erreger einer Urethritis beim Mann bzw. einer Zervizitis und Salpingitis der Frau. Bis zu 30% der Schwangeren haben spezifische Antikörper. Der Erreger läßt sich im Zervixabstrich bei 5–10% Schwangerer nachweisen. Bei Geburt kommt es in ca. 50% zur Übertragung auf das Neugeborene, in bis zu 30% zur Konjunktivitis; 20% der Neugeborenen haben im späteren Verlauf eine Pneumonie. Die Serogruppen A-C, Erreger des Trachoms, spielen in Mitteleuropa keine Rolle.

Ätiologie. Chlamydien sind kokkoide gramnegative Stäbchen, die sich nur in einer Wirtszelle vermehren. Serologisch können sie in die Gruppen A-K unterschieden werden.

Pathogenese und Pathologie. Extrazellulär vorkommende Elementarköperchen gelangen in das Zellinnere und können dort mittels Giemsa- bzw. Fluoreszenzfärbung nachgewiesen werden. Ausgehend von einer Konjunktivitis kann es zu deszendierenden Infektionen des Respirationstraktes kommen. Es wird diskutiert, ob die Infektion zum fibrotischen Umbau der Lunge führen kann. Im Verlauf kommt es zur Bildung spezifischer sIgA-Antikörper.

Klinische Symptome und Verlauf. Eine *Ch.-trachomatis-Konjunktivitis* wird zwischen dem 5. und 14. Lebenstag manifest. Es kommt zum meist einseitigen Lidödem, zur Rötung und schleimig eitrigen, selten hämorrhagischen Absonderung. Die Conjunctiva palpebralis zeigt eine follikuläre Infiltration. Unbehandelt hat sie einen protrahierten Verlauf, heilt aber folgenlos ab. Eine Pannusbildung ist möglich, eine Destruktion der Cornea wie beim Trachom tritt fast nie ein.

Die *Ch.-trachomatis-Pneumonie* folgt in knapp der Hälfte einer unbehandelten Konjunktivitis. Der Beginn ist meist schleichend mit Tachypnoe, Dyspnoe, Apnoen, mangelnder Gewichtszunahme, ohne Fieber. Der Husten ist anfangs trokken, anfallsweise stakkatoartig, aber ohne die für Pertussis typische Inspiration. Anfangs sind keine feuchten Rasselgeräusche zu hören. Der Verlauf ist protrahiert, meist leicht, schwerere Verläufe mit Sauerstoffbedarf oder Beatmung sind selten. Etwa die Hälfte der Kinder haben eine begleitende Otitis media. Sehr selten sind schwere Verläufe mit Hepatitis, Hepatosplenomegalie, Gastroenteritis oder Myokarditis.

Diagnose. Der Erreger kann im Direktpräparat, durch PCR oder Kultur nachgewiesen werden. Da der Erreger in den Epithelzellen sitzt, müssen diese beim Abstrich der Konjunktiven (oder der Urethra) durch entsprechenden mechanischen Nachdruck gewonnen werden. Das Direktpäparat kann (mit zunehmender Sensitivität) nach Giemsa, mit einer Jodlösung oder fluoreszenzserologisch gefärbt werden. Sensitiver und spezifischer ist der Erregernachweis mit der PCR. Die Isolierung des Erregers auf Zellkulturen ist aufwendig und hat für die Routinediagnostik keine Bedeutung. Antikörper können im indirekten Immunfluoreszenztest oder im ELISA nachgewiesen werden. Da die Durchseuchung der Bevölkerung jedoch relativ hoch ist – bis zu 30% Ch.-trachomatis-Antikörpernachweis im Nabelschnurblut – hat dieser diagnostisch keine Bedeutung. Im Blutbild findet sich in ca. 50% eine Eosinophilie, die Immunglobuline IgG und IgM sind quantitativ erhöht.

Differentialdiagnose. Es muß auch an Infektionen durch andere Erreger wie Mykoplasmen, Ureaplasmen, RSV oder andere Viren gedacht werden. Erreger einer Konjunktivitis sind häufig S. aureus, H. influenzae, Streptokokken, seltener auch andere gramnegative Erreger.

Therapie. Die Therapie einer Pneumonie erfolgt mit Erythromycin 40–60 mg/kg/Tag in 3 ED i.v. oder oral je nach Situation (alternativ Clarithromycin) für mindestens 14 Tage. Es ist nicht erwiesen, daß dadurch der klinische Verlauf modifiziert werden kann, der Erreger wird aber rasch eliminiert. Da Ch. trachomatis häufig deszendiert, soll auch bei der Konjunktivitis eine systemische Therapie mit Erythromycin erfolgen. Ob dann noch eine lokale Applikation von Erythromycin (Salbe oder Tropfen je nach Situation) erforderlich ist, erscheint fraglich. β-Laktam-Antibiotika, Aminoglykoside, Metronidazol, Linkosamide und Chloramphenicol sind unwirksam. Allgemeinsymptome wie Husten, Atemnot etc. werden symptomatisch behandelt.

Prävention. Wichtig ist das Screening der Mütter auf Infektion durch Ch. trachomatis, wie sie in den Empfehlungen zur Mutterschaftsvorsorge vorgesehen sind. Durch eine Behandlung der Schwangeren mit Erythromycin, läßt sich die Übertragung des Erregers auf ihr Neugeborenes weitgehend vermeiden. Die Credé-Prophylaxe verhindert eine Chlamydienkonjunktivitis nicht mit Sicherheit, effektiv und billig wäre eine 2,5%-Polyvidonjodsalbe. Die Nebenwirkungen der Applikation von Jod bei Neugeborenen sind aber nicht ausreichend geklärt. Eine nosokomiale Übertragung von Ch. trachomatis spielt keine Rolle. Eine Isolierung entfällt deswegen.

Prognose. Die Konjunktivitis hinterläßt im Gegensatz zum Trachom keine Schäden. Der Verlauf einer Pneumonie ist in der Regel blande. Selten sind schwere Verläufe mit Sauerstoffbedarf, evtl. sogar Beatmung. Bei Frühgeborenen wurde über Todesfälle berichtet. Die Entstehung einer Lungenfibrose aufgrund einer Ch.-trachomatis-Pneumonie wird diskutiert, ist aber nicht bewiesen.

Literatur

Isenberg SJ, Apt L, Wood M (1995) A controlled trial of polyvidone-iodine as prophylaxis against ophthalmia neonatorum. New Eng J Med 332: 562–566

Hoyme UB (1997) Mutterschaftsrichtlinien und Chlamydienscreening. Z Geburtsh Neonatal 201: 113–114

Parravicini E, Fontana C, Paterlini GL, Tagliabue P, Rovelli F, Leing K, Stark R (1996) Iodine, Thyroid function, and very low birth weight infants. Pediatrics 98: 730–734

Infektionen durch Ureaplasma urealyticum und Mykoplasma hominis

Vorbemerkung. Infektionen durch U. urealytikum oder Mykoplasma hominis führen bei Schwangeren zur Infektion des Amnions und bei sehr unreifen Frühgeborenen zu relativ bland verlaufenden, aber persistierenden Infektionen, die das Risiko einer bronchopulmonalen Infektion erhöhen.

Epidemiologie. Männer sind urogenital zu ca. einem Drittel mit Ureaplasmen besiedelt. Bei Frauen ist die Besiedelung mit niedrigem sozioökonomischem Status, sexueller Aktivität, Anzahl der Sexualpartner und Einnahme oraler Kontrazeptiva assoziiert. Schwangere sind in bis zu 80 % vaginal mit U. urealyticum und bis zu 50 % mit M. hominis besiedelt. Die Übertragung auf Frühgeborene kann in utero über intakte Membranen, bei vorzeitigem Blasensprung, bei Sektio oder bei vaginaler Geburt erfolgen. Die Transmissionsrate von Ureaplasmen besiedelter Müttern auf ihre Neugeborenen beträgt knapp 50 %, bei Frühgeborenen sogar bis 80 %. Ureaplasmen persistieren bei Neugeborenen in der Schleimhaut und Haut in bis zu 10 %.

Ätiologie. Ureaplasma urealyticum gehört zu den Mykoplasmen. Sie sind wie M. hominis ohne Zellwand, deswegen nicht empfindlich gegenüber β-Laktam-Antibiotika. Es werden 14 verschiedene Serovare der Ureaplasmen unterschieden.

Pathogenese und Pathologie. Ureaplasmen führen häufig zu einer Chorioamnionitis, damit zum vorzeitigen Blasensprung und dürften deswegen erheblich zur Frühgeburtlichkeit beitragen. Je nach Infektionszeitpunkt wurden Aborte und Totgeburten mit einer Ureaplasmainfektion assoziiert. Bei Frühgeborenen und anderen immunkompromittierten Individuen führen Ureaplasmen zu relativ blanden, aber persistierenden Infektionen und begünstigen infolge einer Pneumonie eine bronchopulmonale Dysplasie. Histologisch finden sich bei Infektion mit U. urealytikum und M. hominis in den Eihäuten entzündliche Infiltrate.

Klinische Symptome. Eine aszendierende Infektion durch U. urealytikum oder M. hominis kann in der Frühschwangerschaft zum Abort führen. Dieser wird bei einer Reinkultur von U. urealyticum in Amnionflüssigkeit und entzündlichen Infiltraten in Geweben von Abortmaterial wahrscheinlich. Während Neu- und Frühgeborene >32 SSW kaum je Infektionssymptome aufweisen, sind diese bei unreifen Frühgeborenen gehäuft. Die häufigste klinische Manifestation ist eine Pneumonie. Diese kann angenommen werden, wenn U. urealyticum oder M. hominis im Trachealsekret bei Frühgeborenen gefunden wird, die Anzeichen einer Infektion der Atemwege wie radiologisch erkennbare Infiltrate, Leukozytose, Granulozyten im Trachealsekret oder erhöhte Spiegel von Il-6 oder Il-8 im Serum aufweisen. Viele dieser Frühgeborenen müssen längere Zeit beatmet werden. Infektionen durch diese Erreger tragen damit erheblich zur Entstehung einer bronchopulmonalen Dysplasie bei. Infektionen durch U. urealytikum wurden auch mit einer persistierenden fetalen Zirkulation (PFC-Syndrom) assoziiert. U. urealyticum oder M. hominis können via Blutbahn in andere Organe streuen. Darüber kann es zu Infektionen des ZNS mit Pleozytose mononukleärer Zellen und Symptomen einer Meningitis oder Enzephalitis kommen.

Diagnose und Differentialdiagnose. Ähnliche Symptome können durch andere Erreger wie Chlamydia trachomatis, CMV oder bakterielle Erreger verursacht sein. Ureaplasmeninfektionen sind also in jedem Fall eine Ausschlußdiagnose.

Kulturell können U. urealytikum und M. hominis in Zervixabstrichen oder Amnionflüssigkeit bei der Schwangeren oder im Trachealsekret, Rachen-, Ohr-, Vaginal-, oder Rektalabstrich des Frühgeborenen nachgewiesen werden. Der Nachweis der Erreger erfolgt über aufwendige Kulturverfahren auf Spezialmedien. Ein PCR-Nachweis der Erreger ist verfügbar.

Therapie. Ureaplasmen sind meist empfindlich gegenüber Erythromycin, Clarithromycin, Tetrazyklin und Chloramphenicol. Ein mikrobiologischer Sensitivitätstest ist verfügbar, aber unsicher. Ein Therapieversuch erscheint plausibel bei beatmeten Frühgeborenen mit Erregernachweis aus dem Trachealsekret oder bei Nachweis der Erreger im Liquor und entzündlichen Liquorveränderungen. Es wird bei Pneumonie Erythromycin (40 mg/kg/Tag i.v. in 4 ED über 60 Minuten für 14 Tage), bei Meningitis Chloramphenicol in der altersentsprechenden Dosierung empfohlen. Eine Kardiotoxizität mit Herzrhythmusstörungen nach zu rascher i.v.-Erythromycingabe bei Frühgeborenen wurde beobachtet. Ein Therapieeffekt bei Frühgeborenen ist bislang nicht erwiesen.

Prävention. Es ist nicht belegt – obwohl praktiziert – daß eine Gabe von Erythromycin oder Clarithromycin an besiedelte Schwangere mit vorzeitigen Wehen die Rate der Frühgeburtlichkeit senkt.

Verlauf und Prognose. Symptome einer Pneumonie treten bei infizierten Frühgeborenen etwa 1–2 Wochen nach Geburt ein. Statistisch ist belegt, daß Infektionen durch U. urealytikum bei Frühgeborenen gehäuft zu bronchopulmonaler Dysplasie führen können. Der Verlauf der Krankheit ist oft sehr protrahiert.

Literatur

Abele-Horn M, Becker C, Bauernfeind A, Gerber B, Uhlig T, Roos R, Hentschel J, Peters J, Emmerling P (1996) Comparative in vitro susceptibility of ureaplasma urealyticum and Mycoplasma hominis to macrolides, tetracyclines, quinolones, chloramphenicol, gentamicin, clindamycin. Antiinfect Drugs Chemother 14: 171–173

Cassell GH, Waiter KB, Crouse DT (1995) Mycoplasma Infections. In: Remington JS, Klein JO (eds) Infectious Diseases of the Fetus & Newborn Infant, 4th ed. Saunders, Philadelphia

Wang EEL, Ohlsson A, Kellner JD (1995) Association of Ureaplasma urealyticum colonization with chronic lung disease of prematurity: Results of a metaanalysis. J Pediatr 127: 640–644

62.2 Mykosen des Neugeborenen

Vorbemerkung. Infektionen durch Pilze bei Neugeborenen betreffen hauptsächlich die Haut und Schleimhäute. Invasive Pilzinfektionen kommen fast nur bei Frühgeborenen nach längerer Intensiv- und Antibiotikatherapie vor.

Epidemiologie. *Konnatale* Pilzinfektionen sind selten und werden vorwiegend durch Candida albicans verursacht. Es handelt sich um aszendierende Infektionen aus der Vagina, begünstigt durch vorzeitigen Blasensprung, Amnioskopie, Cerclage oder antibiotische Therapie der Mutter.

Nosokomiale Pilzinfektionen (oft Candida albicans) sind dagegen häufiger. Infektionsquelle können das Personal, Geräte oder Pflegeutensilien sein. Disponierend sind extreme Unreife, parenterale Ernährung mit Fettinfusionen, zentrale Verweilkatheter, Beatmung, Antibiotikatherapie oder die Gabe von Kortikosteroiden. Eine Antibiotikatherapie führt grundsätzlich zur Suppression der Normalflora, dadurch können sich Sproßpilze wie Candida-Arten vermehren. Infektionen durch Aspergillen betreffen nur extrem unreife Frühgeborene nach längerer Intensivtherapie, Antibiotikagabe und evtl. chirurgischen Eingriffen.

Ätiologie. An erster Stelle der Pilzinfektionen stehen Candida albicans, seltener sind andere Candidaarten wie C. parapsilosis, C. glabrata, C. tropicalis und C. krusei. Schimmelpilze wie Aspergillen spielen eine weit untergeordnete Rolle.

Pathogenese und Pathologie. Candida-Arten gehören in geringer Keimzahl zur normalen Besiedelung von Oropharynx, Dünn- und Dickdarm. Bei Immundefizienz, unter Therapie mit Kortikosteroiden oder Antibiotika können sie sich nach Suppression der konkurrierenden bakteriellen Flora vermehren und zu Schleimhautentzündungen führen. Endotoxine von Candida können zur lokalen Gewebsschädigung der Mukosa beitragen und die Invasion der Erreger begünstigen.

Bei Schleimhautbefall kommt es zu oberflächlichen Epithelzerstörungen mit Infiltration durch Granulozyten. Die disseminierte Infektion führt in allen befallenen Organen zu Mikroabszessen. Besonders bei Infektionen durch Aspergillus ist die Tendenz zu großen Abszeßhöhlen (Lungenkavernen) ausgeprägt. Diese können Anschluß an die Körperoberfläche gewinnen und zu eitrigen Fisteln führen.

Klinische Symptome. Häufigste Candidainfektion der *Haut- bzw. Schleimhaut* ist der Soor. Dieser manifestiert sich als weißliche Beläge mit rötlichem Hof, die bei Berührung bluten können. Im Windelbereich finden sich vesikulopustulöse, manchmal nur papulöse Effloreszenzen, die konfluieren können.

Bei *konnatalen Pilzinfektion* kann die Haut übersät sein mit milienartigen, manchmal stecknadelkopfgroßen Pusteln mit rotem Hof. Besteht die Infektion intrauterin etwas länger, kann es zur Invasion und konnatalen Candidasepsis mit Absiedelung des Erregers in allen Organen kommen. Diese Verlaufsform kann letal enden.

Die klinischen Symptome einer *Candidasepsis* entsprechen einer bakteriellen Infektion. Ausgangsherd können Haut oder Schleimhäute, Lunge oder der Gastrointestinaltrakt sein. Im Gegensatz zu bakteriellen Infektionen ist der Beginn eher schleichend. Frühgeborene zeigen eine Temperaturinstabilität – häufig Hypothermie, Blutdruckabfall, Zentralisation, Hypotonie und Apathie. Bei einer intermittierenden Fungämie kommt es zu *Organinfektionen* wie Meningitis, Nephritis, Osteomyelitis, septischer Arthritis, pneumonischen Infiltraten oder Endophthalmitis etc. Die Symptomatik richtet sich nach dem Organbefall, bei der Meningitis überwiegen im Liquor mononukleäre Zellen, die Liquorglukose ist vermindert, das Eiweiß entsprechend der Gewebsdestruktion erhöht.

Diagnose. Die Diagnose einer Candidose der Haut bzw. Schleimhäute erfolgt klinisch. Der Erregernachweis im Abstrich bestätigt lediglich die klinische Diagnose. Ein Erregernachweis ohne klinische Symptomatik ist nicht beweisend, da Candida zur Normalflora gehört.

Auffallend bei einer Candidasepsis eines Frühgeborenen ist oft der protrahierte klinische Verlauf bei gleichzeitiger Thrombozytopenie, aber ohne Verbrauchskoagulopathie. Der Erregernachweis ist schwierig, da die Candidämie intermittierend verläuft und entsprechend Blutkulturen häufig ohne Wachstum sind. Candidanachweise im Trachealsekret oder Urin sind schwierig zu interpretieren. Lediglich ein Candidanachweis im durch suprapubische Punktion gewonnenen Urin ist stark verdächtig auf eine invasive Infektion. Manchmal gelingt sonographisch der Nachweis eines Nierenbefalles. Der Candida-Antigennachweis hat eine geringe Sensitivität und Spezifität und ist deswegen diagnostisch fragwürdig. Candida-Antikörpernachweise sind sehr umstritten und kaum diagnostisch verwertbar.

Differentialdiagnose. Bei Mundsoor kommen eine Herpangina oder Coxsackie-Infektion, bei perianalem Soorbefall eine Windeldermatitis differentialdiagnostisch in Betracht.

Therapie. Bei *Haut- oder Schleimhautbefall* kommen lokal Suspensionen, Gele, Cremes oder Salben mit Nystatin, Miconazol oder Amphotericin B in Betracht. Bei Mundsoor sind Gele wegen ihrer längeren Persistenz in der Mundhöhle effektiver als Suspensionen.

Bei *systemischen Infektionen* stellen Amphotericin B in Kombination mit 5-Fluorocytosin die Therapie der Wahl dar. *Amphotericin B* wird initial 0,1 mg/kg/Tag in 1 ED in 4–6 Stunden appliziert. Die Dosis wird täglich gesteigert um 0,1 mg/kg/Tag bis 0,3–0,5(–1,0) mg/kg/Tag, notfalls kann mit 0,3 mg/kg/Tag begonnen werden. Nebenwirkungen des Amphotericin B wie Schüttelfrost, Fieber, Hypotension sind bei Frühgeborenen meist gering ausgeprägt. Eine Kontrolle von Natrium, Leberwerten und Harnstoff ist erforderlich. Eine Alternative und bei Erwachsenen besser verträgliche Galenik stellt liposomales Amphotericin B dar. Die Dosis muß hier höher gewählt werden: steigern von 0,5–1,0 mg/kg/Tag bis zu 4,0(–6,0) mg/kg/Tag in 1 Kurzinfusion von 30–60 Minuten. Amphotericin B wird kombiniert mit *Flucytosin* bei Frühgeborenen in einer Dosis von 60–80 mg/kgKG/Tag in 1–2 ED i.v. oder oral. Flucytosin penetriert sehr gut in den Liquor. Die Dauer der Therapie ist abhängig von der klinischen Symptomatik. Bei Organinfektionen (Pneumonie, Osteomyelitis, Meningits, Endophthalmitis) beträgt sie mindestens 3 Wochen, bei katheterassoziierter Candidämie evtl. nur 10 Tage, falls der infizierte Katheter gezogen wurde. Eine Alternative stellt *Fluconazol* in einer Dosis von 6(–10) mg/kg/Tag oral oder i.v. alle 3 Tage in der 1.–2. Lebenswoche, dann täglich, dar. Sicher wirksam ist Fluconazol bei Schleimhautbefall, möglicherweise auch bei systemischer

Infektion. Für Säuglinge < 3 Monate ist Fluconazol zur generellen Anwendung noch nicht zugelassen.

Prävention. Entscheidend bei Intensivpatienten ist die Einhaltung der allgemeinen Hygieneregeln zur Vermeidung der Übertragung von Pilzen. Nosokomiale Häufungen von Pilzinfektionen bei Neugeborenen durch Pflegepersonal mit kontaminierten Händen sind beschrieben. Bei Gabe von Antibiotika kann zur Suppression der Pilzbesiedelung die orale Gabe von Nystatin oder Amphotericin B in Erwägung gezogen werden. Der präventive Wert ist aber nicht belegt.

Verlauf und Prognose. Die Prognose hängt vom Ausmaß der Krankheit ab. Eine Candidose (Soor) heilt unter entsprechender Lokalbehandlung rasch und folgenlos ab. Entscheidend für die Prognose einer systemischen Infektion ist die frühzeitige Diagnose und Therapie, aber auch die Abwehrlage des Patienten. Die Prognose ist naturgemäß bei einem extremen Frühgeborenen mit multiplen intensivmedizinischen Problemen und enteraler Ernährung nicht günstig.

Literatur

Baley JE, Meyers C, Kliegman RM, Jacobs MR, Blumer JL (1990) Pharmakokinetics, outcome of treatment and toxic effects of Amphotericin B and 5-fluorocytosin in neonates. J Pediatr 116: 791–797

Gallis HA, Drew RH, Pickard WW (1990) Amphotericin B: 30 years of clinical experience. Rev Infect Dis 12: 308–329

Schwarze R (1997) Candidose. In: Deutsche Gesellschaft für Pädiatrische Infektiologie (Hrsg) Handbuch 1997: Infektionen bei Kindern und Jugendlichen. Futuramed, München, S 200–210

Van den Anken JN (1995) Minireview: Antifungal Agents in neonatal systemic candidiasis. Antimicrobial Agents Chemother 39: 1391–1397

61.3 Virusinfektionen des Neugeborenen

Herpes-simplex-Virusinfektionen beim Neugeborenen

Herpes simplex-Infektion bei Neugeborenen sind selten (1 : 3.000–1 : 20.000 aller Lebendgeborenen). In ca. 85 % handelt es sich um eine perinatale Infektion. Eine transplazentare oder aszendierende pränatale (5 %) oder postnatale (10 %) Infektion ist die Ausnahme. Bei einer postnatalen Infektion wird meist HSV 1 gefunden. Bei dieser nosokomialen Infektion kommt als Infektionsquelle jede Kontaktperson (Mutter, Vater, Verwandte, Personal) mit z. B. einer Erkrankung an Herpes labialis in Frage.

Das HSV-2-Infektionsrisiko des Neugeborenen hängt ab vom Stadium der mütterlichen genitalen Infektion. Sie ist am höchsten (> 50 %) bei einer genitalen Primärinfektion in der Spätschwangerschaft, da einerseits dann die höchste vaginale Virusausscheidung besteht und zum anderen protektive Antikörper fehlen. Bei rekurrierendem Herpes simplex dauert dagegen die Virusausscheidung nur 2–5 Tage, die HSV-Ausscheidung ist geringer, und der Fetus hat protektive Antikörper übertragen bekommen (neonatales Infektionsrisiko < 5 %). Am geringsten (< 0,5–3 %) ist das Übertragungsrisiko bei asymptomatischer Virusausscheidung der Mutter. Da jedoch dieser Status bei HSV-2-infizierten Müttern am häufigsten vorliegt, ist diese Situation bei manifest HSV-infizierten Neugeborenen (60–80 %) am häufigsten.

Ein vorzeitiger Blasensprung von mehr als 6 Stunden erhöht das Risiko der Übertragung. Diese Beobachtung hat dazu geführt, einen Kaiserschnitt bei einer Schwangeren mit floridem Herpes genitalis dann zu empfehlen, wenn ein Blasensprung weniger als 4 Stunden vor Beginn der Wehen zurückliegt. Begünstigt wird eine intrapartale Übertragung durch die Verwendung von Skalpelektroden bzw. Blutentnahmen beim Feten unter der Geburt bei mütterlicher Virusausscheidung. Diese Maßnahmen sind bei mütterlichem rekurrierenden Herpes genitalis unter der Geburt kontraindiziert.

Ätiologie und Pathogenese. Es werden Infektionen durch das Herpesvirus 1 und 2 bei Neugeborenen beobachtet. Beide HSV sind eng verwandt. Sie gehören zu den DNS-Viren. Die Glykopeptide von HSV Typ 1 und 2 sind strukturell sehr ähnlich. Eine Unterscheidung ist über die PCR möglich.

Maternale HSV-Antikörper modifizieren den Verlauf einer neonatalen Infektion, verhindern sie aber nicht sicher. Neugeborene mit einer Enzephalitis haben in der Regel neutralisierende Antikörper von der Mutter bekommen, die zwar die hämatogene Infektion, nicht aber die retrograde neuronale Übertragung des HSV verhindern. Infizierte Neugeborene bilden nach ca. 3 Wochen IgM-Antikörper gegen Oberflächenglykoproteine des Virus, die ca. 1 Jahr persistieren.

Klinische Symptome und Verlauf. Es werden 3 verschiedene Entitäten von Herpes-simplex-Infektionen bei Neugeborenen unterschieden. Dies hat vor allem prognostische Bedeutung, obwohl es im Einzelfall fließende Übergänge in der Symptomatik geben kann.

Disseminierte Infektion. Neugeborene mit einer disseminierten Infektion haben einen dramatischen Krankheitsverlauf. Bei einer perinatalen Infektion beginnen die Symptome meist am 4.–5. Lebenstag, haben ihre maximale Ausprägung aber am 9.–11. Lebenstag. Sämtliche Organe können betroffen sein, wie Gehirn, Schleimhäute von Oropharynx, Ösophagus, Intestinum. Der Befall des Intestinums manifestiert sich radiologisch als Pneumatosis intestinalis. Eine Pneumonie mit radiologisch diffuser, interstitieller Infiltration führt zur respiratorischen Insuffizienz, die Myokarditis zu Herzrhythmusstörungen und zur dilatativen Kardiomyopathie. Typisch ist eine Unruhe der Kinder, Kreislaufzentralisation, Biliverdin-Ikterus mit erhöhten Transaminasen und Koagulopathie. Ein Befall der Haut mit typischen Herpesbläschen fehlt bei ca. 20 % der disseminiert infizierten Kinder. Gut 2/3 der Neugeborenen mit disseminierter HSV-Infektion haben auch eine Enzephalitis.

Enzephalitis. Bei ca. 30 % der HSV-infizierten Neugeborenen verläuft die Infektion unter dem Bild einer Enzephalitis. Die Symptomatik entwickelt sich erst 2–3 Wochen nach der Geburt.

Die Symptomatik ist durch Krampfanfälle, Somnolenz oder Unruhe, Tremor, Trinkschwäche und Temperaturschwankungen charakterisiert. HSV-typische Bläschen finden sich an der Haut in ca. der Hälfte der Fälle. Im Gegensatz zur Herpesenzephalitis beim älteren Kind (s. Kap. 99.15) (oder Erwachsenen) beschränkt sich die Infektion nicht allein auf den Temporallappen, sondern führt zum disseminierten Befall. Im Liquor ist eine Erhöhung mononukleärer Zellen, des Liquoreiweißes bei nur mäßig verminderter Liquorglukose typisch.

Befall von Haut, Auge und/oder Mund. Diese HSV-Infektion beginnt meist um den 11. Lebenstag. Die typischen gruppierten Bläschen mit rotem Hof und trübem Sekret finden sich bevorzugt am bei der Geburt vorangehenden Teil, in der Regel also am Kopf, aber auch der Brust. Eine Infektion des Auges manifestiert sich als Keratitis bzw. Chorioretinitis, selten Katarakt. Eine Progression zur Enzephalitis ist möglich, wenn keine Therapie erfolgt. Auch ein isolierter Befall des Oropharynx wurde beschrieben.

Intrauterine Infektion/Konnatale Infektion. Sehr selten sind sehr schwere intrauterine HSV-Infektionen mit Hautbläschen bei Geburt, Hydrozephalus, Chorioretinitis, Mikrophthalmus, Hydrops fetalis ähnlich anderen konnatalen Virusinfektionen. Nach länger zurückliegendem Blasensprung einer Mutter mit Herpes genitalis sind auch Neugeborene mit isoliertem Hautbefall beschrieben worden.

Subklinische Infektionen. Es ist derzeit unklar, ob es subklinische HSV-Infektionen bei Neugeborenen gibt. Die Frage stellt sich vor allem beim PCR-Nachweis von HSV in z.B. Liquor bei ansonsten völlig asymptomatischen Neugeborenen, bei denen die Lumbalpunktion z.B. zum Ausschluß einer bakteriellen Infektion gemacht wurde. Bis diese Frage geklärt ist, sollten diese Neugeborenen wie infizierte Kinder betrachtet und behandelt werden.

Diagnose und Differentialdiagnose. Bei der weit überwiegenden Zahl der HSV-infizierten Neugeborenen ist bei der Mutter eine HSV-Infektion anamnestisch nicht bekannt, so daß bei allen schweren Verläufen einer Infektion, die nicht auf eine antibiotische Therapie anspricht, an eine HSV-Infektion gedacht werden muß. Diagnostisch wegleitend sind die typischen Herpesbläschen. Bei gut einem Drittel der Kinder mit HSV-Enzephalitis und 20 % der Kinder mit der disseminierten HSV-Infektion fehlen diese Bläschen jedoch.

Das *klinische Bild* der HSV-Infektion kann einer bakteriellen Sepsis sehr ähneln. Der Verdacht sollte vor allem dann gestellt werden, wenn es zur signifikanten Erhöhung der Transaminasen und/oder Gerinnungsstörungen als Ausdruck der HSV-Hepatitis kommt. Bei der HSV-Enzephalitis ist eine Erhöhung von Eiweiß und Zellzahl typisch.

Entscheidend ist der *Virusnachweis* aus Herpesbläschen oder in Schleimhautabstrichen von Konjunktiva oder Nasopharynx, Liquor, Blut mittels Immunfluoreszenz, Kultur oder PCR. Die PCR ist noch Tage nach Beginn einer effektiven Therapie mit z.B. Acylovir positiv.

Antikörpernachweise mittels KBR, indirekter Immunfluoreszenz oder ELISA sind zu Beginn einer Infektion wenig hilfreich, da dann noch nicht ausreichend Antikörper vorhanden sind. Bei der Enzephalitis können nach ca. 10 Tagen HSV-spezifische intrathekal gebildete oligoklonale Antikörper nachgewiesen werden.

Bei *bildgebenden Verfahren* (Sonographie, Kernspintomographie) darf bei Neugeborenen mit HSV-Enzephalitis nicht der für ältere Kinder typische isolierte Befall der Temporallappen erwartet werden. Eine Hirnbiopsie zur Sicherung der Diagnose ist nicht gerechtfertigt.

Prävention. Die Frage der Prävention stellt sich vor allem bei Schwangeren mit einer primären oder rekurrierenden HSV-Infektion während der Geburt. Ein Herpes simplex des Gesäßes oder des Abdomens der Schwangern ist weniger problematisch. Besteht bei Geburt ein klinisch erkennbarer Herpes genitalis, so wird eine Schnittentbindung empfohlen, vorausgesetzt ein Blasensprung liegt nicht länger als 4–6 Stunden zurück. Dieser protektive Effekt der Schnittentbindung ist gesichert bei einer Primärinfektion in den letzten 6 Wochen vor Geburt und weniger eindeutig effektiv bei rekurrierender HSV-Infektion. Ob auch nach 4–6 Stunden noch eine Schnittentbindung für das Neugeborene protektiv sein kann, ist nicht bekannt.

Schwieriger ist die Entscheidung bei Frühgeburtlichkeit. In dieser Situation gibt es verschiedene Optionen wie Abwarten und Gabe von Aciclovir an die Schwangere um die Lungenreifung mit Betamethason abzuwarten oder die rasche Sektio mit Gabe von Surfactant und Aciclovir 45 mg/kg/Tag in -3 ED für 14 Tage an das Frühgeborene.

Eine asymptomatische Virusausscheidung besteht bei ca. 2 % der Frauen mit rekurrierendem genitalen Herpes simplex, das Infektionsrisiko der Neugeborenen liegt dann unter 3 %, das Gesamtrisiko des Neugeborenen bei Schwangeren mit rekurrierendem Herpes genitalis demnach unter 1:2.000. Dies wird im allgemeinen nicht als Indikation zur Sektio betrachtet.

Da vaginale Kulturen während der Schwangerschaft nicht prädiktiv für die HSV-Ausscheidung bei Geburt sind, sind sie nicht sinnvoll. Es ist nicht bekannt, ob eine Aciclovir-Therapie einer Schwangeren mit einer HSV-Infektion im letzten Trimester das Risiko einer perinatalen Übertragung mindert.

HSV-exponierte Neugeborene sollen für 2(–6) Wochen klinisch beobachtet werden. HSV-Kulturen von Rachen, Mund und Konjunktiven sollten 24–48 Stunden nach Entbindung und danach 14tägig durchgeführt werden, um eine Infektion rechtzeitig zu erkennen. Nur in diesen Fällen ist eine mütterliche vaginale Kultur sinnvoll, um entscheiden zu können, ob perinatal eine HSV-Exposition bestand. Im allgemeinen wird eine Aciclovir-Prophylaxe für exponierte Neugeborene nicht für erforderlich gehalten. Eine Ausnahme stellen Neugeborene von Müttern mit einer Primärinfektion (besonders hohe Virusausscheidung), Frühgeborene oder Neugeborene mit Hautverletzungen dar.

Mütter, die HSV ausscheiden, und infizierte Neugeborene sollten isoliert werden. Bei rekurrierenden Infektionen (Herpes labialis, Herpes genitalis) muß durch Maßnahmen wie Händedesinfektion, Abdecken der Hautläsionen (Mundschutz) die Übertragung von HSV vermieden werden. Stillen durch die Mutter ist unter diesen Kautelen erlaubt, wenn die Brustwarzen frei von HSV-Läsionen sind. Ein Impfstoff steht nicht zur Verfügung.

Therapie. Entscheidend ist, bei jedem Verdacht auf eine HSV-Infektion eines Neugeborenen sofort mit der Therapie zu beginnen, da sich nur bei frühzeitigem Therapiebeginn die Prognose des HSV-infizierten Neugeborenen bessert. Prinzipiell kann eine HSV-Infektion mit Aciclovir oder Vidarabin behandelt werden. Beide Substanzen sind gleich wirksam. Aufgrund seiner geringeren Toxizität und seines geringeren Lösungsvolumens wird heute allgemein Aciclovir bevorzugt. Die Dosis beträgt 60 mg/kg/Tag in 3 ED, die Therapiedauer 21 Tage bei HSV-Enzephalitis oder Sepsis, ca. 14 Tage bei isoliertem Hautbefall. Frühgeborene (mit eingeschränkter Nierenfunktion) erhalten 20 mg/kg/Tag in 2 ED. In Zukunft könnte Famciclovir eine Alternative darstellen. Bei rezidivierenden HSV-Infektionen der Haut (s.u.) wird eine orale Aciclovir-Therapie von 600–900 mg/m^2/Tag für Wochen empfohlen.

Verlauf und Prognose. Bei der *disseminierten HSV-Infektion* sinkt die Letalität von >90 % ohne Therapie auf rund 30 % mit Therapie. Die Langzeitmorbidität ist aber trotz adäquater Therapie fragwürdig. Das Risiko einer psychoneurologischen Entwicklungsstörung ist hoch.

Ohne Therapie versterben 2/3 der an *HSV-Enzephalitis* erkrankten Neugeborenen, die überlebenden Kinder sind in der Regel psychoneurologisch schwerst geschädigt mit Mikrozephalie, Tetraspastik, Chorioretinitis, Schwerhörigkeit. Unter einer Therapie mit Aciclovir oder Vidarabin überleben dagegen 90 % der Neugeborenen, 30–40 % der Kinder scheinen sich später normal zu entwickeln. Die Symptomatik kann sich jedoch langfristig verschlechtern.

Ein isolierter HSV-Befall von *Haut, Auge und oder Mund* ist prognostisch günstiger. Trotz adäquater Therapie rezidivieren HSV-Bläschen während des 1. Lebensjahres sehr häufig. Von diesen nur scheinbar lokal begrenzten HSV-Infektionsverläufen ist bekannt, daß die Letalität zwar gering (ca. 7 %) ist, die Langzeitprognose jedoch fragwürdig erscheint, da besonders bei gehäuften Rezidiven viele dieser Kinder nach 6 Monaten bis einem Jahr psychomotorisch retardiert erscheinen.

Varizella-Zoster-Infektionen (s. auch Kap. 99.16)
Epidemiologie. Die Seroprävalenz von Frauen im gebärfähigen Alter liegt bei 90–95 %.

Der Verlauf von Windpocken ist bei Schwangeren oft schwer, eine viszerale Beteiligung und Pneumonie sind möglich. Die Letalität ist aber sehr gering.

Die *diaplazentare Übertragung* auf den Feten ist während der gesamten Schwangerschaft möglich. Windpocken während der ersten 20 SSW führen mit einer Häufigkeit von unter 3 % (0,5–6,5 % bei 95 % Konfidenzintervall) zum konnatalen Varizellensyndrom. Ob es auch zum Fruchttod und Abort kommen kann, ist unklar. Auch nach der 20. SSW kann es zur hämatogenen Infektion des Feten kommen, die Schädigungen sind dann jedoch weniger ausgedehnt. Ein Herpes-Zoster der Mutter führt nicht zum konnatalen Varizellensyndrom, wohl weil die Virämie der Mutter durch VZV-Antikörper kontrolliert wird.

Besondere Bedeutung hat eine perinatale VZV-Infektion der Mutter. Sie wird in ca. 25–30 % auf den Feten übertragen. Der Ausgang der Infektion hängt vom Zeitpunkt der mütterlichen Infektion ab. Bei Beginn der mütterlichen Krankheit mehr als 5–21 Tage vor der Entbindung ist der Verlauf der Infektion beim Feten oder Neugeborenen meist gutartig.

Bei Ausbruch des Exanthems der Mutter 4(–7) Tage vor bis 2 Tage nach der Geburt ist der Verlauf der Varizellen beim Neugeborenen dagegen sehr schwer u.U. sogar letal. Dies dürfte mit der fehlenden Übertragung protektiver mütterlicher Antikörper auf den Feten zu erklären sein. Die Inkubationszeit dieser pränatal infizierten Neugeborenen ist auf 9–10 Tage verkürzt (hämatogene Infektion ohne vorausgehende Virusreplikation in den Schleimhäuten?), das Exanthem also 6–12 Tage nach der Geburt zu erwarten.

Eine postnatale Infektion des Neugeborenen muß angenommen werden, wenn das Exanthem frühestens 12–28 Tage nach der Geburt auftritt. Der Verlauf hängt vom Immunstatus der Mutter ab. Übertragene mütterliche Antikörper modifizieren den Krankheitsverlauf erheblich, sind aber nicht voll protektiv. Hatte die Mutter Windpocken durchgemacht, ist der Verlauf beim Neugeborenen – wenn es überhaupt zur Infektion kommt – sehr blande. Hatte die Mutter keine Windpocken, ist der Verlauf schwerer. Die Letalität ist dann höher als im späteren Kindesalter.

Pathogenese und Pathologie. Anders als postnatal erfolgt die Infektion eines Feten bei mütterlichen Varizellen diaplazentar, d.h. hämatogen. In der Plazenta von Feten mit konnatalem Varizellensyndrom wurden ausgedehnte fibrinoide Nekrosen mit Epitheloidzellen und Riesenzellen und mononukleären Infiltraten beschrieben. In Autopsiematerial verstorbener Neugeborener finden sich disseminiert in allen Organen ähnliche Veränderungen.

Klinische Symptome. Es sind nicht viele *konnatale Varizellensyndrome* beschrieben. Die häufigsten Symtome sind:

- Ulzera und sternförmige Narben der Haut mit Pigmentierung,
- Hypoplasie von Gliedmaßen, Fehlen von Fingern, wohl infolge einer nervalen Schädigung nach Infektion von Ganglienzellen und des Rückenmarks,
- Dystrophie,
- Augenbefall mit Mikrophthalmie, Katarakt, Chorioretinitis, Horner-Syndrom, Nystagmus,
- zerebrale Krampfanfälle, Mikrozephalie, psychomotorische Retardierung,
- Sphinkterdysgenesie mit Blasenentleerungsstörungen,
- hohe Letalität.

Der *Verlauf neonataler Varizellen* ist je nach Infektionszeitpunkt sehr variabel. In seiner leichtesten Ausprägung finden sich nur einzelne typische Effloreszenzen.

Schwere Verläufe sind besonders bei mütterlichen Windpocken 4(–7) Tage vor bis 2 Tage nach der Entbindung möglich. Nach Beginn der Krankheit zwischen dem 5. und 10. (–12.) Tag nach Geburt mit Fieber breitet sich das Varizellenexanthem rasch aus und wird hämorrhagisch. Es kommt zur Infiltration sämtlicher Organe, Pneumonie mit respiratorischer Insuffizienz, Enzephalitis und Tod in ca. einem Drittel der betroffenen Kinder.

Der Verlauf einer exogenen Infektion nach der Geburt ist beim reifen Neugeborenen in der Regel leicht, bei abwehrgeschwächten Frühgeborenen besonders <28 SSW in den ersten 6 Lebenswochen manchmal sehr schwer.

Diagnose. Bemerkenswerterweise ist der Erregernachweis bei Kindern mit konnatalem Varizellensyndrom bislang nicht möglich gewesen.

Differentialdiagnose. Differentialdiagnostisch müssen eine neonatale HSV-Infektion, eine Kontaktdermatitis oder die Hand-Fuß-Mund-Krankheit duch Coxsackie A oder eine Impetigo durch Staphylokokken oder Streptokokken ausgeschlossen werden. Beim konnatalen Varizellensyndrom sollte auch an andere konnatale Infektionen wie Röteln, Zytomegalie, Toxoplasmose etc. gedacht werden.

Therapie. Varizella-Zoster-Infektionen können in ihrem Verlauf abgemildert werden, wenn frühzeitig, d.h. ab den ersten 2–3 Tagen nach Exanthemausbruch behandelt wird. Die Therapie ist indiziert bei Neugeborenen, bei denen mit einer schlechten Prognose gerechnet werden muß, wie Beginn der Krankheit zwischen dem 5.–10. (–12.) Lebenstag, bei Frühgeborenen in den ersten 6 Lebenswochen, bei Patienten mit anderweitiger Abwehrschwäche wie Kortikosteroidtherapie, Leukämie etc.

Die Therapie erfolgt mit Aciclovir in einer Dosis von 30(–45) mg/kg/Tag in 3 ED i.v. oder 60–80 mg/kg/Tag (maximal 4 × 800 mg/Tag) in mindestens 4 ED oral für 5–10 Tage. Valaciclovir oral wäre wegen seiner besseren Resorption sinnvoller, ist aber für Neugeborene (noch) nicht zugelassen. Alternativen wie Brivudin, Famciclovir, und Sorivudin sind heute noch nicht zu beurteilen.

Es ist unbekannt, ob die Übertragung von VZV auf den Feten durch eine Aciclovir-Therapie einer Schwangeren verhindert werden kann. Die potentielle fetale Toxizität von Aciclovir ist in Betracht zu ziehen. Salicylate (Aspirin) sollen vermieden werden, da danach ein Reye-Syndrom gehäuft auftreten soll.

Prävention. Große Bedeutung hat die Prävention einer fetalen VZV-Infektion.

Für die aktive Impfung steht ein gut wirksamer Lebendimpfstoff zum Schutz von Immundefizienten (Leukämie), seronegativem beruflich exponiertem Personal oder von Frauen vor (!!) der Schwangerschaft zur Verfügung.

Eine passive Immunprophylaxe ist mit spezifischem Varizella-Zoster-Immunglobulin (VZIg) möglich. Die Gabe ist nur effektiv, wenn sie innerhalb von 72 Stunden nach Exposition erfolgt. Zu bedenken ist, daß Personen mit Varizellen schon 1–2 Tage vor und etwa 5 Tage nach Beginn des Exanthems infektiös sind. Falls möglich, sollte der Immunstatus bestimmt werden, um das Immunglobulin nicht unnötig zu verabreichen. Die Dosis beträgt je nach Präparat 1–2 ml/kg i.v. oder 0,2–0,5 ml/kg maximal 5 ml i.m..

Indikationen für die Gabe von VZIg in der Neonatalzeit nach Exposition sind:

- Neugeborene, deren Mütter 4(–7) Tage vor bzw. bis 2 Tage nach der Entbindung an Varizellen erkrankt sind,
- Frühgeborene bei negativer Windpockenanamnese der Mutter,
- Frühgeborene < 28 SSW bzw. < 1.000 g Geburtgewicht in den ersten 6 Lebenswochen;
- sinnvoll ist die Gabe an Mütter, wenn eine Erkrankung in der Perinatalzeit vermieden werden soll;
- zu erwägen ist die Gabe an Neugeborene, wenn sie in der unmittelbaren Postnatalzeit varizellenexponiert sind und die Mutter seronegativ ist.

Es ist nicht bekannt, ob durch die Gabe von Varizella-Zoster-Immunglobulin an eine nicht immune, aber exponierte Schwangere oder an eine an Varizellen erkrankte Schwangere die Übertragung des VZV auf den Feten vermieden werden kann. Bedenkt man aber, daß Antikörper erst 4–6 Tage nach Exanthemausbruch meßbar werden, die Übertragung hämatogen erfolgt und Antikörper eine gewisse Protektion darstellen, so erscheint dieses Vorgehen nicht unsinnig. Eine Virämie kann durch die Gabe von VzIg aber nicht gänzlich vermieden werden. Aufgrund der niedrigen Fehlbildungsrate ist eine Abruptio bei Varizellen während der Schwangerschaft nicht indiziert.

Eine Prophylaxe mit Aciclovir 45 mg/kg/Tag ist bei exponierten Personen im Prinzip effektiv und verhindert den Ausbruch der Krankheit oder zumindest schwere Verläufe.

Verlauf und Prognose. Die Prognose eines *konnatalen Varizellensyndroms* ist schlecht. Bis zu 40 % der berichteten Fälle sind frühzeitig verstorben. Bei anderen muß mit einer erheblichen Beeinträchtigung der Entwicklung gerechnet werden. Einige Kinder entwickeln schon früh in der Säuglingszeit einen Herpes zoster. Konnatale Varizellen haben dann eine schlechte Prognose mit einer Letalität um 30 %, wenn die Krankheit der Mutter 4(–7) Tage vor bis 2 Tage nach der Entbindung beginnt oder das Neugeborene zwischen dem 5. und 10. Lebenstag erkrankt. Exogene Varizellen nach der Geburt haben in der Regel eine gute Prognose. Selten sind schwere hämorrhagische Varizellen mit ausgeprägter Thrombozytopenie. Ein Herpes zoster einer Schwangeren hat für den Feten keine Bedeutung, bei Herpes zoster der Mutter unter der Geburt können beim Neugeborenen leichte Varizellen auftreten.

Masern

Da die Prävalenz der Masern durch mangelhafte Impfung relativ hoch ist, können nichtimmune Schwangere exponiert werden und erkranken. Der Verlauf ist bei Schwangeren schwerer als sonst üblich und führt häufig zur Masernpneumonie. Chromosomale Störungen oder Fehlbildungen des Feten sind nicht zu erwarten, wohl aber eine erhöhte Rate von Aborten, Frühgeburtlichkeit und Dystrophie des Neugeborenen. Erkrankt ein Neugeborenes innerhalb der ersten 10 Lebenstagen an Masern, erfolgte die Übertragung konnatal. Der Verlauf der Masern beim Neugeborenen kann mitigiert oder schwer sein. Hauptgefahr ist die Masernpneumonie mit sekundärer bakterieller Superinfektion. Die Letalität ist nicht signifikant erhöht. Die Therapie erfolgt symptomatisch. Bei Schwangeren wird bei schweren Verläufen die Aerosoltherapie mit Ribavirin diskutiert. Präventiv können exponierte Schwangere oder Neugeborene mit einem Standardimmunglobulin innerhalb von 72 Stunden nach Exposition geschützt werden (Dosis 0,4 ml/kg i.m.). Stillen ist möglich.

Mumps

Der Verlauf der Krankheit bei Schwangeren ist meist blande, eine diaplazentare Übertragung des Virus möglich. Teratogene Schäden durch das Mumpsvirus sind nicht bekannt. Eine postnatale Infektion eines Neugeborenen verläuft in der Regel blande, die Prognose ist gut. Die Therapie erfolgt symptomatisch, eine Prophylaxe mit Immunglobulinen ist ohne nachgewiesenen Effekt. Stillen ist möglich.

Humanes Papillomavirus (HPV)

HPV führt durch venerische Übertragung zur oft asymptomatischen Infektion. Seltener sind genitale Condylomata acuminata (Feig- oder Feuchtwarzen). Eine pränatale Infektion des Feten ist nicht bekannt. Selten können zervikale Condylomata acuminata aufgrund ihrer Größe als mechanisches Geburtshindernis zur Sektio zwingen. Bei vaginaler Entbindung besteht theoretisch das Risiko der Übertragung auf das Neugeborene mit der Gefahr einer Larynxpapillomatose. Diese bedeutet monate- bis jahrelange Rezidive mit lebensbedrohlichen Atemwegsobstruktion des Kindes. Die perinatale Übertragung ist aber sicher sehr selten und wird auf eine Rate von 1 Fall von mehreren Hundert exponierten Neugeborenen geschätzt. Deswegen gelten derzeit mütterliche Condylomata acuminata nicht als zwingende Sektioindikation.

Therapeutisch wird Cidofovir, als Injektion in die Läsion verabreicht, und die Laserkoagulation der Effloreszenzen diskutiert.

Epstein-Barr-Virus (EBV)

Eine EBV-Infektion ist bei Schwangeren selten, da die meisten Frauen aufgrund einer früheren Krankheit immun sind. Eine Reaktivierung während der Schwangerschaft scheint möglich, bleibt jedoch für den Feten ohne Bedeutung. Ein früher vermuteter Zusammenhang zwischen einer EBV-Infektion in der Frühschwangerschaft und kongenitalen Herzfehlern hat sich nicht bestätigt. Auch andere Fehlbildungen sind nicht gehäuft. Eine postnatale Infektion des Neugeborenen ist aerogen und durch Bluttransfusionen möglich. Die Symptomatik ist blande. Eine Therapie erfolgt – falls erforderlich – symptomatisch. Stillen ist bei mütterlicher Infektion erlaubt.

Humanes Herpesvirus 6

Infektionen durch HHV 6 sind ubiquitär; die meisten Säuglinge werden im 6.–12. Monat infiziert. Entsprechend sind Infektionen bei Schwangeren sehr selten. Folgenlose pränatale Infektion von Feten sind beschrieben. Die Therapie einer Infektion erfolgt symptomatisch.

Influenza A und B

Influenza-A- oder B-Infektionen führen bei Schwangeren nicht gehäuft zu Komplikationen oder Schädigung des Feten, obwohl eine diaplazentare Übertragung bekannt ist. Infizierte Neugeborene zeigen unspezifische Symptome wie Fieber, Apnoen, Lethargie und Trinkschwäche. Die Therapie erfolgt symptomatisch. Prophylaktisch könnte Amantadin gegeben werden. Dies ist bei Schwangeren und Neugeborenen jedoch nicht erprobt. Präventiv ist die Grippeschutzimpfung für Frauen mit Kinderwunsch bzw. das Pflegepersonal in Neonatologien zu empfehlen.

Enteroviren

Coxsackie-Virus B und ECHO-Viren sind die häufigsten Enteroviren, die bei Neugeborenen zur Infektion führen. Der Verlauf ist meist blande mit Fieber, einem unspezifischen Exanthem und einer serösen Meningitis. Bei Neugeborenen und Säuglingen gibt es selten schwere Verläufe mit Myokarditis und Meningoenzephalitis. Die klinische Symptomatik ähnelt einer Sepsis mit Lethargie, Trinkschwäche, Erbrechen, geblähtem Abdomen, Diarrhöe, Dyspnoe, Zyanose und Tachykardie bzw. Rhythmusstörungen mit Herzinsuffizienz und Kardiomegalie. Diese Neugeborenen erholen sich oft nur langsam. Bei Enzephalitis kann es zu Krampfanfällen kommen. Der Virusnachweis kann durch Kultur oder PCR im Liquor, Blut, Rachenspülwasser oder Stuhl geführt werden. Die Therapie erfolgt symptomatisch, Glukokortikoide oder Immunglobuline sind ohne nachgewiesenen Effekt. In der Regel erholen sich die Neugeborenen von der Infektion, die Letalität der Myokarditis liegt aber bei 10 %. Infizierte Kinder werden nach isoliert.

Literatur

Arvin AM, Yeager AS, Bruhn FW, Grossman M (1982) Neonatal herpes simplex infection in the absence of mucocutaneous lesions. J Pediatr 100: 715–721

Atmar RL, Englund JA, Hammill H (1991) Complications of Measles during pregnancy. Clin Infect Dis 14: 217–226

Brown ZA, Vontver LA, Benedetti J, Critchlow CW, Sells C, Berry S, Corey L (1987) Effects on infants of a first episode of genital herpes during pregnancy. New Eng J Med 317: 1246–1251

Gibbs RS, Mead PB (1992) Preventing neonatal herpes – current strategies. New Eng J Med 326: 946–947

Handrick W, Roos R, Braun W (Hrsg) (1990) Fetale und neonatale Infektionen. Hippokrates, Stuttgart

Hupperz HI (Koordinator) (2000) Varizellen zoster. In: Deutsche Gesellschaft für Pädiatrische Infektiologie (DGPI) (Hrsg) DGPI-Handbuch Infektionen bei Kindern und Jugendlichen, 3. Aufl. Futuramed, München (im Druck)

Kimberlin DW, Lin C-Y et al. (2001) Natural history of neonatal herpes simplex virus infection in the acyclovir era. Pediatrics 108: 223–229

Kimberlin DW, Lin C-Y et al. (2001) Safety and efficacy of high-dose inravenous acyclovir in the management of neonatal herpes simplex virus infections. Pediatrics 108: 230–237

Martius J (1996) Urogenitale Infektionen in der Schwangerschaft. Gynäkologe 29: 701–709

Modlin, JF (1988) Echovirus infections of newborn infants. Pediatr Infect Dis J 7: 311–312

Nahmias A, Josey WE, Naib ZM, Freeman MG, Fernandez RJ, Whealer JH (1971) Perinatal risk associated with maternal genital herpes simplex virus infection. Obstet Gynecol 44: 394–397

Shah, Kashima H, Polk BF, Stich F, Abbey H, Abramson A (1986) Rarity of cesarean delivery in cases of juvenile-onset respiratory papillomatosis. Obstet Gynecol 68: 795–799

Terclani et al. (1996) Aktuelles Management bei mütterlichen Infektionen mit Röteln, Toxoplasmose, Zytomegalie, Varizellen und Parvovirus B19 in der Schwangerschaft. Gynäkologe 29: 144–163

Whitley R, Arvin A, Prober C et al. (1991a) A controlled trial comparing vidarabine with Aciclovir in neonatal herpes simplex virus infections. New Eng J Med 324: 444–449

Whitley R, Arvin A, Prober C et al. (1991b) Predictors of morbidity and mortality in neonates with herpes simplex virus infections. New Eng J Med 7: 450–454

Yeager AS, Arvin AM (1984) Reasons for the absence of a history of recurrent genital infections in mothers of neonates infected with Herpes simplex virus. Pediatr 73: 188–193

VIII Adoleszentenmedizin

62 Adoleszentenmedizin

U. Bühlmann

Definition. Die Adoleszentenmedizin ist nicht einfach eine altersmäßige Ausdehnung der Pädiatrie nach oben, sondern ein Fachgebiet, in dem das traditionelle Arzt-Eltern-Kind-Modell durch ein neues ersetzt werden muß, ein Modell, in dem die Adoleszenten selbst und nicht mehr ihre Eltern im Zentrum stehen.

In diesem Kapitel wird zwischen den Begriffen „Pubertät" und „Adoleszenz" unterschieden. Dabei steht „Pubertät" für die somatischen Anpassungen (Wachstumsspurt, Entwicklung der sekundären Geschlechtsmerkmale, Erlangen der Geschlechtsreife), die unter dem Einfluß hormoneller Veränderungen ablaufen, „Adoleszenz" für die psychosozialen und kognitiven Entwicklungsschritte, die gleichzeitig mit der Pubertät beginnen. Diese kognitiven und psychosozialen Entwicklungsschritte beginnen mit Eintritt der Pubertät, überdauern diese jedoch um einige Jahre.

Die Adoleszenz beginnt in der Regel mit den ersten Pubertätszeichen und endet mit dem Abschluß der körperlichen und psychosozialen Adaptationsvorgänge. Die WHO kennt darüber hinaus den Begriff „Jugend" („youth") für die Altersgruppe der 14- bis 25jährigen.

Im *vorliegenden* Kapitel werden in erster Linie Entwicklungsprozesse besprochen, die Jugendliche von jüngeren Kindern und Erwachsenen unterscheiden und deren Verständnis ihre ärztliche Betreuung erleichtert oder erst ermöglicht. Spezifische Krankheitsbilder werden lediglich als Illustration wichtiger entwicklungsspezifischer Vorgänge und als Beispiele möglicher Vorgehensweisen besprochen.

62.1 Entwicklungsaufgaben

Einleitung. Der aus der Literaturgeschichte bekannte Begriff der „Sturm-und-Drang-Periode" umschreibt am ehesten die Dynamik, die Ablösungs- und Identifikationsproblematik der Adoleszenz. Zu ihrem Verständnis werden nachfolgend Entwicklungsaufgaben beschrieben, die den Aufbau einer eigenen körperlichen Identität, die Interferenzen in der Familie und der Aufbau eines neuen sozialen Beziehungssystems charakterisieren.

Zu diesen *Entwicklungsaufgaben* gehören:

- Selbständigkeit,
- Beziehungen,
- Körperwahrnehmung („body image"),
- Sexualität,
- kognitive Entwicklung,
- Berufsplanung.

Zusätzlich wird die fast 10 Jahre umspannende Zeit der Adoleszenz in eine frühe, eine mittlere und eine späte Phase unterteilt. Daraus läßt sich eine Übersichtstabelle erstellen, die im praktischen Alltag als Stütze herangezogen werden kann (Tabelle 62.1).

Selbständigkeit. Ziel aller Jugendlichen ist, sich aus ihrem angestammten familiären Rahmen zu lösen und selbständig zu werden. Der Weg zur Selbständigkeit variiert in verschiedenen Gesellschaftsstrukturen und Kulturen. Während in gewissen Völkern nach wie vor klare Riten bestehen, die den Übergang aus der Kindheit in die Erwachsenenwelt gegen innen und außen signalisieren, so hat in unserer modernen Welt diese Übergangsphase an Struktur verloren.

War früher auch in unserem Kulturkreis der Schritt aus der Kindheit in die Erwachsenenwelt mit finanzieller Selbständigkeit und damit der Möglichkeit verbunden, eine neue Familie zu gründen, so ist heute eine lange Übergangszeit erforderlich. Verlängerte Schulzeit, Berufswahl und -Ausbildung, Arbeitslosigkeit sind Beispiele für die verlängerte materielle Bindung Jugendlicher an ihre Familie. Hinzu gesellt sich vielfach eine Wohnsituation, in der Jugendliche lange in oft engen räumlichen Verhältnissen mit ihren Familien zusammenleben.

Tabelle 62.1. Entwicklungsaufgaben in der Adoleszenz

Aufgaben	Frühe Phase (10–13 Jahre)	Mittlere Phase (13–16 Jahre)	Späte Phase (17+ Jahre)
Selbständigkeit	Emotionaler Bruch von den Eltern	Ambivalenz familiären Werten gegenüber	Autonomie, Eltern als erwachsene Partner
Beziehungen	Gleichgeschlechtliche Gruppe	Gegengeschlechtliche Gruppe	Einzelbeziehung wichtiger als Gruppe
Körperschema („body image")	Anpassung an pubertäre Veränderungen	Ausprobieren verschiedener Modellbilder	Erscheinung in Persönlichkeit integriert
Sexualität	Sexuelle Neugier	Experimentieren	Intimität und Vertrauen
Kognitive Entwicklung	Konkretes Denken	Erstes Erfassen abstrakter Denkweisen	Abstraktes Denken eigene Identität
Berufspläne	Vage, idealistisch	Konkretisierung der Vorstellungen	Umsetzen: Berufsausbildung/weitere Schule

Im Rahmen dieser sozialen Bedingungen muß sich Autonomie entwickeln. Für viele Eltern oft allzu abrupt kommt es, meist während der ersten pubertätsbedingten Veränderungen, zu einer ersten emotionalen Auflehnung gegen die eingebürgerten Werte der Eltern und der Familie. In dieser *frühen Phase* der Adoleszenz stellen sich große emotionale Schwankungen, unter Umständen auch heftige Auseinandersetzungen innerhalb der Familie ein. Immer neue Grenzen werden gesucht und erprobt. Den richtigen Rahmen in einer Gesellschaft zu finden, die den Jugendlichen täglich die grenzenlosen Möglichkeiten anpreist, erweist sich als entsprechend schwierig. Dennoch sind es gerade die durch die Eltern gesetzten Grenzen, an denen sich die individuelle emotionale Entwicklung ausrichten muß.

In der *mittleren Adoleszenzphase*, stellt sich nach der Zeit der Auflehnung wieder eine gewisse, wenn auch ambivalente Beruhigung ein. Die wesentlichen pubertären Veränderungen sind abgeschlossen; es gilt, den Körper im Rahmen meist verschiedener Modellbilder anzunehmen. In einer solch vulnerablen Phase wird die Meinung auch der Eltern wieder vermehrt gefragt sein. Gleichzeitig schreitet der Prozeß der Autonomie aber weiter.

Ziel des Individuums muß es sein, nicht nur im sozialen Kontext (beispielsweise Beruf und Finanzen) selbständig zu werden, sondern auch im emotionalen. Dies bedeutet, daß Jugendliche mit der Übernahme von zunehmend erwachsenen Funktionen in ihrem Alltag auch den Eltern gegenüber ein Verhältnis von Erwachsenem zu Erwachsenem aufbauen und erreichen müssen. Obwohl dabei die besondere und einzigartige Grundlage der innerfamiliären Beziehung bestehen bleibt, so ändert sich der Rahmen des Verhältnisses dennoch wesentlich.

Bedeutung im medizinischen Kontext. Während der gesamten Adoleszenz spielt die Familie in der Diskussion mit den Jugendlichen eine wesentliche Rolle. Während einer Beratung muß man sich jederzeit im klaren darüber sein, in welcher Position sich die/der Jugendliche den Eltern gegenüber befindet, wieweit der Ablösungsprozeß bereits gediehen ist. Dabei können Eltern einerseits großartige Ressourcen darstellen, andererseits aber den Autonomieprozeß nachhaltig negativ beeinflussen (etwa durch rigide Wertvorstellungen oder „overprotection"). Neben der Beziehung zu den Eltern muß auch das Verhältnis zu den Geschwistern (älter?, jünger?) angesprochen werden. Gerade im Zusammenhang mit psychosomatischen Problemen lohnt es sich, das Gespräch mit der ganzen Familie zu suchen.

Beziehungen. Jugendliche gehen ihren soeben beschriebenen Weg zur Selbständigkeit nicht in zunehmender Isolation. Je mehr der innerfamiliäre Zusammenhalt an Gewicht verliert, desto größere Bedeutung gewinnen Kontakte außerhalb, im erweiterten sozialen Rahmen von Schule, Arbeitsplatz und Freizeitangeboten. Über weite Strecken wird die Gruppe der Gleichaltrigen (Peergroup) das Zentrum aller Aktivitäten.

Die Entwicklung solcher Außenbeziehungen beginnt schon vor der Adoleszenz zunächst in der gleichgeschlechtlichen Gruppe. So sehr die elterlichen Maßstäbe abgelehnt werden, so gewichtig sind nun die Argumente des Freundeskreises. Die Erweiterung der Gruppe um das „andere Geschlecht" geschieht zwischen früher und mittlerer Adoleszenz fließend. Die Gruppe erhält eine große Bedeutung als Ort für Ressourcen. Im Idealfall ist sie für Jugendliche eine Möglichkeit, wesentliche Neuerungen zu erproben.

Allerdings kann sich der Druck und die Dynamik der Gruppe auch negativ auswirken. Gerade Jugendliche, die aus irgendeinem Grund eine instabile Entwicklungsphase durchlaufen, werden einem zusätzlichen Risiko ausgesetzt. Als Risiken sind dabei nicht allein die für alle sichtbaren Phänomene zu verstehen, die den heutigen jungen Menschen häufig als negative Attribute angelastet werden: die Bildung von Banden oder Gangs, demonstratives Auftreten durch spezifische äußere Zeichen (z. B. Punks), gemeinsamer Konsum illegaler Substanzen. Vielmehr ist es der Effekt des Kollektivs, das wichtige individuelle Entscheidungsmuster prägt (z. B.: in welchem Alter „hat man" seinen ersten sexuellen Kontakt?).

Erst relativ spät, jedenfalls viel später, als sich dies die meisten Eltern wünschen, erfolgt der Schritt zur soliden individuellen Beziehungsfähigkeit. Die Ebene des gegenseitigen Vertrauens setzt tiefgreifende Reifungsprozesse voraus. Dies heißt durchaus nicht, daß sich engere Einzelfreundschaften nicht schon vorher entwickeln können, doch ist dabei der Experimentiercharakter meist noch relativ groß. Eine Ausnahme bildet „meine beste Freundin" oder „mein bester Freund", enge Beziehungspersonen, die während der ganzen Adoleszenz eine tragende Funktion haben.

Bedeutung im medizinischen Kontext. Die Gruppe der Gleichaltrigen (Peergroup) setzt wichtige Maßstäbe. In der Evaluation möglicher Risikosituationen auf der einen, bei der Suche nach Ressourcen auf der anderen Seite, muß deshalb dieses wichtige Umfeld der Adoleszenten detailliert analysiert werden. Ein klassisches Beispiel zu diesem Kontext liefert die Thematik des Suizidversuchs: Zeichen der Isolation, der sozialen Desintegration, sind wesentliche Risikofaktoren, deren Erfassung eine entsprechende Bedeutung zukommt.

Körperwahrnehmung („body image"). Die Adaptation an den sich rasch verändernden Körper ist eine wesentliche Aufgabe der Adoleszenz. Dabei gilt es, die Veränderungen überhaupt zu erfassen, sie zu akzeptieren und schließlich in ein gesamtes neues Körperbild zu integrieren.

In der *frühen Phase* der Adoleszenz erfolgt die Konfrontation mit den körperlichen Veränderungen am intensivsten. Meist geht ein rascher werdendes Längenwachstum den ersten Zeichen sekundärer Geschlechtsmerkmale voraus. Damit verbunden tauchen Fragen nach dem endgültigen Körperbild auf: „wie groß werde ich", „meine Brüste sind nicht gleich groß" etc. Das Bild wird geprägt durch Vorstellungen eines Ideals, das meistens in der Gleichaltrigengruppe entwickelt wird.

Während der *mittleren Phase* der Adoleszenz werden die körperlichen Veränderungen abgeschlossen, die Endlänge ist mit einer Reserve von ganz wenigen Zentimetern ebenfalls erreicht. Damit verschiebt sich die Problematik weg von den Ideen, ein gewisses Idealbild zu erreichen, hin zu einem Experimentieren, was mit dem „neuen Körper" anzufangen ist. Beeinflussungen sind von verschiedener Seite her möglich: Ernährungs-/Diätverhalten lassen eine starke Veränderung des Aussehens zu, intensives körperliches Krafttraining (aber auch Anabolika!) werden ihrerseits zu einem veränderten Erscheinungsbild führen. In einer solchen Zeit wird der Einfluß der Gruppe Gleichaltriger besonders groß.

Den Körper schließlich so zu akzeptieren wie er ist, gehört wohl zu den schwierigsten Aufgaben, die in der *späten Adoleszenz* zu lösen sind. Die Integration des Körpers in die Gesamtpersönlichkeit, im Wissen darum, daß gewisse Vorstellungen bezüglich Länge, Formen und Aussehen nie erreicht werden können, verlangt ein hohes Maß an Toleranz sich selber gegenüber.

Bedeutung im medizinischen Kontext. Dem vorwiegend somatisch tätigen Arzt werden auf dieser Ebene viele Fragen gestellt. Voraussetzung für eine gute Beratung sind einerseits solide Kenntnisse über die physiologischen Vorgänge während der Pubertät (vgl. 3.9, 68.4), andererseits aber auch ein Gespür für realistische und unrealistische Vorstellungen der jugendlichen Patienten. Die Breite der Normvarianten ist weit, und es gilt in der Beratung, die Jugendlichen auf ihrem Weg zu einem neuen Körperbild in erster Linie unterstützend zu begleiten.

An dieser Stelle muß auf die Problematik der Eßstörungen hingewiesen werden. Es hilft zu deren Verständnis, wenn man sich über die Vulnerabilität des eigenen Körperbilds während der frühen und mittleren Phase der Adoleszenz bewußt ist.

Sexualität. Obwohl die Thematik der Sexualität bereits ihren Platz in der frühkindlichen und kindlichen Entwicklung hat, so gewinnt sie durch die pubertären Veränderungen des Körpers hin zur Geschlechtsreife somatisch wie psychosozial an Bedeutung. Die damit verbundenen Themen in der medizinischen Beratung sind umfänglich. Im Zusammenhang mit den anderen Entwicklungsaufgaben sind folgende Aspekte wichtig.

In der *frühen Adoleszenz* tauchen mit dem beginnenden Heranwachsen der sekundären Geschlechtsmerkmale auch die ersten sexuellen Gefühle auf. Damit beginnt eine Zeit des Experimentierens, wobei zunächst einmal der eigene Körper im Zentrum steht. Daß in dieser Phase die ersten Erfahrungen mit Masturbation gemacht werden, ist durchaus normal. Entsprechend dem Beziehungsnetz werden sexuelle Fragen und Themen auch primär in der gleichgeschlechtlichen Gruppe besprochen.

Das Experimentieren setzt sich auch in der *mittleren Phase* der Adoleszenz fort, wobei das gegengeschlechtliche Element vermehrt in den Vordergrund rückt. In dieser Phase klaffen die Vorstellungen von Eltern und Jugendlichen wohl am weitesten auseinander. Während die Eltern aus Sorge um die Risiken von wechselnden sexuellen Beziehungen eher dazu tendieren, eine gewisse Stabilität in den Beziehungen vor dem ersten sexuellen Kontakt zu erwarten, entspricht die Haltung der Adoleszenten häufiger dem Ausprobieren, auch wenn dies mit wechselnden Partnerschaften verbunden ist.

Erst in der *späten Adoleszenz* werden langfristige individuelle Partnerschaften als Grundlage für die Intimität gesucht. Bezieht man die in diesem Abschnitt diskutierten Aspekte der Persönlichkeitsentwicklung auf der Selbständigkeits- und Beziehungsebene in die Überlegungen zum Sexualverhalten ein, so wird klar, daß eine enge partnerschaftliche Beziehung ein hohes Maß an Reife voraussetzt.

Bedeutung im medizinischen Kontext. Wichtig für behandelnde und beratende Ärzte ist es, durch sorgfältiges Studium eine eigene solide Basis als Maßstab zu erarbeiten. Moralistische und fundamentalistische Haltungen sind zugunsten einer entwicklungsorientierten Anschauungsweise aufzugeben. Auch im Kontext der Sexualität ist Professionalität der beratenden Person gefordert.

Kognitive Entwicklung. Die kognitive Entwicklung während der Adoleszenz ist als sehr spezielle Etappe anerkannt. Ihre Entwicklung ist fließend und komplex. Erwähnt sei an dieser Stelle die sich entwickelnde Fähigkeit zur Abstraktion. Sie ist Voraussetzung für die selbständige Beurteilung von Fakten und daraus zu ziehender Schlußfolgerungen. Gleichzeitig ist die Fähigkeit zur Abstraktion auch Grundlage für ein zukunftsgerichtetes Denken und die Basis für eigene Wertmaßstäbe. Sind für Kinder, die im konkreten Denken verwurzelt leben, die Informationen der Erwachsenen, allen voran der Eltern, als Realität gegeben, so beginnt mit der erweiterten kognitiven Entwicklung auch das Hinterfragen der Wertmaßstäbe in der Erwachsenenwelt. Es ist denn auch nicht erstaunlich, daß während der Adoleszenz auch in noch so harmonischen familiären Verhältnissen plötzlich Divergenzen über alltägliche Ereignisse auftauchen.

Bedeutung im medizinischen Kontext. Die beratenden Ärzte müssen sich bewußt sein, daß auch ihre Aussagen durch das erwachte neue Denken jugendlicher Patienten hinterfragt werden. Die Schwierigkeit in der Beratung liegt darin, daß gerade bei der kognitiven Entwicklung keine Korrelation zum chronologischen Alter besteht. Die Einschätzung, wieweit die/der jugendliche Patient/in bereits in der Lage ist zu abstrahieren, ist deshalb bei jeder Konsultation zu berücksichtigen.

Eine besondere Bedeutung erhält diese Beurteilung für das Abschätzen der Fähigkeit, eine Behandlung konsequent durchzuhalten. Nicht nur bei chronischen Erkrankungen (z.B. Insulintherapie bei einem neu entdeckten Diabetes mellitus), auch bei alltäglichen Maßnahmen (z.B. orale Antikonzeption) muß sorgfältig abgeschätzt werden, wieweit jugendliche Patienten in der Lage sind, ein tägliches Therapieschema konsequent durchzuhalten. Je besser das abstrakte Denken und damit die Fähigkeit entwickelt ist, mögliche Konsequenzen für die Zukunft abzuschätzen (Entgleisung des Diabetes, Risiko einer Schwangerschaft), desto eher kann auf der rationalen Ebene die Einhaltung der Therapie erwartet werden.

Berufsplanung. Die berufliche Zukunft ist ein klassisches Beispiel für eine langfristige Planung, die ein entsprechendes Maß an Abstrahierung voraussetzt. Da ein solides abstraktes Denken in der Mehrheit der Fälle erst in der späten Phase der Adoleszenz erwartet werden kann, ist erstaunlich, zu welchem Zeitpunkt Jugendliche ihre Berufswahl treffen müssen. In der Schweiz ist diese Entscheidung für die große Mehrheit, die nicht eine Mittelschule besuchen wird, mittlerweile in das Alter von ca. 14 Jahren gerückt, ein Alter, in dem viele Adoleszente gerade erst ihre ersten Autonomieschritte unternehmen.

Im Vordergrund der antizipierenden Beratung wird stehen, das Gespräch mit den Patienten und ihren Eltern gemeinsam zu suchen. Ursprung für Probleme in dieser Sparte ist oft das fehlende Übereinstimmen der elterlichen Erwartungshaltung einerseits und der noch unrealistischen Pläne der Jugendlichen andererseits.

Auf der anderen Seite wird eine zufriedenstellende berufliche Ausbildung und damit das Realisieren eigener Pläne dazu beitragen, den Adoleszenten auf ihrem Weg in die Selbständigkeit nicht nur eine finanzielle Unabhängigkeit, sondern auch eine zusätzliche Sicherheit in der Phase der späten Adoleszenz zu geben. Das langjährige soziale Netz der Schule ist durch ein sicheres berufliches Umfeld zu ersetzen. Damit ist gleichzeitig gesagt, daß das erweiterte soziale Umfeld (z.B. hohe Jugendarbeitslosigkeit!) in wechselndem Ausmaß eine Hemmschwelle für die normale Entwicklung bilden kann.

Bedeutung im medizinischen Kontext. Solange die Berufsplanung in einem für die Jugendlichen harmonischen Rahmen erfolgt, d.h. wenn sich die Erwartungshaltung mit den Fähigkeiten deckt, kommt es kaum zu großen Fragen. Dagegen wird die Beratung komplex, wenn es zu innerfamiliären Spannungen kommt, oder wenn sich aufgrund des beruflichen Konflikts sogar psychosomatische Beschwerden entwickeln. In diesen Fällen ist eine kompetente Berufsberatung, allenfalls kombiniert mit einer psychologischen Betreuung, angezeigt. Dabei muß die Gesamtentwicklung der Adoleszenten Vorrang vor praktischen Erwägungen haben.

62.2 Anamnese- und Untersuchungstechniken

Einleitung. Besonderheiten von Anamneseerhebung, körperlicher Untersuchung, Ablauf der Konsultation verdeutlichen den Unterschied zur gewohnten kinderärztlichen Sprechstunde. Der äußere Rahmen bedarf nur kleiner Ergänzungen, z.B. gewisse an Jugendliche gerichtete Informationsbroschüren und/oder Zeitschriften, die signalisieren, daß entsprechende Anliegen wahrgenommen und verstanden werden, und daß die Bereitschaft besteht, darauf einzugehen. Die Vorstellung Adoleszenter zu einer idealen Praxis zeigt Tabelle 62.2.

Auch ihre Vorstellungen über die Bedeutung ihres behandelnden Arztes haben Jugendliche klar formuliert (Tabelle 62.3). In erster Linie wird ein hohes Maß an Professionalität gefordert, was sich in *Respekt und Ehrlichkeit* ausdrücken soll. Die angewandte Sprache soll gut verständlich sein, doch wäre es völlig verfehlt, aus Gründen falsch interpretierter Zugänglichkeit auf eine unter Jugendlichen übliche Umgangssprache („slang") umzustellen. Daß auf der anderen Seite die Sprache der Jugendlichen verstanden werden muß, versteht sich von selbst. Die Frage der Anrede, per „Sie" oder per „Du", muß in jedem Fall einzeln geklärt werden. Der psychosoziale Entwicklungsstand ist in dieser Beziehung eher maßgebend als das chronologische Alter.

Anamnese. Die übliche pädiatrische Anamnese wird in erster Linie von den Eltern erhoben. Jugendliche werden dieses „Ausgelassen-werden" nicht lange akzeptieren. Auf ihrem Weg zur Selbständigkeit müssen Adoleszente vielmehr in der Sprechstunde die Gelegenheit erhalten, ihre Anliegen allein vorzubringen. Dies bringt es mit sich, daß der gesamte Ablauf anders als mit Kindern gestaltet wird. Nur ein erster (meist relativ kurzer) Teil findet im Beisein der Eltern statt, der Hauptteil wird mit den jugendlichen Patienten allein bestritten.

Tabelle 62.2. Wie Adoleszente sich die „ideale Praxis" vorstellen (15 häufigste Nennungen). (Aus Bubenhofer N. et al. (1998) Wie sehen Jugendliche ihren Arzt. Beratung in der kinderärztlichen Praxis. Praxispädiatrie)

Mädchen (n=170)	Anzahl Nennungen[a]	Knaben (n=174)	Anzahl Nennungen[a]
Farbig	10	Schöne Arztgehilfin	13
Freundliches Personal	8	Schnelle Behandlung, kein Warten	5
Hell	8	Musik	5
Bilder	8	Getränke	5
Modern	6	Modern	6
Pflanzen	6	Hell	4
Gemütlich	6	Freundliches Personal	4
Hygienisch	6	Bequeme Stühle	4
Warm	5	Viele Zeitschriften	3
Kein Medizingeruch	5	Information	3
Viele Zeitschriften	5	Hygienisch	3
Musik	5	Gemütlich	3
Heimelig	4	TV/Video	2
Zeit	4	Persönlich	2
Freundlich	4	Kein Medizingeruch	2

[a] Mehrfachnennungen möglich.

Tabelle 62.3. Bedeutung des Arztes aus der Sicht von Jugendlichen (n=344). (Aus Bubenhofer N. et al. (1998) Wie sehen Jugendliche ihren Arzt. Beratung in der kinderärztlichen Praxis. Praxispädiatrie)

Bedeutung des Arztes	Anzahl Nennungen[a]
Helfer bei medizinischen Problemen	29
Bedeutet nichts Besonderes	19
Vertrauensperson	12
Fachperson	7
Ansprechperson	6
Sicherheit	5
Retter in der Not	4
Bedeutet viel	4
Freund	2
Negative Erfahrungen gemacht	1
Vorbild	1
Notwendiges Übel	1
Ist lebenswichtig	1

[a] Mehrfachnennungen möglich.

Ablauf einer Erstkonsultation

- Begrüßung von Patient und Eltern gemeinsam
- Anamnese mit den Eltern (evtl. allein)
- Anamnese mit Patient (sicher allein)
- vollständige körperliche Untersuchung
- Beurteilungsgespräch mit Patient allein
- Beurteilungsgespräch Patient plus Eltern

Selbstverständlich erfordert dieses Vorgehen eine entsprechende Erklärung gleich zu Beginn der Konsultation, sind doch die Eltern daran nicht gewöhnt. Indem man sie zu einer abschließenden Beurteilung und zum gemeinsamen Festlegen des weiteren Vorgehens nochmals einlädt, wird eine zu starke Brüskierung vermieden.

Die Ziele für das Erstinterview gehen weit über eine Erfassung krankheitsrelevanter Symptome hinaus. Das Gespräch muß auch die emotionalen Aspekte einfangen und gleichzeitig präventive Argumente beinhalten. Der Kommunikation kommt also eine zentrale Rolle zu, der körperliche Status rückt dagegen etwas in den Hintergrund. Tatsächlich sind in den USA bei den 10jährlichen Vorsorgekonsultationen, die für Jugendliche zwischen 11 und 21 Jahren empfohlen werden, nur 3mal körperliche Untersuchungen vorgesehen. In den übrigen Fällen erfolgt also „lediglich" ein Gespräch. Damit wird jedoch dessen Wichtigkeit unterstrichen, und es ist angezeigt, vertieft auf Inhalt und gewisse technische Details einzugehen.

Die übliche, nicht zu empfehlende Anamneseerhebung beginnt mit der Frage nach den Hauptbeschwerden, das aktuelle Leiden. Sie erfaßt anschließend die erweiterte Krankengeschichte (persönliche und Familienanamnese) und allenfalls den sozialen Kontext. Diese Informationsbeschaffung wird durch den Arzt geleitet, gleicht oft mehr einem Frage- und Antwortspiel als einem Gespräch. Im Zentrum steht der Arzt, die Patienten werden in eine passive Rolle gedrängt. Der Vorteil dieser Technik liegt darin, daß die Informationen rasch auf ihre Vollständigkeit hin überprüft und in medizinischen Besprechungen in demselben Format weiter diskutiert werden können.

Mag diese Technik aus der medizinisch-diagnostischen Optik effizient sein, so erscheint sie für die Patienten rigid und unpersönlich. Gerade Adoleszente werden auf eine solche Art von Befragung negativ reagieren, und das Risiko ist groß, daß wertvolle Informationen, v.a. auf der emotionalen Ebene, verloren gehen. Um dem ärztlichen Gespräch den nötigen Platz einräumen zu können, sind viele Zentren für Adoleszentenmedizin deshalb dazu übergegangen, den rein gesundheits- und krankheitsspezifischen Teil der Anamnese mittels strukturierter Fragebogen zu erheben. Es gibt verschiedene solcher Instrumente, ein mögliches Beispiel ist in folgender Übersicht gezeigt. Entscheidender als die Formulierung und Zusammenstellung der Fragen ist die Art und Weise, wie mit den Antworten im nachfolgenden Gespräch umgegangen, d.h. wie auf Problempunkte eingegangen wird. Hier ist viel Raum für die persönlichen Anliegen der Jugendlichen zu lassen.

Fragebogen zur Anamnese
(Quelle: Fragebogen des Hôpital de Bicêtre, Paris)

Hier ist ein vertraulicher Fragebogen. Fülle ihn aus, Dein Arzt wird ihn nachher durchsehen. Du mußt nicht unbedingt alle Frage beantworten, aber Deine Antworten („ja" oder „nein") werden uns helfen Zeit zu gewinnen und Dir besser helfen zu können.

1. Nimmst Du im Moment Medikamente?
2. Hältst Du eine bestimmte „Diät" ein?
3. Überspringst Du oft eine Mahlzeit?
4. Rauchst Du?
5. Möchtest Du weniger rauchen oder ganz damit aufhören können?
6. Hast Du schon Gras oder Hasch geraucht?
7. Trinkst Du manchmal Bier, Wein oder andere alkoholische Getränke?
8. Wenn ja, wie oft am Tag?
9. Trägst Du immer einen Helm beim Fahrrad- oder Motorradfahren?
10. Schnallst Du Dich beim Autofahren immer an?

Andere Jugendliche wie Du sprechen uns oft wegen ganz verschiedener Probleme an. Hier sind einige Beispiele (antworte wieder mit „ja" oder „nein")

11. Ich habe Mühe einzuschlafen.
12. Ich wache nachts oft auf.
13. Ich bin tagsüber oft müde.
14. Es passiert manchmal, daß ich nachts mein Bett nässe.
15. Ich habe oft Kopfweh.
16. Ich habe oft Bauchweh.
17. Ich habe manchmal das Gefühl ohnmächtig zu werden.
18. Ich habe oft Schmerzen in den Beinen.
19. Ich habe starke Schmerzen während der Periode.
20. Ich habe das Gefühl, meine Brüste sind zu klein/zu groß.
21. Ich mache mir Sorgen über meine Gesundheit.
22. Ich fühle mich zu mager.
23. Ich fühle mich zu dick.
24. Ich komme mir zu klein vor.
25. Ich komme mir zu groß vor.
26. Ich habe den Eindruck, daß sich meine Eltern gut verstehen.
27. Meine Eltern verstehen sich nicht, und das beunruhigt mich.
28. Ich möchte meine Beziehung zu meinen Eltern ändern.
29. Ich sorge mich um die Gesundheit von jemandem in unserer Familie.
30. Die Schule ist ein Problem für mich.
31. Seit einiger Zeit läuft es mir in der Schule weniger gut.
32. Ich weiß, was ich später einmal werden möchte.
33. Ich habe Angst, daß ich schwanger werden könnte.
34. Ich habe Angst, daß ich ein Mädchen schwanger machen könnte.
35. Ich habe Angst davor, später einmal keine Kinder haben zu können.

36. Weißt Du, was Schwangerschaftsverhütung ist?
37. Weißt Du, was eine Geschlechtskrankheit ist?
38. Sprichst Du über sexuelle Fragen manchmal mit Deinen Eltern?
39. Hast Du eine „beste Freundin"/einen „besten Freund", mit der/dem Du über alles sprechen kannst?
40. Kennst Du jemanden, der sterben wollte, weil er/sie sehr traurig war?
41. Ist Dir das manchmal auch schon passiert?
42. Wenn Du willst, kannst Du hier noch andere Dinge aufschreiben, die Dir gerade in den Sinn kommen:
43. Hast Du noch andere Probleme, die Du aber lieber nicht aufschreiben möchtest?

Dem routinierten Adoleszentenmediziner wird es auch gelingen, ohne Fragebogen die relevanten Problemkreise anzusprechen. Dabei ist eine Gesprächstechnik besonders geeignet, die folgende 3 Funktionen berücksichtigt:

- Nicht nur das Vorliegen eines Gesundheits- und/oder Krankheitsproblems, sondern dessen Ursprung und mögliche Kontrollmechanismen müssen eruiert und angesprochen werden.
- Ziel ist das Entwickeln und Aufrechterhalten einer therapeutischen Beziehung.
- Der Behandlungsplan muß mit dem Patienten erarbeitet werden, wobei die Motivationsarbeit entscheidend ist.

Diese Funktionen überlappen oft und sollten während des Interviews wenn immer möglich fließend ineinander übergehen. Eine solche Technik ermöglicht es den Patienten, das Gespräch aktiv mitzugestalten, und damit ist auch eine gute Grundlage zum Ansprechen schwieriger Themen gegeben. Auf dieser Basis ist eine viel breitere Erfassung nicht nur der medizinisch-somatischen, sondern auch der psychosozialen Probleme möglich.

Um ein solches Gespräch zu leiten, müssen die häufigsten Themen, die Jugendliche in bezug auf ihre Gesundheit beschäftigen, der interviewenden Person bekannt sein. Man darf nicht davon ausgehen, daß Adoleszente die dazu gehörigen Fragen einfach stellen, selbst wenn sie sie stark beschäftigen. Hierzu gehört insbesondere die Frage nach ihrer körperlichen Normalität und Integrität. In jedem Fall sollten 3 Problemkreise angesprochen werden:

- Depression und Suizidalität,
- Sexualität (beispielsweise zur Schwangerschaftsverhütung oder zu sexuell übertragbaren Krankheiten),
- Rauchen, Alkohol, andere Drogen.

Zunächst gilt es jedoch, Klarheit über den psychosozialen Entwicklungsstand des jugendlichen Patienten zu gewinnen.

Untersuchung. Die körperliche Untersuchung stellt für Jugendliche eine weit größere Belastung dar, als gemeinhin angenommen, und dies kann letztlich auch zu Schwierigkeiten im Erheben somatischer Befunde führen. Es ist deshalb für den Untersucher wichtig zu wissen, welch hohe Ansprüche jugendliche Patienten an seine Kompetenz stellen. Aus der Sicht der Adoleszenten geht es nicht einfach darum, abnorme Befunde zu erheben, um damit einer möglichen Krankheit auf die Spur zu kommen, sondern in erster Linie um eine Bestätigung der körperlichen Integrität.

Herausgestrichen werden sollen hierbei 2 Punkte: die sehr verletzliche Körperwahrnehmung der Adoleszenten und der Drang zur Normalität. Das bedeutet einerseits, daß sich der Untersucher bei jedem Schritt seiner Befunderhebung bewußt sein muß, daß er damit einen Eingriff in die Körperintegrität vornimmt, und andererseits, daß er die jugendlichen Patienten, wenn immer möglich, bezüglich ihrer Normalität bestätigen muß. Dies wiederum setzt genaue Kenntnisse über die Abläufe der normalen körperlichen Entwicklung während der Pubertät voraus.

Die körperliche Untersuchung ist somit nicht nur ein Hilfsmittel zur Diagnosestellung, sondern für die jugendlichen Patienten gleichzeitig eine sehr intime und intensive Auseinandersetzung mit dem eigenen Befinden. Es ist deshalb wichtig, daß man sich bereits vor Beginn der Untersuchung ein Bild über den psychosozialen Entwicklungsstand der Patienten gemacht hat und daß der Untersucher die Psychodynamik der Adoleszenz kennt.

Die Untersuchung von Jugendlichen sollte wenn immer möglich mit den Patienten allein durchgeführt werden. Damit kann die Vertraulichkeit, die von vielen jugendlichen Patienten sehr gewünscht wird, eingehalten und betont werden. Auch Adoleszente in der frühen Phase ihrer Entwicklung sollten gefragt werden, ob sie einen Elternteil während der Untersuchung im selben Raum haben möchten. Es ist dem Untersuchungsgang nicht gedient, wenn sich Jugendliche durch ihr Alleinsein ausgeliefert und damit stark verunsichert fühlen. Von der mittleren Phase der Adoleszenz an wünschen Jugendliche erfahrungsgemäß, allein untersucht zu werden.

Eine besondere Situation stellt in dieser Beziehung die gynäkologische Untersuchung von jugendlichen Patientinnen dar. Der Untersucher muß sich technisch absolut sicher fühlen, um dem hohen Anspruch an Kompetenz zu genügen. Noch ausgeprägter als in der übrigen körperlichen Untersuchung rücken hier die bereits erwähnten Probleme der Intimität ins Zentrum. Eine sorgfältige Information über den Ablauf muß deshalb einer ersten gynäkologischen Untersuchung in der Adoleszenz vorausgehen. Es ist dringend anzuraten, auch in Ländern, wo dies nicht gesetzlich vorgeschrieben ist, eine weibliche Begleitperson, am ehesten aus dem Pflegeteam, während der Untersuchung im Raum zu haben.

Praktische Durchführung. Neben den Ansprüchen an die Kompetenz des Untersuchers, hat auch die Zweckdienlichkeit medizinischer Maßnahmen bei Jugendlichen einen hohen Stellenwert. Befunde sind zügig und vollständig zu erheben. Dabei sind adoleszentenspezifische Empfindungen gegenüber dem eigenen Körper zu berücksichtigen. Für einen kompletten Körperstatus bedeutet dies, daß sich der Patient zwar bis auf seine Unterwäsche ausziehen soll, daß ihm jedoch eine Möglichkeit zur teilweisen Bedeckung seines Körpers angeboten werden muß. Damit kann dem Bedürfnis nach Intimität nachgekommen werden.

Je nach Entwicklungsstand fällt die Untersuchung u.U. in eine Phase, in der Jugendliche Schwierigkeiten mit ihren körperlichen Veränderungen haben und sich deshalb nur äußerst ungern betrachten und anfassen lassen. Es empfiehlt sich deshalb, mit den „am wenigsten belasteten" Körperteilen zu beginnen, also z.B. mit dem Kopf und den Sinnesorganen. Während des Weitergehens über den Rumpf zu den Extremitäten kann durch kontinuierliches Kommentieren der Untersuchungsschritte und der Befunde das unangenehme Empfinden des Patienten langsam abgebaut werden.

Vitalfunktionen und Wachstumsparameter. Wachstumsparameter, insbesondere Größe und Gewicht, sind unter standardisierten Bedingungen zu messen und mit altersentsprechenden Perzentilenkurven zu vergleichen (s. Kap. 3.9). Das gleiche gilt für Körpertemperatur, Blutdruck, Puls und Respirationsrate. Jugendliche sind bei der Untersuchung oft aufgeregt, weshalb abnorme Blutdruck- und Pulswerte gegen Ende der Untersuchung, wenn der Patient entspannter ist, nochmals gemessen werden müssen.

1–2 % von Jugendlichen leiden an einer Hypertonie.

Kopf (mit Sinnesorganen) und Hals. Akne und andere Auffälligkeiten wie Pigmentnaevi, weiße Flecken oder Hautrötungen müssen mit den Jugendlichen sorgfältig besprochen werden, können sie doch Hinweise auf unterliegende Krankheiten sein. Auf präventive Aspekte kann eingegangen werden, beispielsweise auf den Hautschutz während der Sommermonate.

Der Visus muß bei jedem Jugendlichen bestimmt werden, da Visusverschlechterungen in der Adoleszenz nicht selten sind. Deutliche Visuseinschränkungen sowie Hinweise auf einen Strabismus machen eine Überweisung zum Ophthalmologen notwendig.

Eine Hörprüfung gibt Gelegenheit für präventive Hinweise auf Lärmexposition (Disco!) und Schwerhörigkeit. Die Prüfung von Zahnstatus und Gingiva ermöglicht ein präventives Gespräch über Zahnhygiene.

Neben den üblichen Lymphknotenstationen (präaurikulär, angulär, submandibulär, submental, zervikal, okzipital) ist der Schilddrüse besondere Aufmerksamkeit zu widmen.

Kardialer, respiratorischer, abdominaler und neurologischer Status. Bei fehlenden anamnestischen Hinweisen ist ein angeborenes Vitium nicht wahrscheinlich. Dennoch sind Jugendliche oft besorgt, daß sie herzkrank sein könnten. Wichtig ist deshalb bei der Untersuchung, daß man die Variabilität der Auskultationsbefunde kennt, beispielsweise ein funktionelles Geräusch als solches erfaßt, und dem Adoleszenten ein Gefühl der Sicherheit vermitteln kann. Bei Unklarheit sind weiterführende Untersuchungen indiziert.

Auch bei den Atmungsorganen stellt sich der Verdacht auf eine Erkrankung oft eher während der Anamnese ein. Die Untersuchung bestätigt die anamnestische Angabe. Besonderes Gewicht erhalten kardiorespiratorische Befunde bei der sportärztlichen Untersuchung, z.B. im Rahmen einer Beurteilung für den Leistungssport.

Im gleichen Kontext sind auch die Untersuchung des Abdomens und des Nervensystems zu sehen. Das Erfassen pathologischer Befunde, die nicht schon zuvor bekannt gewesen wären, ist eher unwahrscheinlich. Um aber dem Bedürfnis adoleszenter Patienten nach kompetenter und umfassender Beurteilung gerecht zu werden, muß auch in diesen Organsystemen mit aller Sorgfalt untersucht werden. Technisch unterscheiden sich die Methoden weder von der pädiatrischen noch der internmedizinischen Praxis.

Muskuloskeletäres System. Vermehrte sportliche Aktivitäten in der Adoleszenz erhöhen das Verletzungsrisiko. Doch auch bei weniger sportlichen Jugendlichen können Beschwerden auftreten, da sich mit rasch zunehmender Länge auch die Hebelverhältnisse am Skelett verändern. Alle Schmerzzustände verlangen eine sorgfältige Evaluation. „Wachstumsschmerzen", wenn es sie überhaupt gibt, sind eine Ausschlußdiagnose.

Etwa 2 % der Jugendlichen haben eine Skoliose. Sie kann im Rahmen des beschleunigten Wachstums rasch progredient sein und bedarf häufig der orthopädischen Konsultation.

Genitalorgane. Die Untersuchung der äußeren Genitalorgane ist für den Patienten (mit der Frage: „bin ich normal?") ebenso wichtig wie für den Untersucher („verläuft die Entwicklung normal?"). Bei der Beurteilung altersbezogener Reifungsstadien ist die Variabilität der Entwicklungsschritte zu beachten, die Protokollierung erfolgt gemäß der Stadieneinteilung nach Tanner.

Bei Mädchen empfiehlt sich für diesen Teil der Untersuchung die Anwesenheit einer weiblichen Begleitperson, selbst wenn auf eine gynäkologische Untersuchung im engeren Sinn verzichtet wird. Während die Beurteilung der Pubesbehaarung meist im Rahmen des Abdominalstatus erfolgen kann und daher für die Adoleszente nicht belastend wirkt, sind Inspektion und Palpation der Brüste sensible Eingriffe. Die Mammae sind sowohl im Sitzen wie auch im Liegen zu untersuchen. Die Inspektion erlaubt zunächst einmal das Festlegen des Tanner-Stadiums. Alle äußeren Auffälligkeiten der Haut und der Areola sollen *en détail* protokolliert werden. Eine mamilläre Sekretion erfordert eine spezifische Abklärung. Während der Inspektion kann auf Fragen des Jugendlichen bezüglich der eigenen Körpervorstellung (Brüste zu groß, zu klein etc.) in extenso eingegangen werden.

Die Palpation erfüllt 2 Zwecke: einerseits sollen Veränderungen, allen voran irgendwelche Knoten, genau erfaßt werden, andererseits soll der Adoleszenten gezeigt werden, wie sie sich selber untersuchen kann. Die relativ häufig vorkommenden knotigen Veränderungen, die auch die Jugendlichen selber spüren und erfassen sollten, entsprechen zu 80–90 % gutartigen Fibroadenomen. Nur derbe Knoten, besonders wenn gleichzeitig darüberliegende Hautveränderungen gefunden werden, verlangen sofortige gynäkologisch/chirurgische Intervention.

Die gynäkologische Untersuchung im engeren Sinn ist bei Jugendlichen indiziert, die sexuell aktiv sind, oder die sich zu einer Beratung zur Schwangerschaftsverhütung melden. Wichtigste Voraussetzungen der gynäkologischen Untersuchung sind fundierte Kenntnisse, technisches Geschick und viel Zeit. Jeder gynäkologischen Untersuchung muß, wie bereits erwähnt, ein langes Aufklärungsgespräch vorausgehen, damit sich die Jugendlichen in einer für sie ungewohnten und oft belastenden Situation möglichst gut entspannen können. Auf die Details der einzelnen Untersuchungsschritte wird an dieser Stelle nicht eingegangen.

Auch bei Knaben müssen die Brustdrüsen genau untersucht werden. Eine Gynäkomastie ist häufig, meist beidseitig, wird jedoch von den betroffenen Jugendlichen oft nicht in der Anamnese erwähnt. Sie ist von einer einfachen Vermehrung des Fettgewebes abzugrenzen. Die Gynäkomastie ist eine normale pubertäre Erscheinung und bildet sich bei über 90 % der Fälle im Verlauf von 2 Jahren wieder vollständig zurück. Persistiert eine Gynäkomastie über mehr als 3 Jahre, sind weitere Abklärungen indiziert.

Neben dem genitalen Tanner-Stadium gibt das Hodenvolumen einen wichtiger Anhaltspunkt für seinen Entwicklungsstand. Es wird mit dem Orchidometer nach Prader bestimmt. Da maligne Tumoren der Hoden schon im Adoleszentenalter vorkommen, muß die Palpation nicht nur die Größe, sondern auch irgendwelche abnorme Knoten erfassen. Während dieses Untersuchungsschritts kann dem Jugendlichen beigebracht werden, wie er seine Hoden selber routinemäßig beurteilen kann.

Abschluß der Untersuchung. Obwohl möglichst viele Befunde bereits während des Fortschreitens der Untersuchung diskutiert werden sollen, ist am Ende eine abschließende Beurteilung nötig. Nachdem sich der Patient wieder angekleidet hat, sollen zunächst Fragen beantwortet werden. Danach sind auffällige Befunde zu erläutern und zu erklären. Gleichzeitig erwartet der Jugendliche auch Angaben darüber, wie „normal" er sich fühlen soll, d.h. wie weit er seiner Gleichaltrigengruppe entspricht. Es genügt also keineswegs zu bestätigen, der Adoleszente sei „gesund", sondern es braucht auch klar und deutlich die Mitteilung, daß für das entsprechende Alter alles normal sei.

Die körperliche Untersuchung gibt auch immer die Grundlage, um auf einige Punkte in der Prävention von Krankheiten einzugehen. Jugendliche erwarten dabei keine „Gesundheits-Moralpredigt", sondern klare und präzise Fakten.

62.3 Präventive Aspekte

Vorbemerkungen. Hauptanliegen jeder Konsultation von Jugendlichen muß sein, die aktuelle Lebenssituation zu erfassen und positive Entwicklungen zu bestärken. Bei allem Wissen um Risiken und Schwierigkeiten der Entwicklungsperiode darf nicht vergessen werden, daß ein großes Potential an positiven Kräften existiert. Die Fähigkeit, schwierige Situationen – gesundheitliche und psychosoziale – erfolgreich zu meistern, muß gesehen und gefördert werden.

Die antizipierende Beratung ist Wesensbestandteil jeder pädiatrischen Sprechstunde. Adoleszenz-spezifische Präventionsthemen sind Genußmittel, Drogen und Sexualität.

Nikotin und Alkohol. In einer Untersuchung des Alkohol- und Nikotinkonsums von 11- bis16jährigen in der Schweiz gaben fast 4 % der Schüler an, in den 2 Monaten vor dem Ausfüllen des Fragebogens 2- bis 10mal betrunken gewesen zu sein, bei den 16jährigen waren es gar 10 % . Zwischen 1986 und 1994 stieg der Anteil regelmäßiger Raucher von 4 auf 7 % an. Die Gründe für dieses Verhaltens werden in etwa immer gleich angegeben: „ich wollte einfach einmal versuchen" ist die meist genannte Antwort.

Indikatoren für ein erhöhtes Risiko des Genußmittelabusus sind:

- Versagen und Ausschluß aus dem schulischen Rahmen,
- fehlende Zukunftsperspektiven,
- fehlende Autonomie,
- Verlust von Selbstvertrauen.

Diese Risikoindikatoren tauchen auch in Zusammenhang mit anderen Gesundheitsproblemen immer wieder auf.

Die Rolle des Arztes wird sich auf Information, insbesondere ein Engagement in breit angelegten Informationskampagnen über die Risiken der „legalen Genußmittel" Nikotin und Alkohol konzentrieren. Darüber hinaus sind Wege zu finden, um die oben genannten Risiken zu mindern. Eine Beschränkung des Gesprächs auf „Rauchen" und „Trinken" ist meist unergiebig. Zentral ist das Erfassen der relativ kleinen Gruppe mit überdurchschnittlichem Risikoverhalten.

Illegale Drogen. Der behandelnde Arzt muß nicht primär ein Drogenexperte für schwere Fälle sein. Er muß jedoch einige Aspekte kennen, die bei konsumierenden Adoleszenten zu bedenken sind.

Der klassische Einstieg in Drogen erfolgt über die „legalen" Genußmittel, Nikotin und Alkohol. Der Weg kann weiter über Cannabis schließlich zu den Opiaten und Kokain führen, was jedoch nicht zwingend ist. Der/die Jugendliche kann sich auf jeder Stufe dieser Entwicklung befinden und muß keineswegs den nächsten Schritt tun.

Wie bei Genußmitteln steht auch bei den illegalen Drogen das Experimentieren im Vordergrund. In der Evaluation wird es deshalb immer darum gehen, die Situation in bezug auf eine eigentliche Abhängigkeit zu erfassen: handelt es sich tatsächlich „nur" um ein Stadium des Experimentierens, oder gibt es Zeichen für einen bereits etablierten regelmäßigen Konsum? Im Gegensatz zum Rauchen oder Trinken können auch die direkten gesundheitlichen Risiken unmittelbarer im Vordergrund stehen: sobald ein Schritt in Richtung intravenöser Drogen gemacht wird, taucht die Problematik der Infektionsrisiken (HIV, Hepatitis B, evtl. andere) auf.

Für den behandelnden Arzt in der Praxis wird sich die Frage stellen, wann Adoleszente an ein spezialisiertes Beratungszentrum weiter gewiesen werden müssen. Dabei können die folgenden Kategorien unteschieden werden:

1. Gelegentlicher unregelmäßiger Konsum geringer Mengen. Dies ist die häufigste Situation. Das Hauptrisiko besteht in einem Weitergehen in regelmäßigen Konsum.
2. Gelegentlicher unregelmäßiger Konsum größerer Mengen. Dieses Muster trifft am typischsten auf den Alkohol zu (Typ „Gelegenheitssäufer"), weniger auf die illegalen Drogen. Das Risiko besteht hauptsächlich in der schlechten Kontrollierbarkeit der Situation.
3. Regelmäßiger Konsum, geringe Mengen. Ein täglicher Gebrauch weist auf eine bereits schwerere psychische Grundproblematik hin. Drogenkonsum wird als Bewältigungsstrategie angesehen. Entsprechend muß ein eigentlicher Therapieplan etabliert werden.
4. Regelmäßiger Konsum, große Mengen. Diese Form ist bei Jugendlichen am seltensten anzutreffen. Die Problematik übersteigt den gesundheitlichen Rahmen und schließt meist auch kriminelle Aspekte ein.

Auf welche Weise wird nun aber ein Drogenproblem in der Sprechstunde erfaßt? Oft sind es die indirekten Zeichen oder Risikoindikatoren. Es wird also auch hier darum gehen, Zusammenhänge zu der sozialen Umgebung, gleichzeitig aber auch den psychosozialen Entwicklungsstand der betroffenen Adoleszenten zu erfassen. Vorstellungen der meist verängstigten Familie spielen ebenso eine Rolle wie die Drogenkenntnisse der Jugendlichen selbst, aber auch die Drogenakzeptanz der Gleichaltrigengruppe .

Bevor die Frage der möglichen Interventionen beantwortet werden kann, muß daran erinnert werden, daß Drogenkonsum nicht eine Problematik an sich, sondern Symptom einer weit greifenden psychosozialen Störung ist. Damit verbunden ist auch die Frage, wer überhaupt eine Intervention wünscht. Sind es verängstigte Eltern, die eine Konsultation veranlaßt haben, oder ist es die/der Adoleszente selbst, der Hilfe und Beratung sucht? In jedem Fall muß die Thematik jedoch direkt angesprochen werden, die Initiative darf nicht den Jugendlichen allein überlassen werden. Es muß klar sein, daß im Rahmen der Konsultation über Drogen gesprochen werden darf, ohne daß damit gleich Werturteile verbunden sind. Eine solche Akzeptanz, die davon ausgeht, daß es nie eine drogenfreie Gesellschaft gegeben hat, und daß es sie auch nie geben wird, kann das Beratungsgespräch wesentlich erleichtern. Es ist klar, daß an irgendeinem Punkt der Diskussion auch die Familie einbezogen werden muß.

Wieweit langfristige Interventionen von einer allgemeinen pädiatrischen Sprechstunde ausgehen können, wird im wesentlichen von der behandelnden Person abhängen. Es empfiehlt sich in jedem Fall, das bestehende Angebot an Drogenfachstellen der entsprechenden Region zu kennen, damit jederzeit rasche und unkomplizierte professionelle Beratungen eingeleitet werden können.

Sexualität. Fragen der Sexualität nehmen in der Adoleszenten-Praxis einen breiten Raum ein.

Die wichtigste Frage, die an den behandelnden Arzt gestellt wird, ist die einer adäquaten Antikonzeption. Mehr als drei Viertel aller Jugendlichen in der Schweiz wenden eine Verhütungsmethode bereits beim ersten Geschlechtsverkehr an, ein Verhalten, das von medizinischer Seite volle Unterstützung verdient und unbedingt auf das restliche Viertel ausgedehnt werden müßte, das sich nicht schützt. Gerade in diesem Punkt ist es entscheidend, daß der Präventionsgedanke über die eigenen Wertmaßstäbe gestellt wird. Es ist Jugendlichen im Alter von 14 Jahren wenig damit gedient zu hören, daß sie mit dem ersten sexuellen Experimentieren noch warten sollten. Ärztlich entscheidend ist es, eine Verhütungsmethode zu finden, die dann auch tatsächlich angewandt wird. Dabei ist zu berücksichtigen, daß bei dieser, wie in vielen Fragen der Sexualität unter Jugendlichen trotz intensiverer Medientätigkeit und Aufklärungsarbeit Unwissenheit und Gerüchte kursieren, mit denen es im Beratungsgespräch zunächst aufzuräumen gilt.

Hinsichtlich spezifischer Antikonzeptionsmethoden ist auf Fachliteratur zu verweisen. Allgemein bekannt sein sollte die Methode der „Pille danach", d.h. die Möglichkeit einer hormonellen Antikonzeption nach einem ungeschützten Koitus. 48 h nach einer solchen Risikosituation verhindert die Gabe von 1 mg Levonorgestrel mit 100 µg Ethinyl-Estradiol, wiederholt nach 12 h, eine Schwangerschaft mit hoher Verläßlichkeit. Selbstverständlich muß der weitere Zyklus im Anschluß daran sorgfältig kontrolliert werden, bei ausbleibender Menstruation ist ein rascher Schwangerschaftstest indiziert.

Eng mit der Antikonzeptionsberatung verbunden ist auch die Problematik der sexuell übertragbaren Krankheiten. Für die Jugendlichen bietet das Präservativ einen wirksamen Schutz.

Wesentliches Element der Sexualberatung von Jugendlichen ist die eingangs diskutierte Offenheit und Ehrlichkeit, aber auch der Respekt vor den Vorstellungen der Adoleszenten. Nur wer sich in diesem Gebiet sicher fühlt und bereit ist, alle Fragen ohne Vorurteile anzugehen, wird das Gespräch erfolgreich führen können und die für Jugendliche sehr wichtigen Nachsorge wahrnehmen können. Andernfalls ist eine Zuweisung an eine Jugendgynäkologin wohl die bessere Variante.

62.4 Psychosomatische Probleme

Die enge Verbindung zwischen körperlichen Veränderungen und psychosozialen Adaptationsvorgängen in der Adoleszenz zwingt dazu, Beschwerden und Symptome immer aus einer doppelten Perspektive zu betrachten: auch scheinbar noch so klare somatische Beschwerden müssen auf ihren psychischen Hintergrund hin evaluiert werden; andererseits verlangen die auf den ersten Blick klar psychisch bedingten Störungen nach einer sorgfältigen somatischen Analyse.

Wie im Kindesalter herrschen auch in dieser Altersgruppe einige typische Beschwerden, die an eine psychische Ursache denken lassen, vor: Kopf- und Bauchschmerzen stehen im Vordergrund.

In der „Internationalen Klassifikation psychischer Störungen" wird folgendes als bezeichnend angegeben: „Charakteristisch sind multiple, wiederholt auftretende und häufig wechselnde körperliche Symptome, die meist bereits seit Jahren bestanden haben. (...) Zu den häufigsten gehören gastrointestinale Beschwerden (wie Schmerz, Aufstoßen, Rumination, Erbrechen, Übelkeit etc.). (...) Der Verlauf der Störung ist chronisch fluktuierend und häufig mit einer langdauernden Störung des sozialen, interpersonalen und familiären Verhaltens verbunden."

Psychosomatische Störungen sind in den Organkapiteln abgehandelt. In der Adoleszenz hat ihre Behandlung die folgenden Besonderheiten zu beachten:

- Die Entwicklungsaufgaben der Adoleszenz mit ihren Phasen erhöhter Vulnerabilität müssen dem behandelnden Arzt bekannt sein.
- Kenntnisse über psychosoziale Erklärungsmöglichkeiten somatischer Beschwerden müssen als Realität akzeptiert und bekannt sein, denn sie prägen die wesentlichen Fragen in einer entsprechenden Anamnese.
- Gemeinsames Arbeiten in einem kombinierten somatisch-psychotherapeutischen Setting bietet große Vorteile und erlaubt konsequentes therapeutisches Arbeiten auf beiden Ebenen.

- In jedem Fall ist die am wenigsten invasive Therapieform zu wählen, um eine Verstärkung der präsentierten Symptome zu vermeiden.

62.5 Chronische Krankheiten

Einleitung. Chronische Krankheiten haben schwerwiegende Auswirkungen auf die psychosoziale Adaptation der Adoleszenten. Als chronisch wird ein Krankheitszustand definiert, der mehr als 3 Monate dauert, oder von dem man eine Dauer von >3 Monaten erwartet, und der im Vergleich zu Gleichaltrigen vermehrt medizinische Maßnahmen erfordert.

Belastung und Bewältigungsstrategien hängen einerseits von der Art der chronischen Krankheit, andererseits von der Zeit ihrer Erstmanifestation ab. Krankheiten, die neu während der Adoleszenz auftreten (z.B. ein Diabetes mellitus oder eine Behinderung im Anschluß an einen Unfall) und Erkrankungen, die in früher Kindheit diagnostiziert werden, und die während der Adoleszenz ein mehr oder weniger stark ausgeprägtes zusätzliches Handicap darstellen (genetische Leiden, z.B. zystische Fibrose) wirken sich unterschiedlich auf die Adoleszenz aus.

Neu auftretende Erkrankung. Bei einer neu auftretenden chronischen Krankheit muß in einem ersten Schritt die *Ausgangslage* analysiert werden.

- Stand der adoleszenten Entwicklung (vgl. Kap. 3.9, 68.4),
- familiäres Umfeld,
- erweitertes soziales Umfeld.

Der individuelle Entwicklungsstand prägt die Reaktionsweise und damit den Beginn der Verarbeitung einer neu auftretenden Erkrankung. Plötzlich sieht sich der Jugendliche in einer Welt, in der Vorstellungen über körperliche Modellbilder, sexuelle Möglichkeiten, aber auch Ideen zu neuen Beziehungsmustern entwickelt werden, mit Fragen der körperlichen Integrität (z.B. Unfallfolgen), verändertem Aussehen (z.B. Nebenwirkungen von onkologischen Therapien) und Angst vor Beziehungsabbrüchen und damit auch sexuellen Kontakten (z.B. bei langdauernden Hospitalisationen) konfrontiert. Die Reaktionsweise wird entscheidend davon abhängen, wieweit Jugendliche bereits eine gewisse Selbständigkeit, ein gewisses Maß an eigener Persönlichkeit, aber auch Fortschritte in ihrer kognitiven Entwicklung gemacht haben. Jede chronische Erkrankung birgt das Risiko eines regressiven Verhaltens.

Diese individuellen Voraussetzungen erhalten im familiären Kontext eine weitere Dimension. Eltern werden versuchen, im Rahmen ihrer eigenen Verarbeitungsstrategien Einfluß zu nehmen. Das Risiko ist groß, daß sie dabei die Initiative so weit als möglich an sich ziehen und damit der Entwicklung der Selbständigkeit, die trotz eines zusätzlichen Gesundheitsproblems eine zentrale Entwicklungsaufgabe bleibt, entgegenwirken und so die Regressionstendenzen beim Patienten verstärken. Die Überbehütung wird sich negativ auf die gesamte Entwicklung des Jugendlichen auswirken.

Im erweiterten sozialen Rahmen übernimmt die Gruppe der Gleichaltrigen, eine entscheidende Rolle. Während sich mit Schulen und/oder Arbeitgeber meistens gute praktische Vereinbarungen bei krankheitsbedingten Einschränkungen treffen lassen, so hat die Reaktionsweise der Freunde einen ganz anderen Stellenwert. In dieser Gruppe liegt das Potential, dem Jugendlichen, der seine neue Rolle als „Patient" definieren muß, das größtmögliche Maß an Normalität zu vermitteln.

Auf diese jeweils besondere Ausgangskonstellation von Persönlichkeitsstruktur, familiärem Verarbeitungspotential und unterschiedlich gelagerter Freundesgruppe trifft nun die Krankheit mit ihren eigenen Charakteristika. Bleibende Unfallfolgen, Therapienebenwirkungen, Einschränkungen der Bewegungsfreiheit durch therapeutische Erfordernisse oder langdauernde Hospitalisation beeinflussen das weitere Verarbeitungsmuster des jugendlichen Patienten. Bevor eine Behandlungsstrategie gewählt wird, müssen deshalb die persönlichkeitsspezifischen (intrinsischen) und krankheitsbedingten (extrinsischen) Faktoren analysiert werden (Abb. 62.1). Dann sind Strategien zu entwickeln, die dem Adoleszenten mit einer chronischen Erkran-

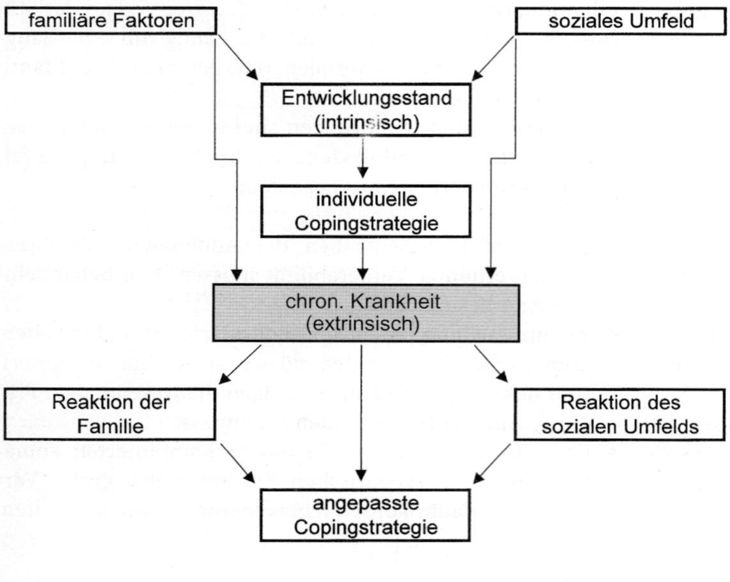

Abb. 62.1. Beeinflussung der Adaptationsvorgänge bei chronischen Krankheiten

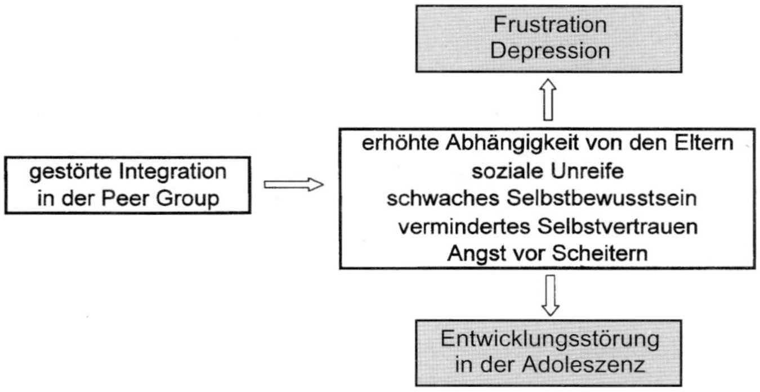

Abb. 62.2. Risiken bei gestörter Integration in der Peer group

kung helfen, das größtmögliche Maß an Normalität in seiner Entwicklung zu erreichen. Langfristig geht es darum, mit einer solchen Arbeitsweise die Grundlage zu einem normalen, so wenig wie möglich invalidisierten Leben in der Erwachsenenwelt zu legen.

Angeborene oder früh erworbene chronische Krankheit. Im Fall einer angeborenen Krankheit mit chronischem Verlauf werden die Eltern oft schon im Säuglingsalter mit der Tatsache konfrontiert, daß ihr Kind ein Leben mit zusätzlichen Risiken und Einschränkungen, evtl. sogar mit einer verkürzten Lebenserwartung führt. Damit wird a priori die elterliche Sorge erhöht. Der Einbezug in tägliche Therapien (z.B. Inhalations- und Physiotherapie bei zystischer Fibrose), die einen erheblichen zeitlichen Aufwand bedeuten können, Verschlechterungen und/oder Rückschläge im Verlauf und ein Vergleich mit anderen Patienten führt im Verlauf der Zeit zu einer intensiven Eltern-Kind-Bindung.

Die normalen Autonomiebestrebungen während der Adoleszenz treffen damit auf eine elterliche Haltung, die aus Sorge um den weiteren Verlauf der Krankheit restriktiv bestimmt ist. Daraus resultiert eine Art der Überbehütung, die eine demonstrative Konfrontation durch den jugendlichen Patienten provoziert. Daraus kann ein Teufelskreis entstehen, der in der Regel Symptomatik und Behandlung erschwert.

Ein gezielt frühzeitiges Einbeziehen des chronisch kranken Kindes in diagnostische und therapeutische Verfahren, und damit verbunden eine frühe Mitentscheidung bringt für Kind und Eltern den Vorteil, daß Selbständigkeit auf der Ebene der Krankheit nicht erst in der Adoleszenz zum Thema wird. Durch frühes Delegieren von therapeutischen Aufgaben an die Kinder kann die Selbstverantwortung gefördert und die Selbständigkeit in krankheitsbezogenen Gebieten schon vor der frühen Adoleszenz und den damit verbundenen emotionalen Spannungen erreicht werden. Je mehr eine Overprotection bei den Eltern vermindert und die Eigenverantwortung der Patienten gefördert wird, desto mehr wird den Jugendlichen Raum gelassen, um ihre psychosozialen Entwicklungsaufgaben analog der Gleichaltrigengruppe zu realisieren.

Die Peer-group spielt auf der Beziehungsebene eine noch größere Rolle als beim gesunden Jugendlichen. Die Frage der Normalität, trotz einer angeborenen chronischen Krankheit, stellt sich für die Betroffenen intensiv. In der Gleichaltrigengruppe akzeptiert zu werden, stellt einen wichtigen Beweis für diese Normalität dar, und fördert dadurch Selbstbewußtsein und Selbstvertrauen. Das Gegenteil tritt ein, wenn diese Integration unter Gleichaltrige nicht erfolgt, mit einem zwangsläufig negativen Effekt auf die adoleszente Entwicklung. Folgen einer solch ungenügenden Integration im erweiterten sozialen Netz sind in Abb. 62.2 zusammengestellt.

Mitarbeit und Verläßlichkeit. Aufwand und zeitliche Belastung durch die Therapie (z.B. Diät, Blutzuckerbestimmungen und Anpassen der Insulindosis beim Diabetes mellitus, Inhalationen und Physiotherapie mehrmals täglich, Enzymsubstitution, hochkalorische Ernährung bei der zystischen Fibrose) spielen im täglichen Ablauf eine wichtige Rolle.

Sie kollidieren jedoch mit dem Drang chronisch kranker Jugendlicher zur Normalität, mit dem Wunsch wie die anderen sein und gleiches tun zu wollen. Gekoppelt mit einer noch nicht ausgereiften kognitiven Entwicklung, muß diese Tatsache in der Beratung eine hohe Priorität erhalten. Unter anderem mag sie dazu führen, daß auch bei guter Intelligenz der Patienten ein Therapieplan nicht in erster Linie rational auf eine günstigere Langzeitperspektive durch vermehrten therapeutischen Aufwand ausgerichtet werden kann. Vielmehr müssen Bewältigungsstrategien erarbeitet werden, die ein weitgehend normal funktionierendes Leben im Umfeld der Gleichaltrigen ermöglichen. Oft ist deshalb nicht die medizinisch optimale Therapievariante die beste Lösung, sondern ein gemeinsam erarbeiteter Kompromiß, der vom adoleszenten Patienten akzeptiert und mitgetragen wird, und somit eine größere Chance zur Umsetzung hat.

Themen wie Eigenverantwortung im Rahmen der zunehmenden Selbständigkeit, Bestimmung über den eigenen, in diesem Falle durch eine chronische Krankheit evtl. beeinträchtigten Körper mit einem daraus folgend gestörten Körperbild, und die soeben besprochene Normalität innerhalb Gleichaltriger stehen im Vordergrund. Es kann deshalb nicht genügend betont werden, daß auch in diesem Kontext für die sorgfältige Beurteilung des Entwicklungsstandes adoleszenter Patienten viel Zeit eingeräumt werden muß.

IX Endokrinologie

63 Diabetes insipidus, Syndrom der inadäquaten ADH-Sekretion

W. Rascher

Definition. Diabetes insipidus beschreibt die Unfähigkeit der Niere Wasser den Bedürfnissen entsprechend einzubehalten. Klinische Folgen eines ausgeprägten renalen Wasserverlusts sind Polyurie, Polydipsie und Hypernatriämie. Ursächlich für diesen Krankheitszustand ist die fehlende Wirkung des antidiuretischen Hormons Arginin-Vasopressin. Entsprechend der Lokalisation der Störung unterscheidet man eine zentrale Form (fehlende Vasopressinfreisetzung aus der Hypophyse) und eine nephrogene Form (fehlende Vasopressinwirkung an der Niere).

Eine pathologische Wasserretention mit Ausbildung einer Hyponatriämie (relativer oder absoluter Wasserüberschuß) wird beobachtet, wenn das antidiuretische Hormons trotz niedriger Osmolalität im Plasma freigesetzt wird. Dies kommt vor bei nichtosmotischer Stimulation des Hormons in Folge eines verminderten effektiven arteriellen Blutvolumens (kreislaufinduzierte Vasopressinfreisetzung) oder beim *Syndrom der inadäquaten ADH-Sekretion (SIADH).*

Ätiologie und Pathogenese. Das Nonapeptid Arginin-Vasopressin wird in den magnozellulären Neuronen des Nucleus supraopticus und des Nucleus paraventricularis des Hypothalamus zusammen mit Neurophysin II gebildet. Neurophysin II und Vasopressin werden zusammen in einem Vorläufermolekül (prepro-AVP-NPII) hergestellt, das in sekretorische Granula verpackt entlang der Axone in die Nervenendigung der Neurohypophyse transportiert und dort in Granula gespeichert wird.

Vasopressin wird von der Neurohypophyse in die Zirkulation aufgrund osmotischer und nichtosmotischer Stimuli freigesetzt. Vasopressin bindet im Sammelrohr der Niere an spezifische Vasopressin-V2-Rezeptoren. Nach Bindung an diesen Rezeptor werden über die Bildung von zyklischem Adenosinmonophosphat Aquaporin 2-Wasserkanäle an der luminalen Membran des Sammelrohrs induziert. Sie sorgen für die Rückresorption von freiem Wasser.

Schon in physiologischen Konzentrationen wirkt Vasopressin vasokonstriktorisch. Die Kreislaufwirkung von Vasopressin wird über spezifische V1a-Rezeptoren vermittelt, deren Wirkung Phospholipase C aktiviert und intrazellulär Kalzium freisetzt.

Zentraler Diabetes insipidus

Beim zentralen Diabetes insipidus ist die Synthese von Vasopressin gestört. Bei der seltenen familiären Form des Diabetes insipidus centralis (ca. 5 % aller Fälle) sind Mutationen im Vasopressingen auf Chromosom 20 beschrieben. Hierbei handelte es sich um heterozygote Mutationen, bei denen ein defektes Vasopressinmolekül gebildet wird. In den ersten Lebensjahren kommt es durch Akkumulation des defekten Proteins mit nachfolgendem Untergang der Neurone zu einem Vasopressinmangel mit den entsprechenden klinischen Symptomen.

Das DIDMOAD-Syndrom (Wolfram-Syndrom) ist eine autosomal-rezessiv vererbte neurodegenerative Erkrankung, bei der neben Diabetes insipidus (DI) ein Diabetes mellitus (DM), eine Optikusatrophie (OA) und eine Schwerhörigkeit („deafness-D") auftritt. Die Erkrankung wird in der Kindheit manifest und ist wahrscheinlich durch eine defektes Gen auf Chromosom 4 mit einer gestörten Expression eines Membranproteins verursacht.

Ein zentraler Vasopressinmangel ist bei Hirnfehlbildungen wie z.B. bei der septooptischen Dysplasie und anderen Mittelliniendefekten beschrieben.

Die häufigste Ursache des zentralen Diabetes insipidus im Kindesalter sind Tumoren des Hypothalamus, insbesondere ein Kraniopharyngeom, ein Tumor der Pinealisdrüse, ein Germinom oder eine Histiozytose (45 % aller Fälle). Auch postoperativ (Kraniopharyngeom) ist ein Diabetes insipidus häufig (ca. 25 % der Fälle). Ein Schädel-Hirn-Trauma kann vorübergehend einen Diabetes insipidus auslösen. Bei einem ausgeprägten Hirnödem entwickelt sich nicht selten ein Diabetes insipidus mit einer schlechten Prognose.

Bei ca. 25 % der Fälle bleibt die Ursache ungeklärt (idiopathischer Diabetes insipidus centralis). In einigen Studien mit der idiopathischen Form des Diabetes insipidus centralis wurden Autoimmunprozesse (Antikörper gegen Vasopressin-synthetisierende Neurone) verantwortlich gemacht.

Nephrogener Diabetes insipidus

Der seltene X-chromosomal-rezessiv vererbte nephrogene Diabetes insipidus wird durch Mutationen im Vasopressin-V2-Rezeptorgen (AVPR2) verursacht.

Bei einem kleinen Anteil der Patienten mit nephrogenem Diabetes insipidus liegt eine autosomal-rezessive Vererbung vor. Diesen Fällen liegen Mutationen im Gen für den Wassertransportkanal Aquaporin 2 (AQP2) auf Chromosom 12 zugrunde.

Primäre Polydipsie

Ein dem Diabetes insipidus ähnliches Krankheitsbild ist die primäre Polyurie, bei der in Folge einer exzessiven Flüssigkeitszufuhr die Vasopressinsekretion unterdrückt wird und eine Polyurie auftritt. Im Gegensatz zum Diabetes insipidus ist die Serumnatriumkonzentration gewöhnlich normal. Eine exzessive Flüssigkeitszufuhr wird bei psychiatrischen Erkrankungen und sehr selten bei einem hypothalamischen Defekt mit exzessiv gesteigertem Durstgefühl beobachtet.

Klinische Symptome und Verlauf. Polyurie und Polydipsie sind die wichtigsten klinischen Symptome des Diabetes insipidus. Sie fallen jedoch erst auf, wenn sich ein Durstgefühl ausgebildet hat. Beim jungen Säugling wird die Krankheit deshalb oft verkannt und neben den klinischen Zeichen wie Dehydratation und Exsikkose imponieren Erbrechen, Fieberschübe, stark wechselndes Körpergewicht und schlechtes Gedeihen. Nicht selten werden exzessive Mengen an Flüssigkeit ausgeschieden (mehr als 3.000 ml/m²/24 h). Durch den Wasserverlust kommt es zur Hypernatriämie. Bei adäquater Flüssigkeitszufuhr ist die Wasserbilanz ausgeglichen und die Serumnatriumkonzentration normal. Eine ausreichende Wirkung von Glukokortikoiden ist notwendig, damit die Nieren einen hypotonen Urin ausscheiden können. Bei kombinierten Ausfällen der Hypophysenfunktion kann ein ACTH-Mangel die Symptome eines Diabetes insipidus verschleiern. Unter Substitution mit Glukokortikoiden wird der Vasopressinmangel dann evident.

Beim nephrogenen Diabetes insipidus beginnt die Krankheit unmittelbar nach Geburt, ist aber zunächst durch eine noch unreife Nierenfunktion maskiert. Erst die Reifung der Nierenfunktion und die Steigerung der Natrium- und Proteinzufuhr führt jenseits der Neonatalperiode zu einer ausgeprägten Polyurie.

Infolge ausgeprägter Dehydratation und Hypernatriämie kann es zu einem psychomotorischen Entwicklungsrückstand kommen. Beim nephrogenen Diabetes insipidus sind zerebrale Folgen in Form von Verkalkungen beschrieben. Als Folge einer ausgeprägten Polyurie und Polydipsie entwickeln sich bei einem Teil der Patienten mit nephrogenen Diabetes insipidus eine Dilatation der ableitenden Harnwege bis hin zur Hydronephrose und Megazystis primär ohne Obstruktion.

Diagnose. Beim Vorliegen einer Polyurie und Polydipsie mit Ausscheidung von mehreren Litern Urin pro Tag wird meist unverzüglich die Verdachtsdiagnose gestellt. Bei jungen Säuglingen wird die Diagnosestellung wegen der unspezifischen Symptome schwieriger. Hier sind Gewichtsschwankungen, Fieber und eine Gedeihstörung wegweisend. Bei einer nicht ausreichenden Flüssigkeitszufuhr findet sich eine Hypernatriämie und eine Hyperosmolalität. Dabei liegt die Urinosmolalität meist unter 100 mosmol/kg, das spezifische Gewicht meist unter 1.005. Selbst bei starker Dehydratation übersteigt die Urinosmolalität niemals die Plasmaosmolalität.

Bei Polyurie bzw. Hypernatriämie werden zunächst die Trinkmenge und das Urinvolumen pro 24 h sowie die Konzentration von Natrium, Chlorid und die Osmolalität im Serum bestimmt, sowie die Osmolalität im Morgenurin. Tubuläre Nierenerkrankungen, die ebenfalls mit Polyurie einhergehen, sollten durch die Untersuchung von Kalium, Kalzium, Phosphor, alkalische Phosphatase und harnpflichtigen Substanzen im Serum sowie durch eine Blutgasanalyse ausgeschlossen werden. Eine normal Blutglukosekonzentration schließt einen Diabetes mellitus aus.

Konzentrationstest (Durstversuch). Zum sicheren Nachweis, bzw. Ausschluß, eines Diabetes insipidus ist ein Konzentrationstest (Durstversuch) notwendig. Bei ausgeprägter Polyurie (Urinmenge >3000 ml/m²/Tag) oder bei Hypernatriämie (Serumnatrium >145 mmol/l) oder Hyperosmolalität (Plasmaosmolalität >300 mosmol/kg) sollte die Untersuchung am Tage unter sorgfältiger ärztlicher Kontrolle erfolgen. Bei mäßiger Polyurie (bis 2.000 ml/m²/Tag) und normaler Serumnatriumkonzentration und normaler Plasmaosmolalität kann diese Untersuchung über Nacht (z.B. 18.00–08.00 Uhr) vorgenommen werden.

Zu Beginn der Untersuchung sollte der Hautturgor des Kindes ausreichend sein und keine Hypernatriämie vorliegen. Der Konzentrationstest beginnt mit Entleerung der Blase und der Messung des Körpergewichts. Jede Urinproduktion wird aufgefangen und neben Urinvolumen die Osmolalität im Harn gemessen. Bei Säuglingen und Kleinkindern kann ggf. zur exakten Harnsammlung ein Blasenkatheter eingeführt werden.

Das Körpergewicht sollte in 2stündigen Abständen festgestellt und bei einem Körpergewichtsverlust von 5% des Ausgangswertes bzw. bei Fieber oder Exsikkosezeichen der Versuch beendet werden. Bei Abbruch des Testes wird neben der Urinosmolalität bei Bedarf auch die Plasmavasopressinkonzentration gemessen, da die Messung des Hormons nur unter Durstbedingungen in Zusammenhang mit der Bestimmung der Plasmaosmolalität und der Urinosmolalität aussagekräftig ist.

Bei normaler Konzentrationsleistung der Nieren steigt unter Wasserentzug die Urinosmolalität auf über 800 mosmol/kg. Die Diurese geht entsprechend zurück. Bei Neugeborenen und kleinen Säuglingen sowie bei ausgeprägter Polyurie liegt die maximale Konzentrationsleistung der Niere bei 400–500 mosmol/kg. Eine deutliche Einschränkung des Konzentrationsvermögens auf 500–600 mosmol/kg zeigen auch Patienten mit primärer Polyurie, weil ihr Nierenmark durch die Polyurie an Tonizität verliert und ausgewaschen ist. Der Durstversuch ist deshalb ungeeignet, mit der erforderlichen Sicherheit einen partiellen zentralen Diabetes insipidus von einer primären Polyurie abzugrenzen.

Vasopressintest. Der Vasopressintest prüft die renale Wirkung einer exogenen Gabe von Vasopressin und differenziert den zentralen vom nephrogenen Diabetes insipidus. Der Test schließt sich in der Regel an einen Durstversuch an, wenn in 2 aufeinanderfolgenden Urinportionen kein weiterer deutlicher Anstieg der Urinosmolalität feststellbar ist (Abb. 63.1). Nach Vasopressingabe sinkt bei Patienten mit zentralem Diabetes insipidus die Diurese und die Osmolalität steigt von 100–200 auf 400–500 mosmol/kg an.

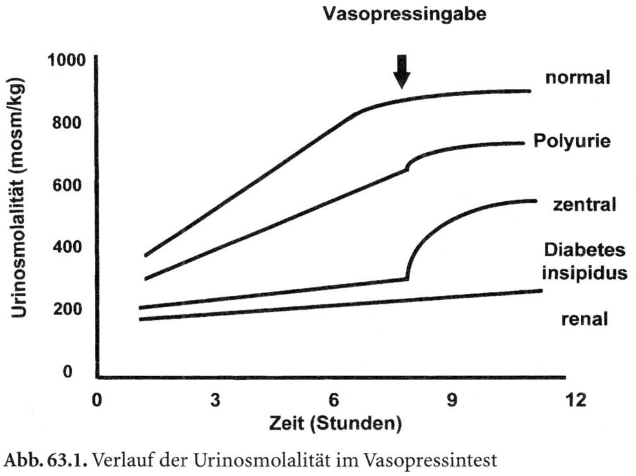

Abb. 63.1. Verlauf der Urinosmolalität im Vasopressintest

Tabelle 63.1. Unterschiedliche Wirkung von Vasopressin oder Deamino-D-Arginin-Vasopressin (DDAVP)

Arginin-Vasopressin	DDAVP
Wirkung an V2- und V1α-Rezeptoren	Wirkung an V2-Rezeptoren
Wirkdauer 1–2 h	Wirkdauer 12–16 h
Starke Vasokonstriktion	Leichte Vasodilatation
Herzfrequenzsenkung	Herzfrequenzanstieg
Abnahme des Herzzeitvolumens	Flush möglich
Blutdruck bleibt normal	Anstieg von Faktor VIIIc
Hautblässe durch kutane Vasokonstriktion	Anstieg von Tissue-Plasminogenaktivator

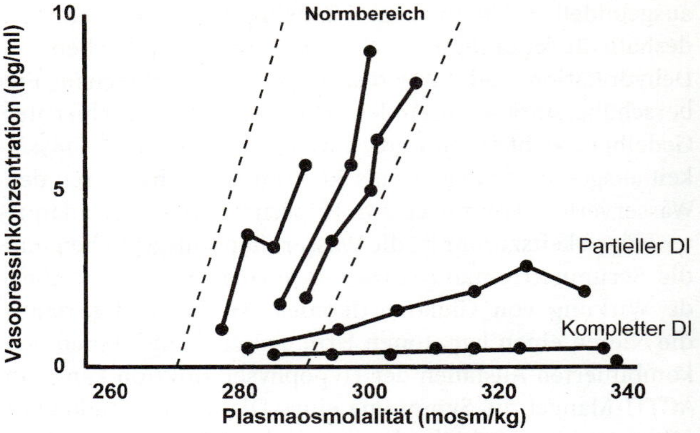

Abb. 63.2. Verlauf der Vasopressinfreisetzung nach osmotischer Stimulation im Kochsalzinfusionstest. Neben 3 Patienten mit normaler Hypophysenhinterlappenfunktion sind je einer mit partiellem und kompletten Diabetes insipidus zentralis dargestellt

Für den Vasopressintest stehen Arginin- bzw. Lysinvasopressin als kurz wirksame Substanzen zur Verfügung. Sie werden in einer Dosis von 2 mE/kg intravenös verabreicht (Tabelle 63.1). Eine Stunde vorher und bis zu 2 h nachher werden die Harnmengen in 30- bis 60minütigen Abständen gesammelt, Volumina und Osmolalität bestimmt.

Falls die hämodynamische Wirkung von Vasopressin störend ist und vermieden werden soll (extreme Hautblässe, Bauchschmerzen, Bradykardie) ist Deamino-D-Arginin-Vasopressin (DDAVP, Desmopressin) vorzuziehen. Beim DDAVP-Test sind Urinvolumen und Urinosmolalität eine Stunde vor und in stündlichen Abständen nach intravenöser Gabe von 0,4 µg DDAVP bei Säuglingen und 2 µg DDAVP bei Kindern zu messen. Falls die intranasale Resorption gesichert ist, kann man DDAVP auch intranasal verabreichen. Säuglinge erhalten 10 µg, Kinder 20 µg DDAVP intranasal. DDAVP besitzt mit 12–16 h eine lang andauernde Wirkung. Daher muß bei einem Anstieg der Urinosmolalität und Rückgang der Diurese nach DDAVP-Gabe die Flüssigkeitszufuhr drastisch vermindert werden, um eine Wasserintoxikation mit Hyponatriämie und nachfolgendem zerebralen Krampfanfällen zu vermeiden.

Kochsalzinfusionstest. Bleibt die Ursache der Polyurie trotz Durstversuch und Vasopressin weiterhin unklar, oder gelingt keine eindeutige Differenzierung zwischen zentralem Diabetes insipidus und primärer Polyurie, kann mit Hilfe des Kochsalzinfusionstest die Hypophysenhinterlappenfunktion direkt geprüft werden. Den Patienten wird bei guter Hydratation und normaler Serumnatriumkonzentration eine 5%ige NaCl-Lösung über einen Zeitraum von 2 h infundiert (0,04–0,05 ml/kg pro min). Vor und 30, 60, 90, sowie 120 min nach Infusionsbeginn wird Blut für die Bestimmung von Vasopressin, Osmolalität, Natrium und Chlorid entnommen. Während des Testes steigt die Natriumkonzentration im Serum gegen Ende der Infusion um ca. 8–10 mmol, die Osmolalität um 15–20 mosmol/kg. Der Anstieg der Vasopressinkonzentration als Folge des Anstiegs der Osmolalität im Plasma kann mit Hilfe eines Nomogramms bewertet werden (Abb. 63.2). Dieser Test ist nur selten notwendig, dann aber sehr aussagekräftig.

Differentialdiagnose. Bei zentralen Diabetes insipidus ist eine Kernspintomographie des Gehirns, insbesondere der Hypothalamus- und Hypophysenregion notwendig, um Tumoren, Histiozytose und andere organische Läsionen auszuschließen. Auch bei initial unauffälligen neuroradiologischen Befunden kann gelegentlich noch Jahre nach Beginn der Symptomatik ein Tumor nachgewiesen werden. Deshalb ist für einige Jahre die kernspintomographische Untersuchung zu wiederholen. Bei klinischem Verdacht sind Störungen der Hypophysenvorderlappenfunktion auszuschließen.

Neben einer primären Polyurie sind tubuläre Nierenerkrankungen bzw. eine Uropathie mit tubulärer Nierenschädigung die wichtigsten Differentialdiagnosen. Bei diesen Störungen bleibt eine gewisse Konzentrationsleistung bis maximal 300 mosmol/kg (Isosthenurie) erhalten. Die Serumnatriumkonzentration ist in der Regel normal.

Bei familiärem nephrogenen Diabetes insipidus kann durch Messung des Gewebsplasminogenaktivators (t-PA) und der Faktor-VIIIc-Aktivität zwischen einem Defekt im Vasopressin-V2-Gen (fehlender Anstieg von t-PA und Faktor VIIIc) und einem Defekt im Aquaporinwasserkanal (Anstieg von t-PA und Faktor VIIIc > 200 %) unterschieden werden.

Hypernatriämie – Hypodipsie-Syndrom

Eine Störung der Durstregulation mit verminderter Aufnahme von freier Flüssigkeit führt zur Hypernatriämie. Bei dieser Störung ist die Empfindlichkeit der Osmorezeptoren vermindert, erst bei höheren Plasmaosmolalitäten bzw. Serumnatriumkonzentrationen wird Vasopressin freigesetzt. Oft sind Läsionen im Hypothalamus für diese Störungen verantwortlich. Die Hypernatriämie ist durch Wassermangel erklärt. Ein Diabetes insipidus kann durch eine normale Urinosmolalität (> 800 mosmol/kg) ausgeschlossen werden.

Therapie. Beim zentralen Diabetes insipidus ist die Gabe von DDAVP das Mittel der Wahl. In der Regel sind 2 Dosen von 2,5–20 µg intranasal ausreichend. Beim partiellen Diabetes insipidus genügt oft eine abendliche Gabe. Neben der intranasalen Gabe wird heute auch DDAVP in einer oralen Präparation in der Dauertherapie eingesetzt. Dabei liegt die oral verabreichte Dosis 5- bis 10mal höher als die intranasal zugeführte.

Beim nephrogenen Diabetes insipidus ist das Ziel der Behandlung die Verhütung einer Dehydratation und einer Hypernatriämie. Durch Reduktion der osmotischen Last der Nahrung unter Verwendung einer kochsalzarmen und eiweißreduzierten Kost gelingt es, Urinfluß und Flüssigkeitsbedarf zu senken. Bei jungen Säuglingen ist möglichst lange eine Ernährung mit Muttermilch anzustreben.

Beim nephrogenen Diabetes insipidus können Thiaziddiuretika die Urinausscheidung bis auf 50% der Ausgangsmenge reduzieren. Diese paradoxe antidiuretische Wirkung der Diuretika kommt durch eine Reduktion des extrazellulären Flüssigkeitsvolumens mit nachfolgender Reduktion des Glomeruluminfiltrats und erhöhter Natriumrückresorption zustande. Verwendet wird Hydrochlorothiazid in einer Dosis von 1 bis maximal 2 mg/kg pro Tag verteilt auf 2–3 Dosen. Die durch Hydrochlorothiazid ausgelöste Kaliumverarmung muß durch zusätzliche Kaliumsubstitution oder durch den gleichzeitigen Einsatz von kaliumsparenden Diuretika (Amilorid, Triamteren) ausgeglichen werden.

Prostaglandinsynthesehemmer wie z.B. Indomethacin senken beim nephrogenen Diabetes den Urinfluß. Indomethacin wird in einer Dosis von 2 mg/kg pro Tag in 2 Tagesdosen eingesetzt. Die Kombination von Hydrochlorothiazid und Indomethacin ist wirksamer als eine Monotherapie. Die Kombinationstherapie sollte erfolgen, wenn die Kinder nicht ausreichend gedeihen. Unter Indomethacin ist die Nierenfunktion zu kontrollieren.

Sowohl beim zentralen Diabetes insipidus kann es im Rahmen von interkurrenten Infektionen (z.B. Gastroenteritis, Rhinitis mit fehlender Resorption von intranasal verabreichtem Vasopressin) wie auch beim nephrogenen Diabetes insipidus zu einer akuten Dehydratation mit Hypernatriämie kommen. In diesem Fall muß umgehend oral Wasser zugeführt werden. Ist eine ausreichende orale Zufuhr nicht möglich, muß der Wassermangel mit 2,5%iger Glukoselösung oder mit einer 0,22% NaCl-Lösung (Viertellösung) behandelt werden. Eine Rehydratation mit unverdünnter physiologischer Kochsalzlösung (0,9%) kann zu komatösen Zuständen oder zum Tode durch Hirnödem führen. Eine physiologische Kochsalzlösung ist nur initial bzw. kurzfristig zur Kompensation eines Volumenmangels bzw. hoher Blutverlusten bei Schock angezeigt. Bei Dekompensation ist eine sorgfältige Bilanzierung mit Messung der Urinosmolalität und der Urinnatriumkonzentration erforderlich.

Auch bei Operationen ist der Einsatz natriumarmer Infusionslösung zur Aufrechterhaltung der Wasserbilanz notwendig.

Prognose. Die Prognose des zentralen Diabetes insipidus hängt von der Grundkrankheit ab. Bei idiopathischen Formen und guter Einstellung ist die Prognose gut. Bei Tumoren hängt sie von der Grundkrankheit ab. Beim nephrogenen Diabetes insipidus ist die Prognose davon abhängig, ob in den ersten Lebensjahren der Wasserhaushalt trotz fehlender Regulation aufrecht erhalten werden kann. Bei Vermeidung von Dehydratation und starken Exsikkosezuständen mit extremer Hypernatriämie können zerebrale Komplikationen weitgehend vermieden werden und die Prognose der Erkrankung ist dann günstig.

Vasopressin-induzierte Hyponatriämie (kreislaufvermittelte ADH-Freisetzung, SIADH)

Bei intakter Kreislaufregulation, Normovolämie und normaler Plasmaosmolalität kann die Vasopressinsekretion bei Zufuhr von hypotonen Lösungen persistieren und zu einer Wasserintoxikation und Verdünnungshyponatriämie führen. Dieser Zustand wird als Syndrom der inadäquaten ADH-Sekretion (SIADH) oder Schwartz-Bartter-Syndrom bezeichnet. Allerdings werden die Kriterien des Schwartz-Bartter-Syndroms wie Normovolämie und normale Nieren- und Nebennierenfunktion, normale Kreislaufsituation bei Kindern mit Hyponatriämie sehr selten erfüllt (Tabelle 63.2). Die Diagnose sollte nur gestellt werden, wenn andere Ursachen einer Hyponatriämie mit Wasserretention den Zustand nicht erklären. Eine Hyponatriämie ist häufiger die Folge nichtosmotischer, kreislaufinduzierter Vasopressinfreisetzung (Tabelle 63.2).

Sie wird über Volumenrezeptoren in den Vorhöfen, kardiale Mechanorezeptoren und Barorezeptoren im Karotissinus und Aortenbogen vermittelt. In Folge eines Blutdruckabfalls bzw. ungenügender Füllung des thorakalen Blutvolumens wird Vasopressin nichtosmotisch freigesetzt und erhält über seine vasokonstriktorische Wirkung an V1a-Rezeptoren der Gefäße den Blutdruck und die Kreislauffunktion aufrecht. Diese kreislaufinduzierte, nichtosmotische Vasopressinfreisetzung ist bei Kindern die häufigste Ursache einer Hyponatriämie mit Wasserretention. Entscheidend ist bei dieser Störung des Flüssigkeitshaushalts nicht die absolute Konzentration an Vasopressin im Plasma, sondern die fehlende Suppression dieses Hormons bei Zufuhr hypotoner Flüssigkeiten. Da Vasopressin nichtosmotisch stimuliert ist, kann das Hormon bei einer Zufuhr von Wasser nicht ausreichend supprimiert werden und eine maximale Urinverdünnung bleibt aus. Dieser Zustand darf auch wegen einer differenten Therapie nicht mit einem SIADH verwechselt werden.

Klinische Symptome. Bei hydropischen Krankheiten wie Herzinsuffizienz, nephrotischem Syndrom und Leberzhirrose wird Salz und Wasser retiniert. Das „effektive arterielle Blutvolumen“ ist dabei vermindert, d.h. der Anteil des Blutvolumens, der Herzzeitvolumen, volumenregulierende Hormone und die renale Salz- und Wasserausscheidung steuert. Vasoaktive Hormone, so auch Vasopressin, werden zur Auf-

Tabelle 63.2

Diagnostische Kriterien des SIADH (Schwartz-Bartter-Syndrom)	Diagnostische Kriterien der kreislaufinduzierten Vasopressinfreisetzung
Hyponatriämie	Hyponatriämie
Hypoosmolalität	Hypoosmolalität
Urinnatriumausscheidung normal/vermehrt	Urinnatriumausscheidung gering
Urinosmolalität größer als für Serumosmolalität erwartet	Urinosmolalität relativ niedrig
Keine Zeichen der Hypovolämie (Dehydratation)	Zeichen eines verminderten effektiven arteriellen Blutvolumens
Normale Nierenfunktion	Eingeschränkte Nierenfunktion (prärenales Nierenversagen)

rechterhaltung des arteriellen Blutdrucks benötigt. Bei Zufuhr hypotoner Lösungen bleibt die Suppression von Vasopressin aus und es bildet sich eine Hyponatriämie aus. Die Retention von Wasser übersteigt die pathologische Natriumretention. Die Gabe von Natriumchlorid zur Korrektur der Hyponatriämie würde die Ödembildung verstärken.

Auch schwere Lungenerkrankungen, die mit erhöhtem intrathorakalem Druck und vermindertem venösen Rückstrom verbunden sind, können zu einem Abfall des Herzzeitvolumens und zu einem verminderten effektiven arteriellen Blutvolumen führen. Die Zufuhr hypotoner Lösungen bewirkt dann eine Hyponatriämie.

Diagnose und Differentialdiagnose. Bei Hyponatriämie muß aus Anamnese und klinischem Befund der Volumenstatus eingeschätzt werden. Bei Ödemen (hypervolämische Hyponatriämie, z.B. Herzinsuffizienz, nephrotisches Syndrom) oder schweren Lungenerkrankungen (verminderter venöser Rückfluß zum Herzen) ist die kreislaufinduzierte Vasopressinfreisetzung für die Hyponatriämie und die Wasserretention verantwortlich. Bei Kindern mit bakterieller Meningitis liegt selten ein echtes SIADH (zentrale Stimulation der Vasopressinfreisetzung) vor, vielmehr findet sich häufig eine kreislaufinduzierte Vasopressinfreisetzung durch die schwere Infektion mit nachfolgender Kreislaufdepression. Eine Flüssigkeitsrestriktion wie bei SIADH, die zur Prävention einer Hyponatriämie und eines Hirnödems in der Initialphase der Behandlung einer Meningitis empfohlen wurde, ist hier umstritten. Vielmehr sollten zu Beginn (in den ersten 6–12 h) natriumreiche Infusionslöungen zur Volumenkorrektur verwandt werden.

Therapie. Beim SIADH ist eine Flüssigkeitsrestriktion angezeigt. Zur Zeit sind synthetische renale Vasopression V2 Rezeptorantagonisten (Aquaretika) bei Erwachsenen in der klinische Erprobung. Bei der kreislaufinduzierten Vasopressinfreisetzung ist die Grundkrankheit zu behandeln.

Literatur

Bianchetti MG, Thyssen HR, Laux-End R, Schaad UB (1996) Evidence for volume depletion in hyponatremic patients with bacterial meningitis. Acta Paediatr Scand 85: 1163–1166

Fujiwara TM, Morgan K (1995) Molecular biology of diabetes insipidus Ann Rev Med 46: 331–343

Gerigk M, Bald M, Feth F, Rascher W (1993) Clinical settings and vasopressin function in hyponatremia. Eur J Pediatr 152: 301–305

Haycock GB (1995) The syndrome of inappropriate secretion of antidiuretic hormone. Pediatr Nephrol 9: 375–381

Hoekstra JA, Lieburg AF van, Monnens LAH, Hulstijn-Dirkmaat GM, Knoers NVAM (1996) Cognitive and psychosocial functioning of patients with congenital nephrogenic diabetes insipidus. Am J Med Genet 61: 81–88

Rascher W (1997) Hormonregulation des Salz- und Wasserhaushaltes. In: Stolecke H (Hrsg) Endokrinologie im Kindesalter, 3. Aufl. Springer, Berlin Heidelberg New York Tokyo, S 267–285

64 Krankheiten von Hypophyse und Hypothalamus

M.B. Ranke, G. Binder, H.A. Wollmann

Hypophysäre Erkrankungen sind in der Regel Störungen durch Mehr- oder Mindersekretion hypophysärer Hormone (Tabelle 64.1). Klinisch entsteht hierdurch eine Phänokopie peripherer endokriner Störungen. Haben diese Erkrankungen ihren Ursprung in den peripheren Drüsen, spricht man von „primären“ Störungen, liegen diese in der Hypophyse, spricht man von „sekundären“ Störungen. Da die tropen Hypophysenhormone durch hypothalamische Hormone kontrolliert werden, können gleichartige Erkrankungen auch dort ihren Ursprung haben. Man spricht dann von „tertiären“ Störungen. Veränderungen in primär nicht hormonell aktiven Geweben können funktionelle Auswirkungen auf hormonell aktive Strukturen haben.

Umgeben von den ossären Strukturen des Os sphenoidale in der Sella turcica, ist die Hypophyse beim Erwachsenen ca. 6×9×12 mm groß und wiegt etwa 0,6 g. Die Hypophyse verknüpft die neuronale und endokrine Regulation von Gehirn und Soma (Abb. 64.1).

Die Adenohypophyse entwickelt sich aus dem ektodermalen Mundbodenepithel, der Rathke-Tasche und ist am Ende des ersten Schwangerschaftstrimenons auch funktionell entwickelt. Dem Wachtum und der Differenzierung der unreifen Drüse liegt eine komplexe, zeitlich und räumlich diversifizierte Expression von halspezialisierten Transkriptionsfaktoren (pit1, prop1, HESX1, LHX3) zugrunde. Die Adenohypophyse macht ca. 80 % des Hypophysenvolumens aus und enthält mindestens 5 Zelltypen. Die somatotropen Zellen produzieren Wachstumshormon (GH) und machen ca. 50 % der Zellmenge aus; laktotrope Zellen produzieren Prolaktin (ca. 20 % der Zellmenge); kortikotrope Zellen ACTH (ca. 20 % der Zellmenge). Weitere Zellen produzieren TSH und Gonadotropine (LH, FSH).

Kerne des Hypothalamus und die Adenohypophyse sind durch ein besonderes Gefäßgeflecht (sog. Portalgefäße) miteinander verbunden. Die Neurohypophyse, eine kaudale Ausformung des Dienzephalon, steht durch Nervenfasern, welche neben Gefäßen den Hypophysenstiel bilden, direkt mit dem N. paravertrebralis und dem N. supraopticus in Beziehung.

In verschiedenen Kernregionen des Hypothalamus werden Peptide gebildet, die von peptidergen Neuronen in die Gefäße des Portalsystems sezerniert werden und in Hypophysenzellen die Synthese und Sekretion der jeweiligen trophen Hormone stimulieren bzw. inhibieren. Die Regulation der hypothalamischen Zellen erfolgt über monoaminerge synaptische Neurotransmittersysteme (z.B. Dopamin, Noradrenalin, 5-Hydroxytryptamin, Serotonin, Histamin, Acetylcholin) sowie durch Modulatoren (z.B. Prostaglandine, Endorphine), die nicht als synaptische Transmittoren wirken. Die Interaktionen sind durch Rückkopplungsmechnismen auf hypothalamohypophysärer Ebene („short loop“), durch periphere Hormone („long loop“) und durch Ein-

Tabelle 64.1. Wesentliche Erkrankungen des Hypothalamus-hypophysären-Systems

	Unterfunktion	Überfunktion
Wachstumshormon (GH)	(s. Übersicht)	Hypophysenhyperplasie bei ektoper GHRH-Sekretion Hypophysenadenom
Thyrotropin (TSH)	Isoliert, angeboren im Rahmen von Störungen der Hypophysenentwicklung (PIT1, PROP1-Mangel) erworben	Hypophysenadenom genuin bei primärer Hypothyreose
Gonadotrop (LH, FSH)	Hypothalamischer GnRH-Mangel (Kallmann-Syndrom) isolierter LH- oder FSH-Mangel (z. B. „fertile Eunuchen“) im Rahmen von Störungen der Hypophysenentwicklung (PROP1-Mangel) erworben	Vermehrte GnRH Sekretion (Hamartom) Hypophysenadenom
Adrenokortikotropin (ACTH)	isoliert, angeboren im Rahmen von Störungen der Hypophysenentwicklung erworben ggf. beim PROP1-Mangel durch Destruktion funktionell nach Glukokortikoidexzess	Hypophysenadenom
Prolaktin	Im Rahmen von Störungen der Hypophysenentwicklung (PIT1, PROP1-Mangel)	Hypophysenadenom

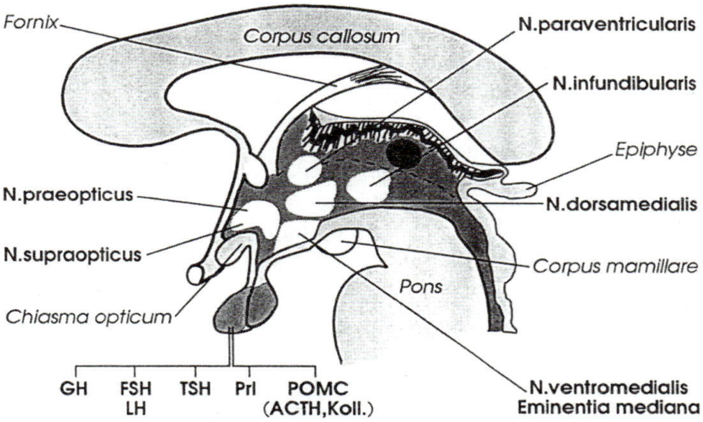

Abb. 64.1. Schematische Darstellung der neuroanatomischen Beziehung zwischen Kernregionen des Hypothalamus und der Hypophyse

flüsse aus neokortikalen Regionen außerordentlich vielfältig. Pharmakologische Einflüsse sind daher durch Eingriffe in den Neurotransmitterstoffwechsel möglich.

Wachstumshormon-(GH-)Mangel

Definition. Der GH-Mangel äußert sich in einem Spektrum von klinisch ähnlichen, jedoch ätiologisch und pathogenetisch unterschiedlichen Störungen. Er umfaßt hereditäre und nichthereditäre, prä- und postnatale Störungen (s. Übersicht). Kennt man die Ursache nicht, spricht man von idiopathischen GH-Mangel, der mit 1:4.000–1:10.000 häufigsten Form des GH-Mangels. Er tritt isoliert oder in Kombination mit anderen hypophysären Ausfällen auf („multiple pituitary hormone deficiency“ = MPHD). Das männliche Geschlecht überwiegt im Verhältnis 2:1.

Ätiologie. Der Anteil aus Beckenendlage geborener Kinder ist in dieser Gruppe sehr hoch. Moderne bildgebende Verfahren zeigen bei Kindern mit schwerem isolierten GH-Mangel oder bei MPDH häufig Strukturabweichungen der Hypophyse, in typischer Weise mit Unterbrechung des Hypophysenstiels, einer ektopen Neurohypophyse und einer hypoplastischen Adenohypophyse. Letztere kann auch als

Klassifikation des GH-Mangels

- Konstitutioneller GH-Mangel
  - Fehlanlage der Hypophyse
    - Hypophysenaplasie
    - Hypophysenhypoplasie
    - Mittelliniendefekte des Gehirns
  - genetisch bedingter GH-Mangel
    - Typ IA (autosomal-rezessiv, GH-1-Gendefekt)
    - Typ IB (autosomal-rezessiv)
    - Typ II (autosomal-dominant)
    - Typ III (x-chromosomal mit Hypogammaglobulinämie)
    - GHRH-Rezeptordefekt
    - Pit-1-Gendefekt, Prop1 Gendefekt
    - bioinaktives GH
  - Funktioneller GH-Mangel (GH-Resistenz)
    - GH-Rezeptordefekt (Laron Syndrom)
    - post GH-Rezeptordefekt
    - genetisch bedingte IGF-I Synthesestörung
- Erworbener GH-Mangel
  - Tumoren von Hypothalamus und/oder Hypophyse
  - sekundär nach
    - Trauma
    - Infektionen (prä- und postnatal)
    - ZNS-Bestrahlung
  - Erworbene GH-Resistenz (z.B. Niereninsuffizienz)
  - psychosoziale Deprivation
- Idiopathischer GH-Mangel

primäre, eventuell genetisch bedingte Anlagestörung der Hypophyse angenommen werden. Zerebrale Strukturabweichungen auch ohne erkennbare anatomische hypophysäre Veränderungen sind beim GH-Mangel gehäuft. Bei einer Reihe von angeborenen Malformationen wie der Septooptischen Dysplasie und dem Syndrom des isolierten mittleren Schneidezahns, und anderen Entwicklungsstörungen der Mittellinie tritt ein GH-Mangel auf.

In seltenen Fällen (<5%) liegt dem GH-Mangel eine genetische Ursache zugrunde. Bei der autosomal-rezessiv vererbten Form (Typ IA) liegt eine komplette Deletion des GH-1-Gens vor. Diese Patienten haben überhaupt kein GH und entwickeln unter der Therapie mit hGH rasch hochtitrige Anti-GH-Antikörper, da der Organismus GH als „fremd" erkennt. Beim autosomal-rezessiv vererbten Defekt des GHRH-Rezeptors besteht ebenfalls das Vollbild des schweren GH-Mangels, da das im Hypothalamus gebildete GHRH auf die somatototropen Zellen der Hypophyse nicht einwirken kann. Beim für die Hypophysenentwicklung bedeutsamen Defekt des hypophysenspezifischen Transkriptionsfaktors PIT1, ist der angeborene GH-Mangel mit einem Mangel an TSH und PrL kombiniert. Liegt ein hereditärer Mangel an dem Transkriptionsfaktor PROP1 vor, besteht neben dem GH-Mangel eine insuffiziente Sekretion von TSH, Prolaktin, CH, FSH und in einigen Fällen auch ACTH.

Erworben ist der GH-Mangel bei Tumoren in Hypothalamus und Hypophyse. Im Kindesalter sind Kraniopharyngeome und Dysgerminome die häufigste Ursache. Bei Bestrahlungen des ZNS (ca. >20 Gy) kann die GH-Sekretion auch ohne anatomisch feststellbare Veränderungen von Hypothalamus und Hypophyse vermindert sein und nimmt hier häufig progredient ab. Traumata, Infektionen und granulomatöse Veränderungen sind seltene erworbene Ursachen des GH-Mangels.

Ein funktioneller GH-Mangel liegt vor, wenn GH in seiner Wirkung vermindert ist. Das immunologisch normale GH kann biologisch inaktiv sein. Angeborene, genetisch bedingte Formen der GH-Resistenz sind durch eine primäre Störung der IGF-I-Synthese bzw. -Wirkung bedingt. Beim Laron-Syndrom besteht ein genetischer Defekt des GH-Rezeptors. Bei Hepatopathien, schweren mit Katabolie einhergehenden Erkrankungen und Urämie wird eine GH-Resistenz beobachtet.

Pathogenese. *Wachstumshormon* (Synonym Somatropin, STH, „growth hormone", GH) ist ein einkettiges Peptidhormon, aufgebaut aus 191 Aminosäuren ohne Zuckerreste. Wachstumshormon ist das Produkt des GH-1(GH-N)-Gens, das auf dem langen Arm des Chromosoms 17 lokalisiert und dessen Expression fast ausschließlich auf die somatotropen Zellen der Adenohypophyse beschränkt ist. Neben dem hGH mit einem Molekulargewicht von 22 kD (ca. 90%) entsteht durch „alternatives Splicing" eine Proteinvariante (20 kD, ca. 10%), dem die Aminosäuren 32–46 der 22 kD Form fehlen. Darüber hinaus existieren im Blut in geringeren Konzentrationen weitere GH-Varianten.

Synthese und Sekretion von GH werden durch die Balance zwischen *GH-Releasing-Hormon* (GHRH) und *GH-Release-inhibiting-Hormon* (GHRIH, Synonym: Somatostatin) reguliert. GHRH ist ein Peptidhormon, dessen Produktion vorzugsweise im N. arcuatus des Hypothalamus erfolgt. GHRH wirkt nach Bindung an einen spezifische G-Protein gekoppelten Zelloberflächenrezeptor über eine cAMP vermittelte intrazelluläre Signalkaskade, was zu einer Steigerung der GH-Produktion und -Sekretion führt.

GHRIH ist ebenfalls ein Peptidhormon, das vorzugsweise von Neuronen im Bereich der anterioren, periventrikulären Region des Hypothalamus produziert wird. Axone von dort sind zur Eminentia mediana regulatorisch gerichtet. Auf hypothalamisch-hypophysärer Ebene sind Rückkopplungsmechanismen („short loop") wirksam: Die Sekretion von GH steigert z.B. die Freisetzung von GHRIH, welches die GH-Sekretion verringert.

Ein komplexes und bisher nur sehr unvollständig verstandenes System von Neutrotransmittern im Hypothalamus beeinflußt die Sekretion von GHRH und GHRIH. Agonisten des α- und β-Rezeptors, wie auch dopaminerge und serotoninerge Agonisten stimulieren die GH-Sekretion, während die respektiven Antagonisten diese inhibieren. Die pulsatile Natur der GH-Sekretion beruht auf der Interaktion dieses Regulationsnetzwerks auf verschiedenen anatomischen und funktionellen Ebenen.

Substanzen, die klinisch verwendet werden, um die GH-Sekretion in standardisierter Form zu evozieren (s. unten), wirken auf unterschiedlichen Ebenen – direkt auf die somatotropen Zellen, oder indirekt via Stimulation von GHRH bzw. Inhibition von GHRIH – wodurch die Variabilität der Testergebnisse partiell erklärt ist.

GH wirkt nach spezifischer Bindung an einen Membranrezeptor (GH-R). Das Rezeptorprotein besteht aus einer extrazellulären, einer transmembranen sowie einer intrazellulären Domäne, welche an die intrazelluläre Signalkaskade gekoppelt ist. Zunächst bindet GH mit einer hochaffinen Bindungsstelle an die äußere Domäne eines Rezeptormoleküls, dann assoziiert sich ein zweites Rezeptormolekül mit einer anderen Bindungsstelle des bereits ligierten GH-Moleküls. Erst wenn diese Dimerisierung zweier GH-Rezeptoren erfolgt ist, wird die intrazelluläre Signalkaskade aktiviert.

Wachstumshormon wirkt entweder direkt oder indirekt durch *Insulin-like growth factor-I* (IGF-I). IGF-I ist ein einkettiges basisches Peptid (70 AS), welches dem Proinsulin strukturell sehr ähnlich ist. Es wird durch ein Gen auf dem langen Arm von Chromosom 12 kodiert. Während GH eine hohe Speziesspezifität aufweist (hGH wirkt nur beim Menschen), ist IGF-I verschiedener Spezies sehr ähnlich. Das GH-abhängige IGF-I der Zirkulation stammt überwiegend aus der Leber, doch wird IGF-I auch in vielen anderen Geweben gebildet. IGF-I bindet an einen membranständigen Rezeptor, welcher dem Insulinrezeptor strukturell und funktionell sehr ähnlich ist.

Die Konzentration des IGF-I im Blut hängt sowohl von der GH-Sekretion als auch von nutritiven Faktoren und der Leberfunktion ab. IGF-I-Konzentrationen in der Zirkulation und die Sekretion des Wachstumshormons stehen in einem Rückkopplungsverhältnis („feed-back") zueinander. IGF zirkulieren an Bindungsproteine (IGFBP) assoziiert. Es sind derzeit 6 Bindungsproteine für IGF (IGFBP) bekannt, deren funktionelle Rolle nicht in allen Einzelheiten geklärt ist. Sicher ist aber, daß IGFBP die Halbwertzeit von IGF, die in „freier" Form nur wenige Minuten beträgt, verlängert (ca.

12 h) und für die Präsentation von IGFs an ihre Rezeptoren in verschiedenen Geweben eine zentrale Rolle spielen.

Die spontane GH-Sekretion ist pulsatil. Die Sekretionsepisoden erfolgen ca. alle 3 h, am konstantesten ca. 60–90 min nach Beginn des Schlafs. In der Regel wird mehr GH (ca. 2/3) in der Schlafphase als während des Wachseins sezerniert. Die GH-Sekretion ist im Säuglingsalter und in der Pubertät am höchsten. In dieser Zeit sind die Amplituden der Sekretionspulse sowie die Gesamtsekretion erhöht. Im Erwachsenenalter sinkt die GH-Sekretion bis ins Senium hin ab.

Klinische Symptome. Die klinischen Veränderungen bei Wachstumshormonmangel sind in Kap. 70 (Wachstumsstörungen) dargestellt.

Diagnose. Bei einem absoluten GH-Mangel ist die Diagnosestellung meist unproblematisch. Schwierig ist sie jedoch häufig bei einer lediglich verminderten Sekretion. Das diagnostische Vorgehen hat sich teils aus den historisch gegebenen Möglichkeiten der Hormonbestimmungen, teils aus empirisch gewonnenen Konventionen entwickelt. Da die spontane GH-Sekretion pulsatil ist, sind basale GH-Messungen nicht sinnvoll. Vielmehr ist es erforderlich, GH nach Stimulation zu messen (beispielsweise mit Insulin-induzierter Hypoglykämie, Arginin, Clonidin, L-Dopa). Die Diagnose des GH-Mangels gilt dann als gesichert, wenn die in 2 Stimulationstests beobachteten GH-Maxima im Serum einen bestimmten Grenzwert („cut-off") nicht überschreiten. Dieser Grenzwert wird heute bei 10 µg/l angenommen. Der Stimulationstest mit GHRH kann in geeigneter Form dazu dienen kann, zwischen einem primär hypothalamischen und einem primär hypophysären GH-Mangel zu unterscheiden. Einige Patienten zeigen in Stimulationstests eine normale (d.h. GH-Maximal über dem Grenzwert) GH-Sekretion, können GH jedoch spontan nur unzureichend sezernieren. In dieser Situation, die als *neurosekretorische Dysfunktion* (NSD) bezeichnet wird, kann die spontane GH-Sekretion durch serielle GH-Messungen im Tagesverlauf untersucht werden. Es besteht aber bisher kein Konsens über die zu verwendende Methodik der Probengewinnung (diskrete oder integrierte Probengewinnung, Zeitrahmen) und die statistische Analyse der gewonnenen Werte. Das Verfahren ist aufwendig und kostspielig.

Bestimmungen von IGF-I und IGFBP-3 haben für die Diagnostik des GH-Mangels an Bedeutung gewonnen. Völlig normale IGF-I/IGFBP-3-Werte (ca. >25. Perzentile der Altersnorm) sind mit der Diagnose eines GH-Mangels nicht vereinbar. Bei der Vielzahl von Kindern, bei denen der GH-Mangel eine Differentialdiagnose darstellt, hat es sich aus Praktikabilitäts- und Kostengründen bewährt, zunächst IGF-I/IGFBP-3 zu bestimmen.

Therapie. Ziele der Substitutionstherapie mit rekombinantem Hormon (rhGH) sind ein möglichst physiologisches Aufholwachstum, eine normale Körperhöhe im Kindesalters, zeitgerechtes, normales Pubertätswachstum und normale Körperhöhe im Erwachsenenalter. Es wird üblicherweise mit einer Dosis von 0,5 IE/kg KG und Woche – auf tägliche Dosen verteilt – begonnen. Während der Pubertät wird die Dosis auf das 1,5-fache erhöht. Die Injektionen erfolgen s.c. mittels Injektionshilfen. Bei frühzeitigem Behandlungsbeginn ist die Wachstumsprognose gut. Weniger günstig sind die Ergebnisse bei Patienten, die wegen einer malignen Erkrankung eine Chemotherapie erhielten und/oder bestrahlt wurden. Bei schlechter Endgrößenprognose zum Beginn der spontanen Pubertät ist neben einer Dosiserhöhung eine Therapie zur Verzögerung und/oder Prolongierung der Pubertät (z.B. mittels GnRH-Analoga) zu erwägen. Eine zusätzliche Hypothyreose muß stets behandelt werden (ca. 100 µg L-Thyroxin/qm KOF pro Tag p.o.). Bei einem klinisch relevanten zusätzlichen Hypokortisolismus sollte restriktiv (ca. 10 mg Hydrokortison/qm KOF pro Tag p.o., mindestens 50 % der Tagesdosis morgens) substituiert werden. Eine Substitution mit Sexualsteroiden bei zusätzlichem Gonadotropinmangel orientiert sich an dem normalen Zeitrahmen der Pubertät. Der GH-Mangel ist eine lebenslange Erkrankung und bedarf auch im Erwachsenenalter der Therapie. Die Substitutionsbehandlung mit GH ist äußerst nebenwirkungsarm. Als Folge des Aufholwachstums unter GH tritt gelegentlich eine Epiphysiolysis capitis femoris auf. Über Einzelfälle von Pseudotumor cerebri als Folge einer vermehrten Flüssigkeitsretention während der Intialphase wird berichtet.

Hypothalamus-Hypophysen-Schilddrüsen-System

Pathophysiologie. Thyrotropin-releasing-Hormon (TRH), das Tripeptid pyro-(Glu-His-Pro-NH2), wird in der Eminentia mediana und im N. paraventricularis gebildet und gelangt von dort über das Portalgefäßsystem zu den thyrotrophen Zellen der Adenohypophyse. Seine biologische Halbwertszeit beträgt wenige Minuten. TRH bewirkt nach Oberflächenrezeptorbindung in einer ersten Phase die Freisetzung gespeicherten TSH und fördert in einer zweiten Phase die Transskription und Translation von ß-TSH sowie die Glykolysierung von TSH. Ferner fördert TRH die Freisetzung von Prolaktin (PrL). Das Thyreoideastimulierende Hormon (TSH) ist ein Glykoprotein, das aus einer α- und einer β-Untereinheit besteht. Seine Synthese wird in einem Rückkopplungsmechanismus von Trijodthyroin (T3) reguliert. Die β-Untereinheit unterliegt der Regulation durch den Transskriptionsfaktor Pit-1. Die Synthese der Schilddrüsenhormone in der Thyreozyten der Schilddrüse sowie das Wachstum der Schilddrüse unterliegt im wesentlichen der Regulation durch TSH.

Klinische Symptome. Bei der primären Hypothyreose wird regulativ vermehrt TSH sezerniert. Dabei kann es bei länger bestehender Krankheit zu einer derartigen Vergrößerung der Hypophyse durch Hypertrophie der thyreotropen Zellen kommen, daß ein Tumor in der Sella angenommen werden kann. Er verschwindet unter Gabe von Schilddrüsenhormon. Eine sekundäre Hypothyreose als Ursache einer Störung im Bereich von Hypothalamus und/oder Hypophyse ist als isolierte Hormonstörung selten. Sie tritt meist in Kombination mit anderen hormonellen Ausfällen auf. Bei hypophysären Störungen steigt TSH nach Gabe von TRH unzureichend an. Bei Störungen im Hypothalamus, steigt TSH nach Gabe von TRH, verzögert (Maximum nach der 30. Minute) an („tertiäre Hypothyreose"). Bei schweren Allgemeinerkrankungen und psychogenen Störungen (z.B. Anorexia nervosa) kann eine zentrale Hypothyreose entstehen, deren funktionelle Bedeutung jedoch unklar ist.

Eine Hyperthyreose als Folge eines TSH-produzierenden Tumors ist eine Rarität. Üblicherweise ist TSH bei der primären Hyperthyreose (z.B. M. Basedow) supprimiert.

Hypothalamus-Hypophysen-Gonaden-System

Pathophysiologie. Das hypothalamische Neuropeptid Gonadotropin-releasing-Hormon (GnRH) ist eine Decapeptid, daß im N. arcuatus und in der Eminentia mediana gebildet wird. Axone, welche GnRH enthalten, erreichen das portale Gefäßsystem, jedoch auch andere Gehirnregionen, wo es an spezifische Rezeptoren gebunden wird. Der GnRH-Rezeptor ist ein an ein G-Protein gekoppelter Transmembranrezeptor. Ontogenetisch besteht eine enge Beziehung zwischen der Entwicklung von GnRH-Neuronen und dem olfaktorischen System. GnRH regelt vorwiegend pulsatil die hypophysäre Sekretion von LH und von FSH. Neurotransmitter, welche die Pulsatilität fördern, sind Glutamat und N-Methyl-D-Aspartat (NMDA), während γ-Aminobuttersäure (GABA) inhibitorisch wirkt. Sexualsteroide und Inhibin („long loop") und Gonadotropine („short loop") bewirken eine teils negative teils positive Rückkopplung und modulieren so die Pulsatilität der GnRH-Sekretion. Die tonische Sekretion von GnRH führt hingegen durch eine Herabregulation der GnRH-Rezeptoren zu einer Verminderung der Gonadotropinsekretion. Synthetische GnRH-Analoga inhibieren durch eine tonische Wirkstofferhöhung mit konsekutiver Herabregulation des GnRH-Rezeptors die Sekretion von LH und FSH. Dies wird bei der Behandlung der Pubertas praecox vera genutzt.

Die hypophysären Hormone LH (luteinisierendes Hormon) und FSH (Follikel-stimulierendes Hormon) sind Glykoproteine, die mit TSH eine gemeinsame α-Untereinheit haben und sich in der β-Untereinheit unterscheiden. LH, welches in Ovarien die Östrogenproduktion, in den Leydig-Zellen der Testes die Testosteronsyntese bestimmt, wird durch Rückkopplung mit diesen Hormonen reguliert. FSH reguliert die Bildung der ovariellen Follikel bzw. das testikuläre Tubulussystem und wird durch Inhibin aus den Sertoli- bzw. Granulosa-Zellen gehemmt.

Klinische Symptome. Störungen des Gonadensystems mit Überfunktion im Bereich von Hypothalamus bzw. Hypophyse sind selten. Eine vermehrte Sekretion der Gonadotropine ist meist Ausdruck einer in den Gonaden liegenden Störung („primärer" Hypogonadismus). LH- und FSH-produzierende Tumore sind eine Rarität. Hamartome am Boden des 3. Ventrikels induzieren über GnRH-bildende Neurone eine Pubertas praecox vera. Eine Verminderung der Gonadotropinsekretion kann organisch oder funktionell bedingt sein und seine Ursache in der Hypophyse („sekundärer" Hypogonadismus) oder im Hypothalamus („tertiärer" Hypogonadismus) haben. Dies kommt isoliert oder in Kombination mit anderen zentralen Hormonstörungen vor. Wegweisend beim sekundären Hypogonadismus ist das unzureichende Ansteigen von LH/FSH nach Bolusinjektion von GnRH. Im Kindesalter ist die Abgrenzung zwischen transitorischen (z.B. konstitionelle Entwicklungsverzögerung) und permanenten Störungen schwierig.

Bei Tumoren ist der Gonadotropinmangel meist kombiniert mit Ausfällen anderer hypophysärer Hormone. Dies ist auch bei der Erkrankungen mit vermehrter intrazellulärer Eisenüberladung (z.B. Hämochromatose, Sichelzellanämie) der Fall.

Die häufigste Form des isolierten, durch verminderte GnRH-Sekretion bedingten Gonadotropinmangels ist das *Kallmann-Syndrom*, das als x-chromosomal, autosomal-dominant und autosomal-rezessiv vererbte Störung vorkommt. Wahrscheinlich liegt eine Migrationsstörung der GnRH-produzierenden Neurone vor. Wegen gleichzeitiger Anlagestörung der Lobi olfactorii besteht An- bzw. Hyposmie. Knaben haben bei Geburt ein kleines Genitale mit Hodenhochstand. In der Adoleszenz weist eine Pubertätsverzögerung auf die Diagnose. Da die Hypophyse intakt ist, läßt sich die Gonadotropinsekretion durch die Gabe von GnRH-Pulsen induzieren.

Ein zentraler Hypogonadismus kommt bei Knaben auch in Kombination mit einer Nebennnierenhypoplasie durch einen Defekt im DAX-1-Gen vor. Dabei wird sowohl eine Störung der GnRH als auch der Gonadotropinsekretion angenommen. Bei eine Reihe von Dysmorphiesyndromen (z.B. Noonan-S., Prader-Labhart-Willi-S.) besteht ein zentraler Hypogonadismus.

Bei der vor der Pubertät sehr seltenen Hyperprolaktinämie, die durch einen Hypophysenadenom verusacht wird, ist eine Galaktorrhöe (Milchfluß) das Leitsymptom. Mikroadenome werden operativ entfernt. Bei Makroprolaktinomen kommen Dopaminantagonisten zum Einsatz.

Hypothalamus-Hypophysen-Nebennieren-System

Pathophysiologie. Für die Freisetzung des ACTH spielt neben Arginin Vasopressin (AVP) und deren Faktoren das 41-AS-lange Peptid Corticotropin-releasing-Hormon (CRH) die wichtigste Rolle. CRH-haltige Neurone werden vorwiegend im Bereich der Eminentia mediana und dem N. paraventricularis gefunden. Der CRH-Rezeptor ist dem GnRH-Rezeptor strukturell änlich. CRH bewirkt in den Zellen der Adenohypophyse eine vermehrte Synthese und Freisetzung von Proopiomelanokortin (POMC), aus dem durch Spaltung ACTH (adrenokortikotropes Hormone), MSH (Melanozyten-stimulierendes Hormon) und β-Endorphin entstehen. ACTH, ein 39-AS-langes, einkettiges Peptid, reguliert Struktur und Funktion der Nebennierenrinde (NNR), dessen Endprodukt Kortisol in einem Rückkopplungsverhältnis zu CRH und ACTH steht. Die Rhythmizität des CRH bestimmt die ACTH-modulierte Cortsiolkonzentration im Blut, welche ein Maximum morgens und ein Minimum nachts aufweist.

Klinische Symptome. Störungen der Nebennierenfunktion als Ausdruck von Störungen im Bereich von Hypothalamus bzw. Hypophyse sind im Kindesalter selten. Der „sekundäre" Hyperkortisolismus, der klinisch durch einen Wachstumsstillstand mit Adipositas und beidseitiger Nebennierenrindenhyperplasie auffällt, ist meist durch ein ACTH-produzierendes Adenom bedingt (M. Cushing). Er ist durch mikrochirurgische Entfernung heilbar. Maligne Tumoren können ACTH („ektop") produzieren und einen M. Cushing vortäuschen.

Die durch eine verminderte ACTH-Sekretion bedingte Unterfunktion der Nebenniere (sog. „weißer Addison“) tritt in der Regel im Rahmen weiterer hypothalamisch-hypophysärerer Partialausfälle und selten isoliert auf. Im Gegensatz zur „primären“ Nebenniereninsuffizienz ist die Mineralokortikoidsekretion nicht vermindert und die Therapie beschränkt sich auf die Substitution der Glukokortikoide.

Komplexe Ausfälle bei Kraniopharyngeom

Destruierende Prozesse im Bereich von Hypophyse und Hypothalamus, insbesondere durch Kraniopharyngeome, können zu komplexen endokrinen Ausfällen führen. Um sie zu vermeiden, sind radikale Operationen nicht indiziert, wenn hypothalamische Regionen umfänglich betroffen sind. Entstehende hypophysäre Ausfälle sind in der Regel irreversibel und sind therapeutisch auszugleichen. Bisher nicht korrigierbar sind hypothalamische Läsionen die zu Adipositas, Störungen der Aufmerksamkeit und emotionalen Imbalancen führen. Die Adipositas ist wahrscheinlich dadurch bedingt, daß vom Fettgewebe gebildetes Leptin seine zentrale Rückkopplungsfunktion bei Zerstörung hypothalamischer Zentren nicht mehr wahrnehmen kann.

Literatur

Bierich JR (1992) Aetiology and pathogenesis of growth hormone deficiency. Baillière's Clin Endocrinol Metab 6:491–511
Girard G, Mullis P (1997) Hypothalamus-Hypophysen-System. In: Stolecke H (Hrsg) Endokrinologie des Kindes- und Jugendalters. Springer, Berlin Heidelberg New York Tokyo, S 27–48
Ranke MB (1994) Growth hormone insufficiency: Clinical features, diagnosis, and therapy. In: DeGroot L (ed) Endocrinology. 3rd edn. WB Saunders, Philadelphia, pp 330–340
Ranke MB (Hrsg) (1996) Diagnostics of endocrine function in children and adolescents, 2nd edn. Barth, Heidelberg
Smith RG, Ploeg LHT van der, Howard AD et al. (1997) Peptidomimetic regulation of growth hormone secretion. Endocrine Rev 18:621–645

65 Krankheiten der Schilddrüse

A. Grüters

Hypothyreose

Definition. Der Begriff Hypothyreose beschreibt eine Stoffwechselsituation, bei der die Schilddrüse nicht in der Lage ist, den Bedarf des Organismus an Schilddrüsenhormon zu decken. Hierbei unterscheidet man *primäre Hypothyreosen*, bei denen die Ursache der Schilddrüsenunterfunktion in der Schilddrüse selbst liegt, von sekundären bzw. *zentralen Hypothyreosen*, bei denen die Ursache der mangelnden Hormonsekretion in einer Störung der hypothalamohypophysären Regulation liegt. Angeborene Hypothyreosen bestehen bereits seit Geburt, während bei erworbenen Störungen die Schilddrüsenfunktion im Neugeborenenalter nachgewiesenermaßen normal war. Bei der *transienten Hypothyreose* normalisiert sich die Schilddrüsenfunktion spontan.

Häufigkeit. Die angeborene Hypothyreose ist mit einer weltweit registrierten Prävalenz von 1 auf 3.000–4.000 Neugeborene die häufigste angeborene Endokrinopathie. Die durch Jodmangel bedingte transiente angeborene Hypothyreose erreicht in den Endemiegebieten der dritten Welt Häufigkeiten von unter 1 auf 50 Neugeborene. Zentrale Hypothyreosen und transiente angeborene Hypothyreosen durch Jodkontamination sind mit einer Häufigkeit von 1 auf 10.000 Neugeborene seltener. Angaben für die *erworbene Hypothyreose* im Kindesalter liegen nicht vor, jedoch ist die häufigste Ursache der erworbenen Hypothyreose die Autoimmunthyreoiditis.

Ätiologie. Die Gruppe der permanenten angeborenen Hypothyreose kann unterteilt werden in die Formen, die auf eine Entwicklungsstörung des Organs zurückgeführt werden müssen und die Formen, bei denen ein erblicher Defekt der Schilddrüsenhormonbiosynthese zugrundeliegt. Seltene Störungen sind ein angeborener TSH- oder TRH-Mangel oder eine Schilddrüsenhormonresisten.

Differentialdiagnose der primären angeborenen Hypothyreose

- Schilddrüsendysgenesie
  - Athyreose
  - Hypoplasie
  - Ektopie
- Störungen der Biosynthese
  - Jodaufnahmedefekt (z.B. NaJ-Symporter-Defekt)
  - Organifikationsdefekt (z.B. Schilddrüsenperoxidasedefekt)
  - Thyreoglobulinmangel
  - Dejodasemangel
- Schilddrüsenhormonresistenz

Primäre Hypothyreose: Entwicklungsstörungen der Schilddrüse

Die häufigste Ursache der angeborenen Hypothyreose (80–90 % der Fälle) ist eine Entwicklungsstörung des Organs. Bei den Patienten mit sog. Athyreose (40 % aller Patienten) kann mit der Szintigraphie (^{99}TC oder ^{123}J) kein Schilddrüsengewebe nachgewiesen werden, während mit der Schilddrüsensonographie häufig wenig echodichtes Gewebe in der typischen Lokalisation der Schilddrüse sichtbar wird. Hierbei ist es noch nicht geklärt, ob es sich hierbei um nichtfunktionierendes Restgewebe oder fibröses Ersatzgewebe handelt.

Bei einem anderen Teil dieser Patienten (35 %) wird mit Szintigraphie Schilddrüsengewebe an nicht üblicher Stelle, zumeist am Zungengrund, nachgewiesen. Patienten mit einer Hypoplasie (2–5 %) weisen meistens nur hypoplastische Schilddrüsenlappen bei der Szintigraphie auf.

In der Mehrzahl dieser Fälle wird eine defekte Organanlage oder ein Defekt in der embryologischen Entwicklung der Schilddrüse als Ursache angenommen. Die molekulare Pathogenese einiger Fälle von Schilddrüsendysgenesie ist geklärt. Autosomal-rezessiv vererbbare Mutationen des TSH-Rezeptor-Gens sowie autosomal-dominante Mutationen in den Genen für die Transkriptionsfaktoren TTF-1, TTF-2 und Pax-8 führen zur angeborenen Hypothyreose bei Schilddrüsenhypoplasie. Gelegentlich ist die angeborene Hypothyreose das Ergebnis einer infektiösen oder autoimmunen Zerstörung des primär normal angelegten Organs. Hier wurden im Serum der Neugeborenen und ihrer Mütter Schilddrüsenantikörper (TSH-Rezeptorantikörper, wachtumsblockierende Antikörper und zytotoxische Antikörper) nachgewiesen. Die angeborene Hypothyreose aufgrund einer Entwicklungsstörung der Schilddrüse ist bei Mädchen 2- bis 3mal häufiger als bei Jungen, im Gegensatz zu den im folgenden beschriebenen autosomal-rezessiv vererbten Enzymdefekten, die eine gleichmäßige Verteilung auf beide Geschlechter zeigen. Falls bei der Mehrzahl der betroffenen Patienten mit Entwicklungsstörungen der Schilddrüse eine genetische Ursache vorliegt, muß eine erhöhte Mutationsfrequenz bei weiblichen Nachkommen vermutet werden.

Primäre angeborene Hypothyreose: Defekte der Schilddrüsenhormonbiosynthese

10–20% aller Neugeborenen mit angeborener Hypothyreose haben Defekte der Schilddrüsenhormonsynthese, die autosomal-rezessiv vererbt werden.

Neugeborene mit einem *Defekt der Jodaufnahme* (Jodtrapping-Defekt) haben normal große oder vergrößerte Schilddrüsen an typischer Stelle. Die Aufnahme von ^{123}J in die Schilddrüse ist bei diesen Patienten stark erniedrigt, und da auch die Jodaufnahme in die Speicheldrüsen blockiert ist, findet sich ein stark erniedrigtes Verhältnis der Jodkonzentration im Speichel zur Jodkonzentration im Serum. Ursache dieser Form der angeborenen Hypothyreose sind Mutationen im Gen des Natrium-Jod-Symporters.

Die Diagnose eines Defekts der Schilddrüsenperoxidase *(Organifikationsdefekt)* mit mangelnder Jodorganifikation wurde bis vor kurzem durch den Nachweis eines erhöhten Verlustes von ^{123}J aus der Schilddrüse nach der Gabe von Perchlorat gestellt (Perchlorat-discharge-Test). Sowohl komplette als auch partielle Organifikationsdefekte wurden beschrieben, die aber entweder das Enzym Schilddrüsenperoxidase selbst, aber auch Coenzyme wie das Hämatin oder das Riboflavin betreffen können. Bislang konnte erst in wenigen Fällen Mutationen im Gen der Schilddrüsenperoxidase gefunden werden.

Die Kombination von angeborener Hypothyreose oder Euthyreose mit Struma und Innenohrschwerhörigkeit, das *Pendred-Syndrom*, wird durch autosomal-rezessive Mutationen im Pendringen verursacht. Dieses Gen codiert für einen Jodidtransporter, wobei die molekulare Pathophysiologie sowohl der Schilddrüsenstörung als auch der Schwerhörigkeit noch nicht geklärt sind.

Neugeborene mit einem *Jodtyrosin-Dejodase-Mangel* kommen mit einer bereits vergrößerten Schilddrüse zur Welt. Da sie nicht in der Lage sind, Jod aus Mono- und Dijodthyronin herauszulösen und für die Schilddrüsenhormonsynthese zu verwenden, scheiden sie jodiertes MIT und DIT in so hoher Menge im Urin aus, daß es zu einer Jodverarmung der Schilddrüse kommt.

Ein *Defekt der Thyreoglobulinsynthese* muß besonders dann vermutet werden, wenn bei einem Neugeborenen mit angeborener Hypothyreose bei normal großer oder vergrößerter Schilddrüse, Thyreoglobulin im Serum nicht nachweisbar oder stark erniedrigt ist. Da aber auch ein strukturell verändertes, biologisch inaktives Thyreoglobulin mit unveränderter Immunoreaktivität oder ein Defekt im Thyreoglobulintransport vorliegen kann, kann die Diagnose durch histochemische bzw. biochemische Untersuchungen von Biopsiematerial, neuerdings auch durch Mutationsanalyse des Theoglobulingens gesichert werden.

Seltenere Ursachen der angeborenen Hypothyreose sind Syndrome mit einer verminderten Wirksamkeit des Schilddrüsenhormons. Patienten mit einer generalisierten *Schilddrüsenhormonresistenz* weisen erhöhte TSH- und erhöhte Schilddrüsenhormonspiegel mit der Symptomatik einer Hypothyreose auf. Ursache dieser Störungen sind autosomaldominant erbliche Mutationen des TR-β_1-Rezeptorgens.

Transiente Hypothyreose

Die Ursachen der transienten Hypothyreose sind im folgenden zusammengefaßt.

Differentialdiagnose der transienten Hypothyreose

- Jodkontamination (z.B. PVP-Jod, Kontrastmittel, Amiodarone)
- Jodmangel
- mütterliche Thyreostatika (z.B. bei mütterlichem M. Basedow)
- mütterliche blockierende Autoantikörper (z.B. bei mütterlicher Autoimmunthyreoiditis)

Die häufigste Ursache weltweit ist Jodmangel. Zwar sind die deletären Folgen für die körperliche und geistige Entwicklung dieser Patienten, insbesondere bei schwerem Jodmangel der Mutter während der Schwangerschaft oder bei verspäteter Behandlung, häufig irreversibel, doch ist die Hypothyreose definitionsgemäß nur transient, da eine Jodsupplementierung die Schilddrüsenhormonsekretion normalisiert. Der Jodmangel wird in einigen Regionen der Erde durch die gleichzeitige Zufuhr von Goitrogenen (z.B. aus Cassava) verstärkt, die die Jodorganifikation hemmen. Zwar gibt es auch noch heute Jodmangelgebiete in Europa, in denen noch keine ausreichende Jodsupplementierung erfolgt und zu denen auch teilweise die Bundesrepublik gehört, jedoch werden hier nicht die typischen schweren Verlaufsformen des endemischen Kretinismus beobachtet.

In Nordamerika und Europa hat die transiente Hypothyreose erst seit der Einführung von Screeningprogrammen zur Früherkennung der angeborenen Hypothyreose Bedeutung erlangt. Sind nur die TSH-Spiegel bei normalen Schilddrüsenhormonspiegeln erhöht, so handelt es sich um eine Hyperthyreotropinämie. Sie kann darauf hindeuten, daß eine latente hypothyreote Stoffwechsellage besteht. Der Bedarf an Schilddrüsenhormon kann nur durch eine verstärkte TSH-Sekretion aufrechterhalten werden. Häufigste Ursache ist eine Jodkontamination Neugeborener. Da sowohl die Plazenta als auch die Brustdrüse Jod aktiv über den NaJ-Symporter transportiert, kann eine prä- oder perinatale Jodverabreichung an die Mutter, z.B. in Form jodhaltiger Desinfektionsmittel (PVP-Jod), Sekretolytika (Kaliumjodatum), Kontrastmittel oder Antarrhythmika (Amiodarone), zu einer Anreicherung des Jodids in der fetalen Schilddrüse via Plazenta oder Muttermilch führen. Eine weitere Ursache ist die postnatale Anwendung von Desinfektions- oder Kontrastmitteln beim Kind. Die Ursache dieser transienten Funktionsstörung liegt in der im Tierversuch bewiesenen höheren Empfindlichkeit der neonatalen Schilddrüse gegenüber sehr hohen Jodidkonzentrationen, die einen lang anhaltenden Wolff-Chaikoff-Effekt auslösen. Frühgeborene sind hierbei besonders gefährdet, da einerseits die Autoregulation der Schilddrüse nicht ausgereift ist, sie aber besonders häufig Kontrast- und Desinfektionsmitteln ausgesetzt sind. Bei all den genannten Jodkontaminationen liegt die Jodiddosis im Grammbereich. Bei der Jodprophylaxe der Schwangeren, die in der Regel mit 200 µg Jodid /Tag durchgeführt wird, besteht keine Gefahr des Wolff-Chaikoff Effekts.

Eine seltene Ursache der transienten Hypothyreose ist der transplazentare Übertritt thyreostatischer Medikamente, z.B. in der Behandlung eines mütterlichen M. Basedow. Sowohl Propthiouracil als auch Carbimazol kann die Plazenta passieren. Da der M. Basedow in der Schwangerschaft zumeist eine deutliche Remission aufweist und eine fetale bzw. neonatale Hypothyreose nur bei Dosierungen von mehr als 15 mg Carbimazol bzw. 200 mg PTU beobachtet werden, ist die Thyreostatika – induzierte Hypothyreose des Neugeborenen jedoch selten. Die Gabe von PTU oder Carbimazol in den genannten Dosierungen ist auch während der Stillzeit unbedenklich, da in der Muttermilch keine Konzentrationen erreicht werden, die eine Hypothyreose des Kindes bewirken.

Mütterliche Immunglobuline, welche die Schilddrüsenfunktion hemmen, können diplazentar zu einer transienten Hypothyreose des Feten und Neugeborenen führen. Nach Verschwinden der mütterlichen Immunglobuline aus der kindlichen Zirkulation normalisiert sich die Schilddrüsenfunktion komplett.

Zentrale Hypothyreose

Bei Patienten mit zentraler Hypothyreose ist es oft schwierig festzustellen, ob die Ursache der Störung im Hypothalamus oder in der Hypophyse lokalisiert ist. Die basalen Serum-TSH-Konzentrationen sind niedrig, ebenso die Schilddrüsenhormonspiegel. Die Ursachen dieser seltenen Störungen sind zumeist Entwicklungsstörungen der Hypophyse, wobei in diesen Fällen meistens auch die Sekretion anderer Hypophysenhormone gestört ist. Isolierte TSH-Mangelsyndrome sind selten. Molekulargenetisch erfaßbare Ursachen sind beim multiplen Ausfall hypophysärer Hormone (TSH, Wachstumshormon, Prolaktin und Gonadotropine) Mutationen der Gene für die Transkriptionsfaktoren pit-1, prop-1 oder LHX_3. Die ungünstige Prognose dieser Erkrankungen ist durch das gleichzeitige Fehlen von ACTH und Wachstumshormon bestimmt, das mit schweren Hypoglykämien einhergehen kann. Beim isolierten TSH-Mangel wurden Mutationen im β-TSH-Gen und im TRH-Rezeptorgen identifiziert. Auch sie können zu einer schweren neonatalen Symptomatik mit persistierenden Schäden führen. Die zentrale Hypothyreose wird im Neugeborenen TSH-Screening nicht erfaßt. Eine wichtige Differentialdiagnose dieser zentralen Störungen ist der angeborene TBG-Mangel, bei dem ebenfalls niedrige TSH-und gleichzeitig erniedrigte Spiegel der Gesamtschilddrüsenhormonspiegel vorliegen, die TSH-Stimulation durch TRH und die freien Hormonspiegel aber im Normbereich liegen. Ein TBG-Mangel ist nicht behandlungsdürftig.

Differentialdiagnose der zentralen Hypothyreose

- Entwicklungsstörungen von Hypothalamus und Hypophyse
  - Pit-1-Mutation (GH-TSH- und Prolaktinmangel)
  - Prop-1-Mutation (GH-TSH-Prolaktin- und fakultativ Gonadotropinmangel)
  - Hesx-Mutation (septooptische Dysplasie)
- Isolierter β-TSH-Mangel
- TRH-Rezeptor-Defekt

Erworbene Hypothyreose

Die häufigste Ursache einer erworbenen Hypothyreose im Kindesalter ist eine *Autoimmunthyreoiditis*. Bei diesen Patienten führt die lymphozytäre Infiltration der Schilddrüse über die direkte Zytotoxizität von T-Zellen oder durch eine Antikörper-abhängige zellvermittelte Zytotoxizität (ADCC) zu einer Zerstörung des Schilddrüsengewebes mit Hypothyreose. Die Hypothyreose entwickelt sich häufig langsam über Jahre durch fibrotische Umwandlung des entzündeten Schilddrüsengewebes. Ein primäres Myxödem (primär atrophische Autoimmunthyreoiditis) ist im Kindesalter sehr selten. Die Hypothyreose bei Autoimmunthyreoiditis manifestiert sich zumeist jenseits des Kleinkindesalters. Die Häufigkeit der Autoimmunthyreoiditis ist regional unterschiedlich und wird in gut jodversorgten Gebieten mit einer Häufigkeit von 5–10% angegeben. Bei Patienten mit Chromosomenanomalien (Turner-Syndrom, Klinefelter-Syndrom, Down-Syndrom) werden hypothyreote Verlaufsformen einer Autoimmunthyreoiditis häufiger beobachtet. Hypothyreosen infolge einer Autoimmunthyreoiditis finden sich auch im Rahmen der Syndrome mit Polyautoimmunendokrinopathie. Hierbei können neben der Hypothyreose ein Diabetes mellitus, eine Nebenniereninsuffizienz, ein Hypoparathyreoidismus, eine mukokutane Candidiasis, eine Enteropathie sowie eine perniziöse Anämie und Thrombozytopenie vorkommen.

Schilddrüsengewebe kann auch durch radioaktive Strahlung zerstört werden, z.B. nach externer Bestrahlung von malignen Lymphomen und Hämangiomen im Halsbereich.

Weitere seltene Ursachen einer erworbenen Hypothyreose sind die Zystinose und Eisenablagerung bei der Transfusionsbehandlung hämolytischer Anämien wie z.B. der Thalassämie.

Medikamente, die zu einer erworbenen Hypothyreose führen können, sind zum einen jodhaltige Präparate, wie z.B. Amiodarone, Kaliumjodatum, PVP-Jod. Auch die Interleukin- bzw. die Interferonbehandlung von Patienten nach Knochenmarkstransplantation kann über eine Störung der Immunbalance zur Hypothyreose führen.

Pathogenese. Die Folgen einer Schilddrüsenunterfunktion beim Kind sind Störungen des Wachstums und der mentalen Entwicklung. Neben der fehlenden Stimulierung wichtiger Stoffwechselwege wie z.B. der Glykolyse, der Glukoneogenese, des Fettabbaus, der Glukuronidierung sowie der Osteoklasten – und Osteoblastenaktivität sowie der Thermogenese, sind beim Kind die fehlende Wirkung auf das Wachstum und die Differenzierung der Zellen insbesondere des Zentralnervensystems von Bedeutung. Hierbei werden die Wirkungen auf das somatische Wachstum zum Teil durch eine Stimulation des Wachstumshormons und des

IGF I vermittelt. Die Entwicklung des menschlichen Zentralnervensystems erfolgt hauptsächlich postnatal, mit einer besonders raschen Entwicklung in den ersten 6 Lebensmonaten. Die normale Entwicklung des ZNS während dieses kritischen Zeitraums ist von einer ausreichenden Schilddrüsenhormonzufuhr abhängig. Da die verschiedenen Regionen des Gehirns zu verschiedenen Zeitpunkten reifen, resultiert das klinische Bild in Abhängigkeit vom Zeitpunkt der Wirksamkeit der Hypothyreose. Schilddrüsenhormonmangel in den ersten Lebensmonaten hemmt irreversibel die Myelinisierung und führt zu strukturellen und funktionellen Veränderungen der Membranen von Gliazellen. Auf molekularer Ebene spielt Schilddrüsenhormon eine wesentliche Rolle in der Expression von Genen, die bei vielen Differenzierungsvorgängen bedeutsam sind. Das Fehlen von Schilddrüsenhormon bei der Differenzierung des Zentralnervensystems kann zu irreversibler mentaler Retardierung führen.

Trotz der gravierenden Beeinträchtigung von postnatalem Wachstum und postnataler psychomotorische Entwicklung, verläuft die somatische Entwicklung des Feten erstaunlich normal. Selbst Neugeborene, die kaum zu einer eigenen Schilddrüsenhormonsynthese in utero fähig sind (z.B. Neugeborene mit Athyreose oder komplettem Organifikationsdefekt) zeigen bei der Geburt keine klinischen Symptome eines Schilddrüsehormonmangels und können sich bei frühzeitiger Therapie auch mental völlig normal entwickeln. Warum eine pränatale und postnatale Hypothyreose unterschiedliche Konsequenzen haben kann, ist letztendlich nicht geklärt.

Vermutlich passiert genügend mütterliches T4 die Plazenta, um pränatal die Ausbildung der Symptome einer Hypothyreose zu verhindern.

Klinische Symptome. Das klinische Bild beschränkt sich bei Neugeborenen insbesondere mit Athyreose auf einen Ikterus prolongatus, eine marmorierte Haut, Muskelhypotonie, ein „typisches Gesicht" mit ödematöser Haut und eingesunkener Nasenwurzel (Abb. 65.1). Die Skelettreifung ist verzögert mit weit offenen Fontanellen und fehlenden Ossifikationskernen in den Knien. Die Klinik ist jedoch oft so diskret, daß die klinische Diagnose erst im Alter von 3 bis 6 Monaten gestellt wird, d.h. zu einem Zeitpunkt, wenn eine Substitutionstherapie mentale Schäden nicht mehr verhindern oder rückgängig machen kann. Dann ist die psychomotorische und mentale Entwicklung beeinträchtigt, die Haut trocken, die Zunge groß, die Stimme heiser. Nabelhernien, Obstipation, Hypothermie, Muskelhypotonie und Bradykardie liegen vor. Unbehandelt stellen sich schwere neurologische Störungen wie Ataxie, choreiforme Bewegungsstörungen, Koordinationsstörungen und Innenohrschwerhörigkeit ein. Die Kinder bleiben zu klein.

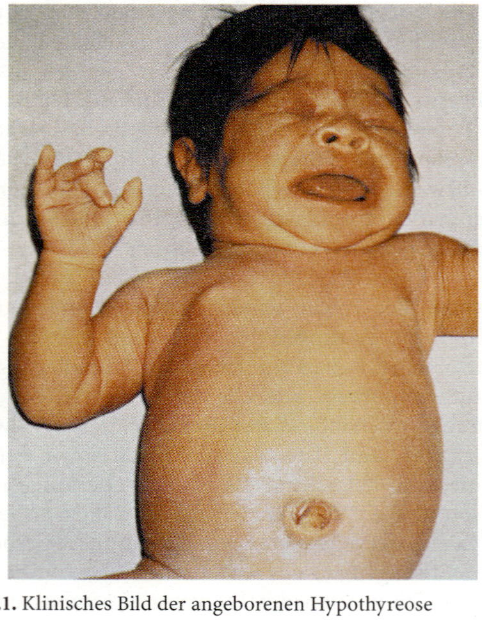

Abb. 65.1. Klinisches Bild der angeborenen Hypothyreose

Die späte klinische Manifestation und Notwendigkeit der Frühbehandlung begründet die Einführung der Screeningprogramme. Andererseits belegt das Vorhandensein objektivierbarer Symptome in den ersten Lebenstagen (z.B. retardiertes Knochenalter), daß trotz eines geringen diaplazentaren Transfers mütterlichen Schilddrüsenhormons, dieses nicht ausreicht, den Mangel des Feten komplett auszugleichen und die Zeitspanne zwischen maternaler Versorgung und Substitution bei betroffenen Kindern möglichst klein gehalten werden muß.

Da bei den verschiedenen Screeningprogrammen mit einer unterschiedlichen Rate von falsch-negativen Ergebnissen von bis zu 10% gerechnet werden muß, die auf Organisationsfehler, menschliches Versagen und seltener auf Labor- oder Entnahmefehler zurückzuführen sind, und da Patienten mit einer zentralen Hypothyreose im TSH-Screening unauffällige Ergebnisse aufweisen, muß weiterhin bei jedem Säugling mit Ikterus prolongatus, offener kleiner Fontanelle, ausgeprägt marmorierter Haut und Hypothermie sowie Muskelhypotonie an eine angeborene Hypothyreose gedacht werden.

Bei älteren Kindern und Jugendlichen mit *erworbener Hypothyreose* steht der Kleinwuchs im Vordergrund der klinischen Symptomatik. Die Ursache der Wachstumsstörung liegt in der Verringerung der Wachstumshormonsekretion und Störung der enchondralen Ossifikation. Weitere Zeichen einer erworbenen Hypothyreose wie Obstipation, Müdigkeit, mangelndes Konzentrationsvermögen, Abnahme der Schulleistungen, trockene oder teigig geschwollene Haut, Übergewicht und Hypercholesterinämie manifestieren sich häufig erst nach längerem Bestehen einer Hypothyreose. Manchmal ist der Beginn der Störung an dem zumeist vorangehenden Abflachen der Wachstumskurve festzumachen. Die Skelettreife ist verzögert und entspricht dem Längenalter des Kindes. Die Pubertätsentwicklung ist in den meisten Fällen ebenfalls verzögert, jedoch tritt bei einigen Patienten auch eine Pubertas praecox auf. Bei Mädchen kommt es zur vorzeitigen Brustentwicklung und Menarche, aber auch häufig zur Galaktorrhöe, wobei meistens eine Vergrößerung der Sella und Adenohypophyse nachweisbar ist. Nach Substitution mit Schilddrüsenhormon sind die Pubertätszeichen wieder rückläufig.

Diagnose. Bei jedem Neugeborenen, bei dem aufgrund eines pathologischen Screeningergebnisses der Verdacht auf eine angeborene Hypothyreose besteht, sollte eine ausführliche Erhebung der mütterlichen und kindlichen Anamnese unter besonderer Berücksichtigung von familiären Schilddrüsenerkrankungen, Ernährung, Medikamenten und eigenen Erkrankungen erfolgen, da diese Informationen für die Identifizierung von Patienten mit nur transienter Hypothyreose von Bedeutung sind. Eine ausführliche klinische Untersuchung des Neugeborenen schließt nicht nur die Symptome der angeborenen Hypothyreose ein, sondern sollte auch auf angeborene Fehlbildungen achten, da Neugeborene mit angeborener Hypothyreose und anderen Fehlbildungen ein höheres Risiko für eine genetisch begründete Störung haben.

Die Untersuchung der Schilddrüsenfunktion bei einem pathologischen Screeningergebnis umfaßt immer die Bestimmung von TSH, T4 (fT4) und T3 im Serum (Abb. 65.2). Ist nicht damit zu rechnen, daß das Ergebnis dieser Kontrolluntersuchung innerhalb von 48 h vorliegt, sollte eine Substitutionstherapie begonnen werden. Bestätigt sich das Vorliegen einer Hypothyreose durch erhöhte TSH- und erniedrigte Schilddrüsenhormonspiegel im Serum, so sollte Blut für die Bestimmung von Thyreoglobulin und Schilddrüsenantikörper entnommen werden. Bei einem fehlenden Nachweis von Thyreoglobulin muß mit einer Athyreose gerechnet werden. TSH-Rezeptorantikörper weisen daraufhin, daß möglicherweise nur eine transiente Störung vorliegt. Die Jodbestimmung im Urin klärt das Vorhandensein einer Jodkontamination. Anschließend wird die Schilddrüse sonographisch untersucht und das Knochenalters anhand einer Röntgenaufnahme oder einer Ultraschalluntersuchung des Fußes und Knies bestimmt. Ist Schilddrüsengewebe an typischer Stelle nachweisbar, so handelt es sich mit hoher Wahrscheinlichkeit um einen Defekt der Schilddrüsenhormonbiosynthese, sofern eine transiente Hypothyreose ausgeschlossen werden kann. Kann kein Schilddrüsengewebe nachgewiesen werden und ist sowohl die T4 als auch die Thyreoglobulinkonzentration im Serum niedrig, so ist es unwahrscheinlich, daß funktionierendes Schilddrüsengewebe vorhanden ist. Kann kein Schilddrüsengewebe in loco typico dargestellt werden und ist T4 und Thyreoglobulin meßbar, ist wahrscheinlich Schilddrüsengewebe in ektoper Lage vorhanden. In diesen Fällen kann in einem Auslaßversuch der Substitutionstherapie nach dem zweiten Lebensjahr durch Szintigraphie mit ^{123}J oder ^{99}Tc geklärt werden, ob und in welcher Position Gewebe vorhanden ist.

Bei Verdacht auf eine zentrale Hypothyreose klärt die Bestimmung der freien Hormone und des TBG das Vorliegen eines angeborenen und nicht behandlungsbedürftigen TBG-Mangels ab. Der TRH-Test und die Stimulation anderer Hypophysenhormone, z.B. durch CRF und GHRH, gibt Aufschluß über das Vorhandensein einer multiplen hypothalamohypophysären Insuffizienz, z.B. bei Entwicklungsstörungen der Hypophyse aufgrund einer pit-1 oder prop-1 Mutation oder einer septooptischen Dysplasie.

Die Diagnostik der erworbenen Hypothyreose umfaßt neben der Anamnese mit Wachstumsverlauf die Bestimmung von TSH, T4 (fT4) und T3 im Serum. Die Durchführung eines TRH-Testes ist nicht erforderlich. Der Nachweis von Autoantikörpern spricht für eine Immunthyreoiditis, die auch durch ein echoarmes Muster im Ultraschall belegt wird.Eine Feinnadelbiopsie ist in der Regel nicht erforderlich und bleibt auf die Fälle beschränkt, in denen So-

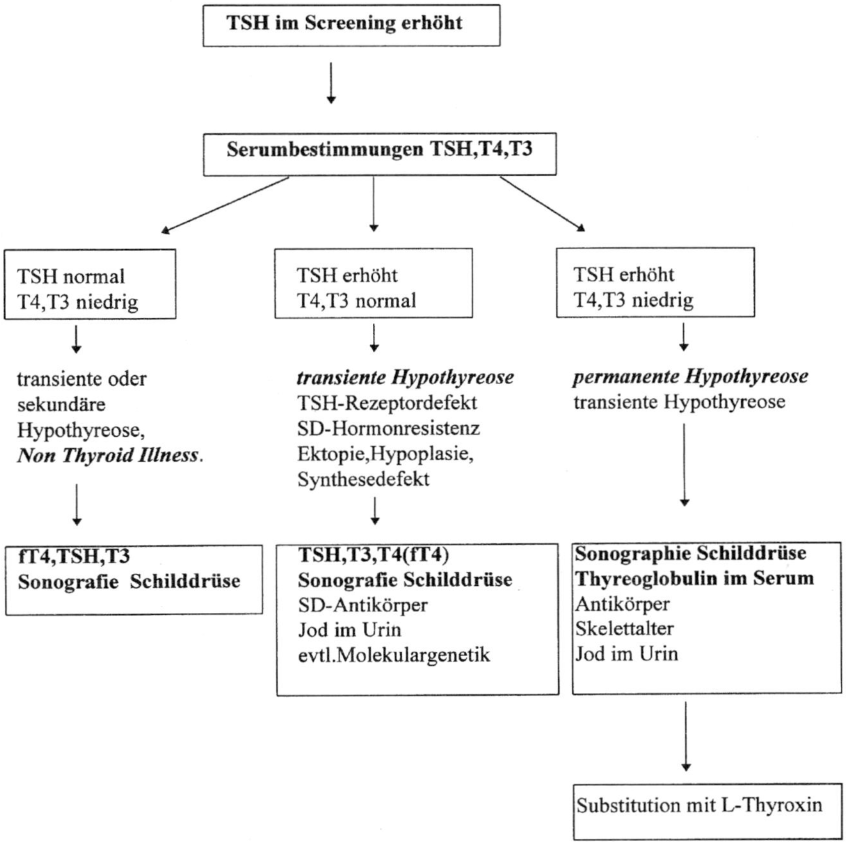

Abb. 65.2. Leitlinien der Diagnostik bei angeborener Hypothyreose (Arbeitsgemeinschaft für Pädiatrische Endokrinologie)

nographie und Antikörperbestimmung keinen aussagekräftigen Befund ergeben.

Therapie. Das primäre Ziel der Behandlung Neugeborener mit angeborener Hypothyreose ist die rasche, ausreichende Substitution von Schilddrüsenhormon. Der Zeitraum des absoluten Thyroxinmangels ist möglichst gering zu halten, da andernfalls mit einer schlechteren mentalen und psychomotorischen Entwicklung, insbesondere bei Patienten mit schwerer angeborener Hypothyreose, zu rechnen ist. Eine Anhebung des T4-Spiegels in den oberen Normbereich ist auch deshalb erforderlich, weil die fehlende T3-Sekretion der Schilddrüse (die 20 % der Gesamtsekretion ausmacht) durch ein gesteigertes Substratangebot für die hepatische Monodejodierung kompensiert werden muß.

Zur Substitutierung ist das synthetische L-Thyroxin zu empfehlen, da im ZNS die Bereitstellung von T3 aus der lokalen Dejodierung von T4 erfolgt. T3 eignet sich nicht, da es schlechter steuerbar ist und häufig zur Überdosierung führt.

Wenn bei reifen Neugeborenen mit einem durchschnittlichen Gewicht von 3,5–4,5 kg eine tägliche Dosis von 10–15 µg/kg verabreicht wird (entsprechend einer täglichen Dosis von ca. 50 µg), normalisieren sich die T4 und auch die TSH-Spiegel binnen weniger Tage. Werden hingegen nur 6–9 µg/kg/Tag verabreicht, wie es zu Beginn der Erfahrungen mit durch Screening entdeckten Patienten der Fall war, dauert es 2–3 Monate bis zur vollständigen Normalisierung der T4- und TSH-Werte.

Bei einigen Patienten bleiben die TSH-Spiegel trotz der in Tabelle 65.1 empfohlenen T4-Dosen erhöht. Ein Grund kann bei Neugeborenen eine mangelnde Resorption von T4 sein.

Mit zunehmendem Alter erhöht sich die Gesamtdosis des T4, während die Dosis, bezogen auf das Körpergewicht, bis auf 2–3 µg/kg/Tag abnimmt.

Die Substitutionstherapie sollte in den ersten 3 Monaten zunächst in 4- bis 6wöchigen Abständen, und bis zum Ende des zweiten Lebensjahres vierteljährlich überprüft werden. Nach Ende des zweiten Lebensjahres sollte nach einem 4wöchigen Auslaß der Substitution geklärt werden, ob immer noch eine hypothyreote Stoffwechsellage vorliegt. Bei Patienten mit fehlendem Nachweis von Schilddrüsengewebe im Ultraschall kann jetzt durch Szintigraphie geklärt werden, ob eine ektope Schilddrüsenanlage nachweisbar ist. Eine Szintigraphie im Neugeborenenalter ist nicht sinnvoll, da die ^{123}J- oder ^{99}Tc-Aufnahme durch eine Jodkontamination (z.B. bei peripartaler Desinfektion mit PVP-Jod) oder mütterliche Antikörper blockiert sein kann. Bei Patienten, bei denen durch die Anwesenheit mütterlicher TSH-Rezeptorantikörper oder die erhöhte Jodausscheidung im Urin eine nur transiente Hypothyreose wahrscheinlich ist, kann ein Auslaßversuch bereits mit 6–12 Monaten durchgeführt werden.

Die Substitution einer erworbenen Hypothyreose im Kindesalter erfolgt mit einer Dosierung von ca. 100 µg/m^2. Bei Kindern und Jugendlichen mit einer Autoimmunthyreoiditis sollte die Therapie kompensierter Formen der Hypothyreose (erhöhtes TSH bei normalen peripheren Schilddrüsenhormonspiegeln) erwogen werden, da somit eine Ausbildung hypothyreoter Symptome vermieden wird. Der Verlauf der Erkrankung und selbst die Bildung von Autoantikörpern wird durch eine Schilddrüsenhormongabe nicht beeinflußt. Die Kontrolle einer Substitutionstherapie erfolgt durch die Bestimmung des TSH und der Bestimmung des T4 (fT4) und T3 (mit letzter Tabletteneinnahme am Tag vor der Kontrolluntersuchung) im Serum. Die T4-Spiegel sollen im oberen Normbereich liegen und die TSH-Spiegel sollen nicht supprimiert sein, sondern um 0,5–3,0 mU/l liegen, um eine Überbehandlung zu vermeiden. Eine Kontrolluntersuchung der Skelettreife ist nur erforderlich,wenn die Hormonbestimmung pathologische Werte aufweist oder klinische Zeichen einer nicht ausreichenden oder überschießenden Behandlung nachweisbar sind (z.B. Wachstumsretardierung oder Beschleunigung). Mindestens 2mal sollte das Hörvermögen audiometrisch geprüft werden. Standardisierte psychometrische Tests sollten in regelmäßigen Abständen durchgeführt werden.

Tabelle 65.1. Substitutionstherapie der angeborenen Hypothyreose mit L-Thyroxin (Tabletten)

Alter	L-Thyroxin [µg/kg/Tag]	L-Thyroxin [µg/Tag]
0–3 Monate	10–15	50
4–24 Monate	8–10	50–75
2–10 Jahre	4–6	75–125
10–16 Jahre	3–4	100–150
>16 Jahre	2–3	125–200

Prävention. Das Hypothyreosescreening wird zusammen mit Screeninguntersuchungen zur Früherkennung anderer Stoffwechselerkrankungen (z.B. Phenylketonurie, Galaktosämie) in getrockneten Blutproben durchgeführt (s. Kap. 7).

Prognose. Wenn die Richtlinien der Substitutionstherapie berücksichtigt werden, ist das Risiko einer körperlichen und geistigen Retardierung bei frühentdeckter angeborener Hypothyreose nach dem heutigen Stand des Wissens nahezu vollständig gebannt. Bei bis zu 10 % der frühdiagnostizierten Fälle von angeborener Hypothyreose bleiben jedoch trotz frühzeitiger und ausreichender Therapie unabhängig vom Schweregrad der Hypothyreose Defizite in der Entwicklung feststellbar. Ob ein besonders niedriger Spiegel der Schilddrüsenhormone bei Geburt die Prognose hinsichtlich der mentalen Entwicklung verschlechtert, ist offen. Eine ausreichende Thyroxinsubstitutionsdosis und ein früherer Behandlungsbeginn sind jedenfalls unverzichtbar. Bei deutlich verzögertem Therapiebeginn wird manchmal auch die Elternzielgröße nicht erreicht.

Hyperthyreose

Definition und Häufigkeit. Eine Hyperthyreose wird durch eine gesteigerte Schilddrüsenhormonsekretion und deren Wirkung auf den Organismus definiert. Sie wird im Kindesalter selten beobachtet und beruht zumeist auf einer Stimulation der Schilddrüse durch Autoantikörper (M. Basedow oder Autoimmunthyreoiditis). Die Häufigkeit liegt bei 1 : 50.000 bis 1 : 100.000 Kinder unter 18 Jahren. Differentialdiagnostisch müssen Situationen abgeklärt werden, in denen zwar vermehrt Schilddrüsenhormone im Serum nachgewiesen werden, die Stoffwechsellage jedoch euthyreot ist.

Differentialdiagnose der hyperthyreose Autoimmunhyperthyreose

- Neonataler (transienter) M. Basedow bei mütterlichem M. Basedow
- M. Basedow
- Autoimmunthyreoiditis (hyperthyreote Phase)
  - nichtimmunogene Hyperthyreose
- aktivierende TSH-Rezeptormutation
  - neonatale Hyperthyreose
  - familiäre Hyperthyreose
- toxisches Adenom
- TSH-sezernierendes Adenom
- Hyperthyreosis factitia
  - akzidentelle oder iatrogene L-T4-Intoxikation
  - Verunreinigung von Nahrungsmitteln durch Schilddrüsenhormon
- jodinduzierte Hyperthyreose
  - Differentialdiagnose bei erhöhtem Gesamt-T4 und normalem freien T4
- familiäre TBG-Erhöhung
- familiäre Dysalbuminämie
- Schwangerschaft und Östrogene („Pille")

Ätiologie und Pathogenese

M. Basedow. Die Ätiologie des M.Basedow ist letzlich nicht geklärt. Es gibt eindeutige Hinweise für eine genetische Prädisposition, da gehäuft Hyperthyreosen oder Autoimmunthyreoiditiden in den betroffenen Familien vorkommen. Ferner weisen Patienten mit M. Basedow eine erhöhte Inzidenz an HLA-Haplotypen A1, B8 und DR3 auf. Eine Kopplung mit unterschiedlichen chromosomalen Loci wurde in informativen Familien mit mehrfachem Auftreten eines M. Basedow beschrieben. Hierzu gehören das CTL-4 Gen und Loci auf dem X-Chromosom sowie den Chromosomen 14 und 20 (Davies 1998). Da keiner dieser Loci mit bekannten schilddrüsenspezifischen Kandidatengenen assoziiert ist, wird angenommen, daß es sich um ein immunregulierendes Gen handeln muß. Jedoch werden auch Umweltfaktoren in die multifaktorielle Ätiologie dieser Autoimmunerkrankung einbezogen.

Die Pathogenese der Hyperthyreose beim M. Basedow im Kindes-und Erwachsenenalter wird durch Immunglobuline erklärt, die – seltener – auch im Verlauf einer Autoimmunthyreoiditis (Hashimoto-Thyreoiditis) produziert werden. Ihre stimulierende Aktivität resultiert in einer vermehrten Bildung von cAMP nach Bindung des Immunglobulins an die TSH-Rezeptoren der Schildrüsenzellmembran. TSH-Rezeptorantikörper sind Immunglobuline der IgG1-Subklasse. Sie werden als TSH-bindungsinhibierende Immunglobuline (TBII oder TRAK) bezeichnet, wenn sie mit Methoden bestimmt wurden, die nur die Verdrängung von radioaktivem TSH an TSH-Rezeptoren der Schildrüsenmembran nachweisen. Sie werden als Schilddrüsenstimulierende Immunglobuline bezeichnet (TSI), wenn auch eine Steigerung der cAMP-Sekretion nachgewiesen wurde. Weitere Antikörper, die bei der Pathogenese des M. Basedow eine Rolle spielen sind mikrosomale (Anti-TPO-)Antikörper und zytotoxische Antikörper.

Eine Hyperthyreose aufgrund eines M. Basedow manifestiert sich in der Regel in der Pubertät, selten werden Manifestationen im Kleinkindesalter beobachtet. Die Erkrankung weist eine erhöhte Inzidenz beim weiblichen Geschlecht auf. Das Verhältnis von Mädchen zu Jungen beträgt 3–5 : 1.

Die endokrine Ophthalmopathie, die bei der kindlichen Hyperthyreose nur selten zu beobachten und im Gegensatz zum Erwachsenenalter nie das einzige Symptom der Hyperthyreose ist, wird durch kollagenstimulierende Antikörpen und zytotoxische Antikörper gegen Augenmuskelgewebe erklärt.

Nichtautoimmune Hyperthyreose. Bei einigen Patienten gelingt der Nachweis von Autoantikörpern trotz deutlich hyperthyreoter Stoffwechsellage nicht. Sie beruhen auf Mutationen des TSH-Rezeptorgens, die den Rezeptor konstitutitiv, d.h. ohne Bindung des Liganden, aktivieren. Der Manifestationszeitpunkt der Hyperthyreose ist hierbei sehr variabel und reicht vom Kleinkindes- bis zum Erwachsenenalter. Die überwiegende Mehrzahl der Mutationen liegt im transmembranären Teil des Rezeptors, der besonders bedeutsam für die G-Proteinkopplung ist. Andere Mutationen liegen in der extrazellulären Domäne des Rezeptors und führen wohl durch Konfigurationsänderung zur ligandenunabhängigen Rezeptoraktivierung

Neonatale Hyperthyreose. (s. Kap. 59)

Autonome Adenome. Toxische Adenome mit einer vermehrten Produktion von Schilddrüsenhormonen werden im Kindes- und Jugendalter nur extrem selten beobachtet. Ihre Pathogenese ist weitgehend ungeklärt und stimulierende Immunglobuline können nicht nachgewiesen werden. Die Häufigkeit einer bösartigen Entartung dieser Knoten liegt bei weit unter 1 %.

TSH-induzierte Hyperthyreose. Eine durch eine vermehrte TSH-Sekretion verursachte Hyperthyreose kann auf 2 Ursachen zurückgeführt werden: TSH-produzierende Hypophysenadenome und eine isolierte hypophysäre Schilddrüsenhormonresistenz. Beide Erkrankungen sind im Kindesalter selten. TSH-produzierende Hypohysentumoren sind chromophobe oder basophile Adenome.

Bei Patienten mit einer überwiegend hypophysären Resistenz (T3-Rezeptordefekt) gegenüber Schilddrüsenhormon durch Mutationen im TR β_1-Gen, steigt durch eine mangelnde Feed-back-Regulation die Sekretion von TSH-und Schilddrüsenhormon an. Dies führt zu einer deutlichen Schilddrüsenvergrößerung bei peripher hyperthyreoter Stoffwechsellage. Im Unterschied zum M. Basedow sind die TSH-Spiegel nicht supprimiert und Schilddrüsenautoantikörper fehlen. Die Abgrenzung gegenüber TSH-produzierenden Adenomen erfolgt durch bildgebende Verfahren und durch den fehlenden Nachweis erhöhter α-Untereinheiten des TSH.

Klinische Symptome und Verlauf. Der kindliche M. Basedow verläuft zumeist schleichend und beginnt nicht mit einer thyreotoxischen Krise. Häufig werden unspezifische Symptome wie eine gesteigerte Unruhe und Nervosität sowie ein deutlicher Leistungsabfall in der Schule berichtet. Nykturie, sekundäre Enuresis nocturna und häufiges Wasserlassen auch über Tag kann der durch die hyperthyreote Stoffwechsellage gesteigerten glomerulären Filtration zugeschrieben werden und ist bereits nach wenigen Tagen einer thyreostatischen Therapie verschwunden. Gesteigertes Schwitzen,

Ein- und Durchschlafstörungen, die mit Abgeschlagenheit und Müdigkeit tagsüber einhergehen, Muskelschwäche und schließlich Gewichtsverlust deuten auf eine Hyperthyreose.

Meistens ist eine deutliche Struma vorhanden, die weich und gut schluckverschieblich ist und ein deutliches Schwirren aufweist. Geringe Symptome einer Hyperthyreose bzw. erhöhte Schilddrüsenhormonspiegel ohne Schilddrüsenvergrößerung im Kindesalter schließen einen M. Basedow nahezu aus und sprechen eher für eine exogene Schilddrüsenhormonzufuhr, ein Adenom, die thyreotoxische Phase einer Autoimmunthyreoiditis oder eine gar euthyreote Stoffwechselsituation mit erhöhten Schilddrüsenhormonkonzentrationen (z.B.eine familiäre Dysalbuminämie oder durch andere Ursachen einer erhöhten Bindungskapazität). Sie sind durch normale freie Hormonspiegel leicht abzugrenzen.

Ein weiteres wichtiges Symptom ist eine endokrine Ophthalmopathie, die im Kindesalter jedoch nur selten schwer ausgeprägt ist. So finden sich zwar häufig eine erweiterte Lidspalte, ein seltener Lidschlag und eine leichte Protrusio bulbi, jedoch keine Doppelbilder, Konjunktivitis, Schmerzen, Tränenfluß oder periorbitale und konjunktivale Ödeme.

Die Blutdruckamplitude ist meistens erhöht und es besteht eine Tachykardie (seltener auch eine Arrhythmie). Die Muskeleigenreflexe sind gesteigert und es findet sich ein deutlicher Ruhetremor.

Neugeborene mit einer angeborenen Hyperthyreose haben häufig eine ausgeprägte pränatale Dystrophie oder werden zu früh geboren. Die Symptomatik bei Neugeborenen ist geprägt durch Unruhe, schlechte Gewichtszunahme, gesteigerte Irritabilität und eine Tachykardie, die in ein Herzversagen übergehen kann. Sie läßt oft zuerst an ein Drogen-oder Nikotinentzugssyndrom denken. Treten eine Hepatosplenomegalie, Hyperbilirubinämie, Polyglobulie und Thrombozytopenie hinzu, so muß eine Sepsis ausgeschlossen werden. Wegweisend ist in der Regel der bekannte M. Basedow der Mutter. Fehlt er, so wird die Diagnose oft erst sehr spät gestellt, wenn bleibende Komplikationen z.B. eine prämature Schädelsynostose, bereits aufgetreten sind.

Ein toxisches Adenom fällt durch eine ähnliche Symptomatik wie der M. Basedow auf, wobei die Augensymptome fehlen, und die Schilddrüse insgesamt nicht vergrößert ist.

Diagnostik. Die Bestimmung der Schilddrüsenhormone im Serum ergibt erhöhte Werte, wobei die T3-Spiegel manchmal deutlicher erhöht sind als die T4-Spiegel (Abb. 65.3). Die TSH-Spiegel, gemessen mit sensitiven TSH-Methoden, sind supprimiert (< 0,05 µU/ml). Bei der Benutzung sensitiver TSH-Methoden ist der Nachweis eines fehlenden Anstiegs im TRH-Test (negativer TRH-Test) nicht erforderlich. Der positive Nachweis von TSH-Rezeptorantikörpern

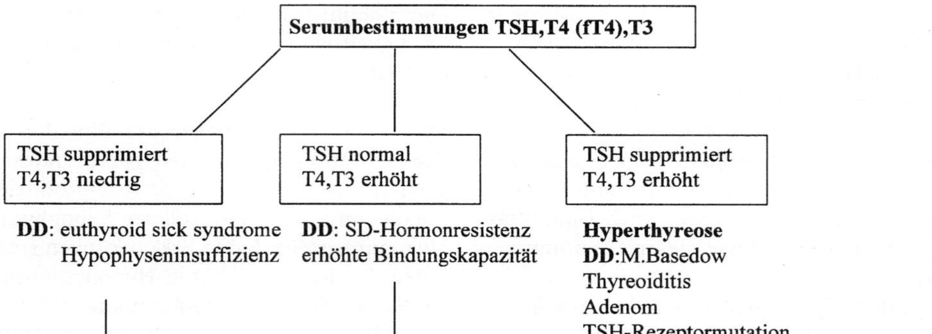

Abb. 65.3. Diagnostik der Hyperthyreose: Serumbestimmungen TSH, T4, (fT4), T3

(TSI oder TBII) bestätigt die Verdachtsdiagnose M. Basedow auch ohne Feinnadelbiopsie. Die Ultraschalluntersuchung objektiviert die Vergrößerung des Schilddrüsenvolumens und macht die inhomogene Echotextur, wie sie für die Thyreoiditis typisch ist, sichtbar. Verschwinden TSH-Rezeptorantikörper im Verlauf der Erkrankung, so läßt sich daraus nicht auf eine Remission schließen, wie umgekehrt ihr erneutes Auftreten nicht in jedem Fall ein Rezidiv ankündigt. Eine Szintigraphie ist beim M. Basedow nicht, wohl aber bei sonographischem Nachweis von Knoten nötig, um autonome Adenome zu erkennen. Speichert bei einer hyperthyreoten Funktion nur der Knoten ^{123}J, so spricht man von einem toxischen Adenom, speichert auch das den Knoten umgebende Schilddrüsengewebe, so spricht man von einem kompensierten Adenom. Um die Autonomie eines kompensierten Ademoms zu beweisen, kann ein Suppressionsszintgramm angefertigt werden, da bei Autonomie eines Knotens nach exogener Zufuhr von T4 oder T3 zwar die Jodaufnahme in das umgebende Schilddrüsengewebe, nicht aber in den Knoten verhindert wird.

Ist der basale TSH-Spiegel trotz deutlicher Erhöhung der Schilddrüsenhormone nicht supprimiert, so sollten zunächst die freien Hormone bestimmt werden, um eine erhöhte Bindungskapazität des Serums auszuschließen. Sind die freien Hormonspiegel ebenfalls erhöht, ist ein TSH-produzierendes Adenom dann wahrscheinlich, wenn der TRH-Test bei einem erhöhten basalen TSH keinen weiteren TSH-Anstieg zeigt und die α-Untereinheiten erhöht sind.

Bei einer hypophysären Resistenz steigt TSH nach TRH-Gabe normal oder vermehrt an.

Bei einem Neugeborenen einer Mutter mit M. Basedow sollte im Nabelschnurblut, nach 8–10 Tagen und nach 6–8 Wochen T3-, T4-, TSH- und TSH-Rezeptorantikörper im Serum bestimmt werden. Die Bestimmung im Nabelschnurblut ermöglicht eine frühe Diagnosestellung bei gestörter Funktion. Da nach einer Woche keine Wirkung mütterlicher Thyreostatika mehr zu erwarten ist, wird eine bis dahin „mitbehandelte“ Hyperthyreose des Kindes erkennbar. Bei der Untersuchung nach 6 bis 8 Wochen, bei bis dahin unauffälliger Funktion, kann mit dem Abbau blockierender Immunglobuline gerechnet werden.

Therapie. Zur Behandlung des M. Basedow stehen prinzipiell 3 Alternativen zur Verfügung: thyreostatische Medikamente, Schilddrüsenchirurgie und die Radiojodtherapie.

Medikamentöse Therapie. Die primäre Therapie der Wahl im Kindesalter ist die thyreostatische Therapie. Während in den USA meistens das Propylthiouracil verordnet wird, bevorzugt man in Europa Carbimazol oder Methimazol. Diese haben den Vorteil, daß sie nur einmal täglich verabreicht werden müssen, während PTU 2- bis 3mal/Tag gegeben werden muß. Dieser Vorteil ist entscheidend, da die Therapiecompliance eine Vorbedingung für eine erfolgreiche konservative Therapie ist. Der Vorteil der PTU-Therapie, der in der Hemmung der hepatischen Dejodierung von T4 liegt, ist zu vernachlässigen, da dieser Effekt nur bei Dosierungen erreicht wird, die oberhalb der normalerweise verabreichten Dosierung des PTU liegen. Die Gesamtdosis des PTU liegt bei 4–6 mg/kg/Tag verteilt auf 3 Einzeldosen, während Methimazol bzw. Carbimazol in einer Dosierung von initial 0,5 mg/kg verabreicht werden. Als Dauertherapie sollte eine möglichst geringe Dosierung gewählt werden, da die Nebenwirkungen stark dosisabhängig sind. Nebenwirkungen im Kindesalter sind zwar selten, können jedoch letal verlaufen z.B. durch Agranulozytose und Leberversagen. Beim Auftreten von Nebenwirkungen kann auf das Thyreostatikum der anderen Substanzgruppe gewechselt werden.

Die peripheren Schilddrüsenhormone sinken unter suffizienter thyreostatischer Therapie innerhalb weniger Wochen in den Normbereich ab. Die TSH Spiegel können noch längere Zeit supprimiert sein. Für die weitere thyreostatische Therapie ist es möglich die Thyreostatikadosis langsam zu reduzieren. Bei Kindern und Jugendlichen wird eine höhere Thyreostatikadosis mit zusätzlicher L-Thyroxinsubsitution bevorzugt bis eine euthyreote Stoffwechselsituation erreicht ist. Dies erlaubt Kontrolluntersuchungen in längerfristigen Intervallen. Ob die Kombination von Thyreostatika und Schilddrüsenhormonen einen günstigen Einfluß auf die Rate der Dauerremissionen hat, wird kontrovers diskutiert.

In einigen Fällen, insbesondere bei thyreotoxischen Krisen, ist eine symptomatische Therapie mit ß-Blockern erforderlich. Bei ausgeprägter Tachykardie und Herzrythmusstörungen werden 10 mg alle 6–8 h verabreicht. Bei thyreotoxischer Krise können außerdem hohe Steroiddosen (z.B. Dexamethason) oder Jodid verabreicht werden, um die Schildrüsenhormonbiosynthese zu blockieren. In extremen Fällen muß eine Plasmapherese in Betracht gezogen werden.

Auch bei Neugeborenen mit Hyperthyreose und mütterlichem M. Basedow muß in der Regel eine vorübergehende thyreostatische Therapie (z.B. mit Carbimazol 1 mg/kg/Tag) ggf. mit adjuvanter β-Blockertherapie eingeleitet werden.

Bei Patienten mit einer Hyperthyreose aufgrund einer aktivierenden Mutation im TSH-Rezeptor führt eine thyreostatische Therapie nur selten zu einer dauerhaften euthyreoten Stoffwechselsituation, so daß bei Kindern frühzeitig eine komplette Thyreoidektomie angestrebt werden sollte, um die langfristigen Folgen einer Hyperthyreose zu vermeiden.

Da der M. Basedow bei Kindern eine höhere Rezidivneigung aufweist, sollte eine längerfristige thyreostatische Therapie (mindestens für 2–3 Jahre) durchgeführt werden. Jedes Therapiejahr erhöht die Chance kompletter Remissionen um 25 %. Daher wird bei Kindern und Jugendlichen (z.B. bei großen Strumen, Kleinkindern, langer Dauer bis zum Erreichen der Euthyreose) auch eine Therapiedauer von 4–5 Jahren als gerechtfertigt angesehen.

Operative Therapie. Eine primär operative Therapie ist bei Kindern und Jugendlichen mit M. Basedow in der Regel nicht angezeigt. Treten jedoch ernsthafte Nebenwirkungen der thyreostatischen Therapie auf oder kommt es bereits unter der thyreostatischen Therapie oder nach ihrem Absetzen zum Rezidiv, ist die chirurgische Therapie indiziert. Es wird in der Regel eine nahezu komplette Thyreoidektomie durchgeführt mit einem Restvolumen von <4 ml. Die Thyreoidektomie erfolgt nach Darstellung aller Nebenschilddrüsen und des N. recurrens durch einen erfahrenen Schilddrüsenchirurgen. Bei diesem Vorgehen ist die Gefahr einer Recurrensparese und eines Hypoparathyreoidimus sehr gering. Häufig, wenn auch mit gewisser Latenz, stellt sich eine Hypothyreose ein, die dann substituiert werden muß. Die operative Therapie durch Enukleation ist die Therapie der Wahl bei autonomen Adenomen.

Radiojodtherapie. Eine Radiojodtherapie wird in der Bundesrepublik bislang zur Behandlung des M. Basedow nur sehr selten vor dem 20. Lebensjahr eingesetzt. In den USA wird die Radiojodtherapie aus Gründen der Effektivität und Wirtschaftlichkeit auch bei Kindern und Jugendlichen empfohlen. Rezidive, die eine erneute Radiojodtherapie erforderlich machen, sind zwar häufig, meist aber wohl durch eine ungenügende Initialdosis verursacht. Dosis-Wirkungs-Ergebnisse liegen aufgrund der limitierten Erfahrung bei Kindern und Jugendlichen nicht vor. Das karzinogene oder teratogene Risiko scheint aufgrund von Untersuchungen einer großen Zahl von Kindern und Jugendlichen, die in den USA behandelt wurden, nicht erhöht zu sein. Daher sollte bei begründeten Indikationen (z.B. große Strumen, mehrfaches Rezidiv oder nicht autoimmune Hyperthyreose) auch bei Kindern und Jugendlichen eine Radiojodtherapie als therapeutische Option ins Auge gefaßt werden.

Autoimmunthyreoiditis

Definition. Die chronische Thyreoiditis ist eine Autoimmunerkrankung, bei der es durch zelluläre und humorale Mechanismen zu einer Infiltration des Schilddrüsengewebes kommt. Manchmal kann sie nach vorübergehender Stimulation der Schilddrüsenfunktion zum Funktionsverlust des Organs führen. Man unterscheidet hierbei die im Kindesalter häufigere, primär hypertrophe Verlaufsform mit deutlicher Struma (Hashimoto-Thyreoiditis) und die im Kindesalter seltene, primär atrophische Form, die mit frühzeitiger Hypothyreose einhergeht.

Ätiologie und Pathogenese. Die Ätiologie der Autoimmunthyreoiditis ist multifaktoriell und polygen. Wie bei anderen Autoimmunerkrankungen liegt eine genetische Prädisposition vor. So ist die Hashimoto-Thyreoiditis mit HLA DR4 und DR5 gekoppelt, die primär atrophischen Verlaufsform mit DR und DQw7. Mädchen sind 3mal häufiger als Knaben betroffen. Eine Autoimmunthyreoiditis findet sich gehäuft bei Patienten mit Ullrich-Turner-Syndrom und Trisomie 21. Die Autoimmunthyreoiditis ist ein wichtiges Symptom der hereditären Polyautoimmunendokrinopathien. Für die Polyautoimmunendokrinopathie Typ 1 wurden Mutationen im APECED-Gen beschrieben, das auf dem Chromosom 21 lokalisiert ist. Umweltfaktoren begünstigen die Entwicklung einer Autoimunthyreoiditis. So kann bei genetischer Prädisposition eine Erhöhung der Jodzufuhr eine Autoimmunthyreoiditis auslösen. Die kausale Rolle von Virus- oder bakteriellen Infektionen ist ungeklärt.

Pathogenetisch wird ein Suppressordefekt der T-Zellen angenommen. Er läßt einen sog. „forbidden clone“ von T-Lymphozyten überleben, die sich gegen eigene Schilddrüsenantigene richten. Gewebe geht nach Infiltration zytotoxischer T-Zellen (Killerzellen) direkt unter, oder es wird über die Interaktion von T-Helferzellen mit B-Lymphozyten destruiert, die Antikörper gegen verschiedene Schilddrüsenzellantigene produzieren. Die Antikörper können gegen verschiedene, teilweise noch nicht definierte Schilddrüsenzellantigene gerichtet sein. Das klinische Erscheinungsbild der Autoimmunthyreoiditis richtet sich nach der Wirkung der produzierten Antikörper, so kann es bei Produktion von stimulierenden Antikörpern auch zu einer vorübergehend hyperthyreoten Stoffwechsellage kommen („Hashimototoxikose“). Bei Erwachsenen mit einer primär atrophischen Verlaufsform wurden wachstumsblockierende Immunglobuline nachgewiesen.

Klinische Symptome. Eine Autoimmunthyreoiditis manifestiert sich zumeist in der Pubertät, kann aber in jedem Alter auftreten. Zu Beginn der Manifestation kann eine hyperthyreote Symptomatik vorliegen. Dabei kann es bei Vorliegen einer meist Struma schwierig sein, einen M. Basedow abzugrenzen, v.a. wenn stimulierende TSH-Rezeptorantikörper nachgewiesen werden. Manchmal dauern diese Symptome nur wenige Tage, weil durch den akuten Entzündungsprozeß die Follikel entspeichert werden.

Die meisten Patienten werden wegen einer Struma vorgestellt. Während in der Bundesrepublik die häufigste Ursache einer Struma im Kindesalter noch immer der Jodmangel ist, liegt in Ländern mit ausreichender Jodversorgung meist eine Autoimmunthyreoiditis zugrunde. Handelt es sich um primär atrophische Verlaufsformen, so steht die klinische Symptomatik einer erworbenen Hypothyreose (s. dort) mit Verlangsamung von Wachstum und Entwicklung sowie ein Leistungsknick in der Schule im Vordergrund. Oft ist die Funktion jedoch euthyreot. Die Schilddrüse ist bei der Palpation von fester Konsistenz, die regionalen Lymphknoten können angeschwollen sein. Die Schilddrüsenvergrößerung verursacht allenfalls Schluckbeschwerden, sie ist bei der Autoimmunthyreoiditis nie schmerzhaft.

Liegt eine schmerzhafte Vergrößerung der Schilddrüse vor, so kann es sich um eine subakute Thyreoiditis (Riedel-Struma) handeln. Bei dieser Form kommt es ebenfalls zu manchmal zu einer gesteigerten Freisetzung von Schildrüsenhormonen, wobei die Szintigraphie im Gegensatz zum M. Basedow eine stark herabgesetzte Jodaufnahme zeigt. In der Punktionszytologie finden sich typischerweise Riesenzellen. Diese subakute Thyreoiditis stellt bei Kindern und Jugendlichen eine extreme Rarität dar.

Diagnostik. Die Diagnose einer Autoimmunthyreoiditis wird gestellt durch den Nachweis von Schilddrüsenautoantikörpern und die Sonographie der Schilddrüse, die meist eine vergrößerte Schilddrüse mit einem typisch echoarmen, hyporeflexivem Muster zeigt. Die Bestimmung von TSH, T4 (fT4) und T3 im Serum sollte durchgeführt werden, um eine Hypo- bzw. Hyperthyreose frühzeitig zu diagnostizieren. Da sich mit der Antikörperbestimmung und Sonographie bei 95 % der Patienten die Diagnose zu stellen ist, sind weitergehende diagnostische Maßnahmen wie eine Feinnadelpunktion oder szintigraphische Untersuchungen auf unklare Fälle zu beschränken. Hierbei wird weist eine lymphozytäre Infiltration im zytologischen Präparat auf eine Autoimmunthyreoiditis hin. Die Punktion ist zwingend bei dem Nachweis von Knoten erforderlich. Meistens sind die TPO-

Antikörper stärker als die TG-Antikörper erhöht, aber auch das isolierte Vorkommen von TG-Antikörpern ist möglich.

Therapie und Verlauf. Besteht eine Hypothyreose (erniedrigte Schilddrüsenhormone und erhöhtes basales TSH), so ist eine Substitution mit L-Thyroxin zwingend (Dosierung s. Hypothyreose). Vermieden werde sollte unter allen Umständen eine Gabe von Jodid, da sie den Autoimmunprozeß noch verstärken kann. Kontrovers wird die Behandlungsindikation bei basal erhöhtem TSH mit normalen Schilddrüsenhormonspiegeln diskutiert. Für eine Therapie spricht die Annahme, daß die Substitution zu einer Ruhigstellung des Organs mit verminderter Antigenpräsentation führt und somit einem Übergang in die Hypothyreose vorbeugen kann. Durch die Substitution wird außerdem eine Volumenreduktion angestrebt. Diese Annahmen sind nicht durch prospektive, kontrollierte Studien belegt.

Nicht indiziert ist eine Behandlung von euthyreoten Verlaufsformen bei normaler Schilddrüsengröße, da sie außer einer geringfügigen Volumenreduktion keine günstige Auswirkung auf den Krankheitsverlauf hat. Weder Antikörpertiter noch die Befunde von Feinnadelpunktionen ändern sich.

Alle 6–12 Monate sollten die Schilddrüsenfunktion und der Ultraschallbefund kontrolliert werden. Da es auch bei hypothyreoten Verlaufsformen eine signifikante Rate (20 %) von selbstlimitierenden Verläufen mit Rückkehr zur Euthyreose gibt, sollte nach Abschluß des Wachstums und der Pubertät ein 4- bis 6wöchiger Auslaßversuch der Therapie durchgeführt werden.

Allen Kindern und Jugendlichen mit Autoimmunthyreoiditis, auch denen mit euthyreoten Verläufen oder nach Remission, sollte nahegelegt werden, auch im späteren Leben die Schilddrüsenfunktion in regelmäßigen Abständen überprüfen zu lassen, insbesondere in Belastungssituationen wie z. B. in der Schwangerschaft und in der Postpartalperiode, da es dann zu erneuter Dekompensation kommen kann.

Schilddrüsenknoten

Definition. Schilddrüsenknoten sind im Kindesalter selten. Ihnen können regressive Veränderungen, insbesondere Zysten, oder Neoplasien zugrundeliegen.

Die Schilddrüsenneoplasien im Kindesalter umfassen papilläre, follikuläre Karzinome und C-Zellkarzinome. Adenome sind eine Rarität. Metastatische Tumoren der Schilddrüsen sowie intrathyreoidale Lymphome sind ebenfalls selten.

Ätiologie und Pathogenese. Bei Kindern mit solitären oder multiplen Schilddrüsenknoten muß immer die Möglichkeit einer bösartigen Neubildung in Betracht gezogen werden. Nach einer höheren Inzidenz in den 50er Jahren aufgrund der damals praktizierten Röntgenbestrahlung von Hämangiomen, Akne, vergrößerten Tonsillen oder Thymushyperplasie sind sie in den letzten 10–15 Jahren zwar selten geworden. Aber auch heute werden Schilddrüsentumoren bei Kindern nach Strahlentherapie im Halsbereich, z. B. wegen einer Leukämie oder wegen eines malignen Lymphoms beobachtet.

Schilddrüsenkarzinome werden ab einer Dosis von 750 rad gesehen. Die Intervalle zwischen Strahlentherapie und Nachweis der Neoplasien liegen bei 3–14 Jahren, wobei nach 10 Jahren die Inzidenz signifikant ansteigt. Erstaunlich war daher der frühzeitige Anstieg der Häufigkeit von Schilddrüsenmalignomen bei Kindern- und Jugendlichen in den Gebieten mit starker Kontamination durch strahlende Nuklide nach der Reaktorkatastrophe von Tschernobyl im Jahre 1986. Bereits Anfang der 90er Jahre wurde eine hohe Rate von Schilddrüsenmalignomen bei Kindern festgestellt. Jüngere Kinder und Mädchen hatten ein höheres Risiko. Derzeit scheint die Häufigkeit zu stagnieren bzw. abzunehmen. Die Ätiologie der Schilddrüsenkarzinome, die als Strahlenfolge auftreten, ist unbekannt, wobei auch hier ein häufigeres Auftreten bei Mädchen beobachtet wird. Bei einigen Patienten wurden somatische Mutationen in den Tumoren (Rearrangements im RET-Protoonkogen) identifiziert.

Die medullären Schilddrüsenkarzinome umfassen 4–10 % aller Schilddrüsentumoren. Hereditäre Fälle zeigen einen autosomal-dominanten Erbgang und gehören meistens zum Krankheitsbild der *multiplen endokrinen Neoplasie* (MEN). Ein C-Zellkarzinom ist eine häufige Manifestation der MEN 2A und 2B, wobei der Krankheitsverlauf bei der MEN 2B aggressiver ist. Für die MEN 2A und B ist das RET-Protoonkogen verantwortlich. Es kommt auch bei Familien mit medullärem Schilddrüsenkarzinom vor.

Das RET-Protoonkogen codiert für eine transmembranäre Tyrosinkinase. Die Mutationen des MEN 2A betreffen 5 Cysteine der extrazellulären Domäne. Die häufigste Mutation betrifft das Cystein in Codon 634 (zu 90 % bei MEN 2A) und wird auch bei 74 % aller Fälle des familiären medullärem Karzinom gefunden. Beim MEN 2B handelt es sich meistens um die gleiche Mutation in Codon 918. Diese Mutation wird auch bei 30–40 % der sporadischen C-Zellkarzinome als somatische Mutation entdeckt.

Klinische Symptome. Ein Schilddrüsenknoten wird bei Kindern oft zufällig durch Palpation oder mit Ultraschall bei einer Routineuntersuchung entdeckt. Bei Vorliegen eines Karzinoms sind häufig bereits die zervikalen Lymphknoten vergrößert. Oftmals sind vergrößerte Halslymphknoten sogar das erste Symptom. In Anbetracht der Häufigkeit zervikaler Lymphknotenschwellungen im Kindesalter vergehen häufig Monate bis zur Diagnosestellung. Die Schilddrüsenkarzinome sind vom Tastbefund eher derb, schmerzlos und nicht verschieblich. Eine Heiserkeit des Patienten, die auf einen Recurrensbefall hindeutet oder eine fixierte Stellung des Knotens weisen auf Malignität. Bei Patienten mit Innenohrschwerhörigkeit muß an das Pendred-Syndrom gedacht werden, das häufig ab der Pubertät eine knotige Umwandlung der Struma aufweist. Schilddrüsenzysten weisen bei der Ultraschalluntersuchung einen typischen Befund mit echoarmen Binnenmuster auf. Jedoch wurden auch bei sonographisch nachgewiesenen Schilddrüsenzysten mit soliden Anteilen Karzinome beobachtet.

Die C-Zellkarzinome bei der MEN 2B werden im Gegensatz zur MEN 2A bereits im Kindesalter manifest (das jüngste beschriebene Kind ist 14 Monate alt) und sie metastasieren rascher. Pathognomonisch für die MEN 2B sind Neurome der Mundschleimhaut und Lippen sowie der marfanoide Habitus, der vielen Patienten ein typisches Aussehen gibt.

Die C-Zellkarzinome bei der MEN 2A verharren meist lange Zeit als benigne Hyperplasien und ausgeprägte

Krankheitsbilder sind im Kindesalter selten. Die MEN hat jedoch eine so hohe Mortalität, so daß ihre Früherkennung – möglichst im Kindesalter vor Manifestation – eine wichtige Aufgabe des Kinderarztes ist.

Diagnostik. Die Abklärung eines Schilddrüsenknotens erfolgt zunächst mit der Sonographie (Abb. 65.4). Handelt es sich um eine Zyste ohne solide Anteile, so ist eine abwartende Haltung gerechtfertigt. Bei allen soliden oder inhomogenen Knoten sollte durch eine Szintigraphie die Funktionslage des Gewebes abgeklärt werden. Weisen eine vorangehende Strahlentherapie, der Tastbefund eines derben Knotens bzw. eine zervikale Lymphknotenschwellung auf eine Malignität hin, so ist bereits primär ein diagnostisch aggressiveres Vorgehen gerechtfertigt. Die Szintigraphie mit ^{123}J oder ^{99}Tc ist wegweisend für die weitere Diagnostik. Eine Anreicherung des Tracers in solitären Knoten macht ein Karzinom unwahrscheinlich und legt die Diagnose eines Adenoms nahe. Alle Knoten, die in der Szintigraphie nicht zur Darstellung kommen (kalte Knoten), auch die mit zystischen Anteilen, müssen hinsichtlich ihrer Dignität abgeklärt werden. Wegen der Häufigkeit falsch-negativer Befunde (bis 10%) bei der Feinnadelpunktion sollten solitäre, kalte Knoten im Kindesalter – auch bei unauffälligem Punktionszytologiebefund – als weiterhin Malignom-verdächtig betrachtet werden. Eine abwartende Haltung bzw. der Versuch einer medikamentösen Therapie mit L-Thyroxin ist nur bei fehlenden klinischen Malignitätskriterien, dem Nachweis einer Unterfunktion oder einer Thyreoiditis, sowie bei sehr kleinen Veränderungen (< 0,5 cm) gestattet, und auch nur dann, wenn die Verlaufskontrolle gewährleistet ist. In allen anderen Fällen sollte der Knoten entfernt und histologisch untersucht werden. Wegen der hohen Rate von Schilddrüsenkarzinomen in knotigen Veränderungen bei Kindern und Jugendlichen muß in diesem Alter eine Maximaldiagnostik bis zum Ausschluß eines Karzinoms durchgeführt werden. Der Nachweis von Schilddrüsenantikörpern weist zwar auf eine Thyreoiditis hin, schließt aber ein Karzinom keinesfalls aus. Schilddrüsenkarzinome kommen auch bei Patienten mit Hashimoto-Thyreoiditis vor. Eine Unter- bzw. Überfunktion der Schilddrüse macht ein malignes Geschehen zwar unwahrscheinlicher, doch wurden auch bei gestörter Funktionslage Schilddrüsenkarzinome beobachtet.

Bei Patienten mit Schilddrüsenknoten und Verdacht auf ein medulläres Schilddrüsenkarzinom sind meistens bereits die Kalcitoninspiegel im Serum erhöht. In Zweifelsfällen kann ein Pentagastrintest zur Klärung herangezogen werden. Molekulargenetisch kann durch Mutationsnachweis in den für die Erkrankungen identifizierten Genen die Disposition für eine MEN noch vor Manifestation erkannt werden.

Therapie. Bei der operativen Entfernung eines Knotens orientiert sich das Vorgehen an den Voruntersuchungen und am intraoperativen Schnellschnitt. Bei Nachweis eines Schilddrüsenkarzinoms muß die Schilddrüse total entfernt werden. Eine subtotale oder Hemithyreoidektomie ist wegen des multifokalen Auftretens von Karzinomen nicht vertretbar Eine zweizeitige Operation sollte möglichst vermieden werden. Die zervikalen Lymphknoten werden exstirpiert, eine prophylaktische radikale „neck-dissection" scheint keine Vorteile hinsichtlich der Prognose zu bringen. Bei papillären und follikulären Karzinomen wird in der Regel eine postoperative Radiojodtherapie durchgeführt, bei der nach Entfernung der Schilddrüse auch kleinere, vorher nicht sichtbare Metastasen zur Darstellung kommen. Sie werden durch die Radiojodgabe gleichzeitig eliminiert. Nach erfolg-

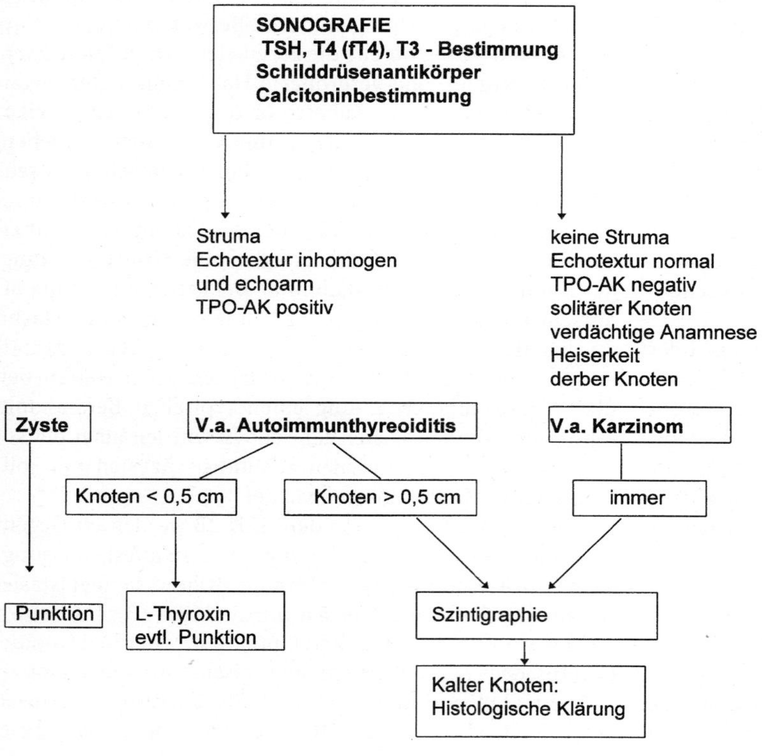

Abb. 65.4. Schilddrüsenknoten

ter Radiojodtherapie muß die Hypothyreose substituiert werden. Hierbei wird die Substitutionsdosis so gewählt, daß die TSH-Spiegel supprimiert sind, um eine TSH-vermittelte Proliferation von Metastasen zu verhindern. Die Kontrolle von Patienten mit papillären und follikulären Schilddrüsenkarzinomen erfolgt durch regelmäßige Thyreoglobulin- und TSH-Messungen. Bei nachgewiesenem C-Zellkarzinom muß eine Thyreoidektomie durchgeführt werden. Das Auftreten von Metastasen wird durch Kalzitoninmessungen kontrolliert. In der Hand von erfahrenen Schilddrüsenchirurgen sind operativ bedingte Recurrensparesen oder ein Hypoparathyreoidismus selten.

Prävention und Prognose. Das Mutationsscreening bei Verwandten von Patienten mit MEN oder Familien mit medullären Karzinomen erlaubt den Nachweis einer Disposition für die Entstehung eines C-Zelltumors. Obgleich die Penetranz nicht 100% ist, erscheint es wegen der Bösartigkeit der C-Zelltumore eine prophylaktische Thyreoidektomie im Vorschulalter gerechtfertigt, wenn eine Mutation nachgewiesen wird.

Prognostisch werden die papillären und gemischt papillär-follikulären Karzinome zusammengefaßt. Diese Tumoren machen die Mehrzahl aller Schilddrüsentumoren im Kindesalter aus. Meistens findet sich eine multizentrische Ausbreitung des Tumors in beiden Schilddrüsenlappen. Ihr Wachstum ist in der Regel langsam, und obwohl bei Diagnosestellung häufig bereits Lymphknotenmetastasen vorhanden sind und in manchen Fällen die Schilddrüsenkapsel durchbrochen ist, dauert es meistens 20 Jahre bis auch eine Metastasierung auf dem Blutweg erfolgt. Selbst bei dem Nachweis beidseitiger Lymphknotenmetastasen ist die Prognose diese Tumors bei Kindern wesentlich günstiger als bei Erwachsenen. Die Lebenserwartung von Kindern mit komplett entfernten papillären Karzinomen ist nicht schlechter als die Lebenserwartung gesunder Kinder. 20% aller Kinder mit papillären Karzinomen haben Fernmetastasen, wobei die Lunge und seltener auch das Skelett betroffen ist.

Die rein follikulären Karzinome sind im Kindesalter sehr selten. Das follikuläre Karzinom ist nur selten multizentrisch und zeigt häufig bereits bei Diagnosestellung einen Einbruch ins Gefäßsystem. Dementsprechend finden sich bei 30–40% der Kinder bereits Fernmetastasen in Lungen oder Skelett.

Literatur

Grüters A (1996) Screening for congenital hypothyroidism: Effectiveness and clinical outcome. Bailliers Clinical Pediatrics 4/2: 259–262

Grüters A (1998) Treatment of Graves disease in children and adolescents. Hormone Res 49: 266–257

Franklyn JA (1994) The management of hypothyroidism. N Eng J Med 330:1731–1738

Macchia PE et al. (1998) Pax8 mutations associated with congenital hypothyroidism caused by thyroid dysgenesis. Nat Genet 19: 83–86

Refetoff S et al. (1993) The syndrome of resistence to thyroid hormone. Endocrine Rev 14:348–399

Tonacchera A et al. (1996) TSH-receptor and disease. Clin Endocrinol Oxf 44:621–633

66 Störungen des Kalzium-Phosphat-Stoffwechsels

K. Kruse

66.1 Physiologische Grundlagen

Der extrazelluläre Kalzium-Phosphat-Stoffwechsel wird vorwiegend durch die beiden Hormone Parathormon (PTH) und 1,25-DihydroxyVitamin D[1,25 $(OH)_2D$ oder Calcitriol] durch Einwirkung auf ihre wichtigsten Zielorgane Darm, Skelett und Nieren gesteuert.

Beide Hormone werden aus Vorstufen gebildet und in Abhängigkeit vom Kalzium- (und Phosphat)bedarf sezerniert.

Vitamin D3 (Cholecalciferol) wird durch UV-Bestrahlung (Sonnenlicht, Wirkungsmaximum 290–320 nm) in den tiefen Schichten der Epidermis gebildet oder mit der Nahrung als Vitamin D3 oder Vitamin D2 (Ergocalciferol) über den Darm aufgenommen. Der Begriff Vitamin D (ohne Suffix) faßt die beiden Substanzen Vitamin D3 und Vitamin D2, die identisch im Organismus umgewandelt werden und wirken, zusammen.

Vitamin D wird in der Leber zu 25-Hydroxyvitamin D (25 OHD) und anschließend im proximalen Nierentubulus durch ein mitochondriales Enzymsystem zum aktiven Vitamin-D-Hormon 1,25$(OH)_2D$ hydroxyliert. Diese Umwandlung in der Niere wird durch Hypokalzämie, Hypophosphatämie und Hyperparathyreoidismus stimuliert und durch Hyperkalzämie, Hyperphosphatämie, herabgesetzte PTH- und erhöhte 1,25$(OH)_2D$-Sekretion gehemmt.

Alle Vitamin-D-Metabolite werden im Blut durch dasselbe spezifische Vitamin-D-Bindungsprotein transportiert. Das freie 1,25$(OH)_2D$ bindet in den Zielzellen, v.a. in Dünndarm und Osteoblasten, an den Vitamin-D-Rezeptor und an einen zusätzlichen Rezeptor (Retinoid-X-Rezeptor). Dieser Komplex stimuliert oder inhibiert die spezifische DNA-, RNA- und Proteinsynthese, z.B. in der Dünndarmzelle ein Kalziumbindungsprotein für den Kalzium-Phosphat-Transport vom Darmlumen durch die Mukosazelle ins Blut. Zusätzlich spielt 1,25 $(OH)_2D$ noch eine wichtige Funktion in der Immunregulation und für die Zelldifferenzierung.

PTH wird aus höhermolekularen Vorstufen in der Nebenschilddrüsenzelle gebildet. Bei einer Hypokalzämie (Gesamtkalziumkonzentration im Serum $<2{,}1$ mmol/l bzw. 8,4 mg/dl) wird das aus 84 Aminosäuren bestehende PTH ins Blut abgegeben und dort zum größten Teil in Fragmente zerlegt. Die Bestimmung des intakten PTH (1–84) erlaubt die zuverlässige Beurteilung einer erhöhten oder verminderten Nebenschilddrüsenaktivität. PTH wirkt auf seine Zielorgane, insbesondere Niere (proximaler Nierentubulus) und Skelett (Osteoblasten) über den G-Protein-gekoppelten PTH-Rezeptor, indem es über das stimulierende $G_{s\alpha}$-Protein die Synthese des zyklischen Adenosinmonophosphats (cAMP) fördert. Dies wiederum bewirkt eine Phosphorylierung von Proteinen und Enzymen, die die wesentlichen PTH-Effekte auslösen: Die Stimulation der Phosphatausscheidung und die Förderung der $1,25(OH)_2D$-Synthese im proximalen Nierentubulus, sowie die Hemmung der Kalziumausscheidung im distalen Nierentubulus. Im Knochen werden die Osteoblasten und nachfolgend die Osteoklasten und damit die Herauslösung von Kalzium und Phosphat stimuliert. Das „PTH-related peptide" (PTHrP) wirkt über denselben Rezeptor, der daher als PTH-PTHrP-Rezeptor bezeichnet wird. Beim menschlichen PTHrP handelt es sich um ein aus 141 Aminosäuren zusammengesetzes Protein, das im Serum von erwachsenen Patienten mit Tumorhyperkalzämie nachgewiesen wird und ähnliche Wirkungen wie PTH hat. Es kommt in zahlreichen Geweben, z.B. in der laktierenden Mamma und in sehr hoher Konzentration in der Muttermilch und Kuhmilch vor, hat eine besondere Bedeutung in der Regulation des diaplazentaren Kalziumtransports von der Mutter zum Feten sowie für die enchondrale Ossifikation.

Die Regulation der PTH-Sekretion, z.T. auch der renalen Kalziumausscheidung, erfolgt durch den kürzlich entdeckten Kalziumrezeptor (CaR), einen ebenfalls G-Protein-gekoppelten Rezeptor. Ein Anstieg der Serum-Kalzium-Konzentration bewirkt über eine Stimulation von Inositoltriphosphat eine rasche Freisetzung des intrazellulär gespeicherten Kalziums. Dies führt in der Nebenschilddrüsenzelle zur Hemmung der PTH-Sekretion und in der Niere zur Hemmung der Kalziumrückresorption, also zur Förderung der Kalziumausscheidung. Inaktivierende Mutationen des CaR führen zur Hyperkalzämie (s. primärer Hyperparathyreoidismus) und relativen Hypokalziurie, aktivierende Mutationen zur Hypokalzämie und relativen Hyperkalziurie (s. Hypoparathyreoidismus).

Regulation des extrazellulären Kalzium-Phosphat-Stoffwechsels: Ein Absinken der Serum-Kalzium-Konzentration stimuliert die PTH-Sekretion aus den Nebenschilddrüsen (Abb. 66.1). PTH hat zwei direkte und einen indirekten Angriffspunkt:

- In der Niere hemmt PTH die Kalziumausscheidung innerhalb einiger Minuten und fördert die 1,25(OH)2D-Synthese.
- Im Skelett stimuliert PTH gemeinsam mit 1,25(OH)2D die Freisetzung von Kalzium und Phosphat innerhalb einiger Stunden.
- Im Darm fördert PTH indirekt über die vermehrte Bildung von 1,25(OH)2D die Kalzium- und Phosphataufnahme innerhalb mehrerer Tage.

Ein unerwünschter gleichzeitiger Phosphatanstieg im Serum wird durch eine vermehrte PTH-induzierte renale Phosphatausscheidung verhindert.

Ein Anstieg der Serum-Kalzium-Konzentration hemmt die PTH- und $1,25(OH)_2D$-Sekretion. Es wird weniger Kalzium aus dem Skelett freigesetzt, in der Niere rückresorbiert und im Darm aufgenommen.

Die Serum-Phosphat-Konzentration wird weniger stark reguliert. Ein chronischer Phosphatmangel bewirkt eine Stimulation der $1,25(OH)_2D$-Synthese im proximalen Nierentubulus und damit eine vermehrte Phosphataufnahme über den Darm. Eine Hyperphosphatämie hemmt umgekehrt die Bildung von $1,25(OH)_2D$. Die Serum-Phosphat-Konzentration wird vorwiegend durch die Ausscheidung über die Nieren kontrolliert. Diese ist von der tubulären Phosphatrückresorption abhängig, die über den Natrium-Phosphat-Kotransporter Typ 2 (NaPi-2) gesteuert wird und einem Transportmaximum (TmP) unterliegt, oberhalb dem kein Phosphat mehr rückresorbiert, sondern das gesamte Phosphat im Urin ausgeschieden wird.

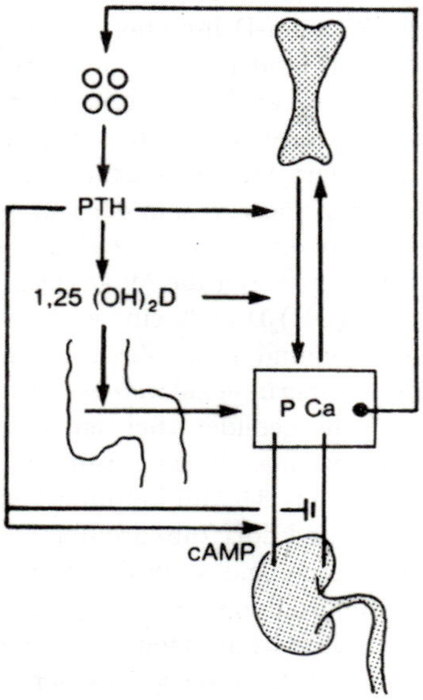

Abb. 66.1. Regulation des Kalzium-Phosphat-Stoffwechsels durch Parathormon (PTH) und 1,25 DihydroxyVitamin D ($1,25(OH)_2D$)

Literatur

Chattopadhyay N, Mithal A, Brown EM (1996) The calcium-sensing receptor: a window into the physiology and pathophysiology of mineral ion metabolism. Endocrine Rev 17: 289–307

Holick F, Adams JS (1998) Vitamin D metabolism and biological function. In: Avioli LV, Krane SM (eds) Metabolic bone disease and clinically related disorders, 3d edn. Academic, San Diego, pp 123–164

Pott JT jr, Jüppner H (1998) Parathyroid hormone and parathyroid hormone-related peptide in calcium homeostasis, bone metabolism, and bone development: The proteins, their genes, and receptors. In: Avioli LV, Krane SM (eds) Metabolic bone disease and clinically related disorders, 3rd edn. Academic, San Diego, pp 51–94

66.2 Störungen des Kalziumstoffwechsels im Kindesalter

Hypoparathyreoidismus

Definition. Der Hypoparathyreoidismus (HP) ist auf eine verminderte PTH-Sekretion, der Pseudohypoparathyreoidismus (PHP) auf eine verminderte PTH-Wirkung zurückzuführen. In beiden Fällen führt der herabgesetzte PTH-Einfluß auf Nieren und Skelett zu Hypokalzämie und Hyperphosphatämie.

Ätiologie und Pathogenese. Der HP kann primär oder sekundär bedingt sein (s. Übersicht, S. 522). Der sekundäre HP ist auf unterschiedliche Ursachen, wie Epithelkörperschädigung durch radioaktive Strahleneinwirkung, Hämosiderose, Infiltration durch Tumoren, Hypomagnesiämie, besonders im Erwachsenenalter durch eine postoperative Nebenschilddrüsenschädigung nach Strumektomie zurückzuführen. Ein transitorischer HP kann bei Neugeborenen von Müttern mit primärem Hyperparathyreoidismus als Folge einer Hemmung der fetalen Nebenschilddrüse durch die mütterliche Hyperkalzämie auftreten. Der primäre HP kann isoliert oder mit anderen Symptomen kombiniert, jeweils sporadisch oder familiär, auftreten und bereits in der Neugeborenenperiode oder später einsetzen. Dem primären HP liegen meist ein Fehlen oder eine Unterentwicklung der Nebenschilddrüsen oder Mutationen des PTH-Gens oder Kalzium-Rezeptor-Gens zugrunde. Die Synthese eines falschen, biologisch-inaktiven PTH-Moleküls (pseudoidiopathischer HP) wurde bei 2 nicht verwandten Patienten vermutet.

Klinische Symptome. Die klinische Symptomatik des HP wird durch die chronische Hypokalzämie, im geringeren Ausmaß auch durch die Hyperphosphatämie und ggf. durch assoziierte Erkrankungen geprägt. Zeichen einer chronischen Hypokalzämie sind epileptische Anfälle sowie manifeste oder latente Tetanien. Darüber hinaus können trophische Störungen, insbesondere Zahnanomalien, Haarausfall, Brüchigkeit von Nägeln und intrazerebrale Verkalkungen, insbesondere im Bereich der Stammganglien, auftreten. Das Spektrum der Symptome kann in Abhängigkeit vom Lebensalter sowie dem Ausmaß und von der zeitlichen Entwicklung der gestörten Nebenschilddrüsensekretion bzw. -wirkung variieren.

Tetanie ist eine Übererregbarkeit des Nervensystems, die sich episodisch mit tonischen, schmerzhaften Muskelkrämpfen und Parästhesien manifestiert. Bei der latenten Tetanie kann die neuromuskuläre Erregbarkeit durch Beklopfen des N. facialis vor dem äußeren Gehörgang (Zucken aller 3 Facialisäste: positives Chvostek-Zeichen) oder Aufblasen einer Blutdruckmanschette am Oberarm über 3 min mit einem Druck von etwa 20 mmHg oberhalb des systolischen Blutdrucks (Karpalspasmus oder Geburtshelferhandstellung: Trousseau-Zeichen) demonstriert werden.

Diagnose. Die Diagnose eines HP wird durch die Konstellation von Hypokalzämie (Gesamtkalziumkonzentration im Serum < 2,1 mmol/l bzw. 8,4 mg/dl), Hyperphosphatämie (Serum-Phosphat bei Säuglingen > 2,6 mmol/l bzw. 8 mg/dl, bei älteren Kindern > 1,9 mmol/l bzw. 6 mg/dl), Ausschluß einer Hypomagnesiämie und niedrigem intakten Serum-PTH gesichert. Mit Ausnahme der autosomal-dominanten Hypokalzämie (s. unten) ist das intakte PTH im Serum meist nicht meßbar (< 10 pg/ml bzw. < 1,1 pmol/l) und die Urinkalziumausscheidung erniedrigt.

Um einen isolierten HP vom syndromatischen HP abzugrenzen, sind folgende Untersuchungen nach assoziierten Auffälligkeiten erforderlich: Nierensonographie, Audiometrie, Echokardiographie, augenärztliche, röntgenologische, molekulargenetische Untersuchungen sowie eine gründliche Familienanamnese und klinische Untersuchung.

Therapie. Eine mit Tetanie oder zerebralen Anfällen einhergehende Hypokalzämie erfordert die langsame intravenöse Injektion einer 10%igen Kalziumglukonatlösung in einer Dosierung von 1–2 ml/kg Körpergewicht. Evtl. muß diese Maßnahme in Abständen von 6–8 h bis zum Eintreten des Effektes und der sich anschließenden Dauertherapie für 1 bis 2 Tage fortgesetzt werden.

Die Dauertherapie besteht in der Stimulation der Kalziumaufnahme aus dem Darm durch Vitamin D3 oder Calcitriol (z. B. Rocaltrol). Die Dosierung dieser Medikamente ist individuell unterschiedlich und richtet sich nach den Laborparametern Serum- und Urin-Kalzium. Die therapeutischen Richtdosen betragen für Vitamin D3 etwa 2.000 E bzw. 50 µg/kg/Tag und für Calcitriol etwa 50 ng/kg/Tag. Die Behandlung mit Calcitriol ist physiologischer, besser steuerbar, aber auch teurer als die herkömmliche Vitamin-D3-Therapie. Im Gegensatz zur Vitamin-D3-induzierten Hyperkalzämie ist eine durch Calcitriol hervorgerufene Serumkalziumerhöhung bereits wenige Tage nach Unterbrechung der Behandlung abgeklungen. Eine Einschränkung der Phosphatzufuhr durch phosphatarme Kost oder gar eine medikamentöse Hemmung der intestinalen Phosphatabsorption ist unnötig, da sich der Serumphosphatspiegel durch die Normokalzämie selbst normalisiert.

Der Serumkalziumspiegel soll wegen der Tendenz zur Hyperkalziurie nur in den unteren Normbereich (2–2,25 mmol/l bzw. 8–9 mg/dl) angehoben werden. In einigen Fällen kann die Hyperkalziurie trotzdem so ausgeprägt sein, daß eine schweren Nierenschädigung, Nephrokalzinose oder Nephrolithiasis droht. In diesen Fällen soll die Diagnose einer autosomal-dominanten Hypokalzämie (s. unten) erwogen werden und beim Vorliegen dieser Störung evtl. sogar von einer Behandlung ganz Abstand genommen werden. Bei den anderen HP-Typen kann bei einer stärkeren Hyperkalziurie ein Behandlungsversuch mit Hydrochlorothiazid (1–2 mg/kg Körpergewicht täglich in 2–3 Einzeldosen) in Verbindung mit natriumarmer und kaliumreicher Kost erforderlich werden. In Abständen von mindestens 3–6 Monaten muß neben den Serumkalziumspiegeln regelmäßig auch die Urinkalziumausscheidung kontrolliert werden. Sie sollte unter < 0,1 mmol bzw. 4 mg/kg Körpergewicht im 24 h-Urin oder < 0,7 mmol Kalzium/mmol Kreatinin bzw. 0,25 mg Kalzium/mg Kreatinin im 24 h-Urin oder Spontanurin liegen. Regelmäßige Ultraschalluntersuchungen der Nieren sind zum Nachweis einer Nephrokalzinose notwendig.

Während einer länger dauernden Immobilisierung, z. B. postoperativ oder nach Frakturen, muß die Vitamin-D3- oder Calcitriol-Behandlung vorübergehend abgesetzt oder deutlich reduziert werden, um einer sonst drohenden Hyperkalzämie und Hyperkalziurie vorzubeugen.

Spezielle Formen des primären Hypoparathyreoidismus

Der primäre HP kann isoliert oder mit anderen Symptomen kombiniert jeweils sporadisch oder familiär auftreten und bereits in der Neugeborenenperiode oder später einsetzen.

Isolierter familiärer Hypoparathyreoidismus

Der Erbgang bei den isolierten familiären Formen kann autosomal-dominant, autosomal-rezessiv oder X-chromosomal-rezessiv sein. Molekulargenetisch konnten in seltenen Fällen Mutationen des PTH-Gens auf Chromosom 11 oder in einigen Familien mit X-chromosomal-rezessivem HP und autoptisch nachgewiesener Schilddrüsenaplasie oder -

hypoplasie Mutationen auf dem langen Arm des X-Chromosoms nachgewiesen werden.

Die autosomal-dominante Hypokalzämie (ADH) ist durch heterozygote aktivierende Mutationen des Gens für den Kalziumrezeptor auf Chromosom 3 verursacht. Die Zellen der Nebenschilddrüsen und des distalen Nierentubulus reagieren schon bei niedrigen extrazellulären Kalziumkonzentrationen mit einer Einschränkung der PTH-Sekretion bzw. tubulären Kalziumrückresorption. Die Patienten weisen einige charakteristische klinische und laborchemische Merkmale auf.

An die ADH sollte gedacht werden, wenn Patienten mit HP geringe Hypokalzämiesymptome, meßbare Serum-PTH-Spiegel sowie eine relative oder absolute Hyperkalziurie aufweisen und bei einer Normalisierung des Serumkalziumspiegels durch Vitamin-D3 oder Vitamin-D-Metabolite mit Symptomen eines renalen Diabetes insipidus (Durst und Polyurie) reagieren. Diese Patienten sind durch eine Nephrokalzinose und Nephrolithiasis gefährdet, eine Vitamin-D-Behandlung sollte nur bei ausgeprägten Hypokalzämiesymptomen (zerebrale Anfälle oder Tetanien) durchgeführt werden. Vermutlich reicht es aus, den Serumkalziumspiegel etwas anzuheben, jedoch keine Normalisierung anzustreben.

Autoimmun-Polyendokrinopathie-Candidiasis-Ektodermale Dystrophie (APECED)

Ätiologie. Diese auch als Autoimmunpolyendokrinopathie Typ I bezeichnete Erkrankung wird autosomal-rezessiv vererbt. Der genetische Defekt wurde kürzlich auf dem langen Arm des Chromosoms 21 lokalisiert.

In Finnland tritt die Erkrankung relativ häufig auf (1:25.000), in über 80% wurde die Mutation R257X nachgewiesen. Das Genprodukt ist ein Transkriptionsfaktor, der als AIRE (Autoimmunregulator) bezeichnet wird.

Klinische Symptome und Verlauf. Die APECED manifestiert sich meist im frühen Kindesalter durch hartnäckigen Soorbefall von Finger- und Zehennägeln sowie der Mundschleimhaut, dem im Alter von 3 bis 5 Jahren ein HP und im Alter von etwa 11 bis 15 Jahren ein M. Addison folgen. Später können Alopezie, Vitiligo, Steatorrhöe, perniziöse Anämie, Gonadeninsuffizienz, chronische Hepatitis, Hashimoto-Thyreoiditis, Diabetes mellitus und Nephropathie hinzutreten. Bei den meisten Patienten werden 3–5 Symptome, z.T. bis zum 50. Lebensjahr manifest.

Diagnose. Bei Patienten mit idiopathischem HP, insbesondere bei vorangehender Moniliasis, muß an APECED gedacht werden und gezielt und mehrfach im Abstand von einigen Jahren ein M. Addison durch einen ACTH-Test erfaßt und bis ins späte Erwachsenenalter auf andere Manifestationen der Autoimmunkrankheit geachtet werden. Die oft nachweisbaren zirkulierenden Antikörper gegen Bestandteile von Nebenschilddrüsen, Nebennieren und anderen Zellen korrelieren nicht mit der klinischen Symptomatik und sind vermutlich nicht für die Destruktion der Organe verantwortlich.

Therapie. Die Behandlung ist symptomatisch.

Sehr seltene Syndrome mit HP

HP kann als Komponente zahlreicher hereditärer und nichthereditärer Syndrome auftreten, bei denen sich molekulargenetisch keine Defekte des PTH-Gens nachweisen ließen (s. Übersicht).

Hypoparathyreoidismus (HP) im Kindesalter; *ar* autosomal-rezessiv, *ad* autosomal-dominant, *Xr* geschlechtsgebunden-rezessiv, *AECED* Autoimmun-Polyendokrinopathie-Candidiasis-Ektodermale Dystrophie

- Primär
  - isoliert: hereditär/nicht hereditär.
  - Syndromatischer HP:
    - Di George-Syndrom (CATCH 22);
    - APECED(ar);
    - Sehr seltene Formen: Kearns-Sayre-Syndrom, MELAS-Syndrom, HP mit Innenohrschwerhörigkeit und Nierendystrophie (ad), HP mit Niereninsuffizienz (ar), HP mit Innenohrschwerhörigkeit, steroidresistentem nephrotischen Syndrom und späterem Nierenversagen (ar), HP mit Lymphödem, Nephropathie, Mitralklappenprolaps und Brachytelephalangie (ar oder Xr), HP mit ausgeprägtem Kleinwuchs, Entwicklungsverzögerung und auffälliger Fazies mit und ohne Skelettveränderungen oder T-Lymphozyten-Mangel (meist ar), Kenney-Caffey-Syndrom (ad).
- Sekundär
  - Operation,
  - Tumor,
  - Bestrahlung,
  - Hypomagnesiämie u.a.

Das *DiGeorge-Syndrom* manifestiert sich häufig durch eine neonatale Hypokalzämie, die oft transitorisch ist.

Die Therapie ist symptomatisch. Bei der Behandlung des Hypoparathyreoidismus ist zu bedenken, daß bei geringem Bedarf von Vitamin D3 oder Rocaltrol spätestens im Alter von 1 Jahr ein Auslaßversuch gemacht werden sollte.

Bei der nichthereditären mitochondrialen Enzephalomyelopathie *Kearns-Sayre-Syndrom* (progressive, mit Ptose beginnende externe Ophthalmoplegie, Pigmentdegeneration der Netzhaut, Reizleitungsstörungen des Herzens, Schwerhörigkeit, Kleinwuchs u.a.) sowie dem *MELAS-Syndrom* (Myopathie, Enzephalopathie, Lactatazidose, „stroke-like episodes“) kann sich im Verlauf der Erkrankung ein primärer HP manifestieren.

Literatur

Ahonen P, Myllarniemi S, Sipila I, Perheentupa J (1990) Clinical variation of autoimmune polyendocrinopathy-candidiasis-ectodermal dystrophy (APECED) in a series of 68 patients. N Engl J Med 322: 1829–1836

Brown EM (2000) Disorders resulting from inactivating or activating mutations in the $Ca^{2+}{}_0$-sensing receptor. In: Econs MJ (ed) The genectics of osteoporosis and metabolic bone disease. Human Press, Totowa, NJ, pp 237–274

Kruse K (1997) Neue Aspekte zum Hypoparathyreoidismus und Pseudohypoparathyreoidismus im Kindes- und Jugendalter. Monatsschr Kinerheilkd 145: 1264–1280

Pseudohypoparathyreoidismus (PHP)

Definition. Im Gegensatz zum HP sind die Hypokalzämie und Hyperphosphatämie beim PHP nicht auf einen PTH-Mangel, sondern auf eine Endorganresistenz von Nieren und Skelett gegenüber PTH zurückzuführen, die erstmals von Albright et al. 1942 beschrieben wurde.

Ätiologie und Pathogenese. Nach der Lokalisation der Störung werden ein PHP Typ I und Typ II unterschieden, wobei der Defekt bei Typ I im Bereich des Rezeptor-Adenylatzyklase-Komplexes liegt, während beim Typ II die Wirkung des normal gebildeten cAMP ausbleibt (Abb. 66.2). Dies kann durch eine Infusion von synthetischem PTH demonstriert werden: Beim Typ I fehlt der normale cAMP-Anstieg im Urin und Plasma, der beim Typ II nachweisbar ist. Bei beiden Formen bleibt der letztendliche PTH-Effekt, d.h. eine verminderte Urinphosphatausscheidung und vermehrte Calcitriolsekretion aus. Patienten mit HP reagieren auf die PTH-Injektion normal. Der PHP Typ Ia ist charakterisiert durch die klinischen Zeichen einer Albright-hereditären-Osteodystrophie (AHO) und eine Herabsetzung der Aktivität und Konzentration der α-Einheit des stimulierenden G-Proteins ($G_{s\alpha}$) auf etwa 50 % des Normwertes in Zellmembranen von Erythrozyten, Thrombozyten, Fibroblasten, transformierten Lymphoblasten und Nierenzellen. Ein großer Teil dieser Patienten hat zusätzliche Endokrinopathien, insbesondere primäre Hypothyreose oder primären Hypogonadismus aufgrund einer Endorganresistenz von TSH bzw. Gonadotropinen. Dies ist darauf zurückzuführen, daß das $G_{s\alpha}$-Protein nicht gewebespezifisch ist und der Defekt auch in den entsprechenden endokrinen Organen wirksam ist. Seit 1986 wurden bei Patienten mit PHP Typ Ia über 20 unterschiedliche inaktivierende Mutationen des auf dem Chromosom 20 lokalisierten Gens, das für $G_{s\alpha}$ kodiert (GNAS1-Gen), nachgewiesen. Nur 2 Mutationen fanden sich in mehr als einer Familie. Treten die Merkmale einer AHO ohne faßbare Störungen des Kalziumstoffwechsels auf, spricht man vom Pseudopseudohypoparathyreoidismus (Pseudo-PHP). Dieser geht ebenfalls mit inaktiverenden Mutationen im GNAS1-Gen bzw. einer Verminderung der Aktivität bzw. Konzentration des $G_{s\alpha}$-Proteins auf etwa 50 % der Norm einher.

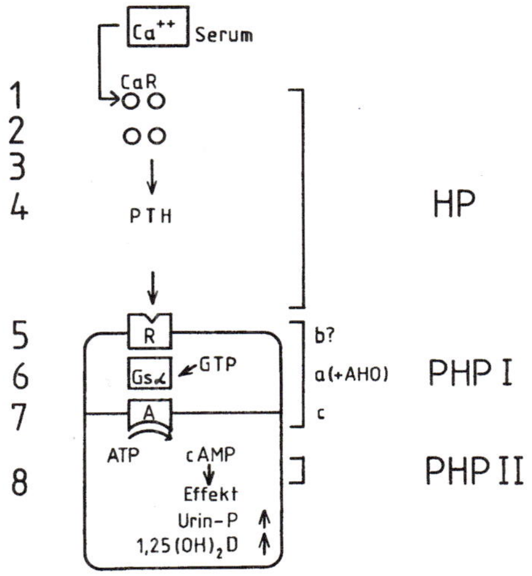

Abb. 66.2. Ätiopathogenese der gestörten PTH-Sekretion (Hypoparathyreoidismus, HP) und gestörten PTH-Wirkung auf die Nierentubuluszelle (Pseudohypoparathyreoidismus, PHP, Typ I und II). Die Störungen sind durch Zahlen auf der Ebene des Defektes markiert: *1* aktivierende Mutation des Kalziumrezeptors (CaR), *2* fehlende und hypoplastische Nebenschilddrüsen, *3* funktionelle Hemmung der PTH-Sekretion (z.B. Magnesiummangel), *4* biologisch inaktives PTH-Molekül, *5* defekter PTH/PTHrP-Rezeptor, *6* defektes $G_{s\alpha}$-Protein (PHP und Pseudo-PHP Typ Ia), *7* defekte Adenylatzyklase (A), *8* gestörte cAMP-Wirkung (PHP Typ II)

Patienten mit PHP ohne AHO- und G-Protein-Defekt werden als PHP Typ Ib klassifiziert (Tabelle 66.1). Es ergaben sich zwar Hinweise auf einen defekten PTH-PTHrP-Rezeptor, doch liegen keine Mutationen des entsprechenden Gens vor, so daß die Ursache der erniedrigten Rezeptoraktivität in der gestörten Regulation oder Expression liegen dürfte.

Als PHP Typ Ic werden Patienten mit PHP Typ I und AHO mit normalem $G_{s\alpha}$-Protein klassifiziert. Bei einem dieser Patienten wurde eine gestörte Aktivität der Adenylatzyklase nachgewiesen.

Der Pathomechanismus, welcher der herabgesetzten intrazellulären cAMP-Wirkung beim PHP Typ II zugrunde liegt, ist ungeklärt.

Vererbung. PHP Typ Ia und Pseudo-PHP werden autosomal-dominant vererbt. Beide Erkrankungen kommen innerhalb einer Familie, jedoch nicht innerhalb derselben Generation vor. Der Vererbungsmodus spricht für das Vorliegen eines „imprinting": Die betroffenen Jungen und Mädchen einer Mutter mit PHP Typ Ia oder Pseudo-PHP haben immer einen PHP Typ Ia, d.h. eine Kalziumstoffwechselstörung in Verbindung mit AHO. Dagegen weisen betroffene Kinder von Vätern mit PHP Ia oder Pseudo-PHP keine Kalziumstoffwechselstörungen, sondern nur eine AHO auf, leiden also nur an einem Pseudo-PHP. Der Mechanismus dieses Imprintings und die Vererbung der anderen PHP-Typen ist weniger klar. Der Typ Ib wird vermutlich ebenfalls au-

Tabelle 66.1. Einteilung des Pseudohypoparathyreoidismus. ↑-erniedrigt; ↓-erhöht; n normal; AHO Albrightsche hereditäre Osteodystrophie; PcAMP Plasma-cAMP; UcAMP Urin-CAMP; ad autosomal-dominant (PHP)

PHP-Typ	Laborwerte im Serum (unbehandelt)			Anstieg von PcAMP/U im PTH-Test	AHO	$G_{s\alpha}$-Protein	Vererbung
	Ca	P	PTH				
Ia	↓	↑	↑	↓	+	↓	ad
Ib	↓	↑	↑	↓	–	n	ad
Ic	↓	↑	↑	↓	+	n	?
II	↓	↑	↑	n	–	n	–
Normokalzämischer PHP	n	n	meist ↑ –	↓	–	Je nach PHP-Typ (s. oben)	
Pseudo-PHP	n	n	n	n	+	↓	ad
Deletion von Chromosom 2q37	n	n	n	n	+	n	–

tosomal-dominant vererbt, während über den Erbgang des Typ Ic aufgrund der bisher nur geringen Fallzahl noch keine Aussagen gemacht werden können. Der PHP Typ II ist außerordentlich selten, kommt nicht familiär vor und ist auch nicht mit AHO und Endokrinopathien kombiniert.

Klinische Symptome. Hypokalzämie, AHO und zusätzliche Skelettveränderungen sowie assoziierte Endokrinopathien bestimmen die Symptomatik des PHP. Die Symptome der chronischen Hypokalzämie treten selten vor dem 3. Lebensjahr auf und entsprechen denen beim HP. Offenbar wird die angeborene Endorganresistenz in den ersten Lebensjahren noch durch eine vermehrte PTH-Sekretion und normale Calcitriolsekretion kompensiert. Einige Patienten mit PHP können lebenslang oder in verschiedenen Lebensphasen normokalzämisch sein (normokalzämischer PHP).

Bei zahlreichen Patienten mit PHP (PHP Typ Ia, Typ Ic und Pseudo-PHP) treten im Laufe des Lebensalters die folgenden Zeichen der AHO auf (Abb. 66.3):

- Kleinwuchs, gedrungener Körperbau,
- kurzer Hals,
- Übergewicht (manchmal extrem),
- geistige Retardierung,
- Brachydaktylie,
- subkutane Verkalkungen.

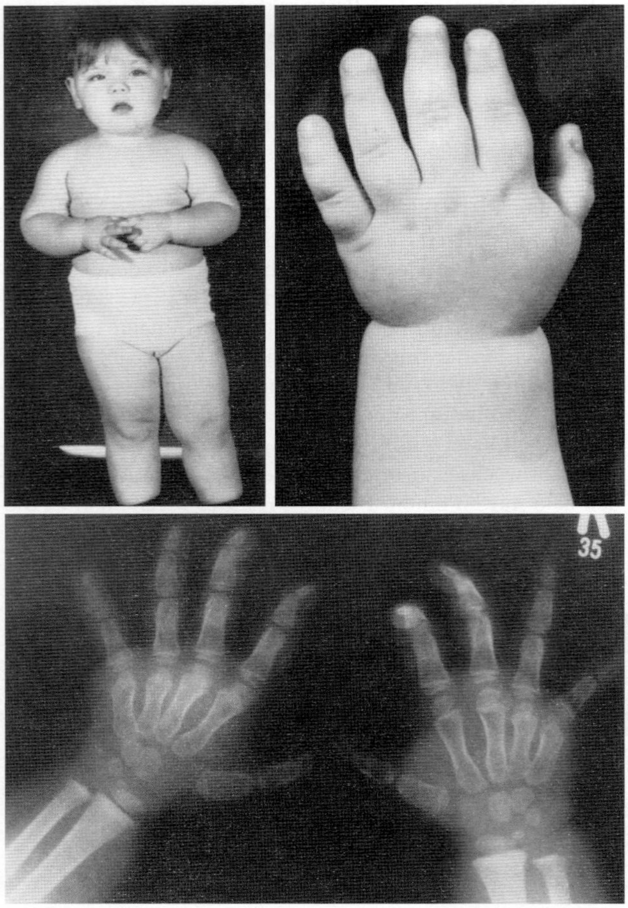

Abb. 66.3. 2 1/2jähriges Mädchen mit Pseudohypoparathyreoidismus Typ Ia und AHO: Übergewicht und psychosomatische Retardierung. Länge: 94,5 cm (50. Perzentile), Gewicht: 21,5 kg (+7,5 kg), BMI: 24,2. Beachte die Verbreiterung und grobe Trabekelzeichnung der Phalangen und Metakarpalia sowie die Brachytelephalangie. Die $G_{s\alpha}$-Aktivität in Erythrozyten war mit 56% erniedrigt

Ausmaß und Vorhandensein von Teilsymptomen der AHO sind variabel, der Kleinwuchs manifestiert sich nicht selten erst im Adoleszentenalter. Die Brachydaktylie ist das Hauptsymptom der AHO. Charakteristisch ist die Kombination einer ein- oder beidseitigen Brachymetakarpie, besonders der Mittelhandknochen IV, V und seltener I und III, mit Brachytelephalangie, insbesondere einer Verkürzung des Daumenendgliedes. Häufig ist auch eine Brachymetatarsie, insbesondere der Mittelfußknochen III–V, die kombiniert mit oder statt einer Brachymetakarpie auftreten kann. Die Verkürzungen der Metakarpalia manifestieren sich erst nach dem 3. Lebensjahr, doch fallen die betroffenen Skelettanteile bereits vorher durch Verbreiterung und grobe Trabekelzeichnung auf (Abb. 66.3).

Zusätzliche Skelettveränderungen sind Deformierungen langer Röhrenknochen, besonders des Radius, Exostosen und röntgenologische Zeichen eines Hyperparathyreodismus. Letztere kommen bei Patienten mit und ohne AHO vor und sind ein Hinweis auf eine vorwiegend renale Endorganresistenz bei normalem Ansprechen des Skeletts auf das erhöhte Serum-PTH.

Subkutane Verkalkungen (Ablagerungen von amorphen Kalziumphosphatsalzen oder echte ektope Knochenbildungen) treten nicht selten schon im ersten Lebensjahr vor Manifestation von Hypokalzämie und Hyperphosphatämie auf, können die Lokalisation wechseln, sind oft gelenknah und betreffen im Gegensatz zur Myositis ossificans nie die Muskulatur.

Die Ursache der z.T. extremen Adipositas bei Patienten mit PHP Ia oder Pseudo-PHP dürfte ein Defekt der Adenylatzyklase in Fettzellen sein.

Die Häufigkeit der geistigen Retardierung wird bei Patienten mit PHP Typ I mit 50–75% angegeben. Ursächlich dürften nicht die frühkindliche unbehandelte Hypokalzämie und/oder Hypothyreose, sondern vermutlich der $G_{s\alpha}$-Defekt im Gehirn eine Rolle spielen. Bei Patienten mit PHP Typ I a sind Störungen des Geruchs-, Geschmacks- und Hörvermögens bekannt, deren Genese unklar ist.

Bei einigen Patienten mit AHO, normalem Kalziumstoffwechsel und $G_{s\alpha}$-Protein wurden kleine terminale Deletionen des langen Arms von Chromosom 2 nachgewiesen. Möglicherweise kodiert einer der defekten Genabschnitte Proteine, die für die Morphogenese des Skeletts und die psychomotorische Entwicklung von Bedeutung sind und ihre Wirkung über $G_{s\alpha}$-Proteine erzielen.

Diagnose. Die Diagnose des PHP wird durch die Konstellation von Hypokalzämie, Hyperphosphatämie und Erhöhung des intakten Serum-PTH gestellt nach Ausschluß einer Hypomagnesiämie, ekzessiver Zufuhr oder endogener Freisetzung von Phosphat, Niereninsuffizienz oder einer kalzipenischen Rachitis. Zur weiteren Differentialdiagnose müßte ein PTH-Test durchgeführt werden, um zwischen PHP I und PHP II zu unterscheiden. Da z.Z. kein geeignetes PTH für diesen Test zur Verfügung steht, muß sich die Differenzierung auf die Messung der Kreatinin-bezogenen Urin-cAMP-

Ausscheidung im Spontanurin beschränken, die beim PHP Typ I erniedrigt bis normal, beim Typ II im Falle eines deutlichen sekundären Hyperparathyreoidismus erhöht ist. Die weitere Differenzierung des PHP Typ I ist abhängig vom Ausschluß (PHP Ib) oder Nachweis (PHP Ia oder Ic) einer AHO und dem Nachweis der Herabsetzung der Aktivität des $G_{s\alpha}$-Proteins in Erythrozyten beim PHP Typ Ia und Pseudo-PHP (Tabelle 66.1).

Bei Patienten mit Typ Ia und Typ Ic muß nach weiteren Endokrinopathien (Hypothyreose, Hypogonadismus) gesucht werden.

Therapie. Die Therapie der Hypokalzämie entspricht der des HP (s. oben). Allerdings besteht bei Patienten mit PHP keine Tendenz zur relativen Hyperkalziurie, da die PTH-Wirkung auf die Kalziumrückresorption im distalen Nierentubulus offenbar nicht aufgehoben ist. Um den sich ungünstig auswirkenden sekundären Hyperparathyreodismus möglichst zu supprimieren, soll der Serumkalziumspiegel in den oberen Normbereich (2,25–2,5 mmol/l bzw. 9–10 mg/dl) angehoben werden.

Literatur

Albright F, Burnett CH, Smith PH (1942) Pseudohypoparathyroidism: an example of „Seabright-Bantam syndrome". Endocrinology 30: 922–932

Kruse (1997) Neue Aspekte zum Hypoparathyreoidismus und Pseudohypoparathyreodismus im Kindes- und Jugendalter. Monatsschr Kinderheilkd 145: 1264–1280

Thakker RV, Jüppner H (2000) Genetic disorders of calcium homeostasis caused by abnormal regulation of parathyroid hormone secretion or responsiveness. In DeGroot LJ, Jameson JL (eds) Endocrinology, 4th ed. Saunders, Philadelphia, pp 1062–1074

Hyperparathyreoidismus, Hyperkalzämien

Definition. Unter Hyperparathyreoidismus versteht man eine chronische PTH-Übersekretion, die primär, d.h. autonom, oder sekundär, d.h. regulativ als Folge einer zur Hypokalzämie führenden Grundkrankheit (kalzipenische Rachitis, Niereninsuffizienz oder PHP) bedingt ist (Tabelle 66.2). Der tertiäre Hyperparathyreoidismus stellt eine seltene Verlaufsform des sekundären Hyperparathyreoidismus dar, bei dem nach einer lang dauernden regulativen Überfunktion der Hyperparathyreoidismus autonom wird (Hyperkalzämie und Hyperparathyreoidismus).

Ätiologie und Pathogenese. Die Ursache des primären Hyperparathyreoidismus ist unklar. Die Kombination einer gesteigerten PTH-Sekretion durch vermehrte Zellmasse mit einer Reglerstörung, d.h. einer Suppression der PTH-Sekretion erst bei höheren als normalen Kalziumspiegeln, dürfte von Bedeutung sein. Der Kalziumrezeptor (CaR) ist immunhistologisch vermindert nachweisbar, Mutationen im CaR-Gen liegen allerdings nicht vor. Ursache der multiplen endokrinen Neoplasie (MEN) Typ I sind unterschiedliche inaktivierende Keimbahnmutationen des auf dem langen Arm von Chromosom 11 lokalisierten MEN I-Gens, das für ein Tumorsuppressorprotein (Menin) kodiert. Erst wenn zusätzliche somatische Mutationen dieses Gens auf dem anderen Allel auftreten, entwickelt sich in den entsprechenden Organen ein Tumor. Auch in sporadisch auftretenden Nebenschilddrüsenadenomen wurden in 25 % somatische MEN-I-Gendefekte nachgewiesen. Dagegen ist MEN II durch aktivierende Keimbahnmutationen des RET-Protoonkogens charakterisiert, welches für eine Tyrosinkinase codiert.

Häufigkeit. Die Prävalenz des primären Hyperparathyreoidismus wird mit 1–3/1.000 angegeben. Von den betroffenen Patienten sind etwas 85 % zwischen 30–70 Jahre alt, Frauen erkranken 2- bis 3fach häufiger als Männer. In etwa 80 % handelt es sich um ein solitäres Adenom, in 20 % eine Hyperplasie und in weniger als 2 % ein Karzinom. Im Kindesalter ist der primäre Hyperparathyreoidismus außerordenlich selten und tritt meist erst nach dem 10. Lebensjahr auf. Die geschätzte Prävalenz der Erkrankung im Kindes- und Jugendalter beträgt etwa 2–5/100.000, es sind weniger als 100 gesicherte Fälle bekannt.

Klinische Symptome. Der primäre Hyperparathyreoidismus kann bei Kindern nichthereditär, meist als Folge eines Nebenschilddrüsenadenoms oder hereditär, meist als Folge einer Hyperplasie aller 4 Nebenschilddrüsen, auftreten. Insbesondere beim primären Hyperparathyreoidismus im Neugeborenenalter muß an einen hereditären Hyperparathyreoidismus gedacht werden. Dieser kann isoliert mit autosomal-rezessivem oder autosomal-dominantem Erbgang auftreten oder im Rahmen von MEN I (primärer Hyperparathyreoidismus, Tumoren der Inselzellen des Pankreas und des Hypophysenvorderlappens) oder MEN II (primärer Hyperparathyreoidismus, medulläres Kalzitonin-produzierendes Schilddrüsenkarzinom und Phäochromozytom; Tabelle 66.2)vorkommen.

Die Symptome des primären Hyperparathyreoidismus sind auf die Hyperkalzämie (Anorexie, Übelkeit, Erbrechen, Gewichtsabnahme, psychische Veränderungen, Blutdrucker-

Tabelle 66.2. Einteilung des Hyperparathyreoidismus; ar autosomal-rezessiv; ad autosomal-dominant; MEN multiple endokrine Neoplasie

Primärer Hyperparathyreoidismus	Sekundärer Hyperparathyreoidismus
nicht hereditär	Kalzipenische Rachitis
hereditär	Niereninsuffizienz
Isoliert (ar, ad)	
Men I (Werner-Syndrom, ad)	
primärer Hyperparathyreoidismus (90%)	
Gastrinom des Pankreas	
Hypophysenvorderlappentumor	
MEN II (Sipple-Syndrom, ad)	
primärer Hyperparathyreoidismus (20–30%)	
medulläres Schilddrüsenkarzinom	
bilaterales Phäochromozytom	
	Pseudohypoparathyreoidismus

höhung), Hyperkalziurie (ADH-resistente Polyurie, Polydypsie, Nephrolithiasis, Nephrokalzinose) und die vermehrte PTH-Wirkung auf das Skelett (Knochenschmerzen und Röntgenveränderungen, insbesondere subperiostale Defekte an den Radialseiten der Mittelphalangen II+III) zurückzuführen. Bei den Syndromen MEN I und MEN II können entsprechend den assoziierten Endokrinopathien weitere Symptome auftreten.

Wegen der oft ausgeprägten Hyperkalzämie und Skelettveränderungen kann die Symptomatik eines primären Hyperparathyreoidismus im Neugeborenenalter ausgeprägt und lebensbedrohlich sein.

Diagnose. Laborchemisch wird die Diagnose durch den mehrfachen Nachweis einer Hyperkalzämie (Gesamtkalziumkonzentration im Serum >2,6 mmol/l bzw. 10,4 mg/dl) und einer Erhöhung des intakten Serum-PTH (>6 pmol/l bzw. 60 pg/ml) gestellt. Die Serumphosphatkonzentration kann erniedrigt sein. Bildgebende Verfahren (insbesondere Sonographie) können zur Lokalisation eines Nebenschilddrüsenadenoms hilfreich sein. Beim endgültigen Nachweis eines primären Hyperparathyreoidismus soll immer eine Familienuntersuchung durchgeführt und nach anderen Endokrinopathien gesucht werden.

Differentialdiagnostisch müssen andere Hyperkalzämieursachen ausgeschlossen werden. Bei der Konstellation Hyperkalzämie und erhöhtes oder nichtsupprimiertes Serum-PTH ist neben dem primären Hyperparathyreoidismus an MEN I und MEN II sowie die familiäre hypokalziurische Hyperkalzämie (s. unten) zu denken. Bei Hyperkalzämie ohne erhöhtes Serum-PTH liegt eine Nebenschilddrüsen-unabhängige Erkrankung vor wie Vitamin-D-Intoxikation, infantile Hyperkalzämie, Tumorhyperkalzämie, granulomatöse Entzündung (Tbc, Sarkoidose), Vitamin-A-Intoxikation, Thiazidüberdosierung, plötzliche Immobilisierung (besonders bei mit Vitamin-D-Metaboliten behandelten Patienten), Hypothyreose, Hyperthyreose oder Nebennierenrinden-Insuffizienz. Beim primären Hyperprathyreoidismus ist die Urinkalziumausscheidung erhöht. Bei einer normalen oder erniedrigten Kalziumausscheidung liegt die seltenere familiäre hypokalziurische Hyperkalzämie vor. Die Differentialdiagnose der Hyperkalzämien ist unten und in Abschn. 66.3 beschrieben.

Therapie. Die Behandlung des primären Hyperparathyreoidismus besteht in der chirurgischen Nebenschilddrüsenexploration und beim Nachweis eines einzelnen Adenoms in der Entfernung, bei einer Hyperplasie aller 4 Nebenschilddrüsen in der totalen Parathyreoidektomie mit Autotransplantation eines Anteils von Nebenschilddrüsengewebe in die Muskulatur des Unterarms. Die medikamentöse Behandlung des Hyperparathyreoidismus durch Kalzimimetika, welche durch Stimulation des Kalziumrezeptors die PTH-Sekretion hemmen, oder Bisphosphonate, die den PTH-bedingten Knochenabbau einschränken, wird derzeit erprobt.

Familiäre hypokalziurische Hyperkalzämie (FHH)

Ätiopathogenese. Die Erkrankung folgt einem autosomaldominanten Erbgang und ist auf inaktivierende Mutationen des Gens für den Kalziumrezeptor auf Chromosom 3 verursacht. Jede Familie hat offenbar ihre eigene Mutation. Homozygote und bestimmte heterozygote inaktivierende Mutationen des Kalziumrezeptors können zum neonatalen schweren Hyperparathyreoidismus (NSHPT) führen. Eine Erklärung hierfür könnte darin bestehen, daß der Kalziumrezeptor nicht nur die PTH-Sekretion, sondern auch die Proliferation der Nebenschilddrüsenzellen supprimiert und durch den Ausfall des Kalziumrezeptors eine Hyperplasie aller Nebenschilddrüsen mit schwerem primären Hyperparathyreoidismus auftritt.

Klinische Symptome. Die meisten Patienten mit FHH weisen trotz der Hyperkalzämie keine Symptome auf, was z. T. darauf zurückzuführen ist, daß die Urinkalziumausscheidung nicht erhöht, sondern erniedrigt oder normal ist. Bei Neugeborenen mit NSHPT können lebensbedrohliche Verläufe mit massiver Hyperkalzämie auftreten.

Diagnose. Im Gegensatz zum primären Hyperparathyreodismus liegen die PTH-Konzentrationen meist nicht oder nur unwesentlich über der Norm, sind allerdings unter Berücksichtigung der Hyperkalzämie relativ erhöht. Die Urinkalziumausscheidung ist niedrig-normal, der Serummagnesiumspiegel leicht erhöht.

Therapie. Eine Nebenschilddrüsen-Operation ist bei der FHH kontrainduziert, da die Hyperkalzämie aufgrund der weiterhin bestehenden erhöhten tubulären Kalziumrückresorption persistiert und die Patienten in der Regel keine Symptome aufweisen. Dagegen muß bei Neugeborenen mit NSHPT mit ausgeprägter Hyperkalzämie und stark erhöhten Serum-PTH-Spiegeln sowie erheblichen Skelettveränderungen meist unmittelbar nach der Geburt eine Nebenschilddrüsenoperation durchgeführt werden.

Vitamin-D-Intoxikation

Definition und Vorkommen. Hauptsächlich tritt eine Intoxikation unter Langzeittherapie mit Vitamin-D-Metaboliten bei Patienten mit HP, PHP und verschiedenen Rachitisformen auf. Noch immer werden auch Intoxikationen bei einer hochdosierten Vitamin-D-Behandlung ohne Indikation beobachtet. Die Empfindlichkeit, auf eine Vitamin-D-Behandlung mit einer Intoxikation zu reagieren, ist individuell unterschiedlich. Die tägliche Einnahme von mehr als 5–10.000 IE Vitamin D über mehrere Wochen führt bei Skelett-gesunden Kindern in der Regel zur chronischen Hyperkalzämie.

Pathophysiologie. Bei Aufnahme hoher Vitamin-D-Mengen kommt es zur Erhöhung von 25 OHD, bisweilen auch von $1{,}25(OH)_2D$ im Serum, zur vermehrten Kalziumaufnahme über den Darm und aus dem Skelett und zur Hyperkalzämie.

Klinische Symptome. Folge der Hyperkalzämie und Hyperkalziurie sind Appetitlosigkeit, Übelkeit, Erbrechen, Obstipation und Polyurie, in fortgeschrittenen Stadien extraossäre Verkalkungen, Nephrokalzinose und Niereninsuffizienz.

Diagnose. Sie wird aufgrund der Anamnese vermutet und durch Laboruntersuchungen erhärtet. Charakteristisch sind Hyperkalzämie und erniedrigtes intaktes PTH, Hyperkalziurie und im Falle einer Intoxikation mit Vitamin D eine Erhöhung von 25 OHD im Serum (meist >240 nmol/l bzw. 100 ng/ml).

Therapie. Sie besteht in sofortigem Absetzen des Vitamin-D-Präparates und einer kalziumarmen Ernährung bis zur Normalisierung des Serum- und Urinkalziums, reichlicher Flüssigkeitszufuhr, NaCl-Infusionen, Furosemid und in hartnäckigen Fällen einer mehrtägigen Glukokortikoid- und Bisphosphonatbehandlung.

Idiopathische infantile Hyperkalzämie

Definition. Es handelt sich um eine heterogene, ätiologisch ungeklärte Hyperkalzämie, die in einer leichten und schweren Form vorkommt, sich im Säuglingsalter manifestiert und zur Spontanremission vor dem 4. Lebensjahr neigt.

Klinische Symptome. Die Symptomatik ist abhängig vom Ausmaß der Hyperkalzämie und entspricht der unter Vitamin-D-Intoxikation beschriebenen. Bei der schweren Verlaufsform, die auch als Typ Fanconi-Schlesinger bezeichnet wird, können morphologische Auffälligkeiten, die einem Williams-Beuren-Syndrom ähnlich sind, vorhanden sein: auffällige Gesichtszüge, kardiovaskuläre Veränderungen, insbesondere supravalvuläre Aortenstenose und periphere Pulmonalstenose, prä- und postnataler Kleinwuchs, Mikrozephalie, Kyphoskoliose, mäßige geistige Behinderung, hypoplastische, spät durchbrechende Zähne und psychische Veränderungen. Familiäres Auftreten ist sehr selten.

Pathogenese. Die Pathogenese der Hyperkalzämie und morphologischen Auffälligkeiten ist ungeklärt.

Diagnose und Therapie. Sie entsprechen der einer Vitamin-D-Intoxikation. Die 25-OHD-Serum-Spiegel sind allerdings normal. Die notwendige Behandlungsdauer mit Kalzium- und Vitamin-D-armer Ernährung, evtl. auch einer niedrig dosierten Glukokortikoidbehandlung (0,5–1 mg/kg Körpergewicht Predmisolon täglich) beträgt oft mehrere Wochen.

Literaur

Bjernulf D, Hall K, Sjögren J, Werner J (1970) Primary hyperparathyroidism in children. Brief review of the literature and a case report. Acta Paediat Scand 59: 249–258

Potts JT jr (1998) Primary hyperparathyroidism. In: Avioli LV, Krane SM (eds) Metabolic bone disease and clinically related disorders, 3rd edn. Academic, San Diego, pp 411–422

Rachitis

Definition. Rachitis ist charakterisiert durch eine Mineralisierungsstörung und Desorganisation der Wachstumsfuge, Osteomalazie durch eine gestörte Mineralisierung von Spongiosa und Kompakta. Während beim Erwachsenen nach Epiphysenfugenschluß daher lediglich eine Osteomalazie auftreten kann, kommen beim Kind beide Defekte gleichzeitig vor.

Ätiologie und Pathogenese. Die meisten Rachitisformen entstehen durch eine Verminderung des Kalzium-Phosphat-Produktes im Extrazellulärraum bzw. Serum. Pathogenetisch können 2 Gruppen unterschieden werden:

- kalzipenische Rachitis, bedingt durch einen vorwiegenden Kalziummangel als Folge einer verminderten $1{,}25(OH)_2D$-Sekretion oder -Wirkung oder sehr selten auch durch einen alleinigen Mangel der Kalziumzufuhr;
- phosphopenische Rachitis, bedingt durch eine Herabsetzung der Phosphatrückresorption im proximalen Nierentubulus, bei Frühgeborenen auch durch eine zu geringe Phosphatzufuhr.

Kalzipenische und phosphopenische Rachitiden können angeboren oder erworben sein (Abb. 66.4).

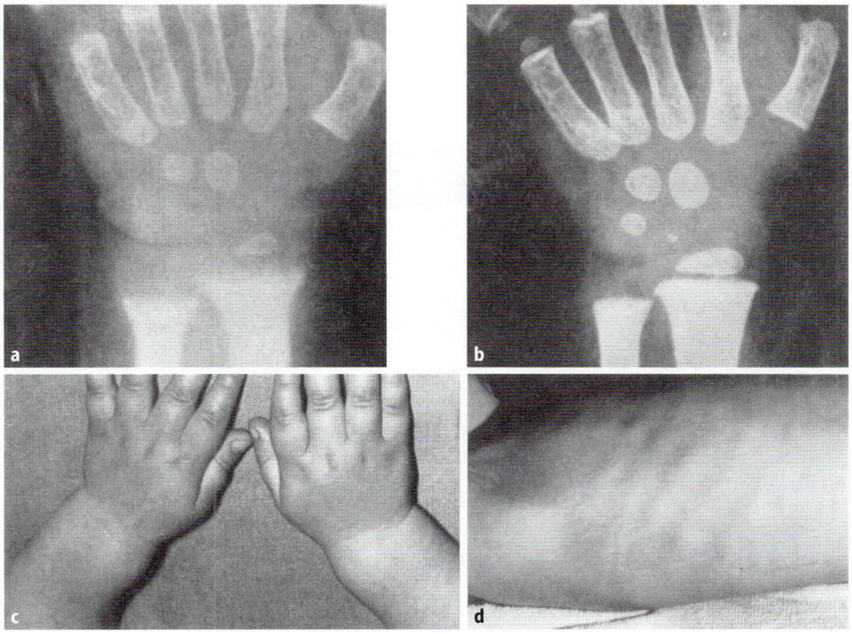

Abb. 66.4a–d. Handradiogramm eines 1jährigen Knaben mit **a** florider Vitamin-D-Mangelrachitis und **b** mehrere Monate nach Ausheilung der Rachitis. Klinische Rachitiszeichen: **c** aufgetriebene Handgelenke und **d** rachitischer Rosenkranz

Kalzipenische Rachitis

Stadiumeinteilung und Pathophysiologie. Ein Mangel an Vitamin D, eine gestörte Umwandlung von Vitamin D in das aktive Vitamin-D-Hormon, $1{,}25(OH)_2D$-Resistenz oder eine stark verminderte Kalziumzufuhr führen zur kalzipenischen Rachitis. Alle Störungen rufen durch eine nicht ausreichende $1{,}25(OH)_2D$-stimulierte intestinale Kalziumaufnahme einen Kalziummangel hervor mit Tendenz zur Hypokalzämie (Stadium I). Regulativ wird vermehrt PTH sezerniert, das zunächst durch eine erhöhte Kalziumfreisetzung aus dem Skelett eine Normokalzämie und infolge einer vermehrten renalen Phosphatausscheidung eine Hypophosphatämie hervorruft (Stadium II). Hält der Kalziummangel weiter an, ist trotz eines ausgeprägten sekundären Hyperparathyreoidismus nicht mehr genügend Kalzium aus dem Skelett mobilisierbar, so daß neben der Hypophosphatämie wieder eine Hypokalzämie auftritt (Stadium III). Insbesondere in den Phasen II und III ist die Aktivität der alkalischen Serumphosphatase (AP) als Ausdruck einer kompensatorisch gesteigerten Osteoblastentätigkeit, also eines gesteigerten Knochenumsatzes, erhöht.

Pathologisch-anatomisch findet man eine starke Wucherung von neugebildetem, unregelmäßig mit Kapillaren durchsetztem osteoidem Gewebe. Die Zone des proliferierenden Säulenknorpels verkalkt nicht. Die Epiphysenfugen sind stark verbreitert. Neben der enchondralen ist auch die perichondrale Ossifikation gestört, was an einer subperiostalen Wucherung nicht verkalkten Osteoids, insbesondere entlang der Schäfte der langen Röhrenknochen und am Schädel, zu erkennen ist.

Klinische Symptome. Je nach Schweregrad und Dauer der Vitamin-D-Stoffwechselstörung lassen sich Hypokalzämiesymptome wie Tetanie oder epileptische Anfälle, Skelettveränderungen, Myopathie (Bewegungsarmut, Muskelhypotonie, schlechte Kopfkontrolle) und, bei längerer Dauer ohne Behandlung, Verzögerung von Wachstum und psychomotorischer Entwicklung, Zahnschmelzdefekte, Infektanfälligkeit und Anämie nachweisen.

Die wichtigsten Skelettveränderungen sind klinisch zu erfassen: Verdickung von Hand- und Fußgelenken, Quadratschädel, Sitzkyphose, Genua valga oder vara. Kraniotabes bezeichnet Erweichungsherde am Hinterkopf, die einen Tastbefund ergeben, den man beim Eindrücken eines Tischtennisballes hat. Die Kraniotabes muß von der Kuppenweichheit des Schädels abgegrenzt werden, die bei frühgeborenen, aber auch termingerecht geborenen jungen Säuglingen vorkommt, und auf eine ungenügende Verkalkung v.a. der Scheitelbeine zurückzuführen ist, jedoch keine Beziehung zur Rachitis hat (sog. nichtrachitische Kraniotabes). Als rachitischen Rosenkranz bezeichnet man die Auftreibung der Knorpel-Knochen-Grenze im Bereich der vorderen Rippenenden. Das Marfan-Zeichen besteht in einer Doppelhöckerbildung am äußeren Knöchel, die Harrison-Furche ist eine Abflachung und horizontale Einbuchtung der seitlichen Thoraxpartien, die durch inspiratorische Einziehungen der weichen Rippen entsteht.

Diagnose. Diese stützt sich auf den Nachweis von Labor- und Röntgenuntersuchungen. Die wichtigsten Laborbefunde der kalzipenischen Rachitiden sind: Erhöhte Aktivität der Serum-AP, niedrig-normale Serumkalziumkonzentrationen, sekundärer Hyperparathyreoidismus, Hypophosphatämie infolge herabgesetzter tubulärer Phosphatrückresorption und Hypokalziurie. Eine weitere differentialdiagnostische Abgrenzung gelingt meistens durch Anamnese, klinische Untersuchung und die zusätzliche Bestimmung von Vitamin-D-Metaboliten im Serum: Die Serumspiegel von 25 OHD und $1{,}25(OH)_2D$ sind in Abhängigkeit von der jeweiligen Rachitisform verändert. Der Serum-25 OHD-Spiegel ist bei Rachitis infolge von Vitamin-D-Mangel, hepatobiliären oder gastrointestinalen Erkrankungen und unter antikonvulsiver Behandlung erniedrigt. Der Serum-$1{,}25(OH)_2D$-Spiegel kann bei den genannten Erkrankungen in Abhängigkeit vom Stadium erhöht, normal oder erniedrigt sein, ist hier also differentialdiagnostisch nicht wegweisend. Dagegen ist der Serumspiegel des Vitamin-D-Hormons bei fortgeschrittener Niereninsuffizienz und Vitamin-D-abhängiger Rachitis Typ I (VDAR I) erniedrigt und bei VDAR II erhöht (Tabelle 66.3).

Röntgenologisch findet man in fortgeschrittenen Rachitisstadien eine Auftreibung und Becherung der Wachstums-

Tabelle 66.3. Differentialdiagnose, Therapie und Ursachen verschiedener Rachitisformen. n= normal; ↓ -= erniedrigt; ↑- = erhöht

	Vitamin-D-Mangel-Rachitis	Vitamin-D-ab-hängige Rachitis Typ I	Vitamin-D-ab-hängige Rachitis Typ II	Phosphat-diabetes
Laborwerte (Serum)				
Kalzium	n/↓	↓	↓	n
Phosphat	n/↓	n/↓	n/↓	↓
Alkalische Phosphatase	↑	↑	↑	↑
Parathormon	↑	↑	↑	n
25 OHD	↓	n	n	n
$1{,}25(OH)_2D$ (Calcitriol)	n/↓	↓	↑	n/↓
Ursachen	Vitamin-D-Mangel	Defekte renale 25-OHD-1α-Hydroxylase	Calcitriolresistenz als Folge einer Mutation des Vitamin-D-Rezeptorgens	Defekter, tubulärer Phosphattransport und inadäquate Calcitriolse-kretion als Folge einer PHEX-Genmutation
Chromosom	–	12q13.3	12q12-q14	Xp22.1
Therapie	5000 IE Vitamin D_3/Tag über 3 Wochen	0,5–2 μg/Tag Calcitriol	Bis 50 μg/Tag Calcitriol Hochdosierte Kalziumgabe per os oder i. v.	40–50 mg/kg Phosphat 30–40 ng/kg Calcitriol

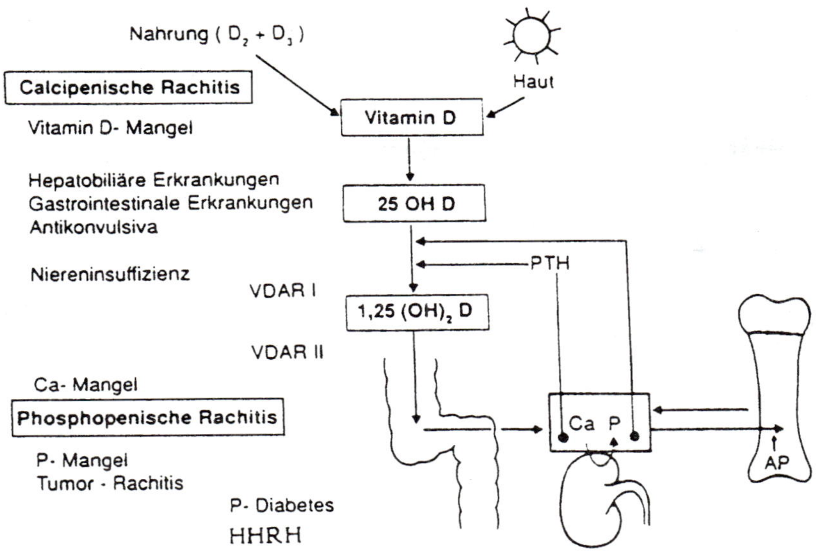

Abb. 66.5. Kalzipenische und phosphopenische Rachitisform (*links:* erworbene, *rechts:* erbliche Rachitisformen). *VDAR I/II* Vitamin-D-abhängige Rachitis Typ I/II, *HHRH* hereditäre hypophosphatämische Rachitis mit Hyperkalziurie

fugen, Kalkarmut und Deformierung des Skeletts, Grünholzfrakturen, kolbige Auftreibungen der vorderen Rippenenden und bisweilen subperiostale Knochenresorptionen als Folge des sekundären Hyperparathyreoidismus (Abb. 66.5).

Vitamin-D-Mangelrachitis

Ätiologie und Pathogenese. Voraussetzung für das Auftreten einer Vitamin-D-Mangelrachitis, der bei uns häufigsten kalzipenischen Rachitisform, ist die eingeschränkte physiologische Vitamin-D-Bildung in der Haut durch herabgesetzte Sonneneinwirkung in Kombination mit einer zu geringen Vitamin-D-Zufuhr mit der Nahrung bzw. mit einer unzureichenden Vitamin-D-Prophylaxe.

Prädilektionsalter sind wegen der hohen Wachstumsrate mit entsprechendem hohen Vitamin-D- und Kalziumbedarf vorwiegend die ersten beiden Lebensjahre, seltener auch die Pubertät.

Durch einen Vitamin-D-Mangel sind in Deutschland v.a. die folgenden 3 Personengruppen bedroht:

- Säuglinge, die keine ausreichende Vitamin-D-Prophylaxe und Sonneneinwirkung erfahren.
- Vegetarisch ernährte Kinder, insbesondere Säuglinge und Kleinkinder, deren Eltern Anhänger einer sog. „alternativen Ernährungsform" sind. Durch die Kombination von Kalzium- und Vitamin-D-Mangel können schwere Rachitiden auftreten.
- Immigranten, z.B. Personen aus dem asiatischen Lebensraum. Ursache der Rachitis ist hier die Fortsetzung der gewohnten Ernährungsweise mit faserreichen Getreiden und Hülsenfrüchten, welche die Absorption von Vitamin-D-Metaboliten im Darm hemmen, sowie eine mangelnde Aufnahme von Phosphat- und Vitamin-D-haltigem Fleisch und Fisch. Da die mangelnde Vitamin-D-, Kalzium- und Phosphatzufuhr jetzt nicht mehr wie im sonnenreichen Herkunftsland durch die natürliche Vitamin-D-Bildung über die Haut kompensiert wird, kann bei diesen Personen eine Vitamin-D-Mangelrachitis auftreten.

Diagnose. Sie wird in der Regel bereits durch die Anamnese vermutet und durch den Nachweis erniedrigter Serum-25 OHD-Spiegel (<12–24 nmol/l bzw. 5–10 ng/ml) in Verbindung mit den übrigen laborchemischen, klinischen und radiologischen Untersuchungen (s. oben) gesichert.

Therapie. Eine wirksame Behandlung der Vitamin-D-Mangelrachitis besteht in der Verabreichung von 5.000 IE Vitamin D3 und 0,5–1 g elementarem Kalzium täglich per os über 3 Wochen. Als erstes Zeichen der Ausheilung der Rachitis normalisieren sich die Serumspiegel von Kalzium, Phosphat und PTH (innerhalb von 1 bis 2 Wochen), während sich die radiologischen Skelettveränderungen und die Hyperphosphatasie (die Serum-AP kann vorübergehend sogar unter Behandlung noch ansteigen!) erst nach Wochen bis Monaten zurückbilden. Anschließend sollte einem Rezidiv durch entsprechende prophylaktische Maßnahmen vorgebeugt werden.

Rachitis bei hepatobiliären intestinalen Erkrankungen

Ätiologie und Pathogenese. Eine gesicherte angeborene Störung der Synthese von 25 OHD in der Leber wurde bisher nicht beschrieben. Darüber hinaus gibt es keine überzeugenden Hinweise darauf, daß auch bei schweren Lebererkrankungen eine relevante Einschränkung der Umwandlung von Vitamin D in 25 OHD auftreten kann. Hepatobiliäre und gastrointestinale Erkrankungen führen meist nicht zu einer klassischen Rachitis, sondern einer Osteopenie, also einer Verminderung der Knochenmasse. Der wesentliche pathogenetische Mechanismus von Kalziumstoffwechselstörungen dürfte in einer Malabsorption von Kalzium und Vitamin D, in einigen Fällen auch in einer durch die Grundkrankheit eingeschränkten Sonnenlichtexposition zu suchen sein. Ein Mangel an Vitamin-D-Metaboliten als Folge der Unterbrechung eines enterohepatischen Kreislaufs dürfte dagegen keine größere Rolle spielen.

Therapie. Sie besteht in der Behandlung der Grundkrankheit sowie der Gabe von Kalzium und Vitamin D (evtl. auch parenteral) in einer ähnlichen Dosierung wie bei der klassichen Vitamin-D-Mangelrachitis.

Rachitis antiepileptica

Ätiologie und Pathogenese. Die unter antiepileptischer Langzeitbehandlung, vorwiegend mit Phenobarbital oder Phenytoin, auftretende Rachitis ist multifaktoriell bedingt. Sie entsteht durch direkte Hemmung der intestinalen Kalziumaufnahme, gesteigerten Vitamin-D-Metabolismus mit Reduktion der 25 OHD-Serum-Spiegel als Folge einer hepatischen Enzyminduktion sowie zusätzliche Risikofaktoren wie mangelnde Sonnenlichtexposition, Kalzium- und Vitamin-D-arme Ernährung und verminderte körperliche Aktivität. Evtl. ist auch eine konstitutionelle Komponente sowie eine antikonvulsiv bedingte Hemmung der Kalzitoninsekretion von Bedeutung.

Therapie. Behandlung und Prophylaxe entsprechen derjenigen der Vitamin-D-Mangelrachitis.

Renale Osteopathie (s. Kap. 67)

Vitamin-D-abhängige Rachitis Typ I (VDAR I)

Ätiologie und Pathogenese. Diese seltene, autosomal-rezessiv vererbte Erkrankung wurde 1961 erstmals von Prader und Mitarbeitern als „hereditäre Pseudomangelrachitis“ beschrieben. Die Erkrankung wird verursacht durch inaktivierende Mutationen des Gens für die 25 OHD-1α-Hydroxylase auf Chromosom 12. Es handelt sich um ein komplexes Enzymsystem, das starke Ähnlichkeit zu den mitochondrialen Hydroxylasen der Nebenniere aufweist und aus einem Cytochrom P-450, Ferrodoxin (einem Eisen-Schwefel-Protein) und Ferrodoxinreduktase (einem Flavoprotein) besteht. Die Mutationen führen vermutlich zu einem Defekt des Cytochrom P-450. Der Enzymdefekt konnte aus ethischen Gründen bisher nicht in der Niere des Menschen, jedoch in einer Schweinerasse, die an einer der menschlichen VDAR I vergleichbaren Rachitis leidet, nachgewiesen werden. Bei Frauen mit VDAR I ist er darüber hinaus in der Plazenta nachweisbar.

Klinische Symptome. Die VDAR I manifestiert sich meist im 3. bis 5. Lebensmonat mit den gleichen klinischen, radiologischen, laborchemischen Veränderungen wie die Vitamin-D-Mangelrachitis. Die einzigen Unterschiede sind die fehlende therapeutische Ansprechbarkeit auf Vitamin-D-Dosen, die zur Behandlung der Vitamin-D-Mangelrachitis nötig sind und evtl. weitere familiäre Rachitisfälle.

Diagnose. Laborchemisch finden sich die oben genannten Veränderungen einer meist fortgeschrittenen kalzipenischen Rachitis im Stadium II oder III. Im Unterschied zur Vitamin-D-Mangelrachitis sind die 25 OHD-Spiegel normal, die Serumkonzentrationen von $1{,}25(OH)_2D$ dagegen deutlich erniedrigt (< 5 pmol/l bzw. 12 pg/ml).

Therapie. Die Behandlung besteht in der lebenslangen Substitution von 0,5–2 µg $1{,}25\ (OH)_2D3$ (Rocaltrol) bei altersentsprechender Kalziumzufuhr mit der Nahrung. In den ersten Wochen bis Monaten der Therapie sind nicht selten höhere Dosen (bis zum 3-fachen der Erhaltungsdosis) notwendig.

Vitamin-D-abhängige Rachitis Typ II (VDAR II)

Ätiologie und Pathogenese. Dieser auch als hereditäre $1{,}25(OH)_2D$-resistente Rachitis bezeichneten Rachitisform liegt eine angeborene Endorganresistenz von Darm und Skelett gegenüber $1{,}25(OH)_2D$ zugrunde, die an kultivierten Fibroblasten, Knochen- und Epidermiszellen nachweisbar ist. Die Erkrankung ist autosomal-rezessiv erblich und wird durch verschiedene inaktivierende Mutationen des Gens für den Vitamin-D-Rezeptor auf Chromosom 12 verursacht.

Häufigkeit. Seit der Erstbeschreibung im Jahre 1978 wurden über 50, vorwiegend aus Arabien und Japan stammende Familien, beschrieben.

Klinische Symptome. Die Rachitis manifestiert sich meist in den beiden ersten Lebensjahren, bisweilen erst im Alter von 3 bis 15 Jahren, mit klinischen, radiologischen und laborchemischen Zeichen einer kalzipenischen Rachitis. In etwa der Hälfte der Fälle besteht eine Alopezie. Diese kann angeboren sein, tritt aber meist in den ersten beiden Lebensmonaten, spätestens im Alter von 4 Jahren auf. Es besteht keine Korrelation zu den Genmutationen, aber in der Regel ist die Alopezie mit einer schweren klinischen Symptomatik verbunden und vermutlich Folge der pränatalen $1{,}25(OH)_2D$-Resistenz.

Diagnose. Laborchemisch bestehen die oben genannten Veränderungen einer kalzipenischen Rachitis im Stadium II oder meist III. Bisweilen findet man normale oder leicht erhöhte Serumphosphatspiegel. Im Unterschied zur VDAR I sind die $1{,}25(OH)_2D$-Konzentrationen im Serum bei unbehandelten Patienten stark erhöht (320–2.400 pmol/l bzw. 132–1000 pg/ml, normal etwa 30–100 pg/ml) und steigen unter Therapie auf z.T. ekzessive Werte an. Die Serum-25 OHD-Spiegel sind bei unbehandelten Patienten normal. Neben einer molekulargenetischen Untersuchung kann der Enzymdefekt selbst an Rezeptoren von Hautfibroblasten nachgewiesen werden. Eine prognostische Aussage über das Ausmaß des Defektes ist durch die Messung der $1{,}25(OH)_2D3$ stimulierten 25 OHD-24-Hydroxylaseaktivität, einer normalerweise nachweisbaren Vitamin-D-Hormonwirkung, möglich. Bei Patienten mit fehlender Stimulierbarkeit dieses Enzyms in Fibroblasten kann die Hypokalzämie auch durch maximale Dosen von Vitamin D oder $1{,}25(OH)_2D3$ meist nicht beeinflußt werden.

Therapie. Zunächst sollte immer ein Behandlungsversuch mit Calcitriol (bis zu 50 µg/Tag) oder mit Vitamin D3 (bis zu 5 Millionen E/Tag) gemacht werden. Bei fehlendem Therapieerfolg ist eine Behandlung mit mehreren Gramm Kalzium täglich intravenös oder auch oral, z.B. in Form einer nächtlichen Zufuhr über eine Magensonde sinnvoll. Einige Patienten bleiben trotz aller Maßnahmen hypokalzämisch, weisen schwere Rachitiszeichen auf und versterben bisweilen in den ersten Lebensjahren meist an den Folgen einer Pneumonie. Andere Patienten zeigen im Alter zwischen 7 und 15 Jahren eine ungeklärte Spontanheilung, die keine weitere Therapie mehr notwendig macht.

Phosphopenische Rachitis

Die wichtigsten phosphopenischen Rachitiden sind der Phosphatmangel Frühgeborener, die Tumor-Rachitis und das erworbene Fanconi-Syndrom.

Tumor-Rachitis

Ätiopathogenese. Bestimmte Tumoren führen zu einer phosphopenischen Rachitis bzw. Osteomalazie durch Bildung einer hormonähnlichen Substanz (Phosphatonin), die die Phosphatrückresorption und $1{,}25(OH)_2D$-Synthese im proximalen Nierentubulus hemmt. Die Tumoren sind meist gutartig und mesenchymalen Ursprungs. Es handelt sich vorwiegend um nichtossifizierende Fibrome, Fibroangiome und Riesenzellgranulome, die an unterschiedlichen Stellen des Körpers lokalisiert sind und wegen ihrer geringen Größe z. T. lange unerkannt bleiben.

Häufigkeit. Seit der Erstbeschreibung durch Prader 1959 wurde die Kombination einer phosphopenischen Rachitis bzw. Osteomalazie mit einem Tumor in etwa 50 Einzelbeobachtungen, meist bei Erwachsenen, aber auch bei Kindern beschrieben.

Klinische Symptome. Im Gegensatz zum Phosphatdiabetes manifestiert sich die Tumorrachitis im späteren Kindes- oder im Erwachsenenalter mit Knochenschmerzen, Muskelschwäche und gelegentlich Spontanfrakturen. Bei jeder „sporadischen hypophosphatämischen Rachitis oder Osteomalazie“, die mit Knochenschmerzen einhergeht und sich nicht bereits im Kleinkindalter manifestiert, sollte an eine Tumorrachitis gedacht werden.

Diagnose. Die laborchemischen und radiologischen Befunde entsprechen denen beim Phosphatdiabetes (s. unten), wobei die Serum-$1{,}25\ (OH)_2D$-Spiegel oft deutlich niedriger liegen.

Therapie. Nach Entfernen des Tumors normalisieren sich die laborchemischen und röntgenologischen Veränderungen. Falls der Tumor inoperabel ist, erfolgt eine Therapie der Rachitis wie beim Phosphatdiabetes (s. unten).

De-Toni-Debré-Fanconi-Syndrom (s. Kap. 67)

Phosphatdiabetes (familiäre hypophosphatämische Rachitis)

Ätiologie und Pathogenese. Der Phosphatdiabetes wird durch verschiedene, auf dem distalen Anteil des kurzen Arms des X-Chromosoms lokalisierte Mutationen des PHEX-Gens („phosphate regulating gene with homologies to endopeptidases located on the X-chromosome“) hervorgerufen. Man nimmt an, daß die Mutationen zu einer verminderten Aktivität einer neutralen Endopeptidase führen, die normalerweise einen phosphaturischen Faktor („Phosphatonin“) inaktiviert. Das im Überschuß gebildete Phosphatonin hemmt vermutlich den für die Phosphatrückresorption wichtigen Natrium-Phosphat-Kotransporter Typ 2 (NaPi-2). Zusätzlich besteht eine Störung der Regulation des Vitamin-D-Stoffwechsels, da die Serum-$1{,}25(OH)_2D$-Spiegel trotz ausgeprägter Hypophospatämie nicht erhöht, sondern niedrignormal sind. Die Hypophosphatämie bzw. das herabgesetzte Kalzium-Phosphat-Produkt im Serum führt zur Rachitis und Osteomalazie. Darüber hinaus bestehen auch Hinweise auf einen primären Osteoblastendefekt.

Vererbung und Häufigkeit. Marker für die Erkrankung ist die Hypophosphatämie, die nicht immer mit einer klinischen Symptomatik einhergeht. Der Erbgang des Phosphatdiabetes, der fehlerhaft auch als „Vitamin-D-resistente Rachitis“ bezeichnet wird, ist X-chromosomal dominant: Bei einer Erkrankung des Vaters sind also alle Töchter betroffen und alle Söhne gesund, während die Hälfte der Söhne und die Hälfte der Töchter einer hypophosphatämischen Mutter erkranken. Mädchen sind doppelt so häufig betroffen wie Knaben, das Ausmaß der Rachitis hängt bei ihnen davon ab, ob das entsprechend der Lyon-Hypothese in jeder Zelle inaktivierte X-Chromosom überwiegend das defekte Gen oder das normale Gen trägt.

Vereinzelt wurden Familien mit autosomal-dominantem oder autosomal-rezessivem Erbgang beschrieben. Mit einer Häufigkeit von etwa 1 : 20.000 Neugeborenen ist der Phosphatdiabetes die häufigste der erblichen Rachitisformen.

Klinische Symptome und Verlauf. Die Erkrankung manifestiert sich meist erst am Ende des 1. oder häufiger im 2. Lebensjahr. Die betroffenen Kinder fallen dann durch einen watschelnden, breitbeinigen Gang, zunehmenden Kleinwuchs und rachitische Beindeformitäten auf (Abb. 66.6). Der klinische Ausprägungsgrad korreliert nicht mit dem Ausmaß der Hypophosphatämie, Muskelschmerzen treten nicht auf. Nicht selten kommen eine gestörte Zahnentwicklung und Zahnabszesse vor. Unbehandelte erwachsene Patienten können beschwerdefrei sein oder Verkalkungen im Bereich von Sehnen, Gelenkkapseln und Ligamenten sowie eine Innenohrschwerhörigkeit aufweisen und über Knochenschmerzen klagen.

Diagnose. Die wichtigsten *Laborbefunde* sind eine Hypophosphatämie (Serumphosphat im 1. Lebensjahr < 1,6 mmol/l bzw. 5 mg/dl, bei älteren Kindern < 1,3 mmol/l bzw. 4 mg/dl, bei Erwachsenen < 0,6 mmol/l bzw. < 2 mg/dl) und Verminderung der tubulären Phosphatrückresorption (TRP), die deutlich unter 80 % liegt, bzw. des auf die glomeruläre Filtrationsrate (GFR) bezogenen Transportmaximus für Phosphat (TmP/GFR) (altersabhängige Normwerte). Die alkalische Serumphosphataseaktivität ist als Ausdruck einer gesteigerten Osteoblastentätigkeit mäßig erhöht. Die laborchemischen Veränderungen lassen sich meist schon in den ersten Lebensmonaten, nie aber unmittelbar nach Geburt nachweisen. Kalzium, PTH, 25 OHD im Serum sowie Urinkalzium sind bei unbehandelten Patienten normal, der $1{,}25(OH)_2D$-Serumspiegel ist altersentsprechend, jedoch für die Hypophosphatämie zu niedrig.

Die *Röntgenbefunde* sind altersabhängig. Im Säuglingsalter überwiegen Auftreibung und Becherung der metaphysären Wachstumszone im Bereich der langen Röhrenknochen von Unterarmen und Beinen, später stehen die Veränderungen im Bereich der Knie- und Sprunggelenke im Vordergrund (Abb. 66.6). Charakteristisch ist eine mediale Verbreiterung der Epiphysen am distalen Femur und an der proximalen Tibia sowie eine O-Beinstellung der Unterschenkel mit einem keilförmigen Defekt der statisch überbelasteten medialen Tibiametaphyse. Mit zunehmendem Alter ist bei unbehandelten Patienten eine grobe Trabekelzeichnung der Röhrenknochen und paradoxerweise eine Erhöhung der Knochendichte (ekzessive Anhäufung von intermittierend verkalktem Osteoid) erkennbar.

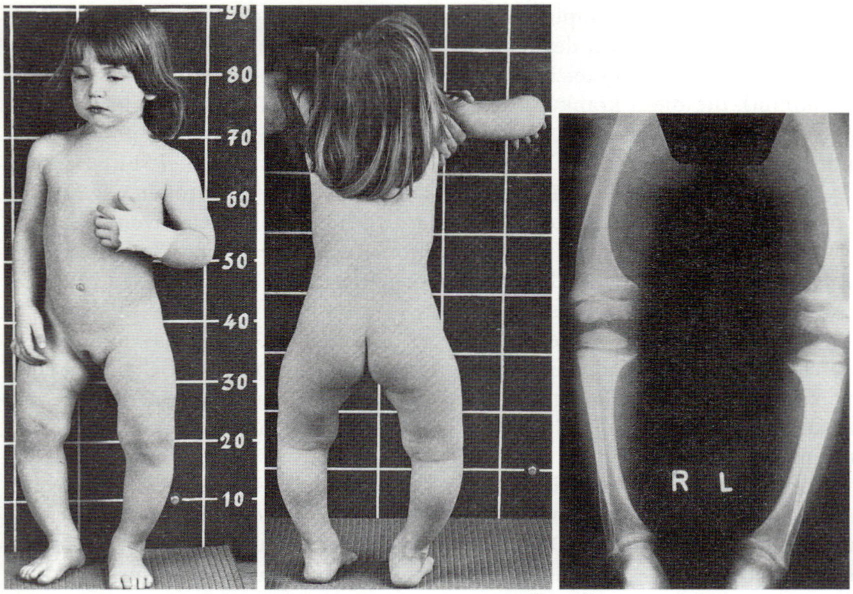

Abb. 66.6. Familiäre hypophosphatämische Rachitis (Phosphatdiabetes) bei einem 3jährigen unbehandelten Mädchen mit Kleinwuchs und ausgeprägten Beindeformitäten. Beachte die röntgenologischen Rachitiszeichen im Bereich der Metaphysen von distalem Femur und proximaler Tibia

Therapie. Die Behandlung erfolgt mit 4–6 über den Tag verteilten Dosen von Phosphat (z.B. als Reducto spezial oder Phosphat Sandoz-Brausetabletten). Die Dosierung beträgt je nach Lebensalter und Verträglichkeit etwa 40–50(–70) mg/kg Körpergewicht und Tag, wobei sich die angegebene Menge auf den Gehalt an elementarem Phosphor bezieht. Die Enddosis soll erst in einigen Wochen erreicht werden. Um einer Phosphat-induzierten Tendenz zur Hypokalzämie mit sekundärem oder tertiärem Hyperparathyreoidismus entgegenzuwirken und eine Ausheilung der Mineralisierungsstörung im Bereich von Spongiosa und Kompakta zu erzielen, wird zusätzlich 1,25$(OH)_2$D3 (Calcitriol) in einer Dosis von initial 15–20 ng/kg täglich oral in 2 Einzeldosen verabreicht und innerhalb von einigen Wochen auf die Erhaltungsdosis von täglich 20–40(–60) ng/kg Körpergewicht gesteigert. Die Richtlinien für die Calcitriolbehandlung (Urinkalziumausscheidung, Absetzen bei Immobilisierung, Ultraschalluntersuchungen) entsprechen denen der Therapie des Hypoparathyreoidismus (s. Abschn. 66.2). Calcitriol muß bei einem Hinweis auf eine Hyperkalziurie (Nephrokalzinose und Hyperkalzämie) reduziert und bei einem sekundären Hyperparathyreoidismus erhöht werden. Die Phosphatdosis soll bei herabgesetzter Wachstumsrate und/oder erhöhter Serum-AP-Aktivität gesteigert werden, was allerdings wegen gastrointestinaler Symptome und sekundärem Hyperparathyreoidismus nicht immer möglich ist. Die Therapie mit Phosphat und Calcitriol sollte so früh wie möglich, bei einem Indexfall in der Familie schon in den ersten beiden Lebensmonaten, einsetzen, da hierdurch schwere Knochendeformierungen und vermutlich auch ein stärkerer Kleinwuchs verhindert werden können. Die Mitbetreuung durch einen Kinderorthopäden ist erforderlich, bei ausgeprägten und im Wachstumsalter nicht selten progredienten Fehlstellungen sind Korrekturosteotomien bisweilen nicht zu umgehen. Bei einem Teil der erwachsenen Patienten ist eine Fortsetzung der Therapie nicht notwendig, während andere wegen einer erneut auftretenden Symptomatik lebenslang behandelt werden sollen.

Insgesamt ist die Behandlung des Phosphatdiabetes aufwendig, sie sollte in der Hand erfahrener pädiatrischer Endokrinologen oder Nephrologen liegen, die Behandlungsergebnisse sind nicht immer zufriedenstellend. Zur Zeit wird in Studien ein möglicher positiver Effekt des Wachstumshormons überprüft.

Hereditäre hypophosphatämische Rachitis mit Hyperkalziurie (HHRH)

Ätiologie und Pathogenese. Bei dieser sehr seltenen, vorwiegend autosomal-rezessiv vererbten phosphopenischen Rachitis sind die 1,25$(OH)_2$D-Serumspiegel im Gegensatz zum Phosphatdiabetes stark erhöht als Hinweis einer adäquaten Reaktion auf den renalen Phosphatverlust. Offenbar betrifft die Störung lediglich die tubuläre Phosphatrückresorption, nicht aber, wie beim klassischen Phosphatdiabetes, zusätzlich die Regulation des Vitamin-D-Stoffwechsels. Durch die erhöhte 1,25$(OH)_2$D-Sekretion kommt es zur vermehrten Aufnahme von Kalzium aus dem Darm, einer Tendenz zur Hyperkalzämie und Nebenschilddrüsensuppression mit der Folge einer Hyperkalziurie. Der genetische Defekt ist bisher nicht aufgeklärt.

Klinische Symptome. Es handelt sich um ein Spektrum von Symptomen, das von einer asymptomatischen Hyperkalziurie bis zum schweren Ausprägungsgrad mit Rachitis, Nephrokalzinose, Nephrolithiasis und Kleinwuchs reicht.

Diagnose. Sie stützt sich auf den Nachweis einer Hyperkalziurie und einer Erhöhung der 1,25$(OH)_2$D-Serumkonzentrationen bei unbehandelten Patienten mit hypophospatämischer Rachitis, die übrigen laborchemischen Veränderungen entsprechen dem Phosphatdiabetes.

Therapie. Die Behandlung besteht in der alleinigen oralen Phosphatsubstitution, die bis auf 70–100 mg/kg elementaren Phosphor in 5–6 Einzeldosen gesteigert werden muß, um einen guten Therapieeffekt zu erzielen.

Hypophosphatämie durch Mutation des Fibroblast growth factors 23 (FGF 23)

Diese seltene autosomal dominant erbliche Rachitis unterscheidet sich laborchemisch und röntgenologisch nicht vom klassischen Phosphatdiabetes. Sie kann sich klinisch erst im Verlauf des Kindesalters oder im Erwachsenendalter manifestieren.

Die Behandlung entspricht der des Phosphatdiabetes. Bei manchen Patienten normalisiert sich die Phosphatstoffwechselstörung auch nach Absetzen der Therapie komplett.

Diagnose und Differentialdiagnose der Rachitis

Die Diagnose einer Rachitis stützt sich auf den Nachweis einer erhöhten Aktivität der alkalischen Serumphosphatase und röntgenologischer Skelettveränderungen.

Sind die Serum-PTH-Konzentrationen normal, handelt es sich um eine *phosphopenische Rachitis*, also in der Regel eine primäre Störung der tubulären Phosphatrückresorption, bei der die Serumphosphatkonzentrationen deutlich erniedrigt und die Serumkalziumspiegel normal sind. Ist dabei die Kalziumausscheidung im Urin normal und fehlt eine Erhöhung des 1,25$(OH)_2$D-Serumspiegels, liegt die klassische familiäre hypophosphatämische Rachitis, eine Tumorrachitis oder eine FGF-23-Mutation vor. Bei Hyperkalziurie und erhöhtem 1,25$(OH)_2$D-Serumspiegel liegt die seltene hereditäre hypophosphatämische Rachitis mit Hyperkalziurie vor. Schließlich muß differentialdiagnostisch auch ein Fanconi-Syndrom, bei zusätzlicher Nephrokalzinose/Nephrolithiasis ein Dent-Syndrom berücksichtigt werden (s. Kap. 67).

Findet sich bei einer Rachitis ein sekundärer Hyperparathyreoidismus, handelt es sich um eine *kalzipenische Rachitis*, bei der eine Tendenz zur erniedrigten Konzentration von Serumkalzium und/oder Serumphosphat besteht. Zur weiteren Differentialdiagnose wird der Vitamin-D-Metabolit 25 OHD bestimmt. Ist der Serumspiegel erniedrigt, liegt eine Vitamin-D-Mangelrachitis bzw. eine Rachitis bei hepatobiliären Erkrankungen, bei einer Malabsorption oder unter Antikonvulsivabehandlung vor. Bei einer normalen Konzentration von 25 OHD handelt es sich um eine Vitamin-D-abhängige Rachitis (VDAR), die durch die zusätzliche Bestimmung des Vitamin-D-Hormons 1,25$(OH)_2$D weiter differenziert wird. Bei einer Erniedrigung dieses Hormons handelt es sich bei fehlendem Hinweis auf eine Niereninsuffizienz um eine renale Synthesestörung, also eine VDAR I, bei einer Erhöhung des Hormons handelt es sich bei fehlendem Hinweis auf einen Kalziummangel um eine sehr seltene Endorganresistenz, also eine Vitamin-D-abhängige Rachitis Typ II (Tabelle 66.3). Die Differentialdiagnose der Rachitis muß auch die isolierte Hyperphosphatasie und die kongenitale Hypophosphatasie einbeziehen.

Isolierte Erhöhung der alkalischen Serumphosphatase

Definition. Nach Ausschluß hepatobiliärer Erkrankungen oder einer Osteopathie durch Dokumentation von Normalwerten für Leberenzyme, Kalzium und Phosphat im Serum sowie einer unauffälligen Röntgenaufnahme der linken Hand wird eine erhöhte Aktivität der alkalischen Serum-Phosphatase als isolierte Hyperphosphatasie bezeichnet. Diese kann transitorisch oder permanent auftreten.

Transitorische Hyperphosphatasie

Sie kommt bei Säuglingen und Kleinkindern relativ häufig vor und normalisiert sich spontan nach 6–12 Wochen. Bei vielen der betroffenen Kinder besteht zum Zeitpunkt der Hyperphosphatasie ein Infekt der oberen Luftwege oder eine Durchfallserkrankung. Ursächlich wird eine transitorisch gestörte Enzym-Clearance durch ein noch unbekanntes infektiöses Agens vermutet.

Persistierende Hyperphosphatasie

Diese ist viel seltener, sie kann idiopathisch oder hereditär auftreten, die hereditäre Form kann vermutlich dominant oder rezessiv vererbt werden.

Die rezessiv vererbte Form sowie die idiopathische Hyperphosphatasie können mit geistiger Behinderung, Anfällen und neurologischen Auffälligkeiten einhergehen, deren Assoziation zur Hyperphosphatasie bisher ungeklärt ist.

Bei einer isolierten transitorischen oder persistierenden Hyperphosphatasie sind eine weiterführende Diagnostik, wie Knochenszintigraphie oder -biopsie oder eine probatorische Vitamin-D-Behandlung unangebracht.

Literatur

Econs MJ, White KE (2000) Inherited phosphate wasting disorders.In Econs MJ (ed) The genetics of osteoporosis and metabolic bone disease. Humana Press, Totowa, NJ, pp 111–132

Kitanka S, Takeyama K-J, Murayama A et al.(1998) Inactivating mutations in the 25-hydroxyVitamin D_3 1α-hydroxylase gene in patients with pseudoVitamin-D-deficiency rickets. N Engl J Med 338: 653–661

Kruse K (1999) Kalzium-Phosphat-Stoffwechselstörungen. In: Kruse K (Hrsg) Pädiatrische Endokrinologie, 2.Aufl., Thieme, Stuttgart, S. 111–166

Malloy PJ, Pike JW, Feldman D (1997) Hereditary 1,25-dihydroxyVitamin D resistant rickets. In: Feldman D, Glorieux FC, Pike JW (eds) Vitamin D. Academic, San Diego, pp 765–787

66.3 Störungen des Kalziumstoffwechsels in der Neugeborenenperiode

Neugeborenenhypokalzämie

Definition. Die Neugeborenenhypokalzämie wird definiert als Unterschreiten der Gesamtserumkalziumkonzentration von 1,75 mmol/l bzw. 7 mg/dl und des ionisierten Anteils von 0,63 mmol/l bzw. 2,5 mg/dl. Sie kann in Abhängigkeit des zeitlichen Auftretens in eine frühe und eine späte Form unterteilt werden.

Ätologie und Pathogenese. Bei *Frühgeborenen* spielt das abrupte Sistieren der hohen diaplazentaren Kalziumzufuhr, vermutlich auch eine vorübergehende Endorganresistenz gegenüber PTH und eine überschießende Kalzitoninsekretion eine Rolle. Bei *Kindern diabetischer Mütter* werden pathogenetisch eine verminderte PTH-Sekretion infolge Hypomagnesiämie, eine erhöhte Kalzitoninsekretion oder ein vermehrter Kalziumbedarf aufgrund des größeren Skeletts dieser meist übermaßigen Kinder vermutet. Ursache der neonatalen Hypokalzämie Neugeborener *mit perinataler Asphyxie* oder anderen Geburtskomplikationen könnte ein vermehrter Übertritt von intrazellulärem Phosphat in den Extrazellulärraum sein, der einen Serumkalziumabfall hervorruft.

Ein weiterer Pathomechanismus, der besonders für die späte Form der Neugeborenenhypokalzämie verantwortlich sein dürfte, ist ein transitorischer Hypoparathyreoidismus, oft aggraviert durch eine vermehrte Phosphatzufuhr mit der Nahrung.

Klinische Symptome. Die frühe Form ist die bei weitem häufigste der Neugeborenenhypokalzämien. Sie manifestiert sich in den ersten 3 Lebenstagen, meist schon in den ersten 12–24 Stunden besonders bei Frühgeborenen (etwa 50%), Kindern diabetischer Mütter (etwa 50%) und bei Neugeborenen mit Geburtskomplikationen, wie perinatale Asphyxie (etwa 30%). Die betroffenen Säuglinge sind klinisch meist asymptomatisch. Gelegentlich fallen sie durch Zittern, Übererregbarkeit und selten Neugeborenenkrämpfe auf.

Die späte Form der Neugeborenenhypokalzämie ist viel seltener und manifestiert sich unabhängig vom Gestationsalter zwischen dem 4. und 28. Lebenstag, meistens mit generalisierten Neugeborenenkrämpfen.

Diagnose. Sie stützt sich auf den Nachweis von Hypokalzämie, meist Hyperphosphatämie, und normaler Aktivität der alkalischen Serumphosphatase. Das Serum-PTH ist meist erniedrigt, kann selten aber auch als Hinweis auf eine transitorische Endorganresistenz erhöht sein.

Differentialdiagnostisch müssen zahlreiche Erkrankungen berücksichtigt werden, die im folgenden zusammengefaßt sind.

Hypokalzämien

- Frühe From der Neugeborenenhypokalzämie:
  - Frühgeborene,
  - Kinder diabetischer Mütter,
  - Neugeborene mit Geburtskomplikationen.
- Späte Form der Neugeborenenhypokalzämie:
  - transitorischer Hypoparathyreoidismus,
  - Hypomagnesiämie,
  - langdauernde Bicarbonatbehandlung,
  - kongenitaler permanenter Hypoparathyreoidismus,
  - mütterlicher primärer Hyperparathyreoidismus,
  - intestinale Malabsorption von Kalzium und Vitamin D,
  - mütterlicher Vitamin-D-Mangel.

Hyperkalzämien

- Idiopathische infantile Hyperkalzämie,
- hereditäre hypokalziurische Hyperkalzämie,
- neonataler primärer Hyperparathyreoidismus,
- Adiponecrosis subcutanea,
- Phosphatmangel,
- Hypervitaminosis D,
- Hypervitaminosis A,
- konnatale Hypothyreose,
- mütterlicher Hypoparathyreoidismus oder Pseudohypoparathreoidismus,
- kongenitale Hypophosphatasie,
- Nebenniereninsuffizienz,
- Blue-diaper-Syndrom,
- Neoplasien,
- metaphysäre Dysplasie, Typ Jansen.

Immer soll bei einer Neugeborenenhypokalzämie an eine intrauterine und postnatal vorübergehend anhaltende Suppression der PTH-Sekretion durch eine mütterliche Hyperkalzämie, z.B. im Rahmen eines primären Hyperparathyreoidismus, gedacht werden.

Therapie. Sie besteht in der langsamen intravenösen Injektion einer 10%igen Kalzium-Glukonat-Lösung in einer Dosierung von 2 ml/kg Körpergewicht unter Kontrolle der Herzfrequenz. Die Dosis kann in Intervallen von 6–8 Stunden erneut verabreicht werden. Bei asymptomatischer Hypokalzämie kann die Kalzium-Glukonat-Lösung in einer Dosierung von 5–10 ml/kg Körpergewicht und 24 h per os, verteilt auf die Mahlzeiten, zugeführt werden. Bei Fortbestehen der Hypokalzämie ist eine zusätzliche Behandlung mit Vitamin D3 in einer Dosierung von etwa 5.000 IE/Tag oder Calcitriol in einer Dosierung von etwa 50 ng/kg Körpergewicht und Tag unter regelmäßiger Überwachung der Serum- und Urinkalziumwerte notwendig.

Bei einem Hypoparathyreoidismus wird das Absetzen dieser Behandlung nach wenigen Wochen ergeben, ob es sich um eine transitorische oder permanente Form handelt. Im letzteren Falle ist eine zusätzliche Diagnostik und Therapie entsprechend Abschn. 66.2 (Hypoparathyreoidismus) notwendig.

Neugeborenenhyperkalzämie

Definition. Eine Hyperkalzämie, definiert als Überschreiten einer Gesamtserumkalziumkonzentration von 2,65 mmol/l bzw. 10,6 mg/dl oder des ionisierten Kalziumspiegels von 1,4 mmol/l. bzw. 5,5 mg/dl, tritt bei Neugeborenen selten auf.

Ätiologie und Pathogenese. Die wichtigsten Ursachen einer Neugeborenenhyperkalzämie sind in der Tabelle zusammengefaßt. Ein Teil der Hyperkalzämien wurde in Abschn. 66.2 besprochen. An dieser Stelle wird nur auf die Neugeborenenhyperkalzämie infolge einer mütterlichen Hypokalzämie, eines neonatalen primären Hyperparathyreoidismus und einer Adiponecrosis subcutanea eingegangen.

Mütterliche Hypokalzämie

Ätiologie und Pathogenese. Eine chronische mütterliche Hypokalzämie als Folge eines nicht oder schlecht eingestellten Hypoparathyreoidismus oder Pseudohypoparathyreoidismus bewirkt über einen erniedrigten diaplazentaren Kalziumgradienten beim Feten eine intrauterine Stimulation von PTH, vermutlich auch PTHrP, mit erhöhtem Skelettabbau und osteolytischen Veränderungen.

Klinische Symptome. Diese sind abhängig vom Auftreten einer Hyperkalzämie oder Hypokalzämie (s. dort).

Diagnose. Bei den meisten Neugeborenen ist die Serumkalziumkonzentration trotz des zunächst anhaltenden Hyperparathyreoidismus vermindert, bei einigen tritt jedoch eine transitorische postnatale Hyperkalzämie im Sinne eines tertiären Hyperparathyreoidismus auf.

Therapie und Verlauf. Sie richtet sich nach der Symptomatik und ist abhängig vom Auftreten einer Hyper- oder Hypokalzämie. Der sekundäre Hyperparathyreoidismus bildet sich postnatal spontan nach einigen Wochen zurück, die Röntgenveränderungen normalisieren sich erst nach Monaten.

Neonataler primärer Hyperparathyreoidismus

Ätiologie und Pathogenese. Es handelt sich um eine sehr seltene Erkrankung, die nichthereditär oder hereditär, dann autosomal-rezessiv oder autosomal-dominant oder im Rahmen einer familiären hypokalziurischen Hyperkalzämie, d.h. einer inaktivierenden Mutation des Gens für den Kalziumrezeptor, auftritt (s. Abschn. 66.2).

Klinische Symptome. Der neonatale primäre Hyperparathyreoidismus stellt eine Notfallsituation dar, unbehandelte Säuglinge sterben oft in den ersten 6 Monaten an den Folgen einer respiratorischen Insuffizienz aufgrund von Thoraxdeformierung und Rippenfrakturen.

Diagnose. Die Gesamtkalziumkonzentration kann auf Werte zwischen 3,75–7,5 mmol/l bzw. 15–30 mg/l erhöht sein, das Serumphosphat ist meist erniedrigt, die alkalische Phosphataseaktivität deutlich erhöht. Diagnostisch entscheidend ist der Nachweis einer massiv erhöhten Konzentration des Serum-PTH, ggf. eine positive Familienanamnese.

Therapie und Verlauf. Zunächst ist ein konservativer Behandlungsversuch mit Flüssigkeitszufuhr, NaCl- und Furosemidinfusionen und Kalzitonin sinnvoll. Bei ausgeprägtem primären Hyperparathyreoidismus ist allerdings die Therapie der Wahl die Entfernung aller 4 hyperplastischer Nebenschilddrüsen mit dem Versuch der Autotransplantation eines geringen Anteils in die Unterarmmuskulatur. Bei subtotaler Parathyreoidektomie besteht Rezidivgefahr. Mit einem postoperativen Hypoparathyreoidismus muß gerechnet werden.

Adiponecrosis subcutanea

Ätiologie und Pathogenese. Als Ursache der Hyperkalzämie wird eine erhöhte $1{,}25(OH)_2D$-Sekretion aus makrophagenähnlichen Zellen in der Fettgewebsnekrose angenommen.

Klinische Symptome. Es handelt sich um besonders am Rumpf auftretende ausgedehnte Fettgewebsnekrosen mit tief subkutan gelegenen Verhärtungen und blau-roter Verfärbung der darübergelegenen Haut, die besonders bei Neugeborenen nach perinatalen Komplikationen vorkommen und mit schweren Hyperkalzämien einhergehen können.

Diagnose. Durch die unregulierte, gesteigerte Vitamin-D-Hormonbildung kommt es über eine vermehrte intestinale Kalziumaufnahme zur Hyperkalzämie mit der Folge von PTH-Suppression und Hyperkalziurie, evtl. Nephrokalzinose. Bei Kindern mit Adiponecrosis sollte innerhalb der ersten 2 Lebensmonate immer eine Diagnostik des Kalziumphosphatstoffwechsels veranlaßt werden.

Therapie und Verlauf. Die spontane Rückbildung der Hyperkalzämie erfolgt mit der Normalisierung der Hautveränderungen. Da dies allerdings mehrere Wochen dauern kann, muß eine Kalzium- und Vitamin-D-arme Kost verabreicht werden, oft ist auch eine zusätzliche Glukokortikoidbehandlung (1–2 mg/kg Körpergewicht Prednison) notwendig.

Literatur

Kovacs CS, Kronenberg HM (1997) Maternal-fetal calcium and bone metabolism during pregnancy, puerperium, and lactation. Endocrine Rev 18: 832–872

Kruse K (1999) Kalzium-Phosphat-Stoffwechselstörungen In: Kruse K (Hrsg.) Pädiatrische Endokrinologie, 2. Aufl. Thieme, Stuttgart, S. 111–166

67 Krankheiten der Nebennieren

W.G. Sippell

67.1 Störungen der Nebennierenrinde

Normale Entwicklung und Funktion. Die Nebennieren setzen sich aus der vom Zölomepithel (Mesoderm) abstammenden Nebennierenrinde (NNR) und dem vom Sympathikus (Ektoderm) stammenden Nebennierenmark (NNM) zusammen. An der Rinde unterscheidet man von innen nach außen 3 Zonen: Zona reticularis, Zona fasciculata und Zona glomerulosa.

Während der Fetalzeit sind die Nebennieren, genauer ihr Rindenanteil, unverhältnismäßig groß. Im 2. Fetalmonat verhält sich die Größe von Nebenniere zu Niere wie etwa 2 : 1, im 6. Monat wie 1 : 1, beim Erwachsenen wie 1 : 28. In der fetalen NNR bestehen nur 2 Rindenschichten: eine breite Innenschicht, die als transitorische fetale Rinde („Fetokortex") bezeichnet wird, und eine schmale Außenzone („Neokortex"), aus der die permanente, letztlich 3schichtige NNR hervorgeht. Während der Neokortex nur durch ACTH stimulierbar ist, scheint der Fetokortex in der 1. Schwangerschaftshälfte unter dem Einfluß von plazentarem hCG zu stehen. Er produziert bereits ab der 6. Schwangerschaftswoche (SSW) aus plazentarem Pregnenolon vorwiegend DHA-Sulfat und 16-OH-DHA-Sulfat, also Androgene, welche als direkte Vorstufen der hochaktiven Östriolsynthese in der Plazenta dienen. Da einige der dafür nötigen Enzyme nur in der fetalen NNR, andere aber nur in der Plazenta vorhanden sind, ist die Östrogenproduktion in der Schwangerschaft sowohl von einer funktionierenden Plazenta als auch von einer intakten und entsprechend hypertrophierten fetalen NNR abhängig (sog. *fetoplazentare Einheit*). Daher dient die Östriolkonzentration im Plasma oder Urin der Schwangeren als Parameter für die Vitalität des Fetus.

Bereits um den 8. Schwangerschaftsmonat beginnt eine allmähliche Involution des Fetokortex, welche postpartal, nach Abtrennung der Plazenta, am stärksten und etwa im 6. Monat abgeschlossen ist.

Die permanente Rinde (Neokortex) differenziert sich erst nach der 10. SSW sehr langsam, zunächst als Zona fasciculata, ab 20. SSW ist auch eine schmale Zona glomerulosa abgrenzbar. Steroidbiosynthese (Kortisol, Aldosteron) erfolgt in nennenswertem Umfang im Neokortex jedoch erst ab der 32. SSW. Die Zona reticularis zeichnet sich erst vor der Pubertät im Rahmen der Adrenarche (s. Kap. 68) ab.

Die Funktion der NNR ist lebenswichtig. Von der permanenten NNR wird eine große Anzahl von Steroiden aus Acetat oder aus Cholesterin mit Hilfe enzymatischer Prozesse aufgebaut (s. Abb. 67.1).

Nach ihrer vorwiegenden Funktion lassen sich die NNR-Hormone in 3 Gruppen einteilen:

- die eiweißkatabolen, antiphlogistisch bzw. immunsuppressiv wirksamen Glukokortikoide (G),
- die natriumretinierenden, kaliumdiuretisch wirksamen Mineralokortikoide (M) und
- die eiweißanabolen, stickstoffretinierenden Androgene (A).

Eine scharfe Trennung der Gruppen nach ihrer Funktion ist nicht möglich, da sich die Wirkung einzelner NNR-Steroide überlappt. So besitzt z.B. das Kortisol einen deutlichen Mineralokortikoideffekt, da Glukokortikoidrezeptor (Typ II) und Mineralokortikoidrezeptor (Typ I) große Ähnlichkeit aufweisen. So hat der Typ-I-Rezeptor die gleiche Affinität für Kortisol und Aldosteron. In mineralokortikoidsensitiven Geweben (z.B. Nierentubulus) schützt die hochaktive 11β-Hydroxysteroiddehydrogenase Typ 2 (11β-HSD2)durch Umwandlung von Kortisol zu Kortison den Typ-I-Rezeptor vor Besetzung durch Kortisol, so daß er frei ist für die Bindung von Aldosteron.

Glukokortikoide bewirken eine Neubildung von Glukose aus Eiweiß (Glukoneogenese) und wirken damit in den meisten Geweben eiweißkatabol, in der Leber durch Stimulation der Enzymproteinsynthese hingegen anabol. In fetalen Organen (Lunge, Leber, Darm, Gehirn) induzieren sie, ähnlich wie das Schilddrüsenhormon, die Differenzierung und Organreifung, antagonistisch wirken hier Insulin und Androgene. In höheren Dosen hemmen Glukokortikoide das Längenwachstum. Bei akuter Verabreichung bewirken sie eine Eosinopenie und eine Lymphopenie. Sie führen zu einer Rückbildung der lymphatischen Gewebe und unterdrücken zahlreiche Immunreaktionen, insbesondere durch Hemmung von Zytokinen und Entzündungsmediatoren sowie der Beweglichkeit und Funktion von Neutrophilen, Lymphozyten, Monozyten und Makrophagen. Unphysiologisch hohe Dosen wirken stark appetitsteigernd und führen zu Adipositas und Osteoporose.

Der aktivste physiologische Vertreter ist das Kortisol (Hydrokortison). Kortison (11-Dehydrokortisol) dagegen wird in *physiologischen* Dosen nicht vom Glukokortikoid- und auch nicht vom Mineralokortikoidrezeptor gebunden und ist daher endogen praktisch nicht wirksam. Synthetische Glukokortikoide mit gesteigerter antiphlogistischer Wirkung und verlängerter Halbwertszeit (aber ohne Mineralokortikoideffekt) sind Prednison, Prednisolon, Triamcinolon, Betamethason und Dexamethason. Nach ihrer antiphlogistischen *pharmakologischen* Wirkung werden als etwa wirkungsgleich angenommen: 100 mg Kortisol entspricht 30 mg Deflazacort entspricht 25 mg Prednison entspricht 20 mg Methylprednisolon entspricht 15 mg Triamcinolon entspricht 3 mg Dexamethason oder Betamethason. Den synthetischen Präparaten fehlt der Mineralokortikoideffekt weitgehend. Eine antiphlogistisch voll wirksame Dosis sind 2 mg Prednison/kg KG/Tag.

Mineralokortikoide gehören zu den wichtigsten Regulatoren des Salz-Wasser-Haushaltes. Sie fördern die Retention von Natrium im distalen Nierentubulus und damit von Chlorid und Wasser sowie die Exkretion von Kalium. Das stärkste Mineralokortikoid ist das Aldosteron. Es wird nur in den Zellen der Zona glomerulosa gebildet. Daneben kommt dem Corticosteron und dem Desoxycorticosteron (DOC) eine starke Mineralwirkung zu. Aldosteron ist jedoch etwa 25mal wirksamer. Als synthetisches orales Mineralokortikoid stehen das 9α-Fluorkortisol (Astonin H) und sein Acetat (Fludrokortison) zur Verfügung.

Die Wirkung der *NNR-Androgene* deckt sich mit derjenigen der gonadalen Androgene, ist jedoch quantitativ deutlich geringer. Sie fördern das Längenwachstum und die Skelettreifung besonders in der Pubertät. Zusammen mit den gonadalen Sexualhormonen bewirken sie die Ausprägung der sekundären Geschlechtsmerkmale. Vornehmlich beim weiblichen Geschlecht führen sie zur Entwicklung der Pubes und der Axillarbehaarung. Der Beginn der adrenalen Androgenproduktion in der Vorpubertät wird als *Adrenarche* bezeichnet. Sie ist von der Ausbildung der Zona reticularis abhängig, findet sich nur beim Menschen und höheren Primaten und geht dem Beginn der gonadalen Steroidbildung um etwa 2–4 Jahre voraus. Über die Auslösung dieses Vorganges bestehen noch keine endgültig gesicherten Vorstellungen.

Die Steuerung *der NNR-Hormonabgabe* erfolgt, soweit es das Kortisol und die Androgene angeht, durch das Corticotropin (ACTH) der Hypophyse. Umgekehrt bewirken nur die Glukokortikoide eine Suppression des hypothalamischen Corticotropin-releasing-Hormons (CRH) und damit eine Hemmung der ACTH-Abgabe im Sinne eines negativen Feedback. Den Androgenen kommt kein hemmender Effekt auf die CRH-ACTH-Sekretion zu.

CRH ist ein erst 1981 isoliertes Peptid von 41 Aminosäuren. Es wird im ventromedialen Hypothalamus gebildet und ist der wichtigste Regulator der ACTH-Sekretion.

ACTH ist ein Polypeptid von 39 Aminosäuren (AS), welches zusammen mit β-Lipotropin (β-LPH, 91 AS) durch Spaltung des hypophysären Vorläuferproteins *Proopiomelanocortin* (POMC) entsteht. Die weitere proteolytische Spaltung von ACTH liefert u.a. α-MSH (melanozytenstimulierendes Hormon), das den ersten 13 AS des ACTH entspricht, aber keine Corticotropinwirkung besitzt, die von β-LPH liefert β-MSH (17 AS) sowie neurotrope Peptide mit morphinartiger Wirkung. Als wichtigstes dieser im Streß freigesetzten *Endorphine* gilt das β-Endorphin, welches den AS 61–91 des β-LPH entspricht.

In Ruhe beträgt die Kortisolsekretion ca. 7 mg/m^2 KOF/24 h. Im Streß kann die Sekretion CRH-ACTH-bedingt maximal auf den 10fachen Wert ansteigen. Die Kortisol-, ACTH- und wohl auch CRH-Sekretion weist einen ausgeprägten Tag-Nacht-Rhythmus *(zirkadiane Sekretion)* mit einem Gipfel am frühen Morgen gegen 6 Uhr auf. Bis 10 Uhr vormittags sind 2/3 der 24 h-Sekretion abgegeben. Im Blut ist Kortisol überwiegend an sein Transportglobulin Transcortin

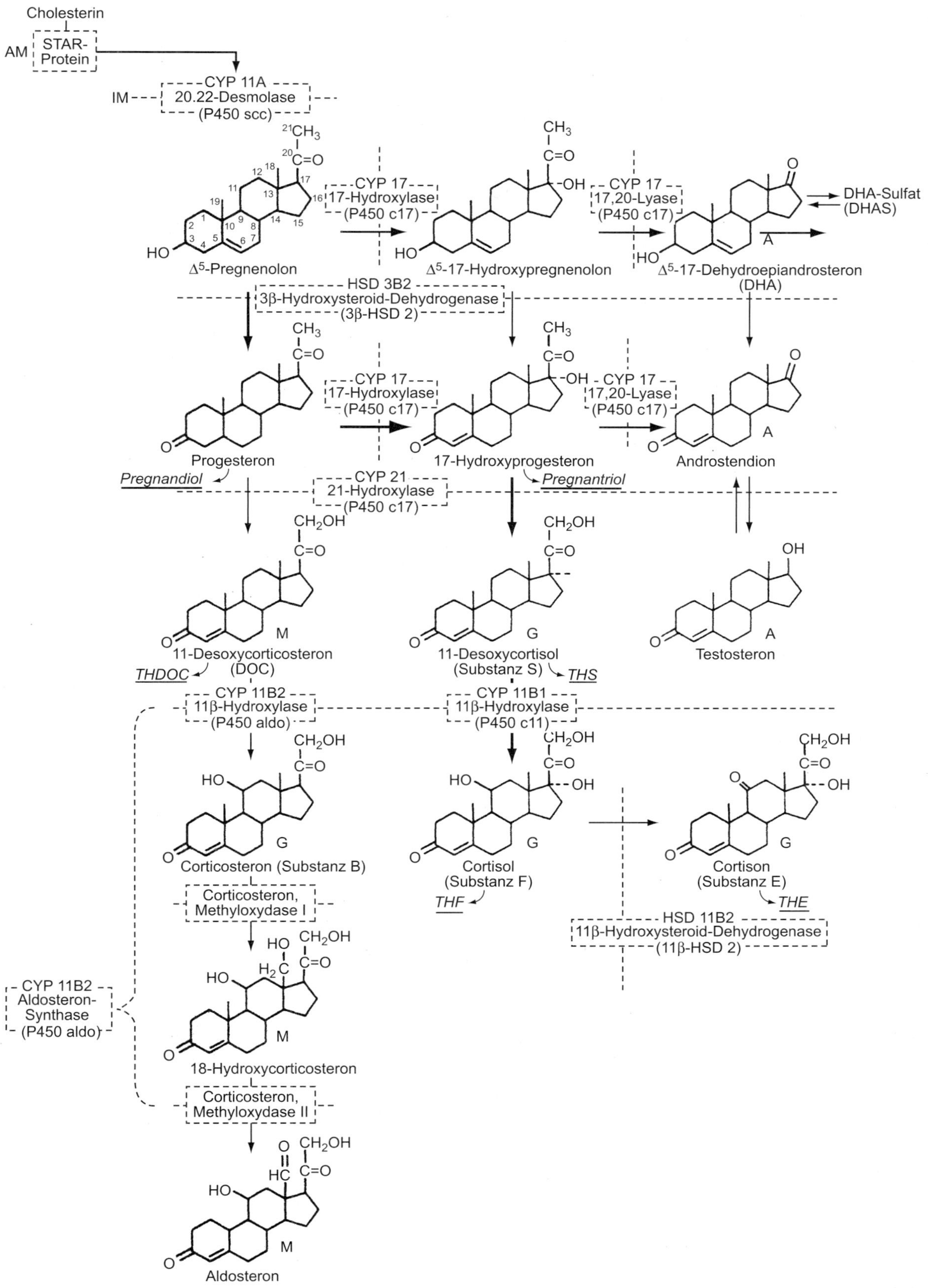

Abb. 67.1. Steroide, Enzyme (und zugehörige Gene, *über den Enzymnamen*) der NNR-Hormonsynthese. Bezeichnungsschema des Steroidgerüsts in kleinen Ziffern bei Δ5-Pregnenolon. Die Δ4-Steroide liegen distal (*unterhalb*) der 3β-Hydroxysteroiddehydrogenase. *Dicke Pfeile*: Hauptbiosyntheseweg zum Kortisol. Unterstrichenes: vermehrt im Urin ausgeschiedene Steroide bei Defekt des distal gelegenen Enzyms. *AM* äußere, *IM* innere Mitochondrienmembran, *A* Androgen, *M* Mineralokortikorid, *G* Glukokortikoid

gebunden. Der Kortisolplasmaspiegel (RIA) für 8–9 Uhr vormittags beträgt bei Kindern und Erwachsenen etwa 120–230 ng/ml, gegen Mitternacht 5–20 ng/ml.

Die Regulation der Abgabe der Mineralokortikoide erfolgt bei Erwachsenen und älteren Kindern fast ausschließlich (bei jüngeren Kindern z.T. über ACTH) über den juxtaglomerulären Apparat der Niere. Bei Verminderung des Plasmavolumens, Abfall des Natriums und Anstieg des Kaliums im Serum kommt es zu einem Anstieg der Reninsekretion. Renin führt zur Freisetzung von Angiotensin, welches seinerseits eine vermehrte Aldosteronsynthese und -sekretion in der Zona glomerulosa herbeiführt.

Untersuchungsmethoden. Der Funktionszustand der NNR ist prüfbar durch Bestimmung der wichtigsten NNR-Hormone im Morgenplasma (Uhrzeitangabe!) durch Radioimmunoassay (RIA) bzw. Enzymimmunoassay (EIA): Glukokortikoide als Kortisol, Mineralokortikoide als Aldosteron, Androgene als DHA-Sulfat und Androstendion. Gelegentlich ist die Bestimmung der freien Steroide im 24 h-Urin sinnvoll. Die Gruppenbestimmung von 17-Ketosteroiden und 17-Hydroxykortikoiden gilt heute wegen mangelnder Spezifität als überholt.

Die Stimulationsfähigkeit der NNR wird im *ACTH-Kurztest* erfaßt. Durchführung: Bestimmung des Plasmakortisols basal sowie 60 min nach i.v.-Stimulation mit 250 µg (Neugeborene und Säuglinge: 125 µg) eines synthetischen β-1–24-ACTH (Synacthen). Der Test darf wegen der Gefahr des anaphylaktischen Schocks nicht bei mit ACTH vorbehandelten Kindern durchgeführt werden.

Bei Steroidsynthesestörungen hat die spezifische radioimmunologische Bestimmung der einzelnen Kortisol- und Aldosteronvorstufen im Plasma nach Extraktion und chromatographischer Auftrennung (sog. *Multisteroidanalyse*) sowie die quantitative Bestimmung der spezifischen Steroidmetaboliten im 24 h-Urin durch Kapillargaschromatographie große Bedeutung. Wegen der starken Interferenz (Kreuzreaktion) durch Steroide aus der fetoplazentaren Einheit sind in der Perinatalzeit und im Säuglingsalter Direktbestimmungen von adrenalen oder gonadalen Steroiden im Plasma durch RIA oder EIA ohne vorherige Reinigungsschritte höchst unzuverlässig. Außerdem zeigen fast alle Steroidspiegel eine ausgeprägte Alters- und Geschlechtsabhängigkeit, so daß exakte Referenzbereiche für gesunde Früh- und Neugeborene sowie Säuglinge für die Beurteilung unerläßlich sind.

Der *CRH-Test* (1 µg/kg KG bovines oder humanes CRH i.v.) mit nachfolgender ACTH-Bestimmung im Plasma eignet sich besonders zur Differentialdiagnose des Cushing-Syndroms (s. unten).

NNR-Insuffizienz

Die vielfältigen angeborenen und erworbenen Formen des Kortisol- und/oder Aldosteronmangels werden nach ihrer Lokalisation in primäre: adrenale, sekundäre: hypophysäre und tertiäre: hypothalamische Störungen eingeteilt. Da die NNR ähnlich wie die Schilddrüse auch ohne das glandotrope Hypophysenhormon ACTH eine geringe Restfunktion aufrechterhalten kann, zeigt die primäre NNR-Insuffizienz klinisch wesentlich schwerere Symptome als die sekundäre oder tertiäre.

Ätiologie und Pathogenese

Primäre NNR-Insuffizienz. Am häufigsten findet man unter den angeborenen Formen die *kongenitale NNR-Hypoplasie* (engl. *„adrenal hypoplasia congenita", AHC)*, eine X-chromosomal vererbte Anlagestörung der permanenten NNR (Neokortex, s. Kap. 67), wobei der verbleibende Rest des Fetokortex histologisch ein „zytomegales" Bild aufweist. Bei diesen Jungen bleiben Adrenarche und spontaner Pubertätsbeginn infolge eines gleichzeitig vorhandenen hypothalamischen Hypogonadismus (HHG) aus; da dieser schon antenatal besteht, findet sich oft ein bilateraler Maldescensus testis. Ursache der AHC sind Punktmutationen oder Deletionen im DAX-1-Gen (lokalisiert auf Xp21), welches für ein Protein aus der Familie der nukleären Hormonrezeptoren kodiert. Es ist zusammen mit dem Transkriptionsfaktor SF-1 für die Entwicklung von NNR, Gonaden und bestimmten Kernen des ventromedialen Hypothalamus unerläßlich. In Kombination mit Duchenne-Muskeldystrophie und/oder Glycerokinasemangel (mit geistiger Retardierung) kommt die AHC als Teil eines „contiguous gene deletion syndrome" des kurzen Arms des X-Chromosoms vor.

Weiter kommen in Frage:

- konnatales Nichtansprechen auf ACTH, sog. familiäre (isolierte) Glukokortikoiddefizienz (FDG), autosomal-rezessiv vererbt, ohne Salzverlust. Ursache sind Mutationen im Gen für den ACTH-Rezeptor bzw. im Postrezeptorsignaltransduktionsweg. In Kombination mit Achalasie der Kardia, fehlender Tränensekretion (Alakrimie) und anderen autonomen Störungen wird die ACTH-Resistenz als Triple-A oder Allgrove-Syndrom bezeichnet (Genlocus 12q13).
- Isolierter Hypoaldosteronismus infolge eines Enzymdefekts der terminalen Aldosteronbiosynthese (Abb. 67.1): Beim Corticosteronmethyloxydasedefekt Typ I (CMO I) sind Corticosteron und seine Vorstufen erhöht, beim Typ II (CMO II) 18-OH-Corticosteron und Vorstufen. Ursache sind Mutationen im Gen (CYP11B2, lokalisiert auf 8q22) für die Aldosteronsynthase (P450aldo) in der Zona glomerulosa. Der Erbgang ist autosomal-rezessiv, es besteht schwerer Salzverlust. Die Kortisolsynthese ist dagegen nicht eingeschränkt. CMO II findet sich häufiger bei jüdischen Patienten iranischer Herkunft.

Klinisch ganz ähnlich, aber sehr viel häufiger in unserer Bevölkerung ist der *Pseudohypoaldosteronismus (PHA)* mit pathologisch erhöhter Aldosteronsekretion und Reninaktivität infolge einer Aldosteronresistenz am Nierentubulus, bei der schweren Form auch in den Schweiß- und Speicheldrüsen sowie in der Dickdarmmukosa (vgl. S. 1332f.). Man unterscheidet beim PHA Typ 1 eine schwere, autosomal-rezessive Verlaufsform, die durch Mutationen im Gen für den Amilorid-sensitiven epithelialen Natriumkanal (ENaC) im Nierentubulus bedingt ist, und eine mildere, autosomal-dominante oder sporadische Form, hervorgerufen durch meist heterozygote Mutationen im humanen Mineralokortikoidrezeptorgen (hMR), welches auf 4q31.1 lokalisiert ist. Mineralokortikoidgaben sind bei beiden Formen ohne Effekt, Kochsalzzufuhr (in hohen Dosen) dagegen lebensrettend. Beide Salzverlustformen bessern sich jenseits des Säuglingsalters. Unter PHA Typ 2 versteht man ein pathophysiologisch noch unklares Krankheitsbild bei Erwachsenen mit hyporeninämischem Hypoaldosteronismus, Hyperkaliämie und Hypertonus.

Analog zur Aldosteronresistenz gibt es – bislang sehr viel seltener diagnostiziert – eine familiäre, autosomal-dominant vererbte *Kortisolresistenz (Glukokortikoidresistenz)* aufgrund von Mutationen im Glukokortikoidrezeptorgen (Locus 5q31–32). Trotz stark erhöhter Kortisol- und ACTH-Spiegel finden sich keine Cushing-Symptome, dagegen Hypertonie, hypokaliämische Alkalose sowie Akne und Hirsutismus infolge ACTH-bedingter Mehrsekretion von Mineralokortikoiden und adrenalen Androgenen.

Bei *Adrenoleukodystrophie (ALD)* und *Adrenomyeloneuropathie (AMN)*, den x-chromosomal-rezessiv vererbten degenerativen Hirnerkrankungen, die mit einer Häufigkeit von 1:20.000 Jungen vorkommen, geht die primäre NNR-Insuffizienz den ZNS-Symptomen oft um Jahre voraus. ALD ist die schwerere, im frühen Kindesalter beginnende und rasch progrediente Verlaufsform, AMN dagegen beginnt im Pubertäts- und frühen Erwachsenenalter mit langsamer Progredienz. Ursache beider Krankheiten ist eine gestörte Fettsäure-β-Oxidation in den Peroxisomen mit erhöhten Plasmaspiegeln der gesättigten „very long chain fatty acids" (VLCFA) C-22, C-24, C-26 und Ablagerung ihrer Cholesterinester und Ganglioside in den Zellmembranen des ZNS, der NNR und anderer Gewebe. Das verantwortliche Gen liegt auf Xq28 und kodiert für ein peroxisomales Membranprotein aus der Familie der ATP-bindenden Transporterproteine. Verschiedene Punktmutationen in der ATP-Bindungsdomäne sind für ALD/AMN verantwortlich. Zur Therapie mit Lorenzos Öl bzw. Knochenmarktransplantation s. Kap. 44.2.

Eine autosomal-rezessive Form der ALD mit neonatalem Beginn und praktisch fehlenden Peroxisomen wird als *Zellweger-Syndrom* bezeichnet (s. Kap. 44.1). Normale Peroxisomen zeigt die sog. *pseudoneonatale* ALD mit Deletion im Gen der Acyl-CoA-Oxidase.

Die *Wolman-Krankheit* wird durch Defekt der lysomalen sauren Lipase verursacht, deren Gen auf Chromosom 10 liegt, und autosomal-rezessiv vererbt. In verschiedensten Zellen kommt es zur pathologischen Speicherung von Lipidestern („generalisierte Xanthomatose") mit Verkalkung und Vergrößerung der Nebennieren. Ikterus, Anämie und Gedeihstörung mit Hepatosplenomegalie beginnen im ersten Lebensmonat, eine kausale Therapie ist nicht bekannt.

Eine mit NNR-*Hyperplasie* einhergehende NNR-Insuffizienz findet sich bei den 5 Biosynthesedefekten der NNR, die mit einer verminderten Kortisolsynthese einhergehen: 21-Hydroxylasemangel, 11β-Hydroxylasemangel, 3β-Hydroxysteroiddehydrogenasemangel, 17α-Hydroxylasemangel und kongenitale Lipoidhyperplasie (StAR-Mangel).

Unter den *erworbenen* Ursachen der primären NNR-Insuffizienz sind

- perinatale oder septische NNR-Blutungen hervorzuheben, während Zerstörungen durch infektiöse Prozesse, wie die Tuberkulose, heute nur noch selten vorkommen. Häufiger findet sich heute im Rahmen von Aids eine nekrotisierende Adrenalitis durch CMV, Mycobacterium avium, Cryptococcus u.a.
- Beim Waterhouse-Friderichsen-Syndrom ist die akute Insuffizienz durch NNR-Apoplexie Teilsymptom der Meningokokkensepsis (s. Kap. 98.4). Der fulminante Kreislaufschock ist dabei vorwiegend septisch-toxisch, weniger durch Kortikoidmangel bedingt.

Unter den erworbenen Ursachen ist heute am häufigsten die

- „idiopathische" isolierte NNR-Atrophie durch Autoimmunprozesse (Autoimmunadrenalitis oder *M. Addison*) mit lymphozytärer Infiltration des NNR-Restes und häufig hohen NNR-Autoantikörpertitern.
- In fakultativer Kombination mit Hypoparathyreoidismus, primärem Hypogonadismus, chronischer mukokutaner Candidiasis, Alopezie, Vitiligo, megalozytärer Anämie und chronischer Hepatitis spricht man von *Autoimmunpolyendokrinopathie* (APE) Typ I, bei Kombination von Autoimmunadrenalitis mit Autoimmunthyreopathie und/oder Diabetes mellitus mit HLA-B8-, -DR3-, -DR4-Assoziation von APE Typ II (Schmidt-Syndrom).
- Medikamentös kann eine primäre NNR-Insuffizienz entstehen durch Aminoglutethimid (Steroidsynthesehemmer), Ketoconazol (Antimykotikum) und Etomidate (Narkotikum). Diese Substanzen blockieren die adrenale Steroidsynthese und können so eine NNR-Insuffizienz induzieren, welche beim Etomidate intra- und postoperativ gefährlich werden kann.

Sekundäre NNR-Insuffizienz. Durch Ausfall von ACTH entweder isoliert (z.B. durch Autoimmunprozeß) oder im Rahmen eines *Panhypopituitarismus* (s. Kap. 64) durch Tumor (z.B. Kraniopharyngeom, Histiozytose X), Trauma oder Blutung.

Tertiäre NNR-Insuffizienz. Die bei weitem häufigste Ursache einer NNR-Insuffizienz entsteht *iatrogen* durch langdauernde *Gabe von Glukokortikoiden* in *pharmakologischer* Dosis. Dadurch werden die Synthese und Sekretion von CRH und ACTH gehemmt, was zur Atrophie der Z. fasciculata und reticularis mit voll supprimierter Kortisol- und DHAS-Sekretion führt, während die Aldosteronproduktion nur wenig beeinträchtigt ist. Eine ganz ähnliche Situation entsteht nach Heilung eines Cushing-Syndroms.

Seltenere Ursachen sind hypothalamische Tumoren, Infiltrate oder Schädelbestrahlung.

Symptomatik der NNR-Insuffizienz. Die NNR-Insuffizienz ist klinisch gekennzeichnet durch Kräfteverfall, Adynamie, Gewichtsverlust, Lethargie, Kopfschmerzen, Gesichtsrötung, arterielle Hypotonie, Turgorverlust, Hypoglykämie, gelegentlich Krämpfe, Salzhunger, akute Bauchschmerzen, Erbrechen, Durchfälle und Fieber bis zur Hyperpyrexie. Bei der chronischen primären NNR-Insuffizienz steigt mit der ACTH-Produktion auch die des α-MSH (melanozytenstimulierendes Hormon), an. Es kommt zur typischen Pigmentierung auch nicht besonnter Körperregionen, zur Hyperpigmentierung der Warzenhöfe und zu Pigmentflecken in der Mund- und Lippenschleimhaut. Gelegentlich findet sich auch eine Vitiligo.

Krisenhafte Verschlechterungen einer chronischen NNR-Insuffizienz *(adrenale Krise* oder *Addison-Krise)*, ausgelöst z.B. durch Infekte, akuten Streß oder Trauma, führen ebenso wie eine akute schwere NNR-Insuffizienz zu einem rasch tödlich verlaufenden hyperkaliämischen Schock mit unstillbarem Erbrechen, hypoglykämischen Krämpfen (besonders bei Neugeborenen, Säuglingen und Kleinkindern!), Bewußtseinstrübung, peripherer Zyanose, Blutdruckabfall und Tachykardie.

Nach überstandener NNR-Blutung z.B. in der Perinatalperiode findet man später röntgenologisch oder sonographisch Kalkschatten in den Nebennieren.

Diagnostik. Bei primärer NNR-Insuffizienz fällt der Plasmakortisolspiegel auf Werte unter 50 ng/ml ab, der zirkadiane Rhythmus der Kortisolsekretion ist nicht mehr erkennbar. Im i.v. ACTH-Test, in dem nach Gabe von 0,25 mg/m^2 KOF Synacthen normalerweise der Plasmakortisolspiegel im Mittel auf 350 ng/ml (Bereich 270–450 ng/ml) ansteigt, bleibt der Kortisolspiegel unter 100 ng/ml. Der ACTH-Test deckt auch leichtere Fälle von eingeschränkter NNR-Funktionsreserve (sog. „latenter Addison") sicher auf. Das freie Kortisol im Urin ist erniedrigt, das Plasma-ACTH ist erhöht.

Bei sekundärer NNR-Insuffizienz (ACTH-Mangel) ist das basal erniedrigte Plasmakortisol durch Synacthen gut stimulierbar, im CRH-Test steigt das erniedrigte Plasma-ACTH nicht an.

Bei allen Salzverlustformen ist die Plasmareninaktivität oder die aktive Reninkonzentration zumeist massiv erhöht, die adrenalen Formen zeigen unmeßbar niedrige, die renalen (Pseudohypoaldosteronismus) dagegen extrem erhöhte Aldosteronspiegel im Plasma oder Urin.

Das Ionogramm zeigt nur in schweren Fällen eine Hyponatriämie, eine Hypochlorämie und eine Hyperkaliämie; letztere kann bei Kindern in der Krise bis zu 11 mmol/l betragen. Im Urin wie auch im Schweiß und Speichel ist der Natrium-Kalium-Quotient dagegen auch in leichteren Fällen pathologisch erhöht. Das EKG zeigt die typischen Hyperkaliämieveränderungen, welche bis zu schenkelblockähnlichen Bildern reichen. Bei Säuglingen und Kleinkindem findet sich oft eine deutliche Nüchternhypoglykämie mit metabolischer Azidose. Das Blutbild zeigt meist eine Eosinophilie und mäßige Lymphozytose, die BSG ist beschleunigt.

Bei den kongenitalen Formen sollte *nach* abgeschlossener hormoneller Diagnostik die Mutationsanalyse aus Leukozyten-DNA bei Patient, Eltern und ggf. Geschwistern in einem mit dem betreffenden Gen speziell erfahrenen Labor zur Diagnosesicherung und genetischen Beratung erfolgen.

Therapie und Prognose. Die *akute Addison-Krise (Nebennierenkrise)* bedarf der *sofortigen und massiven* Behandlung, sofern möglich auf der Intensivstation:

- Substitution der lebenswichtigen Gluko- und Mineralokortikoide durch Kortisol-Hemisuccinat (Hydrokortison-100-Amp.) 80–100 mg/m^2 KOF i.v. (notfalls i.m.), z.B. Säuglinge unter 6 Monaten 25 mg, Kinder 6 Monate bis 6 Jahre 50 mg, über 6 Jahre 100 mg. Ein reines Glukokortikoid wie z.B. Prednisolon reicht allein nicht aus, da ein reines Mineralokortikoid (Aldosteron) auf dem Markt nicht mehr verfügbar ist.
- Ausgleich der Hyponatriämie, Hyperkaliämie, Hypoglykämie und Hypovolämie durch Infusion natriumreicher Glukoselösungen: z.B. 450 ml NaCl 0,9 % plus 50 ml Glukose 50 %, anfangs 20 ml/kg KG/h, dann 60–150 ml/kg KG/d, je nach Alter und Grad der Exsikkose.
- Ausgleich der Hyperkaliämie, notfalls durch Ionenaustauscher (Resonium A oral oder als Klysma) oder Insulin und Glukose.
- Ausgleich der metabolischen Azidose (8,4 % Natriumbicarbonat) sowie Reparation der Reizleitung des Herzens durch fortlaufende i.v. Kalziumzufuhr.

Die orale Dauersubstitution der *chronischen NNR-Insuffizienz* umfaßt Hydrokortison, ca. 10 mg/m^2 KOF/d in 3 Einzeldosen, und das synthetische Mineralokortikoid 9α-Fluorkortisol (Astonin H, Fludrokortison), ca. 0,1 mg/m^2 KOF/d. Kochsalzzulagen sind bei ausreichender Mineralokortikoidgabe nicht mehr erforderlich. Dies ist der Fall, wenn die ambulant abgenommene Plasmareninaktivität bei Patienten über 2 Jahren unter etwa 3 ng/ml/h liegt. Der Plasmakortisolspiegel wird durch Hydrokortison in der oben genannten Dosis trotz klinisch vollkommener Substitution nur für ca. 1 h angehoben. Deshalb ist das Plasmakortisol kein geeigneter Parameter der Therapiekontrolle. Diese erfolgt hormonell am besten zu Hause, nicht stationär, über das freie Kortisol im 24 h-Urin oder über ein ebenfalls im Alltag gewonnenes Kortisoltagesprofil im Speichel.

Die Prognose der NNR-Insuffizienz ist bei adäquater Überwachung und lebenslanger Substitutionsbehandlung heute gut. Gefahr droht in Streßsituationen und bei interkurrenten Erkrankungen. In solchen Situationen muß die Substitutionsdosis des Glukokortikoids *sofort* zu Hause auf das 2- bis 5fache erhöht werden. Dies erfordert besonders im Säuglings- und Kleinkind/Vorschulalter eine lückenlose Überwachung bzw. Begleitung dieser Patienten. Erfolgt dies nicht, so liegt die Letalität ca. 300× höher als beim Typ I-Diabetes mellitus im Kindesalter. Es gibt also keine Situation, welche ein Absetzen der Substitutionsbehandlung rechtfertigen würde, auch nicht bei Infektionskrankheiten oder bei Nüchternheit vor Narkosen!

Die detaillierte und regelmäßig wiederholte Instruktion von Eltern, Patienten und Hausarzt einschließlich Notfallausweis und -rezept über Hydrokortisonampullen samt Zubehör für i.m.-Injektion zu Hause oder auf Reisen ist unabdingbar und hat sich für diese Patienten als lebensrettend erwiesen.

Kongenitales adrenogenitales Syndrom

Ätiologie, Genetik und Pathogenese. Das kongenitale adrenogenitale Syndrom (AGS) ist die häufigste Form der NNR-Insuffizienz. Das AGS ist eine NNR-Dysfunktion mit blockierter Kortisolbiosynthese, teilweise auch mit blockierter Aldosteronbiosynthese, und mit gesteigerter bzw. verminderter Androgenbildung.

Biochemisch handelt es sich um 3 verschiedene, autosomal-rezessiv vererbte Enzymdefekte: den 3β-Hydroxysteroid-Dehydrogenase-Defekt, den 21-Hydroxylasedefekt und den 11β-Hydroxylasedefekt (Abb. 67.1). Im Englischen wird das Krankheitsbild *„congenital adrenal hyperplasia" (CAH)* genannt und umfaßt daher insgesamt 5 adrenale Enzymdefekte, nämlich alle diejenigen, die infolge blockierter Kortisolsynthese mit einer NNR-Hyperplasie einhergehen. Dies sind, zusätzlich zu den 3 vorgenannten, die kongenitale Lipoidhyperplasie (StAR-Defekt) und der 17α-Hydroxylasedefekt.

21-Hydroxylase(P450c21)defekt. Unter den vorgenannten Enzymdefekten ist der 21-Hydroxylasemangel weitaus am häufigsten. Die homozygote klassische Form kommt in unserer Bevölkerung bei 1:10.000 (bei den Yupik-Eskimos 1:300) Geburten vor. Das entspricht einer Heterozygotenfrequenz von 1:50.

Genetisch und klinisch werden 3 Formen des 21-Hydroxylasedefekts unterschieden:

- *Adrenogenitales Salzverlustsyndrom;* bei ihm ist die Biosynthese von Kortisol und Aldosteron beeinträchtigt.
- *„Unkompliziertes" (einfach virilisierendes) AGS*; bei ihm ist im wesentlichen nur die Kortisolbiosynthese gestört.
- *„Nicht klassische" Form des AGS*; hier finden sich die typischen biochemischen Veränderungen, jedoch in milderer Ausprägung; die Virilisierung der Mädchen beginnt erst im frühen Pubertätsalter („late onset" AGS).

Der genetische Defekt des 21-Hydroxylasemangels liegt auf dem kurzen Arm des Chromosoms 6 (6p21.3) in der Nähe der HLA-Genloci. Wegen dieser engen Genkoppelung sind gewöhnlich in einer AGS-Familie alle homozygoten Geschwister HLA-identisch. Zwischen den HLA-B- und HLA-DR-Loci liegen, alternierend im Tandem mit den Genen C4 A und C4B der Komplementkomponente 4, die beiden 21-Hydroxylasegene CYP21 P und CYP21 mit je 10 Exons. Sie sind zu 98% homolog, das CYP21P-Gen ist inaktiv (Pseudogen), das CYP21-Gen ist das aktive Gen. Zahlreiche für den 21-Hydroxylasemangel verantwortliche Mutationen sind durch Genkonversionen, also Übertragung von Sequenzen des Pseudo-Gens auf das aktive-Gen entstanden, wodurch das aktive-Gen einen Funktionsverlust erleidet.

So findet sich in unserer Bevölkerung beim AGS mit Salzverlust häufig HLA-B47 mit den Mutationen Intron 2 Spleiß, Exon 3 Deletion (8 bp), Exon 6 Cluster, Exon 7 F306insT, Exon 8 Q318X oder R356 W; beim unkomplizierten AGS häufig HLA-B5 mit den Mutationen Intron 2 Spleiß, Exon 4 I172 N oder Exon 8 R356 W; bei der Late-onset-Form fast immer HLA B14 und die Mutationen Exon 1 P30L oder Exon 7 V281L. Diese 9 Mutationen machen etwa 80% aller CYP21-Defekte aus.

Der Defekt der Kortisolbiosynthese führt zum Anstieg von CRH, ACTH und damit zur NNR-Hyperplasie. Die chronisch stimulierte fetale NNR produziert bereits ab der 6. Gestationswoche vermehrt Androgene, was bereits antenatal zur Virilisierung führt. Kinder mit unkompliziertem AGS sind um den Preis der NNR-Hyperplasie und der Virilisierung auch ohne Therapie lebensfähig. Kinder mit Salzverlustsyndrom sterben ohne Therapie in den ersten Lebenswochen an der NNR-Insuffizienz.

Biochemisch (Abb. 67.1) sind beim Defekt der 21-Hydroxylase deren Substrate Progesteron und insbesondere 17-Hydroxyprogesteron im Plasma massiv erhöht; im Harn erscheinen enorme Mengen Pregnantriol. Durch die pathologische Androgenbildung in der fetalen NNR kommt es beim weiblichen Embryo und Fetus zur progredienten Virilisierung des äußeren Genitales, so daß diese Mädchen bei der Geburt einen *Pseudohermaphroditismus femininus* aufweisen (Abb. 67.3).

Immer, wenn auf einen weiblichen Embryo oder Fetus pathologische Androgenmengen einwirken, kommt es zum Pseudohermaphroditismus femininus, gleichgültig, ob es sich um exogene Androgene (z.B. Gabe von Gestagenen, die im mütterlichen Organismus zu Androgenen metabolisiert werden), mütterliche Androgene (z.B. androgenproduzierender Tumor in der Schwangerschaft) oder, wie beim AGS, um kindliche endogene Androgene handelt. Grad, Zeitpunkt und Dauer der Androgeneinwirkung bestimmen die Virilisierung, wobei Androgene im 1. Trimenon vorwiegend zur Labienfusion und damit zur Ausbildung eines Sinus urogenitalis communis, im 2. und 3. Trimenon dagegen vorwiegend zur Klitorishypertrophie führen.

Immer treten die typischen Bilder auf, welche international nach Prader Typ 1–5 klassifiziert werden (Abb. 67.2).

11β-Hydroxylase(P450c11-)defekt. Er macht gut 5% aller AGS-Fälle aus und findet sich besonders häufig bei marokkanischen Juden. Das Gen CYP11B1 liegt auf 8q22, hat 9 Exons, die meisten Mutationen liegen in Exon 6–8. Es wird in der Zona fasciculata exprimiert und führt bei Funktionsverlust zur Anhäufung von 11-Desoxycorticosteron (DOC) und 11-Desoxykortisol (S) im Plasma bzw. von TH-DOC und TH-S (Tetrahydro-11-desoxykortisol) im Harn. Da DOC mineralokortikoide Wirkung hat, kommt es, zusätzlich zur schweren Virilisierung, zur *Hypertension* mit niedrigen Renin- und Aldosteronspiegeln. Beim nichtklassischen P450c11-Defekt (mit höherer Restaktivität und anderen CYP11B1-Mutationen) sind die hormonellen und auch die klinischen Symptome weniger stark ausgeprägt (keine antenatale Virilisierung, Late-onset-Androgenexzeß, selten Hypertonie).

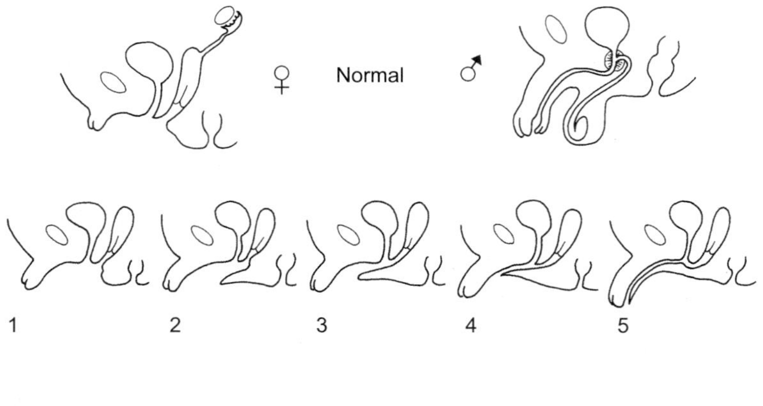

Abb. 67.2. Stufen 1–5 der Virilisierung des weiblichen Genitales durch antenatalen Androgeneinfluß nach Prader

3β-Hydroxysteroiddehydrogenase(3β-HSD2-)defekt. Er findet sich in seiner klassischen, schweren Form in weniger als 5% aller AGS-Fälle, dabei ist die Umwandlung der Δ^5- in die Δ^4-Steroide gestört (Abb. 67.1). Zwei zu 93% homologe Gene, HSD3B1 und HSD3B2, die auf 1p13.1 liegen (4 Exons), kodieren für das entsprechende Isoenzym: 3β-HSD1 wird vorwiegend in Plazenta und Haut, 3β-HSD2 ausschließlich in NNR und Gonaden exprimiert. Mutationen des HSD3B2-Gens, die zu weniger als 1% Restaktivität der 3β-HSD2 führen, haben neben dem Kortisol- und Androgen- bzw. Östrogenmangel auch einen Aldosteronmangel (→ Salzverlust) zur Folge. Die leichte Virilisierung von weiblichen Neugeborenen mit 3β-HSD2-Mangel wird durch Konversion von DHA zu Androstendion und Testosteron durch die intakte 3β-HSD1 in Plazenta und peripheren Geweben erklärt.

Beim nichtklassischen 3β-HSD-Mangel, der mit Late-onset-Androgenexzeß und mäßiger Erhöhung von Δ^5-Steroiden einhergeht, wurden allerdings bislang noch keine Mutationen im HSD3B2- oder -B1-Gen beschrieben.

Lipoidhyperplasie (StAR-Protein-Defekt). Dieser seltene Biosynthesedefekt ist in Japan und Korea häufiger. Das ACTH-abhängige „steroid acute regulatory protein" (30 kD) ist für den schnellen Cholesterintransport von der äußeren zur inneren Mitochondrienmembran verantwortlich, bei seinem Fehlen kann die weitere Steroidsynthese nicht stattfinden, Cholesterin füllt in Form von Lipoidtröpfchen das Zytoplasma der massiv vergrößerten NNR-Zellen aus. Das StAR-Gen (7 Exons) auf Chromosom 8p11.2 wird in der NNR und den Gonaden, nicht in der Plazenta, exprimiert; die häufigsten Mutationen sind Gln258X in Exon 7 und Arg182Leu in Exon 5.

17-Hydroxylase/17,20-Lyase(P450c17)-Defekt. Die Häufigkeit dieses Defekts liegt bei etwa 1:50.000. Die Synthese von Pregnenolon über 17-OH-Pregnenolon zu DHA sowie die entsprechenden Schritte im Δ^4-Weg von Progesteron über 17-OHP zu Androstendion (Abb. 67.1) werden von einem einzigen mikrosomalen Enzym, P450c17, katalysiert. Das zugehörige Gen CYP17 liegt auf 10q24–25, hat 8 Exons und wird in NNR und Gonaden, aber nicht in Granulosazellen und Plazenta exprimiert. Über 20 verschiedene Mutationen wurden bislang beschrieben, bei 2 davon fand sich ein isolierter 17,20-Lyasemangel. Die Mehrsekretion von DOC und seinen Metaboliten 18-OH-DOC führt zur Hypertension und hypokaliämischen Alkalose mit meist supprimiertem Renin und Aldosteron. Der Mangel an Kortisol wird durch die Mehrsekretion von Corticosteron kompensiert, so daß typische Addison-Krisen fehlen. Der Mangel an gonadalen Steroiden führt bei XY-Individuen zum *Pseudohermaphroditismus masculinus* mit weiblichem Phänotyp und (wie auch bei XX) zu ausbleibender Pubertät mit primärem Hypogonadismus (vgl. Kap. 68).

Klinische Symptome und Verlauf. *21-Hydroxylase(P450c21-)mangel:* Mädchen mit klassischem AGS werden durch ihr intersexuelles äußeres Genitale bei der Geburt erkannt (Abb. 67.3a). Nicht wenige Mädchen mit Salzverlustsyndrom werden bei der Geburt irrtümlich als Knaben mit Hypospadie angesprochen. Mädchen mit unkompliziertem AGS weisen bei der Geburt eine mehr oder weniger ausgeprägte Virilisierung des äußeren Genitales auf, welche von der leichten Klitorishypertrophie bis zum Pseudohermaphroditismus Prader-Typ 4 reicht. Alle Mädchen mit AGS besitzen ein weibliches inneres Genitale, d.h. Ovarien, Tuben und Uterus, die sich sonographisch gut darstellen lassen. Ist der Introitus vaginae nicht einsehbar (Prader-Typen 3–5), läßt sich die Vagina im Zystourethrogenitogramm röntgenologisch darstellen (Abb. 67.3b). Der gemeinsame Ausführungsgang distal der Zusammenmündung von Urethra und Vagina wird als Sinus urogenitalis communis bezeichnet. Beim schwersten Grad der Virilisierung ist dieser so lang wie die männliche Urethra und mündet auf der Spitze der Glans penis: das äußere Genitale entspricht einem Knaben mit leerem Skrotum, das innere ist weiblich (sog. Prader-Typ 5). Knaben mit AGS sind bei der Geburt nahezu unauffällig. Gelegentlich bestehen eine gewisse Makrogenitosomie und eine vermehrte Pigmentierung der Genitalregion. Die diffuse Hyperplasie der NNR kann sonographisch meist gut dargestellt werden.

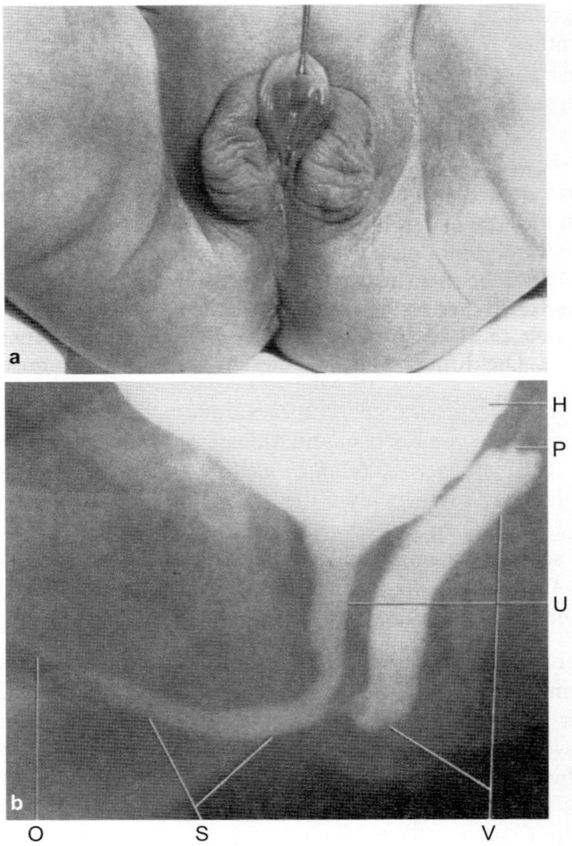

Abb. 67.3. **a** Intersexuelles äußeres Genitale (Prader Typ 3) eines neugeborenen Mädchens mit kongenitalem AGS mit Salzverlustsyndrom. **b** Spätere Zysturethrogenitographie: *H* Harnblase, *O* Orificium externum des Sinus communis, *S* Sinus urogenitalis communis, *V* Vagina, *P* Portio, *U* proximaler Teil der Urethra

Beim *Salzverlustsyndrom* fällt um den Beginn der zweiten Lebenswoche das Nichtgedeihen auf. Die Neugeborenen nehmen an Gewicht ab, beginnen zu erbrechen. Der stark reduzierte Hautturgor steht im Gegensatz zur gut entwickelten und tonisierten Muskulatur, Genitalregion und Mamillen sind meist hyperpigmentiert.

Das Ionogramm deckt dann die richtungweisende Hyperkaliämie, die Hyponatriämie und die Hypochlorämie auf. Wegen des starken Erbrechens wird zuweilen eine Pylorusstenose angenommen. Beim Salzverlustsyndrom fehlt jedoch, im Gegensatz zur Pylorusstenose, die metabolische Alkalose (meist findet man aufgrund des Kortisol- und Aldosteronmangels eine hypoglykämisch bedingte metabolische Acidose); und es kommt bei der Pylorusstenose nie zu einer Hyperkaliämie. Die Natriumausscheidung und insbesondere der Na/K-Quotient im Harn ist beim AGS erhöht. Fieber, Harnwegsinfektionen, erhöhtes Serumkreatinin und erhöhter Serumharnstoff können zunächst fehlleiten. Die Hyperkaliämie nimmt in der 2. bis 3. Lebenswoche bedrohliche Grade (bis über 10 mmol/l) an. Terminal stellt sich hohes Fieber ein.

Ohne Therapie sterben die Kinder in der 3. bis 4. Lebenswoche an der Elektrolytentgleisung. Kinder mit unkompliziertem AGS überleben in der Regel auch ohne Therapie. Die Klitorishypertrophie der Mädchen schreitet fort. Im Alter von 2 bis 4 Jahren treten Pubes auf. Die Kinder sind zu diesem Zeitpunkt zu groß, die Skelettossifikation eilt viele Jahre voraus. Mit 6–8 Jahren erreichen die unbehandelten Kinder Reifezeichen der fortgeschrittenen Pubertät, jedoch entwickeln die Mädchen keine Mammae. Sie sind mit 130–150 cm für ihr Alter zu groß. Da sich die Epiphysenfugen bald schließen, bleiben sie letzten Endes im Vergleich zu ihrer Zielgröße viel zu klein. Sie entwickeln also eine *Pseudopubertas praecox*, denn bei beiden Geschlechtern verharren die Gonaden zunächst auf kindlicher oder fast kindlicher Entwicklungsstufe mit präpubertäten Hoden- bzw. Ovarvolumina, da die Aktivität der Hypothalamus-HVL-Gonadenachse androgenbedingt supprimiert ist. Mit Erreichen eines Knochenalters von ca. 12–14 Jahren schlägt die Pseudopubertas praecox in eine echte Pubertas praecox um.

Die Late-onset-Form zeigt sich nur bei Mädchen, und zwar durch zunehmenden Hirsutismus, gelegentlich als prämature Pubarche, meist jedoch während oder nach einer zeitlich normal einsetzenden Pubertät, häufig mit Akne und Oligoamenorrhöe; gelegentlich mit temporärem Haarausfall, Stirnglatze und/oder vertiefter Stimme.

Patienten mit *11β-Hydroxylasemangel* sind bereits antenatal stark virilisiert, zeigen infolge der DOC-Erhöhung weder Salzverlust noch Hyperreninämie, jedoch meist deutlich erhöhten Blutdruck und gelegentlich eine Gynäkomastie, deren Ursache unklar ist.

Beim *3β-Hydroxysteroiddehydrogenasemangel* sind die weiblichen Neugeborenen nur leicht virilisiert (Klitorishypertrophie), die Knaben dagegen infolge des auch in den Testes vorhandenen Enzymdefekts inkomplett maskulinisiert (Hypospadie), bei beiden besteht Salzverlust. Schwachformen (sog. *nichtklassischer* 3β-HSD2-Mangel) sind nicht selten, die Symptome sind ähnlich wie beim Late-onset-AGS.

Bei der *kongenitalen Lipoidhyperplasie* findet sich der StAR-Proteindefekt außer in der NNR auch in Hoden bzw. Ovar. Daher haben die betroffenen Knaben in der Fetalzeit keine Androgene und folglich einen weiblichen Phänotyp, Mädchen ein unauffälliges weibliches Genitale, beide eine schwere NNR-Insuffizienz mit Salzverlust, ähnlich wie bei der konnatalen NNR-Hypoplasie. Die Patienten sind stark pigmentiert.

Diagnose und Differentialdiagnose. Im Plasma ist beim 21-Hydroxylasemangel das 17-OH-Progesteron (17-OHP) als das unmittelbar vor dem Enzymdefekt angestaute Steroid erhöht (Abb. 67.1). 17-OHP soll erst nach dem 3. Lebenstag abgenommen werden, da zuvor das plazentar gebildete 17-OHP noch nicht ausreichend abgebaut ist. Beim klassischen AGS findet man am 3.–14. Lebenstag 17-OHP-Spiegel von 50–700 ng/ml (Norm für reife, nicht gestreßte Neugeborene 0,24–5,14 ng/ml). Beim *Neugeborenen-Screening* (17-OHP im Fersenblut am 3.–5. Lebenstag) müssen für die verwendete Meßmethode exakte, eigene, Gestationsalter- und krankheitsbezogene Referenzbereiche (sog. Cut-off-Werte) vorliegen, da gesunde Frühgeborene und gestreßte, kranke Neugeborene deutlich höhere 17-OHP-Spiegel aufweisen, die zu falsch-positiven Ergebnissen verleiten können. Diagnostisch hilfreich ist auch die Erhöhung von 21-Desoxykortisol im Plasma, dem in Position 11 hydroxylierten 17-OHP, welches bei Gesunden von der NNR praktisch nicht synthetisiert wird.

Die erhöhten Plasmaandrogene sind DHA und DHA-Sulfat, Androstendion, 11-OH-Androstendion und Testosteron.

Auch bei den übrigen, sehr viel selteneren adrenalen Enzymdefekten sind die jeweils direkt vor dem Block gelegenen Steroide (s. Abb. 67.1) durch ihre pathologische Erhöhung im Plasma diagnostisch beweisend, insbesondere nach ACTH-Stimulation. Sie können heute durch *Multisteroidanalyse* bereits bei Frühgeborenen simultan in einer kleinen Plasmaprobe bestimmt werden. Im 24 h-Urin läßt sich mittels *Kapillargaschromatographie* für praktisch jeden Biosynthesedefekt ein charakteristisches Steroidprofil finden. Partielle Defekte und Heterozygote können auch ohne Untersuchung des Indexfalls durch intermediäre Anstiege im ACTH-Kurztest bzw. durch Quotientenberechnung der unmittelbar vor und hinter dem Defekt gelegenen Plasmasteroidkonzentrationen diagnostiziert werden.

Ist die hormonelle Diagnose gesichert, so sollte die verursachende Mutation durch *DNA-Analyse* des entsprechenden Gens in einem auf diesem Gebiet nicht nur molekular, sondern auch hormonell und klinisch speziell erfahrenen Labor bei Patienten, Eltern und ggf. weiteren Blutsverwandten identifiziert werden. Die Mutationsanalyse ist nicht nur für die Einschätzung von Verlauf und Prognose, sondern v.a. für die genetische Familienberatung und Pränataldiagnostik von Bedeutung.

Vom kongenitalen AGS abzugrenzen sind die ebenfalls zur Pseudopubertas praecox (s. Kap. 68) führenden NNR-Tumoren (Adenome und Karzinome) sowie die androgenbildenden Gonadentumoren, ferner die idiopathische, zentrale Pubertas praecox der Knaben (s. Kap. 68) bzw. die prämature Pubarche der Mädchen (s. Kap. 68). Allen diesen Erkrankungen fehlt die typische, spezifische Erhöhung des 17-OHP im Plasma.

Da die Virilisierung bei den androgenbildenden Tumoren praktisch immer erst postnatal einsetzt, entsteht bei den Mädchen zwar eine Klitorishypertrophie, jedoch nie ein Sinus urogenitalis communis.

Pränatale Diagnostik und Therapie. In Familien mit AGS läßt sich die Mutation, welche in dieser Familie den P450c21-Enzymdefekt verursacht, durch DNA-Untersuchung des Indexpatienten ermitteln und somit mögliche Heterozygotie bei den Blutsverwandten erkennen. Für die genetische Beratung bei der Partnerwahl von AGS-Patienten können in der Allgemeinbevölkerung heterozygote Genträger am übersteigerten Anstieg des 17-OH-Progesteron/DOC-Quotienten nach i.v.-Stimulation mit 250 µg synthetischem ACTH (Synacthentest) durch Multisteroidanalyse erkannt werden.

Entsprechend ist bei Kenntnis der Mutation des Indexfalls der Familie eine pränatale Diagnostik durch DNA-Analyse von Chorionzottenmaterial (oder auch von kultivierten Amnionzellen) möglich. Außerdem sind bei AGS-Feten 17-OHP und Androstendion im Fruchtwasser stark erhöht, was eine schnelle und zuverlässige Pränataldiagnostik auch ohne Kenntnis der CYP21-Mutation des Indexfalls erlaubt. Bei den anderen adrenalen Steroidsynthesedefekten ist eine pränatale Diagnostik durch DNA-Analyse von Chorionzotten und/oder spezifische Multisteroidanalyse im Fruchtwasser möglich.

Durch Behandlung der Mutter mit Dexamethason 3 × 0,5 mg/Tag (20 µg/kg KG/Tag) während der Schwangerschaft läßt sich die fetale Hypophysen-NNR-Achse supprimieren und dadurch die antenatale Virilisierung weiblicher AGS-Feten weitgehend vermeiden, so daß die spätere operative Genitalkorrektur überflüssig wird. Allerdings muß die Dexamethasontherapie bereits in der 6. SSW „blind" begonnen werden, also noch bevor die Pränataldiagnostik erfolgen kann. Außerdem ist eine sorgfältige Therapieüberwachung mit dem Nachweis supprimierter Östriolwerte bei der Mutter erforderlich. Bei den nichtklassischen, Late-onset-AGS-Formen ist eine pränatale Diagnostik oder gar Therapie nicht gerechtfertigt.

Therapie und Prognose. Der amerikanische Pädiater Lawson Wilkins hat 1950 als erster nachgewiesen, daß bei Kindern mit kongenitalem AGS die stark erhöhten 17-Ketosteroide unter Behandlung mit Kortison zur Norm abfallen. Bongiovanni hat später gezeigt, daß dem AGS eine Kortisolsynthesestörung zugrunde liegt. Bis 1950 sind praktisch alle Neugeborenen mit AGS und Salzverlustsyndrom in den ersten Lebenswochen gestorben.

Ziel der medikamentösen AGS-Behandlung ist, soviel Hydrokortison zu substituieren, daß die Virilisierung nicht mehr fortschreitet, und so wenig zu geben, daß keine Nebenwirkungen wie Wachstumshemmung oder Cushing-Syndrom auftreten. Beim Salzverlustsyndrom ist außerdem so viel Mineralokortikoid zu substituieren, daß der Natrium- und Kaliumstoffwechsel auch ohne Kochsalzsubstitution normalisiert wird.

Erfahrungsgemäß wird *Hydrokortison* in einer Dosis von 12–20 mg/m^2 KOF/Tag benötigt. Die notwendigen Dosen liegen somit höher als bei der reinen primären NNR-Insuffizeinz, wie z.B. bei M. Addison. Für eine optimale Einstellung muß die Tagesdosis auf 3 Einzeldosen verteilt werden. Die Morgendosis ist *so früh wie möglich*, etwa zwischen 5 und 7 Uhr, zu geben und sollte in Anlehnung an die zirkadiane Rhythmik des Kortisols etwa 50 % der Tagesdosis betragen. Prednison sowie fluorierte Kortikoide, wie Triamcinolon oder Dexamethason, zeigen beim AGS stärkere Nebenwirkungen, z.B Wachstumshemmung (Abb. 67.4), und haben sich im Kindesalter nicht bewährt. Erst nach Abschluß des Längenwachstums kann versucht werden, mit einer Einzeldosis von 0,25–0,5 mg Dexamethason frühmorgens eine ausreichende Einstellung zu erreichen (*Cave*: Striae, Gewichtszunahme, Osteoporose).

Die Mineralokortikoidsubstitution bereitet seit der Einführung des synthetischen 9α-Fluorkortisols (Fludrokortison, Astonin H) kaum noch ernste Schwierigkeiten. Säuglinge benötigen relativ höhere Dosen von 9α-Fluorkortisol: 100–250 µg/m^2 KOF/Tag, ältere Kinder und Erwachsene 25–100 µg/m^2 KOF/d in 2–3 Einzeldosen, wobei die frühmorgendliche Dosis ebenfalls 50 % der Tagesdosis sein sollte. Das Mineralokortikoid sollte nicht, wie früher üblich, bei älteren Kindern abgesetzt werden, da die Patienten mit Mineralokortikoid besser eingestellt sind und deutlich weniger Glukokortikoid benötigen. Zu hohe Mineralokortikoiddosen können allerdings Ödeme verursachen und insbesondere bei Säuglingen eine Hypertonie induzieren.

Durch regelmäßige Schulung von Eltern und Patienten ist sicherzustellen, daß die lebenslange Substitutionsbehandlung niemals unterbrochen oder gar abgebrochen wird. Bei allen interkurrenten Streßsituationen (Infekte, Unfälle, Narkosen, Wettkämpfe, Examina etc.) muß die Hydrokortisondosis unverzüglich, entsprechend der Streßantwort der gesunden NNR, auf das 3- bis 5fache gesteigert werden.

Ist die orale Medikation aus irgendeinem Grund (z.B. Erbrechen) nicht möglich, so muß sie parenteral gegeben werden. Notfallausweis und -rezept über Hydrokortisonampullen und Zubehör für i.m.-Injektion zu Hause oder auf Reisen haben sich als lebensrettend erwiesen.

Bei einer *Nebennierenkrise* wird *sofort* Hydrokortison 80–100 mg/m^2 KOF parenteral verabreicht. Beim Salzverlustsyndrom dürfen nicht die üblichen elektrolytarmen Infusionslösungen gegeben werden. Als Erstinfusion gebe man 450 ml 0,9 %-Kochsalzlösung plus 50 ml 50 %-Glucose, in der ersten Stunde mit hoher Geschwindigkeit (ca. 20 ml/kg KG). Operative Maßnahmen an den Nebennieren sind beim AGS, von extremen Ausnahmen abgesehen, kontraindiziert; die CYP21-Gentherapie ist noch im tierexperimentellen Anfangsstadium.

Therapieüberwachung: Da sich Einstellungsfehler der AGS-Behandlung klinisch erst nach Monaten bis Jahren zeigen, ist man auf hormonelle, nichtinvasiv im häuslichen Alltag gewonnene Parameter der Einstellung angewiesen. Der beste Parameter für die Glukokortikoiddosis ist beim 21-Hydroxylasemangel die *Pregnantriolausscheidung* im 24 h-Urin. Eine gute Einstellung liegt bei folgenden Pregnantriolexkretionsraten vor:

Säugling	50–200 µg/Tag
Kleinkind	80–500 µg/Tag
Schulkind	200–1.500 µg/Tag (menstruierende Mädchen bis 3.000 µg/Tag)
Erwachsene	500–4.000 µg/Tag

Eine einzelne Plasmaprobe auf 17-OH-Progesteron (17-OHP) und/oder Androstendion reicht zur Therapiekontrolle nicht aus; 3–4 stationär gewonnene Plasmawerte, über den Tag verteilt, sind für die angestrebten Alltagsbedingungen nicht repräsentativ.

Wesentlich angenehmer für den Patienten und zuverlässiger für die Beurteilung ist die häusliche Therapiekontrol-

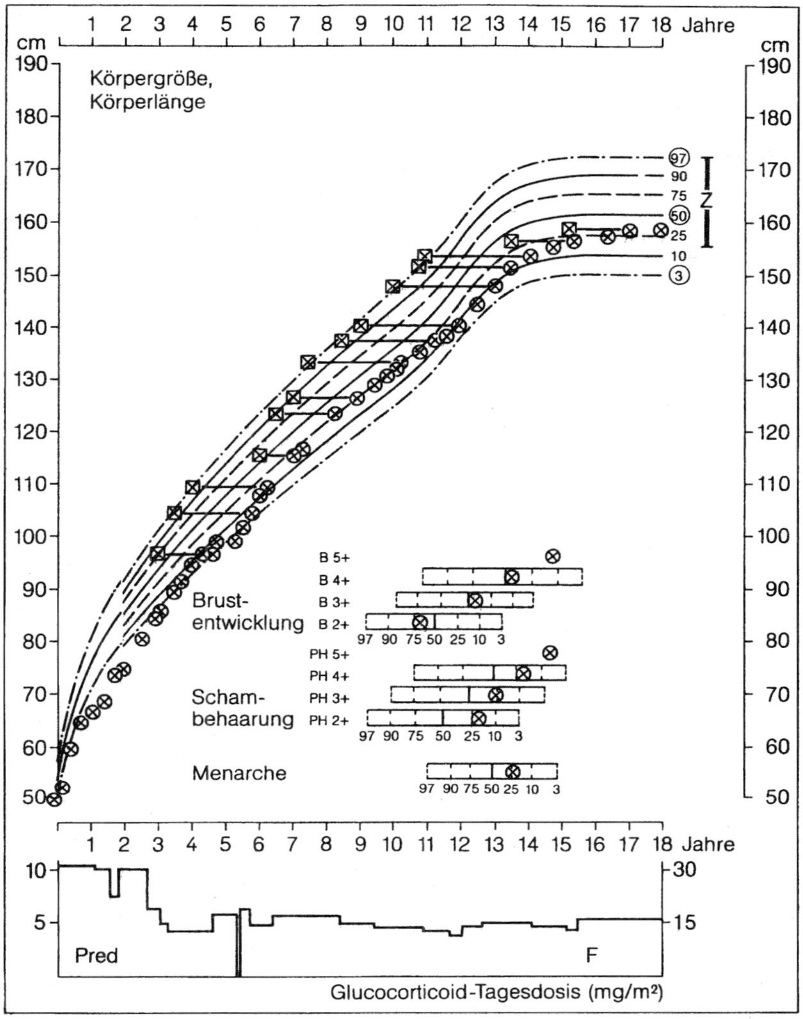

Abb. 67.4. Wachstumskurve eines Mädchens mit adrenogenitalem Salzverlustsyndrom (*runde Symbole* Körpergröße, *eckige Symbole* zugehöriges Knochenalter, *Z* genetischer Zielgrößenbereich, *Pred* Prednison, *F* Kortisol: Hydrokortison). Man erkennt deutlich, daß unter hoher Glukokortikoiddosis Längenwachstum und Knochenreifung gehemmt werden, daß die Patientin eine normale, spontane Pubertät durchlaufen hat, und daß sie eine Erwachenengröße im unterem Zielbereich erreicht

le über das *17-OHP-Tagesprofil im Speichel*, das bereits bei Säuglingen mit Hilfe spezieller Zellstoffträger (Salivetten) gewonnen werden kann. Eine gute Einstellung liegt bei folgenden 17-OHP-Speichelkonzentrationen (jeweils vor Tabletteneinnahme) vor:

Morgens	0,25–1,3 ng/ml
Mittags	0,15–1,0 ng/ml
Abends	0,10–0,5 ng/ml

Die Mineralokortikoide werden am besten nach der Plasma-Renin-Aktivität bzw. dem Spiegel des aktiven Renin dosiert, die im altersabhängigen Normbereich liegen sollen. Ferner soll die Natriumexkretion im 24 h-Urin 2–4 mmol/kg KG nicht überschreiten.

Für eine gute AGS-Überwachung sind jährlich 2–4 Steroidkontrollen im Harn oder Speichelprofil und 1–2 ambulante klinische Untersuchungen zu fordern. Dabei ist der Wachstums-, Knochenalter- und Gewichtsperzentilkurve des Kindes besondere Aufmerksamkeit zu schenken, da hier langfristige Therapiefehler am ehesten erkannt werden (vgl. Abb. 67.4). Im ersten Lebensjahr sind beim Salzverlustsyndrom oft noch häufigere Kontrollen nötig.

Eine gute AGS-Einstellung zeigt keine Nebenwirkungen. Auch alle Impfungen können termingerecht erfolgen.

Operative Genitalkorrektur: Mädchen mit AGS und virilisiertem Genitale (vgl. Abb. 67.3) bedürfen, abgesehen vom Typ 1 und 2 nach Prader, der operativen Genitalkorrektur. Früher wurde die Klitoridektomie durchgeführt, heute bevorzugt man die Klitorisrückverlagerung, um die spätere Orgasmusfähigkeit zu erhalten. Bei Mädchen mit AGS und Genitalveränderung vom Prader-Typ 3 genügen die Versenkung der vergrößerten Klitoris und eine Vaginaleingangsplastik. Beim Typ 4 muß in Einzelfällen die Vagina an ihrer Einmündung in den Sinus urogenitalis abgetrennt und am Damm neu eingepflanzt werden. Da das nicht verhornende Plattenepithel der Vulva fehlt, läßt sich beim Typ 4 kein unauffälliges äußeres Genitale mehr erzielen. Die operative Korrektur der Klitorishypertrophie soll so früh durchgeführt werden, daß die Mädchen sich später ihrer Intersexualität nicht erinnern, also im Säuglingsalter, spätestens im 2. bis 3. Lebensjahr. Die Vaginalplastik kann dagegen gut in der Pubertät erfolgen, da am östrogenisierten Genitale die Narbenschrumpfung wesentlich geringer ist und die sonst regelmäßigen Bougierungen in Narkose entfallen.

Bei der seltenen totalen Virilisierung, Prader-Typ 5, werden die Mädchen bei der Geburt immer als Knaben verkannt. Da kein normales weibliches Genitale zu rekonstruieren ist, werden diese Kinder besser im männlichen bürgerlichen Geschlecht belassen und später, nach erfolgter Gonad- und Hysterektomie, mit Androgenen substituiert. Allerdings ist die Endgrößenprognose für diese „Knaben" äußerst ungünstig, da das Wachstum den weiblichen Perzentilkurven folgt. Beim Prader-Typ 5 handelt es sich immer um ein Salzverlustsyndrom.

Prognose. Sie ist quoad vitam beim unkomplizierten AGS sehr gut, beim Salzverlustsyndrom, rechtzeitige Behandlung vorausgesetzt, gut.

Eine große Gefahr für AGS-Patienten liegt darin, daß Ärzte aus Unkenntnis der Sachlage bei Infektionskrankheiten oder bei Operationen die Kortikoidbehandlung absetzen oder bei schweren interkurrenten Erkrankungen die Kortikoiddosis nicht sofort adäquat steigern. Durch detaillierte und kontinuierliche Instruktion von Eltern, Patienten und Hausarzt sowie Versorgung mit Notfallausweis und Rezept können solche gravierenden Fehlbehandlungen vermieden werden.

Die Prognose der Körpergröße liegt bei allen AGS-Kindern unter ihrer individuellen Zielgröße (vgl. Abb. 67.4). Beim unkomplizierten AGS hängt sie weitgehend vom Zeitpunkt des Therapiebeginns ab. Setzt die Therapie erst mit 5 Jahren ein, kann man i.allg. bei Knaben nicht mehr als 160 cm, bei Mädchen nicht mehr als 150 cm erwarten. Beim AGS mit Salzverlust ist die Endgröße insbesondere dann signifikant reduziert und das Körpergewicht im Sinne einer schwer zu beeinflussenden Adipositas erhöht, wenn in der Säuglingszeit die Glukokortikoiddosis zu hoch gewählt wurde.

Die Fertilitätsprognose ist, zumindest bei den Mädchen, eingeschränkt. Von Müttern mit unkompliziertem AGS sind ausgetragene Schwangerschaften mit vaginaler Entbindung in größerer Zahl bekannt. Die Konzeptionsrate ist jedoch vermindert. Ohne Therapie bleiben die Mädchen meistens amenorrhoisch. Auch bei guter Einstellung des AGS sind Zyklusunregelmäßigkeiten häufig. Ein Teil der Mädchen und Frauen mit Salzverlustsyndrom zeigt auch unter guter Therapie eine Oligoamenorrhöe. Kontrazeption ist mit Zweiphasenpräparaten ohne Einschränkung möglich, der zyklusstabilisierende Effekt ist erwünscht. Da die „Pille" einen kortikoidsparenden Effekt hat, kann Hydrokortison meist um 5 mg/Tag reduziert werden.

Die Fertilität der Männer mit AGS ist unter suffizienter Therapie kaum eingeschränkt. Bei Männern mit insuffizient behandeltem AGS können gutartige Hodentumoren als multiple NNR-Restadenome auftreten. Sie sind unter konsequenter Therapie mit Dexamethason 0,5 bis maximal 0,75 mg/Tag rückbildungsfähig. Operative Maßnahmen, insbesondere die Orchidektomie, sind kontraindiziert.

Spätestens in der (post)pubertären Übergangsphase zum Erwachsenenalter ist eine umfassende Aufklärung der Jugendlichen über Wesen und Folgen ihrer Hormonstörung zur Sicherung der Langzeit-Compliance erforderlich, die am besten in einer sog. *Adoleszenten-Ambulanz* („*Transfer-Sprechstunde*") über einige Jahre gemeinsam vom pädiatrischen und internistischen Endokrinologen durchgeführt wird. Gelegentlich ist eine begleitende psychologische Betreuung nötig. Selbsthilfegruppen, wie die „AGS-Eltern- und Patienteninitiative e.V." können auch in dieser oft schwierigen Phase dem Arzt bei der Betreuung der Patienten außerordentlich hilfreich zur Seite stehen.

Hyperkortisolismus (Cushing-Syndrom)

Ätiologie und Pathogenese. Bei anhaltend erhöhtem Kortisolspiegel (*Glukokortikoidexzeß*) entsteht ein typisches Krankheitsbild, welches als Cushing-Syndrom bezeichnet wird. Ein Glukokortikoidexzeß kann exogen-medikamentös bedingt sein oder auf einem primären NNR-Tumor wie Adenom, Karzinom oder bilateraler, primär nodulärer NNR-Hyperplasie, auf einem ACTH-bildenden basophilen Hypophysenadenom (M. Cushing) mit konsekutiver bilateraler NNR-Hypertrophie oder auf einer hypothalamischen Störung mit erhöhter ACTH-Sekretion als Folge vermehrter Produktion von Corticotropin-releasing-Hormon (CRH) beruhen. Ferner können Peptide mit CRH- oder ACTH-Wirkung, die in ektopen Bronchial- oder Pankreastumoren gebildet werden, ein bei Kindern äußerst seltenes sog. paraneoplastisches Cushing-Syndrom hervorrufen.

Das Cushing-Syndrom ist mit einer Häufigkeit von etwa 1:50.000 im Kindesalter selten. Bei Säuglingen und Kleinkindern (Mädchen sind 3mal häufiger betroffen als Knaben) liegt ihm fast immer ein primärer NNR-Tumor, meist ein Karzinom, zugrunde. Im Schulalter gewinnt das hypothalamisch-hypophysär bedingte basophile Hypophysenadenom an Häufigkeit.

Ein medikamentöses Cushing-Syndrom entsteht bei der langfristigen ACTH-Therapie (z.B. bei BNS-Anfällen, s. Kap. 199) oder wenn ein Glukokortikoid über längere Zeit pharmakologisch in einer Äquivalenzdosis von über 6 mg Prednison/m^2 KOF/Tag gegeben wird.

Symptomatik. Die klinischen Erscheinungen des voll ausgeprägten Cushing-Syndroms sind so charakteristisch, daß diese Diagnose prima vista gestellt werden kann. Das Krankheitsbild umfaßt ein hochrotes „Vollmondgesicht", Stammfettsucht, „Büffelnacken", Pausbacken, dünne fragile Haut mit Striae distensae rubrae, Wachstumsstillstand, Polyglobulie, erhöhten Blutdruck sowie Hyperglykämie und Glukosurie. Bei älteren Kindern ist die Pubertätsentwicklung verzögert, bei Mädchen besteht eine Amenorrhöe. Die Kinder leiden unter Kopfschmerzen, sind antriebsarm und emotional labil oder depressiv verstimmt.

Durch die negative Kalziumbilanz kommt es zur Osteoporose, u.U. mit „Fischwirbelbildung", Einbruch der Wirbelkörper und begleitenden schwersten Rückenschmerzen, gelegentlich auch zu Nephrolithiasis. Das Cushing-Syndrom kann schon in den ersten Lebensjahren einsetzen. Bei den leichten Formen fällt zunächst nur der Wachstumsstillstand auf.

Bei durch NNR-Tumor bedingtem Cushing-Syndrom kann gesteigerte Androgenbildung mit Hirsutismus, prämaturer Pubarche, Akne, Stimmvertiefung und, bei Mädchen, Virilisierung (Klitorishypertrophie) dazukommen. In solchen Fällen ist das Längenwachstum zunächst nicht beeinträchtigt, sondern normal oder sogar beschleunigt, mit akzelerierendem Knochenalter.

Diagnose und Differentialdiagnose. Beim Vollbild des Cushing-Syndroms ist der Plasmakortisolspiegel dauernd erhöht. Bei leichteren Fällen liegen die Tageswerte noch im oberen Normbereich zwischen 150 und 250 ng/ml; die zirkadiane Tagesrhythmik ist jedoch meist aufgehoben. Richtungweisend ist der Kortisolspiegel um 24 Uhr, welcher normalerweise unter 60 ng/ml liegt. Ambulant durchführbar ist der *Dexamethason-Suppressionstest.* Am Vorabend wird um 22 Uhr Dexamethason 1,5 mg/m^2 KOF einmalig verabreicht (sog. „Dexamethasonkurztest"), das beim Gesunden den Kortisolspiegel am folgenden Morgen zwischen 8 und 9 Uhr unter 20 ng/ml supprimiert. Ohne Suppression liegt der Morgenwert zwischen 120 und 230 ng/ml. Ein sehr zuverlässiger Parameter ist außerdem das freie Harnkortisol, welches zur Diagnosesicherung in drei, möglichst im Abstand einiger Tage gewonnenen 24-h-Urinen eindeutig erhöht sein sollte.

Beim so nachgewiesenen Cushing-Syndrom ist weiter zu differenzieren. Beim zentral bedingten M. Cushing (mit basophilem Hypophysenadenom) läßt sich der Plasmakortisolspiegel durch Dexamethason 8 mg/Tag (oder 80 µg/kg KG/Tag), verteilt auf 6stündige Intervalle, im Verlauf von 3 Tagen noch unter 50 ng/ml supprimieren. NNR-Adenome und -Karzinome reagieren in der Regel auch auf diese Dosis nicht oder nicht ausreichend. Sie zeigen in der Multisteroidanalyse im Plasma einen funktionellen 11β-Hydroxylasemangel, der bei Malignität wesentlich stärker ausgeprägt und für Verlaufsuntersuchungen nützlich ist.

Einfacher ist heute der *CRH-Test* (1 µg/kg KG i.v.), bei welchem Patienten mit ACTH-abhängigem M. Cushing mit einem überschießenden Anstieg von ACTH im Plasma reagieren. Patienten mit primärer, ektoper oder exogener Ursache, einschließlich der seltenen bilateralen primären nodulären NNR-Hyperplasie (NNR-Adenomatose) zeigen dagegen keinen ACTH-Anstieg nach CRH. Bei der Lokalisierung hilfreich sind die *NN-Sonographie* und insbesondere das *MRT der Sellaregion.* Bei zweifelhafter Seitendiagnostik eines NNR-Tumors bleiben die selektive Angiographie und der Versuch der selektiven Katheterisierung von NN-Venen zur seitengetrennten Kortikoidbestimmung. Durch selektive Sinus-petrosus-inferior-Katheterisierung kann durch Bestimmung von ACTH im CRH-Test zwischen hypothalamischer und hypophysärer Ursache differenziert und sogar eine Seitenlokalisation erreicht werden.

Differentialdiagnostisch ist in erster Linie die häufige alimentär-konstitutionelle *Adipositas* abzugrenzen, die oft ebenfalls mit Striae und Hypertonie, aber nie mit Wachstumsstillstand einhergeht. Der Dexamethasonkurztest (s. oben) führt hier über Nacht zur vollen Kortisolsuppression.

Therapie und Prognose. Beim Cushing-Syndrom, bedingt durch ein NNR-Adenom oder -Karzinom, erfolgt die Tumorentfernung durch unilaterale Adrenalektomie. NNR-Karzinome, welche die Kapsel nicht durchbrochen haben, bedürfen in der Regel weder einer nachfolgenden Strahlenbehandlung noch einer chemotherapeutischen Zusatzbehandlung. Beim metastasierenden NNR-Karzinom kann das Adrenolytikum o,p'-DDD (Mitotane) versucht werden, das besonders bei Jugendlichen zum kompletten Verschwinden von Primärtumor und Metastasen führen kann.

Nach Operation eines unilateralen NNR-Tumors muß zunächst eine Hydrokortisonsubstitution einsetzen, da die kontralaterale NNR atrophisch ist und sich ihre Funktion erst wieder erholen muß. Die Substitution kann in der Regel im Verlauf von einigen Wochen abgebaut werden. Kritisch ist der Abbau der letzten 10 mg Hydrokortison/Tag.

Bei den Fällen von ACTH-abhängigem M. Cushing mit bilateraler NNR-Hyperplasie bestand die Therapie früher in der bilateralen Adrenalektomie mit nachfolgender Substitutionstherapie. Heute wird in einem hohen Prozentsatz das schon von Cushing postulierte basophile, ACTH-produzierende hypophysäre Mikroadenom gefunden und *transsphenoidal* durch mikrochirurgische Technik (ggf. mit intraoperativer, wiederholter ACTH-Bestimmung aus dem Blut des Operationsgebiets) selektiv unter Schonung der restlichen Hypophyse entfernt. Diese Operation wird allerdings nur in wenigen Zentren beherrscht. Nur wenn man bei transsphenoidaler Zweitoperation das basophile Mikroadenom nicht findet und danach auch nach Hypophysenbestrahlung und medikamentöser Therapie keine Remission eintritt, ist die bilaterale Adrenalektomie noch gerechtfertigt. In diesen Fällen kommt es in den folgenden Jahren nicht selten zum gefürchteten *Nelson-Syndrom*, einem CRH-abhängigen, raumverdrängend wachsenden basophilen Hypophysentumor.

Bei Fällen leichten Cushing-Syndroms ist ein initialer Behandlungsversuch mit Bromocriptin oder Cyproheptadin über zunächst ein halbes Jahr gerechtfertigt. Die Langzeitbehandlung mit sog. Adrenostatika (Aminoglutethimid, Ketoconazol, Metopiron, Etomidate, Trilostan) hat enttäuscht.

Die Prognose des Cushing-Syndroms hängt weitgehend von der Ursache ab. Beim unilateralen Adenom und beim kleinen bis kirschgroßen NNR-Karzinom ist die Prognose sehr günstig. Die gezielte Exstirpation des basophilen Hypophysenadenoms kann in 60–90 % der Fälle zur langfristigen Heilung führen. Der Nelson-Tumor gefährdet in hohem Maße den N. opticus.

Mineralokortikoidexzeß

Bei Hypertonie im Kindesalter ist neben dem Cushing-Syndrom auch an den seltenen *primären Hyperaldosteronismus (Conn-Syndrom)* zu denken. Pathogenetisch liegt der Erkrankung ein aldosteronbildender NNR-Tumor zugrunde, welcher in der Regel klein ist. Bei älteren Kindern kommt eine bilaterale Hyperplasie der Zona glomerulosa vor, deren Ursache noch nicht gesichert ist.

Bei einer Sonderform der bilateralen Glomerulosahyperplasie, die autosomal-dominant vererbt wird, sind Hypertonie und erhöhtes Aldosteron durch Dexamethasonsuppression zu beseitigen: sog. *Glukokortikoid supprimierbarer Hyperaldosteronismus (GSH).* Ursache ist ein durch „unequal crossing over" entstandenes chimärisches Gen aus CYP11B1 und CYP11B2, wodurch die Aldosteronsynthase, dadurch ACTH-abhängig geworden, in großen Mengen in der Zona fasciculata exprimiert wird.

Beim ebenfalls seltenen *11β-Hydroxysteroid-Dehydrogenase-Mangel* (s. Abb. 67.1) verursachen autosomal-rezessiv vererbte Mutationen des HSD11B2-Gens (16q22) einen Defekt der im Nierentubulus exprimierten 11β-HSD2, wodurch Kortisol (F) nicht mehr zu Kortison (E) inaktiviert und dadurch der Mineralokortikoid(Typ-I)-Rezeptor durch Kortisol daueraktiviert wird. Es kommt zu schwerem Hypertonus, Hypokaliämie und hyporeninämischem Hypoaldosteronismus: „apparent mineralocorticoid excess" (AME). In der Multisteroidanalyse ist der F/E-, im Urin der THF/THE-Quotient massiv erhöht. AME kann erworben werden durch *Lakritz-Abusus*, da die darin enthaltene Glyzyrrhizinsäure die 11β-HSD2 inhibiert.

Klinisch ist der Mineralokortikoidexzeß gekennzeichnet durch Hochdruck, Kopfschmerzen und Schwindel, Neigung zu Paresen, Parästhesien und Polydipsie sowie Wachstumsverlangsamung. Biochemisch finden sich Hypokaliämie, metabolische Alkalose, erniedrigtes Renin und erhöhtes Plasmaaldosteron („low renin hypertension").

Differentialdiagnostisch sind der viel häufigere sekundäre Hyperaldosteronismus (mit erhöhtem oder durch Natriumdepletion stimulierbarem Renin) einschließlich Pseudohypoaldosteronismus (s. Kap. 184) und Bartter-Syndrom (s. Kap. 184) abzugrenzen.

Die Therapie des Conn-Syndroms besteht in der operativen Entfernung des NNR-Adenoms. GSH und AME sprechen gut auf niedrige Dexamethasondosen an.

Literatur

Dörr HG, Sippell WG, Willig RP (1992) Pränatale Therapie und Diagnostik des adrenogenitalen Syndroms mit 21-Hydroxylasedefekt. Monatsschr Kinderheilkd 140:661–663

Moser HW (1995) Adrenoleukodystrophy. Curr Opin Neurol 8:221–226

Orth DN (1995) Medical Progress: Cushing's syndrome. N Engl J Med 332:791–803

Peter M, Sippell WG (2000) Defekts in aldosterone biosynthesis. In: Hughes IA, Clark AJL (eds) Adrenal disease in childhood. Clinical and molecular aspects. Endocr Dev 2: 112–133

Peter M, Viemann M, Partsch C-J, Sippell WG (1998) Congenital adrenal hypoplasia: clinical spectrum, experience with hormonal diagnosis and report on new point mutations of the DAX-1 gene. J Clin Endocrinol Metab 83:2666–2674

Sippell WG, Dörr HG, Bidlingmaier F, Knorr D (1980) Plasma levels of aldosterone, corticosterone, 11-deoxycorticosterone, progesterone, 17-hydroxyprogesterone, cortisol, and cortisone during infancy and childhood. Pediatr Res 14:39–46

Stocco DM, Clark BJ (1996) Regulation of the acute production of steroids in steroidogenic cells. Endocr Rev 17:221–244

67.2 Erkrankungen des Nebennierenmarks

Die physiologisch wichtigsten Hormone des Nebennierenmarks (NNM) sind die Katecholamine Adrenalin (Epinephrin), Noradrenalin und Dopamin. Adrenalin steigert Pulsfrequenz, systolischen Blutdruck sowie Herzminutenvolumen und senkt den peripheren Gefäßwiderstand und damit den diastolischen Blutdruck; Noradrenalin senkt die Pulsfrequenz gering und steigert den peripheren Gefäßwiderstand, wodurch systolischer und diastolischer Blutdruck ansteigen. Beide Hormone erhöhen den Sauerstoffbedarf des Myokards. Die Stoffwechselwirkungen (Glykogenolyse und Senkung des peripheren Glukoseverbrauchs, dadurch Blutzuckeranstieg; Lipolyse) sind beim Adrenalin stärker vorhanden als beim Noradrenalin.

Katecholamine werden, außer im Nebennierenmark, im gesamten *chromaffinen System* sowie im Gehirn und in den Synapsen des Sympathikus als Neurotransmitter gebildet. Daher hat die bilaterale Adrenalektomie keine Ausfallserscheinungen von seiten des Nebennierenmarks zur Folge.

Vereinfachend kann man das NNM als peripheres Ganglion bezeichnen, welches nach Einwanderung sympathischer Nervenzellen in das Primordium der Nebennierenrinde (NNR) ab der 7. Gestationswoche hormonelle Funktion erhält. Glukokortikoide der NNR induzieren parakrin die Phenylethanolamin-N-Methyltransferase (PNMT), welche Noradrenalin in Adrenalin umwandelt, daher kann Adrenalin nur im NNM synthetisiert werden. Wegen der praktisch fehlenden Kortisolsynthese der fetalen NNR (s. unten) wird in der Fetalzeit im NNM vorwiegend Noradrenalin, beim Erwachsenen vorwiegend Adrenalin gebildet.

Katecholaminmetabolite werden als Vanillinmandelsäure, Homovanillinsäure, Metanephrin und Normetanephrin im Urin ausgeschieden.

Tumoren des chromaffinen Systems

Phäochromozytom, Neuroblastom, Ganglioneuroblastom und Ganglioneurom sind als Tumoren neuroektodermalen Ursprungs großenteils hormonell aktiv. Die erhöhte Katecholaminsekretion verursacht bei Ganglioneuroblastomen und Neuroblastomen (s. Kap. 176.1) eine geringere hormonelle Symptomatik als beim Phäochromozytom.

Das Phäochromozytom, ein bei Erwachsenen häufigerer Tumor, zeigt bei Kindern einen Altersgipfel von 9 bis 12 Jahren. Jungen sind häufiger betroffen. In etwa der Hälfte der Fälle findet sich Familiarität (meist autosomal-dominante Vererbung). Phäochromozytome werden gehäuft beobachtet bei der *multiplen endokrinen Neoplasie* (MEN) Typ 2A bzw. 2B, dabei tritt das medulläre Schilddrüsenkarzinom (s. Kap. 176.11) meist als erster Tumor auf. MEN 2 wird durch Punktmutationen im Ret-Protoonkogen auf Chromosom 10q11.2 verursacht und dominant vererbt. Auch bei vielen Phakomatosen, wie Neurofibromatose, Hippel-Lindau-, Bourneville-Pringle-, Sturge-Weber-Syndrom, kommen Phäochromozytome häufiger vor.

Im Kindesalter finden sich etwa 50 % der Phäochromozytome intraadrenal, 50 % extraadrenal (sog. *Paragangliome,* die vorwiegend Noradrenalin sezernieren) im Bereich des gesamten chromaffinen Systems zwischen Schädelbasis und kleinem Becken, vorwiegend entlang des paraaortalen N. sympathicus. Bilaterale und multiple Tumoren sind bei Kindern häufiger, Malignität ist dagegen seltener als bei Erwachsenen. Phäochromozytome sind meist zwischen 1 und 10 cm groß.

Klinische Symptome. Kontinuierlicher oder krisenhafter Hochdruck, Kopfschmerzen und Schweißausbrüche stehen im Vordergrund, seltener sind Übelkeit, Erbrechen, Gewichtsabnahme, Bauchschmerzen, Obstipation, Polyurie und Polydipsie. Die Kinder sind unausgeglichen, ängstlich, dabei hyperaktiv und oft unkonzentriert. Gelegentlich finden sich Sehstörungen (Fundus hypertonicus), Blässe und kühle Extremitäten. In schweren Fällen treten Krämpfe bis hin zur hypertensiven Enzephalopathie auf. Die Blutdruckkrise kann gelegentlich durch Streßsituationen, plötzliche Bewegungen oder durch tiefe Palpation des Abdomens ausgelöst werden.

Diagnose. Sie wird über den Nachweis der erhöhten Katecholamine und der erhöhten Vanillinmandelsäure im 24 h-Urin bei engmaschiger Blutdrucküberwachung gestellt. Da die Exkretion von Katecholaminen und ihren Metaboliten stark altersabhängig ist, sind exakte Referenzwerte für die verwendeten Nachweismethoden nötig. Plasmakatecholaminbestimmungen sind als Momentaufnahmen der sympathoadrenalen Aktivität für die Diagnostik in der Regel nicht geeignet. Nur bei fraglich erhöhten Werten im Urin ist der *Clonidinsuppressionstest* indiziert: 3 h nach oraler Clonidingabe (150 $\mu g/m^2$ KOF) sinken die basalen Plasmakatecholaminspiegel deutlich ab, beim Phäochromozytom dagegen bleiben sie unverändert hoch oder steigen an. Die Lokalisationsdiagnostik erfolgt durch Abdomensonographie und MRT (hohe Signalintensität des Phäochromozytoms im T2-Bild), bei negativem Ergebnis durch Szintigraphie mit Metajodbenzylguanidin (MIBG). Die selektive Angiographie mit Katheterisation der Nebennierenvenen und seitengetrennter Blutentnahme zur Bestimmung der Plasmakatecholamine ist heute nur noch selten erforderlich.

Therapie. Sie besteht in der operativen Entfernung des Tumors. Bei bedrohlichem Hochdruck wird nach Sicherung der Diagnose bis zur Operation einschleichend mit α-Blokkern (Phenoxybenzamin 0,5–1 mg/kg KG/d) und ggf. mit Kalziumantagonisten behandelt. Präoperativ sind Morphinpräparate wegen der Möglichkeit der Katecholaminfreisetzung zu vermeiden. Bei Narkoseeinleitung und intraoperativ müssen hypertensive Krisen mit Phentolamin oder Nitroprussid beherrscht werden. Nach Tumorentfernung steht die genaue Volumensubstitution im Vordergrund, 24–48 h postoperativ sollte der Blutdruck normalisiert sein.

Zum Ausschluß multipler oder rezidivierender Tumoren sind Kontrollen von Blutdruck, Urinkatecholaminen und Sonographie 4–6 Wochen und 6 Monate postoperativ, später jährlich, erforderlich.

Prognose. Sie ist, außer beim malignen Phäochromozytom sowie bei MEN 2, nach erfolgter Tumorentfernung üblicherweise sehr gut.

Literatur

Caty MG, Coran AG, Thompson NW (1990) Current diagnosis and treatment of pheochromocytoma in children. Arch Surg 125:978–981

Bornstein SR, Gonzales-Hernandez JA, Ehrhart-Bornstein M, Adler G, Scherbaum WA (1994) Intimate contact of chromaffin and cortical cells within the human adrenal gland forms the cellular basis for important intraadrenal interactions. J Clin Endocrinol Metab 78: 225–232

Bravo EL (1994) Evolving concept in the pathophysiology, diagnosis, and treatment of pheochromocytoma. Endocrin Rev 15:356–368

68 Krankheiten der Keimdrüsen

Störungen der Pubertät

O. Hiort, E. Nitsche, K. Kruse

68.1 Normale Entwicklung der Keimdrüsen

Die Keimdrüsen vereinen reproduktive und endokrine Funktionen in einem Organ. Zu unterscheiden ist die genetisch bestimmte Sexualdeterminierung, die die Entwicklung der Gonaden steuert, von der hormonabhängigen Sexualdifferenzierung der inneren und äußeren Genitalstrukturen.

Für den Beginn der Hodenentwicklung aus der undifferenzierten Gonade ist ein kurzer Abschnitt auf dem Y-Chromosom verantwortlich. Dieses SRY (sexdeterminierende Region des Y-Chromosoms) genannte, hochkonservierte Gen codiert für ein Protein mit einem DNS-Bindungsmotiv, das wiederum die Expression autosomaler Gene reguliert. An der Hodendifferenzierung sind das WT(Wilms-Tumor-)1-Gen auf Chromosom 11, das DAX-Gen auf dem X-Chromosom und das SOX 9-Gen auf Chromosom 17 beteiligt. Im Hodengewebe bilden sich Sertoli-Zellen und Leydig-Zellen, die unterschiedliche hormonelle Funktionen aufnehmen. In den Sertoli-Zellen wird das Anti-Müller-Hormon (AMH) gebildet, das für die Regression von Uterus, Tuben und dem oberen Anteil der Vagina verantwortlich ist. Zudem sezernieren die Sertoli-Zellen Inhibin, welches das hypophysäre FSH hemmt. Die Leydig-Zellen produzieren ab der 9. Schwangerschaftwoche Testosteron. Dieses Hormon ist für die Differenzierung der akzessorischen Geschlechtsdrüsen, der Vasa deferentia und des Nebenhodens unerläßlich. In der Peripherie wird Testosteron durch das Enzym 5α-Reduktase zu Dihydrotestosteron metabolisiert, welches die Virilisierung des äußeren männlichen Genitale induziert. Für die normale Maskulinisierung des männlichen Fetus ist die unbeeinträchtigte Sekretion von Testosteron insbesondere zum Ende des ersten Trimesters der Schwangerschaft von großer Bedeutung.

Der Deszensus des Hodens in das Skrotum wird durch hormonelle und anatomische Faktoren beeinflußt. In der 10.–15. SSW wird der Hoden durch eine mesenchymale Struktur, das Gubernakulum testis, an der Bauchwand angeheftet. Mit Bildung des Skrotums vergrößert sich das Gubernakulum und schafft so Platz für den Descensus testis. Die hormonelle Kontrolle des Deszensus ist zum Teil noch ungeklärt. Dem AMH aus den Sertoli-Zellen wird neben der Regression der Müllerschen Strukturen auch eine besondere Rolle in der Ausbildung des Gubernakulums zugeschrieben. Die Migration des Gubernakulums und nachfolgend des Hodens ist ein Androgen-abhängiger Prozess.

Über die genetischen Abläufe, die zur Entwicklung der Ovarien notwendig sind, ist bisher nur sehr wenig bekannt. Im Ovar bilden sich viele Millionen von Keimzellen. Diese werden während der weiteren Fetalentwicklung jedoch reduziert und verharren in der ersten Phase der Meiose bis zum Beginn der Pubertät. Für die vollständige Differenzierung des Ovars ist das Vorliegen von zwei X-Chromosomen bei gleichzeitigem Fehlen des SRY-Gens obligat. Zwar wird

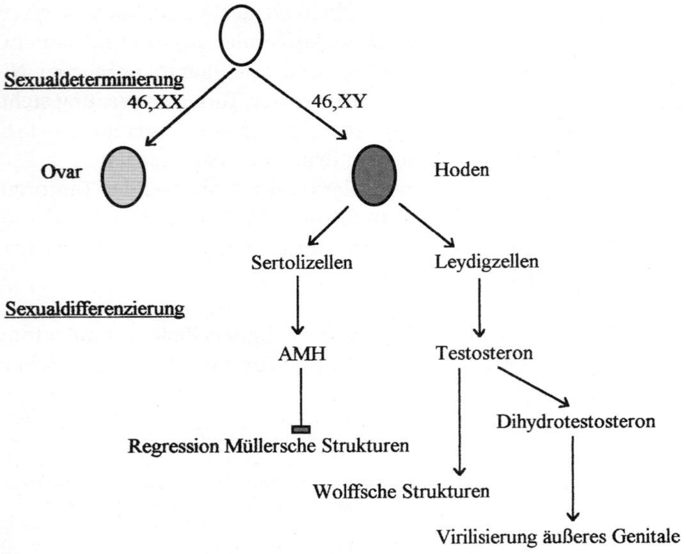

Abb. 68.1. Differenzierung der Gonaden und Genitalorgane

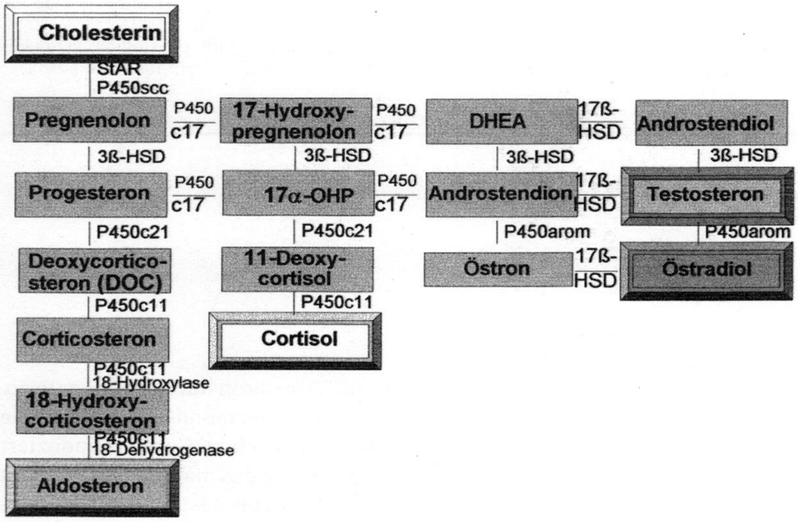

Abb. 68.2. Steroidbiosynthese und beteiligte Enzyme

Östradiol als wichtiges weibliches Sexualhormon ab der 10. SSW gebildet, die Rolle für die fetale Geschlechtsentwicklung ist jedoch unklar. (s. Abb. 68.1)

Sexualhormone werden in den Gonaden über verschiedene enzymatische Schritte aus Cholesterin synthetisiert. Der erste Schritt ist die Umwandlung des Cholesterin in Pregnenolon, geschwindigkeitsbestimmend ist dabei die Bereitstellung von Cholesterin im Mitochondrium durch ein Regulationsprotein, das „steroidogenic acute regulatory protein" (StAR). Je nach Syntheseort erfolgt dann die Umwandlung in Mineralo- und Glukokortikoide, Androgene oder Östrogene (Abb. 68.2). Eine Besonderheit stellt die Synthese von Dihydrotestosteron dar. Sie wird erst in der Peripherie durch das Enzym 5α-Reduktase katalysiert.

Sowohl die männlichen als auch weiblichen Geschlechtshormone erreichen auf dem peripheren Blutweg ihre Zielorgane. Sie werden dabei z. T. unspezifisch an Albumin, z. T. spezifisch an das sexualhormonbindenden Globulin (SHBG) gebunden. Die Aufnahme in die Zielzelle erfolgt durch passive Diffusion, es wird aber auch eine spezifische Aufnahme SHBG-gebundener Hormone über Rezeptor-vermittelte Endozytose postuliert. Intrazellulär binden die Sexualhormone an spezifische Rezeptoren, die als Transkriptionsfaktoren die zelluläre Antwort über eine Bindung an die DNS der Zelle regulieren.

Die Sekretion der weiblichen und männlichen Sexualhormone erfolgt unter dem Einfluß der pulsatil ausgeschütteten Gonadotropine LH und FSH. Die Sekretion von LH und FSH ihrerseits wird durch das in neuronalen Zellen des mediobasalen Hypothalamus produzierte und ebenfalls pulsatil sezernierte Dekapeptid Gonadotropin-releasing-Hormon (GnRH) stimuliert. Während der Embryonalzeit gelangen die GnRH-sezernierenden Zellen durch Migration von der olfaktorischen Plakode nach kranial zur präoptischen Region des mediobasalen Hypothalamus einschließlich des Nucleus arcuatus. Bereits im Gestationsalter von 19 Schwangerschaftswochen können GnRH-produzierende Neurone in dieser Region nachgewiesen werden. Diese Zellen sezernieren GnRH autonom, synchron und rhythmisch. Sie stellen vermutlich als neuronaler Verband den hypothalamischen GnRH-Pulsgenerator im Sinne einer „biologischen Uhr" dar. Zahlreiche endogene und exogene Substanzen beeinflussen diesen Pulsgenerator. Hierzu gehören Katecholamine, Opoide, Kortikotropin-releasing-Hormon sowie neuroinhibitorische und -exzitatorische Aminosäuren. Das pulsatil sezernierte GnRH wird entlang des hypothalamisch-hypophysären Portalgefäßsystems zur Hypophyse transportiert, wo es LH und FSH im Verhältnis 1:1 zum GnRH Puls freisetzt.

Bei Mädchen induziert die Aktivierung des Rezeptors durch LH in den Theka- und Stromazellen des Ovars die Androgensynthese. Die Androgene werden anschließend unter dem Einfluß von FSH in den Granulosazellen zu Östrogenen, insbesondere Östradiol metabolisiert. Hierzu ist ein Aromatase genanntes Enzym, das auch in anderen Körperzellen anzutreffen ist, erforderlich. LH ist weiterhin verantwortlich für die Entwicklung des Corpus luteum aus dem Follikel und die Synthese von Progesteron.

Bei Knaben stimuliert LH im Hoden die Testosteronsynthese in den Leydig-Zellen. Testosteron wird durch das Enzym 5α-Reduktase teilweise in Dihydrotestosteron und durch die Aromatase in deutlich geringerem Maße als bei Mädchen in Östrogene umgewandelt. FSH stimuliert die Sertoli-Zellen und damit die Spermatogenese und zugleich das Hodenwachstum.

Literatur

Cameron JL (1991) Metabolic clues for the onset of puberty. Horm Res 36: 97–103

McElreavey K, Barbaux S, Ion A, Fellous M (1995) The genetic basis of murine and human sex determination: A review. Heredity 75: 599–611

Veldhuis JD (1996) Neuroendocrine mechanism mediating awakening of the human gonadotropic axis in puberty. Pediatr Nephrol 10: 304–317

68.2 Hodenhochstand

Definition. Der Hodenhochstand ist definiert als ein Entwicklungsdefekt, bei dem der Hoden einseitig oder beidseitig nicht vollständig in das Skrotum deszendiert. Bei *Kryptorchismus* sind die Hoden im Bauchraum lokalisiert und nicht tastbar. *Leistenhoden* könen im Inguinalbereich tastbar sein, lassen sich aber nicht manuell in das Skrotum luxieren. Ein *Gleithoden* liegt im unteren Bereich des Leistenkanals und läßt sich unter Zug in das Skrotum luxieren. Er retrahiert jedoch sofort, wenn der Zug nachläßt. Eine Normvariante stellt der *Pendelhoden* dar, der spontan im Skrotum oder im unteren Leistenkanal liegt. Abzugrenzen ist die Hodenektopie, bei der ein Deszensus abseits der normalen anatomischen Gegebenheiten vorliegt. Der Hoden kann dabei kontralateral liegen, oder aber im Bereich des Perineums. Bei der *Anorchie* läßt sich kein Hodengewebe mehr nachweisen. Dennoch muß androgenproduzierendes Gewebe in der Fetalzeit vorhanden gewesen sein, da die Knaben ein unauffälliges äußeres Genitale aufweisen.

Häufigkeit. Ein Hodenhochstand liegt bei etwa 4–5% aller männlichen Neugeborenen vor. Im Laufe des ersten Jahres kommt es bei der Hälfte zu einem spontanen Deszensus. Bei Frühgeborenen liegt die Häufigkeit aufgrund des Geburtszeitpunktes vor Beendigung der normalen testikulären Migration deutlich höher. Der Anteil intraabdominaler Hoden wird mit 5–10% angegeben. Die Inzidenz des Hodenhochstandes ist ebenso wie die Inzidenz von Hypospadien während der letzten Jahrzehnte gestiegen. Hierfür werden auch Umweltfaktoren verantwortlich gemacht, Beweise gibt es jedoch nicht.

Ätiologie und Pathogenese. Ein Hodenhochstand kann durch Anomalien bedingt sein, die den normalen Deszensus des Hodens stören. Hirnorganische Erkrankungen können zu einer Störung der hypothalamischen oder hypophysären endokrinen Steuerung führen. Urologische Erkrankungen, wie das Prune-Belly-Syndrom sind häufig mit einem Hodenhochstand vergesellschaftet. Ähnliches gilt für Bauchwanddefekte bei Gastroschisis und Omphalozele.

Es wird angenommen, daß dem Hodenhochstand häufig ein Defekt der pränatalen Androgensekretion zugrunde liegt. Diese kann durch eine gestörte LH-Sekretion aus der Hypophyse, oder durch einen Mangel an plazentarem humanen Choriogonadotropin (hCG) bedingt sein. Der Defekt der pränatalen Androgensekretion während des 2. und 3. Schwangerschaftsdrittels muß dann so gering ausgeprägt sein, daß keine weitere Genitalfehlbildung auftritt. Der Beweis dieser Hypothese wird dadurch erschwert, daß postnatal häufig keine endokrinologischen Auffälligkeiten mehr nachzuweisen sind.

Eine definierte endokrinologische Störung liegt beim *Syndrom der persistierenden Müller-Gänge* (PMDS) vor. Hierbei handelt es sich um eine Beeinträchtigung der AMH-Synthese oder des AMH-Rezeptors. Bei dieser sehr seltenen Störung bleibt die Regression der Müller-Strukturen aus, so daß die Hoden im Bereich der Tuben im Bauchraum verbleiben. Auch bei *Störungen der Androgensynthese* oder eines *Androgenrezeptordefekt*es wird häufig ein Hodenhochstand beobachtet. Ob dies durch den endokrinen Defekt oder durch die Veränderung der anatomischen Strukturen bedingt ist, bleibt z.Z. noch unklar.

Pathologie. Die sekundäre Degeneration der Keimzellen des kryptorchen Hodens ist wahrscheinlich auf die erhöhte Temperatur im Bauchraum zurückzuführen (35–37 °C im Bauchraum, 33 °C im Skrotum). Dies unterdrückt die Spermatogenese und führt so häufig zu einer Infertilität. Fertilitätsstörungen sind bei intraabdominell gelegenem Hoden häufiger als bei Leistenhoden. Durch die Schädigung des Keimepithels kommt es im Alter von wenigen Monaten zu erniedrigten Werten für AMH und Inhibin B. Inhibin B eignet als Index für die Sertoli-Zellfunktion und für den Grad der Hodenschädigung.

Der Hodenhochstand ist mit dem Risiko einer erhöhten Inzidenz maligner Tumoren im Erwachsenenalter vergesellschaftet. Die relative Häufigkeit ist dabei um etwa 5–10% gegenüber der Normalbevölkerung erhöht. Das gesteigerte Risiko ist wahrscheinlich auf die Keimzelldegeneration und damit eine Dysplasie im nicht deszendierten Hoden zurückzuführen. Eventuell kann auch ein Carcinoma-in-situ als prämaligne Zelltransformation aufgrund unbekannter Faktoren entstehen.

Klinische Symptome und Verlauf. Zur Evaluation eines Hodenhochstandes muß eine angenehme Untersuchungssituation in warmer Umgebung geschaffen werden, um eine spontane Retraktion eines normalen Hodens zu vermeiden. Der Patient sitzt im Schneidersitz, um die Spannung der Bauchwand zu erhöhen. Der Hoden wird mit einer Hand aus dem Inguinalkanal Richtung Skrotum gestrichen und dort mit der anderen Hand hinsichtlich Abgrenzbarkeit, Größe und Konsistenz palpiert. Die Größenbestimmung erfolgt mit dem Orchiometer nach Prader mit genauen Volumenangaben. Die Lokalisation des Hodens wird genau beschrieben, um einen harmlosen Pendelhoden von einem pathologischen Gleithoden abzugrenzen. Die Untersuchung muß durch genaue Beschreibung der Geschlechtsorgane und des Pubertätsstadiums komplettiert werden. Ist der Hoden nicht zu palpieren, so können bildgebende und laborchemische Verfahren zum Nachweis von Hodengewebe eingesetzt werden.

Bildgebung. Sonographisch kann der Hodens im Inguinalkanal, seltener im Bauchraum nachgewiesen werden. Dies gilt ebenso für die kernspintomographische Untersuchung, mit der insbesondere das kleine Becken noch besser untersucht werden kann. Die Sensitivität dieser bildgebenden Verfahren zum Nachweis der Hoden wird unterschiedlich beurteilt. Bei fehlendem Nachweis der Hoden mit bildgebenden Verfahren müssen laborchemische Untersuchungen und eventuell eine laparoskopische Exploration folgen.

Laborchemische Untersuchungen. Funktionsfähiges testikuläres Gewebe kann durch die Bestimmung von Testosteron (aus Leydig-Zellen) und von Inhibin B (aus Sertoli-Zellen) im Serum nachgewiesen werden. Da die Sexualsteroidproduktion präpubertär niedrig ist, muß in diesem Alter ein hCG-Stimulationstest erfolgen, um einen Anstieg des Testosterons zu verzeichnen. Hierzu werden unterschiedliche Testprotokolle verwendet. Häufig ist eine einmalige Gabe von hCG mit 5.000 IE/m^2 Körperoberfläche intramuskulär ausreichend. Testosteron wird vor der Injektion und nach 72 h bestimmt. Die erreichten Werte können im wesentlichen nur dem Nachweis funktionfähigen Hodengewebes dienen. Eine Einschränkung der Hodenfunktion kann jedoch nicht sicher evaluiert werden. Die basale Bestimmung des Inhibin B im Serum kann als Maß der Sertoli-Zellfunktion eine Anorchie von einem kryptorchen Hoden differenzieren. Ob durch diese Analyse eine Evaluation der Hodenfunktion möglich ist, muß zukünftigen Untersuchungen vorbehalten bleiben.

Therapie. Im ersten Lebensjahr sollten therapeutische Interventionen zurückhaltend angewendet werden, da es noch zu einem spontanen Deszensus kommen kann. Im zweiten Lebensjahr muß behandelt werden, um die sekundäre Degeneration und damit die Folgeschäden zu minimieren.

Die hormonelle Therapie erfolgt durch Gabe von hCG intramuskulär entweder allein oder in Verbindung mit GnRH intranasal.

Nach Behandlung muß eine regelmäßige Verlaufskontrolle erfolgen, da Rezidive häufig sind.

Die chirurgische Therapie besteht in einer Orchidolyse und Orchidopexie. Hodenektopie oder gleichzeitig vorhandener Leistenbruch werden immer primär operativ behandelt.

Hormonelle Behandlung des Hodenhochstands gemäß Empfehlung der Arbeitsgemeinschaft für Pädiatrische Endokrinologie in Deutschland

- GnRH-Behandlung: 3mal 2 Sprühstöße zu 0,2 mg pro Tag intranasal über 4 Wochen
- Sequenzielle GnRH-hCG-Behandlung: 3mal 2 Sprühstöße zu 0,2 mg intranasal über 2 oder 4 Wochen, danach 3mal 1.500 IE hCG in wöchentlichen Abständen intramuskulär
- hGH-Behandlung
  - 1. Lebensjahr 500 IE/Woche ×5
  - 2.–6. Lebensjahr 1.000 IE/Woche ×5
  - ab 7. Lebensjahr 2.000 IE/Woche ×5

Literatur

Hutson JM, Hasthorpe S, Heyns CF (1997) Anatomical and functional aspects of testicular descent and cryptorchidism. Endocrinol Rev 18: 259–280

68.3 Störungen der sexuellen Differenzierung (Intersexualität)

Intersexualität bezeichnet eine unzureichende Maskulinisierung eines genetisch männlichen Neugeborenen oder eine Virilisierung eines genetisch weiblichen Neugeborenen. Ein phänotypisch ambivalentes Genitale gestattet zunächst keine eindeutige Geschlechtszuordnung. Zu den Leitsymptomen gehören Klitorishypertrophie, Sinus urogenitalis, partielle labiale Fusion, Hypospadie, Hodenhochstand, Skrotum bipartitum. Störungen der Geschlechtsdifferenzierung betreffen etwa 1 % aller Neugeborenen. Die Fehlbildungen können Ausdruck einer inadäquaten Bildung, Sezernierung oder Wirkung der Geschlechtshormone sein.

Zu unterscheiden ist zwischen Störungen der gonadalen Differenzierung und spezifischen Defekten der Hormonsynthese oder -wirkung mit inadäquater Bildung oder peripherer Wirkungsvermittlung der Sexualsteroide. Ein differentialdiagnostisches Schema gibt Abb. 68.3 wieder.

Sexualdeterminierungsstörungen

Entwicklungsstörungen des Ovars gehen außer beim Hermaphroditismus verus nicht mit einem intersexuellen Genitale einher. Hingegen können Hodendifferenzierungsstörungen mit der gesamten phänotypischen Bandbreite des intersexuellen Genitale assoziiert sein.

Hermaphroditismus verus

Definition. Es liegt sowohl testikuläres als auch ovarielles Gewebe vor. Dabei können entweder gemischte Gewebeanteile im gleichen Organ als Ovotestis vorhanden sein, oder aber einseitig ein Hoden, auf der anderen Seite ein Ovar. Auch Kombinationen dieser Befunde sind möglich. Der Hermaphroditismus verus ist selten.

Ätiologie und Pathogenese. Zugrunde liegen oftmals chromosomale Aberrationen, dabei sind Kombinationen von gonosomalen Mosaiken oder Chimären möglich (46,XY/46,XX). Häufig liegt ein Karyotyp 46,XX vor. Manchmal läßt sich die

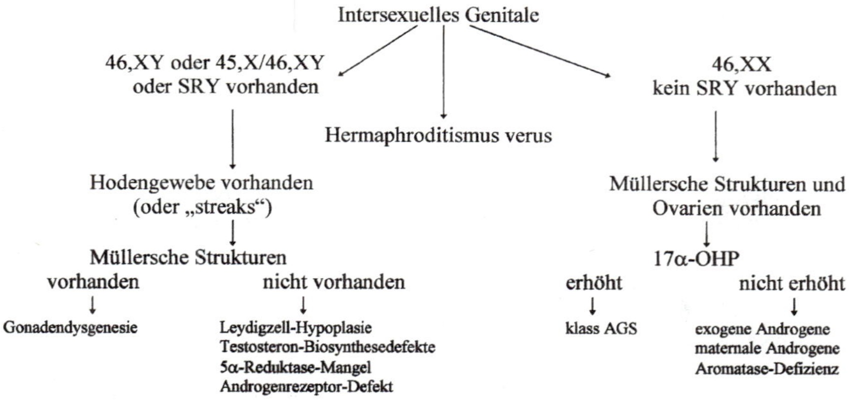

Abb. 68.3. Differentialdiagnostisches Schema bei Intersexualität ausgehend von zytogenetischen, klinischen und endokrinologischen Befunde

spezifische SRY-Sequenz mittels PCR nachweisen, dann liegt eine Translokation vor. Selten ist ein 46,XY Karyotyp. Hierbei kann in wenigen Fällen eine genetische Mikroveränderung im SRY-Gen nachgewiesen werden, die mit einer partiellen Störung der Gonadendifferenzierung einhergeht.

Klinische Symptome. Das klinische Erscheinungsbild ist variabel. Der Phänotyp reicht von fast komplett weiblich bis fast komplett männlich. Ein nicht zuordbares Genitale ist häufig. In Abhängigkeit von dem überwiegenden Gonadenanteil kommt es zudem zu einer teilweisen bis kompletten Ausbildung von Müller-Strukturen, also Uterus, Tuben und oberer Anteil der Vagina.

Diagnostik. Bei intersexuellem Genitale kann die Chromosomenuntersuchung (46,XY/46,XX) richtungsweisend sein. Zudem lassen sich sowohl die Synthese von Testosteron im hCG-Test als auch die von Östradiol im hMG-Test stimulieren. Beweisend ist die histologische Untersuchung der Gonaden.

Therapie. Die Geschlechtszuordnung richtet sich nach dem Ausmaß der Genitalfehlbildung. Die nicht dem phänotypischen Geschlecht entsprechenden Gonadenanteile sollten operativ entfernt werden, um einerseits eine unerwünschte Hormonsynthese und andererseits eine maligne Entartung zu vermeiden. Ein im Skrotum liegender Hoden kann belassen werden, sollte aber regelmäßig klinisch und sonographisch kontrolliert werden.

Störungen der Hodenentwicklung

Definition. Es liegt eine mangelhafte oder völlig fehlende Differenzierung des Hodengewebes aufgrund einer fehlerhaften genetischen Steuerung vor. Zu unterscheiden ist zwischen einer kompletten und einer inkompletten (gemischten) Gonadendysgenesie. Bei der kompletten Gonadendysgenesie ist anstelle des Hodens nur ein bindegewebiger Strang vorhanden (Streak-Gonade), bei der inkompletten Gonadendysgenesie kommt es zu einer teilweisen Ausbildung von Hodengewebe, das bindegewebig durchsetzt ist (Tabelle 68.1).

Ätiologie und Pathogenese. Ursache der inkompletten Gonadendysgenesie ist häufig eine chromosomale Aberration der Gonosomen. Dabei ist ein chromosomales Mosaik 45,X/46,XY am häufigsten. Bei unauffälligem 46,XY Karyotyp können Mutationen in Genen, die an der Hodendifferenzierung beteiligt sind, vorliegen. Mutationen im SRY-Gen sind dabei extrem selten, hingegen wurde über Veränderungen im WT-1 Gen und im SOX-9-Gen berichtet. Dabei liegen fast immer andere Entwicklungsstörungen vor. SOX-9-Genmutationen auf Chromosom 17 sind mit den Skelettfehlbildungen einer kampomelen Dysplasie assoziiert. Beim *Denys-Drash-Syndrom* liegen WT-1-Genmutationen vor und führen häufig zur Entwicklung einer Nephropathie und (bilateralen) Wilms-Tumoren im frühen Kindesalter. Eine Besonderheit stellt das *46,XX-Mann-Syndrom* dar, bei dem in etwa 80% der Fälle eine Translokation des SRY-Gens vorliegt. Patienten mit 46,XY-Karyotyp, bei denen eine Dupli-

Tabelle 68.1. Genetische Grundlage und führende klinische Befunde bei verschiedenen Formen der Gonadendysgenesien

Bezeichnung	Genetische Grundlage	Klinik
Ullrich-Turner-Syndrom	45,X oder 45,X,46,XX	Hypergonadotroper Hypogonadismus, assoziierte Fehlbildungen
Klinefelter-Syndrom	47,XXY oder andere numerische Aberrationen	Hypergonadotroper Hypogonadismus
Komplette Gonadendysgenesie (Swyer-Syndrom)	46,XY, in einem Teil, Mutationen im SRY-Gen nachweisbar	Weiblicher Phänotyp, ausbleibende Pubertät, hypergonadotroper Hypogonadismus
Inkomplette Gonadendysgenesie	45, X/46,XY oder 46,XY oder andere Mosaikformen mit teilweise Vorliegen des Y-Chromosoms	Intersexualität mit großer phänotypischer Bandbreite, Nachweis von Müller-Strukturen
DSS-Sex-Reversal	46,XY, Duplikatur in Xp mit Verdoppelung DAX1	Intersexualität
Denys-Drash-Syndrom	46, XY oder 46,XX, Mutationen im WT-1-Gen	Bei 46,XY intersexuelles Genitale möglich, Nephrophathie, (bilaterale) Wilms-Tumoren
Kampomele Dysplasie	46,XY oder 46,XX, Mutationen im SOX-9-Gen	Bei 46,XY intersexuelles Genitale möglich, Skelettfehlbildungen

katur von Genabschnitten auf dem kurzen Arm des X-Chromosoms mit Einschluß des DAX-1-Gens auftritt, weisen isoliert eine Gonadendysgenesie auf. Durch die Duplikatur kommt es zu einer Veränderung der Gendosis und damit zu einer Hemmung der Hodenentwicklung. Mutationen im DAX-1-Gen, die einen Funktionsverlust des Genproduktes bedingen, führen zu einer Nebennierenhypoplasie. Die Genitalausreifung ist nicht beeinträchtigt. Bei diesen Jungen tritt im Pubertätsalter ein hypogonadotroper Hypogonadismus auf (s. Kap. 67).

Meist lassen sich allerdings bei inkompletter Gonadendysgenesie keine genetischen Störungen nachweisen. Der Phänotyp der Kinder kann in Abhängigkeit vom Ausmaß des funktionsfähigen Hodengewebe von leichten Virilisierungsstörungen bis zu einem fast komplett weiblichen äußeren Genitale reichen. Durch die unterschiedliche Beeinträchtigung der AMH-Sekretion kann es zu einer rudimentären bis vollständigen Ausbildung eines Uterus kommen.

Bei der *kompletten Gonadendysgenesie* (*Swyer-Syndrom*) ist kein funktionstüchtiges Gonadengewebe vorhanden. Durch das Fehlen des AMH und den Ausfall der Sexualsteroide ist das äußere Genitale völlig weiblich. Uterus und Tuben sind normal ausgebildet. Die Kinder fallen oft erst durch eine ausbleibende Pubertätsentwicklung und primäre Amenorrhöe auf (s. unten).

Diagnose. Bei allen Formen der Gonadendysgenesie besteht eine ubiquitäre Einschränkung der Hodenfunktion die sowohl die Synthese der Sexualsteroide als auch des Proteohormons AMH betrifft. Eine sichere Abgrenzung von den Enzym- oder Rezeptordefekten der Sexualdifferenzierungsstörungen ist daher durch die Kombination eines intersexuellen äußeren Genitale (bis hin zur kompletten Geschlechtsumkehr) mit dem teilweisen oder kompletten Nachweis von Uterus und Tuben möglich. Bei Sexualdifferenzierungsstörugen hingegen liegen keine Müller-Strukturen vor. Der Nachweis eines Uterus ist durch bildgebende Verfahren, insbesondere der Sonographie, schon beim Neugeborenen möglich. Eine Genitographie erlaubt einen genaueren Einblick in die anatomischen Verhältnisse der Urethrakonfiguration und das Vorhandensein von Vaginal- und Uterusanlage.

Eine Chromosomenanalyse zum Nachweis numerischer und struktureller Aberrationen ist obligat. Bei der *kampomelen Dysplasie* ist eine direkte Genanalyse des SOX-9-Gens möglich. Bei Kindern mit intersexuellem Genitale aufgrund einer Gonadendysgenesie bei normalem männlichen Chromosomensatz sollte immer eine Nephropathie ausgeschlossen werden. Die Verbindung einer Nephropathie mit einem Hodenhochstand und dem häufigen Auftreten von (bilateralen) Wilms-Tumoren wird als *Denys-Drash-Syndrom* bezeichnet. Ein direkter Gentest zum Nachweis von WT-1-Genmutationen ist möglich. Bei der kompletten Gonadendysgenesie (Swyer-Syndrom) sollte eine direkte Genuntersuchung des SRY-Gens erfolgen. Diese Veränderungen sind meist spontan entstanden und lassen sich in der DNS des Vaters häufig nicht nachweisen. Beim „dosage sensitive sexreversal" (DSS) läßt sich mit molekularbiologischen Methoden eine Verdoppelung des DSS-Bereiches mit Einschluß des DAX-1-Genlocus auf dem kurzen Arm des X-Chromosoms nachweisen.

Die hormonelle Diagnostik besteht bei präpubertären Kindern mit intersexuellem Genitale und einer gemischten Gonadendysgenesie in der Serumtestosteronbestimmung nach hCG-Stimulation. Durch den fibrösen Umbau des Hodengewebes ist die Leydig-Zellfunktion eingeschränkt, der Testosteronanstieg oft mangelhaft. Die Wertigkeit der Messung des Inhibin B als Marker der testikulären Funktion muß noch bewiesen werden, die Bestimmung des AMH zur Bewertung der Sertoli-Zellfunktion ist nur in wenigen Laboratorien möglich.

Die Diagnose einer Gonadendysgenesie beruht neben den klinischen, laborchemischen und molekulargenetischen Untersuchungen auf der histologischen Begutachtung der Gewebeproben. Eine histologische Untersuchung wird aber nur dann möglich sein, wenn die Gonaden aufgrund einer Zuweisung zum weiblichen Geschlecht entfernt werden.

Therapie. Die Geschlechtzuweisung muß von den anatomischen Verhältnissen des äußeren Genitale abhängig gemacht werden. Dabei sind die Möglichkeiten einer Förderung der Virilisierung durch therapeutische Gaben von Androgenen zusammen mit den operativen Korrekturmaßnahmen abzuwägen. Der soziokulturelle Hintergrund der Familie ist, wie bei allen Formen der Intersexualität, zu berücksichtigen. Die Entscheidung über die Geschlechtszuweisung muß daher in einem Konsensus zwischen Pädiater, Operateur und der Familie, eventuell unter Einbeziehung eines Psychologen, getroffen werden.

Wird ein Kind mit inkompletter Gonadendysgenesie als Mädchen aufgezogen, kann eine Korrektur des äußeren Genitales im Kleinkindalter erfolgen. Eine Introitusplastik sollte erst nach der Pubertät durchgeführt werden. Die Gonaden sollten vor der Pubertät entfernt werden, da es durch vorhandenes Hodengewebe zu einer unerwünschen Virilisierung in der Pubertät kommen kann. Auch bei Patienten mit kompletter Gonadendysgenesie sollen die Streak-Gonaden aufgrund eines hohen Gonadoblastomrisikos operativ entfernt werden. Eine Substitution von Östrogenen und Gestagenen erfolgt nach Pubertätsinduktion.

Wird eine Geschlechtszuweisung als Junge gewählt, sollen die Hoden nur belassen werden, wenn sie im Skrotum liegen oder dorthin operativ luxiert werden können. Postpubertär sollen regelmäßige klinische und sonographische Untersuchungen der Hoden durchgeführt werden, da ein deutlich erhöhtes Malignitätsrisiko für dysgenetische Hodengewebe besteht. Die Notwendigkeit wiederholter Hodenbiopsien zur Erfassung eines Carcinoma-in-situ wird kontrovers diskutiert. Beim Knaben sind Korrekturoperationen einer Hypospadie in den ersten Lebenjahren durchzuführen, eventuell sollte bei einem zusätzlich vorhandenen Mikropenis zuvor eine Testosterontherapie erfolgen. Residuen von Müller-Derivaten können operativ entfernt werden.

Sexualdifferenzierungsstörungen

Definition. Sexualdifferenzierungsstörungen sind erbliche Erkrankungen der enzymatischen Bildung der Sexualsteroide im Hoden. Dabei können die Enzyme selbst defekt sein, oder aber die Steuerung der Leydig-Zellfunktion. Auch im Ovar kann die Synthese der weiblichen Sexualhormone beeinträchtigt sein. Da die Ausbildung des weiblichen Phänotyps aber nicht von den hormonellen Einflüssen abhängt, führen diese Störungen nicht zu einer Intersexualität. Bei den Defekten der Testosteronbiosynthese kann zwischen kombinierten und isolierten Störungen unterschieden werden. Eine Beeinträchtigung der Synthese früher Vorstufen geht auch mit einer eingeschränkten Synthese von Glukokortikoiden und/oder Mineralokortikoiden einher. Die betroffenen männlichen Patienten haben ein adrenogenitales Syndrom mit intersexuellem Genitale. Dagegen führen späte Testosteronbiosynthesedefekte zur isolierten Störung der Androgenbildung, die Nebennierenfunktion ist nicht beeinträchtigt.

Zu den Sexualdifferenzierungsstörungen werden auch Defekte der peripheren Androgenmetabolisierung und -wirkung gezählt, bei denen die endokrine Funktion des Hodens nicht beeinträchtigt ist. Die Synthese des Proteohormons AMH ist normal. Bei genetisch männlichen Kindern kommt es daher nicht zur Ausbildung eines Uterus. So lassen sich Sexualdifferenzierungsstörungen von Sexualdeterminierungsstörungen abgrenzen.

Leydig-Zellhypoplasie

Ätiologie. Die Leydig-Zellhypoplasie ist eine autosomal-rezessive erbliche Krankheit, bedingt durch Mutationen im Gen für den LH-Rezeptor auf Chromosom 2. Durch einen Funktionsausfall des Rezeptors können sowohl hCG als auch LH die Testosteronbiosynthese nicht stimulieren. Andere Mutationen im selben Gen können zu einer Funktionssteigerung und damit zur Testotoxikose mit Pseudopubertas praecox führen (s. S. 568).

Klinische Symptome und Verlauf. Bei genetisch männlichen Kindern kommt es durch den Ausfall der Testosteronbiosynthese zu einer mangelhaften oder völlig fehlenden Virilisierung und damit Ausbildung eines intersexuellen Genitale. Bei genetisch weiblichen Kindern liegt eine isosexuelle Entwicklung vor. Assoziierte Fehlbildungen bestehen nicht. Während der Adoleszenz bleibt bei 46,XY-Kindern die Pubertätsentwicklung aus. Bei 46,XX Kindern kommt es zur Entwicklung unauffälliger Ovarien. Die Pubertät verläuft normal, es liegt aber eine primäre Amenorrhöe vor.

Diagnose. Da die Gonadotropine sezerniert werden, liegt postpubertär ein hypergonadotroper Hypogonadismus vor. Im Kindesalter wird kein Anstieg von Testosteron und seinen Vor- stufen nach hCG-Stimulation beobachtet. Bei 46,XY-Patienten sind die Gonaden oftmals im Leistenkanal lokalisiert. Histologisch findet sich strukturell unauffälliges Hodengewebe mit wenigen oder fehlenden Leydig-Zellen. Müller-Strukturen sind nicht vorhanden. Eine direkte Genanalyse ist möglich.

Therapie. Die Therapie richtet sich nach dem Grad der Intersexualität. Eine kausale Therapie ist nicht möglich. Bei weiblicher Geschlechtszuweisung sollen die Hoden vor der Pubertät entfernt werden, da möglicherweise durch eine Restaktivität des Rezeptors eine Virilisierung (z. B. irreversibler Stimmbruch) während der Pubertät eintreten könnte. Bei männlicher Geschlechtszuweisung kann bei Vorliegen eines Mikropenis eine frühe Testosterontherapie sinnvoll sein, sonst erfolgt eine Substitution mit Sexualsteroiden ab dem Pubertätsalter.

Kombinierte Testosteronbiosynthesedefekte

Ätiologie und Pathogenese. Hierzu zählen Störungen auf der Stufe der Enzyme P450scc, 3β-Hydroxysteroid-Dehydrogenase und P450c17 (Abb. 68.2). Die Umwandlung von Cholesterin zu Pregnenolon ist der erste, entscheidende Schritt der gesamten Steroidsynthese. Während Defekte im P450scc-Enzym selbst bisher nicht beobachtet wurden, konnten spezifische Mutationen in einem Regulatorprotein des Steroidtransportes von der äußeren zur inneren Mitochondrienmembran, dem sog. „steroid acute regulatory protein" (STAR) als Ursache dieses frühen Defektes der Steroidbiosynthese nachgewiesen werden. Beim 3β-Hydroxysteroid-Dehydrogenase-Mangel liegt ein früher Defekt der Steroidbiosynthese vor, der Mineralokortikoide, Glukokortikoide und Sexualhormone betrifft. Durch Erhöhung der Testosteronvorstufen und der Nebennierenandrogene kann es zu einer deutlichen Virilisierung genetisch weiblicher Kinder und zu einer mangelhaften Maskulinisierung genetisch männlicher Kinder kommen. Eine Besonderheit stellt das Enzym P450c17 dar, das sowohl eine 17α-Hydroxylaseaktivitat als auch 17/20-Lyaseaktivität aufweist. Je nach Art der Mutation im zugrunde liegenden Gen kann ein kombinierter Defekt beider Aktivitäten vorliegen; selten kommt es zu einem isolierten 17/20-Lysemangel. Bei letzterem ist nur die Umwandlung von 17α-Hydroxypregnenolon und 17α-Hydroxyprogesteron in die androgen wirksamen Steroide Dehydroepiandrosteron (DHEA) und Androstendion gestört und es liegt keine Nebenniereninsuffizienz vor. Ist zusätzlich die 17α-Hydroxylase betroffen, ist auch die Glukokortikoidsynthese herabgesetzt, während Mineralokortikoide überschießend gebildet werden.

Klinische Symptome und Verlauf. Bei allen Formen der kombinierten Testosteronbiosynthesedefekte können sowohl die Genitalfehlbildung als auch die Nebennierenrindeninsuffizienz unterschiedlich ausgeprägt sein. Da sämtliche Defekte autosomal-rezessiv vererbt werden, können sowohl genetisch weibliche als auch genetisch männliche Kinder betroffen sein. Eine Nebennierenrindeninsufffizienz liegt bei allen Kindern vor. Bei genetisch männlichen Individuen kann der Phänotyp von komplett weiblich bis zu einer leichten Virilisierungsstörung mit Hypospadie und/oder Mikropenis reichen. Das innere Genitale ist normal männlich, Müller-Strukturen sind nicht vorhanden. In der Pubertät wird eine leichte Virilisierung beobachtet. Die Heterogenität wird durch unterschiedliche Gendefekte erklärt, die möglicherweise eine Restaktivität des betroffenen Proteins zulassen. Bei genetisch weiblichen Kindern mit 3β-Hydroxysteroid-Dehydrogenase-Mangel kann das Genitale durch vermehrte Bildung von Nebennierenandrogenen virilisiert sein. Während beim StAR-Defekt und beim 3β-Hydroxysteroid-Dehydrogenase-Mangel auch ein Mineralokortikoidmangel vorliegt, kommt es beim P450c17-Defekt durch erhöhte Mineralokortikoide zu einem hyporeninämischen Hypertonus und einer Hypokaliämie.

Diagnose. Bei allen kombinierten Defekten ist ACTH erhöht. Die Messung der Steroidhormone vor und nach Stimulation mit ACTH und hCG führt zur genauen Lokalisation des betroffenen enzymatischen Schrittes. Eine direkte Genanalyse aus Leukozyten-DNS ist bei allen Störungen möglich.

Therapie. Die Nebennierenrindeninsuffizienz muß durch Substitution korrigiert werden (s. Kap. 67). Bei genetisch männlichen Kindern richtet sich die Geschlechtszuweisung nach dem Grad der Intersexualität. Wird ein Aufwachsen im männlichen Geschlecht entschieden, so kann eine frühzeitige Testosteronbehandlung vor einer operativen Korrektur des äußeren Genitale indiziert sein. Bei weiblicher Geschlechtszuweisung muß die Gonadektomie vor der Pubertät erfolgen, da sonst bei eventueller Restaktivität der betroffenen Enzyme eine unerwünschte Virilisierung möglich ist. Ab dem Pubertätsalter erfolgt eine Substitution mit Sexualsteroiden.

Isolierte Testosteronbiosynthesedefekte

Ätiologie und Pathogenese. Es handelt sich entweder um den oben beschrieben Ausfall der 17/20-Lyase des Enzymkomplexes P450c17 oder um einen 17β-Hydroxysteroid-Dehydrogenase-Defekt. Letzteres Enzym bewirkt die Umwandlung von Androstendion zu Testosteron. Eine Nebenniereninsuffizienz tritt bei diesen Defekten nicht auf. Verantwortlich für die Virilisierungsstörung sind Mutationen im Typ-3-Isoenzym der 17β-Hydroxysteroid-Dehydrogenase, die mit einer Einschränkung der Enzymaktivität einhergehen.

Klinische Symptome und Verlauf. Fast alle beschriebenen Patienten haben zum Zeitpunkt der Geburt ein weibliches äußeres Genitale. Ein Uterus ist nicht vorhanden, die Vagina endet blind. Mit Eintritt in die Pubertät wird eine unterschiedlich ausgeprägte Virilisierung mit Stimmbruch und Klitorishypertrophie beobachtet. Eine Brustdrüsenentwicklung bleibt meist aus.

Diagnose. Durch die Umwandlungstörung von Androstendion zu Testosteron kann sich vor der Pubertät ein erhöhter Quotient von Substrat zu Produkt nach Stimulation mit hCG, in der Pubertät auch als Basalwert nachweisen lassen. Auch der Quotient von Östron zu Östradiol ist erhöht. Die Bewertung der Quotienten nach hCG-Stimulation im Kindesalter kann dadurch erschwert sein, daß die Umwandlung der verschiedenen Metabolite durch mindestens 7 Isoenzyme der 17β-Hydroxysteroid-Dehydrogenase erfolgt. Mit Kenntnis der genauen Genstruktur ist eine direkte molekulargenetische Untersuchung des für den Defekt verantwortlichen Gens 17β-HSD-3 möglich geworden.

Therapie. Bei den meisten Kinder ist die phänotypische Geschlechtszuordnung weiblich. Eine Gonadektomie ist dann unbedingt vor der Pubertät anzustreben, um die unerwünschten Virilisierungserscheinungen zu vermeiden. Eine Korrekturoperation des Genitale hängt vom Ausmaß der Genitalfehlbildung ab. Ab der Puberät erfolgt eine Substitution mit Östrogenen und Gestagenen.

5α-Reduktasedefekt

Der 5α-Reduktasedefekt gehört neben der Androgenresistenz und den Aromatasedefekten, als Bildungsstörungen der weiblichen Sexualsteroide, zu den Störungen der peripheren Androgenmetabolisierung und -wirkung.

Ätiologie und Pathogenese. Die endokrine Funktion der Hoden ist normal. Die Störung liegt auf Ebene der peripheren Zielzelle, in der die Umwandlung von Testosteron zu Dihydrotestosteron verringert ist. Dihydrotestosteron ist das für die Virilisierung des äußeren Genitale potentere Androgen. Durch einen relativen Mangel an Dihydrotestosteron in utero kommt es zu einer Störung der Maskulinisierung. Zugrunde liegen Genmutationen im Typ-2-Isoenzym der 5α-Reduktase; die Vererbung ist wie bei allen Enzymdefekten autosomal-rezessiv.

Klinische Symptome und Verlauf. Der Phänotyp betroffener Kinder mit 46,XY-Karyotyp kann sehr variieren. Klassischerweise liegt ein fast weibliches äußeres Genitale mit einer kurzen, blind endenden Vagina vor. Es sind aber auch Kinder mit deutlichem Phallus und verschiedenen Graden der Hypospadie oder sogar isoliertem Mikropenis beschrieben worden. Während der Pubertät kommt es zu einer Maskulinisierung durch Testosteron; das Peniswachstum ist aber sehr eingeschränkt. Der Bartwuchs ist gering, es kommt nicht zu einer Glatzenbildung. Ein Brustdrüsenwachstum wird in der Regel nicht beobachtet. Die Maskulinisierung während der Pubertät kann so ausgeprägt sein, daß einige Patienten einen Geschlechterrollenwechsel von weiblich zu männlich vollziehen. Obwohl die Spermatogenese bei männlichen Patienten mit 5α-Reduktasemangel eingeschränkt ist, kann die Fertilität erhalten sein.

Diagnose. Die Testosteronproduktion des Hodens ist normal, so daß es nach Stimulation mit hCG im präpubertären Alter zu einem normalen Anstieg des Testosterons im Serum kommt. Nach Stimulation ist aber die periphere Umwandlung zu Dihydrotestosteron vermindert, so daß der Testosteron-Dihydrotestosteron-Quotient pathologisch erhöht ist (>16). Alternativ kann die 5α-Reduktaseaktivität in kultivierten Fibroblasten aus Genitalhaut bestimmt werden oder ein direkter Gentest des SRDS5A2-Gens durchgeführt werden.

Therapie. Bei Kindern mit minder schwer ausgeprägter Virilisierungsstörung induziert eine Testosteron- oder Dihydrotestosterontherapie im ersten Lebensjahr z.T. ein gutes Phalluswachstum. Wird ein Aufwachsen in weiblicher Geschlechterrolle favorisiert, sollte die Gonadektomie vor dem Pubertätsalter erfolgen, damit es zu keiner Testosteron-vermittelten Virilisierung während der Pubertät kommt.

Androgenresistenz

Ätiologie und Pathogenese. Es handelt sich um eine Störung der peripheren Wirkungsvermittlung der Androgene. Die Androgenproduktion des Hodens ist nicht beeinträchtigt, auch die periphere Umwandlung zu Dihydrotestosteron ist normal. In den meisten Fällen liegt ein Defekt im intrazellulären Androgenrezeptor vor. Dieser ist ein DNS-bindendes Protein, welches die Transkription bislang unbekannter Erfolgsgene in den androgenabhängigen Zielzellen reguliert. Hierdurch fällt die gesamte Androgenwirkung aus. Je nach

Art und genauer Lokalisation des Defektes ist aber häufig noch eine Restwirkung zu verzeichnen, so daß eine partielle Virilisierung möglich sein kann. Das Androgenrezeptorgen liegt auf dem langen Arm des X-Chromosoms, die Mutationen werden X-chromosomal-rezessiv vererbt. Die Androgenresistenz ist die häufigste bekannte Sexualdifferenzierungsstörung.

Klinische Symptome und Verlauf. Der Phänotyp betroffener Kinder mit 46,XY kann stark variieren und von einer isolierten Hypospadie bis zu einem komplett weiblichen Phänotyp reichen. Das innere Genitale ist immer männlich. Die Hoden können im Skrotum liegen, das geteilt sein kann. Bei mehr weiblichem äußeren Erscheinungsbild liegen die Hoden oftmals im Leistenkanal und können dort als Resistenzen getastet werden. Bei der kompletten Androgenresistenz liegt ein äußerlich völlig weibliches Genitale vor. Die Vagina endet blind, Müller-Strukturen sind nicht vorhanden. Auch die Wolff-Gänge, also Nebenhoden und akzessorische Geschlechtsdrüsen, sind nicht oder nur mangelhaft ausgebildet. Da Testosteron in seiner Wirksamkeit eingeschränkt ist, kommt es zu einer vermehrten Aromatisierung zu Östrogenen. Hierdurch wird eine deutliche Feminisierung hervorgerufen. Bei Knaben entsteht eine ausgeprägte Gynäkomastie. Kinder die als Mädchen aufwachsen, durchlaufen eine „testikuläre Feminisierung". Die sekundären Geschlechtsmerkmale sind nur gering ausgeprägt. Bei kompletter Androgenresistenz fehlt jede sekundäre Geschlechtsbehaarung (im englischen Sprachgebrauch als „hairless woman" bezeichnet). Werden die Hoden belassen, besteht bei kryptorchen Hoden ein erhöhtes Entartungsrisiko. Über Einzelfälle von Mammakarzinomen bei Männern mit Androgenresistenz wurde berichtet. Die Fertilität ist bei Männern mit Androgenresistenz stark eingeschränkt. In einem geringen Prozentsatz kann bei phänotypisch normalen Männern mit Oligozoospermie, erhöhtem LH und Testosteron eine Androgenrezeptormutation eine minimale Form der Androgenresistenz hervorrufen, die nur die reproduktiven Fähigkeiten des Hodens beeinträchtigt.

Diagnose. Zunächst sind alle anderen Formen der Sexualdeterminierungs- und Sexualdifferenzierungsstörungen auszuschließen. Während des physiologischen Androgenanstiegs im Säuglingsalter können sehr hohe endogene Testosteronspiegel richtungweisend sein. Postpubertär sind hohe LH-Spiegel und hochnormale bis supraphysiologische Testosteronspiegel bei ausbleibender Virilisierung vorhanden. Die primäre Diagnose einer Androgenresistenz ist aber schwierig. Die orale Verabreichung von anabol wirkenden Steroiden und die Beurteilung des darauf folgenden Abfalles des Sexualhormon-bindenden Globulins (SHBG) im Serum ist ein diagnostisches Kriterium. Dieser Test ist während der ersten Lebensmonate aufgrund endogen stark schwankender SHBG-Werte im Serum nicht aussagefähig. Die Untersuchung der spezifischen Bindung von Androgenen in kultivierten Genitalhautfibroblasten kann ebenfalls Hinweise auf eine Androgenresistenz geben. Eine diagnostische Genitalhautbiopsie ist aber oftmals nicht angezeigt. Eine direkte Genanalyse zum Nachweis von Mutationen im Androgenrezeptorgen ist zwar hochsensitiv, aber sehr aufwendig und langwierig. Zur Zeit stehen damit noch keine sicheren und schnellen diagnostischen Schritte zum Beweis einer Androgenresistenz zur Verfügung. Bei einigen Patienten bleibt der Mechanismus der Androgenresistenz bis heute ungeklärt.

Therapie. Bisher sind keine allgemeinen Empfehlungen zum Vorgehen erarbeitet worden. Die Geschlechtszuweisung hängt von dem Ergebnis des SHBG-Testes, der molekulargenetischen Untersuchung und besonders vom Phänotyp des betroffenen Kindes ab. Bei Kindern mit vornehmlich *männlichem Phänotyp* kann eine hochdosierte Androgentherapie mit Dihydrotestosterongel lokal oder Testosteronenanthat intramuskulär eventuell ein Phalluswachstum induzieren. Operative Korrekturen des äußeren Genitale werden im Kleinkindesalter durchgeführt. Die pubertär entstehende Gynäkomastie muß oftmals operiert werden. Bei *weiblichem Phänotyp* müssen die Gonaden vor der Pubertät entfernt werden, wenn klinisch und laborchemisch der Verdacht auf eine Restaktivität des Rezeptors besteht. Nur bei kompletter Androgenresistenz, die auch molekulargenetisch belegt sein sollte, können die Hoden bis zum Ende der Pubertät belassen werden, um so eine natürliche weibliche Entwicklung zu ermöglichen. Anschließend soll die Gonadektomie aufgrund eines erhöhten Malignitätsrisikos aber auch bei kompletter Androgenresistenz durchgeführt werden. Danach erfolgt eine zyklische Substitution von Östrogenen und Gestagenen.

Literatur

Andersson S, Geissler WM, Wu L et al. (1996) Molecular genetics and pathophysiology of 17β-hydroxysteroid dehydrogenase 3 deficiency. J Clin Endocrinol Metab 81: 130–136

Hiort O (1998) Vom Genotyp zum Phänotyp: Molekulargenetische Diagnostik bei Intersexualität. Monatschr Kinderheilkd 146: 86–91

Hiort O, Willenbring H, Albers N, Hecker W, Engert J, Dibbelt L, Sinnecker GHG (1996) Molecular genetic analysis and hCG stimulation tests in the diagnosis of prepubertal patients with partial 5α-reductase deficiency. Eur J Pediatr 155: 445–451

Quigley CA, De Bellis A, Marschke K, El-Awady MK, Wilson EM, French F (1995) Androgen receptor defects: Historical, clinical, and molecular perspectives. Endocrinol Rev 16: 271–321

Sinnecker GHG (1994) Praktisches Vorgehen bei Intersexualität. Monatsschr Kinderheilkd 142: 623–642

Sugawara T, Lin D, Holt JA, Martin KO, Javitt NB, Miller WL, Strauss JF (1995) Structure of the human steroidogenic acute regulatory protein (StAR) gene: StAR stimulates mitochondrial cholesterol 27-hydroxylase activity. Biochemistry 34: 12506–12512

68.4 Störungen der Pubertät

Normale Pubertätsentwicklung

Die sexuelle Entwicklung beginnt intrauterin mit der geschlechtstypischen Differenzierung des Urogenitaltraktes (s. oben) und Entwicklung eines funktionsfähigen hypothalamisch-hyphophysär-gonadalen Regelkreises und ist mit der vollständigen Ausprägung der sekundären Geschlechtsmerkmale am Ende der Pubertät abgeschlossen. Gegen Ende der Schwangerschaft und für wenige Wochen postnatal werden hypophysäre Gonadotropine und demzufolge gonadale Steroide ausgeschüttet. Während dieser auch als „Minipubertät" bezeichneten Phase werden sowohl Gonadotropin- als auch Östradiol- bzw. Testosteronspiegel gemessen, die im unteren Normbereich für Erwachsene liegen können.

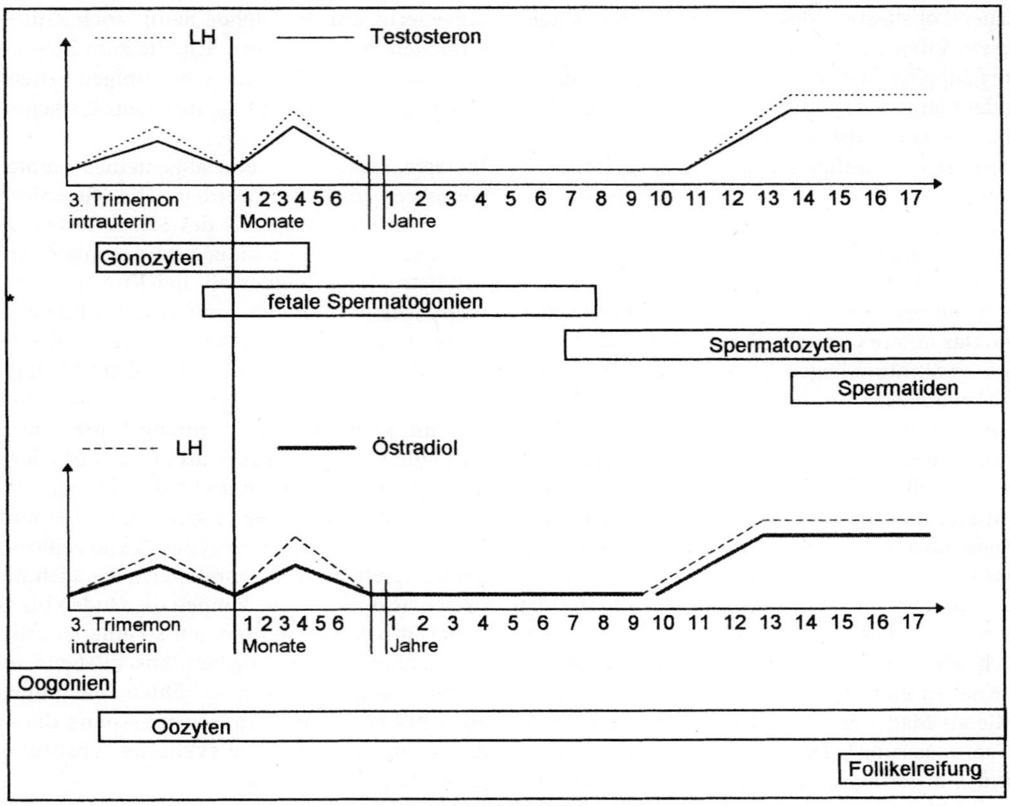

Abb. 68.4. Chronologischer Verlauf der Gonadenreifung. (Mod. nach Hadziselimovic u. Herzog 1990)

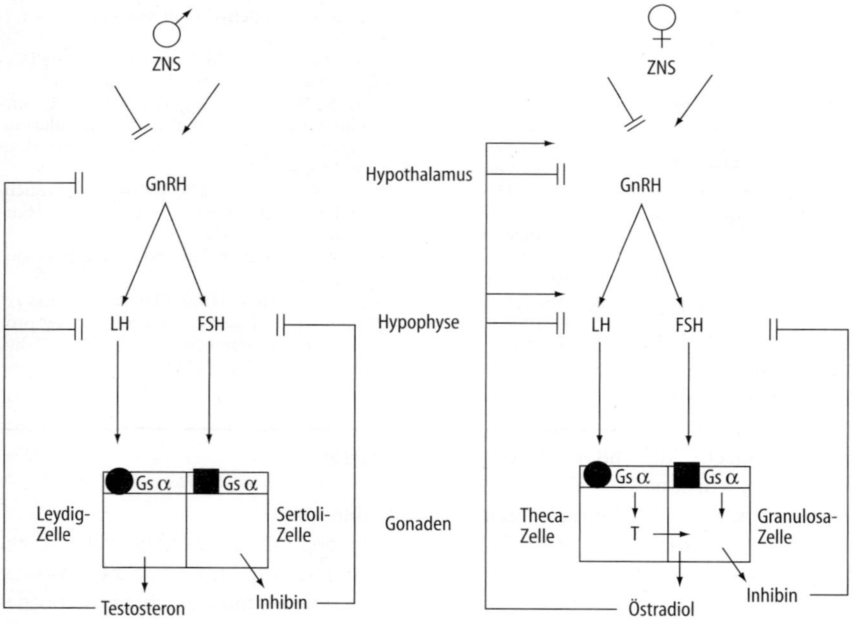

Abb. 68.5. Regulation der Hypothalamus-Hypophysen-Gonaden-Achse bei Knaben und Mädchen. ●, ■ Rezeptoren für LH und FSH, *Gsα* α-Einheit des stimulierenden G-Proteins, → Stimulation, —|| Hemmung, *T* Testosteron

Unter dem Einfluß dieser Hormone kommt es zum Descensus testis, zur Differenzierung der Gonozyten in Spermatogonien und Umwandlung der fetalen in juvenile Leydig-Zellen beim Knaben sowie zur Reifung der Ovarien beim Mädchen (Abb. 68.4, 68.5). Die „Minipubertät" wird gefolgt von einer hormonellen Ruhephase, in der die Sekretion von Gonadotropinen und Sexualhormonen auf ein sehr niedriges Niveau heruntergeregelt wird mit vereinzelten LH-Pulsen und niedrigen Konzentrationen von Östradiol. Im Schulalter steigen pulsatile GnRH- und Gonadotropinsekretion und damit auch die Sexualsteroidsekretion der Gonaden an (Tabelle 68.2). Diese Pubertät im engeren Sinne ist definiert als die Entwicklungsphase, in der Gonaden und Genitalien reifen, sich die sekundären Geschlechtsmerkmale wie Se-

Pubertätsstadium nach Tanner	Mädchen Uterusvolumen [ml][a]	Ovarialvolumen [ml][a]	Plasmaöstradiol[b]	Jungen Hodenvolumen [ml][c]	Plasmatestosteron[b]
1	0,5–1,5	0,2–0,9	<7–12 pg/ml <26–44pmol/l	<4	<10 ng/dl <0,35 nmol/l
2	1,5–3,0	0,9–1,5	<7–35 pg/ml <26–128 pmol/l	4–8	12–69 ng/dl 0,4–2,4nmol/l
3	3,0–10,0	1,5–2,5	7–60 pg(ml 26–200pmol/l	8–10	60–275 ng/dl 2,1–9,5mmol/l
4	10,0–30,0	2,6–3,0	12–93 pg/ml 44–341pmol/l	10–20	142–515 ng/dl 4,9–17,8 nmol/l
5	30,0–80,0	3,0–10,0	12–250 pg/ml 44–918pmol/l	20–25	319–775 ng/dl 12,1–26,9 nmol/l

[a] Aus Neu 1996.
[b] 10.–90. Perzentile, RIA nach Extraktion und Chromatographie, aus Knorr u. Graubner 1990.
[c] Aus Honour u. Savage 1996.

Tabelle 68.2. Größe von Uterus und Keimdrüsen sowie Sexualhormonspiegel vor und während der Pubertät. (Aus Neu 1996; Knorr u. Graubner 1990; Honour u. Savage 1996)

kundärbehaarung, Brustdrüsenwachstum und Stimmbruch ausbilden und das Kind sich körperlich zu einem fortpflanzungsfähigen Erwachsenen entwickelt.

Physiologie. Wie alle biologischen Vorgänge unterliegt auch das Einsetzen der Pubertät einer natürlichen Schwankungsbreite, wobei genetische und andere Faktoren eine Rolle spielen. Ein in diesem Zusammenhang häufig diskutierter Faktor ist das Erreichen eines adäquaten Körpergewichtes. Dies konnte nicht eindeutig bewiesen werden, aber es ist sicher, daß nutritive Faktoren beim Einsetzen und auch für den Verlauf der Pubertät von Bedeutung sind.

Die Einteilung der Pubertätstadien erfolgt nach Tanner und beschreibt die Entwicklung von Pubesbehaarung (PH) und Brustentwicklung (B) beim Mädchen und Genitalentwicklung beim Knaben vom präpubertären Zustand (1) bis zur vollen Ausprägung des Merkmals (5 oder 6; Abb. 68.6).

Das erste Pubertätszeichen beim Mädchen ist in 85% die beginnende Pubesbehaarung (Pubarche), die in einem durchschnittlichen Alter von 10,5 Jahren (8–13 Jahre) auftritt. Als nächstes setzt die Brustentwicklung (Thelarche) in einem Alter von etwa 11 Jahren (9–14 Jahre) ein. Innerhalb von ca. 2 Jahren nach Beginn der Brustentwicklung, also im Alter von etwa 13 Jahren (11,5–16 Jahre), tritt die erste Regelblutung (Menarche) auf. Zunächst sind die Menstruationszyklen anovulatorisch und erst am Ende der Pubertät kommt es im Zyklus zum Eisprung (Abb. 68.7).

Bei den meisten Knaben ist die Vergrößerung des Hodenvolumens auf >3 ml das erste Zeichen der einsetzenden Pubertät. Diese tritt im Mittel im Alter von 12 Jahren (10–14 Jahre) ein. Subjektiv wird jedoch von vielen Knaben ebenfalls die Pubesbehaarung, die in dem meisten Fällen mit 1/2 Jahr Verzögerung (9–15 Jahre) auftritt, als erstes Zeichen der Pubertät wahrgenommen (Abb. 68.7).

Ein weiteres Charakteristikum dieser Entwicklungsphase ist der Pubertätswachstumsschub. Er wird durch eine vermehrte Sekretion und Wirkung von Wachstumshormon infolge des Anstiegs der Östrogene und Androgene hervorgerufen. Beim Mädchen und beim Knaben bewirken Östrogene den Verschluß der Epiphysenfugen.

Der Pubertätswachstumsschub tritt beim Mädchen im Alter von etwa 12 Jahren und beim Knaben mit etwa 14 Jahren auf. Der Stimmbruch setzt bei Knaben mit etwa 15 Jahren (12–17 Jahre) ein.

Literatur

Cameron JL (1991) Metabolic cues for the onset of puberty. Horm Res 36/3-4: 97–103
Hadziselimovic F, Herzog B (1990) Hodenerkrankungen im Kindesalter.Hippokrates, Stuttgart
Largo RH, Prader A (1983) Pubertal development in Swiss boys. Pubertal development in Swiss girls. Helv Paediatr Acta 38: 211–243
Sinnecker GHG (1999) Störungen der Keimdrüsen und der sexuellen Entwicklung. In: Kruse K (Hrsg) Pädiatrische Endokrinologie. 2. Aufl. Thieme, Stuttgart NY S 167–226
Styne D (1997) New aspects in the diagnosis and treatment of pubertal disorders. Ped Clin N Am 44: 505–529
Veldhuis JD (1996) Neuroendocrine mechanisms mediating awakening of the human gonadotropic axis in puberty. Pediatr Nephrol 10: 304–317

Konstitutionelle Verzögerung von Wachtum und Entwicklung (KEV)

Definition. Normvariante der Entwicklung mit einer Verzögerung von Längenwachstum und sexueller Reifung.

Ätiologie und Pathogenese. Die Ursache der verzögerten körperlichen Entwicklung sind unklar. Auch wenn auf Grund des größeren Leidensdrucks bei geringer Körperlänge Jungen deutlich häufiger als Mädchen mit dieser Störung in der endokrinologischen Sprechstunde vorstellig werden, muß davon ausgegangen werden, daß die KEV bei beiden Geschlechtern gleich häufig ist. Es besteht eine deutliche familiäre Häufung, die bei der Familienanamnese oft als „Spätentwickler" mit recht später Menarche weiblicher Angehöriger und noch spätem Längenwachstum als Kinder und Jugendliche auffällig kleiner, später normal großer männlicher Verwandter berichtet wird. Ein Vererbungsmodus konnte jedoch bisher nicht identifiziert werden. Minimale Abweichungen bei der Funktion von Hypothalamus und Hypophyse werden als Ursache diskutiert, eine Theorie die durch die Beobachtung unterstützt wird, daß Mäuse mit einer Otx-1-Mutation vor Einsetzen der Geschlechtsreife kleinwüchsig sind. Oxt-1 wird eine Rolle bei der Entwicklung und Funktion des Hypothalamus und anderer Bereiche des Gehirns zugeschrieben.

B 1	Präpuberal: kein palpabler Drüsenkörper, nur die Brustwarze ist prominent	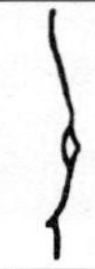
B 2	Brustknospe: leichte Verwölbung der Drüse im Bereich des Warzenhofs. Vergrößerung des Areolendurchmessers gegenüber B 1	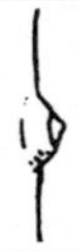
B 3	Brustdrüse und Areola weiter vergrößert. Drüsen jetzt größer als der Warzenhof. Dieser ist jedoch ohne eigene Konturen	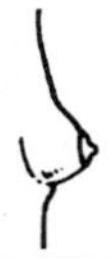
B 4	Knospenbrust: Areolen und Warzen heben sich gesondert von der übrigen Drüse ab	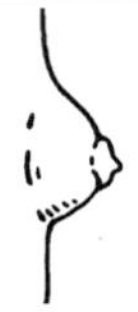
B 5	Vollentwickelte Brust: die Warzenvorhofvorwölbung hebt sich von der allgemeinen Brustkontur nicht mehr ab	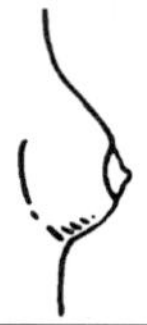

a

		♂	♀
PH 1	Präpuberal = keine Pubesbehaarung Genitalregion ist nicht stärker als das Abdomen behaart	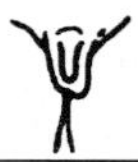	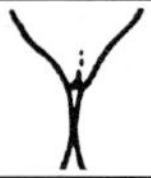
PH 2	Spärliches Wachstum von langen, leicht pigmentierten, flaumigen Haaren, glatt oder gering gekräuselt. Sie erscheinen hauptsächlich an der Peniswurzel bzw. entlang der großen Labien	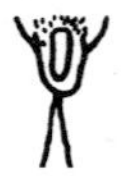	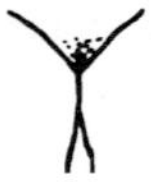
PH 3	Beträchtlich dunklere, kräftigere und stärker gekräuselte Haare. Behaarung geht über die Symphyse etwas hinaus. Auf Foto sichtbar	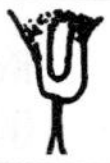	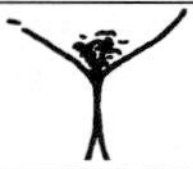
PH 4	Behaarung entspricht dem Erwachsenentyp, die Ausdehnung ist aber noch beträchtlich kleiner. Noch keine Ausbreitung auf die Innenseite der Oberschenkel	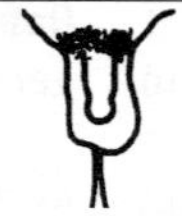	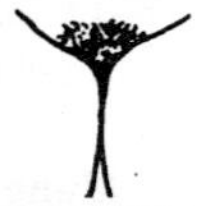
PH 5	In Dichte und Ausdehnung wie beim Erwachsenen, aber nach oben horizontal begrenzt. Dreieckform	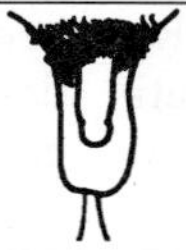	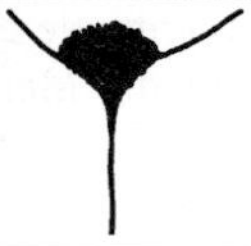
PH 6	Bei 80% der Männer und 10% der Frauen kommt es zu weiterer Ausbreitung der Behaarung über PH 5 hinaus nach oben	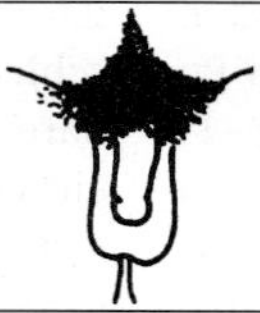	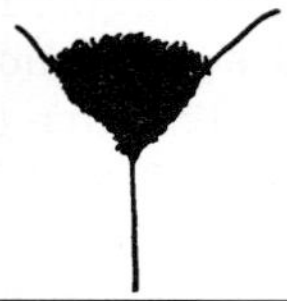

b

Abb 68.6. a Pubertätsstadien nach Tanner: Brustentwicklung. **b** Pubertätsstadien nach Tanner: Pubesbehaarung beim Mädchen, Pubesbehaarung und Genitalentwicklung beim Knaben

Klinische Symptome. Patienten mit KEV sind in der Regel klein, wachsen häufig mit niedrig-normaler Wachstumsgeschwindigkeit unterhalb der 3. Perzentile, das Knochenalter ist retardiert, Pubertätszeichen treten verzögert auf. Nach Abschluß des Längenwachstums wird eine normale Erwachsenengröße erreicht, die jedoch in der Regel im unteren Drittel des genetischen Zielgrößebereichs liegt.

Diagnose. Bei nach unten perzentilenabweichendem Wachstum kann bei der KEV ein Wachtumshormonmangel durch die üblichen Stimulationstests ausgeschlossen werden. Die Gonadotropine sind in der Regel für das Alter niedrig und erlauben keine Unterscheidung zwischen einer KEV und einem pathologischen hypogonadotropen Hypogonadismus. Bei längerdauernder GnRH-Analoga-Stimulation (Nafarelin,

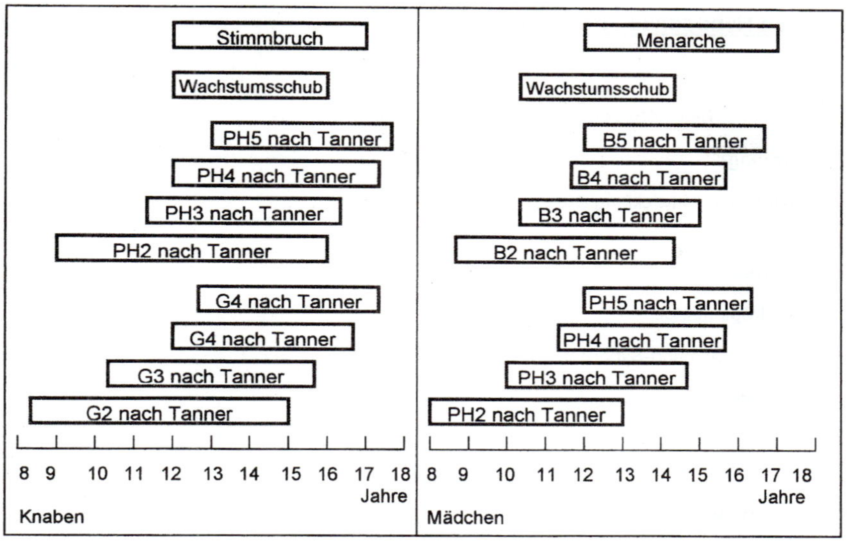

Abb. 68.7. Zeitlicher Verlauf der Pubertätsstadien bei Mädchen und Knaben. (Mod. nach Largo u. Prader 1983)

Triptorelin) steigt der Testosteronspiegel bei Patienten mit KEV zwar rascher und höher an als bei Patienten mit einem pathologischen hypogonadotropen Hypogonadismus, da der Test jedoch nicht ausreichend diskriminiert, ist er für die Diagnose ebenfalls ungeeignet. Erst nach spontanem Einsetzen und normalem Verlauf der Pubertät sowie Erreichen einer Endlänge im genetischen Zielgrößenbereich kann retrospektiv die Diagnose der KEV als gesichert gelten.

Therapie. Da es sich um eine Normvariante der Entwicklung handelt, ist eine Therapie *nicht* erforderlich. Bei erheblichem Leidensdruck, insbesondere bei männlichen Patienten, kann jedoch eine vorübergehende Intervention sinnvoll sein. Anabole Steroide (z.B. Oxandrolon, Testosteron Undekanoat) niedrig dosiert oder auch die kurzzeitige parenterale Gabe von Testosteron (50–100 mg alle 4 Wochen für 3 Monate) führen zum ersten, psychologisch wichtigen Auftreten von Pubertätszeichen und können durch ihre Wirkung auf die Hypothalamus-Hypophysenachse den spontanen Pubertätsbeginn triggern. Das Ansprechen auf diese Therapie ist allerdings sehr unterschiedlich und unabhängig von Art und Dosis des verwendeten Steroids. Das gleiche gilt für die Anwendung oraler Östrogene bei Mädchen mit KEV und entsprechendem Leidensdruck. Für die Anwendung von Wachtumshormon ohne nachgewiesenen Wachtumshormonmangel bei Patienten mit KEV gibt es keine Indikation. Therapiestudien haben gezeigt, daß durch eine solche Behandlung die Erwachsenengröße nicht positv beeinflußt werden kann.

Literatur

Acampora D, Mazan S, Tuorto F et al. (1998) Transient dwarfism and hypogonadism in mice lacking Otx1 reveal prepubescent stage-specific control of pituitary levels of GH, FSH and LH. Development 125: 1229–1239
Bierich JR (1986) Constitutional delay of growth and adolescent development. Growth Genet Horm 1: 9–14
Bierich JR, Nolte K, Drews K et al. (1992) Constitutional delay of growth and adolescence. Results of short term and long-term treatment with GH. Acta Endocrinol 127: 392–396
Kulin HE, Finkelstein JW, D'Arcangelo MR (1997) Diversity of pubertal testosterone changes in boys with constitutional delay in growth and/or adolescence. J Pediatr Endocrinol Metab 10: 395–400

Verzögerte oder ausbleibende Pubertätsentwicklung (Pubertas tarda)

Definition. Unter Pubertas tarda versteht man ein Fehlen von sekundären Geschlechtsmerkmalen im Alter von 14 Jahren beim Mädchen und 15 Jahren beim Knaben.

Ätiologie und Pathogenese. Die Ursachen sind vielfältig (Abb. 68.8). Neben endokrinen und chromosomalen Störungen führen schwere Allgemeinerkrankungen, Mangelernährung, körperliches Übertraining und Drogenabusus zum Ausbleiben der Pubertät (Abb. 68.9).

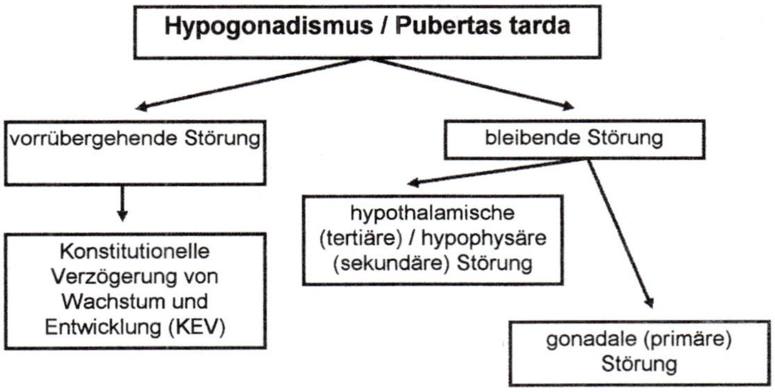

Abb. 68.8. Ursachen des kindlichen Hypogonadismus

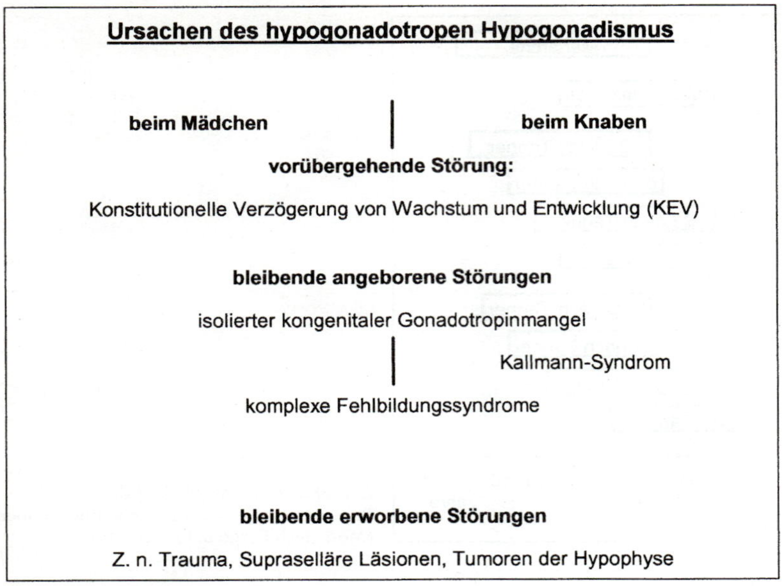

Abb. 68.9. Differentialdiagnose des hypogonadotropen Hypogonadismus

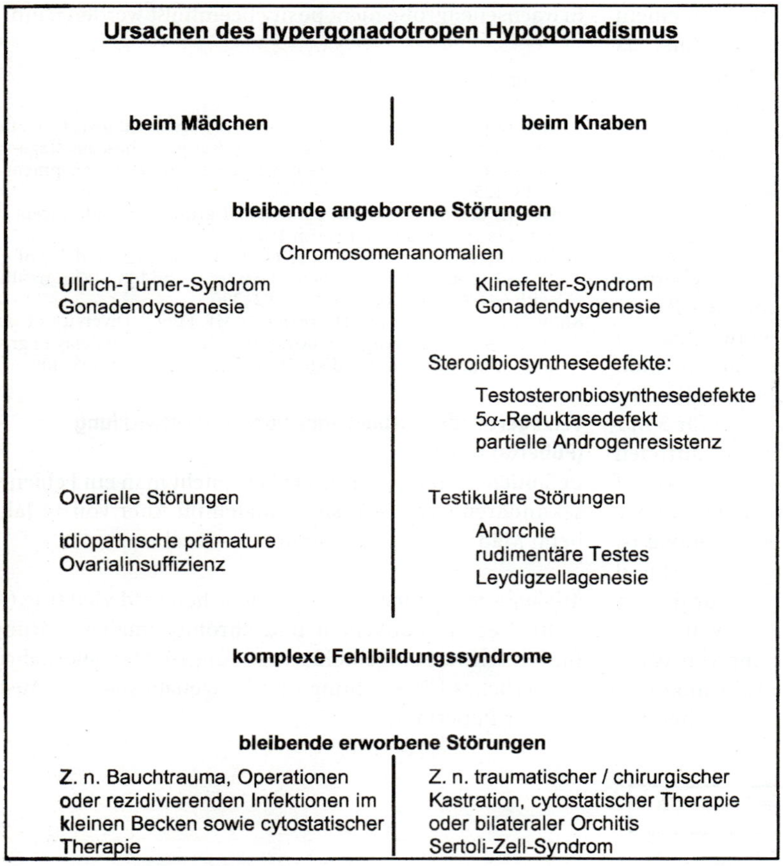

Abb. 68.10. Differentialdiagnose des hypergonadotropen Hypogonadismus

Nichtendokrinolgische Ursachen der Pubertas tarda

- Gastroenterologische, hämatologische oder nephrologische Erkrankungen
- Hypothyreose, Steroidexzeß
- Mangelernährung/Eßstörung
- Drogenmißbrauch (Marihuana)

Diagnose. Die Diagnose läßt sich durch die Messung der Sexualsteroide in peripheren Blut sichern. Sind diese erniedrigt, erlaubt die Bestimmung der Gonadotropine eine weitere Unterteilung in hypogonadotropen Hypogonadismus ausgehend von Hypothalamus oder Hypophyse (sekundärer und tertiärer Hypogonadismus) und hypergonadotropen Hypogonadismus durch Funktionsstörung der Gonaden (primärer Hypogonadismus; Abb 68.8, 68.9, 68.10).

Eine Normvariante der verzögerten Pubertätsentwicklung ist die konstitutionelle Verzögerung von Wachstum und Entwicklung (KEV).

Hypogonadotroper Hypogonadismus

Isolierter kongenitaler Gonadotropinmangel/Kallmann-Syndrom

Definition. Ausfall der Sekretion einer oder beider Gonadotropine. Beim Kallmann-Syndrom besteht zusätzlich eine Anosmie.

Ätiologie und Pathogenese. Die Störung tritt gehäuft bei Patienten mit Mittelliniendefekt auf. Das Kallmann-Syndrom wird fast ausschließlich beim männlichen Geschlecht beobachtet. Es beruht auf einer Migrationsstörung von Zellen der olfaktorischen Plakode, von der sowohl olfaktorische Zellen als auch die GnRH-produzierenden Zellen des Hypothalamus betroffen sind. Dadurch erklärt sich das Zusammentreffen von hypogonadotropem Hypogonadismus und Anosmie. Ursache ist eine Mutation im sog. KAL-1-Gen, das für Adhäsionsmoleküle codiert und auf dem X Chromosom (Xp22.3) lokalisiert ist. Der isolierte Gonadotropinmangel und das Kallmann-Syndrom treten überzufällig häufig in der gleichen Famile auf. Selten wurden Mutationen im KAL-1-Gen bei Patienten mit isoliertem Gonadotropinmangel ohne Anosmie nachgewiesen.

Klinische Symptome. Im Vordergrund steht die Pubertas tarda, die beim Kallman-Syndrom mit einer Geruchsstörung einhergeht. In Einzelfällen führt ein isolierter LH-Mangel zum klinischen Bild des „fertilen Eunuchen".

Diagnose. Das Knochenalter ist retardiert. Sexualsteroide und Gonadotropine sind erniedrigt. Zur Differenzierung zwischen sekundärem und tertärem Hypogonadismus wird ein Stimulationstest mit GnRH durchgeführt (2,5 µg LHRH/kg KG i.v., maximal 100 µg, Blutentnahmen nach 30 und 60 min). Beim tertiären Hypogonadismus steigen LH und FSH normal an. Beim präpubertären Kind und Patienten, dessen Hypophyse noch nicht durch endogenes GnRH ausreichend stimuliert wurde, ist die Fähigkeit der Hypophyse auf eine einmalige Stimulation zu reagieren, häufig eingeschränkt. Daher ist eine Vorbehandlung mit GnRH z.B. über 5 Tage erforderlich. Der pathologische Ausfall von Geruchsprüfung und eine molekulargenetische Analyse des KAL-1-Gens sichern die Diagnose eines Kallmann-Syndroms. In der Kernspintomographie lassen sich beim Kallmann-Syndrom oft Läsionen des Bulbus olfactorius finden.

Therapie. Siehe Ende des Kapitels.

Polyzystisches Ovar-Syndrom (Stein-Leventhal-Syndrom)

Es handelt sich um einen Symptomenkomplex aus polyzystischen Ovarien, Amenorrhoe, Hirsutismus und Adipositas. Die Ursache ist unklar. Vermutet wird eine funktionell bedingte Dysregulation der Steroid-Biosynthese. Eine genetische oder anatomische Basis ist nicht bekannt.

Klinische Symptome. An ein Stein-Leventhal-Syndrom ist bei Mädchen mit Zyklusunregelmäßigkeiten zu denken. Adipositas verstärkt den Verdacht. Hirsutismus fehlt.

Diagnose. Sonographisch sind die Ovarien vergrößert und enthalten Zysten. Im Blut sind Androstendion-Spiegel und die Relation LH/FSH erhöht. Die im Erwachsenenalter erhöhten Insulinspiegel sind meist normal. Andere Krankheiten mit Androgenexzeß, wie z.B. ein nicht-klassisches adrenogenitales Syndrom, sind auszuschließen.

Therapie. Besteht eine Adipositas, sollte eine Gewichtsreduktion erfolgen. Die Hyperandrogenämie kann mit Cyproteronacetat oder anderen Anti-Androgenen behandelt werden, allerdings unter sorgfältiger Abwägung der Nebenwirkungen. Liegt ausnahmsweise bereits ein Hyperinsulinismus vor, ist an Maßnahmen zur Verbesserung der Insulinwirkung, z.B. mit Metformin, zu denken.

Hypergonadotroper Hypogonadismus

Ullrich-Turner-Syndrom (UTS)

Häufigkeit. Das Ullrich-Turner-Syndrom (UTS) ist mit einer Inzidenz von ca. 1:2.500 Mädchen keine seltene Ursache des Hypogonadismus.

Ätiologie und Pathogenese. Ursache des UTS ist der Verlust eines Geschlechtschromosoms, der zu einem Karyotyp 45,X führt und entweder alle Zellen des Körpers betrifft oder als Mosaik (45,X/46 XX oder 45,X/46 XY) vorliegt. Tatsächlich ist der Karyotyp 45,X nach der Konzeption noch wesentlich häufiger (fast 1,5 %), führt aber in der Mehrzahl der Fälle zum Spontanabort. Die Gonadendysfunktion ist assoziiert mit dem Vorliegen von „Streakgonaden". Beim weiblichen Feten (46,XX) kommt es intrauterin zur Ausbildung von etwa 7 Millionen Oozyten, von denen bereits bis zur Geburt 4 Millionen regredieren. Bis zur Menarche reduziert sich diese Zahl weiter auf etwa 400.000 Oozyten. Dieser Vorgang der Reduktion von Eizellen im Ovar ist bei Vorliegen eines Chromosomensatzes 45,X stark beschleunigt, so daß bereits zum Zeitpunkt der zu erwartenden Pubertät kaum noch Oozyten in den Ovarien zu finden sind und diese weitgehend aus Bindegewebe bestehen.

Klinische Symptome. Der Phänotyp des UTS beinhaltet obligat ein weibliches Genitale, ein retardiertes Knochenalter und einen Kleinwuchs (zu erwartende Endlänge um 145 cm) bei zugunsten der Oberlänge verschobenen Proportionen. Fakultativ können folgende Stigmata ausgebildet sein: kurzer Hals, inverser Haarstrich der Nackenhaare, „Schildthorax" mit weitem Mamillenabstand, Cubitus valgus, Pigmentnaevi und Pterygium colli, wobei letzteres typisch war aber eher selten ist. Das UTS ist assoziiert mit kongenitalen Vitien (bicuspide Aortenklappe, Aortenisthmusstenose, Lungenvenenfehlmündung), renalen Fehlbildungen (Bekkenniere, Hufeisennniere, Nierendoppelanlage, einseitige Nierenagenesie) und herabgesetzter Glukosetoleranz.

Da die Keimdrüsen von einem 46,XX/45,X-Mosaik betroffen sein können, können Patientinnen mit UTS funktionelles Ovarialgewebe aufweisen. Beim UTS kann es daher zur spontanen Pubertät und selten auch zur Schwangerschaft kommen.

Diagnose. Wachstum und Knochenalter sind vermindert. Bei jedem Mädchen mit ungeklärtem Kleinwuchs muß eine

Chromosomenanalyse durchgeführt werden. Diese erfolgt primär aus Lymphozyten und sollte bei positivem Nachweis von 45,X in allen untersuchten Metaphasen und klinischem Verdacht auf Mosaik 46,XX/45,X in einer Kultur von Hautfibroblasten wiederholt werden, wobei auch diese Untersuchung ein Mosaik in anderen Geweben des Körpers nicht sicher ausschließt. Es besteht ein Hypogonadismus. Die basalen Gonadotropinwerte (LH, FSH) sind spätestens in einem Alter von 10 bis 11 Jahren deutlich erhöht. Eine Ultraschalluntersuchung kann sowohl das Vorhandensein eines präpubertär konfigurierten Uterus als auch von Streakgonaden darstellen. Letztere sind jedoch beim Kind schwer darzustellen und können dem Nachweis entgehen.

Differentialdiagnose. Vom Ullrich-Turner-Syndrom ist die *XX-Gonadendysgenesie* zu differenzieren, charakterisiert durch Streakgonaden ohne 45,X Chromosomensatz oder weitere Zeichen des UTS. Die Störung ist heterogen und kann sowohl mit neurosensorischer Taubheit (Perrault-Syndrom) als auch mit Keimzellaplasie bei Knaben in der gleichen Familie vergesellschaftet sein. Ein autosomal-rezessiver Erbgang wird angenommen.

Die Patientinnen sind normal weiblich und fallen durch die Pubertas tarda ohne Kleinwuchs oder andere Zeichen eines UTS auf

Dem UTS ähnelt ferner das *Noonan-Syndrom.* Das klinische Bild entspricht dem des UTS, allerdings sind Patienten beiderlei Geschlechts von dieser Störung betroffen und chromosomale Auffälligkeiten fehlen. Unterschiede finden sich in der Art der kongenitalen Vitien. Beim Noonan-Syndrom sind dies in der Regel eine Pulmonalklappenstenose oder ein Vorhofseptumdefekt. Ferner weisen Patienten mit Noonan-Syndrom häufig eine mentale Retardierung auf und ein Hypogonadismus besteht seltener als beim UTS. Die Chromosomenanalyse ist normal. Anorchie und Leydig-Zellhyperplasie führen ebenfalls zum hypergonadotropen Hypogonadismus.

Therapie. Siehe Ende des Kapitels.

Klinefelter-Syndrom

Häufigkeit. Die Inzidenz des Klinefelter-Syndroms beträgt ca. 1:1.000 männliche Neugeborene. Damit ist es eine wichtige Ursache für Hypogonadismus und Infertilität beim Mann.

Ätiologie und Pathogoenese. Zugrunde liegt eine mütterliche meiotische Nondisjunktion, die zu einem oder mehreren überzähligen X-Chromosomen in der Zelle führt. Der Chromosomensatz beträgt dabei meistens 47,XXY, es kommen auch Formen wie 48,XXXY oder 48,XXYY vor und es kann auch im Falle einer postzygotischen Mitosestörung ein 46,XY/47,XXY-Mosaik entstehen.

Klinische Symptome. Es bestehen zugunsten der Unterlänge verschobene Körperproportionen (eunuchoide Proportionen) und ein bereits im Kindesalter einsetzender Hochwuchs. Ferner finden sich zu kleine Testes und ein kleiner Penis im Pubertätsalter. Der Pubertäteintritt kann normal sein, die meisten Patienten weisen jedoch Zeichen einer mangelhaften Virilisierung auf. Eine Gynäkomastie tritt meist in der Pubertät auf und persistiert in 80 % der erwachsenen Patienten. Lungenerkrankungen, Diabetes mellitus Typ II, Varizen, Mammakarzinome und extragonadale Keimzelltumoren treten häufiger auf als im Normalkollektiv. Verhaltensauffälligkeiten und Lernbehinderungen sind meist vorhanden.

Diagnose. Leitsymptome sind kleine Hoden und Hochwuchs. Das Knochenalter ist retardiert. Bei Knaben mit dieser Symptomenkonstellation sollte eine Chromosomenanalyse durchgeführt werden. Diese erfolgt primär aus Lymphozyten und sollte bei positivem Nachweis von 47,XXY und Verdacht auf Mosaik 47,XXY/46,XY in einer Kultur von Hautfibroblasten wiederholt werden. Es besteht ein Hypogonadismus. Die basalen Gonadotropinwerte sind spätestens in einem Alter von 11 bis 12 Jahren deutlich erhöht.

Therapie. Selbst bei spontanem Einsetzen der Pubertät ist im Verlauf meist eine Substitution mit Androgenen erforderlich (s. Ende des Kapitels). Die Gynäkomastie bedarf meist einer chirurgischen Behandlung. Die lokale Anwendung von Dihydrotestosterongel (Andractim) ist meist wenig erfolgreich.

XX-Männer sind mit einer Inzidenz von 1:20.000 selten. Die Störung entsteht in den meisten Fällen durch eine Translokation des Testis-determinierenden Faktors (TDF), genauer des SRY-Gens („sex-determining region of the Y chromosome") vom kurzen Arm des Y Chromosoms auf das väterliche X-Chromosom. In etwa 10–20 % der Fälle sind keine SRY-Sequenzen nachgeweisbar.

Klinisches Bild und Bild und endokrinologische Befunde ähneln dem des Klinefelter-Syndroms, wobei der Hochwuchs weniger ausgeprägt ist. Die Chromosomenanalyse ergibt den Karyotyp 46,XX. Ergänzend sind molekulargenetische Untersuchungen sinnvoll.

Therapie des permanenten Hypogonadismus

Mädchen. Zur Pubertätsinduktion werden ab einem chronologischen Alter von etwa 13 Jahren steigende Dosen von natürlichen oder synthetischen Östrogenen verabreicht. Patientinnen mit Ullrich-Turner-Syndrom werden erst mit 14–15 Jahren behandelt, um einen negativen Effekt auf das noch zu erwartende Längenwachstum zu vermeiden.

Die Substitution erfolgt zunächst durch eine tägliche kontinuierliche Gabe von 200 μg Östradiolvalerat (Progynova Tropfen), 5 μg Äthinylöstradiol (Progynon C), oder die Gabe konjugierter Östrogene (Presomen 0,3). Nach 3(–6) Monaten wird die Dosis zunächst auf 500 μg Östradiolvalerat angehoben, nach weiteren 3–(6) Monaten auf 1 mg (z.B. Progynova mite) Östradiolvalerat bzw. eine äquivalente Ethinylöstradioldosis bzw. konjungierte Östrogene (Presomen 0,6). Die Therapie mit dieser Dosis erfolgt für 6 weitere Monate oder bis zur Durchbruchblutung. Zu diesem Zeitpunkt erfolgt die Umstellung auf eine zyklische Gabe der Östrogene (21 Tage Einnahme, 7 Tage Pause). Nach einem weiteren halben Jahr wird die Therapie durch die Gabe eines Progesteron-verwandten Gestagens, z.B. 5 mg Medroxyprogesteronacetat (Clinofem) vom 12. bis 21. Zyklustag ergänzt, oder auf ein geeignetes Kombinationspräparat umgestellt. Eine Vollsubstitution ist mit einer Dosis von 2,0 mg Östradiolvalerat bei gleicher Gestagendosis erreicht (z.B. Cycloprogynova, Trisequenz, Presomen comp. 1,25 etc.). Die Östrogensubstitution kann auch durch transdermale Systeme (z.B. Estraderm) erfolgen. Dies haftet jedoch insbesondere bei sportlichen Aktivitäten häufig schlecht und kann daher unzuverlässig in der Substitution sein. Das Gestagen muß oral gegeben werden.

Knaben. Die Pubertätsinduktion beim Knaben erfolgt durch einschleichende Substitution mit Androgenen und sollte in einem Alter von etwa 14 Jahren eingeleitet werden. Da eine orale Substitution aufgrund des „First-pass-Effekts" in der Leber nicht nur unzureichend in der Wirkung sondern auch langfristig lebertoxisch ist, bleiben nur die transdermale Applikation und die Injektion. Die transdermale Applikation ist im Kindes- und Jugendalter problematisch. Im Vergleich der zu applizierenden Östrogenmenge beim Mädchen, sind die Androgendosen um das etwa 1.000fache höher. Im Erwachsenenbereich hat sich daher die skrotale Applikation bewährt, als einem Ort, der besonders durchlässig für diese Hormone ist. Die Verwendung der für diese Indikation zugelassenen Skrotalpflaster (Testoderm), die sich auch sehr gut teilen und in ihrer Größe anpassen lassen, ist dadurch limitiert, daß das präpubertäre Skrotum zu klein ist, um eine ausreichende Aufnahmefläche zu bieten. Auf anderen Hautstellen zu verwendende Systeme, bei denen Alkohol als Lösungsvermittler den Übertritt der Hormone in die Haut verbessern soll, sind nur in Vollsubstitutionsdosen erhältlich und nicht teilbar. Damit bleibt für die Androgentherapie die intramuskuläre Applikation von Testosterondepotpräparaten (z.B. Testoviron depot) als wichtigste Therapieform des Hypogonadismus beim Knaben. Bei sehr zierlichen Patienten wird mit einer Dosis von zunächst 50 mg/Monat i.m. für zunächst 3 Monate begonnen, bei älteren oder kräftigeren Knaben kann gleich mit 100 mg/Monat i.m. therapiert werden. Nach 1 Jahr wird auf die Vollsubstitution mit 250 mg/3–4 Wochen gesteigert.

Unter der alleinigen Substitution mit Androgenen wird eine Virilisierung, aber kein physiologisches Hodenwachstum erreicht. Daher kann beim sekundären und tertiären Hypogonadismus auch eine Indikation zur kombinierten Therapie mit HCG (entspricht LH) und HMG (entspricht vorwiegend FSH) gegeben sein. Hierfür werden zunächst 2- bis 3mal/Woche 500–1000 IE HCG (z.B. Predalon, Pregnesin, Primogonyl) i.m. verabreicht, im Verlauf erfolgt eine Steigerung auf 2.500–5.000 IE/Dosis. Kommt es auch hierunter nicht zum gewünschten Hodenwachstum, kann die zusätzliche Gabe von HMG (Pergonal) in einer Dosis von 37–75 IE ebenfalls 3mal/Woche i.m. erforderlich sein.

Die dritte, aufwendigste aber zugleich physiologischste Therapie bei hypothalamischem (tertiärem) Hypogonadismus besteht in der pulsatilen GnRH-Gabe. Mittels einer Pumpe werden Pulse im 120-Minutenrhythmus subkutan appliziert. Diese Therapieform spielt in der Kinderheilkunde eine deutlich untergeordnete Rolle. Sie hat ihren Platz in der andrologischen und gynäkologischen Fertilitätstherapie.

Literatur

De la Chapelle A, Hastbacker J, Korhonen T, Maenpaa J (1990) The etiology of XX sex reversal. Reprod Nutr Dev [Suppl 1] 39S-49S

Linden MG, Bender BG, Robinson A. (1995) Sexchromosome tetrasomy and pentasomy. Pediatrics 96: 672–682

Schwanzel-Fukuda M, Buck D, Pfaff DW (1989) Luteinzing hormone-releasing hormone (LHRH)-expressing cells do not migrate normally in an inherited hypogonadal (Kallmann) syndrome. Mol Brain Res 6: 311–326

Styne D (1997) New aspects in the diagnosis and treatment of pubertal disorders. Ped Clin North Am 44: 505–529

Van Hooff MH, Voorhorst FJ, Kaptein MB, Hirasing RA, Koppenaal C, Schoemaker J (2000) Polycystic ovaries in adolescents and the relationship with menstrual cycle patterns, luteinizing hormone, androgens, and insulin. Fertil Steril 74: 49–58

Vorzeitige Pubertätsentwicklung (Pubertas praecox)

Definition. Hierunter versteht man das Auftreten von Pubertätsmerkmalen vor dem vollendeten 8. Lebensjahr beim Mädchen bzw. vor dem 9. Lebensjahr beim Knaben. Abb. 68.11 gibt eine Einteilung mit Differentialdiagnose der vorzeitigen Pubertätsentwicklung. Es ist zwischen Normvarianten der Pubertätsentwicklung, einer echten Pubertas praecox und einer Pseudopubertas praecox zu unterscheiden (Abb. 68.11).

Normvarianten der vorzeitigen Pubertätsentwicklung

Prämature Adrenarche (prämature Pubarche)

Definition. Das isolierte vorzeitige Auftreten von Sekundärbehaarung wird als prämature Adrenarche oder auch Pubarche bezeichnet.

Klinische Symptome. Betroffen sind v.a. Mädchen zwischen dem 4. und 7. Lebensjahr. Bis auf das Auftreten von Scham- und Achselbehaarung bestehen keine Pubertätszeichen. Weitere Zeichen der Androgenisierung (Klitorishypertrophie, Akne etc.) fehlen ebenfalls.

Diagnose. Das Skelettalter kann leicht akzeleriert sein. Laborchemisch finden sich oft leicht erhöhte adrenale Androgene (DHEAS u.a.) bei Normwerten für Gonadotropine, Östradiol und Testosteron. Bei schwieriger Abgrenzung gegenüber einer echten Pubertas praecox ist die Durchführung eines GnRH Tests indiziert. Differentialdiagnostisch muß eine Pseudopubertas praecox aufgrund eines Late-onset-AGS oder eines androgenproduzierenden Tumors ausgeschlossen werden. Wenn die Bestimmung weiterer Nebennierenrindenhormone, 17α-Hydroxyprogesteron sowie sonographischer Darstellung von Nebennieren und Ovarien keine eindeutige Diagnose erlauben, muß die Diagnostik ggf. um einen ACTH- Test erweitert werden.

Therapie. Eine Behandlung ist nicht erforderlich, engmaschige klinische Kontrollen (alle 3–6 Monate) sind jedoch indiziert, um einen Übergang in eine Pubertas praecox/Pseudopubertas praecox rechtzeitig zu erfassen.

Prämature Thelarche

Definition. Die isolierte vorzeitige Brustentwicklung wird als prämature Thelarche bezeichnet.

Ätiologie und Pathogenese. Die Ursache dieser Störung ist unbekannt. Es wird angenommen, daß wechselnd große ovarielle Follikelzysten genügend Östrogene produzieren, um ein

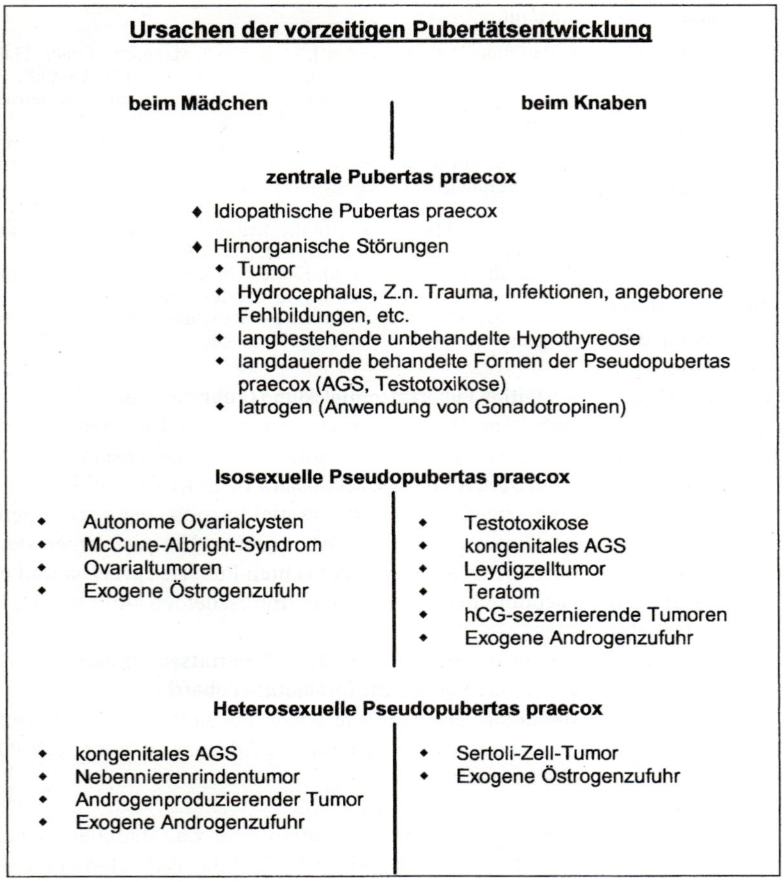

Abb. 68.11. Differentialdiagnose der vorzeitigen Pubertätsentwicklung

Brustwachstum ohne weitere Zeichen der Pubertät zu bewirken.

Klinische Symptome. Betroffen sind meist Mädchen während der ersten beiden Lebensjahre. Es besteht eine ein- oder beidseitige Brustdrüsenvergrößerung meist ohne begleitende Vergrößerung der Brustwarzen und Warzenhöfe. Andere Zeichen der Pubertät fehlen. Insbesondere findet sich kein beschleunigtes Längenwachtum, keine Akzeleration des Knochenalters und keine sonographisch faßbare Vergrößerung des Uterus.

Diagnose. Das Skelettalter entspricht dem chronologischen Alter. Die Plasmaöstradiolwerte liegen meist im präpubertären Bereich, können jedoch leicht erhöht sein und korrelieren dann häufig mit einzelnen, in ihrer Größe schwankenden Ovarialzysten. Häufig findet sich eine leicht erhöhte FSH-Konzentration, die nach GnRH-Stimulation weiter ansteigt, bei altersgerechten Werten für LH.

Die als *Thelarche-Variante* bezeichnete Form der nach dem 4. Lebensjahr auftretenden prämaturen Thelarche geht häufig mit einer leichten Akzeleration von Wachstum, Skelettentwicklung sowie endokrinologischen (Östradiol, Gonadotropine) und sonographischen Befunde (Uterusgröße, Befund der Ovarien) einher.

Therapie. Eine Behandlung ist nicht erforderlich. Meist bildet sich der Befund nach wenigen Monaten spontan zurück. Auch die „Thelarche-Variante" bedarf keiner Therapie, da die Endlängenprognose nicht beeinträchtigt ist. Es sollten engmaschige (alle 3 Monate) Kontrollen erfolgen, um einen Übergang in eine Pubertas praecox rechtzeitig zu erfassen.

Prämature Menarche

Definition. Das isolierte Auftreten zyklischer vaginaler Blutungen ohne andere Zeichen einer Pubertätsentwicklung wird als prämature Menarche bezeichnet.

Ätiologie und Pathogenese. Die Ursache dieser Störung ist unbekannt. Ähnlich wie bei der prämaturen Thelarche wird angenommen, daß passagere ovarielle Follikelzysten intermittierend so viel Östrogene produzieren, daß das Endometrium aufgebaut wird und es nach Rückbildung der Zysten zur Abbruchblutung kommt.

Klinische Symptome. Diese Störung kann zwischen 1 und 9 Lebensjahren auftreten. Bis auf die intermittierenden Blutungen bestehen keine Pubertätszeichen, insbesondere auch keine Brustentwicklung. In der Regel kommt es zu 1 bis 3 Blutungen. Der spätere Pubertätsverlauf sowie die Menstruationszyklen sind unbeeinträchtigt.

Diagnose. Das Skelettalter entspricht dem chronologischen Alter. Endokrinologische Tests sind bei eindeutiger Klinik nicht erforderlich. Andere Ursachen von vaginalen Blutungen wie Fremdkörper, Tumoren, Infektionen und sexueller

Mißbrauch sollten durch vaginoskopische und sonographischen Untersuchungen ausgeschlossen werden.

Therapie. Eine Behandlung ist nicht erforderlich. Engmaschige klinische und sonographische Verlaufskontrollen (alle 3–6 Monate) sind jedoch notwendig.

Pubertätsgynäkomastie

Definition. Bei dieser physiologischen Normvariante handelt es sich um eine vorübergehende ein- oder beidseitige Brustdrüsenschwellung bei pubertierenden, meist 14–14,5 Jahre alten Knaben ohne eine zugrundeliegende chromosomale, endokrinologische oder iatrogene Ursache

Ätiologie und Pathogenese. Ursache der Brustdrüsenvergrößerung ist vermutlich ein vorrübergehendes relatives Überwiegen endogener Östrogene gegenüber Androgenen aufgrund einer vermehrten Aromatisierung.

Klinische Symptome. Meist besteht die Vergrößerung des Brustdrüsenkörpers beidseits, gelegentlich auch einseitig. Es fehlen Zeichen einer Erkrankung, die mit einer Gynäkomastie einhergehen, wie Klinefelter-Syndrom oder partielle Androgenresistenz sowie anamnestische Hinweise auf die Einnahme bestimmter Medikamente (Östrogene - auch topisch - Spironolacton, Cimetidin)

Diagnose. Die Diagnose einer Pubertätsgynäkomastie kann klinisch gestellt werden, endokrinologische Testungen sind nicht erforderlich. In Zweifelsfällen müssen jedoch die oben genannten Störungen durch geeignete Untersuchungen (s. dort) ausgeschlossen werden.

Therapie. Eine Behandlung ist nicht erforderlich, da sich die Gynäkomastie nach Abschluß der Pubertät meist spontan zurück bildet. Wichtig ist es jedoch, die betroffenen Jugendlichen von der Harmlosigkeit der Störung zu überzeugen. Ist die Gynäkomastie sehr ausgeprägt, bildet sie sich nicht ausreichend zurück oder ist die psychische Belastung für den Patienten zu groß, kann eine chirurgische Therapie (Mastektomie nach Mamillenrandschnitt) erwogen werden. Versuche mit medikamentöser Therapie (Tamoxifen, Danazol, Testolacton) sind meist erfolglos.

Pubertas praecox

Definition. Unter der echten Pubertas praecox versteht man das vorzeitige Einsetzen einer sonst normal verlaufenden Pubertät.

Ätiologie und Pathogenese. Die Ursache der idiopathischen Pubertas praecox ist ungeklärt. Durch ein vorzeitiges Anspringen des hypothalamischen Pulsgenerators kommt es zur Aktivierung des gesamten hypothalamisch-hypophysärgonadalen Regelkreises, wie dies auch bei der eigentlichen Pubertät der Fall ist. Die dadurch stimulierte Keimdrüsenaktivität führt zur isosexuellen vorzeitigen Pubertät. Von dieser Störung sind Mädchen deutlich häufiger betroffen als Knaben.

Seltenere Ursachen für die Pubertas praecox sind hypothalamusnahe Tumoren (Astrocytome, Ependymome, Optikusfibrome bei Neurofibromatose, Kraniopharyngeome), Hydrozephalus, Zustand nach Infektion oder Bestrahlung, angeborene Fehlbildungen. Hiervon sind Kinder beiderlei Geschlechts gleichermaßen betroffen. Auch eine langfristig unbehandelte Hypothyreose kann zur Pubertas praecox führen.

Klinische Symptome. Neben den Zeichen der Pubertät fallen die Patienten durch ein beschleunigtes Längenwachstum auf. Der vorzeitige Schluß der Epiphysenfugen führt jedoch dazu, daß die Kinder, die zunächst hochwüchsig sind, später kleinwüchsig bleiben (Endgröße < 155 cm). Der klinische Verlauf ist variabel. Bei Manifestation der Störung vor dem 6. Lebensjahr sind die Akzeleration des Knochenalters und das damit verbundene beschleunigte Längenwachtum sowie der Verlust des Endgrößenpotentials wesentlich ausgeprägter als bei älteren Patienten. Ein kleiner Teil der Patienten zeigt eine spontane Regression oder fehlendes Fortschreiten der Pubertas praecox.

Es kann ein schwerwiegendes Mißverhältnis zwischen der vorangeeilten körperlichen Entwicklung und der dem chronologischen Alter der Patienten entsprechenden psychischen Reife bestehen. Insbesondere die Mädchen sind stark gefährdet. Schwangerschaften wurden in einem Alter von nur 5 Jahren beobachtet.

Diagnose. Das Knochenalter ist akzeleriert. Es findet sich eine Gonadotropin-vermittelte, dem Pubertätstadium entsprechende Vergößerung der Gonaden. Beim Mädchen können sonographisch multizystische Veränderungen beider Ovarien (mindestens 6 Follikel von >4 mm) sowie ein vergrößerter, pubertär konfigurierter Uterus nachgewiesen werden. Beim Knaben sind die Hodenvolumina beidseits >4 ml erhöht.

Die basalen Gonadotropinwerte sind meist für die Diagnose wenig hilfreich. Nach GnRH-Stimulation zeigt sich jedoch ein deutlicher Anstieg von LH bei weniger ausgeprägtem FSH-Anstieg (LH/FSH-Quotient >1). Testosteron (wegen zirkadianer Rhythmik ist ein morgendlicher Wert zu bevorzugen) und Östradiol liegen bei wiederholten Messungen oberhalb des präpubertären Bereichs.

Zum Ausschluß einer symptomatischen Pubertas praecox müssen bei entsprechendem klinischem und endokrinologischen Befund neben ausführlicher neurologischer und ophthalmologischer Untersuchung ein MRT von Hypothalamus und Hypophyse und ggf. ein EEG durchgeführt werden. Bei fehlender Akzeleration des Knochenalters ist die Bestimmung von TSH und Schilddrüsenhormonen zum Nachweis einer gleichzeitig bestehenden primären Hypothyreose sinnvoll.

Therapie. Die große Variabilität des Verlaufs macht bei der idiopathischen Pubertas praecox eine 6monatige klinische Beobachtung sinnvoll. Bei Fortschreiten der Entwicklung sollte aus psychosozialen Gründen und aufgrund des zu erwartenden Endlängenverlusts eine medikamentöse Therapie eingeleitet werden. Diese erfolgt mit GnRH-Superagonisten entweder durch intranasale Applikation (Buserelin: Suprecur® 3- bis 6mal/Tag 0,1 mg in jedes Nasenloch) oder durch intramuskuläre Applikation eines Depotpräparates (z.B.

Triptorelin: Decapeptyl depot® 75 µg/kg KG oder Leuprorelin: Enantone Monats-depot® 3,75 mg 3mal im Abstand von 14 Tagen, anschließend monatlich). Bei Mädchen muß darauf hingewiesen werden, daß es zu Beginn der Therapie zu einer Abbruchblutung kommen kann. Kontrollen unter der Therapie sollten im Abstand von 3 Monaten erfolgen.

Pseudopubertas praecox

Definition. Unter einer Pseudopubertas praecox werden alle Störungen zusammengefaßt, die zur vorzeitigen Pubertätsentwicklung ohne Aktivierung des GnRH-Pulsgenerators führen. Der Ablauf der Pseudopubertas praecox ist meist anders als der der spontanen Pubertät, insbesondere kann es in Abhängigkeit von der Ursache auch zur heterosexuellen Pubertät kommen.

Ätiologie und Pathogenese. Eine Liste der möglichen Ursachen der Pseudopubertas praecox findet sich in Abb. 68.11.

Östrogenproduzierende autonome Ovarialzysten

Definition. Autonome Ovarialzysten produzieren GnRH-unabhängig Östrogene, die zur isosexuellen Pseudopubertas praecox führen. Ätiologie und Pathogenese sind unbekannt

Klinische Symptome. Ovarialzysten finden sich häufig im Neugeborenenalter und in abnehmender Häufigkeit während des ersten Lebensjahres. In der Regel führen sie nicht zu Zeichen eines vermehrten Östrogeneinflusses und bedürfen keiner Therapie, es sei denn eine Stieldrehung macht eine chirurgische Intervention erforderlich. Im Kindesalter können Ovarialzysten unterschiedlicher Größe auftreten, die unabhängig von einer hypothalamisch-hypophysären Steuerung, also autonom, Hormone produzieren. Diese Aktivität kann kontinuierlich oder intermittierend sein und von einer isolierten prämaturen Thelarche über eine isolierte prämature Menarche bis zum Vollbild einer isosexuellen Pseudopubertas praecox führen.

Diagnose. Sonographisch lassen sich die meist solitären Zysten darstellen. Die Östradiolspiegel sind erhöht bei supprimierten oder unzureichend GnRH-stimulierbaren Gonadotropinen. Nach längerdauerndem Östrogeneinfluß findet sich eine Akzeleration des Knochenalters.

Therapie. Eine Behandlung ist meist nicht erforderlich. Bei stark akzelerierter Entwicklung kann eine medikamentöse Therapie mit einem Gestagen, z.B. Medroxyprogesteronacetat (100 mg/m^2 KOF) erfolgen. Eine operative Therapie sollte Fällen vorbehalten bleiben, bei denen ein Ovarialtumor nicht mit Sicherheit ausgeschlossen werden kann oder bei Komplikationen wie Stieldrehung der Zyste.

Östrogenproduzierende Ovarialtumoren

Beim Kind sind Ovarialtumoren sehr selten. Granulosazelltumoren können in großer Menge Östrogene produzieren und damit zur isosexuellen Pseudopubertas praecox führen. Karzinome und andere Tumoren können sowohl Östrogene als auch Androgene (Testosteron) produzieren, so daß das klinische Bild einer isosexuellen oder heterosexuellen Pseudopubertas praecox entstehen kann

McCune-Albright-Syndrom

Definition. Das McCune-Albright-Syndrom ist charakterisiert durch Café-au-lait-Flecken der Haut, polyostotische fibröse Dysplasie und eine Gonadotropin-unabhängige Pseudopubertas praecox. Fakultativ können auch andere endokrine Organe von der autonomen Überfunktion betroffen sein.

Ätiologie und Pathogenese. Ursache der sporadischen und fast ausschließlich bei Mädchen auftretenden Störung ist eine somatische, d.h. nach den ersten embryonalen Zellteilungen vorliegende Mutation des Gsα-Proteins, die nur in einigen Geweben des Körpers auftritt. Der Austausch einer einzigen Aminosäure (Arg 201 → Cys oder His) führt zu einer dauerhaften, ligandenunabhängigen Aktivierung dieses in der Signaltransduktion verschiedener Rezeptoren involvierten Proteins.

Klinische Symptome. Klinisch können neben den geschilderten Café-au-lait-Flecken der Haut folgende Erscheinungen auftreten: Isosexuelle Pseudopubertas praecox durch Aktivierung des Gonadotropinrezeptors, Cushing-Syndrom durch Aktivierung des ACTH-Rezeptors oder Hyperthyreose durch Aktivierung des TSH-Rezeptors. Das klinische Bild der Pseudopubertas praecox unterscheidet sich dabei nicht von dem der autonomen Ovarialzysten. Bei einer voranschreitenden biologischen Reifung mit Akzeleration des Knochenalters kann es zum Übergang der Pseudopubertas praecox in eine echte Pubertas praecox kommen.

Diagnostik. Die endokrinologischen Befunde entsprechen denen bei autonomen Ovarialzysten (s. dort). Radiologisch finden sich hirtenstabförmige Verkrümmungen des Femurs, im Bereich des Schädels eine Osteosklerose und Hyperostosen v.a. im Bereich von Schädelbasis, Orbitae und Gesichtschädel. Fakultativ kann es zur Manifestation weiterer endokrinologischer Veränderungen kommen (beispielsweise Hyperthyreose, Hyperkortisolämie, Hyperparathyreoidismus).

Therapie. Es kann versucht werden, die Metabolisierung von Androgenen in Östrogene durch den Aromataseinhibitor Testolacton (40 mg/kg KG in 3 Einzeldosen) zu hemmen. Die operative Entfernung der betroffenen Areale der Ovarien ist nur von begrenztem Erfolg (eigene Erfahrungen) und die Anwendung von GnRH-Analoga ist erst nach Übergang in eine echte Pubertas praecox sinnvoll.

Testotoxikose

Definition. Unter der Testotoxikose versteht man die autonome testikuläre Testosteronproduktion, die zur isosexuellen Pseudopubertas praecox führt.

Ätiologie und Pathogenese. Die Störung wird autosomal-dominant mit geschlechtsbegrenzter Manifestation vererbt. Häufigste Ursache sind aktivierende LH-Rezeptormutationen, die zur Liganden-unabhängigen Aktivierung des LH-Rezeptors und damit testikulären Reifung führen. Auch Mädchen können diese aktivierende Mutation im LH-Rezeptor aufweisen, sie entwickeln jedoch keine Symptome.

Selten können aktivierende Gsα-Proteinmutationen zur Testotoxikose führen.

Klinische Symptome. Charakteristisch ist die Kombination von Hodenvergrößerung und isosexueller Pseudopubertas praecox. Wie beim McCune-Albright-Syndrom kann auch bei diesen Patienten eine Pseudopubertas in eine echte Pubertas praecox übergehen. Als Erwachsene haben diese Patienten eine normal funktionierende Hypothalamus-Hypophysen-Gonadenachse und sind fertil.

Diagnose. Wie bei autonomen Ovarialzysten.

Therapie. Die Therapie der Testotoxikose besteht in einer Kombination von Spironolacton (50–100 mg/Tag) zur antiandrogenen Therapie und Testolacton (20–40 mg/kg KG in drei Einzeldosen/Tag), das die Metabolisierung von Testosteron in Östrogene verhindert. Bei Versagen dieser Behandlung kann die Testosteronbiosynthese mit Ketoconazol (30 µg/kg KG/Tag) gehemmt werden.

Leydig-Zelltumor/versprengtes adrenales Gewebe

Ätiologie und Pathogenese. Ein Leydig-Zelltumor der Testes und versprengtes adrenales Gewebe bei AGS sind extrem seltene Ursachen für eine Pseudopubertas praecox beim Knaben. In der Literatur sind etwa 50 solcher Fälle beschrieben.

Klinische Symptome. Die Patienten fallen durch die vorzeitige Pubertät bei einseitiger Hodenvergrößerung auf.

Diagnose. Sonographisch läßt sich meistens der Tumor im betroffenen Hoden darstellen, das Knochenalter ist akzeleriert. Die endokrinologischen Befunde entsprechen bei einem Leydig-Zelltumor denen der Testotoxikose, bei versprengtem adrenalem Gewebe dem schlecht eingestellten oder unbehandelten AGS (s. dort).

Therapie. Die Therapie des Leydig-Zelltumors besteht in der Orchiektomie der betroffenen Seite. Die Diagnose des versprengten adrenalen Gewebes bei AGS ist sehr wichtig, um unnötige Operationen zu vermeiden.

Kongenitales adrenogenitales Syndrom (AGS)

Insbesondere beim nicht oder unzureichend therapierten 21-Hydroxylasemangel (s. S. 505) kann es beim Mädchen zur heterosexuellen, beim Knaben zur isosexuellen Pseudopubertas praecox kommen. Es finden sich basal hohe Plasma-ACTH-Spiegel und charakteristische Veränderungen im ACTH-stimulierten Nebennierenrinden-Steroidprofil (z. B. hohe 17α-Hydroxyprogesteronspiegel). Die Kombination dieser Befunde schließt einen androgenproduzierenden Nebennierenrindentumor als Ursache der Störung aus.

Exogene Hormonzufuhr

Eine Vielzahl von oralen Medikamenten (orale Kontrazeptiva, legale und illegale Anabolika), extern anzuwendenen Lotionen und Cremes (Aknetherapeutika, Lokaltherapeutika gegen Alopezie der Frau) und Kosmetika enthalten Sexualsteroide in unterschiedlicher Menge. Eine akzidentelle Ingestion oder Exposition von Kindern gegenüber diesen Substanzen kann zu einer iso- oder heterosexuellen Pseudopubertas praecox führen.

Die meisten dieser Substanzen werden, da es sich um synthetische Steroide handelt, mit den handelsüblichen Assays für Östradiol, Testosteron oder DHEAS nicht erfaßt, so daß die Anamnese häufig den einzigen Anhaltspunkt für eine solche Exposition gibt. Bei fehlenden Angaben der Eltern bzgl. einer exogenen Hormonzufuhr kann auf eine Laborbestimmung von Gonadotropinen und Sexualsteroiden nicht verzichtet werden. Supprimierte Gonadotropine und nicht nachweisbare Sexualsteroide bei klinisch deutlich sichtbarer Hormonwirkung sind beweisend für eine exogene Hormonzufuhr als Ursache der Pseudopubertät.

Therapie. Verhinderung einer erneuten Einnahme/Exposition.

Literatur

Diri T (1994) Rapid release of GDP from Gsα in patients with gain and loss of function. Nature 371: 164–168

Simoni M, Gromoll J, Nieschlag E (1998) Molecular pathophysiology and clinical manifestation of gonadotropin receptor defects. Steroids 63: 288–293

Styne D (1997) New aspects in the diagnosis and treatment of pubertal disorders. Ped Clin North Am 44: 505–529

69 Diabetes mellitus

E. Heinze

Definition. Der Diabetes mellitus ist durch Erhöhung des Blutzuckers als Folge eines Insulinmangels und/oder einer Insulinresistenz charakterisiert. Insulinmangel ist irreversibel.

Epidemiologie. Bei Kindern und Jugendlichen ist der immunologisch bedingte insulin-abhängige Diabetes Typ I die häufigste Form der Zuckerkrankheit. In Deutschland erkranken jährlich von 100.000 Kindern unter 15 Jahren 11,6, in Österreich 9,1 und in der Schweiz 7,9 an einem Diabetes Typ I. In Europa wurde die höchste Inzidenz aus Finnland mit 42,9 und die niedrigste aus Mazedonien mit 3,1 berichtet. Es besteht prinzipiell ein Nord-Süd-Gefälle, wobei Sardinien mit 35,9 eine bisher nicht geklärte Ausnahme darstellt. Der Diabetes Typ I nimmt weltweit zu. In Deutschland steigt die Inzidenz um 3,6 % pro Jahr. Die Erkrankung wird häufiger in den Wintermonaten diagnostiziert, wobei Jungen und Mädchen gleich häufig betroffen sind. Bei Kindern und Jugendlichen werden 3 Altersgipfel beschrieben: 3–4 Jahre ca. 20 %, 7–8 Jahre ca. 30 % und zu Beginn der Pubertät ca. 50 %.

Über 40 % aller Patienten mit Diabetes Typ I erkranken nach dem 20. Lebensjahr.

Die folgende Übersicht enthält eine ätiologisch fundierte Einteilung des Diabetes.

- Typ-I-Diabetes:
  - immunologisch bedingt
  - idiopatisch
- Typ-II-Diabetes
- Andere spezifische Typen:
  - Genetische Defekte der β-Zellen: Chromosom 20, HNF-4α (MODY 1); Chromosom 7, Glukokinase (MODY 2); Chromosom 12, HNF-1α (MODY 3); Chromosom 13q, IPF 1 (MODY 4); Chromosom 17cen-q, HNF1-β (MODY 5); mitochondriale DNA u.a.
  - Genetische Defekte der Insulinwirkung: Insulinresistenz Typ A; Leprechaunismus; Rabson-Mendenhall-Syndrom; lipoatrophischer Diabetes u.a.
  - Erkrankungen des exokrinen Pankreas: Pankreatitis, zystische Fibrose, Hämochromatose u.a.
  - Endokrinopathien: Akromegalie, Cushing-Syndrom, Phäochromozytom, Hyperthyreose, Glukagonom, Somatostatinom u.a.
  - Medikamente bzw. Chemikalien: Glukokortikoide, Thyroxin, Nikotinsäure, Thiazide, Diazoxid, β-adrenerge Agonisten, α-Interferon, Vacor u.a.
  - Infektionen: kongenitale Röteln, CMV u.a.
  - Seltene Ursachen des immunologisch bedingten Diabetes: Stiff-man-Syndrom, Antiinsulinrezeptorantikörper: Insulinresistenz Typ B, u.a.
  - Diabetes bei verschiedenen Krankheiten: Down-Syndrom, Klinefelter-Syndrom, Ullrich-Turner-Syndrom, Wolfram-Syndrom, Friedreich-Ataxie, myotone Dystrophie, Prader-Willi Syndrom, Biedl-Bardet Syndrom, Porphyrie u.a.
- Gestationsdiabetes.

Ätiologie. Kinder und Jugendliche in Europa erkranken nahezu ausschließlich an dem autoimmunologisch bedingten Diabetes Typ I. Er beruht auf der komplexen Interaktion von genetischen und Umweltfaktoren. Das Erkrankungsrisiko für Geschwister und Eltern eines Patienten mit Diabetes Typ I ist erhöht und beträgt im Durchschnitt 5 %. Leiden beide Eltern an einem insulinabhängigen Diabetes so steigt das Risiko ihrer Kinder auf ca. 20 %. Bei monozygoten Zwillingen wird die Konkordanz für den Diabetes Typ I mit 25–70 % angegeben. Die hereditäre Prädisposition für den Diabetes Typ I ist polygenetisch, wobei den Genen der HLA-Klasse II im Bereich der DR- und DQ-Region auf dem Chromosom 6p21, die antigenpräsentierende Proteine kodieren, die größte Bedeutung zukommt. Die codierten Proteine sind Heterodimere, die aus einer α- und einer β-Kette bestehen. Sie können das Erkrankungsrisiko für einen Diabetes vermindern, also protektive Eigenschaften besitzen, sich neutral verhalten oder aber das Erkrankungsrisiko erhöhen. Ein stark erhöhtes Risiko besteht beispielsweise bei Vorliegen von DQB1*0201 und *0302, ein vermindertes Risiko bei *0301, *0401, *0601, während *0602 ausgeprägt protektiv wirkt. Als Ursache für die unterschiedlichen Wirkungen der genannten Proteine konnte ein Polymorphismus im Bereich B der β-Kette nachgewiesen werden. Aspartat in Position 57 der β-Kette wirkt neutral oder stark protektiv, während eine Substitution der Position 57 (non-Asp) durch Valin oder Serin das Erkrankungsrisiko erhöht oder durch Alanin stark erhöht. Entsprechend enthält das Protein *0201 in Position 57 Alanin und das Protein *0602 Aspartat. Die Aminosäuren in Position 57 der β-Kette verschieben die Ladungseigenschaften (positiv oder negativ) der Proteine und ändern damit die Bindungsfähigkeit der Antigene. Letztlich bestimmt die Summe der DR- und DQ-Moleküle das Erkrankungsrisiko des einzelnen Patienten.

Neben dem vergleichsweise gut charakterisierten genetischen Hintergrund sind die den Diabetes-Typ-I-auslösenden Umweltfaktoren weitgehend unbekannt. Mit Ausnahme des Rodenticids Vacor, des in seltenen Fällen bei inoperablem Pankreaskarzinom eingesetzten Streptozotozins, von Alloxan, sowie wahrscheinlich von Nitrosaminen sind keine Substanzen bekannt, die einen Diabetes Typ I verursachen. Seit vielen Jahren wird die Virusgenese des Diabetes Typ I diskutiert, wobei besonders die pankreotropen Viren wie Mumps, Röteln, CMV sowie Coxsackie B2, B3 und B4 untersucht wurden. Coxsackie B4 gilt als möglicher Trigger, der die Zerstörung der β-Zellen initiieren könnte, da zwischen den Proteinen von Coxsackie B4 und dem Autoantigen GAD (Glutamatdecarboxylase) eine auffallende Homologie in der Aminosäuresequenz besteht, die ein molekulares Mimikry möglich erscheinen lassen. Impfungen gegen Mumps und Röteln erhöhen die Inzidenz des Diabetes nicht.

Ob eine frühe Kuhmilchexposition zur Entstehung des Diabetes Typ I beiträgt, ist nicht gesichert. Der Nachweis von Autoantikörpern gegen Insulin bei Neumanifestation oder bei Verwandten 1. Grades, die nie Insulin injiziert bekamen, läßt vermuten, daß Insulin selbst den Immunprozeß auslösen könnte.

Bei asiatischen und afrikanischen Patienten gibt es eine Form des Diabetes Typ I ohne immunologischen oder andere faßbare Auslöser. Dieser *idiophatische Typ-I-Diabetes* ist durch einen Insulinmangel und einen wechselnden klinischen Verlauf mit Neigung zu Ketoazidosen gekennzeichnet. Phasen, in denen die Patienten mit Insulin behandelt werden müssen, wechseln mit Phasen ab, in denen keine Insulintherapie nötig ist. Die Krankheit ist erblich, Beziehungen zum HLA-System bestehen nicht.

Pathogenese. Beim Typ-I-Diabetes dringen Th-1-Zellen in die Langerhans-Inseln ein und zerstören die insulinproduzierenden β-Zellen. Der Vorgang wird als Insulitis bezeichnet. Durch die autoimmunologische Zerstörung der β-Zellen werden Antikörper gegen Autoantigene der Langerhans-Inseln gebildet. Die ICA („islet cell antibodies") bestehen aus verschiedenen spezifischen Antikörpern. Die 3 wichtigsten Autoantigene sind Insulin, die 65 kD Isoform der Glutamatdecarboxylase (GAD 65) und die Protein-Tyrosin-Phosphatase (IA2/IA2B). Die Antikörper gegen die genannten Antigene werden radioimmunologisch bestimmt. Bei Patienten mit Typ-I-Diabetes und ihren Verwandten 1. Grades besteht eine hohe diagnostische Sensitivität der Antikörper: ICA 70–90 %; GAD 65: 75–95 %, IAA: 50–70 %. Durch Bestimmung der Antikörper bei Verwandten 1. Grades ist es möglich, Jahre vor Manifestation des Diabetes das Erkrankungsrisiko anzugeben. Positivität mehrerer Antikörper erhöht die Wahrscheinlichkeit der Erkrankung. Es erscheint nicht gerechtfertigt, Antikörper außerhalb von kontrollierten Studien zu bestimmen, da z.Z. keine therapeutischen Möglichkeiten bestehen, um die Manifestation eines Diabetes Typ I zu verzögern oder zu verhindern.

Klinische Symptome und Verlauf/Diagnose. In diesem Kapitel wird unter „Blutzucker" die Plasmaglukose verstanden! Die Diagnose beruht auf den typischen Symptomen:

- Polyurie, Polydipsie, Gewichtsabnahme plus einem zu irgendeiner Tageszeit gemessenen Blutzucker von >200 mg/dl (18 mg/dl = 1 mmol/l) oder
- einem Nüchternblutzucker von ≥126 mg/dl nach einer Fastenperiode von mindestens 8 h oder
- einer Plasmaglukose von ≥200 mg/dl des 2h-Wertes eines oralen Glukosetoleranztestes.

Die einzelnen Kriterien müssen an einem weiteren Tag bestätigt werden. Bei Kindern und Jugendlichen beruht in aller Regel die Diagnose auf den typischen Symptomen und einem Blutzucker ≥200 mg/dl. Bei asymptomatischen Patienten muß eine orale Glukosebelastung durchgeführt werden (Tabelle 69.1).

Um die Diagnose Diabetes zu stellen, muß der oGTT an einem weiteren Tag wiederholt werden.

Therapie. Behandlungsziele sind normales Wachstum bei Normalgewicht, normale psychosoziale Entwicklung und die Vermeidung von Folgekrankheiten. Diese Ziele sind am ehesten zu erreichen durch weitgehende Normoglykämie unter Vermeidung von Hypoglykämien: Die präprandialen- und postprandialen (2 h nach der Mahlzeit) Blutzuckerwerte sollen 90–120 mg/dl bzw. 130–160 mg/dl, d.h. dem Normbereich angenähert sein. Ein HbA1c von <7% und Normolipidämie sind anzustreben. Therapeutische Maßnahmen gliedern sich wie folgt.

Erstbehandlung bei Ketoazidose. Die diabetische Ketoazidose ist definiert durch einen erhöhten Blutzucker, einen pH-Wert <7,25, ein Plasmabikarbonat <11 mmol/l und eine Aceton- und Glukosurie. Eine schwere diabetische Ketoazidose liegt vor bei einem pH-Wert <7,0 und einem Plasmabikarbonat <5,5 mmol/l.

Nach der klinischen und neurologischen Untersuchung mit Bestimmung von Blutdruck, Puls, Durchblutung, Atemtyp, Temperatur, Grad der Exsikkose, Abschätzen der Wachheit (ansprechbar, verlangsamt, bewußtlos) werden im Blut/Plasma gemessen: Kalium, Natrium, Harnstoff, Osmolarität, Säure-Basen-Status und im Urin: Status (Glukose, Aceton, Eiweiß, Zellen), Kultur.

Der Ausgleich der metabolischen Entgleisung bei der Ketoazidose sollte langsam – bei einer Osmolarität >320 mosm/l innerhalb 36–48 h – erfolgen, um ein Hirnödem zu vermeiden. Der Patient benötigt Flüssigkeit, Insulin und bei schwerer Ketoazidose vergleichsweise geringe Mengen Bikarbonat.

Tabelle 69.1. Bewertung des oralen Glukosetoleranztestes unter folgenden Vorausssetzungen: 2 Tage kohlenhydratreiche Ernährung (mindestens 50 kal% aus KH); dann 10- bis 16stündliche nächtliche Fastenperiode; oral Glukose oder Oligosaccharid (z.B. Dextro O.G.T.) 1,75 g/kg Idealkörpergewicht (bezogen auf Körpergröße); Höchstmenge 75 g; maximale Konzentration der gelösten Glukose 25 g/dl; Einnahme binnen ca. 5 min

	Plasmaglukose [mg/dl]	
	Nüchtern	2 h-Wert
Normal	<110	<140
Gestört	≥110–<126	und/oder ≥140–<200
Diabetisch	≥126	und/oder ≥200

- Flüssigkeit: Zur Flüssigkeitssubstitution wird physiologische Kochsalzlösung in einer Menge von <3.000 ml/m^2 Körperoberfläche/24 h infundiert. Hypoosmolare Lösungen sind zu vermeiden, da sich als Folge des hohen Osmolaritätgradienten zwischen Blut und Gehirn der klinische Zustand verschlechtern kann. Bei einem Blutzucker von <250 mg/dl wird eine 1 : 1-Mischung von 0,9% NaCl : 5% Glucose infundiert. Erbricht der Patient nicht und ist er bewußtseinklar so kann mit der oralen Flüssigkeitszufuhr (Mineralwasser, Tee) begonnen und so die Infusionsbehandlung rasch beendet werden.
- Kalium: Bei Ketoazidose liegt fast immer ein Kaliummangel vor; er ist langsam auszugleichen. Scheidet der Patient genügend Urin aus (50 ml/h) und ist das Serumkalium bekannt, so wird Kalium, vorzugsweise als KCl, in einer Dosis von ca. 20 mmol pro 1.000 ml Infusionsflüssigkeit substituiert. Sollte es zu einer Hyperchlorämie kommen so wird Kaliumphosphat infundiert. Auf eine mögliche, durch die Phosphatsubstitutition bedingte Hypokalzämie ist zu achten. Das Serumkalium ist am Anfang der Therapie in 2- bis 4stündigen Abstand zu messen.
- Insulin: Im Nebenschluß wird Normalinsulin in einer Dosierung von 0,1 E/kg Körpergewicht und Stunde infundiert., bei einem Blutzucker von <250 mg/dl 0,05 E/kg KG/h. Insulin sollte stets gegeben werden. Trinkt der Patient und benötigt keine Infusionsbehandlung mehr, so wird Insulin subkutan injiziert (s. unten).
- Bikarbonat: Eine Therapie mit Bikarbonat sollte in aller Regel vermieden werden, da ein Hirnödem entstehen kann. Kinder mit Kreislaufversagen und hohem Risiko zu kardialer Dekompensation bilden die Ausnahme.
- Nebenwirkungen: Anzeichen für ein Hirnödem (ca. 0,9%) können vor, häufiger jedoch innerhalb der ersten 24 h nach Beginn der Therapie auftreten. Zeichen des Hirnödems sind Eintrübung, plötzliche starke Kopfschmerzen, Inkontinenz, Erbrechen, Unruhe, Schielen, Pupillenreaktion: asymmetrisch – träge – starr, Papillenödem, Krämpfe.

Das Hirnödem wird mit Mannit 1 g/kg Körpergewicht innerhalb von 15 min i.v. behandelt. Wiederholung nach klinischem Zustand. Als schwerste Komplikation kann eine Herniation des Gehirns auftreten. Die Ursachen für diese seltene, aber gefürchtete Komplikation sind nicht restlos geklärt. Auf eine zurückhaltende Flüssigkeitszufuhr sei hingewiesen, da tödliche Verläufe bei einer Flüssigkeitssubstitution von <4.000 ml/m^2 pro 24 h nur selten mitgeteilt wurden. Kinder <5 Jahren mit ketoazidotischer Erstmanifestation des Diabetes sind besonders gefährdet. In diesem Alter steigt die Inzidenz eines Hirnödems mit tödlichem Ausgang auf 1 : 400.

Erstbehandlung ohne Ketoazidose. Liegt bei Erstmanifestation keine Azidose vor und erbricht der Patient nicht, so kann die Therapie sofort mit einer Mischung aus Normal- und Basalinsulin begonnen werden. Scheidet der Patient Aceton aus so erhält er unabhängig von der Höhe des

Blutzuckers 1 E Insulin/kg KG/Tag. Wird kein Aceton ausgeschieden so beträgt die Anfangsdosis 0,5 E/kg KG/Tag. Bei Kindern vor der Pubertät kann versucht werden, mit 2 täglichen Insulindosen zu beginnen. Die Mischung besteht aus 1/3 Normal- und 2/3 Basalinsulin, davon werden morgens 2/3 und abends 1/3 injiziert. Mit Beginn der Pubertät (ca. ab dem 10. Lebensjahr) benötigen die Patienten 3 tägliche Injektionen, morgens: 50 %, mittags 20 %, abends 30 % der genannten Mischung. Die Änderung der Insulindosen richtet sich nach den gemessenen Blutzuckerwerten, wobei das jeweilige Insulin nach dessen Dynamik um ca. 10 % verändert wird. Innerhalb von wenigen Tagen wird eine gute metabolische Kontrolle mit einer mittleren Blutglukose (MBG) von < 150 mg/dl erreicht. Die Therapie ist risikoarm, ca. 5 % der Glukosewerte liegen < 50 mg/dl, die Hypoglykämien sind überwiegend asymptomatisch.

Therapie nach Erstbehandlung

Insulin. Etwa 1 bis 3 Wochen nach der Ersteinstellung sinkt häufig der Insulinbedarf. Es tritt eine Remission ein mit einem täglichen Insulinbedarf unter 0,5 E/kg KG. Je intensiver die Anfangsbehandlung ist, d.h. je eher und nachhaltiger normale Blutzuckerwerte erreicht und in den Folgemonaten beibehalten werden können, desto länger dauert die Remission. Sie beruht auf einer stimulierbaren Restsekretion des Insulins (C-Peptid). Entsprechend schwankt der anfängliche Insulinbedarf von Patient zu Patient.

Zur Behandlung stehen die konventionelle und die intensivierte konventionelle Therapie zur Verfügung.

Bei der *konventionellen Therapie* werden Insulin und Diät zu festen Zeiten verabreicht und unter Berücksichtigung der Blutzuckerwerte des vorangehenden Tages modifiziert. Dies ist in der Remissionsphase häufig möglich. In jedem Fall sind jedoch aus psychologischen Gründen 2 tägliche Insulininjektionen beizubehalten, auch wenn dies metabolisch nicht nötig sein sollte.

Bei der *intensivierten konventionellen Therapie* können die Mahlzeiten flexibel eingenommen werden. Vor der Mahlzeit ist der Blutzucker zu bestimmen. Kinder erhalten rasch wirkendes Insulin-Analog oder Normalinsulin zur Verwertung der mit den Mahlzeiten verabreichten Kohlenhydrate sowie zur Korrektur erhöhter Blutzuckerwerte. Meist benötigen sie darüber hinaus verzögert wirkendes Basalinsulin zur Abdeckung des Grundbedarfs. Insuline mit rasch und verzögert eintretender Wirkung sind in Tabelle 69.2 aufgeführt.

Die Dosis des rasch wirkendes Insulins errechnet sich aus dem Mahlzeitenanteil (Grundbedarf) und einem Korrekturanteil. Der Mahlzeitenanteil soll den Blutzucker binnen 2 Stunden zum Ausgangswert zurückführen. Als Richtzahl können pro BE morgens etwa 2 E, mittags 1 E und abends 1,5 E Insulin eingesetzt werden. Der Korrekturanteil soll einen erhöhten Ausgangswert vor der Mahlzeit korrigieren. Hierbei kann von folgenden empirisch ermittelten Zahlen ausgegegangen werden:

- Körpergewicht 20–30 kg: 1 E/100 mg/dl,
- Körpergewicht 40–50 kg: 1 E/50 mg/dl,
- Körpergewicht 70 kg: 1 E/30 mg/dl.

In der partiellen Remissionsphase benötigen Kinder und Jugendliche erheblich weniger Insulin, so daß zu Beginn mit der Hälfte der obigen Insulindosis begonnen werden sollte. Es ist nötig, für das einzelne Kind die individuellen Mengen des Grund- und Korrekturbedarfs zu ermitteln. Zielgröße ist ein Blutzucker von ca. 100–120 mg/dl 2 h nach Injektion.

Die Dosis des Basalinsulins wird anhand der Blutzuckerwerte des vorangegangenen Tages, die in Abhängigkeit von maximaler Wirkung und Wirkungsdauer des Präparates gemessen wurden oder unter Fastenbedingungen (nicht länger als 12 h) ermittelt. Die Anzahl der täglichen Insulindosen steigt mit der Dauer des Diabetes und dem Alter an, wobei vor dem 10. Lebensjahr gewöhnlich 2 bis 3 und mit Beginn der Pubertät 3 bis 4 benötigt werden.

Die Akzeptanz der aufwendigen Therapie durch Patient und Familie beeinflussen den Erfolg.

Für Kinder wird die Therapie mit Insulinpumpen nicht empfohlen. Bei älteren motivierten und gut geschulten Jugendlichen kann ihr Einsatz erwogen werden.

Tabelle 69.2. Wirkungsspektren handelsüblicher Insuline

	Eintritt [min]	Maximum [h]	Dauer [h]		
Sehr kurz wirkend					
Insulinanalog	10	1–2	3	Humalog, Rapid	Lilly, Novo-Nordisk
Kurz wirkend					
Normalinsulin	20	2–4	8	Berlinsulin H Normal Insuman Rapid Huminsulin Normal Actrapid HM	Berlin-Chemie Aventis Lilly Novo-Nordisk
Mittellang wirkend					
Basalinsulin (NPH)	45	4–6	24	Berlinsulin H Basal Insuman Basal Protaphan HM	Berlin-Chemie Aventis Novo-Nordisk
Lang wirkend					
Glargin	90–180	–	24	Lantus	Aventis
Langsam wirkend					
Zink-Insulin (Schwein)	90	–	16	Semilente MC	Novo-Nordisk
Zink-Insulin (Human)	120	–	24	Monotard HM	Novo-Nordisk

Diät. Angestrebt wird eine kohlenhyratreiche (>50%) und fettreduzierte (30%) Diät. Bei konventioneller Therapie werden 5 bis 6 Mahlzeiten zu festgelegten Zeiten, bei intensivierter Therapie nach individuellen Wünschen, eingenommen. Der Kalorienbedarf läßt sich vorab schätzen mit der Formel 1.000 kcal + 100 kcal/Lebensjahr (z.B. für 5Jährige 1.500 kcal/Tag). Entscheidend für die endgültige Diät ist aber das Wohlbefinden des Kindes, das satt werden soll. Der im Verlauf eines gut geführten Diabetes nicht seltenen Gewichtszunahme ist dabei diätetisch vorzubeugen mit dem Ziel, den Body-mass-Index in der Perzentile vor Erkrankungsbeginn zu halten. Über diese grundsätzlichen Erwägungen hinaus ist zu beachten: Kohlenhydrate werden in g, häufiger in Broteinheiten: 1 BE = 12 g = ca. 50 kcal oder Berechnungseinheiten: 1 BE = 10 g = 40 kcal angegeben. Kohlenhydratprodukte mit hohem Faseranteil, sind wegen ihrer verzögerten Resorption zu bevorzugen. Graubrot ist besser als Weißbrot, Saccharose ist bis zu 20 g/1.000 kcal erlaubt. Die Zuckeraustauschstoffe Fruktose, Sorbit u.a. werden nicht mehr, die kalorienfreien Zuckerersatzstoffe Aspartame, Cyclamat u.a. werden empfohlen.

Die Empfehlung 1 g Eiweiß/kg KG pro Tag ist durch die übliche Mischkost zu erreichen. Sie gilt nicht für Säuglinge.

Pflanzliche Fette mit einem hohen Anteil ungesättigter Fettsäuren sind gegenüber tierischen zu bevorzugen. Der Cholesterinkonsum (Eigelb!) sollte 300 mg/dl nicht überschreiten. Richtwerte für die jährlich zu kontrollierenden Lipide sind in Tabelle 69.3 angegebenen. Nächtlichen Hypoglykämien kann mit einer eiweiß- und fettreichen Abendmahlzeit vorgebeugt werden.

Körperliche Aktivität. Körperliche Aktivität senkt den Insulinbedarf. Wechselnde körperliche Aktivität kann sich in Stoffwechselschwankungen äußern. Körperliche Aktivität ist generell zu fördern. Versuche, sie zu regulieren, dürfen jedoch die Lebensqualität der Kinder und Jugendlichen nicht beeinträchtigen. Allgemeine Aktivitäten beziehen sich auf Verrichtungen des täglichen Lebens wie Schulweg, Spiel, Geselligkeit usw. Sie werden entscheidend von der individuellen Motorik, dem Temperament des Kindes sowie von äußeren Gegebenheiten geprägt.

Sportliche Aktivitäten können zu Hypoglykämien führen, die sich akut, oder aber erst in der folgenden Nacht nach dem sportlichen Ereignis äußern. Die motorische Belastung schwankt mit der Sportart, der Dauer und der Intensität der individuellen Anstrengung. Die nachfolgenden Regeln geben daher nur grobe Anhalte zur Verhütung unerwünschter Stoffwechseleffekte:

- Bei geplanter intensiver sportlicher Tätigkeit (>1 h) Insulinmenge um ca. 30% reduzieren.
- Falls Blutzucker vor der sportlichen Aktivität über 250 mg/dl liegt und evtl. sogar Aceton ausgeschieden wird, 1–2 E Normalinsulin injizieren. Ohne ausreichende Insulinkonzentration im Blut sinkt der Blutzucker nicht ab; eine hyperglykämische Entgleisung ist dann nicht ausgeschlossen.
- Stets Traubenzucker oder Coca-Cola zum Sport mitnehmen.

Tabelle 69.3. Grenzwerte der Plasmakonzentrationen der Lipide

Triglyceride	<150 mg/dl (<1,7 mmol/l)
Gesamtcholesterin	<200 mg/dl (<5.2 mmol/l)
LDL-Cholesterin	<135 mg/dl (<3,5 mmol/l)
HDL-Cholesterin	>35 mg/dl (>0,9 mmol/l)
Quotient Gesamt/HDL-Cholesterin	<5

Schulung. Die Erstbehandlung der Kinder und Jugendlichen mit Diabetes erfolgt in der Regel in Deutschland meist stationär. Während des stationären Aufenthaltes werden Patienten und Eltern mit unterschiedlichen Schulungsprogrammen getrennt unterrichtet. Gute Schulungsprogramme für Kinder berücksichtigen die altersabhängige Auffassungsgabe, bevorzugen aktives Handeln gegenüber verbaler Unterrichtung, berücksichtigen das individuelle Tempo des Kindes und ziehen soziale Interaktion und Kommunikation dem frontalen Unterricht vor. Folgeschulungen von Eltern, Kindern und Jugendlichen sind im Abstand von 2 bis 3 Jahren anzustreben.

Psychosoziale Betreuung. Psychologische Schwierigkeiten treten häufig in der Pubertät auf. Jugendliche erwerben in den Entwicklungsjahren Unabhängigkeit und werden selbständig. Es wird versucht, Grenzen des Machbaren durch Erfahrung zu finden. Entsprechend vernachlässigen Jugendliche die Stoffwechselführung. Protokollhefte können gute Werte vortäuschen. Diskrepanz zwischen eingetragenen Meßwerten und inadäquat hohem HbA1c weist auf den Versuch zu schwindeln. Die Situation ist für Jugendliche erschwert durch die physiologische Verschlechterung des Zuckerstoffwechsels in der Pubertät bedingt durch die vermehrte pulsatile Sekretion von Wachstumshormon. Da Wachstumshormon vorzugsweise nachts ausgeschüttet wird, ist das Dawn-Phänomen (s. unten) besonders ausgeprägt. Einfühlsame Überzeugungsarbeit ist die einzige therapeutische Möglichkeit zur Überbrückung der pubertären Schwierigkeiten (s. auch Abschn. Adoleszentenmedizin).

Operationen. Am Morgen der Operation Beginn der Infusionsbehandlung mit einer 1:1-Mischung von 0,9% Kochsalzlösung und 5% Glukoselösung unter Zusatz von 20 mval KCL pro 1.000 ml, Insulin im Nebenschluß 0,025–0,05 E/kg und Stunde. Bei Notfalloperationen oder längeren Eingriffen wird der Infusionsflüssigkeit 1 E Normalinsulin pro 4 g Glukose zugesetzt. Häufige Blutzuckerkontrollen sind angezeigt. Da Operationen einen Streß darstellen, treten wegen Freisetzung von gegenregulatorischen Hormonen Hypoglykämien selten, Hyperglykämien dagegen häufiger auf. Muß der Patient für einen diagnostischen Eingriff nüchtern bleiben, so erhält er von der Morgendosis des Verzögerungsinsulins 2/3.

Interkurrente Infektionen. Infektionen und andere Krankheiten können zu Hyperglykämie und Ketoazidose führen. Nicht selten ist die Hyperglykämie sogar Vorbote eines fieberhaften Infektes. Trotz krankheitsbedingter Appetitlosigkeit und verminderter Nahrungsaufnahme ist Insulin in gleicher oder sogar erhöhter Menge, unter regelmäßigen Blutzuckerkontrollen weiter zu verabreichen. Auf eine ausreichende Flüssigkeitszufuhr ist besonders bei Erbrechen unbedingt zu achten. Ist die Acetonausscheidung stark erhöht, muß frühzeitig eine Infusionsbehandlung entsprechend dem Vorgehen bei Operationen durchgeführt werden.

Therapiefolgen. Auch die beste Stoffwechselführung kann die feine Abstimmung der Insulinausschüttung nicht erreichen, die den stoffwechselgesunden Menschen charakterisiert. Hypoglykämien und Hyperglykämien sind unvermeidlich.

Hypoglykämie. Eine Hypoglykämie liegt nach allgemeiner Übereinkunft bei einem Blutzucker von <50 mg/dl vor. Sie kann symptomatisch oder latent ablaufen. Symptome entstehen aus der Stimulation des autonomen Nervensystems durch Katecholamine und zerebral durch Glukopenie. Kinder können nicht zwischen einer autonomen und glukopenischen Reaktion unterscheiden. Die häufigsten Symptome, die bei Kindern und Jugendlichen auf eine Hypoglykämie hinweisen, treten im Bereich des Verhaltens auf. Die wichtigsten Zeichen sind Wortfindungsstörungen, Konzentrationsschwäche, Streitlust, Aggressivität, Verwirrtheit, Kopfschmerzen. Die motorische Koordination ist beeinträchtigt – beim Sport unterlaufen den Kindern ungewohnte Fehler. Bei längerer Diabetesdauer (nach 1 bis 5 Jahren) kann der Anstieg des Glukagons und der Katecholamine nach Hypoglykämie vermindert sein und die autonomen Symptome können ausbleiben. Die Patienten sind durch unbemerkte Hypoglykämien gefährdet, da auch die neuroglukopenische Reaktion bei Patienten mit häufigen Hypoglykämien fehlen kann. Dies wird damit erklärt, daß Hirnzellen nach Hypoglykämien die Glukoseaufnahme auch bei niedrigem Blutzucker aufrechterhalten, während beim Stoffwechselgesunden mit Absinken des Blutzuckers die Aufnahme vermindert wird. Dementsprechend fehlen beim Diabetiker die neuroglukopenischen Warnsymptome. Der Blutzucker sinkt weiter ab und unterschreitet die zur neuronalen Funktion kritische Grenze. Dies äußert sich im hypoglykämischen Koma und durch Krämpfe. Das Wiederholungsrisiko steigt mit wiederholten Hypoglykämien. Um die zerebral bedingte Wahrnehmung des Diabetikers zu verbessern, muß über Monate versucht werden, den Blutzucker nicht in den hypoglykämischen Bereich absinken zu lassen. Die untere Zielgröße des Blutzuckers sollte 80 mg/dl nicht unterschreiten.

Leichtere Hypoglykämien werden mit 10–20 g Traubenzucker und nachfolgender Gabe von 1–2 BE Brot oder Kekse, schwere Hypoglykämien durch eine i.m.- oder s.c.-Injektion von Glukagon (<10 Jahre 0,5 mg; >10 Jahre 1 mg) oder durch eine intravenöse Bolusinjektion von 20% Glukose (0,2 g/kg Körpergewicht) behandelt.

Bei Kindern und Jugendlichen mit Diabetes tritt etwa die Hälfte der Unterzuckerungen nachts zwischen 24:00 und 3:00 Uhr auf, wobei häufig am Nachmittag oder Abend des Vortages intensiv Sport betrieben wurde. Verminderung der abendlichen Basalinsulindosis und eine eiweiß- und fettreiche Abendmahlzeit sind Möglichkeiten zu ihrer Prävention.

Bei häufigen und unerklärlichen Hypoglykämien in der Pubertät ist an die Möglichkeit einer von den Jugendlichen durch Insulin selbst induzierten Hypoglykämia factitia zu denken. Auf das Zusammentreffen eines Diabetes Typ I und einer immunologisch bedingten Nebennierenrindeninsuffizienz sei hingewiesen (s. unten).

Dawn-Phänomen und Gegenregulation (Somogyi-Effekt). Ein hoher Nüchternblutzucker kann auf dem häufigen Dawn-Phänomen oder dem seltenen Somogyi-Effekt beruhen. Das Dawn-Phänomen ist das Produkt eines relativen Insulinmangels in den Morgenstunden einer durch die nächtliche Wachstumshormonsekretion bedingten Insulinresistenz sowie einer erst Stunden nach der Mahlzeit aktiven Gluconeogenese aus Fett und Eiweiß. Die Therapie des Dawn-Phänomens besteht zunächst in einer Reduktion des Fett- und Eiweiß-Gehalts der Abendmahlzeit. Ist der Effekt unbefriedigend, wird spät (ca. 23.00 Uhr) ein Verzögerungsinsulin (besser Semilente als NPH) oder um ca. 20.00 Uhr das 24-Stunden-Langzeit-Insulin Lantus gegeben Als ultima ratio kommt bei Adoleszenten die Insulinpumpe in Frage. Wegen der Gefahr nächtlicher Hypoglykämien wird ein Nüchternblutzucker über 100 mg/dl angestrebt.

Der gegenregulatorische Anstieg des Blutzuckers in den Morgenstunden nach nächtlichen Hypoglykämien, der Somogyi-Effekt, ist selten. Die Therapie besteht in der Reduktion des Abend- bzw. Spätinsulins.

Folgeerkrankungen

Auch wenn schwere diabetische Komplikationen im Kindes- und Jugendalter nicht die Rolle späterer Lebensabschnitte spielen, beginnt ihre Verhütung mit der Erstbehandlung.

Neuropathie

Die diabetische Neuropathie entsteht abhängig von der Dauer des Diabetes und der Qualität der metabolischen Kontrolle. In Ausnahmefällen lassen sich bei Kindern und Jugendlichen mit Diabetes Zeichen der autonomen kardialen Neuropathie wie erhöhte Ruheherzfrequenz oder eine Verminderung der R-R-Variabilität nachweisen. Sie haben im Kindesalter noch keine Bedeutung.

Nephropathie

Frühsymptom einer beginnenden diabetischen Nephropathie ist die Mikroalbuminurie (Tabelle 69.4). Zur Diagnose einer beginnenden diabetischen Nephropathie mit Mikroalbuminurie wird der Nachweis von mindestens 2 erhöhten Albuminausscheidungsraten im Abstand von 2 bis 4 Wochen gefordert. Körperliche Aktivität, Harnwegsinfekte, ein dekompensierter Diabetes, Operationen wie auch akute banale Infektionen können die Albuminausscheidung erhöhen. Die Untersuchung der Albuminausscheidung sollte vom 5. Jahr nach Diabetesbeginn spätestens jedoch bei Kindern und Jugendlichen ab dem 11. Lebensjahr erfolgen, da die Pubertät neben dem Rauchen offenbar ein zusätzliches Risiko für die Nierenfunktion des Diabetikers darstellt. Ein normaler Blutdruck schließt eine beginnende Nephropathie nicht aus. Die Therapie der Mikroalbuminurie besteht in der Op-

Tabelle 69.4. Obere Grenzwerte (95. Perzentile) der Albuminausscheidung

Alter (Jahre)	Nächtliche Ausscheidung [μg/min]	Albumin/Kreatinin-Quotient [mg/mmol]
<13	>15	3,0
>13	>20	3,7

timierung der metabolischen Kontrolle, ein höchstens dem Alter entsprechender Eiweißkonsum und einer Therapie mit ACE-Hemmern.

Erhöhter Blutdruck

Ein erhöhter Blutdruck ist ein unabhängiger Risikofaktor für die Mikro- und Makroangiopathie des Patienten mit Diabetes. Regelmäßige Kontrollen sind notwendig. Von Beginn der Pubertät an werden jährliche Bestimmungen des 24 h-Blutdrucks unter ambulanten Bedingungen empfohlen.

Retinopathie

Erste Zeichen einer beginnenden Retinopathie, Blutungen und Mikroaneurysmen, können bereits 5 bis 12 Jahre nach Manifestation des Diabetes auftreten. Sie können fortschreiten oder sich zurückbilden. Es ist unrichtig, daß die Jahre vor gegenüber den Jahren nach der Pubertät einen geringeren Insult für die Mikroangiopathie wie Retinopathie und Nephropathie darstellen. Die Pubertät ist ein unabhängiger zusätzlicher Risikofaktor.

Neben der Qualität der metabolischen Kontrolle beeinflussen die Dauer des Diabetes, die Höhe des Blutdrucks, eine Hyperlipidämie sowie Rauchen das Auftreten und den Verlauf der Retinopathie. Es wird empfohlen den Augenhintergrund bei Diagnose, präpubertär 5 Jahre nach Manifestation, jedenfalls aber mit Beginn der Pubertät jährlich zu kontrollieren.

Eingeschränkte Gelenkbeweglichkeit

Eine eingeschränkte Beweglichkeit vorzugsweise der kleinen Gelenke kann bei schlecht eingestellten Patienten nach etwa 5jähriger Diabetesdauer auftreten. Sie beruht wahrscheinlich auf der Ablagerung von Proteoglykanen in der Haut und führt fast nie zu einer relevanten Behinderung. Die Diagnose beruht auf dem Tastbefund einer verdickten Haut und dem Zeichen der „betenden Hände“: zwischen den gefalteten Fingern bleibt eine Lücke. Es bestehen Assoziationen zur Mikroangiopathie.

Insulinödeme

Insulinödeme treten als Komplikation der Behandlung mit Insulin bei Mädchen häufiger als bei Jungen auf, oftmals kurzfristig unter einer forcierten Insulinbehandlung mit rascher Normalisierung des Blutzuckers. Sie haben eine gute Prognose. Die Diagnose der Insulinödeme kann nach Ausschluß von kardialen, renalen und hepatischen Ursachen gestellt werden Die Ödeme sind transitorisch und bedürfen keiner besonderen Therapie. Ihnen liegt wahrscheinlich eine Störung der Natriumhomeostase zu Grunde.

Immunologische Begleiterkrankungen

Bei Typ-I-Diabetes treten nicht selten weitere Autoimmunerkrankungen auf. Sie sind in aller Regel zunächst klinisch nicht manifest und nur durch den Nachweis spezifischer Antikörper nachweisbar (Tabelle 69.5).

Durch den Diabetes selbst nicht erklärliche Symptome z.B. Minderwuchs (bei Zöliakie, Hypothyreose), Hypoglykämien (durch M. Addison) usw. müssen an eine immunologische Begleiterkrankung denken lassen. Ihre Diagnose ist durch entsprechende Untersuchungen zu sichern. Die Krankheiten sind wie üblich zu behandeln. Ob symptomlose Patienten mit Typ-I-Diabetes und Zöliakie behandelt werden müssen, ist nicht entschieden. Zu regelmäßigen Antikörperuntersuchungen wird im Abstand von 1 bis 2 Jahren geraten.

Tabelle 69.5. Häufigkeit von immunologischen Krankheiten bei Diabetes Typ I. *TAK* Thyreoglobulinantikörper, *TPO* Thyreoideaperoxidase, *IFA* Intrinsic-Faktor-Antikörper, *ACA* „adrenal cortex antibodies“

	Häufigkeit [%]	Antikörper
Zöliakie	1–4	Gliadin, Endomysium
Hashimoto	4–25	TAK, TPO
Perniziöse Anämie	2–4	IFA
M. Addison	0,4–0,6	ACA

Seltene Formen des Diabetes im Kindes- und Jugendalter

Neugeborenendiabetes

Ein Diabetes, der innerhalb des ersten Lebensmonats auftritt und länger als 14 Tage bestehen bleibt, wird als Neugeborenendiabetes bezeichnet. Die geschätzte Inzidenz beträgt 1/500.000. Der Diabetes kann permanent (ca. 45 %) oder transient sein. Der transiente Diabetes kann 5 Jahre anhalten und dann verschwinden. In anderen Fällen tritt nach Jahren der Remission erneut eine Diabetes auf. Die Ursache ist unbekannt. Familiäre Häufungen wurden beschrieben und die für den Typ I charakteristischen HLA-Typen DR3/4, DR3 und DR4 gefunden. Die Patienten haben meist ein niedriges Geburtsgewicht. Die Blutzuckerschwankungen unter der Insulintherapie sind erheblich.

Es wird empfohlen, die Patienten vorzugsweise mit 1–2 Injektionen NPH-Insulin pro Tag zu behandeln. Ziel der Therapie ist die Vermeidung von Hypoglykämien und ein altersgerechtes Gedeihen.

Typ-II-Diabetes

Der polygenetische Typ-II-Diabetes kommt überwiegend bei Erwachsenen vor, wird aber zunehmend auch bei Jugendlichen gesehen. Risikofaktoren sind eine positive Familienanamnese verbunden mit Übergewicht. Bei 2–5 % der Patienten mit Typ-II-Diabetes liegt ein MODY vor.

Maturity-onset diabetes of the young (MODY)

Es handelt sich um eine heterogene, autosomal-dominant vererbte, unterschiedlich verlaufende Form des Diabetes mellitus, bedingt durch eine gestörte Insulinsekretion.

Ätiologie. MODY 1 entsteht durch Mutationen des Gens für HNF-4α („hepatocyte nuclear factor 4α“) auf Chromosom 20q. Das Genprodukt ist ein Transkriptionsfaktor, der in zahlreichen Geweben, so auch in den Langerhans-Inseln, exprimiert wird. MODY 1 ist selten.

MODY 2 beruht auf Mutationen des Glukokinasegens auf Chromosom 7p. Die Glukokinase ist der Glukosesensor der β-Zellen. Es ist die häufigste MODY-Form.

MODY 3 entsteht durch Mutationen des für HNF-1α („hepatocyte nuclear factor 1α) auf Chromosom 7p. HNF-1α wird durch HNF-4α reguliert. MODY 3 ist häufiger als MODY 1.

MODY 4 ist durch Mutationen des IPF-1-Gens („insulin promoter factor-1“) auf Chromosom 13q. Homozytogie führt zum Diabetes.

Bei Patienten mit MODY 5, HNF-1β („hepatocyte nuclear factor 1β“) können neben dem Diabetes Nierenzysten und bei Mädchen Genitalanomalien (Agenesie der Vagina, rudimentärer Uterus) vorliegen.

Mehrere Familien mit MODY können keinem der 5 beschriebenen Typen zugeordnet werden, so daß nach weiteren Defekten gesucht wird.

Klinische Symptome. MODY 1 und 3 können sich bei Kindern, MODY 2, MODY 4 und 5 bei jungen Erwachsenen manifestieren. Der Verlauf ähnelt dem Typ-II-Diabetes. Im Unterschied zu diesem sind die Patienten meist schlank. Die Diagnose wird nicht selten erst durch einen pathologischen oralen Glukosetoleranztest bei familiärer Belastung gestellt. Die einzelnen MODY-Formen lassen sich molekularbiologisch differenzieren.

Therapie. Eine Insulinbehandlung ist zu Beginn selten erforderlich. Die Folgeerkrankungen werden durch die metabolische Kontrolle und den Typ bestimmt, da Mutationen der Transkriptionsfaktoren (MODY 1, 3 und 5) in allen Geweben und nicht nur in den Langerhans-Inseln vorliegen.

Maternal vererbter Diabetes und Schwerhörigkeit

Die Krankheit beruht meistens auf einer Punktmutation der mitochondrialen DNS in Position mtDNA 3243. Da die mitochondriale DNS von der Mutter stammt, kann die Krankheit nur mütterlich vererbt werden. Es ist bislang nicht geklärt, warum die gleiche Punktmutation einmal zu MIDD, in anderen Fällen zum MELAS-Syndrom (mitochondriale Myopathie, Enzephalopathie, Laktazidose, schlaganfallähnliche Symptomatik) führen kann. Bei Patienten mit MELAS-Syndrom besteht selten ein Diabetes. Klinisch besteht neben dem Diabetes eine Hörstörung im obereren Frequenzbereich (>5 kHZ). Die Patienten sind schlank, der initiale Diabetesverlauf entspricht dem Typ-II-Diabetes, jedoch mit schnellem Übergang zur Insulinbedürftigkeit.

Hereditäre Insulinresistenz Typ A

Definition. Es handelt sich um eine heterogene, angeborene Insulinresistenz durch Rezeptordefekte. Gemeinsames biochemisches Merkmal ist ein nichtketotischer Diabetes mellitus mit hohen Konzentrationen körpereigenen Insulins (C-Peptid).

Ätiologie. Rezeptordefekte entstehen durch Mutationen von Genen, die für die ordnungsgemäße Funktion des Rezeptorkomplexes verantwortlich sind. Verschiedene Mutationen beeinträchtigen

- die Rezeptorbiosynthese,
- den Transport des Rezeptors zur Zellmembaran,
- die Insulinbindung,
- die Signalübertragung mit verminderter Tyrosinaseaktivität,
- die Endozytose mit beschleunigter Rezeptordegratation.

Klinische Symptome. Die Diagnose der schweren Insulinresistenz beruht auf der Trias: ausgeprägter Hyperinsulinismus, Acanthosis nigricans, Hyperandrogenismus. Defekte des Insulinrezeptors können im Kindesalter inapparent verlaufen. Andererseits äußern sie sich in einem Spektrum von Erscheinungsbildern, die keine klare Beziehung zwischen Genotyp und Phänotyp erkennen lassen. Die einzelnen Phänotypen überlappen teilweise.

Folgende Krankheiten werden abgegrenzt:

- *Miescher-Syndrom:* Dies ist die klassische Form der Insulinresistenz Typ A. Sie tritt bei schlanken, muskulösen Mädchen in der Pubertät auf und ist charakterisiert durch die Kombination von insulinresistentem Diabetes mellitus, Acanthosis nigricans und Virilismus mit Zyklusstörungen. Der Hyperandrogenismus beruht auf einer Hyperplasie der Thecazellen. Es bestehen Ähnlichkeiten zum polyzystischen Ovarsyndrom.
- *Rabson-Mendenhall-Syndrom:* Zusätzlich zum Diabetes finden sich auffällige Gesichtszüge, Dysplasien der Zähne und eine Hyperplasie der Pinealis.
- *Pseudoakromegalie:* Die Patienten haben akromegale Züge bei normalen Konzentrationen von STH und IGF-1. Insulin wirkt als Wachstumsfaktor.
- *Leprechaunismus:* Die Krankheit ist charakterisiert durch intrauterine Wachstumsverzögerung, Kleinwuchs, Elfengesicht, Lipoatrophie, Acanthosis nigricans und Insulinresistenz. Bei neugeborenen Mädchen können zystische Ovarien, Hirsutismus und Klitorishypertrophie vorliegen.
- *Berardinelli-Seip-Syndrom:* Hervorstehendes Merkmal ist eine generalisierte Lipoatrophie, nicht selten in Kombination mit wechselnden Symptomen anderer Insulinresistenzsyndrome. Die Lipoatrophie kann partiell sein. Auch bei der erworbenen Lipodystrophie (Lawrence-Syndrom) besteht häufig eine Insulinresistenz. Defekte Gene wurden auf Chromosom 9q34 (BSCL1) und 11q13 (BSCL2) lokalisiert.

Therapie. Der Pathogenese entsprechend haben Diät sowie hohe und höchste Mengen Insulin bei allen Formen der Typ-A-Insulinresistenz wenig oder keinen blutzuckersenkenden Effekt. Ein Therapieversuch mit IGF-1 kann erwogen werden.

Insulinresistenz Typ B

Die Insulinresistenz Typ B ist durch Antikörper gegen den Insulinrezeptor bedingt, die bei immunologischen Krankheiten wie Lupus erythematodes auftreten können. Die Symptome entsprechen denen der Insulinresistenz A. Der Diabetes ist schwer einstellbar, da agonistisch oder antagonistisch wirkende Insulinantikörper auftreten, die hypo- oder hyperglykämisch wirken.

Insulin-Synthese-Defekte

Bei Patienten mit gestörter Glukosetoleranz oder Diabetes mellitus, die wie bei der Insulinresistenz hohe Serumkonzentrationen von Insulin aufweisen, jedoch normal auf exogenes Insulin ansprechen, können möglicherweise Mutationen des für die Insulinsynthese codierenden Gens vorliegen mit Produktion eines unwirksamen Insulins. Bei wenigen

Familien wurde ein Konversionsdefekt von Proinsulin zu Insulin nachgewiesen.

Wolfram-Syndrom (DIDMOAD)

Definition. Es handelt sich um ein hereditäres neurodegeneratives Syndrom mit den Hauptsymptomen Diabetes insipidus, Diabetes mellitus, Optikusatrophie, Taubheit. DIDMOAD ist ein Akronym aus den Anfangsbuchstaben der Hauptsymptome (Taubheit, „deafness").

Ätiologie. Das mutierte Gen wurde auf Chromosom 4p/b lokalisiert. Das Genprodukt Wolframin ist ein transmembranöses Protein. Ein mitochondriales Protein scheint am Krankheitsmechanismus beteiligt zu sein.

Klinische Symptome. Die oben genannten Symptome treten in folgender Häufigkeit und zeitlichem Verlauf auf: nicht immunologisch bedingter Diabetes mellitus (100 %) und Optikusatrophie (100 %) vor dem 10. Lebensjahr, Diabetes insipidus centralis (75 %), Taubheit (60 %), Atonie der Harnwege mit Hydronephrose und Megaureter (60 %) vor dem 20. Lebensjahr, neurologische Ausfälle mit 20 bis 30 Jahren. Weniger häufig tritt eine Hodenatrophie auf. Die Patienten sterben im Alter von 30 bis 40 Jahren an Ateminsuffizienz bei Hirnstammatrophie.

Differentialdiagnose. Die beiden Hauptsymptome Diabetes und Optikusatrophie kommen u.a. bei Friedreich-Ataxie, Refsum-Syndrom, Alström-Syndrom und Biedl-Bardet-Syndrom vor.

Wolcott-Rallison Syndrom

Es handelt sich um ein autosomal-rezessives Erbleiden charakterisiert durch einen im Säuglingsalter auftretenden Diabetes mellitus mit einer spondyloepiphysären Dysplasie und rasch fortschreitender (nichtdiabetischer) Nephropathie. Ursache sind Mutationen des EIF2AK3-Gens, das eine den Translationsprozeß initiierende Kinase codiert.

Diabetes mellitus bei anderen Krankheiten

Diabetes mellitus ohne immunologische Grundlage kommt gehäuft bei anderen Krankheiten vor, z. B. Turner-Syndrom, Prader-Willi-Syndrom, myotone Dystrophie, zystische Fibrose, Hämochromatose und ist dort zu berücksichtigen (s. oben).

Literatur

Chèvre JC, Hani EH, Boutin P et al. (1998) Mutation screening in 18 caucasian families suggest the existence of other MODY genes. Diabetologia 41: 1017–1023

Dunger DB, Edge JA (2001) Predicting cerebral edema during diabetic ketoacidosis. N Engl J Med 344: 302–303

Fajans SS, Bell GI, Polonsky KS (2001) Molecular mechanismus and clinical pathophysiology of maturity-onset diabetes of the young. N Eng J Med 345: 971–980

Fajans SS, Bell GI, Bowden DW (1994) Minireview. Maturity-onset diabetes of the young. Life Sci 55: 413–422

Heinze E, Holl RW (1997) Diabetes mellitus. In: Reinhardt D (Hrsg) Therapie der Krankheiten des Kindes- und Jugendalters. Springer, Berlin Heidelberg New York Tokyo, S 103–114

Maassen JA, Kadowaki T (1996) Maternally inherited diabetes and deafness: a new diabetes subtype. Diabetologia 39: 375–382

She JX (1996) Susceptibility to type 1 diabetes: HLA-DQ and DR revisited. Immunol Today 17: 323–329

Taylor SI (1992) Lilly lecture: molecular mechanisms of insulin resistance. Diabetes 41: 1473–1490

X Wachstumsstörungen

70 Wachstumsstörungen (ohne Skelettdysplasien)

M. B. Ranke

70.1 Grundlagen

Wachstum ist der die morphologische und funktionelle Entwicklung des Organismus begleitende Prozeß der Größenzunahme, welcher nach der Adoleszenz seinen Abschluß findet. Es ist Ausdruck der Längen/Höhenzunahme des Bein-, Rumpf- und Kopfskeletts. Wachstum ist multigenetisch determiniert. Dabei kann man von der Annahme ausgehen, daß die das Größenwachstum bestimmenden Gene von beiden Eltern zu gleichen Teilen ererbt werden. Hieraus leitet sich der Begriff der Zielgröße ab, die wahrscheinlichste Erwachsenengröße eines Kindes, die sich aus den Größen der Eltern wie folgt berechnen läßt: (Größe des Vaters + Größe der Mutter) : 2 plus 6,5 (männlich); (Größe des Vaters + Größe der Mutter) : 2 minus 6,5 (weiblich), bei einem 95%-Konfidenzbereich von +/– 10 cm für Jungen und +/– 8,5 cm für Mädchen. Es besteht eine lineare Beziehung zwischen mittlerer Elterngröße (x) und Zielgröße (y): $y = 45{,}99 + 0{,}78x$ (Knaben); $y = 37{,}85 + 0{,}75x$ (Mädchen); 95%Konfidenzbereich ± 10 cm. Die seit der systematischen Messung von Kindern und Jugendlichen in vielen europäischen Ländern dokumentierte Zunahme der Körpergröße zu allen Lebensaltern (säkularer Wachstumstrend) reflektiert die bessere Ausschöpfung des genetischen Wachstumspotentials durch günstigere äußere Bedingungen (z.B. Ernährung, Hygiene, Gesundheit).

Der Wachstumsprozeß unterliegt äußeren und inneren Einflüssen und verläuft nicht stetig. Die Schwankungen des Wachstums betreffen verschiedene Segmente des Körpers unterschiedlich. In geographischen Regionen mit saisonalen Klimaschwankungen wird Wachstum auch saisonal modifiziert. Abweichungen vom alterabhängigen Soll – z.B. durch interkurrente Erkrankungen oder nutritive Veränderungen – werden nach Überwindung der Störung ausgeglichen. Das Abgleichen zwischen dem „Soll" und „Ist" der Körpergröße ist eine überwiegend zentralnervöse Funktion. Hierbei hat die Wachstumshormonachse (s. Kap. 61) eine besondere Bedeutung.

Im Mittel dauert der Wachstumsprozeß heute für Mädchen etwa 16 und für Jungen etwa 18 (+/– 2) Jahre. Der positive säkulare Wachstumstrend, welcher durch eine höhere Wachstumsgeschwindigkeit (s. unten) zu einer größeren Körperhöhe in jedem Lebensalter geführt hat, geht auch mit einem größeren Tempo des Wachstums einher. Abweichungen von dem normalen zeitlichen Rahmen, insbesondere Beginn und Dauer der Pubertät, können die Erwachsenengröße beeinflussen.

Die Pubertät beginnt bei Jungen etwa mit 11 Jahren, bei Mädchen ein Jahr früher (Normbereich: +/– 2 Jahre). Der Anteil des pubertätsspezifischen Wachstums ist beim Jungen etwa 7 cm größer als beim Mädchen, und ist bei beiden Geschlechtern weitgehend unabhängig vom Zeitpunkt des Pubertätsbeginns. Für das Erreichen der Zielgröße ist ein Pubertätswachstumsspurt nicht nötig, da die Pubertät lediglich das Wachstumstempo beeinflußt (beschleunigt). Da die Sexualsteroide – vordringlich Östradiol – zu einem Epiphysenschluß führen, signalisiert der Pubertätsbeginn auch immer das bevorstehende Ende des Wachstums.

70.2 Definitionen und Methoden

Die Verwendung richtiger und präziser Meßgeräte ist eine Voraussetzung für die Untersuchung kindlichen Wachstums. Die Körperlänge/-höhe wird bis zum 2. Lebensjahr im Liegen, danach im Stehen gemessen. Kleinwuchs liegt vor, wenn Größe (Länge) eines Kindes bezogen auf Alter, Geschlecht und Ethnizität unter der 3. Perzentile sind. Großwuchs liegt vor, wenn die 97. Perzentile überschritten ist. Der Gebrauch

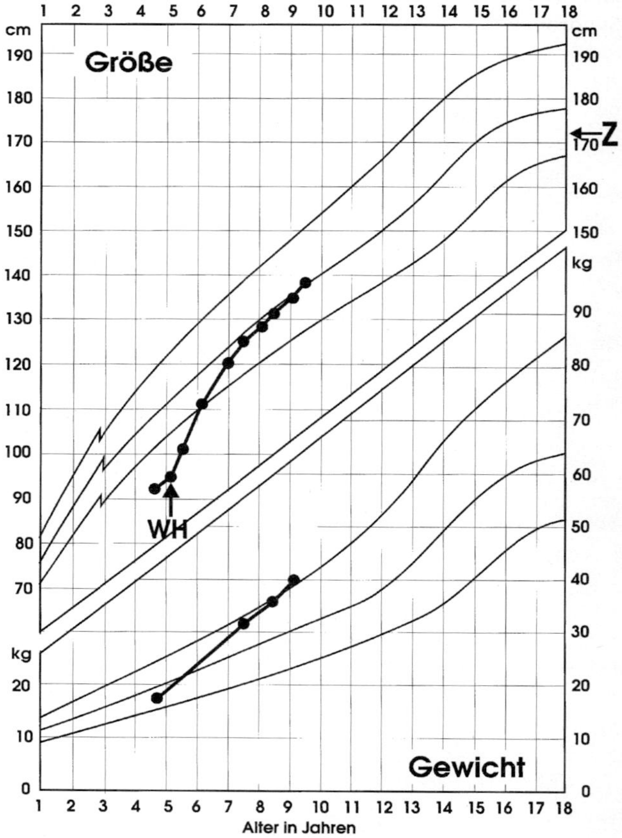

Abb. 70.1. Somatogramme für Körpergröße (-länge) und Gewicht sowie Wachstumsverlauf eines Patienten mit WH-Mangel, vor und nach Beginn der Wachstumshormon(WH-)therapie; *Z* Zielgröße (s. Text)

von angemessenen Somatogrammen erlaubt die graphische Dokumentation der Körpergröße(/länge; Abb. 70.1). Rechnerisch läßt sich eine Größenabweichung als SDS („standard deviation score") ausdrücken (SDS = Größe des Kindes – mittlere Größe für das Alter : 1 Standardabweichung für das Alter). Der Bereich von +/– 2 SDS entspricht definitionsgemäß dem Normbereich. Dieses Rechenverfahren erlaubt eine exakte Definition der Größenabweichungen auch außerhalb der Perzentilen und den Vergleich unabhängig vom Alter.

Die Dynamik des Wachstums kann durch die Größenänderung – ausgedrückt in SDS – oder aber als Wachstumsgeschwindigkeit – ausgedrückt in Zentimeter/Jahr – beschrieben werden. Die Bestimmung der Wachstumsgeschwindigkeit setzt zwei präzise Messungen der Größe (Länge) in zeitlichem Abstand voraus. Je größer die Wachstumsgeschwindigkeit und je präziser die Größenmessung, um so kürzer können die Abstände zwischen 2 Messungen liegen. Üblicherweise sollte der zeitliche Abstand in der Praxis aber 6 Monate überschreiten. Eine Wachstumsgeschwindigkeit unterhalb der 50. Altersperzentile (<0 SDS) führt zu einer Größenabnahme.

Zur Abklärung von Wachstumsstörungen müssen in der Regel auch das Gewicht, der Kopfumfang und Proportionsmessungen insbesondere Sitzhöhe und Spannweite mit einbezogen werden. Sie können diagnostisch wegweisend sein. Moderne, populationsspezifische Normwerte sollten sowohl in Form von Perzentilenkurven als auch in Zahlentabellen vorliegen.

Für eine Reihe von ossären und syndromatischen Wachstumsstörungen sind krankheitsspezifische Wachstumskurven erstellt worden, die für die individuelle Beratung und bei der Beurteilung von Therapieversuchen Bedeutung haben.

Die Beurteilung des Wachstums muß auch immer die Pubertätsentwicklung berücksichtigen, entweder klinisch (Stadien nach Tanner, s. Kap. 68.3), durch Messungen (z.B. Hoden-, Ovarialvolumen) oder durch Hormonmessungen im Blut (z.B. Testosteron, Östradion, Gonadotropine).

Unterschiedliche Entwicklungstempi lassen sich durch die Bestimmung des sog. Knochenalters abschätzen, welches mittels eines Röntgenbildes der (ganzen linken) Hand bestimmt werden kann. Am meisten wird das Verfahren nach Greulich und Pyle benutzt, bei dem die Röntgenbilder mit einem alterstypischen Standard verglichen werden. Beim moderneren Verfahren nach Tanner (Mark II) werden bestimmte ossäre Strukturen der Hand nach Größe und Form klassifiziert und dann in einen numerischen Wert transformiert („maturity score"), aus dem das Knochenalter abgeleitet wird. Das Knochenalter hat eine gewisse natürliche Variabilität, und seine Bestimmung kann erheblichem subjektivem Irrtum unterliegen. Für deutsche Kinder liegen keine neueren Normwerte vor. Diese methodischen Einschränkungen schränken den Nutzen der Bestimmung des Knochenalters ein. Dennoch kann das Knochenalter bei normal wachsenden Kindern und bei Normvarianten des Wachstums, eventuell unter Einbeziehung anderer auxologischer Merkmale, zur Endgrößenvorhersage genutzt werden. Bei der am häufigsten gebrauchten Vorhersagemethode nach Bailey und Pinneau wird das Knochenalter nach dem Verfahren nach Greulich und Pyle eingesetzt. Die Größenprognose ist eine lineare Funktion von Körpergröße und Knochenalter. Bei der Methode nach Tanner, welche die Methode zur Knochenaltersbestimmung nach Tanner und Whitehouse verwendet, ist die Größenprognose eine Funktion aus Alter, Knochenalter und Körpergröße. Bei Wachstumsstörungen mit möglicherweise krankheitsspezifischem Ossifikationsverhalten dienen Wachstumsprognosen vordringlich zur Abschätzung der Wachstumspotenz im Entwicklungsverlauf.

Ätiologie. Wachstumsstörungen können bisher noch nicht nach einheitlichen nosologischen Prinzipien systematisiert werden. Sie werden in Normvarianten des Wachstums und in pathologische Abweichungen untergliedert. Die Normvarianten können zu einer permanenten (z.B. familiären Klein- bzw. Großwuchs) oder aber nur transitorischen (z.B. Entwicklungsverzögerung/frühnormale Entwicklung) Größenabweichung führen (s. unten). Die Ursachen dieser Größenabweichungen sind nicht bekannt, so daß es sich um Ausschlußdiagnosen handelt. Die Terminologie der normvarianten Wachstumsstörungen ist uneinheitlich. Als Arbeitstermini werden die Begriffe „idiopathischer" Klein- bzw. Großwuchs verwendet. Beim familiären Klein-/Großwuchs liegt die Körpergröße für die Population außerhalb des Altersnormbereichs jedoch innerhalb des familiären Zielbereichs. Tempovarianten des Wachstums (konstitutionelle Entwicklungsverzögerung bzw. frühnormale Wachstumsentwicklung), bei denen die Größe von der Population und dem familiären Zielbereich abweicht, können nur dann sicher definiert werden, wenn Pubertätsmerkmale nicht altersgemäß (zu früh oder zu spät) in Erscheinung treten. Vor dem Pubertätsalter sind diese Diagnosen nach Ausschluß anderer Ursachen lediglich zu vermuten, so daß richtigerweise nur vom „nichtfamiliärem idiopathischen Groß-/Kleinwuchs" gesprochen werden kann. Bei pathologischen Wachstumsstörungen bestehen primär angelegte oder sekundär erworbene Veränderungen der Wachstumsregulation und/oder des wachsenden Gewebes. Nach klinischen Kriterien wird ein Kleinwuchs im Kindesalter häufig danach untergliedert, ob die Wachstumsstörung bereits bei Geburt bestanden hat (s. unten) oder nicht. Ferner wird klinisch danach unterschieden, ob die Körperproportionen normal sind, oder aber eine Dysproportionierung besteht. Derartige Gliederungen eignen sich für eine einheitliche Systematik der Wachstumsstörungen kaum, erleichtern aber oft das praktische diagnostische Vorgehen.

Die systematische Gliederung in primäre und sekundäre Störungen des Wachstums ist in den folgenden Übersichten dargestellt.

Differentialdiagnose. Die Differentialdiagnose ist üblicherweise ein schrittweiser Prozeß, in dem Befunde mit dem klinischen Bild abgeglichen werden. Häufig wird diese Vorgehensweise jedoch durch zeitliche Beschränkungen und andere Gründe behindert, und der Arzt ist gezwungen, in gewissem Umfang eine umfassende initiale Diagnostik durchzuführen. Wachstum ist ein Symptom. Bei Wachstumsstörungen im engeren Sinne ist vermindertes (bzw. vermehrtes) Wachstum das Leitsymptom. Die Diagnostik des

Gliederung von Wachstumsstörungen mit Kleinwuchs

- Primärer Kleinwuchs
  - Normvarianten
    - Familiärer Kleinwuchs
    - Konstitutionelle Entwicklungsverzögerung
  - Skelettdysplasien (s. Kap. 225)
  - Knochenstoffwechselstörungen (Mukopolysaccharidosen, Mukolipidosen)
  - Chromosomale Anomalien (Ullrich-Turner-Syndrom, M. Down)- Intrauterin erworbener Kleinwuchs (fetale Infektionen, Alkohol, Nikotin)
  - Kleinwuchssyndrome (Silver-Russell-Syndrom)
- Sekundärerer Kleinwuchs
  - Mangel- und Fehlernährung
  - Chronische Organerkrankungen
    - Niereninsuffizienz
    - Leberzirrhose
    - Darmerkrankungen (Zöliakie)
    - Zyanotische Herzfehler
    - Rheumatischer Formenkreis
  - Metabolische Störungen des Kohlenhydrat-, Eiweiß- und Fettstoffwechsels
  - Hormonelle Störungen (Wachstumshormonmangel, Hypothyreose, Glukokortikoidexzeß)
  - Psychosoziale Deprivation

Gliederung von Wachstumsstörungen mit Großwuchs

- Permanenter Großwuchs
  - Normvarianten (familiärer Großwuchs)
  - Großwuchssyndrome (Sotos-Syndrom, Weaver-Syndrom, Marfan-Syndrom)
  - Chromosomale Anomalien (47,XXY; 47,XYY)
  - Wachstumshormonexzeß (hypophysärer Gigantismus)
- Transitorischer Großwuchs
  - Hyperalimentation („Adiposogigantismus")
  - Hormonelle Störungen (Pubertas praecox, Hyperthyreose)
  - Frühnormale Pubertät

Kleinwuchses erfordert neben einer breiten Anamnese und anthropometrischen Messungen immer eine komplette klinische Untersuchung. Pubertätsmerkmalen ist eine besondere Aufmerksamkeit zu widmen (s. oben).

Allgemeine klinisch-chemische Untersuchungen decken okkulte organische oder systemische Störungen auf. Der Umfang der Untersuchungen kann sich im Vorfeld der Diagnostik in der Regel auf ein begrenztes Arsenal beschränken (BSG, rotes und weißes Blutbild, Gesamteiweiß, Elektrolyte, Kreatinin, Transaminasen, alkalische Phosphatase) und dann entsprechend der eingegrenzten Diagnose vertieft werden. Die Zöliakie, die nicht selten als Wachstumsstörung monosymptomatisch maskiert ist, kann durch Endomysiumantikörper im Blut diagnostiziert werden.

Hormonelle Parameter: Eine Hypothyreose kann mit hinreichender Wahrscheinlichkeit ausgeschlossen werden, wenn Thyroxin (T4) und TSH im Serum normal sind. Ebenso ist ein Wachstumshormonmangel unwahrscheinlich wenn IGF-I und IGFBP-3 im Serum völlig normal sind. Erhöhte basale Gonadotropine im Blut deuten auf Störungen mit primärem Hypogonadismus hin.

Während die konventionelle Röntgendiagnostik des Skeletts bei der Diagnostik der Wachstumsstörung mit Dysproportionierung eine zentrale Rolle spielt, beschränkt sie sich beim proportionierten Kleinwuchs in der Regel zunächst auf eine Röntgenaufnahme der (ganzen) linken Hand. Diese Untersuchung erlaubt Einblicke in die Knochenstruktur und die Bestimmung der Knochenreife, die in das sog. Knochenalter transformiert wird.

Humangenetische Untersuchungen, insbesondere Chromosomenanalyse mit und ohne Bandenfärbung, Fluoreszenz In-situ-Hybridisierung (FISH) und molekulargenetische Techniken sind bei Verdacht auf genetisch bedingte syndromatische Klein- und Großwuchsformen indiziert.

Bildgebende Verfahren (Sonographie, CT, MRI) ergänzen die Diagnostik, stehen aber für die Diagnosestellung nicht immer im Vordergrund und sind oft nicht standardisiert und objektiv.

Therapie und Prognose. Die Therapie des Klein- und Großwuchses hat die Normalisierung der Körpergröße im Kindes- und Erwachsenenalter zum Ziel. Bei chronischen Organerkrankungen und Hormonstörungen wird die Wachstumsstörung mit der Beseitigung der Grunderkrankung behandelt. Ob in diesen Situationen ein vollständiges Aufholwachstum möglich ist, hängt vom Ausmaß, der Dauer und vom Alter des Patienten ab. Bei schweren, anhaltenden Erkrankungen, die junge Kinder betreffen, ist die Prognose schlechter. Bei Skelettdysplasien kann gelegentlich eine operative Verlängerung der langen Röhrenknochen in Frage kommen. In den letzten Jahren wurden Versuche gemacht, die Körpergröße von Kindern unterschiedlicher – und meist unbekannter Genese – mit Wachstumshormon zu verbessern. Bisher ist lediglich für das Ullrich-Turner-Syndrom (s. unten) eindeutig bewiesen worden, daß eine rechtzeitig beginnende, hochdosierte Therapie mit Wachstumshormon zu einer Endgrößenverbesserung führt. Auch bei der chronischen Niereninsuffizienz fördert Wachstumshormon in geeigneten Dosen das Wachstum, ohne daß der Effekt dieser Therapie auf die Endgröße gesichert ist.

Nur beim hypophysären Gigantismus stellt die Entfernung des Wachstumshormon produzierenden Hypophysenadenoms eine kausale Therapie des Großwuchses dar. Bei anderen Formen wird durch die hochdosierte Gabe von Östrogen (Mädchen) bzw. Testosteron (Jungen) symptomatisch behandelt. Die Sexualsteroide führen zu einem vorzeitigen Schluß der Epiphysen und vermindern dadurch das Wachstumspotential. Diese Behandlung wird in der Regel zum Beginn der spontanen Pubertät begonnen.

70.3 Hinweise auf spezifische Wachstumsstörungen

Normvarianten. Minimalkriterien zur Feststellung einer Normvariante sind: normale Geburtsmaße, normale Proportionen, keine organische Krankheit, normale Ernährung, normale emotionale Situation und keine hormonelle Störung. Das Tempo des Wachstums kann normal oder verzögert sein. Wenn die Größe eines kleinwüchsigen Kindes innerhalb der familientypischen Norm (s. oben) liegt, kann ein familiärer Kleinwuchs angenommen werden; in den übrigen Fällen nicht. Eine konstitutionelle Entwicklungsverzögerung kann vermutet werden, wenn die Knochenreife retardiert ist und eine ähnliche Entwicklung bei Verwandten ersten Grades vorliegt (s. auch Kap. 68.3).

Intrauteriner Kleinwuchs. Der Begriff intrauteriner Kleinwuchs wird im engeren Sinn deskriptiv für eine Gruppe von

Kindern benutzt, die bei Geburt zu klein (zu leicht und/oder zu kurz) für das Gestationsalter sind („small for gestational age"). Wenn man die Ätiologie des pränatal beginnenden Kleinwuchses nicht kennt, wird man den Terminus deskriptiv verwenden. Mit zunehmender Alter wird es häufig möglich, die Ursache des Kleinwuches zu deuten und dann weicht der beschreibende Terminus einer exakten Diagnose (Abb. 70.2). Es gibt eine Vielzahl von Bedingungen, die zu einer pränatalen Wachstumsstörung führen, z.B.

- Mütterliche Störungen: Erkrankungen der Mutter (Eklampsie, schwere chronische Krankheiten), Uterusanomalien, Umweltfaktoren wie Rauchen, Alkohol, Drogen und sozioökonomische Konflikte (junges Alter u.a.)
- Plazentare Störungen
- Exogene fetale Störungen, insbesondere Infektionen
- Konstitutionelle fetale Störungen einschließlich chromosomaler Aberrationen (s. Kap. 30), anatomischer Entwicklungsdefekte (s. Kap. 31, 225.2), pränatal manifester Skelettdysplasien (s. Kap. 225.1) und syndromatischer Störungen (s. Kap. 32). Zu letzteren gehören verschiedene Formen des sog. primordialen Kleinwuchses. Kinder mit primordialem Kleinwuchs sind bei der Geburt zu klein und bleiben klein. Der Kleinwuchs ist proportioniert. Röhrenknochen sind und bleiben auffällig schlank, sind aber wohl geformt. Verschiedene morphologische Stigmata erlauben häufig eine spezifischere Diagnose (Abb. 70.2, Tabelle 70.1)

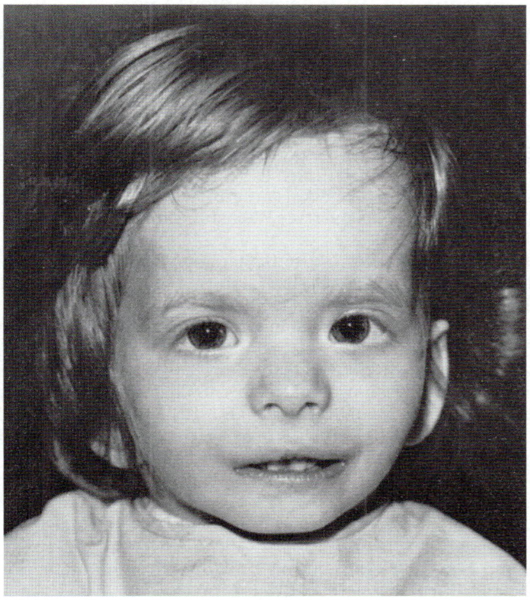

Abb. 70.2. 4jähriges Kind mit Silver-Russell-Syndrom charakterisiert durch intrauterinen persistierenden, proportionierten Kleinwuchs, hohe Stirn, dreieckiges Gesicht mit Mikrogenie; häufig Längenasymmetrie von Gesicht und Extremitäten, Klinobrachydaktylie V. Bei ca. 10% der Fälle liegt eine maternale uniparentale Disomie 7 vor

Die Pathogenese der intrauterinen Wachstumsstörung ist in den meisten Fällen unbekannt. Die Mehrheit der bei Geburt untermaßigen Kinder – insbesondere die durch mütterliche, plazentare und exogene Faktoren beeinträchtigten Kinder – holt das Wachstumsdefizit in der Regel bis zum 4. Lebensjahr auf.

Hormonelle Störungen

Bei hormonellen Störungen sind Abweichungen vom normalen Wachstum die Regel. Bei der Hypothyreose und beim Hyperkortisolismus kann diese wie beim Wachstumshormonmangel das Leitsymptom sein. Im Kindesalter variiert das klinische Bild bei GH-Mangel in seiner Ausprägung in Anhängigkeit von dem individuellen Ausmaß der GH Sekretionsstörung und in Abhängigkeit vom Alter. Beim Neugeborenen können Hypoglykämie, cholestatischer Ikterus und – bei Knaben – Mikrophallus Zeichen des GH-Mangels sein. Im Kindesalter ist das klinische Bild charakterisiert durch: normale Körperproportionen, prominente Stirn mit eingesunkenem Mittelgesicht, Akromikrie, Stammfettsucht, dünne, durchscheinende Haut, helle Stimme und verminderte Schweißbildung (Abb. 70.3) Die Dentition ist ebenso wie die Ossifikation gegenüber der Norm retardiert. Beim isolierten GH-Mangel tritt die Pubertät verzögert ein. Der Kleinwuchs ist progredient. Die Größe der Kinder liegt in der Regel unter der 3. Perzentile, und die Wachstumsrate liegt unter der 25. Perzentile für das Alter. Da es, insbesondere bei erworbenen Formen und bei großen Eltern, einige Zeit (Jahre) dauert, bis die Größe unter die Norm abgesunken ist, muß die Wachstumsgeschwindigkeit als das für die Diagnostik relevante anthropometrische Maß an-

Tabelle 70.1. Klinische Symptome und Vererbungsmodus bei einigen syndromatischen primordialen Kleinwuchsformen. *UPD* uniparentale Disomie

Syndrom	Symptome	Vererbung
Silver-Russel	Intrauteriner Kleinwuchs, dreieckige Gesichtsform, Asymmetrie von Extremitäten, normaler Kopfumfang, krankheitsspezifische Wachstumskurven vorhanden	Unbekannt in ca. 10% maternale UPD 7
Dubowitz	Intrauteriner Kleinwuchs, Mikrozephalie, Ptosis, breite Nasenspitze, Gaumenspalte	AR
Noonan	Normales Geburtsgewicht, Phänotyp ähnlich dem Turner Syndrom, leichte mentale Retardierung, Pulmonalstenose, Inzidenz ca. 1:1.000, krankheitspzifische Wachstumskurven vorhanden	AD
Bloom	Dolichozephalie, Teleangiektasien, Hirsutismus, Mikrozephalie, intrauteriner Kleinwuchs, chromosomale Instabilität	AR
Floating-Harbor	Breite Nase, kurzer Hals mit niedrigem Haaransatz, tief liegende Augen, großer Mund, Sprachstörung, kurzes Philtrum	Unbekannt
3-M (Miller-McKusick-Malveau)	Intrauteriner Kleinwuchs, Dolichozephalie, langes Philtrum, wulstige Lippen, hohe Wirbelkörper	AR

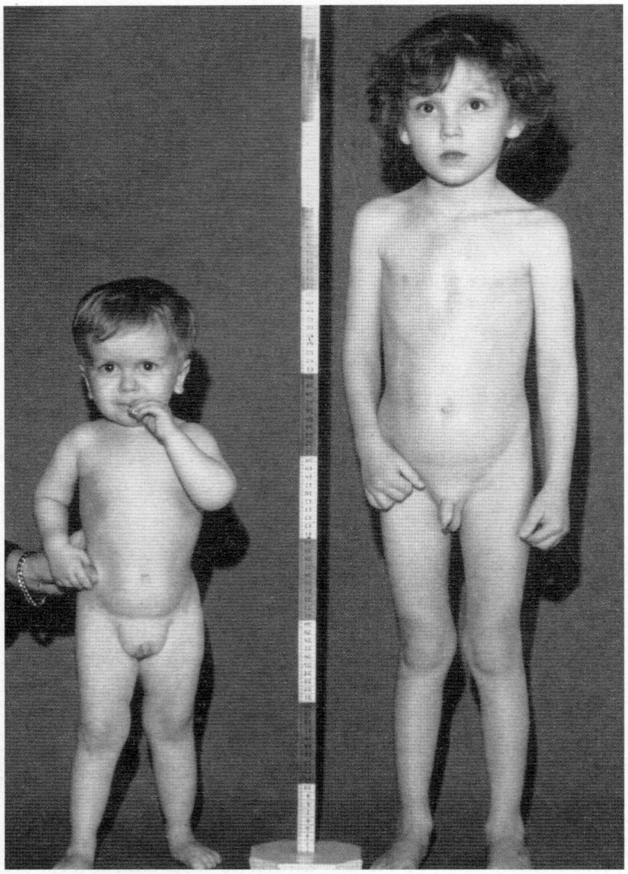

Abb. 70.3. 4jähriger Knabe mit angeborenem STH-Mangel (links) neben seinem 6jährigen gesunden Bruder

gesehen werden. Unbehandelt erreichen die Patienten im Erwachsenalter eine erheblich verminderte Körperhöhe (< 150 cm).

70.4 Psychosozialer Kleinwuchs

Als Ausdruck einer emotionalen Deprivation kann insbesondere bei Kleinkindern eine profunde Wachstumsstörung resultieren, die pathophysiologisch dem Wachstumshormonmangel auf organischer Grundlage (Hirntumor) entsprechen kann (Sekretion von Wachstumshormon und IGF-1 vermindert). Hintergrund ist eine Störung in der Familien (Mutter-Kind)-Beziehung. Begleitet wird die Wachstumsstörung häufig durch Störung im Eßverhalten, Schlafstörungen, Enuresis, Enkopresis und emotionalen Auffälligkeiten (Zurückgezogenheit, Weinen, Schulprobleme). Allerdings stellen sich die Probleme in der Praxis oft nicht immer offenkundig dar und/oder werden verschleiert. Aus diesen Gründen empfiehlt es sich bei unklaren Wachstumsstörungen auch Informationen über das familiäre Umfeld und fachpsychologischen Rat einzuholen. Bei Lösung des Konflikts (Unterbringung in ein anderes Milieu) zeigen die Kinder ein dramatisches Aufholwachstum. Da diese Form der Wachstumsstörung zunimmt, kommt dem Kinderarzt eine besondere integrative Aufgabe zu.

Literatur

Doecker B, Simic-Schleicher A, Hauffa BP, Andler W (1999) Psychosozialer Kleinwuchs maskiert als Wachstumshormonmangel. Klin Paediatr 211: 394–395

Gohlke BC, Khadalkar VV, Skuse D, Stanhope R (1998) Recognition of children with psychosocial short stature: a spectrum of presentation. J Pediatr Endocrinol Metab 11: 509–517

Hagenäs L (1996) Auxological standards in bone dysplasias. Horm Res 45:24–34

Kelnar CJH, Savage MO, Stirling HF, Saenger P (eds) (1998) Growth disorders. Pathophysiology and treatment. Chapman & Hall, London

Prader A, Largo RH, Molinari L, Issler C (1988) Physical growth of Swiss children from birth to 20 years of age. Helv Paediatr Acta [Suppl] 52

Ranke MB (1996) Disease-specific standards in congenital syndromes. Horm Res 45:35–41

Ulijaszek SJ, Johnston FE, Preece MA(eds) (1998) The Cambridge Encyclopedia of human growth and development. Cambridge Univ Press, Cambridge

Wollmann HA (1998) Intrauterine growth restriction: definition and etiology. Horm Res 49 [Suppl 2]:1–6

71 Physiologie der T-Lymphozyten

G. A. Holländer

T-Lymphozyten sind für das Immunsystem von vorrangiger Bedeutung, denn als differenzierte Effektorzellen sind sie für die Regulation der humoralen Immunantwort, für die zellvermittelte Zytotoxizität und für die Überempfindlichkeitsreaktion vom Spättyp mitverantwortlich. Um diesen komplexen Aufgaben gerecht zu werden, müssen T-Lymphozyten zuerst durch ihr spezifisches Antigen aktiviert werden: T-Zellen erkennen ausschließlich Oligopeptide, welche ihnen gemeinsam im Komplex mit körpereigenen Histokompatibilitätsantigenen (MHC: „major histocompatibility antigens"; beim Menschen auch HLA: „human leucocyte antigens" genannt) an der Oberfläche von Antigen-präsentierenden Zellen in geeigneter Form dargeboten werden. Der für die Antigenerkennung notwendige Rezeptor wird als T-Zellrezeptor (TZR) bezeichnet und besteht aus jeweils 2 von 4 unterschiedlichen, polymorphen Glykoproteinen, welche α/β- bzw. γ/δ-Heterodimere bilden. T-Zellen mit einem α/β-TZR sind vornehmlich in Milz, Lymphknoten und peripherem Blut anzutreffen, während γ/δ-TZR-positive T-Lymphozyten dort in deutlich geringerer Anzahl (5–15% aller T-Zellen) vorkommen. γ/δ-TZR-positive Zellen werden aber bevorzugt in Haut und Mukosa nachgewiesen.

Eine einzelne T-Zelle exprimiert nur TZR einer einzelnen Spezifität. Die Antigenbindungsstelle der Rezeptorketten setzt sich aus einzelnen Genen der „variable" (V-), „diversity" (D-) und „junctional" (J-)Genabschnitten zusammen, wobei durch Rekombination aus diesen einzelnen genomischen DNS-Abschnitten eine neue V(D)J-Nukleotidsequenz entsteht, welche jeweils für den variablen Teil der Antigenrezeptorkette codiert. Für den hierfür notwendigen Vorgang der DNS-Umlagerung („rearrangement" genannt) sind u.a. Lymphozyten-spezifische Rekombinase-aktivierende Gene (RAG) notwendig. Diese Moleküle sind ausschließlich in unreifen Vorstufen der sich differenzierenden T- (und B-)Zellen nachweisbar, weshalb der Prozeß des „rearrangements" auf die frühen Stadien der Lymphopoese beschränkt bleibt. Patienten mit einem RAG-Defekt besitzen deshalb weder reife T- noch B-Zellen. Die Kombinatorik des Zusammenfügens der einzelnen V-(D-) und J-Gene, das häufige Hinzufügung von nicht in der genomischen DNA kodierten Sequenzen und schließlich die Assoziation der einzelnen Ketten zu Heterodimeren ermöglichen zusammen eine Diversität des TZR-Repertoires, welches die Erkennung von ungefähr 10^{16} unterschiedlichen Antigenen zuläßt.

Der heterodimere (α/β- bzw. γ/δ-)Antigenrezeptor der T-Zellen ist mit einem multimeren Proteinkomplex (CD3) assoziiert, welcher aus mindestens fünf unterschiedlichen Molekülen (γ-,δ-, ε-, ζ- und η-Ketten) besteht und ausschließlich der Signaltransduktion zur Zellaktivierung dient. Gesamthaft werden die über den T-Zellantigenrezeptor gebildeten biochemischen Veränderungen als „Signal 1" bezeichnet. Die klinische Bedeutung dieses Rezeptorkomplexes widerspiegelt sich in der Tatsache, daß Patienten mit einem Defekt der CD3γ- bzw. ε-Kette oder einem Mangel der CD3ζ-assoziierten Tyrosinkinase, ZAP-70, an einem schweren, kombinierten Immunmangel leiden. Zusätzlich zum Antigenrezeptor benötigen T-Zellen zur vollständigen Stimulation weitere als „Signal 2" bezeichnete Aktivierungsstimuli, welche über nichtantigenspezifische Korezeptoren (wie z.B. CD2, CD11a/CD18, CD28, CD154) bereitgestellt werden. Fehlt trotz Aktivierung über den Antigenrezeptor ein geeignetes „Signal 2", bleibt nicht nur die erfolgreiche T-Zellaktivierung aus, sondern die Zellen verlieren gleichfalls die Fähigkeit, bei erneuter und vollständiger Stimulation (Signal 1+2) aktiviert zu werden. Dieser Zustand der Paralyse wird als „Anergie" bezeichnet und ist für die Aufrechterhaltung der Toleranz gegenüber körpereigenem Gewebe wichtig und für die Akzeptanz von allogenen Transplantaten wünschenswert.

Die Aktivierung der T-Zellen über ihren TZR wird durch verschiedene Einflüsse moduliert: So spielen die Antigenrezeptordichte auf der T-Zelloberfläche (200 Moleküle/μm^2), die Konzentration spezifischer MHC/Peptid-Komplexe auf den antigenpräsentierenden Zellen und die im Vergleich zu den Antikörpern eingeschränkte Affintät des T-Zellantigenrezeptors für seinen Liganden eine wesentliche Rolle, ob eine T-Zelle durch „ihr" Antigen aktiviert werden kann. Die Bindung eines einzelnen TZR an seinen spezifischen MHC/Antigenkomplex dauert zwischen einigen Sekunden und wenigen Minuten. T-Zellen exprimieren etwa 30.000 Antigenrezeptoren und für eine erfolgreiche T-Zellaktivierung müssen ungefähr 18.000 TZR von weniger als 100 MHC/Antigenkomplexen stimuliert werden.

Die zentrale (thymische) T-Zellentwicklung

Der Thymus ist das primäre lymphatische Organ für die Entwicklung und Reifung von T-Lymphozyten und entwickelt sich in der 4.–6. Gestationswoche aus Zellen aller 3 Keimblätter der ventralen Abschnitte der 3. Schlundtasche. Bereits in der 8. Gestationswoche beginnen aus der fetalen Leber (und ab der 22. Gestationswoche aus dem fetalen Knochenmark) die ersten T-Lymphozytenvorläuferzellen in das (vorerst solide) epitheliale Organ einzuwandern. Mit der 12. Gestationswoche können funktionell reife T-Zellen zu peripher lymphatischen Geweben auswandern (vorerst Milz, Lymphknoten und Appendix; ab der 16. Woche auch zu den Tonsillen) und dort nun aktiv an einer Immunantwort teilnehmen (Abb. 71.1).

Die intrathymische Entwicklung von T-Zellen mit einem α/β-TZR kann durch die Oberflächenexpression von CD4 und CD8 in 4 unterschiedliche Reifungsstadien unterteilt werden: Thymozyten, welche weder CD4 noch CD8 oder

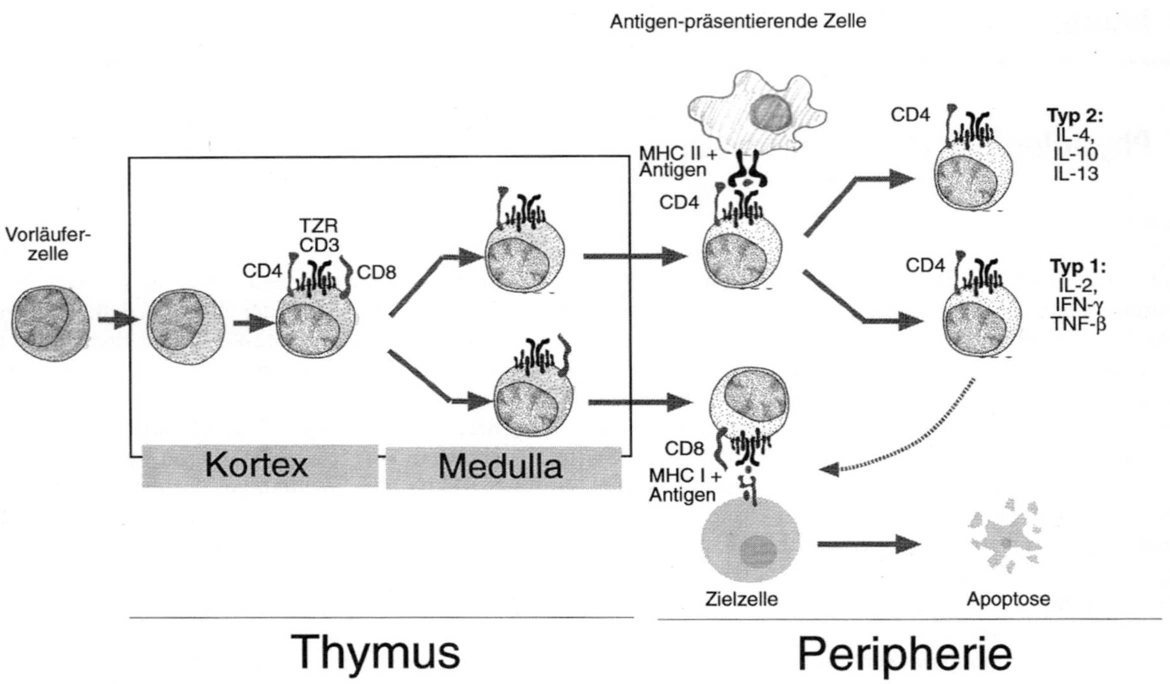

Abb. 71.1. Schematische Übersicht über die zentrale (thymische) und periphere T-Zellentwicklung. (Details im Text)

den T-Zellantigenrezeptor/CD3-Komplex an ihrer Zelloberfläche exprimieren, entsprechen den am wenigsten reifen Zellen und machen weniger als 5 % aller Lymphozyten im Thymus aus. Diese CD4-CD8-TZR-Zellen dienen als direkte Vorläufer für die sog. doppelt positiven (CD4-CD8-)T-Zellen, welche den Hauptteil der Thymozyten (80 %) ausmachen und einen vollständigen α/β-Antigenrezeptor an ihrer Oberfläche exprimieren. Die Spezifität des TZR bestimmt über das weitere Schicksal dieser doppelt positiven Thymozyten: Zellen mit einem Antigenrezeptor, welcher gegen Fremdantigene gerichtet ist, können zu reifen, einfach positiven (CD4-CD8- oder CD4-CD8-)T-Lymphozyten differenzieren, ein Vorgang welcher als positive thymische Selektion bezeichnet wird. Nur eine kleine Anzahl von CD4-CD8-Thymozyten (2–3 %) werden positiv selektioniert und werden dadurch befähigt in peripheres Gewebe auszuwandern. Exprimieren doppelt positive Thymozyten einen Antigenrezeptor, welcher gegen körpereigene (sog. Selbst)Peptide gerichtet ist, führt ihre positive Selektion zur Ausreifung von potentiell schädlichen T-Lymphozyten. Solche autoreaktiven Thymozyten werden deshalb in der Regel durch die Stimulation ihres Antigenrezeptors in einer Weise aktiviert, welche zum programmierten Zelltod (Deletion) führt. Dieser Vorgang wird als negative thymische Selektion bezeichnet und ist morphologisch durch eine Verklumpung der Zellmembran und eine Fragmentation der nukleären DNA gekennzeichnet. Dieser Vorgang wird als Apoptose umschrieben und kann durch verschiedene zelluläre Aktivierungsmechanismen initiiert werden.

Die periphere T-Zellentwicklung

Reife T-Lymphozyten verlassen den Thymus hauptsächlich über die Blutzirkulation und können anschließend v.a. in den parakortikalen Abschnitten der Lymphknoten und in den periarteriolären Arealen der Milz in Mukosa-assoziiertem lymphatischem Gewebe sowie im Ductus thoracicus nachgewiesen werden. Ihre Migration in lymphatisches Gewebe erfolgt gerichtet über die Bindung von Adhäsionsmolekülen an der T-Zelloberfläche an spezifische Liganden auf kuboidalen Endothelzellen der postkapillären Venulen. Die Frequenz naiver, peripherer T-Zellen für ein bestimmtes nominelles Antigen ist mit $1:10^4$ bis 10^6 Zellen äußerst gering, weshalb die Proliferation in Folge der T-Zellaktivierung die wichtige Gewähr bietet, daß genügend spezifische T-Zellen für eine effiziente Immunantwort zur Verfügung stehen. In Abhängigkeit der molekularen Beschaffenheit des stimulierenden Antigens, der Art der Antigen-präsentierenden Zelle und weiterer intrinsischer Faktoren können sich aktivierte T-Zellen zu Effektorzellen mit unterschiedlicher Funktion differenzieren. Obwohl CD4-CD8-T-Zellen mit einem α/β-TZR in der Regel als „Helferzellen" gelten, können diese T-Zellen gelegentlich auch zytotoxische Funktionen wahrnehmen. Der Antigenrezeptor der CD4-CD8-Zellen besitzt eine Spezifität, welche ausschließlich Antigene komplexiert mit MHC-Klasse-II-Molekülen erkennen kann. CD4-CD8-T-Zellen sind funktionell vornehmlich durch ihre zytotoxischen Funktionen gekennzeichnet und exprimieren einen TZR, welcher Fremdantigene nur im Kontext von MHC-Klasse-I-Molekülen erkennt. MHC-Klasse-I-Moleküle finden sich sowohl auf fast allen kerntragenden Zellen wie auch auf Thrombozyten. Ihre Funktion besteht in der Präsentation von Antigenen, welche im Zytoplasma der Zelle vorhanden sind. Im Gegensatz hierzu können MHC-Klasse-II-Moleküle typischerweise auf antigenpräsentierenden Zellen (B-Lymphozyten, Monozyten, Makrophagen, Langerhans-Zellen und dendritischen Zellen) und auf aktivierten Endothelzellen und T-Lymphozyten nachgewiesen werden. MHC-Klasse-II-Moleküle binden Antigene, welche über Phagozytose/Pinozytose ins Zellinnere aufgenommen worden sind und somit das antigene Milieu der Zellumgebung widerspiegeln.

T-Zellen können aufgrund ihres sezernierten Zytokinmusters in 2 funktionell unterschiedliche Subpopulationen unterteilt werden: Typ-I-Zellen bilden charakteristischerweise IL-2, Interferon (IFN)-γ, und Tumornekrosefaktor (TNF)-β. Die durch Typ-I-Zellen erwirkte Aktivierung von Makrophagen, T-Zellen und natürlichen Killerzellen ist für die zellvermittelte Immunantwort gegen Viren, intrazelluläre Bakterien und Protozoen von zentraler Bedeutung. Typ-II-Zellen zeichnen sich durch die Synthese und Sekretion von IL-4, IL-10 und IL-13 aus und regulieren damit sowohl die Bildung von neutralisierenden Antikörpern als auch die Entwicklung von Mastzellen, basophilen und eosinophilen Granulozyten. Die Dichotomie in Typ-I- und II-T-Zellen ist sowohl typisch für CD4-CD8- und CD4-CD8-α/βTZR-Lymphozyten wie auch für Lymphozyten mit einem γ/δ-TZR.

Zytotoxische T-Zellen können nach vollständiger Aktivierung virusinfizierte Zellen, Tumorzellen und allogene Transplantate abtöten, wobei 2 unterschiedliche Mechanismen für diesen gerichteten Zelltod verantwortlich sind. Beim sekretorischen Mechanismus wird der lytische Inhalt von Granula in polarisierter Weise in den Spalt zwischen T-Zelle und Zielzelle ausgeschüttet. Die dabei freigesetzten Perforinmoleküle fügen sich in die Membran der Zielzelle ein und aggregieren dort zu die Lipiddoppelschicht durchbrechenden Kanälen. Dadurch wird einerseits die Homeostase der Zielzelle gestört und andererseits können über diese Poren andere Granulainhalte wie die Serinproteasen Granzym A und B ins Zellinnere gelangen. Diese proteolytischen Enzyme katalysieren biochemische Veränderungen, welche schließlich zur Aktivierung von Caspasen führen und so den apoptotischen Zelltod der attackierten Zielzelle bedingen. Der zweite Weg, über welchen zytotoxische T-Zellen die Zielzelle töten können erfolgt in der Regel parallel zum Perforin/Granzymvermittelten Mechanismus und wird durch die Aktivierung der an der Zielzelloberfläche exprimierten Fas-Moleküle (CD95) ermöglicht. Dabei stimmulieren CD95-Liganden an der Oberfläche aktivierter T-Zellen die Aggregation von Fas und triggern dadurch eine Kaskade von Proteasen, welche schließlich ebenfalls zur Apoptose der Zielzelle führen. Die Fas:Fas-Liganden-vermittelte Apoptose ist physiologischerweise auch Bestandteil einer jeden Immunantwort, da dieser Vorgang des programmierten Zelltodes die klonale Expansion von T- und B-Zellen am Ende einer Immunantwort einschränkt. Die Bedeutung der Fas:Fas-Liganden induzierten Apoptose für die immunologische Homeostase widerspiegelt sich in der Beobachtung, daß das funktionelle Fehlen dieses Mechanismus für das autoimmune lymphoproliferative Syndrom (ALPS) verantwortlich ist.

Die Antigen-vermittelte Aktivierung von T-Lymphozyten induziert jeweils auch sog. Gedächtniszellen. Bei diesen Zellen handelt es sich um Effektorzellen, welche bei erneuter Exposition gegenüber demselben Antigen schneller und intensiver eine Immunantwort auslösen können (sog. Sekundärantwort). T-Gedächtniszellen sind für den gewünschten Effekt des Vakzineschutzes verantwortlich und können trotz offensichtlichem Ausbleiben einer Reexposition gegenüber ihrem spezifischen Antigen während Jahren bis Jahrzehnten persistieren. T-Gedächtniszellen sind typischerweise durch die Expression der CD45RO-Spleißvariante der transmembranösen CD45-Phosphatase gekennzeichnet, während naive T-Zellen eine andere Spleißvarante (CD45RA) an ihrer Oberfläche tragen. Diese Marker sind von klinisch/diagnostischer Bedeutung bei der Beurteilung des peripheren T-Zellrepertoires.

Die thymische Selektion verhindert nicht in jedem Fall, daß autoreaktive T-Zellen bereits während ihrer Entwicklung im Thymus entsprechend stimuliert und deletiert werden. In der Tat können im peripheren Blut von Gesunden autoreaktive T-Zellen nachgewiesen werden, welche aber zu keiner Immunpathologie Anlaß geben. Unterschiedliche Mechanismen sind für diese Aufrechterhaltung der peripheren T-Zelltoleranz verantwortlich. So können autoreaktive T-Zellen anergisiert werden, wenn sie ubiquitäre Selbstantigene in Abwesenheit eines kostimulierenden Reizes (Signal 2) erkennen. Autoreaktive T-Zellen können ferner auch durch die übermäßige Stimulation durch Selbstantigene eliminiert werden, wobei die Deletion dieser Zellen über die Aktivierung der Oberflächenmoleküle Fas- und Tumor-Nekrose-Faktor(TNF)-β-Rezeptor vermittelt wird. Regulatorische T-Zellen sind unter anderem über die Sekretion von immunmodulierenden und -supprimierenden Zytokinen (wie z.B. IL-10 und TNF-β) zusätzlich an der Aufrechterhaltung der peripheren Toleranz mitbeteiligt. Schließlich kann die T-Zelltoleranz gegenüber bestimmten Selbstantigenen auch dadurch aufrecht erhalten werden, indem diese Selbstantigene entweder an bestimmten anatomischen Lokalisationen exprimiert werden, wo sie vor dem Zugriff durch das Immunsystem geschützt sind (sog. Antigensequestration z.B. in der Linse des Auges oder im Testis) oder indem diese Antigene aus bisher noch unbekannten Gründen nicht durch T-Zellen erkannt werden können, obwohl die T-Lymphozyten in direktem Kontakt mit der selbstantigenexprimierenden Zielzelle stehen (sog. Antigenignoranz). Die relative Bedeutung dieser einzelnen Mechanismen ist für die Aufrechterhaltung der peripheren T-Zelltoleranz im Detail noch ungeklärt. Der Verlust bereits eines dieser Mechanismen kann aber zur Autoimmunpathologie Anlaß geben.

Literatur

Abbas AK, Lichtmann AH, Pober JS (2000) Cellular and molecular immunology. 4th edn. Saunders, Philadelphia

Janeway CA jr, Travers P, Walport M, Shelomchik M (2000) Immunobiology: The immunosystem in health and disease, 4th edn. Current Biology/Garland/Blackwell, New York London

72 Physiologie der B-Lymphozyten

N. Wagner, K. Rajewsky

B-Zellen tragen ihren Namen nach der Bursa Fabricii, dem Organ, in dem sie sich in Vögeln entwickeln. In Säugern entwickeln sich B-Zellen fetal in der Leber und postnatal im Knochenmark. Die humorale Immunantwort ist die wesentliche Funktion von B-Zellen bei der Bekämpfung pathogener Keime, sie erfolgt durch die Produktion und Sezernierung von Antikörpern (Ak), die spezifisch ein Antigen (Ag) binden. Mittels Komplementaktivierung, Phagozytose oder Zytotoxozität wird das mit Ak beladene Ag dann inaktiviert. Die humorale Immunantwort war lange vor der T-zellvermittelten Immunantwort bekannt und wurde erstmals von Behring und Kitasato zur Gewinnung von Antitoxinen verwandt.

Entwicklung. B-Zellen entwickeln sich postnatal im Knochenmark aus der hämatopoetischen Stammzelle zur reifen B-Zelle. Diese emigriert aus dem Knochenmark in sekundäre lymphatische Organe und entwickelt sich nach Ag-Kontakt zur Plasmazelle, die Ak produziert. B-Zellen erkennen Ag mit dem B-Zellrezeptor, der ein Komplex aus einem membrangebundenen Ak-Molekül und signaltransduzierenden Proteinen ist. Jede B-Zelle bildet nur eine Antikörperspezifität. Der entsprechende Ak bindet spezifisch eine Antigendeterminante (z.B. Zellwandbestandteil eines Bakteriums, Hüllprotein eines Virus). Um möglichst alle vorkommenden Antigene erkennen zu können, müssen verschiedene B-Zellen eine möglichst hohe Anzahl verschiedener B-Zellrezeptoren tragen. Nur durch die Diversität der B-Zellrezeptoren können alle pathogenen Organismen von B-Zellen spezifisch erkannt werden. Diese Diversität der Ak-Moleküle (membrangebunden oder löslich) wird durch die Rekombination von Immunglobulingenen während der B-Zellentwicklung erzielt. Ak oder Immunglobuline (Ig) bestehen aus schweren und leichten Ketten. Der Genlocus des variablen Teils der schweren Kette weist eine Vielzahl von V-, D- und J-Elementen auf. Je eines dieser Elemente wird zu einem Gen (VDJ) rekombiniert, das den variablen Teil einer schweren Kette kodiert. Mittels eines spezifischen Enzymsystems (kodiert von den „recombination activating genes", RAG) werden je ein J- und ein D-Element miteinander verbunden, in einem weiteren Schritt wird dann ein V-Element hinzugefügt. Die durch die Rekombination verschiedener Genelemente erreichte Diversität wird weiter erhöht, indem während der Zusammenfügung einzelner Genelemente Nukleotide am Randbereich der Genelemente hinzugefügt oder weggenommen werden. Nach erfolgreicher Rekombination eines Gens einer schweren Kette eines Ig-Moleküls werden Rekombinationsvorgänge auf dem anderen Allel des schwere Ketten-Genortes verhindert (allelische Exklusion). Im Anschluß an die Herstellung einer schweren Kette eines Ig-Moleküls wird nun der Genort des variablen Teils der leichten Kette, der V- und J-Elemente enthält, rekombiniert. Danach können sich die gebildeten leichten und schweren Kettenproteine miteinander verbinden und so ein funktionelles Ig-Molekül bilden. Die Kombination von leichten und schweren Ketten erhöht die Diversität des Ak-Repertoires weiter. Die genannten Rekombinationsvorgänge der Ig-Gene finden während der B-Zellentwicklung sämtlich im Knochenmark statt; die hierdurch erreichte Anzahl verschiedener B-Zellrezeptoren liegt wahrscheinlich bei mehr als 10^{10}. Die erfolgreiche Bildung eines Ig-Moleküls und damit eines B-Zellrezeptors ist essentiell für das Überleben der reifenden B-Zelle. Erfolgt die Rekombination des Ig-Genorts nicht im Leserahmen, kann kein B-Zellrezeptor gebildet werden und die Zelle stirbt ab.

Neben den variablen Anteilen der Ig-Genorte existieren konstante Genelemente. Für die schwere Kette sind dies μ, δ, γ, ε und α. Die konstanten Genelemente codieren für den Isotyp des Ig-Moleküls (IgM, IgD, IgG, IgE und IgA). Die B-Zelle bildet zunächst IgM und IgD, nach Antigenkontakt und unter dem Einfluß verschiedener Zytokine findet durch weitere Rekombinationsvorgänge ein Isotypwechsel zu IgG 1–4, IgE oder IgA statt. Die Spezifität des Ak bleibt dabei erhalten. Die Isotypen nehmen unterschiedliche Aufgaben wahr, die weiter unten beschrieben sind.

Funktion. Die schweren und leichten Ketten der Ak assoziieren mittels kovalenter und nichtkovalenter Bindungen. Je 2 leichte und 2 schwere Ketten bilden ein IgG-Molekül; damit besitzt dieses Molekül 2 Bindungsstellen für Ag. IgE liegt wie IgG als Monomer vor, während IgA als Dimer (4 Bindungsstellen für Ag) und IgM als Pentamer (10 Bindungsstellen) sezerniert wird. Die Affinität ist das Maß für die Stärke der Bindung zwischen einer Antigendeterminante und der einzelnen Bindungstelle eines Ak. Avidität als Maß der Stärke der Interaktion von Ak und Ag schließt zusätzlich die Anzahl von Bindungsstellen der Ak (für IgM z.B. 10) ein.

Die verschiedenen Isotypen der Immunglobuline haben unterschiedliche Funktionen während der zeitlichen Abfolge sowie in Abhängigkeit vom Ort der Immunantwort und dem die Immunantwort induzierenden Ag. So ist IgM der erste Isotyp, der während der Immunantwort gebildet wird. Die Affinität von IgM ist deutlich geringer als die von IgG, das erst später im Verlauf der Immunantwort gebildet. Nach der Komplexbildung von IgM oder IgG mit Ag wird Komplement aktiviert, welches sich an die konstante Region von Ak bindet. Die Komplementkaskade führt über die Bildung eines C 5–9-Membranangriffskomplexes zur Lyse von Zellen (hier insbesondere Bakterien). Die Beladung von Ag mit IgG wird auch als Opsonisierung bezeichnet, Makrophagen und Granulozyten können mittels sog. Fc-Rezeptoren an Ak binden und die opsonisierten Partikel phagozytieren und lysieren. Ein weiterer Effektormechanismus ist die Ak-abhängige zellvermittelte Zytotoxizität, bei der natural-killer-Zellen und Eosinophile mittels ihrer Fc-Rezeptoren IgG, IgE und IgA binden und zytotoxisch wirksam werden. Insbesondere Parasiten werden auf diesem Weg durch IgE und Eosinophile bekämpft. IgE kann darüber hinaus eine Typ-I-Sofortreaktion auslösen, bei der Mastzellen und Basophile vasoaktive Substanzen ausschütten. Diese ursprünglich zum Schutz vor Parasiten entwickelte Immunantwort spielt klinisch eine wesentliche Rolle in der Auslösung von Allergien. IgA ist der Isotyp, von dem die größte Menge sezerniert wird und der als einziger auf schleimhauttragende Organe wie z.B. den Gastrointestinaltrakt und den Respirationstrakt transportiert werden kann. Hier dient IgA als erste Barriere gegen pathogene Organismen. Neugeborene und Säuglinge besitzen noch kein ausgereiftes B-Zellrepertoire, dies bildet sich erst während der ersten Lebensjahre. Diaplazentar transportiertes IgG und IgA in der Muttermilch wirken in dieser Situation schützend.

Wesentlich für eine effektive B-Zellimmunantwort und die Ausbildung von B-Gedächtniszellen ist der Kontakt von Ag und B-Zelle in sog. Keimzentren in den sekundären lymphatischen Organen (Milz, Lymphknoten). Hier wird das Ag von follikulären dendritischen Zellen präsentiert, der Kontakt von B- und T-Zellen über Membranrezeptoren führt zur Zytokinsekretion (z.B. IL-4, IL-5, IFN-γ) und T-Zellhilfe für die Produktion von Ak. Durch somatische Hypermutation der variablen Regionen der Ig-Gene bilden die proliferierenden B-Zellen Ak unterschiedlicher Affinität. Die B-Zellen, deren Ak die höchste Affinität für das die Immunantwort induzierende Ag aufweisen, werden positiv selektioniert, während die restlichen B-Zellen absterben. Die positiv selektionierten B-Zellen differenzieren zu Plasmazellklonen, die große Mengen von Ak hoher Affinität sezernieren. Alternativ differenzieren sie zu B-Gedächtniszellen, die im Körper rezirkulieren und bei erneuter Antigenexposition eine sekundäre Immunantwort bewirken. Diese zeichnet sich im Vergleich zur primären Immunantwort durch einen raschen Beginn der Sezernierung hochaffiner Ak aus. Die Bildung von Gedächtniszellen wird z.B. bei Impfungen ausgenutzt. Bestimmte Ag wie z.B. Polysaccharide und Glykolipide, die häufig in der Zellwand von Bakterien zu finden sind, können unabhängig von T-Zellhilfe B-Zellen aktivieren. Zumeist bewirken diese Ag die Bildung von IgM. Demgegenüber sind Proteine T-zellabhängige Ag, die eine physische Interaktion von T- und B-Zellen z.B. über Membranrezeptoren wie CD40 und seinen Liganden voraussetzen, um B-Zellen zur Bildung hochaffiner Ak zu veranlassen. Zu ergänzen ist eine weitere Funktion von B-Zellen: Mittels ihrer MHC-Klasse-II-Moleküle präsentieren sie selbst Ag für T-Zellen. Dies ist bei der T-Zellhilfe für die Ak-Produktion nützlich. Störungen der B-Zellreifung oder der B- und T-Zellinteraktion führen zu Immundefekten (z.B. X-chromosomal vererbte Agammaglobulinämie, Hyper-IgM-Syndrom und „severe combined immunodeficiency“).

Toleranz und Autoimmunität. Während der Rekombination der Ig-Gene entstehen auch B-Zellrezeptoren, die Selbst-Ag erkennen können. Diese dürfen keine Immunantwort auslösen, da sonst Effektormechanismen der humoralen Immunantwort den Menschen schädigen könnten (Autoimmunität). Um dies zu verhindern, können B-Zellen gegenüber Selbst-Ag tolerant werden. Trifft eine B-Zelle, die gerade ihren B-Zellrezeptor ausgeprägt hat, im Knochenmark auf ein Selbst-Ag, so versucht sie durch sekundäre Ig-Genrekombination (oder Ig-Genumlagerungen), die Spezifität des Rezeptors zu verändern. Gelingt dies nicht, so stirbt diese Zelle ab, ein Prozeß, der als klonale Deletion bezeichnet wird. Treffen B-Zellen mit einem Selbst-Ag erkennenden B-Zellrezeptor, die diesen genannten Toleranzmechanimus überlebt haben, nach ihrer Ausreifung außerhalb des Knochenmarks auf das Selbst-Ag, sind weitere Toleranzmechanismen erforderlich. Wahrscheinlich sind klonale Anergie (Selbst-Ag erkennender B-Zellrezeptor vorhanden, B-Zelle wird durch das Ag jedoch nicht aktiviert), klonale Deletion, fehlende T-Zellhilfe und Expression niedrigaffiner Ak Mechanismen peripherer B-Zelltoleranz. Wenn Toleranz von B-Zellen gegen Selbst-Ag durchbrochen wird, entsteht Autoimmunität, bei der verschiedene Organsysteme betroffen sein können (z.B. systemischer Lupus erythematodes, rheumatisches Fieber, idiopathisch thrombozytopenische Purpura).

Literatur

Abbas AK, Lichtman AH, Pober JS (1998) Cellular and molecular Immunology. 3rd edn. Saunders, Philadelphia
Paul WE (1993) Fundamental immunology, 3rd edn. Raven, New York
Rajewsky K (1996) Clonal selection and learning in the antibody system. Nature 381: 751–758

73 Immunologische Diagnostik

P. Habermehl

Die Diagnostik immunologischer Störungen umfaßt die Untersuchung der angeborenen unspezifischen und der erworbenen spezifischen Immunität. Dabei können humorale und zelluläre Mechanismen betroffen sein. Das unspezifische Immunsystem umfaßt im wesentlichen das humorale Komplementsystem und die Effektorfunktionen von Phagozyten und NK-Zellen. Das spezifische Immunsystem besteht im wesentlichen aus T- und B-Zellen.

Unspezifisches Immunsystem

Komplementsystem. Die Funktion des Komplementsystems wird durch die Messung der gesamthämolytischen Aktivität des klassischen Weges erfaßt: CH50. Die Bestimmung der alternativen Komplementaktivierung mittels AH50 ist nur in Ausnahmefällen erforderlich. Bei pathologischem Ergebnis werden je nach klinischer Symptomatik die Einzelkomponenten untersucht. Bei rezidivierenden Meningitiden oder pyogenen Infektionen sind in der Regel die späten Komponenten, bei Vaskulitiden die frühen Komponenten betroffen.

Monozyten Granulozyten. Bei Patienten mit Leukozytenadhäsionsdefekt werden durch Mutationen Moleküle der Integrinfamilie nicht ausreichend auf der Zelloberfläche exprimiert. Die verminderte Expression kann durchflußzytometrisch analysiert werden.

Defekte des NADPH-Oxidasekomplexes werden durch den Nachweis der wasserstoffperoxidabhängigen Oxidation von Dihydrorhodamin-123 zu Dihydrorhodamin-123 nachgewiesen. Dihydrorhodamin fluoresziert grün und kann durchflußzytometrisch auf Einzelzellebene nachgewiesen werden.

Zur Quantifizierung der Phagozytose werden fluoreszenzmarkierte Escherichia-coli-Bakterien mit Granulozyten inkubiert. Danach werden die Granulozyten durchflußzytometrisch untersucht. Es kann der Anteil der phagozytierenden Granulozyten als auch die Fluoreszenzintensität gemessen werden. Die Fluoreszenzintensität ist ein Maß für die Anzahl phagozytierter Bakterien. Alternativ können auch andere Keime eingesetzt werden, z.B. Staphylococcus aureus oder Candida. Bei Versendung des Materials zur Untersuchung ist die kurze Lebenszeit der Granulozyten zu beachten. Es muß Material einer gesunden Kontrollperson zeitgleich gewonnen und mitversendet werden um Alterationen durch den Transport erkennen zu können.

Tabelle 73.1. Beispiele häufig verwendeter CD-Marker zur Differenzierung von Lymphozyten

Antikörper	Lymphozytensubpopolation
CD2/CD3	T-Zellen (CD3-positiv)
CD3/CD4	T-Helferzellen
CD3/CD8	Zytotoxische T-Zellen
CD4/CD8	T-Helferzellen/zytotoxische T-Zellen
CD3/CD16 + CD56	T-Zellen/NK-Zellen
TCR1/TCR2	T-Zellantigenrezeptortyp
CD19/CD5	B-Zellen
CD20/CD5	B-Zellen
MHCI+MHC II	Histokompatibilitätsmoleküle
CD3/HLADR	Aktivierte T-Zellen
CD3/CD25	Aktivierte T-Zellen (IL-2-Rezeptor)
CD3/CD45RA	Native T-Zellen
CD3/CD45RO	Aktivierte T-Zellen, Memory T-Zellen
CD3/CD69	Aktivierte T-Zellen

NK-Zellen. Die Funktion der natürlichen Killer(NK-)zellen kann durch den Nachweis der Zerstörung von K562-Tumorzellen geprüft werden. Dies kann durch Freisetzung radioaktiven Chroms, welches in die Zielzellen eingebracht wurde, geschehen. Ein modernes Verfahren ist die durchflußzytometrische Analyse. Hierbei werden die Zielzellen mit einem Fluoreszenzfarbstoff markiert. Nach Kokultur mit einer unterschiedlich großen Zahl von NK-Zellen kann der Anteil toter Targetzellen durchflußzytometrisch analysiert werden.

Spezifisches Immunsystem

Hauttest. Bei diesem Test wird die kutane Hypersensitivität gegenüber einem oder mehreren Antigenen geprüft. Dabei handelt es sich um eine Typ-IV-Reaktion nach Gell und Coombs Zur Testung wird das Antigen streng intrakutan injiziert. Mehrere Antigene weden simultan mittels eines Pricktestes appliziert. Der Test ist anfällig: Wird das Antigen subkutan verabreicht, kommt es zu Verdünnungseffekten mit falsch-negativen Ergebnissen. Der größte Durchmesser der Rötung und Schwellung wird nach 24, 48 und nach 72 h abgelesen. Ein Durchmesser der Induration von mehr als 5 mm wird als positiv gewertet

Üblicherweise verwendete Antigene sind (Multitest Merieux): Candidin, Trichophytin, Tuberkulin, Proteus, Streptokokkenantigen, Diphtherie und Tetanustoxoid sowie eine Negativkontrolle.

Durch den Hauttest wird das Zusammenspiel von antigenpräsentierenden Zellen und T-Zellen untersucht. Ein positives Testergebnis bedeutet, daß eine breite T-Zellimmunkompetenz mit hoher Wahrscheinlichkeit vorliegt. Das Testergebnis hängt von Faktoren wie Alter, früherer Antigenkontakt und Impfstatus ab. Im ersten Lebensjahr ist der Test meist negativ. Eine immunsupressive Therapie, sowie das Vorliegen einer Anergie führen zu falsch-negativen Ergebnissen.

Phänotypisierung mononukleärer Zellen. Durch die Entwicklung von monoklonalen Antikörpern gegen Leukozytenoberflächenantigenen und deren Klassifizierung in „internationalen Workshops über menschliche Leukozyten Differenzierungsantigene" in sog. „cluster of differentiation" (CD- Nomenklatur) ist es möglich Leukozyten eindeutig zu charakterisieren (Tabelle 73.1).

Mittels fluoreszenzmarkierter monoklonalen Antikörpern kann die Verteilung der Lymphozytensubpopulationen (z.B. B-, T- und NK-Zellen, sowie der Anteil an CD4- und CD8-positiver T-Zellen etc.) im Durchflußzytometer analysiert werden. Darüber hinaus ist es möglich, den Anteil aktivierter T- und B-Zellen durch Markierung von aktivierungsassoziierten Rezeptoren zu bestimmen. Durch die durchflußzytometrischen Analysen kann das Fehlen bzw. die pathologische Verteilung von Lymphozytensubpopulationen erfaßt werden.

B-Zellen. Die Bestimmung von Oberflächen- bzw. intrazellulären Immunglobulinen spielt v. a. bei der Charakterisierung von B-Zelleukämien eine große Rolle.

Die B-Zellfunktion wird üblicherweise über die Bestimmung von Immunglobulinspiegel und Antikörpertiter (z.B. gegen Impfantigene) bestimmt. Wie im T-Zellsystem gibt es Antigene die T-Zell-abhängig („pokeweed mitogen", PWM) oder T-Zell-unabhängig (Staphylokokken Protein A, Cowan 1 Stamm, SAC) zur Proliferation anregen. Die dadurch induzierte DNA-Synthese kann durch den Einbau von radioaktivmarkiertem Thymidin quantifiziert werden.

In vivo kann die B-Zellfunktion durch spezifische Antikörperproduktion nach Impfung mit Polisaccharidantigenen getestet werden, da diese Antikörperbildung T-Zell-unabhäng ist.

T-Zellen. Neben der Qualifizierung der T-Zellen und ihrer Subpopulationen (vgl. Tabelle 73.1) spielen die T-Zellfuntionsteste in der klinischen Immunologie eine wesentliche Rolle. Analysiert wird der Einbau von radioaktivem Thymidin nach Stimulation der T-Zellen mit polyklonalen Mitogenen (PHA, ConA) oder Antikörper gegen das CD3- oder CD2-Antigen. Zu beachten ist, daß eine Reihe von Faktoren die Proliferation einschränken können (beispielsweise eine akute Infektion, Schwangerschaft, α-Fetoprotein, HLA-Antikörper).

Die gemischte Lymphozytenkultur („mixed lymphocyte culture", MLC) stellt einen Sonderfall der Antigenstimulation dar.

Die T-Zellproliferation korreliert nicht immer gut mit den oben genannten Hauttesten zur verzögerten Hypersensitivität. Dies hängt damit zusammen, daß zur Ausbildung der Typ-IV-Reaktion eine ganze Reihe aufeinanderfolgende, komplexe Abläufe erforderlich sind (z.B. Antigenerkennung und Prozessierung, Lymphozyten-Makrophagen-Interaktion, Zytokinsekretion, Veränderung der Kapillarpermeabilität).

Neben dem relativ späten Ereignis der DNA-Replikation können frühere Ereignisse wie die Expression von Aktivierungsmarker (z.B. CD69, CD25, HLADR) auf T-Zellen analysiert werden.

Auch die Produktion von Zytokinen kann mit durchflußzytometrischen Methoden durch Messung von intrazellulären Zytokinen auf Einzelzellebene analysiert werden.

Die Produktion von Zytokinen nach Stimulation mit spezifischen Antigenen spielt für die Differenzierung einer T-Helfer-1-, T-Helfer-2-Antwort eine wesentliche Rolle und wird zur Erforschung neuer Impfstoffe eingesetzt.

Findet sich in den oben genannten Untersuchungen ein Verdacht auf das Vorliegen eines zellulären Immundefektes, sind weitere Untersuchungen nötig, um den Defekt näher einzugrenzen. In Tabelle 73.2 ist eine Auswahl der Diagnostik dargestellt.

Tabelle 73.2. Auswahl weiterführender Untersuchungen bei Verdacht auf zellulären Immundefekt

HLA-Typisierung	Suche nach Fremdlymphozyten
Enzymbestimmung	Adenosindeaminase (ADA), Purinnukleosid Phosphorylase (PNP), Thymushormone
Bestimmung organischer Säuren	Orotsäure, Propionsäure
Knochenmarkanalyse	T-Vorläuferzellen
Genetische Untersuchungen	IL-2Rγ, Chromosom 22, X-Chromosom

Literatur

Stiem ER (1996) Immunologie disorders in infants and children, 4th edn. Saunders Philadelphia London Toronto Montreal Sydney Tokio

Stites DP (1994) Clinical Laboratory methods for Detection of Cellular Immunity. In: Stites DP, Terr AI, Parslow TG (eds) Basic and clinical immunology. 8th edn. Appleton & Lange, East Norwalk

Schlesier M, Rump J-A, Peter H-H (1996) Diagnostische Abklärung der Immundefizienz. In: Peter H-H, Pichler WJ (Hsrg) Klinische Immunologie. 2. Aufl. Urban & Schwarzenbeck, München Wien Baltimore

74 Molekulargenetische Diagnostik angeborener Immundefekte

K. Schwarz

Die Möglichkeit, angeborene Erkrankungen auf molekulare Ursachen zurückzuführen, eröffnet der Diagnostik ein breites Spektrum an distinkten, genetisch verursachten Immundefekten (ID). Derzeit sind über 70 primäre ID registriert (Tabelle 74.1); die erwartete Zahl dieser Erkrankungen liegt um ein Vielfaches höher (Ochs et al. 1999; Schwarz et al. 1999; WHO 1997). Für eine Vielzahl dieser ID ist eine genetische Beratung mit Vorhersage des Wiederholungsri-

Tabelle 74.1. Primäre Immundefekte mit bekannter molekularer Ursache. (Defekte der Komplementkaskade sowie der komplementregulierenden Proteine sind nicht aufgeführt.) *AD* autosomal-dominant, *AR* autosomal-rezessiv, *CD* „cluster of differentiation", *HLA* humane Leukozytenantigene, *TCR* T-Zellrezeptor, *XL* X-gekoppelt

Erkrankung, *Genname*	Proteindefekt, Pathogenese	Vererbungsmodus	Genort
Unspezifische Abwehr			
Defekte der Phagozytenfunktion			
Chronisch granulomatöse Entzündung (CGD)	Verlust des intrazellulären, oxidativen Burst zum Abtöten von Bakterien und Pilzen		
X- gekoppelte CGD. *CYBB*	Cytochromoxidase gp91^{phox}	XL	Xp21.1
p22^{phox} Defizienz. *CYBA*	Cytochromoxidasekomponente	AR	16q24
p47^{phox} Defizienz. *NFC1*	Cytochromoxidasekomponente	AR	7q11.23
p67^{phox} Defizienz. *NFC2*	Cytochromoxidasekomponente	AR	1q25
Leukozytenadhäsionsdefekte (LAD)			
LAD1. *ITGB2*	Zelloberflächenadhäsionskomplex; Expressionsverlust wegen eines Integrin-β2(CD18)-Defekts	AR	21q22.3
LAD2	Fukosemetabolismusdefekt	AR	–
Chediak-Higashi-Syndrom. *CHS1*	Veränderte lyosomale und zytoplasmatische Granulabildung	AR	1q42–q43
Griscelli-Syndrom. *MYO5 A*	Defektes Myosin-VA (5 A) beim Organellentransport	AR	15q21
Glukose 6-Phosphat-Dehydrogenase-Defizienz. *G6PD*	Defekt der intrazellulären Abwehr	XL	Xq28
Myeloperoxidasedefizienz. *MPO*	Defekt der intrazellulären Pilzabtötung	AR	17q23.1

Tabelle 74.1 (Fortsetzung)

Erkrankung, *Genname*	Proteindefekt, Pathogenese	Vererbungsmodus	Genort
Spezifische Abwehr			
Interferon-γ(IFNγ)-assoziierte Immundefekte			
Interferon-γ(IFNγ)-Rezeptordefizienz	Rezeptor für IFNγ; Verlust des Schutzes vor mykobakteriellen Erkrankungen		
$IFN\gamma_1$-Rezeptordefizienz. *IFNGR1*	$IFN\gamma_1$-Rezeptor (oder α-Kette); Signaltransduktion über Jak1 beeinträchtigt	AR/AD	6q23–24
$IFN\gamma_2$-Rezeptordefizienz. *IFNGR2*	$IFN\gamma_2$-Rezeptor (oder β-Kette); Signaltransduktion über Jak2 beeinträchtigt	AR	21q22.1–q22.2
Interleukin-12(IL-12)-p40-Defizienz *IL12B.*	Interleukin-12; Verlust des Schutzes vor mykobakteriellen Erkrankungen	AR	5q31.1–q33.1
Interleukin-12-Rezeptor β_1(IL-12Rβ_1)-Defizienz. *IL12Rβ1*	Rezeptor für Interleukin-12, Verlust des Schutzes vor mykobakteriellen Erkrankungen	AR	19p13.1
Immundefekte, die vorzugsweise die Antikörperproduktion beeinträchtigen			
Agammaglobulinämien			
X-gekoppelte Agammaglobulinämie(XLA). *BTK*	Btk (Bruton-Agammaglobulinämie-Tyrosin-Kinase); Defekt in der Signaltransduktion während der B-Zellentwicklung	XL	Xq21.3
X-gekoppelte Hypogamma globulinämie mit Wachstumshormonmangel	Btk nicht betroffen	XL	X
μ-Ig-Schwere-Kettendefizienz. *IGHM*	μ-Ig-Schwere-Kette; aufgehobene B-Vorläuferzelldifferenzierung	AR	14q32.3
λ_5-Surrogat-Leichte-Kettendefizienz. *IGLL1*	λ_5-Surrogat-Leichte-Kette; aufgehobene B-Vorläuferzelldifferenzierung	AR	22q11.22
Kombinierte B- und T-Zellimmundefekte			
T^-B^- schwerer kombinierter Immundefekt (SCID)			
RAG1-Defizienz. RAG1	Rekombinase-aktivierendes Protein 1; kein Rearrangement von B- und T-Zellrezeptorgenen	AR	11p13
RAG2-Defizienz. *RAG2*	Rekombinase-aktivierendes Protein 2; kein Rearrangement von B- und T-Zellrezeptorgenen	AR	11p13
Omenn-Syndrom. *RAG1, RAG2*	Partieller RAG1- oder RAG2-Defekt mit oligoklonaler T-Zellentwicklung	AR	11p13
T^-B^+-SCID			
X-gekoppelte SCID (γ-Kettendefizienz). *IL2RG*	Rezeptorkette für die Zytokine IL-2, -4, -7, -9, -15; Defekt in der Signaltransduktion während der T-Zellentwicklung	XL	Xq13.1–q13.3
Januskinase 3(Jak3)-Defizienz. *JAK3*	Zytoplasmatische Tyrosinkinase; Defekt während der T-Zellentwicklung in der Signaltransduktion von Interleukinrezeptoren mit γ-Kette	AR	19p13.1
Interleukin-7-Rezeptor-α(IL-7Rα)-Defizienz. *IL7Rα*	Rezeptor für Interleukin 7, Defekt in der T-Zellentwicklung	AR	5p13
Purin-Metabolismusdefekte			
Adenosindesaminase(ADA)-Defizienz. *ADA*	Erhöhte Purinmetabolite (dATP), toxisch für B- und T-Zellen	AR	20q13.2–q13.11
Purin-Nukleosid-Phosphorylase(PNP)-Defizienz. *PNP*	Erhöhte Purinmetabolite (dGTP), toxisch für B- und T-Zellen	AR	14q13.1
HLA-Klasse-II-Defizienz	Notwendige Transkriptionsfaktoren für die HLA-Klasse-II-Expression		
CIITA-Defizienz. *MHCIITA*	HLA-Klasse-II-Promotor, nicht-DNA-bindendes Protein. Komplementationsgruppe A	AR	16p13
RFXANK-Defizienz. *RFXANK*	HLA-Klasse-II-Promotor-bindendes Protein, Komplementationsgruppe B	AR	19p12
RFX-5, Defizienz im HLA-Klasse-II-Promotor X-Box regulierenden Faktor 5. *RFX5*	HLA-Klasse-II-Promotor-bindendes Protein. Komplementationsgruppe C.	AR	1q21
RFXAP, RFX-assoziierte Proteindefizienz. *RFXAP*	HLA-Klasse-II-promotorbindendes Protein. Komplementationsgruppe D.	AR	13q
HLA-Klasse-I-Defizienz. Transporterassoziiertes Protein 2. *TAP2*	Transporterprotein; Defekt des Peptidimports in das endoplasmatische Retikulum	AR	6q21.3
Hyper-IgM-Syndrom-X-gekoppeltes Hyper-IgM-Syndrom (CD40L-Defizienz). *CD40L*	Verlust des CD40L-vermittelten B-Zellisotyp-Switches	XL	Xq26.3–q27.1
CD3-Defizienz	Proteine des CD3-Komplexes im TCR		
CD3ε-Defizienz. *CD3 E*	CD3ε-Polypeptid; Signaltransduktionsdefizienz	AR	11q23
CD3γ-Defizienz. *CD3G*	CD3γ-Polypeptid; Signaltransduktionsdefizienz	AR	11q23

Tabelle 74.1 (Fortsetzung)

Erkrankung, *Genname*	Proteindefekt, Pathogenese	Vererbungsmodus	Genort
ZAP-70 (T-Zellrezeptor ζ-Ketten assoziierte Proteinkinase) Defizienz *ZAP70*	Verlust der zytoplasmatischen Tyrosinkinaseaktivität zur Signaltransduktion des TCR während der T-Zellentwicklung	AR	2q12
LCK-Defizienz. *LCK*	Verlust der Src-Familietyrosinkinaseaktivität während de TCR-Signaltransduktion	AR	1p35–p34.3
Interleukin-2-Rezeptor α-Kettendefizienz. *IL2RA*	IL-2-Rezeptordefekt, Defekt in der Regulation und Kontrolle von autoreaktiven T-Zellen	AR	10p14–p15
Apoptosedefekte			
Autoimmunlymphoproliferatives Syndrom (ALPS)	Defekte Apoptose der Lymphozyten, Autoimmunphänomene		
Apoptosemediator APO-1/Fas Defekt. *APT1*	Apoptosemediator APO-1, notwendig für die Lymphozytenhomöostase	AD/AR	10q23–q24.1
APO-1-Ligand/Fas-Ligand Defekt. *APT1LG1*	Apoptoseligand für APO-1/Fas	AD	1q23
Immundefektsyndrome			
Wiskott-Aldrich-Syndrom (WAS)/X-gekoppelte Thrombozytopenie (XLT). *WASP*	Zytoskelett-assoziiertes Protein, veränderte Zytoskelettregulation	XL	Xp11.22
Autoimmunpolyendokrinopathie mit Candidiasis und ektodermaler Dystrophie (APECED). *AIRE*	Transkriptionsfaktor AIRE-1, gestörte Genregulation	AR	21q22.3
X-gekoppeltes lymphoproliferatives Syndrom (XLP oder Duncan-Erkrankung). *SAP/SH2D1 A*	Verlust der Inhibition von SLAM (CDw156) Signalen in der T/B-Zellinteraktion	XL	Xq24–q25
DiGeorge-Anomalie (Acronym: CATCH22). *UFD1L?*	Defekt im Ubiquinierungsstoffwechsel intrazellulärer Proteine, assoziiert mit Thymusentwicklungsdefekt, kongenitalen Herzmißbildungen und Hypoparathyreoidismus	AD	22q11.2
DNA-Reparatur-assoziierte Syndrome			
Ataxia-Teleangiektasia. *ATM*	Zellzykluskontrollpunktproteinkinase; Zellzyklusdefekt	AR	11q22.3
Nijmegen-DNA-Bruchsyndrom. *NBS1*	Das NBS-Protein repariert DNA zusammen mit RAD50 und MRE11, DNA-Reparaturdefekt	AR	8q21
Bloom-Syndrom. *BLM*	DNA-Reparaturprotein, DNA-Reparaturdefekt	AR	15q26.1

sikos sowie eine Überträger- und Pränataldiagnostik möglich.

Die *Inzidenz* aller primärer ID beträgt ca. 1:10.000. Ein Populationsscreening ist wegen der Seltenheit der Einzelerkrankung aus Kostengründen nicht sinnvoll.

Eine *Indikation* für eine genetische Untersuchung kann für ID-Patienten, für ein präsymptomatisches Screening in betroffenen Familien und für Überträger bestehen. Zusätzlich kann eine pränatale Diagnose nach Kenntnis der Indexmutation in ID-Familien durchgeführt werden.

Die Einleitung einer molekularen ID-Diagnostik setzt eine sorgfältige Familienanamnese (autosomale vs. X-gekoppelte Vererbung) mit Aufstellen eines Stammbaums und eine komplette körperliche Untersuchung ebenso voraus wie die Kenntnis eines am Krankheitsbild orientierten Immunstatus (z.B. B^+T^+-, B^+T^--, B^-T^--Zelldefekte, T-Zellaktivierungsdefekte). Zusätzlich soll bei einer entsprechenden Indikation eine zytogenetische (z.B. DiGeorge-Anomalie) und proteinchemische Untersuchung (z.B. ADA-, PNP-Defekt) abgeschlossen sein.

Das anzuwendende *Repertoire der molekularen Diagnostik* erstreckt sich von Kopplungsanalysen (RFLP, STR–PCR) über X-Inaktivierungsstudien, Southern- und Northernblot- sowie Reverse-Transkriptions-PCR-Techniken bis zur indirekten (z.B. „single stranded conformation polymorphism“, SSCP; „dideoxy fingerprinting“, ddF) und direkten (RNA/DNA-Sequenzanalyse) Mutationsdetektion.

Vorzugsweise sollte eine unabhängige genetische Beratung der molekularen Diagnostik vorausgehen bzw. diese begleiten.

Literatur

Ochs HD, Smith CIE, Puck JE (1999) (Hrsg) Primary immunodeficiency diseases. A molecular and genetic approach Oxford Univ Press, New York Oxford

Schwarz K, Pannicke U, Fugmann SD, Bartram CR (1999) Angeborene lymphozytäre Immundefekte. In: Ruckpaul K, Ganten D (Hrsg) Handbuch der Molekularen Medizin und Gentherapie, Bd 4: Immunsystem und Infektiologie, Springer, Berlin Heidelberg New York Tokyo, S 40–83

WHO Scientific Group (1997) Primary immunodeficiency diseases. Clin Exp Immunol 190 [Suppl]: 1–28

75 Primäre B-Zelldefekte

H.M. Wolf, S. Zielen

Definition. Unter primären B-Zelldefekten versteht man angeborene Immundefekte mit klinisch und immunologisch überwiegender Störung der humoralen Immunität, d.h. der Fähigkeit zur Antikörperproduktion.

Häufigkeit. Primäre Immundefekte kommen insgesamt etwa mit einer Inzidenz von 1:10.000 vor. Dabei betreffen rund 2/3 der Defekte überwiegend die Antikörperbildung, wobei die Häufigkeit der einzelnen primären Antikörperbildungsdefekte stark variiert. Die Inzidenz der isolierten IgA-Defizienz, der häufigsten angeborenen Störung des Immunsystems, liegt in Europa und Nordamerika zwischen 1:700 und 1:1.000, während die Inzidenz des variablen Immundefektsyndroms (CVID), der häufigsten schweren Antikörperdefizienz, auf bis zu 1:50.000 geschätzt wird.

Ätiologie und Pathogenese. Im Knochenmark entstehen unreife, aber bereits für die Entwicklung in Richtung B-Zellreihe determinierte Vorläuferzellen (Pro-B-Zellen) aus lymphoiden Vorläuferzellen, aus denen auch die T-Zellreihe entspringt (Abb. 75.1). Pro-B-Zellen beginnen unter Einwirkung von Signalen der sie umgebenden Stromazellen (einschließlich der Zytokine wie z.B. IL-7) mit der Zellteilung und dem Rearrangement der Gensegmente des variablen Teils der Immunglobulin-schweren-Ketten (VDJ-Rearrangement). Verschiedene Klone von unreifen B-Zellen entstehen, die IgM als Teil des B-Zellantigenrezeptorkomplexes an ihrer Oberfläche exprimieren (Abb. 75.1). Die Aktivierung der reifen, aus dem Knochenmark ausgewanderten B-Zellen findet in den Keimzentren der lymphatischen Organe statt. Neben intrinsischen Defekten der B-Zellentwicklung, Reifung und/oder Funktion (z.B. X-chromosomal oder autosomal-rezessiv vererbte Formen der Agammaglobulinämie) können primäre Defekte der humoralen Immunität durch Störungen der T-Zellen bedingt sein (Tabelle 75.1, 72.2). Nach Stimulierung über den B-Zellantigenrezeptor (Oberflächenimmunglobulin) kommt es durch Interaktion von Rezeptoren auf der B-Zelle (z.B. CD40) mit Liganden auf aktivierten $CD4^{+}$-T-Zellen (z.B. CD40-Ligand) und Wirkung verschiedener Zytokine zur B-Zellproliferation, somatischen Hypermutation und zum Isotypwechsel (Abb. 75.1). Patienten mit der X-chromosomalen Form des Hyper-IgM-Syndroms (X-chromosomale Antikörperdefizienz mit normalem oder erhöhtem IgM, HIGM-1) weisen einen Defekt in der T-B-Zellinteraktion auf (Fehlen von CD40L auf aktivierten T-Zellen), während bei der autosomal rezessiven Form von HIGM der korrespondierende Rezeptor CD40 auf der B-Zellen fehlen kann oder Störungen in der CD40-abhängigen Signaltransduktion (z.B. NEMO-Defekt) oder Isotypwechsel Rekombination und somatischen Hypermutation (z.B. AID Defekt) vorliegen können (Tabelle 75.1, 75.2). Unter dem Begriff variables Immundefektsyndrom (CVID) faßt man eine heterogene Gruppe von Patienten mit sehr wahrscheinlich unterschiedlichen, bislang unbekannten molekularen Defekten zusammen. Gemeinsames Merkmal dieser häufigsten Form der primären Antikörperdefizienz mit schwerer klinischer Symptomatik (i.S. einer schweren, teilweise lebensbedrohlichen Infektionsanfälligkeit) ist eine stark eingeschränkte oder fehlende Antikörperbildung, alle Immunglobulinisotypen und Antigene betreffend, unter Ausschluß eines anderen bekannten primären Immundefektes (z.B. XLA, HIGM, XLP). Bei einigen Patienten mit CVID liegt ein partieller Defekt in der T-Zellaktivierung vor, der sich in einer fehlenden Aktivierbarkeit über den T-Zellrezeptor und einer verminderten Induktion der CD40L-Expression ausdrückt.

Bei anderen Antikörpermangelsyndromen ist die genaue Ursache des Immundefektes ebenfalls noch ungeklärt (Tabelle 75.1, 75.2). Die häufigste Form des selektiven Immunglobulinisotypenmangels ist die IgA-Defizienz, wobei nur vereinzelt Gendeletionen des $\alpha 1$ oder $\alpha 2$-Immunglobulinschwerkettenlocus gefunden wurden. In der Mehrzahl handelt es sich um eine gestörte Ausreifung von IgA-produzierenden Zellen und/oder einen gestörten Isotypwechsel zu IgA. Bei IgG-Subklassendefizienz besteht ein selektiver Mangel einer oder mehrerer IgG-Subklassen, mit oder ohne IgA-Defizienz, in Verbindung mit normalem oder nur gering vermindertem Gesamt-IgG. Bei Kindern ist der IgG2-Mangel (mit/ohne IgG4-Mangel) am häufigsten, bei Erwachsenen der IgG1- und IgG3-Mangel. Nur in sehr seltenen Fällen liegt ein Gendefekt der schweren Kette der entsprechenden IgG-Subklasse(n) vor, ein regulatorischer Defekt in der terminalen B-Zelldifferenzierung wird bei den meisten Patienten mit IgG-Subklassendefizienz vermutet.

Klinische Symptome und Verlauf. Die klinische Symptomatik einer primären Antikörperdefizienz kann prinzipiell in jedem Alter beginnen. Ab einem Alter von 4 bis 6 Monaten, d.h. nach Katabolismus der mütterlichen Antikörper, wird in den meisten Fällen eine Hypo- oder Agammaglobulinämie i.S. von XLA durch pathologische Infektanfälligkeit manifest. Eine bis in das Vorschulalter verzögerte klinische Manifestation und/oder verzögerte Diagnose findet sich jedoch ebenfalls, sogar bei Kindern mit schwerem Antikörpermangel; ein Beginn der Symptome im zweiten Lebensjahrzent oder später kommt v.a. bei Patienten mit CVID vor.

Patienten mit Antikörperdefizienz haben typischerweise eine erhöhte Anfälligkeit für bakterielle Infektionen mit wechselnder Lokalisation und/oder häufigen Rezidiven. Erreger sind typischerweise kapselhältige pyogene Bakterien wie Haemophilus influenzae oder Streptococcus pneumoniae, aber auch Staphylococcus aureus, Pseudomonas, Salmonella oder Campylobacter. Betroffen sind v.a. die oberen und unteren Atemwege mit Otits media, Sinusitis, eitriger Bronchitis und Pneumonie, häufig finden sich aber auch gastrointestinale Infektionen, besonders mit Erregern wie Giardia lamblia, Campylobacter und Rotavirus. Auch Infektionen der Haut und Schleimhäute (Pyodermien, eitrige Konjunktivitis) kommen vor. Besonders im frühen Kindesalter werden systemische bakterielle Infektionen wie Sepsis,

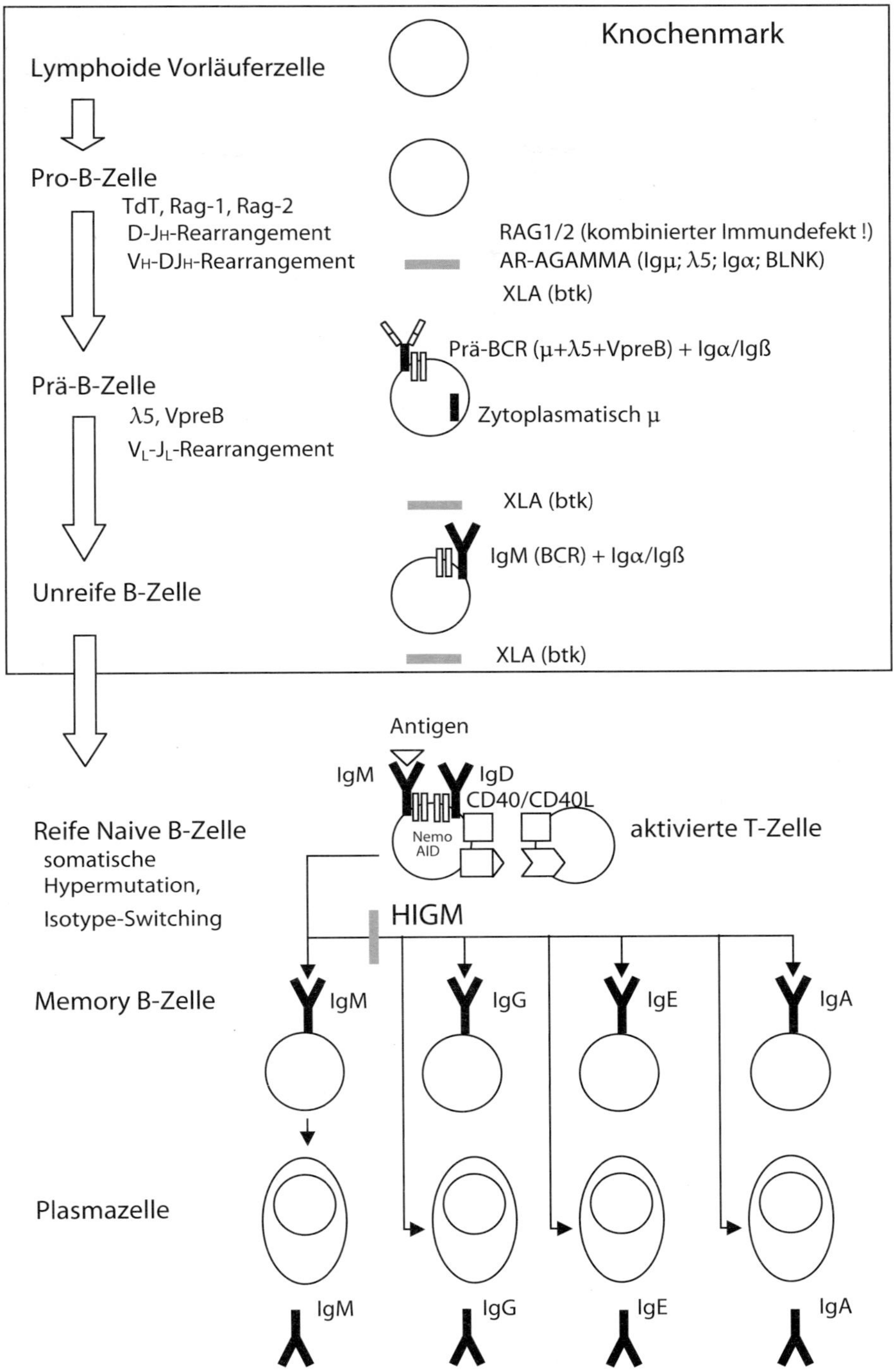

Abb. 75.1. Vereinfachtes Schema der B-Zellentwicklung mit Lokalisation der Störung bei primären Antikörperdefizienzen mit bekanntem molekularen Defekt

Meningitis, Osteomyelitis und septische Arthritis gesehen. Das Auftreten bereits einer dieser Erkrankungen bei Kindern sollte schon Anlaß zur Untersuchung auf Immundefekt geben. Andere bakterielle Infektionen wie z.B. rezidivierende Harnwegsinfekte sind nicht typisch für Patienten mit primärer Antikörperdefizienz. Der Verlauf viraler Kinderkrankheiten ist bei Patienten mit Antikörperdefizienz nicht unbedingt schwerer als bei immunkompetenten Personen, wobei es aber nicht zur Ausbildung einer Immunität nach der Erkrankung kommt, und Reinfektionen möglich sind. Bei Patienten mit X-chromosomal-vererbtem Hyper-IgM-Syndrom (HIGM-1) kommt es außerdem zu Pneumocystis-carinii-Pneumonie und gastrointestinalen Infektionen mit Cryptosporidium. Bei Patienten mit XLA oder CVID wurde eine Anfälligkeit für ungewöhnliche ECHO-Virusinfektion mit chronischer Meningoenzephalitis beschrieben.

Neben einer pathologischen Infektanfälligkeit finden sich Symptome, die auf eine gestörte Immunregulation schließen lassen. Hyperplasien der lymphatischen Organe (Lymphadenopathie, Splenomegalie, Hepatomegalie) wurden bei Pati-

Tabelle 75.1. Primäre Immundefekte mit klinisch und immunologisch überwiegender Störung der humoralen Immunität – Teil 1

Erkrankung	Vererbung	Chromosomale Lokalisation	Defektes Genprodukt	Serumimmunglobuline	B-Zellen im Blut	Auswirkung auf die Antikörperproduktion
Agammaglobulinämie	X-chromosomal (XLA)	Xq21.3-22	Zytoplasmatische Proteintyrosinkinase btk	Alle Isotypen (IgG,IgA,IgM, IgE) massiv erniedrigt oder nicht nachweisbar	Stark vermindert bis fehlend	Defekt der B-Zellentwicklung im Knochenmark auf verschiedenen Ebenen von Vorläufern der unreifen B-Zelle; durch Fehlen reifer B-Zellen keine Antikörperproduktion, alle Isotypen betreffend
	Autosomal rezessiv	14q32.3	μ-schwere Immunglobulin- Kette			
		22q11.22	lambda5 (surrogate light chain, in pre BCR)			
		19q13.2	Igα (CD79a, pre BCR und BCR Signaltransduktion)			
		10q23.22	BLNK (B-cell Adaptor Protein, Igμ Signal-transduktion)			
Hyper-IgM-Syndrom	X-chromosomal (HIGM-1) [a]	Xq26-27	CD40-Ligand auf aktivierten T-Zellen	IgM und IgD normal oder erhöht, IgG, IgA, IgE stark vermindert	B-Zellzahl im peripheren Blut normal; nur IgM- und IgD-tragende B-Zellen vorhanden	Störung der T-B-Zellinteraktion, dadurch Fehlen des Isotypenwechsels; IgM-Antikörper reduziert bis normal, Antikörper anderer Isotypen fehlend
	X-chromosomal mit ectodermaler Dysplasie (XHM-ED)	Xq28	NEMO (nuclear factor κB [NF-κB] essential modulator, IKKγ)			Defekt des Isotypwechsels durch Störung der CD40-Signaltransduktion
	Autosomal rezessiv (HIGM-2)	20q12-q13.2	CD40 [a]			Störung der T-B-Zellinteraktion, dadurch Fehlen des Isotypenwechsels
		12p13	Activation-induced cytidine deaminase (AID)			Defekt der Isotypwechsel-Rekombination und somatischen Hypermutation; IgM-Antikörper reduziert bis normal, Antikörper anderer Isotypen fehlend

[a] HIGM-1- und CD40-Defekt werden aus differentialdiagnostischen Gründen angeführt, und da in der überwiegenden Zahl der Patienten der Defekt in der Anti körperbildung das klinische Bild dominiert; diese Immundefekte sind jedoch durch die Art des Defektes und das mögliche Spektrum des klinischen Phänotyps den kombinierten Immundefekten zuzuordnen.

enten mit HIGM und CVID beschrieben, und könnten Ausdruck einer inadäquat regulierten B-Zellstimulation aufgrund eines Defekts auf der T-Zellebene sein. Durch konstante antigene Stimulation der B-Zellen im Zuge rezidivierender Infektionen dürfte auch das hohe IgM bei Patienten mit HIGM zu erklären sein. Besonders bei Patienten mit CVID finden sich zusätzlich zur Infektanfälligkeit Autoimmunsyndrome wie chronisch-atrophe Gastritis, Zytopenien, autoimmune Leber- und Gallengangserkrankungen oder gastrointestinale Malabsorption, Kolitis und zöliakieähnliche Symptomatik ohne Besserung auf Diät. Die Inzidenz von Malignomen, besonders solcher des lymphatischen Gewebes und des Gastrointestinaltraktes, ist bei HIGM-1 und CVID-Patienten erhöht. Bei Patienten mit weniger starker Störung der Antikörperproduktion (z.B. IgG-Subklassendefizienz, IgA-Defizienz, selektiver Defekt der Antikörperproduktion bei normalen Serumimmunglobulinspiegeln, z.B. gegen Polysaccharidantigene) ist die klinische Symptomatik außerordentlich variabel, und reicht vom völligen Fehlen von Beschwerden bis zu deutlicher Infektanfälligkeit, z.B. für respiratorische bakterielle Infektionen, und/oder Störungen der immunologischen Homeostase, z.B. Autoimmunität bei IgA-Defizienz.

Diagnose der primären Antikörperdefizienz

Bestimmung der Serumimmunglobulinspiegel. Bei Kindern über einem Jahr und Erwachsenen ist die Bestimmung der Serumimmunglobuline ein verläßlicher erster Zugang zur Abklärung einer Antikörperdefizienz, wobei bei Kindern die altersentsprechenden Normwerte zu beachten sind. Normale Serumimmunglobuline schließen jedoch eine primäre Antikörperdefizienz im Sinne einer Antikörperbildungsstörung, z.B. gegen bakterielle Polysaccharidantigene, nicht aus. Die Bestimmung von IgG, IgA, IgM und IgE sollte durch die Bestimmung der IgG-Subklassen 1–4 ergänzt werden, ganz besonders bei normalem oder nur wenig reduziertem IgG, oder bei isolierter IgA-Defizienz.

Untersuchung der Antikörperbildungsfähigkeit. Ab dem Schulkindesalter oder bei Erwachsenen findet sich bei Vorliegen einer massiv erniedrigten Serum-IgG-Konzentration (IgG unter 250 mg/dl) fast immer auch eine massiv gestörte Antikörperbildungsfähigkeit. Bei bestimmten sekundären Antikörperdefizienzen mit Verlust der IgG-Antikörper (z.B. intestinaler Eiweißverlust oder nephrotisches Syndrom) oder im frühen Kindesalter, besonders im ersten Le-

Tabelle 75.2. Primäre Immundefekte mit klinisch und immunologisch überwiegender Störung der humoralen Immunität – Teil 2

Erkrankung	Vererbung	Chromosomale Lokalisation	Gendefekt	Serumimmunglobuline	B-Zellen im Blut	Auswirkung auf die Antikörperproduktion
Mangel an κ-leichten Ketten	Autosomal rezessiv	2p11	Immunglobulin κ-leichte Kette	kappa-enthaltende Immunglobuline stark vermindert	B-Zellzahl normal, kappa-positive B-Zellen stark vermindert	Normale Antikörperbildung (lambda), Defekt in der Produktion von Antikörpern mit κ-leichten Ketten
Deletion von Immunglobulin-schweren Ketten	Autosomal rezessiv	14q32.3	Entsprechende Immunglobulin-konstante Region	Fehlen des entsprechenden Isotyps und/oder IgG-Subklasse	B-Zellzahl normal oder vermindert	Defekt in der Produktion von Antikörpern des deletierten Isotyps, normale Antikörperbildung anderer Isotypen
IgG-Subklassen-defizienz	Unbekannt	Unbekannt	Unbekannt	Verminderung einzelner oder mehrerer IgG-Subklassen	Normal oder unreif	Regulatorische Störung der Isotypdifferenzierung; Antikörperbildung normal oder vermindert gegen bestimmte Antigene
Antikörperbildungsstörung mit normalen Serumimmunglobulinen	Unbekannt	Unbekannt	Unbekannt	Normal	Normal	Antikörperbildung gegen bestimmte Antigene, z.B. Polysaccharidantigene, vermindert
Variables Immundefektsyndrom (Common variable Immuno-deficiency, CVID)	Variabel	Unbekannt	Unbekannt	Variable Verminderung mehrerer oder aller Immunglobulin-Isotypen	Normal oder vermindert	Antikörperbildung aller Isotypen stark vermindert oder fehlend
IgA-Defizienz	Variabel	Unbekannt	Unbekannt	Verminderung von IgA1 und IgA2	Normal oder IgA-positive vermindert	Störung in der Reifung IgA-produzierender Zellen; normale IgG- und IgM Antikörperbildung
Transitorische Hypogammaglobulinämie des Kleinkindesalters	Unbekannt	Unbekannt	Unbekannt	IgG und IgA vermindert	Normal	Normale IgG- und IgM Antikörperbildung gegen T-zellabhängige Antigene

bensjahr, können jedoch sehr niedrige IgG-Werte mit einer intakten Antikörperbildungsfähigkeit, zumindest gegen Impfantigene wie Tetanus- Toxoid oder Hib-Konjugat, einhergehen. Hier und bei weniger starker Verminderung der Serum-IgG-Spiegel und/oder Verminderung einzelner IgG-Subklassen oder bestimmter Immunglobulinisotypen ist es für die Einschätzung des Ausmaßes der Antikörperdefizienz notwendig, die Antikörperbildungsfähigkeit zu untersuchen. Dazu werden Serumantikörper gegen natürlich vorkommende Antigene (z.B. Anti- körper gegen nichtpathogene E. coli oder Blutgruppenantigene, ASLO), Antikörper nach durchgemachter Infektion/Erkrankung (z.B. EBV, HSV) oder Antikörper gegen Impfantigene (Di, Tet, Hib nach Konjugat-Impfung, FSME) untersucht. Die Fähigkeit zur Bildung von Antikörpern unterschiedlicher Isotypen muß ebenso geprüft werden wie die Antikörperbildung gegen unterschiedliche Typen von Antigen (T-zellabhängige Proteinantigene wie Tetanus-Toxoid und T-zellunabhängige Antigene wie bakterielle Polysaccharide, z.B. von Pneumokokken). Bei der Beurteilung der Antikörperbildungsfähigkeit muß die Frage der vorherigen Exposition sowie eine eventuelle Altersabhängigkeit der Antikörperantwort berücksichtigt werden. So ist die Fähigkeit, Antikörper gegen reine Polysaccharidantigene wie Pneumokokkenpolysaccharide zu bilden, in den ersten 2 Lebensjahren noch nicht voll ausgebildet, so daß eine entsprechende Antikörperbildungsstörung in diesem Alter schwierig zu diagnostizieren sein kann. Untersuchungen der B-Zellfunktion in vitro sind hauptsächlich zur Beantwortung wissenschaftlicher Fragestellungen geeignet und helfen derzeit für die Diagnose und Differentialdiagnose der unterschiedlichen Formen der primären Antikörperdefizienz nur wenig.

Untersuchung der zellvermittelten Immunität. Eine Untersuchung der zellvermittelten Immunität (zunächst durch Bestimmung der Lymphozytensubpopulationen im peripheren Blut sowie durch Untersuchung der T-Zellfunktion in vitro) ist notwendiger Bestandteil der Diagnostik bei Verdacht auf Antikörperdefizienz.

Differentialdiagnose. Primäre Defekte der Antikörperbildung sind von allen Formen der sekundären Antikörperdefizienz abzugrenzen. Hierzu gehören z.B. Hypogammaglobulinämie bei nephrotischem Syndrom, Verlust von IgG bei intestinalem Eiweisverlustsyndrom, Antikörperdefizienz bei Mangelernährung, posttraumatisch oder im Gefolge anderer schwerer Erkrankungen, z.B. Malignome, oder iatrogen, z.B. durch Kortikosteroidtherapie. Andere angeborene Immundefekte, wie kombinierte Immundefekte (z.B. Hypogammaglobulinämie bei Kindern mit SCID oder MHC-Klasse-II-Defizienz), Granulozyten- oder Komplementdefekte, sind bei Patienten mit fraglicher Abwehrschwäche auszuschließen. Mit einer Störung der Antikörperbildung einhergehende Syndrome sind z.B. Deletionen oder Ringformation von Chromosom 18, Turner-Syndrom, Trisomie 21, oder Dyskeratosis congenita. Eine komplette Aufzählung dieser Syndrome findet sich in der letzten IVIS-Einteilung der primären Immundefizienzen (1997).

Genetische Diagnostik von Überträgern. Für einige der primären Immundefizienzen mit überwiegender Störung der Antikörperproduktion sind der Vererbungsmodus und die chromosomale Lokalisation bekannt, bei einer ständig zunehmenden Anzahl von Erkrankungen sogar das defekte Gen (Tabelle 75.1, 75.2). Die Diagnose von Überträgern dieser Erkrankungen wird dadurch ermöglicht. In informativen Familien kann die Analyse von polymorphen Markern bei genügend genauer chromosomaler Lokalisation des Gendefekts Überträger identifizieren. In einigen X-chromosomal vererbten Immundefekten (z.B. XLA) ermöglicht ein Selektionsvorteil der Zellen mit dem gesunden X-Chromosom die Bestimmung von Überträgern (Analyse der „nonrandom X-inactivation"). Bei bekanntem Gendefekt ist die Mutationsanalyse als direkte Methode der Bestimmung von Überträgern möglich. Eine echte Prävention der primären Antikörperdefizienz im Sinne einer Pränataldiagnostik mit nachfolgendem Abbruch der Schwangerschaft erscheint jedoch aufgrund der guten Prognose und Therapiemöglichkeiten der humoralen Immundefekte kaum gerechtfertigt.

Therapie. Neben einer adäquaten antibiotischen Therapie von bakteriellen Infektionen (möglichst nach erfolgtem Erregernachweis, gezielt, hochdosiert und ausreichend lange) ist derzeit die „kausale" Therapie der Wahl der schweren primären Antikörperdefizienz die lebenslange Substitutionsbehandlung mit intravenösen Immunglobulinpräparaten. Diese Präparate sollen praktisch ausschließlich funktionell intaktes, nichtmodifiziertes, monomeres IgG enthalten (IVIG). Die für eine adäquate Substitution benötigte Menge von IVIG ist an die individuellen Bedürfnisse der Patienten anzupassen, wobei man von einer Dosierung von etwa 400 mg IgG/kg Körpergewicht alle 3–4 Wochen ausgeht. Alle Patienten mit signifikant vermindertem Serum-IgG (d.h. IgG <250 mg/dl) und/oder nachgewiesenem schwerem Defekt in der Produktion spezifischer Antikörper sollten eine IVIG-Substitutionstherapie erhalten, auch wenn zum Zeitpunkt der Diagnosestellung keine oder nur wenig klinische Symptomatik besteht, da die klinische Erfahrung zeigt, daß die Langzeitprognose von der frühzeitigen Behandlung abhängt. Eine Ausnahme bilden Kinder im ersten Lebensjahr mit schwerer physiologischer Antikörperdefizienz, bei denen die Serumimmunglobulinwerte vorübergehend unter 250 mg/dl absinken können, die aber trotzdem in der Lage sind, Antikörper zu bilden (nachweisbar nach Impfung), sowie Kleinkinder mit passagerem Antikörpermangelsyndrom oder bestimmte Patienten mit sekundärer Antikörperdefizienz, bei denen nach eingehender immunologischer Untersuchung die Indikationsstellung zur IVIG-Substitutionstherapie auch von der klinischen Situation abhängt. Bei Patienten mit weniger schwerem Defekt der Antikörperproduktion und/oder weniger deutlicher Hypogammaglobulinämie (z.B. wenig erniedrigtes Serum-IgG, IgG-Subklassendefizienz, Antikörperbildungsstörung z.B. gegen Polysaccharidantigene) ist eine IVIG-Substitutionstherapie nur bei Vorliegen einer pathologischen Infektanfälligkeit indiziert. Ziel der Immunglobulintherapie ist die Prävention von Infektionen und dadurch von Organschäden (z.B. Hörschäden durch rezidivierende Otitis media, Entwicklung einer chronischen Lungenerkrankung, z.T. mit Bronchiektasien).

Impfungen mit Lebendimpfstoffen (z.B. orale Polioimpfung) sind bei Patienten mit schwerem Defekt der Antikörperbildung (z.B. XLA, CVID, HIGM-1) prinzipiell kontraindiziert. Bei Patienten mit weniger schwerem Defekt in der Antikörperproduktion (z.B. IgG-Subklassendefizienz, selektive Antikörperbildungsstörung) besteht keine prinzipielle Kontraindikation gegen Lebendimpfungen. Beispielsweise ist bei Kleinkindern mit passagerem Antikörpermangelsyndrom die MMR-Impfung nach eingehender immunologischer Untersuchung möglich. Eine Kontrolle des Impferfolges ist bei Patienten mit Einschränkung der Antikörperbildung empfehlenswert.

Prognose. Noch immer gibt es Patienten, bei denen der primäre Immundefekt nicht oder zu spät diagnostiziert wird. Diese Patienten leiden an rekurrierenden, oft schweren Infektionen mit oftmaligem und langdauerndem stationären Aufenthalt, sowie an Folgeerscheinungen der chronisch-rezidivierende Infektionen wie Malabsorption, Anämie oder der Entwicklung von Organschäden wie Bronchiektasien. Im Gegensatz dazu führen Patienten mit früh erkannter und früh behandelter primärer Antikörperdefizienz ein weitgehend normales Leben. Ernste Komplikationen der Immunglobulinsubstitution sind sehr selten. Nach der Diagnosestellung sind regelmäßige klinisch-immunologische Kontrollen, u.a. zur Überwachung der Substitutionstherapie, erforderlich.

Literatur

Buckley RH (2000) Primary immunodeficiency diseases due to defects in lymphocytes. N Engl J Med 343: 1313–1324

Eibl MM, Wolf HM (1996) Primary immunodeficiency disorders. Pathogenesis and treatment. Clin Immunother 5: 137–160

Fischer A (2001) Primary immunodeficiency diseases: an experimental model for molecular medicine. Lancet 357: 1863–1869

Rosen FS, Cooper MD, Wedgwood RJP (1995) The primary immunodeficiencies. N Engl J Med 333: 431–440

WHO Scientific Group (1997) Primary immunodeficiency diseases. Report of a WHO Scientific Group. Clin Exp Immunol 109 [Suppl 1]: 1–28

76 T-Zelluläre und kombinierte Immundefekte

F. Zepp, W. Friedrich

Primäre T-zelluläre Immundefekte umfassen eine Gruppe seltener Erkrankungen als Folge genetisch bedingter Störungen der Reifung, Differenzierung und Aktivierung oder der Funktion des T-zellulären Immunsystems. Wegen der zentralen immunregulatorischen Funktion der T-Zellen besteht meist auch ein humoraler Immundefekt, so daß es sich funktionell meist um kombinierte Immundefekte handelt. Die Grenzen zwischen primärzellulären Immundefekten und den schweren kombinierten, das B- und T-Zell-System betreffenden Immundefekten, schwinden zunehmend.

Die Klassifikation T-zellulärer Immundefekte beruht überwiegend auf klinischen Befunden sowie immunologischen krankheitsspezifischen Auffälligkeiten, die sich u.a. aus morphologischen, funktionellen und phänotypischen Untersuchungen des lymphatischen Systems ergeben. Die Möglichkeit, die zugrunde liegenden Defekte auf molekularer Ebene zu definieren, erlaubt zunehmend eine Einteilung nach pathogenetischen Gesichtspunkten. Dies hat bedeutende therapeutische Konsequenzen. Mit dem wachsenden Verständnis der molekularen Pathogenese einer Immundefekterkrankung wachsen die Möglichkeiten einer Gentherapie.

Klinik zellulärer Immundefekte. Zelluläre und kombinierte Immundefekte manifestieren sich durch das frühzeitige Auftreten ungewöhnlicher infektiöser Komplikationen. Rezidivierende Infektionen, die weder spontan noch unter antibakterieller Therapie vollständig ausheilen, sind charakteristisch, wobei opportunistische Erreger im Vordergrund stehen. Störungen der zellulären Immunität prädisponieren zu Infektionen durch Viren, Pilze, Parasiten und intrazelluläre Bakterien. Die Krankheitsverläufe beginnen im Alter von wenigen Wochen. Schwerste virale Infektionen, insbesondere Varizellen-, Herpes- und CMV-Infektionen komplizieren den Verlauf und führen fast durchweg zum Tode. Im weiteren Verlauf stehen opportunistische Infektionen im Vordergrund, wie z.B. therapieresistente Pilzinfektionen der Schleimhäute, chronische intestinale Infektionen mit nicht beeinflußbarer Gedeihstörung, Infekte im Bereich der Atemwege sowie akute interstitielle Pneumonien, häufig ausgelöst durch *Pneumocystis carinii*. Eine BCG-Impfung kann zu einer generalisierten BCG-Infektion führen, die sich Wochen bis Monate nach Impfung manifestiert. Weitere Symptome charakterisieren spezifische Immundefekt-Krankheiten des frühen Kindesalters (s. unten).

Seltener manifestieren sich primäre T-Zelldefekte im späteren Kindes- und Adoleszentenalter, meist dann, wenn es sich um isolierte Störungen T-zellulärer Teilfunktionen handelt. Diese Formen der T-Zelldefekte sind durch erhöhte Infektanfälligkeit, allergische und autoimmunologische Phänomene und ein erhöhtes Malignomrisiko charakterisiert.

76.1 Primäre T-zelluläre Immundefekte

DiGeorge-Sequenz

Die DiGeorge Sequenz (kongenitale Thymushypo- oder -aplasie) ist durch die Symptome zelluläre Immundefizienz durch Thymushypo- oder -aplasie, Hypoparathyreoidismus bei Parathyreoideahypo- oder -aplasie, kongenitale Herz- und/oder Gefäßmißbildungen und Gesichtsanomalien (dysplastische Ohren, Hypertelorismus, Mikrogenie, Gaumenspalte, kurzem Lippenphiltrum, Fischmund, antimongoloider Augenfalte) charakterisiert.

Der Immundefekt kann bei Thymusaplasie mit einem kompletten T-Zelldefekt, bei hypoplastischem Organ mit partiellem T-Zelldefekt einhergehen.

Pathogenese. Die Mehrzahl der Patienten mit DiGeorge-Sequenz weist strukturelle Chromosomenaberrationen (partielle Trisomie 20 oder partielle Monosomie 22) auf. Fast 95% der betroffenen Kinder tragen eine Mikrodeletion in der Region 22q11.2 (s. Kap. 30).

Die DiGeorge-Sequenz wird zu einer Gruppe von Krankheitsbildern gerechnet, die unter dem Akronym „CATCH22" zusammengefaßt werden. CATCH22 steht für „cardiac, abnormal facies, thymic hypoplasia, cleft palate, hypocalcemia, 22nd chromosome". Andere Krankheitsbilder mit einer 22q11-Monosomie sind das velokardiofaziale (Shprintzen-) Syndrom, das konotrunkale Gesichtsanomaliesyndrom, das Cayler-Syndrom und Patienten mit BBB/G-Syndrom (Opitz-Syndrom), die ohne Störung der Thymusentwicklung einhergehen. Deletionen am Chromosom 22q11 können heute mittels „Fluoreszenz In-situ-Hybridisierung" (FISH-Technik) zuverlässig nachgewiesen werden.

Klinische Symptome und Verlauf/Diagnose. Bei Geburt fallen die Kinder durch die charakteristische Fazies auf. In den ersten Lebenstagen entwickeln sie tetanische Krampfanfälle sowie kardiale und pulmonale Probleme. Begleitfehlbildungen im Bereich des Urogenitaltraktes, der Lungen, des Gastrointestinaltraktes und des Zerebrums kommen vor. Nach der Neugeborenenperiode bestimmen lebensbedrohliche Infektionen die Prognose. Soorinfektionen des Gastrointestinaltraktes, therapieresistente Diarrhöen, Gedeihstörungen und Pneumonien durch *Pneumocystis carinii* sind charakteristisch.

Im peripheren Blut ist die Zahl reifer T-Zellen vermindert, häufig werden unreife (CD1, CD38-positive) T-Vorläuferzellen nachgewiesen. Hauttests mit Antigenen fallen negativ aus, sind im ersten Lebensjahr allerdings nur begrenzt verwertbar. Die Funktion der T-Lymphozyten ist vermindert oder fehlt. Bei inkompletter DiGeorge-Sequenz (Thymushypoplasie) sind die Störungen der T-Zellfunktion variabel ausgeprägt. Mit zunehmendem Alter entwickeln diese Patienten häufig eine Regeneration der Nebenschilddrüsenfunktion und der Zell-vermittelten Immunität.

Therapie. Durch Transplantation von fetalem Thymusgewebe kann eine Rekonstitution der T-Zellfunktion erreicht werden. Zuverlässiger ist die Therapie durch Knochenmarktransplantation. Eine Therapie des Immundefektes ist gerechtfertigt, wenn eine operative Korrektur des Herzfehlers möglich ist und eine partielle HLA-Identität von Spender und Empfänger vorliegt. Wegen des Risikos einer schweren GvH-Erkrankung darf bei operativen Eingriffen ausschließlich bestrahltes (25 Gy) Blut verwendet werden.

Ohne Therapie des Immundefektes ist die Lebenserwartung der Kinder gering, 80 % der Kinder mit kompletter Di-George-Sequenz sterben im ersten Lebensjahr.

Wiskott-Aldrich-Syndrom

Das X-chromosomal-rezessiv vererbte Syndrom ist durch die Trias Thrombozytopenie mit Thrombopathie, chronisches Ekzem und rezidivierende opportunistische Infektionen infolge eines häufig kombinierten Immundefektes charakterisiert. Eine leichtere Verlaufsform wird autosomal vererbt. Die früher als eigenständig beschriebene X-chromosomale Thrombozytopenie wird durch Missense-Mutationen im WASP(Wiskott-Aldrich-Syndromprotein)-Gen verursacht.

Pathogenese. Für die Erkrankung ist die Mutation eines Gens auf dem kurzen Arm von Chromosom Xp11.22–11.23 verantwortlich. Das Gen kodiert WASP, das ein Effektormolekül für eine GTPase ist. Der Mangel an WASP führt zu Störungen der Signalübertragungswege in der Zelle. Weiterhin ist die Aktinpolymerisierung eingeschränkt, die für Zellaktivierungsvorgänge, aber auch bei der Bildung von Thrombozyten aus Megakaryozyten bedeutsam ist.

Klinische Symptome und Verlauf. Häufig schon nach der Geburt entwickeln die Patienten petechiale Blutungen infolge der Thrombozytopenie. Im weiteren Verlauf treten gastrointestinale und intrakranielle Blutungen hinzu. Die Thrombozytenzahl liegt zwischen 5.000 und 100.000/nl. Auch die Größe und die Aggregationsfähigkeit der Thrombozyten sind reduziert. Gelegentlich besteht eine Eosinophilie im Differentialblutbild. Im zweiten Lebenshalbjahr treten rezidivierende Infektionen wie Otitiden, Pneumonien, Septikämien und Meningitiden meist durch Pneumokokken, Meningokokken, *Haemophilus influenzae* oder *Pneumocystis carinii* auf. Schon früh entwickelt sich ein Ekzem, welches in seiner Morphe und Lokalisation einer atopischen Dermatitis entspricht.

Mit der Manifestation des Immundefektes treten Autoimmunphänomene (Arthritis, Vaskulitiden, hämolytische Anämie) hinzu. Die erhöhte Inzidenz lymphoretikulärer Malignome ist wahrscheinlich ebenfalls Folge der gestörten Immunregulation.

Störungen der humoralen Immunität manifestieren sich im Verlauf des ersten Lebensjahres. Bei normaler B-Zellzahl sind IgA und IgE häufig erhöht, der IgM-Spiegel ist erniedrigt. Auch die Bildung spezifischer Antikörper, besonders gegen Polysaccharidantigene, ist eingeschränkt.

Die T-Zellimmunität ist anfänglich normal und nimmt im Verlauf mehrerer Jahre progredient ab. Schwere Lymphopenien werden nach dem 6. Lebensjahr beobachtet. In den Lymphknoten und der Milz entsteht eine Zellverarmung der T-Zell-abhängigen Regionen. Die Hautreaktion vom verzögerten Typ ist reduziert oder fehlt. Den Monozyten fehlt in etwa 50 % der Fälle der Fc-Rezeptor für IgG.

Differentialdiagnostisch muß in der Neugeborenenperiode an eine Sepsis, später an andere Thrombopathien gedacht werden. Die Bestimmung der Thrombozytengröße ist ein wichtiges Differenzierungsmerkmal.

Therapie. Die Therapie orientiert sich an den führenden Symptomen: Infektionen müssen intensiv antimikrobiell behandelt werden. Die intravenöse Gabe von Immunglobulinen ist von Nutzen. Bei bedrohlichen Blutungen darf zur Vermeidung einer Graft-versus-host-Reaktion nur bestrahltes (25 Gy) Thrombozytenkonzentrat transfundiert werden. Durch eine Splenektomie kann die Normalisierung der Thrombozytenzahl erreicht werden, allerdings ist das Risiko schwerster Pneumokokkeninfektionen postoperativ erhöht. Daher sollte die Splenektomie nur bei mit Steroiden voll austherapierten, nicht mehr ausreichend substituierbaren Thrombozytopenien erwogen werden. Eine anschließende Dauerprophylaxe mit Penicillin (100.000 IE/kg/Tag in 3 ED) und Cotrimoxazol (6 mg/kg/Tag Trimethoprim in 2 ED) ist notwendig. Die besten therapeutischen Ergebnisse werden mit einer Knochenmarktransplantation erzielt. Nach Knochenmarktransplantation normalisieren sich T- und B-Zellfunktion, das Exanthem klingt ab und die Thrombozytenzahlen steigen an. Die Erfolgsquote HLA-identischer Transplantationen liegt über 90 %. Eine Genersatztherapie scheint in Zukunft möglich.

Die Prognose hat sich durch die aggressive antibiotische Therapie und die Knochenmarktransplantation deutlich verbessert. Todesfälle sind in 60 % auf Infektionen, in 30 % auf akute Blutungen und in 5 % auf Malignome zurückzuführen. Das Risiko für die Entwicklung lymphoretikulärer Malignome ist 100fach erhöht.

IPEX-Syndrom

Das durch *I*mmundefizienz, *P*olyendokrinopathie und *E*nteropathie charakterisierte, *X*-chromosomal-rezessiv vererbte Krankheitsbild ist vermutlich durch eine globale Aktivierung des Immunsystems bedingt. Das verantwortliche Gen liegt auf Xp11.23-q13.3, ganz in der Nähe des Wiskott-Aldrich-Gens. Die Patienten erkranken im Säuglingsalter mit Diabetes mellitus, Durchfällen, Gedeihstörung, Ekzem und hämolytischer Anämie. Seltener sind Thrombozytopenie, Hypothyreose, Splenomegalie und Lymphadenopathie. Die Patienten versterben innerhalb der ersten beiden Lebensjahre.

Chronische Mukokutane Candidiasis

Definition. Das heterogene Krankheitsbild ist durch die Kombination von chronischen Pilzinfektionen der Haut, Nägel und Schleimhäute, Defekten der zellulären Immunität und das Auftreten multipler Endokrinopathien autoimmunologischer Genese gekennzeichnet.

Pathogenese. Wahrscheinlich führen verschiedene Ursachen zu ähnlichen klinischen Symptomen. Bei einigen Fällen wurde ein autosomal-rezessiver Erbgang vermutet.

Die immunologischen Defekte betreffen immunregulatorische Funktionen sowie die Lymphokinproduktion der T-Lymphozyten. Darüber hinaus gibt es Störungen der humoralen Immunität und der Makrophagen. Einem Teil der Fälle liegt möglicherweise auch ein Enzymdefekt zugrunde (Carboxylasedefekt). Alternativ wird die Hemmung von Immunfunktionen durch hohe Konzentrationen zirkulierender Immunkomplexe mit Candidaantigen diskutiert. Die Patienten weisen meist hohe Antikörpertiter gegen Candidaantigen auf.

Die begleitenden endokrinologischen Ausfälle gehen mit hohen Autoantikörpertitern gegen das betroffene Drüsengewebe einher. Auch hier scheint eine gestörte Kontrolle der Antikörperproduktion durch T-Helfer- oder T-Suppressorzellen verantwortlich zu sein.

Klinische Symptome und Verlauf. Die Erkrankung manifestiert sich als mukokutane Candidiasis und/oder als Endokrinopathie. Häufig entwickeln sich die verschiedenen Komponenten der Erkrankung im Abstand von mehreren Jahren. Das klinische Erscheinungsbild ist dementsprechend außerordentlich variabel.

Candidainfektionen der Haut, Schleimhäute und Nägel fallen gewöhnlich innerhalb der ersten beiden Lebensjahre auf. Das Risiko einer systemischen Candidainfektion ist dagegen überraschend gering. Auch Infektionen durch andere Pilze sind selten. Da der Immundefekt selektiv die Reaktivität gegenüber Candida betrifft, besteht kein erhöhtes Risiko für andere virale oder bakterielle Infektionen. Lediglich Patienten mit gleichzeitigem Immunglobulin-G-Subklassendefekt leiden unter rezidivierenden bakteriellen Infektionen. Sie haben dann ein erhöhtes Risiko für die Entwicklung von Bronchiektasien.

Endokrinopathien treten bei 20 % der Patienten auf. Die häufigste Störung ist ein Hypoparathyreoidismus, der sich durch Hypokalzämie und tetanische Krampfanfälle manifestiert. Hinweise auf einen M. Addison ergeben sich durch die Hyperpigmentation von Haut und Schleimhäuten. Hypothyreose, Diabetes mellitus oder Ausfall der ACTH-Produktion sind weitere mit der Erkrankung einhergehende Endokrinopathien. Ein Teil der Patienten entwickelt Störungen der Hämatopoese wie perniziöse Anämie oder Eisenmangelanämie. Relativ häufig kommt es zum Auftreten einer Alopezie.

Diagnose. Entscheidend für die Diagnose einer chronischen mukokutanen Candidiasis ist der Nachweis des selektiven Defektes der T-Zell-Reaktivität gegenüber Candida. Die Gesamtlymphozytenzahl im peripheren Blut kann normal oder vermindert sein. Es besteht eine selektive Anergie der verzögerten Hautreaktion gegenüber Candidaantigen. T-Zellfunktionsanalysen ergeben eine normale Reaktivität gegenüber Mitogenen, allogenen Zellen oder spezifischen Antigenen. Dagegen ist die T-Zellantwort nach Stimulation mit Candidaantigen defekt. T-Helfer-1-Zellen der Patienten produzieren kein IL-2 und IFN γ nach Stimulation mit Candidaantigen. Im Gegensatz dazu werden vermehrt T-Helfer-2-Zytokine (IL4, IL5, IL10) sezerniert. Im Vergleich zu Gesunden ist die Zahl der zirkulierenden CD4/CD29-positiven Zellen (Helfer-Inducer-Zellen) vermindert, was möglicherweise für die defekte T-Helfer-1-Antwort und die fehlende Entwicklung einer Candida-spezifischen Gedächtnisantwort verantwortlich ist. Das humorale Immunsystem ist in der Regel intakt. Die Immunglobulinspiegel liegen im Normbereich, die Produktion spezifischer Antikörper ist nicht beeinträchtigt. Häufig finden sich exzessiv hohe Antikörpertiter gegen Candidaantigene. Bei Kindern wurde allerdings auch über eine verzögerte IgG2-Produktion gegenüber Candidaantigen oder Pneumokokkenpolysacchariden berichtet. Selten wird ein selektiver IgA-Defekt oder/und ein IgG2-IgG4-Mangel nachgewiesen. Störungen der Makrophagenfunktion (Chemotaxis, Phagozytose) und des Komplementsystems sind beschrieben worden.

Im Zusammenhang mit den endokrinologischen Störungen müssen Serumelektrolyt- und Hormonspiegel bestimmt sowie hormonelle Funktionsteste durchgeführt werden. Bei klinischer Manifestation einer Endokrinopathie, lassen sich in der Regel immer entsprechende organspezifische Autoantikörper nachweisen.

Differentialdiagnose. Beim primären Hypoparathyreoidismus, der häufig mit einer Candidiasis einhergeht, fehlt der selektive T-Zelldefekt. Patienten mit DiGeorge-Sequenz, die ebenfalls an einem Hypoparathyreoidismus leiden, sind durch die Begleitsymptome leicht abzugrenzen. Schwieriger ist die Abgrenzung von autoimmunen Polyendokrinopathien. Es ist nicht ausgeschlossen, daß beiden Erkrankungen ähnliche immunologische Störungen zugrunde liegen. Die chronische Candidiasis ist jedoch kein obligates Symptom der autoimmunen Polyendokrinopathie.

Therapie. Endokrinologische Störungen müssen adäquat substituiert werden. Bislang besteht keine Möglichkeit, der progredienten Entwicklung endokrinologischer Ausfälle entgegenzuwirken. Chronische Pilzinfektionen können durch Dauertherapie mit Antimykotika (z.B. Itrakonazol) behandelt werden. Bei Immunglobulin G-Subklassen Defekten mit Infektionssymptomatik ist eine Immunglobulinsubstitutionstherapie sinnvoll.

Prognose. Die Prognose der Erkrankung ist besser als die anderer primärer T-Zelldefekte. Die rezidivierenden, z.T. entstellenden Candidainfektionen sind primär ein psychisches Problem für die Patienten und ihre Eltern. Todesfälle sind in der Regel auf die Endokrinopathien, meist im Rahmen einer akuten Addison-Krise, zurückzuführen.

76.2 T-Zelldefekt bei Chromosomeninstabilität

Ataxia teleangiectatica – Louis-Bar-Syndrom

Definition. Das autosomal-rezessive Erbleiden ist durch die Trias zerebelläre Ataxie, okulokutane Teleangiektasien und rekurrierende bronchopulmonale Infektionen bei primär zellulärem, später häufig kombiniertem Immundefekt gekennzeichnet. In variabler Ausprägung entwickeln die Patienten hepatische und endokrinologische Störungen. Infolge einer erhöhten spontanen Chromosomenbruchrate und einer gesteigerten Empfindlichkeit gegenüber ionisierenden Strahlen besteht ein erhöhtes Malignomrisiko.

Pathogenese. Es handelt sich um eine durch einen singulären Gendefekt ausgelöste Multisystemerkrankung. Das für das Krankheitsbild verantwortliche Gen (ATM-Gen: A-T-mutated) auf Chromosom 11g22–23 kodiert ein Homolog einer Phosphatidylinositol-3-Kinase. Das Enzym ist in die Signalübertragungskette eingebunden und spielt bei der meiotischen Rekombination und der Zellzykluskontrolle eine Rolle. Dies erklärt die erhöhte Empfindlichkeit der AT-Zellen nach DNA-Schädigung (Radiosensitivität). Interessanterweise treten bei der Ataxia teleangiektatika Chromosomenbrüche und -Translokationen 40fach häufiger als erwartet an den Chromosomen 7 und 14 auf. Es handelt sich um Regionen, die für die Entwicklung des Immunsystems (14q11.2-α-Kette des T-Zellantigenrezeptor, 7q35-β-Kette des TCR, 7q15-γ-Kette des TCR, 14q32-Schwere-Immunglobulinketten) von Bedeutung sind. Funktionelle immunologische Störungen erklären sich durch die ATM-bedingte Störung der Signalübertragung zwischen Zytoplasma und Zellkern. Die Neuropathologie des Krankheitsbildes (kortikale zerebelläre Degeneration) könnte ebenfalls durch eine ungenügende Signalverarbeitung in neuronalen Zellen bedingt sein. Das ATM-Genprodukt scheint somit zwei Funktionen zu erfüllen: einerseits die eines Sensors für DNA-Schädigung im Zellkern, andererseits als Regulatorprotein im Zytoplasma für die Signaltransduktion von der Membran zum Nukleus.

Klinische Symptome und Verlauf. Die meist im zweiten Lebensjahr auftretende zerebelläre Ataxie, wird häufig zunächst als motorische Ungeschicklichkeit („Clownsgang") fehlinterpretiert. Mit fortschreitendem Alter treten Störungen wie Choreoathetose, extrapyramidale Symptome und geistige Retardierung hinzu. Ab dem 3. bis 5. Lebensjahr entwickeln sich die Teleangiektasien, zunächst an den Konjunktiven, später an den Ohren, im Schulter-Hals-Bereich sowie an den Beugeseiten der Arme. Lichtexponierte Hautregionen sind bevorzugt betroffen. Weitere Symptome sind Depigmentierung der Haare, Vitiligo, Café-au-lait-Flecken, Sklerodermieähnliche Hautveränderungen, progeroider Habitus.

Viele Patienten entwickeln endokrinologische Störungen. Über 50 % zeigen eine gestörte Glukosetoleranz. Ein klinisch manifester, insulinresistenter Diabetes mellitus tritt hingegen nur in 5 % der Fälle auf. Störungen der Leberfunktion (in 40–50 %) sind durch frühzeitige Organverfettung bedingt.

Infolge des Immundefektes leiden die Patienten an rezidivierenden bronchopulmonalen Infektionen. Häufig entwickeln sich bronchiektatische Lungenveränderungen. Das Risiko für das Auftreten von Leukämien, Lymphomen und/oder Karzinomen ist erhöht. Heterozygote Anlageträger sind normalerweise klinisch gesund, haben allerdings ebenfalls eine erhöhte Sensitivität gegenüber ionisierenden Strahlen und damit ein höheres Malignomrisiko. Heterozygote Frauen entwickeln signifikant häufiger Mammakarzinome.

Diagnose. In Abhängigkeit vom Alter bestehen unterschiedlich schwere Störungen der T- und B-Zellfunktion. Bei voll ausgeprägtem Krankheitsbild ist die Zahl αβ-TCR-tragender T-Zellen im peripheren Blut vermindert, der Anteil γδ-positiver Zellen dagegen erhöht. Die Funktion der T-Helferzellen (verminderte Proliferation, eingeschränkte Lymphokinproduktion) ist gestört. Das CD4-CD8-Verhältnis ist erniedrigt. Auch die Aktivität zytotoxischer T-Zellen gegenüber viralen Antigenen ist reduziert. Die Funktion der natürlichen Killerzellen und der T-Suppressorzellen sind in der Regel normal. Der Thymus ist dysplastisch mit embryonalen Strukturelementen.

Bei erhöhtem Serum-IgM, ist die Produktion der übrigen Antikörperklassen eingeschränkt. Es werden keine spezifischen Antikörper gegenüber den Polysaccharidantigenen von bekapselten Bakterien gebildet. In 70 % der Fälle besteht ein selektiver IgA-Defekt, bei 80 % der Patienten sind die IgE-Spiegel vermindert. Etwa die Hälfte der Betroffenen haben einen IgG2- und IgG4-Mangel. Kinder mit einem kombinierten IgG2- und IgA-Mangel tragen ein besonders hohes Infektionsrisiko.

Im Verlauf der Erkrankung werden häufig Autoantikörper (Hirn- und Thymusgewebe) sowie Autoimmunphänomene (autoimmune hämolytische Anämien, Thrombozytopenien) nachgewiesen. Diagnostisch hilfreich ist der Nachweis erhöhter Konzentrationen von α_1-Fetoprotein und des karzinoembryonalen Antigens. Das ATM-Gen kann heute mittels molekulargenetischer Techniken erfaßt werden. Dies wird in der pränatalen Diagnostik und für die Identifizierung asymptomatischer heterozygoter Anlageträger genutzt.

Differentialdiagnose. Initial ist die Abgrenzung von anderen zellulären Immundefizienzen erschwert. Häufig kann die Diagnose erst bei Auftreten ataktischer Störungen oder der Teleangiektasien gestellt werden. Der Nachweis eines selektiven IgA-Defektes, erhöhter Werte von α_1-Fetoprotein und karzinoembryonalem Antigen erleichtern die Differenzierung. Bei dem pathogenetisch verwandten Nijmegen-Chromosomeninstabilitätssyndrom fehlen Ataxie und Teleangiektasien. Diese Patienten fallen zusätzlich durch Mikrozephalie, Minderwuchs und mentale Retardierung auf. Das AT_{Fresno}-Syndrom stellt ein Mischbild zwischen der Ataxia teleangiectatica und dem Nijmegen-Syndrom dar.

Therapie. Bislang steht keine kurative Therapie zur Verfügung. Die Knochenmarktransplantation korrigiert lediglich den Immundefekt. Aufgrund der erhöhten Strahlensensitivität der Patientenzellen und den daraus resultierenden Risiken bei der knochenmarksablativen Konditionierung ist diese Therapie nicht generell empfohlen. Von Bedeutung ist die supportive Therapie durch antiinfektiöse Dauerprophylaxe (z.B. Cotrimoxazol). Bei Hypogammaglobulinämie wird eine Immunglobulinsubstitution (0,4 g/kg alle 3–4 Wochen) durchgeführt (IgA-arme Immunglobulinpräparate bei IgA-Defekt). Impfungen mit Lebendviren sind kontraindiziert. Es dürfen nur bestrahlte (25 Gy) Blutprodukte von CMV-freien Spendern transfundiert werden.

Prognose. Die Lebenserwartung ist infolge der progredienten neurologischen und immunologischen Störungen eingeschränkt. Häufigste Todesursache sind pulmonale Infektionen, Bronchiektasen und Malignome.

Nijmegen-Chromosomeninstabilitäts-Syndrom

Definition. Es handelt sich um eine autosomal-rezessive Erbkrankheit mit Minderwuchs, Mikrozephalie, mentaler Retardierung, Café-au-lait-Flecken und rezidivierenden Infektionen infolge Störungen der B- und T-zellulären Immunfunktionen.

Pathogenese. Wie die Ataxia teleangiectatica und das Bloom-Syndrom zählt das Nijmegen-Chromosomeninstabilitätssyndrom zu den DNA-Reparationsdefekten. Der verantwortliche Gendefekt liegt wahrscheinlich auf dem Chromosom 8q21. Pathogenetisch bedeutsam ist auch hier eine gestörte Zellzykluskontrolle mit unzureichender Überwachung von DNA-Schädigungen an Zykluskontrollpunkten. Das ATM-Genprodukt ist jedoch nicht betroffen.

Es kommt gehäuft zu spontanen Chromosomenbrüchen an den Chromosomen 7 und 14. Die immunologischen Störungen entsprechen den Befunden von Patienten mit Ataxia teleangiektatika. Dies betrifft ebenfalls die gesteigerte Sensitivität gegenüber ionisierenden Strahlen, welche für die erhöhte Malignomrate verantwortlich ist.

Klinische Symptome und Verlauf/Diagnose. Neben den Symptomen Mikrozephalie, Minderwuchs und Café-au-lait-Flecken fallen die Patienten durch ihr besonderes Gesicht (Mikro-/ Retro- oder Agnathie, große Nase, Hypotelorismus, tiefsitzende Ohren), Klinodaktylie des 5. Fingers, Vitiligo, exzessive Sommersprossenbildung und Fehlbildungen des Harntraktes (Hydronephrose, Reflux) auf. Die mentale Entwicklung ist in unterschiedlichem Ausmaß beeinträchtigt.

Abhängig von der Schwere des Immundefektes treten ab dem Kleinkindalter rezidivierende Infektionen, besonders des Respirationstraktes, der Haut und der Nägel auf. Im Gegensatz zur Ataxia teleangiectatica sind die α_1-Fetoproteinspiegel normal. Fast alle Patienten haben einen Mangel an T-Lymphozyten im peripheren Blut. Die Funktion der T-Helferzellen (verminderte Proliferation, gestörte Lymphokinproduktion) und die zytotoxischen Effektormechanismen sind gestört. Die Serumkonzentrationen von IgA, IgG und IgE sind vermindert, die von IgM liegt im Normbereich. Die Produktion spezifischer Antikörper ist ungenügend.

Differentialdiagnose. Molekulargenetisch kann die Erkrankung zuverlässig von der Ataxia teleangiectatica differenziert werden. Klinisch sind das Fehlen der Ataxie und Teleangiektasien, der normalen α_1-Fetoproteinspiegel und die oben beschriebenen Dysmorphien hilfreich.

Therapie/Prognose. Der Immundefekt kann theoretisch durch eine Knochenmarktransplantation korrigiert werden. Wegen des erhöhten Konditionierungsrisikos bei defekter DNA-Reparation ist diese Therapie jedoch nicht empfohlen. Die Hypogammaglobulinämie wird durch regelmäßige Immunglobulinsubstitution (0,4 g/kg KG), bei zusätzlichem IgA-Defekt mit einem IgA-armen Präparat, behandelt. Die Frequenz bakterieller Infektionen kann durch eine antiinfektiöse Dauerprophylaxe (z.B. Cotrimoxazol) vermindert werden. Die Prognose ist durch das hohe Malignomrisiko eingeschränkt.

Seltene Erkrankungen mit Chromosomeninstabilität und Immundefekt

Das **Bloom-Syndrom** ist durch Wachstumsretardierung, Gesichtserythem und Teleangiektasien an lichtexponierten Hautregionen charakterisiert. Knaben haben einen Hypogonadismus und sind infertil. Die assoziierten Immundefekte reichen von einer isolierten Hypogammaglobulinämie bis zum Ausfall der T-Zell-Funktion und der konsekutiven Entwicklung eines schweren kombinierten Immundefektes. Meist ist die Zahl wie auch die Funktion peripherer T-Zellen vermindert. Die Hypogammaglobulinämie betrifft alle Immunglobulinklassen; mit fortschreitendem Alter können sich die IgA- und IgG-Spiegel normalisieren, während die IgM-Spiegel immer erniedrigt bleiben. Seltener besteht zusätzlich ein NK-Zelldefekt. Infolge der Immundefekte leiden die Patienten an Gedeihstörungen und schwersten systemischen Infektionen.

Der Erkrankung liegt wahrscheinlich eine defekte DNA-Reparation infolge einer gestörten Funktion der DNA-Ligase Typ I zugrunde. Bisher ist keine spezifische Therapie verfügbar. Bei Hypogammaglobulinämie wird eine Substitutionstherapie erforderlich, eine antiinfektiöse Prophylaxe kann erwogen werden. Die Prognose ist günstiger als bei anderen Erkrankungen mit Chromosomeninstabilität; mit fortschreitendem Alter bessern sich die immunologischen Störungen spontan. Es besteht ein erhöhtes Risiko für die Entwicklung maligner Tumoren.

Die **Fanconi-Anämie** ist ein autosomal-rezessives Erbleiden, das mit Störungen der Knochenentwicklung, Panmyelopathie, geistiger Retardierung, erhöhter Chromosomenbruchrate und einem Immundefekt einhergeht. Klinisch imponieren Minderwuchs, eine Hypo- oder Aplasie des radialen Strahls einschließlich des Daumens, vermehrte Pigmentierung der Haut (u.a. Café-au-lait Flecken), Mikrozephalus und geistige Retardierung, hyperchrome-makrozytäre Anämie, Leukozyto- und Thrombozytopenie, sowie Fehlbildungen an Augen, Herz und Nieren. Der Immundefekt besteht aus einer Hypogammaglobulinämie sowie variablen T-zellulären Funktionsstörungen und manifestiert sich zwischen dem 5. und 10. Lebensjahr durch erhöhte Infektanfälligkeit. Als Ursache wird ein DNA-Reparationsdefekt, möglicherweise eine Störung der DNA-Ligase Typ I angenommen. In Patientenzellen fällt eine erhöhte Chromosomenbruchrate auf, für die u.a. eine verminderte Aktivität der erythrozytären Superoxiddismutase verantwortlich gemacht wird. Es besteht eine erhöhte Empfindlichkeit gegenüber Chemotherapeutika und/oder ionisierenden Strahlen und dementsprechend ein signifikant erhöhtes Malignomrisiko.

Pränatal wird die Diagnose durch den Nachweis der verminderten Reparatur Diepoxybutan-induzierter Chromosomenbrüche in kultivierten Amnion- oder Chorionzottenzellen gestellt. Die schlechte Prognose wird durch die Panmyelopathie und das Malignomrisiko bestimmt. Eine HLA-identische Knochenmarktransplantation ist in etwa 40% der Fälle erfolgreich.

ICF-Syndrom

Definition. Das Akronym „ICF" kennzeichnet die Hauptsymptome Immundefekt, zentromere Heterochromatininstabilität und faziale Anomalien der autosomal-rezessiv vererbten Erkrankung.

Pathogenese. Bei dem ICF-Syndrom besteht eine vermehrte Brüchigkeit der Zentromerheterochromatinregionen, v.a.

an den Chromosomen 1, 9, 16, seltener auch an Chromosom 2. Die auffälligsten Anomalien sind vielarmige Konfigurationen, welche durch Duplikation oder Deletion entstehen. Der verantwortliche Gendefekt ist nicht bekannt. Wahrscheinlich sind „Cross-link-Ereignisse" während der DNA-Replikation für die gestörte Segregation von Chromatidsegmenten verantwortlich. Alternativ werden partielle Endoreplikationen oder Infektionen mit Viren als mögliche Ursachen diskutiert.

Unklar ist bisher der Zusammenhang der chromosomalen Störungen mit den Immundefekten, da die betroffenen Chromosomen 1, 9 und 16 keine bekannten, für die Immunantwort relevanten Gene kodieren.

Klinische Symptome und Diagnose. Die Patienten fallen durch Anomalien des Gesichts (Hypertelorismus, Epikanthusfalten, eingesunkene Nasenwurzel, tiefsitzende Ohren, Makroglossie und Mikro-, Retro- oder totale Agnathie), makrozephale Kopfkonfiguration, postnatalen Minderwuchs, Hepatosplenomegalie, die Entwicklung eines Hydrozephalus und eine retardierte mentale Entwicklung auf.

Schon innerhalb der ersten Lebensmonate entwickeln die Kinder schwerste, therapieresistente Diarrhöen und rezidivierende Infektionen des Respirationstraktes. Überzufällig häufig wird eine Chorioretinitis nachgewiesen.

Immunologisch besteht eine T-Zell-Lymphopenie bei normaler bis leicht erhöhter B-Zellzahl. Das Thymusorgan ist verkleinert. T-Zellfunktionsteste (Hauttest, Proliferation) fallen negativ aus. Zusätzlich besteht eine Hypogammaglobulinämie mit Verminderung aller Immunglobulinklassen. Die Kinder können keine spezifischen Antikörper nach Infektion oder Impfung bilden.

Die chromosomalen Anomalien werden zytogenetisch in kultivierten Lymphozyten nachgewiesen.

Therapie. Die orale Ernährung der Patienten ist problematisch, meist ist eine langzeitparenterale Ernährung erforderlich. Supportiv wird eine regelmäßige Immunglobulinsubstitution und eine antiinfektiöse Prophylaxe empfohlen. Bei schwerem T-Zelldefekt kann eine Knochenmarktransplantation erfolgreich sein.

Prognose. Es sind sowohl Knaben wie Mädchen betroffen. Die Prognose ist unklar, die Mehrzahl der bekannten Patienten ist im Säuglings- und Kleinkindalter verstorben. Ein erhöhtes Risiko für die Entwicklung von Malignomen besteht offensichtlich nicht.

76.3 Störungen der T-Zellaktivierung

Das durch den T-Zellantigenrezeptor(TCR)-CD3-Komplex vermittelte Signal ist nicht nur für die T-Zellaktivierung und die Einleitung spezifischer T-Zellfunktionen von grundsätzlicher Bedeutung, sondern auch für die intrathymische Ausreifung und Differenzierung entscheidend. Die intrazelluläre Signalübermittlung von Lymphozyten kann durch

Tabelle 76.1. T-Zelldefekte mit Störung der Zellaktivierung. *AR* autosomal-rezessiv, *AD* autosomal-dominant, *XR* X-chromosomal, *TCR* T-Zellrezeptor, *Ig* Immunglobulin

Erkrankung	Immunologischer Befund/Pathogenese	Vererbung	Assoziierte Befunde
T-Zellrezeptor/CD3-Defekt (Alarcon 1990)	Einschränkung aller T-Zellfunktionen, Verminderung $\alpha\beta$-TCR-tragender T-Zellen, spezifische AK vermindert, Transkriptions-/Translationsdefekt der ζ-, ε- oder γ-Kette des CD3-Moleküls	Unbekannt 11q23 1q22–23	Autoimmunhämolytische Anämie chronische Diarrhöe
Rezeptor Signalübertragungsdefekt (Chatila 1989)	Einschränkung aller T-Zellfunktionen, fehlende Expression von CD25 und IL-2-Produktionsdefekt, Störung der Koppelung von membrangebundenen Rezeptoren an signalübertragende Proteine	Unbekannt	Autoimmunhämolytische Anämie Hodgkin-Lymphom
Defekt des transmembranösen Kalziumflusses (LeDeist 1995)	Einschränkung aller T-Zellfunktionen, Störung von Kalziumkänalen in der Zellmembran	Unbekannt	Intraktable Diarrhöe, möglicherweise Besserung durch exogenes IL-2
IL-2-, IL-2-Rezeptordefekt (Sorensen 1994)	Eingeschränkte T-Zelleffektorfunktionen, $CD4^+$-T-Zellen vermindert, Transkriptionsdefekt für IL-2 und IL-2-Rezeptor	z.T. IL-2-Rezeptor, κ-Kette 10p 14–15	Ekzem, Autoimmunphänomene
IL-1-Rezeptor/IL-2-Synthesedefekt (Chu 1984)	T-Zellreifungsdefekt mit vermindertem Ansprechen auf Interleukin 1	XR? AR?	Gedeihstörung, möglicherweise Besserung durch exogenes IL-2
IL-7-Rezeptor-α-Ketten-defekt (Poel 1998)	T-Zell-Aktivierungsdefekt	Al – Sp13	T-negativ, B + NK-positiver SCID
Transkriptionsdefekt von Lymphokingenen (Castigli 1993)	Vollständiger Ausfall der T-Zell-Funktion durch Transkriptionsdefekt für IL-2, IL-3, IL-4, IL-5 und IFN γ	Unbekannt	Gedeihstörung, Infektionen mit opportunistischen Erregern Besserung durch exogenes IL-2
Bindungsdefekt des NF-AT/AP1-Komplexes (Feske 1996)	T-Zell-Funktion gestört, fehlende Produktion von IL-2, IL-4, IFNγ, TNF, Ausfall der NF-AT-DNA-Interaktion	Unbekannt	Gedeihstörung intermittierende Fieberschübe
Idiopathische CD4-Lymphopenie (Laurence 1996)	Zirkulierende $CD4^+$-T-Zellen erniedrigt mit normaler Funktion, teilweise beschleunigte Apoptose	Unbekannt	Autoimmunphänomene Vaskulitis
ZAP-70-Defekt (CD8-Mangel) (Gelfand 1995)	Funktionsstörung aller T-Zell-Subpopulationen, $CD8^+$-Zellen fehlen, Störung der Tyrosin-Kinase ZAP-70 mit intrathymischer T-Zellreifungsstörung (fehlende Differenzierung von CD8-positiven Zellen aus CD4-CD8-Vorläuferzellen)	AR Chr. 2q12	Gedeihstörung therapieresistente Infektionen

genetische Defekte an verschiedenen Stellen gestört werden. Störungen der Expression eines funktionsfähigen TCR-CD3-Komplexes oder Defekte nachgeordneter Signalübertragungsschritte bis hin zur Expression von Zytokin- und Rezeptorgenen, führen daher nicht nur zu T-Zellfunktionsausfällen, sondern können die komplette Entwicklung des T-Zellsystems negativ beeinflussen. Die wesentlichen Formen der heute bekannten Immundefekte infolge von Störungen der T-Zellaktivierung sind mit den wichtigsten klinischen Aspekten in Tabelle 76.1 zusammengefaßt.

Die Patienten entwickeln bevorzugt schwere Infektionen des Respirations- und Verdauungstraktes. Daneben imponieren generalisierte Virusinfektionen und autoimmunologische Symptome. Auf molekularer Ebene lassen sich bei diesen Immundefekten verschiedene Mutationen nachweisen. Einige der Defekte können durch Substitution mit Zytokinen (meist Interleukin 2) in ihrem klinischen Verlauf gebessert werden. Bei schwerer Symptomatik steht bisher allerdings lediglich die Knochenmarktransplantation als Therapie zur Verfügung.

76.4 T-Zelldefekte mit gestörter Proliferation

Lymphoproliferatives Syndrom (Purtilo-Syndrom)

Definition. Infolge eines selektiven Ausfalls der Immunantwort gegenüber Epstein-Barr-Virus (EBV) entwickeln die Patienten nach EBV-Infektion eine fatal verlaufende Mononukleose mit progredientem zellulärem Immundefekt.

Pathogenese. Das Krankheitsbild wird X-chromosomal-rezessiv vererbt und betrifft dementsprechend nur Knaben. Selten sind Mädchen mit ähnlicher klinischer Symptomatik beschrieben worden. Der Gendefekt (XLP-Gen) wurde in der Region Xq24–25 (Gen für das SH2DIA-Adapter-Protein) lokalisiert. Wahrscheinlich ist eine defekte T-Zellreaktion gegenüber EBV-infizierten B-Zellen für die Immunpathologie verantwortlich. T-Lymphozyten von erkrankten Patienten weisen eine Störung der γ-Interferonproduktion nach Aktivierung mit Epstein-Barr-Virus auf. Nach EBV-Infektion kommt es initial zu einer Infiltration lymphatischer Organe durch Lymphoblasten und Plasmazellen, die durch T-Lymphozyten nicht eliminiert werden können. Die frustrane T-Zellaktivierung führt zur Destruktion des lymphatischen Gewebes, insbesondere auch des Thymus. Es resultiert eine Zellverarmung der T-Zell-abhängigen Regionen in peripheren lymphatischen Organen und eine Schädigung des Knochenmarks und der Leber.

Klinische Symptome und Verlauf/Diagnose. Nach EBV-Infektion entwicklen die betroffenen Knaben eine foudroyant verlaufende Mononukleose. Mehr als 60% versterben an der primären Infektion, meist infolge einer akuten Leberzellnekrose. Überlebende leiden an einer chronisch persistierenden EBV-Infektion. Das Auftreten einer Knochenmarksaplasie mit lymphohistiozytärer Hämophagozytose führt innerhalb weniger Wochen zum Tode. Weitere Symptome sind die Entwicklung einer Hypogammaglobulinämie (25%), maligne B-Zell-Lymphome (25%) und das Auftreten einer globalen zellulären Immundefizienz.

Im peripheren Blut besteht eine ausgeprägte Lymphozytose mit atypischen Lymphozyten. Das CD4-CD8-Verhältnis ist zugunsten der CD8-Zellen verschoben. Die Funktion der T-Zellen, insbesondere gegenüber EBV-infizierten Zellen, ist gestört. Nach initialer polyklonaler Immunglobulinvermehrung entwickelt sich eine Hypogammaglobulinämie. Dementsprechend ist der serologische Nachweis der EBV-Infektion schwierig. Nur in der Frühphase werden IgM-Antikörper gegen Virus-Capsid-Antigen (VCA) nachgewiesen. Aus der Familienanamnese ergeben sich Hinweise auf tödliche EBV-Infektionen bei männlichen Verwandten der Mutter. Konduktorinnen weisen häufig erhöhte EBV-spezifische Antikörperkonzentrationen auf.

Vor Ausbruch der Erkrankung bestehen keine Symptome. In Zukunft sollte es durch Lokalisation des genetischen Defektes (Xq26–27) möglich sein, Konduktorinnen und präsymptomatische (EBV-seronegative) Knaben zu identifizieren.

Therapie/Prognose. Bislang existiert keine befriedigende Therapie. Die Prognose ist schlecht, keiner der Patienten hat das 40. Lebensjahr erreicht. Die Erkrankung kann durch Acyclovir nur ungenügend kontrolliert werden. Symptomatisch kann die prophylaktische Gabe von Immunglobulinen versucht werden. Bei wenigen Patienten wurde eine HLA-identische Knochenmarktransplantation bzw. die Übertragung von Nabelschnurblutstammzellen erfolgreich durchgeführt.

Apoptose-Defekt bei Fas-Defizienz

Definition. Die Immunfunktionsstörung manifestiert sich mit gestörter Immunfunktion und Autoimmunphänomenen bei unkontrollierter Aktivierung und Proliferation von Lymphozyten und Makrophagen infolge einer defekten Expression des Fas-Moleküls (CD95 oder APO-1).

Pathogenese. Der Rezeptor Fas (CD95) gehört zur Tumor-Nekrose-Faktor-Rezeptorfamilie und wird nach Aktivierung auf T- und B-Lymphozyten exprimiert. Die Interaktion von Fas mit dem Fas-Liganden (FasL) leitet den Zelltod durch Apoptose ein. Bei gestörter Funktion des Fas-Moleküls kann der Lebenszyklus der Lymphozyten nicht kontrolliert werden. Es entwickelt sich ein lymphoproliferatives Krankheitsbild mit variablen Autoimmunphänomenen. Charakteristisch ist der Nachweis von CD3-positiven, CD4/CD8-doppelt-negativen T-Lymphozyten im peripheren Blut. Der Defekt ist auf Mutationen im Fas-Gen zurückzuführen. Es werden 3 Gruppen unterschieden: vollständiges Fehlen der Fas-Expression (Nullmutation: homozygote Fas-Defizienz), heterozygote Fas-Mutationen und Lymphoproliferation ohne nachweisbaren Fas-Defekt.

Klinische Symptome und Verlauf/Diagnose/Therapie. Bei homozygoter Fas-Defizienz kommt es schon bei Geburt zu einer massiven Proliferation von T- und B-Lymphozyten mit Infiltraten in Milz, Leber und Lymphknoten. Gleichzeitig bestehen Störungen der normalen Immunfunktionen und Autoimmunphänomene (z.B. Thrombozytopenie). Auch heterozygote Fas-Mutationen manifestieren sich schon im Säuglings- und frühen Kleinkindalter durch eine benigne

Lymphoproliferation und ausgedehnte Lymphadenopathie. Daneben bestehen Autoimmunphänomene wie Neutropenien, hämolytische Anämien und rekurrierende Thrombozytopenien.

Durch immunsuppressive Therapie kann bei Fas-Defizienz die Proliferation blockiert und eine Normalisierung der zirkulierenden Lymphozyten erreicht werden. Langfristig kann die Erkrankung bislang nur durch Knochenmarktransplantation korrigiert werden.

Partieller Albinismus und Immundefekt (Griscelli-Syndrom)

Definition. Es handelt sich um eine autosomal-rezessive Erkrankung mit partiellem Albinismus und rezidivierenden Infektionen infolge eines zellulären Immundefekts mit Störungen der zytotoxischen T-Zellen und der NK-Zellfunktion. Durch überschießende Makrophagenaktivierung (akzelerierte Phase) entwickeln die Patienten frühzeitig eine Panzytopenie mit lymphohistiozytärer Infiltration multipler Organe.

Klinische Symptome und Verlauf. Die Pigmentierungsstörung fällt durch die verringerte Hautpigmentierung, die silbergrauen Haare mit Pigmentklumpenakkumulation im Haarschaft und einen partiellen Albinismus retinae auf. Immunologisch fehlen die Hautreaktion vom verzögerten Typ, die T-Zell-vermittelte Zytotoxizität und die NK-Zell-Funktionen.

Der Zusammenhang zwischen dem Immundefekt und der Pigmentierungsstörung ist unklar. Der für das Krankheitsbild verantwortliche Griscelli-Locus ist auf Chromosom 15q21 lokalisiert und mit dem Myosin-Va-Gen (MYO5a) identisch. Möglicherweise spielt das Protein Myosin-Va bei intrazellulären Protein-Transport-Mechanismen eine Rolle. Differentialdiagnostisch muß das Griscelli-Syndrom vom Chediak-Higashi-Syndrom abgegrenzt werden. Beide Krankheitsbilder sind durch den okulokutanen Albinismus, einen Immundefekt und das Auftreten der akzelerierten Phase mit unkontrollierter Makrophagenaktivierung gekennzeichnet. Im Gegensatz zum Chediak-Higashi-Syndrom findet sich beim Griscelli-Syndrom keine Riesengranulation in Leukozyten und Melanozyten.

Therapie. Die akzelerierte Phase kann durch Immunsuppression (Antilymphozytenglobulin, Steroide, Cyclosporin A, VP16) passager beherrscht werden. Eine kurative Therapie ist nur durch Knochenmarktransplantation möglich. Die Diagnose kann pränatal durch kombinierte Haar- und Hautbiopsie in der 20. Schwangerschaftswoche bzw. durch Genanalyse in der 12. Woche gestellt werden.

76.5 T-Zelldefekte bei Stoffwechselstörungen

Eine Reihe von Stoffwechselstörungen geht mit Defekten bevorzugt des zellulären Immunsystems einher. Für die Störungen der Immunfunktionen ist in der Regel die Akkumulation schädigender Metaboliten verantwortlich.

Mangel an Biotin-abhängigen Carboxylasen

Unter dem Begriff werden seltene Immundefekte zusammengefaßt, die auf Störungen im Stoffwechsel verzweigtkettiger Aminosäuren zurückzuführen sind und mit einer Anhäufung von organischen Säuren einhergehen. Es wird eine neonatale von einer juvenilen Form unterschieden. Wahrscheinlich liegt ein autosomal-rezessiver Erbgang vor. Die Störungen der Immunfunktionen sind möglicherweise durch eine Einschränkung der Prostaglandinsynthese (insbesondere von PGE2) in Monozyten bedingt. Infolge einer verminderten Aktivität der vom Coenzym Biotin abhängigen Acetyl-CoA-Carboxylase steht das für die Bildung der Prostaglandinvorstufen essentielle Malonyl-CoA nur ungenügend zur Verfügung.

Die Patienten entwickeln eine chronische mukokutane Candidiasis, weitere Symptome sind Ataxie, muskuläre Hypotonie, Krampfanfälle, Keratokonjunktivitis und Alopezie. Laborchemisch imponieren eine intermittierende Laktatazidose, eine erhöhte Ausscheidung von β-Methylcrotonylglycerin, Methylzitrat, 3-b-Hydroxyisovalerat und β-Hydroxypropionat im Urin. Eine T-Zellfunktionsstörung wird immer nachgewiesen gelegentlich kombiniert mit einem B-Zelldefekt. Mittels Amniozentese kann eine pränatale Diagnostik des Enzymdefektes in Fibroblasten durchgeführt werden.

Therapeutisch führt die Gabe von Biotin (10 mg/kg/Tag) zur Verminderung der im Urin nachweisbaren Metabolite und zur Besserung der Alopezie, Ataxie und chronischen Candidiasis. Die Biotinsubstitutionstherapie muß lebenslang beibehalten werden. Bei pränatal gesicherter Diagnose wird versucht, durch Biotinsubstitution der Schwangeren die intrauterine Entwicklung des Feten positiv zu beeinflussen.

Orotazidurie

Bei der Orotazidurie entwickeln sich variable T-Zelldefekte. Es besteht eine erhöhte Infektanfälligkeit, die mit fortschreitendem Alter zunimmt. Die T-Zellzahl im peripheren Blut ist vermindert, Funktionsteste fallen pathologisch aus.

Durch regelmäßige Therapie mit Uridin (100–200 mg/kg/Tag per os) kann eine Besserung der neurologischen Symptome und der immunologischen Störungen erreicht werden.

Acrodermatitis enteropathica

Der Zinkmangel der Acrodermatitis enteropathica geht mit einer T-Zellfunktionsstörung und einem Chemotaxisdefekt der neutrophilen Granulozyten einher (s. Kap. 108).

Zellweger Syndrom

Das autosomal-rezessiv vererbte zerebrohepatorenale Syndrom zeigt eine erhöhte Infektanfälligkeit infolge T-zellulärer Funktionsstörung (s. Kap. 44).

76.6 Schwere kombinierte Immundefekte

Definition. Schwere kombinierte Immundefekterkrankungen („severe combined immunodeficiency disorders", SCID) sind die schwersten angeborenen Störungen des Immunsystems. Charakteristisch ist das meist vollständige Fehlen sowohl T-Zell-abhängiger als auch B-Zell-abhängiger Funktionen, wobei eine scharfe Abgrenzung zu reinen T-Zelldefekten meist schwierig ist. Herausragendes Krankheits-

Tabelle 76.2. SCID-Erkrankungen

Variante	charakteristische Laborbefunde	Defekt und chromosomale Lokalisation
Bei allen SCID-Erkrankungen	T-Zellzahl und Funktion fehlend oder deutlich erniedrigt (*Cave*: fremde z. B. mütterliche T-Zellen	–
B-negativer SCID	Meist ausgeprägte Lymphozytopenie	RAG-1 11p13 RAG-2 11p13 andere Rekombinasemoleküle
B-positiver SCID	B-Zellen vorhanden, jedoch ohne Funktion	ILR γc X q 1 JAK-3 bitte nachsehen !
Retikuläre Dysgenesie	Zusätzlich: Agranulozytose	?
Adenosindeaminase (ADA) Purinnukleosidphosphorylase(PNP-)mangel	Ausgeprägter oder progressiv zunehmender Funktionsverlust des lymphatischen Systems (Intoxikation durch Metabolite)	ADA 20q13.4 PNP 14q13.1
Funktionsdefekte	T-Zellzahl meist normal	–
MHC-Klasse-II-Expressionsdefekt	Fehlende Expression von HLA Klasse II ; variable T-und B-Zellfunktionen	Komplementationsgruppen: A CIITA; 6p21.3 B ? C p75 (RFX5)

zeichen bei SCID ist eine ausgeprägte, frühzeitig manifeste Infektneigung. Die Prognose betroffener Kinder ist infaust, sofern nicht rechtzeitig der Versuch einer Immunrekonstitution unternommen wird.

Häufigkeit. Die Inzidenz liegt bei 4 pro 100.000 Neugeborenen. Aufgrund der hohen Frühmortalität und der schwierigen Diagnose muß mit einer relativ hohen Dunkelziffer gerechnet werden.

Einteilung und Pathogenese. Man grenzt verschiedene Varianten des SCID ab, die sich durch klinische Krankheitszeichen, spezifische Laborbefunde und auf der Basis ihrer molekularen Pathogenese unterscheiden (Tabelle 76.2).

B-positiver SCID. Die häufigste SCID-Form mit 50–60 % der Fälle ist der x-chromosomal vererbte B^+-SCID. Während T-Lymphozyten und NK-Zellen fehlen, sind B-Zellen nachweisbar, die jedoch ohne Funktion sind. Da die Zahl der B-Zellen sogar erhöht sein kann, weisen betroffene Patienten meist keine ausgeprägte Lymphozytopenie auf. Der Erkrankung liegen Mutationen des Gens, das die „common γ-chain" codiert, zugrunde. Diese Kette ist Bestandteil zahlreicher Interleukinrezeptoren, so u.a. für IL-7, das für die intrathymische Entwicklung von T-Zellen von zentraler Bedeutung ist. Die Mutation der α-Kette des IL-7-Rezeptors (s. Tabelle 76.1) führt zu einem ähnlichen Krankheitsbild. Eine andere Form des B^+-SCID wird autosomal-rezessiv vererbt und betrifft damit auch Mädchen. Hier liegt eine Mutation des JAK-3-Kinasegens zugrunde.

Erst kürzlich wurde eine Mutation des Leukozytenoberflächenmoleküls CD45-codierenden Gens als Ursache eines B^+-SCID beschrieben. Die Tyrosin-Phosphatase steuert SRC-Tyrosinkinasen, die für die Signalübertragung durch T- und B-Zell-Rezeptoren entscheidend sind.

B-negativer SCID. Bei dieser Form der Erkrankung fehlen T- und B-Zellen vollständig, so daß eine ausgeprägte Lymphozytopenie bzw. Alymphozytose besteht. Die wenigen zirkulierenden lymphatischen Zellen sind funktionstüchtige NK-Zellen. Die Vererbung ist autosomal-rezessiv. Die hochgradig gestörte Ausreifung der Lymphozyten ist Folge einer defekten V(D)J-Rekombination des T-Zellrezeptors und der Immunglobuline. Es wurden Mutationen im Bereich der für die Enzyme RAG 1 und RAG 2 codierenden Gene gefunden.

Omenn-Syndrom. Das Omenn-Syndrom (Synonym: „familiäre Retikuloendotheliose" oder „SCID mit Eosinophilie") wird nicht als eine eigene Variante, sondern als eine besondere Manifestation des SCID betrachtet. Charakteristische klinische Merkmale sind exfoliative Erythrodermie mit totaler Alopezie, Lymphadenopathie, Hepatosplenomegalie, Skelettdysplasie sowie eine deutliche, manchmal exzessive Eosinophilie. Diese Symptome entwickeln die Patienten in den ersten Lebenswochen. Ein ungewöhnlicher und für die Diagnose des SCID verwirrender Befund ist der Nachweis zirkulierender aktivierter T-Zellen bei meist fehlenden B-Zellen. T-Zellen infiltrieren Haut, Leber und weitere Organe. Die Krankheitszeichen bei Omenn-Syndrom ähneln klinisch und histomorphologisch denen einer Graft-versus-host-Erkrankung, wie sie z.B. im Rahmen einer maternofetalen Transfusion auftreten kann (s. unten). Beim Omenn-Syndrom handelt es sich jedoch um eigene oligoklonale T-Zellpopulationen. Es besteht ein äußerst eingeschränktes T-Zellrezeptorrepertoire, worauf die Dysfunktion der T-Zellen mit Ausbildung autoimmunologischer Aktivitäten beruhen dürfte. Auch beim Omenn-Syndrom wurden Mutationen der RAG1 und RAG2 codierten Gene nachgewiesen.

ADA- und PNP- Mangel. Bei etwa 10 % der SCID-Patienten ist eine Störung des Purinstoffwechsels, am häufigsten ein Mangel der Adenosindeaminase (ADA), sehr viel seltener der Purin-Nukleosid-Phosphorylase (PNP) Ursache des Immundefektes. Als Folge des Enzymmangels kommt es zu einem extra- und intrazellulären Aufstau toxischer Stoffwechselmetabolite, v.a. von Deoxyadenosin und Deoxy-ATP bei ADA-Mangel und von Deoxy-GTP bei PNP-Mangel. Lymphatische Zellen, die physiologischerweise über besonders hohe Aktivitäten dieser Enzyme verfügen, werden bevorzugt geschädigt, die Proliferation dieser Zellen wird gehemmt. Die Ausprägung der Immundefizienz bei ADA-Mangel ist uneinheitlich. Während bei der Mehrzahl der Patienten schon bei

Geburt das Vollbild des SCID besteht, beobachtet man bei einzelnen Patienten zunächst nur abgeschwächte Immunfunktionen, die sich innerhalb von Jahren progredient verschlechtern. Diese Variabilität beruht auf unterschiedlichen Mutationen des für das ADA-Enzym codierenden Gens, die nicht immer mit einem vollständigen Enzymmangel einhergehen. Bei Patienten mit PNP-Mangel sind, im Gegensatz zum schweren ADA-Mangel, humorale Immunfunktionen in der Regel erhalten. Betroffene Patienten zeigen zusätzlich häufig psychomotorische Auffälligkeiten und autoimmunologische Störungen wie hämolytische Anämie.

Retikuläre Dysgenesie. Die extremste Form einer angeborenen Immunfunktionsstörung ist die retikuläre Dysgenesie. Neben dem Vollbild eines SCID besteht zusätzlich eine schon bei Geburt manifeste Agranulozytose. Ursache ist eine hämatopoetische Reifungsstörung, die allerdings in der Regel nur die Granulopoese betrifft. Der Pathomechanismus der zu dieser Störung führt ist nicht geklärt.

MHC-Expressionsdefekt. SCID als Folge einer gestörten Expression von MHC wird besonders bei Patienten nordafrikanischer Abstammung beobachtet. Die Erkrankung manifestiert sich meist im späteren Säuglingsalter durch eine nicht beherrschbare Gedeihstörung sowie durch rezidivierende Atemwegsinfekte. Bei meist normaler Anzahl von T- und B-Lymphozyten im Blut bestehen deutliche Funktionseinschränkungen. Bei der HLA-Typisierung fällt die fehlende Expression von MHC-Klasse-II-Antigenen auf, während MHC-Klasse-I-Antigene unterschiedlich stark exprimiert sind. Der Erkrankung liegen Gendefekte zugrunde, die zu Störungen der Regulation der MHC-Antigenexpression führen.

Klinische Symptome und Verlauf. Nicht tastbare Lymphknoten, fehlendes tonsilläres Gewebe und röntgenologische oder sonographische Nichtdarstellbarkeit eines Thymus sind nahezu pathognomonisch für SCID. Bei Patienten mit ADA-Defekt kann eine Auftreibung im Bereich der kostochrondralen Übergänge ähnlich wie bei rachitischem „Rosenkranz“ auffallen. Betroffene Säuglinge sind in den ersten Lebenswochen klinisch in der Regel unauffällig. Während z.B. bei über längere Zeit gestillten Säuglingen auch ein längeres symptomfreies Intervall bestehen kann, wird die große Mehrzahl im 2. oder 3. Lebensmonat durch Infektionen symptomatisch. Einige Infektkomplikationen treten hierbei mit so großer Regelmäßigkeit auf, daß ein fast stereotypes Krankheitsbild besteht mit schwerer Gedeihstörung als Folge rezidivierender bzw. chronischer intestinaler Infektionen, Zeichen der respiratorischen Insuffizienz als Folge persistierender viraler Infekte sowie ausgedehnter Candidiasis, besonders im Bereich des Oropharynx. Eine häufige und akut lebensbedrohliche Komplikation ist die durch *Pneumocystis carinii* ausgelöste akute Pneumonie. Die wirksame Prophylaxe, bzw. Behandlung dieser Komplikation ist eine der Gründe für die inzwischen deutlich niedrigere Rate früher Todesfälle bei SCID. Bakterielle Infektionen sind v.a. rezidivierende eitrige Mittelohrentzündungen, nicht selten kompliziert durch Mastoiditis, lokalisierte Hautabszesse, sowie bakterielle Septikämien und Lobärpneumonien.

Eine wichtige, oft fatale Komplikation stellte in der Vergangenheit die Entwicklung einer generalisierten BCG-Infektion nach BCG-Impfung dar. Neben infiltrativen und später ulzerativen Veränderungen im Bereich der Impfstelle und der regionalen Lymphknoten entwickeln sich im fortgeschrittenen Stadium der Infektion multiple papulöse und pustulöse Hauteffloreszenzen als Ausdruck der systemischen Streuung der Mykobakterien. Häufig ist das Skelettsystem in Form lokalisierter, osteolytischer Herde betroffen sowie Leber, Milz, Lymphknoten und Lungen. Differentialdiagnostisch kann u.a. der Verdacht auf eine Histiozytosis X aufkommen, v.a. da ausgedehnte Infiltrationen betroffener Organe durch Histiozyten bestehen. Entscheidend für die Diagnose der BCG-Histiozytose ist die Ziehl-Neelsen-Färbung, bei der intrazellulär gelegene säurefeste Mykobakterien nachgewiesen werden. Die tuberkulostatische Behandlung verzögert lediglich das weitere Fortschreiten, die Überwindung der Infektion ist nur im Rahmen einer Immunrekonstitution möglich.

Infolge des kompletten Ausfalls der immunologischen Abwehrfunktionen kommt es bei SCID zu spezifischen Komplikationen, die diagnostisch wegweisend sein können. Durch eine transplazentare maternofetale Transfusion immunkompetenter mütterlicher Lymphozyten wird eine Graft-versus-host-Reaktion im Säugling (GvHR) ausgelöst. Die Patienten fallen durch Veränderungen im Bereich der Haut, die einer Neurodermitis ähnlich sind, auf. Im Extremfall besteht eine generalisierte Dermatitis mit nässenden, desquamativen, oder chronisch-entzündlichen, ekzematösen Veränderungen, dann meist begleitet von einer auffallenden Bluteosinophilie und einem quälenden Pruritus. Diese Manifestationen sind mit denen beim Omenn-Syndrom identisch (s. oben), hier jedoch Ausdruck der primären, durch mütterliche T-Lymphozyten ausgelösten GvHR. Man findet mütterliche Zellen bei über der Hälfte der Patienten, meist in sehr niedriger Zahl. Ausprägung und Schweregrad klinischer Zeichen der GvHR, überwiegend im Bereich der Haut, sind variabel.

Ganz anders ist die Symptomatik, die sich bei SCID nach Transfusion von unbestrahlten Blutzellen entwickelt. Sie entspricht der einer fulminant verlaufenden GvH-Erkrankung nach Knochenmarktransplantation. Innerhalb von 2 Wochen nach Transfusion entwickelt sich eine floride, generalisierte Dermatitis, sowie Zeichen der akuten Leberentzündung und eine Enteritis mit profusem, meist blutigem Durchfall. Als Folge der Immunreaktion gegen hämatopoetische Zellen entsteht außerdem innerhalb kurzer Zeit eine irreversible Panzytopenie. Der Krankheitsprozeß ist in dieser Phase durch therapeutische Maßnahmen, z.B. eine intensive Immunsuppression, kaum zu beeinflussen. Die Bestrahlung aller Blutprodukte ist eine zwingende Maßnahme zur Verhütung dieser fatalen Komplikation.

Charakteristische Laborbefunde bei SCID sind in Tabelle 76.3 dargestellt. Neben einer Lymphozytopenie mit Werten unter 1000/µl (nicht obligat) besteht oft eine Eosinophilie sowie eine Thrombozytose. Erniedrigte bzw. fehlende T-Zellen im Blut, eingeschränkte oder fehlende proliferative Antworten bei der In-vitro-Testung sowie extrem erniedrigte Serumimmunglobulinspiegel sind klassische Merkmale des SCID. Bei einem nicht unerheblichen Teil der Pati-

Tabelle 76.3. Laborbefunde bei Kombinierten Immundefekten

Blutbild	Lymphozytopenie (nicht obligat), häufig Eosinophilie, Thrombozytose; Agranulozytose bei retikulärer Dysgenesie
Röntgen/Sonographie	fehlender Thymus (Mediastinum schmal, Retrosternalraum leer) metaphysäre Dysplasie bei ADA und anderen SCIDs
Immunglobuline im Serum	IgG niedrig/abfallend, IgA/IgM meist fehlend; selten normale Werte
Lymphozytenoberflächenmarker	T-Zellen meist niedrig/fehlend; falls vorhanden, oft abnorme Verteilung der T-Zellsubpopulationen (CD4, CD8); B-Zellen variabel, auch erhöht; evtl. fehlende HLA-DR-Expression
Hauttestung	Anergie, nur verwertbar bei gesicherter Antigenexposition, z. B. bei geimpften Patienten (Diphtherie, Tetanus) oder bei Infektionen (Candidiasis, BCG-Impftuberkulose)
Lymphozyten Proliferation (in vitro)	Stimulation mit Mitogen/T-Zellantikörper meist deutlich erniedrigt oder fehlend, mit Antigenen immer negativ
Antikörperantwort	Isoagglutinine niedrig/fehlend (bei Gesunden erst ab 6. Lebensmonat Anstieg!); Impfantwort immer fehlend (*Cave*: mütterliche Antikörper, IgG-Substitution)
HLA-Typisierung	Nachweis mütterlicher bzw. fremder Lymphozyten
ADA/PNP-Aktivität (Erythrozyten)	Fehlende Enzymaktivität beweisend (nach Transfusion falsch positive Werte!)
Histologie	Lymphknoten: Lymphozytendepletion, keine Lymphfollikel; Darmschleimhaut: kein lymphatisches Gewebe; Haut: Zeichen einer GvHD; Knochenmark: fehlende Plasmazellen

enten bestehen deutlich abweichende Befunde, wie z.B. der Nachweis von T-Zellen, die maternalen Ursprungs sein können. Von zentraler Bedeutung bei der Diagnostik sind daher Untersuchungen, welche die Fähigkeit zur Ausbildung spezifischer Immunantworten prüfen.

Therapie. Die Behandlung des SCID ist nur durch Rekonstitution eines funktionstüchtigen Immunsystems möglich. Dies ist bisher nur durch eine Knochenmarktransplantation (KMT) möglich, bei der Vorläuferzellen eines gesunden Spenders übertragen werden. Bei rechtzeitiger Diagnosestellung ist diese Therapie bei der Mehrzahl der Patienten erfolgreich. Alle übrigen Behandlungsmaßnahmen dienen der Infektvorbeugung und -bekämpfung und erreichen im günstigsten Fall eine Verzögerung weiterer Komplikationen bzw. eine vorübergehende Stabilisierung. Sie müssen so früh wie möglich, u.U. bereits bei Verdacht auf die Erkrankung, eingeleitet werden. Bei jedem interkurrenten Infekt muß mit Nachdruck ein Erregernachweis angestrebt werden, auch mit frühen invasiven, diagnostischen Eingriffen, wie z.B. einer broncheoalveolären Lavage. Bei akuter Pneumonie sollte wegen der hohen Wahrscheinlichkeit einer Pneumocystis-carinii-Infektion sofort eine spezifische Behandlung begonnen werden. Bei BCG-geimpften Patienten ist eine Kombinationstherapie mit INH und Rifampicin notwendig, auch wenn klinische Zeichen einer systemischen Infektion fehlen, um eine weitere systemische Streuung zu verhindern.

Bluttransfusionen, z.B. bei infektbedingter Anämie, sollten nach Möglichkeit nur von CMV-seronegativen Blutspendern erfolgen. Zwingend ist wie erwähnt die Bestrahlung aller Blutprodukte, auch von Plasma. Lebendimpfungen sind streng kontraindiziert. Die Indikation zur intravenösen Substitution von Immunglobulinen sollte großzügig gestellt werden.

76.7 Hyper-IgE-Syndrom

Definition. Das Hyper-IgE-Syndrom (Buckley- oder Hiob-Syndrom) ist durch ekzematoide Dermatitis, abszedierende Staphylokokkeninfektionen der Haut und Luftwege, Eosinophilie sowie sehr hohe Serum-IgE-Konzentrationen gekennzeichnet. Es wird ein autosomal-rezessiver Erbgang vermutet, Mädchen und Knaben sind gleichermaßen betroffen.

Klinische Symptome und Verlauf/Pathogenese. Vermutlich wird die Erkrankung durch eine primäre Störung von T-Helfer-1-Zellen verursacht. Die verminderte Aktivität von T-Helfer-1-Zellen bei gleichzeitigem Überwiegen der T-Helfer-2-Aktivität hat die erhöhte IgE-Bildung und Eosinophilie zur Folge.

Schon in den ersten Lebenswochen entwickeln sich eine chronische Dermatitis mit abszedierenden Staphylokokkeninfektionen. Es sind vorwiegend Gesicht und Extensorenseiten betroffen, die Superinfektionen liegen tief subkutan. Mit zunehmendem Alter treten zusätzlich eitrige Infektionen der Luftwege auf. Infolge rezidivierender Pneumonien entwickeln die Patienten Pneumatozelen. Seltener sind systemische Infektionen. Häufigste Infektionserreger sind *S. aureus* und bekapselte Bakterien wie *H. influenzae* oder Pneumokokken. Eine chronische Konjunktivitis kann zu massiver Hypertrophie der Oberlidkonjunktiven und zu Hornhautulzera führen.

In der weiteren Entwicklung auffällig sind vergröberte Gesichtszüge mit breitem Nasenrücken und dysproportioniertem Gesichtsschädel. Durch die vermehrte Freisetzung proinflammatorischer Mediatoren und eine verstärkte Knochenresorption durch Monozyten leiden ältere Kinder unter einer Osteoporose, die pathologische Frakturen begünstigen kann.

Neben der regelmäßig nachweisbaren Eosinophilie (bis zu 50 %) fallen die oft schon in den ersten Lebenswochen massiv erhöhten IgE-Konzentrationen auf (Werte > 2.500 U/ml, z.T. bis > 50.000 U/ml). Die übrigen Immunglobulinklassen sind normal oder leicht erniedrigt. Beim Hyper-IgE-Syndrom werden hohe Anti-S.-aureus- und Anti-C.-albicans-IgE-Antikörperspiegel nachgewiesen. Die zelluläre Immunität ist eingeschränkt, Hautteste fallen immer negativ aus. Nur bei wenigen Patienten besteht ein zusätzlicher, meist transitorischer Chemotaxisdefekt.

Therapie. Die Behandlung besteht in einer Staphylokokken-wirksamen antibiotischen Dauerprophylaxe. Bei hoher Infektanfälligkeit ist eine Immunglobulinsubstitution sinnvoll. Andere Behandlungsversuche, wie der Einsatz von Transferfaktor oder Levamisol, die Gabe von Antihistaminika oder von γ-Interferon bleiben langfristig erfolglos. Möglicherweise ist eine Behandlung mit Cyclosporin A erfolgversprechend.

76.8 Seltene Erkrankungen mit partiellen T-Zelldefekten

Knorpel-Haar-Hypoplasie (Chondrodysplasia metaphysaria Typ McKusick)

Die autosomal-rezessiv erbliche Krankheit manifestiert sich mit einem dysproportionierten Kleinwuchs, überstreckbaren Gelenken und feinem, schütterem Kopfhaar. Röntgenologisch finden sich charakteristische metaphysäre Veränderungen der langen und besonders der kurzen Röhrenknochen. Die Oberschenkel sind bei der Geburt lateralkonvex deformiert; die Deformierung verschwindet im Laufe der Entwicklung spontan. Ein primärer T-Zelldefekt erklärt die Neigung zu rezidivierenden viralen Infektionen und schwer verlaufenden Varizellen. Die Prognose ist gut. Einige Patienten haben einen kombinierten Immundefekt, wenige einen normalen Immunstatus. Die Mutation auf Chromosom 9p13 beeinträchtigt wahrscheinlich die Zellproliferation.

Metaphysäre Ossifikationsdefekte kommen darüber hinaus beim Adenosindeaminasemangel und anderen Formen des SCID, ganz selten auch bei isoliertem B-Zelldefekt vor.

Schimke-immunoossäre-Dysplasie

Die autosomal-rezessiv vererbte immunoossäre Dysplasie Schimke betrifft das Skelett, die Haut, die Nieren und das Immunsystem. Charakteristisch ist der dysproportionierte Minderwuchs mit kurzem Rumpf und eigenartigen Gesichtszügen (breiter Nasenrücken, rundlich verdickte Nasenspitze), sowie Pigmentflecken der Haut. Das Haar der Patienten ist sehr fein. Radiologisch findet sich eine spondyloepiphysäre Dysplasie. Innerhalb der ersten Lebensdekade entwickelt sich eine progrediente, therapieresistente Nephropathie mit Proteinurie und Nierenversagen. Immunologisch liegt ein variabler T-Zelldefekt mit CD4/CD8-doppelt-positiven T-Zellen, erhöhtem Anteil γδ-T-Zellrezeptor-tragenden T-Zellen und eingeschränkten T-Zellfunktionen vor. Die B-Lymphozyten sind unauffällig, ebenso ist die In-vitro-Immunglobulinproduktion normal. Der Immundefekt ist für die Gesamtprognose von nachgeordneter Bedeutung. Infolge des progredienten Nierenversagens werden die Patienten häufig transplantationspflichtig. Unabhängig vom Transplantationserfolg treten zerebrovaskuläre Insulte auf.

Dubowitz-Syndrom

Das autosomal-rezessive Dubowitz-Syndrom ist ein Fehlbildungs-Retardierungs-Syndrom mit Kleinwuchs, charakteristischer Gesichtsdysmorphie (fliehende Stirn, enge Lidspalten, Hypertelorismus, prominente Nasenwurzel, kleines Kinn, dysplastische Ohren und Mikrozephalie). Die betroffenen Kinder leiden unter einer stark erhöhten Infektanfälligkeit, wahrscheinlich infolge einer gestörten T-Zellfunktion. Überzufällig häufig entwickeln sich Malignome der Hämatopoese.

Mulibrey-Syndrom

Der Name Mulibrey leitet sich von den Organen ab, die ursprünglich als primär betroffen galten: *mu*scle (Muskelschwäche), *li*ver (Hepatomegalie), *br*ain, *ey*e (Pigmentstörung der Retina mit gelblichen Pigmentflecken). Neben Kleinwuchs werden bei den Kindern Gesichtsanomalien (dreieckiges Gesicht, prominente Stirn, Dolichozephalus), unregelmäßige Retinapigmentierung, muskuläre Hypotonie, konstriktive Perikarditis mit sekundärer Hepatomegalie und variable immunologische Störungen beobachtet.

Progerie (Hutchinson-Gilford-Syndrom)

Zum Bild der Progerie Hutchinson-Gilford gehören der postnatale Minderwuchs, die frühe Vergreisung mit Haarausfall, die Ausbildung eines „Vogelgesichts“ mit schnabelartiger Nase und ein fliehendes Kinn. Immunologisch werden verminderte Immunglobulinspiegel und eine reduzierte CD4-positive T-Zellpopulation dokumentiert. Ob dies durch eine beschleunigte Alterung der Zellen bedingt ist, ist nicht bekannt. Infolge einer frühzeitigen Atherosklerose versterben die Patienten innerhalb der ersten 3 Lebensdekaden.

Anhidrotische ektodermale Dysplasie

Die rezessiv-vererbte anhidrotische ektodermale Dysplasie ist durch die Symptome atrophische, pigmentarme Haut, Hypodontie, spärliche Behaarung und Gesichtsanomalien charakterisiert. Die Patienten neigen zu rezidivierenden Infektionen und Septikämien. Neben dem Nachweis einer Lymphopenie wurde ein Zytokinproduktionsdefekt (Interleukin 2) beschrieben.

Aktivierungsdefekt und Alopezie

Die Entwicklung eines T-zellulären Immundefekts in Assoziation mit einer kongenitalen Alopezie und Nageldystrophie wurde bei 2 Schwestern beschrieben. Der Immundefekt ist durch eine reduzierte Aktivierbarkeit und ungenügende Zellproliferation charakterisiert.

Chromosomale Defekte

Numerische Chromosomenaberrationen können mit Defekten der zellulären Immunität einhergehen. Hier sind besonders Patienten mit *Trisomie 21* (Down-Syndrom) zu nennen, die neben den bekannten Symptomen gehäuft Störungen der humoralen und zellulären Immunität entwickeln. Wesentlich ist eine Störung der T-Zellreifung, der Thymus ist klein und lymphozytenarm. Der Immundefekt manifestiert sich im Kleinkindesalter durch erhöhte Infektanfälligkeit. Die T-Zellzahl ist erniedrigt, Proliferationsteste fallen pathologisch aus. Die B-Zellzahl und -funktion ist hingegen kaum beeinträchtigt. Zusätzlich besteht häufig ein Chemotaxisdefekt mononukleärer Zellen. Auch Patienten mit *Trisomie 18* und partieller *Trisomie 8q* leiden unter erhöhter Infektanfälligkeit infolge zellulärer Immundefizienz. Klinisch erinnern beide Krankheitsbilder an die DiGeorge-Sequenz. Charakteristische Symptome sind Mikrozephalie, Hypertelorismus, dysplastische Ohren, LKG-Spalte, Mikro-/Retrogenie, kardiale, gastrointestinale und urogenitale Fehlbildungen. Die immunologischen Störungen sind variabel und betreffen bevorzugt das T-zelluläre Immunsystem. Die Infektanfälligkeit von Patienten mit chromosomalen Aberrationen wird symptomatisch therapiert, eine Knochenmarktransplantation wird derzeit nicht empfohlen.

Literatur

Buckley R (2000) Primary immuno deficiency diseases due to defects in lymphocytes. N Engl Med 343: 1313–1324

Craig CL, Ochs HD (2001) IPEX is a unique X-linked syndrome characterized by immune dysfunction, polyendocrinopathy, enteropathy and a variety of autoimmune phenomena. Curr Opin Pediatr 13: 533–538

Fischer A (1993) Primary T-cell immunodeficiencies. Curr Op Immun 5: 569–578

Fischer A (2000) Gene therapy of lymphoid primary immuno deficiencies. Curr Opin Pediatr 12: 557–562

Friedrich W (1996) Bone marrow transplantation in immunodeficiencies. Ann Med 28: 115–119

Levy-Mozziconacci A, Wernert F, Scambler P (1994) Clinical and molecular study of DiGeorge sequence. Eur J Pediatr 153:813–820

Smarts BA, Ochs HD (1997) The molecular basis and treatment of primary immunodeficiency disorders. Curr Op Pediatrics 9: 570–576

77 Sekundäre Immundefekte (ausgenommen HIV)

D. Nadal

Erfolgreiche Strategien von Mikroorganismen für deren Überleben im Wirt können die Induktion von Immundysfunktion beinhalten. Obwohl einzig zum Vorteil des auslösenden Erregers bestimmt, führt sie bei ausgedehnter Ausprägung zu einem sekundären Immundefekt. Dieses Kapitel befaßt sich mit durch menschenpathogene Viren ausgelöste Immundysfunktionen. Jene durch das „human immunodeficiency virus" (HIV) werden ausgeklammert (s. Kap. 78). Virus-induzierte Immundysfunktionen müssen bei der Abklärung von Patienten mit „Immundefekten" berücksichtigt werden.

Induktion von Immundysfunktion. Viren können Immundysfunktionen direkt oder indirekt auslösen. Die *direkte* Auslösung ergibt sich bei Replikation des Virus in Immunzellen, die in der Folge immunologisch abnorm antworten. Die *indirekte* Auslösung erwächst bei Infektion von Immunzellen, die nachfolgend über die Ausschüttung von Zyto- und Chemokinen, Antizyto- und Antichemokinen oder anderen löslichen Substanzen bei anderen Immunzellen Dysfunktionen bewirken. Bei indirekter Auslösung genügt die Infektion nur einer geringen Zahl von Zellen, um die Dysfunktion eines Vielfachen von Immunzellen oder des ganzen Immunsystems zu verursachen. Virus-induzierte Immundysfunktionen gründen auf mindestens 5 verschiedene Mechanismen.

Arten der Virus-induzierten Immundysfunktion

- Infektion einzelner oder aller Lymphozytensubpopulationen mit konsekutiver Funktionseinbuße sowie bei Lyse oder Apoptose numerischer Verminderung.
- Sekretion löslicher viraler oder menschlicher Faktoren (Interferone sowie andere Zyto- oder Chemokine) durch infizierte Zellen.
- Infektion und Schädigung von an Phagozytose, Antigenpräsentation und unspezifischen Effektoraspekten der zellvermittelten Immunität beteiligten Zellen.
- Auslösung eines Ungleichgewichts der Immunregulation mit nachträglicher Überaktivität immunmodulierender T-Zellen.
- Infektion des Thymus mit sekundärer Immuntoleranz.

Infektion von T- oder B-Lymphozyten. Persistierende Viren befallen meistens Zellen des Immunsystems. Das zur Eradikation des Virus benötigte Immunkompartiment wird unterdrückt. Die infizierten *Lymphozyten* können funktionell sowie durch Lyse oder Apoptose numerisch beeinträchtigt werden. Betroffen sind wie bei Masern alle oder wie bei der Epstein-Barr-Virus(EBV)-induzierten infektiösen Mononukleose selektiv nur einzelne Lymphozytensubpopulationen (z.B. die B-Zellen). Noch häufiger als in virusinfizierten Zellen läuft die Apoptose in im Rahmen der Infektion spezifisch oder unspezifisch aktivierten Abwehrzellen ab.

Sekretion löslicher Faktoren. Virusinfizierte Immunzellen können Immundysfunktion verursachende lösliche Faktoren menschlichen oder viralen Ursprungs sezernieren. Menschliche Faktoren sind z.B. Interferone (IFN), virale Faktoren sind beispielsweise Zytokinhomologe mit immunmodulatorischer Wirkung.

Viren sind sowohl Induktoren als auch Angriffspunkt für IFN. Hochvirulente Viren hemmen jedoch rasch die Synthese von IFN. Viele DNA-Viren sind sogar resistent gegenüber dessen Wirkung. Am besten studiertes Beispiel ist das Adenovirus, das durch IFN-α/β- und -γ-induzierte Signale hemmt. Zur Umgehung der zytokinvermittelten Abwehr haben gewisse Viren Gene für Zytokine oder deren Rezeptoren aus Wirtszellen erworben. Damit neutralisieren Viren selbst die Zytokine oder bilden selbst deren Synthese hemmende Proteine.

Schädigung phagozytierender und spezialisierter antigenpräsentierender Zellen. Ein weiterer Mechanismus spielt sich über Infektion und Schädigung von an Phagozytose, Antigenpräsentation sowie unspezifischer zellvermittelter Immunität beteiligter Zellen ab. Da Makrophagen Virusantigene verarbeiten und präsentieren sowie immunregulatorische Zyto- und Chemokine sezernieren, trifft die Dysfunktion dieser Zellen die Immunabwehr empfindlich. Je nach genetischem Hintergrund und Alter sowie Entwicklungsstadium sind Makrophagen für Virusinfektionen unterschiedlich empfänglich. Monozyten von Neugeborenen sind für eine Infektion mit Herpes-simplex-Virus (HSV) empfänglicher als Monozyten von Erwachsenen. Neben Chemotaxis können Phagozytose (v.a. bei Alveolarmakrophagen) und weitere Funktionen geschädigt werden. Diesen Mechanismus nutzen v.a. Makrophagen und Granulozyten infizierende Viren wie Influenza- und Herpesviren. Influenza- und Zytomegalievirus (CMV) können auch die Funktion der Granulozyten stören. Häufiges Resultat ist eine bakterielle Sekundärinfektion.

Ungleichgewicht normaler Regelmechanismen. Die Immunantwort auf ein Antigen wird durch die Interaktion verschiedener Zellen und Mediatoren feinreguliert. Die Infektion mit gewissen Viren kann eine Überaktivität immunregulatorischer T-Zellen und somit Immundysregulation verursachen. Die Unterdrückung der Immunantwort kann selektiv und damit antigenspezifisch oder -unspezifisch, sogar mit Anergie einhergehend, sein.

Infektion des Thymus und Induktion von Toleranz. Infektion des Thymus oder Infektion vor dessen Reife kann zur Entwicklung spezifischer Immuntoleranz beitragen. Beispiele sind die Infektion mit Hepatitis-B-Virus (HBV) bzw. konnatale Röteln- oder CMV-Infektion. Es erfolgt eine klonale Deletion reifender virusspezifischer T-Zellen. Virusspezifische T-Zell- und Antikörperantworten werden nicht aufgebaut. Die resultierende Immunosuppression ist spezifisch für das infizierende Virus. Bei unvollständiger negativer Selektion gelangen einzelne T-Zellen in periphere lymphatische Organe. Dann entsteht manchmal eine Antikörper-, jedoch keine spezifisch antivirale zytotoxische T-Zellantwort.

Beispiele virusinduzierter Immundysfunktion. Gewisse Viren können Immunzellen des Menschen infizieren (Tabelle 77.1). Eine daraus folgende Immundysfunktion, ist nicht in jedem Fall bekannt. Die Auswirkungen von Herpesviren und des Masernvirus sind am besten untersucht.

Herpes-simplex-Virus (HSV). Obwohl HSV alle stimulierte Subpopulationen der T-Zellen infizieren und einzelne Immunfunktionen wie die Inaktivierung von CD8$^+$-T-Zellen beeinflussen kann, ist die Auslösung einer klinisch relevanten Immundysfunktion nicht gesichert.

Zytomegalievirus (CMV). Die akute CMV-Infektion verursacht während Wochen bis Monaten eine vorübergehende Immunosuppression mit erhöhter Empfänglichkeit für Infektionen mit Bakterien, Pilzen und Protozoen. Antikörper- und zellvermittelte Abwehr sind betroffen. Die Zahl der CD4$^+$-T-Zellen nimmt ab und das Verhältnis von CD4$^+$- zu CD8$^+$-T-Zellen wird invers. Lymphozyten proliferieren nicht mehr auf Recall-Antigene. Dies scheint durch eine generalisierte metabolische Unterdückung der Zellaktivität bedingt zu sein. Monozyten unterstützen kaum die Stimulation von T-Zellen. Die Aktivität anderer mononukleärer Zellen wie Natürliche-Killer(NK)-Zellen ist gehemmt. Produktion oder Wirkung von IL-1 und IL-2 sowie die Antwort auf diese Zytokine sind eingeschränkt. Mononukleäre Blutzellen zeigen vermehrt Apoptose. Ein wichtiger Mediator der CMV-assoziierten Immunosuppression durch Monozyten ist IFN-α. Dessen Ausschüttung wird durch Hüllenkomponenten des CMV angeregt. Die Höhe von induziertem IFN-α korreliert mit dem Grad der Suppression der monozytären oxidativen Aktivität. An der CMV-assoziierten Immunosuppression sind neben IFN-α möglicherweise weitere Zytokine beteiligt.

Tabelle 77.1. Viren, die Immunzellen des Menschen infizieren

Virus	Infizierte Zellen B-Zelle	T-Zelle	Monozyten	Neutrophile Granulozyten
Doppelstrang DNA-Viren				
Herpes simplex Virus		+		
Zytomegalievirus			+	+
Epstein-Barr-Virus	+			
Humanes Herpesvirus 6	(+)	+		
Humanes Herpesvirus 7	(+)	+		
Humanes Herpesvirus 8	+			
Hepatitis-B-Virus	+	+		
Papovavirus				
Positivstrang RNA-Viren				
Poliovirus			+	
Rötelnvirus	+	+		
Negativstrang RNA-Viren				
Masernvirus	+	+	+	
Mumpsvirus	+	+		
Respiratory syncytial virus			+	
Influenza A, B			+	+
Parainfluenza			+	
Vesicular stomatitis virus		+		
Retroviren				
Humanes T-lymphotropes Virus (HTLV)-I		+		
HTLV-II		+		
HTLV-III (HIV)		+	+	

Auch die Funktion von Alveolarmakrophagen kann mit unterdrückter Phagozytose und „respiratory burst" pathologisch alteriert sein und zu erhöhter Morbidität bei pulmonaler Zweitinfektion beitragen. Über die Induktion von IFN-α werden Wachstum und Differenzierung von Knochenmarksvorläuferzellen unterdrückt. Granulozyten, in denen während der Erstinfektion auch Virusvermehrung stattfindet, zeigen ebenfalls verminderte oxidative sowie phagozytäre Antworten und haften vermehrt an Endothelzellen. Letzteres behindert die Auswanderung an Orte der Infektion und begünstigt damit das Risiko für eine insuffiziente Abwehr.

Epstein-Barr-Virus (EBV). Während der ersten Krankheitswoche der Erstinfektion mit EBV kann eine temporäre Immunosuppression bis hin zur Anergie beobachtet werden. Die Ausschüttung proinflammatorischer Zytokine ist gehemmt. Dies gelingt EBV durch Expression seines BCRF1-Proteins, eines „virales IL-10" genannten Homologes des menschlichen IL-10. Biologische Aktivitäten und Spektrum von viralem und menschlichem IL-10 entsprechen einander. Letzteres wird normalerweise von CD4$^+$-T-Zellen sezerniert und hemmt IFN-α, IL-2 und andere Zytokine von T-Zellen sowie die Produktion von TNF-α, IL-1-α und -β, IL-6 und IL-8 in Monozyten und Makrophagen. Zudem fördert virales IL-10 Wachstum und Transformation von B-Zellen, den

Zielzellen von EBV. Mit EBV infizierte B-Zellen exprimieren virales IL-10 bereits in der Frühphase der Infektion. Dieses begünstigt die EBV-Infektion zusätzlich durch Hemmung der frühen antiviralen NK-Zell- und zytotoxische T-Zellantworten.

Humanes Herpesvirus 6 (HHV-6). Es werden 2 Varianten des HHV-6 unterschieden. Variante B wird mehrheitlich bei Kindern mit Dreitagefieber, Variante A bei Immundefizienten nachgewiesen. Letztere übt einen markanteren Effekt auf Immunzellen aus. Sie unterdrückt die Expression von CD3 auf der Oberfläche von T-Zellen und die antigenspezifische HLA-restringierte Antwort durch $CD4^+$-zytotoxische T-Zellen. Unter Mitwirkung von TNF-α wird bei $CD4^+$-T-Zellen der Zelltod durch Apoptose ausgelöst. Auch andere Zellen des Immunsystems zeigen eine Dysfunktion. Bei Monozyten aus dem peripheren Blut ist der „respiratory burst" unterdrückt und Wachstum und Differenzierung von Vorläuferzellen im Knochenmark vorwiegend durch die Vermittlung von IFN-α gehemmt.

Humanes Herpesvirus 7 (HHV-7). Im Vergleich zu HHV-6 übt HHV-7 einen geringen Effekt auf die Expression von CD3 aus, induziert aber eine markante Niederregulation von CD4 auf der Oberfläche von Lymphozyten. Da CD4 bei der T-Zellaktivierung sich mit dem T-Zellrezeptor physisch verbindet und für die Stimulation der T-Zellen essentiell ist, wird die Entstehung einer Dysfunktion von $CD4^+$-T-Zellen vermutet.

Hepatitis-B-Virus (HBV). Die Persistenz des HBV bei bis zu 90 % der vertikal infizierten Neugeborenen und bei bis zu 5 % der älteren Kinder beruht sehr wahrscheinlich auf die Unfähigkeit von T-Zellen, spezifisch HBV-Antigene zu erkennen. So neigen Kinder mit relativem T-Zelldefizit zu chronischer HBV-Infektion. Bei gewissen Patienten beendet IFN-α die aktive Virusinfektion. Die chronische HBV-Infektion kann deshalb als Folge eines IFN-α-Mangels betrachtet werden. HBV hemmt die Produktion von und setzt die Empfänglichkeit der Zellen für IFN-α herab. Die hohe Inzidenz von chronischen HBV-Trägern unter den Neugeborenen von HBe-Antigen-positiven Müttern läßt vermuten, daß in der Mutter zirkulierendes HBe-Antigen beim Kind Immuntoleranz auslöst.

Masernvirus. Die meisten Todesfälle von Masern ereignen sich bei bakteriellen oder viralen Zweitinfekten. Begünstigt werden diese durch abnorme, mit der heftigen antiviralen Wirtsantwort vergesellschaftete zelluläre Immunantworten. Die Immundysfunktion spielt sich auf mehreren Ebenen der Wirtsabwehr ab. Sowohl Wildinfektion wie Masernimpfung verursachen eine Leukopenie. Neutrophile Granulozyten, T-, B- und Nullzellen sind betroffen, wobei das Verhältnis von $CD4^+$- zu $CD8^+$-T-Zellen normal bleibt. Die Funktionen der T-, B- und NK-Zellen sind gestört. Verschiedener Zytokine tragen ebenfalls zu den Immundysfunktionen bei.

Die Immundysfunktion der T-Zellen wurde bereits vor über hundert Jahren durch von Pirquet erkannt. Er beobachtete, daß ein positiver Tuberkulinhauttest im Verlauf der Maserninfektion negativ wurde. Diese verminderte Hypersensitivität vom verzögerten Typ hält bei Kindern mit Komplikationen signifikant länger als bei Kindern ohne Komplikationen an (4 Wochen vs. 2,3 Wochen). Infiziert das Masernvirus T-Zellen, hält es deren Zellzyklus in der G1-Phase an. Proliferation und zytotoxische Reaktionen der T-Zellen bleiben aus. Die Infektion der B-Zellen hemmt die Sekretion von Immunoglobulin. Dies ist bei Neugeborenen ausgeprägter und erfolgt früher als bei Erwachsenen, ein möglicher Grund für die erhöhte Morbidität und Letalität der Masernwildinfektion und der -Impfung bei Säuglingen. Auch die Aktivität der NK-Zellen ist vermindert. Dies tritt gleichzeitig mit anderen Hemmungen der zellvermittelten Immunität auf, korreliert aber nicht mit diesen, hält mindestens 3 Wochen an, ist bei Komplikationen der Maserninfektion ausgeprägter und trägt möglicherweise zur erhöhten Neigung für Zweitinfektionen bei. Die Zytokinantworten polarisieren zum Typ-2-Muster: Die Produktion von IL-4 ist erhöht, die Bildung von IL-2 und IFN-γ vermindert. Die niederregulierte monozytäre Produktion von IL-12 ist für Masern charakteristisch.

Influenza-A- und Influenza-B-Virus. Pneumonien und Meningitiden während Ausbrüchen von Influenza A und Influenza B zeigen eine erhöhte Letalität. Häufigste Erreger assoziierter bakterieller Sekundärinfektionen sind *Streptococcus pneumoniae* und *Staphylococcus aureus*, jedoch auch *Escherichia coli*, *Haemophilus influenzae* und *Neisseria meningitidis*. Wegbereiter ist die durch Influenzaviren ausgelöste Dysfunktion der Granulozyten. Sie erfolgt auch ohne die bei Influenza nur selten stattfindende Virämie. Das Virus bindet an die Granulozyten, dringt in diese ein und verursacht innert 2 bis 5 Minuten chemotaktische, oxidative, bakterizide und sekretorische Dysfunktionen. Da das Influenzavirus bis zu 2 Wochen in den Lungen persistiert, kann es dort für längere Perioden die Funktion der Granulozyten beeinflussen.

Literatur

Abramson JS, Wheeler JG (1994) Virus-induced neutrophil dysfunction: role in the pathogenesis of bacterial infections. Pediatr Infect Dis J 13:643–652

Inoue Y, Yasukawa M, Fujita S (1997): Induction of T-cell apoptosis by human herpesvirus 6. J Virol 71:3751–3759

Karp CL, Wysocka M, Wahl LM et al. (1996) Mechanism of suppresion of cell-mediated immunity by measles virus. Science 273:228–231

Lau JYN, Wright TL (1993) Molecular virology and pathogenesis of hepatitis B. Lancet 342:1335–1340

Noraz N, Lathey JL, Spector SA (1997) Human cytomegalovirus-associated immunosuppression is mediated through interferon-α. Blood 89:2443–2452

78 HIV-Infektion und AIDS

U. Wahn, I. Grosch-Wörner

Definition. Von einer HIV-Infektion sprechen wir, wenn bei einem Kind eine Infektion mit HIV-1 oder HIV-2 sicher nachgewiesen wurde. AIDS (acquired immune deficiency syndrome) liegt dann vor, wenn bei nachgewiesener HIV-Infektion bestimmte AIDS-definierende Sekundärerkrankungen auftreten (opportunistische Infektionen, maligne Tumoren). Hat ein Kind einer HIV-infizierten Mutter in den ersten 18 Lebensmonaten HIV-Antikörper im Blut, ohne daß ein Virusnachweis gelingt, gilt es als HIV-exponiert.

Epidemiologie, Häufigkeit. Im Kindesalter spielt die *vertikale* Infektionsübertragung von der Mutter auf das Kind eine zentrale Rolle. Nach Veröffentlichungen von EuroHIV 6/2000 sind kumulativ seit 1996 3357 Kinder (37,1 %) auf diesem Wege infiziert worden. Mit 31,8 % spielen in Europa die nosokomialen Infektionen und mit 16,3 % die unbekannten Übertragungen weiter eine wichtige Rolle. Die HIV Infektionen über Transfusionen und Gerinnungsderivate betrugen in diesem Zeitraum 12,5 bzw. 2,3 %.

Trotz aller Präventionsmaßnahmen und Interventionsstrategien steigt die Zahl der jährlichen vertikalen Neuinfektionen in Europa. So wurden 1996 334 Kinder und 1999 845 Kinder auf diesem Wege infiziert. Die Zunahme ist durch Meldungen aus Rußland und der Ukraine bedingt. In Westeuropa und den USA dagegen ist die Zahl der vertikal HIV-infizierten Kinder über drei Jahre überzeugend geringer geworden. So sind in Deutschland für 1996 noch 64 Kinder bei EuroHIV gemeldet worden, 1999 noch 8 Kinder.

Unter den HIV-infizierten Müttern dominieren nach wie vor (ehemalige) Drogenabhängige (35,2 %) und Frauen, die sich durch heterosexuellen Verkehr infiziert haben (30,6 %). Zunehmend spielen Frauen aus Endemiegebieten (17,8 %) eine Rolle, auf nicht näher bekanntem Wege haben sich 14,6 % der Frauen infiziert und 2,0 % der Frauen über Transfusionen.

Weltweit stellt sich das Problem nach *UNAIDS Dezember 2000* folgendermaßen dar: es wird mit 36,1 Millionen HIV-infizierter Menschen gerechnet, davon 16,4 Millionen Frauen und 1,4 Millionen Kinder < 15 Jahre. Die jährliche Neuinfektionsrate wird mit 5.3 Millionen angenommen, bei den Kindern wird die Neuinfektionsrate/Jahr mit 600 000 geschätzt, d.h. mit 1600 Kindern pro Tag. Im Gegensatz zu Europa sind weltweit die meisten Kinder vertikal infiziert und südlich der Sahara geboren.

Ätiologie. AIDS wird durch HIV verursacht. Sowohl für HIV-1 wie HIV-2 sind verschiedene Varianten bekannt. In Mitteleuropa und den USA findet sich fast ausschließlich HIV-1, während in Westafrika in nennenswertem Umfang auch HIV-2 gefunden wird, z.B. Guinea-Bissau. Es scheint, daß für HIV-2 die Inkubationszeit länger und das pathogene Potential geringer ist als für HIV-1. Unter den molekularbiologisch definierten HIV-1-Subtypen dominiert in Europa der Typ B, während in anderen Regionen der Welt auch die Subtypen A, C, D, E, F, G, H und 0 gefunden werden.

HIV gehört zur Gruppe der Retroviren, verfügt also über eine reverse Transkriptase, mit dessen Hilfe virale RNA in das menschliche Genom einbaufähige DNA umkopiert wird. HIV dürfte hinsichtlich Morphologie, biochemischer Zusammensetzung, genomischer Organisation und Replikationszyklus das wohl am besten untersuchte Virus überhaupt sein.

HIV ist ausgesprochen polymorph, bedingt durch die hohe Neigung zu Spontanmutationen im infizierten Organismus. Dabei entstehen oft Virusvarianten, die eine gesteigerte Zytopathogenität, Synzytien-Induktion oder Replikationsfähigkeit aufweisen. In Einzelfällen konnte sogar gezeigt werden, daß beim selben Patienten gleichzeitig mehrere HIV-Varianten vorkommen mit unterschiedlichem zytopathogenem Potential und Zelltropismus. Mit Hilfe bestimmter Restriktionsendonukleasen lassen sich molekulargenetisch aggressive von weniger aggressiven Varianten unterscheiden. Es gibt Mutationen, die durch die antiretrovirale Therapie induziert werden (s.u.).

HIV kann unterschiedliche Zellen infizieren, insbesondere T-Zellen und Monozyten, wobei bestimmte Varianten besondere Affinität zu bestimmten Zellen aufweisen. Solche unterschiedliche Varianten haben auch eine unterschiedliche Organotropie: Während Isolate aus dem Blut besser lymphozytäre Zellen infizieren, gelingt dies für Liquor-Isolate besser an monozytären Zellen.

Vertikale Übertragung, Pathogenese. Die vertikale Infektion erfolgt in erster Linie (2/3 der Fälle?) um den Zeitpunkt der Geburt herum, ähnlich wie bei der Hepatitis B. Daneben gibt es Anhaltspunkte für eine frühe diaplazentare Übertragung in den ersten Schwangerschaftsmonaten analog zu den Röteln. Übertragung über die Muttermilch spielt in unseren Breiten kaum eine Rolle, da bei HIV-infizierten Müttern allgemein vom Stillen abgeraten wird. In Afrika und anderen Entwicklungsländern allerdings, wo für die Muttermilch kein nutritiver Ersatz zur Verfügung steht, sind HIV-Übertragungen durch Stillen zweifelsfrei belegt, die vertikalen Übertragungsraten dementsprechend höher.

Die vertikale Transmissionsrate liegt ohne Intervention bei uns derzeit bei ca. 20 %. Die übrigen 80 % aller in utero HIV-exponierten Kinder stellen sich nach Ablauf von wenigen Jahren als gesund heraus. Die Transmissionsrate wird durch verschiedene Faktoren bei Mutter und Kind modifiziert (Tabelle 78.1)

Zielzellen der HIV-Infektion sind in erster Linie Zellen, die das CD4-Molekül auf der Oberfläche tragen (sog. Helfer-T-Zellen, Monozyten, Makrophagen, Langerhans-Zellen, Glia-Zellen u.a.). HIV benutzt dieses Molekül als Rezeptor. Zum Eindringen in T-Zellen bedarf es zusätzlich eines G-Protein-gekoppelten Korezeptors, der als „Fusin" (CXCR-4) bezeichnet wird, zum Eindringen in Makrophagen eines G-Protein-gekoppelten Korezeptors (CCR-5) für die Chemokine RANTES, MIP-a (macrophage inflammatory protein) und MIP-b. Die Infektion von Mikrogliazellen kann über CCR-3 und CCR-5 vermittelt werden. Bestimmte Polymorphismen des Korezeptors CCR-5, z.B. das r32-Allel mit einer Deletion von 32 Basenpaaren scheinen einen relativen Schutz gegenüber der HIV-Infektion zu bieten. Ihre geschätzte Häufigkeit ist in der weißen Bevölkerung 18%, in asiatischer oder schwarzer Bevölkerung nahe Null. Probanden mit homozygoter Deletion sind bisher nur in ganz wenigen Fällen HIV-infiziert worden. Heterozygote r32-Träger werden seltener HIV-infiziert als normale Probanden. Auch der Verlauf der Krankheit wird durch r32-Heterozygotie modifiziert: So fanden sich in einer Studie bei den „Slow-Progressors" 24% Heterozygote, bei den „Fast-Progressors" 3%.

Das nach reverser Transkription als DNA vorliegende retrovirale Genom wird mittels des spezifischen Enzyms Integrase in die humane DNA integriert. Damit ist das Stadium einer latenten Infektion erreicht. Die HIV-Replikationsrate ist hoch, mit einer Virionenneubildung im Bereich von 10^9/ml/d ist zu rechnen (Ho et al. 1995). Umschreibungsfehler innerhalb dieses Vermehrungsprozesses erklären die relativ häufigen Mutationen von HIV.

Zentral in der AIDS-Pathogenese ist der Verlust funktionstüchtiger CD4-Zellen durch eine große Zahl unterschiedlicher, z.T. autoimmunologischer Mechanismen. Die Abnahme dieser CD4-Zellen wiederum ist entscheidende Voraussetzung für die Entwicklung der meisten AIDS-definierenden Erkrankungen (s.u.). Quantitativ zeigen sich dabei erhebliche Unterschiede zwischen Erwachsenen und Kindern: Während bei Erwachsenen AIDS-definierende Infektionen kaum bei CD4-Zellzahlen >200/μl zu erwarten sind, kann etwa eine Pneumocystis-Pneumonie bei Säuglingen und Kleinkindern bereits bei CD4-Zellzahlen >1000/μl auftreten.

Während die Mehrzahl der Krankheitserscheinungen bei AIDS als Folge des erworbenen Immundefektes angesehen werden kann, ist für die HIV-Enzephalopathie wahrscheinlich HIV selbst für den progredienten Zerebralabbau verantwortlich.

Tabelle 78.1. Maternale, geburtsmedizinische und kindliche Risikofaktoren für vertikale HIV-Übertragung (nach Schäfer u. Friese 1996, Mandelbrot et al. 1996)

Maternale Risikofaktoren
Zigarettenrauchen jenseits des ersten Trimenons
Drogengebrauch während der Schwangerschaft
Multiple Sexualpartner während der Schwangerschaft
Vitamin A-Mangel
Makrophagentropismus der HIV-Variante
Niedrige Titer neutralisierender Antikörper
Pränatale CD4-Zellen <29%
p24-Antigenämie
Erhöhte HIV-RNA (Viruslast)
Fortgeschrittene HIV-Erkrankung
Vorzeitige Wehen
Blasensprung >4h vor Geburt
Geburtsmedizinische Risikofaktoren
Vorzeitige Wehen
Blasensprung >4h vor Geburt
Blutungen während der Wehen
Amnioninfektionssyndrom
Invasive geburtsmedizinische Prozeduren
Kindliche Risikofaktoren
Gestationsalter (Geburtsgewicht <2500g)
Erster Zwilling
Stillen

Klinische Symptome und Verlauf. Bei Geburt sind fast alle Kinder HIV-infizierter Mütter klinisch gesund. Auch labormäßig gibt es beim Vergleich definitiv infizierter Kinder mit nicht infizierten Kindern nur geringfügige immunologische Unterschiede. Die postnatale Entwicklung infizierter Kinder variiert außerordentlich. Ca. 25% der infizierten Kinder entwickeln innerhalb des ersten Lebensjahres AIDS, bei den anderen wird auch ohne spezifische Therapiemaßnahmen ein protrahierter Verlauf bis z.T. weit über das 10. Lebensjahr hinaus beobachtet. Früh einsetzende massive HIV-Replikation mit starkem Anstieg der Viruslast gilt als prognostisch ungünstig, ebenso ein schneller Abfall der CD4-Zellen.

Klinische Frühsymptome (= Kategorie A, Tabelle 78.2) sind zunächst uncharakteristisch. Wichtig ist zu diesem Zeitpunkt die genaue Erhebung der mütterlichen Anamnese im Hinblick auf HIV-Risiken und ggf. die Durchführung eines HIV-Antikörpertestes bei der Mutter, bevor das Kind auf das Vorliegen einer HIV-Infektion untersucht wird. Bei fortschreitendem Immundefekt mit T-Zell-Hyp- oder -Anergie treten weitere Zeichen hinzu (= Kategorie B, Tabelle 78.3).

Bei den AIDS-definierenden Erkrankungen (= Kategorie C, Tabelle 78.4) dominieren beim Kind Infektionen. Maligne Tumoren, insbesondere Kaposi-Sarkom und B-Zell-Lymphom sind selten. Es muß abgewartet werden, ob dies auch mit den inzwischen verbesserten Therapiemöglichkeiten so bleiben wird.

Der PLH/LIP-Komplex (pulmonale lymphoide Hyperplasie, lymphoide interstitielle Pneumonie) gilt zwar noch als AIDS-definierend, wird aber nicht mehr der Kategorie C der schweren klinischen Manifestationen zugeordnet. Er tritt oft gemeinsam mit einer Parotisschwellung auf. Die Ätiologie ist nicht ganz klar: Serologisch ergeben sich Hinweise auf

Tabelle 78.2. Frühsymptome der kindlichen HIV-Infektion (Kategorie A gemäß CDC)

Lymphadenopathie
Hepatosplenomegalie
Dermatitis
Bilaterale Parotisschwellungen
Rezidivierende oder persistierende Infektionen der oberen Luftwege

Tabelle 78.3. Mäßig schwere Symptome der kindlichen HIV-Infektion (Kategorie B gemäß CDC)

Persistierendes Fieber, Dauer >1 Monat
einzelne schwere bakterielle Infektionen
Mundsoor >2 Monate Dauer bei Kindern >6 Monate
Nokardiose
CMV-Infektion, Beginn im1. Lebensmonat,
Herpes-simplex-Virus-Stomatitis (>2 Episoden/Jahr)
Herpes-simplex-Bronchitis, Pneumonitis, Ösophagitis, Beginn im 1. Lebensmonat
Herpes Zoster (>2 Episoden an >1 Dermatom)
Disseminierte Varizellen
Lymphoide interstitielle Pneumonie
Toxoplasmose, Beginn im 1. Lebensmonat
Anämie <8g/l, Neutropenie <1.000/μl, Thrombopenie <100.000/μl für >30 Tage
Kardiomyopathie/Karditis
Durchfälle (rezidivierend oder chronisch)
Hepatitis
Nephropathie
Leiomyosarkom

eine persistierende EBV-Infektion (Persistenz von IgM- und IgA-anti-VCA sowie anti-EA bei Fehlen von anti-EBNA). Auch der Nachweis von EBV-Genom in Lungengewebe bei LIP legt eine ätiologische Rolle dieses Virus nahe.

Um die internationale Kommunikation zu erleichtern, wurde von den CDC eine klinische Klassifikation (Tabelle 78.5) entwickelt. Auch die altersabhängige Bewertung der CD4-Zellzahlen wurde standardisiert (Tabelle 78.6). Beides mag im Einzelfall nicht immer hilfreich sein, erleichtert aber epidemiologische und andere Studien.

Diagnose der HIV-Infektion, regelmäßige Diagnostik. Bei sehr jungen Kindern HIV-infizierter Mütter sind ELISA und Westernblot allein unzureichend: Eine Differenzierung maternaler und kindlicher Antikörper ist in den ersten 18 Lebensmonaten nicht möglich. Somit müssen zur Diagnosestellung die Erreger nachgewiesen werden. Eine HIV-Infektion ist gesichert bei wiederholt positiven HI-Viruskulturen, dem wiederholten Nachweis des p24-Antigens oder der HIV-RNA mittels Polymerase-Kettenreaktion (PCR). Die Sensitivität insbesondere der PCR ist gut: Bereits mit wenigen Lebenswochen kann in > 90 % der Fälle bei infizierten Kindern HIV nachgewiesen werden. Diese frühe Diagnosestellung ist entscheidende Voraussetzung für eine frühe spezifische Therapie.

Nach dem 18. Lebensmonat ist der wiederholte Nachweis von HIV-Antikörpern mittels ELISA und Westernblot ungeachtet eines Antigen- oder Virus-Nachweises beweisend für eine HIV-Infektion. Bei den rund 80 % nicht-infizierten Kindern verschwinden die maternalen HIV-Antikörper bis zum Alter von 18 Monaten dagegen fast immer. Auch hier ist ein mindestens zweimalig negativer Befund zur Vermeidung folgenschwerer Falschinformationen zu fordern.

Immunologische Veränderungen (CD4-Lymphopenie, CD4/CD8-Inversion, Hyperimmunglobulinämie) können indirekt auf eine HIV-Infektion hinweisen. Diese Parameter sollten daher regelmäßig untersucht werden. Die erste Untersuchung sollte in den ersten Lebenstagen, die zweite mit ca. 4 Wochen, die dritte mit ca. 3 Monaten erfolgen. Die Beobachtungsdauer liegt in der Regel bei serorevertierten Kindern bei 3 Jahren. HIV-infizierte Kinder sollten dauerhaft in einer Spezialambulanz betreut werden.

Die immunologischen Defizite sind die entscheidende Voraussetzung für das Auftreten AIDS-definierender Erkrankungen, beim Kind insbesondere Infektionen. Da die Antikörperbildung im Rahmen der HIV-Infektion reduziert ist, sind Antikörpernachweise gegen Erreger von Sekundärinfektionen nicht aussagekräftig. Immer muß versucht werden, Erreger solcher Infektionen direkt nachzuweisen, sei es mittels Antigennachweis, spezifischer Färbungen, Kulturen oder PCRs.

Differentialdiagnose. Theoretisch müssen in Einzelfällen konnatale Infektionen oder angeborene Immundefekte abgegrenzt werden. Praktisch wird sich dies aber selten als ein Problem darstellen.

Tabelle 78.4. Aids-definierende Erkrankungen bei Kindern unter 13 Jahren (mit Ausnahme der LIP-Kategorie C gemäß CDC). Die LIP ist bei Kategorie B aufgeführt, gilt aber unverändert als AIDS-definierend

Bakterielle Infektionen
- Mehr als 1 schwere kulturell nachgewiese Infektion mit gewöhnlichen Bakterien innerhalb von 2 Jahren
- Tuberkulose
- Atypische Mykobakteriosen, extrapulmonal oder disseminiert

Pilzinfektionen
- Candidiasis von Ösophagus, Trachea, Bronchien, Lunge
- Extrapulmonale Kryptokokkose
- Disseminierte oder extrapulmonale Histoplasmose

Virusinfektionen

Herpesviren
- Herpes-simplex-Virus-bedingte
  - mukokutane Ulzera (Dauer > 1 Monat) *oder*
  - Bronchitis, Pneumonie, Ösophagitis von beliebiger Dauer bei Kindern > 1 Monat alt
- EBV
  - lymphoide interstitielle Pneumonie
- CMV
  - z.B. Retinitis, Ösophagitis, Kolitis (nicht Leber, Milz, Lymphknoten) bei Kindern > 1 Monat alt

HIV
- Enzephalopathie
- Kachexie (Wasting-Syndrom)

JC-Viren
- progressive multifokale Leukenzephalopathie

Parasitäre Infektionen
- Pneumocystis-carinii-Pneumonie
- ZNS-Toxoplasmose bei Kindern > 1 Monat alt
- Kryptosporidiose, chronisch intestinal, Durchfälle dauern > 1 Monat
- Isosporidiasis, chronisch intestinal, Durchfälle dauern > 1 Monat

Maligne Tumoren
- verschiedene Lymphome inkl. der des ZNS
- Kaposi-Sarkom

Tabelle 78.6. Altersabhängige Wertung relativer und absoluter CD4-Zellzahlen

	Alter < 12 Monate	1–5 Jahre	> 6 Jahre
Immunologische Kategorie	CD4/μl [CD4 in %]	CD4/μl [CD4 in %]	CD4/μl [CD4 in %]
1. Kein Immundefekt	> 1500 [> 25]	> 1000 [> 25]	> 500 [> 25]
2. Mäßiger Immundefekt	750–1499 [15–24]	500-999 [15–24]	200–499 [15–24]
3. Schwerer Immundefekt	< 750 [< 15]	< 500 [< 15]	< 200 [< 15]

Tabelle 78.5. CDC-Klassifikation der HIV-Infektion bei Kindern < 13 Jahre

	Klinische Kategorie			
Immunologische Kategorie	N: Klinisch o. B.	A: Leichte Symptome/ Befunde (Tabelle 78.2)	B: Mäßige Symptome/ Befunde (Tabelle 78 3)	C: Schwere Symptome/ Befunde (Tabelle 78.4)
1. Kein Immundefekt	N1	A1	B1	C1
2. Mäßiger Immundefekt	N2	A2	B2	C2
3. Schwerer Immundefekt	N3	A3	B3	C3

Antiretrovirale Therapie. Nachdem zu Beginn der 80er Jahre nur Sekundärkomplikationen der HIV-Infektion behandelt werden konnten, stehen heute Maßnahmen gegen HIV selbst ganz im Zentrum therapeutischer Interventionen. Das Konzept der antiretroviralen Therapie hat sich dabei in den letzten Jahren drastisch geändert. Bei der Indikationsstellung zu einer gegen HIV gerichteten Therapie werden bei Erwachsenen inzwischen wieder neben virologischen Aspekten verstärkt immunologische Aspekte berücksichtigt.

Vorläufige Indikation zur antiretroviralen Therapie (ART) bei Erwachsenen (US-Guidelines 2001)

- Patienten mit AIDS oder schwerer klinischer Symptomatik sollten unabhängig von Laborwerten in jedem Fall therapiert werden. Bei Patienten mit CD4-Zellzahlen <200/mm³ wird eine Therapie unabhängig von der Viruslast empfohlen. Weiter wird eine antiretrovirale Therapie empfohlen bei allen Patienten mit CD4-Zellzahl >200 aber <350/mm³ unabhängig von der Viruslast. Bei CD4-Zellzahlen >350/mm³ erfolgt die Therapieeinleitung bei Viruslastwerten von bDNA >30000 oder RT-PCT von >55000 Kopien/ml
- Bei Patienten mit CD4-Zellzahlen >350/mm³ und Viruslastwerten <30000 (bDNA) oder <55000 (RT-PCR) würden viele der Experten mit der Therapieeinleitung zuwarten, da eine aktuelle Auswertung (August 13,2001) der MACS Kohortenstudie (Multicenter AIDS Cohort Study) ein 3-Jahresrisiko zur Progression zu AIDS von 15% ergeben hat. Dieses Risiko ist bei Viruslastwerten zwischen 10 und 30000 Kopien/ml abhängig von den CD4-Zellzahlen (zwischen 200 und 350/mm³) bei 36,4% und bei CD4-Zellzahlen <200/mm³ bei 50%.

Die Messung der Anzahl der HIV-Kopien im Plasma hat die Möglichkeiten der Therapiesteuerung und -überwachung dramatisch verbessert. Zwar findet die HIV-Replikation vorwiegend in den Lymphknoten statt, jedoch spiegelt die HIV-Menge im Blut, gemessen als Viruslast, die Replikation im Lymphknoten recht gut wieder.

Für die Therapie stehen nukleosidische Reverse-Transkriptase-Inhibitoren (NRTI) wie Zidovudin, Didanosin, Zalcitabin, Stavudin und Lamivudin, nichtnukleosidische Reverse-Transkriptase-Inhibitoren (NNRTI) wie Nevirapin, Delarvidin und Efavirenz, und Protaseinhibitoren (PI) wie Saquinavir, Ritonavir, Indinavir und Nelfinavir zur Verfügung, sind aber bisher nur zum Teil im Kindesalter zugelassen. Für ihren Einsatz muß der jeweilige Stand der Zulassung berücksichtigt werden.

Kombinationen von 3 Medikamenten haben sich als klar überlegen erwiesen. Kombiniert man 2 Reverse-Transskriptase-Inhibitoren oder 2 Protease-Inhibitoren miteinander, spricht man von konvergenter, kombiniert man 2 Substanzen mit unterschiedlichem Angriffspunkt, von divergenter Therapie. Für die Pädiatrie existieren erste Empfehlungen. Weiter liegen US- Empfehlungen vor.

Primär sollte die Indikation zur antiretroviralen Behandlung über die Viruslast gestellt werden, da bei unbehandelten Kindern eindeutig eine inverse Beziehung zwischen Viruslast und individueller Prognose gezeigt werden konnte. In den ersten 2 Lebensjahren zeigt sich beim Kind eine um ca. eine Zehnerpotenz höhere Viruslast als bei Erwachsenen. Dieser Besonderheit im Kindesalter wird Rechnung getragen, indem altersabhängig die Therapie eingeleitet wird. Zwischen 4 und 24 Monaten sollte die Einleitung erfolgen bei bDNA-Werten von >75000 Kopien/ml (RT-PCR>150000

Tabelle 78.7. Vorläufige Indikation zur antiretroviralen Therapie bei Kindern, (Aus Wahn et al. 1998 mit Update 2000)

Alter	Empfehlung
0–3 Monate	Therapie unabhängig von der Viruslast
4–24 Monate	Therapie bei bDNA >75 000 Kopien/ml (RT PCR >150 000 Kopien/ml)
>Monate	Therapie bei bDNA >25 000 Kopien/ml (RT PCR >50 000 Kopien/ml)

Tabelle 78.8. Durchführung der initialen ART bei antiretroviral naiven Kindern. NRTI nukleosidischer Reverse-Transkriptaseinhibitor, NNRTI nonnukleosidischer Reverse-Transkriptaseinhibitor, PI Proteaseinhibitor. (Aus Wahn et al. 1998 mit Update 2000)

Regime	Empfehlung
NRTI-1 + NRTI-2 + PI	Primär sollten Kinder in Rahmen von kooperativen klinischen Studien (z.B. PENTA) behandelt werden. Kommt dies nicht in Frage, ist eine 3er-Kombination empfohlen
Oder NRTI-1 + NRTI-2 + NNRTI	

Kopien/ml). Jenseits von 24 Monaten ist der Therapiebeginn bei bDNA-Werten >25000 Kopien/ml (RT-PCR >50000 Kopien/ml). Im Alter von 0–3 Monaten ist unabhängig von der Viruslast zu therapieren.

Unabhängig von der Viruslast sollten unverändert zu den vorherigen Empfehlungen und übereinstimmend mit den amerikanischen Empfehlungen alle Kinder zu den immunologischen Kategorien 2 und 3 sowie klinischen Kategorien B und C unabhängig von der Viruslast antiretroviral behandelt werden. Zu den Stadien N1 und A1 können keine generellen Empfehlungen gegeben werden, Ergebnisse von Langzeitstudien fehlen.

Das Behandlungsregime sieht eine Dreifachkombination vor. Eine initiale Monotherapie mit einem NRTI oder eine Therapie mit zwei nukleosidischen Reverse-Transkriptase-Inhibitoren kann heute nicht mehr als Initialtherapie empfohlen werden.

Therapieziel ist eine dauerhafte Senkung der Viruslast unter die Nachweisgrenze (derzeit bei den meisten Tests zwischen 100–500 Kopien/ml. Die bisherigen Erfahrungen zeigen allerdings, daß dieser optimale Therapieerfolg nur bei einem Teil der Kinder erreicht werden kann.

Eine einmal eingeleitete Therapie muß als nicht ausreichend effektiv betrachtet werden,

- wenn die Viruslast nach 6 Monaten nicht um <1,5 Log-Stufen reduziert werden konnte oder
- wenn die Viruslast nach initial gutem Ansprechen auf die Therapie wieder auf >5000 Kopien/ml im bDNA-Assay (>10000 in der RT-PCR) oder um >1 Log-Stufe über den Nadir ansteigt oder als Initialwert (set point) überschritten wird
- wenn eine erhebliche klinische oder immunologische Verschlechterung eintritt, auch ohne Verschlechterung der Viruslast

In all diesen Fällen ist eine Umstellung der Therapie anzuraten, wobei auch bei der Optimierung dieser Strategien Forschungsbedarf besteht. Die Mehrzahl der Fachleute favorisiert im Falle der Umstellung den Austausch aller Medikamente anstelle der Addition einer neuen Substanz.

Die wichtigste Maßnahme im Hinblick auf eine weitgehend normale und stabile Funktion des Immunsystems ist eine wirksame antiretrovirale Therapie. Damit werden wahrscheinlich andere Maßnahmen wie i.v. Immunglobuline oder PcP-Prophylaxe zunehmend überflüssig.

Prophylaktische Maßnahmen

Verhinderung der vertikalen Transmission. Die vertikale Transmissionsrate kann bei geburtsmedizinischem Standardrisiko und nicht therapiebedürftiger Frau (Viruslast <10000 Kopien/ml) durch kombinierte Interventionsstrategien signifikant verringert werden. Diese Strategien sehen zum einen eine antiretrovirale Behandlung der schwangeren Frau präpartal und intrapartal sowie eine postnatale Behandlung des Kindes vor kombiniert mit einer Kaiserschnittentbindung am wehenfreien Uterus. Im Detail ist empfohlen eine Zidovudin-Gabe ab der Schwangerschaftswoche 32+0, die Kaiserschnittentbindung in Schwangerschaftswoche 36+0 bis 37+6, vor Entbindung einmalige i.v. Gabe von Zidovudin. Postnatal ist Zidovudin zwischen 4 und 6 Wochen oral vorgesehen oder 10 Tage iv. (Deutsch-Österreichische Empfehlungen 2001). Weltweit konnte durch die kombinierte Intervention die Mutter-Kind-Übertragung von HIV auf <2% gesenkt werden.

Expositionsprophylaxe gegenüber Sekundärinfektionen. Viele opportunistische Infektionen, z.B. mit Cytomegalievirus, Pneumocystis carinii, Toxoplasma, beruhen auf endogenen Reaktivierungen, die im Rahmen des progredienten Immundefekts auftreten. Eine Expositionsprophylaxe ist hier nicht möglich. Einige Empfehlungen lassen sich aber trotzdem geben: Die exogen erworbene Toxoplasmose-Primärinfektion kann durch den Verzicht auf Hauskatzen und den Verzicht auf den Genuß rohen Fleisches, insbesondere Schwein, Lamm, Wild, weitgehend vermieden werden. Von Vögeln im Haus, insbesondere Tauben, muß abgeraten werden, da der Kot ein wichtiges Cryptokokken-Reservoir darstellt. Cryptosporidien können über den Stuhl infizierter Tiere und Menschen übertragen werden, aber auch durch kontaminiertes Trinkwasser.

Bei stationären Aufenthalten sind Kreuzkontaminationen, z.B. durch Mykobakterien, durch Isolierungsmaßnahmen zu vermeiden. Sind HIV-infizierte Kinder noch CMV-negativ, sollte bei Transfusionen nur CMV-freies Blut verwendet werden. Auch eine Bestrahlung der Konserven mit 30 Gy erscheint sinnvoll, da ein Fall einer Graft-vs-Host-Reaktion berichtet wurde. Alle spezifischen Maßnahmen werden durch allgemeine Hygienemaßnahmen ergänzt.

Chemoprophylaxe. Gegen einige Infektionserreger können prophylaktisch Medikamente eingesetzt werden, vor allem bei instabilem Immunsystem. Die früher häufigste opportunistische Infektion, die Pneumocystis-carinii-Pneumonie (PcP), läßt sich durch Cotrimoxazol (150 mg TMP/m^2 KO an 3 aufeinander folgenden Tagen pro Woche, evtl. plus 5–10 mg Leukovorin) zu fast 100% vermeiden. In den USA wird die Gabe bei allen HIV-exponierten Säuglingen ab der 4.–6. Lebenswoche empfohlen. Sie wird beim Ausschluß der HIV-Infektion wieder beendet. Ab dem 2. Lebensjahr kann man sich bei infizierten Kindern am Immunstatus orientieren. Soll gleichzeitig mit Cotrimoxazol eine Primärprophylaxe gegen eine Reihe gewöhnlicher Bakterien betrieben werden, ist die tägliche Gabe (150 mg TMP/m^2 KO) zu empfehlen. Mit der TMP/SMX-Prophylaxe gegen die PcP wird gleichzeitig eine wirksame Primärprophylaxe gegen die Toxoplasmose betrieben. Für Kinder, die allergisch auf Cotrimoxazol reagieren, bildet z.B. die Inhalation mit Pentamidin-Isethionat (1× alle 4 Wochen) eine sinnvolle und wirksame Alternative. In den USA wird vielerorts für Erwachsene bei CD4-Zellen <100/µl (<50/µl) Rifabutin zur Primärprophylaxe gegenüber atypischen Mykobakterien empfohlen. Eine Tuberkulose muß vorher ausgeschlossen worden sein.

Werden trotz aller vorbeugenden Maßnahmen schwerwiegende oder AIDS-definierende Erkrankungen durchgemacht, sollte eine Sekundärprophylaxe bzw. Dauertherapie eingeleitet werden.

Prognose. Die Prognose quoad vitam ist auf lange Sicht gesehen wahrscheinlich immer noch infaust, die Morbidität hat sich aber durch den Einsatz aller Therapiemaßnahmen erheblich reduzieren lassen. Auch die Lebensqualität läßt sich positiv beeinflussen.

Literatur

Barré-Sinoussi F (1996) HIV as the cause of AIDS. Lancet 348: 31–35

Blanche S, Newell ML, Mayaux MJ et al. (1997) Morbidity and mortality in European children vertically infected by HIV-1. The French Pediatric HIV Infection Study Group and European Collaborative Study. J Acquir Immune Defic Syndr Hum Retrovirol 14: 442–450

Centers for Disease Control (1994) 1994 revised classification system for human immunodeficiency infection in children less than 13 years of age. Morbid Mortal Wkly Rep 43:1–10

Deutsch-Österreichische Empfehlungen zur HIV-Therapie in der Schwangerschaft, Stand Mai 2001, http://www.rki.de

EURO HIV 6/2002, http://www.invs.sante.fr

HIV/AIDS Resource Center – Antiretroviral Therapy Guidelines. Guidelines for the Use of Antiretroviral Agents in HIV-Infected Adults and Adolescents Upate. Panel on Clinical Practices for the Treatment of HIV February 5, 2001-08-17, http://www.hivatis.org

HIV/AIDS Resource Center Guidelines for the Use of Antiretroviral Agents in Pediatric HIV Infection.Update August 8, 2001, http: /www.hivatis.org

Ho DD, Neumann AU, Perelson AS et al. (1995) Rapid turnover of plasma virions and CD4 lymphocytes in HIV-1 infection. Nature 373: 123–126

Mandelbrot L, Mayaux MJ, Bongain A et al.(1996) Obstetric factors and mother-to-child transmission of human immunodeficiency virus type 1: the French perinatal cohorts. SEROGEST French Pediatric HIV Infection Study Group. Am J Obstet Gynecol 175: 661–667.

Palumbo PE, Raskino C, Fiscus S et al. (1998) Predictive value of quantitative plasma HIV RNA and CD4+lymphocyte count in HIV-infected infants and children. JAMA 279 (10):756–761

Schäfer APA, Friese K (1996) Maßnahmen zur Senkung des maternofetalen HIV-Transmissionsrisikos. Dtsch Ärztebl 93: 2234–2236

UNAIDS 12/2002, http://www.unaids.org

Wahn V, Belohradsky BH, Enenkel-Stoodt S et al. (1993) Behandlung von Sekundärinfektionen bei symptomatischer HIV-Infektion im Kindesalter - gemeinsame Empfehlung der Mitarbeiter des BMG-Modellvorhabens „AIDS und Kinder“ und der „Deutschen Gesellschaft für Pädiatrische Infektiologie“. Monatsschr Kinderheilkd 141: 178–200

Wahn V, Bialek R, Böhler T et al. (1998) Aktuelle Empfehlungen zur antiretroviralen Therapie bei HIV-infizierten Kindern – ein Konsensus-Statement der Deutschen Gesellschaft für Kinderheilkunde und Jugendmedizin, der Deutschen Gesellschaft für Pädiatrische Infektiologie und der Arbeitsgemeinschaft für Pädiatrische Immunologie. Monatsschr Kinderheilkd 146:1081–1091

79 Erhöhte Infektanfälligkeit

F. Zepp, D. Nadal

Unter erhöhter Infektanfälligkeit im Kindesalter wird das Auftreten von mehr als 8 Infektionserkrankungen pro Jahr (im Kleinkind- und Vorschulalter) bzw. die Entwicklung von chronischen über mehrere Wochen trotz adäquater Therapie nicht ausheilender Infektionen verstanden.

Im Säuglings- und Kleinkindesalter ist das Auftreten von Infektionen durch die partielle Unreife immunologischer Funktionsmechanismen begünstigt. Dieses Phänomen wird auch als „physiologische" Infektanfälligkeit bezeichnet. Eine Besserung der Infektionsfrequenz ist bei der Mehrzahl der betroffenen Kinder bis zum frühen Schulalter zu erwarten. Vor allem der Aufbau der immunologischen Gedächtnisfunktion nach überstandenen Infektionen und Impfungen ist hierfür von Bedeutung. Daneben prädestiniert die vergleichsweise hohe Keimbelastung, wie sie in Heimen, Kindergärten oder Schulen auftritt, gerade Kleinkinder und junge Schulkinder zu einer erhöhten Infektanfälligkeit.

Eine abklärungsbedürftige Infektanfälligkeit liegt vor, wenn Infektionen auffällig polytop auftreten, durch opportunistische Erreger verursacht werden oder aber monotop mit schwerer Klinik beziehungsweise therapieresistent verlaufen. Ebenso sind gewöhnliche Infektionen mit atypischem Verlauf (z.B. kalte Staphylokokkenabszesse) auffällig und können auf eine primäre oder sekundäre Störung der Abwehrfunktionen hinweisen. Zu den primären Störungen des Immunsystems zählen Komplementdefekte, Granulozytendefekte, Monozytendefekte, humorale Immundefekte und zelluläre Immundefekte. Sekundäre Störungen des Immunsystems werden entweder durch eine direkte Schädigung des Immunsystems wie z.B. im Verlauf von HIV-Infektionen oder hämatologischen Erkrankungen oder als Komplikationen bei Funktionsstörungen von Organeinheiten ausgelöst. Hierbei kann es sich um lokale (z.B. Malabsorption, ekzematöse Veränderungen der Haut, Harntransportstörungen, chronische Atemwegserkrankungen) oder systemische Störungen handeln. Im ersten Fall muß die lokale Ursache identifiziert werden, im zweiten das Vorliegen eines Immundefektes in Erwägung gezogen werden (Tabelle 79.1).

Von entscheidender Bedeutung in der Diagnostik der erhöhten Infektanfälligkeit ist die Erhebung einer ausführlichen Anamnese und eines gründlichen klinischen Untersuchungsbefundes. Durch gezielte Laboruntersuchungen (Tabelle 79.2) kann die Differentialdiagnose eingegrenzt werden.

Literatur

Gesellschaft für Pädiatrie (1998) Leitlinien der Gesellschaft für Pädiatrie.

Tabelle 79.1. Wichtige Differentialdiagnosen bei erhöhter Infektanfälligkeit

Gestörte Immunität	**Systemische Infektanfälligkeit**
Primäre Immundefekte	Komplementdefekte Granulozytendefekte Monozytendefekte B-Zelldefekte T-Zelldefekte
Sekundäre Immundefekte	HIV-Infektion Malnutrition Autoimmunerkrankungen Malignome Diabetes mellitus
Gestörte Organfunktion	**Lokale Infektanfälligkeit**
Haut	Ekzem
Respirationstrakt	Adenoide Mukoviszidose Allergische Rhinitis Asthma Ziliendysfunktion Fremdkörperaspiration Vitium cordis
Intestinaltrakt	Exsudative Enteropathie Lymphangiektasie Zöliakie
Harntrakt	Harntransportstörung
ZNS	Neuroporus Liquorfistel

Tabelle 79.2. Diagnostik bei erhöhter Infektanfälligkeit

Anamnese	Wann Erstmanifestation der Infektionen? Welche Infektionen sind aufgetreten (Lokalisation)? Häufigkeit und Dauer der Infektionen? Welche Erreger wurden nachgewiesen? „Kinderkrankheiten" – Verlauf ungewöhnlich schwer? Impfanamnese (Pass) – Impfkomplikationen Soziales Umfeld (besondere Erregerexposition) Familienanamnese: Todesfälle durch Infektionen? Mütterliche Infektionen (z. B. HIV)	
Klinischer Befund	Allgemeinpädiatrischer Befund Aktuelle Infektionen Körperliche Entwicklung – Gedeihstörung Entwicklung des lymphatischen Gewebes (Lymphknoten, Tonsillen)	
Bildgebende Diagnostik	Thoraxröntgen (bei rezidivierenden Infektionen des Respirationstraktes) Thymusgröße (Mediastinalsonographie)	
Orientierende Labordiagnostik bei polytoper Infektneigung	Blutbild und Differentialblutbild (evtl. mehrfach) BSG, CRP Gesamteiweiß, -phorese Immunglobuline, IgG-Subklassen Impfantikörper, Pneumokokkenantikörper Blutgruppe und Isohämagglutinintiter Gesamtkomplement CH50 Blutzucker (Urinstix) Multitest Merieux (nach dem 1. Lebensjahr)	
Orientierende Diagnostik bei monotoper Infektneigung	Atemwege	Schweißtest, Zilienanalyse, Suche nach Fehlbildungen (z. B. Fisteln), Hinweise für chronische Aspiration, Allergiediagnostik
	Harnwege	Urinstatus, Sonographie, evtl. Miktionszysturethrogramm
	ZNS	Suche nach Liquorfistel oder Neuroporus
Weiterführende Diagnostik	In Verbindung mit einer pädiatrisch-immunologischen Spezialambulanz	

Gross S, Blaiss MS, Herrod HG (1992) Role of immunoglobulin subclasses and specific antibody determinations in the evaluation of recurrent infection in children. J Pediatr 121:516–522
Herrod HG, Blaiss MS, Valenski WR, Gross S (1995) Cell-mediated immune status of children with recurrent infection. J Pediatr 126:530–536
Shapiro GG, Virant FS, Furukawa CT, Pierson WE, Bierman CW (1991) Immunologic defects in patients with refractory sinusitis. Pediatrics 87:311–316
Yang KD, Hill HR (1996) Immune responses to infectious diseases: an evolutionary perspective. Pediatr Infect Dis J 15:355–364

80 Komplementsystem und Komplementdefekte

V. Wahn

Definition, Aufbau und Funktion des Komplementsystems. Komplement ist ein Teil der unspezifischen humoralen Abwehr. Einschließlich seiner Regulatorproteine besteht es aus ca. 25 verschiedenen Plasmaeiweißen. Viele Komplementfaktoren liegen normalerweise als Vorstufe vor und sind biologisch inaktiv. Erst durch einen Aktivierungsvorgang, oft eine partielle Proteolyse, werden sie in biologisch wirksame Eiweiße mit enzymatischer Aktivität überführt.

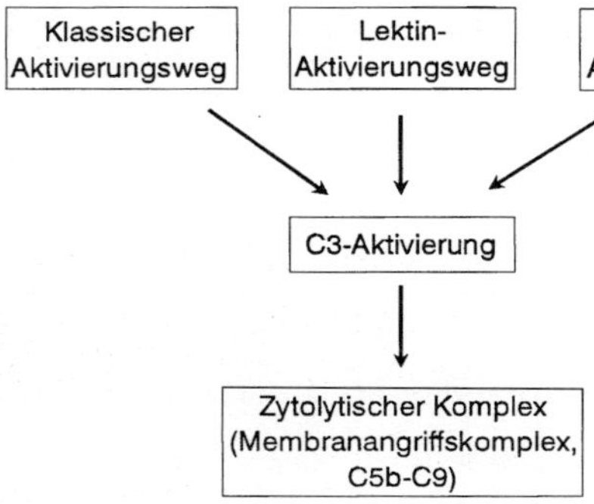

Abb. 80.1. Allgemeiner Aufbau des Komplementsystems. Zentraler Schritt ist die Aktivierung der dritten Komponente C3, die auf 3 Wegen erreicht werden kann. Nach Aktivierung von C3 kann dann schrittweise der zytolytische Komplex gebildet werden, mit Hilfe dessen es gelingt Zielzellen zu lysieren

Komplement kann auf 3 Wegen (Abb. 80.1) aktiviert werden: Dem klassischen, dem alternativen und dem Lektinweg. Der klassische Weg wird in erster Linie durch Immunkomplexe aktiviert, die Antikörper der Immunglobulinklassen IgM oder IgG1–3 enthalten. Andere Aktivatoren des klassischen Weges sind bekannt, spielen aber in vivo eine erheblich geringere Rolle.

Der alternative Weg wird in erster Linie durch Bestandteile gramnegativer Bakterien, aber auch durch andere mikrobielle Oberflächen aktiviert. Auch Substanzen wie Endotoxine, Inulin oder Kobragift können diesen Weg aktivieren. Biologisch wichtig ist, daß die Aktivierung des alternativen Weges im Gegensatz zum klassischen ohne spezifische Antikörper auskommt, somit bereits in der Präimmunphase einer Infektion genutzt werden kann.

Der dritte Weg wird als „Lektinweg" bezeichnet, da er über ein Lektin, das mannosebindende Protein (MBP), initiiert wird. MBP gehört zur Familie der „Kollektine" und fungiert als Opsonin, wenn es auf bestimmten Mikroorganismen (in erster Linie bestimmte Hefen, aber auch Bakterien und Viren) geeignete Kohlenhydratstrukturen erkennt. MBP kann auch an lösliche Substanzen, die z.B. Mannose oder N-Acetyl-Glukosamin tragen, binden. Die molekularen Abläufe bei der C-Aktivierung sind schematisch in Abb. 80.2 illustriert.

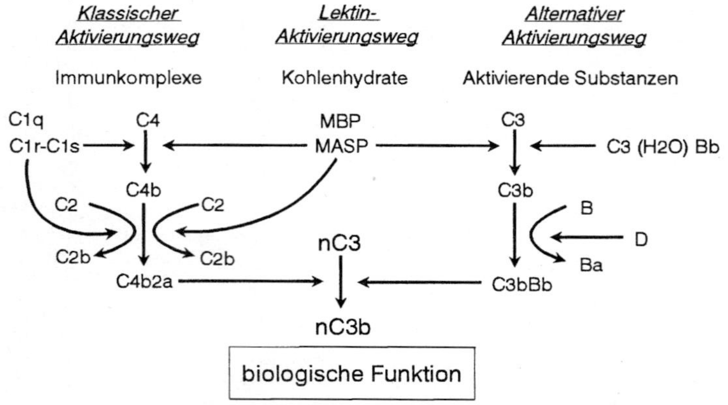

Abb. 80.2. Molekulare Mechanismen der Komplementaktivierung. Die klassische Aktivierung wird durch Bindung von C1q an den Fc-Teil des Immunglobulins initiiert. Danach werden 2 Moleküle C1r und C1 s gebunden und aktiviert, wodurch aus C4 das C4b und nach Bindung von C2a die klassische C3-Konvertase C4b2a wird. Der Lektinweg wird durch Bindung von Mannose-bindendem Protein, MBP, an geeignete Kohlenhydratstrukturen initiiert. Eigentlich Enzymaktivität geht aber von der MBP-assoziierten Serinprotease MASP aus, die in Analogie zum C1qrs-Komplex in der Lage ist, C4 und C2 zu spalten (andere Autoren vermuten eine direkte Assoziation von MBP mit C1r und C1 s). Darüber hinaus ist MASP direkt zur C3-Aktivierung befähigt. Zur Aktivierung des alternativen Weges bedarf es zunächst der Spaltung einer inneren Thioesterbindung im C3 unter Bildung von C3 (H_2O). Nach Spaltung von B entsteht die initiale alternative C3-Konvertase C3 (H_2O), Bb, die dann in Gegenwart von D zur alternativen C3-Konvertase C3b, Bb wird. (Nach Matsushita u. Fujita 1996)

Nachdem über einen der 3 Wege C3 aktiviert worden ist, kann schrittweise durch Integration der Komponenten C5–C9 der lytische Komplex aufgebaut werden, der aus einem tetramolekularen C5b–C8-Komplex sowie einem tubulär angeordneten C9-Polymer besteht. Dieser Komplex bohrt Kanäle von 10 nm Durchmesser in die Membran von Zielzellen und verursacht auf diese Weise deren Lyse.

Eine unkontrollierte Aktivierung von Komplement wird durch eine Reihe von Inhibitoren verhindert, die auf mehreren Ebenen regulierend eingreifen. Die klinisch größte Bedeutung kommt dabei dem C1-Inhibitor zu.

Komplement hat eine Reihe biologischer Funktionen, die an anderer Stelle im Detail beschrieben sind. Sie werden entweder durch enzymatisch aktive Faktoren selbst oder aber durch Komplementspaltprodukte vermittelt. Komplement trägt zur Abwehr von Bakterien, in geringem Umfang auch von Viren, bei, begünstigt die Auflösung und Elimination von Immunkomplexen, und übernimmt eine Funktion als Entzündungsmediator.

Ein Mangel an Komplement(C-)komponenten kann angeboren oder erworben sein. Dieses Kapitel konzentriert sich auf die genetisch determinierten Mangelzustände. Bezüglich erworbener Defekte sei auf geeignete Übersichten verwiesen.

In Tabelle 80.1 sind die Defektzustände aufgeführt, die eine Expertenkommission der WHO akzeptiert. Ergänzt wurden einzelne Defektzustände, die in der Literatur als familiäre Defekte publiziert wurden. Daneben existieren Berichte über Einzelfälle von C-Defekten, deren Vererbung aber nicht klar belegt ist. Sie werden hier nicht berücksichtigt.

Häufigkeit von Komplementdefekten. Der häufigste Defekt ist das durch den Mangel des C1-Inaktivators hervorgerufene hereditäre Angioödem (HAE). Die Häufigkei wird zwischen 1:10 000 und 1:50 000 geschätzt. Der zweithäufigste Defekt ist der C2-Mangel, der in einer Häufigkeit von 1:40 000 zu erwarten ist. Alle anderen Defekte sind noch seltener.

Ätiologie, HLA-Assoziation, Nomenklatur. C-Defekte sind erblich. Die Genorte für die meisten Komplementkomponenten sind bekannt (Tabelle 80.1). Die Gene sind z.T. gut charakterisiert, so daß Komplementdefekte inzwischen auch mit Hilfe molekularbiologischer Methoden analysiert werden können. Beschrieben sind Punktmutationen, Deletionen und Genregulationsstörungen. Wenn auch wissenschaftlich interessant, so haben diese Untersuchungen für Diagnosestellung und Therapie bisher keine Bedeutung erlangt. Einige dieser Strukturgene befinden sich innerhalb des MHC-Komplexes. Sie werden als MHC-Klasse-III-Gene bezeichnet. Wegen der engen Nachbarschaft der Genorte sind die Defekte von C2 und C4 HLA-gekoppelt, werden also nur in Verbindung mit bestimmten HLA-Typen vererbt. Für den homozygoten C2-Defekt beispielsweise besteht eine ein-

Tabelle 80.1. Hereditäre Komplementdefekte (Mod. nach WHO-Klassifikation von 1997)

Lfd. Nr.	Defekt	Vererbung	Chromosomale Lokalisation	Wichtigste klinische Symptome
1	C1q	AR	1	SLE-ähnlich, Infektionen
2	C1r[a]	AR	12	SLE-ähnlich, Infektionen
3	C4	AR	6	SLE-ähnlich, Infektionen
4	C2[b]	AR	6	SLE-ähnlich, Vaskulitis, Polymyositis
5	C3	AR	19	Rezidivierende eitrige Infektionen
6	C5	AR	9	Neisseriainfektionen, SLE
7	C6	AR	5	Neisseriainfektionen, SLE
8	C7	AR	5	Neisseriainfektionen, SLE, Vaskulitis
9	C8α[c]	AR	1	Neisseriainfektionen, SLE
10	C8ß	AR	1	Neisseriainfektionen, SLE
11	C9	AR	5	Neisseriainfektionen
12	C1-Inhibitor[d]	AD	11	Hereditäres Angioödem
a)	Antigenmangel			Hereditäres Angioödem
b)	Dysfunktion			Hereditäres Angioödem
13	Faktor I	AR	4	Rezidivierende bakterielle Infektionen
14a[e]	C4-bindendes Protein	AD?	1	Atypischer M. Behcet, Angioödem
14b[e]	Anaphylatoxininaktivator (Carboxypeptidase N)	AR?	?	Rezidivierendes Angioödem, Urtikaria
15	Faktor H	AR	1	Rezidivierende bakterielle Infektionen
16	Faktor D	AR	?	Neisseriainfektionen
17	Properdin	X-chr.	X	Neisseria-Infektionen
18	Mannose - bindendes Protein, MBP	AR?	10	Rezidivierende Atemwegsinfektionen, SLE

[a] Der C1r-Mangel ist meistens mit C1s-Mangel verbunden. Das C1s-Gen liegt in unmittelbarer Nähe des C1r-Gens auf demselben Chromosom (Locus 12 p ter).
[b] Der C2-Defekt ist im Kopplungsungleichgewicht mit HLA-A25, B-18, DR2, Komplotyp S042 von Faktor B, Typ 4 C4 A, Typ 2 C4B).
[c] Der C8α-Mangel geht obligat mit einem C8γ-Mangel einher, da die γ-Kette normalerweise kovalent an die α-Kette gebunden wird. Das γ-Gen selbst ist intakt.
[d] Beim Hereditären Angioödem (HAE) ist wichtig, zwischen dem Mangel (ca. 85% der Patienten) und der Dysfunktion (ca. 15% der Patienten) zu differenzieren, dies in Ergänzung zur WHO-Klassifikation.
[e] Diese Defekte, deren Familiarität in der Literatur belegt ist, werden von der WHO bisher nicht berücksichtigt.

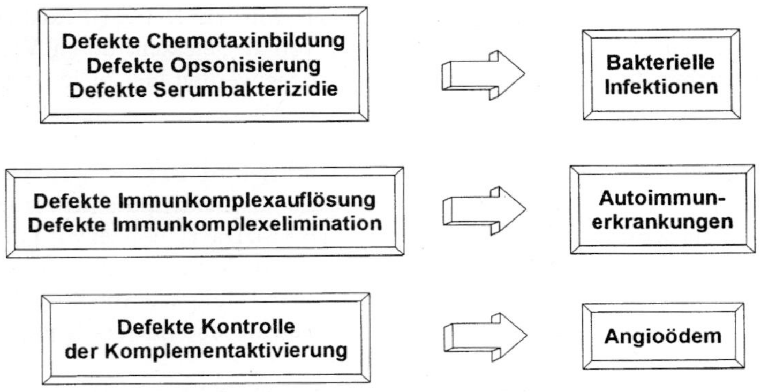

Abb. 80.3. Pathogenese der C-Defekte: Die klinischen Probleme von Patienten mit genetischen C-Defekten lassen sich leicht aus der biologischen Funktion von Komplement ableiten. Fehlen die Leistungen, die normalerweise zur Abwehr von Bakterien erbracht werden, resultiert die Neigung zu bakteriellen Infektionen. Werden Immunkomplexe nicht normal eliminiert, besteht eine Neigung zu Autoimmunerkrankungen (Immunkomplexerkrankungen). Läuft die C-Aktivierung unkontrolliert unter Bildung vasoaktiver Aktivierungsprodukte oder mit unzureichender Inaktivierung der Anaphylatoxine ab, können Angioödembeschwerden die Folge sein

deutige Kopplung mit HLA A25 (A10), B18, Dw2/DR2, BFS, C4A4, C4B4.

Jedes defekte Allel wird nomenklatorisch mit einem *Q0 („quantity zero") versehen. Der heterozygote Träger eines C2-Defektes wird also den Genotyp C2/C2*Q0 haben, der erkrankte Patient den Genotyp C2*Q0/C2*Q0. Der Erbgang ist bei den meisten Defekten autosomal-kodominant, d. h. daß Heterozygote über geeignete Laboruntersuchungen identifiziert werden können, der homozygote Krankheitszustand aber nur beim Zusammentreffen zweier *Q0-Allele auftritt.

Besonders kompliziert ist die Vererbung beim C4-Defekt. C4 wird von 2 verschiedenen Genorten aus kodiert (C4A und C4B). Ein Patient wird an einem homozygoten C4-Defekt am ehesten dann erkranken, wenn alle 4 Allele (zwei pro Genort) fehlen. Aber auch Defekte einzelner Genorte sind von klinischer Relevanz: Der heterozygote C4A-Defekt findet sich gehäuft bei Kindern mit SLE, der homozygote C4B-Mangel gehäuft bei Kindern mit Meningokokkeninfektionen.

Pathogenese. Einleitend wurden die Aufgaben von Komplement erläutert. Fallen einzelne Komponenten aufgrund genetischer Defekte aus, lassen sich die biologischen Folgen herleiten (Abb. 80.3).

Klinische Symptome und Verlauf. Das häufigste Krankheitsbild ist das hereditäre Angioödem (HAE). Patienten mit HAE fallen durch rezidivierende spontane Schwellungen der Haut auf, die an ein Quincke-Ödem erinnern. Im Gegensatz zu diesem sind jedoch Schwellungen beim HAE eher blaß und jucken nicht. Schwellungszustände am Darm rufen Abdominalkoliken hervor, die bei Unkenntnis der Grundkrankheit zur chirurgischen Intervention Anlaß geben. Das Übergreifen auf den Larynx kann lebensbedrohliche Situationen hervorrufen, und in vielen betroffenen Familien gibt es Vorfahren, die am Glottisödem verstorben sind (Cicardi 1996). Bei sorgfältiger Anamneseerhebung zeigte sich, daß sich das HAE in der Mehrzahl der Fälle bereits im Kindesalter manifestiert. Was die Attacken auslöst, läßt sich im Einzelfall nicht immer ermitteln. Ein Trauma, eine EBV-Infektion, psychischer Streß oder auch die Menstruation werden gelegentlich als Auslöser identifiziert. Es kommt dadurch zur C1-Aktivierung, in deren Gefolge ein vasoaktives Kinin gebildet wird, welches für die klinische Symptomatik verantwortlich gemacht wird.

Schwellungen an der Haut kommen aber nicht nur beim HAE vor. In Verbindung mit dem Mangel an Faktor I (C3b-Inaktivator) wurde in einem Fall eine Urtikaria beobachtet, die unter der warmen Dusche (verstärkter C-Umsatz?) noch zunahm. Beim familiären Mangel an Anaphylatoxininaktivator (Carboxypeptidase N, ein Enzym, das die Anaphylatoxine C3a, C4a und C5a durch Abspaltung von Arginin inaktiviert) sind Patienten durch chronische Urtikaria oder Angioödem aufgefallen. Die Symptome werden darauf zurückgeführt, daß Lysyl-Bradykinin und C3a vermindert inaktiviert werden. Beim Mangel des C4-bindenden Proteins hatte ein Patient neben einem M. Behcet auch Symptome eines Angioödems.

Das zweite wichtige Leitsymptom, insbesondere bei terminalen C-Defekten (C5-C9), ist die Neigung zu rezidivierenden bakteriellen Infektionen, bei Kindern insbesondere Meningokokkeninfektionen (Tabelle 80.2), die in jedem Lebensalter auftreten können. Diese klinische Symptomatik läßt sich leicht durch die verminderten antibakteriellen Eigenschaften C-defizienter Seren erklären. Die verminderte Fähigkeit von Seren, in denen die frühen Komponenten des klassischen Aktivierungsweges (C1, C4, C2) fehlen, zur Auflösung und Elimination von Immunkomplexen mag zur Häufung von SLE oder SLE-ähnlichen Erkrankungen (Tabelle 80.3) beitragen.

Neben den beschriebenen klinischen Manifestationen gibt es in Verbindung mit C-Defekten Erkrankungen mit unspezifischer klinischer Symptomatik. Darüber hinaus sind bei Familienuntersuchungen auch homozygote C-Defekte (z.B. von C9) gefunden worden, die ohne negative klinische Auswirkungen für die Betroffenen geblieben sind.

Diagnose, Differentialdiagnose. Leidet ein Kind an einer Krankheit, der auch ein Komplementdefekt zugrunde liegen könnte, ist der frühzeitige Einsatz aussagekräftiger Laboruntersuchungen wichtig. Die vielerorts durchgeführte Messung von C3, C4 und evtl. B ist kein probates Mittel, um C-Defekte zu finden. Entscheidend ist der Einsatz funktioneller Globaltests, die die hämolytische Funktion des klassischen und alternativen Aktivierungsweges erfassen. Diese Globaltests werden als CH50 bzw. AP50 bezeichnet. Beide Tests müssen wegen der Temperaturlabilität einzelner C-Komponenten mit Serum durchgeführt werden, das entweder frisch ist, oder aber tiefgefroren gelagert und verschickt wurde! Sind beide Tests normal, kann meistens auf weitere Untersuchungen einschließlich der Messung von C3 und C4 verzichtet werden, mit Ausnahme folgender Situationen:

Tabelle 80.2. Erreger von Infektionen bei Patienten mit C-Defekten

Erreger	Assoziierte C-Defekte
Pneumokokken	C1q, C2, C2+P, C3, C6, I
Streptokokken	C3, C4B, I
Staphylococcus aureus	C1q, C1r, C3, C4
Corynebacterium diphtheriae	I
Gonokokken	C5, C6, C6+7, C7, C8, D
Meningokokken	C2, C3, C3-Dysfunktion[a], C4B, C5, C6, C6+7, C7, C7+C4B, C8-α/γ, C8-ß, C9, I, P, P+Protein C, D
Haemophilus influenzae	C2, C3, C4B, C8ß, I, D
E. coli	C3, C7
Salmonella	C4
Moraxella	C4
Proteus	C4, D
Pseudomonas	C2, D
Mycobacterium tuberculosis	C1r+s, C2
Candida	C2, P, C6+C7
Brucella/Toxoplasma	C6
Giardia lamblia	C2
Varizella (-enzephalitis)	C1r
Cytomegalie (disseminiert)	C4

[a] Als familiärer Defekt beschrieben, aber noch nicht von der WHO anerkannt.

- Beim hereditären Angioödem sollte im ersten diagnostischen Anlauf C1-Inhibitormenge und -funktion gemessen werden, da außerhalb akuter Attacken das CH50 normal ausfallen kann.
- Bei Verdacht auf C4A- oder C4B-Mangel (dieser Verdacht ist bei der Diagnose SLE oder SLE-ähnliche Erkrankung gegeben) muß primär eine Polymorphismusuntersuchung gemacht werden, da auch bei diesen Defekten CH50 und AP50 normal sein können.
- Bei C9-Defekten sind in Einzelfällen meßbare CH50-Werte bis zu 50 % der Norm beschrieben worden.

Bei anderen Defekten kann bereits durch die Ergebnisse von CH50 und AP50 der Defekt eingeengt werden: Ist CH50 nicht nachweisbar und AP50 normal, muß die Störung bei C1, C4 oder C2 liegen. Ist CH50 normal, aber AP50 nicht nachweisbar, muß die Störung bei P oder D gesucht werden. Ist beides nicht nachweisbar, liegt die Störung zwischen C3 und C9. Die entsprechenden Einzelfaktoren müssen dann untersucht werden.

Belegt wird ein selektiver Defekt durch In-vitro-Rekonstitution der vollen hämolytischen Funktion nach Zugabe der fehlenden Komponente. Eine Familienuntersuchung schließt sich an, um den Erbgang zu rekonstruieren. Bei Heterozygoten können dabei die Globaltests durchaus normal ausfallen. Die Messung der Einzelkomponente deckt dann den Carrierstatus auf.

Eine Besonderheit gibt es bei C8-Defekten. Hier sind sowohl Defekte der α/γ- wie der β-Kette bekannt. Sie können z.B. mit Hilfe der Western-blot-Untersuchung oder durch Rekonstitutionsexperimente differenziert werden.

Therapie. Eine kausale Therapie ist in erster Linie beim HAE möglich. Dazu stehen gereinigte C1-Inaktivatorkonzentrate zur Verfügung. Sie sollten im akuten Anfall intravenös in Dosierungen zwischen 500–1000 E (Kinder <10 Jahre 250–500 E) verabreicht werden, wenn die Schwellungszustände bedrohlich werden. Glukokortikoide oder Antihistaminika sind wirkungslos.

Tabelle 80.3. Autoimmun/Immunkomplexerkrankungen bei genetischen C-Defekten. SLE Systemischer Lupus Erythematodes, DLE Discoider Lupus Erythematodes, CREST Calcinosis, Raynaud-Phänomen, verminderte ösophageale Motilität, Sklerodaktylie, Teleangiektasien

Erkrankung	Assoziierte C-Defekte
SLE	C1q, C1 INH, C2, C4, C5, C6, C7, C7+C4B, C8, C9, MBP
SLE-ähnliches Syndrom	C1q, C1q-Dysf., C1r, C1 s, C2, C3, C4, C6
DLE	C1q, C1r+s, C1 INH, C2, C6, P
Dermatomyositis	C2
Sjögren-Syndrom	C4, C5, C6, C9
CREST-Syndrom	C7, C4+IgA-Mangel
Chronische Vaskulitis	C2, C3
Purpura Schönlein-Henoch	C2, C4, C4B
Primäres Phospholipidantikörpersyndrom	C2
Serumkrankheit durch Penicillin	I
Polymyalgia rheumatica	C2
Akute und chronische Glomerulonephritis	C1q, C1r, C1r+s, C2, C3, C4, C7, H
Membranoproliferative GN	C2, C3, C4, C6
Unklare Synovitis	C2, C6, C7
Rheumatoide Arthritis, Felty-Syndrom	C7
Juvenile Arthritis und Exanthem	C8ß
M. Bechterew	C7
M. Behçet, atypisch, Angioödem	C4-bp
Rheumatisches Fieber	C2
Immunhämolytische Anämie	C2
M. Crohn, Epidermolysis bullosa	C2

Bei häufigen Rezidiven können attenuierte Androgene (Danazol, Stanozolol) eingesetzt werden, wodurch die Schwellungen zurückgehen. Der Mechanismus der Androgenwirkung ist noch unklar. Wahrscheinlich wird die Synthese von C1 INH in der Leber stimuliert und so der Spiegel von ca. 10–15 % auf ca. 40–50 % erhöht. Im Kindesalter sind allerdings bisher erst wenige Fälle mit Danazol behandelt worden. Der Nutzen dieser Behandlung muß gegen die nicht zu übersehenden Risiken der Langzeittherapie mit Androgenen aufgerechnet werden! Von einzelnen Autoren wurde wegen dieser Nebenwirkungsrisiken das C1-Inaktivatorkonzentrat auch für die Dauertherapie eingesetzt.

Bei den übrigen C-Defekten ist die Therapie symptomatisch. Langzeiterfahrungen mit Frischplasmagaben sind zwar publiziert, bergen aber neben den infektiologischen Problemen das Risiko in sich, daß der Patient gegen die seinem Immunsystem ja unbekannte C-Komponente sensibilisiert wird und schließlich anaphylaktisch reagiert. Bei Patienten mit Neigung zu Meningokokkeninfekten ist zunächst die Aufklärung des Patienten wichtig, daß es bei ihm keinen „banalen" Infekt gibt, sondern daß er bei Fieber immer einen Arzt aufsuchen sollte. Eine Penicillindauerprophylaxe erscheint sinnvoll. Ob die Meningokokkenimpfung zusätzlichen Schutz bietet, bleibt abzuwarten. Erste Erfahrungen zeigten, daß es trotz einer solchen Impfung bei terminalen C-Defekten weiter zu Meningokokkeninfektionen kommen kann.

Prognose. Bis auf die Patienten, die bei Fehlen der frühen klassischen Komponenten an Autoimmunerkrankungen versterben, ist die Prognose der C-Defekte in der Regel gut. Entscheidend ist, daß die Patienten um ihre Anfälligkeit z.B. gegenüber Meningokokkeninfektionen wissen und fieberhafte Infekte in jedem Fall ernst genommen werden.

Auch beim HAE, an dem früher viele Patienten durch ein Larynxödem verstorben sind, ist die Prognose inzwischen durch die Verfügbarkeit des C1-Inhibitorkonzentrates und den Einsatz von attenuierten Androgenen drastisch verbessert worden.

Literatur

Cicardi M, Agostini A (1996) Hereditary angioedema. N Engl J Med 334: 1666–1667
Frank MM (2000) Complement deficiencies. Pediatr Clin North Am 47: 1339–1354
Matsushita M, Fujita T (1996) The lectin pathway. Res Immunol 147: 115–118
O'Neil KM (2000) Complement deficiency. Clin Rev Allergy Immunol 19: 83–108
Rosen FS et al. (1999) Primary immunodeficiency diseases – Report of an INIS Scientific Group. Clin Exp Immunol 118 (Suppl 1): 1–34

81 Phagozyten und ihre Defekte

R.A. Seger, M. Gahr

81.1 Klinische Grundlagen

R.A. Seger

Definition. Störungen der Zahl oder Funktion neutrophiler Granulozyten sind oft Defekte hämopoietischer Stammzellen und als solche häufig mit Störungen der Monozyten und Makrophagen gekoppelt. Die Krankheiten können die Bildung und Ausreifung dieser Zellen im Knochenmark oder ihr Überleben in der Peripherie betreffen (Neutropenien) bzw. ihre physiologischen Funktionen beeinträchtigen (Phagozytenfunktionsdefekte). In letzterem Fall sind Motilität (Chemotaxis und/oder Ingestion) bzw. Mikrobenabtötung betroffen.

Klinische Symptome. Klinisch relevanten Neutropenien und Phagozytenfunktionsdefekten gemeinsam sind rezidivierende polytope Infektionen durch Bakterien und Pilze, die schon bald nach Geburt auftreten: Neben Otitis media, Sinusitis und Pneumonie kommen Stomatitis, Gingivitis, Periodontitis, Dermatitis, Lymphadenitis, Leberabszeß, Osteomyelitis und Sepsis vor. Neutropenien und Motilitätsstörungen sind durch Ulzera und Nekrosen charakterisiert, Störungen der Mikrobenabtötung imponieren oft durch Abszeß- und Granulombildung. Entzündungszeichen sind häufig nur schwach ausgeprägt, da die Phagozyten entweder erst spät im infizierten Gewebe eintreffen oder ungenügend mikrobizide Sauerstoffradikale bilden. Staphylococcus aureus ist der am häufigsten isolierte Erreger neben vielen anderen Mikroorganismen, speziell grampositiven und gramnegativen Bakterien (inklusive Actinomyces, Nocardia, Serratia marcescens, Burkholderia cepacia und Mykobakterien) sowie Pilzen (besonders Aspergillen). Virusinfektionen sind nicht häufiger und verlaufen nicht schwerer als bei immungesunden Kindern.

Diagnose. Zur optimalen Betreuung der Patienten gehört zunächst eine korrekt durchgeführte Labordiagnostik. Ist die klinische Symptomatik verdächtig auf eine Neutropenie, sind zunächst absolute Neutrophilenzahlen zu ermitteln. Werte unter 1 500 Neutrophile/μl sind ab dem Kleinkindesalter als Neutropenie definiert, Werte unter 500/μl als schwere Neutropenie. Nur bei Säuglingen sind Werte zwischen 1 000 und 1 500 Zellen/μl noch normal. Zum Ausschluß einer zyklischen Neutropenie müssen 2mal pro Woche Differentialblutbilder über 6 bis 8 Wochen durchgeführt werden. Auch die Morphologie der Leukozyten (Riesengranula bei Chediak-Higashi-Syndrom) kann auffällig sein. Liegt eine isolierte Neutropenie vor, werden Autoantikörper gegen Neutrophile gesucht (zur DD einer peripheren Neutropenie) sowie eine Knochenmarkspunktion durchgeführt (zur DD einer zentralen Neutropenie). Neben dem Ausschluß einer Leukämie und einer Monosomie 7 wird nach einem Reifungsstop auf Ebene der Promyelozyten gesucht, der für eine schwere kongenitale Neutropenie typisch ist.

Falls trotz verdächtiger klinischer Symptomatik keine Neutropenie vorliegt, muß an eine Störung der Motilität gedacht und diese mit einem Chemotaxistest überprüft werden. Ist die Chemotaxis defizient, sollte ein Mangel an Leukozytenadhäsionsproteinen (CD18) ausgeschlossen werden.

Deutet hingegen die klinische Symptomatik auf eine Störung der Bakterienabtötung hin, wird zunächst die Fähigkeit der Phagozyten überprüft, Sauerstoffradikale zu bilden. Hierzu müssen quantitative Tests angewandt werden, die auch partielle Defekte erfassen. Eine verminderte Produktion von Sauerstoffradikalen nach maximaler Stimulation mit Phorbol-Myristat-Azetat weist auf das Vorliegen einer septischen Granulomatose hin. Fällt trotz des klinischen Verdachts auf eine Störung der Mikrobenabtötung die Sauerstoffradikalproduktion normal aus, muß die Keimabtötung noch direkt überprüft werden. Eine gestörte Mikrobizidie weist dann auf eine Störung nichtoxidativer Abtötungsmechanismen hin. Bei chronischen Infektionen mit Mykobakterien kann die Expression/Funktion des γ-Interferon Rezeptorsystems oder des IL12/IL12-Rezeptorsystems defekt sein.

Therapie. Die Infektprophylaxe beinhaltet hygienische Maßnahmen, insbesondere eine gute Mundhygiene, die Unterlassung rektaler Manipulationen (keine Verabreichung von Suppositorien, keine Fiebermessung) und die Reduktion der Inhalation von Pilzsporen (kein Aufenthalt auf Baugelände, in Kellern und Tierställen). Bei Neutropenien unter 500/µl ist eine Cotrimoxazolprophylaxe (30 + 6 mg/kg/Tag) zu erwägen, bei Phagozytenfunktionsstörungen zusätzlich die Gabe eines Antimykotikums wie Itraconazol (10 mg/kg/Tag).

Bei Infektionen muß zunächst eine aggressive Erregerdiagnostik angestrebt werden, da eine große Zahl seltener und gefährlicher Keime als Erreger in Frage kommt. Bei Vorliegen einer Pneumonie wird man großzügig eine bronchoalveoläre Lavage (BAL) durchführen. Ist die Lavage unergiebig (v.a. bei Bakterienabtötungsdefekten), sollte Lungengewebe untersucht werden. Bei pleuranahen Herden ist eine CT-gesteuerte oder thorakoskopisch geleitete Lungenpunktion sinnvoll. Ist dies nicht möglich, bietet sich eine offene Lungenbiopsie mit Keilresektion an, um eine breite mikrobielle Diagnostik in einem genügend großen Gewebestück zu betreiben. Infektherde anderer Lokalisationen sollten nach Möglichkeit ebenfalls punktiert oder biopsiert werden. Auch bei Nachweis eines einzelnen Erregers muß die antiinfektiöse Therapie breitspektrisch erfolgen, da Doppel- und Superinfektionen nicht ausgeschlossen sind. Bei Neutropenien und Motilitätsstörungen können sowohl hydrophile als auch lipophile Antibiotika eingesetzt werden, bei Abtötungsstörungen sind jedoch zellgängige Antibiotika vorzuziehen. Dies sind bei grampositiven Infektionen Rifampicin, Clarithromycin und Teicoplanin, bei gramnegativen Infektionen Ciprofloxacin und Phosphomycin sowie bei Pilzinfektionen ist es Amphotericin B und Voriconazol. Bei lebensbedrohlichen Infektionen kann die Transfusion neutrophiler Granulozyten von G-CSF-stimulierten Blutspendern erforderlich werden.

Die kausale Therapie bei kongenitalen Neutropenien umfaßt die tägliche subkutane Gabe von G-CSF (oft in einer Dosis von 3–5 µg/kg/Tag), bei lebensbedrohlichen Phagozytenfunktionsstörungen die HLA-genoidente und, in ausgesuchten Fällen, HLA-phäno- und haploidente Transplantation von Stammzellen.

81.2 Primäre Neutropenien

M.Gahr

Infantile Agranulozytose

Definition und Ätiologie. Die infantile Agranulozytose (Kostmann-Syndrom, englisch: severe congenital neutropenia), eine häufig familiär auftretende Erkrankung mit autosomal dominantem oder autosomal rezessivem Erbgang, ist durch eine starke Verminderung der neutrophilen Granulozyten (gewöhnlich unter $0{,}2 \cdot 10^9$/l) und schwer verlaufende bakterielle Infektionen sowie unbehandelt durch eine verkürzte Überlebenszeit gekennzeichnet.

Hinweise für den möglicherweise zugrunde liegenden Defekt gibt die kürzliche Entdeckung von Mutationen im Gen für die Elastase. Elastase ist Bestandteil der Granula von myeloischen Zellen und wird vorwiegend in Promyelozyten synthetisiert. Man vermutet, daß die Elastase eventuell über eine Hemmung der Apoptose von Vorläuferzellen die Ausreifung der neutrophilen Granulozyten ermöglicht, was bei mutierter Elastase zum Sistieren der Myelopose führt. Auch bei zyklischer Neutrozytopenie werden Elastase-Mutationen gefunden, allerdings waren diese Mutationen an anderer Stelle im Elastase-Gen lokalisiert als bei der infantilen Agranulozytose.

Klinische Symptome und Diagnose. Das klinische Bild ist durch schon in den ersten Lebenstagen auftretendes Fieber mit Haut-, Nabelinfektionen und Stomatitis gekennzeichnet, die häufig zur Generalisierung neigen. Häufigste Erreger sind Staphylococcus aureus, Escherichia coli und Pseudomonaden.

Die früh klinisch manifest werdende Neutrozytopenie und ein Knochenmarkbefund mit normaler Anzahl früher myeloischer Vorstufen, aber fast vollständigem Fehlen von Promyelozyten und Myelozyten weisen auf die Diagnose hin. Über 90% aller Patienten sprechen prompt und langdauernd auf eine Behandlung mit G-CSF an, indem die Zahl der zirkulierenden Neutrophilen steigt und die Rate und Schwere der Infektion abnimmt. Die benötigten Dosen schwanken von Patient zu Patient zwischen 5 und 60 µg/kg KG/Tag. Kopfschmerzen, Knochenschmerzen und Exantheme sind akut auftretende Nebenwirkungen. Nach mindestens 4jähriger Therapie wurden in einer Serie von 44 mit G-CSF behandelten Patienten mit Kostmann-Syndrom bei 15 eine Osteoporose, bei 12 eine Splenomegalie, bei 2 eine Knochenmarkfibrose und bei 3 ein myelodysplastisches Syndrom bzw. eine Leukämie beobachtet. Das Auftreten einer myeloischen Leukämie bei Patienten mit Kostmann-Syndrom scheint aber auch ohne G-CSF-Behandlung vorzukommen.

Zyklische Neutrozytopenie

Definition. Charakteristikum dieser Krankheit ist das periodische Auftreten einer Neutrozytopenie, die von bakteriellen Infektionen begleitet sein kann. Die meisten Fälle treten sporadisch auf, in etwa 25 % wird ein autosomal-dominanter Erbgang angenommen. Nach regelmäßigen Zyklen von typischerweise 19–21 Tagen, die bei einzelnen Patienten zwischen 14 und 30 Tagen dauern können, kommt es zu einer maximal 10 Tage anhaltenden Erniedrigung der neutrophilen Granulozyten.

Ätiologie und Pathogenese. Die Ursache der Krankheit scheint in einem Defekt der hämatopoetischen Stammzellen zu liegen, weil im Tiermodell, aber auch beim Menschen der Defekt durch Stammzelltransplantation übertragen werden konnte. Parallel laufende periodische Schwankungen werden auch bei den Retikulozyten und Thrombozyten gesehen, wobei allerdings der Normalbereich nicht unterschritten wird. Am Tiefpunkt erreichen die neutrophilen Zahlen häufig nicht meßbare Werte oder liegen zumindest tiefer als $0{,}2 \cdot 10^9$/l.

Klinische Symptome und Diagnose. Es werden Fieber, Mundschleimhautulzerationen und auch schwere Infektionen wie nekrotisierende Enterokolitis, Sepsis, Organabszesse und

Osteomyelitis beobachtet. Zur Sicherung der Diagnose sind wiederholte Bestimmungen der peripheren Granulozytenzahlen notwendig.

Therapie und Prognose. Häufig sind die während der Erniedrigungsphase der Neutrophilen auftretenden Infektionen des oberen Respirationstraktes nicht therapiebedürftig. Jedoch muß immer daran gedacht werden, daß sich eine ernsthafte bakterielle Infektion entwickeln kann. Sorgfältige orale Hygiene und Zahnpflege sind wegen der häufigen Beteiligung der Mundschleimhaut von großer Bedeutung. Es kann bei schweren Verläufen und regelmäßigem Auftreten der Neutrozytopenie sinnvoll sein, einige Tage vorher eine antibiotische Therapie zu beginnen. Mit G-CSF in einer Dosis von 3–10 µg/kg KG/24 h kann in den meisten Fällen erreicht werden, daß die Neutrophilen nicht mehr so stark absinken und daß die minimalen Werte nicht $1 \cdot 10^9$/l unterschreiten.

Die Krankheit hat in den meisten Fällen eine gute Prognose, obwohl in einer älteren Übersicht ca. 10 % der Patienten an einer Infektion verstorben sind.

Shwachman-Syndrom

Zu dieser Krankheit s. Kap. 119.

Seltene Formen von kongenitaler Neutrozytopenie

Vereinzelt sind familiär auftretende, offensichtlich autosomal-dominant vererbte, *benigne verlaufende Neutrozytopenien* mit geringer Infektionsanfälligkeit beschrieben worden. Die *Myelokathexis* ist gekennzeichnet durch eine auffällige Kernform der Granulozyten: Die einzelnen Kernlappen sind durch sehr dünne Filamente miteinander verbunden und geben dem Kern ein bizarres Aussehen. Im Zytoplasma werden auch Vakuolen beschrieben. Bei dieser Krankheit werden wahrscheinlich schon diese Zellen im Knochenmark zerstört.

Weitere kongenitale Neutrozytopenieformen, die mit anderen Störungen kombiniert sind, sind in Tabelle 81.1 aufgeführt.

Autoimmunneutrozytopenie

Die Autoimmunneutrozytopenie ist eine relativ häufige Neutrozytopenie im Säuglings- und Kleinkindesalter, die eher gutartig verläuft und durch gegen Oberflächenantigene der neutrophilen Granulozyten gerichtete Antikörper verursacht wird. Früher beschriebene Fälle von sog. chronisch-benigner Neutrozytopenie und auch Fälle von sog. Lazy-leucocyte-Syndrom sind mit hoher Wahrscheinlichkeit ebenfalls Autoimmunneutrozytopenien gewesen.

Die Häufigkeit liegt bei etwa 1:100 000 Kindern pro Jahr. Aus unbekannten Gründen kommt es zur Autoantikörperbildung gegen für die Granulozyten oberflächenspezifische Antigene wie NA1, NA2, NB1, ND1 und NE1. Am häufigsten (25% der Fälle) ist der Autoantikörper gegen NA1 gerichtet. NA1 ist eine glykosylierte Isoform des für die Opsonisierung notwendigen FcγRIII-Rezeptors. Durch die Antikörperbeladung kommt es durch vermehrte Phagozytose zur Verkürzung der Überlebenszeit der Granulozyten.

Bakterielle Infektionen treten zwar gehäuft auf, sind aber mild und betreffen hauptsächlich die Haut, den oberen Respirationstrakt, die Schleimhaut des Mundes und das Mittelohr. Schwerere Infektionen wie tiefe Abszesse, Pneumonie, Sepsis oder Meningitis sind selten. Das typische Manife-

Tabelle 81.1. Seltene, mit anderen kongenitalen Störungen kombinierte Formen der Neutrozytopenie

Krankheit	Charakteristika
Kombination mit konstitutionellen Defekten	
Dyskeratosis congenita (Zinsser-Cole-Engman-Syndrom)	Hyperkeratose von Haut und Schleimhaut, Nageldystrophie, Panzytopenie mit Schwerpunkt Neutrozytopenie, Vererbung X-chromosomal
Knorpel-Haar-Dysplasie	Knochendysplasie, Zwergwuchs, spärliche Behaarung, Nageldystrophie, zusätzlich verminderte T-Zellfunktion
Shwachmann-Syndrom	Neutrozytopenie, gestörte Chemotaxis, exokrine Pankreasinsuffizienz, oft metaphysäre Chondrodysplasie, Kleinwuchs, autosomal rezessiv
Fanconi-Anämie	Hyperpigmentierung, Minderwuchs, Skelettfehlbildung,
Kombination mit anderen Immunopathien	
Retikuläre Dysgenesie	Fehlen von Lympho- und Granulozyten bei normaler Erythro- und Thrombopoese
Agammaglobulinämie mit erhöhtem IgM (Hyper-IgM-Syndrom)	Neutrozytopenie und erhöhte IgM-Konzentration normalisieren sich unter Substitutionstherapie mit Immunglobulin
Dysgammaglobulinämie	Uneinheitliches Krankheitsbild; Neutrozytopenien werden bei erniedrigten und erhöhten Immunglobulinen im Serum beschrieben
Chediak-Higashi-Syndrom	Partieller Albinismus, Riesengranula in Granulozyten, gestörte Granulozytenfunktion, Hinweise auf Verminderung der Natural-killer-Zellfunktion und der antikörpervermittelnden Tumorzelltoxizität der Lymphozyten
Kombination mit Stoffwechseldefekten	
Isovalerianazidämie	Erbrechen, Nahrungsverweigerung, Ketoacidose, Koma, Neutrozytopenie besonders ausgeprägt in der Neugeborenenphase
Methylmalonacidämie Hyperglycinämie Orotacidämie Trimethylaminurie	Neutrozytopenie nur in Einzelfällen beschrieben
Glykogenose Typ Ib	Klinik wie Glykogenose Ia mit zusätzlicher Verminderung von Zahl und Funktion der neutrophilen Granulozyten

stationsalter liegt bei 8–12 Monaten. Bei fast allen Patienten kommt es nach einer durchschnittlichen Dauer der Neutrozytopenie von 20 Monaten (6–54 Monate Schwankungsbreite) zu einer spontanen Remission. Die Diagnose ergibt sich aus dem Alter des Auftretens, dem – trotz neutrophiler Granulozyten von unter $0{,}5 \cdot 10^9/l$ – milden Verlauf und dem Nachweis von Neutrophilenantikörpern, der allerdings nicht immer gelingt. Das spontane Sistieren des Krankheitsbildes ist mit dem Verschwinden der Antikörper verbunden. Das Knochenmark ist normo- bis hyperzellulär und zeigt häufig einen Reifungsstop auf der Ebene der Metamyelozyten oder der Stabkernigen. Therapeutisch reicht in der Regel die Gabe von Antibiotika für eine akute Infektion. In Einzelfällen ist prophylaktisch eine niedrig dosierte antibiotische Dauertherapie mit Trimethoprim/Sulfametoxazol indiziert. Nur bei schweren Infektionen ist die Gabe von G-CSF gerechtfertigt (Dosis 3–5 µg/kg KG/Tag). Die Prognose ist wegen der fast immer einsetzenden Spontanremission gut.

81.3 Sekundäre Neutropenien

M. Gahr

Sekundäre Autoimmunneutrozytopenie

Eine durch Autoantikörper bedingte Neutrozytopenie kann im Rahmen von Autoimmunkrankheiten auftreten, die nicht nur das hämatologische System, sondern auch andere Organsysteme betreffen. Ein Beispiel ist der systemische Lupus erythematodes, bei dem neben Antikörpern gegen Doppelstrang-DNS solche gegen neutrophile Granulozyten und gegen Thrombo- und Erythrozyten vorkommen können. Weitere Krankheiten sind das Sjögren-Syndrom, die Sklerodermie, die juvenile rheumatoide Arthritis und die primäre biliäre Zirrhose. Die durch die Neutrozytopenie verursachten klinischen Symptome sind eher mild bzw. fehlen. Das gilt auch für Werte unter $0{,}5 \cdot 10^9/l$. Im Knochenmark findet man eine normo- bis hyperzelluläre Myelopoese. Es wird gelegentlich ein Reifungsstop der neutrophilen Differenzierung im Knochenmark auf früheren Stufen gefunden. In vielen Fällen können durch Immunfluoreszenz- bzw. Agglutinationstests Antineutrophilenantikörper gefunden werden, die gegen Glykoproteine der Neutrophilenoberfläche gerichtet sind. Die in der Regel notwendige Behandlung der Grundkrankheit mit Immunsupressiva bzw. Kortikosteroiden hat einen positiven Effekt. Eine direkte Behandlung der Neutrozytopenie durch Kortikosteroide oder intravenös zu verabreichende Immunglobuline zeigt nur vorübergehenden Erfolg und ist deshalb nicht indiziert. Eine theoretisch wirksame Therapie, die Splenektomie, wird ebenfalls nicht empfohlen, weil die Infektionsgefahr dann eher ansteigt. In den seltenen Fällen, in denen eine Infektion auftritt, ist eine Therapie mit G-CSF in einer niedrigen Dosierung von 1–2 µg/kg KG effektiv. Abhängig vom klinischen Bild ist eine Prophylaxe mit Trimethoprim/Sulfamethoxazol zu beginnen.

Isoimmunneutrozytopenie im Neugeborenenalter

Im Neugeborenenalter kann es analog zur Blutgruppeninkompatibilität im mütterlichen Organismus zu einer Antikörperbildung gegen fetale Granulozyten kommen. Die gebildeten IgG-Antikörper passieren die Plazenta und können beim Neugeborenen eine Neutrozytopenie verursachen. Nach dem Verschwinden der mütterlichen Antikörper nach etwa 6 Wochen normalisieren sich die Granulozytenzahlen. Die maximal beschriebene Dauer der Neutrozytopenie betrug 6 Monate.

Die Antikörper sind in der Regel gegen die Antigene NA1 und NA2 gerichtet, die Bestandteile des FcgRIII-Rezeptors der Granulozytenoberfläche sind. Die Diagnose ist im Neugeborenenalter wegen der häufig durch die Sepsis selbst bedingten Neutrozytopenie schwierig zu stellen. Sie wird bewiesen durch den Nachweis der Antikörper. Das klinische Bild reicht von schweren Infektionen wie Omphalitis, Pneumonie, Sepsis und Meningitis bis zu symptomlosen Verläufen. Angezeigt sind eine antibiotische Therapie und die Gabe von G-CSF von 15 µg/kg KG/24 h in 3 ED.

Eine neonatale Immunneutrozytopenie kann auch durch plazentar übertragene Antikörper von Müttern mit sekundärer Autoimmunneutrozytopenie entstehen.

Medikamenteninduzierte Neutrozytopenie

Hierunter sind Krankheiten und Zustände zu verstehen, bei denen durch den Einfluß von Medikamenten und toxischen Substanzen nur die neutrophilen Granulozyten vermindert sind. Die durch eine zytostatische Therapie regelhaft auftretende Neutrozytopenie, die dosisabhängig und damit vorhersehbar ist, soll hier nicht behandelt werden. Dasselbe gilt für Krankheiten, die durch Störungen auf Stammzellebene zu erklären sind, wie z.B. medikamenteninduzierte Panmyelophthisen.

Ein wesentliches Kriterium der medikamenteninduzierten Neutrozytopenie ist ihre Nichtvorhersehbarkeit, wenn auch das Risiko unterschiedlich groß ist (Tabelle 81.2). Die Pathogenese ist häufig unklar und komplex. Direkte Toxizi-

Tabelle 81.2. Risiko einer Neutrozytopenie nach Einnahme häufig verordneter Medikamente. (Nach Finch 1983)

Medikament	Neutrozytopenie	
	Dosisabhängigkeit	Häufigkeit pro 100 Behandlungen
Phenylbutazon	(+)	10
Amidopyrin	–	8
Thyreostatika	+	4
Semisynthetische Penicilline	+	1–2
Sulfonamide	(+)	1
Phenothiazin	+	0,8
Chloramphenicol	(+)	>0,01

Tabelle 81.3. Auswahl von Substanzen, die durch verminderte Neutrophilenbildung eine Neutrozytopenie hervorrufen

Kategorie	Substanzen
Antibiotika	Ampicillin, Carbenicillin, Cefalotin, Cefotaxim, Chloramphenicol, Clindamycin, Cloxacillin, Dicloxacillin, Ethambutol, Gentamycin, Griseofulvin, Isoniazid, Nitrofurantoin, Oxacillin, PAS, Penicillin, Rifampicin, Streptomycin, Vanocomycin
Antihistaminika	Brompheniramin, Cimetidin, Ranitidin, Trimethadion
Antikonvulsiva	Carbamazepin, Diphenylhydantoin, Ethosuximid, Phenytoin, Trimethadion
Antirheumatika	Goldsalze, Ibuprofen, Indomethacin, Oxyphenbutazon, Phenylbutazon, Phenacetin
Diuretika	Acetazolamid, Chlortalidon, Chlorothiazid, Etacrynsäure, Hydrochlorothiazid
Herz- und Kreislaufmittel	Captopril, Chinidin, Hydralazin, Methyldopa, Procainamid, Propranolol
Malariamittel	Chinin, Dapson, Hydrochloroquin
Psychopharmaka	Chlordiazepoxid, Chlorpromazin, Desipramin, Diazepam, Imipramin, Meprobamat, Methotrimeprazin, Promazin, Thioridazin, Triflupromazin, Trimeprazin
Sulfonamide	Sulfadizin, Sulfadimethoxin, Sulfaguanidin, Sulfamethoxypyridazin, Trimethoprim-Sulfamethoxazol
Thyreostatika	Carbimazol, Methimazol, Propylthiouracil
Sonstige	Allopurinol, Äthanol, Benzol, DDT, Dinitrophenol, Levamisol, N_2O, Penicillamin

tät der Medikamente bzw. der Abbauprodukte für die Neutrophilenbildung kann die Ursache von medikamenteninduzierten Neutrozytopenien sein. Gegenüber manchen Substanzen sind die myeloischen Vorstufen im Knochenmark besonders empfindlich. Bei diesem Mechanismus muß eine besondere Idiosynkrasie der myeloischen Vorstufen angenommen werden. Wahrscheinlich am häufigsten sind immunbedingte medikamenteninduzierte Neutrozytopenien, an denen entweder das Medikament als Hapten bei der Antikörperbildung mitwirkt oder bei denen Immunkomplexe auf der Oberfläche von Granulozyten abgelagert werden, durch die dann über gesteigerte Phagozytose, z.B. in der Milz, die Neutrophilen vorzeitig eliminiert werden.

Substanzen, die entweder durch direkte toxische Effekte oder durch erhöhte Empfindlichkeit von myeloischen Vorstufen eine verminderte Bildung und damit eine Neutrozytopenie hervorrufen, sind in Tabelle 81.3 zusammengefaßt.

Ein Beispiel für eine durch Immunmechanismen bedingte medikamenteninduzierte Neutrozytopenie ist die Agranulozytose vom Pyramidontyp (Typ Schulz). Bei diesem Typ der Neutrozytopenie entstehen Antikörper 7–10 Tage nach der ersten Einnahme des Medikaments. Bei erneuter Exposition tritt sofort eine Neutrozytopenie – allergische Agranulozytose – auf.

Das klinische Bild entspricht dem einer akuten bakteriellen Allgemeininfektion mit Schüttelfrost, Fieber und milden Schocksyndromen wie Tachykardie und Hypotension. Sehr rasch treten dann ulzeröse Entzündungen der Mund- und Rachenschleimhaut, schwer verlaufende Tonsillitiden, Pharynxabszesse und Septikämien auf. Im peripheren Blut lassen sich häufig überhaupt keine Granulozyten nachweisen. Im Knochenmark zeigt sich im Anfangsstadium eine Hyperplasie; später kommt es auch hier zu einer völligen Aplasie der Myelopoese. Wird das Medikament abgesetzt, normalisiert sich die Myelopoese innerhalb von 2–4 Wochen. Die Zeit bis zur Normalisierung scheint mit der Dauer der Exposition gegenüber dem Medikament zu korrelieren.

Die Diagnose muß sich auf eine positive Medikamentenanamnese, das hämatologische Bild und den klinischen Befund stützen. Weitere Medikamente, die über den gleichen Weg zu einer Neutrozytopenie führen, sind Phenylbutazon, Gold- und Quecksilbersalze, Sulfadimethoxin, Sulfamethoxipyridazin und Sulfapyridin.

Tabelle 81.4. Mit Neutrozytopenie einhergehende Infektionen

Infektionsart	Krankheit
Bakteriell	Brucellose, Paratyphus, Sepsis (mit gramnegativen Erregern), Typhus, Tuberkulose
Viral	Dengue-Fieber, Exanthema subitum, HIV, infektiöse Hepatitis, Influenza, Masern, Mononucleosis infectiosa, Pocken, Poliomyelitis, Psittakose, Röteln, Varizellen, Zytomegalie
Protozoenbedingt	Leishmaniose, Malaria

Generell sind medikamenteninduzierte Neutrozytopenien als ernst einzuschätzen, obwohl die harmlosen und leichten Verläufe überwiegen. Neben der selbstverständlichen supportiven Therapie ist es wichtig, alle verdächtigen Medikamente abzusetzen.

Infektionsbedingte Neutrozytopenie

Neutrozytopenien treten bei bakteriellen, viralen und protozoenbedingten Infektionen auf (Tabelle 81.4).

Pathophysiologisch liegt meist eine Kombination mehrerer Mechanismen vor: vermehrter Verbrauch in der Peripherie, Zerstörung durch Toxine und Depression der Myelopoese im Knochenmark. Die passagere Neutrozytopenie bei Virusinfektionen ist in der Pädiatrie die häufigste Ursache einer Neutrozytopenie. Die Neutrozytopenie entwickelt sich während der ersten 2–3 Tage der Krankheit und dauert in der Regel nicht länger als 6 Tage. Der Mechanismus der virusinfektionsbedingten Neutrozytopenie ist unklar, er scheint mit der Phase der Virämie zu korrelieren. Therapeutische Konsequenzen ergeben sich aus dieser Form der Neutrozytopenie nicht.

Bei HIV-infizierten Patienten wird häufig eine Neutrozytopenie gesehen. Hier kann nicht entschieden werden, ob diese Neutrozytopenie durch Medikamente, Vitamin-B_{12}- oder Folatmangel oder durch den zellulären Immundefekt bedingt ist. Auch antineutrophile Antikörper sind bei HIV-infizierten Patienten beschrieben worden.

Im Rahmen oder als Folge einer Sepsis ist eine Neutrozytopenie ein häufiges Ereignis. Auch hier sind mehrere pathophysiologische Mechanismen möglich: vermehrte Zerstörung der neutrophilen Granulozyten nach Phagozytose von Bakterien, Aktivierung des Komplementsystems mit der Bildung von C5a, das zur vermehrten Aggregation und Adhärenz von Granulozyten an Endotheloberflächen führt, Bildung von Endotoxinen oder Zytokinen wie TNF-α und Interleukin-1, die Neutrophile aktivieren und zur vermehrten Adhärenz und Freisetzung von Sauerstoffradikalen führen.

Bei der bakteriellen Sepsis des Neugeborenen kommt es häufig zu einer Neutrozytopenie durch verminderte Knochenmarkreserve Neugeborener, deren Neutrophilenproduktion perinatal ohnehin schon ein Maximum aufweist.

Weitere Formen von erworbener Neutrozytopenie

Eine Splenomegalie kann im Rahmen eines Hypersplenie-syndroms mit einer in der Regel mild verlaufenden Neutrozytopenie verbunden sein, die von einer Thrombozytopenie und einer Anämie begleitet ist. Eine Splenektomie zur Bekämpfung der Neutrozytopenie ist nur in Ausnahmefällen indiziert. Maligne Krankheiten des histiozytären Systems können durch gesteigerte Aktivität des Monozyten-Makrophagen-Systems (vermehrte Sequestration von u. a. neutrophilen Granulozyten) zu einer Neutrozytopenie führen. Bei malignen Prozessen, z.B. bei Leukämien, Lymphomen oder Neuroblastomen, beruht die Neutrozytopenie auf einer Infiltration und Verdrängung des Knochenmarks. Dies gilt auch für die Neutrozytopenie, die bei Panmyelopathien, Myelofibrosen und Osteopetrosis gesehen wird.

Ein Mangel an Baustoffen führt über eine ineffektive Myelopoese zur Neutrozytopenie. Dies wird beobachtet bei Patienten mit einem alimentär bedingten Mangel an Vitamin B_{12} oder Folsäure. Hier findet man als Zeichen der vermehrten, aber ineffektiven Neutrophilenbildung einen erhöhten Serumlysozymspiegel. Bei extremer Unterernährung, z.B. bei Anorexia nervosa und bei Marasmus bei Säuglingen, wird ebenfalls eine Neutrozytopenie beobachtet. Auch Patienten mit parenteraler Ernährung und Kupfermangel entwickeln eine Neutrozytopenie.

81.4 Phagozytenfunktionsdefekte

R. A. Seger

Leukozytenadhäsionsdefekt (LAD)

Definition. Autosomal-rezessiv vererbte Krankheit mit verzögertem Nabelschnurabfall, sowie nekrotisierenden Bakterien- und Pilzinfektionen bei massiver Leukozytose. Die Infektanfälligkeit beruht auf einer defekten Adhäsionsfähigkeit aller Leukozyten, speziell der Phagozyten.

Ätiologie/Pathogenese. Die molekulare Basis der Erkrankung liegt im Synthesedefekt einer 95 kd β-Kette (CD18) mit deren Hilfe 3 Adhäsionsproteine in der Leukozytenmembran verankert sind (CD11a, CD11b und CD11c). Der Defekt betrifft sowohl die Phagozyten als auch die zytotoxischen T-Lymphozyten und NK-Zellen. Die Phagozyten können nicht an Endothelzellen adhärieren und nicht die Gefäße verlassen; außerdem phagozytieren sie wegen des CD11b-Mangels schlecht und bilden während der Ingestion von Bakterien und Pilzen nur ungenügend Sauerstoffradikale. Die zytotoxischen T-Lymphozyten und NK-Zellen können nur ungenügend an Zielzellen haften und diese deshalb auch nicht abtöten oder „abstoßen".

Klinische Symptome. Die Patienten fallen zunächst durch Omphalitis und verzögerten Nabelschnurabfall (nach mehr als 3 Wochen) auf. Sie erkranken bald darauf an Infektionen mit bakteriellen Erregern bzw. Pilzen. Trotz massiver Leukozytose (bis 100 G/l) verlaufen die Entzündungen nekrotisierend bzw. ulzerierend. Kutane Herde heilen häufig mit dystrophischen Narben ab. Viele Kinder entwickeln eine Hepatosplenomegalie und Gedeihstörung. Bei älteren Kindern und Erwachsenen sind partielle Defekte bekannt geworden, bei denen rezidivierende Haut- und Schleimhautulzera im Vordergrund stehen, sowie chronische Gingivitis und Periodontitis bis zum Ausfall der Zähne; auch diese Patienten sind nicht vor Pneumonien und lebensbedrohlichen Infektionen gefeit.

Diagnose. Die Diagnose ist aus der direkten Untersuchung der Adhäsionsproteine mittels monoklonaler Antikörper in der Durchflusszytometrie eindeutig zu stellen (Fehlen von CD18). Eine pränatale Diagnose mittels fetaler Blutentnahme ist ab der 20. Schwangerschaftswoche möglich. Differentialdiagnosisch ist ein LAD Typ 2 abzugrenzen, mit zusätzlichen ZNS-Manifestationen, Fehlen von Sialyl-Lewis x und defektem Rollen der Phagozyten.

Therapie. Die einzig erfolgreiche Therapie besteht in einer Knochenmarkstransplantation. Sie sollte bei kompletten, aber auch bei inkompletten Defekten mit schwerer Infektanfälligkeit baldmöglichst durchgeführt werden. Sie kann mit HLA-identen und semiidenten Stammzellen erfolgreich realisiert werden, da keine Abstoßung erfolgt. Bei den inkompletten Defekten muß jedoch als Abstoßungsprophylaxe Anti-CD11a gegeben werden.

IgG2-Rezeptordefekt

Der IgG Fc-Rezeptor IIa (CD32) ist polymorph. Nur der Rezeptor mit Histidin in Position 131 kann IgG2-opsonisierte Bakterien effizient binden (sog. IgG2-Rezeptor). Der Rezeptor mit Arginin in Position 131 kann die Phagozytose IgG2-opsonisierter Bakterien nicht vermitteln. Dieser IgG2-Rezeptordefekt führt beim Kleinkind zu rezidivierenden eitrigen Luftwegsinfekten, wie rezidivierende Otitis media, Sinusitis und Pneumonie durch Haemophilus influenzae und Pneumokokken. Die Diagnose kann aus dem Nachweis des ungünstigen Fcγ-Rezeptor IIa auf den Phagozyten mit einem monoklonalen Antikörper in der Durchflußzytometrie oder durch PCR-Typisierungstechnik des betreffenden Gens gestellt werden. Bakterielle Infekte sollten großzügig mit Antibiotika behandelt werden. Eine IvIgG-Substitution kann den zellulären Defekt nicht beheben.

Septische Granulomatosen
(Synonym: „chronic granulomatous diseases", CGD)

Definition. Gruppe von Erkrankungen, die durch rezidivierende abszedierende und granulomatöse Bakterien- und Pilzinfektionen charakterisiert ist. Die Infektanfälligkeit beruht auf einer defekten Mikrobizidie aller Phagozyten bei intakter Phagozytose.

Ätiologie/Pathogenese. Vier molekulare Defekte sind bekannt. Zwei betreffen das membrangebundene Cytochrom B 558 (der X-chromosomal vererbte Mangel an gp91-Phagozytenoxidase (phox) und der autosomal-rezessiv vererbte Mangel an p22 phox). Zwei weitere Defekte betreffen Zytosolaktivierungsfaktoren (der autosomal-rezessiv vererbte Mangel an P47 phox und derjenige an P67 phox).

Klinische Symptome. Die Patienten fallen bereits in den ersten Lebensmonaten durch Pyodermie, Lymphadenitis und Hepatosplenomegalie auf. In der Folgezeit manifestieren sich die rezidivierenden Bakterien- und Pilzinfektionen an den Eintrittspforten (Haut, Schleimhäuten, Lungen) und im mononukleären Phagozytensystem (Lymphknoten, Leber, Milz). Die Abszesse perforieren spontan nach außen, wobei die Wundheilung durch Fistelbildung kompliziert wird. Nachdem eine aggressive Antibiotikaprophylaxe die Häufigkeit von Bakterieninfektionen reduziert hat, stehen heute Pilzinfektionen im Vordergrund. Aspergillen können von der Lunge ausgehend ins Perikard, ins Zwerchfell, in den knöchernen Thorax und in die Wirbelkörper einwachsen, sogar in den Rückenmarkkanal einbrechen und eine Querschnittslähmung verursachen. Bei ungenügender Elimination und Persistenz mikrobieller Antigene kommt es zu zellulären Immunreaktionen mit Granulombildung, Fibrose und sekundärer Organdysfunktion. So können granulomatöse Entzündungen in Hohlorganen eine Stenosesymptomatik bedingen, z.B. eine Antrumstenose mit rezidivierendem Erbrechen oder eine Ureterstenose mit Hydronephrose. Die aus Infektherden isolierten Erreger sind in erster Linie Staphylokokken, Enterobakterien und Aspergillen. Gelegentlich werden Actinomyceten, Nocardien, Burkholderia cepacia und Mykobakterien kultiviert. Zu einer generalisierten BCG-Infektion kommt es in der Regel jedoch nicht. Überträgerinnen bei X-chromosomal vererbter CGD sind bei ungünstiger Inaktivierung des gesunden X-Chromosoms (Lyonisierung) ebenfalls klinisch auffällig mit rezidivierender Stomatitis, discoidem Lupus erythematodes und Infektanfälligkeit.

Diagnose. Jedes Kind mit rezidivierender Abszeßbildung, Aspergilluspneumonie oder unklarer granulomatöser Entzündung (u.a. der Lunge und des Darmes) ist verdächtig auf das Vorliegen einer septischen Granulomatose, die durch Messung der Sauerstoffradikalbildung abgeklärt werden sollte. Der zytochemische Nitroblautetrazoliumtest (NBT-Test) ist als Screening-Test wenig geeignet, da partielle Krankheitsformen verpaßt werden können. Bei entsprechendem klinischen Verdacht sollte immer eine quantitative Bestimmung der O_2- oder H_2O_2-Produktion durchgeführt werden. Bei nachgewiesenem Defekt der Sauerstoffradikalbildung sollte die Differenzierung in einen der 4 molekularen Defekte erfolgen sowie beim X-chromosomalen Erbgang eine Identifizierung der Überträgerinnen in der mütterlichen Familie. Eine pränatale Diagnose ist bei allen betroffenen Familien mittels fetaler Blutentnahme in der 22. Schwangerschaftswoche durchführbar (so spät wegen der physiologischen Neutropenie). Bei informativen Familien ist eine pränatale Diagnose mittels Chorion-Zotten-Biopsie und molekularbiologischer Analyse gekoppelter polymorpher Marker oder durch direkte Mutationsanalyse bereits ab der 12. Schwangerschaftswoche möglich.

Therapie. Eine orale Dauerprophylaxe mit einem zellgängigen Antibiotikum (Cotrimoxazol, 30 + 6 mg/kg/Tag) und einem Antimykotikum (Itraconazol, 10 mg/kg/Tag) kann die Zahl der Infekte deutlich reduzieren. Bei Infektdurchbrüchen werden zellgängige Antibiotika parenteral eingesetzt, z.B. Rifampicin (grampositive), Ciprofloxacin (gramnegative) oder Amphotericin B (mykotische Infektionen). Rekombinantes humanes γ-Interferon 50 μg/m^2 s.c. 3mal/Woche kann bei Versagen der oralen Antibiotikaprophylaxe zusätzlich als Infektprophylaxe angewandt werden. Es aktiviert wahrscheinlich nichtoxidative kompensatorische Abtötungsmechanismen. Bei einem therapeutischen Engpaß können Granulozytentransfusionen die Wende bringen, werden jedoch oft nach 1 bis 2 Wochen wegen Sensibilisierung und Antikörperbildung unwirksam. Vorteilhaft ist die Stimulation der Granulozytenspender durch G-CSF (eine s.c.-Injektion von 300 μg am Vorabend), was zu maximaler Freisetzung reifer und funktionstüchtiger Phagozyten mit verlängerter Überlebenszeit aus dem Knochenmark führt. Bei multiplen Leberabszessen können Phagozytentransfusionen im Anschluß an die chirurgische Ausräumung und Einlagerung von Omentum-majus-Straßen erfolgreich sein. Bei Stenosesymptomatik infolge Granulombildung kann die Gabe von Steroiden (1 mg/kg/Tag während 14 Tagen, unter Antibiotikaschutz) hilfreich sein. Wenn eine obstruktionsbedingte Hydronephrose unter Steroidtherapie nicht reversibel ist, kann zystoskopisch ein Pig-tail-Katheter eingelegt werden, um den Ureter durch in-terne Schienung offenzuhalten. Angesichts der ungünstigen Langzeitprognose bei konventioneller Therapie (Tod durch Aspergillose) sollte eine HLA-genoidente Stammzelltransplantation so früh wie möglich diskutiert werden, wenn ein entsprechender Spender vorhanden ist (Erfolgschance von ca. 90 %).

Leukozytenmykobakterizidiedefekte

Definition. Diese autosomal-rezessiv oder dominat vererbten Krankheiten sind durch schwerverlaufende Mykobakterien- und Salmonelleninfektionen charakterisiert. Die selektive Infektanfälligkeit beruht auf einer defekten Aktivierbarkeit der Makrophagen durch Interferon γ.

Ätiologie/Pathogenese. Komplette oder partielle Defekte einer der beiden Ketten des Interferon-γ-Rezeptors oder eines intrazellulären Signalproteins (STAT-1).

Klinische Symptome. Diese sind disseminierte Infektion nach BCG-Impfung, disseminierte Infektionen mit sonst kaum pathogenen atypischen Mykobakterien, z.B. Mykobakterium avium, fortuitum, smegmatis sowie chronische Salmonelleninfektionen. Typisch sind Fieberschübe, Gewichtsverlust, Adenopathien, Hepatosplenomegalien, Pneumonien und osteolytische Läsionen. Bioptisch findet man Makrophagen mit säurefesten Stäbchen, während Riesenzellen und typische Granulome bei den kompletten Defekten fehlen. Der Mantoux-Hauttest ist positiv, da die T-Zellimmunität intakt ist. Die Patienten sind gegenüber konventionellen Bakterien und Pilzen sowie Viren nicht infektanfällig.

Diagnose. Sie erfolgt funktionell im Elisa-Test (defekte Hochregulierung der LPS - induzierten TNF-α-Produktion von Monozyten durch Interferon γ) und immunologisch in der Durchflußzytometrie (defekte Expression einer Komponente des Interferon-γ-Rezeptorsystems). Eine pränatale Diagnose ist mittels fetaler Blutentnahme bzw. bei bekannter Mutation mittels Chorion-Zotten-Biopsie prinzipiell möglich. Differentialdiagnostisch ist ein IL12- bzw. ein IL12-Rezeptordefekt abzugrenzen, welche sekundär zu verminderter γ-Interferonproduktion führen.

Therapie. Tuberkulostatische Therapie kann den letalen Verlauf der Mykobakterieninfektion bei den kompletten Defekten kaum beeinflussen. Die einzig erfolgreiche Therapie ist die Stammzelltransplantation. Im Gegensatz dazu verlaufen die Mykobakterieninfektionen bei den partiellen Defekten und beim IL12- bzw. IL12-Rezeptordefekt günstiger und sprechen auf die Substitution von γ-Interferon an (Beginn mit 50 μg/m^2 s.c. 3 mal pro Woche, Steigerung bis auf 500 μg/m^2).

Literatur

Dinauer M (1998) The phagocyte system and disorders of granulopoiesis and granulocyte function. In: Nathan D, Orkin S (eds) Hematology of infancy and childhood. 5th edn. Saunders, Philadelphia, pp 889–967

Remus N, Reichenbach J, Picard C et al. (2001) Impaired interferon-gamma-mediated immunity and susceptibility to mycobacterial infection in childhood. Pediatr Res 50: 8–13

Segal B, Leto T, Gallin J et al. (2000) Genetic, biochemical and clinical features of chronic granulomatous disease. Medicine 79: 170–200

Zeidler C, Boxer L, Dale D et al. (2000) Management of Kostmann Syndrome in the G-CSF era. B J Haematol 109: 490–495

82 Definition und Pathogenese der Autoimmunkrankheiten

G. Dannecker, N. Wagner

Definition. Das Immunsystem hat die Aufgabe, seinen Wirtsorganismus vor Infektionen zu schützen. Dafür muß es eine fast unbegrenzte Zahl von fremden Antigenen erkennen und gegen sie reagieren können; dieses Erkennen und/oder Reagieren darf aber nicht gegen körpereigene Antigene gerichtet sein. Die Diskriminierung zwischen Selbst- und Nichtselbstantigenen ist eine grundlegende Eigenschaft des Immunsystems. Die fehlende Reaktion des Immunsystems auf Selbstantigene ist als Selbsttoleranz definiert, der Verlust dieser Toleranz führt zur Autoimmunität, die dadurch verursachten Erkrankungen werden Autoimmunkrankheiten genannt.

Es gibt systemische (z.B. Lupus erythematodes) oder organspezifische (z.B. juvenile chronische Arthritis: JCA, Diabetes mellitus, Multiple Sklerose) Autoimmunkrankheiten. Die Schädigung der jeweiligen Gewebe wird durch von B-Zellen sezernierte Antikörper (Typ-II-Reaktion, z.B. autoimmune hämolytische Anämie, Myasthenia gravis), durch Immunkomplexe (Typ-III-Reaktion, z.B. Lupus erythematodes) oder durch T-Zellen (Typ-IV-Reaktion, z.B. Diabetes mellitus, JCA) vermittelt.

Mechanismen der Toleranz. Die spezifische Immunantwort wird durch antigenspezifische Rezeptoren von T- und B-Lymphozyten gesteuert. Jedes Individuum erbt ungefähr das gleiche Repertoire an Antigenrezeptorgenen, die rekombiniert und als Eiweißmoleküle in zunächst unreifen Lymphozyten exprimiert werden. Für die T-Lymphozyten sind dies die auf der Zelloberfläche exprimierten T-Zellrezeptoren (TZR), für die B-Lymphozyten die ebenfalls auf der Oberfläche exprimierten oder sezernierten Immunglobuline (Ig). Wie die Immunglobuline bestehen die beiden Eiweißketten (α,β) des TZR aus einem konstanten (C) und einem variablen (V) Anteil. Der variable Anteil wird durch verschiedene Gensegmente (V, D, J) kodiert. Durch randomisiertes Rearrangieren dieser Segmente und durch zufälliges Paaren der verschiedenen Proteinketten (α,β) entsteht eine Vielzahl von verschiedenen Rezeptoren mit Spezifität für Selbst ebenso wie mit Spezifität für Nichtselbst. Daraus folgt, daß die Diskriminierung des Immunsystems zwischen Selbst und Nichtselbst nicht genetisch angeboren ist, sondern somatisch „gelernt" werden muß.

Während ihrer Ausreifung durchlaufen T-Lymphozyten im Thymus und B-Lymphozyten im Knochenmark ein Stadium, in dem der Kontakt mit Antigen zur Toleranz, aber nicht zur Aktivierung führt. In beiden Organen werden hauptsächlich Selbstantigene exprimiert. Unreife Lymphozytenklone, die gegen diese Selbstantigene reagieren, werden durch 3 verschiedene Mechanismen beeinflußt: klonale Deletion (Elimination von autoreaktiven Zellklonen), klonale Anergie (Nichtansprechen von autoreaktiven Zellklonen) und klonale Ignoranz oder Suppression (funktionelle Hemmung z.B. durch regulatorische Zellen). Klone, die diesen Prozeß der zentralen Toleranz durchlaufen haben, sollten danach entweder eliminiert oder gegen Selbstantigene tolerant sein. Da aber nicht alle Selbstantigene in diesen zentralen Organen exprimiert werden und der Auswahlprozeß Lücken aufweist, gibt es die gleichen Toleranzmechanismen auch für reife Lymphozyten in peripheren Organen (periphere Toleranz).

Genetische Grundlagen. Autoimmunerkrankungen entstehen wahrscheinlich durch das Einwirken von Umweltfaktoren (z.B. Infektionen, Toxine, Ernährung) auf der Basis genetischer Disposition. Dabei spielt der „Major histocompatibility complex(MHC)-Locus" eine dominante Rolle. MHC-Moleküle binden Peptide in einer vom MHC-Molekül gebildeten Spalte. Genetisch unterschiedliche MHC-Moleküle binden unterschiedliche Peptide (MHC-Restriktion), und der Komplex aus MHC-Molekül und Peptid bestimmt die Fähigkeit von T-Zellen, ein vorgegebenes Peptid zu erkennen und darauf zu reagieren. Bestimmte Peptide werden von einem mit der Erkrankung assoziierten MHC-Molekül präsentiert und führen zu einer T-Zellaktivierung und (Auto)immunantwort, während ein nicht mit der Erkrankung assoziiertes MHC-Molekül das gleiche Peptid nicht präsentieren kann und eine T-Zellantwort ausbleibt.

Pathophysiologie der Autoimmunantwort. In der Pathogenese von Autoimmunerkrankungen spielen $CD4^+$-T-Helferzellen eine zentrale Rolle. Diese T-Zellen erkennen mit ihrem variablen T-Zellrezeptor Peptide, die von antigenpräsentierenden Zellen in der Spalte von MHC-Molekülen präsentiert werden. Dadurch werden die T-Zellen bei ausreichender Kostimulation aktiviert und in die Lage versetzt, eine Immunantwort gegen das erkannte Peptid auszulösen.

Ein bevorzugtes Modell, wie Autoimmunität ausgelöst werden kann, ist das der sog. molekularen Mimikrie: Pathogene aus unserer Umwelt aktivieren antigenspezifische Lymphozyten, die zufällig auch gegen ein körpereigenes Antigen kreuzreagieren. Neben T-Zellen mit sehr hoher Spezifität, die nur ein Peptid erkennen und entsprechend selten aktiviert werden, gibt es solche mit niedriger Spezifität, die durch unterschiedliche Peptide und damit häufig aktiviert werden. Diese T-Zellen sind potentiell kreuzreaktiv und könnten an der Auslösung von Autoimmunerkrankungen beteiligt sein.

Eine andere Erklärungsmöglichkeit geben sog. Superantigene. Sie werden von Bakterien oder Viren produziert und aktivieren nach Präsentation durch ein MHC-Molekül T-Zellen, die verschiedene Antigenspezifitäten haben, aber ein gemeinsames Muster der Expression der Vβ-Kette ihres

TZR. Die breitgestreute Aktivierung kann damit auch T-Zellen einschließen, die gegen Selbstantigene reagieren.

Eine präzise Steuerung der T-Zellantwort ist notwendig, um zu verhindern, daß eine anfänglich physiologische Reaktion zu einer pathologischen Autoimmunantwort führt. Ein wichtiger Mechanismus ist dabei der programmierte Zelltod (Apoptose) antigenaktivierter Lymphozyten. Aktivierte T-Zellen exprimieren auf der Zelloberfläche einen Rezeptor (fas, CD95), über den durch einen Liganden (CD95L, fasL) Apoptose ausgelöst werden kann. Defekte in dieser Signaltransduktion führen zu einer verminderten Elimination von potentiell selbstreaktiven T-Zellen, zu einer anhaltenden Aktivierung/Proliferation, und im Tiermodell zur Autoimmunkrankheit.

Die optimale Aktivierung von T-Zellen erfordert neben der antigenspezifischen Interaktion des TZR mit dem Peptid-MHC-Komplex weitere antigenunspezifische kostimulatorische Signale. Diese werden durch molekulare Interaktionen zwischen Rezeptoren auf T-Zellen (besonders CD28 und CD152) und ihren Liganden auf antigenpräsentierenden Zellen (CD80 und CD86) ausgelöst. Antigene, die ohne ausreichende CD80/CD86-Kostimulation präsentiert werden, induzieren keine produktive Immunantwort, sondern Toleranz.

B-Lymphozyten sind bei einem Teil der Autoimmunerkrankungen entscheidend an der Pathogenese beteiligt. Beispiele für Erkrankungen, bei denen von B-Zellen produzierte Autoantikörper den Organismus schädigen, sind systemischer Lupus erythematodes (SLE), immunhämolytische Anämien, idiopathische thrombozytopenische Purpura und Vaskulitiden. Beim SLE ist die Immunkomplexbildung aus Antikörpern und Antigen für die Glomerulonephritis verantwortlich, bei immunhämolytischen Anämien bewirkt die Beladung von Erythrozyten mit Autoantikörpern Phagozytose und Lyse dieser Zellen mittels Komplementaktivierung.

B-Zellen müssen ähnlich wie T-Zellen tolerant sein gegenüber Autoantigen. B-Zelltoleranz für Autoantigen entsteht im Knochenmark, wo B-Zellen ausreifen, und in peripheren lymphatischen Organen durch die gleichen Mechanismen wie für T-Zellen (klonale Deletion und klonale Anergie). Unklar ist, welche Vorgänge die Toleranz von B-Zellen durchbrechen können und die Produktion von Autoantikörpern initiieren. Möglicherweise führen infektiöse Agenzien zu einer polyklonalen B-Zellaktivierung. Auch Störungen im Apoptosemechanismus und im Zytokinnetzwerk können von Bedeutung sein. Schließlich ist möglich, daß fehlregulierte T-Zellen die B-Zellen zur Produktion von Autoantikörpern veranlassen.

Die von aktivierten Lymphozyten sezernierten Zytokine sind für die anhaltende Aktivierung verschiedenster immunkompetenter Zellen notwendig. Dabei werden von $CD4^+$-T-Helferzellen 2 unterschiedliche Muster von Zytokinen sezerniert: Th1-Zellen produzieren proinflammatorische Zytokine wie Interferon γ, Lymphotoxin α und Tumor-Nekrose-Faktor α, während Th2-Zellen für die Sekretion von antiinflammatorischen Zytokinen wie Interleukin 4 und Interleukin 10 verantwortlich sind. Da Entzündung ein Schlüsselaspekt von autoimmunen Erkrankungen ist, kann aus diesem Muster abgeleitet werden, daß Th1-Zellen vermehrt eine Rolle bei Auslösung und Progression von Autoimmunität spielen, während Th2-Zellen protektiv sind. Dieses Konzept läßt sich aber nur teilweise experimentell bestätigen.

Bei der Entzündungsreaktion im Rahmen einer autoimmunen Reaktion spielen v.a. Makrophagen eine Rolle. Makrophagen produzieren pro- und antiinflammatorische Zytokine, sie sind antigenpräsentierende Zellen, vermitteln an-

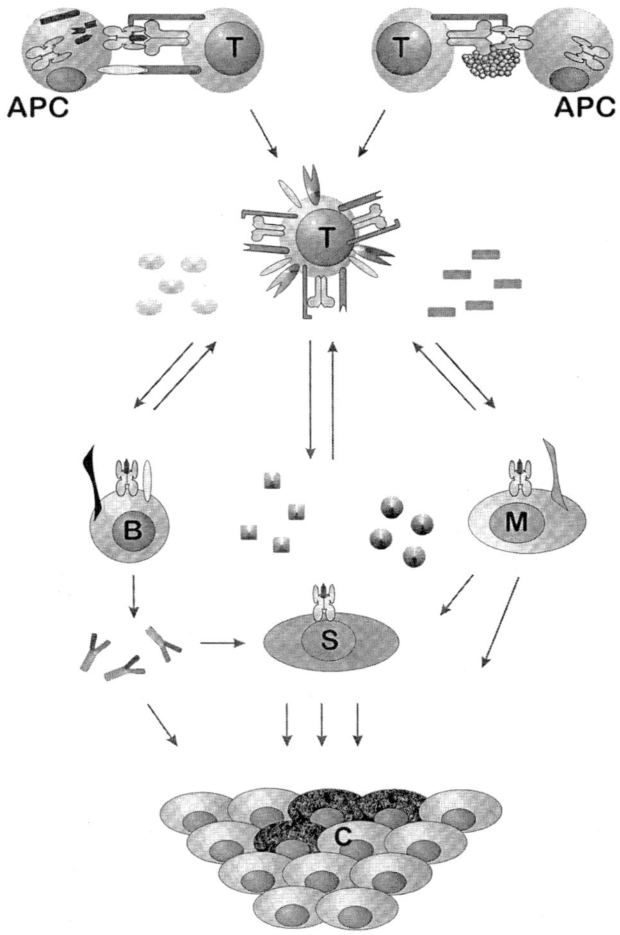

Abb. 82.1. Pathogenetisches Konzept von Autoimmunität. Eine antigenpräsentierende Zelle (APC, *oben links*) nimmt ein Protein auf und prozessiert es zu kleinen Peptidfragmenten. Diese Fragmente werden, falls sie ein vorgegebenes Bindungsmotiv erfüllen, von MHC-Molekülen aufgenommen und an die Zelloberfläche transportiert. Dort wird der Komplex aus MHC-Molekül und Peptid vom TZR auf T-Zellen (*T*) erkannt. Bei ausreichender Kostimulation kommt es zur Aktivierung der T-Zelle, welche alternativ auch durch Superantigene (*oben rechts*) erfolgen kann. Im Rahmen der Aktivierung exprimiert die T-Zelle neue Oberflächenmarker und sezerniert Zytokine. Sie tritt mit B-Zellen (*B*) in Verbindung, welche Antikörper produzieren und interagiert mit Monozyten (*M*), die ihrerseits wieder Zytokine produzieren und die Aktivität der T-Zellen beeinflussen. Zusätzlich können die T-Zellen mit gewebeständigen Zellen (*S*) reagieren, welche zufällig (molekulare Mimikrie) ein dem ursprünglichen Peptid ähnliches Peptid (Autoantigen) präsentieren. Diese Kreuzreaktion und/oder weitere der im Text erläuterten Mechanismen lassen dann aus einer physiologischen Immunantwort eine Autoimmunantwort werden. Nach einer zunächst peptidspezifischen Aktivierung tritt im weiteren Verlauf eine unspezifische Reaktion ein, bei der rheumatoiden Arthritis werden z.B. durch das entzündliche Milieu Synoviozyten zu der Produktion von Metalloproteinasen angeregt, welche wesentlich an der Destruktion der Chondrozyten (*C*) beteiligt sind. In diesem Modell wird eine hauptsächliche Rolle der T-Zellen bei der Auslösung der Erkrankung angenommen, danach wird der entzündliche Prozeß durch eine unspezifische Reaktion unterhalten

tikörperabhängige Zytotoxizität und können die Aktivierung von T-Zellen positiv oder negativ beeinflussen. Sie sind neben den Granulozyten die wesentlichen Mediatoren in der Endstrecke der Entzündung und damit auch für die Gewebedestruktion verantwortlich.

Literatur

Marrack P, Kappler I, Kotzin BL (2001) Autoimmune disease: Why and where it occurs. Nat Med 7: 899–905

83 Labordiagnostik bei Autoimmunkrankheiten

P. Habermehl, F. Zepp

Laboruntersuchungen dienen dem Nachweis von Autoimmunprozessen. Viele von ihnen messen unspezifische Epiphänomene ohne pathogenetische Bedeutung. Praktische Bedeutung haben sie insbesondere in der Differenzierung Arthritis-assoziierter Krankheitsbilder, zur Verlaufsbeobachtung und zur Therapie-Steuerung der Autoimmunkrankheiten. Wesentliche Untersuchungen sind in den nachfolgenden Übersichten zusammengestellt.

Laboruntersuchungen zur erweiterten Differentialdiagnostik

- Harnpflichtige Substanzen: Harnsäure, Kreatinin;
- Leberenzymparameter;
- Gerinnungsparameter;
- CK, CK-MB;
- Blutzucker, Laktat;
- HLA-Typisierung.
- Virusserologie:
  - EBV,
  - Hepatitis A+B+(C),
  - Röteln,
  - Influenza, Parainfluenza,
  - Coxsackie;

  seltener:
  - Varizellen,
  - Adenoviren,
  - Herpes I+II,
  - CMV,
  - Masern,
  - Mumps,
  - Parvoviren,
  - Echoviren,
  - Enteroviren,
  - HIV.
- Bakterienserologie:
  - s. Übersicht,
  - zusätzlich Toxoplasmose;

  seltener:
  - Brucellen,
  - Chlamydien,
  - Streptococcus pneumoniae,
  - Mykobakterien,
  - Leptospiren,
  - N. gonorrhoeae,
  - Treponema pallidum.
- Immunologie:

  zusätzlich:
  - IgE,
  - IgG-Subklassen,
  - Hidden IgM (Polyarthritis),
  - Coombs-Test,
  - Kryoglobuline,
  - antinukleäre Faktoren,
  - weitere Autoantikörper;

  seltener:
  - T-Zellsubpopulationen,
  - Aktivierungsmerkmale,
  - Granulozytenfunktion,
  - NK-Funktionstest,
  - zirkulierende Immunkomplexe.

Technische Untersuchungen bei rheumatischen Krankheiten

- Sonographie:
  - Abdomen: Leber, Milz; intraabdominelle Lymphknoten; freie Flüssigkeit.
  - Herz: Perikarderguß.
  - Nieren: Parenchymechogenität.
  - Gelenk: Erguß, synoviale Hyperplasie.
- Röntgen:
  - Gelenk: Steinbrocker-Stadien;
  - Thorax: evtl. bei systemischem Verlauf.
- EKG: bei systemischem Verlauf.
- Augenbefund: einschließlich Spaltlampenuntersuchung.
- Lungenfunktion: evtl. restriktive Ventilationsstörungen, auch ohne radiologisches oder klinisches Korrelat.
- Synovialflüssigkeit: zum Ausschluß einer bakteriellen Arthritis, insbesondere bei Monarthritis mit Fieber, Rötung, Überwärmung, Schwellung und Erguß; JRA: EW-reich, Glu, CH50 erniedrigt; $5\text{–}100\times10^3/\text{mm}^3$ Granulozyten/Lymphozyten.
- Szintigraphie:
  - Knochen:

  bei multiplem Gelenkbefall (WS!),
  bei Verdacht auf Osteomyelitis, Differentialdiagnose: Malignom.
- Knochenmark: bei systemischem Verlauf (Differentialdiagnose: hämatologische Erkrankung),
- Stuhlprobe: okkultes Blut (Differentialdiagnose: chronisch inflammatorische Darmerkrankung); ggf.:
  - Rektoskopie, Koloskopie,
  - Kolon-KE,
  - Magen-Darm-Passage.
- Synovialbiopsie: meist nur bei Verdacht auf M. tuberculosis indiziert.
- NMR: gewinnt zunehmend an Bedeutung, da Knorpelveränderungen früher als durch radiologische Methoden erfaßt werden.

Laboruntersuchungen bei Autoimmunkrankheiten. Beurteilung der Entzündungsaktivität und Differentialdiagnose

- Basislabor:
  - Blutbild einschließlich Differentialblutbild,
  - Thrombozytenzahl,
  - Retikulozyten,
  - Urinbefund,
  - CRP, BSG,
  - Gesamteiweiß/Elektrophorese,
  - Immunglobulinkonzentration (IgG),

- Komplementsystem: CH50-Einheiten, Serumkonzentration C3, C4,
- Serumeisen, Ferritin,
- Serumkupfer,
- Aktivierungsmarker des spezifischen Immunsystems:
  - Neopterin
  - Serumamyloid A,
  - löslicher Interleukin-2-Rezeptor,
  - Interleukin 6.

- Autoantikörper:

– antinukleäre Faktoren (ANA)	Screening SLE, Screening auf nukleäre Antikörper
• anti-ds-DNA	SLE
• p-ANCA	Colitis ulcerosa, primär sklerosierende Cholangitis, Churg-Strauss-Syndrom
• c-ANCA	Wegener-Granulomatose,
– Rheumafaktoren	rheumatoide Arthritis des Erwachsenen
• SS-A (Ro) Autoantikörper	Sjögren-Syndrom, SLE
• SS-B (La) Autoantikörper	neonataler LE
• Topoisomerase I (Scl-70)	Sklerodermie
• SMA	Autoimmunhepatitis

- *Serologische Untersuchungen zur Differentialdiagnose:*
  - Streptokokkenserologie,
  - Staphylokokkenserologie,
  - Borrelien,
  - Toxoplasmose,
  - Gruber-Widal: Yersinien, Salmonellen,
  - Gelenkbefund (insbesondere Hüftgelenk),
  - Augenbefund (einschließlich Spaltlampenuntersuchung),
  - Tuberkulin-Intrakutan-Test (GT-10)
- Merke: Häufiger als bei JCA sind Rheumafaktoren positiv bei: Laborfehlern, Virusinfekten, TBC, Salmonellose, SLE, Sklerodermie, Sjögren-Syndrom, Sarkoidose, chronischer Lebererkrankung, M. Waldenström, Kryoglobulinämie.

Literatur

Peter JB, Shoenfeld Y (1996) Autoantibodies. Elsevier, Amsterdam Lausoune New York Oxford Shannon Tikoy

Wahn V, Oppermann J, Huppert HI, Zepp F (2001) Rheumatische Erkrankungen im Kinder- und Jugendalter. Hans Marseille Verlag, München

84 Juvenile rheumatoide Arthritis

G. Ganser, F. Zepp, N. Wagner

Definition. Die juvenile rheumatoide Arthritis wird klinisch als Ausschlußdiagnose definiert. Zwei internationale Klassifikationen finden gegenwärtig klinische Anwendung und sind vergleichend in Tabelle 84.1 dargestellt.

Nach den Empfehlungen des American College of Rheumatology (ACR) muß die Erkrankung wenigstens 6 Wochen, nach Empfehlungen der European League against Rheumatism (EULAR) mindestens 3 Monate bestehen, um als juvenile rheumatoide Arthritis (JRA) bzw. juvenile chronische Arthritis (JCA) diagnostiziert zu werden. Klassifiziert wird die Manifestationsform in den ersten 6 Monaten der Erkrankung („Beginnform"), auch wenn der Langzeitverlauf ein polyartikuläres Befallsmuster zeigt.

Man unterscheidet aufgrund von klinischen Kriterien und Laborparametern 5 Subgruppen der Erkrankung: die frühkindliche Oligoarthritis (1–4 Gelenke; Typ I), die spät manifestierende Oligoarthritis (1–4 Gelenke; Typ II), die seronegative Polyarthritis, die seropositive Polyarthritis sowie die systemische Verlaufsform (Still-Syndrom; Abb. 84.1).

Eine neue Klassifikation nach den Empfehlungen der International League against Rheumatism (ILAR) und der WHO (Petty et al. 1998) wird zunehmend angewendet, da sie homogene Patientenkollektive für wissenschaftlichen Fragestellungen rekrutiert.

Tabelle 84.1. Klassifikationen der juvenilen rheumatoiden Arthritis. Anmerkung: In der europäischen Nomenklatur (EULAR) besteht für die Rheumafaktor-positive juvenile chronische Arthritis Verwechslungsgefahr, da diese Verlaufsform auch als juvenile rheumatoide Arthritis bezeichnet wird. Dieser Begriff wird in der amerikanischen Klassifikation (ACR) für alle Subgruppen der Erkankung verwendet

	ACR- Kriterien	Eular-Kriterien
Name	Juvenile rheumatoide Arthritis	Juvenile chronische Arthritis
Manifestationsalter	<16 Jahre	<16 Jahre
Minimale Dauer der Arthritis	6 Wochen	3 Monate
Rheumafaktor	Positiv oder negativ	Negativ (falls positiv: juvenile rheumatoide Arthritis)
Oligoarthritis	1–4 Gelenke	1–4 Gelenke
Polyarthritis	5 und mehr Gelenke	5 und mehr Gelenke
Systemische Form	Beliebig viele Gelenke	Beliebig viele Gelenke
Spondylarthropathien ausgeschlossen	Ja	Nein

Idiopathische Arthritiden im Kindes- und Jugendalter (ILAR- Klassifikation)

- Systemische Arthritis
- Polyarthritis, Rheumafaktor negativ
- Polyarthritis, Rheumafaktor positiv
- Oligoarthritis
  - Persistent (d.h. 1–4 Gelenke im Langzeitverlauf >6 Monate)
  - Extended (d.h. mehr als 4 Gelenke im Langzeitverlauf >6 Monate)
- Arthritis mit Enthesitis
- Psoriasis-Arthritis
- Andere Arthritis
  - Erfüllen nicht die oben genannten Kriterien
  - Erfüllen die Kriterien mehrerer Kategorien

Die ILAR-Klassifikation ermöglicht auch eine Verlaufsbeurteilung bei oligoartikulärem Beginn und polyartikulärem Verlauf der Arthritis. Diese Verlaufsform wird als „extended

Kriterien	Systemische Form	Polyarthritis		Oligoarthritis	
Klinische Symptome	Intermittierendes hohes Fieber, lachsfarbenes (makulopapulöses) Exanthem, Lymphadenopathie, Polyserositis, Pericardergüß, Hepatomegalie, Splenomegalie, Arthralgien, Myalgien, Leukozytose, Thrombozytose, Anämie, hohe Entzündungsaktivität Minderwuchs möglich bei hoher Entzündungsaktivität oder langfristiger höherdosierter Steroidtherapie	Symmetrische Manifestation an großen und kleinen Gelenken 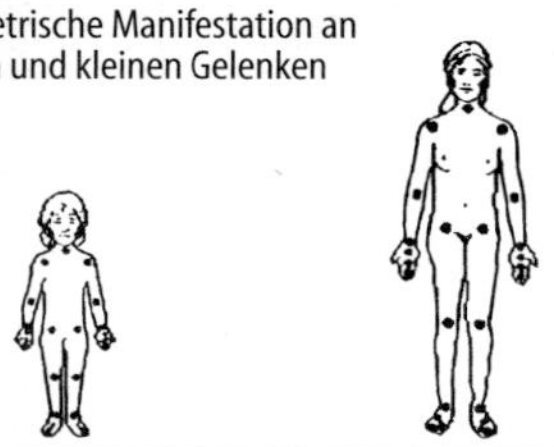		Asymmetrisch frühkindlich (Typ I) 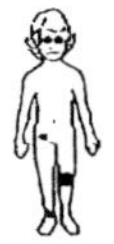	Asymmetrisch Spätform (Typ II) 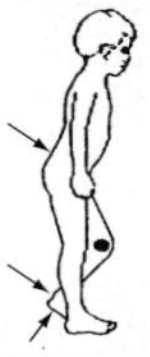
Verlauf	Die Arthritis wird oft erst im weiteren Verlauf manifest, meist polyartikulär Mögliche Verlaufsformen: 1. Milde Schübe mit Arthralgien und passagerer Symptomatik 2. Schubweiser Verlauf mit systhemischen Zeichen u./o. Arthritis 3. Im Langzeitverlauf chronisch destruierende Polyarthritis ohne Persistenz der systemischen Symptome	Seronegativ (RF–) Schleichend, Kontrakturen, Muskelatrophie, Achsenfehlstellungen frühzeitig, spät destruierend	Seropositiv (RF+) Frühzeitig destruierend, früh radiologische Veränderungen (Hände, Füße), Rheumaknötchen	Häufig Beginn monartikulär Knie, oft oligoartikulärer Verlauf, bei 30% extended form, cave! Iridocyclitis, Skelett-Wachstumsstörungen (asymmetrisches Längenwachstum, Achsenfehlstellungen)	Oligoartikulärer Beginn, oft polyartikulärer Verlauf, schwere periartikuläre Entzündung, Enthesopathie, Periostitis, Bursitis, cave! Wirbelsäule, Ileosakralgelenkbefall
Besondere Risiken	Sepsis (unter Immunsuppression) Infektgetriggerte Schübe Amyloidose (bei hoher Entzündungsaktivität) Minderwuchs Destruierende Arthritis Hämophagozytose-Syndrom	Späte Diagnosestellung erst bei fortgeschrittenen Bewegungseinschränkungen und Kontrakturen	Progrediente Destruktionen mit schweren funktionellen Einschränkungen, Vaskulitis	Schwere Iridocyclitis mit Folgeschäden (Synechien, Katarakt, Keratopathie) Frühdiagnose: → Routinekontrollen	Akute, subakute und chronische Uveitis mit Konjunktivitis, Übergang z.B. in Spondylitis ankylosans
Beginnalter	Kleinkindalter	Kleinkindalter	(Prä-)Pubertät	Kleinkindalter	Schulalter
Geschlecht	M = F	F >> M	F >>> M	F >>>> M	M >> F
Labor: Rheumafaktoren	Fehlen	Fehlen	Nachweisbar	Fehlen	Fehlen
Antinukleäre Antikörper	Fehlen	Bei 25% positiv	Bei 75% positiv	Bei 80% positiv	Kommen vor
HLA-Assozationen	BW 35	(DP w 3), DR 1	DR 4	A2, DR 5, DRw 8	B 27
Augenbeteiligung	< 1% (cave: DD: infantile Sarkoidose)	Selten	Selten	Häufig, cave: Folgeschäden	Akute und chronische Uveitis

Abb. 84.1. Klassifikation der juvenilen rheumatoiden Arthritis. (Mod. nach Jacobs 1993)

Oligoarthritis" bezeichnet und hat im Vergleich zur persistierenden Oligoarthritis eine schlechtere Langzeitprognose.

Ferner soll die in den bisherigen Klassifikationen diskrepante Einordnung der Patienten mit juveniler Spondylarthropathie, spät manifestierender Oligoarthritis mit und ohne Enthesopathie überwunden werden durch die Zuordnung in eine Kategorie „Arthritis mit Enthesitis". Bei alleinigem Auftreten einer Arthritis oder Enthesitis sollen 2 der folgenden Kriterien zusätzlich erfüllt sein:

- Druckschmerz über den Iliosakralgelenken oder entzündlicher Rückenschmerz,
- HLA-B27-Nachweis,
- HLA-B27-assoziierte Erkrankung bei einem Angehörigen 1. oder 2. Grades,
- anteriore Uveitis,
- Junge mit Erkrankungsalter über 8 Jahren.

Schließlich werden Patienten, die nicht eindeutig einer Kategorie zuzuordnen sind, gesondert erfaßt. Dies sind v. a. Patienten mit der Familienanmnese einer HLA-B27-assoziierten Erkrankung oder Psoriasis oder mit Nachweis von Rheumafaktoren, die nicht der jeweiligen Diagnosekategorie zugeordnet werden können. Diese sind nach Evaluationsstudien der ILAR-Klassifikation ca. 10–20 % der Patienten.

Häufigkeit. Daten zur Inzidenz und Prävalenz der juvenilen rheumatischen Erkrankungen sind in Deutschland nur für kleine Stichproben verfügbar. In der skandinavischen Bevölkerung wurde eine Inzidenz der akuten Arthritis etwa bei 1:1.000 Kindern unter 16 Jahren gefunden, etwa 20 % der Patienten haben einen chronischen Verlauf. In populationsbezogenen Studien lag die Inzidenz bei 11–18/100 000 und die Prävalenz bei 64–84/100 000 Kinder unter 16 Jahren (EULAR-Kriterien).

Unter Berücksichtigung der bislang unbefriedigenden epidemiologischen Daten muß damit gerechnet werden, daß etwa 10 bis 20 von 100 000 Kindern eine chronische inflammatorische Gelenkerkrankung entwickeln.

Ätiologie. Die Ätiologie der juvenilen rheumatoiden Arthritis ist unbekannt. Zahlreiche Untersuchungen weisen auf genetische Einflüsse z. B. des Haupthistokompatibilitätskomplexes (MHC oder HLA) hin. Beim genetisch für eine JRA empfänglichen Patienten führen exogene Auslöser wie z. B. Infektionen über eine Störung der Toleranz gegenüber Selbstantigenen zur Manifestation der Erkrankung (s. auch Kap 82).

Die Bedeutung genetischer Einflüsse auf die Entwicklung einer JRA wird durch das gehäufte Auftreten der Erkrankung unter Geschwistern unterstrichen. Bei eineiigen Zwillingen ist der Beginn desselben Subtyps einer JRA im Abstand eines halben Jahres beschrieben worden. Zahlreiche, nur zum geringen Teil bisher identifizierte, Genorte sind an der Krankheitsdisposition beteiligt (polygene Erkrankung); unterschiedliche Gene sind für die verschiedenen Subtypen verantwortlich.

Kinder mit einer solchen genetischen Prädisposition haben ein bis zu 10fach höheres Risiko, an einer JRA zu erkranken. Dabei werden Mädchen von der frühkindlichen oligoartikulären und den polyartikulären Verlaufsformen häufiger betroffen. Bestimmte MHC-Allele sind mit einzelnen Subgruppen der Erkrankung assoziiert. So ist z.B. die frühkindliche Oligoarthritis mit den MHC-Klasse-II-Molekülen DR5, DRw8 und die Oligoarthritis des (vorwiegend männlichen) Adoleszenten mit HLA B27 vergesellschaftet, während die MHC-Klasse-II-Moleküle DR4 und DR7 überzufällig selten bei Patienten mit Oligoarthritis anzutreffen sind (weitere Assoziationen s. Abb. 84.1).

T-Lymphozyten erkennen mit ihrem T-Zellrezeptor das Antigen, das auf dem MHC-Molekül präsentiert wird. In der Synovia, aber nicht im Blut, von Patienten mit JRA sind Gruppen von T-Zellen nachgewiesen worden, die T-Zellrezeptoren derselben Familie oder desselben Klons aufwiesen. Dies deutet darauf hin, daß die Immunantwort gegen bestimmte Antigene die Entwicklung einer JRA auslöst.

Die Herkunft dieser arthritogenen Antigene ist unklar. Möglicherweise sind sie infektiöser Natur. Dafür spricht, daß bestimmte Erreger wie z.B. Yersinien, Salmonellen oder Streptokokken reaktive Arthritiden auslösen können. Möglich ist auch, daß antigene Bestandteile von Infektionserregern (z.B. „Heat-shock-Proteine") Homologien zu körpereigenen Antigenen des Patienten aufweisen, die dann aufgrund von „molecular mimicry" eine Autoimmunerkrankung auslösen. Weitere Auslösemechanismen können neben Infektionen auch Traumata und Streß bei vorbestehender genetischer Disposition sein.

Die humorale Immunantwort bei der JRA äußert sich in der Produktion von Autoantikörpern wie den antinukleären Antikörpern (ANA) oder dem Rheumafaktor. Diese werden zu diagnostischen Zwecken genutzt, ihre ätiologische Relevanz ist bisher unklar. Tierexperimentelle Befunde deuten jedoch auf eine Beteiligung von B-Lymphozyten bei der Entstehung einer experimentellen Arthritis hin.

Zusammengefaßt sind die Fähigkeiten der MHC-Moleküle, bestimmte möglicherweise arthritogene Antigene zu präsentieren und die Präsenz von T-Lymphozyten mit entsprechenden T-Zellrezeptoren, Voraussetzung für die Entstehung einer JRA. Ob die genetisch determinierte Empfänglichkeit tatsächlich zur Manifestation der Erkrankung führt, hängt z.B. davon ab, ob der Organismus mit dem individuell relevanten Auslöseantigen konfrontiert wird.

Pathogenese und Pathologie. Nach Initiierung einer Immunantwort gegen arthritogene Antigene wandern zunächst Granulozyten und Lymphozyten in das Gewebe der Synovia ein. Präinflammatorische Zytokine wie Interleukin 1, Interferon γ und Tumor-Nekrose-Faktor α unterstützen die Rekrutierung von immunkompetenten Zellen in die entzündlich veränderte Synovia, indem sie die Ausschüttung von Chemokinen und die Expression von Adhäsionsmolekülen auf Endothelzellen anregen. Die Synovia verdickt sich durch das entzündliche Ödem. Es entwickelt sich eine villonodulöse Hyperplasie und Hypertrophie der Synovia. Proteinasen führen zu Erosionen des Knorpels. Fibrinbeläge auf der Synovia verstärken Gerinnungsvorgänge. Neoangiogenese unterstützt die Infiltration der Synovia mit Entzündungszellen. Eine wesentliche Rolle bei der Arrosion des Gelenkknorpels übernehmen die Makrophagen, die zahlreich in der Synovia von Patienten mit anhaltender Arthritis zu finden sind, während zu diesem späten Zeitpunkt T-Zellen im entzündlichen Infiltrat seltener werden. Daher sind T-Zellen vermutlich eher für die Initiierung der Entzündung verantwortlich, während phagozytierende Zellen den Schaden an der Synovia bewirken. Im fortgeschrittenen Stadium der Erkrankung entsteht der entzündliche Pannus der Synovia. Das tumorartig wuchernde Synovialgewebe führt im weiteren Verlauf zu einer Zerstörung des Knorpels und Erosion des angrenzenden Knochengewebes.

Ursache der ungehemmten Proliferation von Synoviazyten ist die Deregulation der Wachstumskontrolle, welche normalerweise durch kontrollierten Zelltod (Apoptose) gesteuert wird. Die Synoviazyten der rheumatischen Synovia exprimieren vermehrt Protoonkogene und weisen ein gestörtes Apoptoseverhalten auf. Möglicherweise spielen Infektionen mit Retroviren, die direkt auf die Apoptose Einfluß nehmen können, hier eine entscheidende Rolle.

Die histopathologischen Befunde der JRA unterscheiden sich nicht wesentlich von der rheumatoiden Arthritis des Erwachsenen, jedoch treten bei der JRA Destruktionen des Knorpels und Knochens erheblich später auf.

Die verschiedenen Subgruppen der JRA lassen sich nicht anhand der Histopathologie der Synovia unterscheiden.

Klinische Symptome und Verlauf

Konstitutionelle Symptome. Erstsymptome sind häufig Müdigkeit und reduzierter Allgemeinzustand, Weinerlichkeit und Leistungsknick. Sie kündigen auch neue Krankheitsschübe an.

Die Kinder mit systemischen Verläufen zeigen bei hoher Krankheitsaktivität eine verzögerte Geschlechtsreifung mit Retardierung von Wachstum und Entwicklung, Wachstumsstillstand bzw. Minderwuchs und Gewichtsabnahme.

Bei oligoartikulären Verläufen sind Allgemeinveränderungen und systemische Symptome seltener vorhanden.

Schmerzen. Typischerweise ist bei juvenilen rheumatischen Erkrankungen die Schmerzsymptomatik am Morgen besonders stark ausgeprägt (Morgensteife). Das Ausmaß der Morgensteife ist unterschiedlich; sie kann über Stunden anhalten. Auch nach körperlicher Inaktivität, z.B. längerem Sitzen besteht ein Anlaufschmerz. Die Bewegung des entzündeten Gelenkes verstärkt die Schmerzen, so daß eine Schonhaltung der betroffenen Gelenke, meist in Flexion, eingenommen wird. Diese Achsenfehlstellung kann unbehandelt zu dauerhaften Kontrakturen, Muskeldystrophie und Asymmetrien des Wachstums führen.

Beim jüngeren Kind werden die Schmerzen nicht verbalisiert. Man beobachtet Verhaltensänderungen wie „sich tragen lassen", Weinerlichkeit bei motorischen Tätigkeiten, Änderung der Schlafgewohnheiten, Entwicklungsrückschritte oder eine ausgeprägte Schonhaltung.

Lokale Zeichen der Gelenkentzündung sind Schmerzen, Schwellung, Überwärmung und Bewegungseinschränkung, selten Rötung. Über der entzündeten Synovia läßt sich, insbesondere an kleinen Gelenken, ein Druckschmerz auslösen.

Die Schmerzen bei JRA werden meist von den Kindern als mäßig und erträglich angegeben.

Gelenkbefallsmuster. Grundsätzlich kann jedes Gelenk betroffen sein. Typischerweise zeigen die oligoartikulären Beginnformen eine asymmetrische Manifestation, bevorzugt an den großen Gelenken der unteren Extremitäten, die polyartikulären Verlaufsformen ein symmetrisches Befallsmuster unter Einbeziehung der kleinen Gelenke an Hand und Fuß.

Die systemische Form entwickelt initial häufig Arthralgien der Halswirbelsäule und im Langzeitverlauf oft eine ausgeprägte Destruktion der Hüftgelenke.

Neben den Gelenken des Bewegungsapparates werden die Kiefergelenke (Temporomandibulargelenke) befallen, was sich klinisch durch eine asymmetrische Mundöffnung mit Abweichung des Kiefers zur Seite des erkrankten Gelenkes äußern kann. Bei ungünstigem Verlauf entsteht eine Hypognathie und Gesichtsdysmorphie.

Die Beweglichkeit der Wirbelsäule sowie der Ileosakralgelenke (SI-Gelenke) muß auch bei kleinen Kindern bereits regelmäßig mit erfaßt werden. Synovialisaussackungen (Synovialzysten) können grundsätzlich an allen Gelenken auftreten. Am häufigsten sind popliteale Synovialzysten. Sie entstehen typischerweise als sog. Baker-Zysten bei einer Arthritis des Kniegelenks nach Herniation und Ruptur der hinteren Kapsel. Sie können sich entlang der Muskellogen der Unterschenkelmuskulatur ausdehnen. Synovialzysten im Bereich der Schultergelenke (meist anterior) sind selten, sie kommen vorwiegend bei der systemischen Form im Rahmen einer floriden Schultergelenksarthritis vor. Kleinere Synovialzysten z.B. an den proximalen Interphalangealgelenken (PIP-Gelenken) sieht man gelegentlich bei polyartikulären Verläufen.

Tenosynovitis, Enthesopathie. Eine Tenosynovitis ist charakteristisch bei Kindern und Jugendlichen insbesondere bei HLA-B 27-assoziierten Verläufen. Typischerweise wird sie an den unteren Extremitäten an den Strecksehnen auf dem Fußrücken, den Sehnen der Musculi tibialis posterior, peroneus longus et brevis, der Achillessehne und Plantaraponeurose beobachtet.

An der oberen Extremität sind die Strecksehnen auf dem Handrücken, die Beugesehnen der Finger in der Hohlhand und im Verlauf der Phalangen, die Daumensehnen, die Bizeps- und Trizepssehne typischerweise betroffen.

Frühkindliche Oligoarthritis (Typ I)

Diese Verlaufsform ist die häufigste Manifestation einer chronisch rheumatischen Erkrankung im Kindesalter. Sie manifestiert sich meist zwischen dem 2. und 4. Lebensjahr und tritt bevorzugt bei Mädchen auf. In der Literatur werden 35–50% der Fälle dieser Subgruppe zugeordnet. Es besteht eine genetische Assoziation zu HLA A2, HLA DR 5, DR 8 und DR 52.

Am häufigsten ist zunächst das Knie betroffen. Durch die lokale Inflammation und Ergußbildung kommt es zur Bewegungseinschränkung, häufig wird das Knie in Flexion entlastet. Im weiteren Verlauf kann es aufgrund der entzündlich bedingten Hyperämie zu einem Wachstumsvorsprung des betroffenen Beines kommen, der durch eine vermehrte Knieflexion kompensiert wird. Es entwickelt sich eine Muskeldystrophie der Quadrizepsmuskultur sowie eine Achsenfehlstellung der Tibia nach dorsal infolge des pathologischen Muskelzugs in der Poplitea. Schließlich wird die gesamte Extremität fehlbelastet mit Valgusfehlstellung des Calcaneus, Vorfußadduktion und gestörtem Abrollen. Daher ist ohne Therapie auch bei monartikulärem Verlauf eine Schädigung der benachbarten Gelenke sowie eine gestörte motorische Entwicklung zu erwarten.

Häufiger sind bei dieser Verlaufsform auch das obere und/oder untere Sprunggelenk betroffen, was die Abrollbewegung des Fußes schmerz- und entzündungsbedingt deutlich beeinträchtigt.

Eine Manifestation am Handgelenk ist als ungünstig zu bewerten, da es rasch zu einer ausgeprägten Bewegungseinschränkung dieses Gelenkes kommt und kompensatorisch eine Hypermobilität der Metacarpophalangeal-(MCP-)gelenke mit ungünstigen Abstützbewegungen entsteht. Eine Manifestation an den Kiefergelenken mit asymmetrischer Mundöffnung darf nicht übersehen werden.

30–50% der Langzeitverläufe zeigen einen asymmetrischen Befall an 5 und mehr Gelenken. Dieser klinische Verlauf wird als *erweiterte* („extended“) *Oligoarthritis* bezeichnet.

Ein besonderes Problem der frühkindlichen Oligoarthritis ist das hohe Risiko für die Entwicklung einer *chronischen Iridozyklitis*, die im Langzeitverlauf bei mehr als einem Drittel der Patienten noch im Erwachsenenalter zu entzündlichen Schüben führt.

Mehr als 80% der Patienten mit Uveitis bei JRA haben eine Oligoarthritis, vorwiegend die frühkindliche Verlaufsform. Sehr häufig tritt die Uveitis bereits in den ersten Krankheitsjahren auf.

Die Manifestation der Iridozyklitis kann den rheumatischen Symptomen vorausgehen bzw. unabhängig von der Gelenkmanifestation auftreten und zeigt meist keine klinischen „Warnsymptome“. Sie ist selten von einer Konjunkti-

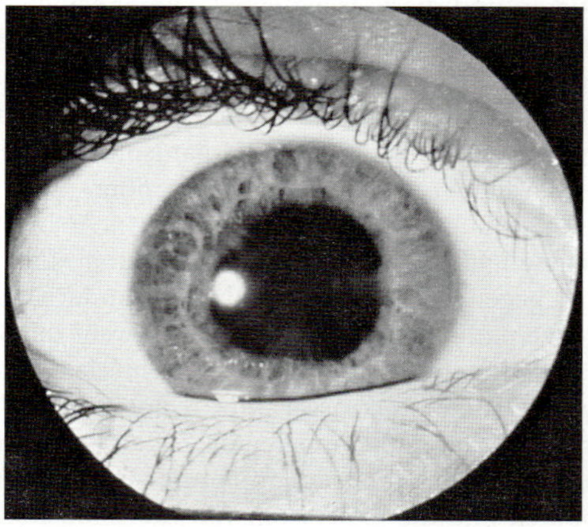

Abb. 84.2. Synechien bei Iridozyklitis

vitis begleitet. Da Lichtscheu oder Kopfschmerzen von Kindern dieses Alters meist nicht angegeben werden, sollten bei erkrankten Kinder regelmäßig ophthalmologische Kontrolluntersuchungen zur Frühdiagnose durchgeführt werden (Abb. 84.2). Eine Manifestation des zweiten Auges wird oft bereits im 1. Krankheitsjahr beobachtet, ein beidseitiger Befall kommt bei etwa 70% der Patienten vor.

Die übrigen extraartikulären Manifestationen dieser Verlaufsform sind meist mäßiggradig (Anämie, Lymphadenopathie, subfebrile Temperaturen) und korrelieren mit der Entzündungsaktivität.

Die radiologischen Veränderungen sind abhängig von der Schwere der Entzündung, und zeigen oft an den großen Gelenken eine Akzeleration des Skelettalters, gelenknahe Osteoporose und Achsenabweichung aufgrund des pathologischen Muskelzuges. Am Carpus entstehen bei langanhaltendem Krankheitsverlauf ausgeprägte Destruktionen.

Mit der Labordiagnostik sind neben der Erhöhung des C-reaktiven Proteins sowie der Blutsenkungsgeschwindigkeit typischerweise antinukleäre Antikörper nachweisbar.

Bei einem Teil der Patienten besteht bei frühzeitiger Diagnosestellung, medikamentöser und physikalischer Therapie sowie adäquater Hilfsmittelversorgung eine gute funktionelle Prognose mit einer Restitutio ad integrum bei mehr als 30% der Patienten. Bei verzögertem Therapiebeginn und polyartikulärem Langzeitverlauf, der sog. „extended (erweiterten) Oligoarthritis“, ist die funktionelle Prognose ungünstiger und entspricht der einer Polyarthritis. Eine persistierend hohe Entzündungsaktivität in der BSG ist ein Prädiktor für erosiven Verlauf, ebenso ist eine polyartikuläre Manifestation oder der Befall mehrerer Gelenke der oberen Extremität prognostisch ungünstig.

Folgeschäden sind insbesondere Synechien, Katarakt und Keratopathie, die relativ frühzeitig im Krankheitsverlauf auftreten und langfristig zu Glaskörpertrübung, sekundärem Glaukom mit Optikusschädigung, zystoidem Makulaödem, Phtisis bulbi mit Netzhautablösung und vollständigem Sehverlust führen können. Unbehandelt führte die Uveitis früher bei ca. 17% der Patienten zu Blindheit, bei 40% zu subakuten und chronischen Verläufen mit Visusverschlechterung.

Bei regelmäßiger ophthalmologischer Vorsorgeuntersuchung, engmaschig in den Schüben, alle 4–8 Wochen in den Remissionsphasen, und frühzeitiger effektiver Therapie läßt sich der Prozentsatz schwerer Augenschäden auf unter 10% (und von Erblindungen auf 1%) im Langzeitverlauf senken.

Juvenile Oligoarthritis, Spätform (Typ II)

Diese Subgruppe der Erkrankung betrifft vorwiegend Jungen im Schulkindalter. Die Erkrankung manifestiert sich meist nach dem 8. Lebensjahr. Mindestens 10–15% der Fälle mit juveniler Arthritis werden dieser Subgruppe zugerechnet.

Sie zeigt oft Überschneidungen mit den *juvenilen Spondylarthropathien* oder kann im Langzeitverlauf in eine andere Verlaufsformen (z.B. eine Spondylitis ankylosans, Psoriasis-Arthritis, chronisch entzündliche Darmerkrankungen) übergehen.

In der Familienanmnese finden sich gehäuft Verwandte mit Oligoarthritis, Psoriasis, Spondylitis ankylosans (M. Bechterew), M. Reiter oder akuter Iridozyklitis. Nach der ILAR-Klassifikation werden die Patienten in die Kategorie „Arthritis mit Enthesitis“ eingeordnet bzw. aufgrund positiver Familienamnese einer Psoriasis oder anderer Exklusionskriterien der Kategorie „andere Arthritis“ zugeordnet.

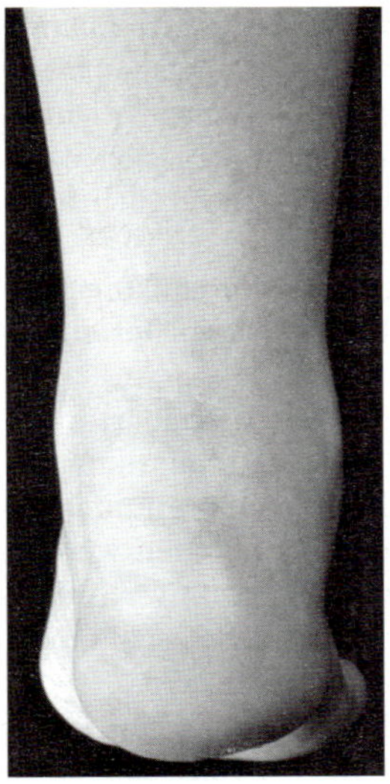

Abb. 84.3. Enthesopathie der Achillessehne bei HLA B27-assoziierter Arthritis

Initial manifestiert sich die Erkrankung vorwiegend an den Gelenken der unteren Extremitäten, im Langzeitverlauf ist eine polyartikuläre Arthritis häufig mit Beteiligung der proximalen kleinen Gelenke.

Neben der Manifestation an Knie- und Sprunggelenken sieht man im Langzeitverlauf oft eine Beteiligung der Hüft- und Ileosakralgelenke. An den oberen Extremitäten sind typischerweise Schultern, Hand- und MCP-Gelenke betroffen. Auch Sterno-, Akromioclaviculargelenke und Mannbriosternalgelenke sollten mit beurteilt werden. Typisch ist die begleitende Enthesopathie (Abb. 84.3) mit Tenosynovitis der Achillessehnen, Tibialis- und Peroneus-Sehnen, Extensoren an Hand und Fuß sowie Flexoren der Hand und eine Weichteilentzündung der gelenknahen Strukturen (wie Bursitis, Apophysitis), typischerweise an der Ferse.

Die Manifestation am Achsenskelett tritt oft erst Jahre nach der peripheren Oligoarthritis auf und zeigt sich meist durch nächtliche oder frühmorgendliche Rückenschmerzen. Die Beweglichkeit der gesamten Wirbelsäule sowie die Atembreite des Thorax müssen zur Beurteilung mit erfaßt werden, wobei eine eingeschränkte Beweglichkeit der unteren LWS klinisch führend ist.

Eine Manifestation an den Augen ist auch in dieser Subgruppe häufig, allerdings tritt im Gegensatz zur wenig auffälligen Augensymptomatik der frühkindlichen Oligoarthritis bei diesen Patienten meist eine akute Iritis mit konjunktivalen Reizerscheinungen, Lichtscheu und Schmerzen auf. An Organmanifestationen sind auch z.B. Veränderungen an den Herzklappen beschrieben.

Bei Verdacht auf Befall des Achsenskeletts oder erosive Veränderungen sollte frühzeitig eine bildgebende Diagnostik erfolgen, um die Progredienz der Erkrankung beurteilen zu können.

Die kernspintomographische Diagnostik der Ileosakralgelenke mit Gadoliniumkontrast ist der radiologischen Diagnostik in den Frühstadien der Erkrankung überlegen. Die Latenz zwischen Manifestation und radiologischem Nachweis einer Sakroileitis kann Monate bis Jahre betragen.

In der Labordiagnostik ist neben allgemeinen Entzündungszeichen mit Erhöhung der Blutsenkungsgeschwindigkeit und des C-reaktiven Proteins bei 75% der Patienten HLA B27 nachweisbar. Rheumafaktoren finden sich dagegen selten, antinukleäre Antikörper sind gelegentlich niedrigtitrig positiv.

Eine prognostische Beurteilung dieser Verlaufsform ist aufgrund der Heterogenität der HLA B27-assoziierten Erkrankungen nicht möglich.

Die Erkrankung kann im Langzeitverlauf oligoartikulär als auch polyartikulär sein. Sowohl Langzeitremissionen in mehr als 30 % der Fälle, aber auch akute Schübe, oft infektgetriggert, sowie chronisch progrediente Arthritiden werden beobachtet. Bei konsequenter Abgrenzung reaktiver Arthritiden und Anwendung der ILAR-Kriterien lassen sich möglicherweise präzisere prognostische Aussagen machen.

Ein großer Teil dieser Patienten zeigt im Verlauf keine weitere Differenzierung der Oligoarthritis. Nach langjährigem Verlauf entwickelt sich bei einigen Patienten im jungen Erwachsenenalter eine (beidseitige) Sakroileitis, die die Kriterien der Spondylitis ankylosans (M. Bechterew) erfüllt, bei anderen Patienten differenziert sich die Erkrankung in eine Psoriasisarthritis.

Ferner kann eine chronisch entzündliche Darmerkrankung mit einer peripheren Gelenkmanifestation beginnen und diese der Grunderkrankung um Jahre vorausgehen. (s. auch Kap. 85).

Juvenile Polyarthritis

Die in Tabelle 84.1 gegebene Klassifikation ordnet Patienten mit primär symmetrischem und polyartikulärem Befall der großen und kleinen Gelenke innerhalb der ersten 6 Monate den Subgruppen seronegative juvenile chronische Polyarthritis (keine Rheumafaktoren) bzw. seropositive juvenile chronische Polyarthritis (mit Nachweis von Rheumafaktoren) zu.

Darüber hinaus können in allen Untergruppen der juvenilen rheumatoiden Arthritis die Langzeitverläufe polyartikulär sein, d.h. 5 und mehr Gelenke betreffen.

Seronegative juvenile Polyarthritis

Etwa 20–25 % der Patienten mit JRA werden dieser Untergruppe zugeordnet. Die prädominante HLA-Assoziation bei diesen Kindern ist HLA DR1 und DPw 3.

Es besteht ein Altersgipfel bei 2 bis 5 Jahren und eine Mädchenwendigkeit.

Häufig geht eine längere Phase mit Gedeihstörungen, Gewichtsverlust, subfebrilen Temperaturen über Monate der Diagnosestellung voraus.

Die Gelenke weisen meist nur eine mäßiggradige Schwellung, Ergußbildung und geringgradige Überwärmung auf. Es zeigt sich jedoch oft eine ausgeprägte Bewegungseinschränkung mit bleibenden funktionellen Defiziten.

Typischerweise sind die Handgelenke, Fingergelenke der MCP- und PIP-Reihe, Zehengelenke der Metatarsophalangeal (MTP)- und PIP-Reihe, sowie alle großen Gelenke betroffen (Abb. 84.4).

Synovialisschwellungen sieht man über den Handgelenken, und als Baker-Zysten in der Poplitea. Auch bei dieser Form der JRA weisen asymmetrische oder eingeschränkte

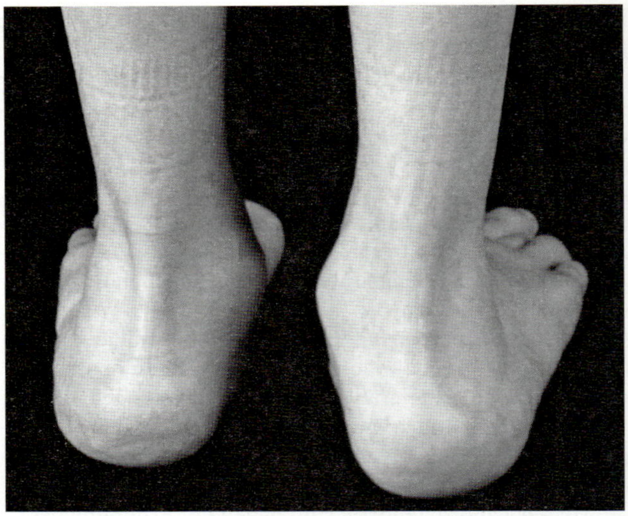

Abb. 84.4. Valgusfehlstellung des Calcaneus bei seronegativer IRA

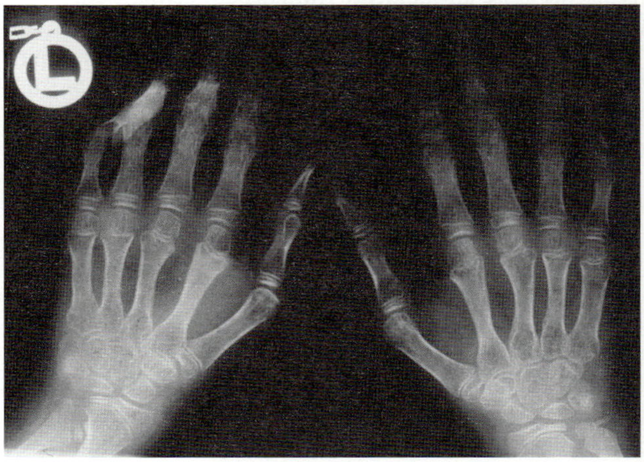

Abb. 84.5. Fortgeschrittene Fehlstellungen, Destruktionen und Osteoporose bei seronegativer JRA

Mundöffnung und Wachstumsstörungen der Mandibula auf eine Beteiligung der Kiefergelenke hin, eine Bewegungseinschränkung der Halswirbelsäule auf zervikalen Befall.

Typische Fehlstellungen bei einer chronischen Polyarthritis sind eine Ulnardeviation der Handgelenke mit Muskelverkürzung des M. flexor carpi ulnaris sowie Flexionskontrakturen der PIP-Gelenke. Am Fuß entwickelt sich häufig ein Pes planus sowie eine Hallux-valgus-Deformität der Großzehe mit Über/Unterkreuzungsphänomen der kleinen Zehen.

Radiologisch sieht man besonders gelenknah eine ausgeprägte Osteoporose der betrofffenen Gelenke (Abb. 84.5).

Erosionen treten bei der seronegativen Verlaufsform deutlich seltener und später auf als bei der seropositiven (Erwachsenen-)Form, bei der bereits nach wenigen Monaten Gelenkdestruktionen sichtbar werden.

Während entzündliche Gelenke oft eine passagere Wachstumsbeschleunigung aufweisen, kommt es im Zusammenhang mit der Schonung betroffener Gelenke und Extremitäten langfristig zu einer Hypotrophie der Muskulatur mit Minderwachstum.

An kleinen Gelenken kann bei vorzeitigem Epiphysenschluß ein bleibender Wachstumsstillstand auftreten. Ein

Wachstumsvorsprung im Rahmen der entzündlichen Hyperämie wird besonders an großen Gelenken eher beobachtet.

In der Labordiagnostik zeigt sich oft nur eine mäßiggradige Entzündungsaktivität in der Blutsenkungsgeschwindigkeit und dem C-reaktiven Protein. Eindeutige Merkmale wie z.B. Rheumafaktoren fehlen bei dieser Verlaufsform, und antinukleäre Antikörper sind lediglich sporadisch nachweisbar, aber nicht richtungsweisend.

Die Prognose ist bei später Diagnosestellung und bei fortgeschrittenen Gelenkkontrakturen, ausgeprägten Achsenfehlstellungen, Muskelatrophien funktionell ungünstig. Nur 10 % der spät diagnostizierten Patienten haben eine Restitutio ad integrum.

Daher sollte bei Kindern mit auffälliger Motorik, Morgensteife oder Bewegungsschmerzen der Gelenke frühzeitig der Bewegungsumfang aller Gelenke dokumentiert werden, um Veränderungen zu erfassen. Durch frühzeitige Diagnosestellung ist die funktionelle Prognose bei konsequenter medikamentöser, physikalischer Therapie und Hilfsmittelversorgung deutlich zu verbessern.

Seropositive juvenile Polyarthritis

Diese Subgruppe der juvenilen chronischen Arthritis betrifft vorwiegend Mädchen im späten Kindesalter und in der Adoleszenz. Sie findet sich lediglich bei 5–10 % der Patienten mit juveniler rheumatoider Arthritis.

Es besteht teilweise eine Assoziation zu HLA DR4, möglicherweise liegt eine Homozygotie bei den sehr früh manifestierenden Fällen vor.

Die Rheumafaktor-positive Erkrankung zeigt einen ähnlichen Verlauf wie die chronische Polyarthritis des Erwachsenen. Klinisch besteht oft eine frühzeitig destruierende Gelenkbeteiligung, typischerweise an den Hand-, Finger- und Zehengelenken.

Die Entwicklung von Subluxationen an den betroffenen Gelenken, typischen Fehlstellungen wie Knopfloch- und Schwanenhalsdeformitäten durch den pathologischen Zug der Beugesehnen sowie (nach Abschluß des Skelettwachstums) einer Handfehlstellung vom Erwachsenentyp mit Ulnardeviation in der MCP-Gelenkreihe sind charakteristisch.

Grundsätzlich kann jedes Gelenk betroffen sein und es können innerhalb von Monaten erhebliche funktionelle Einschränkungen auftreten.

Wie bei der Erwachsenenform der chronischen Polyarthritis werden an den Streckseiten der Extremitäten, z.B. nahe dem Processus olecrani des Ellbogens sowie an den Interphalangealgelenken der Finger und Zehen, subkutane Rheumaknötchen beobachtet. Histologisch bestehen diese aus palisadenartigen Granulomen (Fibroblastenwall mit zentraler Nekrose). Rheumaknötchen können auch an inneren Organen wie z.B. an der Lunge auftreten.

Die seropositive Polyarthritis kann von einer Vaskulitis der kleinen und mittleren Arterien und Befall innerer Organe begleitet sein. Bei Patienten mit aktiver Polyarthritis treten zusätzlich auch Allgemeinsymptome wie Wachstumsstillstand, Retardierung von Wachstum und Entwicklung, subfebrile Temperaturen, reduzierter Allgemeinzustand, Leistungsknick, Gewichtsabnahme, emotionale Labilität, Lymphadenopathie, und milde Hepatosplenomegalie auf.

Eine Perikarditis oder Polyserositis entwickelt sich dagegen vorwiegend bei der systemischen Form. Die Iridozyklitis ist bei den polyartikulären Verlaufsformen wesentlich seltener als bei den Oligoarthritiden und führt normalerweise nicht zu bleibenden Sehschäden.

Radiologisch zeigt die seropositive Polyarthritis oft frühzeitige Erosionen und Destruktionen, bevorzugt an den Händen, Finger- und Zehengelenken.

Besonders stark betroffen sind die Grund- und Mittelgelenke. Die rasche Progression der Erkrankung innerhalb weniger Monate macht engmaschige Verlaufskontrollen erforderlich.

Die Diagnosestellung wird laborchemisch durch den Nachweis von Rheumafaktoren im Waaler-Rose-Test und/ oder mittels Lasernephelometrie in mindestens 2 Untersuchungen im Abstand von 12 Wochen gestützt. Die Schwere des klinischen Verlaufs kann orientierend anhand der Titer der Rheumafaktoren sowie der Entzündungsaktivität in der Blutsenkungsgeschwindigkeit und dem C-reaktiven Protein beurteilt werden.

Die Prognose der seropositiven Polyarthritis ist relativ ungünstig aufgrund der rasch destruierenden Veränderungen. Innerhalb weniger Jahre können ausgeprägte knöcherne Läsionen mit progredienten Bewegungseinschränkungen, Subluxationen und Gelenkfehlstellungen entstehen.

Die funktionelle Prognose chronisch aktiver Gelenke ist oft ungünstiger als bei den seronegativen Verlaufsformen, erfordert eine frühzeitige intensive medikamentöse und physikalische Therapie. Das Auftreten systemischer Symptome wie einer Vaskulitis ist prognostisch ungünstig und als Hinweis auf Befall innerer Organe zu bewerten.

Unter frühzeitiger effektiver Therapie der Entzündung lassen sich bei Ansprechen der Basismedikation auch Reparationsvorgänge an destruierten Gelenken erreichen. Therapieziele sind die Verhinderung radiologischer Progredienz, Stillstand der Erkrankung und die Erhaltung einer guten Gelenkfunktion ohne dauerhafte Achsenfehlstellung.

Systemische juvenile Arthritis (Still-Syndrom)

Die Krankheit manifestiert sich vorwiegend zwischen dem 1. und 4. Lebensjahr. Jungen und Mädchen sind gleich häufig betroffen. Etwa 10–20 % der Verläufe von JRA werden der systemischen Form zugeordnet.

In Europa wurden systemische Verlaufsformen mit unklarem Fieber und ohne manifeste Arthritis früher häufiger unter der Diagnose einer Subsepsis allergica Wissler beschrieben.

Die Krankheit beginnt meist akut mit hohem „septischem" Fieber, das bevorzugt in den frühen Morgen- und Abendstunden auftritt. Intermittierend sinkt die Temperatur auf Werte um und unter 37 °C. Vorzugsweise an Stamm und proximalen Extremitäten tritt ein flüchtiges, lachsfarbenes makulo-papulöses vaskulitisches Exanthem auf (Abb. 84.6), das durch Wärme oder mechanisch provozierbar ist (Köbner-Phänomen, Dermographismus) und oft von Juckreiz begleitet wird. Arthralgien betreffen initial typischerweise die Halswirbelsäule mit Schmerzen bei der Kopfdrehung. Arthritiden der großen Gelenke, seltener der kleinen Gelenke, lassen bei der Hälfte der Patienten Wochen bis Monate

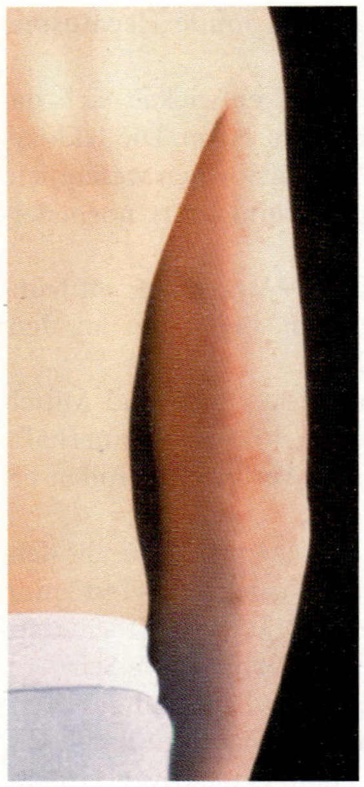

Abb. 84.6. Kleinfleckiges vaskulitisches Exanthem bei systemischer JRA

auf sich warten. Tritt innerhalb von 6 Monaten keine Arthritis auf, geht man zunächst von Fieber unbekannter Ursache aus. In diesem Fall ist besonderes sorgfältig eine der zahlreichen Differentialdiagnosen auszuschließen (s. dort). Weitere Symtome resultieren aus einer Polyserositis mit Schmerzen beim tiefen Durchatmen (Pleuritis), kardialen Symptomen (Perikarditis) und Bauchschmerzen (Aszites).

Sonographisch lassen sich diskrete Flüssigkeitsansammlungen nachweisen. Generalisierte Lymphknotenschwellung sowie Leber- und Milzvergrößerung sind typisch. Die Diagnose einer systemischen juvenilen Arthritis erfordert nach ILAR

- Tägliche intermittierende Fieberschübe von mindestens 2 Wochen

und

- Arthritis

und eins der folgenden Symptome:

- Flüchtiger, nicht fixierter erythematöser Rash,
- Generalisierte Lymphknotenschwellung,
- Hepatomegalie und/oder Splenomegalie,
- Serositis.

Laboruntersuchungen zeigen oft

- Maximale Entzündungszeichen mit erhöhter BSG, CRP, Leukozytose, Thrombozytose >500 000/mm³, ausgeprägte hypochrome Anämie, Erhöhung von Akutphaseproteinen, Fibrinogen, Ferritin, Komplementfaktoren (C3, C4), Hypergammaglobulinämie, evtl. auch GOT, LDH.
- Fehlen von Autoimmunphänomen (ANA, ds-DNS-AK, ENA, ANCA) und von Hämolysezeichen (Coombstest negativ)

Im Langzeitverlauf haben rund 40% der Patienten nur eine geringgradige Arthritis, die durch medikamentöse und physikalische Therapie gut kontrollierbar ist. Systemische Zeichen können schubweise, remittierend auftreten, gelegentlich mit jahrelangen Remissionen.

Im Langzeitverlauf tritt häufig bei den chronisch progredienten Patienten die Gelenkbeteiligung in den Vordergrund mit radiologisch nachweisbaren destruierenden Veränderungen besonders an den Hüftgelenken. Neben allen großen Gelenken können auch die kleinen Gelenke betroffen sein.

Eine lokale oder systemische Osteoporose kann durch die krankheitsbedingte Immobilität entstehen. Eine langzeitige, höher dosierte Kortikosteroidtherapie begünstigt diese Entwicklung.

Synovialisaussackungen (Bakerzysten) an Schultern und Knien und eine Tenosynovitis vorwiegend an den Handgelenken werden beobachtet. Bei chronischer Beteiligung der Halswirbelsäule können die Wirbelkörper verschmelzen.

Prognostisch besonders ungünstig ist die Kombination einer progredienten Arthritis mit persistierenden systemischen Symptomen, anhaltenden Entzündungszeichen im Labor und Thrombozytenzahlen >500 000/mm³.

Bei hoher Krankheitsaktivität sistiert das Wachstum. Während der Remissionen kann sich das Längenwachstum normalisieren, Aufholwachstum wird beobachtet.

Die systemische Arthritis ist die schwerste Verlaufsform der juvenilen rheumatoiden/idiopathischen Arthritis.

Die Prognose ist uneinheitlich. Einerseits werden 20–30% dauerhafte Remissionen beschrieben, andererseits gibt es progrediente, relativ therapieresistente Verläufe mit irreversiblen Gelenkdestruktionen und Organkomplikationen.

Bei 5–10% der Fälle mit persistierend hoher Krankheitsaktivität bildet sich eine Amyloidose mit irriversiblen Organschäden aus. Eine weitere Komplikation ist das sog. Makrophagenaktivisierungssyndrom, gekennzeichnet durch plötzlich einsetzendes hohes Fieber, Hepatosplenomegalie, Bewußtseinstrübung und Exantheme. Fakulativ treten Ikterus, Aszites, Erbrechen, Ödeme, Blutungen, Stomatitis, Kopfschmerzen, Krampfanfälle hinzu. Labortechnisch finden sich ein Anstieg von Serum-Transaminasen, Bilirubin, Triglyceriden, Ferritin (typisch) und ein Abfall von Thrombozyten, Leukozyten, Erythrozyten und Gerinnungsparametern.

Die Diagnose kann durch Nachweis hämophagozytierender Makrophagen gesichert werden. Man nimmt an, daß das Makrophagenaktivisierungssyndrom durch spezielle Basistherapeutika (z.B. Goldsalze, Sulfasalazine), Antibiotika oder Virusinfekte ausgelöst wird (Abb. 84.7).

Durch die Fortschritte der immunsuppressiven Therapie ist die Häufigkeit letaler Komplikationen deutlich rückläu-

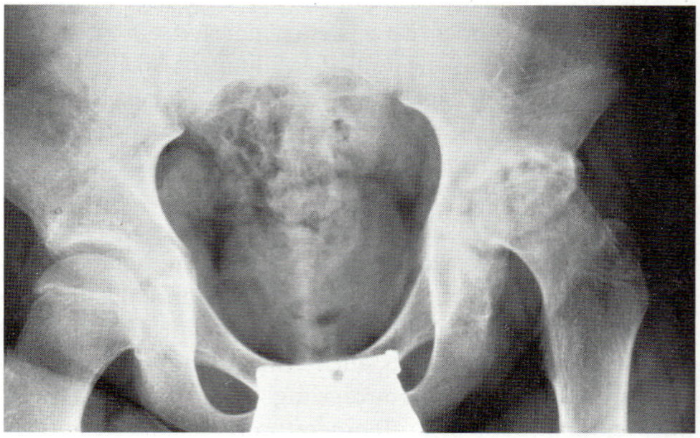

Abb. 84.7. Fortgeschrittene ossäre Destruktion bei Coxitis links

Differentialdiagnose der Juvenilen Rheumatoiden Arthritis

A) Entzündliche Systemerkrankungen:
- Kollagenosen:
  1) systemischer Lupus Erythematodes (Evans-Syndrom, Hughes-Syndrom, Sjögren-Syndrom etc.),
  2) Dermatomyositis und Polymyositis,
  3) Sharp-Syndrom bzw. Mischkollagenosen,
  4) Sklerodermien (systemisch, zirkumskript, linear, Morphea, CREST-Syndrom).
- Vaskulitiden:
  1) Kawasaki-Syndrom,
  2) Schönlein-Henoch-Purpura,
  3) Panarteriitis nodosa,
  4) Wegener-Granulomatose,
  5) M. Behçet,
  6) Churg-Strauss-Syndrom,
  7) M. Takayashu,
  8) andere: z.B. M. Wissler, eosinophile Fasciitis, Sweet-Syndrom, Goodpasture-Syndrom.
  9) NomiD/CINCA-Syndrom
  10) PFAPA
  11) Hyper-IgD-Syndrom

B) Spondylarthropathien:
1) undifferenzierte Spondylarthropathie,
2) juvenile ankylosierende Spondylitis,
3) Psoriasisarthritis,
4) M. Reiter,
5) chronisch entzündliche Darmerkrankungen, M. Crohn, Colitis ulcerosa,
6) andere: z.B. SEA-Syndrom.

C) Arthritiden mit Bezug zu Infektionen:
1) Osteomyelitis (akute, subakute, chronische, chronisch-rekurrierende multifokale),
2) septische Arthritis (z.B. durch Staphylokokken, Hämophilus influenzae, Streptokokken),
3) rheumatisches Fieber,
4) bakterielle reaktive Arthritis (z.B. nach Yersinien, Salmonellen, Chlamydien, Gonokokken, Streptokokken),
5) Lyme-Arthritis (Gelenkmanifestationen in mehreren Stadien der Erkrankung),
6) virale Arthritis (z.B. nach Parvo-, EBV-, CMV-, Hepatitis-, Herpes-, Rubeola-, Retroviren),
7) Pilzarthritiden,
8) Arthritiden bei parasitären Erkankungen,
9) Postvakzinationsarthritis (z.B. nach Rötelnimpfung),
10) Coxitis fugax.

D) Hereditäre Erkankungen:
1) familiäres Mittelmeerfieber,
2) Gicht,
3) Lesch-Nyhan-Syndrom,
4) Hämochromatose (Pseudogicht),
5) Glykogenosen,
6) Mukopolysaccharidosen,
7) M. Gaucher, M. Fabry, M. Farber,
8) Ehlers-Danlos-Syndrom,
9) spondyloepiphysäre Dysplasie,
10) familiäre Synovialishyperplasie,
11) diabetische Cheiropathie,
12) familiäre Karpalosteolyse,
13) familiäre Beugekontrakturen der Fingergelenke.

E) Nichtrheumatische Erkrankungen:
1) generalisiertes Hypermobilitätssyndrom (Carter-Wilkinson-Kriterien),
2) toxische Synovitis der Hüfte (Coxitis fugax),
3) aseptische Nekrosen (z.B. M. Perthes, M. Osgood-Schlatter, M. van Neck, M. Köhler I und II),
4) Epiphyseolysis capitis femoris akuta et lenta,
5) Trauma z.B. Streßfraktur,
6) Osteochondritis,
7) Osteochondrosis dissecans,
8) Chondromalazie (Patella),
9) Amyloidose,
10) Fremdkörpersynovitis,
11) Rachitis,
12) Skorbut,
13) Fluorosis,
14) Hypothyreose, Thyreoiditis,
15) Arthropathie bei zystischer Fibrose,
16) sekundäre hypertrophische Osteoarthropathie,
17) Pityriasis lichenoides,
18) Battered-child-Syndrom.

F) Hämatologische hereditäre Erkrankungen:
1) Hämophilie A,
2) Thalassämia major,
3) Sichelzellanämie (cave: septische Arthritis, Sichelzellkrise).

G) Neoplasien:
- Malignome:
  1) maligne Tumoren von Knochen, Knorpel oder Synovia (z.B. Osteosarkom, Ewing-Sarkom, Chondrosarkom, Fibrosarkom u. a.),
  2) Neuroblastom,
  3) Skelettmetastasen maligner solider Tumoren (z.B. Wilms-Tumor, Rhabdomyosarkom, Retinoblastom, Teratokarzinom),
  4) akute Leukämie (meist lymphatische Form),
  5) Lymphome,
  6) Histiozytose,
  7) pigmentierte villonodulöse Synovitis.
- Benigne Knochentumoren:
  1) Osteoidosteom,
  2) Riesenzelltumor,
  3) Osteochondrom,
  4) Chondrom,
  5) eosinophiles Granulom,
  6) juvenile Knochenzyste.

H) Rheumatische Erkrankungen bei Immundefekten:
1) selektiver IgA-Mangel mit Arthritis,
2) Agammaglobulinämie, Hypogammaglobulinämie,
3) IgG-Subklassenmangel,
4) Komplementdefekte,
5) kombinierter Immundefekt,
6) Phagozytosedefekte,
7) chronische Abstoßungsreaktion („graft versus host disease").

I) Schmerzverstärkungssyndrome.
1) Fibromyalgiesyndrom,
2) M. Sudeck,
3) Psychogenes Rheuma.

fig. Die Herzbeteiligung ist meist zu beherrschen, die Häufigkeit der Amyloidose und Organkomplikationen hat insgesamt abgenommen. Mit dem Wandel der medikamentösen Therapie im letzten Jahrzehnt änderten sich auch die Hauptrisiken für einen letalen Ausgang der Erkrankung. Das Risiko septischer Komplikationen ist gestiegen. Das frühzeitige Erkennen von bakteriellen Infektionen und Septitiden, eines Makrophagenaktivierungssyndroms und/oder einer disseminierten intravasalen Gerinnungsstörung kann entscheidend sein für die Prognose der Erkrankung.

Bei einer Gesamtletalität der JRA unter 1% betreffen mehr als die Hälfte die systemische Verlaufsform.

TNF-α blockierende Substanzen (Etanercept) sind in Kombination mit Methotrexat insbesondere bei rasch progredienten Verlaufsformen der polyartikulär verlaufenden juvenilen Arthritis mit frühzeitig erosivem Verlauf wirksam (Lovell 2000).

Bei Versagen der klassischen Basistherapeutika und Fortbestehen einer aktiven Polyarthritis werden diese Substanzen eingesetzt.

Langzeitergebnisse liegen noch nicht vor. Die systemische Arthritis spricht möglicherweise weniger gut an. Uveitiden können auch ungünstig beeinflußt werden. Nebenwirkungen sind insbesondere Lokalreaktionen an der Einstichstelle. Bei Infektionen ist die Substanz aufgrund der medikamentös unterdrückten Infektionsabwehr abzusetzten.

Differentialdiagnosen. Die juvenilen rheumatischen Erkrankungen sind als Ausschlußdiagnose definiert, d.h. eine umfangreiche differentialdiagnostische Abgrenzung ist erforderlich. Die wichtigsten Differentialdiagnosen sind in der Übersicht dargestellt.

Zunächst orientiert sich die differentialdiagnostische Abgrenzung an der Anamnese und dem Untersuchungsbefund. Während eine Schwellung, Überwärmung und Bewegungseinschränkung typischerweise bei einer JRA über mindestens 6 Wochen vorhanden ist, kann eine Gelenkrötung auch auf ein septisches Geschehen oder auf eine floride infektassoziierte Arthritis hinweisen. Akutes Fieber und Monarthritis erfordern den umgehenden Ausschluß einer Osteomyelitis bzw. septischen Arthritis.

„Springende" Gelenkbeschwerden mit rasch wechselnder Lokalisation deuten auf eine reaktive Genese hin oder bei schwerem Krankheitsbild und polyartikulärer Manifestation auch auf ein rheumatisches Fieber.

Bei Arthritiden ist die Schmerzsymptomatik meist gelenknah, tritt typischerweise frühmorgens auf oder nach längerem Sitzen im Sinne von Anlaufschmerzen. Differentialdiagnostisch müssen bei Knochenschmerzen, Weichteiltumoren oder isoliertem Befall der Beckenregion onkologische Erkrankungen in Betracht gezogen werden.

Unerträgliche Schmerzen, eine Ausdehnung auf den ganzen Körper oder eine bizarre Gelenkfehlhaltung weisen auf eine psychische Störung wie eine Konversionsneurose hin. Beim juvenilen Fibromyalgiesyndrom bestehen typischerweise zahlreiche druckschmerzhafte Sehnenansätze entlang der Scapulae, Wirbelsäule, Beckenkamm, großen Gelenke (sog. „tender points") sowie Polyarthralgien, selten dagegen eine floride Arthritis. Primäre oder sekundäre chronisch verlaufende Schmerzverstärkungssyndrome sind bei rheumatischen Erkrankungen im Kindes- und Jugendalter nicht selten.

In den Subgruppen der JRA hat die frühkindliche Oligoarthritis typische klinische Charakteristika. Mit Auftreten einer Daktylitis oder isolierten Arthritis kleiner Finger- oder Zehengelenke oder Hüftgelenke muß differentialdiagnostisch eine Psoriasisarthritis in Betracht gezogen werden, deren Haut- und/oder Nagelmanifestation erst nach Jahren auftreten kann.

Auch eine reaktive Arthritis, insbesondere die Lyme-Arthritis, kann oligoartikulär verlaufen, in jedem Lebensalter vorkommen und zeigt eine typische Manifestation an den Kniegelenken, oft mit schmerzloser Schwellung.

Bei den *Oligoarthritiden* mit später Manifestation sind differentialdiagnostisch die seronegativen juvenilen Spondylarthropathien abzugrenzen. Diese Krankheitsgruppe umfaßt neben der undifferenzierten Form die juvenile ankylosierende Spondylitis, die Psoriasisarthritis, chronisch entzündliche Darmerkrankungen (M. Crohn, Colitis ulcerosa), das Reiter-Syndrom sowie eine Vielzahl reaktiver Arthritiden, mit Assoziation zu HLA B27, insbesondere durch Chlamydien, Yersinien oder Salmonellen ausgelöst. Typischerweise tritt neben der Arthritis, oft mit polyartikulärer Manifestation, auch eine Tenosynovitis und Enthesopathie auf. Anhand ihrer asymmetrischen Primärmanifestation sind sie klinisch oft abgrenzbar von den meist symmetrischen polyartikulären Verlaufsformen.

Die *Polyarthritiden* wiederum sind von einer Vielzahl reaktiver Arthritiden (häufig viraler Genese) abzugrenzen, die initial polyartikulär verlaufen. Bei Auftreten symmetrischer Schwellungen, gehäuftem Auftreten in einer Familie- und Tenosynovitiden sollte auch eine familiäre Synovialishyperplasie klinisch und/oder histologisch ausgeschlossen werden. Zahlreiche Stoffwechselerkrankungen zeigen symmetrische Veränderungen an den Gelenken.

Auch Kollagenosen, insbesondere der systemische Lupus erythematodes (SLE) sollte bei adoleszenten Mädchen abgegrenzt werden, da eine Gelenkbeteiligung im Kindes- und Jugendalter die häufigste Erstmanifestation des SLE darstellt. Weitere Symptome wie Exantheme, Fieber, Lymphadenopathie, Polyserositis sind neben der typischen Laborkonstellation (s. Kap. 87) für die Diagnosestellung wesentlich.

Die *systemische juvenile Arthritis* ist eine der wichtigsten Differentialdiagnosen bei Fieber unklarer Genese. Andere Krankheiten mit unklar intermittierenden Fieberschüben sind Vaskulitiden wie das Kawasaki-Syndrom, die infantile Sarkoidose, das familiäre Mittelmeerfieber, das NomiD-(CINCA-)Syndrom, das Hyper-IgD-Syndrom, die Polyarteriitis nodosa, Kollagenosen wie systemischer Lupus erythematodes, Dermatomyositis; akute bakterielle Infektionen oder Septitiden; akute Leukämien, maligne Lymphome, generalisierte Neuroblastome, Histiozytose, Ewing-Sarkom und andere maligne Neuerkrankungen. Die infektiöse Mononukleose, die Zytomegalie und andere virale Erkrankungen haben eine ähnliche Symptomatik und evtl. einen protrahierten Verlauf.

Differentialdiagnostisch sollte bei Augenbeteiligung (Iridozyklitis, Synechien), Exanthemen und ausgeprägter Tenosynovitis eine infantile Sarkoidose ausgeschlossen werden.

Therapie. Da die Ätiologie der idiopathischen Arthritiden bislang ungeklärt ist, bestehen keine kausalen Therapieansätze.

Therapieziele im engeren Sinne sind:

- vollständiger Rückgang der lokalen und systemischen Entzündung,
- Vermeiden von Organkomplikationen (Iridozyklitis, Nierenbeteiligung, Entstehung einer Amyloidose),
- Vermeiden von Fehlwachstum der Extremitäten durch frühzeitige Hilfsmittelversorgung und lokale Therapie (i.a.-Steroidinjektionen),
- Vermeiden von systemischen Komplikationen wie Kleinwuchs, Retardierung, Verhaltensstörungen und systemischen Nebenwirkungen der Medikamente.

Tabelle 84.2. Nichtsteroidale Antirheumatika, Cox-2-spezifische Antirheumatika

Substanz	Tagesdosis [mg/kg]	Einzeldosen/Tag
Naproxen	10–15	2
Indometacin	1,5–2,5	3–4
Ibuprofen	20–40	3–4
Diclofenac	1,5–2,5	3

Nichtsteroidale Antirheumatika

Die antiphlogistische Medikation erfolgt primär durch nichtsteroidale Antirheumatika (NSAR; Tabelle 84.2). Sie sind indiziert bei Vorliegen einer Synovitis und/oder entzündlich bedingten Arthralgien, insbesondere bei morgendlichen Schmerzen. Ihr Wirkmechanismus ist komplex: die Hemmung der Prostaglandinsynthese ist ein wesentlicher Mechanismus.

Zur genauen Dosierung (mg/kg KG) werden Präparate bevorzugt, die als Suspension zur Verfügung stehen. Die synchrone Kombination verschiedener nichtsteroidaler Antirheumatika ist nicht sinnvoll.

Die Medikamente sollten gleichzeitig mit der Nahrungsaufnahme verabreicht werden. Zur Nacht kann die Gabe eines Retard-Präparates bzw. einer Substanz mit längerer Halbwertszeit bei ausgeprägten frühmorgendlichen Schmerzen sinnvoll sein. Hinsichtlich der COX-2-spezifischen neueren Antirheumatika (z.B. Meloxicam, Celecoxib, Rofecoxib) bestehen im Kindesalter noch keine ausreichenden Erfahrungen.

Regelmäßige Laborkontrollen werden zur Verlaufskontrolle empfohlen, um frühzeitig Blutbildveränderungen wie Leukopenie, Thrombozytopenie, Anämie, Agranulozytose, eine Erhöhung der Leberenzymaktivitäten, eine Cholestase, eine Kreatininerhöhung und Veränderungen des Urinstatus mit Mikrohämaturie und Proteinurie zu erkennen.

Hinsichtlich der Nebenwirkungen dieser Substanzgruppe stehen gastrointestinale Beschwerden im Vordergrund, wobei Blutungen und Ulzera deutlich seltener sind als im Erwachsenenalter. Ferner sind ZNS-Symptome wie Kopfschmerzen, Schwindel, Konzentrationsstörungen oder eine verminderte schulische Leistungsfähigkeit zu beachten. Veränderungen der Haut wie Pruritus, Exantheme, Stevens-Johnson-Syndrom, selten Lyell-Syndrom sind möglich. Die Entwicklung einer sog. Pseudoporphyrie, d.h. Bläschenbildung mit narbigen Hautveränderungen, bevorzugt im Gesicht nach Sonnenbestrahlung (z.B. Naproxen-induziert) sollte beachtet werden.In diesem Fall sollte das Präparat abgesetzt werden.

Bei Auftreten einer Gastroenteritis, akuten gastrointestinalen Symptomen, Flüssigkeitsverlust bei Diarrhöe oder Verdacht auf gastrointestinale Blutung darf das Antirheumatikum nicht verabreicht werden. Eine Mikrohämaturie oder Proteinurie, ferner das Auftreten von Überempfindlichkeitsreaktionen der Haut erfordern einen Präparatewechsel oder Verzicht auf das NSAR in der Langzeittherapie. Bei Veränderungen der Nieren- und Leberfunktionsparameter, Blutbildveränderungen oder Proteinurie sollte die Medikation bis zur Normalisierung ausgesetzt werden.

Eine interkurrente Infektion oder auch eine Appendizitis kann aufgrund der analgetischen/antipyretischen Wirkung der Substanzen möglicherweise klinisch zunächst blande verlaufen mit dem Risiko einer verspäteten Diagnosestellung.

Acetylsaliclsäure wird aufgrund der Möglichkeit der Auslösung eines Reye-Syndroms (Hepato- und Enzephalopathie) sowie unter therapeutischer Dosierung gehäuft auftretenden Transaminasenanstiegen und Toxizitätserscheinungen wie Hyperpnoe oder Ohrensausen nur noch selten eingesetzt.

Basistherapeutika (langwirksame Antirheumatika) umfassen remissionsinduzierende, krankheitsmodifizierende, lang- oder langsam wirkende Antirheumatika.

Eine Indikation zur Basistherapie besteht bei zu erwartender Chronizität der Erkrankung, bei polyartikulären Verläufen, sowie der systemischen Verlaufsform. Bei oligoartikulären Verläufen hängt die Indikation von der Chronizität der Gelenkveränderungen und dem Ansprechen auf vorangegangene Lokaltherapie sowie Organkomplikationen (z.B. Augenbeteiligung) ab.

Langwirksame Antirheumatika sollen die chronische Entzündung durch Beeinflussung von intra- und extrazellulären Mediatoren, Reduktion der Synthese von proinflammatorischen Substanzen, Immunmodulation bzw. Immunsuppression mit Reduktion der zellulären und humoralen entzündlichen Aktivität kontrollieren. Sie werden oft über Jahre eingesetzt.

Basistherapeutika sollen nach sicherer Diagnosestellung anhand der klinischen Untersuchungsergebnisse bei zu erwartender Progredienz frühzeitig in das Therapiekonzept integriert werden. Abhängig vom Präparat ist die Wirksamkeit der Basistherapie erst nach mehreren Monaten (maximal nach 6 Monaten) beurteilbar. Die Beurteilung der Effektivität der Therapie erfolgt anhand des klinischen Verlaufs der Erkrankung (funktionelle Untersuchung aller Gelenke, Organkomplikationen), der Laborparameter und einer evtl. radiologischen Progredienz.

Die Wahl des Präparates ist von der entzündlichen Prozeßaktivität und der zu erwartenden Prognose abhängig zu machen.

Die am häufigsten eingesetzten Basistherapeutika im Kindes- und Jugendalter sind in Tabelle 84.3 aufgeführt:

Methotrexat (MTX) ist das am häufigsten eingesetzte Basistherapeutikum; die Wirksamkeit ist in klinischen Studien nachgewiesen.

Die Indikation besteht in allen Subgruppen der juvenilen rheumatoiden Arthritis sowie bei der therapieresistenten Iridozyklitis. Methotrexat ist ebenfalls häufigster Kombinationspartner bei Basistherapiekombinationen.

Mehr als 60% der Patienten sprechen bei einer Dosierung von 10–15 mg/m^2/Woche auf diese Therapie an (Singsen u. Goldbach-Manssky 1997). Durch höhere Dosierung bzw. parenterale Verabreichung der Substanz läßt sich bei 30–50% der therapierefraktären Patienten ein Ansprechen erreichen.

Tabelle 84.3. Langwirkende Antirheumatika

Substanz	Dosis/mg/kg bzw. m^2 KO	Applikation
Methotrexat	10–15 mg/m ^{2} KOF/ Woche	i. m./i. v./oral (s.c.)
Sulfasalazin	30–50 mg/kg/T ag	Oral
Chloroquin	3,5–4 mg/kg/T ag (Base/Idealgewicht)	Oral
Hydroxychloroquin	5–6 mg/kg/T ag (Base/Idealgewicht)	Oral
Azathioprin	2 mg/kg/Tag	Oral
Cyclosporin A	3 mg/kg/ Tag (Blutspiegelmessung)	Oral
Etanercept	0,4 mg/kg 2×/Woche (s. c.)	Oral

Bereits nach ca. 4–8 Wochen ist mit einem Eintritt der Wirkung zu rechnen. Wenn nach ca. 4 Monaten trotz Dosissteigerung keine weitere Wirkung eingetreten ist, sollte die weitere Behandlung überprüft werden. Auch bei vermutlicher Unwirksamkeit kann beim Absetzen von Methotrexat ein Krankheitsschub auftreten.

Wegen der Teratogenität der Substanz ist bei weiblichen Jugendlichen während der Methotrexatbehandlung und bis zu 3 Monaten nach Therapieende auf eine sichere Kontrazeption hinzuweisen. Es besteht eine erhöhte Abortrate unter MTX.

Die unerwünschten Wirkungen von MTX sind vorwiegend gastrointestinale Symptome wie Übelkeit, Ekelgefühl, Erbrechen, transiente Erhöhung der Transaminasen, Stomatitis und orale Ulzera, selten Leberfibrose. Sehr selten entsteht eine schwere Hepatopathie.

Ferner kann es zu ZNS-Symptomen wie Kopfschmerzen, Stimmungsschwankungen, Konzentrationsstörungen, Depressionen kommen.

Hämatologische Nebenwirkungen wie Leukozytopenie, Granulozytopenie, (makrozytäre) Anämie, Thrombozytopenie und Knochenmarksdepression sind durch regelmäßige Blutkontrollen zu erfassen.

Dermatologische Veränderungen sind neben der Stomatitis gelegentlich Haarausfall, Exantheme, selten Vaskulitis und Photosensibilität.

Die pulmonale Toxizität (Pneumonitis) ist im Kindesalter wesentlich seltener als bei Erwachsenen. Weiterhin zu beachten sind seltene infektiöse Komplikationen wie eine erhöhte Infektneigung sowie eine Knötchenbildung („Rheumaknoten").

Die Therapie soll durch regelmäßige Blut- und Urinkontrollen, sonographische Untersuchung der Leber- und Lungenfunktionsdiagnostik überwacht werden.

Bei klinischen Veränderungen wie sonomorphologischer Verdichtung der Leber, persistierenden Transaminasenerhöhungen wird ggf. eine erweiterte Diagnostik (durch Leberbiopsie) erforderlich.

Trotz der zahlreichen Nebenwirkungen ist die Substanz gut verträglich. Übelkeit und Erbrechen lassen sich reduzieren, wenn das Medikament zur Nacht eingenommen wird bzw. bei gleichzeitiger Verabreichung der Antiemetika.

Bei parenteraler Applikation ist neben der verbesserten Bioverfügbarkeit die Rate gastroenteraler Nebenwirkungen geringer.

Der Einsatz von Folinsäure zur Behandlung der Nebenwirkungen ist nicht einheitlich. Eine Folinsäuresubstitution von 5 mg am Folgetag der MTX-Applikation kann leichte Nebenwirkungen wie orale Ulzera oder Transaminasenanstiege vermeiden helfen. Bei Infektionen sollte MTX vorübergehend ausgesetzt werden. Eine spezifische Behandlung der Infektion (z.B. antibiotisch, antiviral) ist frühzeitig zu empfehlen.

Impfungen sind auch für Patienten mit rheumatoider Arthritis wichtig. Während die aktive Immunisierung mit Totimpfstoffen meist unproblematisch ist, wird die Möglichkeit einer Lebendimpfung zurückhaltend beurteilt und sollte individuell entschieden werden. Im Remissionsstadium der Erkrankung sollte die MIX-Medikation ggf. vorübergehend ausgesetzt werden.

Sulfasalazin hat v.a. bei HLA B27-assoziierten Arthritiden im Kindes- und Jugendalter einen günstigen Effekt. Es wird im Kindes- und Jugendalter vorwiegend bei Oligoarthritiden mit spätem Krankheitsbeginn, den Spondylarthropathien und bei chronisch verlaufenden reaktiven Arthritiden sowie zunehmend in Kombinationstherapien eingesetzt.

Insgesamt besteht bei einschleichender Dosierung (Dosissteigerung um 1 Tablette pro Woche) meist eine gute Verträglichkeit. Ein Wirkungseintritt ist nach 4–12 Wochen zu erwarten. Bei Unwirksamkeit auch nach Dosissteigerung sollte das Medikament nach 6 Monaten abgesetzt werden.

Dosisabhängig werden eine (reversible) Leukozytopenie, seltener andere hämatologische Nebenwirkungen wie hyperchrome/hämolytische Anämie, Met/Sulfhämoglobinämie, Thrombozytopenie oder Agranulozytose beobachtet.

Dermatologische Nebenwirkungen wie Pruritus, Exantheme, Photosensitivität, Erythema exsudativum multiforme sind beschrieben, selten ein Stevens-Johnson-Syndrom oder Lyell-Syndrom. Sonnenschutz wird empfohlen.

Gastrointestinale Symptome wie Übelkeit, Appetitlosigkeit, abdominelle Schmerzen, aber auch Cholestase, Pankreatitis, Hepatopathie, Diarrhöe können auftreten.

Neurologische Phänomene wie Kopfschmerzen, Müdigkeit, Schwindel, Schwäche, Schlafstörungen, Depressionen/Psychosen, Tinnitus, Polyneuropathie treten selten auf.

Ferner sind eine Proteinurie, interstitielle Nephritis, Hämaturie/Kristallurie sowie ein nephrotisches Syndrom seltene nephrologische Nebenwirkungen.

Bei männlichen Jugendlichen sollte über das Risiko einer Oligospermie und reversible Fertilitätsstörungen informiert werden.

Ferner werden selten pulmonale Nebenwirkungen wie fibrosierende Alveolitis oder eosinophile Infiltrate beobachtet.

Bei der Therapie rheumatischer Erkrankungen besonders zu berücksichtigen ist, daß antinukleäre Antikörper und Arthralgien auch als Nebenwirkung der Therapie auftreten können, ebenso Allgemeinsymptome wie Fieber, Quincke-Ödem und Serumkrankheit.

Zur Erfassung von Nebenwirkungen sind regelmäßige Blut- und Urinkontrollen erforderlich.

Insgesamt ist die Inzidenz schwerer Nebenwirkungen gering. Die Spermatogenese normalisiert sich nach Absetzen meist innerhalb von 3 Monaten.

Chloroquin und *Hydroxychloroquin* werden nach klinischer Erfahrung eher bei Arthritiden mit mäßiggradiger Aktivität, jedoch deutlicher Chronizität eingesetzt, gelegentlich auch als Kombinationspartner anderer Basistherapeutika. Dosisfindungsstudien zur Toxizität ergaben einen deutlichen Anstieg von Nebenwirkungen bei Hydroxychloroquin oberhalb von 5–6 mg/kg/Tag, bei Chloroquin oberhalb von 3,5–4 mg/kg/Tag jeweils bezogen auf das Idealgewicht und die Base der Substanz.

Ein Wirkungseintritt ist nach etwa 3 bis 6 Monaten zu erwarten. Sollte nach 6 Monaten keine Besserung eingetreten sein, ist die Therapie zu überprüfen.

Wichtige Nebenwirkungen der Antimalariamittel treten am Auge auf durch kumulative Einlagerung der Substanz mit Störung des Farbsehens und Entwicklung einer Retinopathie. Daneben kommen Akkomodationsstörungen, Korneaeinlagerungen und Lichtempfindlichkeit vor.

Es wird vor Therapiebeginn empfohlen, eine Störung der Rot-Grün-Sehfähigkeit auszuschließen. Regelmäßige augenärztliche Kontrollen alle 3 Monate mit Überprüfung des Farbsehens und Gesichtsfeldes zur Beurteilung einer möglichen Toxizität sowie Untersuchung mit der Spaltlampe und Beurteilung des Augenhintergrundes sind wesentlich. In größeren Abständen wird eine zusätzliche Untersuchung mittels Elektroretinogramm empfohlen. In einem frühen Stadium sind die Veränderungen nach Absetzen der Substanz meist reversibel.

Dermatologische Nebenwirkungen wie Exantheme, Juckreiz, Urtikaria, Photosensitivität und Verschlechterung einer Psoriasis sind zu beachten. Neurologische Auffälligkeiten wie Kopfschmerzen, Schwindel, Parästhesien, Schlafstörungen, Neuromyopathie und selten Krampfanfälle sind zu berücksichtigen, bei vorbestehendem Anfallsleiden besteht eine relative Kontraindikation gegen Antimalariamittel.

Gastrointestinale Nebenwirkungen sind v.a. Übelkeit, Appetitlosigkeit und Durchfall. Hämatologische Veränderungen wie Leukozytopenie, Granulozytopenie und Thrombozytopenie sind ebenfalls zu beachten. Kardiologische Besonderheiten wie RR-Abfall und T-Negativierung im EKG sind selten.

Die Überwachung der Therapie erfolgt neben den regelmäßigen ophthalmologischen Kontrollen durch gezielte Befragung, klinische Untersuchung, und Labordiagnostik.

Insgesamt ist die Therapie mit Antimalariamitteln gut verträglich, wobei Hydroxychloroquin zu bevorzugen ist. Diese Substanz ist jedoch lediglich in einer Dosis von 155 mg Base erhältlich und damit für Kleinkinder ungünstig. Von Chloroquin existieren mehrere Applikationsformen einschließlich einer Suspension. Der Einsatz im frühen Kindesalter ohne vorangegangene ophtalmologische Diagnostik ist sorgfältig abzuwägen.

Azathioprin wird bei polyartikulären und systemischen Verläufen, auch als Kombinationspartner bei der systemischen Form, sowie bei Therapieresistenz oder Unverträglichkeit eines anderen Basistherapeutikums, eingesetzt.

Der Wirkungseintritt der Substanz ist frühestens nach 4 bis 8 Wochen zu erwarten. Sollte nach spätestens 6 Monaten keine Wirkung aufgetreten sein, ist die Behandlung zu überprüfen.

Eine Abbaustörung der Substanz sollte vor Therapiebeginn durch Bestimmung der Stoffwechselaktivität des Enzyms Thiopurinmethyltransferase erfaßt werden.

Bei Jugendlichen ist während und einige Monate nach der Behandlung mit Azathioprin auf eine sichere Antikonzeption hinzuweisen.

Zu beachten sind hämatologische Nebenwirkungen insbesondere Leukozytopenie, Anämie, gastrointestinale Symptome wie Übelkeit, Erbrechen, Diarrhöe und akute Pankreatitis sowie Infektionen unter Immunsuppression. Auch Arthralgien, Myalgien, Exantheme, Arzneimittelfieber und Haarausfall sind zu beachten. Ferner sind allergische Nebenwirkungen und alente Toxititätserscheinungen möglich. Es besteht möglicherweise ein etwas erhöhtes Risiko der Onkogenität.

Die parenterale Applikation von *Goldsalzen* ist bei der seropositiven Polyarthritis bei Versagen einer ausreichend hoch dosierten Methotrexattherapie oder als Kombinationspartner des MTX eine Therapiemöglichkeit, die bei Erwachsenen mit chronischer Polyarthritis empfohlen wird.

Der Wirkungseintritt erfolgt frühestens nach 3, spätestens nach 6 Monaten. Wegen der zahlreichen Nebenwirkungen an der Haut, dem hämatopoetischen System, Gastrointestinaltrakt, Niere, Lunge, Herz-Kreislauf und schweren allergischen Nebenwirkungen wird diese Therapie im Kindes- und Jugendalter zunehmend zurückhaltender eingesetzt.

Der Einsatz von *Cyclosporin A* erfolgt als Kombinationspartner bei juveniler Polyarthritis oder systemischen Verläufen, insbesondere in Kombination mit Methotrexat. Im Kindes- und Jugendalter wird diese Substanz bei Therapieresistenz oder Hämophagozytase-Syndrom eingesetzt, die bisherigen Erfahrungen sind jedoch sehr begrenzt.

Nach 4 bis 8 Wochen ist frühestens mit einem Eintritt der Wirkung zu rechnen.

Initial wird mit einer Dosis von 3 mg/kg/Tag begonnen. Zur Steuerbarkeit der Substanz ist ein engmaschiges Monitoring des Wirkspiegels sowie Überwachung möglicher Nebenwirkungen wie Hypertonus, Anstieg des Kreatinins und Hypertrichose erforderlich. Die vielfältigen Neben- und Wechselwirkungen erfordern eine gute klinische Beobachtung und regelmäßige Labordiagnostik.

D-Penicillamin sollte in der Behandlung der juvenilen Arthritis aufgrund nebenwirkungsärmerer Alternativen und fehlendem Wirknachweis nicht mehr verordnet werden.

Alkylierende Substanzen wie *Cyclophosphamid* oder *Chlorambucil* werden in der pädiatrischen Rheumatologie wegen des deutlich erhöhten onkogenen Risikos mit äußerster Zurückhaltung eingesetzt.

Eine Indikation für *Chlorambucil* besteht bei therapieresistenter Amyloidose. Die Entwicklung einer Amyloidose sollte jedoch durch effiziente Behandlung der Entzündungsaktivität in früheren Stadien der JRA verhindert werden.

TNF-α blockierenden Substanzen (Etanercept) sind in Kombination mit Methotrexat insbesondere bei rasch progredienten Verlaufsformen der polyartikulär verlaufenden juvenilen Arthritis mit frühzeitig erosivem Verlauf wirksam (Lovell 2000). Langzeitergebnisse liegen noch nicht vor. Die systemische Arthritis spricht eher schlecht an. Uveitiden können auch ungünstig beeinflußt werden. Nebenwirkungen sind insbesondere Lokalreaktionen an der Einstichstelle. Bei Infektionen ist die Substanz aufgrund der medikamentös unterdrückten Infektionsabwehr abzusetzen.

Der Einsatz von i.v-*Immunglobulinen* hat in Langzeitstudien bei der systemischen Form bisher nicht den gewünschten therapeutischen Effekt gezeigt. Dennoch kommt es vereinzelt bei schweren Verläufen der systemischen juvenilen Arthritis oder Polyarthritis zur Anwendung.

Kombinationstherapien sind in der Behandlung von Erwachsenen mit chronischer Polyarthritis inzwischen gebräuchlich. Neuere Studien bei Erwachsenen bevorzugen Kombinationsschemata z.B. mit Methotrexat, Hydroxychloroquin Sulfasalazin, Cyclosporin A, Goldsalzen Etanercept u.a. mit deutlich besseren Ergebnissen im Vergleich zur Monotherapie.

In der pädiatrischen Rheumatologie werden Kombinationstherapien noch mit Zurückhaltung und nur bei schwerem therapieresistentem Verlauf angewandt. Hierbei finden neben Methotrexat vorwiegend Sulfasalazine, Antimalariamittel, Azathioprin, Cyclosporin A, ferner Etanercept und Steroid-Bolustherapien Anwendung.

Kortikosteroide. Glukokortikoide wirken stark entzündungshemmend, immunsuppressiv und antiödematös und reduzieren proinflammatorische Zytokine (z.B. IL1, IL8, TNF α) in der Synovialisflüssigkeit und im Serum.

Die *systemische Applikation* von Kortikosteroiden ist bei hoch florider systemischer juveniler rheumatoider Arthritis mit dem Ziel einer schnellen Kontrolle der Erkrankung z.B. bei einer Myokarditis oder therapieresistenten Schubsituation aus vitaler Indikation erforderlich, aber auch zur Behandlung von Komplikationen mit Makrophagenaktivierungssyndrom.

Eine niedrig dosierte Therapie über Wochen bis maximal 3 Monate kann den Zeitraum bis zum Wirkeintritt der Basistherapie überbrücken.

Wichtig ist der Ausschluß einer bakteriellen Infektion bzw. einer onkologischen Erkrankung vor hochdosierter Kortikosteroidtherapie.

Als Applikationsform wird zunehmend eine intravenöse Bolustherapie (10–30 mg/kg an 3 aufeinander folgenden Tagen) eingesetzt; alternativ kann die Gabe beginnend mit 2 mg/kg/Tag durchgeführt werden.

Eine sukzessive Reduktion der Dosis ist zur Vermeidung von Nebenwirkungen erforderlich. Bei längerfristiger Verabreichung sollte die Steroiddosis möglichst nicht über 0,15 mg Prednisolonäquivalent/kg KG/Tag liegen. Eine langfristige (z.B. mehrere Monate dauernde), hochdosierte Kortikosteroidtherapie ist wegen der unerwünschten Wirkungen zu vermeiden. Die Applikation soll bevorzugt in einer frühmorgendlichen Tagesdosis bzw. an alternierenden Tagen stattfinden.

Die Indikation zur systemischen Steroidtherapie muß zurückhaltend gestellt werden, insbesondere bei den nicht systemischen Verläufen vor Abschluß des Längenwachstums.

Eine Wachstumshemmung ist die wichtigste Nebenwirkung einer langdauernden systemischen Kortikosteroidtherapie. Sie kommt v.a. bei hoch floriden systemischen Verläufen mit ausgeprägter Steroidabhängigkeit vor.

Das Ausmaß und die Ausprägung der Nebenwirkungen mit den typischen Zeichen des exogenen Hyperkortizismus ist abhängig von Zeitdauer, Dosis, Applikationsform der Kortikosteroide und individuellen Faktoren.

Die Osteoporose ist im Kindesalter nicht nur von der verabreichten Steroiddosis, sondern wesentlich auch von der Entzündungsaktivität und körperlichen Aktivität des Patienten abhängig und nimmt somit bei einer effektiven Entzündungsbehandlung ab.

Die *lokale intraartikuläre Kortikosteroidapplikation* mit Triamcinolonhexacetonid hat in der Therapie florider idiopathischer Arthritiden einen hohen Stellenwert. Im Kindes- und Jugendalter ist die Ansprechrate mit ca. 90 % und einer medianen Wirkdauer von mehr als 70 Wochen bei geringer Nebenwirkungsrate sehr gut. Sie ermöglicht wahrscheinlich bei einem Teil der Patienten mit oligoartikulärem Verlauf eine frühzeitigere Beendigung der Therapie mit nichtsteroidalen Antirheumatika. Die Applikation sollte mit kindgerechter Analgosedierung erfolgen.

An Nebenwirkungen werden Hautatrophien, Lipoatrophien und periartikuläre Kalzifikationen beobachtet, selten avaskuläre Nekrosen Es besteht ein sehr geringes Infektionsrisiko unter aseptischen Bedingungen.

Bei Auftreten einer Iridozyklitis besteht eine dringliche Indikation zur lokalen Anwendung kortikosteroidhaltiger Augentropfen/-salbe, die initial bei florider Entzündung häufig zu applizieren sind. Daneben sollte eine medikamentöse Mydriasis zur Vermeidung von Synechien erfolgen. Bei akuter Visusverschlechterung kann eine Kortikosteroidpulstherapie eingesetzt werden.

Lokale Nebenwirkungen am Auge (Katarakt, Glaukom) sind gegenüber dem Risiko der Schäden durch unzureichend behandelte Iridozyklitis abzuwägen.

Nichtmedikamentöse Therapie. Ein individuelles Behandlungskonzept mit Krankengymnastik, Ergotherapie und physikalischen Maßnahmen von Beginn der Erkrankung an ist entscheidend für eine günstige funktionelle Prognose. Ziel ist eine Vermeidung bleibender Funktionseinschränkungen und Fehlstellungen. In der krankengymnastischen und ergotherapeutischen Elternanleitung werden Übungen für die tägliche häusliche Behandlung vermittelt. Hierbei sollen die betroffenen Gelenke innerhalb des schmerzfreien Bewegungsumfangs unter Abnahme der Eigenschwere bewegt werden. Die Bewegung erfolgt unter vorsichtigem Zug, um den Druck im Gelenk zu vermindern und wirkt so schmerzlindernd. Eine Vorbehandlung durch Kryotherapie kann zu einem Rückgang der entzündlichen Schwellung und Schmerzen führen. Wesentlich ist ein effektiver Gelenkschutz und die Benutzung gelenkentlastender Hilfsmittel (z.B. abfedernde Schuhe, weiche Einlagen, Therapiefahrrad) bzw. mechanischer Übungsgeräte (Schlingentisch). Besonders wichtig ist die korrigierende Behandlung der Gelenkfehlstellungen, die durch langdauernde Entzündung und schmerzbedingte Schonhaltung entstehen.

Bei Verspannungen der Muskulatur kann eine Wärmebehandlung sowie eine Hydrotherapie im Warmwasserbad eine Schmerzlinderung bewirken.

Zur Schmerzbehandlung kann im Kindesalter auch die transkutane elektrische Nervenstimulation (TENS) eingesetzt werden, die bei schmerzenden Gelenken mit anderen physiotherapeutischen Verfahren kombiniert werden sollte.

Das Gesamtkonzept der Therapie sollte möglichst umfassend Patient und Familie einbeziehen. Es muß die schulischen, psychosozialen und emotionalen Bedürfnisse berücksichtigen und Hilfestellungen für die Alltagsbewältigung der Gelenkerkrankung geben.

Daher sind Patienten- und Elterninformationen sowie Schulungsmaßnahmen über die Erkrankung, ihre Therapiemöglichkeiten, Krankengymnastik, Ergotherapie, psychologische, schulische, berufliche und soziale Besonderheiten wichtig für eine Langzeit-Compliance mit Akzeptanz der Behandlungsmaßnahmen und eine frühzeitige adäquate Planung des schulischen und beruflichen Weges.

Hilfestellung bei der Krankheitsbewältigung kann durch psychologische Mitbetreuung, Selbsthilfegruppen der deutschen Rheumaliga, Elternvereine, Gesprächskreise, insbesondere aber durch kindgerechte Betreuung und enge Zusammenarbeit zwischen kinderrheumatologischer Ambulanz/ Einrichtung und dem Kinderarzt am Heimatort erfolgen.

Verlauf und Prognose. Verlauf und Prognose der juvenilen Arthritis sind unterschiedlich und im wesentlichen abhängig von der jeweiligen Subgruppe der Arthritis (s. dort). Nach einer schwedischen Studie an jungen Erwachsenen mußten 49/100 000 Patienten die Therapie im Erwachsenenalter fortführen. Mädchen hatten ein 5fach höheres Risiko hinsichtlich einer persistierenden Krankheitsaktivität.

Sehr wesentlich ist eine frühzeitige Diagnosestellung, eine effektive Frühtherapie und die Erhaltung bzw. Wiederherstellung der physiologischen Bewegungsumfänge entzündeter Gelenke durch lokale und systemische medikamentöse Therapie sowie physikalische Langzeitbehandlung.

Bei frühzeitigem Therapiebeginn, ausreichender antiphlogistischer Medikation und guter Compliance hinsichtlich der medikamentösen und physikalischen Maßnahmen ist die funktioneller Prognose auch bei erosiven radiologischen Veränderungen günstig. Gerade am wachsenden Skelett bestehen gute Möglichkeiten für eine vollständige Rückbildung vorhandener Fehlbelastungen und Achsenfehlstellungen bei frühzeitiger Entzündungsbehandlung und adäquater Hilfsmittelversorgung.

Durch Basistherapiekombinationen, frühzeitige lokale Kortikosteroidinjektionen oder Bolussteroidtherapien läßt sich zukünftig möglicherweise eine effektivere Frühtherapie durchführen.

Neue immunologische Therapieansätze werden möglicherweise in den nächsten Jahren zunehmend zur Verfügung stehen. So ist die Therapie mit TNF-α-Rezeptorantagonisten bei der juvenilen chronischen Polyarthritis als wirksam beschrieben und sie wird zunehmend eingesetzt. Auch die autologe Stammzelltransplantation kann in Zukunft eine Therapieoption für therapieresistente systemische Verläufe der JRA werden.

Literatur

Andersson Göre B (1996) Epidemiology of rheumatic disease in children. Curr Opin Rheumatol 8: 449–454
Cassidy JT, Petty RE (1995) Textbook of pediatric rheumatology. 3rd edn. Saunders, Philadelphia
Deutsche Gesellschaft für Rheumatologie (1998) Kommission für Qualitätssicherung in der Rheumatologie. Steinkopff, Darmstadt
Häfner R, Truckenbrodt H (1986) Verlauf und Prognose der systemischen juvenilen chronischen Arthritis – Retrospektive Studie an 187 Patienten. Klin Pädiatr 198: 401–407
Horrett G et al. (2000) Empfehlungen der AGKJR zur Therapie mit Etanercept. Z Rheumatol 59: 365–369
Jacobs JC (1993) Pediatric rheumatology for the practitioner, 2nd edn. Springer, Berlin Heidelberg New York Tokyo
Lovell D et al. (2000) Etanercept in children with polyarticular juvenile rheumatoid arthritis. N Engl J Med 342:763–769
Morhart R, Truckenbrodt H (1997) Makrophagenaktivierungssyndrom (MAS). Eine ernste Komplikation bei Kindern mit rheumatischen Erkrankungen. Monatsschr Kinderheilkd 145:918–927
Petty R et al. (1998) Revision of the proposed classification criteria for juvenile idiopathic arthritis. Durban, 1997. J Rheumatol 25/10: 1991–1996
Singsen B, Goldbach-Mansky R (1997) Methotrexate in the treatment of juvenile rheumatoid arthritis and other pediatric rheumatic and nonrheumatic disorders. Rheum Dis Clin North Am 23: 811–840
Wahn U, Seger R, Wahn V (1994) Pädiatrische Allergologie und Immunologie in Klinik und Praxis, 2. Aufl. Fischer, Stuttgart Jena New York

85 Juvenile Spondylarthropathien

G. Ganser, H.-I. Huppertz

Definition. Juvenile Spondylarthropathien sind eine Gruppe entzündlicher Krankheiten von Achsenskelett und peripheren Gelenken. Gemeinsame, wenn auch in wechselnder Häufigkeit vorkommende Merkmale sind

- Entzündung der Gelenke des Achsenskeletts,
- Enthesopathie,
- Assoziation zu HLA B27,
- positive Familienanamnese für Spondylitis ankylosans, Psoriasisarthritis, chronisch entzündliche Darmerkrankungen,
- extraartikuläre Manifestationen wie akute Iritis, Haut- und Schleimhautmanifestationen,
- fehlende Rheumafaktoren, fehlende bzw. niedrigtitrige antinukleäre Antikörper.

Nach klinischen und radiologischen Kriterien werden verschiedene Krankheitsbilder unterschieden (Tabelle 85.1). Die undifferenzierte juvenile Spondylarthropathie ist oft nicht von der Oligoarthritis Typ II abgrenzbar (s. Kap. 84), die Nomenklaturen werden nebeneinander benutzt. Im weiteren Sinne rechnet man auch die Psoriasisarthritis zu den Spondylarthropathien.

Häufigkeit. Die juvenilen Spondylarthropathien sind die zweithäufigste chronisch entzündliche Gelenkerkrankung im Kindes- und Jugendalter. Etwa 15–20 % der Kinder mit chronischer Arthritis haben eine juvenile Spondylarthropathie. Die Erkrankung nimmt nach dem 6. Lebensjahr deutlich zu. Jungen sind insgesamt häufiger betroffen als Mädchen.

Ätiopathogenese. Ätiologie und Pathogenese sind unbekannt. Bei den reaktiven Arthritiden gehen Infektionen mit gramnegativen Darmkeimen oder Chlamydien der Arthritis voraus.

Der Beweis einer bakteriellen Genese der anderen Spondylarthropathien steht aber aus. Für eine genetische Disposition spricht eine familiäre Häufung innerhalb der Gruppe der Spondylarthropathien und die Assoziation mit dem HLA B27.

HLA B27 ist ein Histokompatibilitätsmerkmal der Klasse I, also ein Molekül, das auf allen kernhaltigen Zellen vorkommt. Es wirkt bei der Präsentation von Antigenen intrazellulärer Erreger im Rahmen der Infektabwehr mit. Die Bedeutung von HLA B27 für die Pathogenese der Spondylarthropathien ist ungeklärt.

Tabelle 85.1. Die juvenilen Spondylarthropathien. Häufigkeiten: +++ sehr häufig; ++ häufig; + gelegentlich; – nie. (Mod. nach Cassidy u. Petty 1995)

	Undifferenzierte juvenile Spondylarthritis	Juvenile ankylosierende Spondylitis	Juvenile Psoriasisarthritis	Chronisch entzündliche Darmkrankheiten	Reaktive Arthritis
Enthesopathie	+++	+++	+	+	++
Axiale Arthritis	+	+++	++	++	+
Periphere Arthritis	+++	+++	+++	+++	+++
HLA-B27-Positivität	+++	+++	+	++	+++
Antinukleäre Ak	–	–	++	–	–
Rheumafaktoren	–	–	–	–	–
Iritis	+	+	+	+	+
Hautmanifestation	–	–	+++	+	+
Schleimhautmanifestation	–	–	–	+	+
Befall Gastrointestinaltrakt	–	–	–	+++	+++

Während in Deutschland etwa 8 % der Bevölkerung das HLA-B27-Merkmal tragen, kommt es mit Ausnahme der Psoriasisarthritis bei 60–95 % der Patienten mit einer Spondylarthropathie vor d.h. das relative Risiko, an einer Spondylarthropathie zu erkranken, ist bei Vorhandensein des HLA-B27-Antigens deutlich erhöht.

Pathologie. Die histologischen Veränderungen der Synovia mit lymphozytärer Infiltration erlauben keine Unterscheidung von anderen Ursachen einer chronischen Arthritis.

Klinische Symptome und Verlauf. Den Spondylarthropathien gemeinsam sind Schmerzen an Ligamenten, Sehnen und Gelenkkapseln im Rahmen der Enthesopathie. Sie sind von den Gelenkschmerzen zu unterscheiden. Typischerweise bestehen Schmerzen an den Ansatzstellen der Achillessehne, Plantaraponeurose, Metatarsalköpfchen und an der Patellaspitze sowie der Tuberositas tibiae, seltener am Thorax, an den Sitzbeinhöckern, am Trochanter major, am Beckenkamm und am Schambein. Tiefe Rückenschmerzen können im Rahmen einer Sakroileitis das erste Krankheitssymptom sein. Typischerweise sind die Schmerzen in der Nacht und in den frühen Morgenstunden besonders ausgeprägt. Sie sind u.U. sehr heftig und führen zu deutlichen funktionellen Störungen, z.B. Fehlbelastung des Fußes, Schonhaltung der Wirbelsäule mit Rundrücken, Steilstellung der Lendenwirbelsäule. Körperliche Aktivität und beinbelastende Sportarten können die Beschwerden deutlich verstärken.

Die Arthritis tritt vorwiegend an den unteren Extremitäten auf. Im Langzeitverlauf kommt eine oligoartikuläre, aber auch eine asymmetrische polyartikuläre Manifestation mit Befall großer und kleiner Gelenke vor. Häufig sind auch die Schultern und Kiefergelenke sowie die Grundgelenke an Fingern und Zehen betroffen. Besonders schwierig von einer Enthesopathie abzugrenzen ist die Beteiligung des unteren Sprunggelenks (Talonavikulargelenk, Cuneonavikulargelenk) bzw. der Mittelfußgelenke.

Die mögliche Beteiligung der Sakroileakalgelenke und der kleinen Gelenke der Lendenwirbelsäule wird meist erst im weiteren Verlauf bei Jugendlichen oder jungen Erwachsenen apparent.

Undifferenzierte juvenile Spondylarthropathie

Bei der undifferenzierten juvenilen Spondylarthropathie lassen sich die Symptome der Erkrankung noch nicht eindeutig einer differenzierten Spondylarthropathie zuordnen. Die Diagnose wird durch Erfüllung der unten genannten Kriterien (ESSG-Kriterien) gestellt.

Diagnostische Kriterien[1] der Spondylarthropathie (European Spondyloarthropathy Study Group, ESSG)

Eine Spondylarthropathie kann diagnostiziert werden bei

- entzündlichen Rückenschmerzen oder
- peripherer Arthritis (asymmetrisch und/oder überwiegend die untere Extremität betreffend) mit

mindestens einem der folgenden Zeichen
- HLA-B27-assoziierte Krankheit in der Familie,
- Psoriasis
- entzündliche Darmkrankheit
- Urethritis/Zervizitis oder akuter Durchfall innerhalb eines Monats vor Arthritisbeginn
- wechselseitige Gesäßschmerzen
- Enthesopathie
- radiologischer Nachweis einer Sakroileitis

[1] Die Kriterien sind im Kindesalter nicht abschließend erarbeitet. Bei Anwendung auf Kinder und Jugendliche soll die Erkrankung vor dem 16. Lebensjahr begonnen haben.

Da ein Befall der Wirbelsäule im Kindesalter initial selten ist, beruht die Diagnose meist auf der Assoziation einer peripheren Arthritis mit extraartikulären Symptomen.

Die Arthritis ist asymmetrisch, oft oligoartikulär und bevorzugt die untere Extremität. Nicht selten kommt es zur entzündlichen Veränderung eines gesamten Fußes mit

- Schwellung und Schmerzhaftigkeit der Achillessehne;
- Enthesopathie von Achillessehne und Plantaraponeurose,
- Arthritis des oberen und unteren Sprunggelenks mit z.T. ausgeprägter Einschränkung von Pronation und Supination;
- positivem Gaensslen-Zeichen, d.h. Schmerzhaftigkeit des Fußgewölbes bei querer Kompression an den Metatarsalia, wobei der Patient aufgrund der diffusen Entzündung der Weichteile die genaue Stelle der Schmerzhaftigkeit nicht bezeichnen kann;
- Arthritis des Großzehengrundgelenks und Daktylitis (Abb. 85.1).

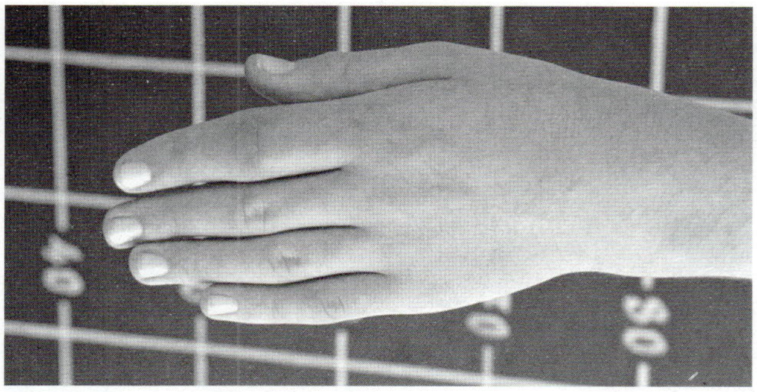

Abb. 85.1. Daktylitis. Schwellung und Rötung des linken Zeigefingers eines 15jährigen Jungen mit undifferenzierter juveniler Spondylarthropathie

Diese Entzündung führt häufig zu Humpeln oder verändertem Gangbild mit fehlendem Abrollen und einseitiger Belastung. Die extraartikulären Symptome können zeitlich unabhängig von der Arthritis auftreten.

Laborwerte zeigen im akuten Stadium meist eine beschleunigte Blutsenkungsgeschwindigkeit und erhöhtes CRP. Die Parameter können trotz Fortbestehen der Entzündung allmählich abfallen. In mehr als der Hälfte der Fälle ist das HLA B27 vorhanden.

Differentialdiagnostisch ist die Krankheit von der juvenilen rheumatoiden Arthritis abzugrenzen, wobei es deutliche Überschneidungen mit der Oligoarthritis Typ II gibt. Treten Zeichen einer der spezifischen Spondylarthropathien auf, muß die Diagnose revidiert werden.

In der ILAR-Klassifikation wird dieser Symptomenkomplex als „enthesitis related arthritis" zusammengefaßt. Man versteht hierunter eine Arthritis mit Auftreten einer Enthesitis. Tritt lediglich eine Arthritis oder eine Enthesitis auf, werden 2 der 5 folgenden klinischen Zeichen für die Diagnosestellung gefordert.

- Druckschmerz der Ileosakralgelenke oder entzündlicher Rückenschmerz,
- Vorhandensein von HLA B27,
- Familienanamnese von einem Verwandten 1. oder 2. Grades mit einer medizinisch gesicherten HLA-B27-assoziierten Erkrankung,
- Uveitis anterior mit Schmerzen, Rötung oder Photophobie,
- Auftreten der Arthritis bei einem Jungen im Alter von 8 Jahren oder älter.

Ausschlußkriterium ist insbesondere die Psoriasis bei einem Verwandten I. oder II. Grades.

Juvenile ankylosierende Spondylitis

An einer ankylosierenden Spondylitis sind etwa 129/100 000 Erwachsene erkrankt. Bei mehr als 8% der Patienten läßt sich die Krankheit in die Kindheit zurück verfolgen, woraus sich eine Prävalenz der juvenilen ankylosierenden Spondylitis von mindestens 10/100 000 Kinder unter 16 Jahren errechnet. Betroffen ist vorwiegend das männliche Geschlecht.

Es handelt sich um eine chronisch-entzündliche Arthritis des Achsenskeletts mit radiologischen Veränderungen der Ileosakralgelenke, häufig begleitet von einer peripheren Arthritis und Enthesopathie. Die periphere Arthritis tritt bevorzugt an den großen Gelenken der unteren Extremitäten auf und ist oft nicht erosiv. Ein ausschließlicher Befall der Wirbelsäule ist im Kindesalter sehr selten. Der Krankheitsbeginn liegt meist in der Adoleszenz und betrifft vorwiegend Knaben.

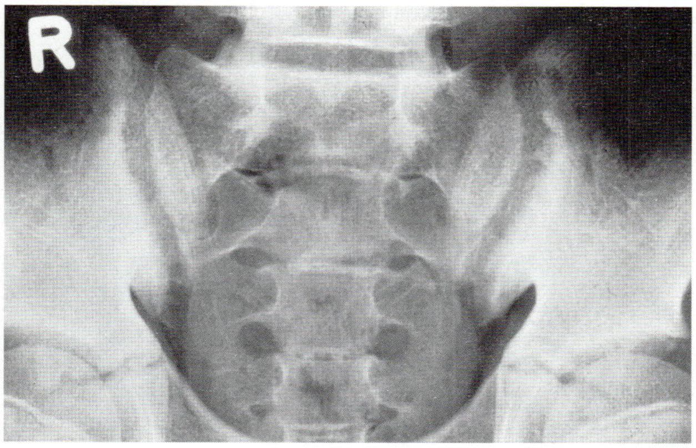

Abb. 85.2. Röntgenaufnahme der Ileosakralgelenke (nach Barsony) mit Pseudoerweiterung (beidseitig) bei einem 15jährigen Patienten

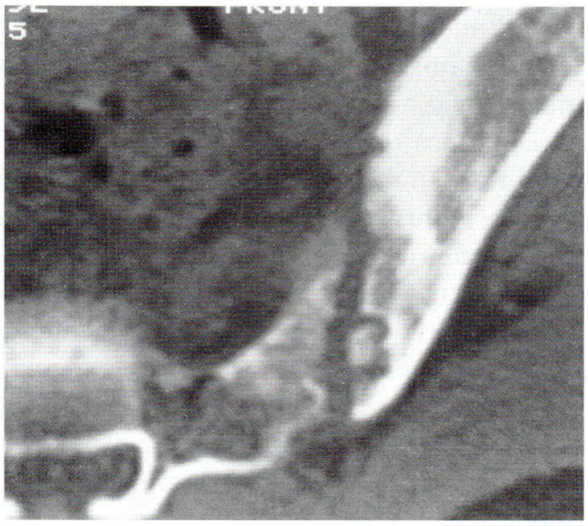

Abb. 85.3. Computertomographie des gleichen Patienten mit Erosionen

Die endgültige Diagnose wird meist erst nach jahrelangem Verlauf gestellt, d.h. die Krankheit wird zu Beginn oft eingeordnet als undifferenzierte juvenile Spondylarthropathie oder als juvenile rheumatoide Arthritis.

Die Labordiagnostik zeigt eine Erhöhung der BSG und meist des CRP. Auch wenn HLA B27 bei bis zu 95% der Patienten vorkommt, ist dieser Parameter als vererbter Risikofaktor nicht diagnostisch beweisend.

Für die Diagnose werden beidseitige radiologische Veränderungen der Sakroiakalgelenke gefordert, die oft erst Jahre nach der Erstmanifestation nachweisbar werden. Das mittlere Intervall zwischen ersten klinischen Symptomen und Nachweis einer beidseitigen Sakroileitis in der konventionellen Bildgebung beträgt 6,5 Jahre.

Bei der konventionellen Röntgendiagnostik fällt zunächst eine sog. „Pseudoerweiterung" der Ileosakralgelenke auf (Abb. 85.2). Im weiteren Verlauf sind wesentliche morphologische Kriterien Randsklerosierungen, unscharf begrenzte Gelenkkonturen (Abb. 85.3) vorwiegend im mittleren Drittel der Gelenke und Verschmälerung des Gelenkspaltes bis hin zur vollständigen Ankylose.

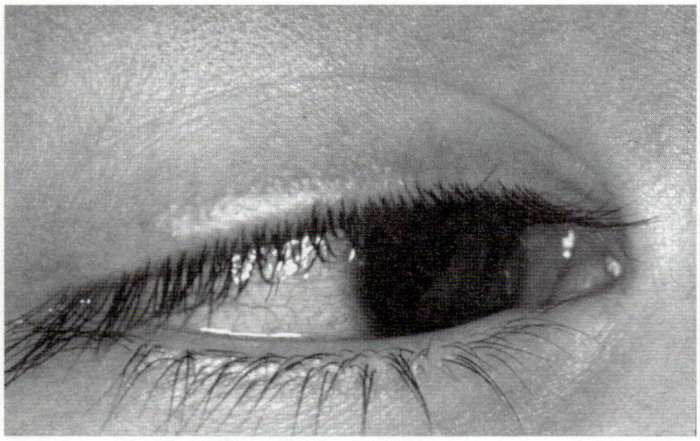

Abb. 85.4. Akute vordere Uveitis mit Konjunktivitis bei einem 16jährigen Patienten

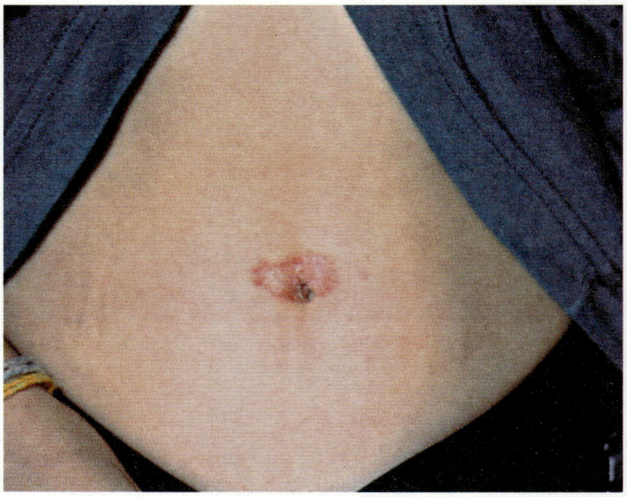

Abb. 85.5. Psoriasiseffloreszenzen im Nabelbereich bei einer 12jährigen Patientin

Erosive Veränderungen lassen sich frühzeitig und sensitiv durch die dynamische Kernspintomographie mit Gadolinium-Kontrast erfassen.

Für die Diagnose der ankylosierenden Spondylitis des Erwachsenen werden neben Schmerzen und Bewegungseinschränkung der thorakolumbalen Wirbelsäule, Einschränkung der thorakalen Expansion und evtl. Iritis eine radiologisch nachgewiesene (beidseitige) Sakroileitis und objektive Zeichen der Arthritis der kleinen Wirbelgelenke gefordert. Spezielle Kriterien für die Diagnose der juvenilen ankylosierenden Spondylitis gibt es nicht. Eine akute Iritis, oft mit erheblicher Konjunktivitis und Lichtscheu wird bei etwa 20 % der Patienten beobachtet und kann der Gelenkmanifestation vorausgehen (Abb. 85.4).

Kardiopulmonale Manifestationen (z.B. Aorteninsuffizienz) oder Lungenparenchymveränderungen sind möglich. Eine zentralnervöse Beteiligung kann bei atlantoaxialer Subluxation vorkommen und wurde bei der ankylosierenden Spondylitis in Einzelfällen beobachtet.

Differentialdiagnostisch sind orthopädische Erkrankungen wie M. Scheuermann, Diskushernien, Spondylolisthesis und sog. „Blockierungen" der Ileosakralgelenke auszuschließen.

Ferner ist eine juvenile ankylosierende Spondylitis abzugrenzen von anderen Spondylarthropathien, jedoch auch von einer septischen Arthritis oder Osteomyelitis und dem Ewing-Sarkom.

Juvenile Psoriasisarthritis

Die Psoriasisarthritis ist im Kindesalter mit 10–15/100 000 Fälle erheblich seltener als die juvenile rheumatoide Arthritis. Sie tritt etwas häufiger bei Mädchen als bei Jungen auf, mit einem Altersgipfel bei 7 bis 11 Jahren. Die juvenile Psoriasisarthritis ist definiert nach der Vancouver-Klassifikation:

Eine juvenile Psoriasisarthritis liegt vor bei

- Arthritis mit kutaner Psoriasis oder
- Arthritis mit 3 von 4 folgenden Befunden:
  - Daktylitis (Wurstfinger/-zehe, Abb. 85.1),
  - Tüpfelnägel oder Onycholyse,
  - psoriasisartiger Hautausschlag,
  - Psoriasis bei Verwandten 1. Grades.

Eine Psoriasisarthritis ist wahrscheinlich bei Vorliegen von 2 der 4 gelisteten Kriterien.

In der ILAR-Klassifikation ist eine Psoriasisarthritis definiert als eine Arthritis mit gleichzeitiger Psoriasis oder eine Arthritis mit mindestens 2 der 3 folgenden Zeichen:

- Daktylitis,
- Nagelauffälligkeiten (Tüpfelung oder Onycholyse),
- Familienanamnese einer Psoriasis, gesichert durch einen Dermatologen bei einem Verwandten 1. Grades.

Eine Psoriasis kann der Gelenkmanifestation um viele Jahre vorausgehen oder auch folgen. Nur bei 10 % der Patienten treten Haut- und Gelenkmanifestation gleichzeitig auf. Typische Prädilektionsstellen sind der behaarte Kopf, insbesondere der Haaransatz, die Streckseiten der Gelenke, die mechanischer Belastung ausgesetzt sind (Knie, Ellbogen, MCP-Gelenke), Nabel- und perianale Region (Abb. 85.5). Die Veränderungen an den Nägeln können sehr diskret sein. Besonders charakteristisch ist eine starke Tüpfelung eines einzelnen Nagels in dem Strahl des Gelenkbefalls. Eine Onycholyse ist für das Kindesalter als Psoriasismanifestation untypisch und von einer Mykose abzugrenzen.

Die Psoriasisarthritis kann im klinischen Verlauf die Charakteristika verschiedener Subgruppen der juvenilen rheumatoiden Arthritis aufweisen. Sie kann beispielsweise initial wie eine frühkindliche Oligoarthritis verlaufen einschließlich einer schweren chronischen Iridozyklitis mit der Gefahr eines Visusverlustes. Im Gegensatz zu anderen Spondylarthropathien sind bei Psoriasisarthritis manchmal auch antinukleäre Antikörper nachweisbar. Die Assoziation zu HLA B27 besteht vorwiegend bei den Verlaufsformen mit Beteiligung der Sakroileakalgelenke.

Die verschiedenen klinischen Verlaufsformen und ihre Häufigkeiten sind in Tabelle 85.2 zusammengefaßt.

Die häufigste klinische Erstmanifestation ist eine asymmetrische Oligoarthritis, z.B. des Kniegelenks, die anfangs nicht von einer juvenilen rheumatoiden Arthritis abgrenzbar ist.

Initialer Befall der Hüftgelenke oder Befall eines einzelnen kleinen Gelenks, insbesondere End- oder Mittelgelenks

Tabelle 85.2. Verlaufsformen der Psoriasisarthritis. (Nach Cassidy u. Petty 1995)

Arthritis	Charakteristika	Häufigkeit [%]
Monartikulär oder asymmetrisch oligoartikulär	Finger, Zehen; wird oft polyartikulär im Verlauf	70
Symmetrisch	polyartikulär; große und kleine Gelenke mit Befall der Endgelenke	15
Bevorzugt Endgelenke	Fast immer Beteiligung der Nägel	5
Spondylitis	Periphere Arthritis mit Sakroileitis	5
Arthritis mutilans	Schwere Deformierungen, oft mit Sakroileitis und Ankylose	5

soll an das Vorliegen einer Psoriasisarthritis denken lassen. Eine Enthesopathie oder einer Daktylitis mit Haut- und Nagelveränderungen verstärken den Verdacht.

Radiologisch können bei Psoriasisarthritis eine Periostitis mit Periostabhebung und Verdickung des betroffenen Knochens, aber auch frühzeitig asymmetrische erosive Veränderungen gesehen werden. Eine Beteiligung der Sakroiliakalgelenke ist möglich.

Arthritis bei chronisch-entzündlichen Darmerkrankungen

Chronisch-entzündliche Darmerkrankungen (M. Crohn und Colitis ulcerosa) sind in 10–20 % der Fälle mit einer peripheren Arthritis assoziiert. Die Arthritis kann der Manifestation am Verdauungstrakt um Jahre vorausgehen. Eine floride Arthritis im Rahmen einer chronisch-entzündlichen Darmerkrankung deutet auf eine unzureichende Behandlung oder ein Rezidiv der Grunderkankung hin.

Betroffen sind meist Schulkinder. Oft sind Knie und/oder Sprunggelenke befallen, meist asymmetrisch und oligoartikulär mit remittierendem Verlauf. Ein polyartikulärer Befall oder eine Spondylitis mit Sakroileitis sind selten, wobei die Progredienz der Sakroileitis nicht mit der Aktivität der Darmerkrankung korreliert.

Die Sakroileitis ist assoziiert mit HLA B27.

Es findet sich eine Erhöhung der Entzündungsmarker, aber meist keine antinukleären Antikörper oder Rheumafaktoren. Radiologisch zeigt die periphere Arthritis nur selten erosive Veränderungen, häufiger Zeichen der Enthesopathie oder Periostitis.

Reaktive Arthritis

Es handelt sich um postinfektiöse (reaktive) Erkrankungen, die wegen der klinischen Charakteristika der Gelenkerkrankung und der häufigen Assoziation mit HLA B27 (60–70 % der Fälle) traditionell den juvenilen Spondylarthropathien zugerechnet werden. Ihre Häufigkeit ist wegen des oft günstigen Spontanverlaufs, insbesondere bei oligosymptomatischen Verläufen, schwer abschätzbar.

Die Symptomatik besteht aus einer Arthritis, selten einer Konjunktivitis (und Iritis), welche nach einer Urethritis (meist durch Chlamydien) oder einer Durchfallepisode (nach Yersinien, Salmonellen, Shigellen) auftritt. Die Kombination Urethritis, Arthritis, Konjunktivitis/Iritis ist auch als Reiter-Syndrom bekannt (s. auch S. 655).

Die klinischen Zeichen treten simultan oder innerhalb einer Periode von 3 bis 4 Wochen nach der Urethritis oder Enteritis auf. Allgemeinsymptome wie subfebrile Temperaturen, Gewichtsverlust, Epistaxis, Pleuraergüsse oder atemabhängige Schmerzen, Lymphknotenschwellungen und Hepatosplenomegalie, Erythema nodosum werden insbesondere zu Beginn der Krankheit beobachtet. Seltene, jedoch typische Haut- und Schleimhautmanifestationen sind Keratoderma blenorrhagicum sowie Ulzera der Mundschleimhaut.

Die Arthritis verläuft meist oligoartikulär (typischerweise Knie- oder Sprunggelenk) und asymmetrisch, kann aber innerhalb weniger Wochen auch zahlreiche Gelenke befallen. Begleitend wird eine Enthesopathie beobachtet. Druck- und Bewegungsschmerz über den Ileosakralgelenken sind im Rahmen der Akuterkrankung vorübergehend zu beobachten.

Laborchemisch zeigt sich häufig eine hohe Entzündungsaktivität (BSG >100 mm/h Leukozyten bis 20 000/mm^3, Eosinophilie, Akutphaseproteine, Leukozyturie, minimale Proteinurie).

Therapie. Allgemeines Behandlungsziel ist der Erhalt des Bewegungsumfangs der peripheren Gelenke und der Wirbelsäule bzw. die Wiederherstellung der physiologischen Bewegungsumfänge entzündeter Gelenke durch lokale und systemische medikamentöse Therapie sowie physikalische Langzeitbehandlung.

Entscheidend ist eine gute Information des Patienten und seiner Familie, um die Mitarbeit für eine Langzeitbehandlung mit Medikamenten, täglichen krankengymnastischen Übungen, gezielten physikalischen Anwendungen und eine adäquate Lebensführung zu erreichen.

Medikamente. Eine entzündungshemmende, beschwerdeorientierte Behandlung erfolgt mit *nichtsteroidalen Antirheumatika*. Sie wirken symptomatisch, beeinflussen den natürlichen Verlauf der Erkrankung aber nicht entscheidend.

Indometacin erscheint in einer Tagesdosis von 1,5–2,5 mg/kg/Tag in 3 Einzeldosen effektiv, wobei die erste Medikation bereits in den frühen Morgenstunden erfolgen sollte. Alternativ wird *Diclofenac* (2 mg/kg/Tag) in 3 Einzeldosen eingesetzt. Zur Nacht erscheint die Gabe eines Retard-Präparates wegen der frühmorgendlichen Schmerzen sinnvoll.

Bei der Anwendung von *Naproxen* (10–15 mg/kg/Tag) sind aufgrund der längeren Halbwertszeit 2 Einzeldosen ausreichend.

Zur Basistherapie eignet sich bei allen HLA-B27-assoziierten Arthritiden im Kindes- und Jugendalter *Sulfasalazin*. Bei chronisch-entzündlichen Darmerkrankungen ist Sulfasalazin auch Mittel der Wahl für die Therapie der Grunderkrankung.

Alternativ zu Sulfasalazin kann *Methotrexat* bei den juvenilen Spondylarthropathien eingesetzt werden. Bei der Psoriasisarthritis bessert sich häufig zusätzlich die Hautmanifestation. Die Methotrexattherapie der chronisch-entzündlichen Darmerkrankungen ist den therapieresistenten Verläufen vorbehalten.

Bis zum Wirkbeginn der Basistherapie oder in Erkrankungsschüben ist gelegentlich eine vorübergehende niedrigdosierte Therapie mit oralen *Kortikosteroiden* erforderlich.

Die intraartikuläre Injektionsbehandlung der betroffenen peripheren Gelenke mit *Triamcinolon-Hexacetonid* zeigt bei florider Entzündung eine gute Wirkung und ist nebenwirkungsarm. Eine intraartikuläre Steroidtherapie der Ileosakralgelenke wird auch im Jugendalter als wirksam beurteilt.

Die Infiltration von chronisch entzündeten Sehnen und Sehnenansätzen sollte nur mit wasserlöslichen Steroiden erfolgen. Topische Steroide werden lokal bei der akuten Uveitis eingesetzt.

Physikalische Therapie. Die physikalischen Therapieverfahren spielen bereits in der Akutbehandlung eine wesentliche Rolle, da es relativ rasch zu Bewegungseinschränkungen und Muskelatrophie kommen kann.

Entscheidend für eine günstige funktionelle Prognose ist eine konsequente physikalische Therapie mit täglichen krankengymnastischen Übungen für alle betroffenen Gelenke zur Verbesserung der Beweglichkeit. Bei Befall des Achsenskeletts sind zusätzlich Atemübungen für die Interkostalmuskulatur sowie eine systematische Trainingstherapie notwendig.

An sportlichen Betätigungen erscheint Schwimmen besonders günstig.

Wesentlich ist ein effektiver Gelenkschutz. Gelenkentlastende Hilfsmittel (z.B. abfedernde Schuhe, weiche Einlagen, Therapiefahrrad bzw. -roller) sowie mechanische Übungsgeräte (z.B. Schlingentisch) können für die tägliche häusliche Physiotherapie sinnvoll sein.

Zur Schmerzlinderung werden neben nichtsteroidalen Antirheumatika auch physikalische Behandlungsmaßnahmen wie Kryotherapie, Elektrotherapie z.B. die transkutane elektrische Nervenstimulation (TENS) eingesetzt, die im Kindes- und Jugendalter jedoch nicht evaluiert sind.

Ferner kommen Entspannungsverfahren wie autogenes Training zur Anwendung.

Prognose. Die Prognose der *undifferenzierten juvenilen Spondylarthropathie* ist noch nicht gut bekannt. Während die meisten Fälle vermutlich ohne bleibende Schäden ausheilen, können auch noch Jahre später Rezidive auftreten, oder die Erkrankung kann in eine differenzierte Spondylarthropathie z.B. eine ankylosierende Spondylitis übergehen.

Die *juvenile ankylosierende Spondylitis* verläuft zunächst oft leicht und remittierend. Sie kann in jedem Stadium der Erkrankung zur Ruhe kommen, aber auch fortschreiten mit zunehmender Bewegungseinschränkung der Wirbelsäule und knöcherner Ankylose.

Bei frühzeitigem Therapiebeginn, ausreichender antiphlogistischer Medikation und guter Compliance kann die funktionelle Prognose jedoch auch bei erosiven radiologischen Veränderungen günstig sein.

Die Prognose bei der *Psoriasarthritis* ist unterschiedlich. Bei polyartikulärem Langzeitverlauf treten häufig destruierende Gelenkveränderungen z.B. an den Hüften auf. Bei chronischer Entzündungsaktivität kann sich eine Amyloidose entwickeln.

Bei der Arthritis im Rahmen einer *chronisch-entzündlichen Darmerkrankung* hängt die Prognose der peripheren Gelenkerkrankung von einer effektiven Entzündungskontrolle der Darmerkrankung ab. Nach operativer Sanierung hochentzündlicher Darmsegmente kann die Arthritis ausheilen. Andererseits ist sie keine Indikation zur operativen Behandlung des Darms. Veränderungen des Achsenskeletts sind nicht mit der Aktivität der Grunderkrankung korreliert und können auch *bei* effektiver Therapie fortschreiten.

Die Prognose der *reaktiven Arthritis* ist meist günstig wegen des selbstlimitierenden Verlaufs. Allerdings ist bei den chronifizierenden Verläufen eine frühzeitige basistherapeutische Behandlung mit Sulfasalazin indiziert.

Literatur

Cassidy JT, Petty RE (1995) Textbook of pediatric rheumatology, 3rd edn. Saunders, Philadelphia

Dougados M, Linden S van der, Juhlin R et al.(1991) The European spondyloarthropathy study group preliminary criteria for the classification of spondyloarthropathies. Arthritis Rheum 34:1218–1227

Huppertz HI (1994) Die undifferenzierte juvenile Spondylarthropathie. Kinderarzt 25:455–465

Jacobs JC (1993) Pediatric rheumatology for the practitioner, 2nd edn. Springer, Berlin Heidelberg New York Tokyo

Petty RE et al. (1998) Revision of the proposed classification criteria for juvenile idiopathic arthritis: Durban, 1997. J Rheumatol 10: 1991–1995

Southwood TR, Petty RE, Malleson PN (1989) Psoriatic arthritis in children. Arthritis Rheum 32: 1007

Truckenbrodt H, Häfner R (1990) Psoriasis-Arthritis im Kindesalter. Ein Vergleich mit Subgruppen der juvenilen chronischen Arthritis. Z Rheumatol 49:88

86 Infektassoziierte Arthritiden

H.-I. Huppertz

Definition. Zu den infektassoziierten Arthritiden zählt man die viralen Arthritiden, bakterielle Arthritiden durch Borrelien, gramnegative Darmkeime, Chlamydien und das akute rheumatische Fieber. Die infektassoziierten Arthritiden unterscheiden sich von den rheumatischen Erkrankungen unbekannter Ursache wie der juvenilen rheumatoiden Arthritis dadurch, daß der auslösende Erreger bekannt ist. Von der septischen Arthritis durch Staphylokokken oder *Haemophilus influenzae* unterscheiden sich die infektassoziierten Arthritiden dadurch, daß es auch ohne antibiotische Therapie nicht zur raschen Zerstörung des Gelenkes kommt.

Häufigkeit und Epidemiologie. Die akute transiente Arthritis (Dauer <6 Wochen) ist in der Mehrzahl der Fälle eine infektassoziierte Arthritis, oft durch Viren ausgelöst. Die häufigste akute transiente Arthritis ist die Coxitis fugax. Unter

Tabelle 86.1. Bakterielle infektassoziierte Arthritiden

Erreger	Mikrobiologie	Klinik	Spezifische Diagnostik
Streptokokken	β-hämolytische Streptokokken der Gruppe A	Akutes rheumatisches Fieber	Rachenabstrich, Streptokokkenantikörper
Yersinien	*Y. enterocolitica O. 3* *Y. pseudotuberculosis*	Reaktive Arthritis	Elisa/Immunoblot auf IgA-Antikörper, Stuhlkultur
Salmonellen	*S. enterica*	Reaktive Arthritis	Stuhlkultur
Campylobacter	*C. jejuni*	Reaktive Arthritis	Stuhlkultur
Shigellen	Meist *Sh. flexneri*	Reaktive Arthritis Reiter-Syndrom	Stuhlkultur
Chlamydien	*Ch. trachomatis*, selten *Ch. pneumoniae*	Reaktive Arthritis Reiter-Syndrom	Bürstenabstrich von Urethra/Zervix, Serologie umstritten
Borrelien	Oft *Borrelia burgdorferi sensu stricto*	Lyme-Arthritis	Elisa/Immunoblot auf IgG-Antikörper, evtl. PCR
Hämophilus	*H. influenzae*	Reaktive oder septische Arthritis möglich	Anzucht aus Liquor oder Synovialflüssigkeit
Gonokokken	*Neisseria gonorrhoeae*	Reaktive oder septische Arthritis möglich	Anzucht aus Urethra-/ Zervixabstrich oder Synovialflüssigkeit

Tabelle 86.2. Virale Erreger einer infektassoziierten Arthritis

Virus	Virologie	Labordiagnostik[a]
Rötelnvirus	ss RNA, umhüllt	Virusspezifisches IgM
Parvovirus B19	ss DNA, nackt	Virusspezifisches IgM oder PCR
Mumpsvirus	ss RNA, umhüllt	Virusspezifisches IgM
Varizella-zoster Virus	ds DNA, umhüllt	Virusspezifisches IgM
Hepatitis B Virus	ds DNA, umhüllt	HBs-Ag im Serum, Transaminasenerhöhung, Komplementverbrauch
Ross-River-Virus (Arbovirus α-Virus)	ss RNA, umhüllt	Virusspezifische Antikörper, Neutropenie
Epstein-Barr-Virus	ds DNA, umhüllt	VCA-IgM, EA-Antikörper
Adenovirus	ds DNA, nackt	Virusanzucht
Zytomegalievirus	ds DNA, umhüllt	Serokonversion, Virusanzucht, PCR, Antigennachweis
Coxsackie-Virus/Echovirus	ss RNA, nackt	Anzucht, Enterovirus-PCR
Humanes Immundefizienzvirus (HIV)	ss RNA, umhüllt	Elisa und Immunoblot, PCR

[a] Der Umfang und die Art der virologischen Diagnostik hängen von der klinischen Bedeutung und Dringlichkeit der Diagnosestellung und den Möglichkeiten des beauftragten virologischen Labors ab. Der klinische Nutzen einer spezifischen Diagnose sollte auch gegen die Kosten der Diagnostik abgewogen werden.

den chronischen Arthritiden (Dauer >6 Wochen) sind mindestens 20% infektassoziierte Arthritiden. Die Epidemiologie der Arthritis unterscheidet sich in Abhängigkeit vom jeweiligen Erreger erheblich. Die Lyme-Arthritis kann im Gegensatz zu den frühen Manifestationen der Lyme-Borreliose während des ganzen Jahres beginnen.

Ätiologie und Pathogenese. Eine Vielzahl von Viren und Bakterien kann eine infektassoziierte Arthritis hervorrufen (Tabelle 86.1, 86.2). Mit Ausnahme der Ross-River-Arthritis ist eine Gelenkentzündung nach Infektion mit dem jeweiligen Erreger selten. Einen besonderen Synoviotropismus weisen nur das Rötelnvirus, einige Rötelnvirusimpfstämme, das Parvovirus B19 und *Borrelia burgdorferi* auf. Die Pathogenese ist oft unbekannt und von Wirtsfaktoren abhängig. Der Aufbau der Viren läßt keinen Zusammenhang mit der Pathogenese der Arthritis erkennen (Tabelle 86.2). Das HLA B27 ist bei 60–80% der Patienten mit reaktiver Arthritis oder Reiter-Syndrom nachweisbar. Die Arthritis durch Hepatitis-B-Virus ist eine Immunkomplexerkrankung, bei der es zum Niederschlag von Antigen-Antikörper-Komplexen auf synovialen Oberflächen kommt. Mit steigender Antikörperkonzentration verschwindet die Arthritis. Das Rötelnvirus kann sich in der Synovialis vermehren und führt möglicherweise über eine Zellschädigung zur Arthritis. Chlamydien lassen sich aus der Synovialflüssigkeit gelegentlich anzüchten und immer mit molekularbiologischen Methoden nachweisen. Borrelien kann man aus dem Gelenk nicht anzüchten, aber manchmal mittels PCR nachweisen. Bei reaktiver Arthritis durch Salmonellen, Yersinien oder Shigellen findet man normalerweise nur bakterielle Lipopolysaccharide in der Synovialflüssigkeit, während die bakterielle DNA nicht nachweisbar ist. Bei Risikofaktoren wie Komplementdefekten oder systemischem Lupus erythematodes kann aber Salmonella nach Anreicherung anzüchtbar sein. Beim akuten rheumatischen Fieber finden sich keine bakteriellen Produkte im Gelenk, die Ursache liegt in einer Kreuzreaktion der Streptokokkenantikörper mit synovialen und kardialen Epitopen. Zwar konnte bei der Coxitis fugax („Hüftschnupfen“) bisher kein Erreger isoliert werden, die Erkrankung ähnelt jedoch den infektassoziierten Arthritiden und eine virale Ursache wird vermutet.

Tabelle 86.3. Charakteristika wichtiger viraler Arthritiden. (Mod. nach Huppertz 1995)

Virus	Arthritis	Weitere klinische Befunde	Bevorzugtes Alter/Geschlecht	Vermutete Pathogenese
Rötelnvirus	Polyarthritis/ Oligoarthritis	Exanthem, retroaurikuläre Lymphknoten	Postpubertär, weiblich	Intraartikuläre Replikation, Immunkomplexe
Parvovirus B19	Polyarthritis/ Oligoarthritis	Exanthem	Erwachsene	Intraartikuläre Replikation?
Mumpsvirus	Monarthritis/ Polyarthritis	Parotitis, Meningitis, Orchitis	Erwachsene, männlich	Intraartikuläre Replikation?
Hepatitis-B-Virus	Polyarthritis	Hepatitis, „Grippe", Urtikaria	Erwachsene	Niederschlag von Antigen-Antikörper-Komplexen auf Gelenkoberflächen
Varicella-Zoster-Virus	Monarthritis	Exanthem	Keine	Virusreplikation im entzündeten Gelenk
Ross-River-Virus	Polyarthritis	Exanthem, biphasisches Fieber	Adoleszenten, Erwachsene, Touristen aus Australien	Unbekannt

Pathologie. Nach längerer Dauer lassen sich die infektassoziierten Arthritiden histomorphologisch nicht von chronischen Arthritiden unbekannter Ursache unterscheiden. Es finden sich oft fokal begrenzte Entzündungsherde mit überwiegend lymphozytärer Infiltration und Synovialproliferation.

Klinische Symptome und Verlauf. Die *Rötelnvirusarthritis* tritt als wandernde Polyarthritis oder als Oligoarthritis mit und ohne Exanthem auf. Der epidemiologische Zusammenhang (z.B. Röteln im Kindergarten) oder retroaurikuläre Lymphknotenschwellung können auf die Ursache der Arthritis hinweisen. Die Arthritis ist nach der Impfung z.B. mit dem Impfstamm RA 27/3 deutlich seltener als nach Wildvirusinfektion. Nach der Pubertät nimmt die Häufigkeit der Arthritis bei Rötelnvirusinfektion besonders bei weiblichem Geschlecht zu. Die klinische Manifestation der *Parvovirus-B19-Arthritis* ähnelt der Rötelnvirusarthritis. Während die Rötelnvirusarthritis besonders bei Jugendlichen oft flüchtig ist und nach einigen Tagen oder Wochen verschwindet, kann die Parvovirusarthritis länger dauern und gelegentlich mit Fieber einhergehen. Bei der Monarthritis im Rahmen von *Windpocken* sollte man zunächst nicht eine mögliche virale Arthritis annehmen, sondern erst eine septische Arthritis durch *Staphylokokkus aureus* ausschließen. Die Charakteristika weiterer viraler Arthritiden finden sich in Tabelle 86.3.

Nach einem Infekt der oberen Luftwege kommt es bei der *Coxitis fugax* bei Kindern von 3 bis 10 Jahren, häufig Jungen, zu Humpeln mit in das Knie ausstrahlenden Schmerzen. Es findet sich eine eingeschränkte Beweglichkeit der Hüfte, besonders der Rotation. Leichtes Fieber und eine mäßige Beschleunigung der Blutsenkungsgeschwindigkeit sind möglich, im Ultraschall findet sich ein Erguß. Die Coxitis fugax verschwindet nach 1 bis 2 Wochen von selbst.

Große klinische Bedeutung haben die bakteriell bedingten Arthritiden. Die Arthritis bei *akutem rheumatischen Fieber* geht mit Fieber, einer wandernden, sehr schmerzhaften Polyarthritis und weiteren Symptomen, z.B. einer Karditis einher. Die Diagnose darf nur bei Nachweis der vorangehenden Infektion mit A-Streptokokken und Erfüllung der Jones-Kriterien gestellt werden (Tabelle 86.4). Es ist mehrfach über Arthritiden nach A-Streptokokkeninfektion berichtet worden, bei denen eine Oligoarthritis z.T. sogar ohne Fieber auftrat, die Jones-Kriterien nicht erfüllt waren und die Bezeichnung „Poststreptokokkenarthritis" gewählt wurde. Obwohl es überzeugende Kasuistiken dieses Krankheitsbildes gibt, handelt es sich in anderen Fällen möglicherweise um eine akute Arthritis anderer Ursache, bei der sich eine Besiedelung mit A-Streptokokken oder ein unabhängig von der Arthritis erhöhter Streptokokkenantikörpertiter findet.

Tage bis Wochen nach einer Infektion mit *gramnegativen Darmkeimen oder Chlamydien* kann es zur reaktiven Arthritis kommen. Besonders bei Infektion mit Yersinien kann der vorangehende Durchfall fehlen und die Urethritis/Zervizitis durch Chlamydien kann unbemerkt bleiben. Die reaktive Arthritis kann als Oligo- oder als Polyarthritis beginnen, dabei treten nicht selten Fieber und erhebliche Schmerzen auf. Die Oligoarthritis ist oft asymmetrisch und

Tabelle 86.4. Modifizierte Jones-Kriterien zur Diagnose eines akuten rheumatischen Fiebers[1] (Nach American Heart Association 1992)

Hauptkriterien	Nebenkriterien
Karditis	Fieber
Polyarthritis	Arthralgien
Chorea minor	Frühere rheumatische Karditis
Subkutane Rheumaknötchen	Verlängertes PR-Intervall
Erythema marginatum	Blutsenkungsgeschwindigkeit oder CRP erhöht

Die Diagnose erfordert den Nachweis von 2 Hauptkriterien oder einem Haupt- und 2 Nebenkriterien *und* den Nachweis der A-Streptokokkeninfektion (erhöhte Streptokokkenantikörpertiter oder Anstieg der Antikörpertiter, Anzucht aus dem Rachenabstrich, vorangehender Scharlach)

[1] Bei Verdacht auf akutes rheumatisches Fieber sollte wegen der Gefahr der Verschlimmerung der Karditis die Therapie unverzüglich begonnen werden, die definitive Diagnose aber an einem erfahrenen Zentrum bestätigt werden.

betrifft überwiegend die untere Extremität. Die Polyarthritis kann überwiegend große Gelenke unter Einschluß einzelner kleiner Gelenke befallen oder auch symmetrisch die kleinen Fingergelenke unter Einschluß großer Gelenke betreffen. Die reaktive Arthritis ist selbstbegrenzt und verschwindet nach Wochen bis Monaten. Nach Infektion mit Chlamydien und Shigellen können zusätzlich zu Arthritis und Urethritis/Zervizitis oder Enteritis eine Konjunktivitis oder Iritis mit Lichtscheu, Augenschmerzen und stark gerötetem Auge auftreten; diese Symptomentrias bezeichnet man als Reiter-Syndrom.

Die klinische Manifestation der reaktiven Arthritis kann der der undifferenzierten juvenilen Spondylarthropathie gleichen. Bei der undifferenzierten juvenilen Spondylarthropathie gibt es aber keine nachweisbare vorausgehende Infektion. Wenn allerdings 18 Monate nach Beginn einer reaktiven Arthritis noch Gelenkentzündung vorhanden ist, kann man nicht mehr von einer selbstbegrenzten Erkrankung ausgehen und spricht auch in diesen Fällen von undifferenzierter juveniler Spondylarthropathie (s. Spondylarthropathie).

Die *Lyme-Arthritis* ist die häufigste späte Manifestation der Lyme-Borreliose und tritt Monate bis Jahre nach der Infektion mit *Borrelia burgdorferi* auf, meist als Oligoarthritis unter Einschluß des Kniegelenkes. Ein vorangehendes Erythema migrans ist sehr selten und ein Zeckenstich ist in weniger als der Hälfte der Fälle erinnerlich. Die Arthritis kann selbstbegrenzt sein, einen episodischen Verlauf nehmen mit Tage bis Wochen dauernden Episoden von Arthritis, die von arthritisfreien Intervallen unterbrochen sind, oder chronisch verlaufen, meist als Monarthritis des Kniegelenkes.

Diagnose, Differentialdiagnose. Eine neu aufgetretene Monarthritis, besonders der großen Gelenke der unteren Extremität, muß man bis zum Beweis des Gegenteils zunächst als septische Arthritis ansehen. Die Unterscheidung kann schwierig sein, da auch bei der septischen Arthritis Fieber und Leukozytose fehlen können und auch bei den bakteriell bedingten infektassoziierten Arthritiden Fieber auftreten kann und die Blutsenkungsgeschwindigkeit beschleunigt und das CRP erhöht sind. Besonders bei der Lyme-Arthritis kann der klinisch oder sonographisch festgestellte Erguß erhebliche Ausmaße annehmen. Deshalb muß bei neu aufgetretener, nicht anders erklärter Monarthritis im Zweifel eine Gelenkpunktion durchgeführt werden. Allerdings können auch bei infektassoziierten Arthritiden besonders initial hohe Zellzahlen in der Synovialflüssigkeit auftreten und Granulozyten überwiegen. Eiter kommt bei infektassoziierten Arthritiden nicht vor. Schließlich ist auch bei septischer Arthritis die Synovialflüssigkeit nicht selten steril, so daß immer eine Färbung des Ausstrichs auf Bakterien erfolgen sollte. Der vermutliche Erreger einer septischen Arthritis kann sich auch in der Blutkultur oder dem Rachenabstrich finden. Im Zweifel wird man nach Anlage aller Kulturen zunächst eine kalkulierte antibiotische Therapie beginnen.

Wenn eine angebliche Coxitis fugax nach 2 Wochen nicht verschwunden ist, kann auch ein M. Perthes (aseptische Knochennekrose des Hüftkopfes) oder eine undifferenzierte juvenile Spondylarthropathie vorliegen.

Bei den behandelbaren infektassoziierten Arthritiden ist die spezifische Diagnostik obligat, besonders zur Diagnose der Lyme-Arthritis, und sollte bei allen neu aufgetretenen Arthritiden durchgeführt werden (Tabelle 86.1). Die Diagnostik des akuten rheumatischen Fiebers bedient sich der modifizierten Jones-Kriterien (Tabelle 86.4). Die Diagnostik anderer infektassoziierter Arthritiden verfolgt oft das Ziel, mit dem Nachweis eines auslösenden Erregers dem Patienten eine bessere Prognose stellen zu können als bei unbekanntem Erreger, also bei Verdacht auf kindliches Rheuma. Die Diagnose viraler Infektionen kann z.T. aus dem epidemiologischen Zusammenhang oder weiteren klinischen Manifestationen erschlossen werden. Die spezifische Diagnostik weiterer infektassoziierter Arthritiden kann den Tabellen 86.1 und 86.2 entnommen werden.

Therapie. Die Therapie infektassoziierter Arthritiden ist oft nur symptomatisch und umfaßt Paracetamol oder nichtsteroidale Antirheumatika. Die *Coxitis fugax* bedarf in der Regel keiner weiteren Therapie. Eine Entlastungspunktion kann Schmerzen lindern, muß aber beim Kleinkind in Analgosedierung durchgeführt werden. Eine Ruhigstellung über die vom Kind selbst herbeigeführte Schonung hinaus oder eine Traktionsbehandlung ändern den Verlauf nicht. Das *akute rheumatische Fieber* wird mit oralem Penicillin über 10 Tage, Acetylsalicylsäure 80–100 mg/kg und bei Karditis mit Prednison 1–2 mg/kg behandelt. Die Chorea bedarf der Ruhe und evtl. der Sedierung mit Benzodiazepinen. Wenn man eine Poststreptokkokenarthritis annimmt, reicht eine 10tägige Therapie mit Penicillin. Nur wenn dabei eine Karditis nachweisbar ist, sollte die Erkrankung wie ein akutes rheumatisches Fieber behandelt werden, auch wenn die Jones-Kriterien z.B. bei Oligoarthritis nicht erfüllt sind. *Reaktive Arthritiden* durch gramnegative Darmkeime bessern sich nicht unter antibiotischer Therapie, eine intraartikuläre Steroidtherapie kann in ausgewählten Fällen sinnvoll sein. Die Chlamydienarthritis wird ab dem 10. Lebensjahr mit Doxyciclin 200 mg/Tag behandelt. Etwa 60 % der Patienten mit *Lyme-Arthritis* haben keine neuen Schübe der Erkrankung nach einer Behandlung mit Ceftriaxon 50 mg/kg/Tag i.v. in einer Dosis für 14 Tage. Nach Versagen mehrerer antibiotischer Therapieversuche können intraartikuläre Steroide oder eine Synovektomie versucht werden. Die Arthritiden durch *Haemophilus influenzae* und *Gonokokken* sollten immer zunächst als septisch angesehen und entsprechend antibiotisch behandelt werden.

Prophylaxe. Zur Prophylaxe mehrerer infektassoziierter Arthritiden stehen Impfstoffe zur Verfügung (Röteln, Mumps, Hämophilus). Die Prophylaxe des akuten rheumatischen Fiebers besteht in der i.m.-Injektion von Benzathin-Penizillin alle 3 Wochen. Die Dauer dieser Maßnahme ist umstritten, sollte aber mindestens 10 Jahre durchgeführt werden. Hygienemaßnahmen schützen vor Infektion mit gramnegativen Darmkeimen. Präservativ und Partnermitbehandlung schützen Jugendliche vor Chlamydienarthritis. Die frühzeitige, am Tage des Stichs durchgeführte Entfernung der Zekke durch geduldigen Zug am Körper des Tiers mindert die Übertragungswahrscheinlichkeit von *Borrelia burgdorferi* erheblich, da der Keim sich erst nach Beginn der Blutmahlzeit im Darm der Zecke vermehrt.

Prognose. Die Prognose der viralen Arthritiden ist gut, Berichte über chronische Verläufe sind umstritten, ein Zusammenhang mit „Chronic-fatigue-Syndrom" möglich. Die Prognose des akuten rheumatischen Fiebers ist vom Auftreten einer Karditis abhängig. Trotz erheblicher Morbidität verschwindet die reaktive Arthritis nach Wochen bis Monaten, aber einige Fälle gehen in eine undifferenzierte juvenile Spondylarthropathie über. Etwa 20 % der Patienten mit Lyme-Arthritis sprechen nicht auf antibiotische Therapien an, aber definitive Schäden am betroffenen Gelenk sind selten.

Literatur

Granfors K, Jalkanen S, Essen R von et al. (1989) Yersinia antigens in synovial fluid cells from patients with reactive arthritis. N Engl J Med 320:216–221
Huppertz HI (1995) Viren und Arthritis. Dtsch Ärztebl 92:A1443–1447
Huppertz HI, Karch H, Suschke HJ et al. (1995) Lyme arthritis in European children and adolescents. Arthritis Rheum 38:361–368
Priem S, Rittig MG, Kamradt, Burmester GR, Krause A (1997) An optimized PCR leads to rapid and highly sensitive detection of Borrelia burgdorferi in patients with Lyme borreliosis. J Clin Microbiol 35:685–690
Special writing group of the American Heart Association (1992) The diagnosis of rheumatic fever. JAMA 268:2069

87 Systemischer Lupus erythematodes und nicht-infektiöse Entzündungskrankheiten

N. Wagner, G. Dannecker

Systemischer Lupus erythematodes

Definition. Der systemische Lupus erythemathodes (SLE) ist eine chronisch entzündliche Autoimmunkrankheit, die gekennzeichnet ist durch eine Hyperaktivität der B-Zellen, Produktion von Autoantikörpern gegen Zellkernbestandteile und Ablagerung von Immunkomplexen. Zahlreiche Organe wie z.B. Haut, Niere, Lunge und ZNS können betroffen sein. Die Erstbeschreibung des SLE als Systemerkrankung erfolgte durch Kaposi 1872 (Abb. 87.1, 87.2).

Häufigkeit. Der SLE kommt mit einer Häufigkeit von etwa 5–10/100 000 Kindern und Jugendlichen vor. Die Inzidenz in der Altersgruppe unter 19 Jahren beträgt etwa 0,6/100 000. Der SLE tritt weltweit auf; bestimmte ethnische Gruppen z.B. afrikanischer, indianischer oder asiatischer Abstammung erkranken häufiger als weiße Europäer. Die zweite Lebensdekade und die frühe Pubertät sind bevorzugt betroffen; die Diagnose eines SLE im Alter von unter 5 Jahren ist abgesehen vom durch die Mutter diaplazentar übertragenen neonatalen Lupus eine Rarität; im Alter bis zu 10 Jahren ist der SLE selten. Mädchen sind in der zweiten Lebensdekade mit einem Verhältnis von 4:1 häufiger betroffen als Jungen, im jüngeren Alter ist die Geschlechtswendigkeit geringer ausgeprägt.

Ätiologie. Die Ätiologie des SLE ist unbekannt. Sicher ist der Einfluß bestimmter genetischer Merkmale, die prädisponierend wirksam sind. Vermutlich führen dann hormonelle Faktoren, virale Infektionen und Störungen des Immunsystems im genetisch prädisponierten Patienten zur Erkrankung.

Die genetische Prädisposition des SLE zeigt sich durch familiäre Häufungen der Erkrankung sowie der hohen Konkordanz (70 %) des Auftreten eines SLE bei eineiigen Zwil-

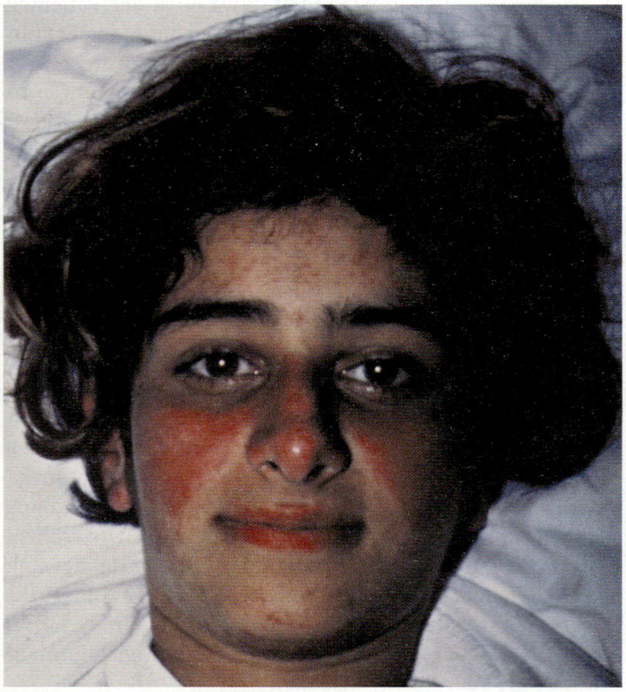

Abb. 87.1. Schmetterlingsförmiges Erythem bei SLE

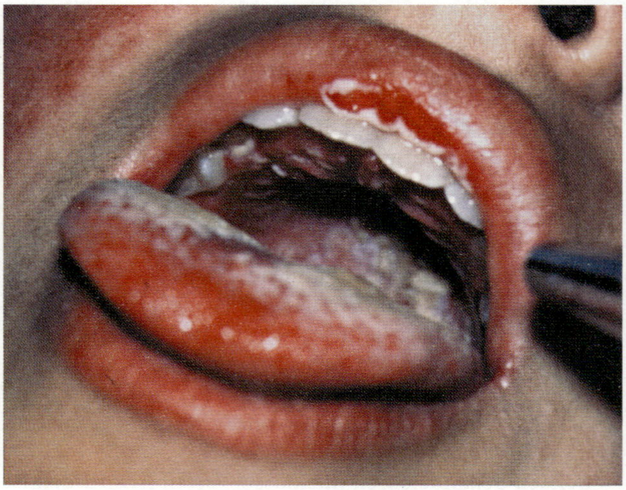

Abb. 87.2. Orale Ulzera bei SLE

lingen. Bestimmte Allele des Histokompatibilitätskomplexes (MHC oder HLA) sind überzufällig mit einem SLE assoziiert. Dies sind die MHC-Klasse-II-Allele DR2, DR3 und DQw1. Eine Funktion der MHC-Moleküle ist die Antigenpräsentation, die neben der Initiierung der Immunantwort auf pathogene Keime wesentlich auch an der Toleranzentstehung für Selbstantigene beteiligt ist. Angeborene Störungen des Immunsystems wie z.B. Komplementdefekte (Defizienz von C2-, C4- oder C1-Esteraseinhibitor) führen gehäuft zu einem SLE. Ebenfalls ist die IgA-Defizienz 100mal häufiger bei SLE-Patienten als in der gesunden Bevölkerung zu finden. Tierexperimentelle Untersuchungen in genetisch für den SLE suszeptiblen Mausstämmen legen nahe, daß die Hyperaktivität der B-Zellen beim SLE durch Defekte des programmierten Zelltods (Apoptose) oder durch Regulationsstörungen der Zytokine ursächlich bedingt ist. Einen Nachweis beim Menschen hierfür gibt es bisher nicht.

Hinweise für eine infektiöse Auslösung eines SLE sind z.B. virusähnliche Partikel in Endothelzellen von SLE-Patienten; ebenso sind Anstiege von Serumtitern gegen virale Infektionen bei SLE Patienten beobachtet worden. Der direkte Nachweis einer infektiösen Ätiologie des SLE ist bisher aber nicht erbracht.

Hormonelle Faktoren sind an der Entstehung des SLE beteiligt, wie das bevorzugte Auftreten bei Mädchen während der Pubertät und bei Frauen im gebärfähigen Alter zeigt. Einen weiteren sicheren Hinweis auf hormonelle Einflüsse gibt das Auftreten eines Medikamenten assoziierten SLE nach Einnahme oraler Antikonzeptiva.

Zusammengefaßt ist eine *Hypothese* zur Ätiologie des SLE, daß eine virale Infektion aufgrund einer Störung der Immunantwort zu einer polyklonalen B-Zellaktivierung führt. Die Störung der Immunantwort kann z.B. in der Toleranzentstehung, der Antigenpräsentation oder der Zytokinsekretion liegen. Die Aktivierung der B-Zellen bedingt die Produktion von Autoantikörpern, die mit den Autoantigenen Immunkomplexe bilden. Die Ablagerung von Immunkomplexen führt zur Organschädigung.

Pathogenese. Der SLE ist der Prototyp einer Autoimmunerkrankung, an der B- und T-Zellen pathogenetisch beteiligt sind. Kennzeichnend sind Autoantikörper gegen Bestandteile des Zellkerns (ANA), die häufig gegen Doppelstrang-DNA (dsDNA) gerichtet sind. Die klinischen Organmanifestationen entstehen durch Immunkomplexbildung der Autoantikörper mit den entsprechenden Antigenen, die eine Vaskulitis mit oder ohne Komplementaktivierung v.a. der kleinen Gefäße wie Arteriolen und Venolen auslöst. Durch diesen Pathomechanismus wird besonders häufig die Niere geschädigt; es entsteht eine Glomerulonephritis durch Immunkomplexpräzipitate in den Glomerula und durch direkte Bindung von Autoantikörpern z.B. gegen die Basalmembran des Glomerulums. Die essentielle Bedeutung der Autoantikörper für die Pathogenese des SLE wird durch das folgende Tierexperiment deutlich: Die Verabreichung von monoklonalen Anti-DNA-Antikörpern an eine normale Maus führt zu einer Lupus-ähnlichen Glomerulonephritis. Manche Autoantikörper sind auch gegen Oberflächenantigene oder Serumbestandteile gerichtet und verursachen direkte Schäden z.B. an den Thrombozyten (Thrombozytopenie), Erythrozyten (hämolytische Anämie) oder an der plasmatischen Gerinnung (Antiphospholipidsyndrom).

Pathologie. Histopathologisch ist der SLE durch die Immunkomplexvaskulitis in verschiedenen Organen gekennzeichnet. Immunkomplexe lagern sich der Gefäßwand an und führen so zu einer Vaskulitis kleiner Gefäße mit zellulären Infiltraten, fibrinoider Nekrose und schließlich Sklerose durch Kollagenneubildung. Immunfluoreszenzmikroskopisch können Immunkomplexe z.B. an der Basalmembran betroffener Hautareale oder an den Glomerula nachgewiesen werden. Die Veränderungen an der Niere reichen von minimalen mesangialen Veränderungen (subklinisch) bis zur diffusen proliferativen Glomerulonephritis (s. Tabelle 87.1). Histopathologische Veränderungen der Nieren können weit vor dem Auftreten klinischer Symptome bestehen. Bei der gefürchteten Beteiligung des ZNS bestehen keine pathognomonischen histopathologischen Befunde; Perivaskulitis, Mikroinfarkte und Enzephalomalazie sind beobachtet worden. Die klassische verruköse Libmann-Sacks-Endokarditis ist durch Knötchen auf den Klappenflächen gekennzeichnet; Perikarditis und Myokarditis sind jedoch häufiger anzutreffende Manifestationen.

Klinische Symptome. Nahezu jedes Organsystem kann beim SLE betroffen sein, dies bedingt eine große Variabilität der klinischen Symptomatik. In Tabelle 87.2 sind die klinischen Symptome in absteigender Häufigkeit aufgelistet.

Tabelle 87.1. Klassifikation der Lupusnephritis (WHO)

Klasse	Erkrankung
I	Keine Erkrankung
II	Mesangiale Erkrankung
IIA	Minimale Veränderungen; unauffällige Lichtmikroskopie, in der Immunfluoreszenz Ig Ablagerungen mesangial erkennbar
IIB	Mesangiale Glomerulitis
III	Fokale und segmentale proliferative Glomerulonephritis (<50% der Glomeruli betroffen)
IV	Diffuse proliferative Glomerulonephritis (>50% der Glomeruli betroffen)
V	Membranöse Glomerulonephritis

Tabelle 87.2. Symptome des SLE in absteigender Häufigkeit

Symptom	Häufigkeit [%]
Fieber	>80
Nephritis	>80
Arthritis	>70
Exanthem	70
Leukozytopenie	60
Anämie	50
Schmetterlingserythem	30–60
Perikarditis	40
Pulmonale Beteiligung	20–50
Hepatosplenomegalie	30
ZNS-Beteiligung	10–40
Thrombozytopenie	20

Allgemeinsymptome. Der Beginn der Erkrankung kann hochakut oder schleichend sein. Häufig bestehen Fieber, Abgeschlagenheit, Anorexie und Gewichtsverlust.

Haut und Schleimhaut. Das typische schmetterlingsförmige Erythem im Gesicht ist diagnostisch wegweisend, es tritt initial bei etwa einem Drittel der Patienten auf (Abb. 87.1). Es ist auf den Wangen lokalisiert, kreuzt manchmal die Nasenbrücke und spart die Nasolabialfalten aus. Die Morphe des Exanthems kann makulös, makulopapulös, nodulär oder vesikulär sein. Nach Abheilung bleiben meist keine Narben. Vaskulitische Veränderungen der Haut können auch an anderen Arealen des Integuments zu einem Exanthem führen. Zum Teil sind die Patienten photosensitiv. An den Schleimhäuten besonders am Gaumen ist häufig ein Enanthem mit Ulzerationen zu finden (Abb. 87.2). Perforationen des Nasenseptums sind beschrieben. Eine Alopezie tritt bei einem Teil der Patienten während der aktiven Phasen des SLE auf.

Niere. Nahezu alle Kinder mit SLE weisen im Verlauf eine Nierenbeteiligung auf, diese kann jedoch einen sehr unterschiedlichen Schweregrad zeigen. Die Nierenerkrankung kann von einer klinisch inapparenten geringen Proteinurie und Hämaturie bis zu einem nephrotischen Syndrom mit schwerer Proteinurie (> 1 g/m2 Körperoberfläche), Ödemen, Aszites, arterieller Hypertonie und Infektionsgefährdung reichen. Im ungünstigsten Fall geht die Erkrankung dann trotz immunsuppressiver Therapie in ein terminales Nierenversagen über. Die Lupus-Nephritis ist neben der ZNS Beteiligung entscheidend für die Prognose. Die WHO hat ein Klassifikationsschema der Lupus-Nephritis erarbeitet, das sich an den glomerulären Veränderungen orientiert (Tabelle 87.1). Die mesangiale Nephritis zeigt die geringsten glomerulären Veränderungen und ist zunächst häufig subklinisch. Übergänge in die fortgeschrittenen Stadien der Lupus-Nephritis sind möglich. Die fokal und segmental proliferative und die diffus proliferative Glomerulonephritis (Abb. 87.3) unterscheiden sich im Ausmaß der glomerulären Beteiligung; die letztgenannte führt häufig zur Ausbildung einer Niereninsuffizienz. Die membranöse Glomerulonephritis (Abb. 87.4) zeigt sich sehr häufig durch ein nephrotisches Syndrom, welches auf Kortikosteroidgabe schlecht anspricht; sie ist prognostisch günstiger einzuschätzen als die diffus proliferierende Form. Interstitielle Nephritisformen und nekrotisierende Angiitis der Niere sind in der WHO-Klassifikation nicht berücksichtigt.

Gelenke und Muskulatur. Arthralgie und Arthritis besonders der kleinen Gelenke sind häufig. Da die Synovitis in der Regel nicht erosiv ist, treten bleibende Knorpelschäden oder Deformitäten wie bei der juvenilen chronischen Arthritis nicht auf. Myalgie ist ein häufiges Symptom des akut erkrankten Kindes, während eine Myositis mit Enzymerhöhung auf ein Overlap-Syndrom verschiedener Kollagenosen hinweist (z.B. Mixed connective tissue disease). Wichtig ist die Differentialdiagnose der Steroid-induzierten Myopathie.

Abdominelle Organe und Lymphknoten. Als Ausdruck der Systemerkrankung des Immunsystems sind Leber, Milz und Lymphknoten vergrößert. Die Leberfunktion ist meist nicht beeinträchtigt. Abdominelle Beschwerden können durch Lymphadenitis, Peritonitis, unspezifische Kolitis und Mesenterialarterienthrombose verursacht sein. Dystrophie kann durch Malabsorption und Motilitätsstörung wie bei Sklerodermie oder Dermatomyositis erklärt werden.

Lunge. Eine Pleuritis mit Pleuraerguß ist die häufigste pulmonale Beteiligung. Interstitielle pulmonale Infiltrate, restriktive Lungenfunktionsstörungen, Pneumothorax und pulmonale Hämorrhagien sind beschrieben. Eine wesentliche Komplikation des SLE im Verlauf unter immunsuppressiver Therapie sind bakterielle Infektionen, die sich z.B. als Pneumonie manifestieren.

Herz und Gefäße. Alle Herzwandschichten können entzündlich verändert sein. Meistens tritt eine Perikarditis ohne hämodynamisch relevanten Perikarderguß auf, am zweit-

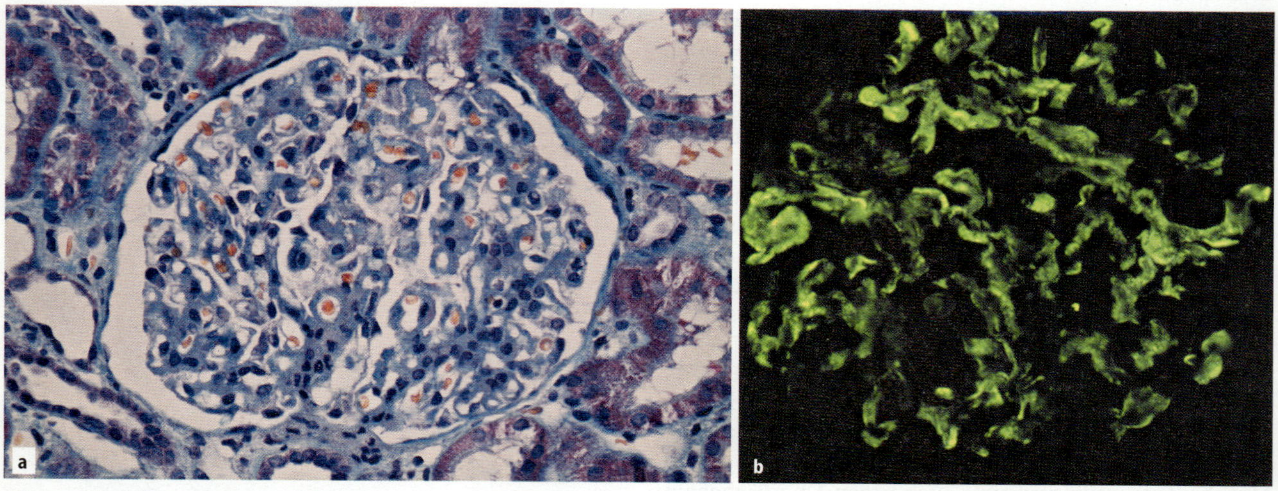

Abb. 87.3a,b. Diffus proliferative Glomerulonephritis. **a** Lichtmikroskopisch diffuse mesangiale Proliferation mit peripheren Basalmembranverdikkungen und Nachweis subendothelialer Ablagerungen. (Masson-Trichrom-Färbung, Vergr. 100:1). **b** Immunhistologischer Nachweis von konfluierenden IgG-Ablagerungen im Mesangium und entlang der glomerulären Basalmembranen (Vergr. 100:1). (Prof. R. Waldherr, Heidelberg)

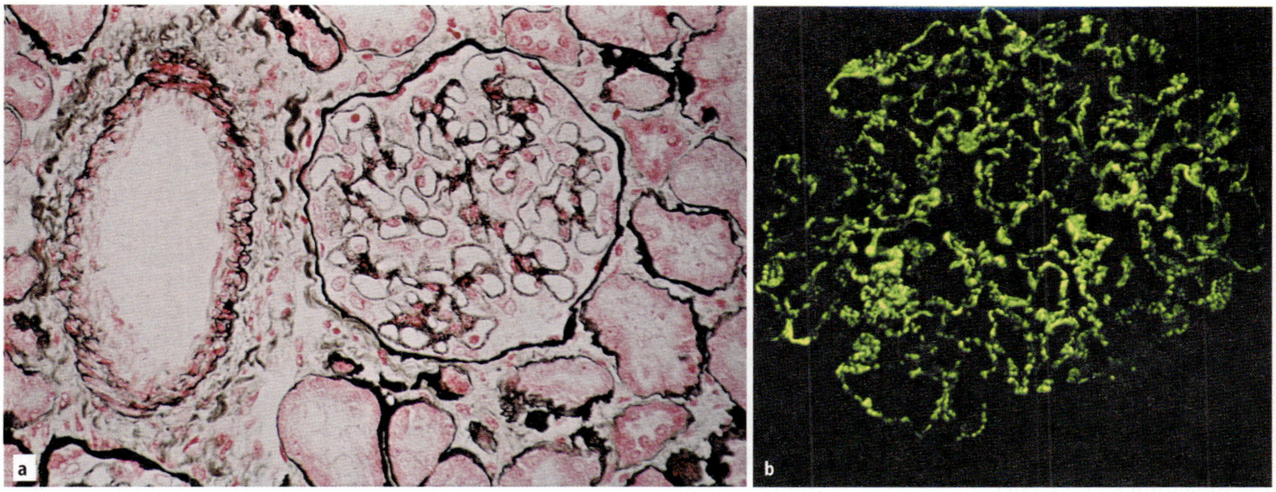

Abb 87.4a,b. Membranöse Glomerulonephritis. **a** Lichtmikroskopisch nichtproliferative Glomerulonephritis mit kleinen Basalmembranvorsprüngen („spikes"), dazwischen feinste Ablagerungen an der Außenseite (subepithelial) der glomerulären Basalmembranen. (Chromotrop-Silbermethenamin-Färbung, Vergr. 100:1). **b** Immunfluoreszenzmikroskopischer Nachweis von Immunkomplexen (hier IgG) in feingranulärer Form an der Außenseite der glomerulären Basalmembranen (Vergr. 100:1). (Prof. R. Waldherr, Heidelberg)

häufigsten ist die Myokarditis mit Dilatation des Herzens, Rhythmusstörungen und Herzinsuffizienz. Die verruköse Libmann-Sacks-Endokarditis ist selten. Als Ausdruck der Vaskulitis und eines Vasospasmus an den Endphalangen tritt ein Raynaud-Phänomen auf mit initialer Abblassung der betroffenen Finger oder Zehen, gefolgt von Zyanose und reaktiver, schmerzhafter Hyperämie. Atrophie der Haut mit sog. Rattenbißnekrosen und der Entwicklung eines Gangräns können resultieren.

Nervensystem. Neben der Nierenbeteiligung ist der Befall des ZNS bei etwa einem Drittel der Patienten die am meisten gefürchtete Komplikation des SLE. Symptome sind Kopfschmerzen, zerebrale Krampfanfälle, Persönlichkeitsveränderungen, Psychosen sowie Störungen der Denk- und Merkfähigkeit. Hirnnervenparesen, periphere Neuropathien und transverse Myelitis sind seltener. Diese Symptome sind verursacht durch eine Vielfalt pathogenetischer Veränderungen, die im Verlauf des SLE auftreten können: Vaskulitis, Pseudotumor cerebri, Infektion, hypertensive oder urämische Enzephalopathie, Hämorrhagie aufgrund von Thrombozytopenie oder plasmatischer Koagulationsstörung und thrombotische Ischämie bei Antiphospholipid-Syndrom. Emotionale Labilität und depressive Verstimmung sind häufig durch die Auseinandersetzung des jugendlichen Patienten mit der Erkrankung verursacht, dies von der organischen ZNS-Beteiligung abzugrenzen fällt schwer, da pathognomonische Befunde bei den Labor- oder bildgebenden Untersuchungen fehlen können (Abb. 87.3, 87.4).

Diagnose und Differentialdiagnose. Die Diagnose des SLE orientiert sich an den Klassifikationskriterien des American College of Rheumatology (1982).

Dabei ist jedoch zu beachten, daß diese Kriterien ursprünglich nicht zur Diagnosestellung des SLE entwickelt wurden, sondern klinische Studien erlauben sollten, in denen homogene Patientengruppen untersucht werden. Daher gibt es Patienten, die die oben genannten Diagnosekriterien

Klassifikationskriterien des SLE (American College of Rheumatology 1982): Vier von 11 Kriterien reichen mit 96%er Spezifität für die Diagnose eines SLE

- Schmetterlingsförmiges Erythem im Gesicht
- diskoide Hautveränderungen
- Photosensibilität
- orale oder nasale mukokutane Ulzerationen
- Arthritis
- Serositis
  - Pleuritis oder Perikarditis
- Nephritis
  - Proteinurie >0,5 g/Tag oder Erythrozytenzylinder im Harnsediment
- ZNS-Beteiligung
  - zerebrale Anfälle oder Psychose
- hämatologische Symptome
  - hämolytische Anämie oder Leukozytopenie, Lymphozytopenie oder Thrombozytopenie
- antinukleäre Antikörper (ANA)
- weitere immunologische Befunde

Nachweis von
  - LE-Zellen (heute unüblich) oder
  - Anti-Doppelstrang-DNA(dsDNA)-Antikörpern oder
  - Anti-Sm-Antikörpern oder
  - falsch-positive Lues-Serologie (Anticardiolipinantikörper)

nicht erfüllen und dennoch an einem SLE leiden. Zu den bereits geschilderten klinischen Symptomen ergänzen gezielte Laboruntersuchungen die Diagnostik des SLE. Insbesonders hämatologische Befunde wie hämolytische Anämie, Leuko-, Lympho- und Thrombozytopenie sind von Bedeutung. Differentialdiagnostisch ist dabei eine akute Leukämie, die dieses Bild imitieren kann, abzugrenzen. Die systemische Form der juvenilen chronischen Arthritis (M. Still) zeigt meist eine Thrombozytose, zudem unterscheidet sich das Exanthem deutlich. Eine systemische Infektion ist immer auszuschließen; diese kann zahlreiche Symptome eines SLE imitieren, aber auch den Verlauf des SLE komplizieren. Als unspezifische Entzündungsparameter sind die Blutsenkungsgeschwindigkeit und das C-reaktive Protein (nicht immer) beim SLE erhöht; bei hämolytischer Anämie ist der direkte Coombs-Test positiv und aufgrund des hohen Anteils an

Retikulozyten findet sich eine relative Makrozytose. Die Erniedrigung der Komplementfaktoren C3 und C4 korreliert häufig mit der Aktivität der Erkrankung. Die Hypergammaglobulinämie ist Ausdruck der polyklonalen B-Zellaktivierung. Essentiell für die Diagnostik ist der Nachweis von Autoantikörpern gegen Zellkernbestandteile. Bei fast allen Patienten findet man hochtitrig antinukleäre Antikörper (ANA); sollten diese nicht nachweisbar sein, sind Zweifel an der Diagnose berechtigt. Das Fluoreszenzmuster der ANA ist meist homogen und weist auf die Antikörper gegen native Doppelstrang-DNA hin, die bei über 80% der Patienten nachweisbar sind. Die Suche nach weiteren Antikörpern gegen sonstige extrahierbare Kernantigene (z.B. Sm, U1RNP, Histone, SS-A, SS-B) ergänzt die Diagnostik. Bei Hinweis auf eine Nierenbeteiligung ist eine Nierenbiopsie indiziert; die Einteilung der Schwere der Veränderungen anhand der WHO-Klassifikation kann bei der Auswahl der Immunsuppressiva hilfreich sein. Bei Verdacht auf eine zerebrale Manifestation sollten EEG und eine kernspintomographische Darstellung des Hirns als Basisdiagnostik erfolgen. Dem Nachweis eines Lupus-Antikoagulans sowie von Antikörpern gegen Phospholipide kommt eine Bedeutung bei der Diagnose des sog. Antiphospholipidsyndroms zu (s. unten).

Therapie. Da der SLE eine chronische über Jahre anhaltende Erkrankung ist, sollte die Betreuung der Patienten auf die psychosozialen und emotionalen Bedürfnisse eingehen und die Familie in das Behandlungskonzept einschließen. Die kontinuierliche Versorgung des Patienten sollte durch den niedergelassenen Kinderarzt und die kinderrheumatologische Ambulanz erfolgen. Information des Patienten und der Eltern über die Erkrankung sind wesentlich für die Compliance und damit den Erfolg der Therapie, die häufig jahrelange Medikamenteneinnahme erfordert. Neben der Beherrschung der direkten Organkomplikationen ist das Ziel der Behandlung, dem Kind einen normalen Alltag mit Schulbesuch, sozialen Kontakten und körperlichen Aktivtäten zu ermöglichen. Die pharmakologische Therapie orientiert sich an den SLE-Therapiestudien erwachsener Patienten; für das Kindesalter liegen keine kontrollierten Studien vor. Therapieprinzip ist die Immunsuppression. Kortikosteroide zeigen eine gute Wirksamkeit sowohl hinsichtlich der Organmanifestationen als auch der chronischen systemischen Entzündungszeichen. Höhere Dosen als 0,5 mg Prednison/kg/Tag sind nur bei schweren Verläufen z.B. mit ZNS Beteiligung oder schwerer diffus proliferativer Glomerulonephritis einzusetzen (1–2 mg Prednison/kg/Tag in geteilten Dosen oder Pulstherapie von 10–30 mg Methylprednisolon/kg/Tag, maximal 1 g, intravenös für 3 Tage unter stationärer Kontrolle). Die zahlreichen unerwünschten Wirkungen einer hochdosierten Steroidapplikation über einen längeren Zeitraum (z.B. Cushing-Syndrom, arterielle Hypertonie, Diabetes, Glaukom, Wachstumsretardierung) sind dem therapeutischen Nutzen gegenüberzustellen. Da langfristig Kortikosteroide nur niedrigdosiert eingesetzt werden sollten, kommen steroidsparende Substanzen zum Einsatz. Hydroxychloroquin (5 mg/kg/Tag) zeigt einen günstigen Effekt auf kutane Symptome und reduziert evtl. die Rezidivneigung der Erkrankung. Ophthalmologische Kontrolluntersuchungen in halbjährlichen Intervallen zum Ausschluß von Veränderungen der Retina sind hierbei erforderlich. Nichtsteroidale Antirheumatika (Naproxen, Indomethacin) können muskuloskeletale Symptome und Fieber beeinflussen, die Einnahme muß unter Berücksichtigung der potentiellen Nephrotoxizität (Erniedrigung der glomerulären Filtrationsrate) erfolgen. Bei Nierenbeteiligung oder sonstigem schwerem Verlauf wird der Einsatz von weiteren Immunsuppressiva wie Azathioprin, Methotrexat, Cyclophosphamid oder Cyclosporin A erforderlich. Azathioprin (2 mg/kg/Tag) hat in kontrollierten Studien an Erwachsenen Wirksamkeit gezeigt; ausgehend von der erfolgreichen Behandlung der juvenilen chronischen Arthritis mit Methotrexat (10 mg/m^2 KOF/Woche wird diese Substanz zunehmend auch beim SLE eingesetzt. Azathioprin und Methotrexat haben unerwünschte Wirkungen auf den Gastrointestinaltrakt, die Leber und die Hämatopoese, das onkogene Potential in nicht transplantierten Patienten erscheint sehr gering. Letzteres ist für Cyclophosphamid eindeutig erhöht, ebenso das Risiko der gonadalen Schädigung und der Infertilität. Cyclophosphamid zeigte jedoch in einer großen kontrollierten Studie bei Erwachsenen den günstigsten Langzeitverlauf bei der Behandlung der Lupusnephritis. Patienten, deren Nephritis auf die Kombinationstherapie von Kortikosteroiden und Azathioprin oder Kortikosteroiden und Methotrexat nicht anspricht, sollten mit monatlichen Cyclophosphamidinfusionen entsprechend dem NIH Protokoll (s. weiterführende Literatur) behandelt werden. Die Bedeutung von Cyclosporin A (3–5 mg/kg/Tag) bei der Behandlung des SLE ist noch nicht abzuschätzen. Die Gabe von i.v.-Immunglobulinen scheint bei manchen Patienten zumindest vorübergehend hilfreich zu sein. Generell sollte bei der Behandlungsplanung berücksichtigt werden, daß diese voraussichtlich über Jahre erforderlich sein wird, daß Organmanifestationen frühzeitig erkannt werden müssen, um diese abgestuft mittels Immunsuppression behandeln zu können und daß nach unerwünschten Wirkungen der verwendeten Substanzen zu fahnden ist. Wichtig ist zudem die konsequente Behandlung einer arteriellen Hypertonie. Die rasche Diagnose einer infektiösen Komplikation, die zunehmend mehr Patienten aufgrund der Immunsuppression erleiden, ist essentiell. Da die Patienten eine funktionelle Asplenie aufweisen können, ist die Pneumokokkenimpfung angezeigt.

Prognose. Die Prognose des SLE hat sich in den letzten Jahrzehnten dramatisch verbessert. Während die Fünfjahresüberlebensrate in den 60er Jahren mit 20–30% angegeben wurde, liegt sie inzwischen deutlich über 80%. Dies ist zurückzuführen auf den abgestuften Einsatz der Immunsuppressiva und auf eine engmaschige Betreuung der Patienten zur Erkennung von Komplikationen. Die erhöhte Überlebenswahrscheinlichkeit ist mit einer krankheits- und therapiebedingten Immunsuppression verbunden, dementsprechend sind schwere, oft opportunistische Infektionen die häufigste Todesursache.

Sonderformen

Diskoider LE. Der diskoide LE zeigt Hautveränderungen im Gesicht oder am sonstigen Integument ohne systemische Krankheitszeichen. Übergänge zum SLE sind möglich. Die Hautbiopsie kann diagnostisch hilfreich sein. Die Behandlung mit Hydroxychloroquin oder eine Lokaltherapie mit steroidhaltigen Salben ist meist ausreichend. Im Unterschied zum SLE können Narben nach der Abheilung der Hautveränderungen zurückbleiben.

Medikamenteninduzierter LE. Verschiedene Medikamente wie z.B. Hydralazin, Penicilline, Antikonvulsiva und orale Antikonzeptiva können einen Medikamenten-induzierten LE auslösen. Meist handelt es sich hierbei um einen vorwiegend kutanen Befall, der nach Absetzen des Medikamentes abklingt. Komplikationen sind selten, Hydroxychloroquin kann zur Therapie eingesetzt werden. ANA sind häufig nachweisbar, die Spezifität dieser Antikörper richtet sich häufig gegen Histone.

Neonataler LE. Von der Mutter, deren SLE bekannt oder unbekannt ist, können diaplazentar Autoantikörper übertragen werden, die einen neonatalen LE veursachen. Praktisch alle Symptome wie Exanthem, Leukozytopenie, Thrombozytopenie und hämolytische Anämie mit Ausnahme der kardialen Symptome sind vorübergehend und selten ist die Verabreichung von Kortikosteroiden erforderlich. Die kardiale Beteiligung in Form eines kompletten AV-Blocks tritt häufig assoziiert auf mit dem Nachweis von Anti-SSA oder Anti-SSB-Antikörpern bei der Mutter. Die Ursache der kardialen Erkrankung ist unklar, eine begleitende Myokarditis kann den Verlauf komplizieren. Bei einem Neugeborenen mit AV-Block sollte bei der Mutter ein SLE ausgeschlossen werden.

Sekundäres Antiphospholipidsyndrom. Bei Nachweis von Antikörpern gegen Phospholipide oder dem Nachweis eines Lupus-Antikoagulans können sich im Verlauf eines SLE arterielle und venöse Thrombosen ereignen. Patienten, die eine Thrombose erlitten haben, sollen zunächst mit Heparin und dann für mindestens 6 Monate mit Cumarinderivaten behandelt werden. Der alleinige Nachweis von Antiphospholipidantikörpern rechtfertigt keine Antikoagulation.

Mixed connective tissue disease (MCTD)

Die MCTD, nach dem Erstbeschreiber auch Sharp-Syndrom genannt, ist gekennzeichnet durch eine überlappende Symptomatik mit Elementen des SLE, der Dermatomyositis/Polymyositis und der systemischen Sklerodermie. Serologisch findet man bei der MCTD Autoantiköper gegen ein extrahierbares nukleäres Antigen (RNP). Kutane Symptome, die einen SLE oder eine Dermatomyositis/Polymyositis nachahmen, sind initial häufig nachweisbar. Fast immer bestehen eine Arthritis und ein Raynaud-Phänomen. Eine Nierenbeteiligung ist selten und im Verlauf der Erkrankung wandelt sich das klinische Bild mehr zur systemischen Sklerodermie. Die Prognose der Erkrankung ist ungünstiger als ursprünglich angenommen. Die Therapie richtet sich nach der vorherrschenden Symptomatik entsprechend den Empfehlungen zur Behandlung von SLE, Dermatomyositis/Polymyositis oder systemischen Sklerodermie.

Sjögren-Syndrom

Das Sjögren-Syndrom ist eine seltene systemische Erkrankung des Kindesalters, die durch rezidivierende Parotischwellungen, Keratoconjunctivitis sicca und Xerostomie (kein Tränenfluß und trockener Mund) gekennzeichnet ist. Der Beginn ist meist schleichend, etwa die Hälfte der Patienten zeigen zudem Symptome einer weiteren Autoimmunerkrankung, insbesondere des systemischen Lupus erythematodes. Typisch für das Sjögren-Syndrom ist der Nachweis von Autoantikörpern gegen bestimmte extrahierbare nukleäre Antikörper (SS-A oder SS-B). Alle Patienten weisen antinukleäre Antikörper (ANA) zumeist mit einem gescheckten Fluoreszenzmuster auf. Histopathologisch findet sich eine lymphozytäre Infiltration der betroffenen Organe. Die Behandlung ist symptomatisch für die Sicca-Komponente und analog der Behandlung des SLE für systemische Manifestationen.

Chronisch-Infantiles Neuro-Cutaneo-Artikuläres Syndrom (CINCA-Syndrom)

CINCA (im englischen Sprachbereich auch NOMID = neonatal onset multisystemic inflammatory disease) bezeichnet eine nach der Geburt beginnende chronische Entzündung unklarer Genese. Charakteristisch ist eine Trias von chronischer Meningitis, urtikariellen Hautveränderungen und Arthropathie. Weitere Symptome sind Fieberschübe, Hepatosplenomegalie und Lymphadenopathie. Die Krankheit manifestiert sich im Neugeborenenalter und ist progredient mit geistiger Regression,Schwerhörigkeit, Papillenödem, Optikusatrophie und chronischer Uveitis. Radiologisch finden sich charakteristische destruktive epiphysäre Veränderungen.

Differentialdiagnostisch ist an den Mevalonatkinase Defekt mit Hyperimmunglobulinämie D zu denken (s. Kap. 39) Das früher auch als Hyperimmunglobulinämie D-Syndrom bezeichnete Krankheitsbild manifestiert sich ebenfalls oft im 1. Lebensjahr mit unklaren Fieberschüben und Arthropathie. Darüber hinaus finden sich Lymphadenopathie, Splenomegalie und rezidivierende Durchfälle.

PFAPA-Syndrom

Das Acronym PFAPA steht für *P*eriodisches *F*ieber, *A*phthöse Stomatitis, *P*haryngitis und Lymph-*A*denitis colli. Erste Fieberschübe treten im Kleinkindesalter auf. Tonsillitis und zervikale Lymphadenopathie werden regelmäßig, Aphthen bei etwas 2/3 der Patienten gesehen. Fieberschübe rezidivieren über 1 bis 15 Jahre und gehen mit Leukozytose und beschleunigter BSG einher. Die Symtome verschwinden unter einer Einzeldosis von 2 mg/kg Prednison. Zwischen den Fieberattacken sind die Kinder unauffällig. Ätiologie und Pathogenese sind unbekannt. Das Syndrom erscheint in der Differentialdiagnose des Fiebers unklarer Ätiologie und der rheumatoiden Arthritits.

Hyperimmunglobulinämie D

Bei dem sog. „Hyperimmunglobulin-D-Syndrom" handelt es sich um die Mevalonacidurie (s. Kap. 39). Erhöhte Werte von Immunglobulin D werden auch beim PFAPA-Syndrom gesehen.

Eosinophile Fasziitis

Die eosinophile Fasziitis ist eine seltene Erkrankung, die durch eine Eosinophilie, eine diffuse Fasziitis und schmerzhafte Schwellung der Haut ohne viszerale Beteiligung gekennzeichnet ist. Die Fasziitis kann rasch zu Kontrakturen der Extremitätengelenke führen, die nicht durch eine Arthritis bedingt sind. Sklerose und atrophische Veränderungen der Haut treten in der Regel nicht auf. Typisch ist das gute Ansprechen der Veränderungen auf die Verabreichung von Steroiden.

Familiäres Mittelmeerfieber

Definition. Es handelt sich um eine vor allem bei Türken, Armeniern, Arabern, nodafrikanischen Juden sowie in Sizilien und Spanien vorkommende, autosomal rezessiv erbliche, entzündliche Krankheit. Sie ist nicht mit der Bruzellose zu verwechseln, die ebenfalls als „Mittelmeerfieber" bezeichnet wird.

Ätiopathogenese. Die Krankheit ist durch Mutationen des auf Chromosom 16p13.3 lokalisierten *MEFV* Gens bedingt.Das kodierte Protein reguliert Entzündungs-Mediatoren.Das veränderte Protein aktiviert unkontrolliert neutrophile Leukozyten, die vermehrt in seröse Membranen wandern.

Klinik und Diagnose. Das famliläre Mittelmeerfieber ist der Prototyp des Fiebers unklarer Genese. Die Fieberschübe (>38 °C rektal) dauern 12 Stunden bis 3 Tage und werden von beschwerdefreien Intervallen unterbrochen. An die Krankheit ist vor allem bei Kindern aus Mittelmeerländern zu denken, wenn die Fieberschübe von Zeichen einer Monarthritis, Peritonitis, Pleuritis, Perikarditis oder von Erysipel-artigen Hautveränderungen begleitet sind. Familiäre Belastung erhöht den Verdacht.

Während der Fieberschübe steigen Blutsenkung, CRP und Leukozytenzahl im Blut an. Eine molekularbiologische Analyse – die einzige Möglichkeit zur definitiven Diagnose-rechtfertigt sich nach Ausschluß häufigerer Ursachen chronisch-rezidivierender Fieberschübe.

Verlauf. Unterschiedliche Mutationen erklären ein breites klinisches Erscheinungsbild, das von völliger Symptomfreiheit bis zur Amyloidose reicht. Eine Amyloidose manifestiert sich meist renal als Nephrose und ist unbehandelt progredient.

Therapie. Colchicin unterdrückt die Fieberschübe und verhindert die Entwicklung einer Amyloidose.

Literatur

Cassidy JT, Petty RE (1995) Textbook of pediatric rheumatology, 3rd edn. Saunders, Philadelphia

Frenkel J, Houten SM, Waterham HR et al. (2000) Mevalonate kinase deficiency and Dutch type periodic fever. Clin Exp Rheumatol 18: 525–528

Garin EH, Donnelly WH, Fennell RS, Richard GA (1976) Nephritis in systemic lupus erythematosus in children. J Pediatr 89: 366–371

Hahn BH (1998) Antibodies to DNA. N Engl J Med 338:1359–1368

Lehmann TJA, Sherry D, Wagner-Weiner L, et al. (1989) Intermittent intravenous cyclophosphamide therapy for lupus nephritis. J Pediatr 114:1055–1060

Livneh A, Langevitz P, Zemer D et al. (1997) Criteria for the diagnosis of familial Mediterranean fever. Arthritis Rheum 30:1879–1885

Padeh S, Brezniak N, Zemer D et al. (1999) Periode fever, aphthous stomatitis, pharyngitis, and adenopathy syndrome: clinical characteristics and outcome. J Pediatr 135: 98–101

Prieur AM (2001) A recently recognised chronic inflammatory disease of early onset characterised by the triad of rash, central nervous system involvement and arthropathy. Clin Exp Rheumatol 19:103–106

Rosenberg AM (1994) Systemic lupus erythematosus in children. Springer Semin Immunopathol 16:261–279

Scheven E von, Athreya BH, Rose CD, Goldsmith DP, Morton L (1996) Clinical characteristics of antiphospholipid antibody syndrome in children. J Pediatr 129:339–345

Silverman ED, Lang B (1997) An overview of the treatment of childhood SLE. Scand J Rheumatol 26:241–246

Torbiak RP, Dent PB, Cosckshott WP (1989) NOMID – a neonatal syndrome of multisystem inflammation. Skeletal Radiol 18: 359–364

Touitou I (2001) The spectrum of familial Mediterranean fever (FMF) mutations. Eur J Hum Genet 9:473–483

88 Amyloidosen

J. Spranger

„Amyloidose" ist der Oberbegriff für Krankheiten durch die extrazelluläre Ablagerung von Amyloiden. Amyloide sind fibrilläre Aggregationsprodukte homogen modifizierter Proteine (Abb. 88.1). Unterschiedliche Proteine produzieren unterschiedliche Amyloide – definitorisch entscheidend ist ihre fibrilläre Anordnung, kristalline Struktur, histochemische Färbbarkeit, z.B. mit Kongorot, und Resistenz gegen proteolytische Eliminationsversuche des Organismus.

Aggregationsfähige Proteine und damit Amyloidosen entstehen bei vielen Krankheiten. Ihre Pathogenese ist einheitlich: Die gebildeten Amyloidfasern häufen sich extrazellulär an, verdrängen normale Gewebesstrukturen, beeinträchtigen die Zellfunktion und führen letztendlich zum Zelltod. Die einheitliche Pathogenese bedingt ähnliche Krankheitsbilder. Unterschiede erklären sich aus Lokalisation, Menge und Größe der Amyloidfasern.

Lokale Amyloidosen beschränken sich auf bestimmte Organe, z.B. auf das Gehirn bei der familiären Form des M. Alzheimer. Systemische Amyloidosen betreffen mehrere Organe, meist mesenchymale Gewebe und innere Organe. Klinische Symptomatik und Laborveränderungen ergeben sich aus dem jeweils betroffenen Organ. Eine spezifische Diagnose ist nur durch die Untersuchung bioptisch gewonnenen Materials möglich.

Einige systemische Amyloidosen sind in Tabelle 88.1 aufgeführt. Im Kindesalter relevant, wenn auch selten, sind lediglich reaktive Amyloidosen. Auslösend sind chronische, schwere Entzündungen wie rheumatoider Arthritis, Osteomyelitis, M. Crohn oder das familiäre Mittelmeerfieber.

Literatur

Benson MD (2001) Amyloidosis. In: Scriver CR, Beaudet AL, Sly WS, Valle D (eds) The metabolic and molecular basis of inherited disease, 8th ed. McGraw-Hill, New York, pp 5345–5378

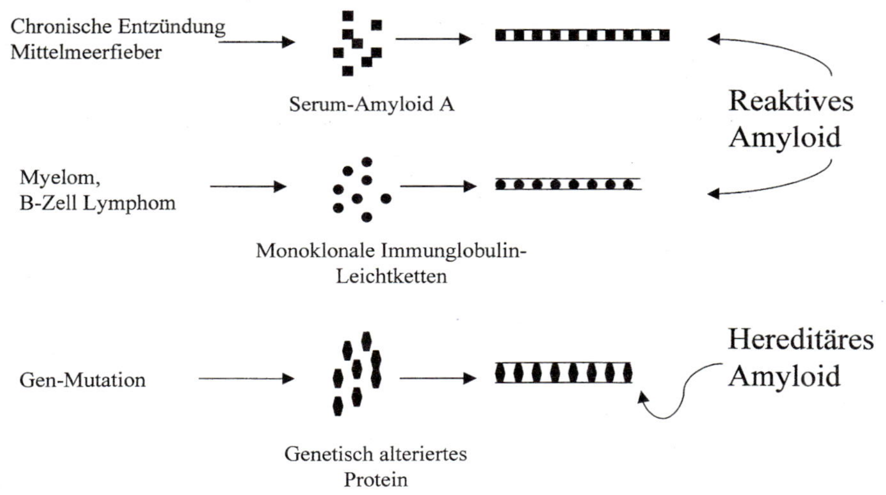

Abb. 88.1. Schema der Amyloidbildung. Aus unterschiedlichen Ursachen entstehen pathologische Proteine mit einer gemeinsamen Neigung zur fibrillären Aggregation

Tabelle 88.1. Klassifikation der Amyloidosen

Bezeichnung	Ätiologie	Elementares Protein	Organmanifestation
Reaktive Amyloidose	Chronische Entzündung	Serum-Amyloid A	Niere (Nephrose), Leber, Milz
Imunglobulin-Amyloidose	Meist bei Myelom, B-Zell-Lymphom, M. Waldenström	Leichtketten monoklonaler Immunglobuline	Herz (Cardiomyopathie), Muskeln, Nerven (Neuropathie)
β2-Mikroglobulin-Amyloidose	Chronische Dialyse	β2-Mikroglobulin	Mesenchym (Karpaltunnelsyndrom), Gelenke
Hereditäre Proteindefekt-Amyloidosen	Mutierte Gene codieren abnorm konfigurierte Proteine.	Transthyretin Apolipoprotein A-1 Fibrinogen Lysozym andere	Überwiegend periphere Neuropathie

89 Vaskulitiden

C. Rieger

Definition und Häufigkeit. Vaskulitiden sind Entzündungen der Blutgefäße. Sie kommen am häufigsten im Bereich der kleinen Gefäße, also der Kapillaren, Arteriolen und Venulen als allergische Vaskulitis vor, betreffen aber auch mittlere Gefäße wie Koronararterien (z.B. beim mukokutanen Lymphknotensyndrom) und selten auch große Arterien wie die A. carotis (z.B. Arteriitis Horton). Vaskulitiden treten als *primäre* Erkrankungen auf wie z.B. die Vaskulitis Schönlein-Henoch und das mukokutane Lymphknotensyndrom (MCLS) oder sie stellen sich als *sekundäre* Komplikation z.B. bei Erkrankungen des rheumatischen Formenkreises ein.

Häufigkeitsangaben existieren in der Pädiatrie kaum. Das mukokutane Lymphknotensyndrom wird in der Bundesrepublik Deutschland etwa 200mal pro Jahr registriert, wobei mit einer etwa ebenso großen Dunkelziffer zu rechnen ist. Das MCLS und die Vaskulitis Schönlein-Henoch sind im Kindesalter die beiden häufigsten Vaskulitiden.

Ätiologie. Die Ätiologie der Vaskulitiden ist in den meisten Fällen nicht bekannt. Bei den sog. allergischen Vaskulitiden ist häufig ein Medikament der Auslöser, beim Stevens-Johnson-Syndrom lassen sich Medikamente oder Infektionserreger, bei Vaskulitiden im Bereich der Glomeruli Bakterien, Viren oder Fremdproteine als auslösende Ursachen identifizieren.

Pathogenese und Pathologie. Pathohistologisch lassen sich 5 Typen von Vaskulitis unterscheiden:

- Die leukozytoklastische Vaskulitis (Vaskulitis allergica, Hypersensitivitätsangiitis, „small vessel vasculitis"). Hier lagern sich Immunkomplexe in der Wand von Kapillaren und postkapillaren Venolen ab, Komplement wird fixiert. Die hierbei entstehenden Spaltprodukte C3a und C5a locken Granulozyten an, deren Enzyme Kollagenase und Elastase zu einer Schädigung der Gefäßwand und zum Austritt von Erythrozyten und Granulozyten führen. Im Bereich der Haut findet sich häufig zunächst ein urtikarielles Exanthem, in der Folge die für diese Vaskulitisform typische nicht wegdrückbare Papel, die ohne Hinterlassung von Narben abheilt. Ob aus einer Initialläsion eine Vaskulitis wird, hängt auch von der Geschwindigkeit und Effektivität der Reparationsmechanismen ab. Bei nur kurzdauernder Permeabilitätssteigerung und rascher Wiederherstellung der Integrität des Endothels tritt nur ein vorübergehendes Ödem oder eine Urtikaria auf. Bei langsamerer Wiederherstellung läuft meist eine Typ-III-und-IV-Reaktion nach Coombs und Gell ab, die in der oben beschriebene Gefäßschädigung resultiert. Als auslösende Ursache kommen Viren, Bakterien, Pilze, Medikamente und Autoantigene in Frage. Die leukozytoklastische Vaskulitis kommt primär z.B. als M. Schönlein-Henoch oder sekundär z.B. beim systemischen Lupus erythematodes oder bei der rheumatoiden Arthritis vor.

- Die nekrotisierende Vaskulitis befällt v.a. kleine und mittlere Arterien. Alle 3 Gefäßwandschichten werden zerstört, so daß es zu Gewebsuntergang und Narbenbildung kommt. Der Prototyp ist die Erwachsenenform der Periarteriitis nodosa; auch das MCLS wird dieser Vaskulitisform zugerechnet, obgleich sich hier histologisch keine Medianekrose zeigt. Nekrotisierende und leukozytoklastische Vaskulitiden kommen häufig gemeinsam vor, z.B. beim MCLS. In der Pathogenese dürften Immunkomplexe z.B. nach Infekten eine Rolle spielen, aber auch antilysosomale Antikörper (ANCA, z.B. Antimyeloperoxidase, Antiproteinase 3, Antielastase).
- Die granulomatöse Vaskulitis ist immunpathologisch eine Mischung aus Typ-II-, Typ-III- und Typ-IV-Reaktionen nach Coombs und Gell. Durch verzögerte Reparationsmechanismen kommt es lokal zu einer Mobilisierung von Histiozyten, zu Lymphozyten- und Plasmazellinfiltrationen sowie zur Epitheloidreaktion. Bei dem Protoyp dieser Vaskulitis, der Wegener-Granulomatose, wurden antilysosomale Autoantikörper (Anti-Proteinase 3, c-ANCA) gefunden, denen möglicherweise eine wichtige pathogene Rolle zukommt und zwar sowohl bei der primären Gefäßschädigung als auch bei der Granulombildung. Da die lysosomalen Enzyme von Granulozyten nicht nur im Zytoplasma, sondern auch an der Zelloberfläche nachweisbar sind, können Autoantikörper die Granulozytenoberfläche so verändern, daß Interaktionen mit Endothelzellen begünstigt werden und möglicherweise auch die Inaktivierung der lysosomalen Enzyme durch natürlich vorkommende Antiproteasen behindert wird. Histologisch ist die granulomatöse Vaskulitis durch gefäßzerstörende Granulome gekennzeichnet. Sie betrifft Kapillaren, Glomerula, kleine und mittlere Arterien. Prototyp ist die Wegner-Granulomatose. Die Churg-Strauss-Vaskulitis und der M. Behçet gehören ebenfalls hierher. Die Pathogenese ist unklar, möglicherweise spielen Anti-Proteinase-3-Autoantikörper eine besondere Rolle.
- Die Riesenzellarteriitis befällt typischerweise mittlere und größere Arterien in segmentaler Form und kommt fast nur bei der Arteriitis temporalis Horton, der Polymyalgia rheumatica und der Takayasu-Arteriitis vor. Erstere spielen in der Pädiatrie kaum eine Rolle. Bei letzterer finden sich in der Media von Aorta, sowie am Abgang der großen Arterien, diffuse Rundzellinfiltrate mit Langerhans- und Fremdkörperriesenzellen, kleinen Nekroseherden und in geringerem Umfang auch Granulome. Mit der Zeit bildet sich eine ausgeprägte Fibrose unter Verlust der elastischen Fasern aus. Rundzellinfiltration und Fibrose greifen schließlich auf Adventitia und Intima der Gefäße über.
- Vaskulitiden mit zwiebelschalenartiger Intima- und Mediaproliferation kleinerer und mittlerer Arterien kommen häufig bei Kollagenosen, chronischer Polyarthritis und Endangitis obliterans vor. Da die Entstehung von Immunkomplexen ein normales immunologisches Phänomen ist, Vaskulitiden aber selten auftreten, liegt es nahe, die eigentliche Ursache in einer speziellen Prädisposition zu suchen. Faktoren, die zu einer verzögerten Elimination von Immunkomplexen führen wie Anomalien, insbesondere Polymorphismen im Bereich des Komplementsystems sind derzeit im Brennpunkt wissenschaftlicher Untersuchungen.

89.1 Primäre Vaskulitiden

Unter dieser Bezeichnung werden Vaskulitiden zusammengefaßt, deren Ursache primär in der Gefäßwand vermutet wird.

- Hypersensitivitätsangiitis („small vessel vasculitis“):
  - generalisierte Form (Purpura Schönlein-Henoch),
  - lokalisierte kutane Formen:
    - nekrotisierende Venulitis (Zeek, Soter),
    - Urtikariavaskulitis (Soter),
    - Erythema elevatum diutinum (Radcliff-Crocker).
- Poly(Peri-)arteritis nodosa (PAN).
  - mukokutanes Lymphknotensyndrom (Kawasaki),
  - „adulte“ Verlaufsformen:
    - generalisierte, klassische Form (cPAN, Kussmaul, Maier),
    - generalisierte mikroskopische Form (MPAN, Wohlwill),
    - kutane Form (Ruiter, Winkelmann).
- Granulomatöse Vaskulitiden:

Systemische Formen:
  - Wegener-Granulomatose
  - Granulomatose mit Angiitis (Churg-Strauss)
  - M. Behçet,
  - Polyangiitis-overlap-Syndrom (Fauci).

Lokalisierte Formen:
  - granulomatöse Vaskulitis des Gehirns (Cupps, Moore)
  - lymphomatoide Granulomatose der Lunge (Liebow)
- Riesenzellarteriitiden
  - mittlere Arterien: Arteritis cranialis (Horton),
  - Aorta und Abgangsarterien: Takayasu Arteritis.

Im Gegensatz hierzu nimmt man bei den sekundären Vaskulitiden an, daß die Gefäßwand nur Reaktionsschauplatz einer systemischen Erkrankung oder durch eine exogene Noxe geschädigt wird.

Purpura Schönlein-Henoch

Definition. Es handelt sich um eine leukozytoklastische Vaskulitis (Vaskulitis allergica, Hypersensitivitätsangiitis). Diese Vaskulitis befällt Kapillaren sowie prä- und postkapilläre Gefäße und kommt bei Knaben häufiger vor als bei Mädchen. Die auslösende Ursache ist in der Regel nicht bekannt, obwohl Streptokokken als Auslöser immer wieder diskutiert werden. Immunhistologisch läßt sich in den abgelagerten Immunkomplexen vorwiegend IgA nachweisen.

Klinische Symptome. Ein zunächst oft urtikarieller Ausschlag entwickelt sich in die typischen petechialen, teilweise ekchymotischen Läsionen, die sich v.a. über den Unterschenkeln und dem Gesäß befinden. Arthralgien sowie eine Arthritis sind häufig. Die Bezeichnung Purpura abdominalis leitet sich daher, daß es im Bereich des Darmes zu Ödemen und Blutungen kommen kann, die eine Melaena, schwere Bauchschmerzen und gelegentlich eine Invagination bewirken können. In 25–50% der Fälle entsteht eine Vaskulitis der Niere, die sich durch Erythrozyturie und Proteinurie zeigt. Die Diagnose ist zu Beginn der Erkrankung häufig nur zu vermuten, wenn Bauchsymptome auftreten, ohne daß die typischen Hauterscheinungen bereits erkennbar sind.

Therapie. Die Arthritis der Purpura Schönlein-Henoch spricht auf eine Salizylattherapie an. Bei abdominalen Koliken sind Steroide indiziert. Ob diese die Entwicklung einer Invagination verhindern ist unbewiesen. Die Nierenveränderungen der Purpura Schönlein-Henoch sprechen auf Steroide nur selten an. Die Prognose der Erkrankung ist bei der überwiegenden Mehrzahl der Patienten gut. Das Auftreten von mehreren Schüben innerhalb von 6 bis 8 Monaten ist allerdings nicht selten. Nur in Ausnahmefällen kommt es zu bleibenden Veränderungen am Darm oder zu einer Progression der Nephritis bis hin zum chronischen Nierenversagen. Selten kann auch eine Vaskulitis des Zentralnervensystems auftreten.

Lokalisierte kutane Form der Hypersensitivitätsangiitis

Diese Formen sind im Kindesalter selten. Sie können im Gefolge von Infekten (besonders Herpes-simplex-Virus) und allergischen Reaktionen auf Nahrungsmittel und Medikamente als Immunkomplex bedingte Hautläsionen auftreten.

In diese Gruppe gehört die Hydradenitis plantaris, bei der sich papulonoduläre Veränderungen unter der Fußsohle, gelegentlich auch in der Hand finden, sowie das akute hämorrhagische Ödem des Säuglings. Bei dieser Krankheit finden sich violette Kokarden und ödematöse Schwellungen v.a. im Gesicht, an den Ohren und Extremitäten. Innere Organe sind nicht betroffen, die Krankheit verschwindet spontan in ein bis zwei Wochen.

Mukokutanes Lymphknotensyndrom (MCLS, Kawasaki-Syndrom)

Definition, Häufigkeit. Das MCLS gehört zu den nekrotisierenden Vaskulitiden. Sie verläuft akut und systemisch, hat eine Prädilektion für kleine und mittlere Arterien und beginnt in den kleinen Gefäßen der Haut. Die Krankheit war früher selten und als infantile Form der Polyarteriitis nodosa bekannt. 80% aller Patienten sind jünger als 4 Jahre, am häufigsten befallen werden Kinder zwischen 12 und 18 Monaten, Knaben häufiger als Mädchen.

Ätiologie. Die Ätiologie ist nicht bekannt. Angeschuldigt wurden infektiöse Erreger, chemische Substanzen, Milben und Superantigene.

Klinische Symptome. Die Klinik ist durch Haupt- und Nebensymptome charakterisiert.

Hauptsymptome sind:

- Fieber unbekannter Ursache, welches ohne Therapie 5 Tage oder länger anhält (96%),
- verstärkte Gefäßfüllung der Konjunktiven (88%),
- Veränderungen der Schleimhaut der Lippen und der Mundhöhle: trockene, hochrote und rissige Lippen (80%), Erdbeerzunge (73%), diffuse Rötung der Mundschleimhaut und des Pharynx (69%),
- Veränderungen im distalen Bereich der Extremitäten: Ausbildung eines Palmar- und Plantarerythems (72%), induratives Ödem im Bereich der Hand- und Fußrücken, ab der 2. bis 3. Krankheitswoche membranöse Schuppung, vorwiegend der Fingerspitzen, seltener auch im Zehenbereich, 89%.
- Polymorphes Exanthem, ähnlich wie bei Scharlach oder Exanthema exsudativum multiforme (94%).
- Akute, nichtpurulente Schwellung der Halslymphknoten (Mindestdurchmesser 1,5 cm, 83%).

Nebensymptome sind:

- Karditis (Myokarditis und Perikarditis, 19%),
- Diarrhöe, Erbrechen (41%),
- schmerzhafte Schwellung der Gelenke (47%),
- Proteinurie und vermehrte Leukozytenausscheidung im Urin (38%),
- Blutbildveränderungen: Leukozytose mit Linksverschiebung (87%), leichter Abfall der Erythrozytenwerte und des Hämoglobins (31%), ab 2. bis 3. Woche oft beträchtliche Thrombozytose (60%),
- ausgeprägte Senkungsbeschleunigung und erhöhtes CRP (93%),
- aseptische Meningitis mit meist geringer Pleozytose und Eiweißvermehrung (17%),
- mäßige Erhöhung der Transaminasen und des Bilirubins (45%),
- Gallenblasenhydrops (15%).

Des weiteren ist das Serum-IgE regelmäßig erhöht. In schweren Fällen sind die Komplementkomponenten C3 und C4 im Serum erniedrigt.

Verlauf. Die Erkrankung verläuft in 3 Phasen: In der mit hohem Fieber einhergehenden *Akutphase*, die i. allg. 7 bis 14 Tage andauert, ist der Allgemeinzustand der Kinder deutlich beeinträchtigt. Es finden sich die oben aufgeführten Symptome.

In der *subakuten Phase* (2. bis 3. Woche) bilden sich Fieber, Exanthem und Lymphadenopathie zurück, während Reizbarkeit, Anorexie und Konjunktivitis noch bestehen bleiben können. In dieser Phase kommt es regelmäßig zu einer Schuppung der Finger- und gelegentlich auch der Zehenspitzen sowie zum Anstieg der Thrombozyten mit Werten bis über 1 Million. Dies ist die kritische Phase für die Ausbildung von Aneurysmen. Neue Krankheitsschübe können auftreten, verbunden mit einem erhöhten Risiko für die Ausbildung von Koronarveränderungen.

Die dritte Phase, die *Rekonvaleszenz* beginnt, wenn sich alle klinischen Zeichen zurückgebildet haben und die Blutsenkung sich wieder normalisiert. Sie endet meist 6 bis 10 Wochen nach Krankheitsbeginn. Eine erhöhte Gerinnungsneigung bleibt auch nach Normalisierung der Thrombozytenzahl über Monate nachweisbar. Rezidive sind selten, sie können noch Monate und Jahre nach der Ersterkrankung auftreten. Die wichtigsten Komplikationen des MCLS sind im Akutstadium eine Myokarditis, im subakuten Stadium der Myokardinfarkt und die Entwicklung von Koronaraneurysmen.

Diagnose. Für die definitive Diagnose sind prolongiertes Fieber, 4 der 5 weiteren Hauptsymptome und Ausschluß einer sonstigen Erkrankung erforderlich. Man muß sich darüber im Klaren sein, daß die Hauptsymptome nicht gleichzeitig auftreten und retrospektiv manchmal nur mühsam zu eruieren sind. Weiterhin gibt es untypische Formen, die formal die Kriterien der Diagnose nicht erfüllen, aber durchaus auch zu Gefäßkomplikationen führen können.

Therapie. Die Behandlung des MCLS zielt v.a. auf die Vermeidung von Koronarveränderungen. Da diese in der 2. bis 3. Woche entstehen, muß die Therapie so früh wie möglich, spätestens bis zum 10. Krankheitstag, beginnen. Sie besteht in der einmaligen Gabe eines 7S-Immunglobulinpräparates in der Dosierung von 2 g/kg KG (Kurzinfusion über 6–8 h). Kombiniert wird diese Therapie mit einer Gabe von Acetylsalicylsäure, wobei bis zur Entfieberung täglich 80–100 mg/kg KG, danach 3–5 mg/kg KG (Thrombozytenaggregationshemmende Dosis) gegeben werden. Diese Dosierung wird über mindestens 6 Wochen weitergeführt und sollte erst dann beendet werden, wenn das Vorliegen von Aneurysmen echokardiographisch ausgeschlossen werden konnte. Beim Nachweis von Aneurysmen ist eine Dauertherapie mit Acetylsalicylsäure (3–5 mg/kg KG/Tag) erforderlich. In diesem Fall sollten regelmäßige echokardiographische Kontrollen in 1/4- bis 1/2jährlichen Abständen bis zur Befundnormalisierung erfolgen.

Prognose. Die Prognose des MCLS ist in der Regel günstig. Seine Letalität wird in Japan z.Z. mit 0,4% angegeben. Die Wahrscheinlichkeit einer Entstehung von Aneurysmen wird um so geringer, je früher die Therapie einsetzt. Allerdings entwickeln auch bei Therapiebeginn in der ersten Krankheitswoche noch 6% der Erkrankten Koronaraneurysmen. Selbst beim Eintreten dieser Komplikation ist die spontane Rückbildungsrate hoch. Nur sehr selten persistieren Aneurysmen und die damit oft vergesellschafteten Stenosen. In solchen Fällen kann eine Bypassoperation erforderlich werden.

Polyarteriitis nodosa, „Erwachsenenform"

Diese akut oder chronisch verlaufende Form der nekrotisierenden Vaskulitis ist bei Kindern selten. Bei der generalisierten Form sind v.a. kleine und mittlere Arterien im Bereich der Niere, der Leber und des Nervensystems betroffen. Als zweite Verlaufsform existiert die sog. kutane Form, die besser auf die Therapie anspricht.

Klinische Symptome. Die klassische Form beginnt mit Fieber, Arthralgien, Myalgien und Bauchschmerzen. Schmerzen im Bereich der Hoden, der langen Röhrenknochen mit Periostneubildung, Hypertonie sowie eine rapide Verschlechterung der Nierenfunktion kommen hinzu. Eine Beteiligung des Nervensystems zeigt sich durch ischämische Attacken, Hemiplegien oder auch periphere Neuropathien. Daneben gibt es nekrotisierende Enterokolitiden sowie eine Myokarditis.

ACR-Kriterien für Klassifikation der Polyarteriitis nodosa

- Gewichtsverlust von > 4 kg
- Livedo reticularis
- Hodenschmerz
- Myalgien und Beinschwäche
- Polyneuropathie
- RR diabolisch > 90 mmHg,
- Kreatininerhöhung > 1,5 mg/dl
- HBs-Antigennachweis
- angiographischer Nachweis von Mikroaneurysmen
- typische Histologie mit Zerstörung aller 3 Gefäßwandschichten und Bildung von Mikroaneurysmen

Bei Vorliegen von mehr als 3 Kriterien kann die Diagnose einer PAN mit 86,6% Spezifität und 82,2% Sensitivität angenommen werden.

Laborbefunde. BSG-Beschleunigung, Leukozytose, Anämie finden sich bei der generalisierten und bei der kutanen Form, Proteinurie und Hämaturie bei Nierenbeteiligung. In etwa 50% der Fälle sind IgG-Antikörper gegen lysosomale Granulozytenenzyme (ANCA, „anti-neutrophil cytoplasmatic autoantibody") nachweisbar, wobei die Spezifität sowohl gegen Myeloperoxisase als auch gegen Proteinase-3 gerichtet sein kann. ANCA-negativ sind v.a. die post- und parainfektiösen Fälle, die im Zusammenhang mit Hepatitis B, EBV und CMV-Infektionen auftreten. Auslöser können v.a. auch Streptokokkeninfekte des Nasen-Rachen-Raumes sein. In einem eigenen Fall wurde nach jahrelanger Rezidivfreiheit ein Schub durch die Gabe eines Streptokokkenantigengemisches im Rahmen einer „naturheilkundlichen Behandlung" ausgelöst.

Diagnose. Wegen der raschen Progredienz ist eine frühzeitige Diagnose wichtig. Sie wird durch die histologische Untersuchung von befallenem Gewebe gestellt. Bei Nierenbeteiligung ist eine Nierenbiopsie indiziert. Hier findet sich eine sog. pauciimmune Form der nekrotisierenden, intra- und extrakapillären Glomerulonephritis, z.T. mit Halbmondbildungen.

Therapie. Es existiert kein verbindliches Therapieschema. Empfohlen wird entweder eine hochdosierte Therapie mit Prednison per os (5 mg/kg pro Tag) oder eine Pulstherapie mit 500 mg Decortin i. v. an 3 aufeinander folgenden Tagen. Entsprechend der Behandlung der Wegener-Granulomatose wird auch der gleichzeitige Einsatz von Prednison und Cyclophosphamid (3 mg/kg/Tag) und/oder eine Plasmapheresebehandlung mit anschließender Cyclophosphamidpulstherapie (0,5–1,0 g/m^2 KO) empfohlen.

Prognose. Die Krankheit verläuft ohne Therapie in kurzer Zeit tödlich. Unter einer intensiven immunsuppressiven Therapie sind Langzeitremissionen und Heilungen mit Rückbildung von Aneurysmen möglich.

Wegener-Granulomatose

Definition. Es handelt sich um eine granulomatöse Vaskulitis. Sie ist charakterisiert durch eine chronische Rhinitis und Sinusitis, eine anschließende Lungenbeteiligung und eine systemisch-nekrotisierende Vaskulitis kleiner Gefäße mit Nierenbefall. Typisch ist weiterhin der Nachweis von Anti-Proteinase-3-Autoantikörpern und das gute Ansprechen auf Cyclophosphamid.

ACR-Klassifikationskriterien für die Wegener-Granulomatose

1. Entzündung in Nase, Mund oder Rachen (ulcerierend, nekrotisierend, purulent)
2. Infiltrationen der Lunge
3. Nephritis mit pathologischem Urinsedimentbefund (Erythrozyturie > 5)
4. Histologie: granulomatöse Entzündung in der Gefäßwand, perivaskulär und/oder extravaskulär

Bei 2 von 4 positiven Kriterien diagnostische Spezifität 92 %, Sensitivität 88 %.

Klinische Symptome. Die Krankheit beginnt oft mit einer chronischen Rhinitis, rezidivierenden Sinusitiden, serösen Otitiden und Pharyngitis. Symptome einer systemischen Vaskulitis wie Fieber, Gewichtsverlust, Gelenkbeschwerden und Hauterscheinungen können zeitgleich auftreten. Die gesamte Symptomatik ist anfangs aber oft wenig ausgeprägt, so daß die Diagnose Monate, manchmal jahrelang verschleppt wird. Augensymptome wie Konjunktivitis, Episkleritis (rotes Auge) und retroorbitale Infiltrate können hinzukommen. Eine Dyspnoe, Husten, z.T. blutiger Auswurf und ein pneumonischer Auskultationsbefund signalisieren eine Lungenbeteiligung; röntgenologisch finden sich unscharf begrenzte, z.T. einschmelzende asymmetrische Lungeninfiltrate. Die Veränderungen sprechen typischerweise nicht oder kaum auf eine Antibiotikatherapie an und sind stets mit schweren Allgemeinsymptomen assoziiert. Die Niere kann gleichzeitig, selten früher, oft erst im späteren Krankheitsverlauf in Form einer sog. „pauciimmunen" nekrotisierenden Glomerulonephritis mitbefallen sein. Bei primärer Nierenmanifestation verläuft die Erkrankung vielfach unter dem Bild einer rapid progredienten Glomerulonephritis. Weitere Symptome sind periphere und zentrale Neuropathien, Myokarditis, nekrotisierende Läsionen der Haut und des Darmes. Subglottische und Bronchialstenosen können sich rasch entwickeln und sind eine Indikation für die Durchführung einer Bronchoskopie, sobald der Verdacht einer Lungenbeteiligung auftritt.

Laborbefunde. Erhöhung von BSG, CRP und anderen Akute-Phase-Proteinen, Leukozytose, Thrombozytose, Anämie sowie Hypergammaglobulinaemie sind typisch. Ein spezifischer Befund ist der Nachweis von IgG-Autoantikörpern gegen ein intrazytoplasmatisches Granulozytenantigen (c-ANCA), das in über 90 % der Fälle von aktivem M. Wegener der lysosomalen neutralen Proteinase-3 entspricht.

Diagnose. Die frühe Diagnose ist außerordentlich wichtig, da die Therapie um so wirksamer ist, je eher sie beginnt und andererseits Bronchusstenosen und eine rapide Verschlechterung der Nierenfunktion bei zu spätem Therapiebeginn oft kaum noch beeinflußbar sind. Die Diagnose wird durch die Klinik in Verbindung mit dem serologischen Nachweis eines c-ANCA und einer Biopsie gestellt. Diese kann entweder aus der Nasenschleimhaut, bronchoskopisch oder durch eine offene Lungenbiopsie erfolgen. Nierenbiopsien zeigen die spezifischen granulomatösen Veränderungen häufig nicht, weisen aber oft eine nekrotisierende Glomerulonephritis als Korrelat der Nierenbeteiligung nach.

Therapie und Prognose. Mittel der Wahl ist das Cyclophosphamid, das in einer Dosis von 2–3 mg/kg/Tag gegeben wird. In schweren Fällen ist die gleichzeitige Gabe von Prednison (1 mg/kg/Tag) sinnvoll, da Cyclophosphamid in der Regel erst nach 1 bis 2 Wochen zu wirken beginnt. Auch Methylprednisolonpulstherapie (10 mg/kg/KG/Tag) über 4 Tage, Cyclophosphamidstoßtherapie (500 mg/m^2) und Plasmapherese sind Optionen für eine Intensivierung der konventionellen Therapie. Ohne Behandlung verläuft die Wegener-Granulomatose fast immer tödlich. Unter der Standardtherapie mit täglich 2 mg/kg KG/Cyclophosphamid plus Prednison 0,5–1 mg/kg KG/Tag absteigend bis zu 5–10 mg/Tag ist die Krankheit in den meisten Fällen zu kontrollieren und tritt nach Jahren nicht selten in ein Stadium ein, in dem die Behandlung beendet werden kann.

Allergische Granulomatose Churg-Strauss

Diese Form der granulomatösen Vaskulitis existiert im Kindesalter praktisch nicht. Sie ähnelt histologisch der Wegener-Granulomatose und betrifft in erster Linie die Lunge. In der Vorgeschichte findet sich stets ein allergisches Asthma bronchiale mit Eosinophilie und erhöhtem IgE.

ACR-Kriterien für die Klassifikation einer allergischen Granulomatose Churg-Strauss

- Allergisches Asthma
- Eosinophilie > 10 %
- Poly- oder Mononeuropathie
- Lungeninfiltrate
- paranasale Sinusauffälligkeiten
- extravasale Eosinophilie

Bei Vorliegen von mindestens 4 Kriterien kann die Diagnose mit 99,7 % Spezifität und 85 % Sensitivität angenommen werden.

Der klinische Verdacht leitet sich aus der Kombination Asthma mit systemischen Symptomen einer Vaskulitis und Lungeninfiltraten her. Die Diagnose wird durch die Lungenbiopsie gestellt, die Therapie entspricht der Therapie beim M. Wegener.

M. Behçet

Definition. Diese Form der granulomatösen Vaskulitis ist selten, kommt aber im Kindes- und Jugendalter vor. Sie ist eine Vaskulitis der kapillaren Venen und Arterien, die zu rezidivierenden Ulzera im Bereich des Mundes und der Genitalien sowie zu einer rezidivierenden Iritis führen. Die Ätiologie ist unklar, wobei Streptokokken eine pathogenetische Bedeutung zugemessen wird. Das Erkrankungsrisiko ist erhöht, wenn die Patienten in der Kindheit viele Infekte hatten, aus kinderreichen Familien kommen oder sich in der Kindheit in Regionen aufhielten, in denen M. Behçet vermehrt vorkommt, wie der Mittelmeerraum und Japan.

Klinische Symptome. Rezidivierende Ulzera im Bereich des Mundes sind oft jahrelang die einzigen Krankheitsmani-

Diagnosekriterien des M. Behcet

- Hauptkriterium
  - orale Ulzerationen
- Nebenkriterien
  - Genitale Ulzera
  - typische Augenläsionen: retinale Vaskulitis, rezidivierende Iridozyklitis mit aseptischem Hypopyon
  - typische Hautläsionen
  - positiver Pathergietest

Für die Diagnose M. Behçet sind das Hauptkriterium und 2 Nebenkriterien erforderlich.

festationen. Sie setzen nicht selten nach Zahnextraktionen oder Zahnbehandlungen erstmals ein. Die Diagnose wird erst gestellt, wenn Genitalulzera, eine Hypopyonuveitis oder andere Symptome der systemischen Vaskulitis auftreten, wie Arthritis oder neurologische Störungen. Auch im Gastrointestinaltrakt, besonders im Bereich des Ösophagus können sich Ulzera entwickeln. Beim Befall des Kolons ist eine histologische Abgrenzung vom M. Crohn oder einer Colitis ulcerosa u. U. nicht möglich. Als weitere Symptome kommen kutane Vaskulitis und ZNS-Symptome vor. Die Diagnose wird in der Regel durch die typische Kombination der Symptome gestellt sowie durch den histologischen Nachweis der Vaskulitis. Charakteristische serologische Reaktionen gibt es nicht. Neuerdings werden besondere Streptokokkenserotypen (KTHI, 3,4) vermehrt bei Behçet-Patienten angezüchtet. Ferner wird eine Assoziation mit HLA-B51 beobachtet, wobei berichtet wird, daß Träger des HLA-Typs vermehrt TNF bilden. Während akuter Phasen findet sich eine typische Hautreaktion auf einen Nadelstich: Innerhalb von 24 Stunden bildet sich eine Rötung mit einer zentralen Pustel (positiver Pathergie Test). Bei Neugeborenen von Müttern mit M. Behçet können transitorische Krankheitserscheinungen auftreten.

Therapie. Die meisten Patienten sprechen auf eine systemische Steroidtherapie an. In schweren Fällen mit viszeraler Beteiligung ist Cyclophosphamid (2–3 mg/kg/Tag) für eine begrenzte Zeit indiziert. Gute Langzeitergebnisse werden auch mit Cyclosporin A (5 mg/kg/Tag) berichtet. Daneben wurde über die Therapie der Augenveränderungen mit Colchizin berichtet. Nicht durchgesetzt haben sich Versuche mit Transferfaktor und immunmodulatorischen Substanzen.

Granulomatöse Vaskulitis des Gehirns

Eine Beteiligung zerebraler Gefäße im Rahmen systemischer Vaskulitiden ist nicht selten. Eine primäre, auf das Gehirn beschränkte granulomatöse Angiitis wurde jedoch ebenfalls mehrfach beschrieben. Histologisch handelt es sich um eine granulomatöse Vaskulitis im Bereich kleiner Arterien der Leptomeningen.

Diagnosekriterien der isolierten ZNS Angiitis

- Kopfschmerz und multifokale neurologische Symptome während mindestens 6 Monaten
- segmentale Stenosen und/oder Unregelmäßigkeiten des zerebralen Angiogramms
- Ausschluß einer systemischen Erkrankung mit ZNS-Beteiligung
- histologische Sicherung durch Leptomeningealbiopsie

Klinische Symptome. Symptome des Hirndrucks und Kopfschmerzen mit Erbrechen, Bewußtseinseinschränkung und Sehstörungen mit Uveitis posterior können am Anfang stehen. Sprachstörungen, Krampfanfälle und Paresen entwickeln sich mit fortschreitender Erkrankung.

Diagnose. Der Liquorbefund, meist mit diskreter Pleozytose und Proteinerhöhung ist von geringem diagnostischen Wert. Der Nachweis einer Mikroproteinurie in der Diskelektrophorese kann oft ein wichtiger Befund in der Vorfelddiagnostik sein. Im Computer- und Kernspintomogramm finden sich u. U. Infarkte, in der Angiographie Gefäßverschlüsse oder Aneurysmen. Differentialdiagnostisch auszuschließen sind eine Sarkoidose sowie alle primären und sekundären Vaskulitiden mit ZNS-Beteiligung. Eine definitive Diagnosesicherung gelingt im Einzelfall nur durch eine offene Leptomeningealbiopsie.

Therapie. Es gibt keine sicher wirksame Behandlung, jedoch ist der frühestmögliche Einsatz von hoch dosierten Steroiden gerechtfertigt.

Riesenzellarteriitis M. Takayasu

Im Gegensatz zur Arteriitis temporalis Horton, die eine Erkrankung des älteren Menschen ist, kommt die Takayasu-Arteriitis selten auch schon im zweiten Lebensjahrzehnt vor. Sie betrifft zu 84% das weibliche Geschlecht. Primär befallen ist die Aorta. Die Symptome entstehen durch Verschlüsse abgehender Arterien.

Diagnosekriterien der Takayasu-Arteriitis

- Obligatorisches Kriterium
  - Alter unter 40 Jahren
- Hauptkriterien
  - Läsion der linken A. subclavia
  - Läsion der rechten A. subclavia
- Nebenkriterien
  - Hohe BSG
  - Karotisschmerz
  - Hochdruck
  - Aorteninsuffizienz durch Ektasie
  - Läsion der A. pulmonalis
  - Läsion der linken A. carotis communis
  - Läsion des distalen truncus brachiocephalicus; Läsion der Aorta descendens thoracalis
  - Läsion der Aorta abdominalis

Ein Patient unter 40 Jahren leidet an einem M. Takayasu, wenn entweder 2 Hauptkriterien, oder 1 Haupt- und 2 Nebenkriterien oder mindestens 4 Nebenkriterien erfüllt sind (Sensitivität 84%).

Klinische Symptome. Allgemeinsymptome wie Müdigkeit, Appetitlosigkeit oder Gelenkbeschwerden mit Hypergammaglobulinämie, BSG und CRP-Erhöhung können den spezifischen Beschwerden um Jahre vorausgehen. Die Diagnose wird meist erst gestellt, wenn durch Verschluß von Aortenabgangsarterien Folgesymptome wie Herzinfarkt, Amaurosis fugax, Hirninfarkt, Muskelschmerzen, akutes Abdomen, Nierenarterienstenose mit Hypertension oder ein einseitiger Verlust der Hand- oder Fußpulse bemerkt wird. Röntgenologisch finden sich Wandunregelmäßigkeiten und oft eine aneurysmatisch erweiterte Aorta bzw. Aneurysmen der Abgangsäste.

Therapie. Aus nicht geklärten Gründen leiden Patienten mit M. Takayasu weitaus häufiger unter Tuberkulose als vergleichbare Kollektive. Die Therapie der Arteriitis selbst besteht in der Gabe von Steroiden (0,5–1,0 mg Prednison/kg/Tag initial). Die Wirkung der Steroidtherapie reicht jedoch oft nicht aus, so daß auch Immunsuppressiva/Zytostatika wie Azathioprin (2 mg/Tag), Cyclophosphamid (2 mg/Tag) über eine begrenzte Zeit und Cyclosporin A (5 mg/kg/Tag) versucht werden.

89.2 Sekundäre Vaskulitiden

Sekundäre Vaskulitiden treten im Zusammenhang mit systemischen Erkrankungen auf und können sowohl den Kapillarbereich als auch kleine und mittlere Arterien betreffen. Immunpathogenetisch und histologisch sind die meisten der sekundären Vaskulitiden immunkomplexbedingt und imponieren deshalb als leukozytoklastische oder nekrotisierende Vaskulitiden. Größere Gefäße (venös oder arteriell) können aber auch befallen sein, z.B. bei einem Lupus-Antikoagulans-Syndrom im Rahmen eines SLE oder bei erregerbedingten Vaskulitiden wie z.B. bei Lues.

Sekundäre Vaskulitiden. (Nach Peter 1991)

- Autoimmunerkrankungen
  - rheumatoide Arthritis
  - monoklonale Gammopathien
  - systemischer Lupus erythematodes
  - progrediente Systemsklerose
  - Dermato-/Polymyositis
  - Autoimmunhepatitis
  - entzündliche Darmkrankheiten (Colitis ulcerosa, M. Crohn)
  - Sarkoidose, Panniculitiden
- Bei Infektionskrankheiten:
  - Bakterien: Streptokokken, Chlamydien, Mykoplasmen
  - Viren (HBV, HSV, CMV, EBV, Coxsackie u.a.)
  - Spirochaeten (Treponemen, Borrelien)
  - systemische Mykosen
  - Parasitosen
- bei malignen Krankheiten (paraneoplastisch)
  - monoklonale Gammopathien
  - Kryoglobulinämie
  - Kryofibrinogenämie
  - Leukämien, Lymphome
  - solide Tumoren
- Bei Intoxikationen
  - Heroin
  - Mutterkornalkaloide
  - Schlangengift (Cobra)
- Durch Medikamente
  - Nichtsteroidale Antirheumatika
  - Antibiotika
  - Basistherapeutika (Gold, D-Penicillamin)
  - Zytostatika und Antimetabolite (Bleomycin, MTX, Cyclophosphamid u.a.)

89.3 Vaskulitissonderformen

Einige Gefäßerkrankungen, die teilweise nur im weitesten Sinne Vaskulitiden sind, oder diese auch imitieren, lassen sich bisher nicht klassifizieren. Sie haben ganz unterschiedliche Pathomechanismen. Einige dieser Krankheitsbilder mit pädiatrischer Relevanz sind wie folgt zusammengefaßt.

- Goodpasture-Syndrom,
- Erythema exsudativum multiforme und Stevens-Johnson-Syndrom,
- Thrombangiitis obliterans (von Winiwarter-Buerger),
- Sneddon-Syndromm
- thrombotisch-thrombozytopenische Purpura (Moschkowitz),
- Cogan-Syndrom.

Goodpasture-Syndrom

Dieser Begriff wurde ursprünglich für die Kombination einer rasch progredienten Glomerulonephritis mit Lungenblutung (pulmorenales Syndrom) verwandt, ohne daß die immunologische Ursache näher definiert war. Inzwischen sind pulmonale Syndrome sowohl bei Kollagenosen, als auch bei p-ANCA-positiver mikroskopischer Polyarteriitis sowie im Zusammenhang mit isolierter Immunkomplexerkrankung anderer Genese in Lungen und Nieren beschrieben worden. Der Begriff Goodpasture-Syndrom wurde auf die sehr seltene mit antibasalmembranen Antikörpern einhergehende Form der Glomerulonephritis und Hämoptyse beschränkt. Die Erkrankung betrifft bevorzugt junge Männer. Schweres allgemeines Krankheitsgefühl, Fieber, Hämoptyse, röntgenologischer Nachweis von Lungenblutungen, eine rasch progrediente Glomerulonephritis und eine Eisenmangelanämie charakterisieren das klinische Bild. Differentialdiagnostisch ist auch an die idiopathische Lungenhämosiderose zu denken, die allerdings ohne Glomerulonephritis verläuft. Die Therapie besteht in hochdosierten Prednisongaben und einer frühen großvolumigen Plasmapheresetherapie mit anschließender Cyclophosphamid- oder Steroidpulstherapie. Nicht immer läßt sich trotz dieser aggressiven Therapie das Fortschreiten der Erkrankung verhindern. In manchen Fällen soll die bilaterale Nephrektomie einen Stillstand der Lungenblutung gebracht haben.

Erythema exsudativum multiforme und pluriorifizielle Ektodermose (Stevens-Johnson-Syndrom)

Definition. Das *Erythema exsudativum multiforme* ist eine Vaskulitis (Kapillaritis), die sich vorwiegend an der Haut abspielt und die durch multiforme Effloreszenzen gekennzeichnet ist. Das gleichzeitige Auftreten dieser Hauterscheinungen mit Schleimhautläsionen und Entzündungen der Orifizien wird als *Stevens-Johnson-Syndrom* bezeichnet. Die Krankheit kommt v.a. bei Kindern und jungen Erwachsenen vor, die Variante des Stevens-Johnson-Syndroms ist bei Knaben häufiger als bei Mädchen.

Ätiologie. Das Erythema exsudativum multiforme gehört zu den wenigen Vaskulitiden, bei denen Infektionserreger und Medikament als auslösende Ursachen bekannt sind. Unter den Infektionserregern ist die Rolle des Herpes-simplex-Virus und der Mykoplasmen am klarsten dokumentiert; weiter sind Infektionen durch Streptokokken, Adenoviren, Influenza A und Chlamydia psittaci in Verbindung mit dem Erythema multiforme gehäuft beobachtet worden. Unter den auslösenden Medikamenten stehen Sulfonamide und Penicilline an erster Stelle, das Erythema multiforme kann jedoch auch nach Bestrahlungen und unter Immunsuppression vorkommen.

Pathologie. Pathohistologisch finden sich sowohl in Papeln als auch in den Irisläsionen Veränderungen der kleinen Gefäße ohne fibrinoide Nekrosen. Die zellulären Hautinfiltrate bestehen vorwiegend aus Lymphozyten und Histiozyten.

Klinische Symptome. In schweren Fällen stehen Fieber, Halsschmerzen und allgemeines Krankheitsgefühl am Anfang. In leichteren Fällen sind nur Hauterscheinungen ohne allgemeine Symptome vorhanden. Die Hautläsionen treten symmetrisch auf und bestehen zunächst aus rötlichen Flecken und Papeln. Pathognomisch ist die Irisläsion (Schießscheibenläsion). Aus dem Zentrum dieser Effloreszenzen können sich Bullae entwickeln. Die Schleimhautläsionen finden sich v.a. in Haut/Schleimhautgrenzen periorifiziell, d. h. am Mund, Anus und der Urethra. Häufig sind jedoch auch die Augen und die Mundschleimhaut selbst betroffen. Eine Beteiligung innerer Organe ist selten, kann sich jedoch sowohl im Bereich der inneren Oberflächen, also Ösophagus, Darm und Bronchien, als auch in den Nieren, am Herzen und im Zentralnervensystem abspielen. Beim Auftreten von Lungeninfiltraten ist im Einzelfall nicht zu unterscheiden, ob es sich um eine Infektion als auslösende Ursache handelt oder um eine Manifestation der Krankheit selbst.

Laborbefunde. Nur in ausgeprägten Fällen findet sich eine BSG-Beschleunigung und eine Leukozytose. Wie beim Kawasaki-Syndrom ist das Serum-IgE in der akuten Krankheitsphase erhöht.

Therapie. Wichtigster Bestandteil der Behandlung ist das Absetzen auslösender Medikamente bzw. die Therapie einer auslösenden Infektion (häufig Mykoplasmen). Im übrigen beschränkt sich die Behandlung auf symptomatische Maßnahmen wie Mundpflege und Augenpflege. In sehr schweren Fällen ist ein Versuch mit Steroiden gerechtfertigt. Über ihre Wirkung existieren jedoch keine kontrollierten Studien.

Thrombotisch-thrombozytopenische Purpura (TTP) und hämolytisch urämisches Syndrom (HUS) (s. Kap.178)

Nach heutiger Ansicht liegt diesen beiden Erkrankungen die gleiche pathogenetische Störung in Form einer thrombotischen Mikroangiopathie zugrunde. Während die von Moschkowitz 1924 erstmals beschriebene TTP eher Erwachsene betrifft, wird das klassische HUS vorwiegend bei Kindern nach Infekten beobachtet, so besonders nach hämorrhagischer Enterokolitis mit Verocytotoxin-produzierenden E. coli-Stämmen. Der thrombotischen Mikroangiopathie liegt keine eigentliche Vaskulitis, sondern eine ätiologisch noch unklare Endothelzellschädigung zugrunde, die eine disseminierte Thromboseneigung nach sich zieht. Das HUS ist im Kindesalter die häufigste Ursache des akuten Nierenversagens (s. Kap. 183).

Literatur

Al Sheyyab M, El Shanti H, Ajlouni S, Batieha A, Daoud AS (1996) Henoch-Schonlein purpura: clinical experience and contemplations on a streptococcal association. J Trop Pediatr 42/4: 200–203

Dajani AS, Taubert KA, Takahashi M et al. (1994) Guidelines for long-term management of patients with Kawasaki disease. Circulation 89: 916–922

Dhillon R, Clarkson P, Donald AE, Powe A,J, Nash M, Novelli V, Dillon MJ, Deanfield JE (1994) Endothelial dysfunction late after Kawasaki disease. Circulation 9: 2103–2106

Grange F, Couilliet D, Krzisch S, Grosshans E, Guillaume JC (1996) Hidradenite plantaire. Ann Dermatol Venereol 123/2: 109–113

Hall SL et al. (1985) Wegener granulomatosis in pediatric patients. J Pediatr 106: 739–744

Labbe L, Perel Y, Maleville J, Traieb A (1996) Erythema nodosum in children: a study of 27 patients. Pediatr Dermatol 13: 447–450

Leung DY, Giorno RC, Kazemi LV, Flynn PA, Busse JB (1995) Evidence for superantigen involvement in cardiovascular injury due to Kawasaki syndrome. J Immunol 155: 5018–5021

Lightfoot RW, Michel BA, Bloch DA et al. (1990) The American College of Rheumatology. 1990 criteria for the classification of polyarteritis nodosa. Arthritis Rheum 33:1088–1093

Nowack R, Flores-Suarez LF, Woude FJ van der (1998) New developments in the pathogenesis of systemic vasculitis. Curr Opin Rheum 10: 3–11.

Peter HH (1991) Vaskulitiden. In: Peter HH (Hrsg) Klinische Immunologie. Innere Medizin der Gegenwart, Bd 9. Urban & Schwarzenberg, München, S 401–414

90 Juvenile Dermatomyositis und Polymyositis

Th. Voit

Definition. Einige Krankheiten der Muskulatur werden wegen ihres im Vordergrund stehenden entzündlichen Charakters als idiopathische entzündliche Myopathien zusammengefaßt (s. folgende Übersicht). Obwohl in Einzelfällen infektiöse Erreger als Ursache oder Auslöser nachgewiesen werden können, stehen bei der ganz überwiegenden Mehrzahl der Patienten Autoimmunmechanismen bei Auslösung und Unterhaltung der Krankheit im Vordergrund.

Klassifikation entzündlicher Myopathien

I. Infektiös (Viren, Bakterien, Parasiten, Protozoen)
II. Idiopathisch
II.1 Dermatomyositis
II.2 Polymyositis
II.3 Dermatomyositis/Polymyositis bei anderen Autoimmunkrankheiten („Overlap-Syndrom")
II.4 Seltenere Formen:
- a) Einschlußkörpermyositis
- b) Eosinophile Polymyositis
- c) Fokale Myositis
- d) Orbitale Myositis
- e) HIV-assoziierte Myositis
- f) Eosinophile Myofasziitis
- g) Makrophagenmyofasziitis

Juvenile Dermatomyositis (DM) und Polymyositis (PM)

Bei der DM kommt es durch eine autoimmun vermittelte Schädigung der Kapillare in Muskulatur und Dermis zu einem schweren, aber meist gut behandelbaren Krankheitsbild. Bei der weit selteneren PM steht die T-Zell-vermittel-

Tabelle 90.1. Autoantikörper bei Dermatomyositis/Polymyositis

Antikörper	Häufigkeit	Antigen	Krankheitstyp
ANA	PM: 40% DM: 60% Overlap: 70%	Zentromerbestandteile, Ribonukleoproteine u. a.	Unspezifisch
Anti-Mi2	DM: 12%	220-kDa-Kernprotein (Helikase?)	DM
Anti-Synthetase-AK			
anti-Jo-1	PM: 18%	Histidyl-tRNA-Synthetase	PM-interstitielle Lungenfibrose, Arthralgien
anti-Pl-7	PM: 1–3%	Threonyl-tRNA-Synthetase	
anti-Pl-12	PM: 1–3%	Alanyl-tRNA-Synthetase	

te direkt zytotoxische Muskelfaserschädigung im Vordergrund.

Ätiologie und Pathogenese. Der Autoimmunprozeß ist durch eine Interaktion von Triggerfaktoren mit der genetischen Ausstattung des Individuums und durch seine spezifische humorale und zelluläre Immunreaktion gekennzeichnet. Als Triggerfaktoren sind u.a. Infektionen (z.B. Toxoplasma gondii, Coxsackie-Viren), Impfungen oder Medikamente (D-Penicillamin, Zidovudin) beschrieben. Eine genetische Prädisposition findet sich bei Kaukasiern für die HLA-Antigene B8 und DR3, vor allem in Kombination mit Null-Allelen für die Komplementgene C4A und C4B. Humorale Immunphänomene in Form spezifischer Autoantikörper finden sich bei 20–80% der Patienten mit DM/PM (Tabelle 90.1). Die mikrovaskuläre Läsion bei DM ist durch Ablagerungen der Komplementkomponenten C8 und C9 („membrane attack complex") in intramuskulären Arteriolen und Kapillaren gekennzeichnet. Als Ausdruck der zellvermittelten Autoimmunreaktion finden sich bei DM in der Muskulatur überwiegend B-Zell-Infiltrate vor allem perivaskulär sowie aktivierte (HLA-DR+) T-Helferzellen. Im Gegensatz dazu überwiegen bei PM CD8+ zytotoxische T-Zell-Infiltrate, die auch nichtnekrotische Muskelfasern zerstören.

Klinische Symptome und Verlauf. Eine DM oder PM kann in jedem Lebensalter auftreten. Typisch ist eine Trias von Symptomen: Muskelschwäche, Hautsymptome (nicht bei PM) und schweres, allgemeines Krankheitsgefühl. Die Muskelschwäche entwickelt sich meist über Tage bis Wochen generalisiert und proximal betont, manchmal aber auch akut mit Rhabdomyolyse. Auch Muskelschmerzen und fokaler Beginn mit Schwellung und Ödem kommen vor. Die Hautveränderungen können sehr vielgestaltig sein. Typisch sind Erytheme im Gesicht, oft mit Violettfärbung der Lider und Ödemen (Abb. 90.1), ferner Erytheme über den Streckseiten von Ellenbogen, Knien, Finger- und Zehengelenken, zum Teil auch mit Ulzerationen. Die Hauterscheinungen können der Muskelschwäche vorangehen oder nachfolgen, und es besteht keine Beziehung zwischen Stärke der Haut- und der Muskelaffektion. Die Allgemeinsymptome in Form von Antriebsarmut, Elendsgefühl und geringer Motivation bis hin

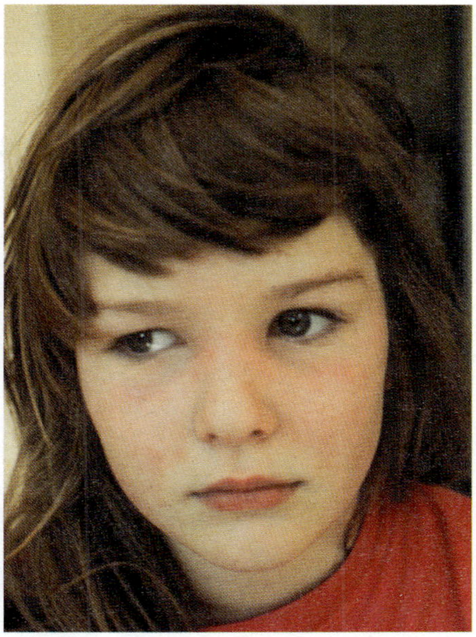

Abb. 90.1. Akut aufgetretenes schmetterlingsförmiges Erythem auf den Wangen mit Umgebungsödem bei Dermatomyositis

zur Depression werden häufig als psychiatrisches Krankheitsbild fehlgedeutet. Äußere Organmanifestationen können am Gastrointestinaltrakt (Vaskulitis mit schweren, sogar tödlich verlaufenden Blutungen), am Herzen (Arrhythmien, Myo- und Perikarditis) und als Kalzinosis mit subkutanen oder flächenhaften Verkalkungen gelenknaher Sehnen auftreten.

Eine chronische DM entsteht bei ungenügender Therapie, fehlendem Ansprechen oder auch nach Steroidexzeß mit der Folge einer Steroidmyopathie. Die Kinder sind meist an den Rollstuhl gebunden, zeigen eine generalisierte Muskelatrophie, chronische Hauterscheinungen und multiple Verkalkungen (Abb. 90.2a,b).

Diagnose. Die Kreatinkinase (CK) ist bei 75% der Patienten insbesondere zu Beginn der Krankheit bis über 1000 U/l erhöht und dann zur Kontrolle des Therapieerfolges hilfreich. Die Muskelbiopsie zeigt variable Veränderungen mit zellulären Infiltraten, Fasernekrosen und, bedingt durch die Ischämie, perifaszikulärer Atrophie. Charakteristisch und diagnostisch hilfreich ist der Nachweis von HLA 1 auf den Muskelfasern, da der normale Muskel keine HLA-Antigene exprimiert.

Therapie. Die DM/PM ist bei konsequenter Therapie gut behandelbar, 30–70% werden durch Steroide allein geheilt. Man beginnt mit 1–2 mg/kg Prednison und reduziert nach Eintreten der Besserung, meist nach 4–8 Wochen schrittweise über 4–6 Monate hinweg die Medikation. Zu rasche Steroidreduktion kann Rückfälle provozieren. Als Mittel der zweiten Wahl etabliert sich zunehmend Ciclosporin A (Talspiegel zwischen 80 und 150 ng/ml). Auch für Azathioprin, Methotrexat und Cyclophosphamid liegen positive Berichte vor. Bei Langzeitverlauf von steroidabhängiger oder refraktärer DM oder PM wurden mit hochdosierten Immunglobulinen (400 mg/kg an 5 Tagen, ein Kurs pro Monat) gute

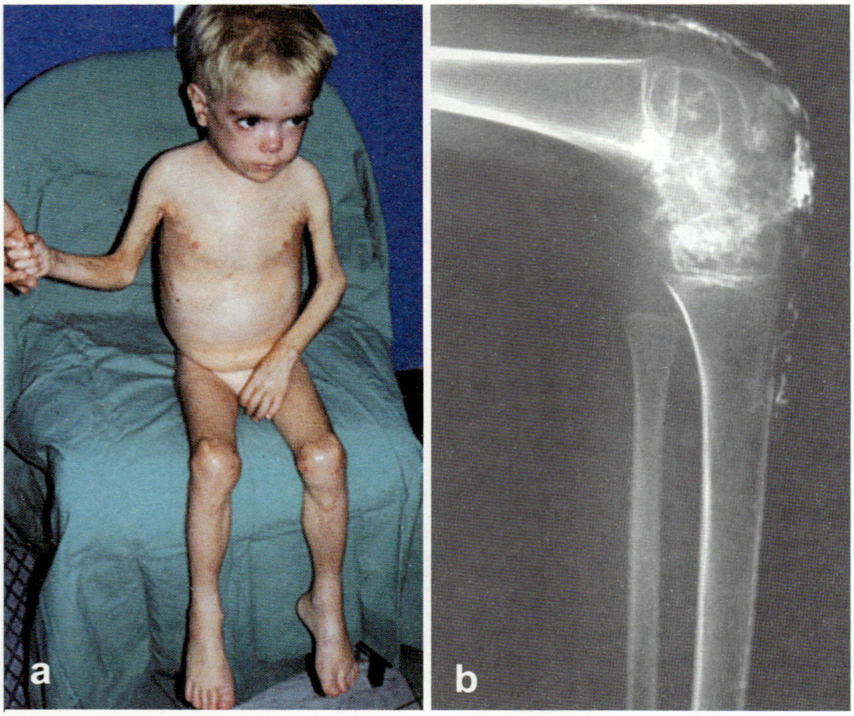

Abb. 90.2a,b. 4 1/2jähriger Junge mit chronischer Dermatomyositis. **a** Generalisierte Muskelatrophie, Hauterythem sowie subkutane Verkalkungen und Kontrakturen vor allem der Kniegelenke, **b** ausgedehnte Verkalkungen vor allem der Patellasehne

Erfolge erzielt. Adjuvante Physiotherapie ist in jedem Fall erforderlich, um Inaktivititätsatrophien und Kontrakturen zu vermeiden.

Seltene Myositisformen

Einschlußkörpermyositis

Die Einschlußkörpermyositis unterscheidet sich klinisch und histopathologisch von den anderen Formen idiopathisch-entzündlicher Myopathien. Klinisch steht eine langsam progrediente Schwäche im Vordergrund, die meist im Jugend- oder jungen Erwachsenenalter einsetzt und eine proximale oder distale Verteilung zeigen kann. Charakteristischerweise ist die Krankheit refraktär gegen Behandlung mit Steroiden, Immunsuppressiva oder i.v.-Immunglobulinen. Wie der Name sagt, ist sie histologisch durch Einschlußkörper gekennzeichnet, umrandete Vakuolen mit basophilem Inhalt in den Muskelfasern („rimmed vacuoles"). Es wird zunehmend klar, daß zumindest ein substantieller Anteil der Patienten mit Einschlußkörpermyositis an einer der genetisch bedingten distalen Myopathien (s. Kap. 213) leidet, bei denen ebenfalls derartige Vakuolen vorkommen.

Eosinophile Polymyositis

Die eosinophile Polymyositis entsteht als Teilmanifestation eines hypereosinophilen Syndroms, das auch andere Organsysteme betrifft. Sie spricht gut auf Steroidtherapie an.

Fokale Myositis

Der Begriff sollte den Formen idiopathischer Myositis vorbehalten bleiben, die streng lokalisiert sind, meist auf eine Extremität, und nicht den fokalen Beginn einer DM/PM darstellen. Assoziationen mit Erythemen kommen vor. In manchen Fällen wurde ein erfolgreiches chirurgisches Vorgehen beschrieben.

Orbitale Myositis

Die idiopathische orbitale Myositis beginnt meist plötzlich und einseitig mit periorbitalen Schmerzen, Diplopie und einer begleitenden Weichteilschwellung. Die Gegenseite kann nach Tagen oder Wochen folgen. Im CT oder MRT kann man die Schwellung einzelner oder mehrerer extraokulärer Muskeln darstellen, die oft eine pathologische Kontrastmittelaufnahme zeigen. Die Krankheit ist steroidsensibel und spricht meist rasch an.

Polymyositis bei HIV-Infektion

HIV-positive Patienten können eine schleichend auftretende und langsam progrediente Myositis entwickeln, die histopathologisch nicht von einer PM unterschieden werden kann. Diese Myositis kann das erste Symptom der Krankheit sein, entsteht aber häufiger erst im Rahmen eines AIDS. Die CK kann bis auf 1000 U/l erhöht sein, und Rhabdomyolyse und Myoglobinurie kommen ebenfalls vor. Die Krankheit spricht in der Regel auf eine Therapie mit Steroiden an. Differentialdiagnostisch muß eine zidovudininduzierte Myopathie ausgeschlossen werden.

Eosinophile Myofasziitis und Makrophagenmyofasziitis

Beide Krankheiten führen „idiopathisch" zu lokalen Schmerzen der betroffenen Körperabschnitte, ödematöser Verschwellung von Faszie und angrenzendem Muskel und meist proximaler Schwäche. Weitere Allgemeinsymptome wie Fieber und Arthralgien kommen vor. Histologisch zeigen die verdickten Faszien eosinophile oder Makrophageninfiltrate. Steroide sind meist gut wirksam.

Literatur

Dalakas MC (1991) Polymyositis, dermatomyositis and inclusion body myositis. N Engl J Med 325: 1487

Dalakas MC (1995) Update on the use of intravenous immune globulin in the treatment of patients with inflammatory muscle disease. J Clin Immunol 15: 70–75
Dubowitz V (1995) Muscle Disorders in Childhood. Saunders, London
Engel AG, Armstrong CF (1994) Myology. McGraw-Hill, New York
Gherardi RK et al. (1998) Macrophagic myofasciitis: an emerging entity. Lancet 352: 347–352

91 Sklerodermie

H. Michels, H. Truckenbrodt

Definition. Bei den Sklerodermien handelt es sich um entzündlich-rheumatische Erkrankungen, die den Kollagenosen zugerechnet werden. Phänotypisch sind sie durch Hautverhärtung gekennzeichnet. Dabei lassen sich lokalisierte von systemisch verlaufenden Formen abgrenzen (Abb. 91.1). Bei den *systemischen* Sklerodermien können sich ähnliche Veränderungen wie an der Haut auch an inneren Organen manifestieren, während die *lokalisierten* bzw. *zirkumskripten* Sklerodermien in aller Regel ohne Organbeteiligung bleiben. Die systemischen Sklerodermien werden nach den Kriterien das American College of Rheumatology klassifiziert (Übersicht) Klinisch können sie entweder mit diffusem oder mit limitiertem Hautbefall oder im Rahmen von Mischkollagenosen, etwa eines Sharp-Syndroms, auftreten (s. Übersicht, Abb. 91.1). Veränderungen wie an der Haut auch an inneren Organen manifestieren, während sich die lokalisierten bzw. zirkumskripten Sklerodermien nur ausnahmsweise an inneren Organen zeigen. Die systemischen Sklerodermien können isoliert entweder mit diffusem oder mit limitiertem Hautbefall oder im Rahmen von Mischkollagenosen, etwa eines Sharp-Syndroms, auftreten (Abb. 91.1).

Plaqueförmige („Morphea“) bzw. lineare („lineare Sklerodermie“) Läsionen charakterisieren die beiden wichtigsten Gruppen der *zirkumskripten* Sklerodermien. Bei der Spezialform „en coup de sabre“ der linearen zirkumskripten Sklerodermie handelt es sich um eine säbelhiebartige Hautveränderung im Stirnbereich.

Klassifikationskriterien der systemischen Sklerodermie. (American College of Rheumatology 1980)

- Hauptkriterium (HK)
  - Sklerodermie proximal der Fingergrundgelenke
- Nebenkriterien (NK)
  1. Sklerodaktylie
  2. Grübchenförmige Narben oder Substanzverlust der Fingerbeere
  3. bilaterale basale Lungenfibrose

Klassifikationskriterien erfüllt, wenn das HK oder 2 NK vorliegen

Subklassifikation der systemischen Sklerodermie. (Mod. nach Silman 1995)

- Sklerodermie mit diffusem Hautbefall
  - Hauterscheinungen und Raynaud-Phänomen beginnen innerhalb desselben Jahres
  - Hautbefall schließt Stamm und Akren ein
  - frühe Organbeteiligung (Lungenfibrose, Nieren, GI-Trakt, Myokard)
  - Nagelfalzkapillaren erweitert und destruiert
  - Sehnenreiben („tendon friction rubs“)
  - Topoisomerase-I-(oder RNS-Polymerase-I- bzw. -III- oder -Fibrillarin-)Antikörper
  - HLA-DR11, HLA-DR4, HLA-DRB1*1302, HLA-DQB1*0604
- Sklerodermie mit limitiertem Hautbefall
  - Isoliertes Raynaud-Phänomen für Jahre
  - Begrenzter Hautbefall: Hände, Gesicht, Füße, oft lediglich Finger („Sklerodaktylie“)
  - Organbeteiligung spät (pulmonale Hypertonie, Ösophagus, primäre biliäre Zirrhose)
  - Hautverkalkungen, Teleangiektasien
  - Nagelfalzkapillaren erweitert, aber nicht destruiert
  - Zentromer-Antikörper in 60–70 %
  - HLA-DR1, HLA-DR4, HLA-DRw8

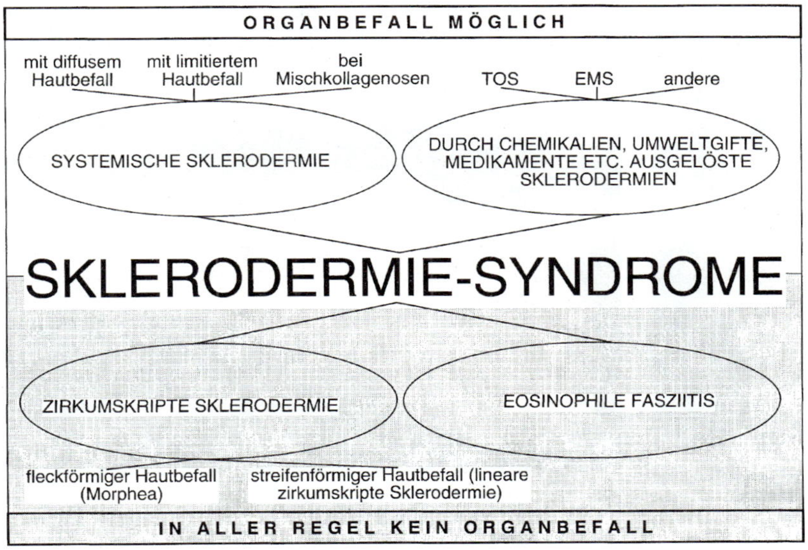

Abb. 91.1. Übersicht über die Sklerodermiesyndrome mit und ohne Organbeteiligung. *TOS* „toxic oil syndrome“ (nach Genuß von gepanschtem Rapsöl massenhaft 1981 in Spanien aufgetretene Erkrankung), *EMS* Eosinophilie-Myalgie-Syndrom (durch kontaminiertes L-Tryptophan ausgelöst). Eosinophile Fasziitis: Bindegewebserkrankung mit sklerodermiformen schmerzhaften Hautarealen vorwiegend an Armen und Beinen

Häufigkeit. Die systemische Sklerodermie bei Kindern ist selten. Ihre Inzidenz liegt bei 0,05 pro 100 000 Kinder pro Jahr. Daten über die Prävalenz fehlen. Bei erwachsenen Patienten wurde sie mit 29–113 pro 100 000 Einwohner angegeben. Dabei soll der Anteil der Kinder unter 10 Jahren etwa 1,5 % aller Fälle betragen.

Von den im Kindesalter häufigen zirkumskripten Sklerodermien beginnen 25 % (plaqueförmig) bis 67 % (linear) der Fälle vor dem 18. Lebensjahr.

Ätiologie, Pathogenese, Pathologie. Nach derzeitigen Vorstellungen könnten bei genetisch disponierten Menschen verschiedene Noxen (Viren? Umweltfaktoren? Medikamente?) als Auslöser wirken und zu einer Endothelzellschädigung führen mit Expression von Adhäsionsmolekülen und Fixierung immunologisch aktiver Zellen sowie von Thrombozyten. Auch die Fibroblasten exprimieren Adhäsionsmoleküle und fixieren Lymphozyten und Makrophagen. Wachstumsfaktoren, wie „transforming growth factor β“ (TGF-β) oder „platelet derived growth factor“ (PDGF), regen die Fibroblasten zur Kollagensynthese und zur Bildung weiterer extrazellulärer Matrixbestandteile an. Das entstehende Kollagen könnte zur Aktivierung zellulärer Immunvorgänge und zu einer Perpetuierung des Prozesses führen. Ausgehend von der Beobachtung, daß eine chronische Graft-versus-host-Reaktion zu einem sklerodermieähnlichen Krankheitsbild führen kann, wurde als weitere Hypothese für die Pathogenese der idiopathischen Sklerodermien eine chronische Graft-versus-host-Reaktion vorgeschlagen und durch fetalen Mikrochimärismus erklärt. So werden in der Haut sklerodermiekranker Frauen, die geboren haben, persistierende fetale Zellen in den betroffenen Hautarealen gefunden.

Klinische Symptome und Verlauf

Systemische Sklerodermie. Nach anfänglichen unspezifischen Symptomen wie Abgeschlagenheit und ödematösen Hand-/Fingerschwellungen entwickeln >90 % ein Raynaud-Phänomen (Abb. 91.2). Die im weiteren Verlauf entstehenden Hauterscheinungen führen u.a. zu dem charakteristischen Maskengesicht und Tabaksbeutelmund. Lokalisation und Ausprägung der Organmanifestationen hängen von der Verlaufsform ab (s. oben). Während bei der *limitierten* Form innere Organe spät, eher selten und dann insbesondere als pulmonale Hypertonie betroffen sind, wird bei der *diffusen* Form die Beteiligung der Nieren, des Magen-Darm-Traktes und des Herzens gefürchtet. Im Rahmen der Hautverhärtung, aber auch infolge von Arthritiden, können sich Gelenkkontrakturen entwickeln.

Zirkumskripte Sklerodermie. Die *Morphea* beginnt mit hell- bis lividroten, runden bis ovalen Herden, die später narbenartig atrophieren und hyper- oder hypopigmentiert sein können. Sind mehr als zwei Körperregionen oder große Teile des Stamms betroffen, so spricht man von generalisierter Morphea. Die *lineare Sklerodermie* ist durch bandförmige, meist einseitige Läsionen gekennzeichnet. Unterliegende Weichteil- und Knochenstrukturen können mitbetroffen sein mit resultierenden Wachstumsstörungen wie Verkürzung und Verschmächtigung einer Extremität, Gesichtshemiatrophie oder Fußdeformität (Abb. 91.3). Selten sind darunter liegende Organe mit einbezogen, etwa in Form intrazerebraler Verkalkungen bei der En-coup-de-sabre-Form mit oder ohne zerebrale Anfälle.

Diagnose und Differentialdiagnose. Bei typischem Hautbefall ist eine Blickdiagnose möglich. Besondere diagnostische Probleme bestehen bei der systemischen Sklerodermie vor Auftreten der Hautverhärtungen („Präsklerodermie“) bzw. wenn lediglich innere Organe befallen sind („scleroderma sine scleroderma“). In diesen Fällen kann die Diagnose bei Vorliegen eines Raynaud-Phänomens, sklerodermiespezifischer antinukleärer Antikörper (ANA), bei positiver Kapillarmikroskopie oder bei typischem Organbefund vermutet werden. Die Abgrenzung zu phänotypisch ähnlichen Mischkollagenosen mit Sklerodermie (Abb. 91.1) stellt v.a. ein Klassifikationsproblem dar. Darüber hinaus muß auch eine generalisierte Morphea ausgeschlossen werden, bei der jedoch das Raynaud-Phänomen, kapillarmikroskopische Nagelfalzveränderungen, Tabaksbeutelmund, verkürztes Zungenbändchen, Organfibrosen und sklerodermiespezifische ANA fehlen.

Therapie. Eine ursächliche Behandlung steht weder für die systemische noch für die zirkumskripte Sklerodermie zur

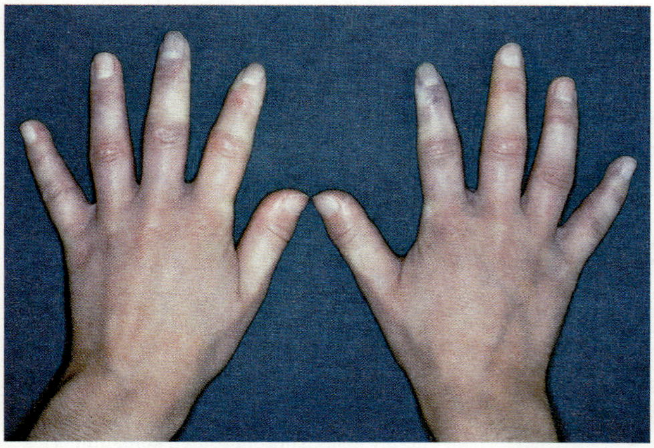

Abb. 91.2. 16jähriges Mädchen mit diffuser systemischer Sklerodermie (Scl-70-AK positiv). Leicht ödematöse Finger mit Raynaud-artigen Durchblutungsstörungen mit weißen und lividen Hautarealen, Hautnekrosen und nach distal zugespitzten Fingern

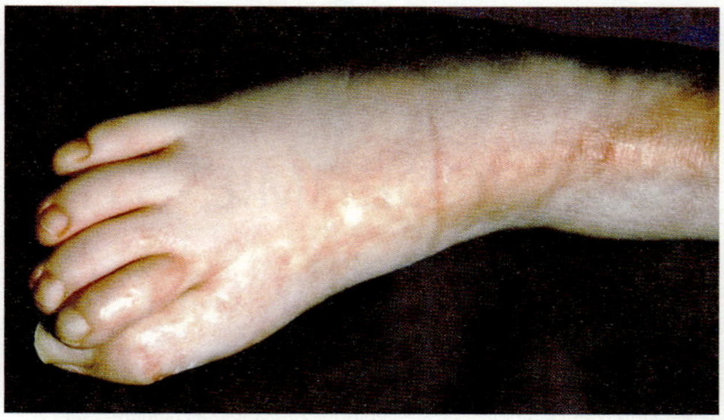

Abb. 91.3. Linker Fuß eines 11jährigen Jungen mit linearer Sklerodermie: bandförmige, bräunlich-glänzende Hautläsion, die den Fuß nach innen gezogen und zu Fehlstellungen der 1. und 2. Zehe geführt hat

Verfügung. Die Pharmakotherapie der *systemischen* Sklerodermie orientiert sich an der Pathogenese und dem aktuellen klinischen Befund, so daß je nach Erkrankungsstadium und -schwerpunkt immunsuppressiv und/oder vasodilatatorisch und/oder antifibrotisch wirksame Medikamente gegeben werden, ergänzt durch eine problemorientierte, organspezifische Behandlung, z.B. Metoclopramid bei Ösophgusrefluxsymptomatik. Als Immunsuppressiva kommen Methotrexat, Azathioprin, Kortikosteroide, bei fibrosierender Alveolitis ggf. auch Cyclophosphamid in Frage. Von Cyclosporin A wird wegen seiner Nephrotoxizität abgeraten. Zur vasodilatatorischen Behandlung werden Kalziumkanalblokker, Prostaglandinanaloga wie Carboprostazyklin (Iloprost), bei renaler Krise sehr erfolgreich ACE-Hemmer eingesetzt. Für Kinder ist keine der medikamentösen Therapien der systemischen Sklerodermie durch kontrollierte Studien gesichert. Bei erwachsenen Patienten war in einer zahlenmäßig kleinen kontrollierten Studie Methotrexat effektiver als Plazebo (Parameter: Haut-Score, CO-Diffusionskapazität, visuelle Analogskala). Das über lange Jahre als Antifibrotikum eingesetzte d-Penicillamin erwies sich in einer prospektiven, kontrollierten Langzeitstudie als nicht effektiv. Erste Resultate einer Behandlung mit autologer Knochenmarkstransplantation liegen vor (Martini et al. 1999).

Physikalisch-krankengymnastische und ergotherapeutische Maßnahmen haben einen hohen Stellenwert: Vermeidung von Kälteexposition, dosierte Wärmeanwendungen (*cave*: Ischämie bei strukturellen Gefäßveränderungen), Lymphdrainage, Bindegewebsmassagen, Unterwasserbewegungstherapie, CO_2-Bäder, Prophylaxe und Behandlung von Kontrakturen. Psychosoziale Betreuung der betroffenen Kinder, Hilfen in Schule, Berufswahl und Ausbildung sowie familienunterstützende Maßnahmen ergänzen das Behandlungsprogramm.

Der Entschluß, überhaupt eine systemische medikamentöse Behandlung der *zirkumskripten* Sklerodermie durchzuführen, hat den Schweregrad der Erkrankung und die Erfolgsaussichten zu berücksichtigen. Versucht wurden und werden u.a. Chloroquin, D-Penicillamin, Methotrexat, Azathioprin, Kortikosteroide, auch Antibiotika wie Penicillin und Ceftriaxon. Interessante Resultate wurden über eine Lokalbehandlung mit UVA1-Phototherapie (340–400 µm) berichtet (Kerscher et al. 1995).

Entstellende oder funktionseinschränkende Wachstumsstörungen und Deformitäten erfordern kosmetische und rekonstruktive chirurgische Eingriffe. Operativ können Beinverkürzungen bis zu 10 cm und mehr ausgeglichen werden. Bei extremeren Verkürzungen kann eine Prothesenversorgung notwendig werden. Hinzu kommen Krankengymnastik und Schienenbehandlung zur Prophylaxe und Behandlung von Kontrakturen, Massagen und Salbeneinreibungen. Bei nichtkorrigierbaren Fußdeformitäten können orthopädische Schuhe erforderlich werden.

Prognose. Die Prognose der systemischen Sklerodermie wird maßgeblich vom Vorhandensein und Ausmaß einer Organbeteiligung bestimmt, aber auch von der Verteilung (diffus, limitiert, Stammsklerodermie?) und Entwicklungsdynamik des Hautbefalls (Geschwindigkeit, zentripetal, zentrifugal) und von der Spezifität der antinukleären Antikörper. Bei den Todesursachen erwachsener Sklerodermiepatienten steht derzeit die Lungenbeteiligung an erster Stelle, gefolgt von kardialen Ursachen; seit der Einführung der ACE-Hemmer folgen die renalen Komplikationen erst an dritter Stelle. Die Letalität bei Kindern mit systemischer Sklerodermie liegt bei 5 % (Beobachtungsdauer 1 bis 23 Jahre).

Die aktive Phase der zirkumskripten Sklerodermie dauert drei bis 5 Jahre, im Einzelfall auch länger. Eine Rückbildung von plaquesförmigen Herden ist möglich, solange das Atrophiestadium nicht erreicht ist. Die zirkumskripte Sklerodermie ist im Gegensatz zur systemischen Form nicht lebensbedohlich, kann aber je nach Ausmaß und Art der lokalen Veränderungen zu kosmetischer Entstellung bis hin zur Invalidität („disabling pansclerotic morphea") führen. Nur ausnahmsweise wurden Übergänge in eine systemische Sklerodermie berichtet.

Literatur

Artlett CM, Smith JB, Jimenez SA (1998) Identification of fetal DNA and cells in skin lesions from women with systemic sclerosis. N Eng J Med 338: 1186–1191

Clements PJ, Furst DE, Wong WK et al.(1999) High-dose versus low-dose D-penicillamine in early diffuse systemic sclerosis: analysis of a two-year, double-blind, randomized, controlled clinical trial. Arthritits Rheum 42: 1194–1203

Földvari I, Zhavania M, Birdi N et al. (2000) Favourable outcome in 135 children with juvenile systemic sclerosis (PSS): Results of a multinational survey. Rhumatology 39: 556–559

Hoogen RH van den, Boerbooms AM, Swaak AJ et al. (1996) Comparison of methotrexate with placebo in the treatment of systemic sclerosis: a 24 week randomized double-blind trial, followed by a 24 week observational trail. Br J Rheumatol 35: 364–372

Kerscher M, Dirschka T, Volkenandt M (1995) Treatment of localized scleroderma by UVA1 phototherapy. Lancet 346: 1166 (Letter)

Martini A, Maccario R, Ravelli A (1999) Marked and sustained improvement two year after autologous stem cell transplantation in a girl with systemic sclerosis. Arthritits Rhum 42: 807–811

Pelkonen PM, Jalanko HJ, Lantto RK, Mäkelä A-L, Pietikäinen MA, Savolainen A, Verronen PM (1994) Incidence of systemic connective tissue diseases in children: a nationwide prospective study in Finland. J Rheumatol 21: 2143–2146

Silman AJ (1995) Scleroderma. Baillière's Clin Rheumatol 9: 471–482

Subcommittee for scleroderma criteria of the American Rheumatism Association Diagnostic and Therapeutic Criteria Committee (1980) Preliminary criteria for the classifications of systemic sclerosis (scleroderma). Arthritis Rhem 23: 518–590

XIII Allergie und allergische Krankheiten

92 Allergie

U. Wahn, E. Hamelmann, V. Wahn

Definitionen und Einteilungen. Unter „Allergie" verstehen wir eine spezifische Änderung der Immunitätslage im Sinne einer krankmachenden Überempfindlichkeit. Allergische Erkrankungen können sich an nahezu allen Organen manifestieren, insbesondere an Haut und Schleimhäuten, den sog. „Grenzorganen". In Anlehnung an Coombs und Gell wird die Vielfalt allergischer Erkrankungen i. allg. in 5 Typen krankheitsinduzierender Immunreaktionen eingeordnet, was sich als didaktisch hilfreich erwiesen hat, wenngleich diese Klassifikation den komplexen immunologischen Fehlregulationen bei allergischen Erkrankungen nicht mehr gerecht wird. So zeigt z.B. die atopische Dermatitis Aspekte der Typ-I-Reaktion (Sofortreaktionen vom IgE-Typ), aber auch deutliche Aspekte vom Typ IV, der T-Zell-vermittelten Kontaktallergie. Auch die biphasische Antwort im Rahmen der Sofortreaktion wird nur unzureichend in dieser Klassifikation berücksichtigt.

In der Klassifikation von Coombs und Gell beschreibt die *Typ-I-Reaktion* die klassische Soforttypreaktion, welche durch IgE-Antikörper vermittelt wird. Heute wissen wir, daß sich diese Reaktion in 2 Phasen unterteilt, die durch unterschiedliche Effektor- bzw. Entzündungszellen charakterisiert sind.

Die *Typ-II-Reaktion* beschreibt zytotoxische Reaktionen, welche entweder durch Antikörper in Verbindung mit Komplement oder durch Antikörper in Verbindung mit Killerzellen („antibody dependent cellular cytotoxicity") zustande kommen können.

Typ-III-Reaktionen liegt die Bildung von Antigen-Antikörper-Komplexen zugrunde, welche über Komplementaktivierung chronische Entzündungsreaktionen unterhalten können. Hier spielt auch die Aktivierung von neutrophilen Granulozyten und die Aktivierung des Gerinnungssystems eine Rolle.

Die klassische verzögerte zelluläre Immunantwort ist die *Typ-IV-Reaktion*, bei der antigenspezifische T-Zellen eine zentrale Funktion haben und die sich z.B. in der Tuberkulinreaktion und dem allergischen Kontaktekzem manifestiert. (s. Tabelle 92.1). Den von Croombs und Gell definierten 4 Reaktionstypen wird seit ein paar Jahren ein 5 Reaktionstyp hinzugefügt. Dabei reagieren Autoanitkörper (z.B. das thyroid stimulating immunoglobulin, TSI) mit einem Hormonrezeptor (z.B. TSH-Rezeptor) und lösen so hormonelle Reaktionen aus.

Die IgE-vermittelte allergische Reaktion

Die durch Immunglobulin E vermittelten allergische Sofortreaktionen spielen in der pädiatrischen Allergologie insofern eine besondere Rolle, als sie für die Pathogenese der sog. atopischen Erkrankungen (Rhinoconjunctivitis allergica, Asthma bronchiale, atopische Dermatitis) entscheidend sind. Darüber hinaus sind sie die Grundlage für Unverträglichkeitsreaktionen gegen verschiedene Medikamente, Nahrungsmittel, Latex oder Insektengifte.

Tabelle 92.1. Allergische Reaktionstypen. (Nach Coombs u. Gell)

	I Anaphylaktisch	II Zytotoxisch	III Immunkomplex-vermittelt	IV Zellvermittelt	V Stimulatorischer Antikörper
Immunologische Komponenten	IgE Mastzellen bzw. Basophile, Eosinophile	IgG, IgM ± Komplement	IgG, IgM ± Complement	T-Lymphozyten	IgG-Antikörper
Antigen	Exogene Proteine präsentiert durch verschiedene Zellen (z. B. Makrophagen, Langerhans-Zellen mit MHC-Klasse-II-Molekül)	Zelloberflächen	Meist exogene Proteine (auch Autoantigene, z. B. DNA)	Antigenpräsentation mit MHC-Klasse-I-Molekül, z. B. auf Makrophagen	Hormonrezeptor
Reaktion auf intradermales Antigen	15 min Quaddel, Erythem	–	3–8 h Erythem	48–72 h Erythem und Induration	–
Histologie	Degranulierte Mastzellen, Ödem, später eosinophil geprägte Entzündung	–	Akute Entzündungsreaktion hauptsächlich polymorphkerniger Leukozyten	Perivaskuläre Entzündung (polymorphkernige Leukozyten wandern aus, mononukleäre Zellen bleiben zurück)	–
Übertragung auf normale Kontrollpersonen	Serumantikörper	Serumantikörper	Serumantikörper	T-Lymphozyten	Serumantikörper
Klinische Beispiele	Rhinitis allergica, anaphylaktischer Schock	Hämolytische Anämie, Thrombozytopenie	Alveolitis, allergische Vaskulitis	Tuberkulinreaktion, Kontaktekzem	Hyperthyreose (M. Basedow)

Regulation der Immunglobulin-E-Synthese. Voraussetzung für eine allergische Immunantwort ist eine spezifische Sensibilisierung. Um diese zu ermöglichen, ist die Präsentation bestimmter Strukturen (Epitope) eines Allergens für T-Lymphozyten eine notwendige Voraussetzung. Diese erfolgt durch direkte Interaktion zwischen antigenpräsentierenden Zellen (APC) und ruhenden (naiven) T-Lymphozyten. Antigenpräsentierende Zellen (beispielsweise Makrophagen der Bronchialmukosa oder Langerhans-Zellen der Haut) haben die Fähigkeit, Allergene zu phagozytieren, intrazellulär zu prozessieren und kleine Allergenfragmente als T-Zellepitope über Histokompatibilitätsantigene der Klasse II (MHC-Klasse-II) den T-Lymphozyten darzubieten.

T-Zellepitope sind lineare Peptide mit einer Länge um 15 Aminosäuren, die durch proteolytische Enzyme der APC aus dem Gesamtallergen herausgeschnitten werden.

Die T-Zellepitope werden dann gemeinsam mit dem MML-Klasse-II Antigen auf der Oberfläche der APC exprimiert. Der MHC-Peptidkomplex wird mit Hilfe des T-Zellrezeptors von T-Zellen erkannt, wobei sich als Folge der T-Zellreifung bei jedem Menschen ein vielfältiges Repertoire an T-Zellen entwickelt. Diese sind in der Lage, jeweils ein bestimmtes T-Zellepitop in optimaler und spezifischer Weise zu erkennen.

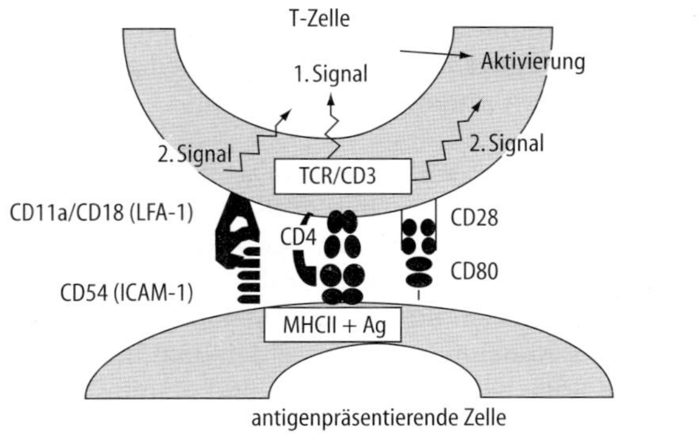

Abb. 92.1. Interaktion antigenpräsentierender Zellen und T-Zellen. Neben der Erkennung des Antigenpeptids auf dem MHC-Molekül sind Zweitsignale, generiert durch akzessorische Rezeptoren wie CD4, CD28 oder Integrine erforderlich, um eine T-Zelle zur Proliferation und Durchführung von Effektorfunktionen zu veranlassen.

Die Interaktion antigenpräsentierender Zellen mit T-Lymphozyten mit Ausbildung des trimolekularen Komplexes aus MHC-Klasse-II-Molekül, dem allergenen Peptid und dem T-Zellrezeptor, stellt das erste notwendige Signal für die T-Zellaktivierung dar (Abb. 92.1). In Gegenwart kostimulatorischer Signale beim Zell-zu-Zell-Kontakt, die das zweite Signal induzieren, werden ruhende T-Zellen durch antigenpräsentierende Zellen vollständig aktiviert.

Als Folge werden von den aktivierten T-Lymphozyten die für die Immunglobulin-E-Produktion bedeutsamen regulatorischen Zytokine produziert. Anhand des Profils der von ihnen produzierten Zytokine werden 2 T-Helferzelltypen differenziert, die unterschiedliche Funktionen im Rahmen immunologischer Prozesse entfalten. Zwei Extremvarianten dieser Art sind

- die T-Helfer-1-Zellen (TH1), welche z.B. durch die Zytokine IL-2 und Interferon-γ charakterisiert werden und
- die T-Helfer-2-Zellen (TH2), welche u.a. Interleukin-4, Interleukin-13 und Interleukin-5 produzieren.

Dieses zunächst bei der Maus entwickelte Konzept hat offensichtlich auch für das menschliche Immunsystem Bedeutung. Beide Effektor-T-Zellpopulationen entwickeln sich offenbar aus einer gemeinsamen naiven Vorläufer-T-Zelle (TH0-Zelle). Es liegt nun an der Art und Weise, wie und welche Signale auf die T-Zelle einwirken, ob sich aus der Vorläuferzelle eine „proallergische" TH2-Zelle entwickelt oder eine TH1-Antwort resultiert.

Die Immunglobulin-E-Synthese wird entscheidend durch Zytokine moduliert, die von aktivierten T-Lymphozyten und anderen Zellen produziert werden. Hauptaktivator der IgE-Synthese sind Interleukin-4 und Interleukin-13 (Abb. 92.2). Daneben spielen IL-5, IL-6 und TNFα eine Rolle. Als Inhibitoren einer IL-4-induzierten IgE-Synthese spie-

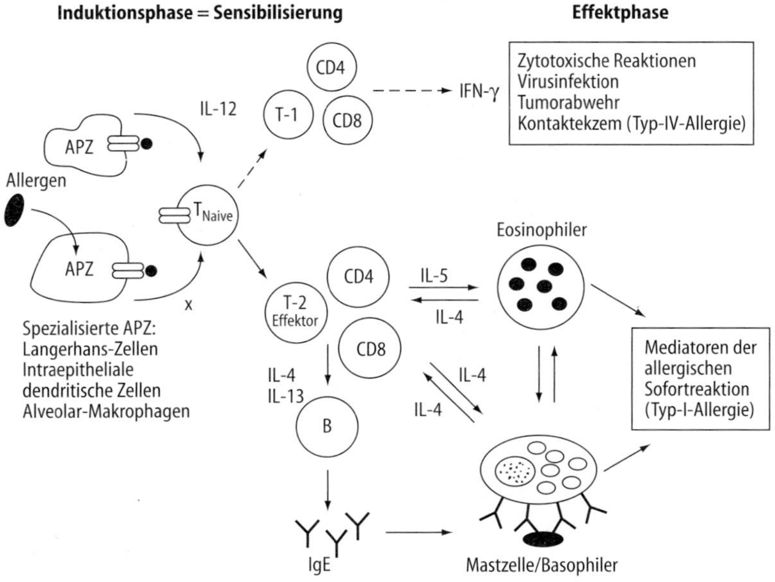

Abb. 92.2. Regulation der allergischen Sensibilisierung und der Immunglobulin E vermittelten Entzündung.

len u.a. Interferon γ, Interferon α und Prostaglandin E eine Rolle.

Die allergisch vermittelte Entzündung. Nachdem IgE-Antikörper sezerniert worden sind, binden sie an IgE-Rezeptoren, insbesondere an den hochaffinen IgE-Rezeptor (Fcε-Rezeptor I) auf Mastzellen und basophilen Granulozyten (Abb. 92.2). Eine menschliche Mastzelle besitzt etwas 10^4–10^5 solcher IgE-Rezeptoren. Bei in dieser Form spezifisch sensibilisierten Patienten führt ein erneuter Allergenkontakt über eine Allergenbildung mit zellständigen Antikörpern und Kreuzvernetzung mindestens zweier benachbarter IgE-Moleküle bzw. deren Rezeptoren zur Aktivierung der Zelle und zur Freisetzung von Mediatorsubstanzen. Die Mediatorausschüttung ist an der Ausbildung der klinischen Symptomatik einer Typ-I-Reaktion unmittelbar beteiligt.

Nicht nur Mastzellen, sondern auch eosinophile Granulozyten als Hauptrepräsentanten der Effektorzellen einer allergischen Entzündung stehen unter unmittelbarer Kontrolle von TH2-Lymphozyten. Dabei ist Interleukin-5 (Abb. 92.2) für die Differenzierung, Aktivierung und Lebensverlängerung der eosinophilen Granulozyten wichtig. Diesen scheint bei der Pathogenese allergischer Atemwegserkrankungen eine besondere Rolle zuzukommen. Hier ist zwar eindeutig belegt worden, daß eine akute Atemwegsobstruktion als Reaktion auf Allergene durch die Aktivierung von Mastzellen getriggert wird, dennoch zeichnen sich Kinder mit allergischen Atemwegserkrankungen insbesondere durch eine Erhöhung der Eosinophilenzahl im peripheren Blut, in der bronchoalveolären Lavage sowie in Bronchialbiopsien aus, wobei das Ausmaß der Eosinophilie mit der Schwere des Krankheitsbildes korreliert. Die von Eosinophilen freigesetzten Proteine wie das Major Basic Protein (MBP), die Eosinophilenperoxidase und das kationische Protein (ECP) schädigen die Epithelzellen, induzieren ihrerseits eine Degranulation von Mastzellen und Basophilen und fördern die Kontraktion der glatten Muskulatur.

Damit eosinophile Granulozyten in die Pathogenese einer allergischen Atemwegserkrankung eingreifen können, müssen sie zunächst die Endothelsperre des Gefäßbettes überwinden und in die Atemwege migrieren. Dies wird ermöglicht durch sog. Adhäsionsmoleküle, die auf Leukozyten, Endothelzellen und Epithelzellen exprimiert werden, und die Interaktion zwischen diesen Zellen vermitteln. Verschiedene Mediatorstoffe, z.B. Histamin und inflammatorische Zytokine, können Adhäsionsmoleküle auf der luminalen Oberfläche des Gefäßendothels hochregulieren als Voraussetzung für eine Interaktion mit strömenden Zellen des Blutes, z.B. eosinophilen Granulozyten.

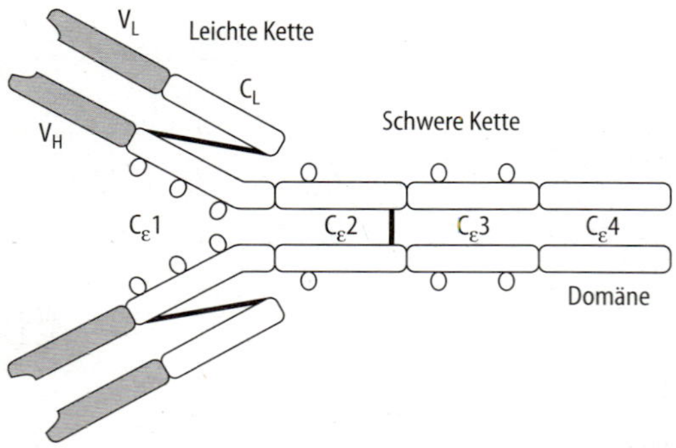

Abb. 92.3. Struktur des menschlichen IgE-Antikörpers. Er besteht aus 2 leichten und 2 schweren Peptidketten, die durch Disulfidbrücken verbunden sind. Die Peptidketten bestehen aus 2 (*VL* und *CL*) bzw. 5 (VH und Cε1–4) ca. 100 Aminosäuren langen Domänen, die untereinander ähnlich gefaltet sind und auf der DNA-Ebene von getrennten Exons kodiert werden. VL- und VH-Domänen bilden zusammen die Antigenbindungsstelle des Antikörpers. Die C-Domänen 1–4 bilden die konstante Region von IgE; an sie binden die Fcε-Rezeptoren

Allergene. Allergene sind Antigene, die beim Menschen eine IgE-Antwort auslösen (sensibilisieren) und beim bereits sensibilisierten Individuum anaphylaktische Reaktionen hervorrufen. Allergene bestehen aus Proteinen und haben Molekulargewichte zwischen 10 und 70 kD. Nach gegenwärtigem Kenntnisstand weisen sie im Vergleich zu anderen Proteinen keinerlei spezifische molekulare Charakteristika auf. Eine Übersicht findet sich in Tabelle 92.2.

Atopie

Die größte klinische Bedeutung unter den allergischen Erkrankungen im Kindesalter haben die Krankheiten des atopischen Formenkreises. Sie sind durch eine familiäre Disposition zu erhöhten Bereitschaft zur IgE-Produktion charakterisiert und gehen mit Sensibilisierungen gegen natürliche Allergene der Umwelt einher.

Epidemiologie. In den letzten Jahrzehnten sind atopische Erkrankungen zu einem der großen Gesundheitsprobleme westlicher Industrienationen geworden. Ihre Zunahme ist solide belegt. Die Ursachen für die zunehmende Prävalenz atopischer Erkrankungen ist bis heute unklar. Es gibt Gründe für die Annahme, daß Umweltfaktoren im weitesten Sinne eine Rolle bei der Entstehung und Manifestation allergischer Erkrankungen spielen. Luftschadstoffe sind allerdings

Tabelle 92.2. Auswahl isolierter Allergene

Allergen	Molekulargewicht (D)
Inhalationsallergene	
Lolium-perenne-Graspollen	
Lol p I	27.000
Lol p II	11.000
Lol p III	11.000
Birkenpollen	
Bet v I	29.000
Der p I	18.000
Der p II	18.000
Katze	
Fel d I	34.000
Serumalbumin	66.000
Nahrungsmittelallergene	
Kuhmilch	
Caseine	18.000–24.000
Lactalbumin	15.000
Lactoglobulin	18.000
Serumalbumin	68.000
Hühnerei	
Gal d II	44.000

nicht für den epidemiologischen Trend verantwortlich. Epidemiologische Daten sprechen vielmehr dafür, daß die steigende Anfälligkeit von Kindern für atopische Erkrankungen mit einer verminderten frühkindlichen Exposition gegenüber viralen oder bakteriellen Infekten des oberen Atemtraktes assoziiert ist. Die Hypothese, nach welcher frühkindliche Infektionen einen atopieprotektiven Effekt haben, wird dadurch gestützt, daß einige dieser Infektionen mit einer verstärkten Stimulation von TH1-Lymphozyten und einer konsekutiven Produktion von Interferon γ als Inhibitor der IgE-Produktion gekoppelt sind.

Der natürliche Krankheitsverlauf. Der natürliche Verlauf atopischer Erkrankungen ist charakterisiert durch die Erstmanifestation in Form des atopischen Ekzems im frühen Säuglingsalter. Es ist oft mit einer Sensibilisierung, mitunter mit einer klinisch manifesten Allergie, gegen Nahrungsmittel gekoppelt. Die ekzematösen Hautveränderungen können über Monate bis Jahre persistieren, münden aber in der Mehrzahl bis zum Schulalter in eine partielle oder vollständige Remission. Zwischen dem 3. und 10. Lebensjahr treten bei vielen Kindern allergische Beschwerden der oberen (Rhinokonjunktivitis) oder unteren (Asthma bronchiale) Atemwege auf als Ausdruck einer Sensibilisierung gegen Allergene der Außen-(Pollen) oder Innenluft (Hausstaubmilben, Tiere). Die Erkennung des atopischen Ekzems als mögliche Prodromalphase einer späteren allergischen Atemwegserkrankung sollte zu rechtzeitigen sekundär-präventiver Maßnahmen veranlassen.

Genetik. Atopische Erkrankungen treten familiär gehäuft auf. Die Produktion von Immunglobulin E unterliegt einer genetischen Kontrolle, die bis heute noch nicht voll verstanden ist. Molekulargenetisch wurden mehrere Loci auf verschiedenen Chromosomen in der Nähe von Kandidatengenen identifiziert, welche mit hoher Wahrscheinlichkeit an der Ausprägung atopischer Phänotypen beteiligt sind (Tabelle 92.3).

Diagnostik. Die allergologische Diagnostik umfaßt in der Regel eine differenzierte Anamnese, eine Testung an der Haut, die Anwendung verschiedener diagnostischer In-vitro-Methoden sowie, falls erforderlich, geeignete Provokationsmethoden.

Dosisabhängigkeit. Grundsätzlich sind die durch Allergene in vivo oder in vitro induzierten Veränderungen an menschlichen Zellen dosisabhängig. Es ist daher für die Beurteilung einer Quaddel-Erythem-Reaktion an der Haut, einer allergeninduzierten Freisetzung von Mediatoren in vitro, einer Schleimhautreaktion der Nase oder des Bronchialsystems von entscheidender Bedeutung zu wissen, bei welcher Allergenkonzentration ein bestimmter Effekt beobachtet wird.

Allergenextrakte. Die allergologische Diagnostik sollte mit Extrakten erfolgen, die möglichst alle relevanten Allergene enthalten. Sie sollten gereinigt, d.h. frei von niedermolekularen Irritantien (Salze, Zucker) sowie von vasoaktiven Substanzen (Histamin) sein. Sie sollten eine konstante globale Allergenaktivität und eine konstante qualitative und quantitative Allergenkomposition aufweisen.

Anamnese. Eine sorgfältig erhobene Anamnese ist der wichtigste Bestandteil der allergologischen Diagnostik. Häufig ergeben sich bereits aus der Familie Hinweise auf eine Neigung zu atopischen Erkrankungen. Eine Abhängigkeit der Krankheitssymptome von bestimmten Expositionsbedingungen (Pollensaison, Aufenthalt im Haus, Tierkontakt, Nahrungsmittel) sowie eine Besserung der Symptomatik bei Milieuwechsel oder Elimination verdächtiger Allergene sind diagnostisch hilfreich. Bei der Pollenallergie ist die Angabe des Beschwerdezeitraumes, der mit einem Pollenflugkalender verglichen werden kann, von Bedeutung (Abb. 92.4). Bei Sensibilisierungen gegen tierische Allergene ist zu berücksichtigen, daß tierisches Material (Roßhaarmatratzen, Felle usw.) ebenso als Allergenträger in Frage kommt wie lebende Tiere.

Indikationen für Hauttestungen. Hauttestungen sind bei Kindern jeden Alters einsetzbar. Das Risiko möglicher Komplikationen scheint im Kindesalter gegenüber Erwachsenen nicht erhöht zu sein. Die Indikation zur Testung sollte dennoch insbesondere bei Säuglingen und Kleinkindern streng gestellt werden. Die Hautreaktion kann durch Medikamente, die die Soforttypreaktion unterdrücken (Antihistaminika, hochdosierte orale/parenterale Kortikosteroide) vermindert oder völlig unterdrückt werden. Bei Kindern mit einer atopischen Dermatitis finden sich durchweg schwächere Quaddel- und Erythemreaktionen; in diesen Fällen sollte

Tabelle 92.3. Auswahl von Kandidatengenen und bedeutsamen chromosomalen Regionen bei Asthma und Atopie

Chromosomale Lokalisierung	Kandidaten	Biologische Funktion
5q31	IL3, -4,-5,-9,-13, GM-CSF	IgE, Mastzellen, basophile und eosinophile Funktionen regulierende Zytokine
5q32	β_2 Adrenorezeptor	Bronchodilatatoren
6p	HLA-Komplex	Antigenpräsentation
6p21.3	TNFα	Pleiotropes inflammatorisches Zytokin
11q13	FCεR1	Signaltransduktion auf Mastzellen, Basophilen und dendritischen Zellen
12q	Interferon γ	Inhibition von TH2-Zellen und Switch zu IgE
12q	NO-Synthetase, Mastzell-Wachstumsfaktor	Inflammatorische Mediatoren
13q	Esterase D	?

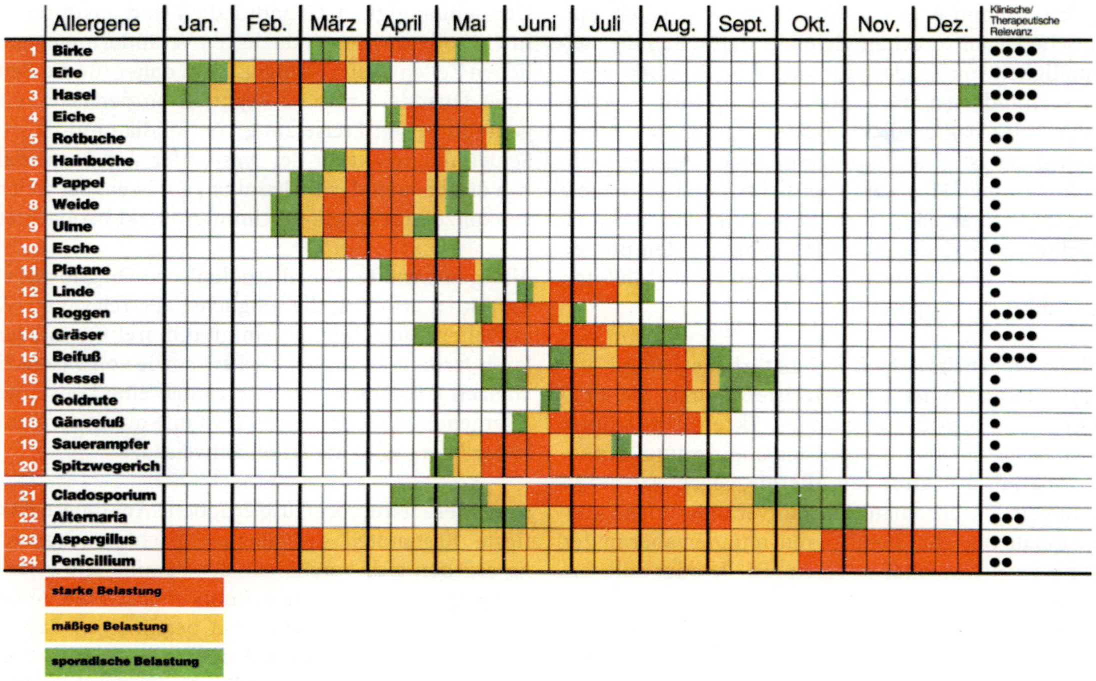

Abb. 92.4. Jahreszeitliche Verteilung für den Flug allergologisch relevanter Pollen und Sporen

der In-vitro-Testung (spezifischer IgE-Nachweis) der Vorzug gegeben werden.

Reibtest. Der Reibtest, der in der Regel mit nativem Testmaterial (z.B. Tierhaare) an der Volarseite des Unterarms durchgeführt wird, eignet sich für hochgradig sensibilisierte Allergiker, bei denen die Gefahr eines Schocks durch eine Prick-Testung nicht ausgeschlossen ist.

Prick-Test. Am besten geeignet und für die Diagnostik von Inhalationsallergien in der Regel ausreichend ist der *Prick-Test*. Er ist gut standardisiert, gut reproduzierbar, prinzipiell in jedem Alter durchführbar und somit im Kindesalter das Verfahren der Wahl. Zu berücksichtigen ist bei der Bewertung eine geringere Hautreagibilität im Säuglingsalter.

Ein Tropfen eines Allergenextrakts wird auf die Volarseite des Unterarms aufgetragen, bevor die Haut mit einer kurzgeschliffenen Test-Lanzette angestochen wird. Die Reaktion wird nach 10 min abgelesen. Für die Bewertung der Hauttestung ist der maximale Quaddeldurchmesser der am besten reproduzierbare Parameter. Bei der Bewertung der Testergebnisse muß die unspezifische Hautreagibilität berücksichtigt werden. Sie wird gleichzeitig durch die Hautreaktion auf eine Histaminlösung bestimmt. Als Negativkontrolle dient eine Prick-Testung mit physiologischer Kochsalzlösung.

Bei manchen Nahrungsmitteln, die nur im nativen Zustand hohe allergene Potenzen haben, hat sich das Prick-to-Prick-Verfahren bewährt. Dabei wird mit der Prick-Lanzette zunächst in das Nahrungsmittel gestochen und diese dann sofort für den Prick-Test verwendet.

Scratch-Test. Die Haut wird oberflächlich angeritzt, ohne daß eine Blutung entsteht. Das allergene Material, insbesondere Medikamente oder Nahrungsmittel, wird in isotonischer Kochsalzlösung gelöst auf die skarifizierte Haut aufgebracht.

Intrakutantest. Hierbei werden 0,03 ml einer Allergenverdünnung streng i.c. injiziert. Der Test ist im Vergleich zur Prick-Testung etwa 100fach sensitiver, jedoch weniger spezifisch, schlechter reproduzierbar und somit für die Routinediagnostik verzichtbar. Lediglich bei der titrierten Testung von Insektengift oder Penicillin (Penicilloyl-Polylysin, Minordeterminantenmischung) sollte er eingesetzt werden.

Patch-Test. Für die Diagnostik von Kontaktallergien, aber auch bei Nahrungsmittelallergien (Exzempatienten) ist der Patch-Test ein wichtiges Verfahren, bei dem allergenes Material per Pflaster 24 h auf ein Hautareal einwirken kann. Die Reaktion wird nach 48–72 h registriert (Rötung, Infiltrat, Papel, Bläschen).

In-vitro-Testungen. Insbesondere im Säuglings- und Kleinkindesalter stehen allergologische In-vitro-Verfahren an erster Stelle der Diagnostik. Sie sind für den Patienten weniger traumatisierend, allerdings kostenaufwendiger.

Gesamt-IgE im Serum. Immunglobulin E ist nicht plazentagängig. Es kann bereits während der Fetalzeit nach der 12. Schwangerschaftswoche in geringsten Mengen produziert werden und läßt sich bei gut 10 % der Neugeborenen im Nabelschnurserum nachweisen. Immunglobulin-E-Konzentrationen im Serum variieren mit dem Alter des Kindes (s. Abb. 92.5). Sie erreichen ihr Maximum im zweiten Lebensjahrzehnt.

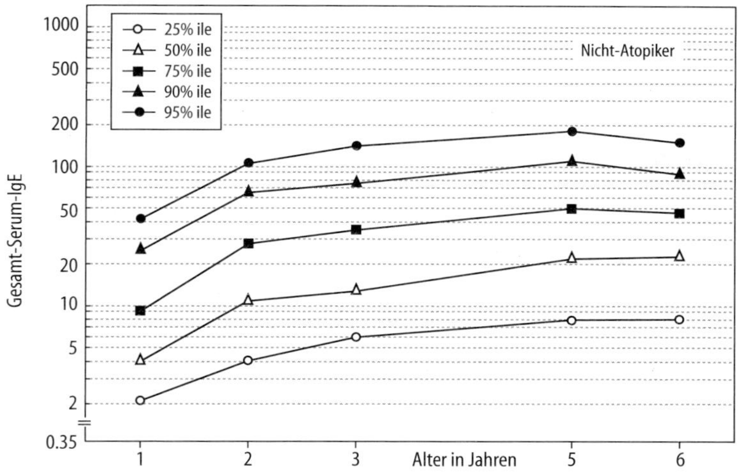

Abb. 92.5. Altersbezogene Serum IgE-Normalwerte gesunder Kinder, ausgedrückt in Perzentilen

Eine alleinige Bestimmung des Gesamt-Serum-IgE ist zum Ausschluß einer Allergie nicht akzeptabel, da zahlreiche nicht allergische Erkrankungen, insbesondere bestimmte Immundefekte und parasitäre Erkrankungen, mit erhöhten Serum-IgE-Spiegeln einhergehen und andererseits viele atopische Kinder, insbesondere Patienten mit Rhinoconjunctivitis allergica und Asthma bronchiale, ein normales Gesamt-IgE aufweisen.

Allergenspezifische IgE-Antikörper im Serum. Für ein Atopie-Screening von Nahrungsmittelallergenen und Inhalationsallergenen stehen Multiallergenteste zur Verfügung. Ihre Sensitivität und Spezifität ist der des Gesamt-IgE überlegen.

Allergenspezifische IgE-Antikörper gegen zahlreiche Inhalations- und Nahrungsmittelallergene können zur weiterführenden Diagnostik bestimmt werden. Das Testverfahren ist bei Kindern unter 4 Jahren die diagnostische Methode der ersten Wahl, noch vor dem Hauttest. Es ist dabei allerdings zu berücksichtigen, daß der Nachweis allergenspezifischer IgE-Antikörper im Serum lediglich eine Sensibilisierung, jedoch nicht deren klinische Relevanz für das Beschwerdebild des Patienten beweist.

Mediatorfreisetzung aus basophilen Leukozyten. Die biologisch relevanten IgE-Antikörper befinden sich auf den hochaffinen Rezeptoren mediatorhaltiger Zellen (Mastzellen, Basophile). Dort können sie mit Hilfe der in vitro durch Allergene induzierten Freisetzung von Histamin oder Leukotrienen durch den Nachweis der Degranulation erfaßt werden. Die zur Verfügung stehenden Verfahren sind für die allergologische Routinediagnostik zu aufwendig und daher nur besonderen Fragestellungen vorbehalten.

Bestimmung von Entzündungsmediatoren. Testverfahren zur Quantifizierung von Entzündungsmediatoren aus Mastzellen (Histamin, Tryptase) und eosinophilen Granulozyten (ECP) stehen zur Verfügung, sind jedoch für die Routinediagnostik in der Regel verzichtbar.

Provokationsproben. Diese werden in der Allergologie zum Aktualitätsnachweis einer Sensibilisierung durchgeführt. Sie erfolgen direkt am betroffenen Organ. Sie sind hilfreich bei der *Indikationsstellung* zur spezifischen Hyposensibilisierung oder für die Überprüfung ihres Erfolgs. Bei ihrer Bewertung ist zu berücksichtigen, daß die natürliche Exposition gegenüber Inhalations- oder Nahrungsmittelallergenen durch eine im Labor durchgeführte Allergenprovokation nur bedingt simuliert werden kann. Provokationsproben sollten titriert erfolgen, da die Symptome einer anaphylaktischen Reaktion von der Allergendosis abhängig sind, die je nach Sensibilisierungsgrad des Patienten stark variiert. Gereinigte, standardisierte und definierte Allergenextrakte haben die Aussagekraft und die Bewertung von Provokationstestungen wesentlich verbessert.

Konjunktivale Allergenprovokation. Die konjunktivale Provokation erfolgt durch Eintropfen eines wäßrigen Allergenextrakts in den medialen Augenwinkel, wobei mit steigender Allergenkonzentration wechselweise beide Augen einbezogen werden. Juckreiz, Tränenfluß und konjunktivale Injektion sowie Lidödem treten im Falle einer vorliegenden Allergie bei Erreichen der Schwellendosis nach etwa 10 min auf.

Nasale Allergenprovokation. Eine gut reproduzierbare Methode stellt das trägerfreie Aufsprühen eines wäßriges Allergenextrakts auf die untere Nasenmuschel dar, wobei die Reaktion sowohl rhinoskopisch (Ödem, Sekret, Rötung) als auch rhinomanometrisch (Messung des nasalen Strömungswiderstands) beurteilt werden kann.

Bronchiale Allergenprovokation. Mit Hilfe eines Inhaliergeräts wird eine definierte Menge einer wäßrigen Allergenlösung in steigender Konzentration auf die Atemwege appliziert, wobei zur Standardisierung der Methode die Leistung des Inhaliergeräts (Teilchengröße, Vernebelung) bekannt sein muß. Die Atemwegsreaktion kann spirometrisch mit Hilfe der forcierten Exspiration oder Ganzkörperplethysmographisch durch den fortlaufend registrierten Atemwegswiderstand gemessen werden. Die Schwellenkonzentration des Allergens, bei der eine signifikante Reaktion (Abfall der Einsekundenkapazität (FEV_1) um $\geq 20\,\%$ bzw. ein Anstieg des Atemwegswiderstands um $\geq 100\,\%$ erfolgt, hängt vom Sensibilisierungsgrad des asthmatischen Kindes und vom Ausmaß seiner unspezifischen bronchialen Hyperrea-

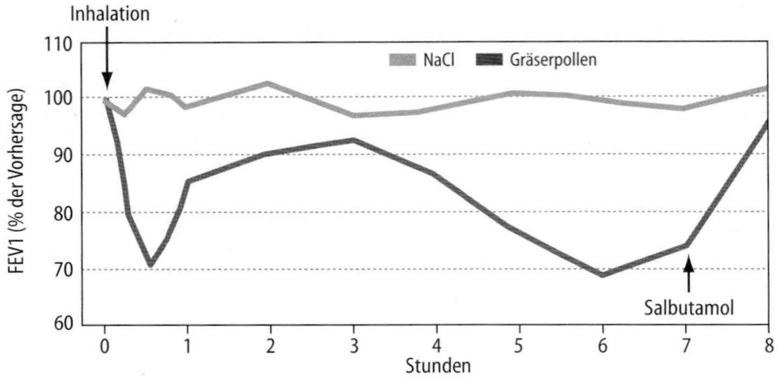

Abb. 92.6. Lungenfunktion nach inhalativer Allergenprovokation (Sofortreaktion und verzögerte Reaktion)

gibilität ab. Die Reaktion des Bronchialbaums nach Allergeninhalation erfolgt in einigen Minuten als Sofortreaktion und ist nach Bronchospasmolyse rasch reversibel. Bei einem Teil der Patienten wird 4–8 h nach der Inhalation eine verzögerte Reaktion beobachtet (stationäre Überwachung!), die als Ausdruck einer anhaltenden Mediatorwirkung bzw. einer durch zelluläre Infiltration ablaufenden Entzündungsreaktion gedeutet wird (Abb. 92.6).

Orale Provokation. Sie ist von entscheidendem diagnostischen Wert bei Verdacht auf Nahrungsmittelallergien sowie bei allergischen oder anaphylaktoiden Reaktionen auf Medikamente. Sie sollte vorzugsweise als Doppelblindprovokation mit Placebokontrolle erfolgen. Gerade bei Patienten mit atopischer Dermatitis ergeben sich häufig diagnostische Hinweise auf eine Sensibilisierung gegen Nahrungsmittel. Ihre Aktualität sollte vor diätetischen Maßnahmen belegt werden, da anamnestische Angaben zu Nahrungsmittelallergenen oft durch Vorurteile der Eltern geprägt und nicht verwertbar sind.

Bei oral provozierten Reaktionen auf Nahrungsmittel können sowohl nichtimmunologisch als auch immunologisch erklärbare Reaktionen erst nach einer gewissen Latenzzeit auftreten. Die durch IgE-Antikörper vermittelte allergische Sofortreaktion gegen Nahrungsmittel ist zwar ein gut untersuchtes Modell, doch muß eine serologisch nachgewiesene Nahrungsmittelsensibilisierung nicht immer mit einer Sofortreaktion einhergehen. Ekzemverschlechterungen können beispielsweise noch nach 1 bis 2 Tagen beobachtet werden.

Bei einer Analgetikaintoleranz, bei der Hauttestung und In-vitro-Testung in der Regel negativ ausfallen, sollte in jedem Fall eine titrierte orale Provokation erfolgen.

Insektenstichprovokation. Der unter klinischer Kontrolle erfolgende Stich von Bienen oder Wespen oder die subkutane Injektion von Insektengift ist diejenige Provokationstestung, die den in der Natur erfolgenden Allergenkontakt am ehesten simuliert. Sie kann indiziert sein, wenn aufgrund von Anamnese, Hauttest und spezifischem IgE-Nachweis keine eindeutige Indikation zur Einleitung einer Immuntherapie vorliegt; außerdem sollte sie, wenn möglich, zur Erfolgskontrolle der Therapie erfolgen. Die Durchführung bleibt allergologischen Spezialabteilungen mit allen Möglichkeiten der Schockbehandlung (i.v.-Zugang) vorbehalten.

Therapie. Die antiallergische Behandlung beruht auf der weitestmöglichen Vermeidung krankheitsauslösender Allergene der Nahrung oder der Umwelt, auf einer Unterdrückung der allergischen Reaktion durch eine gezielte Pharmakotherapie und einer spezifischen Immuntherapie mit dem Ziel, eine spezifische Toleranz des allergischen Kindes zu induzieren.

Allergenvermeidung. Die gezielte Vermeidung krankheitsauslösender Allergene ist die Behandlung der ersten Wahl. Für einen Säugling mit einer Kuhmilchallergie bedeutet dies Vermeidung von Kuhmilchpräparaten, zunächst durch Verabreichung von Sojamilch.

Liegt gleichzeitig eine Sensibilisierung gegen Sojamilchproteine vor, so bieten sich stark hydrolysierte Formelnahrungen, in besonderen Fällen auch Aminosäurelösungen an.

Eine Karenz gegenüber Inhalationsallergenen ist nur begrenzt durchführbar und betrifft im wesentlichen die Vermeidung von Tierkontakten sowie die Entfernung tierischer Materialien, von Fellen, Matratzen usw. aus dem häuslichen Umfeld. Praktikable Maßnahmen zur Reduktion des Kontaktes mit Hausstaubmilben sind die Verwendung von milbenabschirmenden Matratzenüberzügen, die Vermeidung von Teppichböden und feuchtes Wischen des Fußbodens. Bei Schimmelpilzallergien müssen z.T. aufwendige Wohnungssanierungen durchgeführt werden.

Pharmakotherapie, immuntherapeutische Ansätze. Eine Übersicht über mögliche Angriffspunkte für immunologische oder pharmakologische Therapien allergischer Krankheitserscheinungen ist in Abb. 92.7 dargestellt. Während eine Vielzahl wirksamer pharmakotherapeutischer Ansatzpunkte für Klinik und Praxis zur Verfügung stehen, sind Ansätze für immuntherapeutische Konzepte bis heute zumeist erst im Tierexperiment oder der Zellkultur eingesetzt worden. Es ist zu erwarten, daß das wesentlich erweiterte Verständnis allergischer Erkrankungen und ihrer zugrundeliegenden molekularen und zellulären Mechanismen in den nächsten Jahren zu neuen therapeutischen Strategien führen wird. Dabei könnten die Antagonisierung von Interleukin 4 oder Interleukin 5, die Neutralisierung des IL-4-Effekts durch Applikation löslicher Rezeptoren, die Verwendung rekombinanter humanisierter Antiimmunglobulin-E-Antiköper ebenso eine Rolle spielen wie die Behandlung mit Peptiden bzw. Epitopen, die zu einer Desensibilisierung des Patienten füh-

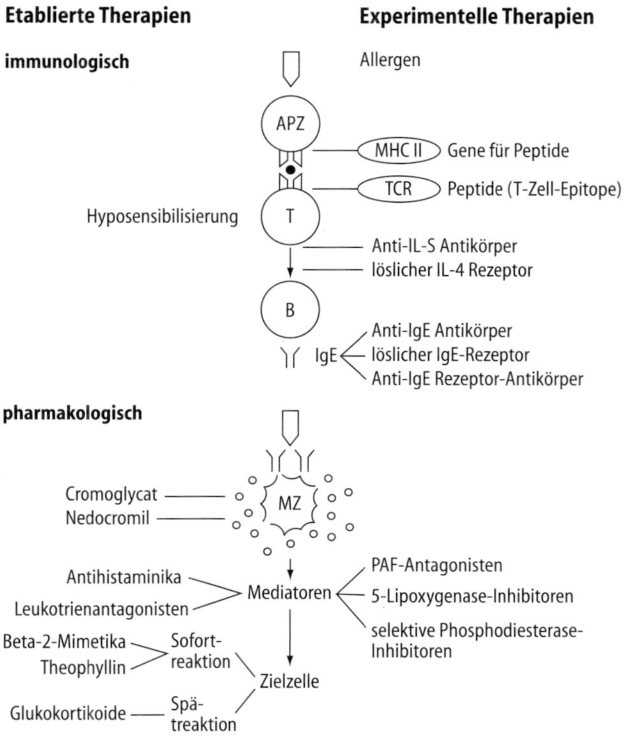

Abb. 92.7. Pharmako- und immuntherapeutische Ansätze zur Kontrolle allergischer Erkrankungen

ren. Schließlich werden Vakzinierungen mit DNA von Allergenen, die gut etablierte Hyposensibilisierungstherapie zukünftig ergänzen.

Hyposensibilisierung. Unter Hyposensibilisierung (auch als „Immuntherapie" bezeichnet) versteht man die subkutane Applikation von Allergenen, gegen die eine Überempfindlichkeit besteht, in unterschwelligen, allmählich ansteigenden Konzentrationen, mit dem Ziel, beim allergischen Kind den Zustand der Überempfindlichkeit zu mildern. Die Behandlung hat sich bei der Rhinoconjunctivitis allergica (Pollenallergie), beim allergischen Asthma bronchiale und bei der Insektengiftallergie als wirksam erwiesen.

An der Haut und den betroffenen Schleimhäuten ist unter einer wirksamen Immuntherapie eine Verminderung der allergenspezifischen Reagibilität zu beobachten.

Grundlage für die Wirksamkeit dieser Behandlung ist offenbar die Verschiebung im Lymphyzytenspektrum von der für Atopiker charakteristischen TH2-Dominanz zum Überwiegen des TH1-Subtyps mit einer durch die Behandlung induzierten verstärkten Produktion von Interferon γ.

Die Indikation zur Hyposensibilisierung sollte im Kindesalter mit Ausnahme von Insektengiftallergien nicht vor dem 6. Lebensjahr gestellt werden.

Die orale oder sublinguale Hyposensibilisierung, bei der wäßrige Allergenextrakte in steigenden Konzentrationen verabreicht wurden, bedarf vor einer allgemeinen Empfehlung noch gründlicher Studien zur klinischen und immunologischen Wirksamkeit.

Die Nebenwirkungen der Hyposensibilisierung reichen von Lokalreaktionen (Erythem, Juckreiz, Schwellung) bis zu systemischen Komplikationen (Anaphylaxie). Ihr Risiko kann durch die Verwendung moderner, gut standardisierter Allergenextrakte sowie durch das Einhalten von Vorsichtsmaßregeln (Überwachung des Patienten für 1/2 Stunde nach der Injektion) ganz erheblich reduziert werden.

Prävention. Die Möglichkeiten einer Primärprävention atopischer Erkrankungen sind limitiert. Außer der Familienanamnese gibt es bis heute keine befriedigenden Prädiktoren zur Identifikation von Risikopatienten. Ein Screeningtest steht bis heute nicht zur Verfügung, auch die Sensitivität und Spezifität einer erhöhten Konzentration an Nabelschnurimmunglobulin-E als Prädiktor ist unbefriedigend. Allgemein kann empfohlen werden, daß in Familien mit erkennbar erhöhter Atopiedisposition Neugeborene konsequent bis zum 4. bis 6. Lebensmonat voll gestillt werden sollten. Zusätzlich sollten die Möglichkeiten zur Reduktion einer häuslichen Allergenexposition (Vermeidung von Haustieren, staubfreies Kinderzimmer) genutzt werden.

Nach einer jüngeren Studie kann durch den präventiven Einsatz eines Kaseinhydrolysats für primäre Säuglingsernährung das Risiko für ein atopisches Ekzem signifikant gesenkt werden.

Interventionen zur Sekundärprävention zielen auf frühzeitig sensibilisierte sowie an atopischem Ekzem erkrankte Säuglinge und Kleinkinder. Sie umfassen eine gezielte Vermeidung von Allergenexposition, beim ersten Auftreten von Krankheitssymptomen auch eine gezielte Therapie (DNCG, topische Kortikosteroide). Bei Säuglingen mit atopischem Ekzem und familiärer Asthmadisposition mit gleichzeitig vorliegender Sensibilisierung gegen bestimmte Aeroallergene kann die Inzidenz eines Asthma bronchiale durch prophylaktische Gabe von Cetirizin vermindert werden.

Sofern bereits eine Chronifizierung der Krankheitssymptome eingetreten ist, sind Sekundärschäden zu verhüten und eine möglichst weitgehende Lebensqualität trotz chronischer Krankheit zu erhalten. In diesem Zusammenhang haben sich Schulungsprogramme für asthmakranke Kinder sowie Patienten mit atopischem Ekzem als besonders hilfreich erwiesen.

93 Allergische Krankheiten

U. Wahn, E. Hamelmann, V. Wahn

Asthma bronchiale

Die Mehrzahl der kindlichen Asthmatiker zeigt Hinweise auf eine exogen allergische Sensibilisierung, wobei als Allergenträger neben der Hausstaubmilbe v.a. Haustiere und Pollen von Bedeutung sind. Die Allergenexposition führt zu einer kurzfristigen Bronchokonstriktion über die Freisetzung von Mediatorsubstanzen aus Mastzellen. Darüber hinaus erhöht sie die unspezifische bronchiale Hyperreagibilität als Folge der chronischen Entzündung der Bronchialschleimhaut (s. Kap. 132).

Nahrungsmittelallergie

Bei atopischen Patienten finden sich Nahrungsmittelallergien besonders häufig in den ersten 2 Lebensjahren. Sie gehen i. allg. den später auftretenden Inhalationsallergien voraus. Unter den Nahrungsmittelallergenen spielen tierische Eiweiße wie Kuhmilchproteine (Betalactoglobulin, Caseine) sowie Hühnereiweiß (Ovalbumin) die Hauptrolle. Sie sind in der Lage, aus Basophilen sensibilisierter Patienten Mediatorsubstanzen freizusetzen und bei oraler Provokation Symptome an der Haut (Urtikaria, Ekzem), am Darm (Erbrechen, Koliken, Durchfall), an den Atemwegen (Rhinitis, Asthma) bis hin zu generalisierten anaphylaktischen Reaktionen mit Schocksymptomen auszulösen.

Vielfach werden bestimmte Symptome auch als „Allergie" gegenüber Nahrungsmitteln gedeutet, für die sich in kontrollierten Studien keine wissenschaftlich fundierten Belege haben finden lassen. So ist die Migräne als Ausdruck einer Nahrungsmittelallergie nach wie vor umstritten, wenig Evidenz ergibt sich auch für einen Zusammenhang zwischen Nahrungsmittelallergie und Verhaltensauffälligkeiten.

Nur bei eindeutig nachgewiesener klinischer Aktualität einer Sensibilisierung ist eine Karenz bzw. Eliminationsdiät als Therapie der Wahl gerechtfertigt.

Rhinitis allergica

Sie kann ganzjährig oder saisonal auftreten und wird durch eine Sensibilisierung gegen Inhalationsallergene ausgelöst. Die Krankheit wird nur selten vor dem 3. Lebensjahr manifest. Größte Bedeutung hat die Pollenallergie, wobei in Mitteleuropa Sensibilisierungen gegen Gramineen (Gräser, Getreide) und Frühblüher (Birke, Erle, Hasel) am häufigsten sind. Ganzjährige allergische Rhinitiden finden sich bei Hausstaubmilbenallergien. Die durch Allergenexposition ausgelöste klinische Symptomatik reicht von einer blokkierten Nasenatmung über häufige Niesanfälle (5- bis 10mal hintereinander) bis zu serösem Nasensekret mit Juckreiz der Nase und der Augen. Für die Allergiediagnostik reicht zumeist die Hauttestung im Zusammenhang mit der Anamnese aus; in Zweifelsfällen wird die Diagnose durch eine nasale Provokationstestung gesichert. Zur Therapie steht die Lokalbehandlung mit topischen Kortikosteroiden (Beclometason, Budesonid, Fluticason) neben dem Einsatz von H1-Antihistaminika (Ceterizin, Loratadin) an erster Stelle. Bei schweren Verlaufsformen der saisonalen allergischen Rhinitis hat die Hyposensibilisierungsbehandlung ihren Platz.

Allergische Reaktionen gegen Insektengift

Epidemiologie. Sensibilisierungen durch Bienen- oder Wespengift kommen bei atopischen Kindern mit familiärer Disposition offenbar ebenso häufig wie bei Nichtatopikern vor.

Klinische Symptome und Verlauf/Diagnose. Verstärkt auftretende Lokalreaktionen disponieren nicht zu späteren anaphylaktischen Reaktionen und bedürfen keiner Diagnostik oder Therapie. Hingegen sind Allgemeinreaktionen, die in ihrem Schweregrad von einer generalisierten Urtikaria bis zu schweren Schockzuständen mit Atemstillstand reichen können, in jedem Fall diagnostisch abzuklären. Die notwendigen Untersuchungen umfassen neben der Anamnese die Bestimmung allergenspezifischer IgE-Antikörper im Serum, ggf. auch eine Hauttitration (Prick-, i.c.-Test) mit gereinigtem Insektengift. In besonderen Fällen kann eine Provokationstestung durch Insektenstich unter klinischer Kontrolle gerechtfertigt sein. Diese sollte ausschließlich in allergologischen Abteilungen mit größerer Erfahrung unter stationären Bedingungen durchgeführt werden, wobei die Möglichkeiten einer intensivmedizinischen Intervention gegeben sein müssen.

Therapie. Die Hyposensibilisierungsbehandlung ist bei erfolgter Allgemeinreaktion und nachgewiesener Sensibilisierung indiziert. Sie wird in Form der „Rush-Desensibilisierung" eingeleitet, bei der mit einem wäßrigen Allergenextrakt innerhalb einer Woche die subkutan verabreichte Allergendosis bis auf 100 µg Insektengift pro Injektion gesteigert wird. Anschließend wird in zunächst wöchentlichen, später monatlichen Intervallen die Dauerbehandlung mit der erreichten Höchstdosis über mindestens 3 Jahre fortgeführt.

Allergische Reaktionen gegen Arzneimittel

Unverträglichkeitsreaktionen gegenüber Arzneimitteln können immunologisch vermittelt sein, wobei neben dem anaphylaktischen Reaktionstyp immunkomplexvermittelte bzw. zelluläre Reaktionen eine Rolle spielen. Neben ihnen finden sich anaphylaktoide bzw. pseudoallergische Reaktionen, wofür die Analgetikaintoleranz (Acetylsalicylsäure) ein Beispiel ist. Im letzteren Fall versagt die klassische allergologische Diagnostik (Hauttest, IgE-Nachweis) oft, so daß allein eine Provokationstestung die Diagnose sichern kann.

Unter den durch Immunglobulin E vermittelten Unverträglichkeitsreaktionen gegenüber Arzneimitteln kommt der Penicillinallergie eine besondere Bedeutung zu. Haptendeterminanten des Moleküls werden in vivo an Albumin gebunden und so in die Lage versetzt, mediatorhaltige Zellen zu aktivieren. Die wichtigsten Epitope des Penicillinmoleküls (Penicilloyl-Polylysin, PPL; Minordeterminantenmischung, MDM), stehen für Hautteste und In-vitro-Testungen (spezifischer IgE-Nachweis, Histaminfreisetzung) zur Verfügung.

Die Penicillinallergie vom Soforttyp hat mit dem im Kindesalter häufig beobachteten Exanthem nach Gabe von Ampicillinderivaten, insbesondere bei der Mononukleose, nichts zu tun. „Ampicillinexantheme" treten zwischen dem 7. und 11. Tag nach Gabe von Ampicillin in Form generalisierter makulopapulöser juckender Exantheme auf. Ihre immunologische Pathogenese ist bis heute nicht geklärt. Ihre Prognose ist gut. Karenzmaßnahmen erübrigen sich.

Allergische Reaktionen gegen Latex

Als eine besondere Art der v.a. im Kindesalter auftretenden allergischen Sofortreaktion ist die Latexallergie im Laufe der letzten Jahre zu einem neuen Problem geworden. Kinder, die im sehr frühen Lebensalter relativ häufiger operativer Eingriffe bedürfen (Spina bifida, Hydrozephalus, Shunt-Implantation) haben ein hohes Risiko einer frühen Latexsensibilisierung und klinisch manifesten Allergie. Dabei ist das Risiko von atopischen Kindern gegenüber nicht atopischen Kindern deutlich erhöht. Hautteste und spezifischer IgE-Nachweis können den Sensibilisierungsverdacht bestätigen. Ggf. ist eine präoperative Untersuchung von Risikogruppen erforderlich. Im Rahmen der Primärprävention soll bei erkennbarem Risiko vom ersten Lebenstag an bei operativen Eingriffen auf gepuderte Latexhandschuhe verzichtet werden.

Anaphylaktischer Schock

Die anaphylaktische Reaktion ist die schwerste und bedrohlichste Reaktion vom Soforttyp. Im Kindesalter tritt sie bei hochgradiger Sensibilisierung gegen Tiere, Nahrungsmittel, Medikamente, Latex oder Insektengift auf. Die Symptome umfassen neben einer Urtikaria und einem Angioödem gastrointestinale und respiratorische Symptome sowie v.a. eine in Minuten auftretende kardiovaskuläre Symptomatik mit arterieller Hypotonie, Bewußtseinseinschränkung bis zum Koma, Krämpfen. Die wesentliche therapeutische Maßnahme stellt neben der Zufuhr von Volumen die subkutane oder intravenöse Gabe von Adrenalin dar. Zusätzlich können Glukokortikoide und Antihistaminika verabreicht werden. Im schwersten Fall sind Reanimationsmaßnahmen erforderlich.

Allergische Kontaktekzeme

Allergisch bedingte Kontaktekzeme werden durch T-Lymphozyten im Sinne einer Typ-IV-Reaktion nach Coombs und Gell vermittelt. Sie manifestieren sich als Erythem auf ödematös erhabener Haut mit Papeln und Vesikeln. Im Zuge der Chronifizierung entwickelt sich eine verdickte und lichenifizierte Haut mit Krusten und feinlamellärer Schuppung. Histologisch imponiert ein lymphozytäres Infiltrat. Als Kontaktallergene im Kindesalter spielen Nickelsulfat bei Trägern von Ohrringen sowie Kobalt (Jeansknöpfe) neben Kosmetika und Salbengrundlagen eine Rolle.

Weiterführende Literatur

Wahn U, Seger R, Wahn V (Hrsg) (1999) Pädiatrische Allergologie und Immunologie, 3. Aufl. Gustav Fischer, Stuttgart
Heppt W, Renz H, Röcken M (Hrsg) (1998) Allergologie, Springer, Berlin Heidelberg New York Tokio

XIV Infektionskrankheiten[1]

94 Prinzipien der Infektiologie

H.-J. Schmitt

Infektionskrankheiten unterscheiden sich von allen anderen Krankheiten dadurch, daß sie nach einem Kontakt aus der Auseinandersetzung zweier Lebewesen entstehen – dem Menschen („Wirt") auf der einen und dem Mikroorganismus („ungebetener Gast") auf der anderen Seite. Verschiedene Fachdisziplinen haben im Lauf des letzten Jahrhunderts die 3 genannten Aspekte – *Mikroorganismen*, *Makroorganismen* und *Kontakte* – erforscht und sich dabei voneinander abgegrenzt. Im Laborbereich beschäftigt sich die medizinische Mikrobiologie mit den Mikroorganismen, die Immunologie mit den Makroorganismen. Die Hygiene untersucht die Kontaktmuster zwischen (ungebetenem) Gast und Wirt mit dem Ziel, Methoden zu entwickeln, die eine Übertragung des Erregers auf den Wirt verhindern. Daraus hat sich v.a. in den angelsächsischen Ländern die Infektionsepidemiologie entwickelt, welche die Regeln der Verbreitung von Infektionskrankheiten und ihren Erregern erforscht. Infektiologen haben spezielle Kenntnisse auf jedem der 4 vorgenannten Fachgebiete und betreuen als Ärzte für Kinderheilkunde oder innere Medizin eigenverantwortlich Patienten mit Infektionskrankheiten.

Definitionen. Verhält sich ein Makroorganismus so, daß er möglicherweise in Kontakt mit einem Mikroorganismus kommt, so kann dies verschiedene Folgen haben (Abb. 94.1). Der Begriff *Infektionsmodus* beschreibt den Weg des Eindringens eines Mikroorganismus in den Wirt. Dies geschieht

- *direkt* durch Berührung, erregerhaltige Tröpfchen (Abstand meist < 1 m), Biß oder Trauma oder
- *indirekt* über Gegenstände (z.B. Nahrung, Wasser, Transfusion, Transplantation, Spielzeug etc.), andere Lebewesen (Vektoren; „mechanisch" oder nach Erregervermehrung im Vektor) oder über die Luft.

Eine andere Einteilung faßt ganz pragmatisch Übertragungsweisen zusammen, die epidemiologisch nach gleichem Muster ablaufen und die daher auch durch gleiche Maßnahmen verhindert werden können. Man unterscheidet danach zwischen einer Übertragung

- von Mensch zu Mensch,
- über die Luft,
- über Wasser,
- über Nahrungsmittel,
- über andere Lebewesen.

Welche Folgen der Kontakt zwischen Mikro- und Makroorganismus im Einzelfall hat, ob eine Krankheit resultiert, wie diese konkret aussieht und wie schwer sie verläuft, hängt von Faktoren auf der Seite des Wirtes wie auch von Faktoren auf der Seite des ungebetenen Gastes ab. Der Mensch lebt zwar in ständigem Kontakt mit einer Vielzahl von Mikroorganismen, doch ist die Anzahl der resultierenden Infektionskrankheiten im Vergleich zur Kontakthäufigkeit extrem niedrig. Die Erklärung für diese Beobachtung liegt darin, daß der Mensch über eine natürliche Resistenz gegen die meisten Mikroorganismen verfügt und daß nur wenige Mikroorganismen pathogene Eigenschaften haben. Die meisten Kontakte bestehen nur kurzfristig und lösen weder beim Wirt noch beim „Gast" irgendwelche Reaktionen aus. Gründe für diese „gegenseitige Interesselosigkeit" sind meist einfache physikalische oder chemische Tatbestände, etwa mikrobielle Temperaturbedürfnisse, die außerhalb des „menschlichen Bereiches" von 36,5–38,0 °C liegen, oder ein unterschiedliches Redoxpotential.

Einige Mikroorganismen haben die Fähigkeit, im oder am Menschen Fuß zu fassen, ihn zu *kolonisieren*. Dabei kommt es zu keiner wie immer gearteten Abwehrreaktion des Makroorganismus. Andere Mikroorganismen können eine Abwehrantwort des Makroorganismus hervorrufen, z.B. durch Produktion von spezifischen Antikörpern, ohne daß der Mensch dies bemerkt. Man spricht von „inapparenter" oder von *asymptomatischer Infektion*. Sind hingegen Krankheitszeichen nachweisbar, so liegt eine Infektionskrankheit, eine „apparente" oder *symptomatische Infektion* vor. Mikroorganismen, die Krankheit hervorrufen können, nennt man *pathogen*, Mikroorganismen, die Krankheit nur bei Abwehrgeschwächten hervorrufen, werden als *Opportunisten* bezeichnet. *Fakultativ pathogene Mikroorganismen* können nur unter besonderen Umständen Krankheit hervorrufen. So ist E. coli der vorherrschende Aerobier im Darm, doch eine Krankheit entsteht nur, wenn er z.B. an eine normalerweise sterile Körperstelle verschleppt wird (Meningitis bei Liquorfistel; Pyelonephritis bei Reflux etc.). Mit *Virulenz* bezeichnet man stammspezifische Eigenschaften einer Erregerspezies, die zu einem besonders schweren Krankheitsverlauf führen.

Die Übertragung selbst eines pathogenen und hoch virulenten Stammes einer Erregerspezies führt aber nur dann zu einer Infektionskrankheit, wenn der Wirt empfänglich ist. Nach einer ersten, überlebten Infektion – oder auch nach einer Impfung – ist ein Mensch oft nicht mehr für einen Erreger empfänglich, etwa weil er über neutralisierende Antikörper oder über spezifische T-Zellen verfügt, die den eindringenden Mikroorganismus zerstören. Die wiederholte Übertragung des Mikroorganismus kann zu einem *Boostereffekt* führen, der das Abwehrpotential des Wirtes weiter erhöht.

Die *Empfänglichkeit* für Mikroorganismen ist im wesentlichen genetisch determiniert. So sind Alaska-Indianer empfänglicher für schwere Infektionskrankheiten durch bekap-

[1] Eine detaillierte Erreger-Nomenklatur findet sich im Anhang

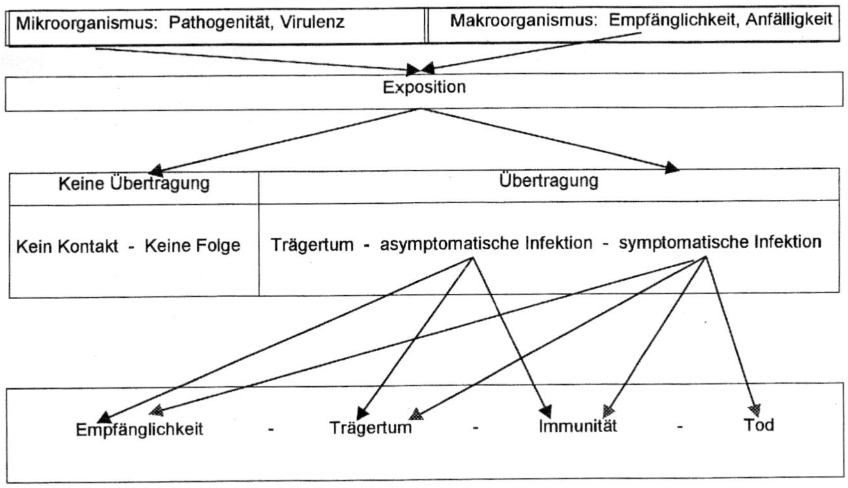

Abb. 94.1. Mögliche Folgen eines Kontaktes zwischen „ungebetenem Gast" und Wirt

selte Bakterien, etwa Haemophilus influenzae Typ b, als Europäer. Der Begriff *Anfälligkeit* beschreibt im Gegensatz dazu die individuelle Disposition, nach Übertragung eines Mikroorganismus eine im Vergleich zum Durchschnitt der Bevölkerung mehr oder weniger schwer verlaufende Infektionskrankheit zu erleiden.

Während die Genetik der mikrobiellen Pathogenität und Virulenz gut untersucht ist, sind die genetischen Ursachen für die individuelle Disposition noch weitgehend unbekannt. Hier spielen auch noch andere Variablen wie Ernährungsstatus, Alter, sozioökonomische Faktoren und Geschlecht eine Rolle.

Die *minimale Infektionsdosis* gibt die Anzahl der Erreger an, die notwendig ist, um eine Infektion zu erzielen. Der angloamerikanische Begriff *infectious pressure* beschreibt die Häufigkeit der Exposition gegenüber einem Mikroorganismus und die Infektionsdosis. Bei hohem Infektionsdruck wird es wahrscheinlicher, daß die Abwehr eines Wirtes „überrannt" wird und daß trotz Immunität eine Krankheit entsteht.

Der Begriff *attack rate* bezeichnet die Prozentzahl der Personen, die nach einer Exposition klinisch krank werden. Der Begriff ist irreführend, weil nicht jede Exposition auch mit einem Erregerkontakt (attack) einhergeht und weil nicht jeder Angriff zum Sieg, also zur Krankheitsmanifestation, führt. Auch der im Deutschen verwendete Begriff *Manifestationsindex* ist nicht exakt, denn im Einzelfall hängt es vom Untersucher ab, wie gut eine Exposition dokumentiert wird, mit welchen Methoden nach einer Infektion gesucht und wie genau nach Symptomen einer Krankheit gefahndet wird.

Nach einer Infektion kann ein Mensch sofort oder nach Jahren wieder für eine erneute Infektion durch den gleichen Erreger empfänglich sein. So kann ein Kleinkind mehrfach an einer Haemophilus-influenzae-b-Meningitis erkranken (*Reinfektion*), weil dieser Erreger häufig keine langfristige, schützende Antikörperproduktion induziert. Als *Relaps* bezeichnet man das Wiederauftreten einer Infektionskrankheit durch den gleichen Erregerstamm, z.B. nach inadäquater antibiotischer Therapie. Nach einer akuten Salmonelleninfektion können die Erreger oft über lange Zeit hinweg ausgeschieden werden (*Ausscheider*).

Typischerweise führt eine Erregerübertragung nur nach erster Infektion zu einer Krankheit, weil das Immunsystem des Wirtes aktiv eine spezifische Abwehrleistung gegen den jeweiligen „Gast" generiert, die auch im Labor nachgewiesen werden kann. Der Wirt ist nun *immun*. Das klinisch meßbare Korrelat der *Immunität* ist die *Protektion*, die im Rahmen klinischer Studien nachgewiesen wird. Immunität und Protektion beschreiben demnach das gleiche Phänomen, nämlich: keine Krankheit nach Erregerkontakt. Sie verwenden hierzu entweder immunologische oder epidemiologische Methoden als Meßinstrumente. Die beiden Methoden können durchaus diskrepante Ergebnisse liefern, wie z.B. keine Protektion trotz Nachweis spezifischer Antikörper bei Pertussis. Immunität und Protektion können lebenslang bestehen (Masern) oder aber zeitlich begrenzt sein (Pertussis).

Die *Morbidität* beschreibt das Ausmaß an Krankheit, das ein Erreger in einer Population auslöst (Angaben meist pro 100 000 Menschen einer Population pro Jahr), mit *Letalität* beschreibt man die Anzahl der bei einer Krankheit auftretenden Todesfälle. Die *Mortalität* nennt den Beitrag, den eine einzelne Krankheit zur Gesamtsterblichkeit in einer Population leistet. In Entwicklungsländern sind oft Morbidität, Letalität und Mortalität durch Infektionskrankheiten hoch, in Industrieländern bedingen Infektionskrankheiten meist nur eine hohe Morbidität, sind aber von geringer Bedeutung für die Mortalität.

Weitere Definitionen sind in Tabelle 94.1 zusammengestellt.

Häufigkeiten. Krankheitshäufigkeiten in einer Population werden mit den Begriffen *Inzidenz* und *Prävalenz* beschrieben. Die Inzidenz nennt die Anzahl der Neuerkrankungen an einer Krankheit in einem definierten Zeitraum in einer definierten Population (Angaben meist pro 100 000 Menschen pro Jahr). Die Prävalenz gibt die Anzahl der aktuell vorhandenen Krankheitsfälle in einer Population zu einem definierten Zeitpunkt an. Im ersten Fall werden demnach neue Fälle erfaßt, im zweiten die aktuell in einer Population bekannten (vorhandenen) Fälle. Für beide Berechnungen ist es wichtig, daß exakte Falldefinitionen bestehen.

Tabelle 94.1. Definitionen in der Infektiologie

Begriff	Definition
Saprophyt	Mikroorganismus, der keine Krankheit hervorruft und meist auf totem Material lebt
Parasit	Mikroorganismus, der auf Kosten eines Wirtes in diesem lebt
Kommensale	Mikroorganismus, der Haut und Schleimhäute kolonisiert, zur Normalflora gehören kann und dem Wirt keinen Schaden zufügt
Kolonisation	Besiedlung von Haut und Schleimhäuten durch einen Mikroorganismus, ohne daß daraus eine Immunreaktion oder gar eine Krankheit resultiert
Serielles Intervall, Generationszeit	Zeitraum zwischen dem ersten Auftreten von Symptomen einer Infektionskrankheit bei einem Infektiösen und Auftreten erster Krankheitszeichen bei einer empfänglichen Kontaktperson
Kontagiosität	Fähigkeit eines Mikroorganismus, von unbelebten Gegenständen auf Individuen oder andere Gegenstände überzugehen
Inkubationszeit	Zeitraum zwischen Übertragung eines Mikroorganismus auf einen empfänglichen Wirt und Auftreten erster Krankheitssymptome
Latenzzeit	Zeitraum zwischen Übertragung und Beginn der Ausscheidung übertragbarer Partikel (meist kürzer als Inkubationszeit)
Präpatenz	Zeit zwischen Übertragung eines Parasiten und Erscheinen erster Geschlechtsprodukte (z. B. Wurmeier)
Infektion	Fähigkeit eines Mikroorganismus, in/an einem Wirt Fuß zu fassen und eine spezifische Immunantwort auszulösen
Infektionskrankheit	Fähigkeit eines Mikoorganismus, neben einer Immunantwort auch eine klinische Symptomatik hervorzurufen
Infektiosität	Fähigkeit eines Mikroorganismus, von einem Lebewesen auf andere übertragen zu werden und dort eine Immunreaktion auszulösen
Persistenz, latente Infektion	Fähigkeit eines Mikroorganismus, über das Ende der klinischen Krankheitsperiode hinaus bei vorhandener Immunität weiterhin in einem Wirt zu überleben
Reaktivierung	Fähigkeit eines persistierenden (latent infizierenden) Mikroorganismus, unter günstigen Umständen (reduzierte Abwehrlage) erneut eine klinische Symptomatik hervorzurufen
Reservoir	Ökologische Nische, in der sich ein Erreger üblicherweise vermehrt
Quelle („source“)	Gegenstand oder Lebewesen, der/das für die Übertragung eines Mikroorganismus verantwortlich ist
Zoonose	Krankheiten, deren Erreger üblicherweise ein Tierreservoir haben und die nur akzidentell auf den Menschen übertragen werden
Anthropozoonose	Infektionskrankheit, die bei Mensch und Tier auftritt
Epidemie	Zeitlich und örtlich gehäuftes („mehr als erwartet“) Auftreten einer Infektionskrankheit; um Panik in der Bevölkerung zu vermeiden, wird heute meist der Begriff „Ausbruch“ („outbreak“) verwendet
Pandemie	Weltweite Epidemie
Endemie	Kontinuierliches, sporadisches Auftreten von Fällen einer Infektionskrankheit in einer Population ohne epidemische Häufung
Kontamination	Verunreinigung von Gegenständen mit Mikroorganismen
Stumme Feiung	Asymptomatische Infektion, die zur Immunität führt
Endogene Infektion	Infektionskrankheit, die unter besonderen Bedingungen durch ansonsten bloß kolonisierende Mikroorganismen hervorgerufen wird (z. B. Aktinomykose)
Exogene Infektion	Infektion durch nichtkolonisierende Mikroorganismen
Inzidenz	Anzahl der neu auftretenden (Infektions-)Krankheiten in einer Population pro Zeiteinheit
Prävalenz	Anzahl der Krankheitsfälle zu einem Zeitpunkt in einer Population
Primary case	Erster Patient, der eine von Mensch zu Mensch übertragbare Krankheit in eine Population bringt
Secondary case	Patienten, die sich beim „primary case“ infiziert haben
Indexfall	Erster Patient, durch den eine sich epidemisch ausbreitende Infektionskrankheit erstmals auffiel
Vektor	Tier, das einen Erreger auf Menschen übertragen kann
Reproductive rate (Ro)	Durchschnittliche Anzahl Empfänglicher, auf die ein Infektiöser einen Erreger überträgt

Kausalität. Eine der Standardfragen der Infektionsepidemiologie ist die nach einem ursächlichen Zusammenhang zwischen zwei Ereignissen, z.B. ob ein bestimmter „Risikofaktor“ mit einer Infektionskrankheit assoziiert ist oder ob ein Impfstoff vor einer Krankheit schützt. Es gibt 2 Begriffe, die diese Frage beantworten helfen. Das *relative Risiko* ist das Verhältnis der nach Exposition Erkrankten zur Gesamtzahl der Exponierten im Verhältnis zu den ohne Exposition Erkrankten zur Gesamtzahl der Nichtexponierten. Die Angabe des relativen Risikos bezieht sich jeweils auf die Gesamtpopulation. Diese ist in der Praxis aber meist unbekannt. Man berechnet daher statt des relativen Risikos die „odds ratio“ aus dem Verhältnis der exponierten Erkrankten und nichtexponierten Erkrankten zum Verhältnis exponierter Gesunder und nichtexponierter Gesunder. Die *odds ratio* ist dann eine valide Abschätzung des relativen Risikos, wenn nur neu aufgetretene Fälle eingeschlossen werden, während prävalente Fälle unberücksichtigt bleiben. Weiter darf die Auswahl von Fällen und Kontrollen nicht auf dem Expositionsstatus basieren.

Ein relatives Risiko oder eine „odds ratio“ mit einem 95% Konfidenzintervall $>1{,}0$ zeigen an, daß ein Risikofaktor mit einer Krankheit (oder einem anderen Ereignis) assoziiert ist. Ist dieser Wert < 1,0, so „schützt" der untersuchte Faktor vor Krankheit. Auch ein hohes relatives Risiko kann klinisch bedeutungslos sein, etwa wenn die absolute Zahl von Krankheitsfällen sehr niedrig ist.

Ein *confounder* ist ein Faktor, der mit einem Risikofaktor für eine Krankheit einhergeht, ohne selbst Ursache der Krankheit zu sein. So ist z.B. das Merkmal „gelbe Finger" mit einem erhöhten Lungenkarzinomrisiko assoziiert, ohne daß Kausalität besteht. Ursache der „gelben Finger" ist das Rauchen von Zigaretten – einer bekannten Ursache für Lungenkrebs, die Verfärbung der Finger ist nur ein „confounder". Unter dem englischen Begriff *bias* versteht man einen systemischen Fehler, der zu einer Verzerrung der Untersuchungsergebnisse führt. So gibt z.B. der Nachweis von Anti-HIV-Antikörpern bei Blutspendern keinen Aufschluß über die Häufigkeit dieses Virus, weil Blutspender nicht repräsentativ für die Gesamtbevölkerung sind.

Tests. Die Diagnose einer Infektionskrankheit beruht oft auf der Anwendung mikrobiologischer Tests. Der Arzt sollte eine Vorstellung über die Sensitivität (= Verhältnis richtig-positiver Testergebnisse zur Zahl der Patienten mit einer Krankheit) und die Spezifität (= Verhältnis richtig-negativer Testergebnisse zur Gesamtzahl der Patienten ohne die jeweilige Krankheit) der von ihm angeforderten Untersuchungen haben. Idealerweise sollte auch der (positive oder negative) Vorhersagewert eines Tests bekannt sein. Der positive Vorhersagewert gibt an, wie wahrscheinlich ein Patient bei Vorliegen eines positiven Testergebnisses tatsächlich krank ist. Der negative Vorhersagewert gibt Auskunft darüber, wie wahrscheinlich ein negatives Testergebnis mit Abwesenheit der jeweiligen Krankheit einhergeht. Die Vorhersagewerte hängen ab von der Prävalenz der Krankheit in der untersuchten Population.

Dies soll an einem Beispiel erläutert werden: Kein Test hat eine Sensitivität und Spezifität von 100%. Daher gibt es immer „falsch-positive" und „falsch-negative" Ergebnisse. Wendet man einen Test mit einer (extrem hohen) Sensitivität und Spezifität von jeweils 99% in einer Population an, in der die „Testkrankheit" nicht vorkommt, so hat man zwar „nur" 1% = 100% – 99% falsch-positive Ergebnisse allerdings stuft man von 1 Mio Testpersonen immerhin 10000 fälschlicherweise als „krank" ein. Dies ist das Dilemma aller Screeningprogramme, auch des Screenings für das HIV.

Epidemien. Der Basisreproduktionskoeffizient Ro gibt an, wieviele Personen einer Population ein Infektiöser durchschnittlich infiziert. Ist Ro > 1, so kommt es zu einer Epidemie, ist Ro < 1, so wird die Krankheit stetig seltener, und ist Ro = 1, so liegt eine endemische Situation vor. Ro kann man aus folgender Formel berechnen:

$$Ro = a \cdot k \cdot d$$

a Wahrscheinlichkeit der Übertragung eines Erregers pro Kontakt („attack rate"),
k Anzahl der Kontakte mit einem Infektiösen,
d Dauer der Infektiosität.

Aus der Formel lassen sich Maßnahmen zur Eindämmung einer Epidemie ableiten: Die „attack rate" (*a*) läßt sich reduzieren, indem man sich „mechanisch" schützt, etwa mit einer Gesichtsmaske, durch Verwendung eines Kondoms oder durch regelmäßiges Händewaschen. Die Anzahl von Kontakten (*k*) zu Infektiösen läßt sich durch Isolation reduzieren. Antibiotika können die Dauer der Infektiosität (*d*) eines Patienten reduzieren.

Kommt es zum Ausbruch einer Infektionskrankheit, so ist es Aufgabe des Infektionsepidemiologen, den ursächlichen Erreger und die Infektionsquelle ausfindig zu machen, um dann durch geeignete Maßnahmen die Infektionskette zu unterbrechen. Man definiert, was einen „Fall" ausmacht und sucht aktiv nach erkrankten Personen. Ein „point source outbreak" beginnt schlagartig mit einer großen Fallzahl, die dann auch rasch wieder abnimmt – z.B. Salmonellen-Gastroenteritis nach Genuß von Eiersalat auf einer Sommerparty. Ein „continous source outbreak" ist durch relativ niedrige Fallzahlen über einen längeren Zeitraum hinweg charakterisiert – z.B. Eisdiele mit einem „unhygienischen" Verkäufer, der Salmonellenausscheider ist. Ein konstantes Intervall zwischen einzelnen „Erkrankungswellen" spricht für eine Übertragung des ursächlichen Erregers von Mensch zu Mensch – z.B. Masernausbruch in einer weitgehend ungeimpften Gemeinschaftseinrichtung.

Alter, Geschlecht, geographische Aspekte und besondere Verhaltensweisen werden für jeden Patienten auf einem Fragebogen erfaßt (z.B. Genuß bestimmter Nahrungsmittel, Gewohnheiten, Hobbys, Freizeitaktivitäten, Reisen oder – im Rahmen nosokomialer Infektionen – bestimmte Therapieformen). Im Rahmen einer Fallkontrolluntersuchung wird dann versucht herauszufinden, ob ein bestimmter Faktor mit einem erhöhten Infektionsrisiko assoziiert ist.

Diagnose. Infektionskrankheiten lassen sich je nach Empfänglichkeit des Wirtes und Pathogenität und Virulenz des Erregers in 3 große Gruppen einteilen:

- Krankheiten durch obligat pathogene Mikroorganismen, die (fast) immer klinisch manifest verlaufen – z.B. Pest, Pocken, Influenza;
- Krankheiten, die durch funktionelle Besonderheiten des Wirtes entstehen – Otitis media: Tubenbelüftungsstörung im Kindesalter/Harnwegsinfektionen: Reflux/Cholezystitis: Gallensteine;
- Krankheiten, die durch einen Immundefekt im engeren Sinne bedingt sind.

Die Diagnose einer Infektionskrankheit berücksichtigt sowohl die Pathogenität und Virulenz des Erregers als auch die individuelle Empfänglichkeit des Wirtes. Sie besteht daher aus 3 Elementen:

- dem ursächlichen Erreger,
- dem infizierten Organ,
- der Grundkrankheit oder einer speziellen Expositionsanamnese.

Alle 3 Elemente müssen schlüssig zusammenpassen. Aus Kenntnis von 2 Elementen kann man auf das dritte zurückschließen.

Eine Pneumonie durch Pneumocystis carinii gibt es z.B. praktisch ausschließlich bei Menschen mit schwerem T-Zelldefekt, etwa bei AIDS-Patienten, nach Knochen-

Tabelle 94.2. Grundkrankheiten und jeweils damit assoziierte Mikroorganismen

Grundkrankheit	Beispiele	Assoziierte Mikroorganismen
T-Zelldefekt	Morbus Hodgkin Haarzell-Leukämie Cortison Chemotherapie SCID	Herpesviren (EBV, CMV, VZV, HSV) Adenovirus Masernvirus Listeria monocytogenes Mycobacterium Legionella Nocardia Salmonella Brucella Cryptococcus neoformans Histoplasma capsulatum Coccidioides immitis Pneumocystis carinii Toxoplasma gondii Strongyloides stercoralis
B-Zelldefekt	Multiples Myelom Chronisch-lymphatische Leukämie Chemotherapie Morbus. Bruton	Streptococcus pneumoniae Haemophilus influenzae
Neutropenie (auch funktionelle)	Akute Leukämie Chemotherapie Chronische Granulomatose	Enterobacteriaceae Pseudomonas aeruginosa Staphylococcus aureus Staphylococcus epidermidis Candida Aspergillus Mucor spp. Rhizopus spp.
Komplementdefekte		Neisseria meningitidis
Hautdefekte	Operation Trauma Chronische Infektionen	Stapyhlococcus aureus Streptococcus pyogenes
Fremdkörper (Plastik)	Verweilkatheter (Gefäße) (Harnwege)	Staphylococus epidermidis Staphylococcus aureus Corynebacterium jeikeium Malassezzia furfur Candida E. coli Proteus Pseudomonas aeruginosa
Splenektomie	Angeboren Zustand nach Trauma/Operation Funktionell bei Hämoglobinopathie (z. B. Sichelzellanämie)	Streptococcus pneumoniae Haemophilus influenzae Capnocytophaga Babesia Plasmodium

marktransplantation oder bei Menschen mit einem angeborenen T-Zelldefekt. Patienten mit Pneumonie durch Pseudomonas aeruginosa leiden entweder an einer schweren Neutropenie unter Chemotherapie wegen eines Malignoms oder aber an Mukoviszidose. Eine Zusammenstellung von Grundkrankheiten und den jeweils mit ihnen assoziierten Erregern findet sich in Tabelle 94.2. Die Vollständigkeit der Diagnose ist wichtig, weil von der Kenntnis aller 3 Elemente die Therapie und auch die Prognose abhängt. Eine Pseudomonas-aeruginosa-Pneumonie bei Neutropenie hat eine hohe Letalität, während die Prognose bei Mukoviszidose gut ist. Wird eine Pseudomonas-aeruginosa-Pneumonie bei Neutropenie überlebt, so sind Rezidive selten, während sie bei Mukoviszidose häufig auftreten.

Die Begriffe „Infekt der oberen Luftwege" oder gar nur „Infekt" sind keine Fachtermini und stellen keine Diagnosen dar. Sie sollten vermieden werden, weil die jeweils betroffenen Organe nicht genannt werden und weil daher die ursächlichen Erreger und somit mögliche Konsequenzen für eine weitere Diagnostik, Therapie und Prognose unbekannt bleiben. Eine Pharyngitis etwa kann durch Adenoviren bedingt sein, was sich oft durch die körperliche Untersuchung nach Dokumentation von zusätzlichen Symptomen – Pharyngitis + Konjunktivitis + Fieber = pharyngokonjunktivales Fieber – rein klinisch sichern läßt. Ein Rachenabstrich ist nicht indiziert. Eine Pharyngitis/Tonsillitis mit Hepatosplenomegalie lenkt den Verdacht auf eine Mononukleose: zur Erregerdifferentialdiagnose gehören dann EBV, CMV, Toxoplasma gondii, HHV-6 und – eben auch – das HIV, weswegen je nach Situation eine gezielte weitere Anamnese notwendig ist.

Der verbreitete Begriff „Antibiose" bedeutet wörtlich „gegen das Leben" und verbietet sich damit von selbst. Ähnlich wie das Wort „Infekt" als Diagnose unzureichend ist, beschreibt auch der Begriff „breite Abdeckung" eine unsinnige „Therapie": Wollte man tatsächlich alle möglichen Erreger einer Pneumonie „abdecken" – von A für Actinomyces (Penicillin) bis Z für Zytomegalievirus (Ganciclovir) – so müßte man heute rund 16 verschiedene Antibiotika anwenden. Dies ist mit dem Leben kaum vereinbar und auch rein

Tabelle 94.3. „Neue“ menschliche Verhaltensweisen und daraus resultierende Kontaktmöglichkeiten mit Mikroorganismen

	Neue Aktivität	Krankheiten
Mobilität	Fernreisen	Malaria
Nahrungsmittel	Großküchen	Ausbruch von Gastroenteritis
	Fertignahrung	Sporadische Fälle von Gastroenteritis in einem großen Gebiet
Medizin	Transplantation	
	Biochemische Antikonzeption	Zunahme sexuell übertragbarer Krankheiten
	Cortison	Zunahme der Infektionen durch T-zellabhängige Mikroorganismen
Freizeitaktivitäten	Whirlpool	Whirlpool-Dermatitis
	Kampfsport	Hepatitis B, Herpes gladiatorum
Technik	Klimaanalage	Legionellose
	Wasseraufbereitung	Kryptosporidiose

sachlich weder vertretbar noch notwendig. Vielmehr erstellt man je nach Anamnese und Befunden der körperlichen Untersuchung eine Liste der in Frage kommenden Erreger, veranlaßt ggf. eine weitere Diagnostik zu deren gezieltem Nachweis und behandelt empirisch die oder den wahrscheinlichen Erreger.

Eine Pneumonie bei einem ansonsten gesunden Neugeborenen ist derzeit am häufigsten durch S. agalactiae oder E. coli hervorgerufen. Therapie der Wahl ist Ampicillin plus Aminoglykosid. Die Erregerdifferentialdiagnose der nicht im Krankenhaus erworbenen bakteriellen Pneumonie im Säuglingsalter umfaßt S. aureus, Pneumokokken und H. influenzae – eine Therapie kann gezielt z.B. mit Cefuroxim i.v. durchgeführt werden. Hat ein Säugling eine afebrile Pneumonie mit Eosinophilie, so ist Chlamydia trachomatis der wahrscheinlichste Erreger und Erythromycin das Mittel der Wahl. Die bakterielle Pneumonie im Schulkindalter ist im wesentlichen durch Mykoplasmen oder Pneumokokken bedingt – hier ist Erythromycin angezeigt.

Infektanfälligkeit. Ein besonderes „Problem“ in der Pädiatrie sind Kleinkinder, die von ihren Eltern wegen „Infektanfälligkeit“ vorgestellt werden. In der großen Mehrzahl der Fälle handelt es sich um akute Infektionskrankheiten des Respirationstraktes, die durch eines von einigen Dutzend verschiedener Virusspezies hervorgerufen werden, für die der Mensch über keinen natürlichen Schutz verfügt. Vielmehr muß erst im Laufe des Lebens eine Immunität „erworben“ werden. Der Abfall mütterlicher Antikörper im Blut des Säuglings einerseits und die zunehmende Anzahl sozialer Kontakte andererseits erklärt die Häufung akuter respiratorischer Infektionskrankheiten in diesem Alter.

Besonderheiten. Infektionskrankheiten haben Besonderheiten, die auf keine andere Krankheitsgruppe zutreffen:

- Ein Mensch kann Krankheitsquelle für andere Menschen sein, ohne notwendigerweise selbst krank zu werden.
- Ein Patient kann dauerhaft oder vorübergehend vor einer Krankheit geschützt („immun“) sein.
- Der Schutz vor Krankheit eines einzelnen kann dadurch bedingt sein, daß die Mehrzahl der Individuen in einer Gruppe immun ist („Herdenimmunität“).
- Die Lebensweise oder einzelne Handlungen sind oft direkt verbunden mit einem Infektionsrisiko, und eine einfache Änderung des Verhaltens ist oft eine wirksame Maßnahme zur Prävention.

Zunahme von Infektionen. Menschliches Handeln verändert die Wahrscheinlichkeit, daß ein Mensch oder eine Gruppe von Menschen Kontakt mit einem bestimmten Erreger hat und danach krank wird. So erklärt sich die Beobachtung, daß Infektionskrankheiten weltweit an Bedeutung gewinnen: Der Mensch ändert seine Lebensweise in immer kürzer werdenden Abständen, und die Anzahl der lebenden Menschen wächst rasch.

In seinem Roman „Reise um die Welt in 80 Tagen“ beschrieb Jules Verne die Abenteuer einer – für die große Mehrzahl der damals lebenden Menschen nicht bezahlbaren – Reise um die Erde. Heute umrundet ein Astronaut die Erdkugel in wenigen Stunden. Es gibt aktuelle Angebote für eine Weltreise in 16 Tagen – ein Erlebnis, das für viele Menschen in Deutschland finanziell möglich ist. Es darf daher nicht verwundern, daß sich Mikroorganismen in Gebieten der Welt ausbreiten, in denen sie früher nicht vorkamen, und daß diese Ausbreitung viel rascher erfolgt als früher. Industriestaaten brauchen geradezu das Zusammenleben vieler Menschen auf engem Raum bei hoher Mobilität – auch dies ist ein wichtiger Grund für die Zunahme von Infektionskrankheiten. Weitere Beispiele für geändertes menschliches Verhaltens mit Bedeutung für die Ausbreitung von Mikroorganismen finden sich in Tabelle 94.3.

Menschliches Handeln hat aber nicht nur die Kontaktmöglichkeiten mit Mikroorganismen vermehrt. Medizinischer Fortschritt hat zu längerem Leben, niedrigerer Mortalität und verbesserter Lebensqualität geführt. Der Preis hierfür besteht auch darin, daß viele Menschen aufgrund erfolgreicher medizinischer Techniken für einzelne Erreger vermehrt empfänglich sind.

Literatur

Fletcher RH, Fletcher SW, Wagner EH (1993) Clinical epidemiology. William & Wilkins, Baltimore

Schmitt HJ, Kontny U (1999) Infektionskrankheiten bei immunsupprimierten Kindern. In: Gutjahr P (Hrsg) Krebs bei Kindern und Jugendlichen. Deutscher Ärzteverlag, Köln

Verne J (1996) Reise um die Welt in 80 Tagen. Fischer, Stuttgart

95 Epidemiologie und Prävention von nosokomialen Infektionen

S. Wenzler, Th. Hauer, F. Daschner

95.1 Übertragungswege

Infektionserreger können auf folgenden Wegen übertragen werden: durch Kontakt, über die Luft, über Vehikel (z.B. Nahrung, Wasser, Blut und Blutprodukte) und über Vektoren (z.B. Insekten).

In Kliniken führen Kontaktinfektionen, meist mit den Händen, am häufigsten zu Übertragungen. Im Gegensatz dazu ist die Infektionsübertragung durch die Luft, die sog. aerogene Übertragung, außer bei der Tuberkulose, von untergeordneter Bedeutung. Dies gilt auch für Varizellen oder Virusinfektionen des Respirationstraktes.

Übertragung von Patient zu Patient. Schon durch die strikte Einhaltung der grundsätzlich bei allen Patienten anzuwendenden Standardhygienemaßnahmen lassen sich nicht nur Übertragungen von mit Blut oder Körperflüssigkeiten assoziierten Infektionen, sondern auch die meisten Kontakt- oder Tröpfcheninfektionen verhüten. Die Übertragung einer Hepatitis B ist beispielsweise praktisch ausgeschlossen, wenn ein bei einem Patienten verwendetes kontaminiertes Instrument nicht auch beim nächsten Patienten eingesetzt wird. Es gibt jedoch Ausnahmesituationen, in denen bei bestimmten Patientengruppen auch ohne gravierende Hygienefehler Infektionsübertragungen möglich sind: So sind bei pädiatrisch-onkologischen Patienten Hepatitis-B-Virus-übertragungen (HBV) durch Schleimhautkontakt mit Gegenständen, die mit dem Speichel infizierter Kinder kontaminiert waren, beschrieben. HBV-Infektionen unter zytostatischer Chemotherapie führen in einem sehr hohen Prozentsatz zu einer persistierenden Virämie mit extrem hohen Virustitern. Bei diesen Patienten kann die Infektion lange Zeit weder histologisch noch klinisch oder serologisch nachgewiesen werden, da erst die Immunantwort zur diagnoseweisenden Leberzellschädigung führt. Unter Chemotherapie treten häufig Schleimhautschädigungen mit Blutungen auf. Kleine Kinder nehmen ihr Spielzeug immer in den Mund. Dadurch entsteht für nicht infizierte Kontaktkinder auf der Station ein erhöhtes Infektionsrisiko. Auf pädiatrisch-onkologischen Stationen können daher strengere Maßnahmen erforderlich sein. Diese sollten jedoch immer rational über plausible Infektionswege begründbar sein (s. unten „Kontaktinfektion").

Naturgemäß besteht in Wartezonen des Krankenhauses ein besonderes Infektionsrisiko, v.a. zu Zeiten epidemisch auftretender viraler Atemwegsinfektionen. Dies kann im Idealfall durch ein sofortiges Screening aller Patienten auf respiratorische Symptome und Exantheme verringert werden.

Übertragung von Patienten auf Personal. Beim Personal sind Nadelstichverletzungen die häufigste Ursache für parenterale Blutkontakt. Dabei besteht grundsätzlich das Risiko der Übertragung einer Infektion wie HBV oder HIV. Das Übertragungsrisiko hängt jedoch auch von der Viruskonzentration im Blut des Patienten ab, die bei HBsAg-Trägern, die zusätzlich HBeAg-positiv sind, sehr hoch sein kann, weshalb das HBV-Risiko bei derartigen Kontakten bis zu 30% betragen kann. Das HIV-Risiko ist bei einer Nadelstichverletzung mit 0,2–0,4% wesentlich niedriger und wird bei HCV mit 2–3% angegeben. Diese Zahlen wurden allerdings bei erwachsenen Patienten gefunden. Für Kinder fehlen entsprechende Daten. Das geringere Infektionsrisiko bei HIV und HCV hängt wahrscheinlich mit der geringeren Viruskonzentration im Blut infizierter Personen ab. Ein weiterer entscheidender Faktor, der das Infektionsrisiko bestimmt, ist die Blutmenge, die inokuliert wird. Diese hängt von der Größe der Kanüle und ihrer Eindringtiefe ab. Wenn die Kanüle vor dem Einstich in die Haut noch Handschuhmaterial durchdringen muß, wird ein Teil des Blutes am Handschuhmaterial abgestreift und das Infektionsrisiko dadurch verringert.

Übertragung von Personal auf Patienten. Obwohl das größere Infektionsrisiko für das medizinische Personal besteht, können umgekehrt auch Patienten durch Personal infiziert werden. Beispielsweise können Varizellen, virale Atemwegsinfektionen oder Masern durch Personal in das Krankenhaus eingeschleppt werden. Personal kann sich auch im Krankenhaus eine Infektion mit Rotaviren zuziehen und diese dann weiter verbreiten. Besonders die Frühgeborenen sind gefährdet. Ein Risiko besteht auch bei Operationen, wenn es zu Verletzungen bei einem z.B. mit HBV infizierten Operateur kommt, wobei dessen Blut jedoch in direkten Kontakt mit dem Blut des Patienten kommen muß.

Grundsätzlich müssen alle Körperflüssigkeiten als infektiöses Material angesehen werden. Beim Umgang oder bei möglichem Kontakt mit Blut, Sekreten, Exkreten oder anderen Körperflüssigkeiten müssen ungeachtet dessen, ob ein Patient als infiziert bekannt ist oder nicht, entsprechende Vorsichtsmaßnahmen eingehalten werden, um sich vor direktem Kontakt zu schützen (sog. Standardhygienemaßnahmen).

Kontaktinfektion. Viele sog. Kinderkrankheiten, wie z.B. Masern, Windpocken, Mumps und Röteln werden oft als „fliegende Infektionen" bezeichnet, weil sie hochkontagiös sind. Sie sind jedoch überwiegend Kontaktinfektionen. Das infektiöse respiratorische Sekret (bei Windpocken zusätzlich das Bläschensekret) kommt dabei in direkten Kontakt z.B. mit Mund, Nase oder Konjunktiva über Flächen oder Gegenstände, die mit erregerhaltigem Sekret kontaminiert sind. Im folgenden sind die Möglichkeiten der Kontaktinfektion aufgeführt:

- *Direkter Kontakt:* Übertragung durch Körperkontakt, hauptsächlich über die Hände, z.B. beim Händeschütteln, bei pflegerischen Maßnahmen;

- *Indirekter Kontakt:* Übertragung durch kontaminierte Gegenstände, die mit dem Patienten an infektionsgefährdeten Körperstellen, z.B. Schleimhäuten oder offenen Wunden, in Berührung kommen oder über die Hände des Personals.

Aerogene Infektionen. Damit eine Infektionsübertragung über die Luft zustande kommt, müssen die Erreger in Form eines Aerosols vorliegen und längere Zeit in der Luft überleben können. Dies trifft z.B. für die Erreger der Tuberkulose zu, die durch ihre lipidhaltige Zellwand vor Austrocknung geschützt sind. Dagegen müssen bei Virusinfektionen, die fast ausschließlich Kontaktinfektionen sind (z.B. Windpocken), besondere Bedingungen für eine aerogene Übertragung gegeben sein – beispielsweise eine inadäquate Luftführung durch die Klimaanlage und gleichzeitige Hospitalisierung eines beatmungspflichtigen Kindes mit einer Varizellenpneumonie oder bronchopulmonaler Beteiligung bei Masern. Die klassischen Kinderkrankheiten sind deswegen hochkontagiös, weil ihre Erreger sehr virulent sind und bei fast jeder suszeptiblen Person zur Infektion führen und nicht, weil sie aerogen übertragen werden. Das sog. „Lüften" nach Kontakt mit einem an Windpocken erkrankten Kind ist unsinnig.

Übertragung von Erregern durch Vehikel

Parenterale Übertragung. Parenterale Übertragung bedeutet, daß Erreger unter Umgehung des Verdauungstrakts in den Wirt gelangen.

Über Blut können bei parenteralem Kontakt verschiedene Erreger übertragen werden, von denen vor allem Hepatitisviren (HBV, HCV) und HIV eine Rolle spielen. Hierunter fallen Bluttransfusionen, kontaminierte chirurgische Instrumente (Übertragung von Patient zu Patient) und die Nadelstichverletzungen (Übertragung von Patienten auf Personal, seltener auch umgekehrt). Auch Haut- und Schleimhautkontakte mit infiziertem Blut sind mit einem Infektionsrisiko verbunden, das allerdings schlecht quantifiziert werden kann. Es ist wiederum abhängig von der Blutmenge, weiter aber auch von der Dauer der Exposition und vom Zustand der Haut/Schleimhaut während der Exposition. Das Risiko ist aber ca. 100-bis 1000fach niedriger als nach Verletzungen mit Kanülen oder anderen spitzen und scharfen Gegenständen. Dennoch müssen entsprechende Schutzmaßnahmen getroffen werden, wenn mit Blutkontakt an Haut oder Schleimhäuten gerechnet wird.

Fäkal-orale Übertragung. Viele bakterielle Gastroenteritiserreger, aber auch Viren z.B. das Hepatitis A und E-Virus sowie Parasiten werden im Stuhl ausgeschieden. Hier spielt im Gegensatz zur parenteralen Übertragung die orale Aufnahme der Erreger die entscheidende Rolle. Infizieren kann man sich einerseits direkt über die Hände bei schlechter Toilettenhygiene des Trägers, bei Diarrhoen oder Inkontinenz des Patienten durch Streuung in die Umgebung oder auch beim Windelwechsel. Eine andere Möglichkeit ist die Übertragung über einen Vektor z.B. die Nahrung oder über das Trinkwasser in Ländern mit niedrigem Hygienestandard.

95.2 Allgemeine Prävention

Standardhygienemaßnahmen. Standardhygienemaßnahmen müssen bei allen Patienten unabhängig von ihrer mutmaßlichen Infektiösität angewendet werden. Sie reduzieren das Übertragungsrisiko aller, v.a. das der durch Blut übertragenen nosokomialen Erreger. Zu den Standardhygienemaßnahmen gehörten v.a. die Händedesinfektion bzw. das Händewaschen vor und nach Patientenkontakt. Die wichtigsten Standardhygienemaßnahmen werden im folgenden beschrieben:

Händewaschen und Händedesinfektion. Die Händehygiene spielt bei der Prävention nosokomialer Infektionen eine entscheidende Rolle, weil die Hände des medizinischen Personals der wichtigste Vektor bei der Infektionsübertragung sind. Das Ziel einer hygienischen Händedesinfektion ist die Elimination der sog. transitorischen Flora, während die zusätzliche Reduktion der sog. residenten Flora nur vor operativen Eingriffen erforderlich ist. Beim Händewaschen mit Seife ohne Antiseptikazusatz erreicht man einen Reduktionsfaktor von 2 $\log^{10}$, beim Waschen mit antiseptischer Seife beträgt er 2–3 $\log^{10}$ und bei der Desinfektion mit 60- bzw. 70 %igem Alkohol 3–4 $\log^{10}$. Ob diese experimentell ermittelten Unterschiede allerdings klinisch relevant sind, ist nicht bekannt.

Ein sorgfältiges Waschen bzw. Desinfizieren der Hände kann schon in 10–20 s durchgeführt werden, wenn alle Hautareale (Fingerspitzen, Daumen, Fingerzwischenräume und die Querfalten der Handfläche) sicher miteinbezogen werden. Die Mindesteinwirkungszeit einer wirksamen Händedesinfektion beträgt jedoch 30 s. Ringe, Armbänder, Armbanduhren oder Nagellack sollten dabei nicht getragen werden, weil sonst die Händehygiene erfahrungsgemäß nicht gründlich genug durchgeführt wird.

Es lassen sich keine starren Regeln aufstellen, wann die Händehygiene erforderlich ist. Grundsätzlich müssen zwischen Patientenkontakten die Hände gewaschen bzw. desinfiziert werden. Auch bei aufeinanderfolgenden Tätigkeiten an demselben Patienten kann dies erforderlich sein, wenn an einer Körperstelle (z.B. Blasenkatheter) eine Kontamination stattgefunden haben kann und eine andere Körperstelle anschließend versorgt wird (z.B. Venenkatheter).

Das Waschen der Hände reicht aus:

- bei Beginn bzw. Ende der Arbeit,
- nach Benutzung der Toilette,
- vor dem Essen bzw. vor dem Verteilen von Essen,
- nach Kontakt mit einem nicht infizierten Patienten (z.B. Bettwäsche wechseln, körperliche Untersuchung),
- nach dem Putzen der Nase sowie nach Husten oder Niesen mit Hand vor Mund und Nase.

Die Händedesinfektion ist erforderlich:

- vor Tätigkeiten mit Kontaminationsgefahr, z.B. Bereitstellung von Infusionen, Herstellung von Mischinfusionen, Aufziehen von Medikamenten,
- vor und nach infektionsgefährdenden Tätigkeiten, z.B. Absaugen, Verbandswechsel, Manipulationen am Venen-/Blasenkatheter, Tracheostoma, Infusionsbesteck (auch

zwischen verschiedenen Tätigkeiten bei demselben Patienten),
- vor invasiven Maßnahmen, auch wenn dabei Handschuhe, ob steril oder unsteril, getragen werden, z.B. Anlage von Venen- und Blasenkatheter, Punktionen, Endoskopie, Angiographie,
- nach Kontakt mit Blut, Exkreten, Sekreten,
- vor Kontakt mit abwehrgeschwächten Patienten,
- nach Kontakt mit infizierten/kolonisierten Patienten,
- nach Kontakt mit (potentiell) kontaminierten Gegenständen, z.B. Entleeren von Wasserfalle, Absauggefäß, Urinbeutel,
- nach Ausziehen von Einmalhandschuhen.

Bei starker Kontamination mit Blut, Exkreten oder Sekreten werden die sichtbar verschmutzten Hände zunächst so schnell wie möglich mit Wasser und Seife gereinigt. Eine anschließende Desinfektion ist notwendig, um eine möglichst hohe Keimzahlreduktion zu erzielen. Aus Gründen des Hautschutzes sollte die Kombination von Händewaschen und Händedesinfektion auf diese Situationen beschränkt bleiben.

Handschuhe. Einmalhandschuhe sollten bei Kontakt mit Blut oder anderen potentiell infektiösen Körperflüssigkeiten (Amnion-, Perikard-, Peritoneal-, Pleuraflüssigkeit, Liquor und jede andere mit Blut vermengte Körperflüssigkeit) getragen werden. Das gleiche gilt für Kontakt mit Schleimhäuten und nicht intakter Haut bei allen Patienten, ferner für den Umgang mit Gegenständen oder die Berührung von Oberflächen, die mit Blut oder potentiell infektiösen Körperflüssigkeiten kontaminiert worden sind, sowie für Gefäßpunktionen und invasive Eingriffe. Sofort nach dem Ausziehen der Handschuhe sollten die Hände gewaschen bzw. desinfiziert werden. Handschuhe sollten nicht desinfiziert werden. Bis zu 20% aller Einweghandschuhe haben nach dem Anziehen Löcher.

Kittel. Kittel werden getragen, um eine Kontamination der Arbeitskleidung sowie der Haut des Personals mit Blut und Körperflüssigkeiten zu verhindern. Deshalb sind sie nur dann erforderlich, wenn die Bereichskleidung durch direkten Kontakt mit einem infizierten Kind kontaminiert werden kann. Sie werden außerdem bei der Versorgung von Patienten eingesetzt, die mit bestimmten Erregern (Rotaviren, Methicillin-resistente Staphylokokken [MRSA]) infiziert sind, um das Kontaminationsrisiko und damit die Möglichkeiten einer Übertragung auf andere Patienten zu verringern. Die Kittel werden entweder in die Wäsche gegeben (bei grober Verschmutzung) oder aber im Patientenzimmer am Patientenbett bis zur nächsten Verwendung aufgehängt (die Außenseite muß markiert werden). Bei Betreten oder Verlassen einer Intensivstation ist beispielsweise kein Kittelwechsel notwendig, ebensowenig müssen Besucher Kittel tragen.

Masken, Augen- und Gesichtsschutz. Masken und Augen- oder Gesichtsschutz sollten getragen werden, um eine Exposition der Mundschleimhaut, der Nase und der Augen bei Eingriffen zu verhindern, bei denen beispielsweise Blutspritzer entstehen können (z.B. beim Endoskopieren oder trachealen Absaugen). Chirurgische Masken dienen (neben der Händedesinfektion) auch dem Schutz des Patienten vor respiratorischen Infektionen des Personals oder der Eltern.

Prävention von Stichverletzungen. Durch entsprechende Sorgfalt sollen Verletzungen durch Kanülen, Skalpelle und andere scharfe Instrumente oder Gegenstände bei invasiven Eingriffen oder bei Reinigung oder Entsorgung verhindert werden. Um Nadelstichverletzungen zu vermeiden, darf man Kanülen niemals in die Kappe zurückstecken, von Hand umbiegen oder gar abbrechen. Nach dem Gebrauch sollten Spritzen und Kanülen, Skalpelle sowie andere scharfe Gegenstände in durchstichfesten Containern zur Entsorgung gegeben werden. Wiederverwendbare Kanülen sollten in einem durchstichfesten Container zum Ort der Aufbereitung transportiert werden.

Transport infizierter bzw. kolonisierter Patienten. Patienten mit kontagiösen Erkrankungen oder Kolonisation mit multiresistenten Erregern (z.B. MRSA) sollten ihr Zimmer nur aus medizinisch notwendigem Anlaß verlassen. Wird ein Transport notwendig, so muß für Schutzmaßnahmen, wie z.B. einen undurchlässigen Verband oder für einen Mundschutz bei Patienten mit offener Lungentuberkulose, gesorgt werden, um die Übertragung auf andere Patienten, Personal oder Besucher und die Kontamination der Umgebung zu verhindern. Die Patienten sollten nicht im eigenen Bett, sondern z.B. auf einer Trage transportiert werden, deren Wäsche nach dem Transport gewechselt wird. Bettwäsche und Gegenstände, die mit Blut oder anderen möglicherweise infektiösen Flüssigkeiten kontaminiert wurden, sollten in flüssigkeitsundurchlässigen Säcken zur Aufbereitung oder Entsorgung gebracht werden.

Personal, das den Patienten vorübergehend diagnostisch oder therapeutisch betreuen soll, muß über die erforderlichen Maßnahmen zur Reduktion des Übertragungsrisikos informiert werden.

Spezielle Hygienemaßnahmen. Sie sind dann notwendig, wenn Infektionen diagnostiziert oder auch vermutet werden, die aerogen, durch Tröpfcheninfektion oder durch bestimmte Erreger übertragen werden. Die jeweils erforderlichen Vorsichtsmaßnahmen werden in den folgenden Abschnitten erläutert.

Kontaktinfektionen durch Tröpfchen (respiratorische Isolierung). Beispiele sind die meisten viralen Atemwegsinfektionen (RSV), Keuchhusten und Haemophilus-influenzae-b-Infektionen. Eine Ansteckung über eine Distanz von mehr als 2 m ist sehr unwahrscheinlich. Daher ist hier ein Einzelzimmer zwar wünschenswert, jedoch nicht obligat. Bei mehreren Patienten mit derselben Infektion kann eine Kohorte gebildet werden. Steht kein Einzelzimmer zur Verfügung, ist es aber erfahrungsgemäß bei Kindern, die aufstehen können, sehr schwierig, den nötigen Abstand zu anderen aufrechtzuerhalten.

Das Personal sollte bei nahem Patientenkontakt (< 2 m) eine chirurgische Maske tragen. Außerhalb des Zimmers sollten die Kinder, wenn sie alt genug sind, eine (chirurgische) Maske tragen.

Aerogen übertragbare Infektionen. Diese Infektionen sind unter „Aerogene Infektionen“ ausführlich beschrieben. Zu den im strengen Sinne aerogen übetragbaren Infektionen gehört beispielsweise die offene Lungentuberkulose. Varizellen- und Influenzainfektionen können unter bestimmten Voraussetzungen auch einmal aerogen übertragen werden. Kinder mit offener Lungentuberkulose sollten in einem Einzelzimmer mit raumlufttechnischer Anlage (6 Luftwechsel/Stunde) und negativem Druck im Vergleich zu den angrenzenden Räumen gepflegt werden. Die Abluft muß entweder nach außen abgeführt werden oder bei Umluftbetrieb durch einen Schwebstoffilter geführt werden, wobei die Tür geschlossen bleiben muß. Bei einer Epidemie können mehrere Patienten gemeinsam untergebracht werden (Kohortenisolierung). Einschränkend muß gesagt werden, daß die Forderung nach einer Klimaanlage in Isolierzimmern bei aerogen oder teilweise aerogen übertragbaren Krankheiten in Deutschland im Gegensatz zu den USA nicht einmal in Großkliniken regelmäßig zu verwirklichen ist.

Bei Kindern mit Tuberkulose der Atemwege, die husten, sollte das Personal bei Betreten des Zimmers eine Maske anlegen, die in der Lage ist, Partikel $< 5\,\mu m$ zu filtern (sog. Feinstaubmasken). Um die Entstehung und Verbreitung von infektiösen Tröpfchenkernen so weit wie möglich zu vermeiden, sollte den Kindern eine chirurgische Maske angelegt werden, wenn sie das Zimmer verlassen müssen. Kinder mit Masern und Windpocken sollten nur von Personal versorgt werden, das die Krankheit durchgemacht hat bzw. geimpft wurde.

Infektion/Kolonisation mit Methicillin-resistenten Staphylokokken. Oxacillin- bzw. Methicillin-resistente Staphylokokken (MRSA) sind weltweit zu einem krankenhaushygienischen Problem geworden. Dabei sind diese nicht virulenter als Oxacillin-sensible Stämme. Zur Behandlung systemischer Infektionen bleiben jedoch nur noch Glykopeptidantibiotika, z.B. Vancomycin oder Teicoplanin. Neue Substanzen ebenfalls mit einer guten Wirksamkeit gegen MRSA sind Quinupristin/Dalfopristin aus der Gruppe der Streptogramine und Linezolid, ein Oxazdidinon. Dies sind wertvolle Reserveantibiotika, deren Wirksamkeit in Zukunft durch ihren zunehmenden Einsatz ebenfalls eingeschränkt sein wird. Die Entdeckung einzelner Staphylokokkenstämme in Japan, den USA und auch in Deutschland mit Teilresistenz gegen Vancomycin steigert die Bedeutung krankenhaushygienischer Präventivmaßnahmen.

In südeuropäischen Ländern sind ca. 30 % aller Staphylokokken bei Erwachsenen und Kindern Oxacillin-resistent. In Deutschland beträgt ihre Prävalenz im mikrobiologischen Untersuchungsmaterial 15,2 % (Studie der Paul-Erlich-Gesellschaft 1998). Das hauptsächliche Erregerreservoir, von dem aus intermittierend andere Körperstellen, insbesondere die Hände, kolonisiert werden können, stellt der Nasen-Rachen-Raum des Patienten dar.

Ein Teil der Übertragungen von MRSA läßt sich schon durch strikte Einhaltung der Standardhygienemaßnahmen einschließlich des sachgerechten Gebrauchs von Einmalhandschuhen verhindern. Darüber hinaus sollte der Patient in einem Einzelzimmer, möglichst mit eigener Naßzelle, untergebracht werden. Eine Kohortenisolierung kann notwendig sein. Die Pflegekräfte sollten so wenig wie möglich nichtinfizierte Patienten mitbetreuen. Bei ausschließlicher Wundbesiedlung kann der Patient das Zimmer verlassen, sofern der Verband trocken ist. Einmalhandschuhe sollten generell bei Kontakt mit infizierten bzw. kolonisierten Körperstellen und deren Sekreten getragen werden. Dies gilt z.B. für Verbandswechsel, endotracheales Absaugen, Manipulationen am Blasenkatheter sowie für die Mundpflege. Für die üblichen pflegerischen Tätigkeiten sollten Einmalschürzen über die Bereichskleidung gezogen werden. Bei engem Körperkontakt (Umlagern, Physiotherapie) ist ein langärmeliger Schutzkittel erforderlich. Er kann mehrfach verwendet werden, wenn er mit markierter Außenseite im Patientenzimmer aufgehängt wird. Chirurgische Masken sind nur erforderlich, wenn mit einer starken Belastung der Luft mit Staphylokokken (Verbandswechsel bei ausgedehnter Wundinfektion oder endotracheales Absaugen bei Nachweis von MRSA im Trachealsekret) gerechnet werden muß. Transporte von MRSA-Patienten im Krankenhaus sollten so weit wie möglich reduziert werden. Bei Wundbesiedlung muß der Verband trocken und dicht sein. Die Hände des Patienten sollten vor dem Transport desinfiziert werden. Bettlägerige Patienten sollten auf eine Transportliege umgelagert werden. Dadurch soll verhindert werden, daß evtl. mit MRSA beladene Hautschuppen in der Klinik verbreitet werden.

Alle Flächendesinfektionsmaßnahmen können mit den üblichen Desinfektionsmittelkonzentrationen durchgeführt werden, aber nicht mit den Konzentrationen nach Robert-Koch-Institut-Empfehlung für den Seuchenfall.

Die Besiedlung mit MRSA stellt eine wesentliche Voraussetzung für eine nachfolgende Infektion dar. Andere Infektionskontrollmaßnahmen zielen daher auf die Aufhebung des Trägerzustandes. Die systemische Gabe von Antibiotika (Vancomycin, Teicoplanin) ist dafür nicht geeignet. Man kann Mupirocin topisch für die Dauer von 5 Tagen in die vordere Nasenhöhle applizieren. PVP-Jodsalbe und Octenidinsalbe sind ebenfalls geeignet.Diese Substanzen sind jedoch für Säuglingen nicht zugelassen. Um das Ausmaß der Kolonisierung zu bestimmen, müssen Abstriche von Nase und Rachen, ggf. auch von Leisten, Nabel, Perineum und offenen Wunden gewonnen werden. Die Kontrollen von Nase und allen positiven Abstrichstellen müssen in wöchentlichen Abständen wiederholt werden. Bei negativen Kontrollbefunden müssen die Untersuchungen im Abstand von 24 h wiederholt werden, bis nacheinander 3 negative Befunde vorliegen. Danach können die Isolierungsmaßnahmen aufgehoben werden. Die wöchentlichen Kontrollen sollten dennoch bis zur Entlassung des Patienten weitergeführt werden, da es in einem hohen Prozentsatz zu einer erneuten Besiedlung kommen kann.

Infektion/Kolonisierung mit Vancomycin-resistenten Enterokokken. Nach ihrem ersten Auftreten in den USA nahm der Anteil Vancomycin-resistenter Enterokokken (VRE) dort kontinuierlich zu. Zur Häufigkeit von VRE-Infektionen bei Kindern in Deutschland fehlen bislang Daten. Bei erwachsenen Patienten liegt der Anteil von VRE bei Enterococcus faecium bei 3,8 %.

Das Erregerreservoir von VRE ist der Magen-Darm-Trakt des Patienten. Die meisten mit VRE an anderer Stelle infizierten Patienten weisen auch eine Kolonisierung des Darms auf. Die Übertragung erfolgt hauptsächlich mit den Händen; VRE überleben ca. 30 min an den Händen von freiwilligen Versuchspersonen. Darüber hinaus konnten VRE aus der Patientenumgebung (Monitoren, Türen, Bettwäsche, Bettgestelle, Nachttische, Blutdruckmanschetten) isoliert werden. Dies gilt besonders für Räume, in denen Patienten mit Diarrhöe gepflegt werden. Eine der wichtigsten Maßnahmen zur Verhinderung der Ausbreitung von VRE ist die Einschränkung des Einsatzes von Vancomycin. Insbesondere sollte Vancomycin nicht zur Prophylaxe gegeben werden. Die Übertragung von VRE muß durch Isolierungsmaßnahmen verhindert werden. Durch die Unterbringung von VRE-Patienten in Einzelzimmern bzw. durch Kohortenisolierung und durch Tragen und nachfolgendes Wechseln von Handschuhen und Kitteln konnten Ausbrüche von VRE bei Erwachsenen beendet werden.

Die Kolonisation mit VRE kann wahrscheinlich unbegrenzt persistieren. Daher sind wiederholte Abstrichuntersuchungen während des Krankenhausaufenthaltes nicht erforderlich. Wenn die Isolierungsmaßnahmen aufgehoben werden sollen, müssen im Gegensatz zu MRSA in mindestens einwöchigem Abstand von verschiedenen Körperregionen entnommene Kulturen negativ sein (Stuhl oder Rektalabstriche, Perinealabstriche, Axillar- oder Nabelabstriche, Wundabstriche, Urin und/ oder Kolostomiebereiche).

Spezielle Hygienemaßnahmen bei Kolonisation/Infektion mit MRSA oder VRE sind noch einmal zusammengefasst:

- Unterbringung in einem Einzelzimmer oder zusammen mit anderen infizierten oder kolonisierten Patienten (Kohorte),
- Schutzkittel für pflegerische Tätigkeiten mit engem Körperkontakt, Handschuhe nach Kontakt mit potentiell erregerhaltigem Material wechseln, danach Händedesinfektion,
- vor Verlassen des Raumes: Kittel und Handschuhe ablegen, nach der Händedesinfektion Vermeidung jeglichen Kontaktes mit Oberflächen, die potentiell mit MRSA/ VRE kontaminiert sind,
- Intensivpflegepersonal nicht gleichzeitig MRSA/VRE-kolonisierten oder -infizierten Patienten zuordnen (gilt bei VRE auch für Normalstationen),
- Gegenstände wie Stethoskope, Thermometer dem einzelnen Patienten zuordnen,
- Krankenhausunterlagen kennzeichnen,
- Transporte infizierter oder kolonisierter Patienten durch das Krankenhaus minimieren,
- Information aller Personen, die an Diagnostik, Therapie oder Pflege des Patienten beteiligt sind,
- bei Verlegung Information an weiterbehandelndes Personal,
- vor Nutzung durch andere Patienten Schlußdesinfektion aller horizontalen Flächen inklusive Fußboden.

Infektionen des Personals. Medizinisches Personal mit exsudativen Läsionen oder nässender Dermatitis sollte alle direkten Patientenkontakte vermeiden, bis die Hautläsionen wieder abgeheilt sind. Das Vorgehen im Einzelfall sollte zusammen mit dem Betriebsarzt festgelegt werden. Auf die speziellen Maßnahmen bei Varizellen-Infektion des Personals wird unter „Varicella-Zoster-Virus" eingegangen, andere Infektionen werden in den entsprechenden Kapiteln behandelt.

Desinfektion und Reinigung. Abbildung 95.1 gibt einen Überblick über die in der Pädiatrie durchzuführenden Reinigungs- und Desinfektionsmaßnahmen.

Obwohl der Grundsatz gilt, thermische Desinfektionsverfahren nach Möglichkeit den chemischen vorzuziehen, gibt es auch in der Pädiatrie immer noch Indikationen für den Einsatz chemischer Desinfektionsmittel für Geräte und Gegenstände, die nicht mit thermischen Methoden desinfiziert werden können. Der Einsatz aldehydischer Mittel wird aufgrund ihres toxischen Potentials kontrovers beurteilt. Es gibt jedoch für eine Reihe von Materialien keine Alternative mit gleicher Desinfektionssicherheit und Materialverträglichkeit. Prinzipiell aber müssen chemische Desinfektionsmaßnahmen wegen ihres toxischen Potentials gegenüber Patienten, Personal, aber v.a. auch der Umwelt auf ein absolutes Minimum reduziert werden. Bei den vollautomatischen thermischen Desinfektionsverfahren unterscheidet man chemothermische (Temperaturen meist um 60 °C bei Zusatz von Desinfektionsmittel) und thermische Verfahren. Bei den thermischen Verfahren genügen 75 °C mit einer Einwirkungszeit von 10 min. Das sog. Robert-Koch-Institut-Programm (93 °C, 10 min) ist nur im Seuchenfall, also bei Epidemien, und auch dann nur auf Anordnung des Amtsarztes notwendig.

Inkubatoren. Die Desinfektion von Inkubatoren ist nicht grundsätzlich erforderlich, meist genügt eine Reinigung mit einem umweltfreundlichen Reiniger. Ist jedoch eine Wischdesinfektion notwendig, muß anschließend eine Leerlaufphase von 24 h (möglichst bei 100 % Luftfeuchtigkeit und 37 °C) eingehalten werden.

Laryngoskope. Auf Intensivstationen für Erwachsene ist es üblich, den Laryngoskopspatel nach Reinigung mit einer Bürste unter fließendem Wasser zu trocknen und anschließend mit Alkohol abzuwischen. Diese Methode der Aufbereitung scheint für Neugeborenenlaryngoskope nicht adäquat zu sein, weil unzureichend aufbereitete Laryngoskope mit gehäuften Pseudomonas-aeruginosa-Infektionen in Zusammenhang gebracht werden konnten. Begründet wird dies v.a. damit, daß Laryngoskope in der Neonatologie häufig benötigt werden und nur eine begrenzte Anzahl der sehr kleinen Geräte vorhanden ist. Damit wird die Aufbereitung oft nicht gründlich genug durchgeführt. Empfohlen wurde deshalb, auf jeder neonatologischen Intensivstation genügend Laryngoskope anzuschaffen und diese nach Gebrauch sorgfältig aufzubereiten, d.h. gründlich von allen Sekretresten zu reinigen und anschließend nicht nur mit Alkohol abzuwischen, sondern 10 min in 70 %igen Isopropylalkohol einzulegen. Besser ist allerdings die Aufbereitung der Laryngoskope in einer Zentrale, in der speziell ausgebildetes Personal zur Verfügung steht.

Milchflaschen, Sauger und Schnuller. Für größere Kliniken kann nur die Verwendung von speziellen Reinigungs-

Was	Wann	Womit/wie	
Händereinigung	Bei Betreten bzw. Verlassen des Arbeitsbereiches, vor und nach Patiententenkontakt	Flüssigseife aus Spender	Hände waschen, mit Einmalhandtuch abtrocknen
Hygienische Händedesinfektion	z.B. **vor** Verbandswechsel, Injektionen, Blutabnahmen, Anlage von Blasen- und Venenkathetern **nach** Kontamination[1] (bei großer Verschmutzung vorher Hände waschen) nach Ausziehen der Handschuhe	(**alkoholisches**) Händedesinfektionsmittel	Ausreichende Menge entnehmen, damit die Hände vollständig benetzt sind, verreiben, bis Hände trocken sind Kein Wasser zugeben
Chirurgische Händedesinfektion	Vor operativen Eingriffen	1. (alkoholisches) Händedesinfektionsmittel: Hände und Unterarme 1 min waschen und dabei nur Nägel und Nagelfalze bürsten, anschl. Händedesinfektionsmittel während 3 min portionsweise auf Händen und Unterarmen verreiben 2. PVP-Jod-Seife: vor dem ersten Eingriff des Tages und bei Bedarf: Hände und Unterarme 1 min waschen und dabei Nägel und Nagelfalze bürsten, anschl. 4 min waschen, unter fließendem Wasser abspülen, mit sterilem Handtuch abtrocknen	
Hautdesinfektion	Vor Punktionen, bei Verbandwechsel Vor Anlage von intravasalen Kathetern Vor invasiven Eingriffen mit **besonderer** Infektionsgefährdung (z.B. Gelenkpunktionen, Lumbalpunktionen)	z. B. (**alkoholisches**) Hautdesinfektionsmittel **oder** PVP-Jod-Alkohol-Lösung **Säuglinge:** (**alkoholisches**) Hautdesinfektionsmittel	Sprühen – wischen – sprühen – wischen **Dauer:** 30 s Mit sterilen Tupfern mehrmals auftragen und verreiben **Dauer:** 1 min Mit sterilen Tupfern mehrmals auftragen und verreiben **Dauer:** 3 min
Schleimhautdesinfektion	z.B. vor Anlage von Blasenkathetern	PVP-Jod-Lösung ohne Alkohol **Säuglinge:** 0,5% wäßrige Chlorhexidinlösung	Unverdünnt auftragen **Dauer:** 30 s
Nabelpflege	Täglich	Chlorhexidin 0,5% in Alkohol 60–70%	Mit sterilem Tupfer Nabel und Nabelstumpf abwischen, eintrocknen lassen
Instrumente	Nach Gebrauch	Reinigungs- und Desinfektionsautomat, verpacken, autoklavieren **oder** in Instrumnetenreiniger einlegen, reinigen abspülen, trocknen, verpacken, autoklavieren **Bei Verletzungsgefahr:** Zusatz von Instrumentendesinfektionsmittel	
Standgefäß mit Kornzange	1mal täglich	Reinigen, verpacken, autoklavieren (bei Verwendung kein Desinfektionsmittel in das Gefäß geben)	
Trommeln	1mal täglich nach Öffnen (Filter regelmäßig wechseln)	Reinigen, autoklavieren	
Thermometer	Nach Gebrauch	Alkohol 60–70%	Abwischen
Blutdruckmanschette Kunststoff Stoff	Nach Kontamination[1]	Mit Flächendesinfektionsmittel, bzw. Alkohol 60–70% abwischen, trocknen **oder** Reinigungs- und Desinfektionsautomat In Instrumentenreiniger einlegen, abspülen, trocknen, autoklavieren **oder** Reinigungs- und Desinfektionsautomat	
Stethoskop	Bei Bedarf	Alkohol 60–70%	Abwischen
Mundpflegetablett Tablett/Becher Klemme Becher mit Gebrauchslsg.	 1mal täglich Nach jedem Gebrauch 1mal täglich Nach jedem Gebrauch	 Reinigungs- und Desinfektionsautomat **oder** mit Alkohol 60–70% – Mit Alkohol 60–70% abwischen – Reinigungs- und Desinfektionsautomat **oder** in Instrumentenreiniger einlegen, trocknen, verpacken, autoklavieren Mit Alkohol 60–70% abwischen	
Milchpumpenzubehör, Schläuche	Nach Gebrauch	In Instrumentenreiniger einlegen, trocknen, verpacken, autoklavieren **oder** Reinigungs- und Desinfektionsautomat	
Sauger, Schnuller	Nach jedem Gebrauch	Reinigungs- und Desinfektionsautomat **oder** mit umweltfreundlichem Reiniger reinigen, trocknen, autoklavieren	
Sauerstoffanfeuchter Gasverteiler, Wasserbehälter Verbindungsschlauch, Maske	 Alle 48 h bzw. ohne Aqua dest: alle 7 Tage Bei Patientenwechsel oder alle 48 h	 Reinigungs- und Desinfektionsautomat **oder** reinigen, trocknen, autoklavieren Reinigungs- und Desinfektionsautomat (Flowmeter mit Alkohol 60–70% abwischen)	
Geräte, Mobiliar	1mal täglich Nach Kontamination	Umweltfreundlicher Reiniger Flächendesinfektionsmittel	Abwischen

Abb. 95.1. Muster eines Reinigungs- und Desinfektionsplans für die Pädiatrie

Was	Wann	Womit/wie	
Urometer	Nach Gebrauch	Flächendesinfektionsmittel	Einlegen, abspülen, trocknen
Haarbürsten	Nach jedem Patienten Bei infizierten Patienten	Umweltfreundlicher Reiniger Reinigungs- und Desinfektionsautomat **oder** umweltfreundlicher Reiniger, autoklavieren	
Inkubatoren	Täglich Nach Kontamination[1] Nach Entlassung von infizierten Patienten	Umweltfreundlicher Reiniger Flächendesinfektionsmittel	Innen und außen reinigen – Innen und außen abwischen – 1 h einwirken lassen – Plexihaube mit Wasser nachwischen – 1 h lüften
Flaschenwärmer	Täglich	Umweltfreundlicher Reiniger	Innen und außen reinigen **Bei Geräten mit Wasserbad:** alle 12 h Wasser wechseln
Wickeltische	Täglich Nach Kontamination[1]	Umweltfreundlicher Reiniger Flächendesinfektionsmittel **oder** Alkohol 60–70%	Abwischen
Spielsachen	Nach Kontakt mit einem infizierten Patienten Nach Kontamination[1] Bei Patientenwechsel Bei sichtbarer Verschmutzung	– Reinigungs- und Desinfektionsautomat – Waschmaschine – Geschirrspülmaschine – Mit Alkohol 60–70% Umweltfreundlicher Reiniger	
Redon-Flaschen **Bülau-Flaschen** **Monaldi-Flaschen**	Nach Gebrauch	Reinigungs- und Desinfektionsautomat, autoklavieren **oder** in Flächendesinfektionsmittel einlegen, abspülen, trocknen, autoklavieren	
Absauggefäße inkl. Verschlußdeckel und Verbindungsschläuche	1mal täglich **oder** bei Patientenwechsel	Reinigungs- und Desinfektionsautomat **oder** in Flächendesinfektionsmittel einlegen, abspülen, trocknen	
Waschbecken **Strahlregler**	1mal täglich 1mal pro Woche	Umweltfreundlicher Reiniger Unter fließendem Wasser reinigen	
Waschschüsseln **Badewannen** **Duschen**	Nach Benutzung Nach Benutzung durch infizierte Patienten	Umweltfreundlicher Reiniger Flächendesinfektionsmittel	Abwischen, trocknen Nach der Einwirkzeit mit Wasser nachspülen, trocknen
Nagelbürsten	Nach Gebrauch	Reinigungs- und Desinfektionsautomat **oder** in Instrumentenreiniger einlegen, abspülen, autoklavieren	
Steckbecken **Urinflaschen**	Nach Gebrauch	Steckspülautomat	
Fußboden	1mal täglich Nach Kontamination[1]	Umweltfreundlicher Reiniger Flächendesinfektionsmittel	Hausübliches Reinigungssystem Wischen
Abfall, bei dem Verletzungsgefahr besteht, z.B. Skalpelle, Kanülen	Direkt nach Gebrauch (bei Kanülen **kein Recapping**)	Entsorgung in leergewordene, durchstichsichere und festverschließbare Kunststoffbehälter	

[1] Kontamination: Kontakt mit (potentiell) infektiösem Material

Anmerkungen:
- Nach Kontamination mit potentiell infektiösem Material (z.B. Sekreten oder Exkreten) immer sofort gezielte Desinfektion der Fläche.
- Beim Umgang mit Desinfektionsmitteln immer mit Haushaltshandschuhen arbeiten (Allergisierungspotential).
- Ansetzen der Desinfektionsmittellösung nur in kaltem Wasser (Vermeidung schleimhautreizender Dämpfe).
- Anwendungskonzentration beachten.
- Einwirkzeiten von Instrumentendesinfektionsmitteln einhalten.
- Standzeiten von Instrumentendesinfektionsmitteln nach Herstellerangaben (wenn Desinfektionsmittel mit Reiniger angesetzt wird, täglich wechseln).
- Zur Flächendesinfektion nicht sprühen, sondern wischen.
- Nach Wischdesinfektion Benutzung der Flächen, sobald wieder trocken.
- Benutzte, d.h. mit Blut etc. belastete Flächendesinfektionsmittel mindestens täglich wechseln.
- Haltbarkeit einer unbenutzten dosierten Flächendesinfektionsmittellösung (z.B. 0,5%) in einem verschlossenen (Vorrats-) Behälter (z.B. Spritzflasche) nach Herstellerangaben (meist 14–28 Tage).
- In das Durchspülwasser der Absauggefäße PVP-Jodlösung (1:100) zugeben.
- Reinigungs- und Desinfektionsautomat: 75°C, 10 min (ohne Desinfektionsmittelzusatz).

Abb. 95.1 (Fortsetzung)

und Desinfektionsautomaten für Milchflaschen, Sauger und Schnuller empfohlen werden. Auf kleineren Stationen, für die sich die Anschaffung solcher Maschinen nicht lohnt, sollten Sauger und Schnuller thermisch und nicht chemisch desinfiziert werden. Dafür eignet sich besonders das Auskochen für 3 min oder die Behandlung im Dampfdrucktopf (sobald der Druckanzeiger vollständig zu sehen ist, den Topf zur Seite stellen und abkühlen lassen, bis der Druckanzeiger wieder verschwunden ist). Der sog. Vaporisator hat den Vorteil, daß er nicht beaufsichtigt werden muß (akustisches Signal) und nur wenig Wasser verbraucht und daß durch genaue Temperatur- und Zeiteinstellung eine exakte Desinfektion erfolgt. In der Mikrowelle können Flaschen und Sauger nur mit Hilfe von Wasser, das zum Kochen gebracht werden muß, desinfiziert werden. Die speziell dazu angebotenen Behälter werden allerdings fälschlicherweise als „Sterilisationsbehälter" bezeichnet. Eine Sterilisation findet jedoch in der Mikrowelle nicht statt, es handelt sich vielmehr um eine Desinfektion. Die chemische Desinfektion mit Natriumhypochlorid sollte nicht mehr durchgeführt werden, weil bereits eine geringe Eiweißbelastung die Lösung inaktiviert und die Kinder vermeidbar einem Desinfektionsmittel ausgesetzt werden.

Wickeltische. Eine regelmäßige Desinfektion von Wickeltischen und deren Auflagen ist nicht erforderlich. Durch die Verwendung von zwei individuellen Tüchern aus Gummi und Baumwolle für jedes Kind erübrigt sich diese Maßnahme in den meisten Fällen. Hat aber dennoch eine Kontamination des Wickeltischs oder der Wickelunterlage, z.B. mit Stuhl oder Urin (v.a. bei Kindern mit Rotavirus-Infektion), stattgefunden, muß eine gezielte Desinfektion vorgenommen werden. Dafür kann auch bei Kindern mit Rotavirusnachweis im Stuhl 70 %iger Isopropylalkohol verwendet werden.

Spielsachen. Eine routinemäßige Desinfektion von Spielzeug ist nicht erforderlich, es sollte jedoch vorzugsweise abwaschbares Spielzeug verwendet werden, das mit einem umweltfreundlichen Reinigungsmittel oder z.B. in der stationseigenen Geschirrspülmaschine gereinigt werden kann. Nach Kontamination mit potentiell infektiösem Material, wie z.B. Blut, werden Spielsachen nach Reinigung und Trocknung mit 70 %igem Alkohol abgewischt. Plüsch- und Kuscheltiere sollten grundsätzlich bei 30–60 °C in der Waschmaschine waschbar sein, falls sie einmal wegen einer gröberen Kontamination oder z.B. nach einer Infektion des Kindes mit Stapylococcus aureus gereinigt werden müssen.

95.3 Nosokomiale Infektionen bei Kindern

Allgemeines. Bei hospitalisierten Kindern bestehen häufig Grundkrankheiten, die verschiedene invasive diagnostische und therapeutische Maßnahmen erfordern. Dies und die Exposition gegenüber einer Vielzahl potentiell pathogener Mikroorganismen bedingen das Risiko, eine nosokomiale Infektion zu erwerben. Mit unterschiedlichen Altersgruppen sind unterschiedliche Übertragungswege bzw. klinische Manifestationen von Infektionskrankheiten verbunden. Die Inzidenz von Atemwegsinfektionen, Gastroenteritiden sowie Meningitiden ist im Säuglingsalter höher als bei älteren Kindern.

Aufgrund ihrer altersentsprechenden Verhaltensweisen sind Kleinkinder einerseits besonders häufig Erregern ausgesetzt, die sie andererseits schnell auf andere übertragen. Durch den notwendigerweise engen Kontakt mit den Kindern werden die Hände oder die Kleidung von Betreuungspersonen leicht mit Sekreten kontaminiert. Die Inkontinenz der kleinen Kinder erleichtert die Übertragung darmpathogener Erreger oder von z.B. Zytomegalieviren, die im Urin ausgeschieden werden. Krabbelnde Kleinkinder können in größerem Maße mit kontaminierten Flächen in Berührung kommen als Erwachsene.

Häufigkeit. Die Infektionsraten, aufgeteilt nach den Lokalisationen (Sepsis, Infektionen des Respirationstraktes, Harnwegsinfektionen, postoperative Infektionen im OP-Gebiet) unterscheiden sich von denen erwachsener Patienten, bei denen Harnwegsinfektionen vor Pneumonien, postoperativen Infektionen im OP-Gebiet und primären Septikämien am häufigsten sind. In Tabelle 95.1 sind die aktuellen Daten über Krankenhausinfektionen bei Kindern aus Deutschland und den USA zusammengefaßt.

Die häufigsten Krankenhausinfektionen bei Kindern sind Infektionen des Respirationstraktes, gefolgt von Harnwegsinfektionen und Sepsis. Die Reihenfolge der Häufigkeiten variiert je nach Klinik (s. Tabelle 95.1). Bezüglich sog. „device-assoziierter" Infektionsraten wurden der Tabelle 95.2 Daten aus der „National Nosocomial Infections Surveillance" (NNIS) der USA von 2000 zugrunde gelegt.

Die deutschen Daten stammen aus einer nur siebenmonatigen Surveillance-Studie eines pädiatrischen Zentrums (Simon et al.), die sich an der Vorgehensweise des amerikanischen Surveillance-Systems nosokomialer Infektionen orientierte.

In Deutschland werden seit Juli 2000 im Rahmen des bundesweiten Krankenhaus-Infektions-Surveillance-System (KISS) im Modul NEO-KISS nosokomiale Septikämien, Pneumonien und die nekrotisierende Enterokolitis (NEC) auf pädiatrischen Intensivstationen bei Kindern unter 1500 g bis zu einem Gewicht von 1800 g erfasst, die ebenfalls in Tabelle 95.2. aufgeführt sind. Wegen der wesentlichen Bedeu-

Tabelle 95.1. Nosokomiale Infektionen bei Kindern (nach Lokalisation) (in %)

	USA[a]	Deutschland[b]
Gastrointestinaltrakt	–	1,6
Respirationstrakt	23	33,9
Blut	13	27,4
Harnwege	17	3,2
OP-Gebiet	10	11,3
Haut	7	11,3
Augen	–	6,5
Sonstige	29	4,8
Gesamt	100	100

[a] Erfassung auf pädiatrischen Intensivstationen in den USA (NNIS-Report 1997)
[b] Erfassung auf der neonatologischen Intensivstation des Universitätsklinikums Freiburg (Drews et al. 1995)

Tabelle 95.2. „Device"-assoziierte Infektionsraten auf pädiatrischen Intensivstationen

	USA[a]	Deutschland Simon et al.[b] (2000)	NEO-KISS[c] < 1000g	NEO-KISS[c] 1000-1500g
Venenkatheter-assoziierte Sepsis (Sepsis pro 1000 Zentrale Venenkatheter-Tage)	7,7	10,7	15,37	9,86
Beatmungsassoziierte Pneumonie (Pneumonien pro 1000 Beatmungstage)	5,2	7,2	3,11	4,07
Blasenkatheter-assoziierte Harnwegsinfektion (Harnweginfektionen pro 1000 Blasenkathetertage)	5,1	7,2	–	–

[a] NNIS-Report 2000: Erfassung zwischen Januar 1995 und April 2000 auf 70 pädiatrischen Intensivstationen
[b] Erfassung von November 1997 – Mai 1998 am Zentrum für Kinderheilkunde der Universität Bonn
[c] Neo-KISS: Erfassung von Frühgeborenen von Juli 2000 bis Juni 2001 in 21 Krankenhäusern mit neonatologischen Intensivstationen, getrennt nach Geburtsgewicht < 1000g und 1000–1500g

Tabelle 95.3. Häufigste Erreger nosokomialer Infektionen bei Kindern

		Häufigkeit der Erreger in [%] USA (CDC)
Bakterien	*Grampositiv*	
	Koagulase-negative Staphylokokken	13,2
	S. aureus	16,6
	Andere	6,5
	Gramnegativ	
	E. coli	11,4
	Pseudomonas spp.	9,7
	Andere	9,7
	Bakterien gesamt	71,2
Pilze		8,8
Andere		20
Gesamt		100

tung des Faktors Geburtsgewicht für die Entwicklung von nosokomialen Infektionen werden die Infektionsraten stratifiziert in der Gruppe der Neugeborenen bis 999 g und in die Gruppe von 1000-1499 g erfasst.

Erregerspektrum. Die Erreger nosokomialer Infektionen können aus der endogenen Flora des Patienten, von anderen Patienten, von Besuchern oder vom Personal stammen.

Tabelle 95.3 zeigt die häufigsten Erreger nosokomialer Infektionen.

Das Erregerspektrum der einzelnen Infektionen zeigt Tabelle 95.4.

Die meisten nosokomialen Infektionen werden durch Bakterien verursacht. Rota- und Adenoviren sind die häufigsten Erreger gastrointestinaler Infektionen. Bei Infektionen des Respirationstraktes dominieren RS-Viren. Bei venenkatheterassoziierten Septikämien werden am häufigsten Koagulase-negative Staphylokokken, gefolgt von Enterokokken und S. aureus, isoliert. Häufigste Erreger von Harnwegsinfektionen sind E. coli, Enterokokken, Enterobacter und Pseudomonas spp. 1/5 der postoperativen Infektionen im OP-Gebiet werden durch S. aureus verursacht.

Infektionen des Respirationstraktes

Virusinfektionen des Respirationstraktes. Zu diesen Infektionen s. auch Kap. 99.

Viren verursachen ca. 10 % aller nosokomialen Atemwegsinfektionen. Am häufigsten kommen RS-, Parainfluenza-, Adeno-, Rhino- und Influenzaviren vor. Diese Infektionen stehen zeitlich mit dem Auftreten des jeweiligen Virus in der Bevölkerung in Zusammenhang. Daher schwankt auch die Inzidenz der nosokomial erworbenen Krankheiten saisonal. Praktisch alle Patienten, Besucher und auch das Personal unterliegen einem Infektionsrisiko oder können eine Infektionsquelle darstellen.

Viren des Respirationstraktes können von Mensch zu Mensch durch Tröpfcheninfektion oder durch kontaminierte Hände übertragen werden.

Man sollte die Kinder nicht nur lehren, beim Husten und Niesen die Hand vorzuhalten, sondern diese auch immer anschließend gleich zu waschen.

Für die Übertragung von Viren des Respirationstraktes ist, mit Ausnahme der Influenza, ein relativ enger Kontakt erforderlich.

Es gibt verschiedene Gründe für die Schwierigkeit der Infektionsprävention von viralen Atemwegsinfektionen: In der Erkältungszeit sind viele Menschen in der Bevölkerung infiziert, so daß nicht nur Patienten, sondern auch Besucher und Personal Erreger ins Krankenhaus tragen. Viele Infizierte sind asymptomatisch. Darüber hinaus ist eine schnelle Virusdiagnostik meist nicht verfügbar. Daher gilt, daß alle Patienten mit Symptomen viraler Atemwegsinfektionen isoliert werden sollten. Wenn aufgrund von Platzproblemen eine Einzelzimmerunterbringung nicht möglich ist, ist der großzügige Gebrauch von Einmalhandschuhen eine akzeptable Alternative. Bei einem nosokomialen Ausbruch sollte nicht nur eine Kohortenisolierung der Erkrankten, sondern auch eine Kohortenisolierung der für eine Infektion empfänglichen Risikopatienten (insbesondere abwehrgeschwächte Patienten) erfolgen. Personal und Besucher müssen auf Infektionen orientierend untersucht werden. Elektive Aufnahmen von Risikopatienten sollten bis zum Ende des Ausbruchs verschoben werden. Kittelpflege ist nur bei wahrscheinlicher Kontamination der Kleidung sinnvoll.

Bei Influenzainfektionen sollte nach Möglichkeit eine Einzelzimmerunterbringung mit Klimatisierung erfolgen.

Problematisch ist, daß ein nicht unerheblicher Teil der Patienten Viren ausscheidet – jedoch ohne respiratorische Symptome und somit für das Personal nicht erkennbar. Nosokomiale Ausbrüche werden meist durch unterschiedli-

Tabelle 95.4. Erregerspektrum nosokomialer Infektionen auf pädiatrischen Intensivstationen nach Lokalisation in % (NNIS 1992–1997) (Richards et al. 1999)

Erreger		Sepsis in % (n= 1887)	Pneumonie in % (n= 1459)	Infektionen des unteren Respirationstraktes in % (n= 935)	postop. Infektionen im OP-Gebiet in % (n= 544)	Harnwegsinfektionen in % (n= 1045)
Bakterien						
	Koagulase-negative Staphylokokken	37,8	0,9	1,5	14,0	4,3
	Enterococcus spp.	11,2	1,0	1,2	8,1	10,0
	S. aureus	9,3	16,9	18,8	20,2	1,5
	Enterobacter spp.	6,2	9,3	12,2	8,1	10,3
	Pseudomonas aeruginosa	4,9	21,8	15,1	14,5	13,1
	Klebsiella pneumoniae	4,1	5,3	3,5	3,7	7,3
	Escherichia coli	2,9	3,6	3,2	5,1	19,0
	Acinetobacter spp.	2,0	3,1	3,1	0,7	0,4
	Serratia marcescens	2,0	3,6	3,6	2,8	1,2
	Streptococcus pneumoniae	0,6	3,4	2,6	0,6	0
	Citrobacter	0,5	0,5	1,1	1,8	4,3
	Streptokokken der Gruppe B	0,1	0,2	0	0,4	1,6
	Haemophilus influenzae	0,1	10,2	5,8	0,9	0
Pilze						
	Candida spp.	9,3	2,0	4,7	7,0	21,1
	Aspergillus	0,1	0,5	0,1	0,7	0
	Andere	0,2	0,7	0,1	0,2	0,1
Viren		0,1	2,5	10,1	0	0,2

che Virusstämme verursacht, wobei oft ein Stamm dominiert. Im Gegensatz zu anderen nosokomialen Infektionen sind Risikofaktoren wie intravasale Katheter oder bestimmte Eingriffe nicht bedeutsam.

In virushaltigem Nasensekret kann man *RS-Viren* (respiratory syncytical virus [RSV]; s. auch 99.6) nach einer halben Stunde, auf glatten Oberflächen noch nach 7 h nachweisen. Bei Exposition erkranken ca. 40 % der Kinder aller Altersgruppen. Die Übertragung erfolgt entweder direkt bei engem Kontakt durch Tröpfcheninfektion oder indirekt über die Hände des Personals oder durch Kontakt mit Oberflächen, die mit respiratorischem Sekret kontaminiert wurden. Die Schleimhäute der Nase und der Augen sind die hauptsächlichen Eintrittspforten. Das Personal kann sich selbst infizieren, wenn es sich mit den Händen ins Gesicht oder in die Augen faßt.

Epidemien mit *Parainfluenzaviren* waren in der Vergangenheit oft mit den Serotypen 1 und 2 assoziiert. Meist wechseln sich diese Serotypen bei den Ausbrüchen im Herbst und Winter jeden Jahres ab. Interessanterweise sind in diesen Ausbruchsperioden andere respiratorische Viren in der Population kaum nachzuweisen. Man vermutet eine Übertragung durch respiratorische Tröpfchen oder direkten Kontakt.

Adenoviren, die zu den unbehüllten DNA-Viren zählen, sind gegenüber Umgebungsfaktoren besonders stabil: Sie werden durch Äther und Chloroform nicht inaktiviert, tolerieren Temperaturen zwischen 4 und 36 °C sowie einen weiten pH-Bereich. Der Übertragungsweg ist v.a. bei jüngeren Kindern fäkal-oral, kann aber auch über Aerosol erfolgen. Die Kontagiosität ist hoch: Bei 46–67 % aller Kontakte im Haushalt oder Kindergarten kommt es zu einer Infektion.

Rhinoviren sind unbehüllte RNA-Viren, die schlecht durch Alkohole oder Detergenzien zu inaktivieren sind. Sie können auf glatten Oberflächen und auf menschlicher Haut bis zu 3 h überleben. Die Übertragung erfolgt überwiegend über die Hände, aber auch über respiratorische Tröpfchen. Das Virus wird hauptsächlich über Nasensekret für etwa 2–3 Wochen ausgeschieden.

Influenzaviren sind krankenhaushygienisch besonders problematisch. Sie können 24–48 h auf glatten Oberflächen sowie bis zu 12 h auf Stoff oder Papier überleben. Von unbelebten Flächen aufgenommen, sind sie auf Händen noch bis zu 15 min infektiös.

Andere Infektionen des oberen Respirationstraktes. A-Streptokokken sind die häufigsten bakteriellen Erreger der ambulant erworbenen *Pharyngitis*. Die effektivste Infektionskontrolle ist hier die frühzeitige Diagnose und antibiotische Behandlung. Der Patient ist 24 h nach Beginn einer effektiven Antibiotikatherapie nicht mehr infektiös. Asymptomatische Kontaktpersonen sollten nur während einer Epidemie untersucht oder behandelt werden.

Der bakteriellen *Tracheitis* geht meist eine virale Atemwegsinfektion voraus. Hauptsymptom ist der Stridor. Eine Isolierung ist nicht erforderlich.

Patienten mit pharyngealer *Diphtherie* müssen isoliert werden, bis zwei aufeinander folgende Kulturen von Nase und Rachen negativ sind. Patienten mit Hautdiphtherie sollten kontaktisoliert werden, bis zwei Hautkulturen negativ sind. Bei Kontaktpersonen müssen unabhängig vom Impfstatus Abstriche entnommen werden.

Der wichtigste pathogenetische Faktor bei der *Sinusitis* ist eine nasale Abflußbehinderung. Dementsprechend sind nasotracheale Tuben und Magensonden hauptsächliche Risikofaktoren. Bis zu 40% der über einen nasalen Tubus beatmeten erwachsenen Patienten entwickeln eine einseitige Sinusitis. Zur Prävention trägt eine sorgfältige Mundhygiene bei intubierten Patienten bei. Der Tubus sollte wie zur Pneumonieprophylaxe so früh wie möglich entfernt werden.

Bei Aufnahme wegen *Keuchhusten* sollte eine antibiotische Therapie begonnen werden. Dadurch wird zwar der

Verlauf der Krankheit nur gemildert (abhängig vom Zeitpunkt der Gabe), der Patient verliert jedoch seine Infektiosität. Während der ersten 5 Tage ist eine respiratorische Isolierung erforderlich.

Kinder mit *Tuberkulose* der Lunge sind wesentlich weniger kontagiös als erwachsene Patienten. Kinder entwickeln meist geschlossene, verkäsende Läsionen und keine Kavernen, die Anschluß an das Bronchialsystem finden. Letzteres ist eine Voraussetzung für die Ausscheidung von Tuberkelerregern (offene Lungentuberkulose). Fast immer muß man daher die Infektionsquelle bei älteren Familienangehörigen suchen.

Pneumonie. Nosokomiale Pneumonien haben einen Anteil von 15–20% an der Gesamtzahl nosokomialer Infektionen bei Säuglingen und Kleinkindern. Obwohl einige dieser Infektionen über eine hämatogene Aussaat zustande kommen, spielen in den meisten Fällen Mikroaspirationen der endogenen bakteriellen Flora aus dem Oropharynx und seltener aus dem Magen die wichtigste pathogenetische Rolle. In den ersten 4 Tagen nach Aufnahme im Krankenhaus verändert sich diese Flora und weist dann die typischen Hospitalkeime auf (s. unten). Wichtigste Risikofaktoren einer Pneumonie sind Intubation mit Sedierung, Acidose, Hypotension und Therapie mit Breitspektrumantibiotika. Medikamente, die zu einer Erhöhung des Magensaft-pHs führen (insbesondere Protonenpumpenhemmer und H_2-Rezeptorenblocker), erhöhen das Risiko einer beatmungsassoziierten Pneumonie, weil sich im Magensaft ab einem pH von ca. 4,0 grampositive und gramnegative Keime besonders schnell vermehren können.

Häufige Erreger nosokomialer Pneumonien sind:

- RS-Viren,
- Escherichia coli,
- Klebsiella pneumoniae,
- Pseudomonas aeruginosa,
- Moraxella catarrhalis,
- Staphylococcus aureus,
- Haemaophitis influenzae.

Bei der Prävention der nosokomialen Pneumonie ist die strikte Beachtung der Händehygiene entscheidend. Patienten mit multiresistenten Erregern sollten isoliert werden. Medikamentenvernebler dürfen nur mit sterilen Flüssigkeiten gefüllt werden. Beim Entleeren von Wasserfallen müssen Handschuhe getragen werden. Endotracheales Absaugen muß unter aseptischen Bedingungen erfolgen – und dies nur bei Bedarf und nicht nach einem festen Schema.

Venenkatheterassoziierte Infektionen. Ein großer Teil der stationären Patienten erhält eine Infusionstherapie. Intravasale Katheter sind mittlerweile die häufigste Sepsisursache in der Klinik geworden. Die Hautflora an der Einstichstelle ist das Haupterregerreservoir für die Kolonisierung des intravasalen Katheters. S. aureus und S. epidermidis sind daher die häufigsten Erreger von katheterassoziierten Infektionen. Es kommen jedoch auch gramnegative Stäbchen und Enterokokken vor. Bei gramnegativen Stäbchen muß auch an kontaminierte Infusionslösungen gedacht werden. Das Risiko einer Katheterinfektion ist außer von der Liegedauer des Katheters v.a. auch von der Schwere der Grundkrankheit abhängig.

Zur *Prävention* ist eine korrekte Hautdesinfektion vor Anlage des Katheters mit einer Mindesteinwirkzeit von 1 min unerläßlich. Die Infusionssysteme müssen nicht häufiger als alle 72 h gewechselt werden. Parenterale Ernährungslösungen sollten innerhalb von 24 h, reine Lipidlösungen innerhalb von 12 h infundiert werden. Die Verwendung sog. Inline-Filter ist nicht notwendig. Für periphere Venenkatheter gibt es kein festes Wechselintervall. Vielmehr sollte eine regelmäßige Kontrolle erfolgen und der Katheter bei Zeichen einer Phlebitis entfernt werden.

Wenn ein intravasaler Langzeitzugang (d.h. >30 Tage) benötigt wird, sollte man bei Kindern unter 4 Jahren einen vollständig implantierbaren Katheter (Port) einsetzen. Bei Kindern über 4 Jahren können sowohl Ports als auch teilweise implantierte Katheter (z.B. Hickman, Broviac) benutzt werden.

Für konventionelle zentrale Venenkatheter ist ein routinemäßiges Wechselintervall nicht sinnvoll.

Infektionen des Gastrointestinaltraktes. Bei nosokomialen Ausbrüchen gastrointestinaler Infektionen sind Viren die vorherrschenden Erreger. Außer Rotaviren findet man auch Adenoviren, Astroviren, Caliciviren und Norwalk-Viren. Diese Erreger werden fäkal-oral übertragen, wobei einige Autoren bei Rotaviren auch eine respiratorische Übertragung diskutieren. Auch bei Einhaltung korrekter Hygienemaßnahmen sind in der Zeit erhöhter Prävalenz von Infektionen mit Rotaviren in der Bevölkerung nosokomiale Übertragungen oft nicht zu verhindern. Dies liegt daran, daß Kinder, die wegen anderer Krankheiten aufgenommen wurden, vom Personal unerkannt, Viren ausscheiden können. Ausreichende Isolierungsmaßnahmen sind oft nicht durchführbar, da die Virusausscheidung schon in der Inkubationszeit beginnt und häufig über 21 Tage, im Extremfall bis zu 57 Tage, anhalten kann. Eine große Rolle bei der Übertragung spielen kontaminierte Flächen oder Gegenstände bzw. die Hände des Personals. Rotaviren können für mehrere Stunden auf Flächen überleben. Die direkte Übertragung von Mensch zu Mensch geschieht wahrscheinlich seltener.

Bei nahrungsmittelassoziierten nosokomialen Infektionen findet man ein anderes Erregerspektrum: Salmonellen, Campylobacter, Klebsiellen, E. coli und S. aureus.

Die wichtigste krankenhaushygienische Maßnahme ist wiederum die Händedesinfektion. Durch die Einhaltung der Standardhygienemaßnahmen können die meisten gastrointestinalen Infektionen verhindert werden. Die Benutzung von Handschuhen bei Kontakt mit Stuhl bzw. der Genitalregion (Windelwechsel, Fiebermessen, Hautpflege) ist selbstverständlich. Über die Standardhygienemaßnahmen hinausgehende Maßnahmen wie Kittelpflege sind bei möglicher Kontamination der Kleidung mit Stuhl erforderlich. Asymptomatische Patienten, die im gleichen Zimmer wie die an Durchfall erkrankten Patienten untergebracht sind, sollten wie diese behandelt werden.

Da die Infektionsquelle auch beim Personal liegen kann, sollte Personal mit Durchfallkrankheiten von der direkten Patientenversorgung ausschlossen werden.

Harnwegsinfektionen. In größeren Studien werden Infektionsraten von 6,3–14,2/1000 Aufnahmen angegeben. In 1/3 der Fälle findet man bei diesen Patienten neurologische Krankheiten, gefolgt von renalen und onkologischen. Frühgeburtlichkeit ist ein weiterer Risikofaktor. Auf einen Blasenkatheter sind 50 % der nosokomialen Harnwegsinfektionen bei Kindern zurückzuführen.

Infektionen der Haut und der Weichteile. Hautinfektionen verursachen 5–44 % der nosokomialen Infektionen, am häufigsten sind sie auf Neugeborenenintensivstationen. Sie können sich als Infektionen der Eintrittsstelle von intravasalen Kathetern, Impetigo, Soor, Phlegmone oder nekrotisierende Fasziitis manifestieren.

ZNS-Infektionen. Das Erregerspektrum der nosokomialen Meningitis unterscheidet sich von dem der ambulant erworbenen: Der häufigste Erreger bei Kindern über 3 Monaten ist S. aureus, sehr viel seltener finden sich Enterokokken und gramnegative Stäbchen. Bei der Staphylokokkenmeningitis ist meist ein chirurgischer Eingriff oder ein Trauma vorangegangen.

Die Übertragung von Meningokokken und Haemophilus influenzae erfolgt über respiratorische Tröpfchen und kann ebenfalls im Krankenhaus geschehen.

Bei Kindern mit Meningitis durch Neisseria meningitidis, Streptococcus pneumoniae oder H. influenzae muß in den ersten 24 h nach Beginn einer antibiotischen Behandlung eine respiratorische Isolierung (s. unter „Spezielle Hygienemaßnahmen") erfolgen. Bei jedem Kontakt mit potentiell infektiösen Sekreten (z. B. Speichel) müssen die Hände desinfiziert werden. Bei engem pflegerischem Kontakt ist ein Mundschutz erforderlich. Diese hygienischen Maßnahmen gelten nicht für Meningitiden aufgrund von Pilzen oder Mycobacterium tuberculosis. Bei der viralen Meningitis kann auch der Stuhl infektiös sein, so daß bei möglicher Kontamination der Kleidung Schutzkittel erforderlich sind.

Varicella-Zoster-Virus. Das Varicella-Zoster-Virus (VZV) ist in den frischen Hautläsionen der Windpocken in hohen Konzentrationen nachweisbar, in respiratorischem Sekret nur selten. Es kommen allerdings auch Übertragungen vor Aufschießen der ersten Pusteln vor. Auch echte aerogene Übertragungen durch Tröpfchen sind möglich, jedoch in der Regel nur unter besonderen Umständen (s. unter „Aerogene Infektionen"). Das Auftreten von Windpocken im Krankenhaus kann für bestimmte Patienten lebensbedrohlich sein.

Man sollte nur Personal mit ausreichenden Antikörpertitern gegen VZV bei der Betreuung von VZV-infizierten Patienten einsetzen. Bei fraglicher Windpockenanamnese und gleichzeitigem Fehlen eines Impfschutzes sollten Antikörpertiter bestimmt werden. Nach einer mutmaßlichen Exposition sollte auch geimpftes Personal getestet werden. Stellt man 5–6 Tage nach der Exposition keine Antikörperantwort fest, muß die betreffende Person beurlaubt werden. Idealerweise sollte Personal, das exponiert war, vom 10. Tag nach der ersten Exposition bis zum 21. Tag nach der letzten Exposition nicht in der direkten Patientenversorgung tätig sein. Personal mit Windpocken sollte erst nach Eintrocknung und Inkrustierung aller Läsionen wieder Patienten versorgen. In Hochrisikobereichen sollte auch niemand mit einem lokalisiertem Herpes zoster arbeiten, es sei denn, die Läsionen sind eingetrocknet und inkrustiert.

Bei Patienten mit Windpocken oder disseminiertem Herpes zoster sowie bei immunsupprimierten Patienten mit lokalisiertem Zoster ist eine Isolierung nötig, um eine Übertragung durch direkten Kontakt wie auch eine aerogene Übertragung zu verhindern. Personen ohne ausreichende Antikörpertiter sollten das Zimmer nicht betreten. Neugeborene von Müttern mit floriden Windpocken müssen von der Mutter getrennt und isoliert werden. Bei immunkompetenten Patienten mit lokalisiertem Zoster genügt eine Bedeckung der Läsionen.

Nosokomiale Infektionen bei Neugeborenen

Fortschritte in der Neugeborenenintensivmedizin haben das Überleben von immer kleineren und auch kränkeren Kindern ermöglicht. Invasive Maßnahmen aller Art führen zu einem erhöhten nosokomialen Infektionsrisiko.

Definition. Entsprechend der Definition der Centers for Disease Control and Prevention (CDC) in Atlanta (USA) werden alle neonatalen Infektionen als nosokomial bezeichnet, unabhängig davon, ob sie intra- oder postpartal erworben wurden. Ob der Erreger aus dem endogenen Reservoir der Mutter (intrapartale Infektion) oder aus einem exogenen Reservoir im Krankenhaus (postpartale Infektion) stammt, ist für die Diagnose einer nosokomialen Infektion nicht relevant.

Häufigkeit. Die Häufigkeit von nosokomialen Infektionen auf Neugeborenenintensivstationen wird zwischen 5 und 25 % angegeben. Bei NEO-KISS werden Infektionen ab einem 72-Intervall als nosokomial angesehen, es sei denn, eine Infektion vor diesem Zeitpunkt ist eindeutig nosokomial bedingt bzw. eine später auftetende Infektion ist sicher als transplazentare Übertragung anzusehen.

Erregerspektrum. Tabelle 95.5 zeigt die häufigsten Erreger nosokomialer Infektionen auf Neugeborenenintensivstationen.

Die meisten Pilzinfektionen werden durch C. albicans, C. parapsilosis, seltener C. tropicalis und Malassezia furfur verursacht.

Risikofaktoren. Jede invasive Maßnahme, die natürliche Infektionsbarrieren durchbricht, erhöht das Infektionsrisiko beim Neugeborenen in noch stärkerem Maße als beim Erwachsenen. Schon Skalpelektroden können Eintrittspforten für Erreger aus dem mütterlichen Genitaltrakt sein. Unreife und/oder kranke Neugeborene müssen häufig über eine Sonde ernährt werden. Daraus kann eine Kolonisation des oberen Gastrointestinaltraktes resultieren. Liegt die Sonde im Jejunum, wird auch der protektive Effekt der Magensäure umgangen. Wenn Muttermilch oder Flüssignahrung über mehrere Stunden bei Raumtemperatur infundiert werden, bekommen Mikroorganismen die Möglichkeit, sich im Schlauch oder im Reservoir zu vermehren. Mit zunehmender Kolonisation der Nahrung steigt bei manchen Kindern das Risiko einer Sepsis oder einer nekrotisierenden Enterokoli-

Nosokomiale Infektion	Relative Häufigkeit [%]					
	Freiburg 1976–1977	Utrecht 1977	Toronto 1984–87	USA (NNIS) 1985–86	Liverpool 1987	Montreal 1986–1992
Haut und Schleimhaut	45	26	15	13	39	22
Pneumonie	4	35	7	22	13	8
Oberer Respirationstrakt	19	–	4	–	–	12
Sepsis	14	21	45	22	13	14
Harnwegsinfektion	1	17	5	7	9	13
Postoperative Infektion im OP-Gebiet	7	–	2	3	22	5
Gastrointestinaltrakt	6	1	16	3	–	20
ZNS	–	–	1	3	5	2
Andere	16	–	6	27	–	5

Tabelle 95.5. Erregerspektrum auf Neugeborenenintensivstationen (Drews et al. 1995)

tis. Bei Bolusgabe über die Nahrungssonde ist das Bakterienwachstum am geringsten. Auf intravasale Katheter wird unter „Venenkatheterassoziierte Infektionen" eingegegangen.

Kolonisation. Die erste Exposition des Kindes gegenüber der mütterlichen Flora erfolgt normalerweise nach dem Blasensprung und während der Passage durch den Geburtskanal. Nach Kaiserschnittentbindung verzögert sich die mikrobielle Kolonisation. Postnatal werden Mikroorganismen auch von anderen Familienangehörigen, Krankenhauspersonal und aus der unbelebten Umgebung übertragen. Bei gesunden Neugeborenen dominieren grampositive Bakterien im Pharynx und Koagulase-negative Staphylokokken am Nabel. Anaerobier und E. coli besiedeln den Darm. Die Kolonisation eines Kindes auf einer Intensivstation verläuft unterschiedlich und bei Einsatz von Antibiotika verzögert. Klebsiellen, Enterobacter und Citrobacter kommen häufig im Stuhl oder am Nabel vor. Koagulase-negative Staphylokokken besiedeln Haut und Schleimhäute von Frühgeborenen. Sie können aus der Umgebung der Intensivstation, v.a. von den Händen der Ärzte und des Pflegepersonals, stammen und daher multiple Antibiotikaresistenzen aufweisen. Pädiatrische Patienten erwerben wie Erwachsene Infektionen im Zusammenhang mit intravasalen Kathetern vorwiegend aus dem Reservoir ihrer Hautflora.

Es konnte gezeigt werden, daß Infektionsraten bei Personalmangel und Überfüllung der Station ansteigen. Dies ist nicht weiter verwunderlich, wenn man bedenkt, daß unter starkem Zeitdruck eine konsequente Händedesinfektion und andere Hygienemaßnahmen nicht mehr so häufig durchgeführt werden.

Spezielle Hygienemaßnahmen in der neonatologischen Intensivpflege. Die Hygienemaßnahmen beim Umgang mit z.B. intravasalen Kathetern oder zur Pneumonieprävention unterscheiden sich nicht von denen bei älteren Kindern. Deshalb sollen an dieser Stelle nur die auf neonatologischen Intensivstationen erforderlichen speziellen Hygienemaßnahmen besprochen werden. Aus dem Wissen um die noch verminderte Immunfunktion beim Neugeborenen folgt die Notwendigkeit, die Kolonisierung mit Bakterien aus der Umgebung und durch das Personal so lange wie möglich hinauszuzögern. Bequem erreichbare Desinfektionsmittelspender müssen in jedem Zimmer verfügbar sein. Die Bedeutung der Händehygiene zur Infektionskontrolle muß dem Personal immer wieder von neuem ins Gedächtnis gerufen werden.

Die Isolierungsmaßnahmen müssen für die spezielle Situation neonatologischer Intensivstationen etwas modifiziert werden. Bei Infektionen, bei denen eine aerogene Übertragung nicht angenommen wird, kann ein Isolierungsbereich durch Vorhänge oder eine andere Unterteilung markiert werden. Bei Inkubatoren muß man immer damit rechnen, daß die Außenflächen und v.a. die Fensteröffnungen mit den Mikroorganismen des Kindes kontaminiert sind. Man sollte daher in Gedanken eine Isolierungsgrenze außerhalb des Inkubators ziehen.

Haut- und Nabelpflege. Weil die Kolonisierung Neugeborener am Nabel beginnt und erst von dort der übrige Körper besiedelt wird, kommt der Nabelpflege eine besondere Bedeutung zu. Sie soll das Kind vor einer Kolonisierung mit potentiell pathogenen Erregern, insbesondere S. aureus, B-Streptokokken und E. coli, schützen. Die tägliche Anwendung von Chlorhexidin in Alkohol (0,5% Chlorhexidin in 70%igem Isopropanol) ist eine wirksame und toxikologisch unbedenkliche Methode der Kolonisationsprophylaxe, die insbesondere auch dazu beiträgt, den Nabelschnurstumpf trocken zu halten.

Auf keinen Fall sollten quecksilberhaltige Antiseptika verwendet werden, weil sie toxikologisch und allergologisch gefährlich und zudem antimikrobiell nicht ausreichend wirksam sind. Bei schmierig belegtem Nabelschnurstumpf kann ein Abstrich mikrobiologisch untersucht werden. Sobald der Nabelschnurstumpf trocken und reizlos aussieht, ist eine besondere Behandlung nicht mehr erforderlich.

Die Grundregeln der Nabelpflege lassen sich folgendermaßen zusammenfassen:

Wann?	1mal täglich bei noch vorhandenem Nabelschnurstumpf, bis die Wunde verheilt ist
Womit?	0,5% Chlorhexidin in 70%igem Alkohol
Wie?	Sterilen Tupfer mit Chlorhexidin-Alkohol-Lösung anfeuchten und den Nabelschnurstumpf ebenfalls abtupfen
	Die Lösung nicht trockenwischen, sondern eintrocknen lassen

Die Haut des Neugeborenen sollte möglichst wenig durch Austrocknung, irritierende Substanzen oder mechanische Belastung traumatisiert werden.

Zur Hautdesinfektion eignen sich für Früh- und Neugeborene sowie junge Säuglinge am besten alkoholische Desinfektionsmittel, da PVP-Jodpräparate wegen der Gefahr einer Hypothyreose erst bei Säuglingen verwendet werden sollten, die älter als 6 Monate sind. Zur Schleimhautdesinfektion, z.B. vor dem Legen eines Blasenkatheters, können PVP-Jodpräparate (vorzugsweise als 0,2%ige PVP-Jodlösung) wiederum nur bei älteren Säuglingen eingesetzt werden, während man sonst 0,5%ige wäßrige Chlorhexidinlösung verwenden muß. Diese kann in der krankenhauseigenen Apotheke hergestellt werden. Wegen Kontaminationsgefahr darf sie nur in kleine Fläschchen (max. 50 ml) abgefüllt werden. Die Verwendung von Octenidin ist bisher bei Säuglingen und Kindern noch nicht zugelassen. Ebenso sollten, wie bereits oben bei der Nabeldesinfektion erwähnt, quecksilberhaltige Antiseptika, aber auch quarternäre Ammoniumverbindungen, z.B. Benzalkoniumchlorid, wegen eines nicht ausreichenden Wirkspektrums und der Toxizität nicht mehr verwendet werden.

Augeninfektions-Prävention. Die Augen des Neugeborenen sollten mit einem sterilen Tupfer von Sekret gereinigt werden. Die topische Prophylaxe mit 1%igem Silbernitrat gegen Gonokokken-Infektionen der Augen ist seit 1881 Standard. Entgegen früheren Untersuchungen scheint die topische Prophylaxe mit Silbernitrat, Erythromycin oder Tetrazyklin im Hinblick auf die Prävention der Chlamydienkonjunktivitis wenig effektiv zu sein. Daher ist die frühzeitige Diagnose und Therapie einer Chlamydien-Infektion bei der Mutter vor der Entbindung besonders wichtig.

Auf Neugeborenenintensivstationen ist die nosokomiale Konjunktivitis ein häufiges Problem. Die Augen werden dabei am häufigsten mit gramnegativen Erregern aus respiratorischen Sekreten infiziert. Daher muß man unbedingt vermeiden, daß beim endotrachealen oder pharyngealen Absaugen Sekret in die Augen gelangt.

Ernährung. Auch in der modernen Neonatologie wird die Ernährung mit Muttermilch für sehr wichtig gehalten. Wenn Mütter ihre Milch abpumpen, müssen sie klare schriftliche Anweisungen bekommen, was sie beim Abpumpen und bei der Aufbewahrung der abgepumpten Milch zu beachten haben. Folgende Hinweise müssen beim Abpumpen von Muttermilch beachtet werden:

- Hände gründlich mit Wasser und Seife waschen und mit sauberem Handtuch abtrocknen;
- Brustwarzen mit einem frischen Waschlappen oder mit Mullkompressen und Wasser reinigen;
- unmittelbar vor dem Abpumpen Hände desinfizieren; dazu: ausreichende Menge des Händedesinfektionsmittels in eine Hohlhand der trockenenHände geben (die Hände müssen damit vollständig benetzt werden können) und auf der gesamten Haut der Hände verreiben, bis sie wieder trocken sind (kein Wasser zugeben);
- zum Auffangen der Milch nur saubere Gefäße verwenden;
- darauf achten, daß das Auffanggefäß beim Abpumpen gerade gehalten wird, damit keine Milch durch den Schlauch zur Pumpe fließen kann;
- der Transport der abgepumpten Milch sollte schnell in einer Kühltasche erfolgen, bis dahin sollte die Milch im Kühlschrank bei 7 °C oder darunter (Kühlschrankthermometer) aufbewahrt werden;
- alle Teile, die mit Milch in Kontakt kommen, d.h. Auffanggefäß, Brustglocke, Saugschlauch und Milchflaschen, nach jedem Gebrauch gründlich in heißem Wasser mit Spülmittel reinigen, anschließend in einen Topf mit frischem Wasser legen und 3 min lang auskochen, danach mit frischem Geschirrhandtuch abtrocknen und staubfrei aufbewahren, z.B. in sauberes, trockenes Geschirrhandtuch einschlagen;
- als Einlagen nur spezielle Stilleinlagen oder bei 60 °C gewaschene und anschließend gebügelte Tücher (z.B. große Taschentücher) verwenden.

Routinemäßige Keimzahlbestimmungen in der Muttermilch werden nicht generell empfohlen, aber häufig zu Beginn oder einmal wöchentlich durchgeführt. Problematisch ist dann die Interpretation der Befunde, weil es keine allgemein akzeptierten und wissenschaftlich fundierten Grenzwerte gibt. Jede Klinik muß daher entscheiden, welche Keimzahlen noch toleriert werden. Die folgenden Angaben sind Richtwerte, die für das Universitätsklinikum Freiburg festgelegt wurden. Danach gelten als Keimzahlgrenzen in der Muttermilch für Risikokinder (KBE: Kolonien bildende Einheit):

- pro ml keine gramnegativen Bakterien,
- pro ml max. je 100 KBE S. aureus und Enterokokken,
- pro ml max. 150 aerobe Sporenbildner,
- Gesamtkeimzahl max. 10^4 KBE/ml.

Gramnegative Keime, S. aureus und Enterokokken sollten in der abgepumpten Muttermilch nicht oder nur in sehr geringen Keimzahlen vorkommen.

Steht keine oder nicht genügend Muttermilch für die Ernährung des Neugeborenen zur Verfügung, kann entweder industriell hergestellte sterile Flüssignahrung oder Milchpulver verwendet werden. Pulvernahrung muß in der Milchküche des Krankenhauses unter einwandfreien hygienischen Bedingungen zubereitet werden, damit es nicht zu einer exogenen Kontamination kommt. Der dafür erforderliche hygienische Standard ist bei den heute in den Krankenhäusern industrialisierter Länder zur Verfügung stehenden Aufbereitungsmethoden für Milchflaschen, Sauger und Zubehör mit Reinigungs- und Desinfektionsautomaten leicht zu erreichen. Probleme kann allerdings die Pulvernahrung selbst bereiten, weil sie nicht steril ist, in der Regel aber nur sehr geringe Keimzahlen aerober Sporenbildner enthält. Ist Pulvernahrung jedoch mit pathogenen Erregern, wie z.B. Enterobacteriaceae, auch nur in sehr geringer Keimzahl kontaminiert, kann dies zu einem Infektionsproblem für die Kinder werden. Dies gilt insbesondere dann, wenn die Nahrung nach der Zubereitung mehrere Stunden bei Zimmertemperatur aufbewahrt wird. Die ursprünglich niedrige Keimzahl kann dann sprunghaft ansteigen.

Anwärmen von Milchflaschen. Eine schnelle und hygienisch sichere Erwärmung von Milchflaschen ist sehr wichtig und kann auf verschiedene Weise geschehen.

Das Anwärmen im Wasserbad nimmt relativ viel Zeit in Anspruch und ist schon deshalb nicht empfehlenswert. Darüber hinaus aber stellt Wasser ein potentielles Erregerreservoir dar, weil durch die hohen Temperaturen das Wachstum von Wasserkeimen (auch von Pseudomonaden, die nicht selten im Leitungswasser nachweisbar sind und die zu einer Kontamination der Milchflaschen führen können) gefördert wird. Wenn solche Geräte doch noch verwendet werden, ist es erforderlich, das Wasser alle 12 h zu wechseln und das Gerät innen und außen jeweils gründlich zu reinigen.

Auch das Anwärmen mit Heißluft ist eine zeitaufwendige Methode (ca. 15–20 min). Die Methode ist jedoch hygienisch unproblematisch. Weitere Nachteile sind ein erhöhter Geräuschpegel bei einigen Geräten und ein hoher Energieverbrauch.

Die Zeit bis zur Erwärmung der Milchflaschen ist in einem elektrischen Flaschenwärmgerät mit ca. 30 min wiederum relativ lang – diese Geräte laufen daher meist im 24-h-Dauerbetrieb, und die Energiekosten sind somit im Gegensatz zum Heißluftgerät erheblich erhöht. Aus hygienischer Sicht ist von Bedeutung, daß sich das Gerät nicht gut reinigen läßt, weil sich der Heizblock nicht herausnehmen läßt und die Vertiefungen für die Flaschen sehr eng sind. Schließlich sind die Anschaffungskosten sehr hoch.

Das Anwärmen von Milchflaschen im Mikrowellenherd ist schnell, einfach und hygienisch einwandfrei. Die Zeit bis zum Erreichen der gewünschten Milchtemperatur ist sehr kurz (ca. 45 s), aber die Flasche selbst kann noch kalt sein. Außerdem muß man bedenken, daß die Milch nicht überall gleichmäßig erwärmt ist, so daß „heiße Inseln“ vorkommen können. Man muß also die Flaschen nach der Entnahme aus dem Gerät gut durchschütteln und die Milchtemperatur am besten mit einem Tropfen am Handgelenk überprüfen.

Besucher. Eltern sollten sich vor Betreten der Intensivstation Hände und Unterarme waschen, gut abtrocknen und anschließend desinfizieren. Sie können dann in ihrer Privatkleidung auf die Station zu ihrem Kind gehen. Einen Schutzkittel müssen sie nur dann überziehen, wenn sie ihr Kind auf den Arm nehmen wollen. Handelt es sich aber um ein Kind, das im Inkubator bleiben muß, bekommen die Eltern keinen Kittel, sondern können mit ihren zuvor gesäuberten und desinfizierten Händen und Unterarmen durch die Öffnungen des Inkubators direkten Kontakt mit dem Kind aufnehmen. Man muß den Eltern erklären, daß sie außer dem eigenen keine anderen Kinder berühren dürfen.

Wenn die Eltern z.B. eine respiratorische Infektion haben und den dringenden Wunsch äußern, ihr Kind zu besuchen, bevor die Infektion ausgeheilt ist, muß man ihnen die potentielle Infektionsgefahr für ihr Kind und die besondere Bedeutung der Händehygiene erklären. Liegt das Kind im Inkubator und darf nicht herausgenommen werden, sind außer der gründlichen Händedesinfektion keine weiteren Maßnahmen erforderlich. Man muß allerdings die Eltern darauf hinweisen, daß sie auf der Station möglichst wenig berühren und sich nach jedem Niesen oder Naseputzen die Hände waschen oder desinfizieren. Kann das Kind jedoch auf den Arm genommen werden, sollten Eltern mit Erkältungen eine Maske anlegen, um das Kind vor dem Kontakt mit respiratorischem Sekret zu schützen. Eltern mit eitrigen Infektionen der Haut sollten die Intensivstation nicht betreten. Nur in Ausnahmefällen und bei sehr kleinen Infektionsherden, z.B. an den Händen, kann man zuverlässigen Eltern erlauben, die Intensivstation zu betreten, indem man sie beispielsweise über den gut schließenden Verband Einmalhandschuhe anziehen läßt. Eltern mit Herpes labialis müssen darauf hingewiesen werden, daß sie mit ihrem Kind nicht schmusen dürfen. Außerdem sollten auch sie einen Mundschutz tragen, wenn sie das Kind auf dem Arm halten können.

Auch Geschwister können zu Besuchen auf Intensivstationen mitgenommen werden, im Gegensatz zu ihren Eltern allerdings mit der Einschränkung, daß sie keine Infektionen haben dürfen. Um dies sicher abzuklären, müssen die Eltern vom zuständigen Stationsarzt oder einer Pflegekraft nach Krankheitssymptomen, die auf eine Infektion hinweisen können, gefragt werden. Darüber hinaus ist es wichtig, zu klären, ob ein Kontakt mit einem an einer typischen infektiösen Kinderkrankheit erkrankten Kind stattgefunden hat und ob deshalb mit einer Infektiosität des Geschwisterkindes gerechnet werden muß. Ein Beispiel wäre der Kontakt mit Windpocken, wenn noch keine Immunität besteht. Außerdem muß sichergestellt sein, daß die Eltern gut auf das Geschwisterkind aufpassen und es in ihrer Nähe behalten. Auch dem Geschwisterkind müssen vor und nach dem Kontakt mit dem kranken Kind die Hände gewaschen und desinfiziert werden.

Routinemäßige mikrobiologische Überwachung von Neugeborenen und Umgebungsuntersuchungen. Häufig wird bei Neugeborenen auf Intensivstationen routinemäßig (z.B. alle 2 Tage oder einmal wöchentlich) die mikrobielle Besiedlung an verschiedenen Körperstellen durch Untersuchung von z.B. Ohr, Nase, Augen, Rektum, Nabel, respiratorischem Sekret (bei endotrachealer Intubation) und/oder Urin überprüft, um durch diese Ergebnisse bei Verdacht auf eine Infektion frühzeitig Hinweise auf ein möglicherweise wirksames Antibiotikum zu haben. Es konnte jedoch gezeigt werden, daß solche aufwendigen und damit auch teuren Untersuchungen ineffektiv sind, d.h. keinen Einfluß auf die Krankenhausinfektionsrate haben.

Schutzkittel. Das Tragen besonderer Schutzkittel in der Routinepflege Neugeborener ist eine traditionelle Maßnahme, deren Effektivität auch auf Intensivstationen nicht belegt ist. Schutzkittel, die über der normalen Arbeitskleidung, also auf einer Intensivstation über der Bereichskleidung, getragen werden, sollten deshalb nur bei direktem Kontakt mit dem Kind verwendet werden. Dies gilt auch für Neugeborene mit Infektionen, bei denen ein zusätzlicher Schutzkittel nur dann einen Sinn hat, wenn es bei direktem Kontakt mit dem infizierten Kind zu einer Kontamination der Arbeitskleidung des Personals kommen kann. Beispielsweise konnte gezeigt werden, daß durch das Tragen von Schutzkitteln (und von Handschuhen) die Häufigkeit nosokomialer RSV-Infektionen erheblich reduziert wurde.

Das routinemäßige Anziehen eines Schutzkittels beim Betreten oder Verlassen der Intensivstation hat weder einen

Einfluß auf das hygienische Verhalten des Personals noch auf die Krankenhausinfektionsrate.

Bettwäsche, Kinderkleidung, Windeln. Weder Bettwäsche noch Kinderkleidung stellt bei üblichen Waschverfahren ein Infektionsrisiko für pädiatrische Intensivpatienten dar, weil man nur Keime der Hautflora in sehr geringer Keimzahl nachweisen kann. Deshalb ist es nicht erforderlich, die Wäsche zu sterilisieren (autoklavieren). Felle müssen waschbar sein. Aus Gründen der Kostenersparnis und des Umweltschutzes möchten manche pädiatrischen Intensivstationen anstelle von Einmalwindeln wiederverwendbare Stoffwindeln einsetzen. Obwohl damit kein konkretes Infektionsrisiko verbunden ist, muß man berücksichtigen, daß offenbar bei Verwendung von Stoffwindeln die Umgebungskontamination beim Windelwechseln größer ist als bei Verwendung von Einmalwindeln, so daß z.B. bei Rotavirus-Infektionen oder bei Epidemien, z.B. verursacht durch Salmonellen, Einmalwindeln verwendet werden sollten.

95.4 Infektionsprophylaxe in Gemeinschaftseinrichtungen

Kinder in Gemeinschaftseinrichtungen haben ein höheres Infektionsrisiko als Kinder, die zu Hause betreut werden. Dies gilt überwiegend für Kinder unter 3 Jahren. In bezug auf die Infektionskontrolle unterscheiden sich Gemeinschaftseinrichtungen von Krankenhäusern, in einigen Punkten gibt es jedoch Gemeinsamkeiten:

- Je jünger die Kinder sind, desto infektionsanfälliger sind sie. Sie sind bei einfachen Aktivitäten wie Essen und Trinken oder bei der persönlichen Hygiene auf Hilfe durch die Betreuungspersonen angewiesen, die Infektionen von Kind zu Kind übertragen können und ihrerseits selbst einem Infektionsrisiko ausgesetzt sind.
- Kinder neigen dazu, ihre Umgebung mit den Händen oder dem Mund zu erkunden. Dadurch entstehen vielfältige Verbreitungsmöglichkeiten von Körperflüssigkeiten wie Fäzes, Speichel, Nasensekret und Urin. Daher spielt die unbelebte Umgebung als Reservoir von Krankheitserregern eine größere Rolle. So konnten z.B. Rotaviren oder Zytomegalieviren bei Umgebungsuntersuchungen in Kindertagesstätten nachgewiesen werden.

Ausschluß und Wiederzulassung erkrankter Kinder. Eines der schwierigsten Probleme in Kindergärten und Kindertagesstätten ist die Festlegung geeigneter Kriterien für den krankheitsbedingten Ausschluß eines Kindes. Neben dem Schutz der noch gesunden Kinder muß auch berücksichtigt werden, daß die Eltern der ausgeschlossenen Kinder wertvolle Arbeitszeit verlieren und dadurch nicht unerhebliche Kosten entstehen, die die Allgemeinheit zu tragen hat. Die folgende Übersicht soll lediglich einen Anhalt für den Ausschluß erkrankter bzw. infizierter Kinder geben, eine Rücksprache mit dem behandelnden Kinderarzt ist in jedem Fall erforderlich.

Bei den o.g. Kriterien ist berücksichtigt, daß bei Kindern leichte Verläufe häufig sind und daß Infektionen oft schon vor dem Auftreten von Symptomen übertragen werden. Viele Kinder müssen daher nicht ausgeschlossen werden, wenn sie leichtgradige Infektionen des Respirations- oder des Gastrointestinaltraktes haben. Kinder mit schwerer Symptomatik hingegen sollten nach Hause geschickt werden.

Zulassung in Gemeinschaftseinrichtungen nach Krankheit für erkrankte bzw. infizierte Kinder (nach den Empfehlungen des Robert Koch-Instituts 2001, Erkrankungen nach §34 IfSG)

- **Scharlach oder sonstige Streptococcus pyogenes-Infektionen:** 24 Stunden nach Beginn einer wirksamen antibiotischen Behandlung und nach Abklingen der Krankheitssymptome, ein schriftliches ärztliches Attest ist nicht erforderlich, unbehandelt gelten die Patienten bis zu drei Wochen als infektiös
- **Impetigo contagiosa:** 24 Stunden nach Beginn einer Antibiotikabehandlung, ansonsten nach klinischer Abheilung der befallenen Hautareale, ein schriftliches ärztliches Attest ist nicht erforderlich
- **Varizellen:** Bei unkompliziertem Verlauf 7 Tage nach Auftreten der ersten Bläschen, ein schriftliches ärztliches Attest ist nicht erforderlich
- **Pertussis:** Frühestens 5 Tage nach Behandlungsbeginn mit Erythromycin, ohne Antbiotikatherapie bis 3 Wochen nach Erkrankungsbeginn, ein schriftliches ärztliches Attest ist nicht erforderlich
- **Parotitis epidemica:** Frühestens 9 Tage nach Beginn der Parotisschwellung, bis zum Abklingen der klinischen Symptome
- **Haemophilus-influenzae-Typ b-Meningitis:** 24 h nach Beginn einer antibiotischen Therapie entsprechend dem Ergebnis der antimikrobiellen Testung und bis zum Abklingen der klinischen Symptome, ein schriftliches ärztliches Attest ist nicht erforderlich
- **Meningokokken-Infektion:** Nach Abklingen der klinischen Symptome, Patienten sind bis 24 h nach Beginn einer antibiotischen Therapie als infektiös zu betrachten, ein schriftliches ärztliches Attest ist nicht erforderlich
- **Diphterie:** Wenn in drei Abstrichen keine toxinbildenden Diphteriebakterien mehr nachgewiesen wurden, eine ärztliche Bescheinigung ist erforderlich
- **Pediculosis capitis (Kopflausbefall):** Nach erfolgreicher Behandlung, ein schriftliches ärztliches Attest ist bei wiederholtem Befall erforderlich
- **Scabies (Krätze):** Nach Behandlung und klinischer Abheilung der befallenen Hautareale; ein schriftliches ärztliches Attest ist erforderlich

Personal. Jede Betreuungsperson in Einrichtungen der Pädiatrie, in Gemeinschaftseinrichtungen für das Vorschulalter und Kinderheimen sollte sich vor Aufnahme ihrer Tätigkeit einer betriebsärztlichen Untersuchung unterziehen. Dabei sollte der Impfstatus erhoben werden. Gegen folgende Krankheiten sollte Immunität bestehen, entweder durch Impfung oder infolge durchgemachter Infektion: Tetanus, Diphtherie, Masern, Mumps, Röteln, Poliomyelitis.

In bestimmten Fällen sollte auch eine Impfung gegen Influenza, Pneumokokken oder Hepatitis B empfohlen werden. Mit weiblichen Betreuungspersonen sollte das Risiko einer Infektion mit CMV, Parvovirus B19 und Varizellen im Falle einer Schwangerschaft besprochen werden. Die Seroprävalenz von Antikörpern gegen Hepatitis-A-Virus ist bei Betreuungspersonen gegenüber der Gesamtbevölkerung nicht wesentlich erhöht. Eine Impfung von Betreuungspersonen in pädagogischen Einrichtungen, Kindertagestätten, Kinderheimen u.a. wird aber von der STIKO empfohlen.

Infektionen des Respirationstraktes, Meningokokken-Meningitis. Kinder mit geringen Symptomen einer viralen Infektion des oberen Respirationstraktes wie Rhinitis, Husten, Pharyngitis oder Otitis media können in der Gemeinschaftseinrichtung weiter betreut werden. Ein Ausschluß dieser Kinder hat wahrscheinlich keinen Einfluß auf die Inzidenz dieser Krankheiten. Diese kann durch häufiges Händewaschen der Kinder verringert werden. Ein Ausschluß sollte jedoch dann erfolgen, wenn ein spezifischer Erreger nachgewiesen wird, der eine Isolierung nahelegt (z.B. A-Streptokokken, Salmonellen), oder das Kind in seinem Befinden derart eingeschränkt ist, daß es an den üblichen Aktivitäten nicht mehr teilnehmen kann.

Übertragungen von H. influenzae Typ b sind zwischen ungeimpften Kindern leicht möglich. Jüngere Kinder sind empfänglicher als ältere. Infektionsquelle kann auch ein asymptomatischer Träger sein. Bei Auftreten von invasiven Infektionen wie Epiglottitis, Meningitis oder Pneumonie muß der Impfstatus aller exponierten Kinder erhoben werden. Nicht immunisierte Kinder müssen geimpft werden. Die Impfung reduziert nicht nur Krankheiten, sondern verhindert auch Übertragungen durch asymptomatische Träger. In einer Ausbruchssituation, d.h. bei Auftreten von 2 oder mehr invasiven Krankheiten, ist eine Postexpositionsprophylaxe mit Rifampicin angezeigt. Bei einem einzelnen Fall kann keine eindeutige Empfehlung gegeben werden: Man muß die Probleme, die eine Prophylaxe mit Rifampicin mit sich bringt gegen die im Vergleich zu Haushaltskontakten etwas geringere Infektionsgefahr im Kindergarten abwägen. Eine Prophylaxe ist sinnvoll, wenn in der Gemeinschaftseinrichtung Kinder unter 2 Jahren betreut werden.

Neisseria meningitidis. Bei Auftreten einer Meningokokken-Infektion (s. auch 98.4) sollten alle engen Kontaktpersonen eine Prophylaxe mit Ciprofloxacin (Erwachsene), Rifampicin oder Ceftriaxon erhalten. Der derzeit verfügbare Impfstoff schützt nicht gegen Meningokokken der Serogruppe B.

Gastroenteritis. Ausführliche Erläuterungen zur Gastroenteritis finden sich unter 98.10, 98.11, 98.13 und 98.14.

Die häufigsten Bakterien bei Ausbrüchen in Gemeinschaftseinrichtungen sind Salmonellen, bestimmte Staphylokokkenstämme, Yersinien und Capylobacter, bei den Viren sind es in erster Linie Rota-, Astro-, Adeno- und Norwalkviren. Das größte Risiko ist bei kleinen Kindern gegeben, die noch nicht kontinent sind. Die Übertragung erfolgt entweder von Person zu Person oder indirekt über Spielzeug, Flächen oder Nahrung. Letztere kann besonders dann kontaminiert werden, wenn Personal, das Windeln wechselt, auch bei der Nahrungszubereitung eingesetzt wird. Die wirksamste Kontrollmaßnahme ist häufiges Händewaschen kombiniert mit regelmäßiger Schulung des Personals. Ein Kind mit akut aufgetretener Diarrhöe sollte sofort von den anderen getrennt werden, bis es abgeholt werden kann. Vor der Wiederzulassung müssen die Durchfälle sistieren. Bei Infektionen mit Shigellen und E. coli O157:H7 dürfen vor der Wiederzulassung die Erreger im Stuhl nicht mehr nachweisbar sein (3 negative Stuhlproben), ein ärztliches Attest ist erforderlich. Kinder, die das sechste Lebensjahr noch nicht vollendet haben und an infektiöser Gastroenteritis erkrankt oder dessen verdächtigt sind, dürfen nach dem neuen Infektionsschutz-Gesetz die Gemeinschaftseinrichtung erst nach ärztlichem Urteil wieder besuchen.

Bei Salmonellengastroenteritis ist die Rückkehr in die Gemeinschaftseinrichtung nach Sistieren des Durchfalls möglich, auch wenn noch asymptomatisch Salmonellen ausgeschieden werden. Die Ausscheidungsdauer beträgt oft einige Monate; die Quarantäne, die auf positiven Stuhlkulturen basiert, hat unverhältnismäßig hohe soziale Konsequenzen. Separate Toiletten in der Gemeinschaftseinrichtung sind nicht erforderlich. Die Kindergärtnerin muß jedoch auf eine korrekte Händehygiene des Kindes insbesondere nach Toilettenbenutzung achten. Das Kind darf sich auch nicht an der gemeinsamen Zubereitung von Speisen beteiligen.

Hepatitis A. Gemeinschaftseinrichtungen stellen eine mögliche Quelle für die Ausbreitung von Hepatitis A (vgl. auch 118.1) dar. Eine Besonderheit dieser Infektion besteht darin, daß symptomatische Krankheiten in der Regel nicht bei den meist asymptomatischen Kindern, sondern bei ihren erwachsenen Kontaktpersonen auffallen. Ikterische Kinder sollten wie oben bei der Diarrhöe beschrieben behandelt werden. Bei Krankheitsverdacht sollte großzügig eine IgM-Antikörpertestung erfolgen. Dies gilt auch für Personal und Haushaltskontakte.

Bei Auftreten von Hepatitis A in Gemeinschaftseinrichtungen mit Kindern über 2 Jahren (bzw. kontinenten Kindern) sollten alle nicht geimpften Betreuungspersonen, die Kontakt zum Indexpatienten hatten, sowie die Kinder im selben Raum passiv mit Immunglobulinen immunisiert werden.

In Gemeinschaftseinrichtungen mit Wickelkindern sollten alle Betreuungspersonen und Kinder bei Auftreten eines Falles in der Gemeinschaftseinrichtung oder bei Auftreten von Hepatitis A bei Haushaltskontakten von mindestens 2 Kindern Immunglobuline erhalten. Während 6 Wochen nach dem Auftreten des letzten Falles sollten neu hinzukommende Betreuungspersonen oder Kinder ebenfalls eine Immunprophylaxe erhalten.

Bis zwei Wochen nach Auftreten der ersten Syptome bzw. eine Woche nach Auftreten des Ikterus bzw. bis die Immunglobulingaben erfolgt sind, sollten Kinder und Erwachsene mit akuter Hepatitis A vom Besuch der Gemeinschaftseinrichtung ausgeschlossen werden. In Schulen dagegen ist das Übertragungsrisiko gering, und eine Prophylaxe ist nicht generell indiziert. Lediglich nach engem Körperkontakt können Immunglobuline erforderlich sein.

Hepatitis B. Mit Hepatitis-B-Virus (HBV) chronisch infizierte Kinder (s. auch 123.1) können in den Kindergarten aufgenommen werden, wenn sie keine Verhaltensauffälligkeiten zeigen und keine zusätzlichen Krankheiten haben, die das Übertragungsrisiko erhöhen könnten. Dazu gehören Aggressivität, Dermatitis, Gerinnungsstörungen oder sonstige Hautläsionen, die nicht vollständig bedeckbar sind. Die Betreuungsperson sollte über den Trägerstatus des Kindes informiert sein, wobei die Vertraulichkeit dieser Information gegenüber allen, die sie nicht zur Wahrung der Gesundheit des betreffenden Kindes oder anderer benötigen, gewahrt bleiben muß. Sollte ein ungeimpftes Kind oder eine Betreuungsperson gebissen werden oder anderweitig einem Infektionsrisiko ausgesetzt gewesen sein, muß umgehend die Notwendigkeit einer Postexpositionsprophylaxe überprüft werden. Da häufig auch bislang undiagnostizierte HBV-Infizierte in den Kindergarten aufgenommen werden, müssen alle Betreuungspersonen bezüglich Hygienemaßnahmen zur Verhütung der Exposition mit Blut oder Körperflüssigkeiten geschult werden. Seit 1995 ist die Hepatits-B-Impfung der Säuglinge, Kinder und Jugendlichen in den Kalender der Empfohlenen Impfungen der STIKO aufgenommen.

HIV. Zur HIV-Infektion s. auch Kap. 78.
Bisher ist noch keine HIV-Übertragung in Gemeinschaftseinrichtungen beschrieben worden. Daher ist es nicht erforderlich, ein HIV-infiziertes Kind in irgendeiner Form zu isolieren. Auf der anderen Seite muß das Kind selbst entsprechend seiner aktuellen Immunkompetenz vor Infektionen geschützt werden.

Da man immer damit rechnen muß, daß Kinder mit bisher unerkannter HIV-Infektion die Gemeinschaftseinrichtung besuchen, müssen die hygienischen Basismaßnahmen beim Umgang mit verspritztem Blut oder möglicherweise bluthaltigen Sekreten bekannt sein.

Parvovirus B19. Die Infektion mit Parvovirus B19 (s. 98.14) verläuft bei ca 20 % der Infizierten asymptomatisch. Das Erythema infectiosum, die häufigste Manifestation, tritt hauptsächlich bei Kindern auf. Der Ausschluß infizierter Personen von Gemeinschaftseinrichtungen ist weitgehend wirkungslos, da das Virus bei Auftreten des Exanthems bereits kaum noch im respiratorischen Sekret nachweisbar ist. Die Wahrscheinlichkeit, daß während eines Ausbruchs mit Parvovirus B19 bei einer schwangeren Betreuungsperson eine Schädigung des Föten eintritt, liegt unter 1%. Ein grundsätzlicher Ausschluß Schwangerer von der Arbeit im Kindergarten wegen des Risikos dieser Infektion ist daher nicht sinnvoll.

Literatur

Centers for Disease Control and Prevention (1997) National Nosocomial Infections Surveillance (NNIS) Report. Data summary from October 1986–April 1997. Am J Infect Control 25: 477–487
Centers for Disease Control and Prevention (2000) National Nosocomial Infections Surveillance (NNIS) Report, Data Summary from January 1992-April 2000. Am J Infect Control 28: 429–448
Drews MB, Ludwig AC, Leititis JU, Daschner FD (1995) Low birth weight and nosocomial infection of neonates in a neonatal intensive care unit. J Hosp Infect 30:65–72
Kappstein I (1997) Prävention von Infektionen in der Pädiatrie. In: Daschner F (Hrsg) Praktische Krankenhaushygiene und Umweltschutz, 2. Aufl. Springer, Berlin Heidelberg New York Tokyo, S 469–485
Leclair JM, Freeman J, Sullivan BF, Crowley CM, Goldman DA (1987) Prevention of nosocomial respiratory syncytial virus infections through compliance with glove and gown isolation precautions. N Engl J Med 317: 329–334
Levy J (1997) The pediatric patient. In: Wenzel RP (ed) Prevention and control of nosocomial infections, 3rd edn. Williams & Wilkins, Baltimore, pp 1039–1058
Mayhall CG (1997) Hospital epidemiology and infection control. Williams & Wilkins, Baltimore, pp 485–564
Raap D (1998) Nosokomiale Infektionen in der Pädiatrie. Dissertation aus der Universitätskinderklinik, Albert-Ludwigs-Universität Freiburg
Richards MJ, Edwards JR, Culver DH, Gaynes RP; and NNIS (1999) Nosocomial Infections in Pediatric Intensive Care Units in the United States. Pediatrics 103: e39
Simon A, Bindl L, Kramer MH (2000) Surveillance nosokomialer Infektionen: Prospektive gezielte Erfassung von nosokomialen Infektionen auf einer pädiatrischen Intensivstation. Klin Pädiatr 212:2–9
Waggoner-Fountain LA, Donowitz LG (1997) Infection in the newborn. In: Wenzel RP (ed) Prevention and control of nosocomial infections, 3rd edn. Williams & Wilkins, Baltimore, pp 1020–1038

96 Sepsis

M. Hufnagel, H.-J. Schmitt

Definition. In den verschiedenen Sprachen des internationalen Schrifttums gibt es eine Reihe von Begriffen für den in der deutschen Sprache verwendeten Ausdruck „Sepsis". Im folgenden sollen deshalb zunächst einige Begriffe erklärt werden.

„Infektion" ist die pathologisch-anatomische und pathophysiologische Reaktion des Gewebes und des Organismus auf Noxen ganz unterschiedlicher Art. Dies können Mikroorganismen sein, aber auch chemische Gifte, Hitze, Kälte und Traumen. Nach dieser Definition kann bei einer Meningitis ein Liquor niemals infiziert sein, sondern die Meningen und der Organismus reagieren mit einer Infektion. „Sepsis" ist ein Unterbegriff der Infektion. Es ist eine systemische entzündliche Reaktion auf Bakterien, Rickettsien, Viren, Pilze und Parasiten. Bei der Sepsis ist die Reaktion des Organismus so heftig, daß es zu Temperaturerhöhungen, Tachykardie, Tachypnoe, Hypotension und disseminierter intravasaler Gerinnung kommen kann. Persistiert eine arterielle Hypotension trotz adäquater Flüssigkeitstherapie, liegt ein „septischer Schock" vor. Hierdurch werden lebenswichtige Organe wie Leber, Niere, Herz, Lunge und Gehirn betroffen, so daß man von einem Multiorganversagen spricht.

„Bakteriämie" ist ein Ereignis, bei dem lebensfähige Bakterien im Blut nachgewiesen werden. Dies tritt regelmäßig nach dem Zähneputzen auf und wird stumm vom Organismus bewältigt. Nur bei Immundefekten und einer großen Menge von Bakterien mit hoher Virulenz reagiert der Organismus mit einer Infektion. Der Nachweis einer Bakteriämie bei Sepsis ist wünschenswert, doch sind Blutkulturen nur in weniger als der Hälfte der Sepsisfälle positiv. Die Diagnose Sepsis ist also primär eine klinische Diagnose.

Epidemiologie. Die Sepsis bei Kindern zeigt einen Altersgipfel in der Neugeborenenperiode und einen im frühen Kindesalter. Populationsbezogene Zahlen zur Inzidenz existieren nicht, jedoch haben die absoluten Zahlen in den letzten 15 Jahren aufgrund einer großen Anzahl von immunsupprimierten Patienten zugenommen. Auf Kinderintensivstationen wird 1/4 der Patienten wegen einer Sepsis behandelt, 20% davon sind nosokomiale Infektionen. Neben den in Tabelle 96.1 aufgeführten Risikofaktoren spielen für die Entwicklung der Sepsis noch Unterernährung, chronische Krankheiten, Traumen, Verbrennungen, vorausgegangene Virusinfektionen und lang andauernde Krankenhausaufenthalte eine Rolle. Der septische Schock wird in bis zu 25% der Fälle beobachtet. Durch Einführung der Hib-Impfung hat sich das Erregerspektrum der bakteriellen Sepsis gewandelt. Dafür nehmen Sepsisfälle mit Enterobacteriaceae, Koagulase-negativen Staphylokokken, Enterokokken und Pilzen zu.

Ätiologie. Das Erregerspektrum der Sepsis ist abhängig vom Alter. Bei der Sepsis des Neugeborenen findet man andere Keime als bei der Sepsis des Säuglings und des Kleinkindes. In Mitteleuropa sind bei gesunden Kindern die häufigsten Sepsiserreger Pneumokokken, A-Streptokokken, Meningokokken, Staphylokokkus aureus, Haemophilus influenzae, Salmonella spp. und Mykoplasmen. Tropenspezifische Sepsiserreger sind Salmonella typhi, Yersinia pestis und Burgholderia pseudomallei.

Bei Vorliegen einer Grundkrankheit wandelt sich das Erregerspektrum. In Tabelle 96.1 sind einige Krankheiten und Situationen aufgeführt, bei denen das Immunsystem endogen und exogen beeinträchtigt ist und bei denen es leichter zu einer Sepsis kommen kann. Polymikrobielle Septikämien treten bei Hochrisikopatienten (Malignom, Neutropenie, Erkrankungen des Gastrointestinaltraktes, zentrale Venenkatheter) auf.

Pathogenese. Die Pathogenese der Sepsis hängt von der Virulenz des Mikroorganismus, dem Immunstatus des Wirtes und der Anwesenheit weiterer Risikofaktoren ab. Die Pathogenese der Sepsis ist am besten bei gramnegativen und -positiven Keimen untersucht und stellt ein Modell dar (Abb. 96.1). Neuere Erkenntnisse deuten darauf hin, daß die Pathogenese der grampositiven Sepsis signifikant unterschiedlich zur gramnegativen Sepsis ist. Exotoxine von grampositiven Erregern können als Superantigene agieren und die Freisetzung proinflammatorischer Mediatoren durch T-Lymphozyten und Monozyten/Makrophagen auslösen. Nichtmethylierte CpG-Abschnitte der bakteriellen DNA induzieren ebenfalls direkt eine Sekretion proinflammatorischer Mediatoren, außerdem können B-Zellen direkt stimuliert werden.

Am Anfang steht die – wenig verstandene – Gewebeinvasion, die zu einer Bakteriämie führt. Verschiedene Bestandteile der Bakterienzellmembran, die bei der Abwehr durch das Immunsystem freigesetzt werden, wirken als Auslöser der Sepsiskaskade. Bei gramnegativen Erregern ist dies das Lipopolysaccharid (LPS oder Endotoxin), bei grampositiven Erregern ein Lipoteichonsäure-Peptidoglykan-Komplex. Am Beispiel des LPS sollen die weiteren Reaktionsschritte erläutert werden.

Das LPS bindet an ein in der Leber gebildetes Serumprotein, das LPS-bindende Protein (LBP), der LPS-LBP-Komplex bindet über CD14-Rezeptoren an die Zielzelle, in erster Linie Monozyten/Makrophagen (MØ), aber auch an Endothelzellen, polymorphkernige neutrophile Granulozyten und andere Zellen. Als essentielle Corezeptoren auf MØ fungieren sog. Toll-like-Rezeptoren (TLR). TLR4 bindet LPS, während Peptidoglykan TLR2 und bakterielle DNA TLR9 als Corezeptoren benutzen. Daneben spielen weitere „pattern recognition molecules" der unspezifischen Immunantwort (z.B. Mannose-bindende Proteine, alternatives Komplementsystem) eine Rolle in der Initiierung der Sepsiskas-

Tabelle 96.1. Erregerspektrum der Sepsis bei Risikofaktoren

Risikofaktoren	Erreger
Neutropenie	Escherichia coli, Klebsiella pneumoniae, Pseudomonas aeruginosa, Acinetobacter spp., Enterobacter spp., Serratia marcescens, Aeromonas hydrophila, Staphylococcus aureus, Staphylococcus epidermidis, Corynebacterium spp., α-hämolytische Streptokokken, Candida spp., Aspergillus spp., Trichosporon spp., Fusarium, Alternaria, Pseudoallescheria
Phagozytendefekt	Staphylococcus aureus, Streptokokken spp., Serratia marcescens, Escherichia coli, Burkholderia cepacia, Salmonella spp.
T-Zelldefekte	Listeria monocytogenes, Mycobacterium tuberculosae, nichttuberkulöse Mykobakterien, Salmonella spp., Cryptococcus neoformans, Histoplasma capsulatum, Coccidioides immitis, Zytomegalievirus, Herpes-simplex-Virus, Strongyloides stercoralis
Komplementdefekt	Streptococcus pneumoniae, Haemophilus influenzae, Neisseria meningitidis, Neisseria gonorrhoeae
Milzdefekt	Streptococcus pneumoniae, Haemophilus influenzae Typ b, Neisseria meningitidis
Venenkatheter	Staphylococcus aureus, Staphylococcus epidermidis, Corynebacterium spp., Candida spp.
Blasenkatheter	Escherichia coli, Enterokokken, Streptococcus saprophyticus
Peritonealkatheter	Staphylococcus aureus, Staphylococcus epidermidis, Pseudomonas aeruginosa
Verbrennungen	Pseudomonas aeruginosa, Staphylococcus epidermidis, Candida spp.
Hautinfektion	Streptococcus pyogenes, Staphylococcus aureus
Abdomineller Fokus	Enterobacteriaceae, Anaerobier
I.v.-Drogenabusus	Staphylococcus aureus, Streptokokken, Pseudomonas aeruginosa

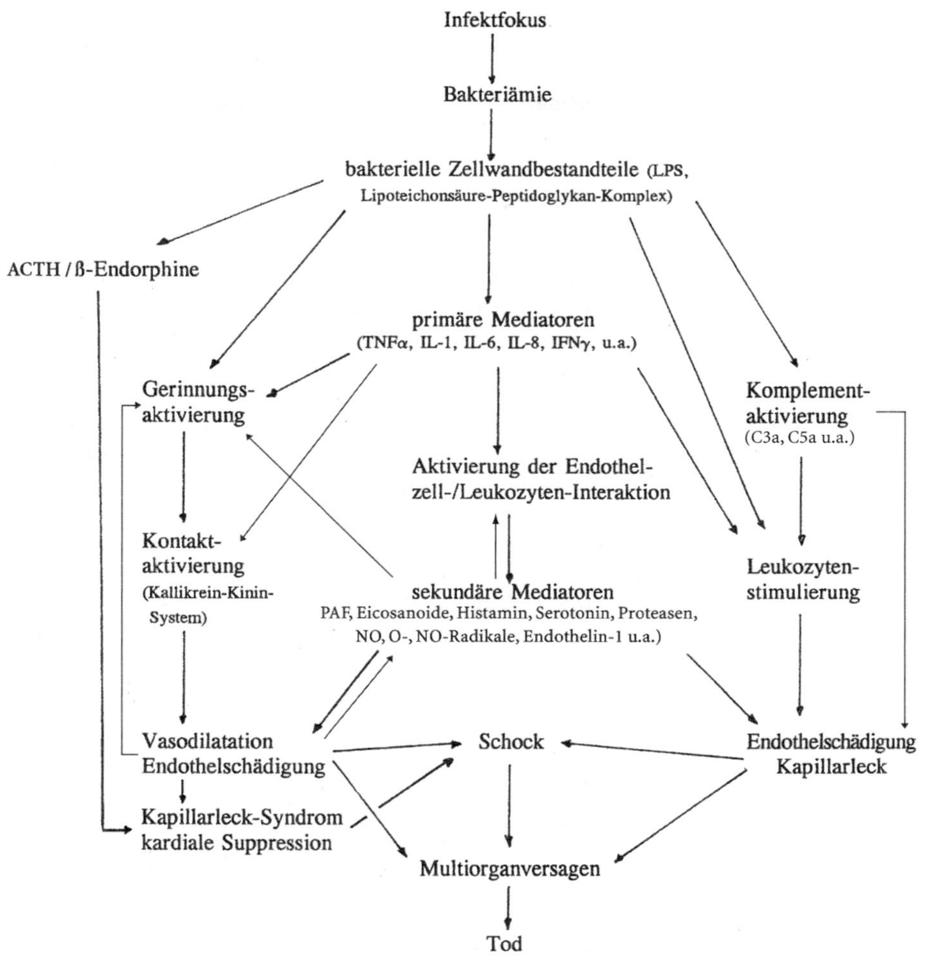

Abb. 96.1. Pathogenesemodell der Sepsis. (Mod. nach Sáez-Llorens u. Mc. Cracken 1993)

kade). Aktivierte MØ sezernieren primäre Mediatoren. Die wichtigsten Mediatoren sind proinflammatorische Zytokine, v.a. TNF-α, IL-1β, IL2, IL-6, IL8, IL-12 und IFN-γ. Der zentrale Mediator der Sepsis ist TNF-α. Zusammen mit IL-1β und IL-6 ist er direkt verantwortlich für eine Vielzahl von Symptomen wie Fieber, myokardiale Suppression, Kapillarleck, Gerinnungsaktivierung und Erhöhung der Akute-Phase-Proteine. Über eine vermehrte Expression von Adhäsionsmolekülen (Selektine, Chemokine, Integrine) auf Endothelzellen und Granulozyten wird die Adhärenz von Granulozyten an Endothelzellen gesteigert. Dies bewirkt eine Stimulierung der Granulozyten mit Degranulation und Freisetzung von Enzymen und Proteasen, die zu einer Endothelzellschädigung führt. Die Folge ist eine gesteigerte Gefäßpermeabilität mit Verlust von intravasaler Flüssigkeit in das Interstitium, ein sog. Kapillarlecksyndrom.

Die Stimulierung von Granulozyten wird über aktiviertes Komplement unterstützt. Die Interaktion von Endothelzellen mit Granulozyten bewirkt die Freisetzung einer Reihe sekundärer Mediatoren wie plättchenaktivierender Faktor (PAF), Leukotriene, Prostaglandine, Prostazyklin, Thromboxan, Histamin, Serotonin, Proteasen, freie Sauerstoff- und Stickstoffradikale. Vor allem über NO wird eine Vasodilatation der Blutgefäße vermittelt, die durch eine Kontaktaktivierung mit vermehrter Bradykininsekretion unterstützt wird. Die Kontaktaktivierung (Kallikrein-Kinin-System) wird über eine Aktivierung des Gerinnungsfaktors XII (Hageman-Faktor) induziert. Faktor XII ist auch das Startermolekül der Aktivierung der intrinsischen Gerinnungskaskade. Hauptursache für die aktivierte Gerinnung ist jedoch die Anstossung der extrinsischen Gerinnungskaskade über den durch Endotoxin aktivierten Tissue factor (TF). Die Aktivierung beider Gerinnungskaskaden führt zum klinischen Bild einer disseminierten intravasalen Gerinnung (disseminated intravasal coagulation, DIC). Die Bildung von Mikrothromben über die aktivierte Gerinnung wird durch den Verbrauch von Inhibitoren der Gerinnung wie Antithrombin III, Protein C, Protein S, C1-Esteraseinhibitor unterstützt. Das Auflösen der Mikrothromben verhindert eine Inhibition der Fibrinolyse über eine Stimulierung des Plasminogenaktivatorinhibitors (PAI). Der Verbrauch von Gerinnungsfaktoren und die Thrombozytopenie erklären die vermehrte Blutungsneigung im Rahmen der Sepsis. Zur Thrombozytopenie kommt es durch den Verbrauch der Blutplättchen in den Fibrinablagerungen, durch die Adhäsion an alterierten Endothelzellen und durch eine vermehrte Sequestrierung in Leber und Lunge. Die DIC mit Bildung und Ablagerung von Fibrinthromben in den Organen spielt zusätzlich zur Minderperfusion die wesentliche pathogenetische Rolle beim Multiorganversagen.

Das aktuelle pathogenetische Konzept der Sepsis geht davon aus, daß proinflammatorische Zytokine per se physiologische Reaktionen des Körpers als Antwort auf die Invasion von mikrobiellen Erregern triggern. Eine überschießende Produktion/Aktivierung von proinflammatorischen Zytokinen führt zum SIRS. Die systemische Reaktion wiederum setzt antiinflammatorische Zytokine/Mediatoren (z.B. IL-4, IL-10, IL-11, IL-13, Transforming Growth Faktor β, TNFα-Rezeptoren, IL-1-Rezeptorantagonisten) frei, die die proinflammatorische Antwort kompensieren und die systemische Antwort des Organismus beenden. Ein Überwiegen der antiinflammatorischen Antwort kann nach heutigem Modell zu einer Suppression der Immunantwort führen und die Sepsiskaskade unterhalten. Eine Balance zwischen proinflammatorischen Mediatoren und antiinflammatorischen Zytokinen führt zur Homöostase.

Der septische Schock ist ein distributiver Schock, eine Verteilungsstörung des Blutvolumens mit Zunahme des venösen Blutpools durch Vasodilatation im großen Kreislauf. Die Folge ist eine Störung der Mikrozirkulation mit verminderter Perfusion und verminderter O_2-Aufnahme bei gleichzeitig vermehrtem O_2-Bedarf. Zur Aufrechterhaltung der Gewebeoxygenierung reagiert der Körper über eine vermehrte Katecholaminsekretion mit einer Steigerung des Herzzeitvolumens. Diese hyperdyname Reaktion der Makrozirkulation kennzeichnet die frühe oder warme Phase des septischen Schocks. Kann das Herzzeitvolumen die Verteilungsstörung nicht mehr kompensieren, entsteht die sog. späte oder kalte Phase des septischen Schocks, die zu einem Multiorganversagen und evtl. zum Tod führt.

Klinische Symptome und Verlauf. Primäre Symptome der Sepsis sind Hyperthermie (>38 °C) oder Hypothermie (<36 °C), Schüttelfrost, Tachykardie und Tachypnoe. Septisches Fieber ist durch Fieberzacken bis 41 °C charakterisiert, zwischen Körperkerntemperatur (rektal) und peripherer Hauttemperatur ergibt sich häufig eine Differenz bis zu >3 °C. Im Gesicht imponiert ein Flush, die Haut ist initial warm und gut durchblutet. Mit zunehmender Zentralisation des Kreislaufs werden die Extremitäten kühl, die Mikrozirkulation ist gestört. Eine Zyanose zeigt sich häufig zuerst an den Ohren und an der Nasenspitze. Hautveränderungen erlauben gewisse Rückschlüsse auf mögliche Erreger: Petechien oder Purpura bei Meningokokken, Ecthyma gangraenosum bei Pseudomonas aeruginosa. ZNS-Symptome sind Unruhe, Verwirrtheit, Agitiertheit und Angst. Bei fortgeschrittener Sepsis werden die Patienten lethargisch und somnolent. Mit zunehmender Kreislaufinsuffizienz treten Zeichen der Organdysfunktion hinzu. Initiale lokale Symptome können auf einen möglichen Ausgangsfokus hinweisen.

Ein septischer Schock kann sich entweder fulminant innerhalb weniger Stunden entwickeln (Meningokokkensepsis oder toxisches Schocksyndrom), oder schleichend verlaufen (Candidasepsis). Die Prognose ist abhängig von Faktoren wie Lebensalter, Grundkrankheit, Art des Erregers, Infektionsherd, Ausmaß der Organbeteiligung und Zeitpunkt des Therapiebeginns. Jenseits des Neugeborenenalters verlaufen ca. 10% aller Sepsisfälle tödlich. Bei gramnegativen Bakterien erhöht sich die Rate auf 40–60%, da häufig immunsupprimierte Patienten erkranken. Ungünstige Prognosefaktoren sind aterielle Hypotension Koma (und andere Schocksymptome) Hypothermie, Thrombozytopenie (<100 000/μl), Leukozytopenie (<5000/μl), intravasale Gerinnung, eingeschränkte Myokardfunktionen, erniedrigte AT-III-Spiegel, erniedrigte Fibrinogenspiegel und erhöhte Laktat-, Prokalzitonin-, IL-6, IL-8, IL-10- und TNFα-Spiegel. Genetische Faktoren (z.B. Polymorphismen in den TNFα-, IL-1β-, IL-1-Rezeptorantagonist- und Plasminogen-Aktivatorinhibitor-1-Genen) beeinflussen ebenfalls die Prognose der Sepsis.

Diagnose. Bei der Sepsis sind die unspezifischen Entzündungsparameter BSG, CRP und Leukozyten erhöht. Eine Differenzierung zeigt vermehrt unreife Vorstufen (>10%), das Verhältnis unreifer Vorstufen zu reifen Leukozyten (sog. I:T-Quotient) ist über 0,2 erhöht. Die Leukozyten können toxische Granulationen, Vakuolen und Döhle-Einschlußkörperchen aufweisen. Im Verlauf entwickelt sich häufig eine Leukopenie (<4000/μl), die, wenn sie initial besteht, auf einen schweren Verlauf hinweist. Der beste Marker, eine bakterielle Sepsis von anderen Ursachen eines SIRS zu unterschieden, ist der Nachweis eines erhöhten Procalcitonin-Spiegels. Die Frühphase einer Sepsis wird am zuverlässigsten durch erhöhte Zytokine-Titer (z.B. IL-6, IL-8) erfaßt.Thrombozyten sind sehr häufig vermindert. Bei aktivierter Gerinnung sind die Gerinnungsparameter wie folgt verändert: Quick ↓, PTT ↑, Fibrinogen ↑, Thrombinzeit ↑, AT III ↓, Fibrinmonomere ↑, Thrombin-Antithrombin-III-Komplex (TAT) ↑, Fibrin(ogen)spaltprodukte ↑, D-Dimere ↑. Folgende klinisch-chemische Paramter können verändert sein und weisen auf Organdysfunktionen hin, sie dienen daher in erster Linie der Verlaufskontrolle: GOT, GPT, γ-GT, Bilirubin gesamt und direkt, Kreatinin und Harnstoff. Durch häufige Elektrolytkontrollen muß rechtzeitig eine Hyponatriämie, Hypokaliämie, Hypokalzämie, Hypomagnesiämie, Hypo- oder Hyperglykämie erfaßt werden. Die Blutgasanalyse weist anfangs eine kompensierte respiratorische Alkalose bei Tachypnoe auf, im Verlauf entwickelt sich aufgrund der Gewebehypoxie eine metabolische Acidose mit Laktaterhöhung. Bei respiratorischer Verschlechterung besteht eine kombinierte Acidose.

Bildgebende Verfahren dienen primär dem Nachweis von Infektionsherden und zur Beurteilung einer Organdysfunktion.

Zur Erfassung der Ätiologie gehört der Erregernachweis in entsprechenden Kulturen. Wenn es der Zustand des Patienten erlaubt, sollten immer mehrere Blutkulturen abgenommen werden, bei Patienten mit zentralem Venenkatheter sowohl aus dem Katheter als auch aus peripheren Venen. Entscheidend ist die Entnahme eines ausreichenden Blutvolumens. Blutkulturen für Anaerobier sind nur bei konkretem Verdacht auf Beteiligung von Anaerobiern sinnvoll. In der Mehrzahl der Fälle bleiben Blutkulturen negativ. Bei entsprechendem Verdacht sollten auch Kulturen von Liquor, Pleura, Aszites, Urin, Trachealsekret und Abstriche von Wunden und Drainagen entnommen werden.

Therapie. Zur kausalen Therapie der Sepsis gehört der frühzeitige Einsatz von Antibiotika, nachdem zuvor entsprechende Kulturen gewonnen wurden. Die Auswahl der Substanzen erfolgt initial empirisch und wird später je nach isoliertem Erreger und Antibiogramm modifiziert. Bei der empirischen Auswahl spielen Faktoren wie Alter des Patienten, Immunstatus, nosokomial erworbene Infektion, lokale Resistenzlage, Gewebegängigkeit und Nebenwirkungsspektrum eine Rolle.

Es gelten folgende Therapieempfehlungen:

Neugeborene (s. Kap. 61) 1. bis 3. Lebensmonat
: Ampicillin oder Breitspektrum-Penicillin plus Cefotaxim oder plus Aminoglykosid

>3. Lebensmonat, ohne Grundkrankheit
: Cephalosporine der 3. Generation, evtl. in Kombination mit einem penicillinasefesten Penicillin

Nosokomial erworben
: Cephalosporin der 3. Generation oder Breitspektrum-Penicillin plus Aminoglykosid

V. a. Methicillin-resistente Staphylokokken (MRSA), Penicillin-resistente Pneumokokken plus Vancomycin

Infektionsherd im Gastrointestinal- oder Urogenitaltrakt
: Cephalosporine der 3. Generation oder Breitspektrum-Penicillin plus Aminoglykosid, in Kombination mit Metronidazol oder Clindamycin

Neutropenie
: Gegen Pseudomonas wirksames Betalaktam mit oder ohne Aminglykosid mit oder ohne Vancomycin

V. a. Rickettsiose
: Tetrazykline oder Chloramphenicol

V. a. Pilzinfektion
: Amphotericin B

Soweit möglich sollte eine vorhandene Infektionsquelle beseitigt werden, z. B. durch chirurgische Herdsanierung oder durch Entfernen von Fremdkörpern. Neben der kausalen Therapie spielt die Supportivtherapie eine ganz entscheidende Rolle. Die Behandlung mit kristalloiden und kolloidalen Lösungen, mit Katecholaminen, mit Bikarbonat, mit Sauerstoff und mit Beatmung wird an anderer Stelle ausführlich besprochen (s. Kap. 133).

Bezüglich der Prophylaxe und Therapie der Verbrauchskoagulopathie gilt z. Z. folgendes: Eindeutig indiziert ist die Gabe von Thrombozytenkonzentraten bei Blutungen und Thrombozytenwerten unter 30 000/µl, die Gabe von Fresh-frozen-Plasma oder Kryopräzipitate bei Blutungen und erniedrigten Gerinnungsfaktoren. Die Gabe von Antithrombin III hat bei Erwachsenen zu einer Verkürzung der DIC-Dauer und zur Verbesserung der Überlebensraten geführt, wenn die AT-III-Spiegel über 100 % liegen. Für Kinder steht der Beweis noch aus, ebenso die Beantwortung der Frage, ob AT III allein oder in Kombination mit Heparin gegeben werden soll. Neben der Hemmung der Gerinnung wird dem AT III eine antiinflammatorische Wirkung zugesprochen. Es fördert die Freisetzung von Prostazyklin, das wiederum die Freisetzung von Sauerstoffradikalen und TNF-α inhibiert. Darüber hinaus verringert AT III den O_2-Verbrauch der Organe und die Aggregationsfreudigkeit der Thrombozyten. Eine generelle Heparinisierung wird nicht empfohlen.

In ihrer Wirkung umstritten und derzeit nicht indiziert ist die Gabe von Immunglobulinen jenseits der Neugeborenenperiode.

Erfolgversprechend ist hingegen der Einsatz von rekombinantem humanem aktiviertem Protein C (Drorecogin α).

Granulozytentransfusionen sind für Patienten mit schwerer Neutropenie, die nicht auf eine antimikrobielle Therapie ansprechen, reserviert. Zur Prophylaxe von Infektionen bei Neutropenie kommen G-CSF und GM-CSF zum Einsatz, bei bestehender Sepsis sind sie hingegen ineffektiv.

Kortikosteroide verbessern die Prognose des septischen Schocks und des frühen ARDS nicht und sind routinemäßig nicht indiziert. Gesicherte Indikationen sind die akute Nebennierenrindeninsuffizienz (z. B. Blutung bei Waterhouse-Friderichsen-Syndrom), die durch Hämophilus influenzae Typ B verursachte Meningitis (zur Verhinderung einer Innenohrschädigung) und möglicherweise das späte, proliferative Stadium des ARDS.

Die Therapie des Versagens der einzelnen Organe wird in den entsprechenden Kapiteln besprochen.

Literatur

Bernard GR, Vincent JL, Laterre PF et al. (2001) Efficacy and safety of recombinant activated protein C for severe sepsis. N Engl J Med 344: 699–709

Butt W (2001) Septic shock. Pediatr Clin North Am 48: 601–625

Fourrier F, Jourdain M, Tournoys A (2000)Clinical trial results with antithrombin III in sepsis. Crit Care Med 28 (Suppl): S 38–S 43

Hayden WR (1994) Sepsis terminology in pediatrics. J Pediatr 124: 657–658

Kaplan SL (1998) Bacteremia and septic shock. In: Feigin RD, Cherry JD (eds) Textbook of pediatric infectious diseases. Saunders, Philadelphia, pp 807–820

Sáez-Llorens X, McCracken G (1993) Sepsis syndrome and septic shock in pediatrics: current concepts of terminology, pathophysiology, and management. J Pediatr 123: 497–508

Stehr K (1997) Sepsis. In: Deutsche Gesellschaft für Pädiatrische Infektiologie e.V. (Hrsg) Handbuch 1997, Infektionen bei Kindern und Jugendlichen. Futuramed, München, S 736–741

97 Toxisches Schocksyndrom

M. Hufnagel, H.-J. Schmitt

Definition. Das toxische Schocksyndrom ist eine durch bakterielle Exotoxine ausgelöste immunvermittelte, fulminant verlaufende Krankheit bei vorher gesunden Patienten.

Ätiologie. Das klassische toxische Schocksyndrom (toxic shock syndrome, TSS) wird durch Exotoxine von Staphylococcus aureus, in Ausnahmefällen auch von Koagulase-negativen Staphylokokken ausgelöst.

Das Streptokokken-bedingte toxische Schocksyndrom (streptococcal toxic shock syndrome, STSS) wird von Streptokokken, überwiegend der Gruppe A, aber auch der Gruppen B, C, F, G und Streptococcus sanguis, ausgelöst. Ein synonym verwendeter Begriff ist „toxic shock-like syndrome" (TSLS).

Epidemiologie. Der Begriff „toxisches Schocksyndrom" wurde erstmals 1978 verwendet. Die Krankheit ist aber schon länger bekannt, seit 1929 wurde dafür der Begriff „staphylococcal scarlet fever" benutzt. Im Jahre 1990 stellte das Centers for Disease Control in den USA Diagnosekriterien auf – sie sind in der folgenden Übersicht aufgelistet. Die Diagnose ist wahrscheinlich, wenn 5 Kriterien zutreffen, sie ist gesichert, wenn alle 6 Befunde vorliegen:

Diagnosekriterien für das toxische Schocksyndrom (TSS). (Mod. nach Centers for Disease Control 1990)

- Fieber >38,9 °C
- Exanthem
- Hautdesquamation
- Arterielle Hypotension (<5. Perzentile der altersentsprechenden Norm)
- Beteiligung von 3 oder mehr der folgenden Organe:
  - Gastrointestinaltrakt: Erbrechen oder Durchfall
  - Muskulatur: Myalgie oder Erhöhung der Kreatininkinase (>2 SD)
  - Schleimhäute: Hyperämie
  - Niere: Pyurie (>5 Leukozyten/μl) oder Erhöhung des Kreatinin (>2 SD)
  - Leber: Bilirubin- oder Transaminasenanstieg (>2 SD)
  - Blut: Thrombozyten <100 000/μl
  - ZNS: Bewußtseinsstörung oder Desorientierung
- Negative bakterielle Kulturen (Blut, Liquor) und negativer Rachenabstrich
  - Negative Serologie für Masern, Rocky-Mountain-Fleckfieber, Leptospirose

Das TSS betrifft fast ausschließlich (95 %) junge Frauen, 90 % sind zwischen 15 und 20 Jahre alt. Bis 1985 hatten 80 % der betroffenen Frauen zum Zeitpunkt der Erkrankung ihre Menses, 90 % der Betroffenen benutzten Tampons. Diese starke Assoziation mit dem Risikofaktor Tampon fand in dem Begriff „menstruelles TSS" ihren Niederschlag. Die Inzidenz in den USA wurde mit 1:100 000 Frauen im Alter von 15–44 Jahren angegeben. Mit sinkendem Tamponverbrauch und der Einführung geringer absorbierender Tampons sinken seit Mitte der 80er Jahre die Inzidenzzahlen. Gleichzeitig fällt eine Zunahme des nichtmenstruellen TSS auf. Andere Risikofaktoren wie vorangegangene Haut- oder Weichteilinfektionen, Verbrennungen, Infektionskrankheiten des Respirationstraktes, Zustand nach Geburt oder Abort und nach operativem Eingriff spielen eine Rolle. Die Inzidenz des nichtmenstruellen TSS lag Mitte der 80er Jahre bei 0,16–0,25:100 000 Einwohner.

Das STSS wurde 1987 erstmalig beschrieben; 1995 stellte das Centers for Disease Control Diagnosekriterien auf, die in der folgenden Übersicht aufgelistet sind. Bei IA+IIA und B gilt die Diagnose als sicher, bei IB+IIA und B ist sie wahrscheinlich.

Die Inzidenz der invasiven Streptokokken-Infektionen in Nordamerika, Skandinavien und Großbritannien nimmt seit Ende der 80er Jahre zu, aus Ontario ist eine Inzidenz von 0,09–0,4:100 000 Einwohner publiziert. Epidemiologische Zahlen für Deutschland gibt es nicht. Das STSS ist im Kindesalter selten, betroffen sind in erster Linie junge Erwachsene im Alter von 20–50 Jahren. Jungen sind im Kindesalter etwas überrepräsentiert, im Erwachsenenalter wird keine Geschlechtswendigkeit beobachtet. Windpocken und andere Virusinfektionen und Verbrennungen sind Risikofaktoren für ein STSS. Eine Eintrittspforte durch Wunden, Operation, Geburt oder Pharyngitis ist in der Hälfte der Fälle eruierbar. Möglicherweise besteht auch ein Zusammenhang mit der Einnahme von nichtsteroidalen Antiphlogistika.

Diagnosekriterien für das Streptokokken-bedingte toxische Schocksyndrom (STSS). (Mod. nach The Working Group on Severe Streptococcal Infections 1993)

I. Isolierung von Streptokokken der Gruppe A
   A. Aus Materialien von normalerweise sterilen Entnahmeorten (Blut, Liquor, Pleura, Aszites, Urin, Synovia, Gewebeprobe)
   B. Aus unsterilen Patientenmaterialien (Rachen, Sputum, Vaginalsekret, Hautabstrich)

II. Klinische Kriterien
   A. Arterielle Hypotension (<5. Perzentile der altersentsprechenden Norm)
   B. Mindestens 2 der folgenden Befunde:
      - Generalisiertes Exanthem oder Desquamation
      - Nekrotisierende Fasziitis oder Gangrän oder Myositis
      - ARDS
      - Nierenversagen: Kreatininanstieg ≥177 μmol/l oder ≥2 SD der Altersnorm
      - Koagulopathie: Thrombozyten ≤100 000/μl oder DIC
      - Leberschädigung: Bilirubin- oder Transaminasenanstieg ≥2 SD

Pathogenese. Die toxischen Schocksyndrome werden durch Exotoxin-produzierende Staphylokokken und Streptokokken ausgelöst, die eine überschießende Immunantwort, vermutlich superantigenvermittelt, hervorrufen. Beim TSS werden phänotypisch differente Staphylokokkenstämme isoliert, die verschiedene Exotoxine produzieren können. Das wichtigste Toxin ist das TSST-1 (toxic shock syndrome toxin-1). Es wird in >90 % der menstruellen TSS- und in 2/3 der nichtmenstruellen TSS-Fälle isoliert, hingegen produzieren nur <30 % der nicht-TSS-auslösenden Staphylokokken das Toxin. Weitere Staphylokokkenexotoxine, die ein TSS auslösen können, sind die sog. Staphylokokkenenterotoxine A, B und C (SEA, SEB, SEC und andere). Diese Toxine sind primär verantwortlich für die durch Staphylokokken ausgelösten Nahrungsmittelintoxikationen. TSST-1 und SEF werden synonym verwendet und beschreiben das gleiche Toxin. Auslösende Exotoxine des STSS sind „streptococcal pyrogenic exotoxins" (Spe-A, Spe-B, Spe-C u.a. und M-Proteinfragmente).

Exotoxine binden über spezifische Rezeptoren an Monozyten/Makrophagen und Lymphozyten und fungieren als Superantigene. Die superantigenvermittelte Immunantwort weist im Gegensatz zu herkömmlichen Antigenen folgende Besonderheiten auf:

- Es muß keine vorherige Aufarbeitung durch antigenpräsentierende Zellen (APC) erfolgen.
- Superantigene induzieren eine unspezifische, polyklonale Aktivierung eines ungleich größeren Anteils (5–20 %) an ruhenden T-Zellen.

3 verschiedene Wirkmechanismen des Exotoxin-vermittelten Schockgeschehens werden unterschieden:

(1) Aktivierte T-Zellen und APC setzen vermehrt proinflammatorische Zytokine vom TH-1-Typ (v.a. TNF-α, TNF-β, IL-1, IL-6, IFN-γ) frei und stoßen die Sepsiskaskade an (s. Kap. 96).

(2) Exotoxine erhöhen die Sensitivität des Organismus (≥1000fach) gegenüber Endotoxinen (z.B. LPS).

(3) In-vitro-Untersuchungen weisen zusätzlich auf einen direkt zytotoxischen Effekt von TSST-1 auf Endothelzellen hin und erklären mit die zentrale Bedeutung des Kapillarlecks in der Pathogenese des toxischen Schocksyndroms. Exotoxine allein können die Pathogenese des toxischen Schocksyndroms nicht erklären. Zusatzfaktoren, v.a. Wirtsfaktoren (z.B. das Fehlen präexistierender neutralisierender Antikörper oder spezifische Vβ-Regionen des T-Zellrezeptors) spielen eine essentielle Rolle und bestimmen die Prognose mit.

Klinische Symptome und Verlauf. Beim TSS erkranken typischerweise vorher gesunde Patienten, der Krankheitsbeginn ist abrupt. Die Patienten bieten Fieber >38,9 °C und Schüttelfrost und klagen über allgemeine Symptome wie Kopf-, Hals- und Bauchschmerzen, Myalgien, Übelkeit, Erbrechen, Durchfall und Schwindel. Nach 24–48 h zeigt sich eine diffuse Erythrodermie, die bei schwerer Hypotonie häufig nicht erkennbar ist. Der Allgemeinzustand verschlechtert sich rasch, die Patienten entwickeln die klassischen Zeichen eines Schocks. Das Kapillarleck führt zu generalisierten Ödemen, die Vasodilatation zu einer auffälligen Hyperämie der Schleimhäute der Bindehäute, des Oropharynx und der Vagina. Innerhalb weniger Stunden zeigt sich das Bild eines fulminanten Multiorganversagens.

Sind die Patienten bei Bewußtsein, fällt eine ausgeprägte muskuläre Druckschmerzhaftigkeit auf. Die Letalität beim TSS unter maximaler Therapie liegt bei 2–4 %, beim nichtmenstruellen TSS ist sie mit 13–17 % höher. Überleben die Patienten, so zeigt sich am 5. bis 7. Tag die recht charakteristische Desquamation an Händen und Füßen, 4–16 Wochen später fallen Haare und Nägel aus. Mögliche Folgeschäden sind neuropsychologische Defizite. Das menstruelle TSS neigt zum Relaps auch ohne erneuten Tampongebrauch.

Etwa 80–85 % der Patienten mit einem STSS haben einen kutanen, seltener einen respiratorischen Infektionsherd als Ursprung des fulminant verlaufenden Organversagens. Unerträgliche Schmerzen und Weichteilschwellung im Bereich der Eintrittspforte sind charakteristisch. Die Letalität ist deutlich höher als beim TSS, sie beträgt 10–30 % im Kindesalter, 60 % im Erwachsenenalter und fast 100 % bei parallel bestehender nekrotisierender Fasziitis.

Diagnose. Die Diagnose toxisches Schocksyndrom wird aus der Kombination Anamnese, klinischer Befund, Laborkonstellation und Erreger- bzw. Toxinnachweis gestellt (s. obige Übersichten). Die Anzüchtung von Staphylococcus aureus gelingt beim TSS in 85 % der Fälle aus Vaginal- bzw. Zervixsekret oder Wundabstrichen. Blutkulturen bleiben in der Regel negativ. Speziallabors können die Produktion von TSST-1 oder Staphylokokkenenterotoxinen der Bakterienisolate nachweisen. Unterstützt wird die Diagnose TSS durch den fehlenden Nachweis von Anti-TSST-1-Antikörpern zu Beginn der Krankheit und späterer Serokonversion bei Rekonvaleszenz.

Das STSS hingegen fordert zur Diagnosesicherung den Nachweis von Streptokokken aus der Blutkultur oder anderen sterilen Untersuchungsmaterialien. Bestimmte Streptokokken-A-Typen werden überzufällig häufig isoliert (Typ 1, 3, 18). Der Toxinnachweis gelingt aus den meisten Bakterienisolaten; da aber auch nichtinvasive Streptokokkenstämme zumindest auf genomischer Ebene Toxine exprimieren können, beweist der Toxinnachweis allein keineswegs ein STSS.

Therapie. Die Therapie des toxischen Schocksyndroms gleicht der Therapie der Sepsis. Entscheidend für die Prognose ist die rasche Beseitigung des Ausgangsherdes. Tampons müssen entfernt und Wunden gespült und drainiert werden. Bei nekrotisierender Fasziitis oder Myositis muß ein großzügiges und frühzeitiges chirurgisches Débridement, evtl. mit Amputation, erfolgen. Zur Antibiotikatherapie wird bei unbekanntem Erreger eine Kombination aus Ampicillin oder Cephalosporinen der 3. Generation plus Aminoglykosid plus Clindamycin empfohlen. Die Hinzunahme von Clindamycin leitet sich aus folgenden Gründen ab: (1) Wirksamkeit auch gegen Bakterien in stationärer Wachstumsphase (liegt beim toxischen Schocksyndrom vor), (2) Inhibition der Proteinbiosynthese und somit Unterdrückung der Toxinproduktion, (3) erleichterte Phagozytose, (4) Suppression der TNFα-Sekretion von Monozyten/Makrophagen, (5) längerer postantibiotischer Effekt. Nach Erregerisolation kann nach Antibiogramm gezielt behandelt werden, Clindamycin sollte jedoch aufgrund der oben beschriebenen Eigenschaften beibehalten werden.

Die Supportivtherapie entspricht der des septischen Schocks. Der Einsatz von Immunglobulinen (0,2–0,5 g/kg KG für bis zu 5 Tage) ist beim STSS gesichert, beim TSS scheint er aus theoretischen Überlegungen (Transfer von Toxin-neutralisierenden Antikörpern) ebenfalls sinnvoll.

Prophylaxe. Lediglich beim menstruellen TSS sind prophylaktische Maßnahmen nützlich: keine Verwendung hoch absorbierender Tampons, keine Tampons nach TSS-Krankheit, Tampons maximal 12 h belassen. Sekundäre Fälle von STSS sind beschrieben, jedoch eine Rarität. Eine Isolation von Patienten ist nicht notwendig. Bei Kontaktpersonen zu STSS mit Windpocken, Leukämie oder Verbrennungen erscheint eine Antibiotikaprophylaxe (Penicillin, Erythromycin oder Clindamycin) sinnvoll.

Literatur

Centers for Disease Control (1990) Case definitions for public health surveillance. MMWR 39 (RR-13): 38–39

Chesuey PJ, Davis JP (1998) Toxic shock syndrome. In: Feigin RD, Cherry JD (eds) Textbook of pediatric infectious diseases. Saunders, Philadelphia, pp 830–852

Kotb M (1995) Bacterial pyrogenic exotoxins as superantigens. Clin Microbiol Rev 8: 411–426

Resnick SD (1990) Toxic shock syndrom: recent developments in pathogenesis. J Pediatr 116: 321–328

Stevens DL (1992) Invasive group A streptococcus infections. Clin Infect Dis 14: 2–13

Stevens DL (1996) The toxic shock syndromes. Infect Dis Clin North Am 10: 727–746

The Working Group on Severe Streptococcal Infections (1993) Defining the group A streptococcal toxic shock syndrome. JAMA 269: 390–391

98 Bakterielle Infektionen

H. Scholz, B.-K. Jüngst, H.-I. Huppertz, H.-J. Schmitt, K.-M. Keller, M. Hufnagel, H.-J. Christen, H. Eiffert, U. Heininger, D. Nadal

98.1 Staphylokokken-Infektionen

H. Scholz

Definition. Durch Staphylokokken verursachte Krankheiten können lokal begrenzt bleiben, generalisiert auftreten oder sich als Intoxikation äußern. Die frühere Einteilung der Staphylokokken nach der Produktion eines gelben Pigmentes in S. aureus und S. albus ist weitgehend verlassen worden. Wegen der Korrelation mit klinischen Krankheitsbildern hat sich dagegen die Einteilung der Staphylokokken in Koagulase-positive (KPS), meist *S. aureus*, und Koagulase-negative Staphylokokken (KPN), häufig *S. epidermidis*, bewährt.

Infektionen durch Koagulase-positive Staphylokokken

Epidemiologie. Staphylococcus aureus kommt ubiquitär vor. Er ist Bestandteil der normalen Hautflora und kann bei ca. 30 % aller Menschen in Abstrichen aus dem Nasopharynx und der Haut isoliert werden. In den 50er und frühen 60er Jahren gab es eine weltweite Epidemie. Gegenwärtig sind v. a. Infektionen durch Methicillin-resistente Stämme (MRSA) gefürchtet, deren Häufigkeit zeitlich und örtlich sehr unterschiedlich ist. In Kliniken mit einem guten Antibiotika- und Hygieneregime kann der Anteil der MRSA unter den Staphylokokken auch heute noch <3 % betragen.

Die Übertragung der Staphylokokken erfolgt vorwiegend durch Kontakt (Hand!), vereinzelt auch über respiratorische Sekrete und durch kontaminierte Nahrungsmittel. Gefährdet sind besonders Neugeborene und immundefiziente Patienten.

Ätiologie und Pathogenese. Von den 6 bislang beschriebenen Koagulase-positiven Spezies und Unterarten kommt beim Menschen fast ausschließlich S. aureus vor, seltener auch einmal S. intermedius.

Staphylokokken sind grampositive, mikroskopisch paarig oder in Haufen angeordnete, kulturell leicht anzüchtbare Kokken. Sie sind gegen Umwelteinflüsse sehr widerstandsfähig.

Für die Pathogenität von S. aureus sind im wesentlichen verantwortlich:

- Koagulase: Dieses Enzym besitzt Thrombinfunktion. Das entstandene Fibrin bildet einen Schutzwall um die Staphylokokken (Abszeß).
- Protein A: Es bindet den Fc-Teil von Immunglobulinen und behindert dadurch die Phagozytose antikörperbeladener Staphylokokken.
- Hämolysine und Leukozidin: Sie zerstören die Membran von Erythrozyten, Thrombozyten und anderen Zellen bzw. von Leukozyten und Makrophagen.
- Exfoliatin: Dieses epidermolytische Toxin wird von etwa 5 % der S.-aureus-Stämme gebildet und führt zur Epidermolyse (Dermatitis exfoliativa).
- β-Laktamasen: Sie inaktivieren β-Laktamantibiotika durch Spaltung des β-Laktamringes und werden von allen Staphylokokken (KPS und KNS), die das entsprechende Plasmid enthalten, gebildet.
- Toxic shock syndrome toxin-1: TSST-1 wird von ca. 1 % der S.-aureus-Stämme gebildet und gilt als Superantigen (s. unten).
- Enterotoxine: Es gibt mindestens 7 Enterotoxine. Sie sind sehr hitzestabil – durch kurzfristiges Erhitzen auf 100 °C werden sie nicht inaktiviert. Die Enterotoxine sind u.a. für Nahrungsmittelintoxikationen verantwortlich. Sie kommen v.a. in Milchprodukten, Kartoffelsalat und Eierrahm- und Fleischprodukten vor. Das Enterotoxin F ist identisch mit dem Toxin, das das toxische Schocksyndrom verursacht.

Toxine von S. aureus gelten ebenso wie die erythrogenen Toxine von S. pyogenes als Superantigene. Es handelt sich hierbei um eine heterogene Gruppe von Proteinen, die über einen gemeinsamen, außerordentlich effizienten Mechanismus der T-Zellaktivierung verfügen. Die Ausschüttung von Superantigenen kann zu einer massiven Freisetzung von Zytokinen und dadurch zum Schock führen.

Klinische Symptome. Lokalisierte Infektionen sind Abszeß, Furunkel, Karbunkel, Impetigo, Wundinfektionen, Hautinfektionen bei Varizellen, Follikulitis, Hidradenitis, Hordeolum und eitrige Konjunktivitis.

Die wichtigsten generalisierten Infektionen sind primäre Staphylokokkenpneumonie, die v.a. in den ersten 2 Lebensjahren vorkommt, Osteomyelitis und septische Arthritis, Sepsis, Abszesse innerer Organe und Endokarditis.

Durch Toxine, die meist im infizierten Organismus gebildet werden, entstehen das toxische Schocksyndrom (toxic shock syndrome), die Dermatitis exfoliativa neonatorum (Ritter-Krankheit, Pemphigus neonatorum) und das staphylogene Lyell-Syndrom bei älteren Kindern (Staphylokokkenschälsyndrom). Einzelheiten zu den verschiedenen Krankheiten sind in den jeweiligen Kapiteln beschrieben. Die Dermatitis exfoliativa neonatorum befällt meist reife Neugeborene in den ersten Lebenswochen, selten auch später und dann meist Frühgeborene und immundefiziente Kinder.

Eine Nahrungsmittelintoxikation zeigt sich in Form von Bauchschmerzen, Erbrechen, Durchfällen, gelegentlich geringem Fieber. Die Inkubationszeit beträgt <6 h, die Heilung erfolgt nach 24–48 h.

Diagnose und Differentialdiagnose. Mit einem Gram-Präparat kann die Staphylokokken-Infektion vermutet werden. Die kulturelle Anzucht gelingt auf vielen Nährmedien innerhalb von 24 h. Der Toxinnachweis ist in der Praxis meist überflüssig. Für epidemiologische Fragen können Staphylokokken mit klassischen (Lysotypie, Antibiogramm etc.) und molekularen Methoden (PCR zum Nachweis des Resistenzgens mecA) weiter differenziert werden. Differentialdiagnostisch ist daran zu denken, daß die genannten Krankheitsbilder auch durch andere Erreger hervorgerufen werden können.

Vom toxischen Schocksyndrom sind differentialdiagnostisch Scharlach und andere A-Streptokokken-Infektionen, medikamentös bedingtes Lyell- und Stevens-Johnson-Syndrom, Kawasaki-Krankheit und Rickettsiosen abzugrenzen.

Die Dermatitis exfoliativa wird durch die histologische Untersuchung einer Blase bewiesen (intraepidermale Blasenbildung *ohne* Nekrose der Epidermis), evtl. läßt sich auch das Toxin (Exfoliatin) nachweisen. Die Isolierung von Staphylokokken reicht für die Diagnosestellung nicht aus. Die wichtigsten Differentialdiagnosen sind Scharlach, medikamentös bedingtes Lyell-Syndrom (subepidermale Blasenbildung *mit* Nekrose der Epidermis) und Stevens-Johnson-Syndrom.

Für die Diagnose einer Staphylokokkenenteritis ist die Anamnese besonders wichtig. Der Nachweis desselben Phagentyps im Stuhl und in den kontaminierten Nahrungsmitteln bzw. im Wund- oder im Nasenrachenabstrich der Person, die die Speise zubereitet hat, bestätigt die Diagnose.

Therapie. Staphylokokken-Infektionen sollten möglichst antibiotisch behandelt werden. Für banale Infektionen reicht eine Therapie per os aus, lokale Infektionen bedürfen einer adäquaten chirurgischen Behandlung. Empfehlenswerte Antibiotika sind u.a. Isoxazolylpenicilline (Benzylpenicillin ist gegen 60–80% der Staphylokokken resistent), β-Laktamasehemmerkombinationen, Cephalosporine der 2. Generation parenteral und per os, Clindamycin, Rifampicin und Fosfomycin. Gegen MRSA sind v.a. Vancomycin, Teicoplanin, Linezolid (i.v. und per os) und Quinupristin/Dalfopristin (i.v.) wirksam und lokal Mupirocin; β-Laktamantibiotika dürfen zur Behandlung von MRSA-Infektionen nicht verordnet werden, auch nicht wenn mikrobiologisch eine Sensibilität nachgewiesen worden ist!

Vereinzelt wird in einigen Ländern über eine intermediäre Empfindlichkeit gegen Glykopeptide (GISA) berichtet, so daß ein Therapieerfolg mit diesen Antibiotika heute nicht unbedingt mehr gesichert ist.

Für die Antibiotikaauswahl ist es wichtig, zwischen β-Laktamase-bildenden Staphylokokken, Borderlinestämmen und MRSA bzw. MRSE (s. unten) zu unterscheiden. Borderlinestämme (BORSA) bilden große Mengen an β-Laktamase und sind dadurch nur schwach empfindlich gegen Oxacillin und andere Isoxazolylpenicilline. Der Zusatz eines β-Laktamasehemmers (Clavulansäure, Sulbactam, Tazobactam) stellt bei diesen Stämmen die Empfindlichkeit wieder her. Mikrobiologisch kann mit dem Unacidtest (Unacid: Ampicillin-Sulbactam) zwischen Borderlinestämmen und MRSA bzw. MRSE unterschieden werden. Borderlinestämme sind also keine echten Methicillin-resistenten Staphylokokken.

Bei den Methicillin-resistenten Staphylokokken wird die Resistenz durch intrinsische Mechanismen hervorgerufen. MRSA und MRSE besitzen ein zusätzliches Penicillinbindeprotein 2′. Es hat eine geringe Affinität zu β-Laktamantibiotika, wird daher so gut wie nicht durch β-Laktamantibiotika blockiert und kann so die Funktion der anderen durch β-Laktamantibiotika blockierten Penicillinbindeproteine übernehmen, d. h. die Biosynthese der Zellwand der Bakterien und damit deren Wachstum bleibt in Anwesenheit der β-Laktamantibiotika erhalten. Für die Therapie von MRSA und MRSE sind damit nur Antibiotika mit einem anderen Wirkungsmechanismus geeignet, z.B. die Glykopeptide Vancomycin und Teicoplanin oder auch die Streptogramine und Oxazolidinone.

Prophylaxe. Die wichtigste Maßnahme ist, den Kontakt zu infizierten Personen, Materialien und Gegenständen zu vermeiden. Eine sorgfältige körperliche Hygiene beugt Hautinfektionen vor. Hände waschen vor und nach Patientenkontakt ist Pflicht! Eine Impfung ist nicht möglich. Patienten mit MRSA sind zu isolieren. Träger von MRSA-Stämmen (Nasenvorhof) werden mit Mupirocin-haltiger Salbe behandelt.

Prognose. Die Prognose einer Staphylokokken-Infektion ist bei rechtzeitiger und adäquater Behandlung im allgemeinen gut, bei systemischen Infektionen und bei Infektionen immundefizienter Patienten ist sie ernst.

Koagulase-negative Staphylokokken

Epidemiologie. Koagulase-negative Staphylokokken (KNS) gehören zur normalen Hautflora, sie kommen ubiquitär auch auf Schleimhäuten vor und zeichnen sich durch eine hohe Haftfähigkeit an Plastik („Plastitis") aus. Durch den Fortschritt der Medizin auf technischem Gebiet ist es in den letzten Jahren immer häufiger zu Infektionen durch KNS gekommen. Die Übertragung erfolgt meist durch Kontakt.

Ätiologie. Es gibt mindestens 15 humanpathogene Spezies. Sie werden in 2 Untergruppen eingeteilt, in Novobiocin-sensible und Novobiocin-resistente KNS. Klinisch bedeutsam sind S. epidermidis und zunehmend auch S. haemolyticus und S. saprophyticus. Seit etwa 15 Jahren weiß man, daß KNS auch eine pathogene Bedeutung erlangen können. Wegen der geringen Virulenz der Erreger sind für eine Infektion zusätzliche Faktoren erforderlich, etwa eine Immundefizienz oder die Implantation von Fremdkörpern. Die KNS können eine Schleimschicht bilden, die sie vor der Immunabwehr des Makroorganismus und vor den Antibiotika schützt.

Klinische Symptome. Die KNS sind häufige Erreger von nosokomialen Infektionen, ganz besonders von katheter- und shuntassoziierten Infektionen, von Infektionen nach Implantation von Fremdmaterialien und von Harnwegsinfektionen. Bei Frühgeborenen, insbesondere bei solchen mit einem Geburtsgewicht <1500 g, können sie darüber hinaus auch Sepsis, Pneumonie, Meningitis, Enterokolitis und Endokarditis verursachen.

Diagnose. Der kulturelle Nachweis gelingt meist leicht. Die Unterscheidung zwischen Kolonisation und Infektion ist aber häufig schwierig.

Therapie. Viele S.-epidermidis- und andere KNS-Stämme sind Methicillin-resistent (MRSE). Häufig ist daher eine Behandlung mit Vancomycin, Teicoplanin, Linezolid oder Quinupristin/Dalfopristin notwendig, evtl. in Kombination mit Gentamicin. Nicht selten muß der Fremdkörper entfernt werden. Zur weiteren antibiotischen Therapie s. Kap. 269.

Prophylaxe. Eine Vermeidung der katheterassoziierten Infektion ist nicht immer möglich. Versuche mit Antibiotika und mit ausgewählten oder beschichteten Materialien haben bisher noch keine überzeugenden Resultate ergeben. Weitere Maßnahmen siehe S. 717.

Literatur

Eiff C von, Becker K, Machka K et al. (2001) Nasal carriage as a source of staphylococcus aureus bacteremia. N Engl J Med 344: 11–15

Robert Koch Institut (2001) MRSA – neue Phänomene der Resistenzentwicklung: Verminderte Empfindlichkeit gegen Glykopeptide (GISA) kombiniert mit Resistenz gegen Quinupristin/Dalfopristin. Epidemiol Bull 1: 1–2

Witte W, Heuck D, Braulke C (2000) Tätigkeitsbericht des Nationalen Referenzzentrums für Staphylokokken im Jahr 1999. Bundesgesundheitsbl-Gesundheitsforsch-Gesundheitsschutz 43: 633–638.

Deutsche Gesellschaft für Pädiatrische Infektiologie (2000) Handbuch. Infektionen bei Kindern und Jugendlichen. Futuramed München, S. 553–560

98.2 Streptokokken-Infektionen

H. Scholz[1]

Definition. Streptokokken können nach Lancefield in die Gruppen A–W eingeteilt werden, wobei die Gruppe D früher die Enterokokken umfaßte, die man nach heutiger Nomenklatur nicht mehr zu den Streptokokken rechnet. Eine andere Möglichkeit besteht darin, die Streptokokken nach der Hämolyse in α-, β- und γ-hämolysierende Streptokokken oder nach biochemischen Merkmalen zu unterteilen. Da keine Einteilung überzeugt, unterscheidet man gegenwärtig am besten zwischen β-hämolysierenden und nicht-β-hämolysierenden Streptokokken. Zur ersten Gruppe gehören u.a. *St. pyogenes* (A-Streptokokken) und *St. agalactiae* (B-Streptokokken). Die zweite Gruppe besteht aus Streptokokken der Viridansgruppe, Pneumokokken und Darmstreptokokken.

Die Streptokokken sind in der Natur weit verbreitet, so im Wasser, im Boden, in Milch und Milchprodukten und im Gastrointestinaltrakt von Mensch und Tier. Streptokokken können eine Vielzahl von Infektionskrankheiten verursachen. Als Erreger sind v.a. β-hämolysierende Streptokokken der Gruppen A und B, Streptokokken der Viridansgruppe und Pneumokokken bedeutungsvoll.

Infektionen durch β-hämolysierende Gruppe-A-Streptokokken

Epidemiologie. Infektionen durch β-hämolysierende Gruppe-A-Streptokokken (GAS) können in jedem Alter auftreten, besonders häufig sind sie im Alter von 4–10 Jahren. Zusammenleben auf engem Raum erhöht die Morbidität. Scharlach gehört hierzulande zu den häufigsten bakteriellen Infektionskrankheiten. Etwa 10 (–20) % der Tonsillopharyngitiden sind durch GAS bedingt. Der Häufigkeitsgipfel liegt in den Wintermonaten. Da die Immunität typenspezifisch ist, sind wiederholte Infektionen möglich.

Die Streptokokken werden am häufigsten durch Tröpfchen von Kranken und bei Hautinfektionen durch Kontakt übertragen. In Endemiezeiten tragen 25 % der Menschen die Keime im Nasenrachenraum. Das Risiko der Streptokokkenträger, GAS zu übertragen und Infektionen zu verursachen, ist allerdings eher gering. Vaginale und anale Keimträger gelten dagegen als Infektionsquelle. Vereinzelt kann eine GAS-Infektion auch von kontaminierten Lebensmitteln (Milch) ausgehen. Haustiere sind nur ausnahmsweise Vektoren. Kausal behandelte Patienten sind nach 24 h nicht mehr kontagiös.

Das rheumatische Fieber ist in den Industrieländern selten geworden. Man sollte aber immer damit rechnen, daß lokal die Inzidenz des rheumatischen Fiebers ebenso wie die der schweren, invasiven GAS-Infektionen plötzlich ansteigen kann. Die Inkubationszeit beträgt 2–4 Tage, für Impetigo etwa 1 Woche.

Ätiologie und Pathogenese. Es gibt mindestens 24 Streptokokkengruppen. Von den grampositiven, in kurzen Ketten angeordneten, β-hämolysierenden Streptokokken der Gruppe A (GAS) sind über 80 verschiedene M-Protein-Typen bekannt. M-Proteine sind der wichtigste Virulenzfaktor. Sie behindern die Phagozytose durch Monozyten und Granulozyten. M-Protein-Antikörper vermitteln nur eine Immunität gegen den entsprechenden M-Typ. Gegen die anderen M-Typen ist der Infizierte infolge der Phagozytoseresistenz nicht immun. Ein vermeintliches Rezidiv läßt sich somit nicht selten als Neuinfektion durch einen anderen M-Typ erklären.

Gruppe-C- und Gruppe-G-Streptokokken sind selten Erreger einer Tonsillopharyngitis.

Gruppe-A-Streptokokken bilden Hämolysine (Streptolysine), Enzyme (Streptokinase, Hyaluronidase, Desoxyribonuklease) und, wenn sie mit einem bestimmten Phagen infiziert sind, pyrogene Exotoxine, die früher als erythrogene Toxine bezeichnet wurden. Die pyrogenen Exotoxine sind für den Scharlach verantwortlich. Von ihnen gibt es wenigstens 2, die zudem keine lebenslange Immunität ausbilden. Ein Mensch kann somit mehrfach an Scharlach erkranken. Das pyrogene Toxin A ist mit dem Streptokokken-bedingten toxischen Schocksyndrom assoziiert.

Die komplizierten Wechselwirkungen zwischen Bakterien und Wirtzellen, die zu den lebensbedrohlichen Krankheitsbildern des toxischen Schocksyndroms und seiner Untergruppen führen, sind heute ansatzweise bekannt. Bakterienzellwandprodukte und mikrobielle Proteine (Superantigene) bedingen eine überschießende Ausschüttung von Zytokinen und freien Radikalen (Stickoxid) und damit letztendlich den Schock.

Die nekrotisierende Fasziitis wird neben GAS manchmal auch durch andere Streptokokken, durch Staphylokokken, Vibrionen (V. vieluificus) und Anaerobier verursacht. Nicht selten liegt eine Mischinfektion vor.

Klinische Symptome. Gruppe-A-Streptokokken verursachen Tonsillopharyngitis (Angina), Scharlach, Erysipel, Haut- und Weichteilinfektionen, z.B. Impetigo, Phlegmone, postoperative Wundinfektion, infizierte Verbrennungswunden, neonatale Omphalitis und perianale Dermatitis, seltener Otitis media, Mastoiditis, Sinusitis, Lymphadenitis, Arthritis, Osteomyelitis, Pneumonie, Sepsis, Streptokokken-bedingtes toxisches Schocksyndrom und nekrotisierende Fasziitis (Varizellen!). Gefürchtete Folgekrankheiten sind das rheumatische Fieber, die akute Glomerulonephritis und die Chorea minor.

[1] Unter Mitarbeit von B.-K. Jüngst

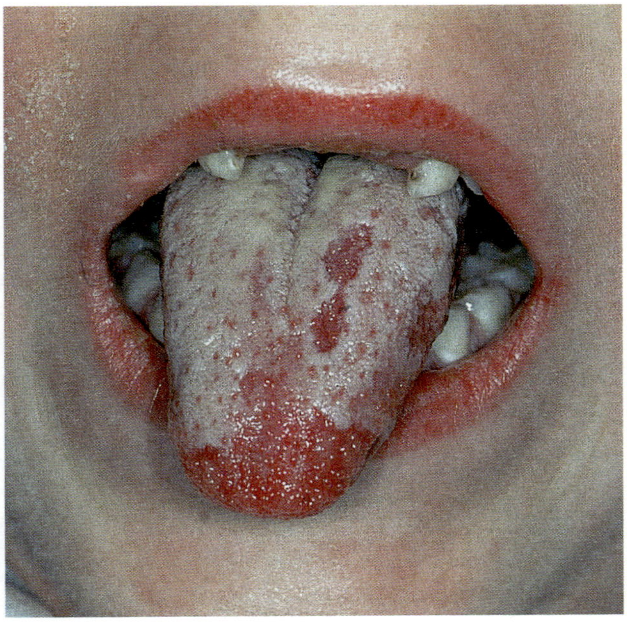

Abb. 98.1. Beginnende Ausprägung einer Himbeerzunge bei einem 7jährigen Jungen mit Scharlach (2. Krankheitstag)

- Angina: pötzlicher Beginn, Fieber, Schluckbeschwerden, reduzierter Allgemeinzustand, kloßige Sprache; gerötete Tonsillen, meist mit gelblichen Stippchen oder lakunären Belägen, Lymphadenitis colli.
- Scharlach: feinfleckiges Exanthem mit Aussparung der Mundpartie (blasses Munddreieck) und Bevorzugung der Innenseiten der oberen und unteren Extremitäten (Schenkelbeugen) und der unteren Bauchpartien, Tonsillitis/Angina, Enanthem, Himbeerzunge, die anfangs weißlich belegt ist (Abb. 98.1), in der Rekonvaleszenz klein- bis groblamelläre Schuppung, besonders an Händen und Füßen. Das Exanthem kann manchmal auch vielgestaltig sein (Scarlatina variegata) und mit Bläschenbildung einhergehen (Scarlatina miliaris). Scharlach gibt es in leichten bis schweren Formen. Eine Sonderform ist der Wundscharlach, bei dem das Exanthem von der Eintrittspforte ausgeht; Angina und Enanthem fehlen.
- Erysipel: gerötete, schmerzhafte, scharf abgegrenzte Hautverdickung, Fieber, reduzierter Allgemeinzustand. Das Erysipel ist eine akute Streptokokken-Infektion, die manchmal rezidiviert oder in ein chronisches Stadium übergeht. Die Kontagiosität des Erysipels ist gering.
- Streptokokken-bedingtes toxisches Schocksyndrom: Ausführliche Beschreibung s. Kap. 97.
- Nekrotisierende Fasziitis: Die Haut über dem betroffenen Areal verfärbt sich bläulich-rot bis bläulich-grau, und es bilden sich konfluierende Blasen mit visköser, rötlicher Flüssigkeit. Die Risikofaktoren ähneln denjenigen des toxischen Schocksyndroms. Die Hälfte der Kinder leidet an Varizellen.

Diagnose und Differentialdiagnose. Ein charakteristisches klinisches Bild reicht für die Diagnose gewöhnlich aus. Die Tonsillopharyngitis wird häufig durch Viren hervorgerufen. Ein Streptokokkenschnelltest und/oder ein Abstrich für eine Kultur klärt die Streptokokkenätiologie, läßt aber keine Differenzierung zwischen bakterieller Tonsillitis und Virustonsillitis bei Streptokokkenträgern zu. Der Nachweis von Antikörpern gegen Streptolysine und andere Antigene kann hilfreich sein, seine Bedeutung für die Praxis ist jedoch eher gering. Weiterhin ist differentialdiagnostisch an Herpangina durch Coxsackie-Viren, infektiöse Monukleose, Leukämie, Agranulozytose und, auch heutzutage, an die Diphtherie zu denken.

Die Diagnose des Scharlachs wird ebenfalls weitgehend klinisch gestellt. Da der Scharlach gegenwärtig oft abortiv auftritt, sind Fehldiagnosen nicht immer zu vermeiden. Die Differentialdiagnose des scarlatiniformen Exathems umfaßt u.a. Viruskrankheiten wie Röteln, Ringelröteln, Exanthema subitum, infektiöse Mononukleose, Exantheme durch respiratorische und enterale Viren und allergische Exantheme, z.B. durch Arzneimittel. Bei den Sonderformen sind auch Masern und Varizellen auszuschließen.

In der Differentialdiagnose des Erysipels sind Erythema migrans, Erysipeloid, Insektenstich und Ekzem zu beachten.

Bei Hypotonie und Befall mindestens 2 Orangen und bei Nachweis von Streptokokken aus nichtsterilem Gewebe und Ausschluß anderer Ursachen besteht begründeter Verdacht auf das toxische Schocksyndrom. Differentialdiagnostisch ist zwischen nekrotisierender Fasziitis, Gasbrand (Clostridien), Myositis, Erysipel und dem Streptokokken- oder Staphylokokken-bedingten toxischen Syndrom (s. Kap. 97) zu unterscheiden. Die Diagnose wird primär klinisch gestellt.

Die nekrotisierende Fasziitis ist differentialdiagnostisch v.a. von der Phlegmone abzugrenzen. Mittels Sonographie läßt sich die Nekrose der Faszie erkennen. Histologisch findet man am Ort des Geschehens eine massive Infiltration von polymorphkernigen Granulozyten, Bakterien, ein Ödem, Thrombosen der Kapillaren und Nekrosen des befallenen Gewebes. Der Nachweis der Streptokokken oder anderer Erreger durch Abstriche und Punktion von Hautblasen gilt als mikrobiologische Notfalldiagnostik und darf nicht zur Verzögerung der kausalen Therapie führen.

Therapie. Mittel der Wahl ist Penicillin. Bei der Behandlung der Tonsillopharyngitis mit Penicillin V ist die Versagerquote hoch, v.a. wegen schlechter Compliance und zu niedriger Gewebespiegel. Deshalb sollte Penicillin V mit 100 000 IE/kg KG/Tag, max. 2 (Erwachsene 3) Mio IE/Tag, dosiert und in 2 Einzeldosen über 10 Tage verabreicht werden. Die Eltern sind darauf hinzuweisen, daß mit dem Verschwinden der Symptome noch nicht gesichert ist, daß auch die Bakterien eliminiert worden sind. Als Alternative gelten bei schlechter Compliance Depotpenicilline, Oralcephalosporine mit schmalem Spektrum und bei Penicillinallergie alle Makrolide (*cave:* Resistenz in Deutschland ca. 10%). Eine verkürzte Therapiedauer ist mit ausgewählten Oralcephalosporinen (z.B. Cefuroximaxetil, Loracarbef) und β-Laktamasehemmer-Kombinationen (Amoxicillin/Clarulansäure) möglich. Cotrimoxazol und Tetrazykline sind nicht zu empfehlen. Tonsillenabstriche nach der Behandlung sind außer bei Risikopersonen (s. unten) oder Patienten mit erneuten Symptomen nicht notwendig. Asymptomatische Personen mit erneutem Nachweis von GAS müssen kein zweites Mal behandelt werden (Ausnahmen s. unten).

Der Scharlach wird wie eine Tonsillopharyngitis behandelt. Bei einer Impetigo gebe man lokal und/oder systemisch Antibiotika, die gegen GAS *und* Staphylokokken wirksam sind. Schwere Infektionen durch GAS werden mit Penicillin G, 200 000 IE/kg KG/Tag, i.v. behandelt. Beim Streptokokken-bedingten toxischen Schocksyndrom und seinen Unterformen ist die frühzeitige (s. 98.4) Gabe von Penicillin G plus Clindamycin zu empfehlen, ein Kinderchirurg sollte konsultiert und intensivmedizinische Maßnahmen eingeleitet werden. Manche Autoren berichten, daß eine hochdosierte intravenöse Gabe von Immunglobulinen das Immunsystem stimulieren kann.

Prophylaxe. Kinder mit einer akuten Streptokokken-Infektion können nach einer 24stündigen antibiotischen Behandlung, wenn ihr Allgemeinzustand es erlaubt, wieder Gemeinschaftseinrichtungen besuchen. Asymptomatische Kontaktpersonen müssen nicht mikrobiologisch untersucht und nicht behandelt werden, außer wenn in der Gemeinschaft eine Person mit Zustand nach rheumatischem Fieber oder Glomerulonephritis oder ein immundefizienter Patient lebt. Gleiches gilt für asymptomatische Träger.

Kinder mit einem rheumatischen Herzklappenfehler sollten bei einem invasiven Eingriff (Zahnarzt, Operation etc.) eine Endokarditisprophylaxe erhalten.

Prognose. Die meisten Infektionen durch GAS (Angina, Scharlach, Erysipel etc.) heilen bei einer kausalen Therapie schnell und komplikationslos. Nach einer Tonsillopharyngitis können sich jedoch Peritonsillar- und Retropharyngealabszeß, Lymphadenitis colli und Rezidive entwickeln. Die Letalität schwerer Streptokokken-Infektionen (toxisches Schocksyndrom, Fasziitis, Myositis) ist trotz antibiotischer Therapie hoch.

Infektionen durch β-hämolysierende Gruppe-B-Streptokokken

Epidemiologie. Die Vagina ist bei etwa 10 % der Frauen mit β-hämolysierenden Gruppe-B-Streptokokken (GBS) kolonisiert. Das dadurch bedingte Erkrankungsrisiko direkt nach der Geburt („early onset") liegt bei reifen Neugeborenen bei 0,5–1 %, bei Frühgeborenen bei 15–20 % und bei extrem unreifen Frühgeborenen bei nahezu 100 %. Die Spätinfektionen („late onset") sind mit etwa 0,5 % wesentlich seltener. Es handelt sich hierbei vorwiegend um nosokomiale Infektionen, ausgehend von der Mutter, dem Pflegepersonal und anderen Neugeborenen. Infektionen durch GBS kommen aber zunehmend auch bei Erwachsenen vor. Meist leiden diese Patienten an einer schweren Grundkrankheit, die Letalität ist hoch.

Ätiologie. Es gibt verschiedene Serotypen, die alle das Gruppenantigen B tragen. Gruppe-B-Streptokokken sind menschen- und tierpathogen. Streptococcus agalactiae ist der Erreger der Euterentzündung beim Rind (gelber Galt). Die humanen Stämme gehören meist anderen serologischen Typen an als die bovinen.

Klinische Symptome. Gruppe-B-Streptokokken verursachen beim Menschen Infektionen des Genitaltraktes sowie der Mund- und Rachenhöhle, Wundinfektionen, Sepsis und Meningitis. Bedeutungsvoll sind die Infektionen des Neugeborenen (s. Kap. 49).

Diagnose und Differentialdiagnose. Der Nachweis von GBS in Abstrichen von Haut und Schleimhaut beweist eine Kolonisation; eine positive Blut- oder Liquorkultur beweist die Infektion. Schnelltests sind ohne großen Wert.

Therapie. Gruppe-B-Streptokokken sind gegen β-Laktamantibiotika empfindlich, gegen Aminoglykoside sind sie resistent. Dennoch ist die Kombination von Penicillin G, Ampicillin oder einem Cephalosporin mit einem Aminoglykosid (Gentamicin etc.) zu empfehlen (Synergismus). Zusätzlich sind intensivmedizinische Maßnahmen erforderlich.

Prophylaxe. Ein generelles Screening aller Schwangeren am Ende des letzten Trimenons ist sinnvoll. Der Abstrich sollte am besten in der 37. Schwangerschaftswoche vorgenommen werden; bei Risiken für eine Frühgeburt ist der Abstrich in die 28. Schwangerschaftswoche vorzuverlegen. Eine präpartale Behandlung ist i. allg. nicht indiziert. Als sinnvolle Maßnahme, um eine Infektion des Neugeborenen zu verhindern, wird gegenwärtig die intrapartale Antibiotikaprophylaxe bei B-Streptokokken-positiven Schwangeren mit Zusatzrisiken angesehen. Zu diesen rechnet man Frühgeburtlichkeit, ein geschätztes Geburtsgewicht von < 2500 g, ein Intervall zwischen Blasensprung und Geburt von > 12 h, Zeichen einer Infektion (Leukozytose > 17.000/µl, präpartal erhöhter CRP-Wert) und in der Anamnese Angaben über ein Kind mit B-Streptokokkenkolonisation oder -infektion. Als Antibiotika werden Ampicillin oder Cefotaxim empfohlen. Das Kind muß anschließend intensiv beobachtet werden, eine antibiotische Behandlung ist i. allg. nicht notwendig.

Bei Ausbruch von GBS-Infektionen auf einer Neugeborenenstation sind Händedesinfektion, Kohortierung und Pflege des Kindes mit Kittel und Handschuhen anzuordnen.

Prognose. Bei frühzeitiger und adäquater Therapie ist die Prognose quoad vitam heute gut, quoad sanationem bei der Meningitis aber weiterhin schlecht – eine Wiederholung der Lumbalpunktion 24 (–48) h nach Therapiebeginn ist deshalb dringend anzuraten.

Streptokokken der Viridansgruppe

Streptokokken der Viridansgruppe sind Teil der normalen Mund- und Rachenflora. Die meisten von ihnen sind α-hämolysierende, einige auch γ-hämolysierende Streptokokken. Zu den Viridansstreptokokken rechnet man die oralen Streptokokken wie St. mitis und St. oralis (früher St. mitior) und die St.-milleri- sowie die St.-mutans-Gruppe. Die Streptokokken der Viridansgruppe sind an der Pathogenese der Karies beteiligt. Weiterhin verursachen sie Endokarditis, v.a. bei Patienten mit Herzklappenfehlern und implantierten Herzklappen, Meningitis und systemische Infektionen – diese bevorzugt bei Patienten mit malignen hämatologischen Krankheiten, insbesondere in der neutropenischen Phase und bei Liegen eines zentralen Katheters. Die systemischen Infektionen durch Viridansstreptokokken scheinen an Zahl und Schwere zuzunehmen.

Therapie. Behandelt wird mit Penicillin G in Kombination mit Gentamicin. Als Alternative sind Teicoplanin und Vancomycin geeignet.

Prophylaxe. Bewährt hat sich die Endokarditisprophylaxe. Zur Vermeidung einer Infektion durch Streptokokken der Viridansgruppe wird vor medizinischen Eingriffen in der Mundhöhle und im Respirationstrakt die einmalige Einnahme von Amoxicillin, 50 mg/kg KG p.o., oder Ampicillin, 50 mg/kg KG (max. 2 g) i.v., empfohlen. Das Antibiotikum sollte 60 min (p.o.) oder 30 min (i.v.) vor dem Eingriff gegeben werden. Bei einem hohen Endokarditisrisiko sind die Antibiotikagaben mit der halben Dosis nach 6 h zu wiederholen. Bei Penicillinallergie gelten Clindamycin, 10–15 mg/kg KG (max. 300 mg) p.o. oder i.v., und Vancomycin, 20 mg/kg KG (max. 1 g) per infusionem als Alternative.

Literatur

Bisno AL, Gerber MA, Gwaltney JM, Kaplan EL, Schwartz RH (1997) Diagnosis and management of group A streptococcal pharyngitis: a practice guidline. Clin Infect Dis 25: 574–583

Deutsche Gesellschaft für Pädiatrische Infektiologie (DGPI) (2000) Handbuch. Infektionen bei Kindern und Jugendlichen, 3. Aufl. Futuramed, München, 561–572

Domingo P, Barquet N, Alvarez M, Coll P, Nava J, Garau J (1997) Group B streptococcal meningitis in adults: report of twelve cases and review. Clin Infect Dis 25: 1180–1187

Kolben M, Höss C, Proquitté H, Milatovic D, Zimmermann A, Roos R (1998) Peripartales Management bei mütterlicher Streptokokken B-Kolonisation. Pädiatr Prax 54: 21–26

Low DE, McGeer A (1998) Skin and soft tissue infection: necrotizing fasciitis. Curr Opin Infect Dis 11: 119–123

Raz R, Elchanan G, Colodner R, Reiss S, Schvartzman P, Tabenkin H, Leshem Y (1995) Penicillin V twice daily vs. four times daily in the treatment of streptococcal pharyngitis. Infect Dis Clin Pract 1: 50–54

Scholz H, Adam D, Helmerking M (2001) Kurzzeittherapie der Streptokokken-Tonsillopharyngitis. Dtsch Ärztebl 98: 1399–1402

Rheumatisches Fieber

B.-K. Jüngst

Definition. Das rheumatische Fieber ist eine Entzündungsreaktion des mesenchymalen Gewebes, die mit einer Latenz von 2–5 Wochen nach einer Infektion mit β-hämolysierenden Streptokokken der Lancefield-Gruppe A in Form einer hyperergisch-allergischen Reaktion auftritt. Bevorzugt betroffen sind die mesenchymalen Anteile der Gelenke, des Herzens und des Gehirns.

Epidemiologie. In den letzten 50 Jahren ist eine eindrucksvolle Änderung der Epidemiologie eingetreten. In den Industrieländern wird ein rheumatisches Fieber derzeit extrem selten diagnostiziert, hingegen ist in den Ländern der Dritten Welt das rheumatische Fieber unverändert eine der schwersten Krankheiten im Kindesalter. Bedingt wird dieser unterschiedliche Verlauf wahrscheinlich vor allem durch die Beeinflussung des Faktors X. Ohne Zweifel sind die großzügige Anwendung von Antibiotika bei Infektionen der oberen Luftwege, die Stabilisierung der hygienischen Situation und die Verbesserung der sozio-ökonomischen Verhältnisse wesentliche Einflußgrößen. Auch die konsequente Vermeidung der Rezidive des rheumatischen Fiebers ist Ursache der unterschiedlichen Manifestation und der Verbesserung der Prognose des rheumatische Fieber (Abb. 98.2). Es erkranken überwiegend Schulkinder um das 10. Lebensjahr; in den südlichen Ländern wird ein erster Gipfel um das 6. Lebensjahr beobachtet.

Ätiologie. Aufgrund der Streptokokkengenese war früher ein paralleler Verlauf zum Scharlach zu beobachten (Abb. 98.3). Insgesamt erkranken jedoch weniger als 3 % der Menschen mit einer Streptokokken-A-bedingten Entzündung der oberen Luftwege auch an einem rheumatischen Fieber. Hierzu sind weitere Einflüsse notwendig, die die Empfänglichkeit des Betroffenen beeinflussen. Zu diesen, meist als Faktor X bezeichneten Größen zählen das Alter, der Ernährungszustand, die Jahreszeit, das Klima und v.a. die sozioökonomische Situation.

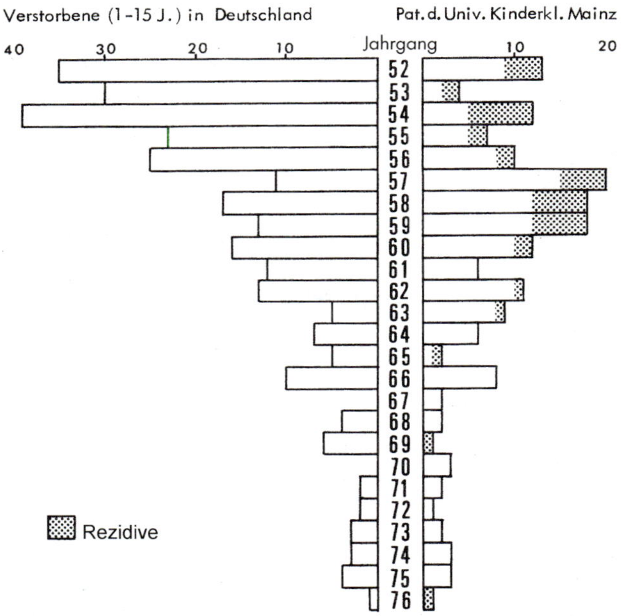

Abb. 98.2. Der Rückgang des rheumatischen Fiebers (hier die Zahlen der Universitätskinderklinik Mainz) und der Sterblichkeit überhaupt (Zahlen der damaligen Bundesrepublik) geht mit einem Rückgang der Rezidive einher

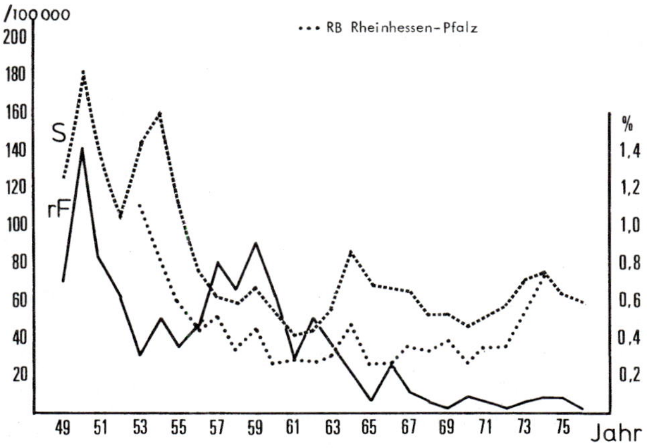

Abb. 98.3. Häufigkeit des Scharlachs in der damaligen Bundesrepublik und der gemeldeten Patienten mit rheumatischem Fieber in Rheinland-Pfalz als Hinweis für die Streptokokkengenese des rheumatischen Fiebers

Die Ätiologie wird daher definiert als:

- Infektion mit Streptokkoken A + Sensibilisierung + Faktor X.

Pathogenese. Im Vordergrund der Diskussion um die Pathogenese steht ein autoimmunologisches Geschehen. Eine direkte, toxische (speziell kardiotoxische) Wirkung der Streptokokken ist jedoch ebenfalls nicht ausgeschlossen. Möglicherweise spielen beide Mechanismen eine Rolle.

Pathologie. Es werden akut entzündliche Veränderungen am Herzen, im periartikulären Gewebe und gelegentlich in der Haut gefunden. Insbesondere die Herzklappen sind ödematös verdickt und infiltriert. In der nachfolgenden Proliferationsphase findet man am Endokard graugelbe, warzenähnliche Proliferationen (Endocarditis verrucosa rheumatica). Im Myokard können sich die Aschoff-Geipel-Knötchen entwickeln, die als pathognomonisch für das rheumatische Fieber gelten. Die in der Abheilungsphase einsetzende fibrotische Umwandlung des entzündeten Gewebes führt zu den gefürchteten Folgen des rheumatischen Fiebers: Die Herzklappen werden verdickt, deformiert und damit funktionsunfähig.

Klinik. Entsprechend der mesenchymalen Reaktion manifestiert sich das rheumatische Fieber vorwiegend an den Gelenken und am Herzen, seltener am Gehirn und an der Haut.

Die auslösende Streptokokkeninfektion heilt oft unbemerkt ab, so daß ein Zusammenhang mit dem 2–3 Wochen später (erneut) auftretenden Fieber häufig nicht erkannt wird. Das Fieber tritt meist akut mit Temperaturen zwischen 39 und 40 °C auf, gelegentlich aber auch nur als Erhöhung der Nachmittagstemperatur. Das Fieber sinkt unbehandelt nach wenigen Tagen ab und bleibt für längere Zeit subfebril.

Mit dem Temperaturanstieg kommt es bei 50–80 % der Erkrankten zu einem Gelenkbefall unterschiedlicher Intensität. Die Beschwerden variieren von einer kaum bemerkbaren Arthralgie bis zur schwersten Arthritis. Im Gegensatz zur juvenilen chronischen Polyarthritis sind primär die großen Gelenke betroffen, meist mehrere Gelenke gleichzeitig. Die akute, ausgeprägt schmerzhafte Klinik ist für das rheumatische Fieber mit überwiegender Polyarthritis charakteristisch. Auch unbehandelt heilt die Polyarthritis ohne Defekte aus.

Zu Beginn weniger dramatisch, dafür aber folgenschwerer ist das rheumatische Fieber mit kardialer Manifestation.

Da es über 40 Typen der Streptokokken A gibt, ist eine mehrfache Erkrankung an rheumatischem Fieber (=Rezidiv) möglich (Abb. 98.3).

Noch seltener als das rheumatische Fieber an sich ist die zerebrale Beteiligung als Chorea minor (Sydenham) geworden. Dennoch muß sie unverändert in die neurologische Differentialdiagnose aufgenommen werden. Sie beginnt in der Regel 2–3 Monate nach dem Streptokokkeninfekt und manifestiert sich durch eine allgemeine Muskelschwäche und extrapyramidale Bewegungsstörungen. Häufig werden die Kinder durch eine schlechte Schrift (ausfahrende Bewegungen) und motorische Unruhe in der Schule auffällig. Entzündliche Zeichen sind weder im Blut noch im Liquor nachweisbar. Auch die Chorea minor heilt ohne spezifische Therapie nach Wochen und Monaten ohne Residuen aus. Eine Karditis kann jedoch bei dieser Manifestationsform beteiligt sein.

An der Haut zeigt sich das rheumatische Fieber gelegentlich als Erythema marginatum (sive anulare) und als Noduli rheumatici, wobei letztere differentialdiagnostisch auch für die juvenile chronische Arthritis (JCA) in Frage kommen.

Diagnose. Die Diagnose ist in unseren Breitengraden schwierig geworden, und möglicherweise werden leichtere Formen ohne Karditis nicht erkannt. Von Seiten der Labordiagnostik finden sich erhöhte BSG und CrP. Durch einen erhöhten Antistreptolysin-O-Titer (AST) wird lediglich ein Streptokokkenkontakt nachgewiesen, nicht jedoch ein akutes Geschehen. Die sog. Rheumafaktoren sind selbstverständlich negativ.

Die Diagnose einer Karditis wird heute durch die Echokardiographie wesentlich erleichtert. Diese formale Sicherheit enthebt jedoch nicht der tägliche Auskultation des Herzens bei Verdacht auf ein rheumatisches Fieber. Unverändert sind EKG (PQ-Verlängerung) und Röngtenbild wichtige ergänzende Untersuchungen.

Die Diagnosefindung durch die „revidierten Jones-Kriterien“ ohne Zweifel in den Ländern mit rheumatische Fieber eine große Hilfe. In unseren Breitengraden sind sie angesichts des immer selteneren und damit wahrscheinlich auch uncharakteristischen Verlaufs nur bedingt einsetzbar.

Gemäß den revidierten Jones-Kriterien zur Diagnose eines rheumatischen Fiebers sind *Hauptkriterien:*

- Karditis,
- Polyarthritis
- Chorea minor
- Erythema marginatum
- Noduli rheumatici.

Als *Nebenkriterien* werden genannt:

- Fieber,
- Arthralgie,
- Rezidiv eines rheumatischen Fiebers,
- Labor: erhöhte BSG und CrP, Leukozytose, PQ-Verlängerung im EKG.

Mit 2 Hauptkriterien oder 1 Hauptkriterium und 2 Nebenkriterien ist die Diagnose eines rheumatischen Fiebers per definitionem sehr wahrscheinlich. Zusätzlich soll eine Streptokokken-Infektion durch positiven Rachenabstrich und/oder erhöhten Antistreptolysintiter nachgewiesen werden.

Therapie. Sie muß 3 Ziele erfüllen:

- Linderung der Schmerzen und Hemmung der Entzündung. Bewährt hat sich 0,1 g Acetylsalicylsäure/kg KG/Tag über 6 Wochen.
- Beseitigung evtl. noch vorhandener Streptokokken und Verhütung von Rezidiven durch 1 Mio IE Penicillin/Tag über 1 Woche, anschließend 400 000 IE/Tag als Prophylaxe über längere Zeit.

- Behandlung der Karditis, auch wenn sie klinisch noch nicht manifest ist. Empfohlen wird unverändert Prednison in einer Dosierung von 2 mg/kg KG/Tag, abhängig vom Befund über mindestens 2 Wochen, zusätzlich die typische Behandlung einer Karditismanifestation.

Die Karditis ist maßgebend für die Dauer der Bettruhe.

Rezidivprophylaxe. Die Verhinderung von Reinfektionen mit Streptokokken ist die wichtigste Maßnahme zur Eindämmung des rheumatischen Fiebers und zur Verbesserung der Prognose. In den Ländern mit hoher Inzidenz an rheumatischem Fieber ist die lebenslange Prophylaxe zwingend notwendig. In den Industrieländern wird die Prophylaxe mindestens bis zum Eintritt in das Jugendalter empfohlen. Bei allen Betroffenen muß vor operativen Eingriffen mit dem Risiko einer Erregerstreuung (z.B. Zahnbehandlung) die Dosis entweder kurzfristig angehoben oder neu angesetzt werden. Als Prophylaxe haben sich 400 000 IE Oralpenicillin täglich oder 1,2 Mio IE Benzathinpenicillin i.m. 3wöchentlich als effektiv erwiesen.

98.3 Pneumokokken-Infektionen

H. Scholz

Definition. Typische durch *St. pneumoniae* hervorgerufene Krankheiten waren früher die lobäre Pneumonie und die Peritonitis der Mädchen, heute sind es neben der Pneumonie v.a. Otitis media, Mastoiditis, Sinusitis, Meningitis und Sepsis, selten auch Arthritis, Endokarditis und Peritonitis.

Epidemiologie. Die Inzidenz der invasiven Pneumokokken-Infektionen hängt vom Alter des Kindes und von der Immunkompetenz ab. Die Inzidenz ist in den ersten 2 Lebensjahren und bei Personen über 60 Jahren am höchsten. Pneumokokken gehören zur normalen Mundflora. Penicillinresistente Pneumokokken (s. unten) kommen nach der Erstbeschreibung 1967 bei einem australischen Patienten unterdessen weltweit vor, besonders häufig u.a. in Spanien, Frankreich, Ungarn, Südafrika und den USA.Hochresistente Stämme sind in Deutschland (noch) selten. Dagegen beträgt die Makrolidresistenz hierzulande bereits 5–20 %!

Ätiologie und Pathogenese. Streptococcus pneumoniae ist ein grampositives, bekapseltes Bakterium. Bisher sind mindestens 84 verschiedene Serotypen bekannt, von denen etwa 8–10 für 85 % der Pneumokokken-Infektionen im Kindesalter verantwortlich sind. Vom Mund aus können Pneumokokken über den Nasenrachenraum zu Erregern der Otitis media oder nach Aspiration zu Erregern der Pneumonie werden. Risikofaktoren für eine Pneumokokken-Infektion sind Störungen der lokalen und systemischen Abwehrmechanismen.

Klinische Symptome. Pneumokokken sind im Kindesalter jenseits der Neugeborenenperiode in Deutschland neben Meningokokken die häufigsten Erreger der eitrigen Meningitis und neben H. influenzae die häufigsten Erreger der akuten Otitis media. Sie zählen weiterhin zu den häufigsten Erregern der ambulant erworbenen Pneumonie, die radiologisch nicht immer als Lobärpneumonie imponiert, sondern bei jüngeren Kindern eher als Bronchopneumonie sichtbar wird. Auch systemische Manifestationen wie Sepsis, vereinzelt mit Purpura fulminans und Verbrauchskoagulopathie wie bei der fulminanten Meningokokkensepsis, kommen vor, ebenso Coxitis und Arthritis.

Die Laborparameter zeigen bei einer Pneumokokken-Infektion häufig eine Leukozytose mit Linksverschiebung und eine deutliche Erhöhung der Blutsenkungsreaktion und des CRP-Spiegels. Nach einer wirksamen kausalen Therapie bessern sich die klinischen Symptome meist innerhalb von 24–48 h. Komplikationen bei einer inadäquaten Behandlung sind fortgeleitete Entzündungsprozesse wie Mastoiditis, otogene Meningitis, Pleuraempyem und Perikarditis, weiterhin Abszesse in Lunge und Gehirn.

Diagnose und Differentialdiagnose. Der Erregernachweis gelingt mit der Gram-Färbung, der kulturellen Anzucht aus Blut, Liquor und anderen Körperflüssigkeiten und mit dem Schnelltest. Die Blutkultur ist nur bei etwa 25–30 % der Kinder mit einer Pneumokokkenpneumonie positiv. Differentialdiagnostisch sollte bei Bauchschmerzen und/oder Nackensteifigkeit auch an eine Pneumonie gedacht werden.

Therapie. Das Antibiotikum der Wahl ist hierzulande weiterhin Penicillin. Man sollte jedoch möglichst jeden isolierten Stamm, zumindest aber jeden Stamm von Patienten mit Meningitis und anderen schweren Infektionen, auf Penicillinresistenz testen. Stämme mit einem MHK-Wert von 0,1–1 mg/l gelten als intermediär und Stämme mit einem Wert ≥2 mg/l als resistent. Als Alternative sind Cephalosporine und zukünftig Telithromycin (über Makrolidresistenz s. oben) zu empfehlen sowie bei Penicillinresistenz Glykopeptidantibiotika (Vancomycin, Teicoplanin), Streptogramine, Oxazolidinone und Ketolide sowie bei Erwachsenen die neuen Chinolone. Eine Pneumonie und eine Otitis media kann man bei Nachweis von Penicillin-resistenten Pneumokokken oder Verdacht darauf auch i.v. mit Penicillin G bzw. Ampicillin oder per os mit Amoxicillin behandeln, wenn sehr hoch dosiert wird. Im Falle einer Meningitis werden Cefotaxim und Ceftriaxon und eine MHK-Testung des Stammes empfohlen. Bei erhöhten MHK-Werten muß zusätzlich mit Vancomycin behandelt werden.

Prophylaxe. Wegen des erhöhten Risikos einer schweren Pneumokokkenerkrankung sollten alle Kinder mit einer funktionellen oder anatomischen Asplenie (z.B. Sichelzellanämie, nephrotisches Syndrom, chronische Organkrankheiten, Immundefekten, Immunsuppression) eine Pneumokokkenimpfung erhalten.

Zu den erweiterten Risikogruppen gehören Kinder in den ersten 2 Lebensjahren und Kinder bis zu 5 Jahren mit Besuch von Gemeinschaftseinrichtungen. Die gegenwärtig verfügbare Polysaccharidvakzine ist nur bei Kindern, die älter als 18 Monate sind, ausreichend wirksam. Der Impfschutz hält etwa 5–8 Jahre an. Mit den neuen Konjugatimpfstoffen (Prevenar) ist eine Immunprophylaxe auch bei Kindern in den ersten 18 Lebensmonaten möglich. Bei einer

Asplenie sollte die Immunprophylaxe zumindest bei Kindern in den ersten 5 Lebensjahren durch eine Chemoprophylaxe mit Penicillin V ergänzt werden, in einer Dosierung von 2mal 200 000–400 000 IE/Tag. Darüber hinaus ist bei einer Operation mit Splenektomie möglichst immer eine partiell milzerhaltende Methode anzustreben.

Prognose. Die Prognose von Pneumokokken-Infektionen ist meist gut. Die Letalität der Meningitis und der Sepsis bei Kindern mit einer Immundefizienz ist jedoch auch im Zeitalter der Antibiotika immer noch hoch. Die Folgeschäden der Pneumokokkenmeningitis sind erheblich. Infektionen mit Penicillin-resistenten und Makrolid-resistenten Stämmen führen bei inadäquater Therapie nicht selten zu Komplikationen.

Literatur

Black S, Shinfield H, Fireman B et al. and the Northern California Kaiser Permanente Vaccine Study Center Group (2000) Efficacy, safety and immunogenicity of heptavalent pneumococcal conjugate vaccine in children. Pediatr Infect Dis J 19: 187–195

Centers for Disease Control and Prevention (2000) Preventing pneumococcal disease among infants and young children. Recommendations of the advisory committee on immunization practices (ACIP). Morbidity and Mortality Weekly Report 46/RR-9: 1–35

Eskola J, Kilpi T, Palmu A et al. for the finnish Otitis Media Group (2001) Efficacy of a pneumococcal conjugate vaccine against acute otitis media. N Engl J Med 344: 403–409

Kries R von, Siedler A, Schmitt HJ (2000) Epidemiologie von Pneumokokken-Infektionen bei Kindern. Kinderärztl Prax 71: 435–438

98.4 Meningokokken-Infektionen

H. Scholz

Definition. Die häufigsten durch Meningokokken verursachten Krankheiten sind die eitrige Meningitis und die perakute Sepsis, auch Waterhouse-Friderichsen-Syndrom genannt.

Epidemiologie. Die Morbidität ist in Europa gegenwärtig in Tschechien, Belgien, Großbritannien, Dänemark und Norwegen relativ hoch. Deutschland gehört in Europa zu den Ländern mit niedriger Inzidenz. Die Morbidität beträgt hierzulande etwa 1/100 000 Einwohner/Jahr. Sie ist regional unterschiedlich, am höchsten ist sie in Mecklenburg-Vorpommern (1997: 1,8/100 000). Die meisten Krankheiten treten in den Wintermonaten auf.

Die Infektionsquelle ist der Mensch – 2–5 % der Gesamtbevölkerung sind Keimträger (Nasenrachenraum), in Epidemiezeiten kann die Rate bis auf 90 % ansteigen. Die Übertragung der Erreger erfolgt über Schleimtröpfchen und nur selten durch direkten Kontakt. Nach einer 24stündigen kausalen Therapie besteht keine Ansteckungsgefahr mehr. Am häufigsten erkranken Säuglinge im 2. Lebenshalbjahr und Kleinkinder. Das Erkrankungsrisiko ist bei Kontaktpersonen etwa 600- bis 800fach größer als bei Normalpersonen. Die Inkubationszeit beträgt meist weniger als 4 Tage.

Ätiologie und Pathogenese. *Neisseria meningitidis* ist ein gramnegatives, diplokokkoides, häufig intrazellulär gelegenes Bakterium. Man unterscheidet zwischen 12 Serogruppen und mindestens 8 Serotypen sowie 14 Serosubtypen. Die häufigsten Serogruppen sind A, B, C, Y und W 135. In Deutschland kommen v.a. die Typen B (ca. 75 %), z.B. B:15: P1.7,16, und C (ca. 20 %) vor.

Die Krankheit ist durch 3 Stadien charakterisiert: Entzündung im Bereich der Eintrittspforte (Pharyngitis), Bakteriämie und schließlich Organmanifestation (Meningen, Haut, Gelenke, Lunge). Meningokokken zeigen einen ausgeprägten Neurotropismus. Bei einer noch weitgehend unbekannten partiellen Immundefizienz und/oder hohen Virulenz der Erreger kann sich eine perakute Sepsis entwickeln. Morphologisch stehen hier massive Hautblutungen, Mikrothromben, Blutungen in parenchymatösen Organen, insbesondere in den Nebennieren, und eine seröse Leptomeningitis im Vordergrund. Hohe Mengen an Endotoxin, das von den Meningokokken freigesetzt wird, induzieren eine Kaskade von Reaktionen, die zu einer Verbrauchskoagulopathie und einem Kreislaufkollaps führen.

Klinische Symptome. Eine Meningokokken-Infektion kann sich klinisch vielfältig manifestieren: Bakteriämie, Sepsis (Bakteriämie mit Absiedelung von Meningokokken in Hautblutungen, keine Verbrauchskoagulopathie), perakute Sepsis (Waterhouse-Friderichsen-Syndrom), Meningitis, Meningoenzephalitis sowie Infektion der Schleimhäute und einzelner Organe (Pharyngitis, Konjunktivitis, Vaginitis, Urethritis; Pneumonie; Perikarditis etc.). Die eitrige Meningitis ist die häufigste durch Meningokokken verursachte Krankheit, die perakute Sepsis ist die gefürchteste. Beide Krankheiten beginnen plötzlich mit Fieber und reduziertem Allgemeinzustand. Meningitis-Zeichen wie Kopfschmerzen und Erbrechen können anfangs noch fehlen. Bei einem Großteil der Infizierten entwickeln sich frühzeitig Petechien und in Größe und Form variable Hämorrhagien. Bei der perakuten Sepsis nehmen die Hämorrhagien rasant zu, innerhalb von wenigen Stunden entsteht ein schwerer Schock mit Bewußtlosigkeit und Multiorganversagen. Eine frühe Verdachtsdiagnose im Stadium von meist hohem Fieber und (häufig) Schmerzen „unklarer Ätiologie" – ein oder zwei kleine hämorrhagische Effloreszenzen lenken den Verdacht auf die Ätiologie – kann Gesundheit und Leben retten. Die klinische Einweisung ist bereits bei Verdacht auf eine Meningitis oder Sepsis zu veranlassen. Jede Verzögerung kann, besonders bei einer perakuten Sepsis, fatale Folgen haben.

Diagnose und Differentialdiagnose. Für die Diagnose sind die klinischen Symptome und der mikroskopische und/oder kulturelle Nachweis von Meningokokken entscheidend. Das Gram-Präparat aus Liquor, Hämorrhagien und Gelenkpunktat ist immer noch die beste Schnellmethode. Es erfordert jedoch eine gewisse Qualifizierung. Der kulturelle Nachweis gelingt nicht immer. Eine antibiotische Vorbehandlung oder Fehler bei Lagerung und Transport des Materials verringern die mikrobiologische Erfolgsquote. Liquor, Blut und Gelenkpunktat sollten sofort bei Raumtemperatur ins mikrobiologische Labor transportiert oder im Blutkulturmedium bei 36°C aufbewahrt werden. Der Nachweis von bakteriellen Antigenen mittels Immunelektrophorese oder Agglutination ist möglich, für die Praxis aber nicht sehr wertvoll.

Die Unterscheidung zwischen Meningitis, Sepsis (Bakteriämie mit Hautblutungen ohne Verbrauchskoagulopathie) und perakuter Sepsis gelingt durch Lumbalpunktion und Laboruntersuchungen. Zur Diagnostik der Meningitis s. Kap. 194. Die perakute Sepsis ist durch Thrombozytopenie und Zeichen einer intravasalen Gerinnungsstörung gekennzeichnet. Das Liquorpunktat zeigt keine oder nur eine leichte Pleozytose und nahezu immer Meningokokken im Gram-Präparat, im Extremfall besteht ein Status bacillosus: viele Meningokokken und keine (oder eine nur sehr geringe) Zellzahlerhöhung. Bei Verdacht auf eine Meningokokkensepsis ist daher auch bei „normalem" Liquorpunktat nach Meningokokken im Gram-Präparat des zentrifugierten Liquors zu suchen. Die Diagnose einer perakuten Sepsis muß in einem Krankenhaus zu jeder Zeit sofort (!) möglich sein. In Kliniken, die diese Forderung nicht erfüllen, sollten Kinder mit Verdacht auf eine perakute Sepsis nicht eingewiesen werden.

Differentialdiagnostisch ist u.a. an Meningitis und Sepsis anderer Ätiologie, Endokarditis, verschiedene Purpuraformen, allergische Vaskulitis und Leukämie zu denken.

Therapie. Bei invasiven Meningokokken-Infektionen gilt Penicillin G als Mittel der Wahl, in einer Dosierung von 200 000–500 000 IE/kg KG/Tag (max. 20 Mio IE/Tag) i.v., verteilt auf 4–6 Einzelgaben. Bei Verdacht auf Penicillin-resistente Stämme – hierzulande gibt es selten intermediäre Stämme – oder bei einer Penicillinallergie muß mit Cefotaxim oder Ceftriaxon behandelt werden. Als Behandlungsdauer reichen in der Regel 4(–6) Tage aus.

Die Behandlung der perakuten Sepsis erfolgt zusätzlich intensivmedizinisch. Ob Glukokortikoide einen nennenswerten Nutzeffekt haben, ist nicht bewiesen, sie werden bei der perakuten Sepsis aber häufig in hohen Dosen gegeben. Neuere Therapieansätze, z.B. Antitoxine oder Antizytokine, haben bisher noch nicht überzeugt. Die wirksamste Therapie ist eine kausale Behandlung vor (oder bei erstem) Auftreten von Hämorrhagien.

Prophylaxe. Jeder Patient mit einer invasiven Infektion ist nach Beginn der antibiotischen Therapie für 24 h zu isolieren.

Menschen mit engem Kontakt zu einem Patienten mit einer invasiven Meningokokken-Infektion sollten umgehend eine Chemoprophylaxe mit Rifampicin erhalten. Als enge Kontaktpersonen gelten Personen aus dem gleichen Haushalt, Kinder aus Krippen, Kindergärten und Wochenheimen und alle Personen, die ≥4 h pro Tag an 5 von 7 Tagen vor Krankheitsbeginn mit dem Patienten zusammengelebt haben, sowie Personen mit anderweitigem engen Kontakt wie etwa durch Mund-zu-Mund-Beatmung oder Küssen. Der Indexpatient sollte, wenn er nicht mit Cefotaxim oder Ceftriaxon behandelt worden ist, ebenfalls vor der Entlassung aus der Klinik eine Prophylaxe erhalten. Zur Dosierung von Rifampicin s. Kap. 269; die Behandlung erfolgt über 2 Tage. Urin, Speichel, Stuhl und Kontaktlinsen können sich durch Rifampicin orange verfärben. Schwangere, stillende Mütter und Kontaktlinsenträger sollten kein Rifampicin erhalten; sie können statt dessen mit Ceftriaxon oder Ciprofloxacin behandelt werden.

Eine Impfung ist bei Personen über 2 Jahre gegen die Gruppen A, C, Y und W 135 möglich, nicht jedoch gegen die Gruppe B.

Prognose. Die Letalität der perakuten Meningokokkensepsis beträgt bis zu 95 %. Deutlich niedrigere Zahlen deuten auf eine fehlende Differenzierung zwischen perakuter Sepsis und Sepsis hin. Die Letalität der Sepsis und der Meningitis ist bei rechtzeitiger Therapie gering. Faßt man alle Meningokokken-Infektionen zusammen, beträgt die Letalität in Deutschland gegenwärtig 7–8 %. Die Meningitis heilt meist ad integrum ab, bleibende Schäden des ZNS kommen bei etwa 3 % der Kinder vor. Patienten, die eine perakute Meningokokkensepsis überleben, leiden nicht selten an den Folgen von Nekrosen an Haut und Akren (großflächige Hautnarben, Amputationen etc.). Weitere Komplikationen einer Meningokokken-Infektion sind Arthritis, Perikarditis, Myokarditis und Pneumonie.

Literatur

Center for Disease Control and Prevention (2000) Prevention and control of menigococcal disease. Recommendations of the advisory committee on immunization practices (ACIP). Morbidity and Mortality Weekly Report 49/RR-7: 1–10

Erhard I, Sonntag H-G (1999) Nationales Referenzzentrum für Meningokokken – Jahresbericht 1998. Bundesgesundbl 10:783–788

Robert Koch Institut (1998) Meningokokkenerkrankungen in Deutschland 1997 und in Europa. Untersuchung eines Ausbruches von Meningokokkenerkrankungen in Niederbayern. Epidemial Bull 10/98: 63–67

98.5 Gonokokken-Infektionen

H. Scholz

Definition. Gonokokken verursachen primär Entzündungen der Schleimhäute, vorwiegend des Urogenitaltraktes, seltener des Rektums, des Oropharynx und der Konjunktiven. Die Gonorrhö (Tripper) ist eine der ältesten bekannten Krankheiten des Menschen und auch heute noch die häufigste Geschlechtskrankheit. Disseminierte Gonokokken-Infektionen sind eher selten.

Epidemiologie. Gonokokken-Infektionen kommen praktisch nur beim Menschen vor. Die Übertragung der Erreger erfolgt durch den Geschlechtsverkehr, während der Geburt und durch Verschmieren von eitrigem Sekret infizierter Schleimhäute. Die Altersverteilung der Gonorrhö entspricht der sexuellen Aktivität der Altersgruppen. Am häufigsten ist die Gonorrhö bei jungen Frauen und Männern. Doppelinfektionen mit anderen Erregern von Geschlechtskrankheiten sind möglich. Die Inkubationszeit beträgt 2–7 Tage.

Ätiologie und Pathogenese. Neisseria gonorrhoeae sind gramnegative Diplokokken. Sie haften fest an Epithelien und dringen bis ins subepitheliale Bindegewebe vor. Im Blut vermögen Gonokokken nicht lange zu überleben. Die Entzündung im Urogenitaltrakt kann aszendierend fortschreiten, eine hämatogene Streuung ist selten. Im Falle einer solchen werden bevorzugt Gelenke, Sehnenscheiden, Schleimbeutel und bei einer Sepsis auch nahezu alle Organe befallen.

Klinische Symptome. Die typische Infektion des Neugeborenen ist die Gonoblennorrhö: purulente, oft blutige Konjunktivitis, Chemosis, Lidschwellung. Die Entzündung kann schnell zu Ulzerationen der Hornhaut und damit zur beidseitigen Erblindung führen. Darüber hinaus kommen Skalpabszesse, Vaginitis, Arthritis, Meningitis und Endokarditis vor.

Im präpubertären Alter äußert sich eine Gonokokken-Infektion jenseits der Neugeborenenperiode v.a. als Vaginitis bzw. beim Jungen als Urethritis und durch andere Affektionen des Genitaltraktes. Peritonitis, perihepatischer Abszeß, Tonsillopharyngitis und anorektale Entzündungen sind selten, aber möglich.

Im sexuell aktiven Alter bleibt eine Gonokokken-Infektion bei Mädchen oft asymptomatisch (s. unter „Prophylaxe") oder verursacht eine Urethritis. Die Beschwerden sind meist gering, der Fluor ist serös bis eitrig. Unbehandelt entwikkelt sich nach 3–6 Wochen eine chronische Urethritis. Die häufigsten Komplikationen sind Bartolinitis, Endozervizitis, Salpingitis, Oophoritis und Perihepatitis. Bei männlichen Jugendlichen beschränkt sich die Gonokokken-Infektion fast immer auf den Harntrakt, anfangs als Urethritis anterior. Die Jugendlichen klagen über Brennen beim Wasserlassen und Fluor, der zunächst eitrig ist, später glasig-schleimig wird und schließlich nur noch morgens als „Bonjour-Tropfen" sichtbar bleibt. Unbehandelt geht die Urethritis nach 3–6 Wochen in ein chronisches Stadium über. Häufigste Komplikationen sind Balanitis, Phimose, Urethritis posterior, Prostatitis und Epididymitis.

Je nach Eintrittspforte der Gonokokken kann es auch zu einer meist symptomarmen Pharyngitis und zu einer Proktitis kommen (extragenitale Gonorrhö). Die Proktitis ist beim männlichen Jugendlichen eher selten, meist handelt es sich um Homosexuelle, bei der Frau kommt sie durch das genitoanale Verschmieren häufiger vor.

Fernkomplikationen durch hämatogene Ausbreitung der Erreger sind Arthritis, die auch reaktiv sein kann und meist als Monarthritis auftritt, Synovitis, Dermatitis, Endokarditis, Meningitis und Sepsis.

Diagnose und Differentialdiagnose. Die Erhebung einer zuverlässigen Anamnese ist oft schwierig. Mikrobiologisch sind ein Gram-Präparat aus dem entsprechenden Abstrichmaterial und eine Kultur zu fordern. Da Gonokokken empfindlich auf Austrocknung und Temperaturänderung reagieren, sind Transportmedien zu verwenden. Bewährt hat sich auch eine 24stündige Vorinkubation vor dem Versand. Bei der Interpretation der Befunde sollte bedacht werden, daß N. gonorrhoeae mit anderen Neisserien verwechselt werden kann und daß im Rachen junger Kinder häufig nichtpathogene Neisserien vorkommen. Im Ernstfall, etwa bei Verdacht auf Kindesmißbrauch, sind daher weitere Tests anzuwenden (Serologie, biochemische Differenzierung).

Differentialdiagnostisch sind andere Erreger auszuschließen, so z.B. Streptokkokken und Chlamydien bei der Gonoblennorrhö oder Streptokokken, Candida, Herpes-simplex-Virus, Trichomonaden und Enterobius vermicularis bei der Vulvovaginitis. Außerdem ist an Fremdkörper zu denken. Bei Verdacht auf sexuellen Kindesmißbrauch sind vor der antibakteriellen Therapie genitale, rektale und orale Kulturen auf N. gonorrhoeae anzulegen, und es ist nach anderen sexuell übertragbaren Krankheiten wie Lues, Chlamydien-Infektion, Trichomoniasis, Hepatitis B, AIDS etc. zu fahnden. Weiterhin sind Appendizitis, Harnwegsinfektion, Endometriose, Ovarzysten und Hodentorsion auszuschließen.

Therapie. Neugeborene werden mit Cefotaxim, 100 mg/kg KG/Tag i.v., verteilt auf 2 Einzelgaben, über 7 (–14) Tage behandelt. Eine alleinige topische Therapie der Gonoblennorrhöe ist nicht ausreichend. Die Mütter der Kinder und ihre Sexualpartner sind zu untersuchen und ebenfalls zu behandeln.

Bei Kindern nach der Neugeborenenperiode und bei Jugendlichen sind Ceftriaxon oder Cefotaxim plus Erythromycin oder Azithromycin oder Doxycyclin (Kinder >9 Jahre alt) zu empfehlen. Die Kombinationstherapie ist wegen der immer häufiger vorkommenden Begleitinfektion mit Chlamydia trachomatis sinnvoll. Entschließt man sich nicht zur Kombinationstherapie, sollte zumindest eine Chlamydien-Infektion ausgeschlossen werden. Bei unkomplizierten Infektionen reicht eine Einmalgabe aus: 125 mg Ceftriaxon i.v. (i.m.) oder 400 mg Cefixim p.o. oder 1,2 Mio IE Procain-Penicillin i.m. plus Erythromycin oder Doxycyclin (Kinder >9 Jahre alt) über 7 Tage. Der Anteil der β-Laktamase-bildenden Gonokokkenstämme beträgt in Deutschland etwa 2%. Besteht eine Allergie auf β-Laktamantibiotika, sind Spectinomycin i.m. (außer bei Pharyngitis), Erythromycin, Azithromycin oder Doxycyclin (Kinder >9 Jahre alt) zu empfehlen. Bei einer disseminierten Gonokokken-Infektion sollten die Kinder oder Jugendlichen stationär eingewiesen und i.v. mit Cefotaxim oder Ceftriaxon behandelt werden.

Prophylaxe. Die über 100 Jahre alte Credé-Prophylaxe mit 1%iger Silbernitratlösung innerhalb 1 h postnatal ist ein Meilenstein der präventiven Medizin. Mit ihr kann mit großer Sicherheit eine Gonoblennorrhöe und damit eine Erblindung verhindert werden. Die Credé-Prophylaxe wirkt auch gegen andere bakterielle Erreger einer Konjunktivitis, jedoch nicht gegen Chlamydia trachomatis. Nachteilig ist, daß die Silbernitratlösung selbst eine schmerzhafte, etwa 2 Tage lang anhaltende Konjunktivitis verursachen kann. Da sich zudem das Erregerspekrum der Ophthalmia neonatorum gegen früher verändert hat, wird zunehmend die Credé-Prophylaxe durch antibiotikahaltige Salben wie 1%ige Tetrazyklin- oder 0,5%ige Erythromycinsalbe ersetzt. Neugeborene von mit Gonokokken infizierten Müttern sollten neben der Augenprophylaxe mit 1mal 100 mg Cefotaxim/kg KG i.v. behandelt werden.

Die Gonorrhö bleibt bei einem großen Teil der schwangeren Frauen asymptomatisch. Daher wird empfohlen, möglichst alle Frauen während der Schwangerschaft auf Gonokokken zu untersuchen.

Kinder mit einer Gonokokken-Infektion sind für 24h nach Beginn der antibiotischen Therapie zu isolieren.

Prognose. Mit einer rechtzeitigen antibiotischen Behandlung kann fast immer eine Restitutio ad integrum erreicht werden. Bei einer verzögerten antibakteriellen Therapie kann es aber zur Erblindung (Neugeborene) und zur Entstehung von Narben kommen, die im Falle von Tubennarben Infertilität und ektope Schwangerschaft verursachen können.

98.6 Haemophilus-influenzae-Infektionen

H. Scholz

Definition. *Haemophilus influenzae* kann invasive Infektionen (Meningitis, Epiglottitis) und Infektionen der Schleimhäute (Otitis media, Sinusitis) und der serösen Häute verursachen. Haemophilus influenzae kann weiterhin sekundärer Krankheitserreger sein, wie etwa bei der Exazerbation der chronischen Bronchitis (des Erwachsenen) im Gefolge von virusbedingten Atemwegsinfektionen und der Influenza.

Epidemiologie. Haemophilus influenzae kommt weltweit und ausschließlich beim Menschen vor. Die unbekapselten Stämme gehören zur Normalflora des Nasenrachenraums: 60–90 % der Kinder sind Träger von unbekapselten Stämmen; bekapselte Stämme, zumeist handelt es sich um H. influenzae Typ B (HIB), findet man bei 3–5 % der Kinder im Nasenrachenraum.

Haemophilus influenzae und St. pneumoniae gehören zu den häufigsten Erregern der akuten Otitis media und der akuten Sinusitis. Invasive Infektionen kommen v.a. bei nicht oder inkomplett immunisierten Kindern in den ersten 4–5 Lebensjahren vor. Risikofaktoren sind neben dem Lebensalter enger Kontakt (z.B. im Haushalt), Asplenie, Sichelzellanämie und Immundefizienz. Säuglinge mit einer invasiven HIB-Infektion haben, wenn sie nicht immunisiert sind, eine Rückfallquote von etwa 1 %. Der Häufigkeitsgipfel der HIB-Meningitis liegt zwischen 6 und 24 Lebensmonaten, der der Epiglottitis im 3. bis 4. Lebensjahr. Die invasiven Infektionen sind durch die HIB-Impfung um mehr als 90 % zurückgegangen.

Die Übertragung von H. influenzae erfolgt über Tröpfchen und durch Kontakt von Mensch zu Mensch. Die Inkubationszeit beträgt wenige Tage.

Ätiologie. Haemophilus influenzae ist ein kleines, gramnegatives, oft kokkoides Stäbchen. Es sind 6 bekapselte Typen (a–f) und 50–80 unbekapselte Typen bekannt. Fast alle invasiven Infektionen wie Meningitis, Epiglottitis, Arthritis, Osteomyelitis und Phlegmone (Zellulitis) werden durch HIB hervorgerufen. Die bekapselten Typen a und c–f sind nur selten Erreger einer Infektion, und dann meist bei immundefizienten Patienten. Die unbekapselten Typen verursachen häufig Otitis media, Sinusitis, Pneumonie, Konjunktivitis und invasive Krankheiten bei Neugeborenen sowie Exazerbation der chronischen Bronchitis und Sepsis bei Erwachsenen.

Klinische Symptome. Die durch H. influenzae verursachten Krankheiten unterscheiden sich nicht von gleichartigen Krankheiten, die durch andere Bakterien hervorgerufen werden. Die Epiglottitis ist eine schwere Krankheit, die eine sofortige stationäre Einweisung verlangt.

Diagnose. Aufgrund der Vielzahl der Krankheitsbilder ist die Diagnostik unterschiedlich. Bei allen invasiven Infektionen unklarer Ätiologie sollte man, zumindest in den ersten Lebensjahren, auch den Nachweis von H. influenzae aus Blut, Liquor, Punktaten, Eiter und Abstrichmaterial versuchen. Isolierte Stämme sind auf β-Laktamasebildung und damit auf Ampicillinresistenz zu prüfen. Das HIB-Antigen läßt sich mit einem Schnelltest im Urin und in anderen Körperflüssigkeiten nachweisen. Ein positiver Befund erlaubt jedoch keine sichere Unterscheidung zwischen Träger, Kontamination und Infektionskrankheit. Zukünftig wird auch eine PCR verfügbar sein.

Therapie. Zahlreiche Antibiotika sind wirksam, z.B. Aminopenicilline, orale Cephalosporine und parenterale Cephalosporine der 2. und 3. Generation. Zu beachten ist, daß etwa 3–5 % der Haemophilus-influenzae-Stämme in Deutschland wegen β-Laktamasebildung gegen Ampicillin/Amoxicillin resistent sind. Für die Behandlung schwerer Infektionen sollte man daher Cefotaxim und Ceftriaxon (Meningitis, Epiglottitis) bzw. Cefotiam und Cefuroxim (Osteomyelitis, septische Arthritis) bevorzugen.

Prophylaxe. Die wichtigste Maßnahme ist die HIB-Impfung. Sie wirkt nur gegen Typ B, nicht gegen die anderen bekapselten und nicht gegen unbekapselte Typen. Die HIB-Impfung sollte frühzeitig komplettiert werden, so daß Säuglinge mindestens ab einem Alter von 6 Monaten über einen sicheren Impfschutz verfügen. Kinder über 5 Jahre müssen nur noch geimpft werden, wenn ein erhöhtes HIB-Infektionsrisiko besteht.

Kinder, die an einer HIB-Infektion erkranken, müssen nicht isoliert werden. Sie sollten, wenn sie jünger als 2 Jahre sind, 4 Wochen nach der Genesung altersgerecht gegen HIB geimpft werden. Eine Umgebungsuntersuchung ist wegen der großen Zahl von Keimträgern nicht sinnvoll.

Als weitere prophylaktische Maßnahme hat sich die Chemoprophylaxe mit Rifampicin bewährt. Mit ihr können die Keime bei etwa 95 % aller Träger eliminiert und weitere Erkrankungen von Kontaktpersonen verhindert werden. Die Chemoprophylaxe wird daher bei Erkrankung eines Kindes an einer HIB-Meningitis oder -Epiglottitis allen Kontaktpersonen empfohlen, wenn im Haushalt oder in der Kindereinrichtung ein oder mehrere Kinder leben, die jünger als 4 Jahre alt sind. Eine Chemoprophylaxe ist nicht notwendig, wenn der Kontakt zum Patienten länger als 7 Tage zurückliegt und wenn die Kontaktkinder, außer sie sind immundefizient, voll immunisiert sind. Eine Chemoprophylaxe ist auch erkrankten Kindern bei der Entlassung aus der Klinik zu empfehlen, wenn das Kind nicht mit Cefotaxim oder Ceftriaxon behandelt worden ist und in einen Haushalt mit einem gefährdeten Kind zurückkehrt. Zur Dosierung von Rifampicin s. Kap. 269; die Behandlung erfolgt über 4 Tage.

Prognose. Epiglottitis und Meningitis sind lebensbedrohliche Krankheiten. Die Prognose der meisten anderen durch H. influenzae verursachten Krankheiten ist bei adäquater Therapie gut.

Literatur

Schmitt H-J, Kries R von (2000) Invasive Haemophilus influenzae-Infektionen in Deutschland (1.1.1998–31.12.1999). Monatsschr Kinderheilkd 148: 941–942

98.7 Moraxella-catarrhalis-Infektionen

H. Scholz

Definition. Infektionen mit *M. catarrhalis* betreffen im wesentlichen den Respirationstrakt. Bei immundefizienten Patienten können vereinzelt auch systemische Krankheiten die Folge einer M.-catarrhalis-Infektion sein.

Epidemiologie. Die Epidemiologie von M.-catarrhalis-Infektionen ist noch weitgehend unerforscht. Am häufigsten erkranken Säuglinge und Kleinkinder. Moraxella catarrhalis gehört zur Standortflora des oberen Respirationstraktes des Menschen und wird von hier über Tröpfchen und Sekrete des Respirationstraktes von Mensch zu Mensch übertragen. Die Kolonisationsrate scheint hoch zu sein. Die Dauer des Trägertums und der Kontagiosität sowie die Inkubationszeit sind unbekannt.

Ätiologie. Moraxella catarrhalis, früher Branhamella catarrhalis genannt, ist ein gramnegatives kokkoides Stäbchen, das im Gram-Präparat nicht von Neisseria meningitidis und Neisseria gonorrhoeae zu unterscheiden ist.

Klinische Symptome. Die häufigsten durch M. catarrhalis verursachten Krankheiten sind Otitis media, Sinusitis, Laryngitis, Tracheitis, Bronchitis und Pneumonie. Von den seltenen systemischen Krankheiten sind v.a. Sepsis, Endokarditis und Meningitis sowie Konjunktivitis bei Neugeborenen zu nennen.

Diagnose. Moraxella catarrhalis läßt sich am besten kulturell aus dem Nasopharyngealsekret und aus Punktatmaterial aus dem Mittelohr oder den Nasennebenhöhlen isolieren. Der Nachweis belegt jedoch noch keinen Kausalzusammenhang zwischen Erreger und klinischer Symptomatik. Die Unterscheidung zwischen Kolonisation und Infektion bleibt schwierig. Eine serologische Diagnostik steht nicht zur Verfügung.

Prophylaxe. Möglichkeiten der Prophylaxe sind nicht bekannt. Eine Isolierung im Krankenhaus ist nicht erforderlich.

Therapie. Etwa 60–80% der M.-catarrhalis-Stämme produzieren eine β-Laktamase. Deshalb sind für eine Behandlung Cephalosporine, Makrolide und Aminopenicillin-β-Laktamasehemmer-Kombinationen zu empfehlen.

Prognose. Die Prognose der durch M. catarrhalis bedingten Atemwegsinfektionen ist im allgemeinen gut.

98.8 Pseudomonaden-Infektionen

H.-I. Huppertz

Definition. Pseudomonaden kommen ubiquitär in feuchter Umgebung vor und sind beim Menschen Auslöser opportunistischer Infektionen, besonders bei Patienten mit Risikofaktoren.

Epidemiologie und Ätiologie. Pseudomonaden sind gramnegative Stäbchen, die verschiedenen Genera zugeordnet werden, unter denen *Pseudomonas aeruginosa* die wichtigste Spezies ist (Tabelle 98.1). Aufgrund von Farbstoffbildung sind der Eiter und die angezüchtete Kultur blau-grün und fluoreszieren. Nicht selten kolonisiert P. aeruginosa den Darm Gesunder. Pseudomonas ist einer der wichtigsten Hospitalkeime, der über das Betreuungspersonal, über Geräte oder Lösungen besonders auf Intensiv- oder speziellen Pflegestationen auf Patienten übertragen wird, bei denen er Haut und Schleimhäute kolonisiert und evtl. infiziert. Die Keime sind gegen viele Antibiotika resistent und wurden sogar aus Desinfektionslösungen isoliert. Pseudomonas aeruginosa produziert eine Reihe von Virulenzfaktoren, wie Endotoxin und extrazelluläre Enzyme, die den Wirt schädigen und den Keim vor Phagozytose schützen. Bei Abwehrschwäche und anderen Risikofaktoren kann es durch endogene Infektion zur Sepsis kommen (Tabelle 98.2).

Klinische Symptome und Verlauf. Bei gesunden Kindern kann P. aeruginosa eine Wundinfektion hervorrufen: das Ecthy-

Tabelle 98.1. Pseudomonas und wichtige verwandte Spezies: taxonomische Zuordnung und zugehörige Krankheitsbilder

Aktuelle Bezeichnung	Früherer Name	Klinik
Pseudomonas[a] aeruginosa	Identisch	Opportunistische Infektion
Stenotrophomonas maltophila	P. maltophila	Opportunistische Infektion
Burkholderia cepacia	P. cepacia	Infektion bei Patienten mit Mukoviszidose
Burkholderia pseudomallei	P. pseudomallei	Melioidose[b]
Burkholderia mallei	P. mallei	Rotz[c]

[a] Weitere Genusnamen, die zur Gruppe der Pseudomonaden gehören, die von Patienten isoliert werden können und als Krankheitserreger in Frage kommen, sind: Commomonas, Flavimonas, Ralstonia, Shewanella, Sphingomonas. Besonders bei Pseudomonas gibt es eine Vielzahl weiterer Spezies, deren mikrobiologische Zuordnung mit dem zuständigen Labor erörtert werden sollte. Die Beurteilung der klinischen Bedeutung eines solchen Isolates kann schwierig sein.

[b] In Asien erworbene akute oder chronische Hautinfektion, die über Aussaat in viele Organe (besonders in die Lunge) zur Sepsis und zum Tode führen kann.

[c] Der Rotz ist eine bei Einhufern auftretende, in Deutschland ausgerottete schwere Krankheit, die selten auf den Menschen übertragen werden kann. Neben einer örtlichen Eiterung mit Lymphknotenschwellung sind Pneumonie und Sepsis möglich. Krankheit und Tod sind meldepflichtig.

Tabelle 98.2. Risikofaktoren für das Auftreten einer Infektion mit Pseudomonas aeruginosa

Risikofaktoren	Klinik
Intubation, Tracheostomie	Fortgeleitete Bronchopneumonie
Neutropenie, septische Granulomatose, AIDS, Störung der Komplement- oder Neutrophilenfunktion, Mukositis oder Ulzeration im Respirations- oder Gastrointestinaltrakt	Septische nekrotisierende Pneumonie
Meningomyelozele, Querschnittslähmung, Blasenkatheter oder anderer Fremdkörper in den Harnwegen	Harnwegsinfektion, Urosepsis
Großflächige Verbrennungen	Ekthyma, Nekrose zusätzlicher Hautareale
Chronische Otitis media, Cholesteatom	Meningitis
Myelomeningozele, Hydrozephalus, Shunt	Meningitis, Hirnabszeß, Ventrikulitis
Vitium cordis, intravenöser Drogenabusus	Endokarditis
Mukoviszidose	Chronisch-exazerbierende Bronchitis
Frühgeburtlichkeit	Sepsis (konnatal oder nosokomial erworben)
Malignom, Leukämie, Chemotherapie	Sepsis
Immunsuppression bei Malignom, Transplantation oder Autoimmunkrankheit	Sepsis, Pneumonie
Intensivpflege	Ulzerierende Keratitis, Pneumonie, Sepsis

ma gangraenosum ist eine von einer Rötung umgebene eitrige Pustel, die sich hämorrhagisch verändert und unter der es zur Erosion kommt, so daß nach Abheilung eine Narbe zurückbleibt. Die Infektion kann sich im Gewebe ausbreiten und sehr selten zur Sepsis führen. Besonders am beschuhten Fuß kann P. aeruginosa über eine perforierende Wunde eine Osteomyelitis hervorrufen. Langer Aufenthalt in warmem, nicht antimikrobiell behandelten Wasser kann bei Kindern Dermatitis („Whirl-pool-Dermatitis"), Otitis externa oder Harnwegsinfekt durch Pseudomonas auslösen.

Die meisten Infektionen kommen aber bei Patienten mit Risikofaktoren vor (s. Tabelle 98.2). Alle Organe können betroffen sein. Die Ausbreitung der Infektion kann per continuitatem vom primären Kolonisationsort, z.B. Haut oder Schleimhaut, erfolgen und mit einem Ecthyma gangraenosum beginnen, oder die Keime gelangen nach Translokation aus dem Darm primär in den Kreislauf und führen besonders bei Neutropenie zur Sepsis. Dabei kommt es zu Fieber, Hypotension, Nierenversagen und adultem Atemnotsyndrom. Hämorrhagische Nekrosen der Haut und anderer Organe, besonders der Lungen, sind möglich.

Bei der Mukoviszidose sind bis zum 15. Lebensjahr 80% aller Patienten mit P. aeruginosa infiziert. Trotz antibiotischer Therapie ist die Infektion häufig nicht mehr zu beseitigen. Meist zeigen die Keime den ungewöhnlichen mukoiden Phänotyp mit exzessiver Schleimbildung (Alginat). In diesem Biofilm sind die Keime vor der Wirtsabwehr geschützt, aber Nährstoffe können hindurchdiffundieren. Die chronische Bronchitis führt zur allmählichen Zerstörung der Lunge. Seit 1985 hat die Infektion mit B. cepacia, einer Pflanzenpseudomonade, bei Patienten mit Mukoviszidose zugenommen. Die Infektion mit B. cepacia kann von Patient zu Patient und über gemeinsam benutzte Inhalationsgeräte besonders in Gemeinschaftseinrichtungen und Kliniken für Patienten mit Mukoviszidose übertragen werden. Neben chronischen Infektionsverläufen sind auch progrediente Fälle mit rascher Verschlechterung der Lungenfunktion und tödlichem Ausgang beschrieben.

Diagnose. Die Diagnosestellung erfordert die Anzucht des Erregers aus Abstrichen, Körperflüssigkeiten oder Gewebe. Nur durch Beurteilung der klinischen Situation kann zwischen Besiedelung und Infektion unterschieden werden. Das Ecthyma gangraenosum ist als pathognomonisch angesehen worden. Die Höhe des Antikörpertiters gegen P. aeruginosa kann die Aktivität der Infektion widerspiegeln und die Indikation zur antibiotischen Therapie untermauern.

Therapie. Die Therapie der Sepsis unbekannter Ursache muß besonders bei neutropenischen Patienten auch P. aeruginosa abdecken. Pseudomonaden besitzen eine breite natürliche Resistenz gegen Antibiotika und haben als Hospitalkeime weitere Resistenzen erworben, so daß die antibiotische Therapie oft schwierig ist und nicht mit oral applizierbaren Präparaten durchgeführt werden kann. Eine Ausnahme bildet das im Kindesalter nicht zugelassene Ciprofloxazin (s. Kap. 269). Oft gute antimikrobielle Aktivität zeigen Ceftazidim, Cefepim, Cefsulodin, Imipenem, Meropenem und Aminoglykoside. Um eine weitere Resistenzentwicklung unter Therapie zu verhindern, wird meist eine Kombinationstherapie durchgeführt, bei Mukoviszidose mit zusätzlicher Inhalation eines Aminoglykosids (s. Kap. 269).

Prophylaxe. Die Übertragung multiresistenter Keime im Krankenhaus ist durch entsprechende Überwachungsprogramme zu vermeiden. Die Eintrittstellen von Fremdkörpern, z.B. Schläuche und Katheter, sind aseptisch zu pflegen. Bei neutropenischen Patienten kann die Kolonisation des Darms durch Gabe von Neomycin vermindert werden. Verbrennungswunden können durch ausreichendes Débridement und Silbernitrat vor Infektion mit Pseudomonaden geschützt werden. Die Isolierung von Patienten mit Mukoviszidose und Pseudomonas- oder Burkholderia-Infektion ist wegen der sozialen Absonderung umstritten; bei längerem Kontakt der Patienten untereinander ist aber eine Übertragung kaum zu vermeiden.

Prognose. Die Prognose ist in starkem Maße abhängig von der Grundkrankheit.

Literatur

Brady MT, Feigin RD (1998) Pseudomonas and related species. In: Feigin RD, Cherry JD (eds) Textbook of pediatric infectious diseases, 4th edn. Saunders, Philadelphia, pp 1401–1413

Cheng K, Smyth RL, Govan JR et al. (1996) Spread of β-lactam-resistent Pseudomonas aeruginosa in a cystic fibrosis clinic. Lancet 348: 639–642

Govan JR, Deretic V (1996) Microbial pathogenesis in cystic fibrosis: mucoid Pseudomonas aeruginosa and Burkholderia cepacia. Microbiol Rev 60: 539–574

Lau LS, Bin G, Jaovisidua S, Danker W, Sartoris DJ (1997) Cost effectiveness of magnetic resonance imaging in diagnosing Pseudomonas aeruginosa infection after puncture wound. J Foot Ankle Surg 36: 36–43

98.9 Escherichia-coli-Infektionen

H.-I. Huppertz

Definition. *Escherichia coli* sind überwiegend Teil der physiologischen Darmflora, können aber bei lokaler oder systemischer Abwehrschwäche zu Infektionserregern werden. Darüber hinaus haben einzelne Stämme Pathogenitätsfaktoren erworben, die sie zur Auslösung spezifischer Krankheitsbilder wie Durchfall oder Harnwegsinfektion befähigen. Unter den E. coli, die Durchfall auslösen (Tabelle 98.3), finden sich enteropathogene (EPEC; Säuglingsdyspepsie), enterotoxigene (ETEC; Reisediarrhöe), enteroinvasive (EIEC; Dysenterie), enteroaggregative (EAEC; chronische Durchfälle) und enterohämorrhagische (EHEC; blutiger Durchfall, hämolytisch-urämisches Syndrom). Die Terminologie ist aufgrund des raschen molekularbiologischen Fortschritts einem ständigen Wandel unterworfen.

Epidemiologie

Extraintestinale Infektion. Infektionen mit E. coli der physiologischen Darmflora können exogen erworben sein, z.B. durch kontaminierte Infusionslösungen oder Katheter, oder endogen durch Aszension der Erreger in die Harn- oder Gallenblase. Harnwegsinfektionen sind bei Mädchen 4mal häufiger als bei Jungen. Ein Sonderfall der exogen erworbenen Infektion ist die Neugeborenensepsis, wobei die Übertragung schon unter der Geburt als Amnioninfektionssyndrom erfolgen kann. Escherichia coli sind der häufigste Erreger der Harnwegsinfektion und der Sepsis mit gramnegativen Erregern.

Intestinale Infektion. Die Durchfall auslösenden E. coli sind nach den Salmonellen zusammen mit Campylobacter die zweithäufigsten bakteriellen Durchfallerreger; die Verbreitung erfolgt z.T. als Schmierinfektion. Die EHEC können von Mensch zu Mensch als innerfamiliäre oder nosokomiale Infektion übertragen werden, der Beginn der Infektionskette ist aber meist kontaminiertes Rindfleisch, andere bovine Produkte oder Lebensmittel, die mit Rinderstuhl kontaminiert wurden. EHEC sind in der Umwelt widerstandsfähig und säureresistent, weshalb die Infektionsdosis gering ist (20–100 Keime). EHEC können auch auf Pflegepersonen übertragen werden. Die Inkubationszeit beträgt 1–3 (maximal 8) Tage. Die Verbreitung der EAEC erfolgt bei Fehlen eines tierischen Reservoirs wohl über Schmierinfektion.

Ätiologie

Extraintestinale Infektion. Escherichia coli sind gramnegative, fakultativ anaerobe Stäbchenbakterien, die durch Fla-

Tabelle 98.3. Durch darmpathogene Escherichia coli (EC) hervorgerufene Krankheiten

Erreger	Mikrobiologie	Pathogenese	Klinik
EHEC Vorkommen: weltweit, in Deutschland häufig	Untergruppe der Shigatoxin-produzierenden EC (STEC) mit Shigatoxin (Stx) 1,2 und Stx-Varianten, Adhärenzfaktoren, Proteasen und EHEC-Hämolysin Häufige Serotypen: O157:H7 (USA), O157:H- (D) und viele andere	Luminale Infektion mit Kolonisierung der Darmwand, Resorption der Toxine mit Schädigung des proximalen Dickdarmepithels mit Zerstörung der Mikrovilli und Blutung in der Lamina propria, systemische Toxinaufnahme mit Schädigung des Endothels besonders in Glomerula mit Hämolyse und Nierenversagen	Wäßrige, gelegentlich blutige Durchfälle bis zur hämorrhagischen Kolitis; überwiegend bei Kleinkindern und alten Menschen als mögliche Komplikation: hämolytisch-urämisches Syndrom (HUS: Hämolyse, Nierenversagen, Thrombopenie)
EAEC Vorkommen: weltweit, in Deutschland häufig	Adhärenzfaktoren und Enterotoxine führen zur geordneten Anheftung (wie Ziegelsteine) an Laborzellinien in einem vom Wirt produzierten Schleimschutzfilm	Luminale Infektion mit Kolonisation der Darmwand, Schädigung des Darmepithels	Wäßrige Durchfälle, chronische Durchfälle mit Dystrophie, periumbilikale Bauchschmerzen
ETEC Vorkommen: warme Länder	Adhärenzfaktoren, Fimbrien und hitzelabile und -stabile Enterotoxine	Luminale Infektion mit Kolonisation der Dünndarmwand, toxische Schädigung des Darmepithels mit sekretorischer Diarrhöe	Wäßrige Durchfälle, überwiegend als Reisediarrhöe unter schlechten hygienischen Bedingungen
EPEC Vorkommen: weltweit unter schlechten hygienischen Bedingungen	Adhärenzfaktoren und Fimbrien	Luminale Infektion mit Kolonisation der Darmwand und Zerstörung der Mikrovilli	Wäßrige Durchfälle, besonders bei Säuglingen und Kleinkindern (meist <2 Jahre)
EIEC Vorkommen: weltweit unter schlechten hygienischen Bedingungen	Invasionsplasmid	Invasion der Epithelzellen von Ileum und Kolon mit Bildung von Abszessen und Geschwüren der Schleimhaut	Wäßrige und blutige Durchfälle, Dysenterie mit Tenesmen

EHEC enterohämorrhagische EC; *EAEC* enteroaggregative EC (früher EaggEC); *ETEC* enterotoxigene EC; *EPEC* enteropathogene EC; *EIEC* enteroinvasive EC

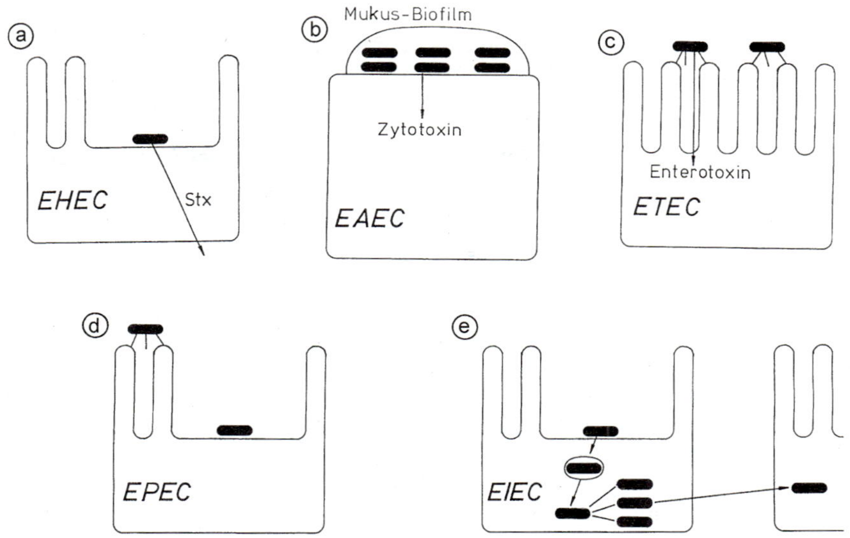

Abb. 98.4a-e. Pathogenese von Krankheiten durch darmpathogene E. coli. **a** Bei der EHEC-Infektion kommt es zur Anheftung des Keims an die Darmepithelzelle mit Zerstörung der Mikrovilli und nachfolgender Unterbrechung des Zellmetabolismus durch Toxine. Extraintestinale Manifestationen wie ein hämolytisch-urämisches Syndrom entstehen durch systemische Resorption von Toxinen wie dem Shigatoxin (*Stx*). **b** Bei der EAEC-Infektion heften sich die Keime an die abgeflachte luminale Seite der Darmepithelzellen an und schützen sich mit einem vom Wirt produzierten Mukusschutzfilm, in dem sie wie aufgestapelte Ziegelsteine liegen. Durch sezernierte Zytotoxine kommt es zur Schädigung der Epithelzelle. **c** ETEC adhärieren über Pili an den Mikrovilli und sezernieren ein Enterotoxin, das die Darmepithelzelle zur Flüssigkeitssekretion stimuliert. **d** EPEC adhärieren über Fimbrien an den Mikrovilli der Darmepithelzelle und führen dann zur Zerstörung der Mikrovilli und zur Adhäsion an die Zelle, in deren Signalkaskade der Keim eingreift. **e** Eine Infektion mit EIEC führt zur Invasion der Keime in die Darmepithelzelle nach Zerstörung der Mikrovilli. Nach Übertritt ins Zytoplasma kommt es zur Vermehrung der Keime und schließlich zur Infektion benachbarter Epithelzellen. Im Bereich zerstörter Epithelzellen kommt es zur Ulkusbildung

gellen meist beweglich sind und durch ihre Körper- (O,K) und Geißelantigene (H) serologisch in 173 O-Gruppen eingeteilt werden können. Bestimmte Virulenzfaktoren wie Lipopolysaccharide, Kapseln, Hämolysine und P-Fimbrien befähigen einige Serotypen zur Auslösung von Pyelonephritis und Urosepsis.

Intestinale Infektion. Die Durchfall auslösenden Stämme haben chromosomale Pathogenitätsinseln, Plasmide und temperente Phagen erworben, die ihnen die pathogenen Eigenschaften für die Kolonisation der Darmwand und den Schutz vor der Infektionsabwehr des Wirtes verleihen (s. Tabelle 98.3). Die Untersuchung auf bestimmte Pathogenitätsfaktoren hat die Bestimmung des Serotyps zum Nachweis darmpathogener E. coli mit Ausnahme des EHEC-Stammes O157 verdrängt. Die Pathogenese des Durchfalls ist je nach Erreger unterschiedlich (Abb. 98.4). Das Auftreten von infektiösem Durchfall und der Nachweis von EHEC sind meldepflichtig.

Klinische Symptome und Verlauf. In Tabelle 98.4 sind die Risikofaktoren für Infektionen mit E. coli zusammengefaßt.

Extraintestinale Infektion. Escherichia coli können eine Vielzahl extraintestinaler Krankheiten hervorrufen. Dazu gehören: Harnwegsinfektion, die auch nosokomial erworben werden kann (Zystitis, Pyelonephritis, Urosepsis; nachfolgend renale Parenchymnarben, arterieller Hochdruck und Schrumpfniere möglich); Neugeborenensepsis mit oder ohne Meningitis und Hirnabszeß; Cholezystitis/Cholangitis und eine Vielzahl weiterer lokaler Infektionen einschließlich (postoperativer) Wundinfektionen. Je nach Abwehrlage des

Tabelle 98.4. Risikofaktoren für Infektionen mit Escherichia coli

Krankheit	Risikofaktor
Neugeborenen-infektionen	Vorangehende Harnwegsinfektion der Mutter Vorzeitiger Blasensprung Fieber unter der Geburt Tokolyse Vaginale Manipulationen Lange Geburtsdauer Frühgeburtlichkeit Untergewichtiges Neugeborenes Stoffwechselstörung oder Immundefekt des Neugeborenen
Harnwegsinfekt	Fremdkörper in den Harnwegen Bettlägrigkeit Weibliches Geschlecht Neurogene Blasenentleerungsstörung Vesikoureteraler Reflux Harnobstruktion Steinbildung Detrusor-Sphinkter-Dyssynergie
Durchfall	Verzehr von ungenügend gegartem Rindfleisch, Rohmilch, Rohmilchprodukten, Wurst, Mayonnaise, nicht pasteurisiertem Apfelsaft Kontakt zu Rindern oder Kuhdung Reisen in warme Länder Ungenügende Lebensmittelhygiene Durchfall durch E. coli in Familie oder Gemeinschaftseinrichtung

Patienten ist die Entwicklung einer Sepsis möglich, die im Endotoxinschock tödlich enden kann.

Intestinale Infektion. Alle darmpathogenen E. coli können wäßrigen Durchfall, häufig mit Fieber, Übelkeit, Erbrechen und Bauchschmerzen, hervorrufen, je nach Ausmaß gefolgt von Dehydratation und Elektrolytentgleisungen, besonders bei Säuglingen und Kleinkindern. Daneben führen die einzelnen Stämme gelegentlich zu weiteren charakteristischen Krankheitsbildern.

Komplikationen. EHEC können zu blutigen Durchfällen mit und ohne Tenesmen führen. Die häufigste extraintestinale Komplikation der EHEC-Infektion ist das hämolytisch-urämische Syndrom (HUS) mit hämolytischer Anämie, Nierenversagen und Thrombopenie, das in bis zu 10 % der Fälle 5–10 Tage nach Beginn des Durchfalls auftreten kann.

EAEC können chronische Durchfälle (Dauer >14 Tage) mit Nahrungsverweigerung und Dystrophie hervorrufen. Bei manchen Patienten sind die Durchfälle mild und kurzdauernd, können jedoch von periumbilikalen Koliken begleitet oder gefolgt sein, die teilweise über mehrere Wochen bestehen.

ETEC können nach abruptem Beginn und bis zu 20 Darmentleerungen/24 h zur schweren Dehydratation führen. Da die Krankheit meist in warmen Ländern mit evtl. eingeschränkter medizinischer Versorgung auftritt, können besonders Säuglinge und Kleinkinder rasch in eine bedrohliche Situation geraten.

EPEC waren früher auf Neugeborenenstationen gefürchtet und tragen heute unter schlechten hygienischen Bedingungen zur Kindersterblichkeit in Entwicklungsländern bei.

EIEC können zu blutigen Stühlen mit Tenesmen und ausgeprägten Allgemeinsymptomen mit Kopf- und Gliederschmerzen führen.

Diagnose und Differentialdiagnose

Extraintestinale Infektion. Die Krankheitsbilder Harnwegsinfektion oder Sepsis lassen alleine keine eindeutige Aussage über den Erreger zu, so daß der Erregernachweis aus Urin, Blut, Liquor oder anderen normalerweise sterilen Körperflüssigkeiten angestrebt werden muß.

Intestinale Infektion. Ebenso vieldeutig ist das Symptom Durchfall. Bei der routinemäßigen Anzucht pathogener Darmkeime aus dem Stuhl werden darmpathogene E. coli nicht erfaßt. Die Indikation zur Stuhluntersuchung auf darmpathogene E. coli ist umstritten, und die Untersuchungen nicht von allen mikrobiologischen Laboratorien angeboten. Bei Auftreten eines HUS ist die Anzucht von EHEC aus dem Stuhl anzustreben, jedoch ist zu diesem Zeitpunkt oft nur noch ein serologischer Nachweis möglich. Bei Kleinkindern mit blutigem Durchfall sollte nach EHEC im Stuhl gesucht werden. Der Nachweis von EHEC erfordert eine Überwachung des Kindes und eine differenzierte Aufklärung der Eltern und anderer im Haushalt lebender Personen mit dem Ziel der Unterbrechung der Infektionskette. Bei chronischem Durchfall kann der Nachweis von EAEC den betroffenen Kindern eine invasive Diagnostik ersparen.

Therapie

Extraintestinale Infektion. Da die meisten durch E. coli hervorgerufenen extraintestinalen klinischen Manifestationen wie Harnwegsinfektion oder Sepsis auch durch andere Erreger verursacht werden können, erfolgt die erregerspezifische Therapie oft erst nach Anzucht des Erregers und Bestimmung des Antibiogramms. Die Neugeborenensepsis wird mit der i.v.-Gabe von Cefalosporinen und einem Aminoglykosidantibiotikum behandelt (s. Kap. 269.). Daneben sind meist intensivmedizinische Maßnahmen notwendig. Die Behandlung der Harnwegsinfektion erfolgt mit Cotrimoxazol oder einem Cefalosporin, bei Urosepsisverdacht mit i.v.-Cefalosporinen (s. Kap. 269).

Intestinale Infektion. Die Therapie des Durchfalls besteht im Ausgleich von Wasser- und Elektrolytverlusten. Es gibt keine kausale Therapie für EHEC-Infektionen, Antibiotika und Antidiarrhoika sind kontraindiziert. Das HUS muß bei Nierenversagen in einem pädiatrischen Dialysezentrum behandelt werden. EAEC, die zu chronischen Durchfällen geführt haben, sollten nur nach Antibiogramm behandelt werden, da die Erreger oft multipel antibiotikaresistent sind. ETEC-Infektionen können durch die Gabe von Cotrimoxazol oder Gyrasehemmern gemildert oder abgekürzt werden. EIEC können mit Ampicillin behandelt werden.

Prophylaxe

Extraintestinale Infektion. Man fahndet nach Risikofaktoren für eine Harnwegsinfektion, da viele der Ursachen einer medikamentösen (z.B. Reinfektionsprophylaxe bei niedriggradigem Reflux) oder chirurgischen Therapie (z.B. Ureteroneostomie) zugänglich sind (s. auch Tabelle 98.4). Die Beachtung der Hygieneregeln unter der Geburt kann die Übertragung auf das Neugeborene verhindern.

Intestinale Infektion. Bei Auftreten von Durchfall durch E. coli ist auf Säuglingsstationen oder in Pflegeheimen eine Kohortenpflege durchzuführen. Kranke Kinder müssen isoliert werden, im Krankenhaus sind Kittelpflege und Händedesinfektion notwendig. Kinder mit EHEC-Infektion dürfen keine Gemeinschaftseinrichtungen besuchen. Erst wenn 3 konsekutive Stühle negativ waren, dürfen sie wieder zum Besuch von Kindergarten oder Schule zugelassen werden. EHEC-Infektionen können durch Meidung der Risikofaktoren verhindert werden (s. Tabelle 98.4). Muttermilchernährung bietet einen guten Schutz gegen Infektion mit EPEC. Die strikte Einhaltung der Hygieneregeln auf Reisen kann die Übertragung von ETEC verhindern. Die prophylaktische Gabe von Antibiotika ist kontraindiziert.

Prognose

Extraintestinale Infektion. Die Prognose der Neugeborenensepsis und der Harnwegsinfektion hängt vom Allgemeinzustand des Kindes und der rechtzeitigen Gabe von Antibiotika ab.

Intestinale Infektion. Die Prognose der selbstbegrenzten Durchfallkrankheiten ist unter rechtzeitiger Behandlung der Dehydratation gut. Die Prognose der EHEC-Infektion ist abhängig vom Auftreten eines HUS.

Literatur

Acheson DWK, Keusch GT (1998) Diarrhea- and dysentery-causing Escherichia coli. In: Feigin RD, Cherry JD (eds) Textbook of pediatric infectious diseases. Saunders, Philadelphia, pp 1282–1298

Huppertz HI, Busch D, Schmidt H, Aleksic S, Karch H (1996) Diarrhea in young children associated with Escherichia coli non-O157 producing Shiga-like toxin. J Pediatr 128: 341–346

Huppertz HI, Rutkowski S, Aleksic S, Karch H (1997) Acute and chronic diarrhea and abdominal colic associated with enteroaggregative Escherichia coli in young children living in Western Europe. Lancet 349: 1660–1662

Nataro JP, Kaper JB (1998) Diarrheagenic Escherichia coli. Clin Microbiol Rev 11: 142–201

98.10 Salmonellen-Infektionen

H.-I. Huppertz

Definition. Salmonella ist ein ubiquitär vorkommender Erreger und in Deutschland die häufigste Ursache bakteriellen Durchfalls. Gelegentlich und besonders bei Abwehrschwäche können septische Absiedelungen aus dem Darm vorkommen. Neben der gastroenteritischen Verlaufsform können einige Serovare auch eine schwere Allgemeinkrankheit, den Typhus abdominalis (s. unten „Typhus abdominalis“), hervorrufen.

Epidemiologie. Die Inkubationszeit beträgt wenige Stunden bis 3 Tage. Die Inzidenz der Salmonellose ist am höchsten im Sommer und Herbst und bei Kleinkindern und Greisen, 30 % aller Infektionen treten vor dem 5. Lebensjahr auf. Salmonellen sind bei Mensch und Tier weit verbreitet. Die Übertragung der Gastroenteritis-Salmonellen auf den Menschen erfolgt überwiegend über kontaminierte Nahrung, in der sich die Keime stark vermehren konnten. Die Kontamination des Nahrungsmittels kann bereits zu Lebzeiten des Tieres erfolgt sein oder durch Fehler beim industriellen Verarbeitungsprozeß oder bei der häuslichen Zubereitung auftreten. Das Erregerreservoir bilden Haustiere wie Rinder, Schweine und Geflügel. Die Zunahme des Stammes S. enteritidis in den letzten 15 Jahren war z.T. eine Folge der Massentierhaltung und des Einsatzes von Antibiotika in der Mast. Die Verbreitung erfolgt überwiegend über Hühner, deren Eier und Eiprodukte. Epidemiologisch wichtige Nahrungsmittel sind neben Geflügelfleisch Torten, mit Mayonnaise zubereitete Salate oder Speiseeis, besonders wenn die Speisen nach der Zubereitung nicht sofort verzehrt werden. Der in den letzten Jahren beobachtete Rückgang der Inzidenz von Salmonellen-Infektionen in Deutschland ist ein Erfolg der Aufklärung der Bevölkerung und der Veränderungen bei der Tierhaltung und der Abgabe der Nahrungsmittel an den Verbraucher. Selten kann die Übertragung direkt erfolgen, z.B. durch Kontakt zu einem Haustier (z.B. Reptilien), bei Inkontinenz oder unter Kleinkindern. Die Ausscheidungsdauer beträgt meist wenige Tage bis Wochen. Besonders bei Kleinkindern kann sie auf mehrere Monate verlängert sein. Echte Dauerausscheider (Dauer >6 Monate) gibt es in etwa 3 % der Fälle meist nur nach Infektion mit S. typhi oder S. paratyphi.

Konnatale Infektionen über die Plazenta oder in der Austreibungsphase sind möglich.

Ätiologie. Salmonellen sind gramnegative, begeißelte Stäbchen. Aufgrund der somatischen (O), Geißel- (H) und Virulenzantigene (Vi; nur bei wenigen Serovaren wie S. typhi vorkommend) werden etwa 2400 Serovare unterschieden, die in mehrere Serogruppen eingeteilt werden (Tabelle 98.5). Aus klinischer und epidemiologischer Sicht ist die Zuordnung zu einer Serogruppe nicht ausreichend. Vielmehr ist vom mikrobiologischen Labor die Identifizierung des Serovars zu fordern, da die Serogruppe nicht die klinisch wichtige Unterscheidung erlaubt zwischen den Gastroenteritis-Salmonellen und den Salmonellen mit der Fähigkeit, Typhus oder ein typhoides Bild hervorzurufen. So findet sich in der Serogruppe D1 sowohl der zur Zeit häufigste Erreger der Gastroenteritis, der Serovar *Salmonella enteritidis*, als auch der Serovar *Salmonella typhi*, der Erreger des Typhus abdominalis. In Tabelle 98.5 findet sich eine Aufstellung wichtiger oder in Deutschland häufig isolierter Salmonellenstämme. Für epidemiologische Fragestellungen können zusätzlich biochemische und DNA-Analysen durchgeführt werden. Salmonellen sind auch außerhalb des tierischen Organismus sehr widerstandsfähig und können Aufbewahrung im Eisschrank und ungenügendes Erhitzen leicht überstehen.

Tabelle 98.5. Serogruppen und Serovare von wichtigen oder in Deutschland häufig isolierten Salmonellen

Serogruppe	Serovar	Häufigkeit der Isolierung (n=395)
A	S. paratyphi A	0
B	S. typhimurium	150 (38%)
	S. derby	4
	S.heidelberg	2
	S. bredeney	1
	S. brandenburg	1
	S. Gruppe B	1
	(nicht differenziert) S. paratyphi B	0
C_1	S. infantis	6
	S. livingstone	3
	S. mbandaka	1
	S. d. Gruppe C_1	2
C_2	S. blockley	1
	S. bovis-morbificans	1
	S. hader	4
	S. manhattan	3
	S. newport	2
D_1	S. typhi	0
	S. enteritidis	208 (52%)
	S. london	1
	S. senftenberg	1
028 (M)	S. dresden	2
Salmonella sp.	Salmonella sp.	2

Aufstellung der im Jahr 2000 im Landesuntersuchungsamt Bremen aus Stuhlproben von Patienten mit Durchfall isolierten Salmonellenstämme. (Mit freundlicher Genehmigung von Dr. S. Beyer)

Pathogenese. Das Inokulum der Gastroenteritis-Salmonellen muß groß genug sein, um die unspezifischen Abwehrmechanismen des Körpers zu überwinden, z.B. sauren Magensaft, schnellen Darmtransport, Lysozym und residente

Darmflora. Bei Kindern und Risikopatienten ist das für eine Infektion notwendige Inokulum vermutlich niedriger als bei erwachsenen Freiwilligen. Risikofaktoren für einen bakteriämisch-septischen Verlauf der Infektion mit Gastroenteritis-Salmonellen sind:

- hämolytische Anämie (Sichelzellanämie),
- Eisenüberladung (Hämosiderose, Transfusionstherapie bei β-Thalassämie oder aplastischer Anämie),
- iatrogene Immunsuppression bei Transplantation, Malignom oder Autoimmunkrankheit,
- systemischer Lupus erythematodes,
- Immunmangelsyndrome (Agammaglobulinämie, Komplementdefekte, Neutropenie, septische Granulomatose, AIDS) IL12- und Interferen-γ-Rezeptordefekt,
- langdauernde Antibiotikatherapie,
- Marasmus,
- Säuglingsalter,
- verminderte Darmperistaltik (motilitätshemmende Mittel),
- Antazidabehandlung, Achlorhydrie (z.B. durch koinzidente Infektion mit Helicobacter pylori), Zustand nach Gastrektomie oder Gastrostoma,
- Infektion mit Plasmodium, Bartonella oder Schistosoma.

Asymptomatische Infektionen sind häufig und finden sich oft bei Kontaktpersonen eines Patienten. Nachdem Salmonellen die Epithelschicht erreicht haben, kommt es nach Adhärenz und Invasion zur Internalisierung in Vakuolen, in denen sich Salmonella vermehrt. Ein leukozytäres Infiltrat der Lamina propria führt zum Schleimhautödem und zu Kryptenabszessen und verhindert die Ausbreitung der Infektion in tiefere Gewebsschichten. Die Schädigung der Epithelzellen durch den Erreger ist gering und der Durchfall vermutlich durch die Freisetzung von Enterotoxinen bedingt, die über die Stimulation der Adenylatzyklase zur Sekretion von Wasser und Elektrolyten führen.

Klinische Symptome und Verlauf. Die häufigste symptomatische Verlaufsform der Salmonellose ist die *Gastroenteritis,* die akut beginnt mit Bauchschmerzen, Übelkeit, Erbrechen und Durchfall. Die Durchfälle sind meist wäßrig und können blutig und von Tenesmen begleitet sein. Je jünger die Kinder, desto häufiger findet sich Fieber. Der Durchfall dauert meist weniger als 1 Woche und kann zur Dehydratation, oft mit Hyponatriämie, führen.

Besonders bei Säuglingen oder Patienten mit Risikofaktoren (s. oben) kann die Salmonellose als *septische Verlaufsform* mit ausgeprägten Allgemeinsymptomen wie hohem Fieber, Schüttelfrost, Zentralisation, Gliederschmerzen, Anorexie und Bakteriämie mit der Gefahr einer metastatischen Absiedelung einhergehen. Am häufigsten finden sich Osteomyelitis (Metaphysen der Röhrenknochen/Wirbelkörper), Arthritis, Meningitis, Hirnabszeß, Pleuraempyem, Nierenabszeß und Endokarditis. Auch in den Körper eingebrachte Fremdkörper wie Katheter können besiedelt werden.

Einige Tage bis Wochen nach Ausbruch des Durchfalls kann es bei Adoleszenten zur *reaktiven Arthritis* kommen. Die Krankheit verschwindet meist nach einigen Monaten spontan, kann aber mit erheblichen Schmerzen und schwerer vorübergehender Behinderung einhergehen.

Diagnose und Differentialdiagnose. Die Diagnose kann nur nach Erregeranzucht gestellt werden, da die Manifestationen der Gastroenteritis uncharakteristisch sind. Gelegentlich kann man die Salmonellose aus dem epidemiologischen Zusammenhang vermuten. Je nach initialer Symptomatik kann differentialdiagnostisch auch eine Peritonitis, eine entzündliche Darmkrankheit oder ein erhöhter Hirndruck vermutet werden. Bei der Gastroenteritis ist im Gegensatz zur septischen Verlaufsform mit und ohne metastatische Absiedelung und zum Typhus abdominalis die Erregeranzucht nicht obligat. Mittels Polymerasekettenreaktion auf Salmonellensequenzen kann die Diagnostik beschleunigt werden, die Angabe des Serovars ist dabei jedoch nicht möglich. Die infektiöse Gastroenteritis und der Nachweis von Salmonella, getrennt nach Enteritis-Salmonellen und Typhus-Salmonellen, sind meldepflichtig.

Therapie. Die Diarrhöe erfordert die Substitution von Wasser und Elektrolyten. Antibiotika verkürzen nicht das Krankheitsbild der Gastroenteritis, aber verlängern die Ausscheidung der Keime. Antibiotika sollten gegeben werden bei septischem Verlauf mit und ohne septische Absiedelung und evtl. bei Patienten mit Risikofaktoren für einen schweren Verlauf. Die Behandlung erfolgt mit Ampicillin, TMP/SMZ, Cefotaxim, Ceftriaxon oder Ciprofloxacin (s. Kap. 269).

Prophylaxe. Allgemeine hygienische Maßnahmen können das Infektionsrisiko deutlich senken. Man sollte Speisen nicht längere Zeit warm halten, beim Wiederaufwärmen von Speisen sollten mindestens 90 °C erreicht werden. Besondere Gefahr besteht beim Verzehr roher Eier oder in der Mikrowelle unzureichend erwärmter Speisen. Muttermilch kann vor der Infektion schützen. Es gibt keine Immunität (auch keine Serovar-spezifische), und Reinfektionen sind möglich.

Prognose. Die Prognose der selbstbegrenzten Gastroenteritis ist sehr gut, es sei denn, es handelt sich um Risikopatienten. Die Prognose des septischen Verlaufs mit metastatischer Absiedelung ist abhängig vom rechtzeitigen Therapiebeginn, einem zugrundeliegenden Immundefekt und dem Auftreten von Komplikationen. Meningitis und Endokarditis gehen mit hoher Mortalität einher.

Typhus abdominalis

Definition. Der Typhus abdominalis ist eine schwere Allgemeininfektion mit Befall vieler Organe durch *Salmonella typhi* oder seltener *Salmonella paratyphi*, sehr selten auch durch Gastroenteritis-Salmonellen.

Epidemiologie. Bei S. typhi ist der Mensch das einzige Reservoir. Die Übertragung erfolgt als Schmierinfektion durch Kontakt oder über Nahrungsmittel, kann aber auch über kontaminiertes Trinkwasser erfolgen. Die Inkubationszeit beträgt 1–3 Wochen. Im Gegensatz zur Infektion mit Gastroenteritis-Salmonellen wird S. typhi auch in Urin und Sputum ausgeschieden. Heutzutage ist die Infektion mit S. typhi in Deutschland fast immer eingeschleppt und in warmen Ländern erworben oder durch Dauerausscheider verbreitet.

Pathogenese. Salmonella typhi kann dem Angriff von Komplement und Makrophagen durch die Ausstattung mit speziellen Virulenzfaktoren (Vi-Antigen und Lipopolysaccharide) widerstehen und wird nach Invasion der M-Zellen der Peyer-Plaques von Makrophagen in die mesenterialen Lymphknoten und an andere Stellen des retikuloendothelialen Systems transportiert, wo es zur weiteren Vermehrung und zur fokalen Nekrose kommt. Von hier aus kommt es zur langdauernden Bakteriämie mit Absiedelung in verschiedene Organe, besonders in die Gallenblase und in den Darm. In betroffenen Organen kann es zu Hämorrhagie, Infarzierung, mononukleären Infiltraten und Ulzeration, Abszessen oder Empyemen kommen.

Klinische Symptome und Verlauf. In der vorantibiotischen Ära wurde die Entwicklung des Typhus abdominalis in mehreren Stadien beschrieben. In der 1. Woche beobachtet man einen allmählichen Fieberanstieg mit zunehmendem allgemeinen Krankheitsgefühl und Obstipation, seltener Durchfall. In der 2. Woche findet sich ein septisches Bild mit Fieberkontinua über 40 °C mit relativer Bradykardie, Bronchitis, Nasenbluten, Milzvergrößerung, Roseolen, Kopfschmerzen, Schläfrigkeit und Bewußtseinstrübung oder zerebralen Krampfanfällen. Meist zeigen die Patienten nur einen Ausschnitt des klassischen kompletten Krankheitsbildes. Roseolen sind Ausdruck der septischen Hautinfektion; es sind in Gruppen stehende, 2–4 mm große, schwach rötliche, rasch abblassende und leicht erhabene Läsionen, besonders auf der Bauchhaut. Das Blutbild zeigt eine Granulozytopenie mit Linksverschiebung und Eosinopenie. In der 3. bis 4. Woche kommt es zur Entfieberung mit breiigen Durchfällen. Eine verzögerte Rekonvaleszenz mit über Wochen anhaltendem Fieber ist möglich, und es können Komplikationen auftreten, z.B. schwere Blutung (bis 10 %), Darmperforation (bis zu 3 %) und septische Absiedelung, die meist mit Leukozytose einhergeht.

Unter antibiotischer Therapie kommt es nach einigen Tagen zur Entfieberung. Bei spätem Beginn der antibiotischen Therapie kann es trotzdem zu septischen Komplikationen oder Darmperforation, meist des unteren Ileums, kommen.

Diagnose und Differentialdiagnose. Die Verdachtsdiagnose wird klinisch gestellt und durch den Nachweis des Erregers in Blut, Liquor oder Stuhl bestätigt. Serologische Untersuchungen sind unzuverlässig. Wichtig ist die Frage nach Kontakt zu Dauerausscheidern. Bei allen Krankheiten, die möglicherweise in warmen Ländern erworben wurden und mit Fieber und Allgemeinsymptomen einhergehen, ist auch an einen Typhus abdominalis zu denken. Bereits der Verdacht ist meldepflichtig. Differentialdiagnostisch kommen Mononukleose, Bronchopneumonie, Grippe, Tularämie, Malaria, Pest, Kala-Azar, Rickettsiosen und virales hämorrhagisches Fieber in Betracht.

Therapie. Bei begründetem Verdacht auf Typhus abdominalis ist eine antibiotische Therapie auch vor Vorliegen des Ergebnisses der Erregeranzucht indiziert (s. Tabelle 98.6; Kap. 269). Wegen zunehmender Resistenzen sollte das früher gut wirksame Chloramphenicol nicht ohne Antibiogramm eingesetzt werden. Bei zentralnervöser Beeinträchtigung oder bei Endotoxinschock können auch Steroide angezeigt sein, z.B. Dexamethason initial 3 mg/kg KG und dann 1 mg/kg KG alle 6 h für 2 Tage. Intestinale Blutung oder Perforation kann eine chirurgische Intervention notwendig machen. Bei Fehlschlagen antibiotischer Therapieversuche bei Dauerausscheidern sollte eine Cholezystektomie erwogen werden.

Prophylaxe. Gegen die Infektion mit S. typhi stehen enterale (Typhoral L) und parenterale (Typhim Vi) Impfstoffe zur Verfügung, deren Schutzwirkung im Kindesalter jedoch nicht gut belegt ist. Obwohl die Impfung bei Reisen in warme Länder zu empfehlen ist, sollte der Patient und/oder die Eltern auf die vorrangige Beachtung der Lebensmittelhygiene hingewiesen werden. Die Impfung kann auch für Familienmitglieder eines Dauerausscheiders erwogen werden.

Prognose. Die Prognose des Typhus hängt vom Alter des Kindes, vorbestehenden Krankheiten und auftretenden Komplikationen ab. Durch die antibiotische Therapie ist die Letalität von bis zu 10 % auf unter 1 % gefallen. Rückfälle sind trotz antibiotischer Therapie möglich, verlaufen aber meist milder und kürzer.

Tabelle 98.6. Antibiotische Therapie von Salmonellen-Infektionen

Erkrankung	Antibiotikum	Dosierung
Gastroenteritis	keine antibiotische Therapie	
Septischer Verlauf ohne Absiedelung (Therapiedauer 5 Tage)	Ampicillin	200 mg/kg i.v. in 4 Dosen
	Co-trimoxazol	Trimethoprim 10 mg/kg in 2 Dosen
oder mit Absiedelung[a]	Cefotaxim[a]	150 mg/kg i.v. in 3 Dosen
oder Typhus abdominalis	Ceftriaxon[a]	100 mg/kg i.v. in 1–2 Dosen, max. 4g/d
(Therapiedauer 2 Wochen)	Ciprofloxacin[b]	12–20 mg/kg in 2 Dosen, max. 1 g/d
Dauerausscheider	Cephalosporin oder Ciprofloxacin für 3 Wochen, dann Co-trimoxazol für 3 Monate	

[a] bei Meningitis und Osteomyelitis sollten Cephalosporine der dritten Generation für mindestens 4 Wochen eingesetzt werden.

[a] Gyrasehemmer sind bisher im Kindesalter nicht zugelassen, nach ausführlicher Aufklärung der Eltern sollten sie bei entsprechender Indikation den Kindern aber nicht vorenthalten werden.

Literatur

Bitzan M (1997) Salmonella-Infektionen. In: Deutsche Gesellschaft für Pädiatrische Infektiologie (Hrsg) Handbuch. Infektionen bei Kindern und Jugendlichen, 2. Aufl. Futuramed, München, S 496–506

Gomez HF, Cleary TG (1998) Salmonella. In: Feigin RD, Cherry JD (eds) Textbook of pediatric infectious diseases, 4th edn. Saunders, Philadelphia, pp 1321–1334

Jones BD, Falkow S (1996) Salmonellosis, host immune responses and bacterial virulence determinants. Ann Rev Immunol 14: 533–561

Schutze GE, Schutze SE, Kirby RS (1997) Extraintestinal salmonellosis in a children's hospital. Pediatr Infect Dis J 16: 482–485

98.11 Shigellen-Infektionen

H.-I. Huppertz

Definition. Die Shigellose, hervorgerufen durch Shigellen (Tabelle 98.7) und früher zur Abgrenzung von der Amöbiasis auch bakterielle Ruhr genannt, ist gekennzeichnet durch fieberhaften Durchfall, der mit starken Bauchschmerzen einhergehen und in eine Dysenterie übergehen kann, bei der der Patient unter Tenesmen blutige und schleimige Stühle absetzt. Extraintestinale Manifestationen sind möglich.

Epidemiologie. Infektionen mit Shigellen werden fäkal-oral mit einer Inkubationszeit von 1–7 Tagen übertragen, begünstigt durch schlechte hygienische Verhältnisse. Wegen der geringen Infektionsdosis von 10–500 Organismen erfolgt die Übertragung leicht von Mensch zu Mensch. Der Erreger kann auch durch Trinkwasser und kontaminierte Speisen übertragen werden, in denen die Bakterien mehrere Wochen infektiös bleiben können. Auch beim Schwimmen in kontaminiertem Wasser kann die Krankheit erworben werden. Während der Krankheitsgipfel in warmen Ländern in der Regenzeit auftritt, kommen in Europa die meisten Fälle im Sommer vor. Die Shigellose betrifft v.a. Kleinkinder, selten Säuglinge. Bei der Übertragung in der Familie oder im Kindergarten sind neben anderen Kindern auch die erwachsenen Betreuungspersonen eines an Shigellose erkrankten Kindes gefährdet. Spezifische Antikörper können die Infektion verhindern. Heute ist die Shigellose in Deutschland selten geworden, die meisten Fälle werden aus der Türkei oder aus warmen Ländern eingeschleppt.

Ätiologie. Shigellen sind kleine, gramnegative Stäbchenbakterien, den enteroinvasiven E. coli eng verwandt. Man unterscheidet nach serologischen und biochemischen Eigenschaften 4 Spezies mit 37 Serotypen, von denen in Deutschland überwiegend Shigella sonnei, seltener S. flexneri vorkommt, während S. dysenteriae 1, der Erreger der klassischen bakteriellen Ruhr, aus warmen Ländern eingeschleppt werden kann.

Tabelle 98.7. Überblick über humanpathogene Shigellen

Spezies	Subgruppe	Anzahl der Serovare
S. dysenteriae	A	15
S. flexneri	B	13
S. boydii	C	18
S. sonnei	D	1

Pathogenese. Shigellen dringen mit Hilfe von chromosomalen und plasmidkodierten Virulenzfaktoren in die Dickdarmepithelzelle ein, vermehren sich im Zytoplasma und breiten sich unter Zerstörung der Wirtszelle überwiegend in weiteren Epithelzellen aus, besonders im distalen Dickdarm. In schweren Fällen kann es zur Nekrose der Mukosa kommen, Perforationen sind aber selten. Shigella dysenteriae 1 bildet zusätzlich das Shigatoxin, das mit dem bei enterohämorrhagischen E. coli gefundenen Shigatoxin 1 identisch ist. Es ist mit dem hämolytisch-urämischen Syndrom assoziiert und wird für zerebrale Symptome verantwortlich gemacht.

Klinische Symptome und Verlauf. Die Krankheit beginnt akut mit wäßrigem Durchfall, der oft von hohem Fieber, Erbrechen und Bauchschmerzen begleitet ist. Zur klassischen Ruhr kommt es i. allg. nur bei Infektion mit S. dysenteriae 1 oder bei Vorliegen von Risikofaktoren wie Unterernährung oder Abwehrschwäche. Dabei können schwere Allgemeinsymptome dem Durchfall vorangehen. Dieser wird nach 1–2 Tagen zunehmend schleimig und blutig und unter stärksten krampfartigen Unterbauchschmerzen mit ausgeprägtem Stuhldrang (Tenesmen) entleert der Patient schließlich nur noch schleimiges Blut. Die rektale Untersuchung ist besonders schmerzhaft. Am Beginn der Shigellose kommt es bei mehr als 10% der betroffenen Kleinkinder zum Fieberkrampf, ältere Kinder klagen über Kopfschmerzen und sind oft lethargisch oder zeigen Fieberhalluzinationen. Neben den sehr seltenen septischen Verläufen sind auch asymptomatische Infektionen möglich. Nach der akuten Phase kann es bei Infektion mit S. dysenteriae 1 zum hämolytisch-urämischen Syndrom kommen. Im Anschluß an die intestinale Infektion besonders mit S. flexneri ist eine reaktive Arthritis, evtl. mit Iritis, möglich. Besonders bei Mangelernährung kann die Shigellose akut zum Tod führen. Invagination oder Rektumprolaps und später chronischer Verlauf mit Anorexie und vermindertem Wachstum kommen vor.

Diagnose und Differentialdiagnose. Außerhalb von Epidemien ist die Diagnose einer Shigellose nur durch den Nachweis des Keims im Stuhl möglich. Molekularbiologische Techniken haben noch nicht Eingang in die Routine gefunden, können aber Hinweise bei der Aufklärung von Kleinepidemien geben. Oft sind die Leukozyten im peripheren Blut im Normbereich, zeigen aber eine Linksverschiebung. Verdacht, Krankheit und Tod sind bei der Shigellose meldepflichtig.

Therapie. Bei leichten Verläufen ist eine Rehydratation mit Ausgleich von Wasser- und Elektrolytverlusten ausreichend. Wenn der Erreger angezüchtet wurde, sollte eine 5tägige antibiotische Therapie durchgeführt werden, um die klinischen Manifestationen und die Ausscheidungsdauer zu verkürzen. Antibiotikaresistenzen sind weit verbreitet, z.B. gegen Cotrimoxazol oder Tetrazyklin. Eine Therapie mit Cephalosporinen der 3. Generation oder Cefixim ist beschrieben. Nach Aufklärung über die fehlende Zulassung im Kindesalter kann man einen Gyrasehemmer einsetzen (s. Kap. 269). Bei Verdacht auf Shigellose sollte die antibiotische Therapie vor Bestätigung durch die Kultur begonnen werden.

Prophylaxe. Aufgrund der geringen zur Erkrankung ausreichenden Erregerdosis sind hygienische Schutzmaßnahmen besonders wichtig. Für Gemeinschaftseinrichtungen wird die Kohortenpflege über 7 Tage nach dem letzten möglichen Shigellenkontakt oder der Nachweis von 3 konsekutiven negativen Stühlen empfohlen.

Prognose. Bei Fehlen extraintestinaler Manifestationen ist die Prognose in Deutschland gut. Dauerausscheider sind selten.

Literatur

Ahmed F, Clemens JD, Roa MR, Ansaruzzaman M, Haque E (1997) Epidemiology of shigellosis among children exposed to cases of Shigella dysentery. Am J Trop Med Hyg 56: 258–264

98.12 Yersiniosen

H.-J. Schmitt

Definition. Yersiniosen sind Zoonosen mit akzidenteller Infektion des Menschen. Bei der Pest stehen akute febrile Krankheit mit regionaler Lymphadenitis, Sepsis, Pneumonie und Verbrauchskoagulopathie im Vordergrund, bei den Darmyersiniosen Diarrhöe und Lymphadenitis mesenterialis, meist ohne Sepsis.

Epidemiologie. Yersinien kommen weltweit bei Nagern, Schweinen und Vögeln vor; der Mensch wird nur akzidentell infiziert. Eichhörnchen und andere Nager sind das wichtigste Reservoir von *Yersinia pestis*. Endemische Pestherde gibt es im Westen der USA, in Südamerika, in Afrika, Asien und in Teilen der ehemaligen Sowjetunion. In den USA werden sporadische Fälle gemeldet; in Indien und Vietnam kommt es immer wieder zu Ausbrüchen, die oft Folge des menschlichen Vordringens in zoonotische Gebiete sind (Infektion von Hausratten und Haustieren und/oder deren Flöhen). Die Übertragung von Y. pestis auf den Menschen geschieht meist durch infizierte Flöhe, seltener durch Kontakt zu infizierten Tierkadavern und durch Aerosole von Menschen oder Haustieren mit Pestpneumonie. Eine Übertragung von Mensch zu Mensch über den „Menschenfloh" (Pulex irritans) ist in den Anden häufig.

Yersinia enterocolitica und *Y. pseudotuberculosis* werden meist durch kontaminierte Nahrung aufgenommen, z.B. durch unzureichend gekochtes Schweinefleisch, Kakaogetränke, Tofu. Yersinia enterocolitica ist oft in großer Keimzahl im Pharynx von Schweinen nachweisbar. Auch (nicht kranke) Haustiere (Katzen) kommen als Infektionsquelle des Menschen in Frage. Bis zu 75% der erkrankten Personen sind 5–20 Jahre alt. Die Nachweisrate der Erreger liegt am höchsten während der kalten Jahreszeit.

Mikrobiologie. Alle 11 bekannten Spezies des Genus Yersinia gehören zur Familie der Enterobacteriaceae und sind aus menschlichem Untersuchungsmaterial isoliert worden. Nur Y. pestis, Y. enterocolitica und Y. pseudotuberculosis sind unzweifelhaft menschenpathogen. Die Erreger lassen sich auf einfachen Nährmedien leicht innerhalb von 48h anzüchten, bei kontaminiertem Material (Stuhl) sind Spezialkulturen sinnvoll. V- und W-Antigen sind plasmidkodierte Virulenzfaktoren, zu denen weiterhin Endotoxin und eine Kapsel gehören. Von Y. enterocolitica sind mehr als 50 Serotypen und 5 Biotypen bekannt, wobei in menschlichem Untersuchungsmaterial die Serotypen 03, 08 und 09 und die Biotypen 2, 3, 4 überwiegen. Yersinia pseudotuberculosis wird selten isoliert. Von den 6 Serotypen (I–VI) und 4 Subtypen ist die 0-Gruppe I für etwa 80% der Krankheiten des Menschen verantwortlich.

Pathogenese. Nach einem Flohstich wird Y. pestis von Granulozyten und Monozyten phagozytiert, kann aber nicht abgetötet werden und vermehrt sich, bis der Phagozyt durch die große intrazelluläre Bakterienzahl lysiert, wodurch massenhaft neue Pestbakterien freigesetzt werden. Regionale Lymphknoten werden nekrotisch, es kommt zur intermittierenden Keimeinschwemmung in die Blutbahn und zur Verbrauchskoagulopathie.

Nach einer Inkubationszeit von 4–7 Tagen erzeugen Y. enterocolitica und Y. pseudotuberculosis Ulzerationen im Bereich des terminalen Ileums, Nekrosen der Peyer-Plaques und eine Vergrößerung der mesenterialen Lymphknoten. Voraussetzung scheint ein großes Inokulum von 10^9 Bakterien zu sein. Molekulare Mimikry und Superantigeneigenschaften werden als Ursache für reaktive Arthritiden nach Y.-enterocolitica-Infektion diskutiert.

Klinische Symptome und Verlauf. Die meisten Infektionen mit Y. pestis verlaufen als *Beulenpest:* 2–8 Tage nach Biß eines infizierten Flohs tritt plötzlich hohes Fieber auf, gleichzeitig schwellen regionale Lymphknoten (Bubonen) an, die fest, nichtfluktuierend und extrem schmerzhaft sind. Yersinia pestis kann sich im Blut vermehren, ein kleiner Teil der Fälle verläuft ohne weitere Organbefunde als Sepsis, ohne Bubonen. Eine *Pestpneumonie* ist Folge einer sekundären Infektion der Lungen im Rahmen einer Bubonenpest oder aber Folge der Inhalation erregerhaltiger Aerosole (Kontakt zu Patienten mit sekundärer Pneumonie, Kontakt zu Katzen mit Pestpneumonie und Kontakt zu infizierten Tierkadavern). An der *Haut* manifestiert sich die Pest entweder als Folge der lokalen Infektion mit Pusteln, Ulzerationen, Karbunkeln oder aber als Folge einer metastatischen Absiedlung im Rahmen der Sepsis als Purpura oder Ecthyma gangraenosum. Die *Pestmeningitis* ist immer Folge einer metastatischen Absiedelung im Rahmen einer Sepsis. Tonsillitis, Pharyngitis, Übelkeit, Erbrechen und Diarrhöe sind gelegentlich die ersten Symptome der Pest. Im Labor finden sich die Zeichen einer akuten bakteriellen Infektion mit einer Leukozytenzahl von gelegentlich >100000/µl und einer Verbrauchskoagulopathie.

Die Kolitis durch Y. enterocolitica ist gekennzeichnet durch Fieber, Diarrhöe und abdominelle Schmerzen über 1–3 Wochen. Schwere Fälle mit Blutung oder Ileumperforation sind selten, die Patienten sind meist jünger als 6 Jahre. Lymphadenitis mesenterialis und terminale Ileitis manifestieren sich ebenfalls mit Fieber. Der Schmerz besteht meist im rechten unteren abdominellen Quadranten. Es erkranken meist ältere Kinder und Adoleszenten. Reaktive Arthritiden persistieren für einige Monate, selten länger als 1

Jahr. Ein Erythema nodosum wird 2–20 Tage nach Infektion manifest.

Eine exsudative Pharyngitis ist möglicherweise häufiger als bisher angenommen. Pneumonie, Lungenabszeß oder Empyem sind selten. Eine Y.-enterocolitica-Sepsis wird v.a. bei Patienten mit schwerer Anämie, Hämochromatose, Malignom, Leberzirrhose oder Diabetes mellitus beobachtet. Sekundäre Abszedierung in Leber, Milz, Knochen und Meningen sowie Endokarditis sind vorwiegend bei Patienten mit einer der angegebenen Grundkrankheiten beschrieben.

Infektionen mit Y. pseudotuberculosis verlaufen meist als Lymphadenitis mesenterialis, auch ein Erythema nodosum ist beschrieben. Rund 50% der Patienten mit Y.-pseudotuberculosis-Sepsis leiden an einer der zuvor genannten Grundkrankheiten.

Diagnose und Differentialdiagnose. Die Diagnose der Pest kann in einem Endemiegebiet klinisch vermutet und durch mikroskopische Untersuchung von Lymphknotenaspirat, Blut und Liquor und durch Kultur gesichert werden.

Darmyersiniosen können eine akute Appendizitis vortäuschen, bei großen abdominellen Lymphknoten sollte auch an ein Lymphom gedacht werden. Die Diagnose kann durch Anzüchtung der Erreger leicht gesichert werden. Serologische Verfahren stehen zur Verfügung, wobei das Labor das zu untersuchende Serum wegen möglicher Kreuzreaktionen zwischen Yersinien mit Brucellen, Vibrionen, Salmonellen B und D absorbieren muß.

Therapie. Bei Infektion mit Y. pestis ist das Mittel der Wahl Streptomycin (30 mg/kg KG/Tag i.m. in 2 ED), das innerhalb von 3 Tagen zur Entfieberung führt, zum Vermeiden von Relapsen aber für 10 Tage gegeben wird. Tetrazyklin ist eine ausreichende Alternative: Doxycyclin 2–4 mg/kg KG/Tag in 1 Dosis p.o. Bei Meningitis wird Chloramphenicol gegeben (einmalig 25 mg/kg KG i.v., dann 60 mg/kg KG/Tag in 4 ED; nach Stabilisierung p.o.). Die supportive Therapie richtet sich nach den jeweiligen klinischen Anforderungen. Große, fluktuierende Bubonen sollten inzidiert und drainiert werden.

Der Nutzen einer antibiotischen Therapie bei Infektion mit Y. enterocolitica ist nicht dokumentiert, der Verlauf ist immer günstig. Eine Appendektomie sollte vermieden werden. Bei Sepsis ist Gentamicin (5 mg/kg KG/Tag in 3 ED) oder Chloramphenicol (50 mg/kg KG/Tag in 4 ED) indiziert. Therapieversager wurden unter Therapie mit Cephalosporinen der 2. und 3. Generation bekannt.

Eine antibiotische Therapie bei Infektion mit Y. pseudotuberculosis ist ausschließlich im Falle einer Sepsis indiziert (Ampicillin 200 mg/kg KG/Tag in 4 ED).

Prophylaxe. In Endemiegebieten von Y. pestis sind u.a. Jagen, Katzenhaltung und Wohnen auf dem Lande mit einem erhöhten Expositionsrisiko verbunden. Dort sollten Wohneinrichtungen „rattensicher" gebaut sein, Haustiere sollten regelmäßig mit Insektiziden gegen Flöhe behandelt werden. Programme zur Eindämmung von Flöhen und Ratten sind langfristig entscheidend. Für Risikopersonen sind Impfstoffe verfügbar.

Da Schlachttiere das wesentliche Reservoir für Infektionen des Menschen mit Y. enterocolitica und Y. pseudotuberculosis darstellen, sollte auf deren Aufzucht- und Haltemethoden sowie auf eine die Kontamination vermeidende Schlachtungsweise geachtet werden. Fleisch sollte nicht zu lange vor Genuß gelagert werden – Yersinien vermehren sich auch im Kühlschrank bei 4°C. Auf den Genuß von rohem Fleisch sollte verzichtet werden.

Prognose. Bei Y. pestis beträgt die Letalität ohne antibiotische Therapie mehr als 50%. Die Prognose bei Darmyersiniosen ist ausgezeichnet, bei Sepsis hingegen liegt die Letalität bei > 50%.

Literatur

Benenson AS (1995) Control of communicable diseases manual. American Public Health Association, Washington DC, pp 353–358, 524–527

Kihlstrom E, Foberg U, Bengtsson A (1992) Intestinal symptoms and serological response in patients with complicates and uncomplicates Yersinia enterocolitica infections. Scand J Infect Dis 24: 57–63

98.13 Campylobacter-Infektionen

K.-M. Keller

Definition. *Campylobacter jejuni* und Verwandte wie *C. fetus, C. sputorum* etc. sind durch Geißeln bewegliche, gramnegative, gebogene oder spiralige Bakterien, die meist selbstlimitierte Durchfälle auslösen, aber auch Bakteriämie, postinfektiöse Arthritis und schwere, in der Regel neurologische Komplikationen verursachen können (z.B. Guillain-Barré-Syndrom).

Epidemiologie. In Entwicklungsländern gehören neben Shigellen- besonders C.-jejuni-Infektionen zu den häufigen bakteriellen Ursachen von Durchfallkrankheiten, besonders während der ersten beiden Lebensjahre (15–40%). Bei uns wird bei stationär eingewiesenen Kindern mit Gastroenteritis in bis zu 5% der Fälle C. jejuni gefunden. Häufiger kommt C. jejuni bei HIV-positiven Patienten vor.

Pathogenese. Keimreservoire sind Geflügel, Weidetiere und Haustiere wie Katzen und Hunde. Die Keime werden oral von Haustieren, kontaminiertem Trinkwasser, Rohmilch oder z.B. von nicht ausreichend gegartem Geflügel oder Eiern aufgenommen. Neben einer Invasion von Jejunum, Ileum und Kolon kann es zu Bakteriämien kommen. Meist sind jedoch milde oder profuse, u. U. auch schleimig-eitrige oder blutige Durchfälle die Folge. Eine fulminante Kolitis ist selten. Unbehandelt können Patienten C. jejuni bis zu 3 Monate im Stuhl ausscheiden. Die Pathogenese des Guillain-Barré-Syndroms als Komplikation einer Campylobacter-Infektion ist weitgehend unklar. Die Häufigkeit dieser Komplikation soll bei 1 auf 1000 Campylobacter-Infektionen liegen. Es wird ein humoraler Faktor vermutet, der in vitro demyelinisierende und leitungsblockierende Eigenschaften entwickelt und durch Plasmapherese vermindert werden kann. Beschrieben sind kreuzreagierende Antikörper gegen das Lipopolysaccharid-Core der Bakterien und GM1-Gangliosid von Myelin.

Klinische Symptome. Übelkeit, Fieber und Durchfälle mit krampfartigen Bauchschmerzen treten 1–7 Tage nach Infektion auf und sistieren in der Regel spontan innerhalb von 5–7 Tagen. Rekurrierende oder chronische Verläufe sind die Ausnahme, eine reaktive Arthritis kann bei HLA-B27-positiven Patienten hinzukommen. Fatale septische Verläufe können in der Neonatalperiode auftreten. Zu den schweren Komplikationen gehören Meningitis und Guillain-Barré-Syndrom.

Diagnose. Der Keim wird kulturell aus Stuhlproben nachgewiesen. Im Serum finden sich spezifische Antikörper. Es kommt nicht zu einer dauerhaften Immunität.

Therapie. Eine Therapie mit Erythromycin oder Ciprofloxacin über 5–7 Tage ist nur indiziert bei besonders schweren und prolongierten Verläufen, bei Säuglingen <4 Monaten sowie bei Patienten mit Immundefekt inklusive AIDS.

Prophylaxe. Zum Schutz vor einer Infektion sollten nur abgekochtes Wasser, pasteurisierte Milch und durchgegartes Fleisch verzehrt werden, wichtig sind auch Händewaschen nach Rohfleisch- oder Haustierkontakt und Haustiersanierung. Es besteht Meldepflicht.

Prognose. Sie ist, abgesehen von seltenen Komplikationen, gut.

Literatur

Blaser MJ, Reller LB (1981) Campylobacter enteritis. N Engl J Med 305: 1444–1452
Korinthenberg R, Sauer M (1992) Das Guillain-Barré-Syndrom im Kindesalter. Monatsschr Kinderheilkd 140: 792–798
Wong SN, Tam AYC, Yuen KY (1990) Campylobacter infection in the neonate: case report und review of the literature. Pediatr Infect Dis J 9: 665–669
Yuki N (1997) Molecular mimicry between gangliosides and lipopolysaccharides of campylobacter jejuni isolated from patients with Guillain-Barré syndrome and Miller Fisher syndrome. J Infect Dis 176 (Suppl 2): 5150–5153

98.14 Vibrionen-Infektionen

H.-I. Huppertz

Cholera

Definition. Cholera, hervorgerufen durch *Vibrio cholerae*, ist eine schwere Durchfallkrankheit, bei der es zur sekretorischen Diarrhöe kommt. Der Patient kann im Laufe der Krankheit Flüssigkeit in einer Menge verlieren, die seinem Körpergewicht entspricht.

Epidemiologie. Die Cholera ist endemisch in Teilen Asiens, Afrikas und Südamerikas, wo immer wieder Epidemien auftreten, die zu Pandemien werden können. Ein kleines Endemiegebiet liegt im Golf von Mexiko. Das Reservoir sind neben dem Menschen warme Salzwasserregionen, in denen Vibrio mit Plankton assoziiert lebt. Die Verbreitung wird durch schlechte hygienische Verhältnisse gefördert. Die Ausbreitung erfolgt fäkal-oral innerhalb von Lebensgemeinschaften und durch Reisende, die die Krankheit auch nach Deutschland bringen können. Asymptomatische Infektionen sind häufig. Die Inkubationszeit beträgt 3–6 Tage.

Ätiologie und Pathogenese. Vibrio cholerae ist ein durch eine Geißel bewegliches gramnegatives Bakterium mit charakteristischer Form („Kommabazillus"). Pathogen sind Keime mit den somatischen Antigenen O1 und O139. Die Serogruppe O139 ist erst seit 1992 als Erreger aufgetreten und kommt bisher nur auf dem indischen Subkontinent vor. Die Serogruppe O1 hat mehrere Serotypen, die jeweils in den klassischen und den El-Tor-Biotyp eingeteilt werden. El-Tor-Stämme führen häufiger zur asymptomatischen Infektion. Virulente V. cholerae sind säureempfindlich, weshalb die notwendige Infektionsdosis sehr hoch ist. Nach Kolonisierung des oberen Dünndarms sezerniert V. cholerae das Enterotoxin CTX, das in der Darmepithelzelle die Adenylatzyklase aktiviert. Die so entstehende hohe intrazelluläre Konzentration an cAMP führt zur Sekretion von Chlorid und zur verminderten Aufnahme von Natrium, was zum Wassereinstrom ins Darmlumen und zum profusen Durchfall führt. Dabei wird die Darmepithelzelle kaum geschädigt.

Klinische Symptome und Verlauf. Die meisten Infektionen mit V. cholerae verlaufen unter dem Bild einer uncharakteristischen Gastroenteritis. Das typische Bild der Cholera besteht in profusen Durchfällen, die bis zu 250 ml/kg KG/24 h unter entsprechender intravenöser Rehydratation erreichen können. Nach Entleerung typischer Stuhlbestandteile werden die Ausscheidungen weißlich-flüssig ohne Stuhlgeruch („Reiswasserstuhl"). Erbrechen und Bauchschmerzen sind häufig, Fieber tritt nicht auf. Ohne Behandlung kommt es nach wenigen Stunden zur massiven Dehydratation und nach Schock, Acidose und Anurie zum Tod. Die Dehydratation ist isoton, führt aber zum Verlust von Bikarbonat, Kalium und Kalzium. Der Kaliummangel kann durch die Acidose verdeckt sein und erst bei der Rehydratation apparent werden mit paralytischem Ileus, Muskelkrämpfen oder Herzrhythmusstörungen. Ebenso sind tetanische Zeichen möglich. Die Bewußtseinstrübung kann durch verminderte zerebrale Durchblutung, Hypoglykämie und Acidose bedingt sein. Die Hypoglykämie kann zu bleibenden Schäden führen. Bei der „Cholera sicca" tritt der hypovolämische Schock vor Ausbildung der Diarrhöe ein.

Diagnose und Differentialdiagnose. Die Diagnose erfordert die Anzucht von V. cholerae aus dem Stuhl. Schnellnachweise sind in endemischen Gebieten vorhanden und PCR-gestützte Methoden wurden entwickelt. In nichtendemischen Gebieten sollte dem mikrobiologischen Labor der Verdacht auf Cholera mitgeteilt werden. Die klassische Cholera ist wegen der raschen Entwicklung der Dehydratation unverkennbar.

Therapie. Zur Wiederauffüllung des Kreislaufs können orale Rehydratationslösungen verwandt werden, im Falle der klassischen Cholera ist aber eine intravenöse Rehydratation mit Ausgleich von Elektrolytverlusten, Gabe von Glukose und evtl. auch Pufferung erforderlich. Dabei kann das initiale Infusionsvolumen 100 ml/kg KG/h erreichen. Eine frühzeitige Gabe von Antibiotika wie Doxycyclin, Cotrimoxazol, Ciprofloxazin oder Erythromycin für 3 Tage kann den Verlauf mildern oder abkürzen (s. Kap. 269).

Prophylaxe. Es stehen parenterale Impfstoffe zur Verfügung, die aber nur ungenügenden Schutz bieten. Ein Impfschutz muß evtl. wegen entsprechender Regelungen einzelner Länder bei Einreise nachgewiesen werden. Unter Beachtung entsprechender Hygienemaßnahmen bei Aufnahme von Speisen und Getränken ist eine Infektion unwahrscheinlich. Stillen schützt den Säugling.

Prognose. Die klassische Cholera hatte eine Letalität von über 50 %. Bei rechtzeitigem Beginn der Rehydratation sinkt die Sterblichkeit unter 1 %.

Infektionen durch Non-Cholera-Vibrionen

Infektionen mit *V. parahaemolyticus* und *V. vulnificus* sind selten und werden i. allg. nicht in Deutschland erworben. Beide Erreger sind salzliebend und werden aufgenommen beim Genuß von rohem Fisch oder Schalentieren oder als Infektion offener Wunden beim Schwimmen in Salz- oder Brackwasser, oft bei Kontakt mit Schalentieren.

Vibrio parahaemolyticus kann nach oraler Aufnahme zu innerhalb von 24 h einsetzendem Durchfall führen, oft begleitet von Bauchschmerzen und Erbrechen, jedoch selten mit Fieber. Die Symptome verschwinden nach einigen Tagen und können Rehydratationsmaßnahmen notwendig machen. Antibiotika wie Tetrazyklin, Cotrimoxazol oder Gyrasehemmer sind bei den seltenen Wundinfektionen oder bei Sepsis notwendig.

Vibrio vulnificus kann zur sich rasch ausbreitenden nekrotisierenden Wundinfektion führen, die in eine Sepsis übergehen kann. Chirurgisches Débridement ist notwendig, Antibiotika wie Doxycyclin oder Ciprofloxazin zeigen oft trotz guter In-vitro-Empfindlichkeit nur unzureichende Wirkung. Nach oraler Aufnahme kann es besonders bei vorbestehender Leberkrankheit oder bei Eisenüberladung im Rahmen einer β-Thalassämie ebenfalls zur Sepsis kommen.

94.15 Legionellose

H.-J. Schmitt

Definition. Legionella-Arten verursachen die „Legionärskrankheit", eine schwere Pneumonie mit Zeichen einer Allgemeininfektion, das „Pontiac-Fieber", das sich als „grippeähnliche" Krankheit manifestiert, und auch asymptomatische Infektionen.

Epidemiologie. Legionellen lassen sich aus verschiedenen natürlichen Gewässern anzüchten. Nach Einleitung in artifizielle Wassersysteme wie Kühltürme, Klimaanlagen, Wasseraufbereitungsanlagen oder Badebecken vermehren sie sich rasch, erleichtert durch eine höhere Wassertemperatur und die Anwesenheit von Nährstoffen. Es ist umstritten, ob die Übertragung von Legionellen auf den Menschen durch Aerosole erfolgt (z.B. Dusche, Whirlpool) oder aber durch Aspiration erregerhaltigen Wassers. Die Manifestationsrate für die Legionärskrankheit beträgt bis zu 5 %, für Pontiac-Fieber bis zu 95 %. Fälle können sporadisch oder epidemisch auftreten. Eine Übertragung von Mensch zu Mensch ist nicht dokumentiert.

Mikrobiologie. Legionellen sind gramnegative, sporenlose und unbekapselte Stäbchen mit meist einem polaren Flagellum und multiplen Fimbrien. Aminosäuren sind die wichtigste Energiequelle, Zucker werden nicht abgebaut. Die Kultur gelingt ausschließlich auf Spezialmedien frühestens innerhalb von 3 Tagen. In der Familie der Legionellaceae sind bisher mehr als 30 Arten in mehr als 50 Serogruppen bekannt. Wenigstens 18 dieser Spezies können eine Pneumonie hervorrufen. Rund 90 % aller Legionellosepatienten sind durch einen der 14 Serotypen von *L. pneumophila* infiziert, wobei anteilmäßig die Serogruppen 1, 4 und 6 überwiegen. Die Speziesdifferenzierung erfolgt meist mittels fluoreszenzmarkierter spezifischer Antikörper, neuerdings auch mittels DNS-Hybridisierung.

Pathogenese. Legionellen gelangen entweder durch Aspiration, direkte Inhalation oder hämatogene Streuung in die Lungen. Die Bedeutung einer vorangehenden oropharyngealen Kolonisation ist umstritten, allerdings haben Patienten mit reduzierter mukoziliarer Clearance (z.B. Raucher, Herz-Kreislauf-Kranke) ein erhöhtes Erkrankungsrisiko. Alveolarmakrophagen nehmen den Erreger in Phagosomen auf, allerdings kommt es nicht zur Verschmelzung mit Lysosomen. Daher entgehen Legionellen der mikrobiziden Wirkung dieser Organellen und können sich vermehren, bis die Zelle platzt. Die freigesetzten Legionellen können dann weitere Zellen infizieren. Es kommt auch zum Influx von neutrophilen Granulozyten. Antikörper spielen wohl eine untergeordnete Rolle, wenn auch Opsonine in vitro die Phagozytose des Erregers erleichtern. Die zellvermittelte Immunität scheint der wichtigste Abwehrmechanismus zu sein, Transplantatempfänger, Patienten mit AIDS oder solche, die hohe Dosen Kortikosteroide erhalten, haben ein besonders hohes Risiko für einen schweren Krankheitsverlauf.

Klinische Symptome und Verlauf. Die Legionärskrankheit beginnt nach einer Inkubationszeit von 2–10 Tagen plötzlich mit hohem Fieber, Schüttelfrost, Kopfschmerzen, Schwäche und Myalgie. Einige Tage nach Krankheitsbeginn wird ein eitriges und oft blutig tingiertes Sputum produziert. Bei der körperlichen Untersuchung ist der Patient dyspnoisch und bradykard. Auskultatorisch und perkutorisch findet man die Befunde einer Lobärpneumonie. Extrapulmonale Symptome sind Verwirrung, Agitation, Übelkeit, Erbrechen und Diarrhöe. Zu den typischen, aber unspezifischen Laborveränderungen zählen Erhöhung der Leukozytenzahl im Blutbild, Erhöhung der Leberenzyme ohne Hyperbilirubinämie, Hyponatriämie, Proteinurie, Hämaturie und Kreatininanstieg. Die Letalität beträgt je nach Population bis zu 20 %. Immunkompetente Kinder erkranken sehr selten.

Eine besondere Empfänglichkeit für Legionellen besteht bei Menschen mit einem T-Zelldefekt, bei Rauchern, bei Patienten mit einer kardiopulmonalen oder konsumierenden Grundkrankheit und im hohen Alter. Männer erkranken häufiger als Frauen (3:1).

Das Pontiac-Fieber ist nach einer Inkubationszeit von 1–2 Tagen durch plötzlich auftretendes Fieber, Kopfschmerzen, Myalgie, Übelkeit, Schwindel und unproduktiven Husten ohne Pneumonie gekennzeichnet. Es erkranken v.a. Menschen ohne Grundkrankheit. Nach Infektion mit Legionellen sind auch asymptomatische Formen dokumentiert.

Als (seltene) extrapulmonale Manifestationen einer Legionellose sind beschrieben: Endokarditis, perirektaler Abszeß, Phlegmone, Sinusitis, Perikarditis, Pankreatitis und Pyelonephritis. Mit einer Legionellen-Infektion assoziiert waren weiterhin Hepatitis, disseminierte intravasale Koagulation, Thrombopenie, Glomerulonephritis, Rhabdomyolyse, verschiedene Exantheme und Neuropathie.

Diagnose und Differentialdiagnose. Das Pontiac-Fieber ist in die Gruppe der „grippeähnlichen" Krankheiten einzuordnen und wird nur selten diagnostiziert. Die Legionärskrankheit ist bei Kindern selten, sollte aber erwogen werden,

- wenn man bei einem Patienten mit Pneumonie ein Sputum mit vielen Granulozyten, aber wenig Bakterien findet,
- wenn eine Hyponatriämie im Serum vorliegt,
- wenn Verwirrung und Diarrhöe eine Pneumonie komplizieren,
- wenn die Therapie mit β-Laktamantibiotika nicht zur klinischen Besserung der Symptomatik führt,
- wenn eine Infektionsquelle bekannt ist.

Der Erregernachweis aus Sputum, Trachealsekret oder am besten aus Material einer bronchoalveolären Lavage kann mittels direktem Immunfluoreszenztest erfolgen – Sensitivität bis zu 75 %, Spezifität >99 %. Die Kultur dieser Materialien hat bei rascher Probenverarbeitung eine etwa gleich hohe Sensitivität. Gleichzeitig sollte ein Erstserum konserviert werden, um bei fehlendem kulturellem Erregernachweis, aber persistierendem klinischem Verdacht die Diagnose durch einen 4fachen Titeranstieg (2. Titer >1:128 im Immunfluoreszenztest) dokumentieren zu können – Sensitivität der Serologie etwa 75 %, Spezifität >99 %. Ein solcher signifikanter Titeranstieg findet sich aber oft erst 4–8 Wochen nach Krankheitsbeginn. Eine frühzeitige Diagnosesicherung gelingt durch Nachweis des Legionella-pneumophila-Serogruppe-1-Antigens im Urin mittels ELISA oder RIA – Sensitivität 80 %, Spezifität 99 %.

Therapie. Die frühzeitige Therapie der Legionärskrankheit mit Erythromycin reduziert die Letalität (Dosis: 50 mg/kg KG, maximal 2 g/Tag i.v., nach Besserung des Allgemeinzustandes maximal 4 g/Tag p.o.). Bei mikrobiologisch gesicherter Legionärskrankheit ist die Kombination mit Rifampicin (20 mg/kg KG in 2 ED, maximal 2mal 600 mg/Tag) sinnvoll. Neuere Makrolide und Chinolone haben zwar in vitro eine z.T. dem Erythromycin überlegene Aktivität, eine bessere Verträglichkeit bei hohen Dosen und eine günstigere Pharmakokinetik, allerdings fehlen klinische Studien zur Wirksamkeit. Das Pontiac-Fieber bedarf keiner spezifischen Therapie.

Prophylaxe. Es wird eine routinemäßige Wasseruntersuchung empfohlen, insbesondere in Einrichtungen, in denen sich Risikopatienten aufhalten. Hyperchlorinierung und Erhitzen des Wassers auf über 60 °C sind die am häufigsten angewandten Verfahren zum Abtöten von Legionellen.

Eine Isolierung im Krankenhaus ist nicht notwendig. Der Erregernachweis ist gemäß Infektionsschutzgesetz namentlich zu melden, soweit er für eine akute Infektion verantwortlich ist.

Prognose. Sporadische Fälle bei immunkompetenten Patienten haben unter Erythromycintherapie eine gute Prognose. Im Rahmen nosokomialer Infektionen kann die Letalität allerdings fast 50 % betragen.

Literatur

Fang GD, Yu VL, Vickers RM (1989) Disease due to the Legionellaceae (other than Legionella pneumophila): historical, microbiological, clinical and epidemiological review. Medicine 68: 116–132

Fraser DW, Tsai T, Orenstein W (1977) Legionnaires' disease: discription of an outbreak of pneumonia. N Engl J Med 297: 1189–1197

98.16 Mykoplasmen-Infektionen

H.-J. Schmitt

Definition. Mykoplasmen sind zellwandlose Bakterien mit einer sterolhaltigen Membran. Sie können die Schleimhäute des Menschen kolonisieren und auch infizieren. Sie rufen Krankheiten des Respirationstraktes, des Urogenitaltraktes, Bakteriämien und – möglicherweise immunologisch bedingt – sekundäre Krankheiten wie Exantheme, Morbus Raynaud und Arthropathien hervor.

Epidemiologie. Mykoplasmen kommen ubiquitär vor und können Pflanzen, Tiere und Menschen sowohl kolonisieren als auch Krankheiten verursachen.

Mycoplasma pneumoniae kommt weltweit vor, der Mensch ist das einzige Reservoir. Die Übertragung erfolgt durch Inhalation infektiöser Tröpfchen von Kranken oder durch kontaminierte Gegenstände. Kranke scheiden den Erreger bis zu 13 Wochen lang aus, selbst bei effektiver antibiotischer Therapie. Die Krankheit tritt sporadisch auf mit kleinen Epidemien innerhalb von Familien oder in Gemeinschaftseinrichtungen. Die „attack rate" liegt zwischen 1–3/1000 in der Normalbevölkerung und 5–50/1000 in Kasernen. Kinder im Alter bis 3 Jahre entwickeln meist eine Infektion des oberen Respirationstraktes, 5- bis 20jährige meist eine Bronchitis oder eine Pneumonie. Die Inkubationszeit ist mit 6–32 Tagen (meist 2–3 Wochen) ausgesprochen lang.

Ureaplasma urealyticum und *M. hominis* kolonisieren den Genitaltrakt von bis zu 30 % aller Frauen, die Erreger lassen sich auf der Nasen- oder Rachenschleimhaut von bis zu 15% aller Neugeborenen nachweisen. Selten persistiert diese Kolonisation über das 2. Lebensjahr hinaus. Nach der Pubertät reflektiert die Kolonisationsrate die Anzahl der Geschlechtspartner.

Mikrobiologie. In der Ordnung der Mycoplasmatales – Klasse Mollicutes – unterscheidet man die ausschließlich pflanzenpathogenen Spironoplasmataceae, die tierpathogenen Acholeplasmataceae und die tier- und menschenpathogenen Mycoplasmataceae. Zu den Genera Mykoplasma und Ureaplasma zählen die in Tabelle 98.8 wiedergegebenen Subgruppen.

Mykoplasmen sind mit 150–200 nm Größe die kleinsten frei vorkommenden Lebewesen. Dies unterscheidet sie sowohl von den ebenfalls zellwandlosen bakteriellen L-For-

Subgruppe	Nachweis aus	Häufigkeit	Krankheiten
Genus Mycoplasma			
M. hominis	Urogenitaltrakt	Häufig	Zervizitis, Vaginitis, Prostatitis?
	Konjunktiven (Neugeborene)		Konjunktivitis
	Blut (peripartal)		Peripartale Sepsis
M. orale	Oropharynx	Häufig	?
M. pneumoniae	Respirationstrakt	Häufig	Infektionen des oberen Respirationstraktes, Pneumonie
M. salivarium	Oropharynx, Gingiva	Häufig	Zahnfleischinfektionen?
M. bucale	Oropharynx	Selten	?
M. faucium	Oropharynx	Selten	?
M. fermentans	Urogenitaltrakt	Selten	?
-var. incognitus	Blut, Gewebe		Fulminante Multisysteminfektionen?
M. genitalium	Urogenitaltrakt	Selten	Urethritis
M. lipophilum	Oropharynx	Selten	?
M. primatum	Oropharynx Urogenitaltrakt	Selten	?
Genus Ureaplasma			
U. urealyticum	Urogenitaltrakt Neugeborene	Häufig	Urethritis, Infektionen des oberen Urogenitaltraktes Frühgeburtlichkeit?

Tabelle 98.8. Humanpathogene Mykoplasmen: Vorkommen und Assoziation zu Krankheiten des Menschen. (Mod. nach Baum 1995)

men als auch von Viren. Sie haben komplexe Nährstoffansprüche und lassen sich auf isotonen Nährmedien anzüchten, wo sie nach 2–8 Tagen oft typische „spiegeleiartige" Kolonien bilden.

Ureaplasmen sind assoziiert mit nichtgonorrhoischer Urethritis, Prostatitis, Epididymitis, Fieber unter der Geburt, Infertilität, Spontanabort und Totgeburt, Chorioamnionitis und niedrigem Geburtsgewicht.

Mycoplasma hominis ist assoziiert mit Pyelonephritis, Entzündungen des weiblichen Beckens und Fieber nach der Geburt.

Pathogenese. Als extrazelluläre Pathogene lagern sich Mykoplasmen an die Oberfläche zilientragender und zilienfreier Epithelien an. Über die folgenden Schritte in der Pathogenese ist wenig bekannt. Es wird vermutet, daß direkte zytotoxische Effekte oder die induzierte entzündliche Reaktion mit Zytolyse Folgen der Infektion sind. Als Kontaminanten von Zellkulturen sind Mykoplasmen intrazelluläre Parasiten, die schwer zu beseitigen sind.

Klinische Symptome und Verlauf. Mycoplasma pneumoniae kann Infektionen der Atemwege hervorrufen.

Der Begriff „atypische Pneumonie" stammt aus den frühen 40er Jahren, als man feststellte, daß einige Patienten mit Pneumonie nicht auf eine antibiotische Therapie ansprachen und daß im Gram-Präparat ihres Sputums kein ursächlicher Erreger nachweisbar war. Zwar macht M. pneumoniae einen großen Teil der „atypischen Pneumonien" aus, doch weiß man heute, daß so unterschiedliche Mikroorganismen wie Influenzaviren, Adenoviren, RSV, Zytomegalieviren, Chlamydien, Legionellen und Pneumocystis carinii deren Ursache sein können. Der Begriff ist mit dem heutigen Kenntnisstand obsolet.

Mykoplasmenbedingte Infektionskrankheiten des Respirationstraktes *(Bronchitis, Pneumonie)* beginnen schleichend mit geringgradigem Fieber, Krankheitsgefühl und Kopfschmerzen. Husten folgt innerhalb von 3–4 Tagen, ist dann aber prominent und kann über 4 Wochen hinweg persistieren. Er ist oft so schwer, daß die Patienten extreme Brustschmerzen durch die hustenbedingte Muskelanspannung entwickeln. Ansonsten wirken die Patienten nicht schwer krank. Myalgien, Übelkeit und Erbrechen wie bei Influenza oder Diarrhöe wie oft bei Adenoviruspneumonie fehlt meist.

Bei der körperlichen Untersuchung findet man eine Pharyngitis und eine ausgeprägte zervikale Lymphadenopathie. Die Untersuchung der Lunge zeigt kaum Auffälligkeiten, selbst bei Mykoplasmenpneumonie sind feinblasige Rasselgeräusche oder eine Klopfschalldämpfung nur selten nachzuweisen. Kleine Pleuraergüsse findet man bei bis zu 20 % aller Patienten. Rund jedes 10. Kind mit Mykoplasmenpneumonie entwickelt einen makulopapulösen Hautausschlag. Im Blut finden sich unterschiedlich ausgeprägte Infektionszeichen, auch die Röntgenaufnahme des Thorax ist unspezifisch.

Pharyngitis, Otitis media, Sinusitis und Pseudokrupp sind weitere mögliche Manifestationen einer M.-pneumoniae-Infektion.

Neben den Infektionskrankheiten des Respirationstraktes ist M. pneumoniae assoziiert mit makulären, morbilliformen und papulovesikulären *Exanthemen.* Das Erythema exsudativum multiforme major soll bei bis zu 7 % aller Patienten mit Mykoplasmenpneumonie vorkommen. Das Raynaud-Phänomen kann auf die Entwicklung von Kälteagglutininen im Rahmen einer Mykoplasmenpneumonie zurückgeführt werden. EKG-Veränderungen wie Reizleitungsstörungen, Arrhythmien und Brustschmerzen kommen bei bis zu 10% aller M.-pneumoniae-Infektionen vor. Der Beweis für einen kausalen Zusammenhang zwischen einer M.-pneumoniae-Infektion und neurologischen Krankheiten und Symptomen ist weniger überzeugend – beschrieben sind Assoziationen mit aseptischer Meningitis, Meningoenzephalitis, transverser Myelitis, Guillain-Barré-Syndrom, Hirnstammstörungen und peripherer Neuritis. Polyarthralgien – selten eine Monarthritis – waren ebenfalls mit M.-pneumoniae-Infektionen assoziiert.

Patienten mit Hämoglobinopathien und anderen Ursachen einer – anatomischen oder funktionellen – Asplenie haben gehäuft sehr schwere Krankheitsverläufe mit großen Pleuraergüssen, extremer Dyspnoe oder Nekrosen der Endglieder.

Die Dauer der Immunität nach M.-pneumoniae-Infektion ist unbekannt – Rezidive kommen vor.

Diagnose und Differentialdiagnose. Der klinische Verdacht ist unverändert die wichtigste Voraussetzung für die Diagnose einer M.-pneumoniae-Infektion, doch kann diese nur mikrobiologisch gesichert werden. Die Kultur ist aufwendig und zeitintensiv (1–2 Wochen). Für die Komplementbindungsreaktion benötigt man ein Akut- und ein Rekonvaleszenzserum, um einen signifikanten Titeranstieg nachzuweisen – auch sie spielt für die frühe Diagnostik keine Rolle. Spezifisches IgM ist oft erst 1–2 Wochen nach Krankheitsbeginn nachweisbar und damit in der Frühphase der Krankheit nicht hilfreich. Molekularbiologische Nachweistechniken sind aufwendig. Der standardisierte Nachweis von Kälteagglutininen in einem Titer von >1:32 ist ein einfacher und früher Hinweis auf eine Mykoplasmen-Infektion. Falsch-negative Befunde kommen vor, falsch-positive Resultate ergeben Infektionen durch das Epstein-Barr-Virus (Anti-i), das Zytomegalievirus (Anti-I), verschiedene andere Viren und Lymphome.

Als simple Modifikation des Kälteagglutininnachweises in Klinik und Praxis füllt man 1 ml Patientenblut in ein Gerinnungsröhrchen. Nach Abkühlung im Kühlschrank (4°C) beobachtet man Verklumpungen, die nach Aufwärmen der Probe (z.B. in der Hosentasche) reversibel sind. Ein derart „positiver Schnelltest" korreliert mit einem Kälteagglutinintiter von 1:64 in standardisierten Tests.

Bei anhaltendem Husten (>7 Tage) mit subfebrilen Temperaturen ist differentialdiagnostisch auch an eine Infektion durch Bordetella pertussis, Bordetella parapertussis, Adenoviren und das RSV zu denken.

Zur Diagnose und Differentialdiagnose von Ureaplasma- und M.-hominis-Infektionen s. Kap. 181.

Therapie. Mykoplasmen-Infektionen des oberen Respirationstraktes werden praktisch nie als solche erkannt und bleiben daher – zu Recht – ohne spezifische Behandlung. Auch die Mykoplasmenpneumonie heilt spontan aus, doch kann die Dauer des Hustens und u.U. auch der Grad der Infektiosität eines Patienten durch Antibiotika reduziert werden. Unwirksam sind β-Laktame, was durch die fehlende Zellwand der Erreger erklärbar ist; Aminoglykoside wurden bisher nicht evaluiert. Doxycyclin (2–4 mg/kg KG/Tag in 2 ED p.o.) und Erythromycinpräparate (Erythromycin-estolat: 40 mg/kg KG/Tag in 2 ED) gelten als Therapie der Wahl. Der Husten nimmt rasch nach Therapieeinleitung ab, doch kommen Relapse bei 10% der Patienten vor, wenn die Medikamenteneinnahme nicht über 3 Wochen hinweg erfolgt.

Zur Therapie urogenitaler Infektionen s. Kap. 181.

Prophylaxe. Eine spezifische Prophylaxe ist nicht bekannt. Zusammenleben auf engem Raum erhöht die Infektionsrate.

Prognose. Die Prognose ist ausgezeichnet.

Literatur

Baum SG (1995) Mycoplasmal diseases. In: Mandell GL, Bennett JE, Dolin R (eds) Principles and practice of infectious diseases, 4th edn. Churchill Livingstone, New York/NY, pp 1701–1713

Jacobs E (1993) Serological diagnosis of Mycoplasma pneumoniae infections: a critical review of current procedures. Clin Infec Dis 17 (Suppl 1): 79–82

Taylor-Robinson D (1996) Infections due to species of Mycoplasma and Ureaplasma: an update. Clin Infect Dis 23: 671–684

98.17 Chlamydien-Infektionen

M. Hufnagel, H.-J. Schmitt

Chlamydia pneumoniae

Definition. Chlamydia pneumoniae ist im Kindesalter nach seroepidemiologischen Untersuchungen ein häufiger Erreger respiratorischer Infektionen, v.a. der Pneumonie.

Epidemiologie. Der Mensch ist das einzige Erregerreservoir. Kranke, seltener auch asymptomatische Ausscheider (Wochen bis 1 Jahr) sind die Ansteckungsquelle. Die Übertragung erfolgt als „Tröpfcheninfektion" mit respiratorischen Sekreten. Eine epidemische Krankheitshäufung ist beschrieben. In feuchtem Milieu können Chlamydien bis zu 30 h auf unbelebtem Material überleben.

Im Erwachsenenalter haben 50–75% der Bevölkerung Antikörper gegen C. pneumoniae. Die höchsten Titer werden in der Altersklasse der 5- bis 14jährigen gefunden – ein Indiz für das Hauptmanifestationsalter der Primärinfektion. Seroprävalenzdaten aus Deutschland decken sich mit den Angaben aus der internationalen Literatur (5% der unter 10jährigen, 64% der unter 18jährigen). Ambulant erworbene Pneumonien werden im Alter von 3–12 Jahren in 14% der Fälle durch C. pneumoniae verursacht. Coinfektionen mit Mykoplasmen sind keine Seltenheit (20%)

Mikrobiologie. Chlamydien sind obligat intrazelluläre, gramnegative Bakterien. Ihnen fehlt die enzymatische Ausstattung zur Produktion von ATP, sie sind daher „Energieparasiten". Anhand morphologischer, genetischer und serologischer Eigenschaften lassen sich 3 humanpathogene Spezies unterscheiden: *C. pneumoniae*, *C. trachomatis* und *C. psittaci*. Chlamydien durchlaufen einen charakteristischen zweiphasigen Entwicklungszyklus.

Die kleinere (Durchmesser 0,2–0,4 μm), extrazelluläre Form wird „Elementarkörper" genannt. Es ist die infektiöse, stoffwechselinaktive und nicht durch Antibiotika hemmbare Ruheform, die sich an die Wirtszelle anheftet und mittels Endozytose in die Zelle aufgenommen wird. Intrazellulär findet eine Transformation zum „Retikularkörper" statt. Diese größere (Durchmesser 0,7–1,0 µm) Form ist stoffwechselaktiv, nichtinfektiös und durch Antibiotika hemmbar; sie ruft eine Entzündungsreaktion des Körpers hervor. Zur Gattung C. pneumoniae gehört nur ein Serotyp, der sog. „TWAR-Stamm". Diese Abkürzung kombiniert die Bezeichnung für zwei mikrobiologisch identische Isolate: „TW" steht für ein Chlamydienisolat aus dem Konjunktivalabstrich eines *taiw*anesischen Mädchens (1965) und „AR" für ein Isolat aus dem Respirationstrakt eines amerikanischen Studenten mit *a*kuten *r*espiratorischen Symptomen (1983).

Klinische Symptome und Verlauf. Mehr als 50% der Infektionen verlaufen asymptomatisch. Nach einer Inkubationszeit von mehreren Wochen (in der Regel 3 Wochen) entwikkeln die Patienten ein *grippeähnliches Krankheitsbild*. Im Vordergrund stehen Pharyngitis, mit Heiserkeit und starke Halsschmerzen. Die zervikalen Lymphknoten sind geschwollen. Produktiver Husten weist auf eine Infektion des unteren Respirationstraktes hin. Myalgien und Arthralgien sind weitere unspezifische Symptome, die Körpertemperatur ist nur mäßig erhöht. Symptome einer Sinusitis oder Otitis media können auftreten. Die Patienten erholen sich nur langsam. In 10% der Fälle schließt sich eine zweite Krankheitsphase an, die durch eine *Pneumonie* gekennzeichnet ist. Diese beginnt schleichend mit erneutem, nun trockenem, nichtproduktivem Husten, begleitet von einer Tachypnoe. Fieber tritt in dieser Phase selten auf. Auskultatorisch imponieren feinblasige Rasselgeräusche. Klinisch ist eine durch C. pneumoniae verursachte Pneumonie von Pneumonien anderer Ursache nicht zu unterscheiden. Das Röntgenbild der Lunge zeigt eine meist einseitige segmentale Verschattung, seltener bilaterale, ausgedehnte Infiltrate und einen Pleuraerguß. Der Krankheitsverlauf ist meist leicht, eine stationäre Behandlung ist selten notwendig. Schwere Verläufe sind im hohen Alter und bei chronischen Grundkrankheiten (Mukoviszidose, Asthma bronchiale, Sichelzellanämie, schwerer T-Zelldefekt) möglich. Die Erholung verläuft dann verzögert, die Patienten klagen über wochenlangen Husten und eine reduzierte Belastbarkeit. Bakterielle Superinfektionen (v.a. Pneumokokken) können den Verlauf komplizieren. Eine Rarität stellen schwere, gelegentlich sogar letale, systemische Infektionen dar (Endokarditis, Myokarditis, Perikarditis, Meningoenzephalitis, Guillain-Barré-Syndrom). Betroffen sind davon in erster Linie Patienten mit schwerer Grundkrankheit (Immundefekt; Sarkoidose, systemischer Lupus erythematodes), aber auch gesunde Hochleistungssportler.

Neben Krankheiten des Respirationstraktes ist C. pneumoniae mit weiteren Krankheiten assoziiert. Hierzu zählen reaktive Arthritis, Erythema nodosum, Sarkoidose, Asthma bronchiale und Atherosklerose. Die Assoziationen lassen sich vornehmlich in epidemiologischen Untersuchungen nachweisen. Bei Patienten mit Asthma bronchiale und Atherosklerose wurde in kontrollierten Studien eine erhöhte Antikörperprävalenz festgestellt. Für die Koronarsklerose weisen morphologische Daten auf einen möglichen kausalen Zusammenhang hin. Interventionsstudien mit gegen C. pneumoniae wirksamen Antibiotika sind angelaufen. Ein möglicher Zusammenhang zwischen C. pneumoniae und Multipler Sklerose wird derzeit kontrovers diskutiert.

Da keine langandauernde Immunität besteht und die Durchseuchung in der Bevölkerung hoch ist, sind Reinfektionen die Regel.

Diagnose. Hinweisend auf eine respiratorische Infektion mit C. pneumoniae ist die Kombination aus erhöhter BSG und normaler Leukozytenzahl. Beweisend ist der Erregernachweis mittels Kultur, Antigen-/DNA-Nachweis oder die Serologie. Der Erreger kann aus Nasopharyngealsekret, Rachenabstrich, Rachenspülwasser, Sputum, Trachealsekret oder bronchoalveolärer Lavage isoliert werden. Für den kulturellen Nachweis benötigt man spezielle Transportmedien, bei nicht sofortiger Verarbeitung ist eine Lagerung der Probe im Kühlschrank angezeigt. Der kulturelle Erregernachweis im Dottersack von Hühnerembryonen oder in einer Zellkultur ist schwierig, wenig sensitiv und langwierig (3 Wochen). Schneller geht der spezifische Antigennachweis mittels ELISA im Untersuchungsmaterial, leider ist die Sensitivität der Methode schlecht (ca. 50%). Am sensitivsten und am schnellsten wird der Erregernachweis über den DNA-Nachweis in der PCR geführt. Neben den o. g. Untersuchungsmaterialien können auch Biopsate (in Formalin oder Paraffin fixiert) verwendet werden.

Es stehen 2 serologische Verfahren stehen zur Verfügung: Komplementbindungsreaktion (KBR) und Mikroimmunfluoreszenz (MIF). Mit der KBR können ganz allgemein Chlamydien-Infektionen nachgewiesen werden, eine Differenzierung der verschiedenen Spezies ist nur mittels MIF möglich. Der MIF gilt derzeit als einzig empfohlenes serologisches Verfahren, trotz einer niedrigen Sensitivität und seines technischen Aufwandes. Falsch-positive IgM-Ergebnisse werden bei Rheumafaktor-positiven Patienten beobachtet. Eine serologische Unterscheidung zwischen einer Primärinfektion und einer Reinfektion ist problematisch. Einzelne IgG-Titer-Bestimmungen werden nicht empfohlen, nur Titeranstiege (innerhalb von 3–4 Wochen) beweisen eine Infektion. Eine chronische Infektion kann serologisch nicht eindeutig erfaßt werden.

Serologische Diagnosekriterien

- gesicherte akute Infektion:
  - MIF-IgM ≥1:16 (ab 2.–3. Woche)
  - MIF-IgG ≥1 4facher Titeranstieg
- V.a. akute Infektion:
  - MIF-IgG ≥1:512 (ab 1.–2. Woche)
- abgelaufene Infektion:
  - MIF-IgG ≥1:16 und <1:512

Therapie. Kontrollierte Studien zur Wirksamkeit von Antibiotika existieren nicht. Therapieempfehlungen basieren auf dem Nachweis der In-vitro-Aktivität, der mit folgenden Substanzen gelingt: Erythromycin, Clarithromycin, Azithromycin, Tetrazykline, Doxycyclin, Fluorchinolone. Die Therapiedauer für Standardpräparate (Erythromycin bei Kindern unter 9 Jahren und Tetrazykline bzw. Doxycyclin bei Kindern über 9 Jahren) liegt bei mindestens 14 Tagen, zu Dosierungen s. Kap. 269. Sollten nach einem Therapiezyklus weiter Symptome bestehen und der DNA-Nachweis erneut oder immer noch positiv sein, wird ein zweiter Therapiezyklus, ggf. mit einem alternativen Medikament, angeschlossen. Die Isolierung stationärer Patienten ist nicht notwendig.

Prophylaxe. Es existieren weder spezielle prophylaktische Maßnahmen noch eine Impfung.

Literatur

Dowell SF, Peeling RW, Boman J et al. and the C. peumoniae Workshop Participants (2001) Standardizing Chlamydia pneumoniae Assays: Recommendations from the Centers of Disease Control and Prevention (USA) and the Laboratory Centre for Disease Control (Canada). Clin Infekt Dis 33: 492–503

Grayston JT, Campell LA, Kuo CC, Mordhorst CH, Saikku P, Thom DH, Wang SP (1990) A new respiratory tract pathogen: Chlamydia pneumoniae strain TWAR. J Infect Dis 161: 618–625

Hahn DL, Dogde R, Golubjatnikow R (1991) Association of Chlamydia pneumoniae infection with wheezing, asthmatic bronchitis and adult onset asthma. J Am Med Assoc 266: 225–230

Höger P (1997) Chlamydien-Infektionen. In: Deutsche Gesellschaft für Pädiatrische Infektiologie e.V. (Hrsg) Handbuch 1997. Infektionen bei Kindern und Jugendlichen. Futuramed, München, S 211–218

Kuo CC, Jackson LA, Campell LA, Grayston JT (1995) Chlamydia pneumoniae (TWAR). Clin Micobiol Rev 8: 451–461

Saikku P, Leinonen M, Teukanen L et al. (1992) Chronic Chlamydia pneumoniae infection as a risk factor for coronary heart disease in the Helsinki heart study. Ann Intern Med 116: 273–278

Chlamydia psittaci

Definition. Chlamydia psittaci ist Ursache der Psittakose oder Ornithose, einer weltweit vorkommenden Zoonose, die beim Menschen als akute Krankheit des Respirationstraktes mit systemischen Symptomen verläuft.

Epidemiologie. Hauptreservoir für Infektionen des Menschen sind Vögel (Tauben, Finken, Wellensittiche, Papageien) und kleine Säugetiere. In 75 % der Fälle läßt sich anamnestisch ein Kontakt zu Vögeln eruieren. Die Vögel sind häufig ebenfalls erkrankt und leiden unter Durchfall, Anorexie oder Ausfall der Federn. Mit Sekreten der Vögel wird der Erreger ausgeschieden und als Aerosol über den Respirationstrakt vom Menschen aufgenommen. Im Gegensatz zu C. pneumoniae ist C. psittaci hochinfektiös. Ein hohes Infektionsrisiko haben Menschen, die privat oder beruflich engen Kontakt zu Vögeln haben (Vogelbesitzer, Tierhändler, Taubenzüchter, Geflügelhalter, Laborpersonal). Erkrankungen im Kindesalter sind eine Rarität.

Die Krankheit kommt weltweit vor, ihr Auftreten ist sporadisch, selten epidemisch (z.B. Geflügelzuchtanlage). Nur schwerkranke Personen mit ausgeprägtem Auswurf können die Erreger mittels Tröpfcheninfektion direkt weitergeben. In Deutschland werden pro Jahr ca. 150 Fälle dieser meldepflichtigen Krankheit dokumentiert. Bei der Mehrzahl der Fälle dürfte es sich jedoch um Infektionen mit C. pneumoniae handeln, da die Diagnose meist auf der Serologie basiert und Kreuzreaktivität der KBR mit C. pneumoniae besteht.

Mikrobiologie. Chlamydien sind intrazelluläre Energieparasiten (s. unter „Mikrobiologie" im Abschnitt über C. pneumoniae).

Klinische Symptome und Verlauf. Die Inkubationszeit beträgt (5-) 7–14 (-21) Tage. Die Krankheit verläuft selten asymptomatisch und beginnt akut. Im Vordergrund stehen zunächst *grippeähnliche Beschwerden.* Die Körpertemperatur ist bis 40,5 °C erhöht (Kontinuafieber über 2–3 Wochen), der Patient klagt über Schüttelfrost, Rigor, Myalgien und Arthralgien. Charakteristisch sind heftige frontale Kopfschmerzen. Im Anschluß entwickeln die Betroffenen die klinischen Zeichen einer *Pneumonie* mit trockenem Husten, Dyspnoe, Tachypnoe und evtl. Pleuraschmerzen. Die Herzfrequenz ist relativ zum Fieber niedrig. Abdominelle Symptome wie Übelkeit, Erbrechen oder Durchfall können hinzukommen. Ein makulopapulöses, blaßrosafarbenes Exanthem wird in der englischsprachigen Literatur als „Horder's spots" bezeichnet. Rund 70 % der Patienten haben eine Splenomegalie.

Im Blutbild können die Leukozytenzahlen normal, erniedrigt oder erhöht sein, eine Eosinophilie ist auffällig, die Blutsenkung ist allenfalls mäßig beschleunigt. Radiologisch zeigt sich eine ausgeprägte interstitielle Zeichnungsvermehrung mit variablen fleckig-konfluierenden Infiltraten, evtl. ein Pleuraerguß. Die Patienten fühlen sich über einen Zeitraum von 2–3 Wochen schwer krank, die Rekonvaleszenz geht über Wochen. Viele Komplikationen sind möglich. Am häufigsten sind Nasenbluten und eine Leberbeteiligung mit Anstieg der Transaminasen und der Cholestaseparameter, seltener sind Endokarditis, Perikarditis, Myokarditis, Thyreoiditis, Lungenembolie, ARDS, DIC, schwere Anämie und Erythema nodosum. Die Letalität wird mit unter 1 % angegeben. Die Infektion hinterläßt keine lebenslange Immunität, Reinfektionen sind möglich.

Diagnose. Die Isolierung des Erregers aus Sputum oder Blut mittels Kultur ist schwierig und Speziallabors vorbehalten. Die Diagnose wird fast immer serologisch gestellt. Kommerziell zur Verfügung steht eine Komplementbindungsreaktion (KBR), die jedoch nicht speziesspezifisch ist (Kreuzreaktion mit C. pneumoniae und C. trachomatis) und ein speziesspezifischer Mikroimmunfluoressenztest (MIF). Die Diagnose ist gesichert, wenn bei passender Klinik (1) ein 4facher Titeranstieg ($\geq 1:32$, innerhalb von ≥ 2 Wochen) oder (2) ein MIF-IgM-Titer $\geq 1:16$ oder (3) eine positive Kultur nachzuweisen sind; die Diagnose ist anzunehmen, wenn ein Titer $\geq 1:32$ gemessen wird; die Verdachtsdiagnose ist zu stellen, wenn bei passendem klinischem Erscheinungsbild trotz negativer Serologie ein Vogelkontakt vorangegangen ist.

Therapie. Kontrollierte Studien zur klinischen Wirksamkeit von Antibiotika gibt es nicht. Therapieempfehlungen basieren auf dem In-vitro-Aktivitätsnachweis. In-vitro aktiv sind: Erythromycin (Mittel der Wahl bei Kindern unter 9 Jahren), neuere Makrolide (Clarithromycin, Roxithromycin), Doxycyclin und Tetrazykline (bei Erwachsenen und Kindern über 9 Jahren). Die Therapiedauer beträgt mindestens 10–14 Tage. Relapse nach Therapieende sind möglich.

Bei hospitalisierten Patienten gelten die allgemeinen Hygienevorschriften beim Umgang mit Sekreten des Respirationstraktes. Tod, Erkrankung und Erkrankungsverdacht sind meldepflichtig.

Prophylaxe. Im Erkrankungsfall sollte eine Suche nach der Ansteckungsquelle eingeleitet werden. Verdächtige Vögel sollten vom Tierarzt getötet, zur Vermeidung einer Ausbreitung über kontaminierte Federn in einer Desinfektionslösung eingelegt und in einem Speziallabor untersucht werden. Die Käfige der Tiere und ihre Umgebung müssen desinfiziert werden, dabei sind Atemschutzmasken zu tragen. Kontaktpersonen sollten beobachtet werden. Bei den ersten Krankheitszeichen wird die Diagnostik veranlaßt und eine adäquate Therapie eingeleitet.

Literatur

Committee on Infectious Diseases (2000) Chlamydia psittaci. In: American Academy of Pediatrics (ed) Report of the Committee on Infectious Diseases (Red Book). American Academy of Pediatrics, Elk Grove Village/IL, pp 206–207

Höger P (1997) Chlamydien-Infektionen. In: Deutsche Gesellschaft für Pädiatrische Infektiologie e.V. (Hrsg) Handbuch 1997, Infektionen bei Kindern und Jugendlichen. Futuramed, München, S 211–218

Yung AP, Grayson ML (1988) Psittacosis – a review of 135 cases. Med J Aust 148: 228–233

98.18 Spirochäten-Infektionen

H.-J. Christen, H. Eiffert

Spirochäten sind Bakterien der Familie Treponemataceae. Spiralige Morphologie, Beweglichkeit und hohe Ansprüche an das Kultivierungsmedium sind besondere Kennzeichen dieser Bakterien, die sich z.T. ausschließlich im tierischen oder menschlichen Organismus vermehren. Humanpathogene Relevanz haben Bakterien der Gattungen Borrelia, Treponema, Leptospira und Spirillum. In der Pädiatrie besitzt die Lyme-Borreliose die größte Bedeutung unter den durch Spirochäten verursachten Krankheitsbildern. Nur vereinzelt ist momentan in Westeuropa mit Rückfallfieber, verursacht durch andere Borrelien, angeborener Syphilis durch Treponema pallidum oder Leptospirose zu rechnen.

Lyme-Borreliose

Definition. Die Lyme-Borreliose ist die häufigste durch Zekken übertragene Infektionskrankheit des Menschen und wird durch *Borrelia burgdorferi* sensu lato verursacht. Die Erstbeschreibung als nosologische Entität erfolgte 1977 in der Ortschaft Lyme/Connecticut in den USA. Als Erreger wurde 1982 eine Spirochäte identifiziert und nach dem Entdecker, Willi Burgdorfer, benannt. Klinische Symptomatik und Verlauf der Lyme-Borreliose entsprechen den Gesetzmäßigkeiten einer zyklischen Infektionskrankheit mit multipler Organmanifestation, die hauptsächlich die Haut, das Nervensystem und die Gelenke betrifft. Die Infektion ist einer kausalen antibiotischen Therapie zugänglich. Im Kindesalter ist die Lyme-Borreliose eine Krankheit mit meist akutem Verlauf und guter Prognose.

Epidemiologie. In Mitteleuropa gilt die Zecke Ixodes ricinus („Holzbock") als Hauptvektor von B. burgdorferi. Die Entwicklung von Ixodes ricinus vollzieht sich über 1–2 Jahre in 3 Phasen (Larve-Nymphe-Imago), die jeweils mit einer „Blutmahlzeit" verbunden ist. Als Erregerreservoir von B. burgdorferi gelten Nager, Wild, Vögel, Igel und Haustiere. Die Zecke bevorzugt als Lebensraum eine feuchte Umgebung. Ihre Stechaktivität ist an eine ausreichend hohe Luftfeuchtigkeit und Temperatur gebunden (bimodale saisonale Stechaktivität im Frühjahr und Herbst). Die Verbreitung von B. burgdorferi entspricht dem geographischen Lebensraum von Ixodes ricinus. Die Zecken gehen in Wiesen und Wäldern auf den Menschen über. Prädilektionsstelle für Zeckenstiche ist bei Kindern die Kopf-Hals-Region einschließlich der behaarten Kopfhaut. Das Infektionsrisiko mit B. burgdorferi korreliert mit der Dauer des Saugaktes der Zecke und steigt ab einer Haftzeit von mehr als 24 h deutlich an. Aufgrund anästhesierender Eigenschaften des Zeckenspeichels wird der Zeckenstich häufig nicht oder erst spät bemerkt.

In Relation zur Häufigkeit von Zeckenstichen ist die Lyme-Borreliose eine seltene Krankheit. In einem Hochendemiegebiet in Südschweden wurde für alle Manifestationen ein Wert von 69 Krankheitsfällen/100 000 Einwohner/Jahr ermittelt. Der Vergleichswert für die Neuroborreliose bei Kindern betrug in Südniedersachsen 5,8/100 000 Kinder im Alter von 1–13 Jahren.

Die Durchseuchung der Zecken mit B. burgdorferi ist regional unterschiedlich und beträgt in Mitteleuropa bis zu 30%. Die Infektionsrate (Serokonversion) nach dem Stich einer infizierten Zecke wird auf 10% geschätzt. Die Prävalenz von Antikörpern gegen B. burgdorferi bei Kindern steigt ab dem 6. Lebensjahr an und beträgt im Schulalter ungefähr 5%. Mit einer klinischen Manifestation muß bei nur 2–4% der Infizierten gerechnet werden. Dies bedeutet in endemischen Regionen ungefähr einen Erkrankungsfall auf 1000 Zeckenstiche.

In der jahreszeitlichen Verteilung der Lyme-Borreliose besteht eine saisonale Häufung im Frühsommer und Herbst für die dermatologischen Manifestationen (Erythema migrans, Borrelienlymphozytom) und die akute Neuroborreliose. Das Auftreten der Lyme-Arthritis ist nicht jahreszeitlich gebunden.

Ätiologie. Der Erreger, B. burgdorferi sensu lato, wird auf der Basis der 16S-rRNS in folgende humanpathogene Genospezies unterteilt: *B. burgdorferi* sensu strictu, *B. garinii*, *B. afzelii*. In Europa sind alle 3 Spezies für die Lyme-Borreliose verantwortlich, während in den USA nur B. burgdorferi sensu strictu gefunden wurde. Eine Krankheitsspezifität besteht nur für die Acrodermatitis chronica atrophicans, die ausschließlich durch B. afzelii verursacht wird. Dagegen sind bei den anderen dermatologischen Manifestationen ebenso wie bei der Neuroborreliose und der Lyme-Arthritis alle 3 Spezies nachweisbar.

Pathogenese. Die Inokulation des Erregers erfolgt durch den Zeckenstich über die Haut und induziert eine lokale Entzündungsreaktion mit polymorphkernigen Leukozyten und Makrophagen. Eine hämatogene Disseminierung mit multiplem Organbefall kann folgen. Bei der Neuroborreliose besteht ein klarer topographischer Zusammenhang zwischen der Lokalisation des Zeckenstichs und der nachfolgenden neurologischen Symptomatik. So manifestiert sich die Fazialisparese in der Regel ipsilateral auf der Seite eines vorausgegangenen Zeckenstichs im Kopf-Hals-Bereich. Neben einem hämatogenen Infektionsmodus wird deshalb bei der Neuroborreliose auch eine lokale Erregerinvasion postuliert, die initial eine periphere Neuritis verursacht und sekundär retrograd zu einer Meningoradikulitis führt. B. burgdorferi weist eine hohe Affinität zu den Endothelzellen auf, so daß die bakteriämischen Phasen kurz sind. Dies erklärt auch den wechselhaften Verlauf der Krankheit mit aktiven Perioden und Remissionsphasen. Die entzündlichen Organveränderungen sind durch eine Perivaskulitis charakterisiert. Chronische Verläufe, wie die Acrodermatitis chronica atrophicans, lassen sich möglicherweise durch eine verminderte Expression von HLA-Klasse-II-Molekülen auf infizierten Zellen erklären, die somit der Immunabwehr entgehen. Bei therapierefraktären Verläufen der Lyme-Arthritis finden sich Hinweise auf autoaggressive T-Zellaktivitäten.

Klinische Symptome und Verlauf. In der Systematik der vielfältigen Manifestationen der Lyme-Borreliose wird zwischen einem frühen und einem späten Krankheitsstadium differenziert (Tabelle 98.9). Symptome der Haut, des Nervensystems und der Gelenke prägen das klinische Spektrum der Lyme-Borreliose und können in jedem Stadium vorkommen. Dermatologische Manifestationen, insbesondere das Erythema migrans, sind am häufigsten - sie treten bei ungefähr 90% der Krankheitsfälle auf. Der Anteil der neurologischen Symptome und der Gelenkmanifestationen beträgt jeweils ungefähr 5%. Der Verlauf ist variabel, meist jedoch monosymptomatisch. So wird eine Neuroborreliose nicht selten ohne vorausgegangene dermatologische Frühsymptome beobachtet.

Erythema migrans. Das Erythema migrans ist das lokale Leitsymptom der Lyme-Borreliose im Frühstadium. Mit einer Latenz von 1–3 Wochen entwickelt sich diese Effloreszenz an der Zeckenstichstelle, breitet sich zentrifugal aus und zeigt dann eine zentrale Abblassung oder eine livide Verfärbung (Abb. 98.5). Das Erythema migrans geht nur selten mit Allgemeinsymptomen wie Fieber oder Kopfschmerzen einher. Eine Spontanremission ist häufig, aber Rezidive an gleicher Stelle oder anderen Körperregionen werden beobachtet.

Borrelienlymphozytom. Das Borrelienlymphozytom wird bevorzugt bei Kindern und Jugendlichen beobachtet, ist jedoch wesentlich seltener als das Erythema migrans. Es handelt sich um solitäre Tumoren der Haut mit Prädilektion des Ohrläppchens, der Mamillen und des Skrotums. Die Effloreszenz imponiert mit einer Rötung und einer derben Infiltration (Abb. 98.6), der histopathologisch eine gutartige lymphoretikuläre Gewebsproliferation zugrunde liegt. Im Unterschied zum Erythema migrans persistiert das Lymphozytom häufig über Wochen und Monate.

Tabelle 98.9. Klinische Systematik der Lyme-Borreliose

Organsystem	Frühstadium	Spätstadium
Haut	Erythema migrans Lymphozytom	Acrodermatitis chronica atrophicans
Nervensystem		Fazialisparese Meningitis Meningoradikulitis Chronische Enzephalomyelitis
Gelenke		Arthralgien Oligoarthritis Chronisch-rezidivierende Arthritis
Andere		Karditis Myositis Ophthalmologische Manifestationen

Acrodermatitis chronica atrophicans. Die Acrodermatitis chronica atrophicans wurde bei Kindern bislang nur kasuistisch beschrieben. Sie wird dem Spätstadium der Lyme-Borreliose zugerechnet und manifestiert sich nach einer langen Inkubationszeit von Monaten bis Jahren. Prädilektionsstellen sind die Akren und die Haut über den großen Gelenken. Nach einer initialen akut entzündlichen Hautveränderung entwickelt sich eine Atrophie der Epidermis („gefältetes Zigarettenpapier“).

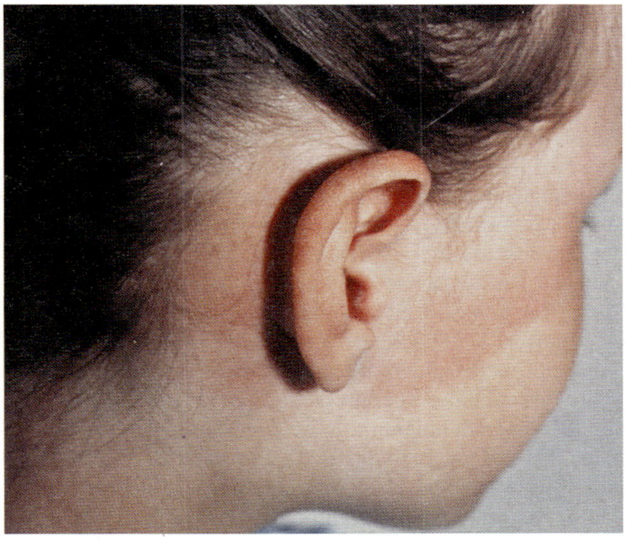

Abb. 98.5. Erythema migrans

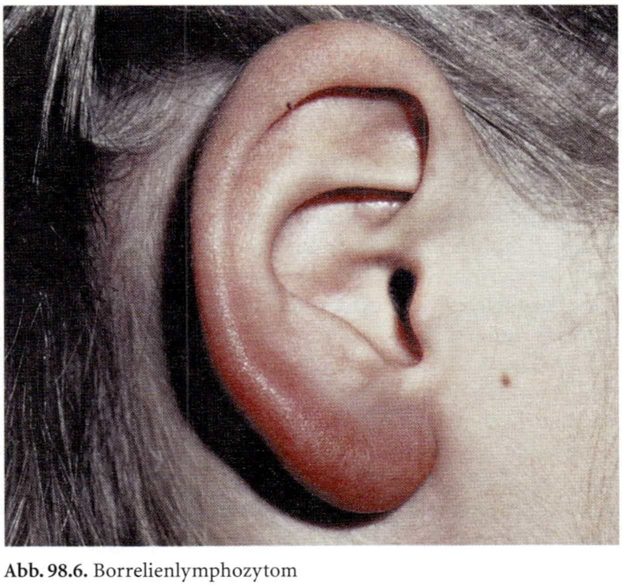

Abb. 98.6. Borrelienlymphozytom

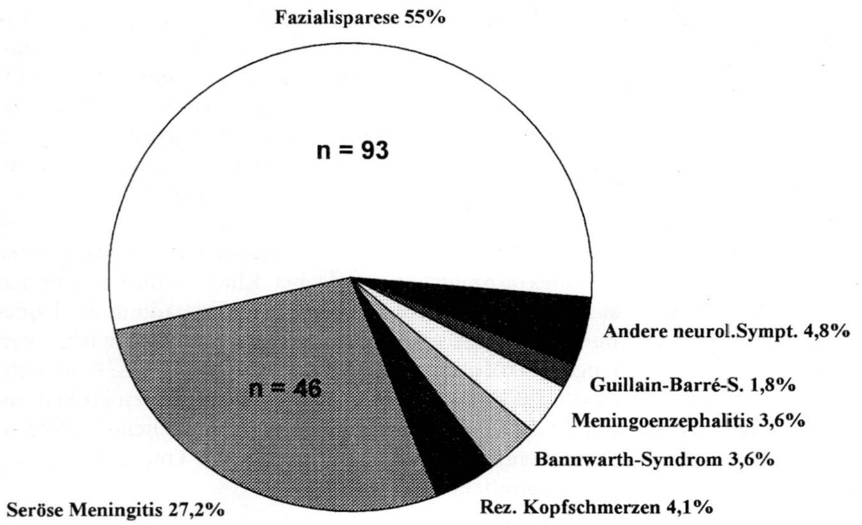

Abb. 98.7. Klinisches Spektrum der Neuroborreliose im Kindesalter; n=169. (Aus Christen u. Hanefeld 1993)

Neuroborreliose. Die akute periphere Fazialisparese und die lymphozytäre Meningitis prägen mit einem Anteil von über 80 % der Krankheitsfälle das klinische Spektrum der Neuroborreliose im Kindesalter (Abb. 98.7). Die Lyme-Borreliose ist die häufigste Ursache der akuten peripheren Fazialisparese bei Kindern. In den Sommer- und Herbstmonaten ist jeder 2. Fall dieser Krankheit auf eine Infektion mit B. burgdorferi zurückzuführen. In der Mehrzahl der Fälle manifestiert sich die Fazialisparese monosymptomatisch ohne meningitische Zeichen, obwohl fast immer eine Pleozytose im Liquor nachweisbar ist. Eine bilaterale Fazialisparese, die sich konsekutiv mit mehrtägigem Intervall manifestiert, gilt als spezifischer Befund einer Neuroborreliose, ist insgesamt jedoch selten. Die Borrelienmeningitis ist mit einem Anteil von ungefähr 25 % die zweithäufigste Manifestation der Neuroborreliose im Kindesalter. Nach den Enterovirus-Infektionen und Mumps ist die Lyme-Borreliose die dritthäufigste verifizierbare Ursache der lymphozytären Meningitis im Kindesalter. Weder anamnestisch noch anhand des klinischen Befundes ist die Borrelienmeningitis im Einzelfall von der lymphozytären Meningitis viraler Genese zuverlässig zu unterscheiden. Neben der überwiegend akuten Manifestation der Borrelienmeningitis ist auch eine protrahierte Verlaufsform mit unspezifischen Beschwerden möglich, die im älteren Schrifttum als subakut-chronische lymphozytäre Meningitis bekannt ist. Bei diesen Patienten imponieren ein beeinträchtigtes Allgemeinbefinden, eine Inappetenz mit der Folge einer deutlichen Gewichtsabnahme und rezidivierende Kopfschmerzen.

Die lymphozytäre Meningoradikuloneuritis mit Beteiligung des peripheren Nervensystems (Bannwarth-Syndrom), die die typische Manifestation der Neuroborreliose bei Erwachsenen darstellt, ist bei Kindern nur vereinzelt zu beobachten. Dieses Krankheitsbild ist durch radikuläre Schmerzen charakterisiert und imponiert bei Kindern nicht selten mit Bauchschmerzen, Rückenschmerzen oder einer monosymptomatischen Strecksteife der Wirbelsäule. Weitere, jedoch seltene Manifestationen einer Neuroborreliose sind isolierte Hirnnervenausfälle (v.a. Okulomotorius-, Trochlearis- und Abduzensparese, Vestibularisaffektion), Pseudotumor cerebri, fokale Enzephalitis, akute Ataxie, akute Querschnittsmyelitis und Guillain-Barré-Syndrom. Dem Spätstadium einer Neuroborreliose im Kindesalter sind seltene zerebrovaskuläre Verlaufsformen zuzuordnen, die sich mit einer akuten Hemiparese manifestieren können.

Lyme-Arthritis. Die Systematik der Gelenkmanifestationen der Lyme-Borreliose unterscheidet zwischen Arthralgie, akuter Arthritis und chronischer Arthritis. Intermittierende Arthralgien wechselnder Lokalisation mit Beteiligung gelenknaher Strukturen sind im frühen Stadium der Lyme-Borreliose häufig. Die eigentliche Lyme-Arthritis besteht in einer Monarthritis oder Oligoarthritis mit intermittierendem Verlauf. Sie manifestiert sich am häufigsten an den großen Gelenken, bevorzugt am Kniegelenk. Klinisch stehen Gelenkschwellung und Ergußbildung im Vordergrund, während schmerzhafte Bewegungseinschränkungen eher gering ausgeprägt sind. Der Verlauf ist häufig episodisch. Die Arthritis sistiert nach 1–2 Wochen, kann aber nach Monaten rezidivieren. Der Übergang in eine chronische Arthritis wird bei ungefähr 10 % der Patienten beschrieben. In diesen Fällen können sich irreversible Gelenkveränderungen mit destruktiven Erosionen und funktionellen Defiziten ausbilden. Die relative Häufigkeit der Lyme-Borreliose als Ursache der Arthritis im Kindesalter ist in Europa gering und wird mit 3–5 % angegeben.

Seltene Manifestationen der Lyme-Borreliose. Kardiale Manifestationen der Lyme-Borreliose sind sehr selten. Die Lyme-Karditis manifestiert sich am häufigsten mit Herzrhythmusstörungen, typischerweise einer atrioventrikulären Reizleitungsstörung mit rasch wechselnder Ausprägung. Auch eine Myokarditis und ein Perikarderguß werden als Komplikationen berichtet. Klinisch kann sich die Lyme-Karditis in unspezifischen Allgemeinsymptomen, synkopalen Anfällen, Schwindelgefühlen und Palpitationen äußern.

Eine Myositis als führendes Symptom einer Lyme-Borreliose wurde in Einzelfällen beobachtet. Histopathologisch handelt es sich um eine fokale noduläre Myositis, die mit einer Erhöhung der Kreatinphosphokinase einhergehen kann.

Ophthalmologische Manifestationen der Lyme-Borreliose, die kasuistisch mitgeteilt wurden, sind Chorioretinitis, Uveitis, Papillitis und Optikusneuritis.

Diagnose. Die Diagnose einer Lyme-Borreliose basiert auf anamnestischen Daten, klinischen Befunden und dem Nachweis spezifischer Antikörper gegen B. burgdorferi. Anamnestische Hinweise auf einen Zeckenstich oder – bei Manifestation im fortgeschrittenen Stadium der Lyme-Borreliose – ein Erythema migrans stützen die Diagnose einer Lyme-Borreliose. Eine diesbezüglich negative Anamnese besteht jedoch bei mindestens der Hälfte der Patienten und schließt eine Lyme-Borreliose nicht aus. Die dermatologischen Symptome einer Lyme-Borreliose sind charakteristisch und erlauben in der Regel eine klinische Diagnose. Beim Erythema migrans und beim Borrelienlymphozytom ist die Untersuchung auf spezifische Antikörper von geringer differentialdiagnostischer Bedeutung, da sie bei der Hälfte der Patienten negative Befunde ergibt. Im Unterschied zu den dermatologischen Manifestationen sind die neurologischen Symptome einer Lyme-Borreliose und auch die Gelenkmanifestationen vielfältig und unspezifisch, so daß hier die erregerspezifische Diagnostik entscheidende Bedeutung besitzt.

Wegen der geringen Keimzahl im Untersuchungsmaterial (Blut, Liquor, Gelenkpunktat, Hautbiopsat) und der langen Generationszeit von B. burgdorferi (12–18 h) ist weder der mikroskopische Direktnachweis noch die Kultivierung des Erregers für die Routinediagnostik geeignet. Sie basiert vielmehr auf dem Nachweis spezifischer IgM- und IgG-Antikörper gegen B. burgdorferi in Blut, Liquor oder Gelenkpunktat mittels Enzymimmunoassays. Falsch-positive Befunde sind bei akuten Epstein-Barr- und Varicella-Zoster-Virus-Infektionen sowie durch Rheumafaktoren möglich. Hier empfiehlt sich als Bestätigungstest die Anwendung des Westernblot. Da die serologischen Methoden in der Antikörperdiagnostik der Lyme-Borreliose nicht standardisiert sind, kann ein Vergleich der Befunde unterschiedlicher Laboratorien diskrepante Ergebnisse zeigen.

Die Interpretation der Befunde wird durch die hohe Prävalenz von Antikörpern gegen B. burgdorferi in der Bevölkerung zusätzlich erschwert. Ein positiver Antikörperbefund im Blut kann Ausdruck einer früheren asymptomatischen Infektion ohne Krankheitswert sein. Für die Diagnose einer Neuroborreliose ist deshalb immer der Antikörpernachweis im Liquor zu fordern, wobei idealerweise der Nachweis einer spezifischen autochthonen Antikörpersynthese im ZNS anzustreben ist. Für die Antikörperdiagnostik der Neuroborreliose im Kindesalter gelten folgende Besonderheiten:

- Die Frühdiagnose der Neuroborreliose stützt sich ganz wesentlich auf den Nachweis von IgM-Antikörpern gegen B. burgdorferi. Eine Titererhöhung der IgG-Antikörper kann dagegen initial fehlen.
- Entscheidend für die Diagnose einer Neuroborreliose ist der Antikörpernachweis im Liquor. Negative Antikörperbefunde im Serum schließen eine Neuroborreliose nicht aus. In ungefähr 10 % der Fälle sind bei der Erstuntersuchung IgM-Antikörper nur im Liquor, aber nicht im Serum nachweisbar. Dies unterstreicht die Bedeutung der Liquoruntersuchung auf spezifische Antikörper gegen B. burgdorferi, um eine falsch-negative Diagnose auszuschließen.
- Der Titerverlauf der spezifischen Antikörper erlaubt keinen Rückschluß auf die Infektionsaktivität oder die Effektivität der antibiotischen Therapie. Nicht nur IgG-, sondern auch IgM-Antikörper sowohl im Serum als auch im Liquor können nach einer effektiven antibiotischen Therapie über mehrere Monate persistieren. Aus diesem Grund ist eine Verlaufsuntersuchung der Antikörper nach Abschluß der Therapie einer Neuroborreliose weder im Serum noch im Liquor erforderlich, sofern die Patienten beschwerdefrei sind.

Neben den spezifischen Antikörperbefunden ist bei der Neuroborreliose der Liquorbefund diagnostisch wegweisend. Entzündliche Liquorveränderungen (lymphozytäre Liquorpleozytose, Störung der Blut-Liquor-Schranke und intrathekale IgM-Synthese) sind mit nur wenigen Ausnahmen ein obligater Befund, so daß dies in der Routinediagnostik eine conditio sine qua non für die Diagnose einer Neuroborreliose darstellt und als Plausibilitätskriterium genutzt werden kann. Dies gilt auch für jene Krankheitsfälle, bei denen jegliche klinischen Hinweise auf eine Meningitis fehlen. Obwohl nur 1/4 der Kinder mit Fazialisparese infolge einer Borrelien-Infektion meningitische Begleitsymptome bietet, sind fast ausnahmslos entzündliche Liquorveränderungen nachzuweisen. Bei Nachweis einer Liquorpleozytose ist eine Lyme-Borreliose bis zum Beweis des Gegenteils anzunehmen. Um die Möglichkeit einer kausalen antibiotischen Therapie zu wahren, zählt die Liquoruntersuchung auf spezifische Borrelienantikörper heute zur Routinediagnostik bei der lymphozytären Meningitis im Kindesalter.

Bei der Lyme-Arthritis wird die diagnostische Sicherheit erhöht, indem Antikörperuntersuchungen nicht nur im Blut, sondern auch im Gelenkpunktat erfolgen. Der Westernblot kann hier zur Bestätigung genutzt werden.

Differentialdiagnose. Beim Erythema migrans besteht die Möglichkeit der Verwechslung mit Granuloma anulare, Hautmykosen mit anulären Effloreszenzen, Erysipel, Dermatomyositis und Lupus erythematodes. Abzugrenzen ist ferner eine mögliche lokale Reaktion der Haut auf den Zecken- oder Insektenstich, die jedoch im Unterschied zum Erythema migrans innerhalb der ersten 48 h auftritt und selten die Größe eines 1-Euro-Stückes überschreitet. Ein Fremdkörpergranulom bei in situ verbliebenem Zeckenkopf kann ein Borrelienlymphozytom imitieren.

Die Lyme-Arthritis betrifft v.a. große Gelenke, insbesondere das Kniegelenk, und läßt sich deshalb schwer von der oligoartikulären Manifestation der juvenilen chronischen Arthritis abgrenzen.

Therapie und Prognose. Die Prognose einer Lyme-Borreliose ist um so günstiger, je frühzeitiger die antibiotische Therapie begonnen wird. In-vitro- und In-vivo-Studien belegen eine gute antimikrobielle Wirksamkeit gegen B. burgdorferi für Tetrazyklin, Cefotaxim, Ceftriaxon, Penicillin, Amoxycillin, Vancomycin und Azithromycin.

Für die Behandlung des Erythema migrans und des Borrelienlymphozytoms hat sich die orale Therapie mit Amoxycillin, Cefuroxim oder – bei Kindern über 8 Jahren – mit Doxycyclin für die Dauer von 10 Tagen bewährt (zur Dosierung s. Kap. 269). Eine Persistenz oder Rezidive dieser dermatologischen Manifestationen sind möglich und können einen zweiten Behandlungszyklus erfordern.

Bei der Neuroborreliose ist eine parenterale antibiotische Therapie indiziert. Dies gilt auch für die monosymptomatische akute periphere Fazialisparese. Penicillin G und Cephalosporine der 3. Generation für eine Dauer von 10–14 Tagen haben sich in der klinischen Praxis als gleichwertig bewährt und führen zu einer raschen Remission der meningealen und radikulären Schmerzsymptomatik innerhalb weniger Tage (zur Dosierung s. Kap. 269). Das häufigste Symptom, die Fazialisparese, kann dagegen für mehrere Wochen persistieren, wenn die Funktionsstörung nicht duch eine Neurapraxie, sondern durch eine Axonotmesis erklärt wird. Der Nachweis einer Liquorpleozytose bei einer Fazialisparese rechtfertigt den Beginn der antibiotischen Therapie noch vor Erhalt der Antikörperbefunde, insbesondere in den Sommer- und Herbstmonaten. Analog zu Erfahrungen bei erwachsenen Patienten bildet bei der akuten unkomplizierten Neuroborreliose möglicherweise die orale Doxycyclintherapie zukünftig eine Behandlungsalternative, sie ist jedoch bislang bei Kindern und Jugendlichen noch nicht systematisch untersucht worden.

Die größten Probleme bestehen in der Behandlung der Lyme-Arthritis, bei der primär eine parenterale Therapie mit Cephalosporinen der 3. Generation über mindestens 14 Tage indiziert ist. Alternativ kann eine Behandlungsversuch mit Doxycyclin über 4 Wochen erwogen werden.

Die Lyme-Borreliose im Kindesalter ist eine Krankheit mit meist akutem Verlauf und guter Prognose. Wenngleich die Rate der Spontanremissionen hoch sein dürfte, ist eine individuelle Abschätzung des Risikos für chronisch-rezidivierende Verläufe nicht möglich, so daß bei jedem Erkrankungsfall eine frühzeitige und konsequente antibiotische Therapie indiziert ist. Der Therapieeffekt ist allein anhand der klinischen Symptomatik zu beurteilen, während Verlaufsuntersuchungen der Antikörper keine prognostischen Rückschlüsse zulassen. Eine Persistenz erhöhter Antikörpertiter nach Abklingen der Symptomatik rechtfertigt keine Wiederholung der antibiotischen Therapie.

Eine Infektion mit B. burgdorferi hinterläßt keine bleibende Immunität. Gesicherte Reinfektionen nach einem mehrjährigen Intervall wurden beschrieben.

Prophylaxe. Die Haftzeit der Zecken bestimmt maßgeblich das Infektionsrisiko, das jenseits von 24 h ansteigt. Die effektivste Vorsorge besteht damit im täglichen Absuchen der Haut auf Zecken am Abend und ihrer sofortigen Entfernung. Dabei ist insbesondere auf intertriginöse Hautregionen und auf die behaarte Kopfhaut zu achten. Nymphen, die als Hauptvektor für den Menschen gelten, sind vor der Blutmahlzeit nicht größer als 1 mm und können häufig nur durch Abtasten der Haut entdeckt werden. Für die Entfernung der Zecke ist eine Pinzette am besten geeignet, mit der die Zecke am Kopf gefaßt und unter kontinuierlichem Zug herausgezogen wird.

Eine prophylaktische antibiotische Therapie nach einem Zeckenstich ist nicht indiziert.

Literatur

Christen HJ, Hanefeld F (1993) Die Lyme-Borreliose im Kindesalter. Monatsschr Kinderheilkd 141: 513–526

Christen HJ, Hanefeld F, Eiffert H et al. (1993) Epidemiology and clinical manifestations of Lyme borreliosis in childhood. Acta Paediatr 82 (Suppl 386): 1–75

Heininger U, Zimmermann T, Schoerner C et al. (1993) Zeckenstich und Lyme-Borreliose. Monatsschr Kinderheilkd 141: 874–877

Huppertz HI, Karch H, Suschke HJ et al. (1995) Lyme arthritis in European children and adolescents. Arthritis Rheum 38: 361–368

Rückfallfieber

Definition. Das Rückfallfieber ist eine akute, mit periodischen Fieberschüben auftretende Infektionskrankheit. Erreger sind Borrelien, die durch Arthropoden übertragen werden. Man unterscheidet zwischen epidemischem und endemischem Rückfallfieber. Das epidemische Rückfallfieber wird von *B. recurrentis* verursacht und durch Läuse übertragen. Erreger des endemischen Rückfallfiebers sind verschiedene Borreliaspezies, v.a. *B. hermsi* und *B. duttoni*, die duch Zecken übertragen werden.

Epidemiologie. Das Rückfallfieber ist weltweit anzutreffen, kommt aber momentan begrenzt im Sudan und in Äthiopien, im Bereich des Mittelmeers, in Zentralasien, in tropischen sowie subtropischen Regionen der USA und in Mittel- und Südamerika vor. Die Verbreitung der epidemischen Form durch Kleider- oder Kopfläuse ist von sozioökonomischen Faktoren abhängig, während das endemische Rückfallfieber mit der regionalen Verbreitung infizierter Zecken korreliert.

Es handelt sich um eine seltene Infektionskrankheit, deren Inzidenz nicht genau bekannt ist.

Ätiologie. Erreger der akuten Infektionskrankheit sind verschiedene Borreliaspezies. Borrelia recurrentis wird in der Bakteriämiephase durch blutsaugende Läuse aufgenommen. Die weitere Übertragung erfolgt nach Zerquetschen der infizierten Läuse und Eindringen der Bakterien über Wunden und Bisse (epidemisches Rückfallfieber). Borrelia hermsi, B. duttoni und andere verwandte Borrelienarten haben Nagetiere oder Nutztiere als Reservoir und werden durch Zecken übertragen (endemisches Rückfallfieber). Alle Borreliaspezies, die Rückfallfieber verursachen können, verfügen über einen genetisch gesteuerten Mechanismus, mit dem das wesentliche Oberflächenantigen variiert werden kann. So können bis zu 26 neue Antigenvarianten entstehen, die jeweils eine neue Bakteriämie und auf diese Weise den zyklischen Krankheitsverlauf erklären.

Klinische Symptome. Nach einer Inkubationszeit von 4–18 Tagen beginnt die Krankheit ohne bemerkenswerte Prodromi mit plötzlichem Schüttelfrost und hohem Fieber. Begleitend können Kopf- und Gliederschmerzen, Schwindel und Übelkeit, Ikterus, Hepatosplenomegalie, petechiale Blutungen sowie Nasenbluten auftreten. Nach 4–10 Tagen fällt das Fieber, und es folgt ein symptomfreies Intervall von ca. 5–9 Tagen, bevor es, bedingt durch den nächsten Bakteriämieschub, zum erneuten Fieberanstieg kommt. In der Folge wird die Dauer der freien Intervalle länger und die der Fieberschübe kürzer mit geringeren Temperaturspitzen. Durchschnittlich werden etwa 5 Zyklen beobachtet. Die Krankheitsdauer beträgt im Mittel ca. 18 Tage. Die sich entwickelnde protektive Immunantwort beendet die Infektion. Als Komplikationen können Myokarditis, Bronchopneumonie, Meningitis, Erytheme und multiple Blutungen auftreten. Rückfallfieber in der Schwangerschaft bedeutet ein hohes Risiko für Frühgeburt und Abort.

Das durch Zecken übertragene Rückfallfieber verläuft milder als das Läuserückfallfieber.

Die Letalität unbehandelter Fälle liegt unter 5%, kann aber bei geschwächter Immunabwehr deutlich ansteigen.

Diagnose. Die klinische Verdachtsdiagnose ergibt sich aus rezidivierenden Fieberschüben und einer entsprechenden Anamnese. Im Blutbild wird eine Leukozytose bis 30000/μl beobachtet. Beweisend ist die mikroskopische Darstellung der Borrelien im peripheren Blut während der Fieberphase durch Phasenkontrast- oder Dunkelfeldtechnik, in fixierten Blutausstrichen oder „dicken Tropfen". Serologische Verfahren oder eine Xenodiagnose können von Referenzlaboratorien durchgeführt werden.

Differentialdiagnose. Ähnliche klinische Manifestationen werden bei Leptospirose, Typhus, Brucellose, Fleckfieber, Rattenbißkrankheit, Gelbfieber oder Malaria beobachtet.

Therapie. Die kausale antibiotische Therapie sollte möglichst frühzeitig im afebrilen Intervall oder zu Beginn des Fieberstadiums erfolgen, da in der späten Fieberphase die Zahl der Bakterien am höchsten ist und eine Herxheimer-Reaktion möglich ist. Als Antibiotika werden Doxycyclin oder Erythromycin empfohlen. Beim epidemischen Rückfallfieber wird eine einmalige Gabe (oral oder i.v.) als ausreichend angesehen, während bei der endemischen Form eine Dosis alle 6h über ca. 10 Tage empfohlen wird.

Prophylaxe. Die effektivste Prophylaxe ist die Vermeidung des Kontakts zu den Vektoren.

Literatur

Barbour AG, Hayes SF (1986) Biology of Borrelia species. Microbiol Rev 50: 381–400

Dworking MS, Anderson DE, Schwan TG et al. (1998) Tick-borne relapsing fever in the northwestern United States and southwestern Canada. Clin Infect Dis 26: 122–131

Jongen VH, Roosmalen J van, Tiems J et al. (1997) Tick-borne relapsing fever and pregnancy outcome in rural Tanzania. Acta Obstet Gynecol Scand 76: 834–838

Leptospirose

Definition. Die Leptospirose ist eine akute, systemische Infektion bei Menschen und Tieren, die von Spirochäten der Gattung Leptospira verursacht wird. In Europa stellen hauptsächlich Ratten, Mäuse und Haustiere das Erregerreservoir dar. Die Übertragung erfolgt meist über den Urin infizierter Tiere.

Epidemiologie. Die Infektionskrankheit ist weltweit verbreitet und hat ihren Schwerpunkt in tropischen und subtropischen Regionen. In Deutschland wurden 1996 und 1997 27 bzw. 24 Krankheitsfälle gemeldet (davon 13 bzw. 15 Fälle von Morbus Weil). Gefährdet sind Personen, die in Kontakt mit Urin von infizierten Säugetieren oder entsprechend kontaminiertem Wasser kommen. Kinder sind offenbar seltener betroffen, als es ihr erhöhtes Expositionsrisiko erwarten läßt.

Ätiologie. Bakterien der Spezies *L. interrogans* mit bisher 23 Serogruppen und über 200 Serovare sind ursächlich an der Krankheit beteiligt. Im Menschen werden am häufigsten die Serogruppen pomona, canicola und icterohaemorrhagiae nachgewiesen. Die Mikroorganismen sind in vielen Säugetierarten, besonders in Ratten, nachweisbar. Infizierte Tiere scheiden die Leptospiren in ihrem Urin aus. Die Übertragung auf den Menschen, der einen Gelegenheitswirt darstellt, erfolgt nach Kontakt mit Urin oder entsprechend kontaminiertem Wasser über Hautverletzungen, Schleimhäute oder Konjunktiven.

Pathogenese. Nach Penetration gelangen die Leptospiren in die Blutbahn, disseminieren und können alle Organe erreichen. Ihre Beweglichkeit erleichtert das Eindringen in das Gewebe. Die hämorrhagische Diathese, die bei schweren Verläufen beobachtet wird, ist weniger auf eine Thrombozytopenie oder eine Verbrauchskoagulopathie als auf eine Vaskulitis mit Endothelschäden zurückzuführen. In der Leber sind fokale hepatozelluläre Nekrosen nachweisbar. Funktionseinschränkungen der Niere finden ihr Korrelat in tubulären Schäden durch Nekrosen, Vaskulitis und lymphozytäre Infiltrate. Als Ursache für eine Meningitis werden Antigen-Antikörper-Komplexe vermutet. Eine rezidivierende Uveitis kann durch die Persistenz des Erregers im Kammerwasser über mehrere Monate erklärt werden.

Klinische Symptome. Die Leptospirose umfaßt 2 Verlaufsvarianten. Der anikterische Verlauf ist mit einem Anteil von ca. 90% häufiger und meist selbstlimitierend. Bei ca. 10% der Infektionen kommt es zum schwereren ikterischen Verlauf (Morbus Weil).

Nach einer Inkubationszeit von 1–2 Wochen manifestiert sich die *anikterische* Leptospirose mit einem hochfieberhaften, septischen Krankheitsbild unter unspezifischen Allgemeinsymptomen: Kopfschmerzen, Erbrechen, Bauchschmerzen, makulopapulöses Exanthem, Pharyngitis, Lymphadenopathie, Spleno- und Hepatomegalie. Es folgt ein 1- bis 3tägiges Intervall der relativen Erholung. In der 2. Krankheitsphase sind Fieber und Allgemeinbeschwerden geringer ausgeprägt. Typisch in diesem Stadium ist eine aseptische Meningitis mit milder Pleozytose.

Die *ikterische* Leptospirose *(Morbus Weil)* ist durch hämorrhagische Vaskulitis und Hepatopathie sowie Nephropathie geprägt. Ein biphasischer Verlauf wie bei der anikterischen Krankheit ist wegen der Persistenz des Fiebers kaum erkennbar. In der 2. Krankheitswoche kann eine Nierenschädigung mit Proteinurie, Hämaturie, Azotaemie oder Oligurie manifest werden. Eine Anurie ist ein prognostisch schlechtes Zeichen.

Diagnose. Die Verdachtsdiagnose ergibt sich bei Patienten mit septischem Krankheitsbild und anamnestischen Hinweisen, die auf einen möglichen Kontakt mit dem Urin von Säugetieren, insbesondere Ratten, schließen lassen. Eine eindeutige Diagnose bietet der kulturelle Nachweis von Leptospiren aus Körperflüssigkeiten. In Blut und Liquor ist die Erfolgsaussicht innerhalb von 10 Tagen nach Beginn der Symptomatik am größten, im Urin erst ab der 2. Krankheitswoche.

Der kulturelle Nachweis von Leptospiren aus Blut, Liquor oder Urin gelingt nicht mit bakteriologischen Routinemethoden, sondern dauert länger als 1 Woche und erfordert spezielle Kulturbedingungen. Deshalb ist zusätzlich die Möglichkeit des Antikörpernachweises zu nutzen. Eine Serokonversion oder ein signifikanter Titeranstieg zwischen akuter und Rekonvaleszenzphase belegt die Infektion.

Therapie. Neben Penicillin G sind Ampicillin oder Tetrazyklin für die antibiotische Therapie geeignet, die 7–10 Tage umfassen sollte.

Prophylaxe. In Deutschland sind Erkrankung und Tod von Menschen oder Tieren durch Leptospirose meldepflichtig. Dies eröffnet die Möglichkeit einer Expositionsprophylaxe. Als aktuelles Risiko wurde das Halten von Zuchtratten durch Jugendliche berichtet.

Prognose. Verlauf und Prognose der Krankheit hängen von der frühzeitigen Diagnose, der Virulenz des Erregers und dem Alter der Patienten ab. Die Wirksamkeit der antibiotischen Therapie wurde auch bei Kindern, die eine bessere Prognose als Erwachsene haben, für alle Stadien gezeigt. Die Therapie hat die Letalität der schweren ikterischen Verläufe auf 5–10% reduziert.

Literatur

Jackson LA, Kaufmann AF, Adams WG et al. (1993) Outbreak of leptospirosis associated with swimming. Pediatr Infect Dis 12: 48–54
Krauss H, Weber A (Hrsg) (1986) Zoonose, von Tier zu Mensch übertragbare Infektionskrankheiten – Leitfaden für die Praxis. Dtsch Ärzte-Verlag, Köln, S 34–36
Marotto PCF, Marotto MS, Santos DL et al. (1997) Outcome of leptospirosis in children. Am J Trop Med Hyg 56: 307–310
Wesley FR (1995) Leptospirosis. Clin Infect Dis 21: 1–8

98.19 Mykobakteriosen

H.-J. Schmitt

Mikrobiologie. Mykobakterien gehören zusammen mit Nocardia, Streptomyces, Rhodococcus, Corynebacterium und anderen Genera zur Ordnung der Actinomycetales. In ihrer Zellwand enthalten sie unterschiedliche Mengen an Mykolsäuren, die den Farbstoff Karbolfuchsin binden. Selbst unter Einwirkung schwacher Säuren kann dieser nicht mehr aus der Zellwand herausgelöst werden, und dies bezeichnet man als „Säurefestigkeit". Mykobakterien sind aerobe, sporenlose, unbewegliche Stäbchen mit einer Zellwand, die neben Mykolsäuren auch reich an Wachsen ist. Einige Spezies bilden nur unter Lichteinfluß Pigmente (photochromogen), andere auch bei Fehlen von Licht (skotochromogen). Mykobakterien haben eine Generationszeit von 2 bis >20 h (Mycobacterium leprae: 14 Tage). Erste Kolonien zeigen sich nach einer Bebrütungszeit von 2 Tagen bis 8 Wochen. Die Wachstumsansprüche sind extrem unterschiedlich. Mycobacterium leprae wurde bisher noch nicht auf zellfreien Medien angezüchtet.

Aus klinischer Sicht kann man Mykobakterien in 3 Gruppen einteilen (Tabelle 98.10): Erreger der Tuberkulose (1), Erreger einer Vielzahl „unspezifischer" Krankheiten wie Lymphadenitis, Sepsis oder Osteomyelitis (2) und Erreger der Lepra (3).

„Tuberkelbazillus" ist der Trivialname für die Erreger der Tuberkulose des Menschen, nämlich M. tuberculosis und M. bovis. Mycobacterium microti und M. africanum sind eng mit diesen verwandt und zählen ebenfalls zum „M.-tuberculosis-Komplex". In Deutschland wird die Tuberkulose fast ausschließlich von M. tuberculosis hervorgerufen. Die Glykoplipid- und wachsreiche Zellwand schützt Tuberkulosebakterien vor Umweltfaktoren, vor Komplement und Makrophagen. Sie hemmt die Fusion von Phagosom und Lysosom und ermöglicht es Mykobakterien, in nichtaktivierten Makrophagen zu überleben. Der Cordfaktor bewirkt die für M. tuberculosis charakteristische, zopfartige, parallele Anordnung der Bakterien in einer Reihe, hemmt die Leukozytenchemotaxis, führt zur Granulombildung im Makroorganismus und ist ein wichtiger Virulenzfaktor. Zu diagnostischen Zwecken wird Tuberkulin, ein Protein der Zellwand, verwendet.

Mykobakterien der zweiten Gruppe sind weit verbreitet in der Umwelt. Sie sind im Gegensatz zu Tuberkulose-Mykobakterien nicht pathogen für Meerschweinchen, wurden daher lange Zeit auch als apathogen für den Menschen betrachtet und hießen „atypische Mykobakterien". Sie sind jedoch durchaus menschenpathogen und keinesfalls „atypisch" für das Genus Mycobacterium – daher ist dieser Begriff obsolet. Man spricht statt dessen von „Nicht-Tuberkulose-Mykobakterien" (NTM) oder englisch von „mycobacteria other than tuberculosis" (MOTT). Unter Verwendung der Eigenschaften Pigmentbildung, Koloniemorphologie und Wachstumsgeschwindigkeit etablierte Runyon 1959 eine Klassifizierung von NTM. Diese Einteilung wird heute mit Verfügbarkeit v.a. molekularbiologischer Methoden zugunsten einer exakten Speziesdiagnose wieder verlassen.

Leprabakterien können weder auf unbelebten Medien noch in Zellkulturen angezüchtet werden: Es gelingt hingegen, sie in Spezialkulturen für eine gewisse Zeit metabolisch aktiv zu halten. Vitale Leprabakterien färben sich klar und einheitlich an, während sich abgestorbene Erreger nur irregulär darstellen. Der „morphologische Index" gibt die Prozentzahl der gleichmäßig angefärbten Leprabakterien an und erlaubt so eine Aussage über die Zahl der lebenden Bakterien im Gewebe. Mycobacterium leprae wächst am besten bei Temperaturen <37 °C, daher ist die Prädilektionsstelle von Lepraläsionen im Bereich der kälteren Köprperregionen. Es vermehrt sich außer im Menschen nur noch im Armadillo und in den distalen Extremitäten von Nagern.

Mikrobiologische Diagnostik (außer M. leprae)

Mikroskopie. Der Nachweis der Säurefestigkeit erfolgt mit der Ziehl-Neelsen-Färbung und/oder mit dem Fluorochrom Auramin. Der wichtigste Vorteil der Mikroskopie ist die rasche Verfügbarkeit des Ergebnisses. Nachteile sind die niedrige Sensitivität – Erregernachweis erst ab 10^4 Bakterien/ml – und die fehlende Aussage über die nachgewiesene Spezies.

Tabelle 98.10. Einteilung von Mykobakterien nach klinischer Symptomatik

Spezies	Krankheiten
M.-tuberculosis-Komplex	
M. tuberculosis	Häufigster Erreger der Tuberkulose in Deutschland
M. bovis[a]	Rindertuberkulose; heute selten auf Menschen übertragen
M. africanum	Seltener Tuberkuloseerreger im tropischen Afrika
M. microti	Seltener Tuberkuloseerreger; tierpathogen
Nicht-Tuberkulose-Mykobakterien (NTM)	
M.-avium-intracellulare-Komplex (MAC)	Chronische Lymphadenitis des Kleinkindes; chronische, disseminierte Infektionen bei T-Zelldefekt; chronische Lungeninfektion
M. kansasii	Tuberkuloseähnliche Synptome bei chronischer Lungenkrankheit; Infektion anderer Organe
M. marinum	Papulöse, dann ulzerierende Hautinfektion; Lymphadenitis; „tiefe Infektionen" nach Kontakt zu kontaminiertem Wasser/Wassertieren
M. scrofulaceum	Lymphadenitis des Kleinkindes; selten andere Infektionen
M. ulcerans	Chronische Ulzeration nach Trauma in Afrika (Buruli-Ulkus), Australien (Bairnsdale-Ulkus) oder Südamerika
M. haemophilum	Knötchen, Abszesse, Fisteln bei T-Zelldefekt; Lymphadenitis bei Kindern
M.-fortuitum-Komplex[b]	Infektionen nach Verletzung: Haut, Skelett, Weichteile; Dissemination; chronische Lungenentzündung
M. xenopi	Meist Lungeninfektion bei konsumierender Grundkrankheit
M. szulgai	Sehr selten: chronische Lungeninfektion bei Männern im mittleren Alter
M. malmoense	Sehr selten: chronische Lungeninfektion bei Männern im mittleren Alter
M. simiae	Lungeninfektionen, v. a. in Israel beschrieben
M. genavense	Disseminierte Infektion bei Aids
Lepra	
M. leprae	

[a] Der Tuberkuloseimpfstamm (Bacille-Calmette-Guérin (BCG) ist ein attenuierter M.-bovis-Stamm.
[b] Beinhaltet die 3 schnellwachsenden Spezies M. fortuitum, chelonae und abscessus. Daneben gibt es wenigstens 19 schnellwachsende Spezies mit rein saprophytärem Charakter.

Klassische Kultur. Diese erfolgt auf Spezialnährböden, benötigt 4–8 Wochen und ist weniger sensitiv als neuere Verfahren. Hinzu kommen weitere 1–3 Wochen für die biochemische Differenzierung und Resistenztestung.

Schnellkultur. Die Anzüchtung in speziellen Flüssigmedien erlaubt den frühzeitigen Erregernachweis durch halbautomatische Bestimmung von mykobakteriellen Stoffwechselprodukten innerhalb von 1–3 Wochen. Ist Stoffwechselaktivität nachweisbar, so erlauben DNA-Sonden die Speziesdifferenzierung innerhalb von Stunden. Auch die Empfindlichkeitsprüfung ist mit Hilfe der „Schnellkulturverfahren" möglich.

PCR aus klinischem Untersuchungsmaterial. Entsprechende Verfahren stehen zur Verfügung, sind aber derzeit (noch?) als experimentell zu betrachten: Insbesondere falsch-positive Befunde kommen vor.

Literatur

Nolte FS, Metchock B (1995) Mycobacterium. In: Murray PR, Baron EJ, Pfaller MA, Tenover FC, Yolken RH (eds) Manual of clinical microbiology. American Society for Microbiology, Washington DC, pp 400–437

Tuberkulose

Definition. Die Tuberkulose ist eine Infektionskrankheit, die bei einem Teil der Menschen nach Infektion durch Bakterien des M.-tuberculosis-Komplexes auftritt und die klinisch meist als Pneumonie, seltener als Krankheit eines anderen Organs, in Erscheinung tritt. Die Infektion persistiert lebenslang.

Epidemiologie. Noch 1895 starben jährlich 25 von 10 000 Menschen in Deutschland an Tuberkulose. Mit der Verbesserung der sozialen Situation der Bevölkerung nahm die Zahl der Neuerkrankungen ab. Dieser Trend wurde weiterhin gefördert durch die Ausrottung der Rindertuberkulose in den 20er Jahren des letzten Jahrhunderts. Wirksame Medikamente zur Behandlung der Tuberkulose haben diese auch heute noch anhaltende Abnahme der Tuberkuloseinzidenz nur beschleunigt. Zur Zeit werden durchschnittlich 16 Fälle pro 100 000 Einwohner und Jahr registriert. Es bestehen jedoch ausgeprägte regionale Unterschiede mit weit höheren Inzidenzen, z. B. in Ballungsgebieten.

Etwa 1/3 der Weltbevölkerung, mithin rund 1,7 Mrd. Menschen, sind mit M. tuberculosis infiziert. Daraus resultieren rund 3 Mio. Todesfälle jährlich. In den industrialisierten Ländern ist die Tuberkulose durch die Migration von Menschen wegen sozialer oder politischer Konflikte weltweit wieder in das Blickfeld der Öffentlichkeit gerückt. Die Tuberkuloseinzidenz bei Ausländern beträgt in den alten Ländern der Bundesrepublik Deutschland bis zu 60/ 100 000. Auch die AIDS-Pandemie hat einen – regional stark unterschiedlichen – Beitrag zur weltweiten Zunahme der Tuberkulose geleistet. Trotz dieser beiden Faktoren nimmt in Deutschland die Zahl der Neuerkrankungen an Tuberkulose kontinuierlich ab.

Epidemiologen schätzen, daß nach Kontakt mit Tuberkulosebakterien rund 10 % der Infizierten erkranken. Etwa die Hälfte davon wird selbst zur potentiellen Infektionsquelle. Dies sind praktisch ausschließlich Erwachsene mit kavernöser Lungentuberkulose. Um die Durchseuchung konstant zu halten, müßte ein Tuberkulosekranker daher wenigstens 20 empfängliche Personen infizieren. Liegt die Zahl der Infizierten niedriger, so nimmt die Tuberkulose weiter ab. Frühzeitige „Fallfindung" und ein intaktes, rasch und konsequent handelndes öffentliches Gesundheitssystems sind daher die wichtigsten Maßnahmen zur Eindämmung der Tuberkulose.

Tuberkulosebakterien werden vorwiegend durch Tröpfcheninfektion von Mensch zu Mensch übertragen. Milch (M. bovis), kontaminierte Kleidung, Bronchoskope und andere Gegenstände spielen hierzulande eine untergeordnete Rolle. Hunde sind empfänglich für M. tuberculosis, doch fehlt bis heute der sichere Nachweis, daß sie als Infektionsquelle für den Menschen von Bedeutung sind. Kinder infizieren sich vornehmlich bei Erwachsenen oder älteren Geschwistern. Kleinere Endemien wurden beschrieben, in denen Babysitter, Lehrer, Schulbusfahrer, Pflegepersonal, Gärtner oder Süßwarenverkäufer die Infektionsquelle waren. Gelegentlich erkrankten Kinder nach dem Besuch ihrer Großeltern in einem Altersheim. Gefährdet sind v.a. Säuglinge, Kleinkinder und Teenager, während 6-bis 12jährige meist nicht krank werden.

Pathogenese. Dreh- und Angelpunkt der menschlichen Tuberkulose ist die Lungenkaverne. Aus ihr kann ein Kranker bei einem einzigen Hustenstoß mehr als 3000 erregerhaltige Tröpfchen expektorieren. Diese können stundenlang in der Luft suspendiert bleiben. Ein Infektionsrisiko besteht somit selbst dann noch, wenn der Kranke den Raum schon lange verlassen hat. Im Vergleich zur Infektion über die Lungen ist in den Industriestaaten heute eine Erstinfektion über den Gastrointestinaltrakt sehr selten geworden.

Nach erster Infektion kommt es zu einem Wettlauf zwischen M. tuberculosis und dem Immunsystem des Menschen. Der Erreger kann sich zunächst ungehemmt im Makroorganismus vermehren und disseminieren. Diese Aussaat ist in praktisch alle anderen Organe möglich und die Grundlage dafür, daß im Rahmen einer relativen Abwehrschwäche im späteren Leben eine Organtuberkulose entstehen kann. Etwa 3–8 Wochen nach erster Infektion setzt die zelluläre Immunität gegen M. tuberculosis ein, nachweisbar durch eine Hypersensitivitätsreaktion gegen das Erregerprotein Tuberkulin, die mit Hilfe eines Hauttests festgestellt werden kann. Spezifische T4-Lymphozyten aktivieren Makrophagen über Zytokine (z.B. IFN-γ), intrazelluläre Mykobakterien können jetzt abgetötet werden. Spezifische T8-Lymphozyten können Tuberkelbazillen enthaltende Zellen (z.B. Alveolarzellen) zerstören und fördern Aufnahme und Abtötung der Erreger durch Makrophagen. Die verschiedenen immunologischen Mechanismen führen histologisch betrachtet zur Bildung von Granulomen. Diese können schließlich vernarben und verkalken – die Infektion bleibt klinisch ansonsten „stumm".

Die pathologisch-anatomischen Veränderungen und Vorgänge hängen entscheidend ab von der Menge des vorhandenen Erregerantigens und von der Immunitätslage des Wirtes. Bei guter Immunitätslage und geringen Mengen an Antigen entsteht ein Granulom (proliferative oder produktive Form). Bei Infektion mit großen Mengen an Antigen und gleichfalls guter Immunitätslage ist die entzündliche Reaktion weniger gut organisiert, durch lytische Enzyme von degenerierenden Makrophagen entstehen Nekrosen. Diese haben ein charakteristisches käseartiges Aussehen, man spricht von „Verkäsung". Bei schlechter Abwehrlage des Wirtes finden sich nur wenige Granulozyten und Makrophagen, man spricht von nichtreaktiver Tuberkulose.

Lungentuberkulose im Kindesalter. Nach Inhalation gelangen infektiöse Tröpfchen vorwiegend in die vorderen Segmente der Oberlappen, den Mittellappen und die Lingula sowie in den unteren Anteil der Unterlappen (Gohn-Fokus). In den Alveoli werden die Mykobakterien von Makrophagen ingestiert, können aber nicht abgetötet werden. Infizierte Makrophagen transportieren die Tuberkelbakterien zu den regionalen Lymphknoten. Radiologisch sieht man ein „hantelförmiges Infiltrat" aus parenchymatösem Herd und vergrößertem Hilus, den Ranke-Komplex. Erstinfizierte ohne aktivierte zelluläre Abwehr können die Infektion auch an dieser Stelle noch nicht stoppen, es erfolgt eine lymphohämatogene Dissemination mit metastatischer Absiedlung v.a. in apikal-posteriore Lungenanteile (Simon-Spitzenherde), Lymphknoten, Nieren und Meningen. Eine lymphohämatogene Streuung nach Erstinfektion ist besonders bei Säuglingen häufig und kann zum Bild der „Miliartuberkulose" führen, mit einer Vielzahl von Herden in allen Organen (Abb. 98.8). Zu jeder Zeit im späteren Leben können solche Herde im Rahmen einer Abwehrschwäche gleich welcher Ursache reaktiviert und Ausgang einer „aktiven Tuberkulose" werden.

Am primären Infektionsherd können sich die Mykobakterien gerade im frühen Kindesalter bei unzureichender zellvermittelter Immunität oft weiter ausbreiten, es entsteht eine „primäre progrediente Pneumonie". Röntgenologisch imponiert diese mit massiver mediastinaler Lymphadenopathie und einer Infiltration meist in den unteren oder mittleren Lungenabschnitten (Abb. 98.9). Hilus und Mediastinallymphknoten können extrem groß werden und zum Bronchialkollaps mit distaler Atelektase führen. Aus dem Einbruch von infizierten Lymphknoten in das Bronchialsystem kann eine schwere Pneumonie in den sekundär infizierten Lungenbezirken resultieren.

Jenseits des Säuglings- und Kleinkindesalters sind Kinder relativ resistent gegenüber einem Fortschreiten der Krankheit. Die Herde werden durch Rückbildung, Einkapselung und Kalzifizierung eingedämmt, eine antituberkulöse Chemotherapie scheint diesen Prozeß nicht zu beschleunigen. In den allermeisten Fällen persistieren die Erreger jedoch

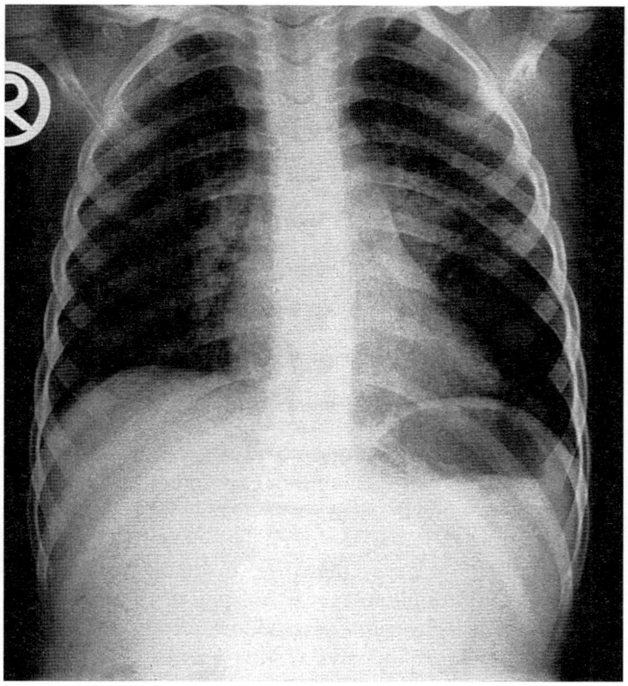

Abb. 98.8. Miliartuberkulose: disseminiert, feinfleckig-kleine Infiltrate und Verbreiterung der Hiluslymphknoten

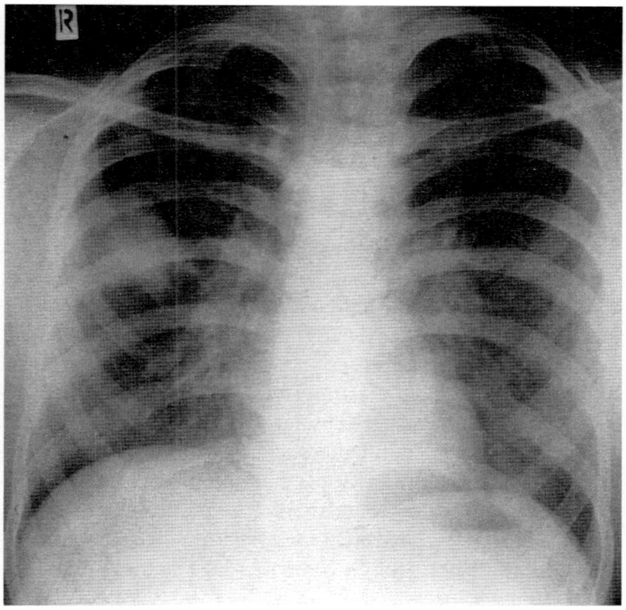

Abb. 98.9. Primär progrediente Pneumonie: Infiltrat der Lunge rechts und verbreiterte Hiluslymphknoten. (Mit freundlicher Genehmigung von Prof. Dr. Schumacher, Radiologie der Kinderklinik der Johannes-Gutenberg-Universität Mainz)

latent in den primär infizierten Herden, ohne daß eine klinisch erkennbare Krankheit manifest wird. Die wesentliche Bedeutung der Infektion mit Tuberkulosebakterien in der Kindheit resultiert aus der Entstehung von Infektionsherden, von denen im späteren Leben eine „aktive Tuberkulose" ausgehen kann.

Lungentuberkulose bei Jugendlichen und Erwachsenen. Früher fanden die meisten Erstinfektionen mit M. tuberculosis während der Kindheit statt. Mit Abnahme der Häufigkeit einer primären Tuberkuloseinfektion in der Kindheit wird in den Industrienationen auch bei Jugendlichen und Erwachsenen häufiger eine Erstinfektion beobachtet. Noch immer ist aber die Tuberkulose in dieser Altersgruppe meist eine „postprimäre Tuberkulose", d.h. die Folge der Reaktivierung einer früher erworbenen Infektion. Bedingungen, die das Entstehen einer klinisch manifesten (re-aktivierten) Tuberkulose fördern, sind: alle Formen von Streß, konsumierende Krankheiten, Krankheiten mit T-Zelldefekt (z.B. Morbus Hodgkin, AIDS), Krankheiten des RES, Kortikosteroide, Virusinfektionen (Masern, Varizellen), Schwangerschaft, Krebstherapie, Gastrektomie, ileojejunaler Bypass, terminale Niereninsuffizienz, destruierende Lungenkrankheiten, Trauma.

Radiologisch sieht man meist (posteriore) apikale oder subapikale Infiltrate mit oder ohne Kavitation und ohne Vergrößerung von Hiluslymphknoten. Die initialen Lungenherde der unteren und anterioren Lungenfelder und die Hiluslymphknotenvergrößerung sind nicht mehr nachweisbar. Nekrotische Lungenherde haben die Tendenz zur Verflüssigung, ihr Inhalt kann schließlich nach Anschluß an das Bronchialsystem abgehustet werden. So entstehen Kavernen, aus denen sich M. tuberculosis in 5–6 Logarithmen höherer Konzentration isolieren läßt als aus anderen infizierten Lungenabschnitten. Dies ist ein Grund dafür, weshalb Erwachsene mit Tuberkulose wesentlich infektiöser sind als Kinder. Durch Expektoration infektiösen Materials können im oberen Respirationstrakt und im Gastrointestinaltrakt weitere Tuberkuloseherde entstehen. Persistierende Kavernen können sekundär mit Aspergillusarten oder mit NTM (v.a. M. avium-intracellulare) kolonisiert werden.

Klinische Symptome und Verlauf. Bei der primären Tuberkulose im Kindesalter beobachtet man zum Zeitpunkt der Tuberkulinkonversion neben unspezifischen Befunden wie Fieber und Abgeschlagenheit gelegentlich ein Erythema nodosum oder eine Keratoconjunctivitis phlyktaenulosa. Beide Krankheiten werden als allergische Reaktion auf Tuberkulosebakterien aufgefaßt. Ein serofibrinöser Pleuraerguß ist die Folge von Nekrosen in der Lunge mit Einbruch in den Pleuraspalt. Bis zum 5. Lebensjahr sind primäre, progrediente Verläufe häufig, Tuberkulose vor der Pubertät ist selten Folge der Reaktivierung einer „alten", latenten Infektion. Die Reaktivierung eines Tuberkuloseherdes verursacht an sich keinerlei Symptome und kann nur zufällig entdeckt werden.

Patienten mit Tuberkulose klagen über Anorexie, Abgeschlagenheit, Gewichtsverlust, Schüttelfrost und/oder Nachtschweiß. Da diese Symptome erst langsam und schleichend auftreten, werden sie oft erstaunlich spät bemerkt und über lange Zeit vom Patienten toleriert. Beim Erwachsenen sind Husten und Sputumproduktion Folge einer Kavitation und einer Reizung der Bronchialschleimhaut. Das Sputum ist mukopurulent und weist keine Besonderheiten im Vergleich zum Sputum bei Pneumonie anderer Ursache auf. Gelegentlich wird fälschlicherweise die Diagnose „chronische Bronchitis" oder „chronischer Raucherhusten" gestellt.

Eine Hämoptoe kann durch endobronchiale Erosionen, Gewebeabriß aus einer Kaverne oder durch eine Arrosion der A. pulmonalis (Rasmussen-Aneurysma) entstehen. Eine Hämoptoe kann auch Folge einer Superinfektion mit Aspergillusarten sein. Brustschmerzen sind meist durch eine entzündliche Pleurabeteiligung bedingt. In der Nachbarschaft zu einer Kaverne entsteht eine „trockene Pleuritis" ohne Erguß. Ein serofibrinöses Exsudat tritt meist früh im Laufe der Infektion auf. Ein Tuberkuloseempyem ist selten. Sehr indolente Patienten suchen den Arzt oft erst auf, wenn ausgedehnte und nicht heilende Ulzera im Bereich des Pharynx, des Mundes oder der Zunge bestehen. Heiserkeit und Dysphagie weisen auf eine laryngeale Infektion hin. Späte Symptome sind auch Darmperforation, Bildung großer tuberkulöser Tumoren, perirektaler Abszeß und Fistelbildung.

Bei der körperlichen Untersuchung gibt es keinen pathognomonischen Befund. Klopfschalldämpfung und verminderter Stimmfremitus weisen auf eine pleurale Verdickung hin. Rasselgeräusche treten oft erst kurz nach einem Hustenstoß auf. Über großen Kavernen läßt sich ein amphorisches Atemgeräusch auskultieren.

Auch alle Laborbefunde sind uncharakteristisch. Im Blutbild sieht man bei fortgeschrittener Krankheit eine normochrome, normozytäre Anämie. Die Leukozytenzahl liegt zwischen 10 000 und 15 000/μl. Eine Monozytose beobachtet man bei weniger als 10 % aller Patienten. Sehr selten verursacht die Tuberkulose eine „leukämoide Reaktion" im Differentialblutbild. Die BSG ist stark beschleunigt, sie eignet sich v.a. als Verlaufsparameter zur Kontrolle des Therapieerfolgs. Hämaturie oder „sterile Pyurie" weisen auf eine Nierentuberkulose hin. Bei sehr starker Albuminurie ist an eine sekundäre Amyloidose zu denken. Eine Hyponatriämie kann Folge einer inadäquaten Sekretion von antidiuretischem Hormon sein. Differentialdiagnostisch ist an einen tuberkulosebedingten Morbus Addison zu denken. In den ersten Wochen der Behandlung einer Tuberkulose beobachtet man gelegentlich eine Hyperkalzämie. Sehr selten resultiert daraus ein renaler Kaliumverlust.

Extrapulmonale Tuberkulose. Etwa jeder 7. Patient mit „aktiver" Tuberkulose leidet hierzulande an einer nichtpulmonalen Form. „Intrakanalikulär" entstandene Infektionen betreffen vorwiegend den Gastrointestinaltrakt. Sie waren früher eine häufige Komplikation der kavernösen Tuberkulose oder Folge einer Ingestion von M. bovis. Lymphohämatogen bedingte extrapulmonale Tuberkulosen sind Folge einer Reaktivierung von Herden, die zum Zeitpunkt der Erstinfektion entstanden. Sie machen derzeit die große Mehrzahl der nichtpulmonalen Lungentuberkulosen aus.

Miliartuberkulose. Die gewöhnlich transitorische und leicht verlaufende hämatogene Streuung bei Erstinfektion kann v.a. bei Säuglingen und Kleinkindern zu einer rasch progredienten Aussaat mit „Tausenden von Herden" führen. Die Kinder erkranken akut mit hohem, intermittierendem Fieber, Nachtschweiß und gelegentlich Schüttelfrost. Bei Erwachsenen ist das Krankheitsbild zumindest initial weniger dramatisch. Kopfschmerzen weisen auf eine Meningitis hin, Bauchschmerzen auf eine Peritonitis und Brustschmerzen auf eine Pleuritis. Der Röntgenbefund ist meist wegweisend (s. Abb. 98.8). Der Tuberkulinhauttest ist bei wenigstens 1/4 der Patienten negativ. Unter den Laborwerten kann eine Anämie, selten auch eine Neutrophilie auffallen. Direktpräparat und Kultur von Sputum und Magensaft sind bei mehr als der Hälfte der Patienten negativ(!). Gut geeignet für einen raschen mikroskopischen Erregernachweis sind Biopsate von Lymphknoten, Leber oder Knochenmark.

Chronisch-hämatogene Tuberkulose. Diese Bezeichnung beschreibt die hämatogene Streuung lange Zeit nach Erstinfektion. Sie geht meist von extrapulmonalen, klinisch stummen Herden aus. Bei Patienten mit prädisponierender Grundkrankheit sowie im Alter wird oft die Diagnose „Fieber unbekannter Ursache" gestellt. Säuglinge und Kleinkinder fallen oft nur durch eine Gedeihstörung auf, bei älteren Patienten werden die Symptome fälschlicherweise auf eine Grundkrankheit des Patienten zurückgeführt. Selten wird die Diagnose ante mortem gestellt, obwohl bei 90 % der Kranken eine Leberbiopsie diagnostisch beweisend wäre. Histopathologisch findet man eine nichtreaktive Tuberkulose. Patienten mit hämatogener Aussaat einer Tuberkulose fallen gelegentlich wegen Panzytopenie, refraktärer Anämie, Leukopenie, Thrombopenie, Myelosklerose, Polyzythämie oder einer leukämoiden Reaktion auf. Eine Splenomegalie ist häufig.

Tuberkulose des ZNS. Die tuberkulöse Meningitis ist in der Regel Folge der Ruptur eines subdural gelegenen Herdes in den Arachnoidalraum, seltener Folge einer hämatogenen Aussaat. Drei Viertel der Kinder leiden gleichzeitig an einer pulmonalen Tuberkulose. Die meningeale Entzündung findet sich v.a. an der Hirnbasis. Man findet ein dickes, gelatinöses Exsudat, das später fast fibrösen Charakter annimmt und die Hirnnerven ummauert. Bei Beteiligung von Hirnarterien kann ein Infarkt entstehen, bei Beteiligung kleinerer Arterien ein variables neurologisches Bild, das an eine Enzephalitis erinnert.

Klinisch beobachtet man eine Vielzahl von Symptomen, die von leichten, Wochen andauernden Kopfschmerzen bis hin zum Bild einer akuten Meningoenzephalitis reichen. Eine Hyponatriämie ist Folge einer inadäquaten ADH-Sekretion; weitere Laborbefunde sind uncharakteristisch. Im Liquor findet man überwiegend eine Pleozytose mit einer Zellzahl zwischen 100 und 500/mm^3, vorwiegend Lymphozyten und einen Proteingehalt zwischen 100 und 500 mg/dl. Der Liquorzucker ist bei nur 17 % der Patienten erniedrigt (<45 mg/dl). Mit CT oder MRT des Schädels lassen sich Tuberkulome, basale Meningitis, Hirninfarkt und ggf. ein (beginnender) Hydrozephalus internus diagnostizieren. Eine hochgradige basale Exsudation geht mit einer schlechten Prognose einher. Die tuberkulöse spinale Meningitis ist selten und kommt mit oder ohne intrazerebrale Tuberkulose vor. Tuberkulome können „lediglich" als raumfordernde Masse wirken und zu den Zeichen der Kompression des Rückenmarks oder der Nervenwurzeln führen.

Skelettuberkulose. Die Hälfte der Skelettuberkulosen betrifft die Wirbelsäule, meist als Folge einer hämatogenen Infektion. Diese beginnt an den anterioren Teilen der Wirbelkörper, die zusammenbrechen. Es entsteht ein Gibbus.

Tuberkulöses Material entleert sich in einen paraspinalen Abszeß, der sich entlang dem M. ileopsoas ausbreitet. Die Tuberkulose peripherer Skelettabschnitte tritt klinisch meist als eine Kombination aus monartikulärer Arthritis und Osteomyelitis in Erscheinung, ohne daß Zeichen der Tuberkulose eines anderen Organs auffindbar wären.

Nierentuberkulose. Bei der Mehrzahl der Patienten mit Lungentuberkulose findet man in einer Nierenbiopsie auch Herde in der Nierenrinde, die klinisch unentdeckt bleiben. Die Diagnose ist leicht zu stellen, wenn bei Patienten mit Dysurie, Makrohämaturie und ggf. Flankenschmerz eine Kultur für Mykobakterien angelegt wird. Eine „sterile Leukozyturie" gilt zwar als „klassisch" für eine renale Tuberkulose, doch hat ein beachtlicher Prozentsatz der Patienten gleichzeitig eine Harnwegsinfektion mit einem „gewöhnlichen" Erreger.

Gastrointestinale Tuberkulose. Ulzera, Perforation, Obstruktion, Fistelbildung, Blutungen und Malabsorption sind mögliche Symptome einer gastrointestinalen Tuberkulose. Die häufigste Fehldiagnose ist ein Morbus Crohn. Typisch ist eine Infektion des Zökums, oft wird hier ein Karzinom vermutet. Mycobacterium tuberculosis ist die häufigste Ursache einer granulomatösen Hepatitis. Die tuberkulöse Peritonitis wird meist durch rupturierende Abdominallymphknoten verursacht. Häufig klagen die Patienten über Fieber, Bauchschmerz, Gewichtsverlust und Anorexie. Die Diagnose wird häufig erst intraoperativ vermutet.

Lymphknotentuberkulose. Die tuberkulöse Lymphadenitis tritt vorzugsweise bei sonst asymtomatischen Patienten auf. Fast immer sind die zervikalen oder supraklavikulären Lymphknoten betroffen. Die Diagnose wird durch Biopsie gesichert, die Therapie ist ansonsten konservativ.

Tuberkulose bei Patienten mit AIDS. Die Tuberkulose ist nach der Pneumocystis-carinii-Pneumonie und der Infektion mit M. avium-intracellulare (MAI) vielerorts die dritthäufigste Infektionskrankheit bei Patienten mit AIDS. Im Gegensatz zu HIV-negativen Patienten manifestiert sich die Krankheit bei etwa 50% der Patienten extrapulmonal. Nur durch eine aggressive Diagnostik – Knochenmarkpunktion; Lymphknotenbiopsie – läßt sich die Diagnose frühzeitig sichern, der Behandlungserfolg mit üblichen Medikamenten ist gut.

Diagnose und Differentialdiagnose. Zur Sicherung der Diagnose ist der Nachweis des Erregers unentbehrlich. Bei Erwachsenen und älteren Kindern kann dieses Ziel mit 3–5 Sputumproben erreicht werden. Die Aspiration von Magensaft ist eine adäquate Alternative, besonders bei jüngeren Kindern. Gelegentlich ist eine Bronchoskopie indiziert, sie erlaubt auch das Absaugen aufgestauten Sekrets. Bei Miliartuberkulose liefert die transbronchiale Lungenbiopsie den differentialdiagnostisch wichtigen Hinweis der Granulombildung. In 1/3 der Fälle mit tuberkulöser Meningitis lassen sich mikroskopisch säurefeste Stäbchen im Liquor nachweisen. Diese Zahl erhöht sich auf 87%, wenn der Patient 4mal lumbalpunktiert wird.

Die Auseinandersetzung des Organismus mit Tuberkulosebakterien wird durch einen Tuberkulosehauttest nachgewiesen. Die kommerziell verfügbaren „Stempeltests" und „Pflasterproben" verfügen über keine ausreichende Sensitivität und Spezifität und sind obsolet. Heute sollte ausschließlich der Intrakutantest nach Mendel-Mantoux verwendet werden. Hierzu werden 10 Einheiten gereinigtes Tuberkulin (GT; dies entspricht 5 IE des z.B. in den USA verwendeten „purified protein derivative", PPD) streng intradermal in die Volarseite eines Unterarmes injiziert. Das Ablesen bzw. Ab*fühlen* erfolgt nach 72h, spätestens nach 1 Woche. Eine Induration (nicht Rötung!) von mehr als 10mm transversalem Durchmesser wird als „positiv" bewertet. Falsch-positive Befunde (bis 10 mm) können durch eine Infektion mit NTM bedingt sein, aber auch durch eine Tuberkuloseimpfung. Der Vorhersagewert des Tuberkulinhauttests hängt ab von der Prävalenz der Infektion in der Population (s. Kap. 94). Ist die Prävalenz niedrig, sind die meisten „Fälle" mit einer Induration von bis zu 10mm „falsch-positiv". Daher sollte in Gebieten mit niedriger Tuberkuloseinzidenz und bei Patienten mit niedrigem Tuberkuloserisiko ein Test erst ab 10mm Induration als „positiv" bewertet werden. -

Derzeit wird der Hauttest bei 8% der Infizierten innerhalb eines Jahres wieder negativ. Diese Patienten kann man dennoch als „infiziert" erfassen, wenn man sie eine Woche nach einem negativen Testergebnis erneut mit der gleichen Dosis GT prüft. Durch die „Boosterung" kommt es dann zu einer positiven Reaktion. In industrialisierten Ländern ist heute ein Tuberkulinhauttest demnach nur dann „negativ", wenn 2 Testungen im Abstand von einer Woche negativ ausfallen. Falsch-negative Hauttestergebnisse beobachtet man bei Sarkoidose, Virusinfektionen – Masern/Varizellen –, Krankheiten des RES und unter Therapie mit Kortison. Negative Mendel-Mantoux-Tests werden auch in den ersten 3 Monaten nach Infektion mit M. tuberculosis beobachtet.

Das diagnostische Problem besteht darin, herauszufinden, ob 1. ein Kind mit M. tuberculosis infiziert ist und ob 2. eine behandlungsbedürftige „aktive" Krankheit besteht. Hierzu gibt es 3 Kriterien:

- Kontakt zu einem Patienten mit (kavernöser) Lungentuberkulose,
- positiver Tuberkulinhauttest,
- auffällige Röntgenaufnahme des Thorax oder klinische Symptome.

Die Diagnose einer „aktiven" Tuberkulose gilt als gesichert, wenn neben dem dritten Kriterium wenigstens ein weiteres Kriterium zutrifft.

Therapie. Die wichtigste Säule der Therapie der Tuberkulose ist die antituberkulöse Chemotherapie. Wegen der langen Generationszeit von Mykobakterien können alle Medikamente in *einer* täglichen Dosis eingenommen werden. Auf eine ausreichende Ernährung ist besonders in Entwicklungsländern zu achten. Vierwöchentliche Folgebesuche beim Arzt dienen vorwiegend der Überprüfung der Compliance.

Isoniazid (INH; 10mg/kg KG/Tag p.o., maximal 300mg) hemmt kompetitiv den Pyridoxinmetabolismus, weswegen zur Vermeidung einer peripheren Neuropathie prophylaktisch 1mg Pyridoxin/10mg INH verordnet werden. Eine geringgradige Erhöhung der Leberenzyme wird häufig beobachtet und verschwindet oft auch unter Fortführung der Therapie. Eine akute Lebernekrose ist bei Kindern selten und kündigt sich durch eine klinische Symptomatik an: Eltern und ältere Kinder sind darauf hinzuweisen, daß beim Auftreten von Schmerzen im rechten Oberbauch, bei Übelkeit und Appetitlosigkeit, bei Braunverfärbung des Urins oder bei einer unerklärten Temperaturerhöhung auf > 38,3 °C für mehr als 3 Tage der Arzt aufzusuchen ist. Es ist gute Praxis, die Leberenzyme vor dem Beginn einer Chemotherapie gegen Tuberkulose zu überprüfen, und dann nie wieder – es sei denn, eines der o.a. Symptome wird beobachtet.

Rifampicin (RIF; 10–15 mg/kg KG/Tag p.o., maximal 600 mg/Tag) ist nach INH das zweitwichtigste Medikament zur Tuberkulosetherapie. Es ist ebenfalls potentiell hepatotoxisch. Der Patient ist ausdrücklich auf die RIF-bedingte Rotverfärbung von Urin, Tränen und anderen Körpersekreten hinzuweisen. Kontaktlinsen können sich unter RIF permanent rot färben und werden dadurch unbrauchbar.

Pyrazinamid (PZA; 30 mg/kg KG/Tag p.o., maximal 2 g/Tag) hat bakterizide Aktivität, erzielt gut Konzentrationen auch im Liquor und ist bei Dosen von 30 mg/kg KG/Tag nur selten lebertoxisch. Es wird auch von Kindern gut vertragen und in der Initialphase der Tuberkulosetherapie verwendet.

Streptomycin (SM; 20–30 mg/kg KG/Tag i.m., maximal 0,75 g) muß parenteral appliziert werden, seine wichtigsten Nebenwirkungen sind Oto- und Nephrotoxizität. Durch regelmäßige Kontrolle der Serumkonzentration sind diese Nebenwirkungen heute aber weitestgehend vermeidbar.

Ethambutol (EMB; 25–30 mg/kg KG/Tag p.o., maximal 1,75 g) kann Ursache einer Neuritis nervi optici sein. Erstes Zeichen ist oft eine Störung des Rot-Grün-Sehens. Da diese Nebenwirkung erst bei älteren Kindern diagnostiziert werden kann und da heute Alternativen zu Verfügung stehen, wird EMB meist erst ab dem Teenageralter eingesetzt. Vierwöchentliche Kontrollen des Farbsehvermögens sind indiziert.

Je massiver und schwerer die Infektion, desto größer die Anzahl von Bakterien im Körper des Patienten, desto wahrscheinlicher muß mit der Anwesenheit resistenter Mykobakterien gerechnet werden. Daher hängt die Anzahl der einzusetzenden Medikamente bei Tuberkulose auch von der Schwere der Krankheit ab.

Eine *Monotherapie* (INH) ist indiziert, wenn der Krankheitsverdächtige asymptomatisch ist (1), einen normalen Befund bei der körperlichen Untersuchung aufweist (2), eine unauffällige Röntgenaufnahme des Thorax bietet (3), kein Hinweis für eine INH-Resistenz bei der Kontaktperson vorliegt (4) und wenn der einzige Grund für die Therapie die Konversion eines Tuberkulosehauttests ist oder wenn eine Exposition (Haushaltskontakt) stattfand (5). Diese Personen sind mit M. tuberculosis infiziert, aber nicht an Tuberkulose erkrankt. Unabhängig vom Ergebnis der Hauttestung erhalten INH auch Kinder unter 5 Jahren, die in engem Kontakt zu Patienten mit aktiver Lungentuberkulose leben. Die Hauttestung ist nach 3 Monaten zu wiederholen; fällt sie negativ aus, kann INH abgesetzt werden. Bei Erwachsenen reduziert eine Therapiedauer von 6 Monaten in diesen Fällen das Erkrankungsrisiko um 65 %. Auch für infizierte, nicht erkrankte Kinder wird diese kurze Behandlungsdauer statt der früher üblichen 12 Monate empfohlen. HIV-Infizierte sollten weiterhin für 12 Monate behandelt werden. Erfolgte die Infektion mit einem bekanntermaßen INH-resistenten Stamm, so empfehlen die meisten Autoren alternativ RIF, wenn auch dessen Wirksamkeit für diese Indikation nicht sicher belegt ist.

Eine *Dreifachtherapie* aus INH plus RIF jeweils für 6 Monate plus PZA für 2 Monate ist für Patienten mit „aktiver", unkomplizierter Lungentuberkulose indiziert. Bei Komplikationen wie Lymphknoteneinbruch oder Ventilationsstörung durch Kompression eines Bronchus sollten INH und RIF über insgesamt 9 Monate hinweg gegeben werden. Das gleiche Schema gilt auch für extrapulmonale Tuberkulosen mit den im folgenden genannten Ausnahmen.

Eine *Vierfachtherapie* ist indiziert bei Skelettuberkulose, Miliartuberkulose, tuberkulöser Meningitis sowie bei vermuteter oder dokumentierter Resistenz gegenüber einem der verwendeten Medikamente. Als zusätzliches Medikament wird für Kinder SM empfohlen, das meist über die ersten 1–2 Monate hinweg gegeben wird. Die Gesamtbehandlungsdauer bei schweren Formen der Tuberkulose sollte 9–12 Monate betragen.

Die Zunahme der Tuberkuloseinzidenz in den USA Mitte der 80er Jahre war auch auf die Vernachlässigung des öffentlichen Gesundheitssystems in Ballungsgebieten und auf Tuberkulose bei Drogenabhängigen und HIV-Infizierten mit unzureichender Compliance zurückzuführen.

Der mögliche Nutzen einer Therapie mit Kortikosteroiden bei Tuberkulose ist bis heute nicht belegt. Kortisongaben werden bei Meningitis empfohlen, um die entzündliche Reaktion zu reduzieren und um so eine Liquorzirkulationsstörung zu vermeiden.

Gelegentlich ist eine chirurgische Therapie indiziert, etwa bei Spondylitis tuberculosa mit Ausfallsymptomatik im Bereich der Extremitäten oder bei Ileus im Rahmen einer Darmtuberkulose. Ergüsse und Empyeme sollten – auch aus diagnostischen Gründen – abpunktiert werden. Die operative Therapie dient immer nur der Verhinderung von Komplikationen, nur eine antituberkulöse Chemotherapie ist kurativ.

Prophylaxe. Die meisten Kinder mit Tuberkulose sind nicht infektiös. Kinder mit kavernöser Lungentuberkulose sollten isoliert werden, bis die Zahl der Erreger im Sputum unter antimikrobieller Therapie signifikant abnimmt.

Prognose. Die Prognose der Tuberkulose ist bei frühzeitiger Therapie vor Einsetzen von Komplikationen ausgezeichnet. Bei Resistenz gegen Medikamente kommen aber auch – wieder – Todesfälle vor. Die Letalität der Tuberkulosemeningitis ist besonders bei Säuglingen und alten Menschen hoch (20–60 %). Bei 25 % der Überlebenden bleiben neurologische Ausfälle.

Literatur

Frieden TR, Sherman LF, Maw KL et al. (1996) A multi-institutional outbreak of highly drug-resistance tuberculosis. J Am Med Assoc 276: 1229–1235

Inselman LS (1996) Tuberculosis in children: an update. Pediatr Pulmonol 21: 101–120

KcKenna MT, McCray E, Onorato I (1995) The epidemiology of tuberculosis among foreign-born persons in the United States, 1986 to 1993. N Engl J Med 332: 1071–1976

Knuf M, Habermehl P, Schuind A, Zepp F, Schmitt HJ (1996) Wirksamkeit der BCG-Impfung. Monatsschr Kinderheilkd 144: 648–654

Smith S, Jacobs RF, Wilson CB (1997) Immunobiology of childhood tuberculosis: a window on the ontogeny of cellular immunity. Pediatrics 131: 16–26

Krankheiten durch Nicht-Tuberkulose-Mykobakterien

Mycobacterium avium und *M. intracellulare* werden zum M.-avium-intracellulare-Komplex (MAC) zusammengefaßt. Sie können weltweit aus Erde, Wasserquellen, Hausstaub, Wildtieren, Haustieren oder verschiedenen Nahrungsmitteln isoliert werden. Mycobacterium avium ist ein wichtiger Krankheitserreger bei Geflügel.

Bei Kindern sind MAC-Bakterien heute die häufigste Ursachen für die *NTM-bedingte Lymphadenitis*. Dies ist eine Krankheit vorwiegend des Kleinkindesalters, wenn auch Fälle bei Erwachsenen beschrieben sind. Meist sind zervikale, submandibuläre, prä- oder postaurikuläre Lymphknoten betroffen. Die Lymphadenitis beginnt langsam, ist meist einseitig und indolent. Gelegentlich entleert sich spontan eitriges Material aus dem infizierten Gebiet. Eine Therapie mit oralen Cephalosporinen wird wegen des Verdachts auf eine Infektion mit Staphylokokken oder Streptokokken oft begonnen, führt aber zu keiner Besserung. Die Kinder sind in gutem Allgemeinzustand, Laboruntersuchungen ergeben keine Auffälligkeiten. Differentialdiagnostisch sind Aktinomykose, Katzenkratzkrankheit, pyogene Abszesse, Mumps, Parotissteine, Halszysten und Malignome zu bedenken. Die Diagnose wird histologisch und kulturell gesichert. Die Therapie besteht in der möglichst vollständigen Exzision des infizierten Gewebes. In einer unkontrollierten Fallserie führte die Gabe von Clarithromycin und Rifabutin bei einem Teil der Fälle zur Heilung. Rifabutin verursachte dabei eine reversible Braunverfärbung der Zähne.

Bei Patienten mit chronischen Lungenkrankheiten rufen MAC-Bakterien eine schleichende, indolente *Pneumonie* hervor. Oft werden Tuberkuloselungenkavernen infiziert. Selten verursachen MAC-Bakterien noduläre Hautveränderungen, Ekthyma, Nephritis, Prostatitis, Peritonitis, Mastoiditis, Endokarditis, Knochen- und Weichteilinfektionen. Eine Erregerdissemination kommt auch bei immunkompetenten Menschen vor. Bei Patienten mit AIDS sind Fieber, extremer Nachtschweiß und Gewichtsverlust die Kennzeichen einer disseminierten MAC-Infektion mit extrem hoher Erregerzahl v.a. im Blut und anderen Organen des RES (s. Kap. 75). Die optimale Therapie ist nicht etabliert, je nach Ergebnis der In-vitro-Resistenztestung wird entweder Clarithromycin oder aber Azithromycin kombiniert mit Ethambutol und Rifabutin, Rifampicin, Clofazimin oder Ciprofloxacin. Eine Monotherapie ist kontraindiziert.

Mycobacterium kansasii verursacht ein von der Tuberkulose kaum zu unterscheidendes Krankheitsbild bei Erwachsenen mit chronischer Lungenkrankheit. Darüber hinaus sind Osteomyelitis, granulierende Hautentzündungen, Phlegmone, Perikarditis sowie eine disseminierte Infektion v.a. bei nichtimmunkompetenten Patienten beschrieben. Selten ist das Bakterium Ursache einer Lymphadenitis beim Kind. Die Therapie besteht in der Gabe von Isoniazid, Rifampicin und Ethambutol für wenigstens 12 Monate.

Mycobacterium marinum führt nach einer Inkubationszeit von 2–8 Wochen bei Menschen mit kleineren Hautulzerationen nach Kontakt mit kontaminiertem Wasser, Fischen oder Krustentieren zu einer oberflächlichen Hautinfektion. Zunächst beobachtet man kleine Papeln, die sich dann vergrößern und schließlich ulzerieren. Eine zweite Form manifestiert sich als lokaler Abszeß an der Infektionsstelle, der sich lymphogen ausbreitet. „Tiefe" Infektionen von Knochen, Gelenken, Bindegewebe und (selten) auch eine Erregerdissemination sind beschrieben worden. Einige Patienten sprechen auf eine 4- bis 12wöchige Therapie mit Cotrimoxazol oder Tetrazyklin an, auch Kombinationen aus RIF, EMB und Clarithromycin wurden angewendet. Eine operative Intervention kann hilfreich sein.

Mycobacterium scrofulaceum war früher der häufigste Erreger der Lymphadenitis durch NTM bei Kindern. Selten werden andere Krankheiten wie Konjunktivitis, Pneumonie, Osteomyelitis oder granulomatöse Hepatitis hervorgerufen.

Mycobacterium ulcerans ist Ursache des „Buruli-Ulkus" in Afrika bzw. des Bairnsdale-Ulkus in Australien und Ulzera in Südamerika: Nach einem Trauma entsteht eine lokale Induration, die ulzeriert und sich subkutan ausbreitet. Die Patienten sind dabei unbeeinträchtigt.

Mycobacterium haemophilum verursacht granulomatöse Hautinfektionen v.a. bei Patienten mit einem T-Zelldefekt (Transplantatempfänger, AIDS). Man sieht multiple Knötchen, oft in Clustern, meist an den Extremitäten, aber auch im Gesicht, aus denen sich Abszesse und Fisteln entwikkeln können. Gelegentlich ist das Bakterium Erreger einer Lymphadenitis bei Kleinkindern. Wegen spezieller Wachstumsbedingungen (Hämin) ist bei Krankheitsverdacht das Labor zu unterrichten.

Zu den schnellwachsenden Mykobakterien zählen das in der Umwelt ubiquitär vorkommende *M. fortuitum* und *M. chelonae,* dessen Verbreitung kaum bekannt ist. Vor allem nach Verletzungen treten Weichteil- und Skelettinfektionen auf. Hautinfektionen, chronische Lungeninfektion, Dissemination, Otitis media und Kornealulzera sind beschrieben.

Lepra

Definition. Lepra ist eine chronische Krankheit der Haut, der Nerven und der Schleimhaut des oberen Respirationstraktes.

Epidemiologie. Weltweit leiden 6 Mio. Menschen an Lepra, davon ist die Hälfte unbehandelt. Endemiegebiete existieren in Asien, Afrika, Lateinamerika und im pazifischen Raum. HLA-DR3 ist mit der tuberkuloiden Form, HLA-MIT mit der lepromatösen Form assoziiert. In Indien und Afrika sind 90 % der Fälle „tuberkuloid", in Asien nur 50 %. Man schätzt, daß 90 % der Menschen über eine natürliche Immunität verfügen. Die Übertragung von M. leprae ist bis heute nicht sicher geklärt, wahrscheinlich aber erfolgt sie über Aerosoltröpfchen, die durch Niesen Infizierter freigesetzt werden, wie auch über kontaminierte Erde.

Mikrobiologie. Hierzu s. unter „Mikrobiologie" zu Beginn von 98.19.

Pathogenese. Mycobacterium leprae wird zwar von Makrophagen Erkrankter phagozytiert, kann aber nicht abgetötet werden und vermehrt sich intrazellulär. Man findet einen

Mangel an M.-leprae-responsiven T-Zellvorläufern und eine Vermehrung von T-Supressorzellen.

Klinische Symptome und Verlauf. Nach einer Inkubationszeit von 5–7 Jahren findet man bei der tuberkuloiden Lepra – gute Immunitätslage – einige gut demarkierte, hypopigmentierte und empfindungsfreie Hautareale mit zentraler Abheilung und Ausbreitungstendenz an den Rändern. Bei der lepromatösen Lepra – geringe zelluläre Immunität, histologisch Nachweis vieler säurefester Stäbchen – werden Papeln, Knötchen und Infiltrate an Händen, Füßen und im Gesicht in symmetrischer Verteilung beobachtet. Beim Grenz- oder Mischtyp der Lepra gibt es beide Läsionsformen nebeneinander. Im Frühstadium findet man lediglich hypopigmentierte Bezirke. Wiederholte und von Patienten nicht bemerkte, weil schmerzlose Traumen, Ulzerationen und Frakturen führen zu Deformitäten. Nervenabszesse, akute Orchitis, tibiale Periostitis, Amyloidose, Erythema nodosum, Konjunktivitis, Keratitis und Iridozyklitis sind weitere typische Komplikationen.

Diagnose und Differentialdiagnose. Der Erfahrene wird klinisch kaum Schwierigkeiten haben – Ärzte in Nichtendemiegebieten sollten differentialdignostisch u.a. Sarkoidose, Leishmaniose, Lupus vulgaris, Lymphom, Syphilis und Granuloma anulare beachten. Bei typischen klinischen Symptomen ist eine Hautbiopsie vom Rand einer Läsion zum Erregernachweis indiziert. Lepromin ist für die – allerdings wenig sensitive – Intradermaltestung von der WHO zu beziehen.

Therapie. Dapson (1 mg /kg KG/Tag; Erwachsene 100 mg) wird nach Ausschluß eines Glukose-6-phosphat-Dehydrogenasemangels zur Vermeidung von Resistenzen kombiniert mit Rifampicin (10 mg/kg KG/Tag; Erwachsene 600 mg/Tag) für 6 Monate gegeben. Bei lepromatöser Lepra oder Mischform wird zusätzlich Clofazimin (1 mg/kg KG/Tag; Erwachsene 50 mg/Tag) für wenigstens 2 Jahre appliziert, bis die Hautbiopsie negativ ausfällt. Kortikosteroide und ggf. Thalidomid sind bei Erythema nodosum indiziert.

Prophylaxe. Desinfektion von Nasensekreten und Händewaschen nach Kontakt mit Erkrankten sind empfohlene Maßnahmen. Haushaltskontaktpersonen Erkrankter sollten initial und dann jährlich über wenigstens 5 Jahre hinweg auf das Vorliegen von Krankheitszeichen hin untersucht werden. Kontaktpersonen von Patienten mit Mischform oder lepromatöser Lepra sowie Kontaktpersonen im Alter bis 25 Jahre sollten prophylaktisch für 3 Jahre Dapson (Dosis wie zur Therapie) erhalten.

Prognose. Bei der lepromatösen Form nehmen unter Therapie die Hautinfiltrate innerhalb von Monaten ab, sie verschwinden innerhalb von Jahren. Auch die neurologische Symptomatik bessert sich oft. Bei mehr als 90 % der Patienten ist die Hautbiopsie nach 6 Jahren negativ. Tuberkuloide Läsionen können abnehmen und sogar verschwinden, Hyp- und Anästhesie bleiben oft bestehen.

Literatur

Ridley DS, Jopli WH (1966) Classification of leprosy according to immunity. A five group system. Int J Lepr Other Mycobact Dis 34: 255–273

98.20 Diphtherie

U. Heininger

Definition, Ätiologie und Häufigkeit. Die Diphtherie ist eine lebensbedrohliche Infektionskrankheit, hervorgerufen durch das grampositive Stäbchenbakterium *Corynebacterium diphtheriae.* Die Komplikationen der Krankheit beruhen auf der durch Bakteriophagen induzierten Toxinbildung. Die Diphtherie forderte noch in den 40er Jahren dieses Jahrhunderts in Deutschland jährlich Tausende von Todesopfern, vorwiegend unter Kindern. Dank der aktiven Schutzimpfung mit Diphtherietoxoid werden heute jährlich weniger als 10 Krankheitsfälle in Deutschland erfaßt; es handelt sich dabei um Personen mit unzureichendem Impfschutz.

Pathogenese, klinische Symptome und Verlauf. Der Erreger wird durch Tröpfcheninfektion von Mensch zu Mensch übertragen. Auch symptomfreie Träger können Ansteckungsquelle sein. Nach einer Inkubationszeit von 2–6 Tagen beginnt die Krankheit mit einer Pharyngitis, leichtem Temperaturanstieg und geringem Krankheitsgefühl. Nach 1–2 Tagen zeigen sich weißliche Exsudate auf den Tonsillen, die sich bald auf den gesamten Rachen einschließlich Gaumen und Uvula ausbreiten. Dabei besteht ein süßlicher Mundgeruch. Gleichzeitig schwellen die Halslymphknoten schmerzhaft an, was gelegentlich große Ausmaße annimmt („Cäsarenhals“). Der Patient zeigt ein ausgeprägtes Krankheitsgefühl. Die fibrinösen Beläge („Pseudomembranen“) haften fest auf ihrem Untergrund und führen bei Ablösungsversuchen, z.B. mit Wattestäbchen, zu Kapillarblutungen. Dies ist ein wichtiges Unterscheidungsmerkmal zu anderen exsudativen Infektionskrankheiten des Oropharynx wie Streptokokkenpharyngitis oder infektiöse Mononukleose, bei denen keine Blutung auftritt. Bilden sich Exsudate im Larynx (Kehlkopfdiphtherie), so geht dies mit einem charakteristischen, bellenden Husten (Krupp) einher und kann insbesondere bei Kleinkindern durch Verlegung der Stimmritze zum Erstickungstod führen. Seltene Manifestationen betreffen die Nase, die Konjunktiven, das Genitale und die Haut, z.B. nach Wundinfektion bei Verbrennung. Patienten mit nichtrespiratorischer Diphtherie können Ansteckungsquelle für respiratorische Krankheitsformen bei Kontaktpersonen sein und umgekehrt.

Systemische Manifestationen entstehen durch das von den Bakterien produzierte und freigesetzte Diphtherietoxin, oft erst in der 4. bis 6. Krankheitswoche. Sie betreffen das zentrale Nervensystem in Form von Gaumensegelparese bzw. Augenmuskellähmungen, ferner treten periphere Neuritiden einschließlich Lähmung der Atemmuskulatur auf. Eine gefürchtete kardiale Komplikation ist die oft tödliche Myokarditis. Die Krankheit hinterläßt keine bleibende Immunität.

Diagnose. Der Erregernachweis durch Abstrichentnahme aus Rachen oder Nasopharynx sichert die Diagnose. Dazu sollten mit dem Tupfer die festhaftenden Beläge entfernt und der Abstrich aus dem Randgebiet entnommen werden. Dem Labor ist der Diphtherieverdacht unbedingt mitzuteilen, da die Anzucht auf Spezialnährböden erfolgen muß. Beim Nachweis von Korynebakterien wird anschließend die Toxinbildung überprüft. Im Blut finden sich unspezifische Entzündungszeichen.

Therapie, Prophylaxe und Prognose. Die Therapie bei Verdacht auf Diphtherie muß sofort begonnen werden, ohne das Ergebnis der mikrobiologischen Untersuchung abzuwarten. Wichtigste Maßnahme ist die Gabe von Diphtherieantitoxin nach vorausgegangenem Ausschluß einer Sensibilisierung. Letzteres erfolgt durch Intrakutantestung oder Eintropfen in den Bindehautsack von 0,1 ml einer 1:10-Verdünnung des Antitoxins. Kommt es binnen 15 min zu Rötung und Quaddelbildung bzw. juckendem, gerötetem oder tränendem Auge, so liegt eine Sensibilisierung vor und das Antitoxin darf nur bei vitaler Indikation appliziert werden. Die therapeutische Dosis beträgt in Abhängigkeit von der Schwere der Krankheit 250–2000 IE/kgKG i.m. oder i.v. Diphtherieantitoxin ist in Notfalldepots erhältlich (Adressen und Telefonnummern s. „Rote Liste"). Ferner ist die Gabe von Penicillin (p.o. oder i.v.) in einer Dosierung von 100 000 IE/kg KG/Tag über 14 Tage indiziert. Alternativ kann Erythromycin (50 mg/kg KG/Tag) verwendet werden. Antibiotika können zwar nicht – wie das Antitoxin – bereits gebildetes Toxin neutralisieren, aber durch rasche Elimination der Bakterien die weitere Produktion unterbinden. Patienten mit Verdacht auf oder nachgewiesener Diphtherie sind bis zum Nachweis von 3 negativen Abstrichen streng zu isolieren. Jede Kontaktperson eines Diphtheriekranken sollte eine orale Penicillinbehandlung (alternativ: Erythromycin) über 7 Tage erhalten. Darüber hinaus erhalten enge Kontaktpersonen, die nicht über einen kompletten und aktuellen Impfschutz verfügen, prophylaktisch Antitoxin (Kinder 250 IE/kg KG, bis zu 3000 IE). Bei frühzeitiger Behandlung mit Antitoxin ist die Prognose gut (Letalität < 10 %).

Verdacht, Erkrankung und Tod durch Diphtherie sind namentlich meldepflichtig (§ 6 Infektionsschutzgesetzt).

98.21 Pertussis und Parapertussis

U. Heininger

Definition, Ätiologie und Häufigkeit. Der Keuchhusten ist eine akute Infektion der Atemwege. Bei typischer Ausprägung bestehen stakkatoartige Hustenanfälle, die durch physische oder emotionale Triggerfaktoren ausgelöst werden können und häufig mit Hervorwürgen von zähem Schleim bzw. Erbrechen einhergehen. Erreger ist das gramnegative Bakterium *Bordetella pertussis*. Etwa 5 % der Krankheiten werden durch das eng verwandte *B. parapertussis* hervorgerufen. Die Krankheit tritt weltweit endemisch auf, zusätzlich werden epidemische Häufungen etwa alle 4 Jahre beobachtet. Beide Geschlechter sind gleichermaßen betroffen, jahreszeitliche Schwankungen sind zufällig.

In unzureichend geimpften Populationen erfolgt eine frühe und rasche, aber unvollständige Durchseuchung mit dem Erkrankungsgipfel im Kleinkindesalter. Die jährliche Erkrankungswahrscheinlichkeit für ungeimpfte Kinder beträgt etwa 5 %. Auch bei Schulkindern, Jugendlichen und Erwachsenen werden Primärerkrankungen mit typischer Symptomatik sowie spätere Reinfektionen mit fehlender oder uncharakteristischer Symptomatik beobachtet. Asymptomatisch Infizierte oder untypisch Erkrankte sind wichtige Glieder in der Infektionskette. Chronische Bakterienausscheider sind dagegen nicht bekannt.

Pathogenese. Bordetella pertussis und B. parapertussis werden durch Tröpfcheninfektion von Mensch zu Mensch übertragen. Sie adhärieren zunächst an zilientragendes Nasopharynx- und Bronchialepithel. Die Adhärenz wird im wesentlichen durch Bestandteile der Bakterienzellmembran (filamentöses Hämagglutinin, Pertaktin und Fimbrien) vermittelt. Weitere Virulenzfaktoren sind Toxine, wie z.B. Adenylatzyklase/Hämolysin und das Trachealzytotoxin. Bordetella pertussis, nicht aber B. parapertussis, produziert ferner das Pertussistoxin, welches im Blutbild eine lymphozytäre Leukozytose hervorruft. Eine Destruktion der Tracheal- und Bronchialschleimhaut, vermutlich toxinbedingt, wird für die Hustensymptomatik verantwortlich gemacht, die auch nach Elimination der Erreger oft noch wochenlang anhält. Die seltene zerebrale Beteiligung (Pertussisenzephalopathie) ist wahrscheinlich hypoxiebedingt und äußert sich in Krampfanfällen, Paresen und Bewußtseinsstörungen. Ungeklärt ist die Pathogenese der im jungen Säuglingsalter typischen Apnoen.

Klinische Symptome und Verlauf. Die typische Krankheit durchläuft nach einer Inkubationszeit von 7–28 Tagen, bei antibiotischer Prophylaxe auch bis zu 40 Tagen, unabhängig vom Erreger 3 Stadien (Tabelle 98.11). B.-pertussis-Infektionen sind im Vergleich zu B.-parapertussis-Infektionen typischer ausgeprägt und von längerer Dauer. Eine Gegenüberstellung der Symptome im kontrollierten Vergleich der beiden Erreger zeigt Tabelle 98.12. Während bei B.-pertussis-Infektionen 91 % der Patienten die typischen Hustenanfälle aufwiesen, wurden diese nur bei 79 % der an B. parapertussis Erkrankten beobachtet; 62 % aller Pertussis-Infektionen im Gegensatz zu nur 35 % der Parapertussis-Infektionen dauerten länger als 4 Wochen. Fieber war in beiden Gruppen ein seltenes Symptom.

Die Komplikationsrate in den ersten 6 Lebensmonaten beträgt etwa 25 % (Apnoen, Pneumonien), danach noch 5 %. Die Letalität der Säuglingspertussis liegt bei 1 %.

Tabelle 98.11. Klinische Stadien der typischen Pertussis-Infektion

	Dauer [Wochen]	Symptome
Inkubation	1–6	Keine
Stadium catarrhale	1–2	Rhinitis, unspezifischer Husten
Stadium convulsivum	1–8	Anfallartiger Husten, gefolgt von Hervorwürgen zähen Schleims und/oder Erbrechen; abschließend inspiratorisches Juchzen und ggf. Reprise; bei jungen Säuglingen Bradykardien/Apnoen
Stadium decrementi	≥1	Nachlassende Symptomatik; oft über längere Zeit ticartig auftretende Hustenanfälle

Tabelle 98.12. Charakteristika und Symptomatik von 84 kulturell gesicherten Bordetella-parapertussis-Infektionen im Vergleich zu 168 Bordetella-pertussis-Infektionen („matched controls"). (Mod. nach Heininger 1995)

Merkmal	Vorkommen [%]	
	B.-parapertussis-Infektion	B.-pertussis-Infektion
Anfallartiger Husten	79	91
Anschließendes Erbrechen	32	47
Inspiratorisches Juchzen	62	80
Dauer des Hustens		
≤2 Wochen	18	9
>4 Wochen	35	62
Leukozyten ≥15000/μl	3	25
Körpertemperatur ≥38°C	6	7

Diagnose und Differentialdiagnose. Die klinische Diagnose allein ist unzuverlässig, da selbst die typischen Symptome nicht pathognomonisch für Bordetella-Infektionen sind. Der Nachweis einer Blutlymphozytose ist bei entsprechender Symptomatik zwar verdächtig auf das Vorliegen einer B.-pertussis- (und weniger einer B.-parapertussis-)Infektion, er ist aber keineswegs obligat vorhanden. Der Erregernachweis gelingt durch Abstrichentnahme (Kalziumalginat- oder Dacrontupfer) aus dem Nasopharynx und anschließende Anzucht auf Spezialmedium (z.B. Regan-Lowe). Die Differenzierung verdächtiger Kolonien erfolgt durch spezifische agglutinierende oder fluoreszierende Antikörper. Entscheidend ist die frühzeitige Abstrichentnahme, möglichst in den ersten beiden Krankheitswochen (Sensitivität ca. 80%). Einige Labors bieten den Nachweis durch Polymerasekettenreaktion (PCR) an, die insbesondere bei antibiotisch vorbehandelten und pertussisgeimpften Patienten vorteilhaft ist, da hier das Kulturergebnis häufig falsch-negativ ist. Nicht standardisiert ist die serologische Diagnose der Pertussis. Zur Verfügung stehen verschiedene ELISA-Verfahren, Komplementbindungsreaktion und Mikroagglutinationstest. Die Diagnosesicherung erfordert einen signifikanten Titeranstieg oder -abfall aus 2 Serumproben (Früh- und Spätphase der Krankheit). Problematisch bei der Bewertung sind die Kreuzreaktionen von Antikörpern gegen B. pertussis und B. parapertussis.

Andere Infektionserreger (Adenoviren, Mycoplasma pneumoniae, Chlamydia pneumoniae u.a.), aber auch Fremdkörperaspirationen können pertussiformen Husten verursachen und müssen differentialdiagnostisch abgegrenzt werden.

Therapie, Prophylaxe und Prognose. Die antibiotische Behandlung verhütet bei rechtzeitiger Gabe (im Stadium catarrhale oder im frühen Stadium convulsivum) schwere Krankheitsverläufe und schützt durch rasche Erregerelimination die Umgebung des Kranken. Sie erfolgt durch Erythromycin p.o. über mindestens 7, besser 14 Tage. Die Dosierung beträgt 50 mg/kgKG/Tag (Erythromycinsuccinat) bzw. 40 mg/kgKG/Tag (-estolat). Darüber hinaus sind symptomatische Maßnahmen wie Vermeiden von physischer und psychischer Belastung und häufige, portionierte Nahrungszufuhr in Abhängigkeit von der Ausprägung der Krankheit notwendig. Bei Säuglingen ist wegen der hohen Rate der z.T. lebensbedrohlichen Komplikationen eine stationäre Überwachung anzuraten.

Die Gabe von Erythromycin über 14 Tage kann auch bei Kontaktpersonen den Ausbruch der Krankheit verhüten oder zumindestens die Symptomatik abschwächen und ist deshalb empfehlenswert. Die sicherste prophylaktische Maßnahme stellt die aktive Schutzimpfung ab dem Alter von 2 Monaten dar. Spezifische Immunglobuline stehen nicht zur Verfügung.

Abgesehen von komplizierten Verläufen im Säuglingsalter ist die Prognose der Pertussis gut. In Deutschland besteht keine Meldepflicht für Pertussis.

Literatur

Heininger U (1995) Gemeinsamkeiten und Differenzen von Pertussis und Parapertussis. Pädiatr Prax 48: 437–445

Heininger U, Klich K, Stehr K, Cherry JD (1997) Clinical findings in Bordetella pertussis infections: results of a prospective multicenter surveillance study. Pediatrics 100:www.pediatrics.org/cgi/content/full/100/6/e1o

Heininger U (2001) Recent progress in clinical and basic pertussis research. Eur J Pediatr 160: 203–213

Mortimer EA (1990) Pertussis and its prevention: a family affair. J Infect Dis 161: 473–479

Schmitt H-J (1996) Acellular pertussis vaccines: the final countdown. Eur J Pediatr 155: 74–76

98.22 Botulismus

K.-M. Keller

Definition. Der Botulismus ist ein schweres, lebensbedrohliches Krankheitsbild infolge von Intoxikation mit dem stärksten derzeit bekannten biologischen Gift, dem Exotoxin von *Clostridium botulinum*. Dieser ist ein grampositiver, sporenbildender, obligater Anaerobier. Man unterscheidet den klassischen Nahrungsmittelbotulismus nach Ingestion von in Nahrungsmitteln präformiertem Botulinustoxin (botulus, lat. Wurst) vom seltenen Säuglings- und Wundbotulismus (erdverschmutzte Wunden, i.v.-Drogenmißbrauch). Bei letzterem werden die Toxine in vivo gebildet.

Epidemiologie. Der Botulismus kann überall und in jeder Altersgruppe auftreten, da die hitzeresistenten Sporen ubiquitär im Erdboden und in Gewässern vorkommen. Kontaminierte und ungenügend erhitzte Konserven und Rauchwaren sind die typischen Intoxikationsquellen. Die meisten Fälle von Säuglingsbotulismus nach Ingestion von Sporen aus kontaminierter Erde, Staub oder Honig werden aus den südlichen USA berichtet, vereinzelt kommen sie auch bei uns vor.

Ätiopathogenese. Die Botulinustoxine A, B und E – sehr selten auch F – blockieren nach enteraler oder parenteraler Aufnahme und hämatogenem/lymphogenem Transport die Freisetzung von Acetylcholin aus den cholinergen Synapsen. Daraus resultiert ein genereller Acetylcholinmangel. Verdauungsenzyme wie Trypsin verstärken die Toxizität noch.

Klinische Symptome und Verlauf. Nach einer Latenz von 12–36 h (selten Tage) nach Ingestion entstehen Übelkeit, Erbrechen, Obstipation, paralytischer Ileus ohne Fieber und charakteristische neurologische Symptome bei intaktem Sensorium: Mydriasis, Seh- und Sprachstörungen, Hirnnervenlähmungen, Muskelschwäche, absteigende Paralyse und zunehmende Atemlähmung.

Diagnose. Toxinnachweis in Nahrungsresten, Erbrochenem, Magensaft, Stuhl und Serum. Dazu ist ein Tierversuch erforderlich. Negative Befunde schließen Botulismus nicht aus.

Differentialdiagnose. Abzugrenzen sind Guillain-Barré-Syndrom, Myasthenie, Porphyrie, Poliomyelitis, multiple Sklerose, myatrophe Lateralsklerose und Enzephalitis.

Therapie. Erforderlich sind intensivmedizinische Maßnahmen, Detoxikation (Prokinetika, Cholinergika, Einläufe, Aktivkohle) und Antitoxininfusion nach intrakutaner Vortestung. Antibiotika sind kontraindiziert.

Prophylaxe. Vorbeugende Maßnahmen sind: striktes Einhalten der vorgeschriebenen Temperaturen und Einwirkungszeiten in Industrie und Haushalt, Verwerfen verdächtiger Nahrungsmittel (ausgebeulte, „bombierte" Konserven) – ohne Verköstigung! – oder Erhitzung auf 100 °C für 10 min, kein Bienenhonig in der Säuglingsernährung, Hände-/Stuhldesinfektion sowie adäquate chirurgische Wundversorgung.

Es besteht Meldepflicht bei Verdacht, Erkrankung und Tod.

Prognose. Bei rechtzeitiger Einleitung der Intensivtherapie ist die Prognose gut, u.U. ist aber eine monatelange Rehabilitation erforderlich.

Literatur

Schreiner MS, Field E, Ruddy R (1991) Infant botulism: a review of 12 years' experience at the Children's Hospital of Philadelphia. Pediatrics 87: 159–165

98.23 Tularämie

H.-J. Schmitt

Definition. Die Tularämie ist eine durch *Francisella tularensis* hervorgerufene akute Infektionskrankheit, die je nach Virulenz des Erregers und Eintrittspforte klinisch als vorwiegend lokal ulzerierende Krankheit, regionale Lymphadenopathie, Krankheit eines Organs, Sepsis mit typhoidem Verlauf oder als Mischform imponiert.

Epidemiologie. Erregerreservoir sind verschiedene Tierarten wie Hasen und andere Nager, von denen F. tularensis durch direkten Kontakt, über blutsaugende Arthropoden oder Insekten, über Aerosole und selten wohl auch über unbelebte Materialien wie Wasser und Schlamm auf den Menschen übertragen wird. Derzeit wird in Deutschland durchschnittlich von einem Fall pro Jahr berichtet.

Mikrobiologie und Pathogenese. Francisella tularensis ist ein fakultativ intrazelluläres, kokkoides, bipolar anfärbbares gramnegatives Stäbchen mit komplexen Wachstumsanforderungen. Die Kapsel scheint einen der wichtigsten Virulenzfaktoren darzustellen. Nach lokaler Infektion und Vermehrung an der Infektionsstelle in der Haut beobachtet man eine Papel, die nach 2–4 Tagen ulzeriert. Der Erreger gelangt in die regionalen Lymphknoten und breitet sich dann lymphohämatogen aus. In infizierten Organen sieht man histologisch Granulome, die gelegentlich auch verkäsen können. Während der 2. bis 3. Krankheitswoche werden spezifische IgM- und IgG-Antikörper gebildet, die über Jahrzehnte hinweg persistieren können. Für die Heilung wird eine spezifische T-Zellaktivierung benötigt.

Klinische Symptome und Verlauf. Typisch ist nach einer Inkubationbszeit von 3–5 Tagen ein plötzlicher Krankheitsbeginn mit hohem Fieber und schwerem Krankheitsgefühl, gefolgt von lokalen Symptomen. Je nach Eintrittspforte, Virulenz des Erregers und Grundkrankheit des Wirtes gibt es auch leichte Verläufe. Überlappungen zwischen den unten beschriebenen Formen kommen vor.

Bei der häufigen *ulzeroglandulären* Tularämie beobachtet man an der Eintrittspforte der Haut eine Papel, die ulzeriert und mit Vergrößerung der regionalen Lymphknoten einhergeht. Bei der rein *glandulären* Form fehlt eine Hautläsion. Die *typhoide* Form wird v.a. bei Patienten mit einer Grundkrankheit beobachtet, verläuft fulminant und kann rasch zum Tode führen. Fieber, Schüttelfrost, Kopfschmerzen, Muskelschmerzen, Halsschmerzen, Anorexie, Übelkeit, Erbrechen, Diarrhöe, Hepatosplenomegalie, Meningismus, Verwirrtheit, roseoliformes Exanthem und Subileus sind mögliche Symptome und Befunde. Eine eitrige oder ulzerierende Konjunktivitis mit regionaler Lymphadenopathie ist Zeichen einer *okuloglandulären* Tularämie. Die *oropharyngeale* Tularämie ist meist auf den Genuß kontaminierter Speisen zurückzuführen, die *pulmonale* Form auf die Inhalation des Erregers, z.B. im mikrobiologischen Labor.

Die Krankheit hinterläßt eine lebenslange Immunität. Die Letalität ohne antibiotische Therapie beträgt 6 %, mit Therapie 0 %. Relapse kommen bei inadäquater Behandlung vor.

Diagnose und Differentialdiagnose. Die Diagnose sollte bei plötzlichem Krankheitsbeginn mit hohem Fieber differentialdiagnostisch bedacht werden, Hautbefunde sind dann wegweisend. Der Erreger kann aus lokalen Läsionen, Lymphknotenaspirat, Sputum oder Blutkultur angezüchtet werden. Serologisch ist nur ein signifikanter Titeranstieg beweisend (ELISA). Kreuzreaktionen mit Brucellen, Proteus 0X19 und Yersinien müssen im Labor beachtet werden. PCR und Agglutinationsassays stehen in Speziallaboratorien zur Verfügung.

Zur Differentialdiagnose der glandulären Form gehören pyogene Infektionen, Katzenkratzkrankheit, Syphilis, Chancroid, Lymphogranuloma venereum, Toxoplasmose, Mykobakteriosen, Sporotrichose, Rattenbißfieber, Anthrax, Pest und Herpes-simplex-Infektionen. Bei Augenbeteiligung ist auch an eine Adenovirus-Infektion zu denken, bei pharyngealer Form außerdem an eine Streptococcus-pyogenes-

Infektion, an infektiöse Mononukleose und Diphtherie. Zur Differentialdiagnose des typhösen Verlaufs zählen Salmonellose, Brucellose, Legionellose, Q-Fieber, disseminierte Mykobakteriosen, Pilzinfektionen, Rickettsiosen, Malaria und Endokarditis. Bei pulmonaler Verlaufsform ist an Legionella, Chlamydia pneumoniae und Chlamydia psittaci, Mycoplasma pneumoniae, Tuberkulose, tiefe Mykosen und Q-Fieber zu denken.

Therapie. Die meiste Erfahrung hat man mit Streptomycin (20–30 mg/kg KG in 2 ED, Maximaldosis 2 g/Tag), alternativ mit Gentamicin (3–5 mg/kg KG in 2–3 ED). Bei meningealer Form ist zusätzlich Chloramphenicol (100 mg/kg KG/Tag in 2 ED) indiziert. Große Abszesse sollten drainiert werden.

Prophylaxe. Zur Vermeidung einer Exposition ist in Endemiegebieten eine Prophylaxe gegen Zecken sinnvoll. Berufliche Exposition läßt sich ggf. durch Tragen von Handschuhen vermeiden.

Prognose. Die Letalität lag in der Vor-Antibiotika-Ära bei 30 %, heute beträgt sie rund < 4 %.

Literatur

Jacobs RF, Narain JP (1983) Tularemia in children. Pediatr Infect Dis J 2: 487–491

98.24 Brucellose

H.-J. Schmitt

Definition. Die Brucellose ist eine Anthropozoonose mit zunächst lokaler Erregervermehrung im lymphatischen Gewebe des Darms, gefolgt von hämatogener Dissemination vorwiegend in Organe des RES. Allerdings kann jedes Organ infiziert werden, auch subklinische Verläufe kommen vor.

Epidemiologie. *Brucella melitensis* kommt weltweit vor, mit endemischen Herden v.a. im Mittelmeerraum, im mittleren Osten, Ostafrika, Asien, Mittel- und Südamerika. Brucellen verursachen eine lebenslange, chronische Infektion bei Haus- und Wildtieren, wobei letztere für Infektionen des Menschen wie auch für die Infektion von Haustieren eine untergeordnete Rolle spielen. Die Übertragung auf den Menschen geschieht meist durch Ingestion von nichtpasteurisierter Milch oder von Milchprodukten. Oft berufsbedingt sind Brucella-Infektionen nach direktem Kontakt mit Tierkadavern, tierischem Blut, Urin oder erregerhaltigen Aerosolen. In Deutschland werden jährlich bis zu 30 Fälle gemeldet, die meisten sind wahrscheinlich Folge einer Einschleppung aus dem Mittelmeerraum oder Südamerika.

Mikrobiologie. Brucellen sind gramnegative, sporenlose, unbewegliche kokkoide Bakterien. Medizinisch wichtig sind *B. abortus* (7 Biotypen; Rind, Kamel: Morbus Bang), *B. melitensis* (3 Biotypen; Ziegen, Schafe; Maltafieber, Mittelmeerfieber), *B. suis* (5 Biotypen; Schweine, Rentiere; Infektionen bei Metzgern) und *B. canis* (1 Biotyp; Hunde; selten beim Menschen).

Pathogenese. Nach Infektion über den Gastrointestinaltrakt, kleine Hautabrasionen, den Respirationstrakt oder über die Konjunktiven vermehren sich Brucellen zunächst lokal in den regionalen Lymphknoten. Es folgt dann eine hämatogene Dissemination v.a. in Organe des RES. Die Erreger werden von Granulozyten und Makrophagen phagozytiert, können aber intrazellulär überleben und sich dort sogar vermehren. Die zelluläre Immunität ist der wichtigste Faktor für die Überwindung der Infektion.

Klinische Symptome und Verlauf. Nach einer Inkubationszeit von 2–8 Wochen treten akut (in 50 % der Fälle) oder schleichend Fieber, Krankheitsgefühl, Appetitlosigkeit, Rückenschmerzen, Schweißausbrüche, Athralgien und Gewichtsverlust auf. Fieber kann als septische Kontinua, intermittierend oder remittierend auftreten. Im Labor finden sich nur unspezifische Zeichen wie Anämie, Leukopenie, Thrombopenie, Panzytopenie, geringgradige BSG-Erhöhung. Bis zu 1/3 aller Patienten weist eine generalisierte Lymphadenopathie und Hepatosplenomegalie auf. Eine Organbeteiligung findet sich mit wechselnder Häufigkeit und kann einzige Manifestation der Brucellose sein: Osteomyelitis, Arthritis mit Spondylitis und paraspinalem Abszeß (20–60 %); Bronchitis, Pneumonie, Lungenabszeß (< 25 %); Meningitis, Enzephalitis, periphere Neuropathie, Psychose, intrazerebraler/epiduraler Abszeß (< 5 %); Endokarditis (< 2 %); verschiedene Exantheme (5 %); Epididymitis, Orchitis, Glomerulonephritis.

Diagnose und Differentialdiagnose. Lediglich der kulturelle Nachweis von B. melitensis (Dauer: bis zu 30 Tage) aus Blut, Knochenmark oder Biopsaten beweist die Infektion. Da dieser in der Mehrzahl der Fälle nicht gelingt und da serologische Befunde falsch-positiv oder falsch-negativ sein können, muß die Diagnose in „Kultur-negativen" Fällen aus einer Kombination von Anamnese, Exposition und serologischen Daten gestellt werden.

Der serologische Standardtest ist die Agglutinationsreaktion nach Gruber-Widal. Antikörper gegen B. canis werden nicht erfaßt. Falsch-positive Befunde sind durch Kreuzreaktionen zu anderen gramnegativen Stäbchen erklärbar. Neuerdings stehen auch ELISA-Verfahren zur Verfügung. Zunächst werden spezifische Antikörper der Klasse IgM gebildet, nach 1–2 Wochen auch solche der Klasse IgG. Mit der klinischen Heilung sinken die IgG-Antikörper über Monate hinweg stetig ab, während die IgM-Antikörper über viele Jahre hinweg persistieren können. Ein Anstieg oder gleichbleibende IgG-Titer signalisieren einen Relaps oder eine Persistenz.

Therapie. Zwar fehlen zuverlässige, kontrollierte Studien, aber 2 Aussagen sind anerkannt: (1) Eine Monotherapie führt häufig zum Relaps (bis zu 40 %), und (2) die Medikamente sollten über wenigstens 3 Wochen hinweg gegeben werden. Kinder erhalten ab dem 9. Lebensjahr Doxycyclin (4 mg/kg KG/Tag p.o. in 2 ED, maximal 2mal 100 mg) für 3 Wochen plus Gentamicin (5 mg/kg KG/Tag i.v. in 3 ED) für die ersten 5 Tage. Kinder bis 8 Jahre werden statt mit Doxycyclin mit Cotrimoxazol (8 mg/kg KG TMP-Anteil p.o. in 2 ED) behandelt. Für ältere Patienten gilt Doxycyclin

(2mal 100 mg/Tag p.o.) plus Rifampicin (600 mg/Tag p.o. in 1–2 ED) für 6 Wochen als Therapie der Wahl. Bei schwerem Krankheitsverlauf oder Komplikationen (Meningitis, Endokarditis) können Doxycyclin, Cotrimoxazol und Rifampicin kombiniert über 6–9 Monate hinweg gegeben werden.

Prophylaxe. Die wichtigste Maßnahme ist die Kontrolle der Infektion bei Haustieren. Es sollte ausschließlich pasteurisierte Milch zum Verzehr kommen. Beruflich Exponierte sollten sich durch Handschuhe und andere geeignete Maßnahmen schützen.

Prognose. Ohne antibiotische Therapie liegt die Letalität bei rund 2 %.

Literatur

Lubani MM, Dudkin KI, Sharda DC et al. (1989) A multicenter therapeutic study of 1100 children with brucellosis. Pediatr Inf Dis J 8: 75–78

98.25 Listeriose

H.-J. Schmitt

Definition. *Listeria monocytogenes* ist der Erreger der menschlichen Listeriose, die sich in Form einer systemischen Infektion oder aber als fokale Infektion manifestieren kann.

Epidemiologie. Listeria monocytogenes ist ubiquitär in der Umwelt (Erde, Staub, Wasser) und in praktisch allen bisher daraufhin untersuchten Lebewesen nachzuweisen. Rund 1 % aller gesunden Menschen scheiden den Erreger mit dem Stuhl aus. Die Inzidenz der Listeriose wird auf 0,2/100 000 Einwohner pro Jahr geschätzt. Es erkranken fast ausschließlich Personen mit einem T-Zelldefekt: Von insgesamt 722 Fällen in einer englischen Studie waren 34 % Schwangere, 50 % nichtschwangere Erwachsene mit schwerer Grundkrankheit und nur 14 % sonst gesunde Menschen. Cluster bei Hospitalisierten sind beschrieben. Kontaminierte Nahrungsmittel werden für rund 1/5 aller Fälle verantwortlich gemacht.

Mikrobiologie. Listerien sind grampositive, bei Raumtemperatur bewegliche, nichtsporenbildende, Katalase-positive kleine Stäbchenbakterien. Sie können im Gram-Präparat gelegentlich mit Korynebakterien, Haemophilus influenzae oder Streptokokken verwechselt werden. Von den wenigstens 11 Serotypen verursachen 3 (Ia, Ib, IVb) 90 % aller Infektionen des Menschen. Die Anzüchtung im Kühlschrank („Kälteanreicherung") dient epidemiologischen Fragestellungen, insbesondere wenn das Untersuchungsmaterial mit anderen Bakterien kontaminiert ist.

Pathogenese. Listeria monocytogenes kann über das Auge, die Schleimhäute, den Gastrointestinaltrakt, aber auch über die Haut in den Menschen eindringen und auch die Plazentaschranke überwinden. Ein Hämolyse und Zytolyse auslösendes Toxin („Listeriolysin O") ist ein wichtiger Pathogenitätsfaktor. Nach Bindung an das Cholesterin der Zellmembran führt der Erreger zur Zerstörung ihrer Integrität. Er kann intrazellulär überleben, die Immunität gegen ihn ist im wesentlichen T-Zell-vermittelt.

Klinische Symptome und Verlauf. Es erkranken überwiegend Patienten mit einem T-Zelldefekt. Beschrieben sind eine grippeähnliche Krankheit, Bakteriämie/Sepsis, Meningitis/Enzephalitis und fokale Infektionen (Abszeß, Ophthalmitis, Lymphadenitis, Peritonitis, Hepatitis, Cholezystitis, Endokarditis, Osteomyelitis, Gastroenteritis).

Diagnose und Differentialdiagnose. Hier sind alle Erreger anzuführen, die die o.a. Krankheiten verursachen können, v.a. obligat intrazelluläre Mikroorganismen. Wichtige Differentialdiagnosen sind Hirnabszeß, Tumoren, Hirninfarkt und psychiatrische Krankheiten. Der Erregernachweis aus einem normalerweise sterilen Körpergewebe ist beweisend.

Therapie. Ampicillin gilt als Mittel der Wahl, viele Autoren empfehlen die Kombination mit Gentamicin. Die minimale Behandlungsdauer beträgt 2 Wochen. Bei schwerem T-Zelldefekt sollte wegen der Gefahr eines Relapses für 3–6 Wochen behandelt werden, ggf. auch bis die Immunkompetenz wieder hergestellt ist.

Prophylaxe. Es sind keine prophylaktischen Maßnahmen bekannt.

Prognose. Die Prognose hängt ab vom Schweregrad und der Reversibilität der Grundkrankheit.

Literatur

McLauchlin J (1990) Human listeriosis in Britain 1967–85, a summary of 722 cases. Epidemiol Infect 104: 181–201

98.26 Tetanus

H.-J. Schmitt

Definition. Tetanus ist charakterisiert durch intermittierende tonische Spasmen der Skelettmuskulatur, hervorgerufen durch ein Proteintoxin, das nach Infektion einer Wunde von *Clostridium tetani* produziert wird.

Epidemiologie. Clostridium tetani kommt weltweit im Erdreich und in Tierexkrementen vor. Die Übertragung des Erregers erfolgt durch Kontamination von Wunden mit erregerhaltiger Erde oder mit Fäzes. In Deutschland werden jährlich 10–20 Fälle gemeldet, die Dunkelziffer ist unbekannt. Es erkranken neben Ungeimpften v.a. alte Menschen, die keine regelmäßigen Boosterdosen erhalten haben.

Mikrobiologie. Clostridium tetani ist ein grampositives, obligat anaerobes Stäbchen. Reife Bakterien verlieren ihre Flagellen und bilden eine terminale Spore, die extrem widerstandsfähig ist gegen viele verschiedene Umwelteinflüsse wie Alkohol, Phenol, Formalin, extreme Temperaturen und Austrocknung. Jod, Glutaraldehyd, H_2O_2 und Autoklavieren bei 121 °C für 15 min inaktivieren den Erreger. Das Toxin Tetanospasmin (=Tetanustoxin) ist auf einem allen toxigenen Stämmen eigenen Plasmid kodiert.

Pathogenese. Mehr als 70% aller Tetanusfälle sind Folge einer akuten Verletzung. Erregerhaltiges Material gelangt in die Wunde und produziert dort Tetanospasmin. Dieses wird von einer extrazelluären Protease in ein kleineres A- und ein größeres B-C-Fragment gespalten. Letzteres ist für die Bindung an Rezeptoren der Zelloberfläche verantwortlich, ersteres führt zu einer präsynaptischen Inhibition der Transmitterfreisetzung. Das Nervensystem wird über periphere Motoneurone erreicht, was zur Störung der lokalen neuromuskulären Übertragung führen kann. Durch Ausnutzung des retrograden axonalen Transports gelangt das Tetanospasmin zu Neuronen im Hirnstamm und im Rückenmark, wo es seine Hauptwirkung entfaltet: Aus der Hemmung der Transmitterfreisetzung inhibitorischer Zellen resultiert ein Muskelspasmus. Ist das autonome Nervensystem betroffen, kommt es durch fehlende Hemmung der Freisetzung von Katecholaminen aus der Nebenniere zur vermehrten Sympathikusaktivität.

Klinische Symptome und Verlauf. Je nach Eintrittspforte des Toxins und Eigenschaften des Wirtes kann es zum generalisierten, zum lokalen, zum Hirnnerven- oder zum Neugeborenen-Tetanus kommen.

Die am häufigsten diagnostizierte Form ist der *generalisierte* Tetanus. Er beginnt nach einer Inkubationszeit von 2–50 Tagen oft mit Trismus (Spasmus der Kiefermuskulatur) und Risus sardonicus (Spasmus der Gesichtsmuskulatur). Ein Spasmus der Abdominalmuskulatur kann hinzukommen. Ein generalisierter Muskelspasmus mit Flexion der Arme und Extension der Beine erinnert an die Körperhaltung bei Dekortikation, tritt bei Tetanus aber intermittierend auf. Die Spasmen können durch Obstruktion der Atemwege oder durch Beteiligung des Zwerchfells zur Ateminsuffizienz führen. Bereits die erste Episode kann tödlich verlaufen. Der Patient ist bei vollem Bewußtsein und erleidet größte Schmerzen. Einzelne Spasmusattacken sind durch externe Reize auslösbar. Häufig treten Frakturen, besonders der Wirbelkörper auf.

Durch die Verfügbarkeit von Beatmungsgeräten ist die Ateminsuffizienz nur noch in Entwicklungsländern eine relevante Todesursache. In Industriestaaten ist die Dysfunktion autonomer Regulationen die wichtigste Todesursache bei Tetanus geworden. Die Krankheit schreitet etwa 2 Wochen lang fort. Treten keine Komplikationen auf, kommt es dann innerhalb von etwa 4 Wochen zur vollständigen Heilung. Die Krankheit hinterläßt keine tragfähige Immunität, Rezidive kommen vor.

Beim *lokalen* Tetanus sind nur die Muskelgruppen im Gebiet um den Toxineintritt betroffen, oft ist dies aber nur der Vorbote für einen generalisierten Verlauf.

Man nahm früher an, daß der *Hirnnerventetanus* mit einer schlechten Prognose einhergeht. In neueren Arbeiten wurden aber auch leicht verlaufende Fälle dokumentiert.

Der *Neugeborenentetanus* folgt aus einer Infektion des Nabelstumpfes, wenn die Mutter nicht adäquat immunisiert war und das Neugeborene daher über keine passive Immunität verfügt. Erste Zeichen sind Trinkschwäche und generalisierte Schwäche, dann treten Spasmen hinzu.

Diagnose und Differentialdiagnose. Die Diagnose wird allein durch die klinische Beobachtung des Patienten gestellt. Ein Versuch der Erregeranzüchtung aus der Wunde ist unsinnig, weil einerseits die Kultur oft negativ bleibt und weil andererseits der Erreger auch bei Gesunden nachgewiesen werden kann. Dystone Reaktionen nach Neuroleptika gehen oft mit einer Seitwärtsbewegung des Kopfes einher, was beim Tetanus selten ist. Auch läßt sich die Neuroleptikanebenwirkung durch Anticholinergika rasch aufheben, was beim Tetanus nicht gelingt. Nach Zahninfektionen sollte man fahnden – diese können einen Trismus, nicht aber die weiteren Zeichen des Tetanus vortäuschen. Meningitis, Peritonitis, hypokalzämische Tetanie, Epilepsie, Dezerebration, Rauschgiftentzug oder Rabies sollten selten differentialdiagnostisch Schwierigkeiten bereiten. Die einzige Krankheit, die vom klinischen Bild her mit Tetanus verwechselt werden kann, ist eine Strychninvergiftung. Diese läßt sich durch eine Untersuchung von Urin und Serum ausschließen.

Therapie. Nach Diagnosesicherung eines generalisierten Tetanus steht die Aufrechterhaltung der Atmung im Vordergrund. Da bereits die erste Episode einer Atemwegsobstruktion letal sein kann, sollte der Patient frühzeitig nach Gabe eines Benzodiazepins und ggf. neuromuskulärer Blockade intubiert werden. Er erhält eine Magensonde. Zur weiteren Sedierung werden ebenfalls Benzodiazepine verwendet, weil sie GABA-Agonisten sind und als solche indirekt Tetanospasmin antagonisieren. Die Resorption von Medikamenten kann z.B. wegen gestörter Darmmotilität reduziert sein, weswegen eine intravenösen Therapie vorzuziehen ist. Reichen Diazepine zur Kontrolle der Spasmen nicht aus, so ist zusätzlich eine neuromuskuläre Blockade indiziert. Einmal täglich sollte ein Auslaßversuch unternommen werden, um den Zustand des Patienten und ggf. auch mögliche Komplikationen erkennen zu können.

Nach Sicherstellung der Atmung und Kontrolle der Muskelspasmen kann dann bei Bedarf die Wunde revidiert werden. Der Krankheitsverlauf läßt sich hierdurch aber nicht beeinflussen. Die passive Immunisierung mit Tetanusimmunglobulin verkürzt hingegen möglicherweise Krankheitsverlauf und -schwere (5000–10000 IE i.m., gefolgt von 3000 IE an den folgenden Tagen). Eine aktive Immunisierung sollte gleichzeitig begonnen werden. In einer Studie war Metronidazol i.v.-appliziertem Procain-Penicillin hinsichtlich Überlebensrate, Hospitalisierungsdauer und Krankheitsprogression überlegen. Eine autonome Dysregulation kann mit einer kombinierten α- und β-adrenergen Blockade unterbunden werden. Hypertension, (seltener) Hypotension und myokardiale Depression werden ebenfalls symptomatisch behandelt. Eine parenterale Ernährung ist angezeigt. Überlebende Patienten bedürfen einer psychotherapeutischen Behandlung.

Prophylaxe. Alle Formen des Tetanus lassen sich durch aktive und passive Immunisierung vermeiden (s. Kap. 10).

Prognose. Die Letalität leichter Fälle wird mit 6% angegeben, für schwere Fälle liegt sie bei 60%, beim Neugeborenentetanus sogar bei 90%. Überlebende Kinder zeigen oft eine Entwicklungsverzögerung.

Literatur

Ahmadsyah J, Salim A (1985) Treatment of tetanus: an open study to compare the efficacy of procaine penicillin and metronidazole. Br Med J 291: 648–650

Behring E, Kitasato S (1890) Über das Zustandekommen der Diphtherie-Immunität und der Tetanus-Immunität bei Tieren. Dtsch Med Wochenschr 16: 1113–1114

98.27 Aktinomykose

H.-J. Schmitt

Definition. Die Aktinomykose ist eine chronische Infektionskrankheit, die mit „brettharter Infiltration“, Abszedierung, Fibrose und Fistelbildung einhergeht.

Epidemiologie. Aktinomyzeten gehören zur normalen Schleimhautflora des Menschen. In der unbelebten Umwelt kommen sie nicht vor. Für die humanpathogenen Actinomyces-Arten ist der Mensch der einzige Wirt. Eine Übertragung von einem Kranken auf einen anderen Menschen ist nicht dokumentiert, bei Erkrankung liegt praktisch immer eine endogene Infektion vor.

Mikrobiologie. Aktinomyzeten gehören zur Ordnung der Actinomycetales und sind nicht sporenbildende, anaerobe oder mikroaerophile, grampositive, pleomorphe, oft diphtheroide oder filamentöse Stäbchen. Von den 14 verschiedenen Actinomyces-Arten sind 6 menschenpathogen: *A. israelii, A. naeslundii, A. odontolyticus, A. viscosus, A. meyeri* und *A. gerensceriae.* Das Wachstum in Kultur verlangt speziell angereicherte Nährmedien, wird durch 6–10% CO_2 in der Atmosphäre verbessert und benötigt bis zum Erscheinen von Kolonien oft bis zu 21 Tage. Propionibakterien und Nokardien sind verwandte Arten, die ähnliche Krankheiten wie Aktinomyzeten verursachen können, sich aber durch verschiedene biologische Eigenschaften klar von den Aktinomyzeten unterscheiden lassen. Gleichzeitig mit Aktinomyzeten werden oft weitere Bakterien aus klinischem Untersuchungsmaterial angezüchtet: Actinobacillus actinomycetemcomitans, Eikenella corrodens, Fusobakterien, Bacteroides-Arten, Capnocytophaga, Staphylococcus, Streptococcus und Enterococcus.

Pathogenese. Aktinomyzeten sind auf allen Schleimhäuten des Körpers vorhanden, ihre Pathogenität ist gering. Zur Erkrankung kommt es erst, wenn lokale Barrieren verletzt werden – etwa bei zahnärztlichen Eingriffen, Infektionen des Zahnfleischs, Fußulzerationen bei Diabetes mellitus, Operation, penetrierendem Trauma, Divertikulitis, Darmperforation, Appendizitis, Tumoren, Verwendung einer Intrauterinspirale oder anderer Fremdkörper. Oft erst im Zusammenwirken mit weiteren Bakterien im Sinne einer synergistischen Infektion vermehren sich die Erreger lokal. Es entsteht ein Granulationsgewebe mit Granulozyten, extensiver Fibrose und Fisteln. Riesenzellen und verkäsende Herde fehlen. Aus den Fisteln entleert sich wie „Griessuppe“ aussehender, fahlgelber Eiter. Die darin enthaltenen kleinen Körnchen („Drusen“) bestehen aus filamentösen und miteinander verwachsenen Aktinomyzeten. Ähnliche Absonderungen werden bei Nokardiose, Chromomykose, Eumyzetom und Botryomykose beobachtet.

Klinische Symptome und Verlauf. Die *zervikofaziale* Aktinomykose beginnt oft als odontogener Abszeß oder als diffuse Mundbodeninfektion. Man beobachtet ein derbes, violett-rotes Infiltrat. Ohne Therapie kommt es zur Vernarbung oder zur Bildung multipler Einschmelzungsherde, zu Fistelbildung oder Drainage. Die *thorakale* Aktinomykose entsteht wohl meist durch Aspiration, seltener durch direkte Fortleitung aus dem zervikofazialen Bereich, transdiaphragmental oder retroperitoneal, sehr selten hämatogen. Husten, subfebrile Temperaturen, Brustschmerzen und gelegentlich Gewichtsverlust sind unspezifische Symptome, die aber Anlaß für eine Röntgenaufnahme des Thorax sind. Hier sieht man einen intrathorakalen Tumor, z.T. kavernös und sogar mit Infiltration und Zerstörung benachbarter Strukturen wie Rippen, Schultergürtel, Wirbelsäule etc.

Die *abdominale* Aktinomykose geht mit wenigen Beschwerden einher, die Diagnose wird oft erst nach Monaten gestellt, wenn sich Fisteln aus der Bauchwand oder perirektal entleeren. Die Ileozökalregion ist eine Prädilektionsstelle. Eine Infektion abdomineller Organe ist selten. Die *Beckenaktinomykose* ist häufig mit der Verwendung einer Intrauterinspirale assoziiert. Liegt der primäre Infektionsherd dagegen im Ileozökalbereich, so dehnt sich der entzündliche Prozeß zu 80% auf die rechte Adnexe aus. Mit rund 75% der Fälle ist ein Hirnabszeß die häufigste Manifestationen der *ZNS-Aktinomykose.* Daneben sind Meningitis, Meningoenzephalitis, subdurales Empyem, spinale und intrakraniale epidurale Abszesse beschrieben. Meist findet man eine einzelne, bekapselte Läsionen, vorzugsweise temporal und frontal. Fieber als Hinweis auf eine Infektionskrankheit fehlt bei mehr als 50% der Patienten mit ZNS-Aktinomykose.

Diagnose und Differentialdiagnose. Jeder lokale, chronisch bestehende, raumfordernde Prozeß sollte an eine Aktinomykose denken lassen, insbesondere wenn eine Fistelung nachweisbar ist. Differentialdiagnostisch sind Tuberkulose, Malignom, andere pyogene Infektionen, bei ZNS-Aktinomykose Zysten, Cholesteatom, Basilararterienaneurysma, bei abdominaler Krankheit Amöbom, chronische Appendizitis und Morbus Crohn zu bedenken.

Bei der Materialgewinnung zur Sicherung der Diagnose ist zu beachten, daß Aktinomyzeten zur normalen Schleimhautflora gehören. Daher sollte nur Material aus infiziertem, aber normalerweise sterilem Gewebe (z.B. durch Punktion oder Operation) untersucht werden. Optimal ist die Sicherung der Diagnose durch Mikroskopie und Kultur. Für ersteres stehen in Speziallaboratorien artenspezifische monoklonale fluoreszierende Antikörper zur Verfügung, die sogar noch nach Formalinfixierung eine Diagnosesicherung gestatten. Die Kultur benötigt vergleichsweise viel Zeit und ist aufwendig – das Labor muß über die Verdachtsdiagnose informiert werden, damit entsprechende Spezialkulturen angelegt und über ausreichend lange Zeit bebrütet werden.

Therapie. Penicillin ist das Medikament der Wahl, selbst wenn neben Aktinomyzeten noch weitere Mikroorganismen isoliert werden. Diese verschwinden unter Penicillintherapie, entweder weil sie nur kolonisierenden Charakter haben, oder aber weil der Synergismus mit Actinomyces für die Aufrechterhaltung der Infektion wegfällt. Bis heute gibt es jedenfalls keine kontrollierte klinische Untersuchung, die den Einsatz von Breitspektrumantibiotika bei Aktinomykose rechtfertigen könnte. Bei komplizierten Formen erhalten Erwachsene 10–20 Mio. IE Penicillin G über 4–6 Wochen in 4 ED i.v., gefolgt von 2–4 g Penicillin V p.o. für 6–12 Monate. Bei Penicillinallergie sind Doxycyclin, Erythromycin oder Clindamycin wirksame Alternativen, Chloramphenicol (50–60 mg/kg KG/Tag p.o. oder i.v.) wirkt bei ZNS-Befall.

Ein chirurgisches Vorgehen ist bei komplizierten Manifestationen sinnvoll. Das Ausräumen großer Nekrose- und Eiterherde, die Exzision von Fisteln, die Drainage von Abszessen und Empyemen sowie die Kurettage des Knochens sind Maßnahmen, die den Heilungsverlauf beschleunigen. Ein allein operatives Vorgehen ist nicht kurativ.

Prophylaxe. Gute Mundhygiene kann die Kolonisationsdichte von Actinomyces reduzieren.

Prognose. Bei frühzeitiger adäquater Therapie ist die Prognose gut, sofern nicht vor Therapiebeginn bereits Schäden (Abszeßruptur im ZNS, Peritonitis etc.) aufgetreten sind. Relapse kommen vor – daher sollte die antibiotische Therapie über einen längeren Zeitraum hinweg erfolgen.

Literatur

Smego RA Jr, Foglia G (1998) Actinomycosis. Clin Infect Dis 26: 1255–1263

98.28 Nokardiose

H.-J. Schmitt

Definition. Die Nokardiose verläuft als akute, subakute oder chronische – lokale oder disseminierte – Infektion v.a. der Haut, der Lungen und des ZNS mit wechselnden Phasen von Remission und Exazerbation. Ursache ist ein grampositives, filamentöses Bakterium aus der Ordnung der Actinomycetales.

Epidemiologie. Nocardia-Arten kommen in Erde, Staub und v.a. in verfaulendem organischem Material vor. Nocardia brasiliensis findet man fast ausschließlich in den Tropen und Subtropen, während die meisten übrigen Arten weltweit angetroffen werden. Nokardien gehören nicht zur normalen Flora von Mensch oder Tier, können aber bei Menschen und bei anderen Säugern Ursache von Krankheiten sein. Die Infektion erfolgt meist über die Lungen, aber auch durch direkte Inokulation erregerhaltigen Materials in die Haut oder durch orale Ingestion. Eine Übertragung von infizierten Tieren oder Menschen auf andere Menschen ist nicht bekannt. Nosokomiale Infektionen durch Staub kommen vor.

Mikrobiologie. Nokardien sind aerobe, irregulär anfärbbare, schwach grampositive, oft säurefeste, filamentös-verzweigt wachsende Bakterien mit Teilung durch Fragmentierung. Zur Familie der Nocardiaceae gehören *N. asteroides, N. brasiliensis, N. otitis-cavarium* (caviae), *N. farcinica* (Rindernokardiose), *N. nova* und *N. transvalensis*, wobei die Taxonomie derzeit im Wandel begriffen ist und eine exakte Differenzierung Speziallaboratorien vorbehalten ist. Die Erreger wachsen aerob oder optimalerweise unter CO_2-Zusatz auf einfachen Kulturmedien in weiten Temperaturbereichen innerhalb von 48 h. Aus klinischem Material – bei Anwesenheit weiterer Bakterien – dauert es allerdings 2–4 Wochen, bevor erste, kleine Kolonien sichtbar werden.

Pathogenese. Nach Infektion resultiert zunächst lokal eine granulozytäre Reaktion mit eitriger Nekrose und Abszedierung. Granulozyten können den Erreger zwar in seiner Ausbreitung inhibieren, nicht aber abtöten. Hierzu werden Makrophagen und T-Zellen benötigt. Spezifische Immunglobuline spielen wohl zusammen mit Makrophagen eine Rolle bei der Abwehr filamentöser Nokardienformen.

Klinische Symptome und Verlauf. Bei Nokardienpneumonie klagen die Patienten über Anorexie, Gewichtsverlust, Husten, Brustschmerzen und Dyspnoe, auch ein ARDS ist beschrieben. Radiologisch kann man verschiedene Bilder wie konfluierende Pneumonie bis zur Konsolidierung, Empyem, unscharf begrenzte Infiltrate, einzelne oder multiple Abszesse mit Kavernenbildung oder miliare Infiltrate beobachten. Remissionen kommen vor, so daß man den primären Herd oft nicht mehr findet. Tracheitis und Bronchitis sind Folge einer initialen Infektion. Als Folge einer Dissemination kann es zur Abszeßbildung in praktisch allen Organen kommen. Bei Kindern ist eine zervikofaziale Abszeßbildung typisch. Ein ZNS-Befall kommt bei 1/3 der Fälle vor, wobei solitäre wie auch multiple Abszesse gefunden werden.

Ist die Haut die Eintrittspforte, so imponieren Schwellung, Induration, Papeln, Pusteln, Ulzerationen und Fisteln, aus denen sich gelegentlich „Drusen“ (s. 98.27, „Pathogenese“) entleeren können. Diese Befunde beschreiben das Bild des Myzetoms – früher hielt man Nokardien und Aktinomyzeten für Pilze. Der Verlauf ist gelegentlich remittierend mit nachfolgender Exazerbation, aber auch chronisch-progredient.

Bei rund 50 % der Patienten ist die Nokardiose mit einer Grundkrankheit, i.d.R. einem T-Zelldefekt assoziiert (Lymphome, Kortikoidtherapie, Lupus erythematodes, Morbus Crohn u.v.a.m.), doch auch Patienten mit einem B-Zelldefekt (Hypogammaglobulinämie) oder einem Granulozytendefekt (CGD) haben ein erhöhtes Risiko.

Diagnose und Differentialdiagnose. Die Diagnose läßt sich durch mikroskopischen Nachweis des Erregers (Gram-Präparat plus modifizierte Ziehl-Neelsen-Färbung) vermuten und durch Kultur sichern, wobei das Untersuchungsmaterial aus normalerweise sterilem Gewebe gewonnen werden sollte. Eine Kolonisation/Kontamination insbesondere der Haut und des Respirationstraktes kommt gerade bei Patienten mit reduzierter bronchialer Clearance (Mukoviszidose, Asthma etc.) vor. Differentialdiagnostisch müssen pyogene Infektionen, Tuberkulose, Aktinomykose, Gewebemykosen (Cryptococcus neoformans, Aspergillus, Penicillium marneffii, Histoplasma, Coccidioides), Malignome und eine Wegener-Granulomatose der Lunge bedacht werden. Eine Grundkrankheit sollte ausgeschlossen werden.

Therapie. Ein alleiniges operatives Vorgehen führt nicht zu einer dauerhaften Heilung. Sulfonamide sind Mittel der Wahl. Bei der Therapie mit Sulfadiazin (120–150 mg/kg KG/Tag in 4–6 ED, maximal 6–8 g/Tag) ist auf ausreichende Hydrierung und ggf. Alkalinisierung des Urins zu achten. Bei Verwendung von Cotrimoxazol (15 mg/kg KG Trimpethoprimanteil) sind Therapieversager beschrieben. Werden andere Antibiotika angewendet, so ist dies nur nach vorheriger In-vitro-Testung mit Spezialmethoden möglich. Wegen der hohen Rezidivgefahr ist die Therapie noch über viele Monate (> 3!) nach der klinischen Heilung fortzuführen.

Prophylaxe. Prophylaktische Maßnahmen sind nicht bekannt.

Prognose. Todesfälle sind meist Folge einer Sepsis durch Superinfektion, eines Hirnabszesses, einer fulminant verlaufenden Pneumonie oder der Grundkrankheit. Bei Patienten ohne Grundkrankheit beträgt die Letalität 15 %, bei Patienten mit einem Malignom, aber ohne Kortikoidtherapie lag sie bei 20 %.

Literatur

Beaman BL, Saubolle MA, Wallace RJ (1995) Nocardia, Rhodococcus, Streptomyces, Oerskovia and other aerobic Actinomycetes of medical importance. In: Murray PR, Baron EJ, Pfaller MA, Tenover FC, Yolken RH (eds) Manual of clinical microbiology. American Society for Microbiology, Washington DC, pp 379–399

98.29 Q-Fieber

M. Hufnagel, H.-J. Schmitt

Definition. Das Q-Fieber wird verursacht durch einen obligat intrazellulären Erreger, der beim Menschen meist subklinische Verläufe, gelegentlich auch eine akute (hoch fieberhafte, grippeähnliche) und selten eine chronische Krankheit (meist eine „Kultur-negative Endokarditis") hervorruft.

Epidemiologie. Das Q-Fieber ist eine weltweit (Ausnahme: Neuseeland) vorkommende Zoonose. Neben Haustieren wie Rindern, Schafen und Hunden können Nager, Fische, Vögel und Zecken – meist asymptomatisch – infiziert sein. Höchste Keimzahlen werden z. B. in der Plazenta von Kühen erzielt (bis 10^{12} Erreger). Die Übertragung auf den Menschen erfolgt durch Inhalation kontagiösen Staubs, Ingestion nicht pasteurisierter Milch oder selten durch direkten Kontakt, z. B. über eine Hautwunde. In Deutschland werden jährlich etwa 20–100 Fälle gemeldet, serologisch lassen sich aber bei 7–30 % der Deutschen Antikörper gegen Coxiella burnetii nachweisen. Erkrankungsfälle im Kindesalter sind selten, am ehesten sind beruflich exponierte Erwachsene betroffen.

Mikrobiologie. *Coxiella burnetii* ist ein pleomorphes, unbewegliches, gramnegatives Bakterium, Verwandschaftsgrad besteht zu Legionella pneumophila. Coxiella burnetii zeigt einen Tropismus für Monozyten/Makrophagen und vermehrt sich obligat intrazellulär innerhalb von Phagolysosomen. Serologisch, morphologisch und biochemisch ist eine Lipopolysaccharid-Phasenvariation nachweisbar. Phase-I- und Phase-II-Antigen korrelieren mit chronischer bzw. akuter Krankheit. Morphologisch lassen sich eine „small cell variant" und eine „large cell variant" unterscheiden, letztere nur in Phase II. Eine endosporenähnliche Struktur wird für die extreme Resistenz gegen physikalische Umwelteinflüsse verantwortlich gemacht.

Pathogenese. Die Erreger werden inhaliert, vermehren sich in der Lunge und gelangen dann im Rahmen einer Bakteriämie in verschiedene Organe. Die Variabilität der klinischen Symptomatik läßt sich durch unterschiedliche Erregervirulenz und Wirtseigenschaften erklären.

Klinische Symptome und Verlauf. Die Mehrzahl der Infektionen bleibt asymptomatisch. Die Inkubationszeit beträgt 2–3 Wochen. Die Krankheit kann sich mit sehr wenigen Symptomen manifestieren, aber auch als akut beginnende, hoch fieberhafte „grippale Infektion" mit schwerer Beeinträchtigung des Allgemeinzustandes, starken Kopfschmerzen, Übelkeit und Erbrechen. Ein Exanthem fehlt normalerweise. Eine Pneumonie ist die häufigste Organmanifestation, gefolgt von Hepatitis und Meningoenzephalitis. Selten sind Perikarditis, Myokarditis, Orchitis, Erythema nodosum, hämolytische Anämie und Panzytopenie. Eine intrauterine Infektion kann zum Abort oder zur Frühgeburt führen. Die akute Krankheit ist selbstlimitierend und dauert 1–2, selten bis zu 4 Wochen.

Vor allem bei Patienten mit einem T-Zelldefekt – Malignom, chronische Niereninsuffizienz, Kortisontherapie, Schwangerschaft – können die Erreger persistieren und noch nach Jahren zum chronischen Q-Fieber führen. Die häufigste Manifestation ist die Endokarditis, v. a. bei vorbestehendem Klappendefekt. Vegetationen sind nur gering ausgeprägt und daher schwer nachweisbar. Das Leitsymptom ist subfebrile Temperatur, später treten Vaskulitis, Thrombopenie, granulomatöse Hepatitis, Osteomyelitis, Glomerulonephritis und weitere Organsymptome auf.

Diagnose. Die Diagnose wird serologisch mittels IFT oder ELISA gesichert, die beide sowohl spezifische IgM- als auch IgG-Antikörper erfassen, aber erst ab der 2. Krankheitswoche nachweisbar werden. Die Immunfluoreszenz gilt als der Goldstandard. IgM-Titer ≥50 oder IgG-Titer ≥200 gegen das Phase-II-Antigen sprechen für eine akute Infektion (positiver Vorhersagewert 100 %), IgG-Titer ≥800 gegen das Phase-I-Antigen für eine chronische Infektion (positiver Vorhersagewert 98 %). Die KBR ist zwar hoch spezifisch, aber wenig sensitiv, nur ein 4facher Titeranstieg ist beweisend. Kreuzreaktionen mit Brucellen, Leptospiren, Bartonellen, Legionellen und Ehrlichia spp. kommen vor. Im Gewebe läßt sich Coxiella-Antigen mittels direktem IFT oder PCR nachweisen. Die Erregeranzüchtung auf Zellkulturen oder in Hühnerembryonen ist wegen der erforderlichen Sicherheitsvorkehrungen Speziallaboratorien vorbehalten.

Therapie. Doxycyclin (2–4 mg/kg KG in 2 ED für 2–3 Wochen) gilt als Mittel der Wahl bei akutem Q-Fieber. Alternativ werden Fluoroquinolone, v. a. bei ZNS-Befall, wegen der besseren Liquorgängigkeit empfohlen. Im Kindesalter unterhalb des 8. Lebensjahres sind aus anektodischen Berichten Cotrimoxazol oder Chloramphenicol eine mögliche Alternative. Din In-vitro-Aktivität von Makroliden ist variabel. Klinische Nachuntersuchungen erfolgen alle 3–6 Monate, um chronische Verläufe rechtzeitig zu erfassen. Chronisches Q-Fieber sollte wenigstens für 3 Jahre mit einer bakteriziden Kombination behandelt werden (z.B. Doxycyclin plus Cotrimoxazol oder Rifampicin oder Chinolon). Im Rahmen der mindestens 3monatigen Kontrolluntersuchungen gelten abfallende Titer (IgG-Titer gegen Phase-I-Antigen <200 bzw. negativ werdende IgA-Titer) als Hinweis für eine Heilung. Ein operativer Klappenersatz ist nur bei hämodynamischen Problemen indiziert, da die Erreger häufig auch im Gewebe außerhalb der Klappe sitzen und somit chirurgisch nicht zu eliminieren sind.

Prophylaxe. Ein praktikabler, sicherer Schutz vor Übertragung durch Aerosole existiert nicht. Der Umgang mit potentiell infektiösen Tieren kann gemieden werden, Milch sollte nur nach Pasteurisation konsumiert werden. Eine Isolierung von Patienten ist nicht notwendig.

Literatur

Fournier PE, Marrie TJ, Raoult D (1998) Diagnosis of Q fever. J Clin Microbiol 36: 1823–1834

Maurin M, Raoult D (1999) Q Fever. Clin Microbiol Rev 12: 518–553

Raoult D, Houpikian P, Dupont HT et al. (1999) Treatment of Q Fever endocarditis. Arch Intern Med 159: 167–173

Reimer LG (1993) Q fever. Clin Microbiol Rev 6: 193–198

98.30 Katzenkratzkrankheit

D. Nadal

Definition. Die Katzenkratzkrankheit (KKK) ist eine mit Katzenexposition assoziierte bakterielle, lokalisiert oder mit Ausbreitung auf multiple Organsysteme verlaufende Krankheit.

Epidemiologie. Die Isolation von *Bartonella henselae* aus Blut von meist asymptomatischen Katzen von Patienten mit B.-henselae-Infektion weist auf die Rolle dieser Tiere als Reservoir für diesen Erreger hin. Jüngere (<12 Monate) Katzen sind häufiger bakteriämisch als ältere. Der Übertragungsmodus von B. henselae auf den Menschen ist nicht geklärt. Katzenflöhe scheinen eine wichtige Rolle zu spielen. Die Prävalenz von KKK beim Menschen hängt von folgenden Faktoren ab: Dichte der Katzenpopulation, Exposition mit Katzen, Alter der Katzen, Grad der Infestation der Katzen mit Flöhen, geographischer Lage, Jahreszeit und Klima. Die Seroprävalenz der Katzen für B. henselae ist in Regionen mit warmem und feuchtem Klima mit bis zu 55% am höchsten. In den USA rechnet man jährlich mit 9,3 KKK-Fällen/100 000 Einwohner.

Ätiologie. Die Ätiologie der 1931 erstmals beschriebenen KKK wurde 1983 durch den Nachweis von Bakterien in befallenen Lymphknoten mittels Silberfärbung ermittelt. Die Mikroorganismen wurden 1991 fälschlicherweise als Afipia felis identifiziert. Seit 1992 gilt Bartonella (anfänglich Rochalimea genannt) henselae als der hauptsächliche Erreger der KKK.

Pathogenese. Die Pathogenese der KKK ist unklar und variiert mit dem Immunstatus des Wirtes: Der Immunkompetente zeigt granulomatöse und eitrige Prozesse, der Immungeschwächte Vasoproliferation. Es gibt Hinweise, daß B. henselae ein intrazellulärer Erreger ist. Er dürfte ähnlich wie Salmonellen durch eine mittels Flagellen eingeleitete Endozytose in die Wirtszelle eindringen. Zu Beginn der Infektion entwickeln sich im befallenen Lymphknoten lymphoide Hyperplasie, arterioläre Proliferation, Erweiterung der Arteriolenwände und Hyperplasie der Retikulumzellen. Später bilden sich Granulome, manche mit zentraler Nekrose und mehrkernigen Riesenzellen. Multiple Mikroabszesse reifen heran und verschmelzen zu größeren Abszessen. Granulome und Abszesse können nebeneinander bestehen.

Klinische Symptome und Verlauf. Die Symptome hängen vom Immunstatus des Patienten ab (s. Übersicht). Beim Immunkompetenten unterscheidet man zwischen typischer und atypischer KKK. Bei der *typischen* KKK besteht meist eine Anamnese mit Kratz- oder Bißverletzung durch eine Katze oder durch Kontakt mit (meist jungen) Katzen. Meist entwickelt sich am Ort der Verletzung nach 3–10 Tagen eine runde, rötlich-braune, wenige Tage bis 3 Wochen persistierende Papel. Nach 1–2 Wochen kommt es zum Anschwellen eines oder mehrerer regionärer Lymphknoten, die binnen 2–3 Wochen eine Größe von bis zu mehreren Zentimetern im Durchmesser erreichen (Abb. 98.10). Nach weiteren 2–3 Wochen nimmt die Größe der Lymphknoten ab. Rund 15% der befallenen Lymphknoten abszedieren und entleeren

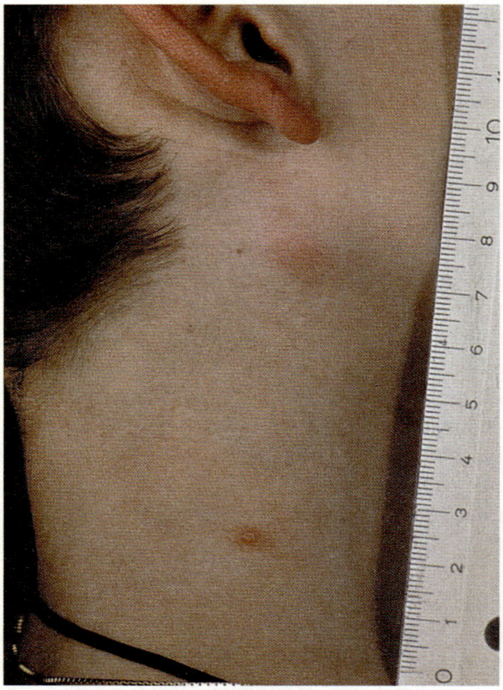

Abb. 98.10. Bild einer typischen Katzenkratzkrankheit bei einem 11jährigen Jungen mit unilateraler Lymphadenitis colli. Beachte die ipsilateral und kaudal gelegene Primärläsion

sich. Fieber und Unwohlsein treten bei 30 % der Patienten auf. Die Krankheit dauert höchstens 2–4 Monate.

Die *atypische* KKK wird seltener beobachtet. Seit die Diagnostik verbessert wurde, ist der Anteil der atypischen KKK von etwa 5 auf 25 % angestiegen. Die meisten dieser Patienten zeigen schwere systemische Symptome wie über 2 Wochen anhaltendes Fieber, Unwohlsein, Müdigkeit, Myalgien und Arthralgien. Manche Patienten zeigen Hepato- und/ oder Splenomegalie, Hauteruptionen und Gewichtsverlust. Leber, Milz und Knochen können mit Abszessen befallen sein. Bei disseminierter KKK ist die periphere Lymphadenopathie nicht obligat.

Das *okuloglanduläre Syndrom* nach Parinaud – unilaterale Konjunktivitis mit ipsilateraler präaurikulärer Lymphadenopathie – kommt in 4–6 % aller Fälle von KKK vor. Es entwickelt sich meist nach Kontakt mit Katzen und indirekter Inokulation von B. henselae in das Auge. Nach Wochen bis Monaten erfolgt die komplikationslose Heilung.

Neurologische Komplikationen der KKK können wenige Tage bis 2 Monate nach Beginn der Lymphadenitis in Form einer Enzephalitis sowie einer kranialen und peripheren Neuritis auftreten. Sie werden bei älteren Kindern und Jugendlichen öfter beobachtet als bei kleinen Kindern. Etwa 50% dieser Patienten haben zerebrale Krämpfe. Neuroradiologische Abklärungen fallen meist normal aus, ebenso Untersuchungen des Liquor cerebrospinalis, die nur in der Minderzahl der Fälle geringe Pleozytose und gering erhöhtes Eiweiß zeigen. Die Abheilung erfolgt nach einer bis mehreren Wochen, meist ohne Restfolgen. Optikusneuritis und Retinitis – *idiopathische sternförmige Retinopathie* – werden seit Einführung der Serodiagnostik häufiger als Komplikation der KKK erkannt. Die Patienten präsentieren sich mehrere Wochen nach Beginn der Lymphadenitis mit schmerzlosem unilateralem Visusverlust. Das Sehvermögen erholt sich spontan innerhalb von Monaten komplett. Seltenere Komplikationen der KKK sind Endokarditis, Fieber unklarer Genese, Erythema nodosum, nicht thrombozytopenische Purpura, Anämie, Pneumonie, Pleuritis und Glomerulonephritis.

Immunkompromittierte können eine kutane *bazilläre Angiomatose* entwickeln. Es handelt sich um einzelne oder multiple stecknadelkopfgroße rot-livide Papeln, die zu Knötchen oder Tumoren anwachsen können. Sie gleichen Granulomen, Hämangiomen oder dem Kaposi-Sarkom. Histologisch findet man proliferierende, mit plumpen Endothelzellen ausgekleidete Gefäße sowie Neutrophile mit Debris um eosinophile Aggregate. Die Silberfärbung zeigt Bazillen. Innere Organe können auch betroffen sein. Fieber, Schüttelfrost, Nachtschweiß und Gewichtsverlust dominieren dann die Symptomatik. Die Abgrenzung gegenüber Mykobakterien- und Pilzinfektionen oder Neoplasien ist schwierig. Kommt es zu zystischer Vasoproliferation in der Leber spricht man von *Peliosis hepatis*. Die blutgefüllten Räume sind von B. henselae enthaltendem fibromyxoidem Stroma umgeben. Simultane kutane bazilläre Angiomatose muß nicht bestehen. Die Infektion mit B. henselae kann sich bei Immunkompromittierten ebenfalls als Fieber unklarer Ätiologie oder Endokarditis manifestieren.

In der folgenden Übersicht sind die beschriebenen Krankheitsbilder noch einmal zusammengefaßt.

Durch Bartonella henselae verursachte Krankheitsbilder

- Immunkompetenter Wirt
  - Typische KKK: regionäre Lymphadenitis
  - Atypische KKK: Enzephalitis, Myelitis, Neuritis, Parinaud-Syndrom, Optikusneuritis, Retinitis, granulomatöse Hepatitis, Leber-/Milzabzesse, Pneumonie, Pleuritis, Osteitis, Osteolyse, unklares Fieber, Endokarditis
- Immunkompromittierter Wirt
  - Bazilläre Angiomatose, Peliosis hepatis, rezidivierende Bakteriämie mit Fieber, Endokarditis

Diagnose und Differentialdiagnose. Während die Diagnose der typischen KKK klinisch mit großer Sicherheit gestellt werden kann, sind bei atypischer KKK, insbesondere bei fehlender peripherer Lymphadenopathie, die Verdachtsmomente gering. Pathologische Veränderungen des Blutbildes oder des Liquor cerebrospinalis (bei neurologischen Komplikationen) können nur in der Minderheit der Fälle beobachtet werden. Zur Erfassung des Befalls von inneren Organen und Knochen dienen bildgebende Verfahren. Gesichert wird die Diagnose durch den Nachweis spezifischer Antikörper gegen B. henselae. Neuere Tests ermöglichen die Erfassung spezifischer IgM in der Frühphase. Obwohl je nach Methode Sensitivität und Spezifität variieren, erlaubt die Serodiagnostik oft den Verzicht auf invasive Diagnostik mit Biopsien.

Differentialdiagnostisch müssen bei der typischen KKK Lymphadenopathien anderer infektiöser oder neoplastischer Genese in Betracht gezogen werden. Bei der atypischen KKK ist die Differenzierung gegenüber anderen systemischen bakteriellen oder viralen Infektionen notwendig. Blutkulturen können bei Verwendung korrekter Medien und Bebrütung zum Nachweis von B. henselae führen. Das Wachstum des Erregers kann eine bis mehrere Wochen in Anspruch nehmen. Im befallenen Gewebe können die Bakterien histologisch mittels Silberfärbung oder anhand molekularbiologischer Diagnostik mittels Polymerasekettenreaktion erfaßt werden.

Therapie. Sowohl die typische wie auch die atypische KKK heilen meist spontan. Azithromycin (10 mg/kg KG am 1. Tag, 5 mg/kg KG am 2. bis 5. Tag) bedingt innerhalb 30 Tagen nach Therapiebeginn, jedoch nicht darüber hinaus, eine raschere Reduktion des Volumens befallener Lymphknoten. Eine antibiotische Therapie ist einzig bei Endokarditis und bei immunkompromittierten Patienten indiziert. Alle Bartonellenspezies sind in vitro hoch empfindlich auf eine ganze Reihe von Antibiotika. Aminoglykoside wirken als einzige bakterizid. Ihr Vertreter Gentamicin ist am wirksamsten. Bei Immunkompromittierten haben sich Makrolide und Tetrazykline am besten bewährt. Die Therapie sollte bei diesen Patienten mindestens 2–3 Monate dauern.

Prognose. Trotz möglicherweise dramatischem Verlauf ist die Prognose aller Formen der KKK gut. Sie heilen bei fast allen immunkompetenten Patienten auch ohne spezifische Therapie restlos ab und sprechen bei immunkompromittierten Patienten gut auf antibiotische Therapie an.

Literatur

Bass JW, Vincent JM, Person DA (1997) The expanding spectrum of Bartonella infections: II. Cat-scratch disease. Pediatr Infect Dis J 16: 163–179

Jacobs RF, Schutze GE (1998) Bartonella henselae as a cause of prolonged fever and fever of unknown origin. Clin Infect Dis 26: 80–84
Nadal D, Zbinden R (1996) Erkrankungen durch Bartonellen. Internist 37: 890–894

98.31 Andere Bartonellosen

H.-J. Schmitt

Neben der Katzenkratzkrankheit (KKK) gibt es 3 weitere Bartonellosen, von denen in Europa neben der KKK nur die durch B. quintana verursachte vorkommt (Tabelle 98.13). Allen gemeinsam ist die enge Assoziation zu Erythrozyten und zu Endothelien. Interessant ist, daß B. quintana, B. henselae und B. elizabethae häufig bei HIV-Infizierten, Obdachlosen oder Alkoholikern gefunden werden. Bei diesen verursachen sie schwere chronische Endokarditiden mit Zerstörung der Klappen.

Literatur

Maurin M, Birtles R, Raoult D (1998) Current knowledge of Bartonella species. Eur J Clin Microbiol Infect Dis 16: 487–506

98.32 Rickettsiosen

D. Nadal

Definition. Rickettsiosen sind meist durch Arthropoden und nur selten aerogen oder durch Bluttransfusion übertragene bakterielle Krankheiten des Menschen.

Epidemiologie. *Rickettsia prowazekii* wird durch Läuse, *R. akari* durch Milben, *R. typhi* und *R. felis* durch Flöhe, die restlichen Rickettsien durch Zecken übertragen. Die Arthropoden scheiden die Bakterien mit dem Speichel oder den Fäzes aus. Der Mensch spielt im natürlichen Zyklus der Rickettsien außer für R. prowazekii nur eine sekundäre Rolle. Die geographische Verbreitung der einzelnen Erreger ist in Tabelle 98.14 aufgelistet.

Ätiologie. Bisher wurden 14 Serotypen von Rickettsien beim Menschen isoliert (Tabelle 98.14). Das durch *Coxiella burnetii* verursachte Q-Fieber, das durch *Bartonella quintana* bedingte Grabenfieber und das durch *Orientia tsutsugamushi* induzierte japanische Fleckfieber werden nicht mehr den Rickettsiosen zugeordnet.

Pathogenese. Im Wirt vermehren sich die Rickettsien vorwiegend in den Endothelzellen der Gefäße. Dabei gehen die Endothelzellen zugrunde. Die Erreger gelangen schubweise in die Blutbahn.

Klinische Symptome und Verlauf. Die Krankheitsbilder der verschiedenen Rickettsiosen sind in Tabelle 98.14 zusammengefaßt. Das typische klinische Bild besteht in hohem Fieber (39,5–40 °C), Kopfschmerzen und Exanthem. Die Krankheit kann mild oder schwer verlaufen und dauert rund 2–3 Wochen. Schwere Komplikationen wie Pneumonie, Meningitis, Sepsis und Myokarditis sind selten.

Diagnose und Differentialdiagnose. Serologische Untersuchungen sind die einfachste Methode zur Sicherung der aufgrund von Anamnese und Klinik gestellten Verdachtsdiagnose. Der Weil-Felix-Test war der erste Test. Er beruht auf serologischen Kreuzreaktionen mit 3 Proteusbakterienspezies. Da Sensitivität und Spezifität des Tests ungenügend sind, wurde er zugunsten von Mikroimmunfluoreszenz- oder Enzymimmunadsorbenttests verlassen. Diese werden von Speziallaboratorien angeboten, die auch über die Grenzen dieser Diagnostik Auskunft geben können. Man kann versuchen, in Hautbiopsien oder zirkulierenden Epithelzellen die Rickettsien mittels Immunfluoreszenz, Polymerasekettenreaktion oder kulturell nachzuweisen. Eine vorherige Absprache mit dem Speziallabor ist zu empfehlen.

Tabelle 98.13. Epidemiologie und klinische Manifestationen humanpathogener Bartonellen. (Mod. nach Maurin et al. 1998)

	Bartonella bacilliformis	Bartonella quintana	Bartonella henselae	Bartonella elizabethae
Reservoir	Mensch	Mensch	Katzen	?
Vorkommen	Peru, Ecuador, Kolumbien in 600–2800 m Höhe	Weltweit	Weltweit	?
Vektoren	Sandfliegen (Lutzomyia verrucarum)	Körperlaus	Katzenflöhe (Ctenocephalides felis)	?
Morbus Carrión (Oroyafieber und Verruga peruana)	+	–	–	–
Fünftagefieber, Grabenfieber	–	+	–	–
Katzenkratzkrankheit	–	–	+	–
Chronische Lymphadenitis	–	+	–	–
Bazilläre Angiomatose	–	+	+	–
Peliosis hepatis	–	–	+	–
Sepsis	+	+	+	–
Endokarditis	–	+ Auch ohne präexistierendem Klappenschaden (Obdachlose, Alkoholismus)	+ Präexistierender Klappenschaden	+
Neurologische Manifestationen	–	+	+	–

Tabelle 98.14. Synopsis der Rickettsiosen und der früher den Rickettsionen zugeordneten Krankheiten

Krankheit	Erreger	Vektoren	Verbreitung	Übertragung	Reservoir	Inkubation	Symptome	Exanthem	Verlauf
Fleckfiebergruppe									
Mittelmeerfleckfieber (MFF; Fièvre boutonneuse)	R. conorii	Schildzecke/ Nagetiere	(Süd)Afrika, Mittelmeer, Schwarzes Meer, Indien	Zeckenstich	Hunde, Nagetiere, Zecke	5–28 Tage	Fieber, Kopfschmerzen, nekrotische Primärläsion, Lymphadenitis, Enzephalitis	Makulopapulös: Stamm, Extremitäten, Gesicht	Meist leicht
Rocky-Mountain-Fleckfieber	R. rickettsii	Zecke	Westliche Hemisphäre	Zeckenstich	Wildlebende Nager, Hunde	6–8 Tage	Fieber, Kopfschmerzen, Unwohlsein, Myalgie, Schüttelfrost	Petechial bis nekrotisch oder gangränös, ab 3. Tag, von Extremitäten zu Stamm	Ohne frühe Therapie schwere Verläufe möglich
Astrakhan Fieber	Astrakhan-Fieber-Rickettsie	Zecke	Astrakhan, Kaspisches Meer	Zeckenstich	Hunde, Zecke	?	s. MFF	siehe MFF	Meist leicht
Israelisches Fleckfieber	Israel-Zeckentyphus-Rickettsie	Zecke	Israel	Zeckenstich		7–8 Tage	s. MFF, jedoch keine Primärläsion	s. MFF	Schwere Verläufe möglich
Sibirischer Zeckentyphus	R. sibirica	Schildzecke	Sibirien, Mongolei	Zeckenstich	Wildlebende Nager	4–7 Tage	Fieber, Kopfschmerzen, Myalgie, ulzerierende Primärläsion	Makulopapulös: Stamm, Extremitäten, Gesicht	
Mongolischer Zeckentyphus	R. mongolotimonae	Zecke	Innere Mongolei	Zeckenstich	Vögel	?	s. sibirischer Zeckentyphus	s. sibirischer Zeckentyphus	s. sibirischer Zeckentyphus
Afrikanisches Zekkenbißfieber	Rickettsia africae	Zecke	Zimbabwe, Südafrika	Zeckenstich	?	?	s. MFF	s. MFF	s. MFF
Queensland-Zeckentyphus	R. australis	Schildzecke	Australien	Zeckenstich	Kleine Beuteltiere	?	Fieber, Kopfschmerzen, Myalgie, Lymphadenopathie	Makulopapulös: Stamm, Extremitäten, Gesicht	
Rickettsienpocken	R. akari	Milbe	Afrika, Korea, Rußland, USA	Milbenstich	Mäuse, Ratten			Bläschen; Stamm, Extremitäten, Gesicht	
Japanisches Fieber	R. japonica	Zecke	Japan	Zeckenstich	?	?			
Flinder-Insel-Fleckfieber	R. honei	Zecke	Flinder-Insel	Zeckenstich	?	?	Fieber	Erythem	Meist leicht
Kalifornische Flohrickettsiose	R. felis	Floh	Kalifornien	Flohstich	Katzen		Fieber und Kopfschmerzen	Exanthem?	Meist leicht
Typhusgruppe									
Epidemischer Typhus	R. prowazekii	Kleiderlaus, Kopflaus	Weltweit, epidemisch, selten	Kot (Hautkontakt)	Mensch	8–12 Tage	Fieber, Kopfschmerzen, Myalgien, Enzephalitis, Pneumonie	90%; makulös bis makulopapulös, selten petechial bis hämorrhagisch, von Stamm zu Extremitäten	Meist schwer, Spätrezidive als milde Verlaufsform möglich (Brill-Zinsser)
Muriner Typhus	R. typhi	Rattenfloh	Weltweit, sporadisch	Kot (Hautkontakt)	Kleine Nagetiere	6–12 Tage	Fieber, Kopfschmerzen, Myalgien	60%; papulös, ab 5. bis 8. Tag, von Stamm zu Extremitäten	Meist leicht
Früher als Rickettsiosen klassifiziert									
Q-Fieber (s. 94.29) (Query-Fieber)	Coxiella burnetti	Zecke	Weltweit	Aerogen (Staub, Zeckenkot)	Schaf, Ziege, Rind	14–21 Tage	Fieber, Kopfschmerzen, Myalgien, Pneumonie	Selten, makulös (flüchtig)	Leicht bis mittelschwer, oft über Wochen
Grabenfieber (s. 94.31), Fünftagefieber, Wohlhynisches Fieber	B. quintana	Läuse	Weltweit	Kot (Hautkontakt)	Mensch	15–25 Tage	Fieber, Kopf- und Beinknochenschmerzen	Kein	Prolongierte Schwäche, nicht letal
Japanisches Fleckfieber	Orientia tsutsugamushi	Milbe	Südpazifik, Asien, Australien	Kot (Hautkontakt)	Wilde Nagetiere	?	Wie epidemischer Typhus, lokale Läsion an Bißstelle, Lymphadenitis	Von Stamm zu Extremitäten	Schwere Fälle möglich

Therapie. Die Therapie der Wahl für alle Rickettsien-Infektionen bei Kindern über 8 Jahren sind Tetrazykline (40 mg/kg KG/Tag in 4 ED) oder Doxycyclin (2mal 100 mg/Tag) für 10–14 Tage. Bei jüngeren Kindern wird Chloramphenicol (50–75 mg/kg KG/Tag in 4 ED) empfohlen. Eine Alternative bietet Ciprofloxacin (15 mg/kg KG/Tag in 2 ED).

Prophylaxe. Impfungen gibt es noch keine. Deshalb muß der Kontakt mit Arthropoden durch schützende Kleidung und Benutzung von Insektenvertreibungsmittel bzw. Entlausung vermieden werden.

Literatur

Maurin M, Raoult D (1996) Bartonella (Rochalimaea) quintana. Clin Microbiol Rev 9: 273–92
Raoult D, Marrie TJ (1995) Q fever. Clin Infect Dis 20: 489–96
Raoult D, Roux V (1997) Rickettsioses as paradigms of new or emerging infectious diseases. Clin Microbiol Rev 10: 694–719

99 Virale Infektionen

J. Forster, H. W. Kreth, V. Schuster, D. Nadal, H.-J. Schmitt

99.1 Adenovirus-Infektionen

J. Forster

Adenoviren verursachen im Kindesalter Krankheiten der Atemwege und des Darms, aber auch Krankheiten der Harnwege, der Lymphorgane und kardiologische und neurologische Manifestationen werden beobachtet. Einige typische Krankheitsbilder können *klinisch* diagnostiziert werden.

Epidemiologie. Adenovirus-Infektionen werden nur von Mensch zu Mensch übertragen. Sie treten das ganze Jahr über auf, insbesondere mit gastroenteritischen Erscheinungen. Konjunktivale/pharyngeale Krankheiten kommen häufiger im Sommer, Infektionen der Atemwege häufiger im Winter vor.

Durch diaplazentar übertragene mütterliche neutralisierende Antikörper sind die meisten Kinder bis etwa zum 6. Lebensmonat vor klinisch schweren Manifestationen geschützt. Wenn Neugeborene und junge Säuglinge erkranken, dann verläuft die Infektion überwiegend sehr schwer. Die meisten klinischen Infektionen treten zwischen dem 6. Lebensmonat und dem 5. Lebensjahr auf. Mit 5 Jahren haben 70–80 % der Kinder neutralisierende Antikörper gegen Typ 1 und 2, 50 % gegen Typ 5.

Tabelle 99.1. Gruppen und Serotypen humaner Adenoviren

Subgruppen	Typ	Infektionsort und Krankheitsbild
A	12, 18, 31	Gastroenteritis; z. B. bei Kindern
B1	3, 7, 16, 21	Atemwege, Auge, Darm
B2	11, 14, 34, 35	Harnwege (hauptsächlich bei immunsupprimierten Patienten) und Atemwege
C	1, 2, 5, 6	Atemwege und generalisiert (v. a. mit Hepatitis) bei immunsupprimierten Patienten
D	8–10, 13, 15, 17, 19, 20, 22–30, 32, 33, 36–39, 42–49	Augeninfektion allgemein; gastrointestinale Krankheiten bei immunsupprimierten Patienten
E	4	Augen und Atemwege
F	40, 41	Gastroenteritis

Insgesamt wird geschätzt, daß Adenoviren 25 % der Atemwegsinfektionen und 10–15 % der gastrointestinalen Infektionen im Kindesalter ausmachen.

Ätiologie. Adenoviren sind hüllenlose Doppelstrang-DNA-Viren. Die DNA liegt in einem Kapsid (Eikosaeder) aus 240 sechseckigen Untereinheiten (Hexone), welche das gruppenspezifische Antigen tragen, 12 Untereinheiten sind fünfeckig (Pentone) und tragen mit den Fibern das typenspezifische Antigen. Dieses wird im Neutralisationstest nachgewiesen. Frühere Klassifizierungen benutzten daneben die Eigenschaften des Virus zur Hämagglutination (Gruppe I–IV) sowie den Basengehalt der DNA und biochemische sowie biophysikalische Kriterien (Subgruppen A–F). Moderne Methoden sind die Analyse von DNA-Bruchstücken aus Restriktionsenzymverdau sowie die Sequenzierung der DNA selbst. Eine Zusammenstellung der gegenwärtig bekannten Adenovirustypen (1–49) mit den durch sie ausgelösten Krankheitsbildern enthält Tabelle 99.1.

Pathogenese. Primär infiziert werden die Schleimhäute des Auges und der oberen Atemwege. Von dort aus gelangt das Virus an das Epithel der Bronchien und des Darms. Es führt zu zytopathogenen Effekten und ruft dadurch eine Nekrose des Epithels hervor. Es ist in den Zellkernen dieser Zellen als Einschlußkörper oder durch DNA-Nachweis zu finden. Der Entzündungsort wird durch ein mononukleäres Infiltrat umschlossen. Virämie findet statt, führt jedoch nur bei immunsupprimierten Patienten zu allgemeiner Organbeteiligung. Immungesunde Patienten zeigen gelegentlich ein Exanthem, das auf Gefäßschädigung im Rahmen der Virämie zurückgeht.

Klinische Manifestationen

Akute respiratorische Krankheiten. Diese treten 2–4 Tage nach der Ansteckung auf und sind klinisch von Krankheiten, die durch andere Erreger hervorgerufen sind, nicht zu unterscheiden. Die häufigsten Erreger sind die Typen 1, 2, 3, 5 und 6.

Obere Atemwege. Eine typische Manifestation ist die isolierte Pharyngitis mit Fieber und Exsudation.

Das *pharyngokonjunktivale Fieber* ist ein typisches Syndrom, das häufig durch Typ 3 ausgelöst wird: 4- bis 5tägiges hohes Fieber, zusammen mit ausgeprägter Pharyngitis und entsprechender präaurikulärer und zervikaler Adenopathie sowie nichteitrige Konjunktivitis und Rhinitis.

Pneumonie. Die Adenovirusätiologie beträgt 5–10%, die Verläufe sind oft schwerwiegend. Aus der oben beschriebenen Pathogenese läßt sich leicht das Entstehen von Restzuständen wie Bronchiektasen, Bronchiolitis obliterans oder, selten vorkommend, der „einseitigen hellen Lunge" oder Lungenfibrose erklären.

Konjunktivitis und Keratokonjunktivitis. Die typische follikuläre Konjunktivitis und Keratokonjunktivitis tritt oft epidemisch (Typ 8, 19, 37) im Sommer und in Gemeinschaftseinrichtungen auf.

Gastrointestinale Infektionen. Adenoviren (Typ 40 und 41) werden als Gastroenteritiserreger ganzjährig gefunden, es treten jedoch auch viele asymptomatische Fälle auf, so daß die Ätiologie immer etwas zweifelhaft bleibt. Einen mechanischen Grund für Invaginationen bieten die durch Adenovirus-Infektionen angeschwollenen Lymphfollikel des Darms. Adenoviren sind auch gefunden worden im lymphatischen Gewebe bei Appendizitis.

Hämorrhagische Zystitis. Hier findet sich ein typisches, plötzlich einsetzendes Krankheitsbild mit Hämaturie (Typ 11 und 21) und Dysurie für 1–2 Wochen.

Reye-Syndrom und ähnliche Syndrome. Typische Reye-Syndrome sind nach Infektionen mit verschiedensten Serotypen gefunden worden, ein Reye-ähnliches Syndrom nach Adenovirus-Typ-7-Infektion mit Bronchopneumonie, Krämpfen, Hepatitis und disseminierter intravasaler Gerinnung.

Infektionen bei Neugeborenen und immundefizienten Patienten. Bei Neugeborenen und T-Zelldefekten führt ein Multiorganbefall (Lunge, Leber, Niere, ZNS) zu schweren und oft tödlichen Krankheiten. Kinder mit B-Zelldefekt können chronische Meningoenzephalitiden durchmachen.

Diagnose. Für die Enteritistypen 40 und 41 sind Enzymimmuntests im Handel, die das Antigen im Stuhl nachweisen. Die Diagnostik der respiratorischen Viren geschieht überwiegend durch Virusanzüchtung in der Gewebekultur. Bei allen diesen Virusnachweisverfahren ist zu bedenken, daß klinisch asymptomatische Infektionen im Darm und chronische Virusausscheidung aus lymphatischem Gewebe (Tonsillen) vorkommen können, so daß positive Tests nicht immer zwingend auch die Ätiologie beweisen.

Serologische Tests mit Serumpaaren (Komplementbindungsreaktion) oder mit spezifischem IgM-Nachweis können die Ätiologie untermauern, ihr Ergebnis kommt für aktuelle Behandlungsindikationen jedoch zu spät.

Differentialdiagnose. Die durch Adenovirus ausgelösten Krankheiten der Atemwege können in ähnlicher Form auch durch Parainfluenzaviren, RS-Virus und Influenzaviren ausgelöst werden, prominente Adenopathien durch Ebstein-Barr-Virus oder Zytomegalievirus. Pulmonale Krankheiten, v.a. beim Schulkind, können gleichermaßen durch Mycoplasma pneumoniae oder Chlamydia pneumoniae hervorgerufen sein.

Konjunktivale und korneale Krankheiten werden durch Herpes-simplex-Virus, Varicella-Zoster-Virus und Chlamydien ausgelöst.

Therapie. Eine spezifische Behandlung der leichten Krankheitsformen ist nicht nötig, bei schweren systemischen Verläufen ist eine Therapie mit Ribavirin (30 mg/kg KG/Tag in 3 Dosen am 1. Tag, 15 mg/kg KG/Tag an den folgenden Tagen) indiziert.

Prognose. Die Prognose der Adenovirus-Infektionen ist i. allg. gut, fraglich bei schweren Pneumonien in jedem Lebensalter, bei generalisierten Infektionen im Neugeborenen- und frühen Säuglingsalter sowie bei immunsupprimierten Patienten.

Literatur

Brandt CD, Kim HW, Vargosko AJ (1969) Infections in 18.000 infants and children in a controlled study of respiratory tract disease. I. Adenovirus pathogenicity in relation to serologic type and illness syndrome. Am J Epidemiol 90: 484–500

Cherry JD (1998) Adenoviruses. In: Feigin RD, Cherry JD (eds) Textbook of pediatric infectious diseases, 4th edn. Saunders, Philadelphia, 1666–1684

Mc Carthy AJ, Bergin M, DeSilva LM, Stevens M (1995) Intravenous ribavirin therapy for disseminated adenovirus infection. Ped Inf Dis J 14: 1003–1004

Winter GF, Hallam NF, Hargreaves FD, Moleyneaux PJ, Burns SM, Inglis JM (1996) Respiratory viruses in a hospitalizid paediatric population in Edinburgh 1985–1994. J Infect 33: 207–211

Zahradnik JM, Spencer MJ, Porter DD (1980) Adenovirus infection in the immunocompromised patient. Am J Med 68: 725–732

99.2 Rhinovirus-Infektionen

J. Forster

Rhinoviren sind die Haupterreger der sog. Erkältungskrankheiten. Eine wichtige Rolle spielen sie auch als Auslöser von Asthmaattacken.

Epidemiologie. Es findet eine stete Kozirkulation mehrerer Serotypen statt, im gemäßigten Klima gibt es Herbst-, Winter- und Frühjahrsepidemien, die Übertragung geschieht weit häufiger über infizierte Sekrete als durch Aerosole.

Ätiologie. Rhinoviren gehören zu den Picornaviren, sehr kleinen Viren mit einem positiven Einzelstrang-RNA-Genom ohne Lipidhülle und daher gegen Detergens-enthaltende Desinfektionsmittel sehr resistent. Sie sind empfindlich gegen Umgebungs-pH außerhalb des Bereiches 5,0–7,5.

Serologisch lassen sich über 100 Typen unterscheiden. Ein weiteres Unterscheidungsmerkmal ist die Bindungsfähigkeit an das von den meisten Rhinoviren für die Zelladsorption genützte ICAM-1 (interzelluläres Adhäsionsmolekül).

Pathogenese. Nach einer Inkubationszeit von 1–3 Tagen tritt Schnupfen auf, die höchste Viruskonzentration im Nasensekret nach 2–4 Tagen, wiederum nach 2–4 Tagen bei disponierten Patienten auch bronchiale Obstruktion. Erst in allerletzter Zeit konnte gezeigt werden, daß zu dieser Zeit auch Viren im Bronchialepithel vorhanden sind. Die Immunität ist im wesentlichen abhängig von der nur sehr kurzen Anwesenheit sekretorischer spezifischer IgA-Antikörper. Die bei den Serotypen beobachtbare Kreuzreaktivität spiegelt sich nicht in Kreuzimmunität wider.

Klinische Symptome. Umgangssprachlich werden die klinischen Symptome mit Schnupfen, Erkältung oder Grippe beschrieben, je nach Ausbreitung und Auftreten von Allgemeinsymptomen.

Eine Diagnostik mit Virusanzüchtung ist nicht nötig. Serologische Verfahren zum Nachweis eines Titeranstiegs sind wegen der schwachen Antigenität und der Kreuzreaktivität völlig unzuverlässig.

Differentialdiagnose. In Frage kommen Erreger von akuten Krankheiten der Atemwege, im speziellen leichte Influenza, Parainfluenza sowie Adeno- und RS-Virus-Infektion mit leichten klinischen Verläufen.

Therapie und Prognose. Die Behandlung erfolgt symptomatisch. Die prinzipielle Prognose ist gutartig, lediglich durch die Infektion ausgelöste Asthmaereignisse können gefährlich werden.

Literatur

Carlsen KH (1997) Markers of airway inflammation in preschool wheezers. Monaldi Arch Chest Dis 52: 455–460

Gern JE, Galagan DM, Jarjour NN, Dick EC, Busse WW (1997) Detection of rhinovirus RNA in lower airway cells during experimentally induced infection. Am J Respir Crit Care Med 155: 1159–1161

Grunberg K, Timmers MC, Smits HH et al. (1997) Effect of experimental rhinovirus 16 colds on airway hyperresponsiveness to histamine and interleukin-8 in nasal lavage in asthmatic subjects in vivo. Clin Exp Allergy 27: 36–45

Turner RB (1997) Epidemiology, pathogenesis, and treatment of the common cold. Ann Allergy Asthma Immunol 78: 531–539

99.3 Enterovirus-Infektionen

J. Forster

Enteroviren haben ihren primären Vermehrungsort im menschlichen Darm. Signifikante Krankheiten entstehen jedoch nur bei Befall weiterer Organe (ZNS, Muskeln, Herz).

Ätiologie. Enteroviren gehören zur Familie der Picornaviren. Ihr Genom besteht aus einem positiven RNA-Einzelstrang, die Hülle enthält keine Lipide. Sie sind daher sehr stabil gegen Umwelteinflüsse. Sie lassen sich unterteilen in Polioviren (3 Typen), Coxsackie-Viren (Subgruppen A und B, benannt nach der Stadt der beschriebenen Ersterkrankung), ECHO-Viren (enteric cytopathogenic human orphan viruses), anderweitig nicht zugeordnete Enteroviren 68–71 sowie das Enterovirus 72, welches das Hepatitis-A-Virus ist. Die Zuordnung wurde primär durch physikochemische und Zellkultureigenschaften festgelegt. Über die moderne Methode der Sequenzierung des Genoms lassen sich einerseits Stammbäume der Viren in die Vergangenheit zurückverfolgen, andererseits können fortwährende Veränderungen des Genoms dargestellt werden, die bei Replikation von RNA-Viren häufiger sind als bei DNA-Viren.

Der Übertragungsweg von Mensch zu Mensch ist fäkooral, regelmäßig werden vermehrungsfähige Enteroviren auch in Abwässern gefunden.

Aufgrund der Polioimpfung sind in Deutschland im letzten Jahrzehnt nur noch importierte Wildvirusinfektionen aufgetreten, die WHO hält die Eradizierung des Poliovirus weltweit bis zum Jahr 2000 für möglich.

Coxsackie- und ECHO-Viren haben wegen ihrer hohen Kontagiosität häufige nosokomiale Infektionen zur Folge, was besonders im Bereich der Neonatologie und bei immunsupprimierten Patienten bedeutsam ist.

Anhand der Zahlen von Polioepidemien wird geschätzt, daß von allen immungesunden Infizierten nur etwa 5% überhaupt erkranken, 1% mit einer Beteiligung eines Organs, das dem Organotropismus des Virus entspricht. Nur 1% der Patienten erleidet bleibende Schäden oder stirbt.

Pathogenese. Die Inkubationszeit bei Enteroviren beträgt 3–6 Tage, bei einer nennenswerten Zahl von Fällen auch 35 Tage. Das erste Kranksein ist uncharakteristisch mit fieberhafter Allgemeinerkrankung und Entzündungszeichen der oberen Atemwege und des oberen Gastrointestinaltraktes. Einzig der zweigipfelige Fieberverlauf kann Hinweis auf eine Enterovirus-Infektion sein.

In dieser Zeit sind die Viren aus dem Rachen isolierbar, gegen Ende beginnt dann die Ausscheidung über den Stuhl, die einige Wochen, selten wenige Monate dauert. Dauerausscheider werden nicht gefunden.

Während des ersten Krankseins gelangen Viren über das lymphatische System ins Blut. Hierüber erreichen sie ihre Zielorgane. Tabelle 99.2 enthält eine Liste der Viren, die hau-

Tabelle 99.2. Durch Enteroviren verursachte Krankheiten und Prävalenz einzelner Serotypen

Krankheit	Serotyp
Herpangina	Coxsackie A 1–10, 16, 22, seltener: Coxsackie-B- und ECHO-Viren
Pharyngitis	Alle Typen
Hand-Fuß-Mund-Krankheit	Coxsackie A 16, seltener A 5, 9, 10, B 2, 5, verschiedene ECHO-Viren
Exantheme (rubeoliform, morbiliform)	ECHO 4, 9, 16, Coxsackie A 5, 9, B 5, Enterovirus 71
Hämorrhagische Konjunktivitis	Überwiegend durch Enterovirus 70
Myalgia epidemica	Coxsackie B 1–6, verschiedene Coxsackie-A- und ECHO-Viren
Myoperikarditis	Coxsackie B 1–5, ECHO-Virus 6 und 9, seltener Coxsackie A und andere ECHO-Viren
Seröse Meningitis	Coxsackie A 9, B 2, 4, 5, verschiedene ECHO- und andere Coxsackie-Viren
Enzephalitis	Coxsackie B 5, A9, ECHO-Virus 4, 6, 9, 11, 30, Enterovirus 71
Spinale Muskellähmungen	Enterovirus 70, Coxsackie A 4, 7, 9, ECHO-Virus 9, 11, 30, 71
Schwere Neugeborenenkrankheiten	Coxsackie B 1–5, verschiedene ECHO-Viren

fig für die betreffende Organmanifestation verantwortlich gemacht werden können.

Im zweiten Kranksein kommen auch seltene neurologische Manifestationen wie Guillain-Barré-Syndrom, zerebellare Ataxie sowie Orchitis und Nephritis vor. Der epidemiologische Zusammenhang von Coxsackie-Virus-Infektionen und Diabetes mellitus Typ I ist nicht durch direkten Organotropismus allein zu erklären. Alle Enteroviren haben eine gewisse Neurotropie.

Klinische Manifestationen

Poliomyelitis. Nach dem Initialstadium mit allgemeinen Krankheitszeichen wie Übelkeit, Erbrechen, Kopfschmerzen, Obstipation und Bauchschmerzen folgt ein meningitisches und präparalytisch-adynamisches Stadium, dem das paralytische Stadium folgt. Hiervon ist nur 1% der Infizierten betroffen. Nach Inkubation vergehen 3–5 Tage. Zuerst sind die Muskeleigen- und die Fremdreflexe abgeschwächt, 6–24h danach treten die ersten Lähmungen auf, die immer asymmetrisch sind. Darin unterscheidet sich die Krankheit vom Guillain-Barré-Syndrom. Die unteren Extremitäten sind häufiger betroffen und hier die proximalen stärker als die distalen. Die schwerste Verlaufsform ist die Bulbärparalyse, bei der das Zwerchfell, die Interkostal- und die Atemhilfsmuskulatur betroffen sind. Auch Hirnnerven und vegetative Zentren können betroffen sein. Der Fieberverlauf während der gesamten Krankheit ist zweigipfelig. Alle Lähmungen können sich bessern oder sich Wochen bis Monate nach der Infektion ganz zurückbilden. Bleibende Lähmungen führen zu Muskelatrophie, Kontrakturen, Deformierungen und trophischen Wachstumsstörungen. Zur Impfpoliomyelitis s. Kap. 10.1.

Neben dieser typischen Krankheit sind nur wenig andere Krankheitsbilder klinisch mit hoher Sicherheit Enterovirus-Infektionen zuzuordnen:

Herpangina. Typisch ist plötzlich einsetzendes hohes Fieber mit 1–2mm im Durchmesser messenden Bläschen, später Geschwüren am harten und weichen Gaumen mit einem umgebenden Erythem. Gleichzeitig bestehen im Bereich der Effloreszenzen deutliche Schmerzen. Die Krankheit dauert 4–6 Tage.

Hand-Fuß-Mund-Krankheit. Im Mund werden Ulzera von einigen Millimetern Durchmesser mit einem roten Hof gefunden, Wangenschleimhaut und Zunge sind gleichermaßen befallen. An den Palmarseiten von Händen und Füßen werden Papeln, nach wenigen Stunden Pusteln von 3–5mm gefunden. Es bestehen Juckreiz und ein leichtes lokales Ödem.

Pleurodynie. Die Pleurodynie (Bornholmer Krankheit, Myalgia epidemica) beginnt mit hohem Fieber und ist gekennzeichnet durch schwerste krampfartige Schmerzen in der oberen Bauchmuskulatur. Im Deutschen wird der Schmerz auch beschrieben als „Teufelsgriff".

Akute hämorrhagische Konjunktivitis. Epidemien betreffen eher ältere Erwachsene, schließen jedoch auch Kinder ein. Die Krankheit beginnt fulminant mit deutlicher Beeinträchtigung des Sehens (Tränenfluß, Keratitis und Fremdkörpergefühl durch Konjunktivalfollikel).

Die masern- oder rötelnartigen Hauterscheinungen treten meist in sommerlichen Epidemien auf, desgleichen grippeartige oder pharyngeale Verlaufsformen, die ZNS-Krankheiten wie seröse Meningitis, Enzephalitis, Paralyse sowie die schwer verlaufende Myokarditisform kommen eher sporadisch vor.

Diagnose. Die Entzündungsparameter, allgemein oder lokal im Liquor, sind nicht diagnosespezifisch. Spezifisch ist die Anzüchtung von Virus aus üblicherweise virusfreien Körperstellen bzw. der Nachweis von Virusgenom in situ mit PCR. Ausscheidung von Virus mit dem Stuhl ist nicht beweisend, außer bei gleichzeitigem Anstieg des neutralisierenden Serumantikörpertiters aus einem Serumpaar des Patienten.

Differentialdiagnose. Für die ZNS-Symptome, insbesondere Lähmungen, kommen in Frage: Guillain-Barré-Syndrom oder periphere Neuritis.

Auch für die anderen Organmanifestationen müssen differentialdiagnostisch toxische, parainfektiöse und vaskulitische Ursachen in Betracht gezogen werden.

Therapie. Eine spezifische Therapie ist nicht vorhanden. Für die Poliomyelitis konnte gezeigt werden, daß eine Ruhigstellung des Patienten die Prognose verbessert.

In den sehr seltenen Fällen von chronischer Meningitis bei antikörperdefizienten Patienten war die intrathekale Gabe von Antikörpern (7s-IgG) hilfreich.

Verlauf und Prognose. Die Prognose für das allgemeine Kranksein zu Beginn der Enterovirus-Infektion und für die Verläufe mit leichten Symptomen an Atemwegen und Gastrointestinaltrakt ist sehr gut.

Bei der Polio wie bei den schweren Organmanifestationen der übrigen Enterovirus-Infektionen ist die Prognose am ehesten aus dem persönlichen Krankheitsverlauf ablesbar. Lediglich bei den systemischen Enterovirus-Infektionen von Neugeborenen ist eine hohe Letalität von etwa 50% voraussagbar.

Prophylaxe. Gegen die Polioviren stehen wirksame Impfstoffe zur Verfügung.

Literatur

Baboonian C, Davies MJ, Booth JC, McKenna WJ (1997) Coxsackie B viruses and human heart disease. Curr Top Microbiol Immunol 223: 31–52

Cherry JD (1998) Enteroviruses: Coxsackieviruses, Echoviruses, and Polioviruses. In: Feigin RD, Cherry JD (eds) Textbook of pediatric infectious diseases, 4th edn. Saunders, Philadelphia, pp 1787–1839

Foulis AK, McGill M, Farquharson MA, Hilton DA (1997) A search for evidence of viral infection in pancreases of newly diagnosed patients with IDDM. Diabetologia 40: 53–61

Marshall GS, Hauck MA, Buck G, Rabalais GP (1997) Potential cost savings through rapid diagnosis of enteroviral meningitis. Pediatr Infect Dis J 16: 1086–1087

Tangermann RH, Aylward B, Birmingham M et al. (1997) Current status of the global eradication of poliomyelitis. World Health Stat Q 50: 188–194

99.4 Influenzavirus-Infektionen

J. Forster

Influenzaviren rufen Krankheiten der Atemwege hervor mit hoher Morbidität und auch im Kindesalter bedeutsamer Mortalität.

Epidemiologie. Influenza ist eine hoch kontagiöse Krankheit, die hauptsächlich durch Tröpfcheninfektion übertragen wird. Dies geschieht im gemäßigten Klima überwiegend in der Winterzeit. Dabei verlaufen Krankheiten des Typs A nach Antigenshift pandemisch, nach Antigendrift ebenso wie die des Typs B epidemisch, Typ C tritt überwiegend sporadisch auf.

Die Pandemien nehmen wahrscheinlich im ostasiatischen Raum ihren Anfang, wo bei Koinfektionen in Warmblütlern (Schwein, Geflügel) das geänderte Virus entsteht. Nach einer ersten winterlichen Pandemie erfolgt meist während eines guten Jahrzehnts die nahezu vollständige Durchseuchung der Weltbevölkerung, so daß der Stamm letztlich einen solchen Selektionsnachteil hat, daß sein Umlauf endet.

Ein Netz von WHO-Laboratorien überwacht das Auftauchen neuer Stämme und gibt jeweils im Herbst anhand der Einschätzung der kommenden Virusentwicklung eine Empfehlung zur Zusammenstellung der aktuellen Impfstoffe.

Ätiologie. Influenzaviren sind Orthomyxoviren. Die RNA liegt als negativer, segmentierter Einzelstrang vor, von einem Schlauch des Nukleokapsidproteins eingehüllt. Zwischen Nukleokapsid und Hülle sitzt das M-Protein, das immunologisch typenspezifisch reagiert. Die eigentliche polymorphe Hülle des Virus besteht aus Zellwandbestandteilen und enthält als viruseigene „Proteine“ das Hämagglutinin sowie die Neuraminidase. Das Kapsidantigen bestimmt den Typ (A, B, C), die Eigenschaften der Hülle den Subtyp und seine Varianten (Hämagglutinin=H, Neuraminidase=N).

Der Antigenwandel bei Typ A geschieht langsam durch Punktmutationen (Antigendrift) oder durch Austausch des gesamten Gens (Antigenshift). Bedeutsam ist, daß menschenpathogene Viren ihre Gene mit denen anderer Warmblütler austauschen können. Die Bezeichnung der Viren erfolgt nach einer Formel, z. B. A/Hongkong/1/68 (H3N2). Dabei ist A der Typ, der Ortsname der Fundort, die Ziffer 1 die laufende Nummer des Isolierungsjahres (68), H3N2 gibt die Subtypenkomposition wieder. Bislang sind 14 H- und 9 N-Varianten bekannt.

Pathogenese. Die Inkubationszeit beträgt 2–3 Tage. Die Infektion betrifft die Epithelien der Atemwege und ist zytotoxisch. Damit verschwindet die Zilienfunktion in der obersten Zellschicht, und bakterieller Superinfektion wird der Weg bereitet. Virusausscheidung besteht für etwa 1 Woche bei Typ A und für 2 Wochen bei Typ B und C.

Klinische Symptome. Die Virusgrippe beginnt schlagartig mit hohem Fieber und Zeichen der Atemwegsinfektion wie Schnupfen, Pharyngitis und Husten. Das schwere allgemeine Kranksein ist eher ein Ausdruck der virusbedingten Interferonproduktion als der eines allgemeinen Organbefalls. Myokarditiden, Myositis und ZNS-Infektion sind selten.

Zwar sind in der Epidemiezeit bis zu 25 % der hospitalisationspflichtigen Pneumonien durch Influenza bedingt, die primäre hämorrhagische und die schwere bakterielle Sekundärpneumonie sind im Kindesalter jedoch selten.

Diagnose. Der direkte Erregernachweis gelingt durch Anzüchtung aus Rachenspülwasser. Dies geschieht im wesentlichen bei epidemiologischen Fragestellungen. Eine spezifische Diagnostik ist bei einer gutartig verlaufenden Krankheit, bei der aus epidemiologischen Gründen eine Influenzaätiologie vermutet wird, nicht vonnöten. Das gleiche gilt für eine serologische Diagnostik aus einem Serumpaar.

Laborbefunde sind primär uncharakteristisch.

Das Röntgenbild der Lunge zeigt initial eher Ungleichbelüftung mit Atelektasen und Überblähungen als typische Infiltrate.

Differentialdiagnose. Aufgrund der ähnlichen klinischen Befunde kommen differentialdiagnostisch Infektionen mit Parainfluenzavirus, Adenovirus, RS-Virus, Rhinoviren sowie Mycoplasma pneumoniae in Betracht.

Therapie. Eine spezifische antivirale Therapie gegen Typ A ist mit Amantadin während der ersten beiden Krankheitstage möglich. In der symptomatischen Therapie ist die Verwendung von Salizylaten wegen der Gefahr eines Reye-Syndroms kontraindiziert. Zanamivir wirkt gegen Typ A und B.

Verlauf und Prognose. Bekannte, häufig auftretende Komplikationen sind bakterielle Otitis media und Pneumonie. Diese und andere bakterielle Folgekrankheiten sind zu vermuten, wenn 3–4 Tage nach Krankheitsbeginn noch keine klinische Besserung zu beobachten ist. Seltene Komplikationen sind Myositis, Myokarditis und toxisches Schocksyndrom. Kinder mit Risiko für einen schweren klinischen Verlauf sind solche mit angeborenen Herzfehlern, bronchopulmonaler Dysplasie, zystischer Fibrose und neuromuskulären Krankheiten. Influenzaviren gehören zu den potentesten Auslösern von Asthmaanfällen bei Kindern mit Asthma bronchiale.

Obwohl funktionell der Mechanismus nicht bekannt ist, spielt die Influenzainfektion eine Rolle bei der Entstehung des Reye-Syndroms. Dies wird aus beobachtenden epidemiologischen Studien deutlich.

Bei nicht vorerkrankten Patienten, die die Krankheit ohne Komplikation durchmachen, ist eine Restitutio ad integrum zu erwarten.

Prophylaxe. Wegen des Wechsels der antigenetischen Eigenschaften der Viren ist eine jährliche, bei Pandemien punktuelle Neuformulierung der Zusammensetzung der Vakzine unumgänglich.

Literatur

Gelzen WP (1998) Influenza viruses. In: Feigin RD, Cherry JD (eds) Textbook of pediatric infectious diseases, 4th edn. Saunders, Philadelphia, pp 2024–2041

Kinney JS, Robertsen CM, Johnson KM et al. (1995) Seasonal respiratory viral infections. Impact on infants with chronic lung disease following discharge from the neonatal intensive care unit. Arch Pediatr Adolesc Med 149: 81–85
Lina B, Valette M, Foray S et al. (1996) Surveillance of community-acquired viral infections due to respiratory viruses in Rhone-Alpes (France) during winter 1994 to 1995. J Clin Microbiol 34: 3007–3011
Trigg CJ, Nicholson KG, Wang JH et al. (1996) Bronchial inflammation and the common cold: a comparison of atopic and non-atopic individuals. Clin Exp Allergy 26: 665–676

99.5 Parainfluenzavirus-Infektionen

J. Forster

Parainfluenzaviren verursachen frühkindliche, letztlich gutartige Krankheiten der Atemwege, am häufigsten Laryngotracheitis (Pseudokrupp).

Epidemiologie. Ein gewisser Schutz vor schwerer Erkrankung besteht durch diaplazentar übertragene mütterliche neutralisierende Antikörper. Der Erkrankungsgipfel für Parainfluenza 3 liegt in der Altersgruppe 6–24 Monate, der für Parainfluenza 1 und 2 im 3. bis 5. Lebensjahr. Typ 1 und 2 zeigen ein saisonales Auftreten im Herbst und Frühwinter in einem meist 2jährigen Zyklus, Typ 3 eher ein endemisches Verhalten.

Ätiologie. Parainfluenzaviren sind Paramyxoviren mit negativ orientierter, unsegmentierter Einzelstrang-RNA, darunter das Nukleokapsid, im Virus selbst das L-Protein (RNA-Polymerase), N-Phosphor und HN-Matrixprotein. Die Lipidhülle entstammt der Wirtzelle und trägt an viruseigenen Proteinen ein Hämagglutinin-Neuraminidase-Protein und ein Fusionsprotein. Die Familie der Parainfluenzaviren enthält 4 Typen (1–4), von denen die ersten 3 auch in Nagern und Meerschweinchen gefunden werden, der letzte nur beim Menschen. Obwohl es auch primär animale Paramyxoviren gibt, ist ein entsprechender Genaustausch wie bei Influenzaviren nicht üblich.

Pathogenese. Die Infektionsübertragung erfolgt durch Tröpfchen, die Inkubationszeit beträgt 2–4 Tage. Das Virus vermehrt sich in den Epithelien der Atemwege, die Art der Zellschädigung ist im wesentlichen funktionell. Die Antigenexpression auf den infizierten Zellen führt zur entzündlichen Immunreaktion, welche ganz wesentlich das Krankheitsbild bestimmt. Bakterielle Folgeinfektionen wie Otitis media oder Bronchopneumonie sind selten.

Die Virusausscheidung für Parainfluenzavirus Typ 1 dauert im Durchschnitt 1 Woche, bei den anderen Typen 2 Wochen.

Immunität ist am engsten verkoppelt mit IgA-Schleimhautantikörpern gegen HN- und F-Protein.

Klinische Symptome. Die Parainfluenzaviren verursachen etwa 50 % der Fälle von Hospitalisation mit Laryngotracheitis (Pseudokrupp) und bis zu 30 % der Fälle von Bronchiolitis und Viruspneumonie. Parainfluenza 1 ist am häufigsten für die Laryngotracheitis verantwortlich, die übrigen Manifestationen werden von den Typen in gleicher Häufigkeit ausgelöst. Es sind die Rhinitis, Pharyngitis, Bronchitis und bei Asthmatikern die Auslösung von Asthmaanfällen. Geringes Fieber ist die Regel, allgemeines Kranksein fehlt. Die mittlere Krankheitsdauer beträgt 3–4 Tage.

Diagnose. Erregerspezifische Diagnostik findet nicht statt, für epidemiologische Zwecke kann Nasopharyngealsekret zur Virusanzüchtung benutzt werden. Laborbefunde sind uncharakteristisch.

Differentialdiagnose. Vergleichbare Krankheiten entstehen durch Influenza-, Adeno- und RS-Viren. Eine klinische Differentialdiagnose der Laryngotracheitis ist die Epiglottitis.

Therapie. Die Therapie der Laryngotracheitis und der obstruktiven Bronchitis ist symptomatisch. Prinzipiell wirksam gegen Paramyxoviren ist Ribavirin, welches aber nur in den seltenen Fällen von systemischer Erkrankung bei Immunsupprimierten in Betracht gezogen werden kann.

Verlauf und Prognose. Der Verlauf ist kurz bis sehr kurz. Bleibende Schäden durch die lokale Infektion sind nicht beschrieben, können jedoch indirekt durch Hypoxämie auftreten. Beim Pseudokrupp halten die Krankheitserscheinungen 1–2 Nächte an. Dann sollte auch das Fieber verschwunden sein. Bei fortbestehendem Fieber und Krankheitssymptomen besteht der Verdacht auf eine bakterielle Superinfektion. Ein wesentlicher Erreger in diesem Zusammenhang scheint Branhamella catarrhalis. Allgemeine Entzündungsparameter sind für diesen Zustand nur wenig sensitiv.

Prophylaxe. Zugelassene Impfstoffe liegen z. Z. nicht vor.

Literatur

Knott AM, Long CE, Hall CB (1994) Parainfluenza viral infections in pediatric outpatients: seasonal patterns and clinical characteristics. Pediatr Infect Dis J 13: 269–273
Lindquist SW, Darnule A, Istas A, Demmler GJ (1997) Parainfluenza virus type 4 infections in pediatric patients. Pediatr Infect Dis J 16: 34–38
Marx A, Török TJ, Holman RC, Clarke MJ, Anderson LJ (1997) Pediatric hospitalization for croup (laryngotracheobronchitis): biennial increases associated with human parainfluenza virus 1 epidemics. J Infect Dis 175: 1423–1427
Reed G, Jewett PH, Thompson J, Tollefson S, Wright PF (1997) Epidemiology and clincal impact of parainfluenza virus infections in otherwise healthy infants and young children <5 years old. J Infect Dis 175: 807–813

99.6 RS-Virus-Infektionen

J. Forster

Respiratory syncytial virus (RSV) ist der wichtigste Erreger von Krankheiten der Atemwege im 1. Lebensjahr, besonders der Bronchiolitis und der obstruktiven Bronchitis.

Epidemiologie. Diaplazentar übergetretene mütterliche Antikörper schützen in den ersten 4–6 Lebenswochen vor schweren Erkrankungen, subklinische Schleimhautinfektionen können gleichwohl vorkommen. Im 1. Lebenshalbjahr treten die Bronchiolitis sensu strictu und die RS-Viruspneumonie am häufigsten auf, danach das Krankheitsbild der obstruktiven Bronchitis. Die Krankheit tritt gehäuft in den Wintermonaten auf, üblicherweise dominiert der Subtyp A, in größeren Abständen treten Subtyp-B-Epidemien auf. Antikörper gegen das Virus haben am Ende des 1. Lebensjahres mehr als 50 % aller Kinder, zum Ende des 2. Lebensjahres nahezu alle. Da die Infizierbarkeit jedoch von der Anwesenheit von Schleimhautantikörpern abhängig ist, treten nahezu jährlich neue Infektionen auf, üblicherweise jedoch mit geringer Morbidität, lediglich bei Asthmatikern können Anfälle ausgelöst werden.

Ätiologie. Das RS-Virus gehört zur Familie der Paramyxoviren und zum Genus der Pneumoviren, zusammen mit dem RSV des Rindes und der Ziege. Das Genom besteht aus einem negativen Einzelstrang von RNA und kodiert für 10 virale Proteine: das Nukleokapsid entsteht durch Assoziation von Nukleoprotein, Phosphoprotein und L-Protein, die Verbindung zur Lipidhülle schaffen die Matrixproteine, die Lipidhülle selbst entstammt der Wirtzelle, daraus hervor ragen das SH-Protein sowie das Glyko- und das Fusionsprotein. Anhand des Glykoproteins lassen sich 2 Virussubgruppen unterscheiden, das Fusionsprotein ist wesentliches Ziel von neutralisierenden Antikörpern.

Pathogenese. Das RS-Virus schädigt die infizierten Zellen zunächst funktionell (Synzytienbildung), die wesentliche Rolle in der Pathogenese kommt der Immunantwort des Wirtes zu. Es ist auch für den Menschen gezeigt worden, daß Antikörper gegen die Nichthüllproteine nicht nur nicht neutralisierend wirken, sondern einen deutlichen Risikofaktor für einen schweren klinischen Verlauf darstellen. Diese Konstellation ist z. B. gegeben nach einer sehr frühen Infektion, bei dem der Organismus eher Antikörper gegen diese Proteinantigene als gegen die glykosylierten Hüllantigene bildet. Eine Typ-1-allergische Reaktion, durch spezifische IgE-Antikörper vermittelt, ist prinzipiell möglich, erklärt aber nicht die lymphomonozytären Infiltrate, die zusammen mit der im Verlauf entstehenden Epithelnekrose in den schwer verlaufenden Krankheitsfällen zur Verstopfung der Bronchien und Bronchiolen führen. Eine postinfektiöse bronchiale Hyperreagibilität wird häufig gesehen, eine RSV-ausgelöste Asthmatikerkarriere findet man aber nur bei Kindern mit äußerst schweren Krankheitsformen, bei denen bleibende Umbauten an den Bronchien in der akuten Krankheitsphase erfolgten. Die RSV-Infektion selbst leistet nur für sehr kurze Zeit und bei einer beschränkten Anzahl von Patienten allergischen Sensibilisierungen Vorschub.

Klinische Symptome. Die Inkubationszeit bis zur pulmonalen Erkrankung beträgt 3–5 Tage, zuvor können Krankheitszeichen an den oberen Atemwegen auftreten. Die Bronchiolitis im strengen Sinne bietet das Bild einer stummen Überblähung. Die Kinder fallen auf durch „geräuschlose" Tachypnoe, schlechte periphere Kreislaufperfusion und Trinkunfähigkeit. Patienten mit obstruktiver Bronchitis bieten klinisch exspiratorisches Giemen, inspiratorisch mehr oder minder deutliches Einziehen. Bei beiden Patientengruppen besteht die Gefahr einer Hypoxämie. Fieber ist ein inkonstantes Krankheitszeichen.

Schwer immunsupprimierte Patienten, z. B. solche nach Organtransplantationen, können schwerste RSV-Pneumonien mit hoher Mortalität erwerben.

Diagnose. Die ätiologische Diagnose kann durch immunologischen Schnelltest auf Antigen im Nasopharynxsekret gestellt werden. Der Standardvirusnachweis durch Anzüchtung ist wegen der Wärme- und Kälteempfindlichkeit des Virus schwierig. Antikörperbestimmungen führen erst sehr spät zum ätiologischen Ergebnis. Laborbefunde sind uncharakteristisch. Liegen keine Komplikationen vor, kann auf ein Röntgenthoraxbild verzichtet werden.

Differentialdiagnose. Im 1. Lebensjahr kommen als differentialdiagnostisch wichtige Erreger Parainfluenza-, Influenza-, Adenoviren und Chlamydien in Betracht. Hinsichtlich der Asthmaauslösung bei Klein- und Schulkindern auch Rhinoviren und Mycoplasma pneumoniae.

Therapie. Eine virustatische Therapie mit Ribavirin ist inhalativ möglich, hat aber wegen der geringen Effizienz keine Indikation bei Kindern ohne Vorerkrankungen. Sie ist indizierbar bei Patienten mit Risiken für einen schweren Verlauf: Herzfehler, bronchopulmonale Dysplasie, Kinder in sich rasch verschlechterndem Zustand.

Die Therapie der Bronchiolitis und der obstruktiven Bronchitis erfolgt ansonsten symptomatisch. Siehe Kapitel Bronchiolitis. Die meisten der genannten Studien sind an Patienten durchgeführt worden, bei denen eine RSV-Ätiologie gesichert war. Die RS-Viruspneumonie, insbesondere bei immunsupprimierten Patienten, kann auch parenteral mit Ribavirin behandelt werden (30 mg/kg KG in 3 Dosen am 1. Tag, 15 mg/kg KG/Tag an den folgenden Tagen).

Verlauf und Prognose. Verlauf und Prognose der RSV-Infektion haben sich in den vergangenen Jahren durch die angemessene Anwendung intensivmedizinischer Techniken deutlich verbessert. Die Mortalität bei nicht vorerkrankten hospitalisierten Patienten beträgt unter 1 %, diejenige von Patienten mit Vorerkrankungen (Herzfehler, bronchopulmonale Dysplasie) etwa 1,5 %.

Die obstruktive Bronchitis in den ersten 2 Lebensjahren hat für sich genommen keinerlei prädiktiven Wert für die Entstehung eines Asthma bronchiale. Dieses hat lediglich eine erhöhte Inzidenz bei pulmonalen Schwersterkrankten und bei Patienten aus atopischen Familien.

Prophylaxe. Für Patienten mit hohem Morbiditäts- und Mortalitätsrisiko ist eine winterliche Prophylaxe mit monatlicher Immunglobulininjektion möglich (Palivizumab). Aktuell praktikabel ist die Prävention von nosokomialen Infektionen (s. Kap. 95).

Literatur

Anderson LJ, Heilman CA (1995) Protective and disease-enhancing immune responses to respiratory syncytial virus. J Infect Dis 171: 1–7

Hall CB (1998) Respiratory syncytial virus. In: Feigin RD, Cherry JD (eds) Textbook of pediatric infectious diseases, 4th edn. Saunders, Philadelphia, pp 2084–2111

Wang EE, Law BJ, Stephens D (1995) Pediatric Investigators Collaborative Network on Infections in Canada (PICNIC) prospective study of risk factors and outcomes in patients hospitalized with respiratory syncytial viral lower respiratory tract infection. J Pediatr 126: 212–219

99.7 Masern

H. W. Kreth, V. Schuster

Definition. Masern sind eine systemische Virusinfektion von hoher Kontagiosität und mit einem hohen Manifestationsindex. Die Krankheitsmanifestationen sind Fieber, Exanthem und katarrhalische Symptome.

Epidemiologie. Masern sind weltweit verbreitet. Der Mensch ist der einzige Wirt. Durch konsequente Impfprogramme konnten Masern in einigen Ländern fast vollständig eliminiert werden (Nord- und Südamerika, England, Schweden und Finnland). Aufgrund mangelnder Durchimpfungsraten treten Masern in Deutschland noch immer in größeren Epidemien auf, zuletzt 1996 mit schätzungsweise 30 000–100 000 Erkrankungen. Die Übertragung erfolgt durch direkten Kontakt über Tröpfchen, in seltenen Fällen aerogen durch Luftzug über weitere Entfernungen. Die Patienten sind 3–5 Tage vor Ausbruch des Exanthems bis 4 Tage danach infektiös. Die Inkubationszeit beträgt 8–12 Tage. Nach überstandener Krankheit besteht lebenslange Immunität. Die passive Immunität bei Säuglingen, deren Mütter die Krankheit durchmachten, hält etwa 6 Monate lang an.

Ätiologie. Das Masernvirus ist ein umhülltes, einzelsträngiges RNA-Virus aus der Familie der Paramyxoviren im Genus Morbillivirus. Es gibt nur einen Serotyp. Das Virus ist lympho- und neurotrop und besitzt einen ausgeprägten immunsuppressiven Effekt.

Pathogenese. Die Eintrittspforten des Virus sind der Nasen-Rachen-Raum oder die Konjunktiven. Nach initialer Virusvermehrung im oberen Respirationstrakt kommt es 2–4 Tage p.i. zur *primären* Virämie. Dadurch wird das Virus in entferntere lymphatische Organe abgesiedelt, z. B. in Tonsillen, Thymus, Milz, Knochenmark, Lymphknoten, Peyer-Plaques u. a., wo eine massive Virusvermehrung stattfindet. Ca. 7 Tage p.i. erfolgt von hier aus die *sekundäre* Virämie mit Virusaussaat in Schleimhäute, Haut und kleine Gefäße. Das Masernvirus hat die Fähigkeit, Zellen zu fusionieren, wodurch mehrkernige Riesenzellen (Synzytien) mit häufig >100 Kernen auftreten.

Die Prodromi mit Fieber und katarrhalischen Symptomen (8–12 Tage p.i.) signalisieren den Beginn der immunologischen Abwehrreaktion. So ist auch das Exanthem Folge der explosiven Auseinandersetzung zwischen virusspezifischen T-Zellen und virusinfizierten Epithel- und Endothelzellen. Spezifische Antikörper scheinen bei der Überwindung der akuten Phase keine Rolle zu spielen. Kinder mit Agammaglobulinämie überstehen Masern komplikationslos.

Masern gehen immer mit einer vorübergehenden, 4–6 Wochen dauernden Immunschwäche einher. Hauttests vom verzögerten Typ (Tuberkulinprobe!) werden vorübergehend negativ. Außerdem kommt es durch die Immunschwäche zu bakteriellen Zweitinfektionen oder zur Aktivierung chronischer Krankheitsprozesse.

Die Pathogenese der para-(post-)infektiösen *Masernenzephalitis* ist bisher nicht geklärt. Histopathologisch finden sich im Gehirn perivaskuläre Demyelinisierungen und perivaskuläre Lymphozyteninfiltrate. Virale Antigene oder RNA-Sequenzen lassen sich aber nicht nachweisen. Deshalb wird z.Z. ein immunologischer Pathomechanismus vermutet, der allerdings bisher nicht bewiesen wurde.

Klinische Manifestationen. Die Krankheit beginnt mit hohem Fieber und uncharakteristischen katarrhalischen Symptomen wie Schnupfen, Halsschmerzen, Heiserkeit und bellendem Husten (Prodromalstadium). Die Patienten sind aufgrund einer Konjunktivitis und einer milden Keratitis ausgesprochen lichtscheu. Gleichzeitig oder 1–2 Tage später treten feine, kalkspritzerartige Stippchen, bevorzugt an der Wangenschleimhaut gegenüber den Molaren, auf (Koplik-Flecke). Außerdem entwickelt sich ein fleckiges, dunkelrotes Enanthem am weichen Gaumen. Nach leichtem Fieberabfall geht das Prodromalstadium 3–4 Tage später unter erneutem hohem Fieberanstieg in das Exanthemstadium über. Das makulopapulöse Exanthem beginnt hinter den Ohren und im Gesicht und breitet sich weiter zentrifugal über den ganzen Körper bis zu den Füßen aus. Nach dem 3. Exanthemtag folgen bei unkomplizierten Verläufen rasche Entfieberung und Abblassen des Exanthems. Meist besteht eine generalisierte Lymphadenopathie, wobei auch die hilären, paratrachealen und mesenterialen Lymphknoten betroffen sind. Bei ca. 50 % der Infizierten treten pathologische EEG-Veränderungen auf, die sich später in den allermeisten Fällen zurückbilden.

Mitigierte Masern treten bei jungen Säuglingen auf, die noch maternelle Antikörper besitzen und auch bei Kindern nach Gabe von Immunglobulinen.

Atypische Masern werden heutzutage nur noch bei jungen Erwachsenen beobachtet, die in ihrer Kindheit mit Maserntotimpfstoffen immunisiert wurden und die daraufhin nur eine Teilimmunität entwickelten. Charakteristisch für atypische Masern: sehr hohes Fieber, ein distal an den Extremitäten beginnendes und sich zentripetal ausbreitendes Exanthem und hartnäckige pneumonische Infiltrate.

Bei Patienten mit angeborenen oder erworbenen T-Zelldefekten (z.B. DiGeorge-Syndrom, symptomatische HIV-Infektion) kann das Exanthem völlig fehlen („weiße Masern"). Es entwickelt sich eine *Riesenzellpneumonie*, die fast immer zum Tode führt.

Bei Patienten unter massiver Immunsuppression wurde außerdem eine besondere Enzephalitisform beobachtet *(measles inclusion body encephalitis, MIBE)*, die auf direkter Virusinvasion beruht, sich aber – im Gegensatz zur subakuten sklerosierenden Panenzephalitis – bereits nach einer Latenz von 5 Wochen bis 6 Monaten klinisch manifestiert.

Komplikationen. Am häufigsten sind bakterielle Sekundärinfektionen, v. a. Bronchopneumonien, Otitis media und Diarrhöen. Die früher gefürchtete Masernbronchiolitis bei Kleinkindern und die Laryngotracheobronchitis (Masernkrupp) werden heutzutage nur noch selten beobachtet. Weitere Komplikationen betreffen das ZNS. Im Vordergrund steht die akute Masernenzephalitis mit einer Häufigkeit von 1:500–1:2000. Die Masernenzephalitis tritt bevorzugt am 3. bis 9. Tag nach Exanthembeginn auf. Typisch sind Bewußtseinsstörungen (Somnolenz, Koma), zerebrale Krampfanfälle, neurologische Herdsymptome (Hemiplegien, Hirnnervenparesen) und gelegentlich auch myelitische Symptome. Die Masernenzephalitis hat auch heute noch eine Letalität von 30 % und eine Defektheilungsrate von ca. 20 %.

Eine weitere, sehr seltene Komplikation ist die subakute sklerosierende Panenzephalitis (s. 99.8).

Diagnose. Im Rahmen einer Epidemie wird die Diagnose meistens klinisch gestellt. Ein typischer Laborbefund ist die Leukopenie mit Erniedrigung sowohl der Granulozyten als auch der Lymphozyten. Bei Einzelerkrankungen sollte die Diagnose serologisch bestätigt werden. Das masernspezifische IgM ist in der Regel bereits nach den ersten 3 Exanthemtagen mittels Enzymimmunassay (ELISA) nachweisbar.

Bei trotz Impfung an Masern Erkrankten ist nur ein 4facher Titeranstieg im IgG-ELISA oder im Hämagglutinationshemmtest (HHT) diagnosesichernd. Bei Geimpften findet sich oft keine IgM-Antwort. In fraglichen Fällen, z. B. bei immunsupprimierten Patienten, Verdacht auf Riesenzellpneumonie oder MIBE, ist zur Diagnosestellung der Virusdirektnachweis erforderlich, und zwar mittels PCR oder Virusisolierung aus Lymphozyten, bronchoalveolärer Lavage, Urin, Liquor oder Hirnbiopsie.

Die Diagnose einer Masernenzephalitis beruht allein auf dem zeitlichen Zusammentreffen der Enzephalitis mit einer akuten Maserninfektion (IgM-Nachweis!), da sich im Liquor in der Regel weder das Virus noch eine intrathekale Antikörpersynthese nachweisen läßt.

Zum diagnostischen Vorgehen bei Verdacht auf SSPE s. 99.8.

Therapie. Es gibt keine etablierte antivirale Therapie. Da das Virostatikum Ribavirin die Virusreplikation in vitro hemmt, wurde in Einzelfällen Ribavirin i.v. zusammen mit Immunglobulinen bei der Masernpneumonie eingesetzt. Es gibt allerdings keine kontrollierten Studien.

In den Ländern der Dritten Welt wird Vitamin A bei akuten Masern verabreicht (Dosierung: Säuglinge 1mal 100 000 IE p.o.; Kleinkinder und ältere Kinder 1mal 200 000 IE p.o.). Dadurch konnte die Letalität beträchtlich gesenkt werden.

Bakterielle Zweitinfektionen erfordern den Einsatz von Antibiotika.

Prophylaxe. Alle Kinder mit Ausnahme von Patienten mit angeborenen oder erworbenen Störungen der zellulären Immunität sollten unbedingt 2mal gegen Masern geimpft werden (s. Kap. 10).

Durch den Lebendimpfstoff kann auch der Ausbruch von Wildmasern wirksam unterdrückt werden, wenn die Impfung innerhalb der ersten 3 Tage nach Exposition erfolgt (Inkubationsimpfung).

Bei abwehrgeschwächten Patienten und chronisch kranken Kindern ist die Masernprophylaxe auch mit humanen Immunglobulinen möglich. Durch Gabe von 0,25–0,5 ml/kg KG Standard-Ig i.m. (oder 1–2 ml/kg KG eines i.v. zu verabreichenden normalen Immunglobulins) innerhalb von 2–3 Tagen nach Kontakt läßt sich mit relativ großer Wahrscheinlichkeit vermeiden, daß diese Patienten an Masern erkranken. Bei späterer Gabe bis zum 6. Tag ist noch Mitigierung der Krankheit möglich.

Inkubierte Patienten sind im Krankenhaus vom 7. Tag p.i. bis zum 5. Exanthemtag zu isolieren.

Prognose. Masern sind immer eine ernste und gefährliche Krankheit. Todesfälle kommen besonders im Säuglingsalter, bei älteren Probanden und besonders bei immundefizienten Patienten vor. Die Krankheit verläuft besonders schwer in Entwicklungsländern bei unterernährten Kindern.

Literatur

Avota E, Avots A, Niewiesk S et al. (2001) Disruption of Akt Kinase activation is important for immunosuppression induced by measles virus. Nat Med 7: 725–731
Brodsky AL (1972) Atypical measles: severe illness in recipients of killed measles virus vaccine upon exposure to natural infection. JAMA 222: 1415–1416
Coutsoudi A, Broughton M, Coovadia HH (1992) Vitamin A supplementation reduces measles morbidity in young African children: a randomized placebo-controlled, double-blind trial. Am J Clin Nutr 54: 890–895
Forni AL, Schluger NW, Robert RB (1994) Severe measles pneumonitis in adults: evaluation of clinical characteristics and therapy with intravenous ribavirin. Clin Infect Dis 19: 454–462
Gendelman KE, Wolinsky JS, Johnson RT et al. (1984) Measles encephalitis: lack of evidence of viral invasion of the nervous system and quantitative study of the nature of demyelination. Ann Neurol 15: 353–360
Markowitz LE, Chandler FW, Roldan EO et al. (1988) Fatal measles pneumonia without rash in a child with AIDS. J Infect Dis 158: 480–483
Mustafa MM, Weitman SD, Winick NJ, Bellini WJ et al. (1993) Subacute measles encephalitis in the young immunocompromised host: report of two cases diagnosed by polymerase chain reaction and treated with ribavirin and review of the literature. Clin Infect Dis 16: 654–660

99.8 Slow-Virus-Infektionen

H. W. Kreth, V. Schuster

Definition. Es handelt sich um chronische, zentralnervöse Infektionen mit den folgenden Charakteristika:

- monate- bis jahrelange Inkubationszeit,
- zum Exitus letalis führender, langsam progredienter Krankheitsverlauf,
- Beschränkung der Infektion auf eine Spezies und ein Organ bzw. Organsystem.

Aufgrund erregerspezifischer Merkmale werden 2 Gruppen von Krankheiten unterschieden: die subakuten chronischen Enzephalomyelitiden und die subakuten spongioformen Enzephalopathien (Prionkrankheiten).

Die erste Gruppe, die durch konventionelle Viren hervorgerufen wird, umfaßt die subakute sklerosierende Panenzephalitis (SSPE), die progressive Rötelnpanenzephalitis (PRP) und die progressive multifokale Leukenzephalopathie (PML). Zur zweiten Gruppe gehören die klassische und die neue Variante der Creutzfeldt-Jakob-Krankheit (CJK), das Gerstmann-Sträussler-Scheinker-Syndrom (GSS) und die fatale familiäre Insomnie (FFI). Aufgrund biochemischer, molekularbiologischer und genetischer Befunde wird heute davon ausgegangen, daß diese Krankheiten nicht durch ein Virus, sondern durch ein „infektiöses Protein" (proteinaceous infectious agent; Prion) hervorgerufen werden.

Subakute sklerosierende Panenzephalitis (SSPE)

Definition. Die SSPE ist eine chronisch-progrediente, entzündliche Krankheit des ZNS bei Kindern und Jugendlichen, die durch eine persistierende Maserninfektion hervorgerufen wird.

Epidemiologie. Die SSPE kommt weltweit in allen untersuchten ethnischen Gruppen vor. Die Angaben über die Häufigkeit sind sehr variabel. In England und Wales wurde für den Zeitraum von 1970–1989 ein Risiko von 4 Fällen pro 100.000 masernerkrankte Kinder berechnet. Jungen sind 3mal so häufig betroffen wie Mädchen. Zwischen der vorausgegangenen Maserninfektion und dem Krankheitsbeginn liegen in der Regel 5–10 Jahre. Das durchschnittliche Erkrankungsalter wird mit 8–11 Jahren angegeben. Der jüngste bisher beschriebene Patient erkrankte nach einer perinatalen Infektion im Alter von 4 Monaten. In Ländern mit einer konsequenten Impfpolitik und einem drastischen Rückgang der natürlichen Masern ist die SSPE fast verschwunden.

Ätiologie und Pathogenese. Molekulargenetische Untersuchungen zeigen eindeutig, daß es sich bei dem im Gehirn persistierenden Virus um das Masernvirus handelt. Infolge von Mutationen ist allerdings die virale Genexpression eingeschränkt. Es werden relativ große Mengen der internen viralen Proteine (Nukleokapsid, Phosphorprotein) produziert, während das Matrixprotein und die äußeren Proteine (Fusionsprotein, Hämagglutinin) entweder gar nicht oder in nur sehr kleinen Mengen exprimiert werden. Das Virus scheint sich als infektiöser Nukleokapsidkomplex von Zelle zu Zelle auszubreiten, möglicherweise über Synapsen. Vollinfektiöses Virus wird nicht gebildet.

Wie das Virus in das ZNS gelangt und wodurch die lange Inkubationszeit zwischen der akuten Maserninfektion und dem Ausbruch der SSPE bestimmt wird, ist nach wie vor nicht klar. Fast immer läßt sich anamnestisch eine vorausgegangene Maserninfektion erfassen. Bei einem hohen Prozentsatz (ca. 50%) der an SSPE Erkrankten erfolgte die Maserninfektion vor dem 2. Lebensjahr. Weitere Risikofaktoren sind nicht bekannt. Es gibt bisher keine Hinweise für einen spezifischen zellulären oder humoralen Immundefekt. Im Gegenteil, Patienten mit SSPE besitzen in der Regel hohe Titer an neutralisierenden Antikörpern, die man sowohl im Serum als auch im Liquor oder im Hirngewebe nachweisen kann.

Neuropathologie. Der neuropathologische Befund zeigt diffuse und perivaskuläre, entzündliche Infiltrate, Proliferationen von Makro- und Mikroglia sowie ausgeprägte Entmarkungsbereiche. Ein weiterer charakteristischer Befund sind intranukleäre Einschlußkörperchen in Glia- und Ganglienzellen, in denen sich immunhistochemisch oder elektronenmikroskopisch Masernnukleokapside nachweisen lassen. Zytopathogene Effekte mit Riesenzellbildung liegen im Gehirn nicht vor.

Klinische Symptome. Die Krankheit zeigt eine große Variabilität hinsichtlich ihrer klinischen Manifestationen. Der Verlauf wird in 3 Stadien eingeteilt. Das *Stadium I* ist gekennzeichnet durch Verhaltensauffälligkeiten, Persönlichkeitsveränderungen und ein Nachlassen intellektueller Leistungen. Mitunter finden sich in diesem Stadium charakteristische Augenhintergrundveränderungen als Folge der zentralnervösen Masernvirus-Infektion. Im *Stadium II* treten neurologische Symptome auf, v. a. Myoklonien, abrupt einsetzende rhythmische Zuckungen an einzelnen Gliedern oder am ganzen Körper sowie zerebrale Anfälle. Das *Stadium III* zeigt eine zunehmende extrapyramidale Tonussteigerung sowie zentrale vegetative Regulationsstörungen bis hin zu einem Zustand der Dezerebration.

In ca. 80% der Fälle finden sich charakteristische EEG-Muster (Radermecker-Komplexe): periodische, hochvoltige Slow-wave-Komplexe, die nach Intervallen von 3,5–12 s wiederkehren.

Die Krankheit führt meistens innerhalb von 3–5 Jahren nach Krankheitsbeginn zum Tode; es gibt jedoch auch sehr rasch progrediente und extrem langsame Verläufe. In ca. 5% der Fälle werden auch Spontanremissionen beobachtet.

Diagnose. Die Diagnose basiert auf der klinischen Symptomatologie, den charakteristischen EEG-Veränderungen und dem Nachweis hoher Titer masernvirusspezifischer Antikörper in Serum und Liquor. Der Liquor zeigt eine normale Zellzahl und ein normales Gesamteiweiß, aber immer eine starke Zunahme der γ-Globuline. Das Liquor-IgG ist oligoklonal und besteht zu 70–80% aus masernvirusspezifischen Antikörpern. Das Virus läßt sich weder im Serum noch im Liquor nachweisen.

Therapie. Es existiert bisher keine spezifische Therapie. Der therapeutische Effekt von Isoprinosine und Interferon ist umstritten. Steroide führen meist zu einer Verschlechterung des Krankheitsbildes.

Prophylaxe. Die Masernimpfung schützt mit großer Sicherheit vor dem Auftreten einer SSPE.

Progressive Rötelnpanenzephalitis (PRP)

Es handelt sich um eine chronisch-progrediente, entzündliche Krankheit des ZNS, die als Folge einer konnatalen oder einer postnatal erworbenen Rötelninfektion auftritt. Die Krankheit ist extrem selten mit nicht mehr als 10 publizierten Fällen in der Weltliteratur.

Aus welchem Grund das Rötelnvirus im ZNS persistiert und später reaktiviert wird, ist nicht bekannt. Ein spezifischer Immundefekt liegt nicht vor.

Die neurologischen Symptome, die in der Regel 8–12 Jahre nach Infektion auftreten, zeigen große Ähnlichkeit mit denen einer SSPE. In Serum und Liquor lassen sich in Analogie zur SSPE hohe Titer rötelnvirusspezifischer Antikörper nachweisen. Im Unterschied zur SSPE zeigt der Liquor meistens eine mäßige lymphozytäre Pleozytose.

Die Prognose der Krankheit ist ungünstig. Es existiert keine spezifische Therapie.

Progressive multifokale Leukenzephalopathie (PML)

Definition. Die PML ist eine stets tödlich verlaufende, subakute demyelinisierende Krankheit bei Patienten mit schwerer Immuninsuffizienz. Die Krankheit wurde vereinzelt bei Kindern mit angeborenen Immundefekten beschrieben. Vor Einführung der hochaktiven antiretroviralen Therapie trat sie hauptsächlich bei Kindern und Erwachsenen mit fortgeschrittener HIV-Infektion auf.

Ätiologie und Pathogenese. Der Erreger ist das Papovavirus JC. Das Virus ist weit verbreitet. Die Seroprävalenzen betragen bei Einschulung ca. 50 % und im Erwachsenenalter ca. 80–90 %. Die Infektion verläuft bei immunkompetenten Individuen immer asymptomatisch. Bei Patienten mit schwerer Immuninsuffizienz, wobei v. a. das T-Zellsystem betroffen ist, kommt es infolge von Primärinfektion bei Kindern oder lokaler Reaktivierung bei Erwachsenen zur zytolytischen Infektion der Oligodendrozyten mit nachfolgender Demyelinisierung. Die Entmarkungsherde sind frei von entzündlichen Infiltraten.

Klinische Symptome. Die klinischen Symptome sind in den meisten Fällen sehr unspezifisch. Systemische Entzündungszeichen wie Fieber und Akute-Phase-Proteine fehlen immer. Die Krankheit beginnt schleichend mit Wesensveränderung, kognitiven Dysfunktionen und motorischen Störungen in Form von Ataxien, Hemiparesen und bulbären Symptomen.

Die Krankheit führt meistens innerhalb von 12–24 Monaten zum Tode.

Wenn bei einem Patienten mit schwerer Immuninsuffizienz neurologische Auffälligkeiten auftreten, sollte immer an eine PML gedacht werden!

Diagnose. Die Methode der Wahl ist der Nachweis Papovavirus-JC-spezifischer Sequenzen im Liquor mittels PCR. Der Liquor ist ansonsten unauffällig.

Wegen des hohen Durchseuchungsgrades sind serologische Nachweisverfahren in den allermeisten Fällen nicht aussagekräftig.

Therapie. Es gibt keine spezifische Therapie.

Übertragbare spongiforme Enzephalopathien

Definition. Übertragbare spongiforme Enzephalopathien (Prionkrankheiten) sind infektiöse, neurodegenerative Krankheiten des ZNS, die nach kurzem klinischem Verlauf innerhalb von 2 Monaten bis 2 Jahren zum Tode führen. Dazu gehören beim Menschen die Creutzfeldt-Jakob-Krankheit, Scrapie beim Schaf und die bovine spongiforme Enzephalopathie (BSE).

Epidemiologie. Die Creutzfeldt-Jakob-Krankheit (CJK) tritt mit einer Häufigkeit von 1:1 Mio. Einwohner weltweit auf. Man unterscheidet zwischen einer sporadischen (ca. 90 %) und einer familiären Form (ca. 10 %). Bis auf wenige Ausnahmen sind ältere Menschen betroffen (Altersgipfel bei 65 Jahren). Die Inkubationszeit beträgt in der Regel 10 (–30) Jahre. CJK ist keine ansteckende Krankheit im üblichen Sinn. Der Erreger wird von den Erkrankten nicht ausgeschieden. Lediglich nach therapeutischen Eingriffen wie Dura-mater- oder Hornhauttransplantationen, nach Verwendung kontaminierter Instrumente und nach Therapie mit erregerhaltigen Wachstumshormonen wurde von einer Übertragung berichtet. Infektionen durch Blut und Blutprodukte von Erkrankten sind bisher nicht bekannt geworden.

Neben der seit langem bekannten klassischen Form wurde 1996 erstmalig eine neue Variante der Creutzfeldt-Jakob-Krankheit (nvCJK) bei Patienten in England beschrieben. Unter den Betroffenen waren Jugendliche und junge Erwachsene. Es ist nicht auszuschließen, daß es sich bei dieser neuen Variante um eine durch Verzehr von prionenverseuchtem Rindfleisch hervorgerufene BSE-Infektion beim Menschen handelt.

Ätiologie. Die übertragbaren spongiösen Enzephalopathien haben gewisse Ähnlichkeit mit Viruskrankheiten. Virale Nukleinsäuren wurden aber bisher in erregerhaltigen Präparationen nicht gefunden. Nach heutiger Auffassung handelt es sich bei den infektiösen Erregern um *Prionen*, infektiöse Eiweißmoleküle mit einem Molekulargewicht von 28 kd und der Fähigkeit zur Selbstreplikation ohne eigenes nukleinsäurehaltiges Genom.

Prionprotein oder Präamyloid ist bei Mensch und Tier in der „gesunden" Isoform ein normaler Membranbestandteil von Neuronen, Astrozyten und anderen Zellen. Die Prionhypothese geht davon aus, daß aus dieser Form durch Konformationsänderung eine infektiöse abnorme Isoform (Prionprotein vom Scrapietyp) hervorgehen kann. Mutationen scheinen diese Umlagerung zu begünstigen. Offenbar kann der „Erreger" seine pathologische Konformation auf normales Präamyloid weitergeben und so zur Pseudovermehrung des infektiösen und krankmachenden Prinzips führen. Die abnorm gefalteten infektiösen Prionproteine sind außerordentlich stabil. Sie weisen v. a. eine hohe Hitze-, Detergenzien- und Strahlenresistenz auf und lassen sich weder durch Formalin noch durch Alkohol inaktivieren.

Histopathologie. Durch die Vermehrung des infektiösen Erregers im Gehirn kommt es zum Absterben von Neuronen, zu ausgeprägter astrozytärer Gliose und zur Bildung von Mikrovesikeln. Dadurch entsteht eine schwammartige Auflockerung des Hirnparenchyms. Charakteristisch sind ferner regional unterschiedliche Ablagerungen vom Amyloid. In den Plaques lassen sich die abnormen Prionproteine mit monoklonalen Antikörpern immunhistochemisch nachweisen. Die neue Variante der CJK geht mit besonders auffälligen und extensiven Amyloidablagerungen einher. Im Gegensatz zur klassischen CJK wurde bei der nvCJK auch verändertes Prion-Protein außerhalb des Gehirns im Körper nachgewiesen, z. B. in den Tonsillen und in der Milz. Bemerkenswert ist das Fehlen jeglicher lokaler (und systemischer) Entzündungsreaktionen. Die Infektion führt offenbar zu keiner immunologischen Abwehrreaktion.

Klinische Manifestationen. Im Frühstadium der klassischen CJK stehen psychopathologische Symptome im Vordergrund: Gedächtnis-, Konzentrations- und Merkfähigkeitsstörungen, erhöhte Reizbarkeit und ängstlich agitierte oder depressive Zustandsbilder. Im weiteren Verlauf zeigt sich immer deutlicher eine progrediente Demenz. Hinzu kommen vielfältige neurologische Symptome wie Myoklonien, visuelle oder zerebellare Veränderungen, pyramidale und extrapyramidale Symptome. Mitunter finden sich typische

EEG-Veränderungen in Form von periodischen scharfen Wellen. Das Gerstmann-Sträussler-Scheinker-Syndrom und die tödliche familiäre Insomnie sind besondere klinische Verlaufsformen der CJK.

Diagnose. Die Diagnose wird in der Regel nach klinischen Symptomen und dem EEG-Befund gestellt. Gestützt wird die Diagnose durch den Nachweis von neuronalen Destruktions- und glialen Aktivierungsmarkern im Liquor (neuronenspezifische Enolase, Proteine 14-3-3, S100-β-Protein). Die genannten Marker sind allerdings nicht spezifisch für die CJK. Ansonsten ist der Liquor unauffällig. Eine definitive Diagnose kann nur durch die Untersuchung von Hirngewebe gestellt werden. Bei Verdacht auf die neue Form der CJK sollte eine Tonsillenbiopsie erwogen werden.

Therapie. Es gibt bisher keine wirksame Therapie.

Prophylaxe. Iatrogene Übertragungen durch chirurgische Instrumente können durch adäquate Dekontaminationsmaßnahmen vermieden werden (s. Kap. 95).

Prionenverseuchte Nahrungsmittel dürfen auf keinen Fall in den Verkehr gebracht werden. Das kann nur durch rigorose Kontrollen von Tierhaltung und Futtermittelwirtschaft vermieden werden.

Literatur

Brown P (1988) Human growth hormone therapy and Creutzfeldt-Jakob disease: A drama in three acts. Pediatrics 81: 85–92

Dörries K (1997) New aspects in the pathogenesis of polyomavirus-induced disease. Adv Virus Res 48: 205–261

Kretzschmar H (1999) Transmissible spongiforme Enzephalopathien (Prionkrankheiten). In: Hopf H Ch, Deuschl G, Diener H Ch (Hrsg) Neurologie in Praxis und Klinik, 2.Aufl. Thieme, Stuttgart New York

Martin R, Marquardt P, O'Shea S, Borkenstein M, Kreth HW (1989) Virus specific and autoreactive T cell lines isolated from cerebrospinal fluid of a patient with chronic rubella panencephalitis. J Neuroimmunol 23: 1–10

Miller Chr, Farrington CP, Marbert K (1992) The epidemiology of subacute sclerosing panencephalitis in England and Wales 1970–1989. Int J Epidemiol 21: 998–1006

Nasemann JE, Schmid C, Schneider A et al. (1996) Äußere Retinitis als Frühsymptom bei subakut sklerosierender Panenczephalitis (SSPE). Klin Monatsbl Augenheilkd 206: 122–127

Prusiner SB (1991) Molecular biology of prion diseases. Science 252: 1515–1522

Redfearn A, Pennie RA, Mahony JB, Dent PB (1993) Progressive multifocal leukoencephalopathy in a child with immunodeficiency and hyperimmunoglobulinemia M. Pediatr Infect Dis J 12: 399–401

Steelman VG (1994) Creutzfeldt-Jakob disease: recommendations for infection control. Am J Infect Control 22: 312–318

Vandersteenhoven JJ, Dbaibo G, Boyko AB et al. (1992) Progressive multifocal leukoencephalopathy in pediatric acquired immunodeficiency syndrome. Pediatr Infect Dis J 11: 232–237

Will RG, Ironside JW, Zeidler M et al. (1996) A new variant of Creutzfeldt-Jakob disease in the UK. Lancet 347: 921–925

Zwiauer K, Fostenpointner E, Popow-Kraupp Th, Hauser E, Jellinger KA (1995) Rapid progressive subacute sclerosing panencephalitis after perinatally acquired measles virus infections. Lancet 345: 1124

99.9 Röteln

H. W. Kreth, V. Schuster

Definition. Röteln sind eine akute systemische Virusinfektion, die mit Fieber, Lymphadenopathie und Exanthem einhergeht.

Epidemiologie. Der Mensch ist das einzige Erregerreservoir. Die Übertragung erfolgt durch Tröpfchen oder direkten Kontakt (zur vertikalen Übertragung in der Schwangerschaft s. Kap. 49). Die Patienten sind bereits 7 Tage vor Auftreten des Exanthems bis 7 Tage danach infektiös. Der genaue Zeitpunkt der Infektion ist daher bei Rötelnkontaktpersonen oft schwer bestimmbar. Vor der Impfära lag der Altersgipfel der Infektion bei den 5- bis 9jährigen. Infolge unzureichender Durchimpfungsraten verschiebt sich der Infektionszeitpunkt ins höhere Lebensalter zu den Adoleszenten und jungen Erwachsenen. In Deutschland besitzen 5–10 % der Frauen im gebärfähigen Alter keine spezifischen Antikörper. Die Inkubationszeit beträgt in der Regel 14–21 Tage. Röteln hinterlassen eine lebenslange Immunität. Reinfektionen kommen in seltenen Fällen vor.

Ätiologie. Das Rötelnvirus ist ein umhülltes, einzelsträngiges RNA-Virus aus der Familie der Togaviridae im Genus Rubivirus. Das Virus ist lymphotrop, mitunter neurotrop und nur geringfügig oder gar nicht zytopathogen. Im Gegensatz zu Masern kommt es nach Röteln zu keiner vorübergehenden Immunsuppression.

Pathogenese. Die Eintrittspforte des Virus ist der obere Respirationstrakt. Nach initialer Virusvermehrung in der Mukosa kommt es lymphogen zur Infektion der zervikalen und okzipitalen Lymphknoten. Infektiöses Virus kann frühestens 7–9 Tage p.i. im Blut und im Nasopharyngealsekret nachgewiesen werden. Im Rahmen der Virämie gelangt das Virus auch in die Haut und andere Organe, wie z.B. die Gelenke. Das Exanthem ist Ausdruck der immunologischen Interaktion.

Klinische Manifestationen. In 25–50 % der Fälle verläuft die Infektion klinisch stumm. Bei symptomatischen Verläufen kommt es ca. 7 Tage p.i. zu einer symmetrischen Schwellung der zervikalen und nuchalen Lymphknoten mit mäßigen Allgemeinerscheinungen (Prodromi) wie leichtem Fieber, Kopf- und Gliederschmerzen, Halsschmerzen und Konjunktivitis. Einige Tage später folgt dann ein zartrosa gefärbtes, kleinfleckiges Exanthem, das hinter den Ohren beginnt und sich rasch über den Körper ausbreitet. Verläufe ohne Exanthem, aber mit Fieber und Lymphadenopathie sind möglich.

Bei bis zu 60 % der älteren Mädchen und jungen Frauen tritt eine transitorische *Polyarthralgie/Polyarthritis* auf. Finger- und Kniegelenke sind bevorzugt betroffen. Die Beschwerden, die durch direkte Erregerinvasion und/oder Ablagerung von Immunkomplexen bedingt sind, verschwinden in der Regel nach einigen Wochen. Ob sich daraus gelegentlich eine chronische Polyarthritis entwickeln kann, ist Gegenstand der wissenschaftlichen Diskussion.

Weitere Komplikationen sind die postinfektiöse, thrombozytopenische Purpura (Häufigkeit 1:3000) und die akute Rötelnenzephalitis in einer Häufigkeit von 1:6000. In sehr seltenen Fällen wurde auch eine progressive Rötelnpanenzephalitis (PRP) als Folge einer postnatalen Rötelninfektion beobachtet (s. 99.8).

Die Hauptkomplikation von Röteln bei Schwangeren ist die *Rötelnembryofetopathie* (s. Kap. 49).

Diagnose. Wegen der Ähnlichkeit mit anderen viralen und nichtviralen Exanthemen ist die klinische Diagnose oft schwierig. Charakteristische Blutbildveränderungen (Leukopenie mit relativer Lymphozytose und Auftreten von Plasmazellen) können von diagnostischer Bedeutung sein. Ansonsten muß die Infektion serologisch bestätigt werden. Beweisend ist ein 4facher Titeranstieg im Hämagglutinationstest aus 2 Serumproben oder der Nachweis von rötelnspezifischem IgM mittels Enzymimmunassay (ELISA). Je nach Empfindlichkeit der Testmethode sind spezifische IgM-Antikörper mitunter bis zu einem Jahr im Serum nachweisbar. Um zwischen einer primären Infektion und der seltenen Reinfektion bei Schwangeren zu unterscheiden, stehen spezielle Tests zur Verfügung. Bei der akuten Rötelnenzephalitis findet man im Liquor eine leichte lymphozytäre Pleozytose. Das Liquoreiweiß ist normal. Virale RNA und oligoklonale Banden lassen sich in der Regel nicht nachweisen.

Differentialdiagnose. Die klinischen Symptome der Röteln sind oft wenig charakteristisch und leicht mit anderen exanthematischen Krankheiten durch Parvo-, Masern-, Entero-, Adeno-, Epstein-Barr-Viren oder Mykoplasmen sowie mit Scharlach zu verwechseln.

Therapie. Es gibt keine spezifische antivirale Therapie.

Prophylaxe. Alle Jungen und Mädchen sollten 2mal entsprechend den Empfehlungen der Ständigen Impfkommission gegen Röteln geimpft werden (Rötelnimpfung s. Kap. 10). Hinzu kommt die Überprüfung der Rötelnserologie bei allen Frauen im gebärfähigen Alter. Bei Seronegativen ist eine Impfung mit Erfolgskontrolle geboten. Ein Titer von >1:32 im Hämagglutinationshemmtest gilt als sicherer Schutz.

Ob eine Rötelninfektion durch passive Immunisierung (z.B. nach Rötelnkontakt in der Frühschwangerschaft) verhindert werden kann, gilt als unsicher.

Kinder mit Röteln werden im Krankenhaus bis zum 7. Tag nach Exanthembeginn isoliert. Säuglinge mit konnatalen Röteln müssen bis zum Ende des 1. Lebensjahres als infektiös betrachtet werden.

Prognose. Postnatal erworbene Röteln sind fast immer eine milde, gutartig verlaufende Infektionskrankheit, auch bei Patienten unter immunsuppressiver/zytostatischer Therapie. Lediglich bei Rötelnenzephalitis kann es zu Todesfällen oder Defektheilungen kommen.

Literatur

Bayer WL, Sherman FE, Michaels PM, Szeto ILF, Lewis JM (1965) Purpura in congenital and acquired rubella. N Engl J Med 273: 1362–1366

Bitzan M (1987) Rubella myelitis and encephalitis in childhood: a report on 2 cases with magnetic resonance imaging. Neuropediatrics 18: 84–87

Dwyer DE, Hueston L, Field PR, Cunningham AL, North K (1992) Acute encephalitis complicating rubella virus infection. Ped Infect Dis J 11: 238–340

Enders G, Knotek F (1989) Rubella total antibody avidity and IgG subclass-specific antibody avidity assay and their role in the differentiation between primary rubella and rubella reinfection. Infection 11: 216–226

Frenkel LM, Nielsen K, Garakian A, Jin R, Wolinsky JS, Cherry JD (1996) A search for persistent rubella virus infection in persons with chronic symptoms after rubella and rubella immunization and in a patient with juvenile rheumatoid arthritis. Clin Infect Dis 22: 287–294

99.10 Mumps

H. W. Kreth, V. Schuster

Definition. Mumps (Parotitis epidemica) ist eine hoch kontagiöse, systemische Virusinfektion mit einem niedrigen Manifestationsindex. Die häufigsten Krankheitsmanifestationen sind Parotitis, aseptische Meningitis und Orchitis.

Epidemiologie. Das Mumpsvirus ist ubiquitär. Der Mensch ist das einzige Erregerreservoir. Vor der Impfära lag das Prädilektionsalter für Mumps zwischen dem 2. und 15. Lebensjahr. Jungen erkranken häufiger als Mädchen. Nach Einführung der Mumpsvakzine ging die Häufigkeit drastisch zurück (exakte Zahlen liegen für Deutschland nicht vor). Die Übertragung erfolgt v.a. aerogen durch Tröpfchen und durch direkten Kontakt. Der Speichel ist hoch kontagiös. Die Patienten sind 3–5 (–7) Tage vor Auftreten der Parotitis bis max. 9 Tage danach infektiös. Die Inkubationszeit variiert zwischen 12 und 25 Tagen und beträgt im Durchschnitt 16–18 Tage. Mumps hinterläßt eine lebenslange Immunität. Sogenannte Zweitinfektionen haben meist andere Ursachen.

Ätiologie. Das Mumpsvirus ist ein umhülltes RNA-Virus aus der Familie Paramyxoviridae im Genus Paramyxovirus.

Pathogenese. Die Eintrittspforte ist der obere Respirationstrakt. Nach initialer Virusvermehrung in den Schleimhäuten und regionalen Lymphknoten kommt es zu einer Virämie mit sekundärer Infektion von Speicheldrüsen, Tränendrüsen, Schilddrüse, Brustdrüsen, Pankreas, Testes, Ovarien und Nieren. Auch Innenohr, Gelenke, Herz und Leber können betroffen sein. Virale Neuroinvasion ist die Regel! Bis zu 70 % der Mumpsfälle zeigen eine Liquorpleozytose ohne die typischen Zeichen der Mumpsmeningitis.

In den infizierten Organen finden sich diskrete, virusbedingte Parenchymschäden. Diese lösen heftige entzündliche Reaktionen aus. Die Krankheitssymptome werden vermutlich hauptsächlich durch die immunologischen Wirtreaktionen verursacht, wobei spezifische T-Zellen eine entscheidende Rolle spielen. Sind die immunologischen Abwehrfunktionen gestört, wie bei Patienten unter zytostatischer/immunsuppressiver Therapie, verläuft die Infektion in den allermeisten Fällen subklinisch.

Mumps ist in den meisten Fällen eine akute, selbstlimitierende Krankheit. Chronische Verläufe wurden nur vereinzelt beschrieben.

Nach Mumps können zwar in vereinzelten Fällen transitorische Glukoseverwertungsstörungen und Inselzellantikörper auftreten, nach heutiger Auffassung besteht dennoch kein direkter, kausaler Zusammenhang zwischen Mumps und Diabetes mellitus Typ I.

Klinische Manifestationen. Mumps zeigt eine große Variabilität im klinischen Erscheinungsbild und in der Reihenfolge der Organmanifestationen. In bis zu 50 % der Fälle verläuft die Infektion entweder klinisch stumm oder unter dem Bild einer grippalen Infektion mit Fieber und leichten katarrhalischen Symptomen. Nur in ca. 30–40 % der Fälle tritt 16–18 Tage nach Infektion eine bilaterale oder (weniger häufig) unilaterale *Parotitis* auf, begleitet von Fieber über 3–4 Tage. Nicht selten sind auch die anderen Speicheldrüsen betroffen. Bei der Inspektion der Mundhöhle findet sich häufig eine Rötung und Schwellung der Mündung des Ductus parotideus. Eine Pharyngitis fehlt fast immer.

Häufig besteht auch eine *Pankreatitis*. Sie äußert sich klinisch durch Appetitlosigkeit, Erbrechen, Oberbauchschmerzen, Stearrhöe, mitunter transitorische Glukosurie und Azetonurie. Serumamylase und -lipase sind erhöht.

In ca. 4–6 % der Fälle kommt es zu einer aseptischen (serösen) *Meningitis*. Sie kann bereits eine Woche vor Ausbruch oder bis zu 3 Wochen nach Beginn der Parotitis manifest werden oder (nicht selten) isoliert auftreten. Bei jeder aseptischen Meningitis sollte deshalb an eine Mumpsinfektion gedacht werden!

Die *Mumpsorchitis* manifestiert sich erst während oder nach der Pubertät bei bis zu 30 % der mumpsinfizierten Adoleszenten und jungen Männer. Sie beginnt in der Regel am Ende der 1. Krankheitswoche unter erneutem Fieberanstieg mit starker Schwellung und Druckschmerzhaftigkeit (oft nur einseitig). Eine vorangehende Parotitis kann auch fehlen.

Weitere seltene Manifestationen sind: Mumpsenzephalitis mit Bewußtseinsstörungen, zerebralen Krampfanfällen, Hirnnervenlähmungen und Hemiplegien, Oophoritis, Thyreoiditis, Uveitis, Myokarditis und Arthritis.

Eine Mumpsinfektion im ersten Drittel der Schwangerschaft kann zum Absterben der Frucht und zum Abort führen. Eine Mumpsembryopathie ist nicht bekannt.

Diagnose. Die akute Infektion kann durch die Bestimmung spezifischer IgM-Antikörper mittels ELISA nachgewiesen werden. In besonderen Fällen ist auch die Virusanzucht aus Rachenspülwasser, Speichel, Liquor, Urin oder Biopsiematerial möglich oder der Nachweis mumpsspezifischer Nukleotidsequenzen mittels PCR. Bei Mumpsmeningitis zeigt der Liquor eine mäßige lymphozytäre Pleozytose (10–2000 Zellen/µl) bei normalem bis leicht erhöhtem Eiweiß und normalem bis leicht erniedrigtem Liquorzucker. Im Liquor treten 2–3 Wochen später virusspezifische oligoklonale Mumpsantikörper auf als Ausdruck einer intrathekalen Immunreaktion.

Differentialdiagnose. In Frage kommen Parotitiden anderer viraler (Parainfluenzavirus Typ 1 und 3, Zytomegalievirus, EBV, Coxsackie-Viren) oder bakterieller Genese, ferner entzündliche und neoplastische Lymphknotenvergrößerungen und bei Mumpsmeningitis *sine parotitide* aseptische Meningitiden anderer viraler oder bakterieller Genese (Borreliose). Rezidivierende Parotisschwellungen haben mit Mumps nichts zu tun. Sie sind meistens durch Stenosen der Ausführungsgänge bedingt oder kommen bei Immundefekten (z.B. HIV) vor.

Therapie. Eine spezifische Therapie existiert nicht. Auch eine symptomatische Behandlung ist selten erforderlich. Bei schweren Verläufen (Mumpsenzephalitis, Orchitis) sind u. U. Kortikosteroide indiziert.

Prophylaxe. Alle Kinder und noch seronegative Adoleszenten und Erwachsene sollten gegen Mumps geimpft werden (s. Kap. 10).

Spezielle Immunglobuline zur passiven Immunisierung stehen nicht zur Verfügung.

Gemeinschaftseinrichtungen dürfen 9 Tage nach Beginn der Parotitis wieder besucht werden.

Prognose. Mumps hat i. allg. eine gute Prognose. Nach Mumpsmeningitis kann in 1:10 000 Fällen eine Innenohrschwerhörigkeit auftreten, oft nur partiell oder unilateral. Auch die Mumpsenzephalitis kann bleibende Schäden wie Hemiparesen oder Hydrocephalus internus aufgrund einer Aquäduktstenose verursachen. Nach Mumpsorchitis kann es zu einer einseitigen Hodenatrophie kommen; Sterilität ist jedoch ungewöhnlich.

Literatur

Blom L, Nyström L, Dahlquist G (1991) The Swedish childhood diabetes study. Vaccinations and infections as risk determinants for diabetes in childhood. Diabetologia 34: 176–181

Casella R, Leibundgut B, Lehmann K, Gasser TC (1997) Mumps orchitis: report of a mini-epidemic. J Urol 158: 2158–2161

Hall R, Richards H (1987) Hearing loss due to mumps. Arch Dis Child 62: 189–192

Helmke K, Otten A, Willems WR et al. (1986) Islet cell antibodies and the development of diabetes mellitus in relation to mumps infection and mumps vaccination. Diabetologia 29: 30–33

Vaheri A, Julkunen I, Koskiniemi ML (1982) Chronic encephalomyelitis with specific increase in intrathecal mumps antibodies. Lancet 2: 685–688

Vandvik B, Norrby E, Steen-Johnson J, Stensvold K (1978) Mumps meningitis: prolonged pleocytosis and occurrence of mumps-specific oligoclonal IgG in the cerebrospinal fluid. Eur Neurol 17: 13–22

99.11 Herpesvirus-Typ-6-Infektionen

V. Schuster, H. W. Kreth

Definition. Das humane Herpesvirus Typ 6 (HHV-6) ist der Erreger des *Exanthema subitum* (Dreitagefieber, Roseola infantum, sechste Krankheit).

Epidemiologie. Das Herpesvirus Typ 6 kommt ubiquitär vor. Die Seroprävalenz in der Bevölkerung in Industrieländern schwankt zwischen 80 und 100 %. Die meisten HHV-6-Infektionen treten bereits in den ersten 12 Monaten auf. Neutralisierende mütterliche Antikörper gegen HHV-6 bieten nur einen unvollständigen Nestschutz. Für die immunologische Bewältigung einer HHV-6-Infektion scheinen HHV-6-spezifische zytotoxische $CD8^+$-T-Zellen eine entscheidende Rolle zu spielen. Nach bewältigter HHV-6-Infektion besteht bei immunkompetenten Personen eine lebenslange Immunität.

Die Übertragung erfolgt in den meisten Fällen über infektiösen Speichel von der Mutter zum Kind, möglicherweise auch aerogen durch Tröpfchen. Symptomatische HHV-6-Infektionen durch Muttermilch, Transfusion von Blutprodukten, Organtransplantation und Geschlechtsverkehr sowie prä- und perinatale HHV-6-Infektionen sind sehr selten. Die Inkubationszeit beträgt 5–15 Tage.

Ätiologie. Wie CMV und HHV-7 gehört HHV-6 zur Untergruppe der humanpathogenen β-Herpesviren. Es existieren 2 HHV-6-Varianten (HHV-6A und HHV-6B), von denen praktisch nur HHV-6B mit Krankheiten bei Kindern assoziiert ist. Während einer floriden Infektion kann HHV-6 v. a. in $CD4^+$-T-Zellen nachgewiesen werden. Später findet sich das Virus nur noch in Makrophagen, wo es lebenslang im Organismus persistiert. Weitere Lokalisationen der Persistenz von HHV-6 sind wahrscheinlich die Speicheldrüsen im Rachenraum und möglicherweise auch das ZNS.

Bei Immunsuppression kann HHV-6 jederzeit reaktiviert werden.

Klinische Manifestationen

Exanthema subitum. Das Exanthema subitum ist eine Krankheit des Säuglings- und frühen Kleinkindesalters und wird in den meisten Fällen durch eine HHV-6-Primärinfektion, seltener durch HHV-7 verursacht. Der Verlauf ist charakterisiert durch hohes Fieber, das meist für 3–5 Tage persistiert. Bei Entfieberung tritt häufig ein makulöses oder leicht makulopapulöses Exanthem auf, das überwiegend im Bereich von Stamm und Nacken lokalisiert ist. Es kann konfluieren und sich auf Extremitäten und Gesicht ausbreiten. Zu den Begleitsymptomen und Komplikationen, die meist schon im Frühstadium (Tag 1–4) auftreten, gehören Gastroenteritis (68 %), Lidödeme (30 %), Nagayama-Flecken (Papeln auf dem weichen Gaumen und der Uvula; 65 %), Husten (50 %), zervikale Lymphadenopathie (31 %), vorgewölbte (gespannte) Fontanelle (26 %) sowie Fieberkrämpfe (8 %). Die Angaben über die Inzidenz eines Exanthema subitum nach einer Primärinfektion mit HHV-6 schwanken zwischen 10 % und 98 %. Primärinfektionen mit HHV-6 sind insgesamt häufig die Ursache (14 %) von hoch fieberhaften Infekten mit und ohne Exanthem bei Kleinkindern.

Fieberkrämpfe und andere klinische Manifestationen. Während einer HHV-6-Primärinfektion kommt es häufig zu einer Invasion des Virus in das ZNS. Bei bis zu 40 % der Kinder mit florider HHV-6-Infektion kann das Virus im Liquor nachgewiesen werden. Fieberkrämpfe treten bei bis zu 20 % der HHV-6-Primärinfektionen auf. Zu den seltenen neurologischen Komplikationen gehören die HHV-6-Meningoenzephalitis und das Guillain-Barré-Syndrom. In seltenen Fällen kann eine HHV-6-Primärinfektion v. a. bei älteren Kindern auch mit einer mononukleoseähnlichen Symptomatik oder mit einem Hämophagozytosesyndrom (VAHS) assoziiert sein.

Klinische Symptome bei immunsupprimierten Patienten. Nach Organtransplantation kommt es in bis zu 80 % der Fälle zu einer Reaktivierung von HHV-6, die möglicherweise zu einer vermehrten Transplantatabstoßung führt. Nach HHV-6-Infektion bzw. -Reaktivierung können folgende klinische Komplikationen auftreten: Fieber, Sinusitis, interstitielle Pneumonie, Graft-versus-host-Krankheit (GvHD) mit und ohne Exanthem, Enzephalopathie und Knochenmarksuppression. Ob diese Komplikationen tatsächlich nur durch HHV-6 oder möglicherweise erst in Verbindung mit zusätzlichen Infektionen (HIV, andere Herpesviren) hervorgerufen werden, ist nicht bekannt.

Assoziation von HHV-6 mit Neoplasien. In Tumorzellen verschiedener Lymphome und des Kaposi-Sarkoms läßt sich HHV-6 gehäuft nachweisen. Es ist allerdings unbekannt, ob HHV-6 überhaupt eine Rolle in der Tumorentstehung und/oder -progression spielt.

Diagnose. Die Diagnose eines Exanthema subitum wird bei typischer Symptomatik klinisch gestellt. Im Blutbild fällt initial häufig eine Leukopenie mit relativer Lymphozytose auf. Falls aus medizinischer Sicht überhaupt erforderlich, wird eine HHV-6-Primärinfektion durch den serologischen Nachweis von HHV-6-spezifischen Antikörpern (Anti-HHV-6-IgM- und/oder Anti-HHV-6-IgG-Serokonversion) mittels indirekter Immunfluoreszenz oder ELISA bestätigt. Eine HHV-6-Reaktivierung bei immunsupprimierten Kindern kann bei akut ansteigenden Anti-HHV-6-Antikörpertitern vermutet werden. Mittels PCR kann HHV-6-DNA qualitativ und quantitativ aus Speichel, peripherem Blut, Urin oder Liquor nachgewiesen werden. Die Interpretation einer positiven HHV-6-Serologie und/oder -PCR kann sehr schwierig sein: Sie darf daher immer nur in Verbindung mit dem klinischen Bild gewertet werden.

Therapie. Die meisten HHV-6-Infektionen bei immunkompetenten Kindern und Jugendlichen erfordern keine Therapie. Bei (immunsupprimierten) Patienten mit schweren HHV-6-assoziierten Komplikationen wie Pneumonie oder Enzephalitis ist ein Therapieversuch mit Foscarnet und/oder Ganciclovir, die auch in vitro wirksam sind, zu erwägen. Kontrollierte klinische Studien mit diesen Substanzen existieren bisher nicht. In wenigen Einzelfällen führte eine Therapie mit Ganciclovir oder Foscarnet zu einer Reduktion der Virusmenge im Blut bzw. zu einer Besserung der klinischen Symptomatik. Eine Prophylaxe mit hochdosiertem Aciclovir vor und nach Knochenmarktransplantation reduziert möglicherweise die Häufigkeit von HHV-6-Reaktivierungen.

Literatur

Asano Y, Yoshikawa T, Suga S et al. (1994) Clinical features of infants with primary human herpesvirus 6 infection (exanthem subitum, roseola infantum). Pediatrics 93: 104–108

Braun DK, Dominguez G, Pellett PE (1997) Human herpesvirus 6. Clin Microbiol Rev 10: 521–567

Campadelli-Fiume G, Mirandola P, Menotti L (1999) Human herpesvirus 6: an emerging pathogen. Emerg Infect Dis 5: 353–366

Suga S, Suzuki K, Ihira M et al. (2000) Clinical characteristics of febrile convulsions during primary HHV-6 infection. Arch Dis Child 82: 62–66

99.12 Herpesvirus-Typ-7-Infektionen

V. Schuster, H. W. Kreth

Definition und klinische Manifestation. Das humane Herpesvirus Typ 7 (HHV-7) ist neben HHV-6 der Erreger des *Exanthema subitum* (Dreitagefieber, Roseola infantum). Im Vergleich zu HHV-6 scheint HHV-7 insgesamt in einer höheren Frequenz (bis zu 75 %) zu Fieberkrämpfen zu führen. Meist führt HHV-7 allerdings nur zu einem unspezifischen fieberhaften Infekt.

Epidemiologie. Das Herpesvirus Typ 7 kommt ubiquitär vor. Die Seroprävalenz in der Bevölkerung liegt bei über 85 %. Die Primärinfektion mit HHV-7 erfolgt meist im Kleinkindesalter, i. allg. deutlich später als die mit HHV-6. Es gibt Anhaltspunkte dafür, daß eine frühere HHV-6-Infektion einen gewissen immunologischen Schutz gegen eine spätere HHV-7-Infektion bietet. In manchen Fällen kann es schwierig oder unmöglich sein, die klinische Symptomatik eindeutig auf HHV-7 anstelle von HHV-6 zurückzuführen. Die Übertragung erfolgt über infektiösen Speichel, v.a. innerhalb der Familie.

Ätiologie. Wie HHV-6 und CMV gehört HHV-7 zur Untergruppe der menschenpathogenen β-Herpesviren. Es infiziert $CD4^{+}$-T-Zellen. Nach durchgemachter Infektion persistiert HHV-7 lebenslang in mononukleären Blutzellen und Epithelien des Rachenraums.

Diagnose. Mittels PCR kann HHV-7 im Speichel und im peripheren Blut nachgewiesen. werden. Der Nachweis von HHV-7-spezifischen Antikörpern erfolgt mittels indirekter Immunfluoreszenz oder ELISA. Zu berücksichtigen ist hierbei, daß Antikörper gegen HHV-7 z.T. auch mit HHV-6 kreuzreagieren können.

Therapie. Eine spezifische antivirale Therapie existiert noch nicht.

Literatur

Caserta MT, Hall CB, Schnabel K et al. (1998) Primary human herpesvirus 7 infection: a comparisation of human herpesvirus 7 and human herpesvirus 6 infections in children. J Pediatr 133: 386–389

Levy JA (1997) Three new human herpesviruses (HHV6, 7, and 8). Lancet 349: 558–563

Takahashi Y, Yamada M, Nakamura J et al. (1997) Transmission of human herpesvirus 7 through multigeneration families in the same household. Pediatr Infect Dis 16: 975–978

Torigoe S, Kumamoto T, Koide W, Taya K, Yamanishi K (1995) Clinical manifestations associated with human herpesvirus 7 infection. Arch Dis Child 72: 518–519

99.13 Herpesvirus-Typ-8-Infektionen

V. Schuster, H. W. Kreth

Definition und klinische Manifestation. Das humane Herpesvirus Typ 8 (HHV-8) verursacht beim immunsupprimierten Menschen (v.a. HIV-infizierte Personen) das Kaposi-Sarkom (KS). In bestimmten Regionen Afrikas kommt das HHV-8-assoziierte KS auch in endemischer Form bei HIV-negativen Kindern vor. Darüber hinaus ist HHV-8 mit bestimmten B-Zell-Lymphomen (body-cavity-based lymphoma) assoziiert. Möglicherweise kann das Virus auch ein akutes, mononukleoseähnliches Krankheitsbild hervorrufen.

Epidemiologie. Das Herpesvirus Typ 8 kommt ubiquitär vor. Die Seroprävalenz in der Bevölkerung ist in afrikanischen Ländern und in Japan mit bis zu 100 % deutlich höher als in Europa und in den USA (20–30 %). Praktisch alle Patienten mit Kaposi-Sarkom sowie homosexuelle HIV-positive Männer sind HHV-8-seropositiv. In der amerikanischen Bevölkerung findet sich bei Kindern eine Seropositivität für HHV-8 von 2–8 %, in der Altersgruppe der 16- bis 20jährigen sind bis zu 18 % der Adoleszenten mit HHV-8 infiziert. In einer japanischen Studie dagegen sind bereits 38 % der Kinder unter 2 Jahren HHV-8-positiv. Die Übertragung erfolgt überwiegend (homo-)sexuell, die Ansteckung von Kindern und Jugendlichen wahrscheinlich über infektiösen Speichel. Eine Infektion über kontaminierte Blutprodukte scheint selten zu sein; Das Virus zeigt in vivo einen deutlichen Neurotropismus und läßt sich im Gehirn von verstorbenen „normalen" Erwachsenen und Kindern in einem bestimmten Prozentsatz nachweisen.

Ätiologie. Wie EBV gehört HHV-8 zur Untergruppe der menschenpathogenen γ-Herpesviren.

Diagnose. Mittels PCR kann HHV-8 im Speichel, im peripheren Blut sowie in betroffenem Tumorgewebe nachgewiesen werden. Der Nachweis von HHV-8-spezifischen Antikörpern erfolgt mittels indirekter Immunfluoreszenz.

Therapie. Eine etablierte antivirale Therapie existiert nicht. Kaposi-Sarkome sprechen z.T. auf eine Therapie mit Interferon-α oder Chemotherapeutika an.

Literatur

Blackbourn DJ, Lennette ET, Ambroziak J, Mourich DV, Levy JA (1998) Human herpesvirus 8 detection in nasal secretions and saliva. J Infect Dis 177: 213–216

Kikuta H, Itakura O, Ariga T, Kobayashi K (1997) Detection of human herpesvirus 8 DNA sequences in peripheral blood mononuclear cells of children. J Med Virol 53: 81–84

Kasolo FC, Monze M, Obel N et al. (1998) Sequence analyses of human herpesvirus-8 strains from both African human immunodeficiency virus-negative and -positive childhood endemic Kaposi's sarcoma show a close relationship with strains identified in febrile children and high variation in th K1 glycoprotein. Gen Virol 79: 3055–3065

Lennette ET, Blackbourn DJ, Levy JA (1996) Antibodies to human herpesvirus type 8 in the general population and Kaposi´s sarcoma patients. Lancet 348: 858–861

Merelli E, Bedin R, Sota P et al. (1997) Human herpes virus 6 and human herpes virus 8 DNA sequences in brains of multiple sclerosis patients, normal adults and children. J Neurol 244: 450–454

Plancoulaine S, Abel L, van Beveren M et al. (2000) Human herpesvirus 8 transmission from mother to child and between siblings in an endemic population. Lancet 356: 1062–1065

99.14 Parvovirus-B19-Infektionen

H. W. Kreth, V. Schuster

Definition. Parvovirus B19, das kleinste humanpathogene Virus, ist für ein weites Spektrum von Krankheiten, von Ringelröteln bis zum Hydrops fetalis, verantwortlich.

Epidemiologie. Einziges Erregerreservoir ist der Mensch. Die Seroprävalenz beträgt bei kleinen Kindern 5–10 %, bei Erwachsenen 40–60 %. In den späten Winter- und Frühjahrsmonaten treten häufig kleine Epidemien in Kindergärten,

Schulen oder anderen Gemeinschaftseinrichtungen auf. Die Übertragung erfolgt durch Direktkontakt über Tröpfchen, aber auch durch kontaminierte Hände und in seltenen Fällen über infizierte Blutprodukte. In ca. 30% der Fälle wird die Infektion auch vertikal von der infizierten Schwangeren auf den Fetus übertragen (s. Kap. 49). Die Infektion geht mit sehr hohen Virämien einher (bis zu 10^{12} Viruspartikeln/ml). Die Infektiosität ist in den ersten 4–10 Tagen nach Inokulation am höchsten. Kinder mit Exanthem (Ringelröteln) sind praktisch nicht mehr ansteckungsfähig. Dagegen sind Patienten mit Parvovirus-B19-bedingten aplastischen Krisen hoch infektiös. Die Inkubationszeit beträgt 4–14 Tage (max. 21 Tage). Die Infektion hinterläßt vermutlich eine lebenslange Immunität.

Tabelle 99.3. Mit Parvovirus B19 assoziierte Krankheiten

Krankheit	Wirtsfaktoren
Asymptomatische Infektionen	Seronegative Individuen
Infektionen des Respirationstraktes	Seronegative Individuen
Erythema infectiosum (Ringelröteln)	Seronegative Individuen
Arthralgie/Arthritis	Frauen >Männer
Aplastische Krisen	Chronisch-hämolytische Anämien
Chronisch-rezidivierende Anämien	Angeborene und erworbene Immundefekte
Hydrops fetalis	Schwangerschaft

Ätiologie. Parvovirus B19 ist ein nichtumhülltes, sehr kleines Virus aus der Familie der Parvoviridae im Genus Erythrovirus. Das Genom besteht aus einer einsträngigen DNA. Es gibt vermutlich mehrere Serotypen. Das Virus vermehrt sich nur in mitotischen Zellen, bevorzugt in Erythroblasten. Der virale Rezeptor, die Blutgruppensubstanz P, findet sich außer auf Erythroblasten auch auf Endothelzellen, fetalen Leberzellen, Megakaryozyten, Plazenta- und Herzzellen. Individuen ohne P-Antigen sind resistent gegenüber Parvovirus-B19-Infektionen.

Pathogenese. Die Eintrittspforte für Parvovirus B19 ist der obere Respirationstrakt. Durch lytische Infektionen der Erythroblasten im Knochenmark resultiert ein Reifungsstop der Erythropoese (Retikulozytopenie!), der ca. 5–10 Tage anhält. Beim hämatologisch gesunden Patienten kommt es dadurch zu einem Absinken des Hämoglobins um 1–2 g/dl, was klinisch nicht in Erscheinung tritt. Nicht selten wird auch eine leichte Neutro- und Thrombozytopenie beobachtet, deren Ursache unklar ist. Die Krankheitsmanifestationen Exanthem und Arthritis, die bevorzugt 17–21 Tage nach Infektion auftreten, sind höchstwahrscheinlich durch Ablagerung von Immunkomplexen in Haut und Gelenken bedingt. Entscheidend für die Bewältigung einer Parvovirus-B19-Infektion ist das humorale Immunsystem. Patienten mit eingeschränkter humoraler Immunität aufgrund angeborener oder erworbener Immundefekte können das Virus nicht eliminieren. Dadurch resultieren chronisch-persistierende Parvovirus-B19-Infektionen. Die Entstehung eines Hydrops fetalis nach intrauteriner Infektion wird v.a. mit der Infektion von fetalen Erythroblasten und der daraus resultierenden Anämie erklärt. In bestimmten Fällen kann möglicherweise auch die Infektion des fetalen Myokards durch Parvovirus B19 zu einer eingeschränkten Herzfunktion mit der Folge eines Hydrops fetalis führen.

Klinische Manifestationen. Parvovirus B19 erzeugt ein weites Spektrum von Krankheiten (Tabelle 99.3). Bei der Mehrzahl der infizierten Individuen verläuft die Infektion *asymptomatisch* oder unter dem klinischen Bild einer *grippalen Infektion.*

Ringelröteln (Erythema infectiosum). Die typische Exanthemkrankheit wird nur bei 15–20% aller Infizierten beobachtet, und zwar hauptsächlich bei Kindern. Nach einem 2–3 Tage andauernden Prodomalstadium mit unspezifischen Symptomen wie Fieber, Abgeschlagenheit, Muskel- und Kopfschmerzen (zeitlich mit der Virämie) und einem anschließenden beschwerdefreien Intervall von ca. einer Woche treten plötzlich an den Wangen große rote Flecken auf, die zu einer erysipelartigen Röte konfluieren („slapped cheek"). An den folgenden Tagen treten an Schultern, Oberarmen, Oberschenkeln und Gesäß makulopapulöse, zur Konfluenz neigende Effloreszenzen auf. Durch zentrales Abblassen entstehen die typischen girlanden- und gitterförmigen Muster. In den folgenden Tagen und Wochen (bis Monaten) können immer neue pleomorphe Exantheme auftreten, mitunter provoziert durch Sonnenlicht oder hohe Temperatur. Das Allgemeinbefinden ist wenig beeinträchtigt. Bei jungen Erwachsenen wurden auch Exantheme mit strenger Begrenzung auf Hände und Füße („glove and sock syndrome") beschrieben.

Arthralgie/Arthritis. Entzündliche Gelenkbeschwerden (Dauer 2 Wochen bis mehrere Monate) treten hauptsächlich bei Mädchen und jungen Frauen auf. Ein Exanthem kann mitunter fehlen. Befallen sind bevorzugt die Knie-, Sprung- und proximalen Interphalangealgelenke, oft in symmetrischer Ausprägung. Die Prognose der Parvovirus-B19-assoziierten Polyarthritis ist in der Regel gut. Ob es gelegentlich Übergänge zur chronischen rheumatoiden Arthritis gibt, ist Gegenstand der Diskussion.

Aplastische Krise. Bei Patienten mit chronischen hämolytischen Anämien und verkürzter Erythrozytenüberlebenszeit (Sphärozytose, Sichelzellanämie, Thalassämie u. a.) kann eine Parvovirus-B19-Infektion zu einer lebensbedrohlichen aplastischen Krise führen. Eine aplastische Krise durch Parvovirus B19 ist oft die Erstmanifestation einer Sphärozytose! Ein Exanthem fehlt bei diesen Patienten fast immer.

Chronisch-rezidivierende Anämien. Bei Patienten mit angeborenen oder erworbenen Immundefekten (Antikörpermangelsyndrome, AIDS, zytostatische/immunsuppressive Therapie) und gestörter Viruselimination kann es zu chronisch-rezidivierenden, hyporegeneratorischen Anämien kommen. Typischerweise fehlt bei diesen Patienten die spezifische Antikörperbildung gegen Parvovirus B19.

Hydrops fetalis. Zum Hydrops fetalis s. Kap. 49.

Seltene Manifestationen. Durch Parvovirus B19 kann Hepatitis (v.a. bei Kleinkindern), Myokarditis, aseptische Meningitis oder Enzephalitis hervorgerufen werden. Keine Assoziationen bestehen mit folgenden Krankheiten: idiopathische thrombozytopenische Purpura, Immunneutropenie, Schoenlein-Henoch-Purpura, Kawasaki-Krankheit, Wegener-Granulomatose und periphere Neuropathien.

Diagnose. Bei Vorliegen des typischen Exanthems wird die Diagnose klinisch gestellt. In diagnostisch unklaren Fällen, v. a. wenn die genaue Diagnose mögliche Konsequenzen nach sich zieht (z.B. Inkubation einer Schwangeren) sollte eine akute Parvovirus-B19-Infektion serologisch durch Bestimmung virusspezifischer IgM- und IgG-Antikörper gesichert werden. In besonderen Fällen, wie z.B. bei immuninsuffizienten Patienten mit chronischer Anämie, kann B19-Virus-DNA auch mittels PCR aus Blut und/oder Knochenmark nachgewiesen werden. Bei fetaler Infektion sind die spezifischen IgM-Antikörper häufig negativ. Bei einem nicht immunologisch bedingten Hydrops fetalis und Verdacht auf eine Parvovirus-B19-Infektion sollte deshalb der DNA-Nachweis aus Knochenmark versucht werden.

Therapie. Es existiert keine virusspezifische Therapie. Bei immuninsuffizienten Patienten mit chronischer Anämie und B19-Viruspersistenz sollten Immunglobuline (IVIG) therapeutisch eingesetzt werden.

Maßnahmen bei einer frischen Parvovirus-B19-Infektion in der Schwangerschaft und bei einem Hydrops fetalis sind in Kap. 49 beschrieben.

Prophylaxe. Es gibt bisher keinen Impfstoff. Auch über die prophylaktische Wirkung von Immunglobulinen ist bisher nichts bekannt.

Patienten mit aplastischen Krisen sind längere Zeit (mindestens über 7 Tage nach Krankheitsbeginn) hoch infektiös; sie müssen daher isoliert werden. Dagegen sind immunkompetente und hämatologisch gesunde Kinder mit Exanthem nicht mehr infektiös. Sie dürfen öffentliche Gemeinschaftseinrichtungen wieder besuchen.

Parvoviren sind äußerst stabil. Gründliches Händewaschen ist daher sehr wichtig, um nosokomiale Infektionen zu verhindern.

Literatur

Anderson MJ, Higgins PG, David LR et al. (1985) Experimental parvoviral infection in humans. J Infect Dis 152: 257–265

Brown KE, Hibbs JR, Gallinella G, Anderson SM, Lehman ED, McCarthy P, Young NS (1994) Resistance to parvovirus B19 infection due to lack of virus receptor (erythrocyte P antigen) N Engl J Med 330: 1192–1196

Heegard ED, Hornsleth A (1995) Parvovirus: the expanding spectrum of disease. Acta Paediatr 84: 109–117

Levy R, Weissman A, Blomberg G, Hagy ZJ (1997) Infection by parvovirus B19 during pregnancy: a review. Obstet Gynecol Surv 52: 254–259

Nguyen QT, Sifer C, Schneider V et al. (1999) Novel human erythrovirus associated with transient aplastic anemia. J Clin Microbiol 37: 2483–2487

Young NS (1996) Parvovirus infection and its treatment. Clin Exp Immunol 104 (Suppl 1): 26–30

99.15 Herpes-simplex-Virus-Infektionen

V. Schuster, H. W. Kreth

Definition. Die *Stomatitis aphthosa* und der *Herpes genitalis* sind Folge einer Erstinfektion mit dem Herpes-simplex-Virus (HSV). Später kann es jederzeit zu rekurrierenden Krankheitsbildern in Form eines *Herpes labialis* bzw. *genitalis* kommen.

Epidemiologie. Infektionen mit HSV treten weltweit auf. Überträger ist nur der Mensch. Saisonale Häufungen existieren nicht. Die Ansteckung erfolgt bei Kindern v. a. durch virushaltige Körperflüssigkeiten wie Speichel und durch engen Körperkontakt zwischen Mutter und Kind oder Kind und Kind, die Infektion von Neugeborenen geschieht im Geburtskanal. Das Herpes-simplex-Virus kann darüber hinaus auch durch Organtransplantation übertragen werden. Die Seroprävalenz von HSV-1 schwankt zwischen 30 % bei wohlhabenden und 90 % bei ärmeren Bevölkerungsschichten. Die Häufigkeit von HSV-2-Infektionen ist abhängig von der sexuellen Aktivität der jeweils untersuchten Bevölkerungsgruppe. Die Inkubationszeit schwankt zwischen 2 und 12 Tagen.

Ätiologie. Es existieren 2 humanpathogene Herpes-simplex-Viren, Typ 1 (HSV-1) und Typ 2 (HSV-2). Infektionen mit HSV-2 sind häufig mit Krankheiten im Genitalbereich assoziiert, HSV-1-Infektionen sind i. allg. oberhalb des Nabels lokalisiert. Beide HSV-Typen können allerdings – nach entsprechendem Kontakt – auch an praktisch jeder Hautregion zu einer Infektion führen. Herpesinfektionen des Feten und des Neugeborenen werden meist durch HSV-2 verursacht.

Pathogenese und Immunreaktion. Das Herpes-simplex-Virus repliziert sich in Mukosazellen des Rachenraums, der Genitalschleimhaut und bei Immunsuppression auch im Respirations- und im oberen und unteren Gastrointestinaltrakt. Anschließend dringt das Virus in die Nervenendigungen von peripheren sensorischen Nerven ein und wandert in ihnen retrograd bis zu den spinalen Hinterstrangganglien – bei HSV-1 meist zum Ganglion des N. trigeminus, bei HSV-2 häufig zu den Sakralganglien. An diesem Ort liegt HSV überwiegend in latenter Form vor, also ohne Produktion von infektiösem Virus, und persistiert lebenslang im Wirt. Durch unterschiedliche „Stimuli" wie Immunsuppression, Streß oder andere Virusinfektionen kann das Virus über noch nicht genau bekannte Mechanismen jederzeit reaktiviert werden. Nach Reaktivierung „wandert" HSV anterograd von den infizierten Ganglien über die peripheren sensorischen Nerven zur Mukosaoberfläche des entsprechenden Dermatoms und führt dort zur Bläschenbildung mit aktiver Virusreplikation. Bei immunsupprimierten Patienten und bei Neugeborenen mit disseminierter HSV-Infektion kann HSV auch in mononukleären Zellen des Blutes nachgewiesen werden.

Entscheidend für die immunologische Bewältigung einer HSV-Infektion ist die zelluläre Immunität durch HSV-spezifische zytotoxische $CD8^{+}$-T-Zellen. Diaplazentar übertragene HSV-neutralisierende Antikörper können bei exponierten Neugeborenen eine HSV-Infektion u. U. verhindern oder zumindest ihren Verlauf mildern. Dagegen können HSV-spezifische Antikörper weder rekurrierende noch exogene HSV-Infektionen verhindern.

Klinische Manifestationen

Neonatale HSV-Infektionen. Zu den neonatalen HSV-Infektionen s. Kap. 50.

Mukokutane HSV-Infektionen. Die meisten primären HSV-Infektionen verlaufen bei Kindern inapparent und führen zu einer virusspezifischen Immunreaktion.

Die *Gingivostomatitis* oder *Stomatitis aphthosa* tritt bei Kleinkindern meist in den ersten 4 Lebensjahren auf. Nach einer Inkubationszeit von meist nur wenigen Tagen beginnt eine akute, oft hoch fieberhafte Krankheit mit ausgeprägter submandibulärer und zervikaler Lymphadenopathie. Gleichzeitig treten zahlreiche Bläschen, schmerzhafte Aphthen und Ulzerationen auf der Wangenschleimhaut, dem Zahnfleisch, der Zunge, dem Gaumen sowie auf den Lippen und perioral auf. Betroffene Kinder verweigern aufgrund der Schmerzhaftigkeit Essen und Trinken . Häufig besteht ein fötider Foetor ex ore. Die akute Symptomatik dauert i.allg. 4–5 Tage an und bildet sich dann langsam zurück. Die Kindern können allerdings über bis zu 23 Tage (Median 7–10 Tage) infektiöses Virus über den Speichel ausscheiden. Bei älteren Jugendlichen kann eine HSV-Primärinfektion ein mononukleoseähnliches Krankheitsbild mit ausgeprägter Pharyngitis und zervikalen Lymphknotenschwellungen verursachen.

In vorgeschädigten Hautarealen nach Verletzung oder Verbrennung und bei Neurodermitis kann es nach Kontakt mit infektiösem HSV-haltigem Material zu lokalen, unterschiedlich schweren *Hautinfektionen* mit Ausbildung von HSV-typischen, in Gruppen stehenden linsengroßen bläschenförmigen Effloreszenzen kommen, die verkrusten, eintrocknen und meist innerhalb einer Woche verschwinden.

Bei bestehender Neurodermitis kann sich ein *Eczema herpeticatum* ausbilden. Die sich ausbreitenden Effloreszenzen können einem lokalen oder auch generalisierten Zoster ähneln. Betroffene Kinder sind häufig schwer krank. Gefürchtet sind bakterielle Superinfektionen der Effloreszenzen.

Die *HSV-Keratokonjunktivitis* geht klinisch einher mit vermehrtem Tränenfluß, Chemosis und Lichtscheu. Gefürchtet ist v. a. die Mitbeteiligung der Hornhaut.

Eine primäre symptomatische HSV-Infektion im *Genitalbereich*, die klinisch mit Fieber, lokalen Bläschen und Ulzera sowie lokaler Lymphadenopathie einhergeht, betrifft überwiegend ältere Jugendliche und Erwachsene. Die Ansteckung mit HSV-2 erfolgt praktisch ausschließlich durch Geschlechtsverkehr. Bei genitalen HSV-Infektionen im Kleinkindesalter muß ein möglicher sexueller Mißbrauch ausgeschlossen werden.

Herpesenzephalitis. Dieses äußerst schwere Krankheitsbild tritt nach einer HSV-Primärinfektion (ca. 30 %) oder nach einer HSV-Reaktivierung (ca. 70 %) auf. In den meisten Fällen handelt es sich um HSV-1, bei Neugeborenen auch um HSV-2.

Die Infektion beginnt mit unspezifischen Symptomen wie Fieber, Kopfschmerzen und Krankheitsgefühl. Nach 1–7 Tagen kommt es zu einer schweren und progressiven neurologischen Symptomatik mit fokalen oder generalisierten Krampfanfällen, Verhaltensauffälligkeiten, Vigilanzstörungen bis hin zum Koma. Bildgebende Verfahren und EEG zeigen im „typischen" Fall fokale Veränderungen uni- oder bilateral v.a. im Bereich der Temporallappen. Der Liquor zeigt meist eine Pleozytose (überwiegend Lymphozyten) und eine starke Eiweißerhöhung. In bis zu 85 % der Fälle ist der Liquor als Folge der ausgedehnten Nekrosen im ZNS hämorrhagisch. Im Frühstadium einer HSV-Enzephalitis kann der Liquor allerdings in bis zu 3 % der Fälle vollkommen unauffällig sein. Unbehandelt sterben über 70 % der Patienten mit Herpesenzephalitis. Die Aciclovirtherapie hat die Letalilät auf ca. 29 % gesenkt. Eine vollständige Ausheilung ohne Residualfolgen findet sich bei 38 % der mit Aciclovir behandelten Enzephalitispatienten, bei Kindern liegt der Prozentsatz höher. Bei unbehandelten Patienten mit einer Herpesenzephalitis kommt es dagegen nur in 2,5 % der Fälle zu einer Restitutio ad integrum.

Rekurrierende HSV-Infektionen. Nach einer Primärinfektion persistiert HSV lebenslang im Wirtsorganismus in latent infizierten sensiblen Spinalganglien. Hier kann das Virus jederzeit reaktiviert werden. Diese Reaktivierung zeigt sich u.U. klinisch in Form eines *Herpes labialis*, einer *Keratitis dendritica* oder eines rekurrierenden *Herpes genitalis*.

HSV-Infektionen bei immunsupprimierten Patienten. Bei Kindern mit zellulärer Immundefizienz können HSV-Primärinfektionen, aber auch -Reaktivierungen schwer und disseminiert verlaufen. Häufig sind auch Ösophagus, Gastrointestinaltrakt, Respirationstrakt, ZNS und andere Organe wie Leber, Nieren, Milz oder Nebennieren betroffen. Die Schwere der Komplikationen scheint direkt mit dem Ausmaß und der zeitlichen Dauer der immunsuppressiven Therapie zu korrelieren.

Diagnose. In den meisten Fällen wird die Diagnose einer Herpesinfektion der Haut oder der Schleimhäute aufgrund der typischen Herpeseffloreszenzen klinisch gestellt. In Zweifelsfällen kann HSV relativ leicht aus Bläscheninhalt, Schleimhautabstrichen und bioptischem Material isoliert werden. Die Methode der Wahl für die Diagnose einer vermuteten HSV-Enzephalitis ist der HSV-Genomnachweis im Liquor mittels PCR. Der serologische Nachweis von spezifischen HSV-Antikörpern in Serum oder Liquor spielt in der Frühdiagnostik von HSV-Infektionen nur eine sekundäre Rolle. Bei einer unklaren Enzephalitis kann der Nachweis von intrathekal produzierten HSV-Antikörpern am 7. bis 10. Tag nach Auftreten der Symptome die Krankheitsursache nachträglich beweisen.

Therapie. Das Mittel der Wahl bei HSV-Infektionen im Kindesalter ist das Nukleosidanalogon Aciclovir.

Zur Behandlung von neonatalen HSV-Infektionen sowie der Herpesenzephalitis wird Aciclovir in einer Dosierung von 3 × 10 (–20) mg/kg KG/Tag i.v. (Frühgeborene nur 2mal 10 mg/kg KG/Tag i.v.) für (mindestens 14, besser) 21 Tage eingesetzt. Bei zu kurzer Aciclovirtherapie einer HSV-Enzephalitis (<14 Tage) kann es zu Rezidiven kommen.

Eine Stomatitis apththosa oder ein Herpes labialis beim immunkompetenten Kind wird im Normalfall nur symptomatisch behandelt.

Bei allen komplizierten HSV-Infektionen einschließlich Herpes genitalis ist Aciclovir derzeit das Mittel der Wahl. Bei Patienten >18 Jahren kann ein genitaler Herpes auch gleichwertig mit Famciclovir oder Valaciclovir behandelt werden.

Für die topische Behandung einer HSV-Keratokonjunktivitis stehen verschiedene wirksame Medikamente zur Verfügung: Idoxuridin-Augensalbe, Trifluridin- und Triflurthymidin-Augentropfen und -salbe, Vidarabin- und Aciclovir-Augensalbe.

Prophylaxe. Bei Müttern mit aktiver genitaler Herpesinfektion am Geburtstermin sollte die Geburt per Sectio erfolgen, sofern der Blasensprung nicht länger als 4–6 h zurückliegt.

Wegen des Risikos von Rezidiven nach neonataler HSV-Infektion ist nach Abschluß der 14- bis 21tägigen intravenösen Aciclovirbehandlung eine orale Prophylaxe mit Aciclovir (600–900 mg/m^2 Körperoberfläche/Tag) für mehrere Monate zu erwägen.

Mütter mit floridem HSV-1-Infektion dürfen nur dann stillen, wenn die Brust frei von frischen HSV-Effloreszenzen ist und andere aktive Läsionen abgedeckt sind.

Eine Langzeitchemoprophylaxe mit Aciclovir kann bei immunsupprimierten und transplantierten Patienten die Häufigkeit (und Schwere) von HSV-Infektionen und -Reaktivierungen signifikant senken.

Literatur

Kimberlin D, Powell D, Gruber W et al. (1996) Administration of oral acyclovir suppressive therapy after neonatal herpes simplex virus disease limited to the skin, eyes and mouth: results of a phase I/II trial. Pediatr Infect Dis J 15: 247–254

Kimura H, Aso K, Kuzushima K et al. (1992) Relapse of herpes simplex encephalitis in children. Pediatrics 89: 891–894

Schuster V, Handrick W, Korn K et al. (2000) Herpes simplex-Virus-Infektionen. In: Scholz H, Belohradsky BH, Heininger U (Hrsg) Handbuch Infektionen bei Kindern und Jugendlichen. DGPI/Futuramed, München, S 334-341

Wagstaff AJ, Faulds D, Goa KL (1994) Aciclovir. A reappraisal of its antiviral activity, pharmacokinetic properties and therapeutic efficacy. Drugs 47: 153–205

Whitley RJ, Kimberlin DW, Roizman B (1998) Herpes simplex viruses. Clin Infect Dis 26: 541–555

99.16 Varicella-Zoster-Virus-Infektionen

V. Schuster, H. W. Kreth

Definition. Die Primärinfektion mit dem Varicella-Zoster-Virus (VZV) ist die Ursache für *Windpocken (Varizellen)*, die Reaktivierung von latentem VZV führt zum Krankheitsbild des *Zoster (Gürtelrose)*.

Epidemiologie. Das Varicella-Zoster-Virus kommt ubiquitär vor und ist hoch kontagiös. Der Mensch ist höchstwahrscheinlich das einzige Erregerreservoir. Eine Krankheitshäufung findet sich in gemäßigten Klimazonen in den späten Wintermonaten und im Frühjahr. Varizellen treten überwiegend im Kindesalter auf, bis zum 14. Lebensjahr sind über 90 % aller Kinder infiziert. Die Ansteckung mit VZV erfolgt meist durch direkten Kontakt von Mensch zu Mensch, seltener aerogen („fliegende Infektion"). Die Infektiosität bei Varizellen beginnt bereits 1–2 Tage vor Auftreten des Exanthems und endet ca. 5 Tage nach Auftreten der ersten frischen Bläschen. Der Herpes zoster ist weniger kontagiös als Varizellen. Der Kontakt mit einem Zosterpatienten führt bei einer seronegativen Person zu Windpocken.

Die Inkubationszeit bei Varizellen beträgt in den meisten Fällen 12–16 (8–28) Tage.

Ätiologie. Das Varicella-Zoster-Virus gehört zur Untergruppe der humanpathogenen α-Herpesviren (Herpesvirus Typ 3). Es existiert nur ein Serotyp.

Pathogenese und Immunität. Eintrittspforte für VZV bei einer Primärinfektion sind die Schleimhäute der oberen Atemwege. Nach initialer Virusvermehrung kommt es nach 3–4 Tagen zur sog. primären Virämie. Hierbei wird VZV in mononukleären Zellen über den Blutstrom im ganzen Körper verteilt. In mononuklären Zellen von Leber und Milz findet anschließend eine massive Virusvermehrung statt. Am 6. bis 7. Tag p.i. kommt es zur sekundären Virämie: Hierbei wird VZV auch zur Haut und zu den Schleimhäuten transportiert. Infizierte Haut- und Schleimhautzellen gehen zugrunde, es bilden sich die typischen Bläschen mit virushaltigem Inhalt. Nach „durchgemachten" Varizellen wandert VZV entlang der peripheren sensorischen Nerven zu den Spinalganglien des Rückenmarks, wo es lebenslang persistiert. In diesen Spinalganglien liegt eine latente VZV-Infektion vor, d. h., es wird kein komplettes Virus produziert. Bei nachlassender zellulärer Immunität sowie durch noch unbekannte Mechanismen kann VZV allerdings jederzeit reaktiviert werden: Das Virus wandert nun aus den betroffenen Ganglien entlang der sensorischen peripheren Nerven anterograd an die Hautoberfläche, wo es im Bereich der betroffenen Dermatome zur Virusvermehrung mit Bläschenbildung (Herpes zoster) kommt. Im Gegensatz zu Varizellen, bei denen es im Rahmen der Virämie zu einem schubweisen Auftreten von Bläschen kommt, befinden sich die Bläschen beim Herpes zoster im gleichen Entwicklungsstadium: Es liegt ein uniformes Exanthem vor.

Eine Virämie mit VZV-infizierten mononukleären Zellen wird nicht nur bei floriden Varizellen, sondern v. a. bei immuninkompetenten Individuen auch im Rahmen eines Herpes zoster gefunden.

Für die immunologische Bewältigung und lebenslange „Kontrolle" einer VZV-Infektion ist das zelluläre Immunsystem mit VZV-spezifischen $CD8^+$- und $CD4^+$-T-Zellen entscheidend – VZV-neutralisierende Antikörper können aber den Verlauf von Varizellen mildern und u. U. auch eine VZV-Infektion verhindern, insbesondere, wenn sie vor Eintritt der primären Virämie verabreicht werden.

Windpocken treten nur einmal im Leben auf. Zweitmanifestationen sind mit 1–2 % extrem selten.

Klinische Manifestationen

Varizellen (Windpocken). Windpocken manifestieren sich als typisches bläschenförmiges Exanthem mit nur leichtem Fieber in den ersten 2–3 Krankheitstagen. Bei immunkompetenten Kindern fehlen in den meisten Fällen weitere systemische Manifestationen.

Die Windpockeneffloreszenzen treten zunächst meist im Gesicht, am behaarten Kopf und am Stamm auf, weniger häufig kommt es zu einer zentrifugalen Ausbreitung auf die Extremitäten. Die Handinnenflächen sind ausgespart.

Frisch aufgetretene Bläschen, die klare virushaltige Flüssigkeit enthalten, trocknen rasch ein und bilden Krusten. Daneben treten immer wieder neue Bläschen auf. Diese Hautveränderungen entwickeln sich schubweise mit einer Dauer von bis zu 8 Tagen und sind von einem starken Juckreiz begleitet. Durch Kratzen kann es in betroffenen Hautregionen zu Exkoriationen und späterer Narbenbildung kommen. Charakteristisch für Varizellen ist das Nebeneinander von alten, eingetrockneten und frischen Effloreszenzen unterschiedlicher Größe („Sternenhimmelmuster").

Neben der Haut sind auch die Mund- und Genitalschleimhaut sowie die Konjunktiven betroffen.

Komplikationen im Rahmen von Varizellen sind bei immunkompetenten Kindern selten.

Die häufigste Komplikation ist eine *bakterielle Superinfektion* der VZV-Effloreszenzen durch Staphylokokken oder Streptokokken, häufig begünstigt durch schlechte hygienische Verhältnisse, hohe Temperaturen und hohe Luftfeuchtigkeit.

Zu den wichtigen ZNS-Komplikationen gehören die Zerebellitis und die Enzephalitis.

Die *Zerebellitis* manifestiert sich in Form einer mehr oder weniger ausgeprägten Ataxie am Ende der ersten oder zu Beginn der zweiten Woche nach Auftreten der ersten Varizelleneffloreszenzen. Die Prognose ist gut, die Symptome können bis zu einigen Wochen andauern. Die Häufigkeit dieser Komplikation liegt bei ca 1:5000.

Bei der *Enzephalitis*, die früher im Verlauf der Varizellen auftritt und die i. allg. eine schlechtere Prognose hat, kommt es zu schweren Krampfanfällen und Bewußtlosigkeit mit Exitus letalis oder ausgeprägten Defektheilungen.

Die genannten sowie die in anderen Organsystemen und bei zellulären Immundefekten und Immunsuppression auftretenden Komplikationen sind in der folgenden Tabelle zusammengefaßt:

Haut	Bakterielle Superinfektion mit Staphylo- oder Streptokokken
ZNS	Zerebellitis, Enzephalitis, Meningitis, Myelitis, Guillain-Barré-Syndrom, Polyneuritis
Andere Organsysteme	Myokarditis, Arthritis, Nephritis, Pankreatitis, Reye-Syndrom, idiopathische thrombozytopenische Purpura (ITP), Purpura fulminans, Pneumonie (bei Kindern extrem selten)
Bei zellulärem Immundefekt oder Immunsuppression	Schwere Verlaufsform, häufig viszerale Organbeteiligung mit Pneumonie, Meningoenzephalitis, Hepatitis, Pankreatitis; Pneumonie, hohe Letalität (ca. 20 %)

Konnatale Varizellen. Zu konnatalen Varizellen s. Kap. 50.

Herpes zoster. Der Herpes zoster ist die klinische Manifestation einer Reaktivierung von VZV. Er kommt bei Kindern seltener vor als bei Erwachsenen. In den meisten Fällen tritt der Zoster unilateral in Form von multiplen uniformen Bläschen in einem oder mehreren Dermatomen auf. Häufig sind die Versorgungsgebiete der thorakalen Nerven („Gürtelrose") oder des N. trigeminus (Zoster opthalmicus, Zoster oticus) betroffen. Neuralgiforme Schmerzen können dem Exanthem um mehrere Tage vorausgehen. Weitere systemische Manifestationen außer leichtem Fieber sind selten. Der Verlauf ist meist gutartig. Neuralgiforme Schmerzen sowie Parästhesien können u. U. noch längere Zeit persistieren.

Ein Herpes zoster wird gehäuft bei seropositiven Kindern mit Leukämien und Lymphomen beobachtet.

Ein disseminierter Herpes zoster (Zoster generalisatus) kann bei immunsupprimierten Patienten auftreten: 2–3 Tage nach Auftreten des lokalisierten Zosters breitet sich das bläschenförmige Exanthem am gesamten Integumentum aus. Nach ca. 3–5 Tagen bilden sich die Läsionen meist spontan zurück. Gefürchtet ist die viszerale Beteiligung mit Pneumonie, Meningoenzephalitis und Hepatitis. Von dieser schweren Verlaufsform scheinen besonders Kinder nach einer Knochenmarktransplantation betroffen zu sein.

Diagnose. Die Diagnose Windpocken bzw. Herpes zoster wird in den meisten Fällen anhand des typischen Exanthems klinisch gestellt. In Zweifelsfällen kann aus Bläscheninhalt oder virushaltigen Körperflüssigkeiten VZV mittels PCR oder durch kulturelle Anzucht nachgewiesen werden. Die serologische Untersuchung auf VZV-spezifische Antikörper der Klassen IgM, IgA und IgG erfolgt meist mittels ELISA oder indirekter Immunfluoreszenz.

Therapie. Gegen den Juckreiz hilft symptomatisch die lokale Anwendung von Lotio alba, falls erforderlich auch die Gabe eines Antihistaminikums. Während florider Varizellen sollte wegen des erhöhten Risikos für ein Reye-Syndrom keine Acetylsalicylsäure verabreicht werden.

Wirksam bei VZV-Infektionen ist das Virostatikum Aciclovir. Aufgrund der geringen Bioverfügbarkeit von nur 15 % muß die Substanz immer ausreichend hoch dosiert werden, d. h. 3mal 10 (–15) mg/kg KG/Tag i. v. oder in Ausnahmefällen 4mal 20 mg/kg KG/Tag p. o. für insgesamt 7 Tage.

Varizellen bei immunkompetenten Kindern werden i. allg. nicht virostatisch behandelt.

Bei zu erwartenden schweren Varizellen kann durch frühzeitige Behandlung mit Aciclovir innerhalb der ersten 24 h nach Auftreten des Exanthems der Krankheitsverlauf deutlich gemildert werden. Durch „prophylaktische" Aciclovirgabe in der späten Inkubationszeit (6. bis 10. Tag) kann der Ausbruch von Varizellen u. U. unterdrückt werden, bzw. es treten nur noch mitigierte Varizellen auf.

Indikationen für eine Aciclovirtherapie sind Varizellen bei Frühgeborenen in den ersten 6 Lebenswochen, konnatale Varizellen mit Exanthembeginn zwischen dem 5. und 12. Lebenstag sowie floride Varizellen bzw. ein Herpes zoster bei immunsupprimierten Kindern und Jugendlichen. In der letztgenannten Patientengruppe kann neben Aciclovir gleichwertig auch Brivudin (3mal 5 mg/kg KG/Tag p.o.) eingesetzt werden.

Expositionsprophylaxe. Stationäre Kinder mit floriden Varizellen, aber auch mit Herpes zoster sind bis zur Verkrustung aller Effloreszenzen zu isolieren oder zu kohortieren.

Bei immunkompetenten Kindern ist das meist der 6. Krankheitstag. Empfängliche, d. h. seronegative Patienten müssen vom 8. bis 21. (bis 28.) Tag nach einer VZV-Exposition isoliert oder, wenn dies medizinisch vertretbar ist, nach Hause entlassen werden. „Lüften" nach Besuch eines Patienten mit floriden Varizellen ist eine sinnlose Maßnahme.

Immunprophylaxe. Die Schwere einer Varizelleninfektion läßt sich durch VZV-Immunglobulin, sofern es innerhalb von 24 (bis max. 72) h nach Exposition verabreicht wird, deutlich mildern. Indikationen für eine solche Prophylaxe nach Varizellenexposition sind

- seronegative Schwangere,
- Neugeborene von Müttern, bei denen Varizellen um den Geburtszeitpunkt (4–7 Tage vor bis 2 Tage nach Entbindung) auftreten,
- Frühgeborene seronegativer Mütter sowie alle sehr unreifen Frühgeborenen (<28 Gestationswochen und/oder ≤1000 g KG) innerhalb der ersten 6 Lebenswochen,
- seronegative abwehrgeschwächte Kinder.

Es sollte nach Möglichkeit ein intravenös zu applizierendes Immunglobulinpräparat eingesetzt werden.

Impfung. Zur Impfung s. Kap. 10.

Literatur

Enders G, Miller E, Cradock-Watson J, Bolley I, Ridehalgh M (1994) Consequences of varicella and herpes zoster in pregnancy: prospective study of 1739 cases. Lancet 343: 1548–1551

Kennedy PG, Grinfeld E, Gow JW (1998) Latent varicella-zoster virus is located predominantly in human trigeminal ganglia. Proc Natl Acad Sci USA 95: 4658–4662

Lin TY, Huang YC, Ning HC, Hsueh C (1997) Oral acyclovir prophylaxis after intimate contact. Pediatr Infect Dis J 16: 1162–1165

Ozaki T, Kajita Y, Asano Y, Aono T, Yamanishi K (1994) Detection of varicella-zoster virus DNA in blood of children with varicella. J Med Virol 44: 263–265

99.17 Zytomegalievirus-Infektionen

V. Schuster, H. W. Kreth

Definition. Das Zytomegalievirus (CMV) ist der häufigste Erreger konnataler Infektionen. In den meisten Fällen verläuft eine CMV-Infektion asymptomatisch oder mild. Bei ca. 10 % aller konnatal infizierten Kinder, bei sehr unreifen postnatal infizierten Frühgeborenen und bei Kindern und Jugendlichen mit schwerer T-Zellimmundefizienz kommen schwere symptomatische Manifestationen vor. Charakteristisch für eine CMV-Infektion ist das Auftreten von Riesen- bzw. Eulenaugenzellen („Zytomegalie"), die sich in Urin oder Speichel nachweisen lassen.

Epidemiologie. Das Zytomegalievirus wird *horizontal* über Speichel („salivary gland disease") oder andere infektiöse Körperflüssigkeiten wie Urin und Muttermilch, über Blutprodukte oder transplantierte Organe und *vertikal* (konnatale Infektion) übertragen. Infektiöses CMV kann von CMV-positiven Säuglingen und Kleinkindern über Wochen in Speichel und Urin ausgeschieden werden.

Die Durchseuchungsrate in der Bevölkerung ist abhängig von Alter und Lebensstandard. In Deutschland sind ungefähr 50 % der erwachsenen Gesamtbevölkerung seropositiv für CMV.

Als Folge von Organtransplantationen treten CMV-Infektionen meist nach 4 Wochen bis 4 Monaten auf, als Folge einer Bluttransfusion bereits nach 3–12 Wochen.

Ätiologie, Pathogenese und Immunität. Wie HHV-6 und HHV-7 gehört CMV zur Untergruppe der β-Herpesviren. Es existiert nur ein Serotyp. Speziesspezifische Zytomegalieviren findet man bei fast allen Vertebraten. Menschenpathogen ist allerdings nur das humane CMV und gelegentlich das CMV von Affen.

Das Zytomegalievirus repliziert sich v. a. in epithelialen Zellen der Speicheldrüsen und der Nieren, bei schweren generalisierten Infektionen auch in Leber, Genitaltrakt, Lunge und anderen Organen. Die produktive CMV-Infektion führt in diesen Zellen zu charakteristischen intranukleären Einschlüssen („Eulenaugenzellen") und zu massiver Vergrößerung der betroffenen infizierten Zellen („Zytomegalie"). Nach der CMV-Infektion kann ein Kind noch für lange Zeit infektiöses CMV über Speichel oder Urin ausscheiden. Während der virämischen Phase findet sich CMV überwiegend zellassoziiert in der Fraktion der polymorphkernigen Granulozyten. Nach überstandener Primärinfektion persistiert CMV lebenslang im Blut nur in Monozyten/Makrophagen ($CD13^+$, $CD14^+$) sowie in anderen infizierten Organen wie Speicheldrüsen, Nieren etc. Das Virus kann bei Immunsuppression jederzeit reaktiviert werden. Bei der immunologischen Bewältigung einer CMV-Infektion spielt die zelluläre Immunität durch CMV-spezifische $CD8^+$-T-Zellen und natürliche Killerzellen eine entscheidende Rolle. Neutralisierende CMV-spezifische Antikörper können eine CMV-Infektion zwar nicht verhindern, sie können aber den Krankheitsverlauf mildern.

Bei Immundefekten oder Immunsuppression kann es abhängig vom Ausmaß der zellulären Immundefizienz jederzeit zu einer CMV-Reaktivierung und damit zu schwerer, symptomatischer Erkrankung kommen.

Klinische Manifestationen. Die meisten CMV-Infektionen verlaufen bei immunkompetenten Kindern asymptomatisch oder subklinisch. In seltenen Fällen (1:1000) manifestiert sich eine CMV-Infektion als mononukleoseähnliches Krankheitsbild mit entsprechenden klinischen Symptomen und Blutbildveränderungen (Lymphozytose, atypische Lymphozyten). Heterophile Antikörper (Mononukleoseschnelltest) lassen sich in diesem Fall niemals nachweisen. Bei Patienten mit eingeschränkter T-Zellreaktivität führt eine CMV-Primärinfektion, aber auch eine CMV-Reaktivierung gehäuft zu schweren Krankheitsbildern mit Chorioretinitis, Enzephalitis, interstitieller Pneumonie, Hepatitis, Ösophagitis und Kolitis. Die Schwere des Krankheitsverlaufs korreliert dabei direkt mit dem Ausmaß der Immusuppression.

Eine akute Graft-versus-host-Krankheit (GvHD) erhöht das Risiko für eine CMV-Infektion und -erkrankung. Umgekehrt scheint eine CMV-Infektion nicht das Risiko für eine akute oder chronische GvHD zu erhöhen.

Konnatale symptomatische CMV-Infektionen. Zu diesen Infektionen s. Kap. 50.

Diagnose. Sensitive und spezifische Parameter für eine floride CMV-Infektion sind der quantitative Nachweis des „frühen" CMV-Antigens pp65 oder der quantitative CMV-DNA-Nachweis (PCR) im peripheren Blut oder anderen Körperflüssigkeiten. Beide Methoden erlauben die Bestimmung der Viruslast und somit auch das Monitoring einer virostatischen Therapie. Der Nachweis von freiem, nicht zellassoziiertem CMV im Plasma scheint ein Risikofaktor für die Entwicklung einer symptomatischen CMV-Infektion zu sein. Der klassische Nachweis von CMV besteht in der Isolierung aus Urin und Speichel. Die Diagnose einer CMV-*Erkrankung* erfordert den Nachweis einer aktiven CMV-Infektion („Eulenaugenzellen", pp65-Antigen, CMV-DNA) *in Verbindung* mit der klinischen Symptomatik.

Mit Hilfe von ELISA und indirekter Immunfluoreszenz kann bei immunkompetenten Personen eine CMV-Primärinfektion anhand einer Serokonversion dokumentiert werden. Dies ist besonders wichtig bei Infektionen in der Schwangerschaft, da praktisch nur eine CMV-Primärinfektion, nicht aber die CMV-Reaktivierung zu einer schweren, symptomatischen Infektion des Feten führt. Aus diesem Grund sollten möglichst alle Frauen im gebährfähigen Alter bereits vor einer Schwangerschaft hinsichtlich ihres CMV-Antikörperstatus untersucht werden.

Therapie

Konnatale Zytomegalie. Bei einer schweren, symptomatischen konnatalen Zytomegalie mit Beteiligung von Augen und ZNS sollte ein Therapieversuch mit Ganciclovir (2mal 4–6 mg/kg KG/Tag i.v.) für insgesamt 6 Wochen unternommen werden. Danach sollte sich nach Möglichkeit eine Erhaltungstherapie anschließen. In einer kürzlich abgeschlossenen Phase-II-Studie konnte gezeigt werden, daß es nach Ganciclovirtherapie bei ca. 16 % der betroffenen Kinder zu einer Verbesserung des Hörvermögens sowie zu einer Stabilisierung der Grundkrankheit kommt. Zu den insgesamt seltenen Nebenwirkungen von Ganciclovir gehören u. a. Knochenmarkdepression sowie Leber- und Nierenfunktionsstörungen. Eine Ganciclovir-bedingte Neutropenie kann ggf. durch G-CSF-Gabe korrigiert werden.

CMV-Infektionen bei immunsupprimierten Patienten. Bei der Therapie der CMV-Retinitis und gastrointestinaler CMV-Infektionen sind Ganciclovir und Foscarnet annähernd gleich wirksam. Die Prognose einer CMV-Pneumonie oder -Enzephalitis ist trotz Therapie mit Ganciclovir und/oder Foscarnet mit und ohne zusätzlichem CMV-Immunglobulin meist sehr schlecht.

Prophylaxe. Transfusionspflichtige Früh- und Neugeborene sowie immunsupprimierte Patienten sollten nur leukozytenfreie, d.h. gefilterte Blutprodukte von möglichst CMV-seronegativen Spendern erhalten. Aufgrund des hohen Infektionsrisikos durch CMV-positive Muttermilch sollten sehr kleine Frühgeborene CMV-seropositiver Mütter grundsätzlich nur pasteurisierte Muttermilch (10 s bei 72 °C) erhalten.

Durch CMV-Immunglobulin und/oder Ganciclovir oder Aciclovir läßt sich die Inzidenz von symptomatischen CMV-Infektionen nach Organtransplantationen teilweise senken.

Impfung. Zur Impfung s. Kap. 10.

Literatur

Boppana SB, Pass RF, Britt WJ, Stagno S, Alford CA (1992) Symptomatic congenital cytomegalovirus infection: neonatal morbidity and mortality. Pediatr Infect Dis J 11: 93–99

Boppana SB, Fowler KB, Vaid Y, Hedlund G, Stagno S, Britt WJ, Pass RF (1997) Neuroradiographic findings in the newborn period and long-term outcome in children with symptomatic congenital cytomegalovirus infection. Pediatrics 99: 409–414

Fowler KB, Stagno S, Pass RF, Britt WJ, Boll TJ, Alford CA (1992) The outcome of congenital cytomegalovirus infection in relation to maternal antibody status. N Engl J Med 326: 663–667

Frenkel LM, Capparelli EV, Dankner WM et al. (2000) Oral ganciclovir in children: pharmacokinetics, safety, tolerance, and antiviral effects. The Pediatric AIDS Clinical Trials Group. J Infect Dis 182: 1616–1624

Meer JT van der, Drew WL, Bowden RA et al. (1996) Summary of the international consensus symposium on advances in the diagnosis, treatment and prophylaxis of cytomegalovirus infection. Antiviral Res 32: 119–140

Vochem M, Hamprecht K, Jahn G, Speer CP (1998) Transmission of cytomegalovirus to preterm infants through breast milk. Pediatr Infect Dis J 17: 53–58

Whitley RJ, Cloud G, Gruber W et al. (1997) Ganciclovir treatment of symptomatic congenital cytomegalovirus infection: results of a phase II study. J Infect Dis 175: 1080–1086

99.18 Epstein-Barr-Virus-Infektionen

V. Schuster, H. W. Kreth

Definition. Das Epstein-Barr-Virus (EBV) ist der Erreger der infektiösen Mononukleose (Pfeiffer-Drüsenfieber). Dies ist eine akute, meist selbstlimitierende lymphoproliferative Krankheit, die mit der Trias aus hohem Fieber, Tonsillopharyngitis und Lymphadenopathie einhergeht.

Epidemiologie. Das Epstein-Barr-Virus kommt ubiquitär vor. Erregerreservoir ist nur der Mensch. Die Ansteckung erfolgt überwiegend durch infektiösen Speichel, selten durch Organtransplantation oder Bluttransfusionen.

Abhängig von Lebensstandard und Hygieneverhältnissen infiziert sich in ärmeren Ländern ein Großteil der Bevölkerung bereits im frühen Kleinkindesalter, während in reichen Industrieländern eine EBV-Infektion gehäuft erst im Adoleszentenalter („kissing disease") auftritt. Allgemein gilt: Die klinische Symptomatik nach einer EBV-Infektion ist meist um so stärker ausgeprägt, je älter der Patient ist. Bei kleinen Kindern kann eine EBV-Primärinfektion auch wie ein Luftwegsinfekt oder vollkommen asymptomatisch verlaufen.

Eine infektiöse Mononukleose tritt nur einmal im Leben auf, Zweitmanifestationen sind extrem selten.

Konnatale EBV-Infektionen nach einer Primärinfektion einer Schwangeren sind eine Rarität.

Diaplazentar übertragene mütterliche Antikörper gegen EBV bilden einen gewissen Nestschutz des Säuglings während der ersten 6 Lebensmonate.

Die intermittierende Ausscheidung von infektiösem EBV im Speichel kann auch nach Verschwinden der Krankheitssymptome noch Monate oder Jahre andauern. Die Inkubationszeit schwankt zwischen 10 und 50 Tagen.

Ätiologie. Das Epstein-Barr-Virus gehört zur Gruppe der humanpathogenen γ-Herpesviren. Man kennt 2 immunologisch unterscheidbare EBV-Typen, EBV-1 und EBV-2, die sich in vivo bezüglich ihrer Virulenz wahrscheinlich nicht voneinander unterscheiden; EBV infiziert v.a. Rachenepithelzellen und periphere B-Lymphozyten, in seltenen Fällen auch T-Lymphozyten.

Pathogenese. Eintrittspforte für EBV ist der Rachenraum, wo es zunächst zu einer sog. lytischen Infektion des lymphoepithelialen Gewebes (B-Zellen, Epithelzellen) mit Produktion von infektiösem Virus kommt. Später findet sich in den im Blut zirkulierenden EBV-infizierten B-Zellen nur noch eine latente Infektion, d. h., es werden nur wenige Virusantigene wie die Kernantigene EBNA1–6 und die Membranantigene LMP1 und 2 exprimiert. Diese B-Zellen werden u.a. durch Expression des Membranantigens LMP1 zu lymphoblastoiden Zellen „transformiert“ und erwerben die Fähigkeit zur unbegrenzten Teilung und Vermehrung (Immortalisation).

Beim immunkompetenten Menschen werden nach einer EBV-Infektion sehr schnell aktivierte zytotoxische T-Zellen vom $CD8^+$-Typ gebildet, die selektiv nur die proliferierenden und expandierenden EBV-infizierten B-Zellen weitestgehend eliminieren.

Diese aktivierten T-Zellen bilden einen großen Anteil der typischen „Pfeiffer-Zellen“ (syn. atypische Lymphozyten, lymphatische Reizformen, „Virozyten“) und der teilweise extremen Lymphozytose im Blutbild von Patienten mit akuter infektiöser Mononukleose (Abb. 99.1).

Nach durchgemachter EBV-Infektion persistiert EBV lebenslang in sog. ruhenden B-Zellen im Knochenmark. Diese Zellen, die meist nur noch ein einziges EBV-Antigen (EBNA1) exprimieren, werden vom Immunsystem nicht mehr als infiziert erkannt und folglich auch nicht eliminiert. In diesen Zellen kann EBV jederzeit reaktiviert werden. Bei eingeschränkter zellulärer Immunität (z.B. nach medikamentöser Immunsuppression, AIDS) können diese B-Zellen – abhängig vom Ausmaß der Immunsuppression – expandieren und so zu schweren lymphoproliferativen Krankheitsbildern und Lymphomen führen.

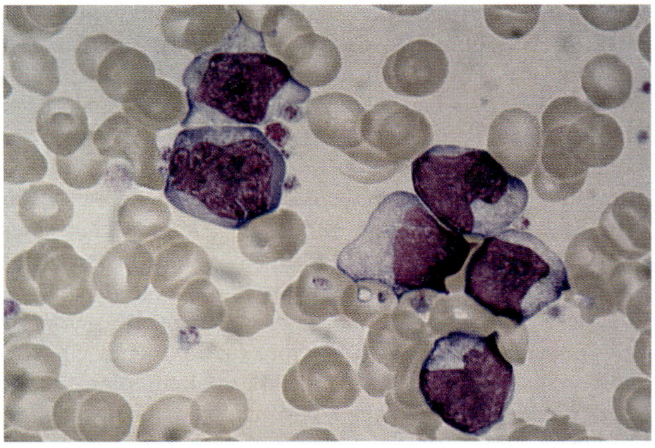

Abb. 99.1. Aktivierte Lymphozyten („lymphatische Reizformen“, „atypische Lymphozyten“, „Pfeiffer-Zellen“) im peripheren Blut eines Patienten mit infektiöser Mononukleose. Ein Großteil dieser Zellen sind EBV-spezifische zytotoxische $CD8^+$-T-Lymphozyten

Klinische Manifestationen

Akute infektiöse Mononukleose (Pfeiffer-Drüsenfieber). Die infektiöse Mononukleose ist in Europa v.a. eine Krankheit des Adoleszenten und jungen Erwachsenen (Altersgipfel 15–19 Jahre, „kissing disease“), die das Allgemeinbefinden für Wochen stark beeinträchtigen kann. In dieser Altersgruppe manifestiert sich die Krankheit nach einer häufig ca. 2wöchigen Inkubationszeit typischerweise durch hohes re- oder intermittierendes Fieber für wenige Tage bis 2 Wochen, in seltenen Fällen auch bis zu 6 Wochen (Tabelle 99.4). Hinzu kommt immer eine generalisierte Lymphknotenschwellung, die im Halsbereich und im Kieferwinkel besonders ausgeprägt ist („bull neck“). Die Lymphadenopathie bildet sich i. allg. nach der 2. Krankheitswoche langsam zurück.

In 70–90 % der Fälle tritt initial eine ausgeprägte Tonsillopharyngitis mit Fibrinbelägen auf, die in der 2. Krankheitswoche meist rasch abheilt. Eine Splenomegalie findet sich bei 50–60 % der Patienten in der 2. und 3. Krankheitswoche. Seltener (15–25 %) ist eine Hepatitis mit und ohne Ikterus. In 5–10 % der Fälle treten meist flüchtige morbilliforme Exantheme auf. Bei bis zu 100 % der Patienten mit Mononukleose, die mit Ampicillin behandelt werden, findet sich ein meist sehr ausgeprägtes makulopapulöses Exanthem.

Komplikationen einer infektiösen Mononukleose können praktisch alle Organsysteme betreffen (Tabelle 99.5), das ZNS steht hier an erster Stelle (ca. 5 %).

Die Ausprägung und die Dauer der klinischen Symptomatik bei einer infektiösen Mononukleose sowie von assoziierten Komplikationen ist in erster Linie von der mehr oder weniger heftigen Immunreaktion des Wirtes mit Expansion und Infiltration von aktivierten T-Zellen sowie Ausschüttung von Zytokinen und anderen Entzündungsmediatoren abhängig. Bei Patienten mit eingeschränkter Immunität kann die Symptomatik daher schwächer ausgeprägt sein oder gänzlich fehlen.

Weiterhin ist die Symptomatik altersabhängig: Bei kleinen Kindern kann eine EBV-Primärinfektion wie ein hoch fieberhafter Infekt oder auch klinisch völlig inapparent verlaufen.

Akute fatale Mononukleose. In seltenen Fällen (ca. 1:3000) verläuft eine infektiöse Mononukleose im Kindesalter ful-

Tabelle 99.4. Symptomatik bei infektiöser Mononukleose[a]

Symptome	Häufigkeit [%]
Fieber	80–100
Lymphknotenschwellung	80–100
Tonsillopharyngitis	70–90
Splenomegalie	50–60
Hepatomegalie	15–25
Enanthem (Gaumen)	25–35
Exanthem	5–10
Ikterus	5–10

[a] Bei immunkompetenten Jugendlichen und Erwachsenen.

Tabelle 99.5. Komplikationen bei infektiöser Mononukleose

Lokalisation	Komplikation
Blut	Hämolytische und aplastische Anämie, Thrombozytopenie, Granulozytopenie, virusassoziiertes Hämophagozytosesyndrom
ZNS	Meningoenzephalitis, Zerebellitis, Guillain-Barré-Syndrom, Hirnnervenparesen, Neuritiden, Querschnittsmyelitis, psychotische Krankheitsbilder („Alice-im-Wunderland-Syndrom")
Herz	Myo- und Perikarditis
Respirationstrakt	Obere Atemwegsobstruktion, lymphozytäre interstitielle Pneumonie, Pleuritis
Haut	Exanthem (v. a. nach Ampicillingabe), Kälteurtikaria, Vaskulitis, Akrozyanose, Gianotti-Crosti-Syndrom
Nieren	Interstitielle Nephritis, Glomerulonephritis
Leber	Hepatitis, Leberversagen
Milz	Ruptur
Intestinaltrakt	Pankreatitis
Immunsystem[a]	Anergie, Hypo- und Hypergammaglobulinämie, lymphoproliferative Krankheitsbilder, maligne B- und T-Zell-Lymphome

[a] Meist in Verbindung mit einer bereits bestehenden Immundefizienz

minant und tödlich. In fast 90 % der Fälle tritt hierbei eine schwere Hepatitis auf, sehr häufig ist auch eine Meningoenzephalitis. Fast immer zeigt sich im Knochenmark und in anderem lymphatischem Gewebe eine Hämophagozytose als Folge einer massiven Aktivierung von Makrophagen und Histiozyten. Sind Jungen betroffen, kann als Prädisposition für diese schwere Verlaufsform ein angeborener Immundefekt (XLP, X-chromosomales lymphoproliferatives Syndrom) vorliegen.

Chronisch-aktive EBV-Infektion. Dieses meist sehr schwere, insgesamt seltene Krankheitsbild einer EBV-Infektion (severe chronic active EBV infection, SCAEBV) betrifft v. a. Kinder und Jugendliche, der Verlauf ist häufig letal. Klinisch imponiert eine chronische oder rezidivierende ausgeprägte Mononukleosesymptomatik mit Lymphadenopathie, Hepatosplenomegalie und persistierendem Fieber für mindestens 1 Jahr. Häufig findet sich eine Panzytopenie und eine polyklonale Hypergammaglobulinämie. Charakteristisch ist das serologische Profil mit einer massiven Erhöhung der IgG-Antikörper gegen das Viruskapsidantigen (VCA) und persistierende Antikörper gegen das „frühe EBV-Antigen" (EA). Zum Teil liegt bei betroffenen Patienten eine EBV-Infektion der T-Zellen ($CD4^+$ und $CD8^+$) oder der natürlichen Killer-(NK-)Zellen vor. Es besteht ein erhöhtes Risiko für die Entwicklung von malignen T- und B-Zell-Lymphomen.

Lymphoproliferative Krankheitsbilder bei eingeschränkter zellulärer Immunität. Kinder und Jugendliche mit bestimmten angeborenen Immundefekten (z. B. schwerer kombinierter Immundefekt [SCID], „common variable immundeficiency disease" [CVID], Ataxia teleangiectatica [AT], Wiskott-Aldrich-Syndrom [WAS], Chediak-Higashi-Syndrom, X-chromosomale lymphoproliferative Krankheit [XLP]), aber auch mit erworbener Immundefizienz bei Organtransplantation, immunsuppressiver Therapie oder HIV-Infektion zeigen eine eingeschränkte Immunkompetenz gegenüber EBV. Hierdurch kommt es zu einer Verschiebung des Virus-Wirt-Gleichgewichts zugunsten des Virus; EBV-immortalisierte B-Zellen können unkontrolliert auswachsen und zu polyoligoklonalen B-Zell-Lymphoproliferationen bis hin zu monoklonalen malignen Lymphomen führen. Die Inzidenz dieser Komplikationen ist direkt abhängig von der Schwere der Immunsuppression.

EBV-assoziierte maligne Krankheiten. Das Epstein-Barr-Virus findet sich zu 100 % in Tumorzellen des endemischen Burkitt-Lymphoms und des Nasopharynxkarzinoms. Darüber hinaus läßt sich EBV in geringerer Häufigkeit auch in anderen Malignomen (Morbus Hodgkin, B- und T-Zell-Lymphome etc.) nachweisen. Trotz intensiver Forschung ist die Rolle von EBV bei der Tumorentstehung und/oder -progression noch weitgehend unbekannt.

Diagnose. Bei typischer Symptomatik kann eine infektiöse Mononukleose klinisch diagnostiziert werden (s. Tabelle 99.4). Im Blutausstrich lassen sich zu diesem Zeitpunkt meist zahlreiche aktivierte Lymphozyten (atypische Lymphozyten, Pfeiffer-Zellen) nachweisen. In Zweifelsfällen kann bei immunkompetenten Patienten die Diagnose serologisch durch indirekte Immunfluoreszenz oder ELISA gesichert werden. Anhand des „serologischen Profils" kann meist relativ eindeutig bestimmt werden, ob eine akute, eine chronisch-aktive oder eine früher abgelaufene EBV-Infektion stattgefunden hat (Tabelle 99.6). Der Mononukleoseschnelltest zum Nachweis von heterophilen Antikörpern ist im Kindes- und Kleinkindesalter nur sehr wenig sensitiv und spielt in der Pädiatrie deshalb kaum eine Rolle.

In Einzelfällen (z.B. bei Verdacht auf eine chronische EBV-Infektion) kann es u.U. sehr schwierig sein, eine unklare Krankheit tatsächlich auf EBV zurückzuführen: Hier ist neben einer sorgfältigen klinischen Evaluation und einer virologischen Diagnostik u.U. auch eine immunologische Abklärung erforderlich. Der Nachweis von EBV mittels der sehr sensitiven PCR allein beweist *nicht* eine floride EBV-Infektion!

Therapie und Prophylaxe. Patienten mit unkomplizierter infektiöser Mononukleose werden rein symptomatisch mit Bettruhe und Gabe von nichtsteroidalen Antiphlogistika behandelt. Aciclovir hat bei der Behandlung der infektiösen Mononukleose keine therapeutische Wirkung.

Die kurzzeitige Gabe von Kortikosteroiden kann bei bestimmten Komplikationen einer Mononukleose wirksam sein. Eine Tonsillektomie während der akuten Phase einer infektiösen Mononukleose („en chaud") sollte bei schwerer Atemwegsobstruktion nur dann durchgeführt werden, wenn andere Therapiemaßnahmen versagt haben. Bei schwerer EBV-assoziierter Hämophagozytose (VAHS) kann ein Therapieversuch mit Etoposide (VP-16) zur Remission führen. Bei der insgesamt sehr seltenen Milzruptur ist eine Splenektomie meist erforderlich.

Eine etablierte Therapie bei akut-fataler oder chronischer Mononukleose gibt es derzeit noch nicht. Bei angeborenen Immundefekten kann eine *frühzeitige* Stammzell-

Infektion	Anti-VCA			Anti-EA		Anti-EBNA
	IgM	IgG	IgA	(D)	(R)	
Keine frühere EBV-Infektion	–	–	–	–	–	–
Akute infektiöse Mononukleose	+	++	+/–	+	–	–
Länger zurückliegende, „immunologisch bewältigte" EBV-Infektion	–	+	–	–	–	+
Chronisch-aktive Mononukleose	–	+++	–/+	+	++	–/+
Lymphoproliferative Krankheitsbilder nach Organtransplantation, „EBV-Reaktivierung"	–	++	–/+	+	+	–/+

VCA Viruskapsidantigen; *EA* „frühes" Antigen; *EBNA* Epstein-Barr-Virus-Kernantigen; *D* homogen (Immunfluoreszenzmuster); *R* restricted (Immunfluoreszenzmuster)

Tabelle 99.6. „Serologisches Profil" im Verlauf verschiedener EBV-Infektionen

transplantation zu einer Immunrekonstitution führen und so spätere Komplikationen durch EBV verhindern. Bei EBV-Lymphomen nach immunsuppressiver Therapie führt die (rechtzeitige) Reduktion der Medikamentendosis häufig zu einer Rückbildung der Tumoren.

Bei organtransplantierten Patienten kann die Infusion von EBV-spezifischen zytotoxischen T-Zellen des Organspenders (sog. adoptiver Immuntransfer) EBV-positive Lymphome zur Rückbildung bringen oder die Neuentstehung von Lymphomen verhindern.

Literatur

Callan MF, Tan L, Annels N et al. (1998) Direct visualization of antigen-specific CD8+ T cells during the primary immune response to Epstein-Barr virus in vivo. J Exp Med 187: 1395–1402

Imashuku S, Hibi S, Ohara T et al. (1999) Effective control of Epstein-Barr virus related hemophagocytic lymphohistiocytosis with immunchemotherapy. Histiocyte Society. Blood 93: 1869–1874

Jenson HB (2000) Acute complications of Epstein-Barr virus infectious mononucleosis. Curr Opin Pediatr 12: 263–268

99.19 Virale hämorrhagische Fieber

D. Nadal[1]

Definition. Es handelt sich um teilweise schwer verlaufende, hoch fieberhafte Virusinfektionen, die durch multisystemische, grippeähnliche Allgemeinsymptome und hämorrhagische Diathese charakterisiert sind.

Epidemiologie. Je nach Erreger besteht eine unterschiedliche geographische Verbreitung. Die Art der Übertragung ist nicht bei allen HF bekannt. Während gewisse HF nur durch Vektoren auf den Menschen übertragen werden, können andere HF nosokomiale oder Laborinfektionen bedingen. Die häufigsten HF sind Dengue- und Gelbfieber.

Ätiologie. Als Erreger der hämorrhagischen Fieber (HF) wurden mindestens 12 verschiedene einsträngige RNA-Viren identifiziert. Sie werden den 4 Familien Arenaviridae, Bunyaviridae, Flaviviridae und Filoviridae zugeordnet (Tabelle 99.7). Die zu den ARBO-Viren („*ar*thropode-*bo*rne viruses") gehörenden Arena-, Bunya- und Flaviviren werden durch Insekten übertragen und vermehren sich in diesen sowie in Wirbeltier und Mensch.

Pathogenese. Bei den schweren Krankheitsformen spielen Kapillarendothelschäden und Störungen der Hämostase eine wichtige Rolle. Die ablaufenden Mechanismen sind nicht genau bekannt. Am besten untersucht wurde die Infektion mit Dengue-Virus (s. unten und Abb. 99.2).

Klinische Symptome und Verlauf. Infektionen mit HF-Viren zeigen ein breites klinisches Spektrum. Dieses reicht von der häufigen asymptomatischen Infektion oder milden Form bis zum seltenen schweren Krankheitsbild mit multisystemischen, grippeähnlichen Symptomen, hämorrhagischer Diathese, Schock und disseminierter intravasaler Gerinnung. Typische Laborbefunde sind Leuko- und Thrombozytopenie sowie Thrombozytenfunktionsstörungen und Hämokonzentration.

Diagnose und Differentialdiagnose. Bei den typischen Formen von HF läßt sich die Diagnose anhand von Klinik und Reiseanamnese stellen. Die Diagnose wird durch Nachweis des Erregers im Blut und in Sekreten während der Akutphase oder serologisch gesichert. Milde Formen von HF sind klinisch schwierig von anderen viralen Infektionen abzugrenzen.

Therapie. Eine spezifische Therapie mit dem Virostatikum Ribavirin kann nur bei Lassa-Fieber, dem argentinischen, dem Hantaan- und dem Kongo-Krim-HF mit Erfolg durchgeführt werden. Bei der Marburg-Virus-Krankheit kann Hyperimmunserum (Rekonvaleszentenserum) versucht werden. Schockprophylaxe und -therapie sowie Korrektur der hämorrhagischen Diathese und von Störungen des Elektrolyt- und Säure-Basen-Haushalts müssen in jedem Fall vorgenommen werden.

Prophylaxe. Impfungen gibt es nur gegen Gelbfieber. Kleidung sowie Insektenvertreibungsmittel und Moskitonetze können vor Mücken- und Zeckenstichen schützen. Die Kontrolle von Vektoren durch Versprühen von Insektiziden oder durch Eindämmung der Brutplätze für Mücken bzw. Dezimierung von infizierten Nagern hat nur wechselhaften Er-

[1] Unter Mitarbeit von H.-J. Schmitt

Krankheit	Virus (Familie)	Endemiegebiete	Reservoir	Übertragung
Lassa-Fieber	Lassa (Arenaviren)	Westafrika	Ratte	Inhalation infektiöser Sekrete; Mensch-zu-Mensch, nosokomiale und Laborinfektionen
HF mit renalem Syndrom	Hantaan (Bunyaviren)	Asien	Nagetiere (Ratten, Mäuse): Brandmaus (Apodemus agrarius), Wanderratte (Rattus norvegicus), Gelbhalsmaus (Apodemus flavicollis)	Exkrete
	Seoul	Kosmopolitisch		
	Belgrad	Zentraleuropa		
Nephropathia epidemica	Puumula (Bunyaviren)	Skandinavien, Mitteleuropa	Wühlmäuse (Clethrionomys)	
Nicht kardiogenes Lungenödem (Hantaan-Virus-Lungensyndrom)	Sin nombre (Bunyaviren)	Nordamerika	Nagetiere, Hirschmäuse (Peromyscus maniculatus)	Exkrete
Dengue	Dengue (Flaviviren)	Südostasien, Ozeanien, (sub-)tropisches Amerika	Infizierte Menschen, Affen	Mücken (Aedes aegypti)
Gelbfieber	Gelbfieber (Flaviviren)	Afrika, Südamerika	Dito	Dito
Ebola	Ebola (Filoviren)	Sudan, Zentral- und Westafrika	Unbekannt (Primaten?)	Enger ungeschützter Kontakt (Blut, Sekrete), nosokomiale und Laborinfektionen
Marburg	Marburg (Filoviren)	Zentralafrika	Dito	Dito
Omsker HF	Omsk (Filoviren)	Zentralsibirien, Rumänien	Zecken	Zeckenstich
Kyasanur-Wald-Fieber	Kyasanur Forest (Filoviren)	Indien (regional begrenzt)	Dito	Dito

Tabelle 99.7. Hämorrhagische Fieber: Ursächliche Viren und Epidemiologie (Auswahl)

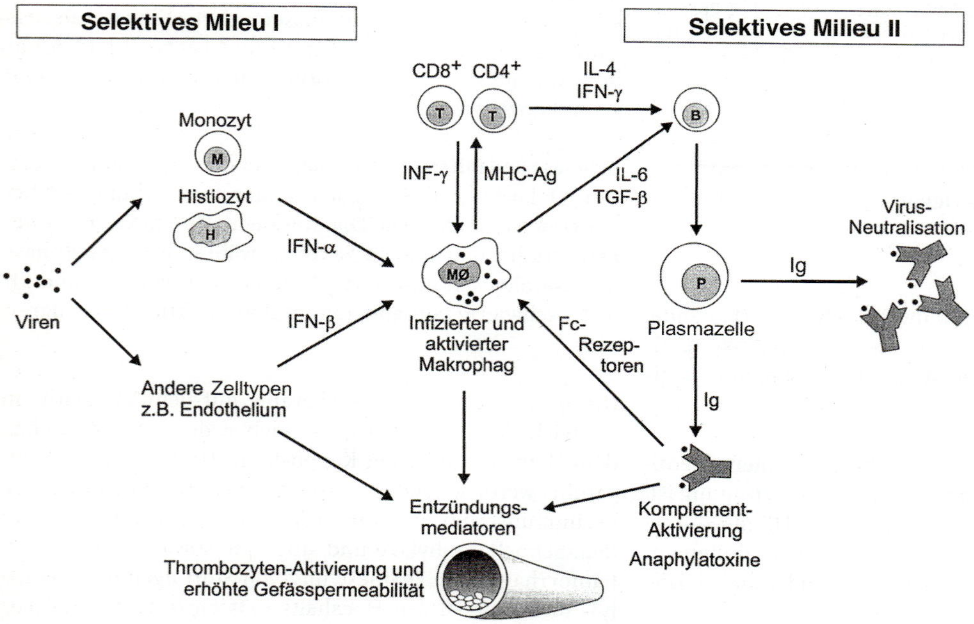

Abb. 99.2. Schematische Darstellung der Immunantwort und der Entzündungsvorgänge im Rahmen einer Infektion mit Dengue-Virus (DV). Es wird angenommen, daß v. a. bei kleinen Kindern ein für Virusvarianten mit erhöhter Virulenz (verstärkte Zytopathogenität und/oder Entzündungsförderung) selektives Milieu I wirksam ist, bevor sich die meisten der DV-spezifischen und unspezifischen Immunantworten abspielen. Entzündungs- und Immunreaktionen wie die Bildung von Virus-Antikörper-Immunkomplexen und die Zytokinproduktion durch aktivierte T-Lymphozyten können bei gewissen Individuen die *a priori* selektiven Kräfte verstärken und ein selektives Milieu II erzeugen. *Ag* Antigen; IFN Interferon; *Ig* Immunglobulin; *IL* Interleukin; *MHC* major histocompatibility complex; *TGF* transforming growth factor

folg gebracht. Bei Patienten mit Lassa-, Ebola- oder Marburg-Fieber ist wegen der Gefahr nosokomialer Infektionen und Laborinfektionen auf strikte Isolation bzw. Sicherheitskautelen bei der Verarbeitung von Patientenproben zu achten.

Prognose. Sie ist je nach HF verschieden. Die Letalität schwerer Verläufe kann bis zu 84 % betragen.

Dengue-Virus-Infektionen

Epidemiologie. Weltweit sind die meisten durch Arthropoden übertragenen Infektionskrankheiten Dengue-Virus-(DV-) Infektionen. Die Wirte des DV sind Menschen, niedere Primaten und Mücken. Auf den Menschen wird DV durch die in urbanen und ländlichen Gebieten lebenden Mükken *Aedes aegypti* und *A. albopticus* übertragen. Die Weibchen ernähren sich zur Tageszeit mit Spitzen am Morgen und späten Nachmittag. Nach einer Blutmahlzeit bei einem virämischen Wirt kann die Mücke das Pathogen unmittelbar oder erst nach 8–10 Tagen, während derer sich das DV in den Speicheldrüsen des Vektors vermehrt, auf einen anderen Wirt übertragen. Infizierte Mücken bleiben Zeit ihres Lebens infektiös und können das DV in ihren Eiern auf die nächste Generation übermitteln.

Die Inzidenz von DV-Infektionen nimmt in den tropischen Regionen Asiens, Afrikas sowie Zentral- und Südamerikas zu. Dies wird auf die wachsende Verbreitung des Vektors A. aegypti zurückgeführt, die sich aus dem Mangel an effektiven Programmen zu dessen Eingrenzung, erhöhter Flugreisetätigkeit und dem Zuwachs der urbanen Bevölkerung in den „Megastädten" Südostasiens ergibt. Man schätzt, daß weltweit pro Jahr 100 Mio. Infektionen mit dem DV erfolgen. Von 1986–1990 wurden der Weltgesundheitsorganisation 15 940 Todesfälle nach Infektion mit DV gemeldet.

Infektionen mit DV kommen in endemischer und epidemischer Form vor. Frühere Epidemien erzeugten vorwiegend unkomplizierte Verläufe mit hohem Fieber sowie starken Kopf- und Rückenschmerzen. In den vergangenen Jahren wurden in Ländern mit lang andauernder Aktivität des DV erstmals HF-Epidemien verzeichnet. In mehreren Ländern Europas wurden „importierte" Fälle von DV-Infektionen beobachtet.

Ätiologie. Das Dengue-Virus gehört zusammen mit dem japanischen Enzephalitis- und dem Gelbfiebervirus zum Genus der Flaviviriden, einer Gruppe von rund 70 Vertretern von Viren mit einsträngiger, positiv gerichteter RNA. Die Mehrzahl dieser Viren wird durch Arthropoden übertragen. Wichtige Ausnahmen bilden das Hepatitis-C-Virus und die Pestiviren. In der Natur zirkulieren 4 verschiedene Serotypen (1–4) des DV und deren verschiedene Biotypen. Das Hauptstrukturprotein der Virushülle ist an den biologischen Hauptfunktionen der Viruspartikel wie Zelltropismus, Fusion an der Wirtszellmembran und Induktion von die Hämagglutination hemmenden, neutralisierenden sowie schützenden Antikörpern beteiligt.

Pathogenese. Sie ist für das HF unklar. Eine Infektion mit einem DV-Serotyp hinterläßt lebenslange homologe, jedoch nur limitierte heterologe Immunität. Da die meisten Patienten mit Dengue-hämorrhagischem Fieber (DHF) vor dessen Auftreten Kontakt mit einem oder mehreren Serotypen von DV hatten, geht man heute hauptsächlich von der Hypothese aus, daß eine vorangehende DV-Infektion die erhöhte Vermehrung des Erregers in mononukleären Leukozyten begünstigt (Abb. 99.2). Ein solches Phänomen wird antikörperabhängige Verstärkung der Infektion genannt. Auf die Elimination von mit DV infizierten Zellen zielende Immunantworten können die Ausschüttung von Zytokinen mit Vaso- und Prokoagulanzienaktivität sowie von Interferon-γ und die Aktivierung von Komplement zur Folge haben (s. Abb. 99.2). Die Gefäßpermeabilität wird erhöht. Dies führt zu Hämokonzentration, vermindertem Blutvolumen, schlechter Gewebsperfusion sowie ausgeprägter -hypoxie und Schock. Die Ursachen für die Hämorrhagie scheinen komplex zu sein. Sie wird durch Thrombozytopenie, mikrovaskulären Schaden, Plättchendysfunktion und/oder disseminierte intravasale Gerinnung hervorgerufen. Die pathologischen Befunde bei DHF sind Vaskulitis der kleinen Gefäße der Weichteile und inneren Organe, Lymphknotenhyperplasie, fokale Nekrosen in Milz, Leber und Knochenmark sowie Reifungsstop der Megakaryopoese. Makroskopisch finden sich petechiale Blutungen, Ecchymosen und Effusionen in Pleura- und Peritonealhöhle.

Die epidemische Verbreitung des DHF suggeriert, daß gewisse ethnische Gruppen empfänglicher bzw. resistenter gegenüber der Infektion sind.

Klinische Symptome und Verlauf. Die Infektion mit DV kann inapparent verlaufen oder sich als Dengue-Fieber, Denguehämorrhagisches Fieber oder Dengue-Schocksyndrom manifestieren. Alter, Geschlecht, Ernährungs- und Immunstatus scheinen die Variation der klinischen Bilder mitzubestimmen. Während die Infektion mit DV beim jungen Säugling meist nur ein mildes Krankheitsbild verursacht, können Säuglinge von immunen Müttern bei Verlust passiv erworbener mütterlicher Antikörper DHF und DSS entwickeln. Immunkompetente Mädchen im Alter von 7–12 Jahren sind für DHF am meisten gefährdet. Eine vertikale Übertragung von DV von der infizierten Mutter auf das Kind in der Zeit um den Geburtstermin ist beschrieben.

Das *Dengue-Fieber (DF)* manifestiert sich rund 4 Tage nach Mückenstich mit Fieber und einem diskreten makulösen oder makulopapulösen Exanthem. Eine Unterscheidung gegenüber anderen Virusinfektionen ist oft nicht möglich. Es erfolgt eine rasche Erholung. Bei schwererem DF steigt das Fieber rasch bis über 39 C und hält 5–6 Tage an. Die Fieberkurve ist typischerweise biphasisch mit Rückkehr zu normalen Temperaturen zur Halbzeit der Krankheit. Das Fiebermaximum wird meist in den letzten 24 h vor der definitiven Entfieberung erreicht. Die Patienten wirken krank und leiden an Kopf- und retroorbitalen Schmerzen, Arthralgien und Myalgien. Einzelne Patienten beklagen heftigste Rücken-, Hals- und Bauchschmerzen. Das anfängliche Exanthem wandelt sich um zum diffusen Erythem mit verstreuten aufgehellten Arealen („weiße Inseln in einem roten Meer"). Lethargie, Anorexie und Nausea ebenso wie Hepatomegalie können auftreten. Splenomegalie liegt selten vor. Die Thrombozytenzahl kann vermindert (< 100 G/l), die Serumwerte der Alaninaminotransferase können erhöht sein (< 100 IE/l). Eine Abgrenzung gegenüber anderen viralen oder gar bakteriellen Infektionen und dem Kawasaki-Syndrom kann schwierig sein. Die Patienten erholen sich innerhalb von 7–10 Tagen.

Die Inkubationszeit des *Dengue-hämorrhagischen Fiebers (DHF)* ist nicht bekannt. Es beginnt mit hohem Fieber und vielen der Symptome von DF. Schwindel und Lethargie sind jedoch ausgeprägter. Erhöhte Gefäßpermeabilität und abnorme Blutgerinnung können zu Hypovolämie und Hypotension und in schweren Fällen zu hypovolämischem Schock und inneren Blutungen führen. Die hämorrhagischen Komplikationen manifestieren sich in der Regel in den ersten 3 Tagen als an Stamm, Gliedern und Axillae verstreute Petechien. Diese können auch durch einen Rumpel-Leede-Test ausgelöst werden. Blutungen an Punktionsstellen sind die Regel, Blutungen in Magen-Darm-Trakt, Nase und Zahnfleisch sind möglich. Nach 2–7 Tagen kann Kreislaufinsuffizienz eintreten. Der Patient wird unruhig und zeigt Schweißausbrüche und kalte Extremitäten. Pleuraerguß und Aszites können entstehen. Diese klinischen Zeichen sind fast diagnostisch für DHF. Laboruntersuchungen zeigen Thrombozytenzahlen ≤20 G/l und – abhängig von Hämokonzentration und Schweregrad des Schocks – Erhöhung des Hämatokrits um ≥20 %, Hypalbuminämie sowie leicht erhöhte Serumkonzentrationen von Alaninaminotransferase und Harnstoff. Die partielle Prothrombin- und die Thrombinzeit können verlängert sein. Hypofibrinogenämie und Komplementverbrauch korrelieren mit der Schwere des Krankheitsverlaufs. Bei adäquater Therapie endet diese Phase innerhalb von 24–48 h.

Das *Dengue-Schocksyndrom (DSS)* ist die Folge des Austritts von Plasma in den extravaskulären Raum. Schneller und schwacher Puls, Hypotension, kalte Extremitäten und Unruhe stellen sich ein. Disseminierte intravasale Gerinnung kann auftreten.

Neuerdings werden vermehrt neurologische Manifestationen als eigenständige Entität beobachtet. Die Isolation von DV aus Liquor cerebrospinalis und Hirnparenchym deutet auf eine infektiöse Enzephalitis.

Diagnose und Differentialdiagnose. Die Diagnose der Infektion mit DV muß sich mangels spezieller Laboruntersuchungen vielerorts auf die Klinik stützen (Tabelle 99.8). Die Laboruntersuchungen beinhalten den Nachweis des DV im Blut während der Akutphase oder den Nachweis von spezifischen Antikörpern. Die Identifikation des Virus mit PCR oder Kultur ist möglich.

Tabelle 99.8. Diagnose der Dengue-Virus-Infektion

Klinische Kriterien	Laborkriterien
Fieber	Thrombozytopenie (<100 G/l)
Hepatomegalie	Hämokonzentration (Anstieg Hämatokrit ≥20%)
Hämorrhagische Manifestationen wie Petechien, Ecchymosen, Effusionen in Pleura- oder Peritonealhöhle und Magen-Darm-Blutung	Nachweis von Dengue-Virus mittels Kultur, Moskitoinokulationstechnik oder Amplifikation viraler RNA durch PCR
Schockzeichen	Nachweis von Antikörpern gegen Dengue-Virus

Die am häufigsten angewendete serologische Untersuchung ist der Hämagglutinationshemmtest. Bei Primärinfektion liegen die Titer in der Akutphase in der Regel <1:20. Serokonversion oder ein 4facher Titeranstieg innerhalb von 3–4 Wochen beweist eine Primärinfektion. Im Gegensatz da-zu sind sekundäre Infektionen durch einen raschen Anstieg der spezifischen Antikörper in den ersten Krankheitstagen gekennzeichnet. Antikörpertiter >1:1280 bereits in der Akutphase sprechen für eine kurz zuvor erfolgte Infektion mit DV. Neuerdings können mittels verschiedener kommerziell erhältlicher Tests in der Akutphase spezifische IgM nachgewiesen werden.

Therapie. Die Behandlung des DF ist supportiv und besteht in Bettruhe, adäquater Flüssigkeitszufuhr sowie Kontrolle des Fiebers und der Schmerzen mittels Antipyretika bzw. Analgetika. Salicylate sind wegen möglicher Verstärkung der Blutungsneigung kontraindiziert. Bei DHF/DSS ist das Hauptproblem eher der Flüssigkeits- als der Blutverlust. Demnach sind therapeutische Maßnahmen auf die Erhaltung von Blutvolumen und -druck auszurichten.

Prophylaxe. Eine Impfung ist nicht bekannt. Deshalb kann bisher die Ausbreitung von DF und DHF einzig durch Kontrolle der Vektorpopulationen mittels Anwendung von Insektiziden und Eindämmung der Brutplätze für A. aegypti wie stehende Gewässer und Wasserbehälter eingeschränkt werden.

Prognose. Die Letalität von DHF variiert in Abhängigkeit von der Verfügbarkeit supportiver Maßnahmen zwischen 1 % und 30 %.

Gelbfieber

Epidemiologie. Infektionen mit dem Gelbfiebervirus haben seit den 80er Jahren zugenommen und kommen vereinzelt endemisch in Südamerika und Afrika vor (s. Tabelle 99.7). Die WHO schätzt die Anzahl Fälle auf rund 200 000 pro Jahr. Es gibt 2 Typen von Übertragungszyklen. Im *Dschungelzyklus* wird das Gelbfiebervirus zwischen Affen durch verschiedene Vektoren übertragen. Menschen werden nur zufällig infiziert. Dagegen wird im *Stadtzyklus* das Virus von infizierten auf empfängliche Menschen durch die Mücke *A. aegypti* übertragen. Periodisch treten hyperendemische und epidemische Übertragungen bei empfänglichen Bewohnern von ländlichen Dörfern oder Städten auf.

Klinische Symptome und Verlauf. Nach einer Inkubationszeit von 3–6 Tagen treten Fieber, Ikterus, Kopfschmerzen, Nausea, Myalgien und Rückenschmerzen auf. In den meisten Fällen verläuft die Krankheit mild. Sie beschränkt sich auf die initialen Symptome und dauert nur wenige Tage. Rund 15 % der Infizierten zeigen schwerwiegendere Verläufe mit mehreren Phasen. Die akute dauert rund 3 Tage. Labortests zeigen Leukozytose, Proteinurie, abnorme Leberfunktionstests und erhöhte Prothrombinzeit. Nach einer kurz dauernden Remission kommt es bei einzelnen dieser Patienten zu einer Verschlechterung mit sich verstärkendem Ikterus, gastrointestinalen und generalisierten Blutungen, Enzephalopathie, Niereninsuffizienz und Myokarditis.

Diagnose und Differentialdiagnose. Die Vermutungsdiagnose muß aufgrund der Anamnese und der klinischen Symptome gestellt werden. Differentialdiagnostisch müssen andere Virusinfektionen einschließlich Hepatitiden und hämorrhagischer Fieber sowie Leptospirose und Typhus in Betracht gezogen werden. Die Diagnose des Gelbfiebers wird gesichert durch den Nachweis des Virus im Blut oder durch den Nachweis spezifischer IgM während der Akutphase. Ein 4facher Titeranstieg der Antikörpertiter im Häamagglutinationstest oder in der Komplementbindungsreaktion gilt auch als beweisend.

Therapie. Es gibt keine kausale Therapie. Die intensive supportive Behandlung kann lebensrettend sein.

Prophylaxe. Die beste Prophylaxe ist die Impfung (s. Kap. 10).

Geeignete Kleidung, Insektenvertreibungsmittel sowie die Benutzung von Moskitonetzen können vor Mückenstichen schützen.

Prognose. Ein letaler Ausgang wird bei 5 % aller symptomatischen Fälle und bei 25–50 % der Fälle mit schweren Symptomen beobachtet. Kinder unter 10 Jahren zeigen fatale Verläufe in bis zu 84 %. Späte Todesfälle ereignen sich aufgrund kardialer Komplikationen oder chronischen Nierenversagens.

Hantavirus-Infektionen

H.-J. Schmitt

Im Gegensatz zu den übrigen Mitgliedern der Familie der Bunyaviridae werden Hantaviren nicht über Vektoren, sondern über kontaminierte Aerosole auf den Menschen übertragen. Die 5 bekannten menschenpathogenen Hantaviren verursachen im wesentlichen 2 Krankheiten, die unterschiedlich schwer verlaufen (Tabelle 99.9).

Das *„hämorrhagische Fieber mit renalem Syndrom" (HFRS)* beginnt mit akutem Fieber, Schüttelfrost, Myalgie und Krankheitsgefühl. In einer zweiten Phase treten Schock und Blutungen hinzu, im Blut findet man Thrombopenie und Gerinnungsstörungen. Die dritte Phase ist durch eine Oligurie gekennzeichnet, Lungen- und Hirnödem, Kreatininanstieg und Elektrolytstörungen stehen im Vordergrund. Es folgt eine Phase der Polyurie und schließlich die Rekonvaleszenz, wobei eine chronische Niereninsuffizienz persistieren kann. Die *Nephropathia epidemica* ist eine leichte Verlaufsform des HFRS, schwerste Formen werden durch Hantaviren in Ostasien und im ehemaligen Jugoslawien beobachtet.

Das *„Hantavirus-bedingte pulmonale Syndrom" (HPS)* wurde erstmals 1993 im Südosten der USA bekannt. Es beginnt mit Fieber und Myalgien, denen nach 4–5 Tagen eine Steigerung der vaskulären Permeabilität in der Lunge folgt. Es kann innerhalb weniger Stunden zum Lungenversagen kommen. Werden Schock und Hypoxie überlebt, kommt es innerhalb weniger Tage zur Restitutio ad integrum.

Besteht der Verdacht auf eine Hantavirus-Infektion, läßt sich die Diagnose oft serologisch (spezifisches IgM) sichern. Neben einer intensivmedizinischen Supportivtherapie ist bei HFRS eine spezifische Therapie mit Ribavirin indiziert (initial 30 mg/kg kG, dann 15 mg/kg KG alle 6 h für 4 Tage, schließlich 7,5 mg/kg KG alle 8 h für 3–6 Tage). Bei der leicht verlaufenden Nephropathia epidemica ist Ribavirin nicht indiziert.

Ebola- und Marburg-Fieber

Epidemiologie. Die Endemiegebiete des Ebola-Virus liegen im Sudan und in Zentral- und Westafrika, jene des Marburg-Virus in Zentralafrika (s. Tabelle 99.7). Die Übertragungsmechanismen und die Reservoirs dieser Viren sind noch unbekannt. Die Übertragung von Mensch zu Mensch kann durch direkten Kontakt mit infektiösem Blut, hauptsächlich in Krankenhäusern, geschehen.

Klinische Symptome und Verlauf. Beide Krankheiten beginnen nach einer Inkubation von 2–21 Tagen plötzlich mit heftigen Kopfschmerzen, Myalgien, Konjunktivitis und Fieber. Es folgen rasche Verschlechterung des Bewußtseinszustandes, Pharyngitis, Bauchschmerzen, Nausea und Erbrechen. Nach mehreren Tagen offenbart sich am Stamm ein feinfleckiges, erhabenes Exanthem, das bei Überlebenden schuppend wird. Unkontrollierte mukokutane und gastrointestinale Blutungen, Schock und Multiorganversagen führen meist innerhalb von 6–9 Tagen zum Tod.

Diagnose und Differentialdiagnose. Beide hämorrhagischen Fieber müssen aufgrund der klinischen Symptome vermu-

Tabelle 99.9. Serovare des Hantavirus, Krankheiten, Endemiegebiete und Reservoire. (Mod. nach Bitzan 1997)

Virus/Serovar	Krankheit	Schweregrad	Endemiegebiet	Reservoir
Hämorrhagisches Fieber mit renalem Syndrom (HFRS)				
Hantaan	Koreanisches HF, epidemisches HF	Schwer	China, Korea, Ostsibirien	Brandmaus (Apodemus agrarius)
Seoul	HFRS	Mäßig	Ostasien	Wanderratte (Rattus norvegicus)
Dobrova/ Belgrad	HFRS	Schwer	Südosteuropa	Gelbhalsmaus (Apodemus flavocillis)
Puumula	Nephropathia epidemica	Leicht	Nord-, Ost-, Südosteuropa, selten Mitteleuropa	Wühlmäuse (Clethrionomys)
Hantavirus-bedingtes pulmonales Syndrom (HPS)				
Sin nombre	Pulmonales Syndrom	Schwer	Nordamerika	Hirschmäuse (Peromyscus)

tet werden. Bei Ikterus und Hämatemesis ist eine Verwechslung mit Gelbfieber möglich. Blut und Gewebe (Hautbiopsie) können auf virales Antigen mittels Enzymimmunassay oder elektronenmikrospisch untersucht werden. Serologische Untersuchungen sind wegen möglicher Kreuzreaktionen zu Paramyxoviren zuweilen schwierig zu interpretieren. Neuere Tests zum Nachweis virusspezifischer IgM sind zuverlässiger.

Therapie. Sie besteht in supportiven Maßnahmen. Die Gabe von Hyperimmunseren (Rekonvaleszentenseren) kann versucht werden.

Prophylaxe. Besondere Vorsichtsmaßnahmen sind bei Kontakt mit Indexfällen und bei Verarbeitung von Blut- und Sekretproben dieser Individuen im Labor geboten, da sehr hohe Infektiosität besteht.

Lassa-Fieber und südamerikanische hämorrhagische Fieber

Klinische Symptome und Verlauf. Bis zu 90% der Infektionen verlaufen asymptomatisch. In Endemiegebieten machen schwere Krankheitsbilder bis zu 20% der Einweisungen in pädiatrische Kliniken aus. Die Manifestation beginnt mit Fieber, Kopfschmerzen, Unwohlsein, Arthralgien, Rückenschmerzen, Husten und Pharyngitis. Bei Einweisung bestehen meist Thorax- und Bauchschmerzen sowie Erbrechen. Rasches Fortschreiten zu Hypotension, Enzephalopathie, erhöhter Gefäßpermeabilität mit Effusionen und peripheren Ödemen sowie Blutungen an Schleimhäuten und inneren Organen ist möglich.

Diagnose und Differentialdiagnose. Die Schwere des Krankheitsbildes muß ein HF vermuten lassen und erlaubt die Abgrenzung gegenüber anderen viralen Infektionen. Laboruntersuchungen zeigen erhöhte Leberenzyme und Gerinnungsstörung. Die Diagnose wird durch den Nachweis des Erregers oder virusspezifischer IgM gesichert.

Therapie. Bei Lassa-Fieber ist der frühzeitige Therapiebeginn mit Ribavirin entscheidend (initial 30 mg/kg KG, dann 15 mg/kg KG alle 6 h für 4 Tage, schließlich 7,5 mg/kg KG alle 8 h für weitere 6 Tage). Dagegen ist eine Wirkung von Ribavirin bei den südamerikanischen HF nicht bewiesen. Supportive Maßnahmen (s. oben) sind notwendig.

Prognose. Unbehandelt kann die Letalität bis 55% und behandelt bis 20% betragen. Besonders gefährdet sind Schwangere und Neugeborene. Eine Schädigung des 8. Hirnnervs kann zu den Spätkomplikationen in Form von Tinnitus und sensorineuraler Schwerhörigkeit führen.

Literatur

Bielefeldt-Ohmann H (1997) Pathogenesis of dengue virus diseases: missing pieces in the jigsaw. Trends Microbiol 5: 409–413

Bitzan M (1997) Hämorrhagische Fieber und Hantavirus-Infektionen. In: Deutsche Gesellschaft für Pädiatrische Infektiologie (Hrsg) Handbuch. Infektionen bei Kindern und Jugendlichen, 2. Aufl. Futuramed, München, S 295–307

Kautner I, Robinson MJ, Kuhnle U (1997) Dengue virus infection: epidemiology, pathogenesis, clinical presentation, diagnosis and prevention. J Pediatr 131: 516–524

Robertson SE, Hull BP, Tomori O, Bele O, LeDuc JW, Esteves K (1996) Yellow fever. A decade of reemergence. JAMA 276: 1157–1162

Tsai TF (1997) Ebola and Marburg viruses. In: Long SS, Pickering LK, Prober CG (eds) Pediatric infectious diseases. Churchill Livingstone, New York, 1274–1275

Tsai TF (1997) Lymphocytic choriomeningitis virus, Lassa fever virus, and other arenaviruses. In: Long SS, Pickering LK, Prober CG (eds) Pediatric infectious diseases. Churchill Livingstone, New York, 1275–1278

99.20 Rabiesvirus-Infektionen

H.-J. Schmitt

Definition. Rabies (Tollwut, Lyssa) ist eine durch infizierte Tiere übertragene, in Stadien ablaufende, obligat tödliche Enzephalitis.

Epidemiologie. Rabies kommt weltweit vor. Man unterscheidet eine vorwiegend silvatische Form mit Wildtieren als wichtigstem Erregerreservoir (Fuchs, Wolf, Reh, Dachs, Marder, Fledermaus) von einer urbanen Form (Hund, Katze), wobei letztere in Entwicklungsländern dominiert. Die Übertragung des Virus auf den Menschen erfolgt durch direkte Inokulation von erregerhaltigem Speichel mittels Biß- oder Kratzwunde in die Haut oder auf die intakte Schleimhaut. Sehr selten erfolgte eine Infektion durch eine Organtransplantation oder durch Aerosole.

Infizierte Tiere sind bis zu 4 Tage vor den ersten Krankheitszeichen infektiös, in wenigen Ausnahmefällen ist eine Inkubationszeit von bis zu 14 Tagen beschrieben.

Mikrobiologie. Rabies wird hervorgerufen durch einsträngige RNA-Viren aus der Familie der Rhabdoviridae. Deren menschenpathogene Vertreter lassen sich in die Genera Vesiculovirus – seltene, benigne, grippeartige Krankheit – und Lyssavirus einteilen. Zu den Lyssaviren gehören wiederum mehr als 80 verschiedene Stämme. Die Tollwut wird praktisch ausschließlich von Serotyp 1 (klassisches Rabiesvirus) hervorgerufen, wenige Fälle sind durch Typ 5 (European bat) verursacht worden.

Pathogenese. Meist durch Biß eines infizierten Tieres übertragen, vermehrt sich das Virus an der Eintrittspforte in Muskelzellen. Während der von Erreger-Stamm, Infektionsdosis, Grad der lokalen Innervation und Nähe zum ZNS abhängigen Inkubationszeit kann die Krankheit noch durch Impfung verhindert werden. Ist das Virus in die Nervenzellen übergetreten, läßt sich der Krankheitsprozeß nicht mehr aufhalten. Der Erreger wandert nun entlang von Nervenfasern zu den Spinalganglien. Dort findet eine weitere Vermehrung statt. Das Virus breitet sich dann in Richtung ZNS aus. Dort führt seine Vermehrung klinisch zu einer rasch progredienten Enzephalitis. Schließlich kommt es zur zentrifugalen Streuung des Virus v. a. in die Speicheldrüsen, aber auch in andere Organe. Nach natürlicher Infektion kann eine Immunreaktion nicht stattfinden, da das Virus im Nervensystem den immunkompetenten Zellen nicht zugänglich ist.

Klinische Symptome und Verlauf. Während der Inkubationszeit von durchschnittlich 20–90 Tagen gibt es außer der evtl.

vorhandenen Wunde keine Symptome. Mit dem Viruseintritt in das Nervensystem treten im 1. Stadium Krankheitsgefühl, Abgeschlagenheit, Übelkeit, Erbrechen, Fieber als Prodromi auf. Rund die Hälfte der Patienten klagt in diesem Stadium über Schmerzen und Parästhesien an der Bißstelle.

Das akute neurologische 2. Stadium beginnt 2–10 Tage nach dem Prodromalstadium mit Zeichen einer Infektion des ZNS und dauert 2–7 Tage. Man unterscheidet 2 Formen.

Bei der *„wilden"* oder *„rasenden Wut"* stehen Hyperaktivität mit Rennen und Beißen, Halluzinationen und bizarrem Verhalten im Vordergrund. Nach Stunden oder Tagen wechseln derartige Phasen mit Ruheperioden, die durch verschiedenartige Reize unterbrechbar sind. Hydrophobie und Aerophobie – Trinkversuch oder Luftzug führt zu Spasmen von Larynx, Pharynx, Diaphragma –, Fieber, Faszikulationen, Hyperventilation, fokale oder generalisierte Krampfanfälle kennzeichnen dieses Stadium, das entweder mit dem plötzlichem Tod oder mit generalisierten Lähmungen endet.

Die *„stille Wut"* entwickeln 20 % der Patienten – hier stehen Fieber, Kopfschmerzen und Lähmungen im Vordergrund. Der initial voll orientierte Patient wird langsam komatös.

Das 3. Stadium (Koma) dauert Stunden bis Monate. Es tritt rasch der Atemstillstand ein. Unter intensivmedizinischen Maßnahmen sind vielfältige Komplikationen beschrieben, z. B. Hirndrucksteigerung, inadäquate ADH-Sekretion, Diabetes insipidus, autonome Dysregulation mit Bluthochdruck, Hypotension, Arrhythmie, Atemversagen und Hypoxämie.

Diagnose und Differentialdiagnose. Vor Erreichen des ZNS-Stadiums ist Rabies klinisch nicht diagnostizierbar. Differentialdiagnostisch sind Tetanus, Psychosen, Poliomyelitis, Guillain-Barré-Krankheit und Enzephalitiden anderer Ursache zu bedenken. Nuchale Hautbiopsie, Speichel, Liquor, Blut und eine post mortem gewonnene Hirnbiopsie ermöglichen die mikrobiologische Sicherung der Diagnose mittels direkter Immunfluoreszenz, Virusanzüchtung, Tierversuch oder Antikörpernachweis.

Therapie. Eine spezifische Therapie ist nicht bekannt.

Prophylaxe. Zur Immunprophylaxe s. Kap. 10. Die Impfung von Haustieren wie auch Programme zur Impfung von Wildtieren haben in Westeuropa und den USA die Zahl der Tollwutfälle reduziert. Tollwutverdächtige Haustiere sollten 10 Tage lang beobachtet werden, um Verhaltensauffälligkeiten zu erkennen. Bei Wildtieren oder bei konkretem Tollwutverdacht wird eine fluoreszenzserologische Untersuchung des Gehirns vorgenommen.

Bißwunden durch tollwutverdächtige Tiere sollten unverzüglich mit Wasser gespült und mit Seife oder Detergenzien ausgewaschen werden. Die Versorgung mit Wundnähten sollte frühestens nach lokaler Infiltration mit spezifischem Immunglobulin erfolgen.

Prognose. In nur 3 dokumentierten Fällen wurde Rabies überlebt – alle diese Patienten hatten vor oder nach Exposition Tollwutvakzine erhalten.

Die mittlere Überlebenszeit beträgt 7 Tage ohne und 13 Tage mit intensivmedizinischer Behandlung.

Literatur

Bear GM (ed) (1991) The natural history of rabies, 2nd edn. CRC, Boca Raton/FL

Roß RS, Kruppenbacher JP, Schiller WG et al. (1997) Menschliche Tollwuterkrankung in Deutschland. Dtsch Ärzteblatt 94: 29–32

100 Mykosen

H.-J. Schmitt

Pilze (Mycota, Fungi) sind im Gegensatz zu Bakterien Eukaryonten. Sie verfügen über eine starre Zellwand, die zu fast 90% aus Kohlenhydraten besteht (Chitin, Mannane und Glukane). Sie sind bewegungsunfähig, verfügen über keine Möglichkeit zur Photosynthese und sind Kohlenstoff-heterotroph. Zur Ernährung benötigen sie daher organische Substrate, und zwar entweder unbelebte (saprophytäre Pilze) oder belebte (biotrophe Pilze). Praktisch alle Pilze sind obligat aerob, sie wachsen meist auf einfachen Nährmedien. Produkte des Stoffwechsels von Pilzen werden in der Lebensmittelindustrie bei der Herstellung von Bier, Brot, Käse und Wein sowie in der Pharmaindustrie zur Erzeugung von Antibiotika und Enzymen angewendet. Von den mehr als 100 000 Pilzarten sind nur rund 300 mit Infektionen des Menschen in Zusammenhang gebracht worden, nicht mehr als ein Dutzend machen mehr als 90 % aller Mykosen aus.

Die Taxonomie von Pilzen beruht auch heute noch im wesentlichen auf ihrer Morphologie. Für medizinische Zwecke ist es sinnvoll und ausreichend, eine Unterscheidung in folgende 4 Gruppen vorzunehmen:

- Hefen,
- Schimmelpilze,
- Dermatophyten,
- dimorphe Pilze.

Hefen sind Einzelzellen, die sich durch einfache Teilung (Sprossung) vermehren. Bei einzelnen Arten kann sich die Hefezelle elongieren, so daß eine fadenförmige Einzelzelle entsteht (Pseudohyphe).

Schimmelpilze bestehen aus einer fadenförmigen „Grundeinheit", die verzweigte Strukturen bilden kann (Hyphe). Hyphen sind septiert oder nicht septiert. Ein Geflecht aus Hyphen nennt man „Myzel", die Gesamtheit eines Myzels „Thallus". Entwickelt sich Myzel „in die Luft" statt nach unten oder zur Seite in das Nährsubstrat, so bilden sich dort an der Spitze oft Sporen (s. unten), die von der Luftströmung losgelöst und in der Umwelt verbreitet werden können.

Dermatophyten sind prinzipiell aus Hyphen aufgebaut, bilden aber jeweils charakteristische Sporen, die eine morphologische Unterscheidung erlauben. In der Medizin sind Dermatophyten ausschließlich als Erreger oberflächlicher Hautkrankheiten von Bedeutung.

Dimorphe Pilze können, abhängig von der Art der Vermehrung, als imperfekte Hefe oder auch in einer perfekten Form (mit sexueller Vermehrung) vorkommen.

Bei der *asexuellen Vermehrung* entsteht eine Tochterzelle entweder durch Zellteilung – bei Hyphen z.B. direkt in der Zone hinter der Spitze oder durch Ausstülpungen seitlich, bei Hefen durch Zellsprossung – oder durch die Bildung asexueller Sporen (Fruktifikation). Diese sind umweltresistent und werden je nach Morphologie und Herkunft als Konidien, Sporangiosporen, Arthrosporen oder Blastosporen bezeichnet.

Bei der *sexuellen Vermehrung* fusionieren die Kerne zweier haploider Partner, es entstehen eine diploide Zygote und nach einer Meiose sexuelle Sporen (sexuelle Fruktifikation), die je nach Herkunft und Morphologie als Zygosporen, Askosporen oder Basidiosporen bezeichnet werden.

Pilze, die sich nur asexuell vermehren, heißen „Fungi imperfecti". Nur ausnahmsweise werden sexuelle Sporen im Menschen gebildet. Dimorphe Pilze liegen im Menschen in der Regel in der Hefeform vor.

Vom klinischen Erscheinungsbild her lassen sich folgende Erreger unterscheiden (Tabelle 100.1):

- Systemmykosen durch „endemische", dimorphe Pilze,
- Systemmykosen durch ubiquitär vorkommende Pilze,
- subkutane Mykosen (s. Kap. 262),
- Haut- und Schleimhautmykosen (s. Kap. 262).

Die erstgenannte Gruppe hat gemeinsam,

- daß die Ursache ein dimorpher Pilz ist,
- daß die Infektion vorzugsweise durch Inhalation von sporenhaltigem Material wie Erde und Staub erfolgt,
- daß nach Inhalation einer großen Sporenzahl initial eine allergische Reaktion beobachtet werden kann, selten eine progrediente Pneumonie,
- daß der Pilz von der Lunge auf lymphohämatogenem Weg in praktisch alle anderen Organe disseminieren und dann eine chronische oder eine fulminante Infektion induzieren kann,
- daß eine Therapie oft nur bei schwerem Verlauf und/oder Progredienz notwendig ist,
- daß die Therapie aus der langfristigen Gabe von Amphotericin B bei schweren Verläufen und Ketoconazol oder Itraconazol bei leichteren Fällen besteht,
- daß Relapse v.a. bei Patienten mit einem T-Zelldefekt vorkommen.

Pilze sind gelegentlich Ursache einer Allergie (z.B. allergische bronchopulomonale Aspergillose [s. Kap. 147.1], exogen-allergische Alveolitis [s. Kap. 153] etc.). Pilztoxine (z.B. Aflatoxin B_1) können mit der Nahrung aufgenommen werden, einige stehen auch im Verdacht, Krankheiten zu induzieren (z.B. Leberzellkarzinom).

Auf die Diagnostik von Mykosen wird bei jedem einzelnen Erreger getrennt und spezifisch eingegangen. Hier sei prinzipiell erwähnt, daß die „Pilzserologie" eine bis heute nicht hinreichend validierte Methode darstellt, die für die Diagnostik einer invasiven Mykose (Ausnahmen s. unten) daher auch keine Rolle spielt: Der Nachweis verschiedener Antikörper gegen Candida oder Aspergillus ist keinesfalls

Tabelle 100.1. Mykosen: Übersicht und Klassifizierung

Erreger	Krankheiten
Systemmykosen durch dimorphe Pilze	
Cryptococcus neoformans	Kryptokokkose: Meist Meningitis, aber auch Infektion fast aller anderer Organe; v. a. bei T-Zelldefekt, aber auch ohne erkennbare immunologische Besonderheiten
Coccidioides immitis	Kokzidioidomykose
Histoplasma capsulatum	Histoplasmose
Blastomyces dermatitidis	Blastomykose
Paracoccidioides brasiliensis	Parakokzidioidomykose
Systemmykosen durch ubiquitär vorkommende Pilze	
Hefen (Candida spp., Malassezia u. a.)	
Aspergillus spp.	Aspergillose
Mucor, Rhizopus, Absidia	Zygomykose
Curvularia, Bipolaris, Alternaria	Phaeohyphomykose
Fusarium	Hyalohyphomykose
Subkutane Mykosen	
Madurella mycetomi, Pseudoallescheria boydii	Maduramykose/Myzetom
Sporothrix schenckii	Sporotrichose
Phialophora, Fonsecaea, Cladosporium	Chromo(blasto)mykose
Haut- und Schleimhautmykosen	
Malassezia furfur	Pityriasis versicolor
Trichophyton, Microsporum, Epidermophyton	Dermatomykosen (Tinea)

beweisend für eine Infektion, noch schließt das Fehlen solcher Antikörper eine Infektion aus.

Die Resistenztestung gegen Pilze ist bis heute nicht gut standardisiert, und die Ergebnisse verschiedener Labors variieren erheblich, selbst wenn die gleichen Methoden verwendet werden. Das Ergebnis der Resistenztestung gegen einen Pilz ist nicht geeignet, einen Therapieerfolg oder -mißerfolg vorherzusagen.

Kryptokokkose

Definition. Die Kryptokokkose wird hervorgerufen durch die Hefe *Cryptococcus neoformans* und manifestiert sich nach Infektion über die Lungen meist als Meningitis oder Meningoenzephalitis vorwiegend, aber nicht ausschließlich bei Patienten mit einem T-Zelldefekt.

Epidemiologie. Der Erreger kommt weltweit vor. Die Serotypen A und D werden v.a. aus Taubenkot isoliert, ohne daß die Tiere krank sind, während die Serotypen B und C in der Umgebung (Luft, Erde) blühender Eukalyptusbäume in tropischen und subtropischen Ländern vorkommen. Der Pilz kann auch in Erde enthalten sein, seltener hingegen in Früchten. Die Übertragung auf den Menschen erfolgt wahrscheinlich nur über Aerosole, eine Übertragung von Mensch zu Mensch oder von kranken Tieren auf den Menschen ist bisher nicht beschrieben. Ausnahmen sind die Übertragung im Rahmen einer Organtransplantation oder eine akzidentelle Inokulation.

Mikrobiologie. Cryptococcus neoformans ist eine bekapselte Hefe. Es lassen sich 4 Kapseltypen (A, B, C, D) unterscheiden, wobei durch Auswahl geeigneter Stämme der Kapseltypen A und D (C. neoformans var. neoformans) oder aber der Typen B und C (C. neoformans var. gattii) perfekte Formen entstehen (Filobasidiella neoformans var. neoformans bzw. Filobasidiella neoformans var. bacillispora). Der Pilz verfügt über keinerlei Exotoxine und mit Ausnahme seiner Kapsel über keine weiteren Pathogenitätsfaktoren.

Pathogenese. Der Erreger ist ubiquitär und Hauttestuntersuchungen lassen vermuten, daß eine Exposition häufig vorkommt. Ein hohes Risiko für eine Kryptokokkose haben Patienten mit einem T-Zelldefekt, v.a. Menschen mit AIDS und Transplantatempfänger, Patienten mit lymphoretikulärem Malignom, Patienten mit Sarkoidose oder angeborenem T-Zelldefekt. Patienten unter Kortisontherapie erkranken ebenfalls gehäuft, während Cyclosporin A das Wachstum von C. neoformans in vitro und in vivo inhibiert. In einer Population ohne Transplantatempfänger und ohne HIV-Infektion hat die Hälfte der Patienten mit Kryptokokkose keinen erkennbaren T-Zelldefekt, weswegen hier eine genetische Prädisposition vermutet wird.

Cryptococcus neoformans wird inhaliert und gelangt in die Lungen, wo er zunächst von neutrophilen Granulozyten und dann auch von Makrophagen phagozytiert wird. Ein entzündlicher Herd entsteht nur ausnahmsweise. Gelegentlich resultiert ein umschriebenes Granulom, das als Zufallsbefund in einer Röntgenaufnahme des Thorax beobachtet wird. Bei T-Zelldefekt oder aus unbekanntem Grund auch ohne erkennbaren Defekt verbreitet sich der Erreger weiter ins ZNS, hier besonders in die Basalganglien und in die graue Substanz.

Klinische Symptome und Verlauf

Meningoenzephalitis. Die Krankheit beginnt entweder akut oder schleichend. Im zweiten Fall klagt der Patient über Wochen bis Monate bestehende, wechselnd starke Kopfschmerzen, Übelkeit, Erbrechen, Somnolenz, Verwirrtheit oder Verhaltensänderungen. Sind Hirnnerven betroffen, so können Sehverlust, Diplopie oder Sensibilitätsstörungen im Bereich des N. facialis im Vordergrund stehen. Die Körpertemperatur ist meist wenig erhöht, Meningismus kann sogar fehlen. Große Granulome im ZNS führen gelegentlich zu fokalen Zeichen, diese sind aber insgesamt selten. Ein rasch progredienter Verlauf korreliert mit dem Ausmaß eines evtl. vorhandenen T-Zelldefektes. Im gesamten Krankheitsverlauf kann sich auch noch unter erfolgreicher Therapie ein Hydrozephalus internus ausbilden.

Lungenkryptokokkose. Die pulmonale Kryptokokkose verläuft oft asymptomatisch, gelegentlich produziert der Patient blutig tingiertes Sputum. Husten, Dyspnoe und ggf. Brustschmerzen stehen im Vordergrund der klinischen Symptomatik, während nur ausnahmsweise pathologische Geräusche auskultiert werden können. Bei schwerem T-Zelldefekt kann die Krankheit aber auch rasch progredient verlaufen, wie die Letalitätsrate von 42 % in einer Serie HIV-Infizierter belegt.

Kryptokokkose anderer Organe. Praktisch jedes andere Organ kann im Rahmen einer hämatogenen Dissemination mit C. neoformans infiziert sein. Häufig sind Hautbeteiligung (einzelne oder multiple Papeln, Pusteln, subkutane Schwellungen) und Osteomyelitis.

Diagnose und Differentialdiagnose. Die üblichen Laborparameter im Blut für entzündliche Prozesse können bei Kryptokokkose normal ausfallen. Im Rahmen der Lumbalpunktion kann man hingegen erhöhten Liquordruck, erniedrigte Glukose und erhöhtes Eiweiß feststellen. Die Zellzahl liegt bei rund 20/µl.

Zur Sicherung der Diagnose muß der Erreger nachgewiesen werden. Hierzu eignet sich ein einfaches Tuschepräparat. Cryptococcus neoformans ist aufgrund seiner Größe und seiner Kapsel vom Geübten leicht von körpereigenen Zellen und von anderen Mikroorganismen zu unterscheiden. Das Nativpräparat und ggf. ein Gram-Präparat sollten lange und vollständig durchmustert werden, die Sensitivität liegt zwischen 20 und 50 %. Für die Liquorkultur sollten (beim Erwachsenen) wenigsten 5, besser 10 ml Material verwendet werden. Blutkultur, Urinkultur und Sputum sind weiterhin geeignete Untersuchungsmaterialien, selbst wenn klinisch kein Hinweis auf eine Beteiligung dieser Organe vorliegt. Der Krankheitsverdacht sollte an das mikrobiologische Labor weitergegeben werden. Die Mitteilung „Verdacht auf eine Pilzinfektion“ reicht nicht aus, weil C. neoformans auf üblichen Pilznährböden mit Actidione nicht anwächst. In histologischen Präparaten läßt sich der Erreger aufgrund von Färbeeigenschaften seiner Kapsel von anderen Pilzarten unterscheiden.

Bei mehr als 90 % der Patienten mit Meningoenzephalitis kann man das Kapselpolysaccharid des Erregers im Liquor nachweisen. Die entsprechenden kommerziellen Kits sind allerdings wenig standardisiert, die erzielten Titer sind daher schlecht miteinander vergleichbar. Falsch-positive Reaktionen kommen z. B. durch Kreuzreaktion mit Trichosporon beigelii vor. Der Titerverlauf in Serum und Liquor ist ein guter Verlaufsparameter für den Therapieerfolg.

Differentialdiagnostisch ist bei ZNS-Kryptokokkose an andere Ursachen einer „chronischen Meningitis" zu denken, ferner an Malignom, Blutung, Abszeß, Tuberkulose oder Toxoplasmose. Bei Lungenkryptokokkose stehen Pneumocystis carinii, Mycobacterium tuberculosis und Histoplasma capsulatum differentialdiagnostisch im Vordergrund.

Therapie. Das Mittel der Wahl ist Amphotericin B (0,5–1,0 mg/ kg KG/Tag i. v. in 1 ED) in Kombination mit 5-Flucytosin (75–100 mg/kg KG/Tag in 4 ED, anzustrebende Serumkonzentration: 25–60 µg/ml). Wir ziehen anfangs die höheren Dosen vor, um die initiale Letalität niedrig zu halten. Andere Autoren verwenden Amphotericin B in einer Dosierung von 0,3 mg/kg KG/Tag mit Flucytosin in einer Dosis von 150 mg/kg KG/Tag. Hier ist in besonderem Maße auf die Flucytosinserumspiegel zu achten. Thrombopenie kann erstes Zeichen der Knochenmarktoxizität von Flucytosin sein, Erbrechen und Diarrhöe sind als Vorboten schwerer gastrointestinaler Nebenwirkungen zu werten. Die Therapiedauer beträgt beim Immunkompetenten wenigstens 4–6 Wochen. Bei HIV-Positiven sollte eine Therapiedauer von 6–10 Wochen angestrebt werden, gefolgt von einer lebenslangen „Suppressionstherapie" mit Fluconazol (200 bis max. 800 mg/ Tag). Itraconazol (400 mg/Tag) scheint ebenfalls wirksam, wenn auch kontrollierte Studien fehlen.

Patienten mit T-Zelldefekt können den Erreger oft nicht aus ihrem Körper eliminieren, C. neoformans persistiert unter Fluconazoltherapie v. a. in der Prostata. Bei Immunkompetenten ist ein Relaps mehr als 1 Jahr nach erfolgreicher Therapie die seltene Ausnahme.

Prophylaxe. Eine spezifische Prophylaxe ist nicht verfügbar.

Prognose. Die Letalität der Meningoenzephalitis durch C. neoformans liegt bei Patienten mit T-Zelldefekt bei 55 %, ansonsten zwischen 25 und 30 %. In der letztgenannten Gruppe treten nach anfänglicher Heilung bei 20–25 % der Patienten Relapse auf, 40 % der Überlebenden haben persistierende schwere neurologische Defizite.

Kokzidioidomykose

Definition. Die in einigen Gegenden Amerikas endemische Kokzidioidomykose verläuft entweder als benigne Lungeninfektion oder aber als chronisch-progrediente, oft letale Organinfektion (Meningen, ZNS, Haut, Knochen, Leber, Milz, Lymphknoten). Sie wird durch den dimorphen Pilz *Coccidioides immitis* hervorgerufen.

Epidemiologie. Der Erreger ist in der Erde im Südwesten der Vereinigten Staaten, im Norden Mexikos und in einigen Gebieten Zentral- und Südamerikas nachweisbar. Menschen infizieren sich durch Inhalation Arthrokonidien-haltigen Staubes. Eine Übertragung von Mensch zu Mensch ist nicht beschrieben. Asiaten, Schwangere, schwarze Amerikaner und Menschen mit T-Zelldefekten haben ein erhöhtes Risiko für einen schweren letalen Krankheitsverlauf durch Erregerdissemination.

Mikrobiologie und Pathogenese. Coccidioides immitis lebt in der Myzelform in der Erde und bildet Arthrokonidien. Diese gelangen mit Staub in die Luft, werden inhaliert (oder inokuliert) und bilden sich im Gewebe zu zystenartigen Gebilden, sog. Sphärulen. Reife Sphärulen setzen Endosporen frei, die zur Bildung neuer Sphärulen führen.

Klinische Symptome und Verlauf. Die primäre Lungenkokzidioidomykose wird oft als Influenza oder als banale Erkältungskrankheit mit Husten und Fieber verkannt. In der Folge findet man häufig Gelenkbeschwerden, einen unspezifischen Hautausschlag, ein Erythema multiforme oder ein Erythema nodosum. Die Prognose ist ausgezeichnet. Wochen bis Jahre nach der Primärinfektion kann es zu einer disseminierten Kokzidioidomykose mit Infektion von Haut, Knochen, Gelenken, Lungen (sekundär!) und ZNS kommen. Gerade bei Kindern kann auch nur ein einzelnes Organ betroffen sein. Die unbehandelte Coccidioides-Meningitis geht oft mit einem Hydrozephalus einher, die Letalität ist hoch. Konnatale Infektionen sind selten.

Diagnose und Differentialdiagnose. Zum Erregernachweis sind v. a. Biopsate geeignet, bei Lungeninfektion auch Magensaft. Der Nachweis der charakteristischen Sphärulen mit nichtsprossenden Endosporen ist beweisend, ebenso die Anzüchtung des Pilzes mit nachfolgender molekularbiologischer Bestätigung, der Tierversuch oder ein Antigennachweis. Der Umgang mit C. immitis ist ausgesprochen gefährlich und darf nur in speziellen Labors geschehen.

Ein spezieller diagnostischer Hauttest steht in den USA zur Verfügung.

Verschiedene serologische Tests können die Diagnose bestätigen (KBR, Latexagglutination, ELISA, Immundiffusion). Der Titerverlauf ist von prognostischer Bedeutung bei disseminierter Infektion, besonders bei Meningitis.

Therapie. Amphotericin B (1,0 mg/kg KG/Tag) ist das Mittel der Wahl bei schwerer, rasch progressiver Lungeninfektion, Meningitis, Knochen- oder Gelenkbeteiligung oder Dissemination. Azole (Fluconazol, Itraconazol) haben weniger Nebenwirkungen, doch sind sie nie im Vergleich zu Amphotericin B evaluiert worden und möglicherweise gehäuft mit Relaps assoziiert. Bei ZNS-Infektion ist Amphotericin zusätzlich (z. B. über ein Ommaya-Reservoir) intrathekal zu applizieren. Die optimale Therapiedauer muß individuell festgelegt werden und reicht von einem Monat bis zu einigen Jahren. HIV-Infizierte benötigen eine lebenslange suppressive Therapie.

Prophylaxe. Außer einer Expositionsprophylaxe sind keine weiteren Maßnahmen verfügbar.

Prognose. Die primäre Lungenkokzidioidomykose heilt ohne Therapie spontan aus, während die progressive Verlaufsform mit einer Letalität von mehr als 60 % einhergeht.

Histoplasmose

Definition. *Histoplasma capsulatum* ist ein dimorpher Pilz, dessen Sporen über die Lungen aufgenommen werden und der bei einigen Menschen lymphohämatogen v.a. in das RES disseminiert.

Epidemiologie. Histoplasma capsulatum kommt in nitratreicher Erde vor (z.B. Vogelexkremente oder verfaulendes Holz). Durch Aerosolbildung bei Bauarbeiten werden Sporen in die Luft gebracht und können vom Menschen inhaliert werden. Fledermäuse können – im Gegensatz zu Vögeln – auch an Histoplasmose erkranken.

Mikrobiologie und Pathogenese. Sporen des Pilzes (Konidien) werden inhaliert, von Alveolarmakrophagen aufgenommen und entwickeln sich zu sprossenden Hefen. Über eine lymphohämatogene Dissemination wird v.a. das RES in Milz, Leber und Knochenmark befallen. Die Reinfektion führt bei immunen Patienten zu einer überschießenden Reaktion.

Klinische Symptome und Verlauf. Die *akute pulmonale* Histoplasmose ist durch Inhalation von Konidien bedingt und durch Kopfschmerzen, Fieber, Husten, Brustschmerzen sowie, besonders bei Kindern, durch Hepatosplenomegalie gekennzeichnet. Die Reaktion kann so heftig sein, daß eine kontrollierte Beatmung und die Gabe von Kortison notwendig werden. Ein Teil der Fälle verläuft langsam progredient mit Fieber, Gewichtsverlust, Dyspnoe und Abgeschlagenheit. Verläufe ähnlich denen einer Sarkoidose sind beschrieben (Arthralgie, Erythema nodosum, Keratokonjunktivitis, Iridozyklitis, Perikarditis). Das Röntgenbild der Lunge kann unauffällig sein. Mediastinale Veränderungen mit Granulomen können extrem groß werden und dadurch Beschwerden bereiten. Die Mediastinalfibrose ist eine langfristige Folge der Histoplasma-Infektion.

Die *chronische pulmonale* Histoplasmose ist ein Krankheit Erwachsener Menschen mit einem Emphysem, sie kommt im Kindesalter nicht vor.

Die *progressive disseminierte* Histoplasmose betrifft Säuglinge und Patienten mit einem T-Zelldefekt. Nach aerogener Infektion kann sehr hohes Fieber über Wochen hinweg bestehen, ferner Hepatosplenomegalie, Anämie und Thrombopenie. Das Röntgenbild der Lungen ist bei rund der Hälfte der Säuglinge unauffällig. Bei T-Zelldefekt sind Gewichtsverlust, Fieber und interstitielle Lungeninfiltrate Symptome einer disseminierten Histoplasmose, die sich auch durch oropharyngeale Ulzerationen, Knochendestruktion, Morbus Addison, Meningitis, Endokarditis oder Hautbeteiligung zeigen kann.

Diagnose. Die Diagnose wird durch Anzüchtung des Erregers aus Knochenmark, Blut, Sputum oder Biopsaten gesichert. Im Knochenmarkpunktat erlaubt die mikroskopische Untersuchung die frühzeitige Verdachtsdiagnose. Ein Verfahren zum Antigennachweis in Urin und Serum ist in den USA verfügbar, ebenso ein Hauttest. Serologisch lassen sich KBR und Immundiffusion einsetzen.

Therapie. Unkomplizierte Fälle bedürfen keiner Therapie, mediastinale Komplikationen rechtfertigen gelegentlich ein operatives Vorgehen. Die disseminierte Histoplasmose sollte mit Amphotericin B (1 mg/kg KG/Tag für wenigstens 6 Wochen) behandelt werden, um Relapse zu verhindern. Ketoconazol und Itraconazol sind alternativ verwendet worden, doch gibt es keinen direkten Vergleich zur Therapie mit Amphotericin B. Zur Prophylaxe von Relapsen bei Patienten mit HIV-Infektion wird eine lebenslange Suppressionstherapie empfohlen (1–1,5 mg/kg KG Amphotericin B alle 1–2 Wochen oder 200 mg/Tag (Erwachsene) Itraconazol.

Prognose. Die Prognose hängt ab von der Infektionsdosis, dem jeweiligen Krankheitsbild und dem Funktionszustand des Immunsystems. Sie ist gut bei der primären Infektion, aber ggf. letal bei hoher Infektionsdosis und/oder T-Zelldefekt.

Blastomykose

Definition. Die Blastomykose verläuft entweder als rein pulmonale oder als disseminierte Infektionskrankheit.

Epidemiologie. Konidien von *Blastomyces dermatitidis* werden aus dem Erdreich aufgewirbelt und vom Menschen inhaliert. Es sind nur sporadische Fälle bei Menschen und bei Hunden in Nordamerika, Afrika und Indien bekannt geworden sowie insgesamt 11 Epidemien. Die Mehrzahl der Patienten ist zwischen 20 und 40 Jahre alt und männlich.

Mikrobiologie und Pathogenese. Die perfekte Form des dimorphen Erregers heißt Ajellomyces dermatitidis. Die pathogene Hefephase ruft eine chronisch-granulomatöse Entzündung zunächst in den Lungen, nach Dissemination auch in anderen Organen hervor.

Klinische Symptome, Verlauf und Differentialdiagnose. Die Mehrzahl der Infektionen bleibt asymptomatisch, klinisch apparente Verläufe sind chronisch, akut oder fulminant. Kinder erkranken meist an einer *pulmonalen* Blastomykose. Symptome und Befunde sind unspezifisch, häufige Fehldiagnosen sind Tuberkulose, Sarkoidose oder Malignom. *Hautläsionen* imponieren als Noduli, Verrucae, subkutane Abszesse oder Ulzera. Eine *disseminierte* Blastomykose beginnt als Pneumonie und betrifft später Haut, Knochen, Nieren, ZNS und abdominale Organe. Intrauterine und konnatale Infektionen sind beschrieben.

Diagnose. Der Erreger kann mikroskopisch oder kulturell nachgewiesen werden. Hauttests und serologische Verfahren – mit Ausnahme eines positiven Immundiffusionstests als Parameter für eine vorangegangene Infektion – besitzen keine ausreichende Sensitivität und Spezifität.

Therapie. Für schwere, rasch progrediente Verläufe ist Amphotericin B das Mittel der Wahl. Ketoconazol und Itraconazol sind für leichtere Verläufe geeignet, nicht aber bei ZNS-Beteiligung. In wenigstens einer Studie war Itraconazol dem Ketoconazol überlegen. Leichte pulmonale Verläufe benötigen evtl. keine Therapie.

Prophylaxe. Sinnvolle Maßnahmen zur Prophylaxe sind nicht bekannt.

Prognose. Die meisten Infektionen haben auch ohne Therapie eine gute Prognose, Krankheitsprogredienz führt ohne Therapie aber zum Tod des Patienten.

Parakokzidioidomykose

Definition. *Paracoccidioides brasiliensis* führt v.a. bei Kaffeebauern in Brasilien und Kolumbien zu einer Infektion von Haut, Schleimhäuten, inneren Organen und/oder Lymphknoten.

Epidemiologie. Die Krankheit ist bei Patienten in Südamerika die häufigste Pilzinfektion. Es wurden auch Fälle in Zentralamerika und in Mexiko beschrieben. Der Erreger lebt wahrscheinlich im Erdreich und wird durch Inhalation von Sporen, nicht aber von Mensch zu Mensch, übertragen.

Mikrobiologie und Pathogenese. Der dimorphe Pilz wird durch Inhalation akquiriert und ruft eine granulomatöse Entzündung hervor.

Klinische Symptome. Die *kutane* Parakokzidioidomykose imponiert durch progrediente Ulzerationen im Bereich des Gesichts und lokale, oft suppurative Lymphadenitis. Bei der *lmyphatischen* Form steht eine massive, schmerzlose Lymphknotenvergrößerung axillär, zervikal und supraklavikulär im Vordergrund, während die *viszerale* Form durch eine Hepatosplenomegalie auffällt. Weiterhin gibt es *Mischformen* aus den vorgenannten Erscheinungen.

Diagnose. Der Pilz kann mikroskopisch und kulturell nachgewiesen werden, serologische Verfahren sind hilfreich, während der Hauttest wenig nützt.

Therapie. Für akute und schwere Krankheitsverläufe wird die Gabe von Amphotericin B in Kombination mit einem Sulfonamid oder Ketoconazol über mind. 6 Monate empfohlen.

Prophylaxe. Eine sinnvolle Prophylaxe ist nicht bekannt.

Prognose. Eine Krankheitsprogression ist häufig, letale Verläufe sind jedoch eher selten.

Infektionen durch Candida spp. und andere Hefen

Definition. Hefen sind opportunistische Mikroorganismen, die verschiedene pathologische Gegebenheiten wie Neutropenie, Phagozytosedefekt oder Plastikmaterial nutzen, um harmlose Infektionen der Haut oder der Schleimhaut, aber auch invasive Infektionen hervorzurufen.

Epidemiologie. Hefen der Gattung Candida kommen in der Erde vor, auf unbelebten Gegenständen, in zahlreichen Nahrungsmitteln und bei Tieren. Sie kolonisieren die Haut und alle Schleimhäute des Menschen. Eine Übertragung von Mensch zu Mensch kommt vor (Mundsoor des Säuglings; genitale Infektionen durch Geschlechtsverkehr). Malassezia furfur ist eine lipophile Hefe, die auf der Haut des Menschen vorkommt.

Mikrobiologie und Pathogenese. Es gibt mehr als 150 Candidaarten. Unter diesen sind die folgenden am häufigsten mit Krankheit beim Menschen assoziiert: *C. albicans*, C. guilliermondii, C. krusei, C. parapsilosis, C. tropicalis, C. pseudotropicalis, C. lusitaniae, C. rugosa und C. glabrata. Weitere Hefen werden vergleichsweise selten isoliert: Trichosporon beigelii, Rhodotorula spp., Saccharomyces, Hansenula u.a. C. albicans wird mit Abstand am häufigsten nachgewiesen und läßt sich von den übrigen Arten durch Nachweis der Keimschlauchbildung bei Bebrütung in Serum innerhalb von nur 90 min unterscheiden. Die exakte Differenzierung läßt sich durch Nachweis der Assimilation und Fermentation verschiedener Zucker vornehmen, ferner durch Nachweis der Nitratverwertung und der Ureaseproduktion. Da Hefen regelmäßig auf Haut und Schleimhäuten des Menschen vorkommen, gilt als Beweis für eine hefebedingte Infektion nur der mikroskopische und/oder kulturelle Nachweis in einem normalerweise sterilen Körpergewebe. Zusammen mit den typischen klinischen Befunden eines Soor kann auch die mikroskopische Untersuchung von Material einer sichtlich erkrankten Haut- oder Schleimhautstelle als Beleg für eine Infektion aufgefaßt werden.

Andere Hefen wie Malassezia furfur können systemische Krankheiten hervorrufen, die klinisch nicht von einer invasiven Kandidose zu unterscheiden sind. Diese Hefe läßt sich nur anzüchten, wenn der Pilzagar mit einem Tropfen sterilem Olivenöl beträufelt wird.

Die Hefen verursachen Krankheiten ausschließlich dann, wenn eine geeignete Grundkrankheit vorliegt, d.h., irgendein pathologischer Zustand muß bestehen, bevor sie invasiv werden können. Es steht bis heute der Beweis aus, daß Hefen eine Diarrhöe verursachen können: Die Keimzahl von Candida im Stuhl korreliert nicht mit Krankheit oder mit irgendwelchen unspezifischen Beschwerden.

Krankheiten, klinische Symptome und Verlauf. *Mundsoor* und *Windelsoor* sind typische Krankheiten des Säuglings, die auch bei Patienten mit einem T-Zelldefekt auftreten (s. Kap. 20). Die *Candida-Ösophagitis* zeigt sich durch retrosternale Schmerzen besonders bei der Nahrungsaufnahme; die Krankheit ist typisch für Patienten mit einem T-Zelldefekt.

Hefen haben einen ausgesprochenen *Tropismus für Plastikmaterialien.* Praktisch jede Patientengruppe, die mit einem Verweilkatheter gleich welcher Größe in Gefäßen, in der Blase, im Magen oder in einem anderen Organ versorgt werden muß, hat ein erhöhtes Risiko für Hefeinfektionen. Im Falle der lipophilen Hefe Malassezia furfur kommt es nur dann zu einer systemischen Infektion, wenn Fette durch den Katheter verabreicht werden. Am Plastikmaterial haftend, vermehren sich die Hefen und führen zu lokalen Symptomen (Verschluß; Pilzbezoar), und/oder es erfolgt eine Streuung z.B. hämatogen in andere Organe (Retina, Niere)im Rahmen einer *Fungämie/Hefesepsis.*

Neutropenie ist ein weiterer Risikofaktor für eine Hefeinfektion, weil die Phagozytosekapazität anderer Zellen (Makrophagen) offensichtlich langfristig nicht ausreicht, Hefen aus einem Organ zu eliminieren. Bei Krebspatienten kommt oft ein T-Zelldefekt als weiterer Risikofaktor hinzu. Neutropenie ist die grundsätzliche Voraussetzung für eine *Candida-Pneumonie.* AIDS-Patienten oder beatmete Intensivpatienten haben zwar oft einen Soor, aber nur sehr selten eine Candida-Pneumonie.

Im Rahmen einer *Candidämie* können Pilze in praktisch alle Organe streuen. Häufige Prädilektionsstellen sind Auge (Endophthalmitis), Nieren (s. oben) und Haut (makulöse, dann ggf. noduläre Veränderungen), beim Frühgeborenen auch die Gelenke und das ZNS, seltener das Endokard. Bei Krebspatienten kann man in der Leber mittels Ultraschall typische „bull-eye lesions" nachweisen, auch die Milz ist oft infiziert. Mit disseminierter Candidose assoziiert sind v.a. ein Geburtsgewicht <1500 g, inadäquate Alimentation sowie der Einsatz von Breitspektrumantibiotika und Plastikkathetern. Bei Frühgeborenen beobachtet man Temperaturinstabilität, Apnoe, Bradykardie und Glukoseintoleranz als erste, aber unspezifische Zeichen der Infektion. Ältere Patienten klagen über lokale Schmerzen.

Zur *chronisch-mukokutanen Candidose* s. Kap. 262.

Diagnose und Differentialdiagnose. Die Diagnose läßt sich nur durch den kulturellen und/oder mikroskopischen Erregernachweis in einem normalerweise sterilen Gewebe sichern. Leider sind Blutkulturen oft falsch-negativ. Bei Risikopatienten (s. oben) sind verdächtige Körperstellen großzügig zu punktieren, damit geeignetes Material für Mikroskopie und Kultur gewonnen werden kann. Der Nachweis von Candida an einer Tubusspitze ist diagnostisch von nur geringem Wert.

Differentialdiagnostisch sind je nach Patientengruppe v.a. andere Infektionskrankheiten auszuschließen.

Therapie. Kolonisierte Plastikmaterialien sollten baldmöglichst entfernt werden. Für alle invasiven Candida-Infektionen ist Amphotericin B das Mittel der Wahl. Während Studien für die Kryptokokkose einen Synergismus mit Flucytosin belegen, stehen solche Studien für die invasive Kandidose noch aus. Fluconazol hat eine deutlich niedrigere Toxozität als Amphotericin B, doch ist seine Wirksamkeit stark begrenzt und kaum in einer pädiatrischen Population belegt. Candida krusei und C. glabrata sprechen klinisch nicht auf eine Therapie mit Fluconazol an. Amphotericin B ist schlecht wirksam gegen C. lusitaniae.

Prophylaxe. Bei Verwendung von Plastikmaterialien ist die Indikation streng zu stellen. Bei bestimmten Risikogruppen, z.B. bei Patienten mit langdauernder Neutropenie aufgrund von Knochenmarktransplantation oder Leukämie, ist die prophylaktische Gabe von Antimykotika effektiv (z.B. Fluconazol; nicht wirksam gegen C. krusei). Granulozytenkoloniestimulierende Faktoren verkürzen die Neutropeniedauer und reduzieren daher die Inzidenz von invasiven Hefeinfektionen.

Prognose. Haut- und Schleimhautinfektionen durch Hefen haben eine gute Prognose. Für invasive Infektionen hängt diese ab von der Grundkrankheit sowie vom frühzeitigen Einsatz von Antimykotika.

Aspergillose

Definition. Die invasive Aspergillose verläuft in der Mehrzahl der Fälle als progrediente Pneumonie, die fast ausschließlich auf dem Boden eines schweren Phagozytosedefektes entsteht, wobei der Erreger gelegentlich in das ZNS disseminiert.

Epidemiologie. Aspergillusarten werden weltweit aus Erde, Wasser, Luft, Pflanzen und von einer Vielzahl unbelebter Gegenstände isoliert. Eine einzige Konidiophore kann mehr als 100 Sporen bilden, die vom Wind in die Luft getragen werden und aufgrund exzellenter Schwebeeigenschaften nur langsam sedimentieren. Der „durchschnittliche Erwachsene" atmet täglich etwa 40 Sporen ein, davon gelangen 7 bis in die Alveolen. Zu Zeiten eines erhöhten Risikos (s. unten) entsteht eine Infektionskrankheit.

Eine invasive pulmonale Aspergillose ließ sich bei 15% aller Patienten mit akuter Leukämie während der Phase der Induktionschemotherapie diagnostizieren und sogar bei 25% der Patienten nach allogener Knochenmarktransplantation. Sporadische Fälle sind die Regel. Epidemien in Krankenhäusern waren u.a. mit Bauarbeiten und Klimaanlagen assoziiert.

Die Messung der Anzahl von Aspergillussporen in der Raumluft ist eine unsinnige Maßnahme, weil es keine Normwerte gibt, weil die Sporenzahl ggf. nur intermittierend durch Windstoß erhöht ist und weil zumindest theoretisch eine einzige Spore genügt, um eine Aspergillose bei einem empfänglichen Patienten hervorzurufen.

Mikrobiologie. Es gibt rund 900 Aspergillusarten, von denen in der Literatur 19 mit menschlicher Krankheit assoziiert wurden. Die häufigsten menschenpathogenen Spezies sind *A. fumigatus, A. flavus* und *A. niger*. Sie wachsen auf einfachen Nährböden innerhalb von wenigen Tagen bis Wochen an.

Aus den septierten Hyphen bildet sich ein Luftmyzel, an dessen Spitze sich eine Erweiterung (Vesicula) bildet. Aus dieser Vesicula treten flaschenförmige Phialiden hervor, aus denen sich dann kettenförmig Sporen abschnüren. Bei einigen Arten ist zwischen Vesicula und Phialiden eine Reihe sog. Metulae zwischengeschaltet. Mit Beginn der Sporenbildung verfärbt sich A. fumigatus hellgrün, A. flavus gelbgrün und A. niger schwarz.

Die Speziesidentifizierung erfolgt morphologisch durch Nachweis der genannten Strukturen. Aspergillusarten können in vitro Toxine produzieren (Aflatoxine, Ochratoxine, Clavacin), doch kommt dies nach Infektion des Menschen wohl nicht vor.

Pathogenese. Inhalierte Aspergillussporen werden rasch von Makrophagen phagozytiert und zerstört. Bei extrem hoher Infektionsdosis oder bei einem Defekt der Makrophagen können sich einzelne Sporen in der Lunge in Hyphen umwandeln. Neutrophile Granulozyten bilden jetzt eine zweite Abwehrkette, die diese Hyphen phagozytieren können. Versagt auch dieser Abwehrmechanismus, so können Pilzhyphen ungehemmt in das Gewebe hinein proliferieren, es resultiert eine *invasive Aspergillose*. Eine Dissemination aus der Lunge heraus ist möglich, das ZNS ist das häufigste Organ, in das hinein eine „metastatische Absiedlung" erfolgt. Es ist noch unbekannt, ob direkt die Sporen (z.B. in Makrophagen) oder aber Hyphen für die Streuung verantwortlich sind. Eine Aspergillus-Sepsis oder -Fungämie ist bisher nicht überzeugend beschrieben worden. Aspergillusarten haben einen ausgesprochenen Gefäßtropismus. Infarkte im Rahmen einer invasiven Aspergillose sind darauf zurückzuführen.

Selten infizieren Aspergillusarten Wunden, defekte Haut oder den äußeren Gehörgang bei Patienten ohne gravierende Grundkrankheit.

Klinische Symptome und Verlauf. Aspergillusarten verursachen je nach Grundkrankheit des Patienten und Infektionsdosis folgende Krankheiten:

- allergische Reaktionen nach Inhalation von Sporen (z.B. allergische bronchopulmonale Aspergillose, Alveolitis, Asthma bronchiale),
- Kolonisation pathologischer Körperhöhlen (z.B. Tuberkulosekavernen),
- chronisch-granulomatöse, invasive Organinfektion (Phagozytosefähigkeit des Wirtes noch teilweise vorhanden),
- akute, invasive, nekrotisierende und gelegentlich disseminierte Infektion (keine ausreichende Phagozytosekapazität des Wirtes),
- Krankheiten bei Immunkompetenten (selten; Sinusitis, Otomykose).

Hier wird nur auf die drei letztgenannten Gruppen eingegangen. Ein hohes Risiko für eine invasive Aspergillose haben v.a. Menschen mit hämatologischer Neoplasie, Fremdtransplantat, septischer Granulomatose und Menschen unter langfristiger, hochdosierter Kortisontherapie. Selten erkranken Patienten mit AIDS, Mukoviszidose, Diabetes oder alkoholischer Leberzirrhose.

Der „typische" Patient mit invasiver Aspergillose leidet an einer seit Wochen bestehenden Neutropenie und hat Fieber. Er wird schleichend oder auch akut dyspnoisch und klagt über Brustschmerzen. Gelegentlich findet sich eine Hämoptoe. Eine Röntgenaufnahme der Lunge kann initial unauffällig sein, weil ein Lungeninfiltrat bei Neutropenie kaum gebildet werden kann. Später zeigt sich eine progressive Verschattung vorzugsweise in den Oberlappen oder den oberen Segmenten der Unterlappen. Bei gut der Hälfte der Patienten entsteht eine Kaverne. Nicht selten kommt es im weiteren Verlauf zu einem Krampfanfall – eine Folge der Dissemination ins ZNS. Die Krankheit verläuft auch unter Therapie progredient, bis die Zahl der neutrophilen Granulozyten wieder ansteigt.

Eine kutane Aspergillose ist Folge einer direkten Inokulation des Erregers z.B. in eine Wunde neutropenischer Patienten. Es imponiert zunächst nur ein roter Fleck, der später induriert, zu einer Blase und schließlich zu einem Ulkus wird. Die Aspergillus-Endophthalmitis im Rahmen einer Erregerdissemination macht sich initial durch Schmerzen und Sehverlust bemerkbar. Epiduralabszeß, Osteomyelitis und Endokarditis sind seltene Formen der invasiven Aspergillose.

Bei Immunkompetenten v.a. in den Tropen und Subtropen rufen Aspergillusarten charakteristische Läsionen („Konidienwälder" und ausgedehntes, mattenförmiges Myzelwachstum) im äußeren Gehörgang hervor. Eine chronische Sinusitis und sehr selten ein Sinusaspergillom können ebenfalls Folge lokalen Wachstums von Aspergillusarten bei nichtneutropenischen Menschen sein.

Diagnose und Differentialdiagnose. Die Diagnose läßt sich oft anhand des geschilderten klinischen Verlaufs vermuten, es ist jedoch extrem schwer, sie zu beweisen. Ein invasives Vorgehen verbietet sich oft wegen gleichzeitig bestehender Thrombopenie. Kann eine Bronchoskopie mit transbronchialer Biopsie durchgeführt werden, so zeigt sich der allein beweisende Befund infiltrierend wachsender Hyphen im Gewebe nur bei rund 50% der Patienten mit invasiver pulmonaler Aspergillose. Eine positive Kultur beweist keinesfalls diese Diagnose, da Aspergillussporen auf dem gesamten Weg von der Materialgewinnung bis ins mikrobiologische Labor die Patientenprobe kontaminieren können. Daher haben auch Sputumproben nur einen limitierten Wert. Einige Autoren fanden bei Risikopatienten eine Assoziation zwischen wiederholtem kulturellem Nachweis von Aspergillus im Sputum bzw. in Abstrichen von der Nasenschleimhaut und einer invasiven pulmonalen Aspergillose. Serologische Methoden und andere Verfahren (PCR) haben keinen diagnostischen Wert.

Therapie. Das Mittel der Wahl ist Amphotericin B (1 mg/kg KG/Tag i.v.). Einige Kliniken verabreichen zusätzlich Flucytosin, doch gibt es keine Studie, die einen Nutzen dieses Vorgehens dokumentiert. Im Tiermodell der invasiven Aspergillose ist Flucytosin unwirksam. Itraconazol war in Einzelfallberichten und in Fallserien wirksam. Es sei hervorgehoben, daß eine Heilung der invasiven Aspergillose nur möglich ist, wenn die Zahl der neutrophilen Granulozyten wieder ansteigt. Die antimykotische Therapie soll lediglich helfen, diesen Zeitraum zu überbrücken. Neutropenische Patienten mit Aspergillus-Sinusitis sollten einem Chirurgen vorgestellt werden, da der Erreger sich rasch destruierend in das ZNS ausbreiten kann.

In einer retrospektiven Untersuchung an mehr als 2000 Patienten sprachen ca. 55% auf Amphotericin B an. Die Therapie wird bis zum Rückgang der Symptomatik durchgeführt, insgesamt sollten Erwachsene eine Gesamtdosis von wenigstens 2 g Amphotericin B erhalten.

Bei Immunkompetenten besteht die Therapie der Aspergillus-Sinusitis und des Sinusaspergilloms in der operativen Entfernung des infizierten Gewebes. Die Aspergillus-Otomykose spricht auf die lokale Applikation von Antimykotika an. Einige Autoren empfehlen auch verdünnte Essigsäure, andere topische Steroide. Itraconazol war in Einzelfallberichten wirksam.

Prophylaxe. Bei Hochrisikopatienten war die prophylaktische Gabe von niedrig dosiertem Amphotericin B (0,3 mg/kg KG/Tag i.v.) wirksam. Patienten, die eine invasive pulmonale Aspergillose überlebt haben, sollten im Rahmen einer weiteren Chemotherapie ebenfalls prophylaktisch Amphotericin B erhalten. Es ist zu erwägen, ob in diesen Fällen vor einer weiteren Chemotherapie die Exzision eines „Restherdes" in der Lunge erfolgen sollte; kontrollierte Studien sind zu dieser Frage aber nicht verfügbar. Patienten mit septischer Granulomatose profitieren von der prophylaktischen Verabreichung von Itraconazol. Invasive Infektionen im HNO-Bereich bedürfen oft der operativen Intervention, um eine direkte Ausbreitung des Aspergillusmyzels in das Gehirn zu verhindern. Spezielle Isolationsräume mit gefilterter Luft sind geeignet, um vor einer Aspergillus-Infektion zu schützen. Sie sind jedoch belastend auch für den Patienten und nützen nur bei langdauernder, schwerer Neutropenie. Koloniestimulierende Faktoren für Phagozyten tragen wesentlich dazu bei, die Inzidenz der invasiven Aspergillose insgesamt zu senken.

Prognose. Die Prognose der invasiven pulmonalen Aspergillose hängt davon ab, ob die Grundkrankheit unter Kontrolle gebracht werden kann. Gelingt dies nicht, kann eine Heilung nicht erwartet werden.

Zygomykose, Phaeohyphomykose, Hyalohyphomykose

Definition. Die Erreger von Zygomykose, Phaeohyphomykose und Hyalohyphomykose sind heterogene Gruppen von *Schimmelpilzen*, die ubiquitär in der Umwelt vorkommen, aber ausschließlich bei Patienten mit gravierender Grundkrankheit Infektionskrankheiten hervorrufen.

Epidemiologie. Die Erreger dieser Gruppe von Infektionskrankheiten kommen ubiquitär in der Umwelt vor. Zygomykoseerreger lassen sich v.a. auf verfaulendem organischem Material nachweisen, die Erreger der Phäohyphomykosen finden sich im Erdreich.

Mikrobiologie und Pathogenese. Mucor-, Rhizopus- und Absidiaarten – die Erreger der Zygomykose, bezeichnet auch als Gruppe der *Mucorales* – besitzen breite, nicht septierte Hyphen. Sie werden über kontaminierten Staub in den Respirationstrakt und v.a. in den Nasen-Rachen-Raum aufgenommen. Sie haben Tropismus für Gefäße, in denen sie wachsen können und die dadurch thrombosieren. Infarkte abhängiger Gefäßgebiete sind die Folge. Patienten mit langdauernder, tiefer Neutropenie sowie mit diabetischer Acidose sind besonders häufig betroffen.

Curvularia-, Bipolaris-, Exserohilum- und Alternariaarten sowie andere der mehr als 70 Erreger der *Phäohyphomykosen* bilden Melanin in ihrer Zellwand und sehen daher schwarz aus. Aus ihrem Habitat im Erdreich gelangen ihre Sporen mit Staub in den Respirationstrakt, seltener wird die verletzte Haut infiziert. Vom Eintrittsort aus ist eine Dissemination in andere Organe möglich.

Hyalohyphomykosen ist ein Sammelbegriff für Krankheiten durch Schimmelpilze, die ein hyalines Myzel (ohne Melanin) besitzen, wie Fusarium, Scopulariopsis, Pseudoallescheria und andere. Sie sind in der Natur weit verbreitet.

Klinische Symptome und Verlauf. Befunde und Zeichen von *Pneumonie, Sinusitis, Orbitaphlegmone* oder *Hautinfektion* stehen im Vordergrund, modifiziert durch die vorbestehende Grundkrankheit. Die Krankheiten verlaufen oft selbst unter Therapie progredient, in Abhängigkeit von der Reversibilität der Grundkrankheit. Der amerikanische Begriff „sterile mycelia" faßt Patienten zusammen, bei denen nach einem schweren Trauma meist im Gesichtsbereich progrediente Ulzerationen entstehen, in denen mikroskopisch der Nachweis von typischen Pilzmyzelien gelingt, aber keine Erregeranzüchtung.

Diagnose. Die Diagnose läßt sich ausschließlich durch mikroskopischen und/oder kulturellen Nachweis der Hyphen des jeweiligen Pilzes in einem Punktat sichern.

Therapie. Wegen der Seltenheit der Krankheitsbilder fehlen kontrollierte Untersuchungen. Je nach Lokalisation der Infektion und je nach Grundkrankheit ist eine kombinierte chirurgische und antimykotische Therapie (Amphotericin B) indiziert. Oft läßt sich der Krankheitsverlauf dadurch aber nicht positiv beeinflussen.

Prognose. Der wichtigste Faktor für die Heilung ist die Beseitigung der Grundkrankheit. Ansonsten ist die Prognose schlecht.

Myzetom

Das Myzetom ist klinisch durch eine chronisch-progrediente, entzündliche Schwellung mit Fistelbildung meist im Bereich der unteren Extremität gekennzeichnet.

Erreger des „Eumyzetoms" sind *Pseudoallescheria boydii, Madurella spp.* u.v.a.m. Sie kommen in der Erde vor und gelangen durch direkte Inokulation in die Haut. Aus einer initialen Papel entsteht ein tiefsitzendes Knötchen oder ein Abszeß, der sich unter Fistelbildung entleert. Bakterielle Superinfektionen kommen vor. Die Krankheit verläuft progredient, was zu teilweise entstellender Schwellung der betroffenen Extremität führt.

Die Diagnose wird durch Punktion mit Mikroskopie und Kultur des gewonnen Materials ätiologisch gesichert. Differentialdiagnostisch sind „bakterielle Myzetome" (Nocardia, Actinomyces) auszuschließen.

Ohne Therapie können Superinfektionen mit Sepsis zum Tod des Patienten führen. Eine Verstümmelung ist häufig. Operative Korrekturen und antimikrobielle Chemotherapie werden in der Regel kombiniert angewendet.

Sporotrichose

Der Erreger ist *Sporothrix schenckii*, ein pflanzlicher Fäulniserreger. Er gelangt über eine Verletzung direkt in die Haut, wo er in schmerzlose Knoten, Ulzera und Abszesse hervorruft. Die Infektion bleibt meist eher oberflächlich. Selten werden auch Lungen und Gelenke infiziert.

Die Diagnose wird durch Erregernachweis gesichert. Die rein lymphatische Infektion spricht auf orale Applikation von Kaliumjodidtinktur an. Bei disseminierter Infektion ist Amphotericin B das Mittel der Wahl.

Chromomykose

Die Erreger der weltweit, v.a. aber in den Tropen vorkommenden Chromomykose (*Phialophora, Fonsecaea* und *Cladosporium*) rufen charakteristische, warzenförmige Noduli in der Haut meist im Bereich der unteren Extremität hervor. Diese wachsen langsam progredient zu papillomatösen Wucherungen.

Die ursächlichen Pilze lassen sich durch Mikroskopie und Kultur nachweisen. Therapie der Wahl ist die vollständige (operative) Entfernung der Läsion. Verschiedene Antimykotika, v.a. Flucytosin, sollen hilfreich sein. Es gibt jedoch keine kontrollierten Untersuchungen.

Literatur

Armstrong D, Schmitt HJ (1990) Older drugs. Amphotericin B and 5-fluorocytosine. In: Ryley JF (ed) Chemotherapy of fungal diseases. Springer, Berlin Heidelberg New York Tokyo (Handbook of experimental pharmacology, vol 96, pp 439–454

Groll AH, Piscitelli SC, Walsh TJ (1998) Clinical pharmacology of systemic antifungal agents: a comprehensive review of agents in clinical use, current investigational compounds, and putative targets for antifungal drug development. Adv Pharmacol 44: 343–500
Larone DH (1987) Medically important fungi. A guide to identification. Elsevier, New York
Schmitt HJ, Armstrong D (1990) Antifungal chemotherapy. In: Kass EH, Platt R (eds) Current therapy in infectious diseases-3. BC Dekker, Toronto, pp 12–17
Seeliger HPR, Heymer T (1981) Diagnostik pathogener Pilze des Menschen und seiner Umwelt. Thieme, Stuttgart

101 Protozoen-Infektionen

M. B. Krawinkel

Amöbiasis

Epidemiologie. *Entamoeba histolytica* und *E. dispar* kommen prinzipiell weltweit vor, spielen aber als Krankheitserreger überwiegend im Zusammenhang mit Aufenthalten in tropischen Ländern eine Rolle. Für die Verbreitung ist eher ein niedriges Niveau der Abwasserreinigung als das warme Klima von Bedeutung.

Da nur eine von zahlreichen Arten von Entamoeben humanpathogen ist, im Darm aber eine Besiedlung mit pathogenen und apathogenen Amöben vorliegen kann, sagt die Tatsache, daß weltweit 500 Mio. Menschen mit E. histolytica und E. dispar besiedelt sind, wenig über das Vorkommen der Amöbenruhr aus. Gleichwohl sind Amöben eine häufige Ursache akuter und chronischer Diarrhöen mit Meläna. Eine Infektion mit E. histolytica ist in Deutschland nicht meldepflichtig. Hinsichtlich der Keratitis durch Acanthamoeba-spp. wird auf die ophthalmologische Literatur verwiesen.

Infektionsweg. Reife Amöbenzysten mit 4 Zellkernen werden fäkal ausgeschieden. Bei fehlender oder mangelhafter Klärung von Abwässern bzw. unkontrollierter Stuhlplazierung werden die Zysten mit kontaminierter Nahrung oral aufgenommen. Aus den Zysten entwickeln sich im Darm vermehrungsfähige Trophozoiten *(Minutaform)*. Diese reifen im Darm erneut zu infektiösen Zysten heran. Noch unklar ist, unter welchen Umständen die pathogenen Formen von E. histolytica an der Schleimhaut adhärieren, sie penetrieren und so die typische Kolitis *(Amöbenruhr)* verursachen.

Pathogenese. Bei der Entstehung der Kolitis spielen neben erreger- auch wirtspezifische Eigenschaften eine Rolle. Die schleimhautgebundene Immunität (z.B. das Vorhandensein von sekretorischem Immunglobulin A) scheint der Adhärenz der Amöben hinderlich zu sein. Auf seiten des Erregers sind Proteinasen und die Fähigkeit, Membranen zu schädigen, von Bedeutung. Aufgrund dieser Fähigkeiten verursacht E. histolytica ulzerative Läsionen, die bis in das submuköse Gewebe reichen, sich dort rascher ausbreiten als an der Schleimhautoberfläche und auch die Kolonwand perforieren können. Prädilektionsstelle ist das Rektum. Selten entstehen Granulome *(Amöbom)*. Ausgehend von Ulzera, von denen aus Amöben in die Pfortader gelangen, kommt es zur Verschleppung in die Leber, bevorzugt in den rechten Leberlappen. Selten geraten Amöben auch in den großen Kreislauf und verursachen Läsionen an Pleura, Milz, Gehirn, Nieren oder Haut. Die Läsionen werden als Amöbenabszesse bezeichnet, obwohl die Amöben lediglich durch ihre zytolytische Aktivität die Hohlräume schaffen, in denen sich dann Detritus sammelt. Neutrophile Granulozyten und Makrophagen sowie eine alternative Komplementaktivierung tragen zu dem Entzündungsprozeß bei. Eine Abszeßmembran findet sich nicht; die Amöben sind marginal, aber nicht im sterilen Zentrum der Abszesse nachweisbar.

Obwohl Antikörper gegen pathogene Amöben gebildet werden, haben sie keine protektive Wirkung. Eine malnutritiv oder medikamentös bedingte Immunsuppression kann das Eindringen von Amöben in die Schleimhaut begünstigen.

Klinische Symptome. Krampfartige Bauchschmerzen, Fieber und Diarrhöen mit Schleim und Blut („himbeergeleeartig“) sind die Leitsymptome einer Amöbenruhr. In leichteren Fällen ist der Stuhl von breiiger bis wäßriger Konsistenz ohne Blutbeimengung. Diesen – in ihrer Ausprägung sehr variablen – Beschwerden geht eine ebenfalls sehr unterschiedlich lange Inkubationszeit voraus. Die Dauer hängt wiederum sowohl von wirt- als auch von erregerspezifischen Voraussetzungen ab, die im einzelnen nicht bekannt sind. Das Vollbild kann sich protrahiert über einen längeren Zeitraum ausbilden.

Neben Perforation und Verschleppung von Amöben durch die Blutbahn ist die Entwicklung eines toxischen Megakolons eine gefürchtete Komplikation. Sowohl durch die Perforation eines betroffenen Darmabschnitts als auch durch einen Leberabszeß kann das Bild eines „akuten Abdomens“ entstehen. Fieber und Schmerzen im rechten Oberbauch sind ansonsten klinische Hinweise auf eine intrahepatische Abszedierung. Wie die Ulzera in der Darmwand kann auch der Leberabszeß in die benachbarten Hohlräume perforieren (Peritoneum, Pleura, Perikard). So kann ein Pleuraempyem, ein Lungenabszeß oder sogar eine hepatobronchiale Fistel zustande kommen.

Differentialdiagnostisch ist an bakterielle Darminfektionen mit Salmonellen, Shigellen, Campylobacter und Yersinien, aber auch an Morbus Crohn oder Colitis ulcerosa zu denken. Insbesondere perianale Hautveränderungen können bei Amöbiasis und Morbus Crohn sehr ähnlich aussehen. Leberabszesse können durch Bakterien sowie – selten – durch eine hepatobiliäre Askariasis oder eine Faszioliasis verursacht werden.

Diagnose. Der Nachweis einer Amöbeninfektion erfolgt durch den mikroskopischen Nachweis von E.-histolytica-Zysten und Minutaformen der Trophozoiten im nativen Stuhlpräparat. Morphologisch kann nicht zwischen pathogenen und apathogenen Zysten unterschieden werden. Biochemische, immunologische und molekulargenetische Differenzierungsverfahren werden für die klinische Anwendung derzeit evaluiert. Die parasitologische Diagnose der Amöbenruhr ist an das Vorkommen von Trophozoiten gebunden, die Erythrozyten phagozytiert haben *(Magnaformen)*. Diese sind ebenfalls im frisch gewonnenen, nativen Stuhlpräparat nachweisbar. Stuhlproben, die zur Untersuchung eingesandt werden müssen, werden mit einer Lösung versetzt, die die Trophozoiten fixiert (z.B. 5% Formalin und 1% Glyzerin in Wasser).

Um eine Infektion auszuschließen oder den Erfolg einer Therapie zu kontrollieren, werden 3 Stuhlproben von 3 Tagen untersucht.

Die Sonographie ist die Methode der Wahl zur Darstellung des „reifen" Leberabzesses. Im Frühstadium ist die Computertomographie sensitiver. Auch die Darmwandveränderungen können sonographisch dargestellt werden. Der serologische Nachweis ist durch einen spezifischen ELISA für E. histolytica möglich; er beweist die pathogene Rolle der Amöben für den Abszeß. Auf Punktionen des Abszesses kann und sollte wegen der Verschleppungsgefahr von Trophozoiten verzichtet werden.

Klinisch-chemisch findet sich bei allen Formen der Amöbiasis eine Entzündungsreaktion mit beschleunigter BSG und Leukozytose. Bei Leberabszessen hängt die Erhöhung der cholestasespezifischen Enzyme sowie des Bilirubins und der Gallensäuren von der Behinderung des Galleflusses ab. Der lokalisierte Zellzerfall führt nur zu einem geringen Anstieg der Transaminasen.

Therapie. Invasive E.-histolytica-Arten sind sensibel gegenüber Metronidazol und Tinidazol. Reine Darmlumenbesiedlung mit Nachweis von Zysten und Minutaformen sollten wegen der Gefahr der enterogenen Infektion behandelt werden.

Die Therapie erfolgt mit Metronidazol oder Tinidazol (jeweils 30–40 mg/kg KG/Tag in 3 ED p.o. über 7 Tage). Zusätzlich wird bei Leberabzeß Chloroquin (10 mg/kg KG, max. 300 mg/Tag in 2 ED über 14–21 Tage) gegeben. Eine Behandlung mit Diloxanidfuroat (20 mg/kg KG, max. 1,5 g/Tag in 3 ED über 10 Tage) sollte angeschlossen werden, um mit dem nur im Darmlumen wirksamen Medikament pathogene Amöben zu eliminieren. Diloxanidfuroat (Furamide) ist in Deutschland nicht zugelassen und muß über eine internationale Apotheke bezogen werden.

Der Therapieerfolg wird zunächst anhand des Rückgangs der Symptome und der klinisch-chemischen Entzündungszeichen (BSG, CRP, Leukozytose) beurteilt. Stuhlproben auf Parasiten sollten nach ca. 6 Wochen negativ sein. Die vollständige Rückbildung eines oder mehrerer Leberabszesse kann Monate dauern. Nur bei drohender oder erfolgter Perforation sollte unter gleichzeitiger medikamentöser Therapie operativ vorgegangen werden. Die Größe von Abszessen allein ist keine Indikation für eine Punktion oder Drainage.

Prophylaxe. In Anbetracht des Infektionsweges kommt der hygienischen Zubereitung der Nahrungsmittel größte Bedeutung für die Prophylaxe der Amöbiasis zu. Filtrieren oder Abkochen von Wasser zum Trinken und für den Gebrauch in der Küche sowie gründliches Waschen von Obst und Gemüse – auch vor dem Schälen – entfernt die meisten Zysten. Bei Fleisch, Fisch oder anderen offen verkauften Nahrungsmitteln werden die Zysten durch Kochen, Braten oder Backen zerstört. Wichtig ist, daß die fertig zubereiteten Speisen nicht durch Fliegen erneut kontaminiert werden. Kühlen der Nahrungsmittel (z.B. Speiseeis oder Milchprodukte) zerstört die Zysten nicht. Wenn die Nahrung nicht selbst zubereitet wird, sind rohes Gemüse und Salat, unbehandeltes Wasser und damit hergestellte Limonaden oder Säfte zu meiden. Bei Eiswürfeln ist Vorsicht geboten, wenn nicht sicher ist, daß sie aus behandeltem Wasser hergestellt wurden.

Im Rahmen der öffentlichen Gesundheitspflege ist die gründliche Klärung von fäkalienhaltigem Abwasser eine effektive Maßnahme zur Prophylaxe der Amöbiasis. Wo keine zentralisierte Abwasserbehandlung möglich ist, sind „Ventilated-improved-pit-Latrinen" oder Maßnahmen zur Vermeidung offen liegender Fäkalien mit Aufklärung über Lebensmittelhygiene zu verbinden.

Lambliasis

Epidemiologie und Infektionsweg. *Giardia lamblia* ist ein weltweit vorkommender Enteritiserreger, der besondere Bedeutung bei immunsupprimierten Kindern hat. Die Prävalenz der chronisch verlaufenden Infektion wird mit regionalen Unterschieden zwischen 0,5 und 18% angegeben.

Die Zysten werden mit dem Stuhl ausgeschieden und überleben monatelang außerhalb eines Wirtsorganismus. Mit kontaminierter Nahrung, Trinkwasser oder – im Kleinkindesalter – mit Schmutz werden sie oral aufgenommen. Als Reservoir gelten Menschen und in seltenen Fällen Tiere.

Pathogenese, klinische Symptome und Diagnose. Im Dünndarm entwickeln sich aus jeder Zyste Trophozoiten, die eine chronische Entzündung der Darmschleimhaut verursachen (Abb. 101.1).

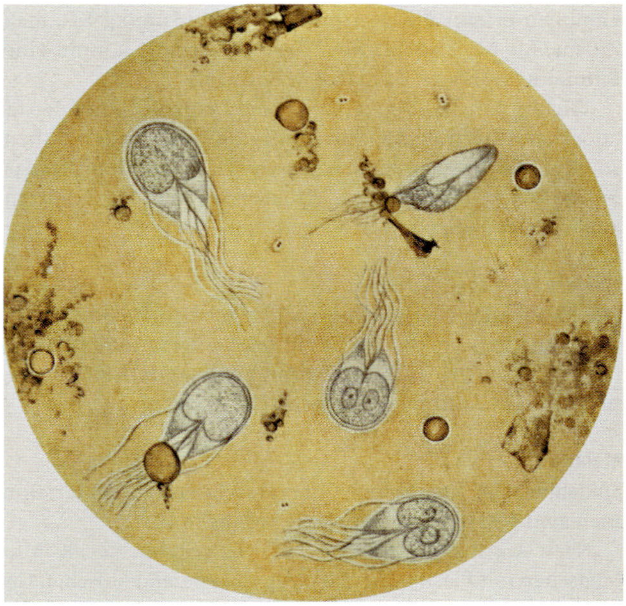

Abb. 101.1. Giardia lamblia in Duodenalsaft; Aufsicht mit Nuclei und Nucleoli, Seitenansicht, nativ; Vergr. 1500:1. (Aus Gönnert u. Koenig 1968)

Tabelle 101.1. Weitere Protozoen als Ursache von Diarrhöen

Art	Infektionsweg	Klinische Symptome	Diagnose	Therapie
Balantidium coli	Fäkooral, Schweinedarm und -kot	Kolitis mit Blut und Schleim im Stuhl	Trophozoiten in flüssigem Stuhl, sonst Zysten	Metronidazol (40 mg/kg KG/Tag in 3 ED p.o. für 5 Tage)
Blastocystis hominis	Fäkooral, kontaminiertes Wasser	Diarrhöe		Metronidazol, Tinidazol
Cryptosporidium	Fäkooral und Tierkot, -darm	Inkubationszeit ca. 8 Tage	In Stuhl Zysten nach Konzentration, Kinyoun-Färbung	Versuch mit SMX/TMP oder Metronidazol
Cyclospora cayetanensis	Fäkooral	Diarrhöe	Konzentration, Kinyoun-Färbung, >Cryptosporidium	Abwarten oder 10 mg/kg KG Cotrimoxazol über 10 Tage
Isospora belli, Isospora hominis	Fäkooral, Vorkommen weltweit in den Tropen	Nach 1 Woche Fieber und grippale Symptome und Bauchschmerz	In Stuhl Zysten nach Konzentration, Sporozoiten im Dünndarm auch intrazellulär	Abwarten oder 10 mg/kg KG Cotrimoxazol über 10 Tage

Durchfall und Gedeihstörung bzw. Gewichtsverlust sind die Leitsymptome der Infektion mit G. lamblia. Nicht bekannt ist, auf welche Weise Immundefizienzen zur Schwere der Enteritis beitragen. Eventuell handelt es sich auch um ein Epiphänomen, das mit dem häufig schlechten Ernährungszustand von Kindern mit schweren primären oder sekundären Immundefekten assoziiert ist.

Die Krankheit manifestiert sich akut oder schleichend, Spontanheilungen sind bei primär gesunden Kindern wahrscheinlich häufig. Bei chronischem Verlauf kommt es zur Schleimhautläsion mit konsekutiver Maldigestion und Malabsorption.

Die Diagnose wird durch den Nachweis von Zysten im Stuhl oder Trophozoiten im Dünndarmsekret gestellt. Gelegentlich finden sich die Erreger in Schleimhautbiopsaten.

Therapie und Prophylaxe. Die Therapie zur Eradikation der Lamblien erfolgt mit Metronidazol (10–15 mg/kg KG, max. 750 mg/Tag p.o. in 3 ED für 7 Tage). Alternativ kommt eine Einmaltherapie mit Tinidazol in Betracht.

Wichtig für die Prophylaxe ist die Unterbrechung der fäkooralen Übertragung durch sorgfältiges Händewaschen sowie das Waschen oder Schälen von Obst und Gemüse, das Filtern oder Abkochen von Trinkwasser und das Schützen zubereiteter Nahrung vor Fliegen.

Weitere Protozoendiarrhöen

Die in Tabelle 101.1 genannten Erreger haben als Ursache von Durchfallkrankheiten bei immunsupprimierten Patienten, insbesondere auch im Zusammenhang mit HIV-Infektionen, an Bedeutung gewonnen.

Malaria

Epidemiologie. Die Erreger der verschiedenen Malariaformen sind 4 Arten von *Plasmodien* (Tabelle 101.2).

Nach Angaben der WHO sind weltweit bis zu 500 Mio. Menschen mit Plasmodien infiziert. In hyperendemischen Gebieten wird auch eine asymptomatische Parasitämie beobachtet. Neuere Untersuchungen deuten darauf hin, daß die Pathogenität der Plasmodien genetisch determiniert sein kann.

Tabelle 101.2. Plasmodienarten, Krankheiten und wichtigste Verbreitung

Art	Krankheit	Wichtigste Verbreitung
Pl. falciparum	M. tropica	Subsaharisches Afrika, Südamerika, Süd- und Südostasien, Süden der arabischen Halbinsel
Pl. vivax/Pl. ovale	M. tertiana	Nordafrika, Mittel- und Südamerika, Nahost, Mittelost, Südasien
Pl. malariae	M. quartana	Afrika

Die aktuelle regionale Verbreitung muß den Berichten der WHO oder darauf aufbauenden Informationen entnommen werden. In Tabelle 101.2 sind lediglich die wichtigsten Verbreitungsgebiete der einzelnen Erregerarten aufgeführt.

Das Risiko einer Infektion mit Plasmodien ist nicht nur regional, sondern in einigen Gebieten auch saisonal unterschiedlich. In trockenen Höhenlagen über 1000 m ist das Risiko deutlich niedriger als in feuchtwarmen Gebieten auf Höhe des Meeresspiegels.

Infektionsweg. Den Menschen erreichen die Plasmodien durch den Stich von Mücken (Anopheles). Selten kommt es auch zu diaplazentaren Infektionen (s. Kap. 49) sowie zu Übertragungen durch Bluttransfusionen oder kontaminierte Injektions- bzw. Infusionsbestecke. Menschen, die an Malaria erkrankt sind, stellen ein Reservoir dar. In Deutschland werden jährlich ca. 800 importierte Malariafälle gemeldet, die Dunkelziffer liegt sicher höher. Da infektionsfähige Mücken auch Reisen in Flugzeugen überstehen, kommt es in Europa ca. 3mal pro Jahr zu einer „Airport-Malaria", bei der Menschen infiziert werden, die sich in der Nähe eines Flughafens aufhalten und selbst keine Reise unternommen haben. Historisch gab es bis zum 2. Weltkrieg auch in Mitteleuropa Malariaendemien.

Pathogenese. Plasmodien durchlaufen eine geschlechtliche Vermehrung in der Mücke und eine ungeschlechtliche Teilung und Differenzierung in der Leber sowie im Blut des Menschen. Bei Plasmodium ovale, Pl. vivax und Pl. malariae kann es in der Leber bei einem Teil der Plasmodien zur Ausbildung von persistierenden Formen *(Hypnozoiten)* kommen, die auch nach langer Zeit noch Erreger ans Blut abgeben.

Ab 22 Tage nach einer Infektion sind im Blut Gametozyten nachweisbar, die von der Stechmücke aufgenommen werden können. Der Befall der Erythrozyten mit den daraus resultierenden Fieberschüben beginnt nach 8 Tagen bei Pl. falciparum, nach 13 Tagen bei Pl. vivax/ovale und nach 28 Tagen bei Pl. malariae.

Die Hämolyse der befallenen Erythrozyten mit Freisetzung von Malariatoxin löst eine komplexe Entzündungsreaktion mit Bildung von Tumor-Nekrose-Faktor und anderen Zytokinen aus; dies führt zu den charakteristischen Fieberschüben. Bei zerebraler Malaria oder anderem besonders schwerem Organbefall im Rahmen einer Infektion mit Pl. falciparum oder selten mit Pl. vivax kommt es zu Interaktionen zwischen Endothel und Erythrozyten, die zu lokalen Entzündungsreaktionen und Durchblutungsstörungen führen. Hier wirkt Chloroquin antiphlogistisch, indem es die Bildung von TNF-α hemmt.

Immunsuppression, Hypoglykämien und Nierenversagen tragen zu der hohen Letalität der Malaria tropica bei. Die einzelnen Formen der Malaria schließen sich nicht gegenseitig aus, sondern es gibt Mischinfektionen mit verschiedenen Plasmodienarten.

Eine teilweise Immunität gegen Malaria entwickelt sich nur bei Langzeitaufenthalt in einem hyper- oder holoendemischen Malariagebiet. Bei Verlassen des Gebietes mit Wegfall von Neuinfektionen geht sie nach einiger Zeit verloren. Klinische Bedeutung hat nur die spezifische Immunreaktion gegen Schizonten, bei der sowohl zytotoxische Antikörper als auch Monozyten und Makrophagen eine Rolle spielen.

Neben der teilweisen Immunität sind genetische Faktoren im Sinne einer Disposition für die Schwere der Erkrankung bei Malariainfektion von Bedeutung: Heterozygotie für HbS, β-Thalassämie oder Glukose-6-phosphat-Dehydrogenasemangel und Ovalozytose bieten einen Schutz vor schweren Krankheitsverläufen. Nach Transfusion von Erythrozyten gesunder Spender sind aber auch schwere Malariaverläufe bei HbS-Trägern beschrieben.

Klinische Symptome. Bei Malaria tropica treten nach einer Inkubationszeit von 6–14 Tagen bei Nichtimmunen die charakteristischen Fieberschübe auf; sie sind allerdings nicht obligat *(Malaria algida)*. Eine Chemoprophylaxe kann zu einer Verlängerung der Inkubationszeit führen. Neben den Fieberschüben kommt es zu Kopf- und Gliederschmerzen, Erbrechen, Durchfall, Husten und Hinfälligkeit. Eine akute Milzschwellung verursacht Oberbauchschmerzen.

Für eine schwere oder komplizierte Malaria sprechen: Bewußtseinsstörung bis zum Koma, Krampfanfälle, Lähmungen, Verwirrtheit, Oligo- oder Anurie, Dyspnoe bei Lungenödem, Kreislaufschock, Ikterus, Meläna und intraokuläre Blutungen. Bei bis zu 10 % der überlebenden Kinder hinterläßt die zerebrale Malaria eine neurologische Restsymptomatik, wenn tiefes Koma und Krampfanfälle den Verlauf prägten. Die Letalität der zerebralen Malaria wird mit über 20 % angegeben. Rekrudeszenzen einer Malaria tropica stammen nicht von Hypnozoiten aus der Leber, sondern von resistenten Erregern.

Das Bild der Malaria tertiana und quartana ist in der Regel weniger dramatisch; einzelne Fälle mit Verbrauchskoagulopathie oder zerebraler Malaria wurden beschrieben, scheinen aber nicht ausreichend gesichert. Die Inkubationszeit beträgt 2–4 Wochen. Fieber und Splenomegalie sind Leitsymptome. Die Fieberanfälle können spontan sistieren, treten aber aufgrund von persistierenden Leberformen (Hypnozoiten) bei Pl. vivax/ovale oder durch persistierende Erreger in Endothelzellen bei Pl. malariae auch nach langer Zeit wieder auf. Bei Malaria tertiana sind Milzrupturen beschrieben. Als Komplikation der Malaria quartana kann eine steroidrefraktäre membranoproliferative Glomerulonephritis mit ungünstiger Prognose auftreten.

Diagnose. Malaria ist eine Diagnose, die aufgrund der Anamnese (Exposition) und der Symptomatik gestellt und parasitologisch durch den Erregernachweis gesichert wird.

Bei der Anamnese ist darauf zu achten, daß durch Prophylaxe die Inkubationszeit erheblich verlängert werden kann. Keine Art der Malariaprophylaxe (s. unten) schließt eine Infektion sicher aus. Bei Adoptionskindern aus tropischen Ländern kann eine Malaria tertiana der Diagnostik bei der Einreise entgehen, wenn gerade nur Hypnozoiten vorhanden sind.

Bei jeder klinisch verdächtigen Symptomatik muß unverzüglich die Diagnose gesichert oder ausgeschlossen werden, denn die Letalität bei schweren Verlaufsformen ist hoch, und das Risiko für einen tödlichen Verlauf steigt bei einer Malaria tropica stündlich. Zum Nachweis der Erreger werden nach Giemsa gefärbte Blutausstriche nach befallenen Erythrozyten abgesucht (Abb. 101.2). Als Minimum wird die Beurteilung von mindestens 1000 Erythrozyten (5 Blickfelder á 200 Zellen) gefordert, besser sind 10 000 Zellen. Zur Anreicherung ist das „Dicker-Tropfen-Verfahren" geeignet. Zur Methode sei auf hämatologisch-parasitologische Anleitungen verwiesen.

Bei Befall von mehr als 5 % der Erythrozyten ist von einer schweren Malaria auszugehen. Finden sich bei dringend verdächtigem klinischem Bild keine Parasiten im Blut, so ist die mikroskopische Untersuchung spätestens nach 12 h zu wiederholen. Die Blutentnahme im Fieberschub bietet keine Vorteile gegenüber der Untersuchung im Intervall.

Die Mitbeurteilung der Präparate in einem parasitologischen Labor hilft bei der Differenzierung der Erreger (Tabelle 101.3); die Diagnose selbst duldet keinen Verzug durch Versand von Ausstrichen und Warten auf das Ergebnis.

Die serologische Diagnostik bei Malaria ist ausschließlich von epidemiologischem Interesse und hat keine Bedeutung für die Betreuung der Kinder. Ein ELISA ermöglicht den Nachweis von Plasmodienantigenen. Dieser Test kann bei klinischem Verdacht oder wenn eine mikroskopische Untersuchung nicht möglich ist eingesetzt und auch von Laien durchgeführt werden; die Sensitivität liegt allerdings nur bei 95 %.

Neben der Erregerdiagnostik stehen Hämolyse, Anämie, Thrombozytopenie, Nierenfunktion, Elektrolytverschiebungen, Cholestase und eine evtl. Verbrauchskoagulopathie im Mittelpunkt der klinisch-chemischen und hämatologischen Diagnostik. Eine Leukozytenzahl von über 20 000/μl gilt als prognostisch ungünstig.

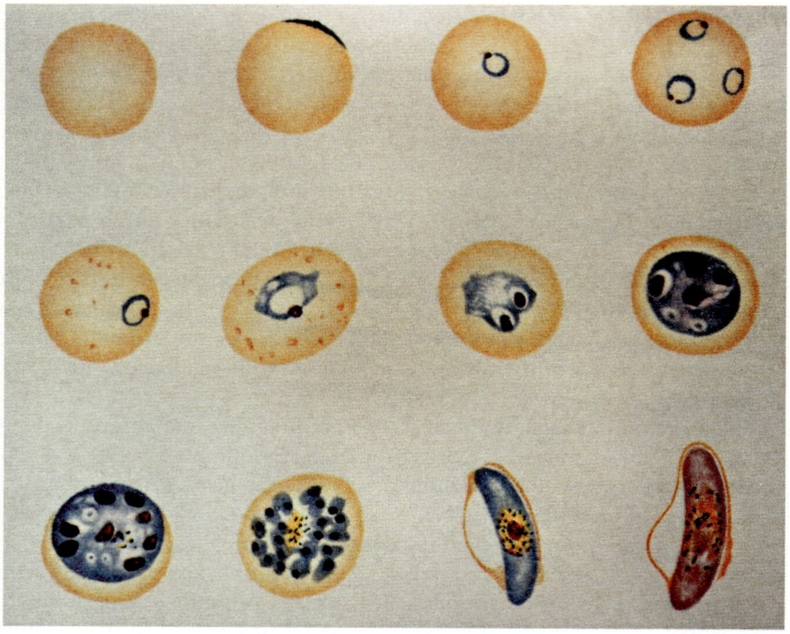

Abb. 101.2. Plasmodium falciparum in Erythrozyten; unreife Ringformen mit 1 und 2 Chromatinflecken (*obere Reihe*); reife Ringform, Trophozoit, Kernteilung, früher Merozoit (*mittlere Reihe*); fortgeschrittenes Merozoitenstadium mit beginnender Pigmentbildung, reife Schizonten, weiblicher und männlicher Gametozyt; Giemsa Färbung; Vergr. 2000: 1. (Aus Gönnert u. Koenig 1968)

Tabelle 101.3. Mikromorphologie der verschiedenen Plasmodienarten

	Pl. falciparum	Pl. vivax	Pl. ovale	Pl. malariae
Trophozoit	Ringformen mit 1/5 Ø des Erythrozyten, ausgeprägte Vakuole, 1 oder 2 Kerne	Mit zunehmender Reife mehr gelb-braunes Malariapigment	Wachsendes Plasmodium verformt den Erythrozyten oval	Befällt reifere (kleinere) Erythrozyten, viel Pigment im Erythrozyten, Bandformen
Tüpfelung	Grobe Tüpfelung der Erythrozyten (Maurer-Flecken)	Feine Tüpfelung der Erythrozyten (Schüffner-Tüpfelung)	Ausgeprägtere Tüpfelung der Erythrozyten (James-Flecken)	Keine oder zarte runde Tüpfelung (Ziemann-Flecken)
Schizonten	Ca. 20 Tochterparasiten (nicht im peripheren Blut	Ca. 16 Tochterparasiten	Ca. 8–12 Tochterparasiten	Ca. 8–12 Tochterparasiten (Rosette)
Gametozyten	Gametozyten mit „Bananenform"	Runde Gametozyten füllen den gesamten Erythrozyten aus	Runde Gametozyten füllen den oval verformten Erythrozyten aus	

Tabelle 101.4. Spezifische Therapie der Malaria im Kindesalter

	Krankheit	Medikament	Dosis	Therapiedauer
Ohne Chloroquinresistenz	M. tropica, leicht, M. quartana	Chloroquin	Initial 10 mg/kg, dann nach 6, 24 und 48 h je 5 mg/kg p.o.	Insgesamt 3 Tage
	M. tertiana	Chloroquin und Nachbehandlung mit Primaquin	Chloroquin s. oben Primaquin: 0,25 mg/kg (max. 15 mg) in 1 ED bei Kindern >1 Jahr	Chloroquin 3 Tage, Primaquin 14 Tage
Mit Chloroquinresistenz	M. tropica, leicht	Atovaquon/Proguanil, unterwegs im Notfall Mefloquin	Atovaquon/Proguanil: 250/100 mg pro 10 kg KG in 3 ED im Abstand von 24 Std. p.o. (max. 1000/400 mg) oder: Mefloquin: 15–25 mg/kg in 1 ED	Mefloquin 1 Tag Atovaquon/Proguanil 3 Tage
Mit oder ohne Chloroquinresistenz	M. tropica, schwer	Chinin oder Atovaquon/Proguanil	Chinindihydrochlorid: initial 15 mg/kg p.inf. in 200 ml Glukose 5% über 4 h, dann 8 mg/kg KG p.inf. alle 8 h. in 200 ml Glukose 5%; baldmöglichst Umstellung auf Chininhydrochlorid oder -sulfat in gleicher Dosis p.o. oderAtovaquon/Proguanil: s.o.	Chinin 7 Tage Atovaquon/Proguanil 3 Tage

Therapie. Für die Therapie der Malaria steht heute eine Vielzahl von geeigneten Medikamenten zur Verfügung (Tabelle 101.4). Es treten jedoch Probleme hinsichtlich der Resistenz gegen einzelne Therapeutika auf, da alle neueren Medikamente unkontrolliert eingesetzt wurden. Werden aus einzelnen Regionen Resistenzen gegen Malariamittel berichtet, so heißt dies nicht, daß die betreffenden Medikamente in dieser Region automatisch unwirksam wären. Es gibt nach wie vor bewährte Arzneimittel, die eine sichere Therapie ermöglichen. Bei modernen Therapeutika bedeutet das Entdecken einer möglichen Resistenz nicht, daß dieses Medikament generell nicht mehr eingesetzt werden könnte.

Hinsichtlich der medikamentösen Therapie der Malaria gilt, daß der Immunitätsstatus der Patienten die Wirksamkeit der antiparasitären Therapie mitbestimmt. Dies ist darauf zurückzuführen, daß die Chloroquinresistenz bei Malaria i. allg. nicht als eine Eigenschaft des Erregers in vitro bestimmt, sondern durch die Persistenz der Plasmodien unter der Therapie in vivo definiert wird.

Für alle Plasmodien außer Pl. falciparum gilt Chloroquin auch bei Nichtimmunen als Mittel der ersten Wahl. Es wirkt nicht nur auf die Parasiten, sondern vermindert bei zerebraler Malaria die Überproduktion von TNF-α, die für die Entwicklung von Langzeitfolgen mitverantwortlich gemacht wird. Für die Behandlung der Malaria in Deutschland gibt die Deutsche Gesellschaft für Tropenmedizin und Internationale Gesundheit (DTG) aktuelle Empfehlungen heraus. Bei schweren Fällen wird empfohlen, auf eine Beratung durch eine in der Malariatherapie erfahrene Institution zurückzugreifen. Hinsichtlich möglicher Risiken und Nebenwirkungen ist zum einen vor einer Chloroquinüberdosierung zu warnen, da Chloroquinintoxikationen eine hohe Letalität haben; zum anderen kann Halofantrin bei Kindern mit einer QT-Zeit von >430 ms im EKG Herzrhythmusstörungen auslösen. Es sollte daher nur nach einer EKG-Kontrolle und – wenn möglich – unter Monitoring der Herzaktion gegeben werden. Mefloquin kann bei möglicher Chloroquinresistenz ohne das Risiko vital bedrohlicher Nebenwirkungen eingesetzt werden; die nicht selten berichteten neurologisch-psychiatrischen Nebenwirkungen sind schwer vorhersagbar.

Jede Behandlung einer Malaria tropica (s. oben) muß wegen der möglichen Entwicklung lebensbedrohlicher Komplikationen im Krankenhaus durchgeführt werden. Bei klinisch leichten Fällen ist die Entscheidung zur stationären Therapie bei einer Parasitämie von >5% zu stellen. Antipyretika (Paracetamol) scheinen den Krankheitsverlauf durch Hemmung der Freisetzung von Zytokinen zu verlängern. Komplikationen werden unspezifisch behandelt (Glukose, Antiepileptika, Transfusionen, Diuretika, Katecholamine, Antibiotika, AT III, ggf. Dialyse, Beatmung). Eine Splenomegalie kann nach erfolgreicher Therapie über Monate fortbestehen.

Prophylaxe. Keine Prophylaxe der Malaria ist so effektiv, daß sie eine Infektion sicher ausschließt. Daher muß auch bei sorgfältig durchgeführter Prophylaxe *immer* eine Malaria in Betracht gezogen werden, wenn sich anamnestisch und klinisch der Verdacht ergibt. An erster Stelle bei der individuellen Malariaprophylaxe rangiert die Vermeidung des Mückenstichs (Expositionsprophylaxe). In Ergänzung dazu können vorbeugend Medikamente eingenommen werden (Chemoprophylaxe).

Die Expositionsprophylaxe umfaßt geeignete Kleidung, Mückendraht an Türen und Fenstern, Moskitonetze sowie Repellenzien und insektizidhaltige Mittel. Der Schutzeffekt von Moskitonetzen kann durch Imprägnierung mit Pyrethroidlösung gesteigert werden.

In Gebieten ohne Chloroquinresistenz ist generell eine Chemoprophylaxe mit 5 mg/kg KG Chloroquin p.o. in 1 ED pro Woche zu empfehlen. In Gebieten mit Chloroquinresistenz sollte zusätzlich Proguanil (4 mg/kg KG, max. 200 mg/Tag p.o. in 1 ED) eingenommen werden. Die medikamentöse Prophylaxe sollte 1 Woche vor Reisebeginn mit einer doppelten Dosis angefangen und bis 4 Wochen nach der Rückkehr fortgesetzt werden. Die Gabe von Primaquine nach Reisen in Endemiegebiete mit Malaria tertiana wird nicht generell, sondern nur nach Erkrankung empfohlen. Mefloquin als Prophylaxe ist wegen des Nebenwirkungsrisikos und der Gefahr einer Resistenzentwicklung nicht unumstritten. Für die Beratung im Einzelfall sind die aktuellen Empfehlungen der DTG hilfreich (Internet-Adresse: www.tropmed.dtg.org/malaria/malproph.htm).

Eine wirksame Malariavakzine steht derzeit (Dezember 1999) nicht zur Verfügung. Anfänglich gemeldete Erfolge mit einer Vakzine (SPf66) ließen sich nicht bestätigen.Durch die zahlreichen Epitope der Plasmodien, die nichtprotektive Antikörper induzieren, ist es schwierig, eine konventionelle Vakzine zu konzipieren. Durch eine DNA-Vakzine könnte dieses Problem in Zukunft gelöst werden.

Babesiose

Diese ubiquitär vorkommende Rinderkrankheit wird durch plasmodienähnliche Protozoen verursacht. *Babesia bovis*, *B. divergens* und *B. microti* können auch für den Menschen pathogen werden. Überträger ist eine Zecke (Ixodes scapularis). Die Krankheit kommt sehr selten vor. Serologische Befunde deuten aber auf 10% Koinfektionen von Babesia mit Borrelia burgdorferi in amerikanischen Endemiegebieten hin. Ein Fall einer Übertragung durch Transfusion ist beschrieben.Pathogenese und Klinik der humanen Babesiose sind der schweren Malaria sehr ähnlich mit hoher Letalität bei den berichteten Fällen. Der Erreger kann mikroskopisch und serologisch nachgewiesen werden. In einem 1997 berichteten Fall einer konnatalen Babesiose war eine Kombination aus Chinidin, Clindamycin und Azithromycin kurativ wirksam. Die Prophylaxe besteht in der Vermeidung von Zeckenbissen.

Leishmaniose

Epidemiologie. Von 14 humanpathogenen Leishmanienarten verursachen 11 eine viszerale Krankheit *(Kala-Azar)*, 10 eine kutane oder mukokutane Manifestation und 3 entweder eine viszerale oder eine kutane/mukokutane Verlaufsform. Anhand von DNA-Polymorphismen kann das regionale Vorkommen der verschiedenen Leishmanien-Spezies untersucht und beschrieben werden. Tabelle 101.5 zeigt die geographische Verbreitung.

Tabelle 101.5. Vorkommen der Leishmaniosen und spezielle Krankheitsbilder

Art	Vorkommen	Krankheitsbild
L. infantum	Mediterran	Viszerale und kutane Formen
L. donovani	Nahost, Afrika	Viszerale und kutane Formen
L. chagasi	Mittel- und Südamerika	Viszerale Form
L. tropica	Nahost	Kutane (und viszerale) Formen
L. major	Mediterran, Afrika, Nahost	Kutane Formen
L. aethiopica	Ostafrika	Kutane Formen
Diverse Leishmanien	Mittel- und Südamerika	Kutane Formen

Infektionsweg. *Leishmanien* werden durch den Stich der Schmetterlingsmücken (Phlebotomen) übertragen, die ein feuchtwarmes Milieu bevorzugen. Daher findet in Europa die Übertragung v.a. in den Sommermonaten statt. Die Mücken stechen meist morgens oder abends, bevorzugt im Freien. Der Stich ist schmerzhaft.

In den Mücken findet man promastigote Entwicklungsstadien mit Geißeln. Bei Säugetieren und auch beim Menschen liegen die Parasiten im amastigoten Stadium intrazellulär in Monozyten oder Makrophagen, bei kutaner Leishmaniose auch in Langerhans-Zellen in der Haut. Wichtigstes Erregerreservoir sind Hunde, Kaninchen und Nagetiere sowie Erkrankte, in Amerika auch Ameisenbären und Faultiere.

Der Erreger kann bei latenter Infektion des Spenders durch Bluttransfusion übertragen werden.

Pathogenese. Bei Kala-Azar werden die Leishmanien von der Haut über die regionalen Lymphknoten zu Milz, Leber und Knochenmark transportiert. Bei schweren Verläufen finden sie sich schließlich in allen Organen. Im Immunsystem werden B-Lymphozyten stark stimuliert, aber T-Zellen gehemmt. Eine Leukozytopenie begünstigt bakterielle Infektionen. Leishmanien können auch asymptomatisch im Organismus vorkommen; Malnutrition, Masern- oder HIV-Infektion begünstigen dann die Manifestation.

Bei den kutanen und mukokutanen Verlaufsformen bilden sich in Haut und/oder Schleimhaut Infiltrate aus neutrophilen Granulozyten und Monozyten einschließlich Langerhans-Riesenzellen, die sich zu einem Ulkus entwickeln. Eine lokale Perfusionsstörung führt zu umschriebenen Nekrosen. Das Immunsystem ist bei unkompliziertem Verlauf dieser Formen nicht beeinträchtigt.

Klinische Symptome. Nach einer mehrmonatigen Inkubationszeit oder ausgehend von einer latenten Infektion sind undulierendes Fieber, Bauchschmerzen aufgrund der Hepato- Splenomegalie und eventueller Milzinfarkte sowie Blässe bei Anämie die Leitsymptome der Kala-Azar. Je nach Schweregrad der Thrombozytopenie kommt es zu Blutungen. Das klinische Bild kann dem Beginn einer akuten Leukämie gleichen. Bakterielle Infektionen komplizieren den Verlauf. HIV-Infizierte erleiden in bis zu 60 % Rückfälle im ersten Jahr nach der initial erfolgreichen Therapie. Unbehandelt verläuft die viszerale Leishmaniose in der Regel letal.

An der Haut kommt es neben der „einfachen" kutanen Leishmaniose (Orientbeule) zu besonderen Verlaufsformen: diffuse kutane Form (L. aethiopica) und rezidivierende Form (L. tropica). Bei der kutanen Form bildet sich nach einer Inkubationszeit von ca. 1 Monat eine juckende papulöse Effloreszenz, die in ein indolentes Ulkus übergeht. Die Formen der Neuen Welt zeigen mehrere perifokale Ulzera mit Beteiligung der regionalen Lymphknoten. Gemeinsam ist allen kutanen Formen die schlechte Heilungstendenz. Nach Monaten bis Jahren kann eine mukokutane Manifestation mit nekrotisierender Entzündung im Nasenrachenraum beginnen und sich unbehandelt bis in die Trachea ausdehnen.

Diagnose. Der Nachweis von Leishmanien ist der Grundstein der Diagnostik. Bei der viszeralen Form sind die Erreger

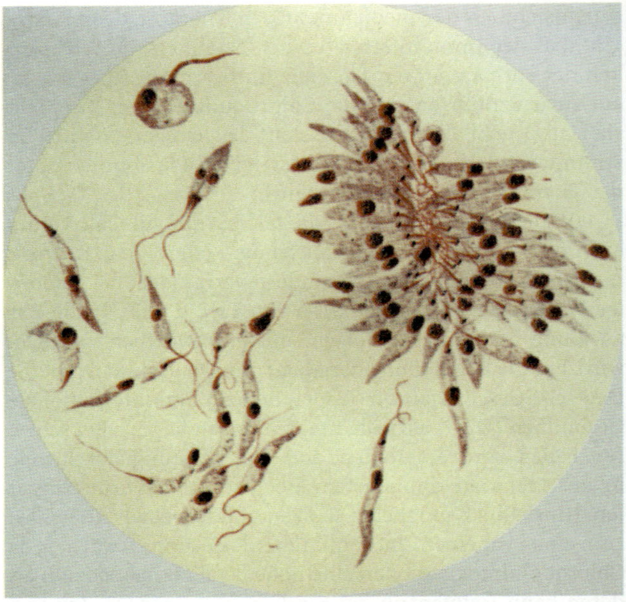

Abb. 101.3. Leishmania donovani in Kultur mit typischen Clustern, Nucleus, Blepharoplast, Flagellum und Volutingranula; Giemsa-Färbung; Vergr. 1100:1. (Aus Gönnert u. Koenig 1968)

eher im Knochenmark (Giemsa-Färbung) als im peripheren Blutausstrich nachweisbar. Bei der kutanen Form finden sie sich im Randwall der Ulzerationen. Der Parasit ist typisch intrazellulär in Monozyten/Makrophagen zu erkennen. Bei geringer Erregerdichte müssen in den Ausstrichen einige Gesichtsfelder durchgemustert werden (Abb. 101.3).

Neben dem Erregernachweis kann serologisch Immunfluoreszenz oder ELISA eingesetzt werden.Diese Verfahren sind bei Kala-Azar sehr sensitiv, weniger jedoch bei kutanen Formen. Kulturen auf speziellen Nährböden sind aufwendig; der Nachweis von Leishmanien-DNS mittels PCR ist schneller und sicherer. Klinisch-chemische, hämatologische und sonographische Untersuchungen erfassen das Ausmaß des Befalls. Hämophagozytose bei Leishmaniasis ist beschrieben.

Verschiedene Leishmanienarten können für wissenschaftliche Zwecke durch DNS-Untersuchung, monoklonale Antikörper oder biochemisch differenziert werden.

Therapie. Kala-Azar wird antibiotisch mit fünfwertigen Antimonpräparaten (Natrium-Stibogluconat oder N-Methyl-Glucaminantimonat) behandelt. Die Dosis beträgt 20 mg/kg KG/Tag in 2–3 ED für 30 Tage; sie wird langsam intravenös verabreicht. Ist die intravenöse Gabe nicht möglich, kann das Medikament auch intramuskulär gegeben werden, wird so aber weniger gut vertragen. Neben Kopf- und Gelenkschmerzen können kardio-, hepato- und hämatotoxische Nebenwirkungen auftreten. Zu früher Behandlungsabbruch oder Immundefizienz sind die Ursachen für seltene Therapieversager. Alternativ kann auf lipophiles Amphotericin B (1–3 mg/kg KG in 1 ED per inf. für 5 Tage und am 10. Tag, insgesamt 18 mg/kg KG) zurückgegriffen werden. Weitere Wirkstoffe (Paromomycin, Miltefosin u.a.) werden auf ihre Wirsamkeit gegen Leishmanien untersucht.

Kutane Formen heilen unter Narbenbildung entweder binnen 6–24 Monaten spontan aus oder werden mit Kryotherapie und lokalen Antimon- oder Paromomycin-haltigen Präparaten behandelt. Systemisch kann eine niedrige Dosis von 5 mg/kg KG Antimon/Tag für 30 Tage gegeben werden. Rifampicin per os hat in ersten Studien in >70% Erfolg erzielt. INF-γ kommt als additive systemische Therapie in Frage, um der Bildung entstellender Narben vorzubeugen (10 µg/kg KG s.c. am 1., 20 µg/kg KG s.c. am 2. und 3. Tag). Schließlich wurde Lipid-gelöstes Amphotericin B auch erfolgreich lokal angewandt. Komplizierte Leishmanioseformen sollten in Absprache mit tropenmedizinischen Zentren behandelt werden.

Prophylaxe. Der Schutz vor dem Biß der Phlebotomen ist die wichtigste individualprophylaktische Maßnahme. Eine Impfung steht nicht zur Verfügung; die präexpositionelle Chemoprophylaxe kann aufgrund der Nebenwirkungen der geeigneten Medikamente nicht empfohlen werden. Der Nutzen von Bettnetzen in Endemiegebieten ist nachgewiesen.

Toxoplasmose

Epidemiologie und Infektionsweg. *Toxoplasma gondii* kommt weltweit vor. Ca. 30% der Kinder und Jugendlichen werden infiziert. Toxoplasma gondii wird mit rohem oder ungenügend gegartem Fleisch von Schwein, Rind oder Schaf aufgenommen. Katzen – der Zwischenwirt für die Vermehrung der Erreger (Schizogonie und anschließende Gamogonie) – infizieren sich ebenfalls mit rohem Fleisch. Der Kot infizierter Katzen stellt eine weitere Infektionsquelle dar.

Pathogenese und klinische Symptome. Nach oraler Aufnahme von *Oozysten* dringen die Erreger in die Darmwand ein und erscheinen als *Tachyzoiten (Trophozoiten)* im Blut. Dieser initialen Parasitämie mit Aussaat der Erreger schließt sich eine blande Phase der Enzystierung in Körperzellen an; ohne diese Enzystierung werden die Tachyzoiten durch intrazelluläre Abwehr (lysosomale Enzyme, Sauerstoffradikale u.a.) abgetötet. Durch Ausbildung von intrazellulären Pseudozysten voller Tachyzoiten können Wirtszellen zerstört werden, es kommt zu Nekrosen im Gewebe. Eine Chorioretinitis kann als Folge einer okulären hyperergischen Reaktion auftreten. Bei primärer oder sekundärer Immunschwäche kommt es immer wieder zur Auflösung von Zysten, zur erneuten Vermehrung der Erreger und zu einer Symptomatik, die von dem betroffenen Organ abhängt.

Die postnatale Erstinfektion (s. Kap. 61) verläuft in der Regel asymptomatisch. Manchmal treten Kopf- und Gliederschmerzen sowie Fieber auf, und es kann eine derbe Lymphknotenschwellung im Hals- und Nackenbereich folgen. Bei Befall der mesenterialen Lymphknoten treten Bauchschmerzen auf. Nach Monaten bilden sich die Lymphome zurück, und die Infektion wird latent. Bei immunkompetenten Kindern kommt es sehr selten zu toxoplasmabedingter Chorioretinitis, Meningoenzephalitis, Hepatitis, Myokarditis oder Myositis. Bei immundefizienten Kindern kann die Krankheit akut oder subakut mit neurologischen Symptomen, den Folgen der inadäquaten ADH-Sekretion oder einem Diabetes insipidus beginnen.

Diagnose, Therapie und Prophylaxe. Eine T.-gondii-Infektion wird in der Regel klinisch und serologisch diagnostiziert. Etwa 1–2 Wochen nach der Infektion erfolgt die Konversion der IgG- und IgM-Antikörper, die durch einen zweiten Test bestätigt wird. Nach weiteren 1–3 Wochen sind IgA-Antikörper nachweisbar. Auch IgM bleibt über Jahre positiv. In Kammerwasser oder Liquor soll der IgA-ELISA dem IgM-Nachweis überlegen sein.

Bei aktiver Infektion kann sowohl T. gondii im Tierversuch durch Infizieren von Mäusen oder durch Erregeranzucht in der Zellkultur als auch erregerspezifische DNS mittels PCR in Blut oder Liquor nachgewiesen werden. Wegen möglicher falsch-positiver PCR-Ergebnisse werden ein Initial- und ein Bestätigungstest empfohlen. In Biopsien ist T. gondii mikroskopisch auffindbar. Im Lymphknoten weisen Trophozoiten auf eine aktive Toxoplasmose, Pseudozysten auf eine latente Toxoplasmose hin.

Bei immunkompetenten Patienten heilt die Toxoplasmose in der Regel ohne medikamentöse Therapie aus. Konnatal infizierte Kinder und solche mit Immundefizienz müssen intensiv behandelt werden.

Die Therapie der Toxoplasmose erfolgt bei Lymphknotenbefall, Chorioretinitis und Reaktivierung mit Pyrimethamin (1 mg/kg KG/Tag in 1 ED), Sulfadiazin (100 mg/kg KG/Tag in 3 ED) und Folinsäure (5 mg/Tag in 1 ED). Bei Chorioretinitis wird zusätzlich Prednison (1–2 mg/kg KG/Tag in 2–3 ED) und im Anschluß an die Initialtherapie Clindamycin (10–20 mg/kg KG/Tag in 3–4 ED) gegeben. Nach 7–10 Tagen ist eine deutliche Besserung zu erwarten. Die Behandlung wird 4–6 Wochen über den Zeitpunkt der Rückbildung der Symptome hinaus durchgeführt und dauert in der Regel 6 Monate. Die Anschlußtherapie bei Chorioretinitis erstreckt sich über 3–4 Wochen. Bei Immundefizienz oder nach ZNS-Befall erfolgt eine Dauertherapie mit Cotrimoxazol (30–40 mg/kg KG/Tag in 2 ED), Clindamycin (10–20 mg/kg KG/Tag in 3–4 ED) oder Roxithromycin (5 mg/kg KG in 1–2 ED), die zugleich als Chemoprophylaxe dient. Cotrimoxazol ist dabei sowohl gegen T. gondii als auch gegen Pneumocystis carinii wirksam. Als generelle Prophylaxe wird der Verzicht auf nicht vollständig durchgegartes Fleisch (mindestens 66 °C im Innern) empfohlen, ebenso gründliches Händewaschen nach der Zubereitung von Fleischgerichten. Seropositive Personen sollten nicht als Blut-oder Organspender herangezogen werden.

Trypanosomiasis

Epidemiologie. Drei Trypanosomenarten sind humanpathogen: *Trypanosoma brucei gambiense* und *T. brucei rhodesiense* verursachen die Schlafkrankheit; *T. cruzi* ist Erreger der Chagas-Krankheit. Trypanosoma gambiense und rhodesiense kommen im subsaharischen Afrika vor (afrikanische Trypanosomiasis); T. cruzi gibt es in Mittel- und Südamerika, jedoch nicht auf den karibischen Inseln (amerikanische Trypanosomiasis). Zahlreiche Foci sind beschrieben. Infektionsorte für die Schlafkrankheit liegen in der Nähe rasch fließender Flüsse und Bäche, in denen die Tsetsefliegen brüten. Art und Reservoir bestimmen die Infektionsrate. Die Raubwanzen leben in Wäldern oder Holzbauten.

Infektionsweg. Trypanosoma brucei gambiense und rhodesiense werden durch den Stich der blutsaugenden Tsetsefliege (Glossina) übertragen. Diaplazentare sowie transfusionsbedingte Infektionen sind beschrieben. Das Infektionsrisiko hängt mit der Erregerdichte im Blut des Säugetier- oder menschlichen Reservoirs zusammen und ist für T. rhodesiense größer als für T. gambiense. Die Bedeutung der Trypanosomiasis als Reiseinfektion ist gering.

Trypanosoma cruzi wird mit dem Kot von Raubwanzen (Triatoma-Spezies), den die Insekten während des Bisses absetzen, auf den Menschen gebracht. Über Haut- oder Schleimhautläsionen gelangen die Erreger in den Organismus. Trypanosoma cruzi kann auch diaplazentar und mit der Muttermilch übertragen werden.

Pathogenese. Im Bereich des Einstichs der Tsetsefliege kommt es zu einer lokalen Entzündung, der nach 3–10 Tagen über Blut-und Lymphgefäße eine generalisierte Infektion folgt. Im frühen Stadium der Schlafkrankheit findet eine Vaskulitis mit Immunkomplexablagerungen und Autoimmunphänomenen statt, die u.a. das Myokard und das neuronale Gewebe betreffen. Später – bei T. rhodesiense nach Wochen, bei T. gambiense nach Monaten – übertreten die Trypanosomen die Blut-Hirn-Schranke, befallen die Meningen und verursachen schließlich perivaskuläre lymphozytäre Infiltrate in der weißen Substanz sowie eine Proliferation der neuronalen Glia.

Trypanosoma cruzi verursachen ebenfalls eine lokale unspezifische Entzündung, von der aus sie ins Blut gelangen und von Makrophagen aufgenommen werden. Trypanosomen vermehren sich im Zytoplasma und können die Zellen wieder verlassen. Es kommt zu einer zellulären und humoralen Immunreaktion. T-Zellen sind dann auch an der Pathogenese der Chagas-Myokarditis und an der Schädigung des kardialen Erregungsleitungssystems beteiligt. Im Bereich des Magen-Darm-Trakts werden die Nervenplexus der Darmwand befallen und zerstört. Schließlich werden auch Endothelien von T. cruzi befallen, was Störungen der lokalen Perfusion zur Folge hat.

Die Fähigkeit, variable Oberflächenantigene zu exprimieren, entzieht die Trypanosomen einer protektiven Immunabwehr.

Klinische Symptome. Die Stadien der Schlafkrankheit beginnen ca. 10 Tage nach der Infektion mit dem lokalen *Trypanosomenschanker* an der Einstichstelle. Der Schanker ist eine druckdolente verschiebliche Papel mit Rötung; er wird häufig übersehen. Grippale Symptome einschließlich Fieber kennzeichnen das *hämolymphatische* Stadium, das nach ca. 1–3 Wochen folgt und 2–3 Wochen andauert. Indolente, weiche und gut verschiebliche Lymphknotenschwellungen hinter dem M. sternocleidomastoideus werden Winterbottom-Zeichen genannt. Hinzu kommt eine Druckempfindlichkeit der langen Röhrenknochen im epiphysennahen Bereich (Karandel-Zeichen). Weiterhin entwickeln sich Splenomegalie, bei längerem Verlauf mit allen Zeichen des Hypersplenismus (Hämolyse, Thrombozytopenie), und Herzrhythmusstörungen. Anuläre Exantheme sind beschrieben. Das chronische *meningoenzephalitische* Stadium geht nach Unruhephasen und Schlafstörungen mit zunehmender Einschränkung der Vigilanz und Demenz einher. Hinzu kommen epileptische Anfälle, Ataxie sowie sensorische und motorische Störungen. Die EEG-Veränderungen sind unspezifisch. Unbehandelt endet die Schlafkrankheit nach progredienter Degeneration des ZNS tödlich.

Bei Trypanosoma-cruzi-Infektionen erkranken wenige der Infizierten akut, ganz wenige werden chronisch krank. Offensichtlich ist die Phagozytose der Erreger sehr effektiv. Männer sind häufiger von der Chagas-Krankheit betroffen als Frauen.

An der Eintrittspforte auf der Haut oder Schleimhaut bildet sich ein entzündliches Infiltrat, das *Chagom*. Ein einseitiges Lidödem bei periorbitaler Infektion wird Romana-Zeichen genannt. Die Generalisation der Trypanosomen in der Blutbahn geht mit Fieber, Durchfällen und Muskelschmerzen einher. Nach 2 Wochen können ein Exanthem, eine disseminierte Lymphknotenschwellung sowie eine Leber- und Milzschwellung auftreten. Selten finden sich subkutan gelegene dolente Knötchen *(Lipochagome)*. Kardiale Manifestationen sind Herzrhythmusstörungen (AV-Block) und Myokarditis; auch Thyreoiditiden und Orchitiden sind beschrieben. Hinzu kommen Schlafstörungen und Krampfanfälle, im schlimmsten Fall entsteht das Vollbild einer Meningoenzephalitis.

Pränatale Infektionen manifestieren sich unspezifisch durch Frühgeburt sowie postnatal durch Leber- und Milzschwellung und Fieber.

Bei chronischem Verlauf entsteht nach vielen Jahren eine dilatative Kardiomyopathie mit Bildung von Aneurysmen und intrakardialen Thromben. Die fortschreitende Zerstörung der Nervenplexus des Magen-Darm-Trakts führt über Schluckstörungen, Achalasie, Reflux und Obstipation zum Vollbild einer generalisierten sekundären neuronalen intestinalen Dysplasie.

Diagnose. Trypanosomen werden im frisch angefertigten Nativpräparat aus Lymphknotenpunktat, Blut oder Liquor unter dem Mikroskop nachgewiesen. Durch ihre Geißel bewegen sie sich rasch und fallen leicht auf. Die Erregerdichte im Blut ist im hämolymphatischen Stadium bei T. rhodesiense hoch, bei T. gambiense niedrig (Abb. 101.4). Bei klinischem Verdacht sind ggf. Anreicherungstechniken (Zytozentrifuge, Dicker Tropfen) anzuwenden. Daneben ist die Mini-Anionen-Austauschzentrifugation (nach Lanham) zu erwähnen. Mit Hilfe spezieller Kulturmedien ist es möglich, die Erreger zu transportieren und anzuzüchten. Serumantikörpertiter gegen Trypanosomen steigen im Verlauf der Krankheit auf mittlere bis hohe Werte, sind aber durch Kreuzreaktionen mit apathogenen Trypanosomenarten und Leishmanien unzuverlässig. Trypanosomenspezifische IgM-Antikörper im Liquor beweisen die Diagnose Schlafkrankheit, bei der im Liquor auch alterierte Lymphozyten (Mott-Zellen) mit eosinophilen Einschlüssen und Vakuolen sowie eine erhöhte Eiweißkonzentration gefunden werden.

Trypanosoma cruzi muß im akuten Stadium im Blut mikroskopisch nachgewiesen werden. Im chronischen Stadium können praktisch nur spezifische DNS-Sequenzen mittels PCR nachgewiesen werden. PCR-Verfahren werden auch zum Erregernachweis in Geweben angewandt. EKG und Echokardiographie erfassen die Chagas-spezifischen Veränderungen der Erregungsleitung und der Kontraktilität des Myokards.

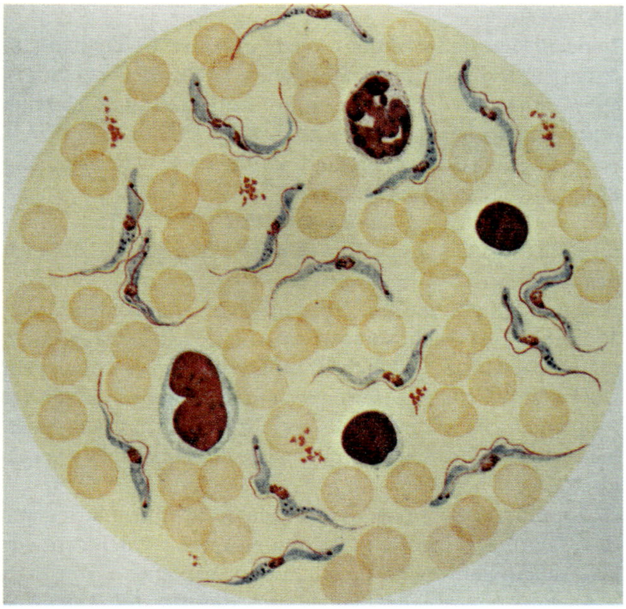

Abb. 101.4. Trypanosoma brucei rhodesiense im Blutausstrich mit blau angefärbtem Zytoplasma und rot angefärbtem Kern sowie undulierender Membran, Leukozyten; Giemsa-Färbung; Vergr. 1100:1. (Aus Gönnert u. Koenig 1968)

Therapie. Die Therapie der afrikanischen Trypanosomiasis muß möglichst früh begonnen werden. Im meningoenzephalitischen Spätstadium mit Erregernachweis im Liquor muß mit einer hoch toxischen Arsenverbindung (Melarsoprol) in Kombination mit Steroiden behandelt werden. Zuvor ist eine Infektion mit Amöben oder Strongyloides auszuschließen. Im Frühstadium kann Pentamidin oder Suramin eingesetzt werden, auch hier kann es jedoch zu erheblichen Nebenwirkungen kommen. Eventuell bietet Eflornithin (α-Difluormethyl-Ornithin, DFMO) bei Infektion mit T. gambiense eine wirksame und weniger toxische Alternative. Wegen der Seltenheit der Schlafkrankheit in Mitteleuropa wird hier auf die komplexen Empfehlungen zur Dosierung der Medikamente und zur Überwachung der Patienten in tropenmedizinischen Fachbüchern verwiesen.

Trypanosoma cruzi ist einer Therapie mit Nifurtimox (15 µg/kg KG/Tag in 3 ED über 60–90 Tage) oder Benznidazol (5–10 mg/kg KG/Tag in 2 ED über 30–60 Tage) zugänglich. Hier kann es zu gastrointestinalen und hämatologischen (cave G-6-PDH-Mangel), aber auch zu neurologisch-psychiatrischen Nebenwirkungen kommen. Die Anwendung von Allopurinol (8,5 mg/kg KG, max. 600 mg/Tag in 2 ED für 2 Monate) und Itraconazol (6 mg/kg KG, max. 400 mg/Tag für 4 Monate) mit Erfolgsraten von 44 bzw. 53 % wurde berichtet.

Myokarditis und Kardiomyopathie werden symptomatisch behandelt. Der Therapieerfolg wird klinisch und parasitologisch im Abstand von zunächst 3, später 6 Monaten über 3 Jahre nach Therapieende beurteilt; dabei sollte keine Parasiten-DNS mehr nachweisbar sein. Serologische Verfahren sind wegen der Persistenz von Antikörpern nicht aussagekräftig.

Prophylaxe. In der Reisemedizin spielen Infektionen mit Trypanosomen eine geringe Rolle. Eine Individualprophylaxe wird nicht empfohlen. Ziel von vorbeugenden Maßnahmen sind die Vektoren und die Reservoire. Tsetsefliegen werden durch Fliegenfallen und Insektizide bekämpft. Gegen die Besiedlung von Raubwanzen in Haushalten helfen glatte Oberflächen ohne Fugen, in denen sich Triatomen bevorzugt aufhalten. Zur Erkennung von Trypanosomen in Blut oder Blutprodukten werden ELISA-Verfahren eingesetzt. Eine Trypanosomenimpfung ist Gegenstand wissenschaftlicher Grundlagenforschung.

Literatur (s. Kap. 102, S. 834)

102 Helminthosen

M. B. Krawinkel

Lymphatische Filariosen

Epidemiologie und Infektionsweg. Erreger der lymphatischen Filariosen sind *Wuchereria bancrofti*, *Brugia malayi* und *B. timori*. Sie kommen in Süd- und Südostasien vor, wo ca. 80 Mio. Menschen Träger der Erreger sind. Daneben findet sich W. bancrofti auch in zahlreichen feuchtwarmen Endemiegebieten Amerikas und Afrikas einschließlich Nordafrika.

Die Mikrofilarien werden von Stechmücken der Arten Aedes, Anopheles, Mansonia und Culex übertragen. Der Mensch ist das Reservoir für W. bancrofti, bei Brugia sind es Säugetiere. Die Pathogenität der Infektionslarven wird nur durch den Wechsel zwischen Wirtsorganismus und Mücke gewährleistet. Mit Transfusionen übertragene Mikrofilarien reifen nicht zu Filarien heran. Auf Reisen und diaplazentar werden sehr selten Filariosen akquiriert, da wohl eine kritische Masse an Filarien, die zur Ausbildung der klinischen Symptomatik erforderlich ist, nicht erreicht wird.

Pathogenese, klinische Symptome und Diagnose. Nach einer extrem variablen Inkubationszeit von 4–64 Wochen befallen die Mikrofilarien die regionalen Lymphwege und -knoten. Akut kommt es zu einer Entzündung mit Beteiligung eosinophiler Granulozyten und Monozyten. In den Lymphgefäßen entwickeln sich die Mikrofilarien zu adulten Filarien, die die Lymphwege weiter schädigen. Abgestorbene adulte Filarien lösen eine Fremdkörperreaktion mit Makrophagenaktivierung, Stimulation von Fibroblasten und schließlich Kalzifizierung der toten Larven aus. Die Folgen sind Lymphangiektasien, Verlust des Klappenapparates der Lymphbahnen und ein chronisches Lymphödem. Neben den Beinen (Elephantiasis) ist häufig das Skrotum betroffen: es kommt zu

Orchitis, Epididymitis und Funikulitis sowie zu einer Hydrocele testis. Bei Befall tiefer mesenterialer Lymphknoten durch Verschleppung der Filarien kann das Bild eines akuten Abdomens auftreten. Durch Ruptur von Lymphknoten können äußere Ulzera oder Lymphabflüsse in den Harntrakt (Chylurie) oder in die freie Bauchhöhle (chylöser Aszites) entstehen.

Nach dem Befall der inguinalen Lymphknoten breitet sich die Entzündung der Lymphbahnen zentrifugal aus. An die akute Manifestation der Filariose schließt sich ein chronisches Stadium an: zwischendurch auftretende Phasen der Besserung werden kürzer und seltener, ein chronisches Lymphödem prägt sich immer stärker aus.

Aufgrund einer immunologischen Hyperreaktion kann sich ein tropisches eosinophiles Lungeninfiltrat *(tropische pulmonale Eosinophilie, TPE; Löffler-Syndrom)* ausbilden, bei dem sich in Lunge, Leber und Milz im Durchmesser bis zu 5 mm große eosinophile Granulome finden. Husten, eitriges Sputum und Dyspnoe sind die unmittelbaren Symptome; selten entwickelt sich eine Lungenfibrose mit pulmonaler Hypertonie.

Die Diagnose basiert auf klinischem Bild, serologischem Nachweis von spezifischen Antikörpern und Erregernachweis. Mikrofilarien finden sich 3–7 Monate nach der Infektion im Blut. Neben der nativen Untersuchung sind Giemsa-gefärbte Blutausstriche oder Konzentrationsverfahren hilfreich. Nach Gabe von Diethylcarbamazin (DEC) werden Mikrofilarien in die Blutbahn ausgeschwemmt. Eine artspezifisch variable Diurnalität erfordert Blutentnahmen zwischen 22 und 24 Uhr, um Erreger im Blut nachzuweisen. Von den pathogenen Arten müssen apathogene (z.B. Mansonella) morphologisch unterschieden werden.

Bereits 1–2 Wochen nach der Infektion findet sich im Blutbild eine Eosinophilie. Serologische Verfahren sind durch Kreuzreaktionen belastet. Molekularbiologisch können Subspezies zu wissenschaftlichen Zwecken differenziert werden.

Adulte Filarien können auch sonographisch erfaßt werden.

Therapie und Prophylaxe. Lymphatische Filariosen werden mit Diethylcarbamazin (DEC) behandelt; die Dosierung beträgt 6 mg/kg KG/Tag in 3 ED p.o. über 14–21 Tage. Obwohl DEC gegen Mikro- und Makrofilarien wirkt, können einzelne adulte Filarien überleben und neue Krankheitsschübe auslösen. Daher muß das Behandlungsschema oft mehrfach wiederholt werden. Bei hoher Mikrofilariendichte stellen sich unter der Therapie grippale Symptome, Urtikaria und eine reversible Bronchialobstruktion ein. Gegen die Mikrofilarien allein kann auch eine Einzeldosis von 6 mg/kg KG DEC oder 400 µg/kg KG Ivermectin gegeben werden. Bei diesem Vorgehen muß vorher eine Infektion mit Onchocerca volvulus ausgeschlossen werden. Das tropische eosinophile Lungeninfiltrat bessert sich, obwohl es ein Immunphänomen ist, nur nach Gabe von DEC über 14 Tage. Eine evtl. vorliegende subklinische Malaria kann unter DEC exazerbieren.

Eine individuelle Expositionsprophylaxe – wie gegen Malaria – ist sinnvoll, auch wenn bei Reisen die Zahl der übertragenen Mikrofilarien in der Regel nicht für die Entstehung einer Filariose ausreicht.

Onchozerkose

Epidemiologie und Infektionsweg. Die großen weiblichen (15–20 cm) und die kleinen männlichen (2–8 cm) Formen von *Onchocerca volvulus* kommen im Tropengürtel von Afrika und Amerika sowie auf der arabischen Halbinsel vor. Weltweit gelten 18 Mio. Menschen als infiziert. Lokal sind die Endemiegebiete entlang von fließenden Gewässern, in denen der Überträger, die Kriebelmücke der Gattung Simulium, Brutplätze anlegt. Der infizierte Mensch ist zugleich das Reservoir.

Simulien stechen tagsüber und infizieren dabei den Menschen mit Onchocercalarven, die sich in 1–2 Jahren zu männlichen und weiblichen reifen Würmern entwickeln. Die reifen Würmer plazieren sich thermotaktisch unter der Haut in *Onchozerkomen.* Die weiblichen Formen entlassen bis zu 1000 Mikrofilarien pro Tag in die Haut und in das subkutane Gewebe.

Simulien nehmen bei der Blutmahlzeit Mikrofilarien aus der Haut des Infizierten auf; binnen etwa 1 Woche entwikkeln sich in der Mücke die infektiösen Larven.

In Endemiegebieten schlägt sich die mit der Onchozerkose assoziierte Morbidität auch wirtschaftlich nieder. Auf Reisen werden extrem selten Infektionen mit O. volvulus erworben.

Pathogenese, klinische Symptome und Diagnose. Die adulten Würmer lösen eine Art Fremdkörperreaktion aus, bei der die Parasiten mit einer Bindegewebskapsel umgeben werden. In den afrikanischen Endemiegebieten sind diese derben und indolenten, verschieblichen oder fixierten Onchozerkome meist inguinal, laterofemoral oder sakral lokalisiert – selten auch an Brustwand, Kopf, Knie oder Fuß - und erreichen eine Größe von 0,5–10 cm im Durchmesser. In den amerikanischen Verbreitungsgebieten finden sich ca. 50 % aller Onchozerkome an Brustkorb oder Kopf.

In der Haut verursachen die Mikrofilarien zunächst eine juckende Onchodermatitis mit teilweiser Depigmentierung („leopard skin", oft prätibial). Später entwickeln sich Verhornungsstörungen sowie perivaskuläre Infiltrate. Langfristig kommt es zur Hautatrophie. Ein massiver Befall mit O. volvulus führt zu einer reversiblen Immundefizienz.

Neben der generalisierten Onchozerkose kommt eine regional begrenzte Form vor *(Sowda)*, die vermutlich als Folge einer Immunreaktion begrenzt bleibt. Ein faziales ödematöses Erythem mit Fieber findet sich bei Infizierten in Zentralamerika. Kürzlich konnten Wolbachia-Bakterien als Endosymbionten der Makrofilarien identifiziert werden, die für die Vitalität der Würmer und die Reifung der Mikrofilarien notwendig sind.

Die Diagnose der kutanen Manifestation einer Onchozerkose erfolgt durch den Nachweis von Mikrofilarien in der Haut, für den ein oberflächliches Biopsat („skin snip") in 0,9 % NaCl-Lösung für 6–12 h eingelegt wird. Die mobilen Mikrofilarien sind mit dem Mikroskop in der Lösung erkennbar. Führt dieses Vorgehen nicht zum Erfolg und besteht der Verdacht weiter, so kann nach Ausschluß einer Augenbeteiligung durch einmalige orale Gabe von 50 mg Diethylcarbazin (DEC) die Chance gesteigert werden, die Erreger nachzuweisen. Weiterhin bewirkt DEC einen Untergang von Mikrofilarien, was in der Haut zu Ödemen, Pruritus und einem Exanthem führt (Mazotti-Reaktion). Falschpositive Reaktionen treten bei Infektionen mit apathogenen Dipetalonemaarten auf.

Bei klinischem Verdacht auf Onchozerkose können spezifische Antikörper bestimmt werden. Ab der 2. Krankheitswoche findet sich im Differentialblutbild eine Eosinophilie.

Im Auge sind Mikrofilarien überall verbreitet und verursachen lokal entzündliche Veränderungen (Keratitis, Iridozyklitis, Retinitis, Neuritis). Mit der Spaltlampe können Mikrofilarien im Kammerwasser sowie in der Kornea nachgewiesen werden. Weiterhin finden sich Keratitiden und Narben.

Therapie und Prophylaxe. Vor Diethlycarbazin ist heute Ivermectin das Standardmedikament zur Therapie der Onchozerkose. Nach einer Einmalgabe von 150 µg/kg KG tötet es die Mikrofilarien ab und unterbindet die Bildung von Mikrofilarien in den Weibchen zumindest zeitweise ohne schwere Nebenwirkungen. Über die Anwendung in Schwangerschaft und Stillperiode sowie bei Kindern unter 5 Jahren liegen noch wenig Erfahrungen vor. Da von einer wieder auflebenden Aktivität der adulten Würmer auszugehen ist, muß in Abständen von 6 Monaten nachuntersucht und -behandelt werden. Adulte Würmer in zugänglichen Lokalisationen werden chirurgisch entfernt; eine Suramintherapie ist wegen schwerer Nebenwirkungen kontraindiziert. Zukünftig wird auch eine Antibiotika-Therapie zur Abtötung der Wolbachien zur Verfügung stehen.

Eine spezifische individuelle Prophylaxe der Onchozerkose wird nicht empfohlen. Wie bei den anderen Filariosen ist eine Expositionsprophylaxe (z.B. durch Repellentien) sinnvoll, bei tagaktiven Insekten jedoch nur bedingt möglich. Auf Bevölkerungsebene sind Massenbehandlung und Vektorkontrolle die wichtigsten Ansatzpunkte. Da infizierte Menschen Reservoirfunktion haben, ist deren Behandlung zugleich eine prophylaktische Maßnahme.

Loiasis

Epidemiologie und Infektionsweg. *Loa-Loa* ist verbeitet in den Regenwäldern des zentralafrikanischen Tropengürtels. Dort finden sich an einzelnen Orten Prävalenzraten bis zu 30 % der Bevölkerung. Die Larven werden von tagaktiven Bremsen (Chrysops) übertragen. Das Reservoir sind infizierte Menschen.

Pathogenese, klinische Symptome und Diagnose. Aus den bei der Infektion übertragenen Larven entwickeln sich binnen 1/2–1 Jahr adulte 5–7 cm lange weibliche und kleinere männliche Formen. Untergehende Mikrofilarien im Blut und adulte Filarien im subkutanen Bindegewebe lösen allergische Reaktionen aus. Klinisch finden sich Pruritus und lokalisierte Ödeme (Calabar-Schwellungen) mit spontaner Regression. In den Konjunktiven verursachen Loa-Loa-Filarien einen Juckreiz und können für Zeiträume von 15 min äußerlich sichtbar sein.

Blutuntersuchungen auf Mikrofilarien zur Mittagszeit und die Beobachtung der adulten Filarien am Auge sichern die Diagnose. Zur Erhöhung der Chance, die Mikrofilarien zu finden, kann wie bei der lymphatischen Filariasis eine Dosis Diethylcarbazin gegeben werden.

Therapie und Prophylaxe. Die Behandlung der Loiasis erfolgt mit Diethylcarbazin, das beginnend mit 1,5 mg/kg KG langsam auf 6 mg/kg KG/Tag gesteigert und für 3 Wochen angewandt wird. Bei hoher Dichte der Mikrofilarien ist mit erheblichen Nebenwirkungen (u.a. Enzephalopathie) zu rechnen; daher sollte eine initiale antiphlogistische Begleitmedikation mit Prednison erfolgen. Alternativ zu DEC können 400 mg Albendazol/Tag p.o. in 2 ED für 3 Wochen gegeben werden.

Eine spezifische Prophylaxe wird nicht empfohlen.

Drakunkulose

Epidemiologie und Infektionsweg. *Dracunculus medinensis*, der Guinea-Wurm, ist der Erreger dieser Krankheit, die nur noch in wenigen Trockengebieten Afrikas, insbesondere im Sudan und in Nigeria vorkommen soll. Zwischenwirt ist ein ca. 13 mm großer Süßwasserkrebs, mit dem die Larven durch kontaminiertes Trinkwasser in den menschlichen Organismus gelangen.

Pathogenese, klinische Symptome und Diagnose. Nach Perforation der Darmwand und Passage des Peritoneums wandern die Larven thermotaktisch ins subkutane Gewebe. Die weiblichen Formen erreichen eine Länge von bis zu 80 cm, die männlichen, die nach der Befruchtung der Weibchen absterben, lediglich 4 cm. Die befruchteten Weibchen setzen ihren Weg subkutan fort in Richtung auf die untere Extremität. Nach ca. 1 Jahr penetriert der bis zu 100 cm lange Wurm bei Kontakt mit Wasser die Haut – oft im Bereich des Sprunggelenks – und entläßt durch Aufplatzen des Endes die Larven.

Klinisch imponiert schon vor dem äußeren Erscheinen des Wurms seine filiforme Struktur mit schlängelnden Bewegungen in der Subkutis. Unmittelbar vor dem Austreten des Wurms kommt es zur Bildung einer Blase, deren Übergang in ein Geschwür Juckreiz und Schmerz verursacht. In diesem Stadium kommt es toxisch und durch Immunphänomene verursacht zu Fieber, Übelkeit, Erbrechen, Dyspnoe oder Ödemen im Gesicht. Lokal kann eine vorzeitige Abgabe von Larven zu sterilen Abszessen und/oder Arthritiden führen. Bakterien können das Ulkus infizieren.

Therapie und Prophylaxe. Eine spezifische Therapie ist möglich mit 25 mg/kg KG (max. 750 mg) Metronidazol/Tag p.o. in 3 ED für 10 Tage. Nachteilig ist, daß absterbende Würmer Entzündungen verursachen und evtl. verkalken. Dies kann besonders bei atypischen Lokalisationen in inneren Organen Probleme verursachen. Im typischen Fall wird der Wurm vorsichtig gefaßt und um ein Hölzchen gewickelt. Damit der Wurm nicht reißt und der Rest nicht im Körper verbleibt, darf kein Zug ausgeübt werden, d.h., die Prozedur dauert je nach Länge des Wurms Tage und Wochen. Gegen lokale Infektionen hilft Betupfen mit antiseptischen Lösungen; ggf. muß gegen Tetanus geimpft werden. Die Prophylaxe besteht in der Aufbereitung des Trinkwassers.

Askariasis

Epidemiologie und Infektionsweg. Erreger ist der Spulwurm *Ascaris lumbricoides*, selten *A. suum*. Er kommt weltweit vor und wird fäkooral übertragen. Die Ableitung ungeklärter Fäkalien, das unregulierte Absetzen von Stuhl außerhalb geeigneter Latrinen und die Verwendung als Düngemittel kontaminieren Böden, Gemüse und Salate. Fliegen übertragen Wurmeier auf exponierte Nahrungsmittel.

Die weiblichen Formen legen ca. 2–3 Monate nach der Infektion die ersten Eier (über 100 000/Tag). Die mit dem Stuhl ausgeschiedenen Eier müssen einen extrakorporalen Entwicklungsschritt (Embryonierung) durchlaufen, bevor sie, je nach Temperatur, nach Wochen bis Monaten infektiös werden.

Pathogenese, klinische Symptome und Diagnose. Nach der Ingestion schlüpfen die Larven im Dünndarm und gelangen über die Pfortader, die Leber und das Herz in den Lungenkreislauf. Aus den Kapillaren dringen die Larven in die Alveolen und Bronchien ein. Über Trachea via Kehlkopf und Ösophagus erreichen die Larven dann erneut den Dünndarm. Dort entwickeln sich die 15–45 cm langen geschlechtsreifen Würmer. Während die Pathogenität der adulten Würmer überwiegend darin besteht, daß sie ein mechanisches Hindernis im Darmlumen bilden oder in die Gallengänge einwandern können, verursachen die heranreifenden Würmer während der Lungenpassage eosinophile Infiltrate entlang der Bronchien (Löffler-Syndrom). Eine immunvermittelte Abwehr kommt durch Bildung von IgE und Stimulation eosinophiler Granulozyten und Mastzellen zustande. Symptome der Askariasis sind Husten, Dyspnoe und evtl. Fieber in der 2. Woche nach der Infektion. Nach ca. 1–2 Monaten treten Übelkeit, Erbrechen und Bauchschmerzen auf. Dies kann zum einen auf eine Behinderung der Darmpassage bis hin zum mechanischen Ileus zurückzuführen sein, zum anderen können hepatobiliäre Komplikationen der Grund sein. Sie reichen von der einfachen mechanischen Cholestase bis zu Cholangitis, Leberabszessen oder granulomatöser Hepatitis. Selten dringen Askariden auch in den Ductus pancreaticus ein.

Pathognomonisch ist das Aushusten oder Erbrechen der Larven während der Trachea- und Ösophaguspassage oder die Ausscheidung mit dem Stuhl. Wurmeier können lichtmikroskopisch identifiziert werden (Abb. 102.1). Bei der Sonographie des Abdomens können die reifen Würmer im Darm oder in den Gallenwegen dargestellt werden.

Therapie und Prophylaxe. Zahlreiche Anthelmintika sind wirksam gegen Ascaris (Piperazin, Pyrantel, Levamisol, Flubendazol und Fenbendazol). Empfohlen wird Albendazol (Einmaldosis von 15 mg/kg KG, max. 400 mg) oder Mebendazol (200 mg/Tag in 2 ED über 3 Tage). Bei Befall der Gallenwege oder Ileus müssen die Würmer evtl. endoskopisch oder operativ entfernt werden. Zur Linderung der Beschwerden während der Lungenpassage können Steroide systemisch oder inhalativ angewandt werden.

Als Individualprophylaxe sind alle Maßnahmen zur Unterbindung der fäkooralen Übertragung sinnvoll. Massenbehandlungen reduzieren die Prävalenz kurzzeitig, müssen aber von Verbesserungen der Hygiene begleitet sein.

Ankylostomiasis

Epidemiologie und Infektionsweg. Die Ankylostomiasis wird durch regional unterschiedliche Wurmarten verursacht:

- *Ancylostoma duodenale* im gesamten Mittelmeerraum und Südamerika,
- *Necator americanus* in Amerika, Süd- und Südostasien sowie im Pazifikraum und
- *A. ceylonicum* in Süd- und Ostasien.

Die Larven penetrieren intakte Haut oder werden mit Trinkwasser oder kontaminierter Nahrung aufgenommen. Auch Muttermilch kommt als seltene Infektionsquelle in Betracht. Vom Infektionsort gelangt die Larve über den venösen Blutstrom in den Lungenkreislauf, wo sie das Gefäßbett durch-

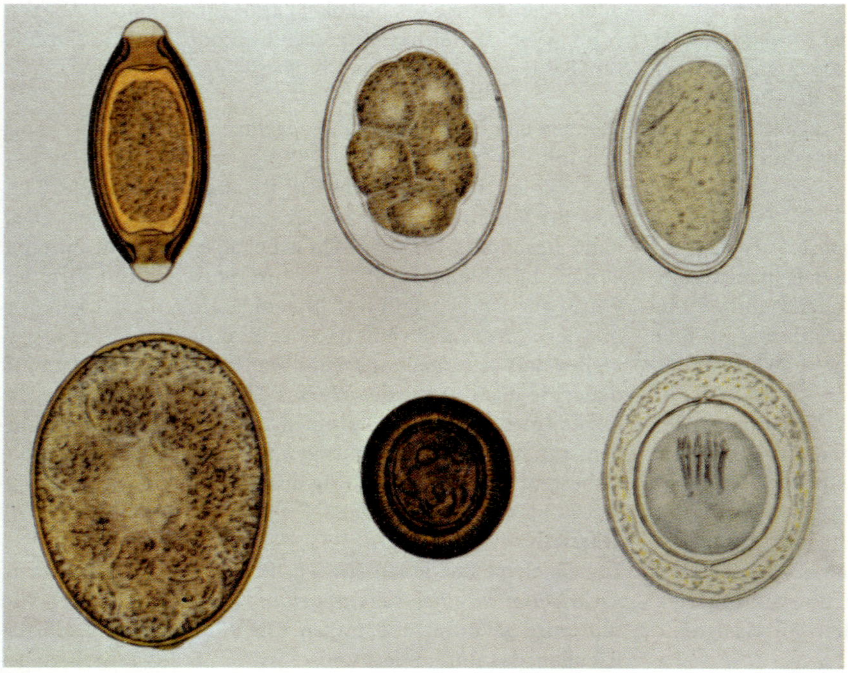

Abb. 102.1. Helminthen-Eier: Trichiuris trichiura, Ancylostoma duodenale, Enterobius vermicularis (*obere Reihe von links nach rechts*); Diphyllobotrium latum, Taenia saginata und Taenia solium, Hymenolepis nana (*untere Reihe von links nach rechts*); nativ; Vergr. 650:1. (Aus Gönnert u. Koenig 1968)

bricht, mit dem Schlag des Flimmerepithels tracheaaufwärts transportiert wird und dann über die Speiseröhre in den Darm gelangt. Dort erfolgt die Entwicklung der geschlechtsreifen Formen. Etwa 6–9 Wochen, manchmal aber auch erst Monate nach der Infektion beginnt das ca. 1 cm lange Weibchen, täglich bis zu 30 000 Eier abzugeben. Extrakorporal reifen diese Eier zu den infektiösen Larven heran.

Ancylostoma braziliense ist weltweit als Erreger von *Larva migrans cutanea* zu finden.

Pathogenese, klinische Symptome und Diagnose. An der Eintrittstelle der Larven tritt eine lokale Entzündung mit Juckreiz und Erythem auf. Die Lungenpassage kann von Symptomen einer Bronchitis begleitet sein. Die reifen Würmer setzen sich an der Dünndarmschleimhaut fest und saugen Blut. Dabei reichen 10 Würmer aus, um einen Verlust von 1–5 ml/Tag herbeizuführen. Das klinische Bild ist gekennzeichnet von den Folgen der Anämie und des Eiweißverlusts, die sich über Wochen und Monate entwickeln. Bei sehr gutem Ernährungszustand und geringer Anzahl von Würmern kommt es zur Spontanheilung bzw. zu einem subklinischen Verlauf.

Wurmeier im Stuhl sichern die Diagnose. Daneben ist eine Anzucht der Larven aus den Eiern möglich (Röhrchenkultur nach Harada-Mori).

Bei der Larva migrans cutanea durchlaufen die eingedrungenen Larven keine weitere Entwicklung, sondern wandern für einige Wochen im subkutanen Gewebe nahe der Eingangsstelle an der unteren Extremität umher und verursachen eine lokale Entzündung.

Therapie und Prophylaxe. Zur Therapie der Ankylostomiasis wird entweder Mebendazol (200 mg p.o. in 2 ED für 3 Tage) oder Albendazol (Einmaldosis von 15 mg/kg KG, max. 400 mg p.o.) gegeben. Bei A. braziliense wird lokal mit Tiabendazol-Suspension (10 %) mehrfach täglich über 2–7 Tage behandelt. In hartnäckigen Fällen kann Mebendazol oral gegeben werden.

Die Prophylaxe besteht im Tragen von Schuhen oder Sandalen und im Vermeiden der Aufnahme von Larven mit Nahrung und Trinkwasser.

Trichuriasis

Epidemiologie und Infektionsweg. Die Prävalenz der Peitschenwurm-Infektion (*Trichuris trichura*, seltener *T. suis* und *T. vulpis*) ist in einzelnen Regionen tropischer Länder mit bis zu 90 % sehr hoch. Menschen und Affen sind natürliche Reservoire. Die Eier mit den infektiösen Larven werden mit kontaminierter Nahrung aufgenommen. Im Dünndarm entwickeln sich die Larven, teilweise intrazellulär und teilweise intraluminal, bevor sie ins Kolon vordringen. Die Weibchen legen täglich mehr als 1000 Eier, in denen sich extrakorporal embryonale infektiöse Larven entwickeln.

Pathogenese, klinische Symptome und Diagnose. Die adulten Würmer verursachen eine Kolitis mit Infiltraten eosinophiler Granulo-, Mono- und Lymphozyten. Im peripheren Differentialblutbild kann eine Eosinophilie auffallen. Nichtwäßrige Diarrhöe mit oder ohne Schleim und Blut sind klinische Zeichen der Trichuriasis im Kindesalter. Eine ileozökale Invagination bei schwerem Trichiurisbefall ist beschrieben. Anämie, Unterernährung mit Rektumprolaps und Entwicklungsverzögerung sind Folgen einer Trichuriasis. Die Diagnose wird durch den Nachweis der Wurmeier im Stuhl gesichert. Die 3–5 cm langen Peitschenwürmer sind bei Rektumprolaps auch äußerlich zu sehen.

Therapie und Prophylaxe. Es gelten die unter Askariasis beschriebenen Maßnahmen, allerdings wird in schweren Fällen auch Albendazol 3mal an 3 aufeinanderfolgenden Tagen gegeben.

Strongyloidiasis

Epidemiologie und Infektionsweg. *Strongyloides stercoralis* kommt in feuchtwarmen Regionen der Tropen und Subtropen vor. Selten ist *S. fuelleborni* für Infektionen des Menschen verantwortlich.

Mit dem Stuhl werden infektiöse Larven ausgeschieden, die entweder extrakorporal heranreifen und Eier produzieren *(indirekter Entwicklungszyklus)* oder die Haut bei Kontakt mit Stuhl durchdringen und über die Blutbahn in den kleinen Kreislauf gelangen; nach Übertritt in die Alveolen wandern die Larven über Trachea und Ösophagus in den Dünndarm. Dort entstehen reife 2 mm lange weibliche und 0,7 mm lange männliche Formen. Etwa 2–3 Wochen nach Infektion werden Eier abgelegt *(direkter Entwicklungszyklus)*, aus denen schon im Darm Larven schlüpfen. Die im Darm geschlüpften Larven können auch zu infektiösen Formen reifen, die durch die Mukosa *(interne Autoinfektion)* oder bei Stuhlverschmieren auf der Haut *(externe Autoinfektion)* eine Wiederinfektion verursachen. Auch Laborinfektionen mit Strongyloides kommen vor, wenn kontaminierte Proben ohne Handschuhe bearbeitet werden.

Pathogenese, klinische Symptome und Diagnose. Sowohl im Bereich der Penetrationsstelle der Haut *(Larva currens)* als auch während der Passage durch Lunge und Bronchien entwickelt sich eine transiente lokale Entzündung. Die Lungenpassage ist – ähnlich wie bei Ascaris – von Husten, Dyspnoe und/oder Fieber begleitet. Im Darm treten entzündliche Schleimhautveränderungen und Blutungen auf.

Die Stimulation des Immunsystems führt zu einer Antikörperanwort, die nicht protektiv ist und keine Immunität hinterläßt. Bei Immundefizienz kann aus einer chronisch-persistierenden Infektion eine hyperinfektive Strongyloidiasis entstehen. Dabei nimmt die Zahl der Würmer und Larven im Organismus so stark zu, daß es zu einer Generalisierung mit Befall innerer Organe kommt.

Klinisch kann – bei externer Autoinfektion perianal – die Larva currens als serpinginöses Exanthem imponieren. Epigastrische Schmerzen, zeitweilige Diarrhöen und eine Eosinophilie im peripheren Blutbild sind weitere Hinweise. Unter immunsuppressiver Therapie und bei AIDS führt die Krankheit zu einem Malabsorptionssyndrom mit chronischen Durchfällen und Steatorrhöe, im Extremfall zu nekrotisierender Entzündung der Darmwand. Auch eine Verschleppung der Larven ins ZNS mit konsekutiver Meningitis oder Abszessen kommt vor.

Die Diagnose beruht klinisch auf der Kombination aus Urtikaria, Bauchschmerzen und Durchfällen; im Blutbild findet sich eine Eosinophilie; der Erreger wird in Stuhl oder Duodenalsekret nachgewiesen. Eventuell sind Konzentrationsverfahren (nach Baermann) erforderlich. Bei hyperinfektiöser Strongyloidiasis können auch Larven in Sputum oder Liquor auftreten. Ein serologischer Nachweis ist ebenfalls möglich.

Therapie und Prophylaxe. Albendazol (15 mg/kg KG, max. 400 mg/Tag p.o. in 1 ED über 3 Tage) ist das Mittel der Wahl. Recht gut wirksam ist auch Ivermectin (200 µg/kg KG/Tag p.o. in 1 ED über 3 Tage). Stuhlkontrollen und ggf. eine Wiederholung der Therapie nach 3 Wochen werden empfohlen, da Autoinfektionen häufig sind.

Die hyperinfektive Strongyloidiasis wird bevorzugt mit Tiabendazol (50 mg/kg KG, max. 3 g/Tag p.o. in 2 ED über 3 Tage) behandelt. Albendazol in der genannten Dosierung kann bei primärem Therapieversagen eingesetzt werden.

Die prophylaktischen Maßnahmen sind dieselben wie bei der Ankylostomiasis. Wegen der besonderen Gefahr für immundefiziente Patienten sollte vor einer immunsuppressiven Therapie oder bei Verdacht auf AIDS immer ein parasitologischer Ausschluß von Strongyloides und ggf. eine Therapie erfolgen.

Enterobiasis/Oxyuriasis

Epidemiologie und Infektionsweg. *Enterobius vermicularis (Oxyuris)* kommt weltweit vor. Er wird fäkooral übertragen und verbreitet sich rasch in Gruppen von Kindern im Kleinkindesalter („secretion-sharing age").

Die infektiösen Eier werden durch kontaminierte Gegenstände oder Nahrung oral aufgenommen; im Duodenum schlüpfen die Larven und erreichen im Zökalbereich des Kolons die Geschlechtsreife. Weibliche Formen sind 8–12 mm lang, männliche 2–5 mm. Zur Eiablage wandern die weiblichen Würmer transanal bis in die Perianalregion. Die ca. 10 000 Eier einer Ablage werden binnen Stunden infektiös und bleiben es für Tage bis Wochen.

Pathogenese, klinische Symptome und Diagnose. Wo die Würmer adhärieren, entwickelt sich in der Darmmukosa eine leichte bis mäßiggradige Reizung. Perianal, perineal und im Vulvabereich treten Juckreiz und Rötung auf. Bei Befall der Appendix, des Uterus, der Salpingen und evtl. der Bauchhöhle bilden sich im Rahmen einer entzündlichen Reaktion eosinophile Granulome. Bei Vulvovaginitis ist immer auch an Oxyuren zu denken.

Der Nachweis der Eier erfolgt mittels eines perianal für eine Nacht angebrachten Klebestreifens oder im Stuhl.

Therapie und Prophylaxe. Mebendazol (100 mg) oder Albendazol (15 mg/kg KG, max. 400 mg) als Einmaltherapie reicht in der Regel aus. Da Reinfektionen nicht selten sind, wird die Therapie nach 2–3 Wochen wiederholt. Oxyuren treten häufig als Gruppeninfektion auf. Daher sollte neben dem Indexfall auch die Umgebung untersucht und ggf. behandelt werden.

Die Prophylaxe – auch der Reinfektion – besteht in konsequenter Unterbindung eines Kontakts zwischen Stuhl bzw. Perianalregion und Händen. Konsequentes Händewaschen nach jedem Stuhlgang sowie häufiges Waschen von Bettwäsche und Schlafbekleidung werden empfohlen.

Toxocariasis

Epidemiologie und Infektionsweg. *Toxocara canis* kommt weltweit als Ursache der okulären oder viszeralen *Larva migrans* vor. Infizierte Hunde scheiden die Eier mit dem Kot aus. Extrakorporal müssen sie 3–4 Wochen zu infektiösen „embryonierten" Eiern reifen. Bei Kleinkindern, die mit Hundekot in Berührung kommen, besteht die Gefahr, daß sie die Eier mit Nahrung, Trinkwasser oder Erde/Sand aufnehmen.

Pathogenese, klinische Symptome und Diagnose. Die Larven schlüpfen im Dünndarm und penetrieren die Mukosa. Im menschlichen Organismus reifen sie nicht zu adulten Würmern heran. Bevor und wenn die Larven absterben, können sie jedoch granulomatöse Entzündungen mit Infiltraten eosinophiler Granulozyten in Leber, Lunge, Gehirn und/oder Auge verursachen. Die Zahl der Larven, die Entzündungsreaktion und die befallene Struktur determinieren die Schwere des Krankheitsbildes. Besonders gefürchtet sind die Komplikationen am Auge (Retinitis, Iridozyklitis), die zur Erblindung führen können.

Diagnostisch ist die ausgeprägte Eosinophilie im Differentialblutbild wegweisend. Ein direkter Erregernachweis ist die Ausnahme. Gesichert wird die Diagnose serologisch.

Therapie und Prophylaxe. Ein sicher larvizides Medikament kann nicht empfohlen werden. Albendazol (15 mg/kg KG, max. 400 mg p.o. in 1 ED) und Mebendazol sind in Einzelfällen mit klinischem Erfolg angewandt worden. Versucht wird Diethylcarbamazin (9 mg/kg KG/Tag in 3 ED über 21 Tage). Tiabendazol (50 mg/kg KG/Tag in 2 ED über 6 Tage) kann ebenfalls eingesetzt werden. Vor jeder kausal orientierten Therapie ist ein evtl. Befall des Auges zu diagnostizieren, da dann systemisch mit Prednison (2 mg/kg KG/Tag) vorbehandelt werden sollte, um die Entzündungsreaktion auf die absterbenden Larven im Auge so gering wie möglich zu halten.

Als Prophylaxe für den Menschen werden Hunde und Katzen in der Umgebung behandelt. Hunde sollten von Kinderspielplätzen ferngehalten werden. Durch Boden- bzw. Sandaustausch kann das Risiko einer Infektion vermindert werden.

Trichinose

Epidemiologie und Infektionsweg. *Trichinella spiralis* ist der weltweit verbreitete Erreger der Trichinose. Wild- und Haustiere sind Zwischenwirte. Da die Larven in Zysten in der Muskulatur der Tiere leben, werden sie mit unzureichend gekochtem oder gebratenem Fleisch aufgenommen. Aus den in den Zysten sitzenden Larven entwickeln sich im Dünndarm geschlechtsreife männliche und weibliche Würmer. Die weiblichen Formen produzieren bereits ca. 1 Woche nach der Infektion Larven, die die Mukosa penetrieren und über die Blutbahn in alle Organe sowie in die quergestreifte Muskulatur gelangen. Nur dort bilden sie die typischen Zysten.

Pathogenese, klinische Symptome und Diagnose. Auch Trichinellalarven lösen eine Entzündungsreaktion mit lokalem Ödem und Infiltraten eosinophiler Granulozyten aus. Die Zysten können verkalken oder auch nach jahrelangem Verlauf noch vitale Larven enthalten.

Die reifen Würmer können eine unspezifische gastrointestinale Symptomatik verursachen. Später treten Muskelschmerzen, Quincke-Ödeme, Fieber und Konjunktivitis auf. Urtikarielle Exantheme und petechiale Hautblutungen sind nicht selten. Myokardbefall führt zu Erregungsrückbildungsstörungen im EKG. Bei ZNS-Befall ist mit neurologischen Symptomen und evtl. mit Krampfanfällen zu rechnen.

Eosinophilie im Differentialblutbild sowie der Nachweis von Antikörpern der Klassen IgG und IgE sind diagnostisch wegweisend; der Befall der Muskulatur führt zu einem Anstieg der Kreatinkinase. Larven können nach Filtration im Blut, evtl. im Liquor und im Muskelgewebe nachgewiesen werden.

Therapie und Prophylaxe. Die Therapie der Wahl ist die Gabe von Albendazol (15 mg/kg KG, max. 400 mg/Tag in 2 ED über 6–10 Tage) oder Mebendazol (60 mg/kg KG, max. 1,5 g/Tag in 3 ED über 5 Tage). Bei fortgeschrittener Krankheit sollte mit Prednison (1 mg/kg KG/Tag) vorbehandelt werden, um die lokale Entzündungsreaktion abzuschwächen.

Die Individualprophylaxe besteht darin, ungenügend gegartes Fleisch konsequent zu meiden; Erhitzen auf 60 °C reicht aus, um die Larven abzutöten. Durch Einfrieren von Fleisch ist dies nicht garantiert. Die Massenprophylaxe besteht in der Fleischbeschau von Schlachttieren.

Weitere Nematoden-Infektionen

Die meisten Infektionen mit enteralen Nematoden verlaufen asymptomatisch (Tabelle 102.1).

Schistosomiasis/Bilharziose

Epidemiologie. Die Schistosomiasis (Bilharziose) wird beim Menschen durch 5 Arten von *Schistosomen* hervorgerufen (Tabelle 102.2). Zahlreiche andere Zerkarienarten, die in Süßwasserseen auch in Deutschland vorkommen, verursachen eine oberflächliche Zerkariendermatitis („swimmer's itch").

In Afrika, besonders im Niltal, finden sich Schistosoma haematobium und Sch. mansoni nebeneinander und im Individuum als Doppelinfektion.

Infektionsweg. Die Eier gelangen aus der Blutbahn in das Lumen von Darm oder Harnwegen und werden mit der Miktion oder Defäkation ausgeschieden. In den Eiern sind Larven *(Mirazidien)* bereits entwickelt. Sie müssen im Wasser eine als Zwischenwirt geeignete Wasserschnecke finden und in sie eindringen. Dort entwickeln sich über Sporozysten die Zerkarien. Menschen werden perkutan oder durch die Schleimhaut infiziert, wenn sie in kontaminiertem Wasser baden oder es trinken. Die eingedrungenen Zerkarien werden nach Verlust des Ruderschwanzes *Schistosomulae*. Von der Eintrittstelle über die venösen Blutgefäße werden sie in den kleinen und später in den großen Kreislauf transportiert. Die Entwicklung zu den reifen weiblichen und männlichen Formen erfolgt dann in den Venen des Beckenraums und im Pfortadersystem. Die männlichen Formen halten je ein Weibchen in einer ventralen Rille des ca. 15 mm langen Wurmkörpers. Die Weibchen sind dünner und ca. 11/2mal so lang wie die Männchen und legen bis zu 3000 Eier ab. Als Nahrung dienen Erythrozyten.

Pathogenese. Neben den stark immunogenen Eiern geben auch die adulten Würmer immunogene Substanzen ab; beide lösen sowohl eine humorale als auch eine MHC-kontrollierte zelluläre Immunantwort aus, die die Zahl der Schistosomulae bei Neu- oder Reinfektionen dezimiert. Die reifen Würmer sind durch immunmodulierende Effekte geschützt.

Tabelle 102.2. Humanpathogene Schistosomen, Vorkommen und Lokalisation

Art	Vorkommen	Lokalisation der adulten Würmer
Sch. haematobium	Afrika, westliches Asien	Harnblasenvenen
Sch. mansoni	Afrika, Süd- und Mittelamerika	Untere Mesenterialvenen
Sch. intercalatum	Zentralafrika	Mesenterialvenen
Sch. japonicum	Ostasien	Obere Mesenterialvenen
Sch. mekongi	Indochina	Mesenterialvenen

Tabelle 102.1. Weitere Nematoden-Infektionen als seltene Krankheitsursachen

Art	Vorkommen und Infektionsweg	Klinische Symptome	Diagnose	Therapie
Capillaria philippinensis	Thailand und Philippinen; Verzehr von rohem/nicht durchgegartem Fisch	Enteritis mit Schleimhautatrophie; Diarrhöe mit Bauchschmerz	Eier oder Würmer im Stuhl (2–5 mm lang), Eosinophilie	Für die aufgeführten Infektionen: *Mebendazol* (400 mg/Tag p.o. in 2 ED über 21 Tage) oder *Albendazol* (15 mg /kg KG, max. 400 mg/Tag p.o. in 2 ED täglich über 3 Tage), bei Angiostrongylus keine spezifische Therapie empfohlen: absterbende Würmer verstärken die Symptomatik (zusätzlich ggf. chirurgische Behandlung der Komplikationen)
Haemonchus	Global	Diarrhöe	Eier im Stuhl	
Nanophyetus	Nordamerika, Nordasien	Bauchschmerz	Eier im Stuhl	
Oesophagostomum	Subsaharisches Afrika, Brasilien	Schleimhauthyperplasie im Kolon	Manchmal Eier im Stuhl	
Angiostrongylus costaricensis	Mittel- und Südamerika	Arteriitis mesenterialis	Eosinophilie, evtl. Eier oder Larven in Darmmukosabiopsien	
Angiostrongylus cantonensis	SO-Asien, Pazifikraum	Meningoenzephalitis	Eosinophilie, Antikörpernachweis	
Ternidens deminutus	Afrika	Diarrhöe	Eier im Stuhl	Mebendazol wie bei Hakenwürmern (200 mg/Tag p.o. in 2 ED über 3 Tage)
Trichostrongylus orientalis	Global, besonders in Asien	Diarrhöe	Eier im Stuhl	

Die Pathogenese wird nicht von den reifen Würmern, sondern von den Eiern bzw. der Entzündung und deren Folgen bestimmt. Um die Eier entsteht zytokin- und TNF-α-vermittelt eine granulomatöse Entzündung, die mit fibrotischen Veränderungen in der Leber bzw. in der Wand des Urogenitaltraktes abheilt.

Klinische Symptome. Im Bereich der Eintrittstelle der Zerkarien kommt es – bei humanpathogenen Schistosomenarten selten – zu einer unspezifischen Dermatitis, die mit heftigem Pruritus einhergeht und nach einigen Tagen folgenlos abheilt. Bis zu 2 Monate nach der Infektion kann bei Sch. japonicum häufiger als bei Sch. mansoni oder Sch. haematobium eine akute Allgemeinreaktion folgen, das *Katayama-Fieber*. Es ist durch Kopfschmerzen, Fieber mit Schüttelfrost und Husten gekennzeichnet. Weiter können Erbrechen und Diarrhöe, Urtikaria und Arthralgien sowie Ödeme auftreten. Die Untersuchung ergibt Lymphknotenschwellungen und eine mäßige Hepatosplenomegalie. Nach Tagen – manchmal Wochen – tritt eine spontane Besserung ein. Einzelne letale Verläufe sind beschrieben.

Bei der *urogenitalen* Schistosomiasis tritt eine Zystitis mit den Symptomen der Dysurie, Pollakisurie und Hämaturie auf. Bei chronischem Verlauf und Befall mit zahlreichen Würmern kommt es zu irreversiblen Veränderungen der Blasenwand.

Im Spätstadium zeigen sich Verkalkungen der Blasenwand. Geht die Entzündung auf die Ureteren über, so kommt es zu Harntransportstörungen, vesikoureteralem Reflux und Ureterstenosen im distalen Drittel, mit konsekutiver Ausbildung von Megaureteren und ggf. einer Hydronephrose. Die Bilharziose des Harntrakts disponiert für sekundäre bakterielle Harnwegsinfektionen. Werden die Genitalorgane befallen, so kann nach einem chronischen Verlauf mit Fibrose und evtl. Verkalkungen Infertilität folgen; im Fall einer Beteiligung der Plazenta bei maternaler Schistosomiasis sind keine konnatalen Infektionen beschrieben.

Leichte Formen der *intestinalen* Schistosomiasis verlaufen asymptomatisch mit spontaner Ausheilung. Bei schweren Formen erkranken die Kinder an einer Kolitis mit schleimig-blutigen Durchfällen und kolikartigen Bauchschmerzen. Selten kommt es zu einer Invagination oder einem Rektumprolaps. Bei chronischem Verlauf bilden sich auch gutartige polypöse Schleimhautveränderungen. Bei Infektion mit Sch. japonicum kann eine Enterokolitis auftreten. Die Schistosoma-mansoni-Infektion kann durch eine Glomerulonephritis mit Ablagerung von Immunkomplexen kompliziert werden.

Im Fall des chronischen Verlaufs einer Bilharziose der Mesenterialvenen kommt es zur *hepatolienalen* Schistosomiasis mit Ausbildung einer Leberfibrose (Symmer-Fibrose) und sekundärer portaler Hypertension mit Splenomegalie, Ösophagusvarizen und Aszites. Die biochemische Leistung der Leberzellen ist – im Gegensatz zu primären Leberparenchymkrankheiten – meist wenig beeinträchtigt, eine Cholestase ist selten. Bei Infektion mit Sch. japonicum sind eher Störungen der Leberfunktion zu erwarten als bei Sch. mansoni.

Schistosoma mansoni und Sch. haematobium können durch dystop gelegene reife Würmer eine Schistosomiasis des *Rückenmarks* verursachen, die sich mit dem Bild einer Myelitis oder einer Querschnittssymptomatik manifestiert. Schistosoma japonicum führt manchmal zu einer *zerebralen* Schistosomiasis, deren Symptome von Krampfanfällen über Hemiplegien bis zu einer generalisierten Enzephalitis reichen können.

Schließlich ist eine *pulmonale* Schistosomiasis zu erwähnen, bei der Wurmeier in den kleinen Kreislauf gelangen und dort Embolien mit unspezifischer Symptomatik verursachen.

Diagnose. Die Diagnose der Schistosomiasis beruht in erster Linie auf dem Erregernachweis, der ca. 6–12 Wochen nach der Infektion anhand der Eier geführt werden kann (Abb. 102.2). Solange noch keine Eier ausgeschieden werden, kann die Diagnose durch Nachweis spezifischer Antikörper serologisch gestellt werden. Das Blutbild fällt durch eine Eosinophilie auf.

Im Urinstatus findet sich bei Bilharziose des Harntrakts neben der Hämaturie eine Proteinurie mit Ausscheidung von Albumin und Immunglobulinen. Diagnostisch beweisend sind Schistosoma-haematobium-Eier, die im Harnse-

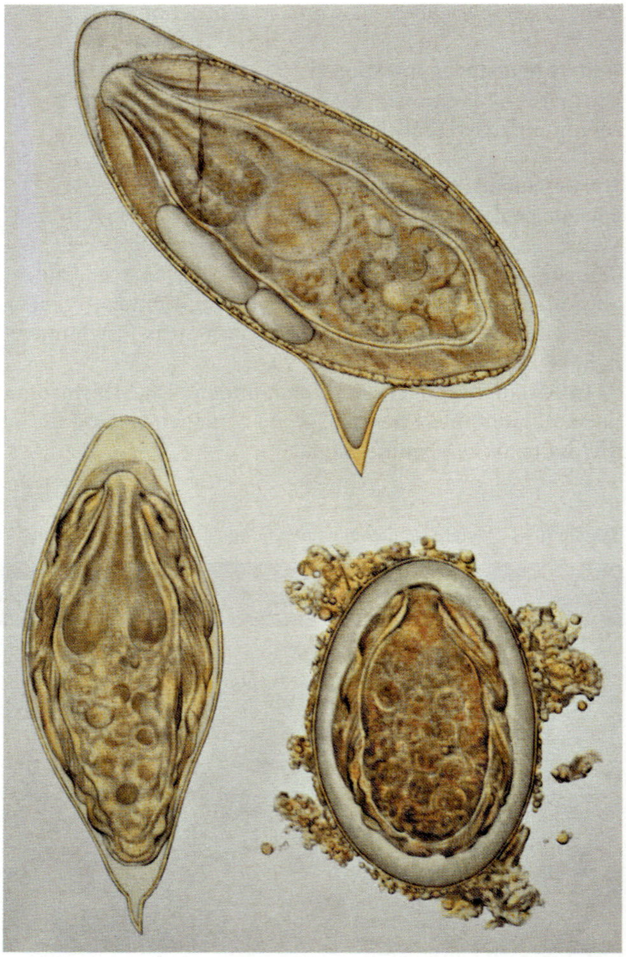

Abb. 102.2. Schistosomen-Eier: Sch. mansoni mit Miracidium im Stuhl (*oben*), Sch. haematobium mit Miracidium im Urin (*unten links*) und Sch. japonicum mit Miracidium und umgebenden Gewebspartikeln (*unten rechts*); nativ; Vergr. 650:1. (Aus Gönnert u. Koenig 1968)

diment oder nach Filtration unter dem Mikroskop festgestellt und gezählt werden. Die Eiausscheidung hat eine diurnale Variation mit einem Maximum am frühen Nachmittag. Schistosoma-haematobium-Eier können in Biopsaten der Blasen- oder Rektumschleimhaut nachgewiesen werden.

Sonographisch finden sich Verdickungen der Blasenwand, Restharn und ggf. Hinweise auf Harntransportstörungen. Die Zystoskopie zeigt das Bild einer schweren Zystitis mit Rötung, granulomatösen Veränderungen der Blasenwand („sandy patches"), Ulzerationen und papillomatösen Schleimhautregeneraten. Durch Nativröntgenbilder oder ein Computertomogramm des Beckens lassen sich Verkalkungen aufdecken. Ein Miktionszysturethrogramm und ggf. ein Infusionsurogramm sind bei Verdacht auf eine Harntransportstörung angezeigt.

Bei der Bilharziose-Kolitis finden sich Eier der Schistosomen im Stuhl oder in Schleimhautbiopsaten. Die Biopsie ist sensitiver bei geringer Eiausscheidung, erlaubt aber nicht immer die Unterscheidung zwischen vitalen und abgestorbenen Eiern; ein Quetschpräparat kann sofort nativ untersucht werden, bei negativem Befund erfolgt eine histologische Aufarbeitung. Um die Vitalität von Eiern zu prüfen, kann ein Mirazidienschlüpfversuch durchgeführt werden. Darmwandveränderungen können sonographisch erfaßt werden. Koloskopisch sind neben unspezifischen entzündlichen Schleimhautveränderungen typische Flecken und Granulome zu sehen.

Die hepatolienale Bilharziose wird durch die sonographischen, biochemischen und hämatologischen Befunde aufgrund der Leberfibrose, der portalen Hypertension und des Hypersplenismus in Verbindung mit dem Auffinden von Eiern der Schistosomen in Urin oder Stuhl diagnostiziert. Die Transaminasen und die Cholestaseparameter sind nur mäßig erhöht, die Syntheseparameter sind normal. Gelingt der Erregernachweis bei klinischem Verdacht nicht, ist die Serodiagnostik auch in späteren Krankheitsstadien möglich. Die Fluoreszenz-in-situ-Hybridisation (FISH) erlaubt in schwierigen Fällen einen hoch sensitiven Erregernachweis aus Biopsaten.

Therapie. Bevor eine Bilharziose behandelt wird, muß das Ausmaß des Organbefalls genau erfaßt werden. Das Katayama-Fieber spricht zunächst auf eine symptomatische Therapie an, während bei primärer antiparasitärer Therapie Verschlechterungen beobachtet wurden. Nach einigen Wochen kann dann die kausale Therapie angeschlossen werden.

Praziquantel ist das Mittel der Wahl bei allen Formen der Bilharziose. Es schädigt die reifen Würmer so stark, daß sie anschließend durch immunkompetente Zellen abgetötet werden. Die Dosis beträgt 40 mg/kg KG als Einmalgabe (Sch. mansoni und Sch. haematobium) oder 60 mg in 3 ED im Abstand von 6 h (Sch. japonicum und Sch. mekongi). Die enterale Resorption ist zuverlässig, die Metabolisierung erfolgt in der Leber und die Ausscheidung durch die Niere. Trotz der Schädigung und anschließenden Abtötung der reifen Würmer sind nur leichte Übelkeit, Erbrechen oder Diarrhöe als Nebenwirkungen beschrieben. Von wesentlich geringerer Bedeutung sind Metrifonat bei Schistosoma-haematobium-Infektionen (cave bei hepatischen Synthesestörungen) und Oxamniquin bei Schistosoma-mansoni-Infektionen.

Zur Behandlung irreversibler Veränderungen können Medikamente zur Prophylaxe von Harnwegsinfekten, chirurgische Eingriffe an den Harnwegen oder im Einzelfall eine Splenektomie bei ausgeprägtem Hypersplenismus notwendig werden.

Prophylaxe. Die individuelle Prophylaxe besteht darin, den Kontakt mit kontaminiertem Wasser strikt zu meiden. In der Regel genügt es, nicht in stehenden oder langsam fließenden Gewässern in Endemiegebieten zu waten oder zu baden.

Die Massenprophylaxe beinhaltet sowohl die Aufklärung und die regelmäßige Behandlung der Bevölkerung in Endemiegebieten als auch den Einsatz des Molluskizids Niclosamid in kontaminierten Gewässern. Eine biologische Bekämpfung der als Zwischenwirt fungierenden Schnecken durch den gezielten Einsatz natürlicher Feinde ist in Entwicklung.

Fasziolose

Epidemiologie und Infektionsweg. Infektionen mit *Fasciola hepatica* treten bevorzugt in Viehzuchtgebieten Mittelamerikas sowie im Mittelmeerraum auf. Aus Asien, Hawai und Zentralafrika sind Infektionen mit *F. gigantica* berichtet worden.

Der Parasit befällt herbivore Säugetiere; der Mensch ist irregulärer Wirt, z.B. wenn Kleinkinder kontaminierte Pflanzenteile in den Mund stecken. Im Säugetier entwickelt sich der reife Wurm, der Eier und begleitende Dotterzellen abgibt. Nach Exkretion werden daraus im feuchtwarmen Milieu Mirazidien, die eine geignete Schlammschnecke infizieren müssen, um sich zu infektiösen Zerkarien entwickeln zu können.

Pathogenese, klinische Symptome und Diagnose. Die Leberegel penetrieren das Leberparenchym durch die Kapsel; die meisten sterben dort ab und verursachen Infiltrate eosinophiler Granulozyten(Granulome) oder kleine sterile Abszesse. Reife Egel, die die Gallenwege erreichen, führen zu Veränderungen der Gallengangwände mit periduktaler Fibrosierung. Unreife Egel können fehlgeleitet in Peritoneum, Bauchorgane, Lunge, Gehirn, Auge oder subkutanes Bindegewebe gelangen und dort lokale Entzündungsreaktionen auslösen.

Im akuten Stadium dominieren unspezifische Allgemeinsymptome wie Fieber, Schwäche, Kopfschmerzen, Inappetenz, Erbrechen und Diarrhöe. Eventuell treten Symptome einer Atopie mit Urtikaria und reversibler Bronchialobstruktion auf. Bauchschmerzen werden im rechten Oberbauch lokalisiert. Diese Krankheitsphase kann 3–4 Monate dauern.

Nach einer unterschiedlich langen Latenzzeit folgt das chronische Stadium der Fasziolose mit einer ausgeprägten Hepatopathie, die bis zu einer sklerosierenden Cholangitis mit konsekutiver Cholestase führt. Die Leber ist druckdolent und vergrößert, ihre Konsistenz ist vermehrt.

Während des akuten Stadiums finden sich unspezifische Entzündungsmarker: Leukozytose mit Eosinophilie und Beschleunigung der BSG. Ein ELISA zum Nachweis von spezifischem Immunglobulin G gegen Fasciola ermöglicht die Diagnose zu einem Zeitpunkt, zu dem noch keine Eier in Stuhl oder Duodenalsekret nachweisbar sind. Die Sonographie deckt im akuten Stadium fokale Parenchymläsionen auf; im chronischen Stadium ist sie geeignet, die Gallengangalterationen darzustellen.

Therapie und Prophylaxe. Triclabendazol (10 mg/kg KG in 2 ED im Abstand von 6–8 h) gilt als gut wirksam. Es ist bisher nur für die veterinärmedizinische Anwendung zugelassen und muß im Einzelfall vom Hersteller bezogen werden. Eine Alternative ist der Einsatz von Bithionol (40 mg/kg KG in 1 ED jeden 2. Tag über 15 Tage), das allerdings durch ein erhebliches Toxizitätsrisiko belastet ist. Auch Bithionol ist in Deutschland nicht für die Anwendung beim Menschen zugelassen und kann nur über eine internationale Apotheke bezogen werden. Der Wurmabgang nach der medikamentösen Therapie kann Bauchschmerzen verursachen, die ggf. symptomatisch behandelt werden. Bei schwerem Befall der Leber ist eine antiphlogistische Begleitmedikation mit Prednison indiziert.

Die Prophylaxe besteht darin, in Endemiegebieten konsequent zu vermeiden, daß Pflanzenteile in den Mund genommen werden. Neben Pflanzen am Ufer von Gewässern können Salate aus Wasserkresse und Fallobst kontaminiert sein. Für die Bevölkerungsprophylaxe werden Molluskizide eingesetzt.

Paragonimiasis

Epidemiologie und Infektionsweg. Der Lungenegel *Paragonimus* hat sich mit verschiedenen humanpathogenen Arten im Tropengürtel Asiens, Afrikas und Amerikas verbreitet (Tabelle 102.3).

Die Übertragung ist an den Verzehr von Metazerkarien mit infizierten Krebsen und Krabben (Crustaceae) gebunden, die dem Erreger nach Passage einer Schnecke als zweiter Zwischenwirt dienen. Krebs- und krabbenfressende Tiere sind häufiger betroffen als der Mensch. Auch die Aufnahme von unreifen Würmern mit dem Fleisch infizierter Schweine ist beschrieben.

Pathogenese, klinische Symptome und Diagnose. Die Metazerkarien lösen ihre Zysten im Dünndarm auf und perforieren die Darmwand. Sie entwickeln sich in der Leber oder in der Bauchwand, bevor sie durch das Diaphragma und die Pleura in die Lungen einwandern. Dort lösen die Würmer eine entzündliche Reaktion mit eosinophilen Granulozyten aus. Es bildet sich eine Zyste um die Würmer, die nach der Eiablage platzt. Die Eier verursachen dann lokal oder nach endobronchialer Verschleppung eine perifokale granulomatöse Entzündung. Über die Lungenvenen kann es zu einer Verschleppung der Eier in den großen Kreislauf und zum Befall weiterer Organe kommen.

Tabelle 102.3. Verbreitung der Paragonimusarten

Art	Verbreitungsgebiet
P. westermani	Ostasien
P. miyazakii	Japan
P. africanus, P. uterobilateralis	Subsaharisches Afrika
P. kelicotti, P. mexicanus	Mittel- und Südamerika

Husten deutet auf die Bronchitis, die Pneumonie oder den Lungenabszeß hin, die sich als Folge der Paragonimus-Infektion ausbilden. Eine Pleurabeteiligung kommt regelmäßig vor. Klinisch und im Röntgenbild ist die Paragonimiasis schlecht von der Lungentuberkulose zu differenzieren; beide kommen auch nebeneinander vor. Die Verschleppung in Abdominalorgane oder ins Gehirn löst Organsymptome aus.

Die Paragonimuseier sind in Sputum oder Bronchiallavageflüssigkeit nachweisbar, wenn die Zysten in den Bronchialbaum drainieren. Auch Pleurapunktat oder Lungenbiopsate können Eier enthalten. Das Material muß nativ untersucht werden. Manche Färbeverfahren zerstören Paragonimuseier. Serologische Verfahren identifizieren spezifische Antikörper. Die Titer bleiben auch nach Therapie lange hoch.

Therapie und Prophylaxe. Praziquantel (75 mg/kg KG/Tag p.o. in 3 ED über 3 Tage) sollte eine Paragonimus-Infektion sicher beenden. Alternativ kann Triclabendazol eingesetzt werden. Der Einachweis im Sputum wird rasch negativ, die eosinophilen Lungeninfiltrate können noch monatelang fortbestehen.

Die Prophylaxe besteht darin, nur gekochte oder durchgebratene Krustentiere zu verzehren; Räuchern oder Einlegen reicht nicht sicher aus. In Endemiegebieten ist darauf zu achten, daß keine Kontamination von Nahrungsmitteln in der Küche dadurch zustande kommt, daß nach Vorbereitung roher Krustentiere die Hände nicht gewaschen werden.

Weitere Trematoden-Infektionen

Sie sind in Tabelle 102.4 aufgeführt.

Echinokokkose

Epidemiologie und Infektionsweg. Der Hundebandwurm, *E. granulosus*, und der Fuchsbandwurm, *E. multilocularis*, sind die beiden wichtigsten humanpathogenen Echinokokken. Sie kommen weltweit vor. Der Norden Nordamerikas, Asien nördlich des Himalaya und Mitteleuropa sind die wichtigsten Verbreitungsgebiete. Das Infektionsrisiko steigt mit sinkender Hygiene bei Tierhaltung und Schlachten.

Hund oder Fuchs infizieren sich beim Fressen von Huftieren (E. granulosus) oder Nagetieren (E. multilocularis) und scheiden infektiöse Eier aus. Sie werden entweder direkt oder mit kontaminierten Nahrungsmitteln aufgenommen, z. B. mit Beeren und Pilzen.

Pathogenese, klinische Symptome und Diagnose. Nach der Ingestion schlüpfen die Larven im Dünndarm, dringen in die portalen Blutgefäße ein und gelangen so in die Leber. Bei E. granulosus können die Larven über die Lebervenen in den großen Kreislauf und andere Organe vordringen (z. B. Lunge, Gehirn, Knochen). Am Zielort bildet sich eine Zyste mit Brutkapsel und Kopfanlagen *(Protoskolices)*. Die Zystenwand ist zweischichtig mit einer *Endozyste* und einer *Perizyste*. Die Endozyste besteht aus einer Keimschicht mit vielen Zellen und einer Laminarschicht, die zellfrei ist. Die Perizyste bildet der Wirtsorganismus aus Bindegewebe. Pathogenetisch bedeutsam sind die Zysten in erster Linie aufgrund der Raumforderung, die beträchtliche Ausmaße annehmen kann. Echinococcus granulosus verursacht die zystische

Tabelle 102.4. Weitere Trematoden als humapathogene Erreger

Art	Vorkommen und Infektionsweg	Klinische Symptome	Diagnose	Therapie
Echinostoma	Südostasien	Enteritis, Diarrhöe	Eier im Stuhl	Einmal 15 mg/kg KG Praziquantel
Fasciolopsis buski	Süd- und Ostasien; Verzehr kontaminierter Süßwasserpflanzen	Enteritis mit Ulzerationen, Diarrhöe und epigastrische Schmerzen	Eier im Stuhl	Einmal 15 mg/kg KG Praziquantel
Gastrodiscoides hominis	Süd- und Südostasien	Leichte Diarrhöe	Eier im Stuhl	Einmal 15 mg/kg KG Praziquantel
Gnathostoma	Thailand, Japan, China; Verzehr von rohem/nicht durchgegartem Fisch, Geflügel, oder Fröschen	Bild der Larva migrans viszeralis oder cutanea; Pruritus, Organsymptomatik bei Befall innerer Organe, des ZNS oder des Auges	Klinischer Befund und Anamnese; Serologie; nur selten Erregernachweis möglich	Albendazol über 21 Tage
Heterophyes	Nahost, Iran, Pakistan, Indien Südostasien	Bauchschmerz, Inappetenz, spezifische Organsymptomatik	Eier im Stuhl	Einmal 15 mg/kg KG Praziquantel
Metagonimus	Balkan, Nahost, Asien	Bauchschmerz, Inappetenz, spezifische Organsymptomatik	Eier im Stuhl	Einmal 15 mg/kg KG Praziquantel
Watsonius	Namibia, Angola	Diarrhöe	Eier im Stuhl	Einmal 15 mg/kg KG Praziquantel
Clonorchis sinensis	Ost- und Südostasien, Verzehr von infiziertem Fisch	Cholangitiden mit Bauchschmerz, Fieber, Erbrechen, Cholestase	Eier im Stuhl oder Duodenalsekret	75 mg/kg KG Praziquantel in 3 ED mit 4–6 h Abstand, bei Infektionen Antibiotika und ggf. chirurgische Maßnahmen
Opisthorchis viverrini	Laos, Vietnam, Thailand, Verzehr von infiziertem Fisch			

Echinokokkose. Die Zysten wachsen ohne Rücksicht auf umgebende Strukturen. Die Ausbreitung erfolgt per continuitatem und lympho- oder haematogen auch über Organgrenzen hinaus. Bei zystischer Echinokokkose kommen spontane Regressionen vor; dagegen schreitet die von E. multilocularis ausgelöste alveoläre Echinokokkose immer fort.

Die Symptomatik der Echinokokkose wird durch die Lokalisation der Zyste bestimmt. Druck auf das umgebende Gewebe führt z.B. in der Leber zum cholestatischen Ikterus, in der Lunge zur Dystelektase, im Gehirn zu zerebralen Krampfanfällen und im Knochen zu Frakturen. Geplatzte Zysten können „Sekundär-Echinokokkosen" in Peritoneum, Pleura oder anderen präformierten Hohlräumen verursachen. Die Ruptur kann auch eine anaphylaktische Reaktion bis hin zum Schock zur Folge haben. Meist verlaufen Echinokokkosen chronisch über viele Jahre.

Die Diagnostik geht zunächst von der sonographischen oder röntgenologischen Darstellung der raumfordernden Prozesse aus. Bei der Sonographie von Leberzysten können sich Septen, „Hydatidensand" und Wandverkalkungen darstellen. Lungenzysten neigen nicht zu Verkalkungen.

Die serologische Diagnostik beruht auf dem Nachweis spezifischer Antikörper im Serum, die auch nach radikaler Operation noch jahrelang nachweisbar bleiben.

Therapie und Prophylaxe. Die chirurgische Entfernung „im Gesunden" ist bei beiden Formen der Echinokokkose anzustreben. Verbleibende Zystenreste führen obligatorisch zu Rezidiven. Ein Befall der Aorta oder der Hohlvene bedeutet in der Regel eine infauste Prognose. Eine Echinokokkose, bei der die Leber nicht organerhaltend zu operieren ist, kann eine Indikation zur Lebertransplantation darstellen.

Die antiparasitäre Therapie ist bei Inoperabilität oder inkompletter Entfernung des Zystenmaterials angezeigt. Albendazol (12–15 mg/kg KG/Tag in 2 ED über 4 Wochen, mindestens 3 Zyklen) oder Mebendazol (40–60 mg/kg KG/Tag in 3 ED über mindestens 3 Monate) werden als Therapieversuch empfohlen. Bei alveolärer Echinokokkose wird frühestens nach 2 Jahren die Therapie abgesetzt bzw. unterbrochen.

Die Prophylaxe besteht darin, den Hautkontakt mit Hunde-, Katzen- oder Fuchskot zu vermeiden bzw. danach die Hände gründlich zu waschen. In Endemiegebieten dürfen Kleinkinder nicht auf möglicherweise kontaminiertem Boden spielen. Veterinärmedizinische Maßnahmen helfen, Katzen und Hunde wurmfrei zu halten.

Zystizerkose

Epidemiologie und Infektionsweg. *Taenia solium* verursacht bei Infektion mit der Larve oder Generalisation des Larvenstadiums das Krankheitsbild der Zystizerkose; dies geht häufig als Autoinfektion von dem mit Taenia Infizierten selbst aus.

Pathogenese, klinische Symptome und Diagnose. Nachdem die Hakenlarve, die sich nach Autoinfektion oder aus dem Ei im Dünndarm entwickelt, die Mukosa durchwandert hat, wird sie hämatogen im Organismus verbreitet. Im subkutanen Bindegewebe, in der Muskulatur oder im Gehirn entwickeln sich Zystizerken, die im Gehirn eine Größe von bis zu 5 cm im Durchmesser erreichen. Verdrängung der umgebenden Strukturen und Entzündungsreaktionen prägen das klinische Bild. Die mit der Immunabwehr einhergehende Entzündung begleitet das Zugrundegehen der Zystizerken nach

Wochen, Monaten oder sogar Jahren, so daß sich dann die Symptomatik verschlechtert.

Die Zystizerkose kann initial durch kleine subkutane, derbe Tumoren manifest werden. Die dann durchgeführte Diagnostik zeigt oft auch einen zerebralen Befall.
Außer dem ZNS (Tabelle 102.5) können das Auge und innere Organe von Zystizerken betroffen sein.

Die Organdiagnostik zur Beurteilung des Ausmaßes der Zystizerkose umfaßt alle bildgebenden Verfahren; eine Überlegenheit der MRT gegenüber der CT bei der Erkennung früher Läsionen wird diskutiert.

Die Lumbalpunktion ist in weniger als 50 % der Fälle diagnostisch informativ (mäßige Lymphozytose, erhöhte Eiweiß- und evtl. niedrige Glukosekonzentration). In der Regel sind Zystizerkenantikörper in Blut oder Liquor nachweisbar, bei länger bestehender, isolierter Neurozystizerkose kann aber die Serologie falsch-negativ ausfallen.

Therapie und Prophylaxe. Die Therapie der Zystizerkose erfolgt mit Albendazol (15 mg/kg KG, max. 400 mg/Tag in 1 ED p.o. über 28 Tage) oder Praziquantel (50 mg/kg KG in 3 ED/Tag p.o. über 14 Tage). Bei Befall des Auges oder des ZNS wird eine gleichzeitige antiphlogistische Therapie mit Prednison empfohlen, bei enzephalitischer Verlaufsform und großen Zysten eine Hirnödemprophylaxe mit Dexamethason. Weiterhin ist eine antiepileptische Therapie indiziert, wenn Krampfanfälle aufgetreten oder zu erwarten sind. Ein Hydrozephalus oder andere Organkomplikationen können ein (neuro-)chirurgisches Vorgehen erforderlich machen.

Zur Prophylaxe ist auf den Verzehr von nicht ausreichend gegartem Fleisch zu verzichten.

Tabelle 102.5. Manifestationen der Neurozystizerkose

Manifestation	Folgen
Parenchymatös	Fokale Symptome, Krampfanfälle
Intraventrikulär	Ventrikulitis, Hydrocephalus internus
Enzephalitisch	Unspezifisches Enzephalitisbild
Subarachnoidal	Basale Meningitis, Hirnnervenausfälle, Liquorzirkulationsstörungen
Spinal	Radikulitis, Querschnittslähmung

Weitere Zestoden-Infektionen

Sie sind in Tabelle 102.6 aufgeführt.

Literatur

Ballou WP (1994) Clinical trials of Plasmodium falciparum erythrocytic stage vaccines. Am J Trop Med Hyg 50: 59–65

Baum J (1995) Infections of the eye. Clin Inf Dis 21: 479–488

Brattig NW, Buttner DW, Hoerauf A (2001) Neutrophil accumulation around Onchocerca worms and chemotaxis of neutrophils are dependent on Wolbachia endobacteria. Microbes Infect 3(6): 439–446

Burchard GD (1998) Erkrankungen bei Immigranten. Diagnostik, Therapie, Begutachtung. G. Fischer, Stuttgart

Feigin RD, Cherry JD (eds) (1998) Textbook of pediatric infectious diseases, 4th edn. Saunders, Philadelphia

Glickman LT, Magnaval JF (1993) Zoonotic roundworm infections. Brit J Hosp Med 51: 402–408

Gönnert R, König K (1968) The microscopic diagnosis of tropical diseases. Bayer, Leverkusen

Harinasuta T, Pungpak S, Keystone JS (1993) Trematode infections: opisthorchiasis, clonorchiasis, fascioliasis, and paragonimiasis. Inf Dis Clin North Am 7: 699–716

Jong EC, McMullen R (eds) (1995) The travel and tropical medicine manual. Saunders, Philadelphia

Kammerer WS, Schantz PM (1993) Echinococcal disease. Inf Dis Clin North Am 7: 605–618

Kenney RT (1994) Parasitic causes of diarrhea. Pediatr Ann 23: 414–422

Knobloch J (Hrsg) (1996) Tropen- und Reisemedizin. G. Fischer, Jena Stuttgart

Tabelle 102.6. Weitere Zestoden als humanpathogene Erreger

Art	Vorkommen und Infektionsweg	Klinische Symptome	Diagnose	Therapie
Taenia saginata	Weltweit; Verzehr von nicht durchgegartem Rindfleisch	Asymptomatisch	Proglottiden im Stuhl mit >12 Uterusästen	Praziquantel 1mal 10 mg/kg KG
Taenia solium	Afrika, Ost- und Südasien, Zentral- und Südamerika; Verzehr von nicht durchgegartem Schweinefleisch	Asymptomatisch, aber Risiko der Zystizerkose (s. oben)	Proglottiden im Stuhl mit <11 Uterusästen	Praziquantel 1mal 10 mg/kg KG
Diphyllobothrium latum	Weltweit; Verzehr von nicht durchgegartem Fisch	Asymptomatisch, Anämie (Vitamin-B_{12}-Mangel), Wurm bis 12 m lang	Eier im Stuhl	Praziquantel 1mal 10 mg/kg KG
Hymenolepis nana, Hymenolepis diminuta	Weltweit, besonders Kinder in den Tropen; fäkoorale Übertragung	Asymptomatisch, Bauchschmerz, Diarrhöe, Inappetenz	Eier im Stuhl	Praziquantel 1mal 25 mg/kg KG
Dipylidium caninum	Weltweit; orale Aufnahme von infizierten Hunde- oder Katzenflöhen bzw. -haarlingen	Asymptomatisch, perianaler Pruritus, Übelkeit, Völlegefühl	Proglottiden oder Eipakete im Stuhl	Praziquantel 1mal 10 mg/kg KG

Lang W (Hrsg) (1999) Tropenmedizin in Klinik und Praxis, 3. Auf. Thieme, Stuttgart New York
Liu LX, Weller PF (1993) Strongyloidiasis and other intestinal nematode infections. Inf Dis Clin North Am 7: 655–682
Lowichik A, Ruff AJ (1995) Parasitic infections of the central nervous system in children. Part II: disseminated infections. J Child Neurol 10: 77–87
Lowichik A, Ruff AJ (1995) Parasitic infections of the central nervous system in children. Part III: space occupying lesions. J Child Neurol 10: 177–190
Lowichik A, Siegel JD (1995) Parasitic infections of the central nervous system in children. Part I: Congential infections and meningoencephalitis. J Child Neurol 10: 4–17
Ravdin JI (1995) Amebiasis. Clin Infect Dis 20: 1453–1466
Steele RW, Baffoe-Bonnie B (1995) Cerebral malaria in children. Pediatr Infect Dis J 14: 281–285
Weiss JB (1995) DNA-probes and PCR for diagnosis of parasitic infections. Clin Microbiol Rev 8: 113–130
WHO (1999) Aktuelle Daten zur Prävalenz und Inzidenz von Tropenkrankheiten. http://www.who.int/ctd/

103 Speicheldrüsen, Fehlbildungen im Kiefer- und Gesichtsbereich, Kiefergelenk, Zähne und Mund

R. H. Reich, G. Hillmann

103.1 Speicheldrüsen

R. H. Reich

Verglichen mit dem Erwachsenenalter werden Speicheldrüsenkrankheiten bei Kindern viel seltener angetroffen. Am häufigsten sind unter diesen die Entzündungen (60 %); der Rest teilt sich in die seltenen Tumoren und die Fehlbildungen der Speicheldrüsen auf. Hauptsächlich ist die Glandula parotis, seltener die Glandula submandibularis betroffen. Krankheiten der kleineren Speicheldrüsen (Glandulae sublinguales und die akzessorischen Speicheldrüsen in der Lippen- und Mundschleimhaut) sind Raritäten.

Fehlbildungen

Fehlbildungen sind die sehr seltene Aplasie oder die Hypoplasie der größeren Speicheldrüsen und eine bereits fetal bei der Ultraschalluntersuchung oder direkt nach der Geburt klinisch auffallende Gangatresie sowie die Dystopie der größeren Speicheldrüsen. Aberrierende und akzessorische Speicheldrüsen können *differentialdiagnostisch* schwierig von Neubildungen abzugrenzen sein. Die moderne bildgebende Diagnostik mit Magnetresonanztomographie und Sonographie kann hier Aufschlüsse, aber keine Sicherheit geben.

Ranula

Definition und klinische Symptome. Diese Extravasationszyste kann von allen großen und kleinen Speicheldrüsen in der Schleimhaut ausgehen. Klinisch kommt es zu einer kugeligen, bläulich gefärbten Vorwölbung unter der immer dünner werdenden Mukosaschicht (Abb. 103.1). Befindet sie sich im Mundboden, kann sie die Zunge anheben und in ausgeprägten Fällen die Zunge nach dorsal verlegen, so daß insbesondere im Fall einer Superinfektion auch erhebliche Schluckprobleme und Atemwegsbehinderungen auftreten können (Ranula, Fröschleingeschwulst). Die Zyste entleert sich über eine Perforation des sehr dünnen Mundschleimhautepithels manchmal spontan. Es kommt aber fast immer zu einem Rezidiv.

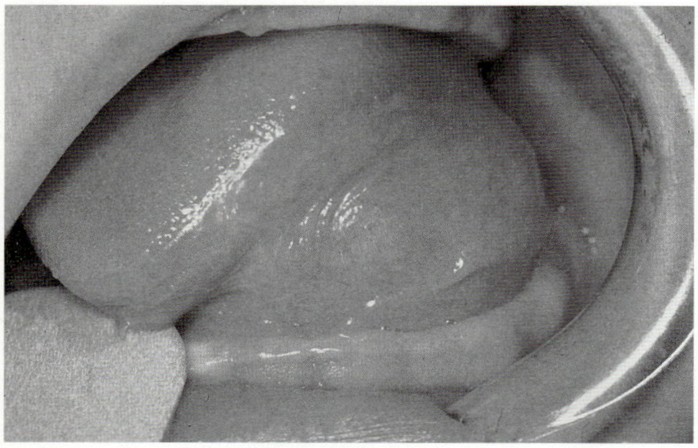

Abb. 103.1. Ranula im linken Mundboden. Der Mundboden ist links erhöht, die Zunge nach rechts verdrängt

Epidemiologie. Der Häufigkeitsgipfel liegt im Kindesalter und in der Pubertät, hauptsächlich sind Mädchen betroffen.

Ätiologie. Hier sind Sialektasien der großen Speicheldrüsen oder die Verlegung der Ausführungsgänge der Speicheldrüsen in Erwägung zu ziehen. Seltener ist die angeborene Stenose des Ausführungsgangs einer großen Speicheldrüse oder eine entzündliche oder traumatische Verlegung des Ausführungsgangs.

Differentialdiagnose. Differentialdiagnostisch sind insbesondere im Zungengrund und im Mundbodenbereich die Dermoidzyste sowie Speicheldrüsentumoren, v. a. auch das Lymphangiom und das Hämangiom, zu beachten. Insbesondere in der Tiefe liegende zystenartige Veränderungen können differentialdiagnostische Schwierigkeiten bereiten, die exakte Diagnose kann mit Ultraschall gestellt werden. In der Regel sind Lymphangiome mehr oder weniger gekammert und Hämangiome ebenfalls strukturiert.

Eine besondere differentialdiagnostische Schwierigkeit ergibt sich bei der Superinfektion großer Ranulae. Dann ist auch an einen dentogenen Abszeß zu denken.

Therapie. Zur Sanierung der Zyste ist die vollständige Exstirpation notwendig, die Marsupialisation (breite Eröffnung der Zyste zur Mundhöhle und Offenhalten mit einer Tamponade, bis sich der Grund der Zyste mit Mundschleimhaut überzogen hat) ist lediglich bei ausgedehnten und direkt unter der Schleimhaut des Mundbodens liegenden Zysten sinnvoll, in den anderen Fällen treten bei dieser Methode häufig Rezidive auf.

Bei rezidivierenden oder tieferliegenden Ranulae ist die Exstirpation der verursachenden Drüse mit der anhängenden Zystenbildung auch bei Kindern die Methode der Wahl.

Bei beginnender Infektion steht die hochdosierte Antibiotikatherapie im Vordergrund, da durch Schwellung des Zungengrundes eine Verlegung der Atemwege droht.

Mukozele

Definition und klinische Symptome. Bei den hauptsächlich im Bereich der kleinen Speicheldrüsen der Mundschleim-

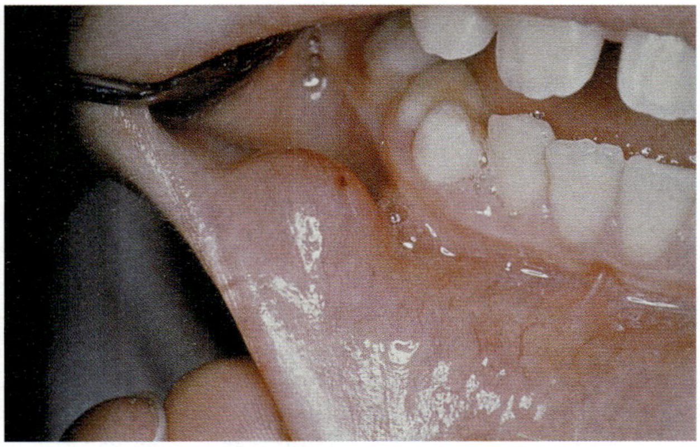

Abb. 103.2. Mukozele der Unterlippe

haut auftretenden Zystenbildungen, die bis Kirschgröße erreichen können, handelt es sich um kleine Extravasationen oder Retentionszysten. Hauptsächlich sind diese im Unterlippenbereich angesiedelt (80 %) (Abb. 103.2). Teilweise werden in der Literatur die Begriffe Ranula und Mukozele nicht scharf getrennt.

Ätiologie. Ursächlich ist der traumatische (Bißverletzung) oder entzündliche Verschluß der empfindlichen Ausführungsgänge der kleinen Speicheldrüsen.

Klinisch kommt es zu einer zunehmenden, kugeligen Schwellung der Schleimhaut, die letztlich platzen kann. Eingedicktes Sekret wird danach entlassen, es kommt fast immer zum Rezidiv.

Differentialdiagnose. Differentialdiagnostisch ist das lokalisierte kleine Lymphangiom oder Hämangiom in Erwägung zu ziehen.

Therapie. Die Therapie der Wahl ist die vollständige Exzision. Die Punktion hat in der Regel nur einen vorübergehenden Effekt.

Speicheldrüsenfisteln

Definition und klinische Symptome. Diese kommen als Ausführungsgänge aberrierender Speicheldrüsenkonglomerate (s. oben) ein- oder beidseitig in der Unterlippe, im Lippenwinkel sowie im Parotisbereich vor (Abb. 103.3).

Pathogenetisch führen Schnürungen in der Bildung der Kiemenfurchen zu den unterschiedlichen klinischen Bildern. Während die paramedialen Unterlippenfisteln sowie die Fisteln im Lippenwinkelbereich kaum differentialdiagnostische Schwierigkeiten bereiten, insbesondere wenn sie paarweise angelegt sind, müssen bei den präaurikulär mündenden angeborenen Parotisfisteln auch Dermoidfisteln in Erwägung gezogen werden. Dabei sind sehr lange Fistelgänge bis an die Schädelbasis bekannt. Im Zweifelsfall kann eine Magnetresonanztomographie helfen, den Operationsumfang festzulegen.

Therapie. Die Speicheldrüsenfisteln können jeweils nur durch eine totale Exzision dauerhaft beseitigt werden, im Unterlippenbereich muß eine plastische Rekonstruktion des Lippenrots erfolgen, um keine dauerhaften ästhetischen

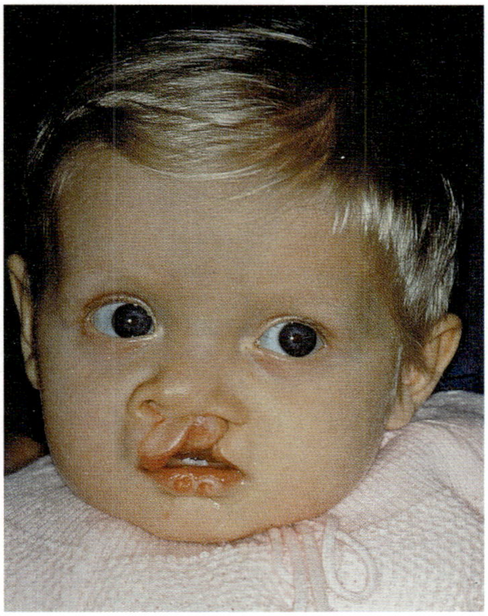

Abb. 103.3. Symmetrische Unterlippenfisteln. (Mit freundlicher Genehmigung von Prof. Dr. Dr. E. Krüger)

Störungen hervorzurufen. Bei der Exzision der Parotisfisteln ist besonderes Augenmerk auf die Erhaltung der Funktion des N. facialis zu legen. Die chirurgische Therapie kann im Regelfall in das Vorschulalter verschoben und damit unter günstigeren Bedingungen durchgeführt werden als im Kleinkindesalter.

Speichelsteine (Sialolithiasis)

Definition. Steinbildungen kommen hauptsächlich in dem langen Ausführungsgang in der Glandula submandibularis vor. Sie sind im Kindesalter sehr selten. Der Häufigkeitsgipfel liegt dann zwischen 10 und 12 Jahren mit einer Prävalenz des männlichen Geschlechts.

Ätiologie und Pathogenese. Eine Steinbildung wird durch eine herabgesetzte Viskosität oder einen eingedickten Speichel (z.B. Flüssigkeitsmangel) begünstigt. Zu berücksichtigen ist auch die Anatomie des Ausführungsgangs der Glandula submandibularis: durch einen relativ langen gewundenen Gang wird der Speichel in den vorderen Mundboden entlassen. Am Anfang der Steinbildung steht eine Störung der Zusammensetzung der Speichelelektrolyte und eine Dyschylie. Oftmals kommt es durch die Schleimverstopfung des Ausführungsgangs zunächst zu einer lokalen Entzündungsreaktion und dann zu einem schalenförmigen Aufbau der meistens aus Karbonapatit bestehenden Steine (Abb. 103.4).

Klinische Symptome. Typisch ist auch bei Kindern die Symptomkonstellation einer Schwellung und Schmerzempfindung im Mundbodenbereich während des Essens oder kurz danach. Diese ist durch Speichelbildung und Extension der Drüse während der reflektorischen Speichelbildung erklärbar (Colique salivaire). Bei länger bestehenden Beschwerden kann durch die Stase auch eine entzündliche Reaktion bis zum submandibulären Abszeß mit Fieber zustande kommen. In diesem Stadium muß, v.a. wenn die Vorgeschichte

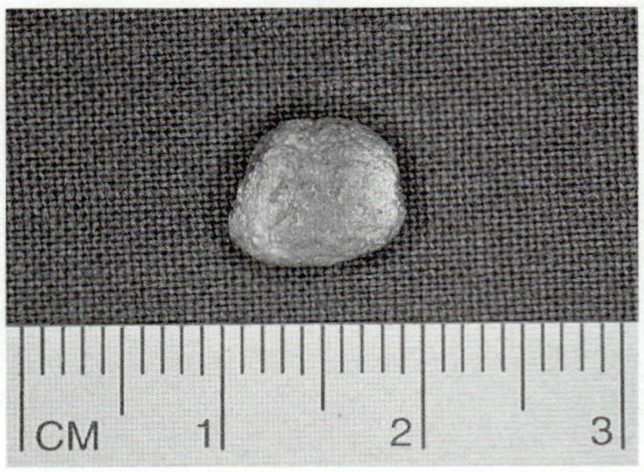

Abb. 103.4. Speichelstein, der wegen seiner Lage nahe an der Glandula submandibularis zusammen mit der Drüse entfernt werden mußte

nicht bekannt ist, auch ein dentogener Abszeß abgegrenzt werden.

Diagnose. Da nur relativ große Steinbildungen im peripheren Bereich des Ausführungsgangs der intraoralen Palpation zugänglich sind, müssen im Zweifelsfall bildgebende Verfahren für eine exakte Diagnose eingesetzt werden. Nur 54% der Speichelsteine sind wegen eines geringen Verkalkungsgrades röntgendicht, so daß sie auf einer Mundbodenübersicht oder einer Unterkieferpanoramaaufnahme erkennbar sind. Im Zweifelsfall kann eine Ultraschalluntersuchung oder eine Magnetresonanztomographie Aufschluß geben.

Therapie. Im akuten Stadium einer Superinfektion muß die Entzündung zunächst durch Antibiotika in ein subakutes Stadium gebracht werden.

Liegt noch keine entzündliche Reaktion vor, kann bei kleinen Steinen durch speichellockende Speisen (saure Drops, Zitrone, Südfrüchte) ein Ausschwemmen des Steins versucht werden. Dies gelingt nur, wenn noch kein verfestigter einzelner Stein vorliegt, sondern griesartige Konkremente.

Ist dies nicht erfolgreich, muß die Entfernung des Steins erfolgen. Nur bei sehr weit anterior im Mundboden, kurz vor der Mündung des Ausführungsgangs an der Papilla salivaria liegenden Steinen kann versucht werden, diese durch Marsupialisation (Entfernung des Mundschleimhautepithels, Entnahme des Steins und temporäres Offenhalten des Ausführungsgangs mit einem eingenähten kleinen Katheter) zu entfernen. In allen anderen Fällen ist die Entfernung des Steins mitsamt der betroffenen Drüse, u.U. auch von extraoral, erforderlich. Die Steinzertrümmerung (Lithotrypsie) ist zwar auch bei diesen Steinbildungen grundsätzlich möglich, jedoch mit einer relativ hohen Rezidivquote von über 30% belastet. Sie kommt ohnehin nur für mündungsnahe Steine in Frage und ist lagerungstechnisch manchmal problematisch.

Prophylaxe. Für die Prophylaxe der Steinbildung ist hauptsächlich eine ausreichende Flüssigkeitszufuhr erwähnenswert.

Bakterielle Entzündungen (Sialadenitis)

Die Beschreibung der viralen Entzündungen der Speicheldrüsen erfolgt in Kap. 95.10.

Epidemiologie und Pathogenese. Im Kindesalter ist die aufsteigende bakterielle Infektion der großen Speicheldrüsen ein sehr seltenes Ereignis, das noch am ehesten im Zusammenhang mit einer Steinbildung anzutreffen ist. Noch seltener kommt sie als hämatogene Infektion, z.B. im Rahmen einer Tuberkuloseinfektion, vor. Neuerdings werden auch Mykoplasmen als Erreger einer nichtviralen Parotitis diskutiert.

Klinische Symptome. Klinisch auffällig ist bei den bakteriellen Infektionen in fortgeschrittenem Stadium die Aufwerfung der Papille des Ausführungsgangs in der Mundboden- oder Wangenschleimhaut. Beim „Ausmelken" der Drüse von extraoral kann dort Eiter austreten. Die klinische Symptomatik unterscheidet sich bis auf eine höhere Akuität nicht von der Sialolithiasis oder der häufigeren viralen Parotitis.

Differentialdiagnose. In besonders ausgeprägten Fällen ist gerade im Alter des Zahnwechsels differentialdiagnostisch am ehesten ein dentogenes Entzündungsgeschehen zu bedenken, da dieses die weitaus häufigste Ursache für eine schwere Entzündung im Kopf- und Halsbereich darstellt.

Therapie. Im Vordergrund muß die antibiotische und antiphlogistische Therapie stehen. Nur bei chronisch rekurrierenden Sialoadenitiden ist die Entfernung der Drüse gerechtfertigt.

Epitheliale Tumoren

Epidemiologie. Nur etwa 3,7–5% der tumorösen Veränderungen in der Speicheldrüse treten vor dem 17. Lebensjahr auf, vorzugsweise sind es epitheliale Tumoren. Unter diesen kommen die pleomorphen Adenome (sog. Mischtumoren) am häufigsten vor; das Mukoepidermoidkarzinom, der Azinuszelltumor sowie das monomorphe Adenom sind Raritäten.

Am häufigsten betroffen ist die Glandula parotis (71%), in 21% der Fälle sind es die kleinen Speicheldrüsen der Mundschleimhaut.

Klinische Symptome. Neben untypischen Zeichen einer schmerzlosen, langsam zunehmenden Schwellung, z.B. am Gaumen, kommt nur bei den sehr seltenen malignen Tumoren (im Kindesalter hauptsächlich Mukoepidermoidkarzinom) bei entsprechender Lokalisation eine Fazialisparese hinzu, die immer als Warnzeichen aufgefaßt werden muß.

Diagnose. Die Diagnose kann nur durch die Biopsie gesichert werden. Im Zweifelsfall muß sie auch von extraoral vorgenommen werden.

Therapie. Wegen der Möglichkeit einer malignen Transformation und der Rezidivanfälligkeit insbesondere bei pleomorphen Adenomen und insbesondere bei den noch selteneren Karzinomen ist auch im Kindesalter eine radikale Exzision anzustreben. Bei dem häufigsten gutartigen Tumor im Kindesalter in der Glandula parotis, dem pleomorphen Adenom, ist eine konservative Parotidektomie angezeigt, die zur Erhaltung des N. facialis unter hohem operationstechnischem Anspruch durchgeführt wird.

Ist wegen eines malignen Tumors im Kindesalter eine radikale Parotidektomie erforderlich, sollte stets auch eine primäre Rekonstruktion des N. facialis, z.B. durch autologe, mikrochirurgisch angeschlossene Nervtransplantate erwogen werden oder, falls dies nicht möglich ist, eine Reanimation des Gesichts durch autologe, mikrochirurgisch anastomosierte Nerv-Muskel-Transplantate. Gerade im Kindesalter sind die Chancen für die Erhaltung der Gesichtsmimik mit diesen nicht unaufwendigen Verfahren besonders günstig, wenn sie primär erfolgen.

Nichtepitheliale Tumoren

Epidemiologie. Die in diesem Rahmen am häufigsten anzutreffenden Hämangiome und Lymphangiome machen immerhin 37% aller Speicheldrüsentumoren im Kindesalter aus. Sie treten häufiger bei Mädchen auf als bei Jungen.

Ein besonders im Kindesalter im Parotisbereich in Erscheinung tretender Tumor ist das Neurofibrom.

Hämangiome

Epidemiologie. Hämangiome sind mit 90% die häufigsten aller Speicheldrüsentumoren.

Die Tumoren, die vorzugsweise in der Glandula parotis (80%) und sehr viel seltener in der Glandula submandibularis (18%) auftreten, werden einerseits als kapillär, andererseits als kavernös klassifiziert. Diese primär histologische Unterscheidung hat diagnostische und therapeutische Konsequenzen. Je mehr kapilläre Anteile die Geschwulst hat, desto rascheres Wachstum ist zu erwarten.

Klinische Symptome. Klinisch fallen die Geschwülste je nach ihrer Lokalisation in den Speicheldrüsen durch eine Schwellung und/oder bläuliche Verfärbung der Haut auf, wobei insbesondere eine Größenzunahme bei Blutdruckanstieg (z.B. beim Schreien) zu bemerken ist.

Diagnose. Zur diagnostischen Einordnung eignet sich die Computertomographie oder oftmals besser die Magnetresonanztomographie, die auch einen gewissen Aufschluß über die innere Struktur der Hämangiome gibt. Wegen der besonderen Problematik der High-flow-Hämangiome, bei denen ein erhöhter arterieller Anteil von Gefäßneubildungen vorhanden ist, ist bei ausgedehnten oder schlecht zugänglichen Hämangiomen für die Entscheidung über das weitere Vorgehen eine Angiographie mit Darstellung der zuführenden Gefäße erforderlich. Einerseits kann bei dieser Technik die Geschwindigkeit des Blutumsatzes im Hämangiom abgeschätzt werden, was für die Operationsvorbereitung und die evtl. Bereitstellung von Transfusionsblut wichtig ist, anderseits kann in der gleichen Sitzung nach der Darstellung der zuführenden Gefäße ggf. auch eine Embolisation durchgeführt werden.

Therapie. Die Embolisation allein ist jedoch nicht ausreichend, so daß möglichst rasch im Anschluß daran die chirurgische Entfernung des Hämangioms erfolgen sollte. Diese beinhaltet bei Hämangiomen in der Speicheldrüse die Entfernung der Drüse selbst, also in der Regel eine Parotidektomie, wobei auf die vollständige Erhaltung des N. facialis besonderer Wert gelegt werden muß. Die Injektion von sklerosierenden Medikamenten in das Hämangiom sowie die intrafokale Lasertherapie eignen sich nur selten, da bei diesen Methoden eine hohe Wahrscheinlichkeit dafür besteht, daß der N. facialis beschädigt wird.

Prognose. Die Hämangiome zeichnen sich insgesamt durch eine schlechte Berechenbarkeit aus, eine mitunter unvollständige Spontanremission wurde bei 50% aller Hämangiome in der Speicheldrüse bis zum 4. Lebensjahr gefunden.

Lymphangiome

Definition. Die Lymphangiome sind ihren verursachenden Strukturen entsprechend sehr dünnwandige Tumoren, die eine große Varianz in Form, Ausdehnung und Verhalten zeigen. Die Tumoren können klein- oder großzystisch sowie gekammert sein. Bei großen Lymphangiomen mit geringer Kammerung wird auch von zystischen Hygromen gesprochen.

Epidemiologie. Das Lymphangiom ist mit 4–8% der angiomatösen Tumoren der Speicheldrüsen wesentlich seltener als das Hämangiom. Hauptsächlich betroffen ist die Glandula parotis. In der Regel sind die Geschwülste bei Geburt vorhanden, vergrößern sich langsam und manifestieren sich im 2. Lebensjahr.

Klinische Symptome. Auffällig werden die Geschwülste durch eine diffuse Vorwölbung der bedeckenden Haut oder Schleimhaut. Sie sind immer weich und gut eindrückbar.

Die Tumoren können wegen des Gewichts ihrer Flüssigkeitsfüllung u.U. Drucklãsionen auf dem sich entwickelnden Knochen sowie eine Behinderung der Atmung verursachen. Typisch ist, daß bei nativen Lymphangiomen im Bereich der Glandula parotis nie eine Fazialisparese zu bemerken ist (Abb. 103.5).

Therapie. Die Therapie kleiner Lymphangiome in der Glandula parotis besteht in ihrer Entfernung, evtl. unter Einschluß einer konservativen Parotidektomie. Dabei ist zu be-

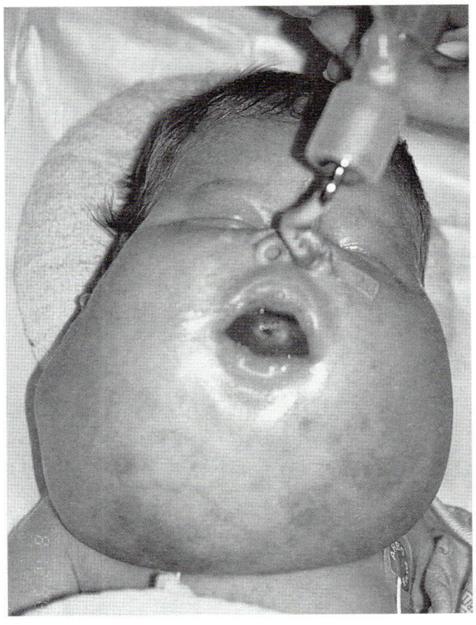

Abb. 103.5. Monströses Lymphangiom beider Parotisregionen. Das Gewicht des Lymphangioms führte vorübergehend zu einer Behinderung der Atmung

rücksichtigen, daß durch die Expansion des Lymphangioms eine Auffächerung der Äste des N. facialis in feinste Fasern zustande kommt, so daß eine Präparation und Erhaltung der Nervenfasern auch unter mikrochirurgischen Bedingungen nur schwierig und teilweise nicht möglich ist. Die Gefahr einer Fazialisparese ist daher recht hoch, insbesondere bei der operativen Entfernung von großen Lymphangiomen in diesem Bereich. Wegen der besonderen Gefahr der irreparablen Schädigung des N. facialis, die auch durch aufwendige plastisch-rekonstruktive Maßnahmen im Erwachsenenalter kaum ausgeglichen werden kann, wegen der hohen Rezidivhäufigkeit und wegen einer Tendenz der Lymphangiome, nach der Pubertät eine spontane Verkleinerung zu erfahren, werden immer wieder auch alternative Behandlungskonzepte diskutiert.

Im Gespräch sind Erfahrungen mit der intratumoralen Applikation von Fibrinkleber, sklerosierenden Medikamenten und Cortisonlösungen. Dabei ist allerdings zu berücksichtigen, daß eine Wirkung dieser Agenzien auf die epitheliale Auskleidung des Lymphangioms nur dann gegeben ist, wenn möglichst viele Kammern eröffnet sind. Insbesondere bei kleinkammerigen Lymphangiomen ist dies kaum zu erreichen.

Ein alternativer Therapieansatz ist auch die systemische Verabreichung niedriger Dosen von Endoxan. Insbesondere bei chirurgisch problematischer Lokalisation oder sehr großer Ausdehnung werden solche Verfahren diskutiert, größere praktische Erfahrungen damit stehen jedoch noch aus.

103.2 Fehlbildungen im Kiefer- und Gesichtsbereich

R. H. Reich

Diastema

Definition und klinische Symptome. Beim Diastema handelt es sich um eine Lückenbildung, meist zwischen den mittleren Schneidezähnen. Ätiologisch kommt am ehesten ein tief in den Alveolarfortsatz einstrahlendes Lippenbändchen in Frage.

Differentialdiagnose. Differentialdiagnostisch ist entweder eine Zungenfehlfunktion (Habit) oder in sehr seltenen Fällen auch ein langsam progredienter verdrängender Prozeß im jugendlichen Alter, z.B. eine globulomaxilläre Zyste, zu erwägen.

Während der 2. Dentition kann eine Lückenbildung zwischen den Ober- und Unterkieferschneidezähnen auch ein physiologisches Phänomen kurz vor dem Zahndurchbruch sein.

Therapie. Die Therapie besteht in der Verlagerung oder Abtragung des Lippenbändchens im Alter von 3–4 Jahren. Durch die natürlichen Wachstums- und Dentitionsvorgänge kommt es dann regelmäßig zu einem Schluß des Diastemas. In späterem Alter kann eine kieferorthopädische Behandlung notwendig sein.

Lingua geographica (Exfoliatio areata linguae)

Definition und Ätiologie. Bei der Lingua geographica handelt es sich um eine Verhornungsanomalie der Papillen unbekannter Ätiologie. Sie bietet ein rasch wechselndes Bild von weißlichen Linien auf der Zunge, ähnlich einer Landkarte. Gelegentlich zeigen die Kinder eine besondere Empfindlichkeit gegenüber bestimmten Fruchtsäuren.

Therapie. Für diese harmlose Veränderung ist keine Therapie erforderlich.

Ankyloglossie

Definition und Therapie. Ein angewachsenes Zungenbändchen im Säuglingsalter ist nur in den sehr seltenen Fällen einer breiten Verbindung mit dem Mundboden eine Indikation zur operativen Lösung. Normalerweise verlängert sich das Zungenbändchen durch die Funktion bis zum Ende des 1. Lebensjahres spontan.

Lippen-Kiefer-Gaumen-Spalten

Definition und Ätiologie. Die Lippen-Kiefer-Gaumen-Spalten gehören zu den dysontogenetischen Fehlbildungen. Sie werden durch Störungen in dem für die Entwicklung des Kopfes übergeordneten Hinter- und Vorderkopforganisator erklärt.

Einteilung. Von der Minimalvariante einer Lippenkerbe (Lippenkolobom), bei der lediglich der M. orbicularis oris teilweise gespalten ist, bis zur doppelseitigen durchgehenden Lippen-Kiefer-Gaumen-Spalte als Maximalvariante sind viele Übergangsformen bekannt. So gibt es isolierte, unvollständige oder vollständige, ein- oder beidseitige Lippenspalten, Lippen-Kiefer-Spalten oder Lippen-Kiefer-Gaumen-Spalten (Abb. 103.6).

Bei isolierten Gaumenspalten kann entweder der harte und der weiche Gaumen (stets ohne den zahntragenden Anteil des Kiefers) oder der weiche Gaumen allein gespalten sein.

Epidemiologie. Lippen-Kiefer-Gaumen-Spalten machen mit 11–15% einen wichtigen Anteil aller angeborenen Fehlbildungen aus, die Rate beträgt etwa 1:500 Lebendgeburten, mit zunehmender Tendenz und geringer Prävalenz

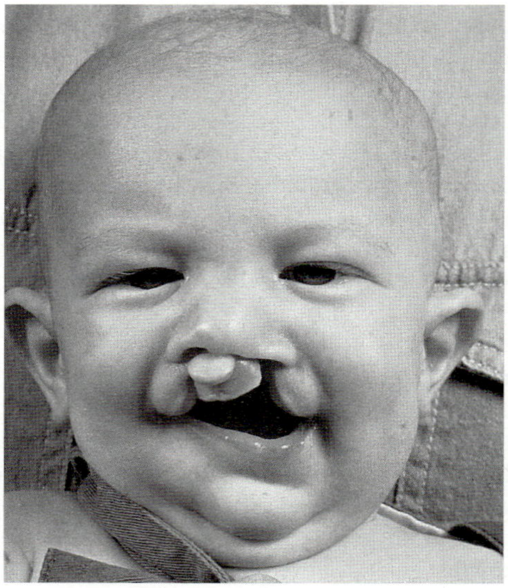

Abb. 103.6. Doppelseitige, durchgehende Lippen-Kiefer-Gaumen-Spalte, präoperativ im Alter von 5 Monaten

des männlichen Geschlechts. Mindestens 30 % der Patienten weisen eine Vererbungskomponente auf. So besteht z.B. eine 4- bis 5 %ige Wahrscheinlichkeit des Auftretens einer Lippen-Kiefer-Gaumen-Spalte bei einem Kind einer Familie, bei der ein Elternteil ebenfalls eine Form der Lippen-Kiefer-Gaumen-Spalte aufweist.

Ätiologie und Pathogenese. Neben den endogenen (genetischen) Faktoren sind bezüglich der Verursachung auch exogene Faktoren bekannt: Stoffwechselstörungen, Anoxämie, Plazentadysfunktion, Mangelernährung, Vitaminmangel, niedriges bzw. hohes Alter der Mutter, Einfluß von ionisierenden Strahlen oder Infektionen. Ihr genauer Einfluß läßt sich z.Z. noch nicht eingrenzen.

Die Lippenspalte entsteht zwischen dem 36. und 42., die Gaumenspalte zwischen dem 47. bis 56. Tag der Schwangerschaft.

Klinische Symptome. Bei Patienten mit Lippen-Kiefer-Gaumen-Spalten stehen ästhetische und funktionelle Symptome im Vordergrund.

Liegt eine Lippenspalte vor, ist stets auch in mehr oder minder ausgeprägter Form der knorpelige, evtl. auch der knöcherne Aufbau der Nase betroffen. Bei einer vollständigen Lippen-, Lippen-Kiefer- oder Lippen-Kiefer-Gaumen-Spalte ist der Nasenboden z. T. oder völlig, ein- oder doppelseitig zum Gaumen offen. Dadurch ist kein Abschluß zwischen dem Nasen- und dem Rachenraum mehr vorhanden, was die Saugfunktion sehr stark erschwert (s. Abb. 103.6). Auch die Sprechfunktion ist dadurch beim Kleinkind mit dem offenen Näseln behindert. Durch die abnormen anatomischen Verhältnisse im hinteren Gaumenbereich kommt der Ventilmechanismus der Tuba auditiva Eustachii in der Rachenhinterwand nicht wie üblich beim Schlucken zum Tragen, so daß durch mangelnden Abfluß bei 60 % der Spaltpatienten mit einem Mukotympanon zu rechnen ist. Die Folge kann eine Hörminderung sein.

Durch die offene Gaumenspalte werden unbewußt vom Kind Fehlfunktionen der Zunge ausgeübt. Wird z.B. die Zunge in den Spaltbereich eingerollt, wird die Spalte nicht selten breit offengehalten oder aufgeweitet oder noch weiter verbreitert. Das Therapiekonzept muß allen Fehlfunktionen Rechnung tragen.

Therapie. Die Behandlung von Patienten mit Lippen-Kiefer-Gaumen-Spalten wird heute als klassisches Beispiel einer interdisziplinären Aufgabe gesehen, die sich in Teilschritten vom Säuglings- bis zum Erwachsenenalter erstreckt. Dabei sind hauptsächlich Pädiater, Kieferorthopäde, Mund-Kiefer-Gesichtschirurg, Hals-Nasen-Ohren-Arzt, Zahnarzt und Logopäde beteiligt.

Mit Hilfe von modernen Saugern können Spaltkinder, sofern nicht noch zusätzliche, z.B. neurologische Störungen vorliegen, von Anfang an mit der Flasche ernährt werden. Die primäre Sondierung des Säuglings nach der Geburt kann sich als ungünstig erweisen, da die natürlichen Schluckreflexe später nur sehr schwer wieder erlernt werden können.

Möglichst bereits in der 1. Lebenswoche sollte eine individuelle Trinkplatte aus Kunststoff unter kieferorthopädischer Assistenz angefertigt werden. Diese Platte, die von den Kindern in aller Regel unproblematisch wie ein Schnuller akzeptiert wird, deckt den Oberkiefer und die Spalte ab. Dadurch normalisiert sich die Zungenlage; ein Kollaps der Kiefersegmente wird verhindert, und es ist zudem ein gewisser Abschluß zum Nasen-Rachen-Raum hergestellt, der das Trinken mit dem Sauger wesentlich erleichtert (Abb. 103.7).

Mit dieser Trinkplatte kann durch schrittweises Ausschleifen im Kieferbereich durch den Kieferorthopäden das Wachstum des Oberkiefers bis zur ersten operativen Maßnahme gesteuert werden. Danach können die anatomischen Bedingungen für die operative Therapie erheblich verbessert werden.

Die Lippenspaltplastik wird in aller Regel mit 5–6 Monaten durchgeführt. Es stehen dazu verschiedene Techniken zur Verfügung, die alle zum Ziel haben, einen harmonischen und ästhetischen Verlauf der Lippe mit Ausgleich der unterschiedlichen Höhe der verschiedenen Segmente zu bewerkstelligen. Dabei wird gleichzeitig der vordere Anteil des offenen Nasenbodens rekonstruiert. In diesem Zuge wird auch der im Spaltbereich abgespreizte Nasenflügel in seiner Stellung verbessert (Abb. 103.8).

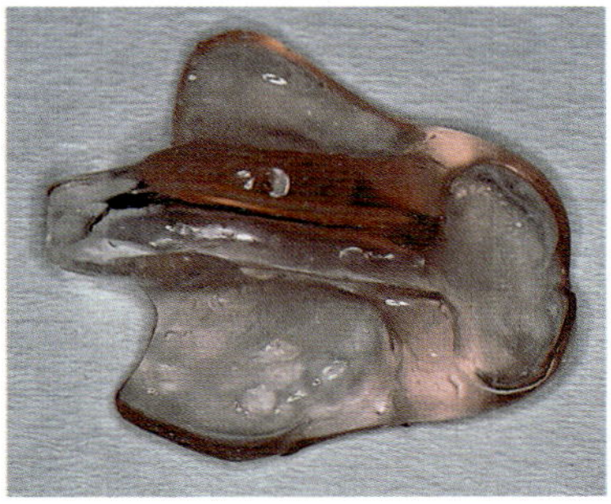

Abb. 103.7. Trinkplatte zur funktionell-kieferorthopädischen Therapie des Oberkiefers, mit der das Oberkieferwachstum gesteuert werden kann

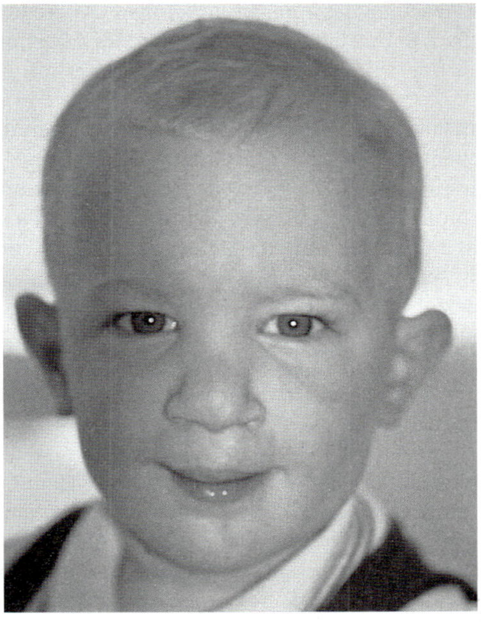

Abb. 103.8. Beidseitige Lippen-Kiefer-Gaumen-Spalte nach Lippen-Kiefer-Spaltplastik im Alter von 1 1/2 Jahren. Gleicher Patient wie in Abb. 103.6

Falls ein Mukotympanon vorliegt, kann meist im Zuge der Lippenspaltplastik vom Hals-Nasen-Ohren-Arzt eine Parazentese des Trommelfells mit Einsetzen von Paukenröhrchen durchgeführt werden. Für die Hörbahnreifung ist die Herstellung der Schalleitung in den ersten 1 1/2 Lebensjahren essentiell. Kinder, die ein Mukotympanon aufweisen, bleiben daher solange in HNO-ärztlicher Mitbetreuung, bis kein Rezidiv mehr zu erwarten ist.

Der nächste operative Schritt ist der Verschluß des Gaumens. Je nach Konzept wird dieser ab der Mitte des 2. Lebensjahres durchgeführt, u.U. in Teilschritten, um einen möglichst langen und damit verschlußkompetenten Gaumen zu erreichen.

Bis zu diesem Zeitpunkt kann das Kind die vom Kieferorthopäden jeweils in mehrwöchigen Abständen angepaßte Trinkplatte weiter tragen.

Bei Durchbruch der Milchzähne muß besondere Sorgfalt auf die Kariesprophylaxe und -behandlung gelegt werden, da das Wachstum des Corpus mandibulae wesentlich davon bestimmt wird, daß sich die unter den Milchzähnen liegenden Keime der bleibenden Zähne ungestört entwickeln.

Vor der Einschulung können u.U. ästhetische Korrekturoperationen im Lippen- und Nasenbereich und auch eine Velopharyngoplastik erforderlich sein, um einerseits die soziale, andererseits die sprachliche Kommunikationsfähigkeit weiter zu verbessern. Eine logopädische Therapie ist bei ausgeprägten Formen der Lippen-Kiefer-Gaumen-Spalten fast stets erforderlich; sinnvoll ist die zunächst spielerische Betreuung dieser Patienten ab dem 3. Lebensjahr.

Um den Durchbruch und die Einordnung des für die Okklusion wichtigen Eckzahns im Spaltbereich zu ermöglichen, wird bei Kindern mit Lippen-Kiefer- oder Lippen-Kiefer-Gaumen-Spalten etwa im Alter von 9–11 Jahren eine sekundäre Osteoplastik des Kieferkamms empfohlen. Nach Abschluß der 2. Dentition nach dem 12. Lebensjahr ist dann eine reguläre kieferorthopädische Behandlung mit dem Ziel der Ausformung der Okklusion sinnvoll.

Nach Abschluß des Wachstums können weitere Korrektureingriffe, z.B. Umstellungsosteotomien des Ober- oder Unterkiefers oder aber eine Rhinoplastik erforderlich sein.

Differentialdiagnose. Differentialdiagnostisch bereiten die klassischen Lippen-Kiefer-Gaumen-Spalten keine Probleme. Es muß jedoch bedacht werden, daß sie Teilsymptom eines Dysmorphiesyndroms sein können. Nicht selten sind sie auch mit anderen Fehlbildungen, etwa der Nieren, oder mit neurologischen Symptomatiken vergesellschaftet.

Sonderformen mit einem anderen Entwicklungsmodus sind mediane Lippenspalten. Die Lippen-Kiefer-Gaumen-Spalten sind auch nicht zu verwechseln mit den queren oder schrägen Gesichtsspalten, die jeweils andere Ursachen und plastisch-rekonstruktive Erfordernisse haben.

Prophylaxe. Zur Prävention von Lippen-Kiefer-Gaumen-Spalten ist aufgrund von kaum belastbaren Daten noch keine endgültige Aussage zu machen. Zielrichtung ist derzeit, Mangelzustände zu verhindern und das Sauerstoffangebot bzw. den Stoffwechsel der Plazenta zu verbessern. Daher wird verschiedentlich während der Schwangerschaft eine Substitution der Vitamine Folsäure, B_2 und B_{12}, empfohlen.

Pierre-Robin-Sequenz

Definition. Die Pierre-Robin-Sequenz ist durch eine kongenitale Unterkieferhypoplasie, eine Glossoptose und eine weite isolierte Spalte des harten und weichen Gaumens charakterisiert (Abb. 103.9).

Epidemiologie. Diese Sequenz ist bei etwa 22 % aller isolierten Gaumenspalten anzutreffen.

Klinische Symptome. Je nach Ausprägungsgrad können die Kinder, die äußerlich durch ein fliehendes Kinn auffallen, entweder in Rückenlage oder auch in Seitenlage einen Stridor und eine Zyanose zeigen.

Therapie. Therapeutisch sollte zunächst eine Seiten- oder Bauchlagerung versucht werden, das Vorziehen des Unterkiefers bewirkt fast immer eine rasche Verbesserung der Symptomatik. Reichen Lagerungsmaßnahmen nicht aus, steht eine Stufentherapie zur Verfügung.

Zur Therapie werden heute nach individueller Abformung durch den MKG-Chirurgen oder den Kieferorthopäden angefertigte Gaumenplatten (Stimulationsplatten) empfohlen, die im vorderen Bereich mit einer Rauhigkeit versehen werden, die das Kind zu einer Vorwärtsbewegung der Zunge stimulieren. Dadurch wird ein Wachstumsimpuls auf den Unterkiefer gegeben und die Zunge tonisiert. In ausgeprägteren Fällen ist eine Glossopexie (Anheftung der Zunge an die Unterlippe) oder eine Unterkieferextension mit ca. 100 g Gewicht für 8–10 Tage in Seitenlage notwendig, um die notwendige anfängliche Stimulation für das Längenwachstum des Unterkiefers zu geben. Neuerdings wurde auch die Unterkieferverlängerung und damit die natürliche Anteriorverlagerung der Zunge durch eine Osteodistraktion beschrieben.

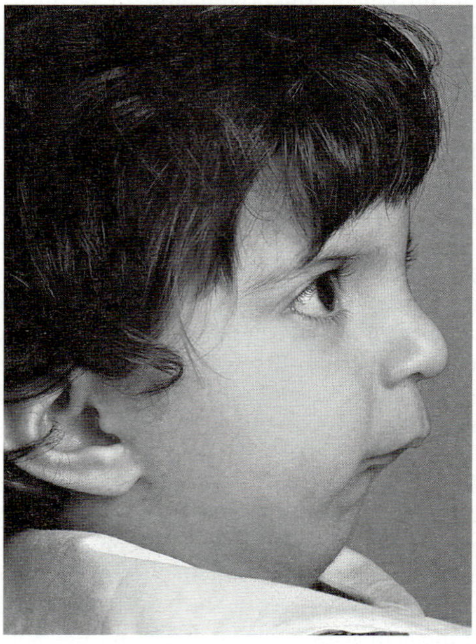

Abb. 103.9. Patient mit Pierre-Robin-Sequenz im Alter von 3 Jahren. Typisch ist das fliehende Kinn durch extreme Minderentwicklung des Unterkiefers. Meistens postpartal auffällige Atemstörungen kommen durch die retrale Lage der Zunge zustande

Mit diesem Therapiespektrum sollte es möglich sein, eine primäre Tracheotomie zu vermeiden.

Die Therapie der Gaumenspalte folgt den im Abschnitt „Lippen-Kiefer-Gaumen-Spalten" dargestellten Prinzipien.

Die Kinder weisen später weiterhin eine Unterkieferhypoplasie mit Retrognathie auf, jedoch ohne weitere funktionelle Symptome. Verbleibende Störungen können im frühen Erwachsenenalter durch eine Umstellungsosteotomie des Unterkiefers beseitigt werden.

Franceschetti-Syndrom (Dysostosis mandibulofacialis, Treacher-Collins-Syndrom)

Definition und klinische Symptome. Das autosomal dominant erbliche Franceschetti-Syndrom besteht aus einer Hypoplasie des Unterkiefers, die durch Mangelanlage oder Fehlen des Kiefergelenks verursacht wird. Hinzu kommen eine Hypoplasie des Oberkiefers und des Jochbogens, eine Ohrmuschelfehlbildung und ein Lidkolobom mit einer antimongoloid verlaufenden Lidspalte. Manchmal ist das Syndrom auch mit einer Lippen-Kiefer-Gaumen-Spalte vergesellschaftet.

Pathogenese. Die Entität wird durch eine Fehlbildung des 1. Kiemenbogens und der 1. Kiemenfurche, die für die Ausbildung des Ober- und Unterkiefers verantwortlich sind, in der 4. – 5. Embryonalwoche erklärt.

Differentialdiagnose. Differentialdiagnostisch kommt die mit Ohrfehlbildungen einhergehende hemifaziale Mikrosomie in Frage (Abb. 103.10). Hier fehlt einseitig das Wachstumszentrum im Kondyluskopf des Unterkiefers. Nicht selten sind dabei okuläre und vertebrale Fehlbildungen vorhanden: oculo-auriculo-vertebrales Spektrum (Goldenhar).

Therapie. Therapeutisch steht die plastisch-rekonstruktive Chirurgie etwa ab dem 6. Lebensjahr im Vordergrund.

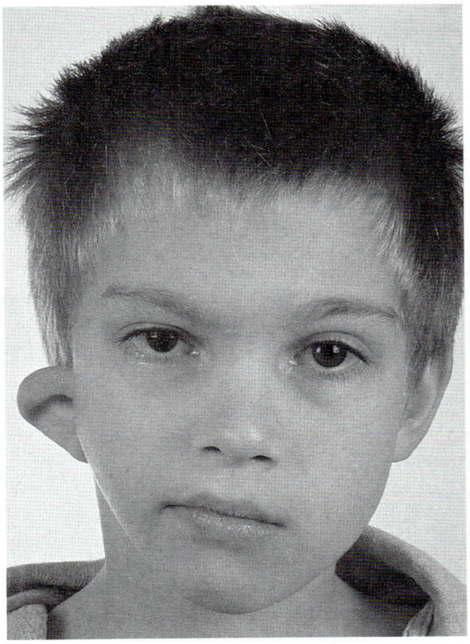

Abb. 103.10. Sechsjähriger Patient mit hemifazialer Mikrosomie rechts

Mit Hilfe von Knochen- und nicht selten auch aufwendigen Weichgewebstransplantationen kann eine Verbesserung der Ästhetik, die Rekonstruktion des knöchernen Gerüsts und u.U. eine Nachentwicklung des fehlenden Unterkieferwachstums erreicht werden. Zusätzlich ist eine kieferorthopädische Behandlung unabdingbar. Neuerdings wird zur Nachentwicklung hypoplastischer Kieferanteile auch die Osteodistraktion angewandt.

Laterale Halsfisteln und -zysten

Definition und Ätiologie. Die Fisteln oder Zysten, die im seitlichen Halsbereich imponieren, bilden sich aus persistierenden Resten der 2. Kiemenfurche und der 2. Schlundtasche.

Klinische Symptome. Symptomatisch werden die Veränderungen meist erst im Jugendalter. Die Zysten sind nahezu stets vor dem Vorderrand des M. sternocleidomastoideus angesiedelt. Im Falle einer Fistel mündet diese im unteren Halsdreieck; dort entleeren sich ständig geringe Mengen Sekret. Sehr selten sind Mündungen nach intraoral.

Differentialdiagnose. Am ehesten müssen diese Fehlbildungen gegen Dermoidzysten und -fisteln abgegrenzt werden. Diese dürften in dieser speziellen Lokalisation sehr selten sein. Letztlich wird in solchen Fällen trotz vorheriger Darstellung der Veränderung mit Hilfe der Magnetresonanztomographie erst die histologische Untersuchung nach Entfernung der Veränderung Aufschluß geben. Die Zysten und Fisteln des Ductus thyreoglossus liegen dagegen immer streng median im Bereich des Zungengrundes.

Therapie. Wegen der ausgeprägten Rezidivtendenz bei Belassen von Anteilen der Veränderungen ist besonderer Wert auf die vollständige chirurgische Entfernung zu legen.

103.3 Kiefergelenk

R. H. Reich

Diskusverlagerung

Krankheiten des Kiefergelenks sind bei Kindern extrem selten. Hierbei muß berücksichtigt werden, daß das Kiefergelenk erst etwa im 14. Lebensjahr die Form erreicht hat, in der es beim Erwachsenen vorhanden ist.

Epidemiologie und klinische Symptome. Bei Jugendlichen kommen gelegentlich schmerzhafte Zustände im Kiefergelenkbereich vor, die auf eine vorübergehende Diskusverlagerung zurückzuführen sind. In der Regel sind diese durch muskuläre Hyperaktivität während der Nacht (nächtliches Zähneknirschen oder -pressen) bedingt. Nicht selten sind solche Fehlfunktionen im Kindes- und Jugendlichenalter an psychische Belastungen oder (u.U. auch hormonell bedingte) Entwicklungsphasen gekoppelt.

Therapie. Therapeutisch kommt in diesen Fällen am ehesten die Anwendung von Wärme auf den Kiefergelenkbereich und die Anfertigung einer Aufbißschiene durch den Zahnarzt in Frage. Generell ist auch an eine Optimierung der Streßbewältigung zu denken, da derartige Symptome gerade in hormonellen Umbruchphasen auch durch eine Hyperaktivität der Kaumuskulatur bedingt sein können.

Kondyläre Hyperplasie des Unterkiefers

Definition und Ätiologie. Bei dieser seltenen Krankheit kommt es ohne erkennbare Ursache durch die spontane, überschießende Aktivität des Hauptwachstumszentrums für den Unterkiefer im oberen Kondylusbereich zu einem langsamen, einseitigen Wachstumsexzeß des Unterkiefers über Jahre.

Klinische Symptome. Klinisch auffällig ist dabei eine Vergröberung der Unterkieferstrukturen mit Kinnabweichung nach der Gegenseite oder einem offenen Biß.

Die überschießende Wachstumsaktivität kann bereits im Kindesalter beginnen und führt dann über Jahre zu Verformungen des Unterkiefers. Ein Stillstand des Wachstums ist nicht voraussehbar; die Wachstumsdauer beträgt zwischen 5 und 25 Jahren, wobei dann z. T. groteske Verformungen erreicht werden.

Diagnose. Röntgenologisch fällt eine Formabweichung des betroffenen Unterkiefergelenkkopfes auf. In der aktiven Phase der kondylären Hyperplasie zeigt die Knochenszintigraphie eine deutlich erhöhte Umbauaktivität im betroffenen Kondylus gegenüber der Gegenseite.

Therapie. In der aktiven Phase kann das pathologische Wachstum durch isolierte Abtragung der obersten Schicht des Kondylus (hohe Kondylektomie) dauerhaft zum Stillstand gebracht werden. Für die Wiederherstellung der Okklusion und der Ästhetik sind danach oft kieferorthopädisch-chirurgische Maßnahmen nötig.

Literatur

Blechschmidt E (1982) Die Entwicklungskinetik des Gesichtsschädels. In: Pfeiffer G (Hrsg) Lippen-Kiefer-Gaumenspalten. Thieme, Stuttgart New York, S 234–244

Hotz M, Gnoinski W, Perko M, Nussbaumer H, Hof E, Haubensak R (Hrsg) (1986) Early treatment of cleft lip and palate. Huber, Toronto Lewiston New York Bern Stuttgart

Jacques DA, Kroll OS, Chambers RG (1976) Parotid tumors in children. Am J Surg 132: 469

Lopez-Tello CS, Krämer D (1971) Parotishämangiome im Kindesalter. Arch Kinderheilk 182: 258–264

Rauch S (1970) Zur Klinik der gut- und bösartigen mesenchymalen Speicheldrüsentumoren. In: Schuchardt K (Hrsg) Fortschritte der Kiefer- und Gesichtschirurgie, Bd XIV. Thieme, Stuttgart

Reich RH (1997) Funktionelle Kiefergelenkchirurgie. In: Horch HH (Hrsg) Praxis der Zahnheilkunde, 3. Aufl, Bd 10/I. Urban & Schwarzenberg, München Wien Baltimore, S 165–183

103.4 Zähne und Mund

G. Hillmann

Entwicklung der Zähne. In der 6. Embryonalwoche findet die epitheliale Differenzierung in Form der Ausbildung der Zahnleisten, ausgehend vom Mundschleimhautepithel, statt. Die Milchschneidezähne treten in das Glockenstadium im 4., die Milcheckzähne im 5. und die Milchmolaren im 7. Embryonalmonat ein. Die Entwicklung der ersten bleibenden Molaren beginnt kurz nach der Entwicklung der Milchmolaren. Zum Zeitpunkt der Geburt hat der Mineralisationsprozeß bei allen Milchzahnkronen eingesetzt. Häufig beginnt bereits die Mineralisation des mesiobukkalen Höckers der unteren Sechsjahrmolaren. Postnatal beginnt die röntgenologisch sichtbare Mineralisation der oberen mittleren bzw. der unteren mittleren und seitlichen Schneidezähne im 6. Monat, die der oberen und unteren Eckzähne im 12. Monat und die der oberen seitlichen Schneidezähne im 18. Monat. Der Mineralisationsprozeß der Prämolaren beginnt im Alter von 2,5 Jahren.

Die Durchbruchzeiten der Milchzähne und der bleibenden Zähne sind in den Tabellen 103.1 und 103.2 aufgelistet.

Zahndurchbruchstörungen. In seltenen Fällen können schon zum Zeitpunkt der Geburt Zähne in der Mundhöhle vorhanden sein. Bei solchen „angeboren Zähnen" (Dentes natales) wird unterschieden zwischen zahnähnlichen Rudimenten aus einer vor der Milchzahnentwicklung liegenden prälaktalen, inkompletten Zahnbildung (Dentes praelactales) und vorzeitig durchgebrochenen Milchzähnen (Dentitio praecox). Milchzahnähnliche Rudimente werden chirurgisch entfernt, frühzeitig durchgebrochene Milchzähne werden nicht extrahiert. Die Häufigkeit der sog. Dentitio connatalis oder der Dentitio neonatalis wird in der Literatur mit 1: 2000– 3000 angegeben.

Tabelle 103.1. Durchbruchzeiten der Milchzähne

Lebensmonat (Schwankungsbreite in Klammern)	Zähne
8 (6–10)	Untere mittlere Inzisivi
10 (8–12)	Obere mittlere Inzisivi
11 (9–13)	Obere seitliche Inzisivi
13 (10–16)	Untere seitliche Inzisivi
16 (13–19)	Erster oberer Molar
16 (14–18)	Erster unterer Molar
19 (16–22)	Obere Canini
20 (17–23)	Untere Canini
27 (23–31)	Zweiter unterer Molar
29 (25–33)	Zweiter oberer Molar

Tabelle 103.2. Durchbruchzeiten der bleibenden Dentition

Lebensalter [Jahre]	Zähne im Unterkiefer	Zähne im Oberkiefer
6–7	Erste Molaren	Erste Molaren
6–8	Erste Inzisivi	Erste Inzisivi
7–9	Zweite Inzisivi	Zweite Inzisivi
10–13	Canini	Erste Prämolaren
10–12	Erste Prämolaren	Zweite Prämolaren
11–13	Zweite Prämolaren	Canini
11–14	Zweite Molaren	Zweite Molaren
>16	Dritte Molaren	Dritte Molaren

Folgende Krankheiten sind mit vorzeitiger Zahneruption verbunden (DN: Dentes natales):

- dentofaziales Syndrom (DN),
- Ellis-van-Creveld-Syndrom (DN),
- Hallermann-Streiff-Syndrom (DN),
- Pachyonychia congenita (DN),
- Proteus-Syndrom (nur in betroffenen Kieferabschnitten),
- Saldino-Noonan-Syndrom (DN),
- Sotos-Syndrom.

Allgemeinkrankheiten und Syndrome mit verzögertem Zahndurchbruch sind:

- Hypothyreose,
- Hypophysenvorderlappeninsuffizienz,
- Trisomie 21,
- D-Hypovitaminose,
- Dysostosis cleidocranialis und cleidofacialis,
- Hyperfibromastosis gingivalis,
- Osteopetrose,
- ektodermale Dysplasie,
- Achondroplasie,
- Speicherkrankheiten.

Genetisch bedingte Zahnfehlbildungen

Amelogenesis imperfecta

Definition. Als Amelogenesis imperfecta werden genetisch bedingte Dysplasien des Schmelzes bezeichnet. Dabei kommt es infolge des genetischen Defekts zu Störungen der Differenzierung oder der Funktion der an der Schmelzbildung beteiligten Zellen. Der Zahnschmelz kann hinsichtlich seiner chemischen Zusammensetzung, seiner Schichtdicke und/oder seines kristallinen Gefüges verändert sein.

Es werden 4 Gruppen unterschieden:

1. Hypoplasie (Schichtdicke verringert), 7 Untergruppen,
2. Unreife („Hypomaturation"), 3 Untergruppen,
3. Unterverkalkung („Hypokalzifikation"), 2 Untergruppen und
4. partielle Unreife und Unterverkalkung (Kombination aus 2 und 3).

Epidemiologie. In den USA beträgt die Häufigkeit etwa 1:14000–1:16000, in Nordeuropa (Schweden) 1:718. Für die Bundesrepublik Deutschland liegen derzeit keine aktuellen Daten vor. Die „Schneekappenzähne" treten in einer Häufigkeit von 1:2000 auf.

Ätiologie. Schmelz besteht aus einem fast rein kristallinen Gefüge. Während der Schmelzbildung durch Ameloblasten sind 3 am Zahn gleichzeitig ablaufende physiologische Prozesse zu beobachten: die Bildung einer Schmelzmatrix mit initialer Mineralisation (1), die Mineralisation und Rückresorption der organischen Matrix (2) und die sekundäre Mineralisation bzw. Reifung des kristallinen Gefüges (3). Jeder dieser Prozesse kann gestört sein. Die Defekte unterliegen unterschiedlichen Erbgängen (autosomal-dominant [ad], autosomal-rezessiv [ar], geschlechtsgebunden [Xl]) und können unterschiedlich stark exprimiert sein. Im folgenden sind die einzelnen Defekte systematisch aufgeführt.

- Hypoplasie:
  - grübchenförmig (ad),
  - lokal (ad),
  - lokal (ar),
  - glatt (ad),
  - rauh (ad),
  - aplastisch-rauh (ar),
  - glatt-geschlechtsgebunden (Xl-dominant).
- Hypomaturation:
  - pigmentiert (ar),
  - geschlechtsgebunden (Xl-rezessiv),
  - Schneekappenzähne (Xl-rezessiv).
- Hypokalzifikation:
  - unterverkalkt (ad),
  - unterverkalkt (ar).

Pathogenese. Die partiell eingeschränkte Aktivität der schmelzbildenden Zellen (Ameloblasten) führt zu einer teilweise oder generell verminderten Schmelzsynthese, so daß eine zu geringe Schichtdicke ausgebildet wird. Störungen in der Synthese der Schmelzmatrixproteine oder in der Rückresorption der organischen Substanzen haben eine fehlerhafte Kristallstruktur des Schmelzgefüges zur Folge bzw. verhindern die „Reifung" des Schmelzes, so daß der Anteil an organischen Substanzen zu hoch ist.

Pathologie. Die pathologische bzw. pathohistologische Untersuchung exfoliierter Milchzähne oder extrahierter Zähne der bleibenden Dentition kann im licht- und polarisationsoptischen Bild eine unregelmäßige Schmelzschichtdicke oder ein fehlerhaftes Kristallgefüge zeigen. Mit Hilfe verschiedener Spezialfärbungen können die organischen Anteile im Zahnschmelz sichtbar gemacht werden, so daß mindermineralisierte Anteile bzw. zu hohe organische Komponenten im Hartgewebe dargestellt werden können (Abb. 103.11). Diese Form der Untersuchung setzt allerdings die histologische Bearbeitung nicht entkalkter Präparate voraus.

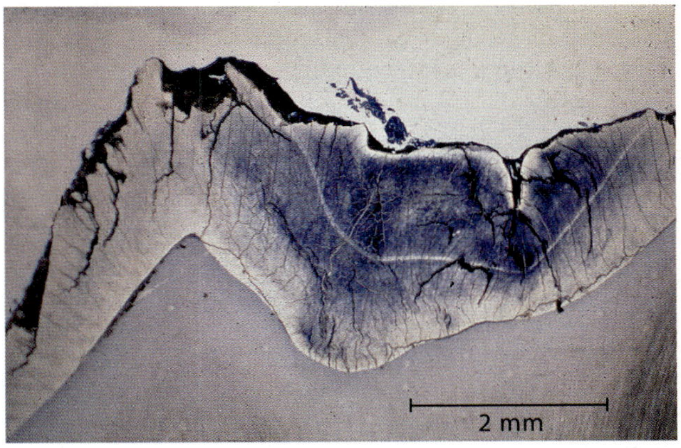

Abb. 103.11. Amelogenesis imperfecta. Die blaue Färbung zeigt einen hohen Anteil an organischen Substanzen, die während der Schmelzreifung nicht rückresorbiert wurden. Histologischer Zahnschliff, human, Toluidinblau-Färbung

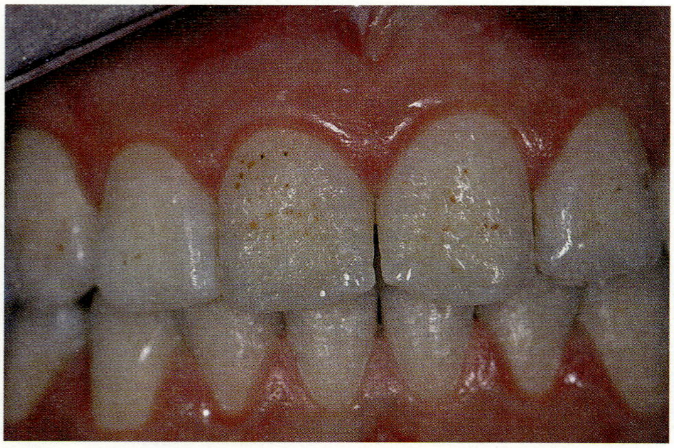

Abb. 103.12. Grübchenförmige, hypoplastische Amelogenesis imperfecta. Obere und untere Frontzähne; 18jährige Patientin

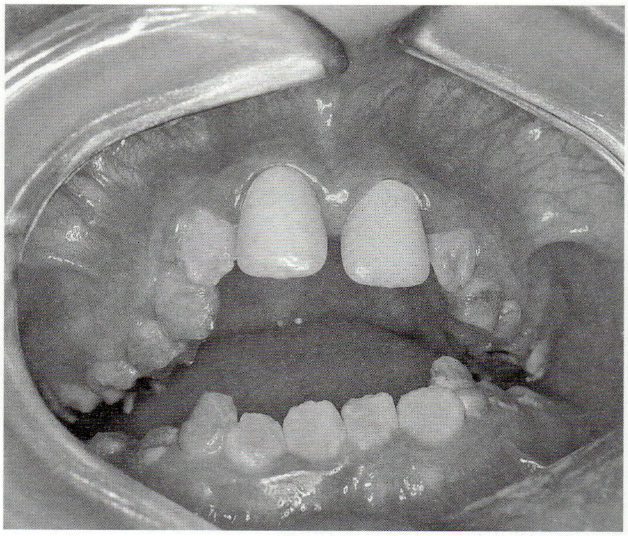

Abb. 103.14. Schwere Form einer aplastischen Amelogenesis imperfecta. Die oberen Inzisivi sind mit provisorischen Kronen versorgt. 10jährige Patientin

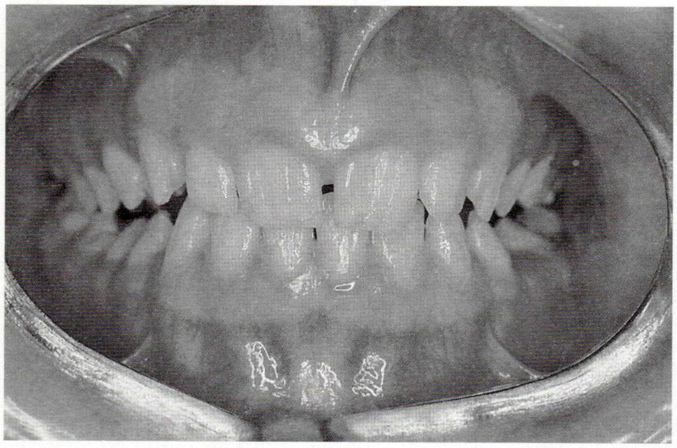

Abb. 103.13. Geschlechtsgebundene Amelogenesis imperfecta. Sämtliche Zähne zeigen charakteristische längsgestreifte Schmelzhypoplasien. 16jährige Patientin

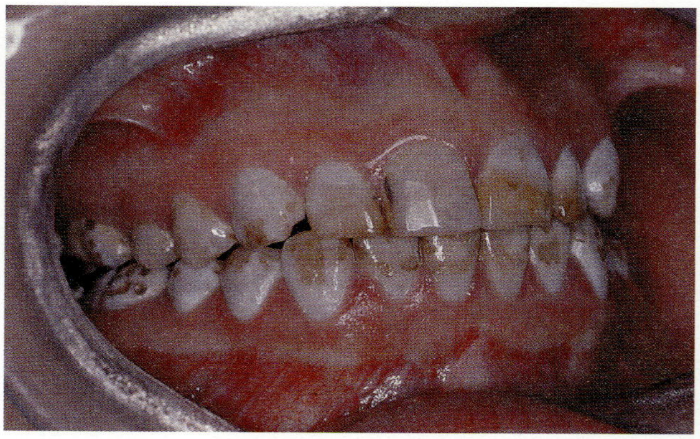

Abb. 103.15. Schwere Form einer Fluorose. Der Zahnschmelz ist an allen Zähnen großflächig verlorengegangen. Die Defekte sind durch exogene Farbstoffeinlagerungen und durch Karies braun gefärbt. 18jährige Patientin

Klinische Symptome. Sowohl die Milchzähne als auch die bleibenden Zähne können klinische Symptome der Amelogene-sis imperfecta zeigen. Morphologisch fällt eine unregelmäßig ausgebildete Schmelzoberfläche auf, die sich, je nach Form und Schweregrad, in Gestalt von punktförmigen (Abb. 103.12) bzw. streifenförmigen Vertiefungen (Abb. 103.13) oder großflächigen Schmelzverlusten mit durchscheinendem gelbem Dentin darstellt (Abb. 103.14). Schwere Formen zeichnen sich durch komplette Schmelzlosigkeit aus, die nach Aufnahme der Kaufunktion durch normale mechanische Belastung eintritt. Sichtbar ist der gelbe Dentinkern. Der Tastbefund ergibt bei den weniger gravierenden Formen eine normale Schmelzhärte. Schwere Verlaufsformen zeichnen sich durch Eindrück- und Ablösbarkeit aus. Bei weniger ausgeprägten Formen der Amelogenesis imperfecta sind die morphologischen Störungen offensichtlich, ohne daß Schmerzhaftigkeit oder erhöhte Kariesanfälligkeit besteht. Formen mit zu weichem Schmelz oder mehr oder weniger ausgeprägtem Schmelzverlust sind in der Regel sehr schmerzhaft, da der Dentinkern ohne Schmelzüberzug dem Mundhöhlenmilieu ausgesetzt ist. Außerdem liegt eine erhöhte Kariesanfälligkeit vor.

Diagnose und Differentialdiagnose. Die Diagnose der Amelogenesis imperfecta beruht im wesentlichen auf ihrem klinischen Erscheinungsbild. Typisch ist, daß sämtliche Zähne im gleichen Ausmaß betroffen sind. Pathohistologische Befunde von exfoliierten oder extrahierten Zähnen stehen in der Regel nur selten zur Verfügung, könnten dann aber zur Diagnosesicherung beitragen. Sowohl für die Diagnose als auch für die Differentialdiagnose wichtig ist eine sorgfältige Familienanamnese, die Rückschlüsse auf eine vererbte Krankheit zuläßt. Differentialdiagnostisch abzugrenzen ist die Fluorose, bei der ebenfalls der Zahnschmelz aller Zähne mehr oder weniger stark geschädigt ist (Abb. 103.15). Als Ursache kann ein erhöhter Fluoridgehalt im Trinkwasser in Frage kommen. Hier muß bedacht werden, daß mehrere Familienmitglieder eine übereinstimmende Symptomatik aufweisen können.

Therapie. Die Therapie der Amelogenesis imperfecta hängt vom Schweregrad des Krankheitsbildes ab. Leichte Formen mit grübchen- oder linienförmigen Hypoplasien stellen häufig nur ein kosmetisches Problem dar, das nicht unbedingt einer zahnärztlichen Therapie bedarf. Hier läßt sich mit konventionellen Kompositmaterialien eine zufriedenstellende Ästhetik erreichen. Die Restauration mit Kunststoffmaterialien ist möglich, solange die Schmelzsubstanz eine ausreichende Härte aufweist. Bei zu weich ausgebildetem Schmelz ist die Überkronung der Zähne indiziert.

Prophylaxe. Eine Prävention ist bei der Amelogenesis imperfecta nicht möglich, da es sich um eine Erbkrankheit handelt. Die unregelmäßig strukturierte Schmelzoberfäche erfordert jedoch eine sorgfältige Mundhygiene und regelmäßige zahnärztliche Kontrolle, um die Anreicherung von Belägen und Plaque und somit eine frühzeitige Karies zu vermeiden. Bei gravierenden Formen mit zu weichem Schmelz dient eine frühzeitige prothetische Versorgung dem kariesfreien Erhalt des Dentins und somit der Vitalerhaltung der Zähne.

Prognose und Verlauf. Zähne mit den Symptomen einer schwach ausgebildeten Form der Amelogenesis imperfecta besitzen eine gute Prognose. Nichtversorgte gravierende Formen führen zum fortschreitenden Schmelzverlust oder zu ausgedehnten kariösen Läsionen und machen eine Extraktionstherapie erforderlich oder führen zum Verlust der Zähne. Bei einer frühzeitigen zahnärztlichen Versorgung der Zähne ist die Prognose gut.

Dentinogenesis imperfecta

Definition. Die Dentinogenesis imperfecta ist eine vererbbare Krankheit mit morphologisch und physiologisch fehlgebildetem Dentin. Die Krankheit wird in 3 Varianten beobachtet. Der Zahnschmelz ist normal ausgebildet.

Epidemiologie. Die Häufigkeit der Dentinogenesis imperfecta Typ I entspricht der Häufigkeit der Osteogenesis imperfecta. Typ II kommt in einer Häufigkeit von ca. 1:8000 vor, bei Typ III beträgt sie 1 : 30.

Ätiologie. Die Dentinogenesis imperfecta Typ I ist eine Manifestation der Osteogenesis imperfecta. Die Dentinogenesis imperfecta Typ II zeigt ähnliche orale Symptome wie die Dentinogenesis imperfecta Typ I, wobei allerdings keine Symptome der Osteogenesis imperfecta zu beobachten sind. Die Dentinogenesis imperfecta Typ III tritt lokalisiert in einem Ort in den USA mit hoher Inzucht auf. Diese Form ist deshalb nur von untergeordneter Bedeutung.

Pathogenese. Als Ursache der Dentinfehlbildung kommt eine gestörte Kollagensynthese durch die Odontoblasten in Frage. Das normalerweise aus Kollagen Typ I aufgebaute Dentin weist anormal hohe Anteile an Kollagen Typ III, V und VI auf. Außerdem scheint die Aminosäurezusammensetzung von Kollagen Typ I verändert zu sein. Diese fehlerhafte Ausbildung der organischen Matrix bewirkt eine unzureichende Mineralisation des Dentins. Dadurch ist das Dentin weicher als normal. Zusätzlich führt die unkontrollierte Dentinsynthese durch die Odontoblasten zu einer frühzeitigen Pulpaobliteration (Abb. 103.16).

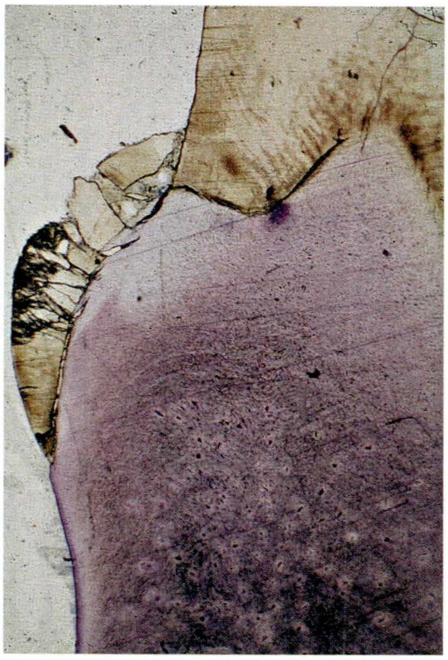

Abb. 103.16. Dentinogenesis imperfecta. Zahnschliff, human

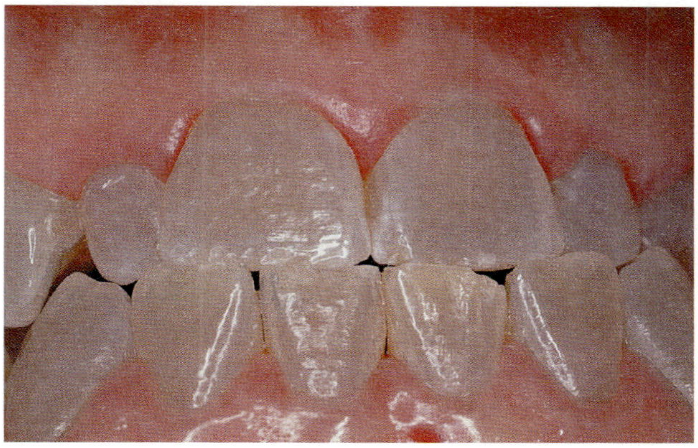

Abb. 103.17. Leichte Form der Dentinogenesis imperfecta. Die Zähne erscheinen blaubraun verfärbt. 18jähriger Patient

Pathologie. Eine pathohistologische Untersuchung betroffener Zähne zeigt unregelmäßig aufgebautes Dentin, keine regelrecht ausgebildeten Dentinkanälchen und eine fast vollständige Obliteration des Pulpenkavums. Aufgrund der zu geringen Härte des Dentins geht der Zahnschmelz mehr oder weniger großflächig verloren und weist zahlreiche Bruchlinien auf. Diese Form der Untersuchung setzt die histologische Bearbeitung nicht entkalkter Präparate voraus.

Klinische Symptome. Die klinischen Symptome der Dentinogenesis imperfecta Typ I und Typ II sind im Prinzip gleich. Beide Krankheitsbilder können individuell unterschiedlich stark ausgebildet sein. Beide Dentitionen sind betroffen. Die Zahnkrone aller Zähne zeigt eine blaubraune Verfärbung (Abb. 103.17 und 103.18a). Aufgrund der zu geringen Härte des Dentins splittert der Schmelz großflächig ab, so daß das Dentin freiliegt. Je nach Ausmaß der Obliteration der Pulpa sind die Zähne dann unterschiedlich schmerzempfindlich. Nicht- oder fehlbehandelte Zähne können zu gestörtem Kieferwachstum und damit zu großen kieferor-

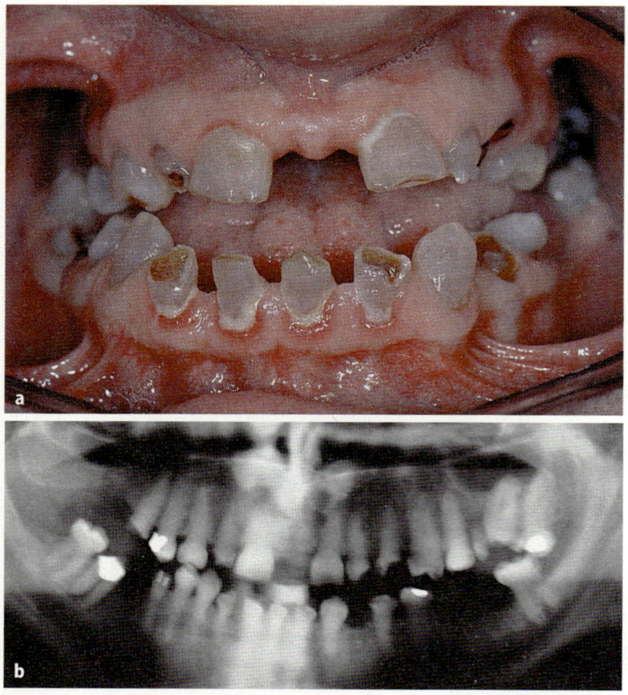

Abb. 103.18a,b. Schwere Form der Dentinogenesis imperfecta; 18jähriger Patient. a Der Zahnschmelz geht bei normaler Kaubelastung großflächig verloren. Das Dentin erscheint gelbbraun und ist kariös. Die Gingiva ist entzündet, da aufgrund starker Schmerzen keine adäquate Mundhygiene möglich ist. b Röntgenbild einer Dentinogenesis imperfecta. Die Zähne besitzen eine tönnchenförmige Krone. Die Kronen- und Wurzelpulpa ist obliteriert

thopädischen Problemsituationen führen (s. Abb. 103.18a). Im Röntgenbild zeigt sich ein reduzierter Röntgenkontrast des Dentins im Vergleich zum normalen Dentin, eine tönnchenförmige Zahnkrone und eine Obliteriation der Kronen- und Wurzelpulpa, kurz nachdem die Zähne die Kauebene erreicht haben (Abb. 103.18b).

Diagnose und Differentialdiagnose. Die Diagnose der Dentinogenesis imperfecta erfolgt anhand der klinischen Parameter und des Röntgenbefundes. Zur Absicherung der Diagnose sollte eine Familienanamnese erfolgen. Auch eine pathohistologische Untersuchung von Zähnen der ersten oder der zweiten Dentition kann die Diagnose sichern. Die Symptomatik der Osteogenesis imperfecta erlaubt die Differenzierung zwischen Dentinogenesis imperfecta Typ I und Typ II. Differentialdiagnostisch abzugrenzen sind die Dentindysplasie, die Odontodysplasie und die Odontogenesis imperfecta.

Therapie. Die zahnärztliche Therapie ist abhängig vom Schweregrad des Krankheitsbildes. Da das Dentin nicht regelrecht ausgebildet ist, ist eine konservative Füllungstherapie mit Kompositmaterialien oder eine Inlayversorgung nicht möglich. Leichte Krankheitsbilder können prothetisch versorgt werden, z.B. durch Einzelzahnüberkronung. Schwere Krankheitsbilder erfordern eine Extraktionstherapie mit nachfolgender prothetischer Versorgung.

Prophylaxe. Da es sich um eine Erbkrankheit handelt, ist eine Prävention nicht möglich. Bei gesicherter Diagnose sollte eine regelmäßige zahnärztliche Überwachung erfolgen mit frühzeitiger prothetischer Einzelzahnversorgung, um späteren Zahnverlust zu vermeiden.

Prognose und Verlauf. Bei leichten Krankheitsbildern kann eine zahnärztliche Überwachung und frühzeitige Versorgung zum langfristigen Erhalt der Zähne beitragen. Bei schweren Krankheitsbildern ist die Prognose zum Erhalt der Zähne infaust.

Dentindysplasie

Definition. Die Dentindysplasie ist eine seltene Störung der Dentinbildung, die sich in Form einer atypischen Dentin- und Pulpamorphologie darstellt. Die Schmelzschicht ist normal ausgebildet. Es werden eine radikuläre Dentindysplasie (Typ I) und eine koronale Dentindysplasie (Typ II) unterschieden.

Epidemiologie. Die Häufigkeit liegt bei 1 : 100 000.

Ätiologie. Beide Typen der Dentindysplasie scheinen Erbkrankheiten zu sein. Der Erbgang ist offenbar autosomal-dominant. Über die Mutationsrate ist nichts bekannt, sie scheint aber sehr niedrig zu sein.

Pathogenese und Pathologie. Eine Funktionsstörung der mesenchymalen Gewebsanteile des Zahnkeims führt zu fehlerhaft ausgebildetem Dentin mit kompletter Pulpaobliteration und gestörter Wurzelbildung.

Klinische Symptome. Bei Typ I erscheinen die Zähne normal ausgebildet. Auffällig ist eine starke Beweglichkeit und ein frühzeitiger Zahnverlust. Dies erklärt sich durch die röntgenologisch verifizierbare Ausbildung anormal kurzer Wurzeln. Bei Typ II erscheinen die Zähne blaubraun opaleszierend. Röntgenologisch fällt eine anormal ausgebildete Kronenpulpa auf.

Diagnose und Differentialdiagnose. Die Diagnose ergibt sich klinisch und familienanamnestisch. Differentialdiagnostisch ist eine Dentinogenesis imperfecta abzugrenzen.

Therapie. Bei Typ I ist aufgrund der anormal ausgebildeten Zahnwurzeln eine erfolgversprechende Therapie zum Erhalt der Zähne nicht möglich. Eine prothetische Versorgung ist indiziert. Bei Typ II erfolgt die Therapie ähnlich wie bei der Dentinogenesis imperfecta.

Prophylaxe. Es ist keine Prävention möglich. Eine frühzeitige zahnärztliche Versorgung ist indiziert.

Prognose und Verlauf. Bei Typ I ist aufgrund der anormal ausgebildeten Zahnwurzeln die Prognose zum Erhalt der Zähne infaust. Bei Typ II ist ein Erhalt der Zähne bei frühzeitiger zahnärztlicher Versorgung mittelfristig möglich.

Odontodysplasie

Definition. Die Odontodysplasie ist eine sehr seltene Krankheit, bei der ein oder mehrere Zähne in bestimmten Regionen befallen sind. Offenbar sind die Zähne im Oberkiefer häufiger betroffen als die im Unterkiefer. Insgesamt betrifft die Krankheit in erster Linie die Frontzähne. Sowohl die erste als auch die zweite Dentition können befallen sein.

Ätiologie, Pathogenese und Pathologie. Die Ätiologie dieser Krankheit ist unbekannt. Da Traumata oder systemische Krankheiten als Ursache offenbar nicht in Frage kommen, werden somatische Mutationen oder die Präsenz eines Virus im odontogenen Epithel diskutiert. Histologisch auffällig ist die stark reduzierte Schichtdicke des Dentins mit einer auffällig breiten Prädentinzone und großen Arealen von Interglobulardentin.

Klinische Symptome, Diagnose und Differentialdiagnose. Die betroffenen Zähne zeigen entweder einen verzögerten Zahndurchbruch oder erreichen die Kauebene nicht. Röntgenologisch erscheinen Schmelz- und Dentinschicht sehr dünn und sind kaum voneinander zu unterscheiden. Insgesamt sind die Zähne sehr strahlungsdurchlässig. Differentialdiagnostisch sollte eine Odontogenesis imperfecta abgegrenzt werden.

Therapie. Die Therapie besteht in der chirurgischen Entfernung der betroffenen Zähne und in der Eingliederung eines kosmetisch zufriedenstellenden Zahnersatzes.

Odontogenesis imperfecta

Definition. Autosomal-dominant oder -rezessiv vererbte Gendefekte verursachen eine gleichzeitige Dysplasie von Schmelz und Dentin.

Epidemiologie. Die Odontogenesis imperfecta ist ein sehr seltenes Krankheitsbild.

Differentialdiagnose. Differentialdignostisch abgegrenzt werden muß die Odontodysplasie.

Nicht genetisch bedingte Zahnfehlbildungen

Schmelz- und Dentinhypoplasien

Definition. Schmelzhypoplasien sind makroskopisch sichtbare Schmelzdefekte, die in verschiedenen Schweregraden auftreten können. Sie werden sichtbar als Opazitätsänderung in Form von weißlichen oder gelblich-braunen Flecken, ohne Formdefekt oder als äußere Formdefekte in Form von Rillen, flächenhaften Läsionen oder dergleichen, mit oder ohne Opazitätsänderungen. Dentinhypoplasien sind, abgesehen von die Zahnwurzel verstümmelnden Anomalien, äußerlich und röntgenologisch nicht sichtbar. Sie erscheinen nur im Zahnschliff oder -schnitt.

Epidemiologie. Die Häufigkeit von Schmelzopazitätsveränderungen (weiße Flecken als leichter Grad der Hypoplasie) kommen bei 40–50 % der 10- bis 15jährigen Kinder vor.

Ätiologie. Durch Umweltfaktoren erworbene peri- und postnatale Dysplasien des Schmelzes und des Dentins sind sehr viel häufiger als genetisch bedingte Dysplasien. Sie können nur während der Entstehung dieser Strukturen, d.h. präeruptiv, niemals posteruptiv, zustande kommen. Die Zeitspanne, in der Hypoplasien, speziell die äußerlich sichtbaren Schmelz- bzw. Kronenhypoplasien erzeugt werden, ist begrenzt: für Milchzähne auf das 1. Lebensjahr, für die Zähne der bleibenden Dentition auf die Zeit zwischen der Geburt und dem 7. Lebensjahr.

Die Ursachen für Schmelz- und Dentinhypoplasien sind in Tabelle 103.3 zusammengefaßt.

Tabelle 103.3. Ursachen für Schmelz- und Dentinhypoplasien

Traumata	Mechanische Traumatisierung der Milchzähne mit Schädigung des darunterliegenden bleibenden Zahnkeims
Strahlung	Bestrahlung von Tumoren im Kopf- und/oder Halsbereich
Metabolische Traumen	Asphyxie (Sauerstoffmangel während der Geburt); Hypokalzämie
Lokale Infektionen	Bakteriell infizierte Milchzähne schädigen den bleibenden Zahnkeim
Generalisierte Infektionen	Rubeola der Mutter, konnatale Lues; Salmonelleninfektion
Stoffwechselstörungen	Hypovitaminosen A, D, C; neonatale Hypokalzämie; Asphyxie und Hypokalzämie bei Frühgeburt
Hormonale Störungen	Hypothyreoidismus; Hypoparathyreoidismus; mütterlicher Diabetes
Verschiedene Krankheiten	Fetale Erythroblastose mit Kernikterus; gastrointestinale Störungen, z. B. Zöliakie; Nephrosen; Down-Syndrom
Pharmaka	Fluoride (Krankheitsbild der Fluorose)
Idiopathische Schmelzhypoplasien	Eine Anzahl leichter bis schwerer Veränderungen ist ursächlich nicht erklärbar

Pathogenese. Die Pathogenese der verschiedenen Ursachen für Schmelz- und Dentinhypoplasien ist größtenteils bekannt. Im wesentlichen führen mehr oder weniger große Schädigungen des Schmelzepithels, der Ameloblasten, zu einer gestörten Schmelzmineralisierung, so daß es, ähnlich wie bei der Amelogenesis imperfecta beschrieben, zu äußerlich sichtbaren Farb- und/oder Formdefekten kommt.

Pathologie. Die histologische Untersuchung extrahierter Zähne erlaubt eine Sicherung der Diagnose, wobei ohne eindeutige Eigen- und Familienanamnese häufig nicht eindeutig auf die Krankheitsursache rückgeschlossen werden kann.

Klinische Symptome. Die klinischen Symptome bestehen im wesentlichen in unterschiedlich stark ausgeprägten Verfärbungen oder Formdefekten. Sie reichen von kleinen opak weißen Tüpfeln mit weniger als 2 mm Durchmesser über große weiße Flecken, gelbbraun gefärbte Tüpfel oder Flecken, horizontal verlaufende weiße Linien zu mehr oder weniger stark ausgeprägten Formdefekten (Schmelzhypoplasien) mit weißlichen oder bräunlichen Opazitätsänderungen (Abb. 103.19). Meistens weist der Zahnschmelz eine normale Härte auf. In seltenen Fällen ist der Schmelz weich und porös, so daß er beim Kauvorgang oder bei Sondierung großflächig verlorengehen kann, z.B. bei schweren Formen der Fluorose. In der Regel sind die betroffenen Zähne schmerzfrei. Häufig liegt lediglich eine kosmetische Problematik vor.

Diagnose und Differentialdiagnose. Die Diagnose der „Schmelzhypoplasie“ ist in der Regel relativ einfach zu stel-

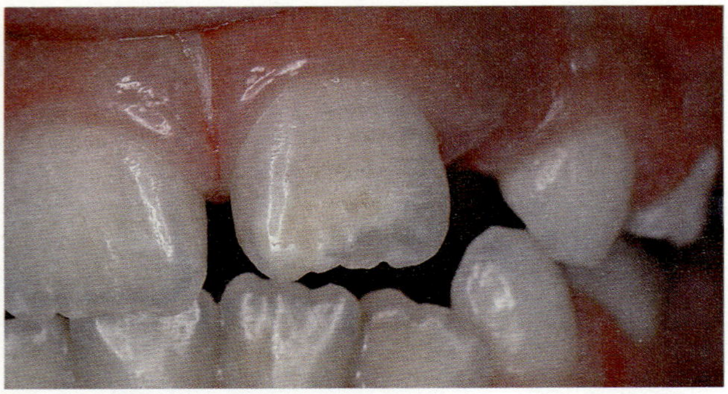

Abb. 103.19. Weißliche Schmelzflecken unbekannter Genese; 12jähriger Patient

len. Differentialdiagnostisch sollten genetisch bedingte von nicht genetisch bedingten Formen unterschieden werden. Ein größeres Problem ist die Ermittlung der eigentlichen Ursache, die ohne Eigen- und Familienanamnese nicht eruiert werden kann.

Therapie. Handelt es sich lediglich um eine kosmetische Problematik, muß keine zahnärztliche Therapie durchgeführt werden. Leichte Formdefekte führen zu verstärkter Plaqueansammlung und erhöhen somit das Kariesrisiko, so daß bei normal hartem Schmelz eine Füllungstherapie, z.B. mit Kompositamaterialien, erfolgen kann. Zähne mit zu weichem Schmelz sollten prothetisch versorgt werden, z.B. durch Einzelzahnüberkronung.

Prophylaxe, Prognose und Verlauf. Eine Prävention ist nicht möglich. Zahnärztliche Diagnosesicherung, regelmäßige Kontrolle und rechtzeitige konservierende oder prothetische Versorgung vermindern das Kariesrisiko und frühzeitigen Zahnverlust.

Als *Nebenbefund* können bei verschiedenen Syndromen Schmelz- und/oder Dentindysplasien auftreten.

Allgemeinkrankheiten und Syndrome mit Schmelzstrukturanomalien sind:

- akrodentales Syndrom,
- Albright-Syndrom,
- Amelogenesis imperfecta und terminale Onycholyse,
- Ameloonychohypohydrose-Syndrom,
- brachioskeletalgenitales Syndrom,
- Dutescu-Grivu-Fleischer-Peters-Syndrom,
- EEC-Syndrom,
- Epidermolysis bullosa,
- ektodermale Dysplasie,
- Ellis-van-Creveld-Syndrom,
- fokale dermale Hypoplasie,
- Hypophosphatämie (Vitamin-D-resistente Rachitis),
- Hypophosphatasie,
- Incontinentia pigmenti,
- Kearns-Sayre-Syndrom,
- kranioektodermale Dysplasie,
- Lenz-Majewski-Syndrom,
- Morquio-Syndrom (Mukopolysaccharidose, Typ IV A)
- okulodentodigitales Syndrom (okulodentoossäre Dysplasie),
- Pseudohypoparathyreoidismus,
- trichodentoossäres Syndrom,
- tuberöse Sklerose.

Abweichungen der Zahnzahl

Selten können Abweichungen der Zahnzahl beobachtet werden. Es wird unterschieden zwischen:

Oligodontie:	Nichtanlage eines oder mehrerer Zähne,
Anodontie:	komplettes Fehlen einer Dentition.
Hyperdontie:	Auftreten überzähliger Zähne,
Polydontie:	zahlreiche überzählige Zähne (Dysostosis cleidocranialis).

Als Ursache kommen genetische Faktoren oder lokale Störungen in Betracht.

Eine Hypodontie tritt bei folgenden Syndromen und Allgemeinkrankheiten auf:

- Cockayne-Syndrom,
- Ellis-van-Creveld-Syndrom,
- ektodermale Dysplasie,
- fokale dermale Hypoplasie,
- Incontinentia pigmenti
- Trisomie 21 (Down-Syndrom).

Zahnverfärbungen und Beläge

Definition. Zahnverfärbungen sind klinisch sichtbare Abweichungen von der individuell normalen Zahnfarbe. Sie entste- hen aufgrund von Strukturänderungen, Farbstoffeinlagerungen oder exogenen Auflagerungen auf Krone und Wurzel.

Zahnbeläge sind exogene Auflagerungen, die in Form von Speichelmukoproteinen, bakterieller Plaque mit chromogenen Eigenschaften und Zahnstein die Zahnkrone oder die subgingivale Zahnwurzel teilweise oder vollständig überziehen.

Epidemiologie. Zahnverfärbungen sind sehr häufig und in irgendeiner Form bei fast jedem Menschen vorhanden.

Ätiologie. Die Ursachen für Zahnverfärbungen sind in Tabelle 103.4 aufgeführt.

Pathogenese und Pathologie. Pathogenese und Pathologie der Zahnverfärbungen werden bestimmt durch die jeweilige Ursache. Häufig sind Verfärbungen nur Begleiterscheinungen z.B. von Schmelzbildungsstörungen. Bei Tetrazyklinverordnung während der Zahnbildungsphase kann es zum stabilen Einbau des Antibiotikums in den Zahnschmelz kommen. Die Zahnkrone entwickelt eine normale Form, und der Schmelz ist normal hart. Allerdings können die je nach Zeitpunkt der Antibiotikumverordnung u.U. an sämtlichen Zähnen sichtbaren blaubraunen, streifenförmigen Verfärbungen kosmetisch sehr störend sein (Abb. 103.20).

Klinische Symptome. Die klinische Symptomatik besteht in der sichtbaren Verfärbung, wobei die betroffenen Zähne in der Regel schmerzfrei sind. In Abhängigkeit von der jeweiligen Verfärbungsursache können jedoch auch Beschwerden oder kaufunktionelle Störungen auftreten.

Tabelle 103.4. Ursachen für Zahnverfärbungen

Struktur- und Dimensionsänderungen im Zahnschmelz	Weißlich-opake Flecken (initiale Karies, Fluorose, Amelogenesis imperfecta) Gelbbraune Flecken (Karies, Fluorose) Gelbgraue Verfärbung (Pulpaobliteration bei zunehmendem Alter, nach Trauma) Blaubraune Verfärbung (Dentinogenesis imperfecta, Dentindysplasie)
Farbstoffeinlagerungen im Zahnschmelz	Gelbbraunverfärbung (Biliverdineinlagerung bei neonataler Hepatitis) Blaubraune Streifung (Tetrazyklineinlagerung in Form von Tetrazyklinkalziumorthophosphat) Blaugrünverfärbung bei Erythroblastosis fetalis Rotbraunverfärbung bei kongenitaler Porphyrie Gelbbraunverfärbung bei hämorrhagischen Blutungen oder Nekrosen der Pulpa
Auflagerungen auf den Zahnschmelz	Nahrungsbestandteile (z. B. Beerenfrüchte, Gewürze) Rauchwaren (Zigaretten) Chemikalien (Mundspüllösungen (z. B. Chlorhexidindiglukonat) Chromogene Bakterien (schwarz-grüne Beläge)
Beläge, Zahnstein	Bakterielle Plaque Zahnstein (mineralisierte Beläge)

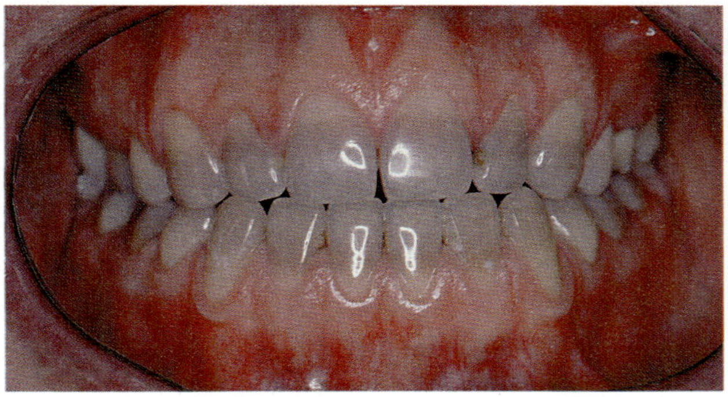

Abb. 103.20. Schmelzverfärbung durch Tetrazyklingabe; 12jähriger Patient

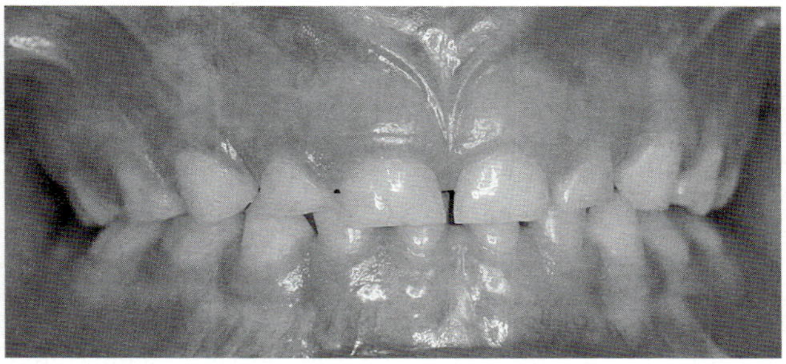

Abb. 103.21. Kariesfreies Milchgebiß; 4jährige Patientin

Diagnose und Differentialdiagnose. Bei der Diagnose und Differentialdiagnose sollten die Ursachen für die Schmelzverfärbungen, eigen- und familienanamnestisch, eruiert werden.

Therapie. Die Therapie der Zahnverfärbungen richtet sich nach deren Ursache. Die Erfordernisse reichen von professionellen Zahnreinigungen über Anwendung verschiedener Zahnbleichungstechniken bis hin zu umfangreichen prothetischen Versorgungen.

Prophylaxe. Die Prävention von Zahnverfärbungen besteht im Verzicht auf Nahrungs- oder Genußmittel mit chromogenen Eigenschaften und in regelmäßiger zahnärztlicher Kontrolle mit adäquater Therapie.

Prognose und Verlauf. Prognose und Verlauf richten sich nach dem jeweils zugrundeliegenden ursächlichen Krankheitsbild.

Karies und Parodontopathien

Karies

Definition. Karies ist eine Schädigung von Zahnhartsubstanz durch Säuren, die von Mikroorganismen gebildet werden.

Epidemiologie. Noch vor wenigen Jahrzehnten war die Karies die häufigste Krankheit in den Industrienationen. Durch die Verbreitung von Fluoriden und die Akzeptanz von Mundhygienemaßnahmen hat sich der Gebißzustand der Bevölkerung in Europa und Nordamerika allmählich gebessert (Abb. 103.21). In Deutschland ist die Karies bei Kindern und Jugendlichen rückläufig. Dennoch weisen Jugendliche in Hauptschulen einen sehr hohen Kariesbefall auf. Offenbar werden nicht alle Bevölkerungsgruppen von Präventivmaßnahmen in gleicher Weise erreicht.

Ätiologie. Ursache für die Karies sind kariogene Mikroorganismen, die als Stoffwechselendprodukte organische Säuren ausscheiden und dadurch das Schmelzgefüge auflösen. Erbfaktoren spielen grundsätzlich keine Rolle, wobei nach wie vor ungeklärt ist, weshalb manche Personen trotz regelmäßiger Mundhygiene eine höhere „Kariesanfälligkeit" besitzen als die Kontrollgruppen. Möglicherweise spielen die Mikrostruktur des Schmelzgefüges, die Speichelzusammensetzung, die Pathogenität der Mikroorganismen und die Immunabwehr in der Mundhöhle eine Rolle.

Pathogenese und Pathologie. Die wichtigsten anorganischen Bestandteile von Schmelz und Dentin sind die Apatitkristallite. Aus ihnen können Kalziumionen von der Zahnoberfläche aus herausgelöst werden. Folgende Voraussetzungen müssen vorhanden sein, damit eine Karies entstehen kann:

- Zahnoberflächen, an denen sich Mikroorganismen anheften können,
- Plaque mit kariespathogenen Mikroorganismen (wichtigster mikrobieller Erreger ist Streptococcus mutans; wesentliche Pathogenitätsfaktoren sind die Säureproduktion, intrazelluläre Substratspeicher aus Polysacchariden und die Bildung extrazellulärer Polysaccharide als Haftsubstanzen),
- kariogene Substrate in der Nahrung, z.B. Saccharose,
- Absinken des pH-Wertes unter Auflösung der Hydroxylapatitkristallgitter,
- ausreichend Zeit, so daß der Säureangriff die Schmelzkristallite anlösen kann,
- unzureichende prophylaktische und reparative Maßnahmen.

Die kariespathogenen Mikroorganismen gelangen im Kleinkindesalter in die Mundhöhle. Prädilektionsstellen für eine beginnende Karies sind Plaqueretentionsstellen, an denen eine Zahnreinigung schwierig ist. Natürliche Retentionsstellen sind die Fissuren der Seitenzähne und eventuelle Grübchen (z.B. Foramina coeca auf der Palatinalfläche oberer Schneidezähne) sowie die Approximalflächen der Zähne und die Zahnhalsregionen. Dies gilt sowohl für das Milchgebiß als auch für die Zähne der bleibenden Dentition.

Klinische Symptome. Die Karies beginnt an der Zahnoberfläche (Abb. 103.22). An zugänglichen oralen und vestibulären Zahnoberflächen spricht man von einer „Glattflächenkaries", Karies auf der Okklusalfläche der Zähne bezeichnet man als „Fissurenkaries". Hiervon sind typischerweise Schulkinder und Jugendliche befallen. Die „Approximalkaries" ist im Bereich der Zahnzwischenräume lokalisiert.

Eine Sonderform stellt die „Saugflaschenkaries" oder das „Nursing-bottle-Syndrom" dar. Hier führt die Gabe von kariogener Kost, z.B. von „Zuckertee", in Saugerflaschen zu frühzeitiger Karies an den oberen Milchschneidezähnen, fortschreitend dann an sämtlichen Oberkieferzähnen (Abb. 103.23). Dieses Krankheitsbild ist sehr schmerzhaft und führt zum frühzeitigen Milchzahnverlust.

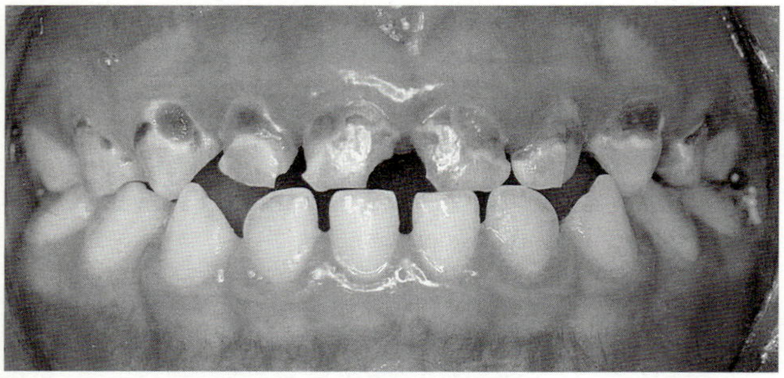

Abb. 103.22. Multiple Karies an den Milchzähnen im Oberkiefer aufgrund unzureichender Zahnpflege; 4jährige Patientin

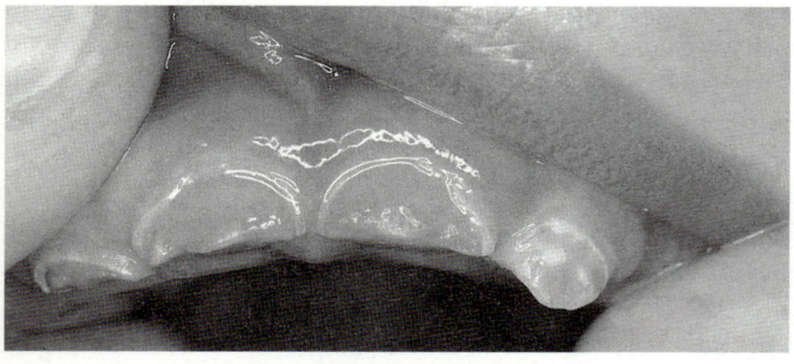

Abb. 103.23. Nursing-bottle-Syndrom;1 1/2jähriger Patient

Diagnose und Differentialdiagnose. Die Diagnose der Karies erfolgt klinisch aufgrund der weichen Konsistenz und der Verfärbung der Zahnhartsubstanz. Die röntgenologische Untersuchung ist erforderlich zur Kariesdiagnostik in weniger einsehbaren Bereichen, insbesondere in den Approximalräumen. Differentialdiagnostisch sollten die möglichen Ursachen für eine multiple Karies abgeklärt werden. Wichtig ist festzustellen, ob lediglich eine mangelhafte Mundhygiene vorliegt oder ob genetisch oder nicht genetisch bedingte Zahnentwicklungsstörungen die Ausbreitung einer multiplen Karies begünstigen. Je nach Ausbreitung der Karies und Ausmaß der Zahnzerstörung können mehr oder weniger starke Beschwerden auftreten.

Therapie. Die Therapie besteht in der zahnärztlichen Entfernung der kariösen Läsionen und in der Versorgung der geschädigten Zähne durch eine angemessene Füllungstherapie oder durch prothetische Maßnahmen.

Prophylaxe. Zur Kariesprophylaxe kommen verschiedene systemische und lokale Maßnahmen in Betracht. Dazu zählen die systemische Gabe von Fluoriden, lokale Fluoridierungsmaßnahmen, Fissurenversiegelungen, gezielte Mundhygienemaßnahmen und Ernährungslenkung mit Verzicht auf kariogene Kost.

Prognose und Verlauf. Ohne prophylaktische Maßnahmen und zahnärztliche Therapie führt eine Karies zum Zahnverlust.

Gingivitis

Definition. Jede Art von akuter oder chronischer Entzündung im Bereich der Gingiva ist als Gingivitis zu bezeichnen.

Epidemiologie. Die Häufigkeit der Gingivitis liegt im Alter von 5–7 Jahren bei 70–80 %.

Ätiologie. Die Gingivitis wird bei Kindern und Jugendlichen primär durch bakterielle Plaque infolge unzureichender Mundhygiene verursacht. Kommt es zur Zahnsteinbildung, kann die Gingivitis in eine Parodontitis übergehen. Eine Sonderform ist die „akute nekrotisierende ulzerierende Gingivitis" (ANUG).

Pathogenese und Pathologie. Endo- und Exotoxine parodontopathogener Mikroorganismen verursachen eine Immunantwort des Wirtsorganismus in Form einer lokalen Entzündungsreaktion.

Klinische Symptome. Die Gingiva ist entzündlich gerötet, geschwollen, und leichte Berührungen führen zu Blutungen. Häufig ergeben sich daraus mehr oder weniger starke Beschwerden. Bei der ANUG sind klinisch nekrotische und ulzerierende Abschnitte der Gingiva zu beobachten. Außerdem ist dieses Krankheitsbild sehr schmerzhaft.

Diagnose und Differentialdiagnose. Die Diagnose ergibt sich durch das klinische Erscheinungsbild. Differentialdiagnostisch abzugrenzen sind Mundschleimhautkrankheiten, die auch die Gingiva befallen.

Therapie. Die Therapie besteht bei Kindern primär in zahnärztlichen Mundhygienemaßnahmen, evt. mit begleitenden Spülungstherapien (Wasserstoffsuperoxid, Chlorhexidin) und häuslichen Zahnpflegemaßnahmen. Bei Vorliegen einer schweren Form, z.B. ANUG, muß in Abhängigkeit vom Allgemeinzustand (Fieber) u.U. eine begleitende Antibiotikumtherapie durchgeführt werden.

Prophylaxe. Die Prävention besteht in häuslichen und zahnärztlichen Mundhygienemaßnahmen.

Prognose und Verlauf. Ohne Therapie kann die Gingivitis starke Beschwerden verursachen und in eine Parodontitis übergehen.

Parodontitis

Definition. Parodontitis ist eine entzündliche Krankheit des Zahnhalteapparates, die in allen Altersstufen und in verschiedenen Formen auftreten kann, variabel rasche und tiefreichende Zahnbettzerstörungen (Knochenabbau) hervorruft, zu irreversiblem Verankerungsverlust führt und ohne therapeutische Maßnahmen Zahnverlust zur Folge haben kann.

Epidemiologie. Die verschiedenen Formen der Parodontitiden sind bei Kindern und Jugendlichen selten (Tabelle 103.5). Eine besondere Form der Parodontitis gibt es bei Kindern und Jugendlichen mit Down-Syndrom (Trisomie 21). Sie tritt bei etwa 90 % der betroffenen Kinder auf.

Ätiologie. Parodontitiden, die nur auf unzureichende Mundhygiene zurückzuführen sind, sind bei Kindern selten, bei Erwachsenen dagegen häufig (Abb. 103.24). Bei Kindern und Jugendlichen mit schweren Parodontitiden liegen häufig systemische Defekte, wie z.B. das „leukocyte adhesion deficiency syndrome" (LAD-Syndrom), oder granulozytäre Funktionsdefekte vor.

Tabelle 103.5. Parodontitiden bei Kindern und Jugendlichen

Parodontitis	Prävalenz	Beginn
LPP	0,4–7,7%	Zahndurchbruch
GPP	Sehr selten	Zahndurchbruch
LJP	0,1–0,8%	11. bis 13. Lebensjahr
RPP	Unbekannt	28. bis 35. Lebensjahr
Fibröse Gingivahyperplasie	Medikamentös bedingt: Hydantoin: ca. 50% Cyclosporin: ca. 30%	Medikation
Gingivoparodontale Manifestationen systemischer Krankheiten		

LPP lokalisierte präpubertäre Parodontitis; *GPP* generalisierte präpubertäre Parodontitis; *LJP* lokalisierte juvenile Parodontitis; *RPP* rasch fortschreitende Parodontitis

Weitere spezielle Formen sind die präpubertäre Parodontitis (CPP), die lokalisierte juvenile Parodontitis (LJP) und die rasch fortschreitende Parodontitis (RPP).

Bei der präpubertären Parodontitis werden eine lokalisierte (LPP) und eine generalisierte (GPP) Form unterschieden. Beide Formen können bereits zum Zeitpunkt der Eruption der Milchzähne beobachtet werden. Beim Krankheitsbild der LPP sind bei mäßiger Entzündung der Gingiva einzelne Zähne, insbesondere die Milchmolaren, befallen. Hauptsächliche mikrobielle Erreger sind Actinobacillus actinomycetemcomitans, Porphyromonas gingivalis, Prevotella intermedia, Eikenella corrodens und Capnocytophaga-Spezies. Die GPP wird als parodontale Manifestation des LAD-Syndroms angesehen.

Die Symptome der präpubertären Parodontitis können mit folgenden systemischen Krankheiten einhergehen:

- Hypophosphatasie,
- Papillon-Lefevre-Syndrom,
- (zyklische) Neutropenie,
- Agranulozytose,
- Histiozytosis X,
- Chediak-Higashi-Syndrom,
- Leukämie,
- Akrodynie,
- Diabetes Typ I.

Die lokalisierte juvenile Parodontitis befällt Jugendliche im Alter von 10–13 Jahren. Mikrobiologische Untersuchungen ergeben meistens einen positiven Nachweis für Actinobacillus actinomycetemcomitans. Zusätzlich sind die bei der LPP aufgeführten Keime nachweisbar.

Die rasch fortschreitende Parodontitis tritt bei jungen Erwachsenen im Alter von 18–35 Jahren auf. Das Erregerspektrum ist ähnlich wie bei der LJP, jedoch ist Actinobacillus actinomycetemcomitans nicht immer nachweisbar.

Eine weitere besondere Form der Parodontitis bei Kindern und Jugendlichen ist die fibröse Gingivahyperplasie. Bei dieser Krankheit kommt es infolge einer Therapie mit Hydantoinderivaten oder infolge einer Immunsuppression mit Cyclosporin A zu massiven Gingivawucherungen.

Pathogenese und Pathologie. Die unzureichende Immunabwehr gegen parodontalpathogene Keime führt zu einer starken Entzündung der Gingiva und zum Abbau des Alveolar-

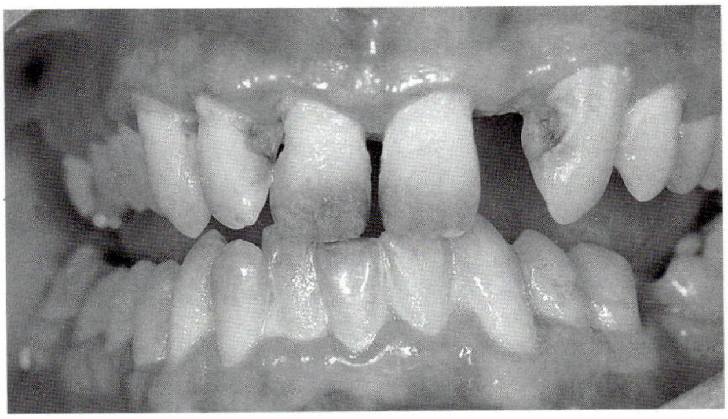

Abb. 103.24. Bakterielle Plaque und Zahnstein bzw. Konkremente, verursacht durch mangelhafte Mundhygiene, sind die häufigste Ursache für Gingivitiden und Parodontitiden

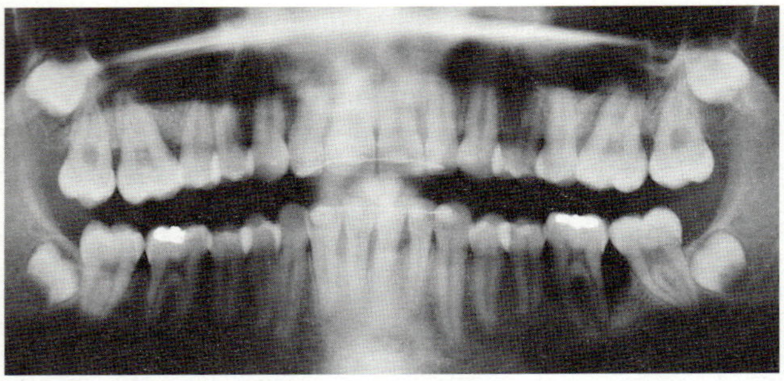

Abb. 103.25. Röntgenbild einer lokalisierten juvenilen Parodontitis; 15jährige Patientin

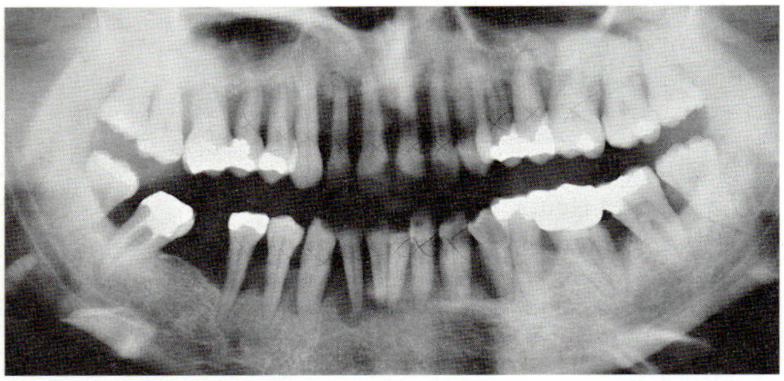

Abb. 103.26. Röntgenbild einer rasch fortschreitenden Parodontitis; 22jährige Patientin

knochens mit nachfolgendem Zahnausfall. Als Haupterreger kommen in Frage: Actinobacillus actinomycetemcomitans, Porphyromonas gingivalis, Prevotella intermedia, Eikenella corrodens und Capnocytophaga-Spezies. Bei den Krankheitsbildern der LJP und der RPP liegen offenbar Granulozytenfunktionsstörungen vor. Bei der fibrösen Gingivahyperplasie führen medikamentöse Wechselwirkungen und eine erschwerte bzw. vernachlässigte Mundhygiene zu starken Gingivawucherungen.

Klinische Symptome. Die Gingiva ist hochgradig entzündet, geschwollen und neigt bei geringsten Berührungen zu starken Blutungen. Je nach Dauer und Ausmaß der Krankheit sind die Zähne mehr oder weniger stark gelockert. Da die Krankheiten der LJP und RPP schubweise verlaufen, kann eine Inaktivitätsphase das eigentliche Ausmaß der Krankheit überdecken. Bei der lokalisierten juvenilen Parodontitis sind an den Sechsjahrmolaren und an den mittleren Schneidezähnen starke vertikale Knocheneinbrüche zu beobachten (Abb. 103.25). Die rasch fortschreitende Parodontitis ist durch einen gravierenden Befall der gesamten Dentiton mit horizontalem und vertikalem Abbau des Alveolarknochens charakterisiert (Abb. 103.26). Bei der fibrösen Gingivahyperplasie treten starke Gingivawucherungen auf, die bis zur Okklusalfläche der Zähne ausgedehnt sein können (Abb. 103.27).

Diagnose und Differentialdiagnose. Die Diagnose ergibt sich aus dem klinischen Erscheinungsbild. Die obligatorische Röntgenuntersuchung zeigt die Lokalisation und das Ausmaß des Knochenverlustes. Differentialdiagnostisch sollten die verschiedenen Ursachen der Parodontitiden abgeklärt werden.

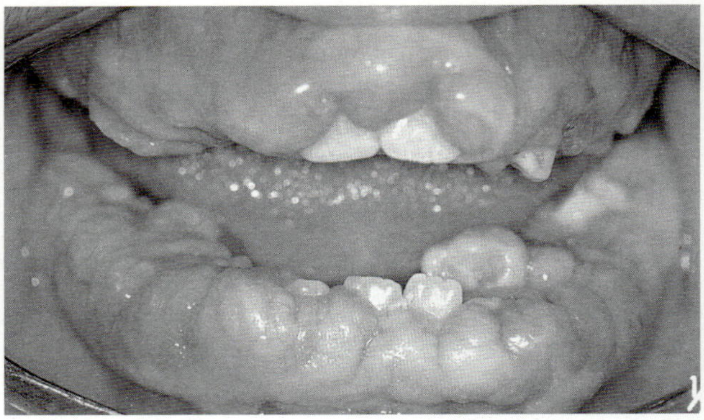

Abb. 103.27. Fibröse Gingivahyperplasie; 11jähriger Patient

Therapie. Wichtig ist die Identifizierung der parodontalpathogenen Keime mit Hilfe eines kommerziellen DNA-Sondentests. Die Therapie besteht in einer systematischen Parodontalbehandlung mit Initialbehandlung, chirurgischen Maßnahmen und engmaschigem Recall. In Abhängigkeit vom Keimspektrum und der systemischen Grundkrankheit muß eine weitergehende Therapie, z. B. eine gezielte Antibiotikumtherapie, erfolgen. Bei der fibrösen Gingivahyperplasie kann eine Gingivektomie oder eine Änderung der Medikation erforderlich sein.

Prophylaxe. Gezielte intensive Mundhygienemaßnahmen erlauben eine begrenzte Prävention. In der Regel sind zahnärztliche Behandlungsmaßnahmen unbedingt erforderlich.

Prognose und Verlauf. Ohne Therapie ist die Prognose für den Erhalt der Zähne infaust.

Mundschleimhautkrankheiten

Gingivostomatitis herpetica

Erreger dieser Krankheit ist das Herpes-simplex-Virus (DNA-Virus). Die Primärinfektion verläuft zwischen dem 1. und 5. Lebensjahr. Bei etwa 1 % der Kinder kommt es zu einem akuten virämischen Krankheitsbild, am häufigsten in Form der Gingivostomatitis herpetica. In den letzten Jahren tritt dieses Krankheitsbild häufiger bei Jugendlichen und jungen Erwachsenen auf und kann ein Hinweis auf Störungen der Immunabwehr sein (HIV-Infektion). Nach einer Inkubationszeit von 1 Woche entwickeln die Patienten Fieber, schmerzhafte Schwellungen der submandibulären Lymphknoten und eine diffuse Gingivitis. Auf der Gingiva, der Mundschleimhaut und häufig auch im perioralen Bereich befinden sich schmerzhafte, polyzyklisch konfluierende runde Bläschen von etwa 2–3 mm Durchmesser. Die Therapie besteht in der systemischen Gabe von Aciclovir. Gleichzeitig werden zahnärztliche Mundhygienemaßnahmen durchgeführt und antibakterell wirksame Mundspüllösungen (Chlorhexidin-Diglukonat) verordnet.

Orale Candidiasis

Unter dem Begriff Candidiasis werden Mykosen zusammengefaßt, die durch Hefen der Gattung Candida hervorgerufen werden. Die Candidiasis ist eine opportunistische Infektion, da der Keim erst bei herabgesetzter Abwehrlage des Wirtes (z. B. HIV-Infektion) pathogen wird. Neugeborene, Säuglin-

Tabelle 103.6. Nichttraumatogene Mundschleimhautveränderungen

Krankheit	Lokalisation	Klinische Symptome	Therapie
Morbus Behçet	Mund, Genitalien, Augen, Haut	Aphthöse Läsionen	Symptomatisch
Windpocken	Mundschleimhaut	Einzelne oder multiple kleine Bläschen oder Ulzera	Keine
Herpangina (Zahorsky-Krankheit)	Weicher Gaumen, Uvula, Pharynx, Tonsillen	Multiple Bläschen, die rasch platzen; Fieber, Erbrechen, Gliederschmerzen	Symptomatisch
Hand-Fuß-Mund-Krankheit	Harter Gaumen, Zunge, Wangenschleimhaut	Multiple Bläschen und Ulzera; Hauteffloreszenzen; Fieber, Übelkeit, Durchfall	Symptomatisch
Epidermolysis bullosa	Mundschleimhaut	Blasen auf Haut und Mundschleimhaut; Mundschleimhautepithel löst sich großflächig ab; sehr schmerzhaft	Symptomatisch
Stomatitis allergica	Wangenschleimhaut	Kontaktallergie	Entfernung des Allergens
Masern	Mundschleimhaut, OK- und UK-Alveolarmukosa	Weißliche Flecken	Keine
Epstein-Perle		Multiple weißliche, reisartige Läsionen	Keine

ge und Greise besitzen eine altersbezogene Disposition. Bei Nachweis von Candida albicans in abwischbaren weiß-gelben Flecken oder Streifen auf entzündlich geröteter Mundschleimhaut muß eine antimykotische Therapie, z.B. mit Nystatinlösung, erfolgen.

Traumatogene Mundschleimhautkrankheiten

Gelegentlich sind entzündliche Veränderungen des marginalen Parodonts, häufig vestibulär, an einzelnen Zähnen oder Zahngruppen zu beobachten. Wenn Plaque und Zahnstein als Ursache ausgeschlossen werden können, sollte an Manipulationen gedacht werden, die das Kind mit Fingernägeln oder anderen Gegenständen (z.B. Buntstiften) selbst verursacht. Dieses Verhalten kann auf psychosoziale Belastungen des Kindes hindeuten. Druckstellen, die beim Tragen kieferorthopädischer Geräte entstehen, müssen differentialdiagnostisch abgegrenzt werden. Mundschleimhautveränderungen anderer Genese sind in Tabelle 103.6 zusammengefaßt.

Literatur

Horch H-H, Hupfauf L, Ketterl W, Schmuth G (Hrsg) (1992) Zahnerhaltung I. Urban & Schwarzenberg, München
Schroeder HE (1992) Orale Strukturbiologie. Thieme, Stuttgart
Schroeder, HE (1997) Pathobiologie oraler Strukturen. Karger, Basel
Shafer WG, Hine MK, Levy BM (1983) Oral pathology. Saunders, Philadelphia
Staehle HJ, Koch MJ (1996) Kinder- und Jugendzahnheilkunde. Deutscher Ärzte Verlag, Stuttgart
Witkop CJ (1989) Amelogenesis imperfecta, dentinogenesis imperfecta and dentin dysplasia revisited: problems in classification. J Oral Pathol Med 17: 547–553

104 Krankheiten von Ösophagus, Magen und Duodenum

S. Koletzko

104.1 Ösophagus

Angeborene Fehlbildungen

Ösophagusatresie

Epidemiologie. Eine Atresie der Speiseröhre tritt bei 1 von 2000–4000 Lebendgeborenen auf. Jungen und Mädchen sind gleich häufig betroffen. In 85 % der Fälle geht die Atresie mit einer Fistelbildung zwischen distalem Speiseröhrenende und Trachea einher. Andere Varianten der Fehlbildung einschließlich der isolierten Fistel zwischen Speiseröhre und Trachea, der sog. H-Fistel, sind sehr viel seltener (Abb. 104.1).

Ätiologie. Während der Embryonalentwicklung kommt es aus bisher nicht geklärten Ursachen zu einer unvollständigen Trennung zwischen dem sich entwickelnden Ösophagus und der Trachea. Die Hälfte der betroffenen Kinder weist zusätzliche Fehlbildungen auf. Bei der Vacterl-Assoziation bestehen gleichzeitig Fehlbildungen an der Wirbelsäule (Abb. 104.2), im Anorektalbereich, am Herzen, an der Niere und den Extremitäten, besonders des Radius. Die Ätiologie oder bestimmte Risikofaktoren für diese Assoziation sind unbekannt.

Klinische Symptome. Pränatal besteht bei der Hälfte der betroffenen Schwangerschaften ein Polyhydramnion und da-

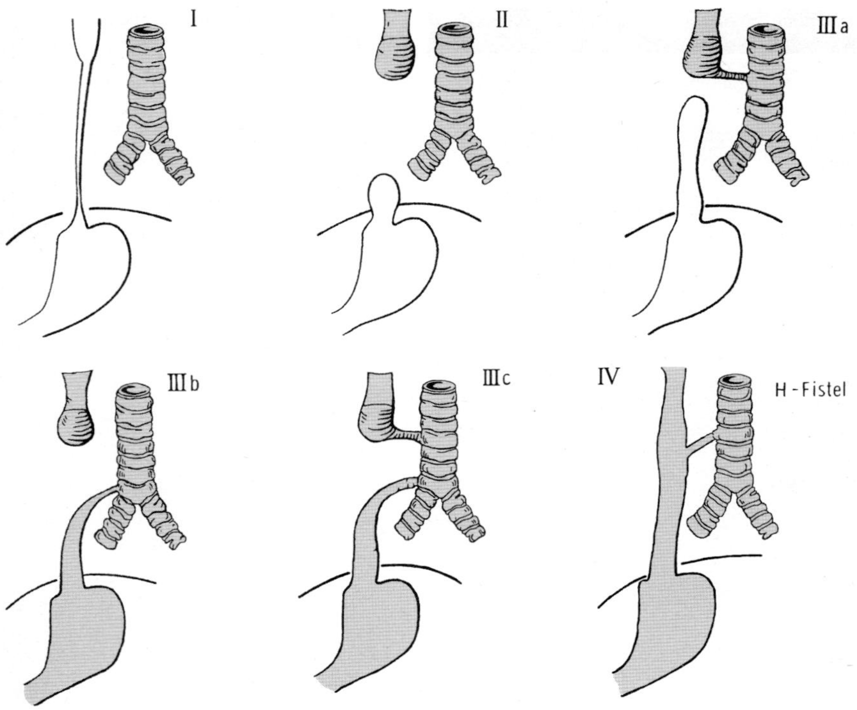

Abb. 104.1. Formen der Ösophagusatresie und ihre Häufigkeit nach der im deutschsprachigen Raum üblichen Einteilung nach Vogt. Die lufthaltigen Abschnitte von Ösophagus, Magen und Trachealbaum sind schattiert. *I* Ösophagusaplasie vom Hypopharynx bis zur Kardia (< 1 %); *II* Atresie ohne Fistel (ca. 8 %); *IIIa* Atresie mit oberer Fistel (ca. 2 %); *IIIb* Atresie mit unterer Fistel (ca. 85 %); *IIIc* Atresie mit oberer und unterer Fistel (< 1 %); *IV* isolierte ösophagotracheale Fistel (H-Fistel) (ca. 4 %)

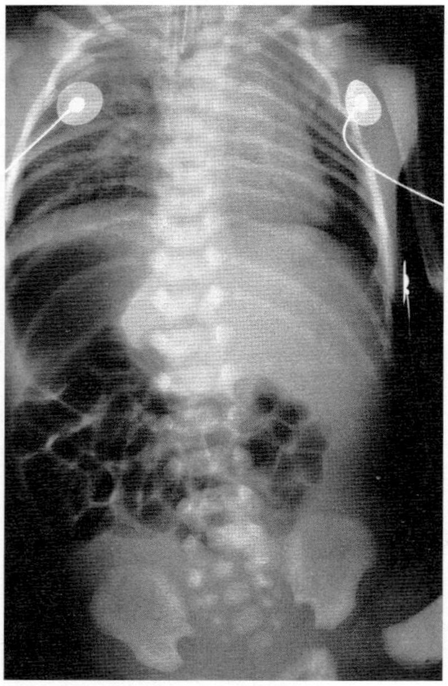

Abb. 104.2. Übersichtsaufnahme eines wenige Stunden alten Neugeborenen mit Ösophagusatresie mit unterer Fistel (Typ IIIb nach Vogt) bei Vacterl-Assoziation mit Rippen- und Wirbelkörperfehlbildungen und Situs inversus abdominalis (Leber links, Magenblase rechts). (Mit freundlicher Genehmigung von Prof. Dr. Schneider, Kinderklinik im Dr. v. Haunerschen Kinderspital, München)

mit das Risiko einer Frühgeburt. Im Ultraschall kann der Magen häufig nicht identifiziert werden. Unmittelbar nach der Geburt fallen die Kinder durch vermehrte Schaumbildung vor dem Mund auf. Beim ersten Trinkversuch kommt es zu Aspirationen, starkem Husten und Zyanoseanfällen. Patienten mit isolierter tracheoösophagealer Fistel (H-Fistel) werden oft erst im Laufe des ersten Lebensjahres durch rezidivierende Infektionen der Luftwege, z. T. mit Bronchospasmus und Aspirationspneumonien, symptomatisch.

Diagnose. Eine dünne Magensonde wird bis zum Anschlag vorgeschoben, und bei liegender Sonde wird nach Lufteingabe eine Röntgenleeraufnahme von Thorax und Abdomen angefertigt. Aus der Lage des Sondenendes und der Luftverteilung im Gastrointestinaltrakt kann auf die Art der Fehlbildung geschlossen werden. Bei fehlender Luft im Abdomen kommen nur die seltenen Formen ohne oder mit isolierter oberer Fistel in Frage (Typ I, II, IIIa) (Abb. 104.3). Bei einer oberen Fistel finden sich häufig schon Zeichen einer Aspiration. Unter Intubationsbereitschaft kann vorsichtig isotones wasserlösliches Kontrastmittel durch die Sonde gegeben und so präoperativ ein oberer Fistelgang dargestellt werden.

Therapie. Kontinuierliches Absaugen durch eine im Rachen und oberen Ösophagusende verbleibende Sonde verringert das Risiko einer Aspiration von Speichel. Bei einer unteren Fistel ist die Schräglage obligat, um einen Übertritt von Magensekret in die Lunge zu verhindern. Bei dieser Form besteht unter Beatmung die Gefahr einer massiven Luftüberblähung des Gastrointestinaltraktes mit Zwerchfellhochstand und zunehmenden Beatmungsproblemen. In diesen Fällen muß eine Frühoperation mit Fistelverschluß und Anlage einer Gastrostomie vorgenommen werden.

Nach Ausschluß anderer schwerer Fehlbildungen, besonders des Herzens und Urogenitaltraktes, wird stets eine primäre Anastomose mit Fistelverschluß angestrebt. Bei langstreckiger Atresie ohne Aussicht auf eine früh durchzuführende primäre Anastomose wird nur eine evtl. vorhandene ösophagotracheale Fistel verschlossen und eine Magenfi-

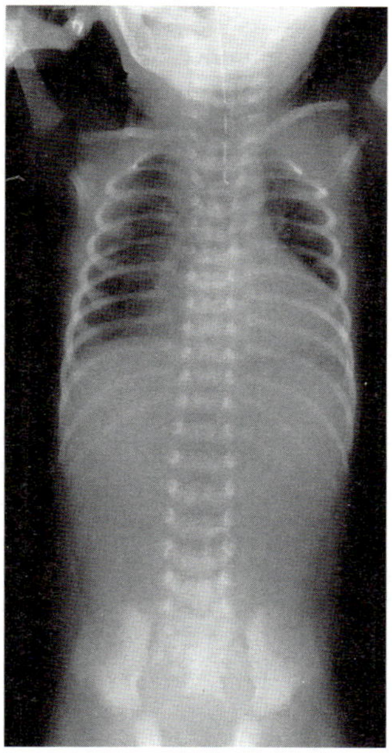

Abb. 104.3. Übersichtsaufnahme eines 14 h alten Frühgeborenen mit Ösophagusatresie ohne Fistel (Typ II nach Vogt) und fehlender Luft im Gastrointestinaltrakt

stel sowie eine zervikale Ösophagusfistel zur Ableitung von Speichel und gefütterter Nahrung angelegt. Gelingt auch beim größeren Säugling nach einigen Wochen keine primäre Anastomose, muß durch Magenhochzug oder Koloninterponat die Kontinuität hergestellt werden. Bis dahin werden die Kinder über die Magenfistel ernährt. Gleichzeitig bietet man ihnen oral Nahrung an, damit sie Saugen und Schlukken nicht verlernen. Die getrunkene Nahrung fließt über das Ösophagostoma wieder ab.

Postoperativ werden die Kinder zunächst parenteral ernährt, bis Nahrung entweder über eine nasogastrale Sonde oder über eine Gastrostomie gegeben werden kann. Die orale Zufuhr beginnt frühestens am 5. postoperativen Tag.

Prognose. Die Prognose ist abhängig vom Geburtsgewicht und gleichzeitig vorhandenen schweren Herzfehlern. Kinder mit einem Geburtsgewicht über 1500 g ohne schweren Herzfehler überleben zu mehr als 90 %. Bei einem Geburtsgewicht unter 1500 g oder schwerem Herzfehler reduziert sich die Überlebensrate auf etwa 60 %. Liegen beide Risikofaktoren vor, überlebt nur etwa jedes 5. Kind.

Postoperative Frühkomplikationen umfassen v.a. eine Nahtdehiszenz und ösophagotracheale Fisteln, die nicht erkannt oder inkomplett verschlossen wurden oder wieder aufgegangen sind. Bei vielen Kindern bilden sich im Anastomosenbereich narbige Strikturen, die z.T. wiederholte Ballondilatationen notwendig machen.

Noch Jahre nach erfolgreicher Operation sind tödliche Komplikationen einer Ösophagusatresie, v.a. schwere Aspirationen im Rahmen der gestörten Ösophagusmotilität beschrieben worden. Besteht noch eine Reststenose, kommt es zur Dysphagie bis hin zur gelegentlichen Bolusobstruktion durch feste Speisen. Viele der Kinder entwickeln Refluxösophagitiden, die trotz ausgeprägter Ulzerationen nicht immer mit einer Schmerzsymptomatik einhergehen müssen. Seltenere Komplikationen sind Trachealstenosen, Divertikelbildungen und Läsionen von N. laryngeus, N. recurrens oder N. phrenicus. Kinder mit operierter Ösophagusatresie sollten über Jahre durch ein erfahrenes Zentrum weiterbetreut werden, um Komplikationen früh zu erfassen.

Laryngotracheale Spaltbildungen. Bei dieser seltenen, endoskopisch gut nachweisbaren Fehlbildung besteht eine ausgeprägte Aspirationsgefahr ähnlich wie bei der isolierten tracheoösophagealen Fistel. Vereinzelt findet sich eine Aphonie.

Membranöse oder fibromuskuläre Stenosen. Diese angeborene Fehlbildung betrifft nur 1 von 50 000 Neugeborenen. Eine Dysphagie macht sich häufig erst nach Einführung von Beikost bemerkbar. Die Stenose kann in jeder Höhe auftreten und Knorpel- und Drüseneinlagerungen enthalten. Eine im distalen Ösophagus gelegene angeborene Stenose ist radiologisch schwierig von einer kongenitalen Achalasie abzugrenzen, endoskopisch läßt sie sich im Gegensatz zur Achalasie nicht oder nur mit Druck überwinden. Die Therapie ist operativ mit Resektion der fibromuskulären Anteile bzw. der Membran. In leichten Fällen ist eine Bougierungs- oder Dilatationsbehandlung ausreichend.

Duplikatur des Ösophagus. Die zystische Struktur befindet sich in der Regel im posterioren Mediastinum. Klinisch macht sich eine Duplikatur durch Raumforderung und Einengung der Respirationswege bemerkbar. Bei älteren Kindern ist die Dysphagie führendes Symptom. Kleine unerkannte Duplikaturen können in jedem Lebensalter durch peptische Läsionen massiv bluten. Mit dem Ösophagus kommunizierende Duplikaturen sind im Röntgenbreischluck darstellbar, isolierte zystische Formationen werden in MRT und CT nachgewiesen. Die Therapie ist chirurgisch.

Ösophagusdivertikel. Echte, angeborene Divertikel sind extrem selten. Weitaus häufiger handelt es sich um sog. falsche oder Pulsationsdivertikel, die durch Herniation der Ösophagusschleimhaut infolge eines Muskulaturdefektes entstehen, z.B. nach Myotomie bei Achalasie.

Externe Kompression. Obwohl eine fehlabgehende A. subclavia bei 1–2 % aller Personen vorkommt und radiologisch beim Ösophagusbreischluck als Impression imponieren kann, führt sie nur relativ selten zu einer Schluckbehinderung (Dysphagia lusoria). Ein doppelter Aortenbogen, der den Ösophagus ringförmig einengen kann, führt dagegen häufiger zu einer partiellen Speiseröhrenobstruktion. Ein möglichst frühe chirurgische Korrektur ist notwendig, um respiratorische Symptome und dysphagische Beschwerden, die in Einzelfällen eine orale Ernährung unmöglich machen, zu beseitigen. Kompressionen der Speiseröhre können auch durch vergrößerte Lymphknoten, z.B. bei Tuberkulose und Histoplasmose, oder durch maligne Lymphome bedingt sein.

Hiatushernie

Definition. Unterschieden wird eine gleitende oder fixierte Hiatushernie, bei der sich der gastroösophageale Übergang

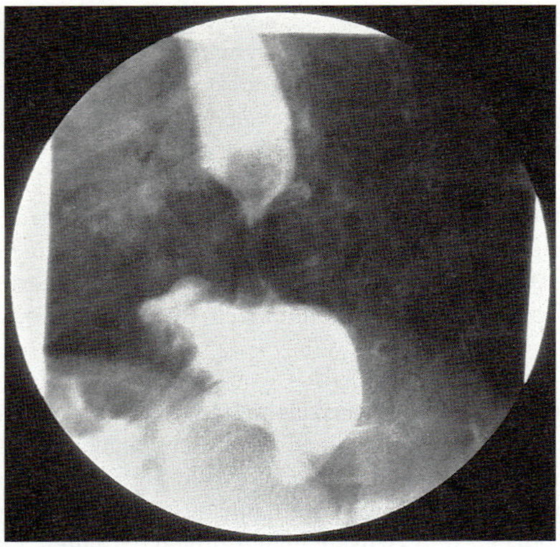

Abb. 104.4. Große fixierte Hiatushernie mit Verlagerung großer Magenanteile über das Zwerchfell bei einem 3 Monate alten Säugling mit rezidivierendem Hämatinerbrechen bei ulzerierender Ösophagitis

oberhalb des Zwerchfells im Thoraxraum befindet, von einer paraösophagealen Hernie, bei der ein Magenanteil, meistens der Fundus, durch den Hiatus des Zwerchfells herniert.

Ätiologie. Hiatushernien können angeboren oder erworben sein. Die hohe Prävalenz von Hiatushernien im Erwachsenenalter im Vergleich zum Kindesalter weist bereits darauf hin, daß Hiatushernien häufig im Laufe des Lebens erworben werden. Angeborene Hiatushernien sind meist Folge auseinanderklaffender Zwerchfellschenkel, durch die z.T. große Anteile des Magens in den Brustraum herniеren (Abb. 104.4). Zerebral geschädigte Kinder mit Spastik und Skoliose erwerben die Hernie häufig erst postnatal. Die paraösophageale Hernie entsteht bevorzugt bei Kindern nach Fundoplikation bei nicht gut gerafften Zwerchfellschenkeln und infolge heftigen Würgens.

Klinische Symptome. Eine gleitende oder fixierte Hiatushernie verursacht keine Beschwerden und ist bei Erwachsenen häufig ein Zufallsbefund. Sie ist aber ein Risikofaktor für die Entstehung einer Refluxkrankheit. Kinder mit angeborenen Hernien fallen rasch durch Spucken und Symptome einer Ösophagitis auf. Die paraösophageale Hernie verursacht Schmerzen, Druckgefühl und Würgereiz. Eine Inkarzeration des Magenanteils ist selten.

Diagnose. Die Diagnose wird radiologisch durch Breischluck und/oder endoskopisch gestellt. Für das therapeutische Vorgehen ist die Größe der Hernie und das Vorhandensein entzündlicher Veränderungen entscheidend.

Therapie. Eine kleine Hiatushernie ohne Refluxkrankheit bedarf keiner Therapie. Bei Ösophagitis entspricht die Therapie dem Schweregrad der entzündlichen Veränderungen. Auch eine angeborene Hernie ist keine absolute Operationsindikation, die Kinder sollten aber hinsichtlich möglicher Komplikationen gut beobachtet werden. Eine Operation wie z.B. die Hiatusplastik mit Gastropexie oder eine Semifundoplikation nach Thal ist bei großen Hernien, bei pulmonalen Komplikationen durch Aspiration oder jenseits des Säuglingsalters bei häufigen Rezidiven einer Ösophagitis indiziert. Die paraösophageale Hernie sollte immer chirurgisch korrigiert werden.

Literatur

Depaepe A, Dolk H, Lechat M et al. (1993): The epidemiology of tracheoesophageal fistula and oesophageal atresia in Europe. Arch Dis Child 68: 743

Friedland G, Sunshine P, Zboralske FF (1975) Hiatal hernia in infants and young children: a 2- to 3-year follow-up study. J Pediatr 84: 71–74

Jeawett TC, Siegel M (1984) Hiatal hernia and gastroesophageal reflux. J Pediatr Gastroenterol Nutr 3: 340–345

Louhimo I, Lindahl H (1983) Esophageal atresia: primary results of 500 consecutively treated patients. J Pediatr Surg 18: 217–229

Nobuhara KK, Gorski YC, La-Quaglia MP et al. (1997) Bronchiogenic cysts and esophageal duplications: common origins and treatment. J Pediatr Surg 32: 1408–1413

Spitz L (1996) Esophageal atresia: past, present and future. J Pediatr Surg 31: 19–25

Tam PKH, Sprigg A, Cudmore RE et al. (1991) Endoscopy-guided balloon dilatation of esophageal strictures and anastomotic strictures after esophageal replacement in children. J Pediatr Surg 26: 1101–1103

Fremdkörper und Verletzungen

Fremdkörper

Verschluckte Fremdkörper bleiben bevorzugt an den 3 anatomischen Engen der Speiseröhre hängen: in Höhe des Krikopharynx, der Trachealbifurkation und des unteren Ösophagussphinkters. Besonders gefährdet sind Kinder mit angeborener oder erworbener Striktur und beeinträchtigter Ösophagusmotorik, z.B. Kinder nach operierter Ösophagusatresie oder mit refluxbedingter Stenose. Akzidentelle Fremdkörperingestionen betreffen v.a. Kleinkinder unter 2 Jahren. Die häufigsten von Kindern verschluckten Fremdkörper sind Münzen, Spielzeugteile, Teile von Zahnspangen, Nägel, Nadeln, Knochen, Gräten, Glassplitter, Knopfbatterien, Fleisch- und Wurststücke.

Klinische Symptome. Eine plötzlich auftretende akute Symptomatik mit Würgen, Dysphagie, substernalen Schmerzen, Giemen mit Stridor und Luftnot sowie Speichelfluß bei einem Kleinkind sind immer verdächtig auf eine Fremdkörperingestion. Patienten mit Symptomen haben ein 15fach höheres Risiko für Komplikationen im Vergleich zu asymptomatischen Patienten und sollten sofort in eine Klinik mit erfahrener Endoskopieabteilung eingewiesen werden.

Diagnose. Bei sicherer Anamnese, Beobachtung der Fremdkörperaufnahme oder bestehender Symptomatik sollte bei schattengebenden Fremdkörpern eine a.-p.-Röntgenaufnahme durchgeführt werden, die Pharynx und Abdomen einschließen muß. Etwa 5–15% der betroffenen Kinder sind trotz Impaktion eines Fremdkörpers in der Speiseröhre symptomfrei. Umgekehrt kann der Fremdkörper trotz anhaltender Beschwerden bereits in den Magen eingetreten sein. Bei nichtschattengebenden Fremdkörpern gelingt die Darstellung evtl. nach Gabe eines isotonen wasserlöslichen Kontrastmittels. Ist eine eindeutige Lokalisation eines potentiell gefährlichen oder schlecht darstellbaren Fremdkörpers, wie z.B. einer kleinen Glasscherbe, nicht möglich oder halten die Beschwerden an, muß die Fremdkörpersuche durch eine obere Endoskopie in Narkose fortgesetzt werden.

Therapie. Ein in der Speiseröhre impaktierter Fremdkörper, besonders Knopfbatterien, stellt immer eine Notfallsituation dar, da durch Drucknekrosen eine Perforation auftreten kann. Im Hypopharynx steckengebliebene Gegenstände können mit Hilfe eines Laryngoskops und einer Faßzange entfernt werden. Die sicherste Methode zur Bergung tiefer sitzender Fremdkörper ist die obere Endoskopie in Intubationsnarkose. Die Gabe eine Emetikums ist immer kontraindiziert, da der Fremdkörper beim Erbrechen in die Trachea aspiriert werden kann. Besondere Eile und Erfahrung ist bei der Bergung von scharfen und spitzen Gegenständen, z.B. offenen Sicherheitsnadeln, geboten. Nach der erfolgreichen Bergung sollte die Speiseröhre inspiziert und bei sichtbaren Lazerationen vor oraler Nahrungsaufnahme durch einen Ösophagusbreischluck eine Perforation ausgeschlossen werden.

Kleine Münzen und Knopfbatterien sind in der Regel problemlos endoskopisch zu entfernen. Steht keine Endoskopie zur Verfügung, gelingt nach vorheriger Sedierung auch die Bergung mit Hilfe einer Magnetsonde, wobei jedoch ohne Intubation stets die Gefahr besteht, daß der Gegenstand sich auf dem Rückzug vom Magneten löst und aspiriert wird. Fleischstückchen mit Knorpel- und Knochenanteilen sind häufig schwierig zu bergen, da sie mit der Zange schlecht zu fassen sind. Bei größeren Kindern und einer Bolusimpaktion ohne Knochenteile, z.B. Würstchen, kann bei tolerablen Symptomen zunächst abgewartet und mit Hilfe von kleinen Schlucken Mineralwasser ein spontaner Abgang in den Magen erhofft werden.

Nach Eintritt in den Magen besteht bei den meisten verschluckten Fremdkörpern zunächst kein Handlungsbedarf. Sie gehen zu etwa 90% via naturalis ab und bereiten nach Passage des Pylorus nur sehr selten Probleme durch Hängenbleiben am ileozökalen Übergang, in der Appendix oder einem Meckel-Divertikel. Der Stuhl sollte auf den Fremdkörper untersucht werden, um bei sicherer Ausscheidung dem Kind weitere diagnostische Maßnahmen zu ersparen.

Bei verschluckten Münzen kann zunächst 3–4 Wochen abgewartet werden, dann sollte eine endoskopische Bergung angestrebt werden, um einem Einwachsen vorzubeugen. Eine besondere Diät ist nicht notwendig. Andere stumpfe Gegenstände können ebenfalls zunächst belassen werden, wenn Form und Größe eine spontane Passage durch den Pylorus erwarten lassen. Eine Ausnahme machen Knopfbatterien, die durch ihren Inhalt bei Korrosion im sauren Magenmilieu Verätzungen verursachen können. Hier sind bis zur Pyloruspassage der Batterie alle 24h Abdomenleeraufnahmen anzufertigen, anschließend ist bis zur Ausscheidung mit dem Stuhl alle 4 Tage eine röntgenologische Lagekontrolle indiziert. Eine endoskopische Entfernung aus dem Magen ist nach 48 Stunden indiziert, wenn das Kind klinische Symptome bietet. Scharfe, gefährliche Fremdkörper (offene Sicherheitsnadeln, Rasierklingen, große Holzspieße oder Knochen) müssen in Vollnarkose endoskopisch entfernt werden. Kleine Nägel oder Nadeln passieren den Gastrointestinaltrakt in der Regel ohne Probleme, so daß unter Röntgenkontrollen abgewartet werden kann.

Verätzungen

Betroffen sind vorwiegend Kinder unter 5 Jahren. Verätzungen werden v.a. durch unzureichend vor Kindern verschlossene Reinigungsmittel verursacht. Es überwiegen mit etwa 70% alkalische Substanzen. Besonders gefürchtet sind Haushaltsreiniger in granulärer Form, da ihr Gehalt an Basen deutlich über dem von Lösungen liegt. Im Gegensatz zu den bitter schmeckenden säurehaltigen Reinigern wird von den alkalischen Lösungen wegen ihrer Geschmacksneutralität häufig mehr ingestiert.

Pathogenese. Laugen rufen Kolliquationssnekrosen hervor, die tief in alle Wandschichten vordringen können. Die Ingestion von Säuren verursacht die weniger tiefen Koagulationsnekrosen in der Speiseröhre. Bei Eintritt in den Magen kann es dort durch chemische Reaktionen zu einer massiven Hitzeentwicklung mit schweren Schleimhautschäden kommen.

Klinische Symptome. Frühsymptome sind vermehrter Speichelfluß, Trinkverweigerung, Erbrechen, Übelkeit und Schmerzen. Nicht immer sind bei Verätzungen der Speiseröhre auch Ätzspuren an Lippen, Wangen oder Mundhöhle sichtbar. Bei sichtbaren Läsionen besteht ein erhöhtes Risiko für Ösophagusverätzungen 2. oder 3. Grades. Zwischen der Schwere der Symptomatik und dem Grad der Speiseröhrenverätzung besteht jedoch keine gute Korrelation, so daß die Indikation zur oberen Endoskopie sehr großzügig gestellt werden muß.

Diagnose. Nach Inspektion von Mund- und Rachenraum sollte eine Ösophagogastroduodenoskopie in Vollnarkose möglichst in einem Zeitraum von 4–6h, spätestens jedoch 24h nach mutmaßlicher Ingestion durchgeführt werden. Bei zu früher Endoskopie ist das Ausmaß der Schäden noch nicht beurteilbar, eine Untersuchung nach mehr als 24h erhöht das Risiko einer Perforation.

Therapie. Sofort nach Ingestion sollten Mundhöhle und Perioralregion gründlich mit Wasser gespült werden. Bei Laugeningestion können wenige Schlucke Wasser getrunken werden, keinesfalls dürfen andere Getränke, z.B. Milch, verabreicht oder Erbrechen induziert werden. Die Eltern sollten die Originalflasche mit in die Klinik bringen, so daß bei genauer Kenntnis der Inhaltsstoffe oder nach Rücksprache mit einer Vergiftungszentrale eine Risikoabschätzung vorgenommen werden kann. Die weitere Therapie hängt vom Schweregrad der Verätzung ab.

Bei Verätzungen 1. Grades sind endoskopisch nur ein Erythem und/oder ein Ödem der Schleimhaut sichtbar. Der Patient sollte 1–2 Tage beobachtet und mit flüssig-breiiger Kost ernährt werden, bis Beschwerdefreiheit erreicht wird. Eine endoskopische Nachkontrolle oder eine Antibiotikaprophylaxe sind nicht erforderlich.

Bei Verätzungen 2. Grades mit Schleimhautläsionen wie Ulzerationen und oberflächlichen Nekrosen, die nicht die gesamte Zirkumferenz erfassen, und bei Verätzungen 3. Grades mit tiefen, weit ausgebreiteten Ulzerationen und Nekrosen um die gesamte Zirkumferenz sind eine komplette Nahrungskarenz mit parenteraler Ernährung, eine Antibiotikaprophylaxe mit einem Breitbandantibiotikum und bei Bedarf eine analgetische Therapie obligat. Obwohl keine großen placebokontrollierten Studien vorliegen, rechtfertigt die Answertung von 13 Publikationen die möglichst rasche Gabe von Prednisolon (1–2 mg/kg KG/Tag) über 3 Wochen, um Strikturen vorzubeugen. Während der Abheilungsphase empfiehlt sich eine säuresupprimierende Therapie, z.B. mit Omeprazol.

Nach 2-bis 3wöchiger Therapie ist eine Kontrollendoskopie und ein Ösophagusbreischluck zur Erkennung einer Strukturbildung indiziert. Patienten mit Verätzungen 2. und 3. Grades müssen während der ersten 12 Monate alle 3–4 Monate radiologisch nachuntersucht werden. Funktionell relevante narbige Stenosen müssen mit einem Ballon dilatiert oder mit Bougies geweitet werden.

Prophylaxe. Wegen der hohen Morbidität ist eine effektive Prophylaxe essentiell. Ätzende Substanzen und Haushaltsreiniger müssen in der Originalverpackung verschlossen und außerhalb der Reichweite von Kindern aufgehoben werden. Im Haushalt sollten möglichst nur Verdünnungen und keine in der Industrie gebräuchlichen konzentrierten Lösungen oder Granula angewandt werden.

Prognose. In der Frühphase stehen Aspirationspneumonien, Mediastinitis und Perforation von Speiseröhre und Magen sowie die Ausbildung einer ösophagotrachealen Fistel im Vordergrund. Als Spätkomplikationen sind vorwiegend schwere Zerstörungen im Bereich der Epiglottis, die Ausbildung von hochgradigen Strikturen und die Entwicklung eines Brachyösophagus als Folge narbiger Schrumpfung mit nachfolgender Sphinkterinsuffizienz gefürchtet. Wegen des erhöhten Risikos für ein Ösophaguskarzinom müssen Patienten mit Narbenbildungen lebenslang überwacht werden.

Mallory-Weiss-Syndrom

Definition. Das Mallory-Weiss-Syndrom bezeichnet einen Einriß der Schleimhaut am ösophagogastralen Übergang.

Ätiologie. Durch starke Druckerhöhung oder Überdehnung des Lumens infolge von heftigem Husten, Niesen, Würgen und Erbrechen kommt es zu dieser Art von Speiseröhrenläsionen. Besonders gefährdet sind Kleinkinder sowie Patienten unter Chemotherapie oder mit Bulimie.

Klinische Symptome. Das Hauptsymptom ist heftiges Bluterbrechen.

Diagnose. Die Schleimhauteinrisse sind endoskopisch sichtbar, gleichzeitig kann eine andere Blutungsquelle, z.B. eine Varizen- oder Ulkusblutung, ausgeschlossen werden.

Therapie. Bei spontaner Blutstillung erhält der Patient lediglich flüssig-breiige Kost über einige Tage und eine schleimhautschützende Substanz, z.B. Sucralfat. In schweren Fällen mit Läsion eines Gefäßes und starker Blutung ist die Therapie zunächst symptomatisch mit Bluttransfusionen, Legen einer Magenüberlaufsonde und ggf. Dauerinfusion mit Somatostatin. Bei anhaltender Blutung empfiehlt sich die Unterspritzung mit Fibrinkleber.

Boerhaave-Syndrom

Definition. Beim Boerhaave-Syndrom kommt es oberhalb des Diaphragmas zu einer spontanen Ruptur der meist linksseitigen Ösophaguswand.

Epidemiologie. Betroffen sind vorwiegend Neugeborene.

Pathogenese. Die Ruptur tritt bei plötzlichem ösophagealem Druckanstieg auf, z.B. bei Erbrechen, Pressen oder starker körperlicher Anstrengung. Prädisponierender Faktor der Ösophagusruptur ist ein angeborener Wanddefekt.

Klinische Symptome. Bei Neugeborenen kommt es zu einer schweren Schocksymptomatik mit Apnoen, z.T. zu einem Hautemphysem im Nacken. Bei älteren Patienten stehen Bluterbrechen, Luftnot und Schmerzen im Vordergrund.

Diagnose. In der Röntgenübersichtsaufnahme stellt sich Luft im Mediastinum oder oberhalb des linken Diaphragmas dar. Bei Säuglingen bildet sich häufig ein rechtsseitiger Pneumothorax aus.

Therapie. Die Therapie besteht aus parenteraler oder intraduodenaler Ernährung, unterstützt durch vorübergehende Antibiotikagabe; bei großen Rissen muß evtl. chirurgisch interveniert werden Die Letalität ist, besonders bei verzögerter Diagnose, hoch.

Weitere Verletzungen der Speiseröhre

Ätiologie. Iatrogen kann es im Rahmen von Reanimationsmaßnahmen, besonders bei Früh- und Neugeborenen bei endotrachealer Intubation, zu schweren Verletzungen des Ösophagus bis hin zur Perforation kommen. Durch heftige postpartale Absaugmanöver können schwere Lazerationen mit anschließender Ulzeration gesetzt werden. Perforationen treten auch nach pneumatischer Dilatation, Bougierung und Sklerotherapie auf.

Klinische Symptome. Auch bei Perforation kann sich die Symptomatik über Stunden schleichend entwickeln. Im Vordergrund stehen Luftnot, Tachykardie, Schmerzen im Nacken- und Kieferbereich, Dysphagie und Zeichen einer Mediastinitis.

Diagnose. Die Diagnostik erfolgt in der Regel durch bildgebende Verfahren; bei Perforation läßt sich Luft im Mediastinum nachweisen. Läsionen im Ösophaguslumen werden endoskopisch erkannt.

Therapie. Die Therapie bei Verletzungen ohne Perforation entspricht der des Mallory-Weiss-Syndroms. Nicht jede iatrogen gesetzte Perforation muß chirurgisch angegangen werden. Bei Perforation im pharyngoösophagealen Übergang oder bei nur geringem Kontrastmittelaustritt nach Ballondilatation kann konservativ mit Nahrungskarenz und Gabe von Breitbandantibiotika vorgegangen werden. Wann chirurgisch eingegriffen werden muß, kann nur im Individualfall entschieden werden.

Prognose. Eine fulminante Mediastinitis ist immer noch mit einer Letalität von etwa 10–20 % behaftet. Spätfolgen einer Ösophagusperforation sind die Ausbildung einer tracheoösophagealen oder ösophagokutanen Fistel und schwere narbige Strikturen. Für die Prognose entscheidend ist eine frühe Diagnostik mit sofortiger Einleitung der Therapie.

Strahlenschäden

Ätiologie. Bei Bestrahlung intrathorakaler Tumoren können in Abhängigkeit von der Strahlendosis akute und späte Strahlenschäden der Speiseröhre auftreten.

Klinische Symptome. Akute Strahlenschäden verursachen 1–2 Wochen nach Beginn der Bestrahlung eine Mukositis mit Schluckstörung und z.T. stechenden Thoraxschmerzen. Spätfolgen sind meist durch Motilitätsstörungen bei neurogener Schädigung oder durch fibrotischen Umbau der Speiseröhrenmuskulatur mit oder ohne Strikturen verursacht. Auch Jahre nach der Bestrahlung können Schleimhautatrophien und Ulzerationen durch die Minderperfusion im Rahmen der Fibrose auftreten.

Therapie. Die Behandlung der akuten Ösophagitis besteht in schluckweisem Trinken von xylocainhaltigen Lösungen, flüssiger Kost und Schmerzbekämpfung. Bei später auftretenden Motilitätsstörungen mit refluxbedingten peptischen Läsionen können säuresupprimierende Substanzen, z.B. Ranitidin oder Omeprazol, eingesetzt werden.

Prognose. Die Prognose ist abhängig vom Ausmaß der Fibrose und der Strikturen. Strahlenbedingte Zweittumoren auf dem Boden der chronisch-entzündlichen Veränderungen sind beschrieben worden.

Literatur

Anderson KD, Rouse TM, Randolph JG (1990) A controlled trial of corticosteroids in children with corrosive injury of the esophagus. N Engl J Med 323: 637–640

Gorman RL, Khin-Maung-Gyi T, Klein-Schartz W et al. (1992) Initial symptoms as predicators of esophageal injury in alkaline corrosive ingestions. Am J Emerg Med 10: 189–194

Howell JM, Dalsey WC, Hartsell FW et al. (1992) Steroids for the treatment of corrosive esophageal injury: a statistical analysis of past studies. Am J Emerg Med 10: 421–425

Litowitz T, Schmitz BF (1992) Ingestion of cylindrical and button batteries: an analysis of 2382 cases. Pediatrics 89: 747–757

Panieri E, Bass DH (1995) The management of ingested foreign bodies in children – a review of 663 cases. Eur J Emerg Med 2: 83–87

Previtera C, Giusti F, Guglielmi M (1990) Predictive value of visible lesions (cheeks, lips, oropharynx) in suspected caustic ingestion: may endoscopy reasonably be omitted in completely negative pediatric patients? Pediatr Emerg Care 3: 176–178

Webb WA (1988) Management of foreign bodies of the upper gastrointestinal tract. Gastroenterology 94: 204–216

Infektionen

Infektiöse Ösophagitis

Definition. Eine akute oder chronische Entzündung von Mukosa und Submukosa kann durch Pilze, Viren oder Bakterien hervorgerufen werden.

Ätiologie und Risikofaktoren. Die häufigsten Erreger sind Candida albicans, Herpes-simplex-Virus und Zytomegalievirus. Selten verursachen andere Viren wie Varicella-Zoster-Virus, Epstein-Barr-Virus, Aspergillen, andere Candidaspezies, gramnegative oder grampositive Bakterien eine infektiöse Ösophagitis. Die Infektionen treten selten bei immunkompetenten Kindern auf. Candida-Infektionen betreffen v.a. Neugeborene mit ihrer physiologisch noch unreifen Immunabwehr sowie Kinder jeden Alters im Rahmen eines angeborenen (z.B. chronische mukokutane Candidiasis, SCID) oder erworbenen Immundefekts. Betroffen sind vorwiegend Tumorpatienten unter Chemotherapie und nach Bestrahlung, Patienten nach Transplantationen oder unter längerfristiger Therapie mit Prednisolon, Antibiotika oder säuresupprimierenden Substanzen, HIV-infizierte Kinder sowie gelegentlich Patienten mit schlecht eingestelltem Diabetes mellitus.

Klinische Symptome. Die akute Infektion verursacht schwerste Schluckbeschwerden mit Dysphagie und Schmerzen, z.T. auch ausstrahlende Thoraxschmerzen, Übelkeit und Erbrechen mit nachfolgendem Gewichtsverlust. Nur 20–30% der Patienten weisen gleichzeitig Läsionen der Mundschleimhaut auf. Ösophagitiden mit Candida können asymptomatisch bleiben.

Diagnose. Ein Ösophagusbreischluck deckt ausgeprägte Schleimhautveränderungen und Ulzerationen auf. Die genaue Differenzierung gelingt nur endoskopisch. Die Candidaläsionen erkennt man leicht an den weißlichen, schlecht abstreifbaren Belägen auf tief rot entzündeter Schleimhaut (Abb. 104.5). Bei viralen Ösophagitiden kann die Schleimhaut makroskopisch relativ blande aussehen. Besonders bei Herpes-simplex-Infektion treten blasige Läsionen auf, die sich zu tiefen Ulzerationen ausweiten können und häufig von Soorbelägen bedeckt sind. Zur ätiologischen Klärung sollten gleichzeitig Biopsien, Bürstenabstriche für die Zytologie und Material für Kulturen entnommen werden.

Differentialdiagnose. Vom Beschwerdebild kommen am ehesten refluxbedingte peptische Läsionen in Betracht. Gelegentlich können im Rahmen einer Motilitätsstörung in der Speiseröhre impaktierte Medikamente, z.B. Kaliumtabletten oder nichtsteroidale Antiphlogistika, zu Ulzerationen führen.

Therapie. Die Behandlung ist abhängig vom auslösenden Agens, von der Schwere der entzündlichen Läsionen, dem Immunstatus des Patienten sowie von begleitenden Komplikationen.

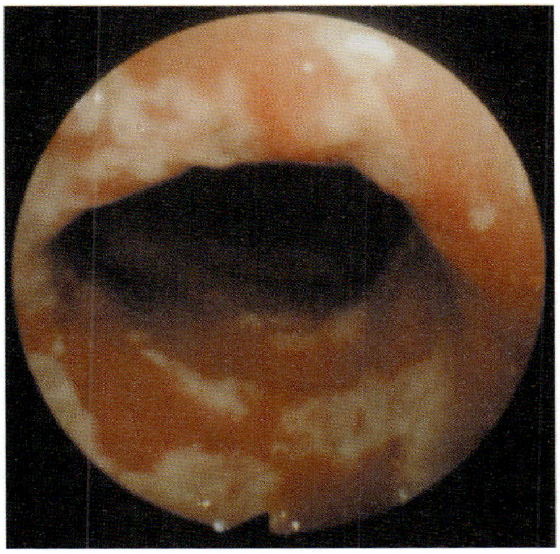

Abb. 104.5. Soorösophagitis bei einem 8jährigen Jungen mit Leukämie und dysphagischen Beschwerden unter Chemotherapie

Substanz	Normale Immunfunktion	Verminderte Lymphozyten-, aber normale Granulozytenfunktion	Verminderte Granulozytenfunktion
Nystatin	6mal 100.000–500.000 IE p.o.		
Amphotericin B	6mal 100 mg p.o.		
Miconazol	6mal 3 mg/kg KG p.o.		
Fluconazol		1–2 mg/kg KG p.o. oder i.v.	3–5 mg/kg KG p.o. oder i.v.
Amphotericin B		0,3 mg/kg KG i.v.	0,5 mg/kg KG i.v.
Flucytosin			150 mg/kg KG i.v.

Tabelle 104.1. Tagesdosis bei Candida-induzierter Ösophagitis in Abhängigkeit von der Immunfunktion

Candida-Infektionen bei Säuglingen und immunkompetenten Kindern sowie leichte Infektionen bei immunsupprimierten Patienten werden in der Regel erfolgreich durch orale Gabe von Nystatin, Amphotericin B oder Miconazol behandelt. Bei Versagen der lokalen Therapie oder Gefahr einer systemischen Streuung kann Fluconazol p.o. oder i.v. verabreicht werden. Bei stark gefährdeten Patienten wird Amphotericin B i.v. oder Flucytosin i.v. empfohlen (Tabelle 104.1).

Durch eine Ösophagitis mit Herpes-simplex- und Zytomegalievirus sind besonders Patienten im Spätstadium einer HIV-Infektion gefährdet. Die Therapie bei Herpes-simplex- und Varicella-Zoster-Infektion besteht aus Aciclovir (15 mg/kg KG i.v. in 3 ED), bei Resistenz auch Foscarnet (150 mg/kg KG i.v. in 3 ED). Bei CMV-Infektionen wird Ganciclovir (5–10 mg/kg KG i.v. in 3 ED) empfohlen – unter regelmäßigen Blutbildkontrollen wegen der knochenmarksuppressiven Nebenwirkungen. Bei Resistenz gegen Ganciclovir wurde bei Erwachsenen erfolgreich Foscarnet eingesetzt.

Prophylaxe. In vielen Zentren wird Tumorpatienten unter Chemotherapie und Früh- und Neugeborenen unter intensiver Antibiotikatherapie Nystatin oral verabreicht.

Chagas-Krankheit

Definition. Die Protozoenkrankheit führt zu einer sekundären Zerstörung der Nervenzellen und Muskeln am Herzen, an der Speiseröhre und am Kolon.

Epidemiologie. Die Krankheit tritt nur in Mittel- und Südamerika auf.

Ätiologie. Der Erreger, Trypanosoma cruzi, wird über blutsaugende Insekten auf Menschen und Tiere (z.B. Hunde, Katzen, Ratten) übertragen.

Pathogenese. Jahre oder Jahrzehnte nach der akuten Infektion kommt es zu Nerven- und Muskelschäden an den o.g. Organen mit Kardiomyopathie, Megaösophagus und Megakolon. Die genauen Pathomechanismen, die im Rahmen der Infektion zu Degeneration und Untergang intrinsischer Neurone führen, sind noch nicht bekannt. Verschiedene Immunreaktionen, auch durch den Erreger induzierte Autoimmunphänomene sind beschrieben worden.

Klinische Symptome. Die akute Infektion ist meist asymptomatisch. Führendes Symptom der chronischen Infektion ist eine zunehmende Dysphagie zunächst für feste, später auch für flüssige Nahrung. Die klinischen Symptome unterscheiden sich nicht von der primären Achalasie.

Diagnose. Die Parasiten können im Giemsa-gefärbten Blutausstrich oder in der Kultur nachgewiesen werden. Serologisch werden Antikörper durch ELISA, Komplementfixation oder indirekte Immunfluoreszenz nachgewiesen.

Therapie. Bei der akuten Infektion gelingt eine Eradikation in 50 % der Fälle durch Benznidazol oder Nifurtimox. Die chronische Infektion kann nur symptomatisch behandelt werden.

Literatur

Baehr PH, McDonald GB (1994) Esophageal infections: risk factors, presentation, diagnosis, and treatment. Gastroenterology 106: 509–532

Brandt de Oliveira R, Troncon LEA, Dantas RO, Meneghelli UG (1998) Gastrointestinal manifestations of Chagas' disease. Am J Gastroenterol 93: 884–889

Isaac DW, Parham DM, Patrick CC (1997) The role of esophagoscopy in diagnosis and management of esophagitis in children with cancer. Med Pediatr Oncol 28: 299–303

Tumoren

Definition. Benigne epitheliale Tumoren umfassen Polypen, Plattenepithelzellpapillome und andere seltene Tumoren, auch Zysten und Adenome. Benigne nichtepitheliale Tumoren treten als Leiomyome, Lipome, Fibrome und vaskuläre Tumoren auf. Maligne epitheliale Tumoren sind v.a. das Plattenzellkarzinom und das Adenokarzinom. Bei den nichtepithelialen Tumoren ist nur das maligne Leiomyosarkom beschrieben worden.

Epidemiologie. Sämtliche Tumoren der Speiseröhre sind im Kindesalter eine Rarität.

Klinische Symptome. Gutartige Ösophagustumoren bleiben häufig asymptomatisch, gelegentlich führen sie zu Schluckbeschwerden. Bei den seltenen Fällen von Kindern mit malignen Speiseröhrentumoren stand klinisch eine Dysphagie im Vordergrund.

Diagnose. Bei Verdacht auf einen Ösophagustumor sollte zunächst ein Bariumbreischluck angefertigt werden, um evtl. bestehende Lumeneinengungen zu erkennen. Für die definitive Diagnose ist die Endoskopie mit Entnahme multipler Biopsien und Bürstenabstriche für die Zytologie erforderlich. Die Eindringtiefe des Tumors kann endosonographisch, ein Lymphknotenbefall in MRT oder CT bestimmt werden.

Therapie. Die Therapie richtet sich nach der Dignität des Tumors und nach dem Ausmaß der Symptomatik.

Prophylaxe. Verschiedene Faktoren, die zur Entwicklung eines Plattenepithelzellkarzinoms der Speiseröhre prädisponieren, wurden identifiziert. Werden sie gemieden, so kann dies dazu beitragen, den bei Erwachsenen häufigen Tumor zu verhindern. Risikofaktoren im Nahrungs- und Genußmittelbereich sind vorwiegend Nitrosamine, Alkohol, Nikotingenuß und Opiate sowie ein Zink- und Vitamin-A-Mangel. Physikalische Irritation durch sehr heiße Speisen, Verätzungen und Strahlenschäden erhöhen das Risiko ebenso wie verschiedene Grundkrankheiten, z.B. eine Achalasie oder die Ausbildung eines Barrett-Epithels bei refluxbedingtem Brachyösophagus. In Abhängigkeit von der Grundkrankheit und der Lebenserwartung, der Ausdehnung der Schleimhautveränderungen und histologischen Veränderungen (Dysplasie, intestinale Metaplasie) sollten Kinder mit narbigem oder Barrett-Ösophagus mit nachgewiesener intestinaler Metaplasie der Schleimhaut endoskopisch überwacht werden.

Literatur

Hassall E (1997) Co-morbidities in childhood Barrett's esophagus. J Pediatr Gastroenterol Nutr 25: 255–260

Hoppin AG (2000) Esophageal and gastric neoplasm. In: Walker WA, Durie PR, Hamilton JR et al. (eds) Pediatric gastrointestinal disease. Pathophysiology, diagnosis and management, 3nd edn. Mosby-Year Book, St. Louis/MO, pp 405–414

Spechler SJ, Goyal RK (1996) The columnar-lined esophagus, intestinal metaplasia, and Norman Barrett. Gastroenterology 110: 614–621

Motilitätsstörungen

Funktionsstörungen der Speiseröhre können im oberen Drittel die gestreifte und in den unteren zwei Dritteln die glatte Muskulatur der Wand betreffen. Sie können neurogener oder myogener Natur sein. Ferner unterscheidet man primäre Motilitätsstörungen von sekundären, die als Folge verschiedener Grundkrankheiten auftreten (s. Übersicht).

Primäre und sekundäre Motilitätsstörungen des Ösophagus

- Primäre Krankheiten der gestreiften Muskulatur und des M. cricopharyngeus
  - Erhöhter Ruhetonus
  - Störungen von Relaxation und Koordination
- Sekundäre myogene und neurogene Krankheiten der gestreiften Muskulatur
  - Myotonische Muskeldystrophie
  - Duchenne-Muskeldystrophie
  - Dermato- und Polymyositis
  - Poliomyelitis
  - Myastenia gravis
  - Multiple Sklerose
  - Bulbärparalyse
  - Zerebralparese
  - Familiäre Dysautonomie
  - Botulismus
- Primäre Krankheiten der glatten Muskulatur
  - Gastroösophageale Refluxkrankheit
  - Achalasie
  - Diffuser Ösophagusspasmus
  - Nußknackerösophagus
  - Unspezifische Motilitätsstörungen des Ösophagus
- Sekundäre myogene und neurogene Krankheiten der glatten Muskulatur
  - Operierter Ösophagus nach Atresie oder anderer Fehlbildung
  - Sklerodermie
  - Eosinophile Ösophagitis
  - Autonome Neuropathie
  - Myopathien
  - Degenerative Neuropathien
  - Zerebralparese
  - Infektionen (Chagas-Krankheit)
  - Chronisch-septische Granulomatose
  - Graft-versus-host-Krankheit
  - Medikamente
  - Nach Bestrahlung oder Sklerotherapie

Primäre Krankheiten der gestreiften Muskulatur und des M. cricopharyngeus

Definition. Funktionsstörungen der gestreiften Muskulatur umfassen einen erhöhten Ruhetonus, eine fehlende oder unvollständige Relaxation (Achalasie) des M. cricopharyngeus (oberer Ösophagussphinkter) und Koordinationsstörungen der Relaxation beim Schluckakt.

Ätiologie. Die Störungen treten z.T. angeboren direkt nach der Geburt auf oder manifestieren sich im späteren Lebensalter, sie werden isoliert oder im Rahmen verschiedener zentralnervöser Fehlbildungen (z.B. Chiari-Mißbildungen, Meningozele mit Hirndruck) beobachtet.

Klinische Symptome. Bei angeborenen Störungen fallen die Kinder trotz normalen Saugreflexes durch eine schwere Trinkstörung mit Verschlucken, Husten und Zyanose- und Apnoeanfällen auf. Häufig kann der Speichel nicht abgeschluckt werden. Schwere Aspirationen sind die Folge.

Diagnose. Röntgenuntersuchungen mit sehr schneller Bildfolge (Kinematographie) zeigen einen Kontrastmittelstop oder eine Dyskoordination am Ösophaguseingang beim Schluckakt. Manometrisch kann die Dysfunktion mit Spezialkathetern erfaßt werden.

Therapie. Bei der angeborenen Form tritt häufig in den ersten Lebensmonaten eine spontane Besserung bis hin zur Normalisierung auf. Schwere Aspirationen müssen durch gastrale Sondierung möglichst verhindert werden. In einigen Fällen konnte durch Dilatation des oberen Sphinkters oder durch Myotomie des M. cricopharyngeus eine Besserung erzielt werden.

Gastroösophageale Refluxkrankheit

Definition. Der „gastroösophageale Reflux" ist definiert als Übertritt von Mageninhalt in die Speiseröhre. Er ist ein physiologisches Ereignis, das bei Säuglingen häufiger als bei älteren Kindern und Erwachsenen auftritt. Von einem pathologischen gastroösophagealen Reflux wird gesprochen, wenn die Refluxepisoden zu häufig auftreten oder zu lange andauern. Die „gastroösophageale Refluxkrankheit" beschreibt das Auftreten von refluxassoziierten Symptomen und/oder morphologischen Veränderungen an der Speiseröhre. Ein pathologischer gastroösophagealer Reflux allein hat noch keinen Krankheitswert und ist nicht therapiebedürftig. Von einem „primären Reflux" spricht man, wenn eine Motilitätsstörung im Bereich des unteren Ösophagussphinkters oder der tubulären Speiseröhre als Ursache identifiziert werden kann. Davon abgrenzt wird ein „sekundärer Reflux“, der als Folge zahlreicher Krankheiten innerhalb und außerhalb des Gastrointestinaltraktes auftreten kann. Krankheiten, die sekundär zu einem pathologischen Reflux oder zu einer Refluxkrankheit führen können, sind:

- gastrointestinal (z.B. mechanische oder funktionelle Obstruktion, Infektion, Entzündung),
- renal (z.B. Hydronephrose, Harnwegsinfektion),
- zentral (z.B. Meningitis, erhöhter Hirndruck, Tumoren),
- metabolisch (z.B. angeborene Stoffwechselkrankheiten, Elektrolytentgleisungen),
- pulmonal (z.B. chronische oder akute Lungenkrankheiten),
- Nahrungsmittelunverträglichkeiten (z.B. Kuhmilcheiweißallergie),
- Infektionen (z.B. Sepsis, Hepatitis).

Epidemiologie. Etwa 40 % aller Neugeborenen und ein noch höherer Prozentsatz Frühgeborener spucken während der ersten Lebensmonate vermehrt. Aufgrund des kleinen Fassungsvermögens der Speiseröhre wird bei ihnen der gastroösophageale Reflux sichtbar. Dies hat jedoch für sich allein noch keinen Krankheitswert. Häufigkeitsangaben über eine Refluxkrankheit bei reifen Neugeborenen und älteren, sonst gesunden Kindern liegen nicht vor. Bei bestimmten Grundkrankheiten ist das Risiko für einen pathologischen Reflux und eine Refluxkrankheit deutlich höher – hier muß bei 10–50 % der Betroffenen mit dem Vorliegen einer Refluxkrankheit gerechnet werden.

Ein erhöhtes Risiko für eine gastroösophageale Refluxkrankheit haben Kinder mit:

- zystischer Fibrose oder anderen schweren pulmonalen Krankheiten (z.B. Asthma bronchiale),
- angeborener oder erworbener Hiatushernie,
- Motilitätsstörungen der Speiseröhre (z.B. bei operierter Ösophagusatresie oder Achalasie, Sklerodermie, Myopathie),
- zentralnervösen Störungen (z.B. Zerebralparese, Cornelia-de-Lange-Syndrom),
- hochgradiger Skoliose.

Ätiologie und Pathogenese. Der untere Ösophagussphinkter und die Impression der Zwerchfellschenkel stellen eine suffiziente Druckbarriere zwischen dem leicht positiven Druck im Magen und dem negativen intrathorakalen Druck dar. Jeder Schluckakt ist von einer peristaltischen Welle in der tubulären Speiseröhre mit Relaxation des unteren Sphinkters begleitet, die den Eintritt von Flüssigkeit und Speisen in den Magen ermöglicht. Während dieser Relaxation wird ein Rückfluß aus dem Magen durch den peristaltischen intraluminalen Druckanstieg verhindert. Wenn es zu einer vorübergehenden Relaxation des unteren Schließmuskels ohne gleichzeitige peristaltische Welle kommt, können Refluxepisoden auftreten. Diese sog. transienten oder inadäquaten Sphinkterrelaxationen werden physiologisch v.a. postprandial beobachtet und treten bei den o.g. Risikogruppen deutlich häufiger auf. Seltener ist ein kontinuierlich erniedrigter Ruhedruck im unteren Sphinkter Ursache einer Refluxkrankheit. Eine gestörte Motilität der tubulären Speiseröhre im Rahmen von Neuropathien, Myopathien oder Fehlbildungen sowie eine liegende Körperposition begünstigen das längere Verbleiben des Refluxats in der Speiseröhre, verlängern damit die Säureexpositionszeit und erhöhen das Risiko für eine Ösophagitis.

Pathologie. Die refluxbedingte Ösophagitis wird nach endoskopisch sichtbaren Veränderungen in verschiedene Schweregrade eingeteilt. Bei der leichtesten Form findet sich nur eine Gefäßinjektion mit Rötung, evtl. auch mit ödematöser Schwellung der Schleimhaut. Mit Zunahme der entzündlichen Veränderungen treten dann einzelne oder konfluierende Erosionen auf, die sich auf den distalen Ösophagus beschränken können oder in schweren Fällen bis zum Ösaphaguseingang hinaufreichen. Die schwerste Form der Ösophagitis besteht aus tiefen Ulzerationen – die Folge sind narbige Strikturen, ein Brachyösophagus durch Schrumpfung oder eine intestinale Metaplasie (Barrett-Ösophagus). Auch bei makroskopisch unauffälliger Schleimhaut sind bioptisch häufig histologische Zeichen der Ösophagitis mit Verbreiterung der Basalzellschicht, Zunahme der Papillenhöhe und Infiltrationen mit eosinophilen und neutrophilen Leukozyten nachweisbar.

Klinische Symptome und Verlauf. Die klinischen Symptome sind altersabhängig und oft unspezifisch. Bei Säuglingen und behinderten Kindern stehen vermehrtes Spucken und Erbrechen, Unruhezustände, vermehrtes Schreien und Nahrungsverweigerung mit Gedeihstörung als Hinweis auf entzündliche Veränderungen im Vordergrund. Eine Anämie oder Hämatinfäden im Gespuckten weisen bereits auf schwerere ulzeröse Läsionen hin. Neurologisch gesunde, ältere Kinder geben epigastrische Schmerzen und Sodbrennen an. Eine Dysphagie ist bereits Hinweis auf eine peptisch bedingte Striktur. Vereinzelt macht sich eine Refluxkrankheit allein durch pulmonale Symptome wie rezidivierende Aspirationspneumonien, Stridor, Heiserkeit oder bei jungen Säuglingen durch Apnoen bemerkbar. Ein Zusammenhang zum plötzlichen Kindstod wurde vermutet, ist bisher jedoch nicht erwiesen. In sehr seltenen Fällen manifestiert sich eine Refluxkrankheit rein neurologisch mit einer zwanghaften Schiefhaltung des Kopfes, bekannt als Sandifer-Syndrom.

Diagnose und Differentialdiagnose. Verschiedene diagnostische Verfahren stehen zur Verfügung, die je nach Fragestellung in Abhängigkeit vom Alter des Kindes und von der Schwere der Symptomatik gezielt eingesetzt werden sollten. Wegen der hohen Selbstheilungsrate im 1. Lebensjahr wird man sich beim sonst gesunden und gedeihenden Säugling ohen Hinweis auf Komplikationen eher abwartend verhalten, solange sich keine Komplikationen des Refluxes abzeichnen. Besonders vor dem Einsatz invasiver Maßnahmen sollten andere Ursachen eines sekundären Refluxes ausgeschlossen werden.

Sonographie. Mit dieser wenig belastenden Methode können zwar Refluxe dargestellt werden, eine Refluxkrankheit läßt sich damit jedoch weder ausschließen noch sicher beweisen. Größere Hernien und Magenauslaßprobleme, z.B. eine Pylorushypertrophie, können erkannt werden.

Obere Endoskopie mit Biopsieentnahme. Die Endoskopie ist immer indiziert, wenn die klinische Symptomatik eine Ösophagitis vermuten läßt. Das Ausmaß entzündlicher Veränderungen ist nur durch die Endoskopie beurteilbar, das Untersuchungsergebnis ist maßgebend für therapeutisches Vorgehen und Prognose. Gleichzeitig wird eine Hiatushernie erkannt, und andere die Symptomatik verursachende Läsionen wie z.B. eine infektiöse oder eosinophile Ösophagitis oder eine peptische Läsion in Magen oder Duodenum können ausgeschlossen werden.

Langzeit-pH-Metrie. Sie ist die sensitivste Methode zum Nachweis eines pathologischen, sauren Refluxes, ein erhöhter Refluxindex beweist aber keine Refluxkrankheit. Sie ist die Methode der Wahl bei rein pulmonaler Symptomatik und kann zur Dosiseinstellung bei einer säuresupprimierenden Therapie eingesetzt werden. Postprandiale nichtsaure Refluxe, die ebenfalls pulmonale Probleme durch Mikroaspiration verursachen können, werden mit der pH-Metrie nicht erkannt.

Ösophagusbreischluck. Bei der Röntgenuntersuchung werden anatomische Anomalien wie eine fixierte oder gleitende Hiatushernie (s. Abb. 104.4), eine Stenose (Abb. 104.6) oder ein Magenauslaßproblem erkannt. Die Untersuchung eignet sich nicht zum Nachweis oder Ausschluß einer Refluxkrankheit.

Szintigraphie. Ähnlich wie die Sonographie ist diese Untersuchung wenig sensitiv zur Erfassung einer Refluxkrankheit, da sie nur eine relativ kurze Zeitspanne meist in liegender Körperposition wiedergibt. Ein Vorteil ist die geringe Invasivität bei sehr kleiner Strahlenbelastung. Durch Spätaufnahmen können Mikroaspirationen in die Lunge nachgewiesen werden.

Ösophagusmanometrie. Sie hat normalerweise keinen Platz in der Diagnostik der Refluxkrankheit, ist jedoch hilfreich zur Lokalisation des unteren Sphinkters und optimiert somit die Plazierung der Sondenspitze bei der Langzeit-pH-Metrie. Eine Ösophagusmanometrie wird vor antirefluxwirksamen Operationen empfohlen, um schwere propulsive Störungen der tubulären Speiseröhre zu erfassen.

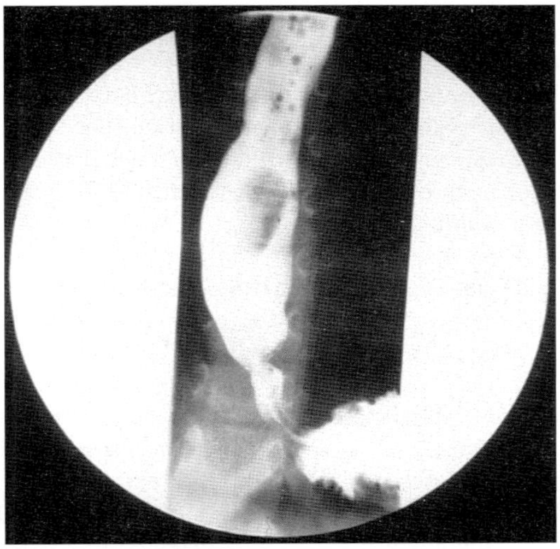

Abb. 104.6. Bariumbreischluck: peptische Stenose wenige Zentimeter oberhalb der Kardia mit prästenotischer Dilatation des Ösophagus bei einem 3jährigen Mädchen als Folge einer unzureichend behandelten Refluxösophagitis

Therapie. Symptomatik, Alter des Kindes und Schweregrad der Ösophagitis bestimmen Art und Dauer der Behandlung.

Allgemeinmaßnahmen. Junge Säuglinge und ältere, kooperative Kinder sollten im Bett auf schräger Ebene (25–30°) gelagert werden. Wegen der Assoziation der Bauchlagerung mit dem plötzlichen Kindstod kann diese bei spuckenden Säuglingen nicht mehr empfohlen werden.

Bei starkem Kalorienverlust durch vermehrtes Spucken ist ein Andicken der Nahrung (z.B. mit Johannisbrotkernmehl 0,5–1 %) sinnvoll. Steht eine Ösophagitis oder eine pulmonale Problematik mit Husten und rezidivierenden Pneumonien im Vordergrund, scheint Andicken wegen Verschlechterung der Ösophagus-Clearance nicht sinnvoll. Getränke mit sehr hoher Osmolarität oder Kohlensäure und großvolumige Mahlzeiten fördern das Auftreten von Refluxen. Jugendliche mit Refluxkrankheit sollten auf Rauchen, sehr scharf gewürzte Speisen und übermäßigen Genuß von Alkohol verzichten

Prokinetika. Cisaprid ist das einzige Prokinetikum, daß sich bei gastroösophagealer Refluxkrankheit als wirksam erwiesen hat. Wegen der möglichen Induktion einer QT-Verlängerung und Herzrhythmusstörung ruht in Deutschland die Zulassung für Cisaprid seit Juli 2000. In Österreich und der Schweiz und den meisten europäischen Ländern ist das Medikament jedoch nach wie vor verfügbar. Cisaprid (0,6–0,8 mg/kg KG/Tag in 3–4 ED, verabreicht 15–20 min vor der Mahlzeit) verhindert signifikant Refluxepisoden und beschleunigt die Magenentleerung. Cisaprid wird in der Regel gut vertragen und kann auch über mehrere Monate eingesetzt werden, ohne daß ein Gewöhnungseffekt eintritt. Harmlose, dosisabhängige Nebenwirkungen sind dünne Stühle und Bauchschmerzen, hervorgerufen durch eine verstärkte intestinale Peristaltik. Bei Frühgeborenen in den ersten Lebensmonaten und bei reifen Neugeborenen in den ersten 4 Wochen sollte das Medikament nicht eingesetzt werden. Kontraindikationen sind Herzreizleitungsstörungen sowie eine gleichzeitige orale oder intravenöse Behandlung mit Azolantimykotika (z.B. Fluconazol), Makrolidantibiotika (z.B. Clarithromycin, Erythromycin), HIV-Proteaseinhibitoren oder Nefazodon, da durch Interaktion der Medikamente in Einzelfällen QT-Verlängerungen mit z.T. schweren Herzrhythmusstörungen beschrieben wurden. Domperidon und v.a. Metoclopramid werden wegen ihrer zentralnervösen, insbesondere extrapyramidalen Nebenwirkungen und der durch sie hervorgerufenen Schläfrigkeit seltener eingesetzt. Bei Kindern über 2 Jahre mit Zerebralparese und Erbrechen als Folge einer verzögerten Magenentleerung ist ein Therapieversuch gerechtfertigt. Erythromycin hat keinen erwiesenen Effekt auf eine Refluxkrankheit und ist daher nicht indiziert.

Antazida mit und ohne Alginsäure und Sukralfat spielen kaum eine Rolle bei der Behandlung der Refluxkrankheit im Kindesalter. Die Applikation zwischen den Mahlzeiten ist schwierig bei Kindern durchzuführen. Darüber hinaus sind Antazida keineswegs harmlose Medikamente: Bei Säuglingen und Kleinkindern sind Elektrolytentgleisungen (Hypermagnesämie, Hypokalzämie), Bezoarbildungen und – auch bei Kindern mit normaler Nierenfunktion – deutlich erhöhte Aluminiumspiegel gemessen worden.

Säuresupprimierende Medikamente. Medikamente der Behandlungsstufe 3 sollten zur Therapie der Refluxkrankheit nicht ohne vorherigen endoskopischen Nachweis einer Refluxösophagitis eingesetzt werden.

Ranitidin ist der H_2-Rezeptorantagonist, mit dem bei Kindern die meiste Erfahrung vorliegt. Die Verträglichkeit ist gut, allerdings wird nach 2–6 Wochen häufig ein Toleranzeffekt beobachtet. Applikation und Dosierung sind bei Brausetabletten einfach. Die Dosis beträgt 6–12 mg/kg KG/Tag, verteilt auf 2–3 ED.

Protonenpumpenhemmer sind sehr viel potenter als H_2-Rezeptorantagonisten, ein Toleranzeffekt tritt nicht auf, und eine Abheilung auch schwerer Refluxösophagitiden gelingt fast immer. Mit Omeprazol liegen durch mehrere Studien inzwischen bei Kindern Erfahrungen vor. Nebenwirkungen sind sehr selten, auf Interaktionen mit anderen Medikamenten muß geachtet werden. Die Einstiegsdosis beträgt 0,7–1,4 mg/kg KG/Tag, verteilt auf 1–2 ED. Vereinzelt wurden zur Abheilung einer Refluxösophagitis bis zu 3,5 mg/kg KG/Tag benötigt. Durch die neue Darreichungsform löslicher Tabletten mit Mikropellets ist die Applikation auch bei sondierten Kindern und sehr jungen Kindern möglich.

Operative Verfahren. Wegen der hohen Rate postoperativer Komplikationen nach Nissen-Fundoplikation sollte die Indikation für diese Operation sehr streng gestellt werden. Schwere Nebenwirkungen sind Adhäsionsileus, schwere dysphagische Beschwerden bei enger Manschette, Dumpingsyndrom, Gas-bloat-Syndrom und Hochzug der Manschette über das Zwerchfell. Die Nebenwirkungsrate ist bei Kindern mit Zerebralparese besonders hoch. Andere Operationsverfahren wie die Hiatusplastik mit Gastropexie sind weniger mit Nebenwirkungen behaftet, haben aber eine höhere Rezidivrate. Indikationen für ein operatives Verfahren sind schwere pulmonologische Komplikationen wie lebensbedrohliche Aspirationen oder rezidivierende Pneumonien, aber auch fixierte Hiatushernien, bei denen Anteile des Magens permanent oberhalb des Zwerchfells liegen (s. Abb. 104.4). Wegen der hohen Selbstheilungsrate eines pathologischen Refluxes während des 1. Lebensjahres sollte mit Ausnahme der o.g. Indikationen die Entscheidung für eine Operation möglichst nicht vor dem 2. Lebensjahr getroffen werden. In der Regel heilen unter Omeprazol auch schwere entzündliche Läsionen ab und lassen sich längerfristig kontrollieren. Bei neurologisch gesunden Kindern, die nach mehreren Absetzversuchen stets wieder Ösophagitisrezidive aufweisen, ist die Operation eine gute Alternative zur medikamentösen Langzeittherapie. Bei neurologisch gestörten Kindern ist das Abwägen der Komplikationen sehr viel schwieriger. Bei ihnen sollte die Fundoplikation möglichst mit Anlegen eines Gastrostomas kombiniert werden, um bei Auftreten eines Gas-bloat-Syndroms, bei vermehrtem Würgen oder im Rahmen von Brechepisoden bei enger Manschette eine Entlüftungsmöglichkeit über den Magenschlauch zu haben. Eine begleitende Pyloroplastik oder -myotomie sollte nicht mehr routinemäßig durchgeführt werden, da sich eine verzögerte Magenentleerung nach Antirefluxoperation normalisieren kann. Nur Kinder mit postoperativ nachgewiesener Gastroparese profitieren von dieser Operation.

Prophylaxe. Kinder mit erhöhtem Risiko für eine Refluxkrankheit sollten nachts möglichst mit leicht erhobenem Oberkörper (25–30° Schräglagerung) schlafen. Dadurch werden nicht nur Refluxe verhindert, sondern durch die Gravitationskraft wird auch die Clearance verbessert.

Prognose. Die Prognose ist bei jungen Säuglingen ohne anatomische Fehlbildungen günstig, wenn eine Ösophagitis früh erkannt und suffizient behandelt wird. Besonders bei neurologisch gestörten Kindern besteht die Gefahr einer verschleppten Diagnose und Therapie mit Ausbildung einer peptisch bedingten Ösophagusstenose oder eines Barrett-Ösophagus.

Literatur

Colletti RB, Christie DL, Orenstein SR (1995) Indications for pediatric esophageal pH monitoring. J Pediatr Gastroenterol Nutr 21: 253–262
Faubion WA, Zein NN (1998) Gastroesophageal reflux in infants and children. Mayo Clin Proc 73: 166–173
Hassal E (1995) Wrap session: is the Nissen slipping? Can medical treatment replace surgery for severe gastroesophageal reflux disease in children? Am J Gastroenterol 90: 1212–1220
Jesch J, Koletzko S (2000) Omeprazol in der Kinderheilkunde. Monatsschr Kinderheilkd 148
Mittal RK, Holloway RH, Penagini R et al. (1995) Transient lower esophageal sphincter relaxation. Gastroenterology 109: 601–610
Orenstein S (1992) Controversies in pediatric gastroesophageal Reflux. J Pediatr Gastroenterol Nutr 14: 338–348
Vandenplas Y, Belli DC, Benatar A et al. (1999) The role of cisapride in the treatment of pediatric gastroesophageal reflux. J Pediatr Gastroenterol Nutr 28: 518–528
Vandenplas Y and the ESPGHAN Cisapride Panel (2000) Current pediatric indications for cisapride. A medical position statement. J Pediatr Gastroenterol Nutr 31: 480–489

Achalasie

Definition. Die Achalasie beruht auf einer Störung der neuronalen Innervation im Plexus myentericus des Ösophagus. Die Folge ist eine primäre Motilitätsstörung der Speiseröhre mit reduzierter oder aufgehobener Relaxation des unteren Ösophagussphinkters.

Epidemiologie. Die Inzidenz beträgt ca. 1 : 100 000, weniger als 5 % der Patienten sind Kinder. Jungen und Mädchen sind gleich häufig betroffen.

Ätiologie und Pathogenese. Die Genese der primären Achalasie ist unbekannt. Inhibitorische Nervenzellen, die als Neurotransmitter Stickoxid (NO) und VIP enthalten, sind vermindert. In schweren Fällen lassen sich histologisch keine Ganglienzellen mehr in der Sphinkterregion und in der proximalen tubulären Speiseröhre nachweisen. Dies erklärt die inkomplette Relaxation und den erhöhten Ruhedruck im unteren Sphinkter.

Die primäre Achalasie tritt isoliert, familiär und als angeborene Form auf. Sie wird im Rahmen verschiedener Syndrome beobachtet, im Kindesalter am häufigsten als Algrove- oder Tripel-A-Syndrom (Alakrimie, Achalasie, ACTH-Insensitivität), aber auch bei der familiären Dysautonomie und beim Rozycki-Syndrom. Die sekundäre Achalasie kann Folge der Chagas-Krankheit, verschiedener Kollagenosen, einer chronisch-septischen Granulomatose oder anderer Grundkrankheiten sein.

Klinische Symptome. Fast immer besteht eine progrediente Dysphagie, mit Regurgitationen und Erbrechen von nicht angedauten Speisen sowie Gewichtsverlust und Gedeihstörung. Weitere Symptome sind retrosternale Schmerzen, nächtlicher Husten und Aspirationspneumonien. Vom Beginn der Symptomatik bis zur Diagnosestellung vergehen oft Monate bis Jahre.

Diagnose. Bei ausgeprägten Formen zeigt bereits die Thoraxaufnahme die erweiterte Speiseröhre mit Flüssigkeitsspiegel. Im Breischluck erkennt man die deutlich verzögerte Entleerung durch eine vogelschnabelförmig ausgezogene Kardia (Abb. 104.7).

Die manometrischen Veränderungen sind typisch mit erhöhtem Ruhedruck im unteren Ösophagussphinkter bei fehlender oder inkompletter Relaxation nach Abschlucken. In der tubulären Speiseröhre fehlt eine propulsive Aktivität mit niedrigen simultanen Amplituden und erhöhtem intraluminalem Druck.

Endoskopisch imponiert ein dilatierter, amotiler Ösophagus mit Retention von Speiseresten und Sekret. Der untere Sphinkter ist mit leichtem Druck passierbar.

Therapie. Bei leichten Formen kann eine Behandlung mit dem Kalziumantagonisten Nifedipin versucht werden.

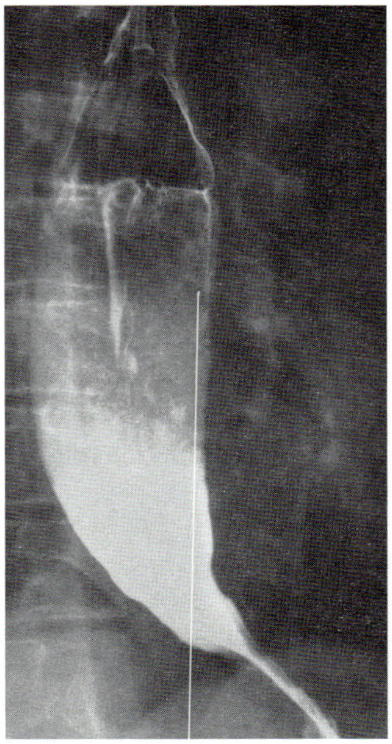

Abb. 104.7. Bariumbreischluck: deutliche Erweiterung der Speiseröhre mit Flüssigkeitsspiegel und „vogelschnabelartiger“ Verengung des Lumens am ösophagokardialen Übergang bei einem 11jährigen Jungen mit fortgeschrittener Achalasie des unteren Sphinkters

Durch eine Ballondilatation bessert sich die Symptomatik bei 3/4 der Erwachsenen, die Ansprechrate bei Kindern ist geringer. Die intrasphinktärische Injektion von Botulinumtoxin sollte primär bei Kindern wegen der schlechten Langzeiterfolge nicht eingesetzt werden. Bei Versagen der Ballondilatation oder Rezidiv empfiehlt sich die Myotomie nach Heller, evtl. verbunden mit einer partiellen Fundoplikation, um eine Herniation durch die Muskellücke zu verhindern.

Prognose. Die Langzeitprognose ist beeinträchtigt durch eine hohe Rezidivrate, die Ausbildung eines gastroösophagealen Refluxes nach Operation und ein erhöhtes Karzinomrisiko in der Speiseröhre.

Andere Motilitätsstörungen des Ösophagus

Die übrigen primären Motilitätsstörungen der Speiseröhre, wie z.B. diffuse Spasmen, machen sich bei Kindern ebenso wie bei Erwachsenen durch thorakale Schmerzen bemerkbar. Die Störungen können in der Manometrie durch simultane, nicht peristaltische Kontraktionen von z.T. hoher Amplitude und Dauer erfaßt werden. Differentialdiagnostisch muß eine gastroösophageale Refluxkrankheit und eine eosinophile Ösophagitis ausgeschlossen werden. Die Therapie ist symptomatisch mit diätetischen Maßnahmen, jedoch häufig unbefriedigend. Einige Autoren therapieren mit Kalziumantagonisten und Ballondilatation, in der Annahme, daß es sich um eine frühe Form der Achalasie handelt.

Eosinophile Ösophagitis

Definition. Die eosinophile Ösophagitis ist histologisch definiert durch dichte eosinophile Infiltrate der Speiseröhrenschleimhaut mit mindestens 10 Eosinophilen pro Gesichtsfeld („high power field“), ohne daß eosinophile Infiltrate in Magen- oder Duodenalbiopsien vorliegen. Da eosinophile Infiltrate auch bei der Refluxösophagitis vorkommen, muß eine Refluxkrankheit durch eine normale 24-h-pH-Metrie ausgeschlossen sein. Obwohl die eosinophile Ösophagitis keine primäre Motilitätskrankheit der Speiseröhre ist, soll sie an dieser Stelle aufgeführt werden, da sie sich häufig als Dysphagie äußert und die Refluxkrankheit und andere Motilitätsstörungen die wichtigsten Differentialdiagnosen darstellen.

Epidemiologie. Die genaue Häufigkeit ist nicht bekannt. Mindestens 100 Patienten, davon ca. 20 Kinder, überwiegend Jungen zwischen 10 und 16 Jahren, sind beschrieben worden. Da die makroskopischen Veränderungen nur diskret sind und bei der oberen Endoskopie bei unauffälligem Aspekt keine Biopsien der Ösophagusschleimhaut durchgeführt werden, wird die Krankheit vermutlich häufiger übersehen.

Ätiologie. Die Ätiologie ist unbekannt. Da ein großer Teil der Betroffenen Krankheiten aus dem atopischen Formenkreis aufweist und bei einigen Patienten die Symptome durch bestimmte Nahrungsmittel provoziert werden können, ist eine allergische Genese nicht auszuschließen. Eine Zuordnung zur eosinophilen Gastroenteropathie mit isoliertem Befall des Ösophagus ist möglich.

Klinische Symptome. Im Vordergrund stehen retrosternale Schmerzen und eine Dysphagie, die vereinzelt zur Impaktion von schlecht gekauter Nahrung, z.B. Fleischstücken, führen kann. Ein erheblicher Teil der Patienten leidet an Asthma oder Nahrungsmittelallergien.

Diagnose. Bei der oberen Endoskopie sind längsgestellte Schleimhauterhebungen, die dem Ösophagus den Aspekt der Trachea geben, z.T. auch längsgestellte Furchen sichtbar. Erosionen oder Ulzerationen gehören nicht zum Bild. Die Rillen können, müssen aber nicht im Ösophagusbreischluck sichtbar sein. Die oben beschriebenen eosinophilen Infiltrate sind obligat. Eine periphere Eosinophilie wurde vereinzelt beschrieben. Im fortgeschrittenen Stadium kann sich segmental eine Stenose oder Hypomotilität des Ösophagus entwickeln, die manometrisch nachgewiesen werden kann. Eine Refluxkrankheit muß pH-metrisch ausgeschlossen sein.

Therapie. In Einzelfällen war die orale Applikation von Budesonid oder anderen topischen Steroiden, z.B. durch langsames, schlückchenweises Trinken oder Inhalation ohne Spacer, über mehrere Wochen langfristig erfolgreich. Bei Rezidivieren der Beschwerden muß die Therapie wiederholt werden. Bei Therapieversagen ist die systemische Gabe von Steroiden gerechtfertigt. Auslösende Nahrungsmittel sollten konsequent gemieden werden. Eine Fundoplikation ist kontraindiziert.

Literatur

Bode CP, Schroten H, Koletzko S, Lübke H, Wahn V (1996) Transient achalasia-like esophageal motility disorder after Candida esophagitis in a boy with chronic granulomatous disease. J Ped Gastroenterol Nutr 23: 320–323

Faubion WA, Perrault J, Burgart LJ et al. (1998) Treatment of eosinophilic esophagitis with inhaled corticosteroids. J Pediatr Gastroenterol Nutr 29: 90–93

Hurwitz M, Bahar RJ, Ament ME et al. (2000) Evaluation of the use of botulinum toxin in children with achalasia. J Pediatr Gastroenterol Nutr 30: 509–514

Mattioli G, Cagnazzo A, Barabino A et al. (1997) The surgical approach to eosophageal achalasia. Eur J Pediatr Surg 7: 323–327

Orenstein SR, Shalaby TM, Di Lorenzo C et al. (2000) The spectrum of pediatric eosinophilic esophagitis beyond infancy: a clinical series of 30 children. Am J gatroenterol 95: 1422–1430

Perisic VN, Scepanovic D, Radlovic N (1996) Nonoperative treatment of achalasia. J Pediatr Gastroenterol Nutr 22: 45–47

Staiano A, Cucchiara S, De Vizia B et al. (1987) Disorders of upper esophageal sphincter motility in children. J Pediatr Gastroenterol Nutr 6: 892–898

104.2 Magen und Duodenum

Angeborene Fehlbildungen

Fehlbildungen des Magens sind sehr viel seltener als Duodenalfehlbildungen. Liegt keine komplette Obstruktion vor, machen sich die klinischen Symptome z.T. erst jenseits des Säuglingsalters bemerkbar.

Mikrogastrie

Definition. Es handelt sich um einen sehr kleinen, meist tubulären Magen als Folge eines fehlenden Magenwachstums in der 4. Embryonalwoche: Häufig treten weitere Fehlbildungen wie Malrotation und Situs inversus sowie extraintestinale Malformationen wie Fehlbildungen des linken Unterarms und Daumenaplasie auf.

Klinische Symptome. Die Symptome sind unspezifisch: Erbrechen, Durchfälle mit Malabsorption im Rahmen eines Dumpingsyndroms bei schneller Magenentleerung und Gedeihstörung.

Therapie. Um eine enterale Ernährung sicherzustellen, müssen die Kinder meist kontinuierlich gastral oder duodenal sondiert werden. Bei oraler Ernährung sind kleinvolumige Mahlzeiten zu geben. Bei Dumpingsymptomatik sollten schnell verfügbare Kohlenhydrate durch Stärke ausgetauscht werden (s. unter „Motilitätsstörungen des Magens"). Chirurgische Versuche, mit Jejunalschlingen eine Magenvergrößerung zu erreichen, waren vereinzelt erfolgreich.

Atresie und Stenose des Magens

Definition. Bei der Magenatresie oder -stenose handelt es sich meist um einen membranösen kompletten oder inkompletten Verschluß.

Klinische Symptome. Bei vollständiger Atresie besteht fast immer ein Polyhydramnion in der Schwangerschaft. Die Kinder fallen postpartal durch heftiges, nicht galliges Erbrechen und einen stark überblähten Oberbauch auf. In der Abdomenübersichtsaufnahme imponiert der große, mit Luft gefüllte Magen. Unvollständige Membranen sind am besten endoskopisch sichtbar.

Therapie. Eine sofortige chirurgische Intervention ist notwendig, um eine Magenwandruptur zu verhindern.

Magendivertikel

Definition. Die sehr seltene kongenitale Ausstülpung der Magenwand findet sich vorwiegend auf der Dorsalseite. Sie ist häufig mit anderen Fehlbildungen wie Hiatushernie oder Divertikelbildung in anderen Abschnitten des Gastrointestinaltraktes vergesellschaftet.

Klinische Symptome. Symptome können fehlen oder sind unspezifisch mit epigastrischen oder thorakalen Schmerzen, Sodbrennen und gelegentlichem Erbrechen.

Diagnose. Die Diagnose wird durch eine obere Magen-Darm-Passage oder endoskopisch gestellt.

Therapie. Bei ausgeprägter Symptomatik sollte das Divertikel exzidiert und der Wanddefekt verschlossen werden.

Magenduplikatur

Definition. Magenduplikaturen sind vorwiegend an der vorderen und hinteren Magenwand entlang der großen Kurvatur beschrieben worden. Häufig besteht eine Verbindung zum Magenlumen.

Klinische Symptome. In Abhängigkeit von der Größe der Duplikatur kommt es zu Erbrechen und Gedeihstörung, aber auch zu Bauchschmerzen und gastrointestinaler Blutung.

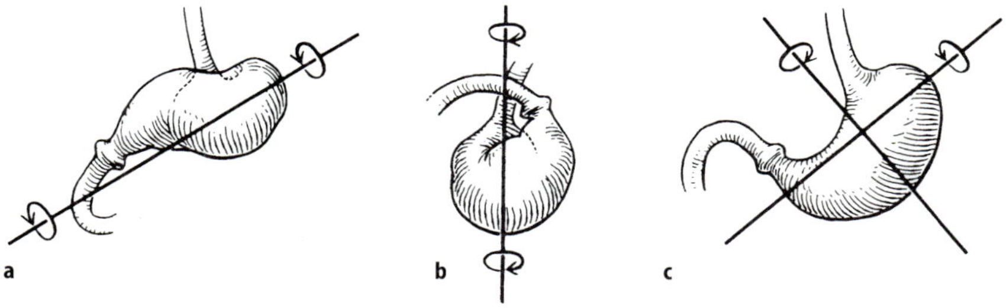

Abb. 104.8a-c. Formen des Magenvolvulus. **a** Organoaxialer Volvulus bei Rotation um die longitudinale Achse, **b** mesenteroaxialer Volvulus bei Rotation um die transversale Achse, **c** Rotation des Magens um beide Achsen. (Nach Stringer 1989)

Diagnose. Kontrastmitteldarstellungen sind nur bei vorhandener Kommunikation zwischen Magenlumen und Duplikatur aufschlußreich. In Ultraschall und Kernspintomographie lassen sich die Zysten in der Regel nachweisen.

Therapie. Die chirurgische Entfernung der Duplikaturen ist nicht einfach, da sie von der normalen Magenwand abgetrennt werden müssen. In einigen Fällen ist eine partielle Gastrektomie erforderlich.

Magenvolvulus

Definition. Bei abnormer Fixation und Rotation des Magens kann es zum Magenvolvulus kommen. Es werden 3 Rotationsanomalien unterschieden (Abb. 104.8):

- die organoaxiale mit der Drehung des Magens um seine longitudinale Achse,
- die mesenterioaxiale, bei der der Magen um eine transverse Achse zwischen großer und kleiner Magenkurvatur rotiert,
- die Rotation um beide Achsen.

Kombinationen mit diaphragmaler Hernie und Malrotation des Darms sind beschrieben worden.

Klinische Symptome. Akut einsetzendes Erbrechen, Würgen, gespanntes Abdomen, Schmerzen und zunehmender Verfall des Allgemeinzustandes sind Anzeichen und Ausdruck der Ischämie. Beim chronischen Volvulus des älteren Kindes stehen postprandiale Schmerzen, Aufstoßen und Erbrechen im Vordergrund.

Diagnose. Beweisend sind Röntgenkontrastdarstellungen, wobei die organoaxiale Rotation bei inkomplettem Volvulus schwierig darzustellen ist.

Therapie. Wegen der Gefahr einer ischämischen Nekrose des Magens muß bei krank erscheinenden Säuglingen die Diagnose rasch erzwungen und der Volvulus operativ gelöst, der Magen durch Gastropexie fixiert und bei klaffenden Zwerchfellschenkeln eine Hiatusplastik durchgeführt werden. Bei chronischem Volvulus sind in Einzelfällen endoskopische Korrekturen der Rotation unter Durchleuchtung nach Lufteingabe beschrieben worden. Durch Anlage einer perkutanen endoskopischen Gastrostomie (PEG) kann der Magen in seiner korrekten Position fixiert werden.

Atresie und Stenose des Duodenums

Definition. Bei der kompletten Obstruktion des Duodenallumens werden verschiedene Formen unterschieden. Bei Typ I verschließt eine komplette Membran das Lumen, Muskularis und Mukosa sind intakt. Bei Typ II sind die atretischen Darmenden durch bindegewebige Stränge verbunden. Bei Typ III ist keine Verbindung zwischen den blind endenden Darmanteilen nachweisbar. Bei den Stenosen werden membranöse von fibromuskulären Stenosen unterschieden.

Epidemiologie. Fehlbildungen des Duodenums sind mit einer Häufigkeit von 1:20 000 nicht so selten. Etwa 1/3 der betroffenen Kinder hat ein Down-Syndrom oder andere chromosomale Aberrationen. Wie bei anderen Atresien im Gastrointestinaltrakt sind häufig begleitende Fehlbildungen und/oder eine Malrotation vorhanden.

Klinische Symptome. Bei der Duodenalatresie besteht in der Hälfte der Schwangerschaften ein Polyhydramnion. Postpartal fallen die Kinder durch galliges Erbrechen, gespanntes Abdomen, Hyperbilirubinämie und fehlenden Mekoniumabgang auf. Membranöse oder fibromuskuläre Stenosen werden in Abhängigkeit vom Ausmaß der Lumeneinengung z.T. erst bei Zufütterung von Beikost oder später durch Erbrechen und Nahrungsverweigerung symptomatisch.

Diagnose. Eine Abdomenübersichtsaufnahme in hängender Position nach Absaugen von Magensekret und Eingabe von 30–50 ml Luft zeigt bei Atresie das charakteristische „Double-bubble-Zeichen" mit Luft im Magen und im Bulbus duodeni bei sonst luftleerem Abdomen. Präoperativ sollten durch Eingabe von Luft oder wasserlöslichem, isotonem Kontrastmittel weitere Atresien im Dünn- oder Dickdarm und eine Malrotation mit Volvulus ausgeschlossen werden. Der radiologische Nachweis membranöser Stenosen kann dagegen sehr schwierig sein (Abb. 104.9a), während endoskopisch eine sichere Darstellung der oft flottierenden Membran mit prästenotischer Dilatation des Bulbus gelingt (Abb. 104.9b).

Therapie. Nach Ausschluß eines Volvulus als Indikation für einen Notfalleingriff kann das Kind zunächst durch intravenösen Flüssigkeits- und Elektrolytausgleich und parenterale Ernährung in einen stabilen Zustand gebracht und auf andere Fehlbildungen, besonders des Herzens, untersucht werden. Atresien und Stenosen werden durch End-zu-Seit oder Seit-zu-Seit-Anastomosen operativ korrigiert. Auch bei inkompletter Membran empfiehlt sich ein operatives Vorgehen, da bei intraluminärem endoskopischem Vorgehen die Gefahr einer Läsion der Vater-Papille mit nachfolgendem Abflußhindernis besteht. Die Prognose ist gut, falls andere schwere Fehlbildungen fehlen.

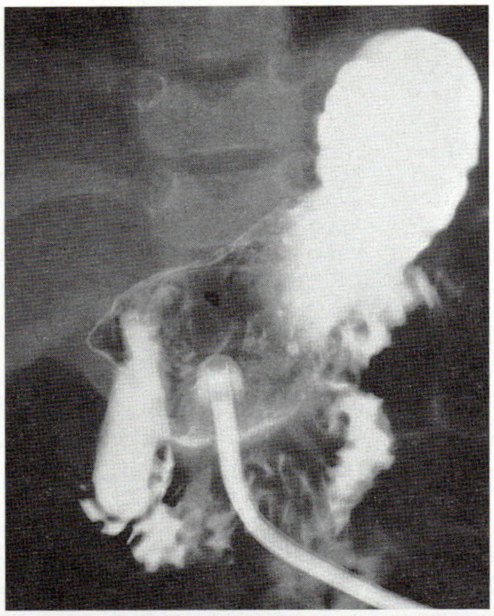

a

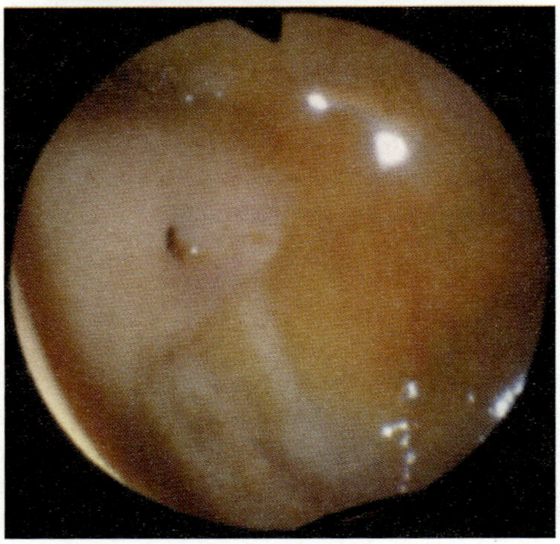

b

Abb. 104.9. a Obere Magendarmpassage mit Gabe des Kontrastmittels durch Gastrostoma (PEG): in der Pars descendens duodeni Verlegung des Lumens durch Duodenoalmembran mit prämembranöser Erweiterung des Lumens, **b** endoskopische Darstellung der duodenalen Membran mit nur wenige Millimeter weiter Öffnung und Ansammlung von Galleflüssigkeit vor der Stenose. Symptomatisch fiel der 2jährige Junge durch zunehmende Nahrungsverweigerung und Erbrechen seit Einführung von Beikost auf. (Röntgenaufnahme mit freundlicher Genehmigung von Prof. Dr. Schneider, Kinderklinik im Dr. v. Haunerschen Kinderspital, München)

Literatur

Anderson KD, Guzzetta PC (1983) Treatment of congenital microgastria and dumping syndrome. J Pediatr Surg 18: 747–750
Cameron AEP, Howard ER (1987) Gastric volvulus in childhood. J Pediatr Surg 22: 944–947
Faerber EN (1993) Gastric dublication with hemoptysis: CT findings. AJR 161: 1245–1246
Rescoria FJ, Grosfeld JL (1985) Intestinal atresia and stenosis: analysis of survival in 120 cases. Surgery 98: 668–676

Gastritis und peptisches Ulkus

Die Gastritis ist eine histologische Diagnose. Sie ist gekennzeichnet durch entzündliche Zellinfiltrate. Bei der akuten Gastritis finden sich v.a. Granulozyten, bei der chronischen Entzündung Lymphozyten und Plasmazellen in der Magenschleimhaut. Die neue Klassifikation (Abb. 104.10) bezieht neben den mikroskopischen auch makroskopische, topographische und ätiologische Befunde mit ein.

Als Ulkus bezeichnet man einen makroskopisch sichtbaren, in der Regel mit Fibrinschorf belegten Schleimhautdefekt von mehreren Millimetern Durchmesser, der im Gegensatz zur Erosion über die Epithelschicht in die Tiefe hinausgeht. Ein Ulkus kann im Magen (Ulcus ventriculi) oder häufiger im Duodenum (Ulcus duodeni) durch Einwirkung von Magensäure bei meist vorgeschädigter Schleimhaut entstehen.

In Abhängigkeit von der Ätiologie werden verschiedene Formen der Gastritis unterschieden, auf deren Boden sich ein Ulkusleiden entwickeln kann.

Gastritis durch Infektion mit Helicobacter pylori

Definition. Die Magenschleimhautentzündung wird durch das gramnegative Bakterium Helicobacter pylori hervorgerufen.

Epidemiologie. Nach Schätzungen sind etwa 60 % der Weltbevölkerung von dieser Form der Gastritis betroffen. Sowohl in den sog. entwickelten als auch in den Entwicklungsländern wird die Helicobacter-pylori-Infektion vorwiegend während der Kindheit erworben. Die Prävalenzraten unterscheiden sich jedoch stark. In den Entwicklungsländern sind etwa 80 % aller Kinder bis zum Alter von 15 Jahren infiziert, die meisten davon bereits im Kleinkindesalter. In Ländern mit besserem sozioökonomischem und hygienischem Standard liegen die Zahlen deutlich niedriger. Die Neuinfektionsrate hat während der vergangenen Jahrzehnte v.a. in den Ländern der westlichen Welt deutlich abgenommen. Querschnittuntersuchungen aus Deutschland zeigen, daß etwa 6 % aller deutschen, aber 45 % der in Deutschland lebenden türkischen Kinder bei der Einschulung infiziert sind. Bei deutschen Erwachsenen über 50 Jahre, die ihre Kindheit in der Kriegs- und frühen Nachkriegszeit verbracht haben, liegt die Infektionsprävalenz bei über 50 %. Die Neuinfektionsrate im Erwachsenenalter ist mit 0,5 % pro Jahr gering und hält sich mit der spontanen Eradikationsrate etwa die Waage.

Ätiologie. Obwohl viele Eigenschaften des Keims gut bekannt sind und sein Genom sequenziert wurde, ist der genaue Infektionsweg (fäkooral, gastrooral oder orooral) noch ungeklärt. Eine intrafamiliäre Ansteckung ist aufgrund von Familienuntersuchungen sehr wahrscheinlich. Da der Keim einer starken Mutationsrate unterliegt, existieren unzählige verschiedene Helicobacter-pylori-Stämme, die mit verschiedenen Enzymsystemen und Toxizitätsfaktoren ausgestattet sind. Allen gemeinsam und für das Überleben des Keims essentiell sind unipolare Geißeln zur Fortbewegung und das Enzym Urease.

Pathogenese. Nach Eintritt des Keims in den Magen dringt er unter die schützende Schleimschicht und haftet sich an die Oberfläche der Magenepithelzellen. Zunächst infiltrieren Granulozyten, später Lymphozyten und Makrophagen die Mukosa. Durch die Infektion werden verschiedene Zytokine freigesetzt, die die entzündlichen Reaktionen weiter unterhalten. Makroskopisch imponiert bei den meisten mit Helicobacter pylori infizierten Kindern eine Nodularität der Antrumschleimhaut (Abb. 104.11), die im Erwachsenenalter nur selten beobachtet wird.

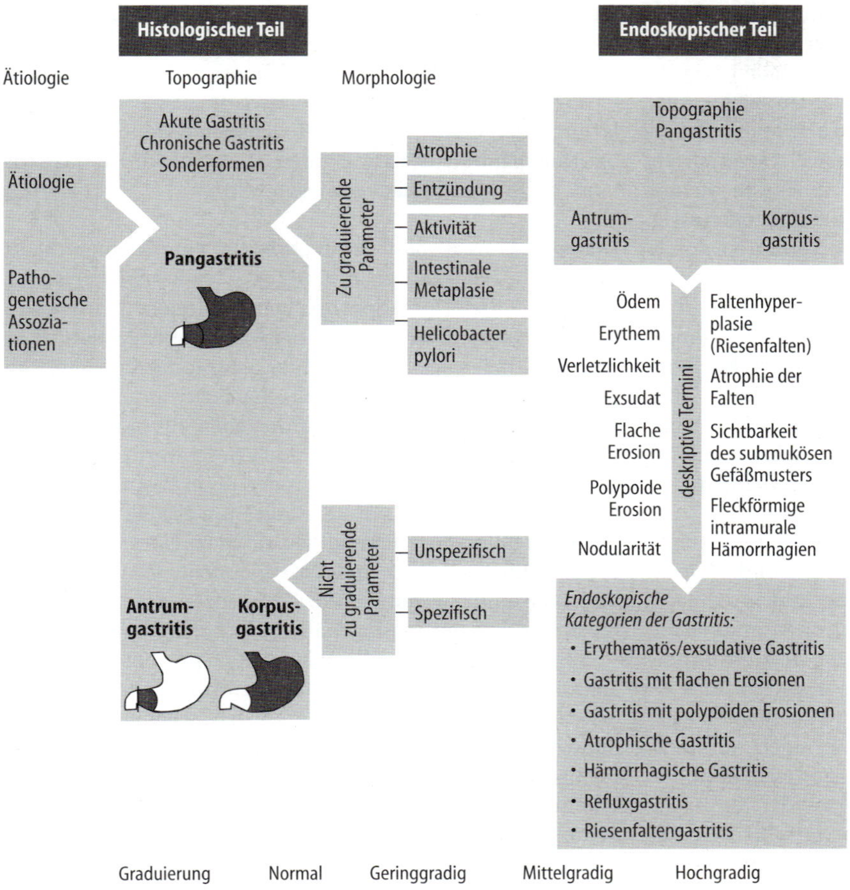

Abb. 104.10. „Sydney-System" zur endoskopischen und histologischen Klassifikation und Graduierung der Gastritiden basierend auf Topographie, Morphologie und Ätiologie. (Aus Dixon et al. 1996)

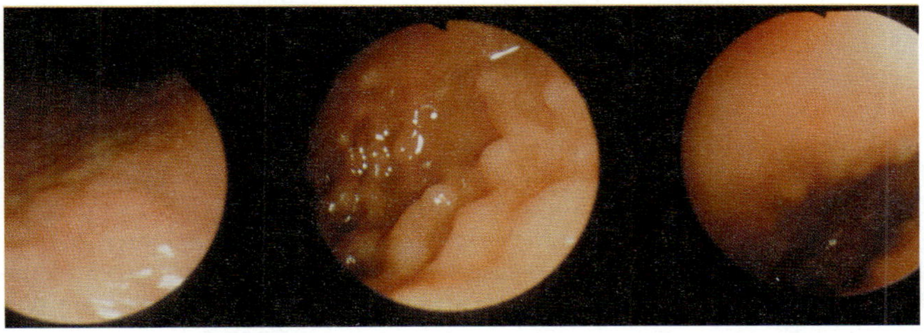

Abb. 104.11. Nodularität der sonst intakt erscheinenden Schleimhaut im Antrum bei einem Mädchen mit Helicobacter-pylori-Infektion

Bei einigen Betroffenen löst die Helicobacter-pylori-Infektion eine vermehrte Säuresekretion aus, die im Bulbus duodeni zu einer gastralen Metaplasie mit nachfolgender Keimbesiedlung führt. Auf dem Boden dieser Vorschädigung können unter Mitwirkung anderer Noxen, z.B. Gabe von Acetylsalicylsäure im Rahmen eines fieberhaften Infektes, Duodenalulzera entstehen. Bei anderen Individuen löst die Infektion die gegenteilige Reaktion im Magen aus: eine verminderte Säureproduktion mit Atrophie und intestinaler Metaplasie der Schleimhaut. Diese Personengruppe hat bei entsprechender genetischer Prädisposition und Anwesenheit weiterer exogener Noxen ein erhöhtes Risiko für die Entwicklung eines Magenkarzinoms.

Klinische Symptome. Die akute Infektion kann Oberbauchbeschwerden und Übelkeit hervorrufen, vorübergehend kommt es zu einer Anazidität im Magen. Nach Übergang in die chronische Form ist die Infektion bei den allermeisten Personen asymptomatisch. Einige Kinder entwickeln dyspeptische Beschwerden und Oberbauchschmerzen, die sich anamnestisch jedoch nicht von funktionellen Bauchschmerzen unterscheiden lassen. In seltenen Fällen ruft eine Helicobacter-pylori-Infektion eine Riesenfaltengastritis hervor, die sich durch Oberbauchbeschwerden, Erbrechen und Ödeme infolge von gastrointestinalem Eiweißverlust bemerkbar macht.

Entwickelt sich auf dem Boden einer Helicobacter-pylori-Gastritis ein Duodenalulkus, haben die Kinder starke, z.T. nächtliche und nahrungsabhängige Schmerzen mit Druckschmerz im rechten Oberbauch. Einige Kinder mit Ulkuskrankheit sind jedoch völlig beschwerdefrei und werden nur bei Ulkusblutung durch Teerstühle und Blässe auffällig.

Diagnose. Da die Therapie mit Nebenwirkungen behaftet ist und die überwiegende Zahl der Infizierten lebenslang asymptomatisch bleibt, sollte eine Diagnostik nach jetzigem Kenntnisstand nur dann durchgeführt werden, wenn Anamnese und Symptomatik eine Eradikationstherapie rechtfertigen. Verschiedene invasive und nichtinvasive Testverfahren zum Nachweis einer Helicobacter-pylori-Infektion stehen zur Verfügung. Keine Methode ist jedoch 100 %ig zuverlässig. Mit Ausnahme der Serologie werden alle Verfahren durch eine Vorbehandlung mit säuresupprimierenden Substanzen und Antibiotika beeinträchtigt. Die nichtinvasiven Verfahren einschließlich Antigennachweis im Stuhl sind für Säuglinge und Kleinkinder bisher nur ungenügend validiert. Bei Symptomen mit Verdacht auf Organkrankheit ist die obere Endoskopie das Verfahren der Wahl. Die alleinige Durchführung eines nichtinvasiven Tests mit Einleitung einer Eradikationstherapie des Keims bei positivem Ausfall ist abzulehnen.

Invasive Testverfahren aus Biopsien. Während einer oberen Endoskopie gewonnene Biopsien aus Antrum und Korpus können histologisch durch Spezialfärbung und im Ureaseschnelltest auf das Vorhandensein von Keimen untersucht. werden, falsch-positive und falsch-negative Testergebnisse sind möglich. Die kulturelle Anzüchtung des Keims aus einer Biopsie besitzt dagegen eine Spezifität von 100 %, sie gelingt aber wegen der Empfindlichkeit des Erregers nur nach Transport in einem Spezialmedium und erfordert ein in der Anzucht des Keims erfahrenes Labor. Vorteil der Kultur ist die Möglichkeit der Resistenzprüfung auf verschiedene Antibiotika. Mit zunehmender Resistenzrate gewinnt dieses Verfahren, besonders nach fehlgeschlagenem Therapieversuch, an Bedeutung.

^{13}C-Harnstoff-Atemtest. Dieser Test ist ab dem 6. Lebensjahr den invasiven Methoden in seiner Zuverlässigkeit zum Nachweis einer Infektion gleichwertig und problemlos ambulant durchzuführen. Bei Säuglingen und Kleinkindern sind falsch-positive Testergebnisse ein häufigeres Problem. Bei Vorhandensein von Helicobacter pylori im Magen wird der mit ^{13}C markierte Harnstoff durch die Urease in Ammoniak und $^{13}CO_2$ gespalten, welches in der Ausatemluft nachgewiesen werden kann. Die Zuverlässigkeit des Tests wird erhöht, wenn er nach mindestens 4 h Nahrungskarenz durchgeführt und zur Verzögerung der Magenentleerung ein saures Getränk, z. B. Apfelsaft oder Zitronensäurelösung, verabreicht wird. Der Atemtest hat keine Nebenwirkungen und ist das Verfahren der Wahl, nach einer Eradikationstherapie den Behandlungserfolg zu überprüfen.

Serologie. Die serologischen Verfahren mit dem Nachweis von IgG- und IgA-Antikörpern gegen Helicobacter pylori können nicht zwischen einer noch bestehenden und einer ausgeheilten Infektion unterscheiden. Der Nachweis von IgG-Antikörpern im ELISA ist dem IgA-Nachweis deutlich überlegen, jedoch bei Kindern unter 12 Jahren nicht zuverlässig. Der Immunoblot kann noch Jahre nach erfolgter Eradikationstherapie positiv sein, so daß er zur Therapiekontrolle nicht hilfreich ist. Die Schnelltests aus Vollblut oder Serum sind bei Kindern sehr unzuverlässig und eignen sich nicht als diagnostische Verfahren.

Differentialdiagnose. Zahlreiche gastrointestinale und extraintestinale Organkrankheiten, aber auch funktionelle Bauchschmerzen ohne nachweisbares organisches Korrelat kommen differentialdiagnostisch in Betracht. Einzelfälle mit einer Gastritis durch Helicobacter Heilmannii sind bei Kindern beschrieben worden. Diese infektiöse Gastritis kann nur bioptisch nachgewiesen werden.

Therapie. Eine absolute Indikation für eine Keimeradikation besteht bei Kindern mit Ulkus oder komplizierter Gastritis, z. B. bei Hämatinerbrechen, zahlreichen Erosionen oder gastralem Eiweißverlust bei Riesenfaltengastritis. Kinder, bei denen wegen signifikanter Symptome eine Endoskopie durchgeführt und eine Helicobacter-pylori-positive Gastritis nachgewiesen wurde, werden ebenfalls behandelt. Bei Therapieversagen und anhaltenden Beschwerden sollte vor einem zweiten Therapieversuch der Keim bioptisch gewonnen, angezüchtet und ein Resistogramm erstellt werden, da der Keim unter der Therapie sehr rasch eine Resistenz gegen die zum Einsatz kommenden Medikamente Clarithromycin und Metronidazol entwickelt. Resistenzen gegen Amoxicillin sind bisher nur in Einzelfällen beschrieben worden.

Solange keine offiziellen, durch entsprechende Studien abgesicherten Therapieempfehlungen für Kinder vorliegen, orientiert sich die Behandlung an den Schemata, die vom Bundesamt für Arzneimittel und Medizinprodukte für Erwachsene zugelassen sind. Zum Einsatz kommt eine Dreierkombination, bestehend aus einem Protonenpumpenhemmer mit 2 der 3 Antibiotika Amoxicillin, Clarithromycin und Metronidazol. Von den Protonenpumpenhemmern ist bisher nur Omeprazol (Antra mups) für Kinder ab dem 1. Lebensjahr zugelassen. Wegen der hemmenden Wirkung auf die DNA-Synthese wird Metronidazol nicht gerne bei Kindern eingesetzt. In Abhängigkeit vom Körpergewicht werden die in Tabelle 104.2 angegebenen Dosen für eine Woche empfohlen. Die Eradikationsraten liegen zwischen 85 und 90 %, wenn ein gegen Clarithromycin sensibler Keim vorliegt und sind stark von der zuverlässigen Einnahme abhängig. Bei Vorliegen einer Clarithromycinresistenz wird dieses gegen Metronidazol (Dosis ca. 20 mg/kg KG, max. 800 mg/Tag in 2 ED) ausgetauscht. Ist der Keim auch gegen Metronidazol resistent, wird zusätzlich 4mal/Tag täglich ein Wismutsalz gegeben und die Behandlung auf 14 Tage ausgedehnt. Alternativ kann bei Adoleszenten Tetrazyklin eingesetzt werden.

Prognose. Bei langjährig fortdauernder Helicobacter-Infektion besteht ein Risiko von etwa etwa 10–15 %, ein Ul-

Tabelle 104.2. Dosierungsvorschlag der einwöchigen Tripletherapie zur Behandlung der Helicobacter-pylori-Infektion bei Kindern in Abhängigkeit vom Körpergewicht. Omeprazol sollte möglichst mindestens 15 min vor der Mahlzeit, die Antibiotika mit der Mahlzeit verabreicht werden

Körpergewicht [kg]	Omeprazol	Amoxicillin	Clarithromycin
>35	2mal 20 mg	2mal 1g	2mal 500 mg
>25–35	20/10 mg	2mal 750 mg	500/250 mg
15–25	2mal 10 mg	2mal 500 mg	2mal 250 mg

kus oder ein rezidivierendes Ulkusleiden zu entwickeln. Bei erfolgreicher Eradikationstherapie ist die Ulkusrezidivrate minimal.

Epidemiologische Studien weisen auf ein 3- bis 6fach höheres Risiko für die Entwicklung eines Magenkarzinoms hin, wenn eine Helicobacter-pylori-Infektion besteht. Wieweit die Eradikation des Keims das Karzinomrisiko senkt, muß durch prospektive Studien noch geklärt werden. Noch seltener entsteht aus einer Helicobacter-pylori-positiven Gastritis ein malignes MALT-Lymphom (mucusa associated lymphoid tissue lymphoma). Im Frühstadium kann eine Eradikation des Keims hier kurativ sein.

Wegen der niedrigen Reinfektionsrate bei Kindern von 2–3 % pro Jahr ist nach dem jetzigen Wissenstand eine prophylaktische Mitbehandlung asymptomatischer Familienmitglieder nicht gerechtfertigt.

Akute toxisch oder streßbedingte Gastritis

Definition. Bei der akuten Gastritis überwiegen histologisch Granulozyten im entzündlichen Infiltrat.

Ätiologie und Pathogenese. Ursache einer akuten Gastritis können verschiedene Noxen (z.B. Alkohol), Medikamente (z.B. nichtsteroidale Antiphlogistika), andere infektiöse Erreger (z.B. Zytomegalievirus) oder ein galliger Reflux im Rahmen einer Motilitätsstörung sein. Wird die auslösende Ursache nicht beseitigt, geht die akute Gastritis in eine chronische Entzündung über. Eine Sonderform der akuten Gastritis wird durch schwere Streßsituationen oder Ischämie hervorgerufen, z.B. im Rahmen einer Sepsis, bei Multiorganversagen, Transplantation, schweren Verbrennungen und Traumen einschließlich protrahierter Geburt und nach großen operativen Eingriffen, besonders am ZNS. Diese Patienten sind durch schwere, z.T. diffuse Schleimhautblutungen aus zahlreichen Erosionen sowie durch Ausbildung eines Ulkus mit Magenperforation gefährdet.

Klinische Symptome. Sie reicht von völliger Beschwerdefreiheit über diffuse epigastrische Beschwerden wie Völlegefühl, Übelkeit und Druckschmerz bis hin zum akuten Abdomen bei Komplikationen. Okkulte Blutverluste sind häufig, schwere transfusionsbedürftige Blutungen selten.

Diagnose. Endoskopisch imponiert eine diffuse Rötung mit Erosionen, insbesondere im Antrum (Abb. 104.12). Dabei korrelieren der histologische Nachweis einer akuten Gastritis, das makroskopische Bild und das Ausmaß der Beschwerden nicht gut miteinander.

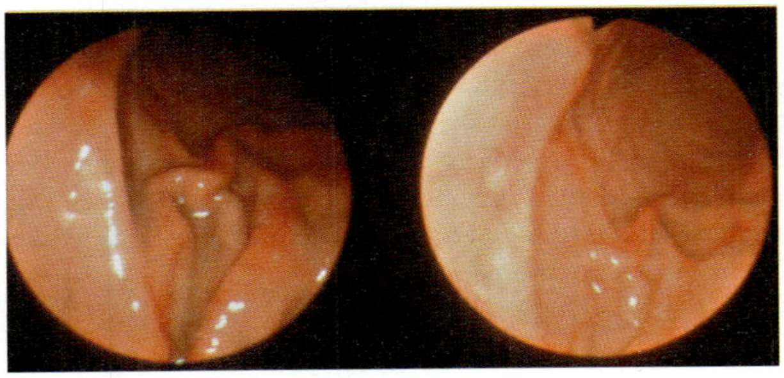

Abb. 104.12. Erytheme auf den Falten des Magenkorpus mit vereinzelten Erosionen nach Einnahme von Acetylsalicylsäure. Makroskopisch ähnliche Läsionen finden sich bei akuter streßbedingter Gastritis

Therapie. Da die Läsionen nach Absetzen der Noxe abheilen, ist in den meisten Fällen keine Behandlung erforderlich. In o.g. Streßsituationen können durch den prophylaktischen Einsatz von säuresupprimierenden Medikamenten Häufigkeit und Schwere von peptischen Komplikationen reduziert werden.

Magen- und Duodenalulzera im Rahmen anderer Grundkrankheiten

Verschiedene Krankheiten gehen mit einem erhöhten Risiko für ein Ulkus in Magen oder Duodenum einher:

- Zollinger-Ellison-Syndrom (Gastrinom),
- multiple endokrine Neoplasie Typ 1 (Gastrinom),
- familiäre G-Zellhyperplasie des Antrums,
- eosinophile Gastroenteropathie,
- systemische Mastozytose,
- Virusinfekt,
- Vaskulitis, z.B. Morbus Behçet,
- Leberzirrhose,
- Morbus Crohn,
- chronische Nieren- oder Lungeninsuffizienz.

Therapie und Prognose sind stark von der Ursache abhängig.

Gastrinom

Ein Gastrin-produzierender Tumor wie beim Zollinger-Ellison-Syndrom oder im Rahmen einer multiplen endokrinen Neoplasie Typ 1 ist eine im Kindesalter sehr seltene Ursache zahlreicher peptischer Ulzera in Magen und Duodenum. Der Primärtumor ist meist im Pankreas lokalisiert, er kann sehr klein (< 0,5 cm) sein, aber auch multipel auftreten und ist bei der Hälfte der betroffenen Patienten maligne. Folge der Hypergastrinämie ist eine stark vermehrte Säureproduktion, die schmerzhafte, therapieresistente oder rezidivierende, große Ulzera und z.T. auch Durchfälle verursachen kann. Die Gastrinwerte sind meistens exzessiv erhöht (> 1000 pg/ml). Bildgebende Verfahren können bei kleinen Tumoren versagen. Gelingt keine vollständige Tumorexstirpation, kann durch hochdosierte Gabe von Omeprazol z.T. eine Abheilung der Ulzera und damit Beschwerdefreiheit erreicht werden. Bei Durchfällen kann das Somatostatinanalogon Octreotid eingesetzt werden.

Hypergastrinämie bei familiärer oder idiopathischer G-Zellhyperplasie

Als Pseudo-Zollinger-Ellison-Syndrom bezeichnet man eine Hypergastrinämie mit allen ihren Folgen, ohne daß ein Gastrinom vorliegt. Die vermehrte Säureproduktion tritt v.a. postprandial auf und wird durch eine Hyperplasie der Gastrin-bildenden G-Zellen im Antrum verursacht. Auch Pepsinogen I ist häufig erhöht. Familiäre Fälle sind beschrieben worden. Therapeutisch kommen Protonenpumpenhemmer zum Einsatz. In Einzelfällen ist eine Antrektomie notwendig.

Ulzera bei Virusinfektion

Besonders bei Kleinkindern und Säuglingen sind Ulzera in Magen und Duodenum im Rahmen banaler Virusinfektionen beschrieben worden. Die Geschwüre werden häufig erst entdeckt, wenn Komplikationen wie Blutung oder Perforation auftreten. Sie heilen auch ohne Therapie in der Regel problemlos ab und rezidivieren nicht.

Eosinophile Gastroenteropathie

Tiefe therapierefraktäre und rezidivierende Ulzera sind auch bei Kindern im Rahmen der seltenen eosinophilen Gastroenteropathie beschrieben worden. Trotz Elementardiät können die Ulzera persistieren und Komplikationen verursachen. Unter starker Säuresuppression mit Protonenpumpenhemmern heilen die Ulzera ab.

Chronische reaktive und chemisch induzierte Gastritis

Nach der Helicobacter-pylori-induzierten Gastritis ist dies die zweithäufigste Form einer chronischen Gastritis. Besonders Kinder mit rheumatoiden Krankheiten und längerfristiger Einnahme nichtsteroidaler Antiphlogistika, einschließlich Acetylsalicylsäure, weisen diese Form der Gastritis auf. Bestehen Oberbauchbeschwerden und Übelkeit, sollte das Ausmaß der Schleimhautschädigung endoskopisch abgeklärt werden. Bei schweren Erosionen müssen die Medikamente abgesetzt oder, falls dies wegen schwerer Gelenkbeschwerden nicht möglich ist, schleimhautprotektive oder säuresupprimierende Substanzen gegeben werden.

Auch bei galligem Reflux im Rahmen einer Motilitätsstörung kommt es zur Ausbildung einer toxisch induzierten chronischen Gastritis. Therapeutisch kann ein Prokinetikum (Cisaprid, Domperidon) eingesetzt werden.

Lymphozytäre Gastritis

Diese Form ist histologisch durch dichte, z.T. auch intraepithelial gelegene lymphozytäre Infiltrate definiert. Makroskopisch imponieren häufig zahlreiche komplette, erhabene Erosionen v.a. in Korpus und Fundus, die dieser Gastritisform auch den Namen varioliforme Gastritis gaben. Die Ursache dieser seltenen Magenschleimhautentzündung ist nicht bekannt. Eine allergische Genese wird diskutiert. An klinischen Symptomen stehen Übelkeit und nahrungsabhängige Schmerzen mit Gewichtsverlust im Vordergrund. Die Therapie erfolgt symptomatisch mit Säuresekretionshemmern, Cromoglycinsäure und bei anhaltender schwerer Symptomatik mit Steroiden. Der Verlauf ist oft chronisch.

Eosinophile Gastritis

Dichte Infiltrate eosinophiler Granulozyten kennzeichnen diese seltene Gastritisform. Im Säuglingsalter liegt die Ursache fast immer in einer Nahrungsmittelunverträglichkeit, meist Kuhmilcheiweißallergie. Sekundär kann es zu einer ödematösen Schwellung der Pylorusregion kommen, so daß klinisch, sonographisch und radiologisch eine Pylorushypertrophie vorgetäuscht werden kann. Diagnostisch wegweisend ist eine Eosinophilie im Blutausstrich. Eine Allergenkarenz führt zur Ausheilung der entzündlichen Magenveränderungen. Beim älteren Kind kann die eosinophile Gastritis im Rahmen einer eosinophilen Gastroenteropathie auftreten. Wenn kein auslösendes Nahrungsmittel eruiert werden kann, sind Versuche mit allergenarmer Diät, Cromoglycinsäure, Ketotifen oder Steroiden sinnvoll. Der Verlauf ist z.T. chronisch und kompliziert durch Ulzera, die den Einsatz von Protonenpumpenhemmern erfordern. Eine maligne Entartung ist nicht zu befürchten.

Granulomatöse Gastritis

Etwa 1/3 aller Kinder mit Morbus Crohn weist Granulome in Magenbiopsien auf, z.T. bei Beschwerdefreiheit und makroskopisch unauffälliger Schleimhaut. Selten kommt es zu Ulzeration, Fistelbildung und bei chronischer Entzündung zur Obstruktion des Magenausgangs. Auch im Rahmen der chronisch-septischen Granulomatose und anderer Immundefektzustände sind granulomatöse Veränderungen prä- und postpylorisch beschrieben worden. Differentialdiagnostisch kommt bei dieser Personengruppe auch eine tuberkulöse oder candidabedingte granulomatöse Gastritis in Frage. Die Therapie richtet sich nach der Grundkrankheit. Bei Symptomen verschafft eine Säuresuppression Linderung. Bei Immundefektzuständen wird Prednisolon unter Antibiotikaschutz eingesetzt. Infektiöse granulomatöse Gastritiden werden gezielt antiinfektiös behandelt.

Riesenfaltengastritis

Die Riesenfaltengastritis des Kindes unterscheidet sich vom Ménétrier-Syndrom des Erwachsenenalters in Ätiologie, Verlauf und Prognose. Bei Kindern treten die endoskopisch, röntgenologisch und sonographisch nachweisbaren Riesenfalten vorwiegend in Fundus und Korpus auf. Ätiologisch sind fast immer Infektionen verantwortlich, besonders das Zytomegalievirus, aber auch Helicobacter pylori und verschiedene andere seltene Erreger. Klinisch imponiert die Riesenfaltengastritis wie eine akute Gastroenteritis mit Übelkeit, Erbrechen, Bauchschmerzen und z.T. Durchfällen. Die Kinder verlieren große Mengen Eiweiß über die Magenentzündung bis hin zu Eiweißmangelödemen. Die Therapie ist supportiv mit Albumininfusionen und ggf. Säuresuppression. Die Krankheit heilt spontan aus, die Prognose ist exzellent. Das Ménétrier-Syndrom des Erwachsenen ohne Nachweis eines infektiösen Magens ist dagegen durch langjährige Chronizität gekennzeichnet. Beschwerden und Eiweißverlust können durch H_2-Rezeptorantagonisten oder Protonenpumpenhemmer, ggf. Steroide, eingedämmt werden.

Atrophische Gastritis

Die im fortgeschrittenen Alter häufiger auftretende atrophische Gastritis ist im Kindesalter eine Rarität. Betroffen sind vorwiegend Kinder im Rahmen einer polyglandulären Insuffizienz, oft kombiniert mit autoimmun bedingtem Morbus Addison und Hypoparathyreoidismus, aber auch Kinder mit Hypo- oder Agammaglobulinämie. Diagnostisch wegweisend sind erhöhte Gastrinspiegel und bei autoimmun bedingter Gastritis Antikörper gegen Parietalzellen oder Intrinsic factor. Beweisend ist die Histologie. Spätfolgen sind eine perniziöse Anämie und neurologische Symptome bei einem nicht adäquat behandelten Vitamin-B_{12}-Mangel. Die Prognose ist überschattet durch ein deutlich erhöhtes Risiko für ein Magenkarzinom.

Literatur

De Giacomo C, Fiocca R, Villani L et al. (1990) Omeprazole treatment of severe peptic disease associated with G cell hyperfunction and hyperpepsinogenemia I in an infant. J Pediatr 117: 989–993

Dixon MF, Genta RM, Yardley JH et al. (1996) Classification and grading of gastritis. The updated Sydney system. Am J Surg Pathol 20: 1161–1181
Drumm B, Koletzko S, Oderda G et al. (2000) Helicobacter pylori infection in children: a consensus statement. J Pediatr Gastroenterol Nutr 30: 207–213
Gormally S, Sherman PM, Drumm B (1996) Gastritis and peptic ulcer disease. In: Walker WA, Durie PR, Hamilton JR et al. (eds) Pediatric gastrointestinal disease. Pathophysiology, diagnosis and management, 2nd edn. Mosby, St. Louis/MO, pp 506–527
Kindermann A, Koletzko S (1998) Eiweißverlierende Riesenfaltengastritis im Kindesalter – ein Fallbericht und Abgrenzung zum Morbus Ménétrier des Erwachsenenalters. Z Gastroenterol 36: 165–171
Koletzko S (1997) Die Helicobacter-pylori-Infektion im Kindes- und Jugendalter. Monatsschr Kinderheilkd 145: 660–678
López-Herce J, Dorao P, Elola P et al. (1992) Frequency and prophylaxis of upper gastrointestinal hemorrhage in critically ill children: a prospective study comparing the efficacy of almagate, ranitidine, and sucralfate. Crit Care Med 20: 1082–1089

Tumoren des Magens und Bezoare

Benigne Tumoren

Kleine gutartige Tumoren im Magen wie adenomatöse oder hyperplastische Polypen, Leiomyome, Lipome oder Fibrome können völlig asymptomatisch sein. Bei Größenzunahme sind sie z.T. als Oberbauchtumor tastbar oder bereiten Schmerzen. Teratome sind bevorzugt bei männlichen Säuglingen beschrieben worden.

Polypen werden endoskopisch abgetragen. Größere Tumoren, die eine Obstruktionssymptomatik verursachen oder deren Dignität nicht gesichert ist, müssen chirurgisch entfernt werden.

Maligne Tumoren

Während im Erwachsenenalter 95% der malignen Magentumoren Karzinome sind, überwiegen im Kindes- und Jugendalter extranodale Non-Hodgkin-Lymphome und Leiomyosarkome. Prädisponierende Faktoren für ein Magenkarzinom sind chronische atrophische Gastritis mit intestinaler Metaplasie und perniziöser Anämie, Ménétrier-Syndrom, angeborene Immundefektzustände des B-Zellsystems, verschiedene Polyposissyndrome (z.B. Peutz-Jeghers-Syndrom, familiäre juvenile oder adenomatöse Polyposis, Gardner-Syndrom) sowie Zustand nach partieller Gastrektomie oder Therapie eines abdominellen Lymphoms.

Klinische Symptome. Die Symptome sind unspezifisch mit Erbrechen, Übelkeit, epigastrischen Schmerzen, Appetit- und Gewichtsverlust.

Diagnose. Endoskopisch finden sich polypöse oder ulzerierende Läsionen, die multipel biopsiert werden müssen. Ein Staging erfolgt durch Endosonographie, MRT oder CT.

Therapie. Beim Magenfrühkarzinom ist eine partielle oder totale Gastrektomie kurativ, bei fortgeschrittenen Stadien muß eine Strahlen- und Chemotherapie angeschlossen werden. Beim MALT-(mucosa associated lymphoid tissue)Lymphom auf dem Boden einer Helicobacter-pylori-Infektion wird im Frühstadium durch die alleinige Eradikation des Keims in hohem Prozentsatz eine Regression des Tumors erreicht. Eine engmaschige Beobachtung ist notwendig. Im fortgeschrittenen Stadium entspricht die Therapie dem malignen Non-Hodgin-Lymphom.

Bezoar

Definition. Bezoare sind intragastrale Konglomerate aus verschlucktem, unverdautem organischem Material.

Ätiologie. Je nach Art des Materials unterscheidet sich die Ätiologie. Trichobezoare entstehen aus verschluckten Haaren bei Kindern mit Trichotillomanie und können den gesamten Magen ausfüllen. Phytobezoare können bei Gastroparese aus unverdauten Pflanzenteilen entstehen. Antazidabezoare wurden vereinzelt bei Säuglingen nach hochdosierter Gabe von Antazida beschrieben. Bei jungen Säuglingen, besonders Frühgeborenen, können bei Ernährung mit Produkten mit hohem Kaseinanteil Laktobezoare durch Eiweißausflockung mit Kalzium entstehen.

Klinische Symptome. Die klinische Symptomatik richtet sich nach dem Alter des Kindes und nach der Größe des Bezoars. Sie reicht von völliger Beschwerdefreiheit über Bauchschmerzen und Appetit- und Gewichtsverlust bis zur kompletten Obstruktion des Magenausgangs mit heftigem Erbrechen. Bei Verlegung der Vater-Papille können ein obstruktiver Ikterus und eine Pankreatitis auftreten. In Einzelfällen wurden ein enteraler Eiweißverlust und eine Steatorrhöe beschrieben.

Diagnose. Bezoare können sonographisch nachgewiesen werden. Die Zusammensetzung wird durch endoskopische Probeentnahme gesichert, falls anamnestisch die Ätiologie unklar bleibt.

Therapie. Laktobezoare lösen sich unter Milchkarenz innerhalb weniger Tage auf. Die anderen Bezoare können z.T. endoskopisch zerkleinert und geborgen werden oder gehen spontan ab. Falls das nicht möglich ist, müssen sie ebenso wie die das Darmlumen obstruierenden Bezoare chirurgisch entfernt werden.

Literatur

Andrus Ch, Ponsky JL (1988) Bezoars: classification, pathophysiology and treatment. Am J Gastroenterol 83: 476–478
Fuchs CS, Mayer RJ (1995) Gastric carcinoma. Review. N Engl J Med 333: 32–41
Leichtner AM, Hoppin AG (1996) Esophageal and gastric neoplasm. In: Walker WA, Durie PR, Hamilton JR et al. (eds) Pediatric gastrointestinal disease. Pathophysiology, diagnosis and management, 2nd edn. Mosby, St. Louis/MO, pp 533–542
Lilverio I (1988) Lactobezoar risk. Pediatrics 81: 177–178
Sackmann M, Morgner A, Rudolph B et al. (1997) Regression of gastric MALT lymphoma after eradication of Helicobacter pylori is predicted by endosonographic staging. Gastroenterology 113: 1087–1090

Motilitätsstörungen des Magens

Infantile Pylorushypertrophie

Definition. Es handelt sich um eine postnatal entstehende Hypertrophie der zirkulären Muskulatur des Pylorus, die zu funktioneller Obstruktion, schwallartigem Erbrechen und Gedeihstörung führt.

Epidemiologie. Die kumulative Häufigkeit beträgt etwa 1: 1000 Lebendgeborene mit einer größeren Häufigkeit bei weißen im Vergleich zu farbigen oder asiatischen Kindern.

Jungen, v.a. Erstgeborene junger Mütter unter 25 Jahren, sind 4- bis 5mal häufiger betroffen als Mädchen. Die Konkordanzrate bei eineiigen Zwillingen beträgt 25–45%, bei zweieiigen nur 5–10%. Bekannt sind Assoziationen mit verschiedenen anderen Fehlbildungen, besonders des Herzens, einer Hiatushernie und bestimmten Syndromen, z.B. dem Smith-Lemli-Opitz-Syndrom.

Ätiologie und Pathogenese. Die genaue Ätiologie ist unklar. Zwillingsuntersuchungen machen eine genetische Disposition sehr wahrscheinlich, weisen aber auch auf bisher noch unbekannte Umweltfaktoren hin. Wie bei der Achalasie zeigt sich eine Verminderung der inhibitorischen Nervenzellen, die Stickoxid (NO) als Transmitter nutzen. Auch zeigt sich eine im Vergleich zu gesunden Kontrollen stark verminderte Anzahl oder ein Fehlen interstitieller Cajal-Zellen, die als Schrittmacherzellen der elektrischen Aktivität und damit der Motorik im Gastrointestinaltrakt gelten. Ihr Fehlen könnte die Ursache der schweren Motilitätsstörung bei der infantilen Pylorushypertrophie sein.

Klinische Symptome. Die Diagnose wird bei 95% der betroffenen Kinder zwischen der 3. und 12. Lebenswoche gestellt. Es kommt zu dem typischen schwallartigen, nicht galligen Erbrechen. Die Kinder wirken hungrig, trinken gierig, bevor sie offensichtlich Schmerzen bekommen und über dem Abdomen als Vorbote des Erbrechens die peristaltischen Wellen sichtbar werden. Der verdickte Pylorus läßt sich z.T. als walzenförmiger Tumor im rechten Oberbauch tasten. Die Kinder entwickeln eine schwere Gedeihstörung und als Folge der geringen Nahrungszufuhr häufig eine Pseudoobstipation. Durch den Wasser- und Salzverlust entwickelt sich eine Dehydratation mit hypochlorämischer Alkalose. Eine sekundäre Refluxösophagitis mit Hämatinerbrechen ist nicht selten.

Diagnose. An erster Stelle steht die Abdomensonographie, die eine Verdickung des Magenausgangs zeigt mit der typischen Pyloruskokarde, einer Zunahme des Querdurchmessers und einer Verlängerung des Pyloruskanals. Bei zweifelhaften sonographischen Befunden oder atypischer Anamnese sollte vor der Operation durch eine obere Magen-Darm-Passage mit Gabe von wasserlöslichem Kontrastmittel eine mechanische Obstruktion durch einen Polypen oder eine Fehlbildung ausgeschlossen werden.

Differentialdiagnose. Schwallartiges Erbrechen im Säuglingsalter kann auf zahlreiche gastrointestinale und extragastrointestinale Krankheiten hinweisen. Fehldiagnosen sind bei Kindern mit verschiedenen organischen Acidurien beschrieben worden, die ebenfalls in den ersten Lebenswochen durch schwallartiges Erbrechen und Lethargie auffallen. Wegweisend sollte eine metabolische Acidose sein, die offensichtlich zu einem Pylorusspasmus führen und sowohl sonographisch als auch röntgenologisch das Bild der Pylorushypertrophie imitieren kann. Auch eine Kuhmilcheiweißallergie mit Verdickung des Pylorus bei eosinophiler Gastritis kann das Bild einer Pylorushypertrophie imitieren. Diagnostisch wegweisend ist eine Eosinophilie im Differentialblutbild.

Therapie. Die Pyloromyotomie oder Weber-Ramstedt-Operation ist das Verfahren der Wahl. Präoperativ muß der Magen über eine Nasogastralsonde durch Spülung von verbliebenen Speiseresten gesäubert werden. Eine bestehende Elektrolytentgleisung oder Dehydratation ist auszugleichen. Neben der offenen Pyloromyotomie wird zunehmend die laparoskopische Pyloromyotomie durchgeführt, die jedoch einen in dieser Technik sehr erfahrenen Operateur verlangt, damit die Komplikationsrate nicht größer ist als bei der offenen Pyloromyotomie. Die häufigste intraoperative Komplikation ist eine Duodenalperforation (ca. 2–4%). Postoperative Komplikationen sind Wundinfektionen, Nahtdehiszenz oder erneutes Erbrechen bei einer unvollständigen Durchtrennung des Muskels. Besteht nach der Operation das Erbrechen länger als 5 Tage, muß das Kind erneut evaluiert werden. Wegen der guten Erfolgsrate bei nur sehr geringem Risiko des operativen Vorgehens ist die konservative Behandlung mit präprandialer Gabe eines Spasmolytikums mit scopalaminartiger Wirkung oder Atropin deutlich in den Hintergrund getreten. Dieses Verfahren wird nur bei leichter Symptomatik, postoperativ bei inkompletter Myotomie oder bei schwerer Grundkrankheit mit Kontraindikation einer Operation empfohlen.

Prognose. Bei erfolgreicher Therapie ist die Prognose ausgezeichnet, wenn nicht gleichzeitig eine Hiatushernie oder eine Begleitfehlbildung vorliegt.

Verzögerte Magenentleerung (Gastroparese)

Definition. Die Gastroparese ist definiert als verzögerte Magenentleerung für feste und/oder flüssige Mahlzeiten, ohne daß eine mechanische Obstruktion vorliegt.

Ätiologie. Die Gastroparese im Kindes- und Jugendalter kann verschiedene Ursachen haben:

- idiopathisch,
- postoperativ (z.B. nach Vagotomie, Fundoplikation),
- Neuropathie oder Myopathie bei chronischer intestinaler Pseudoobstruktion,
- familiäre autonome Neuropathie,
- autonome Neuropathie bei langjährig schlecht eingestelltem Diabetes mellitus,
- Anorexia nervosa und Bulimie,
- langzeitige parenterale Ernährung,
- zentralnervöse Krankheiten (z.B. Zerebralparese, multiple Sklerose),
- Kollagenosen (z.B. Sklerodermie, Sharp-Syndrom),
- Niereninsuffizienz,
- Medikamente (z.B. Atropin, trizyklische Antidepressiva, Lithium, Ondansetron),
- gastrointestinale Infektionen (z.B. durch Trypanosoma cruzi, Clostridium botulinum, verschiedene Viren).

Die Pathogenese ist bei vielen Ursachen der verzögerten Magenentleerung noch nicht vollständig aufgeklärt.

Klinische Symptome. Die Symptome sind chronisch oder intermittierend, sie nehmen meist schleichend zu, können aber je nach Ätiologie (z.B. postoperativ, postinfektiös) auch abrupt auftreten. Symptome wie Übelkeit, Völlegefühl, frühzeitiges Sättigungsgefühl, postprandiale Schmerzen und Erbrechen von Nahrungsresten, z.T. Stunden nach einer Mahlzeit, treten unabhängig von der Ursache der Magenatonie auf. Die Folgen sind Gewichtsverlust bis zu schwerer Malnutrition, Refluxösophagitis mit Sodbrennen, bei heftigem Erbrechen hypochlorämische Alkalose und Hypokaliämie.

Diagnose. Durch Röntgenkontrastuntersuchungen müssen mechanische Obstruktionen als Ursache ausgeschlossen werden. Zur quantitativen Beurteilung der Magenentleerung sind sie jedoch, ebenso wie die Sonographie, nicht genau genug. Als „Goldstandard" gilt die szintigraphische Untersuchung nach Ingestion von radioaktiv markierten festen und flüssigen Testmahlzeiten. Für den Patienten weniger belastend sind Untersuchungen mit stabilen Isotopen (mit 13C markiertes Acetat oder Oktanoat), die jedoch noch nicht ausreichend bei Kindern validiert worden sind. Die invasive antroduodenale Manometrie ist nur bei schwerer Symptomatik gerechtfertigt. Fehlen eines migrierenden Motorkomplexes und verminderte postprandiale Motilität im Antrum sind typische Befunde bei Gastroparese. Die elektrische Aktivität der Magenmuskulatur kann durch die nichtinvasive Elektrogastrographie (EGG) mit Oberflächenelektroden erfaßt werden. Starke Abweichungen von der normalen gastralen Frequenz, die etwa 3 cpm (cycles per minute) beträgt, sind Hinweis auf eine Rhythmusstörung und damit indirekt auf eine gestörte Propulsivität und Entleerung.

Therapie. Medikamente mit hemmender Wirkung auf die Magenmotilität sollten möglichst abgesetzt werden. Diätetisch günstig sind häufige, kleine, fettreduzierte Mahlzeiten mit geringem Anteil an Ballaststoffen. Flüssige Mahlzeiten entleeren sich schneller als feste Nahrung. Bei Versagen der diätetischen Maßnahmen können prokinetisch wirksame Medikamente wie Cisaprid, Domperidon oder Metroclopramid eingesetzt werden. Erythromycin hat eine Motilin-agonistische Wirkung, verstärkt die antralen Kontraktionen und beschleunigt die Magenentleerung. Die Dosis für einen prokinetischen Effekt liegt bei Erwachsenen niedriger (1–2 mg/kg KG pro Dosis) als bei Gabe aus antiinfektiöser Indikation. Bei Kindern wurden 10–20 mg/kg KG/Tag in 3–4 ED präprandial gegeben. nach 2–3 Wochen läßt die Wirkung durch Gewöhnung sehr stark nach. Wegen Interaktionen im Metabolismus darf mit Erythromycin und Cisaprid nicht gleichzeitig behandelt werden.

Beschleunigte Magenentleerung (Dumpingsyndrom)

Definition. Als Dumpingsyndrom wird ein Symptomkomplex bezeichnet, der durch eine pathologisch beschleunigte Magenentleerung zu einer Vielzahl von gastrointestinalen und extraintestinalen Beschwerden führt. Unterschieden wird zwischen Frühdumping mit Symptomen, die innerhalb von 30–60 min nach einer Mahlzeit auftreten, und Spätdumping mit Beschwerden 90 min bis 5 h postprandial.

Ätiologie. Früh- und Spätdumping können nach partieller oder totaler Gastrektomie, nach Vagotomie, nach Pyloroplastik und nach operativer Antirefluxoperation, besonders nach einer Nissen-Fundoplikation, auftreten. Prospektive Studien zeigten, daß ein Dumping bei 25–30 % aller Kinder nach Nissen-Fundoplikation nachgewiesen werden kann.

Pathogenese. Verschiedene Pathomechanismen tragen zur Entstehung des Frühdumpings bei: Die rezeptive Relaxation nach der Nahrungsaufnahme ist gestört und führt zu einem starken Druckanstieg im Magen, besonders bei Kindern nach Fundoplikation, bei denen eine Druckentlastung durch Aufstoßen aufgrund einer engen Manschette erschwert oder unmöglich ist. Bei stark erhöhtem Magendruck entleeren sich Flüssigkeit und unverdauter hyperosmolarer Chymus zu rasch in das Duodenum. Dies bewirkt einen starken Flüssigkeitseinstrom in das Darmlumen mit Verminderung des Blutvolumens und Aktivierung der Renin-Angiotensin-Aldosteron-Achse. Die reaktive Freisetzung vasoaktiver Substanzen und verschiedener gastrointestinaler Hormone verursacht zahlreiche Symptome und kann zu einer beschleunigten Darmpassage mit Durchfall führen. Die rasche postprandiale Magenentleerung mit einem übermäßigen Angebot von Kohlenhydraten im Duodenum resultiert nach Resorption in Hyperglykämie und reaktiver Hyperinsulinämie. Die Folgen sind eine Hypoglykämie und die Symptome des Spätdumpings.

Klinische Symptome. Postprandial kommt es zu Schwitzen, Übelkeit, Tachykardie, Blässe, Müdigkeit, Blähungen und wäßrigen, z.T. auch fettigen Durchfällen als Hinweis auf eine Malabsorption. Kinder mit Zustand nach Fundoplikation entwickeln z.T. heftiges Würgen und ein sog. Gasbloat-Syndrom mit stark geblähtem Abdomen, Schmerzen und der Unfähigkeit, aufzustoßen oder zu erbrechen. Das Spätdumping äußert sich mit den bekannten Zeichen einer Unterzuckerung und in schweren Fällen mit hypoglykämischem Krampfanfall.

Diagnose. Das Frühdumping ist durch einen einzelnen Test nicht sicher zu diagnostizieren. Sinnvoll ist eine orale Glukosebelastung, mit der ein Frühdumping mit seinen Symptomen provoziert und eine frühe Hyper- und eine späte Hypoglykämie erfaßt werden können. Eine szintigraphische Untersuchung der Magenentleerung ist nicht geeignet, ein Dumpingsyndrom sicher zu beweisen oder auszuschließen.

Therapie. Ziel der diätetischen Therapie ist es, die Magenentleerung zu verzögern und die pathologischen postprandialen Blutzuckerschwankungen zu kontrollieren. Schnell resorbierbare Kohlenhydrate (Mono- und Disaccharide, Glukosepolymere) werden durch komplexe Kohlenhydrate, in schweren Fällen durch ungekochte Stärke, ersetzt. Der Zusatz von Johannisbrotkernmehl (0,5–1 %) verzögert die Magenentleerung und die Resorption von Glukose. Kleine Mahlzeiten und eine Flüssigkeitsrestriktion bei Aufnahme fester Kost reduzieren die Symptomatik deutlich. Bei therapierefraktären Fällen muß die Nahrung über eine kontinuierliche intragastrale oder -duodenale Infusion zugeführt oder eine vorübergehende parenterale Ernährung initiiert werden. Einige Erwachsene mit schwerem Dumpingsyndrom wurden erfolgreich mit dem lang wirksamen Somatostatinagonisten Octreotid behandelt. Bei Kindern mit schwerem Dumpingsyndrom liegen damit bisher keine Erfahrungen vor.

Prognose. Die Prognose ist abhängig von Ursache und Schwere des Dumpingsyndroms. Bei den meisten Patienten kommt es zur Adaptation und mit zunehmendem Abstand vom operativen Eingriff bessert sich die Symptomatik.

Zyklisches Erbrechen

Definition. Zyklisches Erbrechen wird rein deskriptiv definiert als rezidivierende, selbstlimitierende, bei den betroffenen Kindern ziemlich gleichförmig ablaufende Episoden von heftiger Übelkeit und unstillbarem Erbrechen, die durch keine identifizierbare organische Ursache ausgelöst werden. Die Episoden beginnen plötzlich und dauern Stunden bis Tage an. Im symptomfreien Intervall sind die Kinder völlig beschwerdefrei.

Epidemiologie. Schätzungen der Häufigkeit belaufen sich auf 1–2 % der 5- bis 15jährigen Kinder, die die o.g. Kriterien des zyklischen Erbrechens erfüllen. Schwere Formen, die einer Therapie bedürfen, sind sehr viel seltener: In gastroenterologischen Zentren werden im Jahr ca. 2–3 Kinder vorgestellt. Jungen und Mädchen sind gleich häufig betroffen. Die rezidivierenden Brechepisoden können über Monate, aber auch über viele Jahre auftreten und enden häufig in der Adoleszenz.

Ätiologie und Pathogenese. Ätiologie und Pathogenese sind weitgehend unbekannt und wahrscheinlich bei den betroffenen Kindern auch nicht einheitlich. Spekuliert wird über eine Variante von Migräne mit einem Überwiegen der Sympathikusaktivität im Vergleich zum Parasympathikus und sekundärer Motilitätsstörung des Magens. In der Familien- und Eigenanamnese der Kinder finden sich häufig Migräne, Neigung zur Reisekrankheit und funktionelle Bauchbeschwerden.

Klinische Symptome. In der Definition sind bereits die wichtigsten Symptome enthalten. Die Episoden werden häufig durch emotionalen oder somatischen Streß ausgelöst und beginnen bei mehr als der Hälfte der Betroffenen nachts aus dem Schlaf heraus, nachdem die Kinder am Vortag noch völlig unauffällig waren. Begleitsymptome des autonomen Nervensystems wie Durchfälle, Tachykardie, leichtes Fieber oder hoher Blutdruck können vorkommen.

Diagnose und Differentialdiagnose. Da keine Untersuchung beweisend für das zyklische Erbrechen ist, müssen organische Ursachen, ZNS-, Nieren- und Stoffwechselkrankheiten durch entsprechende Untersuchungen sorgfältig ausgeschlossen werden.

Therapie. Therapeutisch günstig wirkt bei einigen Kindern Erythromycin aufgrund seiner Motilin-agonistischen Wirkung. Zu Beginn und während der Brechepisode als Suppositorium gegeben, kann es Schwere und Dauer der Attacke vermindern. Bei häufigen Anfällen kann eine Therapie mit zentral dämpfenden Substanzen, z.B. Phenobarbital 2 mg/kg KG/Tag, versucht werden.

Literatur

Bufler P, Ehringshaus C, Koletzko S (2001) Dumping syndrome: a common problem following Nissen fundoplication in young children. Pediatr Surg Inter 17: 351–355

Fleisher DR, Matar Marla (1993) The cyclic vomiting syndrome: a report of 71 cases and literature review. J Pediatr Gastroenterol Nutr 17: 361–369

Gokhale R, Huttenlocher PR, Brady L, Kirschner BS (1997) Use of barbiturates in the treatment of cyclic vomiting during childhood. J Pediatr Gastrenterol Nutr 25: 64–67

Hulka F, Harrison MW, Campbell TJ et al. (1997) Complications of pyloromyotomy for infantil hypertrophic pyloric stenosis. Am J Surg 173: 450–452

Li BUK (1999) Cyclic vomiting syndrome: light emerging from the black box. J Pediatr 135: 276-277

Samuk I, Afriat R, Horne T et al.(1996) Dumping syndrome following Nissen fundoplication, diagnosis and treatment. J Pediatr Gastroenterol Nutr 23: 235–240

Schechter R, Torfs CP, Bateson TF (1997) The epidemiology of infantile hypertrophic pyloric stenosis. Paediatr Perinat Epidemiol 112: 407–427

Stringer DA (1989) Pediatric gastrointestinal imaging. Decker, Toronto Philadelphia

Vanderhoof JA, Young R, Kaufman SS, Ernst L (1993) Treatment of cyclic vomiting in childhood with erythromycin. J Pediatr Gastroenterol Nutr 17: 387–391

105 Akute Gastroenteritis und postenteritisches Syndrom

M. J. Lentze

Akute Gastroenteritis

Definition und Epidemiologie. Die akute Gastroenteritis (Brechdurchfall) ist im Säuglings- und Kleinkindesalter häufig. Die überwiegende Anzahl der Kinder, die an einem Brechdurchfall erkranken, ist jünger als 1 Jahr. Durch den schweren Wasser- und Elektrolytverlust kommt es zur Dehydratation. Bei 70 % der Patienten tritt eine *isotone*, bei 10 % eine *hyponatriämische* und bei 20 % eine *hypertone (hypernatriämische)* Dehydratation auf. Der Typ der Dehydratation ist unabhängig vom Erreger. Der Flüssigkeitsverlust kann das 2- bis 3fache des zirkulierenden Blutvolumens betragen, nämlich 150–250 ml/kg KG/Tag. Um das Blutvolumen konstant zu halten, entzieht der Körper dem Intrazellularraum Flüssigkeit. Dies führt zur Exsikkose. Das Ausmaß des Flüssigkeitsverlustes wird klinisch beurteilt und international in 3 Schweregrade eingeteilt (Tabelle 105.1).

Ätiologie. Die häufigste Ursache des Brechdurchfalls im Kindesalter ist die Infektion mit Rotaviren. Mit einem Anteil von 60 % sind sie weltweit die häufigste Ursache der akuten Gastroenteritis (Tabelle 105.2). Sie gehören zur Gruppe der Reoviridiae. Die Bezeichnung „Rota“ kommt von

Tabelle 105.1. Einteilung der Schweregrade der Exsikkose bei Dehydratation

Schweregrad der Exsikkose	Verlust des Körpergewichts [%]	Symptome
Leicht	5	Keine oder gering
Mittel	5–10	Hautturgor vermindert: Die Hautfalten am Abdomen verstreichen langsam; Schleimhäute trocken; Augen leicht haloniert; Fontanelle leicht eingefallen; leichte Tachypnoe und Tachykardie
Schwer	≥10	Schlechter Allgemeinzustand; Hautfalten am Abdomen bleiben stehen; Fontanelle eingesunken; Schleimhäute ausgetrocknet; hohes Fieber, Somnolenz oder Krämpfe; Zeichen des Volumenmangelschocks: kalte Extremitäten, Hautfarbe blaß-marmoriert, Tachypnoe, Tachykardie, kaum meßbarer Blutdruck, Oligo- oder Anurie

Tabelle 105.2. Virale Erreger der Gastroenteritis

Virus und Pathogenität	Endemisch	Epidemisch	Kommentar
Nachgewiesen			
Rotavirus	+		
Adenovirus 40,41	+		Respiratorische Adenoviren können auch Gastroenteritis hervorrufen
Norwalk-Agent		+	Inklusive Hawai-, Montgomery-County- und Snow-Montain-Agents
Wahrscheinlich			
Astrovirus	+		
Calicivirus		+	
Calici-like SRVR		+	Inklusive Taunton-, Amulree-, Otofuke- und Sapporoa-Agents
Coronavirus	+		TGEV wird in Tiermodellen der viralen Enteritis verwendet: ist ein Coronavirus
SRV	?	+	Inklusive Enterovirus, Parvovirus, Parvo-like Virus (Ditchling-, Paramatta-, Wollan- und Cockle-Agent)
Möglich			
Minireovirus	?	?	Bern-Virus, Breda-Virus: Tierviren, die möglicherweise den Menschen befallen

SRV small round virus; *SRSV* small round structured virus; *TGEV* transmissible gastroenteritis virus

ihrem reifenähnlichen Aussehen im Elektronenmikroskop (Abb. 105.1). Daneben können Adenovirus und Norwalk-Agent bzw. andere Caliciviren zum Brechdurchfall führen. Die Übertragung erfolgt bei den meisten Viren durch fäkoorale Infektion mit Ausnahme der Rotaviren, die auch durch Tröpfcheninfektion übertragen werden. In den Entwicklungsländern wird auch eine Übertragung durch verunreinigtes Wasser angenommen. Es besteht eine enge Verwandtschaft zu Durchfallkrankheiten in der Veterinärmedizin, jedoch sind auch signifikante Unterschiede zwischen menschenpathogenen und tierpathogenen Enteritisviren vorhanden, die zur Entwicklung von oralen Impfstoffen geführt haben. So sind die erfolgreichen Feldversuche mit oralen Rotavirusimpfstoffen abgeschlossen. Eine Zulassung steht kurz bevor.

Die Schwere der akuten Gastroenteritis hängt vom Ernährungszustand ab. Sie verläuft schwerer bei Kindern mit

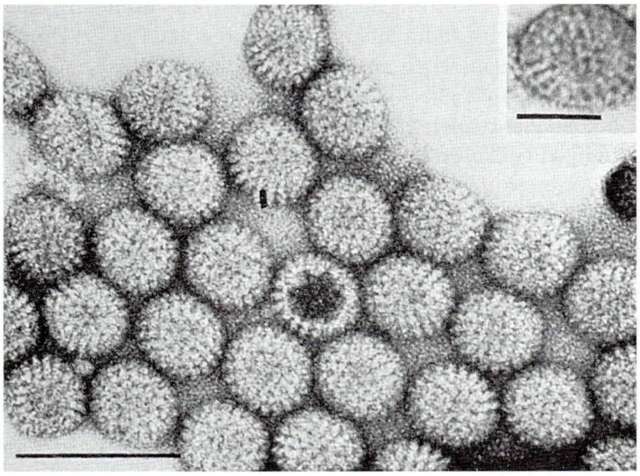

Abb. 105.1. Elektronenmikroskopische Darstellung von Rotaviren aus einem Stuhlausstrich

Malnutrition und dauert mit bis zu 14 Tagen auch länger. Stillen dagegen schützt vor der Infektion und reduziert sowohl die Inzidenz von Brechdurchfall als auch die Mortalität von hospitalisierten Kindern mit Brechdurchfall. Besonders gefährdet sind Kinder mit angeborener oder erworbener Immunschwäche. Die virale Enteritis ist häufig bei Kindern nach Knochenmarktransplantation oder mit AIDS.

Die bakteriellen und parasitären Erreger werden in Kap. 98 und 101 besprochen.

Pathophysiologie. Die Schleimhaut des Dünndarms setzt sich aus 2 verschiedenen Zelltypen zusammen, den reifen Enterozyten und den unreifen Kryptenzellen. Die reifen Enterozyten übernehmen die Hydrolyse und Absorption von Nahrungsstoffen und befinden sich in der Mitte und an der Spitze der Zotten. Die unreifen Kryptenzellen stellen durch Zellteilung aus Stammzellen die lebenslange Reserve für die an der Zottenspitze abgestoßenen Enterozyten dar. Sie sind sekretorische Zellen, die über den in den Kryptenzellen lokalisierten CFTR Cl^- in das Kryptenlumen sezernieren. Mit dem Cl^- werden Na^+ und Wasser sezerniert. Das Ausmaß des Cl^-Transports ist abhängig von der intrazellulären Konzentration von cAMP. Die unreifen Kryptenzellen verlassen nach 24 h die proliferative Zone, wandern entlang der Zotte als reife absorptive Zellen bis zur Zottenspitze hinauf und werden nach weiteren 96 h nach apoptotischem Zelltod abgestoßen. Die Dynamik dieses Reifungsprozesses bedingt, daß die gesamte Dünndarmoberfläche, die die Größe eines Tennisplatzes hat, alle 5–6 Tage neu synthetisiert wird und ebenfalls verlorengeht. Die verlorene Zellmasse wird zum größten Teil abgebaut und reutilisiert. Dies bedeutet, daß die Dünndarmoberfläche eines Säuglings im 1. Lebensjahr 73mal erneuert wird. Bei Durchfallkrankheiten wird dieses dynamische Gleichgewicht zwischen Synthese und Verlust gestört. Insbesondere bei Virusinfektionen kommt es innerhalb von wenigen Stunden zur Zellzerstörung, die von proximal nach distal zunimmt. Morphologisch flacht die Dünndarmschleimhaut binnen 18 h total ab. Die sich regenerierenden Zellen bestehen vornehmlich aus unreifen Kryptenzellen. Sie können die Aufgaben der Hydrolyse und Absorption nicht übernehmen und sezernieren statt dessen Cl- sowie andere Ionen und Wasser.

Unter den Nahrungsmitteln spielen die Kohlenhydrate beim akuten Brechdurchfall eine dominierende Rolle. Durch den Verlust von reifen absorptiven Zellen bei Virusenteritis ist die hydrolytische Aktivität der Laktase und der Maltase-Glukoamylase sowie die Transportkapazität des natriumabhängigen Glukosetransporters (SGLT1), der natriumabhängigen Aminosäuretransporter und des für Fruktose zuständigen GLUT5-Transporters in der Bürstensaummembran der Enterozyten vermindert. Es kommt zu einer gemischten sekretorisch-osmotischen Diarrhöe, wenn der von proximal nach distal sich ausbreitende Verlust von Dünndarmoberfläche den noch erhaltenen funktionstüchtigen distalen Teil überwiegt.

Für die Rehydratation von Wasser und Elektrolyten steht der in der apikalen Membran der Enterozyten gelegene SGLT1 ganz im Vordergrund (Abb. 105.2). Er transportiert Glukose und Na^+ gegen einen Konzentrationsgradienten in die Zelle. Intrazellulär findet Na^+ Anschluß an die in der basolateralen Membran gelegene Na^+-K^+-ATPase und wird im

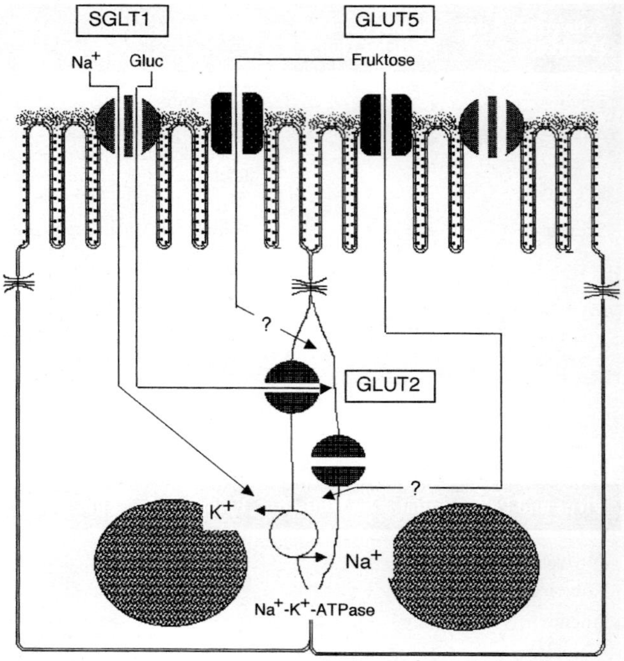

Abb. 105.2. Schema der Aufnahme von Glukose, Na^+ und Fruktose durch reife Enterozyten der Dünndarmmukosa. *SGLT1* Sodium-Glukosetransporter 1; *GLUT5* Glukosetransporter 5; *GLUT2* Glukosetransporter 2

Austausch gegen K^+ in den interzellulären Spalt transportiert und hier aufkonzentriert. Gegenüber dem Lumen des Darms entsteht hierbei ein osmotisches Ungleichgewicht. Dies hat zur Folge, daß Wasser aus dem intestinalen Lumen in den interzellulären Spalt strömt und Anschluß an das kapilläre Blutsystem findet. Die nicht intrazellulär utilisierte Glukose wird wahrscheinlich durch den in der basolateralen Membran gelegenen GLUT2-Transporter in den interzellulären Spalt transportiert.

Bei viraler Gastroenteritis werden Viren nach *Adhäsion* intrazellulär aufgenommen. Sie zwingen der Wirtszelle ihre Replikation auf und zerstören sie. Dadurch werden neue Viruspartikel freigesetzt, die weiter distal gelegene Enterozyten befallen. Die Dünndarmmukosa erholt sich innerhalb von 2 Zellzyklen (5–10 Tage) vollständig. Die Viren werden durch das GALT (*g*ut *a*ssociated *l*ymphoid *t*issue) zerstört.

Während der akute Brechdurchfall durch eine virale Infektion immer mit Zelluntergang der Dünndarmschleimhaut einhergeht, ist der Mechanismus bei bakterieller Infektion ein anderer. Hier kommt es zunächst zur *Adhäsion* von Erregern. Anschließend erfolgt die *Kolonisation* auf der Dünndarmoberfläche, gefolgt von *Invasion* und/oder *Toxinproduktion* der Erreger (s. 98.10). Die Adhäsion erfolgt bevorzugt an M-Zellen, die sich innerhalb des Domareals über den Peyer-Plaques befinden und sich morphologisch von reifen Enterozyten unterscheiden. Sie haben keine Mikrovillusmembran, sezernieren kein sIgA auf ihre Oberfläche und können somit als Zielzellen für Adhäsion und Absorption von Partikeln und großen Molekülen dienen.

Klinische Symptome. Nach einer Inkubationszeit von 2–7 Tagen kommt zum abrupten Beginn mit Erbrechen und Fieber, gefolgt von profusen wäßrigen Durchfällen. Bei 20–40 % der

Kinder finden sich auch respiratorische Symptome. Gelegentlich werden blutige Stühle beobachtet, insbesondere bei sehr jungen Kindern, z.B. Frühgeborenen. Selten kommt es zur Invagination. Als Komplikation ist die schwere Exsikkose mit Volumenmangelschock zu nennen, in deren Folge es zu Krämpfen kommen kann. Selten wird eine Enzephalitis beobachtet. Das Erbrechen sistiert nach 24–48 h, der Durchfall nach 2–7 Tagen.

Diagnose. Der Nachweis des für eine akute Gastroenteritis verantwortlichen Virus ist in den meisten Fällen nicht notwendig. Spezifische immunologische Tests zur Erkennung des Antigens im Stuhl sind kommerziell erhältlich. Der Nachweis wird notwendig bei endemischem Auftreten der Gastroenteritis in Krankenhäusern, z.B. auf Neugeborenenstationen.

Die bakterielle Diagnostik ist in Kap. 98 besprochen. Bei schwerem Verlauf mit starker Exsikkose, insbesondere wenn diese ≥10 % beträgt, müssen im Labor Elektrolyte, Hämatokrit und Blutgase bestimmt werden. Bei septischen Verlaufsformen sind Blutkulturen erforderlich.

Begleitkrankheiten. Bei der Infektion mit Salmonellen, Shigellen, Yersinien und Campylobacter jejuni tritt gelegentlich eine reaktive Arthritis auf, die meist ein großes Gelenk betrifft. Sie kann mit hohem Fieber einhergehen. Patienten, die HLA-B27-positiv sind, haben ein 40mal höheres Risiko, an einer reaktiven Arthritis zu erkranken. Gelegentlich kommt es auch bei Kindern zu einer antibiotikaassoziierten Enterokolitis, die in Form einer pseudomembranösen Enterokolitis ablaufen kann. Die Ursache ist eine Infektion mit Clostridium difficile oder Clostridium perfringens. Die Erreger lassen sich bakteriologisch nachweisen, die Toxinproduktion wird immunologisch oder biologisch festgestellt. Endoskopisch sind die typischen Pseudomembranen nachweisbar. Die Therapie der Wahl ist die Gabe von Vancomycin und/oder Saccharomyces boulardii, die eine Protease sezernieren, welche das Toxin und seinen Rezeptor verdaut.

Therapie. Der Flüssigkeits- und Salzverlust in den ersten 24 h ist je nach Erreger verschieden. Während bei Cholera sehr viel Na^+, Cl^- und Wasser verlorengeht als Folge der maximalen Stimulation der intrazellulären Adenylatzyklase, geht bei der Rotavirus- und der enterotoxischen E.-coli-(ETEC-)Infektion mehr K^+ verloren. Im Mittel kann davon ausgegangen werden, daß 80–150–250 ml Flüssigkeit/kg KG/24 h verlorengehen. Dies entspricht einer 5-, 5- bis 10- bzw. 10 %igen Exsikkose.

Orale Rehydratation. Die orale Rehydratation hat das Ziel, Wasser und Elektrolyte in den ausgetrockneten Körper des Kindes zurückzubringen. Hierbei werden industriell hergestellte Fertigprodukte verwendet oder selbst hergestellte Glukose-Elektrolyt-Lösungen (Karottensuppe nach Moro). Die Tabellen 105.3 und 105.4 geben einen Überblick über die

Tabelle 105.3. Zusammensetzung oraler Rehydratationslösungen auf Glukosebasis: Empfehlung der ESPGHAN und handelsübliche Lösungen im deutschsprachigen Raum

	ESPGHAN-Empfehlung	Elotrans (Fresenius, Deutschland)	GES 60 (Milupa, Deutschland)	GES 45 (Milupa, Deutschland)	Humana Elektrolyt (Humana, Deutschland)	Normolyt (Gebro, Österreich)	Oralpädon 240 (Fresenius, Deutschland)	Saltadol (Lindopharm, Deutschland)	Santalyt (Asche, Deutschland)
Natrium (mmol/l)	60	90	60	49	46	60	60	90	60
Kalium (mmo/l)	20	20	20	25	35	20	20	20	20
Chlorid (mmol/l)	≥25	80	50	25	45	50	60	80	60
Bicarbonat (mmol/l)	0	0	30	23	0	0	0	0	0
Zitrat (mmol/l)	10	10	0	9	0	10	10	10	10
Glukose (mmol/l)	74–111	111	110	109	100	111	90	111	90
Glukose (g/l)	13,3–20,0	20	19,8	19,6	18	20	16,2	20	16,2
Osmolarität (mOsm/l)	200–250	311	270	298	215	251	240	331	240

	ORS 200 Karotten-Reisschleim (Hipp, Österreich)	Reisschleim-Elektrolyt-Diät (Töpfer, Deutschland)	RES 55 (Milupa, Deutschland)
Natrium (mmol/l)	57	55	55
Kalium (mmo/l)	22	30	35
Chlorid (mmol/l)	45	60	55
Bicarbonat (mmol/l)	0	25	0
Zitrat (mmol/l)	5	0	0
Kohlenhydrate (g/l)	42	46	51
davon Glukose (mmol/l)	78	28	60
davon Glukose (g/l)	14	5	10
Osmolarität (mOsm/l)	265	220	210

Tabelle 105.4. Zusammensetzung oraler Rehydratationslösungen mit polymeren Kohlenhydraten: handelsübliche Lösungen im deutschsprachigen Raum

im deutschsprachigen Raum hergestellten Glukose-Elektrolyt-Lösungen. Während Lösungen mit hohem NaCl-Gehalt (90 mmol/l) in der Dritten Welt zur Anwendung kommen, haben sich bei uns Glukose-Elektrolyt-Lösungen bewährt, die 45–60 mmol NaCl/l enthalten. Den Kindern wird die Lösung entweder mit flachem Löffel in kühler Form oder mittels Flasche oder Glas verabreicht. Gelegentliches Erbrechen ist kein Grund, die orale Rehydratation zu beenden. Bei kontinuierlichem Erbrechen oder Trinkverweigerung kann die ORL (orale Rehydratationslösung) auch über eine Magensonde verabreicht werden. Gestillte Kinder werden zusätzlich zur Gabe von ORL an die Brust angelegt. Die Dauer der Rehydratation beträgt 6–8–12 h, selten länger. Colagetränke sind wegen ihres fehlenden Salzgehaltes nicht für die Rehydratation geeignet. Sie enthalten zudem sehr viele Kohlenhydrate (≥12 g/l). Von selbst hergestellten Zucker-Salz-Mischungen ist abzuraten, da hierbei zu viele Fehler vorkommen und derartige Lösungen sehr variable Zusammensetzungen aufweisen.

Intravenöse Therapie. In der initialen Phase der Exsikkose ist es wichtig, zu erkennen, ob eine intravenöse Therapie begonnen werden muß. Während die Exsikkose mit 5 % und weniger der rein oralen Therapie vorbehalten bleibt, sind stärkere Exsikkosegrade der intravenösen Therapie zugeordnet. Hierbei lassen sich folgende *absolute* Indikationen für eine intravenöse Therapie festlegen:

- Schock (bei ≥10 %iger Exsikkose),
- Unfähigkeit, orale Flüssigkeit aufzunehmen bei
  - persistierendem Erbrechen,
  - Bewußtlosigkeit, Krämpfen,
  - Mund- und Pharynxverletzungen,
- Säuglinge unter 2500 g,
- schwere Malnutrition.

Relative Indikationen für eine intravenöse Therapie sind:

- nicht gestillte Säuglinge unter 3 Monaten bei
  - mäßiger Beeinträchtigung des Allgemeinzustandes,
  - schlechter sozialer Situation, die eine orale Therapie zu Hause nicht erwarten läßt,
- intermittierendes Erbrechen bei Anorexie,
- nach notfallmäßiger parenteraler Rehydratation.

Die Details der intravenösen Therapie sind in Kap. 26 abgehandelt.

Realimentation. Unmittelbar nach der Rehydratation beginnt die Realimentation.

Bei jungen Säuglingen ≤6 Monate ist die Reduktion von kurzkettigen Kohlenhydraten (Laktose, Maltose) günstig. Polymere Kohlenhydrate wie Dextrinmaltose oder gequollene Stärke (Amylose) haben durch ihre erniedrigte osmotische Kraft Vorteile. Die Verdünnung kann durch Mischung der vorher verabreichten Säuglingsmilch mit ORL hergestellt werden. Hierbei haben sich Mischungen im Verhältnis 1 : 1 bewährt. Fette und Eiweiße werden entsprechend verdünnt. Die Gesamtosmolarität sollte einen Wert von 300 mosmol/l nicht übersteigen. Bei gestillten Kindern erfolgt die Realimentation mit Muttermilch. Bei Säuglingen über 6 Monate kann unverdünnte Säuglingsmilch gegeben werden. Ein Umsetzen auf eine spezielle Nahrung – sog. „Heilnahrung" mit reduziertem Laktose- und Fettgehalt; Sojanahrung oder Hydrolysatnahrung – ist nicht angezeigt. Säuglinge, die eine hypoallergene Säuglingsmilch erhalten, sollten keine andere Säuglingsmilch auf Kuhmilch- oder Sojabasis erhalten.

Bei Kleinkindern besteht die Aufbaudiät in einer langsamen, stufenweisen Einführung von polymeren kohlenhydratreichen, fettreduzierten Nahrungsmitteln: geriebener Apfel, geschlagene Banane, Zwieback, Schleimsuppe (Reis- oder Gerstenschleim), Wasserkakao, mit Wasser angerührter Kartoffelbrei, Reis, Bouillon, trockene Semmel mit Konfitüre.

Medikamentöse Therapie. Eine medikamentöse Behandlung ist bei der unkomplizierten Gastroenteritis nicht indiziert. Nicht behandelt wird mit Antiemetika, Adsorbenzien, Sekretions- und Motilitätshemmern. Die Gabe von lyophilisierten Hefen hat bei akutem Brechdurchfall keinen Vorteil gegenüber Placebo. Studien mit Laktobazillen haben gewisse Vorteile bei akutem Brechdurchfall zeigen können. Entsprechende Präparate sind im Handel. Einen Überblick über die Notwendigkeit einer antiinfektiösen Therapie gibt Tabelle 105.5.

Praktisches Vorgehen. Die Anamnese erfaßt Art und Dauer der Symptomatik, mögliche Infektionsursachen (Umgebung, Reisen), Ernährung, Einnahme von Medikamenten (Antibiotika) und Begleitkrankheiten. Bei der Untersuchung wird der Exsikkosegrad entsprechend Tabelle 105.1 festgestellt, und das unbekleidete Kind wird gewogen. Danach kann nach dem in Abb. 105.3 dargestellten Flußschema verfahren werden. Bei Dehydratation ≤5 % wird das Kind oral rehydriert, bei größerer Austrocknung (≥5 %) in die Klinik eingewiesen. Bei ambulanter Therapie werden dem Kind 50 ml ORL/kg KG über 6 h verabreicht. Danach wird das Kind erneut gewogen und klinisch beurteilt. Hat es sich bereits erholt, folgt die Realimentation. Bei leicht verbessertem Zustand wird die Rehydratation in gleicher Menge wie-

Tabelle 105.5. Antiinfektiöse Therapie bei akutem Brechdurchfall

	Medikament
Obligate Therapie	
Salmonella typhi	Trimethoprim-Sulfamethoxazol Ampicillin i.v. Ciprofloxacin i.v. Chloramphenicol i.v.
Vibrio cholera	Trimethoprim-Sulfamethoxazol
Entamoeba histolytica	Metronidazol
Giardia lamblia	Metronidazol
Clostridium difficile	Vancomycin, Saccharomyces boulardiii
Fakultative Therapie	
Yersinia enterocolitica	Trimethoprim-Sulfamethoxazol
Campylobacter jejuni	Erythromycin
Shigella	Trimethoprim-Sulfamethoxazol Ciprofloxacin i.v.
Keine Antibiotika bei unkompliziertem Verlauf	
Salmonellen	
Shigellen	
E. coli	

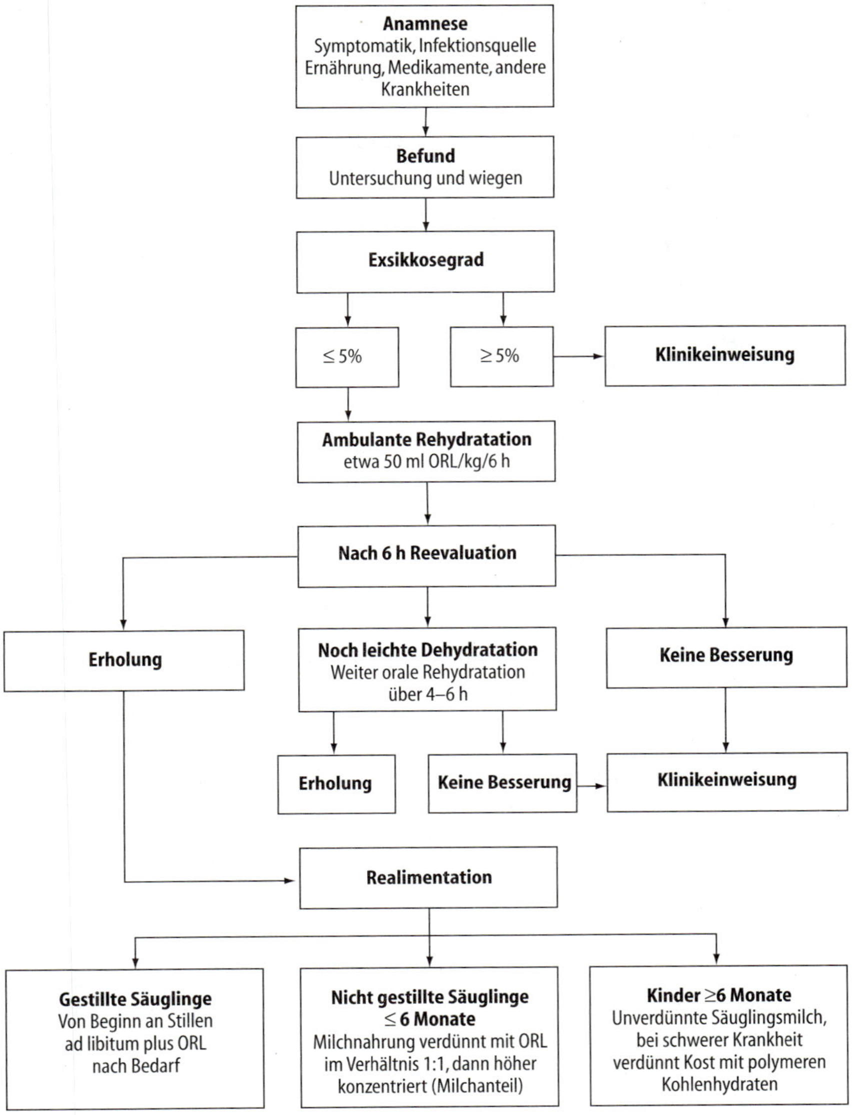

Abb. 105.3. Vereinfachtes Flußschema zum Vorgehen bei akuter Gastroenteritis

derholt; zeigt sich keine Besserung, erfolgt die Einweisung in die Klinik.

Literatur

Avery ME, Snyder JD (1990) Oral therapy for acute diarrhea. The underused simple solution. N Engl J Med 323: 891–894

Booth I, Desjeux J-F, Ferreire RC et al. (1992) Recommendations for composition of oral rehydration solutions for the children of Europe. Report of an ESPGAN working group. J Pediatr Gastroenterol Nutr 14: 113–153

Committee on Nutrition, American Academy of Pediatrics, Mauer AM, Dweck HS, Finberg L et al. (1985) Use of oral fluid therapy and posttreatment feeding following enteritis in children in a developed country. Pediatrics 75: 358–361

Goriup U, Keller KM, Koletzko B, Lentze MJ, Stern M (1994) Therapie akuter Durchfallerkrankungen bei Kindern. Empfehlungen der Gesellschaft für Pädiatrische Gastroenterologie und Ernährung. Monatsschr Kinderheilkd 142: 126–130

Postenteritisches Syndrom

Definition und Epidemiologie. Während der durchschnittliche Brechdurchfall nach einigen Tagen wieder vorübergeht, persistiert ein kleiner Teil länger und führt zu einem klinischen Zustand mit chronischer Diarrhöe, verbunden mit einer Gedeihstörung, die, soweit es sich um Kinder in der Dritten Welt handelt, mit bereits bestehender Malnutrition einhergeht. Die Weltgesundheitsbehörde hat wegen der globalen Häufigkeit dieser chronisch verlaufenden Durchfallkrankheit diese als *persistierende Diarrhöe* definiert, wenn sie akut als Brechdurchfall beginnt und länger als 14 Tage anhält. In Asien und Lateinamerika dauern 3–23 % aller Episoden von akutem Brechdurchfall länger als 2 Wochen. Die Prognose der persistierenden Diarrhöe in Ländern der Dritten Welt ist schlecht. Bis zu 65 % der Todesfälle durch Durchfallkrankheiten werden durch die persistierende Diarrhöe verursacht, 35 % durch akuten Brechdurchfall.

Ätiologie. Im Gegensatz zur akuten Gastroenteritis, die weltweit am häufigsten durch das Rotavirus hervorgerufen wird, spielt das Rotavirus bei der persistierenden Diarrhöe ein untergeordnete Rolle. Hier sind die Haupterreger enteroadhärente E. coli (EAEC) mit einer Häufigkeit von 38 %, gefolgt von enterotoxischen E. coli (ETEC) mit einem Anteil von 12–

25%. Vor allem in Südamerika spielt die Giardia lamblia eine prädominante Rolle, mit einer Häufigkeit von 43% in Peru. Bei Kindern mit erworbener Immunschwäche (AIDS) finden sich häufig Cryptosporidium parvum, Enterocytozoon bieneusi und Mycobacterium avium-intracellulare als Ursache der persistierenden Diarrhöe. Auch kommen Mehrfachinfektionen mit verschiedenen E. coli vor oder in Kombination mit Giardia lamblia. Weniger häufig sind Infektionen mit Salmonellen oder Shigellen.

Pathophysiologie. Bei den meisten Kindern ist die persistierende Diarrhöe auf Malnutrition und vorher durchgemachte Krankheiten wie Masern zurückzuführen. Kinder in der Dritten Welt haben ein erhöhtes Risiko für eine länger als 6 Monate andauernde Durchfallkrankheit, wenn sie vorher an Masern erkrankt waren. Insgesamt findet sich bei Kindern mit persistierender Diarrhöe eine Verminderung des T-Zell-abhängigen Immunsystems. Die betroffenen Kinder entwickeln eine schwere Läsion der Dünndarmschleimhaut mit Abflachung der Zotten bis hin zur totalen Zottenatrophie. Die verminderte resorptive Oberfläche führt zur Malabsorption, und die bereits bestehende Malnutrition wird verstärkt. Es kommt zu einem Circulus vitiosus mit schwerer Gedeihstörung, Marasmus und häufig tödlichem Ausgang.

Klinische Symptome und Diagnose. In den Ländern der Dritten Welt sind v.a. Kinder unter 2 Jahren betroffen. Sie präsentieren sich mit wäßrig-schleimig-blutigen Stühlen. Der Nachweis von Blut im Stuhl in der ersten Woche weist auf eine persistierende Diarrhöe hin. Dazu kommen bei schwerer Malnutrition Erbrechen, Fieber, Dehydratation, geblähtes Abdomen und Anorexie. Der Nachweis von Parasiten (Giardia lamblia, Entamoeba histolytica und Cryptosporidium) erfolgt im frischen Stuhl. Bakterien werden durch Stuhlkulturen nachgewiesen. Die enteropathogenen Serotypen von ETEC und EPEC werden durch spezifische Antiseren nachgewiesen.

In den Industriestaaten wird der länger als 14 Tage andauernde Brechdurchfall als *postenteritisches Syndrom* bezeichnet. Die Kinder erholen sich nach der üblichen Rehydratation, jedoch nicht nach der Realimentation. Der Durchfall persistiert in Form von wäßrig-schleimigen, selten jedoch blutigen Stühlen. Durch gut gemeinte, jedoch allzu strenge diätetische Maßnahmen entwickeln die Kinder nicht selten ebenfalls eine Gedeihstörung, die jedoch fast nie mit Malnutrition verbunden ist. Besorgte Eltern und irritierte Ärzte neigen zu einschneidenden diätetischen Maßnahmen, denen die niedrige Energiedichte gemein ist, mit der die Kinder ernährt werden. Bei einer Durchfallkrankheit, die länger als 2 Wochen dauert, muß in unseren Breiten differentialdiagnostisch eher eine Kuhmilchallergie angenommen werden.

Therapie. Basis einer adäquaten Therapie der persistierenden Diarrhöe bzw. des postenteritischen Syndroms ist eine ausreichende Ernährung nach der üblichen Rehydratation. Hierbei ist das Stillen von großer Bedeutung. Es muß bereits während der Rehydratation beginnen und anschließend kontinuierlich fortgeführt werden. Künstlich ernährten Säuglingen oder älteren Kindern mit persistierender Diarrhöe muß immer wieder Nahrung in Form von eiweiß- und kohlenhydratreichen Nahrungsmitteln angeboten werden. Komplexe Kohlenhydrate wie Reisprodukte sind vorzuziehen. Sie werden mit Sojaöl, Hühnereiweiß und Leguminosen (Linsen) kombiniert. Bei Kindern mit schwerer Malnutrition sollte die Laktosezufuhr reduziert werden. Joghurt wird besser vertragen als Milch. Kinder mit postenteritischem Syndrom erhalten für 4 Wochen eine extensiv hydrolysierte Milchformula und können dann auf eine Säuglingsformula auf Sojabasis umgestellt werden. Nach 3 Monaten kann eine Wiedereinführung von Kuhmilch und -produkten versucht werden. Hierbei hat sich ebenfalls Joghurt bewährt. Verglichen mit der diätetischen Therapie haben Antibiotika und Motilitätshemmer bei Kindern mit persistierender Diarrhöe bzw. postenteritischem Syndrom keine Verbesserung gezeigt. Der Effekt von probiotischen Keimen (Laktobakterien, Hefen) kann derzeit nicht genau beurteilt werden. Während sie bei akutem Brechdurchfall eine verbessernde Wirkung gezeigt haben, ist dies für die persistierende Diarrhöe bzw. das postenteritische Syndrom (noch) nicht bekannt.

Literatur

Black RE (ed) (1992) Persistent diarrhea in children of developing countries. Acta Paediatr Suppl 381: 1–154

106 Zöliakie

M. J. Lentze

Definition. Die Zöliakie (glutensensitive Enteropathie; bei Erwachsenen: einheimische Sprue) ist ein chronisches Malabsorptionssyndrom bei Kindern und Erwachsenen, das als Folge der toxischen Wirkung des Klebereiweißes Gluten aus den Getreiden Weizen, Roggen, Gerste und Hafer auftritt. Dabei kommt es zu einer schweren Schädigung der Dünndarmmukosa mit vollständiger Abflachung der Schleimhaut. Unter einer glutenfreien Diät tritt klinisch und histologisch eine Besserung ein. Die Diät muß in der Regel lebenslang eingehalten werden.

Epidemiologie. Die Zöliakie kommt mit einer Häufigkeit von 1:300 (Irland) über 1:1000 (England) bis zu 1:1500 (Deutschland) vor; diese Zahlen beruhen auf bioptisch diagnostizierten Fällen. Untersuchungen in Normalbevölkerungen mit Gliadinantikörper-Screening und einer nachfolgenden bioptischen Bestätigung der Diagnose haben eine höhere Prävalenz von 1:185 ergeben. Dies läßt auf eine beachtliche Zahl oligosymptomatischer oder asymptomatischer Patienten mit unerkannter Zöliakie schließen.

Ätiologie. Die Ätiologie der Krankheit ist noch nicht endgültig geklärt.

Genetik. Genetische Faktoren sind an der Ausprägung beteiligt. MHC-Klasse-II-Moleküle, insbesondere HLA-DR, HLA-DP und HLA-DQ, die auf dem kurzen Arm des Chromosoms 6 kodieren, korrelieren zu 95 % mit der Krankheit. Primär ist die Zöliakie mit dem HLA-DQ-Dimer DQA1 0501/DQB1 0210 assoziiert, das in cis- oder trans-Position auf den beiden Chromosomen vorliegt. Für Verwandte 1. Grades eines Zöliakiepatienten besteht ein 10 %iges Risiko, diese Krankheit ebenfalls zu haben oder zu entwickeln. Homozygote Zwillinge können mit großer zeitlicher Verschiebung eine Zöliakie entwickeln. Assoziationen mit anderen, insbesondere immunologischen und neurologischen bzw. psychiatrischen Krankheiten sind bekannt (s. Übersicht).

Assoziierte Krankheiten bei Zöliakie

- Immunologische Krankheiten
  - Diabetes mellitus
  - Thyreoiditis und Hyperthyreose
  - Morbus Addison
  - Sjögren-Syndrom
  - Chronisch-fibrosierende Alveolitis
  - Autoimmunhämolytische Anämie
  - Biliäre Leberzirrhose
  - Chronische Hepatitis
  - Rheumatische Krankheiten
  - Polymyositis, Dermatomyositis
  - IgA-Mangel
  - Chronisch-entzündliche Darmkrankheiten
  - IgA-Nephropathie
  - Kuhmilchproteininduzierte Enteropathie
- Neurologische und psychiatrische Krankheiten
  - Progressive Enzephalopathie
  - Zerebellare Syndrome
  - Demenz mit Hirnatrophie
  - Leukenzephalopathie
  - Epilepsie mit posterioren Kleinhirnverkalkungen
  - Autismus
- Andere Assoziationen
  - Zystische Fibrose
  - Trisomie 21 (Down-Syndrom)
  - Zystinurie
  - Hartnup-Syndrom
  - Maligne Tumoren

Andere Faktoren. Langes Stillen und spätes Einführen von Gluten in die Ernährung des Säuglings führen zu milden oder fehlenden Symptomen.

Pathogenese. Das für die Dünndarmmukosa schädliche *Gliadin* ist die alkohollösliche Fraktion des Klebereiweißes Gluten, das in den Getreiden Weizen, Roggen (Hafer) und Gerste vorkommt, nicht jedoch in Reis, Hirse und Mais. Gliadin oder die darin enthaltenen toxischen Peptide führen zu einer vollständigen Abflachung der Dünndarmschleimhaut, die hauptsächlich proximal ausgeprägt ist, aber auch bis nach distal reichen kann. Die Zottenatrophie ist mit einer erheblichen Einschränkung der resorptiven Oberfläche verbunden und führt zu einer schweren Malabsorption von Nahrungs- und Mineralstoffen. Ursache des Mukosaschadens ist eine zytotoxische Reaktion, an der aktivierte Lamina-propria-T-Zellen und Zytokine beteiligt sind. Dem geht eine intrazelluläre Aufnahme von Gliadinmolekülen in Enterozyten voraus und eine dadurch bedingte Mehrsynthese von HLA-DR-Molekülen, die das Antigen den antigenpräsentierenden Zellen präsentieren und zur Aktivierung von T-Zellen führen.

Klinische Symptome. Die klinischen Symptome der Zöliakie sind *variabel* und *altersabhängig*. Je jünger die Kinder bei der Diagnosestellung sind, um so schwerer sind meist die Symptome. Das Vollbild der Krankheit ist heute selten anzutreffen; die Symptome sind häufig leichter, in manchen Fällen fehlen sie ganz *(silente Zöliakie)*.

Säuglinge und Kleinkinder. Wochen bis Monate nach der Einführung getreidehaltiger Beikost kommt es allmählich zu chronischen Durchfällen mit massigen, übelriechenden und fettglänzenden Stuhlentleerungen. Selten besteht eine Obstipation. Die Kinder sind oft mißlaunig und weinerlich. Es besteht eine Gedeihstörung (Längen- und Gewichtskurven schneiden die Perzentilen nach unten und fallen in der Regel unter die 3. Perzentile ab) bis hin zu ausgeprägter Dystrophie mit fehlendem Unterhautfettgewebe (Tabakbeutelgesäß) und stark vorgewölbtem Abdomen (Abb. 106.1). Bei fortgeschrittener Malabsorption können Ödeme auftreten; ein Absinken der Vitamin-K-abhängigen Gerinnungsfaktoren kann zu Blutgerinnungsstörungen führen. Durch verminderte Resorption von fettlöslichen Vitaminen können Zeichen des Vitamin-D-Mangels mit dem Bild einer Rachitis auftreten. Wegen der verminderten Eisen- und Folsäureresorption sind die Kinder appetitlos und blaß. Sie zeigen eine generalisierte Muskelhypotonie und sind infektanfällig.

Kinder und Jugendliche. Die Symptomatik ist sehr variabel und kann sich auf wenige oder einzelne Symptome be-

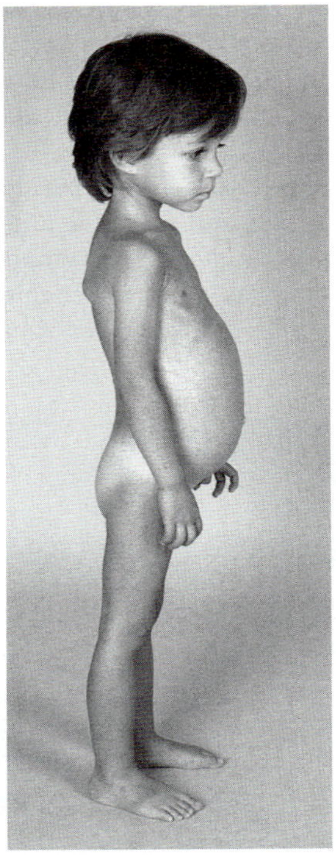

Abb. 106.1. 5jähriges Mädchen mit unbehandelter Zöliakie. Zu beachten sind das prominente Abdomen und die durch Eiweißmangelödeme verdickten Unterschenkel und Knöchel

schränken, z.B. Anämie oder Minderwuchs. Eine silente Zöliakie liegt vor, wenn die Patienten eine Zottenatrophie und eine Glutenintoleranz aufweisen, jedoch keine oder nur leichte Symptome. Hierunter fallen Zahnschmelzdefekte oder die Dermatitis herpetiformis (s. Kap. 20).

Diagnose. Die Diagnose der Zöliakie basiert auf den Folgesymptomen der chronischen Malabsorption in Kombination mit dem charakteristischen histologischen Befund der Dünndarmbiopsie und dem klinischen Ansprechen auf eine glutenfreie Diät.

Laborparameter. Laboruntersuchungen ergeben Anämie mit Eisenmangel, Folsäuremangel, Hypoproteinämie, Hypoprothrombinämie mit verminderter Prothrombinzeit und normales Serumkalzium mit erniedrigtem Phosphat und erhöhter alkalischer Phosphatase; der Zinkwert ist erniedrigt.

Antikörper. Die mit ELISA oder dem Fluoreszenzimmunosorbenstest gemessenen Gliadinantikörper (IgG und IgA) sowie Endomysiumantikörper und Retikulinantikörper sind bei Kindern unter 3 Jahren stets erhöht. Die Sensitivität und Spezifität liegt über 95%, wenn Gliadin-IgG- und -IgA-Antikörper und Endomysiumantikörper erhöht sind. Eine Ausnahme hiervon bilden Kinder mit selektivem IgA-Mangel, der häufig mit Zöliakie assoziiert ist. Das Antigen für die Endomysiumantikörper ist die Gewebstransglutaminase. Die Sensitivität und Spezifität der Transglutaminase-Antikörper entspricht der der Endomysium-Antikörper.

Positive Gliadinantikörper, Endomysiumantikörper bzw. Transglutaminase-Antikörper reichen für die Diagnose einer Zöliakie nicht aus; die initiale Dünndarmbiopsie ist essentiell.

Dünndarmbiopsie. Definitiv wird die Diagnose durch die Dünndarmbiopsie gestellt. Mögliche Verfahren sind die orale Saugbiopsie und die endoskopische Entnahme. Die Dünndarmmukosa ist vollständig abgeflacht, die Zotten sind atrophiert (Abb. 106.2).

Histologisch zeigen sich eine Hyperplasie und eine Verlängerung der Krypten mit erhöhter mitotischer Aktivität. Die Lamina propria ist stark mit Lymphozyten und Plasmazellen infiltriert. Das Oberflächenepithel ist zeigt Unregelmäßigkeiten mit Auflösung der zylindrischen Anordnung der Epithelzellen und der basal liegenden Zellkerne. Dazwischen finden sich gehäuft intraepitheliale Lymphozyten. Biochemisch ist eine verminderte Aktivität der Laktase, Maltase und Saccharase-Isomaltase in der Mukosa feststellbar.

Röntgenuntersuchung. Die Aufnahme der Hand zeigt eine Osteoporose mit verminderter Dicke der Kortikalis; das Knochenalter ist retardiert.

Glutenbelastung. Bei Patienten, bei denen die initiale Diagnose unklar blieb (bei klinisch gestellter Diagnose ohne Biopsie oder bei unklarem histologischem Befund), muß zu einem späteren Zeitpunkt eine Glutenbelastung durchgeführt werden. Zwischen dem Beginn der glutenfreien Diät und der Glutenbelastung müssen mindestens 3–4 Jahre liegen. Die Bestimmung der Gliadin-, Endomysium- oder Transglutaminase-Antikörper ist das diagnostische Mittel der Wahl nach Glutenbelastung. Die Antikörper müssen 4 Wochen bis 3 Monate nach Belastung gemessen werden, da sie hier zu 97% positiv sind. Später erhobene Werte sind nicht verläßlich, da sie nach längerer Glutenbelastung absinken und dann nicht mehr sicher nachweisbar sind. Bei einer Diagnosestellung im späteren Lebensalter wird allgemein auf eine Glutenbelastung verzichtet.

Differentialdiagnose. Die Differentialdiagnose der flachen Dünndarmmukosa wie bei Zöliakie umfaßt folgende Krankheiten:

- Kuhmilchproteinintoleranz,
- Sojaproteinintoleranz,
- Gastroenteritis durch Rotaviren oder andere Viren,
- chronische Lambliasis,
- Autoimmunenteropathie,
- eosinophile Gastroenteritis,
- erworbene Hypogammaglobulinämie,
- tropische Sprue,
- intestinale Graft-versus-host-Reaktion,
- Abstoßung nach Dünndarmtransplantation,
- HIV-assoziierte Enteropathie.

Therapie. Die Behandlung der Zöliakie besteht in einer konsequenten Diät, die Gluten prinzipiell aus der Ernährung

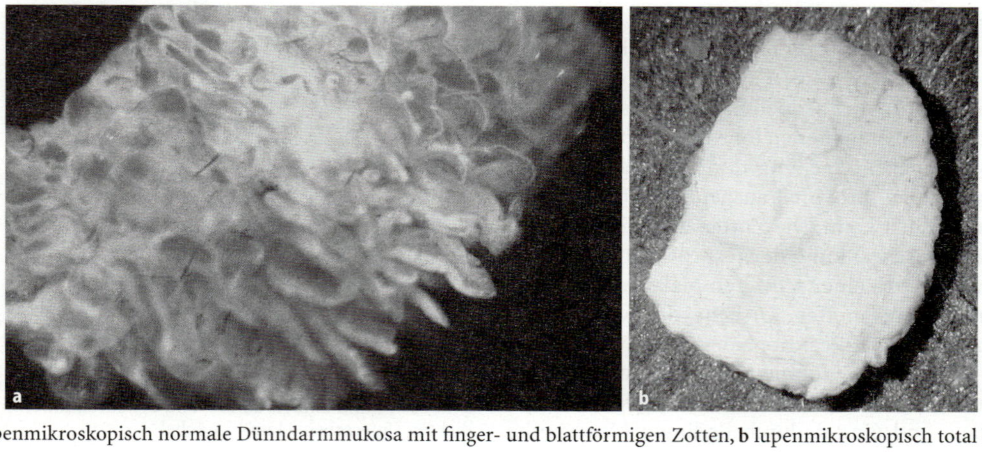

Abb. 106.2. **a** Lupenmikroskopisch normale Dünndarmmukosa mit finger- und blattförmigen Zotten, **b** lupenmikroskopisch total flache Mukosa

eliminiert. Vitaminmangel und Eisenmangelanämie müssen zusätzlich behandelt werden.

Verboten sind alle Getreideprodukte, die Gluten enthalten. Dazu gehören Back- und Teigwaren, die meisten Fertigsüßspeisen wie Pudding- und Cremepulver, Salatsoßen, Fertigsuppen und -soßen, Brotaufstriche aus Tuben und Dosen, Fleisch-, Fisch- und Gemüsekonserven in Soße, Wurstwaren (Leberwurst, Blutwurst, Hackbeefsteak) und Blauschimmelkäse. *Erlaubt* sind Brot und Backwaren aus glutenfreiem Spezialmehl, Gemüse, Früchte, Fleisch, Fisch sowie Milch und Milchprodukte und die meisten Käsesorten.

Zur Beurteilung der Diätcompliance eignet sich die Bestimmung der Gliadinantikörper.

Verlauf und Prognose. Unter einer glutenfreien Diät erholen sich die Patienten innerhalb weniger Wochen. Sie haben wieder Appetit und zeigen zunächst in ihrer Gewichtsentwicklung, später auch in der Längenentwicklung ein deutliches Aufholwachstum. Der Stuhlgang normalisiert sich innerhalb von 1–2 Monaten. Die Dünndarmmukosa erreicht ihre normale Struktur innerhalb von 2–6 Monaten. Unter der Diät sind die Patienten vollkommen gesund und beschwerdefrei. Diätfehler führen bei einigen Patienten zu Symptomen, andere bleiben aber auch asymptomatisch, selbst wenn bioptisch ein Mukosaschaden nachgewiesen werden kann.

Unbehandelte Patienten mit Zöliakie im Erwachsenenalter (Sprue) haben ein etwa 40fach erhöhtes Risiko, an malignen Lymphomen des Gastrointestinaltraktes zu erkranken. Es ist noch unklar, ob dies auch für Patienten gilt, die seit ihrer Kindheit mit einer diagnostizierten Zöliakie unter einen glutenfreien Diät stehen. Bei Frauen wird eine erhöhte Inzidenz von Osteoporose berichtet sowie eine Neigung zu Fehl- oder Frühgeburten in der fertilen Phase.

Literatur

Bürgin-Wolff A, Gaze H, Hadziselimovic F, Huber H, Lentze MJ, Nüsslé D, Reymond-Berthet C (1991) Antigliadin and antiendomysium antibody determination for coeliac disease. Arch Dis Childh 66: 941–947

Catassi C, Ratsch IM, Fabiani E, Ricci S, Bordicchia F, Pierdomenico R, Giorgi PL (1995) High prevalence of undiagnosed coeliac disease in 5280 Italian students screened by antigliadin antibodies. Acta Paediatr 84: 672–676

Dieterich W, Ehnis T, Bauer M, Donner P, Volta U, Riecken EO, Schuppan D (1997) Identification of tissue transglutaminase as the autoantigen of celiac disease. Nat Med 3: 797–801

Holmes GK, Prior P, Lane MR, Pope D, Allan RN (1989) Malignancy in coeliac disease – effect of a gluten free diet. Gut 30: 333–338

Marsh MN (1992) Gluten, major histocompatibility complex, and the small intestine. A molecular and immunobiologic approach to the spectrum of gluten sensitivity ("celiac sprue"). Gastroenterology 102: 330–354

Working Group of European Society of Paediatric Gastroenterology and Nutrition (1990) Revised criteria for diagnosis of coeliac disease. Arch Dis Childh 65: 909–911

107 Kuhmilchallergie

K.-M. Keller

Definition. Für die Definition einer Nahrungsmittelallergie, z. B. gegen Kuhmilchprotein, werden Reproduzierbarkeit und Nachweis eines immunologischen Reaktionsmechanismus gefordert. Man kann IgE-vermittelte (Kuhmilchallergie oder KMA) von nicht-IgE-vermittelten (Kuhmilchproteinintoleranz oder KMPI) Reaktionen unterscheiden. Es gibt nicht *einen* einzelnen zuverlässigen diagnostischen Test. Nicht mehr verwendet werden sollte der unspezifische Oberbegriff Kuhmilchintoleranz, hinter dem sich z. B. Laktasemangel, gastroösophagealer Reflux oder psychologische Ursachen verbergen können. Bei den gastrointestinalen Manifestationen der KMA/KMPI ist zu unterscheiden zwischen einer allergischen Enteropathie mit Dünndarmmukosaschaden, einer eosinophilen Gastroenteritis mit intestinalem Eiweißverlust und einer allergischen Proktokolitis. Typischerweise sind diese Krankheitsbilder der frühen Kindheit von transienter Natur.

Epidemiologie. Die Angaben für eine KMA/KMPI schwanken zwischen 0,2 und 7,5 %, Häufigkeiten zwischen 2 und 3 % erscheinen jedoch angemessener. Für die IgE-vermittelten Reaktionen gelten genetische Faktoren als Hauptrisiko (Verwandte 1. Grades mit Atopie bzw allergischen Manifestationen). Die Prävalenz der Atopie liegt jedoch weit höher als die der Nahrungsmittelallergie. Risiken für nicht-IgE-vermittelte Reaktionen sind fehlendes Stillen, Zufüttern in der Geburtsklinik und vorausgegangene gastrointestinale Infektionen. Die KMPI mit Dünndarmmukosaschaden ist in Häufigkeit und Schweregrad eindeutig rückläufig, die allergische Proktokolitis scheint eher häufiger beobachtet zu werden. In der Regel sind junge Säuglinge (Frühgeborene nicht häufiger als Reifgeborene) betroffen, Erstmanifestationen nach 12 Monaten sind sehr selten.

Ätiologie. Da Kuhmilch oft das erste Fremdeiweiß darstellt, mit dem ein Säugling in Berührung kommt, gehören die über 25 Proteinfraktionen der Kuhmilch (β-Laktoglobulin an erster Stelle) zu den häufigsten Allergenen. Aber auch andere Proteine wie Soja, Hühnereiweiß, Fisch, Nüsse, Weizen etc. und sogar Restpeptide in Hydrolysaten kommen in Frage. Ferner sind klassische Kreuzallergene bekannt (z. B. Birke – Apfel/Karotte [IgE] und Kuhmilch – Sojaprotein [non-IgE]).

Pathogenese. Oral aufgenommene Fremdantigene werden normalerweise infolge einer intakten gastrointestinalen Barriere inklusive der lokalen Immunabwehr toleriert und führen nur in Ausnahmefällen zu lokalen und systemischen pathologischen Immunreaktionen (z. B. KMA/KMPI). Die gastrointestinale Barriere besteht aus unspezifischen (Sekrete, Mukus, Peristaltik) und spezifischen Elementen. Zu letzteren gehören die Kupferzellen (RES) der Leber, sekretorisches IgA aus der Muttermilch und auf den Epitheloberflächen, andere Faktoren in der Muttermilch, das darmassoziierte lymphatische Gewebe und der Prozeß der oralen Toleranz. Über das Priming durch Fremdantigene in den Peyer-Plaques („M-Zellen“) machen diese Lymphozyten während ihrer Wanderung durch lokale Lymphknoten und den Ductus thoracicus zurück in die Lamina propria des Darms eine Reifung durch. Im Darm erfolgt bei oraler Toleranz eine „Schaltung“ auf Aktivierung von Suppressorzellen und suppressiven Zytokinen wie z.B. TGF-β. Nach Milchgenuß der Mutter können auch in der Muttermilch Spuren von β-Laktoglobulin nachgewiesen werden. Dieser Aspekt wird als bedeutsam für die Toleranzentwicklung angesehen, kann aber selten auch als Sensibilisierungsquelle in Frage kommen. Über 4 Monate lang gestillte Kinder von Müttern mit hohen IgE-Spiegeln entwickeln später höhere IgE-Spiegel als kürzer oder gar nicht gestillte. Bei IgE-vermittelten Reaktionen kommt es genetisch fixiert nach dem Priming durch Fremdantigene zur Interaktion von Effektor-T-Zellen mit Mastzellen und Eosinophilen mit Mediatorfreisetzung und Aktivierung anderer Entzündungszellen (Typ I). Immunkomplexvermittelte allergische Reaktionen mit Komplementaktivierung sind beschrieben (Typ III). IgG-Antikörper gegen Kuhmilch bedeuten dabei nicht notwendigerweise eine Sensibilisierung, sondern sind Ausdruck einer gastrointestinalen Antigenexposition. Typ-IV-Reaktionen und vermehrte Produktion von Interferon-γ und anderen Zytokinen werden als Hauptmechanismen für die Entstehung eines Dünndarmmukosaschadens angenommen. Hier sind die Kenntnisse aber noch ebenso lückenhaft wie für die allergische Proktokolitis, bei der Eosinophile, nicht jedoch IgE-Antikörper im Mittelpunkt stehen.

Klinische Symptome. Meistens steht bei der KMA/KMPI eine Kombination von mindestens 2 Symptomen im Vordergrund. Man kann Sofortsymptome bei Anaphylaxie (Minuten/Stunden) von intermediären (Stunden/Tage) oder verzögerten Symptomen (Tage/Wochen) unterscheiden (Tabelle 107.1). Bei Gestillten stehen die atopische Dermatitis und blutig-schleimige Stühle bei gutem Gedeihen im Vordergrund. Nichtgestillte entwickeln neben atopischer Dermatitis und schwerwiegenderen blutigen Durchfällen v. a. eine Gedeihstörung infolge chronischer Durchfälle.

Diagnose. Bei der Vielfalt der Symptome und Krankheitsbilder wird deutlich. daß es nicht *einen* einzelnen sicheren diagnostischen Test geben kann (s. Tabelle 107.1). Entscheidend sind eine detaillierte Anamnese und die Reaktion auf Elimination und Provokation. Bei anaphylaktischen Reaktionen genügt die Anamnese, Provokationen verbieten sich. Bei einem nicht gestillten Kind mit Gedeihstörung sollte bei Verdacht auf KMPI nach einer Dünndarmbiopsie eine Belastung mit Kuhmilch erst nach dem 1. Geburtstag oder frühestens 6 Monate nach Kuhmilchelimination erfolgen. Die früher übliche Bestimmung der IgG-Antikörper gegen Kuhmilchproteine ist obsolet. Bei blutig-schleimigen Stühlen des meist voll gestillten Säuglings ist die entscheidende Frage, ob die Mutter regelmäßig etwas zu sich nimmt, was sonst nicht oder nicht in dem Maße Bestandteil ihrer eigenen Ernährung ist. Dabei ist nicht nur an Milchprodukte zu denken. Oft findet sich eine Eosinophilie im Differentialblutbild. Diagnostisch wegweisend ist die Rektosigmoidoskopie inklusive Histologie zur Erkennung einer allergischen Prok-

Tabelle 107.1. KMA/KMPI: mögliche klinische Symptomatik und wegweisende Diagnostik

Krankheitsbild	Häufigkeit [%]	Symptome	Diagnose	Therapie
Anaphylaxie	5–9	Innerhalb von Min./Std.: Lippenschwellung, Angioödem, Laryngospasmus, Urtikaria, Erbrechen, Durchfall, Asthma, Schock	Anamnese (cave Provokation)	Elimination
Atemwege	20–30	Rekurrierender Schnupfen, Giemen, Husten, Dyspnoe, Asthma (Min./Std.)	Anamnese IgE-RAST PRICK	Elimination Hochgradige Hydrolysate Aminosäurenmischungen Soja?
Hautmanifestationen	50–70	Ekzem, Urtikaria (Std./Tage/Wochen)	Anamnese IgE-RAST PRICK, Patch	Lokaltherapie Elimination
Gastrointestinale Manifestationen	50–60	Durchfall, Erbrechen (Tage/Wochen)	Anamnese Ungestillte Säuglinge Fokale Zottenatrophie	Elimination Hochgradige Hydrolysate Aminosäurenmischungen
		Blutig-schleimige Stühle (Tage/Wochen)	Anamnese Diät der Mutter Rektosigmoidoskopie Eosinophile Infiltrate	Elimination Hochgradige Hydrolysate Aminosäurenmischungen
		Ödeme, Durchfälle, intestinaler Eiweißverlust (selten)	Anamnese α-1-Antitrypsin im Stuhl Obere Endoskopie Eosinophile Infiltrate	Elimination Hochgradige Hydrolysate Steroide

tokolitis anhand eosinophiler Infiltrate. RAST-, PRICK- und Patch-Tests sind meist nicht hilfreich. Sie können dagegen Hinweise auf eine Atopie geben, wenn zu gastrointestinalen Symptomen wie Erbrechen, Durchfällen und seltener auch Koliken noch kutane wie atopische Dermatitis und Urtikaria oder selten respiratorische Manifestationen hinzutreten.

Differentialdiagnose. Bedeutsam sind bei gastrointestinalen Symptomen die Laktoseintoleranz infolge Laktasemangels, der gastroösophageale Reflux, andere Nahrungsmittelallergien inklusive Zöliakie, gastrointestinale Infektionen, Morbus Hirschsprung, Fehlbildungen des Gastrointestinaltraktes und psychosoziale Faktoren bis hin zum Münchhausen-by-proxy-Syndrom.

Therapie. Bei KMA/KMPI muß die Kuhmilchformula durch eine Aminosäurenmischung oder ein hochgradiges Hydrolysat ersetzt werden, insbesondere im Rahmen einer Allergie gegen multiple Nahrungsmittel. Teilhydrolysate sind nicht indiziert (Tabelle 107.2). In der Regel wird Kuhmilch während des 1. Lebensjahres komplett eliminiert und die Nahrung gegen Ende des 1. Halbjahres schrittweise mit definierter Beikost ergänzt (singuläre Nahrungsmittel wie Kartoffel, Karotte, Mondamin, Reis etc.). Zusätzliche Vitamine sind nicht erforderlich. Sojaprotein ist genauso allergen wie Kuhmilchprotein. Bei gestillten Kindern mit allergischer Kolitis muß u.U. detailliert in der Diät der Mutter nach dem Auslöser gefahndet, d.h. eliminiert und wieder eingeführt werden. Wenn eine Kuhmilchelimination keine Wirkung zeigt, sollte die Mutter Milchprodukte in Maßen (ca. 500 ml/Tag) wieder zu sich nehmen dürfen. Ein Abstillen ist nur sehr selten indiziert. Medikamente wie DNCG oder Ketotifen haben sich nicht bewährt. Bei eosinophiler Gastroenteritis sind systemische Gaben von Prednison oder anderen Immunsuppressiva erforderlich.

Prophylaxe. Hauptrisikofaktoren für die IgE-vermittelte KMA sind genetische, für die es keine Präventionsmöglichkeit gibt. In Langzeitstudien über 17 Jahre hat sich bislang lediglich ausschließliches Stillen während der ersten 6 Monate auch im Hinblick auf die später sehr häufig auftretenden respiratorischen Allergien bewährt. Unter exklusivem Stillen ohne initiales Zufüttern ist die KMA/KMPI mit 0,5% selten. Eliminationsdiäten haben sich während der Schwangerschaft nicht bewährt und sind während der Stillzeit zumindest umstritten, da damit wichtige Faktoren für die orale Toleranzentwicklung entfallen. Gesichert ist ferner die prophylaktische Wirkung einer verzögerten Einführung von definierter Beikost (>4. Monat). Die Fütterung von Hydrolysaten bei fehlender Muttermilch scheint Häufigkeit und Schweregrad allergischer Manifestationen (KMA/KMPI und atopische Dermatitis) während der ersten 6–12 Monate zu vermindern. Dieser Unterschied läßt sich auch noch nach 5 Jahren finden. Allerdings entwickeln im Langzeitverlauf bis 7 Jahre Risikokinder in gleicher Häufigkeit Allergien. Ob hochgradige Hydrolysate im Säuglingsalter bei fehlender Muttermilch einen Vorteil vor Teilhydrolysaten haben (Toleranz), ist noch nicht geklärt. Kinder von Müttern mit atopischer Dermatitis scheinen von hochgradigen Hydrolysaten zu profitieren. Schwedische Autoren fanden im Anschluß an eine Stillperiode bei Risikokindern Vorteile, wenn ein hochgradiges Hydrolysat im Vergleich zu einem Teilhydrolysat gefüttert wurde. Eine weitere prophylaktische Maßnahme ist die Schaffung einer nikotin-, milben- und haustierfreien Umgebung für Risikokinder.

Prognose. Der Verlauf ist unter Therapie günstig. Die Symptome sind meist nur von transienter Natur, eine Remission ist bei 50% der Patienten mit 1 Jahr zu beobachten, bei 75% mit 2 Jahren und bei 90% mit 3 Jahren. Besonders bei Atopikern mit hohen IgE-Antikörpern kommen Reaktionen auf weitere Nahrungsmittel und später auch auf Inhalationsantigene vor. Dies ist bei bis zu 50% dieser Kinder der Fall, bei ihnen ist eine Persistenz der KMA möglich.

Literatur

Bergmann RL, Niggemann B, Bergmann KE, Wahn U (1997) Primäre Ernährungsprävention atopischer Erkrankungen. Eine kritische Standortbestimmung. Monatsschr Kinderheilkd 145: 533–539

Tabelle 107.2. Liste der verfügbaren hypoallergenen Hydrolysatnahrungen. (Nach Bergmann et al. 1997)

Typ	Name	Quelle
Aminosäurenmischungen (Therapieformulae)	Neocate	Aminosäuren
	Pregomin AS	Aminosäuren
	Nutri-Junior	Aminosäuren
Hochgradige Hydrolysate (Therapieformulae)	Nutramigen/Pregestimil	Kasein
	Alfaré	Molke
	Pepti-Junior	Molke
	Pregomin	Soja/Schweinekollagen
	Alimentum	Kasein
	Nutrilon-Pepti	Molke
	Profylac/Hypolac	Molke
Teilhydrolysate (höhergradig hydrolysiert)	Hipp HA	Molke
	Aptamil HA 1 und 2	Molke/Kasein
Teilhydrolysate (mäßiggradig hydrolysiert)	Aletemil HA 1 und 2	Molke
	Beba HA 1 und 2	Molke
	Beba Start HA	Molke
	Humana HA 1 und 2	Molke
	Milumil HA 1 und 2	Molke

Fergusson DM, Horwood LJ, Shannon FT (1990) Early solid feeding and recurrent childhood eczema: a 10 year longitudinal study. Pediatrics 86: 541–546

Höst A (1994) Cow's milk protein allergy and intolerance in infancy. Pediatr Allergy Immunol (Suppl 5) 5: 5–36

Odze RD, Wershil BK, Leichtner AM, Antonioli DA (1995) Allergic colitis in infants. J Pediatr 126: 163–170

Saarinen U, Kajosaari M (1995) Breastfeeding as prophylaxis against atopic disease: prospective follow-up study until 17 years old. Lancet 346: 1065–1069

Sicherer SH, Noone SA, Koerner CB et al. (2001) Hypoallergenicity and efficacy of an amino acid-based formula in children with cow's milk and multiple food hypersensitivities. J Pediatr 138: 688–693

108 Angeborene Krankheiten des Gastrointestinaltraktes

M. J. Lentze

Ätiologie und Einteilung. Mit der rapiden Zunahme der Kenntnisse über die genetischen Ursachen von Krankheiten des Magen-Darm-Traktes werden immer häufiger angeborene Krankheiten, die bereits im Kindesalter auftreten, diagnostiziert, und ihre Zahl nimmt aufgrund der umfassenden Anwendung molekularbiologischer Methoden ständig zu. Vor diesem Hintergrund ist die vollständige Abhandlung dieser Krankheiten in einem Standardwerk der Pädiatrie schwierig, da sie beim Erscheinen bereits veraltet wäre. Neue Wege des unmittelbaren Wissenszugriffs auf neueste Erkenntnisse im Bereich genetischer Krankheiten sind notwendig und werden der Ärzteschaft v.a. über neue Medien zur Verfügung gestellt. Eines der potentesten Informationsmedien ist das World Wide Web, durch das ein Zugriff auf das sich immer schneller vermehrende Wissen möglich ist. Hier hat sich besonders die Online-Datenbank des National Institutes of Health und der National Library of Medicine mit der umfassendsten Datenbank OMIM (Online Mendelian Inheritance of Man) genetischer Krankheiten bewährt, die durch unmittelbare Ergänzung und Erneuerung der Datenbank der Informationsflut über angeborene Krankheiten gerecht wird. Im folgenden werden die derzeit bekannten genetischen Krankheiten des Gastrointestinaltraktes beschrieben. Sie lassen sich in 3 Kategorien einteilen:

- Krankheiten, deren genetische Mutation bekannt ist (Tabelle 108.1),
- Krankheiten, bei denen das verantwortliche Chromosom identifiziert wurde, das betroffene Gen aber noch nicht bekannt ist (Tabelle 108.2),
- Krankheiten, deren genetische Ursache noch nicht bekannt ist (Tabelle 108.3).

Allen Krankheitsbezeichnungen gemeinsam ist die zuständige OMIM-Nummer, mit deren Hilfe die klinische und genetische Entität in ausführlicher Beschreibung in der o.g. Datenbank im Internet abgerufen werden kann. Diese Art der Darstellung erleichtert es dem Leser, auch sehr seltene Krankheiten erwähnt zu finden und weiterführende Information zu gewinnen.

108.1 Störungen von Digestion, Hydrolyse, Absorption und Sekretion

Laktoseintoleranz

Der *kongenitale Laktasemangel* ist ein sehr seltenes, in Finnland vorkommendes, autosomal-rezessiv vererbtes Leiden mit wäßriger Diarrhöe in der Neonatalperiode unmittelbar nach Einführung von Muttermilch. Die Enzymaktivität der Laktase-Phlorizin-Hydrolase (LPH) in der Mukosa ist abwesend bei gleichzeitig erhaltener Struktur der Dünndarmmukosa und normaler Aktivität der Saccharase-Isomaltase. Die molekularbiologische Analyse der bekannten Exons, der Exon-Intron-Grenzen sowie der Promotorregion des Laktase-Gens auf dem Chromosom 2q21 zeigte jedoch keine Veränderungen. Eine Mutation, die zu Missense, Frameshift oder Veränderung des LPH-Proteins geführt hätte, konnte nicht gefunden werden.

Eine zweite Form der Laktoseintoleranz ist die *Hypolaktasie des Erwachsenen.* Bei 1/3 bis der Hälfte der Weltbevölkerung wird nach dem 3. Lebensjahr die Aktivität der Laktase wie bei allen anderen Säugetieren durch einen bislang nicht bekannten Mechanismus heruntergeregelt und führt bei den Betroffenen bei Zufuhr von Milch und laktosehaltigen Speisen zu wäßrigen Durchfällen mit Bauchkrämpfen. Nur Populationen, die traditionell früh eine Milchwirtschaft mit milchproduzierendem Herdenvieh entwickelt haben, weisen eine erhaltene Laktaseaktivität auf und stellen somit als sog. Laktase-Persisters die eigentliche genetische Variante dar. In Europa besteht ein Nord-Süd-Gefälle mit seltenem Vorkommen von Hypolaktasie in Skandinavien und häufigem Vorkommen in Südeuropa. In den deutschsprachigen Ländern ist mit einer Prävalenz von 15 % der Erwachsenen zu rechnen. Ein Defekt im Laktase-Gen konnte nicht gefunden werden, jedoch scheint bei einigen Individuen mit Hypolaktasie das posttranslationale Sorting des Laktase-Precursorproteins defekt zu sein.

Diagnose. Die Diagnose kann durch die Ernährungsanamnese und die anschließende Laktosebelastung mit H_2-Atemtest gestellt werden. Beweisend ist die erniedrigte Laktaseaktivität in der Dünndarmmukosa. Obwohl das Enzym nicht induzierbar ist, können betroffene Individuen aufgrund der erhöhten Fermentation der Laktose im Kolon mit der Zeit mehr Laktose vertragen.

Therapie. Hilfreich ist die Verminderung der Laktosezufuhr. Joghurt und Hartkäse werden besser vertragen als Vollmilch. Pharmazeutische Präparationen von Laktase in Kapseln sind vorhanden, ebenso laktosefreie Milch und Milchprodukte.

Saccharoseintoleranz

Bei Fehlen der Aktivität der Saccharase-Isomaltase (SI) durch eine Mutation im SI-Gen auf dem Chromosom

Tabelle 108.1. Gastrointestinale Krankheiten, deren genetische Mutation bekannt ist

Kategorie	Krankheit	Nummer der OMIM-Datenbank[a]
Digestion, Hydrolyse, Absorption und Sekretion		
Kohlenhydrate	Saccharase-Isomaltase-Mangel	222900
	Glukose-Galaktose-Malabsorption	182380
Aminosäuren	Zystinurie Typ 1	220100
Fett	Abetalipoproteinämie	200100
	Hypoalphalipoproteinämie	107680
	Hypobetalipoproteinämie	107730
Vitamine, Mineralsalze, andere und Kombinationen	Kongenitale Chloriddiarrhöe	214700
	Kongenitaler Transcobalamin-II-Mangel	275350
	Hereditäre Hypophosphatämie Typ II	307810
	Primäre Gallensäurenmalabsorption	601295
	Selektiver Vitamin-E-Mangel	277460
	Pearson-Syndrom	557000
	Zystische Fibrose	219700
	Menkes-Syndrom	309400
	Hereditäre Hämochromatose	235200
Motilitätsstörungen des Gastrointestinaltraktes	Coffin-Lowry-Syndrom	303600
	Kongenitales Versagen der autonomen Kontrolle	209880
	Muskeldystrophie Duchenne	310200
	Morbus Hirschsprung Typ I/II	142623/600155
	Myoneurogastrointestinale Enzephalopathie	550900
	Myotone Dystrophie Steinert-Batten	160900
	Morbus Wardenburg-Hirschsprung	277580
Gastrointestinale Polypose, Polypen und Neoplasien	Basalzellnävussyndrom	109400
	Morbus Cowden	158350
	Leiomymatose des Ösophagus und der Vulva mit Nephropathie	308940
	Familiäre adenomatöse Polypose des Kolons (Gardner-Syndrom)	175100
	Familiäre infiltrative Fibromatose	135290
	Hereditäres Kolonkarzinom ohne Polypose Typ I/II	114500/114400
	Muir-Torre-Syndrom	158320
	Multiple endokrine Neoplasie Typ I/IIb	131100/162300
	Turcot-Syndrom	276300
Gastrointestinale Blutungen	Familiäre Malformation der Darmvenen	600195
	Hämophilie A/B	306700/306900
	Morbus Osler-Weber-Rendu Typ I/II	187300/600376
	Wiskott-Aldrich-Syndrom	301000
	Hermansky-Pudlak-Syndrom	203300
	CDG-Syndrom Ib (Mannosephosphatisomerase-Mangel)	602579

[a] Die Nummern der OMIM-Datenbank sind mit der ersten Ziffer nach der Art der Vererbung geordnet: *1* autosomal-dominant; *2* autosomal-rezessiv; *3* X-chromosomal-rezessiv; *4* Y-chromosomal oder Phänotypen; *5* mitochondrial; *6* autosomale Loci oder Phänotypen.

3q25-q26 bei autosomal-rezessivem Erbgang wird Maltose schlecht hydrolysiert und Saccharose und Isomaltose gar nicht. Grund dafür ist ein Missorting des SI-Moleküls im Enterozyten wegen der durch die Mutation hervorgerufenen Störung der Proteinfaltung, die zu einer verstärkten intrazellulären Degradation des Proteins führt. Damit ist zu wenig aktives Enzym in der Bürstensaummembran vorhanden.

Klinische Symptome. Werden entsprechende Mengen dieser Zucker mit Früchten oder süßen Lebensmitteln eingenommen, führt dies zu wäßrigen Diarrhöen mit Bauchkrämpfen unmittelbar nach dem Verzehr. Eine Gedeihstörung liegt in der Regel nicht vor.

Diagnose. Die Diagnose wird gestellt durch Saccharosebelastung und H_2-Atemtest bzw. direkten Nachweis des Enzymmangels in der Dünndarmmukosa durch Messung der Aktivität in der Dünndarmbiopsie.

Therapie. Die Therapie besteht in der Elimination von Saccharose aus der Ernährung. Die gleichzeitige Einnahme von

Tabelle 108.2. Gastrointestinale Krankheiten, deren Lokalisation auf einem Chromosom bekannt ist

Kategorie	Krankheit	Nummer der OMIM-Datenbank[a]
Digestion, Hydrolyse, Absorption und Sekretion		
Kohlenhydrate	Fruktosemalabsorption	
	Kongenitaler Laktasemangel	223000
	Hypolaktasie des Erwachsenen	223100
	Trehalasemangel	275360
	Alphaamylasemangel	104650
Aminosäuren	Hartnup-Krankheit	234500
	Lysinurische Proteinintoleranz	222700
Fett	Pankreaslipasemangel	246600
Vitamine, Salze und andere	Kongenitaler Intrinsic-factor-Mangel	261000
	Kongenitale Natriumdiarrhöe	270420
	Kongenitale Vitamin-B_{12}-Malabsorption	261100
	Primäre Hypomagnesiämie	248250
	Kongenitaler Natrium-Wasserstoff-Exchanger-Mangel	182307
	Enterokinasemangel	226200
Motilitätsstörungen des Gastrointestinaltraktes	Okulopharyngeale Muskeldystrophie	164300
	Riley-Day-Syndrom	223900
	Triple-A-Syndrom	231550
	X-chromosomale intestinale neuronale Dysplasie	300048
Krankheiten der Darmschleimhaut	Kuhmilchallergie	147050
	Zöliakie	212550
	Morbus Crohn	266600
	Colitis ulcerosa	191390
	CDG-(carbohydrate-deficient glycoprotein)Syndrom Typ Ia	212065
	Dihydropyrimidasemangel	222748
Gastrointestinale Polypose, Polypen und Neoplasien	Juvenile Polyposis coli	174900
	Mischerbiges Polyposissyndrom	601228
	Peutz-Jeghers-Syndrom	175200
	Tylosis mit Ösophaguskarzinom	148500
Gastrointestinale Blutungen	Familiäre kutane Amyloidose	301220
	Noonan-Syndrom	163950
	Thromboxan-Synthetase-Mangel	274180

[a] Die Nummern der OMIM-Datenbank sind mit der ersten Ziffer nach der Art der Vererbung geordnet: *1* autosomal-dominant; *2* autosomal-rezessiv; *3* X-chromosomal-rezessiv; *4* Y-chromosomal oder Phänotypen; *5* mitochondrial; *6* autosomale Loci oder Phänotypen.

Präparaten mit Saccharomyces cerevisiae hilft, die mit der Nahrung eingenommene Saccharose zu verdauen.

Glukose-Galaktose-Malabsorption

Die Aufnahme von Glukose über die intestinale Epithelzelle wird durch den in der apikalen Membran der Zelle gelegenen natriumabhängigen Glukosetransporter (SGLT1) bewerkstelligt (s. Abb. 105.2). Ist der Transporter durch eine genetische Mutation defekt, kommt es zu lebensbedrohlichen wäßrigen Durchfällen in der postpartalen Periode nach Genuß von Milch, die Glukose in Form von Laktose oder Glukosepolymeren enthält. Bislang wurden bei diesem autosomal-rezessiven Leiden 33 Mutationen des SGLT1-Gens auf dem Chromosom 22q13.1 beschrieben.

Diagnose. Die Diagnose wird durch die Elimination von glukosehaltiger Nahrung sowie durch die Glukosebelastung mit H_2-Atemtest gestellt. Die Struktur der Dünndarmmukosa ist normal.

Therapie. Die Therapie besteht in der Gabe von kohlenhydratfreien Milchformula, die mit 1–5% Fruktose angereichert werden können. Entsprechende kohlenhydratfreie Formula sind kommerziell erhältlich.

Fruktosemalabsorption

Die Aufnahme von Fruktose erfolgt durch erleichterten Transport mit Hilfe des Glukosetransporters 5 (GLUT5), der wie SGLT1 in der apikalen Membran des Enterozyten liegt (s. Abb. 105.2). Die seltene autosomal-rezessive Fruktosemalabsorption soll in einem Mangel an GLUT5 liegen bzw. durch Mutationen desselben hervorgerufen werden. In molekulargenetischen Untersuchungen konnte aber bislang keine Mutation im Gen des GLUT5 gefunden werden. Ähnlich wie beim SI-Mangel kommt es bei den betroffenen Kindern und Erwachsenen nach dem Genuß von Fruktose zu wäßrigen Durchfällen. Die Fruktose wird meist in Form von Säften (Apfelsaftdiarrhöe) oder fruktosehaltigen Früchten aufgenommen.

Tabelle 108.3. Gastrointestinale Krankheiten, deren genetische Ursache noch nicht bekannt ist

Kategorie	Krankheit	Nummer der OMIM-Datenbank[a]
Digestion, Hydrolyse, Absorption und Sekretion		
Kohlenhydrate	Maltase-Glukoamylase-Mangel	154360
	Satoyoshi-Syndrom	600705
Aminosäuren	Blue-diaper-Syndrom	211000
	Dibasische Aminoacidurie I	222700
	Lysinmalabsorptionssyndrom	247950
	Methioninmalabsorption	250900
	Intestinales Eiweißverlustsyndrom	226300
	Kongenitale intestinale Lymphangiektasie	152800
	Zottenödem und Enteropathie	600351
Fett	Morbus Anderson	246700
	Kombinierter Lipasemangel	446650
Vitamine, Salze und andere	Acrodermatitis enteropathica	201100
	Kongenitale Folsäuremalabsorption	229050
	Kongenitale Eisenmalabsorption	206200
	Mangel des secretory piece des IgA	269650
Motilitätsstörungen des Gastrointestinaltraktes	ABCD-Syndrom	600501
	Familiäre progressive Sklerodermie	181750
	Familiäre viszerale Myopathie Typ I, II, III	155310
	Familiäre viszerale Myopathie mit externer Ophthalmoplegie	277320
	Groll-Hirschowitz-Syndrom	221400
	Morbus Hirschsprung Typ III	600156
	Ichthyosis-follicularis-Atrichie-Photophobie-Syndrom	308205
	Myopathie des Sphinkter internus ani	105565
	Colon irritabile	
	Megazystis-Mikrokolon-Hypoperistaltik-Syndrom	249210
	Myoneurogastrointestinales Enzephalopathiesyndrom	550900
	Neuronale intestinale Dysplasie Typ A/B	243180/601223
	Partieller Balkenmangel	304100
	Prune-Belly-Syndrom	100100
Gastrointestinale Polypose, Polypen und Neoplasien	Barrett-Ösophagus	109350
	Generalisierte juvenile Polyposis mit pulmonalen arteriovenösen Malformationen	175050
	Neurofibromatose-Phäochromozytom-Duodenales-Karzinoid-Syndrom	162240
	Polypose des Magens ohne Kolonpolypose	175505
Gastrointestinale Blutungen	Blue-rubber-bleb-naevus-Syndrom	112200
	Hereditäres neurokutanes Angiom	106070
	Pseudoxanthoma elasticum	264800
	Thrombozytopenie mit Radiusaplasie	274000
	Vaskuläre Hyalinose	277175
Andere Krankheiten des Gastrointestinaltraktes	Kongenitale Mikrovillusatrophie	251850
	Kongenitaler insulinpflichtiger Diabetes mellitus mit sekretorischer Diarrhöe	304790
	Familiäre Riesenfalten im Magen (Morbus Ménétrier)	137280
	Pachydermoperiostosis	167100
	X-chromosomale Autoimmunenteropathie mit Polyendokrinopathie	304930

[a] Die Nummern der OMIM-Datenbank sind mit der ersten Ziffer nach der Art der Vererbung geordnet: *1* autosomal-dominant; *2* autosomal-rezessiv; *3* X-chromosomal-rezessiv; *4* Y-chromosomal oder Phänotypen; *5* mitochondrial; *6* autosomale Loci oder Phänotypen.

Diagnose. Hinweise auf die Fruktosemalabsorption gibt die Ernährungsanamnese bzw. die Frage nach der Art der getrunkenen Flüssigkeiten. Die Diagnose erfolgt durch eine Fruktosebelastung mit H_2-Atemtest.

Therapie. Therapeutisch hilfreich ist die Reduktion bzw. die Elimination von Fruktose aus der Ernährung bzw. die Kombination mit saccharose- oder glukosehaltigen Früchten oder Säften.

Trehalasemangel

Die Aktivität des intestinalen Bürstensaumenzyms Trehalase ist vermindert oder fehlt. Damit wird das Disaccharid Trehalose, das in Pilzen vorkommt, nicht gespalten und führt bei Betroffenen zu Durchfällen nach Pilzgenuß. Die Rolle der Trehalase beim Menschen ist unklar, da Trehalose außer in Pilzen nur in Insekten vorkommt. Es wird spekuliert, daß es sich um ein evolutionär „altes" Enzym handelt, welches eine Bedeutung für den Menschen der Vorzeit hatte, in der die Nahrungsquelle auch aus Insekten bestand.

Enterokinase-(Enteropeptidase-)Mangel

Enterokinase ist ein Enzym der Bürstensaummembran des Duodenums, das verantwortlich ist für die Spaltung des proteolytischen Proenzyms Trypsinogen in Trypsin, welches seinerseits die anderen Proenzyme Chymotrypsinogen, Proelastase und Procarboxypeptidase aktiviert. Es ist auf Chromosom 21q21 lokalisiert. Eine Mutation im Gen wurde bereits nachgewiesen. Domänen des Enzyms zeigen Homologien zum LDL-Rezeptor, zum Komplement C1r, zur Metalloproteinase Meprin und zum Makrophagen-Scavenger-Rezeptor MSR1. Die leichte Kette der Enterokinase ist homolog zur trypsinähnlichen Serinproteinase 7. Sekundäre Defekte des Enzyms bei kongenitaler exokriner Pankreasinsuffizienz anderer Ursache sind beschrieben.

Klinische Symptome. Bei kongenitalem Mangel kommt es nach der Geburt zu lebensbedrohlichen profusen Durchfällen, kombiniert mit Gedeihstörung, Anämie und Hypoproteinämie.

Diagnose. Die Diagnose wird durch die Bestimmung der Enterokinaseaktivität in der Dünndarmmukosa gestellt.

Therapie. Hilfreich ist eine Ernährung mit Elementar- oder Semielementardiät sowie die Gabe von Pankreasenzymen wie bei exokriner Pankreasinsuffizienz.

Kongenitale Chloriddiarrhöe

Diese autosomal-rezessive Krankheit tritt bereits pränatal auf, ist gekennzeichnet durch schwere, profus wäßrige Durchfälle mit Gedeihstörung nach der Geburt und kommt hauptsächlich in Finnland vor. Ursache ist eine Störung des DRA-Chloridtransporters, der in unmittelbarer Nachbarschaft des CFTR auf dem Chromosom 7q22-q31 liegt. Mutationen des DRA-Gens wurden bei finnischen Patienten mit dieser Krankheit gefunden. Der DRA-Chloridtransporter ist verantwortlich für den Austausch von Na^+ und HCO_3^- im Darmlumen.

Klinische Symptome. Es kommt zu einem schweren Chlorid- und Flüssigkeitsverlust im Stuhl. Neben einem Polyhydramnion fallen bereits pränatal prall mit Flüssigkeit gefüllte Darmschlingen auf, sie können auch postnatal mittels Ultraschalluntersuchungen beobachtet werden. Die Ultraschallbilder geben manchmal Anlaß zur Verwechslung mit einem mechanischen Ileus.

Diagnose. Im Blut kommt es zu einer Hypochlorämie mit metabolischer Alkalose. Es finden sich saure Stühle mit sehr hoher Cl^--Konzentration.

Therapie. Die schwere sekretorische Diarrhöe kann durch die orale oder parenterale Gabe von NaCl und KCl ausgeglichen werden. Eine totale parenterale Ernährung ist in der Regel für lange Zeit notwendig.

Prognose. Die Prognose ist bei adäquatem Ausgleich der Verluste gut, die Kinder wachsen und entwickeln sich normal. Daher ist ein Schwangerschaftsabbruch bei pränataler Diagnose nicht notwendig.

Kongenitale Natriumdiarrhöe

Die kongenitale Natriumdiarrhöe beinhaltet einen Defekt in der Natriumabsorption im Darm, die durch 3 verschiedene Mechanismen vermittelt wird: die ungekoppelte Absorption, die mit anderen in Lösung befindlichen Stoffen und die 1:1 mit Chlorid gekoppelte Absorption. Bei einer Form dieser kongenitalen Diarrhöe ist der Na^+-H^+-Exchanger gestört.

Diagnose. Ähnlich wie bei der kongenitalen Chloriddiarrhöe kommt es zu einem Polyhydramnion und stark mit Flüssigkeit angefüllten Darmschlingen. Die urinähnlichen Entleerungen aus dem Darm enthalten Na^+-Konzentrationen bis 145 mmol/l. Im Gegensatz zur kongenitalen Chloriddiarrhöe ist die Chloridkonzentration im Stuhl niedriger als die Natriumkonzentration, und der Stuhl ist alkalisch.

Therapie. Die Therapie besteht in der oralen Gabe von Natriumzitrat und Glukose-Elektrolyt-Lösungen. Ein normales Wachstum der Kinder bei weiterbestehender sekretorischer Diarrhöe wird so gewährleistet.

Kongenitale Hypomagnesiämie

Dieses autosomal-rezessive Leiden ist bedingt durch eine Malabsorption von Magnesium im Darm. Bei betroffenen Patienten wurde eine auf 15 % erniedrigte Mg^+-Absorption gemessen. Normal ist eine 50- bis 60 %ige Absorption der oral zugeführten Mg^+-Menge. Jungen sind 2mal häufiger betroffen als Mädchen.

Klinische Symptome. Einige Tage nach der Geburt kommt es zu schwerer Hypomagnesiämie und Hypokalzämie, die zu schweren, nicht durch Kalzium oder Vitamin D beherrschbaren tetanischen Krämpfen führen. Manche Patienten haben vor Beginn der Magnesiumtherapie dünne Stühle, Ödeme und eine eiweißverlierende Enteropathie.

Diagnose. Die Diagnose erfolgt durch die erniedrigte Konzentration von Magnesium (weit unter 1 mmol/l) und Kalzium (< 3,5 mEq/l im Serum). Das Serumphosphat ist variabel, die Kaliumkonzentration normal. Die Dünndarmmukosa ist strukturell normal, die Absorption von anderen Nahrungsstoffen wie Glukose, Fett und Vitaminen ist nicht gestört.

Therapie. Initial sind Gaben von intramuskulärem Magnesiumsulfat (0,4 mmol/kg KG/Tag) mit oralem Kalziumglukonat (13 mmol/kg KG/Tag), Vitamin D3 (40 000 IE/Tag) und Phenytoin (7,5 mg/kg KG/Tag) notwendig. Anschließend müssen große Mengen von Magnesium (10–20 g Magnesiumdizitrat/Tag) oral zugeführt werden, um die Verluste auszugleichen. Die Prognose ist eher schlecht. Einige Patienten sind vor dem 20. Lebensjahr gestorben.

Primäre Gallensäurenmalabsorption

Hierbei handelt es sich um eine seltene autosomal-rezessive Störung der Gallensäurenabsorption im Ileum. Verantwortlich ist ein Defekt im Gallensäurentransporter SLC10A2 auf dem Chromosom 13q33. Es konnten 4 verschiedene Missense-Mutationen im SLC10A2-Transporter identifiziert werden.

Klinische Symptome. Kurz nach der Geburt kommt es zu persistierenden schweren Durchfällen mit einem Verlust von Gallensäuren im Stuhl von über 900 mg/m²/Tag, begleitet von Hepatomegalie, Gedeihstörung, Anasarka und Windeldermatitis.

Diagnose. Die Diagnose erfolgt durch den Nachweis von erhöhter Gallensäurenkonzentration im Stuhl, erniedrigtem LDL-Cholesterin im Plasma, manchmal kombiniert mit erhöhten Serumautoantikörpern, zirkulierenden Immunkomplexen und erniedrigtem Komplement im Plasma.

Therapie. Erforderlich ist die Reduktion von langkettigen Fettsäuren in der Nahrung und der Ersatz durch MCT-Fette. Die Supplementierung von Zink führt zur Verminderung der Durchfälle, zu erhöhter Fettabsorption und zu verbessertem Ernährungsstatus.

Acrodermatitis enteropathica

Hierbei handelt sich um eine autosomal-rezessiv vererbte Malabsorption von Zink im Darm. Mädchen sind etwas häufiger betroffen als Jungen. Die Zinkaufnahme im Darm ist selektiv gestört, und es entsteht ein Zinkmangel.

Klinische Symptome. Nach dem Abstillen von der Muttermilch kommt es bei Säuglingen zu Hautveränderungen mit bullösen Hautablösungen und nachfolgender Erythrodermie, die gewöhnlich um den Mund, an Händen und Füßen sowie im Genital- und Analbereich beginnt und sich dann auf andere Hautareale ausbreitet (Abb. 108.1). Die Hautveränderungen gehen mit Haarverlust, Paronychien und schweren Durchfällen einher. Die Kinder sind lethargisch, anorektisch und neigen zu Infektionen, insbesondere zu Candida-Infektionen der Haut. Konjunktivitis, Photophobie und Glossitis sind ebenfalls vorhanden.

Diagnose. Die Diagnose erfolgt durch stark erniedrigte Zinkspiegel im Plasma (<6 mmol/l). Die Urinzinkausscheidung ist ebenfalls erniedrigt.

Therapie. Die Therapie besteht in der hochdosierten oralen Gabe von Zink (2 mg/kgKG/Tag) als Zinksalz (Zinkaspartat), welches die Symptome bis auf die Nagelveränderungen vollständig zum Verschwinden bringt. Während der Zinktherapie ist die Kupferkonzentration im Plasma zu überwachen, da die Zinkabsorption diejenige von Kupfer beeinträchtigt. Besonders sorgfältige Überwachung ist geboten bei betroffenen Frauen im gebärfähigen Alter; im Falle einer Schwangerschaft kommt es bei ungenügendem Zinkersatz zu vermehrten Mißbildungen der Kinder.

Menkes-Syndrom

Beim Menkes-Syndrom (kinky hair syndrome) handelt es sich um eine X-chromosomal vererbte kongenital auftretende Krankheit, der eine intrazelluläre Transportstörung in den Enterozyten des Dünndarms zugrunde liegt, die zum Kupfermangel im Körper führt. Nach Aufnahme von Kupfer in die intestinalen Enterozyten kommt es zu einer starken Kupferakkumulation in den Zellen. Das Kupfer wird nicht weitertransportiert. Dies hat Auswirkungen auf die kupferabhängigen Enzymsysteme, insbesondere auf die Tyrosinase in der Haut, die Lysyloxidase in Bindegewebe und Gefäßen, die Dopamin-β-Hydroxylase, die Cytochromoxydase und die Superoxyddismutase im ZNS.

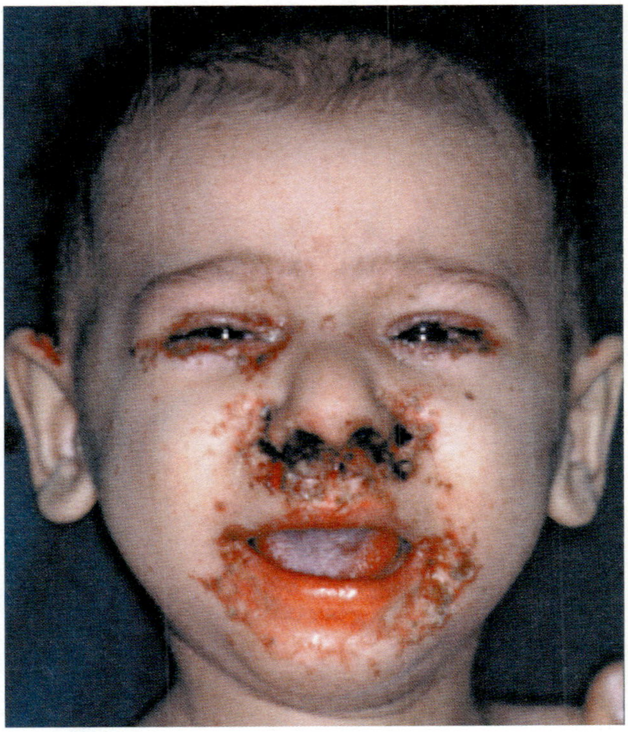

Abb. 108.1. Acrodermatitis enteropathica

Klinische Symptome. Die typischen Symptome dieser Krankheit sind abnorme Haare (kinky hair), Hypopigmentationen der Haut, progressive zerebrale Degeneration, Knochenveränderungen, Ruptur von arteriellen Gefäßen, Thrombose und Hypothermie. Die Haare selbst sind ineinander verwickelt, matt und von grauer bzw. elfenbeinartiger Farbe. Das Gesicht fällt auf durch die ebenfalls betroffenen Augenbrauen und leichten Hängebacken, was bereits bei Neugeborenen bemerkt wird, selbst wenn sie noch keine Kopfhaare haben. Gastrointestinale Symptome sind Erbrechen und Durchfall, manchmal mit eiweißverlierender Enteropathie. Konduktorinnen können Depigmentationen der Haut und Haarveränderungen (Pili torti) aufweisen.

Diagnose. Die Diagnose erfolgt durch die stark erniedrigten Kupfer- und Coeruloplasminspiegel im Serum. Der Kupfergehalt der Leber ist stark erniedrigt, derjenige der Dünndarmmukosa stark erhöht.

Therapie. Die orale Kupferaufnahme ist trotz hoher Gaben vermindert. Die parenterale Zufuhr von Kupfer (600 ng/kg

Tabelle 108.4. Formen der Polypose im Kindesalter

	Isolierter juveniler Polyp	Juvenile Polyposis coli	Generalisierte juvenile Polypose	Familiäre Polyposis coli	Gardner-Syndrom	Turcot-Syndrom	Peutz-Jeghers-Syndrom	Cowden-Syndrom	Cronkhite-Canada-Syndrom
Polypentyp	Entzündlich	Entzündlich	Entzündlich ±Adenomatös	Adenomatös	Adenomatös	Adenomatös	Hamartös	Hamartös	Entzündlich
Lokalisation	Kolon	Kolon	Ösophagus, Magen, Dünndarm, Kolon	Kolon, Magen	Kolon, Magen, Duodenum	Kolon	Kolon, Magen, Dünndarm, Nase, Bronchien, Harntrakt	Ösophagus, Magen, Dünndarm, Kolon	Ösophagus, Magen, Dünndarm, Kolon
Vererbungsmodus	–	Autosomal-dominant	Autosomal-dominant	Autosomal-dominant	Autosomal-dominant	Autosomal-rezessiv	Autosomal-dominant	Autosomal-dominant	–
Bei Geburt vorhanden	–	+	+	±	±	±	+	+	+
Risiko zur malignen Entartung	–	Möglich	Möglich	Hoch i. Kolon	Hoch i. Kolon, Duodenum, Schilddrüse, NNR	Hoch i. Kolon, Schilddrüse	2–3% i. Duodenum	Brust und Schilddrüse	15% i.m GI-Trakt bei Erwachsenen
Extraintestinale Manifestationen	–	–	–	–	Osteome des Schädels, des Unterkiefers, Fibrome, abnorme Dentition, lymphoide Polypen, Dermoidzysten, mesenteriale Fibromatose, Lipome, Desmoidtumoren	Ovarialtumoren, Leberzysten, papilläre Adenokarzinome	Kongenitale Mißbildungen, Schilddrüsentumoren, Hypertrophie der Brust, Mammakarzinom	Alopezie, Onychodystrophie, Hyperpigmentationen	
Assoziierte Krankheiten	–	Malrotation, Hexadaktylie, Retentio testis, mesenteriale Lymphangiome, Amyotonia congenita, Hydrozephalus, Hypertelorismus	Pulmonale arteriovenöse Malformationen	Hepatoblastom, AML h-	Periampulläre Karzinome, Gallengangkarzinom, papilläre Schilddrüsenkarzinome, kongenitale Hypertrophie des Pigmentepithels der Retina	Hirntumoren	Melanotische Pigmentation von Lippen, Gaumen, Mukosa, Haut	Orokutane Hamartome, pulmonale Hamartome	
Betroffenes Gen				APC			VAV? KOX6?	PTEN	

KG/Woche) normalisiert den Kupferspiegel im Serum, hat aber keinen Einfluß auf die Progressivität der Krankheit. Eine wirksame Therapie existiert bislang nicht.

108.2 Motilitätsstörungen des Gastrointestinaltraktes

Bei den angeborenen Motilitätsstörungen des Gastrointestinaltraktes handelt es sich um eine Gruppe von Krankheiten mit sehr heterogenen genetischen Ursachen. Klinik, Diagnose und Therapie dieser Krankheiten sind an anderer Stelle ausführlich beschrieben (s. Kap. 112). Interessant ist die genetische Verknüpfung mit anderen Krankheiten, die im Zuge der neuesten molekulargenetischen Forschung entdeckt wurde. So sind beim Morbus Hirschsprung verschiedene Genprodukte betroffen: rearranged during transfection (RET), glial cell line-derived neurotrophic factor (GNDF), endothelin-B receptor (Ednrb) und endothelin-3 (Edn-3). Bei Patienten mit Morbus Hirschsprung und Wardenburg-Syndrom Typ 2 wurde eine Mutation im Edn-3-Gen gefunden. Ebenso konnte beim zentralen Hypoventilationssyndrom (OMIM 209880), welches mit Morbus Hirschsprung vorkommt, bei einem Patienten eine heterozygote Frameshift-Mutation im Edn-3-Gen gefunden werden. Mutationen, meist Missense-Mutationen, im RET-Gen sowie im GNDF-Gen konnten bei Patienten mit Morbus Hirschsprung nachgewiesen werden.

Läßt sich klären, in welcher Weise sich die genannten Gene untereinander beeinflussen, so wird dies zu einem besseren Verständnis der Genotyp-Phänotyp-Beziehung führen.

108.3 Gastrointestinale Polypose, Polypen und Neoplasien

Intestinale Polypen mit Polypose kommen im Kindes-und Jugendalter in verschiedenen Formen vor, werden mit Ausnahme der isolierten juvenilen Polypen, des Cronkhite-Canada-Syndroms und des autosomal-rezessiv vererbten Turcot-Syndroms autosomal-dominant vererbt und haben ein unterschiedliches Potential zur maligen Entartung. Bei einigen dieser Krankheiten sind die verantwortlichen Gene bekannt, so daß eine molekulargenetische Untersuchung zur Verfügung steht. Die molekulargenetischen Untersuchungen haben bei einigen der mit Polypen und Neoplasien verknüpften Krankheiten Verwandtschaften aufgezeigt, die bis vor einigen Jahren nicht bekannt waren (s. Tabellen 108.1–108.3).

Klinische Symptome. Bei 90 % aller Kinder mit Polypen finden sich schmerzlose rektale Blutungen. Andere Symptome sind Prolaps des Polypen durch den Anus, analer Pruritus, Schmerzen nach der Defäkation, schleimige Stühle, Durchfall, Verstopfung und Bauchschmerzen. Isolierte entzündliche oder juvenile Polypen kommen im Durchschnitt am häufigsten um das 2. bis 5. Lebensjahr vor. Jungen sind häufiger betroffen als Mädchen. Die Polypen finden sich zu 60 % proximal des Rektosigmoids, 50 % der Kinder haben mehr als einen Polypen. Adematöse Veränderungen im Polypen weisen auf eine generalisierte Polypose hin. Tabelle 108.4 enthält eine Übersicht über die im Kindesalter vorkommenden Formen der Polypose.

Diagnose. Die Diagnose wird durch eine Rektosigmoideoskopie gestellt, mit anschließender Polypektomie und histologischer Klassifikation des Polypen. Bei entzündlichen Polypen erübrigt sich eine weitergehende Diagnostik.

Therapie. Bei adenomatösen Polypen bzw. bei familiärer adenomatöser Polypose (FAP) besteht das Risiko der maligen Entartung, und eine Kolektomie mit Durchzugsoperation ist in der Regel vor dem Adoleszentenalter notwendig. Bei gleichzeitig aufgetretenen Magenpolypen bei FAP ist das therapeutische Vorgehen uneinheitlich, aber Entartungen der Polypen im oberen Magen-Darm-Trakt kommen vor. Mädchen haben bei FAP ein höheres Risiko für eine maligne Entartung als Jungen. Bei Peutz-Jeghers-Syndrom können größere Polypen, die das Lumen verlegen, endoskopisch entfernt werden, v. a. wenn es sich um große Polypen im oberen Gastrointestinaltrakt handelt.

Literatur

Holmberg C (1986) Congenital chloride diarrhea. Clin Gastroenterol 15: 583–602
Martin MG (1998) The biology of inherited disorders of the gastrointestinal tract. Part 1: gastrointestinal disorders. J Pediatr Gastroenterol Nutr 26: 321–335
Martin MG, Turk E, Lostao MP, Kerner C, Wright EM (1996) Defects in Na^+/glucose cotransporter (SGLT1) trafficking and function cause glucose-galactose malabsorption. Nat Genet 12: 216–220
Milla PJ, Aggett PJ, Wolff OH, Harries JT (1979) Studies in primary hypomagnesaemia: evidence for defective carrier-mediated small intestinal transport of magnesium. Gut 20: 1028–1033
Online Mendelian Inheritance of Man (OMIM) Datenbank des NIH und NLM. http:// www. ncbi. nlm. nih. gov/OMIM/
Poggi V, Sebastio G (1991) Molecular analysis of the lactase gene in the congenital lactase deficiency. Am J Hum Genet 49 (suppl): 105
Sterchi EE, Mills PR, Fransen JAM et al. (1990) Biogenesis of intestinal lactase-phlorizin hydrolase in adults with lactose intolerance. Evidence for reduced biosynthesis and slowed-down maturation of enterocytes. J Clin Invest 86: 1329–1337
Treem WR (1995) Congenital sucrase-isomaltase deficiency. J Pediatr Gastroenterol Nutr 21: 1–14
Wong MH (1995) Identification of a mutation in the ileal sodium-dependent bile acid transporter gene that abolishes transport activity. J Biol Chem 270: 27228–27234

109 Kurzdarmsyndrom

W. Nützenadel

Definition. Das Kurzdarmsyndrom führt zu Malabsorption mit Unterernährung und Diarrhöe. Betroffen sind Patienten nach Darmresektion, selten ist das kongenitale Kurzdarmsyndrom.

Pathogenese. Der durch die Resektion entstehende Funktionsverlust kann in Abhängigkeit vom Ausmaß resezierter Segmente erheblich variieren. Die Kenntnisse der anatomischen und physiologischen Bedingungen erlauben eine grobe Einschätzung auftretender klinischer Probleme. Die größte resorptive und enzymatische Kapazität besitzt das Jejunum, dafür zeigt die Ileumschleimhaut – zumindest im Tierversuch – eine sehr gute Adaptationsfähigkeit an die Jejunumfunktionen. Kohlenhydrate, Eisen, Folsäure und zahlreiche Vitamine werden vorwiegend im proximalen Jejunum, Fette und Aminosäuren eher in den mittleren Darmabschnitten, Gallensäuren und Vitamin B_{12} ausschließlich im proximalen Ileum resorbiert. Von großer Bedeutung ist die hohe funktionelle Reservekapazität des Darms, die individuell eine Reduktion des Restdarms auf 15–20 % ohne wesentliche klinische Probleme erlaubt. Wegen des hohen Nahrungsbedarfs und der morphologischen wie funktionellen Unreife des Darms sind umfangreiche Resektionen im Säuglingsalter eher problematisch. Es kann aber davon ausgegangen werden, daß bei 60–90 cm Restdarm nach Resektion eine orale Ernährung erreichbar ist, auch bei einer Restlänge von 20–25 cm ist die Prognose nicht absolut ungünstig.

Der Prozeß der Anpassung intestinaler Funktionen nach Resektion wird v. a. durch intraluminale Nährstoffe gefördert, möglicherweise auch durch Prolamin und Glutamin, durch intestinale Hormone, durch Wachstumsfaktoren wie IGF und EGF sowie durch Galle- und Pankreassekrete. Der Funktionszuwachs vollzieht sich wahrscheinlich als Folge morphologischer und funktioneller Veränderungen der verbliebenen Dünndarmmukosa und durch das Längenwachstums des Darms zusammen mit der somatischen Entwicklung.

Klinische Symptome. Die postoperativen klinischen Symptome und Komplikationen, das Ausmaß der Malabsorption und Diarrhöe, das Auftreten spezifischer Mangelsymptome und die Geschwindigkeit der Adaptation werden von zahlreichen

Faktoren bestimmt: Ileum- oder Jejunumresektion, erhaltene Bauhin-Klappe und/oder intakter Kolon, bestehende Fisteln oder Stenosen, Ernährungsstatus vor Resektion und assoziierte Anomalien.

Diagnose. Die Diagnose wird bei angeborenem Kurzdarm durch eine Röntgenuntersuchung des Dünndarms gestellt, bei erworbenem Kurzdarm ergibt sie sich aus dem postoperativen Befund mit den verbliebenen Darmabschnitten. Folgende Krankheitsbilder führen häufig zu ausgedehnten Darmresektionen:

- Dünndarmatresie,
- Dünndarmvolvulus,
- nekrotisierende Enterokolitis,
- Omphalozele, Gastroschisis mit Volvulus,
- Mekoniumileus,
- intestinale, myopathische oder neuropathische Pseudoobstruktion,
- Morbus Crohn,
- traumatischer Mesenterialwurzelabriß.

Daraus wird ersichtlich, daß die meisten Patienten Säuglinge oder Früh- und Neugeborene sind.

Therapie. Wegen der Bedeutung intraluminaler Nährstoffe für intestinale Funktionen und ihre Adaptation sollte die vollständige parenterale Ernährung auch in der frühen postoperativen Phase durch die Gabe kleiner Mengen oraler Nahrung ergänzt werden. Meist werden der Nahrung Proteinhydrolysate mit komplexen Kohlenhydraten, geringen Mengen an Monosacchariden und einer Mischung aus mittel- und langkettigen Triglyzeriden in einer Konzentration von 0,2–0,4 Kalorien/ml zugegeben. Eine schrittweise Steigerung der qualitativen und quantitativen oralen Nahrungszufuhr sollte versucht werden; dies erlaubt bei ungestörter Längen- und Gewichtsentwicklung eine Reduktion der parenteralen Ernährung.

Bei der Betreuung der Patienten können sich zahlreiche Probleme ergeben. Erbrechen läßt sich nach Ausschluß einer Obstruktion häufig nur durch eine kontinuierliche duodenale Ernährung verhindern. Eine bakterielle Besiedlung des Dünndarms – besonders bei fehlender Bauhin-Klappe und Vorliegen von Stenosen und Motilitätsstörungen – verstärkt Malabsorption und Diarrhöe. Eine Therapie mit Antibiotika ist nicht immer erfolgreich. Die Gallensäuremalabsorption verstärkt Diarrhöe und Wasserverluste, Gallensäurebinder wie Cholestyramin können therapeutisch eingesetzt werden. Das Vorliegen eines Ileo- oder Kolostomas führt zu erhöhtem Wasser- und Salzbedarf. Die parenterale Ernährung per se beinhaltet zahlreiche Komplikationen wie Sepsis, Thrombosen, Osteopathie, unzureichende somatische Entwicklung, Gallensteine, Nierensteine und die Entwicklung einer Hepatopathie mit Zirrhose.

Die chirurgischen Therapiemöglichkeiten umfassen die Beseitigung von Stenosen und Fisteln sowie die Wiederherstellung einer operativ unterbrochenen Darmkontinuität. Die Konstruktion antiperistaltischer Segmente für eine längere Verweildauer der Nahrung ist wegen der fehlenden Effektivität aufgegeben worden. Verlängerungsoperationen durch Trennung des Darms und Konstruktion zweier neuer Darmsegmente sind für ausgewählte Patienten sicher möglich, die Erfolge dieses Verfahrens werden unterschiedlich beurteilt. Die Dünndarmtransplantation ist eine noch eher experimentelle Therapie, aber auch eine mögliche Option.

Prognose. In größeren Serien sind etwa 70–80% der Patienten innerhalb von 30–48 Monaten voll oral ernährbar. Danach werden die Aussichten für eine vollständige Adaptation deutlich schlechter. Eine diätetische Anpassung mit niedriger Fettzufuhr und Substitution bestimmter Nahrungsbestandteile ist oft erforderlich. Mangelsymptome durch zu geringe Aufnahme von Eisen, Folsäure und besonders auch Vitamin B_{12} können auch lange nach erreichter oraler Ernährung auftreten. Eine langfristige Betreuung der Patienten mit Überwachung der somatischen Daten und des Ernährungsstatus ist deshalb erforderlich.

Literatur

Goulet OJ, Révillon Y, Jan D (1992) Which patients need small bowel transplantation for neonatal short bowel syndrome? Transplant Proc 24: 1058–1059

Lentze MJ (1987) Intestinal adaptation in short bowel syndrome. Eur J Pediatr 148: 294–299

Kaufmann SS, Losche CA, Cupo JV et al. (1997) Influence of bacterial overgrowth and intestinal inflammation on duration of parenteral nutrition in children with short bowel syndrome. J Pediatr 131: 356–361

Sondheimer JM, Cadnapaphornchai M, Sontag M et al. (1998) Predicting the duration of dependence on parenteral nutrition after neonatal intestinal resection. J Pediatr 132: 80–84

Vanderhoof JA, Langnas AN, Pinch LW (1992) Short bowel syndrome. J Pediatr Gastroenterol Nutr 14: 359–370

110 Krankheiten mit schwerer Strukturveränderung des Darms

M. J. Lentze

Kongenitale Mikrovillusatrophie

Pathogenese. Bei dieser autosomal-rezessiv vererbten Strukturanomalie der Mikrovilli, die bereits beim Feten im intestinalen Dünndarmepithel vorhanden ist, kommt es postnatal zu profusen wäßrigen Durchfällen. Ursache ist eine defekte Verankerung der Mikrovilli an der zum Darmlumen hin gerichteten Oberflächenmembran. Zwar werden die später apikal gelegenen Mikrovilli bei der Reifung der Enterozyten gebildet, bleiben aber als kugelige Gebilde intrazellulär in den Enterozyten liegen, während die Oberfläche der Bürstensaummembran nur aus rudimentären Mikrovilli besteht. Daraus resultiert eine bereits kurz nach der Geburt bestehende gemischte osmotisch-sekretorische Diarrhöe, die je nach Nahrungszufuhr zu schweren metabolischen Acidosen und zu Dehydratation führt. Der zugrundeliegende Defekt wird entweder in einer mangelhaften Bindung zwischen

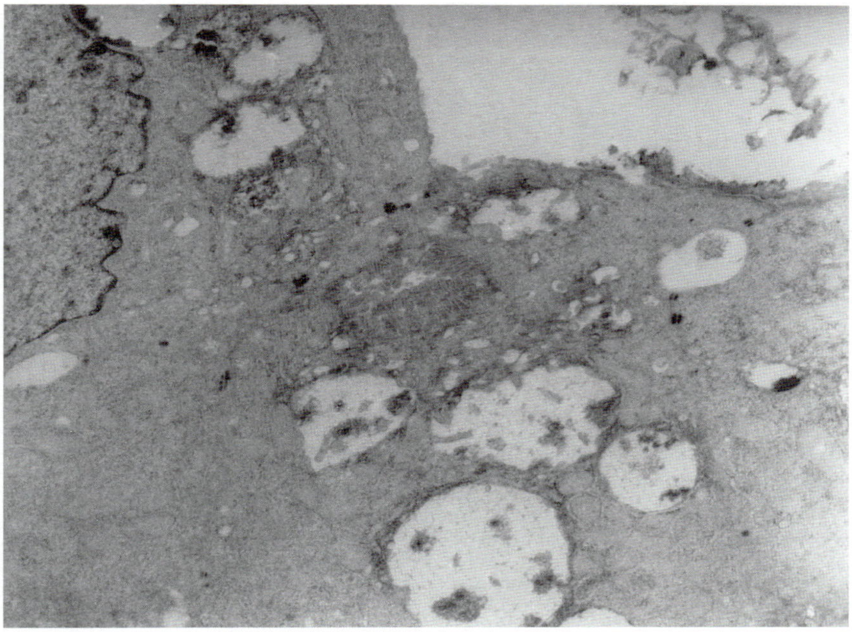

Abb. 110.1. Elektronenmikroskopische Aufnahme des Dünndarmepithels bei kongenitaler Mikrovillusatrophie. Pathognomonisch sind die intrazellulären Einschlüsse von Mikrovillusmembranen in der Epithelzelle

Myosin und Aktin im Enterozyten gesehen oder in einem Defekt des Myosins selbst. Dies führt zu einer Strukturstörung des Zytoskeletts der Zelle und damit zu Störungen der normalen Transportkapazität. Die Folge ist eine verminderte Absorption von Mikronährstoffen inklusive Wasser und eine vermehrte Sekretion von Mineralien und Wasser. Histologisch zeigt die Dünndarmmukosa eine schwere Zottenatrophie mit verkürzten Krypten. Bei höherer Vergrößerung fallen Enterozyten auf mit apikal gelegenen zytoplasmatischen Vakuolen, die sich in PAS-Färbung rot anfärben. Elektronenmikroskopisch sind intrazelluläre, verschieden große Granula sichtbar, die aus eingeschlossenen Mikrovilli mit Glykokalyx bestehen (Abb. 110.1). Sie sind pathognomonisch für diese Krankheit. Diese Veränderungen betreffen nur reife Enterozyten, während sie bei Becher-, Paneth- und endokrinen Zellen nicht sichtbar sind.

Klinische Symptome und Diagnose. Nach der Geburt kommt es zu schweren wäßrigen Durchfällen mit Stuhlvolumina von 100–800 ml/ kg KG/Tag mit hohen Elektrolytkonzentrationen trotz Sistieren der oralen Nahrung. Alle Patienten benötigen deshalb umgehend eine totale parenterale Ernährung. Die schweren Durchfälle lassen sich weder medikamentös noch diätetisch beeinflussen. Die Patienten sind gefährdet durch Sepsis, zunehmende Leberzirrhose mit Leberversagen und Elektrolytstörungen und sterben in den ersten Lebensjahren an diesen Komplikationen. Diagnostisch beweisend ist die Dünndarmbiopsie mit ihren licht- und elektronenmikroskopisch erkennbaren charakteristischen Veränderungen. Gleiche morphologische Veränderungen sind bei einem Patienten mit einem Mangel an Dihydropyrimidase beschrieben worden, die auf dem Chromosom 8q22 kodiert und bei der bislang 3 Mutationen gefunden wurden. Es ist noch nicht klar, ob es sich hierbei um 2 verschiedene autosomal-rezessive Krankheiten handelt oder um eine Krankheitsentität. Eine pränatale Diagnose der Krankheit ist nicht möglich.

Therapie. Die Behandlung dieser schweren Strukturanomalie der Enterozyten ist rein symptomatisch und besteht im wesentlichen aus einer totalen parenteralen Ernährung. Vereinzelt wurden Patienten dünndarmtransplantiert, mit wechselndem Erfolg. Allerdings ist die Gesamtzahl der Dünndarmtransplantationen bei dieser Krankheit so gering, daß noch keine Aussage über die Prognose gemacht werden kann.

Intraktable Diarrhöe mit persistierender Zottenatrophie in früher Kindheit

Definition. Hier handelt es sich um eine Krankheit mit schweren, lebensbedrohlichen Durchfällen in den ersten 24 Lebensmonaten, die eine totale parenterale Ernährung notwendig macht. Morphologisch geht sie einher mit persistierender Zottenatrophie in mehreren, zeitlich voneinander getrennt durchgeführten Dünndarmbiopsien und reagiert nicht auf mehrere und unterschiedliche Behandlungsversuche.

Klinische Symptome und Diagnose. Führendes Krankheitssymptom ist der chronische Durchfall mit Stuhlvolumina von 100–150 ml/kg KG/Tag. Extraintestinale Autoimmunphänomene können vorhanden sein. Beobachtet wurden dabei folgende Einzelsymptome: Arthritis, Dermatitis, SLE, Diabetes mellitus, Iridozyklitis, Glomerulonephritis, Thrombozytopenie und Anämie. Histologisch können aus der Morphologie der Dünndarmmukosa 2 Gruppen unterschieden werden (Tabelle 110.1), die sich durch den Schweregrad des Mukosaschadens als auch durch besondere, „büschelartig" angeordnete Epithelzellen unterscheiden. Die Stuhlvolumina sind größer in Gruppe I mit schwererem Mukosaschaden. Auch hat diese Gruppe häufiger Anti-Darm-Antikörper sowie mehr eiweißverlierende Enteropathie und assoziierte extraintestinale Symptome. Ein eindeutig zuzuordnender Erbgang kann nicht angeben werden. Am ehesten handelt sich um eine Gruppe mit verschiedenenartigen Ursachen.

Strukturen	Gruppe I	Gruppe II
Zottenatrophie	Moderat bis schwer	Mild bis moderat
Oberflächenepithel	Normal bis kubisch	Normal bis büschelartig
Kryptentiefe	Hyperplastisch	Normal
Kryptenmorphologie	Nekrotisch und/oder verzweigt und/oder Dedifferenzierung	Pseudozysten
Kryptenabszesse	Vorhanden	Fehlen
Intraepitheliale Lymphozyten	Normal oder vermehrt	Normal oder vermindert
Zellen der Lamina propia	Vermehrt	Normal oder vermehrt

Tabelle 110.1. Histologische Merkmale der intraktablen Diarrhöe mit persistierender Zottenatrophie in früher Kindheit

Therapie. Der überwiegende Teil der Patienten benötigt eine totale parenterale Ernährung über viele Jahre. Zusätzlich können neben der Gabe von Immunglobulinen immunsuppressive Medikamente eingesetzt werden: Kortikosteroide, Azathioprin, Tacrolimus und Cyclophosphamide. Enteral können Elementardiäten eingesetzt werden (Neocate). Der Therapieerfolg variiert sehr und muß mit Skepsis gesehen werden. Ob die Dünndarmtransplantation sich hier künftig als Alternative anbietet, bleibt abzuwarten. Die Gesamtmortalität ist mit 47 % für beide Gruppen hoch. Damit bleibt die Prognose für diese Krankheit schlecht.

Literatur

Assmann B, Hoffmann GF, Wagner L et al. (1997) Dihydropyrimidase deficiency and congenital microvillous atrophy: coincidence or genetic relation? J Inherit Metab Dis 20: 681–688

Goulet O, Brousse N, Canioni D, Walker-Smith JA, Schmitz J, Phillips AD (1998) Syndrome of intractable diarrhea with persistent villous atrophy in early childhood: a clinicopathological survey of 47 cases. J Pediatr Gastroenterol Nutr 26: 151–161

Herzog D, Atkinson P, Grant D, Paradis K, Williams S, Seiman E (1996) Combined bowel-liver transplantation in an infant with microvillous inclusion disease. J Pediatr Gastroenterol Nutr 22: 405–408

Phillips A, Schmitz J (1992) Familial microvillous atrophy: a clinicopathological survey of 23 cases. J Pediatr Gastroenterol Nutr 14: 380–396

111 Morbus Crohn und Colitis ulcerosa

K.-M. Keller

Definition. Zu den chronisch-entzündlichen Darmkrankheiten (CED) gehören der Morbus Crohn, die Colitis ulcerosa und die nicht klassifizierbare Kolitis. Der M. Crohn kann den gesamten Magen-Darm-Trakt betreffen, d.h. vom Mund bis zum After reichen, tritt typischerweise segmental im Wechsel mit gesunden Darmabschnitten auf, betrifft nicht nur die Mukosa, sondern die gesamte Darmwand, kann zu Fisteln führen und ist durch zahlreiche extraintestinale Manifestationen gekennzeichnet. Bei der C. ulcerosa ist mit Ausnahme einer „Backwash-Ileitis“ nur das Kolon erkrankt, und zwar primär nur die Mukosa. Das Rektum ist immer betroffen, das Kolon kontinuierlich unterschiedlich weit nach proximal beteiligt, extraintestinale Komplikationen sind ebenfalls bekannt. Der klinische Verlauf ist durch Remissionen und Exazerbationen gekennzeichnet. Wenn in etwa 15 % der Fälle nicht zwischen einer Kolitis Crohn und einer C. ulcerosa unterschieden werden kann, wird das Krankheitsbild als *nicht klassifizierbare Kolitis* bezeichnet. Letztere geht im Verlauf meist in eine C. ulcerosa über, gelegentlich kann auch später keine definitive Zuordnung erfolgen.

Epidemiologie. In den letzten Jahren haben Inzidenz und Prävalenz des M. Crohn aufgrund der gestiegenen Lebenserwartung stetig zugenommen. In jüngsten Populationsstudien ist dabei eine Zunahme bei Frauen und jüngeren Patienten, d.h. auch Kindern und Jugendlichen, zu verzeichnen. Zwei Altersgipfel sind bemerkenswert: ein größerer zwischen 15 und 25 Jahren und ein kleinerer zwischen 50 und 75 Jahren. Die Inzidenz liegt in Schottland bei 9,8 : 100 000, in Florenz bei 1,5 : 100 000, aber der Süden scheint aufzuholen. Etwa 25 % aller neuen M.-Crohn-Fälle betreffen Menschen unter 20, meist zwischen 10 und 16 Jahren, 2 % sind jünger als 9 Jahre.

Die Inzidenz der C. ulcerosa scheint inklusive eines Nord-Süd-Gefälles eher stabil zu sein: 8–13 : 100 000 in Skandinavien und 1,5 : 100 000 in Kroatien. Etwa 15–40 % aller Kolitisfälle treten vor dem 20. Geburtstag auf, auch Säuglinge können betroffen sein. Aus einem Zentrum in den USA wird berichtet, daß 38 Kinder mit C. ulcerosa unter 10 Jahren 20 % der pädiatrischen Gesamtgruppe an dieser Klinik ausmachten.

Ätiologie. Die Ursache der CED ist nach wie vor unbekannt. Genetische Faktoren spielen in vielen Fällen eine Rolle. Bei 838 pädiatrischen Patienten mit M. Crohn wurde festgestellt, daß 16 % Verwandte ersten Grades besaßen, die ebenfalls CED aufwiesen. Kinder mit CED werden in einem jüngeren Alter als ihre ebenfalls betroffenen Eltern diagnostiziert. Da es jedoch diesbezüglich keine Unterschiede zu nichtfamiliären CED-Fällen gibt, sind Ermittlungsbesonderheiten (jüngeres Geburtsdatum) und nicht genetische Faktoren verantwortlich. Bei Zwillingen sind eineiige häufiger betroffen als zweieiige. Mit einigen Erbkrankheiten sind die CED häufiger assoziiert: Ullrich-Turner-Syndrom, Glykogenose Ib, Mukoviszidose, Zöliakie, IgA-Mangel und andere Immundefekte. Suszeptibilitätsregionen auf den Chromosomen 3,

7, 12 und 16 machen eine Vielzahl von genetischen Faktoren wahrscheinlich. Nord-Süd- und West-Ost-Gefälle mit weniger CED im Mittelmeerraum legen die Vermutung nahe, daß die Ernährung eine Rolle spielt (z.B. weniger gehärtete Fette). Einwanderer aus Entwicklungsländern scheinen häufiger eine CED zu entwickeln als in ihren Ursprungsregionen üblich. Als weitere exogene Faktoren werden hypothetisch diskutiert: zu viel Hygiene in der Kindheit, persistierende virale Vaskulitis (z.B. Masern) und mykobakterielle Infektionen. Die Nikotinexposition wird kontrovers diskutiert, da angeblich mehr Fälle mit M. Crohn, aber weniger mit C. ulcerosa auftreten. In einer neuen Studie wurden Rauchen und Ovulationshemmer als Risikofaktoren für gehäufte Relapse von M. Crohn determiniert.

Pathogenese. Die derzeit attraktivste Hypothese zur Pathogenese der CED ist eine Störung der Immuntoleranz, z.B. gegenüber der eigenen Darmflora, auf genetischer Basis. Die initialen Auslöser, die zur Störung der Integrität der gastrointestinalen Barriere führen, sind nicht bekannt. Die Pathophysiologie der schubweise verlaufenden chronischen intestinalen Entzündung ist durch ein Ungleichgewicht zwischen proentzündlichen (IL-1, IL-6, TNF-α) und kontraentzündlichen Mediatoren (IL-1ra, IL-10, IL-4) gekennzeichnet. Eine Resistenz gegen IL-4 (Herabregulation von Entzündung) könnte zur Chronifizierung der Entzündung beitragen. Eine Beeinflussung des Netzwerks intrazellulärer Signalmechanismen in der Immunregulation dieser Mediatoren und verschiedener Transkriptionsfaktoren (z.B. nukleärer Faktor κB) für Entzündungsgene eröffnet für die Zukunft neue therapeutische Optionen. Makrophagen und Monozyten in der Lamina propria dürfte eine wesentliche Rolle in der Antigenpräsentation und Produktion proinflammatorischer Zytokine (z.B. TNF-α, IL-1β) zukommen. Aktivierte T-Zellen und ihre Zytokine (IL-2) sind wahrscheinlich nur die gemeinsame Endstrecke intestinaler Entzündungsreaktionen unterschiedlicher Ätiologie. Interessant ist in diesem Zusammenhang ein jüngster Bericht über eine langjährige Remission des M. Crohn bei einigen Patienten, die wegen zusätzlicher Leukämie eine Knochenmarktransplantation erhalten hatten. Alle Immunzellpopulationen der Lamina propria sind bei CED aktiviert. Auch intestinale B-Zellen sind deutlich vermehrt. Anstelle von IgA werden komplementaktivierende IgG-Antikörper gebildet, die sich bei C. ulcerosa an Kolonepithelien binden. Als Zielantigen wird ein möglicherweise mit Tropomyosin identisches Autoantigen (40 kDa) an der epithelialen Basallamina diskutiert. Bei M. Crohn dagegen werden IgG-Ablagerungen und Komplementaktivierung am Endothel kleiner Gefäße in der Muscularis mucosae und in der Submukosa beschrieben, so daß zumindest für den M. Crohn das Gefäßendothel als der primäre Angriffspunkt der Entzündungskaskaden angesehen wird (z.B. Masernvaskulitis?). Adhäsionsmoleküle wie ICAM-1, Integrine und Selektine sind für den initialen Gewebeeinstrom von Leukozyten und für die Persistenz der Entzündung entscheidend. Inhibitoren dieser Adhäsionsmoleküle werden z.Z. therapeutisch erprobt.

Pathologie. Für den M. Crohn ist ein segmentales Entzündungsmuster mit einem Wechsel von gesunden und kranken Abschnitten („skip lesions") charakteristisch. Gelegentlich kommen besonders im Colon diffuse an C. ulcerosa erinnernde Veränderungen vor. Makroskopisch wegweisend für M. Crohn sind Aphthen, größere sternförmige, bärenklauenartige oder lange fissurale Ulzerationen („zuggleisartig"), Pflastersteinrelief, Strikturen, Fisteln und Abszesse. Diese Veränderungen müssen nicht auf den Dickdarm beschränkt bleiben. Histologisch kann die Entzündung die ganze Darmwand betreffen, ist fokaler Natur und kann in ihrer Intensität sehr variieren. Epitheloidzellige Granulome sind besonders charakteristisch für den M. Crohn, aber nicht obligat für die Diagnose. Sie werden häufiger in Resektaten als in Biopsien nachgewiesen und können auch in makroskopisch normaler Mukosa vorkommen. Bei einer ausgeprägten Diskrepanz zwischen endoskopisch sichtbarem Befall und histologisch festgestellter entzündlicher Aktivität liegt die Diagnose M. Crohn auf der Hand, da tiefer in der Darmwand gelegene Entzündungen nicht erfaßt werden können.

Für die C. ulcerosa ist ein distal betonter, nach proximal abnehmender kontinuierlicher Entzündungsprozeß im Kolon typisch. Das Kolon ist hochrot, granuliert, hat keine sichtbaren Gefäße und kann bei starker entzündlicher Aktivität diffus bluten und massiv schleimig-eitriges Sekret aufweisen. Bei langdauernder, oft subklinisch schleichender chronischer Entzündung ist das Kolon erheblich verkürzt, es fehlen die Haustren, und es resultiert ein sog „starres Rohr". Histologisch bestätigt sich die distal betonte kontinuierliche Entzündung, die sich auf die Mukosa beschränkt und multiple Kryptenabszesse, Becherzellverlust, gestörte Kryptenarchitektur mit Aufzweigungen, regenerative Epithelveränderungen sowie je nach akuter oder chronischer Entzündung mehr neutrophile Granulozyten oder eher Plasmazellen, Mastzellen und Eosinophile im Infiltrat aufweist. Dysplasien oder maligne Veränderungen sind im Kindesalter äußerst selten.

Klinische Symptome und Verlauf. Für den M. Crohn typisch ist die Trias aus Bauchschmerzen (84%), Gewichtsstillstand/-verlust (80%) und chronischen Durchfällen (79%). Maskierte Verläufe mit Wachstumsstillstand und verzögerter Pubertät kommen bei bis zu 65% der betroffenen Kinder und Jugendlichen vor und können der definitiven Diagnose M. Crohn um Jahre vorausgehen. Dies wird besonders beim isolierten Dünndarmbefall und bei der Ileitis terminalis beobachtet. Bauchschmerzen stehen hier nicht unbedingt im Vordergrund, so daß langjährige Fehldiagnosen wie z.B. Anorexia nervosa vorkommen können. Primäre und sekundäre Amenorrhöe sind bei hoher Krankheitsaktivität keine Ausnahme. Ileokolitis und Kolitis Crohn weisen in der Regel die typische Symptomkonstellation auf. Weitere mögliche Leitsymptome sind Anorexie, Aktivitätsverlust, Aphthen im Mund, Cheilitis oder Augenentzündungen. Ferner wird über rezidivierende Fieberschübe (44%), unspezifische Arthralgien oder Arthritiden, Hautveränderungen wie Erythema nodosum oder Pyoderma gangraenosum (Abb. 111.1) und isolierte perianale Beschwerden (Abb. 111.2) berichtet. Gelenkbeteiligungen stehen u.U. so im Vordergund, daß zunächst an eine rheumatologische Krankheit gedacht wird. Differenziert werden springende Arthritis der großen Ge-

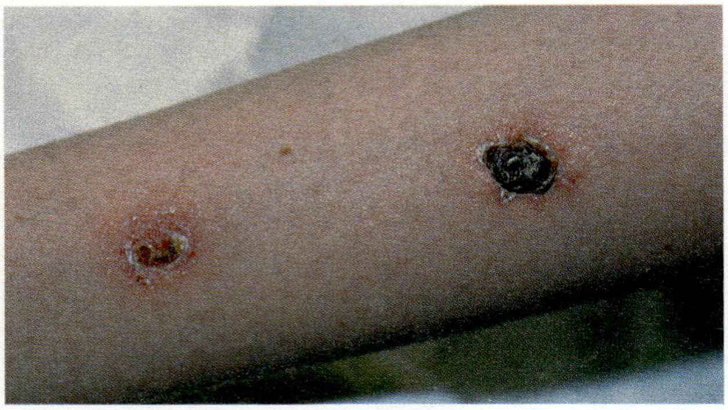

Abb. 111.1. Pyoderma gangraenosum des rechten Unterarms bei einem 15jährigen Mädchen mit Kolitis Crohn

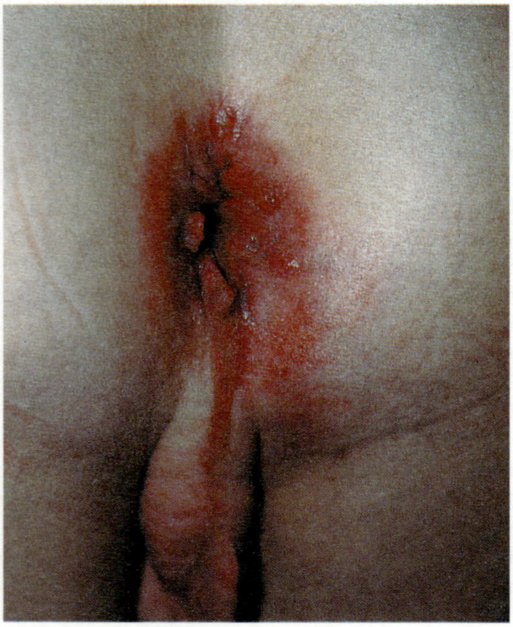

Abb. 111.2. Perianale Rötung, Fissuren und Marisken bei einem 11jährigen Jungen mit Mukoviszidose und Kolitis Crohn

lenke, Spondylitis ankylosans (tiefe Rückenschmerzen, Morgensteifigkeit, typischerweise bei HLA-B27-positiven jungen Erwachsenen) und Sakroileitis. Die extraintestinalen Manifestationen an Haut, Gelenken, Augen und Nieren und die Wachstumsverzögerung sind bei M. Crohn viel häufiger als bei C. ulcerosa (Tabelle 111.1). Generell ist das Auftreten von extraintestinalen Beteiligungen assoziiert mit einer Dickdarmentzündung, sei es Kolitis Crohn oder C. ulcerosa. Leberbeteiligungen wie die primär sklerosierende Cholangitis sind besonders bei der C. ulcerosa anzutreffen. Selten kommt es während des Kindesalters durch langstreckigen Dünndarmbefall (Abb. 111.3) oder ausgedehnte Resektionen zu dem Problemkomplex Kurzdarmsyndrom. Eine Resektion oder eine ausgedehnte Entzündung des terminalen Ileums kann zu einer Vitamin-B_{12}-Mangelanämie führen sowie durch die Gallensäurenmalabsorption zur chologenen Diarrhöe, zur Steatorrhöe mit sekundärer Hyperoxalurie und Nierensteinen und zum Gallensteinleiden.

Bei der C. ulcerosa und der nicht klassifizierbaren Kolitis stehen meist blutige, nur tags und/oder auch nachts auftretende Durchfälle ganz im Vordergrund. Das Spektrum reicht von milden blutig-schleimigen Durchfällen mit wenig Tenesmen bis zu einem schweren toxischen Krankheitsbild mit hohem Fieber, Tenesmen und massiv blutigen Stühlen. Daher ist das Intervall bis zur definitiven Diagnose viel kür-

Tabelle 111.1. Synoptischer Vergleich zwischen M. Crohn und C. ulcerosa hinsichtlich Anamnese, Symptomen und Befunden

	M. Crohn	C. ulcerosa
Säuglinge/Vorschulkinder	Ungewöhnlich	Gelegentlich
Langjähriger Verlauf vor Diagnose	Häufig	Ungewöhnlich
Minderwuchs/verzögerte Pubertät	Häufig	Selten
Unklare Fieberschübe	Gelegentlich	Selten
Blutige Durchfälle	Gelegentlich	Häufig
Tastbare Resistenzen	Häufig	Nein
Perianale Auffälligkeiten	Häufig	Ungewöhnlich
BSG↑, CRP↑	Häufig	Selten
ANCA positiv	Selten	Häufig
Sonographisch Darmwandverdickung	Häufig	Nein
Beteiligung des oberen GI-Traktes	Häufig	Nein
Beteiligung des Ileums	Häufig	Nein (außer Backwash-Ileitis)
Beteiligung des Rektums	Gelegentlich	Regelmäßig
Segmentaler Befall	Häufig	Ungewöhnlich
Strikturen, Fisteln	Häufig	Ungewöhnlich
Ganzwandbefall	Häufig	Ungewöhnlich
Kryptenabszesse	Selten	Häufig
Granulome	Häufig	Nein
Pouchanlage möglich	Nein	Meistens
Kolonkarzinomrisiko	Leicht erhöht	Stärker erhöht

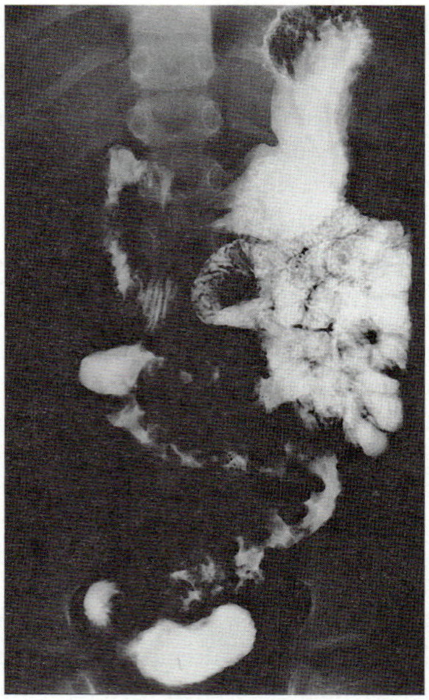

Abb. 111.3. Langstreckiger Dünndarm-Crohn bei einem 10jährigen Jungen, der chirurgisch versorgt wurde

zer als bei M. Crohn, bei dem diese Zeitspanne durchschnittlich mindestens 13 Monate beträgt. Extraintestinale Manifestationen wie Gelenkbeteiligungen, primär sklerosierende Cholangitis oder Iridozyklitis können der C. ulcerosa auch um Jahre vorausgehen. Glomerulonephritis und Hyperkoagulabilität des Blutes sind seltene Manifestationen der CED. Schwere zerebrale thromboembolische Ereignisse sind auch im Kindesalter möglich.

Diagnose. Ein pragmatischer Vorschlag zum diagnostischen Vorgehen bei Verdacht auf CED ist aus Abb. 111.4 ersichtlich. Im Vordergrund steht eine detaillierte Eigen- und Familienanamnese. Die exakte pädiatrische Untersuchung umfaßt insbesondere die Inspektion der Haut und Schleimhaut inklusive der Anogenitalregion sowie die Palpation von Leber, Milz und abdominellen Resistenzen. Die Bestimmung von Gewicht und Länge, Hautfaltendicke und Oberarmumfang ermöglicht eine Einschätzung des Ernährungs- und Entwicklungszustandes. Zur Bestimmung der entzündlichen Aktivität genügen für die klinische Routine neben dem klinischen Eindruck BSG, CRP, großes Blutbild und ggf. die Eiweißelektrophorese. Im Rahmen klinischer Studien werden zusätzlich sog. Aktivitätsindizes verwendet, die sich in der Regel aus klinischen und biochemischen Parametern zusammensetzen und zur wissenschaftlichen Verlaufskontrolle dienen. Zu den Malabsorptionsparametern gehören Albumin, Eisen, Transferrin, Ferritin, Elektrolyte einschließlich Kalzium, Magnesium und Phosphat, Zink, Vitamin B_{12}, Folsäure und die Vitamine A, D, E und K. Ein ausgeprägter Minderwuchs ohne deutliche entzündliche Aktivität erfordert den Ausschluß von Zöliakie, Hypothyreose oder Wachstumshormonmangel. Transaminasen, Pankreasenzyme und harnpflichtige Substanzen werden zur Erfassung von weiteren Organbeteiligungen und Therapienebenwirkungen bestimmt. Gerade im Kindesalter müssen virale, bakterielle und parasitäre Infektionen des Gastrointestinaltraktes ausgeschlossen werden. Ein Tuberkulosehauttest (GT-10) ist obligat. Antineutrophilenzytoplasma-Antikörper (ANCA) und Anti-Saccharomyces-cerevisiae-Antikörper (ASCA) sind hilfreich bei der Untersuchung von Kindern mit Verdacht auf CED. Erstere sind spezifisch für C. ulcerosa, ASCA für M. Crohn. Im Rahmen der technischen Untersuchungen hat die Abdominalsonographie einen sehr hohen Stellenwert im Screening von Darmwandverdickungen, intraabdominellen Abszessen und Konkrementen. Diagnostisch wegweisend ist die Rektosigmoidoskopie und/oder hohe Koloskopie mit Ileoskopie und multiplen Biopsien aus allen Abschnitten. Diese Untersuchung ist in jedem Alter in Sedierung bzw. Narkose nach Darmreinigung mit Golytely sicher möglich. Bei Verdacht auf M. Crohn sollte gleichzeitig auch der obere Gastrointestinaltrakt endoskopisch untersucht werden. Es empfiehlt sich, auch aus normal erscheinender Mukosa multiple Biopsien zur Histologie zu entnehmen. Eine Dünndarmdoppelkontrastdarstellung ist für die differenzierte Therapie eines M. Crohn entscheidend (Abb. 111.5). In Zukunft wird für die Dünndarmdarstellung dem MR des Abdomens ein hoher Stellenwert zukommen, da so Röntgenstrahlen eingespart werden können. Ein Handradiogramm ermöglicht die Bestimmung des

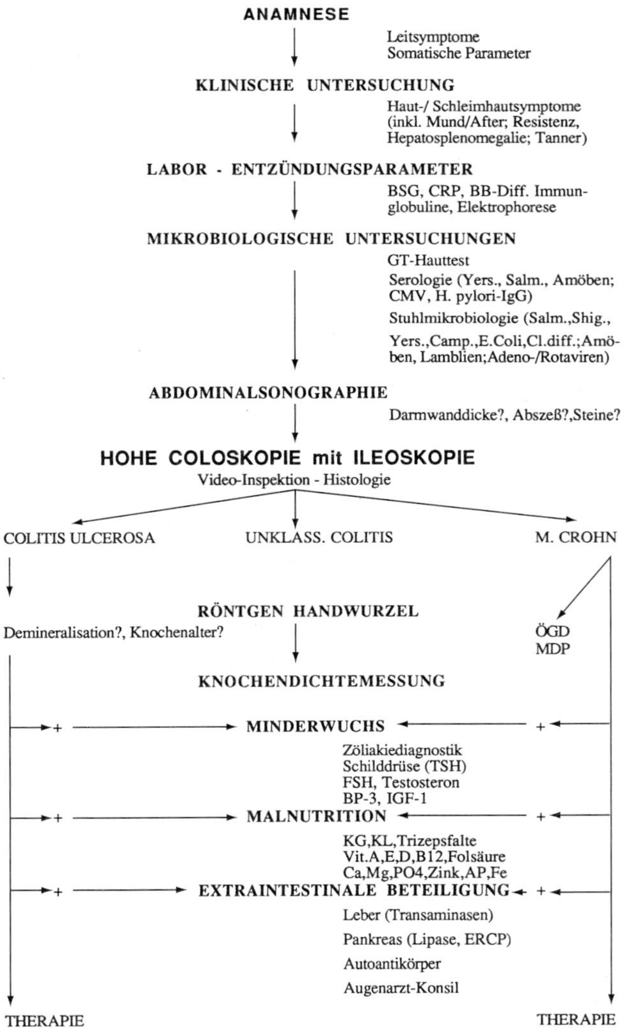

Abb. 111.4. Diagnostisches Flußschema chronisch-entzündlicher Darmkrankheiten

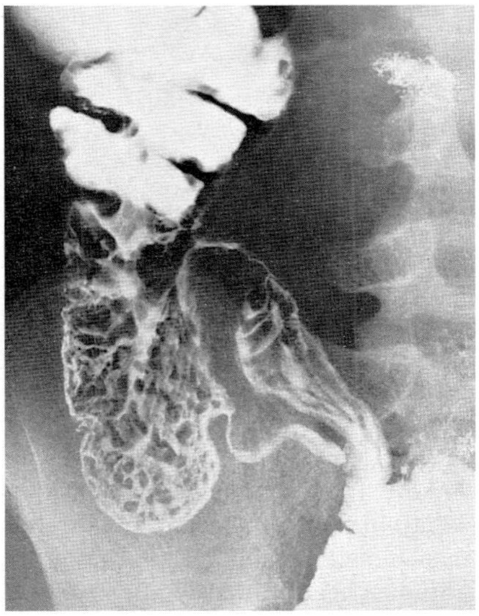

Abb. 111.5. Klassisches Röntgenbild mit Ileokolitis Crohn: Ileumstenose und Pflastersteinrelief im Zökum

Knochenalters zur Wachstumsprognose. Zur Früherfassung von Knochendemineralisationen werden Knochendichtemessungen für den Langzeitverlauf empfohlen. Regelmäßige ophthalmologische Untersuchungen (Iridozyklitis? Katarakt? Augendruck?) sind notwendig. ERCP, MR-Cholangiographie und Leberbiopsie erfordern spezielle Indikationen (primär sklerosierende Cholangitis, Autoimmunhepatitis). Entbehrlich sind i.allg. Kolonkontrasteinlauf (wichtig bei engen Stenosen, Fisteln), Abdominal-CT, Leukozytenszintigraphie und Routinekontrollendoskopien. Letztere haben ihre Berechtigung bei schweren Komplikationen, grundsätzlicher Therapieänderung und vor geplanten Resektionen. Bei C. ulcerosa sind endoskopische Kontrollen nach etwa 2 Jahren bei gutem Verlauf und alle 2 Jahre nach über 10jährigem Verlauf sinnvoll.

Differentialdiagnose. Zu den wichtigsten Differentialdiagnosen der CED bei Kindern gehören die gastrointestinalen Infektionen. Besonders bei Säuglingen und Kleinkindern mit einem Verlauf von weniger als einem Monat sind neben Infektionen auch die transienten gastrointestinalen Nahrungsmittelallergien bzw -intoleranzen zu bedenken (s. Kap. 107). In diese Altersgruppe fallen auch andere Differentialdiagnosen wie angeborener Immundefekt, Zöliakie, NEC oder Morbus Hirschsprung. Die folgende Übersicht enthält eine systematische Auflistung der in Frage kommenden Krankheiten.

Differentialdiagnose der chronisch-entzündlichen Darmkrankheiten

- Gastrointestinale Infektionen
  - Bakteriell: Campylobacter, Yersinia, Clostridium difficile, EHEC, Salmonella, Shigella, Tuberkulose
  - Parasitär: Amöben, Lamblien
- Bakterielle Dünndarmüberwucherung
- Allergische Krankheiten
  - Allergische Proktokolitis
  - Kuhmilchproteinallergie/-intoleranz und Allergien gegen andere Nahrungsmittel
  - Zöliakie
  - Eosinophile Gastroenteritis
- Immunologische Krankheiten
  - AIDS-assoziierte Enteropathie (CMV, Herpes, Kryptosporidien, Isospora belli)
  - Angeborene Immundefekte (IgA-Mangel, septische Granulomatose etc.)
  - Graft-versus-host-Krankheit (Transplantationsmedizin, Onkologie)
- Vaskuläre Krankheiten
  - Behçet-Syndrom
  - Purpura Schönlein-Henoch
  - Hämolytisch-urämisches Syndrom
  - Systemischer Lupus erythematodes
- Andere Krankheiten
  - Strahlenkolitis
  - Morbus Hirschsprung
  - Nekrotisierende Enterokolitis
  - Laxanzienabusus
  - Münchhausen-by-proxy-Syndrom

Therapie. Für die Therapie der CED im Kindesalter sind kaum gut kontrollierte Studien durchgeführt worden. Deshalb richten sich die Empfehlungen nach den Erfahrungen aus großen Studien bei erwachsenen Patienten. Wesentliche Unterschiede zwischen erwachsenen und pädiatrischen Patienten mit CED zeichnen sich bislang nicht ab. Allerdings müssen die bei Kindern auftretenden Besonderheiten wie Minderwuchs und verzögerte Pubertät in der Therapie berücksichtigt werden. Das Ziel der Therapie ist die Beseitigung oder weitgehende Reduktion der entzündlichen Aktivität und der daraus resultierenden Symptome. Eine medikamentöse Heilung ist nicht möglich.

Medikamentöse Therapie bei M. Crohn. Behandelt wird mit Prednison (1–2 mg/kg KG/Tag, max. 60 mg/m^2 KOF), besonders bei Dünndarmbefall oder hoher Aktivität über 2–4 Wochen mit langsamer Reduktion um 10, später um 5 mg/Woche je nach individuellem Verlauf. Meist wird eine Langzeittherapie von 0,1–0,25 mg/kg KG/Tag durchgeführt, evtl. auch als alternierende Therapie. Bei Kolonbeteiligung kommt zusätzlich, bei milder Krankheitsaktivität auch nur Sulfasalazin zum Einsatz (50–75 mg/kg KG/Tag oder 30–40 mg/kg KG/Tag 5-Aminosalicylsäure, jeweils in einschleichender Dosierung!). Sulfasalazin ist bei zusätzlicher Arthritis hilfreich. Mikroverkapselte 5-Aminosalicylsäure kann bei Dünndarmbefall von Vorteil sein. Die effektivste Dosis ist jedoch noch nicht determiniert. Für Azathioprin (1–2 mg/kg KG/Tag) liegen überzeugende Studien bei Steroidabhängigkeit auch für das Kindesalter vor. Die Wirkung tritt aber erst nach 2–3 Monaten ein. Metronidazol (10–25 mg/kg KG/Tag) ist indiziert bei hoher Aktivität mit Fieber, Fisteln und perianalen Entzündungen. Die Effekte von Budesonid bei Ileokolitis Crohn sind nach ersten Ergebnissen eher enttäuschend. Antikörperinfusionen gegen TNF α sind speziellen Indikationen vorbehalten.

Medikamentöse Therapie bei C. ulcerosa. An erster Stelle steht Sulfasalazin, für das auch im Kindesalter gute Kurz- und Langzeiteffekte belegt sind. Je nach Ausdehnung sind Suppositorien, Einläufe oder orale Medikamente möglich. Letztere werden von Kindern bevorzugt. Bei fehlenden Effekten werden wie beim M. Crohn Prednison und Azathioprin empfohlen. Die fulminante Colitis wird mit Cyclosporin behandelt.

Nebenwirkungen der medikamentösen Therapie. Bei Prednison finden sich Cushing-Syndrom, Katarakt (ophthalmologische Kontrollen einschließlich Augendruckmessung), arterieller Hypertonus, gestörter Glukose- und Lipidstoffwechsel, Osteoporose, Knochenfrakturen und Wachstumsretardierung. Eine Unterdrückung der entzündlichen Aktivität ist für adäquates Wachstum erforderlich. Mit Steroiddosen von 0,1–0,25 mg/kg KG/Tag als Erhaltungsmedikation ist man bei den meisten Patienten auf der sicheren Seite. Eine alternierende Dosierung ist anzustreben. Die Hypersensitivität auf Sulfasalazin (Hautausschlag bis hin zum Stevens-Johnson-Syndrom, Fieber, Hepatopathie) kommt relativ selten vor, die meisten Patienten tolerieren dann 5-Aminosalicylsäure. Weitere Nebenwirkungen sind Leukopenie, Hämolyse, Pankreatitis, Kopfschmerzen, Übelkeit und Erbrechen, für 5-Aminosalicylsäure ist ferner eine interstitielle Nephritis beschrieben. Azathioprin führt bei Überdosierung immer zur Knochenmarkdepression. Erwünscht ist eine Lymphozytenreduktion auf 2000/mm^3, unter 1500/mm^3 ist eine Dosisanpassung erforderlich. Ferner sind Pankreatitis, Hepatitis und allergische Reaktionen bekannt. Das vermehrte Auftreten von Neoplasien (Lymphome) hat sich in einer großen Langzeitstudie nicht bestätigt. Metronidazol kann langfristig zu Polyneuropathien führen, so daß ein Einsatz über 2 Monate hinaus nur selten erfolgen sollte.

Medikamentöse Therapie von Komplikationen. Bei Pyoderma gangraenosum sind Steroide zu verabreichen (2–3 mg/kg KG/Tag in 3 ED), bei primär sklerosierender Cholangitis Steroide und Ursodesoxycholsäure (10–15 mg/kg KG/Tag).

Adjuvante Therapie. Oft ist die orale Substitution von Eisen, Folsäure (Antagonismus von Sulfasalazin), Vitamin B_{12}, Zink oder Magnesium erforderlich. Multivitamine werden bei Anzeichen einer Malnutrition eingesetzt. Cholestyramin kann bei chologenen Diarrhöen hilfreich sein und Loperamid passager zur symptomatischen Therapie von Durchfällen.

Ernährungstherapie. Spezifische Diätformen (Vermeidung von Zucker) sind bei CED nicht wirksam. Eine gesunde, ausgewogene, frische Ernährung, die auch die Essenswünsche des Kindes berücksichtigt, ist vorzuziehen.

Die chronische Malnutrition gilt als eine der Hauptursachen für Minderwuchs und verzögerte Pubertät, wie sie bei M. Crohn oft zu verzeichnen sind. Deshalb ist eine Ernährungstherapie von großer Bedeutung. Sie kann im Kindesalter sogar allein erheblich zur Entzündungsverminderung bei Dünndarm- wie auch bei Dickdarmbeteiligung beitragen. Nach Absetzen sind allerdings Relapse häufig. Eine medikamentöse Basistherapie (5-Aminosalicylsäure oder niedrigdosierte Steroide) kann u.U. den Erfolg der Ernährungstherapie halten. Die Kalorienzufuhr in Höhe von 140–180% des altersbezogenen Tagesbedarfs ist entscheidender als die Natur der Nahrung. Möglichkeiten der Kalorienzufuhr sind orale Zufuhr, intermittierendes Magensondieren, permanente Magensonde mit „Nasenolive“ (Fresenius) zur nächtlichen Sondierung mit Nahrungspumpe, perkutane Gastrostomie oder passagere parenterale Ernährung (besonders zur Operationsvorbereitung). Enterale Ernährungsformen sind vorzuziehen. Das Tragen einer Magensonde im Gesicht wird aus kosmetischen Gründen von Jugendlichen kaum akzeptiert („peer group“). In ausgewählten Fällen ist die parenterale Ernährung eine weitere Option, einen Wachstumsschub zu induzieren.

Chirurgische Therapie. Absolute Operationsindikationen bei M. Crohn sind Perforationen, intraabdominelle und perianale Abszesse, ausgeprägte intestinale Obstruktion mit rezidivierendem Ileus, akute Appendizitis, akuter Harnstau und toxisches Megakolon (selten). Intraabdominelle Abszesse können im Einzelfall auch durch sonographisch oder CT-gesteuerte Katheterdrainage und systemische antibiotische Therapie zur Abheilung gebracht werden. Zu den relativen Operationsindikationen gehören ein Versagen medikamentöser Therapie, zu starke Nebenwirkungen und Minderwuchs bei jeweils umschriebenem Befall, innere und äußere Fisteln sowie entzündliche Konglomerattumoren. Perianale Fisteln sind eine Domäne der konservativen Therapie, in manchen Fällen ist eine Fistulotomie erforderlich. Darmstenosen oder Strikturen können durch sparsame Resektion oder Strikturoplastik erfolgreich behoben werden. Auch wenn die chirurgische Technik sich erheblich verbessert hat und sich sparsame Resektionen durchgesetzt haben, sollten Operationen spezifischen Indikationen vorbehalten bleiben. Rezidive sind sehr häufig (>50% innerhalb von 5 Jahren), und eine Heilung ist nicht möglich.

Bei der C. ulcerosa sind absolute Operationsindikationen Perforation, nicht beherrschbare Kolonblutungen, toxisches Megakolon, Dysplasien und Verdacht auf Kolonkarzinom. Ein Versagen der konservativen Therapie und inakzeptable Nebenwirkungen sind relative Indikationen zur chirurgischen Therapie. Angestrebt wird eine totale Kolektomie mit ileoanaler Anastomose und kontinentem Pouch (meist J-Pouch). Regelmäßige Kontrollen sind erforderlich. Ein Problem ist die Pouchitis, die meist erst das Erwachsenenalter betrifft und kumulativ innerhalb von 10 Jahren bei bis zu 46% der Patienten mit C. ulcerosa auftreten kann. Symptome sind blutige Durchfälle und krampfartige Schmerzen. Die Diagnose Pouchitis wird endoskopisch und histologisch gestellt; behandelt wird mit Antibiotika wie z.B. Metronidazol oder neuerdings auch mit Cocktails spezieller Probiotika.

Psychotherapie. Das Konzept, CED seien primär psychogene Krankheiten, ist nicht zu halten, emotionale Streßsituationen können allerdings zu Exazerbationen beitragen. Zum Therapieteam gehört auch der Psychologe, der besonders in sensiblen Phasen wie Pubertät und Adoleszenz entscheidend zu einer Krankheitsakzeptanz und -bewältigung beitragen kann („coping“). Psychosoziale Unterstützung und Rehabilitationsmaßnahmen haben eine große Bedeutung. Selbsthilfegruppen wie die Deutsche Crohn und Colitis Vereinigung (DCCV) sind für viele Betroffene hilfreich.

Prophylaxe. Eine primäre Prophylaxe der CED ist nicht möglich. Kinder, die einige Monate voll gestillt wurden, entwickeln statistisch gesehen weniger häufig eine CED. Zumindest im Hinblick auf das Auftreten eines M. Crohn scheint die Vermeidung einer Tabakexposition sinnvoll.

Prognose. Die Prognose ist sehr individuell von Lokalisation, Ausdehnung, Zeitpunkt der Diagnose und professioneller Langzeitbetreuung abhängig, welche in Spezialambulanzen großer Kinderkliniken durch pädiatrische Gastroenterologen erfolgen sollte. Die Verläufe sind sehr unterschiedlich, werden aber in jüngeren Untersuchungen zunehmend günstiger eingeschätzt. Die meisten Patienten erreichen ein weitgehend normales Berufs- und Familienleben. Operationen sind bei M. Crohn häufig. Im Vergleich zur C. ulcerosa schätzen Patienten mit M. Crohn ihre Lebensqualität teilweise nicht so positiv ein. Bis auf wenige Ausnahmen wird ein Wachstumsrückstand – z.T. erst gegen Ende des 2. Lebensjahrzehnts – unter adäquater Therapie aufgeholt. Bei langjährigem Verlauf einer C. ulcerosa ist im Vergleich zur Normalbevölkerung das Kolonkarzinomrisiko erhöht. Eine Dauermedikation mit Sulfasalazin scheint jedoch diesbezüglich präventive Effekte aufzuweisen.

Literatur

Boot AM, Bouquet J, Krenning EP et al. (1998) Bone mineral density and nutritional status in children with chronic inflammatory bowel disease. Gut 42: 188–194

Ferry GD, Büller HA (1995) Mechanisms of growth retardation, drug therapy and nutritional support in pediatric inflammatory bowel disease: a workshop sponsored by the North American and European Societies for Pediatric Gastroenterology and Nutrition. Inflamm Bowel Dis 1: 313–330

Griffiths AM, Ohlsson A, Sherman PM, Sutherland LR (1995) Meta-analysis of enteral nutrition as a primary treatment of active Crohn's disease. Gastroenterology 108: 1056–1067

Gryboski JD (1993) Ulcerative colitis in children 10 years or younger. J Pediatr Gastroenterol Nutr 17: 24–31

Hoffenberg EJ, Fidanza S, Sauaia A (1999) Serologic testing for inflammatory bowel disease. J Pediatr 134: 447–452

Kugathasan S, Werlin SL, Martinez A et al.(2000) Prolonged duration of response to infliximab in early but not late pediatric Crohn's disease. Am J Gastro 95: 3189–3194

Lew JCW, Bridger S, McGregor C. et al. (1999) Why children with inflammatory bowel disease are diagnosed at a younger age than their affected parent. Gut 44: 808–811

Markowitz J, Grancher K, Kohn N et al. (2000) A multicenter trial of 6-mercaptopurine and prednisone in children with newly diagnosed Crohn's disease. Gastroenterology 119: 895–902

Moody GA, Jayanthi V, Probert CSJ et al. (1996) Long-term therapy with sulphasalazin protects against colorectal cancer in ulcerative colitis: a retrospective study of colorectal cancer risk and compliance with treatment in Leicestershire. Eur J Gastroenterol Hepatol 8: 1179–1183

Pearson DC, May GR, Fick G et al. (2000) Azathioprine for maintaining remission of Crohn's disease. The Cochrane Library, Issue 4. Update Software, Oxford

Sandborn WJ (1994) Pouchitis following ileal pouch-anal anastomosis: definition, pathogenesis, and treatment. Gastroenterology 107: 175–180

112 Eiweißverlierende Enteropathie

M. J. Lentze

Ätiologie. Die eiweißverlierende Enteropathie entsteht durch mangelhaften Abfluß der Lymphe in den Lymphgefäßen des Mesenteriums. Diese Störung kann angeboren sein in Form einer primären Fehlbildung der Lymphgefäße und/oder des Ductus thoracicus *(kongenitale Lymphangiektasie)*. Sekundär kommt es zur eiweißverlierenden Enteropathie durch Stauung der Lymphgefäße und des Ductus thoracicus bei Pericarditis constrictiva, nach Korrektur von angeborenen Herzfehlern, bevorzugt nach Fontan-Operation, bei Rechtsherzinsuffizienz, Mikrofiliariose, Zöliakie, Strahlenschäden und bei selten vorkommenden Störungen wie Waldmann-Form der Kuhmilchallergie, eosinophile Gastroenteritis, Autoimmunenteropathie und CDG-Syndrom Ib. Die folgende Übersicht enthält eine systematische Auflistung der in Frage kommenden Grundkrankheiten.

Ursachen der eiweißverlierenden Enteropathie

- Magen
  - Ménétrier-Krankheit
  - Riesenfaltengastritis durch CMV
- Dünndarm
  - Kongenitale intestinale Lymphangiektasie
  - Zöliakie
  - Autoimmunenteropathie
  - Morbus Crohn
  - Chronische Lambliasis
  - Morbus Whipple
  - Kwashiorkor
  - Strahlenschäden
  - Syndrom der blinden Schlinge
  - Waldmann-Form der Kuhmilchallergie
  - Zytostatikaschäden
  - HIV-Enteropathie
  - Lymphome
  - Tuberkulose
  - Sarkoidose
  - Retroperitoneale Fibrose
  - Arsenvergiftung
  - Bakterielle Überwucherung
  - Malrotation
- Kolon
  - Colitis ulcerosa
  - Morbus Crohn
  - Allergische Kolitis
  - Morbus Hirschsprung
  - Nekrotisierende Enterokolitis
- Nicht auf den Gastrointestinaltrakt beschränkte Krankheiten
  - Pericarditis constrictiva
  - Zustand nach Fontan-Operation
  - Rechtsherzinsuffizienz
  - Purpura Schönlein-Henoch
  - Sklerodermie
  - Wiskott-Aldrich-Syndrom
  - Kardiomyopathie
  - Common variable immunodeficiency
  - Graft-versus-host-Krankheit
  - Systemischer Lupus erythematodes
  - Mixed connective tissue disease

Pathogenese. Durch die Störung des Abflusses der Lymphe über die mesenterialen Lymphgefäße kommt es zu einer Stauung von Chylomikronen und Lymphozyten, was zu einem Ödem der Darmwand führt. Wegen der mangelnden Abflußmöglichkeiten der Lymphe wird eiweißreiche Flüssigkeit in das Darmlumen abgepreßt, verbunden mit einer Malabsorption von Fett, Cholesterin, Vitaminen und Mineralstoffen. Der enterale Verlust von Serumproteinen übersteigt die Syntheseleistung der Leber und führt zu schwerer Hypoproteinämie mit Hypalbuminämie, verbunden mit Ödemen und Aszites. Durch Verlust von IgA und IgG aus dem Serum kommt es zur sekundären Immundefizienz. Im peripheren Blutbild ist eine Lymphopenie auffällig.

Klinische Symptome und Diagnose. Die klinische Symptomatik ist gekennzeichnet durch eine chronische Diarrhöe mit stinkenden, fettigen Stühlen, Bauchschmerzen, erhöhter Infektanfälligkeit und generalisierten Ödemen, z.T. mit Aszites und/oder Pleuraergüssen. Das Abdomen ist auffällig prominent. Im Serum finden sich Hypoproteinämie, Hypalbuminämie, Hypocholesterinämie, Hypotriglyzeridämie und Hypogammaglobulinämie. Im Stuhl ist die vermehrte Eiweißausscheidung durch erhöhte Konzentrationen von α-1-Antitrypsin nachweisbar oder durch die erhöhte Eiweißausscheidung. Der Nachweis erfolgt aus einer 1:1 mit Wasser verdünnten Stuhlsuspension (abzentrifugieren!), die mit einer gewöhnlichen Elektrophorese aufgetrennt wird. Der früher gebrauchte ^{51}Chrom-Albumin-Test ist heute weitgehend obsolet, da die größte Menge des Radioisotops schnell im

Urin ausgeschieden wird. Eine Verunreinigung des Stuhls durch wenige Tropfen Urin produziert falsch-positive Ergebnisse. Bei Verdacht auf eine kongenitale Lymphangiektasie ist eine Dünndarmbiopsie indiziert, die histologisch die für die Krankheit pathognomonische Erweiterung der Lamina propia mucosae aufzeigt. Radiologisch kann sie durch eine fraktionierte Magen-Darm-Passage oder eine Sellinck-Passage nachgewiesen werden, wobei sich eine deutliche Fiederung der Schleimhautfalten im Dünndarm findet. Selten kann sie segmental ausgeprägt sein, was vom Chirurgen in situ gesehen werden kann, wenn dem Patienten 6 h vor der Laparotomie flüssige Schlagsahne verabreicht wird. Sie staut sich in den segmental betroffenen Lymphgefäßen. Die betroffenen Darmabschnitte können dann extirpiert werden. Bei der Kombination einer eiweißverlierenden Enteropathie mit Thrombosen und profusen intestinalen Blutungen muß an das Vorliegen eines CDG-Syndroms Ib gedacht werden. Bei letzterem handelt es sich um einen Defekt der Mannosephosphatisomerase, die Glykoproteine aus Mangel an Mannose nicht glykosylieren kann. Diagnostisch kennzeichnend ist die Auftrennung des Transferrins mittels isoelektrischem Focussing.

Therapie. Die Therapie der eiweißverlierenden Enteropathie ist abhängig von der Grundkrankheit, z.B. der Rechtsherzinsuffizienz oder der Pericarditis constrictiva. Bei der diffusen intestinalen Lymphangiektasie ist eine strenge MCT-Diät mit Ersatz der fettlöslichen Vitamine indiziert. Regelmäßig müssen Albumin und Immunglobuline in großen Mengen intravenös ersetzt werden. Beim CDG-Syndrom Ib ist die orale Gabe von Mannose kurativ und bringt alle Symptome zum Verschwinden.

Literatur

Cottom DG, London DR, Wilson BDR (1961) Neonatal oedema due to exudative enteropathy. Lancet II: 1009–1012

Niehues R, Hasilik M, Alton G et al. (1998) Carbohydrate-deficient glycoprotein syndrome type Ib. Phosphomannose isomerase deficiency and mannose therapy. J Clin Invest 101: 1293–1295

Shani M, Theodor E, Frand M, Goldman B (1974) A family with protein-losing enteropathy. Gastroenterology 66: 433–445

Waldmann TA, Steinfeld JL, Dutcher TF, Davidson JD, Gordon RS (1961) The role of the gastrointestinal system in „idiopathic hypoproteinemia". Gastroenterology 41: 197–207

113 Funktionelle Störungen des Darms

S. Buderus, K.-M. Keller, S. Koletzko

113.1 Colon irritabile und rezidivierende Bauchschmerzen

K.-M. Keller

Definition. Für diese sog. funktionellen gastrointestinalen Beschwerden, die durch komplexe Interaktionen zwischen Gastrointestinaltrakt und ZNS verursacht werden, gibt es keinen pathophysiologischen Marker und daher keinen diagnostischen Test. Gastroenterologen finden keine pathologischen Organveränderungen. Für Erwachsene mit Colon irritabile wurden zur besseren Klassifikation Kriterien entwickelt, die zumindest für Schulkinder und Jugendliche auch Verwendung finden könnten: über mindestens 3 Monate rekurrierende Bauchschmerzen, die sich auf Defäkation bessern und mit Stuhlunregelmäßigkeiten hinsichtlich Frequenz und Konsistenz verbunden sind. Öfter als bei organisch faßbaren Krankheiten finden sich bei diesen Menschen Tenesmen, Schleimabgang, das Gefühl inkompletter Entleerung, Blähungen und Flatulenz, gelegentlich auch Sodbrennen, Dysphagie und biliäre Dyskinesie. Die rezidivierenden Bauchschmerzen treten typischerweise nur tagsüber und periumbilikal auf, manchmal steht eine Obstipation im Vordergrund. Betroffene ältere Säuglinge und Kleinkinder präsentieren sich dagegen mit unspezifischen Durchfällen („toddlers diarrhea" oder „peas and carots syndrome").

Epidemiologie. Die funktionellen gastrointestinalen Störungen sind sehr häufig. Rezidivierende Bauchschmerzen finden sich bei > 10 % der Schulkinder. Sie sind zusammen mit dem Symptomkomplex Colon irritabile wahrscheinlich das häufigste Problem in der pädiatrischen Gastroenterologiesprechstunde. Für die Bauchschmerzen gibt es einen Häufigkeitsgipfel mit 5 Jahren ohne Geschlechtsprädominanz, während der Pubertät kommen die Bauchschmerzen häufiger bei Mädchen vor und ähneln mehr dem irritablen Kolon der Erwachsenen. Die „toddlers diarrhea" ist bei Kindern zwischen 8–10 Monaten und 5 Jahren am häufigsten anzutreffen, es sind überwiegend Jungen betroffen. Sie werden meist als überaktiv und anstrengend beschrieben. In diesen Familien finden sich in der Regel weitere Angehörige mit funktionellen Magen-Darm-Störungen. Das Colon irritabile kommt weltweit wahrscheinlich bei bis zu 20 % der Erwachsenen vor, Jugendliche dürften in etwa dieser Größenordnung betroffen sein. Den Symptombeginn datieren 33 % der Erwachsenen mit Colon irritabile bereits in der Kindheit. In westlichen Gesellschaften sind Frauen 3- bis 4mal häufiger betroffen als Männer, z.B. in Indien ist es genau umgekehrt. Soziokulturelle Faktoren mögen hierfür verantwortlich sein. Obwohl Patienten mit Colon irritabile nur zu einem relativ geringen Prozentsatz den Arzt aufsuchen, stellen sie einen signifikanten Kostenfaktor im Gesundheitswesen dar. „Doctor's shopping" infolge Zeitmangel und Unkenntnis der behandelnden Ärzte, die Überweisung an Zentren aus Sorge vor Regreßforderungen und die Überzeugung, für jede Befindlichkeitsstörung Erklärung und Heilung finden zu können, verstärken die Kostenspirale.

Pathogenese. Das pathogenetische Verständnis für funktionelle Magen-Darm-Störungen steht noch ganz am Anfang. Der Gastrointestinaltrakt besitzt mehr Nervenzellen als das Rückenmark und wird daher auch als „little brain“ bezeichnet. Dieses enterale Nervensystem (ENS) besitzt viele Programme für autonome Darmfunktionen. Einflüsse, die vom ENS moduliert werden müssen, kommen vom ZNS, von lokalen sensorischen Rezeptoren und von Immunzellen (Mastzellen). Das ZNS ist mit dem ENS über das autonome Nervensystem (ANS) des Parasympathikus und Sympathikus komplex verschaltet. Diese Darm-Hirn-Darm-Achse funktioniert bidirektional. Beide Zentren können weitgehend autonom agieren. Aufgrund funktioneller Barrieren werden physiologische Darmstimuli normalerweise nicht in den Kortex weitergeleitet. Diese Barrieren werden nur durch lebensbedrohliche Schmerzen aus dem Abdominalraum überwunden. Es wird angenommen, daß bei einem Teil der funktionellen Magen-Darm-Störungen die ZNS-Barriere auch für physiologische Stimuli durchlässig ist. Eine vermehrte Verstärkung dieser Informationen im Gehirn (Kortex) könnte die Entstehung von funktionellen Symptomen erklären, ohne daß gleichzeitig im Darm signifikante Veränderungen nachweisbar sind. Derartige funktionelle Störungen wie das Colon irritabile treten typischerweise nur im Wachzustand auf – ganz im Gegensatz z.B. zu organischen Darmschädigungen (chronisch-entzündliche Darmkrankheiten). In Analogie zu Computersystemen und kleinen Fehlern, die komplexe Programme zum Absturz bringen, könnte es sein, daß viele funktionelle Störungen auf einer fehlerhaften Interaktion von Schaltzentralen (ENS, ZNS, ANS) beruhen, ohne daß in einem Element eine Pathologie zu finden ist. Ähnlich aussehende Störungen können somit auch ganz unterschiedliche Ursachen haben. Bei Menschen mit Colon irritabile wird beobachtet, daß sie eine abnorme Hypersensitivität gegenüber Darmdehnungsreizen aufweisen, die in Schmerzen übersetzt werden. Neben psychischen Faktoren können auch exogen zugeführte Substanzen wie Laktose, Fruktose oder Sorbit triggernd wirken. Eine hyposensorische Wahrnehmung im Rektosigmoid wird als wichtiger pathogenetischer Faktor für die chronische Obstipation im Kindesalter diskutiert. Beschrieben ist auch eine abnorme Darmmotilität. Relativ neu ist die Hypothese, daß intestinale Mastzellen Relaisstationen für selektive Informationen vom ZNS zum ENS darstellen. Ultrastrukturelle Untersuchungen belegen, daß intestinale Mastzellen nicht nur für die gastrointestinale Immunabwehr von Antigenen von Bedeutung sind. Eine Gehirn-Mastzell-Verbindung soll einen zentralnervösen psychologischen Status in Beziehung bringen zu einem irritablen Zustand des Gastrointestinaltraktes (Immunneurophysiologie). Das Verständnis für funktionelle Störungen als Fehlschaltungen von Computersystemen hat große therapeutische Bedeutung: Interventionen können an Darm oder ZNS oder an beiden Systemen ansetzen. Für den Betroffenen wird so auch klarer, wie wichtig die Änderung des eigenen Lebensstils sein kann (Abb. 113.1).

Klinische Symptome und Verlauf. Das Colon irritabile im späten Säuglings- und Kleinkindesalter manifestiert sich v. a. durch Episoden chronischer Durchfälle: große Mengen schleimig-wäßriger, stinkender Stühle, die aus den Windeln überlaufen, die Haut reizen und zahlreiche unverdaute Bestandteile aufweisen, aber nur tagsüber auftreten. Die große Besorgnis der Eltern steht in auffallendem Gegensatz zur ausgeprägten Spiellaune der vitalen Sprößlinge. Eine Gedeihstörung liegt nicht vor, die Kinder wirken gesund. Chronisch-rezidivierende Bauchschmerzen kommen bei bis zu 15 % der Kinder in den ersten 7 Lebensjahren vor. Typischerweise werden sie in der Nabelregion nach dem Essen angegeben, treten nur tagsüber auf, sind mit wechselnden Stühlen assoziiert (wäßrig-schleimig bis perlschnurartig fest), führen jedoch nicht zur Gewichtsabnahme. Oft finden sich Hinweise für psychische Stressoren im Zusammenhang mit Schule, Familie, Freunden etc. Schon Apley wies darauf hin, daß nach organischen Ursachen gesucht werden sollte, je weiter entfernt vom Nabel der Schmerz liegt, bei nächtlichen Beschwerden, gastrointestinalen Blutungen, positiver Familienanamnese hinsichtlich Gastritis bzw. Ulkus (s. Kap. 104) und bei tastbaren abdominellen Resistenzen. Manchmal

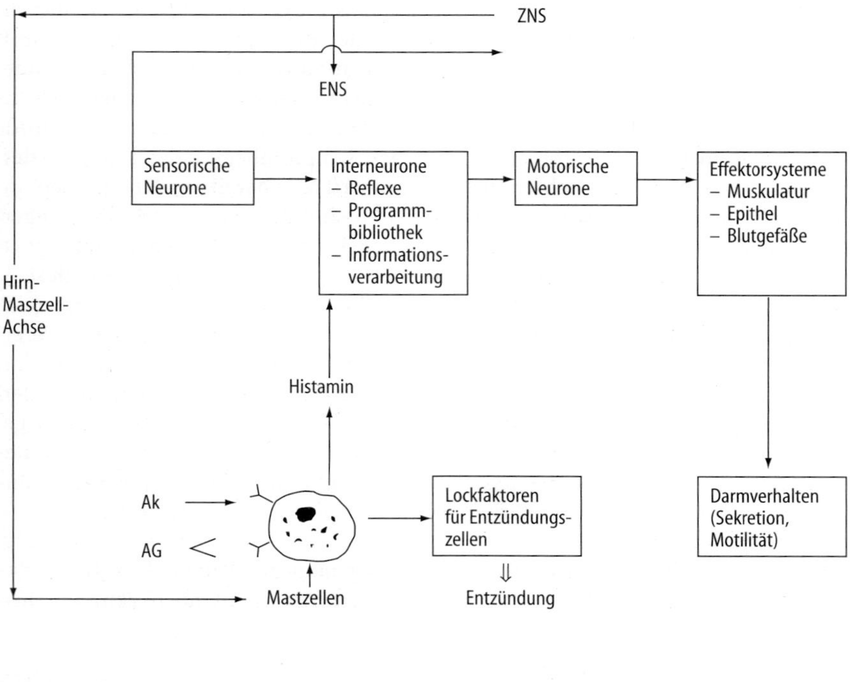

Abb. 113.1. Das enterale Nervensystem (ENS) als unabhängiges integratives Nervensystem („little brain“). (Nach Phillips u. Wingate 1998)

sind diese Symptome assoziiert mit Blässe, Übelkeit und Müdigkeit. Gelegentlich stehen die Beschwerden der Obstipation ganz im Vordergrund, der Patient hat das Gefühl unvollständiger Entleerung. Vermehrtes Aufstoßen, Blähungen, aufgetriebenes Abdomen und verstärkte Flatulenz können vorkommen. Sodbrennen, Pollakisurie, Dysmenorrhöe und Kopfschmerzen werden von Jugendlichen seltener angegeben als von Erwachsenen. Die Kinder, die mit Colon irritabile dem Arzt vorgestellt werden, sind meist besonders sensibel und von eher ängstlicher Natur, aber auch hysteriforme oder depressive Persönlichkeiten werden beobachtet.

Diagnose. Für die Diagnose funktioneller Magen-Darm-Störungen gelten folgende Leitsätze:

- Entscheidend ist die exakte und ausführliche Erhebung der Anamnese inklusive detaillierter Erhebung der Ernährungs- und Trinkgewohnheiten.
- Abgesehen von dem Leitgedanken, daß die Diagnose vorwiegend auf den eigenen Beobachtungen des Arztes beruhen sollte (Ultraschall, Endoskopie, CT, MRT etc.), ist es bei dieser Art von Krankheiten besonders wichtig, daß er sich Zeit nimmt und zuhört, was das Kind oder seine Eltern zu berichten haben.
- Vor der Untersuchung muß der Arzt sich darüber im Klaren sein, daß bei weit weniger als 10 % der Patienten eine organische Ursache gefunden wird.
- Weniger Diagnostik ist mehr. Zu viele Kinder mit Störungen dieser Art bekommen zu viele teure Untersuchungen mit meist nicht befriedigenden Ergebnissen.

Zur Diagnostik gehört selbstverständlich eine eingehende körperliche Untersuchung inklusive rektaler Untersuchung und eine Beurteilung der erhobenen somatischen Parameter (Gewicht/Länge/Kopfumfang) mittels Perzentilenkurven. Gedeihstörung, Leistungsknick, Lymphknotenvergrößerungen, Hepatosplenomegalie, Ikterus, Aszites, Fieber, Gelenkbeschwerden, Knochenschmerzen, Blässe und Blut im Stuhl passen nicht zur Verdachtsdiagnose Colon irritabile. Es handelt sich um eine Ausschlußdiagnose anhand ganz einfacher Screeninguntersuchungen: BSG, rotes und weißes Blutbild, Urinstatus, Blut im Stuhl, Stuhl auf Wurmeier, selten auch auf pathogene Keime. Weitere Laboruntersuchungen sind nur bei speziellen Indikationen sinnvoll, eine Ausnahme mag die Bestimmung der Gliadin- und Endomysiumantikörper zum Ausschluß einer Zöliakie sein. Die Suche nach Pilzen im Darm ist sinnlos. Eine generelle Ultraschalluntersuchung des Abdomens ist nicht angezeigt. Sie wird dennoch aus verschiedenen Gründen häufiger durchgeführt, nicht selten werden dann zufällig Gallensteine gefunden, die weitere teure Untersuchungen oder gar Operationen nach sich ziehen. Dies ist eindeutig abzulehnen, da Gallensteine nicht chronische Bauchschmerzen oder ein Colon irritabile auslösen. Viel sinnvoller können bei entsprechenden Diäthinweisen H_2-Atemtests nach Belastung mit verschiedenen Zuckern sein, um einen Laktase- oder Saccharase-Isomaltase-Mangel oder eine Fruktosemalabsorption als Ursache zu erkennen. Hohe H_2-Ausgangswerte legen den Verdacht auf eine bakterielle Dünndarmüberwucherung nahe. Sollten solche Tests im Einzelfall praktisch nicht durchführbar sein, kann selbstverständlich eine entsprechende klinische Reaktion auf Elimination und Reexposition genügen. Angesichts des exzessiven Genusses von fruktose- und sorbithaltigen Getränken und Süßigkeiten inklusive Kinderkaugummis lohnt es sich durchaus, häufiger an die Fruktosemalabsorption zu denken.

Differentialdiagnose. Im Vordergrund stehen Zöliakie (Gliadin-/Endomysiumantikörper; cave: IgA-Mangel!), Nahrungsmittelallergien (IgE, RAST, ECP, Nahrungsprotokoll), Laktasemangel oder Fruktosemalabsorption, bakterielle Dünndarmüberwucherung (H_2-Atemtests), seltener eine Infestation oder eine bakterielle Infektion. Je nach zusätzlichen Symptomen wie z.B. epigastrischen Schmerzen oder gestörtem Nachtschlaf kommen in Frage:

- eine Helicobacter-pylori-Infektion (Gastroduodenoskopie),
- bei kolikartigen heftigen Schmerzen eine Pankreatitis (Hyperlipasämie, ERCP) oder ein intermittierender Volvulus (Ultraschall: Mesenterialgefäßlage, MDP),
- bei zusätzlichem Ikterus eine Choledochuszyste oder eine Cholelithiasis (Cholestaseparameter, Ultraschall, ERCP),
- bei Hämaturie Nierensteine.

Zusätzliche Kopfschmerzen können auf eine Migräne hinweisen, Gelenkschmerzen auf eine Kolitis (Colitis ulcerosa oder Morbus Crohn), Marisken oder Analfisteln auf einen Morbus Crohn (Koloskopie). Handelt es sich vorwiegend um Obstipationsbeschwerden, so sind Morbus Hirschsprung, Analstenose, habituelle Obstipation und neurogene Störungen inklusive intestinaler Pseudoobstruktion zu erwägen.

Therapie. Der wichtigste Ansatzpunkt ist das geduldige Zuhören des Arztes, der die individuellen Beschwerden ernst nehmen sollte, ohne sie von vornherein als psychovegetative Störungen abzuqualifizieren. Die ausführliche Dokumentation normaler somatischer Gedeihparameter, die Betonung der Ungefährlichkeit dieser Symptome und eine ausführliche Erläuterung der auch für den Laien gut nachvollziehbaren Zusammenhänge der Darm-Hirn-Darm-Achse sind in den meisten Fällen absolut ausreichend. Enorm erleichternd und beruhigend sind derartige Erläuterungen dann, wenn ein Elternteil derartige Beschwerdemuster bei sich selbst wiedererkennt. Durch eine Ernährungsumstellung auf vollwertige mitteleuropäische Mischkost mit ausreichend Ballaststoffen und die Begrenzung von Fruktose bzw. Sorbit und ggf. Laktose erhält die Familie die Möglichkeit einer eigenen, aktiven Intervention. In manchen Fällen können Wärmflaschen und Kräutertees Wunder bewirken. Gelegentlich sind Medikamente wie Spasmolytika, Prokinetika oder auch Placebopräparate erforderlich. Veränderungen hinsichtlich des Lebensstils (Begrenzung des Schulleistungsdrucks, mehr Spiel und zwangloser Sport), autogenes Training und Psychotherapie reflektieren die neueren Erkenntnisse hinsichtlich der Interaktionen von ZNS und ENS.

Prognose. Die Diagnosen Colon irritabile und chronisch-rezidivierende Bauchschmerzen sind sichere Diagnosen hinsichtlich einer normalen Lebenserwartung und evtl. übersehener schwerer Grundkrankheiten. Eine Heilung der Beschwerden ist dagegen nicht garantiert, in der Mehrzahl der

Fälle ist vielmehr von periodisch wiederkehrenden Problemen auszugehen: Bestimmte Charaktere und „angelegte Programme" lassen sich nicht so leicht verändern. Die Entwicklung einer individuellen Coping-Strategie ist somit von größter Bedeutung.

Literatur

Apley J, Naish N (1958) Recurrent abdominal pain: a field survey of 1000 school children. Arch Dis Child 33: 165–170
Camilleri M, Prather CM (1992) The irritable bowel syndrome: mechanism and a practical approach to management. Ann Intern Med 116: 1001–1008
Lembo T, Munakata J, Mertz H et al.(1994) Evidence for the hypersensitivity of lumbar splanchnic afferents in irritable bowel syndrome. Gastroenterology 107: 1686–1696
Loening-Baucke V, Yamada T (1995) Is the afferent pathway from the rectum impaired in children with chronic constipation and encopresis? Gastroenterology 109: 397–403
Milla PJ (2001) Irritable bowel syndrome in childhood. Gastroenterology 20: 287–290
Phillips SF, Wingate DL (eds) (1998) Functional disorders of the gut. Churchill Livingstone, London New York
van Ginkel R, Voskuijl WP, Benninga MA et al. (2001) Alterations in rectal sensitivity and motility in childhood irritable bowel syndrome. Gastroenterology 120: 31–38

113.2 Chronische funktionelle Obstipation

S. Koletzko

Definition. „Obstipation" ist am besten definiert als Stuhlretention infolge von unvollständiger Stuhlentleerung und/oder Defäkationsbeschwerden bei hartem Stuhl. Eine chronische Obstipation liegt bei einer Beschwerdedauer von mehr als 3 Monaten vor. Obstipation ist keine Krankheitseinheit, sondern ein häufig vorkommendes Symptom, das vielfältige Ursachen haben kann. Wenn keine definierbare Ursache erkennbar ist, spricht man von idiopathischer, habitueller oder funktioneller Obstipation.

Als „Enkopresis" bezeichnet man die regelmäßige Entleerung von weichem oder geformtem Stuhl in die Unterwäsche nach dem 4. Lebensjahr. Eine primäre Enkopresis liegt vor, wenn die Kinder nicht mindestens 6 Monate lang bezüglich des Stuhlgangs sauber waren. Eine Überlaufenkopresis ist definiert als Einkoten im Rahmen einer chronischen Obstipation mit rektaler Stuhlimpaktion.

Epidemiologie. Häufigkeitsangaben zur chronischen Obstipation in den verschiedenen Lebensabschnitten des Kindesalters liegen nicht vor. In einer amerikanischen Studie gaben 16 % der Eltern eine Verstopfung bei ihren knapp 2jährigen Kindern an. Das Geschlechtsverhältnis in dieser Altersgruppe lag bei 1 : 1. Eine Enkopresis besteht bei 1 % aller Kinder im Einschulalter, dabei sind Jungen 3- bis 4mal häufiger betroffen als Mädchen.

Ätiologie. Die chronische Obstipation entwickelt sich im Kindesalter meist als Folge einer inadäquat behandelten akuten Verstopfungsepisode, die in der Regel durch exogene Störfaktoren ausgelöst wurde:

- situativ (Änderung von Tagesrhythmus oder Umgebung, Irritationen beim Sauberwerden),
- anale oder perianale Läsionen mit Defäkationsschmerz (Wundsein, Rhagaden, Fissuren),
- alimentär (Kuhmilchunverträglichkeit, zu wenig Ballaststoffe oder Flüssigkeit, Nahrungsumstellung),
- primär psychisch (selten),
- medikamentös (z.B. Antikonvulsiva, Narkotika, Antazida, Anticholinergika).

Seltenere Ursachen einer chronischen Obstipation sind angeborene oder erworbene Kolon- oder Anorektalkrankheiten sowie Allgemeinkrankheiten, die in der Regel durch Anamnese und Untersuchungsbefund einfach von der funktionellen Obstipation abzugrenzen sind.

Pathogenese. Konstitutionelle und angeborene Faktoren, z.B. eine verminderte Dickdarmmotiliät, sowie psychologische Faktoren tragen zur Entwicklung der chronischen Obstipation bei. Bei älteren Säuglingen und Kleinkindern beginnt die Obstipation meist mit einer schmerzvollen Defäkation. Die Kinder vermeiden die schmerzhafte Defäkation durch Rückhaltemanöver; dies führt zum weiteren Einhärten z.T. großvolumiger Stuhlballen, die bei Abgang erneut zu Schleimhauteinrissen führen und Schmerzen auslösen. Damit entsteht ein Circulus vitiosus. Mit zunehmender Stuhlimpaktion in Rektum und Sigma verliert sich der Defäkationsdrang, und es kommt zu einer sekundären Dilatation des Enddarms mit verminderter propulsiver Aktvität und weiterem Einhärten des Stuhls. Bei mindestens 2/3 aller Kinder, bei denen die chronische Obstipation vor dem 3. Lebensjahr beginnt, ist eine schmerzhafte Defäkation mit Rückhaltemanövern der Auslöser. Vergleichsweise selten wird die Defäkation primär aus psychologischen Gründen verweigert. Ob eine Unreife des enterischen Nervensystems auch bei reif geborenen Kindern zu einer primären Obstipation beitragen kann, ist noch unklar.

Die schwere chronische Obstipation mit Überlaufenkopresis scheint auch genetisch mitdeterminiert zu sein, da in Zwillingsuntersuchungen die Konkordanzrate bei eineiigen Zwillingen im Vergleich zu zweieiigen 4fach größer war. Eine Abhängigkeit von Familiengröße, Sozialstatus, Rangfolge in der Geschwisterreihe oder Alter der Eltern ließ sich in keiner der durchgeführten Studien zeigen.

Klinische Symptome und Verlauf. Die Beschwerden der betroffenen Kinder entstehen aus der Stuhlretention: Im Vordergrund stehen rezidivierende Bauchschmerzen, Blähungen, Inappetenz und Defäkationsschmerzen, besonders bei Perianalläsionen oder großkalibrigen Stühlen. Blutauflagerungen auf hartem Stuhl weisen auf Schleimhauteinrisse und Fissuren hin. Bei langandauernder Stuhlretention kommt es zu Stuhlschmieren und Abgang auch größerer, häufig weicher Stuhlmengen, typischerweise meist in den Nachmittagsstunden, selten nachts. Eine Enuresis findet sich bei ca. 1/3 der chronisch verstopften Kinder jenseits des 4. Lebensjahres. Unter konsequenter Therapie der Obstipation verschwindet oder bessert sich die Enuresis häufig. Selten sind Übelkeit und Abgeschlagenheit Folgen der schweren Obstipation. Die meisten Kinder mit schwerer Obstipation entwickeln Verhaltensauffälligkeiten mit bizarren Stuhlgewohnheiten und Rückhaltemanövern, die häufig von den Eltern als frustrane Defäkationsversuche fehlgedeutet werden. Bei Kindern mit Enkopresis werden ängstlich-depressive oder reaktiv-aggressive Verhaltensweisen beobachtet.

Diagnose und Differentialdiagnose. Die Basisdiagnostik mit ausführlicher Anamnese und körperlicher Untersuchung sichert in der Regel die Diagnose, erlaubt eine Abschätzung des Schweregrades und die Abgrenzung von organisch bedingter Obstipation. Erfragt werden müssen Beginn, Art und Dauer der Symptomatik, auslösende Faktoren, besonders Nahrungsumstellungen, Allgemeinkrankheiten, Ortswechsel, aber auch die familiäre und psychosoziale Situation. Wichtig ist eine genaue Stuhlanamnese, evtl. unterstützt durch ein Stuhlprotokoll. Bei der körperlichen Untersuchung muß besonders auf tastbare Stuhlmassen im Unter- und Mittelbauch, Perianalläsionen, eine ektope Lokalisation des Anus, eine auffällige Behaarung, Pigmentierung oder grübchenförmige Einziehungen über dem Os sacrum als Hinweis auf eine bisher nicht erkannte Spaltbildung und Zeichen einer neurologischen Störung geachtet werden. Die rektale Untersuchung ist immer Bestandteil des Untersuchungsgangs. Sie sollte aber bei traumatisierten oder sich wehrenden Kindern oder bei schmerzhaften Analfissuren evtl. auf einen späteren Zeitpunkt verschoben oder unter Sedierung (z.B. 20 min nach oraler Gabe von 0,4 mg/kg KG Midazolam) vorgenommen werden, um eine weitere psychische Traumatisierung zu vermeiden. Wachstums- und Gedeihstörungen sind durch Perzentilenkurven zu erfassen. Bei gleichzeitiger Enuresis oder Stuhlschmieren muß durch eine Urinuntersuchung eine Harnwegsinfektion ausgeschlossen werden. In diesen Fällen ist auch eine Sonographie des Abdomens sinnvoll, um eine Verdrängung der Blase oder gar eine sekundäre Hydronephrose durch die Stuhlmassen auszuschießen. Ergibt sich durch Anamnese oder Untersuchung der Verdacht auf eine Organkrankheit als Ursache der Obstipation, z.B. Hypothyreose, Nieren- oder Stoffwechselkrankheit, so muß die Basisdiagnostik durch entsprechende Laboruntersuchungen ergänzt werden.

Eine spezielle apparative Diagnostik mit bildgebenden Verfahren (Kontrasteinlauf, Defäkographie, Transitzeitmessung, MRT), anorektaler Manometrie und Biopsie ist nur dann indiziert, wenn Anamnese und Untersuchung einen Morbus Hirschsprung oder eine anatomische Fehlbildung vermuten lassen oder wenn trotz konsequenter konservativer Therapie keine Besserung der Symptomatik auftritt. Hinweise auf einen Morbus Hirschsprung sind ein verspäteter Mekoniumabgang, ein Beginn der Symptomatik in den ersten Lebenstagen oder -wochen, eine leere und enge Rektumampulle bei der rektalen Untersuchung trotz tastbarer Stuhlmassen im Abdomen und ein Wechsel zwischen Obstipations- und Durchfallphasen mit oft explosionsartigen Stuhlentleerungen nach analer Manipulation mit Finger, Darmrohr oder Fieberthermometer. Bei Verdacht auf einen Morbus Hirschsprung muß der sichere Nachweis oder Ausschluß einer Aganglionose durch geeignete Diagnostik (s. Abschnitt „Diagnose und Differentialdiagnose" unter „Aganglionose") erzwungen werden, da eine verschleppte Diagnose besonders bei jungen Säuglingen fatale Folgen wie toxisches Megakolon mit Sepsis und Meningitis nach sich ziehen kann.

Die Messung der segmentalen und totalen Kolontransitzeit durch orale Einnahme mit Barium imprägnierter Marker über 6 Tage ist hilfreich, wenn Anamnese und Untersuchung keinen sicheren Aufschluß über Verhandensein oder Schweregrad der Obstipation geben, z.B. bei Verdacht auf Münchhausen- oder Münchhausen-by-proxy-Syndrom. Da für die Bestimmung der Transitzeit eine Röntgenaufnahme des Abdomens erforderlich ist, sollte die Indikation streng gestellt werden. Um so mehr gilt dies für andere bildgebende Verfahren mit höherer Strahlenbelastung wie den Kolonkontrasteinlauf und die Defäkographie. Eine unkomplizierte chronische Obstipation mit oder ohne Enkopresis stellt keine Indikation für den Einsatz dieser Untersuchungen dar.

Therapie. Zunächst sollte die Beseitigung der Grundkrankheit angestrebt werden. Dies ist aber nur bei exogen induzierter Obstipation möglich, z.B. bei Obstipation durch Medikamente, bei Kuhmilcheiweißunverträglichkeit oder bei bestimmten Allgemeinkrankheiten wie der Hypothyreose. In der Mehrzahl der Fälle wird man symptomatisch vorgehen und sich dabei nach dem Alter des Kindes sowie nach Dauer und Schwere der Obstipation richten. Therapieziel ist ein normales Stuhlverhalten mit möglichst täglichem Absetzen eines nicht zu harten Stuhls ohne Defäkationsschmerz und ohne Kotschmieren bei Kindern über 4 Jahre sowie Beschwerdefreiheit.

Die symptomatische Therapie basiert auf verschiedenen Allgemeinmaßnahmen:

- Aufklärung über Ursachen und Entstehung der Obstipation und Abbau von Schuldzuweisungen.
- Ernährungsumstellung auf ballaststoffreiche Kost mit ausreichend Flüssigkeit. Bei Säuglingen und Kleinkindern kann der Versuch einer kuhmilcheiweißfreien Kost für die Dauer von 1–2 Wochen unternommen werden.
- Toilettentraining bei Kindern über 2–3 Jahre mit Anhalten zum regelmäßigen Toilettengang nach den Mahlzeiten, um den gastrokolischen Reflex zu nutzen.
- Bei bestehender Stuhlimpaktion sollte der Darm zunächst durch Sorbit-Klysmen oder Einläufe von den Stuhlmassen gesäubert werden. Salinische Klistiere sind bei Säuglingen, Kleinkindern, behinderten Kindern oder Kindern mit vorgeschädigter Niere wegen der Gefahr einer Phosphatintoxikation abzulehnen. Bei Abwehr des Kindes sollte die Darmentleerung unter Sedierung mit Midazolam erfolgen, um eine weitere psychische Traumatisierung des Kindes zu vermeiden. Bei Fissuren oder Rhagaden mit Defäkationsschmerz sind granulationsfördernde Salben, evtl. mit Lokalanästhetikum, zu applizieren. Die manuelle Ausräumung in Narkose ist wegen des Risikos einer Sphinkterschädigung obsolet.
- Bei chronischem Verlauf ist nach der Darmreinigung mit Medikamenten, die den Stuhl weich halten, zu beginnen: Laktulose und/oder Paraffinum subliquidum in einer Dosierung von 1–2 ml/kg KG/Tag in 1–2 ED. Die Dosis orientiert sich am Therapieziel und kann nach oben oder unten korrigiert werden.

Eine engmaschige Anbindung an den betreuenden Arzt zur Verbesserung der Compliance ist entscheidend für den Therapieerfolg. Falls psychische Faktoren primär (eher selten) oder sekundär eine bedeutsame Rolle spielen, ist eine begleitende psychotherapeutische Betreuung anzustreben. Chirurgische Maßnahmen sind bei der funktionellen chronischen Obstipation nicht indiziert.

Prophylaxe. Zur primären und sekundären Prävention der chronischen Obstipation empfiehlt sich eine gesunde Mischkost, die ausreichend Ballaststoffe (Vollkornprodukte, Obst, Gemüse, Hülsenfrüchte) und eine altersgerechte Flüssigkeitszufuhr enthält. Das Toilettentraining sollte nicht zu einem Zeitpunkt erzwungen werden, zu dem das Kind physiologisch und emotional noch nicht bereit ist. Eltern sollten auf Signale des Kindes für den Beginn einer Sauberkeitserziehung achten. Phasen einer akuten Obstipation mit Rückhaltemanövern müssen frühzeitig und konsequent behandelt werden, besonders wenn sie aufgrund perianaler Läsionen mit Defäkationsbeschwerden einhergehen. Bei chronischer Obstipation ist eine psychische Traumatisierung durch rektale diagnostische oder therapeutische (konservative und chirurgische) Maßnahmen unbedingt zu vermeiden.

Prognose. Die Prognose ist um so günstiger, je früher die Therapie begonnen wird. Wichtig ist auch, daß es noch zu keinen Komplikationen wie sekundärer Megalisierung des Rektums oder psychosozialen Folgen für das Kind gekommen ist. Bei langjähriger Obstipation mit oder ohne Enkopresis sind nach 6 Monaten nur etwa 25 % der Kinder und nach 1 Jahr etwa 50 % geheilt und benötigen keine Medikamente mehr für einen regelmäßigen Stuhlgang. Etwa 20 % der Betroffenen mit schwerer Symptomatik müssen über 2 Jahre behandelt werden, weil sie nach Absetzen der Medikamente wieder Rezidive bekommen.

Literatur

Blum NJ, Taubman B, Osborne ML (1997) Behavioral characteristics of children with stool toileting refusal. Pediatrics 99: 50–53
Clayden GS (1992) Management of chronic constipation. Arch Dis Childh 67: 340–344
Harrington L, Schuh S (1997) Complications of Fleet enema administration and suggested guidelines for use in the pediatric emergency department. Pediatr Emerg Care 13: 225-226
Iacono G, Cavataio F, Montalto G (1998) Intolerance of cow's milk and chronic constipation in children. N Engl J Med 339: 1100–1104
Issenman RM, Filmer RB, Gorski PA (1999) A review of bowel and bladder control development in children: how gastrointestinal and urologic conditions relate to problems in toilet training. Pediatrics 103 (suppl): 1346–1352
Koletzko S (1993) Enkopresis im Kindesalter. Kontinenz 2: 162–168
Loening-BaukeV (1993) Chronic constipation in children. Gastroenterology 105: 1557–1564
Loening-Bauke V (1997) Urinary incontinence and urinary tract infection and their resolution with treatment of chronic constipation of childhood. Pediatrics 100: 228–232
Metcalf AM, Phillips SF, Zinsmeister AR, MacCarty RL, Beart RW, Wolff BG (1987) Simplified assessment of segmental colonic transit. Gastroenterology 92: 40–47
Taubman B (1997) Toilet training and toileting refusal for stool only: a prospective study. Pediatrics 99: 54–58

113.3 Ileus

S. Buderus

Definition und Klassifikation: Stillstand der propulsiven Darmmotilität. Die Ursache ist entweder ein mechanisches Hindernis („mechanischer Ileus“) oder die Reaktion auf eine Inhibition der Regulation der Darmmotorik („paralytischer Ileus“).

Eine Zuordnung verschiedener Auslöser eines mechanischen Ileus zu einem bestimmten typischen Lebensalter gibt Tabelle 113.1.

Die häufigste Ursache für einen paralytischen Ileus ist der postoperative Ileus, der insbesondere nach abdominalchirurgischen Eingriffen auftritt und üblicherweise nach 48–72 Stunden vorüber ist. Weiterhin können schwere Infektionen und Sepsis, Pankreatitis und Cholezystitis, Schockzustände, Medikamente, diabetische Ketoazidose und andere Stoffwechselentgleisungen, Hypokaliämie durch Gastroenteritis oder auch iatrogen, Intoxikationen oder stumpfes Bauchtrauma zur Darmparalyse führen.

Klinik: Insbesondere beim mechanischen Ileus leiden die Patienten unter starken Bauchschmerzen, es treten Begleitsymptome wie Blässe und Schwitzen auf. Erbrechen (je nach Höhe der Obstruktion früher oder später bzw. klar, gallig oder/und fäkulent) und abdominelle Distension gehören gleichfalls zu den Kardinalsymptomen. Als Folge der Darmischämie kann es zum Absetzen von blutig-schleimigen Stuhl kommen. Intraluminale Flüssigkeits-seque-

Tabelle 113.1

Ätiologie	Neugeborenes/Säugling	Kleinkind	Schulkind/Jugendliche
Kongenitale Darmatresien/-stenosen	*		
Mekoniumileus	*		
Stuhlokklusion bei M. Hirschsprung	*	*	
Pankreas anulare	*	*	(*)
Invagination (s. Kap. 113.4)	*	*	(*)
Darmduplikaturen	*	*	(*)
Volvulus aufgrund von Rotationsanomalien	*	*	*
Inkarzerierte Hernie	*	(*)	(*)
Fremdkörper	(*)	*	*
Entzündliche Stenosen	* (typisch: post-NEC)	* (chronische entzündliche Darmerkrankungen)	
Mekoniumileusäquivalent (sog. DIOS)	(*)	*	*
Tumor (extra- oder intraintestinal)	*	*	*
Postoperative Adhäsionen (Briden)	*	*	*

stration kann zur Dehydratation und Entwicklung einer Schocksituation führen. Bei schweren oder langen Verläufen bietet der Patient das Bild eines „akuten Abdomens", das bei der Palpation äußerst schmerzhaft und meteoristisch ist. Frühzeitig muß auf Op-Narben im Bereich des Abdomens als Hinweis auf das mögliche Vorhandensein von Briden geachtet werden. Je nach Ätiologie des Ileus ist gelegentlich eine palpable Resistenz vorhanden. Blut am Fingerling nach der rektalen Untersuchung (s.o.) deutet auf die bereits vorhandene Ischämie des Darmes.

So wie die Klinik des paralytischen Ileus „milder" als die des mechanischen Ileus sein kann, unterscheidet sich auch in der Frühphase der abdominelle Auskultationsbefund: Beim mechanischen Ileus ist initial Hyperperistaltik vorhanden, die im Verlauf immer weiter abflaut. Beim paralytischen Ileus „hört" man dagegen die sog. „Totenstille".

An apparativer Diagnostik kommt die Adomenübersichtsröntgenaufnahme zum Einsatz: Beurteilungsparameter sind die Weite der Darmschlingen, die Luftverteilung („stehende Schlingen"), mögliche freie Luft, das Vorhandensein sog. Spiegel (s. Abb. 113.2), aber auch Fremdkörper oder z.B. intraabdominelle Verkalkungen nach Mekoniumperitonitis bei CF. Mit der Ultrasonographie kann die Peristaltik beurteilen, die Weite und der Füllungszustand der Darmschlingen beurteilt werden. In fortgeschrittenen Stadien ist u.U. auch ein Darmwandödem oder freie Flüssigkeit nachweisbar. Der Einsatz des Farbdopplers erweitert die Untersuchung um die Beurteilung der Darmperfusion, die insbesondere beim Volvulus oder der Invagination bereits in der Frühphase gestört sein kann.

Therapie: Allgemeine Maßnahmen sind Nahrungskarenz, das Legen einer Magenablaufsonde sowie eines oder mehrerer großlumiger Gefäßzugänge zur adäquaten Flüssigkeits- und Elektrolyttherapie.
Bei Vorliegen eines mechanischen Ileus besteht eine Operationsindikation. Obligat ist eine enge interdisziplinäre Zusammenarbeit zwischen Pädiatrie und Chirurgie.

Erfolgversprechende konservative Therapieverfahren kommen für: die Invagination (s. Kap. 113.4) in Frage. Beim Mekoniumileus und Mekoniumileusäquivalent der älteren CF-Patienten, das alternativ auch als DIOS (distales intestinales Obstruktionssyndrom) bezeichnet wird, werden therapeutisch Polyethylenglykollösungen zur orthograden Darmspülung neben peranalen Einläufen eingesetzt. Alternativ oder zusätzlich kann eine 5-10%ige ACC-Lösung oder verdünntes Gastrografin verwendet werden. Auch beim Ileus durch massiven Wurmbefall sollte zumindest versucht werden, durch den Einsatz von Anthelmintika eine Öffnung des Darmlumens zu erreichen und eine operative Therapie zu vermeiden.

Beim paralytischen Ileus ist die Therapie der Grundkrankheit Basis zur Normalisierung der Darmmotilität. Neben dem Ausgleich von Flüssigkeits- und Elektrolytverlusten (Kalium!), gehört eine Darmdekompression durch vorsichtige Einläufe gleichfalls zu den Basismaßnahmen wie eine Reduktion der verabreichten Opiate und Relaxantien. Für den Versuch der medikamentösen Stimulation der Peristaltik kommen Neostigmin oder ggf. auch Ceruletid in Frage. Beim möglichen Einsatz von Erythromycin in einer niedrigen Dosierung, die nur der Motilinrezeptorstimulation dient, sollten die noch ungeklärten Fragen der möglichen Resistenzinduktion bedacht werden.

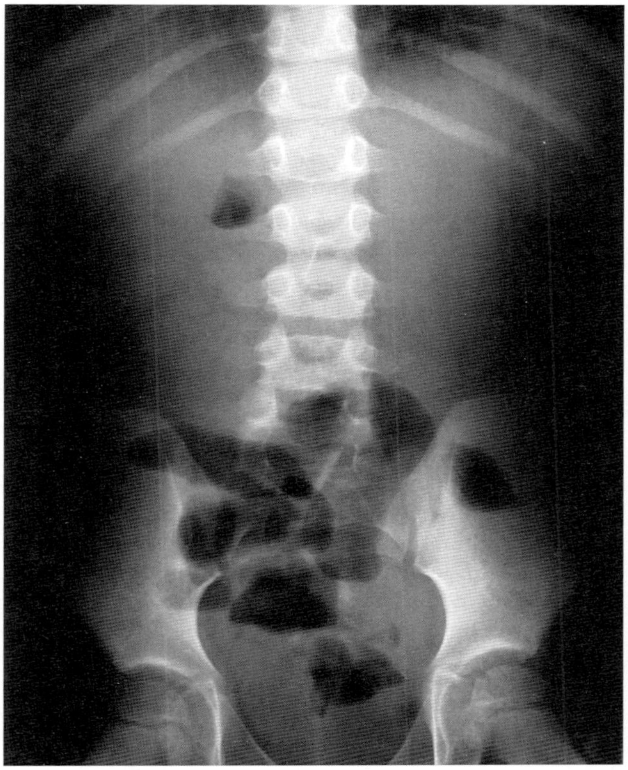

Abb. 113.2. Röntgen des Abdomens im Stehen: Dilatation und Spiegelbildung im distalen Dünndarm, Colon luftleer

Literatur

Irish MS, Pearl RH, Caty M, Glick PL (1998) The approach to common abdominal diagnoses in infants and children. Pediatr Clin North Am 45: 729-772
Mushtaq I, Wright VM, Drake DP et al. (1998) Meconium ileus secondary to cystic fibrosis. Pediatr Surg Int 13: 365-369
Jabra AA, Fishman EK (1997) Small bowel obstruction in the pediatric patient: CT evaluation. Abdom Imaging 22: 466-470
Peitz HG (1997) Der Volvulus im Kindesalter. Radiologe 37: 439-445

113.4 Invagination

S. Buderus

Definitionen und Epidemiologie: Bei der Invagination schieben sich Darmanteile in Richtung der Darmpropulsion progredient in distal gelegene Darmanteile hinein. Dadurch kommt es zum Ileus durch mechanischen Verschluß und zur Darmischämie. Diese entsteht zuerst durch Stauung der im Mesenterium verlaufenden venösen Gefäße und im weiteren Verlauf auch durch zunehmende Verminderung der arteriellen Perfusion. Unbehandelt sind Perforation und Nekrose des Darmes die Folge. Es kann sich ein schweres und potentiell lebensbedrohliches Krankheitsbild mit Peritonitis und Schock entwickeln.

Die Inzidenz der Invagination wird mit 1,5 bis 4/1000 Neugeborene angegeben, es besteht ein leichtes Überwiegen des männlichen Geschlechtes (ca. 3:2).

Es handelt sich um eine der häufigsten Ursachen für einen mechanischen Ileus im Säuglings- bzw. Kleinkindesalter, die selten sogar schon bei Frühgeborenen auftreten kann. Das typische Alter liegt zwischen 5 und 9 Monaten, insgesamt sind besonders Säuglinge ab dem 3. Monat bis zum 12. Monat bis hin zu Kleinkindern im 3. Lebensjahr betroffen.

Diese Patienten sind zumeist von der häufigsten Form (ca. 85-90 % aller Invaginationen), der sog. „idiopathischen", ileo-kolischen Invagination betroffen: Bestandteile des terminalen Ileums schieben sich durch die Bauhin-Klappe unterschiedlich weit ins Colon vor.

In etwa 5-10 % der Fälle kommen auch andere Konstellationen wie ileo-ileale, ileo-ileo-kolische oder kolo-kolische Invaginationen vor. Als auslösende anatomische Ursache für diese Invaginationsformen läßt sich oft ein sog. Führungspunkt nachweisen, über den die Einstülpung erfolgt. Am häufigsten ist ein Meckel-Divertikel, aber auch Darmpolypen, Darmduplikaturen, abdominelle Lymphome, stark hypertrophiertes intramurales Lymphgewebe (Peyer-Plaques) in Rahmen von Infekten, Darmwandhämatome durch eine Purpura Schönlein-Henoch oder Darmwandhämangiome kommen vor. Invaginationen mit pathologischen Führungspunkt betreffen auch ältere Kinder und Jugendliche und können sogar bei Erwachsenen auftreten.

Klinik: Die klassische Symptomatik besteht aus kolikartigen Bauchschmerzen, rezidivierendem, im Verlauf gallig werdenden Erbrechen, und, durch die Darmischämie bedingt, geleeartigem blutigem Stuhlgang. In der Initialphase können noch normale Stühle abgesetzt werden, manchmal zeigt sich das Blut erst bei der rektal digitalen Untersuchung. Insgesamt wirken die Kinder stark beeinträchtigt, weinen heftig und sind blaß. Die Diagnose erschweren können sog. „freie" Intervalle, in denen die Patienten scheinbar wieder beschwerdefrei sind, manche dagegen sind zwischen den Schmerzattacken auch ausgesprochen ruhig und wirken apathisch. Je nach fortschreitendem zeitlichem Verlauf sind weitere klinische Zeichen eines akuten Abdomens bzw. Schocks nachweisbar. Bei der körperlichen Untersuchung kann ggf. das Invaginat als Resistenz, die sich meist im rechten Mittel- bis Oberbauch befindet, palpabel sein. Die Literaturangaben zur Häufigkeit eines positiven Palpationsbefundes schwanken zwischen 30 und 85 %.

Bildgebende Diagnostik: Die Ultraschalluntersuchung des Abdomens zeigt bei einer Invagination typische Befunde (s. Abb.113.3 u. 113.4): Im Querschnitt läßt sich eine sogenannte Schießscheiben bzw. Kokardenfigur, im Längsschnitt ein sogenanntes Pseudokidneyzeichen darstellen. Ein möglicher Führungspunkt für die Invagination sollte insbesondere bei den nicht ileo-kolischen Invaginationen gesucht werden. Bei komplizierten Verläufen kann die Sonographie zusätzlich durch den Nachweis von Darmwandverdickungen, freier Flüssigkeit, Zeichen des sich entwickelnden Ileus oder in Kombination mit der Farbdopplersonographie Untersuchung der Darmperfusion diagnostisch aussagekräftig sein.

Nur in Ausnahmefällen ist heutzutage noch die konventionelle Röntgendiagnostik (z.B. mit der Frage freie Luft nach Perforation) bzw. bei unklaren Fällen die CT-Untersuchung erforderlich.

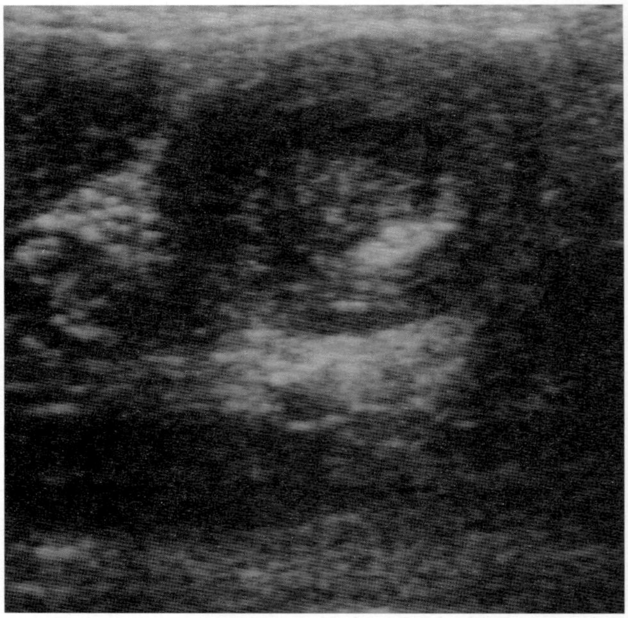

Abb. 113.3. Ultraschall (Querschnittsbild): Typische Kokardenfigur

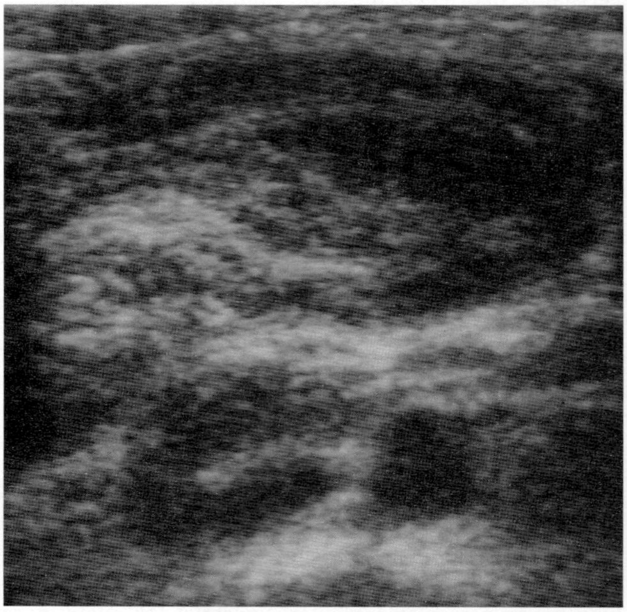

Abb. 113.4. Ultraschall: Kopf des Invaginats im Längsschnitt

Therapie und Verlauf: Allgemeine Maßnahmen sind das Legen einer Magenablaufsonde sowie eines iv-Gefäßzuganges. Therapeutisch kommen drei „konservative" Repositionsverfahren, davon zwei mit dem Einsatz von Röntgen und eines mit Ultraschall, sowie die chirurgische Therapie der Invagination in Frage:

Zur konservativen Therapie wird den zumeist sedierten Patienten rektal ein Darmrohr eingeführt. Gemeinsames Ziel der Verfahren ist es, den invaginierten Darmanteil unter der jeweiligen Bildkontrolle durch hydrostatischen bzw. pneumatischen Druck in die Normalposition zurückzudrängen. Bei der radiologisch kontrollierten hydrostatischen Reposition wird hierzu ein Kontrastmitteleinlauf verwendet. Dieses

Verfahren scheint international an Bedeutung zu verlieren und wird zunehmend durch die radiologisch kontrollierte pneumatische Reposition ersetzt: Bei dieser Technik wird zur Reposition über das Darmrohr Luft insuffliert. Zunehmende Verbreitung gewinnt die Ultraschall-gesteuerte Reposition, bei der unter kontinuierlicher Ultraschalluntersuchung die Invagination durch einen Einlauf von erwärmter physiologischer Kochsalzlösung therapiert wird. Die Erfolgsrate der Verfahren wird als in etwa vergleichbar angegeben und liegt zwischen 80 und 90 %.

Neben dem Mißerfolg des konservativen Repositionsversuches ist die Perforation das wichtigste Risiko dieser Verfahren und kommt in etwa 0,2 bis 1,4 % vor. 5-15 % der Patienten erleiden eine Rezidivinvagination, von diesen etwa 2/3 eine Episode und 1/3 mehrere Rezidivepisoden. In einer Studie wird berichtet, daß Rezidive zu 30 % innerhalb von 24 h und zu 74 % innerhalb von 6 Monaten auftreten. Auch im Falle einer Re-Invagination kann erneut ein konservativer Repositionsversuch vorgenommen werden, der mit großer Wahrscheinlichkeit wiederum erfolgreich sein wird.

Als absolute Kontraindikationen für diese Verfahren gelten schwer kranke Kinder mit Zeichen der Peritonitis und/oder sich anbahnender oder bestehender Schocksymptomatik. Auch der Nachweis von freier Luft nach Darmperforation durch den natürlichen Krankheitsverlauf oder nach Repositionsversuch ist eine dringende chirurgische Therapieindikation. Zeigt sich während eines konservativen Therapieversuches kein Erfolg, so sind auch diese Patienten zu operieren. Eine relative Kontraindikation gegen eine pneumatische bzw. hydrostatische Reposition ist ein „langer" Verlauf der Symptomatik, wobei es hierzu keine sicheren zeitlichen (meist: >24 h) Angaben gibt. Wahrscheinlich wird in Zukunft die Farbdopplersonographie bei dieser Fragestellung durch die Beurteilung der Perfusion des invaginierten Darmes zur besseren Entscheidungsfindung beitragen können.

Literatur

Ein SH, Alton D, Palder SB et al. (1997) Intussuception in the 1990s: has 25 years made a difference? Pediatr Surg 12: 374-376

Daneman A, Alton D, Lobo E et al. (1998) Patterns of recurrence of intussusception in children: a 17-year review. Pediatr Radiol 28: 913-919

Rohrschneider W (1997) Invagination. Radiologe 37: 446-453

114 Strukturelle Störungen des Darms

S. Koletzko

Vorbemerkungen

Die Funktionen von Dünn- und Dickdarm, nämlich exo- und endokrine Sekretion, Absorption und Transport, unterliegen einer komplexen myogenen, neurogenen und hormonalen Regulation. Motilitätsstörungen des Darms können also Folge einer Myopathie der Darmmuskelschichten, einer Störung der in- oder extrinsischen Darminnervation oder einer Hormonstörung sein. Funktion und Regulation hängen stark voneinander ab. So beeinträchtigt z. B. die Sekretion die Motilität und eine neurogene oder myogene Motilitätsstörung kann eine Malabsorption oder eine Sekretionsstörung zur Folge haben. Die Symptomatik der Motilitätsstörungen ist entsprechend vielfältig und wird wegen der unterschiedlichen Funktionen von Dünn- und Dickdarm stark davon geprägt, ob die Krankheit nur den Dünndarm, nur den Dickdarm oder den gesamten Darm betrifft. Einige Krankheiten sind immer angeboren, andere werden während der Kindheit erworben und verlaufen mit unterschiedlicher Progredienz.

Die nosologische Zuordnung von Motilitätsstörungen des Magen-Darm-Traktes ist schwierig und nicht einheitlich. Üblich ist eine Einteilung nach pathogenetischen Kriterien in primäre und sekundäre Neuropathien, Myopathien oder primär hormonelle Störungen. Die einzelnen pathologischen Veränderungen sind häufig nicht gut definiert. Eine Ausnahme ist der Morbus Hirschsprung, der durch ein völliges Fehlen von Ganglienzellen (Aganglionose) eindeutig definiert werden kann. Auf der anderen Seite gibt es Krankheitsbilder wie die intestinale Pseudoobstruktion, die nicht ätiologisch, sondern phänotypisch charakterisiert ist. Wenn kein strukturelles oder biochemisches Korrelat zu erfassen ist, spricht man von funktionellen Störungen.

114.1 Neuropathien

Die Kenntnis der normalen nervalen Versorgung des Darms ist Voraussetzung für das Verständnis ihrer komplexen Störungen. Die Darminnervation besteht aus dem enterischen Nervensystem, das durch parasympathische und sympathische Nerven mit dem ZNS verbunden ist (Abb. 114.1). Von den beiden intramural gelegenen Nervenplexus ist der *Plexus myentericus* v. a. für die Regulation der Motilität und der *Plexus submucosus* für die sekretorischen Funktionen zuständig. Das enterische Nervensystem zieht sich als diffuses Netzwerk von Ganglien vom Ösophagus bis zum Rektum und reguliert unabhängig von extrinsischen Einflüssen mit „einfachen Programmen" die Darmmotorik. Dazu gehört der peristaltische Reflex: Eine Dehnung des Darmlumens, z. B. durch einen Nahrungsbolus, löst über intramurale Fasern eine aufsteigende Erregung mit nachfolgender Kontraktion der Muskulatur und eine absteigende Hemmung mit Relaxation aus, so daß der Bolus in aboraler Richtung transportiert wird. Auch das triphasische interdigestive Motilitätsmuster, der sog. migrierende Motorkomplex (MMC), entsteht unabhängig von der extrinsischen Innervation. Im Nüchternzustand laufen in etwa 90minütigen Abständen starke propulsive Kontraktionswellen vom Duodenum bis zum terminalen Ileum und reinigen den Darm von sei-

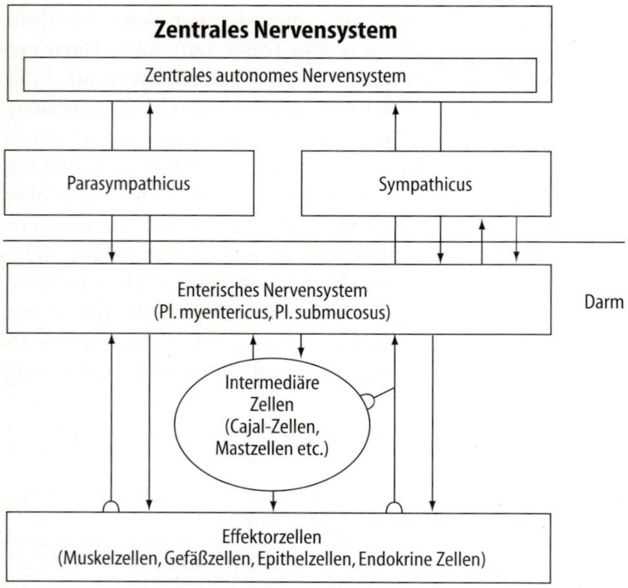

Abb. 114.1. Innervation des Gastrointestinaltraktes. Das enterische Nervensystem besteht aus Plexus myentericus und Plexus submucosus und wirkt direkt oder indirekt über intermediäre Zellen (z.B. endokrine Zellen, interstitielle Cajal-Zellen oder Mastzellen) auf die Effektorzellen (Muskelzellen, Epithelzellen, endokrine Zellen und Gefäßzellen). Umgekehrt gehen Afferenzen (⌒Ç) von den Effektor- und Intermediärzellen zum enterischen Nervensystem, das durch afferente und efferente Bahnen mit dem autonomen und dem Zentralnervensystem verbunden ist und in seiner Funktion moduliert wird. (Nach Goyal u.Hirano 1996)

nem Inhalt. Die vom enterischen Nervensystem ausgehenden Kontraktionen treten in den verschiedenen Darmabschnitten in unterschiedlicher Frequenz auf: von 3 Zyklen/min im Magen bis zu 11–14 Zyklen/min im Dünndarm. Dieser Rhythmus entsteht in spezialisierten Schrittmacherzellen, den sog. interstitiellen Zellen nach Cajal, die sich entlang des gesamten Magendarmtrakts befinden.

Im enterischen Nervensystem wird die Informationsübertragung zwischen den Nervenzellen und den Effektorzellen – das sind Muskelzellen, sekretorische und endokrine Zellen und Gefäße – durch eine Vielzahl von Neurotransmittern und neuromodulatorischen Peptiden kontrolliert, u.a. NO, VIP, Substanz P und Acetylcholin. Die Funktionen des enterischen Nervensystems werden ständig durch extrinsische Nerven kontrolliert und moduliert. Dabei stehen die peristaltischen Reflexfunktionen v.a. unter dem Einfluß des N. vagus, während die nozizeptiven Einflüsse, z.B. durch Distension oder Entzündung, vorwiegend über viszerosympathische Fasern mit dem ZNS verbunden sind.

Morbus Hirschsprung

Definition. Der M. Hirschsprung (Aganglionose) ist charakterisiert durch ein kongenitales Fehlen von enterischen Nervenzellen im Rektum mit variabler Ausdehnung nach kranial. In 3/4 der Fälle beschränkt sich die Aganglionose auf Rektum und Sigmoid, und bei nur 8 % der Kinder ist der gesamte Dickdarm betroffen. Sehr selten betrifft die Aganglionose den gesamten Darm.

Epidemiologie. Ein M. Hirschsprung betrifft etwa 1 von 5000 Lebendgeborenen, Jungen sind 3- bis 4mal häufiger betroffen als Mädchen. Eine positive Familienanamnese für eine Aganglionose findet sich in etwa 7 % der Fälle; ist das gesamte Kolon agangliär, sind etwa 20 % der betroffenen Kinder familiär belastet.

Ätiologie. Der M. Hirschsprung ist eine heterogene genetische Krankheit mit einer gestörten Migration und Reifung der Zellen des enterischen Nervensystems. Diese Zellen stammen vom Vagussegment der Neuralleiste ab. Sie wandern zu den kranialen Anteilen des Darms und breiten sich in kaudaler Richtung über den gesamten Magen-Darm-Trakt aus. Die Ganglienzellen des linksseitigen Kolons werden zusätzlich durch das Sakralsegment der Neuralleiste versorgt. Verschiedene Rezeptoren mit Tyrosinkinaseaktivität, z.B. der RET-Rezeptor, aber auch Endothelin-3- und Endothelin-B-Rezeptoren, sind für Migration und Reifung der Neuroblasten im Darm erforderlich. Mutationen in den verantwortlichen Genen führen im Mausmodell zur Aganglionose mit kongenitalem Megakolon und konnten bei einigen Patienten mit M. Hirschsprung, besonders bei langstreckigem Befall oder familiärem Auftreten, nachgewiesen werden. Der Erbgang ist teils autosomal-dominant (RET-Gen), teils autosomal-rezessiv (z.B. Endothelin-B-Gen). Kombinationen einer Aganglionose mit extraintestinalen Manifestationen sind in Form verschiedener Syndrome beschrieben worden, z.B. Nierenagenesie beim Santos-Syndrom und Pigmentstörungen beim Waardenburg-Sydrom. Eine Assoziation mit der Trisomie 21 ist gut bekannt. Bei Patienten mit sporadischem M. Hirschsprung läßt sich zum gegenwärtigen Zeitpunkt molekulargenetisch meist kein Defekt nachweisen, polygenetische Formen sind bei ihnen wahrscheinlich.

Pathogenese. Der aganglionäre Darmanteil verliert durch das Fehlen von NO- und VIP-enthaltenden inhibitorischen Neuronen seine Fähigkeit zur Relaxation, d.h., die Muskulatur bleibt tonisch kontrahiert. Dies führt zu einer funktionellen Obstruktion mit proximaler Dilatation und Hypertrophie des innervierten Darms, was der Krankheit auch den Namen „Megacolon congenitum" gab.

Pathologie. Das völlige Fehlen von Ganglienzellen im Plexus myentericus und Plexus submucosus ist pathognomonisch für einen M. Hirschsprung. Die präganglionären parasympathischen Nervenfasern imponieren als lange, dicke Nervenstränge in der Submukosa und in der intermuskulären Schicht und auch als dünne Fasern innerhalb der Lamina propria und der Muscularis mucosae. Ihr erhöhter Gehalt an Acetylcholinesterase ist ein wichtiges Kriterium bei der histologischen Diagnose des M. Hirschsprung, besonders wenn die zur Diagnostik entnommenen Biopsien nur wenig oder keine Anteile der Submukosa enthalten. Proximal des aganglionären Darmanteils findet sich ein verschieden langer Abschnitt mit deutlich verminderter Ganglienzahl (Hypoganglionose) oder auch dysganglionotischen Veränderungen, z.T. mit Hypertrophie der Ganglien (Hyperganglionose).

Klinische Symptome und Verlauf. Ein verspäteter Mekoniumabgang nach >24 h post partum findet sich bei über 90 %

der Kinder mit M. Hirschsprung, aber nur bei ca. 6% der reifen Neugeborenen mit normaler Darminnervation. Die meisten Kinder entwickeln in der Neonatalperiode einen Stuhlverhalt, z.T. im Wechsel mit explosionsartigen fötiden Stuhlentleerungen, ein aufgetriebenes Abdomen, eine Gedeihstörung oder Zeichen eines Subileus oder Ileus mit galligem Erbrechen und Dehydratation. Eine gefürchtete, auch heute noch fatale Komplikation des nicht erkannten M. Hirschsprung ist ein toxisches Megakolon mit septischem Verlauf und der Gefahr einer sekundären Meningitis oder einer Darmperforation. Bei Enterokolitis eines reifen Neugeborenen sollte daher immer eine Aganglionose ausgeschlossen werden. Kinder mit nur kurzstreckigem aganglionärem Segment werden gelegentlich erst nach Abstillen oder Zufütterung von Beikost auffällig. Sie entwickeln eine hartnäckige Obstipation mit zunehmendem Bauchumfang und können den Darm häufig nur nach Manipulation, z.B. mit Fieberthermometer oder Suppositorien, entleeren. Ein Kotschmieren ist im Vergleich zur habituellen Obstipation die Ausnahme.

Diagnose und Differentialdiagnose. Etwa 40% der betroffenen Kinder werden bei akuter Symptomatik in der Neonatalperiode und ca. 85% im 1. Lebensjahr diagnostiziert. Späte Diagnosen im Schul- oder Erwachsenenalter sind selten und setzen ein gewisses Maß an Indolenz voraus, da durch die Darmerweiterung der Bauchumfang mit der Zeit z. T. monströse Ausmaße annimmt. Alarmzeichen bei der körperlichen Untersuchung ist ein mit Stuhl gefülltes Abdomen bei leerer Rektumampulle. Das „Handschuhphänomen" entsteht durch den tonisch kontrahierten Enddarm, der sich bei der rektalen Austastung um den untersuchenden Finger legt. Säuglinge mit Verdacht auf Aganglionose müssen wegen der Gefahr eines toxischen Megakolons sofort einer Diagnostik zugeführt werden und dürfen erst bei sicherem Ausschluß aus der stationären Behandlung entlassen werden.

Bei allen 3 zur Verfügung stehenden diagnostischen Verfahren – anorektale Manometrie, Kontrasteinlauf und Rektumbiopsie – können sowohl falsch-positive als auch falschnegative Ergebnisse auftreten; dies trifft besonders für Früh- und Neugeborene zu. Für den sicheren Nachweis eines M. Hirschsprung ist die Biopsie obligat. Sie sollte 2–3 cm oberhalb der Linea dentata an der Dorsalseite des Rektums durch Saug- oder Zangenbiopsie entnommen werden und möglichst submuköse Anteile enthalten. Die Aufarbeitung erfolgt mit einer Hämatoxylin-Eosin-Färbung und an der frischen oder sofort tiefgefrorenen Biopsie enzymhistochemisch (Acetylcholinesterase und fakultativ Laktatdehydrogenase). Die Länge des aganglionären Segments kann präoperativ am besten mit einem Kolonkontrasteinlauf abgeschätzt werden (Abb. 114.2). Er sollte ohne vorherige Darmreinigung erfolgen, damit der Kalibersprung der Dickdarmweite besser erkannt werden kann. Bei sehr jungen Säuglingen, nach längerer Nahrungskarenz, nach Ausschaltung des Enddarms bei Stomaanlage oder bei Aganglionose des gesamten Kolons (Abb. 114.3a und b) kann der Kalibersprung fehlen. Die anorektale Manometrie zum Nachweis einer fehlenden Relaxation des inneren Analsphinkters bei rektaler Ballondehnung eignet sich besonders gut zum Screening von symptomatischen Patienten. Die Methode ist ohne Risiko, und bei sicherem Nachweis des Relaxationsreflexes und fehlenden Alarmsymptomen kann häufig auf eine Biopsie und den Röntgenkontrasteinlauf verzichtet werden.

Differentialdiagnosen in der Neonatalperiode sind Krankheiten mit verspätetem Mekoniumabgang wie zystische Fibrose, Hypothyreose, Mikrokolon, Mekonium-plug-Syndrom oder andere Innervationsstörungen mit Hypo- oder Hyperganglionose sowie angeborene Myopathien. Angeborene anorektale Fehlbildungen (anteriorer Anus, Analstenose) können durch eine sorgfältige körperliche Untersuchung in der Regel ausgeschlossen werden. Einige seltene Fälle mit erworbener segmentaler Aganglionose, z.B. durch vaskuläre Insulte, sind beschrieben worden. Bei älteren Kindern ist eine schwere funktionelle Obstipation mit Beginn in der Säuglingszeit die wichtigste Differentialdiagnose. Der Nachweis einer Internusrelaxation in der anorektalen Manometrie kann einen M. Hirschsprung bei diesen Kindern in der Regel ausschließen.

Therapie. Die Diagnose eines M. Hirschsprung impliziert in der Regel die sofortige operative Entlastung durch Anlage eines Anus praeter. In einer zweiten Operation wird das aganglionäre Segment bis zum sicher normal innervierten Darmanteil (intraoperative Schnellschnittuntersuchungen) reseziert und mit dem Anorektum anastomosiert. Verschie-

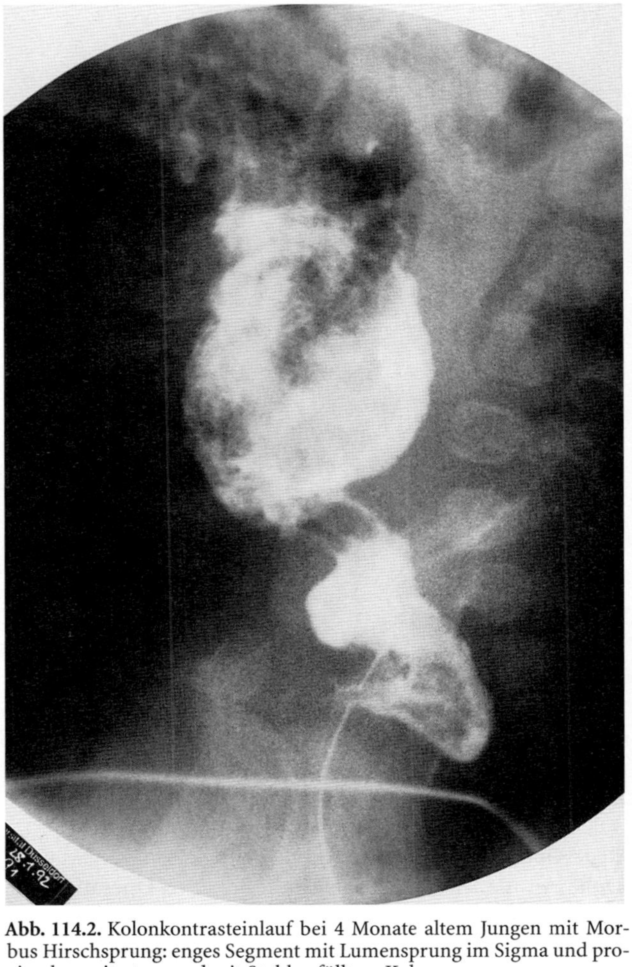

Abb. 114.2. Kolonkontrasteinlauf bei 4 Monate altem Jungen mit Morbus Hirschsprung: enges Segment mit Lumensprung im Sigma und proximal erweitertem und mit Stuhl gefülltem Kolon

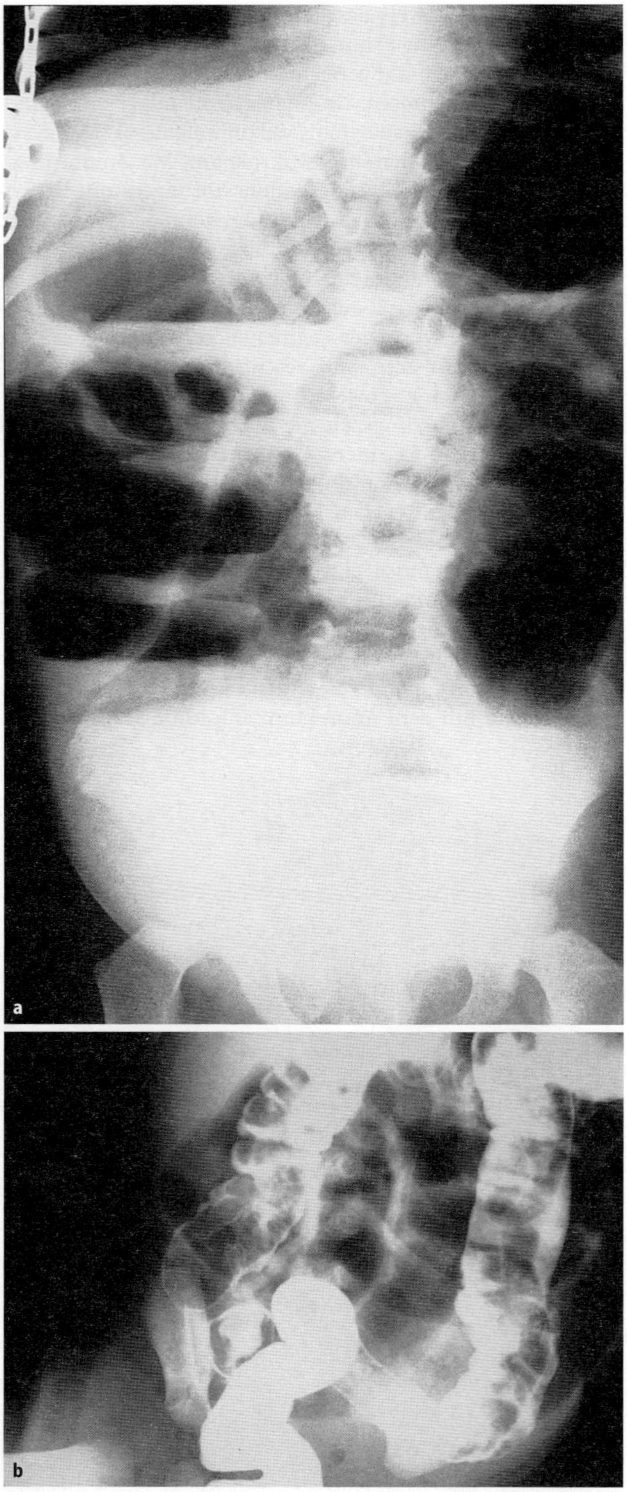

Abb. 114.3. Aganglionose im gesamten Kolon. **a** Ileus mit multiplen Spiegeln im Dünndarm im Alter von 2 Wochen, **b** normal weiter Kolonrahmen ohne Lumensprung bei deutlich erweiterten Dünndarmschlingen

dene Operationstechniken (nach Rehbein, Soave, Swenson, Duhamel u.a.) werden angewandt. Bei allen Operationsverfahren verbleibt jedoch ein kurzes aganglionäres Segment oberhalb des Anus. Für die Langzeitergebnisse scheint die Erfahrung des Operateurs wichtiger zu sein als die Art der Operation. Bei toxischem Megakolon entspricht die Therapie der einer nekrotisierenden Enterokolitis mit parenteraler Ernährung und Gabe von Breitbandantibiotika.

Bei sehr kurzen aganglionären Segmenten von nur wenigen Zentimetern Länge genügt u.U. eine Sphintermyektomie, d.h. die operative Entfernung eines 0,5–1 cm breiten Muskelstreifens aus dem Sphinkter internus, um eine normale Stuhlentleerung zu erreichen.

Prognose. Die Prognose hängt stark von einer guten postoperativen Nachsorge ab. Viele Kinder leiden oft noch über Jahre an einer Entleerungsstörung. Durch diätetische und abführende Maßnahmen ist eine weitere sekundäre Darmaufweitung durch sich ansammelnde Stuhlmassen zu verhindern. In Einzelfällen, besonders wenn noch rezidivierende Subileuszustände auftreten, muß ein verbliebenes zu langes aganglionäres Segment oder ein dysplastisch innervierter Darm nachreseziert oder eine Sphinktermyotomie durchgeführt werden. Bei langstreckigem aganglionärem Segment bis in den Dünndarm können Durchfälle mit Stuhlinkontinenz und Malassimilation die Prognose beeinträchtigen.

Literatur

Gariepy CE (2001) Intestinal motility disorders and development of the enteric nervous system. Pediatr Res 49: 605–613

Pelet A, Beneste O, Dery P et al. (1998) Various mechanisms cause RET-mediated signaling defects in Hirschsprung's disease. J Clin Invest 101: 1415–1423

Rexcorla FJ, Morrison AM, Engles D, West KW, Grosfeld JL (1992) Hirschsprung's disease. Evaluation of mortality and long-term function in 260 cases. Arch Surg 127: 934–942

Andere primäre viszerale Neuropathien

Definition. Angeborene Innervationsstörungen des Intestinaltraktes, die mit einer verminderten *(Hypoganglionose)* oder vermehrten Anzahl von Ganglien *(Hyperganglionose)*, mit Riesenganglien oder morphologisch abnormen Ganglienzellen einhergehen, sind histologisch definiert. Die sichere histologische Zuordnung dieser enterischen Neuropathien gelingt nur durch Beurteilung einer genügend großen Ganzwandbiopsie mit Einbeziehung des Plexus myentericus und durch Anwendung verschiedener Färbeverfahren einschließlich der Versilberungstechnik, immunhistochemischer Verfahren und morphometrischer Methoden zum Auszählen der Ganglienzellen. Die Schwierigkeit der Klassifizierung der morphologischen Veränderungen liegt in den mangelnden Daten zur normalen Darminnervation, da die Ganglionzelldichte und -größe sich im Laufe der ersten Lebensjahre ändert und auch in den einzelnen Abschnitten des Darms stark variiert.

Der Begriff „intestinale neuronale Dysplasie“ wurde in den vergangenen 3 Jahrzehnten für verschiedene quantitative (Hyper- und Hypoganglionose) und qualitative (unreife oder heterotope Ganglienzellen) morphologische Auffälligkeiten der enterischen Nervenplexus verwandt. Die histologischen Kriterien wechselten während der Jahre sehr häufig. Sie bezogen sich zunächst auf den Plexus myentericus, später nur noch auf den Plexus submucosus, so daß aus Saug- oder Zangenbiopsien die Diagnose „intestinale neuronale Dysplasie“ besonders im deutschsprachigen Raum sehr häufig gestellt wurde. Wie subjektiv die Kriterien waren, zeigten die Ergebnisse einer multizentrischen Studie zur Inter-Beobachter-Variabilität der histologischen Befundung von Rektumbiopsien. In dieser Studie wurden 377 Biopsien von 108 Kindern im Alter von 4 Tagen bis 15 Jahren im Rotationssystem von 3 erfahrenen Pathologen ohne Kenntnis klinischer Daten nach vorher festgelegten Kriterien beurteilt. Sowohl für die histologischen Einzelkriterien als auch für die Enddiagnosen (Normalbefund oder intestinale neuronale Dysplasie) bestand eine sehr schlechte, z. T. an der Zufallsgrenze liegende Übereinstimmung. Da der Begriff „intestinale neuronale Dysplasie" bisher weder eine histologische noch eine klinische Entität beschreibt, sollte er mit Vorsicht oder gar nicht angewandt werden, bis er anhand von morphometrisch erhobenen Normalwerten und klinischen Parametern besser definiert worden ist.

Epidemiologie. Wegen der diagnostischen Schwierigkeiten liegen keine Angaben zur Häufigkeit vor. Die familiären viszeralen Neuropathien, die einem gesicherten Erbgang folgen, sind im Vergleich zu den sporadischen Formen eher selten.

Klinische Symptome und Verlauf. Klinisch können sich die Innervationsstörungen sehr unterschiedlich manifestieren. Für die Symptomatik ist häufig mehr der betroffene Darmabschnitt (Dünn- oder Dickdarm oder beides) als die Art der Innervationsstörung entscheidend. Beschrieben wurden eine dem Morbus Hirschsprung ähnliche Symptomatik mit verspätetem Mekoniumabgang oder Ileus in der Neonatalperiode, eine zu jedem Zeitpunkt auftretende schwere, oft therapieresistente Obstipation mit Entwicklung eines Megakolons, aber auch Dilatation von Duodenum oder anderen Dünndarmabschnitten bis hin zum Bild einer schweren intestinalen Pseudoobstruktion. Bei Beginn der Symptome in der Neugeborenenperiode kann sich die Situation durch postpartale Nachreifung der Nervenstrukturen noch bessern, während sich im späteren Lebensalter manifestierende enterische Neuropathien fast immer progredient verlaufen.

Familiäre viszerale Neuropathie ohne extraintestinale Manifestation. Dieses autosomal-dominante Leiden betrifft vorwiegend den Dick- und den distalen Dünndarm. Die Symptome mit schwerer chronischer Obstipation, Darmdilatation, Bauchschmerzen und später pseudoobstruktiven Episoden, die eine Darmdekompression erfordern, können sich vom Kleinkindes- bis zum Erwachsenenalter manifestieren. Eine autonome Dysfunktion besteht nicht. Histologisch finden sich eine Hypoganglionose und degenerative Veränderungen der argyrophilen Neurone und Nervenfasern des Plexus myentericus.

Familiäre viszerale Neuropathie mit neuronalen intranukleären Einschlußkörpern. Die für diese Krankheit charakteristischen eosinophilen Einschlußkörper finden sich auch in peripheren Nerven und im ZNS. Entsprechend haben die Patienten nicht nur Symptome von Seiten des Magen-Darm-Traktes mit Dysphagie, Diarrhöen und Verstopfung bis hin zur Pseudoobstruktion, sondern auch extraintestinale Störungen mit autonomer Dysfunktion, Ataxie, Dysarthrie, mentaler Retardierung und Demenz. Die Therapie ist symptomatisch. Einige Patienten überleben bis ins Erwachsenenalter.

Familiäre viszerale Neuropathie mit Pylorushypertrophie, Kurzdarm und Malrotation. Die betroffenen Kinder werden in der Neonatalperiode auffällig und sterben meist in den ersten Lebensmonaten. Die Nervenzellen im Plexus myentericus wirken geschrumpft mit verklumptem Chromatin im Zellkern. Der klinische Phänotyp wurde sowohl mit autosomal-rezessivem als auch mit X-chromosomalem Erbgang beschrieben.

Familiäre viszerale Neuropathie mit neurologischer Beteiligung. Mehrere Familien mit mehreren betroffenen Familienmitgliedern wurden beschrieben, die ein stark erweitertes Duodenum und Jejunum, aber auch Symptome einer zentralnervösen Beteiligung mit mentaler Retardierung und Verkalkungen der weißen Substanz und der Basalganglien aufwiesen.

Familiäre viszerale Neuropathie (Ganglioneuromatose) bei multipler endokriner Neoplasie Typ IIb. Die Hyperganglionose im Rahmen dieser autosomal-dominant vererbten Krankheit ist wie der Morbus Hirschsprung mit einer Mutation im RET-Protoonkogen auf Chromosom 10 assoziiert, das den Rezeptor einer Tyrosinkinase codiert. Bei 94 % der Betroffenen liegt eine Punktmutation im Codon 918 im Exon 16 vor, die bei klinischem Verdacht oder familiärer Belastung molekulargenetisch nachgewiesen werden kann. Bei ca. 50 % der Patienten liegt eine Neumutation vor. Wie bei der Aganglionose sind Migration und Reifung von Zellen der Neuralrinne gestört. Bei den meisten betroffenen Patienten manifestiert sich die Krankheit durch die gastrointestinale Motilitätsstörung mit Fütterungsschwierigkeiten bei Dysphagie und Erbrechen, ausladendem Abdomen und Verstopfung bis hin zur Pseudoobstruktion. Morphologisch imponiert im gesamten Gastrointestinaltrakt eine ausgeprägte Hyperganglionose beider enterischer Nervenplexus mit Infiltration bis in die Submukosa. Die verdickten Ganglien sind an der Mundschleimhaut und an den Lippen als submuköse Knötchen sichtbar. Die Frühdiagnose ist essentiell, da sich die malignen C-Zellkarzinome der Schilddrüse bereits im Kleinkindesalter manifestieren und nur durch eine prophylaktische Thyroidektomie verhindert werden können.

Familiäre viszerale Neuropathie bei Neurofibromatose. Bei der Neurofibromatose kann es zu einer starken Größenzunahme von Ganglien und Ganglienzellen sowie Nervenfasern im Plexus myentericus kommen. Obwohl diese Krankheiten genetisch determiniert sind, kann sich die familiäre viszerale Neuropathie klinisch vom Säuglings- bis zum Erwachsenenalter manifestieren. Ob bei den spätmanifesten Formen die histologischen Veränderungen bereits im Säuglingsalter bestehen, ist unklar.

Nichtfamiliäre oder sporadische Hypoganglionose. Definitionsgemäß liegt eine im Vergleich zum normalen Darm verminderte Ganglienzellzahl im Plexus myentericus plus/

minus im submukösen Plexus vor. Für die Diagnose ist die morphometrische Untersuchung einer Ganzwandbiopsie erforderlich. Die Ganglien sind z.T. mit Kollagenfasern infiltriert, dazwischen liegen zahlreiche und verdickte Schwann-Nervenfaserbündel, die eine verstärkte Acetylcholinesteraseaktivität zeigen. Eine Hypoganglionose findet sich fast immer beim Morbus Hirschsprung proximal des aganglionären Darmsegments in der sog. Übergangszone. Eine isolierte Hypoganglionose, die histologisch dieser Übergangszone gleicht, wurde aber auch im Dickdarm bei Kindern mit schwerer chronischer Obstipation beschrieben und scheint die häufigste Ursache einer intestinalen Pseudoobstruktion im Kindesalter zu sein. Obwohl die meisten Kinder mit gesicherter Hypoganglionose in den ersten Lebensmonaten klinisch auffällig wurden, variierte der klinische Verlauf bei den beschriebenen Patienten stark. Von operativen Eingriffen wie Ileostomien oder Kolonresektionen profitierten nur wenige Patienten. Viele der beschriebenen Kinder waren langfristig von einer parenteralen Ernährung abhängig oder starben. Einige Patienten wurden ohne chirurgische Intervention beschwerdefrei. Wegen dieses unterschiedlichen klinischen Verlaufs bei identischem histologischem Bild sollten therapeutische Entscheidungen allein anhand des klinischen Bildes getroffen werden.

Nichtfamiliäre oder sporadische Hyperganglionose. Analog zur Hypoganglionose liegt bei der Hyperganglionose eine im Vergleich zum normalen Darm vermehrte Anzahl an Ganglienzellen in sehr großen Ganglien im Plexus myentericus plus/minus im submukösen Plexus vor. Für die Diagnose ist ebenfalls die morphometrische Untersuchung einer Ganzwandbiopsie erforderlich. Ist der Plexus submucosus ausgeprägt mitbetroffen, wie z.B. im Rahmen der oben beschriebenen multiplen endokrinen Neoplasie Typ IIb, finden sich auch in Saug- und Zangenbiopsien Hinweise für die Diagnose. Da die Ganglienzelldichte bei Säuglingen und Kleinkindern höher liegt als bei älteren Kindern und Erwachsenen, muß das Alter der Kinder bei der Interpretation der Befunde berücksichtigt werden. Neben den oben beschriebenen familiären Krankheiten wurde die Hyperganglionose auch proximal eines aganglionären Segments bei Patienten mit Morbus Hirschsprung beobachtet. Ähnlich wie die „intestinale neuronale Dysplasie", bei der die Hyperganglionose mit Riesenganglien eines der Hauptkriterien war, wurde die Diagnose wahrscheinlich in der Vergangenheit zu häufig gestellt, besonders bei Kindern unter 1 Jahr. Im Gegensatz zur Hypoganglionose finden sich in der Literatur nur wenige gesicherte Fälle von isolierter, nichtfamiliärer intestinaler Hyperganglionose mit schwerem, progredientem klinischem Verlauf. Neben der Erarbeitung von Normalwerten bei darmgesunden Kindern ist die Anwendung differenzierter Aufarbeitungstechniken nötig, um in Zukunft die quantitativen und qualitativen histologischen Veränderungen der enterischen Nervenzellen besser klinischen Krankheitsbildern zuordnen zu können.

Diagnose und Differentialdiagnose. Diagnostisch wegweisend für die genetischen Syndrome sind häufig eine positive Familienanamnese, die typischen Hauterscheinungen bei der Neurofibromatose oder kleine Fibrome auf Zunge und Lippen bei der multiplen endokrinen Neoplasie Typ IIb. Treten die klinischen Symptome bereits im jungen Säuglingsalter auf, muß immer ein Morbus Hirschsprung ausgeschlossen werden. Dafür reicht die Saugbiopsie 2–3 cm oberhalb der Linea dentata. Die übrigen Innervationsstörungen können fast alle nur mit Hilfe einer Ganzwandbiopsie und der Durchführung von Spezialfärbungen erfaßt werden. Eine Ganzwandbiopsie mit dem damit verbundenen operativen Eingriff ist aber nur gerechtfertigt, wenn die Ergebnisse der Biopsie eine therapeutische Konsequenz oder eine genetische Beratung zur Folge hätten oder wenn eine operativer Eingriff aus anderer Indikation (z.B. Anlage einer Enterostomie) gegeben ist. Die anorektale Manometrie ist nicht immer aussagekräftig, da bei verschiedenen Innervationsstörungen der rektoanale Inhibitionsreflex nach rektaler Dehnung wie bei der Aganglionose fehlen kann. Bildgebende Verfahren (Kontrasteinlauf, fraktionierte Magen-Darm-Passage oder Enteroklysma) sind zur Erfassung von Dilatationen oder Engstellungen des Darms und zum sicheren Ausschluß einer mechanischen Obstruktion als Ursache der Symptomatik sowie zur Verlaufskontrolle notwendig. Mit Hilfe von bariumimprägnierten Markern läßt sich die Transitzeit durch den Dickdarm quantifizieren, und Verzögerungen in den einzelnen Darmabschnitten können erfaßt werden.

Therapie. Die Therapie richtet sich weniger nach den histologischen Ergebnissen als nach der klinischen Symptomatik. Um Komplikationen durch Verwachsungen zu vermeiden, sollten operative abdominelle Eingriffe wie Resektionen nur bei zwingender Indikation durchgeführt werden. Eine Sphinktermyotomie oder -myektomie zur Therapie einer Transportstörung im Dickdarm („slow transit constipation") ist nicht sinnvoll und birgt das Risiko einer sich später entwickelnden Sphinkterinsuffizienz. Die medikamentöse Therapie mit Prokinetika (Cisaprid, Metoclopramid, Domperidon) verbessert in Einzelfällen die Symptomatik. Diätetisch ist bei Hypomotilität und Darmdilatation eine faserarme Kost, die zu weniger Stuhlvolumen und Meteorismus führt, günstiger als eine faserreiche Ernährung, wie sie für die funktionelle Obstipation empfohlen wird.

Prognose. Die Hyperganglionosen im Rahmen genetischer Syndrome sind in der Regel progredient. Im Rahmen der nicht genetisch determinierten angeborenen Innervationsstörungen wird bei den Motilitätsstörungen, denen eine Reifungsverzögerung des enterischen Nervensystems oder der interstitiellen Cajal-Zellen zugrunde liegt, häufig eine spontane Besserung des klinischen Bildes bis hin zur Normalisierung beobachtet. Das andere Extrem ist eine progrediente Verschlechterung mit Entwicklung einer intestinalen Pseudoobstruktion und Tod im frühen Säuglingsalter als Folge von Komplikationen.

Erworbene oder sekundäre Neuropathien

Neuropathien der in- und extrinschen Nerven des Gastrointestinaltraktes entstehen bei zahlreichen Grundkrankheiten oder sind Folge schädigender Agenzien. In der folgenden Übersicht sind die Ursachen systematisch aufgelistet.

Krankheiten oder Noxen, die zu einer sekundären Innervationsstörung im Magen-Darm-Trakt und bis zum klinischen Bild einer Pseudoobstruktion führen können

- Infektionen
  - Ebstein-Barr-Virus
  - Zytomegalievirus
  - Herpes-zoster-Virus
  - Masernvirus
  - Borrelien
  - Trypanosoma cruzi (Chagas-Krankheit)
- Noxen
  - Medikamente (Morphin, Clonidin, Ganglienblocker, Phenothiazine)
  - Fetale Alkoholembryopathie
- Endokrine Krankheiten
  - Schilddrüse (Hyperthyreose, Hypothyreose)
  - Diabetes mellitus
  - Hypoparathyreoidismus
- Strahlenenteropathie
- Autoimmunneuropathie
- Zöliakie
- Anorexie, Bulimie
- Zystische Fibrose

Alle Abschnitte des Gastrointestinaltraktes können betroffen sein. Länger anhaltende transiente Magenentleerungsstörungen sind nach gastrointestinalen Infektionen beschrieben worden. Permanente Motilitätsstörungen nach Virusinfektionen durch Schädigung des intrinsischen Nervensystems sind wahrscheinlich häufiger als bisher diagnostiziert. Ein Beispiel für eine extrinsische Neuropathie ist die Motilitätsstörung im Dickdarm bei Läsionen des Rükkenmarks oder der zuführenden Nerven (z.B. Trauma, Spina bifida, Polyneuroradikulitis). Im Hinblick auf die klinischen Symptome und das diagnostische Vorgehen unterscheiden sich die Motilitätsstörungen nicht von den primären Innervationsstörungen. Die Therapie sollte zunächst in der optimalen Behandlung der Grundkrankheit bestehen (z.B. Einstellung des Diabetes mellitus, Absetzen von Noxen). Die Motilitätsstörungen werden symptomatisch behandelt (s. oben und unter „Chronische Pseudoobstruktion"). Bei der sehr seltenen Autoimmunneuropathie durch eine T-Zell-vermittelte Entzündung des enterischen Nervensystems werden Immunsuppressiva eingesetzt.

Literatur

Cacoub P, Benhamou Y, Barbet P et al. (1993) Systemic lupus erythematosus and chronic intestinal pseudoobstruction. J Rheumatol 20: 377–381

Di Lorenzo C, Lucanto C, Flores AF, Idries S, Hyman PE (1998) Effect of octreotide on gastrointestinal motility in children with functional gastrointestinal symptoms. J Pediatr Gastroenterol Nutr 27: 508–512

Franken-EA J, Smith WL, Frey EE, Sato Y, Anuras S (1987) Intestinal motility disorders of infants and children: classification, clinical manifestations and roentgenology. Crit Rev Diagn Imaging 27: 203–236

Goyal RK, Hirano I (1996) The enteric nervous system. N Engl J Med 334: 1106–1115

Kenny SE, Vanderwinden JM, Rintala RJ, Connell MG, Lloyd DA, Vanderhaegen JJ, De LM (1998) Delayed maturation of the interstitial cells of Cajal: a new diagnosis for transient neonatal pseudoobstruction. Report of two cases. J Pediatr Surg 33: 94–98

Koletzko S, Jesch I, Faus-Keßler T et al. (1999) Rectal biopsies for diagnosis of intestinal neuronal dysplasia in children: a prospective multi-center study on interobserver variation and clinical outcome. Gut 44: 853–861

Krijger RR de, Brooks A, Haarst HE van der , Hofstra RM, Bruining HA, Molenaar JC, Meijers C (1998) Constipation as the presenting symptom in de novo multiple endocrine neoplasia type 2B. Pediatrics 102: 405–408

Navarro J, Sonsino E, Boige N et al. (1990) Visceral neuropathies responsible for chronic intestinal pseudo-obstruction in pediatric practice: analysis of 26 cases. J Pediatr Gastroenterol Nutr 11: 179–195

Soudah HC, Hasler WL, Owyang C (1991) Effect of octreotide on intestinal motility and bacterial overgrowth in scleroderma. N Engl J Med 325: 1461–1467

114.2 Primäre viszerale Myopathien

Viszerale Myopathien sind eine Gruppe von z.T. genetisch determinierten Krankheiten, definiert durch eine Störung der intestinalen Muskelschichten (zusätzliche oder fehlende Muskelschicht) oder einen intrinsischen Muskelzellendefekt mit nachfolgender Atrophie, Fibrose und Vakuolisierung. Die beschriebenen familiären Formen unterscheiden sich durch Erbgang, Zeitpunkt der klinischen Manifestation, Ausmaß des Darmbefalls und extraintestinaler Beteiligung sowie Prognose. Sporadische Formen kommen vor. Die betroffenen Kinder werden meistens peripartal oder in den ersten 2 Lebensjahren auffällig.

Familiäre viszerale Myopathie Typ 1. Diese autosomal-dominant vererbte Form manifestiert sich nach dem 10. Lebensjahr mit Dilatation von Ösophagus, Duodenum und Kolon bei Fibrosierung beider Muskelschichten des Darmtraktes. Megazystis und Mydriasis wurden dabei beschrieben. Therapeutisch hilfreich ist eine Seit-zu-Seit-Duodenostomie. Die Prognose ist relativ günstig.

Familiäre viszerale Myopathie Typ 2. Die auch als mitochondriale neurogastrointestinale Enzephalomyopathie (MINGIE) bezeichnete, autosomal-rezessiv vererbte Krankheit ist seltener als Typ 1, lichtmikroskopisch aber nicht von ihr zu unterscheiden. Sie beginnt in der Adoleszenz und geht mit Ophthalmoplegie, Taubheit und peripherer Neuropathie einher. Pseudoobstruktion und schwere Schmerzen beherrschen das klinische Bild. Die Ursache ist ein Mangel an Cytochrom-C-Oxidase in den Muskelfasern. Weder medikamentöse noch chirurgische Maßnahmen sind erfolgreich. Die Prognose ist entsprechend schlecht.

Viszerale Myopathie des jungen Kindesalters. Der Beginn dieser z.T. familiären, z.T. sporadischen Form liegt in der Säuglings- oder Kleinkindzeit. Der gesamte Magen-Darm-Trakt, Blase und Harnleiter sind erweitert. Die medikamentöse Therapie versagt bei der ausgeprägten Darmdilatation (Abb. 114.4). Die Kinder benötigen langfristig eine totale parenterale Ernährung, lebensrettend ist nur eine Dünndarmtransplantation.

Megazystis-Mikrokolon-Hypoperistalsis-Syndrom. Diese wahrscheinlich autosomal-rezessiv vererbte Krankheit wurde 1976 erstmals und seitdem in zahlreichen Fallberichten beschrieben. Mädchen sind bevorzugt betroffen. Die Kinder fallen meist postpartal durch Erbrechen, abdominelle Distension, intestinale Hypoperistaltik und Pseudoobstruktion auf. Der Dünndarm ist kurz und dilatiert, häufig malrotiert, das Mikrokolon ist dann auf der linken Seite fixiert. Die Blase und der geschlängelte Harnleiter sind oft er-

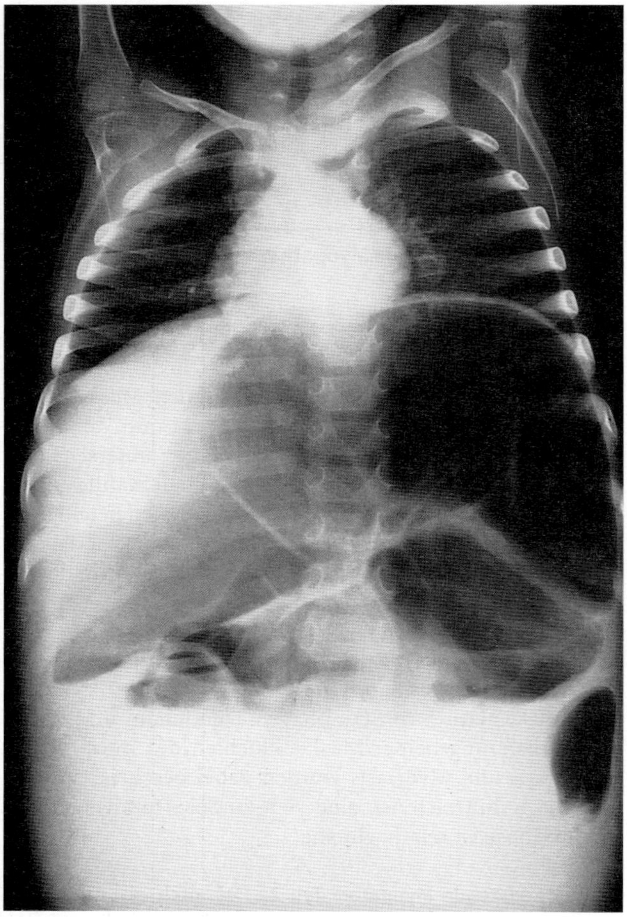

Abb. 114.4. Pseudoobstruktion bei primärer viszeraler Myopathie: Spiegelbildung mit massiv erweitertem Kolon

weitert, so daß die Kinder z.T. intrauterin auffällig werden. Licht- und elektronenoptisch findet sich in einigen Fällen in den Muskelschichten von Darm und Blase eine vakuoläre Degeneration der glatten Muskelzellen. Ein Überleben ist nur durch parenterale Ernährung möglich, die Prognose ist schlecht. In anderen Fällen wurden zusätzlich Veränderungen des enterischen Nervensystems beobachtet oder keine Auffälligkeiten an Nerven und Muskeln gesehen, so daß von einer genetischen Heterogenität des Krankheitsbildes auszugehen ist.

Sekundäre Myopathien

Sekundäre Myopathien sind sehr viel seltener als sekundäre Neuropathien, da Muskelzellen wohl unempfindlicher gegen chemische Noxen oder virale Infektionen sind. Die glatte Muskulatur des Verdauungstraktes ist jedoch häufig bei verschiedenen Kollagenosen und Muskeldystrophien mitbetroffen, der Mitbefall verursacht z.T. ausgeprägte Motilitätsstörungen.

Kollagenosen. Bei der *Sklerodermie* ist der Dünndarm nach dem Ösophagus das am häufigsten betroffene Organ. Der Ersatz von degenerativen Muskelzellen durch Kollagen, besonders in der zirkulären Muskelschicht, kann aber in allen Darmabschnitten bis zum Anorektum beobachtet werden. Die Nervenplexus sind lichtmikroskopisch nicht auffällig. Die Symptomatik reicht von dysphagischen Beschwerden, Sodbrennen, Völlegefühl und Obstipation bis zum Bild einer Pseudoobstruktion. Im Kolon sind große Divertikel typisch. Cisaprid bessert in der Frühphase der Krankheit die Motilität und damit die bakterielle Fehlbesiedlung, die nicht selten zu Durchfällen und Steatorrhöe führt. Bei fortgeschrittenen Fällen hat sich das Somatostatinanalogon Octreotid bewährt. Auch bei der *Dermatomyositis*, der *Polymyositis*, dem *systemischen Lupus erythematosus* und dem Sharp-Syndrom (*mixed connective tissue disease*) kann die glatte Muskulatur des Magendarmtraktes, besonders des Dünn- und Dickdarms mitbetroffen sein.

Muskeldystrophien. Bei der *myotonischen Dystrophie* treten mit zunehmendem Muskelabbau gastrointestinale Symptome wie Dysphagie, Bauchschmerzen, Obstipation und Zeichen einer Maldigestion auf. Histologisch zeigt die Darmmuskulatur ähnliche Veränderungen wie die dystrophe Skelettmuskulatur mit geschwollenen, partiell untergegangenen oder zu kleinen Muskelzellen, die durch Fett ersetzt werden. Bei der X-chromosomal erblichen *Duchenne-Muskeldystrophie* treten im Spätstadium der Krankheit häufig Dysphagie, Erbrechen, Durchfall und Verstopfung auf, selten einmal eine Pseudoobstruktion. Untersuchungen post mortem konnten in der Darmwand den Ersatz von Muskelgewebe durch Bindegewebe und Fett nachweisen.

Amyloidose. Bei allen primären oder sekundären Formen von Amyloidose kommt es zur Ablagerung von Amyloidprotein in der Darmwand, besonders im Bereich der Gefäßwände. Dies kann zu Ischämien und Ulzerationen bis hin zur Perforation führen. Das Ausmaß der Amyloidanreicherung bestimmt die Schwere der gastrointestinalen Symptomatik, die von einer Malabsorption bis zu schweren Motilitätsstörungen reichen kann. Radiologisch ist die Dünndarmschleimhaut verdickt, die Motilität bei erweitertem Darm vermindert.

Literatur

Jayachandar J, Frank JL, Jonas MM (1988) Isolated intestinal myopathy resembling progressive systemic sclerosis in a child. Gastroenterology 95: 1114–1118

Koletzko S (2000) Other intestinal motility disorders. In: Walker WA, Durie PR, Hamilton JR et al. (eds) Pediatric gastrointestinal disease. Pathophysiology diagnosis and management, 3rd edn. Mosby-Year Book, St Louis/MO, pp 849–862

Leon SH, Schuffler MD, Kettler M, Rohrmann CA (1986) Chronic intestinal pseudoobstruction as a complication of Duchenne's muscular dystrophy. Gastroenterology 90: 455–459

Schuffler MD, Pagon RA, Schwartz R, Bill AH (1988) Visceral myopathy of the gastrointestinal and genitourinary tracts in infants. Gastroenterology 94: 892–898

Shaw A, Shaffer HA, Anuras S (1985) Familial visceral myopathy: the role of surgery. Am J Surg 150: 102–108

Smith VV, Milla PJ (1997) Histological phenotypes of enteric smooth muscle disease causing functional intestinal obstruction in childhood. Histopathology 31: 112–122

114.3 Chronische Pseudoobstruktion

Definition. Der Begriff Pseudoobstruktion beschreibt eine heterogene Gruppe von seltenen gastrointestinalen neurogenen und myogenen Krankheiten mit einem ähnlichen klinischen Erscheinungsbild. Der Darminhalt kann als Folge einer Motilitätsstörung nicht durch ein durchgängiges Darmlumen transportiert werden. Die Zeichen einer Darmobstruktion treten rezidivierend oder mit kontinuierlicher Symptomatik auf. Die Definition beinhaltet den röntgenologischen Nachweis von erweiterten Darmschlingen mit Spiegelbildung. Eine Sonderform ist die akute transiente Pseudoobstruktion des Kolons, das Ogilvie-Syndrom.

Epidemiologie. Eine die Definitionskriterien erfüllende Pseudoobstruktion ist sehr selten. In den USA rechnet man mit 100 Kindern mit angeborener Pseudoobstruktion im Jahr. Zahlen aus Europa liegen nicht vor.

Ätiologie, Pathogenese und Pathologie. Wie oben dargestellt, ist das Krankheitsbild durch Symptomatik, bildgebende Diagnostik und Ausschluß einer mechanischen Ursache definiert. Ätiologisch sind zahlreiche primäre und sekundäre Neuropathien und Myopathien für die Symptomatik verantwortlich. Entsprechend vielfältig ist die nachzuweisende Pathophysiologie und Pathologie betroffener Darmabschnitte. Die primären Formen überwiegen im Kindesalter, sie manifestieren sich häufig in der Neonatalzeit. Die häufigsten Ursachen des Ogilvie-Syndroms sind Trauma und operativer Eingriff sowie Störungen im Elektrolythaushalt.

Klinische Symptome. Die häufigsten Symptome sind Übelkeit, Erbrechen, aufgetriebenes Abdomen, Bauchschmerzen und Obstipation. Gewichtsverlust und Malnutrition sind die Folgen. Gelegentlich können Durchfälle durch eine bakterielle Fehlbesiedlung oder eine gesteigerte Motilität oder Sekretion auftreten. Extraintestinale Symptome hängen von der Grundkrankheit ab. Einen Befall der Blase und der ableitenden Harnwege weisen etwa 85 % der betroffenen Kinder mit primärer Myopathie und 10 % der Kinder mit angeborener Neuropathie auf. Eine Malrotation des Darms liegt bei etwa 1/4 der Kinder mit kongenitaler Pseudoobstruktion vor. Störungen des autonomen Nervensystems, v.a. des N. vagus, sind häufig nachweisbar, wenn gezielte Funktionsprüfungen eingesetzt werden. Klinische Hinweise auf eine autonome Neuropathie sind auffälliges oder segmentales Schwitzen oder orthostatischer Schwindel.

Diagnose und Differentialdiagnose. Ein mechanischer Ileus muß stets ausgeschlossen werden. Bei Patienten mit Pseudoobstruktion finden sich neben den Schmerzen meist noch andere chronische oder rezidivierende Symptome wie Erbrechen, Obstipation, aufgetriebenes Abdomen, Flüssigkeitsplätschern bei Perkussion, Zeichen einer autonomen Neuropathie und Gedeihstörung. Bildgebende Verfahren sind zur Differenzierung unerläßlich. Eine diagnostische Laparotomie muß bei Vorliegen einer Pseudoobstruktion wegen des Risikos einer späteren Bridenbildung vermieden werden. Wird eine Laparotomie aus therapeutischen Gründen, z.B. zur Entlastung des Darms, durchgeführt, sollte mindestens eine große Ganzwandbiopsie (ca. 1–2 cm) entnommen und zur Aufarbeitung in ein dafür spezialisiertes Zentrum eingesandt werden. Es empfiehlt sich, vor Biopsieentnahme Kontakt mit dem Zentrum aufzunehmen, damit Größe, Entnahme, Konservierung und Versand des Gewebes optimiert werden können.

Die antroduodenale Manometrie ist bei echter Pseudoobstruktion immer pathologisch. Bei einer Neuropathie zeigen sich unkoordinierte, nichtpropulsive Kontraktionen, und häufig fehlt eine Phase III des motorischen Motorkomplexes. Bei der Myopathie imponiert eine stark verminderte Amplitude der peristaltischen Wellen oder, in fortgeschrittenen Fällen bei weitem Darmlumen, ein völliges Fehlen von Kontraktionen. Nichtpropulsive, verstärkte oder verlängerte Kontraktionen nach einer Mahlzeit deuten dagegen auf das Vorliegen einer mechanischen Obstruktion. Die Manometrie dient ebenso wie Magenentleerungsuntersuchungen (Szintigraphie oder Atemtest mit stabilen Isotopen) als Entscheidungshilfe für oder gegen eine Kolektomie. Ist auch der obere Gastrointestinaltrakt von der Motilitätsstörung betroffen, sollte möglichst auf eine Kolonresektion verzichtet werden.

Eine wichtige Differentialdiagnose bei Kindern ist das Münchhausen-by-proxy-Syndrom. Meist stehen Schmerzen im Vordergrund der Symptomatik, und diffuse Beschwerden hinsichtlich mehrerer anderer Organsysteme werden angegeben. Es besteht eine Diskrepanz zwischen der Schwere der geschilderten Symptome und objektivierbaren, als sicher pathologisch geltenden Untersuchungsbefunden in den Funktions- und Röntgenuntersuchungen. Die Eltern wechseln häufig den Arzt und drängen auf invasive Untersuchungstechniken und operative Eingriffe. Bei Mädchen mit Münchhausen-Syndrom muß ursächlich an sexuellen Mißbrauch gedacht werden.

Therapie. Bei sekundären Formen einer chronischen Pseudoobstruktion sollte versucht werden, die Motilitätsstörung über die Therapie der Grundkrankheit günstig zu beeinflussen. Eine partielle enterale Ernährung ist einer ausschließlich parenteralen Ernährung immer vorzuziehen. Risiken einer fehlenden enteralen Stimulation sind eine Atrophie der Schleimhaut mit verminderter Sekretion zahlreicher gastrointestinaler Hormone, Gallensteinbildung, cholestatische Leberkrankheit und septische Komplikationen durch bakterielle Translokation. Häufige kleine fett- und faserarme Mahlzeiten werden am besten toleriert. Bei schwerer Gastroparese empfiehlt sich die Ernährung über eine operativ angelegte Jejunostomie bei gleichzeitiger Entlastung über ein Gastrostoma. Bei der akuten Pseudoobstruktion sollte koloskopiert und der Darm durch Absaugen von Luft entlastet werden.

Die medikamentöse Therapie mit Prokinetika (Cisaprid, Metoclopramid, Domperidon oder Erythromycin) ist nur in wenigen Ausnahmefällen effektiv. Sie versagt fast immer bei schwerer Darmdilatation. Octreotid, ein langwirkendes Somatostatinanalogon, führte bei Erwachsenen mit Sklerodermie und Hypoperistalsis des Dünndarms zu einer Besserung der Symptomatik. Erfahrungen bei Kindern mit Octreotid liegen für die Therapie der sekretorischen Diarrhöe vor.

Chirurgische Interventionen in Form von Entlastungsstomien sind bei massiver Darmdilatation notwendig, um die Beschwerden zu reduzieren und die Motilität nicht weiter zu verschlechtern. Eine Bypassoperation oder Resektion betroffener Darmabschnitte ist nur bei begrenztem Darmbefall sinnvoll. Eine elektrische Stimulation durch implantierte Schrittmacher war nur bei schwerer Gastroparese in Einzelfällen erfolgreich, eine Stimulation des Dünndarms gelingt bisher nicht. Die Dünndarmtransplantation ist z.Z. die einzige kurative Therapieform bei schwerer chronischer Pseudoobstruktion.

Prognose. Bei angeborener neurogener Form kann es in den ersten Lebensmonaten noch zu einem Reifungsprozeß des enterischen Nervensystems kommen. Häufiger sind die Verläufe im Kindesalter jedoch chronisch-progredient. Cirka 60% der pädiatrischen Patienten mit chronischer Pseudoobstruktion bleiben TPN-abhängig oder versterben. Prognostisch ungünstige Faktoren sind eine Beteiligung der Harnwege, eine Myopathie an Kurzdarm und eine Malrotation. Bei Abhängigkeit von parenteraler Ernährung ist die Prognose durch Kathetersepsis und cholestatische Leberkrankheit eingeschränkt. Nach Darmtransplantation, häufig kombiniert mit einer Lebertransplantation, beträgt die 3-Jahresüberlebensrate von Patient und Transplantat etwa 60%.

Literatur

Anuras S, Mitros FA, Soper RT et al. (1986) Chronic intestinal pseudoobstruction in young children. Gastroenterology 91: 62–70
Di Lorenzo C (1999) Pseudo-obstruction: current approaches. Gastroenterology 116: 980–987
Glassman M, Spivak W, Mininberg D, Madara J (1989) Chronic idiopathic intestinal pseudoobstruction: a commonly misdiagnosed disease in infants and children. Pediatrics 83: 603–608
Goulet O, Jobert-Giraud A, Michel J et al. (1999) Chronich intestinal pseudoobstruction syndrome: clinical analysis, outcome, and prognosis in 105 children. Dig Dis Sci 44: 953-959
Heneyke S, Smith VV, Spitz L, Milla P (1999) Chronic intestinal pseudoobsruction: treatment and long term follow up of 44 patients. Arch Dis Child 81: 21-27
Sonsino E, Mouy R, Foucaud P, Cezard JP, Aigrain Y, Bocquet L, Navarro J (1984) Intestinal pseudoobstruction related to cytomegalovirus infection of myenteric plexus. N Engl J Med 311: 196–197

115 Immundefizienz und Darm

K.-M. Keller

Definition. Prinzipiell werden primäre und sekundäre Immundefekte unterschieden. Erstere sind gekennzeichnet durch angeborene Defekte in der Entwicklung und Funktion von humoralen und/oder zellulären Komponenten des immunologischen Abwehrsystems. Viel häufiger sind jedoch die sekundären Immundefekte aufgrund einer HIV- bzw. anderer Infektionen, iatrogener Ursachen (Transplantation, Zytostatika, Bestrahlung), Frühgeburtlichkeit etc. Da der Gastrointestinaltrakt als innere Barriere das größte immunologische Organ darstellt (sIgA, GALT), stehen bei vielen primären und sekundären Immundefizienzen gastroenterologische und hepatologische Symptome im Vordergrund. Um die Ursachen dieser Symptome zu finden, sind neben speziellen immunologischen Testverfahren auch invasive Maßnahmen wie Endoskopien und Biopsien erforderlich. Zur ausführlichen Darstellung dieser Immundefekte sei auf die entsprechenden Kapitel verwiesen.

Epidemiologie. Abgesehen vom isolierten IgA-Mangel mit einer Prävalenz von 1:333 sind die primären Immundefekte seltene Krankheiten. Bei den sekundären Immundefizienzen ist mit einer zunehmenden Häufigkeit zu rechnen: Etwa 2% der Weltbevölkerung sind HIV-infiziert. In Onkologie und Transplantationsmedizin werden aggressivere Therapieregime zu mehr gastrointestinalen Komplikationen und Toxizitäten führen.

115.1 Primäre Immundefekte

IgA-Mangel

Die Mehrzahl der Patienten mit IgA-Mangel ist klinisch stumm. Eine vermehrte Anfälligkeit gegenüber Infektionen wird bei assoziiertem IgG2- oder IgG4-Subklassendefekt beschrieben. Selten, aber schwerwiegend sind anaphylaktische Reaktionen auf die Transfusion von IgA-haltigen Blutprodukten oder Immunglobulinpräparaten. Einige Krankheitsbilder kommen bei IgA-Mangel gehäuft vor: Lamblien-Infektion, unspezifische Enteropathien u.U. mit bakterieller Dünndarmüberwucherung, Nahrungsmittelallergien, Zöliakie, chronisch-entzündliche Darmkrankheiten, perniziöse Anämie, atrophische Gastritis und gastrointestinale Malignome. Eine Therapie des isolierten IgA-Mangels ist nicht erforderlich.

Gewöhnlicher variabler Immundefekt

Der gewöhnliche variable Immundefekt (CVID) ist der häufigste, auch klinisch signifikante Immundefekt mit großer Heterogenität. Manchmal geht er aus einem primären IgA-Mangel hervor. B- und T-Zellfunktionen sind in unterschiedlichem Ausmaß betroffen. Beim CVID kommen zu den mit IgA-Mangel häufig assoziierten Krankheiten noch die unspezifische und spezifische Enterokolitis hinzu. Außer Lamblien- finden sich Campylobacter- und Candida-Infektionen. Andere Verläufe lassen sich nicht vom schweren kombinierten Immundefekt unterscheiden: Außer Malnutrition und Malabsorption treten Autoimmunkrankheiten mit z.B. hämolytischer Anämie, chronisch-aktiver Hepatitis, Thrombopenie und Splenomegalie auf.

Schwerer kombinierter Immundefekt

Typischerweise fallen Kinder mit schwerem kombiniertem Immundefekt (SCID) während der ersten Lebensmonate auf mit schweren Infektionen, Gedeihstörung, chronischen Durchfällen und Malabsorption. Die Stühle können profus wäßrig, blutig oder blutig-schleimig sein. Ursächlich kommen Rotavirus-, Adenovirus-, Salmonellen-, Escherichia-coli- und Campylobacter-Infektionen in Frage. Systemische Infektionen mit Zytomegalie-, Ebstein-Barr-, Herpesvirus oder Pilzen sind häufig. Periphere Eosinophilie, kutane

Anergie, unterschiedlich erniedrigte Immunglobuline sowie fehlende Plasmazellen in Biopsien sind wegweisend.

Septische Granulomatose

Bei der septischen Granulomatose handelt es sich um einen Phagozytendefekt mit behindertem „killing" der Mikroorganismen, da Neutrophile den für die Bildung von O_2-Radikalen nötigen Sauerstoff nicht verstoffwechseln können. Dies wird diagnostisch z.B. im Nitroblautetrazolium-(NBT-) Test genützt. Klinisch manifestiert sich dieser Defekt durch rekurrierende bakterielle Infektionen, perianale Abszesse und Fisteln, Magenwandverdickungen mit Obstruktion (Abb. 115.1), Hepatosplenomegalie mit granulomatöser Entzündung der Leber und Darmentzündungen, die schwer vom Morbus Crohn zu differenzieren sind. Führende Symptome von seiten des Gastrointestinaltraktes sind daher Erbrechen, Durchfall, Bauchschmerzen, Gewichtsverlust und Fieber. Histologisch sind pigmentierte, lipidgefüllte, schaumige Histiozyten in der Lamina propria des Gastrointestinaltraktes sowie nicht verkäsende Granulome charakteristisch. Die Therapie erfolgt mit Antibiotika, Steroiden und IFN-γ.

Diagnose. Kinder mit signifikantem Immundefekt fallen meist im 1. Lebensjahr auf, zelluläre Defekte manifestieren sich früher als rein humorale. Ursache und Schweregrad einer Infektion können wegweisend sein. Bei febrilen, schwerkranken Patienten muß eine Sepsisdiagnostik mit dem Versuch eines Erregernachweises mittels moderner Methoden erfolgen (Stuhl, Urin, Liquor, Blut, Sputum). Die Serologie kann wegen der Unfähigkeit zur Antikörperbildung unzuverlässig sein. Differentialblutbild, Elektrolyte, Eiweißelektrophorese, Immunglobuline und IgG-Subklassen, sIgA, Hauttests, Impfantikörper, CH50, C3- und C4-Bestimmungen und Thymusschall sind entscheidend.

Differentialdiagnose. In Frage kommen je nach Leitsymptomen Krankheiten wie Mukoviszidose, Zöliakie, Morbus Crohn, Colitis ulcerosa, Morbus Behçet, Acrodermatitis enteropathica oder z.B. ein immotiles Ziliensyndrom.

Therapie. Je nach Schwere des Krankheitsbildes und Erregernachweis muß antibiotisch, antiviral oder antimykotisch behandelt werden. Auch bakterielle gastrointestinale Krankheiten müssen behandelt werden.

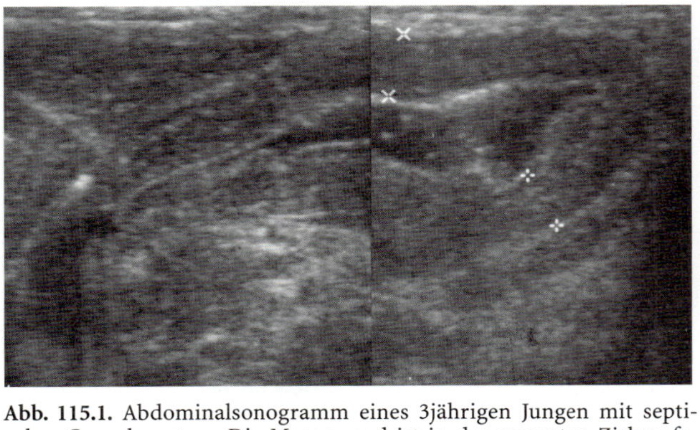

Abb. 115.1. Abdominalsonogramm eines 3jährigen Jungen mit septischer Granulomatose. Die Magenwand ist in der gesamten Zirkumferenz auf 8–9 mm verdickt (+ -- +)

Prophylaxe. Bis auf allgemeine hygienische Maßnahmen ist eine Prophylaxe nicht möglich.

115.2 Sekundäre Immundefekte

HIV-Infektion

Führend sind neben Lymphknotenschwellungen und schweren, andauernden respiratorischen Symptomen Hepatosplenomegalie, chronische Durchfälle und Malabsorption („wasting"). Außerdem werden gelegentlich retrosternale Schmerzen, Dysphagie und Anorexie berichtet.

Diagnose. Die regelmäßig bei HIV-Infektion anzutreffenden Erreger gehen aus Tabelle 115.1 hervor. Nach diesen Erregern muß mehrfach in Stuhlproben auf geeigneten Nährböden gefahndet werden. Bei anhaltenden Symptomen und negativen mikrobiologischen Befunden ist eine komplette obere und untere Endoskopie mit zahlreichen Biopsien obligat. Letztere werden speziell angefärbt (HE, PAS, Immunoperoxidase, Giemsa, Silber etc.) (Abb. 115.2), auf Viren, Bakterien und Parasiten kultiviert und elektronenoptisch untersucht. Ergibt sich auch aus diesen invasiven diagnostischen Maßnahmen kein Erregernachweis, wird die Diagnose einer HIV-Enteropathie wahrscheinlich. Histologisch findet sich typischerweise eine partielle Zottenatrophie mit oder ohne Kryptenhyperplasie. Apoptose besonders im Be-

Tabelle 115.1. Erreger des Gastrointestinaltraktes bei Aids

Viren	Bakterien	Pilze	Parasiten
Zytomegalievirus	Salmonellen	Candida	Kryptosporidien
Rotavirus	Shigellen	Aspergillus	Mikrosporidien
Herpes-simplex-Virus	Campylobacter	Histoplasma	Lamblien
Adenovirus	Listerien		Isospora belli
Coxsackie-Virus	Mycobacterium-avium-Komplex		Pneumocystis
	Plesiomonas shigelloides		Amöben
			Leishmania
			Toxoplasma
			Strongyloides

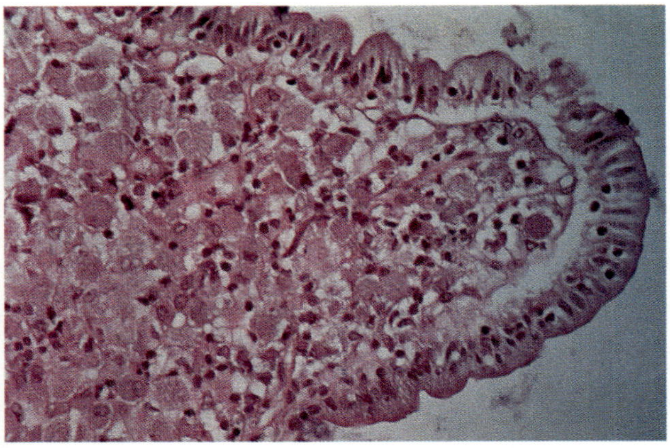

Abb. 115.2. Dünndarmbiopsat eines 17jährigen Hämophilen mit Aids und chronischen Durchfällen. In der deutlich verbreiterten Zotte finden sich unterhalb des Epithels dicht aneinandergelagerte histiozytäre Zellen mit großem, schaumigem Zytoplasma. Intrazellulär lassen sich in diesen Makrophagen säurefeste Stäbchen nachweisen: Mycobacterium avium-intracellulare; HE-Färbung; Vergr. 40:1

Tabelle 115.2. Gastrointestinale Komplikationen nach Transplantation

Zeitpunkt nach Transplantation	Art der Komplikation
Früh (Tag 0–30)	Mukositis Venenverschlußkrankheit Gastrointestinale Blutungen Medikamentös-toxischer Leberschaden Infektionen (Viren, Bakterien, Pilze)
Spät (Tag 30–100)	Akute GvHD Hepatitis B und D Zytomegalievirus-, Herpes-simplex-Virus-, Varicella-Zoster-Virus, EBV-Infektion

reich der Krypten wurde beschrieben. Bakterielle Erreger in der Galle, hohe Folsäurespiegel und pathologische H_2-Atemtests auf Glukose oder Laktulose sind Hinweise für eine bakterielle Dünndarmüberwucherung. Endoskopisch können auch gastrointestinale Malignome oder chronisch-entzündliche Darmkrankheiten diagnostiziert werden.

Therapie. Eine Candidaösophagitis wird über Wochen antimykotisch behandelt mit Nystatin, Ketokonazol oder Clotrimazol. Für Kryptosporidien und Mikrosporidien steht keine effektive Therapie zur Verfügung, in Einzelfällen war Spiramycin bzw. Albendazol erfolgreich. Bei Infektionen mit Isospora belli (Trimethoprim-Sulfomethoxazol), Lamblien (Metronidazol), Mycobacterium-avium-Komplex (Amikacin, Ciprofloxacin), pathogenen Keimen (antibiotische Therapie je nach Resistenz), Herpes-simplex-Virus (Aciclovir) und Zytomegalievirus (Ganciclovir) ist jeweils eine kausale Therapie möglich, nicht jedoch bei Adenovirus-Infektionen. Die Aids-assoziierte Malnutrition bedarf einer intensiven, meist invasiven Ernährungstherapie: orale Energiesupplemente, Elementardiäten über nasogastrale Sonden, perkutane Gastrostomien oder Enterostomien oder auch parenterale Ernährungsformen.

Iatrogen induzierte Immunsuppression

Zu den bei der HIV-Infektion genannten Symptomen kommen bei der durch Transplantation oder Bestrahlung ausgelösten Immunsuppression die Beschwerden der Mukositis und der akuten oder chronischen Graft-versus-host-Krankheit (GvHD) hinzu. Stärkste Schmerzen, Schleimhautblutungen, blutige Durchfälle, Dysphagie, Anorexie und Bauchkrämpfe sind die typischen Symptome der Mukositis, die mit beginnender hämatopoetischer Regeneration ausheilen. Fieber und unterschiedlich ausgeprägte Hautausschläge weisen auf eine akute GvHD hin. Die gastrointestinale Beteiligung kann schwerwiegend (Blutung) oder auch diskret sein: Übelkeit trotz antiemetischer Medikation, Erbrechen, Anorexie mit oder ohne Durchfälle, Bauchschmerzen oder intestinalem Eiweißverlust. Häufig kommen hepatobiliäre Symptome hinzu.

Eine Zusammenfassung der möglichen gastrointestinalen Komplikationen nach Transplantation findet sich in Tabelle 115.2.

Diagnose. Diagnostisch hilfreich sind wie bei der HIV-Infektion eine intensive Erregersuche und endoskopische Verfahren inklusive Biopsien. Dabei finden sich unterschiedlich stark ausgeprägte Schleimhautrötungen, -verletzlichkeiten und -einblutungen. Histologisch fallen ein Ödem der Lamina propria, verstärkte entzündliche Infiltrate, apoptotische Kryptenzellen und eine Epithelatrophie auf.

Differentialdiagnostisch kann die Histologie zwischen einer GvHD und einer infektiösen Darm- oder auch Leberkrankheit unterscheiden helfen.

Therapie. Für die GvHD ist generell eine Intensivierung der Immunsuppression erforderlich. Behandelt wird mit Prednisolon in einer Dosierung von 1–2 mg/kg KG/Tag, je nach Zentrum auch noch höher. Ferner kommen ATG, OKT3 und monoklonale Antikörper gegen Il-2-Rezeptor zum Einsatz. Bei Dünndarmtransplantation hat man mit ATG bei Abstoßungen keine guten Erfahrungen gemacht. Symptomatisch können bei schweren Durchfällen Loperamid und Octreotid erfolgreich sein. Die Mukositis kann durch Spülungen mit Lösungen gelindert werden, die u. a. Lokalanästhetika, Virostatika, Dexpanthenol, Kamille und Myrrhe enthalten.

Prophylaxe. Maßnahmen zur Vorbeugung gegen gastrointestinale Komplikationen sind derzeit weder bei primären noch sekundären Immundefekten in Sicht.

Prognose. Entscheidend für die Prognose und frühe Behandlung ist eine frühzeitige und auch invasive Diagnostik.

Literatur

Barton LL, Moussa SL, Villar RG, Hulett RL (1998) Gastrointestinal complications of chronic granulomatous disease: case report and literature review. Clin Pediatr 37: 231–236

Karthaus M, Meier PN, Manns MP, Ganser A, Hertenstein B (1997) Gastrointestinale Komplikationen bei Stammzelltransplantation. Dtsch Med Wochenschr 122: 1121–1127

Karthaus M, Meier PN, Manns MP, Ganser A, Hertenstein B (1997) Hepatische Komplikationen bei Stammzelltransplantation. Dtsch Med Wochenschr 122: 1154–1160

Seidman EG, Russo P (2000) Gastrointestinal manifestations of human inmunodeficiency virus infection and other secondary immunodeficiencies. In: Walker WA, Durie PR, Hamilton JR, Walker-Smith JA, Watkins JB (eds) Pediatric gastrointestinal disease. Pathophysiology. Diagnosis. Management. Decker, Hamilton, Ontario pp 548–568

Seidman EG (2000) Gastrointestinal manifestations of primary immunodeficiency diseases. In: Walker WA, Durie PR, Hamilton JR, Walker-Smith JA, Watkins JB (eds) Pediatric gastrointestinal disease. Pathophysiology. Diagnosis. Management. Decker, Hamilton, Ontario pp 525–547

Sigrudsson L, Reyes J, Putnam PE et al. (1998) Endoscopies in pediatric small intestinal transplant recipients: Five years experience. Am J Gastroenterol 93: 207–211

Strober W, Sneller M (1991) IgA deficiency. Ann Allergy Asthma Immunol 66: 363–37

116 Appendizitis

K. L. Waag

Pathogenese. Nach dem klinischen Verlauf wird eine Appendizitis je nach Stadium als *subakut, akut, perforiert* oder *chronisch-rezidivierend* eingestuft.

Nach der pathohistologischen Einteilung verläuft eine Appendizitis als akute Form mit eosinophilen Granulozyteninfiltrationen, als gangränöse Form mit wanddurchgreifender Entzündung oder als perforierte Form mit histologisch nachweisbarer Perforation. Die histologischen Zeichen einer früher abgelaufenen Appendizitis bzw. appendizitischer Schübe sind eine Fibrose und eine Lumenobliteration.

Die Obliteration des Appendixlumens wird aus Sicht der Pathologie eindeutig als Hauptgrund für die Entwicklung einer Appendizitis angesehen. Offensichtlich liegt jedoch zusätzlich auch eine familiäre Disposition vor.

Besondere Formen der Appendizitis. Bei der *neurogenen* Appendikopathie werden Neurome in der Appendixwand histologisch gefunden.

Das *Karzinoid* der Appendix ist selten, verläuft aber im Kindesalter nicht mit den beim Erwachsenen typischen Vorzeichen. Es sind meist sehr kleine Herde, die die Basis der Appendix nicht betreffen, selten bis an die Serosa reichen und auch so gut wie nie hormonaktiv sind. Ein Karzinoid in der Appendix ist mit der Appendektomie ausreichend behandelt. Lediglich bei großen Karzinoidtumoren, die die Serosa erreichen oder auf die Zökalwand übergreifen, ist eine ausgedehnte Resektion wie in der Erwachsenenchirurgie sinnvoll.

Eine *Säuglings-* bzw. *Kleinkindappendizitis* ist ausgesprochen selten. Sie wird typischerweise nicht zeitgerecht diagnostiziert und ist zum Zeitpunkt der Operation meistens perforiert.

Typisch für das Kindesalter sind perakute Verläufe, wobei die Anamnese sich innerhalb einer 6-h-Grenze vom ersten Symptom bis zur Perforation darstellen kann.

Eine Sonderform stellt die *chronisch-rezidivierende Appendizitis* mit rezidivierenden Schüben dar. Sie läßt sich nur aus dem anschließenden Verlauf diagnostizieren, die Diagnose ist jedoch nicht beweisbar (s. unten „Chronisch-rezidivierende Appendizitis").

Klinische Symptome, Diagnose und Differentialdiagnose. Die differente Appendixlage beeinflußt das Punctum maximum des lokalen Druckschmerzes.

Bei regulärer Lage der Appendix mit üblicher Lage des Zökalpols liegt der maximale Druckschmerz auf der Linie zwischen Nabel und Spina iliaca anterior rechts.

Bei Appendixlage zwischen den Dünndarmschlingen liegt der Druckschmerz mehr medial, und es entfällt eine rechtsbetonte rektale Druckempfindlichkeit.

Bei tiefer Lage der Appendix nahe der Leiste sind bei Mädchen differentialdiagnostisch Ovarialzyste, Ovarialtorsion und Menarchebeschwerden abzugrenzen.

Bei Caecum altum liegt die Appendix und damit der Druckschmerz eher im rechten Mittel- bzw. Oberbauch. Die Abgrenzung zum Gallenstein bzw. zur Cholangitis kann hier schwierig sein.

Bei retrozäkaler Lage der Appendix ist die Entzündungsregion durch das Colon ascendens abgedeckt. Der Druckschmerz ist dadurch deutlich weniger lokalisierbar und die Symptomatik verschwommen, so daß mehr lokale Perforationen, allerdings ohne freie Peritonitis, zu erwarten sind.

Die klinischen Symptome beginnen bei älteren Kindern auch im Oberbauch, ansonsten tritt Bauchschmerz im rechten unteren Quadranten mit zunehmendem Dauerschmerz in Kombination mit fast obligatorischem Erbrechen bzw. Übelkeit auf. Die Kinder vermeiden Bewegungen, da es sich nicht um einen kolikartigen Schmerz, sondern um eine peritoneale Reizung handelt. Da diese nahe des rechten M. psoas liegt, wird das rechte Bein angezogen, und ein aufrechtes Gehen ist typischerweise nicht möglich bzw. schmerzhaft. Aus gleichem Grund wird beim aktiven Anheben des rechten Beins im Liegen gegen Widerstand eine Schmerzverstärkung angegeben.

Die rektal-digitale Untersuchung darf bei Kindern nie unterbleiben. Sie gehört zur primären klinischen Untersuchung einer Appendizitis. Die Rektumwand ist auf Druck rechts deutlich schmerzhafter als auf der anderen Seite. Ein bimanuelles gleichzeitiges Palpieren von rektal gegen die linke, auf dem Abdomen liegende Hand kann hinweisend sein. Es empfiehlt sich, den zu erwartenden druckschmerzhaften Punkt im rechten Unterbauch bei abdominellen Palpationen spät anzugehen und die rektale Untersuchung als letztes durchzuführen.

Mit zunehmender Durchwanderungsperitonitis bzw. bei Perforationsperitonitis wird die Lokalisation des Druckschmerzes zugunsten einer diffusen Druckschmerzhaftigkeit des gesamten Unterbauchs oder der Vierquadrantenperitonitis aufgehoben, was mit einer Abwehrspannung einhergeht. Diese kann gut von einer willkürlichen, ängstlichen Bauchdeckenspannung unterschieden werden, indem man den Patienten bittet, einzuatmen, oder indem man während der Inspiration palpiert. Gleichzeitig wird mit zunehmender peritonealer Reizung die auskultierbare Peristaltik schmerzreflektorisch bedingt spärlicher.

Bei Kindern ist das Punctum maximum durch die vorsichtige Palpation mit einem Finger bzw. durch die Perkussion und nur im Vergleich von rechts und links zu erheben.

Die Diagnose Appendizitis sollte nicht gestellt werden, wenn keine Stuhlanamnese bekannt ist. Vor jeder Meldung zur Operation sollte ein Einlauf und eine neue Beurteilung erfolgt sein.

Wie jahrzentelange Erfahrung zeigt, spielt die familiäre Appendektomierate eine wichtige Rolle. Die Appendizitis verlangt außerdem einen zunehmenden Schmerz, der sich immer mehr konzentriert. Dadurch unterscheidet sie sich vor allen Dingen von der Diarrhöe mit sehr wechselnder Lokalisation und gleichbleibendem Charakter des Schmerzes.

Neben der Obstipation durch Diätfehler sind immer Harnwegsinfekt, Menses oder Infektionskrankheiten auszuschließen, wie sie oft aus der Umgebungsanamnese zu erheben sind. Die Lymphadenitis mesenterialis ist meist mit einem gleichzeitigen Racheninfekt mit palpierbaren, submandibulären Lymphknoten verbunden.

Einen Hinweis auf ein akutes Meckel-Divertikel gibt es bei ähnlicher Lage und fehlender Blutung nicht.

Es existiert für die Appendix kein spezifischer Laborparameter, so daß es sich hier nach wie vor um eine klinisch zu erhebende Diagnose handelt.

Eine Leukozytose, im Regelfall zwischen 12000 und $16000 \cdot 10^3/\mu l$, kann auf eine Appendizitis hinweisen. Nur bei alter Perforation steigen diese Werte an, sonst deuten eher zu Anfang auftretende höhere Leukozytenwerte auf andere Krankheiten hin, ebenso ein CRP ab dem 10fachen Normalwert (0–10 mg/l).

Erythrozyten sind im Urinsediment immer dann möglich, wenn die entzündete Appendix nahe dem Ureter liegt, dieser Befund darf deshalb nicht als Harnwegsinfekt fehlinterpretiert werden.

Ebenfalls sind 1–2 dünne Stühle am Anfang der Appendizitis als Reaktion auf die Entzündung möglich und beweisen keine Enteritis.

Die axilläre-rektale Temperaturdifferenz von $>1°$ ist häufig, aber ebenfalls kein verläßliches Zeichen. Die Sonographie erweist sich bei positiver Darstellung des Appendix bzw. des Appendixkonglomerats als häufig zuverlässiges Hilfsmittel.

Bei allen weiteren unsicheren Differentialdiagnosen empfiehlt sich die stationäre Aufnahme und die klinische permanente Kontrolle in Intervallen von 2–4 h. Oft kann erst durch diese Verlaufsbeobachtung eine tatsächliche Diagnose gestellt werden. Erbrechen, eins der wesentlichen Zeichen für Appendizitis, sollte mit dem Legen einer Magensonde auch präoperativ behandelt werden.

Therapie. Die Appendektomie wird heute konventionell durch Wechselschnitt oder Pararektalschnitt oder laparoskopisch durchgeführt. Die Verfahrenswahl ist abhängig von vielen Faktoren wie Ausstattung, Erfahrung des Operateurs, Lokalisation der Appendix und Ausmaß der Umgebungsreaktion.

Der Vorteil bei der Laparoskopie ergibt sich durch die gute Übersicht, die gezielte Spülung von Infektionsherden auch zwischen den Darmschlingen und im Douglas-Raum. Gleichzeitig werden Begleitbefunde im ganzen Abdomen überschaubar. Statistisch sind weniger Bauchdeckeninfektionen und weniger postoperative Verwachsungen nachweisbar. Laparoskopische Schwierigkeiten ergeben sich beim perityphlitischen Abszeß bzw. bei ausgedehnten Verwachsungen von Voroperationen. Die laparoskopische Appendektomie ist kontraindiziert, wenn die Perforationsstelle der Appendix oder die gangränösen Veränderungen an der Appendixbasis zu finden sind.

Der Vorteil der konventionellen Appendektomie liegt dagegen v.a. im sicheren Verschluß der Appendix bei hochgradigen Entzündungen der Appendixbasis, bei der retrozäkalen Appendizitis sowie bei einem begleitenden Konglomerattumor oder Ileus.

Konventionelles und laparoskopisches Vorgehen unterscheiden sich im postoperativen Verlauf im Kindesalter nicht signifikant, weder im Schmerzmittelbedarf noch in der Mobilisation oder in der Dauer der stationären Behandlung.

Chronisch-rezidivierende Appendizitis

Typisch für die chronisch-rezidivierende Appendizitis sind immer wiederkehrende Entzündungsschübe, die definitionsgemäß von der Appendix ausgehen.

Die Diagnose ist ausgesprochen schwierig zu stellen, da sie sich einerseits nur als Ausschlußdiagnose am Ende der Behandlung ergibt und andererseits psychische Einflüsse und Placeboeffekte nicht sicher abgrenzbar sind.

Die Indikation zur diagnostischen Laparoskopie bei Verdacht auf chronisch-rezidivierende Appendizitis bedarf der Erfüllung einiger Bedingungen:

- Der Patient bzw. die Eltern müssen einen entsprechenden Leidensdruck aufgebaut haben, daß eine solche letzte Möglichkeit der Diagnostik sinnvoll erscheint und von den Betroffenen akzeptiert wird. Solche Gründe sind z.B. mehrfaches Heimschicken aus der Schule, Aufwachen vor Schmerzen in der Nacht oder Schmerzattacken aus dem Spielen heraus.
- In einer Voruntersuchung muß die komplette pädiatrische Abklärung aller anderen Krankheiten mit rezidivierenden Bauchschmerzen erfolgt sein inklusive Berücksichtigung psychischer Faktoren.
- Eine solche Indikation sollte nur in Absprache mit dem betreuenden Hausarzt bzw. Kinderarzt getroffen werden.

Das Dilemma der Diagnose liegt darin, daß auch postoperativ die Histologie oft wenig aussagekräftig bzw. beweisend sein wird. Ein klinischer Erfolg ist nur dann zu registrieren, wenn anschließend tatsächlich eine klinische Beschwerdefreiheit erreicht wurde, immer in dem Bewußtsein, daß gleichzeitig ein Placeboeffekt möglich war. Schmerzauslösende Nebenbefunde können bei der Laparoskopie behandelt werden. Andere Nebenbefunde sind oft nicht relevant und sollten kausal nicht überbewertet werden, besonders bei pubertierenden Mädchen.

Speziell in dieser klinischen Situation ist die primär diagnostische Laparoskopie das Verfahren der Wahl, während eine offene Appendektomie wegen der mangelnden Übersicht im Abdomen hier als kontraindiziert anzusehen ist. Die diagnostische Laparoskopie erlaubt die Revision der gesamten intraabdominellen Organe und deckt sog. Neben- oder Begleitbefunde in einem Prozentsatz von 60–70% auf. Solche Befunde sind: Briden, Ovarialzysten oder geplatzte Follikelzysten, Paroophoronzysten, Lymphadenitis mesenterialis, Ductus omphaloentericus, Meckel-Divertikel, Hernien oder Morbus-Crohn-Veränderungen.

In der chirurgischen Literatur wird davon ausgegangen, daß nach einer Appendektomie unter den genannten Bedingungen 90% der Kinder mit chronisch-rezidivierenden Appendizitisschüben anschließend beschwerdefrei werden.

Literatur

Brender JD, Marcuse EK, Weis NS, Koepsell TD (1985) Is childhood appendicitis familial? Am J Dis Child 139: 338–340

Davidson PM (1999) Graded compression ultrasonography in the assessment of the „tough decision" acute abdomen in childhood. Pediatr Surg Int 15: 32–35
Duhamel P, Chapuis F, Neidhardt JP, Lauro C, Isaac S, Callot JL, Voiglio J (1998) Appendectomy: evaluation of medical record maintenance in a series of 200 cases. Ann Chir 52: 896–904
Gurbuz AT, Muckleroy SK, Davis-Merritt D (1996) Simultaneous acute appendicitis in monozygotic twins: coincidence or genetic? Am Surg 62: 407–408
Monse T, Tiedtke A (1998) Actual aspecte of diagnosis and treatment of appendicitis in childhood. Zentralbl Chir 123 (Suppl 4): 80–81
Valla J, Ordorica-Flores RM, Steyaert H et al. (1998) Umbilical one-puncture laparoscopic-assisted appendectomy in children. Surg Endosc 13: 83–85
Williams N, Bello M (1998) Perforation rate relates to delayed presentation in childhood acute appendicitis. J R Coll Surg Edinb 43: 101–102
Williams NM, Johnstone JM, Everson NW (1998) The diagnostic value of symptoms and signs in childhood abdominal pain. J R Coll Surg Edinb 43: 390–392

117 Peritonitis und Aszites

J. Henker

Das Peritoneum (Bauchfell) überzieht als Peritoneum viscerale die intraperitoneal gelegenen Bauch- und Beckenorgane und kleidet als Peritoneum parietale die Bauchhöhle aus. Anstelle der wenigen serösen Flüssigkeit kann sich zwischen den beiden Peritonealblättern Luft (Pneumoperitoneum), Blut (Hämaskos/Hämoperitoneum), Transsudatflüssigkeit (Aszites), Galleflüssigkeit (Cholaskos), Chylus (Chylaskos), Stuhl oder Mekonium befinden.

Aufgrund seiner großen Oberfläche und seines Gefäßreichtums stellt das Bauchfell eine große Resorptionsfläche dar. Diese Eigenschaft kann für die Peritonealdialyse und die ventrikuloperitoneale Liquorableitung genutzt werden.

Peritonitis

Entzündungen des Bauchfells können als akute oder chronische, lokalisierte oder diffuse Peritonitis ablaufen.

Ätiologie. Ätiologisch sind die bakterielle (eitrige) und die abakterielle (nichteitrige) Peritonitis zu unterscheiden. Die bakterielle Peritonitis kann als primäre (spontane) Peritonitis auf hämatogenem Weg oder als sekundäre Peritonitis durch Perforation eines Hohlorgans der Bauchhöhle (Appendix, Gallenblase, Magen- und Darmulzera, nekrotisierende Enterokolitis), durch transmurale Penetration von Bakterien aus Bauch- und Beckenorganen, durch Keimeinschleppung von außen oder durch chirurgische Eingriffe zustande kommen. Die häufigsten Erreger sind gramnegative Stäbchen, grampositive Kokken und Anaerobier. Eine allgemeine Abwehrschwäche stellt einen Risikofaktor für eine eitrige Peritonitis dar.

Klinische Symptome, Diagnose und Differentialdiagnose. Das Bild der akuten bakteriellen Peritonitis entwickelt sich innerhalb von Stunden. Dennoch kann die Anamnese je nach Ursache länger sein (Fokus, Gastroenteritis, Appendizitis, Cholezystitis). Leitsymptome sind Fieber, lokalisierte oder diffuse Bauchschmerzen, Übelkeit und Erbrechen. Die Kinder sind meist schwer krank und haben durch eine eingeschränkte Zwerchfellbewegung eine gemischte oder thorakale Atmung und eine trockene, belegte Zunge. Das Gesicht ist gekennzeichnet durch fieberrote Wangen und periorale Blässe. Die Bauchdecke ist gespannt und lokal oder diffus druckschmerzhaft, die Darmperistaltik ist zunehmend spärlich und schließlich aufgehoben. Paraklinisch bestehen deutliche Entzündungszeichen bei anfangs nur geringer Leukozytose, jedoch mit Linksverschiebung im Differentialblutbild („Peritonitisblutbild"). Durch mehrere Blutkulturen sollte ein Keimnachweis versucht werden. Gegebenenfalls muß dazu eine diagnostische Parazentese durchgeführt werden.

Differentialdiagnostisch kommen insbesondere akute Appendizitis, akute Pankreatitis, basale Pneumonie und – heute allerdings nur noch sehr selten – eine staphylokokkenbedingte primär abszedierende Pneumonie bei Säuglingen in Betracht.

Der Verlauf einer Peritonitis kann durch eine verzögerte oder inadäquate Behandlung kompliziert sein. Frühkomplikationen sind der paralytische Ileus, der peritoneale Schock durch Endotoxinämie und Sepsis sowie Abszeßbildungen wie der subphrenische, der perityphlitische oder der Douglasabszeß. Später können Verwachsungen und Bridenbildung zu einem mechanischen Ileus führen.

Besondere Verlaufsformen der Peritonitis sind die Mekoniumperitonitis und die primäre (hämatogene) Peritonitis.

Mekoniumperitonitis

Bei dieser Verlaufsform der Peritonitis handelt es sich um einen Mekoniumaustritt in die Bauchhöhle durch prä- oder perinatale Darmperforation. Die Häufigkeit liegt bei 1:10 000– 1:15 000. Begünstigende Faktoren sind Darmatresie oder -stenose, Invagination und Mekoniumileus bei Mukoviszidose.

Leitsymptome sind der fehlende Mekoniumabgang, das aufgetriebene Abdomen und (meist galliges) Erbrechen. Sonographie und Röntgendiagnostik mit Kontrastmittel dienen der Ursachenfindung und dem häufigen Nachweis eines Mikrokolons bei Nichtbefahren dieses Darmabschnittes (Abb. 117.1). Als spätere Residuen dieser primär abakteriellen, chemischen Peritonitis lassen sich schollige oder schalenförmige Verkalkungen im Bauchraum nachweisen. Die Behandlung ist operativ.

Primäre Peritonitis

Bei der primären (hämatogenen) Peritonitis handelt es sich um ein plötzlich beginnendes, schweres Krankheitsbild mit hohem Fieber, Durchfällen und Erbrechen. Der mi-

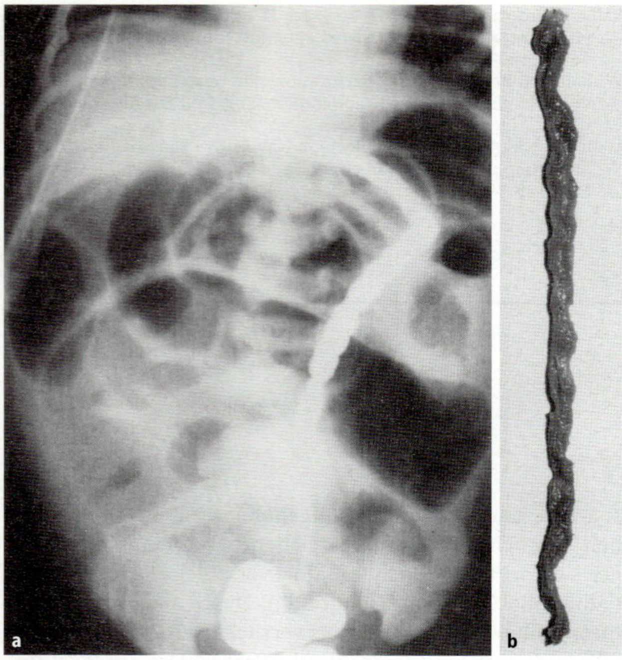

Abb. 117.1. **a** Kontrasteinlauf bei einem 2 Tage alten Säugling mit Mukoviszidose und Mekoniumileus. Darstellung des Kolons bis zum Colon transversum als Mikrokolon. Die vorgelagerten lufthaltigen Darmschlingen sind stark erweitert; **b** perlschnurartiger, 15 cm langer Mekoniumpfropf. (Mit freundlicher Genehmigung der Abteilung für Kinderradiologie des Universitätsklinikums der TU Dresden)

nimale abdominale Palpationsbefund steht anfangs im Gegensatz zur Schwere des Krankheitsbildes. Paraklinisch ist eine deutliche Leukozytose mit Linksverschiebung im Differentialblutbild neben positiven Entzündungszeichen auffällig. Säuglinge und Vorschulkinder sowie Kinder mit nephrotischem Syndrom, Leberzirrhose und Zustand nach Splenektomie sind besonders disponiert. Als Erreger werden überwiegend grampositive Kokken („Pneumokokken- und Streptokokkenperitonitis"), aber auch gramnegative Stäbchen und Anaerobier gefunden. Die Keimisolierung aus Blutkulturen oder einer Bauchhöhlenpunktion sollte versucht werden.

Bei unbekanntem Erreger ist eine Behandlung mit einem Carbapenemepräparat indiziert oder die Kombination eines Cephalosporins der 3. Generation (Cephotaxim, Cephtriaxon, Cephtacidim) mit einem Aminoglykosid.

Aszites

Ätiologie und Pathogenese. Aszites bedeutet Flüssigkeitsansammlung in der freien Bauchhöhle. Die Ursachen für bedeutsame Aszitesformen im Kindesalter sind in der folgenden Übersicht dargestellt.

Ursachen eines Aszites im Kindesalter

- Portale Hypertension
  - Leberzirrhose
  - Pfortaderthrombose
  - Pfortadermalformation
  - Lebervenenverschlußkrankheit
  - Pericarditis constrictiva
  - Rechtsherzinsuffizienz
- Hypalbuminämie
  - Nephrotisches Syndrom
  - Kwashiorkor
- Entzündung
  - Peritonitis
- Sonstige
  - Neonataler Aszites (immunologische und nichtimmunologische Ursachen), meist im Rahmen eines Hydrops congenitus
  - Pankreatogen (Pseudozysten, Fisteln)
  - Hypothyreose
  - Maligner Aszites (Peritonealkarzinose, intraabdominale Tumoren)

Pathophysiologisch spielen dabei ein erhöhter hydrostatischer Druck in den Kapillaren des Splanchnikusgebietes, ein verminderter onkotischer Druck und eine erhöhte Kapillarpermeabilität eine mehr oder minder große Rolle. Auch wenn in pathogenetischer Hinsicht noch Unklarheiten bestehen, ist unbestritten, daß eine vermehrte renale Natrium- und Wasserrückresorption eine zentrale Rolle bei der Entstehung des Aszites spielt. Folgende pathogenetische Vorstellungen werden derzeit favorisiert: Vasoaktive Substanzen führen zu einer peripheren arteriellen Vasodilatation im systemischen Kreislauf und im Splanchnikusgefäßsystem. Die Folge ist eine verminderte Gefäßfülle, insbesondere im Splanchnikusgebiet. Kompensatorisch werden Substanzen wie Renin, Angiotensin, Aldosteron (Renin-Angiotensin-Aldosteron-System), Katecholamine, Prostaglandine und das atriale natriuretische Peptid aktiviert bzw. stimuliert, so daß es zu einer gesteigerten tubulären Natriumrückresorption kommt. Dieser Mechanismus scheint besonders beim hepatogenen Aszites mit portaler Hypertension vorzuliegen.

Beim malignen, entzündungsbedingten und pankreatischen Aszites steht mehr die gesteigerte Gefäßpermeabilität im Vordergrund.

Klinische Symptome und Diagnose. Leitsymptom ist das vergrößerte Abdomen mit verstrichenem Nabel und ausladenden Flanken (Abb. 117.2). Bestätigt wird der Aszites sonographisch. Zur Differenzierung des Aszites ist eine diagnostische Parazentese erforderlich. Im Gegensatz zum Transsudat sind beim entzündlich bedingten Aszites der Eiweißgehalt (über 25 g/l) und die Leukozytenzahl (überwiegend Segmentkernige) erhöht. Der pankreatische Aszites ist durch einen hohen Amylasegehalt gekennzeichnet.

Therapie. Nach Möglichkeit sollte die auslösende Ursache beseitigt werden, was allerdings oft nicht sofort oder gar nicht möglich ist. Basistherapie ist eine Kochsalz- und Flüssigkeitsrestriktion. Bei einem Serumalbumingehalt unter 30 g/l ist eine Albuminsubstitution indiziert. Weitere Therapiemaßnahmen sind Bettruhe, behutsame Aszitesausschwemmung und damit langsame Gewichtsreduktion . Die Behandlung muß stationär durchgeführt werden. Bei der diuretischen Therapie ist der Aldosteronantagonist Spironolacton (3–4 mg/kg KG in 2–3 ED) das Mittel der Wahl. Eine Kombination mit dem Saluretikum Xipamid ist möglich.

Bei ungenügender Steigerung der renalen Natriumausscheidung, d.h. bei einer fraktionellen Natriumelimination $< 0{,}2\,\%$, sollten zusätzlich Schleifendiuretika wie Furosemid oder Torasemid verabreicht werden. Die fraktionelle Natriumelimination ($FENa^+$) errechnet sich nach der Formel

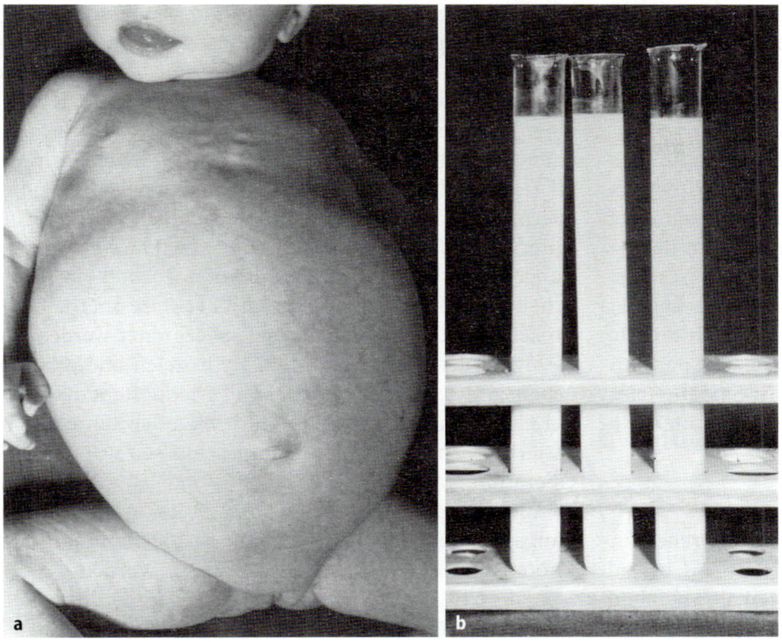

Abb. 117.2. **a** 10 Wochen alter Säugling mit Chylaskos. Intraoperativ nachgewiesenes Mesenterium ileocolicum commune und Malrotation des Dünndarms sowie Leck in der gestauten Cysterna chyli; **b** punktierter chylöser Aszites. (Mit freundlicher Genehmigung der Kinderchirurgischen Klinik des Universitätsklinikums der TU Dresden)

$$\text{FENa}^+ = \frac{[\text{Na}^+]\,\text{Urin} / [\text{Na}^+]\,\text{Serum}}{[\text{Kreatinin}]\,\text{Urin} / [\text{Kreatinin}]\text{Serum}}.$$

Voraussetzung ist, daß wenigstens 2 Tage keine Diuretika verabreicht wurden.

Eine Monotherapie mit Schleifendiuretika ist wegen der zusätzlichen renalen Kaliumverluste und der daraus resultierenden Hypokaliämie sowie wegen des Reboundeffektes hinsichtlich Natrium nicht indiziert. Nur bei ungenügendem Therapieerfolg ist eine Parazentese unter gleichzeitiger intravenöser Volumensubstitution indiziert.

Literatur

Miller TA, Anderson RJ, Linas LS, Heurich WL, Berns AS, Gabow PA, Schrier RW (1978) Urinary diagnostic indices in acute renal failure. Ann Int Med 98: 47–50

118 Bauchwanddefekte

S. Buderus

Nabelfisteln

Embryologie. Während der frühembryonalen Entwicklung verlaufen im Bereich des primitiven Nabelrings sowohl der Ductus omphaloentericus (Dottergang) mit den begleitenden Gefäßen als Verbindung zwischen dem sich entwikkelnden Darm und dem Dottersack als auch der Haftstiel mit Nabelgefäßen und Allantois, aus der im weiteren Verlauf Anteile der Blase hervorgehen. Durch Verschmelzung entsteht die Nabelschnur. Im Rahmen der normalen Entwicklung obliterieren sowohl der Ductus omphaloentericus als auch die Allantois zwischen dem 2. und 3. Entwicklungsmonat. Der fibröse Strang, der das Residuum der Allantois bildet, wird als Urachus bezeichnet und zieht vom Blasendach zum Nabel. Bei Störungen der Rückbildung der beschriebenen Strukturen kann es nach der Geburt im Bereich des Nabels zur Sekretion über persistierende Verbindungen kommen.

Definition. Bei bis zu 2% der Menschen bestehen Reste des Ductus omphaloentericus. Die häufigste Form ist das Meckel-Divertikel, eine Ausstülpung des Darms, die sich ca. 50–60 cm oberhalb des ileozäkalen Übergangs befindet. Selten persistiert der Ductus omphaloentericus in Form einer zum Nabel ziehenden Fistel, aus der sich sogar Stuhl entleert. Besteht lediglich ein schmaler Sinus, kommt es nur zum Austritt von Flüssigkeit. Eine weitere Möglichkeit ist die Ausbildung einer Dottergangzyste, die ebenfalls eine Verbindung nach außen haben kann und ab einer gewissen Größe sogar durch den Nabel palpabel ist.

In ähnlicher Weise lassen sich die Überreste der Allantois beschreiben: Bleibt der Urachus über die gesamt Länge offen, entleert sich Harn über die Fistel in den Nabel. Eine Flüssigkeitsabsonderung kann auch aus einem Sinus, der nicht komplett bis zur Blase reicht, auftreten. Urachuszysten können sich im Verlauf vergrößern und rupturieren.

Diagnose und Therapie. Der nässende Nabel und die darunterliegenden Strukturen stellen eine ernsthafte Infektionsquelle dar. Die Zuordnung und Klärung des Verlaufs kann sonographisch erfolgen oder auch als radiologische Fisteldarstellung mittels Kontrastmittel. Die Therapie besteht aus der Exzision der Fistel bzw. Zyste. Besteht eine Infektion, ist diese zuvor antibiotisch zu behandeln.

Hernien

Definition. Bei einer „echten“ Hernie handelt es sich um den Durchtritt abdomineller Organe mitsamt des Peritoneum parietale durch embryologisch präformierte Pforten oder Bauchwanddefekte. Bei sehr kleinen Defekten kann der peritoneale Bruchsack fehlen.

Im Kindesalter treten am häufigsten indirekte Leistenhernien und Nabelhernien auf, seltener finden sich direkte Leistenhernien, Femoralhernien, epigastrische und paraumbilikale Hernien. Eine Rarität stellen die sog. Spieghel-Hernien am lateralen Rand des M. rectus abdominis unterhalb des Nabels dar.

Leistenbrüche

Die Inzidenz beträgt 10–20 Fälle/1000 lebendgeborene Kinder. Bei Frühgeborenen erhöht sich diese Rate auf bis zu 30 %. Jungen sind etwa 6mal häufiger betroffen als Mädchen. In der Mehrzahl der Fälle werden die Leistenbrüche im 1. Lebensjahr diagnostiziert, mit einem Gipfel bereits im ersten Monat. In 60 % der Fälle befinden sich die Hernien auf der rechten Seite, auf der der Processus vaginalis im Laufe der fetalen Entwicklung physiologischerweise spät obliteriert. In 30 % der Fälle ist die linke Seite betroffen, in 10 % kommt es zur beidseitigen Hernie.

Der für das Kindesalter typische indirekte Leistenbruch tritt durch den inneren Leistenring in den nicht obliterierten Processus vaginalis aus. Klinisch findet sich eine Leistenschwellung, die besonders beim Schreien oder Pressen stärker ausgeprägt ist. Im Rahmen der Untersuchung wird versucht, die Hernie vorsichtig in den Bauchraum zu reponieren. Gelegentlich gelingt dies erst nach einem warmen Wannenbad des Kindes oder nach dem Einsatz von Sedativa. Ist auch dann keine Reposition zu erzielen, so ist von einer Inkarzeration auszugehen. Diese wesentliche Komplikation des Leistenbruchs muß dringlich operiert werden. Kinder, die bereits mit inkarzerierter Hernie vorgestellt werden, zeigen an klinischen Symptomen neben der Leistenschwellung Schmerzen und Unruhe, es kann zu Erbrechen und anderen Zeichen eines Ileus bzw. Subileus kommen. Während bei Jungen der Bruchinhalt in der Regel aus Darm besteht, inkarzeriert bei Mädchen relativ häufig das Ovar. Bei betroffenen Mädchen sollte eine *testikuläre Feminisierung* ausgeschlossen werden.

Die Operationsindikation ist für jede diagnostizierte Inguinalhernie gegeben und sollte zeitnah erfolgen, um dem Auftreten einer Inkarzeration zuvorzukommen. Frühgeborene werden in der Regel kurz vor der Entlassung nach Hause operiert. Gegenstand der Diskussion ist in der Kinderchirurgie die Frage der routinemäßigen Exploration und Operation der nicht betroffenen Gegenseite. Eine Umfrage der amerikanischen Gesellschaft für Kinderchirurgie ergab, daß 65 % der Operateure eine Exploration bei Jungen unter 2 Jahren vornehmen und 84 % bei Mädchen unter 4 Jahren. Findet sich dann ein offener Processus vaginalis, wird dieser verschlossen. Um den Aufwand und das Risiko der zusätzlichen Untersuchung möglichst gering zu halten, werden derzeit Verfahren wie die laparoskopische Darstellung über den eröffneten Bruchsack der primär betroffenen Seite bzw. durch alleinige CO_2-Insufflation ins Peritoneum erprobt.

Bei einer Skrotalschwellung kommt *differentialdiagnostisch* auch die Hydrozele in Betracht. Es handelt sich um einen nur teilobliterierten, flüssigkeitsgefüllten Anteil des ehemaligen Processus vaginalis. Die Hydrozele kann skrotal (Hydrocele testis) oder auch im Bereich des Funiculus spermaticus lokalisiert sein. Gelegentlich persistiert eine Kommunikation zum Bauchraum, die Flüssigkeitsverschiebungen erlaubt. Bei Transillumination leuchtet eine Hydrozele hell auf, palpatorisch kann typischerweise oberhalb der Hydrozele der Leistenkanaleingang abgegrenzt werden. In der Mehrzahl der Fälle obliterieren Hydrozelen im Verlauf des 1. Lebensjahres. Ist dies nicht der Fall oder besteht der Verdacht auf eine kommunizierende Hydrozele oder kann eine inkarzerierte Hernie nicht sicher ausgeschlossen werden, ist eine Operation indiziert.

Auch eine Hodentorsion bzw. Torsion von Hodenanhangsgebilden oder Samenstrang sowie inguinale Lymphknoten müssen im Einzelfall abgegrenzt werden.

Femoralhernien

Bei dieser im Kindesalter seltenen Krankheit tritt der Bruchsack medial unterhalb des Leistenbandes durch die Lacuna vasorum hindurch. Er verursacht eine Schwellung, die etwas distal und lateral der für Leistenhernien typischen Lokalisation auftritt. Die Kinder haben häufig Schmerzen, es besteht eine relativ hohe Gefahr der Inkarzeration bzw. Strangulation des Bruchinhalts, der auch Ovar, Tuba uterina oder ektopen Hoden enthalten kann. Die Therapie besteht in der umgehenden chirurgischen Reposition mit nachfolgendem Verschluß der Bruchpforte.

Epigastrische und paraumbilikale Hernien

Durch meist kleine Faszienlücken prolabieren Anteile mesenterialen Fettgewebes und selten auch ein peritonealer Bruchsack mit Darmanteilen. Klinisch finden sich eine oder mehrere palpable, im Falle einer Inkarzeration des Inhalts schmerzhafte Schwellungen. Mit der Diagnose ist die Indikation zur chirurgischen Therapie gegeben.

Nabelbrüche

Die Umbilikalhernie resultiert aus einem unvollständigen postnatalen Verschluß des Nabelrings. Klinisch ist insbesondere beim Pressen oder Schreien sowie beim stehenden Patienten eine weiche, gut reponierbare Schwellung im Bereich des Nabels sicht- und tastbar. Diese Situation findet sich bei bis zu 80 % der Frühgeborenen mit einem Geburtsgewicht von weniger als 1200 g, bei Säuglingen mit über 2500 g Geburtsgewicht beträgt die Inzidenz nur noch etwa 20 %. Schwarze sind bis zu 10mal häufiger betroffen, Mädchen häufiger als Jungen. Die Größe des Defekts erreicht selten einen Durchmesser von mehr als 2 cm, mit einer Wahrscheinlichkeit von 80 % kommt es bis zum Alter von 3–4 Jahren zum spontanen Verschluß. Kleine Hernien obliterieren schneller als große. Ein Nabelbruch macht keine Beschwerden, im Kindesalter tritt eine Inkarzeration oder Strangulation des Inhalts so gut wie nie auf. Eine Operationsindikation wird aus diesen Gründen nur bei großen Defekten bzw. nach dem 3. oder 4. Geburtstag gestellt.

Omphalozele

Definition. Aufgrund einer unvollständigen Rückbildung des physiologischen Nabelbruchs (6. bis 8. Entwicklungswoche bis etwa gegen Ende des 3. Monats) verbleiben Bauchorgane außerhalb der Abdominalhöhle in einem Bruchsack, der aus Nabelschnurhäuten besteht und in die Nabelschnur übergeht. Meist sind große Anteile des Dünndarms, aber auch des Dickdarms und Teile der Leber betroffen. Die Häufigkeit beträgt 1–3 Fälle/10 000 Geburten. Bei bis zu 60 % der Kinder bestehen assoziierte Fehlbildungen: Herzfehler, Anomalien des Urogenitalsystems, Wiedemann-Beckwith-Syndrom (auch Exomphalos-Makroglossie-Gigantismus-Syndrom genannt), andere Chromosomenanomalien und andere Bauchwanddefekte. Frühgeburtlichkeit und Untergewicht bestehen gehäuft.

Diagnose. Die Diagnose wird meist bereits pränatal durch Ultraschall gestellt. Wie bei der Gastroschisis sollte eine interdisziplinäre Betreuung der Schwangeren in einem Perinatalzentrum erfolgen. Abhängig von der Größe und inhalt des Bruchsackes kann die Geburt entweder spontan oder geplant per Sectio erfolgen.

Klinische Symptome und Therapie. In einem zunächst transparenten Nabelschnursack sind die prolabierten Organe erkennbar, die Nabelschnur setzt an der Kuppe des Bruchsacks an. Die Bruchpforte variiert in der Größe, häufig ist sie jedoch größer als 4 cm. Eine Ruptur des Sacks während der Geburt oder im weiteren Verlauf erhöht das Infektionsrisiko.

Die Versorgung bis zur baldigen Operation erfolgt in Analogie zur Gastroschisis, weitere präoperative Diagnostik kann bei assoziierten Fehlbildungen notwendig sein.

Aufgrund der in der Größenentwicklung zurückgebliebenen Abdominalhöhle ist bei größeren Defekten ein primärer Wundverschluß oft nicht möglich. Es wird eine operative Bauchdeckenplastik aus lyophilisierter Dura oder Silastic vorgenommen, die im Verlauf schrittweise, bei gleichzeitiger Rückverlagerung der Bauchorgane ins Abdomen, verkleinert wird.

Komplikationen und Prognose. Insbesondere bei sekundärem Bauchdeckenverschluß kann über einen längeren Zeitraum weitere Intensivtherapie mit Beatmung und parenteraler Ernährung notwendig sein. Durch erhöhten intraabdominellen Druck kann es zum V.-cava-Kompressionssyndrom, aber auch zur Einschränkung der renalen Funktion kommen. Intestinale Motilitätsstörungen treten v.a. in der Initialphase auf.

Die Prognose hängt insbesondere von den assoziierten Fehlbildungen ab. Bei isolierter Omphalozele ist die Letalität gering. Die Langzeitprognose dieser Patienten ist gut, Reoperationen aufgrund von Verwachsungen bzw. zur Korrektur des Bauchwandverschlusses können notwendig werden.

Gastroschisis

Definition. Bei der Gastroschisis (Laparoschisis) handelt es sich um einen typischerweise rechts paraumbilikalen, angeborenen Bauchwanddefekt mit Eventeration großer Anteile von Dünn- und Dickdarm. Es können auch Magenanteile, Harnblase und bei Mädchen das innere Genitale mitbetroffen sein. Ein Bruchsack existiert nicht. Die Nabelschnur inseriert normal und ist nicht in den Defekt einbezogen. Die Fehlbildung tritt mit einer Häufigkeit von 1–2 Fällen/10 000 Geburten auf, bei jungen Müttern (< 20 Jahre) findet sich eine Zunahme der Inzidenz. Viele der Kinder (50–70 %) sind Frühgeborene bzw. untergewichtig. In 5–20 % der Fälle finden sich assoziierte Fehlbildungen.

Ätiologie. Die Ursache für die frühembryonale Störung der normalen Ausbildung der Bauchwand ist derzeit noch nicht bekannt. Eine Gefäßanomalie in Form eines frühzeitigen Verschlusses der A. vitellina rechts mit nachfolgender Ischämie wird diskutiert.

Diagnose. In der Regel erfolgt die Diagnose pränatal per Ultraschall, postnatal durch den typischen Aspekt. Nach pränataler Diagnose sollte die Mutter in einem Perinatalzentrum vorgestellt werden und gemeinsam durch Geburtshelfer, Neonatologen und Kinderchirurgen informiert und beraten werden. Eine Festlegung hinsichtlich des „optimalen“ Entbindungsmodus existiert nicht. Die Entscheidung zwischen Spontanpartus und Sectio ist vom Ausmaß des Defektes und möglichen anderen geburtshilflichen Faktoren abhängig zu machen.

Klinische Symptome und Therapie. Aufgrund des fehlenden Bruchsacks sind die zuvor im Fruchtwasser frei schwimmenden Darmanteile ödematös verdickt, mit einer Schicht aus Fibrin, Mekonium und Vernix bedeckt und streckenweise verklebt, gelegentlich auch torquiert. Der Defekt ist meist klein (< 4 cm).

Sind Darmanteile torquiert, ist eine sofortige Detorquierung erforderlich. Weitere Maßnahmen sind das Abdekken und Befeuchten des Darms mit sterilen, in temperierter isotoner Kochsalzlösung getränkten Kompressen (u.U. anschließend den Unterleib des Patienten in sterilem Plastiksack einpacken), das Legen einer Magenablaufsonde, die Anlage eines sicheren venösen Gefäßzugangs und der Transfer zum vorinformierten Operationsteam. Eine Unterkühlung sollte unbedingt vermieden werden. Wegen der hohen Infektionsrate ist eine antibiotische Therapie einzuleiten. Durch den Chirurgen erfolgt die Deckung des Defektes, die ggf. schrittweise erfolgen muß.

Komplikationen und Prognose. Es können zusätzlich eine Dünndarmatresie bzw. Stenosen vorliegen, ebenso Störungen der intestinalen Motilität. Es besteht ein erhöhtes Risiko für das Auftreten einer nekrotisierenden Enterokolitis (NEC). Ist eine Darmresektion erforderlich gewesen, kann ein Kurzdarmsyndrom resultieren. Oft gelingt der Nahrungsaufbau nur zögerlich, mit der Folge einer längerfristigen parenteralen Ernährung. Auch im späteren Verlauf kann es noch zum Auftreten von intraabdominellen Verwachsungen kommen.

Dennoch ist insgesamt die Prognose gut. Die Überlebensrate beträgt 85–95 %, langfristig zeigen etwa 90 % der Kinder eine normale Entwicklung.

Prune-belly-Syndrom

Definition und Epidemiologie. Eine Aplasie oder ausgeprägte Hypoplasie der Bauchwandmuskulatur führt dazu, daß bei diesem Krankheitsbild das Abdomen weit ausladend und faltig und somit wie eine Pflaume aussieht. Begleitend finden sich variable Fehlbildungen des Urogenitaltraktes, und zwar insbesondere im Sinne einer dilatativen Uropathie. Zur klassischen „Triade“ gehört außerdem der beidseitige Kryptorchismus betroffener Jungen. Die Inzidenz beträgt 1:30 000– 1:50 000 Lebendgeburten, in 3–10 % der Fälle sind Mädchen betroffen.

Bei 65–73 % der Patienten bestehen weitere Fehlbildungen. Von besonderer prognostischer Bedeutung ist das Ausmaß einer möglicherweise vorhandenen Lungenhypoplasie, die bereits präpartal bei Oligohydramnion vermutet werden kann. Autopsiestudien haben ergeben, daß bei über 30 % der Patienten gastrointestinale Auffälligkeiten wie Malrotation, Atresien oder Stenosen bestanden. Herzfehler treten mit 10 % ebenfalls gehäuft auf. Darüber hinaus finden sich vermehrt Malformationen der Extremitäten.

Ein möglicher Vererbungsmodus konnte bisher nicht hinreichend geklärt werden.

Pathogenese. Es werden 2 Theorien diskutiert. Die Obstruktionstheorie besagt, daß eine frühe Blasenauslaßobstruktion, die sich zum Zeitpunkt der Geburt bereits wieder zurückgebildet hat, zum Harnaufstau und außerdem zur Hypoplasie der Bauchwandmuskulatur führt. Die zweite Theorie geht von einer Schädigung des Mesoderms zwischen der 6. und 10. Entwicklungswoche aus, die zu den beobachteten Anomalien des Harntraktes und der Bauchwand sowie zum Maldeszensus führt. Bei genauer histologischer Aufarbeitung finden sich Belege für beide Theorien, so daß möglicherweise zwei unterschiedliche Störungen der fetalen Entwicklung zu einem, wenn auch variablen, Krankheitsbild führen.

Diagnose. Die pränatale Ultraschalldiagnostik kann bereits frühzeitig (ab der 14. Woche) einen Aufstau des Urogenitalsystems nachweisen. Der postnatale Aspekt ist typisch.

Therapie und Verlauf. In schweren Fällen kommt es bereits intrauterin zum Fruchttod, andererseits kann in günstigen Fällen eine nahezu normale Lebenserwartung erreicht werden. Eine begleitende Lungenhypoplasie ist postnatal je nach Ausmaß u.U. nicht therapeutisch beeinflußbar. Herzfehler können korrektive chirurgische Eingriffe erforderlich machen. Bis zu 30 % der Patienten, die die Neonatalzeit überleben, entwickeln innerhalb der ersten beiden Lebensjahre eine chronische Niereninsuffizienz, der eine Nierendysplasie zugrunde liegt. Ein vesikoureteraler Reflux besteht bei 75 % der Patienten und geht mit einem erhöhten Risiko für eine Urosepsis einher. Daher sollte eine frühzeitige und konsequente antibiotische Prophylaxe erfolgen. Je nach Schweregrad der nephrologischen Problematik ist eine operative Harnableitung erforderlich. Regelmäßige Einmalkatheterisierungen aufgrund von Blasenentleerungsstörungen benötigen etwa die Hälfte der Patienten. Die Orchipexie sollte im 2. Lebenshalbjahr erfolgen, u.U. zusammen mit einer operativen Bauchwandrekonstruktion, für die es bisher kein generell akzeptiertes Verfahren gibt. Bei manchen Patienten kommt es im Langzeitverlauf auch ohne Eingriff zu einer Rückbildung des „Pflaumenbauches“.

Zwerchfellhernie

Definition und Epidemiologie. Das Zwerchfell entwickelt sich etwa ab der 4. Entwicklungswoche durch Verschmelzen des Septum transversum, der beiden Pleuroperitonealmembranen sowie des ösophagealen Mesenteriums. Eine Störung der Entwicklung des Zwerchfells führt zur Defektentstehung, durch die es zur Verlagerung von Bauchorganen in den Thoraxraum kommt. Der Bruchsack, der nicht bei allen Defekttypen vorhanden ist, besteht aus Pleura und Peritoneum. Aufgrund der Embryologie ergeben sich folgende typische Hernienlokalisationen:

- dorsolateraler Zwerchfelldefekt (Zwerchfell aplastisch, kein Bruchsack, ca. 65 % der Fälle),
- lumbokostale Hernie (sog. Bochdalek-Hernie, ca. 25 %),
- sternokostale Hernie (Morgagni bzw. Larrey, ca. 5 %),
- mesogastrische Hernie (ca 3 %).

Die Extremform ist eine komplette Zwerchfellaplasie.

In 80 % der Fälle ist die linke Seite betroffen. Die Häufigkeit beträgt 1:2000–1:10.000 Geburten. Assoziierte Anomalien finden sich bei 15–40 % der Patienten, besonders häufig sind Trisomien der Chromosomen 13, 18 und 21, Herzfehler sowie Fehlbildungen von Nieren- und Harntrakt und ZNS. Beim Fryns-Syndrom kommt es zum familiären Auftreten von Zwerchfelldefekten und Lungenhypoplasie.

Pathophysiologie. Von entscheidender Bedeutung für Therapie und Prognose ist neben möglichen assoziierten Fehlbildungen das Ausmaß der praktisch stets vorhandenen Lungenhypoplasie auf der betroffenen Seite. Als Ursache für die Entwicklung der Lungenhypoplasie wird eine Behinderung des fetalen Wachstums der Lunge durch die im Thorax befindlichen Bauchorgane angenommen. Andererseits existieren Hinweise, daß Lungenhypoplasie und Defektbildung auf der Basis einer gestörten Embryogenese gleichzeitig entstehen und der „Verdrängungseffekt“ keine notwendige Bedingung für die Behinderung des Lungenwachstums ist. Dafür spricht auch die Tatsache, daß oft auch auf der kontralateralen Seite eine geringergradige Lungenhypoplasie besteht.

Nahezu regelhaft tritt im weiteren postnatalen Verlauf komplizierend ein pulmonaler Hypertonus (persistierende fetale Zirkulation) mit persistierenden Rechts-links-Shunts über das Foramen ovale und den Ductus arteriosus auf. Sowohl der gestörte pulmonale Gasaustausch mit Hypoxie und Acidose als auch die ebenfalls veränderte Anatomie des Lungengefäßbetts tragen zu diesem Circulus vitiosus bei.

Klinische Symptome und Diagnose. Betroffene Neugeborene entwickeln eine Tachydyspnoe mit Zyanose, es kann eine Kreislaufdepression bis zur Insuffizienz entstehen. Das Abdomen ist flach, die Atmung asymmetrisch. Es wird das Auftreten einer paradoxen Atmung beschrieben mit gegensinnigem Heben und Senken von Thorax und Abdomen bei Inspiration und Exspiration. Bei Auskultation des Thorax können über der betroffenen Seite Darmgeräusche und keine Atemgeräusche auskultiert werden. Eine Röntgenuntersuchung des Thorax zeigt das Ausmaß des Defektes sowie die Lage der Abdominalorgane im Thorax. Außerdem wird erkennbar, ob es bereits zu einer Mediastinalverlagerung gekommen ist. Selten, und zwar insbesondere bei rechtsseitigen bzw. kleinen Defekten, bleiben die Patienten jedoch über längere Zeit asymptomatisch.

Mittlerweile werden viele Fälle bereits intrauterin durch fetalen Ultraschall diagnostiziert. Es lassen sich Magen- oder Darmanteile im Brustraum darstellen, weitere sonographische Zeichen sind Polyhydramnion, Mediastinalverlagerung und das Vorliegen anderer Fehlbildungen. In Zufkunft wird die pränatale Diagnostik vermutlich durch den Einsatz der Kernspintographie zusätzlich verbessert werden.

Therapie. Bei bekannter oder vermuteter Diagnose ist die sofortige endotracheale Intubation die erste Maßnahme. Eine Maskenbeatmung ist kontraindiziert. Erforderlich ist außerdem die Anlage einer Magenablaufsonde sowie die Lagerung auf die betroffene Seite. Auf diese Weise wird die Überblähung der im Thoraxraum befindlichen Bauchorgane und damit eine zusätzliche Mediastinalverlagerung, die zu einer weiteren Verschlechterung der kardiopulmonalen Situation führen würde, verhindert bzw. minimiert. Der operative Verschluß des Defektes wird nach einer Stabilisierungsphase der Patienten vorgenommen, die je nach Schwere der Erkrankung 12 h bis mehrere Tage dauern kann. Eine nachweisbar optimale Therapie gibt es weiterhin nicht. Die Therapieziele sind Sicherung des pulmonalen Gasaustauschs durch eine Beatmungstherapie mit möglichst geringem Barotrauma und Unterstützung der Herz- und Kreislauffunktion. Hierdurch soll die pulmonale Hypertension kontrolliert werden. Zum Einsatz kommen konventionelle Beatmungsverfahren, Hochfrequenzoszillationsbeatmung, Beatmung nach dem Prinzip der sog. permissiven Hyperkapnie, inhalatives Stickstoffmonoxid (iNO), Surfactant, Katecholamine, systemische Vasodilatatoren und auch die extrakorporale Membranoxygenierung (ECMO).

Die operative Therapie besteht, wenn möglich, aus einem primären Verschluß des Zwerchfells nach Rückverlagerung der Abdominalorgane. Ansonsten wird zur Deckung des Defektes Fremdmaterial oder ein Muskellappen aus Abdominalmuskulatur verwendet.

Postoperativ ist zunächst weitere Intensivtherapie unter Einsatz des gesamten oben geschilderten Spektrums erforderlich.

Prognose und Langzeitverlauf. Selbst unter Einsatz aller gegenwärtig vorhandenen Therapieoptionen geben die meisten Arbeitsgruppen die Überlebensrate bezogen auf das Gesamtkollektiv der Patienten mit nur 45–70% an. Die Überlebensrate der Patienten ohne assoziierte Fehlbildungen ist deutlich höher. Der Wert der prä- und postoperativen ECMO-Therapie ist nicht gesichert. Insbesondere bei Vorliegen einer ausgeprägten Lungenhypoplasie, die stets eine sehr schlechte Prognose hat, wird diskutiert, ob dieses Verfahren überhaupt eingesetzt werden sollte.

Nachuntersuchungen bei überlebenden Patienten zeigen im Langzeitverlauf eine bemerkenswert geringe Einschränkung der Lungenfunktion.

Neurologische Auffälligkeiten und Störungen der psychomotorischen Entwicklung sind abhängig vom Ausmaß der Hypoxie. Die Untergruppe der Patienten, bei denen eine ECMO-Therapie erforderlich war, trägt diesbezüglich das größte Risiko.

Bei etwa der Hälfte der Patienten kann ein gastroösophagealer Reflux nachgewiesen werden, der gelegentlich sogar operativ behoben werden muß. Weitere chirurgische Maßnahmen können aufgrund von Brustwanddeformitäten oder Skolioseentwicklung, aber auch aufgrund von intraabdominellen Briden erforderlich werden.

Literatur

Azarow K, Messineo A, Pearl R et al. (1997) Congenital diaphragmatic hernia – a tale of two cities: the Toronto experience. J Pediatr Surg 32: 395–400

Boyd PA, Bhahattacharjee A, Gould S, Manning N, Chamberlain P (1998) Outcome of prenatally diagnosed anterior abdominal wall defects. Arch Dis Child Fetal Neonatal Ed 78: F209–F2013

Calzolari E, Bianchi F, Dolk H, Milan M (1995) Omphalocele and gastroschisis in Europe: a survey of 3 million births. Am J Med Genet 58: 187–194

Druschel CM (1995) A descriptive study of prune belly in New York State, 1983 to 1989. Arch Pediatr Adolesc Med 149: 70–76

Kapur P, Caty MG, Glick PL (1998) Pediatric hernias and hydroceles. Pediatr Clin North Am 45: 773–789

Langer JC (1998) Congenital diaphragmatic hernia. Chest Surg Clin N Am 8: 295–314

McGahren ED, Mallik K, Rodgers BM (1997) Neurological outcome is diminished in survivors of congenital diaphragmatic hernia requiring extracorporal membrane oxygenation. J Pediatr Surg 32: 1216–1220

O'Donnell KA, Caty MG (1998) Pediatric umbilical problems. Pediatr Clin North Am 45: 791–799

Robinson JN, Abuhamad AZ (2000) Abdominal wall and umbilical cord anomalies. Clin Perinatol 27: 947–978

Skupski DW (1998) Prenatal diagnosis of gastrointestinal anomalies with ultrasound. What have we learned? Ann N Y Acad Sci 847: 53–58

Sutherland RS, Mevorach RA, Kogan BA (1995) The prune-belly syndrome: current insights. Pediatr Nephrol 9: 770–778

Wiener ES, Touloukian RJ, Rodgers BM et al. (1996) Hernia survey of the section on surgery of the American Academy of Pediatrics. J Pediatr Surg 31: 166–169

Wilson JM, Lund DP, Lillehei CW, Vacanti JP (1997) Congenital diaphragmatic hernia – a tale of two cities: the Boston experience. J Pediatr Surg 32: 401–405

119 Pankreaskrankheiten

J. Henker

Allgemeines. Das Pankreas besteht aus einem endokrinen und einem exokrinen Anteil. Im endokrinen Anteil erfolgt die Synthese von Insulin, Glukagon, Somatostatin, pankreatischem Polypeptid (PP) und vasoaktivem intestinalem Polypeptid (VIP). Der exokrine Anteil besitzt eine hydrokinetische und eine ekbolische Funktion. Die hydrokinetische Funktion umfaßt die Bildung von Wasser, Bikarbonat und Elektrolyten und vollzieht sich in den zentroazinären Zellen sowie in den Gangepithelien. Die ekbolische Funktion, d. h. die Enzymsynthese, ist in den Acinuszellen lokalisiert.

Die Enzyme werden als Schutz vor Autodigestion in Form inaktiver Vorstufen (Zymogene), aber auch als bereits aktive Enzyme (Lipase, Colipase, Amylase u. a.) synthetisiert.

Ein Erwachsener sezerniert etwa 1–1,5 l enzym- und elektrolythaltigen alkalischen (pH-Wert 8–8,3) Pankreassaft, der der Neutralisierung und Alkalisierung des sauren Magenchymus dient und zusammen mit dem Bikarbonat des Gallensaftes und des Darms ein pH-Optimum für die Wirksamkeit der hydrolytisch wirksamen Enzyme im Duodenum schafft. Sowohl die interdigestive als auch die postprandiale Sekretion wird neurohormonal gesteuert.

Das Pankreas entstammt dem Entoderm und besteht anfangs aus einer dorsalen und ventralen Anlage. Entsprechend dem Wachstum des Duodenums dreht sich die ventrale Anlage zur dorsalen, und in der 7. Gestationswoche verschmelzen beide miteinander. Der gemeinsame Gang ist der Ductus pancreaticus (Ductus Wirsungianus).

Embryonale Entwicklungsstörungen führen zu typischen Malformationen. Unterbleibt die vollständige Drehung und Verschmelzung der ventralen mit der dorsalen Anlage, kann ein *Pankreas anulare* oder ein *Pankreas divisum* entstehen.

Beim Pankreas anulare liegt das Pankreas ringförmig um das Duodenum, komprimiert es und führt zum klinischen Bild einer Duodenalstenose mit meist galligem Erbrechen. Röntgenologisch ist das „Double-bubble-Zeichen" zu sehen, das durch den lufthaltigen Magen und eine zweite Luftblase im proximalen Duodenum zustande kommt.

Beim Pankreas divisum mündet der Rest des Ganges der dorsalen Anlage (Ductus Santorini) meist mit einer akzessorischen Papille im Duodenum. Eine lange gemeinsame Mündungsstrecke von Ductus pancreaticus und Ductus choledochus bis zur Papilla Vateri wird als „long common channel" bezeichnet.

Aus den pluripotenten Ductuluszellen entwickeln sich das exokrine Pankreas mit dem Acinus als kleinster Einheit und wahrscheinlich auch der endokrine Teil des Pankreas.

Die Entwicklung der Pankreasenzyme ist ein Reifungsprozeß, der sich bis zum Ende des 1. Lebensjahres erstreckt. Erst dann ist das Pankreas voll funktionsfähig.

Ab etwa 28. Schwangerschaftswoche erreicht die Pankreaslipase ein Niveau, das auch beim Frühgeborenen im Zusammenspiel mit der Zungen-, Magen- und Muttermilchlipase die Fettverdauung ermöglicht. Auch die Proteasenaktivität nimmt erst nach der 28. Gestationswoche deutlich zu. Wenig früher steigt auch die Enteropeptidase-(Enterokinase-)Aktivität – die Voraussetzung für die Aktivierung von Trypsin aus Trypsinogen.

Der Amylasenachweis ist zwar bereits in der 22. Schwangerschaftswoche möglich, die volle Ausreifung dauert jedoch bis zur 2. Hälfte des Säuglingsalters. Durch Stärkegaben ist die Amylasesekretion aber induzierbar.

Exokrine Pankreasinsuffizienz

Aufgrund der „Luxussekretion" des Pankreas sind Symptome einer intraluminalen Verdauungsstörung (Maldigestion) mit Auftreten einer Steatorrhöe und/oder Kreatorrhöe erst bei einer Verminderung der Sekretionsleistung auf weniger als 10% der Norm zu beobachten. Pankreasinsuffizienz muß somit nicht zwangsläufig Verdauungsinsuffizienz bedeuten.

Ätiologie. Die exokrine Pankreasinsuffizienz im Kindesalter kann folgende Ursachen haben:

- Mukoviszidose,
- Shwachman-Diamond-Syndrom
- Zustand nach Pankreasresektion,
- kongenitale isolierte Enzymdefekte,
- sekundäre (meist passagere) Insuffizienz bei Dünndarm- und Leberkrankheiten,
- primär sklerosierende Cholangitis,
- Insulinmangeldiabetes,
- chronische Pankreatitis,
- akute Pankreatitis (meist passager),
- Zustand nach Pankreastrauma (meist passage),
- Kwashiorkor,
- Hämochromatose,
- Johanson-Blizzard-Syndrom,
- Pearson-Syndrom,
- Tumoren.

Mukoviszidose. Die Mukoviszidose oder zystische Fibrose (CF) ist die häufigste autosomal-rezessive Erbkrankheit der weißen Rasse. Bei 85–90% der Betroffenen besteht eine schwere exokrine Pankreasinsuffizienz, die eine Pankreasenzymsubstitution erfordert. Die Mukoviszidose ist die häufigste Ursache einer exokrinen Pankreasinsuffizienz im Kindesalter. Eine ausführliche Beschreibung dieses Krankheitsbildes findet sich in Kap. 147.

Shwachman-Diamond-Syndrom. Das Shwachman-Diamond-Syndrom ist eine Multiorgankrankheit mit exokriner Pankreasinsuffizienz, Skelettveränderungen (metaphysäre Dysplasie, Verkürzung der Rippen, Klinodaktylie) und Minderwuchs, hämatologischen Auffälligkeiten (insbesondere zyklische oder persistierende Neutropenie, Anämie, Thrombozytopenie), mentaler Retardierung und Infektanfälligkeit. Die Behandlung des Shwachman-Diamond-Syndroms erfolgt rein symptomatisch in Form von Pankreasenzymsubstitution und antibiotischer Behandlung der rezidivierenden Infekte.

Kongenitale isolierte Enzymdefekte. Diese sehr selten vorkommenden partiellen Pankreasinsuffizienzen können nur durch direkten Nachweis des mangelhaft sezernierten Enzyms diagnostiziert werden.

Bekannt sind der Lipase-, Colipase- und Amylasemangel. Beim angeborenen Enteropeptidasemangel kommt es zu einer ungenügenden Aktivierung tryptisch wirkender Pankreasenzyme mit der Folge einer gestörten Eiweißverdauung, die zur Kreatorrhöe mit fauligen Durchfällen und zum mangelhaften Gedeihen der Kinder führt. Die Behandlung besteht in einer entsprechenden Enzymsubstitution, ggf. ist die Gabe hydrolisierter Formula notwendig.

Johanson-Blizzard-Syndrom. Bei diesem angeborenen Syndrom findet man neben der exokrinen Pankreasinsuffizienz die Symptome Agenesie des Nasenknorpels, Taubheit, Hypothyreose, Minderwuchs, psychomotorische Retardierung, Haar- und Zahnanomalien sowie eine Analatresie.

Pearson-Syndrom. Es handelt sich dabei um eine angeborene exokrine Pankreasinsuffizienz durch eine Atrophie und Fibrose des Pankreasparenchyms verbunden mit einer refraktären, sideroblastischen, makrozytären Anämie.

Diagnose. Es lassen sich direkte und indirekte Funktionstests unterscheiden. Die in der Übersicht dargestellten Tests haben sich in der Praxis bewährt. Bei den direkten Funktionstests wird die Sekretionsleistung des Pankreas unmittelbar basal und nach Stimulation bestimmt. Solche Testverfahren werden in der Routinediagnostik kaum noch angewandt, da sie zum einen eine Sondierung des Duodenums erfordern und da zum anderen die Analyse des gewonnenen Pankreas- bzw. Duodenalsaftes zeit- und kostenintensiv ist. Sie stellen jedoch den Goldstandard in der Pankreasfunktionsdiagnostik dar, an dem jeder neue Test hinsichtlich Sensitivität und Spezifität zu evaluieren ist.

Pankreasfunktionstests

- Direkte Funktionstests
  - Sekretin-Pankreozymin-Test/Sekretin-Ceruletid-Test
  - Lundh-Test
- Indirekte Funktionstests
  - Quantitative Stuhlfettbestimmung
  - Bestimmung der fäkalen Elastase 1
  - Bestimmung der fäkalen Chymotrypsinaktivität
  - Pankreolauryltest
  - ^{13}C-Atemtests unter Verwendung der Tracer 1,3 Distearyl-2-^{13}C-Octanoyl-Glyzerin, Cholesteryl-^{13}C-Octanoat, ^{13}C-Tripalmitin, ^{13}C-Hiolein, ^{13}C-Trioctanoin, ^{13}C-Triolein und ^{13}C-Maisstärke

Beim Kind jenseits des 1. Lebensjahres beträgt die Stuhlfettausscheidung genau wie beim gesunden Erwachsenen weniger als 7 g/Tag. Aus den Größen Fettaufnahme mit der Nahrung und Stuhlfettausscheidung läßt sich der Fettresorptionskoeffizient berechnen:

$$\text{Fettresorptionskoeffizient}(\%) = \frac{\text{Fettaufnahme}(g) - \text{Fettausscheidung}(g)}{\text{Fettaufnahme}(g)} \times 100$$

Er beträgt beim Gesunden mehr als 93 %, d. h. eine Stuhlfettausscheidung von mehr als 7 % der verzehrten Fettmenge weist auf eine Fettverdauungsstörung hin.

Für die quantitative Stuhlfettbestimmung sind folgende Methoden gebräuchlich:

- chemische Analyse, meist nach der Van-de-Kamer-Methode,
- Nahe-Infrarot-Spektroskopie,
- Steatokrit bzw. Acid-Steatokrit,
- mikroskopische Beurteilung der Fett-Tropfen (Größe, Zahl) nach Sudanfärbung und Erhitzen.

Die Nahe-Infrarot-Spektroskopie ist eine ausgezeichnete Alternativmethode im Vergleich zu der aufwendigeren chemischen Analyse.

Steatokrit bzw. Acid-Steatokrit und mikroskopische Beurteilung der Fett-Tropfen nach Sudanfärbung können nur noch als Screeningverfahren zur groben Orientierung über den Stuhlfettgehalt empfohlen werden.

Die Bestimmung der fäkalen Konzentration von Chymotrypsin und pankreatischer Elastase 1 sind bewährte Methoden in der Pankreasfunktionsdiagnostik, wobei die Elastase 1 eine höhere Spezifität und Sensitivität hat als andere indirekte, sondenlose Testverfahren.

Ergänzt wird die Funktionsdiagnostik durch bildgebende Verfahren wie Sonographie, CT, MRT, endoskopische retrograde Cholangiopankreatikographie (ERCP), Magnetresonanzcholangiopankreatikographie (MRCP) und – nur noch selten – Szintigraphie, die v.a. der Ursachensuche und Verlaufskontrolle dienen.

Therapie. Eine schwere exokrine Pankreasinsuffizienz ist eine Indikation für die Substitution mit Pankreasenzymen. Die höchste Effektivität besitzen säuregeschützte, mikrosphärische (Mikrotabletten oder -pellets), darmlösliche Präparate. Der Säureschutz löst sich oberhalb eines pH-Wertes von 5,5 – also erst im Duodenum. Bei eingeschränkter pankreatogener Bicarbonatsekretion ist diese Voraussetzung nicht immer gegeben. Dann sollten Choleretika (Ursodeoxycholsäure) zur Erhöhung der Gallesekretion und damit des Bicarbonatoutputs aus der Leber, Natriumbicarbonat oral oder zeitlich begrenzt H_2-Rezeptorenblocker versucht werden. Als Richtwert für die Dosierung von Pankreasenzympräparaten gelten 1000–2000 Lipaseeinheiten/1 g Nahrungsfett bzw. 8000– 10 000 Lipaseeinheiten/kg KG/Tag.

Akute Pankreatitis

Definition. Die Klassifikation der akuten Pankreatitis hat sich aufgrund immer neuer Erkenntnisse in den letzten Jahren mehrfach geändert. Entsprechend der Atlanta-Klassifikation von 1992 wird nach klinischen Aspekten zwischen einer milden und einer schweren Verlaufsform unterschieden. Morphologisch lassen sich die interstitiell-ödematöse Pankreatitis (ca. 90 % der Fälle) und die hämorrhagisch-nekrotisierende Pankreatitis (ca. 10 % der Fälle) unterscheiden.

Die interstitiell-ödematöse Pankreatitis verläuft meist mild und selbstlimitierend mit einer Letalität von unter 10 %. Dagegen zeigt die hämorrhagisch-nekrotisierende Pankreatitis – insbesondere durch systemische Komplikationen – oft einen schweren Verlauf mit einer Sterblichkeit von ca. 25 %.

Ätiologie. Die akute Pankreatitis ist eine durch Autodigestion des Pankreasparenchyms bedingte Entzündung. Die Triggermechanismen der Autodigestion, v.a. die vorzeitige Trypsinaktivierung, sind vielfältig. Im Kindesalter spielen vordergründig Infektionen, Arzneimittel und stumpfe Bauchtraumen eine Rolle (s. Übersicht). Dagegen sind Malformationen im Bereich der galle- und pankreassaftableitenden Gangsysteme von untergeordneter Bedeutung.

Ursachen und prädisponierende Faktoren bei akuter Pankreatitis

- Mechanisch
  - Gallereflux
  - Angeborene oder erworbene Pankreassaftabflußstörung bzw. Druckerhöhung im Pankreasgangsystem
  - Traumen (posttraumatisch, postoperativ)
- Systemkrankheiten
  - Infektionen (viral, bakteriell, parasitär)
- Metabolisch/toxisch
  - Medikamente/Toxine
  - Hyperlipidämie
  - Hyperkalzämie

- Mukoviszidose mit exokriner Pankreassuffizienz
- Malnutrition („refeeding pancreatitis")
- Nierenkrankheiten
- Organtransplantation
- Hypothermie
- Diabetes mellitus
- Schock, Hypoxie
- Reye-Syndrom
- Hämolytisch-urämisches Syndrom
- Purpura Schönlein-Henoch
- Kawasaki-Syndrom
- Vaskulär
  - Vaskulitis/systemischer Lupus erythematodes
- Unbekannt
  - Hereditär
  - Idiopathisch

Arzneimittel, die möglicherweise eine akute Pankreatitis induzieren können, sind:

- Azathioprin,
- Cisplatin,
- Didanosin,
- Furosemid,
- Kortikoide,
- L-Asparaginase,
- 6-Mercaptopurin,
- nichtsteroidale Antiphlogistika.
- Nitrofurantoin,
- Östrogene,
- Sulfasalazin,
- Sulfonamide,
- Tetrazykline,
- Thiakzide,
- Valproinsäure,

Klinische Symptome. Typische Symptome sind heftige, in der Regel plötzlich beginnende Oberbauchschmerzen verbunden mit Übelkeit und Erbrechen. Palpatorisch besteht neben Druckschmerzhaftigkeit eine lokalisierte eindrückbare Spannung (Gummibauch) im linken Oberbauch. Die Darmperistaltik ist spärlich oder aufgehoben.

Diagnose. Bestätigt wird die Pankreatitis durch den Nachweis einer Erhöhung der pankreatischen Serumamylase und -lipase. Beide Enzyme besitzen eine hohe Sensitivität und Spezifität. Sie sollten immer gemeinsam bestimmt werden, da die Amylase eher ansteigt und wieder abfällt als die Lipase. Hohe Enzymwerte müssen nicht zwangsläufig mit einem schweren Verlauf korrelieren. Gelegentlich ist eine Enzymerhöhung ohne spezifische klinische Symptomatik zu beobachten. Eine solche „biochemische Pankreatitis" kann bei abdominalen und retroperitonealen operativen Eingriffen oder anderen Prozessen im Bauchraum quasi als Reizzustand des Pankreas auftreten.

Eine Unterscheidung zwischen den beiden akuten Pankreatitisformen gelingt mit der kontrastmittelverstärkten Computertomographie (Nachweis von Parenchymnekrosen!) und dem c-reaktiven Protein (CRP), das bei der ödematösen Pankreatitis nur leicht bis mäßig erhöht ist, bei der hämorrhagisch-nekrotisierenden Verlaufsform jedoch das 20fache der Norm (über 100 mg/l) übersteigt. Da die ödematöse Pankreatitis im Ausnahmefall in eine hämorrhagisch-nekrotisierende übergehen kann, sollte das CRP anfangs täglich bestimmt werden, zumal der maximale Anstieg erst nach 2–3 Tagen zu erwarten ist. Die Sonographie ist nicht zur Abgrenzung der beiden Verlaufsformen geeignet, sie dient aber der ätiologischen Klärung und der Verlaufsbeurteilung einschließlich Komplikationen wie z.B. Pseudozysten.

Therapie. Die Therapie der akuten Pankreatitis ist rein symptomatisch. Sie umfaßt intensivmedizinische Überwachung, Nahrungs- und Flüssigkeitskarenz, parenterale Ernährung, Schmerzbekämpfung und die Behandlung von Komplikationen.

Die Gabe von Proteasenhemmern und die medikamentöse Hemmung der Pankreassekretion haben sich als wirkungslos erwiesen. Gefürchtet ist die Infektion von Parenchymnekrosen mit nachfolgender Sepsis. Infektionserreger sind meist aszendierende aerobe und anaerobe Darmkeime.

Gelingt der Keimnachweis und damit eine gezielte antibiotische Behandlung nicht, bieten sich die Carbapeneme (Imipenem oder Meropenem) oder die Kombination eines Gyrasehemmers (Ciprofloxazin, Ofloxazin) mit Metronidazol zur antibiotischen Therapie an. Infizierte Nekrosen sind operativ anzugehen. Ansonsten ist bezüglich operativer Maßnahmen eher Zurückhaltung geboten.

Chronische Pankreatitis

Definition. Es handelt sich um einen chronisch fortdauernden, irreversiblen Entzündungsprozeß (Ausnahme: obstruktive chronische Pankreatitis, reversibel bei rechtzeitiger Beseitigung der Ursache), der mit rezidivierenden oder persistierenden Bauchschmerzen einhergeht und zu einer exokrinen und endokrinen Pankreasinsuffizienz führt.

Ätiologie. Die Ursachen der chronischen Pankreatitis im Kindesalter sind in Tabelle 119.1 dargestellt.

Bei der hereditären Pankreatitis handelt es sich um eine autosomal-dominant vererbte Krankheit mit dem Gendefekt auf dem langen Arm von Chromosom 7 (7q35). Möglicherweise kommt es durch die anhaltende Aktivität des mutierten Trypsins und damit weiterer Enzyme zur Autodigestion des Pankreas.

Diagnose. Diagnostiziert wird die chronische Pankreatitis mit Hilfe von Pankreasfunktionstests und bildgebenden Verfahren.

Therapie. Die Therapie umfaßt die Pankreasenzymsubstitution, ggf. eine Diabetesbehandlung sowie die Schmerzbekämpfung. Diätetisch sind gehäufte kleine Mahlzeiten mit normaler Zusammensetzung der Kalorienträger und Vermeidung blähender Speisen zu empfehlen. Eine Vitaminsubstitution sollte gezielt erfolgen.

Pankreaspseudozysten

Im Gegensatz zu den meist angeborenen, mit Epithel ausgekleideten echten Zysten sind Pseudozysten flüssigkeitsgefüllte und enzymhaltige Hohlräume ohne Epithelauskleidung. Sie stellen eine Komplikation einer akuten Pankreatitis (hier meist parapankreatisch gelegen) oder ei-

Kalzifizierende chronische Pankreatitis	Obstruktive/nichtkalzifizierende chronische Pankreatitis
Juvenile tropische Pankreatitis Hereditäre Pankreatitis Hyperkalzämie[a] Hyperlipidämie[a] Mukoviszidose[a] mit Pankreassuffizienz Idiopathisch	Trauma Angeborene Anomalien von Pankreas und Gallenwegsystem Dysfunktion des Oddi-Sphinkter Nierenkrankheiten Sklerosierende Cholangitis Idiopathische fibrosierende Pankreatitis Autoimmunpankreatitis

[a] Diese metabolischen Zustände werden nach der Marseiller Klassifikation von 1984 nicht mehr zur chronischen Pankreatitis gerechnet.

Tabelle 119.1. Ätiologie der chronischen Pankreatitis im Kindesalter (Mod. nach Durie 1991)

ner chronischen Pankreatitis (hier meist intrapankreatisch gelegen) dar. Pseudozysten können rupturieren, einbluten, sich infizieren oder auch Nachbarorgane komprimieren. Entsprechend vielfältig sind die klinischen Symptome: Bauchschmerzen, galliges Erbrechen, Ikterus, Fieber und abdominale Distension durch pankreatogenen Aszites. Die Diagnose wird sonographisch gestellt, selten ist eine zusätzliche MRCP erforderlich. Meist bilden sich die Pseudozysten spontan zurück oder verkleinern sich.

Bestehen sie länger als 6 Wochen und sind sie größer als 5 cm, ist kaum mit einer Spontanheilung zu rechnen. Dann sollte aktiv in Form von Punktionen oder Drainagen nach innen oder außen vorgegangen werden.

Literatur

Bradley EL (1993) A clinically based classification system for acute pancreatitis. Summary of the International Symposium on Acute Pancreatitis, Atlanta/GA, September 11–13, 1992. Arch Surg 128: 586–590

Henker J (Hrsg) (1996) Erkrankungen des exokrinen Pankreas im Kindesalter. Bücherei des Pädiaters, Bd 103. Enke, Stuttgart

Kamer JH van de, Bokkel Huinink H ten, Weijers HA (1949) Rapid method for determination of fat in feces. J Biol Chem 177: 347–355

Keim V, Tannapfel A, Mössner J (1998) Hereditäre Pankreatitis. Pathogenetische Konzepte und Nachweis genetischer Veränderungen. Dtsch Ärzteblatt 95: B-1936–1940

Mössner J, Keim V, Niederau C, Büchler M, Singer MV, Lankisch PG, Göke B (1998) Leitlinien zur Therapie der chronischen Pankreatitis. Konsensuskonferenz der Deutschen Gesellschaft für Verdauungs- und Stoffwechselkrankheiten Halle, 21.–23. November 1996. Z Gastroentrol 36: 359–367

Neumeister V, Henker J, Kaltenborn G, Sprössig Ch, Jaross W (1997) Simultaneous determination of fecal fat, nitrogen, and water by near-infrared reflectance spectroscopy. J Pediatr Gastroentrol 25: 388–393

Rünzi M, Layer P, Büchler MW et al. (2000) Therapie der akuten Pankreatitis. Z Gastroentrol 38: 571–581

Strohmeyer G, Niederau C (Hrsg) (1997) Pankreaserkrankungen. Z Gastroentrol (Suppl) 1: 1–180

120 Entwicklung und Funktion

M. Becker

Funktionelle Anatomie der Leber. Der durch die hepatische Mikrozirkulation definierte Leberazinus ist die funktionelle Einheit der Leber. Der Austausch von gelösten Bestandteilen zwischen dem Blut und den Hepatozyten folgt einem Gradienten zwischen dem Portalfeld und der Zentralvene (Abb. 120.1). Zone 1 stellt die Hepatozyten dar, die der Zentralachse am nächsten sind, Zone 2 die intermediäre Region des Azinus, und Zone 3 ist die Region, in der die Hepatozyten am weitesten von ihrer afferenten Blutversorgung entfernt sind. Die Differenzierung der Parenchymfunktionen in Zonen ist bei der Geburt nicht vollständig. So ist bei Neugeborenen die Gallensäurenaufnahme im Azinus vermindert, so daß der Konzentrationsgradient zwischen Zone 1 und 3 nicht erreicht wird. Auch die hepatische Zonierung für den Kohlenhydratstoffwechsel tritt erst nach der Geburt ein. Die Entwicklung einer funktionellen Heterogenität der Zonen nach der Geburt ist teilweise auf die veränderte Leberdurchblutung nach der Geburt zurückzuführen.

Vorbemerkungen zur Leberfunktion. Die Beurteilung der Leberfunktionen ist im Kindesalter noch weitaus komplexer als bei Erwachsenen. Folgende Faktoren sind für Unterschiede in der Leberfunktion bei Säuglingen, älteren Kindern bzw. Erwachsenen verantwortlich:

- Reifung von Enzymaktivitäten, Rezeptoren und Transportsystemen,
- unterschiedliche Stoffwechselwege,
- Abnahme der relativen Leberzellmasse (von etwa 3,5% bei Säuglingen auf etwa 2,5% bei Adoleszenten),
- höhere Leberdurchblutung im Säuglingsalter,
- Abhängigkeit von der Art und Häufigkeit der Nahrungsaufnahme.

Das Anfordern von Multitest- bzw. organ- oder krankheitsbezogenen Testprofilen erzeugt insbesondere bei Lebertests weltweit erhebliche Laborkosten. Diese Kosten, aber auch unmittelbare Folgen für den Patienten, entstehen durch das Anfordern der falschen Tests, aber auch durch Unkenntnis der großen Spanne des Normalbereichs, besonders während der Säuglingszeit. Häufig geben Labors auch ausschließlich Referenzwerte für Erwachsene an. Die Quellen für viele dieser Tests sind bis zu 30 Jahre alt. Während dieser Zeit wurden viele Testbedingungen geändert bzw. international standardisiert, ohne daß erneut Referenzwerte für Kinder erstellt wurden. Auch ethnische Unterschiede wurden meist nicht berücksichtigt.

Leberfunktionstests reflektieren Teilfunktionen eines komplexen Organsystems wie Synthese, Katabolismus, Biotransformation, Elimination von Substanzen aus dem Blut und Exkretion von Stoffwechselprodukten in das Blut bzw. die Galle. Erst bei fortgeschrittener Leberfunktionsstörung sind alle Teilfunktionen in meist unterschiedlichem Ausmaß vermindert. Die Auswahl eines Tests muß sich an seiner Eignung für spezielle Fragestellungen orientieren. Solche Fragestellungen sind:

- Ausmaß eines Leberzellschadens bzw. einer -nekrose,
- Cholestase,
- Syntheseleistung,
- Leberdurchblutung,
- Bestimmung der funktionellen Leberzellmasse,
- Fibrosegrad,
- Prognose,
- Therapieüberwachung.

Die Einteilung von Tests zur Evaluation von Leberkrankheiten bleibt willkürlich, da bei vielen Leberkrankheiten mehrere Teilfunktionen beeinträchtigt sind.

Klinisch-chemische oder statische Leberfunktionstests reflektieren über lange Zeit nicht den Schweregrad einer Leberkrankheit, da die Leber über eine hohe Kompensations-

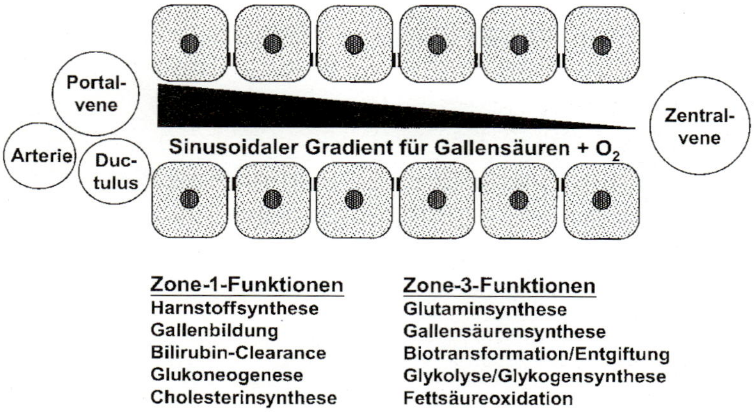

Abb. 120.1. Funktionelle Organisation des Leberazinus. (Mod. nach Rappaport et al. 1993)

kapazität verfügt (Tabelle 120.1). Außerdem sind viele dieser endogenen Parameter von extrahepatischen Einflüssen abhängig. Für die Kombination aus klinischen Befunden und statischen Labortests, die Scores (z.B. Child-Pugh-Klassifikation; Malatack-Score) ist zwar ein prognostischer Wert nachgewiesen, die Raster sind jedoch weit gefaßt. Prognostische Aussagen können daher nur über einen kurzen Zeitraum gemacht werden. Ferner haben die gleichen Stadien in Abhängigkeit von der zugrunde liegenden Leberkrankheit sehr unterschiedliche prognostische Bedeutung. Seit vielen Jahrzehnten werden daher dynamische bzw. quantitative Funktionstests gesucht, die den Grad der aktuellen Leberfunktionsstörung reflektieren und gleichzeitig eine hohe prognostische Aussagekraft haben (Tabelle 120.2). Dynamische bzw. quantitative Funktionstests basieren auf der quantitativen Messung der hepatischen Elimination von Test- bzw. Fremdsubstanzen (Xenobiotika). Bei Substanzen, die eine hohe hepatische Clearance aufweisen, kann indirekt eine Aussage über den Blutfluß gemacht werden, solche mit einer niedrigen Clearance reflektieren die metabolische Kapazität (Tabelle 120.3). Mit diesen dynamischen Leberfunktionstests lassen sich einerseits Einzelfunktionen prüfen, z.B. Enzymaktivitäten (Cytochrom P450, Galaktokinase etc.), andererseits kann man bei einigen Xenobiotika davon ausgehen, daß eine Messung der Partialfunktion die integrierte Gesamtleberfunktion widerspiegelt. Die Abnahme der Netto-Enzymaktivität kann im Verlauf einer Leberkrankheit entweder durch eine Reduktion der Zellzahl (Hypothese der intakten Zelle) oder durch eine Verminderung der Enzymmenge pro Zelle (Hypothese der kranken Zelle) erfolgen. Die ideale Testsubstanz sollte ausschließlich in der Leber metabolisiert werden, sie muß sicher sein, wenigen genetischen oder Umwelteinflüssen unterliegen, eine einfache Kinetik aufweisen und leicht meßbar sein (Tabelle 120.4).

Obwohl die meisten dynamischen Leberfunktionstests schon lange angewendet werden, sind sie häufig nicht validiert oder standardisiert. Atemtests mit stabilen Isotopen stellen eine für Kinder sehr geeignete Methode dar, da sie nicht invasiv und daher häufig wiederholbar sind. Sie sind in ihrer

Tabelle 120.1. Biochemische (statische) Marker der Leberfunktion

Funktion bzw. Störung	Marker
Hepatozelluläre Zytolyse	Aminotransferasen, Glutathion-S-Transferase, Glutamatdehydrogenase etc.
Exkretion/Cholestase	Bilirubin, Gallensäuren, γ-Glutamyltransferase, alkalische Phosphatase
Synthese	Albumin, Gerinnungsfaktoren, Pseudocholinesterase, Aminosäuren, Lipide und Lipoproteine
Fibrose	Kollagene und Prokollagene, Laminin, TIMP-1, Hyaluronat
Krankheitsspezifische Marker	Virusmarker, α-1-Antitrypsin, Zäruloplasmin, Ferritin, α-1-Fetoprotein, Autoantikörper etc.

Tabelle 120.2. Dynamische Leberfunktionstests

Funktion	Test
Biotransformation/ Entgiftung	^{13}C-Aminopyrin-Atemtest, MEGX-Test, [^{15}N]-Methacetin-Urintest, ^{13}C-Coffein-Atemtest oder Coffein-Speicheltest
Funktionelle Leberzellmasse	Galaktoseeliminationskapazität bzw. ^{13}C-Galaktose-Atemtest
Leberdurchblutung	Indocyaningrün-Clearance

Tabelle 120.3. Schema für die hepatische Clearance von Xenobiotika, die zur dynamischen Leberfunktionsprüfung eingesetzt werden. (Nach Rabe u. Whitington 1994)

	Hepatozelluläre Aufnahme	Hepatozelluläre Biotransformation und Metabolismus	Exkretion
Beteiligte Faktoren	Leberdurchblutung Hepatozelluläre Aufnahme Leberzellmasse	Speicherkapazität Enzymaktivität Leberzellmasse	Exkretorische Kapazität Gallenfluß Hepatofugaler Blutfluß
Test	ICG, niedrig dosiert Galaktose, niedrig dosiert Lidocain (MEGX)	ICG, hoch dosiert Galaktose, hoch dosiert Lidocain (MEGX) Aminopyrin Methacetin Coffein	(Bromsulphthalein)

ICG Indocyaningrün

Tabelle 120.4. Merkmale der gebräuchlichsten dynamischen Leberfunktionstests

Substanz	Test	Kinetik	Interaktionen	Genetische Einflüsse	Sicherheit
Aminopyrin	^{13}C-AT	Komplex	+++	+	+
Methacetin	^{13}C-AT, ^{15}N-Urin	Komplex	+++	+	+
Coffein	^{13}C-AT, Speichel	Komplex	+++	–	+
Lidocain	i.v.	Komplex	+++	+	±
Galaktose	^{13}C-AT, i.v.	Einfach	+	–	+
Indocyaningrün	i.v.	Einfach	+	–	+

^{13}C-AT ^{13}C-Atemtest; *i.v.* intravenös

Durchführung einfach, setzen aber eine aufwendige Analytik voraus. Für die Anwendung von dynamischen Leberfunktionstests gelten für Kinder folgende Einschränkungen:

- Für die meisten Tests gibt es keine alters- und geschlechtsbezogenen Referenzwerte.
- Wegen der großen interindividuellen Schwankungsbreite der Ergebnisse hat eine Einzelbestimmung häufig nur eine geringe Aussagekraft, während wiederholte Bestimmungen eine Dynamik der Leberfunktion erkennen lassen.

Leberfunktionstests mit stabilen Isotopen. $^{13}CO_2$-Atemtests werden bevorzugt bei Kindern angewendet, da sie mit nichtradioaktiven Testsubstanzen und einer nichtinvasiven Probengewinnung durchgeführt werden. Bei einem $^{13}CO_2$-Atemtest wird eine ^{13}C-markierte Testsubstanz bevorzugt oral verabreicht, die schließlich zu $^{13}CO_2$ metabolisiert wird. Voraussetzung für diese Tests ist, daß die Biotransformation, die zur Abspaltung von $^{13}CO_2$ führt, den geschwindigkeitsbestimmenden Schritt im Stoffwechsel dieser Substanzen darstellt. Das dafür verantwortliche Enzym muß ausschließlich bzw. ganz überwiegend in der Leber lokalisiert sein. Das abgeatmete $^{13}CO_2$ wird in konsekutiven Atemproben gesammelt und mittels Isotopen-Ratio-Massenspektrometrie (IRMS) analysiert. Die Wiederfindungsrate in der Atemluft korreliert mit der verabreichten Dosis. Für die Auswertung wird meist die kumulative $^{13}CO_2$-Exhalation über den Meßzeitraum benutzt.

Bei anderen Tests, wie dem [^{15}N]-Methacetin-Urintest, wird die Ausscheidung der [^{15}N]-Metaboliten kumulativ im Harn bestimmt.

Wichtigste Marker für einen Leberzellschaden bzw. eine -nekrose

Aminotransferasen. Die Aminotransferasen (Alaninaminotransferase [ALT] und Aspartataminotransferase [AST]) sind die am häufigsten bestimmten Marker für einen Leberzellschaden. Sie sind sensitive, aber wenig spezifische Indikatoren einer akuten Leberzellnekrose. Diese Enzyme katalysieren den reversiblen Transfer der α-Aminogruppen von Alanin und Aspartat auf die α-Ketogruppe der α-Ketoglutarsäure unter Bildung von Brenztraubensäure (AST) und Oxal- essigsäure (ALT):

- Alanin+α-Ketoglutarat $\xrightarrow{ALT}$ Pyruvat + Glutamat,
- Aspartat+α-Ketoglutarat $\xrightarrow{AST}$ Oxalacetat + Glutamat.

Während ALT vorwiegend im Zytosol der Leberzelle und nur in geringer Menge in der Muskulatur vorkommt, wird AST in den Mitochondrien vieler Organe gefunden. Erhöhte AST-Aktivitäten werden daher bei Hämolysen jedweder Genese (auch nach traumatischer Blutabnahme bei Säuglingen) und bei vielen entzündlichen oder degenerativen Muskelkrankheiten gefunden, die in der folgenden Übersicht zusammengefaßt sind.

Erhöhte Aktivität von ALT bzw. AST bei Krankheiten im Kindesalter, die nicht primär von der Leber ausgehen

- Nekrose, Entzündung oder Trauma der Skelett- oder Herzmuskulatur (auch Hochleistungssport, Verbrennung, Hitzschlag, i.m.-Injektionen, traumatische Blutabnahme, Medikamente)
- Hämolyse (in vivo und in vitro)
- Akute Hypoxie, Schock, Herzinsuffizienz
- Hypothyreose

Die Bestimmung der Laktatdehydrogenase (LDH) bzw. der Kreatinphosphokinase (CK) ist daher bei isolierter Erhöhung der AST unerläßlich. Obschon AST und ALT bei fast allen Leberkrankheiten erhöht gefunden werden, sind die Aktivitätserhöhungen am ausgeprägtesten bei der viralen Hepatitis, beim Schock, bei der Ischämie, der Herzinsuffizienz und bei Intoxikationen, die zur Leberzellnekrose führen. Beide Enzyme haben jedoch keine prognostische Bedeutung, da sie das Ausmaß der Leberschädigung nicht reflektieren. Lediglich der akute Abfall der Aktivitäten, z.B. beim akuten Leberversagen, deutet zusammen mit einem Anstieg des Bilirubins und einem Abfall der Gerinnungsfaktoren auf eine schlechte Prognose hin. Quotienten wie der von DeRitis (AST/ALT) haben eine limitierte Bedeutung beim Erwachsenen (z.B. Alkohol), sind jedoch bei Kindern nicht evaluiert. Im Gegensatz zur ALT ist die AST Teil des Glukoneogenese-Systems und wird daher mit der Geburt induziert. Dies erklärt, warum es nach der Geburt zu einem raschen und ausgeprägten Anstieg der AST-Aktivität kommt. Bei Neugeborenen und Säuglingen etwa bis zum 6. Lebensmonat ist die ALT deutlich sensitiver als die AST; dies wird auch aus dem weiten Normalwertbereich deutlich (Tabelle 120.5).

Wichtigste Marker für eine Cholestase.

Cholestase kann als ein pathologischer Zustand mit Verminderung der Gallenbildung oder des Gallenflusses definiert werden. Klinisch handelt es sich um jeden Zustand, bei dem es zu einer Retention von Substanzen kommt, die normalerweise in die Galle ausgeschieden werden. Die wichtigsten Marker für eine Cholestase sind:

Tabelle 120.5. Obere Grenzwerte für häufig eingesetzte Enzymaktivitäten

Enzym	Alter	Multiplikationsfaktor für den oberen Erwachsenenreferenzwert
AST	Frühgeborene	4
	0–10 Tage	4
	10 Tage–1 Jahr	2–3
	>1,5 Jahre	1,0–1,1
ALT	Frühgeborene	1
	0–5 Tage	1,7
	5 Tage–1 Jahr	1,0–1,9
	>1 Jahr	1,0–1,1
GGTP	Frühgeborene	10
	0–1 Monat	6
	1–2 Monat	4–5
	2–4 Monate	3,2
	4–7 Monate	1,4
AP	0–1 Monat	2,6–3,4
	1 Monat–1 Jahr	2,8–3,2
	1–3 Jahre	2,6–2,9
	4–6 Jahre	2,5–2,6
	7–12 Jahre	2,6–3,0
	13–15 Jahre	m 3,3 w 1,4
	16–18 Jahre	m 1,4 w 1,0

Mädchen weisen für alle Enzymaktivitäten etwa 10–15% niedrigere Enzymaktivitäten auf.

- konjugiertes Bilirubin,
- Serumgallensäuren,
- γ-Glutamyltransferase
- 5'-Nukleotidase,
- (alkalische Phosphatase).

Bilirubin. Die Serumkonzentration des Bilirubins ergibt sich aus dem Gleichgewicht zwischen Produktions- und Eliminationsrate. Untersuchungen über das komplexe System von Konjugation, intrazellulärem Transport und Exkretion liegen für Kinder nicht vor. Die Aufnahme von Bilirubin erfolgt aus den Sinusoiden über einen Carrier in den Hepatozyten. Die Glukuronidierung findet im retikuloendothelialen System durch die Bilirubin-Uridindiphosphatglukuronyltransferase (BUGT) statt. Sie ist Voraussetzung für die Exkretion über die kanalikuläre Membran gegen ein Konzentrationsgefälle in die Galle. Die Aktivität der BUGT ist bei Frühgeborenen deutlich vermindert, steigt etwa ab der 30. Schwangerschaftswoche kontinuierlich an und erreicht etwa ab dem 14. Lebenstag Erwachsenenwerte. Bakterien und die β-Glukuronidase im Bürstensaum der Dünndarmepithelzelle sind für die Dekonjugation von Bilirubin im Dünndarm verantwortlich, eine Voraussetzung für die Reabsorption (enterohepatischer Kreislauf). Für die unkonjugierte Hyperbilirubinämie des Neugeborenen sind folgende Faktoren verantwortlich:

- vermehrte Produktion,
- Unreife des Konjugationssystems,
- verminderte Aufnahme aus den Sinusoiden in die Hepatozyten oder verminderte kanalikuläre Exkretion,
- vermehrte enterohepatische Zirkulation.

Obwohl die Konzentration von konjugiertem Bilirubin im Serum einen der wichtigsten und sensitivsten Marker einer hepatobiliären Krankheit darstellt, ist die Bestimmung desselben nicht verbreitet. Ferner kann man der Literatur eine lange, noch nicht abgeschlossene Geschichte über die Variabilität in der Bestimmung der einzelnen Bilirubinfraktionen entnehmen. Die beste, aber ungebräuchliche Methode ist die Bestimmung mittels HPLC, gefolgt von spektrophotometrischen Methoden. Während das in diesem Zusammenhang unbedeutende indirekte Bilirubin dem unkonjugierten entspricht, setzt sich das direkte aus dem konjugierten (Mono- und Diglukuronide) und dem δ-Bilirubin zusammen. δ-Bilirubin entsteht bei vielen pathologischen Zuständen, bei denen konjugiertes Bilirubin nicht schnell genug vom Hepatozyten abgegeben werden kann und es dann zu einer kovalenten Bindung an Albumin kommt. Es weist wegen seines hohen Albuminanteils eine lange Halbwertszeit auf (ca. 20 Tage) und kann daher noch erhöht sein, wenn die Leberschädigung bereits beendet ist. In den ersten 4 Lebenstagen steigt bei gesunden Neugeborenen das konjugierte und das unkonjugierte Bilirubin parallel an, aber nur etwa 20% davon stellen Dikonjugate dar (bei Erwachsenen 54–80%), d.h., eine erhöhte Bilirubinproduktion ist mit einer unvollständigen Glukuronidierung verbunden. Obwohl es viele Faktoren gibt, die Einfluß auf die Höhe des konjugierten Bilirubins beim Neugeborenen haben (Gestationsalter, Geschlecht, ethnische Herkunft etc.), sind die Unterschiede nicht bedeutsam. Von großer Bedeutung ist es aber, eine konjugierte Hyperbilirubinämie rechtzeitig zu erkennen, da sich dahinter schwerwiegende Cholestasen wie z.B. eine extrahepatische Gallengangsatresie verbergen können (Prävalenz: ~1:14000 Lebendgeborene). Hier korreliert der Zeitpunkt der Diagnose mit dem Erfolg einer Portoenterostomie. Aus einem großangelegten Populationsscreening geht folgender oberer Grenzwert hervor: *97,5 Perzentile für das konjugierte Bilirubin bei Neugeborenen (4. bis 28. Lebenstag): 18 μmol/l.*

Die Diagnose „physiologischer Neugeborenenikterus" muß unter folgenden Umständen in Frage gestellt werden:

- Auftreten vor dem Alter von 36 h,
- Persistenz über den 14. Lebenstag hinaus,
- Gesamtbilirubinkonzentration >300 μmol/l und
- konjugiertes Bilirubin >18 μmol/l (bzw. direktes Bilirubin >34 μmol/l).

Die Konzentration des konjugierten Bilirubins nimmt jenseits des Neugeborenenalters rasch ab und erreicht Erwachsenenwerte (3–5 μmol/l). Konjugiertes Bilirubin >20% auch bei normalem Gesamtbilirubin deutet im späteren Lebensalter auf eine Leberfunktionsstörung hin.

Gammaglutamyltransferase (γ-GT). Die γ-GT ist ein integrales Membranprotein des Canaliculus und der Mikrosomen des Hepatozyten, das Glutamylreste von Gluthation auf Peptide überträgt.

Die γ-GT ist ein mikrosomales Enzym, das in der Leber in den Epithelzellen der kleinen Gallengänge (Ductuli) und in den Hepatozyten vorkommt. Die höchste Aktivität wird allerdings in den renalen Tubuli gefunden, eine geringe Aktivität in Pankreas, Milz, Dünndarm und Gehirn. Trotz dieser weiten Verbreitung ist die γ-GT einer der sensitivsten Tests (ca. 90%) für die Diagnose einer hepatobiliären Erkrankung, wenn die Gallengangsepithelien geschädigt sind. Nur in seltenen Fällen kommt es bei anderen Krankheiten zu einer signifikanten Erhöhung der Aktivität: akute Pankreatitis, akutes Nierenversagen, nephrotisches Syndrom, Diabetes mellitus, Hirnblutung, chronische obstruktive Lungenkrankheit und Herzinfarkt. Wichtig ist hingegen, daß die γ-GT, wie andere mikrosomale Enzyme, durch verschiedene Medikamente oder Xenobiotika induzierbar ist, ohne daß dies einen Krankheitswert besitzt (u.a. Phenytoin, Phenobarbital, Warfarin). Die Aktivität der Aminotransferasen bleibt dabei normal. Diese Enzyminduktion ist von der lebertoxischen Wirkung vieler Medikamente und Xenobiotika abzugrenzen. Obwohl die höchste γ-GT-Aktivität im Plasma bei obstruktiven Cholestasen gefunden wurde, hat sich die ursprüngliche Annahme, daß die γ-GT zwischen extrahepatischer Gallengangatresie und intrahepatischer Cholestase zu diskriminieren hilft, nicht bestätigt. Die Werte korrelieren jedoch eng mit dem histologischen Nachweis einer Gallengangsepithelzellnekrose. Insbesondere bei Frühgeborenen aber auch bei reifen Neugeborenen wurden γ-GT-Aktivitäten bis zum 10fachen des oberen Erwachsenenreferenzwertes ohne jeden Krankheitswert gefunden (s. Tabelle 120.5). Dafür gibt es mehrere Erklärungsmöglichkeiten, von denen keine bewiesen ist. Histochemische Untersuchungen zeigten höhere γ-GT-Aktivitäten in der fetalen als in der Erwachsenenleber; ferner wurde eine positive Korrelation zwischen dem Gestationsalter und der γ-GT-Aktivität in der Nabelschnur gefunden. Eine Vielzahl von Ereignissen in utero wie Streß, fetale Dezeleration, schwierige Entbindung, Einnahme von Medikamenten oder Xenobiotika durch die Mutter kann mit einer erhöhten γ-GT-Aktivität beim Neonaten einhergehen. Während die γ-GT beim Erwachsenen vorwiegend membrangebunden vorliegt, werden ca. 16 % der γ-GT-Aktivität beim Feten in löslicher Form nachgewiesen. Abhängig vom Entwicklungsstadium werden in der Leber 2 Isoformen gefunden: die sialinsäurereiche Form vom fetalen Typ und die sialinsäurearme Form vom adulten Typ. Es gibt wenige, aber differentialdiagnostisch wichtige cholestatische Krankheiten im Kindesalter, die mit normaler oder nur gering erhöhter γ-Glutamyltransferase-Aktivität einhergehen:

- posthämolytische Cholestase,
- progressive familiäre intrahepatische Cholestase (PFIC 1 und PFIC 2),
- benigne rekurrierende intrahepatische Cholestase (BRIC),
- 3β-Hydroxy-C27-Steroiddehydrogenase-/Isomerase-Mangel,
- „Common-channel-Syndrom",
- kongenitale Leberfibrose.

Alkalische Phosphatasen. Alkalische Phosphatasen (AP) sind eine Gruppe von Enzymen, die in vielen Geweben vorkommen und die die Hydrolyse einer großen Anzahl von Phosphatestern bei einem alkalischen pH hydrolisieren. Isoenzyme der AP kommen in der Leber, in Osteoblasten, im Bürstensaum der Dünndarmenterozyten, in den Epithelzellen des Tubulus contortus proximalis der Niere, in Leukozyten und in der Plazenta vor. Die höchste AP-Aktivität wird in der Leber in der Canaliculusregion gefunden, geringere Aktivitäten auch in der übrigen Hepatozytenmembran, im Golgi-Apparat, im endoplasmatischen Retikulum und im Zellkern. Die AP aus verschiedenen Geweben unterscheiden sich in ihren physikochemischen Eigenschaften und können z.B. durch Polyacrylamidelektrophorese aufgetrennt werden. Sie sind daher wirkliche Isoenzyme, obwohl sie die gleiche Reaktion katalysieren. Die AP im Serum setzt sich fast ausschließlich aus den Enzymen aus der Leber, des Knochens, der Plazenta und selten aus dem Darm zusammen. Beim Erwachsenen besteht die Serum-AP vorwiegend aus dem Leberisoenzym, während etwa 80 % der Aktivität im Nabelschnurblut aus Knochen-AP bestehen. Die Halbwertszeit der AP beträgt etwa 7 Tage, und ihre Clearance ist abhängig von der funktionellen Kapazität der Leber, aber auch von der Durchgängigkeit der Gallenwege. Der Ort des Abbaus ist nicht bekannt. Es gibt Anhalt dafür, daß die Synthese der AP in den Hepatozyten bei biliärer Obstruktion erhöht ist. Dafür werden verschiedene Gallensäuren (z.B. Taurocholsäure, Taurochenodesoxycholsäure und Taurodesoxycholsäure) verantwortlich gemacht. Obwohl eine gute Korrelation zwischen den Aktivitäten der AP und der γ-GT besteht, ist die AP beim Erwachsenen mit biliärer Obstruktion ein weniger sensitiver Marker, da ihre Aktivität später und in einem geringeren Ausmaß ansteigt als die der γ-GT. Sie wird sowohl bei der hepatozellulären als auch bei der obstruktiven Cholestase erhöht gefunden, so daß nicht zwischen diesen Cholestaseformen differenziert werden kann. Bei Kindern, insbesondere bei Frühgeborenen und während der Pubertät, ist der Wert einer AP-Bestimmung im Serum durch das Vorhandensein hoher Aktivitäten des Knochenisoenzyms eingeschränkt (s. Tabelle 120.5). Während der Schwangerschaft kommt es beim Feten zu einem kontinuierlichen Anstieg des Knochenisoenzyms, während die maternale AP vorwiegend plazentaren Ursprungs ist. Bei Neugeborenen besteht keine Korrelation zwischen der AP und der γ-GT. Bei Kindern mit chronischer Cholestase lohnt es sich, gelegentlich eine elektrophoretische Auftrennung der Isoenzyme durchzuführen, da eine erhöhte Serum-AP häufig wegen eines Vitamin-D-Mangels durch eine erhöhte Knochen-AP bedingt ist.

Gallensäuren. Gallensäuren sind die wichtigsten Anionen, die von der Leber in die Galle ausgeschieden werden. Gallensäuren reflektieren spezifisch die Exkretionsfunktion der Leber, während die Bilirubinkonzentration im Serum von mehreren zusätzlichen Faktoren abhängig ist (u.a. Produktionsrate, Organperfusion). Die Mechanismen der Aufnahme und Ausscheidung durch den Hepatozyten sind für beide Substanzen unterschiedlich. Bei vielen Krankheiten werden daher bei normalem Serumbilirubin erhöhte Gallensäurenkonzentrationen gefunden. Die Spezifität der Gallensäuren im Serum ist allerdings gering. Sie eignen sich jedoch bei chronischen Krankheiten wie dem Morbus Byler, dem syndromatischen und nichtsyndromatischen Mangel an interlobulären Gallengängen oder der Cholestase bei parenteraler Ernährung zur Verlaufs- bzw. Therapiekontrolle.

Da die Gallensäuren-Clearance einem First-pass-effect unterliegt, sind erhöhte Serumgallensäuren ein sensitiver Hinweis auf bereits geringe Störungen der Leberdurchblutung oder auf eine verminderte hepatozelluläre Aufnahme.

Bei der Geburt sind alle Mechanismen des enterohepatischen Kreislaufs unreif: die Gallensäurensynthese (kleinerer Gallensäuren-Pool), die Konjugation (Glyzin bzw. Taurin), der Transport in der Leberzelle, die Exkretion und die Reabsorption im Ileum. Eine vollständige Reifung dieser Vorgänge wird wahrscheinlich erst am Ende des 1. Lebensjahres erreicht. Während der 1. Lebenswoche steigen die Konzentrationen der Konjugate der primären Gallensäuren Chenodesoxycholsäure und Cholsäure steil an und erreichen Werte, die bei älteren Kindern bzw. Erwachsenen eine Cholestase sichern würden (sog. physiologische Cholestase). Anschließend erfolgt ein stetiger Abfall der Serumkonzentrationen bis auf Erwachsenenwerte etwa bis zum 12. Lebensmonat (Tabelle 120.6). Wahrscheinlich aufgrund eines alternativen Stoffwechselweges dominiert bei Neugeborenen die Cheno-

Tabelle 120.6. Obere Grenzwerte für Gesamtgallensäuren im Serum

Alter	Multiplikationsfaktor für den oberen Erwachsenenreferenzwert
0–7 Tage	10
1–2 Monate	9
3–4 Monate	7
5–6 Monate	6
7–9 Monate	4
10–11 Monate	3
12 Monate	1,0–2

desoxycholsäure, während bei älteren Kindern die Cholsäure überwiegt. Als weitere Endprodukte eines alternativen Stoffwechselweges werden in der fetalen Galle und im Mekonium Gallensäuren mit Hydroxylgruppen am Kohlenstoffatom 1 und 6 beobachtet, die bei Erwachsenen nur bei Vorliegen einer Cholestase gefunden werden.

Wichtigste Marker einer Synthesestörung

Albumin. Albumin wird ausschließlich im endoplasmatischen Retikulum des Hepatozyten synthetisiert und nach Abspaltung von Präalbumin in den Disse-Raum freigesetzt. Im Blut hat es eine Halbwertszeit von 17–20 Tagen und eignet sich daher nicht als Indikator für die hepatische Proteinsynthese bei akuten Leberkrankheiten. Die Serumkonzentration ist statisch, d.h., sie reflektiert nicht den Albuminumsatz. Durch Störungen der Synthese, des Katabolismus, der Verteilung und durch Verlust über die Nieren bzw. den Darm können die Serumspiegel beeinflußt werden. Ein Abfall der Serumkonzentration kann auftreten bei

- herabgesetzter Syntheserate und normalem Katabolismus,
- ausgeprägtem Katabolismus, der durch eine maximale Syntheserate nicht kompensiert werden kann und
- erhöhtem Katabolismus und reduzierter Syntheserate. Wichtigste Einflußgrößen bei chronischen Leberkrankheiten sind eine Mangelernährung (reduzierte Syntheserate und erhöhter Katabolismus), ein Aszites (Verteilung) und der Verlust durch die Nieren. Die Albuminkonzentration im Serum nimmt erst bei fortgeschrittener Leberkrankheit signifikant ab. Insbesondere bei Komplikationen wie z.B. Infektionen kann die Serumkonzentration jedoch rasch abfallen. Viele andere Serumproteine wie Zäruloplasmin, Haptoglobin und Transferrin werden ausschließlich in der Leber synthetisiert und sind ebenfalls häufig bei chronischen Leberkrankheiten vermindert.

Die Halbwertszeit von Albumin im Serum beträgt bei reifen Neugeborenen 14–21 Tage, bei Frühgeborenen 5–7 Tage. Bei Frühgeborenen sind die Albuminkonzentrationen im Serum wegen des schnelleren Umsatzes des Pools und möglicherweise wegen einer geringeren Syntheserate der unreifen Leber niedriger als bei reifen Neugeborenen (Tabelle 120.7).

Gerinnungsfaktoren. In der Leber werden die Gerinnungsfaktoren I (Fibrinogen), II (Prothrombin), V, VII, IX, X, XII und XIII synthetisiert. Andererseits ist die Leber auch am Abbau einiger Gerinnungsfaktoren beteiligt. Die Bereitstellung von Vitamin K wird für die Bildung der Faktoren V, VII, IX und X benötigt. Veränderungen der Gerinnungsfaktoren können entweder durch Bestimmung der Einzelfaktoren oder durch Tests, die das Zusammenspiel mehrerer Faktoren beinhalten, gemessen werden. Bei der häufig gemessenen Prothrombinzeit (nach Quick) wird die Rate der Umwandlung von Prothrombin zu Thrombin durch Zusatz von Kalziumionen und eines Gewebsextraktes gemessen. Die Prothrombinzeit ist verlängert, wenn ein Mangel an Faktor I, II, VII und X vorliegt. Sie ist daher besonders geeignet, um eine verminderte Synthese dieser Faktoren in der Leber zu erfassen. Eine Verlängerung der Prothrombinzeit ist aber nicht spezifisch für eine Synthesestörung der Leber, da sie bei einem kongenitalen Mangel an Faktoren, einer Verbrauchskoagulopathie, einem Vitamin-K-Mangel und bei Medikamenten, die den Prothrombinkomplex antagonisieren, vorkommt. Da Faktor V nicht durch einen Vitamin-K-Mangel beeinflußt wird, kann seine Bestimmung für die Unterscheidung zwischen einer hepatozellulären Störung und einem Vitamin-K-Mangel, z.B. bei obstruktiver Cholestase, sinnvoll sein. Bei alleiniger Messung der Prothrombinzeit muß immer ein Vitamin-K-Mangel ausgeschlossen bzw. korrigiert werden. Da die meisten Gerinnungsfaktoren in großem Überschuß vorhanden sind, tritt eine klinisch relevante Einschränkung der Gerinnungsfunktion erst bei schwerer Leberschädigung ein. Bei akutem Leberversagen und bei progressiver Leberfibrose ist die Prothrombinzeit ein prognostischer Indikator. Beim akuten und chronischen Leberversagen deutet ein Abfall der Prothrombinzeit auf 10% auf eine schlechte Prognose hin. Da die Gerinnungsfaktoren eine deutlich kürzere Halbwertszeit als Albumin aufweisen, kann ihre Erniedrigung zeitlich vor einer Hypalbuminämie auftreten. Wenn eine Leberzirrhose mit Aszites vorliegt, kann eine refraktäre Koagulopathie durch den Verlust von Gerinnungsfaktoren in den Aszites eintreten.

Tabelle 120.7. Unterer Grenzwert für Albumin im Serum

Alter	Divisionsfaktor für den unteren Erwachsenenreferenzwert
Frühgeborene 1. Lebenstag	2,2
Reife Neugeborene	1,6
1.–3. Monat	1,3
4.–12. Monat	1,2
13.–36. Monat	1,1

Komponenten des Gerinnungssystems passieren die Plazenta nicht, sie werden durch den Feten bereits ab der 10. Gestationswoche synthetisiert. Die Plasmakonzentrationen der meisten in der Leber synthetisierten Gerinnungsfaktoren unterscheiden sich in der frühen Säuglingszeit von denen der Erwachsenen (Tabelle 120.8). Die Vitamin-K-abhängigen Faktoren II, VII, IX und X betragen bei der Geburt etwa 50% des Erwachsenenwertes, während die Faktoren I (Fibrinogen) und V sich nur geringfügig unterscheiden. Im Alter von etwa 6 Monaten liegen die meisten Konzentrationen der Gerinnungsproteine im unteren Erwachsenenbereich. Gründe für die erniedrigten Plasmakonzentrationen bei Säuglingen können eine verminderte Synthese, vermehrte Clearance oder Verbrauch, aber auch Faktoren mit geringerer Aktivität sein. Obwohl die Plasmakonzentrationen von Prothrombin, Faktor VII und X bei Neugeborenen deutlich vermindert sind, ist die Prothrombinzeit bei Neugeborenen nach der 32. Gestationswoche nur gering verlängert. Daher ist die Prothrombinzeit im Säuglingsalter ein stabiler Suchtest für Leberkrankheiten, disseminierte intravasale Gerinnung und einen Vitamin-K-Mangel. Allerdings ist die Gewinnung der Blutproben im Säuglingsalter zur Bestimmung von Gerinnungsfaktoren problematisch und führt häufig zu fehlerhaften Resultaten. Die Einhaltung folgender Regeln ist daher unerlässlich:

Test	Tag 1	Tag 5	Tag 30	Tag 90	Tag 180	Erwachsene
PT [s]	10,1–15,9	10,0–15,3	10,0–14,3	10,0–14,2	10,7–13,9	10,8–13,9
INR	0,53–1,62	0,53–1,48	0,53–1,26	0,53–1,26	0,61–1,17	0,64–1,17
I [g/l]	1,67–3,99	1,62–4,62	1,62–3,78	1,50–3,79	1,50–3,87	1,56–4,00
II [U/l]	0,26–0,70	0,33–0,93	0,34–1,02	0,45–1,05	0,6–1,16	0,7–1,46
V [U/l]	0,34–1,08	0,45–1,45	0,62–1,34	0,45–1,32	0,55–1,27	0,62–1,50
VII [U/l]	0,28–1,04	0,35–1,43	0,42–1,38	0,39–1,43	0,47–1,27	0,67–1,43
IX [U/l]	0,15–0,91	0,15–0,91	0,21–0,81	0,21–1,13	0,36–1,36	0,55–1,63
X [U/l]	0,12–0,68	0,19–0,79	0,31–0,87	0,35–1,07	0,38–1,18	0,70–1,52

Tabelle 120.8. Referenzwerte für leberabhängige Gerinnungstests. (Aus Andrew et al. 1990)

- Die Angleichung des zur Probe zuzugebenden Antikoagulans ist abhängig vom Hämatokrit (HKT >55% bei Neugeborenen bzw. <20%).
- Probleme bei der Venenpunktion (wiederholte Punktionsversuche, kein unmittelbarer freier Blutfluß) können zur Kontamination der Probe mit Gewebsfaktoren und zu einem partiellen Anstoßen der Gerinnungskaskade führen.
- Blut sollte nach Möglichkeit nicht aus einem heparinisierten Dauerkatheter entnommen werden.

Dynamische oder quantitative Leberfunktionstests

Indocyaningrün-Clearance. Indocyaningrün (ICG) ist ein anionischer Farbstoff, der metabolisch inert ist und ausschließlich über die Leber eliminiert wird. In niedriger Dosis (0,5 mg/kg KG) verabreicht, reflektiert seine Clearance den hepatischen Blutfluß, bei höherer Dosis den hepatozellulären Transport. Für die Verabreichung kommt eine intravenöse Bolusgabe oder eine Dauerinfusion mit oder ohne Bolus zur Anwendung. Die Bestimmung von ICG im Serum erfolgt mittels HPLC oder spektrophotometrisch. Zur Berechnung der Clearance sind häufige Blutabnahmen nötig. Für die Anwendung bei Kindern wurde eine indirekte Messung durch eine dichromatische Densitometrie am Ohr entwickelt. Mit dieser Methode können allerdings keine absoluten Konzentrationen gemessen werden, sondern lediglich hinsichtlich der initialen Konzentration auftretende Konzentrationsänderungen. Mit der ICG-Clearance können schon geringe Funktionseinschränkungen der Leber erfaßt werden. Bei Zirrhose kann eine Progression sensitiv erkannt werden. Mit zunehmender Einschränkung der Leberfunktion nimmt die Exkretion des Farbstoffes progredient ab, und die Clearance ist nicht mehr ausschließlich vom Blutfluß abhängig. Bei Kindern liegt keine Altersabhängigkeit der ICG-Clearance vor, so daß sie über längere Zeiträume als Verlaufsuntersuchung angewendet werden kann. Da Bilirubin in Konzentrationen >3 mg/dl um die Aufnahme in den Hepatozyten konkurriert, ist der Wert der ICG-Clearance bei vielen Kindern mit schwerer Cholestase eingeschränkt.

Galaktoseeliminationstest. Galaktose wird in die Leberzelle aufgenommen und im Zytosol durch die Galaktokinase zu Galaktose-1-Phosphat phosphoryliert. Diese Reaktion stellt den geschwindigkeitsbestimmenden Schritt in der Elimination aus dem Blut dar (und verläuft nach einer Kinetik nullter Ordnung). Bei Substratsättigung (0,5 g/kg KG) hängt die Eliminationsrate von der Menge und Aktivität der Galaktokinase und damit von der funktionstüchtigen Leberzellmasse ab. Eine nichthepatische, vorwiegend renale Galaktoseelimination (ca. 2 mg/kg KG/min) spielt bei Kindern quantitativ keine Rolle. Bei der klassischen Methode werden 0,5 g/kg KG einer 20%igen Galaktoselösung über ca. 5 min i.v. injiziert, anschließend wird alle 10 min über 1 h Blut zur enzymatischen Galaktosebestimmung entnommen. Aus der Zeit-Konzentrations-Kurve läßt sich die Galaktoseeliminationskapazität (GEK) errechnen. In den letzten Jahren wurde ein ^{13}C-Galaktose-Atemtest entwickelt, dessen Ergebnisse gut mit der berechneten GEK aus dem Blut korrelieren. Dabei werden 5 mg/kg KG ^{13}C-Galaktose zusammen mit 0,5 g/kg KG nicht markierter Galaktose oral verabreicht und Atemproben alle 30 min über 2 h entnommen und mit Isotopen-Ratio-Massenspektrometrie (IRMS) analysiert. Der intravenöse Galaktoseeliminationstest wurde hinreichend validiert; die Ergebnisse korrelieren gut mit der Schwere der Leberkrankheit, und er hat prognostische Bedeutung. Bei seiner Anwendung bei Kindern muß berücksichtigt werden, daß die GEK mit zunehmendem Alter abnimmt. Die Veränderungen sind allerdings gering und spielen nur in größeren Zeiträumen eine Rolle.

^{13}C-Aminopyrin-Atemtest. Aminopyrin wird ausschließlich in der Leber durch die mikrosomale N-Demethylase, ein Enzym des Cytochrom-P450-Systems, demethyliert. Nach oraler Gabe von 2 mg/kg KG ^{13}C-Aminopyrin wird die kumulative $^{13}CO_2$-Exhalation der Atemproben über 2 h bestimmt. Mit dem ^{13}C-Aminopyrin-Atemtest kann sensitiv auch schon eine geringgradige Schädigung der Leber nachgewiesen werden. Er korreliert gut mit dem Grad der Leberfibrose bei chronischer Hepatitis und den Child-Pugh-Stadien bei Leberzirrhose. Prognostische Bedeutung soll er außerdem bei akuter Paracetamolvergiftung haben. Als nicht geeignet erwiesen hat er sich bei Erwachsenen mit Krankheiten, bei denen eine Cholestase im Vordergrund stand: Eine Cholestase führt zu einer Reduktion der Cytochrom-P450-Aktivität, die nicht parallel zu der Parenchymschädigung insgesamt steht. Nachteilig bzw. zu berücksichtigen ist ferner, daß Enzyminduktion (z.B. Barbiturate, Phenytoin, Rifampicin), aber auch Enzyminhibition (z.B. Cimetidin, Kontrazeptiva) das Ergebnis stark beeinflussen können.

Die N-Demethylase-Aktivität ist eine werdende Funktion, so daß Erwachsenenwerte erst zwischen dem 1. und 2. Lebensjahr erreicht werden.

[^{15}N]-Methacetin-Urintest. Bei dem [^{15}N]-Methacetin-Urintest wird die O-Demethylierungsaktivität der Leber gemessen. Er beruht auf den gleichen biochemischen Grundlagen wie die $^{13}CO_2$-Atemtests, allerdings muß Urin über 9 h quantitativ gesammelt werden. Die Probengewinnung und die Analytik sind aufwendiger, so daß sich dieser Test in der Routine nicht durchgesetzt hat. Da gleichzeitig die Glukuronidierungskapazität gemessen werden kann, hat dieser Test aber wichtige Erkenntnisse über die Reifung des mikrosomalen Monooxygenasesystems und der Glukuronidierung bei früh- und reifgeborenen Säuglingen erbracht.

Coffein-Clearance. Coffein wird durch mikrosomale N-Demethylierung (CYP 1A2) ausschließlich in der Leber metabolisiert. Nach einer oralen Verabreichung von 2 mg/kg KG Coffein wird metabolisiertes Coffein entweder im Blut oder im Speichel nach 4, 16 und 24 h gemessen. Auch ein ^{13}C-Coffein-Atemtest ist verfügbar. Obwohl die Speichelkonzentrationen gut mit denen im Blut korrelieren, hat sich diese Methode, insbesondere bei Kleinkindern, nicht bewährt, da eine Speichelgewinnung oft nicht möglich ist. Es gibt Hinweise dafür, daß die Abnahme der Coffein-Clearance mit dem Schweregrad einer Leberzirrhose korreliert. Eine prognostische Bedeutung dieses Tests ist allerdings bisher nicht erwiesen. Frühgeborene und Säuglinge etwa bis zum 3. Lebensmonat zeigen eine reduzierte Coffein-Clearance.

Monoethylglycinxylidid-(MEGX-)Test. Monoethylglycinxylidid (MEGX) ist der erste und hauptsächliche Metabolit des Lidocains, der in den Mikrosomen des Hepatozyten durch Cytochrom-P450-(CYP 3A-)abhängige Deethylierung entsteht. Lidocain (1 mg/kg KG) wird langsam intravenös verabreicht; Bestimmungen des MEGX erfolgen vor sowie 15 und 30 min nach Injektion. Der Test hat prognostische Bedeutung bei fortgeschrittener Leberzirrhose (Child-Pugh-C-Stadium), scheint aber in früheren Stadien nicht gut zu diskriminieren. Dies beruht möglicherweise darauf, daß Lidocain einer hohen First-pass-Extraktion unterliegt, so daß Änderungen der Leberdurchblutung die MEGX-Bildung beeinflussen. Bei fortgeschrittener Leberkrankheit ist die Lidocain-Clearance jedoch unabhängig von der Leberdurchblutung, so daß je nach Schwere der Krankheit unterschiedliche Prozesse gemessen werden. Für Kinder liegen keine alters- bzw. geschlechtsbezogenen Referenzwerte vor, die wenigen vorhandenen Daten bei nicht leberkranken Kindern deuten auf eine höhere Metabolisierungsrate als bei Erwachsenen hin. Es bestand eine inverse Korrelation zwischen den MEGX-Serumkonzentrationen und einem klinischen Score für die Schwere der Leberkrankheit (Malatack-Score), allerdings mit vielen Überschneidungen. Eine signifikante Beziehung zwischen der Überlebensrate bei Kindern, die zur Evaluation vor Lebertransplantation vorgestellt wurden, wurde für die MEGX-Bildung und die Indocyaningrün-Clearance beschrieben. Es wurde ferner bei Kindern mit fortgeschrittener Leberkrankheit gezeigt, daß MEGX-Konzentrationen $< 10\,\mu g/l$ 30 min nach Injektion auf eine schlechte Prognose hindeuten. Nicht eindeutig sind die Ergebnisse hinsichtlich der prognostischen Bedeutung des MEGX-Tests bei Leberspendern.

Literatur

Allen KJ, Whitington PF (1998) Biochemical assessment of neonatal liver function. In: Polin RA (ed) Fetal and neonatal physiology. Saunders, Philadelphia, pp 1530–1552

Andrew M, Paes B, Johnston M (1990) Development of hemostatic system in the neonate and young infant. J Pediatr Hematol Oncol 12: 95–104

Batres LA, Maller SM (2001) Laboratory assessment of liver function and injury in children. In: Suchy FJ, Sokal RJ, Balistreri WF (eds) Liver disease in children. Lippincott Williams & Wilkins, Philadelphia, pp 155–163

Becker M (1998) ^{13}C breath tests for measurement of liver function. GUT 43 (suppl 3): pp 25–27

Bezerra JA (1998) Liver development: a paradigma for hepatobiliary disease in later life. Semin Liver Dis 18: 203–216

Burdelski M, Schütz E, Nolte-Buchholtz S, Armstrong VW, Oellerich M (1996) Prognostic value of the monoethylenglycinexylidide test in pediatric liver transplant candidates. Ther Drug Monit 18: 378–382

Jäger-Roman E, Rating D, Platzek T, Helge H (1982) Development of N-methylase activity measured with the 13C-aminopyrine breath test. Eur J Pediatr 139: 129–134

Keffler S, Kelly DA, Powel J, Green A (1998) Population screening for neonatal liver disease: a feasibility study. J Pediatr Gastroenterol Nutr 27: 306–311

Krumbiegel P, Domke S, Mörseburg B, Boehm G, Braun W (1997) Maturation of hepatosomal mono-oxygenation and glucuronidation activities in pre- and full-term infants as studied using the [15N]methacetin urine test. Acta Paediatr 86: 1236–1240

Rabe C, Whitington PF (1994) Xenobiotic-based quantitative liver function tests. In: Suchy FJ (ed) Liver disease in children. Mosby, St. Louis, pp 283–293

Rappaport AM, Wanless IR (1993) Physioanatomic considerations. In: Schiff L, Schiff ER (eds) Diseases of the liver. Lippincott, Philadelphia, pp 1–41

Reichen J (1995) Assessment of hepatic function with xenobiotics. Semin Liver Dis 15: 189–201

121 Cholestase

M. Burdelski

Definition. Unter Cholestase versteht man einen verminderten Gallefluß zwischen Hepatozyt und Duodenum. Die Ursachen dieses Syndroms können auf verschiedenen Ebenen liegen: an der *Hepatozytenmembran,* mit Störungen des gallensäurenabhängigen und -unabhängigen Galleflusses sowie Störungen des parazellulären Galleflusses, in den *intrahepatischen Gallengängen* mit Störungen der duktulären Sekretion und in den *extrahepatischen Gallenwegen.* Das Spektrum der Cholestasesyndrome umfaßt ursächlich genetisch-metabolische und strukturelle, immunologische und sekundär entzündliche Ursachen mit unterschiedlichem Prädilektionsalter. Beim Neugeborenen müssen andere Ursachen berücksichtigt werden als beim Schulkind oder Erwachsenen.

Das neonatale Cholestasesyndrom stellt eine Gruppe von verschiedenen Krankheiten dar, deren kleinster gemeinsamer Nenner eine konjugierte Hyperbilirubinämie ist, meist in Verbindung mit einer Hepatosplenomegalie. Dieses Syndrom ist mit 1 : 5 000 bis zu 1 : 10 000 Lebendgeburten häufig. Es muß abgegrenzt werden von einer „physiologischen Cho-

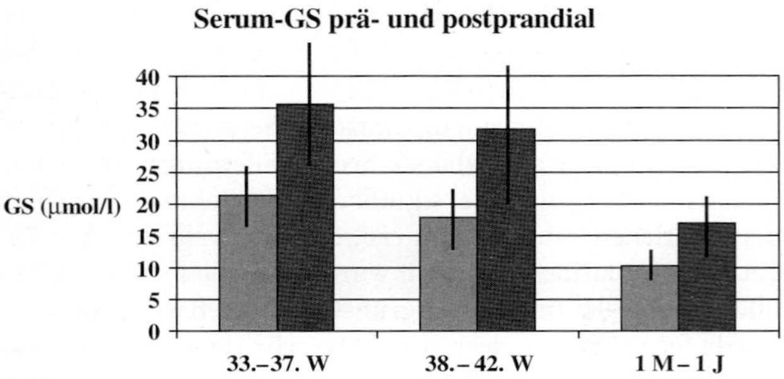

Abb. 121.1. „Physiologische" Cholestase des frühgeborenen und jungen Säuglings, dargestellt mit prä- und postprandialen Gallensäuren im Serum; Mittelwert und Standardabweichung, n=25/25/17

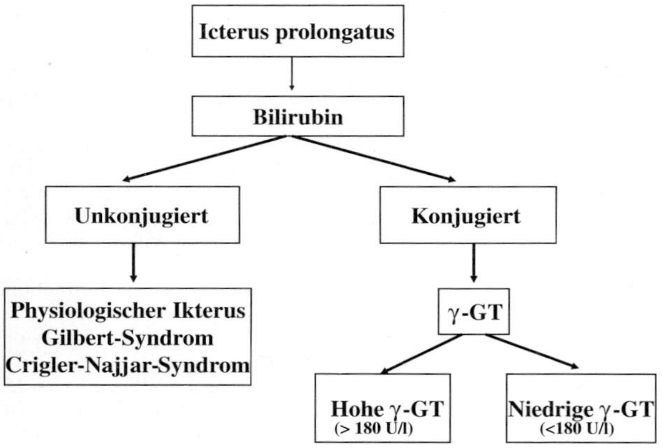

Abb. 121.2. Differenzierung des Icterus prolongatus. *γ-GT* Gammaglutamyltransferase

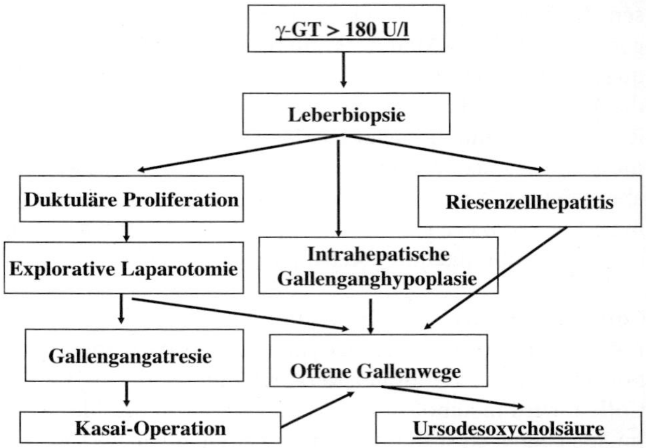

Abb. 121.3. Vorgehen bei Patienten mit Cholestase und katalytischer Serumkonzentration der γ-GT über 180 U/l

lestase" und darf nicht verwechselt werden mit dem physiologischen Ikterus.

Die „physiologische Cholestase" wird wahrscheinlich durch die Unreife des Natrium-Taurocholat-Cotransport-Polypeptid (NTCP) verursacht, das für die Aufnahme von Gallensäuren in den Hepatozyten verantwortlich ist. Dieses Transportprotein reift altersabhängig aus. Bei Frühgeborenen werden daher physiologischerweise weitaus höhere Gallensäurenkonzentrationen im Serum beobachtet als beim reif geborenen und älteren Säugling (Abb. 121.1).

Der „physiologische Ikterus" ist eine Antwort auf vermehrt anfallendes Bilirubin. Bei Patienten mit einer Störung der Glukuronidierung ist dieser physiologische Ikterus verstärkt und verlängert. Bei vielen dieser Patienten ist diese Form des Ikterus ein erster Hinweis auf das Vorliegen eines Gilbert-Syndroms. Es handelt sich hierbei um eine Verminderung der Uridinglukuronyltransferase auf 30–40 % des Normalen, die auf eine Störung des Promotors aufwärts vom UGT-Exon 1 zurückgeführt wird. Klinisch imponieren diese Kinder durch einen normal gefärbten Urin bei normal gefärbten Stühlen. Klinisch-chemisch zeichnet sich diese Form des Ikterus durch eine unkonjugierte Hyperbilirubinämie aus, die abgesehen von der Phototherapie keiner Therapie bedarf (Abb. 121.2).

Beim Kind jenseits des Säuglingsalters sind die Leberkrankheiten nicht mehr überwiegend cholestatisch. Auch die Dynamik dieser Leberkrankheiten ist unterschiedlich. Sie zeichnen sich durch eine lange, symptomfreie oder -arme Zeit aus, so daß Hepatosplenomegalie, zufällig erhobene klinisch-chemische oder Ultraschallbefunde wegweisend sind.

Symptomatik und Diagnose

Neonatale Cholestase. Die neonatale Cholestase weist im Gegensatz zu den o.g. Entitäten als charakteristisches klinisches Zeichen einen dunkel gefärbten Urin bei hellen Stühlen in Verbindung mit einer Hepatosplenomegalie auf. Klinisch-chemisch findet sich eine konjugierte Hyperbilirubinämie. Dieser Befund bedarf unmittelbar der weiteren Diagnostik, wobei der Bestimmung der γ-GT im Serum besondere Bedeutung zukommt (s. Abb. 121.2).

Patienten mit einer katalytischen Serumkonzentration der γ-GT >180 U/l. Eine hohe γ-GT kann durch eine extrahepatische Gallengangatresie, durch ein Alagille-Syndrom oder durch eine nichtsyndromatische Gallenganghypoplasie verursacht sein (Abb. 121.3). Der wichtigste Schritt zur Differenzierung ist die Leberbiopsie. Weder Ultraschalldiagnostik noch Lebersequenzszintigraphie als Routinediagnostik können die diagnostische Information der Biopsie ersetzen. Berücksichtigen muß man aber, daß insbesondere die extrahepatische Gallengangatresie einer dynamischen Entwicklung unterliegt: Die vollständige Ausprägung der histologischen Kriterien – duktuläre Proliferationen, zelluläre und kanalikuläre Cholestase und periduktuläre Fibrose – kann im Einzelfall daher erst mit 4–6 Wochen vorliegen. Eine frühe und sichere Diagnose der extrahepatischen Gallengangatresie ist aber Voraussetzung für einen sinnvollen Einsatz der Hepatoportoenterostomie. Die differentialdiagnostisch zu erwägenden Krankheiten wie das Alagille-Syndrom und die nichtsyndromatische Gallenganghypoplasie sollten möglichst nicht erst durch die bei der extrahepatischen Gallengangatresie erforderliche Laparotomie diagnostiziert werden, um diesen Kindern eine Laparotomie zu ersparen.

Patienten mit einer katalytischen Serumkonzentration der γ-GT < 180 U/l. Im Vordergrund der klinischen Symptome dieser Patienten steht die Hepatosplenomegalie, die Cholestase ist eher eine Begleiterscheinung. Bei diesen Patienten ist eine sorgfältige differentialdiagnostische Aufarbeitung er-

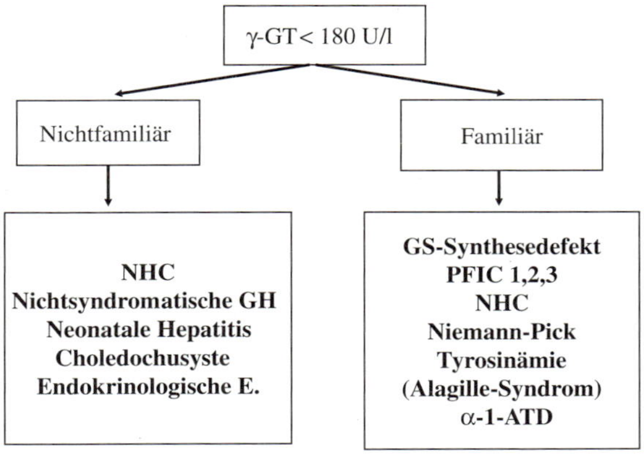

Abb. 121.4. Vorgehen bei Patienten mit katalytischer Serumkonzentration der γ-GT unter 180 U/l. NHC neonatale Hämochromatose; GS Gallensäuren; PFIC progressive familiäre intrahepatische Cholestase; *α-1-ATD* α-1-Antitrypsinmangel. Das Alagille-Syndrom kann auch in dieser Gruppe auftreten, die neonatale Hämochromatose kommt sowohl familiär als auch nichtfamiliär vor

forderlich, um zwischen infektiösen, metabolischen, toxischen, genetischen, endokrinen, strukturellen oder idiopathischen Ursachen zu unterscheiden (Abb. 121.4). Eine wesentliche Entscheidungshilfe bei der Differentialdiagnose gibt die Familienanamnese: Die genetisch oder metabolisch bedingten Krankheiten sind durch den Hinweis auf eine Familiarität gut von anderen Ursachen wie toxischen, strukturellen oder idiopathischen zu unterscheiden.

Bei den infektiösen Ursachen spielen die klassischen Hepatitiserreger in dieser Altersgruppe keine Rolle, da sie erst ab dem 4. bis 6. Lebensmonat manifest werden. Dagegen müssen alle durch hepatotrope Viren wie Zytomegalie-, Epstein-Barr-, Herpes-simplex-, Adeno-, Parvo-B19- und Rötelnviren ausgelösten Krankheiten berücksichtigt werden. Außerdem kommen Toxoplasmose, Listeriose und Syphilis in Betracht. Geeignete serologische und immunologische Tests bis hin zur spezifischen PCR stehen zur Verfügung.

Jede sepsisähnliche Episode ohne Nachweis einer bakteriellen Sepsis erfordert eine sorgfältige Stoffwechseldiagnostik. Säure-Basen-Haushalt mit Bestimmung des Anionen-Gaps, Laktat-Pyruvat, organische Säuren, besonders Succinylaceton im Urin, Aminosäuren in Urin und Plasma sowie Fettsäuren im Plasma sind bei diesen Patienten erforderlich. Die quantitative Bestimmung von α-1-Antitrypsin, der Schweißtest in Verbindung mit dem molekularbiologischen Nachweis der bekannten CFTR-Mutationen und die Bestimmung von Ferritin und der Gallensäuren im Urin sollten gezielt eingesetzt werden.

Bei Frühgeborenen wird nach Sepsis, Hämolyse und parenteraler Ernährung ein schweres Cholestasesyndrom beobachtet, dessen Ursache noch nicht eindeutig geklärt ist. Es spricht jedoch einiges dafür, daß eine Störung des osmotischen Gleichgewichts im Hepatozyten kausal mit der Entstehung der Cholestase bei diesen Patienten zu tun hat. Andere Ursachen eines Cholestasesyndroms sind medikamentös-toxischer Art.

Als endokrine Ursachen kommen neben der Hypothyreose auch seltene andere Endokrinopathien wie der Panhypopituitarismus in Frage.

Cholestase beim älteren Kind

In dieser Altersgruppe nimmt der Anteil der primär cholestatischen Leberkrankheiten, gemessen an der Gesamtzahl der Leberkrankheiten, prozentual deutlich ab. Neben den meist ohne Cholestase ablaufenden Autoimmunkrankheiten, den Hepatitiden A–E und medikamentös-toxischen Leberschäden, z.B. durch Antikonvulsiva und Antibiotika, kommen auch klassische Cholestasesyndrome durch strukturelle Veränderungen wie das Caroli-Syndrom, Choledochuszysten, Leberfibrose mit oder ohne Nierenzysten sowie sekundäre Gallengangkrankheiten durch Immundefekte und Kolitiden in Frage. Dies bedeutet eine Erweiterung der diagnostischen Bemühungen durch immunologische, serologische und klinisch-chemische Diagnostik, v.a. aber durch den Einsatz bildgebender Verfahren. Hier kommen neben der Ultraschalldiagnostik auch andere Verfahren wie die endoskopisch-retrograde Cholangiopankreatikographie (ERCP) und die Magnetresonanzcholangiopankreatikographie (MRCP) zum Einsatz. Das klinische Leitsymptom dieser Leberkrankheiten ist v.a. die Hepatosplenomegalie. Juckreiz und Ikterus sind bei vielen dieser Patienten erst Spätsymptome.

Therapie

Die Behandlung der Cholestasesyndrome ist abhängig von der Ursache medikamentös oder chirurgisch. Bei langem Verlauf ist zusätzlich eine supportive Ernährungsbehandlung erforderlich.

Medikamentöse Therapie. Im Vordergrund der therapeutischen Bemühungen bei der Cholestase steht die Behandlung mit Ursodesoxycholsäure (UDCA). Die Wirkung dieser beim Menschen nur in sehr geringen Mengen vorkommenden Gallensäure setzt an verschiedenen Punkten an. Es werden die Konzentrationen von Cholsäure, Chenodesoxycholsäure, Desoxycholsäure und Lithocholsäure in Serum, Galle und Urin reduziert. Der zweite Wirkungsort der UDCA ist die Hepatozytenmembran. Hier werden die HLA-Klasse-I-Antigene reduziert und die Phospholipidmembran stabilisiert. Die Konzentrationsänderungen werden über eine bessere Affinität von UDCA an die Transportsysteme erreicht, so daß die konkurrierenden anderen Gallensäuren verdrängt und mit dem Stuhl ausgeschieden werden. Der Gallefluß wird unter UDCA insgesamt erhöht (Tabelle 121.1).

Als Dosis werden 10 mg/kg KG/Tag empfohlen. Wenige Patienten tolerieren diese Behandlung wegen starker Zunahme des Juckreizes nicht. Bei ihnen kann Cholestyramin (2–6 g/Tag) versucht werden. Diese Behandlung kann zu einer Acidose über eine Bindung von Bicarbonat an Cholesty-

Tabelle 121.1. Wirkungsweise von Ursodeoxycholsäure. (Mod. nach Balistreri 1997)

Gallensäuren	Membran
Abnahme der Konzentration von CA, CDCA, DCA, LCA in Serum, Galle und Urin Erhöhung des Galleflusses	Stabilisieren der Membran Reduzieren der HLA-Klasse-I-Antigene

CA Cholsäure; *CDCA* Chenodeoxycholsäure; *DCA* Deoxycholsäure; *LCA* Lithocholsäure ramin führen. Cholestyramin muß zeitversetzt mit anderen Medikamenten gegeben werden. Bei vielen Patienten ist der Juckreiz mit UDCA oder Cholestyramin nicht zu beeinflussen. Bei diesen Patienten ist unter strenger Kontrolle der Leberfunktion eine Behandlung mit Rifampicin (4 mg/kg KG/Tag) indiziert.

Die Malnutrition ist eine wesentliche Komplikation der Cholestasesyndrome. Bei chronischer Leberinsuffizienz wird sie durch die damit verbundene Katabolie zu einem die Prognose entscheidend beeinflussenden Faktor. In diesem Stadium kann eine Ernährungsbehandlung keine entscheidende Verbesserung mehr bewirken. Sie sollte daher bereits in früheren Stadien einsetzen. Die Kalorien sollen auf 125–200 % der empfohlenen täglichen Zufuhr angehoben werden. Dabei sind MCT-Fette auf 50–70 % der Fette zu setzen, die Kohlenhydrate sollten in Form von Oligosacchariden 50 % der Gesamtkalorien ausmachen, die Eiweißmenge sollte 2–4 g/kg KG/Tag betragen. Bei Enzephalopathie müssen verzweigtkettige Aminosäuren eingesetzt werden. Hyperammoniämien werden bei dieser Eiweißzufuhr in Kauf genommen und durch Natriumbenzoat (200 mg /kg KG/Tag) ausgeglichen.

Bei Cholangitiden und spontaner bakterieller Peritonitis sind Antibiotika erforderlich. Diese Antibiotika müssen aktiv in die Galle ausgeschieden werden und im pH der Galle wirksam sein. Empfohlen werden Cephalosporine der 3. Generation, bei Versagen Imipinem. Blutkulturen sind bei der Cholangitis meist steril, so daß der perkutan-transhepatischen Feinnadelpunktion mit Aspiration von Galle eine große Bedeutung bei der gezielten Antibiotikatherapie zukommt.

Virostatische Behandlungen mit Aciclovir oder Ganciclovir sind bisher nicht in Form einer prospektiven Studie durchgeführt worden. Es liegen nur Einzelfallberichte mit unterschiedlichem Erfolg vor. Diese Patienten bedürfen ebenso wie die mit einer extrahepatischen Gallengangatresie einer individuellen Beobachtung, um den optimalen Zeitpunkt für eine Transplantation nicht zu verpassen.

Chirurgische Therapie. Die chirurgischen Behandlungsmöglichkeiten der Cholestasesyndrome sind, abhängig von der Grundkrankheit, die Hepatoportoenterostomie mit einer Roux-Y-Anastomose und die partielle biliäre Diversion mittels Cholezystoenterokutaneostomie als palliative Maßnahmen und die Lebertransplantation als möglichst kurative Behandlung bei nicht mehr reversibler cholestatischer Leberkrankheit.

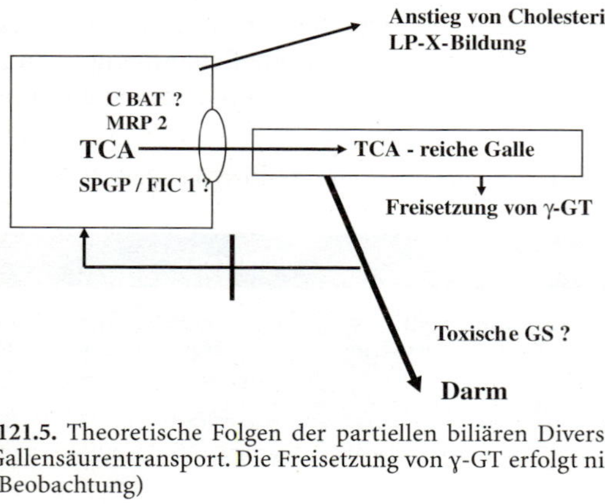

Abb. 121.5. Theoretische Folgen der partiellen biliären Diversion auf den Gallensäurentransport. Die Freisetzung von γ-GT erfolgt nicht! (Eigene Beobachtung)

Die Cholezystoenterokutaneostomie hat sich bei der Behandlung der progressiven familiären intrahepatischen Cholestase vom Typ 1 und 2 bewährt, wenn sie vor Manifestation einer Leberzirrhose durchgeführt wird. Nach dieser Operation normalisieren sich die Serumgallensäurenkonzentration, das Bilirubin und die übrigen Leberfunktionen. Der theoretische Hintergrund dieser operativen Maßnahme ist in Abb. 121.5 dargestellt. Die Sekretion von Taurocholsäure erfolgt auch tatsächlich, die Freisetzung von γ-GT allerdings nicht. Der genaue Mechanismus des Effektes der partiellen biliären Diversion bleibt vor dem Hintergrund des postulierten primären Transportdefektes bei der progressiven familiären intrahepatischen Cholestase unklar.

Die Lebertransplantation (s. Kap. 128) ist inzwischen eine etablierte Behandlungsmethode bei cholestatischen Leberkrankheiten. Die 5-Jahresüberlebensraten erreichen bis zu 80 %. Die innovativen chirurgischen Techniken wie Split-in-situ und Lebendspende haben die Mortalität auf der Warteliste für Kinder praktisch auf 0 % reduziert. Die Überlebenschance des einzelnen Kindes hängt jetzt entscheidend von der Optimierung des Transplantationszeitpunktes ab. Damit ist die rechtzeitige Vorstellung des Kindes in einem Transplantationszentrum die wesentliche Voraussetzung für das Gelingen dieser Operation.

Krankheitsbilder mit Cholestase

Neonatale Hepatitis

Die neonatale Hepatitis ist ätiologisch heterogen. Sie ist mit 1 : 10 000 Lebendgeburten in etwa gleich häufig wie die extrahepatische Gallengangatresie und hat ohne Transplantation eine vergleichbar schlechte Prognose. Die deskriptive Beschreibung einer Riesenzellhepatitis muß eher auf die Reaktionsweise des Hepatozyten in dieser Altersgruppe als auf eine einheitliche Ursache bezogen werden. Der Nachweis einer CMV-, Röteln- Parvo-B19- oder EBV-Infektion kann nicht in jedem Fall als ursächlich gelten. Die meisten dieser Patienten zeigen eine charakteristische intrahepatische Gallenganghypoplasie mit einem rasch progredienten Verlauf.

Progrediente familiäre intrahepatische Cholestase (PFIC)

Bei dieser Gruppe von Krankheiten handelt es sich um die nach der extrahepatischen Gallengangatresie häufigste cholestatische Krankheit des Kindesalters, die in ein chronisches Leberversagen mündet. Derzeit nimmt man an, daß 3 verschiedene autosomal-rezessive Krankheiten mit unterschiedlich ansetzenden Transportdefekten vorliegen (Abb. 121.6).

Als PFIC 1 wird definiert die bei Abkömmlingen der Byler-Familie zu beobachtende, progressiv verlaufende intrahepatische Cholestase. Sie weist Parallelen zur benignen rekurrierenden intrahepatischen Cholestase (BRIC) auf. Der Defekt wird auf Chromosom 18q21 lokalisiert, das zu postulierende Protein ist eine P-Typ ATPase.

Nicht mit der Byler-Familie verwandt, klinisch und klinisch-chemisch aber vorerst von diesen nicht zu unterscheiden sind Patienten mit dem als PFIC 2 bezeichneten Krankheitsbild. Beiden Typen der PFIC gemeinsam ist das Phäno-

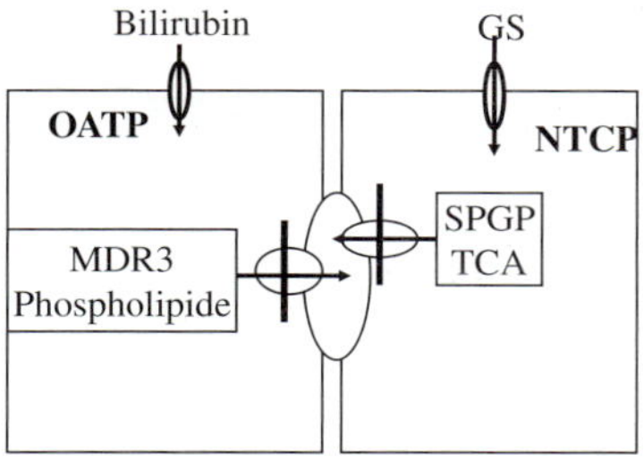

Abb. 121.6. Transportdefekte bei progressiver familiärer intrahepatischer Cholestase (PFIC) Typ 1–3

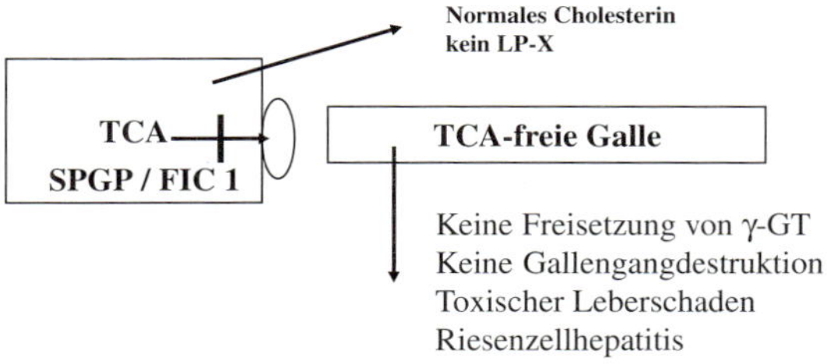

Abb. 121.7. Folgen des familiären intrahepatischen Cholestase-Gen- (FIC I) und des „Sister-P-Glykoprotein- (SPGP-)Defektes

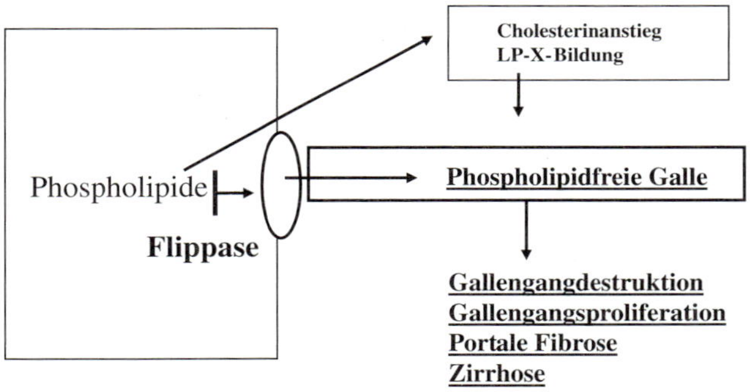

Abb. 121.8. Folgen des „Phosphoflippase-Defektes“

men der normalen γ-GT im Serum. Dieses Phänomen kann nur mit der Tatsache erklärt werden, daß kein Transport von Gallensäuren in das Lumen der Gallekanälchen erfolgt, da diese benötigt werden, um aus dem Bürstensaum des Gallekanals die dort lokalisierte γ-GT zu lösen (Abb. 121.7). Als Kandidat für dieses Transportprotein wird das Sister-P-Glykoprotein (SPGP) genannt, der Defekt wird auf Chromosom 2q24 lokalisiert.

Im Gegensatz zu diesen mit normalen oder niedrigen katalytischen Konzentrationen der γ-GT im Serum einhergehenden Formen der PFIC steht die Form PFIC 3, die charakteristischerweise eine erhöhte γ-GT im Serum aufweist. Pathophysiologisch liegt dieser Krankheit ein Defekt der Phosphoflippase zugrunde. Dieser Defekt bewirkt, daß keine Phospholipide in das kanalikuläre Lumen transportiert werden können. Infolgedessen zerstören die ohne den Schutz der Phospholipide in das Lumen sezernierten Gallensäuren die Gallengangstrukturen (Abb. 121.8). Der Defekt dieser autosomal-rezessiven Krankheit wird auf Chromosom 7 lokalisiert. Es resultiert ein Defekt des Multidrug-Resistant-Protein 3 (MDR 3).

Tabelle 121.2. Klinische Manifestationen des Alagille-Syndroms. (Nach Mc Bride 1998)

Beteiligung	Häufigkeit [%]
Leber	83
Herz	99
Lunge	Sekundär
Niere	35
Pankreas	
Auge	78
Wirbelkörper	49
Gesicht	96
Gefäße	14

Eine kausale medikamentöse *Therapie* dieser Krankheiten ist nicht bekannt. Angesichts der Pathophysiologie der bisher bekannten Typen ist dies auch verständlich. Für Typ 1 und 2 ist aber mit der inzwischen seit etwa 10 Jahren eingesetzten chirurgischen Behandlung durch eine Cholezystoenterokutaneostomie eine Behandlungsmethode verfügbar. Über eine partielle externe Drainage der Galle in der Größenordnung von etwa 50 % wird eine schnelle, klinisch und klinisch-chemisch eindrückliche Remission erreicht, wenn dieser Eingriff noch vor dem Erreichen eines zirrhotischen Umbaus erfolgt. Die beim nicht operierten Patienten zu beobachtende Verschlechterung in Zusammenhang mit Infektionen bleibt aus, die Galle erhält eine in bezug auf die Gallensäurenkonzentration normale Zusammensetzung. Unter der Voraussetzung, daß ein primärer Gallensäurentransportdefekt vorliegt, ist dieses Phänomen nur über einen durch die partielle externe Galleableitung induzierten Ersatztransportmechanismus zu erklären (s. Abb. 121.8). Diese chirurgische Behandlung erlaubt, die sonst unvermeidliche Lebertransplantation bei diesen Patienten in etwa 90 % der Fälle zu umgehen.

Alagille-Syndrom

Diese autosomal-dominant vererbte Krankheit mit einer Prävalenz von 1 : 20 000 zeichnet sich durch eine Vielzahl von betroffenen Geweben aus. So sind bei dieser Krankheit u.a. die Knochen, das Gefäßsystem, das Herz, die Augen und das Gallengangsystem defekt (Tabelle 121.2). Der pathophysiologische Hintergrund dieser Krankheit wurde demnach durch den Nachweis eines Defektes eines Differenzierungsproteins zu erhellen versucht. Dies ist dann mit dem Nachweis eines defekten „Jagged-1-Proteins“ aus der Familie der NOTCH-Proteine auch tatsächlich gelungen. Während die chromosomalen Defekte auf Chromosom 20 nur bei etwa 6 % der Patienten nachweisbar sind, konnte das defekte Protein bei 78 % der Patienten dokumentiert werden. Die Cholestase bei diesen Patienten ist ebenso wie die Beteiligung der verschiedenen anderen Organsysteme sehr variabel. Bei einer ausgeprägten Gallenganghypoplasie resultiert eine schwere, sekundäre Hypercholesterinämie, die bei einigen Patienten zu schweren Cholesterinablagerungen in Form von Xanthomen v.a. über gestreckten Hautarealen führt. Die Cholestase allein mit der sekundären Vitamin-K-Malabsorption erklärt nicht die Häufung von intrakraniel-

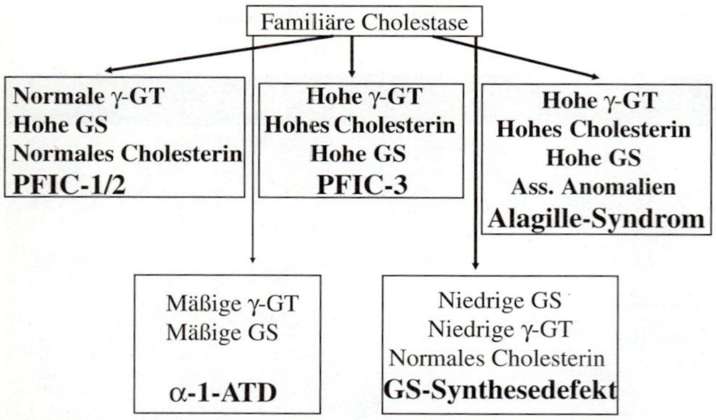

Abb. 121.9. Häufigste Ursachen von familiären Cholestasesyndromen und ihre Differenzierung

Tabelle 121.3. Pathomechanismen verschiedener metabolischer Cholestasesyndrome

Krankheit	Mechanismus
NHC	Freie Radikale
Niemann-Pick	Zeroidablagerung
A-S	Diffenzierungsstörung
PFIC 1,2	Transportstörung
ATD	Akkumulation +?
PFIC 3	Transportstörung
CF	Sekretionsstörung

NHC neonatale Hämochromatose; *A-S* Alagille-Syndrom; *PFIC* progressive familiäre intrahepatische Cholestase; *ATD* α-1-Antitrypsinmangel; *CF* zystische Fibrose

len Blutungen von bis zu 14%. Als Ursache dieser Komplikation werden in erster Linie Gefäßanomalien der zerebralen Gefäße anzunehmen sein.

Die konventionelle Diagnose dieser Krankheit beruht auf der charakteristischen Kombination von Veränderungen der verschiedenen Organsysteme. Hepatologisch zeichnet sich die Krankheit v.a. durch eine obstruktive Cholestase mit hohem Cholesterin, erhöhtem LP-X, hohen Gallensäurenkonzentrationen im Serum und der charakteristischen intrahepatischen Gallenganghypoplasie aus. Diese ist eine quantitative morphologische Diagnose, wobei in weniger als 4 von mindest 10 beurteilbaren Portalfeldern ein normal strukturierter Kanalikulus nachweisbar ist. Die Prognose der Krankheit ist in bezug auf die hepatologische Komponente weitaus günstiger als im Blick auf die kardiologische: Es sterben deutlich mehr Patienten an der pulmonalen Hypertension durch die peripheren Pulmonalstenosen als durch die Leberkrankheit. Die Cholestase bessert sich bei den meisten Patienten nach der Pubertät, die portale Hypertension und ihre Komplikationen sind im wesentlichen durch eine Leberfibrose, nur selten durch eine sekundäre biliäre Zirrhose bedingt.

Entsprechend schwierig ist die Indikation zur Lebertransplantation zu stellen. Sie kann bei diesen Patienten bei unstillbarem Juckreiz, schwerer Hypercholesterinämie mit durch Xanthome beeinträchtigter Gelenkfunktion bei noch nicht deutlich eingeschränkter Leberfunktion sinnvoll sein. Bis zu diesem Punkt kann man versuchen, die subjektiven Beschwerden der Kinder durch Cholestyramin oder Rifampicin bei gleichzeitiger Substitution der fettlöslichen Vitamine zu lindern.

Die häufigsten familiären Cholestasesyndrome und ihre Differenzierung sind in Abb. 121.9 dargestellt.

Seltene Krankheiten. Bei Frühgeborenen und Kindern mit Kurzdarmsyndrom kann unter einer totalen parenteralen Ernährung ein Cholestasesyndrom entstehen, das durch Sepsis oder Hämolyse begünstigt wird. Die Pathophysiologie dieser Cholestase ist derzeit noch nicht endgültig geklärt. Unreife der hepatozellulären Transportsysteme, verminderte intestinale endokrine Sekretion, bakterielle Überwucherung des Dünndarms oder quantitative Imbalanzen der Lösungen für die parenterale Ernährung und Störungen des hepatozellulären osmotischen Gleichgewichts werden kontrovers diskutiert.

Neonatale Hämochromatose, Niemann-Pick-Krankheit Typ C, peroxisomale Krankheiten, Atmungskettendefekte, kohlenhydratdefiziente Glykoproteine (CDG), Defekte der Gallensäurensynthese und andere müssen im Einzelfall bedacht werden. Eine Ferritinämie, Schaumzellen in der Leberbiopsie, Laktatacidose in Serum oder Liquor, erhöhte Konzentration von überlangen Fettsäuren, pathologisches Transferrin oder niedrige Gallensäurenkonzentrationen im Serum wären dann im Einzelfall richtungweisende Befunde. Die Mechanismen der Leberzellschädigung bei den verschiedenen familiären Cholestasesyndromen sind in Tabelle 121.3 zusammengefaßt.

Literatur

Balistreri WF (1997) Bile acid therapy in pediatric hepatobiliary disease: the role of ursodeoxycholic acid. J Pediatr Gastroenterol Nutr 24: 573–589

Brölsch CE, Burdelski M, Rogiers X et al. (1994) Living donor for liver transplantation. Hepatology 20: S49–S55

Bull LN, Varlton VEH, Stricker NL et al. (1997) Genetic and morphological findings in progressive familial intrahepatic cholestasis (Byler's disease [PFIC] and Byler syndrome). Evidence of heterogeneity. Hepatology 26: 155–164

Emond JC, Whitington PF (1995) Selective surgical management of progressive intrahepatic cholestasis. J Pediatr Surg 30: 1635–1641

Helmke K (1996) Die Rolle der bildgebenden Verfahren in der hepatologischen Diagnostik im Kindesalter. Verdauungskrankheiten 14: 28–35

Keffler S, Kelly DA, Powel JE et al. (1998) Population screening for neonatal liver disease: a feasibility study. J Pediatr Gastroenterol Nutr 27: 306–311

Kelly DA (1998) Current results and evolving indications for liver transplantation in children. J Pediatr Gastroenterol Nutr 27: 214–221

Mc Bride KE (1998) Clinical features of the Alagille syndrome. Frequency and relation to prognosis. J Pediatr Gastroenterol Nutr 26 (A): 580

Muller M, Jansen PL (1997) Molecular aspects of hepatobiliary transport. Am J Physiol 272: 1285–1303

Oda T, Elkahloun AG, Pike BC et al. (1997) Mutations in the human jagged I gene are responsible for Alagille syndrome. Nat Genet 16: 235–242

Vree JM de, Jacquemin E, Sturm E et al. (1998) Mutations in the MDR3 gene cause progressive familial cholestasis. Proc Natl Acad Sci USA 95: 282–287

122 Morbus Wilson

D. Feist

Definition. Der M. Wilson, auch bekannt als *hepatozerebrale Degeneration* oder *Kupferspeicherkrankheit*, ist eine autosomal-rezessiv vererbte Störung der Kupferausscheidung aus den Leberzellen in die Galle. Ursache ist der Defekt einer kupfertransportierenden ATPase in der Leberzellmembran. Die daraus resultierende Kupferspeicherung führt immer zu einer Leberzirrhose und bei längerem Überleben zu charakteristischen zerebralen Schäden. Ohne entkupfernde Therapie ist der Verlauf letal. Die Krankheit ist nach dem englischen Neurologen Wilson benannt, der sie 1912 beschrieben hat.

Epidemiologie. Die Krankheitshäufigkeit beträgt etwa 1:30000, die Heterozygotenfrequenz ca. 1:100. Klinisch überwiegt bei Erwachsenen der neuropsychiatrische Verlauf (ca. 74%), während Kinder unter 10 Jahren in 83% und zwischen 10 und 18 Jahren in 52% der Fälle nur hepatische Symptome aufweisen.

Pathogenese. Der Enzymdefekt bewirkt, daß überschüssiges Nahrungskupfer nach Resorption und Aufnahme in die Leber zu einem großen Teil nicht in die Galle gelangt, sondern in den Leberzellen gespeichert wird. Zusätzlich ist die Übertragung von Kupfer auf das in den Leberzellen synthetisierte Transportprotein *Zäruloplasmin* gestört, und die Sekretion von Zäruloplasmin ins Blut ist meist vermindert. Da die frühkindliche Leber zunächst große Kupfermengen durch atoxische Bindung an Metallothionein speichern kann, treten Leberzellnekrosen und klinische Lebersymptome erst auf, wenn die Speicherkapazität überschritten ist. Das ist frühestens im 6. Lebensjahr der Fall. Im weiteren Verlauf wird aus nekrotischen Leberzellen freigesetztes Kupfer über das Blut in andere Organe transportiert. In diesem Stadium führt die Einlagerung von Kupfer in ZNS und Cornea zur typischen neurologischen Symptomatik und zum Kayser-Fleischer-Ring. Das zerebrale Stadium manifestiert sich frühestens im 12. Lebensjahr, meist aber später. Es kann auch bei erwachsenen Patienten fehlen. Zusätzliche Organschäden können durch Kupfereinlagerung in Nieren (Tubulopathie), Skelett, Endokrinium (Pubertas tarda, Amenorrhoe), Haut und Herz auftreten.

Bereits in frühen Krankheitsstadien werden kleine Kupfermengen aus den Speichern als sog. freies, d.h. locker an Albumin gebundenes Kupfer ins Blut abgegeben und rasch im Urin ausgeschieden. Da der größte Teil des Serumkupfers fest an Zäruloplasmin gebunden ist, findet man bei erniedrigtem Zäruloplasminspiegel dann auch ein erniedrigtes Gesamtkupfer im Serum, wenn die Ausscheidung des freien Kupfers über die Niere nicht eingeschränkt ist (Tabelle 122.1).

Genetik. Das Gen, dessen Mutationen die Krankheit verursachen, ist auf Chromosom 13 in der Position q14-q21 lokalisiert. Seit seiner Entdeckung und Klonierung im Jahre 1993 wurden etwa 150 zum M. Wilson führende Mutationen nachgewiesen. Viele Patienten haben deshalb verschiedene Mutationen (sog. Compound-Heterozygotie). Es ist noch unklar, ob die genetische Heterogenität für die unterschiedlichen Verlaufsformen maßgebend ist.

Da die heute bekannten Mutationen weltweit nur in wenigen, spezialisierten Laboratorien nachgewiesen werden können, ist die direkte Genanalyse zur Sicherung der Diagnose nicht geeignet. Dagegen ist aber die sog. Genkoppelungsanalyse ein zuverlässiges Verfahren, um asymptomatische oder heterozygote Geschwister von gesicherten Patienten zu erkennen. Hierzu werden Mikrosatelliten des Wilson-Gens bei dem Patienten, seinen Eltern und den zu untersuchenden Geschwistern bestimmt.

Pathologie. Besonders im präsymptomatischen Stadium findet man eine Fettinfiltration der Leberzellen und Glykogenablagerungen in den Zellkernen (sog. Lochkerne). Dieser bei Erwachsenen häufig beobachtete und als unspezifisch geltende Befund ist bei Kindern fast Wilson-spezifisch. Der Übergang zur Zirrhose kann mit oder ohne histologische Entzündungszeichen erfolgen. Im ersten Fall entspricht der bioptische Befund einer chronischen Hepatitis oder Fettleberhepatitis. Die Wilson-Zirrhose kann makro- oder mikronodulär sein. Im inaktiven Endstadium ist sie morphologisch nicht von anderen postnekrotischen Zirrhosen zu unterscheiden. Histochemische Methoden zum Nachweis der Kupferspeicherung sind unzuverlässig. Zum Ausschluß des M. Wilson sollte man deshalb bei allen unklaren chronischen Leberkrankheiten ab dem Schulalter anläßlich einer Leberbiopsie aus einer unfixierten Gewebeprobe eine quantitative biochemische Kupferbestimmung durchführen lassen. Den höchsten Kupfergehalt der Leber findet man im präsymptomatischen Stadium. In diesem ist das Kupfer so fein verteilt im Zytoplasma der Hepatozyten abgelagert, daß es sich mit Färbemethoden nicht darstellen läßt. Nach dem zirrhotischen Umbau ist es dagegen meist histochemisch in den Lysosomen nachweisbar.

Klinische Symptome und Verlauf. Klinisch manifestiert sich der M. Wilson meist mit unspezifischen abdominalen Symptomen wie Hepatosplenomegalie, Bauchschmerzen und Erbre-

Tabelle 122.1. Parameter des Kupferstoffwechsels bei M. Wilson

	Normalbereich	M. Wilson
Gesamtes Serumkupfer	70–155 µg/dl (11–24,5 µmol/l)	<60 µg/dl <9,4 µmol/l)
„Freies Serumkupfer“	5–12 µg/dl (0,8–1,9 µmol/l)	>25 µg/dl (>3,9 µmol/l)
Zäruloplasmin im Serum	20–40 mg/dl	<20 mg/dl
Kupfer im Urin/Tag	<70 µg/Tag <1,1 µmol/Tag)	>115 µg/Tag (>1,8 µmol/Tag)
Leberkupfer/Trockengewicht	15–55 µg/g (0,24–0,87 µmol/g)	250–3000 µg/g (3,9–47 µmol/g)

chen, die oft mit Müdigkeit und Leistungsabfall verbunden sind. In etwa 25% der Fälle tritt besonders nach Änderung der Lebensbedingungen, z.B. im Urlaub, ein flüchtiger Ikterus auf. Die meist schon im präsymptomatischen Stadium leicht erhöhten Transaminasen steigen dabei nur geringfügig an. Etwa ab dem 8. Lebensjahr können sich Aszites und Anasarka entwickeln, oder es fällt eine erhöhte Blutungsneigung nach kleinen Eingriffen auf. Meist letal verläuft die seltene Manifestation als Hämolyse mit fulminantem Leberversagen. Diese kann in jedem Stadium auftreten, wenn plötzlich so große Kupfermengen aus der Leber freigesetzt werden, daß die Erythrozytenmembranen zerstört werden. Oft führt die massive Hämolyse zum Nierenversagen. Da die zerebrale Symptomatik hauptsächlich durch Kupfereinlagerung in Stammganglien und Kleinhirn bedingt ist, betrifft sie v.a. den Bewegungsapparat, während sensorische und kognitive Funktionen meist nicht beeinträchtigt sind. Typisch sind verwaschene Sprache (Dysarthrie), Schriftverschlechterung bis zur Schreibunfähigkeit (Dysgraphie), Hypersalivation, extrapyramidaler Tremor, Choreoathetose und Schluckstörungen (Dysphagie). Obwohl Krampfanfälle häufiger vorkommen als in der Normalbevölkerung, gehören sie nicht zum typischen Krankheitsbild. Im zerebralen Stadium ist eine Leberzirrhose obligat vorhanden, oft aber klinisch inapparent.

Diagnose und Differentialdiagnose. Die Diagnose ist durch Bestimmung der in Tabelle 122.1 aufgeführten Parameter zu sichern. Bei erniedrigten Werten von Gesamtkupfer und Zäruloplasmin im Serum und erhöhter Kupferausscheidung im Urin ist die Diagnose so sicher, daß man auf die Leberbiopsie verzichten kann. Der Nachweis des Kayser-Fleischer-Rings sichert nur dann die Diagnose, wenn auch das Zäruloplasmin erniedrigt ist, weil der Cornealring auch bei Cholestasen mit Kupferspeicherung vorkommt. In diesen Fällen sind jedoch Zäruloplasmin und Serumkupfer meist erhöht.

Das hepatische Stadium des M. Wilson kann nicht nur jede andere akute oder chronische Leberkrankheit imitieren, sondern es weist oft folgende atypische Laborkonstellationen auf:

- Beim Verlauf als „chronische Hepatitis“ sind Zäruloplasmin und Serumkupfer meist normal (Austritt aus Leberzellnekrosen?).
- Die bei Hämolyse mit Leberversagen zirkulierende Menge an freiem Kupfer ist so groß, daß trotz massiver Ausscheidung im Urin der Gesamtkupferserumspiegel meist über die Norm erhöht ist.
- Auch alle chronischen Cholestasen führen zu Kupferspeicherung in der Leber und erhöhter Kupferausscheidung im Urin. Zur Differentialdiagnose zwischen M. Wilson und Cholestasesyndromen sind deshalb immer charakteristische morphologische Befunde in der Leberbiopsie zu berücksichtigen. Wenn eine Leberbiopsie nicht möglich ist (Gerinnungsstörung!), kann die richtige Diagnose evtl. durch Messung der Zäruloplasminsyntheserate mittels Radiokupfertest in einem Speziallabor gestellt werden.

Therapie. Seit Einführung der Therapie mit dem Kupfer-Chelatbildner D-Penicillamin (1956) ist die Krankheit zwar nicht heilbar, aber so gut behandlungsfähig geworden, daß bei rechtzeitigem Therapiebeginn die Lebenserwartung nicht eingeschränkt ist. Selbst Dekompensationszeichen der Leberzirrhose, wie Aszites, Anasarka und Gerinnungsstörung, können nach ca. 1 Jahr verschwinden. Deshalb ist die Wilson-Zirrhose per se meist keine Indikation zur Lebertransplantation. Lediglich bei progressiver Leberinsuffizienz oder bei fulminantem Leberversagen ist die Transplantation vital indiziert. Penicillamin (Metalcaptase, Trolovol, Artamine) muß zeitlebens in einer Dosierung von 900–1200 mg/Tag genommen werden. Durch Behandlungsbeginn im präsymptomatischen Stadium kann das Auftreten von Symptomen verhütet werden. Deshalb ist bei Geschwistern gesicherter Patienten die Frühdiagnose mit zuverlässigen Methoden zu stellen. Kinder benötigen eine Penicillamindosis von ca. 20–35 mg/kg KG/Tag. Die Dosis ist zu erhöhen, wenn die Cuprurie in den ersten 6 Monaten unter 1000 µg/Tag liegt. Penicillaminnebenwirkungen sind beim M. Wilson wesentlich seltener als bei anderen Indikationen. Am häufigsten kommt es zu einer Frühreaktion mit morbilliformem Exanthem, Fieber und Lymphknotenschwellung. Wenn nach Abbruch der Therapie die Symptome verschwunden sind, kann unter vorübergehendem Prednisonschutz ein erneuter Behandlungsversuch unternommen werden. Dieser verläuft in der Regel ohne Komplikationen. Wenn sich neurologische Symptome kurz nach Therapiebeginn verstärken, ist die Penicillamindosis nur zu reduzieren. Lediglich schwere Nebenwirkungen, wie nephrotisches Syndrom, Lupus erythematodes, aplastische Anämie, Goodpasture-Syndrom etc., erfordern Umstellung auf Trientine (Triäthylentetramindihydrochlorid) oder ein Zinksalz (z.B. Zinksulfat, -acetat, -aspartat). Im Gegensatz zu Penicillamin und Trientine steigert Zink nicht die Cuprurie, sondern es hemmt die Kupferabsorption und fördert die Bildung von Metallothioneinkomplexen. Die Primärtherapie des symptomatischen M. Wilson mit Zink wird von den meisten Experten abgelehnt. Sie ist aber im präsymptomatischen Stadium möglich. Eine streng kupferarme Diät wird nicht empfohlen, da sie praktisch nicht zu realisieren ist.

Literatur

Bull PC, Thomas GR, Rommens JM et al. (1993) The Wilson's disease gene is a putative copper transporting P-Type ATPase similar to the Menkes gene. Nat Genet 5: 327–337
Dening TR, Berrios GE, Walshe JM (1988) Wilson's disease and epilepsy. Brain 111: 1139–1155
Feist D, Wesch H (1998) Morbus Wilson und seine mannigfaltigen Erscheinungsformen bei Kindern. Pädiat Prax 54: 577–586
Fesit D (2001) Behandlung des Morbus Wilson im Kindesalter. Pädiat Prax 59: 639–647
Maier-Dobersberger Th, Rack S, Datz Ch et al. (1995) Diagnosis of Wilson's disease in an asymptomatic sibling by DNA linkage analysis. Gastroenterology 109: 2015–2018
Tanzi RE, Petrukhin K, Chernov I et al. (1993) The Wilson disease gene is a copper transporting ATPase with homology to the Menkes disease gene. Nat Genet 5: 344–350
Wesch H, Przuntek H, Feist D (1980) Morbus Wilson. Rasche Diagnose und Differenzierung heterozygoter und homozygoter Anlageträger mit 64CuC12. Dtsch Med Wochenschr 105: 483–488

123 Reye-Syndrom

D. Feist

Definition. Das Reye-Syndrom (Enzephalopathie mit fettiger Degeneration der Viszera) bezeichnet eine akute, nicht entzündliche Enzephalopathie unklarer Ätiologie mit mikrovesikulärer Fettinfiltration der Leber im Verlauf eines viralen Infekts oder von Varizellen. Das häufiger vorkommende *Reye-like-Syndrom* ist dagegen Folge der Dekompensation einer meist noch unerkannten Stoffwechselkrankheit im Harnstoffzyklus oder, wahrscheinlich noch häufiger, in der mitochondrialen Fettsäureoxidation.

Epidemiologie. Obwohl das Syndrom weltweit vorkommt, bestehen erhebliche regionale Häufigkeitsunterschiede. Die Mehrzahl der Berichte stammt aus Australien (dort Erstbeschreibung 1963!), den USA, Südafrika, Thailand und England. Am häufigsten erkranken Kinder zwischen 6 Monaten und 15 Jahren. In einigen Staaten der USA wurde epidemisches Auftreten im Rahmen von Influenza-B-Infektionen beobachtet, besonders nach Antipyrese mit Acetylsalicylsäure. Mit einer Inzidenz von 3–10 Fällen pro 100 000 Einwohner ist das Syndrom dort eine der häufigsten Todesursachen von Kindern. In Deutschland ist es dagegen eine Rarität. Seit auf Empfehlung der Fachverbände in den USA Acetylsalicylsäure zur Antipyrese kaum mehr eingesetzt wird, ist das Reye-Syndrom auch in Endemiegebieten seltener geworden.

Pathologie. Pathognomonisch ist eine mikrovesikuläre Leberverfettung (sog. weiße Leber) mit vermindertem Glykogengehalt. Ektronenmikroskopisch findet man vergrößerte Mitochondrien mit reduzierter Matrix. Die Autopsie des ZNS zeigt eine Neuronendegeneration mit ausgeprägtem Hirnödem, aber keine zerebrale oder meningeale Entzündung.

Pathophysiologie. Das Syndrom resultiert aus der verminderten Aktivität zahlreicher mitochondrialer Enzyme in Leber und Gehirn. Blockiert sind v.a. die β-Oxidation freier Fettsäuren und die Glykogensynthese durch Glukoneogenese aus Aminosäuren. Somit sind Ganglienzellen und Hepatozyten von einer wichtigen endogenen Energiequelle abgeschnitten. Die krankheitsverstärkende Wirkung von Acetylsalicylsäure beruht wahrscheinlich auf der Acetylierung eines Proteins in der inneren Mitochondrienmembran.

Klinische Symptome und Verlauf. Bei typischem Verlauf kommt es wenige Tage nach dem Höhepunkt eines banalen Infekts zu unstillbarem Erbrechen und Bewußtseinsverlust. Abhängig vom Ausmaß des Hirnödems werden 5 Schweregrade unterschieden:

- I Erbrechen, Lethargie, Somnolenz,
- II Orientierungsstörung, delirant-agitiertes Verhalten, Hyperventilation, gesteigerte Reflexe, adäquate Reaktion auf Schmerzreize,
- III Koma, Hyperventilation, Muskelrigidität, Pupillenreaktion erhalten,
- IV tiefes Koma, Enthirnungsstarre, weite und lichtstarre Pupillen,
- V tiefes Koma, Atemstillstände, Areflexie, Krämpfe, Kloni.

Die komplette neurologische Sequenz entwickelt sich meist innerhalb von 2 Tagen. Eine spätere Verschlechterung ist selten. In jedem Komastadium ist spontanes Erwachen und langsame Restitutio ad integrum möglich. In ca. 50 % der Fälle entwickelt sich ein bleibender Hirnschaden, 20–60 % der Patienten sterben, besonders bei Erkrankung im Säuglingsalter, an Hirnödem oder Leberversagen (Leberkoma ohne Ikterus!). Außer einer Hepatomegalie findet man meist keine klinischen Lebersymptome.

Diagnose und Differentialdiagnose. Im Gegensatz zu den klinischen Symptomen weisen die Laborbefunde stets auf ein Leberversagen hin: Die Transaminasen können wenig oder stark erhöht sein. Gleiches gilt für die Prothrombinzeit. Bei schwerem Verlauf findet man oft Hypoglykämie und Hyperammonämie, die manchmal nur sehr kurz nachweisbar sind. Eine Hyperbilirubinämie ist ausgesprochen selten. Im Liquor cerebrospinalis sind Zellzahl und Eiweißgehalt normal, lediglich der Glukosespiegel ist manchmal erniedrigt.

Die Bestätigung der Diagnose durch Leberbiopsie ist zwar wünschenswert, oft aber wegen schwerer Gerinnungsstörung nicht möglich. Auch die Lumbalpunktion zum Ausschluß einer Meningoenzephalitis ist nach Entwicklung des Hirnödems kontraindiziert.

Therapie. Wichtigstes Therapieziel ist die Verhütung oder Beseitigung des erhöhten Hirndrucks. Die Behandlung sollte grundsätzlich auf einer Intensivstation erfolgen. Entscheidende Maßnahmen sind Ruhigstellung mit aufgerichtetem Oberkörper, Sedierung und, in Abhängigkeit vom gemessenen Hirndruck, Mannitolinfusionen oder Überdruckbeatmung. Im Stadium I genügt oft die alleinige Korrektur der Stoffwechselentgleisung durch adäquate Infusionstherapie, z.B. 10 %ige Glukose- und Ringer-Lösung im Verhältnis 1:1.

Literatur

Bellman MH, Hall SM (1983) Aetiology of Reye's syndrome. Arch Dis Child 58: 670–672

Bougnères PF, Rocchiccioli F, Kølvraa S et al. (1985) Medium-chain acyl-CoA dehydrogenase deficiency in two siblings with a Reye-like syndrome. J Pediatr 106: 918–921

Monto AS (1999) The disappearence of Reye's syndrome – A public health triumph. N Eng J Med 340: 1423–1424

Mowat AP (1993) Reye's syndrome. In: Liver disorders in childhood, 3rd edn. Butterworth-Heineman, Oxford London Boston, pp 167–179

124 α-1-Antitrypsinmangel

K. Pittschieler

Definition. Der α-1-Antitrypsin-(α_1-AT-)Mangel ist besonders in der kaukasischen Rasse europäischer Abstammung verbreitet und wird auch als Proteaseinhibitor- (Pi-)Krankheit bezeichnet. Dieses Defizit ist die häufigste Ursache genetisch bedingter Leberkrankheiten im Kindesalter und bei Erwachsenen Ursache der chronisch-obstruktiven Lungenkrankheit, die durch ein panacinäres Emphysem gekennzeichnet ist. Das α_1-AT-Molekül ist ein ca. 55 kd schweres Glykoprotein, dessen Hauptaufgabe die Neutralisierung der destruktiven Proteasen der neutrophilen Zellen ist. Es ist ferner ein Akute-Phase-Protein, das im Serum bei Entzündungsprozessen und Gewebeschäden um das 3- bis 5fache ansteigen kann. Die hauptsächliche Bildungsstätte ist die Leberzelle, in geringer Menge wird α_1-AT zusätzlich in extrahepatischen Geweben und Zellinien, wie Makrophagen, gebildet. Zwischen 20 und 53 µm/l (150–350 mg/dl) liegen bei Gesunden die Serumspiegel, und mindestens 11 µm (ungefähr 80 mg/dl) sind notwendig, um die Lunge vor der Entwicklung eines Emphysems zu schützen. PiSS-Träger weisen ungefähr 60 %, PiZZ-Träger 15 % des normalen Serumspiegels auf. Über 90 Mutationen sind zwischenzeitlich bekannt, die durch die isoelektrische Fokussierung anhand ihrer Wanderungsgeschwindigkeit erkannt und durch alphabetische Bezeichnungen definiert werden.

Epidemiologie. Ein normaler Blutspiegel von α_1-AT ist typisch für den homozygoten PiMM-Phänotyp. Patienten, Träger des homozygoten PiZZ-Phenotyps, wurden durch Massenscreenings in Europa und Nordamerika mit einer Häufigkeit von 1 : 1000–2000 gefunden. Wesentlich häufiger sind heterozygote Phenotypen wie PiMS und PiMZ, seltener Phenotypen wie PiSZ und PiSS.

Ätiologie. Die Mangelkrankheit entsteht durch die Vererbung zweier abnormer Pi-Allele des α_1-AT-Moleküls mit dem Genlokus am Chromosom 14q31–32.3. Die klinisch wichtigste Mutation ist der Proteinaseinhibitor-Phenotyp PiZZ, der im ursächlichen Zusammenhang zu Lungen- und Leberkrankheiten wie Emphysem, Zirrhose und Hepatom steht. Seltene Manifestationen sind Pannikulitis, Vaskulitis und tödliche hämorrhagische Krankheitsbilder. Der PiZZ-Phenotyp ergibt sich durch den punktförmigen Ersatz eines einzigen Nukleotids am Codon 342, wobei Glutamin durch Lysin ersetzt wird. Der Defekt ist nicht auf die Leberzelle begrenzt, sondern in allen betroffenen Zellinien nachweisbar. PiZZ-Patienten zeigen Serumwerte unter 11 µm/l (80 mg/dl) und sind somit für Lungenschäden prädestiniert.

Pathogenese. Die Pathogenese der Lungenkrankheit beruht auf einer weitgehend ungehinderten proteolytischen Wirkung der Neutrophilen-Elastase auf das epitheliale Gewebe der Lunge. Dies ist bei den PiZZ- Patienten möglich, da durch den Antiproteasenmangel ein Ungleichgewicht zugunsten der proteolytischen Seite entsteht. Zigarettenkonsum und ausgeprägte Luftverschmutzung rufen bei diesen Patienten frühzeitig, und zwar bereits in der 3. Lebensdekade, die chronisch-obstruktive Lungenkrankheit hervor. Die Lungenbeteiligung weist nicht bei allen Patienten den gleichen Schweregrad auf. Wahrscheinlich verantwortlich für den ungünstigen Verlauf sind bei den betroffenen Patienten gleichzeitig vorhandene Mängel weiterer lungenprotektiver Proteine wie des humanen Elastaseinhibitors (HEI) und des Elafins. Die Mechanismen der Pathogenese der Leberkrankheit sind trotz 20jähriger Studien immer noch nicht ganz geklärt. Unter vielen Aspekten scheint diese Stoffwechselkrankheit der Leber all jene Charakteristika zu erfüllen, die typisch für eine Speicherkrankheit sind. α_1AT findet sich nach den ersten Lebensmonaten als Akkumulation von Polymeren im endoplasmatischen Retikulum der Leberzelle. Diese entstehen durch die oben erwähnte punktförmige Mutation des α_1AT-Moleküls, die zu Strukturveränderungen an der reaktiven Schleife und an der Molekülebene führt, wodurch besonders unter erhöhter Temperatureinwirkung primär α_1AT-Dimere und folgend Polymere enstehen. Diese intrazellulären Proteinablagerungen sind anfänglich nur im Elektronenmikroskop sichtbar, später auch durch immunhistologische Färbetechniken im Lichtmikroskop nachweisbar. Nach der Synthese des Moleküls werden in der Leberzelle über 85 % des abnormen PiZZ-Proteins akkumuliert, und nur ein kleiner Restbestand erreicht die Zellmembran und somit den Kreislauf. Diese körnigen intrahepatischen Ablagerungen von α_1AT behindern die exkretorische metabolische Tätigkeit der Leber, wodurch die frühkindlichen Leber- und Gallengangzellen geschädigt werden. Zusätzliche leberschädigende Faktoren wie Viren, Sauerstoffradikale oder weitgehend noch unbekannte zusätzliche metabolische Defekte dürften ausschlaggebende Multiplikatoren der Leberschädigung sein.

Pathologie. Das histologische Bild des α_1AT-Mangels ist in den verschiedenen Altersgruppen nicht uniform. Intrazelluläre α_1AT-Ablagerungen sind bereits in der fötalen Leber gefunden worden. Überdies findet man bei sporadisch beschriebenen Patienten schon in den ersten Lebenswochen histologische Zeichen einer ausgeprägten Leberschädigung, weshalb man einen intrauterinen Krankheitsbeginn annehmen kann. Die Histologie der frühkindlichen Leber zeigt in diesen Fällen das Bild einer ausgeprägten hepatozellulären Nekrose: Mehrkernige Riesenzellen, periportale lymphozytäre und neutrophile Infiltrate und geringgradige duktuläre Proliferation der Gallengänge runden das histologische Bild ab. Bei einer zweiten Gruppe von Patienten ist die Cholestase das histologische Hauptmerkmal der frühkindlichen Leberkrankheit. Abnorme und zahlreiche Gallengangproliferationen und multiple Gallepfröpfe rufen das histologische Bild der extrahepatischen Gallengangatresie in Erinnerung, wodurch diagnostische Verwechslungen entstehen, die zu unnützen Laparatomien führen können. Eine dritte histologische Gruppe ist gekennzeichnet durch eine intrahepatische Gallenganghypoplasie. Intrahepatische Gallengänge sind nur schwer histologisch in der portalen Triade auszumachen, die extrahepatischen Gallengänge sind hingegen normal. Die schlechteste Prognose scheint die cholestatische Form zu haben, wobei der Verdacht aufkommt, daß gerade die feinsten frühkindlichen Gallengänge die besonders leidtragenden Leberstrukturen sind. Die histologischen Veränderungen der Leber sind bei älteren Kindern verschieden. Eine geringe portale Fibrose, Fibrosebrücken zwischen den Portalfeldern und Zirrhosezeichen sind bei diesen Patienten typisch und spiegeln die verschiedenen Schweregrade der Krankheit in dieser Altersgruppe wider. Eine kleine Gruppe heterozygoter Träger mit dem PiMZ- und PiSZ-Phenotyp kann ähnliche histologische Veränderungen der Leber wie PiZZ-Träger aufweisen.

Klinische Symptome. Erste klinische Krankheitszeichen können bei Trägern des PiZZ-Phenotyps bereits im Neugeborenenalter sichtbar sein. Geringe Cholestasezeichen, gekennzeichnet durch eine Hepatomegalie und eine Erhöhung des direkten Bilirubins und der Transaminasen, können zu einer klinischen Verwechslung mit dem neonatalen Hepatitisyndrom führen. Obwohl in den meisten Fällen die persistierende Leberkrankheit einen leichten Verlauf zeigt, bleibt die Leberenzymerhöhung über Jahre hinweg nachweisbar. Bei einer weiteren Gruppe von Neugeborenen und Säuglingen ist die Cholestase ausgeprägter. Ikterus, Hypercholesterinämie, hypochole Stühle, Hepatosplenomegalie und zunehmender Juckreiz bestimmen das klinische Bild. Gastrointestinale, umbilikale oder zerebrale Blutungen sind besonders bei gestillten Säuglingen mit einem latenten Vitamin-K-Mangel beschrieben worden. Von den PiZZ-Patienten weisen 10 % bereits im Säuglingsalter eine schwere Leberkrankheit auf, die durch eine beeinträchtigte Syntheseleistung, Aszites, Blutungen, Eßstörungen und schlechte Gewichtszunahme gekennzeichnet ist. Vereinzelt ist ein fulminantes Leberversagen im 1. Lebensjahr Grund für eine frühzeitige Lebertransplantation. Im späteren Kindes- und Adoleszentenalter sind die Symptome der Leberkrankheit nicht mehr spezifisch und gleichen denen anderer chronischer Hepatopathien. Hepatosplenomegalie und akute ösophageale Varizenblutungen sind die primären Krankheitszeichen. Im Kindes- und Jugendalter zeigten über 80 % der eigenen 73 PiZZ-Patienten einen gutartigen Verlauf mit normalen Transaminasen oder nur geringen Normabweichungen. Eine gefürchtete Komplikation des erwachsenen PiZZ-Trägers ist das hepatozelluläre Karzinom. In der Literatur sind bislang keine pädiatrischen Fälle beschrieben worden. Die Prognose der Leberkrankheit der heterozygoten PiMZ-, MS-, SZ- und homozygoten SS-Träger scheint günstig zu sein, da sich bei fast allen von uns beobachteten Trägern die Leberenzymveränderungen innerhalb des 1. Lebensjahres biochemisch normalisiert hatten. Bei Erwachsenen sind häufigere Kombinationen zwischen Virushepatitis oder anderen chronischen Leberkrankheiten und dem α_1AT-Mangel beschrieben worden. Die Lungenkrankheit steht im Kindes- und Jugendalter klinisch im Hintergrund. Insbesondere wenn nicht geraucht wird, ist es unwahrscheinlich, daß PiZZ-Patienten innerhalb der ersten 2 Lebensdekaden pulmonale Krankheitsbilder aufweisen.

Diagnose. Die Diagnose wird durch die Bestimmung des Blutspiegels des α_1AT gestellt. Die Abweichungen vom Normalwert sind bei den einzelnen Phenotypen verschieden ausgeprägt: PiZZ-Träger zeigen durchschnittlich im Serum maximal 10 % des Normalwertes, PiMZ-Träger vergleichsweise ca. 50 %. Zur Abrundung und Sicherung der Diagnostik ist die Phenotypisierung durch die isoelektrische Fokussierung notwendig. Mit Hilfe dieser Methode ist es möglich, anhand der verschiedenen Wanderungsgeschwindigkeiten die einzelnen Phenotypen zu unterscheiden, wodurch eine optimierte Diagnostik und genetische Beratung möglich wird. Eine pränatale Diagnostik ist möglich, in den meisten Fällen aber nicht nötig.

Therapie. Der Zigarettenrauch beschleunigt bei defizitären Trägern die Entwicklung des Lungenemphysems, welches die Lebensqualität und -erwartung dieser Patienten nachhaltig beeinträchtigt. Eine frühzeitige Sensibilisierung der Risikopatienten gegenüber der destruktiven Wirkung des Rauchens ist ein wesentlicher präventivmedizinischer Eingriff. Durch frühzeitige Aufklärung möchte man erreichen, daß Patienten und nahe Verwandte das Zigarettenrauchen unterlassen. Massenscreenings, im neonatalen oder präpuberalen Alter durchgeführt, ermöglichen eine frühzeitige Erfassung der Träger. Im Kindes- und Jugendalter bleibt die Lunge weitgehend vor den destruktiven Wirkungen der Proteasen verschont, und organspezifische therapeutische Eingriffe sind nicht notwendig. Beim erwachsenen PiZZ-Träger kommen α_1AT-Substitutionen immer häufiger zur Anwendung mit dem Ziel, den pulmonalen Gewebespiegel von α_1AT angemessen zu erhöhen. Humanes gereinigtes oder rekombinantes α_1AT wird intravenös oder bronchial über Aerosol zugeführt. Vielversprechende gentherapeutische Ansätze wurden bereits im pulmonalen Bereich gemacht und könnten in den nächsten Jahren große Bedeutung auch für die Leberpathologie gewinnen. Zur Zeit ist eine bestehende Leberkrankheit eine Kontraindikation zur intravenösen α_1AT-Ersatztherapie, denn die Leberkrankheit scheint primär durch die hepatischen Akkumulationen ausgelöst zu sein und nicht so sehr durch einen niedrigen Blut- oder Gewebespiegel des α_1AT. Eine spezifische Behandlung ist für die Leberkrankheit nicht bekannt. Präventive therapeutische Ansätze zeigten, daß bei oraler Langzeitbehandlung mit Antioxidanzien wie Vitamin E bei heterozygoten Säuglingen eine signifikante Reduzierung der Leberpathologie erreicht werden konnte. Die medizinische Behandlung der ausgelösten hepatologischen Krankheitsbilder beschränkt sich auf supportive aspezifische Maßnahmen im Sinne der Behandlung der Cholestase und der Leberinsuffizienz. Die orthotope Lebertransplantation ist der einzige therapeutische Ansatz zur Lösung einer fortgeschrittenen Leberinsuffizienz. Der α_1AT-Mangel ist dafür z.Z. die häufigste Ursache aus dem Kreis der metabolischen Leberinsuffizienzen. Die Überlebensrate ist exzellent und grenzt für die ersten postoperativen Jahre an die 90 %. Mit der Transplantation einer Leber, die einen normalen α_1AT-Metabolismus aufweist, wird überdies ein normaler Blutspiegel von α_1AT im Serum erreicht, und die Lunge wird vor weiteren destruktiven Prozessen geschützt. Der Phenotypisierung des Proteinaseinhibitors der Spenderleber kommt eine besondere Bedeutung zu.

Literatur

Crystal RG (1990) α1-antitrypsin deficiency, emphysema, and liver disease. J Clin Invest 85: 1343–1352
Mowat AP (1994) Alpha1-antitrypsin deficiency (PiZZ): features of liver involvement in childhood. Acta Paediatr Suppl 393: 13–17
Pierce JA (1997) Alpha1-antitrypsin augmentation therapy. Chest 112: 872–874
Pittschieler K (1991) Liver disease and heterozygous α1-antitrypsin deficiency. Acta Paediatr Scand 80: 323–327
Poley JR (1994) Malignant liver disease in alpha1-antitrypsin deficiency. Acta Paediatr Suppl 393: 27–32
Shin SJ, Meininger G (2000) alpha-1-antitrypsin deficiency. N Engl J Med 343: 1933
Sveger T (1994) Screening for alpha1-antitrypsin deficiency. Acta Paediatr Suppl 393: 18–20
Sveger T, Eriksson S (1995) The liver in adolescents with α1-antitrypsin deficiency. Hepatology 22: 514–517
Teckman JH, Qu D, Perlmutter DH (1996) Molecular pathogenesis of liver disease in α1-antitrypsin deficiency. Hepatology 24: 1504–1516

125 Hepatitis

S. Wirth

Hepatiden können viral bedingt oder Ausdruck von Autoimmunprozessen sein. Durch die raschen Fortschritte in der Entwicklung neuer molekularbiologischer Untersuchungstechniken gelang es über die letzten 15 Jahre, zahlreiche hepatotrope Viren zu charakterisieren und verschiedenen klinischen Leberkrankheiten zuzuordnen. Bis zum Beginn der 70er Jahre wurde lediglich zwischen der infektiösen Hepatitis mit kurzer Inkubationszeit und der Serumhepatitis mit langer Inkubationszeit differenziert. Mittlerweile sind nun 8 voneinander verschiedene primär hepatotrope Viren bekannt, die unterschiedliche klinische Verläufe hervorrufen. Mit der besseren Charakterisierung wuchsen die Kenntnisse über die Epidemiologie und den klinischen Verlauf. In der Folge entstand eine Fülle von Publikationen über die Therapiemöglichkeiten der Virushepatitiden. Trotz aller Bemühungen sind die Erfolge bescheiden geblieben.

In Tabelle 125.1 ist das aktuelle Hepatitisalphabet mit den wesentlichen Charakteristika der Krankheiten dargestellt.

Hepatitis A

Definition. Die Hepatitis A ist eine selbstlimitierende, akute Leberentzündung, die durch das Picornavirus „Hepatitis-A-Virus" hervorgerufen wird.

Ätiologie und Pathogenese. Das Hepatitis-A-Virus (HAV) ist ein RNS-Virus von etwa 27 nm Durchmesser und gehört zur Familie der Picornaviren. Die Strukturen des Virus sind definiert. Aus dem RNS-Genom entstehen 11 Virusproteine mit verschiedenen strukturellen und nichtstrukturellen Funktionen. Es gibt insgesamt mindestens 7 Genotypen, die jedoch keine klinische Relevanz zu haben scheinen. Antikörper gegen HAV (Anti-HAV) neutralisieren universell. Die Pathogenese der Hepatitis-A-Infektion ist bisher nicht geklärt. Es scheint wahrscheinlich, daß das HAV geringgradig direkt zytopatisch, die klinische Hepatitis jedoch durch die zytotoxische Aktivität der T-Zellen bedingt ist.

Klinische Symptome. Die Hepatitis A ist eine akute oder subakute Krankheit. Der klinische Verlauf ist abhängig vom Alter des Patienten, wobei bei Kindern die Infektion sehr häufig asymptomatisch oder nur mit geringen Krankheitszeichen verläuft. Die Inkubationszeit beträgt 15–49 Tage (Mittelwert 3–4 Wochen) und beginnt meist mit uncharakteristischen Krankheitszeichen. Fehlt die Cholestase, ist die Diagnose klinisch schwer zu stellen. In Tabelle 125.2 sind die häufigsten klinischen Symptome aufgeführt. Die klinischen

Tabelle 125.2. Klinische Symptomatik bei Kindern mit Hepatitis A

Symptome	Häufigkeit [%]
Übelkeit/Erbrechen	65
Ikterus	65
Durchfall	58
Bauchschmerzen	48
Abgeschlagenheit	48
Fieber	41
Appetitlosigkeit	41
Arthralgie	6

Tabelle 125.1. Aktuelles Hepatitisalphabet

Diagnose	Virus	Genom	Virusfamilie	Diagnostik	Chronizität	Therapie
Hepatits A	HAV	RNA	Picorna-Virus	Anti-HAV	Nein	Nein
Hepatits B	HBV	DNA	Hepadna-Virus	HBsAG, HBe-AG, anti-HBe, HBV-DNA	10–90 % je nach Alter	α-Interferon; Lamivudin
Hepatits C	HCV	RNA	Flavi-Virus	Anti-HCV, HCV-RNA	60–80 %	α-Interferon mit Ribavirin
Hepatits D	HDV	RNA	Viroid	Anti-HD, HDV-RNA	>60 %	Nein
Hepatits E	HEV	RNA	Calici-Virus	Anti-HEV	Nein	Nein
Hepatits G	HGV	RNA	Flavi-Virus	HGV-RNA	Ja	Nein
TT-Virus	TTV	DNA	Circo-Virus	TTV-DNA	Ja	Nein
SEN-Virus	SENV	DNA	Circo-Virus	SEN-DNA	Ja	Nein

Befunde gehen innerhalb von 2–4 Wochen deutlich zurück. Bemerkenswert ist, daß bei zahlreichen Kindern offenbar eine stille Feiung eintritt. Derzeit besteht bei Jugendlichen unter 18 Jahren eine Durchseuchung (Nachweis von Anti-HAV-IgG) von 5–10 %.

Das Virus wird fäkal-oral übertragen und während der Inkubationsphase in großen Mengen im Stuhl ausgeschieden. Während der Inkubationszeit und der frühen Krankheitsphase ist auch eine Virämie nachweisbar, wobei die Ansteckungsfähigkeit nur etwa 1 Woche nach Krankheitsbeginn anhält.

Chronische Krankheiten oder ein HAV-Trägerstatus sind nicht bekannt. Bei 4–20 % der Patienten mit akuter Hepatitis A werden rezidivierende oder auch protrahierte Verläufe beobachtet, die 2–3 Monate nach klinischer Besserung durch erneuten Ikterus und Wiederanstieg der Transaminasen in Erscheinung treten. Aber auch diese protrahierten Verläufe heilen regelmäßig aus.

Fulminante Verläufe der Hepatitis A sind bekannt, jedoch im Kindesalter ausgesprochen selten und kommen überwiegend in Entwicklungsländern vor.

Extrahepatische Krankheiten bei Hepatitis A wie Arthritis, hämolytische Anämie, Nierenversagen oder Meningoenzephalitis sind in Einzelfällen beschrieben worden.

Diagnose. Mit dem Nachweis von Antikörpern gegen das HAV steht eine zuverlässige Diagnostik zur Verfügung. In der akuten Phase oder bei einer frisch ablaufenden HAV-Infektion läßt sich Anti-HAV-IgM nachweisen, während mit der Ausheilung der Hepatitis A HAV-IgM verschwindet und gleichzeitig Anti-HAV-IgG ansteigt. Anti-HAV-IgG persistiert in der Regel lebenslang und schützt vor einer Reinfektion. Bei cholestatischen Verläufen kann Anti-HAV-IgM wieder verstärkt auftreten und insgesamt über Monate persistieren. Bei einer akuten Hepatitis A sind die Serumtransaminasen stark erhöht. Je nach Ausmaß der Cholestase finden sich Hyperbilirubinämie und Anstieg der Cholestaseparameter.

Therapie. Eine kausale Therapie der Hepatitis A gibt es nicht. Es wird Bettruhe nach Selbstregulation des Kindes empfohlen. Leberschonkost, Steroide oder andere Medikamente sind nicht indiziert. Im seltenen Fall einer fulminanten Hepatitis ist eine Lebertransplantation nur bei etwa 40 % der Patienten erforderlich.

Prophylaxe. Zur Prophylaxe steht eine passive und aktive Immunisierung zur Verfügung. Die Aktivimpfung wird ab dem 2. Lebensjahr empfohlen. Sie besteht aus 2 Injektionen im Abstand von 6 Monaten, kann aber auch innerhalb von 2 Monaten appliziert werden. Aufgrund der raschen Antikörperentstehung ist es durchaus gerechtfertigt, die aktive Immunisierung bei Kindern und Jugendlichen mit engem Kontakt zu Hepatitis-A-Erkrankten durchzuführen (Riegelungsimpfung). Die aktive Immunisierung gegen Hepatitis A ist darüber hinaus bei Auslandsreisenden in Endemiegebiete sowie medizinischem Personal in der Pädiatrie und Personal in Kindertagesstätten indiziert.

Zwischenzeitlich steht auch eine Kombinationsimpfung gegen Hepatitis A und Hepatitis B zur Verfügung.

Die passive Immunprophylaxe wird bei direkter Exposition nach unmittelbarem Kontakt kaum noch empfohlen. Kinder können zu Gemeinschaftseinrichtungen spätestens 2 Wochen nach den ersten Symptomen wieder zugelassen werden.

Hepatitis B

Definition. Die Hepatitis B ist eine akute oder chronisch verlaufende Leberentzündung, die durch das Hepatitis-B-Virus, ein Hepadnavirus, hervorgerufen wird.

Ätiologie und Pathogenese. Das vollständige Hepatitis-B-Virus besteht aus einem Hüllprotein (HBsAg), einem Kernprotein (HBcAg) sowie der im Kern befindlichen Hepatitis-B-Virus-DNA (HBV-DNA). Das Virusgenom hat eine Länge von etwa 3200 Nukleotiden und beinhaltet 4 offene Leserahmen (C-, S-, P- und X-Gen). Für die serologische Diagnostik ist der Nachweis von HBsAg, HBeAg, HBV-DNA sowie der korrespondierenden Antikörper Anti-HBs und Anti-HBe von Bedeutung. Das im Hepatozyten nachweisbare HBcAg wird nicht sezerniert. Daher finden sich in jeder Phase der Krankheit Antikörper gegen Anti-HBc. Als Zeichen der akuten Infektion bzw. der Reaktivierung einer chronischen Infektion läßt sich Anti-HBc-IgM nachweisen.

Das HBsAg repräsentiert im wesentlichen die Virushülle und trägt eine gemeinsame gruppenspezifische Determinante a, gegen die das Anti-HBs als neutralisierender Antikörper gerichtet ist. HBeAg wird wie HBcAg von der C-Region kodiert und nach Abspaltung einiger Aminosäuren aus den Hepatozyten ausgeschleust und ist im Serum nachweisbar.

Das Hepatitis-B-Virus infiziert menschliche Hepatozyten, ohne direkt zytopathogen zu sein. Die entzündliche Aktivität wird durch das Immunsystem des Wirts induziert. Die Hepadnaviren wurden allerdings auch in anderen Zellen und Geweben gefunden, insbesondere in Zellen des hämatopoetischen Systems, in der Milz, in Lymphknoten, im Thymus, in Endothelzellen und in der Niere.

Epidemiologie. Weltweit gibt es derzeit etwa 250 Mio. chronische HBsAg-Träger. Diese Menschen repräsentieren ein Virusreservoir und somit eine fortwährende Infektionsquelle. In Deutschland sind etwa 0,4 % der Bürger Träger des HBsAg. In östlichen Ländern liegt die Prävalenz höher.

Die Übertragung des HBV erfolgt klassischerweise durch Kontakt mit Blut und Blutprodukten bzw. durch Intimkontakte. Im Kindesalter spielt v.a. auch die vertikale Transmission (Mutter-Kind-Infektion) sowie die horizontale Infektion eine wesentliche Rolle. Die Übertragung durch Bluttransfusionen oder Blutprodukte ist mit zunehmender Sicherheit der Kontrollverfahren auf eine Wahrscheinlichkeit von unter 1:50 000 Transfusionen zurückgegangen. Das vertikale Transmissionsrisiko beträgt bei aktiver und passiver Immunisierung etwa 3–5 %. Ohne Immunisierung liegt die Infektionsrate bei HBeAg-positiven Müttern bei über 90 % und bei Anti-HBe-positiven Müttern zwischen 15 und 25 %.

Klinische Symptome. Bei jüngeren Kindern verläuft die akute HBV-Infektion meist asymptomatisch. Bei klinisch auffälligen Patienten kommt es nach einer Inkubationszeit von 40–180 (Mittelwert: 75–90) Tagen zu einer klinisch-symptomatischen akuten Hepatitis mit Müdigkeit, Abgeschlagenheit, Übelkeit, Appetitlosigkeit, gelegentlich rechtsseitigen Oberbauchbeschwerden und Temperaturerhöhung. Auch extrahepatische Begleiterscheinungen wie Arthritis, Glomerulonephritis und bei älteren Patienten auch Panarteriitis nodosa können selten beobachtet werden.

Als Korrelat zum klinisch nachweisbaren Ikterus findet sich laborchemisch eine Erhöhung des Bilirubins sowie der Transaminasen. Normalerweise ist die klinische Symptomatik innerhalb von 3–6 Wochen rückläufig. Bei den meisten Patienten heilt die akute Hepatitis B aus, die Chronizitätsrate beträgt im Erwachsenenalter 5–10 %. Für Kinder besteht eine Altersabhängigkeit. Während die Chronizitätsrate im 1. Lebensjahr bei fast 90 % liegt, reduziert sie sich im Kleinkindesalter auf 40–60 %, im Vorschulalter auf 20–40 % und nähert sich dann im Schulalter dem Risiko Erwachsener.

Die chronische Hepatitis B ist als HBsAg-Persistenz von mehr als 6 Monaten definiert. Ist im Rahmen einer akuten Hepatitis-B HBV-DNA länger als 2–3 Monate im Serum nachweisbar, muß von einem chronischen Verlauf ausgegangen werden.

Diagnose. Die akute Hepatitis B wird durch den Nachweis von HBsAg, HBeAg sowie Anti-HBc-IgM und -IgG serologisch gesichert. Etwa 8 Wochen nach Ausbruch der Krankheit wird HBsAg aus dem Serum eliminiert, kurz vorher kommt es bereits zu einer Serokonversion zu Anti-HBe. Nach einer frisch überstandenen Hepatitis B sind Anti-HBs, Anti-HBe sowie Anti-HBc nachweisbar. Anti-HBc-IgM kann bis zu 6 Monate persistieren. Bei der Interpretation der HBV-DNA-Befunde muß die Bestimmungsmethode mitberücksichtigt werden. Konventionelle Hybridisierungsverfahren (Dot blot, Flüssigphasenhybridisierungsassay) haben eine Nachweisgrenze von etwa 1 pg/ml (ca. 30 000–50 000 Viren/ml), während mit der Polymerasekettenreaktion noch wesentlich kleinere Virusmengen nachgewiesen werden können.

In den Phasen hoher Virusreplikation (akute Hepatitis B, HBeAg-positive Phase der chronischen Infektion) lassen sich zwischen 10^7 und 10^{10} Virionen/ml nachweisen. Nach Serokonversion zu Anti-HBe ist die Viruslast stark reduziert und liegt in einem Bereich von 10^2–10^4 Virionen/ml.

Fulminante Hepatitis B

Die akute Hepatitis B kann in seltenen Fällen fulminant verlaufen (im Kindesalter unter 1 %). Während der Phase der fulminanten Hepatitis kommt es zu ausgedehnten Leberzellnekrosen mit initial sehr hohen Transaminasenwerten, die sich dann relativ rasch normalisieren. Besonders Neugeborene, die durch eine Anti-HBe-positive Mutter infiziert wurden, scheinen ein höheres Risiko zu haben, im Alter von 2–4 Monaten an einer fulminanten Hepatitis B zu erkranken. Die Letalität liegt bei bis zu 80 %.

Chronische Hepatitis B

Es werden 2 Phasen der chronischen Hepatitis B unterschieden. Die 1. Phase ist durch den Nachweis von HBsAg, HBeAg und hohen Konzentrationen der HBV-DNA charakterisiert, während in der 2. Phase der Krankheit HBsAg, Anti-HBe und niedere Konzentrationen von HBV-DNA vorliegen. Diese Serokonversion von HBeAg zu Anti-HBe tritt in einem variablen Zeitraum nach Infektion auf und kann im Einzelfall nicht vorhergesagt werden. Die Serokonversionsrate liegt etwa zwischen 10 und 15 % pro Jahr. Die Viruselimination (Nachweis von Anti-HBs) ist ausgesprochen selten. Die jährliche Serokonversionsrate von HBeAg zu Anti-HBe wird vom Infektionsweg und von der entzündlichen Aktivität der Krankheit beeinflußt. So serokonvertieren Kinder mit vertikaler Transmission weniger häufig spontan als Kinder mit horizontaler Infektion. Kinder mit höherer entzündlicher Aktivität zeigen ebenfalls eine höhere Konversionsbereitschaft. Langfristig besteht das Risiko einer Leberzirrhose (5–20 %); nach Jahrzehnten kann ein hepatozelluläres Karzinom entstehen.

Hepatitis-B-Virusvarianten

Durch molekularbiologische Untersuchungstechniken wurde es möglich, das Hepatitis-B-Virusgenom im Krankheitsverlauf näher zu untersuchen. Dabei wurde deutlich, daß eine hohe Variabilität in bestimmten Genabschnitten besteht. Wichtige Mutationen wurden im PräC-Bereich sowie im S-Bereich beobachtet. Durch einen Basenaustausch kann im PräC-Bereich ein Stopcodon entstehen, das die Transkription des HBeAg unmöglich macht. Diese Punktmutation an der Position 1896 des HBV-Genoms wurde auch mit fulminanten Hepatitiden in Zusammenhang gebracht.

Allerdings kann diese Präcore-Mutante auch bei einer Anzahl von HBeAg-positiven und asymptomatischen Anti-HBe-positiven HBsAg-Trägern nachgewiesen werden. Häufig tritt sie bei den Patienten auch gemeinsam mit dem Wildtyp auf. Bei Kindern scheint diese Mutante seltener als bei Erwachsenen vorzukommen, sie wurde allerdings bei Säuglingen mit fulminanter Hepatitis nach Infektion durch eine Anti-HBe-positive Mutter häufig nachgewiesen. Weitere Mutationen im S-Gen- und PräS-Gen-Bereich wurden beschrieben.

Neben Punktmutationen wurden Insertionen und Deletionen nachgewiesen. Von besonderem Interesse ist eine Punktmutation im Bereich der a-Determinante des HBsAg, die die Bindung des neutralisierenden Antikörpers Anti-HBs verhindert. Diese Escape-Mutanten können trotz einer aktiven und passiven Immunisierung zu einer chronischen Infektion führen. In Abb. 125.1 ist das HBV-Genom mit den

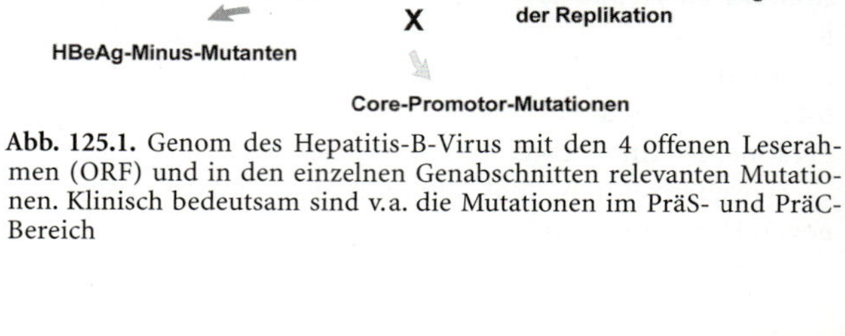

Abb. 125.1. Genom des Hepatitis-B-Virus mit den 4 offenen Leserahmen (ORF) und in den einzelnen Genabschnitten relevanten Mutationen. Klinisch bedeutsam sind v.a. die Mutationen im PräS- und PräC-Bereich

offenen Leserahmen und den damit verbundenen wichtigen Mutationen dargestellt.

Therapie der chronischen Hepatitis B. In Analogie zur chronischen Hepatitis B im Erwachsenenalter wurde in zahlreichen Studien auch bei Kindern nachgewiesen, daß α-Interferon die Serokonversion von HBeAg zu Anti-HBe in etwa 30–40 % der Fälle erreichen kann. Den Therapieerfolg begünstigende Faktoren sind eine histologisch nachgewiesene aktive Hepatitis, hohe SGPT-Werte und niedrige HBV-DNA-Konzentrationen im Serum. Der Infektionsweg spielt ebenfalls eine Rolle, vertikal infizierte Kinder sprechen schlechter an. Patienten mit normalen Serumtransaminasen, sehr hohen HBV-DNA-Konzentrationen und geringen histologischen Veränderungen im Lebergewebe sollten nicht behandelt werden.

Das Wirkungsmaximum von α-Interferon liegt zwischen der 8. und 16. Behandlungswoche. Gegenwärtig wird eine Dosis von 5 MU α-Interferon/m^2 3mal/Woche über maximal 6 Monate empfohlen. Die Behandlung wird im wesentlichen gut toleriert, es kommt allerdings regelmäßig zu Nebenwirkungen, die sich meistens auf Fieber, Appetitlosigkeit, geringe Leistungseinschränkung bei älteren Kindern und einen mäßigen Abfall von Leukozyten und Thrombozyten beschränken. Die Hauptargumente für eine α-Interferontherapie im Kindesalter liegen in der zeitlich vorgezogenen Serokonversion von HBeAg zu Anti-HBe im Erfolgsfall und der damit verbundenen deutlich niedrigeren Infektiosität. Man hofft, daß die Dauer der progredienten Krankheitsaktivität und damit das Leberzirrhoserisiko reduziert wird. Außerdem wurde eine Serokonversion von HBsAg zu Anti-HBs, die einer Viruselimination entspricht, bei 6–10 % der behandelten Patienten beobachtet.

Bei Kindern mit einem progredienten Verlauf der Erkrankung kann auch ein Therapieversuch mit dem Nukleosidanalogon Lamivudin durchgeführt werden.

Hepatitis C

Definition. Die Hepatitis C ist eine akute oder chronisch verlaufende Leberentzündung, die durch das Hepatitis-C-Virus, ein RNA-Virus aus der Familie der Flaviviren, hervorgerufen wird.

Ätiologie und Pathogenese. Das HCV-Genom ist einsträngig und hat eine Länge von etwa 10 000 Basenpaaren. Es werden ein Nukleokapsidprotein sowie mehrere Hüllproteine und Nichtstrukturproteine codiert (Abb. 125.2). Es besteht eine ausgeprägte genetische Heterogenität. Durch Sequenzanalysen werden derzeit 6 verschiedene HCV-Genotypen unterschieden. Innerhalb eines Genotyps werden Subtypen differenziert, die eine Sequenzhomologie zwischen 72 und 86 % aufweisen. Aufgrund der hohen Anzahl von Mutationen, insbesondere in der hypervariablen E- und NS1-Region, erscheinen Immunantwort und Viruselimination erschwert.

Das Hepatitis-C-Virus infiziert nicht nur Hepatozyten, sondern wurde auch in anderen Geweben, z.B. des hämatopoetischen Systems, nachgewiesen. Der Mechanismus der HCV-Bindung an die Leberzelle und der Vorgang der Virusaufnahme ist bisher nicht geklärt. Die Virusreplikation ist, verglichen z.B. mit der Hepatitis B, wesentlich niedriger und liegt zwischen 10^5 und 10^7 Viruspartikeln/ml Serum.

Die Hepatitis-C-Infektion ist weltweit verbreitet und betrifft derzeit schätzungsweise 200 Mio. Menschen. In Deutschland sind 0,4 % der Einwohner Anti-HCV-positiv. HCV wurde bisher überwiegend parenteral durch Blut- und Blutprodukte übertragen, weitere Risikogruppen sind i.v.-Drogenabhängige und Organtransplantatempfänger. Kontaktpersonen von HCV-Infizierten haben ebenfalls ein leicht erhöhtes Erkrankungsrisiko. Die vertikale Transmission (Mutter-Kind-Infektion) ist nachgewiesen und kommt bei etwa 3–8 % der Kinder von HCV-RNA-positiven Müttern vor. Bei einer zusätzlichen HIV-Infektion der Mutter ist das Risiko höher. Außerdem steigt die Übertragungswahrscheinlichkeit bei Müttern mit der Zahl an Viruspartikeln/ml Serum.

Im Kindesalter spielt die vertikale Infektion eine zunehmend größere Rolle, da die Patienten, die durch Blut und Blutprodukte infiziert wurden (Hämophile, onkologische Patienten), zahlenmäßig abnehmen. Entsprechend werden sog. sporadische Fälle, bei denen eine Infektionsquelle nicht bekannt ist, ebenfalls häufiger.

Klinische Symptome. Nach einer Inkubationszeit von 2–26 Wochen (Mittelwert: 8 Wochen) kann es zu klinischen Erscheinungen kommen, die sich in der Anfangsphase nicht wesentlich von einer akuten Hepatitis A oder B unterscheiden. Eine fulminante Hepatitis ist selten. Vor allem im Kindesalter dürfte es ausgesprochen selten vorkommen, daß man eine akute Hepatitis C nachweisen kann, da die meisten Infektionen wenig symptomatisch verlaufen. Mindestens 60 % der Infizierten entwickeln eine chronische Infektion.

Während der akuten Krankheitsphase stehen uncharakteristische Krankheitszeichen ganz im Vordergrund, und nur bei etwa 25 % der Erkrankten kommt es zu einem Ikterus. Extrahepatische Manifestationen der HCV-Infektion können im Verlauf einer akuten, aber auch bei einer chronischen Hepatitis auftreten. Arthritis, Urtikaria, aber auch hämatologische Veränderungen und Zeichen einer Vaskulitis bzw. Glomerulonephritis wurden beschrieben.

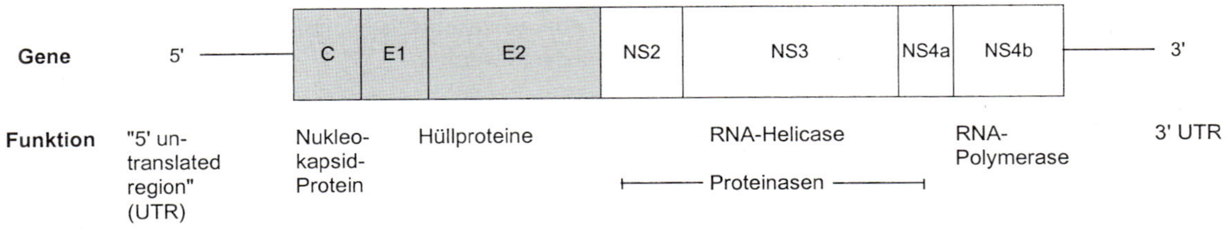

Abb. 125.2. Organisation des Hepatitis-C-Virusgenoms mit Struktur- und Nichtstrukturproteinen

Diagnose. Die HCV-Infektion wird durch den Nachweis von Anti-HCV in erster Instanz geführt. Es sind zahlreiche kommerzielle Nachweisverfahren im Einsatz, die Teile des Kernproteins (C22), NS2 (C33), NS3/NS4 (C100) und das NS5-Peptid nachweisen. Eine noch höhere Spezifität kann durch einen rekombinanten Immunoblotassay (RIBA) erreicht werden. Bei einem positiven Anti-HCV-Titer wird die HCV-RNA entweder qualitativ oder, wenn die Frage einer α-Interferonbehandlung diskutiert wird, quantitativ bestimmt. In diesen Fällen ist die Genotypisierung ebenfalls notwendig. Es sei darauf hingewiesen, daß die Höhe der Transaminasen bei der chronischen Hepatitis C eine begrenzte Aussagekraft hat, da gerade bei dieser Krankheit ein undulierender Verlauf mit stark schwankenden Transaminasen innerhalb weniger Monate charakteristisch ist.

Therapie. Für an einer akuten Hepatitis C erkrankte Erwachsene liegen einige Studien mit α-Interferon und Ribavirin vor. Sie zeigen, daß die Chronizitätsrate gegenüber dem Spontanverlauf herabgesetzt werden kann.

Die Therapie der chronischen Hepatitis C wurde in den letzten Jahren weiterentwickelt. Während die Therapiestudien mit α-Interferon unbefriedigende Ansprechraten ergaben, hat sich dies mit der Kombinationsbehandlung α-Interferon und Ribavirin geändert. Die jetzt zugelassene Standardtherapie für Erwachsene ergibt Ansprechraten mit dauerhafter Negativierung der HCV-RNA und Normalisierung der Transaminasen von etwa 35-60%. Die Ansprechrate hängt vom Genotyp ab. Genotyp 1 spricht mit ca. 30-40% mäßig an, während für die Genotypen 2–4 durchaus 50-60% der Fälle erfolgreich zu behandeln sind. Die Therapieergebnisse haben sich aber mit der Einführung des PEG-Interferons in Kombination mit Ribavirin weiter verbessert. Patienten mit Genotyp 1 weisen mit dieser Kombination eine Ansprechrate von 45–50% auf, solche mit Genotyp 2 oder 3 über 80%.

Auch bei Kindern sollte diese Behandlung angeboten werden. Dabei scheint nach vorläufiger Datenlage der Infektionsweg nicht von übergeordneter Bedeutung. Die Erfolgsrate scheint ähnlich hoch wie im Erwachsenenalter zu liegen. Kinder tolerieren die Behandlung allerdings wesentlich besser. Die Therapie soll in erfahrenen Händen liegen; derzeit werden Untersuchungen mit PEG-Interferon und Ribavirin bei Kindern durchgeführt. Grundsätzlich muß beachtet werden, daß das Risiko einer autoimmunen Aktivierung besteht, so daß vor und während jeder Behandlung die LKM1-Antikörper (Liver-kidney-membrane-Antikörper), vor allem aber die Schilddrüsenparameter untersucht werden müssen.

Prognose. Kinder nach möglicher vertikaler Transmission sollten im Alter von 15–18 Monaten obligatorisch eine Kontrolluntersuchung auf Anti-HCV-Antikörper bekommen. Sind diese negativ, kann davon ausgegangen werden, daß keine Infektion vorliegt. Bei früheren Untersuchungen muß die HCV-RNA als Infektionsmarker bestimmt werden. Während ältere Menschen offenbar schwerere Verläufe aufweisen, scheint der Verlauf der chronischen Hepatitis C bei Kindern weniger progredient zu sein. Bei 1/3 der Kinder besteht leberbioptisch eine chronisch-aggressive, bei 2/3 eine chronisch-persistierende Hepatitis. Die Inzidenz der Leberzirrhose bei längerem Verlauf über etwa 10 Jahre wird mit 2–5, max. 10% angegeben. Die spontane Eliminationsrate ist wahrscheinlich gering. Langfristig, d.h. nach Jahrzehnten, besteht das Risiko der Entstehung eines hepatozellulären Karzinoms.

Hepatitis D

Definition. Die Hepatitis D ist eine akute oder chronische Leberentzündung, die durch das Hepatitis-D-Virus, ein inkomplettes Virus (Viroid), das zur Replikation auf das Hepatitis-B-Virus angewiesen ist, hervorgerufen wird.

Ätiologie und Pathogenese. HDV ist ein RNA-Virus mit einer zirkulären Einzelstrang-RNA mit einer Länge von 1700 Basenpaaren. Die Übertragungsmechanismen entsprechen denen des Hepatitis-B-Virus und führen entweder zu einer gleichzeitigen („Ko"-)Infektion oder zu einer Superinfektion von chronischen HBsAg-Trägern. In HBV-endemischen Gebieten kommt auch das δ-Virus häufiger vor und kann eine Prävalenz von über 10% erreichen. In Deutschland ist bei Kindern mit einer Häufigkeit von etwa 3% mit deutlicher Rückläufigkeit zu rechnen. Bei Kindern erfolgt die Übertragung überwiegend horizontal; es sind auch perinatale Infektionen beschrieben.

Die Hepatitis D ist nicht an das HBeAg/Anti-HBe-System gebunden, sondern benötigt zur Virusreplikation das strukturelle Hepatitis-B-Virus und benutzt die Hülle des HBsAg zur Vervollständigung seiner Struktur. Die assoziierte Infektion ist immer mit einer Verstärkung der entzündlichen Aktivität der Hepatitis B verbunden.

Klinische Symptome. Eine akute Hepatitis D ist eine Rarität. Bei der Infektion eines chronischen HBsAg-Trägers werden nur in seltenen Fällen klinische Krankheitszeichen bemerkt. Es kann zum Auftreten eines Ikterus kommen oder zu einer grippalen Symptomatik. Im Langzeitverlauf ist etwa bei 1/3 der Patienten mit einer ernsthaften Verschlechterung der Krankheit zu rechnen. Auch die Serokonversion zu Anti-HBe hat keine entscheidende Verbesserung des histologischen Befundes zur Folge. Trotzdem liegen die Serumtransaminasen in der Regel in diesen Fällen niedriger als vorher, und die Aktivität der chronisch-aktiven Hepatitis kann sich etwas vermindern.

Diagnose. Die serologische Diagnostik wird durch die Bestimmung des Anti-HD geführt. Zusätzlich kann als Marker der Virusreplikation die HDV-RNA im Serum bestimmt werden. Im Lebergewebe und in der Initialphase der Infektion ist das HDV-Antigen (HDAg) nachweisbar. Aus Kostengründen wird meist auf die Bestimmung der HDV-RNA verzichtet. Bei chronischen HBsAg-Trägern, die eine Serokonversion zu Anti-HBe vollzogen haben und erhöhte Leberwerte aufweisen, muß immer auch an eine Hepatitis D gedacht werden.

Therapie. Eine wirksame Behandlung der chronischen Hepatitis D gibt es nicht. Studien mit α-Interferon ergaben bisher enttäuschende Ergebnisse. Praktisch alle Patienten hatten nach anfänglichem Ansprechen auf die Behandlung einen Rückfall. Die Behandlung der Hepatitis D mit Interferon kann also nicht empfohlen werden. Es ist allerdings trotzdem die Frage, ob man HBeAg und Anti-HD-positive Kinder behandeln sollte unter dem Aspekt, daß eine Serokonversion zu Anti-HBe von Vorteil zu sein scheint. Nach Serokonversion zu Anti-HBe besteht keine Indikation zur Interferontherapie mehr; insbesondere dürfen Kinder mit einer bereits bestehenden Leberzirrhose nicht behandelt werden.

Prognose. Langfristig muß mit einer unterschiedlich progredienten Lebererkrankung gerechnet werden, die durchaus das Risiko einer Leberzirrhose birgt. Auf dem Boden der Krankheit kann ein hepatozelluläres Karzinom entstehen. Bei Patienten mit einer Leberzirrhose kann eine Lebertransplantation durchgeführt werden.

Eine aktive oder passive Immunisierung gegen Hepatitis D ist nicht möglich, allerdings kann der Krankheit mit der Prävention gegen eine Hepatitis B wirksam vorgebeugt werden.

Hepatitis E

Definition. Die Hepatitis E ist eine selbstlimitierende, akute Leberentzündung, die durch ein RNS-Virus aus der Familie der Caliciviren hervorgerufen wird.

Ätiologie und Pathogenese. Das Hepatitis-E-Virus hat einen Durchmesser von 32–24 nm. Die genetische Organisation der RNA ist bekannt. Das Genom hat eine Länge von 7500 Basenpaaren. Eine erhebliche genetische Heterogenität liegt vor, bisher sind 3 Genotypen identifiziert.

Das HEV infiziert natürlicherweise nur den Menschen. Nach einer Inkubationszeit von etwa 40 Tagen (Mittelwert: 10–56 Tage) kommt es zu einer klinisch symptomatischen akuten Hepatitis. Die Krankheit wird, wie die Hepatitis A, fäkal-oral übertragen und ist in Ländern mit einfachen hygienischen Verhältnissen verbreitet. Die Viruskonzentration im Stuhl ist mit 10^7 Partikeln/g niedriger als bei der HAV-Infektion.

In Deutschland wird die Krankheit selten und in der Regel nur im Zusammenhang mit Auslandsreisen beobachtet.

Klinische Symptome. Die häufigsten klinischen Zeichen sind Ikterus, Verfärbung des Stuhls sowie uncharakteristische Krankheitszeichen mit allgemeinen Symptomen. Nach 2–3 Wochen flaut die Symptomatik ab. Insbesondere bei schwangeren Frauen im 3. Trimenon kann allerdings eine Hepatitis E fulminant verlaufen und ist mit einer Mortalität von 10–20 % verbunden. Die Ursache dafür ist bisher nicht geklärt. Zu einem Übergang in einen chronischen Verlauf kommt es nicht.

Diagnose. Die Diagnostik der Hepatitis E wird serologisch durch den Nachweis von Antikörpern gegen das HEV (Anti-HEV) geführt. Der Erreger kann außerdem durch die PCR-Amplifikation in Stuhl oder Serum nachgewiesen werden.

Therapie. Eine kausale Therapie der Hepatitis E gibt es nicht. Es wird Bettruhe nach Selbstregulation des Patienten empfohlen.

Prophylaxe. Eine passive oder aktive Immunisierung steht bisher nicht zur Verfügung.

Hepatitis G

Definition. Im Jahre 1995 wurde ein weiteres Hepatitisvirus aus der Flavigruppe identifiziert und als Hepatitis-G-Virus bezeichnet. Es handelt sich dabei um ein RNA-Virus mit einer Länge von 9300 Nukleotiden, mit einer Verwandtschaft zum Hepatitis-C-Virus.

Ätiologie und Pathogenese. HGV ist weltweit verbreitet und nach Infektion mit einer persistierenden Virämie verbunden. Sehr häufig findet sich gleichzeitig eine Infektion mit dem Hepatitis-C-Virus. Die Diagnose erfolgt mittels Bestimmung der HGV-RNA mit PCR.

In einigen Fällen konnte HGV bei akuten Nicht-A-E-Hepatitiden nachgewiesen werden. Neben der überwiegend transfusionsassoziierten Übertragung kann das Virus auch vertikal vermittelt werden. Der Nachweis von HGV im Serum ist nur in wenigen Fällen mit einer Erhöhung der Leberwerte verbunden.

Nach gegenwärtiger Datenlage ist bei anderweitig gesunden und immunkompetenten Menschen nicht davon auszugehen, daß das Hepatitis-G-Virus eine wesentliche und chronische Leberschädigung hervorruft („innocent bystander").

TT-Virus

Ende 1997 wurde ein weiteres parenteral übertragbares hepatotropes Virus, das TTV, charakterisiert. Es handelt sich dabei um ein DNA-Virus, das bei vielen Patienten mit einer chronischen Hepatitis B oder C, aber auch bei einem Teil Gesunder nachgewiesen werden kann. Das Virus kann auch perinatal übertragen werden und über viele Jahre nachweisbar sein. Die klinische Relevanz ist der des Hepatitis-G-Virus vergleichbar.

SEN-Virus

Das 1999 erstmals isolierte SEN-Virus entstammt der gleichen Gruppe wie das TT-Virus. Es gibt mindestens 8 verschiedenen Subtypen und wird mit akuten und chronischen Hepatitiden in Zusammenhang gebracht. Die Bewertung der klinischen Relevanz ist gegenwärtig Gegenstand der Forschung.

Autoimmunhepatitis

Definition. Die Autoimmunhepatitis stellt eine entzündliche Leberkrankheit unklarer Genese mit fortschreitender Zerstörung des Leberparenchyms dar. Autoimmunvorgänge spielen in der Pathogenese eine zentrale Rolle. Aufgrund einer gestörten Immunreaktivität kommt es zum Toleranzverlust gegen Eigenantigene von Zellstrukturen. Die Diagnose läßt sich durch die Bestimmung zirkulierender Autoantikörper nachweisen. Man unterscheidet im wesentlichen die ANA- und LKM-positive Autoimmunhepatitis. Die Krankheit verläuft chronisch und hat häufig eine Leberzirrhose zur Folge.

Ätiologie und Pathogenese. Die Ätiologie der Autoimmunhepatitis ist bisher nicht geklärt. Als auslösende Faktoren werden Infektionserreger, u. a. hepatotrope Viren, aber auch exogene Einflüsse und v. a. genetische Faktoren diskutiert. In 70–80 % der Fälle wird eine Assoziation mit den humanen Leukozytenantigenen B 8, DR 3 oder DR 4 beobachtet. Aufgrund von im Serum nachweisbaren Autoantikörpern werden 2 Haupttypen der Autoimmunhepatitis unterschieden. Gerade in jüngster Zeit wurde das Herpes-simplex-Virus Typ 1 als ätiologischer Faktor für die LKM-1-positive Autoimmunhepatitis diskutiert. Die Hypothese beruht auf dem Nachweis einer Aminosäurensequenzhomologie zwischen einem Protein des Herpes-simplex-Virus und dem B-Zellepitop des mit der Krankheit eng assoziierten Autoantigens, dem Cytochrom P450 2D6. Untersuchungen unterschiedlicher Lymphozytenpopulationen zeigten eine Überaktivität von B-Lymphozyten mit entsprechender polyklonaler Hypergammaglobulinämie. Im Lebergewebe werden als Lymphozyteninfiltrat T-Lymphozyten identifiziert.

Pathologie. Das morphologische Bild der Autoimmunhepatitis entspricht meist einer chronisch-aktiven Hepatitis. Das Ausmaß der entzündlichen Aktivität ist variabel. Meistens finden sich erhebliche entzündliche Infiltrate mit periportalen oder periseptalen Mottenfraßnekrosen und beginnenden Umbauzeichen. Häufig besteht bei der Diagnosestellung bereits eine Leberzirrhose, in anderen Fällen entwickelt sie sich innerhalb von wenigen Jahren. Histologische Verlaufskontrollen unter immunsuppressiver Therapie zeigten, daß das Fortschreiten des Leberumbaus bei normalen Leberfunktionsproben unter der Behandlung gestoppt oder zumindest reduziert werden kann.

Autoantikörper. In Tabelle 125.3 sind die diagnostisch relevanten Serumautoantikörper bei der Autoimmunhepatitis zusammengefaßt. Daraus ergab sich ein Klassifizierungsvorschlag (Tabelle 125.4). Zu beachten ist, daß bei einem Teil der Patienten mit einer chronischen Hepatitis C ebenfalls LKM-1-Antikörper nachgewiesen werden können. Bei dem Nachweis von Anti-HCV-Antikörpern und Anti-LKM-1 muß die HCV-RNA bestimmt werden, um eine Hepatitis-C-Infektion zu sichern.

Tabelle 125.3. Diagnostisch relevante Serumautoantikörper bei Autoimmunhepatitis

Abkürzung	Antikörper
ANA	Antinukleäre Antikörper
SMA	Antikörper gegen glatte Muskulatur (Anti-Aktin)
Anti-LC1	Antikörper gegen Leberzytosol
Anti-LKM-1	Antikörper gegen mikrosomales Antigen aus Leber und Niere
SLA	Antikörper gegen lösliches Leberantigen
Anti-LP	Leber-Pankreas-Antikörper
Anti-ASGPR	Antikörper gegen den Asialoglykoproteinrezeptor der Leber

Tabelle 125.4. Klassifizierungsvorschlag der Autoimmunhepatitis. (Nach Manns 1993)

AIH-Typ	ANA	SMA	LKM1	LC1	SLA
Typ 1	+	(+)			
SMA+		+			
SLA+		(+)			+
Typ II			+	(+)	

Epidemiologie. Die Autoimmunhepatitis ist eine seltene Krankheit. Man rechnet mit einer Prävalenz von 1–10 Fällen auf 1 Mio. Einwohner. Mädchen sind 2- bis 3mal häufiger betroffen als Knaben. ANA-positive Autoimmunhepatitiden überwiegen LKM1-positive im Kindesalter um mehr als das Doppelte. Kinder mit einer LKM-positiven Autoimmunhepatitis erkranken im Mittel etwa 3 Jahre früher als Patienten mit einer ANA- und SMA-positiven Autoimmunhepatitis. Manifestationen vor dem 2. Lebensjahr können vorkommen, sind aber sehr selten.

Klinische Symptome. Die Krankheit tritt akut oder mit schleichendem Beginn in Erscheinung, 15% der Patienten sind asymptomatisch. In einigen Fällen setzt die Krankheit unter dem Bild einer fulminanten Hepatitis ein. Die häufigsten uncharakteristischen Krankheitszeichen sind Anorexie, Müdigkeit, Abgeschlagenheit, Übelkeit und Erbrechen. Des weiteren können Fettintoleranz, Juckreiz, Bauch- und Kopfschmerzen, Nasenbluten, Diarrhöe und helle Stühle beobachtet werden. Nicht selten tritt in der Anfangsphase Fieber auf. Extrahepatische Begleitkrankheiten wie Arthritis, Kolitis, Glomerulonephritis, hämolytische Anämie, Polyendokrinopathie und Thrombozytopenie können beobachtet werden. Ein konstanterer klinischer Befund ist die Hepatosplenomegalie. Ein Ikterus und lebertypische Hautveränderungen wie Spider naevi und Palmaerythem treten bei bis zu 50% der Patienten in Erscheinung. Insbesondere bei schweren Verläufen muß die Diagnose schnell gestellt werden, da eine immunsuppressive Behandlung die Symptomatik rasch bessert.

Diagnose. Neben einer mäßig bis stark beschleunigten BSG findet sich meistens eine relative Lymphozytose. Die Serumtransaminasen sind variabel, aber meistens doch auf das 3- bis 40fache erhöht. Ein charakteristischer Befund ist die ausgeprägte Erhöhung der γ-Globuline (>20 g/l) und des IgG. Leider sind normale γ-Globuline und ein normales IgG kein Ausschlußkriterium. Insbesondere bei LKM-positiven Verläufen können normale Werte beobachtet werden. Die laborchemischen Zeichen der Cholestase sind unterschiedlich ausgeprägt, die Hyperbilirubinämie schwankt zwischen 3 und 12 mg/dl, die Gallensäuren sind erhöht.

Die Diagnose wird durch die Bestimmung der Autoantikörper und die histologische Untersuchung mittels Leberpunktion in Zusammenschau mit den klinischen Befunden gesichert. Bei den Autoantikörpern ANA, SMA und LKM gelten mit indirekter Immunfluoreszenz bestimmte Titer von mehr als 1:80 bei Erwachsenen als diagnostisch relevant, während bei Kindern bereits Titer von 1:20–1:40 als ausreichend angesehen werden. In Tabelle 125.5 wird ein Regime vorgeschlagen, das die wichtigsten diagnostischen Kriterien zusammenfaßt.

Differentialdiagnostisch muß an eine primär sklerosierende Cholangitis gedacht werden. Manchmal kann es notwendig werden, zum sicheren Ausschluß eine endoskopische Darstellung der extra- und intrahepatischen Gallenwege (endoskopische retrograde Cholangiographie, ERC) durchzuführen.

Therapie. Die Wirksamkeit einer immunsuppressiven Behandlung ist bei Erwachsenen und Kindern belegt. Es

Tabelle 125.5. Diagnostische Kriterien für eine Autoimmunhepatitis bei Kindern. (Mod. nach Johnson u. McFarlane 1993)

Parameter	Score
Weibliches Geschlecht	+2
Männliches Geschlecht	0
Hypergammaglobulinämie	
über 2fach über der oberen Norm	+3
1,5- bis 2fach über der oberen Norm	+2
1- bis 1,5fach über der oberen Norm	+1
Autoantikörper	
ANA, SMA, LKM-1	
>1:20	+3
>1:10	+2
SLA, ASGPR, LP, LC1	+2
AMA	-2
Hepatotrope Virusmarker (HBsAg, Anti-HAV-IgM, HCV-RNA u. a.)	-3
Negative Virusmarker	+3
HLA-B8, -DR3 oder -DR4	+1
Ansprechen auf immunsuppressive Therapie	+2
Kein Ansprechen	-2
Rezidiv bei Therapiestop nach Remission	+3

Bewertung: AIH gesichert: >11 Punkte; AIH wahrscheinlich: >8 Punkte.

kommt für Kinder eine Monotherapie mit Glukokortikoiden oder eine Kombination der Steroide mit Azathioprin in Frage. Liegen die Transaminasen 3 Monate nach Therapiebeginn mit einem Steroid nicht im Normbereich, sollte zusätzlich in jedem Fall Azathioprin gegeben werden. Alternativ kann von Anfang an kombiniert behandelt werden. In der Regel wird Prednison oder Prednisolon mit 2 mg/kg KG/Tag (max. 60 mg/Tag) und Azathioprin mit 1,5–2 mg/kg KG/Tag dosiert. Es ist zu empfehlen, mit der Behandlung sofort nach Diagnosestellung zu beginnen und nicht einige Monate zur Bestätigung der Chronizität der Krankheit zuzuwarten. Eine Besserung der Serumtransaminasen bzw. Normalisierung sollte innerhalb von 3–8 Wochen erreicht werden. Über 2–3 Monate kann eine stufenweise Reduktion der Steroidmedikation auf eine Erhaltungsdosis von etwa 0,25–0,1 mg/kg KG/Tag durchgeführt werden. Die Erhaltungsdosis sollte so gewählt werden, daß die Serumtransaminasen- und γ-Globulinkonzentration normal bleibt. Die Azathioprindosis sollte unverändert belassen und im Laufe der Zeit dem zunehmenden Körpergewicht angepaßt werden.

Über 80 % der pädiatrischen Patienten reagieren zufriedenstellend auf eine immunsuppressive Behandlung. Bei Nichtansprechen kann ein Versuch mit Cyclosporin unternommen werden. Da die Rezidivrate nach Absetzen der Therapie sehr hoch ist, wird ein Behandlungszeitraum von mindestens 5 Jahren empfohlen, bevor ein Auslaßversuch durchgeführt werden sollte. Vor Absetzen der Medikation empfiehlt sich eine Kontroll-Leberbiopsie, um die histologische Aktivität sicher zu beurteilen. Sehr viele Patienten müssen länger als 10 Jahre medikamentös behandelt werden.

Möglicherweise könnten sich in Zukunft durch alternative Steroide, die bei der ersten Passage durch die Leber weitgehend inaktiviert werden, Behandlungsalternativen ergeben (z. B. Budesonid).

Über die Hälfte der Kinder mit einer Autoimmunhepatitis haben bei Diagnosestellung Zeichen einer portalen Hypertension. Im Langzeitverlauf muß auf die Entstehung von Ösophagusvarizen geachtet werden.

Prognose. Unter suffizienter immunsuppressiver Therapie ist die Prognose zunächst gut. Trotz konsequenter Behandlung geht die Krankheit allerdings bei vielen Patienten in eine Leberzirrhose über. In Einzelfällen kann ein hepatozelluläres Karzinom auftreten. Langfristig wird sich bei vielen Kindern mit einer progredienten Krankheit eine Lebertransplantation im frühen Erwachsenenalter nicht vermeiden lassen.

Primär sklerosierende Cholangitis

Definition. Die primär sklerosierende Cholangitis ist eine chronische Leberkrankheit mit Cholestasezeichen und einer Entzündung und zunehmenden Fibrose der intra- und extrahepatischen Gallengänge. Die Folge ist eine fortschreitende Stenosierung und Obliteration der betroffenen Gallengänge mit der Entwicklung einer Leberzirrhose. Die Krankheit ist häufig mit einer chronisch-entzündlichen Darmkrankheit (Colitis ulcerosa) assoziiert.

Ätiologie und Pathogenese. Wie bei der Autoimmunhepatitis ist die Ätiologie der Krankheit unklar. Auch hier werden Assoziationen mit HLA-B8, -DR2, -DR3 oder -DR4 beobachtet. Serologisch ist der Nachweis von Antikörpern gegen zytoplasmatische Antigene der neutrophilen Granulozyten (p-ANCA) häufig positiv.

Die Diagnose wird durch die Zusammenschau der klinischen Befunde, der biochemischen Befunde, der Autoantikörper und der Leberhistologie gestellt. Zusätzlich wird eine ERC oder MR-Cholangiographie durchgeführt, um Unregelmäßigkeiten des Wandprofils bzw. Stenosen der Gallengänge nachzuweisen. Ein charakteristischer Befund ist in Abb. 125.3 dargestellt. Die Krankheitszeichen sind uncharakteristisch und können der Autoimmunhepatitis ähneln. Bei einem Teil der Patienten ist eine Colitis ulcerosa vor der Erkrankung bekannt. Bei manchen Kindern wird die Colitis aber auch erst nach der primär sklerosierenden Cholangitis diagnostiziert. In seltenen Fällen kann die Krankheit bereits im 1. Lebensjahr auftreten.

Therapie. Eine spezifische Behandlung existiert nicht. Die lange Zeit empfohlene immunsuppressive Behandlung ist weitgehend verlassen worden. Hingegen wurde nachgewiesen, daß die Gabe von Ursodesoxycholsäure in einer Dosis von 10–20 mg/kg KG/Tag mit einer deutlichen Besserung des Krankheitsbildes verbunden ist. Die Leberwerte normalisieren sich, und die klinischen Allgemeinerscheinungen wie Juckreiz und Müdigkeit bessern sich. Die Behandlung muß über Jahre beibehalten werden.

Prognose. Langfristig muß mit Komplikationen wie Gallensteinen oder auch rezidivierenden Cholangitiden gerechnet werden. Die Krankheit ist progredient und geht oft in eine Leberzirrhose über. Die primär sklerosierende Cholangitis ist im Erwachsenenalter eine bedeutende Indikation für die Lebertransplantation.

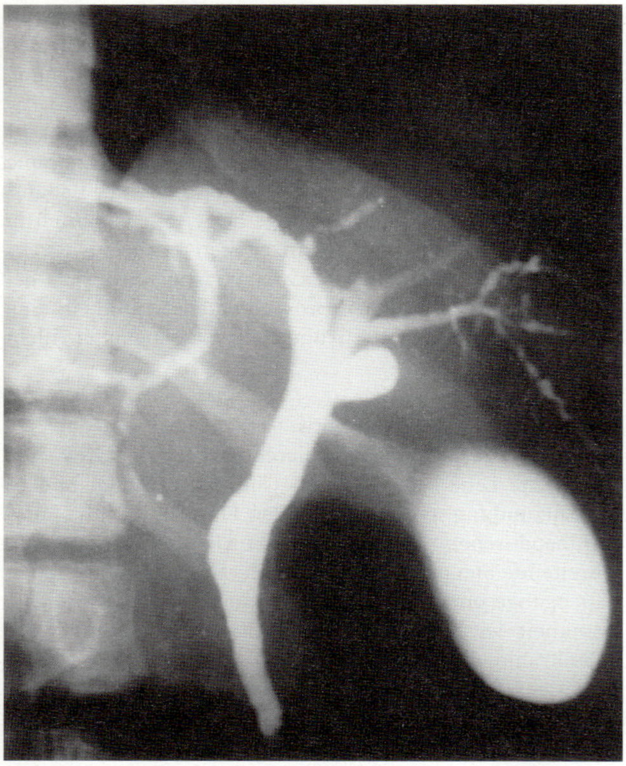

Abb. 125.3. Endoskopisch retrograde Cholangiographie bei einem Kind mit primär sklerosierender Cholangitis. Die Konturunregelmäßigkeiten betreffen auch die intrahepatischen Gallenwege

Literatur

Beuers U, Wiedmann KH, Kleber G, Fleig W (1997) Therapie der autoimmunen Hepatitis, primär biliären Zirrhose und primär sklerosierenden Cholangitis. Z Gastroenterol 35: 1041–1049

Bisceglie AM (1998) Hepatitis C. Lancet 351: 351–355

Conjeevaram HS, Di Bisceglie AM (1995) Management of chronic viral hepatitis in children. J Pediatr Gastroenterol Nutr 20: 365–375

Debray D, Pariente D, Urvoas E, Hadchonel M, Bernard O (1994) Sclerosing cholangitis in children. J Pediatr 128: 49–56

Gish RG, Lau JYN (1997) Hepatitis C virus: eight years old. Viral Hepatitis Rev 3: 17–37

Johnson PJ, McFarlane IG (1993) Meeting report: international autoimmune hepatitis group. Hepatology 18: 998–1005

Johnson PJ, McFarlane JG, Williams R (1995) Azathioprine for longterm maintenance of remission in autoimmune hepatitis. N Engl J Med 333: 958–963

Koff ES (1998) Hepatitis A. Lancet 351: 1643–1649

Krawitt EL (1996) Autoimmune hepatitis. N Engl J Med 332: 897–902

Lee YM, Kaplan MM (1995) Primary sclerosing cholangitis. N Engl J Med 332: 924–933

Manns MP (1993) Viruses and autoimmune liver disease. Intervirology 35: 108–115

Panda SK, Jameel S (1997) Hepatitis E virus: from epidemiology to molecular biology. Viral Hepatitis Rev 3: 227–251

Wirth S (1996) Chronische Hepatitis B, D und C im Kindesalter. Verdauungskrankheiten 14: 22–27

Wirth S, Koletzko S (1994) Autoimmunhepatitis im Kindesalter. Monatsschr Kinderheilkd 142: 908–916

Zuckerman AJ, Thomas HC (1993)Viral hepatitis. Churchill Livingstone, Edinburgh

126 Krankheiten der extrahepatischen Gallenwege

T. Lang

Choledochuszysten

Definition. Choledochuszysten sind kongenitale, segmentale, zystische Erweiterungen des Gallengangsystems. Die Gruppe der Choledochuszysten wird entsprechend der Klassifikation von Todani in 5 Subtypen eingeteilt:

- Typ I zystische Dilatation des gemeinsamen extrahepatischen Gallengangs ohne Erweiterung der intrahepatischen Gallengänge;
  - Typ Ia Erweiterung beschränkt auf Ductus choledochus auf Höhe des Ductus cysticus;
  - Typ Ib Erweiterung des Ductus choledochus distal des Zystikusabgangs;
  - Typ Ic Dilatation des Ductus choledochus und des Ductus hepaticus communis;
- Typ II Malformation des Ductus choledochus mit Divertikel;
- Typ III Choledochozele mit Obstruktion der Papilla Vateri;
- Typ IV multiple intrahepatische und/oder extrahepatische zytische Malformationen;
- Typ V einzelne oder multiple zystische Erweiterungen der intrahepatischen Gallengänge.

Epidemiologie. Die Häufigkeit der Choledochuszysten wird in unseren Breiten auf 1:13000 geschätzt. Es bestehen erhebliche regionale Unterschiede. So werden die meisten Patienten aus dem asiatischen Raum berichtet (50% aus Japan). Etwa die Hälfte der Patienten wird in den ersten 2 Lebensjahren diagnostiziert. Am häufigsten werden die Typen I und IV beobachtet. Mädchen sind 4mal häufiger betroffen als Jungen.

Ätiologie. Die Ursache der Choledochuszysten ist unklar. Mehrere Faktoren scheinen in der Entstehung dieser Fehlbildungen eine Rolle zu spielen. Lokale Wandschwächen der Gallengangwand, isoliert verstärkte Proliferationen des Gallengangepithels, Common-channel-Syndrom und Reflux von Pankreassaft in das distale Gallengangsystem mit daraus resultierenden entzündlich bedingten Stenosierungen scheinen zur Entstehung beizutragen. Des Weiteren werden neuromuskuläre Dysfunktionen in der Innervation der glatten Muskulatur der Gallenwege diskutiert. Das Auftreten von Choledochuszysten bei Feten weist jedoch zumindest in einer Untergruppe der Patienten auf eine pränatale Ursache hin. Choledochuszysten stellen meist eine isolierte Fehlbildung dar.

Pathologie. Die meisten Choledochuszysten präsentieren sich histologisch mit einer fibrotischen Verdickung der

Zystenwand (2–10 mm), verbunden mit einem unterschiedlichen Ausmaß an entzündlichen Infiltraten. In vielen Fällen fehlt das charakteristische Gallengangepithel an der Zystenwand, einhergehend mit einer unregelmäßigen, säulenartigen Anordnung von Gallengangepithelzellen. Häufig finden sich oberflächliche Ulzerationen. Choledochuszysten gehen mit einem erhöhten Risiko von Gallengangkarzinomen einher. Am häufigsten werden Adenokarzinome berichtet. Die Resektion der Zysten senkt das Risiko eines Gallengangkarzinoms signifikant.

Klinische Symptome. Selten werden Choledochuszysten schon durch präpartale Ultraschalldiagnostik entdeckt. Die als charakteristisch beschriebene Symptomentrias Oberbauchschmerzen, abdominelle Raumforderung und Ikterus führt nur bei ca. 20 % der Patienten zur Diagnose. Häufiger werden Choledochuszysten bei der Abklärung unspezifischer Oberbauchbeschwerden oder einer unklaren Cholestase diagnostiziert. Als häufigste Initialsymptome bei Kindern werden Ikterus (52–90 %), Erbrechen (53 %), Bauchschmerzen (42–68 %), acholische Stühle (36 %) und Hepatomegalie (36–63 %) berichtet. Ein durch eine Choledochuszyste gestörter Abfluß der Gallenflüssigkeit kann aszendierende Cholangitiden, das vermehrte Auftreten von Gallenblasen- und Gallengangsteinen und seltener rezidivierende Pankreatitiden begünstigen. Selten manifestiert sich eine Choledochuszyste als akutes Abdomen infolge einer Ruptur der Zyste. Eine chronische Cholestase und eine daraus resultierende sekundäre biliäre Zirrhose wird bei 26–30 % der Patienten beobachtet. In Tabelle 126.1 sind die klinischen Charakteristika einer Choledochuszyste zusammengefaßt.

Diagnose. Als relativ uncharakteristisch sind laborchemische Auffälligkeiten in der Diagnostik der Choledochuszysten zu werten. Neben erhöhten γ-GT-Werten und Erhöhung der alkalischen Phosphatase im Serum sowie anderen Cholestaseparametern fallen gelegentlich laborchemische Zeichen einer akuten oder chronischen Pankreatitis in Form erhöhter Amylase- und Lipasespiegel im Serum auf. Die wichtigste und sensitivste diagnostische Möglichkeit eröffnet die Ultraschalluntersuchung des Abdomens. Gelegentlich können Choledochuszysten schon pränatal im Rahmen der Vorsorgeuntersuchungen diagnostiziert werden. Die anatomischen Gegebenheiten, insbesondere Strikturen und Anomalien des Pankreasausführungsgangs, können durch eine ERCP dargestellt werden. Diese invasive diagnostische Maßnahme sollte jedoch nur mit strenger Indikationsstellung herangezogen werden, da die Auslösung einer akuten Pankreatitis sowie Rupturen durch Injektion des Kontrastmittels in die Zyste beschrieben werden. Durch neue bildgebende Verfahren, insbesondere die MRCP (Magnetresonanzcholangiopankreatikographie), ergeben sich weniger invasive diagnostische Möglichkeiten, deren Anwendung jedoch einzelnen Zentren vorbehalten bleibt und deren Wertigkeit in der Darstellung des kindlichen Gallengangsystems noch nicht ausreichend geklärt ist. In Einzelfällen erwies sich die ^{99m}Tc-DISIDA-Szintigraphie als hilfreich. Aufgrund der Strahlenexposition und ihrer geringen Spezifität sollte sie jedoch nur in Ausnahmefällen herangezogen werden. Die exakten anatomischen Verhältnisse können intraoperativ durch eine Cholangiographie visualisiert werden.

Tabelle 126.1. Klinische Symptome der Choledochuszyste und ihre Häufigkeit im Kindesalter

Klinisches Symptom	Häufigkeit im Kindesalter [%]
Ikterus	52–90
Erbrechen	53
Bauchschmerzen	42–68
Acholische Stühle	36
Hepatomegalie	36–63
Gallensteine	<10
Pankreatitis	<5

Therapie. Als therapeutische Maßnahme hat die komplette operative Entfernung der Zyste zu gelten. Versuche einer weniger aggressiven operativen Korrektur in Form einer Drainage der Zyste ohne totale Resektion waren mit einer erhöhten Inzidenz von Strikturen, Rezidiven und einem weiterbestehenden Risiko für die Entwicklung von Cholangiokarzinomen verbunden. Als operative Therapie der Wahl gilt nach wie vor die Hepatikoduodenostomie oder die Hepatikojejunostomie für Typ-I-Zysten. Selten kann eine Choledochohepatikostomie erwogen werden. Eine Entfernung der Gallenblase hat sich in allen Fällen bewährt, da durch diese Maßnahme das Risiko für die Entstehung von Gallensteinen und Cholangiokarzinomen signifikant gesenkt werden kann. Nur sehr beschränkte Erfahrungen existieren in der Therapie der seltenen Formen der Choledochuszysten. Besonders die Therapie der Typ-IV- und Typ-V-Zysten erweist sich aufgrund der intrahepatischen Dilatationen als sehr schwierig. Der postoperative Verlauf kann durch Strikturen, gestörten Galleabfluß, Entwicklung von intra- und extrahepatischen Konkrementen sowie durch rezidivierende Cholangitiden kompliziert werden. Der Einsatz von Ursodeoxycholsäure zur Vermeidung von Cholangitiden und zur Prävention der Konkrementbildung zeigte einen positiven Effekt, jedoch stützen sich diese Beobachtungen nicht auf Therapiestudien an größeren Patientenkollektiven.

Prognose. Insgesamt ist die Prognose einer Choledochuszyste, falls resektabel, günstig, die Mortalität der operativen Korrektur liegt unter +3 %. Entscheidend beeinflußt wird die Prognose für den einzelnen Patienten durch postoperative Komplikationen wie Cholangitis, Konkrementbildung oder die Entwicklung von Malignomen in verbliebenen Zystenanteilen.

Literatur

Cetta F (1997) Recurrent hepatolithiasis after primary excision of choledochal cysts. J Am Coll Surg 185: 198–200

Ishibashi T, Kasahara K, Yasuda Y, Nagai H, Makino S, Kanazawa K (1997) Malignant change in biliary tract after excision of choledochal cyst. Br J Surg 84: 1687–1691

Miyano T, Yamataka A (1997) Choledochal cysts. Curr Opin Pediatr 9: 283–288

Okada A, Nakamura T, Higaki J, Okumura K, Kamata S, Oguchi Y (1990) Congenital dilatation of the bile duct in 100 instances and its relationship with anomalous junction. Surg Gynecol Obstet 171: 291–298

Saing H, Han H, Chan KL, Lam W, Chan FL, Cheng W, Tam PK (1997) Early and late results of excision of choledochal cysts. J Pediatr Surg 32: 1563–1566

Sela-Herman S, Scharschmidt BF (1996) Choledochal cyst, a disease for all ages. Lancet 23: 779

Tanaka T (1995) Pathogenesis of choledochal cyst. Am J Gastroenterol 90: 685

Todani T, Watanabe Y, Narusue M, Tabuchi K, Okajima K (1977): Congenital bile duct cysts: classification, operative procedures and review of 37 cases including cancer arising from choledochal cysts. Am J Surg 134: 263–269

Todani T, Urushihara N, Morotomi Y et al. (1995) Characteristics of choledochal cysts in neonates and early infants. Eur J Pediatr Surg 5: 143–145

Yamaguchi M (1980) Congenital choledochal cyst: analysis of 1,433 patients in the Japanese literature. Am J Surg 140: 653–657

Gallengangatresie

Definition. Die Gallengangatresie zeichnet sich durch eine progrediente Obliteration der extrahepatischen Gallengänge aus, charakterisiert durch eine partielle oder komplette Atresie des extrahepatischen Gallengangsystems. Aus der Atresie der extrahepatischen Gallengänge resultiert ein Stop des Galleflusses auf der Ebene der intrahepatischen Gallengänge. Patienten mit extrahepatischer Gallengangatresie werden je nach klinischer Präsentation, Mitbeteiligung anderer Organsysteme und histologischen Kriterien in verschiedene Subtypen eingeteilt. Entsprechend der Einteilung von Desmet können 2 klinische Typen der Gallengangatresie unterschieden werden:

- embryonaler oder fetaler Typ: frühe neonatale Cholestase, kontinuierlicher Übergang des physiologischen Neugeborenenikterus in eine Cholestase, keine Gallengangresiduen im Ligamentum hepatoduodenale, assoziierte Fehlbildungen in 10–20 % der Fälle;
- perinataler Typ: Late-onset-Cholestase, ikterusfreies Intervall nach Abklingen des Neugeborenenikterus, Gallengangresiduen im Ligamentum hepatoduodenale, keine assoziierten Fehlbildungen.

Der embryonale Typ wird bei ca. 35 %, der perinatale Typ bei 65 % der Patienten mit Gallengangatresie gefunden. Die Charakteristika der klinischen Einteilung sind in Tabelle 126.2 zusammengefaßt. Hinsichtlich der Beteiligung weiterer Organsysteme werden 2 Subtypen der extrahepatischen Gallengangatresie unterschieden: die isolierte Gallengangatresie und die Gallengangatresie in Kombination mit einem totalen oder partiellen Situs inversus und Atresien mit oder ohne Polyspleniesyndrom. Anatomisch werden die Gallengangatresien in 3 Subtypen unterteilt:

- atretischer Ductus choledochus, offenes proximales System;
- Atresie der Ductus hepatici, offenes proximales System;
- Atresie der rechten oder/und linken Ductus hepatici auf Höhe der Porta hepatis mit offenem proximalem System.

Vom Begriff der extrahepatischen Gallengangatresie ist die intrahepatische Atresie streng zu trennen, die per se als eigenständiges Krankheitsbild nicht existent ist, sondern eine Gallenganghypoplasie bei bestehender extrahepatischer Atresie darstellt oder die sekundäre Destruktion der intrahepatischen Gallengänge als Folge der Cholestase widerspiegelt. Dies kann Folge eines progredienten Untergangs intrahepatischer Gallengangepithelien durch persistierende Cholestase sein, aber auch Zeichen einer Progredienz und Ausdehnung der Krankheit auf das intrahepatische Gallengangsystem.

Epidemiologie. Die extrahepatische Gallengangatresie gilt als die häufigste Ursache einer neonatalen Cholestase. Die Häufigkeit beträgt 1 : 15 000 mit einem geringfügigen Überwiegen des weiblichen Geschlechts. In 10–20 % der Erkrankungsfälle ist die Gallengangatresie mit weiteren Fehlbildungen assoziiert: Polysplenie, Malrotation, venöse Malformationen der V. cava inferior, präduodenaler Verlauf der V. portae, bilobäre rechte Lunge, partieller Situs inversus. Die extrahepatische Gallengangatresie stellt im pädiatrischen Krankengut die häufigste Indikation zur Lebertransplantation dar.

Ätiologie. Hinsichtlich der Entstehung der Gallengangatresie werden genetische Faktoren, immunologische Prozesse und Infektionen des Gallengangsystems diskutiert. Keiner dieser Entstehungsmechanismen kann jedoch bei allen Patienten die Krankheit befriedigend erklären. Eine Assoziation mit bestimmten HLA-Typen (HLA-B12), familiäre Häufung und Assoziationen mit anderen Fehlbildungen (Polysplenie, Portalvenenanomalien) deuten auf eine genetische Ursache hin. Jedoch wurde in Untersuchungen an eineiigen Zwillingen eine extrahepatische Gallengangatresie bei nur einem der Zwillinge diagnostiziert, eine Beobachtung, die die Gallengangatresie als eine hereditäre Krankheit eher in Frage stellt. Eine progrediente Destruktion der Gallengänge durch Autoimmunprozesse wurde aufgrund der vermehrten Expression von HLA-DR-Antigenen und ICAM-1 an Gallengangepithelzellen von betroffenen Patienten vermutet. Zahlreiche Untersuchungen wurden hinsichtlich möglicher infektiöser Ursachen der Gallengangatresie durchgeführt. So konnte in

Tabelle 126.2. Einteilung der extrahepatischen Gallengangatresien nach klinischen Kriterien gemäß der Klassifikation nach Desmet (1992)

	Embryonaler, fetaler Typ	Perinataler Typ (Late-onset-Cholestase)
Häufigkeit [%]	35	65
Beginn der Cholestase	Unmittelbar postpartal	Nach 10–21 Tagen
Anatomie	Keine Gallengangresiduen im Ligamentum hepatoduodenale	Gallengangresiduen im Ligamentum hepatoduodenale
Assoziierte Fehlbildungen	In 10–20%	Keine
Prognose	Trotz früher Kasai-Operation rasche Zirrhosebildung	Bei früher Kasai-Operation suffiziente Galledrainage in 82%

zwei Mausmodellen ein der Gallengangatresie ähnliches Bild durch Reoviren Typ 3 und Rotaviren der Gruppe A beobachtet werden. Ein Virusnachweis bei Patienten mit Gallengangatresie gelang jedoch bislang nur in Einzelfällen. Eine signifikant höhere Prävalenz von CMV und EBV wurde bei Kindern mit Gallengangatresie gefunden, ein Nachweis eines direkten Zusammenhangs mit der Entstehung der Gallengangatresie steht jedoch noch aus. Zusammenfassend ist die Ätiologie der Gallengangatresie nicht geklärt. Es wird vermutet, daß verschiedene Faktoren bei einzelnen Patienten zu einem ähnlichen Krankheitsbild führen.

Pathogenese und Pathologie. Zum Verständnis der Pathogenese der extrahepatischen Gallengangatresie ist die embryologische Entwicklung der Leber und des Gallengangsystems von Bedeutung. Das Gallengangsystem entwickelt sich aus 2 Komponenten. Der proximale Anteil geht aus dem kranialen Anteil des hepatischen Divertikulums hervor, welches in der 4. Gestationswoche aus dem Vordarm aussproßt und das proximale extrahepatische (bis an die Porta hepatis) und das intrahepatische Gallengangsystem ausbildet. Aus dem kaudalen Anteil des hepatischen Divertikulums entstehen Ductus choledochus, Gallenblase, Ductus cysticus und Ductus hepatici communes. Die Gallengangatresie ist eine progredient verlaufende Krankheit, die bei einem Teil der Patienten schon intrauterin (embryonaler Typ) oder um den Geburtstermin ihren Ausgang nimmt und mit einer progredienten Obstruktion des extrahepatischen und später auch des intrahepatischen Gallengangsystems einhergeht. Unbehandelt resultiert die Atresie in einer sekundär biliären Zirrhose, die durch eine rasche Progredienz gekennzeichnet ist. Die histologischen Veränderungen sind z.T. auf die progrediente Cholestase zurückzuführen. Daneben werden jedoch charakteristische Veränderungen am intrahepatischen Gallengangsystem beobachtet. Es besteht ein Mischbild aus Entzündung, Vernarbung und zunehmender Obliterierung der intrahepatischen Gallengänge. Typischerweise finden sich mononukleäre Infiltrate periduktulär und eine Proliferation der proximalen Gallengänge bis 200 Tage nach Geburt mit einer raschen Degeneration der intrahepatischen Gallengänge, Fibrosierung und Zirrhose stellen die Residuen einer Gallengangatresie dar. Durch einen verhinderten Abfluß der aggressiven Galleflüssigkeit entsteht ein cholestatisches Bild mit Gallepfröpfen in den Canaliculi, Bilirubinostase mit Bilirubingranula in den periduktulären Hepatozyten, intrazellulären Gallepfröpfen und Riesenzelltransformationen von Hepatozyten. Weiter wird extramedulläre Blutbildung beobachtet. Im Verlauf kommt es zu einem Ödem der periportalen Zone, zu Gallengangproliferationen durch teilweise Transformation von Hepatozyten der azinären Zone I, zu periduktulärer Fibrose und Gallepfröpfen in den Canaliculi. Im Verlauf bildet sich eine zunehmende periportale Fibrose mit beginnender Brückenbildung zwischen benachbarten Portalfeldern aus. Durch Redifferenzierung von gallengangnahen Hepatozyten in der azinären Zone I zu Gallengangepithelzellen kommt es zur charakteristischen Gallengangproliferation. Neben den Veränderungen durch Cholestase kommt es auch zur Degeneration der intralobulären Gallengänge: Zu Beginn zeigen sich Irregularitäten des Gallengangepithels, Vakuolisierung, Zellkernpyknose, Atrophie und entzündliche Infiltration, im Verlauf Verdickung der Basalmembran, periduktuläre Fibrose, Atrophie und Epitheluntergang. Diese Veränderungen sind als Folge der extrahepatischen Atresie zu werten, stellen jedoch kein eigenständiges Krankheitsbild im Sinne einer intrahepatischen Atresie dar. Die bei der Gallengangatresie beobachtete intrahepatische sklerosierende Cholangiopathie bleibt auch nach Korrekturoperation und damit gewährleistetem Galleabfluß bestehen, der Prozess verlangsamt sich aber wesentlich. Hierdurch finden die histologischen Veränderungen, die trotz funktionierender Galledrainage durch Portoenterostomie beobachtet werden, eine Erklärung.

Diagnose. Kinder mit Gallengangatresie werden in der Regel zum Termin mit normalem Geburtsgewicht geboren. Mädchen sind 1,4mal häufiger betroffen als Jungen. Der postpartale Verlauf ist bei 65 % der Patienten zunächst unauffällig (sog. perinatale Form). Zwischen der 2. und 4. Lebenswoche entwickeln die Patienten einen zunehmenden Ikterus mit einer pathologischen Erhöhung des konjugierten Anteils des Bilirubins, dunklen, bierbraunen Urin sowie entfärbte oder wechselnd gefärbte-entfärbte Stühle. Bei ca. 35 % der Patienten liegt eine embryonale Form der Gallengangatresie vor. Bei dieser Gruppe kann sich schon wenige Tage nach der Geburt eine progrediente Cholestase entwickeln. Patienten mit Gallengangatresie entwickeln früh eine Hepatomegalie und Splenomegalie. Die Leber fühlt sich derb an. Neben den hepatischen Auffälligkeiten kann eine Mitbeteiligung des kardiovaskulären Systems in Form von Herzvitien (am häufigsten ASD oder VSD) oder einem präduodenalen Verlauf der Pfortader und Anomalien der V. cava bestehen, die Krankheit kann von einer Polysplenie begleitet sein. Postpartal zeigen sich im Gegensatz zur neonatalen Riesenzellhepatitis nur selten laborchemische Zeichen einer Heptopathie, diese manifestieren sich erst im 3. bis 4. Lebensmonat. Bei jedem Neugeborenen mit einem konjugierten Bilirubin über 2 mg/dl oder einem konjugierten Bilirubin von mehr als 15 % des Gesamtbilirubins besteht der Verdacht auf das Vorliegen einer Gallengangatresie. Die Serumtransaminasen sind in der Regel nur mäßig erhöht (auf das 2- bis 3fache der Norm), jedoch bestehen auffallend hohe Werte der γ-GT, AP und LAP sowie der Serumgallensäuren als laborchemisches Korrelat der Galleabflußstörung. Die Synthesefunktion der Leber ist anfangs erhalten, allenfalls kommt es zu einer Einschränkung der intrinsischen Blutgerinnung durch verminderte Vitamin-K-Resorption infolge der Cholestase, die durch parenterale Vitamin-K-Substitution in der Regel behoben werden kann. Eine Kombination aus γ-GT-Erhöhung und signifikanter Erhöhung des konjugierten Bilirubins mit positivem Lipoprotein-X-Nachweis muß bis zum Beweis des Gegenteils als verdächtig für das Vorliegen einer Gallengangatresie gelten. Die Diagnose muß aufgrund der Progredienz der Krankheit und der Gefahr eines raschen zirrhotischen Umbaus rasch gestellt werden. Spät diagnostizierte Kinder (nach der 9. Lebenswoche) entwickeln eine progrediente Leberinsuffizienz, bedingt durch rapiden zirrhotischen Umbau mit laborchemischen Zeichen einer schweren Cholestase. Aufgrund der zirrhotischen Umbauvorgänge kommen komplizierend hinzu: die portale Hy-

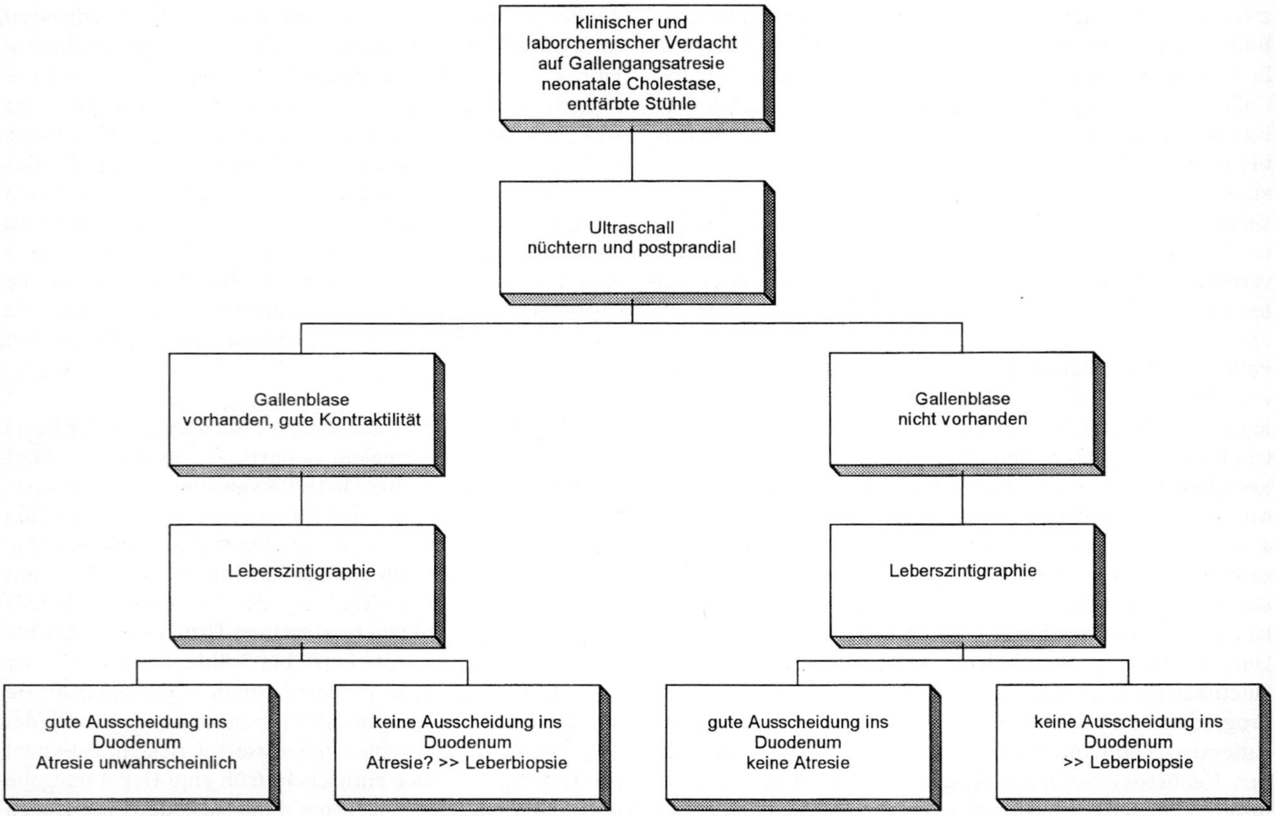

Abb. 126.1. Diagnostische Schritte in der Diagnostik der extrahepatischen Gallengangatresie

pertension mit Hypersplenismus und daraus resultierender Verminderung der Thrombozyten- und Leukozytenzahlen durch vermehrten Abbau in der Milz sowie die Ausbildung von Ösophagusvarizen. Zusätzlich wird der weitere Verlauf durch eine zunehmende Beeinträchtigung der Syntheseleistung der Leber mit Koagulopathie, Hypalbuminämie, Hypimmunglobulinämie und durch die Entstehung von Aszites und einer hepatischen Enzephalopathie kompliziert. Kachexie, Fettmalabsorption mit daraus resultierender schwerer Gedeihstörung, Mangel an fettlöslichen Vitaminen und der erhöhte Energieverbrauch der Patienten beeinträchtigen ihre körperliche und geistige Entwicklung.

Als Vorschlag soll das in Abb. 126.1 dargestellte Flußdiagramm der Diagnostik der Gallengangatresie dienen.

Neben den o.g. laborchemischen Veränderungen kommt den bildgebenden Verfahren in der Diagnostik der Gallengangatresie große Bedeutung zu. Die Sonographie des Abdomens erweist sich als hilfreich in der Diagnostik der Polysplenie, die Dopplersonographie in der Diagnostik der bei Gallengangatresie beschriebenen Gefäßvarianten (präduodenale V. portae, unterbrochene V. cava inferior). Die Gallengangatresie per se kann nur in Ausnahmefällen durch die Ultraschalluntersuchung diagnostiziert werden. Eine Erweiterung der intrahepatischen Gallengänge schließt eine Gallengangatresie mit großer Wahrscheinlichkeit aus, die differentialdiagnostische Abgrenzung der Choledochuszyste durch die Sonographie ist in der Regel möglich. Schwierigkeiten bereitet die Darstellung des atretischen extrahepatischen Gallengangsystems. Läßt sich beim nüchternen Kind keine Gallenblase darstellen, kann dies als Hinweis auf das Vorliegen einer Gallengangatresie gewertet werden, umgekehrt macht der Nachweis einer gut gefüllten Gallenblase im Nüchternzustand mit Verkleinerung der Gallenblase nach Nahrungsaufnahme eine Gallengangatresie unwahrscheinlich, schließt diese jedoch nicht mit Sicherheit aus. Einen Bedeutungszuwachs in der Diagnostik der Gallengangatresie erfuhr die Sonographie durch den möglichen Nachweis des sog. „Triangular-cord-Zeichens“: Kranial der Pfortaderbifurkation stellt sich bei Patienten mit Gallengangatresie eine echoreiche Struktur mit der Form einer Triangel oder eines Zylinders dar. Vergleichsuntersuchungen mit den bisher üblichen Verfahren (Szintigraphie, ERCP) wiesen dieser relativ einfachen Methode einen hohen Stellenwert in der Abgrenzung anderer cholestatischer Leberkrankheiten zu. Jedoch fehlt bislang die Erprobung an größeren Patientengruppen. Einen zentralen Stellenwert in der bildgebenden Diagnostik der Gallengangatresie nimmt nach wie vor die Leberfunktionsszintigraphie ein. Das gut gallegängige Radionuklid ^{99m}TcDISIDA wird nach intravenöser Applikation ins Leberparenchym aufgenommen, in die Gallecanaliculi sezerniert und über die extrahepatischen Gallengänge ins Duodenum ausgeschieden. Die Leberfunktionsszintigraphie erreicht in der Diagnostik der Gallengangatresie eine Sensitivität von 97–100 %, jedoch nur eine Spezifität von 43–97 %. Die bei der Gallengangatresie fehlende Ausscheidung ins Duodenum gilt als charakteristisch. Jedoch kann auch bei anderen cholestatischen Leberkrankheiten wie der neonatalen Riesenzellhepatitis, der zystischen Fibrose und dem α-1-Antitrypsinmangel eine fehlende Ausscheidung des Radionuklids das Vorhandensein einer Atresie vortäuschen. Zur Erhöhung der Spezifität wird eine Enzyminduktion mit Phenobarbital in einer Dosierung von 5 mg/kg KG 3–5 Tage vor der Szintigraphie empfohlen. Diese Induktionstherapie erhöht die Ausscheidung des Radionuklids bei Hepatitiden signifikant, so daß die Abgrenzung von der Gallengangatresie eher möglich ist.

Routinemäßig noch nicht zum Einsatz kommt die Identifizierung von Gallensäuren und Bilirubin durch Infrarotspektroskopie im Stuhl der Patienten. Diese sehr elegante, aber aufwendige Methode erreicht eine 100 %ige Sensitivität und eine 92 %ige Spezifität. Der Leberbiopsie kommt eine entscheidende Rolle in der Diagnostik der Atresie zu. Die charakteristischen histologischen Veränderungen Cholestase, Gallengangproliferation und Fibrose weisen auf das Vorliegen einer Atresie hin, jedoch werden auch die bei der neonatalen Riesenzellhepatitis charakteristischen Riesenzellformationen beobachtet. In der Diagnostik der Gallengangatresie erreicht die Kombination aus Leberbiopsie und Szintigraphie die höchste Spezifität und Sensitivität (95 % bzw. 98 %). Elektronenmikroskopische Untersuchungen an Leberbiopsaten von Patienten mit Gallengangatresie und neonataler Riesenzellhepatitis zeigten deutliche Unterschiede im Bereich der Portalfelder: degeneriertes Gallengangepithel und periduktuläre Fibrose bei Patienten mit Gallengangatresie, vergröbertes endoplasmatisches Retikulum, zytoplasmatische Hepatozytenfragmente und zytoplasmatische Nekrosen bei Patienten mit neonataler Riesenzellhepatitis. So ließen sich elektronenoptisch bei der Gallengangatresie Veränderungen v.a. im Bereich des Portalfeldes nachweisen, bei der neonatalen Riesenzellhepatitis hingegen mehr an den Hepatozyten.

In wenigen Fällen ist die Diagnose einer Gallengangatresie durch die Kombination folgender Kriterien zu stellen:

- Cholestase
- deutliche Erhöhung der γ-GT
- acholische Stühle
- Gallengangproliferation in den Portalfeldern

Hier kann von einem erfahrenen Pädiater auf die Szintigraphie verzichtet werden.

Die Rolle der endoskopischen retrograden Cholangiopankreatikographie (ERCP) in der Diagnostik der Gallengangatresie ist noch nicht völlig geklärt. Es wird von einer Sensitivität der ERCP in der differentialdiagnostischen Abklärung der Gallengangatresie von 88 % berichtet. Diese Methode ist jedoch bei Säuglingen technisch sehr schwierig. Ihr Resultat ist mehr als die vorher genannten Methoden von der optimalen Durchführung und der Erfahrung des Untersuchers abhängig und sicherlich nur sehr spezialisierten Untersuchern vorbehalten. Ferner kann in der ERCP auch bei Hepatitiden eine fehlende Kontrastierung des intrahepatischen Gallengangsystems beobachtet werden, so daß eine Abgrenzung zur Gallengangatresie nicht immer sicher möglich ist. Vor einer operativen Korrektur der Gallengangatresie sind eine direkte Visualisierung des extrahepatischen Gallengangsystems und der Versuch einer intraoperativen Cholangiographie in jedem Fall indiziert, da nur so eine zufriedenstellende Darstellung der anatomischen Gegebenheiten möglich ist und u.U. unnötige Operationen bei intrahepatischen Hypoplasien und erhaltenem extrahepatischem System vermieden werden können. Eine perkutane Cholangiographie gestaltet sich aufgrund der fehlenden Erweiterung der intrahepatischen Gallengänge als äußerst schwierig und sollte in der Diagnostik der Gallengangatresie keine Anwendung finden.

Differentialdiagnose. Die extrahepatische Gallengangatresie ist als häufigste Ursache einer neonatalen Cholestase zu sehen. Ein ähnliches klinisches Bild kann aber auch durch eine Vielzahl anderer Krankheiten hervorgerufen werden. Die wichtigsten Krankheiten, die zu einer neonatalen Cholestase führen, und ihre mögliche Abgrenzung von der Gallengangatresie sind in Tabelle 126.3 zusammengefaßt.

Operative Therapie. Ziel der operativen Therapie einer extrahepatischen Gallengangatresie ist eine suffiziente Gallendrainage. Im Jahre 1959 wurde erstmals die nach Kasai benannte operative Korrektur der Gallengangatresie beschrieben, die modifiziert auch heute noch als Standard gilt. Am Prinzip des operativen Vorgehens hat sich bis heute nichts Wesentliches geändert: Über einen Oberbauchquerschnitt wird die Porta hepatis freigelegt und das extrahepatische Gallengangsystem inspiziert. In den meisten Fällen finden sich nur rudimentäre, strangförmige extrahepatische Gallengänge. Nach Mobilisation der Leber und Freilegung der Porta hepatis werden die Gallenblase und die Residuen der extrahepatischen Gallengänge entfernt, notfalls wird die Resektion bis zur Bifurkation der V. portae ausgedehnt. Eine Jejunumschlinge wird an die Portalplatte der Porta hepatis als galledrainierendes Konduit angelegt (Roux-en-Y-Schlinge). Ist der Ductus hepaticus communis oder die Gallenblase vorhanden und nur der distale Choledochusanteil atretisch, kann eine Portocholezystostomie erfolgversprechend sein.

Neben der ursprünglich von Kasai beschriebenen Methode finden zahlreiche Modifikationen Anwendung. Sie wurden v.a. zur Minimierung des Risikos einer aszendierenden Cholangitis eingeführt. Neben Modifikationen in der Länge des Jejunumkonduit wurden v.a. Antirefluxplastiken hinsichtlich ihrer Effektivität untersucht: Jejunalklappen, muskuläre Klappen, ileokolische Intussizeption. Vom Prinzip änderte sich das operative Vorgehen jedoch nicht. Eine deutliche Besserung der Prognose der extrahepatischen Gallengangatresie erbrachten die Fortschritte der Lebertransplantation, insbesondere die Einführung der Split-Technik und der Living-related-Transplantation.

Prognostische Faktoren. Zahlreiche Untersuchungen setzten ihren Schwerpunkt auf die Bedeutung prognostischer Faktoren der operativen Korrektur einer extrahepatischen Gallengangatresie. Die wichtigsten seien hier genannt.

Alter bei Diagnose und operativer Therapie. Entscheidend ist das Alter des Patienten zum Zeitpunkt der Portoenterostomie. Somit ist eine rasche Klärung der Diagnose für die Therapie und Gesamtprognose essentiell. Eine operative Korrektur vor dem 60. Lebenstag geht mit einer Erfolgsrate von bis zu 75 % für die Kasai-Operation einher. Verzögerungen in der Diagnostik und eine operative Therapie nach

Krankheit	Methode zur Abgrenzung von der Atresie
Neonatale Hepatitis (idiopathisch)	Histologie
Neonatale Hepatitis (viral): CMV, Röteln, ECHO, Reo Typ 3; HSV, VZV, EBV, HHV-6, Parvo B19, Enteroviren, HBV, HAV; HCV	Serologien, Virusnachweis mittels PCR, Histologie, klinischer Verlauf
Bakterielle Krankheiten	Serologien, Bakteriennachweis, Klinik
Cholangiopathien: nichtsyndromatische Gallenganghypoplasie, Alagille-Syndrom, Morbus Byler, MDR-3-Defekt, MDR-2-Defekt, Choledochuszyste, sklerosierende Cholangitis, Gallengangstenose, Caroli-Syndrom, Inspissated-bile-Syndrom, Gallengangsteine	Sonographie, Histologie, klinischer Verlauf, Dysmorphiestigmata
Tyrosinämie	Aminosäuren und Succinylaceton im Urin
Niemann-Pick-Krankheit	Histologie, Schaumzellen im Knochenmark
Morbus Gaucher	Schaumzellen im Knochenmark, Histologie
Morbus Wolman	Cholesterinester, Histologie
Arginasemangel	Hyperammonämie, Klinik
Galaktosämie	Nachweis der Gal-1-Phosphat-Uridyltransferase
Fruktosämie	Klinik, Enzymnachweis, Genetik
Glykogenose Typ IV	Enzymnachweis in der Leber, Histologie
α-1-Antitrypsinvariante	Bestimmung von α-1-Antitrypsin, Phänotypisierung der α_1AT
Zystische Fibrose	Schweißtest, Genetik, Klinik
Hypopituitarismus	Hormondiagnostik, Klinik
Hypothyreose	Bestimmung von TSH, T_3, T_4, Klinik
Neonatale Hämochromatose	Klinik, Histologie, Ferritin im Serum, Fein der Leber
Histiozytose	Histologie, Klinik
Leukämie	Klinik, Histologie
Toxischer Leberzellschaden	Klinik, Histologie

Tabelle 126.3. Differentialdiagnose der extrahepatischen Gallengangatresie. Krankheiten, die zu einer neonatalen Cholestase führen können und ihre mögliche Abgrenzung von der Atresie (zu Einzelheiten s. jeweiliges Kapitel)

dem 60. Lebenstag lassen die Chance einer erfolgreichen biliären Drainage auf 20–30 % sinken.

Histologie. Entscheidend ist das Ausmaß der Fibrose und der Degeneration der intrahepatischen Gallengänge. Bei einer bereits vorliegenden Zirrhose wird die primäre Lebertransplantation empfohlen.

Initialer Gallefluß. Eine suffiziente Galledrainage zeigt sich in einem signifikanten Abfall der Serumgallensäuren, der γ-GT- und der Bilirubinwerte im Serum bereits 5 Wochen nach Kasai-Operation. Eine signifikant höhere Gallensäurenausscheidung wurde bei Patienten beobachtet, die 3 Monate nach Kasai-Operation ikterusfrei wurden, im Vergleich zu solchen, bei denen die Operation keinen Erfolg erbrachte. Eine deutlich höhere Bilirubin-Clearance zeigt sich zwischen der 4. und 24. postoperativen Woche bei Survivern im Vergleich zu Nicht-Survivern. Eigene Untersuchungen an 36 Patienten mit Gallengangatresie zeigten, daß Patienten mit einer γ-GT über 100 U/l und einem konjugierten Bilirubin über 5 mg/dl 5 Wochen nach Kasai-Operation mit einer ungünstigen Prognose einhergingen.

Komplikationen

Cholangitis. Bakterielle Cholangitiden durch aszendierende Keime gelten als die häufigste Komplikation nach erfolgreicher Kasai-Operation, begünstigt durch die ausgeschaltete Dünndarmschlinge (Roux-en-Y-Anastomose) und einen verminderten Gallefluß. Die Inzidenz schwankt in verschiedenen klinischen Untersuchungen zwischen 0 und 100 %. Eine niedrigere Inzidenz dieser gefürchteten Komplikation wurde nach modifizierten Kasai-Operationen (Portocholezystostomie und Jejunalklappe) beobachtet. Des Weiteren geht ein ausreichender Gallefluß mit einem niedrigeren Cholangitisrisiko einher. Der Effekt prophylaktischer Antibiotikagaben wird nach wie vor kontrovers diskutiert. Eine perioperative antibiotische Therapie ist essentiell in der Vermeidung einer Frühcholangitis. Empfohlen wird in der Literatur eine Sulphametoxazoltherapie über 1 Jahr. Klinisch präsentiert sich die bakterielle Cholangitis relativ uncharakteristisch: Fieber, Leukozytose, Bilirubinanstieg in 75 % der Fälle, erneuter γ-GT-Anstieg in 80–100 % bis hin zum schwer septischen Krankheitsbild. Nicht selten wird die Cholangitis durch eine plötzliche Entwicklung von Aszites klinisch apparent. Ein Keimnachweis gelingt nur selten bei schwer septischem Krankheitsbild in der Blutkultur oder im Aszitespunktat. Stuhlkulturen erbringen keine zusätzliche Information hinsichtlich des Erregerspektrums. Eine diagnostische Leberpunktion zum Erregernachweis hat sich nicht bewährt, zumal diese sehr invasive diagnostische Maßnahme mit einem Risiko der Keimverschleppung und mit einer Abszedierung einhergeht. Therapie der Wahl sind intravenös verabreichte Antibiotika: Ampicillin, Gentamycin, Cephalosporine der 3. Generation, Imipenem. Aufgrund der Häufung von Enterokokken als infektiösem Agens der bakteriellen Cholangitis hat sich eine Kombinationstherapie bestehend aus Mezlocillin und Cefotaxim besonders bewährt. Als supportive Maßnahme wird nach wie vor der Einsatz von Steroidboli über 4 Tage bei therapierefraktärer Cholangitis empfohlen: Die antiinflammatorische Wirkung der Steroide führt zu einer Steigerung des Galleflusses durch Herabsetzung entzündlicher Veränderungen und ödematöser Prozesse an den verbliebenen Gallengängen. Die Wirksamkeit von Steroiden wurde jedoch bislang nicht durch größere Studien untermauert.

Verminderter Gallefluß. Ein verminderter Gallefluß wird in der Regel bei Patienten beobachtet, bei denen Diagnose und Therapie relativ spät erfolgen (nach der 9. Lebenswoche), ebenso bei Patienten mit chirurgischen Komplikationen oder nicht regelrecht durchgeführter Kasai-Operation. Sehr kontrovers wird die Indikation zur Reoperation bei nicht funktionierendem Kasai diskutiert. Vor allem in Hinblick auf eine bevorstehende Lebertransplantation sollte die Indikation zur Revision eines Kasais sehr streng gestellt werden. Zunehmende Verwachsungen mit Vaskularisierung von Narbengewebe und damit verbunden ein erhöhtes Blutungsrisiko bei der Transplantation sollten mit ins Kalkül aufgenommen werden. Die Rolle von Choleretika bei Patienten mit Gallengangatresie nach Kasai-Operation ist noch nicht ausreichend geklärt, größere Untersuchungen hierzu stehen noch aus. Sinnvoll erscheint jedoch die medikamentöse Therapie mit Ursodeoxycholsäure in einer Dosierung von 15–25 mg/kg KG bei Patienten mit initialem Gallefluß postoperativ. Diesem Medikament kommt eine choleretische Wirkung zu, und es scheint aufgrund einer Herabsetzung von MHC-II-Oberflächenantigenen die lokale immunologische Situation des Gallengangepithels günstig zu beeinflussen.

Portale Hypertension. Eine portale Hypertension wird bereits bei 68 % der Patienten mit Gallengangatresie zwischen dem 2. und 4. Lebensmonat beschrieben. Eine erhebliche Progredienz erfährt die portale Hypertension durch Cholangitiden, es besteht ferner ein direkter Zusammenhang mit dem Erfolg der Kasai-Operation. Eine ausreichende Drainage der Gallenflüssigkeit und die sich daraus ergebende Besserung der Cholestase verzögert die Entwicklung einer portalen Hypertension erheblich, verhindert diese jedoch nicht. So entwickeln 67 % der Patienten nach Kasai-Operation Ösophagusvarizen, davon manifestieren sich 28 % mit Blutungen. Umstritten ist nach wie vor der Einsatz portosystemischer Shunts, die präventive Sklerotherapie bleibt trotz des Risikos von Strikturen das Mittel der Wahl. Eine Reduktion des Risikos wiederholter Blutungen kann so auf 10 % gesenkt werden. Der endoskopische Ligator von Ösophagusvarizen kommt zunehmend eine wichtige Bedeutung zu.

Gewichtsverlauf und Ernährung. Persistierende Cholestase bei extrahepatischer Gallengangatresie geht mit einer verminderten Resorption von Fetten und fettlöslichen Vitaminen einher. Zusätzlich vermindert eine portale Hypertension die Resorption aus dem Darm. Mangel an Vitamin D kann zu rachitischen Veränderungen führen, Vitamin-E-Mangel resultiert in peripheren Neuropathien, der häufig beobachtete Mangel an Vitamin K spiegelt sich in einer Störung der humoralen Gerinnung wider. Störungen der Prostaglandinsynthese werden durch verminderte Aufnahme essentieller Fettsäuren beobachtet. Häufig findet sich ein erheblicher Zinkmangel, vermutlich aufgrund verminderter Zinkmobilisation aus der Leber, trophische Hautveränderungen können die Folge sein. Eine verminderte Nahrungsaufnahme steht einem erhöhten Ruhegrundumsatz gegenüber. Kinder mit chronischer Cholestase benötigen 150–200 % des altersentsprechenden Energiebedarfs. Eine suffiziente hochkalorische Ernährung ist v.a. entscheidend in Hinblick auf eine bevorstehende Transplantation. Gewichtszunahme und Ernährungssituation spielen eine zentrale Rolle in der Therapie der Gallengangatresie. Neben hochkalorischer enteraler Ernährung gewinnt die parenterale Teilernährung besonders bei Patienten mit fortgeschrittener Zirrhose an Bedeutung. Die ausreichende Substitution von fettlöslichen Vitaminen (Vitamin A, D, E, K) und Spurenelementen sollte bei jedem Patienten immer wieder aufs neue überprüft werden.

Ergebnisse und Prognose. Daten zum 10-Jahresüberleben von Patienten mit korrigierter Gallengangatresie spiegeln die Notwendigkeit einer frühen Diagnose wider: Die 10-Jahresüberlebensrate beträgt 73 % bei Patienten, die vor dem 60. Lebenstag operiert wurden, und nur 20 % bei Patienten mit Diagnose nach dem 60. Lebenstag. Insgesamt kann jedoch nur bei 50 % der Patienten von einem Langzeitüberleben berichtet werden. Diese relativ niedrige Überlebensrate ist vermutlich auf die Progredienz der Krankheit zurückzuführen, die zwar durch eine frühe operative Therapie verzögert, jedoch nicht verhindert werden kann. Nach Kasai-Operation können die Patienten in 3 Gruppen eingeteilt werden:

- Patienten, bei denen durch die Operation kein suffizienter Gallefluß erreicht werden kann und bei denen sich eine rasch progrediente Leberzirrhose ausbildet;
- Patienten, bei denen ein guter Gallefluß erreicht werden kann, bei denen jedoch trotz suffizienter Galledrainage eine progressive Sklerosierung der intrahepatischen Gallengänge den weiteren Verlauf kompliziert;
- Patienten nach erfolgreicher Kasai-Operation, bei denen im fortgeschrittenen Kindesalter v.a. Probleme durch die dennoch entstehende portale Hypertension auftreten.

Nur in Ausnahmefällen kann ein Patient mit Gallengangatresie durch eine Kasai-Operation dauerhaft geheilt werden, die Kasai-Operation und ihre Modifikationen sind vielmehr als passagere und palliative Maßnahme zu sehen. Als einzige kurative Maßnahme steht somit die Lebertransplantation zur Verfügung. Die Gallengangatresie stellt die häufigste Indikation zur Lebertransplantation im Kindesalter dar. Die Ergebnisse sind mit Posttransplantationsüberlebensraten zwischen 80 und 91 % ausgezeichnet. Bei Patienten, bei denen bereits zum Zeitpunkt der Diagnosestellung eine Zirrhose vorliegt, sollte die primäre Lebertransplantation erwogen werden.

Literatur

A-Kader HH, Heubi JE, Setchell KDR, Ryckman FC, Balistreri WF (1990) The effect of ursodeoxycholic adic therapy in patients with extrahepatic biliary atresia. Gastroenterology 98: A564
Broelsch CE, Whitington PF, Edmond JC (1991) Liver transplantation in children from living related donors. Ann Surg 214: 428–439
Choi SO, Park WH, Lee HJ (1998) Ultrasonographic triangular cord: the most definitive finding for noninvasive diagnosis of extrahepatic biliary atresia. Eur J Pediatr Surg 8: 12–16
Davenport M, Kerkar N, Mieli-Vergani G, Mowat AP, Howard ER (1997) Biliary atresia: the King's College Hospital experience (1974–1995). J Pediatr Surg 32: 479–485
Desmet FJ (1992) Congenital diseases of intrahepatic bile ducts: variation on the theme "ductal plate malformation". Hepatology 16: 1069–1083
Desmet FJ, Callea F (1990) Cholestatic syndromes in infancy and childhood. In: Zakim D, Boyer TD (eds) Hepatology. A textbook of liver disease, 2nd edn, vol 2. Saunders, Philadelphia, pp 1355–1395
Karrer FM, Lilly JR, Steward BA, Hall RJ (1990) Biliary atresia registry, 1976–1989. J Pediatr Surg 25: 1076–1081
Karrer FM, Price M, Bensard D, Sokol R, Narkewicz M, Smith D, Lilly JR (1996) Long term results with the Kasai operation for biliary atresia. Arch Surg 131: 493–496
Kasai M, Suzuki S (1959) A new operation for non-correctable biliary atresia: hepatic portoenterostomy. Shujitsu 13: 733–739
Landing BH (1974) Considerations of the pathogenesis of neonatal hepatitis, biliary atresia and choledochal cyst – the concept of infantile obstructive cholangiopathy. Prog Pediatr Surg 6: 113–139
Lin WY, Lin CC, Changlai SP, Shen YY, Wang SJ (1997) Comparison of Tc-99 m disofenin cholescintigraphy with ultrasonography in the differentiation of biliary atresia from other forms of neonatal jaundice. Pediatr Surg Int 12: 30–33
Mieli-Vergani G, Howard ER, Portman B, Mowat AP (1989) Late referral for biliary atresia – missed opportunities for effective surgery. Lancet 1: 421–423
Otte JB, Vries-Hospens HG de, Sokal E (1990) Size reduction of the donor liver is a safe way to alleviate the shortage of size matched organs in pediatric liver transplantation. Ann Surg 211: 146–157
Stein JE, Vacanti JP (1994) Biliary atresia and other disorders of the extrahepatic biliary tree. In: Suchy FJ (ed) Liver diseases in children. Mosby Year Book, St. Louis, Missouri

Gallensteine im Kindesalter

Epidemiologie. Über die Prävalenz des Gallensteinleidens im Kindesalter gibt es nur sehr wenige Informationen. Screeninguntersuchungen in Schweden und Italien mittels Ultraschall an Schulkindern ergaben eine Prävalenz von Gallensteinen zwischen 0,1 und 0,14 % für das Gesamtkollektiv an untersuchten Kindern, bei Mädchen über 13 Jahren lag die Prävalenz bei 0,26 %.

Klassifikation der Gallensteine und ihre Verteilung bei Kindern und Jugendlichen. Es werden hinsichtlich ihrer Ätiologie und Beschaffenheit 3 Typen von Gallensteinen unterschieden: Cholesterinsteine, Bilirubinsteine und gemischte Cholesterin-Bilirubin-Steine. Ihre Charakteristika sind in Tabelle 126.4 zusammengefaßt. Während bei Erwachsenen die Cholesterinsteine und die gemischten Steine überwiegen, finden sich bei Kindern v.a. die Bilirubinsteine (70 %; Cholesterinsteine 25 %, gemischte Steine 5 %).

Tabelle 126.4. Charakteristika der 3 bei Kindern vorkommenden Gallensteintypen

	Cholesterinstein	Bilirubinstein	Gemischter Stein
Cholesteringehalt [%]	>60	<5	10–50
Vorkommen	Multipel	Multipel	Solitär
Röntgendichte [%]	In <10	Ja	In ca. 50
Konsistenz	Hart, geformt	Hart, bröckelig	Weich
Farbe	Weiß-beige	Schwarz	Braun

Pathogenese und Ätiologie der Pigmentsteine. Hämolytische Prozesse führen zu einer signifikanten Erhöhung von Bilirubin in der Galle, welches sich mit Kalzium zum schwer löslichen Kalziumbilirubinat verbindet. Diese Verbindung lagert sich aufgrund bislang unbekannter Faktoren zu Polymeren zusammen. Durch Anlagerung von Kalziumphosphat und Kalziumkarbonatverbindungen, welche im wässrigen Milieu der Galle schwer lösliche Salze darstellen, sowie durch den Einbau von Gallenbasenmuzin entstehen die Bilirubinsteine. Im Kindesalter stellen diese Steine den häufigsten Steintyp dar. Besonders hämolytische Krankheiten (Sichelzellanämie, Thalassämie, Sphärozytose, Eliptozytose, Glukose-6-Phosphat-Dehydrogenasemangel, Pyruvatkinasemangel, künstliche Herzklappen, Autoimmunhämolyse) begünstigen infolge des vermehrten Anfallens von unkonjugiertem Bilirubin die Entstehung von Pigmentsteinen. Als weitere Risikofaktoren für die Entstehung der Bilirubinsteine haben die Hyperkalzämie, die Hyperphosphatämie, die parenterale Ernährung, die Ceftriaxontherapie, eine cholestatische Leberkrankheit, Leberzirrhose und endokrinologische Störungen des Kalzium-Phosphat-Stoffwechsels zu gelten. In Tabelle 126.5 sind die ätiologischen Faktoren zusammengefaßt.

Pathogenese und Ätiologie der Cholesterinsteine. Cholesterinsteine finden sich bei Kindern in ca. 25% der Fälle. Sie treten v.a. nach der Pubertät gehäuft auf, vor dem 5. Lebensjahr werden sie sehr selten beobachtet. Grundbaustein der Cholesterinsteine ist der Cholesterinmonohydratkristall. Bei Kindern unter 5 Jahren wurde nur in Ausnahmefällen eine Übersättigung der Galle mit Cholesterin beobachtet – ein Grund, warum in dieser Altersgruppe Cholesterinsteine sehr selten auftreten. Bei Patienten mit Mukoviszidose wurde hingegen eine Cholesterinübersättigung der Galle schon vor dem 10. Lebensjahr beobachtet, ein Umstand, der bei dieser Patientengruppe das deutlich erhöhte Risiko der Cholesterinsteinentstehung erklärt. Neben der Mukoviszidose spielen v.a. familiäre Faktoren eine wichtige Rolle bei der Entstehung von Cholesterinsteinen. Das Risiko der Bildung von Cholesterin- steinen ist auf das 10- bis 15fache erhöht bei Kindern, deren Eltern an Cholezystolithiasis leiden. Neunzig Prozent der Patienten mit Adipositas haben eine cholesterinübersättigte Galle. Hormonelle Faktoren wie orale Antikonzeptiva, Schwangerschaft und Hypothyreose können zu einer Cholesterinübersättigung in der Galle führen und stellen weitere Risikofaktoren für die Entstehung der Cholesterinsteine dar. Malabsorptionssyndrome, entzündliche Darmkrankheiten und Ileumresektion führen zu einer Verminderung des Gallensäurenpools und so zu einer Verminderung der gemischten Mizellen. Die ätiologischen Faktoren, die zur Cholesterinsteinentstehung bei Kindern beitragen, sind in Tabelle 126.6 zusammengefaßt.

Pathogenese und Ätiologie der gemischten Steine. Diese Gallensteinart tritt im Kindesalter sehr selten auf. Nicht mehr als 5% der bei Kindern gefundenen Gallensteine zeigen

Tabelle 126.5. Ätiologie der Bilirubinsteine im Kindes- und Jugendalter

Ätiologische Faktoren	Häufigkeit [%]		
	Kinder <3 Jahre	Vorschulalter	Schulalter
Hämolytische Krankheiten	19	64	68
Parenterale Ernährung	47	7	8
Ceftriaxontherapie	15	0	0
Idiopathisch	17	18	18
Cholestase/Zirrhose	2	11	6

Tabelle 126.6. Ätiologie der Cholesterinsteine im Kindes- und Jugendalter

Ätiologische Faktoren	Häufigkeit [%]
Familiäre Belastung	40
Adipositas	16
Häufig gemischte Steine bei Zystische Fibrose	15
Malabsorptionssyndrome, Morbus Crohn	5
Idiopathisch	16
Schwangerschaft, orale Kontrazeptiva	8

die Charakteristika der gemischten Steine. Meist führt ein Abflußhindernis in den abführenden Gallenwegen zu einem erhöhten Cholangitisrisiko. Durch Stase der Gallenflüssigkeit, vermehrten Zelldetritus und neutrophile Ganulozyten kommt es zur Entstehung der gemischten Steine.

Klinische Symptome. Die klinischen Zeichen einer Gallensteinkrankheit können im Kindesalter sehr unspezifisch sein. Die charakteristischen kolikartigen Oberbauchschmerzen, die v.a. postprandial nach fettreicher Mahlzeit auftreten, werden nur bei größeren Kindern beobachtet. Bei Kindern unter 3 Jahren können motorische Unruhe, Erbrechen, Diarrhoe und eine pathologische Erhöhung der γ-GT auf das Vorliegen von Gallensteinen hinweisen. Das laborchemische Korrelat einer Cholestase findet sich bei Kindern über 3 Jahren nur sehr selten in Zusammenhang mit Gallensteinen. Lediglich Gallengangsteine und Begleitcholezystitiden zeigen laborchemische Auffälligkeiten. Insgesamt verhalten sich Gallensteine im Kindesalter häufig stumm.

Diagnose. In der Labordiagnostik geben Cholestaseparameter und Leberenzyme nur sehr selten einen Hinweis auf das Vorliegen von isolierten Gallensteinen. Lediglich Steine infolge einer Choledochuszyste oder stenosierender Prozesse in den abführenden Gallenwegen und intrahepatische Steine manifestieren sich mit den Zeichen einer Cholestase (Erhöhung von Bilirubin, γ-GT, AP, LAP, GLDH). So steht die Labordiagnostik der Gallensteinkrankheit eher an zweiter Stelle hinter den bildgebenden Verfahren, kann jedoch wichtige Aufschlüsse hinsichtlich der Ätiologie der Gallensteine liefern.

Die Ultraschalluntersuchung ist als bildgebendes Verfahren die Methode der Wahl zur Diagnostik von Gallensteinen. Mit einer Spezifität von 96 % und einer Sensitivität von 98 % kann ein Großteil der Steine allein durch die Sonographie diagnostiziert werden. In der Oberbauchsonographie stellen sich Gallensteine charakteristisch als echoreiche

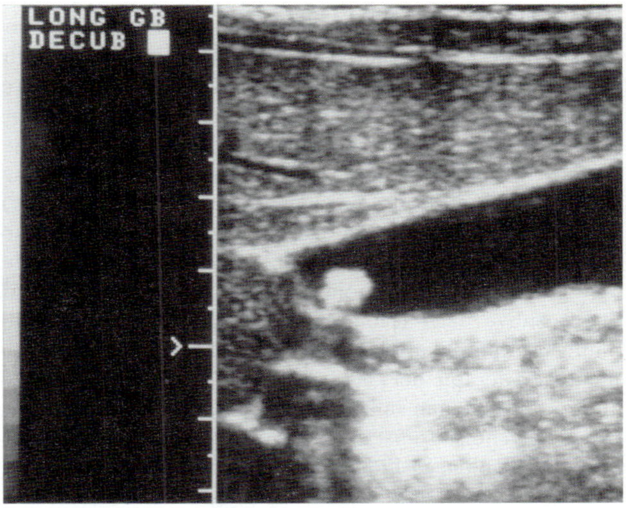

Abb. 126.2. Oberbauchsonogramm einer 13jährigen Patientin mit symptomatischem Gallenstein: intraluminales Konkrement in der Gallenblase mit dorsaler Schallauslöschung. (Mit freundlicher Genehmigung von Prof. Dr. K. Schneider, Radiologie, Universitätskinderklinik München)

Konkremente in der flüssigkeitsgefüllten Gallenblase mit dorsaler Schallauslöschung dar. Abbildung 126.2 zeigt ein charakteristisches Oberbauchsonogramm eines solitären Gallenblasenkonkrements.

Vorstufen der Gallensteine präsentieren sich im Ultraschall als Sludge oder Sludgeball. Es fehlt die dorsale Schallauslöschung. Intrahepatische Gallensteine oder Steine im Ductus choledochus entgehen häufig dem Ultraschall, hier können bei einer Erweiterung der intrahepatischen Gallenwege Gallensteine nur vermutet werden. Besteht der Verdacht einer intrahepatischen Konkrementansammlung, kann dieser nur durch direkte Darstellung des Gallengangsystems bestätigt werden. Hierzu bietet sich die ERCP als invasives Verfahren oder die MR-Cholangiographie als nichtinvasives, bildgebendes Verfahren an. Die ERCP galt bislang als Standardmethode zum Nachweis von intrahepatischen Steinen, da sie den Vorteil der möglichen therapeutisch-endoskopischen Intervention (endoskopische Steinextraktion) bietet. Jedoch ist die Anwendung dieser Methode nicht ohne Risiken für den Patienten. Pankreatitiden und Choledochusperforationen stellen die schwerwiegendsten Komplikationen dieser Methode dar. Im Gegensatz dazu ist die MRCP nicht mit Komplikationen verbunden, ermöglicht aber auch keine direkte therapeutische Intervention und gilt aufgrund mangelnder Erfahrungen bei Kindern noch nicht als Standardverfahren. Wie in der ERCP stellen sich auch in der MRCP intraluminale Konkremente als Kontrastmittelaussparung dar.

Therapie symptomatischer Gallensteine. Die operative Entfernung der Gallenblase stellt nach wie vor die therapeutische Methode der Wahl dar. In den letzten Jahren hat hierbei die laparoskopische Choleszystektomie aufgrund geringerer Traumatisation, kürzerer Verweildauer in der Klinik und guter Ergebnisse hinsichtlich Komplikationen zunehmend an Bedeutung gewonnen. Aufgrund einer erhöhten Inzidenz an Cholangiokarzinomen nach Choleszystektomie im Erwachsenenalter wurde die Diskussion um die Cholezystotomie als Alternativverfahren wiederaufgenommen. Daten bei Kindern existieren hierzu jedoch nicht. Solitäre, nicht röntgendichte Konkremente können auch im Kindesalter durch die extrakorporale Stoßwellenlithotrypsie entfernt werden. Aufgrund der anatomischen Verhältnisse bei kleinen Kindern (geringer Gallengangdurchmesser) bleibt dieses Verfahren jedoch nur größeren Kindern vorbehalten, da bei kleinen Kindern Koliken durch abgehende Steinpartikel in einem höheren Maße zu befürchten sind. Steinrezidive nach erfolgreicher Lithotrypsie stellen die häufigste Komplikation dieser Methode dar. Eine medikamentöse Therapie der Gallensteine gelingt auch im Kindesalter nur in seltenen Fällen. Eine choleretische Therapie mit Ursodeoxycholsäure ist eine sinnvolle therapeutische Option bei Gallenblasensludge und kleinen Konkrementen bei Kindern unter 3 Jahren. Steinauflösung bei Kindern über 3 Jahren gelang nur in Einzelfällen. Zudem erstreckt sich diese Therapie über mehrere Wochen, was ihre Anwendung bei symptomatischen Gallensteinen verbietet. Ursodeoxycholsäure findet v.a. Anwendung in der Prävention von Steinrezidiven nach extrakorporaler Stoßwellenlithotrypsie und in der Vermeidung intrahepatischer Steinrezidive. Da aber im pädiatrischen Krankengut die Bilirubinsteine überwiegen, kommt dieser Therapieansatz bei Kindern nur selten zum Einsatz. Eine Besonderheit hinsichtlich der Therapie stellen Gallensteine dar, deren Entdeckung nicht auf klinischen Symptomen beruht, sondern mehr dem medizinischen Zufall zu verdanken ist. Patienten mit asymptomatischen Gallensteinen sollten klinisch regelmäßig untersucht werden, von einer operativen Therapie ist jedoch Abstand zu nehmen.

Literatur

Cahalane MJ, Neubrand MW, Carey MC (1988) Physical chemical pathogenesis of pigment stones. Semin Liver Dis 8: 317–328

Heubi JE, Lewis LG (1994) Diseases of the gallbladder in infancy, childhood and adolescence. In Suchy FJ (ed) Liver disease in children. Mosby Year Book, St. Louis, pp 605–621

Kim P, Wesson D, Superina R, Filler R (1995) Laparoscopic cholecystectomy versus open cholecystectomy in children. Which is better? J Pediatr Surg 30: 971–973

Palasciano G, Portincasa P, Vinciguerra V et al. (1989) Gallstone prevalence and gallbladder volume in children and adolescents: an epidemiological ultrasonographic survey and relationship to body mass index. Am J Gastroenterol 84: 1378–1382

Reif S, Sloven DG, Lebenthal E (1991) Gallstones in children. AJDC 145: 105–108

127 Caroli-Krankheit

J. Deutsch

Definition. Caroli beschrieb multiple Ektasien der intrahepatischen Gallengänge ohne weitere histologische Auffälligkeiten (Caroli-Krankheit) bzw. eine Kombination der intrahepatischen Gallengangerweiterungen mit einer periportalen Fibrose (Caroli-Syndrom), die einer kongenitalen Leberfibrose entspricht.

Epidemiologie. Beide Formen sind sehr selten; das Caroli-Syndrom ist häufiger als die Caroli-Krankheit. Bisher wurden auch Kombinationen mit Choledochuszysten oder polyzystischen Nierenkrankheiten (adulte Form) beschrieben. Anatomische Formen (diffuse oder lokalisierte Erweiterungen der Gallengänge) und klinische Präsentationen (im Neugeborenenalter, später auftretende Symptome, latente Formen und Kombinationen) sind variabel, auch bei gleichen Mitgliedern einer Familie.

Ätiologie. Die Ätiologie der Krankheit ist noch nicht eindeutig geklärt.

Genetik. Es wird eine überwiegend autosomal-rezessive Vererbung angenommen. Eine erste Mutation wurde in der Region des die polyzystische Nierenkrankheit kodierenden Gens (PKD 1) gefunden.

Pathogenese. Bei der Krankheit kommt es zu einem völligen oder teilweisen Stillstand der Duktalplattenmodellierung größerer bzw. auch kleinerer peripherer intrahepatischer Gallengänge. Durch den unterschiedlichen Zeitpunkt der Störung erklären sich auch die Übergänge zur kongenitalen Leberfibrose und die Assoziation mit der adulten Form der polyzystischen Nierenkrankheit.

Klinische Symptome. Zu nennen sind Bauchschmerzen, Fieber und Gelbsucht aufgrund einer Cholangitis sowie Gallenkoliken bei Cholezystolithiasis oder Cholelithiasis.

Diagnose. Die Diagnose beruht auf dem Nachweis multipler Erweiterungen der Gallengänge (Ultraschall, Magnetresonanz- oder Spiral-CT-Cholangiographie, Choleszintigraphie). Manchmal ist ein „central dot sign“ (Portalvenenäste, die von erweiterten Gallengängen umgeben sind) im Ultraschallbild zu beobachten. Invasive Techniken wie z.B. ERCP sollten zur Diagnosestellung nicht verwendet werden, da sie oft von Cholangitisschüben gefolgt sind.

Die Histologie der Leber ist abhängig von vorangegangenen Cholangitisschüben bzw. etwaigen Kombinationen mit kongenitaler Leberfibrose.

Differentialdiagnose. Von der Krankheit abzugrenzen sind nicht mit dem Gallengangsystem zusammenhängende Zysten.

Therapie. Folgende Möglichkeiten stehen zur Verfügung: Antibiotika zur Behandlung der Cholangitis, endoskopische Gallengangdrainage, ERCP mit extrakorporaler Stoßwellenlithotrypsie, interne Gallengangdrainage, Hemihepatektomie oder Lebertransplantation in ausgewählten Fällen.

Prognose. Im Verlauf der Krankheit kann es zu rezidivierenden Cholangitiden kommen, zu Cholezysto- bzw. Cholelithiasis, zu Leberzirrhose mit portaler Hypertension und in 7 % der Fälle zu Cholangiokarzinomen.

Literatur

Asselah T, Ernst O, Sergent G, L'Hermine C, Paris JC (1998) A magnetic resonance cholangiopancreatography diagnosis. Am J Gastroenterol 93: 109–110

Caroli J, Corcos V(1964) La dilatation congenitale de voies biliaires intrahepatiques. Rev Med Chir Mal du Foie 39: 1–70

Dagli U, Atalay F, Sasmaz N, Bostanoglu S, Temucin G, Sahin B (1998) Caroli's disease: 1977–1995 experience. Eur J Gastroenterol Hepatol 10: 109–112

Gold DM, Stark B, Pettei MJ, Levine JJ (1995) Successful use of an internal biliary stent in Caroli's disease. Gastrointest Endosc 42: 589–592

Keane F, Hadzic N, Wilkinson ML, Qureshi S, Reid C, Baker AJ, Mieli-Vergani G (1997) Neonatal presentation of Caroli's disease. Arch Dis Child 77: F145–F146

Pinto RB, Lima JP, Silveira TR da, Scholl JG, Mello ED de, Silva G (1998) Caroli's disease: report of 10 cases in children and adolescents in Southern Brazil. J Pediatr Surg 33: 1531–1535

Sans M, Rimola A, Navasa M et al. (1997) Liver transplantation in patients with Caroli's disease and recurrent cholangitis. Transpl Int 10: 241–244

Taylor ACF, Palmer KR (1998) Caroli's disease. Eur J Gastroenterol Hepatol 10: 105–108

Torra R, Badenas C, Darnell A, Bru C, Escorsell A, Estivill X (1997) Autosomal dominant polycystic kidney disease with anticipation and Caroli's disease associated with a PKD1 mutation: rapid communication. Kidney Int 52: 33–38

128 Fulminantes Leberversagen und Lebertransplantation

B. Rodeck, M. Melter

128.1 Fulminantes Leberversagen

B. Rodeck, M. Melter

Definition. Ein fulminantes (oder: akutes) Leberversagen liegt vor, wenn eine akute Leberkrankheit bei einem vorher Lebergesunden innerhalb von 8 Wochen zu einer hepatischen Enzephalopathie führt. Für das Kindesalter ist diese Definition nur bedingt anzuwenden. Eine gering- bis mäßiggradige Enzephalopathie ist im Neugeborenen- und Säuglingsalter kaum zu diagnostizieren. Das Ausmaß der Leberfunktionseinschränkung ist daher im Kindesalter mit zu berücksichtigen [Quicktest <40 %, Cholinesteraseaktivität <2,5 kU/l vor Substitution von Gerinnungsfaktoren bzw. FFP (fresh frozen plasma)]. Für die Pädiatrie sollte daher der Begriff „fulminantes Leberversagen" wie folgt definiert werden: Anamnese nicht länger als 6 Monate, vorher lebergesund (Ausnahme Neugeborene), Einschränkung der Lebersyntheseleistung (s. oben) mit und ohne hepatische Enzephalopathie.

Epidemiologie. Genaue Angaben über die Häufigkeit des fulminanten Leberversagens (FLV) im Kindesalter existieren nicht. In den USA wird insgesamt eine Inzidenz von 1 : 115 000 Einwohner pro Jahr angegeben mit einer Letalität von annähernd 80 %.

Ätiologie. Die häufigsten Ursachen eines FLV im Kindesalter sind Infektionen und Intoxikationen. In verschiedenen Altersstufen überwiegen bestimmte Ursachen. In Tabelle 128.1 sind die wesentlichen Ursachen für die Neonatalzeit, für Säuglinge und Kleinkinder bis zu einem Alter von 3 Jahren und für ältere Kinder aufgeführt.

Pathogenese und Pathologie. Das auslösende Agens schädigt primär die Hepatozyten. Die Faktoren, die das Ausmaß der Leberzellschädigung bedingen, sind nicht genau bekannt. Bei bestimmten Infektionen spielt das Alter, bei der Bewältigung der Infektionen der Immunstatus, bei Intoxikationen ein genetisch-biochemischer Polymorphismus eine wesentliche Rolle. Bei den meisten Fällen mit FLV liegt histologisch eine Leberzellnekrose vor. Bei Virusinfektionen wirkt entweder das Virus selbst zytotoxisch, oder es induziert eine zytopathogene Immunantwort. Das toxische Agens bei Intoxikationen oder Stoffwechselkrankheiten kann meist identifiziert werden. Als Ausdruck der hohen Regenerationskapazität der Leber werden beim FLV erhöhte Spiegel des humanen Hepatozytenwachstumsfaktors (hHGF) gemessen. Auf der anderen Seite werden auch Inhibitoren der Zellregeneration aus den nekrotischen Hepatozyten freigesetzt. Der Ausgang eines FLV nach der Elimination des auslösenden Agens wird deshalb durch das Überwiegen der regenerativen oder der inhibierenden Faktoren bestimmt. Überwiegen die regenerativen Faktoren, kommt es zu einer Restitutio ad integrum; überwiegen die inhibierenden Faktoren, kommt es zum kompletten Leberausfall.

Klinische Symptome. Nach unspezifischen Krankheitssymptomen entwickelt sich ein Ikterus. Selten zeigt sich eine Enzephalopathie schon vor dem Auftreten des Ikterus. Der Ikterus sowie Anorexie, Erbrechen, Blutungen, später Foetor hepaticus, Aszites und die Zeichen der hepatischen Enzephalopathie ermöglichen die klinische Diagnose des FLV. Laborchemisch finden sich eine Hyperbilirubinämie und eine Erhöhung der Transaminasen (GOT, GPT, GLDH). Fallende oder niedrige Transaminasen sind insbesondere bei abnehmender Lebergröße (Sonographie) ein Zeichen der bereits abgelaufenen massiven Leberzellnekrosen und da-

Tabelle 128.1. Ursachen des akuten Leberversagens. (Nach Mowat 1994)

	Krankheit	Vorkommen
1. Neonatalzeit		
Infektion	Herpes-, Echo-, Adenoviren, CMV, EBV, Hepatitis B, andere	Häufig
Stoffwechselkrankheit	Fruktoseintoleranz, Galaktosämie, Tyrosinämie TypI, neonatale Hämochromatose, Morbus Niemann-Pick Typ C, Atmungskettendefekte, Mitochondriopathien	Selten
Ischämie	Angeborene Herzfehler, Herzchirurgie, Myokarditis, schwere Asphyxie	Selten
2. 4 Wochen bis 3 Jahre		
Infektion	HAV, HBV, NonA-NonB (NonC-NonD), Herpesviren, Sepsis, andere	Häufig
Intoxikation	Paracetamol, Amanitatoxin (Knollenblätterpilz), Valproat, Isoniazid, Halothan	Selten
Stoffwechselkrankheit	Wie 1., α-1-Antitrypsinmangel	Selten
Ischämie	Wie 1.	Selten
Andere	Maligne Krankheiten	Selten
3. >3 Jahre		
Infektion	NonA-NonB (NonC-NonD), wie 2.	Häufig
Intoxikation	Wie 2.	Selten
Ischämie, Perfusionsschaden	Budd-Chiari-Syndrom, (veno occlusive disease), wie 2.	Selten
Stoffwechselkrankheit	Morbus Wilson, α-1-Antitrypsinmangel	Selten
Andere	Maligne Krankheiten, Autoimmunhepatitis, Hyperthermie	Selten

her prognostisch ungünstig. Die schlechte Lebersyntheseleistung läßt sich an der niedrigen Synthese der Cholinesterase und der Gerinnungsfaktoren erkennen. Die Hyperammonämie ist Ausdruck der beeinträchtigten Entgiftungsfunktion der Leber, korreliert aber nicht immer mit den klinischen Zeichen der Enzephalopathie. Die Blutgasanalyse zeigt ein breites Spektrum von einer metabolischen Acidose bis zur respiratorischen Alkalose. Elektrolytimbalancen sind häufig, ebenfalls Hypoglykämien.

Nierenfunktionsstörung und hepatorenales Syndrom. In den späteren Stadien entwickelt sich häufig eine Niereninsuffizienz, die prognostisch ungünstig zu werten ist. Wegen der verminderten Harnstoffsynthese in der Leber ist der Serumharnstoff nur bedingt als Nierenfunktionsparameter geeignet. Die häufigste Ursache der Niereninsuffizienz ist ein funktionelles Nierenversagen: das hepatorenale Syndrom. Seine Genese ist unklar, charakteristisch ist eine Natriumausscheidung im Urin <20 mmol/l. Bei der selteneren akuten Tubulusnekrose liegt die Na-Ausscheidung meist >20 mmol/l. Neben einer sorgfältigen Flüssigkeitsbilanzierung, dem Einsatz von Diuretika unter Überwachung des Elektrolythaushaltes und Dopamin ist die Niereninsuffizienz mit einer kontinuierlichen Hämofiltration effektiv zu behandeln.

Hepatische Enzephalopathie und Hirnödem. Die genaue Pathogenese der Enzephalopathie ist nicht bekannt, es werden verschiedene Hypothesen diskutiert: Veränderung der Blut-Hirn-Schranke, Akkumulation und/oder Synergismus von Neurotoxinen (Ammoniakhypothese), Beeinträchtigung der Neurotransmission (GABA-Hypothese, falsche Neurotransmitter) und mögliche Verschlechterung des Energiestoffwechsels des Gehirns durch unzureichende Bereitstellung von Substraten (z.B. Glukose). Klinisch wird die Enzephalopathie in 5 Stadien eingeteilt, beginnend mit leichten neuropsychiatrischen Auffälligkeiten (I) über Somnolenz (II), Stupor (III), Koma (IV) bis zum schweren, tiefen Koma (V). Die hohe Letalität des FLV wird maßgeblich durch die Entwicklung eines Hirnödems bestimmt. Als Ursache gelten zum einen ein vasogenes Ödem, bei dem die geschädigte Blut-Hirn-Schranke proteinreiche Flüssigkeit in den Extrazellulärraum entweichen läßt, zum anderen ein intrazelluläres zytotoxisches Ödem. Iatrogene Faktoren können zur raschen Entwicklung eines Hirnödems beitragen (Flüssigkeitsüberladung, anaerober Gehirnstoffwechsel durch nicht korrigierte Hypoglykämie, zerebrale Ischämie durch Hypotension).

Koagulopathie und Blutung. Im Vordergrund steht die verminderte Syntheseleistung von Gerinnungs- und Fibrinolysefaktoren (Faktor I, II, V, VII, IX, X, AT III) in der Leber. Neben einer Thrombopenie sind auch Veränderungen der Thrombozytenmorphologie und -funktion beschrieben. Quick, PTT, Fibrinogen, Faktor II und Faktor V sollten auch nach parenteraler Substitution von Vitamin K regelmäßig kontrolliert werden. Der Nachweis von Fibrinspaltprodukten ohne Plasminogenaktivator ist Zeichen einer disseminierten intravasalen Gerinnung (DIC). Der Ersatz von Gerinnungs-/Fibrinolysefaktoren sollte in Form von Frischplasma (FFP) nur bei klinischen Blutungszeichen oder bevorstehenden invasiven Maßnahmen (z.B. Legen

Tabelle 128.2. Medikamente und Toxine beim FLV

Stoffklasse	Generika
Nichtsteroidale Antiphlogistika	Paracetamol, Acetylsalicylsäure, Indomethazin
Antiepileptika	Valproinsäure, Carbamazepin, Phenytoin, Phenobarbital
Narkotika	Halothan, Enfluran, Methoxyfluran
Thyreostatika	Propylthiouracil
Antibiotika	Isoniazid, Ketoconazol, Nitrofurantoin, Sulfamethoxazol, Rifampicin, Tetrazyklin
Zytostatika	Methotrexat, 6-Mercaptopurin, Cytosinarabinosid, Cisplatin, Carboplatin, L-Asparaginase, Cyclophosphamid, Dactinomycin
Antihypertonika	Hydralazin, Methyldopa
Antiarrhythmika	Chinidin, Amiodaron
Antidepressiva/Tranquilanzien	Amitryptilin, Imipramin, Diazepam, Chlordiazepoxid
Toxine	Amanita-phalloides-Toxin, chlorierte Kohlenwasserstoffe, Kupfer, Phosphor, Eisensulfat, Lösungsstoffe, Kokain

eines zentralvenösen Katheters) durchgeführt werden. Nach FFP-Gabe muß beachtet werden, daß auch Cholinesterase (CHE) mittransfundiert wird und somit als Lebersyntheseparameter nicht mehr interpretiert werden darf.

Diagnose und Differentialdiagnose

Infektion. Die häufigste Ursache eines fulminanten Leberversagens im Kindesalter ist mit bis zu 80% eine Virushepatitis. Bei der Hepatitis A ist das Risiko eines FLV mit 0,1–0,4% sehr niedrig. Die Diagnose wird durch den Nachweis von Anti-HAV-IgM im Patientenserum gesichert. Die Hepatitis B ist in unseren Breiten nicht endemisch, somit ist auch ein durch sie induziertes akutes Leberversagen selten. Die Krankheit wird durch den Nachweis von HBsAg oder Anti-HBc-IgM im Serum diagnostiziert. Bei einer foudroyant ablaufenden Leberzellnekrose kann es aber zu einer raschen Viruselimination kommen, so daß die Diagnose mit konventionellen Hepatitismarkern nicht mehr gesichert werden kann. Mit der Polymerasekettenreaktion (PCR) läßt sich meist auch dann noch der Nachweis von Virus-DNA führen. Neugeborene HBsAg-positiver Mütter, die Anti-HBe-positiv oder weder Anti-HBe- noch Hbe-positiv sind, tragen ein besonders hohes Risiko einer schweren Hepatitis-B-Infektion bis zum akuten Leberversagen. Die Hepatitis C wird durch den Nachweis von Anti-HCV und HCV-RNA-PCR gesichert, die Hepatitis D durch den Nachweis von Anti-HDV. Beide spielen – wie auch die Hepatitis E – in der Ätiologie des FLV im Kindesalter nur eine untergeordnete Rolle. Die NonA-NonB-(NonC-NonD)Hepatitis kann nur diagnostiziert werden, wenn die bekannten hepatotropen Viruskrankheiten und andere Hepatopathien ausgeschlossen worden sind. Diese Form der Hepatitis ist die häufigste Ursache eines FLV im Kindesalter in westlichen Ländern. Die spontane Prognose im Kindesalter ist im Vergleich mit anderen Ursachen eines FLV eher ungünstig. Auch nach einer erfolgreichen Lebertransplantation tragen die Patienten ein erhöhtes Risiko, an einer offensichtlich durch die Virusinfektion induzierten aplastischen Anämie zu erkranken. Infektionen mit anderen hepatotropen Viren betreffen vorwiegend das Neugeborenenalter (Herpesviren, Epstein-Barr-Viren, Zytomagalieviren, Adenoviren, Echoviren, Paramyxoviren) und sind mit entsprechenden Antikörperuntersuchungen zu diagnostizieren. Eine Sepsis mit unterschiedlichen Keimen kann auch zu einem FLV führen.

Intoxikation. Die zweithäufigste Ursache eines FLV sind Intoxikationen mit Medikamenten oder Toxinen. Man unterscheidet obligate von fakultativen Hepatotoxinen. Die obligaten Hepatotoxine führen vorhersagbar und dosisabhängig immer zum Leberzellschaden und sind auch im Tierversuch reproduzierbar (z.B. Tetrachlorkohlenstoffvergiftung). Die fakultativen Hepatotoxine induzieren nicht bei jedem Menschen einen Leberzellschaden, die Toxizität ist nicht vorhersagbar, tritt nur sporadisch auf und ist dosisunabhängig. Häufig werden systemische Symptome wie Fieber, Exanthem und eine Eosinophilie beobachtet. Eine mögliche Erklärung dafür ist eine genetisch determinierte atypische Metabolisierung von potentiellen Toxinen, die metabolische Idiosynkrasie. Die bei der Detoxifikation entstehenden reaktiven Metaboliten werden durch einen Stoffwechseldefekt nicht zeitgerecht abgebaut, so daß sie ihre toxische Wirkung frei entfalten können. Bei Halothanintoxikationen konnten in einigen Fällen IgG-Antikörper gegen die Hepatozytenmembran gefunden werden, so daß dieser Mechanismus zur Halothan-induzierten Hepatotoxizität beitragen kann. In Tabelle 128.2 sind die wesentlichsten Medikamente und Toxine aufgeführt, die zu einem FLV führen können.

Eine seltene Ursache der frühkindlichen Leberzirrhose, die sich auch als FLV präsentieren kann, ist die Kupferintoxikation über das Trinkwasser im frühen Säuglingsalter. Die betroffenen Kinder werden mit Milchformula ernährt. Das Wasser für diese Milchnahrung stammt aus einer hauseigenen Brunnenanlage, ist sauer und wird durch Kupferleitungen geführt, aus denen es die Kupferionen löst. Bei dieser Krankheit wird zusätzlich ein genetischer Defekt des Kupferstoffwechsels diskutiert. Möglicherweise kommt es nur bei entsprechend prädisponierten Kindern zu einer Krankheitsmanifestation.

Stoffwechselkrankheiten. Stoffwechselkrankheiten sind genetisch determiniert. Strenggenommen trifft damit die Definition des fulminanten Leberversagens bei Neugeborenen und jungen Säuglingen nicht zu, denn es liegt eine chronische Leberkrankheit vor. Dennoch können sich Stoff-

Maßnahme	Ziel
Magensonde	Sichere Verabreichung oraler Medikamente, Magen-pH-Messung
Blasenkatheter	Zur Bilanzierung
Zentraler Venenkatheter	Sichere Substitution hochkonzentrierter Lösungen, zentrale Venendruckmessung, ggf. Dialysezugang
Arterieller Verweilkatheter	Blutige Blutdruckmessung, Blutentnahmen, AV-Filtration, Substitution von Blutprodukten (ARDS-Prophylaxe)
Epidurale Drucksonde	Monitoring des zerebralen Drucks
Intubation und Beatmung;	Hypoxämie, höhergradige Enzephalopathie (Grad III), Hirnödem
Arteriovenöse Filtration	Niereninsuffizienz, unspezifische Giftelimination
Hämo- oder Peritonealdialyse	Niereninsuffizienz
Plasmapherese	Unspezifische Giftelimination

Tabelle 128.3. Invasive Überwachungs- und Therapiemaßnahmen. (Nach Melter et al. 1996)

wechselkrankheiten wie die klassische Galaktosämie, die hereditäre Fruktoseintoleranz und die Tyrosinämie Typ I und seltener die neonatale Hämochromatose oder Atmungskettendefekte wie ein FLV präsentieren. Bei der Tyrosinämie gibt es seit einigen Jahren eine neue Behandlungsmethode. Die Produktion wird von toxischen Metaboliten durch eine medikamentöse Blockade des Tyrosinabbaus in einer frühen Stufe durch das Herbizid NTBC verhindert. Diagnostisch wegweisend ist die Ausscheidung entsprechender Metaboliten (Galaktose, Fruktose, Succinylaceton), beweisend sind Enzymaktivitätsbestimmungen, bei der neonatalen Hämochromatose der Nachweis von hohem Serumferritin und der Eisenspeicherung im Gewebe (Wangenschleimhautbiopsat, Leberbiopsat, MRT von Pankreas/Leber). Ab etwa einem Alter von 6 Jahren kann sich ein Morbus Wilson unter dem Bild eines FLV erstmals manifestieren. Das Kupfer im Lebergewebe und im Serum ist charakteristischerweise hoch, das Coeruloplasmin im Serum niedrig, oft ist die alkalische Phosphatase auffallend niedrig. Der homozygote α-1-Antitrypsinmangel (PiZZ) führt nur selten zu einem FLV. Der Mangel wird im Serum nachgewiesen, außerdem können Phänotyp und Genotyp bestimmt werden. Andere Stoffwechselkrankheiten wie Zellweger-Syndrom, Alper-Syndrom, Störungen der Fettsäureoxidation, Morbus Niemann-Pick Typ C und Störungen der oxidativen Phosphorylierung sind sehr seltene Ursachen eines FLV.

Ischämische Hepatopathie. Gegenüber einer Hypoxie ist die Leber sehr resistent. Eine akute oder chronische Herzinsuffizienz kann allerdings auch mit einem akuten Leberversagen einhergehen. Das Budd-Chiari-Syndrom kann zu einem FLV führen, desgleichen die Lebervenenverschlußkrankheit (veno occlusive disease, VOD). Die farbcodierte Dopplersonographie ist bei ischämischen Krankheiten wegweisend.

Andere Ursachen des FLV. Primäre Lebertumoren oder metastatische Lebertumoren können selten ein FLV auslösen, ebenso infiltrative lymphatische Krankheiten oder die hämophagozytotische Lymphohistiozytose. Auch eine Autoimmunhepatitis kann sich initial als FLV manifestieren.

Überwachung, Therapie und Prognose. Wichtige Aspekte der Überwachung und der Therapie sind in den Tabellen 128.3 und 128.4 aufgeführt. Die dort genannten supportiven Maßnahmen dienen lediglich der Zeitgewinnung, um der eigenen Leber die Gelegenheit zur Regeneration zu geben. Die spontane Prognose des FLV im Kindesalter unter rein supportiver Therapie ist mit Überlebensraten von 6–30 % schlecht. Die bisher entwickelten Leberersatzverfahren haben bislang nicht zu einer Verbesserung der Überlebensraten beitragen können. Die Tierleberperfusion (Pavianleber) muß z. Z. noch als experimenteller Therapieansatz gesehen werden, ebenso die Hepatozytenperfusion. Der mehrfach wiederholbare Plasmaaustausch führt zumindest für eine begrenzte Zeit zu einer Stabilisierung des Patienten. In den letzten Jahren wurden in der Entwicklung sog. Bioreaktoren zur Überbrückung einer anhepatischen Phase deutliche Fortschritte gemacht.

Spezifische Therapiemaßnahmen stehen nur für einige Ursachen eines FLV zur Verfügung: Famciclovir oder Lamivudine bei Hepatitis B, Ganciclovir bei CMV- oder EBV-Hepatitis, Aciclovir bei Herpeshepatitis, N-Acetylcystein bei Paracetamolintoxikation, Penicillin und Silibilin bei Knollenblätterpilzvergiftungen und Penicillamin beim Morbus Wilson.

Bei zunehmendem Koma mit Entwicklung eines Hirnödems ist allerdings die Durchführung einer orthotopen Lebertransplantation (OLT) indiziert. Patienten mit einem FLV sollten frühzeitig in ein Zentrum verlegt werden, das das konservative Management beherrscht und wo v. a. auch die Möglichkeit einer OLT gegeben ist. Mit einer Überlebenswahrscheinlichkeit von 60–80 % nach 4 Jahren ist die OLT heute bei entsprechender Indikation die Therapie der Wahl beim fulminantem Leberversagen im Kindesalter.

Eine der schwierigsten Entscheidungen im klinischen Alltag ist die Festlegung des optimalen Zeitpunktes der OLT. Entscheidet man sich zu früh für die OLT, so läuft man Gefahr, einen Patienten zu transplantieren, der evtl. auch ohne OLT eine Restitutio ad integrum erlebt hätte; entscheidet man sich zu spät, kommt es evtl. zu einer Kontraindikation (z. B. irreversibler Hirnschaden), zumindest steigen die Risiken der OLT erheblich an.

In multivariaten Analysen sind verschiedene Versuche unternommen worden, die spontane Prognose des FLV und damit die Notwendigkeit der OLT zu erkennen. Weder die Kings-College-Kriterien (Prothrombinzeit >100 s, Alter <10 Jahre oder Dauer des Ikterus über 1 Woche vor Enzepha-

Maßnahme	Indikation/Ziel
Flüssigkeitsrestriktion und -bilanzierung	Prophylaxe und Therapie: Hirnödem, Lungenödem, Aszites
Reduktion der Proteinzufuhr	Enzephalopathie, Hyperammonämie
Verzweigtkettige Aminosäuren	Enzephalopathie, Aminosäurenimbalance
Fruktose- und galaktosefreie Diät (ggf. nur Reduktion)	Sekundäre Fruktose-/Galaktoseintoleranz
Laktulose (Ziel: 2–4 breiige Stühle/Tag)	Darmpassagezeitverkürzung
Colistin oder Paromomycin	Selektive Darmdekontamination
Amphotericin-B-Suspension	Lokale Pilzprophylaxe
Nystatin	Intestinale Pilzprophylaxe
Ranitidin, ggf. Omeprazol	Prophylaxe oberer intestinaler Blutungen, Magen-pH >5
Spironolacton	Hyponatriämie, Hypokaliämie, Niereninsuffizienz
Furosemid	Niereninsuffizienz, Hyperkaliämie
Dopamin	Niereninsuffizienz, Hypotonie
Glukoselösung iv (Blutzucker >5 mmol/l)	Hypoglykämie, sek. Hyperinsulinismus
Vitamin A, E, K	Vitamin-A-, -E-, -K-Mangel
Vermeidung von Sedativa/Anästhetika	Vertiefen hepatisches Koma bzw.Insuffizienz
Na, Cl, Ca, PO_4, K, $NaHCO_3$	Imbalancen ausgleichen
Humanalbumin (NaCl-arm)	Hypoproteinämie, Hypotonie
FFP (fresh frozen plasma; Frischplasma)	Nur bei Blutungen, invasiven Maßnahmen
Thrombozytenkonzentrat	Thrombopenie <30.000/μl oder Blutungen
Erythrozytenkonzentrat	Anämie <8 g/dl
Somatostatin	Intestinale Blutungen
Breite antibiotische Therapie	Bakterielle Infektion, v. a. Sepsis
Amphotericin B + Flucytosin oder Fluconazol	Systemische Pilzinfektion
Metamizol	Fieber
Mannitol	Hirnödem
N-Acetylcystein	Antioxidanzientherapie

Tabelle 128.4. Nichtinvasive Überwachungs- und Therapiemaßnahmen. (Nach Melter et al. 1996)

lopathie oder Gesamtbilirubin >300 μmol/l und PTT >50 s) noch die Clichy-Kriterien (hepatische Enzephalopathie und Faktor V <20 %) sind an einer größeren pädiatrischen Population validiert worden. Nach eigenen Erfahrungen ist das Ausmaß der Hyperbilirubinämie (>300 μmol/l) und der PTT-Verlängerung (>50 s) prognostisch entscheidend, zusätzliche Parameter sind dialysepflichtige Niereninsuffizienz und ein Leberversagen unklarer Genese. Letztlich muß die Entscheidung zur OLT aber individuell nach sorgfältiger Risikoabwägung und Aufklärung der Eltern getroffen werden. Patienten mit einem FLV werden in einer eigenen höchsten Dringlichkeitsstufe bei der europäischen Transplantationszentrale Eurotransplant gemeldet, so daß es in der Regel möglich ist, innerhalb von 72 h eine OLT zu realisieren.

Literatur

Bernuau J, Samuel D, Durand F (1991) Criteria for emergency liver transplantation in patients with acute viral hepatitis and factor V (FV) below 50 % of normal: a prospective study. Hepatology 14: 49a

Lindstedt S, Holme E, Lock EA, Hjalmarson O, Strandvik B (1992) Treatment of hereditary tyrosinaemia type I by inhibition of 4-hydroxyphenylpyruvate dioxygenase. Lancet 340: 813–817

Melter M, Rodeck B, Brodehl J (1996) Akutes Leberversagen im Kindesalter. Monatsschr Kinderheilkd 144: 592–598

Mowat AP (1994) Fulminant and severe acute liver failure. In: Mowat AP (ed) Liver disorders in childhood. Butterworth-Heinemann, Oxford, pp 151–166

Müller T, Feichtinger H, Berger H, Müller W (1996) Endemic Tyrolean infantile cirrhosis: an ecogenetic disorder. Lancet 347: 877–880

O'Grady JG, Williams R (1986) Management of acute liver failure. Schweiz Med Wochenschr 116: 541–544

O'Grady JG, Alexander GJ, Hayllar KM, Williams R (1989) Early indicators of prognosis in fulminant hepatic failure. Gastroenterology 97: 439–445

Pfister ED, Melter M, Rodeck B et al. (1998) Prädiktive Faktoren bei akutem Leberversagen im Kindesalter. Monatsschr Kinderheilkd 146: 98

Sechser A, Osorio J, Freisel C, Osorio RW (2001) Artificial Livar support devices for fulminant livar failure. Clin Liver Dis 5: 415–430

Sokol RJ (1998) Fulminant hepatic failure. In: Balistreri WF, Stocker JT (eds) Pediatric hepatology. Hemisphere, New York, pp 315–362

Whitington PF (1994) Fulminant hepatic failure in children. In: Suchy FJ (edg) Liver disease in children. Mosby, St. Louis, pp 180–213

128.2 Lebertransplantation

B. Rodeck

Die Lebertransplantation ist eine Therapieoption bei der terminalen Organinsuffizienz akuter oder chronischer Genese. Sie sollte bei jedem Kind mit einer lebensbedrohenden Leberkrankheit in Betracht gezogen werden. Die 5-Jahresüberlebensraten betragen heute etwa 60–90 % und liegen damit deutlich über den Ergebnissen bei Herz- oder Lungentransplantation. Anders als bei anderen Organtransplantationen erreicht die Überlebenskurve ca. 1 Jahr nach

Transplantation ein Plateau: Nach dieser Zeit kommt kaum ein Kind transplantationsbedingt zu Tode.

Indikationen. Die häufigste Ursache einer terminalen Leberinsuffizienz im Kindesalter ist eine biliäre Zirrhose, in der Regel auf dem Boden einer extrahepatischen Gallengangatresie. Sie sollte innerhalb der ersten 4–6 Lebenswochen diagnostiziert und mit einer Hepatoportoenterostomie nach Kasai versorgt werden. Etwa 70–80% der Patienten entwickeln dennoch im weiteren Verlauf eine progrediente biliäre Zirrhose, die zum terminalen Organversagen führt. Aber auch die langfristig nicht erfolgreich operierten Kinder profitieren von der Hepatoportoenterostomie, weil sie damit älter werden als ohne Operation. Außerdem haben sie im Vergleich zu nichtoperierten Kindern eine geringere Dystrophie mit einer besseren Überlebenschance nach der Transplantation. Andere Ursachen cholestatischer Leberkrankheiten mit biliärer Zirrhose sind in der folgenden Übersicht aufgeführt.

Krankheiten mit Indikation zur Lebertransplantation

- Cholestatische Leberkrankheiten
  - Extrahepatische Gallengangatresie
  - Alagille-Syndrom
  - Nichtsyndromatische Gallenweghypoplasie
  - Nutritiv-toxischer Leberzellschaden
  - Caroli-Syndrom
  - Sklerosierende Cholangitis
  - Cholangiodysplasie
- Stoffwechselkrankheiten (s. Übersicht unten)
- Hepatitis
  - Hepatitis B, C, Non-ABC
  - Autoimmunhepatitis
  - Neonatale Hepatitis
- Lebertumoren
  - Hepatoblastom
  - Hepatozelluläres Karzinom
  - Fibrolamelläres Karzinom
  - Sarkom
  - Hämangioendotheliom
- Akutes Leberversagen
- Verschiedenes
  - Budd-Chiari-Syndrom
  - Kryptogene Leberzirrhose

Die zweithäufigste Ursache sind Stoffwechselkrankheiten. Unter ihnen war früher die progressive familiäre intrahepatische Cholestase (PFIC, Morbus Byler) die häufigste. Durch die Entwicklung einer neuen Therapieform, einer externen Galleableitung über eine Cholezystostomie, hat diese Indikation in den letzten Jahren abgenommen. Die partielle externe Galleableitung ist allerdings nur bei Kindern möglich, die noch keine Leberzirrhose entwickelt haben. Andere Stoffwechselkrankheiten gehen entweder mit einer Zirrhose einher oder betreffen nur eine enzymatische Funktion der Leber, die andere Organsysteme des Patienten schwer schädigt, ohne zu einer Zirrhose zu führen (s. Übersicht). Der Indikationsbereich insbesondere der letzten Gruppe hat sich in den letzten Jahren erweitert.

Stoffwechselkrankheiten mit Indikation zur Lebertransplantation

- Stoffwechselkrankheiten mit Leberzirrhose
  - Morbus Wilson
  - α-1-Antitrypsinmangel
  - Tyrosinämie Typ I
  - Galaktosämie
  - Neonatale Hämochromatose
  - Glykogenose IV
  - Niemann-Pick-Krankheit
  - Mukoviszidose
  - Störungen der Fettsäureoxidation
- Stoffwechselkrankheit ohne Leberzirrhose
  - Familiäre Hyperlipidämie
  - Primäre Hyperoxalurie
  - Crigler-Najjar-Syndrom
  - Hämophilie A, B, Protein-C-Mangel
  - Harnstoffzyklusdefekte
  - Glykogenose Typ I

Im Kindesalter spielen andere Krankheiten wie eine infektiöse Hepatitis, eine Autoimmunhepatitis und die sog. kryptogene Zirrhose nur eine untergeordnete Rolle, häufiger ist ein fulminantes Leberversagen. Schwierig und problematisch ist die Entscheidung, wenn ein Kind mit einem primär inoperablen Lebertumor vorgestellt wird, da auch bei negativer bildgebender Diagnostik Fernmetastasen nicht mit letzter Sicherheit auszuschließen sind und somit ein hohes Risiko des Tumorprogresses besteht.

Insgesamt gibt es aber von seiten der Grundkrankheit keine prinzipielle Kontraindikation, so daß jedes Kind, bei dem das terminale Leberversagen droht, rechtzeitig in einem Lebertransplantationszentrum vorgestellt werden sollte.

Kontraindikationen und Eignungskriterien. Absolute Kontraindikationen sind metastasierende Tumorkrankheiten, nicht beherrschbare Infektionen, vital bedrohende Krankheiten anderer Organsysteme und schwere ZNS-Schäden. Prinzipiell müssen die anatomischen Voraussetzungen für eine Transplantation vorliegen. Eine relative Kontraindikation kann bei einigen Patienten die Ausbildung von pulmonalen arteriovenösen Shunts sein, die mit einer chronischen Hypoxie einhergehen.

Der psychosoziale Hintergrund der Patienten muß präoperativ evaluiert werden. Die Kinder und ihre Familien müssen die Belastung der Transplantation tragen und die immunsuppressive Therapie nach dem Eingriff konsequent durchführen können. Das Transplantationszentrum sollte dementsprechend über eine kompetente auch nichtmedizinische Infrastruktur (Psychologen, Sozialpädagogen, Seelsorger) verfügen.

Die Empfänger werden zentral in der europäischen Transplantationszentrale Eurotransplant im holländischen Leiden erfaßt. Bei Vorliegen eines fulminanten Leberversagens oder eines akuten Transplantatversagens werden die Kinder in einer hochdringlichen Wartestufe geführt, die eine Notfalltransplantation in der Regel innerhalb von 1–2 Tagen ermöglicht. Die Wartezeit auf der normalen Warteliste ist individuell sehr unterschiedlich und kann mehr als 1 Jahr dauern. Eine Alternative stellt die Lebendspendetransplantation dar, bei der ein Elternteil den linkslateralen Leberlappen spendet (s. unten)

Spenderwahl. Leberspender sind Patienten, die nach einem Unfall, einer zerebralen Blutung oder aus anderen Gründen einen Hirntod erleiden. Sie waren zu Lebzeiten mit einer postmortalen Organentnahme einverstanden, oder ihre

Angehörigen haben nach ihrem Tod einer Organentnahme zugestimmt. Patienten mit HIV-, Hepatitis-B-/-C- oder akuter Varizelleninfektion eignen sich wegen des Risikos der Infektionsübertragung nicht als Organspender. Eine systemische bakterielle Infektion oder Sepsis beim Spender ist eine absolute Kontraindikation. Ausnahmen sind Patienten mit Tod durch Hirnödem nach Meningitis, deren Infektion bereits erfolgreich behandelt wurde. Im Regelfall wird blutgruppengleich (im ABO- und Rhesussystem) transplantiert, nur in Notfallsituationen kann man auch gegen die Blutgruppenbarrieren transplantieren, wobei dann die immunsuppressive Therapie intensiviert werden muß. Eine HLA-Typisierung mit Cross-match wird zwar durchgeführt, spielt aber bei der Entscheidung für oder gegen eine Lebertransplantation keine Rolle.

Operationstechnik. Lebertransplantationen werden orthotop durchgeführt, d.h., die eigene, erkrankte Leber wird komplett entfernt und das Transplantat anatomisch an die Stelle der eigenen Leber eingepflanzt. Die prinzipielle Organknappheit gerade im Kindesalter hat dazu geführt, daß innovative operative Techniken entwickelt wurden, um kleine Kinder mit größenreduzierten Erwachsenenorganen zu versorgen. Dies geschah zunächst mittels der Lebersegmenttransplantation, bei der der linkslaterale Leberlappen eines erwachsenen Spenders in ein Kind transplantiert wurde. Später wurde auch der rechte Lappen zur Transplantation eines erwachsenen Empfängers verwendet, so daß mit einem Spenderorgan zwei Patienten versorgt werden konnten. Daraus entwickelte sich dann die Technik der Lebendspende, bei der einem lebenden Spender (in der Regel einem Elternteil) der linkslaterale Leberlappen reseziert und auf das Kind übertragen wird. Ein Vorteil ist die Planbarkeit der Transplantation ohne lange Wartezeit, allerdings sind bei der Leberresektion potentielle Risiken für den Spender in Kauf zu nehmen. Die Transplantation eines Leberteils bedeutet für die Patienten keinen Nachteil, die Überlebensraten unterscheiden sich nicht von mit kompletten Lebern transplantierten Kindern. Die Organe passen sich in ihrem Wachstum dem des Kindes an.

Postoperatives Management

Organfunktion. Direkt nach der Transplantation kommt es zu einem mehr oder weniger ausgeprägten Ischämieschaden des Transplantats, der sich meist innerhalb von Tagen zurückbildet. Früh postoperativ kann sich eine initiale Nichtfunktion (INF) des Transplantats herausstellen, die eine rasche Retransplantation erfordert. Die Qualität des Spenderorgans wird präoperativ nach bestimmten Kriterien überprüft. Das Risiko einer INF wird damit minimiert, aber nicht ausgeschlossen. Eine andere Ursache der INF kann eine Thrombose der A. hepatica oder der Pfortader sein.

Akute Abstoßungsreaktionen in den ersten Wochen nach Lebertransplantation sind häufig (40–80 %), später sind sie ausgesprochen selten und meist mit einer zu niedrigen Immunsuppression korreliert. Klinische Symptome können Mattigkeit, Krankheitsgefühl und Fieber sein, oft merken die Patienten aber selbst nichts. Laborchemisch sieht man immer das Korrelat eines Leberzellschadens mit Erhöhung der Transaminasen und der Glutamatlaktatdehydrogenase (GLDH), gelegentlich eine Cholestase mit Ikterus. Bei Verdacht muß mittels einer Leberbiopsie der histologische Beweis oder Ausschluß geführt werden. Die Therapie erfolgt in Form von hochdosierten Prednisolongaben i.v. (10 mg/kg KG) über maximal 5 Tage. In der Regel ist die akute Abstoßungsreaktion damit zuverlässig auszubehandeln. Die seltenen steroidresistenten akuten Abstoßungen werden bei mit Cyclosporin A (s. unten) behandelten Patienten mit einer Umstellung auf Tacrolimus (s. unten) therapiert, bei primär mit Tacrolimus behandelten Patienten kann eine Erweiterung der Immunsuppression mit Mycophenolat Mofetil (s. unten) erfolgen. Die Anwendung von Anti-T-Lymphozyten-Globulin (ATG) oder Anti-CD3-Antikörpern (OKT3) ist wegen der Gefahr der Entwicklung eines lymphoproliferativen Syndroms in den Hintergrund getreten.

Chronische Abstoßungsreaktionen sind sehr viel seltener, aber auch ungleich schwerer zu behandeln. Klinisch steht hier die Cholestase mit fortschreitender Transplantatzirrhose im Vordergrund. Histologisch findet man ein Verschwinden der kleinen Gallenwege in der Leber (vanishing bile duct syndrome). Fast immer kommt es zum Organverlust. In frühen Stadien kann ein Therapieversuch mit Tacrolimus sinnvoll sein. Bei ausbleibendem Erfolg ist mittelfristig eine erneute Transplantation notwendig.

In einigen Fällen kommt es nach der Transplantation zu hartnäckigen rekurrierenden oder chronischen Cholangitiden. Ursache ist häufig eine Stenose im Bereich der ableitenden Gallenwege. Hier ist eine frühzeitige Diagnostik mittels Sonographie, endoskopischer retrograder Cholangiographie (ERC) oder perkutaner transhepatischer Cholangiographie (PTC) notwendig, um die Situation rasch erkennen zu können und eine entsprechende Therapie (chirurgische Revision, Dilatation über ERC bzw. PTC) einzuleiten. Langfristig ist sonst die Entwicklung einer sekundär sklerosierenden Cholangitis mit Transplantatzirrhose und -verlust zu befürchten.

Medikation nach Lebertransplantation

Immunsuppression. Nach einer Lebertransplantation ist nach heutigem Kenntnisstand eine lebenslange immunsuppressive Therapie notwendig, um Abstoßungsreaktionen des eigenen Organismus gegen das transplantierte Organ zu verhindern. Meist wird primär eine Kombination von Cyclosporin A oder Tacrolimus mit Prednisolon eingesetzt. Die Möglichkeiten einer individuellen Immunsuppression sind durch die Entwicklung zusätzlicher Immunsuppressiva (s. unten) in den letzten Jahren deutlich erweitert worden. Zur Zeit werden diese Medikamente in klinischen Studien erprobt. Es ist langfristig zu hoffen, daß zukünftig medikamentös eine Immuntoleranz erzielt werden kann.

Folgende Immunsuppressiva kommen zum Einsatz:

- *Prednison*: Prednison wird mittel- bis langfristig in einer Dosierung unterhalb der Cushing-Schwellendosis verabreicht, so daß die bekannten Steroidnebenwirkungen zwar nicht erwartet werden, aber doch kontrolliert werden sollten. Mittelfristig wird eine alternierende Therapie mit einer geringen Dosis angestrebt, später ein komplettes Absetzen, um die im Kindesalter gefürchtete Nebenwirkung der Wachstumsretardierung zu vermeiden.

Tabelle 128.5. Nebenwirkungen von Cyclosporin A und Tacrolimus

Cyclosporin A	Tacrolimus
Nephrotoxizität	Nephrotoxizität
Neurotoxizität	Neurotoxizität
Hepatotoxizität	Hepatotoxizität
Hypertonus	Hypertonus
Gastrointestinale Symptome	Gastrointestinale Symptome
Gingivahyperplasie	Metabolische Acidose
Hypertrichose	

Tabelle 128.6. Interaktionen von Cyclosporin A und Tacrolimus mit anderen Medikamenten, Erhöhung und Erniedrigung des Vollblutspiegels (Auswahl)

Cyclosporin A	Tacrolimus
Erhöhung des Blutspiegels	
Allopurinol	Amoxicillin
Calciumantagonisten	Cimetidin
Cholsäurederivate	Cotrimazol
Doyxcyclin	Cortison
Imidazol-Antimykotika	Imidazol-Antimykotika
Makrolid-Antibiotika	Imipenem
Methylprednisolon	Makrolid-Antibiotika
Orale Kontrazeptiva	Nifedipin
	Omeprazol
Erniedrigung des Blutspiegels	
Barbiturate	Barbiturate
Carbamazepin	Carbamazepin
Metamizol	Dexamethason
Octeotrid	Isoniazid
Phenytoin	Phenytoin
Rifampicin	Rifampicin
Trimethoprim i.v.	

- *Cyclosporin A*: Die Entwicklung und der klinische Einsatz von Cyclosporin A haben die Transplantationsmedizin in dem heutigen Maß erst ermöglicht. Seine Wirkung beruht auf der Inhibition der Interleukin-2-Produktion auf der Ebene der m-RNA-Bildung in T-Lymphozyten. Cyclosporin A steht intravenös und in einer oral gut resorbierbaren Galenik zur Verfügung. Es wird 2mal am Tag als Lösung oder als Kapsel gegeben. Mittels Vollblut-Talspiegel-Messungen in EDTA-Blut jeweils 12 h nach der letzten Einnahme kann die Dosierung individuell eingestellt werden. Der angestrebte therapeutische Bereich in den ersten 6 Monaten nach Transplantation liegt bei etwa 130–250 ng/ml (gemessen mit monoklonalem RIA), danach bei 80–150 ng/ml.

  Die wichtigsten möglichen Nebenwirkungen sind in Tabelle 128.5 aufgeführt. Am häufigsten ist die Nephrotoxizität, die durch verschiedene Medikamente noch verstärkt werden kann (Co-Trimoxazol, Aminoglykoside, Amphotericin B, Ciprofloxacin). Die akute Nephrotoxizität ist nach Dosisreduktion reversibel. Eine häufig auftretende Hypomagnesiämie muß mit einer Substitutionstherapie von Magnesium korrigiert werden. Gastrointestinale Symptome, Hepatoxizität und Neurotoxizität sind eher selten und auch dosisabhängig. Der gelegentliche Hypertonus ist in der Regel gut mit Antihypertensiva einzustellen. Eine Gingivahyperplasie kann durch konsequente Zahnpflege nicht immer verhindert, aber zumindest günstig beeinflußt werden. Eine Hypertrichose stellt ein kosmetisches Problem dar und kann nur mit Enthaarungscremes und Kosmetika behandelt werden. Gelegentlich kann die Hypertrichose auch Grund für ein Umstellen der immunsuppressiven Therapie auf Tacrolimus sein.

  Durch Induktion oder Inhibition des Cyclosporinabbaus beeinflussen verschiedene Medikamente den Cyclosporinspiegel und damit auch den Grad der Immunsuppression und der potentiellen Nebenwirkungen (Tabelle 128.6). Diese Medikamente sollten bei mit Cyclosporin behandelten Patienten nur bei strenger Indikationsstellung und unter Kontrolle des Cyclosporin-A-Spiegels verordnet werden. Eine entsprechende Anpassung der Cyclosporin-A-Dosierung ist dann notwendig.
- *Azathioprin:* Ein weiteres gelegentlich eingesetztes Immunsuppressivum ist Azathioprin, das zusammen mit Prednisolon und Cyclosporin A als sog. Tripeltherapie bei Patienten mit rekurrierenden akuten Abstoßungen oder mit Cyclosporin-A-induzierter Nephrotoxizität gegeben wird. In einigen Zentren gehört es auch zu den primär eingesetzten Immunsuppressiva. Die Wirkung beruht auf einer Drosselung der Purinsynthese (DNA und RNA) und einer dadurch bedingten Verzögerung der Lymphozytenproliferation nach Stimulation durch ein Fremdantigen. Die Standarddosierung liegt bei 1–2 mg/kg. Die wesentliche Nebenwirkung ist die Knochenmarkdepression, bei einer Gesamtleukozytenzahl von < 4000/μl ist die Therapie zu unterbrechen.
- *Tacrolimus (FK 506):* Tacrolimus hat wohl eine bessere immunsuppressive Wirkung als Cyclosporin. Das Nebenwirkungsspektrum ist sehr ähnlich wie bei Cyclosporin, insgesamt sind Nebenwirkungen aber etwas häufiger. Der Wirkmechanismus ist ähnlich wie bei Cyclosporin A. Einige Zentren setzen Tacrolimus in der primären Immunsuppression in Kombination mit Prednison ein. Andere verwenden es bei steroidresistenten akuten Abstoßungen und immunologischen Risikosituationen. Tacrolimus ersetzt dann die Cyclosporin-A-Therapie. In den ersten Wochen nach Transplantation sollten die Talspiegel zwischen 8 und 12 ng/ml, später zwischen 5 und 10 ng/ml liegen. Ein für viele Patienten wesentlicher Vorteil ist, daß keine Gingivahyperplasie und nur extrem selten eine Hypertrichose auftritt. Mögliche Nebenwirkungen und Interaktionen mit anderen Medikamenten sind in den Tabellen 121.5 und 121.6 aufgeführt. Letztlich ist ein eindeutiger Vor- oder Nachteil einer Immunsuppression mit Cyclosporin gegenüber einer Therapie mit Tacrolimus nicht zu belegen, wenngleich sich im Erwachsenenbereich ein leichter Trend zugunsten von Tacrolimus abzeichnet.
- *Mycophenolat Mofetil:* Mycophenolat Mofetil hemmt die Proliferation von T und B Lymphozyten (spezifische Purinsynthesehemmung). Es wird wie Azathioprin in Kombination mit Prednison und Cyclosporin A eingesetzt. Eine Interaktion mit anderen Medikamenten ist nicht bekannt. Die Applikation erfolgt oral in Kapselform. Eine Kontrolle der Dosierung ist über Talspiegelbestimmungen möglich, die über 1 μg/mg liegen sollten. Potentielle Nebenwirkungen sind Durchfall, Übelkeit, Erbrechen, Bauchschmerzen, Neutropenie und Thrombopenie.

- *Basiliximab:* Basiliximab ist ein monoklonaler chimärer (Maus und Mensch) anti-CD-25 Antikörper mit einer hohen Affinität zum Interleukin-2-Rezeptor. In der frühpostoperativen Phase führt er zu einer Reduktion der Abstoßungsfrequenz in Kombination mit einer Cyclosporin-A-Therapie. Basilixmab wird intravenös appliziert. Es kann wie bei jeder Antikörpertherapie zu allergischen reaktionen kommen.
- *Andere Immunsuppressiva:* Eine Therapie mit polyklonalem Antilymphozyten-Globulin wie auch mit dem monoklonalen Muronomab-CD3 (OKT3) wird heute nicht mehr durchgeführt, da nach der klinischen Einführung der moderneren Immunsuppressiva das Risiko/Nutzenverhältnis dieser Antikörper nicht mehr attraktiv ist. Eine Alternative zum Basiliximab ist Daclizumab, ein humaner monoklonaler Interleukin-2-Rezeptor-Antikörper. Der Zytokin-Inhibitor Sirolimus kann in der Kombination mit den Calzineurininhibitoren Cyclosporin A oder Tacrolimus als Reservemedikament z.B. bei Nephrotoxizität eingesetzt werden.

Mycophenolat Mofetil, Basiliximab und die genannten neuen Immunsuppressiva werden z.Zt. im Rahmen von klinischen Studien eingesetzt. Das Arsenal der heute zur Verfügung stehenden Immunsuppressiva führt dazu, daß die Therapie individualisiert werden kann und die Patienten je nach eigenem immunologischen Profil eingestellt werden können.

Eine *generelle Nebenwirkung* der immunsuppressiven Therapie ist ein erhöhtes Malignomrisiko. Hier sind in erster Linie Epstein-Barr-Virus-induzierte B-Zell-Lymphome zu nennen, bei Erwachsenen findet man eine erhöhte Inzidenz von Hauttumoren (Basaliome, Spinaliome). Eine weitere Nebenwirkung ist die erhöhte Anfälligkeit insbesondere gegenüber Virusinfektionen der Herpesvirusgruppe.

Andere Medikamente. Eine diuretische Therapie zur Ausschwemmung bzw. Prophylaxe von Aszites ist in der Regel nur in der unmittelbaren postoperativen Phase maximal 3–6 Monate nach Transplantation notwendig. Wegen der geringen Lumina der Gefäße und Gefäßanastomosen im Kindesalter sollte eine Thrombozytenaggregationshemmung mit Acetylsalicylsäure bei Kindern unter 15 kg KG, in einzelnen Fällen auch bei schwereren Kindern, über den Zeitraum von 1 Jahr durchgeführt werden, um Gefäßthrombosen insbesondere der A. hepatica zu verhindern.

Infektion. Die häufigste Todesursache nach Lebertransplantation sind Infektionen. Bakterielle und Pilzinfektionen sind Ursache der relativ hohen frühpostoperativen Morbidität und Letalität. Im Langzeitverlauf sind sie wesentlich seltener und in der Regel problemlos zu therapieren. Hier sind die Virusinfektionen insbesondere der Herpesvirusgruppe (Varicella-Zoster-, Herpes-simplex-, Zytomegalie-, Epstein-Barr-Virus) ein größeres Problem. Bei Windpockenkontakt eines immunsupprimierten, bislang nicht erkrankten oder geimpften Kindes sollte eine Prophylaxe mit Aciclovir durchgeführt werden, bei Erkrankung eine intravenöse Therapie. Herpes-simplex-Krankheiten werden je nach Schweregrad lokal oder systemisch mit Aciclovir behandelt. Eine Zytomegaliekrankheit verläuft von der klinischen Symptomatologie her uncharakteristisch, eine hohe Fieberzacke am Tag neben allgemeinem Krankheitsgefühl kann Leitsymptom sein. Häufig verläuft die Krankheit als Hepatitis. Bei Beweis ist eine intravenöse Therapie mit Ganciclovir indiziert. Bei unkompliziertem Verlauf ist auch eine orale Therapie möglich. Auf die Gefahr einer durch eine EBV-Infektion induzierten lymphoproliferativen Krankheit wurde schon eingegangen. Banale Infekte der oberen Luftwege sind ähnlich häufig wie in der Normalbevölkerung und verlaufen unter der Immunsuppression nicht schwerer.

Impfungen. Die Immunantwort nach aktiven Impfungen bei immunsupprimierten Patienten ist schlecht. Daher sollten Kinder, bei denen eine Lebertransplantation absehbar ist, möglichst schon präoperativ komplett durchgeimpft werden (DTP, Polio, MMR, HIB, Varizellen, Pneumokoken, Hepatitis A, Hepatitis B, ggf. FSME). Postoperativ ist der jeweilige Impferfolg auf jeden Fall durch entsprechende serologische Kontrollen zu überprüfen. Totimpfstoffe können ohne Bedenken verabreicht werden. Lebendimpfungen sind prinzipiell kontraindiziert. Eine Ausnahme ist die Varizellenimpfung, die etwa 1 Jahr nach Transplantation durchgeführt werden kann, wenn die Immunsuppression in der Regel niedriger dosiert ist. Gegenüber passiven Impfungen bestehen keinerlei Kontraindikationen.

Lebensqualität. Die medizinische Rehabilitation lebertransplantierter Kinder ist in der Regel gut. Die meisten Patienten zeigen nach erfolgreicher Transplantation ein Aufholwachstum bei oft vorher bestehendem Minderwuchs. Die Compliance ist im jungen Kindesalter bei in der Regel hoch motivierten Eltern ebenfalls generell gut, Probleme treten aber zunehmend in und nach der Pubertät auf. Hier ist eine sorgfältige, kompetente und engagierte Führung der jungen Patienten unbedingt erforderlich, um das Organ zu erhalten. Die Kinder sollen nach Organtransplantation möglichst ungehindert altersgerecht aufwachsen, eine Einschränkung ihrer Sozialkontakte ist keinesfalls notwendig. Der Besuch von Kindergarten und Schule ist ohne Beschränkung möglich. Bei der Berufswahl ist die lebenslang notwendige immunsuppressive Therapie zu bedenken. Auch Schwangerschaften sind nach einer komplikationslosen Transplantation möglich.

Literatur

Bismuth H, Houssin D (1984) Reduced-sized orthotopic liver graft in hepatic transplantation in children. Surgery 95: 367–370

Broelsch CE, Emond JC, Whitington PF, Thistlethwaite JR, Baker AL, Lichtor JL (1990) Application of reduced-size liver transplants as split grafts, auxiliary orthotopic grafts, and living related segmental transplants. Ann Surg 212: 368–375

Koverik JM, Gridelli BG, Martin S et al. (2002) Basiliximab in pediatric liver tranplantation: a pharmacokinetic-derived dosing algorithm. Pediatr Transplant 6: 224–230

Lee H, Vacanti JP (1996) Liver transplantation and its long-term management in children. Pediatr Clin North Am 43: 99–124

Martinez Ibanez V, Boix Ochoa J, Lloret J, Broto J (1992) Paediatric liver transplantation: life after portoenterostomy in biliary atresia. J Pediatr Surg 27: 830–832

McDiarmid SV, Busuttil RW, Ascher NL et al. (1995) FK506 (tacrolimus) compared with cyclosporine for primary immunosuppression after pediatric liver transplantation. Results from the U. S. Multicenter Trial. Transplantation 59: 530–536

Pichlmayr R, Ringe B, Gubernatis G, Hauss J, Bunzendahl H (1988) Transplantation einer Spenderleber auf zwei Empfänger (Splitting

Transplantation) – eine neue Methode in der Weiterentwicklung der Lebersegmenttransplantation. Langenbecks Arch Chir 373: 127–130
Pruim J, Klompmaker IJ, Haagsma EB, Bijleveld CMA, Slooff MJH (1993) Selection criteria for liver donation: a review. Transpl Int 6: 226–235
Ryckman FC, Ziegler MM, Pedersen SH et al. (1994) Liver transplantation in children. In: Suchy FJ (ed) Liver disease in children. Mosby, St. Louis, pp 930–950
Rodeck B, Melter M, Kardorff R et al. (1996) Liver transplantation in children with chronic end stage liver disease: factors influencing survival after transplantation. Transplantation 62: 1071–1076
Rodeck B, Melter M, Kardorff R et al. (1996) Lebertransplantation im Kindesalter. Monatsschr Kinderheilkd 144: 490–495

129 Budd-Chiari-Syndrom

M. Burdelski

Diese im Kindesalter nur selten zu beobachtende Krankheit besteht in einer Obstruktion der Lebervenenausflußbahn. Sie kann sich auf 3 Ebenen abspielen: intrahepatisch, in den Lebervenen und in der suprahepatischen V. cava inferior. Je nach Lokalisation der Obstruktion müssen unterschiedliche Ursachen in Betracht gezogen werden.

Intrahepatische Obstruktion. Diese Form der Lebervenenobstruktion wird am häufigsten nach Knochenmarktransplantation beobachtet. Sie wird als „veno occlusive disease" (VOD) bezeichnet. Histologisch findet sich eine konzentrische Einengung der terminalen Venolen. Obstruktionen im Bereich der Lebervenen und der V. cava liegen nicht vor. Das Spektrum der Ursachen dieser Krankheit außerhalb der Knochenmarktransplantation ist breit. Es reicht von Alkaloiden und Aflatoxinen in der Nahrung über medikamentös ausgelöste Formen durch Hypervitaminosen, Chemotherapeutika, Immunsuppressiva, Cysteamin und Polysorbat über Bestrahlung bis hin zu Thrombophilien, Polyzythämie, lymphoproliferativen Krankheiten, Tumorinvasion, chronisch-entzündlichen Darmkrankheiten, Sichelzellanämie, Kollagenosen und Immundefekten (Tabelle 129.1).

Die klinischen Symptome dieser Form der Krankheit sind plötzliches Auftreten von Aszites und Hepatomegalie, die zu aufgetriebenem Abdomen, Bauchschmerz und rasch zunehmender Splenomegalie führen. Die Diagnose wird per Ultraschall in Kombination mit der Dopplersonographie gestellt. Beim Erwachsenen stellt inzwischen die Anlage eines transjugulären intrahepatischen portosystemischen Shunts (TIPS) eine Behandlungsoption vor einer Lebertransplantation dar. Sie wird bei größeren Kindern auch eingesetzt werden können; bei kleineren Kindern ist dies zu bezweifeln, da die Größe der Schleuse durch das Lumen der V. jugularis interna eingeschränkt ist. Bei zunehmender Leberinsuffizienz ist die Lebertransplantation die Therapie der Wahl: Thrombophilien als Ursache der Krankheit werden sogar kausal behandelt, bei den übrigen Ursachen muß neben der immunsuppressiven Therapie auch die Grundkrankheit behandelt und eine Antikoagulanzientherapie langfristig durchgeführt werden.

Obstruktion der Lebervenen. Bei dieser Lokalisation finden sich angeborene Fehlbildungen der Lebervenen.

Tabelle 129.1. Ursachen der Lebervenenverschlußkrankheit (Auswahl)

Ursache	Beispiel
Fehlbildungen	Membranen, Hypoplasien
Immundefekte	
Hämatologische Krankheiten	Thrombozythämie, Thrombophilie
Nahrungsmittel	Alkaloide, Aflatoxine
Tumoren	Wilms-Tumor, lymphoproliferative Krankheiten
Medikamente	Vitamine, Zytostatika, Immunsuppressiva, Antikonzeptiva
Systemische Krankheiten	Kollagenosen, Morbus Crohn
Unklare Ursachen	

Obstruktion der suprahepatischen V. cava inferior. Diese Obstruktion der Lebervenenausflußbahn ist weltweit die häufigste, allerdings ist sie überwiegend in Entwicklungländern anzutreffen. Trotz der offensichtlich angeborenen Läsionen werden die meisten Patienten ohne inzidentelle Ultraschalluntersuchung erst im Erwachsenenalter diagnostiziert. Unter diesen Bedingungen besteht ein deutlich erhöhtes Risiko für ein hepatozelluläres Karzinom.

Die klinischen Symptome dieser Form sind unterschiedlich, sie können entweder schleichend ohne initiale Aszitesbildung verlaufen oder aber als akute zentrolobuläre Nekrose mit dem Erscheinungsbild des akuten Leberversagens auftreten. Differentialdiagnostisch muß eine Pericarditis constrictiva ausgeschlossen werden. Auch bei diesen Formen des Budd-Chiari-Syndroms ist die Lebertransplantation die Therapie der Wahl.

Literatur

Gentil-Kocher S, Bernard O, Brunelle F et al. (1988) Budd-Chiari syndrome in children: report of 22 cases. J Pediatr 113: 30–38
Ludwig J, Hashimoto E, McGill DB et al. (1990) Classification of hepatic venous outflow obstruction: ambiguous terminology of the Budd-Chiari syndrome. Mayo Clin Proc 65: 51–55
McDonald GB, Sharma P, Mattews DE et al. (1984) Veno-occlusive disease of the liver after bone marrow transplantation: diagnosis, incidence and predisposing factors. Hepatology 4: 116–122
Rössle M, Siegerstetter V, Huber M et al. (1998) The first decade of the transjugular intrahepatic portosystemic shunt (TIPS): state of the art. Liver 18: 73–89

130 Portale Hypertension

A. Ballauff

Definition. Als portale Hypertension bezeichnet man die dauerhafte Steigerung des Blutdrucks in der Pfortader über den normalen Druck von 7 mmHg. Komplikationen wie die Ausbildung von Ösophagusvarizen treten bei einem Pfortaderhochdruck über 12 mmHg auf.

Ätiologie. Die portale Hypertension wird in *prähepatische, intrahepatische* und *posthepatische* Formen eingeteilt. In der folgenden Übersicht sind die Ursachen entsprechend der Lokalisation aufgeführt.

Lokalisation und Ursachen der portalen Hypertension

- Prähepatischer Block
  - Pfortaderthrombose
    - Idiopathisch
    - Omphalitis
    - Nabelvenenkatheter
    - Sepsis
    - Cholangitis
    - Pankreatitis
    - Trauma, Operation nahe Porta hepatis
    - Malignome
    - Angeborene, erworbene Thrombophilie
  - Angeborene Pfortaderanomalien
  - Arterioportale Fistel
- Intrahepatischer Block
  - Zirrhose unterschiedlicher Genese
  - Akute und chronische Hepatitis mit Fibrose
  - Kongenitale hepatische Fibrose
  - Fokale noduläre Hyperplasie
  - Hepatoportale Sklerose
  - Leberinfiltration bei malignen Krankheiten
  - Hämangiome
  - Fettleber mit Fibrose
  - Fokale biliäre Fibrose bei Mukoviszidose
  - Schistosomiasis
  - Vitamin-A-Intoxikation
  - Veno-occlusive-Krankheit
- Posthepatischer Block
  - Thrombose der unteren Hohlvene bzw. der V. hepatica
  - (Budd-Chiari-Syndrom)
    - Idiopathisch
    - Angeborene, erworbene Thrombophilie
    - Kongenitale Membran der V. cava inferior
    - Kompression der V. cava inferior
  - Konstriktive Perikarditis
  - Chronische Rechsherzinsuffizienz

Pathogenese. Eine Erhöhung des Pfortaderdrucks kann durch eine Fluß- sowie durch eine Widerstandszunahme bedingt sein. Eine Leberzirrhose führt zu einer hyperdynamen Zirkulation insbesondere im Splanchnikusgebiet und dadurch zu einem vermehrten Blutfluß durch die Pfortader. Bei fortgeschrittener Krankheit steht eine intrahepatische Widerstandserhöhung im Vordergrund, bedingt durch hepatozelluläre Veränderungen (Ballonierung der Hepatozyten, Ausbildung von Regeneratknoten mit Kompression der Sinusoide), durch interstitielle Veränderungen (Kompression der Sinusoide, Unterbrechung des portovenösen sinusoidalen Flusses durch Bindegewebszüge, Ausbildung arterioportaler Shunts) und durch endotheliale Veränderungen.

Pathologie. Durch die portale Hypertension kommt es zur Ausbildung von Kollateralgefäßen in der Submukosa von Ösophagus und Magen (Varizen), periösophageal mit Anschluß an die V. azygos, in der Submukosa des Rektums, im Bereich von Milz und Niere mit Ausbildung splenorenaler Shunts, retroperitoneal und in der vorderen Bauchwand durch Wiedereröffnung der im Ligamentum teres hepatis gelegenen Nabelvene und periumbilikalen Anschluß an die Vv. epigastricae superiores et inferiores. Varizen im Bereich des Dünn- oder Dickdarms sind selten, können aber bei Patienten mit extrahepatischem Pfortaderblock auftreten oder im Bereich von Darmanastomosen, z. B. nach Kasai-Operation bei der extrahepatischen Gallengangatresie.

Pathologische Veränderungen der Leber sind abhängig von der Grundkrankheit. Bei der extrahepatischen Pfortaderthrombose kann es durch die Verminderung der Leberdurchblutung zu einer Verminderung der Leberzellmasse, zu einer portalen Fibrose, einer perilobulären Fibrose und einer Steatose kommen. Bei einem posthepatischen Block ist die Leber vergrößert. Histologisch sieht man venöse Stauung, Dilatation der Sinusoide, Leberzellnekrosen und Fibrose. Später entwickeln sich oft eine ausgeprägte Fibrose und Regeneratknoten. Chronische Formen münden zu 70 % in eine Zirrhose.

Die portale Hypertension führt zu einer Zunahme der Milzgröße. Die Milzarterie und auch die Milzvene sind erweitert und geschlängelt.

Als hypertensive oder kongestive Gastropathie bezeichnet man die hyperämisch gerötete, leicht vulnerable Magenschleimhaut mit erweiterten submukösen Venen und Kapillaren. Auch die Intestinalschleimhaut kann so ödematös geschwollen sein, daß eine Malabsorption resultiert.

Klinische Symptome. Patienten mit portaler Hypertension können initial durch spezifische Symptome der Leberkrankheit auffallen, die zu einer portalen Hypertension führen, oder Symptome der portalen Hypertension können die erste klinische Manifestation der Grundkrankheit sein. Solche Symptome bei portaler Hypertension sind:

- kleine Leber oder Hepatomegalie,
- Splenomegalie,
- Hypersplenismus,
- Hämatemesis,
- Teerstühle,
- kutane portosystemische Shunts,
  - Caput medusae,
- Hämorrhoiden,
- Aszites,
- Malabsorption, Gedeihstörung,
- hepatische Enzephalopathie.

Vor allem Kinder mit Leberzirrhose haben oft dünne Extremitäten und ein aufgetriebenes Abdomen (Abb. 130.1), z. T. mit prominenter abdomineller Gefäßzeichnung. Es kann auch initial eine asymptomatische Splenomegalie mit oder ohne Zeichen eines Hypersplenismus (leichte Anämie, deut-

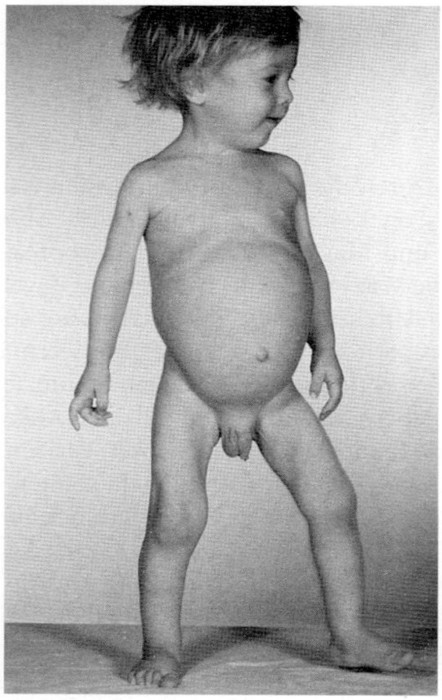

Abb. 130.1. Dreijähriger Junge mit Leberzirrhose und Aszites

lichere Leuko- und Thrombopenie) auffallen, oder es kommt zu einer ersten intestinalen Blutung mit Bluterbrechen und/oder Teerstühlen. Differentialdiagnostisch muß an eine Blutung aus Ösophagus- oder Fundusvarizen, aber auch an verschlucktes Blut nach Nasenbluten, einen Schleimhauteinriß im Kardiabereich nach Erbrechen oder eine Ulkusblutung gedacht werden. Varizenblutungen können lebensbedrohlich sein und erfordern in jedem Fall eine stationäre Aufnahme. Bei Kindern mit Leberzirrhose kann eine Varizenblutung zu einer akuten Verschlechterung der Leberfunktion und zu einer hepatischen Enzephalopathie mit Unruhe, verwaschener Sprache, Verwirrtheit, gestörtem Schlafrhythmus oder Bewußtseinseintrübung führen. Aszites kann langsam im Verlauf der Erkankung oder bei akuten Ereignissen wie einer Varizenblutung, Cholangitis oder akuter Pfortader- oder Lebervenenthrombose entstehen. Klinisch imponiert ein aufgetriebenes Abdomen oder eine plötzliche Gewichtszunahme bei Säuglingen.

Diagnose. Bei klinischem Verdacht auf eine portale Hypertension gibt die Bestimmung der Leberenzyme (GOT, GPT, Gammaglutamyltransferase), der Cholestaseparameter (Bilirubin, Gallensäuren) und der Parameter für die Lebersyntheseleistung (Gerinnung, Albumin, Cholinesterase) Hinweise auf eine Leberkrankheit. Mittels Dopplersonographie werden Pfortader, Milzvene, Lebervenen und ggf. Kollateralgefäße untersucht, sonographisch werden Lebergröße, Leberstruktur und Milzgröße beurteilt. Bei Hinweis auf einen intrahepatischen Pfortaderhochdruck muß durch spezifische Laboruntersuchungen und ggf. eine Leberbiopsie zur histologischen Untersuchung die Grundkrankheit geklärt werden. Bei Nachweis einer extrahepatischen Pfortaderthrombose müssen anamnestisch Risikofaktoren erfragt werden (z.B. Nabelvenenkatheter, Omphalitis). Eine differenzierte Gerinnungsanalyse erfolgt zum Ausschluß angeborener Thrombophilien. Ösophagus- und Magenfundusvarizen werden am besten durch eine endoskopische Untersuchung beurteilt. Dabei wird nach der Größe der Varizen sowie nach roten Flecken auf den Varizen (cherry red spots) oder dilatierten Venolen gesucht, die ein erhöhtes Blutungsrisiko anzeigen. Die radiologische Darstellung mittels Breischluck ist weniger aussagekräftig. Eine genaue Darstellung von Kollateralkreisläufen durch Angiographie (Arteriographie der A. mesenterica superior mit Darstellung der arteriellen und venösen Phase, indirekte oder direkte Splenoportographie, Magnet-Resonanz-Angiographie) ist durch die guten Möglichkeiten der Dopplersonographie heute nur noch in einzelnen Fällen notwendig, z.B. bei Planung eines operativen portosystemischen Shunts.

Therapie. Therapeutische Maßnahmen umfassen die Behandlung der Grundkrankheit und die Behandlung von Komplikationen des Pfortaderhochdrucks. Bei den Leberkrankheiten, die zu einer Zirrhose führen, ist die Lebertransplantation bei progredienter Leberinsuffizienz oder therapieresistenten Komplikationen der portalen Hypertension die einzige erfolgversprechende Option. Bei noch guter Leberfunktion oder bei extrahepatischem Pfortaderblock steht die Behandlung der Varizenblutungen und seltener des Aszites im Vordergrund.

Die Behandlung der Varizenblutungen wird unterteilt in die primäre Blutungsprophylaxe, die Behandlung der akuten Blutung und die Prophylaxe der Wiederholungsblutung. Durch eine prophylaktische Varizensklerosierung vor einer ersten Blutung konnte weder die Morbidität noch die Mortalität gesenkt werden. Sie ist deshalb allenfalls bei einzelnen Patienten mit hohem Blutungsrisiko zu erwägen. Dagegen hat die medikamentöse Senkung des Pfortaderdrucks durch β-Blocker und/oder Nitrate bei Erwachsenen zu einer Reduktion des Blutungsrisikos und zu einer Senkung der Mortalität geführt. Die β-Blocker wurden so dosiert, daß die Pulsrate um 25% fiel. Bei Kindern hat sich diese Therapie wegen möglicher kardiovaskulärer Nebenwirkungen noch nicht durchgesetzt, ist aber im Einzelfall zu erwägen. Wichtig ist es, Eltern und Kinder über das Blutungsrisiko, die Symptome und die Notwendigkeit, eine Klinik aufzusuchen, zu informieren. Aspirin, welches Blutungen auslösen kann, sollte gemieden werden, ebenso Reiseziele ohne ärztliche Versorgungsmöglichkeit. Bei akuter Varizenblutung bestehen neben allgemeinen kreislaufstabilisierenden Maßnahmen verschiedene therapeutische Optionen mit intravenöser Gabe von Somatostatin (3–5 μg/kg KG/h als Dauerinfusion) oder dessen synthetischem Analog Octreotid (0,3–0,5 μg/kg KG/h bzw. entsprechende Tagesdosis in 4 Gaben aufgeteilt subkutan), ggf. anderen den Pfortaderdruck senkenden Medikamenten wie Vasopressin, Terlipressin oder Nitroglycerin, der endoskopischen Sklerosierung oder neuerdings der Ligatur der Varizen. Wenn Blutungen hierdurch nicht sistieren, ist die Anlage einer Sengstaken-Blakemore- oder Linton-Sonde zur Ballontamponade, die notfallmäßige Anlage eines portosystemischen oder eines transjugulären intrahepatischen Shunts (TIPS) oder im Ausnahmefall eine Sperroperation zu diskutieren. Kinder mit Varizenblutungen sollten, wenn möglich, in einem spezialisierten pädiatrischen Zentrum behandelt werden. Zur Prophylaxe von erneuten Blutungen werden wiederholt Varizensklerosierungen durchgeführt, bis die Varizen vollständig verödet sind. Die möglicherweise effektivere Ligatur von Varizen erfordert technische Erfahrung und bei kleineren Kindern spezielle kleine Geräte und Zubehör. Möglicherweise wird auch die medikamentöse Behandlung (β-Blocker, Nitrate) in Zukunft an Bedeutung gewinnen. Bei extrahepatischer Pfortaderthrombose kann ein chirurgischer Shunt zwischen V. mesenterica superior und intrahepatischer Pfortader (Rex-Shunt) kurativ sein. Die Anlage eines portosystemischen Shunts ist bei Patienten nach erfolgloser Sklerotherapie bei extrahepatischem Pfortaderblock oder palliativ bei Patienten mit Kontraindikationen für eine Lebertransplantation zu erwägen. Die Art des Shunts muß im Einzelfall festgelegt werden.

Die Behandlung eines Aszites erfolgt durch Salz- und Flüssigkeitsrestriktion und die vorsichtige Gabe von Spironolacton (1–5 mg/kg KG/Tag), ggf. auch Furosemid und Chlorothiazid. Bei Therapieversagen kann die Infusion von Humanalbumin in Kombination mit Furosemid hilfreich sein. Der Erfolg einer Parazentese hält in der Regel nur kurz an. Bei Leberzirrhose ist ein therapieresistenter Aszites Indikation zur Lebertransplantation.

Prognose. Die langfristige Prognose ist abhängig von der Grundkrankheit. Bei Leberzirrhose zeigen Komplikationen der portalen Hypertension die Notwendigkeit einer Lebertransplantation an. Bei der kongenitalen Leberfibrose oder der Mukoviszidose kann nach erfolgreicher Behandlung von Varizenblutungen auch noch über Jahre eine gute Leberfunktion bestehen. Bei der isolierten extrahepatischen Pfortaderthrombose treten bei über der Hälfte der Kinder Varizenblutungen auf. Nach erfolgreicher Behandlung scheint mit zunehmendem Alter das Blutungsrisiko durch die Ausbildung spontaner portosystemischer Shunts abzunehmen. Nach Shuntoperationen, aber auch nach Sklerosierungsbehandlungen können im Erwachsenenalter Zeichen einer hepatischen Enzephalopathie, seltener einer pulmonalen Hypertension auftreten, so daß die Patienten auch langfristig in ärztlicher Betreuung bleiben sollten.

Literatur

Alvarez F, Bernard O, Brunelle F, Hadchouel P, Odievre M, Alagille D (1983) Portal obstruction in children. I. Clinical investigation and hemorrhage risk. II. Results of surgical portosystemic shunts. J Pediatr 103: 696–707

Bambini DA, Superina R, Almond PS, Whitington PF, Alonso E (2000) Experience with the Rex shunt (mesenterico-left portal bypass) in children with extrahepatic portal hypertension. J Pediatr Surg 35: 13–18

D'Amico G, Pagliaro L, Bosch J (1995) The treatment of portal hypertension: a meta-analytic review. Hepatology 22: 332–354

Heyman MB, LaBerge JM, Somberg KA, Rosenthal P, Mudge C, Ring EJ, Snyder JD (1997) Transjugular intrahepatic portosystemic shunts (TIPS) in children. J Pediatr 131: 914–919

Hirner A, Wolff M (1996) Portosystemische Shunt-Chirurgie wegen Ösophagusvarizenblutung. Dtsch Ärzteblatt 93/14: C636–C641

Maksoud JG, Goncalves MEP, Porta G, Miura I, Velhote MCP (1991) The endoscopic and surgical management of portal hypertension in children: analysis of 123 cases. J Pediatr Surg 26: 178–181

Mowat AP (1994) Liver disorders in childhood, 3rd edn. Butterworth-Heinemann, Oxford

Nolte W, Hartmann H, Ramadori G (1994) Portale Hypertension-Pathophysiologie und Therapieansätze. Z Gastroenterol 32: 447–459

Price MR, Sartorelli KH, Karrer FM, Narkewicz MR, Sokol RJ, Lilly JR (1996) Management of esophageal varices in children by endoscopic varical ligation. J Pediatr Surg 31: 1056–1059

131 Morphologie der Lunge und Entwicklung des Gasaustauschapparates

P. H. Burri

131.1 Morphologie der Lunge

Innere Organisation der Lunge

Die Lunge beinhaltet 3 Kompartimente: Luft, Gewebe und Blut (Abb. 131.1). Das Lungengewebe liefert das Organgerüst und sorgt dafür, daß Luft und Blut zwar stets getrennt bleiben, aber doch in so engen Kontakt miteinander treten, daß O_2 und CO_2 durch Diffusion effizient ausgetauscht werden können. Die Anforderungen an das System als Ganzes und besonders an die Gasaustauschregion mit der zarten Luft-Blut-Schranke sind extrem hoch: An den dünnsten Stellen ist die Gewebebarriere gerade noch 50mal dünner als ein Luftpostbriefpapier und trotzdem kommt es beim Atmen (und meist selbst beim Husten) nicht zu einem Austritt von Blut in den Luftraum.

Die Inhalte der Luft- und Blutkompartimente werden laufend erneuert, das Luftvolumen durch die von der thorakalen Atemmuskulatur und dem Zwerchfell erzeugten Volumenänderungen des Thoraxraumes und das Blut im pulmonalen und bronchialen Kreislauf durch die Pumpaktion des Herzens.

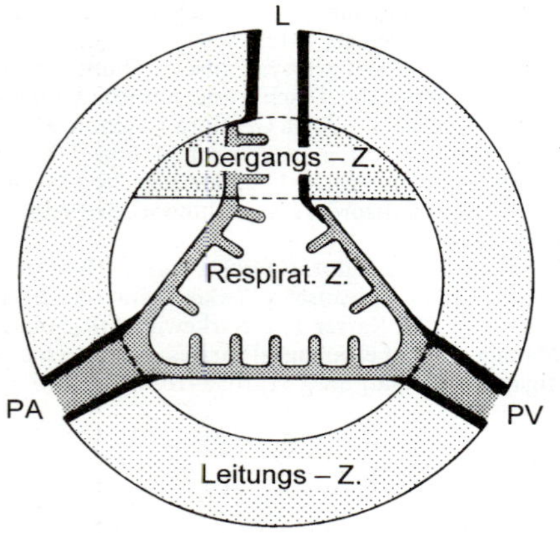

Abb. 131.1. Die 3 Zonen der Lunge. *L* Luftwege, *PA* Pulmonalarterie, *PV* Pulmonalvene

Leitende Luftwege. Der Luftwegsbaum der menschlichen Lunge ist nach dem Prinzip der unregelmäßigen Dichotomie aufgebaut, was bedeutet, daß sich von zentral bis peripher jeder Röhrenabschnitt in zwei Äste teilt, die aber von ungleichem Kaliber sein können und deren Abgangswinkel vom Stamm verschieden sein kann. Insgesamt kommt es so neben der Trachea und den beiden Hauptbronchien zur Ausbildung von 22 intrapulmonalen Verzweigungsgenerationen (Abb. 131.2). Ein Gasaustausch setzt im Mittel

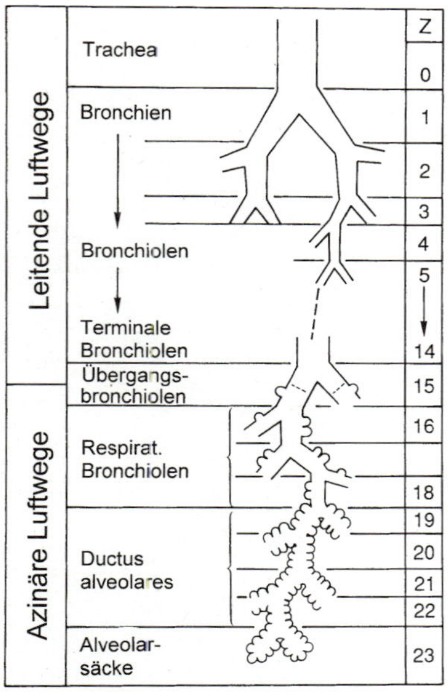

Abb. 131.2. Organisation der Luftwege in der menschlichen Lunge mit Zuordnung der Generationenzahl dichotomer Verzweigungen zu den verschiedenen funktionellen Luftwegsabschnitten. Das Diagramm basiert aus Gründen der Vereinfachung auf regulärer Dichotomie. (Mod. nach Weibel 1997a)

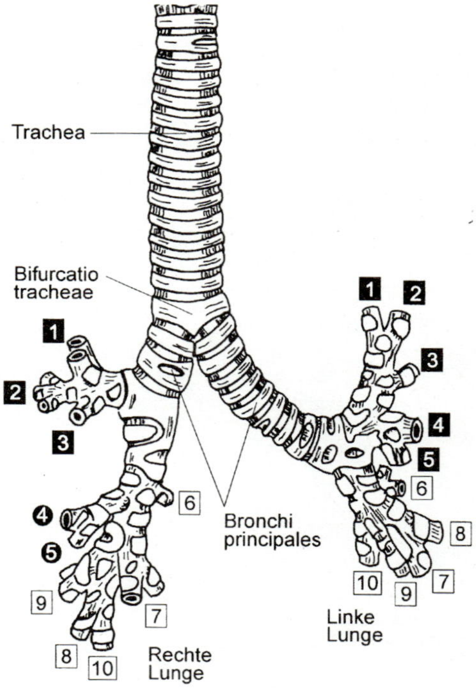

Abb. 131.3. Atemwege via Trachea bis Segmentbronchien in Frontalansicht. Rechte Lunge: die Segmente *1–3 (weiße Zahlen)* bilden den Oberlappen, *4* und *5* den Mittellappen *(weiße Zahlen im Kreis)* und *6–10* den Unterlappen *(schwarze Zahlen)*. Links wird der Oberlappen *(weiße Zahlen)* von den Segmenten *1–5* und der Unterlappen *(schwarze Zahlen)* von den Segmenten *6–10* gebildet. (Aus Schittny u. Burri 1999)

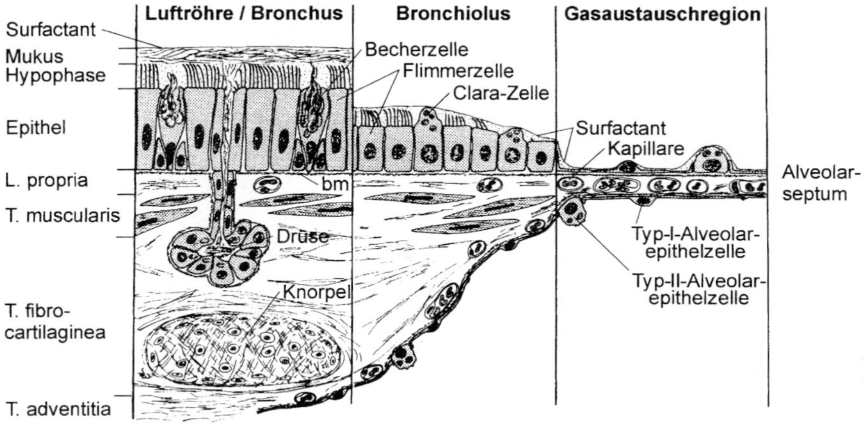

Abb. 131.4. Veränderungen im Wandbau der Atemwege von zentral nach peripher. *BM* Balsamembran, *L* Lamina, *T* Tunica. (Aus Schittny u. Burri 1999)

erst ab der 17. Generation (Hauptbronchus = 1. Generation) ein, nimmt dann aber peripherwärts gegenüber der „Luftleitung" rasch an Bedeutung zu. Die makroskopische Gliederung der Lunge reflektiert das Verzweigungsmuster der ersten Luftwegsgenerationen. So entstehen Lungenlappen und Lungensegmente (Abb. 131.3) und schließlich die kleineren bereits von Bronchiolen versorgten unvollständig septierten Lobuli und Acini.

Trachea und Bronchien enthalten in ihrer Wand Knorpelstücke, die entweder als hufeisenförmige, hinten offene Ringe oder als unregelmäßig geformte, in der Größe stark variable Platten in einer sogenannten Tunica fibrocartilaginea eingelassen sind. Bronchiolen dagegen sind knorpelfrei, besitzen aber eine funktionell bedeutsame Schicht glatter Muskulatur. Die epitheliale Auskleidung der Luftwege bildet von zentral bis peripher ein Kontinuum, dessen strukturelle Modifikationen in der Abb. 131.4 wiedergegeben sind. Die Bronchien werden von einem klassischen respiratorischen Epithel ausgekleidet: ein mehrreihiges Flimmerepithel mit eingestreuten Becherzellen, das auf einer kräftigen, auch lichtmikroskopisch auffälligen Basalmembran sitzt. Die sogenannten Basalzellen, welche mit ihrem Zellapex das Lumen nicht erreichen, stellen den Proliferationspool dar, der die funktionstragenden Zellen durch Teilung, Differenzierung und Reifung ersetzen soll. Im Epithel eingestreut finden sich auch neuroendokrine Zellen [Feyrter-, Kulchitsky- oder APUD- („amine precursor uptake and decarboxylation") Zellen]. Diese Elemente können einzeln oder gruppiert in der Form von neuroepithelialen Körpern vorkommen. Bürstenzellen (= fragliche Chemorezeptoren) und Abwehrzellen sind ebenfalls in verhältnismäßig geringer Zahl eingestreut. Im Epithel vorkommende Nervenendungen sind heute noch wenig untersucht, könnten aber mit ihrer Reaktivität auf Reizstoffe von großer Bedeutung sein.

In der Lamina propria der Schleimhaut findet sich ein auffallend kräftiges Netz von bevorzugt längsverlaufenden elastischen Fasern. Die seromukösen Glandulae tracheales und bronchiales erstrecken sich oft von der Lamina propria durch die verschiedenen Wandschichten hindurch bis in die Adventitia hinein. Diese Drüsen und die Becherzellen produzieren sowohl eine niedrig visköse Flüssigkeitsschicht, in der die Zilien schlagen, wie auch die klebrige muköse Deckschicht, deren Funktion im Abfangen von in der Einatmungsluft enthaltenen Partikeln besteht. Dank dem synchronisierten rhythmischen Zilienschlag werden die Partikeln in effizienter Weise rachenwärts transportiert und entsorgt. Zur Peripherie hin nimmt das Epithel stetig an Höhe ab, um schließlich einschichtig zu werden. In den Bronchiolen werden die Becherzellen durch Clara-Zellen ersetzt, sekretorische Zellen, welche mit Sicherheit zum Oberflächenfilm der Bronchiolen beitragen, deren Sekretionsprodukt aber in seiner chemischen Zusammensetzung noch immer nicht genau bekannt ist.

Blutgefäße. Die Lunge wird von zwei nicht vollständig getrennten Blutkreisläufen versorgt. Der Bronchialkreislauf (auch als Vasa privata bezeichnet, d. h. für den Eigengebrauch bestimmt) versorgt das Gewebe der gröberen Leitstrukturen mit Nährstoffen und Sauerstoff. Die Bronchialarterien (= Rami bronchiales) sind als Äste des großen Kreislaufes kleine muskuläre Arterien von kräftigem Wandbau. Sie entstammen der Aorta, respektive den Interkostalarterien und verlaufen im Begleitbindegewebe der großen Luftwege bis zu den Bronchiolen. Es bestehen offenbar bronchopulmonale Verbindungen auf verschiedenen Ebenen, über deren funktionelle Bedeutung aber Unklarheit herrscht. Das Blut aus dem zentralen bronchialen Kapillarnetz sammelt sich in kleinen Venen, welche in die V. azygos, respektive V. hemiazygos abfließen. Weiter peripherwärts in der Lunge fließt das Blut aus dem Bronchialkreislauf in die Lungenvenen ab.

Bindegewebsgerüst der Lunge und Lymphabfluß. Die Lymphbahnen der Lungen halten sich an die gröberen Bindegewebsstrukturen, deren Anordnung hier kurz zu schildern ist.

Das bindegewebige Gerüst der Lunge läßt sich in 3 Abschnitte gliedern:

a) das axiale Bindegewebe, welches den Bronchialbaum und die Begleitarterien einhüllt und sich prinzipiell vom Hilus bis in die Alveolareingangsringe erstreckt,
b) das Mantelbindegewebe (auch peripheres Bindegewebe genannt), welches primär die Hülle der Lunge bildet. Vom Bindegewebssack unter der Pleura visceralis ziehen Septen in das Organ hinein und teilen es unvollständig in größere und kleinere Parenchymuntereinheiten,
c) das septale Bindegewebe, welches die Interalveolarsepten durchzieht und somit axiales und peripheres Bindegewebe miteinander verspannt.

Diese Bauweise sorgt dafür, daß die dünnwandigen Bronchiolen des Lungenparenchyms beim Ausatmen offen bleiben.

Lymphgefäße kommen nur im axialen und im peripheren Bindegewebe vor. Im Lungenparenchym wird die interstitielle Flüssigkeit des Lungenläppchens im Bindegewebe des Interalveolarseptums entweder zentralwärts zu den peribronchialen und perivaskulären Bindegewebsscheiden oder primär peripherwärts ins Mantelbindegewebe hingeführt, wo sie von Lymphkapillaren aufgenommen wird, um schließlich hiluswärts abzufließen. Die ersten Lymphknotenstationen liegen intrapulmonal (Nodi lymphatici pulmonales), die nächsten liegen dann an den Lappenbronchien (Nodi lymphatici bronchopulmonales), die weiteren an den Hauptbronchien, an der Bifurkation sowie entlang der Trachea (Nodi lymphatici tracheobronchiales superiores et inferiores und Nodi lymphatici tracheales). Der Lymphabfluß gelangt links via Truncus bronchomediastinalis sinister und Ductus thoracicus und rechts via Truncus bronchomediastinalis dexter in die respektiven Venenwinkel.

Innervation. Die Lunge wird sympathisch und parasympathisch innerviert. Die Nervenfasern aus Truncus sympathicus und N. vagus bilden ein Geflecht, das sich als Plexus pulmonalis um den Hauptbronchus ausbreitet und am Hilus in die Lunge eindringt. Der Plexus innerviert vornehmlich die glatte Muskulatur der Luftwege und Gefäße, aber auch Drüsen. Die Afferenzen in parasympathischen und sympathischen Fasern stammen von Dehnungs- und möglicherweise Chemorezeptoren. Sie führen auch Schmerzempfindungen zentralwärts.

Feinbau der Gasaustauschregion

Alveolen. Der Gasaustausch der Lunge findet in den Alveolen statt. Diese stellen kleine Bläschen dar, die isoliert oder meist in Gruppen die respiratorischen Bronchiolen und die Ductus und Sacci alveolares umlagern. Es sind polyhedrische Strukturen, deren eine wandlose Seite sich zu den Luftwegen öffnet. Ihre dichte Packung wird oft mit der Anordnung der Honigwaben verglichen. Eine Alveolarwand ist außer in den periphersten Bläschen stets zwei benachbarten Alveolen gemeinsam und wird deshalb als interalveoläres (oder auch einfach alveoläres) Septum bezeichnet (Abb. 131.5). In der Alveolarwand liegt ein sehr dichtes Kapillarnetz, das ungefähr 50 % des Septumvolumens einnimmt. Ein Netz von elastischen Fasern und kollagenen Fibrillen zieht durch die Maschen des Kapillarnetzes. Es ist Teil eines Kontinuums, das durch das Lungenparenchym von der Pleura zum Hilus zieht und deshalb Brustwand- und Zwerchfellbewegungen bis in die Tiefe des Organs weitervermitteln kann. Die elastischen Fasernetze tragen zur Retraktionskraft der Lunge bei, allerdings nur ca. zu einem Drittel, da der größere Anteil durch Oberflächenkräfte an der Luft-Flüssigkeits-Grenze erzeugt wird.

Die Interalveolarsepten sind durch kleine rundliche Löcher durchbrochen, die sogenannten Kohnschen Poren. Sie haben einen Durchmesser von 3–15 µm und sind unter normalen Bedingungen durch eine Surfactantdoppellage verschlossen. Deshalb ist wohl die Hypothese, daß sie der Nebenbelüftung benachbarter Alveolen dienen, nicht korrekt. Hingegen stellen sie für die Makrophagen, welche im Surfactant an der Alveolaroberfläche herumkriechen, Durchtrittsstellen von einer Alveole zur anderen dar.

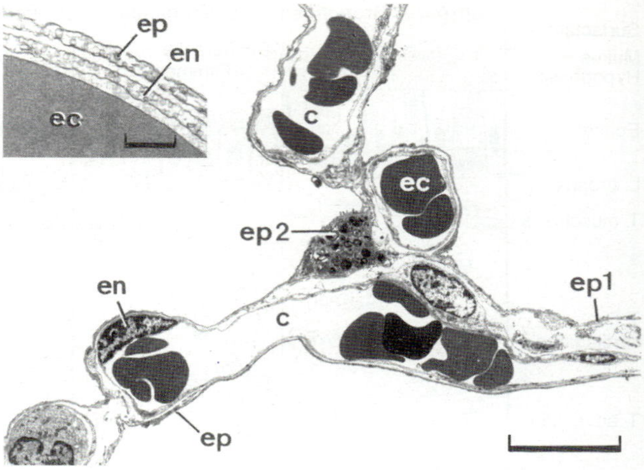

Abb. 131.5. Elektronenmikroskopische Aufnahme eines Ausschnittes eines interalveolären Septums einer menschlichen Lunge. Die Kapillaren nehmen praktisch die ganze Breite des Septums ein. Dünnere und dikkere Abschnitte der Luftblutschranke sind oft wechselweise angeordnet. In der Ausschnittvergrößerung wird der 3schichtige Bau der dünnsten Anteile der Luft-Blut-Schranke deutlich mit Epithel, Basalmembran und Endothel. *c* Kapillaren, *ec* Erythrozyten, *en* Endothel, *ep1* Pneumozyt 1, *ep2* Pneumozyt 2. Vergrößerung: 1760×; Balken: 10 µm. Ausschnitt: 16.000×; 0,5 µm

Luft-Blut-Schranke. Die Luft-Blut-Schranke besteht aus 3 Komponenten (Abb. 131.5): Eine äußerst dünn ausgezogene Epithelzellplatte, eine dünne Schicht interstitiellen Gewebes, die in den dünnsten Abschnitten der Barriere auf eine einfache Basalmembran reduziert ist, und eine dünn ausgezogene Endothelschicht. Auf der alveolären Oberfläche liegt ferner ein dünner Flüssigkeitsfilm, der Surfactant, welcher an der Gas-Flüssigkeits-Grenzfläche die Oberflächenspannung herabsetzt, wodurch das Atmen erst möglich wird. Er stellt ein komplexes wäßriges Gemisch von Phospolipiden und Proteinen dar, das elektronenmikroskopisch als Hypophase mit einem osmiophilen Oberflächenfilm dargestellt werden kann. Gleichzeitig füllt der Surfactant die Nischen und Vertiefungen des Alveolarepithels aus und glättet damit die Oberfläche der Lunge.

Zwischen 90 und 95 % der Gasaustauschoberfläche wird von Typ-1-Pneumozyten bedeckt. Es sind platt ausgezogene Zellen, die derart weitreichende dünne Zytoplasmalamellen (Dicke oft nur 0,05–0,2 µm) besitzen, daß sie wohl wegen dieser extremen Spezialisierung ihre Teilungsfähigkeit verloren haben (Abb. 131.6). Die Kernregion dieser Zellen ist zwar dicker, aber spärlich mit Zellorganellen ausgestattet; sie liegt oft in Maschen des Kapillarnetzes, wo sie nicht mit der Gasdiffusion interferiert. Die Typ-2-Pneumozyten bedecken zwar nur 5–8 % der Alveolaroberfläche, sind aber als kleine, rundliche Nischenzellen wesentlich zahlreicher (bis 1,5mal) als die Typ-1-Zellen. Ihr Zytoplasma ist gut mit Organellen ausgestattet und enthält apikal besondere Granula, die Lamellenkörperchen, welche die intrazellulär gespeicherte, sichtbare Vorstufe des Surfactants darstellen. Neben dieser sekretorischen Aktivität gelten die Typ-2-Zellen auch als Stammzellen für den epithelialen Zellersatz der Alveolaroberfläche.

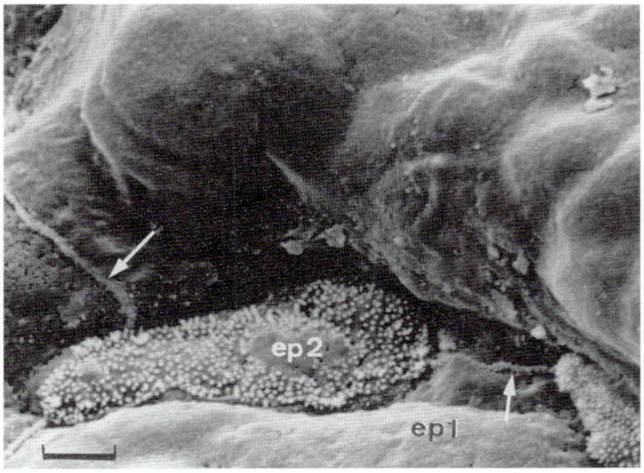

Abb. 131.6. Rasterelektronenmikroskopische Aufnahme der Gasaustauschoberfläche einer menschlichen Lunge. Eine Typ-2-Zelle liegt in einer Nische. Die Zellgrenzen der Typ-1-Zellen sind deutlich erkennbar *(Pfeile)*. *ep1* Pneumozyt 1, *ep2* Pneumozyt 2. Vergrößerung: 5650×, Balken: 2 μm

Der Pneumozyt 3 schließlich ist ein seltener Zelltyp, der wegen seiner Bündel von typischen an der Spitze abgeflachten Mikrovilli auch als Bürstenzelle bezeichnet wird. Am leichtesten wird er in den Luftwegen, besonders in den peripheren Bronchiolen gefunden. Ähnliche oder gleiche Zellen kommen aber auch in den Epithelien anderer vom Entoderm abstammenden Organen vor. Ihre Funktion ist unbekannt; daß sie Chemorezeptoren sein sollen, ist eine Hypothese.

Weil die Lunge konsequent auf die Gasaustauschfunktion ausgerichtet ist, verwundert es nicht, daß das parenchymale Interstitium volumenmäßig so knapp wie möglich ausgelegt ist. Zudem ist seine Anordnung so optimiert, daß eine Septumkapillare nur auf der einen Seite von einem etwas breiteren Band von Interstitium flankiert wird; auf der anderen Seite finden sich jeweils die dünnen Abschnitte der Luft-Blut-Schranke (Abb. 131.5).

Die Zellen des interstitiellen Bindegewebes des alveolären Septums stellen keine einheitliche Population dar. Neben Produktion und Unterhalt der Fasern und der extrazellulären Matrix des Septums hat ihre Kontraktilität eine große funktionelle Bedeutung. Sie verspannen Epithelien und Endothelien miteinander und regulieren die Compliance des Bindegewebsraumes. Sie können dadurch unter physiologischen Bedingungen die Akkumulation von Flüssigkeit im interstitiellen Raum verhindern. Obschon die Zellen generell als Myofibroblasten bezeichnet werden, muß man heute annehmen, daß je nach Lokalisation, lungenperipher oder -zentral und im Septum selbst ihre Funktion spezifisch angepaßt ist. Es ist auch erwiesen, daß sie auf Differenzierung und Funktion des darüberliegenden Epithels Einfluß nehmen.

Die Endothelzellen schließlich bilden die Kapillarwand. Mit ihren dünnen Ausläufern ähneln sie den Typ-1-Zellen. Die Lungenkapillaren sind vom geschlossenen Typ und sind mit Perizyten assoziiert.

131.2 Lungenentwicklung

In diesem kurzen Abriß der Lungenentwicklung soll speziell auf einige für die Lungenfunktion markante Entwicklungsschritte und auf neuere in den klassischen Lehrbüchern noch wenig berücksichtigte Tatsachen verwiesen werden. Tabelle 131.1 gibt eine Übersicht über die Abschnitte und Stadien der Lungenentwicklung. Um den 26. Tag entsteht die Lungenanlage als ventrale Knospe des Vorderdarmes, die rasch ins umliegende Mesenchym vorwächst und sich dabei irregulär dichotom teilt. Bald sind Lappen- und Segmentbronchien präformiert, und die Lunge tritt ins *pseudoglanduläre* Stadium ein. Während früher einhellig die Ansicht herrschte, daß in diesem Stadium nur der konduktive Abschnitt des Luftwegbaumes entsteht, nehmen heute mehrere Autoren an, daß bereits auch wesentliche Anteile des prospektiv respiratorischen Parenchyms entstehen. Um die 17. Woche lassen sich die Anlagen der künftigen Acini bereits erkennen, ein Merkmal, welches den Übergang vom pseudoglandulären Stadium ins *kanalikuläre* markiert. Die kanalikuläre Phase ist für die Klinik von großer Bedeutung. Es kommt zu einer massiven Kapillarisierung des Parenchyms und damit gekoppelt zu einer Differenzierung der bis

Tabelle 131.1. Die Stadien der Lungenentwicklung

Periode	Stadium	Dauer	Ereignisse
Embryonale Periode	Embryonales Stadium	26. Tag bis 7 Wochen	Organogenese, Bildung der großen Luftwege
Fetale Periode	Pseudoglanduläres Stadium	5. bis 17. Woche	Bildung des Bronchialbaumes und von Abschnitten der prospektiven Gasaustauschzone; „Geburt“ des Azinus
	Kanalikuläres Stadium	16. bis 26. Woche	Bildung der letzten Generationen der prospektiven Lungenperipherie, Differenzierung des Epithels: Bildung dünner Luft-Blut-Schranken, Start der Surfactantproduktion
	Sakkuläres Stadium	24. bis 38. Woche	Expansion der Lungenperipherie
Postnatale Periode	Alveoläres Stadium	36. Woche/ Geburt bis 1–2 Jahre	Alveolisation durch Septierung
	Mikrovaskuläres Reifungsstadium	Geburt bis 2–3 Jahre	Umbau der interalveolaren Septen; Restrukturierung und Reifung des Kapillarbettes

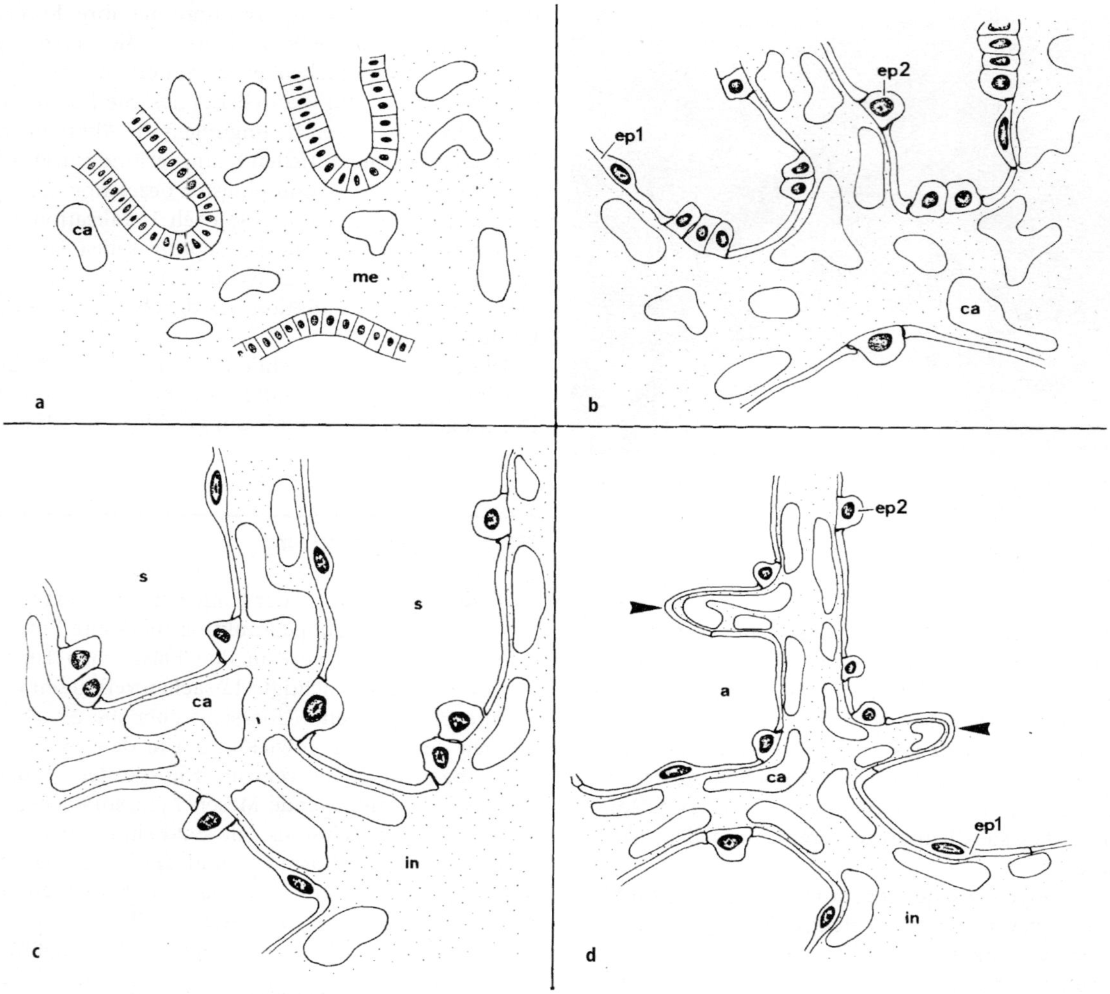

Abb. 131.7a–d. Entwicklung und Anordnung der Kapillaren in verschiedenen Entwicklungsstadien der Lunge. **a** Im pseudoglandulären Stadium bilden die Kapillaren im Mesenchym ein lockeres Maschennetz. **b** Im kanalikulären Stadium kommen die Kapillaren enger an die prospektiven Luftwegstubuli zu liegen. Es differenzieren sich Typ-1- und Typ-2-Epithelzellen. Jeder Luftweg erhält eine Scheide aus Kapillaren, was in den Septen zu einer doppelten Kapillarlage führt. **c** Zustand im sakkulären Stadium: die intersakkulären Wände weisen 2 Lagen von Kapillaren auf, eine Voraussetzung für die Alveolisierung. **d** Im Stadium der Alveolisation kommt es zur Auffaltung einer Kapillarlage und Bildung des interalveolären Septums (*Pfeile* = sekundäre Septen). Alle Septen sind aber noch unreif (Doppelkapillaren) und müssen nun das Stadium der mikrovaskulären Reifung durchmachen, um die Morphologie des adulten Septums zu erreichen (Abb. 131.5). *a* Alveolen, *ca* Kapillaren, *in* Interstitium, *me* Mesenchym, *ep1* Pneumozyten 1, *ep2* Pneumozyten 2

dahin kubischen Epithelien in Typ-1- und Typ-2-Pneumozyten. Gegen Ende dieses Stadiums liegen also bereits dünne Luft-Blut-Schranken (Typ-1-Zellen) vor, und differenzierte Typ-2-Zellen nehmen die Surfactantproduktion auf. Damit erhält ein Frühgeborenes gegen Ende dieses Stadiums erstmals eine Überlebenschance.

In der folgenden *sakkulären* Phase kommt es zu einer massiven Erweiterung der Gasaustauschzone. Die Endabschnitte werden von kleinen Sacculi gebildet, die sehr oft unpräzise bereits als Alveolen bezeichnet werden. Die eigentliche Alveolisation setzt aber erst wenige Wochen vor der Geburt ein. Die Anzahl der Alveolen im Moment der Geburt ist umstritten, die Angaben verschiedener Autoren gehen von praktisch keinen Alveolen bis zu 100 Millionen. Das Zählen der entstehenden Alveolen ist tatsächlich ein schwieriges technisches Unterfangen. Man kann aber annehmen, daß im Durchschnitt wohl höchstens 1/6 der Alveolen des adulten Menschen bei der Geburt vorhanden sind. Die Alveolisation ist folglich klar ein hauptsächlich postnataler Prozeß.

Ein Merkmal der sakkulären Lunge ist das Vorhandensein von zwei aufeinanderliegenden flächenhaften Kapillarnetzen in den intersakkulären Septen. Diese unreife Septenstruktur ist Voraussetzung für den Alveolisationsvorgang (Abb. 131.7). Die neuen interalveolären Septen werden nämlich durch Auffaltung einer der beiden Lagen von Kapillaren hervorgerufen (Abb. 131.7d). Diese Auffaltungen sind als Sekundärsepten bezeichnet worden, im Gegensatz zu den Primärsepten, welche die Sacculi voneinander abgrenzen. Aus Abb. 131.7 wird deutlich, daß aber primäre und sekundäre Septen doppelte Kapillarnetze besitzen. Beide Formen sind somit unreif im Vergleich zu typischen adulten Interalveolarwänden (s. Abb. 131.5). Deshalb ist die Lungenentwicklung mit der Phase der Alveolisierung noch nicht abgeschlossen. Die ganze Doppelmikrovaskulatur der Interalveolarsepten muß noch in die reife adulte

Form transformiert werden. Dies geschieht in der Phase der mikrovaskulären Reifung. Durch diesen letzten Prozeß gewinnt das Lungenparenchym erst sein definitives Aussehen: schlanke interalveoläre Septen, in denen ein einziges Kapillarnetz mit den Bindegewebsfasern verwoben ist. Die auffällige Veränderung der Kapillarstruktur wird durch 2 Prozesse ermöglicht: Kapillarfusionen zwischen den beiden Kapillarschichten und differentielles Wachstum, d.h. fusionierte Abschnitte wachsen schneller und stärker als nicht verschmolzene. Durch diese Vorgänge, die zum Teil überlappend mit der Alveolisation ablaufen, wird die Lungenentwicklung ca. im 3. Lebensjahr abgeschlossen.

131.3 Wachstum der Lunge

Während der letzten postnatalen Entwicklungsschritte kommt es noch zu markanten quantitativen Verschiebungen in den Kompartimenten der Lunge. Morphometrische Untersuchungen an Kinderlungen haben ergeben, daß sich während der Alveolisation und der mikrovaskulären Reifung die quantitative Zusammensetzung der parenchymalen Kompartimente sehr stark verändert. In den ersten 18 Monaten nach der Geburt findet ein überproportionales Wachstum der parenchymatösen Luft- und Blutvolumina statt. Dies bedeutet nicht nur, daß die Lunge lufthaltiger wird, sondern auch, daß die massive Umstrukturierung des Kapillarbettes mit der Reduktion der Doppellage von Kapillaren zu einer einfachen Schicht mit einem kräftigen Wachstumsschub des Kapillarnetzes verbunden ist. Damit steigt der Kapillarblutanteil im Septum auf über 40%, oder der Kapillaranteil inklusive Endothel auf über 50%. Während der prozentuale Volumenanteil an Epithel- und Endothelgewebe relativ stabil bleibt, nimmt das Interstitium in den ersten 18 Monaten deutlich ab; dies geschieht besonders auf Kosten der zellulären Bestandteile.

Ab dem Alter von 2–3 Jahren laufen die Wachstumsprozesse in den Parenchymkompartimenten gleichmäßiger ab. Auch wenn noch feine Verschiebungen wie zum Beispiel ein Trend zur Zunahme des Parenchymluftvolumens auf Kosten des Gewebeanteils morphometrisch nachgewiesen werden kann, darf man eine Kinderlunge im Alter von 2–3 Jahren annähernd als miniaturisierte Erwachsenenlunge betrachten.

Literatur

Bachofen H, Wilson TA (1997). Micromechanics of the acinus and alveolar walls. In: Crystal RG, West JB, Weibel ER, Barnes PJ (eds) The Lung, Scientific Foundations, vol 1, 2nd ed. Lippincott-Raven, Philadelphia, pp 1159–1167

Burri PH (1974) The postnatal growth of the rat lung. III. Morphology. Anat Rec 180: 77–98

Burri PH (1992) Postnatal development and growth of the pulmonary microvasculature. In: Motta PM, Murakami T, Fujita H (eds) Scanning electron microscopy of vascular casts: Methods and applications. Kluwer Academic Publishers, The Hague, pp 139–156

Burri PH (1997a) Structural aspects of prenatal and postnatal development and growth of the lung. In: McDonald J (ed) Lung growth and development. Dekker, New York, pp 1–35

Burri PH (1997b) Postnatal development and growth. In: Crystal RG, West JB, Weibel ER, Barnes PJ (eds) The Lung, Scientific Foundations. Lippincott-Raven, Philadelphia, pp 1013–1026

Burri PH (1999) Lung development and pulmonary angiogenesis. In: Gaultier C, Bourbon J, Post M (eds) Lung development. Oxford University Press, New York, pp 122–151

Caduff JH, Fischer LC, Burri PH (1986) Scanning electron microscopic study of the developing microvasculature in the postnatal rat lung. Anat Rec 216: 154–164

Cutz, E (1982) Neuroendocrine cells of the lung: an overview of morphologic characteristics and development. Exp Lung Res 3: 185–208

Forrest JB, Lee RMKW (1997) The bronchial wall: Integrated form and function. In: Crystal RG, West JB, Weibel ER, Barnes PJ (eds) The Lung, Scientific Foundations, vol. 1, 2nd ed. Lippincott-Raven, Philadelphia, pp 1081–1091

Kitaoka H, Burri PH, Weibel ER (1996) Development of the human fetal airway tree: analysis of the numerical density of airway endtips. Anat Rec 244: 207–213

Moschopulos M, Burri PH (1993) Morphometric analysis of fetal rat lung development. Anat Rec 237: 38–48

Scarpelli EM, Mantone AJ (1984). The surfactant system and pulmonary mechanics. In: Robertson B, Van Coolde LMG, Batenburg JJ (eds) Pulmonary Surfactant. Elsevier, Amsterdam, pp 119–170

Schittny JS, Burri PH (1999) Anatomie des Respirationstraktes. In: Rieger C, Hardt H von der, Sennhauser FH, Wahn U, Zach M (Hrsg) Pädiatrische Pneumologie. Springer Verlag, Berlin Heidelberg New York, S 17–28

Wagner EM (1997). Bronchial circulation. In: Crystal RG, West JB, Weibel ER, Barnes PJ (eds) The Lung, Scientific Foundations, vol. 1, 2nd ed. Lippincott-Raven, Philadelphia, pp 1093–1105

Weibel ER (1997a). Design of airways and blood vessels considered as branching trees. In: Crystal RG, West JB, Weibel ER, Barnes PJ (eds) The Lung, Scientific Foundations, vol. 1, 2nd ed. Lippincott-Raven, Philadelphia, pp 1061–1071

Weibel ER (1997b) The fiber scaffold of lung parenchyma. In: Crystal RG, West JB, Weibel ER, Barnes PJ (eds) The Lung, Scientific Foundations, vol. 1, 2nd ed. Lippincott-Raven, Philadelphia, pp 1139–1146

Zeltner TB, Caduff JH, Gehr P, Pfenninger J, Burri PH (1987). The postnatal development and growth of the human lung. I Morphometry. Respir Physiol 67: 247–267

132 Atemregulation und Gasaustausch

C. F. Poets

132.1 Atemregulation

Aufgabe der Atemregulation ist die Aufrechterhaltung möglichst konstanter p_aO_2- und p_aCO_2-Werte trotz stark schwankendem O_2-Verbrauch und CO_2-Produktion. Dies geschieht im Wesentlichen nach dem klassischen Prinzip eines Regelkreises, der aus zentraler Steuerungseinheit (Atemzentrum), Sensor (periphere und zentrale Chemorezeptoren, Mechanorezeptoren in der Lunge) und Effektor (Atemmuskulatur) besteht. Die einzelnen Elemente dieses Regelkreises sollen im folgenden kurz beschrieben werden.

Atemzentrum. Das Atemzentrum befindet sich in der Medulla oblongata in der Nähe des Nucleus ambiguus und Nucleus tractus solitarius und besteht aus einem neuronalen Netzwerk mit einem zentralen Rhythmusgenerator (im sog. Prä-Bötzinger-Komplex) und unterschiedlichen Neuronentypen, die sich über verschiedene Neurotransmitter und Neuromodulatoren gegenseitig aktivieren bzw. hemmen. Die Neurone des Atemzentrums innervieren über nachgeschaltete Ausgangsneurone nicht nur die spinalen Motoneurone der Atemmuskulatur, sondern sorgen über eine respiratorische Mitinnervation der Hirnnervenkerne auch für eine atemsynchrone Tonusänderung der Zungen-, Pharynx-, Larynx- und Bronchialmuskulatur. Während man früher davon ausging, daß unterschiedliche Atemformen wie Eupnoe und Schnappatmung vom räumlich getrennten Atemzentrum ausgeht, zeigen neuere Untersuchungen, daß diese von nur einer Zellgruppe generiert werden, die nur jeweils anders konfiguriert wird.

Atemrezeptoren. Hierzu gehören verschiedene Chemo- und Mechanorezeptoren. Erstere reagieren auf eine Änderung der chemischen Zusammensetzung der sie umgebenden Flüssigkeit (z.B. Blut, Liquor) und werden in zentrale und periphere Chemorezeptoren unterteilt. Die zentralen Chemorezeptoren befinden sich vermutlich an der ventralen Oberfläche der Medulla oblongata und werden durch eine Erhöhung der H^+-Konzentration (ausgelöst z.B. durch Hyperkapnie) in der sie umgebenden Extrazellularflüssigkeit bzw. im Liquor cerebrospinalis stimuliert. Besteht die pH-Erniedrigung im Liquor über längere Zeit (2–3 Tage), so kommt es zu einem kompensatorischen HCO_3^--Anstieg und somit wieder zu einer Normalisierung des Liquor-pH. Dieses „resetting" der zentralen Chemorezeptoren kann dazu führen, daß Patienten mit chronischer Lungenkrankheit trotz deutlicher Hyperkapnie keinen verstärkten Atemantrieb aufweisen.

Die peripheren Chemozeptoren befinden sich im Glomus caroticum an der Karotisgabel sowie in den Glomera aortica im Aortenbogen und der rechten A. subclavia. Sie werden vorwiegend durch Hypoxie, in geringerem Maße auch durch Hyperkapnie und Acidose stimuliert und sind ausgesprochen gut durchblutet. Daher ist die arteriovenöse O_2-Differenz innerhalb dieser Strukturen sehr gering, wodurch sie vorwiegend auf Änderungen des arteriellen, nicht des venösen pO_2 reagieren. Die paO_2-Schwelle, unterhalb derer diese Chemozeptoren aktiviert werden, liegt bei ca. 110 mmHg, d.h. sie sind bereits bei normaler Raumluftatmung aktiviert. Ihre Ansprechzeit ist so kurz, daß selbst die minimalen paO_2-Schwankungen, die im Rahmen eines Atemzyklus auftreten, zu meßbaren Schwankungen in der Entladungsfrequenz der afferenten Nervenfasern dieser Glomerula führen.

Die zweite Gruppe von Rezeptoren, die an der Atemregulation beteiligt sind, umfaßt verschiedene Mechanorezeptoren, wie z.B. die in der glatten Muskulatur der Atemwege befindlichen Dehnungsrezeptoren. Bei Dehnung der Atemwege kommt es zu einer reflektorischen Hemmung der inspiratorischen Atemtätigkeit, die vagusvermittelt ist und eine Überdehnung der Lunge verhindert. Dieser nach seinen Erstbeschreibern benannte Hering-Breuer-Reflex ist vor allem beim Neugeborenen und jungen Säugling sehr aktiv und führt hier u.a. dazu, daß es nach einer tiefen Inspiration in dieser Altersgruppe häufig zum Auftreten einer Apnoe kommt. Beim älteren Kind kommt es nicht zu einer völligen Atemhemmung, sondern primär nur zu einer Reduktion von Atemtiefe und -frequenz.

Zu den Mechanorezptoren gehören ferner die Irritationsrezeptoren (C- und J-Rezeptoren). Die C-Rezeptoren befinden sich im Bereich des Atemwegsepithels der Trachea und größeren Bronchien, werden durch Gase, Rauch, Staub und Kaltluft stimuliert und führen zu Bronchokonstriktion, Husten, Hyperpnoe und Bradykardie. Beim jungen Säugling sowie im Schlaf kann eine Stimulation der C-Fasern statt eines Hustenreizes auch eine Apnoe auslösen. Die aufgrund ihrer juxta-kapillären Position so genannten J-Rezeptoren, die morphologisch den C-Rezeptoren sehr ähnlich sind, befinden sich in den Kapillarwänden und werden durch eine vermehrte Füllung der Lungenkapillaren und/oder Zunahme der interstitiellen Flüssigkeitsmenge stimuliert. Dies führt zu einer Tachydyspnoe oder, bei stärkerer Stimulierung, zu einer Atemhemmung. Klinisch spielen diese Rezeptoren vor allem bei Patienten mit Lungenödem, interstitiellen Lungenkrankheiten oder Pneumonien eine Rolle.

Weitere Mechanorezeptoren befinden sich im Nasopharynx und sind für verschiedene Reflexantworten wie Niesen, Husten und Bronchokonstriktion verantwortlich. Klinische Bedeutung hat darüber hinaus vor allem der laryngeale Chemoreflex, der sowohl durch mechanische (Absaugen, Intubation) als auch chemische (Milch, saurer Mageninhalt) Stimuli aktiviert werden kann und zu Atemhemmung, Bradykardie und Erhöhung des Lungengefäßwiderstands führt.

Atemmuskulatur. Hierzu gehören das Zwerchfell, die Interkostal- und Bauchmuskulatur sowie akzessorische Muskeln wie z.B. der M. sternocleidomastoideus. Für eine effiziente Atmung müssen diese Muskeln koordiniert aktiviert werden; dies ist allerdings vor allem beim jungen Säugling und im aktiven (REM-) Schlaf nicht immer der Fall. Hier kommt es dann zu einer paradoxen Atmung, bei der die inspiratorische Kontraktion des Zwerchfells mit einer Exspirationsbewegung der Interkostalmuskulatur einhergeht.

132.2 Integrierte Reaktionen auf Änderungen der Blutgashomöostase

Reaktion auf Hyperkapnie. Ein Anstieg des $paCO_2$ führt zu einer raschen Steigerung des Atemzugvolumens und der Atemfrequenz, wobei initial nur das Tidalvolumen und erst bei weiterem CO_2-Anstieg auch die Frequenz ansteigt. Tritt der $paCO_2$-Anstieg während des Schlafs auf, kommt es außerdem zu einer Aufwachreaktion, die über die peripheren Chemorezeptoren vermittelt wird und im ruhigen Schlaf (Non-REM) früher auftritt als im REM-Schlaf. Das relative Ausmaß der Steigerung des Atemminutenvolumens nimmt mit zunehmendem Alter zu.

Reaktion auf Hypoxie. Ein Absinken des paO_2 bei normalem $paCO_2$ führt beim Kind und Erwachsenen unterhalb eines Grenzwerts von 50–60 mmHg zu einem Anstieg des Atemminutenvolumens. Die O_2-Antwortkurve verläuft allerdings weniger steil als die für CO_2. Bei gleichzeitig bestehender Hyperkapnie setzt dieser Anstieg früher ein und ist stärker ausgeprägt. Diese über die peripheren Chemorezeptoren vermittelte Hypoxieantwort ist deutlich reduziert oder sogar aufgehoben bei Kindern, die bereits seit Geburt hypoxisch sind, d.h. die z.B. in großer Höhe leben, ein zyanotisches Vitium aufweisen oder eine chronische Lungenkrankheit haben. Ähnlich wie Hyperkapnie löst auch Hypoxie im Schlaf eine Aufwachreaktion aus, die allerdings im Säuglingsalter häufig erst verzögert erfolgt. Bei länger bestehender Hypoxie ändert sich die Schlafarchitektur im Sinne einer Abnahme des Non-REM-Schlafs und Zunahme der Wachphasen.

Beim Feten und Neugeborenen kommt es bei Abfall des paO_2 zwar auch zu einer initialen, über die peripheren Chemorezeptoren vermittelten Steigerung der Atmung, diese wird aber nach wenigen Minuten von einer zentralen Atemhemmung abgelöst, die bis zu einem völligen Sistieren der Atemtätigkeit (Apnoe) führen kann. Gleichzeitig kommt es zu einem deutlichen Abfall des O_2-Verbrauchs und über eine Engstellung der Stimmritze zu einer verzögerten Ausatmung („Knörksen"), womit Lungenvolumen rekrutiert wird. Teleologisch erscheint die hypoxische Atemdepression des Feten sinnvoll; für diesen bedeutet Atmung zusätzlichen Energieverbrauch, den er sich nicht „leisten" kann, wenn das über die Plazenta zur Verfügung gestellte Sauerstoffangebot reduziert wird. Postnatal ist diese unreife Hypoxieantwort zumindest teilweise für das häufige Auftreten von Atemstörungen vor allem bei Frühgeborenen verantwortlich. Das paO_2-Niveau, unterhalb dessen bei Neugeborenen die Atmung unregelmäßig wird bzw. eine Hypoventilation einsetzt, liegt bei ca. 60–70 mmHg.

Peripartale Veränderungen in der Atemregulation. Ab der 7. Schwangerschaftswoche lassen sich beim menschlichen Feten Atembewegungen nachweisen, die vor allem für das intrauterine Lungenwachstum von großer Bedeutung sind. Diese Atembeweungen treten jedoch nur intermittierend auf und werden durch Hypoxie gehemmt (s.o.). Postpartal muß sich der Organismus plötzlich an ein wesentlich höheres Sauerstoffangebot, aber auch einen 2–3mal höheren Energieverbrauch adaptieren; gleichzeitig ist Atmung plötzlich nicht mehr „Luxus", sondern lebensnotwendig. Diesen geänderten Erfordernissen wird Rechnung getragen durch ein postpartales Umschalten („resetting") der peripheren Chemorezeptoren auf ein entsprechend höheres paO_2-Niveau und ein Umstellen von der unregelmäßigen, nur auf bestimmte Schlafphasen beschränkten fetalen Atmung auf eine kontinuierliche Atmung. Hierfür ist wahrscheinlich das postpartale Absinken der Körpertemperatur und Ansteigen des $paCO_2$ verantwortlich.

Einfluß des Schlafs. Die unterschiedlichen Schlafstadien haben wesentlichen Einfluß auf die Atemregulation. Im aktiven (REM-) Schlaf ist die Atmung unregelmäßig, der paO2 niedriger, Atempausen häufiger und die Atemexkursionen – zumindest bei Frühgeborenen – überwiegend paradox. Die Atemfrequenz ist höher als im Non-REM-Schlaf, das Atemzugvolumen jedoch etwas niedriger, so daß das Atemminutenvolumen nur geringfügig höher ist als im Non-REM-Schlaf. Ferner sind in diesem Schlafstadium Seufzer relativ häufig, die z.B. bei Frühgeborenen im Mittel alle 2 min auftreten und dazu führen, daß durch Atemwegskollaps (z.B. infolge von Apnoen) zeitweilig nicht mehr an der Ventilation beteiligte Lungenabschnitte wieder rekrutiert werden. Im ruhigen (Non-REM-) Schlaf ist die Atmung dagegen typischerweise regelmäßig, Apnoen und paradoxe Atmung selten und der p_aO_2 höher als im REM-Schlaf. Periodische Atmung tritt in beiden Schlafstadien auf, wenn auch bevorzugt im REM-Schlaf. Im Verlauf der ersten 3 Lebensmonate kommt es zu einem deutlichen Abfall des REM-Anteils zugunsten einer Steigerung des Non-REM-Anteils, danach liegt der Anteil des Non-REM-Schlafs relativ konstant bei ca. 40–45 % der Schlafzeit.

132.3 Besondere Atmungsformen

Periodische (Cheyne-Stokes-) Atmung. Diese ist gekennzeichnet durch einen Wechsel zwischen jeweils einigen Atemzügen und kurzen Atempausen (4–10 sec). Frühgeborene verbringen bis zu 50 % ihrer Schlafzeit in periodischer Atmung; sie ist aber auch noch bei reifen Neugeborenen und älteren Säuglingen physiologisch. Auch Erwachsene zeigen unter Hypoxie-Exposition (z.B. im Bergland) periodische Atmung im Schlaf. Die Pathophysiologie dieser Atemform ist noch nicht vollständig geklärt, eine wesentliche Rolle spielen aber offenbar eine hypoxievermittelte zentrale Atemdepression und ein niedriger O_2-Vorrat in der Lunge, der zu Oszillationen in der Aktivität der peripheren Chemorezeptoren führt.

Schnappatmung. Diese Atemform ist charakterisiert durch eine rasche, kraftvolle Inspiration mit verzögerter Exspiration und nachfolgender Atempause. Schnappatmung tritt auf, wenn der p_aO_2 unter ca. 10 mmHg fällt, unabhängig vom pH oder p_aCO_2. Sie ist Bestandteil der physiologischen Reaktion auf Asphyxie, die gekennzeichnet ist durch eine initiale Phase der Hyperventilation, nachfolgender sog. primärer Apnoe, Schnappatmung von variabler Dauer (30–60 min bei Neugeborenen, 2–3 min bei Erwachsenen) und anschließender terminaler Apnoe. Sie stellt einen sehr wirksamen Selbstwiederbelebungsmechanismus dar. Im Bereich der Pädiatrie ist die Schnappatmung vor allem deshalb von Interesse, weil ihr Versagen eine der Voraussetzungen dafür ist, daß es zum plötzlichen Kindstod kommen kann.

132.4 Gasaustausch

Aufgabe des pulmonalen Gasaustauschs ist es, die O_2-Aufnahme aus dem alveolären Gasgemisch in das kapilläre Gefäßsystem und die CO_2-Abgabe in umgekehrter Richtung in dem Maße zu gewährleisten, wie der Körper O_2 verbraucht und CO_2 produziert. Der Gasaustausch erfolgt dabei über die alveolokapillären Grenzflächen der Lunge. Mit einer alveolären Gesamtoberfläche von ca. 140 m^2 (beim Erwachsenen) und einer minimalen Dicke der alveolokapillären Membran von ca. 0,2 µm ist die Lunge in geradezu idealer Weise zum Gasaustausch geeignet.

Die Diffusion der Atemgase unterliegt dem Fickschen Diffusionsgesetz, nach dem der Diffusionsstrom M, d.h. die Substanzmenge, die durch eine Schicht der Fläche F und der Dicke d hindurchtritt, proportional zur wirksamen Konzentrationsdifferenz DC ist ($M = D \times \Delta C \times F/d$). Für die Verhältnisse in der Lunge können der Proportionalitätsfaktor D und die Konzentrationsdifferenz ΔC in der vorgenannten

Gleichung durch den sog. Krogh-Diffusionskoeffizienten K und die Partialdruckdifferenz Δp ersetzt werden, so daß die Gleichung dann lautet:

$$M = K \times \Delta p \times F/d \tag{1}$$

Für die Diffusionsmedien in der Lunge ist K_{CO_2} 23mal größer als K_{O_2}, d.h. unter sonst gleichen Bedingungen diffundiert CO_2 23mal schneller als O_2 durch eine vorgegebene Schicht, so daß trotz des niedrigeren CO_2-Konzentrationsgradienten (s.u.) bei einer Störung des Gasaustauschs in der Regel zunächst nur der arterielle O_2-Partialdruck abfällt und erst bei ausgeprägten Diffusionsstörungen auch der CO_2-Partialdruck ansteigt.

Der inspiratorische O_2-Partialdruck (pIO_2) beträgt 150 mmHg, der alveoläre (pAO_2) 100 mmHg. Der niedrigere alveoläre Wert kommt dadurch zustande, daß die mit jedem Atemzug unter Ruhebedingungen ausgetauschte Luftmenge von ca. 5–7 ml/kg angesichts eines anatomischen Totraums von 2 ml/kg und einer funktionellen Residualkapazität von ca. 30–40 ml/kg relativ klein ist, so daß sich der pO_2 in den Acini der Lunge mit jedem Atemzug nur um ca. 5 mmHg ändert. Der pO_2 des venösen Blutes beträgt ca. 40 mmHg, so daß der Partialdruckgradient für O_2 am Anfang der kapillären Gasaustauschstrecke ca. 60 mmHg beträgt. Dabei ist die Diffusionsleistung der Lunge so gut, daß es trotz einer kapillären Verweilzeit von insgesamt nur 0,3 sec unter Ruhebedingungen bereits nach ca. 1/3 der kapillären Gasaustauschstrecke zu einer fast vollständigen Äquilibrierung zwischen alveolärem und kapillärem pO_2 kommt, abzulesen an einem arteriellen pO_2 von gleichfalls ca. 100 mmHg. Für das CO_2 ist die Äqulibrierung trotz eines wesentlich geringeren Diffusionsgradienten von nur ca. 6 mmHg aufgrund des 23fach höheren Diffusionskoeffizienten (s.o.) ähnlich gut, d.h. der pCO_2 des alveolären Gasgemischs entspricht mit ca. 40 mmHg gleichfalls dem pCO_2 des arteriellen Blutes.

Das Potential der Lunge zum Gasaustausch wird über die sog. Diffusionskapazität (DL) angegeben. Aus physiologischen Meßgrößen, d.h. dem in Gleichung 1 dargestellten Fickschen Diffusionsgesetz und der Annahme, daß die Gesamtdiffusionsmenge der Lunge für O_2 in etwa der O_2-Aufnahme (VO_2) entspricht, läßt sich die Diffusionskapazität der Lunge berechnen als:

$$DL = \dot{V}O_2/\bar{\Delta}pO_2 \tag{2}$$

wobei ΔpO_2 die mittlere O_2-Partialdruckdifferenz zwischen dem Alveolarraum und dem pulmonalen Kapillarblut darstellt. Unter Ruhebedingungen beträgt DL beim gesunden Erwachsenen ca. 30 ml/min/mmHg; sie kann unter körperlicher Belastung bis auf 100 ml/min/mmHg ansteigen.

Die Diffusionskapazität läßt sich auch aus morphometrischen Daten berechnen. Hierbei ergibt sich unter Annahme einer Gasaustauschfläche von 120–140 m^2, einem kapillären Blutvolumen von 200 ml und einer mittleren alveolokapillären Membrandicke von 0,6 µm eine Diffusionskapazität von 140–200 ml O_2/min/mmHg. Die Differenz zwischen dieser morphometrischen und der o.g. physiologischen Diffusionskapazität läßt sich am ehesten durch eine dem Gasaustauscher Lunge inhärente Redundanz erklären.

Bei zahlreichen Krankheitsbildern kann es zu Störungen des Gasaustauschs kommen. Nach pathophysiologischen Gesichtspunkten lassen sich hierbei Diffusionsstörungen, Shunts und Ventilations-Perfusions-Imbalancen unterscheiden. Diffusionsstörungen treten auf, wenn die Diffusionsstrecke zu lang oder die kapilläre Verweilzeit für einen kompletten Gasaustausch zu kurz ist. Klinisch kommt ersteres vor allem bei Lungenfibrosen vor, letzteres, wenn überhaupt, nur bei ausgeprägter alveolärer Hypoxie und damit verringertem Diffusionsgradienten.

Ein Rechts-links-Shunt ist definiert als ein direkter Zufluß venösen Blutes in den Systemkreislauf, das keinen vorherigen Kontakt mit ventilierten Lungenbezirken hatte. Beispiele hierfür sind das Auftreten von Rechts-links-Shunts im Rahmen von zyanotischen Herzvitien oder das Atemnotsyndrom des Frühgeborenen, bei dem Blut durch Lungenbezirke mit kollabierten Alveolen fließt. Bei umschriebenen Lungenkrankheiten werden intrapulmonale Shunts und damit das Auftreten einer Hypoxämie durch den Euler-Liljestrand-Mechanismus minimiert. Dieser bewirkt eine Verminderung der Perfusion von schlecht ventilierten Lungenbezirken durch Engstellung der Arteriolen in diesen Bereichen.

Die eingangs gemachten Aussagen zum Gasaustausch gingen implizit davon aus, daß das Verhältnis von Ventilation zu Perfusion 1:1 ist. Dies ist aber keineswegs immer der Fall. So weist die Lungendurchblutung bereits beim Gesunden schwerkraftbedingt starke regionale Inhomogenitäten auf, d.h. bei aufrechter Körperhaltung sind die basalen Lungenabschnitte deutlich stärker durchblutet als die Lungenspitzen, während die Ventilation nicht einem derartigen Gradienten folgt. Grundsätzlich gilt, daß es bei einer Abnahme des Ventilations-Perfusions-Quotienten, z.B. aufgrund einer reduzierten Ventilation bei unverändertem Blutfluß, zu einem O_2-Abfall und CO_2-Anstieg in den entsprechenden Lungenabschnitten kommt, wobei dort dann der alveoläre (und damit auch der endkapilläre) pO_2 weitgehend vom gemischt-venösen pO_2 beeinflußt wird. Im umgekehrten Fall, d.h. in Bezirken mit verminderter Perfusion bei unveränderter Ventilation, steigt der alveoläre pO_2 bei sinkendem pCO_2 und ist dann vorwiegend von der inspiratorischen O_2-Konzentration abhängig.

Besonderheiten beim Neugeborenen

Die Lunge hat bis zur Geburt keine besondere Aufgabe; danach ist sie aber plötzlich absolut lebenswichtig. Die postpartale Adaptation muß daher sehr rasch erfolgen. So haben arterielle Blutgasmessungen gezeigt, daß der pO_2 bereits 10 min post partum von <20 auf ca. 50 mmHg ansteigt und 5 h später bei 75 mmHg liegt. Bei diesem Wert verbleibt er zumindest über die nächsten 7 Tage. Dieser im Vergleich zum älteren Kind oder Erwachsenen noch relativ niedrige pO_2 ist bedingt durch die Durchblutung nicht entfalteter bzw. noch flüssigkeitsgefüllter Alveoli. Neugeborene haben außerdem aufgrund einer noch unvollständigen Ausbildung der Alveolarsepten eine vergleichsweise lange Diffusionsstrecke; dies stellt aber offenbar keinen diffusionslimitierenden Faktor dar. Beim Atemnotsyndrom des Früh- oder Neugeborenen kommt es zu einem deutlich verstärkten Auftreten von intrapulmonalen Shunts, d.h. einem Blutfluß durch nicht ventilierte Lungenabschnitte; bei der persistierenden pulmonalen Hypertension des Neugeborenen (PPHN) dagegen überwiegen Lungenabschnitte mit hohem

Ventilations-Perfusions-Verhältnis. Bezüglich weiterer Aspekte dieser Krankheitsbilder sei auf die entsprechenden Kapitel verwiesen. Zusammenfassend gilt, daß Störungen des Gasaustauschs in der Neugeborenenzeit wesentlich häufiger als in späteren Lebensabschnitten auftreten.

Literatur

Lieske SP, Thoby-Brisson M, Telgkamp P, Ramirez JM (2000) Reconfiguration of neural network controlling multiple breathing patterns: eupnea, sighs and gasps. Nat Neurosci 3: 600- 607

Richter DW, Ballanyi K, Schwarzacher S (1992) Mechanisms of respiratory rhythm generation. Curr Opin Neurobiol 2: 788–793

Sant'Ambrogio G (1987) Nervous receptors of the tracheobronchial tree. Ann Rev Physiol 49:611–627

Schläfke ME, Schäfer T (1992) Schlafbezogene Störungen der Atmungsregulation bei Kindern. In: Berger M (Hrsg) Handbuch des normalen und gestörten Schlafs. Springer, Berlin Heidelberg New York Tokyo, S 301–328

Schmidt RF, Thews G (1997) Physiologie des Menschen. Springer, Berlin Heidelberg New York Tokyo, S 585–603

Weibel ER (1984) The Pathway for Oxygen. Structure and function in the mammalian respiratory system. Harvard University Press, Cambridge

133 Atemphysiologie

J. Hammer, U. Frey

Grundlagen

Lungenvolumina und -kapazitäten. Die Unterteilung und Terminologie der Lungenvolumina und -kapazitäten ist in Abb. 133.1 dargestellt. Die meisten Lungenvolumina werden von der Atemruhelage aus gemessen, wo sich die elastischen Retraktionskräfte von Thorax und Lunge im Gleichgewicht befinden. Das Luftvolumen, das sich dabei in der Lunge befindet, nennt man die funktionelle Residualkapazität (FRC). Sie ergibt zusammen mit der Inspirationskapazität (IC) die totale Lungenkapazität (TLC). Die Vitalkapazität (VC) ist die größte Luftmenge, die nach maximaler Inspiration ausgeatmet werden kann. Das Residualvolumen (RV) stellt das Volumen dar, welches nach maximaler Exspiration noch in den Lungen vorhanden ist. Die meisten Lungenvolumina werden mittels eines Spirometers in ruhiger Atmung bestimmt. Die funktionelle Residualkapazität wird mittels Heliumdilution oder Stickstoffauswaschung gemessen. Bei Messung mittels Ganzkörperplethysmographie wird das endexspiratorische Luftvolumen als thorakales Gasvolumen (TGV) bezeichnet. Der Unterschied zwischen FRC und TGV ist die Luftmenge, welche nicht an der Ventilation teilnehmen kann („Gefangenenluft"). Die Messung des RV und der TLC werden aus den spirometrischen Daten und der FRC errechnet.

Die Lungenvolumina nehmen im Laufe des Wachstums fortlaufend zu und korrelieren eng mit der Körpergröße. Wegen der fehlenden Kooperationsfähigkeit sind, mit Ausnahme des AZV und des FRC, exakte Messungen der Lungenvolumina und Lungenkapazitäten bis zum 6. Lebensjahr kaum oder nur mit Hilfe invasiver Techniken möglich.

Atemmechanik. Die Atemmechanik beschreibt die statischen und dynamischen Kräfte, welche die Luftströmung bei der Atmung bestimmen. Zur Inspiration müssen sowohl die elastischen Retraktionskräfte von Lunge und Thorax (Compliance), sowie die Reibungswiderstände im respiratorischen System (Resistance) überwunden werden. Mit dem Wachstum des Respirationstraktes verändern sich auch fortlaufend die atemmechanischen Eigenschaften.

Die *Compliance* ist ein Maß für die Dehnbarkeit und ist definiert als der Quotient aus der Volumenänderung und des dafür notwendigen Druckes. Die Compliance des gesamten respiratorischen Systems setzt sich aus der Compliance von Lunge und Brustkorb zusammen. Die *Compliance der Lunge* ist normalerweise proportional zur Körpergröße und hängt von der elastischen Retraktionskraft des Lungenparenchyms ab. Die Elastizität der Lunge beruht zu einem

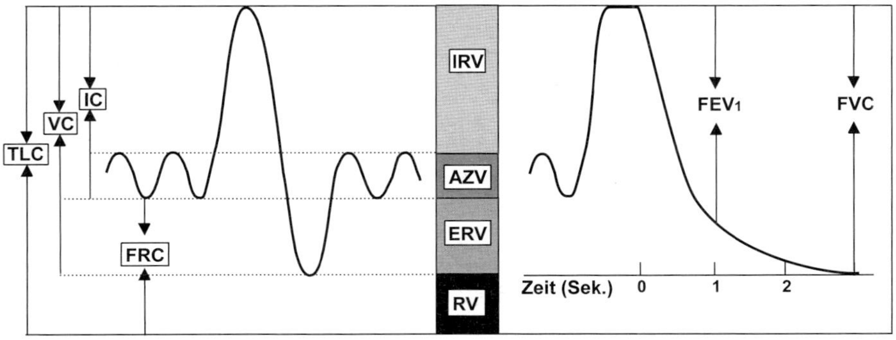

Abb. 133.1. *Links:* Lungenvolumina und -kapazitäten im Spirogramm. *TLC* totale Lungenkapazität, *VC* Vitalkapazität, *IC* Inspirationskapazität, *FRC* funktionelle Residualkapazität, *IRV* inspiratorisches Reservevolumen, *AZV* Atemzugsvolumen, *ERV* exspiratorisches Reservevolumen, *RV* Residualvolumen. *Rechts:* Forcierte Exspiration als Fuß-Zeit-Kurve. FEV_1 Erstsekundenvolumen, *FVC* forcierte Vitalkapazität. Wertvolle Informationen liefert auch die Messung der dynamischen Lungenvolumen bei obstruktiven Ventilationsstörungen. Dabei wird nach kompletter Inspiration maximal forciert ausgeatmet, was die Bestimmung der forcierten Vitalkapazität *(FVC)*, des Erstsekundenvolumens (FEV_1) und der maximalen Flüsse ermöglicht

großen Teil auf dem oberflächenaktiven Surfactant, der die terminalen respiratorischen Einheiten auskleidet und die alveoläre Oberflächenspannung herabsetzt. Ursachen für eine Verminderung der Lungencompliance beruhen auf einer Störung des Surfactant (hyaline Membranen, ARDS, Aspiration etc.), auf Veränderungen des Lungenparenchyms (Pneumonie, Fibrose, Ödem) oder einem Volumenverlust (Atelektase). Die *Compliance des Brustkorbs* ist beim Erwachsenen etwa gleich groß wie die Compliance der Lunge, beim Säugling ist die Brustkorbcompliance jedoch etwa 3–5mal höher als die Compliance der Lunge. Da das Gleichgewicht zwischen der elastischen Retraktionskraft des Thorax und der Lunge die Atemruhelage bestimmt, ist die FRC beim Säugling dadurch verhältnismäßig klein.

Der Atemwegswiderstand *(Resistance)* ist definiert als der Quotient aus Druckdifferenz und zugehörigem Atemfluß und hängt in erster Linie vom Bronchiallumen, d. h. von dessen Radius ab. Entsprechend dem Poiseuilleschen Gesetz verhält sich der Atemwegswiderstand bei laminarer Strömung umgekehrt proportional zur 4. Potenz des Radius. Das Bronchiallumen wird aber auch von Alter und Größe der Lungen, sowie von der Elastizität der Atemwege und des Lungenparenchyms beeinflußt. Sowohl Resistance als Compliance hängen vom Lungenvolumen ab, bei welchem sie gemessen werden.

Atemarbeit. Die Atemarbeit ist das Produkt aus Volumen und Druck und wird durch eine optimale Kombination von Atemzugsvolumen und Atemfrequenz so ökonomisch wie möglich ausgeführt. Beim gesunden Patienten werden etwa 2/3 der Atemarbeit für die elastischen Retraktionskräfte und 1/3 für die Strömungswiderstände verbraucht. Diese Anteile verändern sich je nach Art der atemmechanischen Störung. In der Regel wird bei tiefer Compliance (restriktive Störung) die Atmung flacher und die Frequenz erhöht, während bei hoher Resistance (obstruktive Störung) die Atemfrequenz vermindert und das Atemzugsvolumen erhöht wird.

Besonderheiten der Säuglingslunge

Es gibt eine Vielzahl von physiologischen und anatomischen Gründen, warum Säuglinge eine respiratorische Beeinträchtigung viel schlechter bewältigen können als ältere Kinder oder Erwachsene. So ändert sich die histologische Zusammensetzung der Atemwegswand mit zunehmendem Alter, und die Alveolisation ist erst mit 18 Monaten abgeschlossen. Die Säuglingslunge ist also keine Miniaturversion der Erwachsenenlunge!

Obere Luftwege. Die Nase trägt beim Säugling fast zur Hälfte, beim Erwachsenen sogar etwas mehr, zum gesamten Atemwegswiderstand bei. Generell ist der Widerstand bei Mundatmung viel kleiner als bei Nasenatmung. Aufgrund der speziellen Konfiguration der oberen Luftwege im Säuglingsalter atmen Neugeborene und Säuglinge fast obligat oder wenigstens präferentiell durch die Nase. Die Epiglottis ist relativ groß, weich und hoch im Pharynx gelegen, so daß diese dem weichen Gaumen anliegen kann, was die Nasenatmung begünstigt. Ebenfalls beeinträchtigt die verhältnismäßig große Zunge die Mundatmung. Neugeborene und Säuglinge sind wohl in der Lage, bei Obstruktion der Nasenpassage durch den Mund zu atmen, jedoch deutlich weniger effizient als ältere Kinder. Deshalb kann bereits eine banale Rhinitis die Atmung des Säuglings erheblich beeinträchtigen. Während der ersten 2 Lebensjahre verlagert sich der Larynx dann kaudalwärts unter die Zunge, was die Mundatmung und die Sprachentwicklung erleichtert. Nach der Nase ist der Larynx die engste Stelle der oberen Luftwege, wobei beim Säugling aufgrund der trichterartigen Larynxform das Krikoid die engste Stelle darstellt. Beim älteren Kind und beim Erwachsenen ist dies dann die Glottisöffnung (Stimmbänder).

Untere Luftwege. Die Luftwege des Säuglings und Kleinkindes sind relativ groß im Vergleich zu denjenigen eines Erwachsenen, in absoluten Massen hingegen sind sie klein. Geringe Veränderungen im Durchmesser der Luftwege haben deshalb beim Säugling einen viel größeren Anstieg des Atemwegswiderstandes zur Folge, da sich dieser in der 4. Potenz jeder Verringerung des Radius erhöht. Zudem sind die Luftwege des Säuglings viel elastischer und können bei forcierter Atmung leicht einengen oder gar kollabieren. Der dynamische Luftwegskollaps spielt in der Pathophysiologie obstruktiver Luftwegskrankheiten im Kindesalter eine wichtige Rolle. Der maximale Fluß durch die Atemwege ist daher nicht nur durch den kleineren Atemwegsdurchmesser, sondern zusätzlich durch die hohe Compliance der Atemwegswand limitiert.

Beim Erwachsenen machen die größeren Luftwege (>2 mm im Durchmesser) den größten Teil des Atemwegswiderstandes aus, da die kleinen Luftwege eine viel größere Querschnittsfläche für den gesamten Luftfluß zur Verfügung stellen. Beim Säugling tragen die kleinen Luftwege proportional noch viel mehr zum gesamten Atemwegswiderstand bei. Dieser Anteil verringert sich aber mit zunehmendem Alter durch Zunahme von Länge und Durchmesser der Luftwege. Dies erklärt, warum Krankheiten der kleinen Luftwege (z. B. Bronchiolitis) beim Erwachsenen oft klinisch stumm verlaufen, jedoch beim Säugling deutliche Symptome und eine signifikante Zunahme der Atemarbeit verursachen.

Brustkorb. Insgesamt trägt der Brustkorb beim Säugling wegen seiner Form, hohen Compliance und Deformierbarkeit wenig zur Atmung bei. Die Rippen liegen viel horizontaler, was die Effizienz der Interkostalmuskulatur, den Thoraxdurchmesser zu vergrößern, verringert. Aufgrund des weichen Thoraxskeletts kommt es beim Säugling bei vielen pathologischen Zuständen mit vermehrter Atemarbeit zu charakteristischen Retraktionen, d. h. der Thorax wird während der Inspiration eingezogen (paradoxe Atembewegung). Dabei wird viel Atemarbeit für das Einziehen von Rippen anstelle von Luft verschwendet. Dasselbe Phänomen kann bei Verlust der stabilisierenden Interkostalmuskulatur beobachtet werden (neuromuskuläre Krankheiten, thorakale Rükkenmarksverletzungen, REM-Schlaf etc.). Erst mit dem Erreichen des 1. Lebensjahres ist der Anteil des Brustkorbes an der Atmung mit dem des Erwachsenen vergleichbar.

Lungenparenchym. Die elastische Retraktionskraft des Lungenparenchyms (Alveolarsepten) nimmt mit Ausreifung und Wachstum der Lunge fortlaufend bis ins Adoleszentenalter zu. Durch ihren radialen Zug auf die Atemwege beeinflußt sie deren Kaliber und den Atemwegswiderstand. Wegen der geringen Zahl von Alveolen im Säuglingsalter ist der radiale Zug des elastischen Lungenfasergerüstes auf die Atemwege noch gering. Dies erklärt, warum die Luftwege im Säuglingsalter leichter und sogar trotz geringem Enfaltungsdruck kollabieren können.

Kollaterale Ventilationswege (intraalveoläre Kohnsche Poren, bronchoalveoläre Lambertsche Kanäle) sind bei Säuglingen noch nicht vorhanden und bilden sich erst ab dem 3. bis 4. Lebensjahr richtig aus. Während eine Obstruktion der kleinen Luftwege (<2 mm im Durchmesser) bei älteren Kindern und Erwachsenen keine Verminderung der Vitalkapazität zur Folge hat, da die verschlossenen Alveolen über kollaterale Kanäle ventiliert werden können, bleiben diese beim Säugling von der Ventilation ausgeschlossen. Dadurch wird das Auftreten von Hypoxämie und Hyperkapnie bei obstruktiven Krankheiten der kleinen Luftwege (z.B. Bronchiolitis, Asthma) zusätzlich begünstigt.

Der Surfactantmangel ist ein bekanntes Problem unreifer Neugeborener und führt wegen der fehlenden Verminderung der Oberflächenspannung in den Alveolen zu deren Kollaps. Dies bewirkt eine Verminderung der elastischen Retraktionskraft und begünstigt das Auftreten von Atelektasen.

Dynamische Kontrolle der Atemruhelage. Die Atemruhelage wird durch das Gleichgewicht zwischen der elastischen Retraktionskraft der Lunge und des Thorax bestimmt. Wegen der hohen Thoraxcompliance erreicht der Säugling sein Equilibrium bei einem relativ viel kleineren Lungenvolumen. Eine Exspiration bis zum elastischen Gleichgewicht ist für den Säugling jedoch ungünstig, da es dabei zum Atemwegskollaps kommen würde. Mittels verschiedener Regulationsmechanismen halten deshalb Säuglinge ihre Atemruhelage aktiv oberhalb des elastischen Gleichgewichtes:

1. Das Zwerchfell verliert während der Exspiration nie seine ganze tonische Aktivität, was die Retraktionskraft erhöht und die Atemruhelage anhebt.
2. Die relativ hohe Atemfrequenz der Säuglinge verhindert durch die kurze Exspirationszeit eine vollständige Entleerung der Lunge bis zum elastischen Gleichgewicht.
3. Zusätzlich verkleinern die Säuglinge während der Exspiration die Glottisöffnung aktiv, um den Ausatmungswiderstand zu erhöhen und damit eine Erhöhung des endexspiratorischen Lungenvolumens zu erzielen. Besonders deutlich tritt dieses Phänomen („grunting", exspiratorisches Stöhnen) beim ateminsuffizienten Neugeborenen auf, der durch eine lautstarke Stimmbandadduktion versucht, die funktionelle Residualkapazitiät zu erhöhen und den Kollaps der Luftwege zu vermindern.

Mit der Zunahme der elastischen Retraktionskraft und der besseren Stabilität des Thorax verschwinden diese Mechanismen gegen Ende des ersten Lebensjahres.

Atemmuskulatur. Das Zwerchfell ist der wichtigste Atemmuskel, und jede Beeinträchtigung der Zwerchfellfunktion prädisponiert insbesondere den Säugling zu Atemnot (Zwerchfellparese, geblähtes Abdomen, Lungenblähung). Das ältere Kind kann eine Zwerchfellparese wegen der geringeren Thoraxcompliance viel besser kompensieren.

Zwerchfell und Interkostalmuskeln sind Antagonisten an der unteren Thoraxapertur und stabilisieren diese während der Inspiration. Der Ansatzwinkel des Zwerchfells an der unteren Thoraxapertur ist beim Säugling viel horizontaler als beim älteren Kind. Dadurch besteht die Tendenz zur Retraktion der unteren Rippen während der Inspiration, da das Zwerchfell den Thorax nach innen zieht; eigentlich eine exspiratorische Tätigkeit. Eine paradoxe Einwärtsbewegung der unteren Thoraxapertur während der Inspiration kann bei pulmonaler Überblähung (Hoover-Zeichen) beobachtet werden.

Bei Geburt besteht das Zwerchfell histochemisch hauptsächlich aus schnellen Typ-II-Muskelfasern, und es ist deshalb relativ schlecht ausgerüstet, eine hohe Atemarbeit aufrecht zu erhalten. Erst mit dem Erreichen des 1. Lebensjahres sind die langsameren, ermüdungsresistenten Typ-I-Muskelfasern vollständig ausgebildet. Ebenfalls benötigen Frühgeborene noch erhebliche Reifungsprozesse in der Koordination der Atemmuskulatur der oberen Luftwege und des Zwerchfells, was sie für obstruktive Apnoen anfällig macht.

Pathophysiologische Veränderungen

Lungenphysiologisch unterscheidet man obstruktive von restriktiven Ventilationsstörungen. Bei vielen Lungenkrankheiten liegen jedoch kombinierte Funktionsstörungen vor, wobei meist eine der beiden Komponenten dominiert.

Obstruktive Luftwegserkrankungen. Eine Obstruktion der Luftwege kann durch verschiedenste Mechanismen zustande kommen (s. Abb. 133.2).

Bei Obstruktionen der extrathorakalen Atemwege entsteht meist ein typischer inspiratorischer Stridor. Wegen der notwendigen Erhöhung des negativen, intrathorakalen Druckes zur Inspiration kommt es zu ausgeprägten thorakalen Retraktionen und paradoxen Atembewegungen, welche beim Säugling wegen seiner hohen Thoraxcompliance besonders ausgeprägt sind. Da auch die Luftwege eine hohe Compliance aufweisen, kommt es während heftiger Inspirationen zusätzlich zum Kollaps der extrathorakalen Atemwege, insbesondere der Trachea. Dieser dynamische Kollaps verschlimmert dabei die bereits bestehende Atemwegsobstruktion.

Umgekehrt stehen bei Obstruktionen der peripheren Atemwege exspiratorische Symptome im Vordergrund. Lungenfunktionell kommt es zu einer Erhöhung des Atemwegswiderstandes und zur Lungenblähung, erkennbar an einer Zunahme der FRC, des TGV oder des RV-TLC-Verhältnisses. Bei kompletter Obstruktion größerer Luftwege entsteht zudem eine Gasaustauschstörung durch Atelektasenbildung. Forcierte Exspirationen begünstigen wegen der Erhöhung des transpulmonalen Druckes den dynamischen Kollaps der intrathorakalen, kompressiblen Atemwege. Schreit der Säugling, wird der dynamische Luftwegskollaps während der Exspiration noch verstärkt. Dies erklärt, warum in vielen Situationen beruhigende Maßnahmen beim Säugling zu einer Besserung der Atemnot beitragen.

Restriktive Ventilationsstörungen. Restriktive Lungenkrankheiten sind charakterisiert durch eine Verminderung der

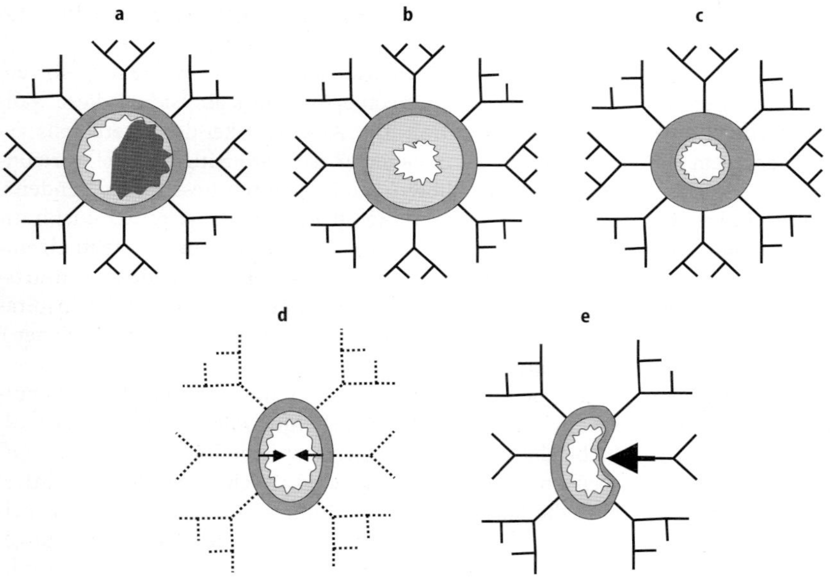

Abb. 133.2a–e. Ursachen von Obstruktionen der Luftwege: **a** Verlegung des Lumens durch Schleim, Sekret, Fremdkörper, Tumor; **b** Verdickung der Bronchialwand durch Ödem, Entzündung, Muskelhypertrophie; **c** Kontraktion der glatten Bronchialmuskulatur; **d** Kollaps durch Wandschwäche oder Verlust der elastischen Retraktionskraft der Lunge; **e** äußerliche Kompression durch Gefäße, Tumor

Lungenvolumina ohne Erhöhung des Atemwegswiderstandes. Ursachen können eine Krankheit des Lungenparenchyms (z.B. Fibrose, Ödem), der Pleura (z.B. Erguß, Pneumothorax), Krankheiten des Thorax (z.B. Kyphoskoliose), neuromuskuläre Krankheiten (z.B. Muskeldystrophien) oder ein ausgeprägter Zwerchfellhochstand sein.

Literatur

Bryan AC, Wohl MB (1986) Respiratory mechanics in children. In: Geger SR (ed) Handbook of Physiology, Section 3, Vol 3, Pt 1. American Physiology Society, Bethesda, pp 179–191

Kerem E (1996) Why do infants and small children breathe faster? Pediatr Pulmonol 21: 65–68

Polgar G, Wenig TR (1979) The functional development of the respiratory system from the period of gestation to adulthood. Am Rev Respir Dis 120: 625–695

134 Pulmonale Abwehrmechanismen und mukoziliäre Clearance

C. Rieger

Die Atemluft ist mit mikrobiellen Erregern, Allergenen, Schmutzpartikeln und mit Fremdgasen belastet, die die Integrität der Atemwege und der Lunge bedrohen. Je nach Partikelgröße werden feste Substanzen in der Nase oder in den Atemwegen abgefangen, zum Pharynx transportiert, verschluckt und durch das lymphatische System des Darmes als Antigene verarbeitet. Partikel von weniger als einem Mikrometer verhalten sich in der Regel wie Fremdgase und werden nicht deponiert, sondern wieder ausgeatmet.

Unspezifische Abwehrmechanismen

Die Nase hat nicht nur eine mechanische Filterfunktion, sondern reichert die Atemluft auf 100 % Feuchtigkeitsgehalt an und umhüllt Fremdpartikel mit Wasser, so daß sie größer werden und mechanisch leichter auszufiltern sind. Der Schleim der Nase und des Bronchialsystems wirkt nicht nur als mechanische Falle, sondern enthält auch antibakterielle Substanzen unterschiedlicher Wirkweise. Oligosaccharide im Muzin z.B. inaktivieren Bakterien durch Bindung an ihre Oberfläche, Lactoferrin bindet Eisen, auf das der Bakterienstoffwechsel angewiesen ist. Defensin, ein zytotoxisches Peptid aus neutrophilen Leukozyten und alveolären Makrophagen permeabilisiert die bakterielle Zellmembran und wirkt dadurch bakterizid.

Der Schleim liegt der Mukosa in einer flüssigen Schicht (Solphase) und in einer darüber gelegenen Schicht höherer Viskosität (Gelphase) auf. Die Zilien bewegen sich in der Solphase nach hinten und erfassen bei ihrem Vorwärtsschlag die Gelphase, welche sie nach vorne bewegt. Mit einer Frequenz von 9–16 Schlägen/sec besorgen gesunde Zilien auf diese Weise den Abtransport in der Gelphase gefangener Partikel zum Larynx hin, sei es aus der Nase oder vom Tracheobronchialbaum her. Die Zilienbewegung wird durch ein kontraktiles Protein, das Dynein, bewirkt. Beim Gesunden erfolgt die Bewegung wellenförmig und geordnet. Bei Patienten mit immotilem Ziliensyndrom erfolgt sie entweder zu langsam, ungeordnet oder ist vollständig aufgehoben. Nach Virusinfektionen oder im Laufe chronischer Bronchitiden mit Umbau des zylindrischen Epithels in Plattenepithel verschwinden die zilientragenden Zellen, so daß die Bewegung des Schleims in diesen Bereichen nur noch durch forcierte Exspiration bzw. durch den Husten erfolgen kann.

Spezifische Abwehrmechanismen

Anatomie. Organisiertes lymphatisches Gewebe wurde im Bereich mehrerer Organe beschrieben und wird als mukosaassoziiertes lymphatisches Gewebe (MALT) zusammengefaßt. Am besten untersucht sind die Peyerschen Plaques, die als „GUT-associated lymphoid tissue" (GALT) zusammengefaßt werden. Lymphatisches Gewebe im Bereich des Larynx wird als LALT, im Bereich der Bronchien als BALT bezeichnet. Diese Termini sind nur dann anwendbar, wenn es sich um follikuläre Ansammlungen von Lymphozyten in der Lamia propria mit einer eindeutigen Kompartmentalisierung handelt, die durch das bevorzugte Vorkommen von Lymphozytensubpopulationen und speziellen dendritischen Zellen charakterisiert ist. Weitere Kriterien sind das Vorkommen von Venulen mit hohem Endothel (hoch endotheliale Venulen, HEV) sowie die Infiltration des diese Regionen bedeckenden Epithels durch zahlreiche Lymphozyten und im Bereich des GALT auch durch die Spezialisierung von Epithelzellen zu M-Zellen, die als bevorzugte Eintrittspforte für virale, bakterielle und andere partikuläre Antigene dienen.

LALT ist bei Kindern nachgewiesen, viele Details aber, z.B. wann und warum sich LALT im weiteren Leben zurückbildet, sind nicht bekannt.

BALT, organisiertes bronchusassoziiertes lymphatisches Gewebe, wurde erstmals durch Bienenstock beim Kaninchen beschrieben. Versuche, BALT auch beim Menschen nachzuweisen, schlugen mehrfach fehl. Erst die systematische Untersuchung von Kindern im Alter von 7 Tagen bis 22 Monaten konnte in dieser Altersgruppe in 44 % BALT nachweisen. In der späteren Kindheit nimmt die Häufigkeit von BALT wieder ab, bei Erwachsenen ist BALT nur im Zusammenhang mit chronischen Reizen nachweisbar, wie etwa bei chronischem Nikotinabusus oder chronischen Bronchitiden anderer Ursache. Bedacht werden sollte allerdings, daß im Bronchialtrakt Antigene nicht nur über das BALT, sondern auch auf andere Weise effektiv aufgenommen werden können, um eine Immunantwort auszulösen. So kommen dendritische Zellen in der Schleimhaut der Trachea vor, die nach Infektion mit Bakterien um ein mehrfaches zunehmen und Antigene in die drainierenden bronchialen Lymphknoten transportieren.

Sekretorische Immunglobuline. Die subepithelial gelegenen Plasmazellen produzieren IgA, IgM, IgG, IgE und unter pathologischen Bedingungen auch IgD. Nur IgA und IgM können allerdings mit einem Sekretionsstück verbunden und durch die Epithelzellen der Schleimdrüsen aktiv ins Lumen sezerniert werden, während IgG und IgE passiv diffundieren. Beim Neugeborenen finden sich bereits reichliche Mengen von sekretorischem IgM und sekretorischem IgA gegen virale und bakterielle Erreger (z.B. Anti-RSV, Antipoliomyelitisvirus, Anti-E-coli) sowie gegen nicht replizierende Antigene (z.B. Antilaktoglobulin, Anticasein). Da weder IgA noch IgM plazentagängig sind, muß also eine Sensibilisierung gegen diese Antigene in utero erfolgen und zu einem aktiven Schleimhautschutz führen, der bereits bei der Geburt vorhanden ist. Der Mechanismus dieser Sensibilisierung ist bisher nicht klar, er ist inzwischen aber auch für IgE sowie für T-Zellen nachgewiesen. Nach den ersten Lebensmonaten tritt die Produktion des SIgM zurück, und sekretorisches IgA ist das vorherrschende Schleimhautimmunglobulin des Respirationstraktes.

IgA bindet Antigene, ohne daß Komplement fixiert und damit eine Entzündungskaskade in Gang gesetzt wird. Dies kann bereits in der Schleimhaut, also subepithelial und nach Verbindung mit dem SC- („secretory component") Stück als SIgA in den glandulären Epithelzellen geschehen, vorwiegend natürlich nach seiner Sekretion im Schleim. Wie weit experimentelle Hinweise auf eine mögliche Komplementfixierung durch IgA von praktischer Bedeutung sind, ist derzeit nicht klar.

IgA hat 2 Subklassen. IgA1 macht 80 % des respiratorischen IgA aus. Diese Subklasse ist empfindlich gegen Proteasen aus Bakterien wie Neisseria meningitidis, Haemophilus influenzae oder Streptokokkus pneumoniae. IgG wird lokal produziert und stammt aus dem Extravasat der pulmonalen Blutgefäße. Es kann subepithelial Antigen binden und über Komplementfixation zu einer lokalen Entzündung führen, die zu einer vermehrten lokalen Ansammlung von IgG und anderen Abwehrsubstanzen führen kann. IgG gelangt auch ins Bronchiallumen und macht zum unteren Teil des Bronchialbaumes hin einen zunehmend größeren Teil der lokal produzierten Immunglobuline aus. Die lokale Abwehr im Respirationstrakt kann nach Brandtzaeg durch ein Drei-Ebenen-Modell verdeutlicht werden (Abb. 134.1). Nach diesem Konzept besteht die erste Verteidigungslinie aus dem Stadium des Immunausschlusses: neben Husten, Niesen, Schleim und Zilienaktivität sowie neben den unspezifischen oben beschriebenen Immunfaktoren bindet sekretorisches IgA Antigene und verhindert damit deren Adhäsion und Penetration durch die Schleimhaut. Auf diese Weise wird Antigen neutralisiert, ohne daß eine Entzündungsreaktion provoziert wird. IgG leckt durch das Oberflächenepithel vor allem dort, wo keine Drüsen sind, in den unteren Atemwegen stärker als in den oberen Atemwegen und steht intrabronchial ebenfalls als neutralisierender und opsoninisierender Antikörper zur Verfügung.

Die zweite Verteidigungslinie ist die sog. Immunelimination. Sie findet im subepithelialen Gewebe statt und bezweckt die Neutralisation und Elimination von pathogenen Organismen und Antigenen, die das Epithel durchbrochen haben. Dieser Prozeß wird durch unspezifische Amplifika-

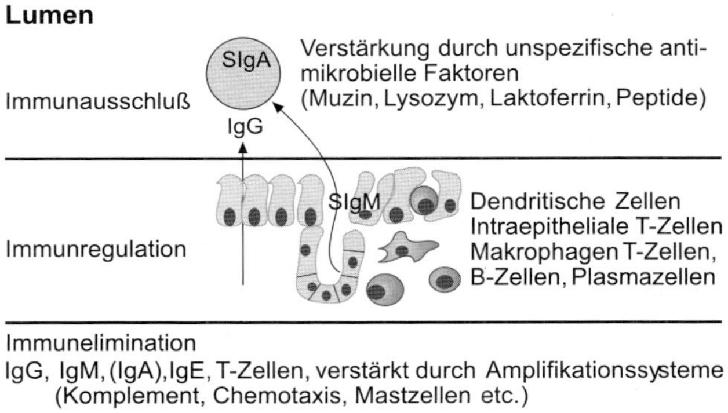

Abb. 134.1. Organisation der Schleimhautabwehr: SIgA und SIgM werden von sekretorischem Epithel ins Lumen sezerniert und können dort Antigene spezifisch binden, ohne daß es zu einer Aktivierung von Komplement oder anderen Entzündungsfaktoren kommt. IgG diffundiert passiv durch die Schleimhaut. Die Antikörperproduktion und die Antigenverarbeitung vollziehen sich in der Schleimhaut (Immunregulation). Antigene, die das Epithel penetrieren, werden durch Immunglobuline aller Klassen und durch T-Zellen gebunden. Es kommt zu Entzündungsreaktionen, da auch Komplement und Zellen der nicht adaptiven Immunität aktiviert werden. (Nach Brantzaeg 1995b)

tionsmechanismen unterstützt. Komplement sowie Zytokine aus NK-Zellen und aktivierten T-Zellen spielen hier eine wesentliche Rolle. Reguliert werden diese Vorgänge durch HLA-DR-positive Antigene wie Makrophagen, dendritische Zellen und intraepitheliale T-Lymphozyten, deren Zusammenspiel als Ebene der Immunregulation verstanden werden kann.

Sensibilisierung und Wanderung von B-Lymphozyten. Obgleich die Frage der lokalen Immunisierung bzw. der Sensibilisierung von B- und T-Zellen im schleimhautassoziierten lymphatischen Gewebe noch nicht restlos geklärt ist, spricht doch alles dafür, daß unter normalen Bedingungen Schleimhautantigene im Pharynx landen, verschluckt und im lymphatischen System des Darmes verarbeitet werden. Die Antigenaufnahme erfolgt im Bereich der Peyerschen Plaques durch sog. M-Zellen (M = Membran). Antigenspezifische B-Zellen proliferieren und wandern über die regionalen Lymphknoten, den Ductus thoracicus und das periphere Blut in die lokale Schleimhaut des Respirationstraktes. Die Proliferation und Ausdifferenzierung zur IgA-produzierenden Plasmazelle findet dort unter dem Einfluß von Zytokinen aus T-Zellen, Makrophagen und dendritischen Zellen statt (Abb. 134.2).

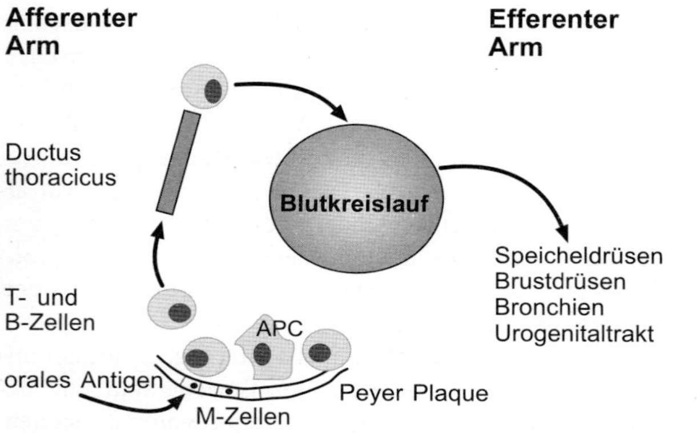

Abb. 134.2. Sensibilisierung und Wanderung von T- und B-Lymphozyten: Antigen gelangt durch M-Zellen im Bereich der Peyerschen Plaques in das lokale lymphatische Gewebe des Darmes. Dort präsentieren antigenproduzierende Zellen das Antigen den T- und B-Lymphozyten. Sensibilisierte T- und B-Lymphozyten wandern durch den Ductus thoracicus in den Blutkreislauf und verlassen das Kapillarbett in den Speicheldrüsen, Brustdrüsen, Bronchien und im Genitaltrakt, um dort Regulations- oder Effektorfunktionen zu übernehmen bzw. um zu Plasmazellen auszureifen

T-Zellen. Während die Sensibilisierung und Wanderung von B-Zellen im Detail bekannt ist, ist die funktionelle Rolle der T-Zelle im Rahmen der lokalen Immunität weniger klar. Der Übergang von der IgM-produzierenden B-Zelle zur IgA-produzierenden B-Zelle ist T-Zell-abhängig und fordert ein initiales Signal durch Zellkontakt und ein sekundäres Signal durch „transforming growth factor" β (TGF-β). Die T-Zell-Zytokine IL5 und IL6 sind für die Enddifferenzierung zur Plasmazelle erforderlich. Es ist jedoch nicht klar, ob T-Zellen diese Hilfe nur im Darm oder auch in der Lunge ausüben. Sicher scheint jedoch, daß T-Zellen, die im Darm sensibilisiert wurden, in den Atemtrakt wandern und dort nicht nur regulierend, sondern auch in direkter Schutzfunktion tätig werden (Abb. 134.3).

Spezifische Abwehrmechanismen gegen unterschiedliche Organismen. Die meisten bakteriellen Erreger auf der Schleimhaut sind nicht pathogen, nicht einmal für Patienten mit Immunmangelkrankheiten. Pathogen sind vor allem die pyogenen Keime, die eine Kapsel besitzen, wie Streptokokkus pneumoniae oder Staphylokokkus aureus, nicht typisierbare Stämme von Haemophilus influenzae, Mycoplasma pneumoniae, Pneumocystis carinii, Mykobakterien und Chlamydien. Bei Patienten mit Mukoviszidose oder dem immotilen Ziliensyndrom und bei Immunmangelpatienten spielt Pseudomonas aeruginosa eine wichtige Rolle.

Obgleich die Grundsätze der Antigenstimulation und der lokalen Abwehr des Respirationstraktes alle diese Organismen betreffen, besitzt der Körper ganz unterschiedliche Abwehrstrategien gegen die verschiedenen Organismen. Im allgemeinen gilt, daß pyogene Bakterien durch humorale Mechanismen wie Opsoninisierung und Phagozytose bekämpft werden, während Mykobakterien, Pneumocystis carinii oder Mykoplasmen zellvermittelnde Immunmechanismen erfordern.

Die Abwehr gegen Pneumokokken und andere kapselhaltige Organismen hängt von der Opsoninisierung durch Antikörper gegen ihre Kapselpolysaccharide ab. Diese Antikörper gehören im wesentlichen zur IgG2-Subklasse, wel-

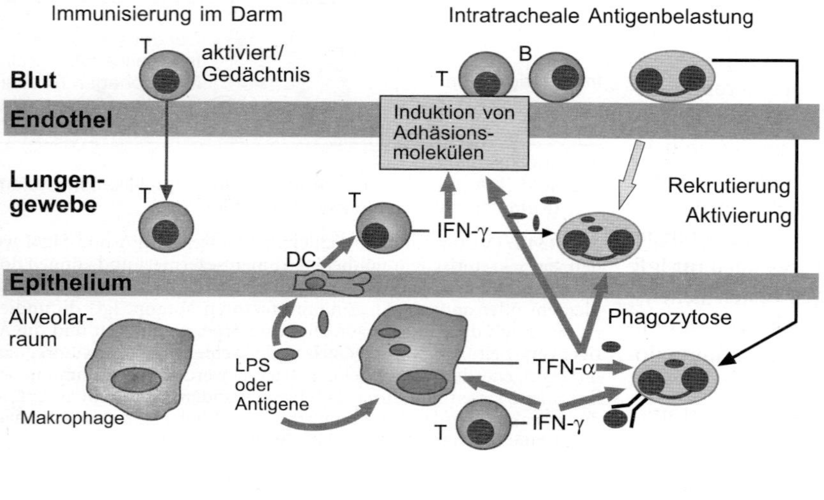

Abb. 134.3. Funktion der sensibilisierten T-Zelle in der Lunge: Sensibilisierte T-Zellen wandern vom Darm ins Lungengewebe. Nach Antigenkontakt, z. B. durch Präsentation aus Makrophagen, produziert die T-Zelle Zytokine, die zur Induktion von Adhäsionsmolekülen an der Kapillarwand und damit zur Rekrutierung von Granulozyten führen, die Granulozyten aktivieren und die zur Aktivierung von Makrophagen führen. (Nach Dunkley et al. 1995)

che Komplement besonders gut aktiviert und dabei das besonders potente Opsonin C3B an die Bakterienkapsel fixiert. Polysaccharidantikörper können sich ohne funktionelle T-Zellen entwickeln und werden deshalb auch als T-Zell-unabhängig bezeichnet. Die Höhe der Antikörperantwort ist jedoch durchaus nicht T-Zell-unabhängig, sondern hängt von der Funktion regulierender T-Zellen ab. Antikörper der IgG2-Klasse sind bei Kindern unter 1 1/2 bis 2 Jahren und manchmal auch bei älteren Kindern nicht oder nur in ungenügender Menge vorhanden. Dieser funktionelle IgG2-Mangel ist häufig auch bei IgA-Patienten vorhanden, unabhängig davon, ob IgG2 als Subklasse nachweisbar ist oder nicht.

Die Opsoninisierung von Antikörpern durch Neutrophile hängt von einem FC-y-Rezeptor auf Neutrophilen ab, der allelische Varianten besitzt. Eine Variante, der sogenannte HRFC-y-R2A-Rezeptor, ist mit einer wesentlich höheren Infektanfälligkeit gegen kapselhaltige Bakterien trotz einer normalen Antikörperantwort verquickt.

Die Abwehr gegen Pseudomonas aeruginosa hängt ebenfalls von humoralen Abwehrmechanismen ab. Es ist nicht vollständig klar, warum manche CF-Patienten Pseudomonas früh und manche erst sehr spät erwerben. Eine wichtige Rolle hierbei scheint jedoch die Fähigkeit zu spielen, spezifische Antikörper gegen das mukoide Exopolysaccharidantigen zu bilden, welches ein wesentlicher Mechanismus dieses Organismus ist, der Phagozytose zu entgehen.

Im Gegensatz zu den humoralen Mechanismen ist die zellvermittelte Immunität, vor allem eine intakte Kooperation zwischen T-Zellen und Makrophagen, wichtig für die Abwehr gegen Mykobakterien und andere intrazelluläre Organismen. Die Pathogenität von Mykobakterien scheint direkt mit ihrer Fähigkeit zu korrelieren, in Makrophagen zu überleben. Die Produktion ungenügender Mengen von proinflammatorischen Zytokinen durch T-Zellen bzw. die Signalübertragung mit Hilfe von Rezeptoren von Effektorzellen, wie z.B. Makrophagen, scheint eine wesentliche Rolle in der Infektanfälligkeit von Patienten mit zellulären Immunmangelzuständen gegen Mykobakterien und Protozoen zu spielen.

Literatur

Brandtzaeg P (1992) Humoral immune response patterns of human mucosae: Induction and relation to bacterial respiratory tract infections. J Inf Dis 165 (Suppl): 167–176

Brandtzaeg P (1995a) Molecular and cellular aspects of the secretory immunoglobulin system. APMIS 103: 1–9

Brandtzaeg P (1995b) The Role of humoral mucosal immunity in the induction and maintenance of chronic airway infections. Am J Respir Crit Care Med Vol 151: 2081–2087

Buret A, Cripps AW (1993) The immunoevasive activities of pseudomonas aeruginosa. Am Rev Respir Dis 148: 793–805

Dunkley M, Pabst R, Cripps A (1995) An important role for intestinally derived T-cells in respiratory defence. Immunol Today 16/5: 231–236

Musher DM, Groover JE, Rowland JM, Watson DA, Struewing JB, Baughn RE, Mufson MA (1993) Antibody to capsular polysaccharides of Streptococcus pneumoniae: Prevalence, persistence and response to revaccination. Clin Inf Dis 17: 66–73

135 Kardiopulmonale Reanimation

S. Fanconi, J. Fischer

Ätiologie und Pathophysiologie. Die häufigsten Ursachen für den Atem- und Kreislaufstillstand im Kindesalter sind der plötzliche Kindstod, Unfälle, Ertrinkungsunfälle, Infektionen und Atemwegsobstruktionen. Ein Herz-Kreislauf-Stillstand tritt im Kindesalter meist sekundär nach Hypoxie auf, sehr selten nach primärer Rhythmusstörung. Daher ist die wichtigste Maßnahme für eine erfolgreiche Reanimation die Bekämpfung der Hypoxie mittels Gabe von Sauerstoff.

Vorgehen bei Reanimation. Prinzip der Reanimation nach dem ABCD-Schema:

Hilfe rufen, Sauerstoff- und Reanimationsmaterial beschaffen. Sobald mehrere Helfer eintreffen Aufgaben klar verteilen.

- A = Atemwege freimachen,
- B = Beatmen: Mund zu Mund bis Sauerstoff und Beatmungsbeutel verfügbar sind, Intubation,
- C = Kreislauf unterstützen bzw. Herzmassage („circulation"),
- D = Medikamente („drugs") bzw. Defibrillation,
- E = Evaluation und Debriefing: Ätiologie des Atem- und Herzstillstandes eruieren. Situation nach der Reanimation kurz mit Beteiligten nachbesprechen: Ablauf, Probleme, Schwierigkeiten, was hätte besser gemacht werden können?
- F = Folgen begrenzen: Nach jeder Reanimation muß mit einem Postreanimationssyndrom gerechnet werden: hypoxiebedingte multiple Organfunktionsstörungen (Myokard, Gefäße, Glukosehomöostase, Elektrolyte, Niere, Gerinnung, Muskulatur, Gehirn) mit Rückfall in kompensierten oder dekompensierten Schockzustand. Deshalb ist eine Intensivüberwachung wichtig: Vor allem nach längerer Hypoxie kann sich während der folgenden 48 Stunden eine progrediente irreversible Gehirnschädigung („delayed neuronal death" = Apoptose und Nekrose von Neuronen) einstellen.

Klinische Symptome und Diagnose

- Atemstillstand (Inspektion, Auskultation),
- blaßzyanotisches Hautkolorit (unsicheres Zeichen),
- Bewußtlosigkeit (10 Sekunden nach Sistieren der O_2-Zufuhr zum Gehirn),
- Pulse nicht tastbar (A. brachialis, A. carotis, A. femoralis),
- Herztöne nicht auskultierbar (nicht zuviel Zeit beim Auskultieren verschwenden),
- weite und lichtstarre Pupillen (nach 60–90 Sekunden zerebraler Hypoxie).

Erstmaßnahmen

A = Atemwege freimachen.

- Bei Bewußtlosen Verlegung des Hypopharynx durch Zurückfallen des Unterkiefers und der Zunge. Korrekte Lagerung des Kopfes: leichte Überstreckung hilft bei allen Lebensaltern, die Atemwege offen zu halten. Anheben des Unterkiefers durch Kiefergriff nach Esmarch.
- Erbrochenes oder Fremdkörper aus dem Mund entfernen.
- Absaugen von Mund und Rachen (Absaugkatheter: blau = 8 Charriere, schwarz = 10 Charriere, orange = 12 Charriere; Sog ca. 200–600 mbar)
- Guedel-Tubus macht dem Unerfahrenen oft Probleme: erst einsetzen, wenn die Bebeutelung erfolglos ist. Richtige Größe: Abstand vom Mundwinkel des Kindes bis zum Ohrläppchen; eine unpassende Größe kann zur zusätzlichen Obstruktion führen. Beim nicht tief bewußtlosen Kind Gefahr von Würgen und Erbrechen.

B = Beatmung. Falls nach Freimachen der Atemwege die Spontanatmung ungenügend ist, unverzüglich mit der künstlichen Beatmung beginnen. Je nach Situation und Ausrüstung:

Mund-zu-Mund/Nase-Beatmung.

- Bis 3 Jahre: Mund-zu-Mund und Nase. Darauf achten, daß sich der Thorax ausreichend hebt (eher kommt zu wenig an, als zuviel). 1:5 Rhythmus zur Herzmassage, Atemfrequenz ca. 25–30 pro Minute bei Neugeborenen, ca. 15–20 pro Minute für ältere Patienten.
- Bei größeren Kindern: Mund-zu-Mund oder Mund-zu-Nase-Beatmung. Kopf leicht nach hinten reklinieren und Kiefer halten.
- Mundbeatmung liefert lediglich ein FiO_2 von 0,16–0,18, daher möglichst bald Beutel-Masken-Beatmung mit 100% O_2 (selbstaufblähender Beutel mit Nichtrückatmungsventil und O_2-Reservoir).

Unter Reanimation 100% O_2 applizieren bis Situation stabil:

- Überprüfen, daß Schläuche wirklich angeschlossen sind, der Ambu-Beutel richtig zusammengesetzt ist und funktioniert.
- Vergewissern, daß wirklich 100% O2 eingestellt ist und Gas ankommt. Flow bei Ambu-Beutel für Kinder: 10 l/min, bei Erwachsenenbeutel 15 l/min.
- Maske je nach Alter des Kindes Größe 0 bis 4, auf Dichtigkeit achten (wichtig!). Maske nicht auf die Augen drükken.
- Größe des Ambu-Beutels: bis 1 Jahr möglichst Ambu-Beutel für Säuglinge verwenden (Volumen 300 ml); bei Verwendung des Erwachsenenbeutels nur soviel Druck geben, daß sich der Thorax ausreichend hebt.
- Wenn zurückfallende Zunge Atemwege verlegt: Guedel-Tubus anwenden.
- Meist gewisse Magenfüllung mit Luft unvermeidbar. Auf Erbrechen und Magenüberblähung vorbereitet sein, altersentsprechende großlumige Absaugkatheter bereit halten. Evtl. Abdichten des Ösophagus durch Druck auf Ringknorpel (Sellik-Handgriff).
- Erholt sich das Kind nicht trotz suffizienter Maskenbeatmung: oro- oder nasotracheale Intubation und manuelle Ventilation über den Trachealtubus.
- Bei Herzmassage und Beutelbeatmung über Maske ist effektive Inspiration nur während der Massagepause möglich (!). Verhältnis Herzmassage zu Atmung bei zwei Helfern 5:1, bei Einhelfermethode 15:2.
- Häufigstes Problem: Maskenhaltung und Entweichen von Luft zwischen Maske und Wange. Masken mit luftgepolstertem Wulst lassen sich bei Säuglingen und Kleinkindern meist einfacher dicht halten. Im Zweifelsfall Maske mit beiden Händen dicht halten, zweiter Helfer bedient Beutel.

Orotracheale Intubation.

- Falls bei suffizienter Beatmung keine rasche Erholung (Anstieg der Herzfrequenz, Beseitigung der Zyanose) oder wenn Herzmassage erforderlich. Manuelle Ventilation über den Trachealtubus.
- Nach jeder Intubation sowohl über den Lungen als auch über dem Epigastrium auskultieren (richtige Tubuslage?). Lagekontrolle durch Laryngoskopie (schwarze Markierung der Tubusspitze (1,5–2 cm) gerade noch zwischen den Stimmbändern erkennbar. Guedel-Tubus einlegen. Endotrachealtubus gut fixieren. Wenn möglich, Überwachung mit Pulsoxymetrie.
- Legen einer Magensonde und Entleerung des Magens.

Beatmung nach Intubation.

- Beim intubierten Kind simultan Herzmassage und Beatmung, dies erhöht effektiven Thoraxbinnendruck und Blutfluß.
- Sauerstoff 100% beibehalten, auch bei hohen arteriellen Partialdrücken, bis Kind stabilisiert und Überwachung möglich (Pulsoxymetrie, kontinuierlicher Blutdruck).
- Tubusfehllage (z.B. unbeabsichtigtes Vorschieben in rechten Hauptbronchus) ausschließen, eventuellen Pneumothorax und Herzbeuteltamponade parallel zur Reanimation beheben.
- Mäßige Hyperventilation nur initial sinnvoll, um mittels Hypokapnie der meist bestehenden Acidose entgegenzuwirken.
- Cave: Bei erfolgreicher Reanimation kommt es in der Hektik oft zu prolongierter Hyperventilation mit kontraproduktiver respiratorischer Alkalose (Vasokonstriktion der zerebralen Gefäße mit sekundärer Hypoxie, intrazelluläre Kaliumverlagerung mit Hypokaliämie, evtl. Herzrhythmusstörungen, erschwerte O_2-Abgabe an die Gewebe). Daher im Verlauf, sofern möglich, alle 10–15 Minuten Blutgase.

C = „Circulation".

Geschlossene Herzmassage.

- Falls unter suffizienter Beatmung keine ausreichende spontane Herzaktion mit adäquater Auswurfleistung nachweisbar ist, sofortiger Beginn mit externer Herzmassage.
- Jenseits des Säuglingsalters: Lagerung auf harter Unterlage (Reanimationsbrett).

- Druckpunkt etwas unterhalb der Sternummitte (etwas distal einer Linie durch beide Brustwarzen). Bei kleinen Säuglingen Umgreifen des Thorax mit beiden Daumen auf dem Sternum, bei älteren Patienten klassischer Handgriff mit flacher Hand auf dem Sternum.
- Keine ruckartige, sondern stete, gleichmäßige Kompressionen, die über etwa 50 % des Zyklus einnehmen sollten, Kompressionstiefe 1/3 Thoraxtiefe.
- Kontrolle der Effektivität der Herzmassage anhand der Hautfarbe, Pulspalpation, enger werdenden Pupillen, einsetzender Atmung, Verbesserung der Bewußtseinslage, Blutdruckmessung, Pulsoxymetrie und Kapnographie.
- Alternative: Automatische Reanimationsgeräte mit zirkulärer Kompression des Thorax. Etwas bessere Resultate als mit manueller Kompression.

Offene Herzmassage. Sekundäre offene Herzmassage nach bereits 30minütiger geschlossener Reanimation bietet quoad vitam keine Vorteile. Primäre offene Herzmassage effektivste Form. Praktikabel nach penetrierendem Thoraxtrauma mit Herzverletzung und unmittelbar nach kardiochirurgischem Eingriff (Rethorakotomie) bzw. bei offenem, nur mit Epigard gedecktem Thorax. Vorteil: Bessere myokardiale und zerebrale Perfusion. Sofortige Entlastung eventueller Tamponade. Direkte Blutstillung. Applikation von Adrenalin auf Myokard und Aortenwurzel. Offene Herzmassage muß mechanisch vorsichtiger durchgeführt werden (cave: strukturelle Schäden Herz, Koronarien).

Ein weiteres, invasives Verfahren zur Kreislaufstützung bzw. zum Kreislaufersatz bei Herzversagen ist die Herz-Lungen-Maschine; die kurzfristige Mortalität kann damit vermindert werden, längerfristige Daten aber fehlen.

Defibrillation.

- Indikation: im Kindesalter nur bei im EKG gesichertem Kammerflimmern oder lebensbedrohlichen Tachyarrhythmien. Vorbehandlung mit guter Oxygenierung, Adrenalin und evtl. Natriumbicarbonat.
- Dosierung: initial 2 J/kg, bei Erfolglosigkeit sofort Wiederholung in gleicher Dosis, dann Fortsetzung der Herzmassage und Dosissteigerung auf 4 J/kg.
- Technik: Elektroden geeigneter Größe (bei Säuglingen und Kleinkindern 4,5 cm, ab Schulalter 8 cm). Mit Elektrodengel bestreichen, Energie einstellen, Defibrillator aufladen, Elektroden über Herzbasis (rechts parasternal unter der Klavikula) und über der Herzspitze (links unterhalb und seitlich der Mamille) fest andrücken. Kontakt aller Hilfspersonen mit dem Patienten unterbrechen. Auslösen der Defibrillation, ggf. Fortsetzung der Reanimation. Bei beatmeten Patienten in Exspiration defibrillieren.
- Cave: Wenn kein Kammerflimmern oder -flattern vorliegt, immer synchronisiert defibrillieren.

D = „Drugs" (Notfallmedikamente).
Adrenalin. 10–100 µg/kg/Dosis i. v., intratracheal das 5- bis 10fache. Die Adrenalinwirkung ist bei schwerer Acidose abgeschwächt. Adrenalin fällt mit Na-Bicarbonat aus, daher mit NaCl 0,9 % zwischenspülen. Adrenalin steigert die myokardiale Kontraktilität, erhöht die Herzfrequenz bei Bradykardie, erhöht den Blutdruck durch Vasokonstriktion und verbessert den Blutfluß zum Gehirn und Myokard; es erniedrigt die Defibrillationsschwelle bei Kammerflimmern.

- Applikation, Dosis und Zeitpunkt: Wenn bereits Zugang liegt, unmittelbar 10 µg/kg. Reanimation 3 Minuten weiterführen. Wenn kein Erfolg, 100 µg/kg. Wirkdauer wenige Minuten. Daher Dosis alle 3 Minuten wiederholen. Verdünnungen: Neugeborene: 1 Amp. auf 100 ml NaCl 0,9 % aufziehen lassen (1 ml = 10 µg). Ältere: 1 Amp. auf 10 ml NaCl 0,9 % (1 ml = 100 µg). Alternative: bereits konfektionierte, voraufgezogene Dosierspritzen.
- Protrahierte Reanimation: Bei längerer Reanimation Adrenalindauerinfusion. Dosisbereich für schwere Hypotension 0,1–2,0 µg/kg/min. Beginn bei Reanimation mit 1 µg/kg/min.

Volumen. Praktisch jeder Kreislaufstillstand führt zu Gefäßtonusverlust mit Vasodilatation, daher in der Regel, sobald ein i. v.- oder intraossärer Zugang liegt, Bolus 20 ml/kg Ringerlaktat, oder NaCl 0,9 % geben. Bei Hypovolämie und 3 oder 4 × Gabe von Kristalloiden, auch Kolloide, z. B. Humanalbumin 5 %, verabreichen. Niemals Glukosemischlösungen als Volumengabe. Alternative: „Small volume resuscitation", 4 ml/kg NaCl 7,5 % (kurzzeitige osmotische Verschiebung von Volumen aus dem Extrazellulärraum nach intravasal).

Blutprodukte. Erythrozytenkonzentrat: Bei HK < 20–25 % notfallmäßige Erythrozytensubstitution (ungetestet 0 Rh-negativ) 20 ml/kg, um Sauerstofftransportkapazität zu erhöhen. Bei notwendiger Massentransfusion Frischplasma zum Ersatz von Gerinnungsfaktoren (je 5 Gaben von Erythrozytenkonzentrat etwa 1 Gabe von Frischplasma).

Natriumbicarbonat. Natriumbicarbonat wird zum Ausgleich der metabolischen Acidose nach protrahiertem Herz-Kreislauf-Stillstand angewendet. Indiziert ist es erst nach effektiver Ventilation und Perfusion (spontane Herz-Kreislauf-Funktion, suffiziente Herzmassage), da sonst Hyperkapnie und Verstärkung der intrazellulären Acidose. Suffiziente Beatmung ist die beste Acidosekorrektur. Nach Möglichkeit vor Natriumbicarbonatgabe Blutgasanalyse.

- Dosierung: Zufuhr intravenös oder intraossär. „Blinde" Initialdosierung 1 mmol/kg in einer Verdünnung mit Aqua pro injectione 1 : 1 bei Neugeborenen, sonst unverdünnt, weitere Dosierung nach Blutgasanalyse bei pH < 7,20 und metabolischer Acidose. Berechnung des Defizits: 0,3 × Base excess × kg KG. 50 % des Defizits ausgleichen, Überpufferung strikt vermeiden (Verschiebung der Sauerstoffbindungskurve, herabgesetzte Kontraktilität).

Kalzium. Kalzium wirkt positiv inotrop, wird jedoch wegen der möglichen intrazellulären Ca-Überladung mit konsekutiver Zellschädigung sowie begünstigtem Vasospasmus in hypoxischen Geweben (No-reflow-Phänomen) nur sehr restriktiv angewendet.

- Indikationen: Hypokalzämie, Hyperkaliämie, Hypermagnesiämie, Intoxikation mit Ca-Antagonisten, ionisiertem Ca < 1,0 mmol/l, massive Erythrozytentransfusion.

Als ultima Ratio bei elektromechanischer Entkopplung (elektrische Herzaktion ohne effektive Zirkulation).
- Dosierung: Zufuhr langsam intravenös oder intraossär (cave: Bradykardie). Einzeldosis: Ca-Glukonat 10% 0,2–0,3 ml/kg (20–30 mg/kg), Wiederholung je nach ionisiertem Ca.

Lidocain. Indikation bei ventrikulären Tachyarrhythmien und Kammerflimmern (bei Kindern sehr selten, z.B. nach Kardiotomie oder bei schwerem septischem Schock mit kardialer Mitbeteiligung, getriggert durch Katecholamingabe). Zufuhr intravenös, intratracheal, intraossär. Initialdosis 1 mg/kg (=0.1 ml/kg der 1%-Lösung). Wiederholung bis zu 3mal im Abstand von jeweils 5 Minuten möglich. Zur Rezidivprophylaxe kontinuierliche Infusion mit 1–3 mg/kg/h.

Atropin. Indikation: schwere Bradykardie bei Parasympathikotonie. Dosis: 0,02 mg/kg, Maximaldosis 1,0 mg.

Ende der Reanimationsmaßnahmen. Bei fehlendem Kreislauf nach etwa 30 Minuten oder aber bei erfolgreicher Reanimation mit stabilem Kreislauf. Ausnahme: Hypothermie, dann Reanimation bis Temperatur über 33 °C.

Besondere Situation. Maßnahmen bei Fremdkörperobstruktion:

- Bei akut auftretenden respiratorischen Störungen im Kindesalter immer an Fremdkörperobstruktion denken. Fremdkörper „rutschen" meist in den rechten Hauptbronchus. Supraglottische Fremdkörper sind selten.
- Keine „blinde" Extraktion, da der Fremdkörper dadurch weiter in die Atemwege gedrückt werden kann.
- Falls Bewußtsein erhalten, Atmung und Hustenstoß ausreichend: engmaschige Beobachtung, Beruhigung, bei Zyanose-O_2-Gabe und Vorbereitung für die bronchoskopische Entfernung des Fremdkörpers bzw. Verlegung in pädiatrisches Zentrum.
- Bei Bewußtlosigkeit und Atemstillstand (rasch zunehmende Dyspnoe und Zyanose, kein Husten, Sprechen, Schreien mehr): Maskenbeatmung evtl. laryngoskopische Inspektion des Rachenraumes und Extraktionsversuch supraglottischer Fremdkörper mittels Magill-Zange.
- Bei Erfolglosigkeit: Heimlich-Handgriff (Thorax von hinten umfassen, Hände im Bereich zwischen Nabel und Rippen legen und 3–4 kräftige Stöße geben).
- Bei Säuglingen und Kleinkindern bis 3 Jahre: modifiziertes Heimlich-Manöver: Kopftieflage (z.B. auf dem eigenen Schoß, Bauchlage des Säuglings, Kopf hängt über die Knie), Mund mit Zeigefinger öffnen und 4 feste Schläge mit der flachen Hand zwischen die Schulterblätter geben, bei Erfolglosigkeit Umlagerung auf den Rücken und Thoraxkompression wie bei der Herzmassage. Eventuell mehrmals wiederholen.
- Bei anhaltender Erfolglosigkeit Intubation und Beatmung mit hohen Drücken (mit dem Tubus wird der Fremdkörper in den rechten Hauptbronchus vorgeschoben, so daß eine einseitige Beatmung möglich ist).

Prognose. Die Prognose ist grundsätzlich ungünstig (je nach Studie überleben nur 15–57% der reanimierten Patienten längerfristig), ist aber abhängig von einer schnellen Diagnose und vom raschen Beginn der Reanimationsmaßnahmen. Als direkte Folge davon sind die Resultate abhängig vom Standort der Reanimation.

Außerhalb der Klinik herrschen meist ungünstige Bedingungen wegen verzögerter Erkennung, langsamer Bergung, fehlender Hilfsmittel und ungenügender Laienausbildung.

In der Klinik werden Reanimationsmaßnahmen meist schnell begonnen. Die Chance, ein Kind erfolgreich zu stabilisieren hängt daher maßgeblich von der Suffizienz der eingeleiteten Erstmaßnahmen ab.

136 Symptome und klinische Befunde häufiger respiratorischer Krankheiten

J. Riedler, M. Rutishauser

136.1 Symptome

J. Riedler

Respiratorische Krankheiten äußern sich häufig mit typischen und spezifischen Symptomen. Durch gründliche Erfassung dieser Symptome mittels klinischer Untersuchungstechniken kann in vielen Fällen auch ohne aufwendige und belastende oder teure Methoden die richtige Diagnose gestellt werden.

Folgende Symptome werden in diesem Kapitel näher behandelt: Dyspnoe, Husten, Stridor, Pfeifen und Giemen, Zyanose, Hämoptoe und Thoraxschmerz.

Dyspnoe

Der Begriff Dyspnoe beschreibt eine erschwerte oder gestörte Atmung. Viele Krankheiten der Atemwege und des Lungenparenchyms, jedoch auch der zentralen Atemregulation gehen damit einher. Subjektiv empfinden Kinder diesen Zustand der gestörten Atemmechanismen als Lufthunger oder Beklemmungsgefühl im Brustkorb. Sie können nicht richtig durchatmen und bekommen bei schweren Störungen Angst zu ersticken. Die Atemform kann dabei in Frequenz, Tiefe oder Rhythmus gestört sein.

Ist die Atemnot durch Verlegung der intrathorakalen Atemwege bedingt, so versucht das Kind durch vermehrten Einsatz von Atemmuskeln und Hilfsmuskeln diesen Widerstand zu überwinden. Dies kann dann an der Erhöhung der Atemfrequenz und -tiefe sichtbar werden. Der elastische „recoil pressure" des Lungengewebes reicht als treibende Kraft für die Ausatmung nicht mehr aus, und das normalerweise passive Exspirium wird aktiv. In dieser Situation wird der üblicherweise negative intrapleurale Druck positiv. Gemeinsam mit dem „recoil pressure" versucht er, den Atemfluß aufrechtzuhalten. Dafür ist vermehrte Muskelarbeit notwendig, und es wäre falsch, durch Sedierung des Kindes oder Unterdrückung der Muskeltätigkeit eine scheinbare Abnahme der Dyspnoe erzielen zu wollen. Daher ist es wichtig, die Ursache der Dyspnoe zu erfassen und gezielt zu beheben. Auslöser für die Dyspnoe sind Veränderungen im Säure-Basen-Haushalt, im CO_2- und O_2-Partialdruck sowie Erregung von Schmerz- oder Thermorezeptoren.

Unter Dyspnoe fallen folgende Störungen der Atmung:

- Apnoe: keine Atmung (zentrale Apnoe, obstruktive Apnoe),
- Hypopnoe: verminderte Atmung (verminderte Frequenz und/oder Tiefe),
- Hyperpnoe: vermehrte Atmung (vermehrte Frequenz und/oder Tiefe),
- Bradypnoe: verminderte Atemfrequenz,
- Tachypnoe: vermehrte Atemfrequenz (eines der häufigsten Zeichen von Dyspnoe),
- Orthopnoe: Atemstörung, durch aufrechte Körperhaltung gebessert,
- Hypoventilation: verminderte alveoläre Ventilation, verminderte Atemleistung,
- Hyperventilation: vermehrte alveoläre Ventilation, erhöhte Atemleistung,
- Seufzeratmung, Schnappatmung, Biot-Atmung, Cheyne-Stoke-Atmung, Kußmaul-Atmung (vorwiegend bei Schädigung des zentralen Atemantriebs).

Husten

Husten zählt zu den häufigsten Symptomen respiratorischer Krankheiten. Der Husten hat per se keinen Krankheitscharakter. Vielmehr stellt der Hustenreflex einen sehr wichtigen Abwehrmechanismus des Respirationstraktes dar. Seine Aufgabe besteht in der Elimination von Fremdstoffen aller Art, die unbeabsichtigt in die Atemwege gelangen, sowie in der Entfernung von zu reichlich gebildetem Atemwegssekret. Die Entfernung von Sekreten übernehmen die Zilien der Epithelzellen. Bei Störungen der Zilien (z.B. durch Infekte oder Rauchen) oder bei vermehrter Sekretbildung ist dieser Reinigungsmechanismus überfordert, und die Hustenclearance tritt in Kraft. Ist der Hustenreflex gestört, so kommt es zu Schleimretention, Obstruktion der Atemwege, Atelektasen und nachfolgender Infektion mit Destruktion von Bronchialwand und Lungenparenchym.

Obwohl der Husten auch bewußt unterdrückt oder ausgelöst werden kann, liegt ihm ein komplexes Reflexgeschehen zugrunde. Sensorische Nervenfasern (C-Fasern) aus dem Atemwegsepithel senden auf Stimulation durch Druck, Entzündung oder chemische Irritation Impulse über den N. Vagus in den Hirnstamm. Zusätzlich können auch über den N. Trigeminus, N. Glossopharyngeus und N. Phrenicus Hustensignale aus Nase, Pharynx, Perikard und Zwerchfell geleitet werden. Im Hustenzentrum des Hirnstammes wird das Signal erneut über den Vagusnerv und Spinalnerven an den Larynx, die Thoraxmuskulatur, das Zwerchfell und die Bauchwandmuskulatur weitergeleitet. Dieser Reflex führt zum typischen dreiphasigen Hustenmechanismus, wobei auf eine tiefe Inspiration der Verschluß der Glottis folgt und hernach die Glottisöffnung mit explosionsartigem Ausstoß der intrathorakalen Luft durch aktive Kontraktion der exspiratorischen Atemmuskeln. In den *großen* Atemwegen entsteht dadurch ein hoher Atemfluß, der zentral gelegene Fremdstoffe und Sekrete explosionsartig auswirft. Zugleich jedoch wird das Lungenparenchym und die *kleinen* Atemwege durch den entstehenden hohen positiven Pleuradruck komprimiert, und Sekrete werden dadurch in die größeren Atemwege gepreßt, wo dann die hohen Atemflüsse zum Auswurf führen.

Dieser Hustenmechanismus kann an verschiedenen Stellen gestört sein. Zentral hustendämpfende Medikamente oder Drogen unterdrücken den Hustenreflex. Dies kann manchmal durchaus gewünscht sein, in vielen Situationen sich jedoch sehr nachteilig auswirken, wenn dadurch obstruierende und destruierende Sekrete nicht eliminiert werden. Dies ist besonders bei zystischer Fibrose oder anderen suppurativen Lungenkrankheiten von Bedeutung. Kinder mit verschiedenen Muskelkrankheiten und neurologischen Handicaps leiden häufig am Problem, Sekret effektiv abzuhusten. Durch Stimmbandlähmung, endotrachealen Tubus oder Tracheostoma ist ein vollständiger Verschluß der Glottis gestört, wodurch der notwendige intrapulmonale Druckaufbau nicht möglich ist und dadurch eine effektive Sekretelimination sehr erschwert wird. Auch eine Tracheo- oder Bronchomalazie führt zu ähnlichen Problemen. Bei Kindern mit einer angeborenen tracheoösophagealen Fistel bleibt auch nach Verschluß der Fistel eine lokale Tracheomalazie bestehen, welche zu einem typischen bitonalen Husten führt.

Während akuter, über Tage und subakuter, über einige Wochen gehender Husten vor allem mit viralen oder bakteriellen Infekten verbunden ist, kommen für einen chronischen oder rezidivierenden Husten andere Krankheiten in Betracht. Die wichtigsten Ursachen sind nachfolgend aufgeführt:

- Rezidivierende virale Infekte mit Steigerung der bronchialen Reagibilität,
- gesteigerte bronchiale Reagibilität bei und nach Pertussis, Chlamydien- oder Mykoplasmeninfekten, Passivrauchen,
- gastroösophagealer Reflux (GÖR),
- Asthma bronchiale,
- Tuberkulose,
- zystische Fibrose,
- Bronchiektasien,
- Fremdkörper,
- Tracheo-, Bronchomalazie,
- tracheoösophageale Fistel,
- Mediastinal-, Lungentumor,
- psychogener Husten (ticartiger Husten),
- Reflexhusten bei Sinusitis („postnasal drip") oder GÖR.

Eine genaue Anamnese ist bei der Abklärung von Husten besonders wichtig und hilfreich, da nur dadurch die Notwendigkeit und das Ausmaß für zusätzliche Untersuchungen eingestuft werden können.

Fragen bei Husten:

- *Seit wann:* Tage, Monate, täglich oder rezidivierend?
- *Wann:* Jahreszeit (Winter – Infekte, Frühjahr – Allergene), Tag, Nacht (Einschlafen – „postnasal drip", 1–3 Uhr

Asthma, beschwerdefrei – psychogen), Anstrengung, Beziehung zu Trinken und Essen?
- *Wie:* Trocken („aus dem Hals"), feucht (mit Auswurf, Farbe, Geruch, Blutbeimengung), locker (Schleim im Brustkorb), bellend, bitonal (tracheoösophageale Fistel)?
- *Begleitsymptome:* Fieber, Rhinitis, Stridor, Dyspnoe, Belastungseinschränkung, Pfeifen, Giemen?
- *Impfstatus?*
- *Wer hustet noch?* (Umgebungsanamnese)

Zu den zusätzlichen Untersuchungen zählen:

- Blutbild, CRP, Pertussis-, Mykoplasmenantikörper, Virusnachweis;
- Thoraxröntgen;
- Lungenfunktion;
- CT, MRI, pH-Metrie, Mendel-Mantoux-Test, Schweißtest, Bronchoskopie.

Da der Husten einen Schutzmechanismus darstellt, ist eine unkritische Dämpfung des Hustens nicht sinnvoll. Vielmehr muß die Grundkrankheit behandelt werden. Nur ein sehr quälender trockener Reizhusten sollte medikamentös durch zentral wirkende Narkotika wie Kodein unterdrückt werden. Bei Krankheiten mit vermehrter Schleimbildung ist der Husten zur Elimination nützlich und notwendig. Kombinationspräparate mit zentral dämpfender *und* schleimlösender Wirkung sind kontraindiziert. Bei der Verwendung von Expektoranzien und schleimlösenden Substanzen bestehen im allgemeinen Diskrepanzen zwischen subjektiver Beurteilung durch Patienten und objektiven Parametern der Wirkung. Kontrollierte Studien zur Erfassung von klinischen und physiologischen Parametern fehlen oder konnten keinen überzeugenden Effekt dieser Präparate zeigen. Nachteilige Wirkungen einzelner Schleimverflüssiger sind vor allem bei Säuglingen berichtet worden. Dabei kann es zu vermehrter Flüssigkeitsansammlung in den Atemwegen kommen und u. U. sogar zu verzögerter Schleimelimination durch Entkoppelung der Zilien vom Schleim. Sehr häufig ist der Husten selbstlimitierend bzw. sistiert mit der Behandlung der Grundkrankheit.

Stridor

Unter Stridor versteht man ein ziehend-pfeifendes, musikalisches Geräusch, welches vorwiegend im Inspirium zu hören ist. Es entsteht durch Obstruktion und Vibrationen im Larynx oder durch dynamische Kompression des extrathorakalen Anteils der Trachea durch negativen intratrachealen Druck unmittelbar unterhalb einer Obstruktion. Besonders bei Säuglingen tritt aufgrund der Weichheit der Trachea eine solche dynamische Kompression vermehrt auf. Um die Obstruktion im Inspirium zu überwinden, muß der pleurale Druck noch negativer werden (bis zu –40 cm H_2O), was zu Einziehungen des suprasternalen Gewebes, des Sternums und der Rippenknorpeln führt. Dies ist verstärkt beim Säugling durch die erhöhte Compliance des Thorax zu beobachten.

Die häufigsten Ursachen für einen Stridor sind:

- *Akut:*
  - Laryngitis subglottica,
  - Epiglottitis,
  - Larynxfremdkörper,
  - „vocal cord dysfunction",
  - Retropharyngealabszeß;
- *chronisch:*
  - infantiler Larynx,
  - subglottische Stenose,
  - subglottisches Hämangiom,
  - Lymphangiom,
  - Stimmbandlähmung,
  - „vocal cord dysfunction",
  - Larynxzysten,
  - Ösophagusfremdkörper,
  - Trauma nach endotrachealer Intubation,
  - Gefäßanomalie (Aorta, Pulmonalis),
  - Tracheastenose, Tracheomalazie,
  - Mediastinaltumor.

Ein zusätzlicher exspiratorischer Stridor tritt wesentlich seltener auf und weist auf eine fixierte extrathorakale Stenose oder auf Beteiligung der intrathorakalen Trachea hin.

Verengungen in der Nase (Choanalatresie, Septumdeviation) oder im Pharynx (Adenoid- oder Tonsillarhypertrophie, Abszesse, Makroglossie, Mikrognathie, Zysten) können auch ein Stridorgeräusch erzeugen.

Beim Schnarchen kommt es zu Vibrationen der Uvula, des weichen Gaumens und der Zunge. Geringes Schnarchen muß nicht unbedingt Krankheitscharakter haben und tritt bei Kindern im Zuge von Infekten der oberen Atemwege vermehrt auf. Kommt es jedoch während des Schnarchens auch zu Apnoen, dann muß eine beträchtliche Obstruktion der oberen Atemwege in Betracht gezogen werden. Hypoxie, Hyperkapnie, pulmonale Hypertension und Cor pulmonale, Verhaltensstörungen, Kopfschmerzen und auffallende Tagesmüdigkeit können die Folge sein.

Bei der Beurteilung und Abklärung eines Stridors sind besonders zu berücksichtigen

- Alter des Kindes,
- akut oder persistierend auftretend,
- Zeitpunkt des Erstauftretens,
- begleitende Symptome (Infektzeichen, Dyspnoe, Stimme, Gefäß oder Herzanomalien, neurologische Entwicklung, Schluckstörungen, Schädelmorphologie),
- Inspiratorisch und/oder exspiratorisch,
- Lageabhängigkeit (Kopfhaltung, Bauchlage oder Rückenlage),
- Tag/Nacht-Unterschiede,
- psychisches Verhalten.

Da viele sehr unterschiedliche Ursachen für das Auftreten eines Stridors verantwortlich sein können, sind eine gründliche *Anamnese* und *körperliche Untersuchung* essentiell, um das weitere Vorgehen besser bestimmen zu können. Der Klangcharakter des Stridors weist schon häufig auf die Höhe der Läsion hin. So kommt ein „Schnüffeln" aus der Nase, ein „Karcheln" aus dem Rachen und eine zusätzliche exspiratorische Komponente aus der intrathorakalen Trachea. Durch die kindgerechte flexible Laryngotracheobronchoskopie steht dem pädiatrischen Pneumologen das wichtigste Werkzeug zur Abklärung eines Stridors zur Verfügung. Sehr häufig ist dies die einzig notwendige zusätzliche Untersuchung.

Manchmal sind auch Sonographie und bildgebende Verfahren sinnvoll und hilfreich, um die dem Symptom Stridor zugrunde liegende Krankheit diagnostizieren zu können.

Unabhängig von der Ursache bessert sich ein Stridor meist in Bauchlage. Dies ist besonders deutlich bei Kindern mit Pierre-Robin-Sequenz oder mit infantilem Larynx. Wie bei den anderen Symptomen respiratorischer Krankheiten richtet sich die weitere Therapie nach der Grundkrankheit.

Pfeifen und Giemen („wheezing")

Pfeifen und Giemen umschreiben ein kontinuierliches, hochfrequentes, musikalisches Atemgeräusch, welches vor allem in Exspirium gehört werden kann. Im Englischen wird dieses Geräusch mit „wheezing" umschrieben. Aus epidemiologischen Studien ist bekannt, daß Eltern von Kindern mit Asthma bronchiale das hörbare Asthmageräusch in verschiedenen deutschsprachigen Ländern recht unterschiedlich beschreiben. In den neuen deutschen Bundesländern etwa wird dafür das Wort „Fiepen" verwendet, während in den alten Bundesländern dasselbe Geräusch mit „Pfeifen und Keuchen" bezeichnet wird. In Österreich wird hingegen die Bezeichnung „Ziehen und Pfeifen" benutzt. Diese Unterschiede erschweren Vergleiche von Prävalenzen von Asthmasymptomen zwischen den einzelnen Ländern.

Pfeifen und Giemen ist ein sehr häufig auftretendes Symptom bei Kindern und entsteht durch Oszillationen in verengten mittleren und kleinen Atemwegen, manchmal auch durch lokale Verengung eines Hauptbronchus oder der distalen Trachea. Der Klangcharakter dieses Geräusches kann Hinweis auf die Lokalisation geben. Während das typische „wheezing" als polyphonisches Geräusch mit vielen unterschiedlichen Tönen aus der Peripherie stammt, imponiert eine Verengung eines zentraleren Abschnittes (Hauptbronchus) monophonisch, oder bei noch zentralerer Lokalisation (Trachea) als exspiratorischer Stridor. So bewirkt z. B. eine Erdnußaspiration bei einem Kleinkind meist ein monophonisches Geräusch, da die Nuß üblicherweise im Hauptbronchus steckt. Dies ist vor allem wichtig zur Abgrenzung gegenüber einer obstruktiven Bronchitis oder einem Asthmaanfall.

Da der Atemfluß in den kleinen und kleinsten Atemwegen zu gering und der Gesamtquerschnitt im Verhältnis zu den zentralen Atemwegen groß ist, ist anzunehmen, daß das hörbare „wheezing" bei Verengung der *kleinen* Atemwege durch dynamische Kompression der *großen* Atemwege entsteht. Ursache dafür sind erhöhte pleurale und intrapulmonale Drücke proximal („downstream") der peripheren Obstruktion, welche von außen auf die Atemwege wirken. Auch das gelegentlich hörbare inspiratorische „wheezing" kommt aus den zentralen Atemwegen und entsteht durch obstruierendes Sekret.

Mehrere Ursachen führen zum Auftreten von pfeifenden und giemenden Atemgeräuschen:

- *Akut:*
  - obstruktive Bronchitis/Bronchiolitis,
  - Asthmaanfall,
  - Fremdkörper in Trachea, Bronchus, Ösophagus;
- *rekurrierend oder persistierend:*
  - rekurrierende obstruktive Bronchitis,
  - Asthma bronchiale,
  - gastroösophagealer Reflux, Aspirationen,
  - zystische Fibrose,
  - Fremdkörper in Trachea, Bronchus, Ösophagus,
  - Tracheomalazie, Bronchomalazie, Trachealstenose, Bronchusstenose,
  - Kompression der distalen Trachea oder der Hauptbronchien (Tumor, Gefäßanomalien, Lymphknoten),
  - α_1-Antitrypsin Mangel.

Für die Differentialdiagnose muß untersucht werden, ob die Atemwegsobstruktion reversibel ist. Nach Inhalation eines β2-Mimetikums kommt es bei einer reversiblen Obstruktion (Asthma, obstruktive Bronchits) zu einer deutlichen Abnahme des „wheezing", während bei einer Fremdkörperaspiration oder einer anderen mechanischen Verengung das Geräusch sich kaum verändert. Bei Säuglingen und Kleinkindern wird die Reversibilität mittels Auskultation festgestelllt, bei größeren Kindern durch eine Untersuchung der Lungenfunktion. Bei Persistenz der Probleme oder Nichtansprechen auf eine Therapie muß eine Bronchoskopie zur weiteren Abklärung durchgeführt werden.

Zyanose

Bei der Zyanose kommt es zu einer Blauverfärbung der Haut und/oder der Schleimhäute. Diese entsteht, wenn mehr als 3 g Hämoglobin/100 ml arteriellem Blut nicht mit O_2 gesättigt sind. Aus diesem Grund ist verständlich, daß eine Zyanose bei polyzythämischen Kindern schneller, bei anämischen Kindern erst später sichtbar wird. Bei der peripheren Zyanose ist die Blaufärbung auf die Haut der Extremitäten begrenzt, während eine zentrale Zyanose auch die Zunge und die Schleimhäute betrifft.

Folgende 5 Mechanismen können zu einer Zyanose führen:

- alveoläre Hypoventilation,
- Störung der alveolokapillären Diffusion,
- Rechts-links-Shunt,
- Ventilations-Perfusions-Störung,
- inadäquater O_2-Transport durch Hämoglobin (Methämoglobinämie).

Eine Zyanose kann somit ein Symptom einer respiratorischen, kardiologischen oder hämatologischen Krankheit sein, welche alle bei der Abklärung berücksichtigt werden müssen.

Hämoptoe

Eine Hämoptoe tritt bei Kindern relativ selten auf. Verstanden wird darunter das Aushusten von Blut oder bluthaltigem Sputum. Letzteres ist fast nie gefährlich oder lebensbedrohlich und weist auf eine Infektion der Atemwege hin. Bei massivem oder reinem Blutabhusten ist eine schnelle Abklärung der Ursache unbedingt notwendig. Früher war die häufigste Ursache eine Lungentuberkulose. Heute tritt dies bei Kindern im deutschsprachigen Raum in den Hintergrund, und andere Ursachen sind zu berücksichtigen:

- Bronchiektasien, chronisch purulente Bronchitis (zystische Fibrose, Immunstörungen),
- Fremdkörper,

- Thoraxtrauma,
- rheumatische und Autoimmunkrankheiten (systemischer Lupus erythematodes, Wegener-Granulomatose, Dermatomyositis, Goodpasture-Syndrom),
- arteriovenöse Fehlbildungen, Telangiektasien,
- Lungenembolie,
- Lungensequester, Zysten,
- Lungenhämosiderose,
- Tumoren.

Bei der Abklärung der Ursachen sollte zuerst eine Blutung aus dem Nasen- und Rachenraum und ein *Bluterbrechen* ausgeschlossen werden. Als weitere Untersuchungen sind Thoraxröntgen, Bronchoskopie und evtl. auch eine Angiographie oder MRT Angiographie notwendig.

Thoraxschmerz

Der Thoraxschmerz kommt häufig bei größeren Kindern, jedoch selten bei jüngeren vor. Generell jedoch tritt er seltener auf als Kopf- oder Bauchschmerz. Primär muß eine organische Ursache ausgeschlossen werden. Manchmal findet sich eine solche Ursache nicht, und ein psychovegetatives oder funktionelles Geschehen wird vermutet. Dies trifft vor allem bei Adoleszenten zu. Sehr häufig sind die Beschwerden benigne und selbstlimitierend.

Typischer Ausgangspunkt für den Thoraxschmerz sind muskuläre oder skelettäre Probleme, manchmal jedoch auch Krankheiten der Lunge, der Pleura und des Zwerchfells sowie des Herzens, der Gefäße oder des Ösophagus. Auch abdominelle Krankheiten können als Thoraxschmerzen imponieren. Mögliche Ursachen sind:

- Krankheiten der Thorax- oder Abdomenmuskulatur, Myalgia epidemica (Pleurodynie);
- Kostochondritis, Tietze-Syndrom, Krankheiten der Wirbelsäule;
- Thoraxtrauma;
- Herpes zoster;
- Mastitis, Gynäkomastie;
- Pneumothorax, Pleuritis, zystische Fibrose, Bronchitis, Fremdkörper, Obstruktion;
- Pulmonalembolie;
- Mediastinalemphysem, Mediastinitis;
- chemische Pneumonitis;
- Sichelzellanämie;
- gastroösophagealer Reflux, Ösophagusfremdkörper, Hiatushernie, Verätzung, Dysphagia lusoria;
- Perikarditis, Myokarditis, Mitralklappenprolaps, idiopathische hypertrophe Subaortenstenose, falscher Abgang der linken Koronararterie aus der Pulmonalarterie, Koronaraneurysma, Arteritis;
- Pankreatitis, Cholezystitis;
- psychovegetativ: Angst, Herzstechen.

Eine gründliche Anamnese läßt schon viele Ursachen ausschließen und hilft gezielt, nur die notwendigen Abklärungsschritte zu setzen. Folgende Fragen sollten gestellt werden:

- Intermittierender oder permanenter Schmerz;
- spitz, lokalisiert (somatischer Thoraxwandschmerz) oder diffus, dumpf, ausstrahlend (viszeral);
- atemabhängig, Husten, Dyspnoe, Fieber;
- Beziehung zu Körperhaltung, Bewegung oder Anstrengung;
- abhängig vom Schlucken, retrosternales Brennen;
- Schmerzverhalten im Schlaf.

Häufig ist zur Abklärung und zur Therapie des Thoraxschmerzes eine Zusammenarbeit von pädiatrischem Pneumologen, Kardiologen, Orthopäden und Psychosomatiker notwendig.

Literatur

Pryor MP (1997) Noisy breathing in children: history and presentation hold many clues to the cause. Postgrad Med 101/2: 103–112
Martinati LC, Boner AL (1995) Clinical diagnosis of wheezing in early childhood. Allergy 50/9: 701–710
Clough J (1995) Managing stridor in children. Practitioner 239/1557: 724–728
Pianosi P, Al-sadoon H (1996) Hemoptysis in children. Pediatr Rev 17/10: 344–348
Leung AK, Robson WL, Cho H (1996) Chest pain in children. Can Fam Physician 42: 1156–1160

136.2 Anamnese und klinische Untersuchung

M. Rutishauser

Anamnese

Trotz der neuen Untersuchungsmethoden mittels moderner Apparate und Labormethoden hat die Anamnese und die klinische Untersuchung nichts von ihrer Wichtigkeit eingebüßt. Meist erspart sie unnötige Abklärungen und Kosten. Beim Kind unter dem 7. Lebensjahr handelt es sich fast immer um eine Fremdanamnese, d. h. die Auskunftspersonen sind die Eltern oder andere Bezugspersonen. In den späteren Lebensabschnitten sollte man die Befragung des Kindes miteinbeziehen. Die zuverlässigste Auskunft über das kranke Kind erhält man meist von der Mutter.

Familienanamnese. Bei vielen Atemwegskrankheiten spielt die *Vererbung* eine wichtige Rolle. Bei Verdacht auf Asthma bronchiale sollte man nach *atopischen Krankheiten* in der Familie, also nach Ekzem, Neurodermitis, Heuschnupfen oder Asthma bronchiale fragen. Ferner bei autosomal-rezessiv vererbten Krankheiten wie der zystischen Fibrose, der ziliären Dyskinesie oder bei autosomal-dominanten Leiden wie familiären Lungenfibrosen oder α1-Antitrypsinmangel nach Betroffenen in der näheren oder weiteren Familie.

Persönliche Anamnese.

- *Pränatale Störungen:*
  - Mütterliche Infekte?
  - Stoffwechselstörungen?
  - Nikotin, Drogen oder Medikamente (und -abusus)?
- *Neugeborenenperiode:*
  - Geburtsgewicht, Länge?
  - APGAR-Score?
  - Wiederbelebungsmaßnahmen?
  - Sauerstoff, Beatmung, Atemnot, Zyanose?
  - Asphyxie, Apnoe?

- Ernährungsschwierigkeiten?
- Adaptationsstörungen?
- Infekte?

- *Säuglings-/Kinderzeit:*
  - Somatische Entwicklung?
  - Kontakt mit Infektionskrankheiten sowie Immunisierung?
  - Ernährungsprobleme?
  - Bedeutsame respiratorische Krankheiten?
- *Andere Organsysteme:*
  - Appetit?
  - Körperliche Aktivität und Belastbarkeit?
  - Schlafstörungen?
  - Hautausschläge?
  - Magen-Darm-Symptome?
  - Neuromuskuläre Störungen?
  - Kardiovaskuläre Symptome?

Das Hauptaugenmerk der Anamnese richtet sich natürlich auf die *Atemwege*. Dabei beginnt man mit den hauptsächlichen Symptomen und Beschwerden oder dem Grund des Arztbesuches.

Ausmaß und Dauer der hauptsächlichen Atemwegssymptome sollten genau beschrieben werden. Wichtig sind ferner das zeitliche Auftreten (Tag-Nacht), die Auslöser und die Art des Auftretens (plötzlich oder langsam zunehmend). Das Lebensalter beim Beginn der Symptomatik gibt ebenfalls Hinweise auf die Art der Krankheit. Beginnen die Symptome bereits früh nach der Geburt, weist dies auf eine angeborene Mißbildung oder auf eine vererbte Krankheit hin. Bei Infekten ist die Frage nach der Ansteckungsquelle wichtig (Familie, Schule, Tagesheim...).

Auch die Dauer der klinischen Beschwerden ist zur Definition von Bedeutung. Unter 3 Wochen redet man von einer *akuten Krankheit*. Treten diese akuten Phasen mehrmals im Jahr mit symptomfreien Intervallen auf, nennt man die Krankheit *rezidivierend*. Bei einer Dauer von über 3 Monaten spricht man von einer *chronischen Krankheit*.

Bei der Umweltanamnese geht die Frage nicht nur nach Infekten, sondern auch nach dem Kontakt mit schädlichen inhalierten Stoffen wie organische Substanzen (u.a. Industrie und Verkehr), Passivrauchexposition und Holzöfen oder Gas. Ferner sind felltragende Haustiere, Pflanzen im und um das Haus wichtig. Bei der Frage nach den Wohnverhältnissen spielen Luftfeuchtigkeit, Staubgehalt im Schlafzimmer eine Rolle. Diese Fragen sind vor allem bei den exogen allergischen Alveolitiden und beim Asthma bronchiale wichtig.

136.3 Physikalische Untersuchung der Lunge

Die physikalische Untersuchung der Lunge wird in die *Inspektion*, die *Palpation*, die *Perkussion* und die *Auskultation* eingeteilt.

Inspektion

Thoraxform. Leichte Thoraxdeformitäten sind häufig und haben keine Auswirkungen auf die Lungenfunktion. Die *Trichterbrust* ist charakterisiert durch eine Eindellung des unteren Teil des Sternums. Unter einer *Hühnerbrust* (häufig bei Trisomie 21) versteht man ein kielförmiges Hervortreten des Brustbeins bei nach vorn gelagerten Rippenansätzen. Deformationen einer Thoraxhälfte sind durch angeborene Lungenhypoplasie (-aplasie), durch eine Pleuraschwarte oder durch Pneumektomie bedingt.

Eine schwere Kyphoskoliose verursacht im Gegensatz zu den erwähnten meist leichten Thoraxdeformitäten, die nur ein kosmetisches Problem sind, eine restriktive Ventilationsstörung, die mit der Zeit zu einer respiratorischen Insuffizienz führen kann.

Ist der sagittale Durchmesser des Thorax verlängert und die Thoraxform rund und nicht mehr oval, so reden wir von einem *Faßthorax*. Dieser kommt durch eine Lungenüberblähung oder ein Emphysem zustande. Der Thorax steht dabei in einer fast fixierten Einatmungsstellung, das Brustbein steht höher, und die Rippen verlaufen horizontal. Einen Faßthorax findet man am häufigsten bei Patienten mit zystischer Fibrose im fortgeschrittenen Stadium oder bei einem schweren chronischen Asthmatiker.

Atemtyp. Der Säugling ist ein reiner Abdominalatmer, d.h. er atmet fast nur mit dem Zwerchfell. Beim älteren Kind wird die Inspiration im Liegen zu 2/3 durch das Zwerchfell und zu 1/3 durch die Interkostalmuskeln bewerkstelligt, im Stehen ist es gerade umgekehrt. Die Exspiration ist ein rein passiver Vorgang.

Atemfrequenz. Sehr wichtig ist das Messen der Atemfrequenz in Ruhe, am besten im Schlaf. Dabei sollte auch das Atemmuster und die respiratorische Anstrengung mit in die Beurteilung einbezogen werden. Die Atemfrequenz ist altersabhängig (s. Abb. 136.1) und sollte während einer Minute ausgezählt werden. Die Langzeitregistrierung der Atemfrequenz gibt wichtige Informationen über den Verlauf chronischer Lungenkrankheiten. Das Frühzeichen einer respiratorischen Insuffizienz ist die Tachypnoe.

Atemzyklus. Das normale zeitliche Verhältnis von Inspiration und Exspiration beträgt 1:1,5. Bei bronchialer Obstruktion (Asthma, zystische Fibrose, obstruktive Bronchitis, Bronchiolitis) ist die Exspiration verlängert.

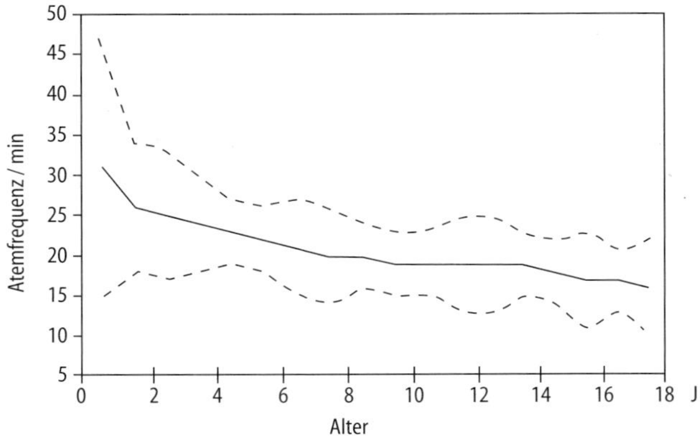

Abb. 136.1. Mittelwerte *(solide Linien)* ± 2 SD *(gestrichelte Linien)* der normalen Ruheatemfrequenz. Keine Geschlechtsunterschiede. Die Atemfrequenz geht mit zunehmendem Alter zurück und zeigt in den ersten 2 Lebensjahren die größte Variabilität. (Aus Iliff u. Lee 1952)

Symmetrie. Eine einseitige Einschränkung der Thoraxbewegungen sieht man u.a. bei reflektorischer Schmerzhemmung (Rippenfrakturen, Pleuritis, Pneumothorax), Pleuraschwarten oder bei Retraktionen (nach Lungenresektion).

Synchronie. Eine nicht synchrone Bewegung von Thorax und Abdomen wird als „paradoxe Atmung" bezeichnet. Sie tritt auf bei Zwerchfellparesen, nach Ermüdung der Zwerchfellmuskulatur oder nach Rippenserienfrakturen.

Palpation. Durch Auflegen der Hände auf beide Brustkorbhälften kann man die Symmetrie der Atembewegungen prüfen. Ein subkutanes Knistern läßt ein Hautemphysem vermuten, das man von außen ev. noch nicht sieht. Oft läßt sich auch ein Pleurareiben palpieren.

Stimmfremitus („99"). Man versteht darunter die palpierbaren Vibrationen der Thoraxwand bei niederfrequenter tiefer Phonation. Das lufthaltige Lungenparenchym leitet diese Vibrationen nur schlecht weiter. Der Stimmfremitus ist verstärkt bei Infiltration (zugleich Bronchialatmen), abgeschwächt, wenn die Schalleitung durch Flüssigkeit der Luft behindert wird (Pleuraerguß, Pneumothorax). Der Stimmfremitus läßt sich erst bei größeren Kindern zuverlässig prüfen. Bei kleineren Kindern kann man die einfacher durchführbare *Bronchophonie* (hochfrequentes Sprechen: „66") zu Hilfe nehmen, um evtl. ein größeres Lungeninfiltrat zu diagnostizieren.

Pulsus paradoxus. Ein Pulsus paradoxus entsteht neben einem Perikarderguß auch bei einem schweren Asthmaanfall oder einer massiven Atemwegsobstruktion. Klinisch stellt man den Pulsus paradoxus durch Palpation des A.-radialis-Pulses fest. Dieser verschwindet oder wird schwächer in der Inspiration. Objektiv wird er gemessen mit der Zunahme der Differenz des systolischen Blutdruckes zwischen Inspiration und Exspiration (physiologisch unter 20 mmHg).

Perkussion. Die Perkussion dient einerseits der Abgrenzung der Lunge gegenüber Nachbarorganen (Festlegung der unteren Lungengrenzen = abgrenzende Perkussion in In- und Exspiration), andererseits zum Vergleich des Luftgehaltes verschiedener Lungenabschnitte (vergleichende Perkussion).

Bei der vergleichenden Perkussion untersucht man zwei einander entsprechende Stellen der beiden Thoraxhälften. Man unterscheidet dabei einen sonoren, einen hypersonoren und gedämpften Klopfschall.

Eine *Dämpfung* entsteht, wenn sich kein lufthaltiges Gewebe mehr unter der Thoraxwand befindet (Pleuraerguß, Pleuraschwarte), ein *hypersonorer* Klopfschall bei Pneumothorax oder Lungenüberblähung.

Bei Säuglingen und Kleinkindern ist die Perkussion technisch außerordentlich schwierig durchzuführen und hat deshalb nicht die gleiche Bedeutung wie beim älteren Kind.

Auskultation. Die Auskultation ist immer noch der wichtigste Teil der physikalischen Untersuchung.

Technik. Der Säugling unter 3 Monaten wird auf Bauch und Rücken liegend auskultiert. Der ältere Säugling und Kinder sollten wenn möglich sitzend oder stehend untersucht werden und durch den offenen Mund atmen. Alle Lungenabschnitte (vorne und hinten) werden während einer Atemphase auskultiert. Nicht vergessen sollte man die Auskultation der Axilla, um nicht zentrale Pneumonien zu verpassen und um die Luftförderung beim schwer dyspnoischen Kind zu beurteilen.

Die beim Atmen auftretenden Geräuschphänomene werden in *Atemgeräusche* und *Nebengeräusche* eingeteilt. Beurteilt werden ihre Qualität, die Lokalisation, die Intensität und das zeitliche Auftreten.

Atemgeräusche. Das normale Atemgeräusch entsteht durch turbulenten Luftfluß in den zentralen Atemwegen (Trachea, große Bronchien). Direkt über der Trachea ist es als lautes fauchendes Geräusch hörbar. Dieses besteht aus einem gut abgegrenzten In- und Exspirium und wird als *Bronchialatmen* (zentrales Atemgeräusch) bezeichnet.

In die Lungenperipherie fortgeleitet ist es nur noch als leises, hauchendes Geräusch auskultierbar, weil die lufthaltige Lunge die hohen Frequenzen wegfiltert. Dieses *normale (periphere) Atemgeräusch* ist durch ein lautes gut abgrenzbares Inspirium, aber ein schlecht abgrenzbares Exspirium gekennzeichnet. Es wird fälschlicherweise als Vesikuläratmen bezeichnet.

a) Bronchialatmen: zentrales Atemgeräusch 200–2000 Hz,
b) Normales Atemgeräusch: peripheres Atemgeräusch 200–600 Hz.

Ist die Lunge infiltriert (Pneumonie!), fällt die Filterwirkung der lufthaltigen Alveolen weg. So auskultiert man über der Lungenperipherie das zentral entstandene Atemgeräusch als Bronchialatmen. Auch bei einem durch Erguß komprimierten weniger lufthaltigen Lungenabschnitt tritt das gleiche Phänomen auf (Kompressionsatmen).

Das Atemgeräusch ist abgeschwächt bei vermehrtem Luftgehalt der Lunge (Asthma), Luft oder Flüssigkeit zwischen Lunge und Thoraxwand (Pneumothorax, Pleuraerguß, Bulla) sowie verminderter Ventilation (Atelektase).

Nebengeräusche – pulmonal. (Begriffe „trocken" – „feucht" verlassen).

Kontinuierliche Nebengeräusche. Mehr als 250 msec dauernde mono- oder polyphone musikalische Geräusche, die im In- und Exspirium auftreten können.

Giemen-Pfeifen/Brummen: Kontinuierliche Nebengeräusche (früher „trockene Rasselgeräusche" genannt) entstehen bei partieller Obstruktion des Bronchiallumens, bei der sich die Wände fast berühren. Beim Durchtritt von Luft erzeugt die Oszillation der Bronchialwand Töne. Die Frequenz (Tonhöhe) wird durch das Ausmaß der Obstruktion, den Fluß sowie die Maße und Elastizität der vibrierenden Strukturen bestimmt.

Ursachen:

1. Sekret (Asthma, Bronchitis),
2. Spasmus der Bronchialmuskulatur (Asthma),
3. Schleimhautschwellung (Bronchitis, Asthma),
4. Schleimhautödem (Herzinsuffizienz),
5. dynamische Kompression oder Kollaps der Bronchialwand in der Exspiration („Bronchomalazie").

Weil die Bronchien während der Exspiration enger sind, treten die Nebengeräusche vor allem in dieser Atemphase auf. Bei stärkerer Einengung sind sie auch inspiratorisch hörbar. Die Lautstärke der Nebengeräusche ist kein Maß für den Grad der Obstruktion. Bei einer schweren bronchialen Obstruktion (Status asthmaticus) kann der Luftfluß so gering sein, daß keine Geräusche mehr entstehen und hörbar sind.

Diskontinuierliche Nebengeräusche. Kurzdauernde (unter 20 msec), gut abgegrenzte, nichtmusikalische Geräuschphänomene.

Aufgrund der Frequenz bzw. dem Entstehungsort (große – kleine Atemwege) unterscheidet man *grob- und feinblasige Rasselgeräusche.* Je nach Auftreten in den Atemphasen sind sie früh-, mittel-, spätinspiratorisch oder exspiratorisch. Wenn die Lunge infiltriert ist, sind sie *klingend* (ohrnah) sonst nichtklingend (ohrfern).

Rasselgeräusche entstehen beim Eröffnen kollabierter Alveolen und Bronchiolen, z.B. bei Linksherzinsuffizienz, Pneumonien, interstitiellen Lungenkrankheiten. Wegen der Instabilität von Bronchiolen und Alveolen kommt es bei der Exspiration zum Kollaps und bei der Inspiration (v.a. endinspiratorisch) zur Wiedereröffnung. Da die basalen Lungenabschnitte größeren Volumenschwankungen unterworfen sind als die apikalen, hört man sie zuerst basal.

Die für die *interstitiellen Lungenkrankheiten* (Lungenfibrose) charakteristischen endinspiratorischen, feinblasigen, ohrnahen, hochfrequenten Rasselgeräusche (ähnlich wie beim Öffnen eines Klettverschlusses) nennt man auch *Fibroseknistern.*

Tieffrequente, „grobblasige" Rasselgeräusche entstehen wahrscheinlich durch Passage von Luftblasen durch intermittierend verschlossene Bronchien und Sekret (produktive Bronchitis, Bronchiektasen). Diese Rasselgeräusche sind in- und exspiratorisch hörbar. Rasselgeräusche, die durch Entfaltung von Bronchiolen und Alveolen entstehen, treten nur während der Inspiration auf.

Nebengeräusche – pleural. Wenn viszerale und parietale Pleura durch einen Krankheitsprozeß verändert sind (z.B. Pleuritis), kommt es zu einem Reibegeräusch.

Dieses ist am besten endinspiratorisch, aber auch während der ganzen Atmung hörbar.

Literatur

Hilman B (1993) Clinical assessment of pulmonary disease in infants and children. In: Hilman B (ed) Pediatric Respiratory disease, Diagnosis and treatment. Saunders, Phialdelphia, pp 57–67
Iliff A, Lee VA (1952) Child Dev 23: 237
Pasterkamp H (1990) The history and physical examination. In: Chernick V (ed) Kendigs disorders of the respiratory tract in children, 5th ed. Saunders, Philadelphia, pp 56–76
Phelan P, Robertson CF, Olinsky A (1995) Respiratory diseases in children. Blackwell Scientific, Melbourne
Rutishauser M (1999) Anamnese und klinische Untersuchung. In: Rieger C, Hardt H von der, Sennhauser F, Wahn U, Zach M (Hrsg) Pädiatrische Pneumologie. Springer, Berlin Heidelberg New York

137 Diagnostische Methoden

M. S. Zach

Die Pädiatrische Pneumologie verfügt über ein Spektrum von fachspezifischen diagnostischen Methoden, die zum größeren Teil aus der Erwachsenenpneumologie übernommen und an die besondere Situation des Respirationstraktes von Kindern adaptiert wurden. Dies betrifft vor allem die Lungenfunktionsdiagnostik sowie die flexible fiberoptische Endoskopie des Luftweges.

137.1 Lungenfunktionsdiagnostik

Grundsätzliches. Dem Begriff „pädiatrische Lungenfunktionsdiagnostik" ist ein Spektrum von Methoden zuzuordnen, was erlaubt, die ventilatorischen Leistungen sowie diverse Teilfunktionen des Respirationstraktes von Kindern meßtechnisch zu erfassen.

Die gängigsten Methoden benötigen die Mitarbeit des Probanden und sind deshalb erst ab etwa dem 6. Lebensjahr einzusetzen. Dabei ermöglicht die Ruhespirometrie eine Messung der ein- bzw. ausgeatmeten Volumina. Gasdilutionsmethoden und Ganzkörperplethysmographie ergänzen diese Messung um das nicht ausatembare Residualvolumen und machen so die Erfassung der statischen Lungenvolumina komplett. Die mittels Spirometrie mögliche Darstellung der forcierten Exspiration in der Volumen-Zeit-Kurve, ergänzt durch die Registrierung desselben Atemmanövers als Fluß-Volumen-Kurve, ist die gängigste Methode zur raschen Erfassung und Quantifizierung von obstruktiven Lungenfunktionsstörungen. Diese luftwegsbezogene Diagnostik kann noch durch die ganzkörperplethysmographische Messung des Atemwegswiderstandes ergänzt werden. Der reversible Anteil einer Atemflußobstruktion ist im Bronchospasmolysetest erfaßbar. Die Bronchusprovokation geht in die Gegenrichtung; sie erlaubt mit Einsatz eines bronchokonstriktorischen Reizes die Messung der bronchialen Reagibilität. In der Peak-flow-Metrie wird mit einfachen Heimgeräten ein Langzeitprofil der Lungenfunktion erstellt.

Darüber hinaus wurden Methoden entwickelt, die eine Lungenfunktionsdiagnostik am Säugling und jungen Kleinkind ermöglichen. Diese Säuglingslungenfunktionsdiagnostik besteht aus einem Spektrum von zum Teil spezifischen (d.h. nicht aus der Erwachsenenpneumologie übernommenen) und mitarbeitsunabhängigen Techniken.

Weitgehend ungelöst ist die Frage einer Lungenfunktionsdiagnostik im Kleinkindesalter, wo einerseits nicht mehr die passive Toleranz für die Säuglingslungenfunktionsdiagnostik, andererseits noch nicht die aktive Mitarbeit für die konventionellen Methoden erreicht werden kann. Erste methodische Ansätze (z.B. Impulsoszillometrie) ermöglichen einen Vorstoß in diese traditionelle „Kleinkinderlücke".

Letztlich ergibt sich in der arteriellen Blutgasanalyse eine in jedem Alter verfügbare Möglichkeit zur globalen Beurteilung der Gasaustauschkapazität des Respirationstraktes.

Die Mitarbeit von Kindern in Form normierter Atemmanöver, aber auch der ruhige Schlaf eines sedierten Säuglings, sind nur erreichbar, wenn Ambiente und Personal auf die pädiatrische Diagnostik zugeschnitten sind. Eine Mitversorgung der Pädiatrie in erwachsenenmedizinisch tätigen Labors ist nicht zweckmäßig. Klinisch und wissenschaftlich relevante Diagnostik läßt sich nur mit eigenen pädiatrischen Meßplätzen erreichen.

Die Messung der Lungenfunktion von Kindern ist eine diagnostische Umsetzung der Atemphysiologie. Zum Aufbau eines methodisch adäquaten Labors, zur reproduzierbaren Registrierung der Atemmanöver, zur korrekten Ausmessung der Kurven sowie zur richtigen Interpretation des Meßergebnisses ist dementsprechend ein hohes Maß an atemphysiologischem Wissen unerläßlich. Die Auswahl der diagnostischen Techniken richtet sich nach der Art der zu erwartenden Funktionsstörung und nach der klinischen Fragestellung. Grundsätzlich ist hier zu bedenken, daß im Kindesalter die obstruktiven Lungenfunktionsstörungen, i.e. die physiologischen Auswirkungen von luftwegsverengenden Krankheitsprozessen, bei weitem überwiegen. Restriktive Funktionsstörungen, als physiologische Folge von Krankheitsprozessen, welche den gesamten Luftgehalt der Lungen gegenüber der Norm vermindern, sind im Kindesalter selten. Noch seltener ist ein atemphysiologisch relevanter Elastizitätsverlust der Lungen.

Im Weiteren wird eine Übersicht über die gängigsten Routinemethoden vermittelt. Einfachere, in der Praxis oder in kleineren Kinderabteilungen realisierbare Methoden wie Spirometrie und Fluß-Volumen-Kurve, werden ausführlicher dargestellt, komplexere Methoden nur kurz beschrieben.

137.2 Statische Lungenvolumina

Registrierung. Mit Spirometern läßt sich jene Gasmenge, die nach maximaler Inspiration ausgeatmet (exspiratorische Vitalkapazität) bzw. nach maximaler Exspiration eingeatmet (inspiratorische Vitalkapazität) wird, sowie alle ihre Teilvolumina erfassen. Jene nicht ausatembare Gasmenge, welche nach einem exspiratorischen Vitalkapazitätsmanöver in der Lunge verbleibt (Residualvolumen) kann nur mit ergänzend eingesetzten Gasdilutionsmethoden (Messung der funktionellen Residualkapazität und Subtraktion des exspiratorischen Reservevolumens) bzw. mit Hilfe der Ganzkörperplethysmographie (Messung des thorakalen Gasvolumens bei funktioneller Residualkapazität und Subtraktion des exspiratorischen Reservevolumens) quantifiziert werden.

Meßgrößen. Die Darstellung der statischen Lungenvolumina erfolgt im Volumen-Zeit-Diagramm (Abb. 137.1). Die kleinsten definierten Teileinheiten werden dabei als „Volumina", die Summe von Volumina als „Kapazität" charakterisiert. Die Terminologie ist der Legende von Abb. 137.1 zu entnehmen.

Befundung. Die statischen Lungenvolumina sind bei typischen Lungenfunktionsstörungen charakteristisch verändert. Aus der Abnormität eines einzelnen Parameters sollte allerdings keine Diagnose abgeleitet werden; eher ist das Veränderungsmuster mehrerer Meßwerte gesamtheitlich zu beurteilen. Eine weitere Verbesserung der Aussage ergibt sich bei kombinierter Betrachtung der statischen mit den dynamischen Volumina und den forcierten exspiratorischen Flußraten (s. Abschn. „Forciertes Exspirogramm" und „Exspiratorische Fluß-Volumen-Kurve").

Bei Vorliegen einer obstruktiven Funktionsstörung bewirken die verengten intrathorakalen Luftwege einen verfrühten Luftwegsverschluß in der Exspiration. Damit vergrößert sich das Residualvolumen (RV), und die Vitalkapazität (VC) ist entsprechend verringert. Die Ruheatmung ist zur Verhinderung eines Luftwegsverschlusses in ein höheres Lungenvolumen verlagert, was sich in einer Vergrößerung der funktionellen Residualkapazität (FRC) ausdrückt. Bei chronisch-obstruktiven Lungenkrankheiten verändert sich die Thoraxkonfiguration in Richtung Überblähung, und damit vergrößert sich auch die Totalkapazität (TLC).

Bei Vorliegen einer restriktiven Funktionsstörung sind alle Lungenvolumina proportional vermindert. Hier genügt die einfache Spirometrie nicht zur verläßlichen Diagnostik, da eine reduzierte VC allein nicht zwischen einer obstruktiven und einer restriktiven Funktionsstörung unterscheiden läßt; eine restriktive Funktionsstörung gilt erst mit Objektivierung einer reduzierten TLC als nachgewiesen.

Forciertes Exspirogramm

Registrierung. Unter einem forcierten Exspirogramm versteht man die Darstellung eines forcierten exspiratorischen

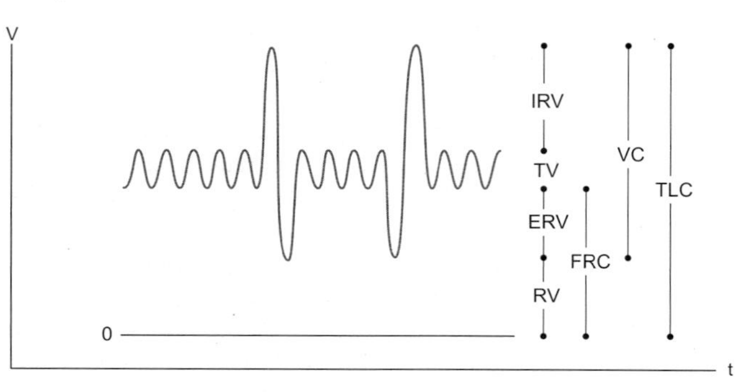

Abb. 137.1. Statische Lungenvolumina. Der Proband (gesunder 13jähriger Junge) unterbricht seine Ruheatmung für ein exspiratorisches und ein inspiratorisches Vitalkapazitätsmanöver. Darstellung im Volumen-Zeit-Diagramm. *V* Volumen, *t* Zeit, *0* Volumensnullpunkt der Lunge; *TLC* Totalkapazität („total lung capacity"), *VC* Vitalkapazität („vital capacity"), *FRC* funktionelle Residualkapazität („functional residual capacity"), *RV* Residualvolumen („residual volume"), *ERV* exspiratorisches Reservevolumen („expiratory reserve volume"), *TV* Atemzugsvolumen („tidal volume"), *IRV* inspiratorisches Reservevolumen („inspiratory reserve volume"). (Aus Zach 1999)

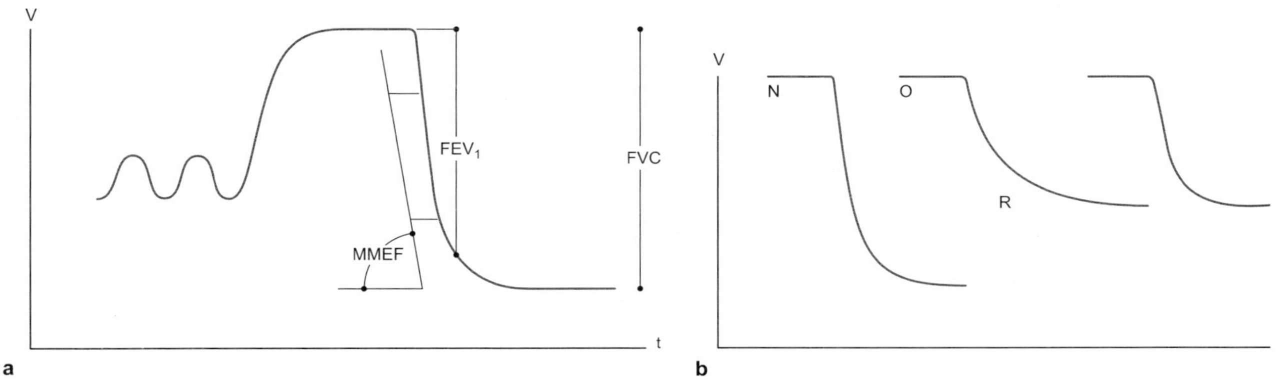

Abb. 137.2a. Forciertes Exspirogramm. Der Proband (gesunder 13jähriger Junge) atmet aus Ruheatmung maximal ein, hält die Atmung an und vollführt danach ein forciertes exspiratorisches Vitalkapazitätsmanöver. Darstellung im Volumen-Zeit-Diagramm. *V* Volumen, *t* Zeit; *FVC* forcierte Vitalkapazität („forced vital capacity"), FEV_1 Einsekundenkapazität („forced expiratory volume in the first second"), *MMEF* maximaler mittexspiratorischer Fluß („maximal midexpiratory flow"). **b** Forcierte Exspirogramme bei typischen Funktionsstörungen. Darstellung im Volumen-Zeit-Diagramm. *V* Volumen, *t* Zeit; *N* Normalkurve (gesundes 11jähriges Mädchen), *O* obstruktive Funktionsstörung (10jähriger Knabe mit akutem Asthma bronchiale), *R* restriktive Funktionsstörung (9jähriges Mädchen mit exogen-allergischer Alveolitis). (Aus Zach 1999)

Vitalkapazitätsmanövers im Volumen-Zeit-Diagramm. Zur Registrierung sind verschiedene Spirometertypen aber auch Pneumotachometer verwendbar. Zur Meßgenauigkeit dieser Geräte, zu ihrer regelmäßig notwendigen Kalibrierung und Überprüfung sowie zur Umrechnung der registrierten Volumina in Standardbedingungen (d.h. der in der Lunge vorherrschenden Körpertemperatur und Wasserdampfsättigung) existieren Richtlinien, welche in entsprechenden ausführlicheren Texten nachzulesen sind. Ebenso unterliegen die Darstellung, die anzustrebende Reproduzierbarkeit sowie die Auswertung standardisierten Richtlinien.

Meßgrößen. Die Normalkurve eines gesunden Kindes und die daraus meßbaren Parameter sind in Abb. 137.2a dargestellt.

Befundung. Das forcierte Exspirogramm wird als schnelle, apparativ einfache sowie reproduzierbare Methode in der Pädiatrie vor allem zur Objektivierung und Verlaufskontrolle von obstruktiven Atemwegskrankheiten intensiv genutzt. Abb. 137.2b zeigt typisch veränderte Kurven im Vergleich.

Die bei einer obstruktiven Funktionsstörung verengten intrathorakalen Luftwege bremsen die exspiratorische Strömung und verflachen damit die Kurve. Die Zeit bis zur vollständigen Entleerung der forcierten Vitalkapazität (FVC) ist verlängert. Wiewohl die FVC durch frühen Luftwegsverschluß verkleinert ist, findet sich meist die Einsekundenkapazität (FEV_1) noch stärker reduziert, was den sog. „Tiffeneau-Index" (FEV_1/FVC) abfallen läßt. Gelegentlich ist aber im Kindesalter bei überblähungsbedingter Zunahme des RV die FVC fast im selben Ausmaß wie die FEV_1 eingeschränkt; dementsprechend schließt ein noch im Normbereich befindlicher Tiffenau-Index eine obstruktive Funktionsstörung nicht aus.

Bei restriktiven Lungenfunktionsstörungen ist die Form des forcierten Exspirogramms kaum verändert; alle meßbaren Parameter sind in etwa demselben Ausmaß eingeschränkt, der Tiffenau-Index bleibt normal.

Maximale exspiratorische Fluß-Volumen-(MEFV-)Kurve

Registrierung. Hierbei handelt es sich um die Darstellung eines forcierten exspiratorischen Vitalkapazitätsmanövers im Fluß-Volumen-Diagramm. Im Vergleich zum Volumen-Zeit-Diagramm erlaubt diese Form der Registrierung einen vertieften atemphysiologischen Einblick, welcher mit Einschränkungen auch eine Differenzierung zwischen zentraler und peripherer Obstruktion sowie die Darstellung des inhomogenen Entleerungsverhaltens unterschiedlicher Lungeneinheiten zuläßt. Pneumotachometer, aber auch andere Strömungsmeßprinzipien, die Linearität über einen weiten Bereich sowie sensitive Erfassung niedriger Strömungen gewährleisten, eignen sich zur Registrierung. Das vom Probanden dazu geforderte Atemmanöver gleicht dem für das forcierte Exspirogramm. Die Registrierung der MEFV-Kurve unterliegt ebenfalls einer internationalen Standardisierung.

Meßgrößen. Die Normalkurve eines gesunden Kindes und die daraus meßbaren Parameter sind in Abb. 137.3a dargestellt.

Befundung. Der Vorteil der MEFV-Kurve gegenüber dem einfachen forcierten Exspirogramm liegt in der Möglichkeit eines vertieften atemphysiologischen Einblicks bei vergleichbar schneller Registrierung. Zusätzlich zur numerischen Auswertung der Kurve ist eine visuelle Formanalyse von hohem Informationsgehalt für den erfahrenen Befunder. Abb. 137.3b zeigt typisch veränderte Kurven im Vergleich.

Bei der obstruktiven Lungenfunktionsstörung ist die MEFV-Kurve in allen Dimensionen verkleinert. Die FVC ist zugunsten eines vergrößerten RV reduziert. Alle exspiratorischen Flußraten sind eingeschränkt. Bei inhomogener Entleerung kontrastiert ein wenig eingeschränkter Spitzenfluß mit massiv reduzierten mitt- und endexspiratorischen Flußraten; der deszendierende Teil der MEFV-Kurve hängt bogig zur Volumenachse durch.

Bei der restriktiven Lungenfunktionsstörung ist die MEFV-Kurve in allen Dimensionen gegenüber der Norm verkleinert, bleibt aber in ihrer Form normal.

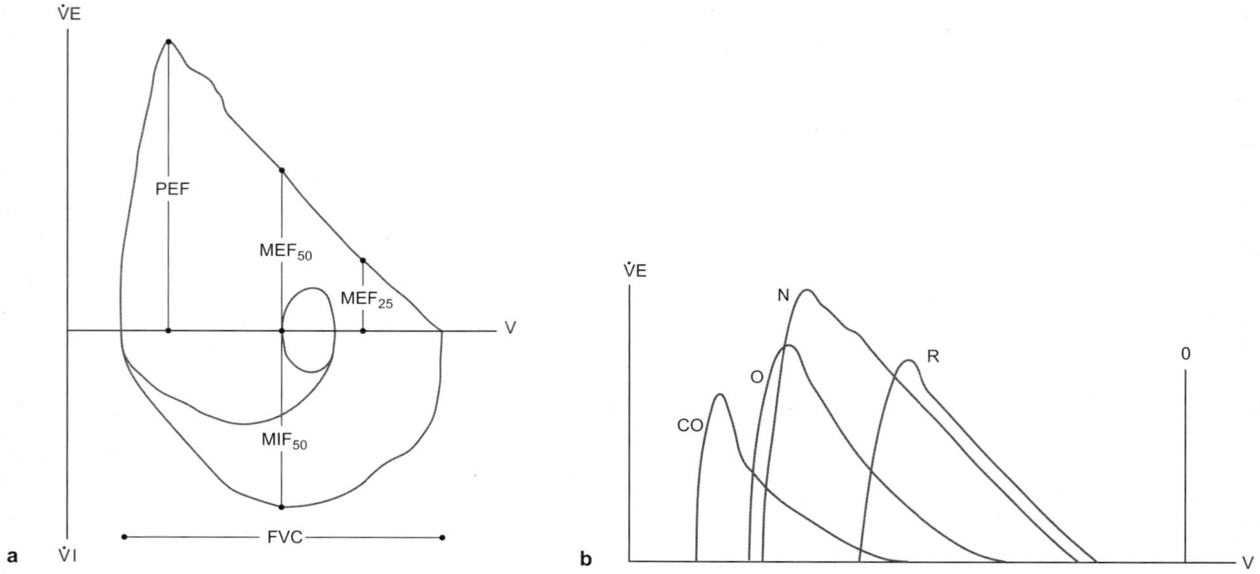

Abb. 137.3a. MEFV- und MIFV-Kurve. Der Proband (gesunder 13jähriger Knabe) atmet aus der Ruheatmung maximal ein, vollführt danach ein forciertes exspiratorisches Vitalkapazitätsmanöver (MEFV-Kurve); daran schließt sich ein forciertes inspiratorisches Vitalkapazitätsmanöver (MIFV-Kurve) an. *V* Volumen, *V'E* exspiratorische Strömung, *V'I* inspiratorische Strömung; *FVC* forcierte Vitalkapazität („forced vital capacity"), *PEF* Spitzenfluß („peak expiratory flow"), MEF_{50} maximaler exspiratorischer Fluß bei 50% FVC („maximal expiratory flow at 50% FVC"), MEF_{25} maximaler exspiratorischer Fluß bei 25% FVC („maximal expiratory flow at 25% FVC"), MIF_{50} maximaler inspiratorischer Fluß bei 50% Vitalkapazität („maximal inspiratory flow at 50% vital capacity"). **b** MEFV-Kurven bei typischen Funktionsstörungen. Zur gleichzeitigen Darstellung der Veränderungen in den statischen Lungenvolumina sind die MEFV-Kurven auf der Volumensachse am Volumensnullpunkt der Lunge ausgerichtet. *V* Volumen, *V'E* exspiratorische Strömung, *0* Volumensnullpunkt der Lunge; *N* Normalkurve (gesundes 11jähriges Mädchen), *O* obstruktive Funktionsstörung (10jähriger Knabe mit akutem Asthma bronchiale), *CO* chronisch obstruktive Funktionsstörung (12jähriges Mädchen mit Mukoviszidose), *R* restriktive Funktionsstörung (9jähriges Mädchen mit exogen-allergischer Alveolitis). (Aus Zach 1999)

Bei Stenosen der intrathorakalen Trachea kommt es zur Plateaubildung in der MEFV-Kurve.

Maximale inspiratorische Fluß-Volumen-(MIFV-)Kurve

Registrierung. Das forcierte inspiratorische Vitalkapazitätsmanöver wird üblicherweise nur als MIFV-Kurve registriert, da die Volumen-Zeit-Darstellung keine zusätzliche Information erbringt. Diese Registrierung erfolgt mit denselben Geräten wie die der MEFV-Kurve. Die Kombination von MEFV- und MIFV-Kurve ergibt die Fluß-Volumen-Schleife. Die Erweiterung des Atemmanövers um eine zusätzliche forcierte Inspiration ist dann sinnvoll, wenn eine atemphysiologische Beurteilung der oberen (extrathorakalen) Luftwegsfunktion angestrebt wird.

Meßgrößen. Die normale MIFV-Kurve eines gesunden Kindes ist ebenfalls in Abb. 137.3a dargestellt. Wiewohl ein maximaler mittinspiratorischer Fluß gemessen werden kann, genügt üblicherweise eine Formanalyse der Kurve zur Befundung.

Befundung. Bei strömungslimitierend wirksamen, variablen Stenosen des extrathorakalen Luftweges zeigt sich die resultierende Inspirationsbehinderung in Form einer Plateaubildung der MIFV-Kurve. Bei fixierten Stenosen findet sich, ungeachtet der Lokalisation dieser Einengung, eine Plateaubildung sowohl in der MEFV- als auch in der MIFV-Kurve, d.h. die gesamte Fluß-Volumen-Schleife ist von beiden Seiten her in der Strömungsdimension eingeschränkt.

Gasdilution. Gasdilutionsverfahren dienen zur Bestimmung der funktionellen Residualkapazität (FRC) und ergänzen damit die Spirometrie zur Gesamtheit aller statischen Lungenvolumina. Dazu wird entweder das Edelgas Helium in die Lungen ein- oder der in den Lungen vorhandene Stickstoff ausgewaschen.

Zur Heliumeinwaschung werden geschlossene Spirometersysteme mit dem Fremdgas beschickt. Nach Anschluß des Probanden verdünnt dessen Ruheatmung im weiteren die Heliumkonzentration, welche mit Hilfe eines Gasanalysators laufend gemessen wird. Aus dem Ausmaß des Konzentrationsabfalles kann auf das mit dem Spirometer verbundene Lungenvolumen rückgerechnet werden.

Bei der N_2-Auswaschung wird durch Atmung von reinem Sauerstoff der in den Lungen vorhandene Stickstoff ausgewaschen. Die FRC wird EDV-unterstützt aus dem kurvenförmigen Abfall der N_2-Konzentration berechnet.

Beide Methoden haben Schwächen, insbesondere bei Patienten mit obstruierten Atemwegen. Hier erreicht das eingewaschene Helium Alveolarbezirke hinter verschlossenen Luftwegen nicht mehr vollständig. Dementsprechend wird die FRC durch Nichterfassung dieses „trapped gas" unterschätzt. Bei der N_2-Auswaschung kann die bei Obstruktion verlängerte Messung durch aus dem Körper nachströmenden Stickstoff fehlerhaft werden.

Ganzkörperplethysmographie

Grundsätzliches. Der Ganzkörperplethysmograph ermöglicht die Messung des thorakalen Gasvolumens (TGV) und des Atemwegswiderstandes (Luftwegsresistance = „airway resistance" = R_{aw}). Die Registrierung erfolgt bei Spontanatmung. Die Mitarbeit des Kindes in Form bestimmter Atemmanöver ist nicht notwendig. Dies ermöglicht Messungen ab etwa dem 6. Lebensjahr, in Ausnahmefällen aber auch bei jüngeren Kindern. Die Ganzkörperplethysmographie ist ein apparativ sehr aufwendiges und methodisch komplexes diagnostisches Verfahren. Da sich bei unvollständiger Beherrschung der Technik zahlreiche Fehlermöglichkeiten ergeben, bleibt die Ganzkörperplethysmographie in der Regel größeren pädiatrischen Lungenfunktionslabors vorbehalten.

TGV-Messung. Der Plethysmograph ist eine geschlossene Kabine, in der der Proband sitzt. Die Messung des TGV stützt sich auf das Boylesche Gesetz, d.h. die Tatsache, daß unter isothermischen Bedingungen das Produkt aus Druck und Volumen eines Gases konstant bleibt. Der Proband atmet über das Mundstück gegen einen kurzen Verschluß an. Die resultierenden frustranen In- und Exspirationen werden am Mund als Druckschwankungen, die begleitenden Größenveränderungen des Thorax in der Box als Druckschwankungen (seltener bei anderem Bautyp auch direkt als Volumenschwankungen) registriert. Aus diesen Signalen kann auf das in diesen Atemversuchen abwechselnd komprimierte und dekomprimierte thorakale Gasvolumen rückgerechnet werden.

Ein praktischer Vorteil der Ganzkörperplethysmographie gegenüber der Gasdilution ist die Kürze der damit möglichen TGV-Messung. Im Gegensatz zu den Gasdilutionsverfahren wird auch hinter verschlossenen Luftwegen sequestriertes „trapped gas“ miterfaßt. Zur Registrierung der statischen Lungenvolumina wird deshalb in der Praxis die Ganzkörperplethysmographie häufiger mit der Spirometrie kombiniert als die Gasdilution. Meßfehler ergeben sich gelegentlich bei höhergradigen obstruktiven Funktionsstörungen, wo nach Verschluß am Mund kein vollständiger Druckausgleich zwischen dem oberen Luftweg und stark obstruierten Lungeneinheiten zustande kommt.

Messung des R_{aw}. Bei der plethysmographischen Messung des R_{aw} wird zuerst eine Druck-Strömungs-Kurve registriert, welche die durch die Atmung erzeugten Druckschwankungen in der Box zu der am Mund registrierten Strömung in Form einer sog. „Atemschleife“ in Beziehung setzt. Das unmittelbar anschließende Verschlußmanöver zur Messung des TGV ergibt dann das Verhältnis der atembedingten Boxdruckschwankungen zu den Alveolardruckschwankungen. Mit diesen Daten zu Druck und Strömung kann auf den Strömungswiderstand rückgerechnet werden.

Da sich der Strömungswiderstand in einem Röhrensystem mit der 4. Potenz des Radius ändert, ist der plethysmographisch gemessene R_{aw} ein hochsensitiver Parameter zur Erfassung einer obstruktiven Lungenfunktionsstörung. Gegenüber den spirometrischen Messungen hat der R_{aw} den Vorteil mitarbeitsunabhängig zu sein und den möglichen Einfluß von forcierten Atemmanövern auf die Weite der Luftwege zu vermeiden. Nachteile ergeben sich aus der hohen intraindividuellen Variabilität des R_{aw}.

Bronchospasmolyse. Nach Feststellung des Vorliegens einer obstruktiven Lungenfunktionsstörung kann der reversible (bronchospastisch bedingte) Anteil der Obstruktion mit Hilfe des Bronchospasmolysetestes objektiviert werden. Eine bronchodilatatorempfindliche obstruktive Lungenfunktionsstörung findet sich bei zahlreichen akuten und chronischen Luftwegskrankheiten, ist aber vor allem typisch für das Asthma bronchiale. Allerdings schließt ein negativer Bronchospasmolysetest das Vorliegen eines Asthma bronchiale nicht aus, da manche Exazerbationen und/oder schwere Krankheitsverläufe durch Verlust der Bronchodilatatorempfindlichkeit gekennzeichnet sind.

Vom Probanden wird nach der Basisdiagnostik ein $Beta_2$-Sympathomimetikum inhaliert. Dieses kann entweder in Form von 2 Hüben eines Dosieraerosols, inhaliert über einen passenden Spacer, oder aber als ein mit einem Düsenvernebler produziertes Aerosol, inhaliert über ein Mundstück, appliziert werden. 10–15 Minuten später wird die Lungenfunktionsdiagnostik wiederholt.

Grundsätzlich kann jeder obstruktionsanzeigende Lungenfunktionstest verwendet werden; meist kommt aber die Spirometrie zum Einsatz. Ein Anstieg des FEV_1 um 15% oder mehr gilt als signifikante Bronchodilatation.

Bronchusprovokation

Grundsätzliches. Die verfügbaren Methoden ermöglichen die Erfassung der bronchialen Hyperreagibilität, einer atemphysiologischen Auffälligkeit, die bei diversen respiratorischen Krankheiten im Kindesalter auftritt, insbesondere aber für das Asthma bronchiale typisch ist. Der Stellenwert derartiger Messungen in der klinischen Praxis ist noch umstritten. Manche betrachten die Quantifizierung der bronchialen Reagibilität noch immer als ausschließlich wissenschaftliche Methode. Andere sehen die Hyperreagibilität als Merkmal der asthmatypischen bronchialen Inflammation, was einen Einsatz in der Asthmadiagnostik und im langfristigen Asthmamanagement rechtfertigt.

Grundsätzlich kann zwischen pharmakologischen und nichtpharmakologischen Provokationsmethoden unterschieden werden. Aus klinischer Sicht scheinen in der Asthmabetreuung die nichtpharmakologischen Provokationen von größerer Relevanz zu sein, da sie mit Einsatz von natürlich auftretenden bronchokonstriktorischen Reizen eher als Labormodell der asthmatischen Sofortreaktion gesehen werden können. Als grundsätzlich lungenfunktionsverschlechternde Interventionen sollten Bronchusprovokationen nur unter entsprechender Sicherung in großen und erfahrenen Labors durchgeführt werden.

Pharmakologische Provokationen. Der hier verwendete bronchokonstriktorische Reiz ist die Inhalation von Histamin oder Metacholin. Aus Sicherheitsgründen bestehen die gängigen Protokolle aus der sequentiellen Inhalation von definierten Aerosolmengen mit schrittweise gesteigerter Bronchokonstriktorkonzentration und dazwischenliegender wiederholter Lungenfunktionsdiagnostik. Die bronchiale Reagibilität wird in Form jener Bronchokonstriktordosis oder -konzentration quantifiziert, welche in der entstehenden Dosis-Wirkungs-Kurve eine prädefinierte Lungenfunktionsveränderung (z.B. einen 20%igen Abfall des FEV_1) verursacht. Wie alle Aerosolmethoden kämpfen diese pharmakologischen Provokationen in der Pädiatrie mit dem Problem der Dosisanpassung an Probanden mit unterschiedlich großem Respirationstrakt.

Nichtpharmakologische Provokationen. Diese Methoden verwenden als Stimulus natürlich auftretende Reize, vor allem die Entstehung eines osmotischen Gradienten an der Oberfläche der bronchialen Mukosa. Zu nennen ist hier die Laufprovokation, die Inhalation von hypertoner Kochsalzlösung, die Inhalation von ultraschallvernebeltem, destilliertem Wasser sowie die Kaltlufthyperventilationsprovokation. Letztere ist gut standardisiert und hat den zusätzlichen Vorteil, die Problematik der Aerosoldosierung völlig zu umgehen. Konkret wird gekühlte und absolut trockene Luft aus einem Wärmeaustauscher über 4 Minuten unter eukapnischen Bedingungen hyperventiliert. Die bronchiale Reagibilität wird in Form der damit ausgelösten Lungenfunktionsveränderung (z.B. Abfall des FEV_1) quantifiziert. Die Kaltlufthyperventilationsprovokation imitiert durch den damit verursachten respiratorischen Wasser- und Wärmeverlust den Mechanismus des anstrengungsinduzierten Asthmas. Bei hyperventilationsbedingter Verlagerung der Anfeuchtungsleistung von der Nase in den unteren Luftweg entsteht ein osmotischer Gradient zwischen Bronchialepithel und periziliärer Flüssigkeit; eine dadurch induzierte Mediatorausschüttung aus reaktiven Zellsystemen führt zur Bronchokonstriktion.

Peak-flow-Metrie. Die Messung des Spitzenflusses („peak expiratory flow rate" = PEFR), d.h. der höchsten während einer forcierten Exspiration erreichten Ausatmungsströmung (s. auch Abb. 137.3a) ist mit relativ einfachen und billigen Kleingeräten möglich. Diesem praktischen Vorteil steht allerdings der Nachteil gegenüber, daß der PEFR anstrengungsabhängig bleibt und damit weniger luftwegstypisch ist als andere Parameter aus dem forcierten Exspirogramm.

Der klinische Einsatz der Peak-flow-Metrie resultiert aus der Möglichkeit, Peak-flow-Meter an Patienten mit chronisch-obstruktiven Atemwegskrankheiten abzugeben. Nach entsprechender Schulung können diese mit mehrfach täglichen Messungen ein Lungenfunktions- (PEFR-) Langzeitprofil erstellen, welches interessante und therapeutisch relevante Einblicke in den Verlauf der Krankheit ermöglicht. Die graphische Darstellung der Meßwerte in sog. „Peak-flow-Protokollen" erleichtert die Beurteilung.

Am häufigsten wird die Peak-flow-Metrie in der Langzeitbetreuung des Asthma bronchiale eingesetzt. Diese Krankheit dokumentiert sich im Peak-flow-Protokoll nicht nur durch die bei Exazerbationen abfallenden Meßwerte, sondern auch durch eine pathologisch gesteigerte intraindividuelle Variabilität des PEFR. Vor allem sinnvoll ist die Peak-flow-Metrie als Warnsignal in der Betreuung von Asthmapatienten, welche subjektiv die eintretende Bronchialobstruktion schlecht oder gar nicht wahrnehmen; auch wesentliche Entscheidungen im Selbstmanagement des Patienten (Bronchodilatatormedikation, Arztkontakt) können aus dem gemessenen PEFR abgeleitet werden.

Säuglingslungenfunktionsdiagnostik

Grundsätzliches. Diesem Begriff sind verschiedene Methoden zuzuordnen, die allesamt mitarbeitsunabhängig am schlafenden, sedierten Säugling zum Einsatz kommen. Oft kann der Altersbereich für diese Diagnostik auch bis über die erste Hälfte des 2. Lebensjahres ausgedehnt werden. Die meisten Techniken sind komplex; einzelne methodische Details sind noch Gegenstand der Diskussion. Der Umgang mit dieser Diagnostik benötigt ein hohes Maß an atemphysiologischer Expertise und detailliertes Wissen um die Besonderheiten der Atmung und Lungenfunktion beim Neugeborenen und Säugling. Da der Einsatz der Säuglingslungenfunktionsdiagnostik auch zeitlich und personell recht aufwendig ist, blieben diese Methoden bisher der Forschung in entsprechend spezialisierten Zentren vorbehalten. Allerdings dient die Verbesserung bestehender und die Entwicklung neuer Methoden dem erklärten Ziel, die Säuglingslungenfunktionsdiagnostik in der klinischen Routine zu etablieren. Dies würde dem Kliniker nicht nur eine bessere Beurteilung von akuten obstruktiven Lungenfunktionsstörungen in dieser Altersgruppe ermöglichen, sondern auch eine genauere Verlaufskontrolle bei Kindern mit chronischen Krankheiten des respiratorischen Systems erlauben.

Methoden. Das Spektrum der heute verfügbaren Methoden ist groß. Apparativ am einfachsten sind detaillierte Analysen der Ruheatmung, welche mit einem Säuglingspneumotachographen registriert wird. Die induktive Plethysmographie ermöglicht eine Aufzeichnung der Atembewegungen des Säuglings, inbesondere einen Vergleich von thorakalen und abdominellen Atemexkursionen. Die FRC des Säuglings kann in methodischer Analogie zum älteren Kind mit Hilfe der Heliumdilution oder der Stickstoffauswaschung gemessen werden. Eine weitere Analogie findet sich in der Säuglings-Ganzkörperplethysmographie, welche eine Messung des TGV und R_{aw} beim Säugling und jungen Kleinkind ermöglicht. Die Erfassung der dynamischen Atemmechanik erlaubt Einblicke in das mechanische Verhalten von Lungen, Luftwegen und Thorax während der Ruheatmung. Die dazu benötigten Signale sind Strömung, Volumen und transthorakaler Druck, welcher in Form einer Ösophagusdruckmessung registriert wird. Die Erfassung der passiven Atemmechanik benötigt nur am Mund registrierte Strömungs- und Drucksignale; durch einen endinspiratorischen Atemwegsverschluß wird eine kurze Relaxation der Atemmuskulatur bewirkt (Hering-Breuer-Reflex). Die Registrierung der folgenden passiven Exspiration erlaubt die Messung der Compliance und Resistance des respiratorischen Systems. Die forcierte Oszillationstechnik beruht auf der Einbringung sinusoidaler Druckwellen in den Respirationstrakt und daraus ableitbaren Impedanzdaten.

Besonderes klinisches Interesse haben jene Methoden gefunden, die Fluß- und Volumenmessung bei forcierten Exspirationsmanövern zulassen. Bei der einfachen Thoraxkompressionsmethode wird diese forcierte Exspiration durch das plötzliche Aufblasen eines den Thorax umgebenden, blutdruckmanschettenartig konstruierten Westchens bewirkt. Eine spätere Modifikation dieser Technik hebt vor diesem Manöver das Lungenvolumen durch positiven Atemwegsdruck an. Die resultierende exspiratorische Fluß-Volumen-Kurve erstreckt sich über einen weiteren Volumenbereich und gleicht damit der MEFV-Kurve des älteren Kindes.

137.3 Arterielle Blutgasanalyse

Grundsätzliches. Arterielles Blut wird durch Arterienpunktion (z.B. A. radialis) in Lokalanästhesie gewonnen; unter intensivmedizinischen Bedingungen empfiehlt sich bei Notwendigkeit wiederholter Messungen das Legen einer arteriellen Verweilkanüle. Weniger genau, aber auch weniger invasiv ist die Abnahme von „arterialisiertem" Kapillarblut nach Applikation einer hyperämisierenden Salbe. Die arterielle Blutgasanalyse erlaubt eine globale Beurteilung der ventilatorischen und gasaustauschenden Funktion des Respirationstraktes.

Ventilation. Diese wird durch die Messung des arteriellen Kohlendioxidpartialdruckes ($paCO_2$) beurteilt. Jede in Relation zu den metabolischen Bedürfnissen des Gesamtorganismus unterdimensionsierte Ventilation äußert sich in einem Anstieg des $paCO_2$, wobei hier nicht zwischen einer zentral bedingten, neuromuskulär verursachten und aus einer Krankheit des Respirationstraktes resultierenden Hypoventilation unterschieden werden kann. Eine Einbeziehung des gesamten Säure-Basen-Haushaltes in die Befundung erlaubt bei erhöhtem $paCO_2$ die Differenzierung zwischen schnell eingetretener und chronischer respiratorischer Insuffizienz. Bei rascher Dekompensation hat das relativ langsam reagierende renale System noch keinen Einfluß auf den Säure-Basen-Haushalt. Dementsprechend ist der pH-Wert als Ausdruck einer respiratorischen Acidose abgefallen, während sich der Basenüberschuß (Base excess = BE) noch um Null findet. Bei länger dauernder respiratorischer Insuffizienz ist hingegen der BE-Wert ins Positive verschoben.

Gasaustausch. Der arterielle Sauerstoffpartialdruck (paO_2) erlaubt über die Berechnung der alveoloarteriellen Sauerstoffpartialdruckdifferenz ($AaDO_2$) eine Beurteilung der Gasaustauschkapazität des respiratorischen Systems, welche lungenspezifisch, d.h. von extrapulmonalen Ursachen einer respiratorischen Insuffizienz unberührt, bleibt.

Zur Berechnung ergibt sich der paO_2 aus der arteriellen Blutgasanalyse, der alveoläre Sauerstoffpartialdruck (pAO_2) kann nach der Formel $pAO_2 = pIO_2 - pACO_2/0{,}8$ berechnet werden. Dabei ist pIO_2 der Partialdruck des inspirierten Sauerstoffes, $pACO_2$ der Partialdruck des alveolären CO_2, welches den eingeatmeten Sauerstoff verdünnt. Bei ausgezeichneter Diffusion des CO_2 und vollständigem Ausgleich zwischen kapillärem und alveolärem Kompartment kann der $paCO_2$ für den $pACO_2$ substituiert werden. Da mehr CO_2 ausgeschieden als O_2 aufgenommen wird, geht auch der respiratorische Austauschquotient, welcher mit 0,8 approximiert werden kann, in diese Berechnung ein. Der pIO_2 errechnet sich als 21% des Gesamtluftdruckes (Barometerdruck = P_B), von dem allerdings 47 mmHg für den Partialdruck der bei Einatmung stattfindenden Wasserdampfsättigung subtrahiert werden müssen: $pIO_2 = (P_B - 47) \times 0{,}21$.

Der Normalbereich der $AaDO_2$ (pAO_2-paO_2) liegt bei 0–10 mmHg. Im Kindesalter resultiert eine pathologisch erhöhte $AaDO_2$ vor allem aus einer Ventilations-Perfusions-Imbalanz. Bei disseminierter peripherer Luftwegsobstruktion kann die arterielle Gefäßregulation nicht mehr vollständig gleichziehen. Es resultieren unterbeatmete, aber noch durchblutete (Shunt) sowie unterdurchblutete, aber noch beatmete (Totraum) Alveolarbezirke. Somit wird die $AaDO_2$ zu einem gut verwendbaren globalen Maß der ventilatorischen Verteilungsstörung und dem daraus resultierenden „mismatching" von Ventilation und Perfusion.

Praxis. Ein pädiatrisches Lungenfunktionslabor sollte klimatisiert und gegen elektrostatische Aufladung gesichert sein. Auf Schallisolierung und einen ruhigen Wartebereich ist ebenfalls zu achten. Von besonderer Bedeutung ist ein freundliches, ruhiges und kindergerechtes Ambiente.

Das Personal soll auf den Umgang mit Kindern spezialisiert sowie atemphysiologisch und methodisch ausgezeichnet ausgebildet sein. Relevante praktische Kenntnisse werden am besten in den größeren Lungenfunktionslabors von pädiatrisch-pneumologischen Zentren erworben.

Jedes Labor benötigt eine Routine zur Qualitätssicherung, einschließlich der regelmäßigen Kalibrierung und Überprüfung der Geräte. Dies wird durch Service- und Reparaturleistungen der Hersteller oder einer entsprechend kompetenten Werkstatt ergänzt.

Darüber hinaus benötigt jedes Lungenfunktionslabor ein Hygieneprotokoll, welches die Reinigung der Geräte laut Herstellerangabe, aber auch andere Maßnahmen wie die Überprüfung durch Abstriche und die Verwendung von Einmalmundstücken und Bakterienfiltern regelt. Dies ist besonders für die Diagnostik bei infektiösen oder infektionsgefährdeten Patienten von Bedeutung.

Vor jeder Messung wird dem Kind Gerät und Diagnostik altersgerecht erklärt und das benötigte Atemmanöver trainiert. Dazu können illustrative Spiele (z.B. die Vorstellung, Kerzen auf einer Geburtstagstorte auszublasen) herangezogen werden. Technische Details der dann folgenden Registrierung, wie Körperposition, Art und Gebrauch des Mundstückes, das Tragen einer Nasenklemme, sowie Kriterien zur Annahme oder zum Verwerfen der Kurven sind standardisiert. Die gängigsten Fehler der Probanden in der Durchführung der benötigten Atemmanöver sind erfahrenem Personal geläufig. Grundsätzlich wird die Registrierung solange wiederholt, bis diese Fehler vermieden werden und eine ausreichende Reproduzierbarkeit erreicht ist. Keinesfalls soll aber ein überfordertes oder verängstigtes Kind unter Druck gesetzt werden. In solchen Fällen empfiehlt sich eher die Wiederholung der Untersuchung zu einem späteren Zeitpunkt.

Referenzwerte. Die mit Lungenfunktionsmeßgeräten registrierten Signale müssen aus ihrer absoluten Dimension in Prozent Referenz-, Soll-, oder Normalwert umgerechnet werden. Dies ermöglicht den sinnhaften Vergleich zwischen Messungen, die, wie in der Pädiatrie üblich, an Patienten mit unterschiedlich großem Respirationstrakt erhoben werden. Am engsten korrelieren die gängigen Lungenfunktionsparameter mit Geschlecht und Körpergröße. Obwohl die Umrechung heute in der Regel durch die Software des Gerätes automatisiert durchgeführt wird, sollte der Befunderheber diesen Vorgang und die damit verbundene Problematik verstehen und auf Eignung für die eigenen diagnostischen Bedürfnisse überprüfen. Insbesondere die Frage, ob die verwendeten Referenzwerte für die zu untersuchende pädiatrische Population als passend zu betrachten sind, ist kritisch zu evaluieren. Idealerweise sollten Referenzwerte aus Untersuchungen stammen, die an derselben Population mit exakt derselben Methodik durchgeführt wurden. Studien, die Referenzwerte für alle beabsichtigten Meßmethoden liefern, gewährleisten, daß das Muster der in Prozent Sollwert ausgedrückten Parameter in sich atemphysiologisch sinnhaft bleibt.

Befundung. Bei gesunden Kindern unterliegen sowohl Lungengröße als auch daraus ableitbare andere atemphysiologische Dimensionen einer beträchtlichen interindividuellen Variabilität. Dies bedingt eine breite Streuung der Normwertbereiche. Wenn ein Meßwert in diesem Normbereich liegt, ist daher noch nicht gewährleistet, daß dieser einen Normalbefund anzeigt.

Vorzuziehen ist hier eine longitudinale Beurteilungsstrategie, welche jeden Probanden als eigene Referenzperson heranzieht. Gestützt auf eine relativ enge intraindividuelle Variabilität einzelner Meßgrößen erlaubt diese Vorgangsweise, nach Ermittlung eines „individuellen Optimums", eine aussagekräftige Langzeitbeobachtung von chronischen respiratorischen Krankheiten.

Kompetente Lungenfunktionsbefundung vermeidet die isolierte Betrachtung einzelner Meßgrößen. Vielmehr werden die Veränderungen eines ganzen Spektrums von Parametern zueinander in Beziehung gesetzt und daraus ein physiologisch orientiertes „Lungenfunktionsbild" entwikkelt. Dies wird durch eine sorgfältige Formanalyse der registrierten Kurven ergänzt und unterstützt.

Indikationen. Die Indikationsstellung zur Lungenfunktionsdiagnostik ist ebenso wie die Auswahl der dabei eingesetzten Methoden für die Vielfältigkeit der klinischen Arbeit mit respiratorisch erkrankten Kindern kaum standardisierbar. Unersetzlich ist in dieser Indikationsstellung eine persönliche Synthese von klinischem und atemphysiologischem Wissen. Nur so können gängige Fehler wie Vernachlässigung der Lungenfunktion, Untersuchungen zum klinisch falschen Zeitpunkt, unnötig häufige Untersuchungen sowie Auswahl falscher Methoden vermieden werden.

Grundsätzlich ist zu bedenken, daß die im Kindesalter so häufige obstruktive Funktionsstörung mit keiner anderen diagnostischen Methodik so sensitiv, präzise, reproduzierbar und belastungsfrei erfaßt werden kann. Weder die klinische Untersuchung noch die Radiologie können hier eine vergleichbare Sensitivität aufweisen. Darüber hinaus ergibt nur die Lungenfunktionsdiagnostik einen quantifizierbaren Befund. Die Führung eines Patienten mit Atemflußobstruktion im „lungenfunktionsfähigen" Alter ohne wiederholten Einsatz der Funktionsdiagnostik ist heute als obsolet zu betrachten.

Viele klinische Fragestellungen an die pädiatrische Lungenfunktionsdiagnostik können mit relativ einfachen Methoden wie Spirometrie und Fluß-Volumen-Kurve ausreichend beantwortet werden. Diese diagnostischen Techniken sind apparativ relativ einfach und nach ausreichender atemphysiologischer und methodischer Schulung dem niedergelassenen Pädiater ebenso wie kleineren Kinderabteilungen uneingeschränkt zugänglich. Bei exklusiver Nutzung von nur einigen wenigen Techniken sollte man sich aber auch der Limitation eines derartigen diagnostischen „Normalspektrums" bewußt sein und die Führung von komplexeren Fällen durch regelmäßige Konsultation eines umfassender ausgestatteten Zentrums absichern.

137.4 Endoskopie

Grundsätzliches. Bis in die späten 70er Jahre war die diagnostische Endoskopie des Luftweges bei Kindern nur mit starren Geräten am narkotisierten Patienten möglich. Erst die Entwicklung entsprechend dünner fiberoptischer Endoskope erlaubte die flexible Luftwegsendoskopie am sedierten, spontan atmenden, pädiatrischen Patienten. Damit ergab sich eine Reihe von Vorteilen: Die flexible Technik ist nicht nur schonender, sie erlaubt auch weiter periphere Einblicke und macht mit starren Geräten traditionell schlecht beurteilbare Bronchialabschnitte (z.B. rechter Oberlappen) uneingeschränkt zugänglich. Vor allem erlaubt sie aber beim spontan atmenden Kind eine bessere Beurteilung von Instabilitätsphänomenen und druckabhängig variablen Stenosen. Daher wird heute in der pädiatrischen Pneumologie zur Luftwegsdiagnostik nahezu ausschließlich die flexible Endoskopie eingesetzt. Nach wie vor sind aber die meisten therapeutischen Indikationen (z.B. Fremdkörperentfernung) Domäne der starren Bronchoskopie.

Grundsätzlich ist die flexible fiberoptische Endoskopie des Luftweges bei Kindern eine invasive Methode, welche ein hohes Maß an manueller Geschicklichkeit und beträchtliche diagnostische Kompetenz voraussetzt. Beide Qualifikationen sind nur über eine längere Schulung zu erwerben und nur mit einer hohen persönlichen Untersuchungsfrequenz zu erhalten. Dementsprechend sollte die flexible fiberoptische Luftwegsendoskopie ausschließlich größeren pädiatrisch-pneumologisch tätigen Zentren vorbehalten bleiben.

Geräte/Ausstattung. Ein flexibles Endoskop besteht aus Glasfaserbündeln, von denen ein Teil Licht zur Spitze des Endoskops leitet und ein anderer Teil für den optischen Rücktransport des Bildes verantwortlich ist. Feine Seilzüge ermöglichen eine Flexion des vorderen Geräteendes. Ein Kanal dient zum Absaugen von Sekret, aber auch zur Instillation von Flüssigkeiten und zum Vorschieben von Zusatzgeräten. Der Außendurchmesser der verschiedenen heute in der Pädiatrie verfügbaren flexiblen Endoskope liegt zwischen 2,2 und 5 mm.

Das hintere Ende des Gerätes ermöglicht die Verbindung mit der Lichtquelle und einem für das Absaugen benötigten Vakuum. Darüber hinaus trägt es Okular oder Videokamera. Letztere dient zur direkten Übertragung des Bildes auf einen am Fußende des Untersuchungstisches im Blickfeld des Untersuchers positionierten Monitor. Damit ergibt sich für den Untersucher eine entspanntere Haltung als beim ständigen Vorbücken über ein Okular, weitere Personen können die Untersuchung mitverfolgen und die gesamte Untersuchung kann mit einem Videorecorder aufgezeichnet werden.

Ein Endoskopieraum verfügt darüber hinaus über eine Untersuchungsliege, Geräte zum Monitoring des Patienten, medizinische Gase sowie diverse rasch greifbare Notfallmedikamente und Reanimationseinrichtungen.

Untersuchung. Diese erfolgt am prämedizierten und tief sedierten Patienten. Der Untersucher steuert das Gerät mittels Rotation und Flexion der Spitze. Über den Kanal wird ein Lokalanästhetikum vor dem Vorschieben des Gerätes in den zu untersuchenden Luftwegsabschnitt eingebracht. Häufigster Zugang ist die Nase. Das Gerät kann aber auch über einen Endotrachealtubus oder eine Tracheostomakanüle eingeführt werden. Spezielle druckdichte Pforten ermöglichen die Untersuchung am beatmeten Patienten.

Dem Untersucher wird durch mindestens 2, besser 3 Personen assistiert. Deren Aufgaben verteilen sich auf Zureichungen, Fixieren des Patienten, Beobachtung von Monitor und vitalen Funktionen sowie Bedienung des Videorecorders.

Indikationen. Die Indikationen zur flexiblen fiberoptischen Endoskopie von seiten des oberen Luftweges sind chronische Obstruktionssymptome, insbesondere persistierender inspiratorischer Stridor. Dieser ist ohne Ausnahme mittels Endoskopie abklärbar. Tracheostomierte Patienten sollten regelmäßig endoskopisch auf tracheostomatypische Komplikationen evaluiert werden.

Häufige Indikationen von seiten der unteren Luftwege sind chronisch persistierende atelektatische oder infiltrative Veränderungen sowie andere radiologisch auffällige, lokalisierte Belüftungsstörungen. Darüber hinaus bietet das Bronchoskop die Möglichkeit, Material aus dem unteren Respirationstrakt zur weiterführenden (z.B. mikrobiologischen) Aufarbeitung durch Absaugung zu gewinnen. Eine häufige Indikation ist die Durchführung einer bronchoalveolären Lavage (s. unten). Gelegentlich ergibt sich auch eine therapeutische Indikation zur Instillation von Kochsalzlösung, mukolytischen Substanzen oder Surfactant bzw. zur Absaugung von Sekret. Keine Indikation ist der dringende Verdacht auf akute Fremdkörperaspiration; hier empfiehlt sich die primäre Untersuchung mit dem starren Bronchoskop, mit welchem dann gleich der Fremdkörper entfernt werden kann.

Kontraindikationen/Komplikationen. Grundsätzlich sind Untersuchungen in jedem Alter und bei jeder Körpergröße möglich. Absolute Kontraindikationen existieren nicht. Zurückhaltung empfiehlt sich vor allem bei Gerinnungsstörungen und kritischer kardiorespiratorischer Insuffizienz.

Als Komplikation droht die Hypoventilation bei Mißverhältnis zwischen Außendurchmesser des Gerätes und innerer Weite des Luftweges. Allerdings ist dies durch richtige Gerätewahl, schnelle Untersuchungstechnik und Früherkennung vermeid- bzw. prompt beseitigbar. Nasenbluten, mechanische Läsionen der Luftwegsmukosa sowie postendoskopischer Stridor sind ebenfalls bei guter Untersuchungstechnik vermeidbar.

137.5 Bronchoalveoläre Lavage (BAL)

Grundsätzliches. Bei der BAL wird das Endoskop soweit vorgeschoben, daß es den Bronchus abdichtet, dann wird portionsweise sterile physiologische Kochsalzlösung eingespült und anschließend als bronchoalveoläre Lavageflüssigkeit wieder abgesaugt. Verschiedenste technische Details dieses Vorgehens (Volumen, Verweildauer, Sog, etc.) sind zur Zeit Gegenstand von Standardisierungsbemühungen.

Aufarbeitung. Die gewonnene bronchoalveoläre Lavageflüssigkeit kann zytologisch, biochemisch und mikrobiologisch aufgearbeitet werden. Die gewonnenen Zellen werden gezählt und differenziert; mit einer Dominanz von pulmonalen Makrophagen scheint das normale BAL-Zellbild des Kindes dem des Erwachsenen zu gleichen. Der Bestimmung von gelösten Substanzen in der Lavageflüssigkeit (z.B. Mediatoren) sind grundsätzlich keine Grenzen gesetzt; allerdings kämpft hier jede quantitative Analyse mit dem ungelösten Problem des variablen Lösungsvolumens. Die mikrobiologische Analyse schließt neben Färbung und Kultur auch Immunofluoreszenz und molekulare Techniken (Polymerasekettenreaktion und In-situ-Hybridisierung) ein.

Indikationen. Der diagnostische Einsatz der BAL bei pulmonalen Krankheiten und Komplikationen im Kindesalter wird heute lebhaft diskutiert. Das Indikationsspektrum scheint sich aber mit zunehmender Erfahrung schrittweise zu erweitern. Beim immundefizienten Patienten ergibt sich eine etablierte Indikation der BAL aus der mikrobiologischen Abklärung von akuten pneumonischen Infiltrationen sowie von pulmonalen Komplikationen bei HIV-Infektion.

Beim immunkompetenten Patienten ist das Indikationsspektrum noch beschränkt. Der Verdacht auf endobronchiale Tuberkulose kann mit Bronchoskopie und BAL abgesichert werden. Bei Mukoviszidose scheint mittels BAL eine frühere Erkennung bzw. nähere Identifikation der bakteriellen Kolonisation möglich. Der Einsatz der BAL bei den im Kindesalter seltenen chronischen interstitiellen Lungenkrankheiten wird zur Zeit evaluiert.

Weitere Diagnostik. Mit speziellen Zangen kann über das flexible Endoskop eine bronchiale oder transbronchiale Biopsie zur histologischen Untersuchung entnommen werden. Allerdings sind die dabei gewonnenen Proben sehr klein, was ihre diagnostische Aussagekraft schmälert.

Mit speziellen Bürsten kann Zellmaterial von der bronchialen Mukosa entnommen werden. Diese Bronchialepithelzellen sind z.B. elektronenmikroskopisch analysierbar, was sich in der Diagnose einer primären ziliären Dyskinesie als hilfreich erweist.

Literatur

Eber E (1997) Bronchoalveolar lavage in children. Eur Respir Mon 5: 136–161

Eber E, Zach M (1995) Flexible fiberoptische Bronchoskopie in der Pädiatrie – Eine Analyse von 420 Untersuchungen. Wien Klin Wochenschr 107: 246–251

Hibbert ME, Lannigan A, Landau LI, Phelan PD (1989) Lung function values from a longitudinal study of healthy children and adolescents. Pediatr Pulmonol 7: 101–109

Leupold W (1999) Ganzkörperplethysmographie und Gasdilution. In: Rieger C, Hardt H von der, Sennhauser F, Wahn U, Zach MS (Hrsg) Pädiatrische Pneumologie. Springer, Berlin Heidelberg New York, S 165–171

Quanjer PH, Tammeling GJ, Cotes JE, Pedersen OF, Peslin R, Yernault JC (1993) Lung volumes and forced ventilatory flows. Report working party standardization of lung function tests, European Community for steel and coal. Official statement of the European Respiratory Society. Eur Respir J 6 (Suppl 16): 5–40

Quanjer PH, Borsboom GJJM, Brunekreef B, Zach M, Forche G, Cotes JE, Sanchis J, Paoletti P (1995) Spirometric reference values for white European children and adolescents: Polgar revisited. Pediatr Pulmonol 19: 135–142

Stocks J, Sly PD, Tepper RS, Morgan JW (eds) (1996) Infant respiratory function testing. Wiley-Liss, New York.

Taussig LM, Chernick V, Wood R, Farrell P, Mellins RB (1980) Standardization of lung function testing in children. Proceedings and recom-

mendations of the GAP conference committee, cystic fibrosis foundation. J Pediatr 97: 668–676
Wood RE (1984) Spelunking in the pediatric airways: Exploration with the flexible fiberoptic bronchoscope. Pediatr Clin North Am 31: 785–799
Zach MS (1999) Spirometrie, Fluß-Volumen-Kurve. In: Rieger C, Hardt H von der, Sennhauser F, Wahn U, Zach MS (Hrsg) Pädiatrische Pneumologie. Springer, Berlin Heidelberg New York, S 151–165

138 Zwerchfellveränderungen

K. L. Waag

Kongenitale Zwerchfellhernien (Bochdalek)

Definition. Es handelt sich um einen posterolateralen Defekt des Zwerchfells. Die Größe des Defektes variiert sehr stark von schmalen schlitzförmigen Defekten, die teils erst im Säuglingsalter symptomatisch werden, bis zu Defekten, die nahezu als Zwerchfellaplasie zu bezeichnen sind. 90 % der Defekte liegen linksseitig.

Pathophysiologie. Durch die Zwerchfellücke wandert der fetale Darm, je nach Defektgröße früh oder spät, in den Thorax und behindert dort das Lungenwachstum und die reguläre Ausbildung des Lungengefäßbaumes. Lungengewicht und Lungengröße sind vermindert, ebenso wie die Anzahl der bronchialen Verzweigungen und die Anzahl der Alveolen pro Azinus. Präazinäre Arteriolen weisen eine Muskelhypertrophie auf. Häufig ist auch die kontralaterale Lunge von solchen Veränderungen betroffen.

Die Lungenhypoplasie führt unmittelbar postpartal zu einem Circulus vitiosus mit Hypoxie und Hyperkapnie, zu einer pulmonalen Vasokonstriktion und damit zu einer pulmonalen Hypertension mit entsprechender Beeinträchtigung des Gasaustausches.

Die dadurch vermehrte Beatmung und das Barotrauma der Beatmungslunge führen nicht selten zu einem zusätzlichen Pneumothorax.

Diagnose. Eine Zwerchfellhernie läßt sich bereits pränatal sonographisch diagnostizieren. Postpartal ist mittels Sonographie und Röntgenübersicht der Darm im Thorax mit seiner typischen Luftformation darstellbar; gleichzeitig ist meist das Mediastinum zur kontralateralen Seite verdrängt. Das Herz ist sowohl radiologisch wie auch klinisch verlagert. Auskultatorisch kann evtl. über dem linken Thorax die Darmperistaltik hörbar sein. Das Abdomen ist durch die Verlagerung des Darmes in den Thorax meist eingefallen und wirkt oft klein.

Therapie. Eine Zwerchfellhernie ist kein Anlaß zu einer vorzeitigen Beendigung der Schwangerschaft bzw. Indikation zu einer Sectio caesarea. Drohen vorzeitige Wehen, ist eine Tokolyse indiziert und medikamentös eine vorzeitige Lungenreifung zu initiieren. Die Schwangere ist in ein Perinatalzentrum zu verlegen mit der Möglichkeit für eine pädiatrisch-perinatale Sofortversorgung inklusive Beatmung und bei Bedarf Katheterimplantation zur ECMO-Therapie sowie späterer Defektdeckung der Zwerchfellhernie.

Postnatal sollte jedes Kind mit einer Zwerchfellhernie sofort primär intubiert werden, um eine weitere Luftinsufflation in den intrathorakalen Darm mit nachfolgender Lungenkompression und Mediastinalverlagerung zu verhüten. Eine Magensonde dient der Luftentleerung des Magen-Darm-Kanals; ein Blasenkatheter reduziert den intraabdominalen Druck bzw. dient der Kreislauf- und Nierenfunktionskontrolle. Ein positiv endexpiratorischer Druck (PEEP) verbessert den Gasaustausch und reponiert langsam den Darm aus der Thoraxhöhle. Abhängig vom Ausmaß der Lungenhypoplasie können zusätzliche Maßnahmen erforderlich werden wie:

- postpartale Gabe von Surfactant bei der primären, postnatalen Reanimation;
- medikamentöse Senkung des Lungengefäßwiderstandes zur Verminderung des Rechts-links-Shunts;
- Hochfrequenzbeatmung zur Vermeidung eines Barotraumas und zur Reduzierung des arteriellen PCO_2;
- NO-Beatmung zur Vasodilatation;
- Bülau-Drainage bei Spontanpneumothorax. An einen Pneumothorax ist bei jeder akuten Verschlechterung zu denken. Er wird mittels Diaphanoskopie, Probepunktion mit einer kochsalzgefüllten Spritze oder röntgenologisch diagnostiziert;
- extrakorporale Membranoxygenation (ECMO). Hierbei wird die V. cava superior cervical mit einem großen Katheter operativ kanüliert und so das Blut über einen venovenösen O_2-Austausch in der Herz-Lungen-Maschine in das Kind zurückgeführt. Reicht dies nicht aus, kann mit einem weiteren großkalibrigen Katheter in der A. carotis eine arteriovenöser Gasaustausch durchgeführt werden. Die großkalibrige Kanülierung bei massiver Mediastinalverschiebung ist vor allem beim Frühgeborenen komplikationsträchtig. In einigen Serien werden technische Probleme bis 23 % bei ECMO-Therapie beschrieben; diese addieren sich zu den klinischen Komplikationen unter ECMO, die maximal mit 66 % angegeben werden. Gefäßabknickungen und Gefäßverlagerung vor allem bei Mediastinalverschiebung lösen leicht Gefäßperforationen, vor allem venös, aus. Nachblutungen an der Implantationsstelle des Katheters sind aufgrund undichter Nähte und Heparinisierung nicht selten. Die Komplikationen korrellieren ausgeprägt mit der ECMO-Erfahrung.

Der operative Verschluß eines schmalen Diaphragmaschlitzes ist nach Anfrischen der Ränder unproblematisch. Ausgedehnte Defekte erfordern eine Implantation von allogenem Kunststoff wie Marlexnetz oder Goretex-Patch oder die Mobilisation des M. transversus aus der vorderen Bauchdecke als Schwenklappen nach Beendigung der Heparinisierung.

Intraoperativ ist ipsilateral eine Thoraxdrainage notwendig, die grundsätzlich ohne jeden Sog nur mit einem Wasserschloß abgeleitet wird, damit sich die Lunge ausdehnen kann, das Mediastinum mittelständig wird und gleichzeitig das Barotrauma nicht verstärkt wird.

Prognose. Die Prognose hängt vom Zeitpunkt der Entstehung des Zwerchfelldefekts und seiner Größe sowie vom Lungenvolumen ab. Prognostisch ungünstig sind darüber hinaus

- Polyhydramnion,
- Magenposition im Thorax,
- kleiner linker Ventrikel,
- postpartaler Spontanpneumothorax,
- kleine hypoplastische, ipsilaterale Lunge.

Zwischen 1980 und 1990 wurden bei 1400 Patienten in der höchsten Risikogruppe eine Überlebensrate von 57 % durch ECMO erreicht, heute von 70–75 %.

Literatur

Molenaar JC (1996) Congenital diaphragmatic hernia, a defect beyond surgical repair. Intensive Care Childhood 25: 100–103
Johnson A, Field D, Elbourne D et al. (1998) The collaborative UK ECMO trial: Follow-up to 1 year of age. Pediatrics 101/4: E11-E110

Kongenitale Zwerchfellhernie (Morgagni-Hernie)

Definition. Es handelt sich um einen medial und nahe der Bauchwand gelegenen Defekt. Typischerweise wird ein Herniensack aus Peritoneum gefunden, der den Darm nahe der Mittellinie zusammenhält, so daß nicht einzelne Schlingen wie bei kongenitaler dorsaler Zwerchfellhernie bis in den Apex des Thorax wandern können. Die Hernie wird oft anhand eines klaren Flüssigkeitsspiegels per Zufall anläßlich einer Röntgenuntersuchung aus anderen Gründen entdeckt. Die Fehlbildung ist selten.

Therapie. Der Defekt wird von abdominal aus angegangen, der Herniensack wird reseziert. Durch Mobilisation der lateralen Diaphragmaanteile läßt sich ein primärer Verschluß einzeitig erreichen.

Paraösophageale Hernie

Definition. Es handelt sich um einen dem Hiatus oesophagei naheliegenden Zwerchfelldefekt mit Verlagerung der Magenwandanteile in den Thorax. Dieser Defekt liegt neben den Schenkeln der Zwerchfellmuskulatur des Hiatus oesophagei. Er kann nach operativer Korrektur eines gastroösophagealen Refluxes entstehen.

Klinische Symptome. Die Symptomatik richtet sich nach dem Ausmaß dieses Defektes und nach dem Ausmaß der Mageneinklemmung bzw. der Entleerung dieses „Magenfundusdivertikels".

Zum Teil macht sich das Krankheitsbild durch rezidivierendes Erbrechen – wohl eher über einen Vagusreiz ausgelöst – bemerkbar; nur in Einzelfällen kommt es zur Inkarzeration der Magenwand.

Diagnose. Die über dem Zwerchfell liegende divertikelähnliche Formation kann sonographisch dargestellt werden. Die Luftansammlung und der Spiegel auf der einfachen Röntgenübersichtsaufnahme sind durch die Gabe von Kontrastmittel in ihrer Zugehörigkeit zum Magen schnell zu klären. Eine Gastroskopie ist im Allgemeinen nicht notwendig.

Therapie. Der operative Verschluß eines solchen symptomatischen paraösophagealen Fundusdivertikels wird durch operative Freilegung, Naht des Zwerchfell-Defekts, kombiniert mit einer anschließenden Fundoplikatio nach Nissen komplett und dauerhaft versorgt. Nach Voroperationen kann dieser Lückenverschluß wegen der damit verbundenen Spannung mit alloplastischem Material zusätzlich abgedeckt und gesichert werden.

Literatur

Reynolds M, Luck SR, Lappen R (1984) The „critical" neonate with diaphragmatic hernia: A 21-year perspective. J Pediatr Surg 19: 364
Harrison MR, Adzick NS, Estes JM et al. (1994) A prospective study of the outcome for fetuses with diaphragmatic hernia. J Am Med Assoc 271: 382–384

Kongenitale Diaphragmarelaxation

Ätiologie. Ursächlich liegt meist ein Schaden des N. phrenicus vor, der primär oft geburtstraumatisch bei abnormen Lagen und/oder übergroßen Kindern bei erschwerter Geburt durch direkten Zug ausgelöst wird; bei anderen Patienten tritt die Zwerchfellrelaxation aber auch ohne erkennbare Ursache ein. Sekundär wird sie nach kardiochirurgischen Eingriffen beschrieben.

Im Gegensatz zum kongenitalen Zwerchfelldefekt ist die Diaphragmarelaxation deutlich häufiger rechts anzutreffen als links, während ein bilateraler Befall ausgesprochen selten ist. Es liegt dabei im Gegensatz zur kongenitalen Zwerchfellhernie keine Hypoplasie der Lunge oder eine pulmonale Hypertension vor. Mit der Relaxatio diaphragmaticae sind nicht selten Herzfehler, Tracheomalazien, chromosomale Aberrationen und neurologische Defekte kombiniert.

Pathophysiologie. Die Zwerchfellrelaxation führt zu einer ipsilateralen Hypoventilation, hauptsächlich der kaudalen Lungenanteile. Bei zusätzlicher paradoxer Beweglichkeit wandert das Mediastinum auf die kontralaterale Seite, so daß durch eine Schaukelbeatmung eine gewisse Totraumventilation erfolgt und hierdurch die Ateminsuffizienz verstärkt wird.

Im Neugeborenenalter wird durch die hypoplastische Interkostalmuskulatur und durch die mehr horizontal stehenden Rippen sowie durch das noch sehr mobile Mediastinum eine Kompensation der Ateminsuffizienz erschwert. Hinzu kommt die Atemerschöpflichkeit der Neugeborenen und die Möglichkeit, daß bei den noch sehr kleinen Bronchiolen das Lumen durch Sekret sehr schnell verlegt wird.

Klinische Symptome. Die Relaxation manifestiert sich unterschiedlich, teils sofort mit massiver Ateminsuffizienz, teils aber, vor allem anfangs, auch ohne jegliche klinische Auffälligkeit; dies führt dazu, daß auch eine Diaphragmarelaxation erst nach Wochen postpartal symptomatisch werden kann.

Diagnose. Die Röntgenthoraxübersicht zeigt das hochstehende Diaphragma, das auch per Sonographie darstellbar ist. Bei einer maschinellen Beatmung muß daran gedacht werden, daß hierdurch das Zwerchfell nach kaudal verlagert ist und deshalb die Diagnose nicht gestellt wird. Eine Durchleuchtung bei Spontanatmung klärt, ob und in welchem Ausmaß eine paradoxe Zwerchfellbeweglichkeit vorliegt.

Therapie. Die primäre Therapie besteht in der Zuführung von Sauerstoff über Nasen-CPAP. In schweren Fällen ist eine Intubation erforderlich.

Die operative Versorgung der Relaxatio diaphagmaticae richtet sich nach dem Ausmaß der Ateminsuffizienz. Eine konservative Behandlung ist anzustreben, da Paralysen des N. phrenicus auch nach 3–4 Monaten noch spontan ausheilen; danach steigt rapide die Gefahr einer Pneumonie mit letalem Ausgang, so daß nicht mehr länger gewartet werden darf. Eine erste, wenn auch beginnende Pneumonie ist aufgrund der anschließend sehr hohen Letalität eine absolute Indikation zur sofortigen Operation, die auch in die beginnende Pneumonie hinein erfolgen muß.

Die operative Zwerchfellraffung des meist dünnen, ausgezogenen Diaphragmas vergrößert das Thoraxvolumen, dehnt die unteren Lungenabschnitte aus und verbessert so die Ventilation. Gleichzeitig unterbleibt die Luftverschiebung im pulmonalen Totraum auf der kontralateralen Seite. Die direkte operative Reanastomosierung eines verletzten Phrenicus gelingt nur bei älteren Kindern und ist für das Neugeborenen- und Säuglingsalter bisher nicht beschrieben. Über eine elektrischen Zwerchfellinnervation liegen bisher keine dauerhaften Ergebnisse vor.

Nach Zwerchfellraffung können die Kinder fast ausnahmslos von der künstlichen Beatmung entwöhnt werden. Rezidive kommen nach Aufgehen oder Ausreißen der Plikaturnähte oder später nach sekundärer Überdehnung des Restdiaphragmas vor.

Literatur

Davis CF, Sabharwal AJ (1998) Management of congenital diaphragmatic hernia. Arch Dis Child 79/1 SI: F1-F3

Marven SS, Smith CM, Claxton D, Chapman J, Davies HA, Primhak RA, Powell CVE (1998) Pulmonary function, exercise performance, and growth in survivors of congenital diaphragmatic hernia. Arch Dis Child 78/2: 137–142

139 Kongenitale Anomalien von Atemwegen und Lungen inklusive ziliäre Dyskinesie

H. von der Hardt

Definition. Die angeborenen Anomalien der Atemwege und der Lungen sind in der überwiegenden Mehrzahl Anlagestörungen ohne z.Z. bekannten speziellen genetischen Hintergrund. Vereinzelt treten sie in übergeordnetem Zusammenhang bei rezessiven bzw. dominanten Erbleiden auf. Diese werden gesondert besprochen, auf die entsprechenden Kapitel wird verwiesen. Zu den charakterisierten genetischen Störungen gehört die ziliäre Dyskinesie.

Epidemiologie. Die kongenitalen Anomalien der Trachea sind eher selten, dann aber von großer klinischer Bedeutung. Anlagestörungen der Atemwege, meist Aufzweigungsanomalien oder numerische Abweichungen, sind häufig. Über ihre klinische Bedeutung wird kontrovers diskutiert, oft handelt es sich um unbedeutende Nebenbefunde. Angeborene Bronchialstenosen führen fast immer zu obstruktiven Symptomen. Fehlbildungen des Lungenparenchyms sind wieder eher selten und haben in der Regel Krankheitswert. Fehlbildungen von Bronchien und Parenchym treten kombiniert auf und erklären sich aus der gemeinsamen Organentwicklung. Das gilt auch für die gemeinsamen Anlagestörungen des Herzens, des pulmonalen Gefäßsystems und des Lungenparenchyms. Für die genannten Fehlbildungen gibt es keine epidemiologisch gesicherten Häufigkeitsangaben. Die Häufigkeit der ziliären Dyskinesie wird mit 1:15000 bis 1:20000 angegeben.

Ätiologie und Pathogenese. Die Lungenknospe entwickelt sich aus der ventralen Seite des Vorderdarms etwa am Ende der 4. Gestationswoche (s. Kap. 131). Passagere Hypoxämien, virale Infektionen und toxische Einwirkungen in dieser sensiblen Phase der Organogenese werden als Ursachen der Anlagestörung angesehen. Im Einzelfall ist die Ätiologie der Malformation nicht festzustellen.

Pathologie. Der Mehrzahl der primären und klinisch bedeutungsvollen angeborenen Anomalien im Bereich der Trachea und Bronchien liegen Differenzierungsstörungen im Knorpelskelett zu Grunde. So führen mangelhafte Ausbildungen von Knorpelspangen (Knorpeldysplasien) zu einer vor allem exspiratorischen Kollapsneigung (fälschlich als angeborene Tracheo- bzw. Bronchomalazie bezeichnet), während Ringknorpelbildungen insbesondere im Bereich der Trachea und der Haupbronchien zu fixierten Stenosen mit dem Leitsymptom Stridor führen. Einengungen der Trachea und Hauptbronchien durch benachbarte Gefäßfehlbildungen (z.B. A. lusoria) sind eher fixierten Stenosen gleichzusetzen. Die parenchymatösen Fehlbildungen sind in der makroskopischen Anatomie sehr unterschiedlich (Sequester, bronchogene und parenchymatöse Zysten, emphysematöse Lungenlappen etc.). Die charakteristischen Veränderungen werden bei den einzelnen Krankheitsbildern beschrieben.

Einteilung. Die angeborenen Fehlbildungen werden nach ihrer Hauptlokalisation eingeteilt (s. Tabelle 139.1), das gilt auch für kombinierte Fehlbildungen.

Krankheitsbilder

Agenesie, Aplasie und Atresie der Trachea

Agenesie: keine Tracheaanlage; *Aplasie*: rudimentärer Rest (meist oberer Blindsack); *Atresie*: Tracheaanlage mit kurz-

Tabelle 139.1. Angeborene Fehlbildungen der intrathorakalen Atemwege und des Lungenparenchyms

Lokalisation	Fehlbildungen
Trachea	Aplasie, Atresie und Agenesie
	Fixierte Stenose, langstreckige Stenose
	Tracheomalazie
	Trachealstenose/Tracheomalazie bei Gefäßring
	Tracheoösophageale Fistel (ohne und mit Ösophagusatresie)
Große Bronchien	Hauptbronchusstenose
	Hauptbronchusmalazie
	Bronchogene Zyste
Mittlere/kleine Bronchien	Aufzeigungsanomalien
	Periphere Bronchusstenosen
	Williams-Campbell-Syndrom
Lungenparenchym	Pulmonale Agenesie, Aplasie und Hypoplasie
	Lungenzysten
	Lobäres Emphysem
	Lungensequester
	Zystadenomatoide Malformation
	Pulmonale Lymphangiektasie
	Pulmonale arteriovenöse Fistel

oder langstreckigem Verschluß. Diese seltenen Anlagestörungen sind in der Regel nicht mit dem Leben vereinbar. Bei kurzstreckiger Atresie der Trachea unterhalb des Krikoids kann durch eine sofortige Tracheostomie das Überleben erreicht werden, die anschließende Rekonstruktion eines natürlichen Atemweges ist dann möglich. Liegt gleichzeitig eine tracheoösophageale oder bronchoösophageale Fistel vor, kann über diesen Weg Luft in die Lungen gelangen. Abhängig vom Ausmaß der Fehlbildung wäre auch dann eine erfolgreiche Rekonstruktion zu erwägen, doch sind das seltene Ausnahmen.

Angeborene fixierte Tracheastenosen

Neben intratrachealen Segelbildungen, die leicht mit einem Laser durchtrennt werden können, sind fixierte Trachealstenosen vor allem bedingt durch *Knorpelhypoplasien*, besonders durch *Ringknorpelbildungen*. Diese können lokalisiert nur einzelne Knorpelspangen oder längere Knorpelabschnitte betreffen, eine komplette Ringknorpeltrachea ist beschrieben. Ringknorpelbildungen insbesondere im distalen Drittel der Trachea kommen häufiger bei der Pulmonalisschlinge vor (Begleitfehlbildung). Abhängig von der Lokalisation und vom Ausmaß der Enge steht ein in- bzw. häufiger ein exspiratorischer Stridor im Vordergrund, der mitunter erstmals im Zusammenhang mit einer Virusinfektion auffällt und dann persistiert: zusätzliche entzündliche Schleimhautschwellung. Bei klinisch ausgeprägter und lokalisierter Stenose ist eine Resektion mit End-zu-End-Anastomose möglich, die Erweiterung langstreckiger Stenosen ist schwierig: hohe Komplikationsrate. Bei fixierten Stenosen sind Stentinterpositionen nicht sinnvoll. Die Mehrzahl aller Stenosen bedarf keiner chirurgischen Intervention, mit zunehmendem Alter wird das Trachealumen weiter (spontanes Wachstum?). Wichtig ist es, in den ersten 1–2 Lebensjahren eine konsequente antiinflammatorische Therapie durchzuführen: Inhalation von topisch wirksamen Steroiden, eine präventive und langzeitige Gabe von Antibiotika ist meist nicht gerechtfertigt. Sinnvoll ist eine intensive Physiotherapie: Verbesserung des Sekrettransportes. Selbst bei langstreckiger Ringknorpeltrachea in Kombination mit einer Pulmonalgefäßschlinge muß nicht in jedem Fall operativ vorgegangen werden.

Tracheomalazie

Der im Säuglingsalter relativ häufigen sog. Tracheomalazie liegt eine *mangelhafte Ausbildung der trachealen Knorpelspangen* zugrunde, wobei es insbesondere bei aktiver Exspiration (Husten, Schreien, bei starker Erregung) zu einem deutlichen exspiratorischen Stridor (intrathorakaler Teil der Trachea) kommt. Liegt die Knorpeldysplasie mehr im oberen Tracheadrittel (extrathorakal), überwiegt ein inspiratorischer Stridor (Differentialdiagnose konnataler Stridor, s. Kap. 136). Die Knorpeldysplasien können lokalisiert sein oder lange Abschnitte der Trachea betreffen. Die klinischen Symptome (anhaltender Husten; grobblasiges Rasseln, wechselnder Stridor) sind abhängig vom Ausmaß der Anlagestörung. Bei ausgeprägter „Malazie" halten die Kinder den Kopf dorsalflexiert (durch eine Überdehnung der Trachea wird dem Trachealumenkollaps vorgebeugt), die Nahrungsaufnahme ist infolge der Dyspnoe erschwert. Der über dem verengten Abschnitt gestörte mukoziliäre Transport begünstigt mikrobielle Infektionen, die über eine Schleimhautschwellung zur weiteren Verengung des Lumens führt.

Die Verdachtsdiagnose wird endoskopisch bestätigt (flexible Tracheoskopie). Differentialdiagnostisch sind vor allem Kompressionen von außen (Gefäßanomalien, Tumore etc.) mit bildgebenden Verfahren auszuschließen. Die Therapie ist auch bei ausgeprägter „Malazie" möglichst konservativ: Inhalationen von topisch wirksamen Steroiden bei chronischen Entzündungszeichen, Physiotherapie mit Inhalationen und Drainagetechniken, bei putridem Sekret auch antibiotische Therapie (ggf. über mehrere Wochen). Bei nennenswerter Kompression von außen ist ein chirurgisches Vorgehen notwendig (z.B. bei Gefäßschlinge), bei ausgeprägter „Malazie" mit wiederholten Apnoen oder Hypoxämien kann eine (passagere) Stentimplantation sinnvoll sein. Eine Tracheostomie ist in Einzelfällen notwendig. Die Prognose ist meist sehr gut, mit zunehmendem Alter werden die Knorpelspangen stabiler. Eine pulsoximetrische Heimüberwachung trägt bei ausgeprägter Enge zur Sicherheit bei.

Gefäßringe als Ursache einer Tracheastenose bzw. Tracheomalazie

Eine Einengung der Trachea wurde bei folgenden Gefäßanomalien beschrieben: *rechter Aortenbogen* insbesondere in Kombination mit einem persistierenden Ductus oder einem Ligamentum arteriosum, *doppelter Aortenbogen*, *anomale linksseitige A. carotis* mit ventraler Tracheaimpression, *aberrante rechte A. subclavia*, *Pulmonalarterienschlinge*. Die operative Korrektur hängt nicht nur von der Tracheakompression ab. Sie ist insbesondere dann notwendig, wenn die

Tracheakompression mit erheblichen klinischen Symptomen einhergeht. Weitere Einzelheiten s. Kap. 161.4.

Tracheoösophageale Fistel (ohne und mit Ösophagusatresie)

Die tracheoösophageale Fistel geht immer mit klinischen Symptomen einher (wiederholte Aspiration von Ösophagusinhalt in die Atemwege) wie Husten, insbesondere im Zusammenhang mit der Nahrungsaufnahme, und rezidivierenden Bronchopneumonien. Nicht selten liegt im Bereich der trachealen Fistelöffnung eine Knorpeldysplasie vor, die zu den klinischen Zeichen der „Tracheomalazie" führen (s.o.). Die Diagnose wird endoskopisch gestellt, die Fistelöffnung befindet sich meist in der Pars membranacea der Trachea in einem kleinen Grübchen. Mit dem sog. Ösophagusbreischluck gelingt der Nachweis einer Fistel nicht immer. Bei der Ösophagusatresie Typ IIIc finden sich eine obere und untere Fistel. Nach einer zweiten Fistelöffnung muß daher sorgfältig gesucht werden.

Tracheoösophageale Fistel ohne und mit Ösophagusatresie werden chirurgisch verschlossen (s. Kap. 104.1). Auch nach erfolgreichem Verschluß können die Symptome der „Tracheomalazie" mit anhaltenden Hustenattacken, deutlichem Stridor und rezidivierenden, häufig obstruktiven Bronchitiden erheblich sein (Therapie wie bei „Tracheomalazie").

Hauptbronchusstenosen und Hauptbronchus-„Malazien"

Wie in der Trachea kommen auch in zentralen Bronchien rechts und links knorpelbedingte Stenosen (oft Ringknorpel) oder eher langstreckig abnorme Wandinstabilitäten infolge Knorpeldysplasien vor. Sie führen zu einer unterschiedlich ausgeprägten, z.T. anhaltenden klinischen Symptomatik, die einer obstruktiven Bronchitis entspricht. Dies um so mehr, als die klinischen Symptome nicht selten erstmals im Rahmen eines Luftwegs deutlich in Erscheinung treten (bedingt durch die zusätzliche Schleimhautschwellung). Bei anhaltender obstruktiver Bronchitis insbesondere in den ersten 2 Lebensjahren sind anatomische Fehlbildungen der zentralen Bronchialabschnitte deshalb differentialdiagnostisch zu erwägen. Die exspiratorisch-obstruktive Symptomatik ist besonders ausgeprägt, wenn auch die Tracheabifurkation dyplastisch ist und bei aktiver Exspiration nahezu kollabiert. Nach Sicherung der Diagnose (sog. Babylungenfunktion und Bronchoskopie) ist die Therapie meist konservativ und langfristig (s. Abschn. „Trachealstenose", „Tracheomalazie"). Eine operative Korrektur ist nur selten notwendig, besser ist dann die passagere Implantation eines Stents. Vorher ist eine Bronchuskompression von außen (kardiovaskuläre Anomalien; bronchuswandnahe Lymphknoten bzw. Tumoren; bronchogene Zysten) durch bildgebende Diagnostik auszuschließen. Die Langzeitprognose der angeborenen Bronchuswandstenosen bzw. -malazien ist gut, wenn es gelingt, eine chronisch entzündliche Krankheit des poststenotischen Lungenparenchyms und die Ausbildung von Bronchiektasen zu verhindern.

Bronchogene Zysten

Bronchogene Zysten sind flüssigkeitsgefüllte Hohlräume, deren Wand knorpelige, muskuläre und drüsige Gewebsanteile enthalten und die eine strangartige Verbindung zu einem benachbarten Bronchus aufweisen. Die *Zysten sind mit Flimmerepithel* ausgekleidet. Sie bilden sich in versprengtem Bronchialgewebe aus. Extrapulmonal gelegene Zysten liegen im Mediastinum und können dort benachbarte Strukturen komprimieren: die Bifurkationskarina (ausgeprägter exspiratorischer, bei starker Kompression auch inspiratorischer Stridor), Hauptbronchien, seltener größere Gefäße. Die Differentialdiagnose solitärer Tumoren kann schwierig sein (bildgebende Diagnostik). Intrapulmonale bronchogene Zysten liegen im Lungenparenchym, gewinnen häufiger Luftanschluß an das Bronchialsystem und präsentieren sich radiologisch dann wie parenchymatöse Zysten oder, infiziert, als Abzesse.

Unvorhergesehene Größenzunahme der Zysten sowie die Infektionsgefahr sind die Indikationen, auch zufällig entdeckte bronchogene Zysten operativ zu entfernen. Werden solitäre Zysten als Nebenbefund peripher im Lungengewebe (vergleiche Parenchymzysten, s.u.) nachgewiesen, dann ist die Resektion nicht zwingend notwendig (Verlaufskontrolle).

Vereinzelt kann die Differentialdiagnose zwischen einer großen, lufthaltigen Zyste, einem *lobärem Emphysem*, einem *Pneumothorax* und vor allem einer *gastroenteralen Zyste* (Ösophagusduplikatur) schwierig sein. Die Diagnose wird intraoperativ geklärt.

Aufzweigungsanomalien

Die Bronchialaufzweigungen variieren beim Menschen sehr stark. Sie führen vor allem dann zu klinischen Symptomen, wenn die Aufzweigungsanomalie mit einer lokalisierten Stenose (Abgangsstenose), einer regionalen Bronchushypoplasie oder mit einer dem Bronchus zugeordneten parenchymatösen Fehlbildung kombiniert ist. Die klinisch relevanten Verzweigungsanomalien bzw. numerischen Variationen werden kurz aufgezählt:

- *Trachealer Nebenbronchus:* Abgang eines Bronchus oberhalb der Tracheabifurkation, meist nach rechts gehend, entweder als zusätzlicher rechter Oberlappenbronchus oder als nach tracheal transponierter Oberlappensegmentbronchus. Recht typisch und von großer funktioneller Bedeutung ist der tracheale Nebenbronchus bei distaler Ringknorpeltrachea in Verbindung mit einer Pulmonalarterienschlinge. Bei Intubationen werden tracheale Nebenbronchien leicht durch den Tubus verschlossen: iatrogene Atelektase. Eine Resektion ist nur gerechtfertigt, wenn es wiederholt zu Infektionen kommt.
- *Trifurkation:* rechts fehlt der Hauptbronchus. Meist ist diese Fehlbildung ohne klinische Bedeutung.
- *Bronchus cardiacus accessorius dexter:* zusätzlicher Bronchus, der vom rechten Bronchus intermedius ausgeht und meist in rudimentäres Lungengewebe führt: rezidivierende Infektionen.

Aufzweigungsanomalien bzw. numerische Aberrationen werden im Rahmen bronchologischer Untersuchungen nachgewiesen, die bei rezidivierenden bzw. persistierenden respiratorischen Symptomen durchgeführt werden: Husten, Stridor, rezidivierende Bronchopneumonien. Zur exakten Topographie wird eine Bronchographie durchgeführt. Im Einzelfall ist es sehr schwer zu zeigen, daß die Symptome, die zur Untersuchung führten, durch die gefundenen Fehlbildungen verursacht werden. Das ist nur dann eindeutig, wenn sich bronchographisch in der Fehlanlage bzw. Fehlaufzweigung ausgeprägte Stenosen oder bronchiektatische Veränderungen darstellen lassen. Nur dann ist eine operative Therapie gerechtfertigt.

Williams-Campbell-Syndrom

Dysplasie der Knorpelspangen insbesondere in den mittelgroßen Bronchien mit peripheren Bronchiektasen. Die Fehlbildung kommt sporadisch oder familiär gehäuft vor. Initial steht eine rezidivierende bis obstruktive Bronchitis im Vordergrund. Die Diagnose wird durch Bronchoskopie und Bronchographie bzw. durch das thorakale CT gestellt. Die Therapie mit β2-Mimetika, eine langfristige Physiotherapie und die intermittierende Antibiotikatherapie beeinflussen den Verlauf günstig. Über eine Lungentransplantation bei Williams-Campbell-Syndrom im Erwachsenenalter wurde berichtet.

Angeborene Fehlbildungen des Lungenparenchyms

Agenesie, Aplasie und Hypoplasie:

Agenesie: Lungengewebe (Bronchien, Parenchym und Gefäße) ist nicht angelegt; *Aplasie:* das Lungenparenchym fehlt, ein rudimentäres Bronchialsystem ist vorhanden; *Hypoplasie:* Bronchialsystem und Parenchym sind zu klein entwickelt.

Die Agenesie der gesamten Lunge ist mit dem Leben nicht vereinbar, die Agenesie einzelner Lungenlappen wurde wiederholt beschrieben, insbesondere die einseitige Lungenagenesie: in diesem Fall geht die Trachea direkt in den kontralateralen Hauptbronchus über. Das Mediastinum ist stark zur fehlgebildeten Seite hin verlagert, nicht selten bestehen gleichzeitig Herzfehler. Abhängig von der Entwicklung der angelegten Lungenseite fallen keine klinischen Symptome auf bis hin zu erheblicher respiratorischer Beeinträchtigung. Häufig ist der Thorax auf der Seite der Agenesie abgeflacht. Vom klinischen Befund und der respiratorischen Funktion ist die einseitige Lungenaplasie bzw. die Aplasie einzelner Lungenlappen der Agenesie vergleichbar. Bei der Lungenhypoplasie ist einmal zu unterscheiden, ob überwiegend nur das Lungenparenchym betroffen ist mit weitgehend normal angelegtem Bronchialsystem oder ob Atemwege und Parenchym in gleichem Maße betroffen sind. Bei einer Hypoplasie der zugehörigen Atemwege ist meist die respiratorische Symptomatik ausgeprägter im Sinne einer obstruktiven Lungenkrankheit. Lungenhypoplasien können alle Lungenabschnitte betreffen (z.B. doppelseitige Lungenhypoplasie bei Potter-Syndrom oder beim Short-Rib-Syndrom), sie sind dann, abhängig vom Ausprägungsgrad, nicht mit dem Leben zu vereinbaren oder führen zu schwerwiegenden respiratorischen Symptomen. Einseitige Hypoplasien oder Hypoplasien nur eines Lungenlappens sind Zufallsbefunde oder fallen im Rahmen rezidivierender Bronchopneumonien auf. Epidemiologische Untersuchungen haben ergeben, daß Neugeborene mit global eher kleineren Lungen eher an einem Kindesasthma erkranken als Neugeborene mit einer normal entwickelten Lunge.

Lungenhypoplasien sind in mehr als 50% mit kardialen, gastrointestinalen, renalen Fehlbildungen und Fehlbildungen des Skeletts verbunden als Hinweis für eine übergeordnete teratogenetische Schädigung.

Die Verdachtsdiagnose der Agenesie, Aplasie oder Hypoplasie eines Lungenlappens ergibt sich meist aus einem Röntgenthoraxbild, das bei respiratorischen Symptomen angefertigt wurde. Abhängig vom Ausmaß der Fehlanlage ist das Mediastinum zur kranken Seite hin verlagert, mitunter täuscht das Thoraxbild eine Atelektase im betroffenen Abschnitt vor. Die Diagnose wird gesichert durch moderne bildgebende Verfahren (vor allem thorakales CT), bronchoskopische Diagnostik und ggf. Kardioangiographie. Die Resektion hypoplastischer Lungenanteile hängt vom Ausmaß der Störung ab: treten z.B. in einem hypoplastischen Lungenareal wiederholt Bronchopneumonien auf mit der Ausbildung von Bronchiektasen, ist die Resektion notwendig. Andererseits unterliegen auch hypoplastische Lungenanteile nach der Geburt noch einer weiteren Differenzierung und Entwicklung, so daß später viele dieser Kinder asymptomatisch werden. Schließlich wird die Prognose wesentlich bestimmt von den weiteren im Zusammenhang mit der Lungenhypoplasie vorliegenden Organmalformationen.

Sonderformen der Lungenhypoplasie. Die bilaterale, pulmonale Hypoplasie beim *Potter-Syndrom*: bilaterale Nierenagenesie oder -aplasie, pulmonale Hypoplasie und Skelettdeformitäten (s. Kap. 179).

Scimitar-Syndrom: rechtsseitige Lungenhypoplasie mit Hypoplasie der A. pulmonalis, partielle Lungenvenenfehldrainage in die untere Hohlvene und Versorgung von Lungenanteilen durch Systemarterien (s. Kap. 161).

Lungenhypoplasie beim *Short-Rib-Syndrom*: s. Kap. 53.

Lungenhypoplasie bei angeborener *Zwerchfellhernie*: s. Kap. 138.

Lobäres Emphysem

Das lobäre Emphysem ist definiert als irreversible Überblähung von Lungenparenchym eines oder mehrerer Lungenlappen im Sinne einer „Gefügestörung". Grundsätzlich werden 2 verschiedene Störungen unterschieden: das lobäre Emphysem im Rahmen einer Stenose im zuführenden Haupt- bzw. Lappenbronchus (lobäres Emphysem im engeren Sinn) sowie eine zunehmende Distension des Lungenparenchyms ohne nachweisbaren Ventilmechanismus (sog. lobuläres Emphysem). Während das lobäre Emphysem im Rahmen einer zentralen Atemwegsstenose reversibel sein kann, wenn die Diagnose rechtzeitig gestellt wird und die zentrale Stenose zu beseitigen ist, ist beim lobulären Emphysem eine spontane Rückbildung meist nicht zu erwarten. Das lobäre Emphysem entwickelt sich am häufigsten im linken Oberlappen.

Die klinischen Symptome des lobären Emphysems sind uncharakteristisch: Husten, exspiratorisches Giemen, Tachydyspnoe, intermittierende Zyanose und Fütterungs- bzw. Gedeihstörungen. Manchmal fällt eine einseitige Thoraxvorwölbung auf. Diese klinischen Symptome manifestieren sich am häufigsten nach der Geburt bis zum 6. Lebensmonat, bei älteren Säuglingen und Kindern kann das lobäre Emphysem ein Zufallsbefund im Rahmen einer radiologischen Diagnostik sein. Mit zunehmendem Alter sind die klinischen Symptome weniger bedrohlich. Die Diagnose wird gesichert durch das thorakale CT, die Bronchoskopie/ Bronchographie erlaubt die Differenzierung zwischen zentralem und peripherem Emphysem, in der kombinierten Ventilations-/Perfusionsszintigraphie wird die ventilatorische Funktion des betroffenen Bezirks geprüft. Bei der Mehrzahl der klinisch auffällig werdenden jungen Säuglinge ist die Resektion des emphysematösen Lungenbezirks nicht zu umgehen, bei einzelnen Säuglingen kommt es im Rahmen der zunehmenden Überblähung zu akuter respiratorischer Insuffizienz, die Emphysemresektion ist dann als Notfalleingriff zu sehen. Fällt das lobäre Emphysem erst später mehr zufällig auf, ist die Indikation zur Lungenresektion abhängig davon, ob das benachbarte komprimierte Lungengewebe durch wiederholte Infektionen (Entwicklung von Bronchiektasen) gefährdet ist oder nicht. Liegt eine anhaltende Mischungszyanose vor (intrapulmonaler Rechts-links-Shunt), ist die Resektion dann ebenfalls notwendig.

Lungensequestration

Als Lungensequester wird embryonales oder zystisches Lungengewebe bezeichnet, das von normal funktionierendem Lungengewebe getrennt ist und eine systemarterielle Versorgung aufweist. Der extralobäre Sequester ist mit einer eigenen Pleura umgeben, der intralobäre Sequester ist vom gesunden Lungengewebe nicht getrennt. Lungensequester haben meist keinen direkten Anschluß an das Bronchialsystem, sie können sekundär im Rahmen von Infektionen eine Verbindung mit den Atemwegen erhalten und zeigen im Röntgenthoraxbild dann lufthaltige Zysten (DD: multiple intrapulmonale Lungenzysten). Die systemarterielle Versorgung ist sehr variabel: z.B. Gefäße direkt aus der thorakalen Aorta bzw. Gefäße aus der abdominellen Aorta, die transdiaphragmal ziehen. Lungensequester finden sich am häufigsten im linken Unterlappen. Sie fallen klinisch in den ersten Lebensjahren durch rezidivierende Bronchopneumonien auf und werden nach Sicherung der Diagnose (Röntgenthorax, CT, Bronchoskopie und Angiographie) reseziert.

Kongenitale zystadenomatoide Malformation der Lunge

Es handelt sich hierbei um eine seltene Anlagestörung des Lungenparenchyms meist im rechten Ober- bzw. Ober- und Mittellappen, die schon intrauterin (Ultraschall) auffallen kann und post partum durch erhebliche Größenzunahme zu einer respiratorischen Insuffizienz führt. Nach Stocker wird die zystadenoide Malformation in unterschiedliche Typen eingeteilt, wobei der Typ I durch großzystische Veränderungen, der Typ III durch kleinzystische Veränderungen charakterisiert ist, bei Typ II handelt es sich um eine Intermediärform. Die zystadenoide Malformation manifestiert sich meist als respiratorischer Notfall unmittelbar nach der Geburt oder in den ersten Lebenswochen, die Resektion des betroffenen Lungenlappens ist die Therapie der Wahl.

Zystische Fehlbildungen der Lunge

Die Mehrzahl aller in der Lunge nachgewiesenen Zysten (meist solitär) sind bronchogenen Ursprungs – s.o. (bronchogene Zysten). Zystische Veränderungen des Lungenparenchyms kommen solitär vor (periphere Lungenzysten – im einzelnen ist nicht zu differenzieren, ob eine Lungenparenchymzyste oder bronchogene Zyste vorliegt), multipel in einzelnen Lungenlappen oder ubiquitär (am häufigsten in beiden Lungenunterlappen: angeborene Wabenlunge). Solitäre Lungenzysten fallen nicht selten im Zusammenhang mit Pneumonien auf, die bakterielle Infektion einer Zyste ist vergleichbar einem Lungenabszeß. Nach einer abszedierenden Pneumonie ist die Differenzierung zwischen Pneumatozele (interstitielle Luftansammlung) und primärer angeborener Lungenzyste nicht immer möglich (die Pneumatozele bildet sich meist spontan wieder zurück). Angeborene Lungenzysten können auch asymptomatisch bleiben und fallen dann später im Kindesalter oder Erwachsenenalter als Zufallsbefund auf. Symptomatische Lungenzysten werden reseziert, bei multiplen Zysten in einem Lungenlappen ist die Lappenresektion notwendig. Asymptomatische Lungenzysten (Zufallsbefund) werden nur dann chirurgisch behandelt, wenn sie durch ihre Größe benachbartes Lungengewebe erheblich komprimieren oder eine besondere Pneumothoraxgefahr besteht.

Kongenitale pulmonale Lymphangiektasie

Dieser seltenen Fehlbildung liegt eine Differenzierungsstörung des pulmonalen Lymphgefäßsystems zugrunde, sie kann in einem Lungenlappen, in einer Lungenhälfte und beidseitig vorkommen. Abhängig vom Ausmaß der Schädigung weisen die Kinder nur geringe respiratorische Symptome bis hin zur schweren respiratorischen Insuffizienz auf. Meist besteht zusätzlich ein Chylothorax. Lokalisierte Formen sind einer chirurgischen Intervention zugänglich (Resektion des betroffenen Lungenlappens), die ubiquitäre Form verläuft letal. Milde Formen erinnern im Röntgenthoraxbild an ein Mikity-Wilson-Syndrom (s. Kap. 53).

Intrapulmonale arteriovenöse Fistel

Die meist kavernöse arteriovenöse Kurzschlußverbindung zwischen der Pulmonalarterie und der Pulmonalvene führt zu einem Rechts-links-Shunt mit Zyanose in Ruhe oder nur unter Belastung (abhängig vom Ausmaß des Shunts). Die Fistel ist häufiger in den Unterlappen lokalisiert. Singuläre und multiple Fisteln wurden beschrieben. Multiple intrapulmonale arteriovenöse Fisteln werden auch beim Morbus Osler nachgewiesen. Das Röntgenthoraxbild zeigt singuläre oder multiple, meist homogene pulmonale parenchymatöse Verdichtungen, die Verdachtsdiagnose wird gesichert durch das thorakale CT mit Kontrastmittel bzw. durch die Angiographie. Symptomatische lokalisierte Fisteln werden reseziert oder interventionell verschlossen.

Ziliendyskinesie

Definition. Genetisch bedingte Störung des Zilienschlages (Amotilität, Hypomotilität, selten Hypermotilität) durch eine Fehlanlage des Bewegungsapparates. In 50% mit Situs inversus totalis kombiniert (Kartagener-Syndrom: Situs inversus totalis, Bronchiektasen, chronische Sinusitis). Bei männlichen Patienten ist die Spermienmotilität ebenfalls betroffen.

Ätiologie und Epidemiologie. Autosomal-rezessives Erbleiden. Bislang wurden drei Genorte lokalisiert, für zwei Genorte konnte das verantwortliche Gen identifiziert werden. Die heterozygoten Merkmalsträger sind gesund. Die hohe Variabilität der ultrastrukturellen Veränderungen läßt auf eine genetische Mikroheterogenität schließen. Die Inzidenz wird mit 1:15000 bis 1:20000 Neugeborenen angegeben.

Pathogenese. Die Schlagfrequenz gesunder Zilien liegt zwischen 10 und 14 Hertz (im Mittel 12 Hertz). Der geordnete Zilienschlag ist wesentliche Voraussetzung für die kontinuierliche mukoziliäre Clearance der Atemwege. Dabei gleitet die höhervisköse Gelphase des Bronchialschleims auf der wäßrigen Solphase, in der die Zilien regelmäßig schlagen können. Eine verminderte bis fehlende mukoziliäre Clearance führt in den Atemwegen zu chronischen Infektionen und in der späteren Krankheitsphase zur Ausbildung von Bronchiektasen. Zusätzlich gestört ist die Drainage der Nasennebenhöhlen (chronische Sinusitis) und des Mittelohres (die Tuba Eustachii enthält ebenfalls zilientragendes Epithel: rezidivierende Otitiden).

Pathologie. Die Zilien zeigen eine charakteristische Ultrastruktur mit 9 zirkulär angeordneten Mikrotubuluspaaren und einem Zentralstrahl aus einem weiteren Tubuluspaar, die sich aus spezifischen Proteinen zusammensetzen. An den äußeren Mikrotubuluspaaren sitzen weitere Proteinmoleküle, unter anderem das Dynein (ATPase-Typ), das sich ultramikroskopisch als kleine Ärmchen an den Tubuli darstellt („dynein arms"). Bei der genetisch bedingten ziliären Dysfunktion wurde das Fehlen der „dynein arms" am häufigsten festgestellt, die Zilien sind dann unbeweglich („immotile cilia syndrome"). Weitere charakteristische Defekte wurden beschrieben: Fehlen nur der inneren oder äußeren Dyneinarme, Radialspeichendefekt, Fehlen des Zentraltubuluspaares, Dysarrangement der Mikrotubuli, völliges Fehlen der Zilien bzw. Zilienhypoplasie. Die Funktion ist unterschiedlich gestört. Die Dyneinarmdefekte sind immer genetisch bedingt. Externe Schäden (Infektionen, externe Schadstoffe, mechanische Schädigung durch Intubation, etc.) können ebenfalls zu einer dann passageren Schädigung der Zilien führen, was bei der Diagnosestellung zu beachten ist. Compoundzilien (mehrere Zilien sind miteinander verschmolzen) weisen auf eine sekundäre Zilienschädigung hin.

Klinische Symptome und Diagnose. Die angeborene Ziliendysfunktion kann sich bereits in der Neugeborenenzeit als Atemnotsyndrom manifestieren. Häufiger treten die ersten Krankheitszeichen im frühen Kleinkindesalter auf: rezidivierende Otitiden und persistierende Rhinitis, Husten bzw. rezidivierende obstruktive Bronchitiden. Bei mildem Verlauf können die ersten klinischen Symptome erst im Jugendalter auftreten. Verdächtig ist der Nachweis einer persistierenden Mittellappenatelektase. Wird zufällig ein Situs inversus totalis festgestellt, ist die Zilienfunktionsdiagnostik notwendig. Die Diagnose wird gesichert durch die Messung der Zilienschlagfrequenz (Zytobürste; Nasen- oder Bronchialschleimhaut; Photomikroskop mit Registrierung der Zilienschlagfrequenz; eine Frequenz unter 8 Hertz ist pathologisch; mindestens 10 zilientragende Zellen müssen untersucht werden, im Zweifelsfall Wiederholungsuntersuchung) und mit dem typischen elektronenmikroskopischen Befund (Biopsie aus der mittleren Nasenmuschel oder aus der Bronchialschleimhaut; nur exakt quergeschnittene Zilien dürfen bewertet werden; große Erfahrung notwendig). Bei nachgewiesenem Dyneinarmdefekt ist die Diagnose gesichert, bei allen anderen Defekten können auch sekundäre Schäden die Ursache sein. Die Untersuchung soll möglichst im infektfreien Zustand durchgeführt werden. Die mukoziliäre Clearance kann auch nuklearmedizinisch gemessen werden (Inhalation von monodispersen markierten Partikeln), sie ist bei der genetisch bedingten Ziliendysfunktion global (d.h. sowohl in der Trachea und in den peripheren Lungenabschnitten) homogen vermindert.

Differentialdiagnose. Generell bei „chronischem Husten", bei rezidivierenden Pneumonien, Bronchitiden, obstruktiven Bronchitiden, persistierenden Atelektasen, Verdacht auf Bronchiektasen und schließlich bei chronischer Sinusitis sowie Otitis media ist die Ziliendysfunktion in der Differentialdiagnose zu beachten.

Therapie und Prognose. Die Therapie der pulmonalen Symptome entspricht der Langzeittherapie bei Mukoviszidose: intensive Physiotherapie zur Unterstützung des intrabronchialen Sekrettransportes; bei persistierendem Keimnachweis (Haemophilus influenzae; Staphylokokkus aureus) langfristige orale Antibiotikatherapie (ggf. über Jahre), zumindest Intervalltherapie für 4 bis 6 Wochen auch im Rahmen primär viraler Atemwegsinfektionen; eine Antibiotikainhalation ist meist nicht notwendig. Selten kommt es bei primärer Ziliendysfunktion zur chronischen Pseudomonasbesiedelung der Lungen (Differentialdiagnose Mukoviszidose). Werden isoliert Bronchiektasen nachgewiesen (häufig im Mittellappen der rechten Lunge), ist eine Resektion bei persistierender putrider Sekretion indiziert. Bei konsequenter Therapie ist die Langzeitprognose deutlich besser; die Entwicklung von Bronchiektasen kann weitgehend verhindert werden; die Entwicklung einer sekundären Amyloidose ist dann nicht mehr zu befürchten.

Literatur

Baum GL, Priel Z, Roth Y, Liron N, Ostfeld E (1998) Cilia, mucus and mucociliary interactions. Marcel Dekker, New York

Clements BS, Warner JO (1987) Pulmonary sequestration and related congenital bronchopulmonary-vascular malformations: nomenclature and classification based on anatomical and embryological considerations. Thorax 42: 401–408

Jones VF, Eid NS, Franco SM, Badgett JT, Buchino JJ (1993) Familial congenital bronchiectasis: Williams-Campbell-Syndrome. Pediatr Pulmonol 16: 263–267

Krummel TM (1998) Congenital malformations of the lower respiratory tract. In: Chernick V, Boat TF (eds) Kendig's disorders of the respiratory tract in children, 6th ed. Saunders, Philadelphia, pp 287–328

Leigh MW (1998) Primary ciliary dyskinesia. In: Chernick V, Boat TF (eds) Kendig's disorders of the respiratory tract in children, 6th ed. Saunders, Philadelphia, pp 819–825

Masters JB, Chang AB, Patterson L et al. (2002) Series of laryngomalacia, tracheomalacia, and bronchiomalacia disorders and their associations with other conditions in children. Pediatr Pulmonol 34: 189–195

McDonald JA (1997) Lung growth and development. (Lung biology in health and disease, Vol. 100) Marcel Dekker, New York

Merkenschleger A, Nicolai T, Mantel K (1997) Laryngotracheale Stenosen im Kindesalter. Monatsschr Kinderheilkd 145: 747–762

Olbrich H, Häffner K, Kispert A et al. (2002) Mutations in DNAH5 cause primary ciliary dyskinesia and randomization of left-right asymmetry. Nat fenet 30: 143–144

Stigers KB, Woodring JH, Kanga JF (1992) The clinical and imaging spectrum of findings in patients with congenital lobar emphysema. Pediatr Pulmonol 14: 160–170

140 Tracheobronchitis und Bronchiolitis

J. Forster

Tracheobronchitis

Definition. Bronchitis im Kindesalter ist eine durch Infektionserreger ausgelöste entzündliche Krankheit der Bronchien, bei der durch den gleichen Erreger häufig auch weitere Teile der Luftwege mitbefallen sind. Die chronische Bronchitis ist im Kindesalter nicht definiert und kommt entsprechend der Definition für Erwachsene (3 oder mehr Monate mit produktivem Husten über 2 oder mehrere aufeinanderfolgende Jahre) nicht vor. Kinder mit häufigen Bronchitiden (mehr als 6 pro Jahr) werden jedoch häufig gesehen.

Ätiologie und Epidemiologie. Nahezu alle akuten Bronchitiden im Kindesalter sind viral verursacht („respiratory syncytial virus", Parainfluenzavirus, Influenzavirus, Adenovirus, Rhinoviren u.a.). Diese Erreger werden üblicherweise nicht diagnostiziert, da die Krankheit eine günstige Prognose hat. Die gleichzeitig im Nasen-Rachen-Raum oder beim pharyngealen Abstrich gefundenen Bakterien (Streptococcus pneumoniae, Moraxella catarrhalis, Haemophilus influenzae u.a.) haben primär keine Bedeutung, sie müssen bei prolongiertem klinischem Verlauf als Verursacher einer bakteriellen Superinfektion in Betracht gezogen werden. Krankheitshäufungen finden sich jeweils in den Wintermonaten. Schwere klinische Verläufe mit drohender pulmonaler Insuffizienz gibt es praktisch nur in den ersten 3 Lebensjahren und meist unter dem Bild einer obstruktiven Bronchitis.

Klinische Symptome. Der eigentlichen Bronchitis voraus geht oft eine Symptomatik der oberen Luftwege (Rhinitis, Pharyngitis). Erstes Symptom der tracheobronchialen Beteiligung ist ein trockener quälender Husten, der langsam beginnt und sich bis zu Paroxysmen steigern kann. Ältere Kinder beklagen Schmerzen beim Atmen hinter dem Brustbein, Atemnot ist oft augenfällig, obwohl die Kinder selbst sie nicht direkt beklagen. Pfeifen bei der Atmung und später Rasseln sind oft auch ohne Stethoskop hörbar.

Die klinische Untersuchung ergibt Temperaturen meist um 38°, sichtbare (rhino-) konjunktivale und pharyngeale Entzündung mit zunächst klarer, im späteren Verlauf eitriger Exsudation. Die Auskultation ergibt im frühen Krankheitsstadium eine Verschärfung des Atemgeräusches sowie, je jünger die Kinder sind, desto häufiger Giemen. Im späteren Krankheitsverlauf hört man je nach Alter des Kindes und der hauptsächlichen Lokalisation der Krankheit in den Bronchien fein- bis grobblasige Rasselgeräusche. Falls Sputum produziert wird, ist dieses anfänglich klar, später immer eitrig, unabhängig von einer bakteriellen Superinfektion.

Das allgemeine Befinden ist leicht bis mittelschwer beeinträchtigt. Klinisch bedeutsam ist die Einschränkung der Flüssigkeits- und Nahrungsaufnahme durch die Dyspnoe und eine evtl. zunächst peripher sichtbare Zyanose.

Diagnose. Die Diagnosestellung erfolgt im wesentlichen aufgrund der Anamnese und des Krankheitsbildes. Bei der unkompliziert verlaufenden akuten Bronchitis sind weder Röntgenbild noch Laboruntersuchungen zum Infektionsstatus, noch zur Erregersuche angezeigt.

Bei einem allgemein schwer beeinträchtigten oder deutlich dyspnoischen Kind ist die wesentliche primäre Untersuchung die Feststellung der Sauerstoffsättigung, danach der pCO_2. Ergibt sich aufgrund von Anamnese, klinischem Bild und Verlauf der Verdacht auf eine Aspiration so muß ein Röntgenbild angefertigt werden, bei Verdacht auf Fremdkörper in Exspiration. Bei darauf dokumentiertem Hinweis auf eine Aspiration oder fortbestehendem Verdacht trotz scheinbar unauffälligem Bild muß sich die Bronchoskopie anschließen.

Der RSV-Antigen-Nachweis aus dem Nasopharyngealsekret ist sinnvoll in solchen Fällen, in denen eine spezifische Therapie mit Ribavirin in Betracht gezogen wird.

Bei prolongiertem Verlauf kann ein Röntgenbild des Thorax und/oder Messung von Blutbild und CRP sinnvoll sein, um Hinweise für eine behandlungsbedürftige Bronchopneumonie zu finden.

Differentialdignose. Relevante, differentialdiagnostisch in Erwägung zu ziehende Krankheiten ergeben sich nur für den komplizierten verlängerten Verlauf einer Bronchitis sowie bei wiederholten durch bakterielle Infektionen verursachten Bronchitiden (s. Übersicht).

Differentialätiologie und Diagnose der kompliziert und rezidivierend verlaufenden Bronchitis

1. Zustand nach schwerer Schädigung der Bronchialwand:
   - Virusinfektion: Adeno, Influenza, RSV, Masern, Mykoplasmen,
   - bakterielle Superinfektion (selten bei Gesunden, häufig in Kombination mit Störung der mukoziliären Clearance);

2.1. Beeinträchtigung der mukoziliären Clearance:
   - Bronchusanomalien (Stenose, Bronchiektasen),
   - pathologische Sekrete (Mukoviszidose, Asthma),
   - Ziliendysfunktion (Immobilität, Kartagener-Syndrom),
   - Bronchialwandkongestion bei Herzinsuffizienz;

2.2. chronische Entzündung immunologischer Ätiologie:
   - Immundefekte,
   - Asthma bronchiale,

2.3. Inhalative Noxen:
   - trockene Atemluft (Mundatmung/Adenoide),
   - Aspiration von Fremdkörpern oder Flüssigkeit,
   - Aspiration von Mageninhalt (auch über Fisteln),
   - Tabakrauchbelastung und weitere Luftverschmutzung;

2.4. sozioökonomische Einflüsse:
   - Wohnung – Einzelraumheizung mit fossilen Brennstoffen,
   - Krankheitsverständnis, z.B. hinsichtlich medikamentöser Compliance.

Therapie. Eine spezifische Therapie der akuten Bronchitis ist nicht vonnöten. Insbesondere sollen ansonsten gesunde Kinder keine Antibiotika erhalten.

Die initiale und produktive Hustenphase kann den Einsatz von Antitussiva nötig machen, die Expektoration wird im wesentlichen gefördert durch hinreichende Flüssigkeitsaufnahme, Mukolytika und Expektoranzien sind subjektiv hilfreich. Eine wesentliche Mukolyse wird bei den obstruktiven Formen nur durch β-Mimetika-Inhalation erreicht.

Bei langwierigem Krankheitsverlauf und positiven Hinweisen auf eine bakterielle Infektion ist eine antibiotische Therapie sinnvoll. Mehrfach langwierige Verläufe oder übernormal häufige Krankheiten sollten die Suche nach den in der Übersicht genannten Differentialätiologien veranlassen.

Verlauf und Prognose. Bei einer akuten Bronchitis wird ab dem 3. Tag der Husten produktiv. Die Temperatur und Sputummenge vermindern sich gegen Ende der ersten Krankheitswoche. Das Allgemeinbefinden ist dann ebenfalls annähernd normal. Postinfektiöse bronchiale Empfindlichkeit mit Husten oder gar Pfeifen bei Anstrengung ist im Alter bis zu 2 Jahren eher die Regel als die Ausnahme und dauert bis zu 3 Monaten.

In mehreren unabhängigen epidemiologischen Studien konnte gezeigt werden, daß Kinder, die bis zum Alter von 3 Jahren mit bronchialer Obstruktion bei (Virus-) Infektion reagieren, kein erhöhtes Risiko für die Entwicklung eines Asthma bronchiale haben, wenn sie nicht aus einer Atopikerfamilie stammen oder z.B. durch Tabakrauchbelastung hohem bronchialem Dauerstreß ausgesetzt sind. Lediglich die maximal schwer verlaufenden Infektionen (z.B. RSV- bzw. Adenovirusbronchopneumonien) können zu solchen Schäden an den Bronchien führen, daß eine bronchiale Hyperreagibilität als Asthmagrundlage zurückbleibt.

Prophylaxe. Als spezifische Prävention steht einzig die Influenzaimpfung zur Verfügung, die jährlich für Kinder mit Herzfehlern oder chronischen pulmonalen Krankheiten empfohlen wird.

Literatur

Balfour-Lynn IM (1996) Why do viruses make infants wheeze? Arch Dis Child 74: 251–259

Braun-Fahrländer C, Vuille JC, Sennhauser FH et al. (1997) Respiratory health and longterm exposure to air pollutants in Swiss schoolchildren. Am J Crit Care Med 155: 1042–1049

Coakley FV, Green J, Lamont AC, Rickett AB (1997) An investigation into perihilar inflammatory change on the chest radiographs of children admitted with acute respiratory symptoms. Clin Radiol 51: 614–617

Dockery DW, Cunningham J, Damoakosh AI et al. (1996) Health effect of acid aerosols on north American children: respiratory symptoms. Environ Health Prospect 104: 500–505

Dodge R, Martinez FD, Cline MG, Lebowitz MD, Burrows B (1996) Early childhood respiratory symptoms and subsequent diagnosis of asthma. J Allergy Clin Immunol 98: 48–54

Gaillard D, Jouet JB, Egreteau L, plotowski L, Zahm JM, Beanli R, Pierrot D, Puchelle E (1994) Airway epithelial damage and inflammation in children with recurrent bronchitis. Am J Respir Crit Care Med 150: 810–817

Holberg CJ, Wright AL, Martinez FD, Morgan WJ, Taussig LM, Group Health Medical Associates (1993) Child day care, smoking by caregivers, and lower respiratory tract illness in the first 3 years of life. Pediatrics 91: 885–892

Pattemore PK, Johnston SL, Bardin PG (1997) Viruses as precipitants of asthma symptoms: I Epidemiology. Clin Exp Allergy 22: 325–336

Rylander E, Pershagen G, Eriksson M, Berman G (1995) Parental smoking, urinary cotinine, and wheezing bronchitis in children. Epidemiol 6: 289–293

Trigg CJ, Nicholson KG, Wang JH, Ireland DC, Jordan S, Duddle JM, Hamilton S, Davies RJ (1996) Bronchial inflammation and the common cold: a comparison of atopic and non-atopic individuals. Clin Exp Allergy 26: 665–676

Bronchiolitis

Definition. Bronchiolitis im strengen Sinn ist die Obstruktion kleinster Atemwege durch Virusinfektion. In der deutschsprachigen Literatur bedeutet dies, daß eine reine Überblähung und kein Giemen resultiert, die angelsächsische Literatur beschreibt mit diesem Begriff auch Krankheitsbilder, die mit Giemen einhergehen.

Ätiologie und Epidemiologie. Die akute Bronchiolitis wird hauptsächlich verursacht durch Respiratory-syncytial-virus-Infektionen, seltener durch andere Viren (Parainfluenza, Adenovirus), sehr selten durch Mykoplasmen. Die Krankheit tritt erst ab dem 2. Lebensmonat auf, am häufigsten im 4.–6. Monat, die Formen mit Giemen treten häufig noch bis ins 2. Lebensjahr auf.

Risikofaktoren für die Krankheit sind: kleine Atemwege bei Geburt (gefunden an amerikanischen und norwegischen Kindern), Tabakrauchbelastung und männliches Geschlecht. Die Krankheiten treten im Winter gehäuft auf.

Pathogenese. Die Virusinfektion ist im wesentlichen auf die Bronchialepithelien beschränkt. Allerdings führen die zum Teil antikörpervermittelten Entzündungsvorgänge zu einem Anschwellen der Schleimhaut und der Bronchialwände insgesamt mit der Folge einer Belüftungsstörung, die vollständig sein kann (Atelektasenbildung) oder, was häufiger der Fall ist, einen Ventilcharakter hat. Bronchien und Bronchiolen werden bei der Inspiration weiter eröffnet als in der Exspiration. Durch diesen Ventilmechanismus entsteht eine Überblähung. Die Bronchialmuskulatur hat in diesem Zusammenhang nur eine untergeordnete pathophysiologische Rolle. Bezüglich des Gasaustauches ist zunächst die Sauerstoffaufnahme beeinträchtigt (Ventilations-, Perfusionsimbalanzen und ansteigendes funktionelles Residualvolumen). Erst später – bei weiter angestiegenem intrathorakalem Gasvolumen und Verkleinerung der Atemzugvolumina – entsteht auch eine Hyperkapnie.

Bei Neugeborenen und Säuglingen unter einem Jahr treten unabhängig von den pulmonalen Krankheitserscheinungen Apnoen und Bradykardien auf. Welche Rolle die bei einigen Kindern gefundene (RSV-)Virämie dabei spielt, steht noch nicht fest.

Aus der Beschreibung der Anatomie ist klar, daß beim schwer erkrankten Kind weder eine antiinflammatorische noch eine antiobstruktive Therapie in allen Fällen zum Erfolg führen wird.

Klinische Symptome. Bei der Bronchiolitis im strengen Sinne sind auskultatorisch feinblasige Rasselgeräusche oder gar keine Nebengeräusche zu hören. Geringe Dyspnoe und Zyanose können die einzigen Krankheitszeichen sein. Die Kinder sind bisweilen nur auffällig durch ihre Unfähigkeit zur Nahrungsaufnahme. Gewöhnlich wird die Überblähung faßbar am Tiefertreten des Zwerchfelles mit im Abdomen deutlich palpabler Leber und Milz. Bei der Bronchiolitis im weiteren Sinne, d.h. stets auch nach dem 1. Lebenshalbjahr, ist ein Giemen zu auskultieren oder mit bloßem Ohr zu hören. Die übrigen Auskultationsbefunde sind von der allgemeinen bzw. pulmonal-lokalen Bronchialwandschwellung und Schleimansammlung bestimmt: Verschärftes Atemgeräusch, inspiratorisches Knistern, fein- und mittelblasige Rasselgeräusche wechseln an Ort und Intensität oft binnen kurzer Zeit ab. Husten, Nasenflügeln und interkostale sowie subkostale Einziehungen werden eher in der älteren Altersgruppe gesehen. Eine Verlängerung der Exspiration ist ebenfalls in dieser Altersgruppe häufiger, während bei den jungen Säuglingen eher eine Tachypnoe eintritt. Fieber jedweder Größenordnung tritt in den ersten Krankheitstagen auf, ist aber für den Verlauf nicht prädiktiv.

Diagnose. Wichtigste diagnostische Maßnahme ist die Feststellung der transkutanen Sauerstoffsättigung und beim deutlich kranken Kind die CO_2-Konzentration im Blut. Die Bestimmung der Entzündungsparameter ist informativ bei längerem fieberhaften Verlauf, desgleichen die Anfertigung eines Röntgenbildes. Die Fragestellung ist dann, ob eine schleimbedingte Atelektase vorliegt oder eine der seltenen bakteriell bedingten sekundären Pneumonien.

Virusantigenbestimmungen sind möglich (RSV, Adenovirus, Parainfluenzavirus), PCR-Methoden werden in den nächsten Jahren zur Verfügung stehen.

Differentialdiagnose. Die in Frage kommenden Differentialdiagnosen sind bei typisch klinischem Krankheitsbild eher selten. In Betracht gezogen werden müssen: dekompensierende Herzfehler, Fremdkörper in der Trachea, Erstmanifestation zystischer Fibrose, sehr selten auch Pertussis und andere bakterielle Bronchopneumonien.

Therapie. Das einzig unstrittige Medikament, das allen betroffenen Kindern hilft, ist die bedarfsbezogene Sauerstoffgabe. Die Überblähung und klinisch hörbare Obstruktion führen regelmäßig zum Einsatz von Kortikoiden und β-Mimetika, welche jedoch für die Gesamtgruppe der Erkrankten nur minimale Verbesserungen bringt. Gleichwohl kann ein Behandlungsversuch, insbesondere mit inhalativen β-Mimetika gemacht werden. Die β-Mimetika-Gabe wird sinnvollerweise (Evidence aus einigen kleineren Studien) verknüpft mit der Gabe von Ipratropiumbromid. Dieses soll jedoch unter klinischer Aufsicht geschehen, da zwar ein Teil der Patienten davon profitiert, ein kleinerer Teil sich jedoch verschlechtert. Auf alle Fälle müßten Flüssigkeitsdefizite ausgeglichen und bei Kindern mit Apnoen ein Monitoring durchgeführt werden. Bei ansteigendem pCO_2 oder Sauerstoffbedarf über FiO_2 0,4 kann ein Versuch der Besserung der Ventilation über einen CPAP gemacht werden.

Prognose und Verlauf. Die meisten Kinder bessern sich nach dem 2. oder 3. Krankheitstag spontan. Die Anwendung gegenwärtiger intensivmedizinischer Methoden hat zu einer Mortalität von unter 1 % bei sonst gesunden und von etwa 1,5 % bei kardiopulmonal vorgeschädigten Kindern geführt.

In sehr seltenen Fällen kann nach einer Bronchiolitis jedweder Krankheitsschwere nach scheinbarem Beginn der Rekonvaleszens sich erneut ein Überblähungszustand einstellen, der dann verursacht ist durch eine Bronchiolitis obliterans. Die Bildgebung zeigt dann neben der Überblähung regelhaft schon auch kleine und mittlere Atelektasen. Die Diagnose wird durch Biopsie gesichert, die Behandlung kann mit Kortikosteroiden versucht werden, ist aber nicht immer erfolgreich. Pulmonale Defektzustände und Tod sind in gleicher Häufigkeit der Ausgang.

Je schwerer die Krankheit, desto länger die anschließende Phase bronchialer Hyperreagibilität, welche in der Regel jedoch keiner Behandlung bedarf („happy weezer“). Besteht Behandlungsbedarf aufgrund unter Belastung absinkender Sauerstoffsättigung oder CO_2-Anstieg, ist in der Regel eine kombinierte antiinflammatorische und bronchodilatatorische Therapie nötig.

Prophylaxe. Für RSV-Infektion s. Kap. 99.6. Aktive Impfungen werden in den nächsten Jahren möglich sein.

Literatur

Bardin PG, Johnston SL, Pattemore PK (1992) Viruses as precipitants of asthma symptoms II:Physiology and mechanisms. Clin Exp Allergy 22: 809–822
Dezateux C, Fletcher ME, Dundas I, Stocks J (1997) Infant respiratory function after RSV-proven bronchiolitis. Am J Respir Crit Care Med 155: 1349–1355
Flores G, Horwitz RI (1997) Efficacy of β_2-agonists in bronchiolitis: a reappraisal and meta-analysis. Pediatrics 100: 901–905
Forster J, Schumacher RF (1995) The Clinical pictur presented by premature neonates infected with the respiratory synycytial virus. Eur J Pediatr 154: 901–905
Forster J, Tacke U, Krebs H, Streckert HJ, Werchau H, Bergmann RL, Schulz L, Lau S, Wahn U (1997) Respiratory syncytial virus infection: its role in aeroallergen sensitization during the first two years of life. Pediatr Allergy Immunol 7: 55–60
Hall CB, Poowell KR, Schnabel KC, Gala CL, Pincus PH (1988) Risk of secondary bacterial infection in infants hospitalized with respiratory syncytial viral infection. J Pediatr 113: 266–271
Kellner JD, Ohlsson A, Gadomski AM, Wang EEL (1996) Bronchodilators for bronchiolitis (Cochrane review). In: The Cochrane Library, Issue 3. Update Software, Oxford
Kellner JD, Ohlsson A, Gadomski AM, Wang EEL (1996) Efficacy of bronchodilator therapy in bronchiolitis. A meta-analysis. Arch Pediatr Adolesc Med 150: 1166–1172
Martinez FD, Wright AL, Taussig LM, Holberg CJ, Halonen M, Morgan WJ (1995) Asthma and wheezing in first six years of life. The Group Health Medical Associates. New Engl J Med 332: 133–138
MeKean M, Ducharme F (2001) Inhaled steroids for episodic viral wheeze of childhood (Cochrane Review). In: The Cochrane Library, Issue 3. Update Software, Oxford
Navas L, Wang EEL, Carvalho V, Robinson J (1992) Improved outcome of respiratory syncytial virus infection in a high risk hospitalized population of Canadian children J Pediatr 121: 345–348
Reassessment (1996) of the indication for ribavirin therapy in respiratory syncytial virus infections (American academy of pediatrics. Committee on infectious diseases). Pediatrics 97: 137–140
Respiratory syncytial virus (1997) immune globuline intravenous: Indications for use (American academy of pediatrics. Committee on infectious diseases, Committee on fetus and newborn). Pediatrics 99: 645–650
Soong WJ, hwang B, Tang RB (1993) Continious positive airway pressure by nasal prongs in bronchiolitis. Pediatr Pulmology 16: 163–166
Varnholt V, Lasch P, Suske G Koelfen W, Kachel W (1996) ARDS infolge schwerer RSV-Infektion: Therapeutische Optionen. Monatsschr Kinderheilk 144: 1364–1368

141 Infektiöse Pneumonien

U. Heininger

Definition, Ätiologie und Epidemiologie. Pneumonien sind akut- und chronisch-entzündliche Krankheiten des Lungenparenchyms. Man kann sie nach Ursache, Alter des Patienten sowie anatomischer Lokalisation bzw. dem Röntgenbefund einteilen. Sie werden vorwiegend von Infektionserregern verursacht. Seltenere Auslöser von Pneumonien sind allergische, chemische und physikalische Noxen sowie Autoimmunkrankheiten, die an anderer Stelle abgehandelt werden. Die Pneunomien des Neugeborenen werden in Kap. 53 besprochen. Unter den ambulant erworbenen Pneumonien dominieren in den ersten Lebensjahren virale Erreger, die vorwiegend eine Entzündung des Lungeninterstitiums hervorrufen. Am häufigsten werden Respiratory-syncytial-Viren (RSV), Parainfluenza-, Influenza- und Adenoviren gefunden. Gelegentlich sind sie Wegbereiter für nachfolgende bakterielle Sekundärinfektionen (unbekapselte *Haemophilus influenzae*, *Staphylococcus aureus*, Pneumokokken u.a.). Im späteren Kleinkind- und Schulalter überwiegen Bakterien, insbesondere Pneumokokken und *Haemophilus influenzae*, als Pneumonieerreger. Zunehmend treten in diesem Alter auch Mykoplasmen in Erscheinung (Abb. 141.1).

Bei Patienten mit Grundkrankheiten findet sich ein grundsätzlich anderes Erregerspektrum. *Pseudomonas aeruginosa*, Klebsiellen, Entero- und Citrobacter u.a. sind klassische Problemkeime bei beatmungspflichtigen Früh- und Neugeborenen. Bei zystischer Fibrose (Mukoviszidose) verursachen Staphylococcus aureus und insbesondere *Pseudomonas aeruginosa* rezidivierende pulmonale Exazerbationen (s. Kap. 147). Schließlich muß bei Immunsupprimierten auch mit Pilzen (vorwiegend Candida-Spezies und Aspergillen) und *Pneumocystis carinii* als typische Opportunisten gerechnet werden (s. Kap. 100).

Pneumonien nach Aspiration werden vor allem von anaeroben Bakterien aus dem Oropharynx verursacht. Dazu gehören Fusobakterien, Bacteroides-Species und Peptostreptokokken. Aspirationspneumonien finden sich gehäuft bei Patienten mit neurologischen Grundkrankheiten, die mit Schluckstörungen bzw. mentaler Retardierung einhergehen.

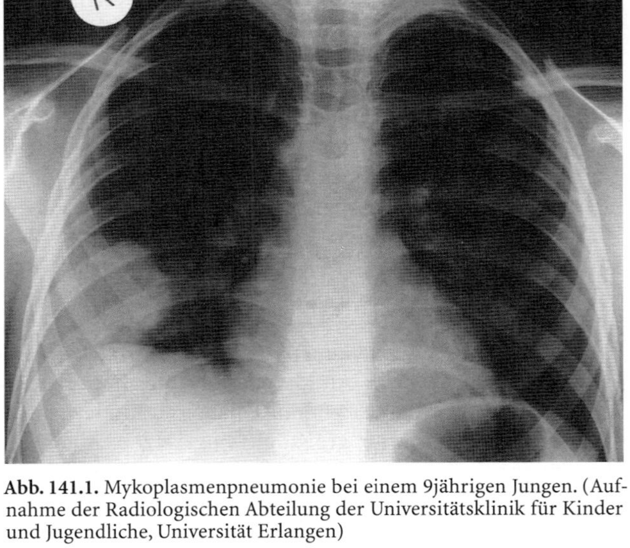

Abb. 141.1. Mykoplasmenpneumonie bei einem 9jährigen Jungen. (Aufnahme der Radiologischen Abteilung der Universitätsklinik für Kinder und Jugendliche, Universität Erlangen)

Rezidivierende Pneumonien sind ein Hinweis auf Störungen des Immunsystems oder, vor allem bei identischer Lokalisation, auf angeborene Anomalien wie z.B. Lungensequester (s. Kap. 139).

Pathogenese. Eintrittspforte für die meisten Pneumonieerreger ist der Respirationstrakt nach Tröpfcheninfektion von Mensch zu Mensch. Nach initialer Infektion der oberen Luftwege entstehen Pneumonien vorwiegend durch Deszendenz der Infektionserreger aus den oberen Luftwegen in das Bronchialsystem und in die Alveolen. Seltener liegt eine hämatogene Streuung bei Bakteriämie, Virämie oder Pilzsepsis zugrunde. Opportunistische Erreger stammen meist aus dem Gastrointestinaltrakt der Patienten bzw. finden über Fremdkörper (z.B. Beatmungstubus) Zugang zu den unteren Atemwegen.

Bei bakteriellen Pneumonien wird die Entzündungsreaktion in den Alveolen durch Zellwandbestandteile grampositiver bzw. das Endotoxin gramnegativer Erreger hervorgerufen. Exsudation von Kapillarflüssigkeit, Fibrinablagerungen und Einwanderung neutrophiler Granulozyten und Makrophagen bedingen die Abläufe im Rahmen von Bronchopneumonien und der charakteristischen Lobärpneumonie durch Pneumokokken (Abb. 141.2a, b). Gelegentlich führt die Verlegung von Bronchiolen und Bronchien zur Atelektasenbildung. Virusinfektionen der Pneumozyten führen zum Zelluntergang und dadurch zu einer verminderten Surfactantproduktion gefolgt von der Ausbildung hyaliner Membranen und lokaler Ödeme. Der Entzündungsreiz bedingt eine submuköse und interstitielle lymphozytäre Infiltration. Die Folgen sind verminderter Gasaustausch, exspiratorische Obstruktion und Lungenüberblähung.

Klinische Symptome und Verlauf. Das klinische Bild ist stark vom Lebensalter abhängig. Bei Neugeborenen und Säuglingen stehen unspezifische Symptome wie Trinkschwäche, Rhinitis, Husten und Hypo- oder Hyperthermie im Vordergrund. In diesem Alter können Pneumonien Teil eines septischen Krankheitsbildes sein (s. Kap. 61). Jenseits des Säuglingsalters imponieren Husten, Fieber, Tachykardie, Blässe und starkes Krankheitsgefühl. Ausgeprägte Krankheitsbilder führen zu Tachy- und Dyspnoe, Nasenflügelatmen, interkostalen Einziehungen und Lippenzyanose. Der Untersuchungsbefund ergibt über den betroffenen Lungenarealen typischerweise eine abgedämpfte Perkussion, einen positiven Stimmfrenitus und ein abgeschwächtes bzw. bronchiales Atemgeräusch, oft auch fein- bis mittelblasige Rasselgeräusche. Atypische Pneumonien (s. Kap. 98.16) (*Mycoplasma pneumoniae*), zentrale Pneumonien und Pneumonien im Säuglingsalter ergeben häufig ein normales Atemgeräusch. Ambulant erworbene bakterielle Pneumonien zeigen nach

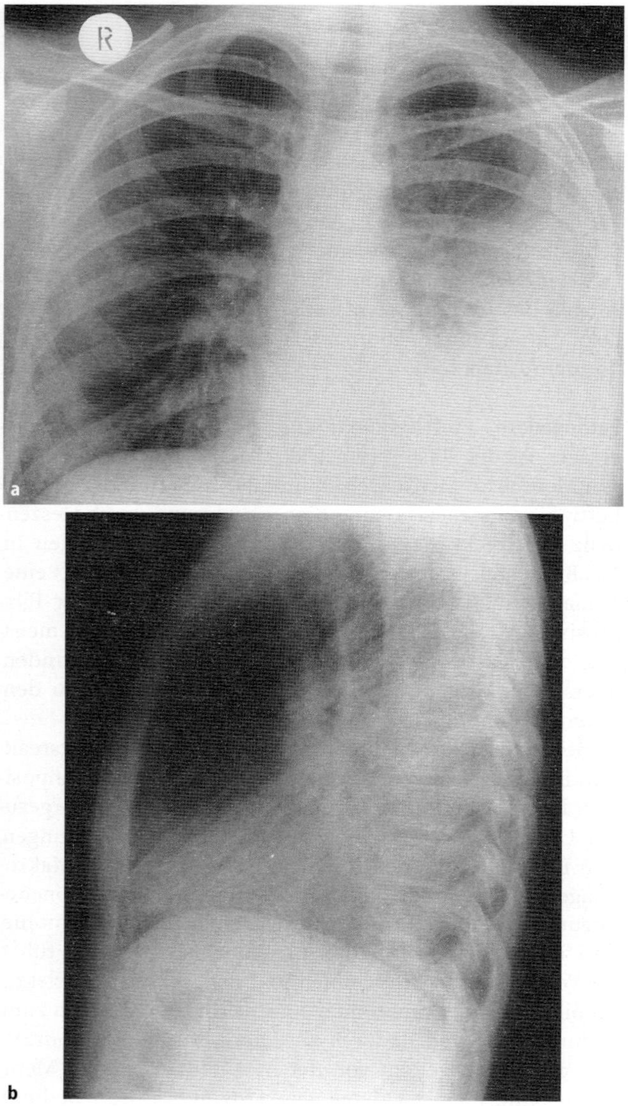

Abb. 141.2a,b. Lobärpneumonie des linken Unterlappens bei einem 13jährigen Mädchen, **a** frontale, **b** seitliche Aufnahme. (Aufnahme der Radiologischen Abteilung der Universitätsklinik für Kinder und Jugendliche, Universität Erlangen)

Beginn der Antibiotikabehandlung eine rasche Rückbildung der Symptome und deutliche Besserung des Allgemeinbefindens. Virale Pneumonien sind dagegen typischerweise durch einen protrahierten Verlauf gekennzeichnet, sind aber im allgemeinen weniger schwer als bakterielle Pneumonien. Bei opportunistischen bzw. nosokomial erworbenen Erregern ist der Verlauf entscheidend von der Grundkrankheit des Patienten abhängig, und bisweilen sind Pneumonien letztendlich Auslöser für den Tod des Patienten (Malignome, Aids, Mukoviszidose u.a.).

Wichtigste Komplikationen von Pneumonien sind die Pleuritis, mit oder ohne Empyem und Lungenabszesse. Bisweilen kommt es zu umschriebenen Überblähungen oder Atelektasen bei bronchialem Sekretstau. Die Ausbildung eines Pneumothorax ist ein seltenes Ereignis.

Diagnose und Differentialdiagnose. Die Diagnose einer Pneumonie wird durch die Kombination von klinischer Symptomatik, Untersuchungsbefund und der obligaten Röntgenthoraxaufnahme gestellt. Letztere ist auch bei fehlender typischer Symptomatik indiziert, wenn das Allgemeinbefinden eines fieberhaft erkrankten Patienten stark beeinträchtigt ist und keine Ursache gefunden wird. Der spezifische Erregernachweis ist problematisch. Eine Leukozytose, evtl. mit Linksverschiebung, deutliche Erhöhung des C-reaktiven Proteins sowie starke Blutsenkungsbeschleunigung sind wichtige Hinweise auf eine bakterielle Genese. Ferner kann bei bakteriellen Pneumonien die Blutkultur den spezifischen Erregernachweis erbringen, meistens ist sie aber steril. Bei intubierten Patienten kann die Untersuchung von Trachealsekret erwogen werden, beweisend ist ein Erregernachweis hier aber nicht. Rachenabstriche und Sputumuntersuchungen sind weitestgehend wertlos, da in der Kultur meist eine bakterielle Mischflora wächst. Der Versuch, Untersuchungsmaterial durch Bronchoskopie, Bronchiallavage oder Lungenbiopsie zu gewinnen, ist nur in Ausnahmefällen, z.B. bei lebensbedrohlichem, therapierefraktären Verlauf, indiziert. Virale Pneumonieerreger lassen sich durch Antigentest, Zellkultur oder mittels PCR nachweisen. Auch dies ist in erster Linie besonders schweren Verläufen, wie sie typischerweise bei Säuglingen durch Influenza- oder RS-Viren hervorgerufen werden, vorbehalten. Ferner sind für besondere Fragestellungen Titerbestimmungen in einem Serumpaar geeignet, retrospektiv das auslösende Agens zu bestimmen. Auch bei Chlamydien- und Mykoplasmenpneumonien sind Titerbestimmungen zur Diagnosefindung geeignet. Zur Bestimmung von Antikörpern gegen *Chlamydia pneumoniae* sind Immunfluorenztests vorzuziehen. Am besten geeignet zum Nachweis von Antikörpern gegen Mycoplasma pneumoniae sind Partikelagglutinationstest (PAT), ELISA sowie Immunoblot, aber auch positive Kälteagglutinine sind hinweisend. Pneumonien, die als Komplikation einer anderen Grundkrankheit in Erscheinung treten, wie beispielsweise bei Masern oder Varizellen, können aufgrund der typischen klinischen Erscheinungen ätiologisch zugeordnet werden.

Differentialdiagnostisch sind nicht-infektiöse Ursachen wie Fremdkörperaspirationen (akuter Beginn, typischerweise Kleinkinder) (s. Kap. 152), Allergene (Alveolitis) (s. Kap. 153) und Autoimmunkrankheiten (systemischer Lupus erythematodes, Sarkoidose u.a., s. Kap. 87, 153) zu beachten.

Therapie, Prophylaxe und Prognose. Die Therapie richtet sich nach den Symptomen des Patienten und dem mutmaßlichen Erreger. Pneumonien im Säuglings- und frühen Kleinkindesalter sowie schwere Krankheiten (altersunabhängig) sollten stationär behandelt werden. Bei Hypoxämie ist die Sauerstoffzufuhr über eine Nasensonde indiziert. Bei ausgeprägter Dys- und/oder Tachypnoe kann eine maschinelle Beatmung notwendig sein. Mukolyse durch ausreichende Flüssigkeitszufuhr, ggf. medikamentös unterstützt (Ambroxol, Acetylcystein), kann hilfreich sein. Antipyretika mit gleichzeitiger analgetischer Wirkung (Paracetamol, bei älteren Kindern auch Acetylsalicylsäure) dürfen großzügig eingesetzt werden. Der Hustenreiz sollte nicht unterdrückt werden.

Schon bei Verdacht auf eine bakterielle Pneumonie ist die Gabe von Antibiotika indiziert. Zumindest zu Beginn

Patientengruppe	Vermutlicher Erreger	Antibiotika	Applikation
1. Ambulant erworbene Pneumonien (Neugeborene s. Kap. 3)			
Säuglinge und Kleinkinder bis ca. 3 Jahre	Staphylokokken, Haemophilus influenzae, Pneumokokken	Amoxicillin oder Cephalosporin der 2. (evtl. 3.) Generation	i.v. oder p.o.
Ältere Kleinkinder bis ca. 6 Jahre	Hämophilus influenzae, Pneumokokken	Amoxicillin oder Cephalosporin der 2. (evtl. 3.) Generation	i.v. oder p.o.
Schulkinder und Jugendliche	Mykoplasmen, Chlamydien, Pneumokokken	Makrolide (z.B. Erythromycin); Penicillin	p.o.
2. Nosokomial erworbene Pneumonien			
Intensivstation, beatmet	Gramnegative Stäbchen oder Staphylokokken	Breitspektrum-Penicillin oder Cephalosporin der 3. Generation und/oder Aminoglykosid	i.v.
Aspiration	Gramnegative Stäbchen, oft auch Anaerobier	Breitspektrum-Penicillin mit β-Laktamasehemmer	i.v.
Immunsupprimierte	Staphylokokken, Gramnegative Stäbchen (+Pilze)	Imipenem/Meronem oder Cephalosporine(3. Generation) + Aminoglykosid (+ Antimykotikum)	i.v.

Tabelle 141.1. Die häufigsten bakteriellen Pneumonieerreger und ihre antibiotische Behandlung

der Behandlung ist die intravenöse Applikation vorzuziehen. Eine Ausnahme stellen die Chlamydien- und Mykoplasmenpneumonien dar, die sehr gut durch orale Makrolide beherrschbar sind. Die Entscheidung für eine Antibiotikagabe sollte bei Neugeborenen, Säuglingen und Kleinkindern wegen des oftmals foudroyanten und bedrohlichen Verlaufs bakterieller Pneumonien besonders großzügig getroffen werden. Ebenso sind Antibiotika bei nosokomial erworbenen Pneumonien und durch eine Grundkrankheit geschwächten Patienten meist unverzichtbar. Die Wahl des Antibiotikums muß alle individuellen Besonderheiten berücksichtigen. Dazu zählen Patientenfaktoren (Alter, Grundkrankheiten) aber auch hospitalspezifische Gegebenheiten, wie beispielsweise das Erregerspektrum und Resistenzmuster auf Intensivpflegestationen. Die Behandlungsdauer richtet sich nach der Befundbesserung, beträgt aber mindestens 7 Tage. Tabelle 141.1 soll diesbezüglich als Orientierungshilfe dienen.

Die Prognose der Pneumonie hängt vom Alter und evtl. Grundkrankheit des Patienten ab. Je jünger der Patient ist, desto langwieriger ist der Verlauf. Bei schweren Grundkrankheiten sind Pneumonien häufige Komplikationen im Finalstadium.

Literatur

Fete TJ, Noyes B (1996) Common (but not always considered) viral infections of the lower respiratory tract. Pediatr Ann 25: 577–584

Harris JA (1996) Antimicrobial therapy of pneumonia in infants and children. Semin Respir Infect 11: 139–147

Principi N, Esposito S, Blasi F, Allegra L, Mowgli study group (2001) Role of Mycoplasma pneumoniae and Chlamydia pneumoniae in children with community-acquired lower respiratory tract infections. Clin Infect Dis 32: 1281–1289

142 Aspirationspneumonien und -syndrome

G. Kusenbach, M. Barker

Definition. Gelangen Fremdsubstanzen (Nahrung, Flüssigkeiten, Sekrete) in die tiefen Atemwege, so wird dies als Aspiration bezeichnet. Die Aspiration von flüssiger Nahrung und/oder Speichel führt in Abhängigkeit von der Menge und Häufigkeit des Aspirats zu akuten oder chronischen Beschwerden, die mit dem klinischen und radiologischen Bild einer Pneumonie (Aspirationspneumonie) einhergehen. Die Aspiration von größeren festen Nahrungsbestandteilen oder anderen Materialien (Fremdkörperaspiration, s. Kap. 152) geht mit einem akuten Hustenanfall und Atemnot aus völliger Gesundheit einher. Wird der Fremdkörper nicht direkt abgehustet oder durch einen ärztlichen Eingriff beseitigt, so kann es nach einem symptomfreien Intervall ebenfalls zu chronischen und unspezifischen Beschwerden im Sinne einer Pneumonie und/oder obstruktiven Bronchitis kommen. Sonderfälle stellen das neonatale MAS (Kap. 53) und der Ertrinkungsunfall dar.

Aspirationspneumonie

Epidemiologie. Die große Bedeutung der Nahrungsaspiration als Ursache für respiratorische Beschwerden wurde erst in den letzten Jahrzehnten erkannt. Mendelson stellte 1946 erstmals den Zusammenhang zwischen der Aspiration von Mageninhalt unter Narkose und einer akuten Pneumonie heraus. In den letzten 20 Jahren wurde der gastroösophageale Reflux (GÖR) als Ursache chronischer bronchopulmonaler Beschwerden intensiv untersucht. Ein pathologischer GÖR wurde bei bis zu einem Drittel der Erwachsenenbevölkerung nachgewiesen, aber nur bei ca. 10% der Betroffenen ging dies mit respiratorischen Beschwerden einher. Es ist anzunehmen, daß ein GÖR bei Säuglingen und Kleinkindern aufgrund von anatomischen und atemphysiologischen Besonderheiten noch häufiger auftritt als bei Erwachsenen. Die genauen Mechanismen und Zusammenhänge zwischen GÖR und Atemwegskrankheiten sind aber nach wie vor nicht geklärt, und eine Unterscheidung zwischen pathologischem und physiologischem Reflux ist auch mit Hilfe der Ösophagus-pH-Metrie nicht immer möglich. Wegen der unspezifischen respiratorischen Symptome des chronischen Aspirationssyndroms muß man auch heute noch davon ausgehen, daß die Aspiration als Ursache von chronischen bronchopulmonalen Beschwerden in vielen Fällen nicht oder zu spät erkannt wird. Daraus resultieren bei Säuglingen und Kleinkindern erhebliche Risiken für die Entwicklung der Atemwege und der Lunge.

Ätiologie und Pathogenese. Bei Störungen des Schluckaktes kommt es zur Aspiration von unverdauter Nahrung (Aspiration von oben), während beim GÖR die Nahrung regurgitiert, nachdem sie den Magen bereits erreicht hatte und dort angesäuert wurde (Aspiration von unten).

Der Schluckakt kann u.a. bei angeborenen Fehlbildungen und neuromuskulären Krankheiten sowie bei Unreife oder infolge zentralnervöser Schädigung beeinträchtigt sein (s. Übersicht). Der reguläre Nahrungstransport vom Mund in den Magen kreuzt die oberen Atemwege im Pharynx und erfordert das exakte Zusammenspiel verschiedener Reflexe, die zum Teil zentral, zum Teil auch lokal gesteuert und vegetativ beeinflußt werden. Koordinationsstörungen oder anatomische Fehlbildungen können dazu führen, daß Nahrungsbestandteile während des Schluckaktes im Pharynx und/oder in der Speiseröhre zurückbleiben. Von dort gelangen sie schon während des Schluckaktes oder während der anschließenden Atemzüge in die tiefen Atemwege. Im Tracheobronchialsystem und in der Lunge verursacht das Aspirat zunächst akute entzündliche Veränderungen, die später in eine granulomatöse Reaktion und schließlich in eine Fibrose einmünden können.

Häufige Ursachen für eine Schluckstörung

Nasenrachenraum	Choanalatresie, Lippen-Kiefer-Gaumenspalten, Mandibula-Hypoplasie, Adenoide
Kehlkopf	Laryngomalazie, laryngotracheale Spalte, subglottische Stenose, Stimmbandlähmung
Ösophagus	Tracheoösophageale Fistel, Gefäßring, mediastinale Raumforderung, Achalasie, Hiatushernie
ZNS und Muskulatur	Frühgeburt (Unreife), Fehlbildung, spastische Zerebralparese, Bulbär-Paralyse, Stoffwechselstörung, Muskelkrankheiten, familiäre Dysautonomie

Als Ursache des idiopathischen GÖR wird eine neuromuskuläre Fehlsteuerung angenommen. Bei relativ niedrigem Druck im distalen Ösophagus kommt es während einer periodischen Erschlaffung der Kardia und/oder bei einem transitorischen Anstieg des abdominellen Druckes zu einem Rückfluß von Mageninhalt in die Speiseröhre. Dies tritt auch bei Gesunden mit niedriger Frequenz auf, die pharyngolaryngealen Schutzreflexe verhindern aber in der Regel eine Aspiration. Im Säuglingsalter begünstigt eine spezielle anatomische und atemphysiologische Situation das Auftreten eines GÖR. Der intraabdominelle Anteil des Ösophagus ist noch nicht ausgebildet und der mittlere abdominelle Druck aufgrund der vorherrschenden Bauchatmung höher als in späteren Lebensabschnitten.

Zu einem pathologischen GÖR und erhöhten Aspirationsrisiko tragen auch ösophageale Motilitätsstörungen, eine verzögerte Magenentleerung, Lungenerkrankungen mit chronischem Husten (zystische Fibrose, Asthma bronchiale) sowie Medikamente (Theophyllin, Indomethacin, Narkotika) und Alkohol bei (s. Kap. 104). Ferner können Kehlkopfmotilität und Funktion des laryngealen Chemoreflexes durch angeborene oder erworbene Störungen sowie neurologische Erkrankungen mit Beeinträchtigung des Stammhirns gestört sein.

Neben der direkten Irritation der Atemwege durch aspirierte Nahrungsbestandteile wird auch eine reflektorische Bronchokonstriktion – vermittelt durch Rezeptoren im unteren Ösophagus, die durch den sauren Mageninhalt gereizt werden – als pathogenetischer Zusammenhang zwischen GÖR und chronischer Bronchitis diskutiert. Möglicherweise ist eine rezidivierende Mikroaspiration für die Entstehung von Nahrungsmittelallergien und die Ausprägung eines hyperreagiblen Bronchialsystems bei Atopikern von Bedeutung. Andererseits wird bei Patienten mit obstruktiven Atemwegskrankheiten ein pathologischer Reflux überdurchschnittlich häufig beobachtet. Damit schließt sich ein pathogenetischer Kreislauf von GÖR, Aspiration und bronchopulmonaler Hyperreagibilität, so daß es im Einzelfall Schwierigkeiten bereitet, die primäre Ursache zu differenzieren.

Klinische Symptome und Verlauf. Die klinische Manifestation einer Nahrungsmittelaspiration kann durch die primären Symptome einer Dysphagie und durch die sekundären respiratorischen Beschwerden geprägt werden. Bei anatomischen Fehlbildungen im Oropharynx oder neuromuskulären Krankheiten ist die Aufnahme von flüssiger oder fester Nahrung gestört. Auch das reguläre Verschlucken des Speichels kann unterbleiben, was zu einem Verhalt des Speichels im Pharynx führt und mit einem typischen röchelnden Atemgeräusch einhergeht. Bei einer Dekonditionierung des Hustenreflexes infolge häufiger und übermäßiger Stimulation durch Mikroaspirationen kann der Husten als Leitsymptom weitgehend zurücktreten. Je nach anatomischer oder funktioneller Situation kann auch der Verschluß des Pharynx nach oben während des Schluckaktes insuffizient erfolgen, so daß es zu einem Austritt von Nahrungsbestandteilen durch die Nase kommt. Ist der laryngotracheale Schutzreflex intakt, kann die Aspiration eine Apnoe während der Nahrungsaufnahme oder im Zusammenhang mit einem GÖR auslösen. Das plötzliche Auftreten von Husten und Zyanose im zeitlichen Zusammenhang mit der Nahrungsaufnahme gilt auch als Hinweis auf eine Fistelbildung zwischen Ösophagus und Bronchialsystem.

Die Symptome einer primären ösophagealen Dysfunktion sind im Säuglingsalter oft diskret und gehen z.B. mit verstärktem „Spucken" oder Erbrechen von angesäuerter Milch zwischen den Mahlzeiten einher. Der übermäßige Reflux von saurem Mageninhalt in den Ösophagus führt häufig zu einer Ösophagitis, die schon im Säuglingsalter Ursache für unspezifische Schmerzäußerungen (motorische Unruhe, anhaltendes Schreien oder einem hirnorganischen Krampf ähnelnde Episoden) sein kann. Größere Kinder können gezielt Schmerzen hinter dem Sternum angeben. Bei schwerer hämorrhagischer Ösophagitis wird intermittierend eine Hämatemesis beobachtet, der chronische enterale Blutverlust kann zu einer Eisenmangelanämie führen. Schmerzen beim Schlucken oder narbige Strikturen des Ösophagus bedingen, daß Säuglinge und Kleinkinder die Aufnahme von fester Nahrung verweigern oder diese wieder erbrechen.

Auch wenn bei chronischen respiratorischen Beschwerden ein pathologischer GÖR eindeutig nachgewiesen wird, so ist damit der ursächliche Zusammenhang noch nicht mit Sicherheit erwiesen. Andererseits kann eine schwere Refluxösophagitis auch ohne respiratorische Symptome verlaufen. Der GÖR allein reicht offenbar zur Erklärung eines Aspirationssyndroms nicht aus, vermutlich ist zusätzlich eine Störung der neuromuskulären Koordination im laryngopharyngealen Bereich erforderlich.

Die Ausprägung der respiratorischen Symptome ist generell abhängig von Art und Menge des Aspirates. Während die wiederholte Aspiration kleinerer Mengen zu den Zeichen einer chronischen obstruktiven Bronchitis bzw. Asthma führt (Husten, Röcheln, Giemen, Tachypnoe, feuchte Rasselgeräusche, Überblähung des Thorax), kommt es bei der Aspiration von ca. 1 ml/kg oder mehr saurem Mageninhalt zu einer akuten Symptomatik mit Atemnot und konsekutiver Pneumonie. Das Auftreten von rezidivierenden, dystelektatischen Pneumonien im Rahmen von chronischen obstruktiven Atemwegskrankheiten sollte den Verdacht auf einen pathologischen GÖR mit Aspiration lenken. Otitis media, Pseudokrupp, intermittierender laryngealer Stridor, Heiserkeit, Bronchiektasie und pulmonale Abszesse sind weitere Symptomkomplexe und Krankheiten, die ebenso wie Apnoeanfälle pathogenetisch mit einem Reflux in Verbindung gebracht werden können.

Diagnose und Differentialdiagnose. Nur selten gelingt es, das Eindringen von Nahrung in die Atemwege zeitgleich mit dem Auftreten von respiratorischen Symptomen nachzuweisen. Dies ist nur mit einem hohen technischen Aufwand, z.B. mit gleichzeitiger Polysomnographie und pH-Metrie möglich. Bei einem kombinierten Auftreten von dysphagischen und pulmonalen Beschwerden sollte immer an ein Aspirationssyndrom gedacht werden. Hilfreich ist zunächst die Beobachtung des Kindes während der Nahrungsaufnahme. Tritt während des Schluckens Husten auf, so ist dem ein hoher prädiktiver Wert für eine Aspiration beizumessen. Die Beobachtung der Nahrungsaufnahme erlaubt darüber hinaus, die Koordination des Schluckaktes insgesamt zu beurteilen. Der neuromuskuläre Entwicklungsstatus des Patienten muß sorgfältig erhoben werden, um zentralnervöse oder muskuläre Ursachen zu erkennen. Bei der Inspektion des Oropharynx können relevante Fehlbildungen aufgedeckt werden.

Die flexible Bronchoskopie in Sedierung und Lokalanästhesie erlaubt sowohl die Beurteilung der dynamischen Funktionen im oberen Respirationstrakt als auch den Ausschluß von ösophagotrachealen und/oder bronchialen Fehlbildungen. Die Zahl Lipid-beladener Makrophagen in der bronchoalveolären Lavage-Flüssigkeit korreliert ferner mit dem Vorliegen einer chronischen Nahrungsaspiration. Eine Endoskopie von Ösophagus und Magen erlaubt den Grad einer Ösophagitis und mögliche Sekundärveränderungen, wie narbige Stenosen, zu beurteilen.

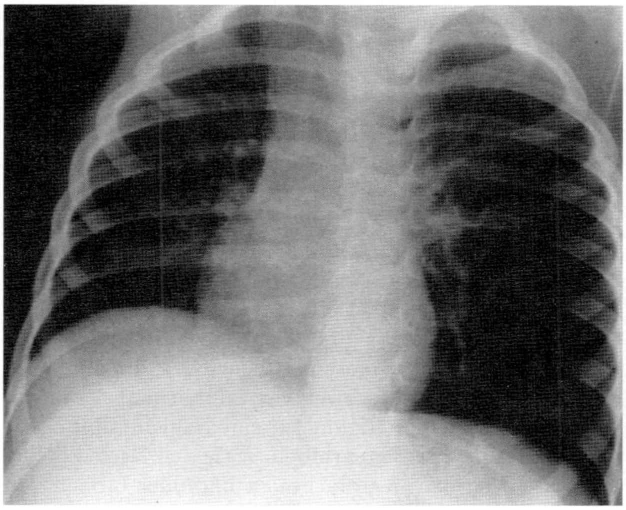

Abb. 142.1. Röntgenbild des Thorax a.p. mit typischen Zeichen einer Fremdkörperaspiration: Der Fremdkörper verlegt partiell den linken Hauptbronchus im Sinne eines Ventilmechanismus. Die linke Lunge ist infolgedessen überbläht, das Zwerchfall nach unten und das Mittelfeld nach rechts verdrängt. (Mit freundlicher Genehmigung von Prof. Dr. R. Günther, Klinik für Radiologische Diagnostik der RWTH Aachen)

Zur radiologischen Darstellung des Ösophagus ist in erster Linie der Bariumbreischluck geeignet. Er erlaubt eine Beurteilung sowohl des oropharyngealen Schluckaktes als auch des ösophagealen Transportes. Eventuell vorhandene Strikturen oder eine Kompression des Ösophagus von außen können aufgezeigt werden. Zum Nachweis eines pathologischen GÖR ist der Breischluck nur bedingt geeignet, da es sich nur um eine Momentaufnahme handelt. Bei Verdacht auf ösophagotracheale Fistel muß die Untersuchung zunächst mit Hilfe eines wasserlöslichen Kontrastmittels erfolgen, um eine Aspirationspneumonie durch Bariumsulfat zu vermeiden. Bereits die konventionelle Röntgenaufnahme des Thorax (Abb. 142.1) kann bei chronischer Aspiration ein weites Spektrum an pathologischen Befunden zeigen. Neben einem Infekthilus und einer Überblähung finden sich oft multiple fleckförmige Infiltrate und Belüftungsstörungen, deren Verteilung von der im jeweiligen Alter bevorzugten Körperlage abhängt. So findet sich im Säuglingsalter vorwiegend eine Beteiligung der posterioren Segmente, später dominieren Unterlappen, Mittellappen und Lingula. Fehlbildungen und Raumforderungen des zentralen Nervensystems, des Gesichtsschädels und im Thoraxraum lassen sich im Computertomogramm oder im Magnetresonanztomogramm exakt darstellen. Als ergänzende bildgebende Diagnostik kann eine Sonographie von Mundboden und Hals zur Aufdeckung von Fehlbildungen und von Schluckstörungen beitragen.

Eine inzwischen weit verbreitete spezifische Methode zum Nachweis eines GÖR ist die Ösophagus-pH-Metrie. Die Reproduzierbarkeit der Befunde und die Trennschärfe zwischen normalen und pathologischen Befunden sind allerdings begrenzt. Mittels pH-Metrie wird außerdem nur der Reflux von saurem Mageninhalt registriert, während die intraluminale Impedanzmessung auch nichtsaure Refluxe erfaßt, die häufig unmittelbar nach der Nahrungsaufnahme auftreten. Eine Szintigraphie mit ^{99m}Tc-Sulfat kann als ergänzende Methode zur Diagnose des Refluxes dienen; sie bietet speziell die Möglichkeit, exakt zwischen einem GÖR und einer Schluckstörung zu unterscheiden. Außerdem kann die Magenentleerungszeit beurteilt werden. Die Ösophagus-Manometrie ist ebenfalls als ergänzende Methode zu erwähnen, die vor allem bei der Achalasie zur ursächlichen Diagnose beiträgt.

Eine Endoskopie von Ösophagus und Magen erlaubt den Grad einer Ösophagitis und mögliche Sekundärveränderungen, wie narbige Stenosen, zu beurteilen. Eine Bronchoskopie kann mit dem Nachweis von zahlreichen fetthaltigen Makrophagen die Bestätigung für eine Nahrungsmittelaspiration liefern. Außerdem ermöglicht sie den Nachweis bzw. Ausschluß von ösophagotrachealen und/oder bronchialen Fehlbildungen. Differentialdiagnostisch sind weiterhin folgende Krankheiten von Bedeutung: chronische Sinubronchitis, zystische Fibrose, intrinsisches Asthma und Allergien, Ziliendyskinesie und angeborene Herzfehler.

Therapie, Prophylaxe und Prognose. Eine akute Aspirationspneumonie muß konsequent antibiotisch behandelt werden. Dabei sind auch anaerobe Keime im Wirkungsspektrum zu berücksichtigen, da kommensale Keime aus dem Mundbereich regelmäßig im Aspirat bzw. im Bronchialsekret nachgewiesen werden können. Sollten Fehlbildungen für die Aspirationssymptomatik verantwortlich sein, so ist in vielen Fällen eine chirurgische Therapie möglich, so z.B. bei ösophagotrachealen Fehlbildungen oder bei Kompression der Speiseröhre durch ein aberrierendes Gefäß. Ösophagusstrikturen können durch Bougieren chirurgisch geweitet werden.

Der sog. idiopathische Reflux im Säuglingsalter heilt auch bei Vorliegen einer kleinen Hiatushernie meist spontan aus. Bei pulmonalen Komplikationen oder Gedeihstörung umfaßt die konservative Therapie ein breites Spektrum an Maßnahmen (s. Kap. 104, 138). Bei gleichzeitigem Auftreten von Apnoeereignissen ist ein Heimmonitoring zu erwägen. Von nasogastralen oder nasointestinalen Sonden sollte möglichst Abstand genommen werden, da eine Zunahme des Refluxes zu erwarten ist und evtl. vorhandene Ernährungsdefizite nur passager reduziert werden können. Logopädische Maßnahmen können ab dem Kleinkindesalter bei Störungen des Schluckaktes und der Kehlkopffunktion hilfreich sein.

Die Prognose der rezidivierenden Nahrungsaspiration hängt von der primären Ursache ab, sie ist günstig bei normaler Anatomie und funktioneller Unreife. Als ungünstig ist hingegen eine schwere neurologische Grundkrankheit bzw. eine Kombination von GÖR und oropharyngealen Störungen zu werten. In solchen Fällen kann es notwendig werden, palliative chirurgische Eingriffe durchzuführen: Diese reichen von der perkutanen endoskopischen Gastrostomie, Ligatur des Parotisganges und Exzision von Speicheldrüsen bis hin zur laryngotrachealen und tracheoösophagealen Separation oder ösophagogastralen Dissoziation. Bei Durchgangssyndromen, z.B. nach schwerem Schädel-Hirn-Trauma, kann ein vorübergehender Verschluß der Glottis mit passagerer Lähmung des Kehlkopfes durch Botulinustoxin rezidivierenden Aspirationen und ihren Folgen vorbeugen.

Seltene Aspirationssyndrome

Ätiologie. Verschiedene flüssige oder staubförmige Fremdkörper können atypische Aspirationskrankheiten verursachen. Darunter fallen Talkumpulver, Öle (Lampenöl, ölhaltige Nasentropfen), Pflanzensporen, Kerosin, Möbelpolitur, Waschmittel sowie Aktivkohle-Suspension, welche zur primären Giftentfernung verabreicht und nicht selten erbrochen wird. Beim Ertrinkungsunfall kommt es zur Aspiration von Süß- oder Salzwasser mit ggf. Beimengung von Sand, Schlamm und erbrochenem Mageninhalt.

Klinische Symptome, Therapie und Prognose. Je nach chemischer und physikalischer Beschaffenheit entsteht eine subakute oder chronische Pneumonitis, die durch Sekundärinfektionen kompliziert werden kann. Bei verschiedenen Fremdsubstanzen wurden auch irreversible Lungenparenchymschäden beobachtet, z.B. nach akzidenteller oder mißbräuchlicher Inhalation von Hydrocarbonen, Lösungsmitteln, Ölen und Detergenzien. Hierbei führt die chronische Entzündung häufig zu einer Fibrose und/oder Bronchiektasen. Die Therapie ist symptomatisch oder von den Komplikationen bestimmt. Beim Ertrinkungsunfall stehen das akute hypoxisch-ischämische Ereignis sowie ggf. die Hypothermie im Vordergrund, pulmonal entwickeln sich Atelektasen, alveoläres Ödem, entzündliche Veränderungen und ggf. Bronchialobstruktion. Die Intensivtherapie richtet sich nach der individuellen Manifestation an Lunge, Myokard und ZNS. Im Zusammenhang mit Verbrühungen kann es zur Aspiration von heißer Flüssigkeit kommen. Die Symptomatik ist vergleichbar mit der einer akuten infektiösen Epiglottitis, eine rasche Intubation ist wegen drohender Asphyxie indiziert.

Prophylaxe. Eine gezielte Aufklärung der Bevölkerung über Gefahrenpotentiale kann die Morbidität und Mortalität infolge von Ertrinkungsunfällen und Fremdkörperaspiration senken (s. auch Kap. 152).

Literatur

Colombo JL. Hallberg TK (1999) Pulmonary aspiration and lipid-laden macrophages: In search of gold (standards). Pediatr Pulmonol 28:79–82

Cook STP, Lawless STT, Kettrick R (1996) Patient selection for primary laryngotracheal separation as treatment of chronic aspiration in the impaired child. Int J Pediatr Otorhinolaryngol 38: 103–113

Franquet T, Giménez A, Rosón N et al. (2000) Aspiration diseases: findings, pitfalls, and differential diagnosis. RadioGraphics 20:673–685

Jacobson SJ, Griffiths K, Diamond S et al. (1997) A randomized controlled trial of Penicillin versus Clindamycin for the treatment of aspiration pneumonia in children. Arch Pediatr Adolesc Med 151: 701–704

Mendelson CL (1946) The aspiration of stomach contents into the lungs during obstetric anaesthesia. AM J Obstet Gynecol 52: 191

Morten RE, Wheatley R, Minford J (1999) Respiratory tract infections due to direct and reflux aspiration in children with severe neurodisability. Dev Med Child Neurol 41: 329–334

Pototschnig CA, Schneider I, Eckel HE, Thumfart WF (1996) Repeatedly successful closure of the larynx for the treatment of chronic aspiration with the use of Botulinum toxin A. Ann Otol Rhinol Laryngol 105: 521–524

Wenzl TG, Schenke S, Peschgens T et al. (2001) Associations of apnea and nonacid gastroesophageal reflux in infants: Investigations with the intraluminal impedance technique. Pediatr Pulmonol 31: 144–149

Zurick NJ, Henderson AJW, Langton-Hewer SC (2000) A method for bronchoscopic evaluation of salivary aspiration in a disabled child. Eur Respir J 15: 424–425

143 Atelektasen

J. Freihorst

Definition. Unter einer Atelektase versteht man einen Lungenanteil mit minder- oder unbelüfteten Alveolen bei sonst normaler Parenchymstruktur. Die Ausdehnung kann dabei von diffusen Mikroatelektasen über Segment- und Lappenatelektasen bis hin zum Kollaps einer gesamten Lunge reichen. Im radiologischen Sprachgebrauch wird für teilbelüftete Lungenabschnitte auch der Begriff „Dystelektase" verwandt.

Ätiologie. Atelektasen sind immer Ausdruck eines übergeordneten Problems. Die Ursachen können orientierend in 4 Kategorien eingeteilt werden (s. Übersicht rechts):

Obstruktionsatelektasen entstehen nach Verlegung eines Bronchus oder Bronchiolus, bei Kindern am häufigsten durch aspirierte Fremdkörper oder Sekretpfröpfe („mucoid impaction"), bisweilen auch durch externe Bronchuskompression im Rahmen intrathorakaler Raumforderungen oder kardiovaskulärer Krankheiten. *Kompressionsatelektasen* sind bei Kindern selten, sie können durch große Tumoren, Pleuraergüsse, Pneumothoraces und Emphyseme, aber auch ein vergrößertes Herz oder Eingeweide bei Zwerchfellhernien hervorgerufen werden. *Störungen der Atemmechanik*, oft kombiniert mit einer ineffizienten Hustenfunktion, treten häufig perioperativ auf sowie bei neuromuskulären Krankheiten inkl. Skoliosen, bei Zwerchfellparesen und Aszites und können zu hartnäckigen Atelektasen führen. Ein *Mangel an pulmonalem Surfactant*, wie er typischerweise beim Atemnotsyndrom des Frühgeborenen (IRDS) vorliegt, kann auch beim erworbenen Atemnotsyndrom (ARDS), nach Ertrinkungsunfällen, Inhalationstraumen und schweren Infektionen entstehen und begünstigt über die mangelnde alveoläre Entfaltung das Entstehen lokalisierter Belüftungsstörungen. Häufig treten die genannten Faktoren in Kombination auf.

Ätiologie von Atelektasen im Kindesalter

1a. Obstruktionsatelektasen: intraluminale Bronchusobstruktion
- Fremdkörperaspiration,
- Sekret („mucoid impaction") bei (v.a. viralen) Infektionen, Asthma bronchiale, Mukoviszidose, Ziliendysfunktion, Aspergillose,
- angeborene Fehlbildungen der Bronchien (Stenosen, Malazien),
- Granulationsgewebe (Tbc, iatrogen),
- Tumoren (v.a. Karzinoide),
- Entzündung/Ödem der Bronchuswand;

1b. Obstruktionsatelektasen: externe Kompression der Bronchien
- Lymphknoten (Tbc, EBV, CMV, HIV),
- Tumoren (Lymphom, Metastasen),
- Gefäßanomalien („vascular sling"), Herzvergrößerung,
- Abknicken („kinking") bei Spannungspneumothorax, Skoliose;

2. Kompression des Lungenparenchyms:
   - Pleuraergüsse,
   - (Spannungs-) Pneumothorax,
   - Tumoren,
   - Zwerchfellhernien;
3. Störungen der Atemmechanik:
   - postoperativ (Sedierung, Schmerzen),
   - neuromuskuläre Krankheiten, Anomalien des Thoraxskeletts,
   - Zwerchfellparesen, Aszites;
4. Störungen des Surfactantsystems:
   - Atemnotsyndrom (IRDS, ARDS),
   - Ertrinkungsunfälle, Inhalationstraumen,
   - schwere pulmonale Infektionen.

Pathogenese. Wird ein Lungenabschnitt von der Belüftung abgeschnitten, so wird das enthaltene Atemgas in das durchströmende Blut absorbiert. Dieser Vorgang dauert bei normaler Zusammensetzung der Atemluft aufgrund des hohen Stickstoffgehaltes mehrere Stunden, geht jedoch bei höheren inspiratorischen Sauerstoffkonzentrationen erheblich schneller vonstatten (ca. 6 min bei reinem O_2). Bei aufrechterhaltener Perfusion eines atelektatischen Lungenabschnittes kommt es zu einem lokalen *Ventilations-Perfusions-Mismatch*, das zu einer *Hypoxämie* mit *kompensatorischer Hyperventilation* führen kann. Werden größere Lungenabschnitte von der Ventilation abgeschnitten, wird die Kompensationsfähigkeit erschöpft, und es resultiert eine Hyperkapnie. Durch die *gestörte mukoziliäre Clearance* im Bereich atelektatischer Lungenbezirke kann es zur Sekretretention mit anschließender mikrobieller Besiedelung und Infektion kommen. Dies ist vor allem bei länger bestehenden Atelektasen zu befürchten und hat dann nicht selten die Entstehung von *Bronchiektasen* zur Folge.

Durch den *Volumenverlust* im Bereich der Atelektase können anatomische Strukturen verlagert werden (Mediastinalshift, Zwerchfellhochstand) und benachbarte Lungenabschnitte kompensatorisch überblähen. Da jedoch auch umgekehrt ein lokales Emphysem zu Atelektasen benachbarter Lungenanteile führen kann, ist die Frage nach dem primären Problem bisweilen schwierig zu beantworten.

Surfactantmangel oder -dysfunktion begünstigen die Entstehung von Atelektasen, und es kommt in atelektatischen Lungenbezirken zu *Störungen der Surfactanthomöostase und -funktion* mit erschwerter Wiederbelüftung.

Störungen der Atemmechanik, die zu einer unzureichenden inspiratorischen Entfaltung der Lunge führen, begünstigen wegen der elastischen Retraktionskräfte der Lunge eine Kollapsneigung.

Die bevorzugte *Lokalisation* von Atelektasen ist altersabhängig: bei jungen Säuglingen ist häufig der rechte Oberlappen betroffen (schlechte Sekretdrainage bei Überwiegen der Rückenlage), bei Klein- und Schulkindern der rechte Mittellappen (ungünstiger Abgangswinkel und Nähe des Mittellappenbronchus zu hilären Lymphknoten). Für rezidivierende oder chronische Belüftungsstörungen im Bereich des Mittellappens, die oft mit chronisch obstruktiven Lungenkrankheiten assoziiert sind, wurde der Begriff des *Mittellappensyndroms* geprägt.

Klinische Symptome. Abhängig von Ausmaß und Ursache der Atelektase sind die klinischen Befunde variabel. Kleinere Atelektasen sind meist symptomlos und werden eher zufällig im Röntgenbild entdeckt. Nur bei ausgedehnten Atelektasen finden sich die klassischen Zeichen der Klopfschalldämpfung mit abgeschwächtem bzw. aufgehobenem

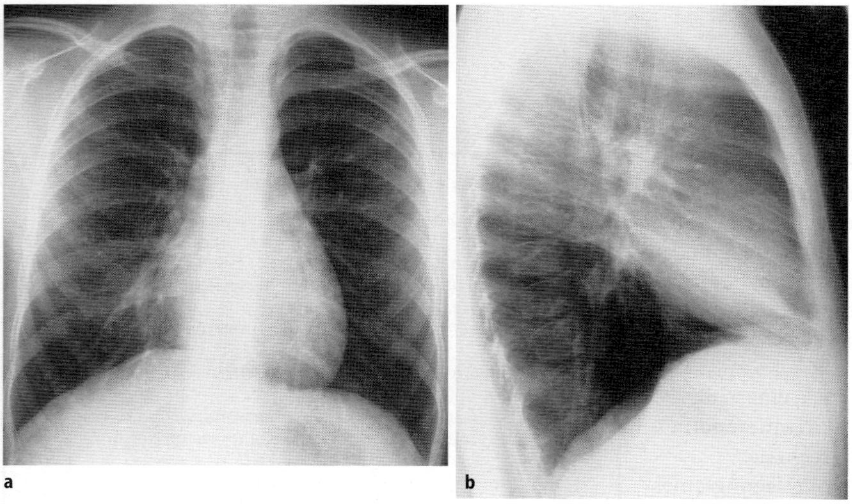

Abb. 143.1a,b. (Teil-)Atelektase des Mittellappens bei einem 7jährigen Asthmatiker, a p. a. und b seitliches Röntgenbild

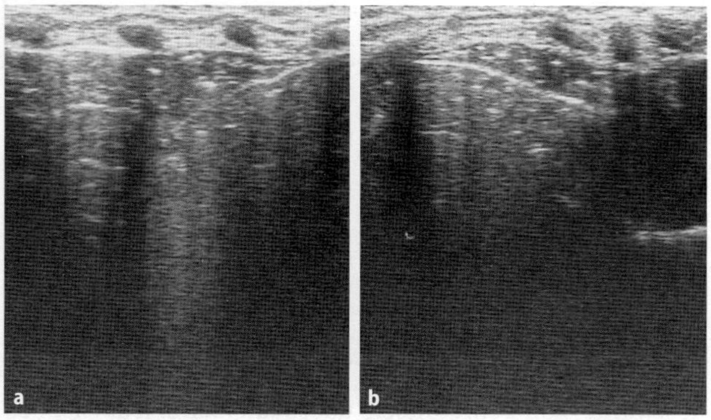

Abb. 143.2a,b. Sonographische Darstellung einer Mittellappenatelektase, a Sagittalschnitt und b schräger Interkostalschnitt

Atemgeräusch, evtl. verbunden mit sichtbar verminderten Thoraxexkursionen über den betroffenen Abschnitten, Tachy-/Dyspnoe und Zyanose. Die Abgrenzung zum Pleuraerguß ist klinisch oft unmöglich. Sind bei Verlegung kleinerer Bronchien oder Bronchiolen die größeren Atemwege noch luftdurchströmt, kann Bronchialatmen zu hören sein.

Akut auftretende Atelektasen größerer Lungenabschnitte mit dramatisch imponierender Atemnot und Zyanose werden nicht nur nach Fremdkörperaspirationen beobachtet, sondern auch im Rahmen von Bronchopneumonien und Bronchiolitiden v.a. viraler Genese (Adenoviren, Influenzavirus A) bei Säuglingen und Kleinkindern sowie bei Kindern aller Altersgruppen mit (meist unzureichend behandeltem) Asthma bronchiale.

Diagnose. Die meisten Atelektasen werden durch das *Röntgenbild* entdeckt: sie stellen sich typischerweise als scharf begrenzte Verschattung der betroffenen Lungensegmente bzw. -lappen dar und sind oft durch Volumenminderung und die konsekutive Verlagerung benachbarter Strukturen charakterisiert. Atelektasen können jedoch auch *atypische Konfigurationen* (Rundatelektase, Plattenatelektase) aufweisen, insbesondere wenn gleichzeitig pleurale Adhäsionen vorhanden sind. Im *seitlichen Strahlengang* sind vor allem Mittellappen- und Lingulaatelektasen meist besser zu erkennen (Abb. 143.1a,b).

Die *sonographische Darstellung* ist wichtig für die Abgrenzung größerer Atelektasen gegenüber Pleuraergüssen. Sie ermöglicht darüber hinaus bei vielen Kindern Verlaufskontrollen ohne zusätzliche Strahlenbelastung (Abb. 143.2a,b).

Indikationen für *spezielle radiologische Untersuchungen* wie Thorax-CT und Angiographie ergeben sich aus differentialdiagnostischen Überlegungen (Tumor, Gefäßring). Eine Perfusions-Ventilations-Szintigraphie ist indiziert, wenn bei Nebeneinanderbestehen von minderbelüfteten und überblähten Bezirken die Frage nach der primären Ursache beantwortet werden soll.

Eine *dringliche Bronchoskopie* ist zur Abklärung unklarer Atelektasen indiziert bei Verdacht auf Fremdkörperaspiration sowie bei starker klinischer Beeinträchtigung; in diesen Fällen bietet sie meist gleichzeitig eine therapeutische Option. Indikationen zur *elektiven Bronchoskopie* ergeben sich, wenn die Ätiologie nach nicht invasiver Diagnostik (s.o.) unklar bleibt: bei V.a. Tbc und nach erfolgloser konservativer Therapie bei „mucoid impaction". Grundsätzlich sollte bei allen Atelektasen von mehr als 4–6 Wochen Dauer eine Bronchoskopie erfolgen. Eine *Bronchographie* ist nur dann indiziert, wenn im bronchoskopisch nicht einsehbaren Bereich gelegene Obstruktionen oder Stenosen vermutet werden oder wenn der Verdacht auf bereits vorliegende deformierende Bronchusveränderungen besteht.

Laboruntersuchungen sind, außer zur Abgrenzung gegenüber einer Pneumonie, meist wenig hilfreich. Jedoch sollte bei jedem Säugling oder Kleinkind mit persistierenden oder rezidivierenden Atelektasen eine Mukoviszidose ausgeschlossen werden. Bei unklaren Atelektasen in diesem Alter muß ein Tuberkulintest durchgeführt werden.

Differentialdiagnose. Wichtig und häufig schwierig ist die differentialdiagnostische Abgrenzung gegenüber *pneumonischen Infiltrationen*, die radiologisch oft weniger scharf abgegrenzt und weniger volumengemindert erscheinen. Entscheidend für die diagnostische Zuordnung ist die Zusammenschau aus Anamnese, klinischem Befund und

Laboruntersuchungen. *Weitere Differentialdiagnosen* sind Thymusanteile, intrathorakale Tumoren (inkl. Sequester) und bei Neugeborenen eine Lungenagenesie.

Therapie. Bei Atelektasen, die im Rahmen akuter entzündlicher Lungenkrankheiten (Bronchitis, Bronchiolitis, Pneumonie) auftreten, kann in der Regel der Verlauf unter Behandlung der zugrundeliegenden Krankheit abgewartet werden. Atelektasen bei chronisch obstruktiven Lungenkrankheiten sollten Anlaß sein, die antiinflammatorische Therapie zu überprüfen und zu optimieren. Ergibt sich keine primäre Indikation zur Bronchoskopie, sind zunächst *physiotherapeutische Maßnahmen* angezeigt, die die Anwendung von Abklopf- und Drainagetechniken, Sekretolytika und Bronchodilatoren einschließen. Bei Hinweisen auf eine bakterielle Infektion sollte großzügig antibiotisch behandelt werden. Bei *persistierenden Atelektasen* sollte spätestens 4–6 Wochen nach Diagnosestellung eine *bronchoskopische Wiedereröffnung* versucht werden.

Auf der *Intensivstation* führen Atelektasen bei intubierten Kindern, meist durch „mucoid impaction" hervorgerufen, nicht selten zu einer Verzögerung des Heilungsverlaufs. Hier kann über den liegenden Tubus (bis hinunter zu Größe 4,0) mit dem flexiblen Bronchoskop versucht werden, die Atelektase zu beseitigen. Neuere Techniken („intrapulmonary percussive ventilation", Hochfrequenzoszillationsventilation) scheinen sich vorteilhaft auf das Offenhalten der Lunge auszuwirken.

Verlauf und Prognose. Die Zeitdauer, ab wann eine Atelektase irreversibel bleibt, ist nicht genau bekannt, es wird von einer Zeit von 6–8 Wochen ausgegangen (chronische Atelektase). Danach kommt es im günstigsten Fall zu einer zunehmenden Schrumpfung und zum fibrotischen Umbau des betreffenden Lungenanteils, wobei die funktionelle Auswirkung natürlich von der Größe abhängt. Bei bakterieller Infektion atelektatischer Lungenbezirke muß mit Komplikationen wie Pleuropneumonien, Abszessen und letztlich der Entstehung von Bronchiektasen gerechnet werden. Lassen sich diese Komplikationen nicht konservativ durch konsequente Physiotherapie und antibiotische Therapie beherrschen, sollte die Indikation zur chirurgischen Entfernung des betroffenen Lungenbezirkes gestellt werden.

Literatur

Birnkrant DJ, Pope JF, Lewarski J, Stegmaier J, Besunder JB (1996) Persistent pulmonary consolidation treated with intrapulmonary percussive ventilation: a preliminary report. Pediatr Pulmonol 21/4: 246–249

Dale WA, Rahn H (1952) Rate of gas absorption during atelectasis. Am J Physiol 170: 606–615

De Boeck K, Willems T, Van Gysel D, Corbeel L, Eeckels R (1995) Outcome after right middle lobe syndrome. Chest 108/1: 150–152

Gurney JW (1996) Atypical manifestation of pulmonary atelectasis. J Thorac Imaging 11/3: 165–175

Oermann CM, Moore RH (1996) Foolers: things that look like pneumonia in children. Semin Respir Infect 11/3: 204–13

Ring-Mrozik E, Hecker WC, Nerlich A (1995) Lobar emphysema and atelectasis syndrome, a nosological unity. Eur J Pediatr Surg 5/3: 131–35

144 Überblähungen und Lungenemphysem

M. H. Schöni

Definition. Überblähung ist ein beschreibender Begriff, der sich aus der klinischen Beobachtung (Thoraxform), aus der Beurteilung des Thoraxröntgenbildes (erhöhte Transparenz) oder aus der Lungenfunktionsdiagnostik (erhöhtes Residualvolumen und/oder erhöhte funktionelle Residualkapazität und/oder erhöhtes thorakales Gasvolumen) ableitet. Als Emphysem wird ein Zustand beschrieben, der durch eine abnormale permanente Erweiterung der Lufträume distal der terminalen Bronchioli charakterisiert ist und ohne signifikante Fibrose einhergeht. Neben dem eigentlichen Emphysem gibt es noch die einfache Erweiterung der Lufträume (wie z.B. die kongenitale lobäre Überblähung oder die angeborene Überblähung beim Down-Syndrom), die erworbene Form als Folge des Verlustes von Lungenvolumen und die generelle Luftwegserweiterung mit Fibrose.

In der klinischen Beurteilung wird von akuter oder chronischer Überblähung, von obstruktivem oder kompensatorischem Emphysem gesprochen. Alle diese Begriffe vermischen Ätiologie, Pathogenese und pathologische Anatomie, haben sich aber im täglichen klinischen Wortschatz eingebürgert.

Epidemiologie. Überblähung und Emphysem folgen der Häufigkeit der damit ursächlich verbundenen Krankheiten. Das Emphysem mit den strukturellen pathologisch anatomischen Veränderungen ist im Kindesalter eher selten, obwohl funktionell sehr oft eine Überblähung meßbar wird. Häufig ist die Überblähung bei Neugeborenen und Säuglingen nach Beatmung wegen hyaliner Membrankrankheit als Zeichen einer bronchopulmonalen Dysplasie, bei Ventilstenosen als Folge einer Fremdkörperaspiration oder als Folge von Sekretakkumulation (Hypersekretion, visköses Sekret, Immotile-cilia-Syndrom), selten als Folge von Tumoren, Granulationsgewebe (Tbc, Sarkoidose, Granulomatose), angeborenen Fehlbildungen (Bronchomalazien) oder Gefäßanomalien. Selten sind auch ein α_1-Antitrypsin-Mangel und das Syndrom der einseitig hellen Lunge (MacLeod-, Swyer-James-Syndrom).

Ätiologie. Wird Überblähung und Emphysem im täglichen Sprachgebrauch für ähnliche Zustände verwendet, so finden sich zusammen mit diesen Begriffen Krankheitsbilder wie das kongenitale lobäre Emphysem, Überblähung als Folge interner oder externer Bronchusobstruktion, Bronchiolitis, ARDS, hyaline Membrankrankheit, Asthma, zystische Fibrose, kompensatorische Überblähung, diffuse oder lokalisierte Formen der einseitig hellen Lunge bis zum α_1-Antitrypsin-Mangel. Dies dokumentiert die große Spannweite der Ätiologie von Emphysem und Überblähung.

Pathogenese. Die Entwicklung eines Emphysems kann generell als stereotype Antwort der Lunge auf eine Verletzung multipler Ätiologie angesehen werden: Zerstörung des Elastinnetzwerkes (Elastase-Antielastase-Hypothese), fokale Überblähung mit Fibrose und unkontrollierter Bindegewebsauf- und -abbau (z.B. als Folge von Hypoxämie), unkoordiniertes Lungen- oder Thoraxwachstum (kongenital oder erworben).

Pathologie. Pathologisch-anatomisch kann man 3 Formen des Emphysems unterscheiden: zentroäzinäres Emphysem, panazinäres Emphysem und distal azinäres Emphysem.

Das zentroäzinäre Emphysem (auch zentrolobulär genannt) beginnt in den Bronchioli respiratorii und führt zu einem vor allem im Zentrum eines Lobulus gelegenen Emphysem als Folge der Zerstörung von Bronchioli respiratorii. Man unterscheidet eine fokale Form (an verschiedenen Orten der ganzen Lunge) und eine zentrilobäre Form (meist bei Rauchern) in den apikalen und dorsalen Lungenabschnitten. Diese Formen des Emphysems kommen im Kindesalter vor allem als Folge von Adeno- und RS-Vireninfektionen im 1. Lebensjahr, nach Masernpneumonien, bei Asthma bronchiale und bei zystischer Fibrose vor.

Das panazinäre Emphysem (auch panlobulär genannt) umfaßt die Dilatation der Lufträume im ganzen Lungenlobulus, inkl. Ductus alveolares und Alveoli; es kann fokal oder diffus auftreten. Letztere Form findet man vor allem beim α_1-Antitrypsin-Mangel.

Das distale azinäre Emphysem, auch paraseptales oder subpleurales Emphysem, lokalisiert sich vor allem subpleural und geht oft in subpleurale Bullae über.

Das kongenitale lobäre Emphysem

Unter diesem Begriff wird im erweiterten Sinne ein lobäres Emphysem verschiedenster Ätiologie, das sich vor allem postnatal oder im 1. Lebensjahr manifestiert, verstanden. Viele dieser Krankheitsbilder wie Emphysem als Folge ex- oder intrinsischer Bronchialstenose, Zysten, Fremdkörperaspirationen, Kompression des Bronchus als Folge einer pulmonalen Hypertension bei Herzfehlern (z.B. rechte Lunge bei Fallot-Tetralogie) haben keine kongenitale Ursache. Das eigentliche kongenitale Emphysem erfordert das Fehlen von bronchialem Knorpel. Die dadurch befallenen Lappen überblähen sich, wobei der genaue Mechanismus nicht bekannt ist. Die Alveolen in den befallen Lappen sind deutlich vergrößert und bei 25% der Patienten in ihrer Anzahl vermehrt.

Meist werden die Kinder kurz nach der Geburt oder innerhalb der ersten 4 Lebensmonate symptomatisch. Von massiver Dyspnoe mit respiratorischer Insuffizienz bis zur zufälligen Entdeckung durch ein Röntgenbild sind alle klinischen Manifestationen möglich. Im Röntgenbild fällt die Transparenzerhöhung, die Überblähung der befallenen Lungenlappen mit Verdrängung von gesunder Lunge und Mediastinum auf. Mit Bronchographie oder Szintigraphie kann das Ausmaß des Defektes partiell bildgebend dargestellt werden. Die Therapie bei symptomatischen Neugeborenen und Kleinkindern ist zwingend chirurgisch, bei den nur teilweise symptomatischen Patienten kontrovers: In der Regel bleibt bei konservativem Vorgehen der betroffene Lungenteil im Wachstum zurück; erhöhte Infektanfälligkeit wird nicht beschrieben, eine Zunahme der Überblähung kann jederzeit vorkommen. Nach Lobektomie erniedrigt sich das gesamte Lungenvolumen entsprechend der Größe des entfernten Lungenteiles.

Differentialdiagnostisch kommen kongenitale Lungenzysten, Lungensequester vor der Konsolidation und andere Ursachen von Überblähung, wie z.B. große intrathorakale Herniation von Darm bei Hernia diaphragmatica in Frage.

Pulmonales interstitielles Emphysem (PIE)

Ein pulmonales interstitielles Emphysem entsteht durch die Ausbreitung von Luft außerhalb der luftleitenden Strukturen in der Lunge nach Ruptur von Alveolen. Meist breitet sich diese Luft in den perivaskulären Räumen und im interstitiellen Bindegewebe aus. Das PIE findet sich vor allem bei Frühgeborenen im Rahmen einer hyalinen Membrankrankheit und kann sich entweder über eine gewisse Zeit hin resorbieren, plötzlich zu einem Pneumothorax, Pneumomediastinum und Pneumoperikard ausweiten oder durch Druckaufbau Lungengewebe zerstören. Das Auftreten eines PIE bei diesen Kindern ist ein prognostisch eher schlechtes Zeichen. Gemäß dieser Entwicklung ist die entsprechende Therapie zu wählen, die vor allem akut interventionell oder exspektatorisch, z.B. durch Anpassung entsprechender Beatmungsparameter, zu erfolgen hat.

Syndrom der einseitig hellen Lunge (McLeod-Syndrom, Swyer-James-Syndrom)

Unter diesen Begriff wird eine Anzahl von Krankheiten subsumiert, die differentialdiagnostisch dem Begriff lokalisierte Überblähung/Emphysem untergeordnet werden müssen. Das klassische Syndrom der einseitig hellen Lunge, das von McLeod und später von Swyer und James beschrieben wurde, umfaßt eine kleine Lunge auf einer Seite bei normaler anderer Lunge, einen verminderten pulmonal-vaskulären Fluß wegen vaskulärer Hypoplasie und überblähte Alveolen (Bronchiolitis obliterans). Als Ursache kommen Masern, Adenovirus- oder Mykoplasma-pneumoniae-Infektion im Säuglingsalter in Frage. Meist ist der Zustand asymptomatisch und kommt bei Kindern und Erwachsenen vor und äußert sich evtl. durch eine vermehrte pulmonale Infektanfälligkeit und rezidivierendem Husten. Es findet sich meist das Bild einer obstruktiven Lungenkrankheit, bei einer Bronchographie (heute nur noch selten angewendet) oder einer CT-Untersuchung finden sich proximale Bronchialdilatation bei kleinen engen peripheren Bronchioli. Differentialdiagnostisch denke man bei der radiologisch einseitig hellen Lunge auch an ein kongenitales Fehlen des M. pectoralis. Eine kausale Therapie ist nicht bekannt.

Klinische Symptome und Verlauf. Je nach Lokalisation, Ursache und zeitlichem Auftreten (akut oder langsam chronisch sich entwickelnd) der Überblähung und/oder des Emphysems sind die Symptome verschieden. Auch durch den Einbezug eines einzelnen Lungenlappens, einseitig einer ganzen Lunge oder fokal bis diffus beider Lungen wird die Symptomatik bestimmt. Dadurch sind die klinischen Symptome von schwerster Dyspnoe in Ruhe oder bei Anstrengung bis zur Symptomenfreiheit erklärbar. Wird durch eine akute

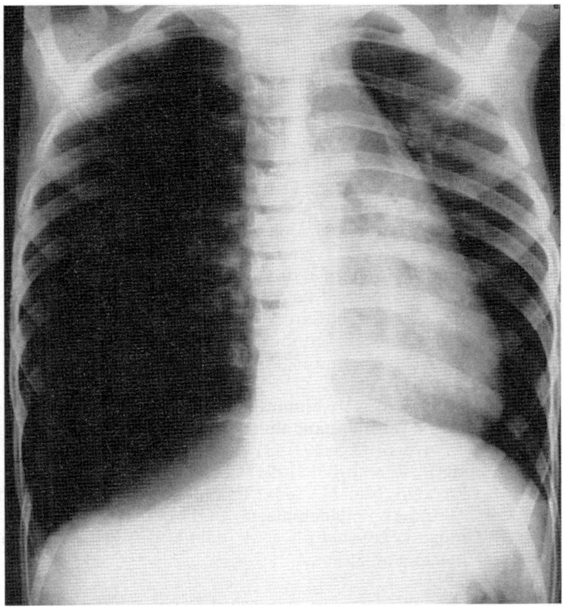

Abb. 144.1. Massive Überblähung der rechten Lunge im Sinne einer einseitig hellen Lunge mit Herniation über die Mittellinie nach links und Verdrängung des Mediastinums nach links im Rahmen eines akuten Ventilverschlusses im Bereich des rechten Hauptbronchus

Obstruktion ein Lungenlappen oder eine Lunge überbläht, können zunehmende Dyspnoe, evtl. Zyanose und Husten in den Vordergrund treten, können aber auch fehlen. Bei Neugeborenen werden Tachypnoe, Stöhnen, fahles graues Hautkalorit, Tachykardie, Dyspnoe beim Trinken etc. wegweisend zur radiologischen Diagnostik. Bei der klinischen Untersuchung findet man evtl. hypersonoren Klopfschall, abgeschwächtes Atemgeräusch, verminderte Atemexkursionen und evtl. eine thorakale Vorwölbung auf der Seite des Geschehens. Jahrelange Überblähung mündet in die starre, faßförmige Thoraxform mit vor allem ventrodorsal vermehrtem Thoraxdurchmesser als Folge eines retrosternal und retrokardial gelegenen Emphysems. Durch die Abflachung der Zwerchfelle wird die Perkussionsgrenze dorsal nach unten verschoben, die perkutorisch erfaßbare Zwerchfellbeweglichkeit verschwindet.

Diagnose und Differentialdiagnose. Zur Diagnose einer Überblähung brauchen wir die entsprechende Anamnese mit dem Verdacht eines akuten Ereignisses, das zu einer akuten, auch lebensbedrohenden Überblähung einer Lunge oder von Lungenabschnitten führen kann, oder den berechtigten Verdacht einer Grundkrankheit (z.B. α_1-Antitrypsin-Mangel, zystische Fibrose, Status nach neonatalen pulmonalen Komplikationen, Langzeitbeatmung etc.) oder eines länger dauernden Ereignisses (inhalative Noxen, virale Infekte, Asthma etc.), die in einer Überblähung/Emphysem enden.

Die Bildgebung mittels konventioneller Radiologie (Abb. 144.1) und evtl. Computertomographie oder Magnetresonanz ergänzt zusammen mit der Lungenfunktionsmessung die Diagnostik. Im Röntgenbild finden sich als direkte Zeichen der Überblähung die generelle Transparenzerhöhung in den befallenen Lungenabschnitten, die radiologisch als einseitig helle Lunge, als Emphysembezirke oder sogar als große Bullae imponieren, und als indirekte Zeichen die interkostale Vorwölbung des Lungengewebes, die abgeflachten Zwerchfelle, die Vermehrung des thorakalen Durchmessers, die Verdrängung des Mediastinums (mediastinaler Shift). Die spezielle radiologische Bildgebung ist zur Diagnostik einer Überblähung selten nötig, kann aber zur Suche nach entsprechender Ursache eingesetzt werden.

Lungenfunktionell wird bei erhöhtem FRC (funktionelle Residualkapazität) und/oder erhöhtem RV (Residualvolumen) von einer Überblähung gesprochen, die bezogen auf die TLC (totale Lungenkapazität) als partiell (bei normaler TLC) oder als global (bei erhöhter TLC) bezeichnet wird. Normalwerte für die alters- und größenabhängigen und auch bestimmungsmethodologisch (Heliumgaseinmischmethode oder Ganzkörperplethysmographie) beeinflußten Lungenvolumina (TLC, FRC, RV) sind der entsprechenden Literatur zu entnehmen. Die Differenzen in Millilitern zwischen der mit Helium gemessenen FRC und dem ganzkörperplethysmographisch bestimmten TGV (thorakales Gasvolumen) wird „trapped gas" (Gefangenenluft) genannt, welche sich vor allem durch Verteilungsstörungen in emphysematösen Lungenarealen, die der Heliumeinmischung nur langsam oder überhaupt nicht zugänglich sind, erklären lassen. Die Kenntnisse um die technischen Limits der „Trapped-gas-Bestimmung" (Summe aller Meßfehler) muß aber bei der Beurteilung dieser Meßgrößen berücksichtigt werden. Durch Instabilität der Bronchien und Bronchioli bei fortschreitendem Emphysem kommt es bei forcierter Exspiration in der dynamischen Lungenfunktionsmessung (Fluß-Volumen-Kurve) zu einem Bronchialkollaps, der sich durch eine deutliche Knickbildung kurz nach der maximalen Exspiration darstellt und damit den deutlichen Abfall des FEV_1 (Erstsekundenvolumen) und der nachfolgenden Flußwerte im Sinne eines obstruktiven Bildes erklärt. Als wichtiges differentialdiagnostisches Kriterium für die funktionelle Beurteilung der Überblähung wird die Reaktion auf inhalierte β_2-Mimetika (Salbutamol, Bricanyl) getestet (Reversibilitätstest, Tiffeneau-Messung).

Der Einsatz der Bronchoskopie ist bei akuten Überblähungen wie z.B. Aspirationsereignissen mit Ventilmechanismus unverzichtbar, wird bei explorativer Ursachensuche gelegentlich eingesetzt, ist bei genereller Überblähung aber von eingeschränkter Bedeutung.

Mittels Szintigraphie kann die Verteilung von Belüftung und Durchblutung auffälliger Lungenareale bildgebend und teilquantitativ dargestellt werden.

Differentialdiagnostisch kommen fast alle mit einer im Röntgenbild einhergehenden Transparenzerhöhung auffallenden Krankheitsbilder in Frage. Diese können nach Lokalisation (beidseitig, diffus, einseitig, regional, fokal etc.) oder nach Ätiologie (erworben oder angeboren) eingeteilt werden. In Frage kommen Emphyseme nach ex- oder intrinsischer bronchialer Obstruktion, bei Asthma, zystischer Fibrose, $\alpha 1$-Antitrypsin-Mangel, bei diffusen interstitiellen Krankheiten (McLeod-, Swyer-James-Syndrom) und beim pulmonalen interstitiellen Emphysem. Angeboren finden sich Überblähungen beim kongenitalen lobären Emphysem, bei Lungenzysten und lokalen bronchialen Abnormitäten (Bronchialstenosen). Jede inadäquate Beatmung kann zu einer lokalisierten oder generellen Überblähung aus iatrogener Ursache führen.

Therapie. Die Therapie richtet sich nach dem Grundleiden. Eine generelle Therapieempfehlung für Überblähung und Emphysem läßt sich nicht angeben. Eng mit effektiver Therapie ist die jeweilige prophylaktische Intervention zu berücksichtigen.

Prophylaxe. Bei Krankheiten, die mit Emphysem oder Überblähung einhergehen, kann eine aktive Prophylaxe wirksam sein. Man denke an das Rauchverbot bei Patienten mit α_1-Antitrypsin-Mangel, an die chirurgische Korrektur bei kongenitalem Emphysem zur Protektion der angrenzenden gesunden Lunge, an die sorgfältig gesteuerte und überwachte Beatmung bei hyaliner Membrankrankheit, die intensive Sekretolyse bei zystischer Fibrose oder Immotile-cilia-Syndrom und die medikamentöse Bronchusdilatation bei Asthma.

Prognose. Ob Zustände mit Überblähung des Kindesalters später ins Emphysem des Erwachsenen übergehen, ist Gegenstand dauernder wissenschaftlicher Diskussion. Generell kann dies nicht mit Sicherheit angenommen oder ausgeschlossen werden. Die Beurteilung unterliegt den entsprechenden ätiologisch verschiedenen Ursachen der Überblähung.

Literatur

Kiratli PO, Caglar M, Bozkurt MF (1999) Unilateral absence of pulmonary perfusin in Swyer-James syndrome. Clin Nucl Med 24(9): 706–707

Netzel M, Kinberg K, Gwinn G, Townley R (1999) Alpha-1-Antitrypsin Deficiency. In: Taussig LM et al. (eds) Pediatric respiratory medicine. Mosby, St Louis, Chap 78, pp 1206–1216

Phelan PD, Landau LI, Olinsky A (1990) Respiratory illness in children, 3rd ed. Blackwell Scientific Publications

Primhak RA, Tanner MS (2001) Alpha-1 antitrypsin deficiency Review. Arch Dis Child 85(1):2–5

Retamales I, Elliot WM, Meshi B et al. (2001) Amplification of Inflammation in Emphysema and Its Association with Latent Adenoviral Infection. Am J Respir Crit Care Med 164:(3): 469–473

Rieger C, Hardt H von der, Sennhuser FH, Wahn U, Zach M (Hrsg) (1999) pädiatrische Pneumologie. Springer, Berlin Heidelberg NewYork Tokio

Rosenfeld MA, Siegfried W, Yoshimura K et al. (1991) Adenovirus-mediated transfer of a recombinant alpha-1-antitrypsin gene to the lung epithelium in vivo. Science 252: 431–434

Snider GL, Faling LJ, Rennard SI (1994) Chronic bronchitis and emphysema. In: Murray JF, Nadel JA (eds) Textbook of Respiratory Medicine, 2nd ed. Saunders, Philadelphia, pp 1331–1397

Taussig LM, Landau L, LeSouef PN et al. (eds) (1999) Pediatric respiratory medicine. Mosby, St Louis

145 Bronchiektasen und Lungenabszeß

C. Rieger

Bronchiektasen

Bronchiektasen sind Erweiterungen der Bronchien, die durch eine irreversible Zerstörung der Bronchialwand bedingt sind. Sie können lokalisiert im Bereich eines Segmentes, eines oder mehrerer Lappen oder auch diffus im Bereich der gesamten Lunge auftreten. Bronchiektasen, die sich in einer als Frontalebene berechneten CT-Aufnahme sackförmig darstellen, sind irreversibel. Nicht sackförmige Bronchialerweiterungen wurden früher als zylindrische Bronchiektasen bezeichnet. Dieser Begriff ist weitgehend dem neutraleren Terminus Bronchusdeformierungen gewichen, da es oft nicht klar ist, ob die Erweiterung nur eine infektionsbedingte Weitstellung und damit reversibel ist oder ob es sich um echte Bronchiektasen, also irreversible Wandzerstörungen handelt. Überholt und unzutreffend ist auch der Begriff der „angeborenen Bronchiektasen". Dieser Terminus bezieht sich in der Literatur fast ausschließlich auf das Williams-Campbell-Syndrom und auf das Syndrom der immotilen Zilien, beides Krankheiten, bei denen die Bronchiektasen nicht angeboren sind, sondern nur die Voraussetzung dafür besteht.

Die klassischen Ursachen der Bronchiektasen wie Staphylokokkenpneumonien, Tuberkulose oder Masernpneumonien sind heute selten geworden. An ihre Stelle treten primäre und erworbene Immunmangelkrankheiten, Mukoviszidose, neurologische Krankheiten mit Reflux und mangelndem Hustenreflex sowie eine Reihe angeborener Krankheiten. Aus der Seltenheit dieser Krankheiten und Syndrome folgt, daß auch die Bronchiektasie in der Kinderheilkunde nicht mehr den Stellenwert früherer Jahre hat. Andererseits hat eine wesentlich effektivere Diagnostik und Therapie zu einer erfreulichen Verbesserung der Prognose geführt. Zum Überblick über Prävention, Diagnostik und Therapie von Bronchiektasen s. Übersicht.

Bronchiektasen – Prävention, Diagnostik und Therapie im Überblick

- Prävention:
  - Pertussis- und Masernimpfung,
  - Elterninformation über Aspirationsgefahr bei Säuglingen (Erdnüsse, Legosteine, Anhänger, Sicherheitsnadeln und vieles andere),
  - sofortige Bronchoskopie zur Entfernung von Fremdkörpern.
- Röntgenzeichen:
  - Persistierende Verdichtungen,
  - kompensatorische Vergrößerung angrenzender Bezirke,
  - „Honigwaben"-förmige Veränderungen,
  - „Eisenbahnschienen" (parallel verlaufende Verdichtungen, die durch verdickte Bronchialwände hervorgerufen sind),
  - zystenartige Aussparungen, gelegentlich mit Flüssigkeitsspiegel.
- Diagnostik:
  - Anamnese und körperliche Untersuchung,
  - Röntgen Thorax,
  - Lungenfunktion,
  - Computertomographie.
- Therapie:
  - Therapie einer chronischen Sinusitis und Rhinitis mit DNCG, lokalen Steroiden und NaCl-Spülungen,
  - Feuchtinhalation 2× täglich über Vernebler mit β_2-Mimetikum,
  - Physiotherapie,
  - viel trinken, Bewegung,
  - Antibiotika,
  - Grippeimpfung.

Tabelle 145.1. Diagnostik möglicher Ursachen bei Bronchiektasen

Ursachen	Diagnose durch
Mukoviszidose	Schweißtest
	Potentialdifferenzmessung
	DNA-Test
Immotile Zilien	Saccharintest
	Zilienfrequenz und Koordination
	Elektronenmikroskopie
Immunmangel	Blutbild
	Immunglobuline einschließlich IgE
	spezielle Antikörper gegen Diphtherietoxin (IgG1) und Pneumokokken (IgG2)
	Granulozytenfunktion
	Lymphozyten-Oberflächenmarker
	In-vitro-Stimulation
Williams-Campbell-Syndrom	CT, Bronchoskopie
Swyer-James Syndrom	Szintigraphie, Angiographie
Aspiration/Ösophagusfistel	Bronchoskopie
	Breischluck
	ph-Metrie
Infektion	Serologie (Adenoviren)
	Tuberkulintest
	Sputum
Fehlbildungen	Bronchoskopie
Störungen der Atmung	Polysomnographie

Ätiologie und Pathogenese. Voraussetzung für die Entstehung von Bronchiektasen, d.h. für die Zerstörung und irreversible Aufweitung der Bronchialwand ist das Zusammentreffen einer Kompromittierung der Infektabwehr und einer bakteriellen Infektion. Die Beeinträchtigung der Infektabwehr kann entweder im Bereich der mukoziliaren Clearance liegen – Beispiele sind die Mukoviszidose, das Syndrom der immotilen Zilien oder die Obstruktion eines Bronchus durch einen Fremdkörper oder einen obstruierenden Lymphknoten bei Tuberkulose. Die Infektabwehr kann ebenso durch ein kompromittiertes Immunsystem beeinträchtigt sein, entweder im Rahmen einer angeborenen Immunmangelkrankheit oder sekundär z.B. im Gefolge einer Masern- oder einer HIV-Krankheit. Weitere, wenn auch seltene Ursachen für die Entstehung von Bronchiektasen sind Adenoviruspneumonien, die Hypoplasie einer Pulmonalarterie (einseitige helle Lunge, Swyer-James-Syndrom). Bei dieser Gefäßanomalie können sonst harmlose Infektionen wie Mykoplasmenpneumonien innerhalb kurzer Zeit zu einer Bronchiektasie führen. Beim Marfan-Syndrom genügt wahrscheinlich die Bindegewebsschwäche zur Entstehung von Bronchiektasen, ohne daß eine Infektion „nachhelfen" muß. Ungeklärt ist das gelegentliche Auftreten von Bronchiektasen bei Asthma, insbesondere bei intrinsischem Asthma. Zur Diagnostik der Ursachen s. Tabelle 145.1.

Bei der langsamen Entstehung von Bronchiektasen kommt es pathologisch-anatomisch zunächst zu einer chronischen Bronchitis mit dem Verlust zilientragender Zellen und der Ausbildung von Plattenepithel. In der Folge wird die Submukosa entzündlich infiltriert und dadurch das Knorpelskelett der elastischen Fasern und die glatten Fasern zerstört. Zu Beginn der Bronchiektasenentstehung kommt es zu einer zylindrischen Erweiterung mit Kaliberschwankungen, das Endstadium ist in der Regel die sackförmige Erweiterung. Erst zu diesem Zeitpunkt kann von irreversiblen Bronchiektasen gesprochen werden. Das umliegende Lungengewebe, das anfangs noch überbläht ist, kollabiert und schrumpft, da die distalen Verzweigungen der befallenen Bronchien obliterieren. Wenn der Bronchuszerstörung eine persistierende Atelektasenbildung vorausgeht, kann eine sackförmige Erweiterung ausbleiben. Die übrigen Charakteristika irreversibler Bronchiektasen, die Obstruktion der distalen Bronchien sowie die Schrumpfung des zugehörigen Lungengewebes entwickeln sich aber in gleicher Weise.

Ursachen für Bronchiektasen

- *Infektionen:* Masern, Tuberkulose, Pertussis, Adenoviren, Mykoplasma pneumoniae, Histoplasmose.
- *Angeborene und genetische Krankheiten:* Mukoviszidose, immotiles Ziliensyndrom, α_1-Antitrypsin-Mangel, Williams-Campbell-Syndrom, Swyer-James-Syndrom (einseitig helle Lunge), Marfan-Syndrom, Asthma bronchiale, Mittellappensyndrom, Immunmangel.
- *Mechanische Ursachen:* Fremdkörperaspiration, rezidivierende Aspirationen bei Zerebralparese.
- *Fehlbildungen:* ösophagotracheale Fisteln, Tracheobronchomegalie, Tracheal- und Bronchialstenosen.
- *Störungen der Atmung:* Zwerchfellparese, verminderter Hustenreflex.

Klinische Symptome. Das häufigste Symptom ist ein persistierender Husten, der produktiv oder trocken sein kann und typischerweise auch nachts auftritt. Auswurf wird bei Kindern unter 4 bis 5 Jahren verschluckt, bei älteren Kindern kann er in wechselndem Umfang vorhanden sein. Eine Vermehrung der Sputummenge und eine Änderung der Farbe ins Grünliche zeigen eine Infektion an. Verdächtig auf das Vorliegen von Bronchiektasen sind weiterhin rezidivierende Pneumonien mit konstanter Lokalisation. Alle anderen klinischen Zeichen sind variabel: das Vorhandensein von Uhrglasnägeln oder Trommelschlägelfingern ist inkonstant und scheint von Schwere und Dauer der Bronchiektasen abzuhängen. Trommelschlägelfinger können nach Resektion und auch nach erfolgreicher konservativer Behandlung wieder verschwinden. Ein Glocken- oder Birnenthorax ist kein Ausdruck einer Bronchiektasie, sondern der damit häufig einhergehenden schweren obstruktiven Lungenkrankheit. Da Thoraxdeformierungen dieser Art im Rahmen von Asthmakrankheiten heute aber selten geworden sind, stellen sie eine Indikation zum Ausschluß von Bronchiektasen dar. Verdächtig auf das Vorliegen von Bronchiektasen sind weiterhin lokalisierte Rasselgeräusche bei der Auskultation. Hämoptysen, Thoraxschmerzen und Giemen sind seltene Symptome. Bedacht werden sollte auch, daß Uhrglasnägel nicht nur im Rahmen von chronischen Lungenkrankheiten und von Herzfehlern auftreten, sondern auch Hinweis auf das Bestehen einer Leberzirrhose sein können.

Diagnose. Die röntgenologischen Zeichen von Bronchiektasen sind je nach immunologischer Reaktionslage des betroffenen Patienten und nach Dauer des Bestehens der Bronchiektasen unterschiedlich. Patienten mit Mukoviszidose produzieren kräftige Entzündungsreaktionen und zeigen bei Bronchiektasenbildung die klassischen Zeichen der Honigwabenlunge, bei Patienten mit angeborenem Immunmangel und beim Swyer-James-Syndrom läßt das Röntgenbild oft kaum vermuten, wie ausgeprägt eine Bronchiektasie bereits sein kann. Bei klinischem Verdacht ist die Computertomographie heute die entscheidende diagnostische Methode.

Konservative Therapie. Unabhängig von den Ursachen der Bronchiektasen verfolgt die Therapie immer zwei Ziele:

1. Die Mobilisation des Sekretes und
2. die Elimination einer Infektion.

Das für CF-Patienten entwickelte Regime kann im Prinzip auf alle Patienten mit Bronchiektasen angewendet werden:

Sputummobilisation erfolgt durch die Gabe von reichlich Flüssigkeit, durch Bewegung, Feuchtinhalation und Physiotherapie. Die Vermeidung und Bekämpfung bakterieller Infektionen geschieht durch die Gabe von Antibiotika. Die häufigsten Erreger im Sputum von Bronchiektasenpatienten sind Pneumokokken, nicht typisierbare Haemophilus-influenzae-Stämme und Staphylokokken. Bei Patienten mit Immunmangel kommen vor allem Mykoplasmen hinzu.

Die Indikation zur Therapie infizierter Bronchiektasen ist unumstritten. Sie ist immer dann gegeben, wenn als Folge von Leukozytenanreicherung sich das Sputum grünlich verfärbt und vermehrt produziert wird. Insbesondere bei kleinen Kindern, die noch nicht abhusten können, stehen Zeichen wie vermehrte Rasselgeräusche, Fieber, Appetitverlust oder auch Entzündungszeichen im Blut im Vordergrund. Bei der Beurteilung einer Indikation zur Antibiotikagabe muß jedoch immer wieder bedacht werden, daß viele Patienten eitriges Sputum produzieren können, ohne daß die BSG oder das Blutbild verändert sind.

Die kontinuierliche Gabe von Antibiotika ist dann indiziert, wenn eine Reinfektion jedesmal nach Absetzen der Antibiotika erfolgt, wenn Infektionen sehr häufig auftreten, beim Syndrom der immotilen Zilien sowie bei den meisten Patienten mit angeborenem Immunmangel. Eine dauerantibiotische Therapie bei Mukoviszidose wird in den meisten Zentren bei Patienten unter einem Jahr durchgeführt und bei Patienten nach Pseudomonasbesiedelung. Hier stellt die Applikation lokaler Antibiotika wie etwa das Vernebeln von Gentamycin inzwischen eine Alternative oder zumindest Ergänzung zur oralen Antibiotikatherapie bei Patienten mit Bronchiektasen dar.

Chirurgische Therapie. Echte (in der Regel sackförmige) Bronchiektasen, die in einem Segment oder Lappen lokalisiert sind, stellen eine eindeutige Indikation zur chirurgischen Resektion dar. Diese Indikation ist unabhängig davon, ob die Bronchiektasen in einer sonst gesunden Lunge entstanden sind, z.B. als Folge eines zu spät entfernten Fremdkörpers oder als Folge einer Grundkrankheit wie Mukoviszidose, dem Syndrom der immotilen Zilien oder Immunmangel. Bronchiektatisch veränderte Lungenbezirke nehmen nicht mehr an der Belüftung teil, bedeuten aber eine ständige Gefährdung, insbesondere für abwehrgeschwächte Lungen. Beidseitigkeit lokalisierter Bronchiektasen ist keine Kontraindikation für eine chirurgische Behandlung. In der Praxis kommen häufig Situationen vor, in denen ausgeprägte und anatomisch nicht eindeutig begrenzte Bronchusdeformierungen gefunden werden, deren Irreversibilität aber nicht klar ist. In solchen Situationen ist eine aggressive konservative Therapie für wenigstens ein Jahr notwendig, ehe die Indikation zu einer chirurgischen Intervention gestellt werden kann. Wenn z.B. im Rahmen einer Hypoplasie der Pulmonalarterien (Swyer-James-Syndrom) Bronchiektasen im Bereich der gesamten Lunge auftreten und eine intensive dauerhafte Therapie erforderlich ist, stellt sich die Frage der Resektion einer ganzen Lunge. Diese Operation sollte möglichst bis zum Ende des Wachstums herausgeschoben werden, damit die Entwicklung einer Skoliose vermieden wird. Die Diagnostik der Bronchiektasie war früher den wenigen Zentren vorbehalten, die die Technik der Bronchographie zuverlässig beherrschten. Durch die allgemeine Verfügbarkeit hochauflösender CT-Methoden ist eine neue Situation eingetreten, die Schwierigkeiten bei der Interpretation mit sich bringt. Um so wichtiger ist der Grundsatz, daß beim geringsten Zweifel der Irreversibilität zunächst eine konservative Therapie über wenigstens 1 Jahr durchgeführt wird, ehe die Indikation zu einer chirurgischen Resektion gestellt wird.

Lungenabszeß

Ein Lungenabszeß entsteht durch eine umschriebene Einschmelzung von Lungengewebe, die dickwandig begrenzt ist und in der Regel Eiter enthält. Die Diagnose wird in der Regel durch ein einfaches Röntgenbild gestellt.

Primäre Lungenabszesse entstehen bei sonst gesunden Kindern, z.B. nach Aspiration von infiziertem Material, sekundäre Abszesse entwickeln sich bei bereits immunkompromittierten Kindern, z.B. im Rahmen einer Staphylokokkenpneumonie, bei Immunmangel oder Immunsuppression.

Abszesse sind heutzutage außerordentlich selten geworden.

Ätiologie. Der häufigste aus Abszessen kultivierte Organismus ist Staphylokokkus aureus. Grundsätzlich können aber gerade beim immunkompromittierten Patienten auch Pseudomonas, Actinomyces, Campylobacter, während der Neonatalperiode B-Streptokokken, Klebsiellen und Echerichia coli kultiviert werden. Tuberkulöse Infektionen, Histoplasmose und Kokzidiose können ebenfalls zu Einschmelzungen führen.

Klinische Symptome. Die Klinik hängt von der Größe des Abszesses ab. Ein nahezu konstantes Symptom sind Temperaturen bis 40 °C. Reduziertes Allgemeinbefinden und Gewichtsverlust sind häufig. Pulmonale Symptome sind vor allem Husten, Sputum, Hämoptysen und gelegentlich Mundgeruch. Hypoxie, Tachypnoe und Atemnot hängen von der Größe des Abszesses ab und davon, ob der Abszeß zu einer Beeinträchtigung der Funktion angrenzender Lungenbezirke führt.

Diagnose. Blutbildveränderungen, CRP und Blutsenkungsgeschwindigkeit sind je nach Größe des Abszesses verändert. Blutkulturen sind selten positiv. Die Bronchoskopie ist nur indiziert, wenn der Verdacht auf eine Fremdkörperaspiration besteht oder wenn mangelndes Ansprechen auf die antibiotische Therapie einen direkten Keimnachweis verlangt. Die CT-kontrollierte Nadelbiopsie ist möglich, aber selten indiziert.

Differentialdiagnose. Die wichtigste Differentialdiagnose, insbesondere bei Lokalisation im Mittel- oder Unterlappen ist der Lungensequester. Falls die Abgrenzung durch Verlauf und Klinik nicht ohne weiteres gelingt, ist ein Computertomogramm mit Darstellung der zuführenden Gefäße erforderlich.

Therapie. Die Therapie des Lungenabszesses ist in aller Regel konservativ. Sie sollte mit 2 Antibiotika durchgeführt werden, die beide staphylokokkenwirksam sind. Zumindest eines der Antibiotika sollte auch haemophilus- und streptokokkenwirksam sein. Eine mögliche Kombination ist Cefuroxim plus Diclorstapenor. Die intravenöse Therapie ist in der Regel für wenigstens 3 Wochen erforderlich. Die klinischen Symptome sprechen auf die Therapie in der Regel innerhalb von wenigen Tagen an. Das vollständige Verschwinden des Abszesses dauert oft Monate, manchmal Jahre. Die Therapie sekundärer Abszesse ist schwieriger. Auch hier sollte zunächst eine konservative Therapie durchgeführt werden und eine Lobektomie nur als Ultima ratio angesehen werden. Die Punktion des Abszesses sollte nur dann erwogen werden, wenn die antibiotische Therapie keine Besserung bringt, bronchoskopisch kein Material gewonnen werden kann und wenn kein Verdacht auf das Vorliegen einer Tuberkulose besteht.

Literatur

De Gracia J (1996) IgG subclass deficiencies associated with bronchiectasis. Am J Respir Crit Care Med 153/2: 650–655

Nikolaizik WH (1994) Aetiology of chronic suppurative lung disease. Arch Dis Child 70/2: 141–142

Kuhn JP (1993) High-resolution computed tomography of pediatric pulmonary parenchymal disorders. Radiol. Clin North Am 31/3: 553–551

Coleman LT (1995) Bronchiectasis in children. J Thorac Imaging 10/4: 268–279

Lucas J (1996) Lung resection in cystic fibrosis patients with localised pulmonary disease. Arch Dis Child 74/5: 449–451

Al-Salem AH (1997) Computed tomogprahy-guided percutaneous needle aspiration of lung abscesses in neonates and children. Pediatr Surg Int 12/5–6: 417–419

Evans DA (1996) Lung abscess in a patient with cystic fibrosis: case report and review of the literature. Pediatr Pulmonol 21/5: 337–340

Tan TQ (1995) Pediatric lung abscess: clinical management and outcome. Pediatr Infect Dis J 14/1: 51–55

Wong KS (1997) Early echo-guided percutaneous aspiration of peripheral lung abscesses in children report of two cases. Chung Hua Min Kuo Hsiao Erh. Ko I Hsueh Hui Tsa Chih 38/2: 145–148

146 Asthma bronchiale

F. H. Sennhauser, J. H. Wildhaber

Das Asthma bronchiale gilt als häufigste chronische Krankheit des Kindesalters, ist häufiger Grund für Schulabsenz, führt zu volkswirtschaftlich belastenden Behandlungskosten und wird je nach subjektivem Standpunkt verschieden erlebt. Patienten berichten über wiederholtes, z.T. situativ gebundenes, meist exspiratorisches Pfeifen (Giemen, Brummen), über chronischen, oft infektunabhängigen, vorwiegend nächtlichen Reizhusten sowie über meist anstrengungsabhängig empfundene inspiratorische Atemnot und beklagen die durch Asthma bedingte Einschränkung im täglichen Leben. Für Eltern bedeutet das Leben mit einem asthmatisch erkrankten Kind die regelmäßige zumeist inhalative Verabreichung von Medikamenten, die z.T. kostenaufwendige Umgebungskontrolle und die emotionale Belastung und Angst vor bedrohlichen Asthmaanfällen. Für den behandelnden Arzt beinhaltet Asthma bronchiale die Zielsetzung, dank individueller Betreuung eine umfassende Symptomfreiheit, eine altersgerechte Aktivität und Entwicklung der Kinder und eine gute Lebensqualität zu erreichen.

Definitionen. Je nach professioneller Sicht wird das Asthma unterschiedlich definiert:

- *physiologisch* als Bronchoobstruktion mit oft nachweisbarer bronchialer Hyperreaktivität;
- *pathologisch-anatomisch* als Atemwegsentzündung mit charakteristischen Befunden wie Epitheldefekt, Hypertrophie glatter Muskelzellen, Proliferation mikrovaskulärer Strukturen, alterierter Matrix und verdickter Basalmembran sowie mit möglichem vernarbenden Reparaturprozeß und irreversiblem Gewebeschaden;
- *immunoallergisch* als komplexer Entzündungsprozeß mit Beteiligung von multiplen Zellsystemen, Zytokinen und zellulären Aktivitätsmarkern;
- *epidemiologisch* als populationstatistisch bedeutsame Atemwegsmorbidität in genetisch disponierten Individuen mit dokumentiert steigender Inzidenz und zunehmender Prävalenz in industrialisierten Ländern mit „westlichem“ Lebensstil sowie mit altersspezifischen und geschlechtsabhängigen Unterschieden im präsentierenden Phänotyp.

Eine allseits akzeptierte, sämtliche Asthmavarianten einschließende und für alle Bedürfnisse geeignete Kurzformel einer Asthmadefinititon existiert nicht. Pragmatisch bewährt hat sich folgende *Definition des Asthma bronchiale:*

Syndromaler Ausdruck einer entzündlichen Systemkrankheit mit:

- polygenetischer Veranlagung (Atopie, Hyperreaktivität),
- multifaktoriellen Mechanismen (Zellsystem, Mediatoren, Reflexbogen) und
- vielfältiger Symptomatik (Husten, Pfeifen, Atemnot).

Das Asthma bronchiale ist somit eine episodisch auftretende oder chronisch-rezidivierende Symptomatik als Folge einer entzündlichen Krankheit der intrathorakalen Atemwege. Die Symptome zeigen intra- und interindividuelle Schwankungen und sind spontan oder unter Therapie oft reversibel. Ätiopathogentisch bedeutsam sind einerseits unterschiedliche auf verschiedenen Chromosomen codierte endogene Faktoren und andererseits ursächlich oder auslösend wirksame exogene Faktoren wie Allergene, mikrobielle Erreger, Luftschadstoffe, physikochemische Substanzen und Veränderungen im intrauterinen und postnatalen Umfeld des Menschen.

Epidemiologie. Das Asthma bronchiale kann sich in jedem Alter erstmals präsentieren. Das Asthma bei Kindern beginnt in den frühen Lebensjahren, die ersten Symptome werden bei 30 % im Säuglingsalter, bei 80 % der Asthmakinder bis zum Alter von 3 Jahren manifest. Die durchschnittliche jährliche *Asthmainzidenz* ist 2,8 % für Knaben und 1,7 % für Mädchen, sie zeigt jedoch große Altersabhängigkeit und nimmt geschlechtsunabhängig von 10,1 % im 1. Lebensjahr auf 4,3 % im 2. und auf 3,2 % im 3. Jahr ab. Die *Asthmaprävalenz* zeigt große geographische Unterschiede und variiert zwischen verschiedenen Ländern und zwischen städtischen und ländlichen Gebieten. Die Prävalenz ist höher in städtischen Agglomerationen, in entwickelten Industrieländern und in der schwarzen Rasse. Die Methodik epidemiologischer Erhebungen beeinflußt die Prävalenz und sollte sich angesichts uneinheitlicher Asthmadefinition auf die Erhebung klassischer Symptome konzentrieren. Die Prävalenz zeigt steigende Tendenz, die multifaktoriell bedingt und nicht alleiniger Ausdruck sich ändernder Diagnostik ist. Während der letzten 20 Jahre hat sich die Prävalenz in Europa etwa verdoppelt und liegt heute bei durchschnittlich 10 %. Zentrales Kriterium für die Asthmaprävalenz ist das pfeifende Atemgeräusch, ein Leitsymptom für die Obstruktion intrathorakaler (besonders bronchialer) Atemwege. Knaben zeigen in der Vorpubertät funktionell kleinere Atemwegskaliber als Mädchen, nach der Pubertät ist die Situation umgekehrt. Dies mag die bei Knaben beobachtete lediglich präpubertär höhere Asthmaprävalenz erklären. Die *Asthmamortalität* im Kindesalter ist sehr gering und zeigt keine signifikante Zunahme in Europa. In epidemiologischen Untersuchungen lassen sich Risikofaktoren für Asthmatodesfälle dokumentieren wie nicht erkanntes, ungenügend oder zu spät behandeltes Asthma bronchiale, psychisch-depressive Belastung und medikamentöse Sedierung. In Europa liegt die Asthmamortalität bei 1–3/100 000/Jahr und ist für etwa 1 % der Todesfälle bei Kindern verantwortlich. Je nach Meteorologie, Allergen- und/oder Schadstoffbelastung, Jahreszeit und Infektsituation können regionale Asthmaepidemien beobachtet werden. Dabei gelten insbesondere atmosphärische Schadstoffe und das Passivrauchen als typische Auslöser von Anfällen bei etablierten Asthmatikern. Die *Hospitalisationsraten, ärztlichen Konsultationen* und *Medikamentenkosten* für das Asthma bronchiale haben unterschiedlich stark zugenommen. Sie rechtfertigen die weiterführende Forschung, um aufgrund epidemiologischer Beobachtungen gezielte Interventionsstrategien zu entwickeln.

Ätiologie. Für die Entwicklung eines Asthma bronchiale spielen endogene (genetisch bedingte) Faktoren und exogene Faktoren im intrauterinen und postnatalen Umfeld des Kindes (wie Allergene, mikrobielle Erreger und physikochemische Substanzen) eine wichtige Rolle. In der Diskussion zur Asthmaentstehung wird der Begriff *Risikofaktor* unterschiedlich gebraucht: er kann *Ursache* (genetische Atopiedisposition beim allergischen Asthma bronchiale), *Auslöser* (körperliche Belastung als Trigger für Asthmabeschwerden bei ungenügend behandelter Entzündung bzw. bronchialer Hyperreaktivität) und *Prädiktor* (in der frühen Kindheit dokumentierte IgE-Sensibilisierung gegen Eiproteine assoziiert mit späterer Asthmaentwicklung) bedeuten. Trotz zunehmender Erkenntnis sind ursächliche Faktoren im individuellen Einzelfall eines Asthmakindes schwierig zu dokumentieren. Für didaktische Zwekke rechtfertigt sich die nun folgende Gliederung ätiologischer Aspekte.

Genetik. Bei Kindern steigt das Risiko für allergisches Asthma mit zunehmender Anzahl atopisch erkrankter erstgradig Blutsverwandter. Leiden beide Elternteile an allergischem Asthma, so wird mit bis zu 80 % Wahrscheinlichkeit auch ihr Kind an Asthma erkranken. Die Konkordanz ist besonders beim atopischen Asthma für monozygote höher im Vergleich zu dizygoten Zwillingen. Familienanalysen geben somit klare Hinweise für multigenetische Asthmaentwicklung mit komplexem Vererbungsmuster und mit unterschiedlicher Phänotypisierung, die ihrerseits von Umgebungsfaktoren prägend beeinflußt wird. So scheinen bereits intrauterin und während der Stillphase frühpostpartal besonders mütterliche Einflußfaktoren für die Asthmaentwicklung in genetisch disponierten Individuen von Bedeutung zu sein und die vermeintliche Dominanz der mütterlichen Vererbungslinie zu begründen. Epidemiologische Genanalysen in Asthmakohorten ergeben eine stetig wachsende Zahl von Genfamilien auf mehreren Abschnitten unterschiedlicher Chromosomen (Nr. 5, 6, 11–14), die mit Genprodukten assoziiert sind, welche im orchestralen Netzwerk der Asthmaentwicklung funktionell bedeutsam werden.

Mit der Asthmagenese involvierte Gene codieren dabei Faktoren der *Atopie*, der *bronchialen Hyperreaktivität* und von *Entzündungsmechanismen*: auf Chromosom 11q das Gen für Teile des hochaffinen IgE-Rezeptors, auf Chromosom 5q Gene für Zytokine und IgE-Regulation (Interleukine wie IL-4, IL-5, IL-9, IL-13 und zelluläre Wachstumsfaktoren wie GM-CSF) sowie für die Entwicklung der bronchialen Hyperreaktivität und auf Chromosom 14q das Gen für T-Zell-Antigenrezeptor. Die z. T. enge Nachbarschaft dieser Genloci erklärt wohl die beobachtete enge Korrelation zwischen Atopie und bronchialer Hyperreaktivität.

Die bisherigen Erkenntnisse genetischer Einflüsse für die Asthmagenese erlauben vorerst keine prioritäre Gewichtung der funktionellen Bedeutung dieser heterogen codierten Proteinstrukturen. Langwierige Projekte sind notwendig, um Schlüsselfunktionen spezifischer Genprodukte zu definieren. Dies wird in Zukunft ermöglichen, durch Screening-Untersuchungen Risikoindividuen frühzeitig nach der Geburt zu erfassen, Präventionsstrategien gezielt umzusetzen und Therapiemodalitäten individuell auszurichten. Offen ist, ob genetische Faktoren auch asthmaprotektive Mechanismen steuern. Durch Stärkung derartiger Prozesse könnte sich die Asthmaentwicklung gezielt verhindern lassen.

Umwelt- und Umgebungsfaktoren. Das Asthma im Kindesalter ist häufig mit der Atopie, der genetisch bedingten Disposition auf übliche Umweltantigene (Allergene) überschießend Antikörper der Klasse IgE zu bilden, assoziiert. Bei 80% der Asthmakinder lassen sich bis zum Alter von 7 Jahren spezifische IgE-Antikörper gegen übliche Allergene wie Nahrungsmittel, Pollen, Milben und Haustiere nachweisen. Nebst Allergenen als wichtiger Ursache spielen auch andere Umweltfaktoren wie Schadstoffe, respiratorische Infekte und Passivrauchen als mögliche Determinanten einer Asthmaentwicklung eine Rolle, die nun gesondert beleuchtet werden.

Allergene. Je nach Zeitpunkt, Dauer und Intensität einer Allergenexposition kommt es in genetisch disponierten Individuen (Atopie) zur Immunstimulation mit konsekutiver immun-allergischer Entzündung (Sensibilisierung), die sich nach erneutem Allergenkontakt als IgE-vermittelte Krankheit (Typ-I-Allergie) klinisch als atopische Dermatitis, Rhinokonjunktivitis oder Asthma bronchiale manifestiert. Die altersabhängige Vulnerabilität für allergische Krankheiten, modulierende Adjuvanzien und entzündungsbiologisches Potential der Allergene sind wichtige Einflußfaktoren auf diese Entwicklung. Immunaktive Allergene sind nahezu ubiquitär und haben bereits intrauterin und postpartal besonders im ersten Lebensjahr einen prägenden ursächlichen Einfluß auf die Asthmaentwicklung. Je nach transplazentär wirkenden mütterlichen Faktoren, je nach Klima, häuslichem Umfeld, Wohnort, Diät und Eßgewohnheiten, Hygienestandard und mikrobieller Kolonisation der respiratorischen und gastrointestinalen Mukosa sind unterschiedliche Allergene von individueller Bedeutung. *Nutritive* Allergene (Ei, Kuhmilchproteine, Fisch, Nuß) sind offenbar besonders intrauterin und frühpostpartal, *inhalative* Aeroallergene ab Geburt bis ins Erwachsenenalter von zunehmender Wichtigkeit (Milben, Katze, Pollen, Hund, Pilze). Es gibt nur wenig Daten, die in den letzten Jahren die Konzentrationszunahme einzelner Allergene in jedoch nur umschriebenen Regionen belegen. Nebst erhöhter Allergenexposition sind damit andere Aspekte für die Prävalenzzunahme des Asthmas von Bedeutung. Funktionelle Eigenschaften der Allergene, z.B. proteolytische Aktivität der Hausstaubmilbenantigene, erhöhte Antigenizität der Allergene in der Folge möglicher Schadstoffinteraktionen und Insuffizienz allergieprotektiver Mechanismen an Schleimhautoberflächen z.B. durch geringeren Oxidationsschutz wegen veränderter Eßgewohnheiten sind mögliche Erklärungen, warum selbst bei stabiler Allergenexposition die allergische Entzündung stärker als in früheren Jahren provoziert und die beobachtete Asthmazunahme damit erklärt wird.

Schadstoffe. Passivrauchen ist Schadstoff Nr. 1 besonders für das ungeborene Kind, für Säuglinge und Kleinkinder. Passive Tabakrauchexposition ist mit gehäufter Asthmaentwicklung assoziiert. Besonders pränatale Tabakrauchexposition führt dosisabhängig zu funktionell kleineren Atemwegen mit Persistenz derartiger Defizite mindestens bis ins Kindesalter. Damit erklärt ist die beobachtete erhöhte respiratorische Morbidität mit obstruktiver Bronchitis und die erhöhte Asthmaprävalenz nach passivem Mitrauchen im intrauterinen Wohnklima. Passivrauchen verursacht offensichtlich durch strukturell-parenchymatöse Defekte und nicht via verstärkte Atopieentwicklung die erhöhte Asthmaprävalenz. Bei bekannten Asthmakindern ist das Mitrauchen zudem auch wesentlicher Auslöser (Trigger) von Asthmabeschwerden und -anfällen.

Einflüsse durch übliche *Luftverschmutzung mit atmosphärischen Schadstoffen* wie Schwefeldioxyd, Stickstoffoxide, Dieselpartikel, Stäube und Oxon führen zu unspezifischen entzündlichen Irritationen besonders der respiratorischen Mukosa mit Husten, Sputumproduktion und Bronchitis. Sie gelten als Auslöser von Symptomen bei etablierten Asthmatikern. Es fehlen jedoch Beweise, daß diese Schadstoffe das Asthma primär verursachen oder daß sie das Atopierisiko definitiv erhöhen.

Respiratorische Virusinfektionen. Akute virale Atemwegsinfektionen können zu funktionell meßbarer Atemwegsobstruktion führen. Verschiedene Mechanismen wie erhöhte bronchiale Hyperreaktivität, modifizierte neurale Kontrollfunktionen der glatten Muskulatur in Bronchien und Gefäßen, veränderte Atemwegsgeometrie durch Verdikkung der Schleimhaut und Lumenverstopfung durch Zelldetritus und dyskrine Hypersekretion, induzierte zelluläre Atemwegsentzündung sowie Hemmung der mukoziliären Clearance sind nach Virusinfektionen dokumentiert und verursachen Funktionseinbuße, Symptome und Beschwerden, die klinisch als Asthmavariante interpretiert werden könnten. Hingegen wurde nur im Tierversuch zweifelsfrei belegt, daß Virusinfekte die allergenspezifische Sensibilisierung fördern und die Atopieentwicklung induzieren. Somit gelten virale Atemwegsinfekte (besonders Infektionen mit Respiratory-syncytial-, Rhino-, Parainfluenza-, Influenza- und Adenoviren) lediglich als gesicherte Auslöser für Beschwerden bei bereits bekannten Asthmatikern und Atopikern.

Neuere Beobachtungen im Tiermodell und Resultate epidemiologischer Erhebungen am Menschen führten zu radikal neuartigen Perspektiven für mögliche Einflüsse respiratorischer Viren auf bronchiale Entzündungsprozesse und auf die Asthmagenese. Virale Infekte prägen das Profil von T-Lymphozyten als wichtige Drehscheibe in der Entwicklung einer protektiven Immunität. Unter Vermittlung von Interferon-γ wird während Infektionen von 2 Subtypen der T-Helferlymphozyten (T-H) der Subtyp-TH-1 präferentiell aktiviert, und diese TH-1-Polarisierung des Immunsystems schützt folglich das Individuum vor Subtyp-TH-2 getriggerter IgE-produzierender Entzündung. Infekte in der frühen Kindheit und wiederholte Kontakte mit mikrobiellen Antigenen konsolidieren diese TH-1-abhängige protektive Immunität und bedeuten gleichsam Schutz vor Allergien. Fehlen diese Infektstimuli und kommt es andererseits zu intensivem frühen Kontakt mit Allergenen, die TH-2-gesteuerte allergische Immunprozesse induzieren, kommt es zur Entwicklung atopischer Sensibilisierung mit dem Risiko für allergische Krankheiten wie Asthma bronchiale. Solche Beobachtungen zeigen erstens, daß die Zunahme der Asthmaprävalenz durch ein gestörtes Gleichgewicht unterschiedlicher Umweltfaktoren verursacht sein könnte und zweitens, daß möglicherweise Einflüsse in der frühen Kindheit für die Asthmaentwicklung selbst im späteren Lebensalter verantwortlich bleiben.

Weitere Ursachen. Ein *gastro-ösophagealer Reflux* wird bei Asthmakindern in bis zu über 80% nachgewiesen. Transdiaphragmale Druckveränderungen bei Asthma und Nebenwirkungen vorwiegend oraler antiasthmatischer Medikamente (Theophyllin, β_2-Mimetika) sind mögliche Ursachen für diese Beobachtungen. Andererseits wird in seltenen Fällen der gastroösophageale Reflux auch zur primären Ursache eines Asthmaleidens durch Reflexbronchokonstriktion und durch bronchiale Schleimhautirritation nach Mikroaspirationen. Meist wirkt jedoch der Reflux lediglich als Trigger bei bekannten Asthmatikern.

Die *Frühgeburtlichkeit* hat wohl keinen direkten Einfluß auf die spezifische Asthmagenese, obschon Frühgeburten mit gestörter oder verkürzter Lungenentwicklung und -reifung sowie erschwert durch postpartale Einflüsse (Infekte, Beatmung, Sauerstoff) auf derartig unreife Atemwege gehäuft an chronischen Lungenkrankheiten im Kindesalter leiden.

Die oft mit Asthma gleichzeitig beobachtete *chronische Rhinosinusitis* ist meist Ausdruck einer Mitbeteiligung der oberen Atemwege im Rahmen eines atopisch bedingten ent- zündlichen Systemleidens. Zusätzlich führen aber primäre Entzündungen der oberen Atemwege erst konsekutiv zu erhöhter bronchialer Hyperreaktivität, Bronchoobstruktion und Asthmabeschwerden. Ungenügende Erwärmung, Befeuchtung und Reinigung der Inspirationsluft wegen blockierter Nasenatmung, neuronale Reflexbögen via N. trigeminus und N. vagus, bronchiale Wirkung von sinunasal produzierten Zytokinen,„postnasales Abtropfen“ („postnasal drip“) von nasalen Sekreten mit Entzündungsmediatoren sind dokumentierte Mechanismen, die den Begriff des rhinobronchialen Syndroms wohl mit Recht begründen.

Die *bronchiale Hyperreaktivität* bezeichnet die überschießende Bronchokonstriktion als Reaktion auf unspezifische Stimuli wie Streß, körperliche Belastung, osmotische Reize, pharmakologische Substanzen und Allergene. Eine isolierte Betrachtung der bronchialen Hyperreaktivität als mögliche Ursache für das Asthma bronchiale ist wohl wenig sinnvoll. Etwa 30% der Kinder mit nachweislicher bronchialer Hyperreaktivität zeigen kein Asthma. Bei Asthmatikern ist zudem die bronchiale Hyperreaktivität nur in etwa 65% der Fälle funktionell dokumentiert. Die bronchiale Hyperreaktivität ist allerdings mit der Atopie eng assoziiert, möglicherweise bedingt durch bekannte Nachbarschaft entsprechend codierender Genloci. Die wohl nur partiell genetisch bedingte bronchiale Hyperreaktivität ist die gleichartige funktionelle Folge entzündlicher Irritationen der bronchialen Schleimhaut trotz unterschiedlicher Ursachen wie atopische Immunprozesse und Virusinfekte. Gut erklärt ist damit, warum die bronchiale Hyperreaktivität Eingang in funktionell orientierte Asthmadefinitionen gefunden hat. Dabei ist jedoch der Nachweis einer bronchialen Hyperreaktivität als diagnostisches Kriterium für das Asthma bronchiale im Kindesalter von untergeordneter Bedeutung.

Pathogenese. Das Asthma bronchiale ist ein klinischer Folgezustand nach mehrstufigem pathogenetischem Prozeß, in dem Entzündungsmechanismen eine wichtige Rolle spielen, die zum zentralen Ansatzpunkt unterschiedlicher Therapiestrategien werden. Trotz großer Forschungsanstrengungen bleiben viele Fragen offen, wie und wann die Entzündung beim Menschen beginnt und sich im zeitlichen Ablauf verändert. Aufgrund solider Resultate aus Tierexperimenten ergaben sich jedoch gute pathogenetische Modelle. Sowohl lokale Zellen der Atemwege (Mastzellen, Epithelzellen, alveolare Makrophagen) als auch in die Atemwege eingewanderte Entzündungszellen (eosinophile, basophile und neutrophile Granulozyten und Lymphozyten) spielen nebst Strukturzellen der Bronchialwand (Fibroblasten, Muskelzellen, Endothelzellen) eine bedeutsame Rolle im Entzündungsgeschehen, das möglicherweise durch Antigenaufnahme und -präsentation durch dendritische Zellen im Bronchialepithel initialisiert wird (Abb. 146.1). Die Antigenverarbeitung und -präsentation führt zur Selektion von T-Helferlymphozyten (TH). Beim Asthma ist der TH-2-Subtyp aktiviert, der seinerseits durch Mediatoren und Zytokine die wichtigsten Effektorzellen der asthmatischen Entzündung, die Mastzellen und eosinophilen Granulozyten, stimuliert. Mastzellen sind mit ihren Wirkstoffen (z.B. Histamin, Prostaglandine, Leukotriene, Proteasen, Interleukine (IL-3, -4, -5, -6) verantwortlich für die akute, rasch einsetzende *Asthmafrühreaktion* mit Bronchospasmus und Hypersekretion. Die asthmatische *Spätreaktion* entwickelt sich langsam über wenige Stunden und ist charakterisiert durch zelluläre Entzündung mit vorwiegend eosinophilen Granulozyten, die mit Zytokinen und Adhäsionsmolekülen zur Migration von weiteren Entzündungszellen aus der Blutbahn in die Wandstrukturen der Atemwege führen. Die erworbene bronchiale Hyperreaktivität scheint mit diesen zellulären Entzündungsmechanismen assoziiert zu sein.

Das Zytokinprofil von TH-2-Lymphozyten (besonders IL-4) ist auch für die Stimulierung der antigenspezifischen IgE-Bildung durch Plasmazellen verantwortlich. IgE-Antikörper binden sodann an IgE-Rezeptoren auf verschiedenen Zellen wie Mastzellen und eosinophilen Granulozyten und verursachen bei erneutem Allergenkontakt die Freisetzung und Neusynthese von entzündungspropagierenden Mediatoren.

Mit Methoden wie induziertes Sputum, Endoskopie mit Biopsie und bronchoalveolärer Lavage werden diese Entzündungsmechanismen untersucht, spezifiziert und quantifiziert. Das komplexe Netzwerk orchestraler Entzündung erlaubt kaum noch die früher übliche Unterscheidung in IgE-vermittelte (extrinsische, atopische) und IgE-unabhängige (intrinsische, nichtatopische) Entzündung. Man darf beim Asthma von unterschiedlich ausgeprägten Stadien und Schweregraden einer grundsätzlich einheitlichen Entzündungsreaktion der Atemwege ausgehen.

Folgen dieser zellulären Entzündungsprozesse sind Epithelschädigung mit Zelldesquamation, Verdickung und

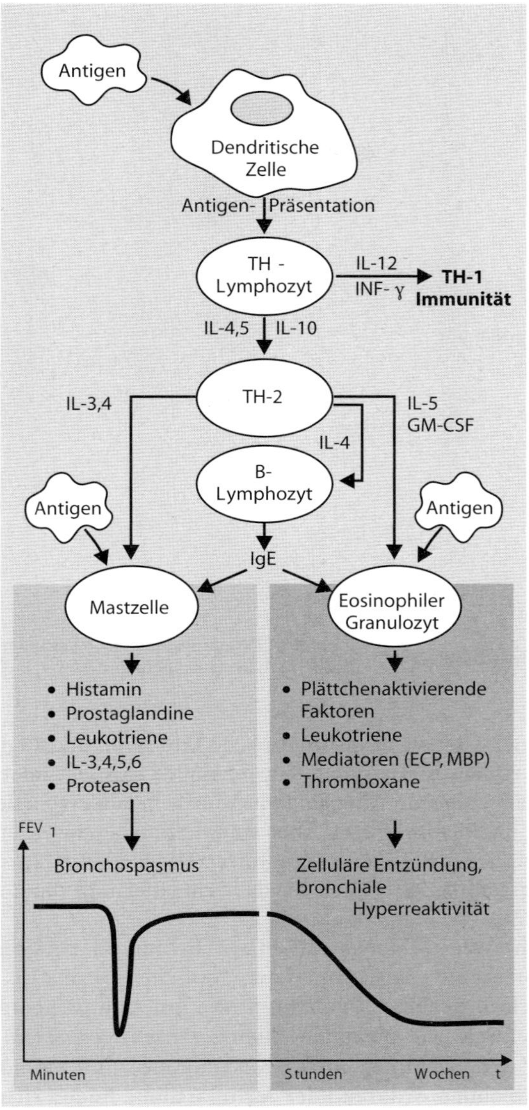

Abb. 146.1. Pathogenese des Asthma bronchiale

mögliche Fibrosierung der Basalmembran, vermehrte Gefäßdurchlässigkeit und damit Schwellung der Submukosa und Adventitia, gesteigerte Mukussekretion der hypertrophierenden Drüsen sowie Muskelzellhypertrophie mit erhöhter Kontraktilität und verminderter Relaxation. Spasmus der glatten Atemwegsmuskulatur, Wandverdickung durch Schleimhautödem und dyskrine Hypersekretion mit Ausbildung von intraluminalen Schleimpfröpfen mit Einschluß von Zelldetritus sind die 3 typischen pathologisch-anatomisch bedingten Ursachen der Bronchoobstruktion des Asthma bronchiale. Die Kenntnis dieser 3 Mechanismen begründet, warum der isolierte therapeutische Einsatz von Bronchodilatatoren der Pathogenese des Asthmas nicht umfassend gerecht werden kann. Diese lösen lediglich den Teilaspekt der Bronchokonstriktion.

Pathophysiologie. Zentral für das pathophysiologische Verständnis ist somit die Bronchoobstruktion bedingt durch Muskelkonstriktion, Schleimhautödem und Sekretobstruktion. Während der Exspiration werden die intrathorakalen Atemwege kleiner und akzentuieren dadurch den obstruktiv bedingten Widerstand der Atemwege. Lokale Unterschiede entzündlich bedingter Obstruktion führen zu regional unterschiedlicher Überblähung und Atelektase und verursachen Verteilungsstörungen von Ventilation und Perfusion, alveoläre Hypoventilation und verminderte Compliance der Lunge mit entsprechend erhöhter Atemarbeit (Abb. 146.2). Die aktive Ausatmung durch obstruierte Atemwege erhöht den transpulmonalen Druck mit der Gefahr für exspiratorischen Bronchialwandkollaps und damit für die Entstehung eines Pneumothorax.

Entzündliche Schädigung der epithelialen Barrierefunktion tracheobronchialer Atemwege erhöht die Wahrscheinlichkeit für Sekundärirritation durch Schadstoffe, Allergene und mikrobielle Erreger. Die vorbestehende asthmatische Entzündung wirkt damit permissiv für erleichtert manifest werdende Symptome und Beschwerden, z.B. während viraler Infektionen. Gehäufte und verlängerte grippale Symptome bei Asthmatikern und Allergikern sind damit nicht Ausdruck erhöhter Infektanfälligkeit. Intraepitheliale Strukturen und Fasern sowie Neuropeptide des autonomen Nervensystems, besonders des cholinergen, vagusassoziierten parasympathischen Systems und des nichtadrenergen, nichtcholinergen (NANC-) Systems sind beteiligt in der Kontrolle von Muskeltonus, Drüsensekretion, Gefäßpermeabilität und Zellmigration. Temperatur- und Osmolalitätsänderungen, physikalische und chemische Reize, Irritation durch Viren, Schadstoffe und Mikroben aktivieren Reflexmechanismen mit konsekutiv verstärkter Symptomatik.

Diagnose. Die vorangehende Beleuchtung ätiopathogenetischer Mechanismen ist Grundlage für das Verständnis subjektiver Symptome und objektiver Befunde. Typisch ist die Vielfalt in der Präsentation, die zudem altersabhängig inter- und intraindividuelle Unterschiede zeigt. Die Asthmadiagnostik ist ein mehrstufiger Entscheidungsprozeß (Abb. 146.3). Die *Anamnese* ist Grundpfeiler in der Diagnostik. Die 3 *Leitsymptome* sind pfeifendes, besonders exspiratorisch akzentuiertes Atemgeräusch als Giemen oder Brummen in der Auskultation, situativ z.B. nach Anstrengung verstärkt und besonders inspiratorisch verspürte Atemnot und Kurzatmigkeit sowie chronischer (mehr als 4 Wochen anhaltender) meist trockener Reizhusten besonders nachts und außerhalb respiratorischer Infektphasen.

Zwischen asthmatischen Beschwerden sind die Kinder oft während Tagen bis Wochen beschwerdefrei. In der Anamnese suchen wir nach differentialdiagnostisch wichtigen Hinweisen für das Vorliegen von Mukoviszidose (zystische Fibrose), Tuberkulose, intrathorakalen Fehlbildungen, kardiovaskulären Leiden, gastroösophagealem Reflux und perinatalen Risikofaktoren wie Lungenunreife, Mekoniumaspiration oder Pneumonie, da die Asthmadiagnose nach Ausschluß obiger Krankheiten rein anamnestisch sehr wahrscheinlich wird. Auch das gute Ansprechen auf einen Therapieversuch mit Antiasthmatika ist ein guter Indikator für das Vorliegen eines Asthma bronchiale. Hinweise in der persönlichen und familiären Anamnese betreffend Allergien wie atopische Dermatitis, Rhinoconjunctivitis allergica

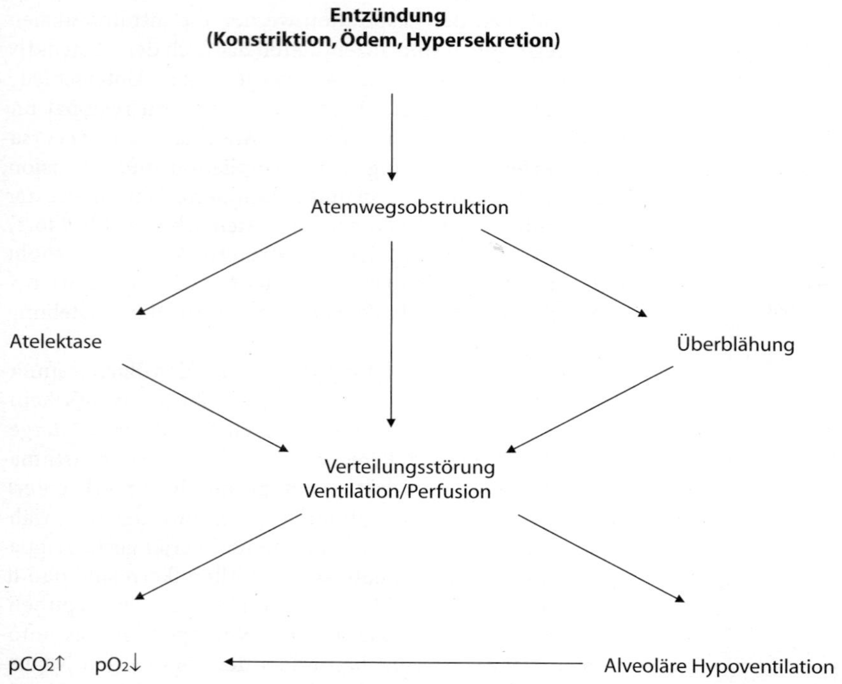

Abb. 146.2. Pathophysiologische Veränderungen beim Asthma bronchiale

A	namnese
S	tatus praesens
T	ests (Lufu, Allergie)
H	ilfsuntersuchungen (Rö, Schweißtest, pH-Metrie)
M	edikamentöser Therapieversuch
A	sthmadiagnose: Rezidivierende (mindestens 3) Episoden mit Pfeifen, Husten, Atemnot nach Ausschluß eines Grundleidens (wie z.B. CF, Aspiration, Fehlbildung)

Abb. 146.3. Die Asthmadiagnostik als mehrstufiger Entscheidungsprozeß

und Asthma müssen gezielt erfragt werden. Für die Diagnose eines allergischen Asthmas lassen sich gemäß Martinez (1995) anamnestische Kriterien gruppieren; 4 Hauptkriterien: mindestens 3 Episoden mit pfeifendem Atemgeräusch innerhalb vorausgegangener 6 Monate, Hospitalisierung wegen intrathorakaler Atemwegsobstruktion, Eltern mit Asthma bronchiale, Vorgeschichte mit atopischer Dermatitis; 3 Nebenkriterien: Rhinorrhöe außerhalb viraler Infekte, pfeifendes Atemgeräusch außerhalb respiratorischer Infektphasen, männliches Geschlecht. Bei Vorliegen von 2 Hauptkriterien *oder* bei Vorliegen eines der beiden erstgenannten Hauptkriterien zusammen mit 2 Nebenkriterien ist die Diagnose Asthma wahrscheinlich. Die Anamnese umfaßt zudem Fragen, die das häusliche Milieu besonders im Schlafzimmerbereich (Pflanzen, Fellmaterialien, Lacke, Farben, Belüftungs- und Befeuchtungstechniken, Heizung, Bodenbelag) betreffen, ebenso Tabakrauchexposition und -konsum sowie Haustierhaltung.

In der Anamnese ergeben sich oft Hinweise für *Auslöser bronchoobstruktiver Episoden.* Noxen wie Tabakrauch sind in jeder Altersstufe, respiratorische Viren sind im Säuglings- und frühen Kleinkindesalter, inhalative saisonal oder perennial wirksame Allergene sind im Schulalter von Bedeutung. Bereits im jungen Alter sind Asthmabeschwerden bei körperlicher Belastung akzentuiert. Das klassische Anstrengungsasthma ist typisch für das Schulalter und die Adoleszenz.

Im *Status praesens* suchen wir Befunde der Atopie als Effloreszenzen im Rahmen der atopischen Dermatitis und der chronischen Rhinopathie sowie mit Asthma kompatible Befunde wie pfeifendes Atemgeräusch (respektive Giemen und Brummen in der Auskultation) und pulmonale Überblähung. Während der Asthmaschübe finden sich Zeichen der Dyspnoe und der Hypoxämie und Zyanose, verlängertes Exspirium und Hinweise für erhöhte Atemarbeit. Einseitige Lungenpathologien, Hinweise für chronische Hypoxämie wie Uhrglasnägel und Trommelschlegelfinger, Wachstums- und Entwicklungsretardierung und körperliche Mangelentwicklung sind selten Ausdruck eines Asthma bronchiale.

Testphysiologisch interessieren Lungenfunktionsprüfung und allergologische Testverfahren. Die *Lungenfunktionsuntersuchung* gibt Auskunft über Lungenwachstum, pulmonale Überblähung, Atemwegsobstruktion und -widerstand und über das Vorliegen einer bronchialen Hyperreaktivität. Sie mißt das Ansprechen auf Bronchodilatatoren (Broncholyse) und hilft im Langzeitverlauf zur Steuerung und Überprüfung der Therapie. Sie dient zum Ausschluß nichtasthmatischer Leiden, die besonders bei restriktivem Lungenfunktionsbefund erwogen werden müssen. Je nach Methodik der Funktionsprüfung sind Untersuchungen bereits im Säuglings- und Kleinkindesalter möglich, kooperationsbedingt werden koordinationsabhängige Analysen meist erst ab Vorschulalter eingesetzt. Einfache Geräte für das kontinuierliche Heimmonitoring z.B. des ex-

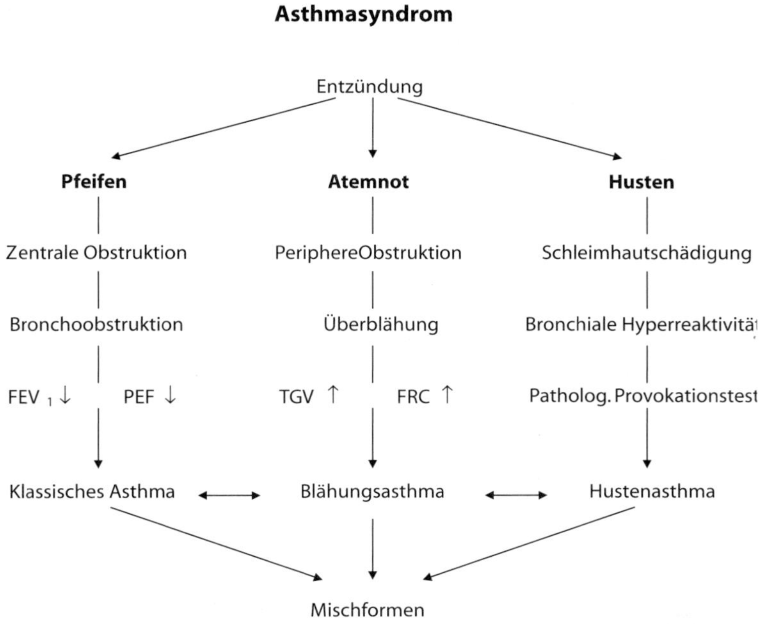

Abb. 146.4. Präsentationsformen des Asthma bronchiale mit typischen Leitsymptomen und Lungenfunktionsbefunden. *FEV_1* Erstsekundenvolumen, *PEF* exspiratorischer Spitzenfluß, *TGV* thorakales Gasvolumen, *FRC* funktionelle Residualkapazität

spiratorischen Spitzenflusses (Peakflow) sind in ihrer Aussage limitiert. Bronchoprovokation und Ergometrie sind Untersuchungsmodalitäten für den Spezialisten und für klinische Projekte. Hingegen kann in einfachen körperlichen Belastungstests mit signifikanter Zunahme der Bronchoobstruktion (in der Regel Peakflow-Abfall oder Reduktion des Erstsekundenvolumens um mindestens 20%) die Anstrengung als Asthmatrigger gut dokumentiert werden. Zahlreich sind Vorschläge für mögliche Einteilung unterschiedlicher Asthmavarianten. Bevorzugt ist ein didaktisch orientiertes Schema, das die anamnestischen Leitsymptome mit klassischen Lungenfunktionsbefunden kombiniert und das Asthma als Syndrom nach praktischen Gesichtspunkten einteilt (Abb.146.4). Wichtig ist die Feststellung, daß sich Präsentationsformen ergänzen oder je nach Alter des Kindes, Ursache oder Auslöser unterschiedlich ausprägen können.

Allergologische Tests dienen der Diagnose stattgehabter nutritiver und/oder inhalativer Sensibilisierung und damit dem Nachweis der Atopie. Bewährt haben sich Screening-Untersuchungen, die methodisch einfach und verläßlich als In-vitro-Analysen die spezifischen IgE-Antikörper gegen übliche Allergene dokumentieren. Der Allergietest dokumentiert lediglich die Atopie als mögliche pathogenetische Grundlage für allergische Entzündungsprozesse in der Asthmaentwicklung. Die Bedeutung spezifischer Allergene für Asthmabeschwerden läßt sich nur anamnestisch und nicht durch derartige Laboranalysen evaluieren. Bei älteren Kindern und bei spezifischen Fragestellungen besonders im Rahmen der Immunotherapie sind allergische Hauttests vertretbar, sofern methodische Vorgaben exakt beachtet werden.

Hilfsuntersuchungen dienen vorwiegend dem differentialdiagnostischen Ausschluß nichtasthmatischer Krankheiten. Der Einsatz dieser Untersuchungen ist je nach Anamnese und Status unterschiedlich in seiner Priorität. Zu erwähnen ist der Schweißtest zur Analyse der Elektrolyte und Osmolalität im Schweiß bei Verdacht auf Mukoviszidose, die pH-Metrie zur Dokumentation eines vermuteten sauren gastroösophagealen Refluxleidens, die Tracheobronchoskopie zum endoskopischen Ausschluß von Atemwegsfehlbildungen, Fremdkörperaspiration und spezifischen Infektionen sowie funktionelle und elektronenoptische Analyse der Flimmerhaare im respiratorischen Schleimhautepithel bei Verdacht auf immotile Zilien. Untersuchungen zur Aktivität des α_1-Antitrypsins und zur humoralen Immunkompetenz sind selten indiziert. Bildgebende Verfahren wie konventionelle Röntgenbilder und Computertomographie dienen wie obengenannte Untersuchungen zum Ausschluß nichtasthmatischer Leiden (am besten im symptomfreien Intervall durchgeführt) oder der Dokumentation von Komplikationen eines schweren Asthma bronchiale mit Atelektase und Pneumothorax. Die Indikation für ein notfallmäßig sinnvolles Thoraxröntgenbild ergibt sich bei klinisch deutlichem Verdacht auf bakterielle Pneumonie (Fieber über 39 °C rektal, CRP > 20 mg/l), auf Pneumothorax bzw. bei therapierefraktärem (länger als 24 Stunden dauerndem) Status asthmaticus. Blutgasanalysen sind dank nichtinvasiver Untersuchungsmodalitäten wie Pulsoxymetrie nicht routinemäßig notwendig. Als diagnostischer Pfeiler des Asthma bronchiale gilt der *medikamentöse Therapieversuch,* da keine einzige Untersuchung per se das Vorliegen eines Asthmas beweist. Somit läßt sich die Diagnostik des Asthma mnemotechnisch vereinfachend derart (Abb. 146.3) zusammenfassen.

Das Asthma bronchiale als Endpunkt eines unterschiedlich langen Entwicklungsprozesses zeigt die Abb. 146.5. Je nach Stadium der Asthmagenese sind dabei unterschiedliche diagnostische Kriterien von Bedeutung. Daraus ersichtlich werden auch mögliche Ansätze einer adäquaten stufen- und phasengerechten Asthmatherapie (vergleiche auch Abschn. „Therapie").

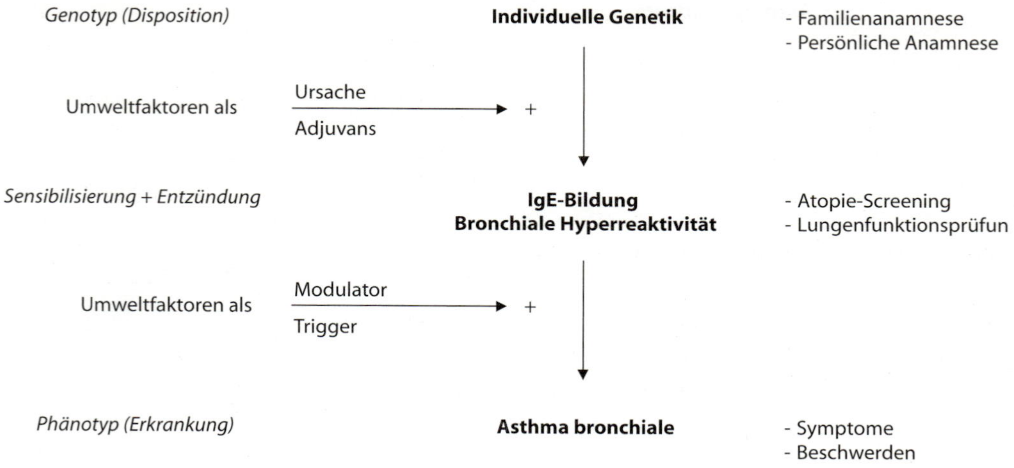

Abb. 146.5. Schematische Darstellung der Ätiopathogenese: Asthmaentwicklung als Prozeß mit stufengerechter Diagnostik

Tabelle 146.1. Prioritäre Differentialdiagnose der Bronchoobstruktion in Abhängigkeit vom Alter der Kinder

Säugling	Kleinkind	Schulkind
Infektion	Infektion	Asthma bronchiale
Fehlbildung	Asthma bronchiale	Infektion
Kleine Atemwege	Rhinobronchiales Syndrom	Rhinobronchiales Syndrom
Mukoviszidose	Fremdkörper	Raritäten
Gastroösophagealer Reflux	Mukoviszidose	
Asthma bronchiale	Ziliäre Dyskinesie	
Raritäten	Raritäten	

Der *Asthmaschweregrad* wird nicht einheitlich definiert. Sehr unterschiedlich sind dazu gebrauchte Kriterien. Basis für die klinische Charakterisierung des Asthmaschweregrades sind Parameter wie Häufigkeit asthmatischer Beschwerden, Schweregrad der Obstruktion, Dauer und Art von Einschränkungen in Schule, Freizeit und Schlaf, Bedarf für medikamentöse Therapie bzw. Entzündungshemmung sowie Befunde im Status praesens wie Zyanose und Gebrauch der Atemhilfsmuskulatur. Bedeutsam ist die Feststellung, daß asthmatische Entzündungsprozesse mit keinem klinischen oder funktionellen Parameter eng korreliert sind. Relativiert sind damit Versuche, Therapieindikationen allein mit Kriterien zum Schweregrad zu begründen.

Differentialdiagnose. Das pfeifende Atemgeräusch entsteht durch turbulenten Atemfluß und gilt als Leitsymptom obstruierter intrathorakaler Atemwege. Groß ist die Liste möglicher Differentialdiagnosen (Tabelle 146.1). Je jünger das Kind, desto eher sind kongenitale Krankheiten und anatomische Fehlbildungen zu erwägen. Fehlen atopische Disposition und vorbestehende Allergien, ist die Asthmadiagnose besonders im Säuglings- und Kleinkindesalter sehr zurückhaltend zu gebrauchen. Infektassoziiertes Pfeifen kann bei Säuglingen und Kleinkindern infektgetriggertes Asthma oder aber Manifestation einer Anomalie bedeuten, die erst mit zusätzlicher meist viral bedingter Schleimhautschwellung zur klinisch faßbaren Bronchoobstruktion führt. Gelegentliche *Fehlbildungen* umfassen vaskulären Ring, Laryngotracheobronchomalazie, ösophagotracheale Anomalien wie Fistelbildung sowie mediastinale Anlagestörungen (inklusive kardiovaskuläre Anomalien) mit extrinsischem Druck auf den Tracheobronchialbaum. *Infektiöse Prozesse* wie RSV-Bronchiolitis, Laryngotracheitis, Tuberkulose und Bronchiolitis obliterans sind nebst häufigen interkurrenten obstruktiven Gelegenheitsbronchitiden die wohl wichtigste Differentialdiagnose. Altersabhängig und mit oft typischer Anamnese ist die *Fremdkörperaspiration* und der *gastroösophageale Reflux* zu erwägen.

Als *Raritäten* gelten vorwiegend humorale Immundefizienz, ziliäre Dyskinesie, Vaskulitissyndrome, Aspergillose sowie allergische Alveolitis und Hyperventilationssyndrom. Modulierenden Einfluß auf bronchoobstruktive Symptome haben *Passivrauchen* und chronische Entzündungsprozesse im HNO-Bereich, letztere im Sinne eines sog. *rhinobronchialen Syndroms* (vergleiche Abschn. „Ätiologie").

Ohne pfeifendes Atemgeräusch wird die Differentialdiagnose bei chronischem Reizhusten und/oder inspiratorischer Dyspnoe sehr viel schwieriger bzw. noch vielfältiger. Gerade in dieser Situation sind Tests und Hilfsuntersuchungen wertvoll zum Ausschluß nichtasthmatischer Leiden. Seltenheiten wie interstitielle Pneumopathie, Linksherzinsuffizienz, psychosomatische Beschwerden und Tumoren bzw. Kollagenkrankheiten sind ebenso auszuschließen wie häufige Irritationen im Nasen- und Nasennebenhöhlenbereich, bevor ein Asthmasyndrom als Diagnose akzeptiert wird.

Therapie. Die Behandlung eines Asthma bronchiale erfordert einen umfassenden Betreuungsansatz und nicht allein die medikamentöse Therapie. Die *Betreuung* beinhaltet Information und Instruktion inklusive altersgerechte Schulung, Expositionsprophylaxe durch *Umgebungssanierung* von atemwegsirritierenden Substanzen, die *medikamentöse Therapie*, ein kontinuierliches *psychosoziales Coaching* von Kind und Familie zu Fragen der Erziehung, Schulung und Berufswahl, die Thematisierung *alternativer Heilmethoden*, *supportive Maßnahmen* mit Physiotherapie und Sport und die allfällige *Immunotherapie* wie Hyposensibilisierung.

Vor jeder Behandlung sollen *Therapieziele* klar formuliert sein. Sie umfassen Symptom- und Beschwerdefreiheit tags und nachts, altersgerechte Aktivität und Entwicklung in Freizeit, Schule und Sport, optimale Lungenfunktionsparameter, stabilisierte bronchiale Hyperreaktivität und nach Möglichkeit eine normale Lungenentwicklung. Je nach Zielsetzung sind unterschiedliche Zeitintervalle erforderlich, um den gewünschten Effekt mit einem sinnvollen Minimum an Medikamenten zu erreichen. Als Grundregel gilt, daß sich Symptome nach Stunden bis Tagen, obstruktive Lungenfunktionsparameter nach Tagen bis Wochen und die bronchiale Hyperreaktivität sich erst nach Wochen bis Monaten verbessern bzw. normalisieren. Dies erfordert einerseits sinnvoll geplante *Intervallkontrollen* und andererseits bei fehlendem Erfolg nach 3–6monatiger adäquater Therapie ein spezialärztliches *kinderpneumologisches Konsilium* besonders im Säuglings- und Kleinkindesalter.

Instruktion und Schulung. Morbidität und Mortalität werden reduziert bei guter und vertrauensvoller Beziehung zwischen Patient/Eltern und Arzt, fundierter Instruktion der Inhalationstechnik, klar erstellten und schriftlich dokumentierten Aktions- und Behandlungsplänen und bei regelmäßiger ärztlicher Überwachung und Lungenfunktionskontrolle. Damit soll das Verständnis für das Asthma verbessert, die eigenständige Therapiekontrolle und -überwachung möglich gemacht und ein individueller Stufenplan geschult werden. Hilfreich sind bei Selbsthilfeorganisationen oft verfügbar gemachte Broschüren, Videos, Computerprogramme sowie kindgerechte Programme für interaktives Lernen. Trotz aufwendiger Maßnahmen ist auch bei Kindern mit Asthma bronchiale die Therapiecompliance oft ungenügend.

Umgebungssanierung. *Die Umgebungssanierung* bezweckt die *Expositionsprophylaxe* gegenüber Faktoren, die für das Entstehen und Auslösen von Asthma bedeutsam sind. Ziel ist damit eine *Prävention*. Die *Primärprävention* dient der Gesundheitserhaltung und soll damit die Krankheitsentwicklung trotz genetischer Disposition verhindern. Die *Sekundärprävention* setzt in Frühphasen initialisierter Krankheitsentwicklung ein und soll z.B. bei stattgehabter Sensibilisierung die Etablierung eines Asthma bronchiale verhindern. Die *tertiäre* Prävention beinhaltet die eigentliche Therapie des Asthma bronchiale und versucht trotz eingetretener Krankheit mögliche Komplikationen und Krankheitsfolgen zu verhindern. Aktuell gut belegt ist der *Nutzen* der sekundären und tertiären Allergenprävention. Rigorose primäre Präventionsmaßnahmen in prospektiven Kohortenuntersuchungen besonders in Risikopopulationen zeigen lediglich, daß die Allergie- und Asthmaentwicklung in mindestens 50 % der Fälle verzögert und in der Ausprägung vermindert ist. Ausstehend ist der Beweis, daß durch Primärprävention das Asthma definitiv verhindert werden kann. Offenbar ist der Nutzen von Präventionsmaßnahmen besser, je früher (allenfalls bereits intrauterin) die Prophylaxe begonnen wird. Pragmatisch sinnvoll sind *Indikationen* zu Allergenpräventionsmaßnahmen bei Kindern in folgenden Situationen:

- allergische Krankheiten bei erstgradig Blutsverwandten (Eltern, Geschwister) mit damit erhöhtem Risiko für vorliegende Atopiedisposition;
- früher durchgemachte allergische Krankheit (atopische Dermatitis, Nahrungsmittelallergie) im Säuglings- und Kleinkindesalter. Die atopische Dermatitis ist in bis zu 50 % mit der späteren Entwicklung eines Asthma assoziiert;
- Dokumentation der Atopie durch Nachweis stattgehabter Sensibilisierung im Allergietest.

Unbestritten ist die Indikation zur Elimination erkannter Triggerfaktoren für Asthmabeschwerden bei Kontakt mit Hausstaub, Tieren oder Pollen.

Belastende und kostenaufwendige Umgebungssanierung rechtfertigt vorsichtige Zurückhaltung und stufenweises Vorgehen. Folgende *Maßnahmen* sind zu erwägen:

- in der Schwangerschaft sind diätetische Präventionsmaßnahmen für das Ungeborene nicht indiziert, sie sind allenfalls notwendig bei bekannter Nahrungsmittelallergie der Mutter;
- während der Stillphase können bekannte Allergene wie Kuhmilch, Eier, Fisch, Zitrusfrüchte, Soja und Nüsse in der Diät der Mutter reduziert werden. Wichtig ist aber die Kalziumsupplementation der Mutter mit 1–1,5 g Kalzium/Tag. Nur partiell bewährt hat sich das ausschließliche Stillen während der ersten 4–6 Lebensmonate;
- die Allergenreduktion bei Asthmatikern konzentriert sich auf das Schlafzimmer mit Reduktion von Hausstaubmilben. Prioritär zu behandeln sind Bettmaterialien. Im gesamten Wohnbereich ist die Haltung von fell- und federntragenden Haustieren zu meiden. Schimmelpilze spielen eine erst ungenügend definierte Rolle, zu finden sind sie an Feuchtstellen von Wänden, Topfpflanzen und Hydrokulturen. Kinder im Vorschulalter halten sich in bis zu 85 % ihres 24-Stunden-Alltages innerhalb des häuslichen Umfeldes auf. Der Wohnung gilt damit das grundsätzliche Hauptaugenmerk jeder Art von Umgebungssanierung.

Expositionsprophylaxe gegenüber Tabakrauch, Gasen, Sprays und Stäuben ist im Rahmen der Sekundär- und Tertiärprävention grundsätzlich indiziert. Dabei ist ein Rauchverbot immer gerechtfertigt, um das Wohnklima durch Meiden des Passivrauchens bereits intrauterin und auch postnatal zu verbessern.

Medikamentöse Therapie. Das Verständnis pathophysiologischer Mechanismen läßt die Medikamente in 3 wesentliche Zielvorgaben einteilen: die symptomatische Bronchodilatation zur Behandlung der Bronchokonstriktion, die ursächlich wirkende Antiinflammation zur Behandlung der Schleimhautentzündung und die Prävention als medikamentöse Prophylaxe allergischer Mechanismen durch Mastzellstabilisierung. Grundsätzlich kann in allen Altersstufen durch geeignete Auswahl der Inhalationsmethode jedes Medikament topisch appliziert und dadurch sein systemisches Nebenwirkungspotential reduziert werden. Für die Auswahl der individuell angepaßten Inhalationsmethodik spie-

Tabelle 146.2. Geräte und Technik der Inhalationstherapie in Abhängigkeit vom Alter des Kindes

Inhalationsgerät	Altersgruppe [Jahre]	Inhalationstechnik*
Vernebler	alle	normale Atemzüge
Dosieraerosole (mit Vorschaltkammer)	0–2	5–10 normale Atemzüge pro Hub (Aktivierung) durch nichtelektrostatische, kleinvolumige Vorschaltkammer
	3–7	5–10 normale Atemzüge pro Hub (Aktivierung) durch nichtelektrostatische, klein- oder großvolumige Vorschaltkammer
	>8	1–2 langsame, maximale Inspirationen pro Hub (Aktivierung) mit 10 sec dauerndem Atemanhalten in Inspirationsstellung durch eine nichtelektrostatische, großvolumige Vorschaltkammer
Trockenpulver-inhalatoren	>5	tiefe und schnelle Inspiration mit 10 sec dauerndem Atemanhalten in Inspirationsstellung

* Wenn immer möglich mit Mundstück, bei Maskenatmung enganliegende Maske verwenden.

len folgende Kriterien eine Rolle: Art und Schweregrad des Asthmas, Alter des Kindes und damit assoziierte Fähigkeit zu Koordination und Kooperation, Therapieakzeptanz und Compliance, Therapieziel sowie Art, Dauer und Häufigkeit der Medikation.

Internationale Richtlinien empfehlen eine Stufentherapie je nach Schweregrad des Asthmas. Kontrovers applizierte Asthmadefinitionen und insuffiziente Korrelation subjektiver Beschwerden mit objektiven Entzündungsparametern sind nur zwei wichtige Gründe, warum trotz internationaler Richtlinien Therapieempfehlungen eine zusätzliche nationale Standardisierung bzw. Präzisierung benötigen. Zentral ist immer die Entzündungshemmung, die während symptomatischer Phasen mit Bronchodilatatoren ergänzt wird. Gerade diese beiden Substanzklassen lassen sich in allen Altersstufen topisch applizieren durch geeignete Auswahl der Inhalationstherapie (Tabelle 146.2).

Im Folgenden werden Substanzen grundsätzlich beschrieben, für Dosierungsvorschriften einzelner Produkte sind jeweilige, meist national konzipierte Therapierichtlinien und Produktbeschreibungen zu konsultieren.

β_2-Mimetika. Die inhalativen β_2-Mimetika sind das wichtigste Therapeutikum für obstruktive Atembeschwerden. Kurz wirksame β_2-Agonisten (z.B. Salbutamol, Terbutalin) bewirken eine schnelle, innerhalb von Minuten eintretende, für 2–6 Stunden anhaltende Bronchodilatation. Sie bilden die Grundlage der Akuttherapie. Die lang wirksamen β_2-Agonisten (z.B. Formoterol, Salmeterol) ermöglichen eine Bronchodilatation während 10–14 Stunden und eignen sich besonders für den Einsatz in der Erhaltungstherapie. Zur Applikation stehen Aerosole (Kompressions- und Ultraschallvernebler, Dosieraerosole mit Vorschaltkammern) oder Pulverinhalatoren (z.B. Diskus, Turbuhaler) zur Verfügung. Selten notwendig ist die intravenöse Gabe der β_2-Mimetika im schweren Status asthmaticus. Orale Therapie mit dieser Substanzklasse ist obsolet geworden.

β_2-Mimetika führen zu Bronchodilatation, sie schützen zudem gegen bronchokonstriktive Stimuli wie Anstrengung, Kaltluft und andere inhalative Trigger. Der alleinige regelmäßige Einsatz von β_2-Mimetika ohne zusätzliche Therapie mit Entzündungshemmern kann durch Tachyphylaxie zum Verlust der protektiven Wirkung führen und im Asthmaanfall höhere Dosen von β_2-Agonisten erfordern.

Als Nebenwirkung der β_2-Mimetika bekannt sind Hypokaliämie, Tachykardie und Tremor. Die β_2-Mimetika zeigen keinen klinisch nutzbaren antientzündlichen Effekt. Der zunehmende (Dosis, Häufigkeit) Gebrauch von Bronchodilatatoren reflektiert insuffiziente Asthmatherapie und indiziert den Beginn oder die Intensivierung der antiinflammatorischen Behandlung z.B. mit topischen Steroiden.

Anticholinergika. Inhalative Anticholinergika (Ipratropiumbromid) zeigen bei gleichzeitigem Einsatz mit β_2-Mimetika einen additiven bronchodilatatorischen Effekt. Sie werden von Säuglingen und Kindern gut vertragen. Sie wirken besonders auf zentrale Atemwegsabschnitte aufgrund der Verteilung von muskarinischen Rezeptoren. Dank fehlender Resorption an der respiratorischen Mukosa verfügen sie über eine große therapeutische Sicherheit. Die Indikation liegt in der Prävention besonders des Anstrengungsasthma und in Kombination mit β_2-Mimetika in der Therapie des akuten Asthmaanfalles. Der Wirkungseintritt ist verzögert, die Wirkung ist über einige Stunden nachweisbar. Anticholinergika zeigen keinen antiinflammatorischen Effekt und schützen damit nicht vor der asthmatischen Spätreaktion. Als milde Nebenwirkung bei hoher Dosierung wird Tachykardisierung und Mundtrockenheit beschrieben, hingegen führen sie nicht zur Einschränkung der mukoziliären Clearance.

Glukokortikoide. Die Glukokortikoide bilden die wichtigste und eine etablierte Grundlage für wirksame Entzündungshemmung beim Asthma bronchiale. Sie verbessern Symptome und Beschwerden, optimieren Lungenfunktionsparameter, vermindern die Anzahl akuter Exazerbationen, beruhigen die Atemwegsentzündung und reduzieren die bronchiale Hyperreaktivität. Die Wirksamkeit der Steroide wird durch ihren mehrstufigen antiinflammatorischen Ansatz im pathogenetisch bedeutsamen Entzündungsprozeß gut erklärt. Entsprechend dokumentiert sind vielfältige Verbesserungen entzündlicher Marker nach Therapie mit Glukokortikoiden. Der frühzeitige Einsatz von Steroiden scheint chronischen evtl. irreversiblen Gewebeumbau und vernarbende

Prozesse der Bronchialwand zu verhindern und damit die Langzeitprognose des Asthma bronchiale zu verbessern. Die entzündungshemmende Wirkung ist an den Einsatz von Steroiden gebunden. Glukokortikoide sind damit ein ideales Therapeutikum, sie heilen jedoch die zugrunde liegende Disposition nicht. Entsprechend kommt es nach Absetzen der Steroide häufig zum Asthmarezidiv. Ziel aktueller Therapieempfehlungen ist damit die optimale Entzündungssuppression mit einem Dosisminimum an Medikation. Die Verfügbarkeit inhalativer und damit topisch applizierbarer Steroide (als Aerosol mit Vorschaltkammer oder Trockenpräparat) ermöglicht die Realisierung dieser Zielsetzung in der großen Mehrheit auch hartnäckiger und chronischer Asthmatiker. Die systemische Therapie mit Steroiden ist heute kaum noch notwendig, sie ist gelegentlich indiziert zur Therapieeinleitung und im akuten Status asthmaticus.

Die lokale Nebenwirkung mit Mundsoor ist bei geregelter Mundhygiene nach Steroidinhalation mit Vorschaltkammern vermeidbar. Die seltene Heiserkeit als Folge einer reversiblen Steroidmyopathie der Larynxmuskulatur ist dosisabhängig und wird durch die Inhalationstechnik nicht beeinflußt. Systemische Nebenwirkungen sind dosisabhängig und bei gebräuchlichen Tagesdosen inhalativer Glukokortikoide (um 400 µg pro Tag) auch bei Langzeittherapie über Monate–Jahre bei Kindern ab 3 Jahren sehr selten. Die gelegentlich beobachtete Wachstumsretardierung bei hohen Tagesdosen scheint nach topischen Steroiden nicht zu einem definitiven Endlängenverlust bei Wachstumsabschluß zu führen. Bei allen Asthmakindern mit Therapie durch topische Steroide ist jedoch das sorgfältige Monitoring des Körperwachstums notwendig. Nebenwirkungen wie Glaukom, Diabetes mellitus und Katarakt sind bei inhalativem Einsatz im Kindesalter eine absolute Rarität. Während viraler Infekten der Atemwege darf die Therapie mit topischen Steroiden ohne Gefahr der nachteiligen Immunsuppression fortgeführt werden.

Nichtsteroidale Entzündungshemmung. Dinatriumchromoglykat (DNCG) ist ein effizientes prophylaktisches, inhalativ appliziertes Medikament, das die Degranulierung von Mastzellen verhindert. Der antiinflammatorische Effekt läßt sich durch Verminderung eosinophiler Entzündung der Bronchialwand zum Teil dokumentieren. Ein hemmender Einfluß auf zellulären Elektrolyttransport, auf neuronale Reflexmechanismen und auf Neuropeptide begründet zusätzlich den prophylaktischen Einsatz dieser Substanz beim allergischen Asthma und bei anstrengungsinduzierten Beschwerden sowie die beobachtete leichte Senkung der bronchialen Hyperreaktivität nach Langzeittherapie über Wochen. Dieses Medikament hat somit seine Indikation in der Entzündungsprävention, es verliert seinen Stellenwert bei etablierter bronchialer Entzündung.

Die Therapie erfolgt inhalativ als Dosieraerosol mit Vorschaltkammer oder als Trockenpräparat. Bewährt hat sich die Inhalation als Trägerlösung via Kompressionsvernebler für gleichzeitige Applikation von Bronchodilatatoren besonders im Säuglingsalter, da keine nennenswerten Nebenwirkungen bekannt sind.

Nedocromil zeigt vergleichbare, wahrscheinlich stärkere Wirkung als DNCG trotz unterschiedlicher chemischer Struktur. Der klinische antiasthmatische Einsatz hat sich im Kindesalter noch ungenügend definiert und etabliert. Beobachtet wird ein günstiger Einfluß auf die postinfektiös verstärkte bronchiale Hyperreaktivität mit Hustenbeschwerden. Verfügbar ist diese Substanz mit geringem Nebenwirkungspotential als Dosieraerosol für topischen d. h. inhalativen Einsatz.

Leukotrienantagonisten wie Antileukotriene, Leukotriensyntheseblocker und Leukotrienrezeptorblocker sind neue wirksame antiinflammatorische Medikamente. Als orale Therapeutika ist ihre Anwendung einfach und auf 1–2 Dosen täglich aufzuteilen. Vorliegende Studien belegen ihre Effektivität im reduzierten Bedarf an Bronchodilatatoren, in verbesserter bronchialer Hyperreaktivität und in stabilisiertem anstrengungsinduzierten Asthma bronchiale. Der exakte Stellenwert von Leukotrienantagonisten im Behandlungskonzept für Kinder ist noch offen, postuliert wird ein günstiger Effekt beim Anstrengungsasthma und eine steroidsparende Wirkung bei leichtem bis mittelschwerem Asthma bronchiale. Als gelegentliche Nebenwirkung sind Kopfschmerzen und Durchfall erwähnenswert.

In seltenen Spezialfällen und damit als experimentelle Asthmatherapie im Kindesalter werden antiinflammatorische oder immunmodulatorisch wirkende Substanzen wie Methotrexat, Cyclosporin A, Gold, systemische Immunglobuline und entzündungshemmende Makrolide eingesetzt.

Theophyllin. Theophyllin ist ein zunehmend selten eingesetztes antiasthmatisches Therapeutikum mit Phosphodiesterasehemmung und konsekutiver Bronchodilatation sowie leichter Entzündungshemmung dank verminderter Zytokinwirkung in diversen Entzündungszellen. Das systemisch (oral oder intravenös) verabreichte Medikament zeigt große intra- und interindividuelle Schwankungen der Plasmaspiegel und die antiasthmatische Wirkung ist inkonstant mit dem Theophyllinspiegel korreliert. Der Metabolismus ist von zahlreichen Einflüssen wie Begleitmedikation, Tabakrauchen, Diät und Nahrungsaufnahme abhängig. Die enge therapeutische Breite und zahlreiche sowie häufig beobachtete Nebenwirkungen (vor allem gastrointestinale Beschwerden, Nausea, Kopfschmerzen und Schlafstörung) machen diese Substanzgruppe höchstens zum Reservemedikament in seltenen Indikationen.

Immunotherapie. Immunmodulation durch Hyposensibilisierungsbehandlung kann erwogen werden bei vorwiegend saisonalem und mono- oder oligoallergischem Asthma bronchiale. Im Gegensatz zur allergischen Rhinokonjunktivitis wird die Indikation bei allergischem Asthma bronchiale nicht zuletzt wegen häufiger Nebenwirkungen (besonders bei schweren und instabilen Asthmatikern) kontrovers diskutiert. Prophylaktische Sanierungsmaßnahmen und optimierte medikamentöse Prävention mit topisch applizierten Medikamenten (DNCG und/oder Steroide) sind therapeutisch auszuschöpfen vor allfälliger Hyposensibilisierung. Weiterentwicklung von gereinigten und hochspezifischen Allergen- (respektive Hapten-)Präparaten mit später evtl. möglich werdender effektiver oraler bzw. sublingualer Applikation könnten diese Therapiemodalität reaktivieren.

Komplementäre und supportive Maßnahmen. Komplementär zu schulmedizinischen Maßnahmen werden recht oft alternative Heilmethoden eingesetzt. In kontrollierten Studien ließ sich gelegentlich ein Nutzen bei Suggestion/Hypnose, Akupunktur und klassischer Homöopathie dokumentieren. Für andere alternativtherapeutische Maßnahmen wie Bioresonanz und Bachblütentherapie fehlt die nachgewiesene Wirkung.

Physiotherapie soll das Erlernen atemgymnastischer Techniken und die sporttherapeutische Rehabilitation erleichtern. Ziel ist die altersgerechte körperliche Leistungsfähigkeit mit adäquater psychosozialer Integration in Freizeitaktivitäten und in schulische Sportanlässe und damit ein individuelles Höchstmaß an Lebensqualität für Kind und Familie.

Akuter schwerer Asthmaanfall. Der akute Asthmaanfall kann Erstmanifestation eines Asthma bronchiale bedeuten oder Ausdruck einer Durchbruchsymptomatik eines oft ungenügend behandelten chronischen Asthmaleidens signalisieren. Sofortmaßnahme ist immer die Inhalation von Bronchodilatatoren in ausreichender, allenfalls wiederholter und kontinuierlicher Dosierung und Applikation. Das Therapieziel ist der suffiziente alveoläre Lufteintritt, der gelegentlich erst mit 4–8fach üblicher Dosierung und mit faßbaren Nebenwirkungen wie Tremor und Tachykardie erreicht wird.

Bei jeder Erstmanifestation und mehr als 4stündlich notwendiger Inhalation mit Bronchodilatatoren ist ein Arzt unverzüglich zu konsultieren. Indikation zur Hospitalisation sind Atemnot mit Zyanose, Verhaltensänderung mit Unruhe und Angst, Sprechstörungen, Pulsus paradoxus, Peakflow-Werte unterhalb von 25 % des altersentsprechenden Normwertes und ungenügendes Ansprechen auf Bronchodilatatoren.

Die ärztlichen Sofortmaßnahmen umfassen hochdosierte Inhalation von β_2-Mimetika, Sauerstoffzusatz, Entzündungshemmung mit Glukokortikoiden (in der Regel oral oder intravenös, z.B. 2 mg Prednisolon pro kg Körpergewicht) und adäquate Lagerung sowie Beruhigung von Kind und Eltern.

Die intensivmedizinische Betreuung beinhaltet in der Regel intravenöse Salbutamolinfusion statt früher gebräuchlicher Theophyllingabe. Selten notwendig wird die mechanische Ventilation, die meist in Relaxierung die adäquate Oxygenierung mit niederfrequenter Volumensteuerung sicherstellen soll. Zur Vermeidung des Barotraumas und eines Pneumothorax dient eine hyperkapnische Hypoventilation.

Antibiotika sind bei akutem Asthmaanfall selten indiziert, führen doch meist virale Infekte besonders der oberen Atemwege zur Exazerbation.

Die Bronchoobstruktion läßt sich auch bei schwerem Anfall meist innerhalb von 12–24 Stunden deutlich verbessern. Die begleitende Hypoxämie normalisiert sich hingegen verzögert und verlangt ein entsprechendes Monitoring durch Messung der transkutanen O_2-Sättigung.

Verlauf und Prognose. Das Asthma bronchiale ist eine gut therapierbare Krankheit mit meist guter Spätprognose. Prognostisch ungünstige Faktoren für eine Persistenz therapiepflichtiger Symptome und Episoden sind früher Krankheitsbeginn im Säuglings- und jungen Kleinkindalter, dokumentierte Atopie mit zusätzlicher nichtasthmatischer Präsentation, passives oder aktives Rauchen, schwere bronchiale Hyperreaktivität sowie pathologische therapierefraktäre Lungenfunktionsparameter besonders in der Pubertät.

Auch eine früh einsetzende entzündungshemmende Therapie heilt das Asthma nicht, hingegen lassen sich offenbar irreversible Funktionsverluste durch rechtzeitige Asthmatherapie mit antiinflammatorischer Medikation günstig beeinflussen bzw. reduzieren. Bisherige Erfahrungen dämpfen den Optimismus, durch eine primäre Allergenkarenz bei atopisch veranlagten Individuen den Ausbruch allergischer Krankheiten mit Asthma bronchiale definitiv zu verhindern.

Bei vielen Kindern „beruhigt sich" das Asthma bronchiale im Laufe des Wachstums. Langzeitkohortenstudien belegen jedoch die Persistenz der Asthmadisposition und die relativ hohe Rezidivrate asthmatischer Symptome im späteren Erwachsenenalter. Obschon mehr als 50 % der Asthmatiker in der Adoleszenz asymptomatisch werden, zeigen 30–50 % aller 7jährigen Kinder mit klassischer Asthmasymptomatik als junge Erwachsene erneut persistierende asthmatische Beschwerden.

Leider ist es aktuell nicht möglich, die individuelle Prognose und das notwendige Betreuungskonzept im Einzelfall klar zu definieren.

Epidemiologische Langzeitbeobachtungen sind zudem abzuwarten, um das Asthma bronchiale bei Kindern als Risikofaktor für die chronisch-obstruktive Pneumopathie (COPD) des Erwachsenen im höheren Alter zu charakterisieren.

Die optimierte Lebensqualität wird zunehmend das Maß der adäquaten Asthmabetreuung. Gerade aus dieser Sicht gilt es, zwischen aufwendigen, belastenden und teuren Maßnahmen mit dem Potential von nachteiligen Nebenwirkungen einerseits und residuellen, nur mit hochsensitiven Methoden faßbaren Minibefunden in der Lungenfunktionsprüfung ohne klinische Relevanz für die Spätprognose andererseits sorgfältig abzuwägen.

Literatur

Brand PLP (2000) Inhalation therapy in children with asthma. Minerva Pediatr 52: 137–142

Bousquet J, Jeffery PK, Busse WW et al. (2000) Asthma – from brochoconstriction to airways inflammation and remodeling. Am J Respir Crit Care Med 161: 1720–1745

Bisgaard H (1997) Use of inhaled corticosteroids in pediatric asthma. Pediatr Pulmonol 15: 27–33

Beasley R (1989) Worldwide variation in prevalence of symptoms of asthma, allergic rhinoconjunctivitis, and atopic eczema: ISAAC. Lancet 351: 1225–1232

Busse WW (1996) Long- and short acting Beta2-adrenergic agonists. Arch Intern Med 156: 1514–1520

Gerritsen J, Postma DS (1996) Asthma: from childhood to adulthood. Allergy 51: 855–869

Holt PG, Sly PD (1997) Allergic respiratory disease: strategic targets for primary prevention during childhood. Thorax 52: 1–4

Juniper EF (1997) Quality of life in adults and children with asthma and rhinitis. Allergy 52: 971–977

Kühni CE, Sennhauser FH (1995) The Yentl syndrome in childhood asthma: risk factors for undertreatment in Swiss children. Pediatr Pulmonol 19: 156–160

Martinez FD, Wright AL, Taussig LM, Holberg CJ, Halonen M, Morgan WJ (1995) Asthma and wheezing in the first six years of life. N Engl J Med 332:133–138

Moffatt MF, Cookson WO (1999) Genetics of asthma and inflammation: the status. Curr Opin Immunol 11: 606–609

Mutius E von (1997) The application of modern epidemiological methods to paediatric respiratory disorders. Eur Respir Mon 5: 236–276

Nicolai T (1995) Therapie des akuten Asthmaanfalles. Monatsschr Kinderheilkd 143: 1261–1272

Oswald H, Phelan PD, Lanigan A, Hibbert M, Bowes G, Olinsky A (1994) Outcomme of childhood asthma in mid-adult life. Brit Med J 309: 95–96

Silverman M, Pedersen S, Martinez F (1998) Early intervention in childhood asthma. Eur Respir J 12: 3s–68s

147 Zystische Fibrose

M. Götz, J. Henker, M. J. Lentze

147.1 Pulmonale Manifestationen

M. Götz, M. J. Lentze

Genetische Grundlagen und Pathopysiologie

Die Grundlage für die Krankheitsmanifestationen der Cystischen Fibrose (CF) ist das Verständnis der Expression und Funktion des Gens der CF, das für den „cystic fibrosis transmembrane conductance regulator" (CFTR) kodiert und auf dem Chromosom 7 lokalisiert ist. Das Genprodukt stellt einen ATP-abhängigen Chloridkanal dar, der in der apikalen Membran von Epithelzellen der exkretorischen Drüsen lokalisiert ist. Derzeit sind weltweit 1005 Mutationen im CF-Gen bekannt (www.genet.sickkids.on.ca/cftr). Beim häufigsten Defekt des CFTR an der Position 508 des Gens durch eine Deletion des Phenyalanins (DF508), die bei 73 % der deutschsprachigen Patienten vorkommt, resultiert ein gestörter Chloridtransport in das Lumen, z.B. der submukösen Drüsen der Atemwege, der Azini des exokrinen Pankreas, der Schweißdrüsen und der Gallenwege. Dadurch kommt es zu einem veränderten Ionentransport in exokrine Sekrete. Als Folge davon erfolgt eine Dehydratation intraluminaler Sekrete und zu folgenden Veränderungen in den betroffenen Organen: a) Störung der mukoziliären Clearence in der Lunge mit Akkumulation von zähem Schleim, der die bakterielle Besiedelung mit Bakterien (Staphylokokkus aureus, Pseudomonas) fördert und zur chronischen Lungeninfektion führt. b)Bildung eines chlorid-, bikarbonat- und wasserarmen Sekrets im exokrinen Pankreas mit der Folge einer geringeren Löslichkeit und damit erhöhter Viskosität der Sekreteiweiße in einem sauren Milieu. Dadurch kommt es zum Untergang von intakten Ausführungsgängen und zur fibrotischen Umwandlung des exokrinen Pankreas und c) zu einer gestörten Exkretion von Galle in die Gallenwege, was zu einer fokalen biliären Leberzirrhose führt. Bei Männern ist die Samenflüssigkeit zu viskös, was in über 95 % der Betroffenen zur Sterilität führt. Bei Frauen ist der Zervikalschleim ebenfalls zu viskös. Damit sinkt die Konzeptionsfähigkeit auf ca. 90 % gegenüber gesunden Frauen.

Was die Genotyp-Phänotyp-Korrelationen angeht, so ist diese besonders in Bezug auf die exokrine Pankreasinsuffizienz und den Mekoniumileus zu finden. Je nach den Eigenschaften des defekten CFTR unterscheiden wir heute 5 Arten des Defekts (siehe Abb. 147.1). So ist bekannt, daß die homozygote DF508-Mutation mit Pankreasinsuffizienz (PI) korreliert ist. Auch bei Compound-Heterozygotie mit einem DF508-Allel ist in der Mehrzahl der CF-Patienten eine exokrine Pankreasinsuffizienz vorhanden. Je nach Art des Defekts ist eine exokrine Pankreasinsuffizienz vorhanden. So findet sich eine PI bei Klasse I-, Klasse II- und Klasse III-Defekt. Klasse IV- und Klasse-V-Defekt sind nicht mit einer Pankreassuffizienz korreliert .

Pathologie

Strukturelle Veränderungen setzen im 1. Lebensjahr durch mangelnden Muzinabfluß in den kleinen Atemwegen als Dilatation der Lumina submuköser Drüsen ein. Hyperpla-

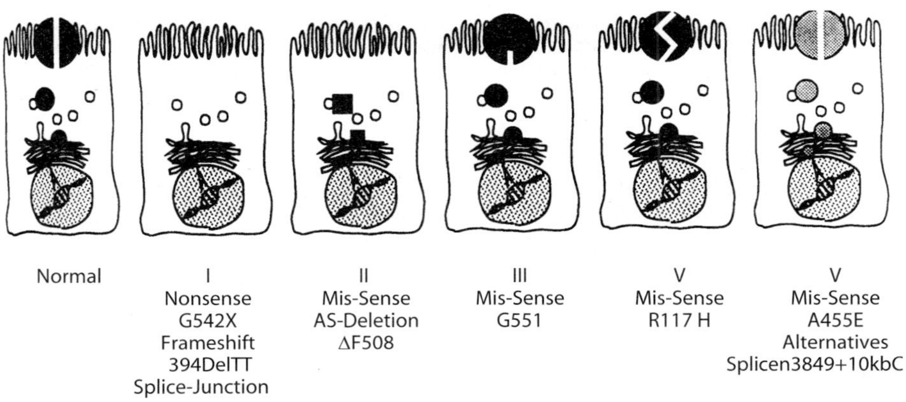

Abb. 147.1. Klassifikation von CFTR-Mutationen nach den Eigenschaften des defekten CFTR-Proteins.
Klasse I: defekte CFTR-Proteinproduktion: Nonsense, Frameshift oder aberrierendes Splicing der RNA. Klasse II: defektes intrazelluläres Prozessieren des CFTR. Das Protein wird produziert, erreicht aber die Zellmembran nicht. Klasse III: defekte Regulation: CFTR erreicht die Zellmembran, kann aber nicht durch cAMP stimuliert werden. Klasse IV: defekter Transport: CFTR funktioniert, aber nicht normal. Klasse V: defekte Synthese: weniger CFTR, aber Transportfunktion normal

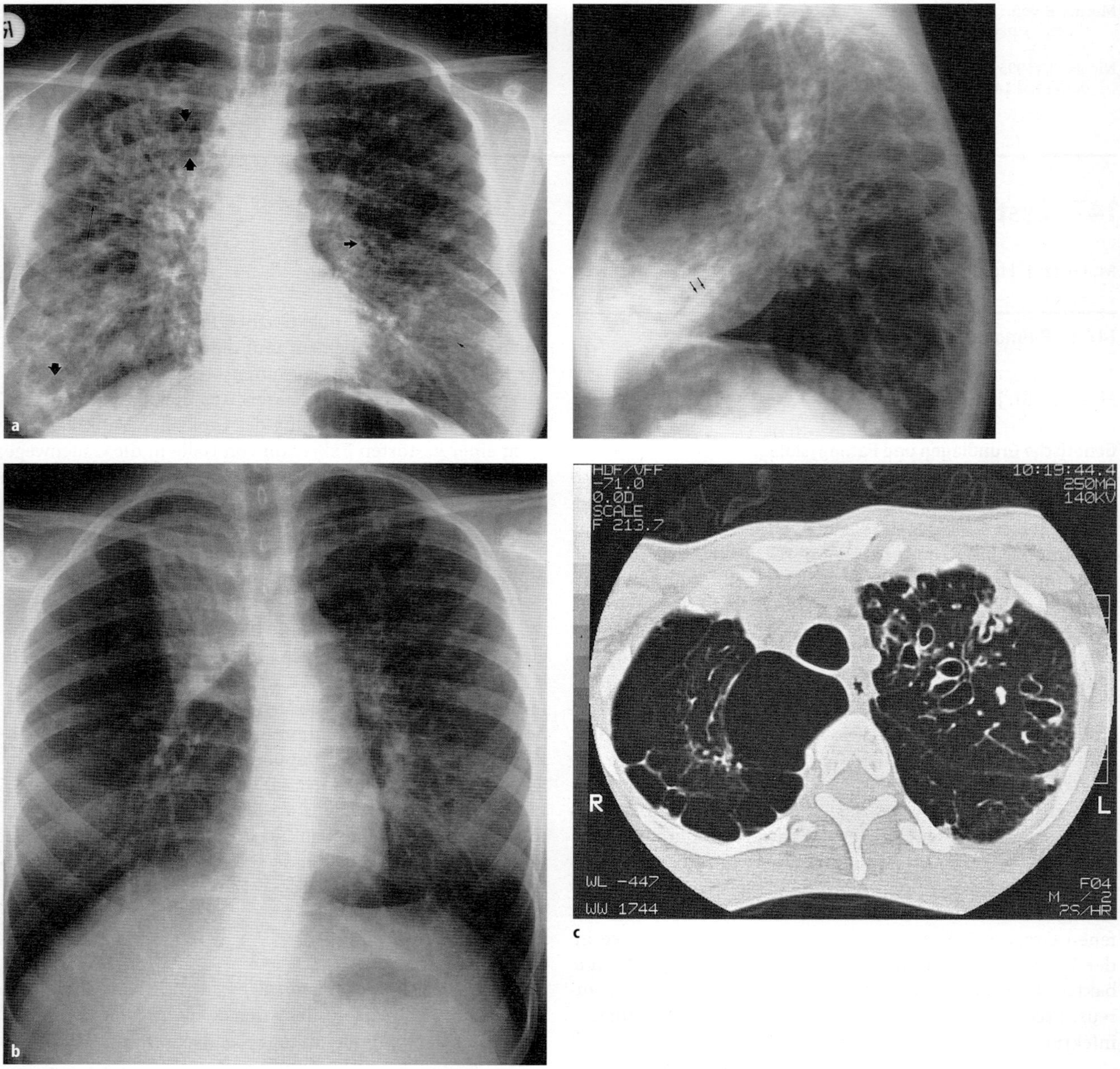

c

Abb. 147.2a-c. Radiologische und CT-Veränderungen. **a** End-Stage-Lunge: *a.-p.-Aufnahme* peribronchiale Verdickungen (→), Ringschatten (➡) als Hinweis auf Bullae, Pneumatozele oder Abszeßbildung; *Seitenbild* → vergrößerter Retrosternalraum (Überblähung und Krümmung des Sternums), *längere Pfeile* markiertes Interlobium. Auf beiden Aufnahmen deutliche Wabenbildungen. (M. S., 17 Jahre, weiblich). **b** Atelektasenbildung re OL, wochenlang therapierefraktär trotz mehrmaliger bronchoskopischer Absaugung. (E. U., 16 Jahre, weiblich). **c** HRCT der Lungen: große Bullenbildung rechts, auf der Nativröntgenaufnahme nicht nachweisbar. (P. H., 15 Jahre, männlich)

sie der Becherzellen und Hypertrophie submuköser Drüsen gehen einer Verlegung der Bronchiallumina durch zähe eiweißreiche Sekrete voraus. Chronische Entzündungsprozesse führen zur Zerstörung der Bronchialwand bzw. zur Destabilisierung derselben. Die Folge sind Bronchiektasien, die pathologisch anatomisch in bis zu 80 % am Ende des 2. Lebensjahres nachgewiesen wurden. Ob früh einsetzende entzündungshemmende und antibakterielle Maßnahmen eine nennenswerte Verzögerung dieser Entwicklung induzieren können, ist offen. Bronchiektasien begünstigen Sekretretention und bakterielle Besiedelung, welche ihrerseits wieder zu entzündlichen Prozessen beiträgt.

Bei fortschreitender Krankheit finden sich bunte Bilder mit regional unterschiedlichen Veränderungen von Bronchiektasien, mukoid-putriden Pfröpfen („mucoid plugging“), Subatelektasen oder Atelektasen, Bullae oder Zysten. Letztlich finden sich Zeichen der Gefäßbeteiligung als Ausdruck einer pulmonalen Hypertension.

Der obere Respirationstrakt ist in bis zu 90 % in Form einer Pansinusitis und in 30 % mit einer Polyposis nasi mitbeteiligt, eine behinderte Nasenatmung liegt bei etwa 40 % vor. Die Polyposis kann Erstsymptom sein und sollte bei Therapieresistenz Anlaß für einen Schweißtest sein.

Radiologie

Zeichen der Überblähung („air trapping") treten früh auf. Sie werden später von Ringschatten (Bronchialwandverdikkungen und Bronchektasien) und schleimgefüllten Bronchien begleitet (Abb. 147.2). Bronchiektatische Veränderungen beginnen vor allem in den Oberlappen. Parenchymatöse Veränderungen betreffen Atelektasen oder Teilatelektasen (Abb. 147.2b), lokalisierte oder diffuse Infiltrationen. Das radiologische Scoring nach Chrispin-Norman erlaubt eine vergleichende Wertung. Mit zunehmender Überblähung wird das Herz schlank, und es tritt eine Zwerchfelldepression ein. In Spätstadien der CF („end stage lung", Abb. 147.2a) finden sich Zystenbildung, Fortschreiten der Bronchiektasien sowie Zeichen der pulmonalarteriellen Drucksteigerung. Auch ohne klinische Verschlechterung sollte einmal pro Jahr eine Thoraxröntgenaufnahme anteroposterior und seitlich durchgeführt werden. Durch hochauflösende CT-Untersuchungen kann häufig vor nativradiologischen Bildern das Vorhandensein von Bronchiektasien, Bullae oder mukösen Schleimpfröpfen nachgewiesen werden und die pulmonale Therapie intensiviert werden (Abb. 147.2c).

Lungenfunktion. Das Monitoring der Lungenfunktion stellt neben der regelmäßigen bakteriologischen Untersuchung des Sputums die wichtigste Verlaufsvariable dar. Lungenfunktionsuntersuchungen erlauben bereits bei Säuglingen Informationen über Volumenverhältnisse (Säuglingsganzkörperplethysmografie) und Strömungsbedingungen in den kleineren Atemwegen (Kompressionstechnik zur Erstellung von partiellen Fluß-Volumen-Kurven). Routinemäßig sollten Lungenfunktionsuntersuchungen ab dem 5 Lebensjahr einsetzen.

Frühe Zeichen der Obstruktion sind Erhöhungen des Residual- und Intrathorakalvolumens (Abb. 147.3) und Verminderungen der Strömungsverhältnisse in den mittleren und kleinen Atemwegen (Abb. 147.4). Die Durchführung eines Broncholysetests mit β_2-adrenergen Substanzen kann zusätzliche Therapieansätze ausloten. Die durchschnittliche Verminderung des FEV_1 beträgt pro Jahr 2–3 % und ist durch moderne Therapieformen nicht geringer geworden. Verminderungen der Lungencompliance sind spätere Zeichen des pulmonalen Elastizitätsverlustes. Bei einem Atemstoß <60 % kann in der Regel ein kardiale Beteiligung angenommen werden. Da zwischen der Aktivität der Eosinophilen und der Lungenfunktion enge Beziehungen bestehen, eignen sich erstere zu einem Monitoring der klinischen Verläufe. Im Gegensatz zum Asthma bronchiale finden sich als Ausdruck der chronischen Lungenkrankheit keine erhöhten NO-Werte im Exhalat.

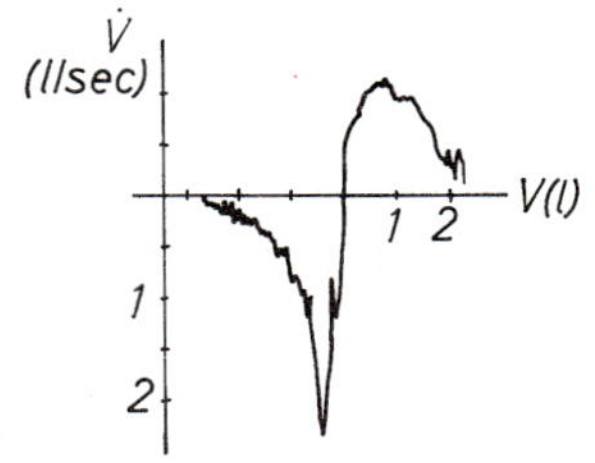

Abb. 147.4. Massive Verringerung der Strömungsverhältnisse in mittleren und kleinen Atemwegen (Fluß-Volumen-Kurve, F. M., 15 Jahre, männlich)

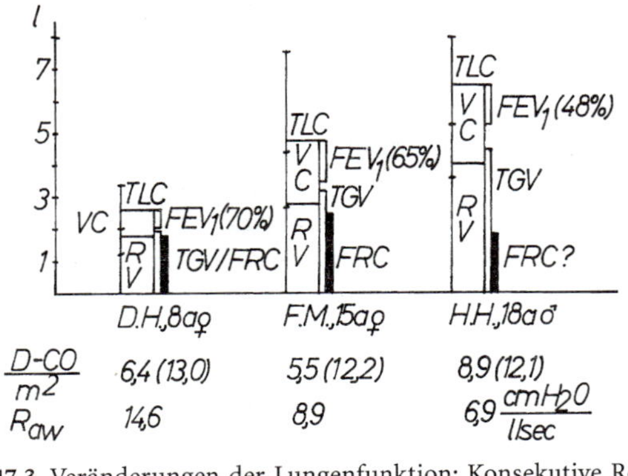

Abb. 147.3. Veränderungen der Lungenfunktion: Konsekutive Reduktion von Atemstoß FEV_1, Vitalkapazität VC und vor allem Zunahme des „air trappings" (thorakales Gasvolumen TGV minus funktionale Residualkapazität FRC)

Klinische Symptome und Verlauf

Der Zustand der Patienten wird mittels verschiedener Scoringsysteme erfaßt, die aufgrund von Klinik, Radiologie und Lungenfunktion eine Beurteilung erlauben (Shwachman-Kulczycki-Score, Berner Score, NIH-Score).

Respiratorische Manifestationen stellen den Hauptanteil bei der Diagnosestellung dar. So zeigt das US-Patientenregister in 50 % akute oder persistierende respiratorische Symptome als Diagnosehinweis. Die folgende Übersicht stellt die respiratorischen Symptome und Komplikationen dar.

Respiratorische Manifestationen der Mukoviszidose

- Polyposis nasi,
- chronische Sinusitis,
- rezidivierender oder chronischer Husten,
- putrides Sputum,
- Giemen,
- Atemnot/Tachypnoe/Tachykardie;
- Komplikationen:
  - Asthma/Atemwegshyperreagibilität,
  - allergische bronchopulmonale Aspergillose,
  - Atelektasen,
  - Bronchiektasien,
  - Hämoptysen,
  - hypertrophe pulmonale Osteoarthropathie,
  - nichttuberkulöse Mykobakterien,
  - Pneumothorax,
  - pulmonale Hypertension/Cor pulmonale,
  - respiratorische Insuffizienz akut/chronisch.

Klinisch sind rekurrierender Husten, zunächst trocken und unproduktiv, später mit mukoidem oder putridem Expektorat, im Vordergrund. Sonderformen sind bronchiolitische oder pertussiforme Veränderungen in der Säuglingszeit. Auch rezidivierende Pneumonien können erste respiratorische Verdachtsmomente darstellen. Manche Kinder husten nicht oder wenig, und klinische Symptome stellen sich spät ein. Die Auskultation der Lunge weist ein weites Spektrum von unauffälligem Befund über Giemen bis zu feuchten Rasselgeräuschen oder leiser Atmung aufgrund der Überblähung auf. Das Sputum sollte nach Farbe, Menge und Abhustbarkeit geprüft werden. Belastungs- und Ruhedyspnoe und Auftreten von pulmonalen Komplikationen sind Zeichen des Fortschreitens der Lungenkrankheit. Zeichen der fortschreitenden Obstruktion sind vergrößerter anteroposteriorer Thoraxdurchmesser, Faßthorax, Uhrglasnägel und Trommelschlegelfinger.

Hinweise auf pulmonale Exazerbationen bei CF sind:

- vermehrter Husten,
- vermehrte Atemnot,
- vermehrtes Sputum,
- Fieber > 38°C,
- Gewichtsabnahme > 5 % des Körpergewichts oder > 1 kg,
- Gewichtsabnahme > 5 % des Körpergewichts oder > 1 kg,
- Giemen oder Rasselgeräusche pulmonal,
- Fehlen in Schule oder am Arbeitsplatz,
- verminderte Belastbarkeit,
- verminderter Atemstoß FEV_1 > 10 % gegenüber Vorbefund,
- neue radiologische Veränderungen (Überblähung, Infiltration, mukoide Impaktion etc.).

Ursachen dafür können Keimwechsel oder Resistenzentwicklung sein. Eine pulmonale Dystrophie weist auf einen ausgeprägten Energieverbrauch durch erschwerte Atmung und Infektionsbekämpfung hin. Oxygenierungsdefizite aufgrund einer alveolären Hypoventilation und CO_2-Retention führen zur respiratorischen Insuffizienz.

Therapie

Die Therapie der zystischen Fibrose ist umfassend und lebenslang. Erhaltung der normalen Lungenfunktion und des Normalgewichts sind Hauptziele der Therapie. Die dramatische Reduktion der Mortalität in den ersten Lebensjahren ist Folge früher Interventionen. Klinische, bakteriologische, blutchemische, radiologische Beurteilung und Untersuchung der Lungenfunktion sind regelmäßige Bestandteile der ambulanten Kontrollen. Besonders wichtig ist die Versorgung bzw. das Versorgungsangebot durch ein spezialisiertes Team, das neben dem Arzt aus Physiotherapeut, Diätassistenz, Psychologen, Krankenschwester, Sozialarbeiter und nach Bedarf anderen Spezialisten besteht.

Jeder Patient benötigt sein individuelles Therapiekonzept, das mit der Familie abgestimmt werden muß. Patient und Eltern unterliegen einem fortlaufenden Lern- und Bewältigungsprozeß. Auch schon bei Kindern soll eine Motivation zur Selbstbehandlung versucht werden.

Therapie der pulmonalen Krankheit

Die pulmonale Therapie zielt auf Infektionsbekämpfung, Sekretentfernung und Entzündungshemmung. Optimale Handhygiene, Vermeidung enger körperlicher und sozialer Kontakte zu anderen Personen mit CF, Meidung von fremden Inhalationsgeräten oder von stehendem Wasser (Waschbekkensiphone, Zahnarztspülwasser) sind sinnvoll. Eine Pseudomonasübertragung von Patient zu Patient ist möglich. Stationäre Aufnahmen und ambulante Untersuchungen sollten zwischen Personen mit und ohne Pseudomonas trennen.

Aufgrund der potentiell lebensbedrohlichen Infektionen mit B. cepacia sind strikte Hygienemaßnahmen angezeigt. Patienten mit B. cepacia müssen eigene ambulante Termine und gesonderte stationäre Unterbringungen erhalten.

Antibiotische Therapie. Das Ziel liegt in der Vermeidung oder Bekämpfung der endobronchialen Infektion und damit der Verzögerung der progredienten Lungenschädigung. Exazerbationen der pulmonalen Krankheit, Lungenfunktionsminderungen um > 10 % gegenüber dem Vorwert, Nachweis pathogener Keime, Inappetenz, Gewichtsstillstand oder -verlust und verminderte Leistungsfähigkeit stellen die Hauptindikationen *für* eine antibiotische Therapie dar. Jede klinische Verschlechterung kann Hinweis auf einen Wechsel des Keimspektrums und auf Resistenzentwicklung sein. Typische Beispiele sind das Auftreten von B. cepacia, Pilzinfektionen, Mykobakterien oder polyresistenter Keime. Klinische Zeichen pulmonaler Infektionen und Erhöhung der Leukozyten, Blutkörperchensenkung, des C-reaktiven Proteins und Fieber können fehlen.

Die Wahl des Antibiotikums richtet sich nach den bisherigen und den aktuellen Antibiogrammen. Die Dosierung ist höher, da die endobronchialen Medikamentenspiegel nur 1/3 der Serumspiegel erreichen und die renale Clearance höher ist. Aminoglykoside können auch einmal pro Tag verabreicht werden.

Die *orale* Therapie (mindestens 2 Wochen) richtet sich gegen H. influenzae, S. aureus und erreicht mit Ciprofloxacin auch P. aeruginosa. Bei Ciprofloxacin sind transitorische Resistenzentwicklungen häufig, die befürchteten Knorpelschäden wurden bisher nicht gesehen, passagere Gelenkschmerzen kommen vor. Eine mit Diagnosestellung einsetzende orale Antistaphylokokkenbehandlung zeigt keinen entscheidenden Vorteil.

Die Vorteile einer regelmäßigen 3monatlichen *intravenösen* Therapie bei Pseudomonasinfektion der Lunge („Dänisches Modell") gegenüber der konventionellen i.v.-Therapie bei Exazerbationen werden unverändert kontrovers diskutiert, sind doch auch Kosten, Lebensqualität und mögliche Langzeitfolgen zu berücksichtigen. Intravenöse Antibiotikatherapien werden in Form von Kombinationen durchgeführt (z.B. β-Laktam-Antibiotika plus Aminoglykoside). Für Aminoglykoside sind 2–3 Tage nach Therapiebeginn Serumtalspiegel von knapp unter 2 mg/l und Spitzenspiegel von unter 10 mg/l wünschenswert. Tabelle 147.1 zeigt die verwendeten Substanzen und ihre Dosierungen. Intravenöse Heimtherapien sind in letzter Zeit aus Kosten- und Berufsausbildungsgründen häufiger und durch Verweilkatheter risikoarm geworden.

Die Behandlung von B. cepacia ist fast aussichtslos. Bei einer Prävalenz von 3–7 % können Kombinationen von Meropenem und Tobramycin, Piperacillin und Ciproxin, Trimethoprim und Ceftazidime u.a. bei einigen Patienten erfolgreich sein. Die Wirkung von Ceftazidim ist generell jedoch enttäuschend.

Stenotrophomonas maltophilia ist in der Regel nicht behandlungsbedürftig, spricht andererseits auch nicht auf Antibiotka an. Versuche mit Makroliden, Cotrimoxazol und Doxycyclin können erfolgreich sein.

Methicillin-resistente Staphylokokken (MRSA) werden in der letzten Zeit häufiger gesehen; wenn eine Therapie klinisch überhaupt angezeigt ist, kann Vancomycin, Teicoplanin oder Fucidin oral verwendet werden. Zur Therapie multi- oder panresistenter Pseudomonaden können höchstdosierte Antibiotika, idealerweise nach Synergietestung, versucht werden.

Die *Inhalation* von Antibiotika beschränkt sich auf Aminoglykoside (Tobramycin) und Colistin. Resistenzentwicklungen sind nicht überdurchschnittlich häufig, echte Lang-

Tabelle 147.1. Dosierung und Applikation wichtiger Antibiotika zur Behandlung bakterieller Infektionen bei CF

Substanzgruppe	Substanz	Dosierung [mg/kg KG] Tagesdosen	Dosierungs-intervalle	Anwendung
Penicilline	Oxacillin, Flucloxacillin	100–150	alle 8 h	p.o., i.v.
	Amoxicillin	40–80	alle 8 h	i.v., p.o.
	Amoxicillin/Clavulansäure	40–80	alle 8 h	iv, po
	Azlocillin	300–400	alle 6 (–8) h	i.v.
	Piperacillin	300–400	alle 6 (–8) h	i.v.
	Ticarcillin/Clavulansäure	400	alle 6 (–8) h	i.v.
Cephalosporine	Cephalexin	100	alle 8 h	p.o.
	Cefuroxim-Axetil	(50–) 100	alle 12 h	p.o.
	Ceftazidime	(200–) 300	alle 8 h	i.v.
	Cefsoludin	200	alle 6 h	i.v.
Aminoglykoside	Gentamycin	10 (–15)	alle 8 h	i.v.
	Tobramycin	10 (–15)	einmal pro Tag	i.v.
			oder alle 8 h	inhalativ
	Netilmycin	10–15	alle 8 h	i.v., inhalativ
Monobactame	Aztreonam	100–150	alle 6–8 h	i.v.
Fusidinsäure		50	alle 8 h	p.o.
Carbapeneme	Meropenem	40–50	alle 8 h	i.v.
	Imipenem	50	alle 6 h	i.v.
Chinolone	Ciprofloxacin	30	alle 12 h	p.o., i.v.
Tetracycline	Doxycyclin	4	alle 12 (–24) h	p.o.
Makrolide	Clarythromycin	30	alle 12 h	p.o.
	Erythromycin	50	alle 12 h	p.o.
Trimethoprim (TMP)/ Sulfamethoxazol		6–10 mg TMP/kg	alle 8–12 h	p.o., i.v.
Chloramphenicol		75	alle 6 h	i.v.
Colistin		2,5–5	alle 8 h	i.v.
		2–4 Mill/Tag!	alle 12 h	inhalativ
Fosfomycin		150–300	alle 8–12 h	i.v.

zeitdaten fehlen. Auch bei optimaler Inhalationstechnik erreichen lediglich 2–5% der vernebelten Substanz den endobronchialen Atemwegsbereich. Die Dosierungen für Tobramycin reichen von 2–3× täglich 80 bis 300 mg. Hochgereinigtes Tobramycin ohne Konservierungsmittel ist seit kurzem erhältlich. Im Vergleich zur In-vitro-Bakterizidie werden 10–25fache Dosen für das Sputum benötigt. Durch inhalierte Antibiotika kann es zum Bronchospasmus kommen. Bei Erstnachweis von Pseudomonas kann eine früheinsetzende Tobramycin- oder Colistin-Inhalation den Übergang in die Infektion verhindern oder verzögern.

Physiotherapeutische Maßnahmen. Sie dienen der Sekretmobilisation und Unterstützung der Expektoration und sind einschließlich Sport- und Rehabilitationstherapie im Detail in den entsprechenden Beiträgen dargestellt.

Inhalationsbehandlung. Die Inhalationsbehandlung dient der Reduzierung der Viskosität der Bronchialsekrete, Anregung der mukoziliären Clearance, Entzündungshemmung und antiinfektiösen Therapie. Inhalationsgeräte müssen eine hohe endobronchiale Deposition mit einer Teilchenmenge von 2–3 μm Größe gewährleisten. In der Behandlung der CF haben sich Düsenvernebler bewährt. Aufgrund der geringen Depositionsmengen therapeutischer Aerosole zwischen 2 und 5% ist der technischen Spezifikation des Gerätes und der produzierten Aerosole größte Aufmerksamkeit zu schenken. Kinder im 1. Lebensjahr erhalten meist keine Inhalationsbehandlung, da Aerosol endobronchial nur ungenügend penetriert. Atemphasenunterstützte (Venturi-Prinzip) Düsenvernebler führen zu weniger Medikamentenverlust als Dauervernebler.

Zur Inhalation verwendet werden isotonische (3–4 ml) oder hypertonische (3,5–12,0%) Kochsalzlösungen: Letztere fördern die mukoziliäre Clearance, können aber bei reaktiven Atemwegen Bronchospasmen verursachen. Ihr endgültiger Stellenwert ist noch nicht gesichert, da sie antimikrobielle Peptide (sogen. β-Defensine) in der Bronchialflüssigkeit stören könnten.

β_2-Mimetika führen zur Bronchodilatation, können aber auch eine funktionelle Destabilisierung inflammatorisch veränderter Bronchialwände und eine Verstärkung der Ventilation/Perfusionsimbalanzen verursachen. Zu den neuen langwirksamen β_2-Agonisten liegen beschränkte Erfahrungen vor. Salmeterol zeigt in vitro eine Verringerung der bakteriellen Adhäsion am respiratorischen Epithel. Die

Wirksamkeit anticholinerger Substanzen wie Ipratropiumbromid dürfte ähnlich den β_2-Agonisten sein. DNCG zeigt keine sichere Wirkung.

Orale, inhalierte und systemische Sekretolytika bringen keinen Vorteil. Die gute Wirkung von N-Acetylcystein in vitro fehlt, Bronchospasmen sind bei Inhalation unverdünnter Lösungen möglich; die expektorationsfördernde Wirkung dürfte primär auf einer bronchialen Irritation mit Hustenstimulation beruhen. Das Detergens Tyloxapol wird als „neue" Therapie bei CF gerade geprüft..

Zur Inhalation mit Antibiotika siehe oben.

Inhalation von Desoxyribonuklease (DNase). Extrazelluläre DNS zerfallender Leukozyten ist im eitrigen CF-Sputum vermehrt vorhanden und für die erhöhte Viskosität verantwortlich. Durch rekombinante humane DNase (DNase, Dornase alfa) kann eine Reduzierung der Sputumviskoelastizität nachgewiesen werden, die mukoziliäre Clearance wird allerdings nicht beeinflußt. Die Therapieergebnisse sind heterogen und unvorhersehbar, Prädiktoren für den Therapieerfolg fehlen. Verbesserungen der Vitalkapazität und des Atemstoßes betragen rund 5–15 %, der Effekt läßt mit der Zeit meist nach. Die übliche Dosierung beträgt 2,5 mg einmal pro Tag nach Vorinhalation eines Bronchodilatators. Der genaue Stellenwert von rhDNase in der pulmonalen Therapie der CF ist noch offen. Das beste Ansprechen bei einem Ausgangswert von FEV_1 zwischen 40–70 % des Sollwertes, dürfte vor allem bei Personen zu erwarten sein, deren Sekretdrainage nicht konsequent durchgeführt wird oder die reichlich putrides Sputum produzieren.

Entzündungshemmende Therapien

Glukokortikosteroide. Die bisherigen Erfahrungen zeigen einen ungenügenden Effekt von inhaliertem Beclomethasone oder Budesonide. Signifikante Verringerungen des thorakalen Gasvolumens konnten bei 1500 µg Beclomethason nachgewiesen werden. Vorläufige Daten weisen auf eine Verringerung von Entzündungsmarkern hin, Verbesserungen der Lungenfunktion mögen sich daher erst später einstellen. Dosen, Therapiebeginn und ideale Applikation inhalativer Steroide müssen noch geklärt werden.

Ursprünglich ermutigende Berichte zur oralen Glukokortikosteroidtherapie können angesichts der Ergebnisse einer 5-Jahres-Studie mit ausgeprägten Nebenwirkungen wie Glukoseintoleranz, Wachstumsverzögerung, Kataraktentstehung nicht aufrecht erhalten werden

Zur Prednisontherapie bei allergischer bronchopulmonaler Aspergillose siehe dort.

Nichtsteroidale Entzündungshemmer

Ibuprofen. Ibuprofen 20–30 mg/kg 2mal täglich zeigt eine spezifische Aktivität gegen Neutrophile, hemmt die Leukozytenwanderung und die Freisetzung lysosomaler Enzyme, die Elastase enthalten. Ausreichende antineutrophile Dosierungen erfordern Spitzenplasmaspiegel von mehr als 50 µg/ml. In einer mehrjährigen Studie zeigten sich bei milderen Verlaufsformen ein geringerer Verlust an Lungenfunktion und verringerte Hospitalisierungen, aber nur 6,6 % US-amerikanischer Patienten erhalten diese Therapie. Ähnliche Ergebnisse werden für Piroxicam berichtet.

Makrolide. Makrolide zeigen eine Verminderung der Exotoxinproduktion von Pseudomonas und Bildung von Biofilmen. Zusätzliche Wirkungen sind Hemmung der Neutrophilenchemotaxis und der Entstehung von reaktiven Sauerstoffspecies. Erste Ergebnisse bei CF sind ermutigend.

Ernährungstherapie und Antioxidanzien. Beziehungen zwischen Ernährung und Lungenfunktion sind seit langem bekannt, weisen doch untergewichtige Personen mit CF eine schlechtere Prognose auf. Unklar ist die Frage, ob Malnutrition ursächlich für einen schlechteren Verlauf der CF verantwortlich ist oder lediglich als Marker eines Fortschreitens der Krankheit zu dienen hat. Eine um 50 % über der Altersnorm liegende Energiezufuhr kann global als pulmonal unterstützende Therapie angesehen werden.

Die chronische Lungenkrankheit wird durch zahlreiche Mediatoren einschließlich toxischer Sauerstoffradikale aufrecht erhalten. Antioxidanzien wie Vitamin A, E und C werden verstärkt therapeutisch eingesetzt.

Lungentransplantation. Die Lungentransplantation stellt seit 15 Jahren eine Maßnahme mit akzeptabler Morbidität und Mortalität dar, weltweit sind mehr als 1500 Transplantationen bei CF durchgeführt worden, 30–50 % der Patienten sterben auf Wartelisten. Die Indikation orientiert sich an der irreversiblen Verschlechterung der Lungenfunktion (FEV^1< 30 % des Sollwertes) trotz Ausschöpfens aller zur Verfügung stehender Maßnahmen. Ein Jahr nach Transplantation ist die Überlebensrate mit 60–80 % bereits besser als die auf der Warteliste. Ausmaß und Intensität der postoperativen Nachsorge einschließlich der Information über mögliche Komplikationen und besonders der Bewußtmachung einer lebenslangen Immunsuppression sowie des Weiterbestehens anderer Organmanifestationen müssen detailliert angesprochen werden. Die Prognose nach Transplantation ist für Kinder und für Jugendliche bzw. Erwachsene gleich. Die transplantierte Lunge zeigt kein molekulares Auftreten von Mukoviszidose.

Die Operationstechniken sind die bilaterale sequentielle Einzellungen-, Doppellungen- oder Herz-Lungen-Transplantation. Auch Lebendspenden, meist von Verwandten, stellen eine Möglichkeit der Transplantation dar.

Postoperativ erreicht die Vitalkapazität bei gutem Verlauf innerhalb von mehreren Wochen 80–100 % des Sollwertes. Psychotische Krankheitsbilder, zerebrale Anfälle und vor allem Einschränkungen der Nierenfunktion sind nach Transplantation möglich.

Mindestens 30 % der transplantierten Erwachsenen und 60 % der Kinder zeigen innerhalb von 3 Jahren eine obliterierende Bronchiolitis unklarer Ätiologie (Infektion?, chronische Abstoßung?), deren Therapie schwierig und die praktisch nicht reversibel ist. Retransplantationen der Lunge zeigen deutlich schlechtere Ergebnisse (nur 30 % überleben nach einem Jahr).

Therapie pulmonaler Komplikationen

Atelektasen. Vielfach handelt es sich um radiologische Zufallsbefunde. Bei langem Bestehenbleiben kann es zu ausgeprägten Bronchiektasien kommen. Die Behandlung besteht in Intensivierung der antibiotischen Therapie, verstärkter

Physiotherapie sowie Inhalationsbehandlung mit Bronchodilatatoren.

Bei fehlender radiologischer Resolution innerhalb von 2 Wochen ist die Bronchoskopie indiziert. Tritt trotz intensiver Behandlung innerhalb von 6 Monaten keine Besserung ein und kommt es zur klinischen Verschlechterung, muß eine operative Resektion ernsthaft überlegt werden.

Hämoptysen. Blutbeimengungen im Sputum sind bei Patienten ab 10 Jahren relativ häufig, massive Hämoptysen kommen selbst bei Erwachsenen in weniger als 10% vor.

Konservative Maßnahmen sind Hospitalisierung, Ruhe, Verringerung der Physiotherapie, intensivierte Antibiotika, in Ausnahmefällen auch hustenunterdrückende Medikamente. Die mehrtägige Inhalation von Vasopressinanalogon; stellt eine relativ sichere blutstillende Maßnahme dar.

Größere Hämoptysen (ab 240 ml/24 h oder 100 ml/Tag durch >3 Tage) sollten (bronchoskopisch oder) angiographisch lokalisiert werden. Ersteres gelingt selten, letzteres relativ gut. Embolisierung(en) der Bronchialarterie führen zur Beendigung der Blutung, Rezidive kommen (auch bei Kollateralen) vor. Prognostisch stellen mehrfache massive Hämoptysen ein erhöhtes Mortalitätsrisiko dar.

Pneumothorax. Ein Pneumothorax tritt in 8–23% älterer CF-Patienten mit fortgeschrittener Lungenkrankheit auf, die Rezidivrate liegt bei 50–70%. Aufgrund einer späteren Lungentransplantation werden heute Pleurodesen kaum mehr durchgeführt. Abwartende Haltung (wenn kein Spannungspneu vorliegt), Bettruhe, Sauerstoffatmung, ggf. Pleurapunktion und/oder Bülaudrainage sind die Maßnahmen der Wahl.

Asthma/Atopie. 50–60% der CF-Patienten zeigen eine Atemwegshyperreagibilität. Pollenasthma oder andere Inhalationsallergien kommen vor, die antiasthmatische/antiallergisch behandelt werden. Die Differenzierung zwischen asthmatischen Symptomen im Rahmen einer CF und einer eigenständigen Asthmakrankheit kann schwierig sein.

Allergische bronchopulmonale Aspergillose (ABPA). Patienten mit Lungenfunktionsabfall, asthmatischen Beschwerden, evtl. neuen Infiltraten im Röntgenbild oder einem Anstieg des Serum-IgE sind verdächtig auf ABPA.

Für die Diagnose der ABPA sind erforderlich: Erhöhung des Gesamt-IgE, spezifisches IgE auf Aspergillus fumigatus (RAST-Klasse ab 3), Eosinophilie, positiver Haut-Prick-Tests auf A. fumigatus, präzipitierende Antikörper gegen Aspergillus, Bestimmung der IgE-Antwort auf rekombinante A.-fumigatus-Allergene. Von den oben erwähnten Kriterien sollten zur Sicherung der Diagnose mindestens 3 positiv sein. Die radiologische Differenzierung ist aufgrund der meist schon bestehenden Veränderungen schwierig bis unmöglich.

Der Nachweis von A. fumigatus im Sputum ist kein Beweis für eine ABPA.

Die initiale Therapie besteht in 1 mg Prednisolon/kg/Tag als Einzeldosis über 2 Wochen, gefolgt von 0,5 mg Prednisolon/kg/Tag alternierend jeden 2. Tag über 3 Monate mit Dosisreduzierung und Ausschleichen über weitere 3 Monate. Selten können jahrelange niederdosierte Steroidtherapien erforderlich sein. Eine zusätzliche Behandlung mit Antimykotika (z.B. Itraconazol, 100–200 mg/Tag) wird von den meisten Zentren durchgeführt. Invasive Aspergillusinfektionen oder Aspergillome sind bei CF äußerst selten.

Atypische Mykobakteriosen. Nichttuberkulöse Mykobakterien (NTM) werden in einer Prävalenz von 13% nachgewiesen. Die Unterscheidung zwischen Kolonisierung und pathogener Infektion ist schwierig. Klinische Hinweise sind vermehrter Husten und Sputum, sowie Dyspnoe und Anorexie. Patienten mit Änderungen ihres Allgemeinzustandes und pulmonaler Verschlechterung sollten aktiv auf NTM untersucht werden. Die häufigsten Keime sind M.-avium-Komplex (MAC), M. abscessus, M. kansasii. Die Therapien umfassen je nach Erreger Clarithomycin, Rifabutin, Ethambutol (für MAC). Therapieführung und -dauer sollten in Händen von Spezialisten liegen. Die häufige Anwendung von i.v.-Antibiotika kann Risikofaktor für das Auftreten von NTM sein.

Hypertrophe pulmonale Osteoarthropathie. Bei älteren und schwerer betroffenen Patienten tritt in 5% eine Trias aus Schwellung, Arthritis und Periostitis an den langen Röhrenknochen auf, die auf eine intensivierte pulmonale Therapie gut anspricht. Die Arthritisbehandlung wird mit nichtsteroidalen Entzündungshemmern durchgeführt.

Eine andere Arthritisform bei CF tritt in 2% bei jüngeren Patienten auf und hängt nicht vom Grad der Lungenbeteiligung ab. Hier kommen Vaskulitis, Purpura und rheumatische Knötchen vor. Der Befall ist asymmetrisch an den großen Gelenken und meist transitorisch episodisch. Auch dabei ist eine entzündungshemmende Therapie angezeigt.

Respiratorisches Versagen

Akutes Versagen. Episoden von akut auftretender Atemnot werden in der Regel bei Patienten mit zunehmender bakterieller Besiedelung, respiratorischen Infekten sowie ungewohnten körperlichen Belastungen gesehen. Es handelt sich de facto um eine akute Dekompensation einer noch kompensierten respiratorischen Insuffizienz. Die Therapiemaßnahmen dafür entsprechen annähernd der Behandlung des akuten Asthmaanfalls: Sauerstoffzufuhr, inhalative Bronchodilatation, systemische Steroide. Intensivmaßnahmen sind nur selten erforderlich, Intubation und Beatmung bei dieser Indikation weist eine akzeptabel gute Prognose auf.

Chronisch respiratorisches Versagen. Es stellt das Endergebnis der progressiven Lungenkrankheit dar. Lungenfunktion und Blutgase sind am oder unter dem Grenzwert (FEV_1 <30%, pO_2 <8 kPa, pCO_2 >5,5 kPa, SO_2 <90%). Es besteht eine Kombination aus ventilatorischer und muskulärer Insuffizienz, Zusammenbruch der bronchialen Clearance und Sekretretention sowie massiver pulmonaler Überlastung mit Entzündungsmediatoren und pulmonaler Rechtsherzkrankheit. Die Therapie dieses Zustandsbildes ist schwierig: Die Intensivierung der konventionellen Therapie muß voll ausgeschöpft werden (Physiotherapie, Antibiotikatherapie, Theophyllin, Sauerstofftherapie, Optimierung der Ernährung, kardiale Therapie).

Die mechanische Beatmung ist nur bei akut einsetzenden, voraussehbar reversiblen Problemen angezeigt, die Entwöhnung vom Respirator kann sehr problematisch sein.

Bei hyperkapnischem respiratorischem Versagen kann eine Stabilisierung durch die nasale intermittierende positive Druckbeatmung (NIPPV) erzielt werden. Die Hauptindikation für eine NIPPV stellt die ausreichende Oxygenierung vor Transplantation dar, seltener auch die chronische Langzeittherapie. Über die Anwendung von Stickoxid (NO) liegen bei hypoxämischen pulmonal hypertensiven Krisen bei CF noch keine Erfahrungen vor.

Pulmonale Herzkrankheit/Cor pulmonale. Die Störung des effizienten intrapulmonalen Gasaustausches führt zur Erhöhung des pulmonal-arteriellen Drucks oder der pulmonalvaskulären Widerstände, ohne daß klinische Zeichen auftreten. Nur 15% der Patienten jenseits des 25. Lebensjahres zeigen ein klinisches Rechtsherzversagen, autoptisch kann allerdings bei 70% der Verstorbenen eine Herzbeteiligung nachgewiesen werden. Unbehandelt ist die Prognose kaum mehr als 8–12 Monate. Auch eine linksventrikuläre Beteiligung ist bekannt und wird auf metabolische und zirkulatorische Störungen zurückgeführt.

Sauerstoff ist Therapie der Wahl. Die Indikation besteht bei einer pO_2 unter 8 kPa oder einem SO_2 in Ruhe unter 88%. Bei Belastung auftretende Hypoxämien stellen eine relative Indikation dar. Responder zeigen auf 3 l O_2/min eine Verminderung des pulmonal-arteriellen Druckes sowie eine Verbesserung des pO_2 um 10 mmHg. Die Sauerstofftherapie mit Sauerstoffkonzentratoren oder mit flüssigem Sauerstoff muß mindestens über 12 h/Tag aufrechterhalten werden.

Viele Patienten halten den Beginn einer Sauerstofftherapie für den Anfang vom Ende, weswegen eine sorgfältige Diskussion des Problems frühzeitig erforderlich ist.

Kalziumantagonisten zur Senkung des pulmonal-arteriellen Widerstandes sind mit wechselndem Erfolg verwendet worden und der Sauerstoffbehandlung unterlegen. Digitalis hat keinen Stellenwert, Theophyllin einen nur sehr relativen.

Zukünftige Therapiemöglichkeiten. Siehe Tabelle 147.2. Derzeit wird eine große Anzahl von Therapieansätzen geprüft, wobei in vielen Fällen nur tierexperimentelle Daten vorliegen.

Pseudomonasimpfung. Derzeit laufen Studien zur Vermeidung des Angehens von Pseudomonas. Sowohl die Induktion einer hochaffinen P.-aeruginosa-anti-LPS-Antikörperantwort scheint gesichert, als auch die Möglichkeit der Induktion von P.-aeruginosa-Flagellen-Antikörpern, die die Adhärenz vermindern oder vermeiden sollen. Ein Antipseudomonasimpfstoff zur breiten Anwendung ist in Vorbereitung.

Korrektur der transzellulären Elektrolyttransportstörung/ CFTR-Korrektur

Amilorid. Inhaliertes Amilorid blockiert Natriumkanäle und führt zu einer Erhöhung von Natrium in Bronchialsekreten und einer Normalisierung der erhöhten transepithelialen Potentialdifferenz. Durch Inhalation von Amilorid konnte eine signifikante Steigerung der mukoziliären und Hustenclearance gezeigt werden sowie eine Verminderung der Sputumviskosität. Bisher publizierte Daten zur Amiloridtherapie sind für die breitere Anwendung leider nicht ausreichend, vermutlich müßte diese Therapie möglichst früh eingesetzt werden.

Aktivierung der Chloridsekretion durch ATP (Adenosintriphosphat) und UTP (Uridintriphosphat). Die extrazellulären Triphosphatnukleotide ATP und besonders UTP sind bei topischer Anwendung hochwirksame Chloridsekretagoga. UTP aktiviert nicht-CFTR-abhängige alternative Kalziumchloridkanäle und hemmt den Na-Transport. Klinische UTP-Studien laufen.

Gentherapie. Die Gentherapie richtet sich mittels Inhalation oder Instillation von normalem CFTR und nachfolgender Insertion dieses Regulators in Epithelzellen der Atemwege gegen die defekte Expression des Genproduktes. Als Vehikel dafür werden Adenoviren, adenoassoziierte Viren (AAV), Retroviren und neuerdings Lentiviren erprobt. Englische Arbeitsgruppen beschäftigen sich mit der Verwendung inerter kationischer Liposomen als Trägervektoren für CFTR. Durch Einbindung des normalen Regulators in die Zellmembran müßte der Chloridkanaldefekt der

Tabelle 147.2. Mögliche zukünftige therapeutische Strategien

Ziel	Strategie
Antipseudomonasimpfung	Induktion von Antiflagellenantikörpern
	Induktion von hochaffinen P.-aeruginosa-anti-LPS-Antikörpern
Korrektur des Elektrolyttransportdefektes	Amilorid
	UTP–ATP
Antielastasetherapie	α_1-Proteinase-Inhibitor, SLPI
Vermehrte CFTR-Genexpression	Mutationen Klasse I: Gentamycin
	Klasse II: Chaperone, 4-Phenylbutyrat, 8-Cyclopentyl-Dipropyl-Xanthin (CPX)
	Klasse IV: Genistein, Milrinon
Gentherapie	Virale Träger
	Liposomale Träger
	Kombinationen
Antimikrobielle Peptide	hBD-1 und hBD-2

CF-Epithelzelle korrigierbar sein. Insbesondere Adenoviren scheinen aufgrund ihrer Trophik für das respiratorische Epithel erfolgversprechend. Der Transfer von rekombinaten Genen in das nichtproliferierende respiratorische Epithel erscheint auf diese Weise möglich. Versuche an Cotton-Ratten bestätigten das Vorhandensein menschlichen regulatorischen Proteins im respiratorischen Epithel. Da normalerweise CFTR nur in geringem Ausmaß im normalen menschlichen Respirationstrakt exprimiert wird, könnte die Insertion auch nur geringer Mengen von DNA in epitheliale Zellen wirksam sein. Antigenität und Pathogenität von Adenoviren dürften ihre wiederholte Anwendung präkludieren. Leider ist die Wirkung der Liposomen gering. Bis zum erfolgreichen Einsatz der Gentherapie dürften noch Jahre vergehen.

Antimikrobielle Peptide. Humanes β-Defensin-1 und -2 (hBD1 und hBD-2) weist potente antimikrobielle Eigenschaften auf und wird von Epithelzellen der Atemwege produziert und bei zu hoher Na-Konzentration inaktiviert. Die Synthetisierung könnte entscheidende therapeutische Fortschritte in der Infektionsbekämpfung nach sich ziehen, bis dato liegen keine Ergebnisse der Anwendung beim Menschen vor.

Verlauf und Prognose

Der Verlauf der Mukoviszidose wird zu 90 % vom Ausmaß der Lungenbeteiligung und vom Ernährungszustand bestimmt. Charakteristisch für CF ist ein sehr heterogener Krankheitsverlauf, der von CFTR-Mutation und Umwelteinflüssen abhängt. Progression der Krankheit und Organbeteiligungen weisen individuell deutliche Unterschiede auf. Die Langzeitentwicklung von durch Neugeborenenscreening entdeckten Kindern ist in den ersten Lebensjahren günstiger, Langzeitdaten stehen aus.

Die mittlere Überlebenszeit der CF hat sich in den letzten Jahrzehnten dramatisch verbessert. Sie liegt 2000 für im US-amerikanischen CF-Register erfaßte Personen bei 32,2 Jahren. Deutsche Patienten wiesen 1998 eine mittlere Überlebenszeit von 29,5 Jahren auf. Der Anteil der Patienten ≥18 Jahren betrug in Deutschland im Jahre 1998 bereits 39 %. Britische und dänische Daten versuchen für jetzt geborene Patienten eine Extrapolation der mittleren Lebenserwartung auf 40 bis 50 Jahre.

Generell sind Infektion mit P. aeruginosa und P. cepacia prognostisch ungünstiger als fehlende Keimbesiedelung (Lebenserwartung 27 vs. 16 vs. 37 Jahre!). Die ungünstigere Prognose weiblicher Erkrankter wird nicht generell gesehen. Pankreassuffizienz, bessere Gewichtsverhältnisse und erhaltene Lungenfunktion sind Indikatoren für bessere Überlebensraten.

Die weitaus größte Zahl der Todesfälle geht weltweit auf die pulmonale Krankheit zurück. Ein Atemstoß von $FEV_1 < 30\,\%$ pred. weist auf eine noch zu erwartende Überlebenszeit von etwa 2 Jahren hin. Sind Patienten im Alter von 18 Jahren weitgehend asymptomatisch, haben sie eine Chance von 90 %, das 24. Lebensjahr zu erreichen.

Literatur

Davis P, Drumm M, Konstan MI (1996) Cystic fibrosis: State of the art. Am J Respir Crit Care Med 154: 1229–1256

Davis PB (1997) The decline and fall of pulmonary function in cystic fibrosis: new models, new lessons. J Pediatr 131: 789–790

FitzSimmons SC (1993) The changing epidemiology of cystic fibrosis. J Pediatr 122: 1–9

Frederiksen B, Lanng S, Koch C, Høiby N (1996) Improved survival in the Danish center-treated cystic fibrosis patients: results of aggressive treatment. Pediatr Pulmonol 21: 153–158

Ramsey B (1996) Management of pulmonary disease in patients with cystic fibrosis. N Engl J Med 335: 179–188

Wilson R, Dowling RB (1998) Pseudomonas aeruginosa and other related species. Thorax 53: 231–219

147.2 CF im Magen-Darm-Trakt

M. J. Lentze, J. Henker

Exokrine Pankreasinsuffizienz

Klinische Symptome. Die exokrine Pankreasinsuffizienz bei CF zeigt bereits kurz nach der Geburt die typischen Symptome von massigen, fettglänzenden übelriechenden Stühlen. 50 % der Patienten haben eine Hypalbuminämie mit oder ohne Ödeme. Prädestiniert für Ödeme sind gestillte Kinder mit CF. Folge ist eine schwere Gedeihstörung bis hin zur Atrophie. Das Längenwachstum ist lange normal. Im späteren Lebensalter bei schlechter Compliance oder schlechter Einstellung können Zustände von Vitaminmangel auftreten. Hier kann es zur Nachtblindheit infolge des Vitamin-A-Mangels und zu Augenmotilitätsstörungen und Gangstörungen auf Grund des Vitamin-E-Mangels kommen. Dabei handelt es sich um eine neuroaxonale Störung, die irreversibel ist im Gegensatz zur Nachtblindheit.

Diagnose und Therapie. Das Vorhandensein von fettglänzenden, übelriechenden Stühlen bei gleichzeitig pathologischem Schweißtest lässt kaum einen Zweifel an der exokrinen Pankreasinsuffizienz. Die bildgebende Diagnostik, insbesondere die Ultraschalluntersuchung läßt in den ersten Lebensjahren im Stich. Manchmal kann ein etwas echodichtes Pankreas beobachtet werden. Nach wie vor ist die quantitative Bestimmung der Gesamtfettausscheidung im Stuhl durch eine 3–5 Tage dauernde Stuhlsammlung die beste Methode zur Diagnose einer exokrinen Pankreasinsuffizienz. Wenn sie bei einer adäquaten Einfuhr mehr als 7 g Fett/Tag jenseits des Säuglingsalters übersteigt, liegt eine dekompensierte bzw. behandlungsbedürftige Pankreasinsuffizienz vor. Die Fettabsorption liegt bei Gesunden über 93 % der aufgenommenen Menge. Patienten mit CF haben eine Fettausscheidung, die mehr als 10 % der aufgenommen Menge beträgt. Aus der Fettaufnahme mit der Nahrung und der Stuhlfettausscheidung läßt sich der Fettresorptionskoeffizient berechnen nach der Formel:

$$\text{Fettresorptionskoeffizient in \%} = \frac{\text{Fettaufnahme in g} - \text{Fettausscheidung in g}}{\text{Fettaufnahme in g}}$$

Andere Pankreasfunktionstests wie die Bestimmung der fäkalen Elastase, der fäkalen Chymotrypsinaktivität, der Pankreolauryltest, ^{13}C-Atemtest unter Verwendung verschiedener Tracer (1,3 Distearyl-2-^{13}C-Octanoyl-Glycerin, Cholesteryl-^{13}C-Octanoat, ^{13}C-Tripalmitin, ^{13}C-Hiolein, ^{13}C-Trioctanoin, ^{13}C-Triolein und ^{13}C-Maisstärke) haben einen guten Aussagewert für die Feststellung einer exokrinen Pan-

Tabelle 147.3. Prozentuale Korrelation Genotyp/Phänotyp der exokrinen Pankreasinsuffizienz

	Genotyp	Phänotyp
	PI	PS
ΔF508/ΔF508	99	1
ΔF508/Andere	72	28
Andere/Andere	36	64

PI Pankreasinsuffizienz, *PS* Pankreassuffizienz

Tabelle 147.4. Komplikationen des Leber und Gallenwege bei Cystischer Fibrose

Gallenblase	Mikrogallenblase
	Atresie des Ductus Cysticus
	Vergrößerte Gallenblase
Gallenwege	Gallengangssteine
	Infantile Cholestase (inspissated bile syndrome)
	Stenose des Ductus choledochus
	Sklerosierende Cholangitis
	Cholangiokarzinom
Leber	Steatose der Leber
	Fokale biliäre Zirrhose
	Multilobuläre Zirrhose ± portale Hypertension

kreasinsuffizienz, erlauben aber nur bedingt eine quantitative Beurteilung der Pankreasinsuffizienz.

Liegt eine exokrine Pankreasinsuffizienz vor, so ist eine Ersatztherapie mit mikroverkapselten Enzympräparaten indiziert. Sie sollten in einer Menge von 5000-10000 Lipaseeinheiten/kg/Tag verabreicht werden. Da die Standardkapsel 5000 Lipaseeinheiten enthält, müssen die Patienten zum Teil eine große Anzahl von Kapseln pro Tag einnehmen. Dies vermindert die Compliance. Um diesen Umstand zu verbessern wurden in den frühen 90er Jahren Kapseln auf den Markt gebracht, die 10000 oder 20000 Einheiten Lipase enthielten. Dies hat zur Einnahme von sehr hohen Dosen von Lipase bei einzelnen Patienten geführt, zum Teil mehr als 50000 Einheiten Lipase pro kg/Tag. Gleichzeitig wurde eine neue Komplikation bei einzelnen Patienten beobachtet, nämlich die fibrosierende Kolonopathie. Hierbei handelt es sich um eine nichtentzündliche Kolonobstruktion, die mit beträchtlicher intramuraler Fibrose des Kolons einherging. Gewöhnlich war das Colon ascendens und das Transversum betroffen. Die betroffenen Patienten klagten über Symptome der Kolonobstruktion. Einige von ihnen mußten chirurgisch behandelt werden.

Hepatobiliäre Komplikationen

Durch die hohe Expression des CFTR in den Gallenwegen ist bei Fehlfunktion desselben das hepato-biliäre System in mannigfacher Weisen bei CF betroffen (Tabelle 147.4).

Hierbei kann die Gallenblase betroffen sein mit dem Auftreten einer Mikrogallenblase und Atresie des Ductus cysticus, einer erweiterten Gallenblase und Gallensteinen. Daneben können auch die großen Gallengänge betroffen sein wie bei einer sklerosierenden Cholangitis. Die Leber selbst ist betroffen in Form einer fokalen oder multilobulären Zirrhose. Die fokale biliäre Zirrhose findet sich bereits bei 10–15% der CF-Kinder jünger als 1 Jahr, bei 20–50% aller CF-Patienten in der Kindheit und bei bis zu 72% der Erwachsenen mit CF. Die multilobuläre Zirrhose steigt von unter 1% bei Säuglingen und Kleinkindern auf 24% in Erwachsenen mit CF an. Es ist immer wieder darüber spekuliert worden, ob die Schwere der Lungenmanifestation mit der Lebermanifestation korreliert. Dies ist aber nach den heutigen Kenntnissen nicht der Fall. Eine besondere Manifestation der Leberkrankheit bei CF stellt die seltene, aber länger verlaufende neonatale Cholestase der Neugeborenen dar. In einigen Fällen verlief die Symptomatik entsprechend der einer extrahepatischen Gallengangsatresie mit acholischen Stühlen. Nur ganz wenige wiesen eine extrahepatische Gallengangsatresie auf, die meisten jedoch nicht. Aus diesem Grund muß bei jedem Kind mit Verdacht auf extrahepatische Gallengangsatresie eine Cystische Fibrose mittels Schweißtest oder molekulargenetischer Untersuchung ausgeschlossen werden.

Diagnose und Therapie. Die Diagnose der Hepatopathie bei CF ist schwierig. Die Ultraschalluntersuchung zusammen mit der Bestimmung der Leberfunktion in Blutuntersuchungen führt in der Regel weiter. Beim Ultraschall kann eine vermehrte Echogenität der Leber gefunden werden. Einfacher ist die Diagnose von Gallenblasen- oder Gallengangsanomalien. Gallensteine, Gallengangssteine werden in der Regel sicher entdeckt. Schwierig bleibt die Diagnose einer extrahepatischen Gallengangsatresie. Eine Mikrogallenblase, die sich in ihrer Größe nicht ändert, unabhängig davon ob der Patient nüchtern ist oder nicht, gibt einen gewissen Hinweis. Auch die Gallengangsszintigraphie mit HIDA läßt im Einzelfall im Stich. Ist der Stuhl acholisch, findet sich auch eine pathologische Exkretion von HIDA in der Szintigraphie. Vor einer geplanten Laparotomie sollte ein Schweißtest, eine molekulargenetische Untersuchung oder ggf. eine Leberbiopsie zum Ausschluß anderer Erkrankungen durchgeführt werden.

Das Auftreten einer portalen Hypertension mit Ösophagusvarizen ist ein sicherer Hinweis auf die Entwicklung einer multilobulären biliären Zirrhose. Die Bestimmung der Standard-Leberwerte im Serum (SGOT, SGPT, GGT, Gallensäuren) sowie CHE, Quick und Ammoniak als Parameter für die Entgiftungsfunktion geben im Langzeitverlauf einen Hinweis auf die Leberfunktionsstörung. Eine Leberpunktion ist unzuverlässig, da sie meist nicht repräsentativ für das ganze Lebergewebe ist. Sie kann sogar bei multilobulärer Zirrhose als normal befundet sein.

Die Behandlung der Leberfunktionsstörung bei CF ist schwierig. Neben der allgemeinen Therapie mit ausreichender Ernährung, Supplementierung von wasser- und fettlöslichen Vitaminen und der diuretischen Therapie bei Aszites, hat sich die Gabe von Ursodesoxycholsäure etabliert. In einer Dosis von 15–20 mg/kg/Tag in 2–3 Einzeldosen gegeben hat diese Therapie in einigen Studien eine Verbesserung der Leberfunktion gezeigt. Eine kürzlich durchgeführte Cochrane-Analyse hat allerdings gezeigt, daß die Routinegabe von Ursodesoxycholsäure bei CF mit Leberbeteiligung noch nicht gerechtfertigt ist.

Die Ösophagusvarizen werden ebenso behandelt wie die von Patienten ohne CF. Die Sklerosierung der Varizen bzw. ihre Gummibandligatur sind die Methode der Wahl. In seltenen Fällen ist eine portocavale Shuntoperation notwendig, in der Regel ein peripherer splenorenaler Warren-Shunt. Die Entscheidung hierzu muß im Gesamtbild der Schwere der Krankheit getroffen werden. Sie wird durch die Schwere des

Tabelle 147.5. Intestinale Manifestionen der Cystischen Fibrose

Ösophagus	Gastroösophagealer Reflux Ösophagitis Ösophagusstriktur Ösophagusvarizen
Magen und Duodenum	Peptische Ulkus
Dünndarm	Mekoniumileus des Neugeborenen Dünndarmatresie bei Mekoniumperitonitis Distales intestinales Obstruktions-Syndrom (DIOS) Invagination Morbus Crohn Zöliakie
Appendix	Akute Appendizitis Abszendierende Apendizitis Mukozele der Appendix Invagination der Appendix
Colon	Obstipation, sek. Megacolon Pneumatosis intestinalis Fibrosierende Kolonopathie Antibiotika-assoziierte Colitis (durch Clostridium difficile) Malignome (Adenokarzinome)
Rektum	Rektumprolaps

Lungenbefalls beeinflußt. Im Einzelfall kann die Shuntoperation die Zeit bis zu einer Lebertransplantation jahrelang überbrücken. Mit diesem Vorgehen kann der Patient stabilisiert werden bis zu einer Transplantation, auch bis zu einer evtl. kombinierten Lungen-Lebertransplantation. Aber auch eine singuläre Lebertransplantation bzw. eine singuläre Lungentransplantation bei Hepatopathie ist möglich. Die Überlebenszeit der transplantierten Patienten, unabhängig davon ob eine isolierte Lebertransplantation oder Kombination mit Lungen- und Lebertransplantation bzw. Herz-, Lungen- und Lebertransplantation durchgeführt wurde beträgt derzeit 85 % nach einem Jahr und 65 % nach 5 Jahren.

Intestinale Manifestationen

Die intestinalen Manifestation der CF sind mannigfach und in Tabelle 147.5 zusammengefaßt.

Ösophagus und Magen

Patienten mit Cystischer Fibrose leiden häufig unter einen Gastroösophagealen Reflux (GÖR). Der GÖR wird mit einer Häufigkeit von 25 % bei CF angegeben. Die Hälfte der Patienten mit GÖR entwickelt eine Ösophagitis. Der Reflux ist das Resultat der schweren Lungenerkrankung und ihrer Therapie mit Medikamenten, die den unteren Ösophagussphinkter relaxieren, der schwere Hustenreiz mit Kontraktion der Bauchmuskeln und des Zwerchfells sowie die Physiotherapie. Die Patienten mit GÖR klagen über Sodbrennen, Dysphagie und Regurgitation bzw. Gewichtsverlust oder Anorexie. Die Diagnostik entspricht der bei GÖR ohne CF: Durchführung einer Ösophagogastroduodenoskopie zur Diagnose einer Ösophagitis, einer Striktur oder einer Hiatushernie. Die Therapie beinhaltet die Gabe von Protonenpumpenhemmern (Omeprazol) für durchaus längere Zeit. Eine Fundoplicatio ist nur äußerst selten indiziert. Magen- und Duodenalulera werden nur sehr selten gefunden. Auch ist eine Helicobacter pylori-Gastritis bei Patienten mit CF selten.

Dünndarm

Für die zwei wesentlichen Komplikationen der CF im Dünndarm, dem Mekoniumileus (MI) und dem DIOS besteht ähnlich wie bei der Pankreasinsuffizienz eine gewisse Genotyp-Phänotyp-Korrelation. Nur bei Patienten mit „schwereren" Mutationen (ΔF508/ΔF508) und gleichzeitiger Pankreasinsuffizienz treten ein MI oder DIOS auf. Bei Patienten mit suffizienter Pankreasfunktion treten diese Komplikationen nicht auf. Der Zusammenhang ist wie bei der exokrinen Pankreasinsuffizienz in der mangelnden Funktion des CFTR zu suchen, der, sofern es den Dünndarm angeht, vermindert Cl- in das Lumen sezerniert. Dadurch kommt es zu Präzipitationen von Phospholipiden, vor allem Lecithin. Durch die eingenommenen Pankreasersatzpräparaten wird das akkumulierte Lecithin zu Lysolecithin umgewandelt. Da aber die gleichen Extrakte keine Lysolecithinase enthalten, kommt es zu einer Anhäufung von Lysolecithin, welches durch seine hydrophobe Natur in der Lage ist, Epithelzellen zu zerstören. Eine gleichzeitig vorhandene abnorme Schleimproduktion, die exokrine Pankreasinsuffizienz, der verminderte Chlorid-Transport und eine herabgesetzte intestinale Motilität tragen zum Auftreten des Mekoniumileus und des DIOS bei.

Mekoniumileus

10–20 % aller Neugeborenen mit CF weisen einen Mekoniumileus auf, der durch eine Obstruktion des distalen Dünndarms infolge zähen Mekoniums im terminalen Ileums charakterisiert ist. Der Mekoniumileus tritt bereits in utero auf. In 10 % aller Fälle mit Mekoniumileus kommt es bereits während der Schwangerschaft zu Perforationen des Dünndarms und zum Auftreten einer sterilen Mekoniumperitonitis, die radiologisch durch die charakteristischen Verkalkungen im Abdomen erkannt werden kann. Klinisch präsentieren sich die Neugeborenen durch das Fehlen von Mekoniumabgang in den ersten 48 Stunden sowie den zunehmenden Zeichen des mechanischen Ileus im unteren Gastrointestinaltrakt. Eine Abdomenleeraufnahme zeigt die typischen Zeichen des Ileus (Abb. 147.5). Der Mekoniumileus ist praktisch pathognomonisch für die Cystische Fibrose. Eine entsprechende Diagnostik mit Schweißtest und Molekulargenetik muß immer erfolgen. Therapie ist in der Regel die chirurgische Intervention mit Beseitigung des Ileus durch mechanisches Entleeren des Mekoniums. Manchmal muß eine vorübergehende Ileostomie angelegt werden.

Distales Intestinales Obstruktions-Syndrom (DIOS)

Nach der Neugeborenenperiode tritt bei älteren Patienten mit CF eine dem Mekoniumileus sehr ähnliche Krankheit auf mit distaler Obstruktion im terminalen Ileum und proximalen Kolon durch eingedickten Darminhalt. Früher wurde diese Symptomatik als Mekoniumileusäquivalent bezeichnet. Heute bezeichnen wir diese Symptomatik international als DIOS. Es tritt mit einer Häufigkeit von 5–7,5 % in 1000 Patientenjahren in der Altersklasse der 15- bis 20Jährigen auf und bis zu 35 % in 1000 Patientenjahren in der Altersgruppe der 20- bis 25Jährigen. Die Ätiologie ist unklar. Das DIOS tritt in der Regel nur bei Patienten mit exokriner Pankreasinsuffizienz auf. Die Symptome sind schwere Bauchschmerzen in Form von Koliken, Erbrechen, selten auch Erbrechen von Galle, ein geblähtes Abdomen, das bei

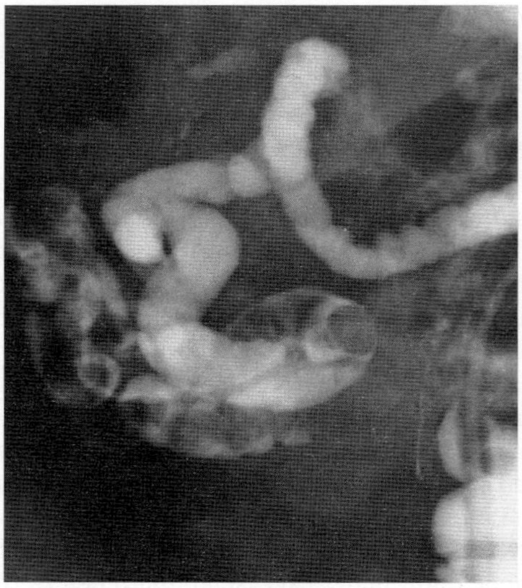

Abb. 147.5. Mekoniumileus mit Darstellung von Stuhlmassen im terminalen Ileum eines Neugeboren. Außerdem sind kalkspritzerartige Flekken in Abdomen als Folge der stattgefundenen Mekoniumperitonitis im utero sichtbar. Das Bild wurde von der Radiologie des Zentrums für Kinderheilkunde Bonn, Dr. D. Emons, zur Verfügung gestellt.

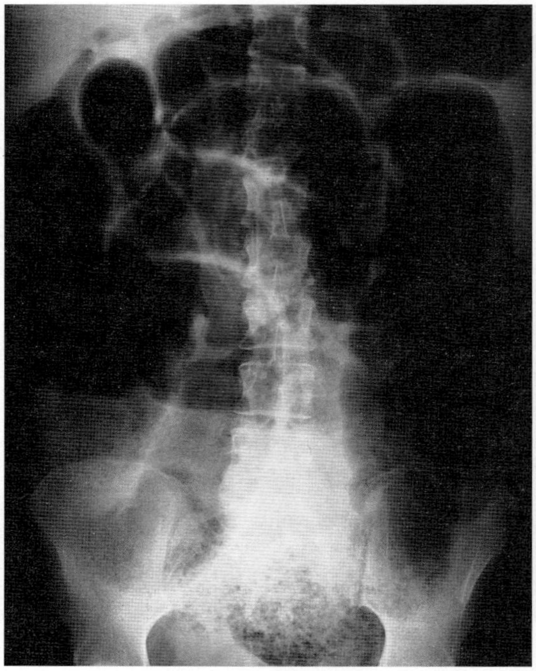

Abb. 147.6. Abdomenleeraufnahme im Liegen bei einem erwachsenen Patienten mit CF und DIOS. Neben den Zeichen eines distalen Ileus mit stark geblähten Dünndarmschlingen sind die Stuhlimpaktionen im distalen Ileus und die fehlende Luft im Raum sichtbar. Das Bild wurde von der Radiologie des Zentrums für Kinderheilkunde Bonn, Dr. D. Emons, zur Verfügung gestellt.

der Palpation eine peritoneale Abwehrspannung aufweisen kann. Im rechten unteren Quadranten tasten man verschiebliche Massen. Die Palpation ist schmerzhaft. Differentialdiagnostisch ist an eine Appendizitis zu denken, die in einzelnen Fällen gleichzeitig zum DIOS vorkommen kann. Ebenso kann eine gleichzeitige Invagination vorliegen. Die Diagnose kann in den meisten Fällen durch die Ultraschalluntersuchung gestellt werden. Hierbei ist die manchmal gleichzeitig vorhanden Invagination durch die typische Kokarde gut sichtbar zu machen. Eine Abdomenleeraufnahme weist ebenfalls auf die distale Obstruktion hin (Abb. 147.6). Das DIOS ist häufig bei CF-Patienten nach einer Lungentransplantation. Die Therapie des DIOS ist soweit möglich konservativ mit der oralen Gabe von großen Mengen von isoosmotischen Polyethylen-Glycol-Lösungen (Golytely, Clean-Prep). Voraussetzung ist dabei allerdings der Ausschluß eines manifesten mechanischer Ileus oder einer Invagination. Hier kann eine vorsichtige rektale Spülung mit der gleichen Lösung versucht werden. Kommt es durch die Gabe von Polyethylen-Glycollösungen nicht zur Entleerung der Impaktionen, ist eine chirurgische Intervention anzustreben. Da sich das DIOS bei Patienten mit CF immer wiederholen kann, ist dies für die betroffenen Patienten eine schwere Beeinträchtigung ihrer Lebensqualität. Die kontinuierliche Einnahme von Polyethylen-Glycollösungen zu Hause vermindert die Zahl der DIOS und damit die stationäre Behandlung dieses Leidens im Krankenhaus. Bei rezidivierendem DIOS kann sogar an eine Kolon-PEG (*P*erkutane *E*ndoskopische *G*astrostomie) gedacht werden.

Appendix

Der Befall der Appendix bei CF kommt in verschiedenen Krankheitsentitäten vor. Sowohl eine akute Appendizitis wurde hierbei beschrieben als auch eine abszedierende Appendizitis, die purulente Mukozele der Appendix und die Invagination der Appendix mit rektaler Blutung. Die typischen Appendizitiszeichen im rechten Unterbauch, eine Abwehrspannung als Zeichen der lokalen Peritonitis sollten an diese Möglichkeiten denken lassen. Diagnostisch kann eine Ultraschalluntersuchung weiterhelfen. Die chirurgische Intervention ist hier die Therapie der Wahl.

Kolon

Rektumprolaps. Der Rektumprolaps kommt typischerweise bei CF-Kindern unter 5 Jahren vor und tritt häufiger bei Pankreasinsuffizienz auf. Er wird in der Regel vor der CF-Diagnosestellung beobachtet. Die Ursache ist nicht vollkommen geklärt, sie wird dem starken Drücken bei der Defäkation von massigen Stühlen, bzw. der Obstipation bei hohen Dosen von Pankreasersatzpräparaten zugeschrieben, und auch dem ständigen Hustenreiz. Alle Kinder mit einem isolierten Rektumprolaps benötigen einen Schweißtest. Eine spezifische Therapie existiert nicht, in der Regel ist der Rektumprolaps selbst limitierend durch die Behandlung der CF entweder durch die Substitution der Pankreasenzyme oder durch die Therapie der Obstipation mit Laxantien (Lactulose).

Fibrosierende Kolonopathie. Diese seit den 90iger Jahren bekannte Komplikation der CF war in Zusammenhang mit der Einnahme von sehr hohen Dosen von Lipase beobachtet worden. Einzelne Patienten hatten mehr als 50000 Einheiten Lipase/kg/Tag eingenommen. Die nichtentzündliche Fibrose befällt das proximale Kolon von Adoleszenten mit CF. Klinisch präsentiert sie sich als intestinale Obstruktion mit Bauchschmerzen ohne Diarrhoe, teilweise mit rektalen Blutabgang oder mit chylösem Aszites. Die Diagnose wird mit einem Kolonkontrasteinlauf gestellt und der

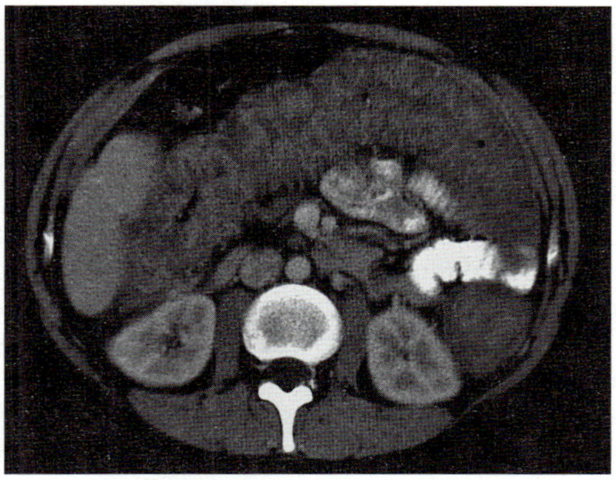

Abb. 147.7. Das CT mit Kontrastmittel des Abdomens zeigt ein monströs verdicktes Kolon bei einem erwachsenen Patienten mit CF und Clostridium-difficile. Das Bild wurde von der Radiologischen Klinik, Prof. Schild, zur Verfügung gestellt.

Darstellung der Striktur. In Einzelfällen wird die Obstruktion auch bei der Koloskopie gesehen und bioptisch gesichert. Die Therapie besteht in der chirurgischen Resektion der Striktur. Die histologische Untersuchung zeigt dann die typischen fibrotischen Strukturen ohne wesentliche Entzündung. Seit der Begrenzung der Tagesmenge von Lipase auf maximal 10 000 Einheiten/kg/Tag oder 2 500 Einheiten/Mahlzeit ist das Auftreten der fibrosierenden Kolonopathie sehr viel seltener geworden.

Clostridium difficile-Colitis. Bei Adoleszenten oder Erwachsenen mit CF wird das Auftreten von schweren Kolitiden beobachtet, die mit schweren wäßrigen Durchfällen, Bauchschmerzen und schlechtem Allgemeinzustand einhergehen. Das vermehrte Auftreten von Durchfällen wird anfänglich falsch als Versagen der Pankreasersatztherapie gedeutet. Erst die Darstellung des Kolons mit Ultraschall oder mittels CT des Abdomens zeigt dann ein monströs verdicktes Kolon im Sinne einer Pankolitis (Abb. 147.7). In der Regel kann dann Clostridium difficile im Stuhl nachgewiesen werden. Diese Form der Kolitis unterscheidet sich grundsätzlich von der pseudomembranösen Kolitis, die ebenfalls durch C. difficile hervorgerufen wird. Die Pankolitis verläuft sehr schwer, in einigen Fällen mit tödlichem Ausgang. Sie kann als antibiotika-assoziierte Kolitis interpretiert werden. Die Frage der Herkunft der C. difficile Bakterien ist unklar. Neben der nosokomialen Übertragung, muß auch die asymptomatische Dauerausscheidung von CF-Patienten in Betracht gezogen werden. Die Therapie besteht in der intravenösen Gabe von Vancomycin und Metronidazol über längere Zeit (3–4 Wochen). Morphologisch bildet sich die schwere Kolitis nur langsam zurück. Verlaufskontrollen können mittels Ultraschall erfolgen. Die mönströs verdickte Kolonwand bzw. ihre Rückbildung sind hierbei einfach zu beurteilen.

Seltene andere Manifestationen im Gastrointestinaltrakt

In erwachsenen Patienten mit CF wurden in den letzten Jahren Malignome im Gastrointestinaltrakt beobachtet. Hierbei wurden in der Mehrzahl der Fälle Adenokarzinome im Dünn- und Dickdarm beobachtet, aber auch Ösophagus-, Magen- und Pankreaskarzinome. Daher ist bei erwachsenen Patienten mit ungewöhnlichen gastrointestinalen Symptomen wie Anämie, rektalen Blutungen oder nicht DIOS-abhängigen Obstruktionen an die Möglichkeit einer malignen Entartung zu denken.

Infektionen mit Giardia lamblia wurden bei Patienten mit CF häufiger beobachtet als in der gesunden Normalbevölkerung. Bei 28 % der Kinder mit CF und 44 % der Erwachsenen konnten Giardia lamblia gefunden werden. Auch wurde der M. Crohn häufiger bei Patienten mit CF beobachtet als bei Gesunden. Die übliche Diagnostik mit oberer und unterer Endoskopie kann in diesen Fällen die Diagnose stellen. Insbesondere bei Symptomen wie Bauchschmerzen, Anämie, Hypoproteinämie und extraintestinalen Symptomen wie Arthritis sollte an das Vorliegen einer chronisch entzündlichen Darmerkrankung gedacht werden. Selten wird neben der CF eine Zöliakie beobachtet. Bei Patienten, die trotz guter Einstellung mit Pankreasersatzpräparaten und einer adäquater kalorischer Ernährung weiterhin Symptome einer Malabsorption aufweisen, ist die Bestimmung der Anti-Gliadin-, Anti-Endomysium- oder Anti-Transglutaminase-Antikörper hilfreich, bevor durch die Dünndarmbiopsie die Diagnose gestellt wird.

Literatur

Kerem E, Corey M, Kerem BS et al. (1990) The relation between genotype and phenotype in cystic fibrosis – analysis of the most common mutations. N Engl J Med 323: 1517–1522

Lentze MJ (2001) Gastrointestinale Manifestationen der CF. Monatsschr Kinderheilkd 149: 239–245

Riordan JR, Rommens JM, Kerem B et al. (1989) Identification of the cystic fibrosis: cloning and characterization of complementary DNA. Science 245: 1066–1672

148 Lungenödem, Lungenembolie und Lungeninfarkt

W.-R. Thies, H. Meyer

Lungenödem

W.-R. Thies, H. Meyer

Definition. Das Lungenödem ist eine abnorme Ansammlung von Wasser und gelösten Teilchen im Interstitium der Lunge. Im fortgeschrittenen Stadium dringt die Flüssigkeit in die Alveolen und kann den pulmonalen Gasaustausch lebensbedrohlich beeinträchtigen.

Ätiologie. Prinzipiell ist das *hydrostatische Ödem* vom *Permeabilitätsödem* zu unterscheiden. Ihnen liegen jeweils unterschiedliche Ätiologien zugrunde. Das hydrostatische Ödem ist meist kardiovaskulär bedingt und entsteht dann durch einen zu hohen Lungenkapillardruck. Gelegentlich wird es durch einen Eiweißverlust hervorgerufen und selten durch einen erniedrigten interstitiellen Druck. Das Permeabilitätsödem (nichtkardiogen) entwickelt sich meist aus pulmonalen oder generalisierten Infektionen, allergischen Reaktionen oder Intoxikationen. Dabei kommt es zu einer primären Schädigung einer Komponente der alveolokapillären Barriere. Die Ätiologien sind in der folgenden Übersicht zusammen gestellt.

Eine Störung des Lymphsystems liegt dagegen selten vor (Lungenfibrose, Tumor). Bei primärer oder sekundärer pulmonaler Lymphangiektasie oder ab einem chronischen zentralvenösen Druck von etwa 16 mmHg ist mit einem Ödem zu rechnen. Bei akutem Venendruckanstieg infolge einer zu raschen Infusion kann das Ödem auch schon eher auftreten.

Physiologie. In der Lunge werden kontinuierlich Flüssigkeit, kolloidale und kristalline Substanzen aus der Mikrozirkulation in das Interstitium abfiltriert (Transsudation) und über die Lymphdrainage wieder in das venöse Gefäßbett zurück geleitet. Der interstitielle Flüssigkeitshaushalt befindet sich in einem dynamischen Gleichgewicht. Kommt es zum Überwiegen der Transsudation, so kann die Kapazität der Lymphdrainage überschritten werden, und es entsteht das Lungenödem. Die alveolokapilläre Barriere wird aus 3 Schichten gebildet, dem Alveolarepithel, den alveolokapillären Membranen und dem Kapillarendothel. Während das Alveolarepithel nahezu undurchlässig für Flüssigkeiten ist, besitzt das Kapillarendothel dagegen eine gewisse Leitfähigkeit oder Permeabilität (K_f) für Flüssigkeit und Proteine. Das Produkt aus Permeabilität und Austauschfläche ergibt den Filtrationskoeffizienten. Die mikrovaskulären Membranen halten den osmotischen Gradienten zwischen Gefäßbett und Interstitium aufrecht. Die Filtrationsrate unterliegt den gleichen Gesetzen wie die Flüssigkeitsströmung in einem Röhrensystem:

$$\text{Fluß (I)} = \text{Druckgefälle } (\Delta P) : \text{Widerstand (R)}$$

Setzt man für den Widerstand seinen Reziprokwert, die Leitfähigkeit, ein, so erhält man

$$\text{Fluß (I)} = \text{Druckgefälle } (\Delta P) \times \text{Leitfähigkeit } (1/R).$$

In dieser Beziehung kann der Fluß auch als Filtrationsrate betrachtet werden ($\dot{Q}_f$), die Leitfähigkeit als hydraulische Leitfähigkeit (K_f) der Kapillarwände und das Druckgefälle (ΔP) als Balance zwischen dem hydrostatischen und dem kolloidosmotischen Druck über der Kapillarwand. Dann ergibt sich

$$(\dot{Q}_f) = (\Delta P) \times (Kf)$$

Das Druckgefälle (ΔP) ist die Resultante aus 4 verschiedenen Drucken:

1. Intravaskulärer (mikrovaskulärer = $_{mv}$) hydrostatischer Druck (P_{mv}), etwa 8 mmHg. Er wird wesentlich durch den Lungenvenendruck bzw. den Druck im linken Vorhof (LAP) bestimmt. Bei jungen Säuglingen hat allerdings der mittleren Pulmonalarteriendruck (PAP) auch noch einen großen Einfluß auf den Kapillardruck, da bei ihnen, anders als bei Kindern und Erwachsenen, wahrscheinlich alle intrapulmonalen Gefäße schon in Ruhe rekrutiert sind. Jede Flußsteigerung führt danach zu einer direkten Anhebung des mittleren PAP und des P_{mv}. Aus dem gleichen Grund führt auch eine Erhöhung des LAP zu einem annähernd linearen Anstieg des mittleren PAP. Zusätzlich wird der P_{mv} erheblich durch die Schwerkraft beeinflußt. Während der Alveolardruck bei aufrechter Körperhaltung in den apikalen, mittleren und basalen Lungenarealen immer gleich bleibt, ist der Pmv basal am höchsten. Der P_{mv} fällt etwa um 1,0 cm H_2O/cm vertikaler Höhe. Ein Ödem tritt deshalb an der Lungenbasis am schnellsten und ausgeprägtesten auf.
2. Interstitieller (perimikrovaskulärer = $_{pmv}$) hydrostatischer Druck (P_{pmv}). Der Ppmv ist negativ. Der exakte Wert ist unbekannt, man rechnet aber mit etwa –2 mmHg. Er muß zwischen dem Alveolardruck und dem negativen Pleuraldruck liegen und nimmt vom alveolären Interstitium über das extraalveoläre Interstitium bis zum Hilus hin ab. Der Lymphstrom verläuft deshalb diesem Gradienten entlang hiluswärts. Der P_{pmv} des alveolaren Interstitiums kann durch mechanische Beatmung beeinflußt werden.
3. Der intravaskuläre kolloidosmotische Druck (π_{mv}) ist mit dem kolloidosmotischen Druck in den größeren Gefäßen identisch und beträgt im Mittel 25 mmHg.
4. Interstitieller kolloidosmotischer Druck (π_{pmv}). Er ist wahrscheinlich relativ hoch und liegt etwa bei 19 mmHg. Es war bisher nicht möglich ihn direkt zu messen. Zu seiner Abschätzung wird deshalb der Proteingehalt der pulmonalen Lymphe benutzt.

Während P_{mv} Flüssigkeit aus dem Gefäßbett treibt, wirkt P_{pmv} dieser Kraft entgegen. π_{mv} hält Flüssigkeit im Gefäßbett zurück, während π_{pmv} Flüssigkeit aus dem Gefäßbett zieht. Die Balance zwischen diesen Drucken läßt sich folgendermaßen ausdrücken:

$$\Delta P = (P_{mv} - P_{pmv}) - \delta(\pi_{mv} - \pi_{pmv})$$

Dabei beschreibt δ (Reflektionskoeffizient für Plasmaproteine) die Effektivität der Eiweißbarriere über der mikrovaskulären Membran. Bei einem $\delta = 1$ ist die Membran für Eiweiß undurchlässig, bei $\delta = 0$ ist die Barriere frei durchgängig, und ein kolloidosmotischerr Gradient ist nicht mehr vorhanden. Werden diese Drucke in die Rate der transvaskulären Flüssigkeitsfiltration mit einbezogen, so erhält man die Starling-Gleichung:

$$\dot{Q}_f = K_f \times [(P_{mv} - P_{pmv}) - \delta(\pi_{mv} - \pi_{pmv})]$$

Aus den oben genannten Beispielzahlen resultiert eine permanente Transsudationskraft von 4 mmHg.

Pathophysiologie. Gleichgültig, ob es sich um eine Imbalance der verschiedenen Drucke oder um eine Schädigung der alveolokapillären Barriere handelt, die Flüssigkeitsakkumulation läuft immer in 3 Phasen ab.

Phase 1. Der Flüssigkeits- und Kolloidtransfer aus dem Kapillarblut in das Interstitium ist erhöht, wobei die Eiweißfiltration relativ geringer ist. Das interstitielle Volumen nimmt jedoch nicht zu, da in gleichem Ausmaß der Lymphabfluß ansteigt. Durch die Transsudation wird zudem der interstitielle kolloidosmotische Druck (π_{pmv}) gesenkt, da dort die Proteinkonzentration durch das Transsudat verdünnt wird (pro 2 mmHg P_{mv}-Anstieg fällt der π_{pmv} um ca. 1 mmHg). Dieser Mechanismus antagonisiert die Transsudation somit um etwa 50 %.

Phase 2. Die Filtrationsrate steigt weiter, und die Lymphdrainage kommt an ihre Kapazitätsgrenze. In dem mit einer hohen Compliance versehenen extraalveolären Interstitium sammeln sich Flüssigkeit und Kolloide. Sie umgeben die Bronchiolen, die Arteriolen und die Venulen.

Phase 3. Ein weiterer Anstieg der Filtrationsrate führt jetzt auch zur Distension des mit niedriger Compliance versehenen interalveolären Interstitiums. Es kommt schließlich zur Schädigung der alveolokapillären Barriere mit Flüssigkeits- und Proteineintritt in die Alveolen. Beim hydrostatischen Ödem beträgt der Eiweißgehalt der abzusaugenden Alveolarflüssigkeit unter 50 % und beim Permeabilitätsödem über 60 % des Plasmawertes, da hier die mikrovaskuläre Membran stärker geschädigt ist.

Hydrostatisches Ödem. Der normale pulmonale Kapillardruck (P_{mv}) liegt bei etwa 8–9 mmHg. Zu einem Ödem kommt es, wenn P_{mv} den kolloidosmotischen Druck des Plasmas (π_{mv}) von etwa 23–30 mmHg überschreitet. Damit liegt ein erheblicher Sicherheitsbereich vor. Tritt die Erhöhung des LAP z.B. bei einer Kardiomyopathie oder Pericarditis constrictiva langsam ein, so hat das Lymphsystem sogar Zeit, seine Drainagekapazität deutlich zu erhöhen. Trotz eines hohen LAP bildet sich dann lange kein Ödem aus. Vorkommen: s. Übersicht.

Ein Abfall des kolloidosmotischen Druckes (π_{mv}) allein führt noch nicht zum Ödem, da der interstitielle onkotische Druck (π_{pmv}) gleichsinnig mit abfällt. Es reicht in dieser Situation aber ein geringerer Anstieg des Kapillardruckes oder des zentralvenösen Druckes als üblich aus, um ein Ödem zu provozieren. Vorkommen: s. Übersicht.

Eine verstärkte Negativierung des interstitiellen Druckes (P_{pmv}) kann durch eine plötzliche Entlastung eines Pneumothorax mit Sog entstehen. Das Ödem tritt dabei einseitig auf und ist mehr radiologisch als klinisch erkennbar. Der interstitielle Druck kann aber auch durch forcierte Atemarbeit infolge einer schweren Obstruktion der oberen Luftwege vermindert sein.

Permeabilitätsödem. Eine Schädigung der mikrovaskulären Membran führt durch eine Abnahme von δ zu einem Permeabilitätsanstieg für Proteine mit Zunahme von K_f. Da der transmembranöse kolloidosmotische Gradient dabei gegen null geht, fällt er aus der Starling-Gleichung heraus, und es verbleiben

$$\dot{Q}_f = K_f \times (Pmv - Ppmv).$$

Jede Steigerung des Filtrationsdruckes führt jetzt sofort zu einer Steigerung der Filtrationsrate ($\dot{Q}_f$) von Flüssigkeit und Eiweiß. Da hierbei K_f hoch ist, fällt der wichtigste Gegenspieler einer Ödembildung, die interstitielle Eiweißverdünnung, aus. Aus dem gleichen Grund findet deshalb schon bei normalen Drucken eine vermehrte Flüssigkeitsfiltration statt, und jede Drucksteigerung führt zu einem überproportionalen Anstieg von $\dot{Q}_f$. Patienten mit gestörter pulmonalkapillärer Permeabilität können deshalb also schon bei relativ normalen hydrostatischen Drucken ein Lungenödem entwickeln. Die Gasaustauschstörung steht hier von Beginn an im Vordergrund. Vorkommen: s. Übersicht.

Ätiologien des Lungenödems

Hydrostatisches Ödem

1. Erhöhter Lungenkapillardruck infolge:
   a) Rückstau durch Linksherzinsuffizienz: Myokarditis, Kardiomyopathie, kritische Aortenstenose des Neugeborenen, kritische Aortenisthmusstenose, Bland-White-Garland-Syndrom, Herzinfarkt, schwere Asphyxie (additiv tritt hier eine transitorische myokardiale Funktionsstörung hinzu), nach Herzoperationen;
   b) Rückstau ohne schwere Myokardinsuffizienz: Mitralinsuffizienz, Perikarderguß mit Tamponade (Postkardiotomiesyndrom, postoperative Blutung), Pericarditis constrictiva (Begleitphänomen bei rheumatischen Krankheiten), externe Kompression großer Lungenvenen z.B. durch Mediastinaltumor;
   c) Rückstau durch kongenitale Stenosen: totale Lungenvenenfehlmündung mit Stenose im pulmonalvenösen Sammelsinus, hypoplastisches Linksherzsyndrom mit restriktivem Foramen ovale, angeborene Mitralstenose, Cor triatriatum sinistrum, isolierte Lungenvenenstenosen;
   d) Lungenüberflutung mit pulmonalem Hypertonus: Ventrikelseptumdefekt, persistierender Ductus arteriosus Botalli (große Links-rechts-Shunts können bei Neugeborenen auch ohne LAP-Anstieg und normaler Herzfunktion zum Ödem führen), nach chirurgischer Anpassung eines aortopulmonalen Shunts;
   e) pulmonaler Hypertonus junger Säuglinge ohne Lungenüberflutung: persistierender pulmonaler Hypertonus des Neugeborenen, bronchopulmonale Dysplasie, Lungengefäßhypoplasie (Rarefizierung des pulmonalen Gefäßbettes mit Überperfusion der verbliebenen Areale), Zwerchfellhernie, neurogenes Lungenödem bei intrakranieller Druckerhöhung (gesteigerter Sympathikotonus), Hypervolämie, alveoläre Hypoxämie, Aufenthalt in großer Höhe;
2. erniedrigter intravasaler kolloidosmotischer Druck infolge: nephrotisches Syndrom, Hypalbuminämie nach Verbrennungen, Eiweißverlustenteropathien, Hunger;
3. erniedrigter interstitieller Druck infolge: rasche Entlastung eines Pleuraergusses, schwere Obstruktion der oberen Atemwege.

Permeabilitätsödem

1. Virale und bakterielle Pneumonien;
2. Surfactantverlust; z.B. Respiratory-distress-Syndrom, Ertrinken, Aspiration sauren Mageninhaltes, thermische Schädigung, Rauchvergiftung;
3. diffuses Kapillarleck-Syndrom, z.B. Endotoxinämie, Sepsis, disseminierte intravasale Gerinnung, hämorrhagischer Schock;
4. Freisetzung vasoaktiver Substanzen aus Leukozyten, Thrombozyten und Mastzellen; z.B. bei anaphylaktischem Schock, akuter Pankreatitis, allergischer Pneumonie, Goodpasture-Syndrom, Lupus erythematodes (Histamin, Bradykinin, Leukotriene, Tumor-Nekrose-Faktor), Schlangengift;
5. direkte Schädigung der alveolokapillären Barriere durch Inhalation toxischer Gase, z.B. Sauerstoff: im Tierexperiment nach 48–72 Stunden von FiO2=1,0; Halogene, Phosgen, Ozon, Stickstoffdioxid; oder durch alveoläre Überdehnung infolge hoher Beatmungsdrucke;
6. toxische Arzneimittelwirkung; z.B. Salizylsäure, Nitrofuradantoin, Methotrexat;
7. Lungenembolie, Urämie, Strahlenpneumonie.

Lymphdrainagestörungen

1. Pulmonale Lymphangiektasien (primär, sekundär), Tumorausbreitung, Lungenfibrose.

Klinische Symptome. Der klinische Befund wird sowohl von der Grundkrankheit als auch vom Ausmaß des Lungenödems bestimmt. Das hydrostatische Ödem aus kardiovaskulärer Ursache bewirkt in *Phase 1* nur eine Belastungsdyspnoe, evtl. mit leichten inspiratorischen Rasselgeräuschen bei der Eröffnung verschlossener Alveolen. In *Phase 2* bewirkt die Flüssigkeitsansammlung im perivaskulären und peribronchialen Gewebe eine Unschärfe der Lungengefäße und des Hilusschattens im Röntgenbild. Im Gefolge der Obstruktionen stehen die Zwerchfelle tiefer. Besonders an der Lungenbasis werden die Atemwege durch die interstitielle Flüssigkeit komprimiert. Hinzu treten reflektorisch Bronchokonstriktionen, die ebenfalls zu Giemen führen. Die interlobulären Septen sind verdickt (Kerley-B-Linien). Die Herzsilhouette wird größer (Belastung von rechtem Vorhof und rechtem Ventrikel). Durch das Ventilations-Perfusions-Mißverhältnis kommt es zur Hypoxämie und über Dehnungsrezeptoren zur Tachypnoe. Um ein gegebenes Luftvolumen bei den steiferen Lungen zu bewegen, ist vermehrte Anstrengung nötig und führt zur Dyspnoe. Pulmonale und kardiovaskuläre Leitsymptome s.u. Wegen eines gesteigerten Sympathikotonus ist der Blutdruck häufig eher hoch. Die Schwere der Hypoxämie korreliert mit dem Lungenkapillardruck. In *Phase 3* tritt Flüssigkeit in die Alveolen, und das Sputum kann rötlich tingiert sein. Es sind feinblasige Rasselgeräusche zu auskultieren. Der zunehmende intrapulmonale Rechts-links-Shunt verstärkt die Hypoxämie, und die Tachydyspnoe führt zur Hypokapnie. Bei sehr schwerem Lungenödem kippt der Gasaustausch zur Hyperkapnie mit gemischter Acidose.

Pulmonale und kardiovaskuläre Leitsymptome

- Phase 1: Belastungsdyspnoe;
- Phase 2: Atemnot, Husten im Liegen, Giemen, Entfaltungsknistern, Zyanose, inspiratorische Einziehungen, Nasenflügeln, Einsatz der Atemhilfsmuskulatur, Angst, gestaute Halsvenen, Galopprhythmus und blasse bis zyanotische kalt-feuchte Haut bei erhöhtem Sympathikotonus;
- Phase 3: feinblasige Rasselgeräusche, rötlich schaumiges Sputum, Tachydyspnoe, Hypokapnie, später Hyperkapnie.

Diagnose und Differentialdiagnose. Sehr wichtig sind für die schnelle Diagnose und Differentialdiagnose (s. Übersicht) die Anamnese und die klinischen Befunde (s.o.). Ein Röntgenthoraxbild, die Blutgasanalyse, die Echokardiographie, die Bronchiallavage mit ihrer Proteinkonzentration und ggf. eine Herzkatheterisierung führen schließlich häufig zur Klärung der zugrunde liegenden Krankheit. Beim schweren Bronchialasthma finden sich neben einer entsprechenden Vorgeschichte zwar auch die extreme Dyspnoe mit aufrechter Körperhaltung, Giemen und Pfeifen, aber im Unterschied zum „kardialen Asthma" fehlen die kalt-schweißige Haut (Zentralisation) und die gestauten Jugularvenen. Die Zyanose ist beim kardiovaskulären Lungenödem durch die Addition von zentraler (intrapulmonaler Rechts-links-Shunt) und peripherer Zyanose oft stärker ausgeprägt.

Therapie. Die Behandlung beider Formen des Lungenödems umfaßt symptomatische Sofortmaßnahmen und den Versuch einer ursächlichen Behandlung.

Symptomatisch. Der Oberkörper wird erhöht, Einleitung einer forcierten Diurese, Flüssigkeitsrestriktion, Sauerstoffvorlage. Der Patient wird mit Bedacht sediert, wobei im fortgeschrittenen Stadium bei Spontanatmung Vorsicht geboten ist. Bei persistierender Atemnot und arterieller Hypoxämie ist die Indikation zur maschinellen Beatmung mit positivem endexpiratorischem Druck (PEEP) und einer Analgosedierung mit Opiaten gegeben. Der positive Atemwegsdruck wirkt der Transsudation entgegen. Eine eventuelle Hypoproteinämie muß ausgeglichen werden.

Ursächlich. Beim hydrostatischen Ödem muß entweder die Herzinsuffizienz mit Glykosiden, Katecholaminen und restriktiver Flüssigkeitszufuhr behandelt werden, oder zugrunde liegende kardiovaskuläre Fehlbildungen müssen operativ beseitigt werden. Für das Permeabilitätsödem sei je nach Ätiologie auf die entsprechenden Kapitel verwiesen. Bei schweren Pneumonien oder Intoxikationen ist häufig die maschinelle Beatmung und manchmal die extrakorporale Membranoxygenierung notwendig.

Verlauf und Prognose. Das hydrostatische Ödem selbst läßt sich im allgemeinen gut und rasch beseitigen. Beim Permeabilitätsödem ist die Behandlung schwieriger. Das Ergebnis hängt entscheidend vom Verlauf der Grundkrankheit ab.

Lungenembolie und Lungeninfarkt

W.-R. Thies

Definitionen. Die Lungenembolie ist eine Verlegung eines Pulmonalarterienastes durch körpereigene oder körperfremde Substanzen, die in die Lungenarterie eingeschwemmt worden sind (zumeist Thrombembolien oder Fettembolien). In dem nachgeschalteten Gefäßbereich kann sich ein blander Lungeninfarkt ausbilden. Ein hämorrhagischer Lungeninfarkt entsteht durch Einblutung in diesen Bezirk. Voraussetzung ist dafür aber das gleichzeitige Vorliegen einer pulmonalvenösen Stauung.

Epidemiologie. Die pulmonalen Embolien sind im Säuglings- und Kindesalter zwar selten, aber es muß an ihre Möglichkeit gedacht werden.

Ätiologie. Ausgangsort pulmonalarterieller Embolien sind meist Thromben, die aus verschiedenen Venengebieten herrühren können. Häufig gehen dem Embolieereignis Wirbelsäulen- oder Rückenmarksverletzungen, schwere Verbrennungen und längere Inaktivierung voraus. Femoral- oder Beckenvenen sind bei Kindern z.B. Ursprungsorte nach Skolioseoperationen. In Frage kommen aber auch Abdominal- oder Kopfvenen, rezidivierende Embolien nach ventrikuloatrialen Shunts, zentralvenöse Katheter (Umbilikalvenenkatheter), Ablösung eines unter Lysebehandlung unvollständig aufgelösten Thrombus von einem zentralvenösen Katheter, Dehydratationszustände kranker Neugeborener, Asphyxie mit nachfolgender respiratorischer Insuffizienz, Sichelzellanämie, angeborene zyanotische Herzfehler, bakterielle Endokarditis und rekurrierende Tumorembolien. Bei Adoleszenten können kürzlich abgelaufene Aborte, Drogenmißbrauch, orale Kontrazeptiva und angeborene Hyperkoagulationszustände wie eine verminderte Produktion von Protein C oder S oder ein Antithrombin-III-Mangel Ursachen für Embolien sein. Fettembolien entstehen meist nach Knochenfrakturen oder durch nekrotisches Knochenmarksgewebe bei Sichelzellanämie. Kinder mit einer singulären Herzkammer sind nach Fontan-Operationen einem besonderen Risiko für Lungenembolien ausgesetzt. Venöse Lungeninfarkte bei pulmonalvenösen Obstruktionen treten wegen des reichen kollateralen Netzwerkes selten auf. Meist lag in diesen Fällen eine sklerosierende Mediastinitis mit Obstruktion mehrerer großer Lungenvenen vor. Als andere Ursachen sind beschrieben: linksatriales Myxom, linksatrialer Thrombus bei Mitralstenose, Thrombosierung nach Lungenresektion, kongenitale Pulmonalvenenstenosen und Tumorausbreitung.

Pathogenese. Die Lungen sind wie die Leber mit einer doppelten Blutversorgung ausgestattet. Die Bronchialarterien sind als Vasa privata für die Ernährung des Lungengewebes und der Atemwege und die Pulmonalarterien als Vasa publica für den Gasaustausch zuständig. Während die hilusnahen Bronchialvenen in die V. azygos und V. hemiazygos münden, drainiert das Gros der Bronchialvenen in die Lungenvenen der Vasa publica. Wird ein zentraler Ast der Pulmonalarterie von einem großen Embolus verschlossen, dann wird das nachgeschaltete Lungengewebe ausreichend über die Rami bronchiales der Vasa privata mit Blut versorgt, und es entsteht kein Lungeninfarkt. Der akute Ausschluß eines großen Anteils des Gefäßbettes bewirkt allerdings einen abrupten Anstieg des Lungengefäßwiderstandes. Der rechte Ventrikel muß plötzlich einen hohen Druck zu dessen Überwindung aufbauen. Zusammen mit einem reflektorisch einsetzenden Koronarspasmus kann dies zum akuten Cor pulmonale und zum Soforttod führen. Aber auch kleinere periphere Verschlüsse der Lungenstrombahn führen meist ebenfalls nicht zum Lungeninfarkt und werden häufig noch nicht mal von Symptomen begleitet. Charakteristisch für den hämorrhagischen Lungeninfarkt ist die Blutung in den Infarktbereich. Zu seiner Entstehung muß neben dem Verschluß einer Pulmonalarterie, die zur Schädigung der Kapillarwände führt, auch noch eine Erhöhung des pulmonalvenösen hydrostatischen Druckes mit Stase im venösen Gefäßbett hinzutreten. Konsekutiv ist dann auch immer der Kapillardruck erhöht. Eine solche Situation ist gegeben, wenn durch kongenitale Herzgefäßfehlbildungen (stenotische totale Lungenvenenfehlmündung, restriktives Foramen ovale bei hypoplastischem Linksherzsyndrom, Cor triatriatum sinistrum, Mitralstenose, isolierte Lungenvenenstenosen, pulmonalvenöse okklusive Krankheit) oder durch eine Linksherzinsuffizienz (Myokarditis, Kardiomyopathie, kritische Aortenstenose oder Aortenisthmusstenose) eine pulmonalvenöse Abflußbehinderung vorliegt. Da die Bronchialvenen mit den Pulmonalvenen kommunizieren, ist bei einer Lungenvenenstauung der Druck auch immer in beiden Gefäßbereichen erhöht mit der Folge einer Ödembildung in der Mukosa der Atemwege. Bei der Sichelzellanämie kommt es „krisenartig" zu Verformungen der Erythrozyten, die zu schmerzhaften Kapillarokklusionen führen können. Sind ernährende Gefäße des Knochenmarks der langen Röhrenknochen betroffen, so führt dies zu Knochenmarksnekrosen, und fetthaltige Nekrosebestandteile können in die Blutbahn eintreten. Werden sie in die Pulmonalarterien embolisiert, so kann ein Lungeninfarkt die Folge sein.

Pathologie. Die hämorrhagischen Lungeninfarkte sind immer pyramidenförmig. Die Spitze weist hiluswärts, und die Basis liegt subpleural. Die Pleura zeigt eine fibrinöse Pleuritis. Der vollkommen luftleere Infarktbezirk ist stark rot gefärbt und wird durch die interlobulären Septen scharf begrenzt. Vor Einsetzen der Nekrose sind die kleinen Bronchien, Bronchiolen, Ductus alveolares und Alveolen mit Erythrozyten und einem zarten Fibrinnetz gefüllt. Später zerfallen die Zellkerne der Alveolarsepten als Zeichen der Nekrose. Nach 1–2 Tagen bildet sich um den Infarkt ein Wall von Granulozyten und Makrophagen, und vom 7. Tag an beginnt die Reparation, indem vom Rand her Granulationsgewebe in den Infarkt einwächst. Die Nekrose wird durch Makrophagen resorbiert und durch Bindegewebe in eine Narbe umgewandelt. Das an den Infarkt angrenzende lufthaltige Lungenparenchym zeigt die Zeichen der chronischen Stauung.

Klinische Symptome. Das klinische Spektrum der Lungenembolie ist sehr variabel. Sie imponiert häufig als Pneumonie, und die Diagnose wird oft erst anläßlich einer Obduktion gestellt.

1. Klassische Symptomatik: Pleuraschmerz, Hämoptyse und Lungeninfiltration (üblicherweise nicht vorhanden, da ein Infarkt selten ist);
2. große (fulminante) Lungenembolie: akutes Rechtsherzversagen mit Luftnot und Husten;
3. kleinere Embolien mit Infarkt: transitorische Tachydyspnoe, eingeschränkte Beweglichkeit einer Thoraxseite, leichtes Fieber, evtl. substernale oder pleurale Schmerzen mit möglicher Ausstrahlung in die Schulter, ggf. blutiges Expektorat;
4. bei Vorliegen ausgedehnter Lungenvenenobstruktionen: heftige Hustenattacken, Dyspnoe, wechselnde Zyanosezustände und ggf. Hämoptyse.

Diagnose

Auskultation/Perkussion. Kleinere Embolien sind unauffällig, größere Embolien bewirken eine Abschwächung des Atemgeräuschs, feuchte Rasselgeräusche, Pleurareiben und einen palpatorisch gedämpften Lungenschall.

Röntgen. Ektatische zentrale Pulmonalisarterie bei massiver Lungenembolie. Für Infarkte ist die Röntgentechnik meist wenig aufschlußreich mit Transparenzminderung ohne spezifische Form. Das Zwerchfell der betroffenen Seite steht oft höher und ist bewegungseingeschränkt. Ein Pleuraerguß ist möglich.

Gasanalysen. Exspiratorisch erniedrigter pCO_2 (Hyperventilation und vermehrte Totraumventilation infolge des pulmonalarteriellen Verschlusses, typische Differenz zwischen endexspiratorischem und arteriellem pCO_2 bei Embolie). Der arterielle pO_2 kann ebenfalls erniedrigt sein und ist auch unter Sauerstoffatmung nicht zu normalisieren (Folge der intrapulmonalen Rechts-links-Shunts, sofern das Foramen ovale verschlossen ist).

Szintigraphie. Typisch ist die erhaltene Ventilation bei Ausfall der Perfusion.

Angiokardiographie. Sie ist die Methode mit der größten Aussagekraft. Sie ist aber nicht ohne Risiko für eine pulmonale Blutung, und es wird häufig auf sie verzichtet.

Bronchoskopie. Sie zeigt nur unspezifische inflammatorische Veränderungen der Mukosa und birgt aber das große Risiko, daß geringe Schleimhautverletzungen zu profusen Blutungen führen können.

Differentialdiagnose. Pneumonie; weitere Krankheiten sind unter Ätiologie und Pathogenese aufgeführt.

Therapie. Bei nicht schwer erkrankten Kindern und einem szintigraphischen Befund, der eine Embolie sehr wahrscheinlich macht, ist eine Low-dose-Heparinisierung ohne Angiographie angezeigt. Werden chronische Embolisierungen auf einen ventrikuloatrialen Shunt zurückgeführt, so muß der Shunt entfernt werden. Massivere embolische Ereignisse sind medizinische Notfälle. Ihre Behandlung zielt auf die Verhinderung des kardiovaskulären Kollaps und der Ateminsuffizienz ab. Dies wird erreicht durch die Gabe von Katecholaminen, Sauerstoff, mechanischer Beatmung, Antibiotika und einer effektiven Analgesie. Die chirurgische Entfernung eines pulmonalarteriellen Embolus ist im Kindesalter nur extrem selten angezeigt und mehr eine Verzweiflungstat. Nach Stabilisierung müssen weitere Embolisierungen durch intravenöse Heparinisierung mit initial 50–75 U/kg und einer Erhaltungsdosis von 25 U/kg über 7–10 Tage verhindert werden. Die PTT sollte auf das 1,5fache verlängert sein. Ist die Ursache der Embolisierung nicht definitiv beseitigt, so ist eine Markumarisierung über 3–6 Monate mit einem INR-Wert von 2,5–3,5 angezeigt.

Verlauf und Prognose. Bei einer massiven Lungenembolie sind 4 Verlaufsformen möglich:

1. Soforttod nach plötzlich einsetzender stärkster Atemnot und Zyanose (pulmonales Strombett quasi verschlossen);
2. Rechtsherzversagen innerhalb von Stunden bis Tagen infolge persistierender Hypoxämie und persistierend erhöhter Druckarbeit für die rechte Kammer (pulmonales Strombett reduziert);
3. spätes Cor pulmonale mit Rechtsherzinsuffizienz nach zunächst überlebter alter massiver Lungenembolie mit resultierendem pulmonalen Hypertonus infolge unzureichender Rekanalisation;
4. Restitutio ad integrum durch vollständige Rekanalisation.

Bei unbemerkt ablaufenden rezidivierenden pulmonalen Embolien, z.B. durch einen ventrikuloatrialen Shunt, kann es über Monate zur Lungenfibrose und zum subakuten Cor pulmonale kommen.

Ein Lungeninfarkt führt meist zu keiner vitalen Gefährdung.

149 Lungentumoren

H. Christiansen, F. Lampert

Im Kindesalter sind primäre Tumoren des Respirationstraktes sehr selten. Die meisten Neoplasien des Lungenparenchyms sind Metastasen. In die Lunge metastasierende Tumoren bei Kindern sind: der Wilms-Tumor, das Osteosarkom, Ewing-Sarkom, Rhabdomyosarkom und Hepatoblastom.

Lokalisation. Die primären intrathorakalen Neubildungen befinden sich am häufigsten im Mediastinum, wobei die Lokalisation dieser Neubildungen im vorderen, mittleren oder hinteren Mediastinum oft wichtige Hinweise auf die Art des Tumors ergibt (Tabelle 149.1). Etwa 50 % der mediastinalen Tumoren sind maligne.

Klinische Symptome. Intrathorakale Tumoren können durch Kompression oder Infiltration angrenzender Organe zu folgenden Symptomen führen: atemabhängige Schmerzen, Dyspnoe, Stridor, Husten, Hämoptoe und Schluckbeschwerden. Oftmals sind sie jedoch asymptomatisch und werden zufällig anläßlich Röntgenuntersuchungen aus anderer Indikation diagnostiziert.

Diagnose. Bei klinischem Verdacht auf eine intrathorakale Raumforderung steht am Anfang der Diagnostik das Röntgenbild des Thorax in 2 Ebenen, bei Tumorverdacht ergänzt durch die Computertomographie bei intrapulmonalen Raumforderungen bzw. durch die Magnetresonanztomographie bei mediastinalen Tumoren. Sonographische Untersuchungen sind indiziert z.B. bei Ergüssen in den Pleuraraum, szintigraphische Untersuchungen z.B. bei Verdacht auf Neuroblastom.

Eine sichere Diagnose ist grundsätzlich anzustreben durch eine histologische Untersuchung nach Probeentnahme durch Mediastinoskopie, Thorakotomie oder CT-gesteuerter Feinnadelbiopsie. Bei einigen Krankheiten können in Perikard- oder Pleuraergüssen maligne Zellen durch Immunophänotypisierung eindeutig zugeordnet werden, so daß durch eine Punktion dieser Ergüsse auf eingreifende diagnostische Verfahren verzichtet werden kann.

Thymushyperplasie und Neoplasie

Der zweilappige Thymus liegt im oberen vorderen Teil des Mediastinums. Thymuszysten, Thymushyperplasie und das Thymom sind die vom Thymus ausgehenden Neubildungen. Zusammen machen sie weniger als 5% der Mediastinaltumoren bei Kindern aus.

Thymuszysten sind selten, und ihre Genese ist ungeklärt.

Bei Früh- und Neugeborenen ist ein großer, oftmals das Herz verdeckender Thymus kein pathologischer Befund.

Tabelle 149.1. Differentialdiagnostik der thorakalen Neoplasien im Kindesalter in Abhängigkeit von der Lokalisation

Benigne	Maligne
Vorderes und mittleres Mediastinum	
Keimzelltumoren	Keimzelltumoren
Lymphome (infektiös)	Lymphome (Hodgkin, Non-Hodgkin, Leukämie)
Thymushyperplasie	Thymom
Lymphangiome	Rhabdomyosarkom
Fibrome	
Lipome	
Perikardzysten	
Bronchogene Zysten	
Hinteres Mediastinum	
Ganglioneurom	Neuroblastom
Neurofibrom	Ganglioneuroblastom
Phäochromocytom	Peripherer neuroektodermaler Tumor (PNET)
Bronchogene Zysten	
Enterogene Zysten	
Thorakale Meningozele	
Larynx, Trachea, Bronchien, Lungen	
Larynxpapillom	Bronchusadenom
Hämangiom	Lungenmetastasen
Fibroxanthom	
Chondrom	
Herz	
Rhabdomyom	Rhabdomyosarkom
Fibrom	
Myxom	
Pleura und Rippen	
Osteomyelitis	Metastasen
Chondrom	Mesotheliom
Osteoidosteom	Ewing-Sarkom
Fibröse Dysplasie	Peripherer neuroektodermaler Tumor (PNET)
Aneurysmatische Knochenzyste	Osteosarkom
	Chondrosarkom
	Langerhanszell-Histiozytose

Von einer Hypertrophie des Thymus spricht man, wenn sich bei älteren Säuglingen, Kindern oder Adoleszenten auf einer Röntgenaufnahme des Thorax fast immer als Zufallsbefund eine massive Vergrößerung des Thymus befindet. Das Thymusgewebe ist nach Biopsie histologisch unauffällig.

Die Abgrenzung gegen eine Thymusinfiltration, ein Thymom oder anderer Tumoren kann jedoch eine Mediastinoskopie oder Thorakotomie zur Diagnosestellung in Zweifelsfällen notwendig machen, nachdem eine Knochenmarkspunktion nicht richtungsweisend war.

Eine Thymushyperplasie verursacht keine klinischen Symptome, insbesondere keinen Stridor, keinen Husten oder Dyspnoe. Eine Behandlung der Thymushyperplasie ist nicht notwendig; es muß dringend davor gewarnt werden, eine Behandlung mit Kortikosteroiden oder Zytostatika durchzuführen, weil hierauf auch leukämische Infiltrate und Lymphome reagieren und somit eine adäquate Therapie unterbleibt. Vor allem die früher oft angewandte Bestrahlung hat Jahrzehnte später vermehrt zu Schilddrüsenkarzinomen geführt.

Thymome sind bei Kindern extrem selten. Diese langsam und invasiv wachsenden Tumoren metastasieren nur selten. Bei invasivem Wachstum ist nach chirurgischer Entfernung eine Bestrahlung erforderlich; bei Nichtansprechen sollte eine Chemotherapie versucht werden, wobei eine Kombination aus Cis-Platin, Etoposid und Ifosphamid die besten Erfolge ergeben hat. Während die Assoziation benigner Thymome und Myasthenie bei Erwachsenen je nach Untersuchungsserie in bis zu 59 % der Patienten besteht, ist diese Beziehung bei Kindern sehr selten und beschränkt sich in der Literatur auf die Beschreibung von Einzeldarstellungen.

Literatur

Batata MA, Martina N, Huvos AG, Aguilar RI, Beattie EJ (1974) Thymomas: Clinico-pathologic features, therapy and prognosis. Cancer 34: 389–396

Furman WL, Buckley PJ, Green AA, Stokes DC, Chien LT (1985) Thymoma and myasthenia gravis in a 4-year-old child. Cancer 56: 2703–2706

Levine GD, Rosai J (1978) Thymic hyperplasia and neoplasia: A review of current concepts. Hum Pathol 9: 495–515

150 Thoraxtrauma

P. Sacher

Epidemiologie. Thoraxverletzungen kommen bei Kindern relativ selten vor. In den meisten Fällen handelt es sich um ein stumpfes Thoraxtrauma, das vielfach lediglich zu einer milden Beeinträchtigung der Atemsituation führt und mehrheitlich nur eine engmaschige Beobachtung braucht. Häufigste Ursachen sind Verkehrsunfälle, sei dies als Fußgänger oder als Fahrzeuginsasse. Bei vielen Kindern findet sich ein Thoraxtrauma kombiniert mit einem Schädel-Hirn-Trauma oder Abdominaltrauma. Die Mortalität von Kindern mit einem isolierten Thoraxtrauma liegt bei 5 %. Bei einem zusätzlichen abdominellen Trauma steigt diese auf 20 % und bei einem assoziierten Schädel-Hirn-Trauma auf 40 %. Leider ist auch Kindesmißhandlung häufig Ursache eines Thoraxtraumas. Bei Kindern unter 3 Jahren sind Rippenfrakturen in über 60 % der Fälle auf Kindesmißhandlung zurückzuführen.

Besonderheiten der Thoraxverletzungen im Kindesalter. Durch die hohe Elastizität des Brustkorbes des Kindes einerseits wird die kinetische Energie des Unfalls meist direkt auf die unterliegenden Strukturen übertragen. Signifikante intrathorakale Läsionen gehen in mehr als der Hälfte aller Fälle nicht mit Rippenfrakturen einher. Andererseits ist das Mediastinum bei Kindern nicht stark fixiert. Wird nun die V. cava bei einem Spannungspneumothorax oder einem ausgedehnten Hämatothorax durch eine exzessive Dislokation abgeknickt, so kann dies zu einem hypovolämen Schock führen. Kinder haben zudem beschränkte Kompensationsmöglichkeiten aufgrund eines generell höheren Sauerstoffverbrauchs mit kleinerer funktioneller Residualkapazität, kombiniert mit einer verminderten Lungencompliance sowie horizontal angeordneten Rippen, größerer Thoraxcompliance und noch nicht voll entwickelter Interkostalmuskulatur und deshalb vorwiegender Zwerchfellatmung. Bedingt durch eine limitierte Dekompensation eines Pneumomediastinums beim Neugeborenen kommt es in dieser Altersgruppe schnell zu einem Pneumothorax mit kardiovaskulärer Beeinträchtigung.

Klinische Symptome und Befunde. Ein hypoxisches Kind zeigt Agitiertheit, Dyspnoe oder Tachypnoe sowie im Extremfall eine Zyanose. Stridor, Einziehungen, vermindertes Atemgeräusch und evtl. Zyanose sind Zeichen einer Atemwegsobstruktion, wohingegen abgeschwächte Atemgeräusche, tympanitischer Klopfschall, Hypotonie sowie Verlagerung der Herztöne und eine Einflußstauung den Verdacht auf einen Spannungspneumothorax lenken. Bei kontinuierlichem Luftaustritt nach Einlegen einer Thoraxdrainage, bei subkutanem oder mediastinalem Emphysem, Hämoptoe, Spannungspneumothorax oder ausgeprägten Atelektasen muß eine Ruptur des Tracheobronchialsystems vermutet werden. Auf eine Ösophagusperforation hindeutende Symptome sind Dysphagie, Dyspnoe, Fieber, Zyanose, Thoraxschmerzen und ein subkutanes Emphysem. Subkonjunktivale Hämatome, Zyanose, Petechien im Gesicht und oberen Thorax mit pulmonaler oder zentralnervöser Beeinträchtigung sind die klinischen Zeichen eines traumatischen Asphyxiesyndroms (sog. Perthes-Syndrom).

Abklärungen. Wichtigste Untersuchung bei einem Thoraxtrauma ist die Blutgasanalyse, sowohl als initialer Befund als auch als Verlaufskontrolle. Für die Basisdiagnostik eines stumpfen Thoraxtraumas genügt im allgemeinen eine orientierende Thoraxübersichtsaufnahme a.-p. im Liegen, evtl. ergänzt durch eine Seitenaufnahme mit seitlich angestellter Kassette im horizontalen Strahlengang. Thoraxverletzungen, die eine unmittelbare Behandlung notwendig machen, zeigen sich in der Regel auf dem Thoraxübersichtsbild. Bei dringendem Verdacht auf tracheobronchiale Verletzungen liefert die Tracheobronchoskopie die zuverlässigste Diagnose. Die Echokardiographie gibt Aufschluß über Herz- und Perikardverletzungen, Herzkontusion, Perikarderguß, traumatischen Ventrikelseptumdefekt, Klappeninsuffizienz oder Papillarmuskelruptur. Eine engmaschige Überwachung mittels 24-Stunden-EKG zur Feststellung allfälliger Arrhythmien ist bei einer Myokardkontusion unerläßlich. Die Diagnostik einer Myokardkontusion beruht u.a. auch auf der Bestimmung der Kreatinin-Phosphokinase-MB-Isoenzyme oder des Troponins T oder I. Bei Verdacht auf eine Aortenruptur ist die Aortographie die Untersuchung der Wahl. Die Pulsoxymetrie schließlich erlaubt die sofortige Erfassung der arteriellen Oxygenation. Dabei ist zu bedenken, daß Ventilationsstörungen im Sinne einer Atemwegsobstruktion erst terminal zu einer Hypoxie führen können.

Diagnose und Therapie der pädiatrischen Thoraxverletzungen

Lungenkontusion. Die häufigste Verletzung (50–60%) nach einem Thoraxtrauma ist eine Lungenkontusion, deren Ausmaß meist bereits auf der ersten Thoraxaufnahme ersichtlich ist. Meistens heilt die Kontusion innerhalb von 7–10 Tagen spontan und komplikationslos aus. In den ersten 24 Stunden ist aber auch eine drastische Zunahme des Sauerstoffbedarfs möglich. Bekannte Komplikationen sind eine Pneumonie oder akute respiratorische Insuffizienz, die eine Beatmung notwendig machen. Die Aspiration von Magensaft kann zu einem ARDS führen. Bei leichten Fällen ist Behandlung einer Lungenkontusion exspektativ. Schwere Lungenkontusionen werden durch Flüssigkeitseinschränkung, Oxygenierung und Normalisierung des CO_2 behandelt.

Pneumothorax. Kinder mit einem Pneumothorax können asymptomatisch sein oder eine schwere Ateminsuffizienz aufweisen. Ein asymptomatisches Kind mit einem Pneumothorax von weniger als 15% braucht lediglich eine engmaschige Beobachtung. Eine Pleuradrainage erübrigt sich, da die Luft spontan resorbiert wird. In ca. 1/4 der Fälle kommt es zu einem Spannungspneumothorax. Bei Verdacht auf einen Spannungspneumothorax soll eine Pleurapunktion in der Medioaxillarlinie im 4. Interkostalraum vorgenommen werden. Kann Luft oder Blut aus dem Pleuraspalt abgesaugt werden, muß ein Thoraxdrain in der mittleren Axillarlinie im 6. Interkostalraum eingelegt werden.

Pneumomediastinum. Ursachen sind Verletzungen des Tracheobronchialsystems, eine Ösophagusruptur oder rupturierte Alveoli mit Luftaustritt entlang der bronchovaskulären Schicht ins Mediastinum. Bei älteren Kindern ist ein Pneumomediastinum relativ ungefährlich, da meistens eine Dekompression durch Übertritt von Luft in den Hals und ins Abdomen stattfindet. Bei klinisch gutem Allgemeinzustand und kompensierter Atmung kann der Spontanverlauf abgewartet werden.

Hämatothorax. Bei etwa 13% der Kinder mit einem Thoraxtrauma kommt es zu einem Hämatothorax. Kinder mit einem massiven Hämatothorax zeigen vielfach die gleichen klinischen Symptome wie Kinder mit einem Spannungspneumothorax. Als Folge eines Hämatothorax kann sowohl ein hypovolämer Schock als auch eine Ventilationsstörung auftreten. Aufgrund des niedrigen Druckes im pulmonalen Kreislauf verursacht eine Lungenparenchymverletzung selten eine massive Hämorrhagie. Eine solche ist praktisch immer durch eine Verletzung größerer Gefäße bedingt. Bei Verdacht auf Hämatothorax soll vor der Thoraxdrainage ein venöser Zugang gelegt und eine Volumensubstitution vorgenommen werden. Eine Thorakotomie zur Blutstillung ist indiziert bei einem initialen Blutverlust von mehr als 15 ml/kg KG oder bei einem Blutverlust von mehr als 10% des Blutvolumens über 4 Stunden.

Rippenfrakturen. Generell haben Kinder mit Rippenfrakturen schwerwiegendere Verletzungen als Kinder ohne Rippenfrakturen. Die Therapie der isolierten Rippenfraktur ist symptomatisch. Zur Schmerzbekämpfung und Verbesserung der Atemsituation bei Rippenserienfrakturen ist eine Periduralanästhesie ideal. In gewissen Situationen ist eine Intubation und Beatmung unumgänglich.

Traumatisches Asphyxiesyndrom (Perthes-Syndrom). Eine direkte Kompression des Thorax oder des oberen Abdomens führt zu einem traumatischen Asphyxiesyndrom. Der auf den Thorax ausgeübte Druck verursacht eine plötzliche Expulsion von Blut aus dem rechten Vorhof über die klappenlose V. cava superior und Halsvenen in den Hals- und Kopfbereich und führt so zu diesem klinischen Syndrom mit Petechien im Gesicht und im oberen Thoraxbereich, subkonjunktivalen Hämatomen sowie oft einer pulmonalen und zentralvenösen Beeinträchtigung. Die Prognose ist in der Regel günstig und eine besondere Therapie erübrigt sich.

Verletzung von Trachea und Bronchien. Verletzungen von Trachea und Bronchien bei stumpfem Thoraxtrauma findet man nur in ca. 3–6 % aller Fälle. Untersuchung der Wahl bei Verdacht auf eine Ruptur im Tracheobronchialsystem ist die Tracheobronchoskopie. Expandiert die Lunge im Falle eines Pneumothorax nach Einlegen eines Thoraxdrains vollständig und versiegt das Luftleck, können kleine Bronchusrisse von weniger als 1/3 der Zirkumferenz oder Risse in der Pars membranatia konservativ behandelt werden.

Verletzungen der Mediastinalorgane. Häufigste Verletzung der Mediastinalorgane ist die Myokardkontusion. Diese Diagnose ergibt sich anhand einer Echokardiographie und/oder Bestimmung der Kreatinin-Phosphokinase-MB-Isoenzyme. Mögliche Komplikationen sind Arrhythmien, die nach üblichen kardiologischen Richtlinien zu behandeln sind. In den meisten Fällen heilt die Kontusion spontan aus. Eine Ruptur der Aorta, Perikardtamponade sowie Ösophagusverletzungen als Folge eines Thoraxtraumas sind glücklicherweise selten.

Iatrogene Traumen. Eine Überdruckbeatmung kann vor allem bei Frühgeborenen zu einem Barotrauma führen. Die häufigsten Komplikationen nach endotrachealer Intubation oder Tracheostomiekanülen sind Stenosen, Tracheomalazie oder Granulome. Eine direkte Verletzung oder Arrosion einer Interkostalarterie bei der Einlage eines Pleuradrains kann einen Hämatothorax verursachen. Deshalb hat bei Neugeborenen und Säuglingen die Einlage eines Thoraxdrains immer stumpf mit einer Klemme zu erfolgen. Ösophagusverletzungen resultieren am häufigsten bei iatrogenen Manipulationen wie Endoskopien oder Dilatationen. Bei jedem Patienten mit Thoraxschmerzen, Fieber und/oder einer Dysphagie nach einer Bougierung oder Ösophagoskopie muß eine Perforation vermutet werden. Subclavia- oder V.-jugularis-interna-Punktionen verursachen verschiedentlich Pneumothorax, Hydrothorax (Infusothorax), Hämatothorax, Frenikusparesen, Arrhythmien und Myokardperforationen mit Perikardtamponade. Nach Herzoperationen kommen nicht selten Zwerchfellparesen als Folge einer iatrogenen Schädigung des N. phrenicus vor. Tritt innerhalb von 2–4 Wochen keine spontane Erholung auf, sollte bei paradoxer Beweglichkeit des Zwerchfells im Ultraschall oder bei der Durchleuchtung eine Zwerchfellraffung vorgenommen werden.

Literatur

Cooper A (1995) Thoracic injuries. Semin Pediatr Surg 4: 109–116

Eichelberger MR (1987) Trauma of the airway and thorax. Pediatr Ann 16: 307–316

Scherer LR (1997) Thoracic trauma. In: Oldham KT, Colombani PM, Foglia RP (eds) Surgery of Infants and Children: Scientific Principles and Practice, Lippincott-Raven Publishers, Philadelphia, pp 455–461

Stafford PW, Harmon CM (1993) Thoracic trauma in children. Curr Opin Pediatr 5: 325–332

151 Schäden an Trachea und Bronchien durch Trauma und als Therapiefolgen

T. Nicolai

Trauma

Laryngeale und tracheale Rupturen oder Lecks entstehen durch Kollision der vorderen Halsweichteile mit einer scharfen Kante (z.B. Fahrradlenker, Stuhlkante). Hierbei kann es zu Einrissen der Trachea oder Frakturen im Bereich des laryngealen Knorpelskeletts kommen. Neben der akuten Dyspnoe und einem eventuellen Stridor ist als typisches Zeichen das Entstehen eines Weichteil- und Hautemphysems im Hals- und Mediastinalbereich zu beobachten. Das Luftleck kann zum Pneumothorax führen und evtl. auch verzögert auftreten. Auch bei stumpfen Thoraxtraumata mit oder ohne Rippenfrakturen kann es zu Abscherungen und Einrissen an Trachea und Bronchien kommen (Abb. 151.1); die respiratorischen Symptome sind ähnlich wie bei der Trachealverletzung im Halsbereich.

Laryngeale und tracheale Traumen lassen sich initial meist durch einen Tubus überbrücken; hierbei kann die endoskopische Plazierung von großem Vorteil sein. Die Versorgung von Abrissen und größeren Einrissen muß chirurgisch erfolgen.

Schädigung durch therapeutische Maßnahmen an Trachea und Bronchien

Die häufigste therapiebedingte Schädigung an Trachea und Bronchien tritt im subglottischen Bereich auf. Sie wird durch den Druck des Endotrachealtubus auf die Schleimhaut im Ringknorpelbereich hervorgerufen. Der Ringknorpel stellt im Kindesalter den engsten Teil des zentralen Atemwegs dar, so daß ein Tubus, der gut durch die Stimmbandebene passiert werden kann, durchaus im subglottischen Bereich eng im Ringknorpel anliegen kann. Hierdurch wird eine Minderperfusion der Schleimhaut bewirkt. Kommt noch eine schlechte Kreislaufsituation mit erniedrigtem Blutdruck und schlechter Oxygenierung hinzu oder tritt ein Schleimhautödem (z.B. nach einem Schädel-Hirn-Trauma) auf, so kann die Kapillarperfusion der Ringknorpelschleimhaut unterbrochen werden. Es kommt zu einer Schleimhautnekrose, einem Vorwachsen von Granulationen und damit zu einer Behinderung der Reepithelisierung. Hierdurch entsteht dann eine zirkuläre Narbe, die über die nächsten Tage bis Wochen nach Extubation zu einer lochblendenartigen, mehr oder weniger langen Stenose führt. Kinder mit einer Trisomie 21 sind besonders gefährdet.

Ein weiterer Faktor in der Entwicklung von subglottischen und trachealen Schäden durch Endotrachealtuben besteht in der Häufigkeit akzidenteller Extubationen und traumatischer (Re-)Intubationen. Auch hier kann durch kindgerechte Sedierung, Fixierung oder Verwendung von pharyngealen Beatmungstechniken die Schädigungshäufigkeit vermindert werden.

Die Häufigkeit des Auftretens wird durch die oben genannten Faktoren sowie die Verwendung von zu großen Tuben oder Tuben aus hartem, nicht kindgerechtem Material (Gummi) bestimmt. Die Zahlen über die Häufigkeiten aus der Literatur stammen meist noch aus der Zeit, in der die modernen weichen pädiatrischen Endotrachealtuben noch nicht zur Verfügung standen und bei älteren Patienten noch keine „high-volume-low-pressure-cuffs" verwendet wurden. Insofern sind die Zahlen, die z.T. von mehreren Prozent subglottischer Stenosen nach Langzeitintubation ausgehen, nicht auf die Situation der modernen Neonatologie zu übertragen.

Gelegentlich kommt es im Bereich der subglottischen Ringknorpelstufe bei schwierigen Intubationsbedingungen, insbesondere bei Frühgeborenen mit noch sehr weichem Gewebe, zu Perforationsverletzungen (Abb. 151.2). Hier erlaubt die endoskopische Intubation in den richtigen Atemweg und ein Belassen des Tubus für ca. 1 Woche bis 10 Tage in der Regel ein Abheilen einer Perforation ohne Folgen.

Typische Schäden an der distalen Trachea und den Bronchien durch Langzeitbeatmungen bestehen in der Entwicklung von lokalen Nekrosen und Granulationsgewebe. Die häufigste Ursache hierfür sind die sog. Absaugschäden. Wenn der Absaugkatheter über die Spitze des Endotrachealtubus hinaus unter Sog vorgeschoben wird, können – typischerweise an der Carina oder der medialen Seite des rechten Hauptbronchus – Schleimhautverletzungen gesetzt werden (Abb. 151.3). Durch entsprechende Vorsicht beim Absaugen lassen sich diese Schäden vollständig verhindern. Trachealwandschädigungen bis hin zur Nekrose sind außerdem bei der Durchführung von „Jet-Beatmung" beschrieben worden. Es scheint hier insbesondere eine Schwierigkeit in der Befeuchtung der Atemluft bei den hohen Atemströmungen der Jet-Beatmung vorzuliegen.

Nach Anlage einer Trachealkanüle kann es insbesondere bei kleinen Neugeborenen und wenn zu harte oder zu große Kanülen verwendet werden (obsolet: Silberkanülen, Kanülen mit inneren Metallspiralen bei kleinen Kindern) im Bereich des Tracheostomas und der Kanüle zu schweren destruierenden Perichondritiden kommen, so daß in der Folge eine Tracheomalazie auftritt.

Die in der Erwachsenenmedizin gelegentlich auftretende schwerste und tödliche iatrogene Schädigung des Tracheobronchialbaumes durch sog. „airway-fires" bei der Ver-

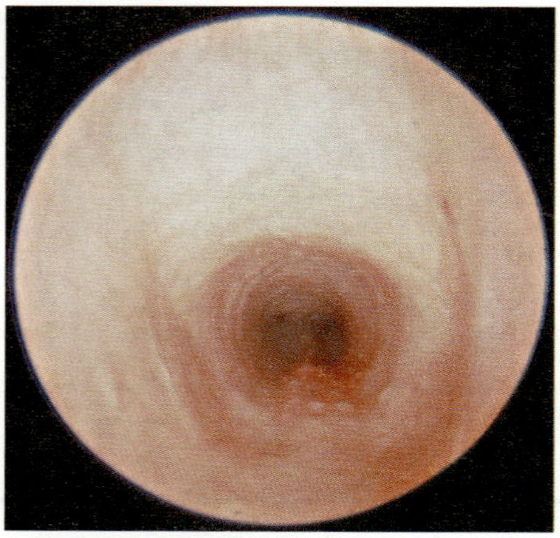

Abb. 151.1. Tracheaeinriß nach Thoraxtrauma

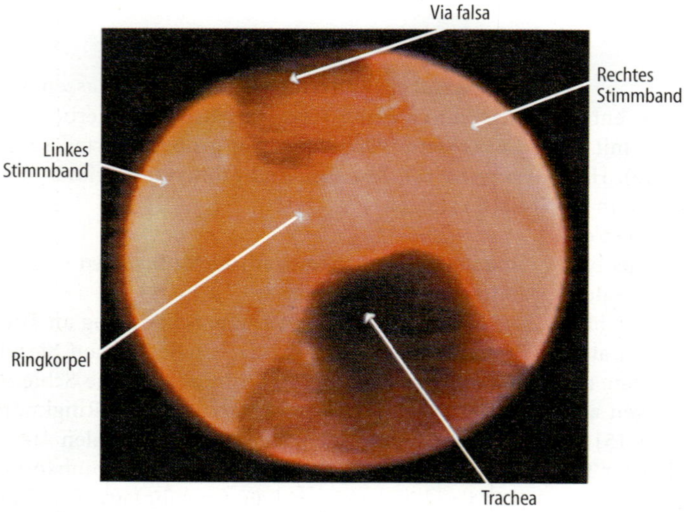

Abb. 151.2. Subglottische Perforation bei Fehlintubation eines Frühgeborenen

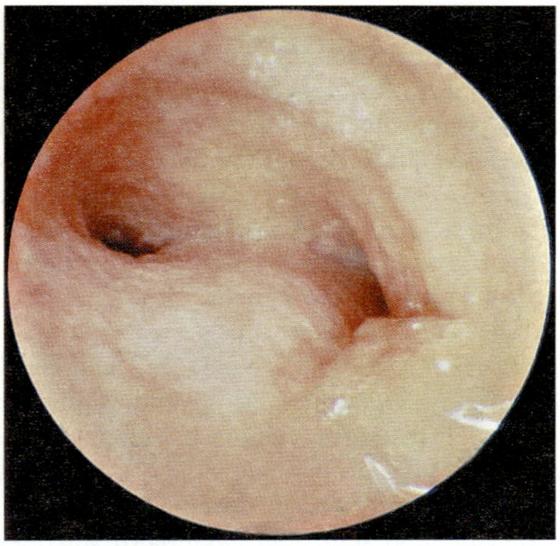

Abb. 151.3. Entzündliche Veränderungen im distalen Trachea- und rechten Hauptbronchusbereich durch zu tiefes Absaugen

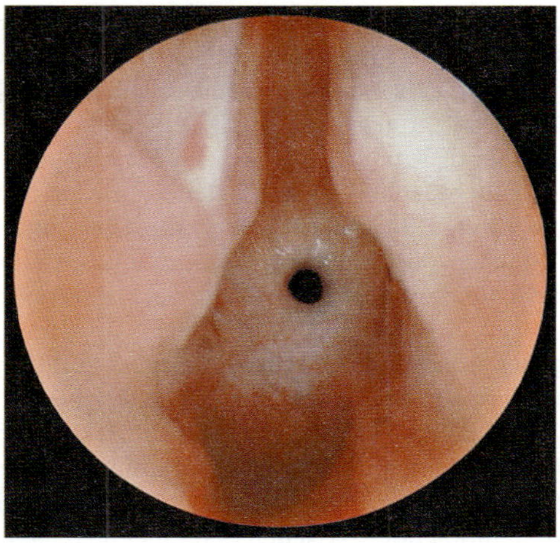

Abb. 151.4. Subglottische narbige Trachealstenose nach Langzeitintubation

wendung endoskopischer laserchirurgischer Techniken unter unzureichender Reduktion der inspiratorischen O_2-Zufuhr treten bei Kindern zum Glück nur in extrem seltenen Fällen auf.

Therapie. Die Therapie der subglottischen Trachealstenose ist befundabhängig sehr unterschiedlich (Abb. 151.4). Sie kann im Einzelfall die lokale Applikation von Steroiden oder die laserchirurgische Beseitigung von Narbenschäden erfordern. Bei längerstreckigen und höhergradigen Stenosen wird meist ein chirurgisches Vorgehen notwendig sein; hier hat sich einerseits der sog. „cricoid-split" in Einzelfällen als erfolgreich erwiesen; bei ausgeprägteren narbigen Engen wird jedoch eine subglottische Erweiterungsplastik nach Rethi mit Knorpelinterposition oder eine krikotracheale Resektionsanastomose nach Pearson mit vollständiger Resektion des stenotischen Gebietes und Reanastomose der Trachea im gesunden an den subglottischen Bereich erforderlich sein.

Distale narbige Trachealstenosen können evtl. einer chirurgischen Resektion zugänglich sein; gelegentlich wurden über erfolgreiche Ballondilatationen oder radiäre Inzisionen mit dem Laserendoskop berichtet.

Literatur

Stafford PW, Harmon CM (1993) Thoracic trauma in children. Curr Opin Pediatr 5: 325–332

Gaebler C, Mueller M, Schramm W, Eckersberger F, Vecsei V (1996) Tracheobronchial ruptures in children. Am J Emerg Med 14: 279–284

Jong AL de, Sulek M, Nihill M, Duncan NO, Friedman EM (1997) Tenuous airway in children with trisomy 21. Laryngoscope 107: 345–350

Cotton RT (1984) Pediatric laryngotracheal stenosis. J Pediatr Surg 19: 699–704

Macchiarini P, Chapelier A, Lenot B, Cerrina J, Dartevelle P (1993) Laryngotracheal resection and reconstruction for postintubation subglottic stenosis. Lessons learned. Eur J Cardiothorac Surg 7: 300–305

152 Fremdkörperaspiration in Trachea und Bronchien

W. Thal

Definition. Fremdkörperaspiration ist ein Notfallereignis, bei dem feste Bestandteile oder Flüssigkeit die Glottis verlegen oder passieren und in den unteren Atmungstrakt gelangen. Von einem chronischen Fremdkörper spricht man, wenn sich das Aspirat nach meist unerkanntem Aspirationsereignis länger als 48 Stunden im Atemweg befindet. Ein verschluckter und im Ösophagus haftender Fremdkörper kann tracheawärts penetrieren und zu einem chronischen Atemwegsfremdkörper werden. Das Einatmen toxischer Gase in die Lunge wird als Inhalation toxischer Gase bezeichnet.

Epidemiologie. Eine tracheobronchiale Fremdkörperaspiration kommt bei Kindern häufiger vor als bei Erwachsenen. Die Angaben zur Häufigkeit beziehen sich auf lokale Morbiditätsstatistiken von Kinderärzten, HNO-Ärzten, Kinderchirurgen und Anästhesisten sowie Pneumologen. In kinderbronchologischen Zentren mit zwischen 5000–10000 Gesamtuntersuchungen wird über 100–200 Kinder mit überwiegend chronischen Bronchialfremdkörpern berichtet. Betroffen sind meist Kinder unter 5 Jahre mit einem Gipfel zwischen dem 1. und 3. Lebensjahr. Knaben aspirieren häufiger als Mädchen.

Art des Aspirates. Grundsätzlich können alle Gegenstände und Substanzen, die die Glottis passieren können, auch aspiriert werden. Bei Neugeborenen (Fruchtwasser) und jungen Säuglingen (Flaschen- und Breinahrung) überwiegt die Aspiration von Flüssigkeiten verschiedener Konsistenz. Nicht selten wird Erbrochenes aspiriert. Kleinkinder aspirieren bevorzugt Nüsse in Form von Nußstück oder Nußbrei, Mohrrüben- und Apfelstücke sowie Brotstücke und Plastikteile. Bei älteren Kindern überwiegen Plastik- und Metallteile (z.B. Fahrradzubehör). Beschrieben wurden ferner Ährenhalme, Zweige, Beeren, Hülsenfrüchte, Obst- und Kürbiskerne, Knochensplitter, Zähne, Fischgräten, Schrauben, Nägel, Nadeln, Reißbrettstifte, kleine Steine, Münzen u.a.

Vorgang der Aspiration. Die Fremdkörperaspiration kann während der Nahrungsaufnahme erfolgen – bevorzugt im Gehen oder Laufen – wenn z.B. ein Hustenreiz auftritt. Darüber hinaus haben Kinder, auch Schulkinder (Kugelschreiber, Füllhalter), die Angewohnheit, Gegenstände in den Mund zu nehmen oder zwischen den Lippen zu halten.

Ein plötzliches Ereignis wie Stolpern, Stürzen, Weinen, Schreck auf Anruf oder Hustenreiz kann Anlaß zu tiefer Inspiration geben, bei der die Glottis weitgestellt ist. So lange sich der Fremdkörper frei im Atemweg befindet, löst er Reizhusten aus. Der Husten sistiert, wenn sich der Fremdkörper meist an der tiefsten Stelle des Bronchialbaumes festgesetzt hat. Vegetabilien können durch Quellung die Position festigen. Nachlassen des Hustens ist kein Hinweis darauf, daß der Fremdkörper ausgehustet wurde.

Pathologische Veränderungen im Tracheobronchialsystem. Der Fremdkörper engt das Bronchiallumen ein und führt zum Verschluß (Atelektase), häufiger jedoch zur Stenose eines Bronchialabschnittes. Es kommt zur Ventilbronchusstenose: während der Inspiration passiert Atemluft die Stenose, während der Exspiration verbleibt sie teilweise in der poststenotischen Lungenregion, was eine lokale Überblähung zur Folge hat. Fremdkörper können im Tracheobronchialbaum zu Verletzungen (Glassplitter) und schon nach wenigen Tagen zu Entzündungen mit Ulzeration und Granulationen der Schleimhaut führen. Poststenotisch kommt es zunächst zur Sekretverhaltung, später zu bakterieller Besiedelung und Eiterbildung, verbunden mit rezidivierenden Pneumonien, Dystelektasen und Atelektasen in den entsprechenden Lungenabschnitten. Bronchiektasen in poststenotischen Lungenabschnitten entwickeln sich bei anhaltender Infektion im Laufe von Wochen und Monaten. Eine Perforation durch Bronchialfremdkörper ist selten.

Lokalisation des Aspirates. Sie wird bestimmt von Größe, Form und Beschaffenheit des Fremdkörpers sowie von seiner Beziehung zur Anatomie der Bronchialabgänge und der Weite des Bronchiallumens.

Einteilung der anatomischen Lage aspirierter Fremdkörper nach Eßbach

Der Fremdkörper befindet sich
- Typ I: in der Mundhöhle, im Pharynx, Aditus und Vestibulum laryngis, im Ventriculus laryngis;
- Typ II: im Spatium subglotticum laryngis, Trachea bis zur Bifurcatio tracheae (Carina);
- Typ III: in Stammbronchien, Segment- und Subsegmentbronchien;
- Typ IV: in Bronchioli terminales et respiratorii und intraalveolär.

Klinische Symptome. Beim Verkeilen des Fremdkörpers in der *Glottis* treten nach Husten und Würgen Dyspnoe, Zyanose, Stridor und Bewußtlosigkeit auf. Bei unvollständigem Glottisverschluß und unbemerktem Aspirationsereignis (z.B. durch Knochensplitter, Fischgräten, Nadeln) entwickelt sich eine Laryngitis bzw. Laryngotracheitis, die selbst bei typischer Anamnese meist als Pseudokrupp verkannt wird.

Ein Säugling oder Kleinkind mit einer Laryngitis, die unter entsprechender Therapie nicht abklingt, muß laryngoskopiert werden.

Trachealfremdkörper sind selten. Vegetabilien, die während der Atmung zwischen Carina und Glottis flottieren, können ein glucksendes Geräusch (Floppgeräusch) bewirken. In- und exspiratorischer Stridor sowie anfallsartiger trockener Husten können durch Trachealfremdkörper (Stecknadel) bedingt sein, aber auch dann auftreten, wenn der Fremdkörper vom Ösophagus kommend in die Trachea penetriert und somit zu erheblicher Schleimhautläsion und Ösophagotrachealfistel (Aspiration von verschlucktem Speichel und flüssiger Nahrung) führt.

Bronchiale Fremdkörper sind am häufigsten rechts lokalisiert. Der initiale Hustenanfall, der nicht immer bemerkt oder im Zusammenhang mit dem Aspirationsereignis gedeutet wird, sistiert, wenn sich der Fremdkörper verkeilt hat. Nach symptomfreiem Intervall kommt es aufgrund der Schleimhautveränderungen durch den chronischen Fremdkörper zu (obstruktiven) Bronchitiden und rezidivierenden Pneumonien sowie nach Bronchialdestruktion zu Bronchiektasen.

Ein *chronischer* Fremdkörper kann sich über viele Jahre im Bronchialbaum befinden und auch – insbesondere, wenn unter Antibiotikatherapie die Entzündung der Schleimhaut zeitweise abklingt – im Bronchialbaum wandern. Chronische Fremdkörper sind gleich häufig rechts und links im Bronchialbaum zu finden. Klinisch hinweisend sind abgeschwächtes Atemgeräusch, Giemen und Rasselgeräusche an umschriebener Stelle.

Flüssiges, breiiges oder staubförmiges Aspirat gelangt bis in die *Bronchioli terminales et respiratorii.* Die Lokalisation hängt ab von der Körperhaltung zum Zeitpunkt der Aspiration. Bei Seitenlage wird einseitige Aspiration beschrieben, bei Rückenlage werden die dorsalen Bronchialabschnitte bevorzugt. Im Vordergrund der Symptomatik stehen die akut einsetzende Dyspnoe und Zyanose.

Diagnose. Anamnestische Hinweise sind plötzlich auftretende Atemnot oder der Hustenanfall, auch mit Erbrechen. Aspirationsfähige Gegenstände in unmittelbarer Nähe des Kindes, aber auch deren Fehlen, erhärten den Verdacht auf Fremdkörperaspiration.

Röntgenaufnahme des Thorax (mit Erfassung der Halsregion und des Zwerchfellverlaufes): Bei Teilverlegung des Hauptbronchus durch den Fremdkörper (Ventilbronchusstenose) ist die Überblähung des betroffenen Hemithorax zu erkennen mit tiefstehendem Zwerchfell und Verdrängung von Herz und Mittelschatten zur Gegenseite (Abb. 152.1). Vollständige Verlegung führt zur Atelektase.

Ein Fremdkörper (meist nicht schattengebend) ist im Röntgenbild nur selten erkennbar. Ein schattengebender Fremdkörper kann in Projektion auf den knöchernen Tho-

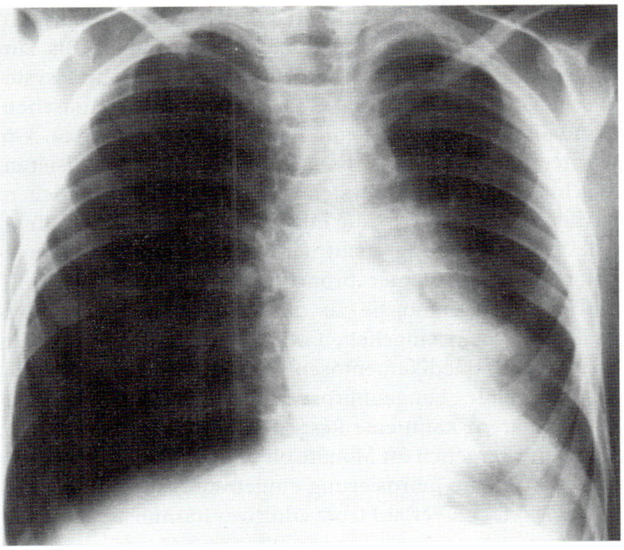

Abb. 152.1. Ventilbronchusstenose mit Überblähung infolge Fremdkörper im rechten Hauptbronchus

rax schwer nachweisbar sein. Bei Flüssigkeitsaspiration findet man – je nach Körperposition zum Zeitpunkt der Aufnahme – eine diffuse Eintrübung in den dorsalen oder kaudalen Thoraxabschnitten. Lokalisierte Verschattungen oder Aufhellungen der Lungen weisen auf einen chronischen Fremdkörper hin. Beim Vorliegen eines chronischen Trachealfremdkörpers sollte ein Ösophagogramm angefertigt werden.

Ein normales Röntgenbild des Thorax schließt einen tracheobronchialen Fremdkörper nicht aus. Die Sicherung der Diagnose „Fremdkörperaspiration" erfolgt allein durch die Bronchoskopie.

Therapie bei tracheobronchialen Festkörpern – Fremdkörperextraktion. Ein Kind nach Fremdkörperaspiration wird bis nach Fremdkörperextraktion intensiv überwacht. Bei plötzlich auftretender Atemnot nach Aspiration kann eine Intubation erforderlich werden. Wenn die Fremdkörperextraktion in Ruhe vorbereitet werden kann, sollte sie dort vorgenommen werden, wo Erfahrung besteht.

Zur Entfernung des tracheobronchialen Fremdkörpers bei Kindern ist die Tubusbronchoskopie in Narkose die Methode der Wahl: Nüchternsein abwarten (Flüssigkeitskarenz 4 Stunden, Nahrungskarenz 6 Stunden). Intubation mit größtmöglichem Tubus, vorsichtiges Absaugen von Sekret unter Vermeidung instrumenteller Schleimhautirritation und Tieferschieben des Fremdkörpers, Einstellung des Fremdkörpers mit der Optik.

Wahlweise Extraktion mit der (optischen) Fremdkörperzange, Absaugung des Fremdkörpers, Entfernung des Fremdkörpers nach Freispülung oder Anwendung spezieller instrumenteller Techniken.

Eine Kontrollbronchoskopie ist indiziert bei verbliebenem Fremdkörperrest sowie bei Schleimhautveränderungen durch Fremdkörper oder dessen Extraktion. Bei Nußaspiration, insbesondere von Nußbrei, ist sie obligat.

Spontanes Aushusten eines Fremdkörpers ist möglich. Auch ein chronischer Fremdkörper kann ausgehustet werden, wenn nach Antibiotika- oder Glukokortikosteroidgabe die Schleimhaut abschwillt und sich der Fremdkörper aus der Umklammerung löst.

Prophylaxe. Aspirationsfähige Festkörper (Spielzeugteile) gehören nicht in Kinderhand. Nüsse sollten Kleinkindern nicht zugänglich sein und nußstückhaltige Produkte (Schokolade, Gebäck) nicht angeboten werden. Aspirationsfähige Plastik- und Metallteile sollten von Kindern nicht in den Mund genommen werden (Halten einer Schraube zwischen den Lippen!). Kinder sollen beim Essen nicht herumlaufen.

Prognose. Nach Extraktion oder spontanem Aushusten des Fremdkörpers ist die Prognose gut. Nach Entfernung des chronischen Fremdkörpers kommt es zur Schleimhautabschwellung und zur Rückbildung des Granulationsgewebes. Selbst bei bestehenden Bronchiektasen kann man mit Rückgang der Infektion rechnen.

Literatur

Mantel K, Nicolai T, Merkenschläger A (Hrsg) (1995) Kinderbronchoskopie-Leitfaden. Demeter, Balingen

Székely E, Farkas E (1978) Pediatric bronchiology. Akad Kindó, Budapest

Thal W (1972) Kinderbronchologie. Barth, Leipzig

Thal W, Hardt H von der (1999) Fremdkörperaspiration. In: Rieger C, Hardt H von der, Sennhuser F, Wahn U, Zach MS (Hrsg) Pädiatrische Pneumologie. Springer, Berlin Heidelberg New York, S 782–786

153 Spezielle Krankheiten der Lunge

J. Seidenberg, F. Riedel, T. Frischer

Exogen allergische Alveolitis (EAA)

J. Seidenberg, F. Riedel

Definition und Ätiologie. Bei der EAA (Synonym: Hypersensitivitätspneumonie) handelt es sich um eine generalisierte Entzündung des Lungeninterstitiums und der Alveolen aufgrund chronischer Inhalation feinster Partikel meist organischer Herkunft. Häufige Allergene im Kindesalter sind Vogelantigene (Vogelhalterlunge) wie Federn oder Exkremente von Tauben, Wellensittichen, Papageien, Hühnern, Gänsen, Enten (und somit auch Bettfedern). Weitere Allergene sind Bakterien und Schimmelpilze aus feuchtem Heu, Kompost, Gewächshäusern (Farmerlunge), Klimaanlagen (Befeuchterlunge) oder feuchtem Mauerwerk („sick building"). Seltenere Allergene sind Medikamente (z.B. Nitrofurantoin) oder anorganische Substanzen bei Verwendung von Farben und Lacken.

Pathologie. Interleukinaktivierte T-Lymphozyten (Typ-IV-Reaktion nach Coombs und Gell) erklären überwiegend die verzögert auftretende allergische Entzündung. Die Alveolen und das Interstitium sind angereichert mit T-Suppressorzellen, so daß sich eine erniedrigte CD4/CD8-Ratio ergibt. Gelegentlich finden sich auch vermehrt Plasmazellen und nichtverkäsende Granulome. Die Makrophagen sind stimuliert mit vakuolenreichem Zytoplasma. Bereits nach wenigen Wochen kann eine zunehmende Fibrosierung festgestellt werden. Im Serum finden sich präzipitierende IgG- und IgM-Antikörper gegen das Allergen. Sie korrelieren aber nicht streng mit der Aktivität der Entzündung.

Klinische Symptome. Im Kindesalter dominiert die chronische Verlaufsform, die zunächst an eine psychosomatische Grundkrankheit denken läßt bedingt durch Räusperhusten, leichte Ermüdbarkeit und Gewichtsabnahme sowie gelegentlich eine weinerlich-depressive Grundstimmung. Bei Kleinkindern kann der Husten von Erbrechen begleitet sein. Erst im weiteren Verlauf tritt eine Belastungsdyspnoe in den Vordergrund. Auskultatorisch finden sich weniger feinblasige Rasselgeräusche als bei der akuten Form, gelegentlich fehlen sie auch. Die Diagnosestellung erfolgt spät, so daß in 50 % bereits Trommelschlegelfinger vorhanden sind.

Die Symptomatik der akuten Form ähnelt einer akuten Infektion der Lunge z.B. mit Viren, Mykoplasmen oder Chlamydien. Neben einem quälenden Reizhusten bestehen Tachydyspnoe, Zyanose und Fieber ohne Besserung auf eine antibiotische Behandlung.

Diagnose und Differentialdiagnose. Das Röntgenbild zeigt in der akuten Phase feingranuläre und -retikuläre, zum Teil milchglasartige Trübungen, ist aber bei chronischem Verlauf trotz bereits stark beeinträchtigter Lungenfunktion in bis zu 80 % unauffällig. Bei subakutem Verlauf kann eine periphere Überblähung aufgrund einer begleitenden Bronchiolitis ein Asthma vermuten lassen. Das hochauflösende Thorax-CT ist mit einer Sensitivität von 45 % früher auffällig. Die Lungenfunktion ist sehr sensitiv und zeigt eine Restriktion mit Abnahme aller Lungenvolumina, der Lungendehnbarkeit und der CO-Diffusion. Der Sauerstoffpartialdruck ist erniedrigt und fällt unter körperlicher Belastung weiter ab. Eine Leukozytose mit Eosinophilie ist nur während der Akutphase vorhanden, ebenso wie ein positiver Rheumafaktor und erhöhte Werte für „angiotensin converting enzyme" (ACE) oder LDH. Immer findet man eine Erhöhung des Immunglobulin G als Hinweis für die Stimulation der Bildung präzipitierender Antikörper gegen das Allergen. Allerdings weisen ca. 30 % der Exponierten auch ohne Krankheit Antikörpertiter auf, wohingegen bei akuter Alveolitis in 10 % keine Antikörper nachgewiesen werden können (z.T. laborabhängig). Die bronchoalveoläre Lavage dient dem Nachweis der lymphozytären Alveolitis und trifft die differentialdiagnostische Abgrenzung zur Sarkoidose, die im Gegensatz zur EAA eine erhöhte CD4/CD8-Ratio aufweist.

Therapie und Prognose. Strengste Allergenkarenz ist notwendig und erfordert intensive Reinigungsmaßnahmen, da selbst nach Entfernen eines Vogels noch über 18 Monate erhöhte Allergenmengen in der Raumluft gemessen werden können. Bei Schimmelpilzbefall der Räume ist ein Wohnungswechsel manchmal unumgänglich. Bis zur Sanierung empfiehlt sich die Hospitalisierung und systemische Gabe von 2 mg/kg KG Prednison bis zur klinischen Normalisierung. Es folgt eine reduzierte Dosis über ca. 3–6 Wochen mit dem Ziel, die Lungenfunktion zu normalisieren. Anschließend kann das systemische Steroid ausgeschlichen werden, ergänzt durch eine inhalative Steroidtherapie. Tritt eine Normalisierung nicht ein, ist mittels Umgebungsuntersuchung, erneuter bronchoalveolärer Lavage (BAL) und ggf. Lungenbiopsie zu differenzieren, ob die Allergenkarenz nicht eingehalten wird, ein ungenügendes Ansprechen der medikamentösen Therapie oder eine bereits nichtreversible Lungenfibrose vorliegt. Bei frühzeitiger Allergenkarenz kann eine Restitutio ad integrum eintreten. Allerdings vergehen oft Monate bis zur Diagnosestellung, so daß bereits eine Fibrosierung eingetreten ist mit nicht selten auch letalem Verlauf trotz additiver immunsuppressiver Therapie.

Sarkoidose

F. Riedel, J. Seidenberg

Definition. Bei der Sarkoidose handelt es sich um eine chronisch-granulomatöse Krankheit unklarer Ätiologie mit Befall zahlreicher Organsysteme: Neben Lunge und Lymphknoten können Augen, Leber und Milz betroffen sein. Bei jungen Kindern kommt es überwiegend zu einem Befall der Haut und der Gelenke, sehr selten ist in dieser Altersstufe eine Lungenbeteiligung.

Ätiologie und Pathogenese. Als auslösendes Agens werden Umweltnoxen und zahlreiche Erreger (inklusive Tuberkulosebakterien) diskutiert, ein Zusammenhang konnte jedoch nicht belegt werden. Bekannt ist eine familiäre Diathese, evtl. HLA-assoziiert.

Durch Präsentation eines Agens durch Makrophagen gegenüber T-Zellen kommt es zu einer nichtverkäsenden Granulombildung mit Epitheloidzellen, vereinzelt auch Langerhans-Riesenzellen mit Lymphozytensaum. Diese nicht pathognomonischen Granulome bilden sich meist spontan zurück, selten kommt es zur Fibroseentwicklung.

Klinische Symptome. Neben unspezifischen Symptomen wie Gewichtsabnahme, Müdigkeit, Lethargie und gelegentlich Fieber sind die Symptome durch die Organmanifestation bestimmt (Sehstörung, Husten und Kurzatmigkeit, Hauterscheinungen wie makulopapulöses Exanthem oder Plaques, persistierende Lymphknotenvergrößerung, Arthritis, Parotis- oder Tränendrüsenschwellung). In Abhängigkeit von dem pulmonalen Befall finden sich feuchte oder trockene pulmonale Nebengeräusche und gelegentlich obstruktive Symptome durch komprimierende Lymphknoten bzw. ein abgeschwächtes Atemgeräusch.

Diagnose. Die Kombination aus klinischen Symptomen und radiologischen Befunden (in über 90 % Hiluslymphknoten vergrößert) führt oft zu dem Verdacht auf Sarkoidose, der dann stets histologisch gesichert werden muß. Hierzu bieten sich folgende Biopsiestellen an: Haut- oder Konjunktivalknoten, periphere Lymphknoten, vergrößerte Drüsen, Lebergewebe, bei älteren Kindern auch die transbronchiale Biopsie. Eine offene Lungenbiopsie ist selten erforderlich.

Die Bestimmung des ACE (vermehrt produziert von Epitheloidzellen in über 80% der Sarkoidosefälle bei Kindern) kann diagnostisch hilfreich sein und zur Therapiesteuerung beitragen. Das zytologische Bild der bronchoalveolären Lavage mit einer erhöhten CD4/CD8-Ratio hilft die Sarkoidose von anderen interstitiellen Krankheiten zu unterscheiden. Gelegentlich findet sich eine Hyperkalzämie und Hyperkalziurie (erhöhte Vitamin-D-Sekretion von Granulomzellen).

Therapie und Prognose. Bei asymptomatischer Hiluslymphknotenvergrößerung oder nur leichtem Leberbefall ist eine Therapie nicht notwendig, man muß jedoch alle möglichen Organmanifestationen abklären, inklusive augenärztlicher Spaltlampenuntersuchung. Ansonsten behandelt man mit Prednison 1 mg/kg/Tag, die Dosis kann bei Kontrolle der Symptome langsam über insgesamt 6 Monate reduziert werden. Methotrexat kann steroidsparend wirken. Zur Therapieüberwachung kann neben der Klinik das ACE oder der lösliche IL-2-Rezeptor im Serum herangezogen werden.

Bei Kindern liegen nur wenig Daten zur Prognose vor, bei leichteren Stadien ist eine spontane Heilung sehr wahrscheinlich. Gesichert ist die Abhängigkeit der Prognose von der Schwere der Krankheit bei Diagnosestellung und vom Alter: bei sehr jungen Kindern unter 4 Jahren ist sie deutlich ungünstiger als im Erwachsenenalter.

Desquamative interstitielle Pneumonitis

J. Seidenberg, F. Riedel

Definition und Prognose. Die klassischen Formen der interstitiellen Lungenkrankheiten ungeklärter Ursache, erstmals beschrieben durch Liebow 1968, beinhalten die „gewöhnliche interstitielle Pneumonitis (UIP)", die „desquamative interstitielle Pneumonitis (DIP)", die „lymphozytäre interstitielle Pneumonitis (LIP)" und die „Bronchiolitis obliterans mit organisierender Pneumonie (BOOP)". Mittlerweile sind weitere Formen beschrieben wie die „akute interstitielle Pneumonitis (Hamman-Rich-Syndrom)", die „zelluläre interstitielle Pneumonitis" und die „nichtspezifische interstitielle Pneumonitis". Zur Unterscheidung der einzelnen Formen ist die Lungenbiopsie unerläßlich. Weiterhin bestimmen das Erkrankungssalter, der Spontanverlauf sowie das Ansprechen auf die Therapie die Einordnung in die bisher nur deskriptiv und nicht ätiologisch begründbaren Krankheitsbezeichnungen. Auch wird diskutiert, daß bestimmte Formen nur verschiedene Stadien eines Krankheitsverlaufs sein könnten.

Die DIP ist im Vergleich zur UIP eine zellreiche Form, die zu etwa 50% auf Kortikosteroide anspricht und somit eine vergleichsweise bessere Prognose aufweist. Spontanremissionen kommen vereinzelt vor. Dennoch kann es auch bei der DIP zu einer progredienten Fibrose unter Steroidtherapie kommen. Eine familiäre Variante ist beschrieben und führt bereits im Säuglingsalter zum Tod.

Pathologie. Charakteristisch ist eine Hyperplasie der alveolären Epithelzellen und zahlreicher großer, aktivierter Makrophagen im Alveolarraum. Da diese inital als desquamierte Epithelzellen gedeutet wurden, entstand die Bezeichnung DIP. Die Fibrosierung ist anfangs noch gering und die Struktur erhalten bis auf ein verbreitertes Interstitium mit einigen Monozyten, Plasmazellen und Eosinophilen.

Klinische Symptome. Wie bei allen interstitiellen Lungenkrankheiten ist die Symptomatik sehr variabel und kann entweder akut mit Tachydyspnoe und Hypoxämie oder schleichend verlaufen und zunächst nur durch Gewichtsabnahme, Müdigkeit, eingeschränkte Belastbarkeit und trockenen Reizhusten bemerkbar werden. Auskultatorisch sind feinblasige Rasselgeräusche nicht obligat. Bei fortgeschrittenem Verlauf bestehen Trommelschlegelfinger, eine Ruhetachydyspnoe mit interkostalen Einziehungen und Zyanoseentwicklung unter Belastung.

Diagnose und Differentialdiagnose. Die Diagnose ist nur mittels Lungenbiopsie zu stellen, die bronchoalveoläre Lavage allein ist nicht ausreichend. Ausgeschlossen werden sollte eine Systemkrankheit, eine chronische Infektion (CMV, Pneumocystis carinii, HIV etc.) und eine exogen allergische Alveolitis. Hierbei findet sich meist ein lymphozytäres Zellbild. Das Röntgenbild zeigt bei der DIP erst spät ein retikulonoduläres Muster, welches im HRCT früher erkennbar ist. Die Lungenfunktion ist restriktiv verändert, der Sauerstoffpartialdruck ist erniedrigt und fällt unter Belastung weiter ab.

Therapie. Prednison in einer Dosis von 2 mg/kg KG wird initial für 4–8 Wochen gegeben mit dem Ziel der Befundnormalisierung. Anschließend erfolgt die Reduktion unter Lungenfunktionskontrolle bis zur niedrigstmöglichen Erhaltungstherapie. Möglicherweise effektiver ist eine Pulstherapie mit Methylprednisolon (10 mg/kg/Tag über 3 Tage alle 4 Wochen) und/oder die tägliche orale Gabe von Hydroxychloroquin (10 mg/kg KG). Alternativen bei fehlendem Effekt sind Azathioprin, Cyclophosphamid, Cyclosporin und Methotrexat, wobei kontrollierte Studien im Kindesalter hierzu nicht vorliegen. Neue Therapieansätze betreffen die Unterstützung des antioxidativen Systems durch Acetylcystein bzw. die Hemmung von TNFα durch Pentoxifillin. Supportive Maßnahmen bestehen aus Sauerstoffgabe, kalorienreicher Ernährung, Impfung gegen Influenzaviren und Pneumokokken, intensive Bekämpfung von Atemwegsinfektionen sowie das Meiden von Inhalationsnoxen.

Pulmonale Hämosiderose

J. Seidenberg, F. Riedel

Definition und Ätiologie. Die Hämosiderose der Lunge ist charakterisiert durch episodische Blutungen in die Alveolen sowie die Speicherung von Eisen (Hämosiderin) in den Makrophagen. Im Kindesalter sind meistens keine Ursachen zu eruieren (idiopathische Form), allerdings lassen Assoziationen mit Milchallergie (Heiner-Krankheit), Zöliakie, IgA-Mangel, Myokarditis, Pankreatitis, Nephritis (Goodpasture-Syndrom) eine immunologische Ursache vermuten.

Regionales epidemisches Vorkommen sprechen auch für eine toxische Genese. Nur selten ist eine familiäre Häufung zu beobachten (pulmonale kapilläre Hämangiomatose).

Klinische Symptome. Episodisch bestehen Husten, Tachydyspnoe und auskultatorisch feinblasige Rasselgeräusche und Giemen. Hinzu kommen die Zeichen der Anämie mit Blässe, Tachykardie, ggf. Kreislaufinsuffizienz. Akut kann es auch zur Hämoptoe mit beatmungspflichtiger Ateminsuffizienz kommen. Bei längerem Verlauf stellen sich auch im Intervall Zeichen der chronischen Ateminsuffizienz mit Trommelschlegelfingern ein.

Diagnose und Differentialdiagnose. Hämosiderinbeladene Makrophagen (Siderophagen) können im Sputum, in der BAL wie auch im Magenaspirat nachgewiesen werden. Gleichzeitig besteht eine Eisenmangelanämie und im akuten Schub eine Retikulozytose und Leukozytose. Gesucht werden sollte nach Milchantikörpern, Antibasalmembran-AK, zytoplasmatischen AK, Gliadin-AK sowie einem IgA-Mangel. Gelegentlich pathologisch sind der Coombs-Test und die Komplementkaskade. Im Röntgenbild finden sich im akuten Schub wolkige, flaue Trübungen, im weiteren Verlauf ein retikulonoduläres Muster. Die Lungenfunktion ist gemischt obstruktiv-restriktiv verändert, die Hypoxämie teilweise auch bedingt durch einen intrapulmonalen Recht-links-Shunt. Die CO-Diffusion ist paradoxerweise erhöht aufgrund der Bindung des CO an das pulmonale Hämoglobin. Die Differentialdiagnose der Lungenblutung ist umfangreich:

- Lungenunreife;
- Hämangiomatose, Aneurysma;
- Linksherzversagen, Mitralstenose;
- „veno-occlusive disease", Lungenembolie;
- toxischer Alveolarschaden (Medikamente, Radiatio, Aspiration);
- Atemnotsyndrom (IRDS, ARDS);
- Infektionen (Tbc, Aspergillom, Bronchiektasen);
- Lungentumoren, -metastasen;
- Fremdkörperaspiration;
- Gerinnungsstörungen;
- Vaskulitiden,
- Autoimmunkrankheiten;
- Lungenhämosiderose.

Therapie und Prognose. Neben der symptomatischen Therapie (Sauerstoff, Bluttransfusion) werden systemisch Prednison 2 mg/kg KG in nachfolgend absteigender Dosis gegeben, ggf. bei mangelnder Effizienz zusätzlich Immunsuppressiva wie Azathioprin, Cyclophosphamid oder Chloroquin. Bei mildem Verlauf kann eine inhalative DNCG- oder Steroidtherapie erwogen werden. Bei Milch- oder Glutenallergie ist eine entsprechende Diät erfolgversprechend. Bei Goodpasture-Syndrom können therapieresistente Blutungen mit Plasmapherese oder bilateraler Nephrektomie gebessert werden. Desferrioxamin wird zur Reduktion der pulmonalen Eisenüberladung eingesetzt.

Die Prognose ist variabel und reicht von Spontanremission bis zu Tod innerhalb weniger Monate, insbesonders bei immunologischer Genese.

Alveolarproteinose

J. Seidenberg, F. Riedel

Definition und Ätiologie. Bei der Alveolarproteinose sind die Alveolen gefüllt mit Proteinen und Lipiden von nicht abgebautem Surfactantmaterial, welches aufgrund eines genetischen Defekts kein Surfactantprotein B enthält (kongenitale Form) oder aufgrund erworbener Makrophagendysfunktion nicht abgebaut werden kann (erworbene, adulte Form). Als Auslöser für die erworbene Form wurden verschiedene Infektionen (Nocardiose, atypische Mykobakteriose), Staubinhalationen (Quarz, Titanium, Aluminium) oder sekundäre Einschränkungen in der Immunfunktion (Leukämie, lysinurische Proteinintoleranz) beschrieben.

Klinische Symptome. Tachydyspnoe, trockener Husten und Hypoxämie bestimmen die Symptome bei meist unauffälligem Auskultationsbefund bis auf einige feinblasige Rasselgeräusche. Fieber ist nicht vorhanden.

Diagnose und Differentialdiagnose. Das Röntgenbild zeigt feinnoduläre Veränderungen perihilär und basal. Die Sauerstoffsättigung ist deutlich erniedrigt bei nicht erhöhtem $PaCO_2$. Die Lungenfunktion ist restriktiv verändert. Im Serum findet sich eine Erhöhung der LDH bei ansonsten unauffälligen Befunden. Wegweisend ist die milchig-trübe BAL-Flüssigkeit mit reichlich PAS-positivem Material neben einer normalen Zelldifferenzierung oder leichten Lymphozytose. Die Biopsie zeigt die vollständige Auskleidung der Alveolen mit dem PAS-positivem Surfactant und den elektronenmikroskopisch nachweisbaren typischen „lamellar bodies".

Therapie und Prognose. Die Prognose der kongenitalen Form ist bisher infaust, während die erworbene Form durch eine wiederholte therapeutische Lavage der gesamten Lunge langanhaltend gebessert werden kann. Auch die Gabe von GM-CSF ist bei der adulten Form erfolgreich eingesetzt worden. Spontane Remissionen sind beschrieben.

Löffler-Syndrom

F. Riedel, J. Seidenberg

Definition und Ätiologie. Das Löffler-Syndrom ist charakterisiert durch transitorische pulmonale Infiltrate, verbunden mit einer Eosinophilie. Zugrunde liegt eine Hypersensitivitätsreaktion u.a. auf Nematoden wie Ascariden (Erstbeschreibung 1932 durch Löffler), Toxocara und gelegentlich Strongyloides. Bedingt durch bessere hygienische Verhältnisse kommt in zivilisierten Ländern das parasitenausgelöste Löffler-Syndrom mittlerweilen selten vor. Im Vordergrund stehen hier Medikamentenreaktionen, unter anderem auf Antibiotika, Carbamazepin, Imipramin und ASS. In einem Drittel der Fälle kann eine Ursache nicht ermittelt werden.

Pathologie. Pulmonal finden sich lokale Infiltrate mit überwiegend eosinophilen Granulozyten, gelegentlich auch

Nekrosen mit Granulombildung. Betroffen sein kann neben der Lunge auch die Leber.

Klinische Symptome. Ein leichter trockener Husten und ggf. Dyspnoe tritt plötzlich auf, Fieber ist gelegentlich vorhanden, der Auskultationsbefund ist meist jedoch unauffällig. Bei Kleinkindern findet sich gelegentlich eine Lebervergrößerung. Die Symptome sind selbstlimitierend und halten wenige Tage bis maximal Monate an, eine progressive Entwicklung in eine akute respiratorische Insuffizienz ist eine Rarität.

Diagnose und Differentialdiagnose. Der transitorische klinische Verlauf, lokalisierte wandernde periphere pulmonale Infiltrate auf dem Röntgenbild und die Bluteosinophilie reicht zur Diagnosestellung aus, sehr selten sind weitere Untersuchungen wie eine bronchoalveoläre Lavage oder eine Lungenbiopsie notwendig. Die Stuhluntersuchung auf Parasiten ist manchmal während der akuten Hypersensitivitätsreaktion noch negativ, so werden z.B. die adulten Formen der Ascariden erst einige Wochen später im Stuhl ausgeschieden.

Differentialdiagnostisch ist neben dem Asthma an eine virale oder bakterielle Pneumonie oder an eine andere eosinophile Lungenkrankheit zu denken, wie z.B. die idiopathische eosinophile Pneumonie oder eine Vaskulitis (Churg-Strauß-Syndrom).

Therapie und Prognose. Meistens ist eine Therapie bei spontaner Remission nicht notwendig, bei parasitärer Auslösung ist eine entsprechende Antihelmetikatherapie indiziert. In schweren Fällen ist mit einem guten Ansprechen auf Steroide zu rechnen.

Die Prognose ist gut, nach Entzug der entsprechenden Noxen kommt es stets zu einer kompletten Ausheilung.

Autoimmunkrankheit mit Lungenbeteiligung

F. Riedel, J. Seidenberg

Viele Autoimmunkrankheiten betreffen den gesamten Körper und können mit einer Lungenbeteiligung einhergehen. Die bekanntesten Beispiele hierfür sind die Pleuritis bei der systemischen Form der juvenilen chronischen Arthritis (Morbus Still) und bei dem systemischen Lupus erythematodes (SLE), die oberen und unteren Atemwegsstenosen bei der Wegenerschen Granulomatose bzw. die interstitiellen Pneumopathien bei allen systemischen Kollagenosen (s. Übersicht unten). Bezüglich Einzelheiten der jeweiligen Autoimmunkrankheiten sei auf die entsprechenden Kapitel verwiesen.

Eine Frühdiagnostik der oft schleichend verlaufenden Lungenbeteiligung ist durch regelmäßige Lungenfunktionsuntersuchungen (Vitalkapazität, Diffusionskapazität, Sauerstoffsättigung unter körperlicher Belastung) sinnvoll, die lungenphysiologischen Veränderungen gehen oft den radiologischen Veränderungen voraus. Die Therapie richtet sich jeweils nach der Grundkrankheit, selten ist die Prognose durch die Lungenbeteiligung bestimmt.

Lungenbeteiligung bei Autoimmunkrankheit

- Systemischer Lupus erythematodes (Pleuritis, interstitielle Pneumonitis);
- juvenile chronische Arthritis [Pleuritis, interstitielle Pneumonitis (selten), pulmonale Rheumaknoten (sehr selten)];
- Sjögren-Syndrom [interstitielle Pneumonitis, Übergang in Lungenfibrose, Pleuritis (selten)];
- Goodpasture-Syndrom (extrem selten im Kindesalter), (Antibasalmembran-Antikörper);
- Mischkollagenose [interstitielle Pneumonitis, Pleuritis, Granulome (selten)];
- Wegenersche Granulomatose (subglottische Stenose, Bronchostenose, nekrotisierende granulomatöse Vaskulitis);
- Churg-Strauss-Vaskulitis (Asthmakrankheit, Eosinophilie, pulmonale Vaskulitis);
- Dermatomyositis (interstitielle Pneumopathie, Übergang in Fibrose, BOOP, Muskelschwäche mit respiratorischer Insuffizienz);
- Sklerodermie (interstitielle Pneumopathie, Übergang in Fibrose, pulmonale Gefäßhypertrophie);
- medikamentenbedingte Pneumopathie (Hypersensitivitätspneumonitis, Alveolitis, Fibrose, Bronchiolitis obliterans. Auslöser: MTX, Azathioprin, Colchizin, Cyclophosphamid, D-Penicillium, Gold, nichtsteroidale Antiphlogistika, Nitrofurantoin).

Literatur

Alp H, Daum RS, Abrahams C, Wylam ME (1998) Acute eosinophilic pneumonia. J Pediatr 132: 540–543

Bokulic RE, Hilman BC (1994) Interstitial lung disease in children. Pediatr Clin North Am 41: 543–567

Chernick V, Boat TF (1998) Kendig's disorders of the respiratory tract in children, 6th ed. WB Saunders, London

Osika E, Muller MH, Boccon-Gibbod L et al. (1997) Idiopathic pulmonary fibrosis in infants. Pediatr Pulmonol 23: 49–54

Pattis HN, Kendic EL (1996) Sarcoidosis in children. Pediatr Pulmonol 22: 195–203

Seidenberg J (1997) Exogen-allergische Alveolitis – häufig zu spät erkannt. T&E Pädiatrie 3 (Suppl): 70–74

Seymour JF, Dunn AR, Vincent JM, Presneill JJ, Pain MC (1996) Efficacy of granulocyte-macrophage colony-stimulating factor in acquired alveolar proteinosis. N Engl J Med 353: 1924–1925

Wang BM, Stern EJ, Schmidt RA, Pierson DJ (1997) Diagnosing pulmonary alveolar proteinosis. A review and an update. Chest 111: 460–466

Pleuritis und Empyem

T. Frischer

Pathophysiologie. Bei Entzündungen der Pleura handelt es sich meist um Mitreaktionen bei Krankheiten anderer Organe, seltener um eine isolierte primäre Krankheit. Der Ablauf erfolgt unabhängig von der auslösenden Ursache stadienhaft (exsudativ – fibrinopurulent – Organisation). Ist die zugrundeliegende Ursache eine bakterielle Infektion, können bei inadäquater bzw. zu spät einsetzender Therapie und/oder Störung der Immunabwehr alle 3 Stadien durchlaufen werden. Das Erregerspektrum umfaßt sowohl aerobe Keime als auch anaerobe Bakterien und Mycobacterium tuberculosis. Bei Säuglingen (<6 Monate) kommt Staphylococcus aureus häufig vor. Im Alter von 6–24 Monaten ist Haemophilus influenzae der häufigste Keim, während zwischen 2–15 Jahren Staphylococcus aureus und Pneumokokken, im Alter zwischen 5–15 Jahren Anaerobier und Mischinfekte dominieren. Die Identifikation des Pathogens gelingt in 50–80 % der Fälle.

Klinische Symptome und Verlauf

Anamnese. Die Klinik wird in aller Regel durch die zugrundeliegende Krankheit bestimmt. Atemabhängige Thoraxschmerzen, schmerzbedingte Einschränkung der Atemexkursionen mit begleitender Dyspnoe stellen Zeichen einer sich entwickelnden Pleuritis dar. Hohes Fieber, Schüttelfrost, Lethargie und Erbrechen lassen an eine bakterielle Genese denken. Mit Zunahme des Exsudates nehmen die Schmerzen ab, bei massiven Ergüssen kann sich eine Belastungsdyspnoe bzw. Orthopnoe entwickeln. Schlechter Allgemeinzustand, Persistenz des Fiebers trotz antibiotischer Therapie und zunehmende Atemschwierigkeiten sollten bei bestehender Pneumonie die Entwicklung eines Empyems vermuten lassen.

Status. Der Untersuchungsbefund bei klinisch relevantem Erguß ist meist eindeutig. Schmerzbedingte Schonhaltung mit Skoliose (konkav zur erkrankten Seite), eingeschränkte Atemexkursionen auf der betroffenen Seite, gedämpfter Klopfschall sowie abgeschwächtes Atemgeräusch und verminderter Stimmfremitus sind typische Befunde. Ein atemabhängiges Pleurareiben kann selten am Beginn der Pleuritis auskultiert werden.

Diagnose und Differentialdiagnose

Röntgen. Die Vermutungsdiagnose wird durch das Röntgenbild in 2 Ebenen bestätigt. Bei Verschattung eines ganzen Hemithorax ist ein CT zur Abschätzung der Mitbeteiligung parenchymatöser Strukturen indiziert. Die Sonografie hilft freie Flüssigkeit von Schwielen zu unterscheiden und erübrigt in letzterem Fall erfolglose Punktionsversuche. Bei gekammerten Ergüssen kann die beste Punktionsstelle lokalisiert und markiert werden. Die Sonographie ist eine hilfreiche Zusatzuntersuchung, jedoch keine Alternative zum Röntgenbild.

Thorakozentese. Die Pleurapunktion stellt die einzige diagnostische Maßnahme zur Klärung der Ätiologie dar. Das Ergebnis entscheidet über das therapeutische Vorgehen. Die diagnostische Punktion ist daher verpflichtend!

Beurteilung des Punktates. Optische Beurteilung des Punktates. Laborchemie: pH (luftdicht, eisgekühlt), Glukose, LDH, Protein, evtl. Amylase, Leukozytenzahl, Differentialblutbild, Zytologie (Malignomverdacht). Gramfärbung: Bakteriologie (aerobe und anaerobe Kulturen), Virologie (PCR), Tbc (Ziehl-Neelsen, Kultur).

Therapie

Antibakterielle Therapie. Die antibiotische Therapie erfolgt initial als Kombination von 2 Antibiotika mit sicherer Wirkung gegen Staphylococcus aureus. Bei positivem Keimnachweis wird entsprechend der Resistenzlage weiterbehandelt.

Punktion und Drainage. Während der diagnostischen Thorakozentese soll möglichst viel Flüssigkeit abpunktiert werde. Bei unkomplizierten Exsudaten (s. Tabelle 153.1) erfolgen weitere Punktionen nur symptomatisch bei Dyspnoe. Bei komplizierten Ergüssen ist eine geschlossene Drainage wiederholten Punktionen dann vorzuziehen, wenn ein schlechter Allgemeinzustand, Sepsis, oder nachgewiesene Infektion mit Staphylococcus aureus oder Haemophilus influenzae bestehen. Kann Eiter abpunktiert werden, ist in jedem Fall eine geschlossene Drainage anzulegen. Im allgemeinen erfolgt die klinische Besserung schlagartig. Die Drainagedauer soll sich vorwiegend nach Fördermenge und Allgemeinzustand des Patienten, weniger nach dem Röntgenbild richten. Ein Drain, der nicht fördert, gehört entfernt!

Chirurgische Intervention. Eine chirurgische Intervention im Sinne einer Dekortikation richtet sich nach dem Allgemeinzustand des Patienten und dem klinischen Verlauf unter Drainagetherapie, nicht jedoch nach dem radiologisch erfaßbaren Ausmaß des Empyems. pH-Werte des Exsudates unter 7,1, exzessiv hohe LDH- und Proteinkonzentrationen sowie fehlende klinische Besserung innerhalb weniger Tage nach Anlegen einer geschlossenen Drainage sprechen für die Notwendigkeit einer Dekortikation. Es muß festgehalten werden, daß in der Literatur kein Konsens darüber besteht, bei welchen Patienten und zu welchem Zeitpunkt eine Dekortikation zielführend ist, zumal Nachuntersuchungen keinen überzeugenden Vorteil für die internistische oder chirurgische Vorgangsweise erbracht haben. Die mögliche Verkürzung der Aufenthaltsdauer durch die frühe Dekortikation muß dem potentiellen Risiko eines operativen Eingriffes gegenübergestellt werden. Letztendlich wird die Entscheidung individuell zu treffen sein und sich sowohl nach dem klinischem Bild und den Laborwerten als auch nach den im jeweiligen Spital vorhandenen operativen Möglichkeiten orientieren.

Komplikationen. Bei rasch einsetzender kausaler Therapie und optimaler Drainage sind Komplikationen im Falle ei-

Tabelle 153.1. Differenzierung von Pleuraergüssen

		Exsudat		
	Transsudat	Unkomplizierter Erguß	Komplizierter Erguß	Empyem
Optisches Erscheinungsbild	hell, serös, evtl. hämorraghisch	hell, leicht trüb	trüb, Schlieren (Fibrin)	Eiter
Röntgen	nicht gekämmert	nicht gekämmert	(oft) gekämmert	(oft) gekämmert
pH	>7,3	>7,3	<7,3	<7,2
Glukose [mg/dl]	>100	50–100	<40	<40
LDH [U/L]	<1000	<1000	>1000	>1000
Protein [g/dl]	<3	<3	>3	>3

nes Empyems selten und umfassen bronchopleurale Fisteln mit Entwicklung eines Pyopneumothorax, Perikarditis, Lungenabszeß, Rippenosteomyelitis, Peritonitis sowie in Ausnahmefällen eine Sepsis. Störungen der Immunabwehr, schlechter Ernährungszustand oder andere prädisponierende Faktoren wie kongenitale kardiale Vitien erhöhen die Wahrscheinlichkeit für diese Komplikationen.

Prognose. Die Prognose einer Pleuritis bzw. eines Empyems ist im Kindesalter gut. Die Mortalität liegt in den Industriestaaten unter 1 % wobei ein Alter unter 2 Jahren mit erhöhter Mortalität assoziiert ist. Die Dauer bis zur funktionellen und radiologischen Restitution ist um so kürzer, je jünger das Kind ist. Nachuntersuchungen nach 6–12 Monaten zeigen keine wesentliche Einschränkungen ventilatorischer oder kardiopulmonaler Funktionsparameter.

Literatur

Ferrer J (1997) Pleural tuberculosis. Eur Respir J 10/4: 942–948

Hamm H, Light RW (1997) Series „The Pleura". Parapneumonic effusion and empyema. Eur Respir J 10: 1150–1156

Kennedy AS, Agness M, Baily L, White J (1991) Decortication for childhood empyema. The primary provider's pecadillo. Arch Surg 126: 1287–1291

Light RW (1997) Series „The Pleura". Diagnostic principles in pleural disease. Eur Respir J 10: 476–481

Miserocchi G (1997) Series „The Pleura". Physiology and pathophysiology in pleural fluid turnover. Eur Respir J 10: 219–225

Redding G, Walund L, Jones J, Stamey D, Gibson R (1997) Lung function in children following empyema. AJDC 144: 1337–1342

154 Pneumothorax, Pneumomediastinum, Hydro-, Hämato- und Chylothorax

P. Lemburg

Definition. Der *Pneumothorax* ist durch Luft zwischen beiden Pleurablättern gekennzeichnet, die beide gleitend verbundenen Pleurablätter voneinander trennt und die Lunge zum Hilus hin zusammenfallen läßt. Der Pneumothorax kann *geschlossen* sein ohne direkte Öffnung durch die Thoraxwand hindurch oder *offen* bei einer luftführenden Verbindung nach außen. Steht die Luft unter Druck, spricht man von einem *Spannungspneumothorax*. Luft im Gewebe der Lunge wird als *interstitielles Emphysem*, im Mittelfell als *Mediastinalemphysem* bezeichnet.

Gelangt Blut in die Pleurahöhle, meistens im Gefolge von traumatischer Gewalteinwirkung auf den Thorax und seine Organe, spricht man von einem *Hämatothorax*, oft zusammen mit Luft auch als *Hämopneumothorax* bezeichnet.

Infektionen der Pleurablätter mit Exsudatbildung führen zum *Serothorax*, mit eitrigem Inhalt zum *Pyothorax*.

Als *Hydrothorax* wird die Ansammlung von Transsudat, z.B. bei kardialer Insuffizienz, bezeichnet. Ein *Chylothorax* kommt im Zusammenhang mit Eingriffen an großen Gefäßen, Ösophagus und Trachea durch eine Läsion des Ductus thoracicus hin und wieder vor, kann aber auch als Folge einer Fehlbildung des lymphatischen Systems im Thoraxbereich entstehen oder zusammen mit einem Aszites beim Hydrops congenitus auftreten.

Fehllage eines Katheters, der zentralvenös eingeführt in den Pleuraraum gelangte, kann einen *Infusothorax* zur Folge haben.

Ätiologie. In seltenen Fällen kann ein Pneumothorax spontan beim Jugendlichen auftreten. In den meisten Fällen findet er sich im Zusammenhang mit herabgesetzter Lungencompliance, bei der die große elastische Oberfläche der Alveolen ausgeschaltet ist. Besonders unter Beatmung bei Aspirationen, bei Pneumonien, Hyalin-Membran-Syndrom (HMS), Atelektasen, Lungenhypoplasie, im Schock mit Vermehrung des interstitiellen Wassers und bei septischen Situationen ist der Pneumothorax gefürchtet.

Unmittelbar nach der Geburt entsteht der Pneumothorax hin und wieder, in etwa 1 %, während der ersten Atembemühungen und der Lungenentfaltung des Neugeborenen, meistens ohne klinische Folgen.

Pathogenese und Pathophysiologie. Jede Erhöhung der transmuralen Druckdifferenz von den Atemwegen bis zur Pleura belastet die der Luft zugewandte Oberfläche der Lunge. Im Normalfall werden die atembedingten Druckschwankungen vom elastischen Puffer der Lunge aufgefangen, ohne daß die Oberfläche von Atemwegen und Alveolen überdehnt wird. Ist jedoch ein großer Teil der Alveolaroberfläche ausgeschaltet, lastet der gesamte Druck auf den Schleimhäuten der Atemwege und der Oberfläche der wenigen noch offenen Alveolen, der Druck pro Flächeneinheit ist wesentlich höher, Einrisse können die Folge sein. Die Luft tritt in das adventitielle Gewebe der Atem- und Gefäßwege aus (interstitielles Emphysem) und folgt diesen bis unter die Pleura visceralis. Dort tritt sie unter Rißbildung in die Pleurahöhle aus. Der Riß wirkt wie ein Ventil, ein Spannungspneumothorax ist in der Regel die Folge.

Präformierte Emphysemblasen können ebenfalls mit Pneumothoraxfolge einreißen, so auch Zysten, Abszesse, Pneumatozelen u.a.

Bei Thoraxtrauma mit Rippenfrakturen und Blutungen aus Interkostalarterien liegen Pneumo- und Hämatothorax oft zusammen vor, wenn die Lunge zerrissen ist.

Nicht nur restriktive, auch obstruktive Ventilationsstörungen können zu Pneumothoraxsituationen führen. Beim schweren Asthmaanfall hat die bronchiale Enge immer ein mehr oder weniger ausgeprägtes „air-trapping" hinter den Atemwegsstenosen zur Folge. Überdehnung der von den normal ventilierten Lungenarealen ausgeschalteten respiratorischen Oberfläche und Luftaustritt ins Lungenparechenchym enden oft mit einem Pneumothorax.

Heute ist der Pyopneumothorax im Gefolge einer Staphylokokkenpneumonie des Säuglings eher selten geworden.

Der Chylothorax ist ein diagnostisch und therapeutisch besonderes Problem.

Jede Luftansammlung im Pleuraraum verringert die respiratorische Oberfläche. In vielen Fällen reichen die ventilatorischen Reserven der Lunge trotzdem aus. Erreicht jedoch die extrapulmonale Luftmenge ein Ausmaß, daß die Lunge praktisch vollkommen kollabiert, entsteht ein *pulmonaler Rechts-links-Shunt mit Hypoxie*, *pulmonal-arterieller Widerstandserhöhung* und *Stauung* vor dem rechten Herzen.

Ein offener Pneumothorax führt zu atemsynchronen Pendeln des Mittelfells und verstärkt die negative zirkulatorische Wirkung des Pneumothorax.

Ein Spannungspneumothorax erhöht den intrathorakalen Druck so drastisch, daß der venöse Rückfluß zum Herzen nahezu sistiert und schwere Schocksituationen die Folge sind.

Diagnose. Einfache physikalische Untersuchungsbefunde sind durch Auskultation mit abgeschwächtem Atemgeräusch, durch Perkussion mit hypersonorem Klopfschall und durch die Transillumination zu erheben. Auskultation und Perkussion können beim Säugling unzulänglich sein, hier hilft die Transillumination weiter.

Röntgenologische und andere bildgebende Verfahren wie das einfache a.-p.-Bild, das CT und MRT stellen die pathologische Luftansammlung in der Pleurahöhle zuverlässig dar.

Klinische Symptome. Der *Spontanpneumothorax* des Jugendlichen und jungen Erwachsenen kündigt sich durch einen plötzlichen, meist kurzdauernden Thoraxschmerz an, oft während körperlicher Anstrengung. Schmerzhafte Atmung und Dyspnoe werden beobachtet. Lebensgefahr entsteht nur selten. Das Geschehen kann öfter rezidivieren.

Bei Lungenkrankheiten und intrathorakalen Prozessen mit und ohne Beatmung muß jede *plötzliche Zustandsverschlechterung* mit *Zyanose*, *Kreislaufbeeinträchtigung* und *einseitiger Einschränkung der Thoraxexkursion* an einen Pneumothorax denken lassen. Ein vorgewölbter Bauch durch das herabgedrückte Zwerchfell beim Säugling und Kleinkind weist auf einen Spannungspneumothorax hin.

Die betroffene Seite kann mit einer starken punktförmigen Kaltlichtquelle durch Aufleuchten der gesamten Thoraxhälfte leicht herausgefunden werden, vor allem beim Säugling und Kleinkind (Transillumination). Sind vielleicht die Thoraxorgane durch den Überdruck in einem Spannungspneumothorax links stark auf die Gegenseite verlagert, können die Herztöne auf der rechten Seite gehört werden.

Die Kreislaufbeeinträchtigung bis hin zum *Schock*, *Bradykardie* und *Herzstillstand* stellt die größte Gefahr für den Patienten dar. Deshalb ist rasches diagnostisches und therapeutisches Handeln in allen Verdachtsfällen erforderlich.

Therapie. Das Ausmaß des Pneumothorax kann durch den Abstand zwischen Thoraxwand und Oberfläche der kollabierten Lunge im Röntgenbild nur unzureichend beurteilt werden. Wichtiger sind die Auswirkungen auf Ventilation und Perfusion der Lunge. Daher kann nur ein auf die Blutgase wirkungsloser und auch sonst *asymptomatischer Pneumothorax ohne Entlastung* bleiben. *Sauerstoffinhalation* kann helfen, das Luftvolumen im Pleuraraum zu verkleinern, da der Stickstoff – immerhin 2/3 des gesamten Volumens – verdrängt wird, wenn der Partialdruck des Sauerstoffs in der Einatmungsluft erhöht wird. Das gilt vor allem für die meisten Spontanpneumothoraxfälle. Liegen jedoch Atemnot, Tachykardie und Zeichen der Lungenfunktionsstörung (s. auch Blutgasanalyse) vor, muß der Pleuraraum wenigstens *punktiert*, wahrscheinlich aber auch *drainiert* werden. Das gilt besonders für beatmete Patienten.

Um rasch Luft aus dem Pleuraraum zu entfernen, wird im 2. ICR medioklavikulär mit dünner Teflonkanüle punktiert. Zwischen Kanüle und Spritze (mit wenigen ml 0,9% NaCl gefüllt) wird ein Dreiwegehahn angeordnet. Man sticht vorsichtig durch die Haut über der 3. Rippe, verschiebt die Einstichstelle mit der Haut nach kranial und führt dann erst auf dem oberen Rand der 3. Rippe die Kanülenspitze unter stetem Sog in den Pleuraraum ein. Auf diese Weise entsteht ein Z-förmiger Stichkanal, der die Gefahr eines direkten Lecks durch die Thoraxwand verringert, besonders bei der nur wenige Millimeter dicken Thoraxwand eines Neu- oder Frühgeborenen. Die Führungskanüle wird sofort entfernt, wenn Luft in die Spritze perlt und der Pneumothorax entlastet wird.

In Rückenlage des Kindes befindet sich die Luftansammlung immer über der Lunge, die *Punktionsstelle muß also auf der vorderen Thoraxwand* liegen. Der Stichkanal soll auf dem Oberrand der darunter liegenden Rippe angelegt sein, verschont also auf diese Weise Nerven und Gefäße des Interkostalraumes, die unter der oben begrenzenden Rippe entlangziehen. An gleicher Stelle kann auch ein *Drainageschlauch* über eine modifizierte Seldinger-Technik eingeführt werden (z.B. Pig-tail-Drain), wenn man vorher lokal anästhesiert hat. Auf diese Weise kann der Pneumothorax rasch beseitigt werden.

Wird von vornherein eine *Dauerdrainage* beabsichtigt, ist es besser, der Drain im 4. oder 5. ICR nach Anästhesie und Inzision einzuführen. Die Drainspitze darf niemals nach kaudal gerichtet hineingeschoben werden (cave: Abdominalorgane, Herz, Gefäße u.a.!). Sie kann leicht in Richtung kranial vorn oder kranial hinten positioniert werden. Während des Einführens ist es vorteilhaft, das Kind kurzfristig vom Respirator zu trennen, damit die Lunge während der Inspiration nicht dem Drain entgegengedrückt wird. Beim Spannungspneu kann man die unter Druck stehende Luft aus dem Drain herauszischen hören.

Vordere Lage der Drainspitze oder des „Pig-tail" wird für reine Luftdrainage, hintere Lage für Luft und blutige oder seröse Exsudate benutzt. Exsudatdrainage erfordert immer dickere Drainkaliber als bei Luftdrainage.

Die Inzisionsstelle an der Thoraxwand wird mit einer zirkulären Naht um den Drain zusamengezogen und dadurch zuverlässig abgedichtet. Mit dem gleichen Faden wird der Schlauch umknotet und gegen versehentliches Herausziehen gesichert. Die Wunde wird nach üblichen Regeln verbunden. Der Drain wird danach durch ein sog. *„Wasserschloß"* gegen die Außenluft gesichert. Die Luft über dem Wasserschloß kann mit einer Pumpe abgesaugt werden, so daß alle Luft aus dem Pleuraraum entfernt wird. Besteht eine *bronchopleurale Fistel* fort, sieht man die Luft durch das Wasserschloß perlen. Der Unterdruck (im Normalfall 15–20 cm

H_2O) und die Saugleistung der Absaugpumpe soll über der Förderleistung der Fistel liegen. Die Dicke des Drain muß deshalb bei Neu- und Frühgeborenen etwa 10–14 Ch betragen, bei älteren Kindern können 16–20 Ch notwendig sein.

Um Blut und Exsudate zu drainieren, schaltet man einen *Auffangbehälter* (u. U. mit desinfizierender Lösung, sonst steriles Wasser) zwischen Wasserschloß und Patienten direkt an den Drain. Drainagesysteme gibt es als komplette Sets und Einwegartikel in jeglicher Ausführung und Größe. Sie müssen in jeder Intensivbehandlungsstation vorhanden sein.

Es wird immer wieder empfohlen, für kurze Transportzeiten und wenn kein Wasserschloß oder Drainagesystem verfügbar ist, ein sog. *Heimlich- oder Tiegel-Ventil* oder sogar einen *Fingerling* mit eingeschnittenem Loch an die drainierende Kanüle zu plazieren, das als Ventil Luft heraus, aber beim Einatmen nicht ansaugen läßt. Bei Säuglingen und Kleinkindern funktioniert diese Methode eher schlecht.

Der notwendige Unterdruck bei absaugenden Systemen richtet sich vor allem nach der Saugleistung. Ist eine große Fistel mit starker Luftförderung vorhanden, müssen u. U. mehr als die sonst üblichen 10–20 cm H_2O Unterdruck eingestellt werden, um die Luft aus dem Pleuraraum entfernen zu können und die Pleura visceralis zum Anliegen zu bringen.

Ein offener Pneumothorax muß durch einen luftdichten Verband zu einem geschlossenen gemacht werden (Tupfer mit dicker Salbenschicht über die Öffnung in der Thoraxwand, 2. Tupfer darüber und sicher mit breitem Pflaster um den Rand verkleben). Danach wird ein Schlauch zur Drainage des Pneumothorax und vielleicht von Blut an üblicher Stelle eingeführt und durch ein Wasserschloß gesichert.

Der Chylothorax, angeboren oder postoperativ entstanden, stellt vor besondere Probleme. Neben der Dauerdrainage sind diätetische Maßnahmen (Verringerung der Fettaufnahme, MCT-Nahrung, parenterale Ernährung u. a.) in den meisten Fällen ohne chirurgische Eingriffe erfolgreich. Sonst kommen die *Ligatur des Ductus thoracicus* oder sogar *Pleurektomie* in Frage.

Jede Pleuradrainage bedarf sofort nach ihrer Positionierung der *Röntgenkontrolle*, in einzelnen Fällen sogar mit ergänzender seitlicher Aufnahme.

Es versteht sich von selbst, daß die drainierten Flüssigkeiten hinsichtlich Art, spezifischem Gewicht, Menge, Zellbeimengung sowie bakterieller Kontamination u. a. m. untersucht werden. Das Untersuchungsergebnis muß protokolliert werden.

Prophylaxe. Die meisten Fälle von Luftaustritt aus Atemwegen und Lungengewebe ereignen sich im Zusammenhang mit Beatmung, parenchymatöser Vorschädigung der Lungen mit Restriktion und/oder erheblicher Obstruktion der Atemwege. Die Grundkrankheit verändert die mechanischen Eigenschaften der Lunge, während mit dem Beatmungsverfahren auf diese Veränderungen nicht reagiert wird oder reagiert werden kann. Es ist nicht nur der Beatmungsspitzendruck, der das Gewebe zum Einreißen bringen kann, es ist auch die Druckanstiegsgeschwindigkeit, also die Steilheit der Druckkurve während der Inspiration, die eine Rolle spielt. Zugleich wirkt sich mitunter die eingeschränkte Druckentlastung unter PEEP-Beatmung aus, die bei entsprechender Frequenz und unzureichender Exspirationszeit zu einem „air-trapping“ mit erheblichem Residualvolumenanstieg in einzelnen Lungenarealen führen kann (*„inadvertent PEEP“*) und Gewebsschäden verursacht. Sekretverlegung von Atemwegen kann ventilartige Wirkung auf den Luftstrom haben und das gleiche bewirken.

Es hat sich bewährt, sich *mit dem Beatmungverfahren der Lungenmechanik anzupassen*, um einem Pneumothorax vorzubeugen. Dazu zählen eine erhöhte Frequenz, die Vermeidung eines inversen Atem-Zeit-Verhältnisses, Atemvolumenkonstanz, kein oder nur sehr kurzes Plateau im Druckverlauf, eine Anpassung der PEEP-Höhe – alles Maßnahmen, die eine hohe, evtl. schädliche transpulmonale Druckdifferenz zu vermeiden helfen können.

Ebenso sind natürlich freie Atemwege Voraussetzung für einen ungestörten Atemgasstrom und müssen medikamentös, physiotherapeutisch und pflegerisch erreicht werden.

Komplikationen. Die meisten Komplikationen ereignen sich beim Einführen des Drains. Unachtsames Vorgehen bei der Auswahl des Perforationsortes am Thorax zum Einführen einer Kanüle oder eines Drains (z. B. vorn mit Läsion einer Brustwarze), Verletzungen von Interkostalgefäßen und -nerven bei falscher Einschätzung von Stichrichtung und -tiefe, scharfe Durchtrennung (Skalpell) der Thoraxwandstrukturen anstatt mit stumpfen Werkzeugen (Klemme) u. a. sind die häufigsten.

Bei sehr steifer Lunge kann der Abstand zwischen Pleura parietalis und Lungenoberfläche trotz des Pneumothorax so gering sein, daß der Drain bei senkrechter Stichrichtung ins Lungenparenchym geschoben wird. Wird der Zugang tief, weit nach hinten gelegen und die Stichrichtung nach kaudal gewählt, kann der Sinus phrenicocostalis durchstoßen, das Zwerchfell perforiert und Organe wie Leber, Milz und Niere u. a. verletzt werden.

Der Drain fördert mitunter nicht, weil er nicht durch die Pleura hindurchgelegt wurde, sondern davor seitlich in das Unterhautgewebe oder die Muskulatur abgewichen ist. Er kann auch erhebliche Luftmengen fördern, obwohl die Lunge ausgedehnt anliegt – meistens befinden sich dann ein oder zwei der Löcher des Drains noch außerhalb des Thoraxraumes – oder der Drain wurde nicht weit genug hineingeschoben, und es wird Außenluft angesaugt. Der Drain kann durch Koagel verstopfen u. a. Eine Infektion der Pleurahöhle über eine Thoraxdrainage sollte bei entsprechender Vorsicht beim Legen, beim Pflegen und der Entfernung nicht vorkommen.

Entfernen einer Pneumothoraxdrainage. Erst wenn für etwa 24 Stunden keine Luft mehr durch das Wasserschloß perlt, der Drain für mehrere Stunden abgeklemmt wurde und nach dem erneuten Öffnen der Klemme nicht wieder Luft im Wasserschloß sichtbar wird, kann der Drain unter Sog gezogen werden. Die Durchstichöffnung in der Thoraxwand wird entweder mit einer Naht sicher verschlossen oder luftdicht verklebt.

Literatur

Benzer H, Burchardi H, Larsen R, Suter PM (Hrsg) (1993) Lehrbuch der Anästhesiologie und Intensivmedizin, Bd. 2 Intensivmedizin, 6. Aufl. Springer, Berlin Heidelberg New York

Fuhrman BP, Zimmerman JJ (1992) Pediatric Critical Care. Mosby Year Book, St. Louis Baltimore Boston
Greenough A, Milner AD, Roberton NRC (1996) Neonatal respiratory disorders. Arnold, London Sydney Auckland
Henretig FM, Kind CH (1997) Textbook of Pediatric Emergency Procedures. Williams & Wilkins, Baltimore Philadelphia London
Kastner EG (1985) Iatrogenic Disorders of the Fetus, Infant and Child, Vol. 1. Springer, New York Berlin Heidelberg Tokyo
Puntis JWL, Roberts KD, Handy D (1987) How chylothorax should be managed? Arch Dis Childh 62: 593–596
Rogers MC (1987) Textbook of Pediatric Intensive Care, Vol. 2. Williams & Wilkins, Baltimore London Los Angeles Sydney

155 Thoraxdeformität

K. L. Waag

Sternumspalten

Embryologisch entwickelt sich das Sternum in der 6–8. Embryonalwoche aus zwei längs gerichteten Mesenchymbändern. Die Fusion dieser Bänder beginnt proximal und schreitet nach distal fort. Spalten entstehen aus Fusionsstörungen dieser paarigen Knorpelbänder.

Sternumspalten kommen als isoliert kraniale oder kaudale Spalten vor. Eine kraniale Spalte ist nicht selten mit einer Ectopia cordis verbunden. Bei der kaudalen Spalte findet sich oft ein Narbenstrang vom Xiphoid zum Nabel.

Die komplette Sternumspalte (Sternum bifidum) ist mit Haut gedeckt, und das Herz liegt anatomisch normal. Assoziiert sind häufig kapilläre Hämangiome zervikofazial im Luftwegsbereich oder im Dünndarm.

Die Therapie erfolgt nach vorsichtiger Kompression der Schultern über die ersten 5 Wochen operativ.

Bei der *Cantrellschen Pentalogie* handelt es sich um die Kombination eines distalen Sternumdefektes mit sog. nacktem Herz (ohne anteriore Perikardabdeckung), supraumbilikalem medialen Bauchwanddefekt, ventromedialem Zwerchfelldefekt, diaphragmatischem Perikarddefekt und verschiedenen Herzfehlern (meist ASD oder VSD).

Die Therapie ist operativ mit Verschluß von Bauchwand- und Sternumdefekt, evtl. späterer Korrektur des Herzfehlers.

Literatur

Daum R, Zachariou (1999) Total and superior sternal clefts in newborns: A simple technique for surgical correction. J Pediatr Surg 34: 408–411
Gutgesell HP (1990) Cardiac malposition and heterotaxy. In: Garson A, Bricker JT, McNamara DG (eds) Pediatric Cardology, Lea & Febiger, Philadelpia, London, pp 1280–1303
Fernandez, MS, Lopez A, Villa JJ, Lluna J, Miranda J (1997) Cantrell's pentalogy. Report of four cases and their management. Ped Surg Int 12/5–6: 428–431

Trichterbrust (Pectus excavatum)

Eine Trichterbrust kann isoliert das Sternum betreffen oder mit einem flachen und langen (asthenischen) Thorax verbunden sein. Sie kommt überproportional häufig bei mesenchymalen Dysplasien wie dem Marfan-Syndrom vor.

Das Sternum ist vor allen Dingen in seinem mittleren Anteil bzw. am Xyphoid eingesenkt. Der rechte Sternalrand kann tiefer als der linke stehen, so daß das Sternum insgesamt nach rechts rotiert ist; in Extremfällen wird diese Rotation bis zu 90 Grad beobachtet.

Die Deformität ist oft bei Geburt bereits erkennbar und bei einigen Patienten progredient mit einer sternalen Einsenkung bis zu 7 cm. Familiäre Häufung ist beschrieben.

Klinisch ist selbst eine tiefe Trichterbrust meist asymptomatisch. Eine Assoziation mit angeborenen Herzfehlern ist bekannt, eine kausale Verbindung mit paradoxer Atemverschieblichkeit, inspiratorischem Stridor, ungeklärten Eßstörungen, systolischen Herzgeräuschen und Arrhythmien abzuklären. Eine Verminderung des Herzschlagvolumens und eines maximalen endexpiratorischen Atemstoßes können bei Trichterbrust gefunden werden und sind postoperativ zu kontrollieren.

Diagnose. Die Diagnostik beinhaltet das Ausmessen der Trichterbrusttiefe und die Röntgenthoraxaufnahme im seitlichen Strahlengang, um die Distanz zwischen Xyphoid und Wirbelsäule darzustellen. Ein EKG zeigt bei tiefer Trichterbrust eine Rotation der elektrischen Herzachse, die allein für sich keinen Krankheitswert besitzt, sofern nicht Arrhythmien gefunden werden. Lungenfunktionsproben schließen Ventilationsstörungen aus. Die beste Dokumentation ergibt sich aus dem Verhältnis der beiden a.p.- und lateralen Durchmesser im horizontalen Computertomogramm über dem Trichter.

Operationsindikation. Eine Operationsindikation besteht bei rapider Progredienz, bei nachgewiesener klinischer Symptomatik, gleichzeitiger Skoliose und besonderer psychischer Belastung des Kindes.

Operatives Vorgehen. Operativ entfernt werden die deformierten Knorpel-/Knochenanteile der Rippen, und die Muskulatur wird über dem gehobenen Sternum refixiert und adaptiert.

In extremen Fällen einer Trichterbrust ist ein Umdrehen des Sternums um 180 Grad zur Korrektur nötig.

Das minimal invasive Verfahren nach Nuss stellt heute das beste und schonendste Verfahren dar. Es folgt orthopädischen Grundlagen und spart ausgedehnte operative Mobilisation und Knorpelresektion sowie die große Narbe über dem Brustbein durch Unterlegen eines formenden Metallbügels.

Die Ergebnisse der Trichterbrustoperation sind im allgemeinen sehr gut. Ein Rezidiv ist ausgesprochen selten (6 Patienten von 400 Operationen bei Ravitch mit einer Letalität von unter 0,3 %). Keloidbildung kommt vor. Eine völlige Symmetrie ist nicht sicher zu erreichen.

Literatur

Clausner A, Kapherr SH von (1995) Current status fo funnel chest (pectus excavatum). Dtsch Med Wochenschr 120/24: 881–883
Kowalevski J, Barcikowski S, Brocki M (1998) Cardiorespiratory function before and after corrective surgery in pectus excavatum. Eur J Cardio Thoracic Surg 13: 275–279
Nuss D, Kelly RE, Croitoru DP, Katz ME (1998) A ten year review of a minimal invasive technique for the correction of pectus excavatum. J Pediatr Surg 33/4: 545–552
Shamberger RC, Welch KJ (1998) Surgical repair of pectus excavatum. J Ped Surg 23: 615–622

Hühnerbrust (Pectus carinatum)
Eine Protrusion des sternalen Anteils ist deutlich seltener als ein Pectus excavatum.

Die häufigere Form zeigt ein insgesamt prominentes Sternum vor allen Dingen in den mittleren Sternumabschnitten, wobei dort gleichzeitig oft auch eine Drehung des Sternums in der Längsachse vorliegt.

Im Gegensatz zur Trichterbrust ist diese Deformität bei der Geburt oft nicht zu diagnostizieren, sondern wird erst mit 3–4 Jahren deutlich.

Symptomatik und Operationsindikationen ähneln denen der Trichterbrust.

156 Atemphysiotherapie bei pulmonalen Krankheiten

B. Oberwaldner

Der Begriff „pädiatrische Atemphysiotherapie" beschreibt ein breites Spektrum von mechanischen Interventionen, welches Sekretförderung, Aerosoltherapie, Atemmuskeltraining, Thoraxmobilisation, aber auch Tracheostomamanagement, Heimbeatmung und Leistungstraining beinhaltet.

Indikationen. Atemphysiotherapie ist grundsätzlich dann indiziert, wenn aufgrund der Pathophysiologie einer respiratorischen Krankheit eine positive Veränderung des Krankheitsgeschehens durch eine physiotherapeutische Intervention zu erwarten ist. Dementsprechend ist eine sorgfältige Analyse der jeweils vorliegenden pathophysiologischen Details die Grundvoraussetzung für eine sinnvolle Indikationsstellung.

Kontraindikationen. Bei vorliegender Indikation zur Atemphysiotherapie kann immer nur eine relative Kontraindikation, d.h. eine zur Therapiemodifikation veranlassende Situation oder Komplikation bestehen. Relative Kontraindikationen ergeben sich aus jeder Überempfindlichkeit eines thorakalen Systems, wie: Luftwegshyperreaktivität, Herzrhythmusstörung, Krankheiten der Thoraxwand, pleurale Krankheiten, Blutungsrisiko. Hier werden vor allem mechanisch stärker irritierende Therapieanteile durch wenig belastende zu ersetzen sein.

Methodik

Sekretfördernde Physiotherapie. Darunter versteht man Interventionen, die der Sekretmobilisation und -entfernung dienen.

Sekretprobleme und -komplikationen ergeben sich insbesondere bei Säuglingen und Kleinkindern. Enge Luftwege, zusammen mit einer relativ hohen Schleimdrüsendichte und einer noch mangelhaften Kollateralventilation, resultieren in einer erhöhten Disposition zu Sekretobstruktion mit konsekutiver Belüftungsstörung. Die Verhinderung oder Beseitigung dieser Sekretobstruktion wird mit folgenden Maßnahmen angestrebt:

Von Therapeuten durchgeführte Maßnahmen

Drainagelagerung. Lagerungsabhängige ventilatorische Umverteilung wird dazu benutzt, im betroffenen Lungenbezirk eine Veränderung der Luftwegsweite zu erzielen. Damit kann Luft hinter das obstruierende Sekret gelangen und dieses wird mobilisier- und transportierbar. Zu beachten ist, daß in Seitlage die ventilatorische Verteilung des Kindes anders ist als die des Erwachsenen. Beim Kind werden die oben liegenden Lungenbezirke stärker beatmet, beim Erwachsenen die unten liegenden. Hingegen bevorzugt die Perfusion sowohl beim Kind als auch beim Erwachsenen die abhängigen Lungenanteile. Somit entsteht für das Kind bei einseitiger Lungenerkrankung ein erhöhtes Risiko der Ventilations-Perfusions-Imbalance.

Lungenvolumenerhöhung. Vertiefte Inspiration, Dehnlagerung in Einatemstellung, Beutelbeatmung und CPAP-Applikation erhöhen das Lungenvolumen und erweitern damit Alveolen und Luftwege. Luft gelangt hinter Sekret, Kollateralventilation wird gefördert, durch die dehnungsbedingt erhöhte statisch-elastische Lungenretraktion wird die nachfolgende Exspiration beschleunigt.

Perkussion und Vibration. Klopfungen und Vibrationen des Brustkorbes über dem betroffenen Lungenabschnitt sollen Sekret von den Luftwegswänden abschütteln und damit transportierbar machen. Darüber hinaus können diese Maßnahmen auch über Reflexe hustenstimulierend wirken.

Thoraxkompression. Eine Kompression über dem Brustbein oder beidseitig am unteren Rippenbogen imitiert eine forcierte Exspiration und übt damit eine positive Wirkung auf Sekretmobilisation und -entfernung aus.

Husten. Diese normalerweise reflexgesteuerte Modifikation einer forcierten Exspiration ist ein Reservemechanismus zum Sekrettransport. Wenn Husten nicht durch die Sekretmobilisation selbst ausgelöst wird, kann dieser Reflex manuell getriggert werden.

Absaugen. Absaugen dient der Sekretentfernung bei nicht auslösbarem Hustreflex oder geschwächtem Husten. Besonders der Patient mit künstlichem Luftweg ist auf diese Art der Sekretentfernung angewiesen.

Von Patienten durchgeführte Maßnahmen

Forcierte Exspirationstechnik – aktiver Atemzyklus. Als selbständig durchführbare Sekretfördertechnik dient diese besonders Patienten mit chronischem Sekretproblem. Nach vertiefter Ruheatmung wird das Sekret mit einer forcierten Exspiration bei offener Glottis gefördert. Einatemtiefe und Ausatemströmung müssen der Lokalisation des Sekretes und der bronchialen Stabilität angepaßt werden.

Autogene Drainage (AD). Die AD benutzt die zwischen Ein- und Ausatmung entstehenden Kaliberschwankungen der Bronchien zur Sekretmobilisierung und eine dosierte Ausatemströmung zum Sekrettransport. Wiederum müssen sich Einatemtiefe und Ausatemströmung an der Lokalisation des Sekretes orientieren. Durch schrittweise Steigerung des Lungenvolumens folgt diese Technik der Sekretbewegung; zur Vermeidung von Bronchialkompression werden forcierte Exspirationsmanöver vermieden.

PEP („positive expiratory pressure") – Ausatmung gegen einen externen Widerstand. Wiederum eine selbständig durchführbare Sekretfördertechnik. Durch das Ausatmen gegen einen externen Widerstand (stenosierter Auslaß einer Atemmaske) entsteht ein Staudruck in den Luftwegen, der Sekret von den Luftwegswänden löst und ein längeres Offenhalten des Bronchialsystems bewirkt. Insbesondere bei Luftwegsinstabilität wird dadurch eine bessere Sekretförderung aus sonst kollabierenden Luftwegen erzielt. Hochdruck-PEP und oszillierender PEP (Flutter, Cornet) bedienen sich desselben Grundprinzips.

Sport und körperliche Aktivität. Körperliche Aktivität erzielt über die damit gegebene Hyperventilation gesteigerte Kaliberschwankungen der Bronchien und fördert damit ebenfalls den Sekrettransport. Darüber hinaus können andere Einflüsse wie Erschütterung, Thoraxkompression, rasche ventilatorische Umverteilung, In- und Exspiration gegen Widerstand, bei verschiedenen Sportarten eine zusätzliche Wirkung auf die Sekretförderung haben.

Aerosoltherapie. Hier obliegt es dem Atemtherapeuten die optimale Darreichungsform für ein therapeutisches Aerosol mit dem Kind und seiner Familie zu erarbeiten, damit die bestmögliche Deposition eines topisch applizierten Medikamentes erreicht werden kann. Alle Details der gewählten Inhalationsform sind zu schulen und später immer wieder zu überprüfen. Bei chronisch kranken Kindern soll die Inhalationstherapie an den Krankheitsverlauf angepaßt, sowie alters- und persönlichkeitsspezifisch adaptiert werden.

Brustkorbmobilisation – Atemübungen. Insbesondere bei chronischen Lungenerkrankungen, welche dazu tendieren, den Brustkorb in Extremstellungen zu fixieren, ist auf die Erhaltung der Brustkorbbeweglichkeit zu achten, um die elastischen Widerstände des respiratorischen Systems nicht noch von dieser Seite zusätzlich zu erhöhen. Hier gilt es, die Mobilität in den Rippen- und Wirbelgelenken aktiv durch Atem- und Brustkorbgymnastik und/oder passiv durch manuelle Mobilisationstechniken zu erhalten.

Atemmuskeltraining. Eine intakte Atemmuskulatur ist trainierbar. Der Therapeut muß beim Entwerfen von Trainingsprogrammen die Grundsätze der allgemeinen Trainingslehre beachten, das „Trainingsgewicht" individuell berechnen und laufend adaptieren. Die Verteilung von Kraft- und Ausdauertraining muß ebenso individualisiert gewählt werden. Strukturell nicht intakte Muskulatur (z.B. bei neuromuskulären Krankheiten) kann durch Training überlastet werden, wodurch der Krankheitsprozeß beschleunigt werden kann.

Langzeitsauerstofftherapie. Die Indikation ergibt sich bei fortgeschrittenen chronischen Lungenerkrankungen aus der damit gegebenen Hypoxie. Die korrekte Sauerstoffzufuhr bei unterschiedlichen körperlichen Belastungen wird mit Pulsoxymeter eingestellt. Für eine optimale Sauerstofflangzeitversorgung müssen die Art der Versorgung (Flüssigtanks, Konzentratoren, Flaschen) und die Art der Applikation (Nasenbrille, Nasen-Mund-Maske, Minitracheostoma) an die krankheitsspezifischen Bedürfnisse, die Mobilität und die häuslichen Gegebenheiten des Kindes individuell angepaßt werden.

Tracheostomamanagement. Tracheotomierte Kinder sind aufgrund der tracheostomabedingten Schwächung der körpereigenen Lungenreinigungsmechanismen meist in atemphysiotherapeutischer Langzeitbetreuung. Die Schulung in allen Details des komplexen Tracheostomamanagements kann daher von Atemtherapeuten übernommen werden.

Heimbeatmung. Die Einstellung auf das geeignete Gerät, Maskenanpassung und Schulung im Beatmungsmanagement kann in den Tätigkeitsbereich des Atemtherapeuten fallen.

Spezielle Indikationen

Die Sinnhaftigkeit des Einsatzes physiotherapeutischer Maßnahmen bei typischen Krankheiten des Respirationstraktes von Kindern ergibt sich nicht so sehr aus der Diagnose selbst, sondern vielmehr aus den im Einzelfall vorliegenden pathophysiologischen Details, Ursachen und zu erwartenden Folgen und Komplikationen der Krankheit.

Akute Krankheiten

Belüftungsstörung

Pathophysiologie. Intrabronchiales Sekret führt bei partieller Obstruktion über einen Ventilmechanismus zur Überblähung bzw. bei vollständiger Obstruktion über den Bronchialverschluß zur Atelektase. Dies erhöht den Atemwegswiderstand und damit die Atemarbeit. Die entstehende ventilatorische Verteilungsstörung führt über die Ventilations-Perfusions-Imbalance zur Gasaustauschstörung. Darüberhinaus fördert die intrabronchiale Sekretretention die Entstehung von Infektionen, welche ihrerseits Entzündungsreaktionen in Gang setzen und über einen Kreislauf von Schleimhautschädigung und Sekretstau letztendlich zu irreparabler Luftwegsschädigung führen können.

Atemphysiotherapie. Zur Verhinderung oder Beseitigung der mechanischen und biochemischen Folgen von Sekretobstruktion mit individualisierter Sekretfördertechnik und Lungenvolumenerhöhung.

Aspiration
Pathophysiologie. Nahrung, Mekonium, Fruchtwasser, Mageninhalt (Reflux) sowie aspirierte Fremdkörper obstruieren die Luftwege mit allen oben beschriebenen Folgen.

Atemphysiotherapie. Sekretförderung; bei Fremdkörperaspiration Therapieeinsatz erst nach endoskopischer Entfernung des Fremdkörpers.

Pneumonie
Pathophysiologie. Höchst unterschiedlich: virale oder bakterielle Infektion. Klinische Manifestation als Bronchopneumonie oder mit lobären und segmentalen Infiltraten.

Atemphysiotherapie. Keine Routineindikation. Gelegentlich Sekretförderung bei Bronchopneumonien und Wiederbelüftung bei dystelektatischen Verläufen von bakteriellen Pneumonien in Folge von Bronchialobstruktion bei Lyse des Infiltrates.

Obstruktive Bronchitis, Bronchiolitis, Laryngitis, Laryngotracheitis
Pathophysiologie. Entzündungen der Luftwegsmukosa durch virale Infektion.

Atemphysiotherapie. Nicht sinnvoll als Routinemaßnahme. Gelegentlich Indikation zur Sekretförderung zwecks Wiederbelüftung von entstandenen Atelektasen.

Patient mit künstlichem Luftweg
Pathophysiologie. Durch Tubus bzw. Trachealkanüle gestörte mukoziliäre Reinigung der Lunge sowie ineffizienter Husten bei fehlendem Glottisschluß führen zur Sekretretention.

Atemphysiotherapie. Lagerung zur ventilatorischen Umverteilung, passive Sekretfördertechniken und Lungenvolumenerhöhung zwecks Verhinderung bzw. Beseitigung von Sekretstau, endotracheales Absaugen.

Chronische Krankheiten

Asthma bronchiale
Pathophysiologie. Durch Interaktion von Genetik und Umwelteinflüssen verursachte chronische bronchiale Inflammation bei meist positiver Allergielage sowie bronchialer Hyperreagibilität.

Atemphysiotherapie. Keine Routineindikation zur Sekretförderung (potentiell riskant durch mechanische Auslösung eines Bronchospasmus) außer gelegentlich bei Entstehung von Atelektasen. Routinemäßig Aerosoltherapie. Schulung von Inhalationstechnik und Peak-flow-Metrie. Gelegentlich Entspannungstherapie, Training der Ökonomisierung der Atmung und Rehabilitation mit überwachten Sportprogrammen.

Lokalisierte Bronchiektasie
Pathophysiologie. Postpneumonisch persistierende Bronchialwandschädigung, chronischer intrabronchialer Fremdkörper, defekte Lungenreinigung hinter Bronchialstenosen.

Atemphysiotherapie. Sekretförderung, altersabhängig von Therapeuten, Eltern oder Patienten selbst als Langzeitmaßnahme appliziert. Technik betont Reinigung des betroffenen Lungenbezirkes durch spezifische Drainagelagerung, lokale Betonung der Lungenvolumensteigerung und Sekretmobilisation.

Mukoviszidose
Pathophysiologie. Autosomal-rezessiv vererbter Defekt des transepithelialen Ionentransportes mit konsekutiver Sekretretention und komplizierender bakterieller Infektion des Bronchialsystems. Als Folge entstehen Infektion, Sekretobstruktion, Überblähung, generalisierte Bronchiektasie und bronchiale Instabilitätsläsionen.

Atemphysiotherapie. Lebenslange regelmäßige Sekretförderung, altersabhängig von Therapeuten, Eltern oder Patienten selbst appliziert. Technik betont Reinigung der Lungenperipherie, Homogenisierung der Belüftung und Stützung instabiler Luftwege. Aerosoltherapie, Brustkorbmobilisation und Muskeltraining.

Primäre ziliäre Dyskinesie, Agammaglobulinämie
Pathophysiologie. Chronische Infektion bei angeborener Schwäche der mukoziliären Reinigung bzw. der Immunabwehr bakterieller Erreger.

Atemphysiotherapie. Im Wesentlichen wie bei Mukoviszidose.

Chronische Lungenerkrankung des Neugeborenen (bronchopulmonale Dysplasie)
Pathophysiologie. Komplexer Lungenschaden nach Prämaturität und Langzeitbeatmung; Elastizitätsverlust der Lunge, Bronchialobstruktion sowie bronchiale Instabilitätsläsionen, gestörte mukoziliäre Reinigung.

Atemphysiotherapie. Langfristiger Einsatz von Sekretfördertechniken. In schwersten Fällen Langzeitsauerstofftherapie und/oder Heimbeatmung.

Neuromuskuläre Krankheiten
Pathophysiologie. Respiratorische Komplikationen bei Sekretretention bedingt durch niedrige Atemzugsvolumina, geringe Lungendehnung (Thoraxinstabilität) und schwachen Husten. Sekundärveränderungen mit Entstehung eines restriktiven Ventilationsdefektes.

Atemphysiotherapie. Langfristiges Sekretförderungsmanagement; Langzeitbehandlung mittels Heimbeatmung (via Tracheostoma oder Maske).

Obere Luftwegsstenose
Pathophysiologie. Angeborene oder erworbene (z.B. nach Langzeitintubation), lebensbedrohliche chronische obere Luftwegsobstruktion.

Atemphysiotherapie. Wenn chirurgisch nicht korrigierbar, Tracheostomie und Langzeit-Tracheostomamanagement.

Zentrales Hypoventilationssyndrom
Pathophysiologie. Angeborene oder erworbene, idiopathische oder sekundäre zentrale (schlafbetonte) Hypoventilation.

Atemphysiotherapie. Langzeitheimbeatmung, evtl. Langzeit-Tracheostomamanagement.

Literatur

Hardy KA (1991) A review of airway clearance: new techniques, indications, and recommendations. Respir Care 36: 1218–1229
Menkes H, Britt J (1980) Rationale for physical therapy. Am Rev Respir Dis 122 (Suppl 2): 127–131
Oberwaldner B (1999) Physiotherapie. In: Rieger C, Hardt H von der, Sennhauser F, Wahn U, Zach MS (Hrsg) Pädiatrische Pneumologie. Springer, Berlin Heidelberg New York, S 405–416
Parker A, Prasad A (1998) Paediatrics. In: Pryor JA, Webber BA (eds) Physiotherapy for Respiratory and Cardiac Problems. 2nd ed. Churchill Livingston, Edinburgh, pp 329–369
Prasad A, Hussey J (1995) (eds) Paediatric Respiratory Care. Chapman & Hall, London
Zach MS, Oberwaldner B (1998) Chest physiotherapy. In: Taussig L, Landau L (eds) Textbook of Pediatric Respiratory Medicine. Mosby, St. Louis, pp 299–311

157 Sporttherapie und pulmonale Rehabilitation bei chronischem Lungenleiden

C. P. Bauer

Die Rehabilitation stellt neben der ambulanten und akutstationären Behandlung die 3. Säule im medizinischen Versorgungskonzept von Kindern und Jugendlichen mit chronischen Atemwegskrankheiten dar.

Kinder und Jugendliche mit Einschränkungen der körperlichen Leistungsfähigkeit, Lebensqualität oder sozialen Integration können im Rahmen einer stationären Rehabilitation behandelt werden, wenn die ambulanten Therapiemöglichkeiten vor Ort ausgeschöpft sind.

Die Aufgaben und Ziele der pneumologischen Rehabilitation von Kindern und Jugendlichen umfassen folgende Bereiche:

a) Besserung der physischen und psychischen Gesamtsituation,
b) Erlangung maximaler Selbständigkeit im Krankheitsmanagement (in Abhängigkeit vom Alter ggf. mit Unterstützung der Eltern),
c) Beratung für eine spätere berufliche Tätigkeit bei der entsprechenden Altersgruppe,
d) Steigerung der Lebensqualität durch Ermöglichung größerer Freiräume (Freizeitverhalten, insbesondere Sport),
e) Minimierung der Folgen der Krankheit für den Patienten, seine Familie und Gesellschaft.

Um diese Ziele zu erreichen, sind Diagnostik, Therapie und Anleitung zur Krankheitsbewältigung die wesentlichen Inhalte der Rehabilitationsbehandlung.

Die Diagnostik hat hier die Aufgabe unter Berücksichtigung der Vorbefunde den Schweregrad der Krankheit zu bestimmen bzw. zu aktualisieren, um die individuell erforderliche Therapie entsprechend dem ermittelten Schweregrad einleiten bzw. durchführen zu können.

Das auf die Diagnostik aufbauende Therapiekonzept beinhaltet die medikamentöse Therapie, die Physiotherapie, die Sporttherapie und die Klimatherapie.

Im Rahmen des Therapiekonzeptes und als Überleitung zur Krankheitsbewältigung stellt die Patientenschulung einen weiteren festen Bestandteil der Rehabilitationsmaßnahmen dar, in die neben dem Patienten auch die Eltern mit einem eigenen Schulungsprogramm eingebunden werden sollten.

Bei der Therapie in der Rehabilitation ist die Entwicklung bzw. Optimierung eines Langzeitkonzeptes mit Vorbereitung des Transfers nach Hause eine wesentliche Aufgabe. Neben der Intensivierung einer bereits bestehenden Pharmakotherapie (z.B. durch Verbesserung der Inhalationstechnik oder Verbesserung der Compliance) stellt die Physiotherapie und Sporttherapie einen besonderen Schwerpunkt dar.

Physiotherapie. Bei der Physiotherapie stehen während der stationären Rehabilitation 3 Hauptpunkte im Vordergrund: die Regulation der Ruheatmung, die Anpassung der Atmung an Belastung und Krisensituation sowie die Behandlung von evtl. bereits bestehenden Sekundärschäden an Bewegungs- und Haltungsapparat.

Dafür werden bei der Atemtherapie im engeren Sinne zunächst Atemwahrnehmung und Atemvertiefung mit Regulation der Strömungsgeschwindigkeit vermittelt. Hierzu gehört auch das Einüben von Dehnlagen zur Erhaltung und Förderung der Brustkorbbeweglichkeit. Im Rahmen der Atemwahrnehmung ist die Vermittlung der Körperwahrnehmung eine wichtige Aufgabe. Ein weiterer entscheidender Teil ist das Einüben des Atemverhaltens z.B. bei Auftreten von Asthmabeschwerden (z.B. Lippenbremse, Förderung der Bronchialdrainage und der Expektoration). Bei Mukoviszidosepatienten liegt der Schwerpunkt auf dem Erlernen bzw. Verbessern der autogenen Drainage.

Sporttherapie. Hand in Hand mit der Physiotherapie arbeitet die Sporttherapie, da sich gerade zwischen diesen Bereichen fließende Übergänge im praktischen Alltag ergeben.

Bei chronisch kranken Kindern besteht nicht nur häufig eine Einschränkung ihrer körperlichen Leistungsfähigkeit, sondern es ist bei ihnen auch ein psychomotorisches und psychisches Entwicklungsdefizit vorhanden, das z.B. in einer verminderten Koordinationsleistung und Spielfähigkeit zum Ausdruck kommt. Die Kompensation dieser Störung ist deshalb eine spezielle Aufgabe des Sportbereiches. Die Teilnahme an Bewegung, Spiel und Sport (BSS) mit Gleichaltrigen gehört zur normalen psychosozialen Entwicklung eines Kindes und muß somit z.B. auch den Asthma- oder Mukoviszidosekindern erschlossen werden.

Der Rehabilitationssport verfolgt deshalb neben der direkten Verbesserung der pulmonalen Leistungsfähigkeit auch insgesamt die Defizite der körperlichen, psychischen und sozialen Funktionen zu kompensieren, zu regenerieren, Sekundärschäden vorzubeugen und gesundheitlich orientiertes Verhalten zu fördern.

Um dieses Ziel zu erreichen, ist ein fundiertes und evaluiertes Sportprogramm für diese Patienten zu fordern, das folgende Struktur haben sollte:

1. Diagnostik,
2. Förderstufe,
3. Selbständigkeitsstufe.

Diagnostikstufe. In der Diagnostikstufe wird zunächst z.B. bei Patienten mit Asthma bronchiale nach Anamnese, klinischer Untersuchung und Lungenfunktion der Schweregrad festgelegt und durch eine Laufbelastung orientierend die körperliche Belastbarkeit bestimmt. Als weitere Untersuchungsinstrumente haben sich zur Überprüfung des motorischen Entwicklungsstandes und der motorischen Leistungsfähigkeit von Kindern und Jugendlichen motometrische Testverfahren wie der Körperkoordinationstest für Kinder (KTK) bzw. der Motoriktest (MOT) bewährt. Der sog. MOT kommt bei Kindern von 4–6 Jahren mit altersentsprechenden Übungen wie Balancieren, Ballfangen, Hüpfen, Rollen u.a. zur Anwendung. Insgesamt umfaßt dieser Test 18 Einzelübungen. Der KTK gilt für Kinder ab 6 Jahren und hat 5 Übungen zum Inhalt: Rückwärtsbalancieren, monopedales Hüpfen, seitliches Springen sowie seitliches Umsetzen.

Anhand der so gewonnenen Ergebnisse werden die verfügbaren koordinativen und konditionellen Leistungen sowie die körperlichen Defizite erfaßt und dienen zur Planung des Rehabilitationsprogrammes. Neben diesen eingangsdiagnostischen Maßnahmen ist es darüber hinaus notwendig, Verlaufsdiagnostik zu betreiben. Darunter versteht man Maßnahmen zur Erfassung der aktuellen Befindlichkeit, der Ventilationsfunktion (Peak-flow-Test) und eine Befragung über den Zustand der körperlichen Fitness. Dieses kann in Form einer ausführlichen Befragung durch den Sportlehrer oder mit Hilfe schriftlicher Prüfbögen geschehen. Die Sammlung verlaufsdiagnostischer Daten, wie z.B. des Peakflow-Wertes gibt Auskunft über die Leistungsmöglichkeiten und den Verlauf der therapeutischen Wirksamkeit.

Ein übergeordnetes Ziel der Rehabilitionsmaßnahme ist die Integration des Kindes bzw. Jugendlichen in den altersentsprechenden Alltag. Eine wesentliche Voraussetzung dafür ist eine verbesserte körperliche und psychosoziale Leistungsfähigkeit. Bei dem Rehabilitationsprogramm soll z.B. bei den Patienten mit Anstrengungsasthma durch eine Verbesserung der konditionellen Leistungsfähigkeit die Auslöseschwelle des Anstrengungsasthmas zu höheren Belastungsgrenzen hin verschoben werden (Intervalltraining).

Förderstufe. In der Förderstufe des Rehasports wird deshalb der Patient durch ein spezielles Training an die sportliche Betätigung unter Aufsicht des Sportlehrers herangeführt.

Solche Trainingsmaßnahmen orientieren sich an den motorischen Hauptbeanspruchungsformen Kraft, Schnelligkeit, Ausdauer, Flexibilität und Koordination. Diese aus den biologischen Funktionsgrundlagen herrührende Orientierung muß nach neuerer Ansicht der Trainingswissenschaft ergänzt werden um Beanspruchungen psychischer Art (Motivation, Willensausdauer, emotionale Steuerungsfähigkeit) und Beherrschung psychosozialer Prozesse. Wie schon in der 1. Stufe stehen auch in der Förderstufe bewegungsorientierte Inhalte im Vordergrund, wie sie in bestimmten Sportarten gefunden werden. Jede dieser sportlichen Tätigkeiten fordert vom Teilnehmer typische Leistungen aus den o.g. Hauptbeanspruchungsformen. Die Eignung von sportlichen Übungen und Sportarten zeigt sich darin, daß sie dem Zweck entsprechend orientiert sind und möglichst umfassende Anforderungen stellen sollen. Für manche Fragestellung ist es allerdings wichtig, einzelne Teilbeanspruchungen zu minimieren, um den Schwerpunkt in anderen finden zu können. Für Asthmatiker ist es wichtig, die allgemeine aerobe Ausdauer und die anaerobe Ausdauer zu trainieren. Dies dient vor allem zur Prophylaxe von anstrengungsbedingten Obstruktionen. Hierbei hat sich die Methode des Intervalltrainings bewährt.

Wesentlicher Inhalt dieser Trainingsform ist ein planmäßiger Wechsel von Belastungsintensitäten. Diese werden so dosiert, daß die höhere Belastung im submaximalen Bereich liegt und danach wieder abgesenkt wird. Dadurch wird ein Anstrengungsasthma nicht ausgelöst. Dieser Prozeß kann und muß durch eine entsprechende Prämedikation (z.B. β-Mimetika) positiv beeinflußt und gesteuert werden. Zur Verbesserung der aeroben Ausdauer wird hinsichtlich der Korrelation von Belastungsdauer und Intensität eine lange Belastungszeit bei niedriger Intensität und entsprechend beim Training der anaeroben Ausdauer eine kurze Belastungszeit bei höherer Intensität gewählt.

In der Zeit der Förderstufe ist es unbedingt notwendig, die Körperwahrnehmung vor allem unter Einschluß der Atmung und die Einschätzung der persönlichen Asthmasituation in den Vordergrund zu stellen. Bewährt haben sich außerdem psychomotorische und konditionelle Trainingsprogramme, bei denen in vielen Fällen Physiotherapie und Sporttherapie Hand in Hand arbeiten.

Wie in jeder Trainingseinheit muß es zu Beginn des Trainings der Förderstufe einen einleitenden/einstimmenden Teil geben, der im allgemeinen als „Aufwärmtraining" bezeichnet wird. Mit dem Aufwärmen werden Tätigkeiten ausgeführt, die für den Teilnehmer einfach und zunächst gering beanspruchend sind, aber planmäßig in ihrer Intensität erhöht werden. Dadurch wird die Herstellung einer verbesserten psychophysischen und koordinativ-kinästhetischen Vorbereitung erreicht, und es wird gleichzeitig eine Verletzungsprophylaxe, vor allem im Bereich des Stütz- und Bewegungsapparates erzielt. Wird dieser vorbereitende Teil nicht sorgfältig durchgeführt, kommt es wie bei vielen Asthmatikern, die sportlich unerfahren sind, sehr häufig schon zu Beginn einer Unterrichtseinheit zu Obstruktionen als Folge des „Anstrengungsasthmas". Mit der Steigerung der Intensität des Trainings, einhergehend mit einer zunehmend besser werdenden körperlichen und psychischen Belastbarkeit des Patienten ist nicht verbunden, daß die Hyperreagibilität verloren geht, vielmehr wird die Belastungsgrenze deutlich nach oben verschoben und damit ein positiver Effekt erzielt.

Selbständigkeitsstufe. In der Selbständigkeitsstufe soll das eigenständige Umgehen mit dem Sport ggf. unter Medikation erreicht werden. Die in der 2. Phase begonnenen Trainingsvorgänge können erweitert werden. Hierbei bestehen dann fließende Übergänge zum Bereich der Krankheitsbewältigung. Bei der Auswahl der Sportarten in der Rehabilitation sollte daraufhin gearbeitet werden, daß der Sport auch nach der Rehabilitationsmaßnahme zu Hause fortgesetzt werden kann. Die Auswahl der Sportart (z.B. Schwimmen) sollte sich deshalb neben den örtlichen Gegebenheiten auch nach den Möglichkeiten des Patienten zu Hause richten.

Die Effizienz der Sporttherapie und auch der Rehabilitation insgesamt ist heute gut belegt. So konnte z.B. ein protektiver Effekt des Aufwärmtrainings auf das Anstrengungsasthma in Form eines Intervalltrainings nachgewiesen werden. Ebenso wurde mehrfach gezeigt, daß sowohl kurzfristig (unmittelbar vor und nach der Rehabilitation) als auch mittelfristig (vor und 6 Monate nach der Rehabilitation) sich durch die interdisziplinäre Betreuung des Rehabilitationsteams während der 6wöchigen stationären Rehabilitationsmaßnahme eine statistisch signifikante Erhöhung der körperlichen Leistungsfähigkeit erzielen ließ.

XVIII Herz- und Gefäßkrankheiten

158 Allgemeine Symptomatik, Anamnese, klinische und ergänzende Untersuchungen

G. Buheitel, H. Singer

158.1 Klinische Symptome

Angeborene Herzfehler manifestieren sich mit den Zeichen der Herzinsuffizienz, Zyanose und Herzgeräuschen, sehr selten mit Synkopen oder mit plötzlichem Herztod ohne warnende Hinweise. Herzthoraxschmerzen, vor allem unter Belastung, können Symptome einer Kardiomyopathie, einer Koronargefäßfehlbildung oder einer Krankheit des Perikards sein. Weitaus häufiger haben sie extrakardiale Ursachen, wobei psychosomatische Vorgänge in der Häufigkeit dominieren. Eine charakteristische, tageszeitliche Änderung des Aktivitätsrhythmus („Morgenmuffel") mit morgendlicher Übelkeit, Frühstücksverweigerung, erheblichen Anlaufschwierigkeiten, abendlicher Leistungszunahme („Abendaktivisten" mit großer Ausdauer) sowie der Situation unangemessen hohe Herzfrequenzen, Leistungsschwäche, Ohnmachtsanfälle weisen auf Kreislaufregulationsstörungen hin.

Selbstverständlich vereinigt ein Patient mit angeborenem Herzfehler nicht alle genannten Symptome in sich; bei etwa der Hälfte der Fälle ist das organische Herzgeräusch einziger Hinweis auf das Vorliegen eines angeborenen Herzfehlers. Umgekehrt ist das alleinige Herzgeräusch ohne sonstige Hinweise auf eine Herzkrankheit nur in etwa 20 % Folge einer strukturellen Herzkrankheit.

Die Zeichen der *Herzinsuffizienz* reichen von der Gedeihstörung, vermehrtem Schwitzen des Säuglings, über die Trinkschwäche, die stark beschleunigte Atmung mit Einziehungen und stöhnender Ausatmung bis hin zum Vollbild des kardiogenen Schocks. Die klinischen Symptome der Herzinsuffizienz umfassen dementsprechend neben der beschleunigten und erschwerten Atmung Tachykardie, Hepatomegalie, Ödembildung und Zeichen der Zentralisation mit kühlen, blassen oder blaßzyanotischen Extremitäten sowie mit verlängerter Rekapillarisierungszeit.

Die sistierende Urinproduktion ist dann immer Zeichen einer lebensbedrohenden kardialen Funktionsstörung.

Die *Zyanose* eines Kindes mit angeborenem Herzfehler fällt auf, wenn ein Rechts-links-Shunt einen Anteil von mehr als 5 g/dl reduzierten Hämoglobins im Systemkreislauf erzeugt. Wichtig ist der Hinweis, daß eine Anämie eine vorliegende Zyanose „maskieren" kann, so daß ein erheblich hypoxämisches Kind zunächst nicht als solches erkannt wird.

Die zentrale Zyanose des angeborenen Herzfehlers wird von der Akrozyanose anderer Ursache abgegrenzt.

Die zentrale Zyanose erfaßt auch die Zunge und die Wangenschleimhaut und wird bei körperlicher Belastung bzw. zunehmender körperlicher Aktivität verstärkt, während die Akrozyanose meist auf die Peripherie beschränkt bleibt und sich bei körperlicher Aktivität bessert. Besonders beim Neugeborenen ist die differentialdiagnostische Abgrenzung der kardial bedingten Zyanose gegenüber der Zyanose anderer Ursache (Luftwege und bronchopulmonale Erkrankungen, zentralnervös vermittelte Atemstörungen, Polyglobulie, Hypotonie, Stoffwechselstörungen, Methämoglobinämie) besonders wichtig. Bei ductusabhängiger Lungendurchblutung ist der sofortige Einsatz von ProstaglandinE1 lebensrettend. Das gleiche gilt, wenn der große Kreislauf ganz oder teilweise vom Offenbleiben des Ductus arteriosus abhängt.

Der häufigste Befund beim angeborenen Herzfehler ist das organische *Geräusch,* das dann entsteht, wenn ein Herz- oder Gefäßabschnitt höheren Druckes mit einem solchen niederen Druckes über eine drucktrennende Öffnung in Verbindung steht. Der während Systole oder/ und Diastole entstehende Druckgradient erzeugt im Bereich der Enge (Öffnung) eine turbulente, beschleunigte Blutströmung. So weist z.B. eine schwere Aortenstenose mit einem systolischen Druckgradienten von 100 mmHg zwischen linkem Ventrikel und Aorta eine Beschleunigung der Fließgeschwindigkeit im Klappenbereich von 5 m/s auf. Die dadurch erzeugten Schwingungen des Gefäßes und der Umgebung pflanzen sich über die Brustwand u.U. sogar auf die darüberliegende Luftschicht fort, so daß sie über das Stethoskop gehört werden können, selbst wenn das Stethoskop nicht direkt auf die Brustwand aufgesetzt wird. Getastet werden kann das Geräusch als Präkordialschwirren, wenn es eine bestimmte Lautstärke erreicht (≥4°). Systolische Geräusche entstehen bei Stenosen im Bereich der Ausflußbahnen einschließlich der Taschenklappen und bei Engstellen in den Arterien (Austreibungsgeräusche) sowie bei drucktrennenden Ventrikelseptumdefekten und Insuffizienzen der AV-Klappen (Regurgitationsgeräusche). Während die Austreibungsgeräusche mit kurzer Verzögerung nach dem ersten Herzton beginnen, fallen erster Herzton und Anfang der Regurgitationsgeräusche praktisch zusammen (Abb. 158.1a–f).

Diastolische Geräusche findet man als präsystolische Geräusche bei Stenosen der AV-Klappen und als früh- bis holodiastolische Geräusche bei der Aorten- oder Pulmonalklappeninsuffizienz. Mittdiastolische Geräusche weisen auf ein erhöhtes Einstromvolumen in der Ventrikelfüllungsphase hin [trikuspidal beim großen Vorhofseptumdefekt (ASD), mitral beim Ventrikelseptumdefekt (VSD) oder offenem Ductus arteriosus Botalli]. Ein systolisches und diastolisches Geräusch (mit meist getrennten Geräuschkomponenten) tritt bei kombinierten Taschenklappenfehlern auf. Systolisch-diastolische (kontinuierliche) Geräusche weisen u.a. auf einen drucktrennenden Ductus

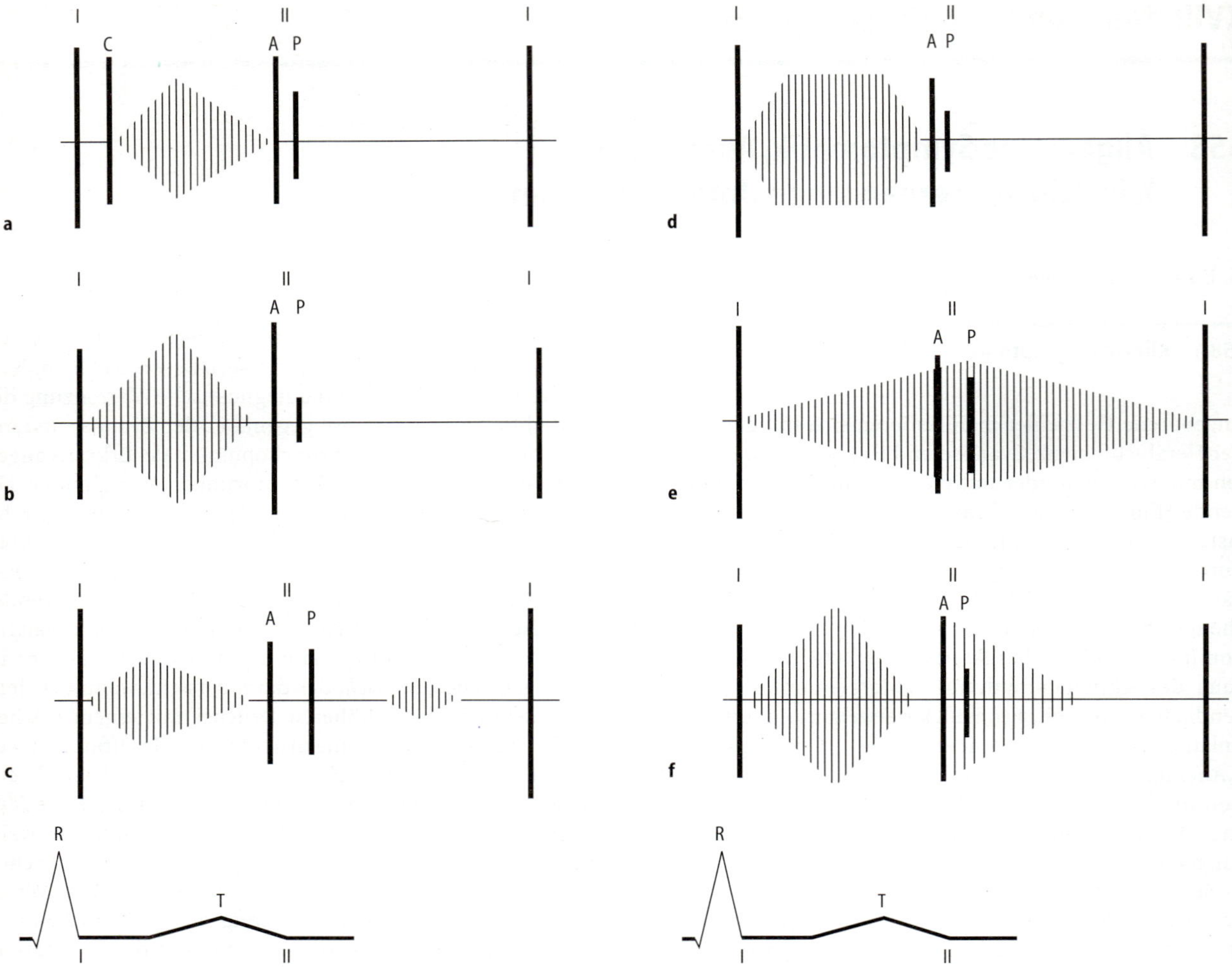

Abb. 158.1a–f. Lokalisation und Dauer von organischen Herzgeräuschen in der Herzphase. **a–c** Austreibungsgeräusche: **a** holosystolisches Geräusch bei Aortenstenose, c=Ejektionsklick. **b** Pulmonalstenose mit abgeschwächtem P_2-Segment, **c** Systolikum einer funktionellen Pulmonalstenose, mit weitgespaltenem 2. Herzton und Betonung von P_2 sowie diastolischem Ventrikelfüllungsgeräusch (z.B. großer ASD). **d** Regurgitationsgeräusche: mit dem 1. Herzton einsetzendes holosystolisches Geräusch (z. B. VSD, Mitralinsuffizienz). **e,f** Systolisch-diastolische Geräusche: **e** kontinuierliches SD-Geräusch (z.B. Ductus arteriosus Botalli), **f** systolisches und diastolisches Geräusch (z.B. kombinierter Aorten-

arteriosus Botalli, auf arteriovenöse Fisteln und große Kollateralarterien bei Aortenisthmusstenosen hin.

Bezüglich des Lautstärkegrades eines Herzgeräusches wird die Einteilung in die Grade 1–6 (nach Levine) besonders häufig angewendet (s.unten). Als Orientierung dient der Grad 4, da ab dieser Lautstärke ein Präkordialschwirren getastet werden kann. Druckgradienten von 30–40 mmHg führen zu Herzgeräuschen lauter Grad 3.

Lautstärkeeinteilung von Herzgeräuschen (nach Levine)

- *Grad 1:* Kaum hörbar
- *Grad 2:* Leises Geräusch, das bei normalen Untersuchungsbedingungen, leicht zu hören ist
- *Grad 3:* Mittellautes Geräusch
- *Grad 4:* Lautes Geräusch mit Präkordialschwirren
- *Grad 5:* Sehr lautes Geräusch (Stethoskop mit lockerem Kontakt zur Brustwand)
- *Grad 6:* Sehr lautes Geräusch (Stethoskop ohne Kontakt zur Brustwand)

Das Punctum maximum kann im Kindesalter bei sehr lauten Geräuschen schwierig zu bestimmen sein, da das Geräusch über dem gesamten Präkordium ähnlich laut empfunden werden kann. Typische Puncta maxima sind auf Abb. 158.2 dargestellt, die Pfeile markieren die Fortleitungstendenz.

Akzidentelles Herzgeräusch

Aufgrund der Häufigkeit dieses Befundes hat das akzidentelle Herzgeräusch („unschuldiges HG", „innocent murmur") ohne Krankheitswert eine große gesundheitspolitische Bedeutung, da es bei einer erheblichen Anzahl von Kindern und Jugendlichen häufig ungerechtfertigte und teuere Untersuchungen nach sich zieht. Das Problem wird deutlich sichtbar, wenn man weiß, daß bei 80 % aller Kinder zwischen 2 und 14 Jahren irgendwann in ihrem Leben ein oft über Jahre bestehendes Herzgeräusch festgestellt wird. Von den akzidentellen Herzgeräuschen sollten nicht nur die organischen Geräusche bei strukturellen Herzkrankheiten abgegrenzt werden, sondern auch funktionelle Geräusche, die durch eine veränderte Hämodynamik bei ansonsten völlig gesundem Herzen hervorgerufen werden. Sie werden bei Zuständen mit erhöhtem Herzzeitvolumen, wie z.B. bei Anämie oder Fieber, gefunden.

Die sorgfältige Anamneseerhebung einschließlich kompletter klinischer Untersuchung mit umfassendem Auskultationsbefund (s. Übersicht) lassen in der Regel dann die Diagnose eines akzidentellen Herzgeräusches zu, wenn sich daraus keine zusätzlichen Hinweise auf einen angeborenen Herzfehler ergeben und ein weitgehend charakteristischer Auskultationsbefund vorliegt.

Für das akzidentelle Herzgeräusch sprechen:

1. Lautstärke $\leq 3/6$,
2. Geräuschänderung bei Lagewechsel,
3. Lokalisation und kurze Dauer in der Systole (Austreibungsgeräusch),
4. normale Herztöne,
5. erhöhtes Herzzeitvolumen (Fieber, Anämie) verstärkt organische, funktionelle und akzidentelle Herzgeräusche.

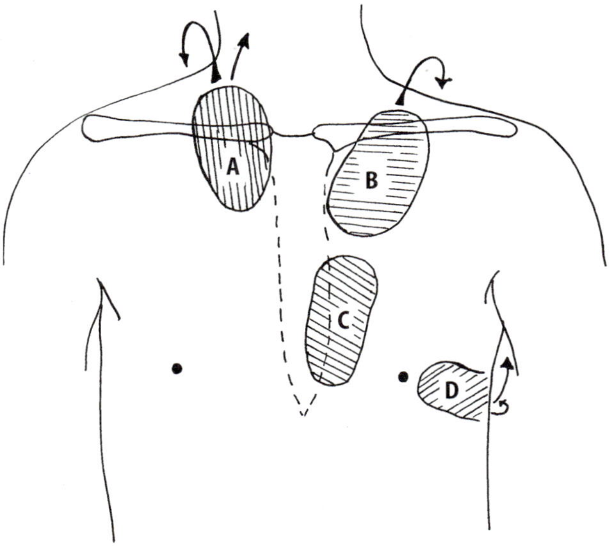

Abb. 158.2. Punctum maximum und Geräuschfortleitung bei häufigen angeborenen Herzfehlern: *A* Aortenstenose, *B* Pulmonalstenose (auch bei ASD, Fallot-Tetralogie, Ductus arteriosus Botalli), *C* Ventrikelseptumdefekt (leise: Trikuspidalinsuffizienz, hypertrophe obstruktive Kardiomyopathie), *D* Mitralinsuffizienzgeräusch

Bestandteile eines kompletten Auskultationsbefundes

1. Herzfrequenz, Rhythmus: regelmäßig/unregelmäßig;
2. Herzgeräusch:
   - Lokalisation und Dauer in der Herzphase,
   - Lautstärke,
   - Punctum maximum,
   - Fortleitung des Geräusches,
   - Änderungen des Herzgeräusches: bei Lagewechsel des Patienten, bei Änderung des HZV (Fieber, Anstrengung, Valsalva-Versuch), bei Ein- und Ausatmung;
   - Frequenz (Höhe);
3. Herztöne:
   - Intensität,
   - Spaltung,
   - Extratöne.

Entsprechend der häufigsten Ursachen und der Geräuschlokalisation werden 3 systolische und ein kontinuierliches Geräusch unterschieden (Tabelle 158.1, Abb. 158.3)

Im Neugeborenen- und frühen Säuglingsalter wird ein besonders über dem Rücken deutlich zu hörendes systolisches Austreibungsgeräusch mit der Lautstärke 2–3/6 den Anfänger verwirren. Es entsteht durch eine physiologische beidseitige Bifurkationsstenose der Pulmonalarterie aufgrund des deutlichen Kaliberunterschiedes zwischen dem zu diesem Zeitpunkt sehr kräftigen Pulmonalarterienstamm und dem geringen Durchmesser der beiden zentralen Pulmonalarterien. Differentialdiagnostisch kann es mit dem Geräusch einer organischen Pulmonal- oder Aortenstenose bzw. Aortenisthmusstenose und einem offenen Ductus arteriosus Botalli verwechselt werden. In der Regel verschwindet das Geräusch im 6. Lebensmonat.

Besonders wichtig ist die Kenntnis, daß ein Fortleiten in die obere Thoraxapertur des Rückens auf Stenosen des arteriellen Herzendes (z.B. Aorten-, Pulmonalstenosen) hinweist, während eine Fortleitung in tiefere Rückenabschnitte bei Aortenisthmusstenosen oder pheripheren Pulmonalstenosen gehört wird. Die Fortleitung zur Herzspitze bei gleichzeitiger Verstärkung des Geräusches in Linksseitenlage des Patienten macht auf eine Mitralinsuffizienz aufmerksam.

In der Vorfelddiagnostik angeborener Herzfehler spielt der 2. Herzton eine besondere Rolle: wirklich singuläre 2.

Tabelle 158.1. Häufige akzidentelle Herzgeräusche. (Nach Park 1996 und Pelech 1999)

Bezeichnung	Lage in der Herzphase, Dauer	Beschreibung des Geräusches, Lautstärke, Punctum maximum	Mögliche Ursachen, Differentialdiagnose (DD)	Bevorzugtes Alter [Jahre]
Stillsches Herzgeräusch	Mittsystolisch (von beiden Tönen abgesetzt)	„Vibrationsgeräusch" vom musikalischen Klangcharakter, 2–3/6, 3.–4. ICR links	U. a. akzessorischer Sehnenfaden DD: kleiner VSD	3–6
Pulmonalisaustreibungsgeräusch	Früh- bis mittsystolisch	Blasendes Austreibungsgeräusch, 1–3/6, 2. ICR links, kein Schwirren, kein Klick, normaler 2. Herzton, kaum Fortleitung	Geringe Turbulenzbildung zwischen rechtem Ventrikel und Pulmonalarterien DD: Pulmonalstenose, ASD	8–14
Nonnensausen	Systolisch-diastolisch (s<D)	Kontinuierliches Geräusch, 2/6, obere Thoraxapertur, nur im Sitzen/Stehen, verschwindet beim Hinlegen, Druck auf die Halsvenen	Turbulenzen im Jugularvenensystem DD: PDA	3–6
Suprakardiales Geräusch	Frühsystolisch	Austreibungsgeräusch, supraklavikuläre Grube (A. carotis R/L) 2–3/6.	Turbulentwerden der Strömung im Abgangsbereich der Arm-Hals-Gefäße DD: Aortenstenose	Kindes/Jugendalter

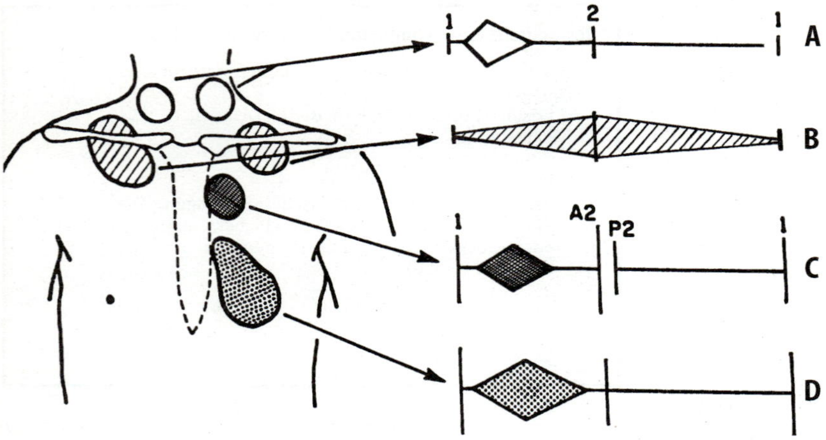

Abb. 158.3. Punctum maximum und Lokalisation der 4 häufigsten akzidentellen Herzgeräusche: *A* suprakardiales Geräusch, *B* Nonnensausen, *C* Pulmonalisaustreibungsgeräusch, *D* Stillsches Geräusch

Herztöne treten auf, wenn nur eine funktionierende Taschenklappe vorliegt (z.B. Truncus arteriosus communis, Aorten-, Pulmonalatresie). Abgeschwächt wird der 2. Herzton (sehr kleines Pulmonalsegment) bei wenig beweglicher verdickter Pulmonalklappe, wie sie bei Pulmonalstenosen und der Fallot-Tetralogie vorliegt. Der betonte bis paukende 2. Herzton ist Folge einer pulmonalen Hypertonie, während die atemunabhängige (fixierte) Spaltung mit Betonung des Pulmonalsegmentes charakteristisch für die Volumenbelastung des rechten Ventrikels, z.B. bei großem Vorhofseptumdefekt ist.

Unter den Extratönen kann der frühdiastolische 3. Herzton sowohl physiologisch sein als auch infolge einer Krankheit des Myokards auftreten.

Der 4. Herzton (kurz vor dem 1.) erzeugt bei gleichzeitiger Tachykardie einen ganz charakteristischen Galopprhythmus und tritt meist als Folge einer Herzinsuffizienz oder gestörter Ventrikelcompliance auf.

Mitt- oder spätsystolische Klicks weisen auf einen Mitralklappenprolaps hin, während frühsystolische Klicks Aorten- oder Pulmonalistöne darstellen bzw. durch die oft verzögerte und dann ruckartig einsetzende Öffnung stenosiver Taschenklappen bzw. durch die schlagartige Dehnung in der Aorten- bzw. Pulmonalarterienwand entstehen (sog. Ejektionsklick).

158.2 Anamnese und klinische Untersuchung

Die spezielle Anamnese zur Erfassung von Herzkrankheiten schließt den Schwangerschaftsverlauf und die prä- und postpartalen Befunde ein. Sie fragt nach den für die Eltern erkennbaren Krankheitszeichen und nach dem Zeitpunkt ihres Auftretens. Dazu zählen Atemnot, vermehrtes Schwitzen, mangelhafte Gewichtszunahme, Bronchitisneigung und bei älteren Kindern (auch bei bereits operierten) Leistungsabfall, Klagen über Herzstolpern oder -jagen, unklare Schwindelzustände und schließlich Anfälle von Bewußtlosigkeit.

Bei der klinischen Untersuchung der Patienten erfaßt die Inspektion die körperliche Entwicklung, zusätzliche äußere Fehlbildungen als Hinweise auf ein evtl. vorliegendes Fehlbildungssyndrom, die Zyanose, Trommelschlegelfinger und -zehen mit Uhrglasnägeln, auffallende Blässe, ein pathologisches Atemmuster (Stöhnen, Einziehungen, Atemfrequenz), die Vorwölbung des Abdomens aufgrund einer Hepatomegalie oder aufgrund der stark geblähten Darmschlingen bei schlechter Verdauungsfunktion, die sichtbare Verlagerung des Herzspitzenstoßes, geschwollene Halsvenen, vermehrte Venenzeichnung sowie eine verlängerte Rekapillarisierungszeit als Hinweis auf ein eingeschränktes Herzzeitvolumen. Die asymmetrische Vorwölbung einer Thoraxhälfte („Herzbuckel", „voussure") weist auf ein meist erheblich vergrößertes und damit volumenbelastetes Herz hin.

Die Palpation der peripheren Pulse muß die Pulse der oberen und unteren Extremitäten beurteilen, da mit dieser einfachen Methode eine hämodynamisch wirksame Aortenisthmusstenose zu erfassen ist.

Die Pulsqualität informiert über die Kreislauffüllung. Der sog. „Wasserhammerpuls" (Pulsus celer et altus) weist auf die hämodynamische Wirkung eines persistierenden Ductus arteriosus, einer Aorteninsuffizienz oder einer AV-Fistel (häufig im Kopfbereich lokalisiert) hin. Eine ähnliche Pulsqualität kann allerdings auch durch sehr weit gestellte Peripherie erzielt werden. Die Palpation erfaßt ein Präkordialschwirren und hilft den Lautstärkegrad eines Geräusches einzugrenzen. Schließlich gibt die Palpation (evtl. ergänzt durch die Perkussion) einen Eindruck der Lebergröße.

Die Erhebung des Geräuschbefundes sollte einem gewissen Schema folgen, um halbwegs standardisierte Auskultationsbefunde zu erzielen (Tabelle 158.1).

158.3 Weiterführende Untersuchungen

Nichtinvasive Blutdruckmessung

Für die klinische Praxis hat sich die indirekte, nichtinvasive Blutdruckmessung als ausreichend genaue Methode durchgesetzt. Eine zirkulär um den Oberarm, den Oberschenkel oder den Unterschenkel gelegte Manschette wird dabei mit Luft gefüllt, bis der erzeugte Druck die jeweiligen Arterien komprimiert. Der aktuelle Manschettendruck kann von einem Manometer abgelesen werden. Durch langsames Ablassen der Luft wird zunächst der systolische Blutdruck ermittelt. Dieser entspricht dem Manschettendruck, zu dem erstmals wieder kleine Mengen Blut das komprimierte Gefäß passieren. Bei Verwendung der Methode nach Riva-Rocci/Korotkov, bei der die A. brachialis auskultiert wird, entspricht der systolische Blutdruck dem Manschettendruck zum Zeitpunkt des ersten pulssynchronen Klopfens (Korotkov-Geräusch). Der diastolische Wert ist erreicht, wenn das Korotkov-Geräusch verschwindet (PhaseV) oder, bei kontinuierlich bis zur völligen Entleerung der Manschette auskultierbarem Geräusch, plötzlich leiser wird (PhaseIV). Neben der auskultatorischen Methode hat sich vor allem in der Pädiatrie, der Notfall- und der Intensivmedizin die automatische Messung mittels Oszillometrie bewährt. Diese Geräte bestimmen oszillometrisch den Mitteldruck sowie die aktuelle Herzfrequenz und errechnen über einen vorgegebenen Algorithmus die systolischen und diastolischen Blutdruckwerte. Die palpatorische Technik ist eine einfache Methode, den systolischen Blutdruck zu bestimmen. Dieser ist erreicht, wenn während des Ablassens des Manschettendrucks erstmals ein Puls an der entsprechenden Extremität getastet wird. Diastolische Werte können so allerdings nicht ermittelt werden. Weniger gebräuchliche Methoden sind die dopplersonographisch gestützte Blutdruckbestimmung und die automatische akustische Meßtechnik, die vor allem im Rahmen der Ergometrie eingesetzt wird.

Entscheidend für die Zuverlässigkeit der Messung ist die Wahl der richtigen Manschettengröße. Zu kleine Blutdruckmanschetten liefern zu hohe Blutdruckwerte, zu große Manschetten liefern zu niedrige Werte. Die Manschette sollte wenigstens 2/3 der Oberarm- oder Oberschenkellänge bedekken. Im Zweifelsfall ist es günstiger, eine etwas zu große als eine zu kleine Manschette zu verwenden.

Neben der essentiellen Hypertonie, die bei älteren Kindern häufig ist, werden, insbesondere bei Säuglingen und Kleinkindern, oft organische Störungen als Ursache des Bluthochdrucks angetroffen. Aus der Gruppe der kardiologischen Krankheiten sind angeborene Stenosen im Bereich der Aorta, am häufigsten die Aortenisthmusstenose, für den erhöhten Blutdruck verantwortlich. Aus diesem Grund müssen, zumindest bei der Erstuntersuchung, die Pulse an Armen und Beinen palpiert und die Blutdruckwerte an beiden Armen und einem Bein gemessen werden. Für die Messung am Unterschenkel kann dabei die gleiche Manschette wie am Arm eingesetzt werden. Deutliche Druckdifferenzen sprechen für das Vorliegen von Gefäßstenosen. Bei der Bewertung der Meßergebnisse müssen die alters- und geschlechtsabhängigen Normwerte für Kinder berücksichtigt werden.

Einmalig gemessene Blutdruckwerte sind keine ausreichende Grundlage für die Diagnose einer arteriellen Hypertonie. Soll ein halbwegs realistisches Blutdruckprofil erstellt werden, bietet sich die Langzeitblutdruckmessung an. Hierbei mißt ein tragbares, automatisches Gerät über 24 Stunden in halbstündigen Abständen den Blutdruck. Mit Hilfe einer sorgfältig erstellten 24-Stunden-Messung können dann fundierte Angaben zum Blutdruckverhalten gemacht werden. Dabei muß beachtet werden, daß für die Langzeitblutdruckmessung spezielle Normwerte gelten (Tabelle 158.2).

Tabelle 158.2. Blutdruckgrenzen, die bei Kindern und Jugendlichen eine Hypertonieabklärung erforderlich machen. (Aus Soergel et al. 1997)

	Alter [Jahre]	Körperlänge [cm]	Gelegenheitsblutdruck [mmHg]	24-Stunden-Blutdruck [mmHg]
Säuglinge	<1	>90	>120 systolisch	
Kleinkinder	2–5	90–120	>125/75	>130/80
Schulkinder	6–11	120–150	>135/80	>130/85
Jugendliche	>12	>150	>140/90	>135/85

Elektrokardiogramm

Das 100 Jahre alte Elektrokardiogramm hat seine Bedeutung für die Aufdeckung und Diagnose von Leitungsstörungen sowie Herzrhythmusstörungen bis heute behalten. Dieser Teil der diagnostischen Aussage wird vor allem durch das 24-Stunden-EKG und die intrakardiale Elektrogrammableitung mit der Möglichkeit der interventionellen Behandlung von Herzrhythmusstörungen erheblich erweitert.

Dem gegenüber ist die Hypertrophiediagnostik in den Hintergrund getreten, da das Echokardiogramm direktere und damit besser beurteilbare Einsichten in die Muskelmassenverteilung des Herzens zuläßt. Hämodynamische Ursachen (das Muskelmassenverhältnis – das Verhältnis rechter zu linkem Ventrikel – verändert sich nach der Geburt besonders schnell von in den ersten Lebenswochen 1,3 : 1 zu 1 : 2 beim älteren Kind) und Wachstumseinflüsse auf die Lage des Herzens im Thorax, auf die Größenverhältnisse wie Abstand zur Thoraxwand, Tiefertreten des Zwerchfells, Zunahme der Thoraxwanddicke und Herzdrehungen führen zu erheblichen Veränderungen des normalen EKG des Kindes und erschweren die Beurteilung in Bezug auf pathologische Hyperthrophiezeichen. Für die EKG-Befundung ist die Kenntnis wichtig, daß die elektrische Herzachse (der größte Integralvektor) zur muskelstärkeren Kammer (bzw. Vorhof) abgelenkt wird und daß die Länge des Vektors vom Muskelmassenverhältnis ganz wesentlich bestimmt wird. Während hypertrophierte Ventrikel zu überhöhten schlanken Kammerkomplexen führen, erzeugt ein volumenbelastetes Herz eine Verzögerung des Erregungsablaufs und damit eine Verlängerung von QRS.

Die Erregungsrückbildung wird gestört, wenn die hämodynamische Belastung ein gewisses Ausmaß überschreitet. Jenseits der Neugeborenenperiode sind Herzfehler mit Rechtsherzbelastung im EKG besser zu erkennen als Fehler mit Belastung des linken Herzens. Im ersten Fall ist die durch eine Pulmonalstenose, Fallot-Tetralogie oder einen großen Vorhofseptumdefekt entstehende Rechtsherzhypertrophie dem physiologischen Linksüberwiegen so entgegengesetzt, daß dies im EKG gut zum Ausdruck kommt. Im Gegensatz dazu bedeutet die pathologische Linksherzbelastung von Aortenstenosen nur eine Verstärkung des physiologischen Linksüberwiegens und ist damit wesentlich schwerer zu erkennen (Abb. 158.4). Neben sicheren Rechtsherzhypertrophiezeichen sind elektrokardiographische Hinweise für das Vorliegen eines gravierenden angeborenen Herzfehlers:

- sog. Illusionäre („überdrehte“) Lagetypen in den Standard- und Goldbergerableitungen (häufig Hinweis auf atrioventrikuläre Septumdefekte),
- durchgehend positive oder negative T-Wellen in allen Brustwandableitungen jenseits der Neugeborenenperi-

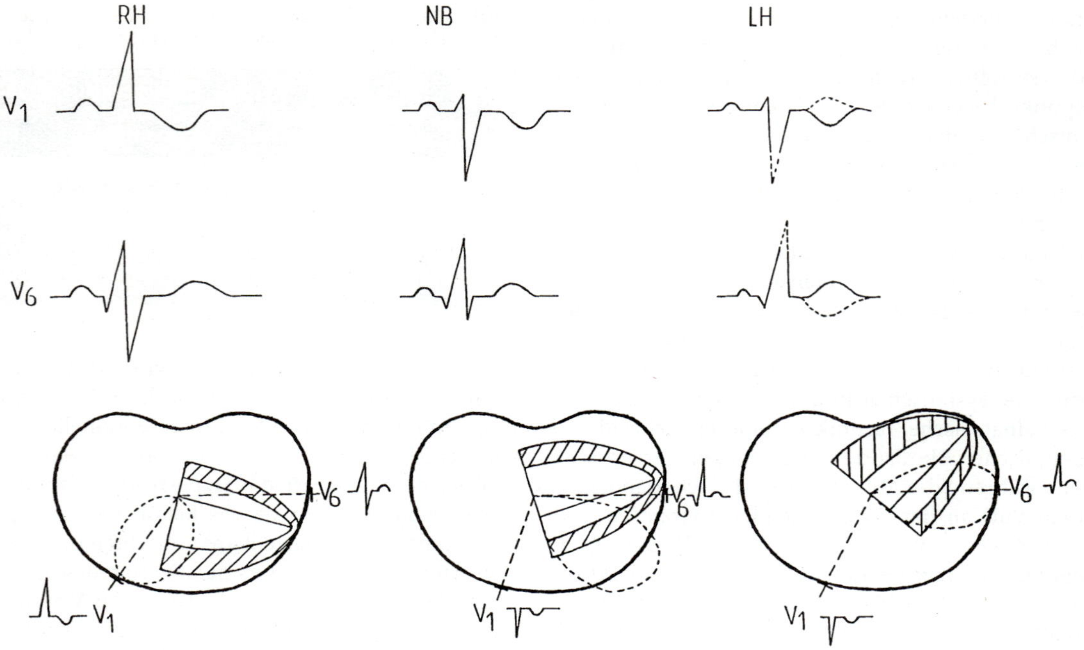

Abb. 158.4. Änderungen der QRS-Komplexe und der Vektorschleife in der Horizontalebene bei Rechts-, Linkshypertrophie gegenüber dem Normalbefund. *RH* Rechtshypertrophie, *NB* Normalbefund, *LH* Linkshypertrophie

ode oder die Umkehr der normalen T-Wellenverteilung von rechtspräkordial negativ und linkspräkordial positiv ins Gegenteil (z. B. beim großen Ventrikelseptumdfekt),

- konvexbogige ST-Senkungen und T-Inversionen in den Brustwandableitungen V5 und V6 (hochgradige Aortenstenosen).

Erregungsrückbildungsstörungen (ST-T-Veränderung) sind in der Regel unspezifisch. Sie weisen auf Krankheiten des Myo- und Perikards hin und treten bei der Myokardbeteiligung an Allgemeinerkrankungen auf. Dazu zählen Elektrolytstörungen (Natrium, Kalium, Kalzium), Störungen der Blutgase, Systemkrankheiten, Intoxikationen, inflammatorische und infektiöse Krankheiten. Ein über die Norm hinaus verlängertes QT-Segment muß auf das Vorliegen eines sog. Long-QT-Syndroms mit der Neigung zu Kammerflattern hin beurteilt werden. Bei der Kombination tiefer Q-Zacken in I, aVL und in den Brustwandableitungen V5 und V6 mit ST-Anhebungen und T-Negativierungen muß ein Bland-White-Garland-Syndrom ausgeschlossen werden (Fehlabgang der linken Koronararterie aus der Pulmonalarterie mit schweren hypoxischen Myokardveränderungen).

Ergometrie und Belastungs-EKG

Bei der körperlichen Belastungsuntersuchung wird gleichzeitig die Leistungsfähigkeit von Lunge, Kreislauf und Muskulatur getestet. Im Rahmen der kinderkardiologischen Diagnostik erfüllt sie folgende Aufgaben:

1. Allgemeine Beurteilung der körperlichen Leistungsfähigkeit,
2. Überprüfung der Reaktion von Blutdruck und Herzfrequenz auf körperliche Belastung,
3. Provokation von Herzrhythmusstörungen, Erregungsrückbildungsstörungen, oder klinischen Beschwerden,
4. Verlaufsbeobachtung (spontan, nach Medikation, nach operativen Maßnahmen),
5. Ausschluß oder Bestätigung eines Zusammenhangs zwischen subjektiv geklagten Symptomen (meist Herzstechen) und körperlicher Belastung,
6. pulmonologische Fragestellungen (z. B. belastungsabhängige Bronchialobstruktion).

Durchführung. Die Belastung erfolgt auf einem Fahrrad oder einem Laufband. Beim Fahrrad kann durch Bremsen des Schwungrads, beim Laufband durch Verändern der Steigung und der Laufbandgeschwindigkeit die Belastung des Patienten verändert werden. Unter schrittweiser oder kontinuierlicher Steigerung der Belastung sollten Herzfrequenz und systolischer Blutdruck ansteigen. Behandlung mit β-Blokkern, Sinusknotenkrankheiten oder Überleitungsstörungen zwischen Sinusknoten und Vorhof (sinuatriale Blockierungen) bzw. zwischen Vorhof und Ventrikel (AV-Blockierungen) verhindern einen adäquaten Herzfrequenzanstieg. Gesunde Kinder und Jugendliche sollten eine maximale Herzfrequenz von mindestens 180/min erreichen. Bei mangelnder kardialer Leistung kann der Blutdruckanstieg fehlen bzw. gar ein Blutdruckabfall auftreten. Umgekehrt finden sich überschießende Blutdruckanstiege bei Patienten mit Aortenisthmusstenose. Herzrhythmusstörungen können durch die Belastung unterdrückt oder provoziert werden. Erregungsrückbildungsstörungen z. B. bei schwerer Aortenstenose, Kardiomyopathie, Zustand nach Myokarditis, Koronarkrankheiten (Zustand nach Kawasaki-Syndrom, Zustand nach arterieller Switch-OP bei D-TGA, Fehlabgang der linken Koronararterie aus dem rechten Sinus valsalvae etc.) oder ischämisch bedingte Herzschmerzen können unter Belastung ausgelöst oder verstärkt werden. Bei herzkranken Kindern ist die Untersuchung stets mit einem gewissen Risiko verbunden und sollte daher nur in Anwesenheit eines Arztes durchgeführt werden. Treten schwere Herzrhythmusstörungen, schwere Erregungsrückbildungsstörungen, überschießende Blutdruckanstiege (>250mmHg systolisch bei Jugendlichen) oder erhebliche klinische Symptome auf, muß die Belastung abgebrochen werden.

Kontraindikationen gegen eine Ergometrie sind akute kardiale und nichtkardiale Krankheiten, schwere pulmonale Hypertonie sowie schwere kardiale Krankheiten mit Synkopen, malignen Herzrhythmusstörungen oder subjektiven Beschwerden bereits in Ruhe.

Eine Erweiterung der klassischen Ergometrie stellt die *Ergospirometrie* dar, bei der zusätzlich das Atemzugvolumen, die Sauerstoffaufnahme und die Kohlendioxidabgabe unter Belastung bestimmt werden. Aufgrund dieser Daten ist es möglich, die Ursachen einer verminderten Belastbarkeit weiter zu differenzieren.

Kipptisch

Bei der Abklärung von othostatisch bedingten Kreislaufregulationsstörungen mit Ohnmachtsanfällen (Synonyme: vasovagale Synkope, neurokardiogene Synkope, Reflexsynkope), die vor allem im jugendlichen Alter häufig Anlaß für die Konsultation eines Kardiologen sind, hat sich die Kipptischuntersuchung bewährt. Unter ständiger Registrierung von EKG und Blutdruck wird der Patient auf dem Tisch von der liegenden in eine nahezu senkrechte Position (70°–80°) gebracht und für 30 Minuten in dieser Stellung belassen. Als diagnostisches Ergebnis gilt das Auftreten von Schwindel, Übelkeit, Sehstörungen, Präsynkopen oder Synkopen. Weiterhin sind Bradykardien bis hin zur Asystolie sowie eine arterielle Hypotension mit systolischem Blutdruck <70mmHg diagnostisch. In diesen Fällen muß der Patient selbstverständlich sofort wieder in die horizontale Lage gebracht werden, was die prompte Besserung der Symptomatik zu Folge hat. Die zweifelsfreie Aufklärung der Ursache für die Synkopen erspart den Patienten oft eine langwierige und teuere Diagnostik, trägt zur Beruhigung bei und ermöglicht eine effiziente Behandlung.

24-Stunden-EKG

Das 24-Stunden-EKG zeichnet die elektrokardiographischen Vorgänge des untersuchten Herzens während 24 Stunden auf. Es deckt damit wesentlich sicherer während des Tagesablaufes auftretende Herzrhythmusstörungen auf und vermittelt die Kenntnis, ob vom Patienten geklagte Beschwerden (Ereignistaste am Gerät) mit den Herzrhythmusstörungen übereinstimmen. Es erfaßt Rhythmusveränderungen unter den Belastungen des täglichen Lebens und vor allem auch im Schlaf. Die Beurteilung einer vorliegenden Herzrhythmusstörung vor allem bei postoperativen Patienten wird dadurch wesentlich sicherer als bei der Ableitung eines sehr kurzen Standard-EKG.

Elektrophysiologische Untersuchung

Diese Methode bedarf einer strengen Indikationsstellung. Sie wird meistens verknüpft mit einer interventionellen Behandlung der vorliegenden Rhythmusstörung in Form der Hochfrequenzablation. Hiermit können ein pathologischer Fokus oder eine akzessorische Leitungsbahn relativ gefahrlos unterbrochen werden.

Röntgenthoraxaufnahme

Die Röntgenthoraxaufnahme zeigt die Lage und Größe des Herzens im Thoraxraum, die Lungengefäßzeichung und deren Veränderungen (aktive oder passive Hyperämie, Verminderung der Lungengefäßzeichung bis hin zur „schwarzen Lunge" bei extrem verminderter Lungenperfusion). Die Herzsilhouette (Gefäßschatten!) kann Rückschlüsse auf die vorliegende Herzfehlbildung erlauben. Die Bedeutung des Röntgenbildes zur Diagnose angeborener Herzfehler hat gegenüber dem Echokardiogramm stark abgenommen. Wichtig ist die Röntgenaufnahme zur Diagnostik von mit dem Herzfehler gleichzeitig bestehenden Krankheiten wie Pneumonien, Dys- oder Atelektasen, Pleuraergüssen (Echobefund!) und Zwerchfellparesen, um nur die wichtigsten zu nennen.

Kardiale Sonographie

Geschichte. Die ersten Versuche mit kardialem Ultraschall von Edler und Herz gehen auf das Jahr 1954 zurück. In den späten 70er Jahren versuchte man mit Hilfe der M-mode-Technik strukturelle Herzkrankheiten zu diagnostizieren. Mit der Entwicklung der 2D-Echographie avancierte die Methode dann in den 80er Jahren zum wichtigsten diagnostischen Mittel des Kinderkardiologen. Weitere wesentliche Verbesserungen stellten die Doppler- und die Farbdopplertechnik dar. Jüngere Entwicklungen sind die transösophageale und die intravasale Echokardiographie mit immer kleineren und leistungsfähigeren Ultraschallsonden. Zur Zeit wird intensiv an der dreidimensionalen Darstellung der transösophageal oder transthorakal gewonnen Daten in Echtzeit (3D-Echokardiographie) gearbeitet.

Technische Grundlagen der Sonographie

B-mode, M-mode und 2D-Echokardiographie. Im Schallkopf des Sonographiegeräts sind piezoelektrische Elemente (Kristalle oder Keramiken) untergebracht. Diese verformen sich auf einen elektrischen Impuls hin und produzieren eine Ultraschallwelle, die in das zu untersuchende Gewebe eindringt. An den sog. Grenzflächen, d.h. den Übergangsflächen von einem Gewebe in ein anderes, werden die Ultraschallwellen teilweise reflektiert und gelangen zurück zum Schallkopf. Dort kehrt sich der oben beschriebene Prozeß um. Die eingehenden Echos erzeugen an den jetzt auf Empfang eingestellten piezoelektrischen Elementen Verformungen, die in elektrische Impulse umgewandelt werden. Diese werden verstärkt und erscheinen als helle Punkte auf dem Monitor. Der Helligkeitswert des Signals hängt von der Amplitude der Echos ab (B-mode, nach dem englichen Wort „brightness"). Die Position der Lichtpunkte am Monitor wird durch die Zeitdauer zwischen Aussendung und Empfang des jeweiligen Signals bestimmt. Nachdem die Geschwindigkeit des Schalls (V) im Körper mit 1540 m/s praktisch konstant ist, besteht eine direkte Proportionalität zwischen Länge des Zeitintervalls (T) und dem Abstand (D) der reflektierenden Grenzfläche vom Ultraschallkopf ($D=V\times T/2$; Abb. 158.5). Von der Betriebsart M-mode (nach dem englischen Wort „motion") spricht man, wenn eine relativ zum Schallkopf bewegliche Struktur, z.B. eine Herzklappe, als wandernde Linie in der y-Achse gegen die Zeit auf der x-Achse aufgetragen wird. Es entsteht ein eindimensionales

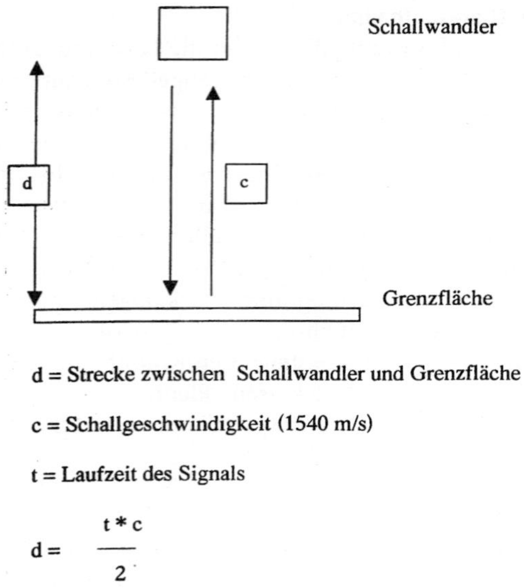

Abb. 158.5. Prinzip des Ultraschalls

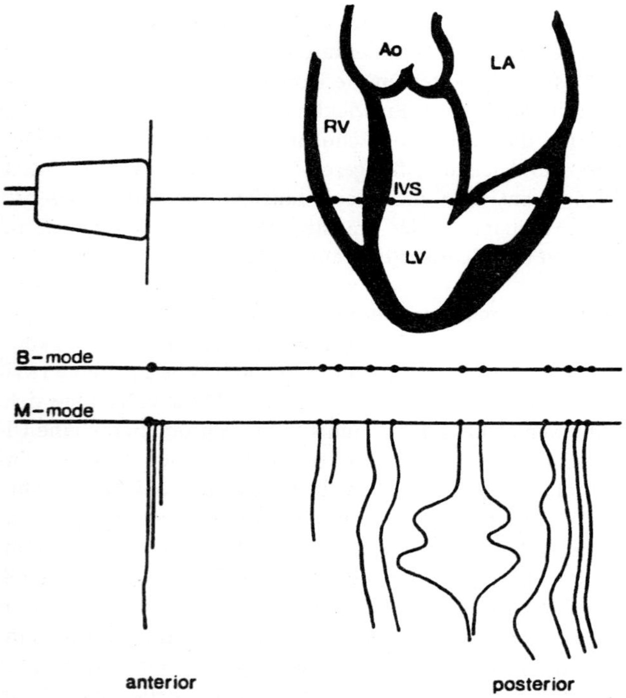

Abb. 158.6. B-mode und M-mode. *RV* rechter Ventrikel, *LV* linker Ventrikel, *IVS* interventrikuläres Septum, *LA* linker Vorhof, *Ao* A. ascendens. (Aus Peters et al. 1987)

Bild mit hoher axialer und zeitlicher Auflösung (Abb. 158.6). Viele Schallstrahlen nebeneinander, deren Echos im B-mode verarbeitet werden, produzieren schließlich das zweidimensionale B-Bild (2D-Echo). Die Bildqualität hängt dabei von der axialen (entlang des Schallstrahls), der lateralen (perpendikular zum Schallstrahl) und der zeitlichen (Anzahl der Bilder pro Sekunde) Auflösung sowie vom Kontrast (Fähigkeit zwischen unterschiedlichen Geweben zu differenzieren) ab. Die axiale Auflösung steht in engem Zusammenhang mit der Wellenlänge der benutzten Schallwellen und beträgt theoretisch bei 3,5 MHz ca. 0,86 mm, bei 7,5 MHz ca. 0,4 mm. Allerdings werden höhere Frequenzen stärker gedämpft und weisen daher eine geringere Eindringtiefe als niedrigere Frequenzen auf. Der Untersucher muß daher stets einen Kompromiß zwischen gewünschter Eindringtiefe und möglicher Auflösung eingehen. Die laterale Auflösung hängt von der Geometrie des Schallstrahls (Durchmesser, Form) ab, die zeitliche Auflösung von der Anzahl der ausgesendeten Schallimpulse pro Sekunde.

CW- und PW-Doppler. Der nach seinem Entdecker Christian Johann Doppler (Österreich, 1803–1853) benannte Doppler-Effekt beschreibt die Tatsache, daß eine Licht- oder Schallwelle, die von einem bewegten Objekt reflektiert wird, ihre Wellenlänge in Abhängigkeit von der Geschwindigkeit des reflektierenden Objektes ändert. Mit Hilfe dieser Methode kann die Strömungsgeschwindigkeit der zellulären Blutbestandteile (Erythrozyten, Leukozyten, Thrombozyten), die den Schall reflektieren, in den Gefäßen und im Herzen gemessen werden. Wird die Schallwelle kontinuierlich von einem Ultraschallwandler erzeugt und das Echo gleichzeitig kontinuierlich von einem zweiten Wandler empfangen, spricht man vom CW-Doppler („continuous-wave"). Sämtliche Blutflußgeschwindigkeiten, die auf der Achse des Schallstrahls liegen, werden bei dieser Technik aufsummiert. Demgegenüber sendet der gepulste Doppler (PW-Doppler, „pulsed-wave") einen Impuls aus, dessen Echo innerhalb eines wählbaren Zeitfensters vom gleichen Schallwandler empfangen wird. Durch die Wahl des Zeitfensters ist die Tiefe der abgegriffenen Region definiert. Im Gegensatz zum CW-Doppler kann also mit dem PW-Doppler die Strömungsgeschwindigkeit in einem eng begrenzten Meßfeld („sample volume") ermittelt werden. Allerdings sind nur Wellenlängenveränderungen kleiner der Hälfte der Pulsrepetitionsfrequenz des PW-Dopplers eindeutig einer bestimmten Geschwindigkeit zuordenbar („Nyquist limit"). Mit hohen Pulsrepetitionsfrequenzen werden nur geringe Eindringtiefen erreicht, niedrigere Frequenzen erlauben dagegen die Untersuchung tieferer Regionen. Mit dem PW-Doppler können daher nur Strömungsgeschwindigkeiten im physiologischen Bereich ermittelt werden, während mit dem CW-Doppler auch höhere Flußgeschwindigkeiten, wie sie infolge pathologischer Druckgradienten auftreten, meßbar sind.

Farbdoppler. Ein ausgewählter Sektor wird mit einer Vielzahl von Dopplermeßfeldern überzogen. In jedem dieser kleinen Areale erfolgt eine farbige Kodierung von Strömungsrichtung und Geschwindigkeit. Meist steht Blau für Strömungen weg vom Schallkopf, Rot für solche auf den Schallkopf zu. Tiefe Farbtöne signalisieren langsame Geschwindigkeiten, hohe Farbtöne schnelle Strömungen. Die Farbdopplertechnik stellt eine Modifikation der PW-Dopplermethode dar und ist daher auch an das „Nyquist limit" gebunden. Ein Umschlagen der Farbe in ihr Komplementär („aliasing") zeigt hierbei ein Überschreiten der maximal meßbaren Geschwindigkeit an.

Untersuchungsgang.

2D-Echokardiographie. Da das Herz vom knöchernen Brustkorb und den für die Sonographie undurchdringlichen Lungen umgeben ist, kann es nur von ganz bestimmten Positionen aus untersucht werden. Diese sog. Schallfenster befinden sich:

1. parasternal links, wo der rechte Ventrikel direkt der Brustwand anliegt,
2. über der Herzspitze,
3. subkostal durch die Leber und das Zwerchfell, dem das Herz direkt aufliegt,
4. suprasternal vom Jugulum aus,
5. parasternal rechts, wo meist die Aorta mit dem Sternum Kontakt hat.

Bei Neugeborenen und jungen Säuglingen wird das Schallfenster durch den zu diesem Zeitpunkt noch voluminösen Thymus, der die Lunge hindert, sich vor das Herz zu legen, deutlich vergrößert. Aus den oben beschriebenen Positionen kann das Herz in den Standardebenen dargestellt werden.

1. parasternale lange Achse (Abb. 158.7),
2. parasternale kurze Achse auf Höhe der Herzbasis (Abb. 158.8),
3. parasternale kurze Achse auf Höhe der Papillarmuskeln (Abb. 158.9),
4. apikaler Vierkammerblick (Abb. 158.10),
5. subkostaler Vierkammerblick (Abb. 158.11),
6. suprasternale lange Achse (Abb. 158.12).

Durch Angulieren und/oder Drehen des Schallkopfes können von diesen Standardpositionen aus eine Vielzahl nebeneinander und hintereinander liegender Ebenen dargestellt werden. Nach internationaler Übereinkunft sollten die linksseitigen Herzstrukturen auf der rechten Monitorseite und die rechtsseitigen auf der linken Monitorseite dargestellt werden. Kraniale Strukturen sollten rechts, kaudale links auf dem Monitor erscheinen.

Wichtig ist die einwandfreie Darstellung der Lage der Herzkammern und der großen Gefäße im Thorax sowie ihrer Verbindungen untereinander. Auf diese Weise können Herzfehler mit Lageanomalien und/oder falschen Konnektionen erkannt werden. Beispiele hierfür sind: Lungenvenenfehleinmündungen, Transposition der großen Gefäße (D-TGA), angeborene korrigierte Transposition der großen Gefäße (L-TGA), „double outlet ventricle", Linksisomerie (das Herz besteht aus 2 linken Herzhälften) und Rechtsisomerie (das Herz besteht aus 2 rechten Herzhälften) sowie die Spiegelbilddextrokardie (das Herz ist normal aufgebaut, jedoch an der Symmetrieachse vollständig gespiegelt). Weiterhin muß auf die Morphologie und Beweglichkeit der Herzklappen geachtet werden. Klappenfehlbildungen, die zu Stenosen oder Insuffizienzen führen, können so erkannt werden. Beispiele hierfür sind die Parachute-Mitralklappe, bei der alle Sehnenfäden an nur einem Papillarmuskel inserieren und eine Mitralklappenstenose verursachen, oder die Ebsteinsche Anomalie, bei der die Trikuspidalklappe in den apikalen Teil des rechten Ventrikels verlagert ist. Neben der Beeinträchtung der rechtsventrikulären Funktion kann diese Anomalie auch eine schwerwiegende Klappenfehlfunktion verursachen. Verdickungen der Aorten- oder der Pulmonalklappensegel oder bikuspide Klappen können eine behinderte Öffnungsbewegung oder Insuffizienzen nach sich ziehen. Asymmetrische Vergrößerungen einzelner Herz- und Gefäßanteile weisen oft auf pathologische Volumenbelastungen hin. So findet man bei einem hämodynamisch relevanten Vorhofseptumdefekt eine deutliche Vergrößerung des rechten Vorhofs, des rechten Ventrikels und der Pulmonalarterie. Ein vergrößerter linker Vorhof spricht für einen Ventrikelseptumdefekt oder einen hämodynamisch relevanten Ductus arteriosus Botalli. Die asymmetrische Vergrößerung einer Kammer oder eines Vorhofs kann aber auch auf eine Insuffizienz der nachgeschalteten Herzklappe zurückzuführen sein. Weitere Ursachen für Asymmetrien sind Hypoplasien einzelner Herz- oder Gefäßanteile. So kommt es beispielsweise bei der Atresie der Trikuspidalklappe in der Regel zu einer Hypoplasie des rechten Ventrikels.

Farbdopplersonographie. Für die Lokalisation von Septumdefekten oder Gefäßen erweist sich die Farbdopplersonographie als extrem hilfreich. Mit ihrer Hilfe können physiologische und pathologische Blutströmungen rasch und sicher erfaßt werden, selbst wenn die entsprechenden Strukturen im B-Bild nicht einwandfrei identifizierbar sind. Anhand der Farbkodierung sind bereits zu diesem Zeitpunkt der Untersuchung Strömungsbeschleunigungen im Bereich von Gefäß- oder Klappenstenosen erkennbar und lokalisierbar. So können Vorhof- und Ventrikelseptumdefekte meist sehr leicht durch den damit verbundenen Links-rechts-Shunt identifiziert werden. Bei Druckangleich zwischen den beiden Ventrikeln, wie es in den ersten Lebenstagen oder später bei lange bestehendem Ventrikelseptumdefekt mit pulmonaler Hypertonie (Eisenmenger-Reaktion) der Fall ist, fehlt allerdings der transseptale Shunt. Selbst ein großer Ventrikelseptumdefekt ist in dieser Situation mittels Dopplermethoden nicht nachweisbar und kann nur durch sorgfältige Durchmusterung des ganzen Herzens im 2D-Bild erkannt werden.

Dopplersonographie. Die Dopplersonographie dient der Messung der Strömungsgeschwindigkeiten. Diese liegen unter physiologischen Bedingungen auf einem Niveau unter 2 m/s. Im Bereich von Trikuspidal- und Mitralklappe findet man einen zweigipfligen Einstrom. Die erste Strömungsbeschleunigung (E-Welle) tritt durch die Öffnung der Klappe in der Diastole auf, der zweite Gipfel (A-Welle) entsteht infolge der Vorhofkontraktion. Unter physiologischen Bedingungen ist die E-Welle höher als die A-Welle, die Strömungsgeschwindigkeiten an der Mitralklappe liegen über denen an der Trikuspidalklappe (Abb. 158.13). Ein Shunt auf Vorhofebene, z. B. ein Vorhofseptumdefekt, kann jedoch zu einer Beschleunigung der Blutströmung an der Trikuspidalklappe führen. AV-Klappenstenosen oder restriktive Kardiomyopathien resultieren in einer Umkehrung des Verhältnisses von E-Welle zu A-Welle.

Mit Hilfe der modifizierten Bernoulli-Gleichung ($\Delta P = 4 \times V^2$) kann aus den Geschwindigkeiten (V) auf den Druckunterschied (ΔP) zwischen beteiligten Herzstrukturen geschlossen werden. Auf diese Art ist es möglich, bei einem Ventrikelseptumdefekt aus der Geschwindigkeit des von links nach rechts strömenden Blutes Rückschlüsse über den Druckunterschied zwischen pulmonalem und systemischem Gefäßbett zu ziehen (Abb. 158.14). Die Schwere einer Klappenstenose, über die der beschleunigte Blutstrom

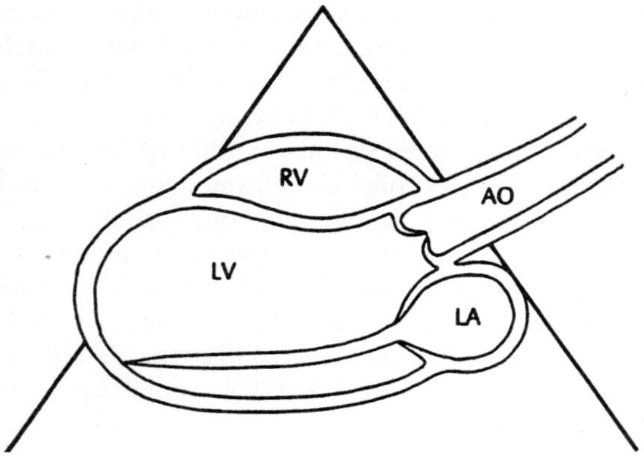

Abb. 158.7. Parasternale lange Achse. *RV* rechter Ventrikel, *LV* linker Ventrikel, *LA* linker Vorhof, *AO* A.ascendens. (Aus Hofmann et al. 1996)

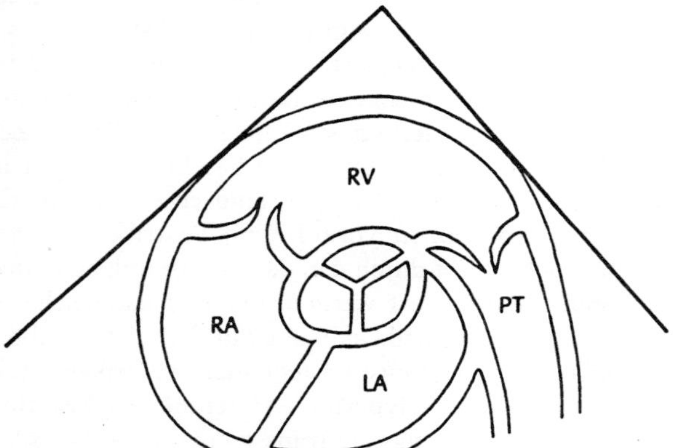

Abb. 158.8. Parasternale kurze Achse auf Höhe der Herzbasis. *RV* rechter Ventrikel, *RA* rechter Vorhof, *LA* linker Vorhof, *PT* Pulmonalarterienstamm. (Aus Hofmann et al. 1996)

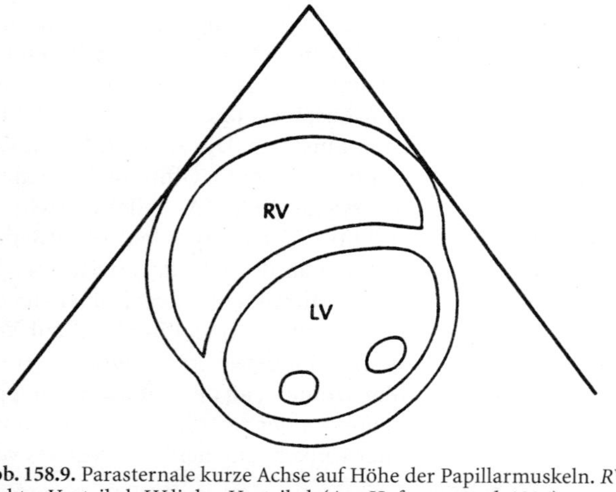

Abb. 158.9. Parasternale kurze Achse auf Höhe der Papillarmuskeln. *RV* rechter Ventrikel, *LV* linker Ventrikel. (Aus Hofmann et al. 1996)

vom Hochdruckbereich in das Gebiet mit niedrigem Druck strömt, kann auf diese Weise ebenfalls eingeschätzt werden. Auch das Vermessen des Regurgitationsjets einer Klappeninsuffizienz erlaubt die Ermittlung eines Gradienten. So ist es beispielsweise möglich, mit Hilfe des Trikuspidalinsuffizienzjets den Druck im rechten Ventrikel zu bestimmen (Abb. 158.15). Liegt keine zusätzliche Engstelle im

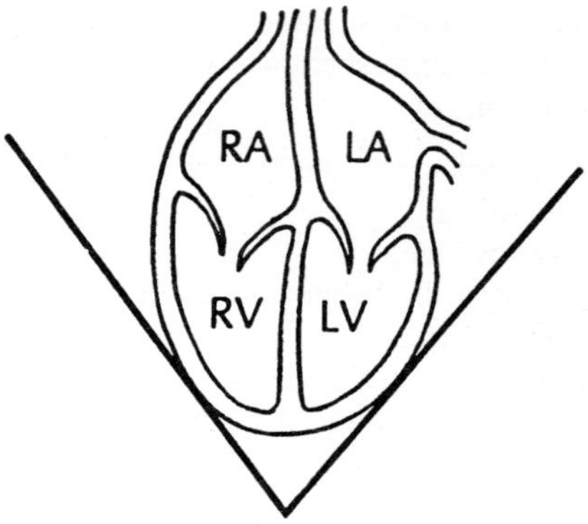

Abb. 158.10. Apikaler Vierkammerblick. *LV* linker Ventrikel, *RV* rechter Ventrikel, *LA* linker Vorhof, *RA* rechter Vorhof. (Aus Hofmann et al. 1996)

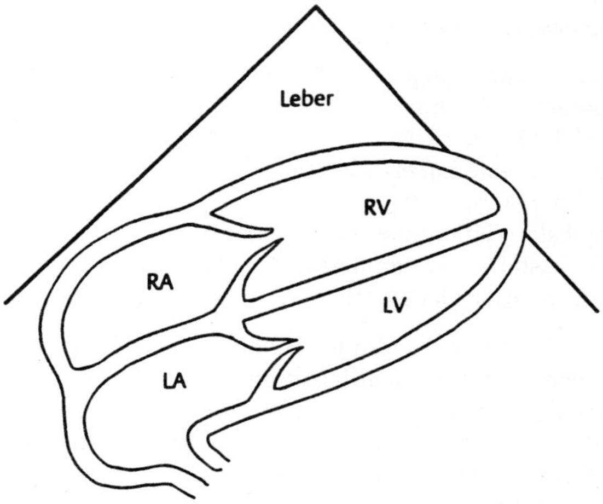

Abb. 158.11. Subkostaler Vierkammerblick. *LV* linker Ventrikel, *RV* rechter Ventrikel, *LA* linker Vorhof, *RA* rechter Vorhof. (Aus Hofmann et al. 1996)

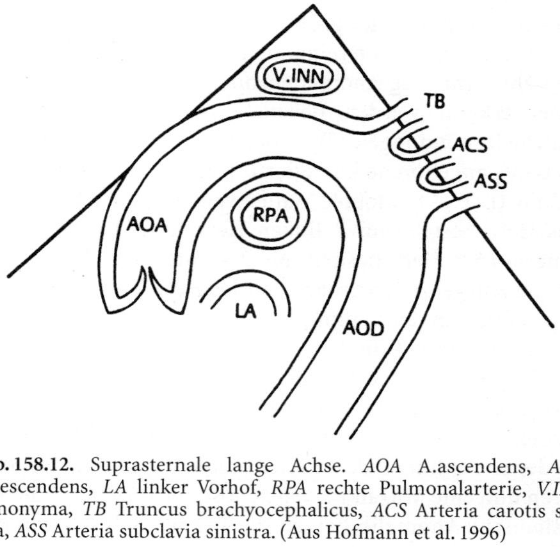

Abb. 158.12. Suprasternale lange Achse. *AOA* A.ascendens, *AOD* A.descendens, *LA* linker Vorhof, *RPA* rechte Pulmonalarterie, *V.INN* V.anonyma, *TB* Truncus brachyocephalicus, *ACS* Arteria carotis sinistra, *ASS* Arteria subclavia sinistra. (Aus Hofmann et al. 1996)

rechtsventrikulären Ausflußtrakt oder den Pulmonalarterien vor, so läßt sich der systolische pulmonale Druck (PAsys) aus dem Druckunterschied zwischen rechtem Ventikel und rechtem Vorhof (ΔP) errechnen, indem ein geschätzer Rechtsvorhofdruck (PRA) zu dem gemessenen Gradienten addiert wird (PAsyst = ΔP + PRA).

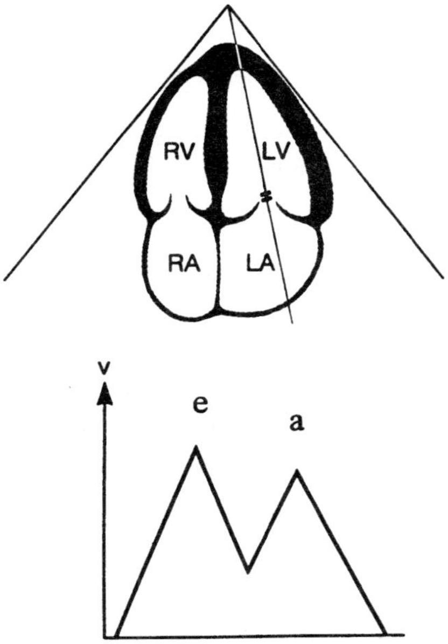

Abb. 158.13. Dopplerkurve des Mitralklappeneinstroms. *e* E-Welle (Mitralklappenöffnung), *a* A-Welle (Vorhofkontraktion), *LV* linker Ventrikel, *RV* rechter Ventrikel, *LA* linker Vorhof, *RA* rechter Vorhof. (Aus Schmailzl 1994)

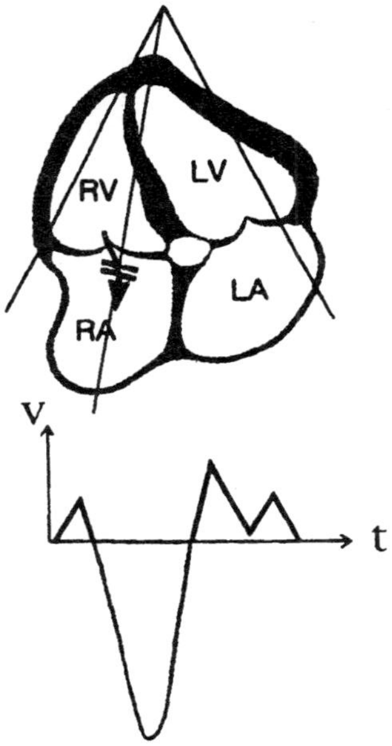

Abb. 158.15. Dopplerkurve bei Trikuspidalklappeninsuffizienz. *LV* linker Ventrikel, *RV* rechter Ventrikel, *LA* linker Vorhof, *RA* rechter Vorhof. (Aus Schmailzl 1994)

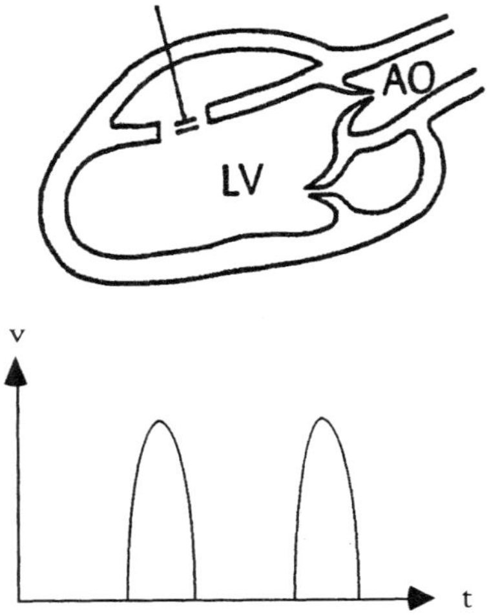

Abb. 158.14. Dopplerkurve bei Links-rechts-Shunt über einen Ventrikelseptumdefekt. *LV* linker Ventrikel, *AO* A.ascendens. (Mod. nach Hofmann et al. 1996)

M-mode-Technik. Mit Hilfe der M-mode-Technik läßt sich die linksventrikuläre Funktion in Form der Verkürzungsfraktion messen. Die Verkürzungsfraktion (VF) stellt dabei den prozentualen Unterschied zwischen dem enddiastolischen (LVED) und dem endsystolischen Durchmesser (LVES) des linken Ventrikels dar (VF=LVED–LVES/LVED) und liegt normalerweise zwischen 30 und 45 % (Abb. 158.16). Auch für die Beurteilung von Herzklappenbewegungen wird die M-mode-Technik eingesetzt. Aufgrund ihrer hohen axialen und zeitlichen Auflösung kann sie die 2D-Echokardiographie in diesem Bereich sinnvoll ergänzen.

Komplexere Methoden, die es erlauben, die linksventrikuläre Ejektionsfraktion zu bestimmen, stützen sich auf dreidimensionale Rekonstruktionen der Kammer. Der Ven-

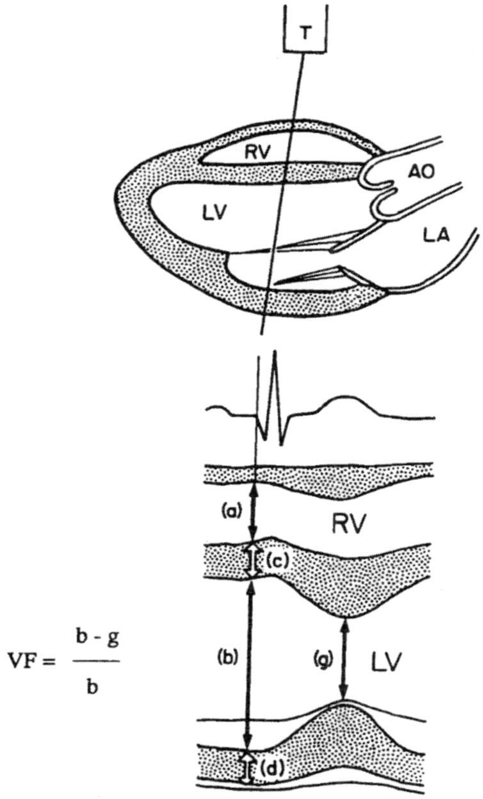

Abb. 158.16. Bestimmung der Verkürzungsfraktion. *RV* rechter Ventrikel, *LA* linker Ventrikel, *AO* A.ascendens, *LA* linker Vorhof, *(a)* Innenlumen des rechten Ventrikels in der Diastole, *(b)* Innenlumen des linken Ventrikels in der Diastole, *(c)* interventrikuläres Septum, *(d)* linksventrikuläre Hinterwand, *(g)* Innenlumen des linken Ventrikels in der Systole. (Mod. nach Park 1996)

trikel wird dabei aus jeweils zwei Ebenen sowohl in der Systole wie in der Diastole aufgenommen. Mittels verschiedener Rechenmodelle, wie z.B. der Simpson-Regel, kann aus den 4 Ventrikelflächen dann die Ejektionsfraktion abgeschätzt werden.

Kontrastmittelecho. Analog zur Röntgentechnik wurden auch in der Sonographie Kontrastmittel entwickelt, die die Blutströmung im 2D-Echo sichtbar machen. Technisch handelt es sich um kleinste Luftpartikel, die in eine Trägersubstanz eingeschlossen sind. Diese erzeugen ein kräftiges Echo im 2D-Bild. Die Substanzen müssen jeweils frisch aufgeschüttelt werden, lösen sich nach der Injektion rasch auf und passieren das Lungenfäßbett nicht. Die Kontrastmittelechokardiographie kann in den meisten Situationen von der Farbdopplertechnik ersetzt werden, die ja ebenfalls Blutströmungen sichtbar macht. In Einzelfällen, in denen der vermutete Shunt mittels Farbdoppler nicht gefunden werden kann, ist die Kontrastmittelechographie allerdings weiterhin hilfreich. Sie ermöglicht auch ohne direkte Darstellung des Defekts den Nachweis von Querverbindungen zwischen rechten und linken Herzanteilen. Venös injiziertes Kontrastmittel erscheint bei versteckt liegenden Shunts (z.B. Sinus venosus ASD, intrapulmonale Fisteln) im linken Vorhof und bestätigt damit das Vorliegen der Verbindung.

Transösophageale Echokardiographie. Säuglinge und Kleinkinder sind meist sehr gut transthorakal schallbar. Für spezielle Fragestellungen bei größeren Kindern und Jugendlichen erweist sich die transösophageale Echokardiographie jedoch als überlegen (z.B. bei Vorhofseptumdefekten mit fraglicher Fehleinmündung einer Lungenvene). Ferner ist sie gut geeignet, wenn der transthorakale Zugang behindert ist (intraoperativ, während interventioneller Herzkatheteruntersuchungen, unmittelbar postoperativ auf der Intensivstation). Die Sonde wird dabei wie bei einer Endoskopie in den Ösophagus eingeführt. Bei Kindern ist hierfür eine tiefe Sedierung und entsprechend intensive Überwachung erforderlich. Am Ende der flexiblen und steuerbaren Sonde befindet sich ein biplaner (transversale und longitudinale Achse einstellbar) oder multiplaner (kann von transversal kontinuierlich nach longitudinal gedreht werden) Schallkopf. Mit Hilfe dieser Technik können vor allem die dorsal gelegenen Strukturen (Vorhöfe, Herzohren, Lungenvenen) in hervorragender Bildqualität beurteilt werden. Die mittels einer multiplanen Sonde generierten Bilder sind zudem für die Berechnung dreidimensionler Darstellungen sehr gut geeignet.

Fetales Echo. Ab der 18.–20. Schwangerschaftswoche ist die Echokardiographie des Feten in utero möglich. Größe und Lage des Herzens wie der großen Gefäße können dabei beurteilt werden. Nahezu alle gravierenden angeborenen Herzfehler sind damit bereits pränatal diagnostizierbar. Aufgrund der Besonderheiten der fetalen Zirkulation sind allerdings kleine Vorhof- und Ventrikelseptumdefekte, Aortenisthmusstenosen oder Lungenvenenfehlmündungen nicht immer zweifelsfrei erkennbar.

3D-Echo. Mit Hilfe immer schneller werdender Computer gelingt mittlerweile die dreidimensionale Darstellung echokardiographischer Befunde. Dabei wird das 3D-Bild aus mehreren 2D-Scans rekonstruiert. Derzeit ist noch eine gewisse Zeitspanne für die multiplen 2D-Scans und die anschließende 3D-Verarbeitung nötig, was die klinische Anwendbarkeit limitiert. Mit der Weiterentwicklung der Computertechnik kann jedoch damit gerechnet werden, daß bald auch 3D-Echos in Echtzeit durchgeführt werden können. Mit Hilfe der 3D-Bilder wird es möglich, die räumliche Struktur des Herzens noch plastischer darzustellen. Dies kann beispielsweise für die Einschätzung von Vorhof- oder Ventrikelseptumdefekten, ob eher ein interventioneller oder ein operativer Verschluß in Frage kommt, sehr von Nutzen sein.

Computertomographie und Kernspintomographie

Wegen der ständigen Bewegung des Herzens erfordert die computertomographische Darstellung des Organs besonders schnelle Geräte. Aufgrund der Trägheit seiner mechanischen Teile benötigt ein modernes Spiral-CT ca. 0,6 Sekunden pro Aufnahme und ist damit zu langsam. Mit Hilfe EKG-getriggerter ultraschneller Elektronenstrahl-Computertomographien, die wegen der fehlenden mechanischen Teile nur etwa 0,05 Sekunden pro Bild benötigen, sind allerdings scharfe Aufnahmen des schlagenden Herzens möglich. Ein Vorteil dieser Technik im Vergleich zur Kernspintomographie sind die sehr kurzen Untersuchungszeiten deutlich unter einer Minute. Die Kernspintechnik zeichnet sich dagegen durch die fehlende Strahlenbelastung aus und erscheint daher für Kinder besonders geeignet. Allerdings werden hier relativ lange Untersuchungszeiten benötigt, was bei kleineren Kindern eine Sedierung erforderlich macht. Indikationen für derartige Untersuchungen sind die Klärung anatomischer Details, die durch Herzecho und Herzkatheter nicht ausreichend dargestellt werden konnten, die Vordiagnostik vor einer geplanten Herzkatheteruntersuchung um diese besser planen zu können und die postoperative Nachsorge um erneute Herzkatheteruntersuchungen zu vermeiden.

Nuklearmedizinische Methoden

Bezüglich der anatomischen Darstellung sind nuklearmedizinische Techniken der Angiographie und der Sonographie weit unterlegen. Die Domäne der Nuklearmedizin liegt dagegen bei den Funktionsuntersuchungen. So kann mittels Radonuklidventrikulographie die Ventrikelgröße und die Ejektionsfraktion bestimmt werden. Die Myokardszintigraphie ermöglicht die Visualisierung von Perfusionsdefiziten in Ruhe und unter Belastung. Mit Hilfe der Lungenperfusionsszintigraphie kann die Minderdurchblutung eines Lungenflügels bei Hypoplasie der zugehörigen Pulmonalarterie oder die fehlende Perfusion nach einer Lungenembolie nachgewiesen werden. Auch Shuntverbindungen (z.B. systemikopulmonale Shunts, venopulmonalarterielle Shunts nach Hemifontan oder Rechts-links Shunts bei zyanotischen Vitien) lassen sich mittels nuklearmedizinischer Techniken nachweisen und quantifizieren.

Herzkatheteruntersuchung mit Angiokardiographie und interventionellem Herzkatheter

Die Technik der Herzkatheteruntersuchung mit Einbringung von Kontrastmittel (Angiokardiographie) zur röntgenologischen Darstellung der Herzhöhlen und Gefäße bedarf einer besonders sorgfältigen Indikationsstellung. Diese invasive Methode wird eingesetzt, um prä- oder postoperativ diejenigen Fragen zu beantworten, die auch bei umfassender echokardiographischer Untersuchung, evtl. ergänzt durch andere bildgebende Verfahren wie Magnetresonanztomographie, nicht beantwortet werden können. Ohne Frage wird durch die ständige Verfeinerung der sonographischen Untersuchungstechnik bei einer zunehmenden Zahl von Patienten die Herzkatheteruntersuchung mit Angiokardiographie entbehrlich. Gelingt dies nicht, so machen die meist sehr weitgehenden Vorkenntnisse aus dem echokardiographischen Befund eine dann immer noch notwendige Herzkatheteruntersuchung sicherer, kürzer und besonders aussagekräftig, da jetzt nur noch ganz gezielte Fragestellungen zu beantworten sind. So wird z.B. bei der Pulmonalatresie mit Ventrikelseptumdefekt die Echokardiographie absolut sicher alle Fragen der Herzmorphologie (Beurteilung der Ventrikelgrößen, AV-Klappen, Lage und Größe des Ventrikelseptumdefektes, Konnektionen der Vorhöfe mit den Ventrikeln) beantworten, während die Angiokardiographie lediglich die Lungendurchblutung mit Verzweigungsanomalien, abnormen Gefäßen und Hypoplasie der Pulmonalarterien darstellt. Bei einzelnen Herzfehlern ist die Sonographie der angiokardiographischen Darstellung sogar eindeutig überlegen. Dies gilt z.B. für atrioventrikuläre Septumdefekte, hier besonders für die Darstellung der AV-Klappenanatomie.

Die Herzkatheteruntersuchung wird in der Regel am analgosedierten, spontan atmenden Kind, bei kritisch kranken Neugeborenen und Säuglingen nach Intubation und unter maschineller Beatmung vorgenommen. Je nach Herzfehler wird der arterielle oder venöse Zugang in Seldinger-Technik meist über die A. bzw. V.femoralis geschaffen, über den die Katheter unter ständiger Röntgenkontrolle in das Herz vorgeführt werden. In allen sondierten Herz- und Gefäßabschnitten werden die Sauerstoffsättigung und die Druckwerte gemessen. Aus der Sauerstoffsättigung wird bei bekannter Sauerstoffkapazität die O_2-Konzentration berechnet. Unter Berücksichtigung der O_2-Aufnahme [entweder direkt gemessen oder Übernahme aus (umstrittenen) Tabellen] können das Herzzeitvolumen für den großen und kleinen Kreislauf und die Größe der Shuntbewegungen über intrakardiale Defekte berechnet werden. Zusammen mit den direkt gemessenen Druckwerten kann dann der Lungengefäßwiderstand zumindest abgeschätzt werden. Dieser Vorgang aus direktem Messen und Berechnung ist mit erheblichen Unsicherheiten belastet. Trotzdem kann bei einer Reihe von Herzfehlern dann nicht darauf verzichtet werden, wenn die Höhe des Lungengefäßwiderstandes Zeitpunkt und Art des operativen Vorgehens ganz wesentlich bestimmt (Abb. 158.17).

Bei der Angiokardiographie wird mittels einer Hochdruckinjektionsspritze nichtionisches Kontrastmittel in bestimmte Herz- und Gefäßabschnitte injiziert. Bei der heute angewandten Röntgentechnik lassen sich viele morphologische Befunde einzigartig klar und damit nachvollziehbar abbilden.

Das Risiko der Herzkatheteruntersuchung mit Angiokardiographie ist in Zentren mit großen Erfahrungen sehr gering. Die Sterblichkeit liegt unter 1%. Spezielle Risiken, wie meist spontan sistierende Herzrhythmusstörungen, Perforation der Gefäße oder Herzverletzungen, Infektionen sind ebenfalls selten. Nach Einführung nichtionischer Kontrastmittel hat die Häufigkeit von allergischen Reaktionen abgenommen. Mit arteriellen oder venösen Gefäßverschlüssen ist allerdings bei Neugeborenen und Säuglingen besonders dann zu rechnen, wenn bei der Intervention (s.u.) größere Gefäßschleusen verwendet werden müssen. Bei korrekter Abschirmung, moderner Ausrüstung, erfahrenem Personal und bei guter Vorbereitung des Untersuchungsablaufes und der Untersuchungsziele ist die Strahlenbelastung der einzelnen Patienten gering.

Interventionen

Seit den ersten Versuchen, Klappen bzw. Gefäßstenosen durch Ballondilatationen zu beseitigen hat die Entwicklung interventioneller Herzkathetertechniken einen stürmischen Verlauf genommen und eine Reihe von Operationen zur Behandlung der Herzfehler verdrängt. Ein Meilenstein in dieser Entwicklung war die von Rashkind eingeführte Ballonatrioseptostomie zur Erweiterung bzw. zur Schaffung einer lebensnotwendigen Vorhoflücke bei Transposition der großen Arterien im Jahr 1966 (Abb. 158.18a–c).

Unter Herzkatheterintervention verstehen wir mittels Herzkatheter vorgenommene Eingriffe zur Beseitigung von Herz- und Gefäßfehlbildungen. Sie können korrigierend sein (z.B. bei der Pulmonalstenose, u.U. auch bei der Aortenisthmusstenose, beim Ductusverschluß, beim Vorhofseptumdefekt- oder Ventrikelseptumdefektverschluß und beim Verschluß von anomalen Gefäßen). Palliative Interventionen sind diejenigen, bei denen es nicht gelingt, den Fehler komplett zu beseitigen (z.B. Dilatation einer Aortenklappenstenose), wobei weitere Eingriffe, auch bei korrekter und zunächst erfolgreicher Intervention notwendig werden. Die Interventionen können statt einer Herzoperation oder auch in Kombination mit einer operativen Maßnahme durchgeführt werden.

Mittels spezieller Schirme oder Metallspiralen können der Ductus arteriosus, anomale Gefäße, schließlich auch Defekte der Vorhof- und selten der Kammerscheidewand in einem hohen Prozentsatz komplett verschlossen werden (Abb. 158.18d,e). Methode der Wahl ist die Intervention bei der Ballondilatation der Pulmonalklappe und peripheren Pulmonalstenosen, beim Ductus-arteriosus-Verschluß und bei der Rezidivaortenisthmusstenose. Mit der Operation konkurrierend werden die Dilatation bei der nativen Aortenisthmusstenose, der valvulären Aortenstenose und der ASD-Schirm-Verschluß beurteilt, während der VSD-Verschluß z.Z. sicher noch als experimentell angesehen werden muß. Auch der ASD-Verschluß wird wegen der Vielzahl letztendlich noch nicht völlig zufriedenstellender Schirme kontrovers diskutiert. Die Indikation zur interventionellen Herzkatheteruntersuchung sollte zumindest ähnlich der Operationsindikation gehandhabt werden. Spezielle Komplikationen sind stark abhängig von der Art des Herzfehlers, vom Verschlußsystem (bei Defekten etc.) und von der Erfahrung des Teams. Während mit Restshunts bzw. bei der Ballondilatation mit Reststenosen oder Klappeninsuffizienzen in bis zu 30% gerechnet werden muß, werden Fehllagen oder Embolisationen des eingebrachten Verschlußsystems deutlich seltener beobachtet. In jeweils weniger als

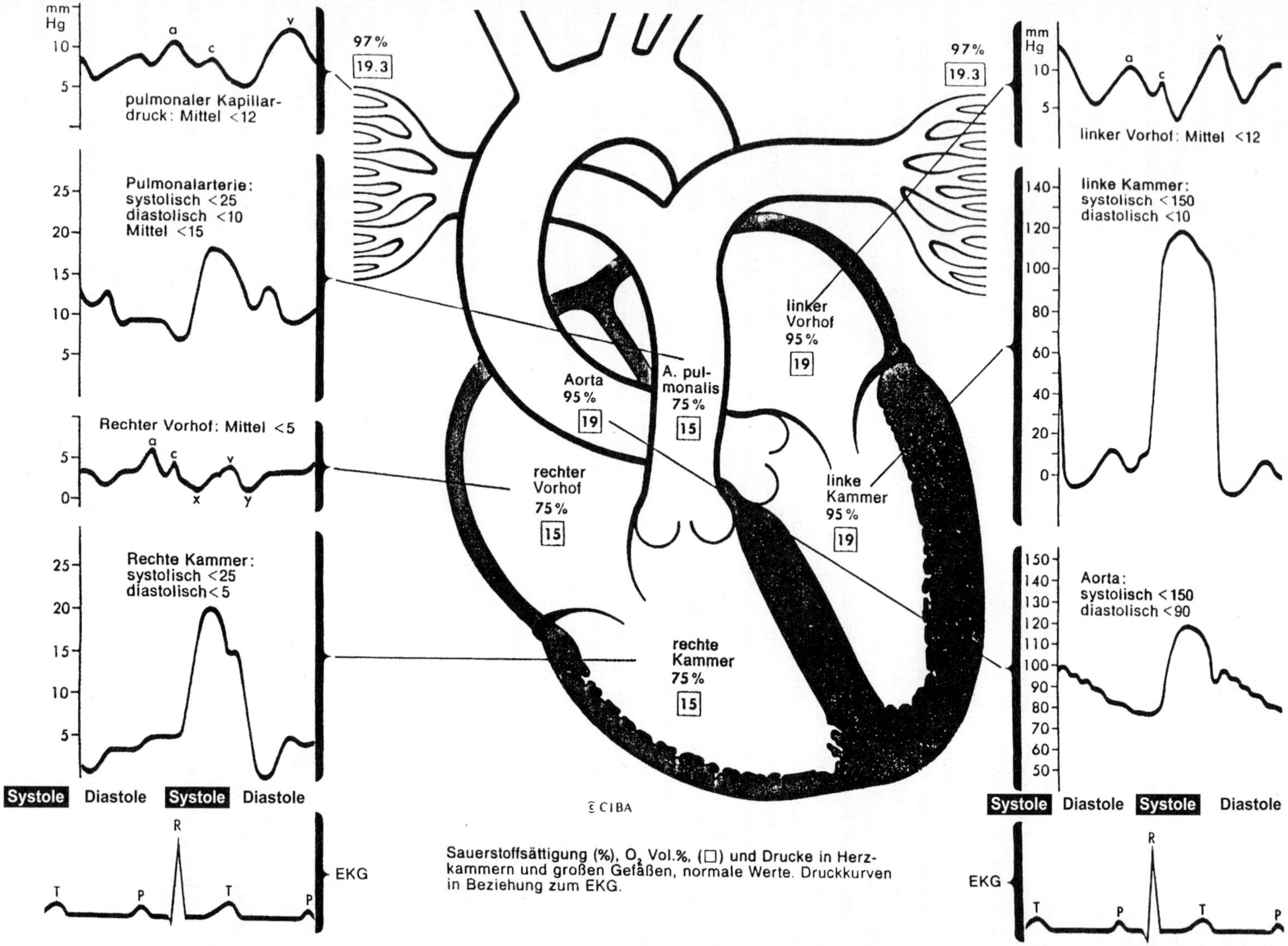

Abb. 158.17. Für die einzelnen Herz- und Gefäßabschnitte charakteristische Druckkurven mit Normalwerten (LV, Aorta: Erwachsenenwerte). (Aus Netter 1976)

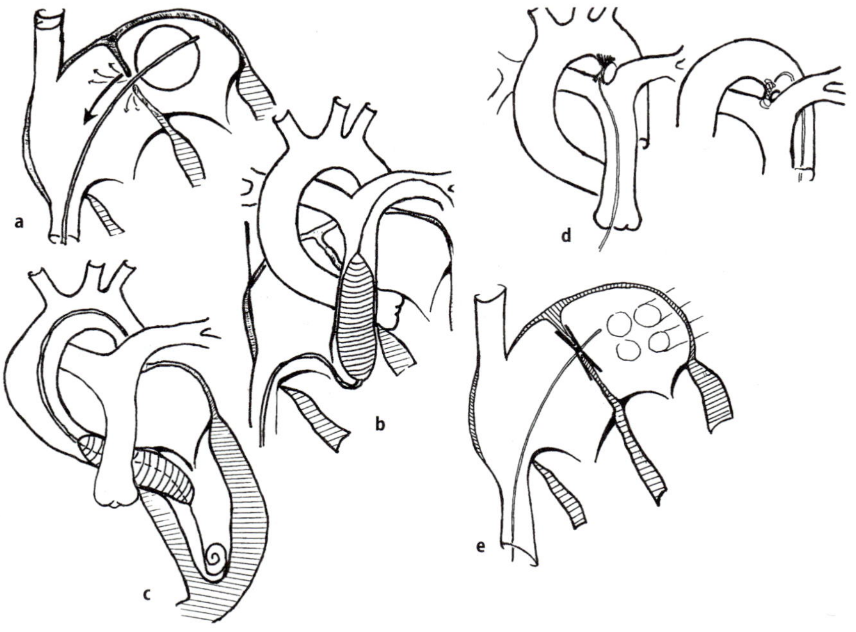

Abb. 158.18a–e. Schematische Darstellung der wichtigsten Interventionsmethoden: **a** Ballonatrioseptostomie nach Rashkind, **b** Ballondilatation der Pulmonalklappe, **c** der Aortenklappe, **d** Verschluß des Ductus arteriosus Botalli mit Doppelschirm *(links)* und Spirale *(rechts)*, **e** ASD-Verschluß mit Doppelschirm

2 % kann es zur Luftembolie, zur Thrombose, zur AV-Klappenschädigung oder zur Herz- bzw. Gefäßperforation kommen. Bei sehr kleinen Neugeborenen und Säuglingen ist die Gefahr des Gefäßverschlusses am Katheterbein mit bis zu 20 % erheblich.

Literatur

American Academy of Pediatrics (1997) Athletic participation by children and adolescents who have systemic hypertension. Pediatrics 99: 637–638
Apitz J (1998) Pädiatrische Kardiologie. Steinkopff, Darmstadt
Berger S (1999) The Pediatric Clinics of North America. Vol 46, No 2, Saunders, Philadelphia
Gutheil H (1998) EKG im Kindes- und Jugendalter. Thieme, Stuttgart
Hebestreit H, Lawrenz W, Zelger O, Kienast W, Jüngst B-K (1997) Ergometrie im Kindes- und Jugendalter. Monatsschr Kinderheilkd 145: 1326–1336
Netter FH (1976) Farbatlanten der Medizin. Bd 1: Herz. Thieme, Stuttgart
Hofmann V, Deeg KH, Hoyer PF (1996) Ultraschalldiagnostik in Pädiatrie und Kinderchirurgie. Thieme, Stuttgart New York
Park MK (1996) Pediatric cardiology for practitioners. 3rd ed. Mosby, St. Louis
Pelech AN (1999) Evaluation of the pediatric patient with a cardiac murmur. Ped Clin North Am 46: 167–188
Peters H, Deeg H-K, Weitzel D (1987) Ultraschalluntersuchung des Kindes. Springer, Berlin Heidelberg New York
Schmailzl KJG (1994) Kardiale Ultraschalldiagnostik. Blackwell Wissenschaft, Berlin
Schumacher G, Bühlmeyer K, Hess J (2000) Angeborene Herzfehler, 3. Aufl. Springer Verlag, Heidelberg
Snider AR, Serwer GA, Ritter AB (1997) Echocardiography in Pediatric Heart Disease, 2nd ed. Mosby-Year Book, St. Louis
Soergel M, Kirschstein M, Busch C, Danne T, Gellermann J, Holl R, Krull F, Reichert H, Reusz GS, Rascher W (1997) Oscillometric twenty-four-hour ambulatory blood pressure values in healthy children and adolescents: a multicenter trial including 1141 subjects. J Pediatr 130: 167–169

159 Fetaler und neonataler Kreislauf

G. von Bernuth

Der fetale Kreislauf ist durch anatomische und funktionelle Eigenheiten gekennzeichnet, die für das Verständnis postnataler Anpassungsstörungen sowie der Auswirkungen angeborener Herzfehler vor und nach der Geburt von Bedeutung sind.

Unsere Kenntnisse über den fetalen Kreislauf beruhen weitgehend auf Untersuchungen am fetalen Lamm, dessen Kreislauf demjenigen des menschlichen Feten ähnelt (Abb. 159.1 und 159.2).

Der Gas- und Nährstoffaustausch des Feten wird durch die Plazenta wahrgenommen. Rechter und linker Ventrikel sind, im Gegensatz zu den Verhältnissen nach der Geburt, parallel angeordnet. Dies wird durch zwei für den fetalen Kreislauf spezifische Kurzschlußverbindungen ermöglicht: das Foramen ovale und den Ductus arteriosus.

Oxygeniertes Blut aus der Plazenta mit einer O_2-Sättigung von ca. 80 % fließt durch die Nabelvene dem Feten zu. Etwa die Hälfte des Nabelvenenblutes strömt an der Leber vorbei durch den Ductus venosus direkt in die V. cava inferior, wo es sich mit weniger O_2-gesättigtem Blut aus der unteren Körperhälfte mischt. Das Blut der V. cava inferior mit einer O_2-Sättigung von ca. 70 %, dessen Menge ca. 70 % des kombinierten Herzzeitvolumens entspricht, wird teilweise durch die Valvula Eustachii über das Foramen ovale dem linken Vorhof, linken Ventrikel und der Aorta ascendens zugeleitet. Das Blut der Aorta ascendens verteilt sich

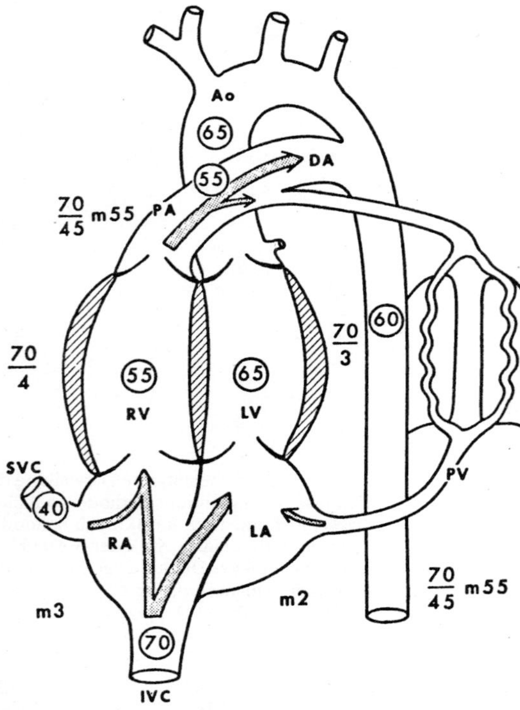

Abb. 159.1. Sauerstoffkonzentration des Blutes *(Zahlen in den Kreisen)* und Drücke *(Zahlen außerhalb des Herzens und der Gefäße)* beim fetalen Lamm in der späten Schwangerschaft. *Ao* Aorta, *DA* Ductus arteriosus, *IVC* V. cava inferior, *LA* linker Vorhof, *LV* linker Ventrikel, *PA* A. pulmonalis, *PV* V. pulmonalis, *RA* rechter Vorhof, *RV* rechter Ventrikel, *SVC* V. cava superior. (Aus Rudolph 1974)

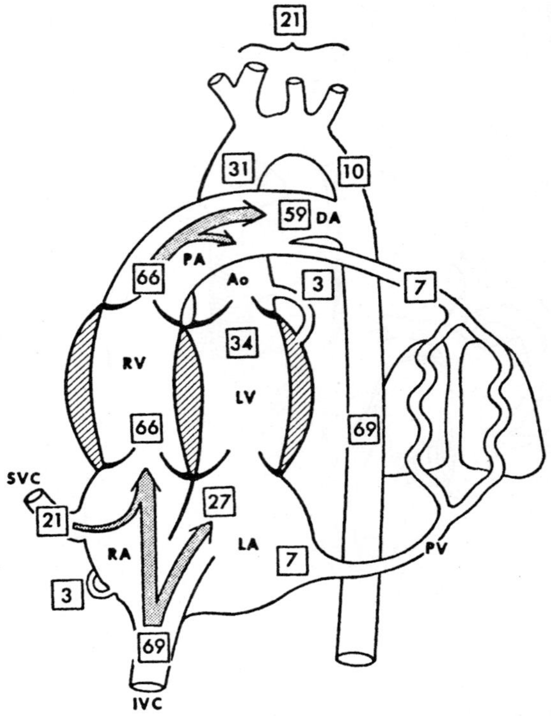

Abb. 159.2. Anteile des kombinierten Herzzeitvolumens (in %), die durch die verschiedenen Abschnitte des fetalen Herzens bzw. der zu- und abführenden Gefäße fließen. Abkürzungen s. Abb. 159.1. (Aus Rudolph 1974)

zum größeren Teil auf die Kopf- und Armarterien sowie die Koronararterien; nur ein kleiner Teil (ca. 10% des kombinierten Herzzeitvolumens) fließt über den Aortenisthmus in die Aorta descendens ab. Dies erklärt die relative Enge des Aortenisthmus beim Neugeborenen. Der Anteil des Blutes der V. cava inferior, der nicht dem linken Vorhof zugeleitet wird, vermischt sich im rechten Vorhof mit dem Blut aus der V. cava superior, dessen Menge etwa 25% des kombinierten Herzzeitvolumens entspricht und das mit einer O_2-Sättigung von ca. 40% besonders wenig Sauerstoff enthält. Das rechtsatriale Mischblut mit einer O_2-Sättigung von ca. 55%, dessen Menge ca. 66% des kombinierten Herzzeitvolumens ausmacht, fließt über die Trikuspidalklappe in den rechten Ventrikel und von dort in die A. pulmonalis. Während nur ein kleiner Teil (ca. 7% des kombinierten Herzzeitvolumens) des Blutes aus der A. pulmonalis die Lungen durchströmt, fließt die Hauptmenge (ca. 59% des kombinierten Herzzeitvolumens) an den Lungen vorbei durch den Ductus arteriosus in die Aorta descendens und dient somit der Perfusion der unteren Körperhälfte sowie der Plazenta.

Auf Grund der beschriebenen Verhältnisse pumpt beim fetalen Lamm und ähnlich beim menschlichen Feten der rechte Ventrikel ca. 2/3 und der linke Ventrikel ca. 1/3 des kombinierten Herzzeitvolumens gegen einen ähnlichen Gefäßwiderstand. Der rechte Ventrikel leistet daher die gleiche Druckarbeit und eine größere Volumenarbeit als der linke. Dies drückt sich in seiner Wandbeschaffenheit und Größe aus. Die obere Körperhälfte erhält Blut mit einem etwas höheren pO_2 als die untere. Jedoch ist der arterielle pO_2 insgesamt beim Feten weit niedriger als postnatal. Dieser Umstand wird kompensiert durch das hohe Herzzeitvolumen, den niedrigen O_2-Verbrauch, die Polyglobulie und die hohe O_2-Affinität des fetalen Hämoglobins.

Das Vorhandensein kardiovaskulärer Kurzschlüsse (Foramen ovale und Ductus arteriosus) sowie die fehlende respiratorische Funktion der Lunge und damit ihre geringe Durchblutung erklären, warum auch sehr komplexe Fehlbildungen des Herzens mit einer normalen intrauterinen Entwicklung vereinbar sind. Bei einer Atresie der Aortenklappe z.B. wird die Aorta ascendens mit den Arterien der oberen Körperhälfte und den Koronararterien ausreichend vom rechten Ventrikel aus über die A. pulmonalis und den Ductus arteriosus retrograd perfundiert; linker Vorhof und Ventrikel können extrem hypoplastisch sein und sind für die Aufrechterhaltung des Kreislaufs nicht erforderlich. Umgekehrt ist bei einer Trikuspidalatresie der rechte Ventrikel überflüssig und in der Regel hypoplastisch; das in den rechten Vorhof eintretende Blut fließt über das Foramen ovale in den linken Vorhof und linken Ventrikel ab, der das gesamte Herzzeitvolumen in die Aorta auswirft, von der aus die A. pulmonalis retrograd über den Ductus arteriosus Blut erhält. In diesem Fall ist die Aorta einschließlich des Aortenisthmus weit und der Ductus arteriosus, da die Lungendurchblutung gering ist, oft klein und geschlängelt.

Umstellung des Kreislaufs nach der Geburt. Mit den ersten Atemzügen kommt es zu einem dramatischen Anstieg des arteriellen pO_2 und dadurch zu einer Vasodilatation der pulmonalen Arteriolen mit Abfall des Lungengefäßwiderstandes und damit des Druckes in A. pulmonalis und rechtem

Ventrikel. Die Lungen empfangen jetzt das gesamte Herzzeitvolumen des rechten Ventrikels, und der fetale Rechts-links-Shunt über den Ductus arteriosus wird durch einen geringen Links-rechts-Shunt abgelöst. Nach Passage der Lungen wird das Herzzeitvolumen des rechten Ventrikels über den linken Vorhof dem linken Ventrikel zugeleitet, der jetzt den gesamten systemischen Kreislauf perfundiert, während er pränatal im wesentlichen nur für die obere Körperhälfte zuständig war. Damit vollendet sich innerhalb kürzester Zeit der Übergang von der fetalen parallelen zur postnatalen seriellen Anordnung der Kreisläufe. Durch den Wegfall des Plazentarkreislaufs erhöht sich der systemische Gefäßwiderstand, und der Ductus venosus verschließt sich innerhalb weniger Tage vollständig. Der Ductus arteriosus verschließt sich ebenfalls während des ersten Lebenstages, vornehmlich unter dem Einfluß des hohen pO_2 des ihn durchströmenden Blutes und wahrscheinlich begünstigt durch den Abfall der Plasmakonzentration von Prostaglandin E2. Dieser Verschluß ist zunächst funktionell und reversibel, wird jedoch innerhalb der ersten 2–3 Lebenswochen durch Obliteration definitiv. Liegt ein ductusabhängiger Herzfehler vor, wie z.B. eine Pulmonalatresie oder ein unterbrochener Aortenbogen, so kann der Ductus arteriosus durch Gabe von Prostaglandin E1 oder E2 über längere Zeit offen gehalten werden. Der Ductus arteriosus des Frühgeborenen reagiert weniger auf eine Erhöhung des arteriellen pO_2 als derjenige des reifen Neugeborenen und verschließt sich daher oft nicht spontan. In diesem Fall kann sein Verschluß häufig durch den Prostaglandin-E-Synthesehemmer Indomethacin erreicht werden.

Auch das Foramen ovale, das einem sich zum linken Vorhof hin öffnenden Ventil entspricht, schließt sich funktionell mit stärkerer Füllung und damit höherem Druck im linken Vorhof, kann sich jedoch zunächst bei Druckerhöhung im rechten Vorhof wieder öffnen und einen Rechts-links-Shunt zulassen. Sein definitiver fibröser Verschluß zieht sich über Monate hin bzw. bleibt bei ca. 20 % aller Menschen gänzlich aus. Der unmittelbar nach der Geburt durch aktive Dilatation der pulmonalen Arteriolen bewirkte rapide Abfall des Lungengefäßwiderstandes setzt sich anschließend durch Involution der Media muscularis der Arteriolen langsam fort, so daß das später normale Niveau des Lungengefäßwiderstandes erst nach einigen Wochen erreicht wird. Da der Links-rechts-Shunt z.B. über einen großen Ventrikelseptumdefekt mit abnehmendem Lungengefäßwiderstand zunimmt, tritt eine Herzinsuffizienz bei einem solchen Defekt gewöhnlich erst nach 3–4 Wochen auf. Dies gilt allerdings nicht für Frühgeborene, bei denen aufgrund einer geringen Muskularisierung der pulmonalen Arteriolen eine shuntbedingte Herzinsuffizienz schon kurz nach der Geburt erkennbar sein kann.

Myokardfunktion des Neugeborenen. Die Kreislaufumstellung bei der Geburt hat auch Auswirkungen auf das Herz als Pumpe. Mit dem funktionellen Verschluß des Ductus arteriosus und des Foramen ovale werden die beiden Ventrikel nicht nur in Serie geschaltet, sondern auch ihr Pumpvolumen steigt deutlich an. Dies trifft besonders für den linken Ventrikel zu, der sein Pumpvolumen nach der Geburt etwa verdoppelt. Diese Leistungssteigerung des linken Ventrikels wird wahrscheinlich durch eine Zunahme der zirkulierenden Katecholamine und ihrer myokardialen Rezeptoren sowie die stimulierende Wirkung des Schilddrüsenhormons ermöglicht. Auf Grund seines hohen Anteils an nicht kontraktilen Elementen arbeitet das Myokard des Feten und, weniger ausgeprägt, auch des Neugeborenen an der Grenze seiner Kapazität. Seine diastolische Dehnbarkeit wie auch seine systolische Kontraktionsleistung sind im Vergleich zum Myokard des älteren Kindes und Erwachsenen eingeschränkt. Die Abnahme des (auf kg Körpergewicht bezogenen) Herzminutenvolumens in Ruhe und die Ausreifung des Myokards haben zur Folge, daß die Leistungsreserve des Herzens in den Wochen nach der Geburt ansteigt.

Literatur

Coceani F, Olley PM (1980) Role of prostaglandins, prostacyclin and thromboxanes in the control of prenatal patency and postnatal closure of the ductus arteriosus. Semin Perinatol 4: 109–113
Rudolph AM (1974) Congenital diseases of the heart. Year Book Medical Publishers, Chicago, pp 1–41
Rudolph AM (1985) Distribution and regulation of blood flow in the fetal and neonatal lamb. Circ Res 57: 811–821

160 Herzinsuffizienz und Hypoxämie

H. H. Kramer

Herzinsuffizienz

Definition. Eine Herzinsuffizienz liegt vor, wenn das Herz nicht in der Lage ist, ein für den metabolischen Bedarf des Organismus ausreichendes Herzminutenvolumen zu fördern.

Ätiologie. Im Kindesalter beruht Herzinsuffizienz meistens auf einer Volumen- und/oder Druckbelastung durch angeborene Herzfehler. Selten liegt eine primäre Myokardinsuffizienz, d.h. ungenügende myokardiale Kontraktilität vor, z.B. infolge Reduktion der Zahl kontraktiler Elemente bei Kardiomyopathie. Die Klassifikation der Herzinsuffizienz erfolgt nach pathophysiologischen Aspekten in Links- bzw. Rechtsherzinsuffizienz sowie Globalinsuffizienz.

Pathophysiologie. Bei unzureichendem Herzminutenvolumen werden verschiedene *neurohumorale Regulationsvorgänge* aktiviert, speziell das Renin-Angiotensin-Aldosteron-System und der Sympathikotonus. Die gesteigerte Aldosteronproduktion führt über eine vermehrte Rückresorption von Natrium, Chlorid und Wasser zur Erhöhung des intravasalen Volumens und des venösen Drucks im großen und kleinen Kreislauf. In einem frühen Stadium der Herzinsuffizienz ist dieser *Anstieg der sog. Vorlast* für die

Verbesserung des Schlagvolumens nützlich, da über den Frank-Starling-Mechanismus die Kontraktionskraft des Herzens erhöht wird. Die Vergrößerung des diastolischen Ventrikelvolumens verursacht aber eine erhöhte Wandspannung mit Steigerung des myokardialen Sauerstoffverbrauchs. Bei stark erhöhter Vorlast kommt es schließlich zu Stauungssymptomen im Lungen- und/oder Körperkreislauf.

Die vermehrte Produktion von Angiotensin II sowie der erhöhte Sympathikotonus führen zu einer arteriellen Vasokonstriktion, d.h. *Zunahme des Systemwiderstands, der sog. Nachlast*, und dadurch zur Abnahme des Schlagvolumens. Der verstärkte Sympathikotonus erhöht außerdem den myokardialen Sauerstoffverbrauch, bei chronischer Aktivierung resultiert eine Abnahme der myokardialen β-Rezeptoren-Dichte („down-regulation"). Dies reduziert die Ansprechbarkeit des Herzens auf Katecholamine und fördert die Progredienz der Herzinsuffizienz. Die Klassifikation der Herzinsuffizienz erfolgt nach pathophysiologischen Aspekten in Links- bzw. Rechtsherzinsuffizienz sowie Globalinsuffizienz. Die im Erwachsenenalter bewährte Schweregradeinteilung nach NYHA eignet sich nur für ältere Kinder, aber nicht für Säuglinge.

Klinische Symptome. Die Leitsymptome der Herzinsuffizienz spiegeln die gesteigerte myokardiale Belastung sowie die pulmonale und systemvenöse Kongestion wider.

1. Die Ruheherzfrequenz ist ständig erhöht (>160/min im Säuglingsalter; >100/min beim älteren Kind). Der Puls ist schwach palpabel, der Blutdruck erniedrigt, die Kapillarfüllung verzögert, die Temperatur der Extremitäten kühl. Bei schwerer Herzinsuffizienz kann eine periphere Zyanose infolge verstärkter Sauerstoffausschöpfung sichtbar und ein protodiastolischer 3. Herzton auskultierbar sein („Galopprhythmus").
2. Bei Linksherzinsuffizienz führt der Rückstau zu einer pulmonalen Kongestion. Sie führt zu Tachydyspnoe bis hin zur Orthopnoe, erkenntlich an inter- und subkostalen Einziehungen infolge forciertem Einsatz der Atemhilfsmukulatur. In schweren Fällen kommt es zur Atembehinderung durch bronchioläre Obstruktion. Flachlagerung führt zu Dyspnoe und Husten. Im Säuglingsalter besteht oft eine Trinkschwäche. Wegen zu geringer Kalorienzufuhr bei speziell durch vermehrte Atemarbeit bedingtem hohem Kalorienbedarf ist das Gedeihen schlecht. Bei schwerer Insuffizienz, meist infolge Volumenüberlastung, kann das Gewicht infolge Flüssigkeitsretention sprunghaft ansteigen. Die z.B. beim Trinken zu beobachtende Schwitzneigung wird als Folge des gesteigerten Sympathikotonus angesehen.
3. Eine systemvenöse Kongestion führt zu Hepatomegalie, peripheren Ödemen und in schweren Fällen zu Aszites. Gestaute Jugularvenen sind beim Säugling schwer erkennbar.

Diagnose. Die Diagnose der Herzinsuffizienz beruht auf der klinischen Symptomatik. Das *Thoraxröntgenbild* zeigt in der Regel eine vergrößerte Herzsilhouette, bei Links-rechts-Shunt-Vitien vergrößerte pulmonalarterielle Gefäßquerschnitte, bei pulmonalvenöser Stauung eine milchige perihiläre Eintrübung, bei Interlobärödem Curley-Linien. Das *EKG* gibt Hinweise auf Kammerhypertrophie und Vorhofbelastung, ist jedoch außer bei Herzinsuffizienz infolge anhaltender („incessant") Tachykardie nicht wegweisend. Durch *Echokardiographie* und (Farb-) Dopplersonographie ist die strukturelle Ursache der Herzinsuffizienz (in der Regel ein angeborener Herzfehler) zu diagnostizieren. Eine herabgesetzte systolische Kontraktion des linken Ventrikels ist an der erniedrigten „shortening fraction" erkennbar. Eine *Herzkatheteruntersuchung* wird zur Abklärung des Grundes einer Herzinsuffizienz nur selten benötigt, ist aber vor kardiochirurgischen Eingriffen zur Darstellung der pathologischen Anatomie, Ermittlung der Druck- und Widerstandsverhältnisse im kleinen Kreislauf sowie Quantifizierung von Shuntgrößen erforderlich.

Bei *Laboruntersuchungen* zeigt sich in der Blutgasanalyse speziell bei schwerer pulmonal-venöser Stauung ein erniedrigter p_aO_2 und eine respiratorische Acidose, bei niedrigem Herzzeitvolumen eine metabolische oder gemischte Acidose. Infolge Wasserretention kann eine Hyponatriämie vorliegen, Hypochlorämie und Plasmabikarbonaterhöhung sind überwiegend renaler Genese (metabolische Alkalose). Eine Anämie ist auszuschließen, da sie eine vorhandene Herzinsuffizienz verstärken kann.

Therapie.

Kausale Therapie. Die kausale Therapie der Herzinsuffizienz infolge einer kardiovaskulären Fehlbildung ist ein operativer oder interventioneller Eingriff zur Beseitigung oder Reduktion der kardialen Überlastung. Seine frühzeitige Durchführung ist die beste Prophylaxe der klinischen Auswirkungen der Herzinsuffizienz. Der kardiogene Schock beim Neugeborenen infolge Ductusverschluß bei ductusabhängigem Systemkreislauf verlangt den Einsatz von Prostaglandin E1. Eine spezifische Behandlung ist bei entzündlichen Herzerkrankungen, tachy- und bradykarden Rhythmusstörungen sowie selten hormonellen Störungen oder Stoffwechselentgleisungen möglich. Eine dilatative Kardiomyopathie ist keiner spezifischen Therapie zugänglich.

Symptomatische Therapie. Zur *symptomatischen Behandlung* einer schweren Herzinsuffizienz dient die Reduktion von körperlicher Belastung, z.B. Bettruhe, Nahrungsaufnahme durch Magensonde, ggf. parenterale Ernährung, bei Säuglingen Wärmebett. Lagerung mit erhöhtem Oberkörper erleichtert die Atmung durch Absinken von Ödemen in die unteren Körperpartien sowie Tiefertreten der gestauten Leber, bei älteren Kindern erleichtert dies auch den Einsatz der Atemhilfsmuskulatur. Eine Bilanzierung der Ein- und Ausfuhr ist bei akuter Herzinsuffizienz unerläßlich. Eine katabole Stoffwechsellage infolge hypokalorischer Ernährung sollte vermieden werden. Bei erschwerter O_2-Aufnahme ist auf eine ausreichende O_2-Zufuhr (z.B. über Nasensonde) zu achten. In schweren Fällen sind CPAP-Atemunterstützung oder künstliche Beatmung erforderlich, welche bei Lungenödem auch dem Flüssigkeitsaustritt aus den Kapillaren durch die intraalveoläre Druckerhöhung entgegenwirken. Eine metabolische Acidose bei akuter kardialer Dekompensation muß durch Natriumbikarbonat ausgeglichen werden, da sie sich stark negativ-inotrop auswirkt und eine pharmakologische Beeinflussung der Myokardinsuffizienz durch positiv inotrope Medikamente erschwert. Bei schwerer Anämie, die eine Erhöhung des für den Bedarf des Organismus notwendigen Herzzeitvolumens bewirkt, muß eine Bluttransfusion erfolgen.

Medikamentöse Therapie. Für die medikamentöse Therapie der Herzinsuffizienz steht ein breites Spektrum von Pharmaka zur Verfügung:

Digitalisglykoside. Die Digitalisglykoside erhöhen durch Hemmung der Na/K-ATPase indirekt (Na/Ca-Austausch) die Ca-Konzentration im sarkoplasmatischen Retikulum und intensivieren durch seine vermehrte Freisetzung die systolische Interaktion des Aktins und Myosins. Durch Vagusstimulation senken sie die Herzfrequenz und verlängern so die diastolische Füllungsphase. Tabelle 160.1 enthält Daten zur *Pharmakokinetik* der in der Pädiatrie überwiegend verwendeten Glykoside Digoxin und β-Methyl-Digoxin sowie des Digitoxins.

Die folgende Darstellung befaßt sich mit der Stammsubstanz Digoxin. Die Therapie wird in der Regel mit einer Sättigungsdosis zur Erreichung der für den therapeutischen Effekt notwendigen Wirkstoffmenge im Organismus begonnen. Sie wird meist innerhalb von 24 Stunden in Anteilen von 50/25/25 % verabreicht. Der Glykosidbedarf in den einzelnen Altersstufen ist unterschiedlich und bei Früh- und Neugeborenen wegen ihrer geringeren Muskelmasse und langsameren renalen Digoxinelimination erniedrigt. Die intravenöse Dosis beträgt ca. 75 % der in Tabelle 160.2 angegebenen oralen Sättigungs- bzw. Erhaltungsdosis.

Bei *eingeschränkter Nierenfunktion* muß die Digoxindosis reduziert werden, bei schwerer Niereninsuffizienz ist die Gabe des alternativ auch über die Galle elimierten Digitoxins ratsam. Da die renale Ausscheidung des Digoxins durch verschiedene *Antiarrhythmica* (z.B. Propafenon, Flecainid, Amiodaron und Verapamil) herabgesetzt wird, muß bei gleichzeitiger Gabe zur Vermeidung toxischer Wirkspiegel eine Dosisreduktion vorgenommen werden.

Bei *Digoxinvergiftung* ist neben Giftelimination durch induziertes Erbrechen, Kohle und Magnesiumsulfat speziell bei Hyperkaliämie, höhergradigem AV-Block oder ventrikulären Arrhythmien eine in der Regel einmalige Gabe von Digitalisantidot notwendig. 80 mg Antikörperfragmente aus Schafserum binden 1 mg Digoxin. Bei Hyperkaliämie ist eine Glukose-Insulin-Infusion, bei AV-Block 3. Grades ein passagerer Schrittmacher, bei ventrikulären Arrhythmien eine Xylocaininfusion erforderlich. Forcierte Diurese und Dialyse sind nutzlos.

Tabelle 160.1. Pharmakokinetische Daten der Digitalisglykoside

	Digoxin	β-Methyl-digoxin	Digitoxin
Enterale Resorption [%]	70	90	95–100
Halbwertszeit	40 h	50 h	7 Tage
Wirkungsdauer	5–7 Tage	7–10 Tage	2–3 Wochen
Ausscheidung [%]	75 renal	75 renal	85 hepatisch
„Therapeutischer" Bereich (Serumtalspiegel) [ng/ml]	0,8–2,0	0,8–2,0	10–35

Tabelle 160.2. Digoxindosierung

	Totale Sättigungsdosis [μg/kg]	Tageserhaltungsdosis [μg/kg]
Frühgeborene	20	5
Reife Neugeborene:	30	8–10
Säuglinge und Kinder <2 Jahre:	40–50	8–10
Kinder >2 Jahre:	30–40	8–10
Maximale Dosis	1 mg	0,250 mg

Katecholamine. Katecholamine stimulieren die α- und β-Rezeptoren des Herzens, der Arteriolen und der Venen und erhöhen so die intrazelluläre Produktion von cAMP. Die Stimulation der β_1- und β_2-Rezeptoren des Herzens erhöht seine Kontraktilität und Frequenz. Die α-Rezeptoren der Arteriolen und Venen lösen eine Vasokonstriktion aus, ihre β_2-Rezeptoren vermitteln eine Vasodilatation. Katecholamine müssen stets zentralvenös appliziert werden.

Adrenalin ist ein körpereigenes Katecholamin, das sowohl die kardialen β_1- und β_2-Rezeptoren als auch die vaskulären α- und β_2-Rezeptoren stimuliert („full agonist"). Bis zu einer Dosis von 0,05 μg/kg/min überwiegt der β_2-stimulierende Effekt. Zwischen 0,05–0,15 μg/kg/min besteht eine gleichmäßige α- und β-Stimulation. Ab 0,15 μg/kg/min nimmt infolge überwiegender α-Stimulation der Gefäßwiderstand zu. Die maximale Dosierung sollte 1,0 μg/kg/min nicht übersteigen. Die Halbwertszeit beträgt 2–5 min. Die Indikation zur Adrenalintherapie besteht bei schwerer Herzinsuffizienz. Bei hoher Dosis sind zum Ausgleich des α-Effekts Vasodilatatoren erforderlich. Adrenalin ist wegen seiner starken α- und β_1-stimulierenden Wirkung das Mittel der Wahl bei der Reanimation, um den diastolischen Aortendruck und damit den koronaren Perfusionsdruck zu erhöhen sowie die Herzfrequenz zu steigern.

Dobutamin ist ein synthetisches Sympathikomimetikum, welches als „partial agonist" relativ selektiv die kardialen β_1-Rezeptoren stimuliert; im vaskulären Bereich dominiert eine mäßige β_2-Stimulation über eine geringe α-Stimulation, so daß der Gefäßwiderstand sinkt. Die Halbwertszeit beträgt 2 min. Die Therapie beginnt mit 5–10 μg/kg und kann bis auf 20 μg/kg/min gesteigert werden.

Dopamin steigert die Freisetzung von Noradrenalin an den sympathischen Nervenendigungen und entfaltet so am Herzen eine β_1- und an den Gefäßen eine α-stimulierende Wirkung. Durch Stimulation spezifischer renaler Dopaminrezeptoren kommt es in niedriger (sog. Nieren-) Dosis bis 3 μg/kg/min zur Erhöhung der glomerulären Filtrationsrate. Oberhalb dieser Dosis beginnt der positiv inotrope Effekt, ab 8–10 μg/kg/min nimmt der Gefäßwiderstand deutlich zu. Die Halbwertszeit beträgt 1–5 min. Die Indikation von Dopamin ist fast ausschließlich auf die obengenannte „Low-dose-Therapie" beschränkt, bei akuter Herzinsuffizienz wird es in Kombination mit Adrenalin oder Dobutamin verwendet.

Noradrenalin, Vorstufe des Adrenalin in der Biosynthese, stimuliert kardiale β_1- und vaskuläre α-Rezeptoren, besitzt dagegen keine β_2-vermittelten inotropen und vasodilatorischen Wirkungen. Bis 0,05 µg/kg/min sind α- und β-Effekt ausgeglichen, bei höherer Dosis dominiert der vasokonstriktorische α-Effekt, der genutzt wird, wenn z.B. bei Hypotension durch erniedrigten Systemwiderstand der koronare Perfusionsdruck gefährdet ist.

Phosphodiesterasehemmer. Die Phosphodiesterase- (PDE-) Hemmer Amrinon und Enoximon erhöhen im Gegensatz zu den Katecholaminen den zellulären Gehalt an cAMP durch Hemmung seines Abbaus. Beide Substanzgruppen steigern die myokardiale Inotropie additiv. An der glatten Gefäßmuskulatur inaktiviert die cAMP-Erhöhung die für die Kontraktion erforderlichen Proteinkinasen, so daß der arterielle Widerstand sinkt. Aufgrund der positiv inotropen und vasodilatierenden Eigenschaften werden die PDE-Hemmer auch als Inodilatatoren bezeichnet. Die intravenöse Therapie mit Enoximon sollte mit einer Einzelgabe von 0,25 (–0,5) mg/kg begonnen werden, die nach einer halben Stunde wiederholt wird. Zur Vermeidung eines schweren Blutdruckabfalls muß das intravasale Volumen ausreichend sein. Es hat sich bewährt, die Therapie in 6×2 Einzelgaben pro Tag von je 0,25 mg/kg im Abstand von 30 min fortzuführen. Nach hämodynamischer Stabilisierung wird auf die jeweils 2. Gabe verzichtet. Bei Dauerinfusion des Medikamentes mit 5–10 µg/kg/min kann sich wegen der langen Halbwertszeit (4–6 h) durch Akkumulation eine übermäßige Nachlastsenkung mit Hypotension entwickeln. Bis zum 12. Lebensjahr besteht wegen noch geringer Erfahrungen eine Anwendungsbeschränkung.

Diuretika. Diuretika verbessern umfassend die Arbeitsbedingungen des Herzens durch die Ausschwemmung von Ödemen, Senkung überhöhter kardialer Füllungsdrucke, Begünstigung der Sauerstoffaufnahme durch Reduktion des perialveolären Ödems, Senkung der myokardialen Wandspannung und damit des Sauerstoffbedarfs durch Reduktion des erhöhten diastolischen Volumens.

Furosemid ist ein Schleifendiuretikum, das durch Hemmung der Na- und Cl-Rückresorption eine Wasserausscheidung bis zu 20 % des Glomerulumfiltrats bewirkt. Die Halbwertszeit von 1h ist bei Früh- (20 h) und Neugeborenen (8 h) deutlich verlängert. Nach oraler Gabe hält seine Wirkung 6–8 h an. Die TD kann bei Bedarf von anfangs 2–4 mg/kg (2–4 ED) auf 10 mg/kg gesteigert werden. Die Resorptionsrate von ca. 60 % ist bei Rechtsinsuffizienz herabgesetzt. Bei intravenöser Gabe tritt oft schon nach 10Minuten ein Effekt (Maximum nach ca. 1h) ein. Die ED kann von anfangs 0,5–1 mg/kg auf maximal 6 mg/kg im Abstand von minimal 2 h, bei Neugeborenen von 4 h gesteigert werden. An Nebenwirkungen kann sich wegen der renalen Verluste eine Hypokaliämie und hypochlorämische Alkalose entwickeln. Bei gleichzeitiger Therapie mit Aminoglykosiden ist auf Ototoxizität, mit Cephalosporinen auf Nephrotoxizität zu achten.

Etacrynsäure ist ebenfalls ein Schleifendiuretikum und kann wegen des anderen Angriffspunkts zusätzlich zu Furosemid in einer Dosis von 1 mg/kg 4mal täglich intravenös gegeben werden.

Spironolacton ist ein Aldosteronrezeptorantagonist mit relativ geringem diuretischen Effekt. Wegen seines kaliumsparenden Effekts wird es bei höherdosierter Therapie von Schleifendiuretika gegeben. Die volle Wirkung tritt erst nach 3–4 Tagen ein. Die Resorption beträgt ca. 60 %. Die TD beträgt initial 4–5 mg/kg (p.o./i.v.), ab dem 5. Tag 1–3 mg/kg. Eine Kombination mit ACE-Hemmern ist möglich, jedoch nur selten erforderlich. Nebenwirkungen der Therapie sind selten. Als Kontraindikation gilt eine Niereninsuffizienz.

Vasodilatatoren. Vasodilatatoren haben die Aufgabe, der Entlastung des Herzens durch Senkung des system-arteriellen Widerstands, d.h. der Nachlast, sowie erhöhter Füllungsdrukke, d.h. der Vorlast. Sie unterscheiden sich hinsichtlich des im Vordergrund stehenden Wirkorts (arteriell/venös) und auch ihres Wirkungsmechanismus. Ihr Stellenwert in der akuten und speziell der chronischen Behandlung der Herzinsuffizienz hat in den letzten Jahren stark zugenommen.

Nitroglycerin gibt nach einer an verschiedene Enzyme und Cofaktoren gebundenen Biotransformation NO frei und wirkt so relaxierend auf die glatte Gefäßmuskulatur. Im Kindesalter erfolgt nur die intravenöse Applikation, meist im Rahmen der perioperativen Therapie angeborener Herzfehler. In einer Dosis bis 3 µg/kg/min wirkt es nur auf das venöse Kapazitätsgefäßsystem, bei höherer Dosis (bis 20 µg/kg/min) kommen mäßige arterielle Auswirkungen hinzu.

Natrium-Nitroprussid (NNP) ist ein sehr effektiver venöser und arterieller Nitrovasodilatator, der intrazellulär zu NO und Zyanid metabolisiert wird. Die *Indikation* liegt in der Akuttherapie der schweren Herzinsuffizienz. Die *Dosierung* beträgt 0,3–6,0 µg/kg/min, die *Halbwertszeit* wenige Minuten. Wegen photochemischen Abbaus sind Lichtschutzleitungen sowie -perfusorspritzen zu verwenden. Da das aus NNP entstehende zytotoxische Zyanid ab einer Dosis von 2,0 µg/kg/min nicht ausreichend hepatisch abgebaut werden kann, wird die simultane Natriumthiosulfatgabe zwecks Umwandlung in das ca. 100mal weniger toxische Thiozyanat empfohlen. Der Thiozyanat-Spiegel darf 10 mg/dl nicht überschreiten. Bei Zyanidvergiftung ist als Antidot der Methämoglobinbildner 4-DMAP mit 3–4 mg/kg i.v. zu verabreichen.

Die folgenden beiden Substanzgruppen supprimieren die bei Herzinsuffizienz stimulierte neurohumorale Aktivität durch Inhibition des Renin-Angiotensin-Systems bzw. des sympathischen Nervensystems.

Die Substanzgruppe der *ACE-Hemmer* supprimiert durch Hemmung des Angiotensin-converting-Enzyms, welches AngiotensinI in das stark vasokonstriktorische AngiotensinII umwandelt, das bei Herzinsuffizienz aktivierte Renin-Angiotensin-Aldosteron-System. Außerdem wird durch Dämpfung des sympathischen Nervensystems die noradrenerg bedingte Vasokonstriktion abgeschwächt. Wegen dieser umfassenden Beeinflussung der aktivierten neurohumoralen Systeme gelten die ACE-Hemmer Captopril und Enalapril heute als Grundpfeiler der Herzinsuffizienztherapie, die auch bei langfristiger Anwendung keine Abnahme ihrer Wirksamkeit zeigt.

Die Therapie mit Captopril wird zur Vermeidung von Hypotension mit 0,2–0,3 mg/kg/Tag begonnen und bis max. 2 mg/kg/Tag gesteigert, meistens genügen 0,5–1 mg/kg/Tag. Trotz einer *Halbwertszeit* von knapp 2 h hält die Wirkung 12–24 h an. Daher sind 2–3 ED ausreichend. Bei Diuretikagabe muß ihr vorlastsenkender Effekt bedacht und ihre Dosis u.U. gesenkt werden. Wegen 70 % renaler Elimination erfordert eine eingeschränkte Nierenfunktion eine Dosisreduktion. Seltene Nebenwirkungen sind trockener Husten, Geschmacksstörungen, Proteinurie, Neutro- bzw. Thrombopenie. Autoimmunerkrankungen sind eine Kontraindikation.

Die Substanzgruppe der *β-Rezeptorenblocker* ist nach bereits in den siebziger Jahren erkanntem, aber damals noch nicht anerkanntem Stellenwert für die Herzinsuffizienz-Therapie jetzt erneut in ihren Fokus gelangt. Sie bietet einen Schutz vor der Down-Regulation der β-Rezeptoren und der toxischen Katecholamin-Wirkung durch eine Verminderung der Noradrenalin-Freisetzung. In großen multizentrischen Studien sind vornehmlich Metoprolol, ein β1-selektiver Antagonist, und Carvedilol, ein nicht-selektiver β-Blocker mit zusätzlichen α1-antagonistischen, d.h. vasodilatierenden Eigenschaften, an Patienten mit stabiler Herzinsuffizienz auf dem Boden einer koronaren Herzerkrankung sowie dilatativen Kardiomyopathie evaluiert worden. Beide Substanzen führten einige Monate nach einschleichendem Therapiebeginn – wahrscheinlich dosisabhängig – zu einer Steigerung der Ejektionssfraktion des Systemventrikels und Verbesserung der Prognose, jedoch nicht der Belastbarkeit. Bei Säuglingen und Kindern beginnt man die Carvedilol-Therapie mit 0,1 mg/kg/d in 2 ED und steigert um diese Dosis in wöchentlichem Abstand bis zu einer Zieldosis von 0,7 mg/kg/d, bei nahezu ausgewachsenen Jugendlichen und Erwachsenen beträgt die Initialdosis 6,25 mg/d in 2 ED (Metoprolol 20 mg/d in 2 ED), die Zieldosis beträgt 50mg/d (Metoprolol 200 mg/d).

Nebenwirkungen, die eine z.T. passagere Dosisreduktion erfordern, sind eine symptomatische Hypotonie, Bradykardie sowie Bronchialobstruktion. Die Erfahrungen im Kindesalter mit der β-Blockertherapie bei Herzinsuffizienz sind noch begrenzt. Die Ergebnisse der o.g. Studien scheinen für Patienten mit linksventrikulärer Dysfunktion übertragbar zu sein, ob Patienten mit Volumenbelastung des Systemvetrikels auf der Basis angeborener Herzfehler profitieren, bedarf noch einer systematischen Evaluation. Die operative oder interventionelle Beseitigung läßt in diesen Fällen jedoch bereits in sehr frühem Lebensalter in den meisten Fällen eine ätiologische Behandlung der Herzinsuffizienz zu.

Weitere Therapiemaßnahmen. Eine *mechanische Nachlastsenkung* mittels intraaortaler Ballonpulsation steht heute in allen Altersstufen zur Behandlung eines pharmakologisch unbeeinflußbaren Linksherzversagens zur Verfügung, z.B. als Überbrückung bis zur Transplantation oder bei fehlgeschlagener Entwöhnung vom kardiopulmonalen Bypass). Bei schwerster Herzinsuffizienz ist die *Herztransplantation* eine realistische therapeutische Option, sowohl bei Kardiomyopathie als bei auch inoperablen Herzfehlern. Die Frühletalität beträgt ca. 10–15 %, die 5- und 10-Jahresüberlebensrate 60 bzw. 50 %.

Prophylaxe. Siehe Abschn. „Therapie".

Literatur

Benitz WE, Malachowski N, Cohen RS, Stevenson DK, Ariagno RL, Sunshine P (1985) Use of sodium nitroprusside in neonates: efficacy and safety. J Pediatr 106: 102–110

Brunner HR, Nussberger J, Waeber B (1994) Dose-response relationship of ACE inhibitors and angiotensin II blockers. Eur Heart J 15 (Suppl D): 123–128

Buchhorn R, Bartmus D, Siekmeyer W et al. (1998) Betablocker therapy of severe congestive heart failure in infants with left to rigt shunts. Am J Cardiol 148: 1366–1368

Cohn JN (1993) Efficacy of vasodilators in the treatment of heart failure. JACC 22 (Suppl A): 135A–138A

Colucci WS, Wright RF, Braunwald E (1986a) New positive inotropic agents in the treatment of congestive heart failure. Mechanisms of action and recent clinical developments (part 1). N Engl J Med 314: 290–299

Colucci, WS, Wright, RF, Braunwald, E (1986b) New positive inotropic agents in the treatment of congestive heart failure. Mechanisms of action and recent clinical developments (part 2). N Engl J Med 314: 349–358

Deutsche Gesellschaft für Pädiatrische Kardiologie (Hrsg) (1998) Leitlinien zur rationalen Diagnostik und Therapie von Erkrankungen des Herzens und des Kreislaufs bei Kindern und Jugendlichen. Steinkopff, Darmstadt

Garg R, Yusuf S for the Collaborative Group on the ACE Inhibitor Trials (1995) Overview of randomized trials of angiotensin-converting enzyme inhibitors on mortality and morbidity in patients with heart failure. JAMA 273: 1450–1456

Hsu DT, Quaegebeur JM, Michler RE, Smith CR, Rose EA, Kichuk MR, Gersony WM, Douglas JF, Addonizio LJ (1995) Heart transplantation in children with congenital heart disease. JACC26/3: 743–749

Jayais P, Mauriat P, Pouard P, Journois D (1990) Enoximone et chirurgie cardiaque pediatrique. Arch Mal Coeur 83/III: 109–117

Kelly RA, Smith TW (1993) Digoxin in heart failure: Implications of recent trials. JACC (Suppl A): 107A–112A

Koren G (1985) Interaction between digoxin and commonly coadministered drugs in children. Pediatrics 75: 1032–1037

Kramer HH (1998) Herzinsuffizienz. In: Deutsche Gesellschaft für Pädiatrische Kardiologie (Hrsg) Leitlinien zur rationalen Diagnostik und Therapie von Erkrankungen des Herzens und des Kreislaufs bei Kindern und Jugendlichen. Steinkopff, Darmstadt, S 27–33

Kramer HH (2003) Herzinsuffizienz. In: Reinhardt D (Hrsg) Therapie der Krankheiten des Kindesalters, 7. Aufl. Springer, Berlin Heidelberg New York, in Vorbereitung

Packer M (1992) Pathophysiology of chron heart failure. Treatment of chronic heart failure. Lancet 340: 88–95

Park MK (1986) Use of digoxin in infants and children with specific emphasis on dosage. J Pediatr 108: 871–877

Reid JL, MacFadyen RJ, Squire IB, Lees KR (1993) Angiotensin-converting enzyme inhibitors in heart failure: blood pressure changes after the first dose. Am Heart J 126: 794–797

Taylor SH (1985) Diuretics in cardiovascular therapy. Perusing the past, practising in the present, preparing for the future. Z Kardiol 74 (Suppl2): 2–12

Witte, MK, Stork, JE, Blumer, JL (1986) Diuretic therapeutics in the pediatric patient. Am J Cardiol 57: 44A–53A

Zaritsky, A, Chernow, B (1984) Use of catecholamines in pediatrics. J Pediatr 105: 341–350

Hypoxämie

Definition. Unter einer Hypoxämie ist eine arterielle Sauerstoffsättigung unter 90 % zu verstehen. Sie resultiert aus pulmonalen Gründen oder durch eine intra- oder extrakardiale Beimischung von venösem zu arteriellem Blut. Bei kardialer Ursache bestimmt die Abnahme des Quotienten von pulmonalem zu systemischem Herzzeitvolumen den Grad der Hypoxämie.

Ätiologie und Pathogenese. Am häufigsten beruht eine Hypoxämie auf einem Herzfehler mit Rechts-links-Shunt, z.B. Fallotsche Tetralogie, Trikuspidalatresie, Pulmonalatresie, kritische Pulmonalstenose mit intaktem Septum oder einer kompletten Transposition. Nur noch selten liegt ihr heute eine irreversible pulmonale Druck- und Widerstandserhöhung (sog. Eisenmenger-Reaktion) infolge nicht operierter kardiovaskulärer Fehlbildung (Truncus arteriosus, Ventrikelseptumdefekt, kompletter atrioventrikulärer Kanal) zugrunde, ebenfalls relativ selten ist die primäre pulmonale Hypertonie.

Pathophysiologie. Der O_2-Gehalt des Blutes basiert auf 3 Faktoren: dem die O_2-Kapazität bestimmenden Hämoglobinwert, der O_2-Affinität des Hämoglobins und dem Partialdruck des physikalisch gelösten O_2. Aufgrund des Verlaufs der O_2-Dissoziationskurve besteht keine lineare Beziehung zwischen arteriellem pO_2 und der O_2-Sättigung des Hämoglobins. Unterhalb eines pO_2 von 50mmHg sinkt die Sauerstoffaffinität und folglich die O_2-Sättigung des Hämoglobins stark ab, während oberhalb dieses Wertes die Veränderungen nur gering sind. Dies erklärt auch die stärkeren Folgen, wenn der arterielle pO_2 auf den steilen Schenkel der O_2-Dissoziationskurve sinkt. Um den O_2-Bedarf des Körpers zu decken und Gewebshypoxie zu vermeiden, muß eine ausreichende systemische O_2-Freisetzung gewährleistet werden. Sowohl das systemische als auch das pulmonale Gefäßbett reagieren direkt auf Hypoxämie, und zwar führt sie zu einer systemischen Vasodilatation und einer pulmonalen Vasokonstriktion. Die teleologische Erklärung hierfür ist, daß bei Hypoxämie pulmonaler Areale dort ein Ventilations-Perfusions-Mismatch entsteht und die resultierende Vasokonstriktion eine Blutumverteilung zu besser belüfteten Arealen ermöglicht. Die systemische Vasodilatation senkt demgegenüber die Nachlast und erleichtert damit die systemische O_2-Versorgung. Leider begünstigt dieser Mechanismus bei Herzfehlern mit eingeschränkter Lungendurchblutung den Rechts-links-Shunt und kann zu einer kaskadenförmigen Zunahme der systemischen Hypoxämie mit kritischer Unterschreitung des O_2-Bedarfs des Gewebes und metabolischer Acidose führen.

Eine chronisch erniedrigte O_2-Sättigung stimuliert das Knochenmark über eine verstärkte renale Erythropoetinfreisetzung zu einer vermehrten Erythropoese. Die so erzielte Erhöhung der O_2-Kapazität ist bis zu einem Hämatokrit von 70% ein nützlicher Kompensationsmechanismus, oberhalb dieser Grenze überwiegen die auf Hyperviskosität und verschlechterter O_2-Freisetzung beruhenden Nachteile.

Neben der arteriellen O_2-Sättigung und der O_2-Kapazität des Hämoglobins muß bei der pathophysiologischen Analyse einer Zyanose auch die arteriovenöse O_2-Differenz berücksichtigt werden, die bei erniedrigtem Herzzeitvolumen erhöht ist und eine Ausschöpfungszyanose erklärt.

Klinische Symptome. Die Hypoxämie macht sich in einer Zyanose von Haut (besonders Finger- und Fußnägel) und Schleimhäuten (Lippen und Konjunktivae) bemerkbar, wenn bei normalem Hämoglobinwert der reduzierte Hb-Anteil im kapillären Blut von normal 2,25 g/dl auf über 3 g/dl ansteigt, entsprechend einer O_2-Sättigung von etwa 80-85%. Bei Anämie, z.B. auf 10 g/dl erniedrigtem Hämoglobinwert, beträgt die Menge des reduzierten Hämoglobins in den Kapillaren unter der Voraussetzung einer normalen arteriovenösen Sättigungsdifferenz von 40% nur 2 g/dl. Daher besteht trotz einer O_2-Sättigung von 80% keine Zyanose. Bei zyanotischem Herzfehler entwickeln sich innerhalb der ersten beiden Lebensjahre eine Verbreiterung und Verdickung der Fingerendglieder (Trommelschlegelfinger) und hyperkonvexe (Uhrglas-) Nägel. Bei älteren Kindern führt die Polyzythämie anfangs zu vagen Symptomen wie Reduktion der körperlichen Leistungsfähigkeit und Kopfschmerzen, später auch Gelenk- und Thoraxschmerzen, Dyspnoe sowie Sehstörungen. Zu den schwersten Komplikationen zählen paradoxe Embolien speziell mit zerebralem Insult, der von transitorischen motorischen Defiziten bis hin zur Hemiplegie reichen kann. Heftige Kopfschmerzen, fokale neurologische Symptome oder gar ein Krampfanfall sowie Bewußtseinsverlust sollten den Verdacht auf einen Hirnabszeß lenken. Zyanotische Patienten zählen wegen ihrer abnormalen intrakardialen Anatomie sowie der ggf. erfolgten Versorgung mit einem systemisch-pulmonalem Shunt zu der Patientengruppe mit dem höchsten Endokarditisrisiko. Die oft hypertrophierte Gingiva erschwert die orale Hygiene und erlaubt die Entstehung unentdeckter Abszesse als potentieller Fokus von Bakteriämien. Hämoptysen können als Folge erodierter Pulmonalarterien oder Kollateralen auftreten.

Ebenso wie eine relative Anämie die systemische Sauerstoffversorgung beeinträchtigt, so tut dies auch eine starke Polyzythämie, und zwar als Folge ihrer negativen Auswirkungen auf die Auswurfleistung des Herzens. Gründe sind die ab einem Hämatokrit von 70–75% dramatisch ansteigende Blutviskosität, welche den System- und besonders den Pulmonalwiderstand steigert und auch die Koronarzirkulation beeinträchtigt, und die erhöhten Scherkräfte.

Patienten mit rechtsventrikulärer Ausflußbahnobstruktion, speziell der Fallotschen Tetralogie nehmen nach körperlicher Belastung eine Hockstellung ein, um durch Abknikkung der Femoralgefäße den systemischen Widerstand zu erhöhen und den venösen Rückfluß aus den hochgradig untersättigten Beinen zu reduzieren. Zu den gefährlichsten Auswirkungen der Hypoxämie gehört bei dieser Patientengruppe der zyanotische Anfall. Er kann nach Schreien bei Hunger oder medizinischen Interventionen, aber auch ohne vorangehende Irritation auftreten und auch Säuglinge mit geringer oder fehlender Zyanose betreffen. Klinisch werden anfangs und in leichten Fällen eine auffällige Irritabilität, beim Säugling Weinen oder Schreien sowie eine Tachypnoe beobachtet, bei schwerer Obstruktion verstärkt sich die Zyanose massiv, und es kann zum Bewußtseinsverlust kommen.

Differentialdiagnose. Bei „low cardiac output" kann eine Zyanose auch bei normaler arterieller O_2-Sättigung vorliegen (Ausschöpfungszyanose). Sie manifestiert sich – meist ausschließlich – als Akrozyanose. Klinisch sind kühle Extremitäten und ein flacher Puls festzustellen, die arteriovenöse O_2-Sättigungsdifferenz ist von 40 auf mehr als 60% erhöht. Ein weiterer Grund einer sichtbaren Zyanose ohne arterielle O_2-Untersättigung ist die überwiegend beim Neugeborenen vorkommende Polyzythämie. Unter diesen Bedingungen kann trotz normaler arteriovenöser O_2-Differenz der Anteil reduzierten Hämoglobins in den Kapillaren 3g überschreiten. Das umgekehrte Phänomen ist das bereits erwähnte Fehlen einer Zyanose bei anämischen Patienten trotz vorliegender Hypoxämie. Die Differenzierung einer pulmonal von einer kardial bedingten Zyanose kann durch Hyperoxygenation des Patienten erfolgen (z.B. bei einem Neugeborenen mit kompletter Transposition), obwohl in vielen Fällen das klinische Bild (mit Tachydyspnoe bei respiratorischer Hypoxämie) eine Unterscheidung erlaubt.

Therapie. Bei einem Hämatokrit (Hkt) über 65–70% (Bestimmung durch Zentrifugation erforderlich, da Dichtemessungen in diesem Bereich zu fehlerhaften Meßwerten führen) bewirkt ein Aderlaß mit Hkt-Absenkung um 5–10% eine Besserung der Symptome. Eine stärkere Absenkung führt zu Unbehagen. Für ausreichenden Volumenersatz durch Plasma oder 5% Humanalbumin ist zu sorgen, da es zu nicht zur Reduktion des Intravasalvolumens oder gar zum Abfall des systemischen Blutdrucks kommen darf. Das zu entfernende Blutvolumen errechnet sich wie folgt: Blutvolumen [80–100 ml/kg] × Körpergewicht (kg) × (effektiver Hkt–angestrebter Hkt/effektiver Hkt).

Beim zyanotischen Anfall kann der Circulus vitiosus von Schreien und Verstärkung der Zyanose durch Hochnehmen des Kindes mit gegen das Abdomen gepreßten Knien und Beruhigung des Kindes vielfach durchbrochen werden. In der Klinik wird man zusätzlich Sauerstoff verabreichen, die nächsten Schritte bestehen in Gabe von Morphin s.c., β-Blockern und notfalls auch in Beatmung und Relaxation. Nach Stabilisierung des Zustands ist unverzüglich eine operative Behandlung entweder durch Schaffung einer systemisch-pulmonalen Shuntverbindung oder Korrekturoperation erforderlich. Bereits ein einmaliger zyanotischer Anfall ist eine Operationsindikation, die früher oft übliche prophylaktische β-Blocker-Therapie ist wegen ihres unzureichenden Schutzes längerfristig nicht zu empfehlen.

Literatur

Beekman RH, Tuuri DT (1985) Acute hemodynamic effects of increasing hemoglobin concentration in children with a right to left ventricular shunt and relative anemia. J Am Coll Cardiol l5: 357–362
Nadas AS (1992) Hypoxemia. In: Fyler DC (ed) Nadas‘ Pediatric Cardiology. Hanley & Belfus, Philadelphia, pp 73–76
Paridon SM (1990) Consequences of chronic hypoxemia and pulmonary vascular resistance. In: A Garson, JT Bricker, McNamara DG (eds) The Science and Practice of Peditatric Cardiology. Lea & Febiger, Philadelphia London, pp 1996–2006

161 Angeborene Herz- und Gefäßanomalien

G. von Bernuth, J. Apitz, A. A. Schmaltz, D. Lang, J. H. Bürsch, H. Singer

161.1 Epidemiologie und Ätiologie

G. von Bernuth

Epidemiologie. Sieben bis acht von 1 000 lebend geborenen Kindern haben eine angeborene Herz- oder Gefäßanomalie. Hierbei sind der offene Ductus arteriosus des Frühgeborenen sowie im Kindesalter oft nicht auffallende, aber durchaus häufige Anomalien wie die bikuspide Aortenklappe, der Mitralklappenprolaps, asymptomatische Aortenbogenanomalien und eine persistierende linke V.cava superior nicht mitgerechnet. Bei 2–3 von 1 000 Neugeborenen ist die Anomalie so schwer, daß sie bereits im Säuglingsalter Symptome verursacht und einer Behandlung bedarf. Die Prävalenz angeborener Herz- und Gefäßanomalien bei Spontanaborten bzw. Totgeburten ist mit ca. 15% bzw. 3–4% erheblich höher als bei lebendgeborenen Kindern.

Die relative Häufigkeit einzelner Herz- und Gefäßanomalien bei Neugeborenen geht aus Tabelle 161.1 hervor. Da viele Anomalien in Kombination mit anderen auftreten, erfolgt die Klassifizierung nach dem klinisch führenden Defekt. Alle Untersuchungen zeigen übereinstimmend, daß der Ventrikelseptumdefekt der bei weitem häufigste Herzfehler ist.

Die Prävalenz angeborener Herz- und Gefäßanomalien ist bei Mädchen und Jungen etwa gleich, jedoch finden sich in der relativen Häufigkeit einzelner Anomalien Unterschiede. So kommen ein offener Ductus arteriosus, ein Vorhofseptumdefekt und eine Pulmonalstenose häufiger bei Mädchen, Linksherzobstruktionen und eine komplette Transposition der großen Arterien dagegen häufiger bei Jungen vor.

Es gibt keinen Anhalt dafür, daß die Prävalenz angeborener Herz- und Gefäßanomalien im Laufe der Zeit zugenommen hat. Eine höhere Prävalenz in jüngeren Studien ist vermutlich auf bessere Untersuchungsmethoden und damit vollständigere Erfassung zurückzuführen. Da jedoch immer mehr Träger von Anomalien erwachsen werden und da man weiß, daß die Prävalenz bei deren Kindern erhöht ist, ist in Zukunft mit einer höheren Prävalenz zu rechnen. Da andererseits fetale Herzfehler zunehmend frühzeitig erkannt werden, ist, falls dies zu häufigeren Schwangerschaftsabbrüchen führen sollte, auch ein gegenteiliger Trend denkbar.

Mit zunehmendem Alter nimmt die Prävalenz von angeborenen Herz- und Gefäßanomalien ab, und ihre relative Häufigkeit ändert sich. Die Prävalenz jeder einzelnen Ano-

Tabelle 161.1. Relative Häufigkeit angeborener Herz- und Gefäßanomalien

Herz- und Gefäßanomalie	Relative Häufigkeit [%]
Ventrikelseptumdefekt	30–43
Pulmonalstenose	5–13
Vorhofseptumdefekt	5–11
Offener Ductus arteriosus	5–10
Aortenstenose	4–8
Aortenisthmusstenose	4–7
Atrioventrikulärer Septumdefekt	4–5
Komplette Transposition	3–7
Fallotsche Tetralogie	3–5
Hypoplastisches Linksherz	1–4
Hypoplastisches Rechtsherz	1–3
Totale Lungenvenenfehleinmündung	1–3
Univentrikuläres Herz	1–2
Andere Herzfehler	5–10

malie ist dem Risiko ihres Auftretens beim Neugeborenen direkt proportional und ihrer Letalität, Spontanremissionsrate sowie Heilungsrate umgekehrt proportional. So nimmt die Prävalenz komplexer Herzfehler während des Säuglingsalters aufgrund ihrer Letalität, diejenige von Ventrikelseptumdefekten aufgrund ihres häufigen Spontanverschlusses sowie eines operativen Verschlusses ab. Andererseits hat in den letzten Jahren die Prävalenz von (palliierten oder korrigierten) komplexen Herzfehlern aufgrund der chirurgischen Fortschritte erheblich zugenommen. Ohne chirurgische Behandlung erreichten ca. 65 % aller Kinder mit angeborenen Herz- und Gefäßanomalien das Erwachsenenalter, und zwar im wesentlichen diejenigen mit leichteren Defekten, während diejenigen mit schwereren Defekten meist im frühen Säuglingsalter, seltener später verstarben. Heutzutage werden ca. 80 % aller mit einer Herz- oder Gefäßanomalie geborenen Kinder erwachsen, und dieser Trend wird sich weiter fortsetzen.

Ätiologie. Bis vor kurzem wurde angenommen, daß ca. 80 % aller angeborenen Herz- und Gefäßanomalien multifaktoriell bedingt sind. Multifaktoriell bedeutet, daß die Anomalie durch den kombinierten Effekt eines oder mehrerer Gene und auf den Embryo bzw. Feten einwirkender schädigender Umweltfaktoren entsteht. Eine Minderheit angeborener Herz- und Gefäßanomalien beruht demnach auf Chromosomenanomalien (5–12 %), Defekten einzelner Gene (3–5 %) und Teratogenen (1–2 %). Während multifaktoriell bedingte Anomalien isoliert vorkommen, treten die Anomalien anderer Genese häufig in Verbindung mit extrakardialen Fehlbildungen auf. Insgesamt haben ca. 25 % aller Patienten mit angeborenen Herz- und Gefäßanomalien zusätzliche extrakardiale Fehlbildungen. Unter den Chromosomenanomalien ist die Trisomie21 am häufigsten und in ca. 50 % der Fälle mit einem Herzfehler (oft atrioventrikulärer Septumdefekt) verbunden; es folgen Trisomie 18, Trisomie 13 und das Ulrich-Turner-Syndrom. Zu den Gendefekten zählen das Marfan- und Noonan-Syndrom, zu den teratogenen Einflüssen der mütterliche Diabetes mellitus, Röteln während der Schwangerschaft und chemische Substanzen wie Alkohol, Thalidomid, Lithium.

Klinische und molekulargenetische Untersuchungen der letzten Jahre haben gezeigt, daß sowohl isolierte als auch syndromale Anomalien häufiger als bisher angenommen auf Defekten einzelner Gene beruhen. Hierzu zählen die hypertrophische Kardiomyopathie, die supravalvuläre Aortenstenose, die Gruppe der sog. conotrunkalen Defekte und der atrioventrikuläre Septumdefekt. Für manche dieser Anomalien, so z.B. für die hypertrophische Kardiomyopathie, wurde eine genetische Heterogenität nachgewiesen, d.h. daß der gleiche Phänotyp durch Mutationen an unterschiedlichen Stellen verursacht werden kann. Andererseits hat sich gezeigt, daß Mutationen an gleicher Stelle verschiedene Phänotypen hervorrufen können, so z.B. eine Mikrodeletion am Chromosom 22q11 conotrunkale Herzfehler im Rahmen unterschiedlicher Syndrome (Di-George-Syndrom, velokardiofaziales Syndrom).

Genetische Beratung. Für die Vererbung der auf Genmutationen beruhenden Herz- und Gefäßfehler im Rahmen von Syndromen gelten die Mendelschen Gesetze. Für die genetische Beratung bei der Mehrzahl der isolierten Herz- und Gefäßanomalien sind dagegen folgende Erfahrungswerte von Nutzen: ist ein Kind eines Elternpaares bereits betroffen, so beträgt das Risiko für ein weiteres Kind 2–5 % (bei Linksherzobstruktionen sogar ca. 10 %). Sind bereits 2 Kinder betroffen, so steigt das Risiko auf ca. 15 %. Häufig handelt es sich um die gleiche oder eine verwandte Anomalie, wobei die Ausprägung allerdings sehr unterschiedlich sein kann.

Für Erwachsene mit einem angeborenen Herz- oder Gefäßfehler ist das Risiko der Übertragung dieses oder eines anderen Fehlers auf ein Kind für eine Frau mit ca. 5,8 % nahezu doppelt so groß wie für einen Mann. Diese Tatsache läßt vermuten, daß mütterliche zytoplasmatische Faktoren für die Vererbung eine Rolle spielen.

Literatur

Boughman JA, Berg KA, Astemborski JA et al. (1987) Familial risks of congenital heart disease in a population based epidemiologic study. Am J Med Genet 26: 839–850
Dallapiccola B, Marino B, Digilio MC et al. (1996) The mendelian basis of congenital heart defects. Cardiol Young 6: 264–271
Ferencz C, Rubin JD, McCarter RJ et al. (1987) Cardiac and noncardiac malformations: Observations in a population-based study. Teratology 35: 367–378
Jackson M, Walsh KP, Peart I et al. (1996) Epidemiology of congenital heart disease in Merseyside – 1979 to 1988. Cardiol Young 6: 272–280
Nora JJ, Nora AH (1994) From generational studies to a multilevel genetic-environmental interaction. J AM Coll Cardiol 23: 1468–1471
Samanek M, Slavik Z, Zborilova B et al. (1989) Prevalence, treatment, and outcome of heart disease in live-born children: a prospective analysis of 91,823 live-born children. Pediatr Cardiol 10: 205–211

161.2 Primär nicht-zyanotische Vitien

Subvalvuläre, valvuläre und supravalvuläre Aortenstenosen

J. Apitz

Die angeborenen Ausflußbehinderungen des linken Ventrikels können im Bereich der Klappe durch Verwachsungen der Kommissuren (valvuläre Stenose), unterhalb der Klappe (subvalvulär) und oberhalb der Klappe (supravalvulär) gelegen sein. Die subvalvulären Stenosen sind fibrotisch (Ringleistenstenose), muskulär (hypertrophe obstruktive Kardiomyopathie = HOCM) oder fibromuskulär bedingt. Bei der valvulären Stenose ist die Aortenklappe oft bikuspidal angelegt mit erhöhter Endokarditisgefahr.

Die angeborenen Ausflußbehinderungen des linken Ventrikels kommen in einer relativen Häufigkeit von 3–10 % vor mit einer Knabenwendigkeit von 5:1. Sie führen zu einem Druckgradienten zwischen dem linken Ventrikel und dem poststenotisch gelegenen Teil des linken Ventrikels bzw. der Aorta. Bei den subvalvulären und valvulären Stenosen entspringen die Koronararterien aus einem Bereich mit vermindertem Druck. Bei den supravalvulären Stenosen ist der Zufluß zu den Koronararterien durch Verwachsungen zwischen den Klappensegeln und der Aortenwand häufig eingeschränkt. Zusätzlich können hierbei Stenosen der Koronararterien vorkommen. Bei hochgradiger Stenose kann es, insbesondere bei körperlicher Belastung mit Abfall des aortalen Mitteldruckes, zu einer schweren Koronarinsuffizienz kommen.

Die Hämodynamik und entsprechend der klinische Befund und die Prognose sind abhängig vom Schweregrad und Sitz der Stenose und vom Alter der Patienten beim Auftreten der ersten Symptome.

Kritische Aortenstenose des Neugeborenen. Von besonderer klinischer Bedeutung ist die hochgradige, valvuläre Aortenstenose des Neugeborenen, die sog. kritische Aortenstenose. Dabei sind die Klappentaschen meist verdickt und dysplastisch. Bereits in den ersten Lebenstagen tritt eine Linksherzinsuffizienz auf. Auskultationsbefund und EKG sind uncharakteristisch. Die Diagnose wird echokardiographisch gestellt, der Druckgradient durch Doppleruntersuchung gemessen. Die invasiven Untersuchungen durch Herzkatheterisierung und Angiokardiographie sind hierbei meist unnötig und mit hohem Risiko belastet.

Unmittelbar nach Diagnosestellung kann präoperativ vorübergehend eine Prostaglandininfusion zur Aufrechterhaltung des Körperkreislaufes über den Ductus arteriosus sinnvoll und lebensrettend sein. Das Operationsrisiko beträgt zwischen 20 und 40 %. Der weitere Verlauf ist von der Klappenanatomie und vom Operationsergebnis abhängig. Die Ballondilatation hat in diesem Alter eine erhöhte Komplikationsrate. Die Ergebnisse sind oft unbefriedigend.

Valvuläre Aortenstenose jenseits des Neugeborenenalters. Die Ausflußbehinderungen des linken Ventrikels im Säuglings- und Kindesalter sind oft allein durch den typischen Palpations- (systolisches Schwirren) und Auskultationsbefund zu diagnostizieren. Die Auskultation ergibt ein typisches systolisches Austreibungsgeräusch über der Basis mit von der Lokalisation der Stenose abhängigem Punctum maximum (p.m.) und Fortleitung des Geräusches in die Karotiden. Bei valvulärer Stenose ist oft ein frühsystolischer Extraton hörbar.

Erst jenseits des ersten Lebensjahres findet sich im EKG eine Linksventrikelbelastung. Die typische Aortenkonfiguration im Röntgenbild ist nur bei valvulärer Aortenstenose des älteren Kindes nachweisbar, wenn die aszendierende Aorta dilatiert ist und damit der Aortenknopf prominent erscheint.

Die Diagnose wird echokardiographisch gestellt, der Druckgradient durch Doppleruntersuchung bestimmt.

Die Indikation für die Behandlung ist ab einem Druckgradienten von 50–60 mmHg gegeben.

Eine Behandlung der valvulären Aortenstenose ist durch eine Katheterintervention (Ballonvalvuloplastie) möglich. Dabei ist die Sondierung der stenosierten Aortenklappe retrograd nicht ungefährlich und oft sehr schwierig. Der antegrade venöse Zugang nach transseptaler Sondierung oder Punktion zur Ballondilatation ist möglich, die Dilatation dabei jedoch mit einer Verletzungsgefahr der Mitralklappe verbunden. Die erfolgreiche Reduzierung des Druckgradienten wird oft mit einer Aorteninsuffizienz erkauft.

Bei der operativen Behandlung werden bei der valvulären Aortenstenose die Kommissuren getrennt, das Operationsrisiko beträgt etwa 2–3 %. Postoperativ ist auch hierbei mit einer Aorteninsuffizienz zu rechnen, so daß später die Aortenklappe durch einen Homograft ersetzt werden muß. Bis dahin ist eine Endokarditisprophylaxe erforderlich. Bei weiterem Wachstum ist vielfach ein Conduitaustausch notwendig.

Bei der subvalvulären Ringleiste wird die Stenose transaortal exzidiert, das Operationsrisiko beträgt zwischen 3–7 %, die Langzeitprognose ist gut.

Hypertrophe obstruktive Kardiomyopathie (HOCM). Eine Sonderform der subvalvulären Aortenstenose stellt die hypertrophe obstruktive Kardiomyopathie dar, die familiär (autosomal-dominant vererbt) vorkommen kann. Als zusätzliche Anomalien können eine Aortenisthmusstenose, ein Ductus arteriosus persistens und eine Mitralinsuffizienz vorkommen. Die HOCM wird oft erst im Schulkindesalter oder im Erwachsenenalter symptomatisch, insbesondere bei körperlicher Belastung. Dabei können eine Koronarinsuffizienz mit Myokardinfarkt, Synkopen, Kammerflimmern mit plötzlichen Todesfällen auftreten.

Im Echokardiogramm kann bereits im M-mode eine systolische Vorwärtsbewegung des vorderen Mitralsegels nachgewiesen werden. Im 2D-Bild fällt die ventrikelsystolische Verdickung des Ventrikelseptums auf mit subaortaler Einengung in der Ausflußbahn des linken Ventrikels und entsprechendem Druckgradienten bei der Doppleruntersuchung. Die Therapie erfolgt konservativ mit negativ inotrop wirkenden Medikamenten (β-Rezeptorenblocker, Kalziumantagonisten) oder operativ mit einem relativ hohen Risiko von 7–10 %. Die postoperativen Ergebnisse sind oft unbefriedigend, Rezidive sind häufig. Vielversprechender ist eine neue interventionelle Therapie: die sog. perkutane transluminale septale Myokardablation (PTSMA), bei der 96 %iger Alkohol superselektiv in einen Septumast der linken Koronararterie injiziert wird.

Supravalvuläre Aortenstenose. Die supravalvuläre Aortenstenose geht oft mit einer Hypoplasie der aszendierenden Aorta und des Aortenbogens einher, vielfach in Kombination mit multiplen peripheren Pulmonalstenosen. Zusätzliche Stenosen im Bereich der vom Aortenbogen abgehenden Gefäße sind durch die Blutdruckmessung an allen 4 Extremitäten nachweisbar. Die supravalvuläre Aortenstenose kann als isolierte Anomalie vorkommen und wird dann oft familiär gehäuft gefunden. Sie kann aber auch Teil eines Syndroms sein, so insbesondere des Williams-Beuren-Syndroms (WBS). Sowohl bei der isolierten familiären supravalvulären Aortenstenose als auch beim WBS sind Gendefekte nachgewiesen: eine Mikrodeletion am langen Arm eines Chromosoms 7 (=7q11.23). Das WBS kann allein durch die typische Fazies diagnostiziert werden und ist durch weitere Anomalien charakterisiert: heisere Stimme, typische Zahnanomalien, geistige und teilweise auch körperliche Retardierung.

Der Auskultationsbefund ähnelt dem der valvulären Aortenstenose, im EKG ist erst spät eine Linksventrikelbelastung nachweisbar. Bei hochgradigen peripheren Pulmonalstenosen kann die Rechtsventrikelhypertrophie dominieren. Auf der Röntgenthoraxaufnahme fällt das schmale obere Mediastinum auf, zusätzliche periphere Pulmonalstenosen sind perihilär durch die poststenotische Dilatation nachweisbar.

Die Diagnose der supravalvulären Aortenstenose kann echokardiographisch gestellt und der Druckgradient dopplersonographisch bestimmt werden. Zum Nachweis weiterer Gefäßstenosen im Bereich des arteriellen Gefäßsystems und des Lungenkreislaufes ist die invasive Diagnostik notwendig.

Die Indikation zur Operation ist ab einem Druckgradienten von 60 mmHg gegeben. Dabei muß die hypoplastische Aorta ascendens plastisch erweitert werden. Das Operationsrisiko beträgt 5–7%, bei Hypoplasie der aszendierenden Aorta und des Aortenbogens bis zu 15%.

Eine Dilatation der supravalvulären Aortenstenose ist wenig erfolgversprechend und bei Hypoplasie der aszendierenden Aorta nicht möglich.

Die multiplen peripheren Pulmonalstenosen sind keiner Operation zugänglich. Einzelne periphere Stenosen können interventionell (durch Ballondilatation) erweitert werden.

Aortenisthmusstenose (mit und ohne Ventrikelseptumdefekt)

J. Apitz

Die Aortenisthmusstenose (ISTA) ist eine Einengung im Bereich des anatomisch definierten Isthmus der Aorta. Sie liegt bei etwa 6% aller angeborenen Herzfehler vor mit einer deutlichen Knabenwendigkeit. Nach der Lage der Stenose in Bezug auf den Ductus wird zwischen einer präduktalen und einer postduktalen Form unterschieden.

Postduktale Aortenisthmusstenose. Bei der postduktalen ISTA handelt es sich meist um eine eng umschriebene, sanduhrförmige Stenose. Dabei verschließt sich der Ductus arteriosus kurz nach der Geburt. Die Stenose führt zu einer Druckbelastung des linken Ventrikels und zu einem Hochdruck in der aszendierenden Aorta und in den vom Aortenbogen abgehenden Gefäßen. Jenseits der Stenose besteht eine Hypotonie mit niedrigem Druck und der Gefahr einer Minderdurchblutung der unteren Körperhälfte. Die Aortenklappe ist oft bikuspidal angelegt. Als weitere zusätzliche Anomalien können eine Aortenstenose und ein Ventrikelseptumdefekt vorkommen. Über einen größeren Defekt kommt es zum Druckausgleich zwischen linkem und rechtem Ventrikel mit fehlender Hypertonie im Systemkreislauf, aber pulmonaler Hypertonie.

Kritische Aortenisthmusstenose. Eine hochgradige postduktale ISTA kann bereits im Neugeborenenalter durch die Druckbelastung des linken Ventrikels zur Herzinsuffizienz und durch die Minderdurchblutung der Aorta abdominalis zur Niereninsuffizienz führen: sog. kritische Aortenisthmusstenose.

Wegweisend sind die fehlenden Femoralarterienpulse und die Blutdruckmessung bei eingetretenem Verschluß des Ductus arteriosus. Auskultation und EKG sind uncharakteristisch. Im Echokardiogramm kann in diesem Alter die Aortenisthmusstenose und ein evtl. noch persistierender Ductus arteriosus direkt dargestellt und der Druckgradient durch die Doppleruntersuchung bestimmt werden. Bei sicherer Diagnose sollte auf eine invasive Diagnostik verzichtet werden. Eine medikamentöse Behandlung der Herzinsuffizienz und die Gabe von Prostaglandin bei verschlossenem Ductus zur Aufrechterhaltung der Durchblutung der unteren Körperhälfte sind präoperativ als erste Sofortmaßnahmen indiziert und die anschließende operative Resektion der Stenose angezeigt. Das Operationsrisiko beträgt bis zu 6%, bei zusätzlichen Anomalien (s.o.) bis zu 20%.

Postduktale Aortenisthmusstenose des Kindesalters. Leider wird die postduktale ISTA oft erst im Kindesalter diagnostiziert, obwohl die Betroffenen seit langem durch eine rote Gesichtsfarbe, durch stärkere Kopfschmerzen, häufiges Nasenbluten, durch kalte Füße, mitunter auch durch eine Claudicatio intermittens aufgefallen waren und allein die fehlenden Femoralarterienpulse und die Blutdruckmessung die Diagnose ermöglichen. Palpatorisch ist häufig ein systolisches Schwirren über der Herzbasis und im Jugulum nachweisbar, auskultatorisch ein typisches systolisches Austreibungsgeräusch über der Basis mit guter Fortleitung in die Karotiden, bei ausgeprägtem Kollateralkreislauf ein spätsystolisches bis kontinuierliches Geräusch vorzugsweise im Rücken interskapulär.

Das EKG zeigt eine Linksventrikelhypertrophie, die Röntgenthoraxaufnahme ein aortal konfiguriertes Herz mit direkt sichtbarer ISTA. Bei ausgeprägtem Kollateralkreislauf finden sich etwa vom 8. Lebensjahr an typische Rippenusuren an den Unterrändern der 4.–10. Rippe.

Die echokardiographische Darstellung der Aortenisthmusstenose gelingt bei älteren Kindern meist nicht. Der Druckgradient kann jedoch durch die Doppleruntersuchung abgeschätzt werden. Die invasive Diagnostik ist in vielen Fällen zur Klärung der Lokalisation und der Länge der Stenose, des Abganges der Gefäße aus dem Aortenbogen und zum Nachweis des Kollateralkreislaufes indiziert.

Die Therapie der Wahl besteht in der operativen Resektion der Stenose, das Operationsrisiko beträgt 1–2% (Blutungsgefahr). Eine postoperative Querschnittslähmung ist eine seltene, aber eingriffspezifische Komplikation, die durch die intraoperative Anwendung eines Bypass vermieden werden kann. Mitunter besteht postoperativ noch eine Hypertonie, die u.U. eine entsprechende medikamentöse Behandlung erfordert. Restenosierungen können unmittelbar nach der Operation oder auch erst nach Jahren in Abhängigkeit vom Operationsalter und von der Operations- und Nahttechnik auftreten.

Die Primärbehandlung einer postduktalen Aortenisthmusstenose durch Ballondilatation ist umstritten. Zwar kann der Druckgradient im allgemeinen um ca. 70% gesenkt werden, es besteht jedoch die Gefahr der schnellen Restenosierung und der Entwicklung eines Aortenaneurysma im gedehnten Bereich der Aorta. Bei Stenosierung einer operierten ISTA ist die Indikation zur Ballondilatation jedoch weiter zu stellen, da eine Reoperation mit höherem Risiko als die Primäroperation einhergeht und die Gefahr des Auftretens von Aortenaneurysmen bei der Dilatation geringer ist.

Präduktale Aortenisthmusstenose. Bei der präduktalen ISTA liegt eine hochgradige Einengung der Aorta proximal der Einmündung des Ductus arteriosus oder im Bereich des Ductus vor (juxtaduktale ISTA). Der Ductus bleibt hierbei in der Regel offen. Häufig bestehen eine tubuläre Hypoplasie des Aortenbogens und des prästenotischen Teils der Aorta descendens sowie ein Ventrikelseptumdefekt.

Die präduktale ISTA führt bereits im Neugeborenenalter zur Hypoxie und zur Herzinsuffizienz und damit früh zu Symptomen. Die Aorta descendens wird aus der A. pulmonalis bei pulmonaler Hypertonie über den Ductus arteriosus mit venösem Blut versorgt. Dadurch entsteht eine Zyanose der unteren Körperhälfte bei meist gut tastbaren Femoralarterienpulsen. Das Blutdruckverhalten ist unauffällig. Kommt es postnatal zum Verschluß des Ductus, so sind Zyanose und Femoralarterienpulse nicht mehr nachweisbar.

Auskultationsbefund, EKG und Röntgenbefund sind uncharakteristisch.

Echokardiographisch lassen sich die präduktale ISTA und der Ductus arteriosus direkt darstellen. Ebenso können zusätzliche intrakardiale Defekte erkannt werden. Bei der Doppleruntersuchung finden sich ein Rechts-links-Shunt über den Ductus arteriosus und weitere intrakardiale Shunts bei zusätzlichen Defekten entsprechend den Druckverhältnissen. Die invasive Diagnostik ist meist nicht indiziert und mit erhöhtem Risiko verbunden; sie ist jedoch erforderlich, wenn keine vollständige Klärung zusätzlicher Anomalien möglich und eine Unterbrechung des Aortenbogens anders nicht auszuschließen ist.

Die Letalität beträgt ohne entsprechende Behandlung bis zu 90 % bereits im ersten Lebensjahr.

Die postnatale Prostaglandingabe ist lebensrettend: sie verhindert den Verschluß des Ductus arteriosus und damit die akute Niereninsuffizienz.

Die Operation ist dringend indiziert. Das Operationsrisiko beträgt ca. 10 %. Bei ungünstigen anatomischen Verhältnissen (tubuläre Hypoplasie des Aortenbogens), weiteren arteriellen Anomalien, bei pulmonaler Hypertonie und bei zusätzlichem Ventrikelseptumdefekt beträgt das Operationsrisiko ca. 25 %. Die Operationsergebnisse sind mitunter unbefriedigend. Bei zusätzlichem Ventrikelseptumdefekt ist eine gleichzeitige Bandingoperation oder der korrektive Verschluß des Defektes indiziert.

Unterbrochener Aortenbogen. Hierbei handelt es sich um die Extremform einer präduktalen ISTA mit Versorgung der unteren Körperhälfte ausschließlich über einen Ductus arteriosus. Der unterbrochene Aortenbogen findet sich in einer Häufigkeit von 1 % aller angeborenen Herzfehler. Nach dem Sitz der Stenose zwischen den vom Aortenbogen abgehenden Gefäßen werden 3 Typen unterschieden. Fast immer liegt ein zusätzlicher Ventrikelseptumdefekt vor, mitunter auch weitere angeborene Anomalien des Herzens und anderer Organsysteme (Di-George-Syndrom, Truncus arteriosus, Taussig-Bing-Komplex, Subaortenstenose, bikuspidale Aortenklappe). Auch hier führt postnatal der Ductusverschluß zu einer lebensbedrohlichen Situation.

Die Kinder fallen durch eine frühe Herzinsuffizienz, Zyanose und Schocksymptomatik auf. Auskultationsbefund, EKG und Röntgenbefund sind uncharakteristisch. Die Diagnose kann echokardiographisch gestellt werden. Dabei ist die A. pulmonalis dilatiert, die Aorta schmal, die Unterbrechung des Aortenbogens oft direkt nachweisbar. Zusätzliche Anomalien sind in aller Regel erkennbar. Die invasive Diagnostik ist mit erhöhtem Risiko verbunden. Da die Patienten meist herzinsuffizient sind und sich in einer lebensbedrohlichen Situation befinden, ist die invasive Diagnostik nur bei strenger Indikation zum Nachweis weiterer Anomalien indiziert. Angiokardiographisch müssen dann aber auch aszendierende und deszendierende Aorta dargestellt werden. Ein geringeres Risiko hat die Kernspintomographie, sofern die Patienten noch nicht beatmet sind.

Unbehandelt führt dieser Herzfehler innerhalb von wenigen Tagen zum Tode.

Nach entsprechender Notfallmedikation (Acidoseausgleich, Insuffizienzbehandlung, Prostaglandingabe, ggf. Beatmung) und nichtinvasiver Diagnostik ist die sofortige Operation angezeigt. Das OP-Risiko beträgt bei gleichzeitigem Verschluß eines Ventrikelseptumdefektes 18–42 %, bei zweizeitiger Korrektur nach Banding-OP 35–72 %.

Ausflußbehinderungen des rechten Ventrikels mit intaktem Ventrikelseptum

Ausflußbehinderungen des rechten Ventrikels kommen bei etwa 10 % aller Kinder mit angeborenen Herzfehlern vor. Die Ausflußbehinderung betrifft zumeist die Klappe (valvulär) oder die subvalvuläre Region (infundibulär). Die infundibulären Stenosen sind fibrös oder muskulär bedingt, eine muskuläre Einengung ist meist sekundär. Supravalvuläre Pulmonalstenosen sind dicht oberhalb der Pulmonalklappe lokalisiert, periphere Stenosen am Abgang der Hauptäste aus dem Hauptstamm oder als multiple periphere Pulmonalstenosen an der Aufzweigung in die Lappen- oder Segmentarterien.

Symptome, klinische Befunde, Prognose und therapeutisches Vorgehen der Ausflußbehinderungen des rechten Ventrikels sind abhängig vom Sitz und vom Schweregrad der Stenose sowie vom Alter der Patienten.

Valvuläre Pulmonalstenose

J. Apitz

Eine milde valvuläre Stenose führt zu keiner nennenswerten Belastung des rechten Ventrikels. Diese Patienten sind symptomfrei und voll leistungsfähig. Außer einem leisen bis mittellauten Austreibungsgeräusch über der Herzbasis sind die klinischen Befunde unauffällig.

Eine stärkere valvuläre Stenose führt zu einer Druckbelastung des rechten Ventrikels. Bei einer hochgradigen Stenose kann der Druck im rechten Ventrikel bis auf 180–200 mmHg ansteigen. In diesen Fällen – bei Säuglingen schon viel früher – ist der rechte Ventrikel so stark druckbelastet, daß es zu einem Rechtsherzversagen kommen kann mit Dilatation des rechten Ventrikels, des rechten Vorhofs und Trikuspidalinsuffizienz mit Rückstau des Blutes in die Hohlvenen und in die Leber mit Lebervergrößerung, tastbarem Leberpuls und Stauung und Pulsationen der Jugularvenen. Über ein offenes Foramen ovale kann ein Rechts-links-Shunt auftreten und damit auch sichtbare Zyanose.

Bei hochgradiger Pulmonalstenose ist – insbesondere bei älteren Kindern – ein systolisches Schwirren im 2.–3. linken ICR zu tasten. Die Auskultation ergibt ein lautes systolisches Austreibungsgeräusch über dem ganzen Präkordium mit p.m. im 2. linken ICR bei abgeschwächter Pulmonalkomponente des 2. Herztones. Vielfach besteht ein frühsystolischer Klick. Bei poststenotischer Dilatation des Hauptstammes der A. pulmonalis mit Dehnung des Pulmonalklappenringes kann ein leises sofort-diastolisches Geräusch im 3. linken ICR auftreten als Ausdruck einer milden Pulmonalinsuffizienz.

Im EKG findet sich abhängig vom Schweregrad der Stenose ein P-dextrocardiale mit Rechtsventrikelhypertrophie und Repolarisationsstörungen im Bereich des rechten Ventrikels. Im Röntgenbild ist das Herz zunächst nicht vergrößert, die Herzspitze vermehrt gerundet und gehoben, das Pulmonalsegment prominent, die Lungengefäßzeichnung im Hilusbereich vermehrt, in der Lungenperipherie vermindert. Bei Auftreten einer Herzinsuffizienz sind rechter Vorhof und rechter Ventrikel vergrößert.

Im Echokardiogramm stellt sich ein muskelkräftiger rechter Ventrikel dar, die A. pulmonalis ist dilatiert, die Pulmonalklappe in aller Regel verdickt mit systolischer Domstellung und verringerter Öffnung. Das linke Herz und die linksseitigen Klappenbewegungen sind normal. Durch die Doppleruntersuchung kann der Druckgradient über der Pulmonalklappe bestimmt werden. Der invasive Zugang ist allein zur Diagnostik nicht erforderlich.

Eine Behandlung der Pulmonalstenose ist indiziert, wenn der Druckgradient über der Klappe 55 mmHg und mehr beträgt. Die Therapie der Wahl ist bei normal weitem Klappenring die Dilatation der Stenose mit Hilfe eines Ballonkatheters (Valvuloplastie). Hierdurch kann der Druckgradient um mindestens 2/3 gesenkt und somit der Druck im rechten Ventrikel reduziert werden. Nach dem Eingriff besteht mitunter eine leichte Pulmonalinsuffizienz, schwerwiegende Komplikationen sind selten.

Die operative Sprengung der Pulmonalklappe wird heute nur noch bei dysplastischer Klappe und bei engem Klappenring durchgeführt. Das Operationsrisiko beträgt etwa 1–3 %, auch hiernach verbleibt ein (geringer) Restgradient und tritt eine milde Pulmonalinsuffizienz auf, die aber oft stärker ist als nach einer Ballondilatation.

Kritische Pulmonalstenose des Neugeborenen. Bei der kritischen Pulmonalstenose des Neugeborenen handelt es sich um eine hochgradige Einengung der Pulmonalklappe. Dabei ist die Klappe meist verdickt und dysplastisch (myxömatös) verändert. Bereits im Neugeborenenalter führt diese Einengung zu einer Herzinsuffizienz. Der Auskultationsbefund kann wegweisend sein, EKG und Röntgenbefund sind uncharakteristisch. Die Echokardiographie sichert die Diagnose.

Eine Ballondilatation ist hierbei häufig ohne Erfolg wegen der dysplastisch veränderten Klappe, so daß diese Patienten ohne Verzögerung und ohne invasive Diagnostik (erhöhtes Risiko) einer Operation zugeführt werden müssen. Dabei wird die Klappe kommissurotomiert oder Teile davon entfernt. Bei enger Ausflußbahn und engem Klappenring muß die Ausflußbahn des rechten Ventrikels durch einen über die Klappe geführten Patch erweitert werden. Das Operationsrisiko beträgt je nach den anatomischen Verhältnissen, nach der Operationsart und evtl. Begleitfehlbildungen 10 % bis über 40 %.

Infundibuläre Pulmonalstenose

J. Apitz

Die infundibuläre Pulmonalstenose mit intaktem Ventrikelseptum ist eine relativ seltene Anomalie. Symptome, klinischer Befund und diagnostisches Vorgehen sind ähnlich wie bei der valvulären Pulmonalstenose und auch hier abhängig vom Schweregrad. Bei älteren Kindern ist das systolische Austreibungsgeräusch am linken mittleren und unteren Sternalrand hörbar. Therapeutisch kann zunächst eine medikamentöse Behandlung mit negativ inotrop wirkenden Medikamenten (z. B. β-Rezeptorenblocker) versucht werden.

Eine Ballondilatation ist von einzelnen Arbeitsgruppen durchgeführt worden, die Ergebnisse sind jedoch sehr unbefriedigend. Mitunter kann eine Verstärkung der Stenose durch die Ballondilatation ausgelöst werden, wobei sich das Infundibulum vollständig abschnüren kann (sog. Suizidventrikel). Die Behandlung der Wahl der hochgradigen Infundibulumstenose ist damit operativ. Dabei wird die Stenose transpulmonal oder transatrial reseziert. Bei engem Infundibulumkanal ist eine plastische Erweiterung erforderlich. Das Operationsrisiko beträgt 3–7 %.

Supravalvuläre und periphere Pulmonalstenosen

J. Apitz

Die supravalvuläre Pulmonalstenose und die peripheren Pulmonalstenosen kommen oft in Kombination mit Syndromen vor (Williams-Beuren-Syndrom, Noonan-Syndrom, Gregg-Syndrom). Auch hier sind die Symptome, der klinische Befund und die Prognose abhängig von der Lokalisation, vom Schweregrad und damit vom Alter der Patienten bei Auftreten der Symptome.

Bei der supravalvulären Pulmonalstenose ist das Austreibungsgeräusch im 1. linken ICR hörbar; dabei kann die Pulmonalkomponente des 2. Herztones akzentuiert sein. Bei peripheren Pulmonalstenosen ist ein mittel- bis spätsystolisches Geräusch zu auskultieren, das in die Diastole hineinreichen kann und besonders in der Lungenperipherie und im Rücken zu hören ist.

Die Rechtsventrikelbelastung im EKG ist abhängig vom Schweregrad der Stenosen und vom Alter der Patienten. Röntgenologisch kann die poststenotische Dilatation bei multiplen peripheren Pulmonalstenosen perihilär sichtbar sein. Die supravalvuläre Stenose läßt sich echokardiographisch gut darstellen und der Druckgradient durch die Doppleruntersuchung bestimmen. Auch die Stenosen am Abgang der Hauptäste vom Hauptstamm sind echokardiographisch nachweisbar. Periphere Pulmonalstenosen und eine Hypoplasie der peripheren Pulmonalarterienäste sind dagegen – insbesondere bei älteren Kindern – echokardiographisch schlecht oder nicht erfaßbar. Hier ist die invasive Diagnostik indiziert.

Die supravalvuläre Pulmonalstenose ist durch eine Dilatation kaum zu beseitigen, in aller Regel ist hierzu eine Operation mit Erweiterungsplastik des Hauptstammes der A. pulmonalis notwendig. Das Operationsrisiko beträgt etwa 1–3 %. Ebenso können die singulären Stenosen am Abgang der beiden Hauptäste aus der Bifurkation operativ angegangen werden. Weiter peripher gelegene Pulmonalstenosen sind einer operativen Behandlung jedoch nicht zugänglich.

Eine Dilatation der Stenosen am Abgang der Hauptäste aus dem Hauptstamm sowie eine Ballondilatation einzelner peripherer Stenosen sind mit sehr gutem Erfolg und geringerem Risiko möglich. Die Implantation nachdilatierbarer Stents wird vielfach geübt, ist jedoch umstritten und führt zu besonderen Schwierigkeiten, wenn bei ausgeschöpfter Nachdilatation und weiterem Wachstum der Kinder eine Nachoperation notwendig wird.

Literatur

Apitz J (2002) Pädiatrische Kardiologie. 2. Aufl. Steinkopff, Darmstadt
Castañeda AR, Jonas RA, Mayer JE, Hanley FL (1994) Cardiac Surgery of the neonate and infant. Saunders, Philadelphia
Emmanouilides GC, Riemenschneider TA, Allen HD, Gutgesell HP (1995) Heart disease in infants children and adolescents, 5th ed. Williams & Wilkins, Baltimore
Freedom RM, Benson LN, Smallhorn JF (1992) Neonatal heart disease. Springer, Berlin Heidelberg New York
Fyler DC (1992) Nadas' Pediatric Cardiology. Hanley & Belfus, Philadelphia
Garson A Jr, Bricker JT, Fisher DJ, Neish SR (1998) The Science and Practice of Pediatric Cardiology, Vol. 1, 2nd ed. Williams & Wilkins, Baltimore
Kirklin JW, Barratt-Boyes BG (1993) Cardiac Surgery, 2nd ed. Churchill Livingstone, New York
Mavroudis C, Backer CL (1994) Pediatric Cardiac Surgery, 2nd ed. Mosby, St Louis
Schmaltz AA, Singer H (1994) Herzoperierte Kinder und Jugendliche. Wiss Verl Ges, Stuttgart

Vorhofseptumdefekt

A. A. Schmaltz

Definition und Epidemiologie. Vorhofseptumdefekte sind Substanzdefekte im Bereich des Vorhofseptums, die zu einem Links-rechts-Shunt führen. Nach ihrer Lokalisation unterscheiden wir den oberen und unteren Sinus-venosus-Defekt (11 % der Vorhofseptumdefekte), der in 93 % der Fälle mit fehlmündenden Lungenvenen einhergeht, den Sekundumdefekt im Bereich der Fossa ovalis und den Primumdefekt unmittelbar oberhalb der AV-Klappenebene, der zu den Endokardkissendefekten zählt und meistens mit Mißbildungen der AV-Klappen einher geht (s. Abb. 161.1) Ein gemeinsamer Vorhof („common atrium") entsteht durch das komplette Ausbleiben der Vorhofseptierungen und ist meistens mit Anomalien der AV-Klappen und des ventrikulären Anteils des AV-Septums kombiniert. Vorhofseptumdefekte gehören mit 7,5–8,5 % aller angeborenen Herzfehler zu den häufigsten Rezirkulationsfehlern. Im Erwachsenenalter sind es die am häufigsten diagnostizierten angeborenen Herzfehler. Selten tritt der Vorhofseptumdefekt familiär mit autosomal-dominanter Vererbung sowie in Kombination mit einer Radiusaplasie, komplettem Rechtsschenkelblock oder AV-Block beim Holt-Oram-Syndrom auf. Das weibliche Geschlecht überwiegt in einem Verhältnis von 1,5–2,5 : 1.

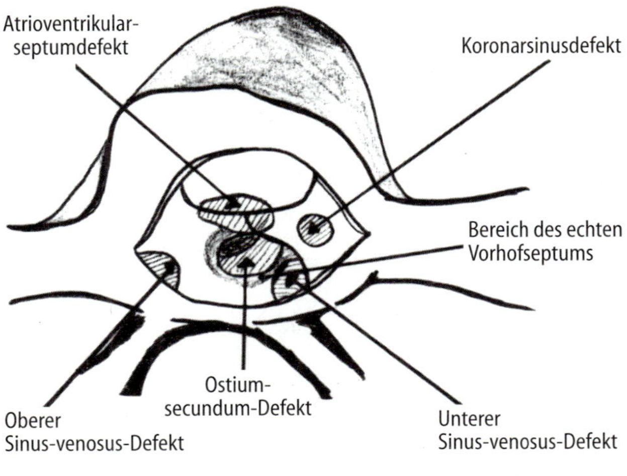

Abb. 161.1. Schematische Darstellung der Vorhofseptumdefekte aus der Blickrichtung des Chirurgen nach Eröffnung des rechten Vorhofes (kranial = links, kaudal = rechts)

Ätiologie und Pathogenese. Während der Embryogenese wird der gemeinsame Vorhofbereich vom Septum primum unterteilt, in dem sich zwei Löcher ausbilden. Vom Dach des Vorhofes faltet sich dann etwa um den 35. Tag das Septum secundum ein, das auf die Endokardkissen zuwächst und rechts vom Septum primum, der späteren Valvula foraminis ovalis, das eigentliche Vorhofseptum bildet. Ein Fehlen des Septum primum verursacht somit den Vorhofseptumdefekt vom Sekundumtyp, der 80 % aller Vorhofseptumdefekte ausmacht, eine mangelnde Fusion der Endokardkissen mit dem Septum secundum den Primumdefekt. Kombinationen der einzelnen Defekte sind häufig.

Pathophysiologie. Die Hämodynamik des Vorhofseptumdefektes hängt von der Defektgröße, dem geringen intraatrialen Druckunterschied zwischen linkem und rechtem Vorhof und der diastolischen Dehnbarkeit – der Compliance – der nachgeschalteten Ventrikel ab. Wenn die Dehnbarkeit des vom fetalen Kreislauf her muskelstarken rechten Ventrikels postpartal besonders rasch zunimmt, der Lungengefäßwiderstand besonders stark abfällt, kommt es – ausgesprochen selten – bereits im Säuglingsalter zu einer Herzinsuffizienz. Gleiches findet sich beim ASD primum bei der Kombination mit linksseitigen Obstruktionen.

Der Links-rechts-Shunt auf Vorhofebene bewirkt eine Dilatation des rechten Ventrikels, die das Septum nach hinten drängt und abflacht. Im verschmälerten linken Ventrikel ist dann das Mitralklappengewebe im Überschuß vorhanden, was zu dem oft beobachteten sekundären Mitralklappenprolaps führt.

Klinische Symptome und Verlauf. Der im Kleinkindesalter häufig symptomarme Vorhofseptumdefekt verursacht durch die relative Pulmonalstenose ein Systolikum am linken oberen Sternalrand mit fixiert gespaltenem 2. Herzton, durch eine relative Trikuspidalstenose ein Diastolikum am unteren Sternalrand. Beim Ostium-primum-Defekt findet sich häufig das typische Mitralinsuffizenzgeräusch. Als Zeichen der vermehrten Lungendurchblutung finden sich eine vermehrte Infektanfälligkeit und (Belastungs-) Dyspnoe. Ausgeprägte Herzinsuffizienzzeichen (Hepatosplenomegalie, Gedeihstörungen, Ödeme) sind selten.

Spontanverschlüsse eines Vorhofseptumdefekts werden seit Einführung der 2-D-Echokardiographie häufiger berichtet; Cockerham et al. (1983) fanden sie bei 17 % von

87 Patienten unter 4 Jahren. Mit steigendem Alter nehmen die Zahl der Herzrhythmusstörungen und die pulmonale Hypertonie (PH) zu (>4. Lebensjahrzehnt PH-Häufigkeit 40%!) Letztere ist auf Thrombosen in den dilatierten Pulmonalarterien zurückzuführen. Wie weit der Vorhofseptumdefekt bzw. ein offenes Foramen ovale über den Weg der paradoxen Embolie an der Genese von unklaren Schlaganfällen im jungen Alter beteiligt ist, wird z.Z. heftig diskutiert.

Diagnose und Differentialdiagnose. Das Systolikum ist meist der Anlaß zur kardiologischen Diagnostik. Dabei erlaubt bereits der Lagetyp im EKG eine Differenzierung zwischen Primum- und Sekundumdefekt. Jedoch ist die Lokalisation und Größenbestimmung der Defekte einschließlich der Lungenveneneinmündung am besten mittels Ultraschall möglich. Schon die M-mode-Zeichen der Rechtsdilatation und der paradoxen Septumbewegung haben eine Treffsicherheit von 89%, die durch die 2-D-Technik noch deutlich gesteigert werden konnte. Lediglich der Sinus-venosus-Defekt läßt sich nur in 60% direkt darstellen, wobei auch hier die Farbdopplertechnik zu einer weiteren Steigerung der Sensitivität geführt hat. In Zweifelsfällen erlaubt eine transösophageale Echokardiographie die exakte Darstellung des Vorhofseptums und seiner möglichen Defekte. Die hämodynamische Bedeutung läßt sich anhand der Größe des rechten Ventrikels und des Quotienten der Gefäßdurchmesser (Pulmonalishauptstamm/Aorta ascendens) sowie der Kardiomegalie mit der vermehrten Lungendurchblutung im Röntgenbild abschätzen. Bei kongruenten Befunden ist eine Herzkatheteruntersuchung nicht mehr indiziert. Sie dient bei Zweifeln an der Operationsindikation der Shuntbestimmung, dem Ausschluß von Begleitanomalien bzw. heute dem interventionellen Verschluß. Differentialdiagnostisch wird echokardiographisch ein akzidentelles Herzgeräusch, ein aberrierender Sehnenfaden, eine Pulmonalstenose und eine asymmetrische Septumhypertrophie ausgeschlossen.

Therapie. Bei symptomatischen Kindern ist die Operationsindikation unumstritten, während sie bei asymptomatischen Kindern aufgrund mangelnder Kenntnis des natürlichen Verlaufs neuerdings angezweifelt wird. Kirklin empfiehlt, Kinder mit einem pulmonal-systemischen Blutflußverhältnis $Q_p/Q_s > 1{,}5$–2 zu operieren. Das Operationsalter sollte – jenseits eines möglichen Spontanverschlusses – zwischen 3 und 5 Jahren liegen. Operativer Zugang ist eine mediane Sternotomie oder beim Mädchen ein anterolateraler Zugang im 5. ICR rechts. Neuerdings wird auch ein minimal-invasives Vorgehen mit Minithorakotomie und Videoassistenz erprobt. Der Verschluß des Vorhofseptums erfolgt unter Zuhilfenahme der Herz-Lungen-Maschine in der Regel durch direkte Naht, bei sehr großen Defekten durch Patch. Das operative Risiko liegt in den meisten Zentren unter 1% Frühtodesfälle. So berichten Galal et al. (1994) von einem Todesfall unter 232 teils erwachsenen Patienten. Bei Kindern traten nur in 2,5% schwere Komplikationen (Perikardtamponade, Nierenversagen, Sepsis) und in 3,4% mittelschwere (Pneumonie, Pleuraerguß), jedoch in 73% leichte Komplikationen auf (Atelektasen, Harnwegsinfekte, gastrointestinale Infektionen).

Deshalb arbeitet man parallel weiter an der Entwicklung verschiedener transvaskulärer Verschlußsysteme, die entweder als Doppelschirmchen links und rechts des Septums implantiert werden oder aus zwei runden Scheiben eines Drahtgeflechtes aus Nitinoldrähten gebildet werden. Bei nicht unerheblicher Restshuntquote muß die Langzeitbeobachtung über die klinische Reife entscheiden.

Prognose. Die Spätergebnisse nach operierten Vorhofseptumdefekten sind gut. Zwar bleibt der rechte Ventrikel bei 26% der Patienten dilatiert, die körperliche Leistungsfähigkeit ist aber normal (88%); supraventrikuläre und ventrikuläre Rhythmusstörungen fanden sich im Langzeit-EKG bei 67%, aber nur 3% benötigen eine antiarrhythmische Medikation. Die Lebenserwartung unterscheidet sich nicht von der Normalbevölkerung, vorausgesetzt die Patienten wurden vor dem 24. Lebensjahr oder bei einem präoperativen systolischen Pulmonalisdruck <40 mmHg operiert. Eine langfristige Endokarditisprophylaxe ist nicht indiziert.

Ventrikelseptumdefekt

A. A. Schmaltz

Definition und Epidemiologie. Der Ventrikelseptumdefekt ist der häufigste angeborene Herzfehler und führt primär zu einem Links-rechts-Shunt. Nach der anatomischen Lokalisation unterscheiden wir perimembranöse, muskuläre, infundibuläre und Inletdefekte (s. Abb. 161.2). Durch Ausbildung von Aneurysmen, an denen das septale und das vordere Trikuspidalsegel beteiligt sind, kann es zu Links-Ventrikel-rechter-Vorhof-Shunts kommen. Die Häufigkeitsverteilung der unterschiedlichen Ventrikelseptumdefekte ist in Tabelle 161.2 dargestellt und richtet sich wesentlich nach der Untersuchungsmethodik. Eine besondere Bedeutung für den chirurgischen Verschluß und mögliche Komplikationen hat der Verlauf des Reizleitungssystems, das bei perimembranösen Defekten am posterior-inferioren, beim Inlettyp (oder AV-Kanal-Typ) am anterior- superioren Rand verläuft. Die Inzidenz des Ventrikelseptumdefektes liegt bei 1,7–4,7 auf 1000 Lebendgeborene, bei Frühgeborenen ist die Häufigkeit doppelt so hoch. Die relative Häufigkeit schwankt bei invasiv untersuchten Patienten zwischen 7 und 27%.

Pathophysiologie. Für Klinik und Hämodynamik spielt nicht die Lokalisation, sondern die Größe des Defektes die we-

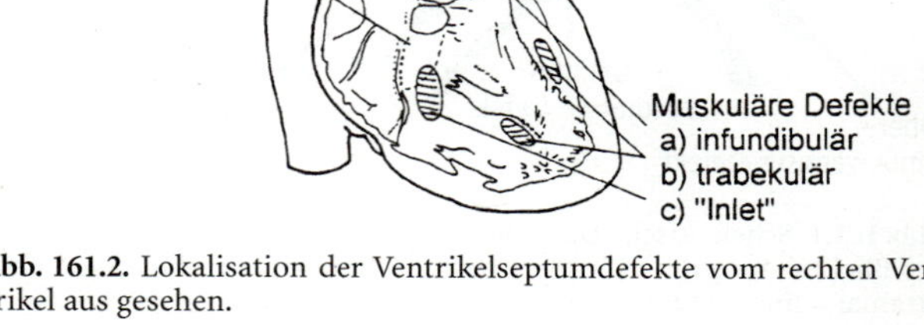

Abb. 161.2. Lokalisation der Ventrikelseptumdefekte vom rechten Ventrikel aus gesehen.

Tabelle 161.2. Häufigkeitsverteilung der unterschiedlichen Ventrikelseptumdefekte

Lokalisation	Echokardiographische Serie (Trowitzsch et al. 1990) [%]	Pathologische Serie [%]	Chirurgische Serie (Kirklin u. Barat-Boyes 1986) [%]
Perimembranös	25	70	80
Muskulär	68	12	5–10
Infundibulär	7	8	5

sentliche Rolle; ab einer Größe von 3/4 des Aortendurchmessers muß mit einem Druckangleich zwischen rechtem und linkem Ventrikel gerechnet werden. Das Shuntvolumen ist abhängig vom Lungengefäßwiderstand und damit von der Reaktivität des Lungengefäßbettes. Bei hyporeaktivem Gefäßbett kommt es postpartal zu einer raschen Abnahme der fetalen Lungengefäßengstellung, einer Zunahme des Links-rechts-Shunts und einer rasch einsetzenden schweren Herzinsuffizienz. Bei normal reagierendem Gefäßbett führt meist noch im Verlauf des 1. Lebensjahres der Vasospasmus zu einer pulmonalhypertensiven Gefäßkrankheit (Eisenmenger-Reaktion). Dementsprechend nimmt im Verlauf des 2. Lebenshalbjahres der Links-rechts-Shunt wieder ab, die Herzinsuffizienz bessert sich. Bei hyperreaktivem Gefäßbett bleibt die postpartale Mediainvolution und damit die Shuntabnahme aus und geht unmittelbar in bleibende Gefäßveränderungen über. Spontane Verkleinerungen von perimembranösen und muskulären Defekten bis hin zum Spontanverschluß sind häufig. Insbesondere bei einer Defektgröße von $<0{,}5\,cm^2/m^2$ KOF tritt in 42% innerhalb eines Jahres, kumulativ in 70–75% bis zu einem Alter von 9 Jahren ein Spontanverschluß ein. Begleitfehlbildungen sind häufig und kommen in chirurgischen Serien in nahezu 50% vor. Im Säuglingsalter spielen der persistierende Ductus arteriosus und die Aortenisthmusstenose die wichtigste Rolle, während sich die Subaortenstenose häufig erst im späteren Alter, mitunter auch erst nach Verschluß des Defektes herausbildet. Bei infundibulären Defekten kann komplizierend ein Aortensegel in den Ventrikelseptumdefekt prolabieren und sich eine Aorteninsuffizienz ausbilden.

Klinische Symptome und Verlauf. Bei kleinen Defekten bestehen außer dem II-IV/VI^0 lauten Geräusch und evtl. zarten Schwirren keine weiteren Symptome, bei (mittel-) großem Shunt zusätzlich ein apikales diastolisches Geräusch. Bei großem Ventrikelseptumdefekt zeigen bereits junge Säuglinge ausgeprägte Symptome: starkes Schwitzen, Atemnot, bronchopulmonale Infekte und Gedeihstörungen. Dazu tastet man bei dem dystrophen Kleinkind eine deutliche Überaktivität und Schwirren am linken Sternalrand sowie eine Hepatosplenomegalie. Bei zunehmender pulmonaler Hypertonie wird das Systolikum wieder leiser, der 2. Herzton lauter, die klinische Symptomatik bildet sich zurück. Im 2. Lebensjahrzehnt kann eine Zyanose auftreten.

Diagnose und Differentialdiagnose. Im EKG sieht man zunächst die Rechtsventrikelhypertrophie der ersten Lebensmonate mit dem normalen Alterswandel. Bei mittelgroßem Shunt entwickelt sich eine Linksvolumenhypertrophie, während sich bei großem Shunt und Druckgleichheit eine immer stärker werdende Rechtshypertrophie ausbildet. Das Röntgenthoraxbild zeigt die Herzgröße und das Ausmaß der Lungendurchblutung. Die Farbdopplerechokardiographie erlaubt unter Ausnutzung der verschiedenen Schnittebenen die Lokalisation des Defektes – evtl. der Defekte, ihre Größenbestimmung und die Aufdeckung einer Aorteninsuffizienz. Mit dem CW-Doppler lassen sich der intraventrikuläre Druckgradient bestimmen und damit Rückschlüsse auf die pulmonale Drucksteigerung ziehen. Eine exakte Shuntdiagnostik sowohl zur Entscheidung über eine Operationsindikation bei kleinem VSD wie auch zur Bestimmung der Widerstandsverhältnisse und einer möglichen Operabilität bei großem VSD ist nur auf invasivem Weg möglich. Zusätzliche Vitien werden dadurch aufgedeckt. Pharmakologische Tests (O_2- oder NO-Beatmung, Tolazolin, Prostazyklin, Isoproterenol) können Aufschluß über die Reversibilität der pulmonalen Drucksteigerung geben. Angiographisch erlauben besonders die axialen Blicke eine exakte Darstellung der häufig multipel auftretenden Defekte und ihrer Begleitfehlbildungen. Bei isolierten Defekten wird mancherorts auf eine Herzkatheterisierung bereits verzichtet.

Differentialdiagnostisch wird der Ventrikelseptumdefekt echokardiographisch von komplexeren Vitien wie dem atrioventrikulären Septumdefekt, dem Double outlet right ventricle, dem Double chambered right ventricle, der Fallotschen Tetralogie und dem Truncus arteriosus communis abgegrenzt.

Therapie. Bei bestehender Herzinsuffizienz wird diese medikamentös (Digitalis, Diuretika, ACE-Hemmer) behandelt. Bei therapieresistenter Herzinsuffizienz und deutlicher Gedeihstörung wird die Operation bereits im Säuglingsalter durchgeführt, wobei der isolierte Ventrikelseptumdefekt primär korrigiert wird, ein zweizeitiges Vorgehen nur noch multiplen Defekten oder komplexen Vitien vorbehalten bleibt. Im späteren Alter gilt – nach Kirklin – ein Q_p/Q_s Verhältnis $>1{,}5$ als OP-Indikation, beim Auftreten einer Aorteninsuffizienz wird die Indikation schon bei kleineren Defekten gestellt. Ventrikelseptumdefekte werden mit kardiopulmonalem Bypass entweder durch den rechten Vorhof, den rechten Ventrikel ober beim seltenen Swiss-cheese-Typ vom linken Ventrikel aus meist durch Patch oder durch direkte Naht verschlossen. Die operative Mortalität hängt wesentlich vom Operationsalter und eventuellen Begleitfehlbildungen ab; sie liegt heute zwischen 0 und 10%, steigt mit der Höhe des pulmonalen Gefäßwiderstandes. Ein Verschluß mit Occludersystemen ist derzeit noch als experimentelle Therapie zu bezeichnen.

Postoperativ kommt es zu einer raschen Besserung der Symptome und einem Aufholwachstum. Im EKG findet sich häufig ein kompletter Rechtsschenkelblock, insbesondere wenn der VSD durch Ventrikulotomie verschlossen wurde.

Restshunts werden mit unterschiedlicher Häufigkeit (1–10 %, bei multiplen Defekten bis 30 %) angegeben.

Prognose. Die Prognose operierter Ventrikelseptumdefekte ist gut. Während bei sehr frühem Operationszeitpunkt noch eine Spätmortalität von 9–20 % angegeben wurde, zurückzuführen auf Rhythmusstörung, fortschreitende pulmonale Gefäßkrankheit oder Reoperationen, liegt diese bei späterem OP-Zeitpunkt deutlich niedriger (2 %). Symptomatische Arrhythmien sind ausgesprochen selten. Bei 10 % der Patienten beobachtet man auch postoperativ das Auftreten einer Aorteninsuffizienz. Auch das Endokarditisrisiko bleibt deutlich erhöht (11,7/10 000 Patienten im Jahr), so daß eine Prophylaxe unverändert indiziert ist.

Subaortaler Ventrikelseptumdefekt ohne Pulmonalstenose bei Ursprung beider großer Arterien aus dem rechten Ventrikel

J. H. Bürsch

Klinische Symptome und Diagnose. Das klinische Bild entspricht einem nichtrestriktiven Ventrikelseptumdefekt mit großem Links-rechts-Shunt. Herzinsuffizienzzeichen können schon in der frühen Säuglingszeit auftreten, die sich klinisch, röntgenologisch und im EKG als biventrikuläre Hypertrophie dokumentieren. Bei Druckangleich in beiden Ventrikeln ist das Systolikum durch den Septumdefekt wenig eindrucksvoll. Die morphologischen Kriterien sind echokardiographisch nachzuweisen: a) der rechtsventrikuläre Ursprung von Aorta und Pulmonalarterie, b) der subaortale Ventrikelseptumdefekt und c) die fehlende Kontinuität von Mitral- und Aortenklappe. Die Herzkatheterisierung dient vor allem der pulmonalen Druck- und Widerstandsmessung, sowie dem Ausschluß weiterer Anomalien und ist oft schon im frühen Säuglingsalter indiziert.

Therapie. Beim jungen Säugling kommt neben der medikamentösen Herzinsuffizienzbehandlung die Bandelung der Pulmonalarterie zur Minderung der Lungenüberflutung und pulmonalen Hypertonie in Betracht. Es wird die Primärkorrektur angestrebt, bei der eine tunnelartige Verbindung vom großen Ventrikelseptumdefekt zur Aorta hergestellt wird. Ein restriktiver Ventrikelseptumdefekt muß dann erweitert werden. Wenn der Tunnel die rechtsventrikuläre Ausflußbahn einengt, wird eine plastische Erweiterung der rechtsventrikulären Ausflußbahn oder Conduitoperation durchgeführt. Im Langzeitverlauf können hämodynamische und rhythmologische Störungen auftreten.

Atrioventrikulärer Septumdefekt (AVSD)

A. A. Schmaltz

Definition und Epidemiologie. Unter dem atrioventrikulären Septumdefekt versteht man einen Defekt oder ein völliges Fehlen des atrioventrikulären Septums, so daß beide Vorhöfe gemeinsam in die Ventrikel einmünden, die durch eine gemeinsame Klappe getrennt werden. Diese besteht – mit großer Variationsbreite – aus einem linksseitigen wandständigen, 2 überbrückenden und 2 rechtsseitigen Klappense-

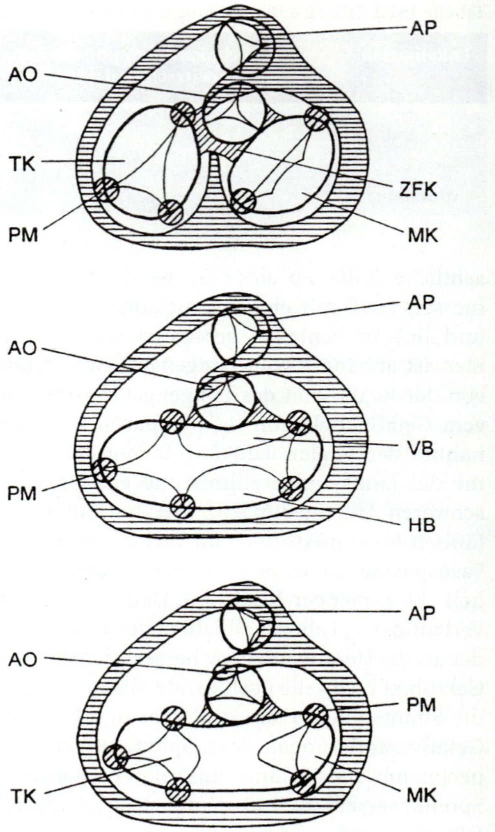

Abb. 161.3a–c. Einteilung der atrioventrikulären Septumdefekte: Darstellung der Klappenebene beim Blick von unten (Blickrichtung des echokardiographischen Untersuchers). **a** AV-Klappenebene mit den AV-Klappensegeln und ihren Beziehungen zu den septalen Strukturen des Herzens sowie die Papillarmuskeln beim normalen Herzen. **b** Beim kompletten AVSD gibt es nur eine gemeinsame AV-Klappenöffnung mit einem vorderen und hinteren überbrückenden Segel („bridging leaflet“). Der Papillarmuskelansatz ist verlagert. **c** Inkompletter AVSD: Die beiden AV-Klappenöffnungen sind getrennt, vorderes und hinteres überbrückendes Segel sind durch eine Gewebszunge miteinander verbunden. Bei beiden Formen ist die Aorta anteponiert und nicht keilförmig zwischen die AV-Klappen gelagert. (*AO* Aorta, *AP* A. pulmonalis, *TK* Trikuspidalklappe, *MK* Mitralklappe, *PM* Papillarmuskel, *VB* vorderes „bridging leaflet“, *HB* hinteres „bridging leaflet“, *ZFK* zentraler fibröser Körper

geln. Der linksventrikuläre Ausflußtrakt ist nach vorne oben verlagert und dadurch deutlich länger als der Einflußtrakt. Beim inkompletten AVSD finden sich 2 AV-Klappenöffnungen sowie ein funktionell intaktes Ventrikelseptum, beim kompletten in der Regel nur eine gemeinsame AV-Klappe und ein großer Ventrikelseptumdefektanteil (s. Abb. 161.3a–c). Der Ort des Shunts wird durch die räumliche Beziehung der überbrückenden Segel zum Vorhof- und Ventrikelseptum bestimmt. Die Ventrikeldurchmesser können erheblich variieren, mitunter dominiert ein Ventrikel. Das Erregungsleitungssystem ist verlagert.

Der AVSD macht 1,5–4,8 % aller angeborenen Herzfehler aus, wobei die inkomplette Form häufiger ist als die komplette. Bei Kindern mit Morbus Down kommt allerdings schon der komplette AVSD in 38–40 % der Herzfehler vor, der Vorhofseptumdefekt in 13 %. Häufigste Begleitfehlbildungen sind persistierender Ductus (10 %) und Fallotsche Tetralogie (6,5 %), selten findet sich eine Ebsteinsche Anomalie, eine doppelte Öffnung der linksseitigen Klappe oder ein gemeinsamer Vorhof.

Pathophysiologie. Beim imkompletten AVSD oder restriktiver intraventrikulärer Verbindung ist der Druck im rechten Ventrikel nur mäßig erhöht, der Shunt mäßig groß, während beim kompletten AVSD meist ein großer Links-rechts-Shunt mit Druckangleich zwischen beiden Kammern besteht, der durch eine Mitralinsuffizienz verstärkt wird. Hier kommt es rasch zur Herzinsuffizienz und zur pulmonalen Widerstandserhöhung.

Klinische Symptome und Verlauf. Beim inkompletten AVSD hört man das leise Systolikum wie beim Vorhofseptumdefekt, beim kompletten AVSD das laute Systolikum des Ventrikelseptumdefekts. Zusätzlich kann ein AV-Klappeninsuffizienzgeräusch bestehen. Der Shunt verursacht die Herzinsuffizienz mit all ihren Symptomen. Wenigstens 20 % der Kinder werden schon im Säuglingsalter symptomatisch. Beim Fortschreiten der Eisenmenger-Reaktion wird das Geräusch leiser, der 2. Herzton lauter, die Herzinsuffizienzzeichen verschwinden. Die Kinder werden zyanotisch. Unoperiert sterben ca. 80 % der Kinder in den ersten beiden Lebensjahren. Spontanverschlüsse werden nicht beobachtet.

Diagnose und Differentialdiagnose. 95 % der Kinder mit AVSD haben im EKG einen überdrehten Lagetyp (beim Neugeborenen häufiger Rechts-, später Linkstyp); AV-Leitungsstörungen sind häufig. Im Röntgenthoraxbild sieht man die Kardiomegalie und die deutliche Lungenüberflutung. Von subkostal und parasternal läßt sich die Anatomie der Crux cordis in allen Einzelheiten darstellen: die gemeinsame Klappenöffnung, die dreizipfelige linksseitige AV-Klappe, das überbrückende obere und untere Segel sowie die Anheftung der Chordae tendineae des oberen Segels (Rastelli-Einteilung A), die Größe der Ventrikel und – mit dem Farbdoppler – Ort und Ausmaß des Links-rechts-Shunts sowie der AV-Klappeninsuffizienz. So wird mancherorts auf eine invasive Diagnostik bereits verzichtet, die lediglich der Bestimmung der Hämodynamik und dem Ausschluß oder Nachweis von Begleitvitien dient. In der Angiographie ist das Bild des „goose-neck" pathognomonisch. Ventrikelseptumdefekte, Klappensegel und Insuffizienzen lassen sich darstellen. Echokardiographie und Angiokardiographie ermöglichen den Ausschluß anderer Vitien.

Therapie. Die Herzinsuffizienz wird medikamentös stabilisiert, gilt aber letzten Endes als Operationsindikation. Beim inkompletten AVSD mit einer mäßigen Mitralinsuffizienz kann man dabei wie beim Vorhofseptumdefekt bis zum Alter von 3–5 Jahren abwarten und dann den Defekt verschließen. Die Mitralklappe bleibt häufig unberührt. Beim kompletten AVSD wird die Korrekturoperation im 2. Lebenshalbjahr angestrebt. Diese besteht in einem Verschluß des Ventrikelseptum- und Vorhofseptumdefektes mit einem oder zwei Patches und der Rekonstruktion der AV-Klappen.

Die Operationsletalität liegt beim inkompletten AVSD ähnlich dem einfachen Vorhofseptumdefekt bei 0–3 %, beim kompletten zwischen 0 und 10 %. Pulmonale Hypertonie und Begleitfehlbildungen lassen sie bis auf 40 % ansteigen.

Der postoperative Verlauf ist wesentlich abhängig von der Qualität der AV-Klappenrekonstruktion und der Rückbildungsfähigkeit der pulmonalen Gefäßkrankheit. Erstere läßt sich besonders gut durch die transösophageale Echokardiographie beurteilen und macht in bis zu 10 % Reoperationen nötig, letztere verursacht besonders im frühen postoperativen Verlauf pulmonal-hypertensive Krisen, die auf NO-Inhalation gut ansprechen. Herzrhythmusstörungen treten als AV-Dissoziation, Knotentachykardien und Vorhofflattern auf. Ein kompletter AV-Block wurde bei 11 % nach Korrektur eines kompletten AVSD, bei 5,7 % nach Korrektur eines inkompletten Typs beobachtet und fordert in der Regel die Implantation eines Schrittmachers.

Prognose. Die Spätmortalität des AVSD ist gering und nur in Verbindung mit Reoperationen beobachtet worden. 95 % der Patienten sind klinisch asymptomatisch, auch wenn eine deutliche lebenslange Mitralinsuffizienz und signifikante Herzrhythmusstörungen in 20 % der Fälle beobachtet werden. Eine lebenslange Endokarditisprophylaxe muß durchgeführt werden.

Kongenital korrigierte Transposition der großen Arterien

J. H. Bürsch

Definition und Epidemiologie. Das Vitium ist durch eine Transposition der großen Arterien mit gleichzeitiger Inversion der Herzkammern gekennzeichnet. Es bestehen eine atrioventrikuläre und eine ventrikuloarterielle Diskordanz. Kongenital korrigiert bedeutet, daß die hämodynamische Auswirkung der arteriellen Fehlkonnektion durch die fehlerhafte Verbindung der Vorhöfe mit den Kammern aufgehoben ist. Per definitionem sind immer 2 Atrioventikularklappen mit interventrikulärem Septum angelegt. Die Anomalie ist unter den kongenitalen Herzfehlern mit 1 % vertreten, sie kommt etwa mit 1 unter 13 000 Geburten vor.

Ätiologie und Pathogenese. Der Herzfehler tritt sporadisch ohne familiäre Häufung auf. Die Entwicklungsstörung wird auf eine atypische Drehung des embryonalen Herzschlauches (Linksdrehung) zurückgeführt, so daß daraus eine seitenvertauschte Lage der Ventrikel in Beziehung zu den Vorhöfen resultiert. Die Ventrikelinversion geht fast ausnahmslos mit einer abnormen Septierung des infundibulären und arteriellen Segmentes einher, die zur Transposition der großen Arterien führt. Die komplexe Entwicklungsstörung begünstigt das Auftreten septaler Defekte und Klappenfehler, so daß das unkomplizierte Erscheinungsbild die Ausnahme ist.

Assoziierte Fehlbildungen. In der überwiegenden Zahl der Fälle bestehen zusätzliche Fehlbildungen. Ein großer Ventrikelseptumdefekt, eine valvuläre oder subvalvuläre Pulmonalstenose und leichte Formen der Ebsteinschen Anomalie der links gelegenen Trikuspidalklappe sind am häufigsten. In etwa 10 % der Fälle besteht ein Situs inversus.

Pathophysiologie. Lungen- und Körperkreislauf sind regelrecht hintereinander geschaltet. Beim Fehlen anderweitiger Anomalien ist die Kreislauffunktion nicht gestört. Die Tatsache, daß der anatomisch rechte Ventrikel den Körperkreislauf versorgt, hat immer wieder die Frage seiner Leistungsfähigkeit in dieser Funktion aufgeworfen. Dieses betrifft vor allem druck- und volumenbelastete Vitien, d.h. bei Ventrikelseptumdefekt und/oder Pulmonalstenose sowie bei AV-Klappeninsuffizienz.

Diagnose. Ein systolisches Herzgeräusch ist bei Klappenfehlern und Septumdefekten charakteristisch. Im Falle fehlender Begleitanomalien ergeben sich für eine korrigierte Transposition am ehesten Hinweise aus dem EKG, das eine abnorme Depolarisation des Ventrikelseptums mit einer Q-Zacke rechts- und fehlender Q-Zacke linkspräkordial zeigt (Q-Umkehr). Auch die röntgenologische Dextro- oder Mesokardie ist verdächtig. Die Schnittbildechokardiographie zeigt den parallelen, nicht überkreuzenden Verlauf der großen Arterien. Die Ventrikelinversion findet in der Kontinuität zwischen rechtsseitiger AV-Klappe und hinten gelegener (Pulmonal-) Arterie Bestätigung.

Dopplerechokardiographisch kann die hämodynamische Bedeutung der Shunt- und Klappenvitien abgeschätzt werden. Die genaue Schweregradbestimmung erfolgt durch Herzkatheterisierung und Angiokardiographie.

Therapie und Prognose. Im natürlichen Verlauf des unkomplizierten Herzfehlers tritt gehäuft ein AV-Block 3. Grades auf. Operative Maßnahmen sind bei signifikanten Begleitvitien unumgänglich. Bei großem Ventrikelseptumdefekt kommt bis zum 1. Lebensjahr palliativ die Bändelung der Pulmonalarterie, bei hochgradiger Pulmonalstenose ein aortopulmonaler Shunt in Betracht. Die operative Beseitigung eines Ventrikelseptumdefektes oder einer Pulmonalstenose wird durch den atypischen Verlauf der rechten Koronararterie (über die Ausflußbahn) und den abnormen Verlauf des His-Bündels kompliziert. Bei bedeutsamer Funktionsstörung des Systemventrikels und Trikuspidalinsuffizienz wurde über die erfolgreiche, aber aufwendige anatomische Korrektur (Operation nach Rastelli plus Vorhofumkehr sowie Double-switch-Operation) berichtet.

Persistierender Ductus arteriosus

A. A. Schmaltz

Definition und Epidemiologie. Als Relikt der linken 6. Kiemenbogenarterie ist der Ductus arteriosus persistens eine Gefäßverbindung zwischen Bifurkation der A. pulmonalis und Aorta descendens kurz nach Abgang der A. subclavia. Er ist wesentlicher Bestandteil des fetalen Kreislaufsystems und verschließt sich normalerweise innerhalb der ersten 24 Stunden postpartal zunächst funktionell, später anatomisch, zunächst an seinem pulmonalen Ende, später bis zum aortalen Ende hin. Bei rechtsseitigem Aortenbogen kann der Ductus entweder zur rechten A. pulmonalis laufen oder von der linken zum linksseitigen Truncus brachiocephalicus. Doppelseitige Ductus sind sehr selten.

Der isolierte Ductus gehört mit 8–11% zu den häufigen Herzfehlern und tritt zusätzlich noch als komplizierender Defekt bei Septumdefekten oder linksseitigen Stenosen oder als kompensierender Ductus bei rechtsseitigen Obstruktionen (ductusabhängige Lungendurchblutung) oder linksseitigen Atresien auf. Er zeigt eine deutliche Mädchenwendigkeit (2:1).

Pathophysiologie. Die Hämodynamik des isolierten Ductus arteriosus ist von seiner Länge und Weite abhängig; in jedem Fall führt er zunächst zu einem Links-rechts-Shunt, der bei dem hohen Lungengefäßwiderstand unmittelbar postpartal nur in der Systole, mit Absinken des Gefäßwiderstandes und des Pulmonalisdruckes dann systolisch-diastolisch auftritt und so das typische kontinuierliche Herzgeräusch hervorruft. Weite, kurze Ductus können rasch zur pulmonalen Drucksteigerung und zur Widerstandserhöhung führen. Sehr enge Ductus können klinisch stumm sein.

Klinische Symptome und Verlauf. Das anfangs systolische, sehr bald jedoch kontinuierliche Geräusch am linken oberen Sternalrand fällt bei der Routineuntersuchung der meist asymptomatischen Patienten auf. Charakteristisch für den hämodynamisch bedeutsamen Ductus sind präkordiale Überaktivität, hebende Pulse und große Blutdruckamplitude. In 15% kommt es im Säuglingsalter zur Manifestation einer Herzinsuffizienz.

Die Daten zum Spontanverlauf sind ausgesprochen problematisch zu bewerten, da sie sich früher nur auf eine klinische Diagnose stützten. Eine signifikante Verschlußrate wird bis zum Alter von 6 Monaten angenommen. Die Hauptkomplikation, die Endarteriitis, findet sich mit einer jährlichen Rate von 0,14%.

Diagnose und Differentialdiagnose. Die klinische Verdachtsdiagnose aufgrund des typischen Auskultationsbefundes wird echokardiographisch bestätigt; bei großem Shunt können linker Vorhof und linker Ventrikel etwas dilatiert sein. Dopplerechokardiographisch stellt man den retrograden diastolischen Fluß von der Bifurkation aus dar. Im Farbdoppler sieht man den Blutfluß von der Aorta descendens zur Bifurkation und im Pulmonalishauptstamm oft viel deutlicher, als sich die anatomische Struktur im Schnittbild abgrenzen läßt. Durch Messung der Blutflußgeschwindigkeit läßt sich der Druckgradient abschätzen. Eine Herzkatheterisierung ist allenfalls zur Intervention oder bei dringendem Hinweis auf Begleitvitien indiziert. Klinische Differentialdiagnosen können Venengeräusche sein, arteriovenöse Fisteln in der Lunge, Ruptur des Sinus von Valsalva, Koronarfisteln, periphere Pulmonalstenosen, oder – am schwierigsten – das aortopulmonale Fenster.

Therapie. Eine medikamentöse Therapie einer möglichen Herzinsuffizienz ist nur in seltenen Fällen notwendig. Bei hämodynamisch wirksamem Ductus besteht kein Zweifel an der Indikation zur Operation oder zum interventionellen Verschluß. Bei hämodynamisch unbedeutendem oder stummem Ductus besteht dennoch ein erhöhtes Endarteriitisrisiko. Diese so begründete Therapieindikation wird in jüngster Zeit allerdings auch angezweifelt.

Bei kleinem Ductus kommen transvenös oder retrograd plazierte Stahlspiralen (s. Abb. 161.4), bei größeren der Amplatzer-Occluder oder andere Implantate in Frage. Bei allen interventionellen Verschlußmethoden besteht ein Em-

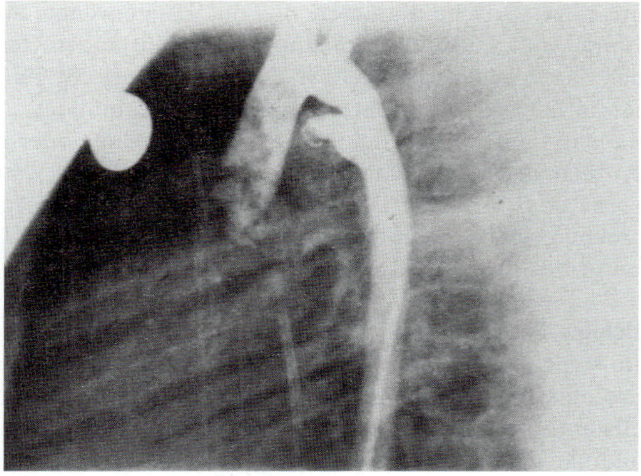

Abb. 161.4. Aortographie eines Kindes, bei dem der Ductus mit einer Gianturco-Spirale verschlossen wurde: Die erste Windung der Spirale ragt in die Bifurkation hinein, die weiteren Windungen liegen in der aortalen Ampulle des Ductus. Es ist kein Shunt mehr sichtbar

bolisations- und Restshuntrisiko, das zwischen 5 und 20% liegt. Bei großem Ductus und kleinem Kind empfiehlt sich die chirurgische Therapie, entweder als Durchtrennung mittels einer etwas größeren Thorakotomie oder als Ligatur bei muskelschonender kleiner Thorakototomie oder unter videothorakoskopischer Assistenz. Auch die chirurgische Ligatur hat ein Restshuntrisiko von 5–22%.

Prognose. Die Prognose des operierten Ductus ist – abgesehen vom möglichen Restshunt – gut. Komplikationen werden nur bei präoperativer pulmonaler Hypertonie beobachtet. Eine Endokarditisprophylaxe ist bei Restshunt indiziert, ohne Restshunt für das erste postoperative Halbjahr.

Ductus bei Frühgeborenen. Eine Sonderform in Ursache, Therapie und Verlauf stellt der Ductus bei Frühgeborenen dar. Unreife des Ductusgewebes und ein erhöhter Prostaglandin-E_1-Spiegel führen bei einem Geburtsgewicht unter 1750 g in 45–60%, unter 1200 g in 80% zu einer Persistenz des Ductus, der dann therapeutisch durch Prostaglandinantagonisten oder durch Ligatur angegangen werden kann. Er hat häufig den gleichen Durchmesser wie die Aorta und ist stärker als die linke A. pulmonalis. Der Verlauf dieser Patienten wird stärker durch Komplikationen der Frühgeburtlichkeit bestimmt (bronchopulmonale Dysplasie, Hirnblutung, nekrotisierende Enterokolitis).

Aortopulmonales Fenster

A. A. Schmaltz

Definition und Epidemiologie. Das aortopulmonale Fenster ist ein runder bis ovaler Defekt, der sich in 72% zwischen Aortenvorderwand und Pulmonalishauptstammhinterwand knapp oberhalb der Aortenklappe (proximaler Defekt nach Kutsche und van Mierop) oder zwischen Aortenhinterwand und Vorderwand des rechten Pulmonalishauptastes befindet (distaler Defekt). Semilunarklappen und Ausflußtrakte der beiden Ventrikel sind regelrecht angelegt. Als Typ III wird schließlich der Fehlabgang der rechten A. pulmonalis aus der Aorta ascendens bezeichnet.

Mit 0,15%–0,6% aller angeborenen Herzfehler gehört das aortopulmonale Fenster zu den kinderkardiologischen Raritäten und tritt in der Hälfte der Fälle mit weiteren kardiovaskulären Fehlbildungen assoziiert auf (unterbrochener Aortenbogen, Fallotsche Tetralogie, Ventrikelseptumdefekt, Di-George-Syndrom).

Pathogenese und Pathophysiologie. Pathogenetisch wird es auf eine mangelhafte Fusion des embryonalen aortikopulmonalen und trunkalen Septums zurückgeführt, weshalb es auch aortikopulmonaler Septumdefekt genannt wird. Hämodynamisch gleicht das aortopulmonale Fenster dem Ductus, wobei wiederum alle Verlaufsformen vorkommen, vom kleinen restriktiven Fenster mit geringem Shunt bis hin zum großen Defekt, der rasch zur pulmonalen Hypertonie führt.

Klinische Symptome und Diagnose. Die Symptomatik gleicht bei restriktivem Fenster der des Ductus, bei großem Fenster dem eines großen Ventrikelseptumdefektes. Aufmerksam muß man werden, wenn sich dopplerechokardiographisch ein turbulenter Fluß in der A. pulmonalis findet, sich diese aber nicht an typischer Stelle darstellt. Mit dem Farbdoppler läßt sich dann der Ort des Shunts genauer lokalisieren. Auch kernspintomographische Befunde sind beschrieben. Bei der Häufigkeit weiterer Fehlbildungen ist eine invasive Diagnostik zu ihrem Nachweis und zur Bestimmung der Hämodynamik indiziert.

Therapie. Die Operation sollte vor Ansteigen des Lungengefäßwiderstandes erfolgen. Je nach Größe des Fensters wird dieses entweder nur ligiert oder mit Hilfe der extrakorporalen Zirkulation transpulmonal oder transaortal verschlossen. Auch interventionelle Verschlüsse wurden beschrieben. Die Operationsletalität bewegt sich zwischen 0 und 10% und ist im wesentlichen von den Begleitvitien abhängig.

Prognose. Gelegentliche Restshunts oder Restenosierungen am assoziierten unterbrochenen Aortenbogen bestimmen den in der Regel guten Langzeitverlauf.

Partielle Lungenvenenfehlmündungen

A. A. Schmaltz

Definition und Epidemiologie. Bei der Lungenvenenfehlmündung fließen – mit abnehmender Häufigkeit – eine oder beide rechten Lungenvenen in die obere Hohlvene oder den rechten Vorhof, die linken Lungenvenen ganz oder teilweise in die V. anonyma, seltener in den Koronarsinus oder direkt in den rechten Vorhof, oder rechte und linke/untere Lungenvene münden in die untere Hohlvene. Bei einer Häufigkeit von 0,6% in Autopsieserien bleiben viele Lungenvenenfehlmündungen klinisch unentdeckt.

Ätiologie, Pathologie und Pathophysiologie. Im frühen Embryonalstadium entwickeln sich die Lungenknospen aus dem Vorderdarm und werden vom Plexus splanchnicus versorgt, der zum Kardinalvenensystem drainiert. Aus dem linken Vorhof stülpt sich eine gemeinsame Lungenvene aus, die zum Plexus Anschluß gewinnt. Unvollständige Entwicklungen, Atresien oder ein Persistieren primärer Verbindungen führen zu den vielgestaltigen Formen der Lungenvenenfehlmündung, die in ca. 80 % mit einem Vorhofseptumdefekt (am häufigsten dem Sinus-venosus-Defekt) vergesellschaftet sind. Die Hämodynamik entspricht der des Vorhofseptumdefekts; durch den Links-rechts-Shunt kommt es zu einer Dilatation und Volumenbelastung der rechten Herzhöhlen. Wenn eine Lungenvene bei intaktem Vorhofseptum fehlmündet, erhöht sich der gesamte Lungendurchfluß um etwa 20 %; münden die Venen einer ganzen Lunge fehl, macht das Rezirkulationsvolumen 66 % des Lungendurchflusses aus.

Klinische Symptome und Verlauf. Die Fehlmündung einer einzelnen Lungenvene verursacht keine klinischen Symptome. Münden mehrere Lungenvenen fehl oder besteht gleichzeitig ein Vorhofseptumdefekt, entspricht die Klinik der des Vorhofseptumdefekts. Der natürliche Verlauf ist häufig unauffällig, erst in vorgerücktem Alter kommt es zu einer mäßigen Herzinsuffizienz oder zur pulmonalen Widerstandserhöhung.

Diagnose und Differentialdiganose. Elektrokardiographische und röntgenologische Befunde entsprechen denen des Vorhofseptumdefekts. Echokardiographisch versucht man die Lungenveneneinmündung in den linken Vorhof darzustellen. Gelingt dies nicht, sucht man die Fehlmündung von subkostal oder suprasternal direkt darzustellen. Das Überreiten der oberen Hohlvene über den Rand der Fossa ovalis ist dabei das typische Zeichen für den Sinus-venosus-Defekt. Die Herzkatheterisierung ist nur in Zweifelsfällen indiziert.

Therapie. Die Operationsindikation ist nur bei großem Shunt, d.h. meist nur in Verbindung mit der Operation eines Vorhofseptumdefektes gegeben. Entsprechend der Vielfältigkeit der Lungenvenenfehlmündung muß auch die Operationsmethodik vielfältig sein; eine direkte Redirektion, eine Tunnelung mit und ohne Erweiterung der Hohlvene, eine Redirektion mittels Patch oder Translokation des Vorhofseptums wird in der Literatur angegeben.

Komplikationen. Die postoperative Nachsorge erstreckt sich auf Herzrhythmusstörungen, system- und pulmonalvenöse Obstruktionen und das Postperikardiotomiesyndrom, die als relativ seltene Komplikationen bei sonst guter Prognose auftreten können.

Sonderform. Die Kombination der Fehlmündung der rechten Unterlappenvene in die untere Hohlvene, die sich auf dem Röntgenthoraxbild als „türkensäbelartiger" Schatten darstellt, in Verbindung mit einer Lungenhypoplasie, Bronchiektasen und arterieller Fehlversorgung im Sinne einer Lungensequestierung wird als Scimitar-Syndrom bezeichnet. Bei der infantilen Form können die Kinder infolge einer pulmonalen Hypertonie schon früh symptomatisch werden, die Prognose ist dann schlecht.

Cor triatriatum

A. A. Schmaltz

Definition und Epidemiologie. Das Cor triatriatum wird durch eine Membran im linken Vorhof gebildet; sie trennt eine akzessorische Kammer, die die Lungenvenen aufnimmt, vom mitralklappennahen Vorhofteil ab, zu dem auch das linke Herzohr gehört. Diese akzessorische Kammer, in der oft ein erhöhter Druck herrscht, mündet entweder in den Niederdruckteil des linken Vorhofs oder in den rechten Vorhof oder über Vertikalvenen in die V. anonyma oder V. portae. Das Cor triatriatum ist eine ausgesprochen seltene Fehlbildung, ca. 300 Fälle sind in der Literatur beschrieben.

Ätiologie, Pathologie und Pathophysiologie. Das Cor triatriatum stellt eine Hemmungsmißbildung dar, bei der die embryologisch gemeinsame pulmonalvenöse Kammer nicht vollständig mit dem linken Vorhof verschmilzt. So ragt von links lateral eine fibromuskuläre Membran in den linken Vorhof, die mit einer restriktiven Öffnung den Blutstrom erheblich behindern kann und zur passiven pulmonalen Hypertension mit Lungenödem und intraalveolären Blutungen führt, manchmal aber aufgrund weiter Verbindung die Hämodynamik kaum beeinträchtigt. Zusätzliche Vorhofseptumdefekte können sowohl zur akzessorischen Kammer wie auch zum rechten und linken Vorhof führen.

Klinische Symptome und Verlauf. Die meisten Patienten werden bereits in den ersten Lebensjahren symptomatisch; schlechtes Gedeihen, Tachydyspnoe, rezidivierende Pneumonien und die Zeichen des Rechtsherzversagens weisen auf die pulmonale Hypertension hin. Der laute 2. Herzton und ein kurzes Systolikum sind typische physikalische Befunde. Das Ausmaß der pulmonalen Hypertension bestimmt den Verlauf.

Diagnose und Differentialdiagnose. Im EKG findet sich eine Rechtshypertrophie. Im Röntgenbild sieht man die diffuse, retikuläre Zeichnungsvermehrung als Ausdruck der pulmonalvenösen Stauung. Echokardiographisch fällt zunächst als unspezifisches Zeichen die Dilatation der rechten Herzhöhlen auf. Sodann läßt sich die Membran im linken Vorhof transthorakal (s. Abb. 161.5), noch besser aber transösophageal darstellen. Die Farbdopplerechokardio-

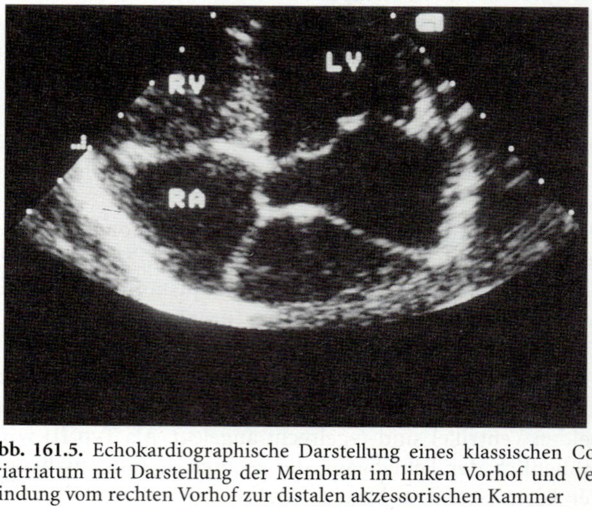

Abb. 161.5. Echokardiographische Darstellung eines klassischen Cor triatriatum mit Darstellung der Membran im linken Vorhof und Verbindung vom rechten Vorhof zur distalen akzessorischen Kammer

graphie zeigt Ort, Ausmaß und Druckgradient der bestehenden Konnektion. Differentialdiagnostisch müssen das Konfluenz der totalen Lungenvenenfehlmündung und die ringförmige supravalvuläre Mitralstenose ausgeschlossen werden. Bei der invasiven Diagnostik findet man die pulmonale Hypertonie einschließlich des erhöhten PC-Drukkes, während sich die Membran angiographisch nur schwer darstellen läßt.

Therapie und Prognose. Die Therapie besteht in einer chirurgischen Exzision der Membran, die unter Einsatz der Herz-Lungen-Maschine heute mit niedriger Letalität durchgeführt wird. Als passive pulmonale Hypertonie ist diese auch nach mehrjährigem Bestehen meist gut rückbildungsfähig, die Prognose deshalb gut.

Sonderform. Ausgesprochen selten ist eine weitere Form der Obstruktion im linken Vorhof, die Lungenvenenstenose. Sie wird durch eine Mediahypertrophie oder Intimaproliferation hervorgerufen und kann bis zur Atresie gehen. Es können eine, mehrere oder alle Lungenvenen betroffen sein. Für die Diagnostik stellt wiederum die transösophageale Echokardiographie einen großen Fortschritt dar, da hiermit Durchmesser und Flußgeschwindigkeit der Lungenveneneinmündung genau bestimmt werden können. Die Therapie ist extrem problematisch; da operative Maßnahmen häufig zu einem Rezidiv führen, werden neuerdings Ballondilatation und Stentimplantationen, aber auch Lungentransplantationen durchgeführt.

Mitralstenose

A. A. Schmaltz

Definition und Epidemiologie. Mitralstenosen sind Fehlbildungen, die dem Einstrom des Blutes aus dem linken Vorhof in den linken Ventrikel auf verschiedenen Ebenen einen anatomisch fixierten Widerstand entgegensetzen. Sie treten sowohl als isolierte Anomalien, als auch in Kombination mit anderen linksventrikulären Obstruktionen oder weiteren angeborenen Herzfehlern auf. Mit einer Häufigkeit von 0,24–0,42 % in klinischen Untersuchungsreihen und von 1,2 % in Autopsieserien sind es ausgesprochen seltene Herzfehler.

Pathologie und Pathophysiologie. Wie bei allen Klappenstenosen unterscheiden wir 3 Arten von kongenitalen Mitralstenosen: den supravalvulären stenotischen Ring, die rein valvuläre Stenose und die subvalvuläre Stenose (s. Abb. 161.6a–c). Beim supravalvulären Ring liegen im Gegensatz zum Cor triatriatum Foramen ovale und linkes Herzohr immer oberhalb der Membran. Die rein valvuläre Mitralstenose mit verschmolzenen Komissuren und engem Klappenring ist als kongenitale Stenose ausgesprochen selten; viel häufiger ist die rheumatische Genese, insbesondere in Ländern der dritten Welt. Die subvalvuläre Stenose wird durch Verschmelzung der Papillarmuskeln und einen arkadenförmigen Ansatz der verkürzten Sehnenfäden (Parachute-Klappe) hervorgerufen und findet sich besonders häufig in Kombination mit Subaorten- und Aortenisthmusstenose (Shone-Komplex). Die Pathophysiologie wird vom Schweregrad der Stenose bestimmt. Aufgrund des Rückstaus im kleinen Kreislauf kommt es zum Flüssigkeitsaustritt sowohl in das Interstitium der Lunge als auch in die Alveolen bis hin zum Lungenödem. Die zum Teil reflektorisch ausgelöste pulmonale Hypertension ist notwendig, um diesen Widerstand im kleinen Kreislauf zu überwinden. Gleichzeitig kommt es zur Ausbildung einer obstruktiven Krankheit der Lungengefäße mit schwerer Muskularisierung und Fibrose der Lungenvenen und Arteriolen – Veränderungen, die anders als bei der erworbenen Mitralstenose bereits im ersten Lebensjahr irreversibel werden können. Besonders bei einer gleichzeitig bestehenden Insuffizienz nimmt die Dilatation des linken Vorhofs erhebliche Ausmaße an.

Klinische Symptome und Verlauf. Zwei Drittel der Patienten mit signifikanter Mitralstenose werden in den ersten beiden Lebensjahren symptomatisch: Eltern klagen über Gedeihstörungen und Trinkschwäche, Dyspnoe und Stauungshusten sowie rezidivierende Infekte. Hepatosplenomegalie, Ödeme und gestaute Halsvenen weisen auf die dekompensierte Herzinsuffizienz hin. Auskultatorisch findet sich neben dem diastolischen Einstromgeräusch nur selten der Mitralöffnungston. Der 2. Herzton wird mit Zunahme der pulmonalen Hypertonie lauter. Die begleitende Mitralinsuffizienz verursacht das Systolikum. Der natürliche Verlauf hängt vom Schweregrad der Stenose ab; bei schwerer unbehandelter Mitralstenose ist die Prognose auf die ersten Lebensjahre begrenzt.

Diagnose und Differentialdiagnose. Im Thoraxröntgenbild läßt sich oft im vergrößerten Herzschatten der Kernschatten des großen linken Vorhofs abgrenzen. Kerley-Linien und flächige Eintrübungen der Unterfelder weisen auf die Lungenstauung hin, ein prominentes Pulmonalsegment auf die pulmonale Hypertonie. Das EKG zeigt einen Steil- bis Rechtstyp, eine Rechtshypertrophie und ein p-sinistrocardiale. Vorhofflattern und -flimmern finden sich erst im späteren Alter. Diagnostisch entscheidend ist die Echokardiographie: Sowohl die supravalvuläre Membran wie auch die eingeschränkte Beweglichkeit der mitralen Segel oder die Verschmelzung der Papillarmuskeln lassen sich im zweidimensionalen Bild gut darstellen, wobei der Farbdoppler die Ebene der Stenose und die begleitende Insuffizienz erken-

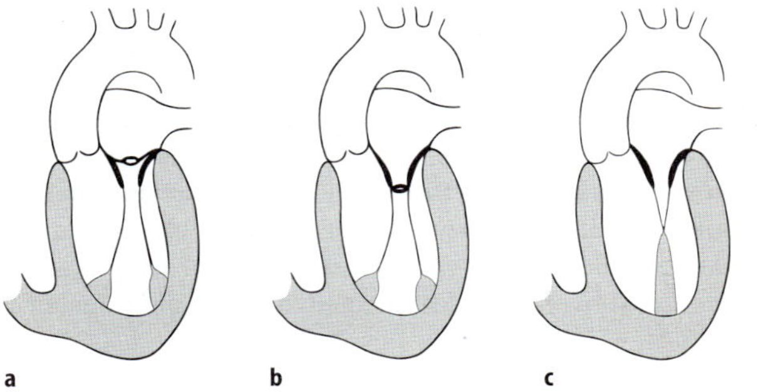

Abb. 161.6a–c. Schematische Einteilung der verschiedenen Mitralstenosen. **a** Supravalvuläre Mitralstenose: Die Obstruktion wird durch eine supravalvuläre Membran oder Leiste unmittelbar oberhalb der Klappe gebildet; **b** valvuläre Mitralstenose: Stenose im Bereich der Klappensegel; **c** subvalvuläre Mitralstenose im Bereich der Chordae und des Papillarmuskels

nen läßt. Die Dopplerechokardiographie erlaubt schließlich die Bestimmung des transvalvulären Druckgradienten. Die Herzkatheteruntersuchung und Angiokardiographie dienen der Bestimmung des Lungengefäßwiderstands, dem Nachweis bzw. Ausschluß von Begleitfehlbildungen, wobei häufig transseptale Untersuchungstechniken erforderlich sind.

Therapie. Die medikamentöse Therapie kann vor allem im Säuglingsalter befristet Symptome der Herzinsuffizienz bessern. Dabei wirken Diuretika besonders auf die Lungenstauung, Digitalis über die Herzfrequenzherabsetzung. Ist die Herzinsuffizienztherapie refraktär oder die pulmonale Hypertonie ausgeprägt, so ist die Operationsindikation gegeben. Nach Beseitigung der Begleitfehlbildungen gestaltet man den Eingriff an der Klappe so konservierend wie möglich (Trennung von verwachsenen Komissuren, Papillarmuskeln und Chordae), um einen Klappenersatz zu vermeiden. Bei hypoplastischer Mitralklappe mit schmalem linken Ventrikel muß der Eingriff in supraanulärer Position durchgeführt werden. Das Operationsrisiko wird mit 20–40 %, beim Klappenersatz mit 50 % angegeben. Deshalb wird heute als erster therapeutischer Schritt die Ballondilatation der Mitralklappe empfohlen, die allerdings auch nicht ohne Mortalitätsrisiko durchgeführt wird.

Prognose. Spätkomplikationen beim konservierenden Vorgehen bestehen in einer Zunahme der Mitralinsuffizienz, die dann operationsbedürftig wird. Im günstigen Fall kann eine Reoperationsfreiheit von 45 % nach 5 Jahren erreicht werden. Der supravalvuläre Ring neigt besonders häufig zu Rezidiven. Das Endokarditisrisiko ist hoch.

Mitralinsuffizienz

A. A. Schmaltz

Definition und Epidemiologie. Die Schlußunfähigkeit der Mitralklappe führt zu einer Regurgitation des Blutes in den linken Vorhof und ist als isolierte Fehlbildung ausgesprochen selten. Häufig findet sie sich beim atrioventrikulären Septumdefekt, bei der atrioventrikulären Diskordanz (linksseitiger Morbus Ebstein bei der korrigierten Transposition der großen Gefäße), beim Marfan-Syndrom oder als überreitende Klappe. Beim Bland-White-Garland-Syndrom wird sie durch die ischämische Papillarmukeldysfunktion hervorgerufen.

Pathologie und Pathophysiologie. Dilatation des Klappenringes, hypoplastische Segel, elongierte Chordae, Spaltbildungen oder zusätzliche Öffnungen sind Ursachen einer kongenitalen Mitralinsuffizienz. In jedem Fall führt sie zu einer Dilatation des linken Vorhofs, später auch des linken Ventrikels und bei stärkerem Ausmaß zu einer pulmonalen Hypertonie.

Klinische Symptome und Diagnose. Eine ausgeprägte Tachydyspnoe und die weiteren Zeichen der Herzinsuffizienz beherrschen das klinische Bild. Bei der Auskultation steht das gießende Systolikum, das bis in die Axilla reicht, im Vordergrund. Häufig hört man einen 3. Herzton und – bei pulmonaler Hypertonie – eine Akzentuierung des 2. Herztons. Röntgenologisch finden sich neben der Kardiomegalie die Zeichen der pulmonalvenösen Stauung und des interstitiellen Ödems, wobei der rechte Oberlappen bei 1/4 der Patienten besonders betroffen ist.

Wie bei der Mitralstenose ist die Echokardiographie diagnostisch ausschlaggebend. Mit der zweidimensionalen Technik lassen sich eine doppelte Öffnung oder der Spalt im vorderen Mitralsegel gut dokumentieren, mit dem Farbdoppler Ausmaß und Anzahl der Regurgitationsjets beurteilen und graduell quantifizieren.

Therapie und Prognose. Führt die antikongestive Therapie zu keinem anhaltenden Erfolg, ist die Operationsindikation gegeben. Während bei der Mitralstenose Klappenring und linker Ventrikel häufig hypoplastisch sind, erleichtert die bestehende Dilatation bei der Insuffizienz den chirurgischen Eingriff. Dieser sollte so konservierend wie möglich gestaltet werden. Chauvaud et al. berichteten jüngst über 145 Patienten unter 12 Jahren mit kongenitaler Mitralinsuffizienz. Die Hospitalmortalität betrug 5 %, die Spätmortalität 7 %, die Reoperationsrate 15 %. Ein Klappenersatz war nur in 5 % notwendig – zweifellos beispielhaft gute Ergebnisse eines hervorragenden Zentrums.

Mitralklappenprolaps

A. A. Schmaltz

Definition und Epidemiologie. Ein Mitralklappenprolaps tritt ein, wenn sich ein oder mehrere Teile eines oder beider Mitralsegel während der Systole über die AV-Klappenebene hinweg in den linken Vorhof vorwölben und dadurch eine Mitralinsuffizienz verursachen. Der Mitralklappenprolaps gehört mit einer Häufigkeit von 6 % bei gesunden jungen Frauen und 0,5 % bei Männern zu den häufigsten kongenitalen Anomalien, findet sich bei Kindern aber relativ selten und prägt sich erst mit zunehmendem Alter stärker aus. So fand sich in einer japanischen Untersuchung bei Neugeborenen kein Mitralklappenprolaps, bei 6–7 Jahre alten Kindern in 2,1 % und bei 12–15jährigen in 5,1 %. Familienuntersuchungen ergaben einen Hinweis auf eine autosomal-dominante Vererbung: 30 % der Verwandten 1. Grades sind mitbetroffen.

Ätiologie, Pathogenese und Pathologie. Neben der autosomal-dominanten Form findet sich der Mitralklappenprolaps als Bestandteil erblicher Bindegewebskrankheiten, die als „MASS-Phänotyp“ (*M*itralklappe, *A*orta, *S*kelett, Haut = *S*kin) zusammengefaßt werden und vom Marfan-Syndrom über das Ehlers-Danlos-Syndrom, das Stickler-Syndrom bis hin zur Osteogenesis imperfecta reichen. Einen sekundären Mitralklappenprolaps findet man beim Vorhofseptumdefekt und der hypertrophen Kardiomyopathie, wo infolge der zu kleinen Ventrikelhöhle ein Mißverhältnis zwischen Segelfläche und Klappenöffnung besteht. Beim primären Mitralklappenprolaps wird dieses Mißverhältnis durch überschüssiges Segelmaterial infolge myxomatöser Degeneration oder durch überlängte Chordae tendineae hervorgerufen. Dieses sich vorwölbende Segelmaterial führt zu endokardialen Reibungsläsionen und Bildung von Fibrin- und Plättchenthromben im Vorhofsegelwinkel, die für die Komplikationen verantwortlich gemacht werden. Die aus dem Prolaps resultierende Insuffizienz wird erst nach einem Chordaabriß oder einer Endokarditis klinisch relevant.

Klinische Symptome und Verlauf. Nur 20 % der Kinder (80 % der Erwachsenen) geben Beschwerden an: Herzklopfen, Pulsunregelmäßigkeiten und verminderte Belastbarkeit sowie Zeichen einer vegetativen Labilität. Häufig sind die Kinder schmächtig, haben eine Kyphoskoliose oder eine Trichterbrust. Der über der Herzspitze zu hörende systolische Klick und das spätsystolische Geräusch gaben früher dem Syndrom seinen Namen, können aber variieren oder fehlen. Mit zunehmendem Alter nehmen Beschwerden und Komplikationen zu: Mitralinsuffizienz, Endokarditis, orthostatische Synkopen, zerebrale Insulte und tödliche Arrhythmien als Komplikationsrisiken finden sich im Alter von 75 Jahren, bei den betroffenen Männern zu 5–10 %, bei Frauen zu 2–5 %. Wesentlicher Risikofaktor ist die Mitralinsuffizienz.

Diagnose und Differentialdiagnose. Phonokardiographisch kann der genannte Geräuschbefund gut dokumentiert werden. Im EKG finden sich bei 60 % der Kinder Linkshypertrophiezeichen und linksventrikuläre Erregungsrückbildungsstörungen. Das Langzeit-EKG deckt eine erhöhte Variabilität der Herzfrequenz sowie bei 55 % Rhythmusstörungen auf. Die entscheidende diagnostische Methode ist die Echokardiographie: Sie zeigt die spätsystolische posteriore-superiore Verlagerung eines oder beider Segel über die Mitralklappenringebene hinaus sowie im Farbdoppler die mögliche Mitralinsuffizienz.

Therapie und Prognose. Therapeutische Maßnahmen sind im Kindesalter selten indiziert. Neben allgemein roborierenden Maßnahmen für die häufig neurasthenischen Patienten erfordern allenfalls Rhythmusstörungen eine Therapie mit Betablockern. Eine Endokarditisprophylaxe ist bei nachgewiesener Mitralinsuffizienz angezeigt. Die Prognose für das Kindesalter ist gut. Im späteren Alter muß mit Komplikationen gerechnet werden.

Literatur

Acar P, Saliba Z, Bonhoeffer P et al. (2000) Influence of atrial septal defect anatomy in patient selection and assessment of closure with the cardioseal device; a three dimensional transoesophageal echocardiographic reconstruction. Eur Heart J 21: 573–581

Anderson RH, Becker AE, Luccese FE et al. (1983) Morphology of congenital heart disease. University Park Press, Baltimore

Apitz J (1989) Pädiatrische Kardiologie. Steinkopff, Darmstadt

Balzer DT, Spray TL, McMullin D et al. (1993) Endarteriitis associated with a clinically silent ductus arteriosus. Am Heart J 125: 1192–1993

Berger F, Vogel M, Alexi-Meskishvili V, Lange PE (1999) Comparison of results and complications of surgical and Amplatzer device closure of atrial septal defects. J Thorac Cardiovasc Surg 118: 674–678

Breitwieser C, Schmaltz AA, Neudorf U et al. (1996) Nicht-invasive Diagnostik bei angeborenen Herzfehlern. Monatsschr Kinderheilkd 144: 520–525

Castaueda AR, Jonas RA, Mayer JE, Hanley FL (1994) Cardiac surgery of the neonatate and infant. Saunders, Philadelphia

Devereux RBN (1995) Recent developments in the diagnosis and management of mitral valve prolapse. Curr Opin Cardiol 10: 107–116

Emmanouilides GC, Riemenschneider TA, Allen HD, Gutgesell HP (1995) Heart disease in infants children and adolescents, 5th edn. Williams & Wilkins, Baltimore

Freedom RM, Benson LN, Smallhorn JF (1992) Neonatal heart disease. Springer, Berlin Heidelberg New York

Fyler DC (1992) Nadas' pediatric cardiology. Hanley & Belfus, Philadelphia

Garson A, Bricker JT, Fisher DJ, Neish SR (1989) The science and practice of pediatric cardiology, vol 1, 2nd edn. Williams & Wilkins, Baltimore

Hofbeck M, Bartholomaeus G, Buheitel G et al. (1999) Safety and efficacy of interventional occlusion of patent ductus arteriosus with detachable coils: a multicentre experience. Eur J Pediatr 159: 331–337

Lorier G, Kalil RAK, Barcellos C et al. (2001) Valve repair in children with congenital mitral lesions: Late clinical results. Pediatr Cardiol 22: 44–52

Kirklin JW, Barratt-Boyes BG (1993) Cardiac surgery, 2nd edn. Churchill Livingstone, New York

Mavroudis C, Backer CL (1994) Pediatric cardiac surgery, 2nd edn. Mosby, St Louis

Moore P, Adatia I, Spevak PJ, Keane JF, Perry SB, Castaneda AR, Lock JE (1994) Severe congenital mitral stenosis in infants. Circulation 89: 2099–2106

Nichols CA, Cameron DE, Greeley WJ et al. (eds) (1995) Critical heart diesease in infants and childeren. Mosby, St Louis

Obeid AI, Carlson RJ (1995) Evaluation of pulmonary vein stenosis by transeophageal echocardiography. J Am Soc Echocardiogr 8: 888–896

Ohara N, Mikajima T, Tagaki J, Kato H (1991) Mitral valve prolapse in childhood: the incidence and clinical presentations in different age groups. Acta Paediatr Jpn 33: 467–475

Schmaltz AA, Ibrahim ZI, Apitz J (1978) Clinical and angio- and echocardiographic findings in 45 children with mitral valve prolapse syndrome. Europ J Cardiol 7: 49–58

Schmaltz AA, Singer H (1994) Herzoperierte Kinder und Jugendliche. Wiss Verlags Ges, Stuttgart

Shuler CO, Fyfe DA, Sade R, Crawford FA (1995) Transoesophageal echocardiographic evaluation of cor triatratum in children. Am Heart J 129: 507–510

Son JAM van, Danielson GK, Schaff HV, Puga FJ, Seward JB, Hagler DJ, Mair DD (1993) Cor triatriatum: diagnosis, operative approach, and late results. Mayo Clin Proc 68: 854–859

Stewart WJ (1994) Choosing the „golden moment" for mitral valve repair. J Am Coll Cardiol 24: 1544–1545

Tulloh RMR, Bull C, Elliott MJ, Sullivan ID (1995) Supravalvar mitral stenosis: risk factors for recurrence or death after resection. Br Heart J 73: 164–168

Uva MS, Galletti L, Gayet FL, Piot D, Serraf A, Bruniaux J, Comas J, Roussin R, Touchot A, Binet JP (1995) Surgery for congenital mitral valve disease in the first year of life. J Thorac Cardiovasc Surg 109: 164–174

Vogt J, Eckhardt R, Beuren AJ (1975) Die kongenitale Mitralstenose. Eine Übersicht über 33 Patienten. Z Kardiol 64: 516–535

Yoshimura N, Yamaguchi M, Oshima Y et al. (1999) Surgery for mitral valve disease in the pediatric age group. J Thorac Cardiovasc Surg 118: 99–106

161.3 Primär zyanotische Vitien

Fallotsche Tetralogie einschließlich Pulmonalklappenaplasie

J. H. Bürsch

Definition und Epidemiologie. Die Fallotsche Tetralogie gehört zur Gruppe der zyanotischen Herzfehler mit verminderter Lungendurchblutung. Die 4 charakteristischen Merkmale sind nach der klassischen Beschreibung ein subaortaler Ventrikelseptumdefekt, die das Septum „überreitende Aorta", die Pulmonalstenose und die rechtsventrikuläre Hypertrophie. Als weitere Besonderheit ist die Einengung der rechtsventrikulären Ausflußbahn infolge Lageanomalie des infundibulären Septums kennzeichnend. Dieses unterscheidet die Fallotsche Tetralogie von dem weniger komplexen Krankheitsbild eines Ventrikelseptumdefektes mit Pulmonalklappenstenose. Anomalien der Pulmonalklappe sind bei der Fallotschen Tetralogie obligat. In etwa 70 % der Fälle sind sie stenotisch, in 10 % atretisch. Die sog. *Pulmonalatresie mit Ventrikelseptumdefekt* stellt eine extreme Form der Tetralogie dar und wurde früher als Pseudotruncus bezeichnet. Bei einer *Aplasie der Pulmonalklappe* ist der Stenoseeffekt gering, die Pulmonalinsuffizienz steht hämodynamisch im Vordergrund. Die Fallotsche Tetralogie hat unter den angeborenen Herzfehlern einen Anteil von 8–10 %, entsprechend einer Häufigkeit von etwa 1 : 1500 Geburten. In einer jüngeren epidemiologischen Studie wurde der Herzfehler bei 3 von 10 000 Geburten registriert. Es überwiegt das männliche Geschlecht.

Ätiologie und Pathogenese. Die Fallotsche Tetralogie ist Folge einer konotrunkalen Fehlbildung mit multifaktorieller Genese. Die genetischen Veränderungen einer kleinen Gruppe mit stark familiärer Belastung ist noch unbekannt. Es gibt Hinweise für einen Zusammenhang der Fallotschen Tetralogie mit Aberrationen des Chromosoms 8. Bei Mikrodeletionen auf dem Chromosom 22q11 sind Anomalien der ventrikulären Ausflußtrakte und des Aortenbogens häufig. Umgekehrt finden sich aber bei konotrunkalen Mißbildungen die genannten Mikrodeletionen nur selten. Die konotrunkale Entwicklungsstörung fällt in die 5. Embryonalwoche. Zu dieser Zeit wird der primitive Truncus arteriosus durch unphysiologische Septierung in einen unterdimensionierten pulmonalen und einen erweiterten aortalen Abschnitt unterteilt. Entscheidende Bedeutung für die kardiale Fehlbildung wird der anterioren Verlagerung des infundibulären Septums zugeschrieben: Seine räumliche Fehlstellung in Beziehung zum muskulären Septum („malalignement") verhindert die Fusion dieser Septumabschnitte und hat den subaortalen Ventrikelseptumdefekt sowie die Stenosierung des Infundibulums zur Folge.

Pathologische Morphologie und Physiologie. Die Hypoplasie der rechtsventrikulären Ausflußbahn, des Pulmonalklappenringes und der Pulmonalarterien ist individuell unterschiedlich stark ausgeprägt. In Abhängigkeit von der Infundibulumstenose ist auch die Ausbildung eines 3. Kämmerchens variabel. Zwischen der meist erweiterten Aorta und der Mitralklappe besteht normale fibröse Kontinuität. Das spezifische Reizleitungsgewebe verläuft am inferioren Rand des großen, membranösen Ventrikelseptumdefektes. Zwischen den Herzkammern besteht Druckausgleich. In sehr seltenen Fällen kann durch starke Hypertrophie des septalen Bandes ein restriktiver Septumdefekt entstehen, der übersystemische Drucke im rechten Ventrikel zur Folge hat. Der Schweregrad der Pulmonalstenose ist für die Minderdurchblutung der Lunge verantwortlich und bestimmt die Größe des Rechts-links-Shunts. Die Infundibulumstenose kann im Krankheitsverlauf zunehmen, wodurch sich ein „azyanotischer Fallot" mit geringem Rechts-links-Shunt zum „schweren Fallot" mit ausgeprägter Hypoxämie entwickelt. Durch akute Obstruktion der Ausflußbahn kann es zum plötzlichen Sistieren der Lungenperfusion und anfallartiger Hypoxämie kommen. Die Druckbelastung des rechten Ventrikels wird im Kindesalter durch Hypertrophie der Kammer ausreichend kompensiert. Eine Herzinsuffizienz kommt außer bei Pulmonalklappenaplasie nur in den seltenen Fällen eines restriktiven Septumdefektes oder bei sehr großen aortopulmonalen Kollateralen sowie im Falle einer Myokarditis vor.

Assoziierte Fehlbildungen. Zu den relevanten Begleitanomalien zählen der Vorhofseptumdefekt, der atypische Ursprung und Verlauf der Koronararterien, Anomalien des Aortenbogens und erweiterte Bronchialarterien bzw. aortopulmonale Kollateralen, insbesondere bei Pulmonalatresie. Die Kombination mit dem Atrioventrikularkanal, einer partiellen Lungenvenenfehlmündung oder der Ebsteinschen Anomalie der Trikuspidalklappe ist selten. Beim Zusammentreffen eines velokardiofazialen Syndroms mit der Fallotschen Tetralogie sind die kardialen Anomalien häufig stark ausgeprägt.

Klinische Symptome und Verlauf. Beim Neugeborenen ist das laute Systolikum der Pulmonalstenose das häufigste Leitsymptom, während die Zyanose oft erst im Laufe der Säuglingszeit in Erscheinung tritt. Mit abnehmender Sauerstoffsättigung wird die Belastungsdyspnoe deutlich. Die progressive Symptomatik ist Folge der hämodynamisch zunehmenden Infundibulumstenose. Hierauf weist der Auskultationsbefund hin: Das ursprünglich holosystolische Geräusch verkürzt sich auf die frühe Systole. Beim hypoxämischen Anfall ist als Folge des Infundibulumspasmus ein Herzgeräusch nicht mehr zu hören. Chronischer Sauerstoffmangel führt zur Polyglobulie, Trommelschlegelbildungen und Uhrglasnägeln.

Diagnose und Differentialdiagnose. Das EKG ist mit dem Nachweis von Rechtshypertrophiezeichen für die Diagnosestellung wenig spezifisch. Es dient der Aufdeckung von Rhythmusstörungen. Die Röntgenthoraxaufnahme ist durch eine angehobene Herzspitze, verstärkte Herztaille und verminderte Lungengefäßzeichnung gekennzeichnet. Hiervon abweichend zeigt die Pulmonalklappenagenesie ein vergrößertes Herz und vermehrte perihiläre Gefäßzeichnung durch Pulmonalinsuffizienz (Abb. 161.8). Die 2D-Echokardiographie sichert die Diagnose durch Darstellung des großen subaortalen Ventrikelseptumdefektes mit dextroponierter Aorta und infundibulärer sowie valvulärer Pulmonalstenose (Abb. 161.7 a,b). Die Abgrenzung zum „double outlet right ventricle" mit Pulmonalstenose ist durch Ausschluß einer subaortalen Konusmuskulatur (fehlende Kontinuität zwischen Aortenhinterwand und anteriorem Mitralsegel) möglich. Dopplerechokardiographisch bestätigen hohe Geschwindigkeiten (> 4 m/sec) in der Pulmonalarterie die hochgradige Stenose. Die Herzkatheterisierung mit Angiokardiographie ist indiziert, um die Morphologie der Pulmonalarterien und Begleitanomalien vollständig zu erfassen. Sie wird entweder im Rahmen einer frühzeitigen interventionellen Katheterbehandlung (Ballonvalvuloplastie der Pulmonalklappe) oder zur operativen Indikationsstellung durchgeführt.

Therapie. Die medikamentöse Behandlung wird zur Prophylaxe und zum Kupieren hypoxämischer Anfälle eingesetzt. Gefährdete Kinder erhalten bis zur Operation β-Blokker (Propranolol 1–3 mg/kg KG in 3–4 Einzeldosen/Tag). Zur Unterbrechung des Anfalls werden Morphin (0,1 mg/kg KG) subkutan oder intravenös oder Esmolol (0,5 mg/kg KG langsam i.v.) unter Sauerstoffvorlage und Intubationsbereit-

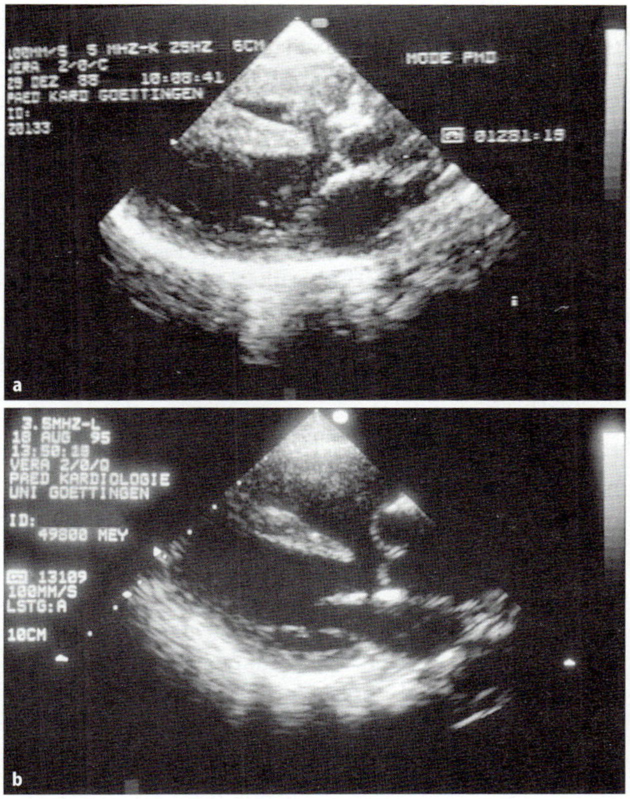

Abb. 161.7a,b. Echokardiographische Darstellung der Fallotschen Ventrikelmorphologie, **a** subaortaler Ventrikelseptumdefekt und **b** starkes Überreiten der Aorta (50 %)

schaft appliziert. Die Digitalisierung ist kontraindiziert. Als interventionelle Maßnahme wird die Ballondilatation der stenotischen Ausflußbahn und Pulmonalklappe eingesetzt. Sie hat dazu beigetragen, daß die chirurgische Palliation mit Anlage einer aortopulmonalen Anastomose seltener geworden ist. Die Ballondilatation gewährleistet in etwa 50 % der Fälle eine (anhaltend) verbesserte Lungendurchblutung und Oxygenierung. Ihre Durchführung ist aber mit einem 10 %igen Risiko bedeutsamer Komplikationen belastet, zu denen die Perforation und Aneurysmabildung der Ausflußbahn gehören. Grundsätzlich wird die Frühkorrektur angestrebt, die unter geeigneten anatomischen Voraussetzungen schon im Säuglingsalter durchgeführt werden kann. Die Korrektur umfaßt den Verschluß des Ventrikelseptumdefektes durch Kunststoffmaterial, die Beseitigung der Infundibulum- und Pulmonalklappenstenose, ggf. durch eine transanuläre Patchplastik.

Prophylaxe. Die pränatale Echokardiographie dient der Früherkennung mit dem Ziel der Risikominderung bei Geburt. Zu den präventiven Maßnahmen gehört die genetische Beratung.

Postoperativer Verlauf und Prognose. Trotz bestmöglicher Korrektur bestehen immer residuale Funktionsstörungen der Pulmonalklappe. Sie sind leichtgradig (geringe Stenose und/oder Insuffizienz), sofern der Klappenring nicht chirurgisch erweitert werden mußte. Nach einer transanulären Erweiterungsplastik (etwa 50 % der Fälle) resultiert eine hö-

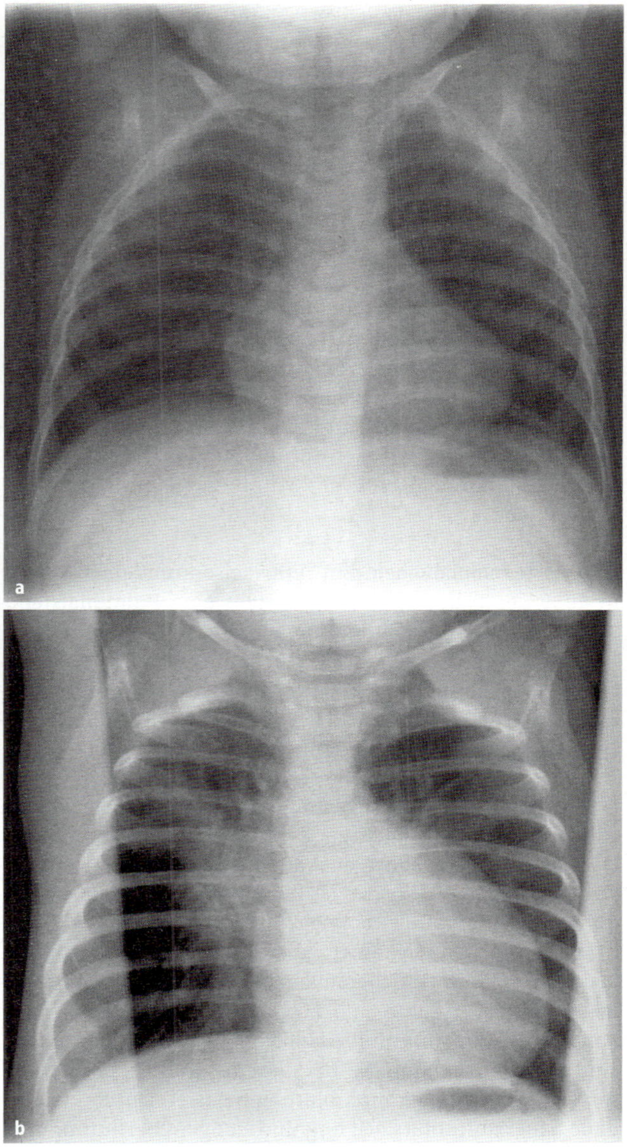

Abb. 161.8. Röntgenthoraxbilder bei **a** Fallotscher Tetralogie und **b** Aplasie der Pulmonalklappe

hergradige Pulmonalinsuffizienz, die eingeschränkte Belastbarkeit und Herzrhythmusstörungen zur Folge haben kann. Die Symptomatik nimmt mit dem Alter zu und kann zur medikamentösen Behandlung oder chirurgischen Therapie (Pulmonalklappenersatz) zwingen. Mit behandlungsbedürftigen, ventrikulären Herzrhythmusstörungen ist bei 10 % aller Patienten (10 Jahre postoperativ) zu rechnen. Eine kardiologische Überwachung ist lebenslang notwendig.

Komplette Transposition der großen Arterien

J. H. Bürsch

Definition. Das Vitium gehört zu den zyanotischen Herzfehlern mit vermehrter Lungendurchblutung. Es besteht eine ventrikuloarterielle Diskordanz, d.h. die Aorta entspringt aus dem anatomisch rechten Ventrikel, die Pulmonalarterie aus dem linken Ventrikel. „Komplett" besagt, daß die Transposition der Arterien kreislaufphysiologisch „unkorrigiert" ist: der Lungen- und Körperkreislauf sind parallel geschaltet. Die komplette Transposition der großen Arterien hat eine Häufigkeit von 8 % unter den angeborenen Herzfehlern. Das männliche Geschlecht ist 2–4mal häufiger betroffen als das weibliche.

Ätiologie und Pathogenese. Die konotrunkale Fehlbildung hat eine multifaktorielle Genese. Der Herzfehler tritt nach mehrfachen Schwangerschaften gehäuft auf. Der Transposition liegt eine Störung bei der spiralförmigen Septierung des primitiven Truncus arteriosus in Verbindung mit einer infundibulären Fehlentwicklung zu Grunde. Als auslösende Ursache wird die fehlerhafte Resorption des subpulmonalen anstelle des subaortalen Infundibulums diskutiert. Zwischen der Pulmonal- und der Mitralklappe besteht fibröse Kontinuität.

Assoziierte Fehlbildungen. Ein Ventrikelseptumdefekt kommt in 40 % der Fälle vor. Häufig besteht eine Pulmonalstenose, die valvulär oder subpulmonal auftritt. Eine muskuläre Subpulmonalstenose kann sich im Laufe des 1. Lebensjahres durch Vorwölbung des Septums bei niedrigem linksventrikulären Druck einstellen. Die Koronararterien zeigen hinsichtlich Ursprung und Verlauf ein variables Muster.

Pathophysiologie. Die Lunge und der Körper werden als zwei von einander unabhängige Kreislaufsysteme durchblutet. Der Sauerstofftransport aus der hochgesättigten Lungenstrombahn in den Körper ist nur durch Kurzschlußverbindungen (septale Defekte oder/und offener Ductus Botalli) gewährleistet, die einen ausreichenden Blutaustausch (gekreuzter Shunt) sicherstellen. Kommt es zum postpartalen Ductusverschluß und zur Verkleinerung der Vorhofkommunikation, nimmt die Hypoxämie zu. Darüber hinaus sind die Kinder durch die bei diesem Vitium typischerweise vermehrte Lungendurchblutung belastet. Durch myokardiale Sauerstoffuntersättigung und Lungenüberflutung tritt rasch kardiale Dekompensation ein. Im natürlichen Verlauf entwickelt sich häufig schon in den ersten Lebensmonaten eine widerstandsbedingte pulmonale Hypertonie. Mit abnehmender Lungendurchblutung sinkt der arterielle Sauerstoffgehalt.

Klinische Symptome und Verlauf. Das Leitsymptom der Transposition beim Neugeborenen ist die durch reine Sauerstoffatmung nicht zu behebende generalisierte Zyanose. Der physikalische Untersuchungsbefund ist meistens normal, ein pathologisches Herzgeräusch fehlt, sofern nicht ein Ventrikelseptumdefekt oder eine Pulmonalstenose vorliegen. Zunehmende Tachydyspnoe und metabolische Acidose sind Ausdruck der Herzinsuffizienz, die ohne kausale Therapie im Laufe einer Woche zum Tode führt.

Diagnose und Differentialdiagnose. Die Diagnose wird durch die 2D-Echokardiographie gestellt (Abb. 161.9). In der kurzen Achse werden die Aorten- und Pulmonalwurzel im Gefäßquerschnitt (Doppelring) dargestellt, da eine Überkreuzung der Ausflußtrakte fehlt. Die Gefäße zeigen in der langen Achse parallelen Verlauf, wobei die aus dem linken Ventrikel entspringende Pulmonalarterie durch ihren nach dorsal abknickenden Verlauf (Bifurkationsbereich) identifiziert wird. Die Aorta liegt häufig rechts – selten links – anterior zur Pulmonalarterie. Dopplerechokardiographisch ist der aortopulmonale Ductusfluß nachweisbar. Die Herzkatheterisierung ist bei der unkomplizierten Form der Transposition auch unter Berücksichtigung atypischer Koronararterien nicht mehr obligat. Sie ist bei Begleitanomalien oder deren Verdacht indiziert. Die Pulsoxymetrie und Blutgasanalyse gehören zum Intensivüberwachungsmonitoring der Hypoxämie und Herzinsuffizienz. Durch das EKG werden Repolarisations- und Herzrhythmusstörungen dokumentiert.

Therapie. Die Transposition der großen Arterien ohne Begleitanomalien wird durch die „arterielle Switchoperation" (Jatene, Yacoub, Ross) anatomisch korrigiert. Hierbei werden die großen Arterien oberhalb des Sinus durchtrennt und in vertauschter Position mit den Gefäßstümpfen anastomosiert. Die Koronararterien werden in die Neoaortenwurzel implantiert. Die Operation wird bevorzugt innerhalb der ersten 2 Lebenswochen durchgeführt, um der Gefahr einer postoperativen Herzinsuffizienz zu begegnen, da der linke Ventrikel im natürlichen Verlauf der Transposition nach postnatalem Druckabfall im Lungenkreislauf hypotrophiert. Der Gefahr einer kritischen Hypoxämie bis zur Operation kann durch Erweiterung der Vorhofkommunikation (Rashkind Ballonatrioseptostomie unter röntgenologischer oder echokardiographischer Kontrolle) begegnet werden. Eine routinemäßige Prostaglandinbehandlung und Beatmung wird von chirurgischer Seite zurückhaltend bewertet. In Notfällen kommt die Infusion von Prostaglandin E_1 in niedrigst wirksamer Dosierung zur Anwendung ($0{,}01 > 0{,}03 > 0{,}1$ mg/kg KG/min). Sollte die primäre Korrektur wegen bedeutsamer Begleitanomalien nicht möglich sein, werden chirurgische Palliativmaßnahmen wie die Atrioseptektomie zur stabilen Oxygenierung, die Shuntversorgung bei hochgradiger Pulmonalstenose und die Bandelung der Pulmonalarterie bei sehr großen Ventrikelseptumdefekten durchgeführt. Wenn die anatomische Korrek-

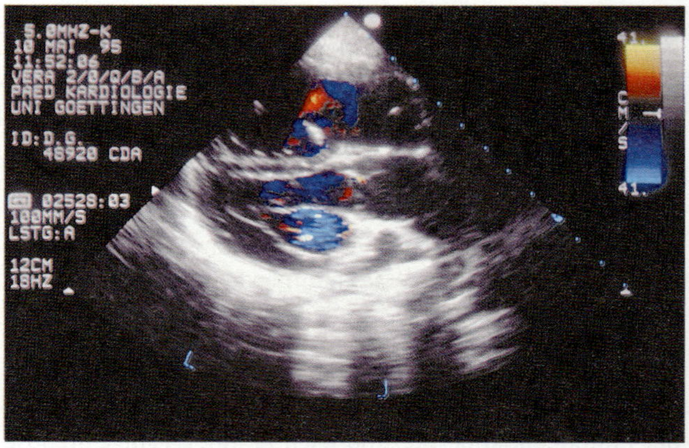

Abb. 161.9. Echokardiographischer Nachweis des Fehlursprungs der Pulmonalarterie bei Transposition im parasternalen Längsschnitt: Das aus dem linken Ventrikel entspringende Gefäß wird durch den nach dorsal abknickenden Verlauf als Pulmonalartrie identifiziert

tur aufgrund der besonderen Herzfehlermorphologie nicht möglich ist, stehen als Alternative zur Switchoperation die „Vorhofumkehr" nach Mustard oder Senning und die Operationen nach Rastelli, Lecompte und Damus-Kaye-Stensel zur Verfügung.

Prognose. Die Switchoperation, die seit den 80er Jahren als Methode der Wahl gilt, hat gegenüber der bis dahin gebräuchlichen Vorhofumkehroperation eine geringere Morbidität, soweit man dieses bei der bislang begrenzten Beobachtungszeit sagen kann. Residuelle Veränderungen nach Switchoperation sind im allgemeinen auf leichtgradige Engen im Anastomosenbereich der Aorta und Pulmonalarterie sowie auf milde Klappeninsuffizienzen beschränkt. Es wurde allerdings auch über Koronarstenosen (8 % der Fälle) und gelegentlich über symptomatische Herzrhythmusstörungen berichtet, die für einzelne Früh- und Spättodesfälle verantwortlich gemacht werden. Reoperationen nach arterieller Switchoperation sind selten. Im Gegensatz dazu kommt es nach Vorhofumkehr im Laufe des Wachstums häufig zu Hohlvenenstenosen (15 %), die eine Reoperation oder Katheterintervention notwendig machen, und zu schwerwiegenden Herzrhythmusstörungen (35 %). Meist handelt es sich hierbei um Sinusknotenfunktionsstörungen („sick sinus syndrom"), die medikamentös schwer zu beeinflussen sind und oft zur Schrittmacherimplantation zwingen.

Ursprung beider großer Arterien aus dem rechten Ventrikel

J. H. Bürsch

Definition und Epidemiologie. Über die eindeutige Charakterisierung dieses in seiner kardialen Morphologie und Hämodynamik vielfältigen Krankheitsbildes ist lange diskutiert worden. Die heute anerkannte Definition berücksichtigt allein die ventrikuloarterielle Konnektion: Die Aorta und die Pulmonalarterie entspringen entweder ausschließlich oder überwiegend aus dem rechten Ventrikel, d.h. daß eines der beiden Gefäße vollständig, das andere zu mehr als 50 % seiner Klappenfläche dem rechten Ventrikel zugeordnet ist. Das Überreiten betrifft häufig die Aorta, selten die Pulmonalarterie. Die Ausbildung bilateraler Infundibula ist die Regel, wurde aber nicht als essentieller Bestandteil in die Definition aufgenommen. Dasselbe gilt für den an sich obligaten Ventrikelseptumdefekt. Die Häufigkeit des seltenen Herzfehlers beträgt 1 : 10 000 Geburten.

Embryogenese. Es wird angenommen, daß Absorptionsstörungen der subarteriellen Konusabschnitte zur Fehlstellung der großen Arterien und dem bilateralen Infundibulum (Doppelkonus) führen. Die Fusion des Konusseptums mit dem muskulären Septum kann gestört sein und führt dann zum subaortalen Septumdefekt. Auch eine zervikale Flexionsstörung wird als pathogenetische Ursache diskutiert.

Pathologische Morphologie und Physiologie. Die uneinheitliche hämodynamische Situation wird durch die räumliche Lagebeziehung des Ventrikelseptumdefektes zu den großen Arterien entscheidend bestimmt. Da der Septumdefekt der Auslaß des linken Ventrikels ist, begünstigt eine subaortale Lokalisation den Abstrom oxygenierten Blutes in die Aorta. Bei subpulmonaler Lage kommt es zur Rezirkulation des oxygenierten Blutes in die Lungenstrombahn, während die Aorta bevorzugt venöses Blut erhält. Diese seltene Form des subpulmonalen Ventrikelseptumdefektes führt zur „Transpositionshämodynamik" und wird als Blalock-Taussig-Komplex bezeichnet. Eine weitere wichtige hämodynamische Komponente bildet die Pulmonalstenose. Sie spiegelt in Kombination mit dem subaortalen Ventrikelseptumdefekt häufig das Bild der Fallotschen Tetralogie wider. Wenn die bilateralen Infundibula gering ausgebildet sind, d.h. eine Kontinuität zwischen Aorta und Mitralklappe vorzuliegen scheint, ist die morphologische Diskriminierung zum Fallot schwierig. Bei apikaler Lokalisation des Ventrikelseptumdefektes wird die Hämodynamik von seiner Größe, den arteriellen Stenosen und dem pulmonalen Gefäßwiderstand bestimmt.

Assoziierte Fehlbildungen. In mehr als der Hälfte der Fälle besteht eine Pulmonalstenose, die valvulär oder subvalvulär auftritt. Die Aortenisthmusstenose, der unterbrochene Aortenbogen und die Aortenstenose sowie Funktionsstörungen der Mitralklappe kommen gehäuft vor.

Subpulmonaler Ventrikelseptumdefekt (Taussig-Bing-Komplex)

J. H. Bürsch

Klinische Symptome und Diagnose. Das klinische Bild spiegelt das der kompletten Transposition der großen Arterien mit Ventrikelseptumdefekt wider. Seit Geburt besteht eine Zyanose, die bei pulmonaler Widerstandserhöhung zunimmt. Echokardiographisch ist neben der Fehlstellung der großen Arterien die Lokalisation des subpulmonalen Ventrikelseptumdefektes und das Fehlen einer Pulmonalstenose kennzeichnend. Die Diagnose wird durch Herzkatheterisierung gesichert, bei der assoziierte Fehlbildungen objektiviert werden.

Therapie. Ein einheitliches chirurgisches Regime gibt es nicht. Das Patientenalter, die klinische Symptomatik und individuell morphologische Veränderungen bestimmen die geeignete Operationsart, zu der Verfahren wie die Gefäßumpflanzung, die Glennsche Operation oder die cavopulmonale Anastomose gehören. Die Langzeitprognose dieser Patienten bleibt problematisch.

Subaortaler Ventrikelseptumdefekt mit Pulmonalstenose

J. H. Bürsch

Klinische Symptome und Diagnose. Die Hämodynamik und Klinik entspricht weitgehend der einer Fallotschen Tetralogie mit lautem Pulmonalstenosegeräusch und Zyanose. Die echokardiographischen Bilder und Herzkatheterbefunde gleichen denen der Fallotschen Tetralogie mit sehr starkem Überreiten der Aorta.

Therapie. Die pulmonale Obstruktion kann in der Säuglingszeit zur aortopulmonalen Shuntoperation zwingen. Die kausale Therapie entspricht der bei Fallotscher Tetralogie mit Verschluß des Ventrikelseptumdefektes und Erweiterung der rechtsventrikulären Ausflußbahn oder Conduitoperation. Im Langzeitverlauf sind kardiologische Kontrollen zur Beurteilung von Restenosen, Klappeninsuffizienzen und Herzrhythmusstörungen notwendig.

Truncus arteriosus

J. H. Bürsch

Definition und Epidemiologie. Kennzeichnend ist die Existenz einer großen, singulären Arterie (Truncus), die aus beiden Ventrikeln Blut erhält und den koronaren, pulmonalen und systemischen Kreislauf versorgt. Für die Definition ist das Fehlen einer 2. Semilunarklappe entscheidend, womit die Abgrenzung gegenüber dem „Hemitruncus" und „Pseudotruncus" getroffen wird, die trotz namentlicher Verwandtschaft aus embryologischer und morphologischer Sicht andere Krankheitsbilder darstellen. Die Häufigkeit unter den kongenitalen Vitien beträgt 2 %.

Embryogenese. Eine plausible Erklärung für die konotruncale Fehlbildung bietet das vollständige oder teilweise Ausbleiben einer Septierung des embryologischen Truncus in ein aortales und pulmonales Gefäß. Fehlt die Septierung vollständig, entspringen die linke und rechte Pulmonalarterie getrennt aus der Hinterwand der Aorta ascendens. Ist die Septierung auf die Truncuswurzel begrenzt, entspringt aus der Aorta ascendens ein kurzer Stamm der Pulmonalarterie mit Bifurkation. Da das infundibuläre bzw. Konusseptum fehlt, ist der große, subarterielle Ventrikelseptumdefekt Bestandteil der Anomalie.

Pathologische Morphologie und Physiologie. In Abhängigkeit des Pulmonalarterienursprungs aus der Aorta wird der Truncus arteriosus wie folgt klassifiziert: Beim Typ1 findet sich ein kurzer Pulmonalstamm. Bei Typ2 entspringen die linke und die rechte Pulmonalarterie separat, jedoch in unmittelbarer Nähe zueinander aus der Aortenhinterwand. Bei Typ3 findet sich ihr Ursprung an der linken bzw. rechten Wand der Aorta ascendens, d.h. in größerer Distanz voneinander. Der Truncus reitet über dem Ventrikelseptum, die Truncusklappen haben eine variable Anzahl von Segeln (2–6), die häufig dysplastisch verändert sind. Bevorzugt tritt Klappeninsuffizienz auf. Die Truncus- und Mitralklappe stehen in fibröser Kontinuität. Häufig vorkommende Begleitanomalien sind der Rechtsaortenbogen, die Atresie des Ductus arteriosus Botalli, Anomalien der Koronararterie und gelegentlich das einseitige Fehlen einer Pulmonalarterie. Die Hämodynamik der parallel geschalteten Kreisläufe wird vom pulmonalvaskulären Widerstand bestimmt. Erreicht dieser die Größenordnung des systemvaskulären Widerstandes, steht die Zyanose im Vordergrund. Bei niedrigem Widerstandsniveau ist die Sauerstoffsättigung infolge Lungenüberflutung nur mäßig erniedrigt. Es wird die kardiale Volumenbelastung symptomatisch, die durch insuffiziente Truncusklappen verstärkt wird. In seltenen Fällen sind die zentralen Pulmonalarterien stenotisch, so daß ein pulmonalvaskulärer Schutz mit balancierten Durchblutungsverhältnissen und ausreichender Sauerstoffsättigung bestehen kann.

Klinische Symptome. Die Kinder werden meist in der Neugeborenenzeit durch Zyanose oder/und Herzinsuffizienzzeichen auffällig. Der wenig charakteristische Auskultationsbefund entspricht weitgehend dem eines großen Ventrikelseptumdefektes mit pulmonaler Hypertonie. Im Falle einer Truncusklappeninsuffizienz findet sich ein langgezogenes Diastolikum. Kontinuierliche Gefäßgeräusche sind die Ausnahme.

Diagnose. Die Klassifizierung des Vitiums gelingt echokardiographisch mit der Darstellung einer breiten Kommunikation des Pulmonalarterienstammes oder der einzeln aus der Aorta ascendens entspringenden Pulmonalarterien. Das weite arterielle Gefäß mit subarteriellem Septumdefekt bietet ein ähnliches Bild wie die Fallotsche Tetralogie, jedoch fehlt der rechtsventrikuläre Ausflußtrakt, der normalerweise die Aorta (anterior) kreuzt. Im EKG ist die biventrikuläre Hypertrophie sichtbar. Eine röntgenologische Kardiomegalie mit Rechtsaortenbogen sollte beim zyanotischen Säugling an dieses Vitium denken lassen. Bei der Herzkatheterisierung sind Druck- und Sauerstoffmessungen in beiden Pulmonalarterien erforderlich, um den Truncustyp, mögliche Gefäßstenosen und den pulmonalvaskulären Widerstand zu bestimmen.

Therapie. Nach medikamentöser Rekompensation der Kinder wird die Korrekturoperation in den ersten Lebensmonaten unter Verwendung eines klappentragenden Conduits vom rechten Ventrikel zu den Pulmonalarterien durchgeführt. Gleichzeitig wird der Ventrikelseptumdefekt durch Kunststoffmaterial verschlossen. Die Bandelung der Pulmonalarterie ist wegen hoher Komplikationsraten und guter Ergebnisse der Frühkorrektur verlassen worden. Das Erstimplantat der Klappe muß allerdings wegen „Auswachsens" nach einigen Jahren ersetzt werden. Die Langzeitprognose ist gut. Bei Insuffizienz der Truncusklappe wird der Klappenersatz möglichst lange hinausgeschoben.

Morbus Ebstein

J. H. Bürsch

Definition und Epidemiologie. Es handelt sich um eine Anomalie der Trikuspidalklappe, bei der die freie Klappenöffnung zur Trabekelzone des rechten Ventrikels hin verlagert ist. Sie wird durch partielle Anheftung der Klappensegel an die rechtsventrikuläre Wand bzw. das Septum verursacht. Die seltene Anomalie tritt mit einer Häufigkeit von 1: 20.000 Geburten auf.

Ätiologie und Pathogenese. Eine familiäre Häufung des Herzfehlers stellt die Ausnahme dar. Ein 400fach erhöhtes Risiko wurde bei Einnahme von Lithium wegen manisch depressiver Psychosen in der Schwangerschaft berichtet. Embryologisch wird eine ungenügende Ablösung der Klappensegel vom Myokard angenommen, die in sehr unterschiedlicher Ausprägung auftreten kann.

Pathologische Morphologie und Physiologie. Die Verlagerung in die rechte Kammer betrifft das septale und das posteriore Segel, so daß eine dreieckige Fläche der rechtsventrikulären Wand funktionell zum rechten Vorhof gehört. Die nicht beweglichen Anteile der Segel sind überwiegend mit dem Myokard verschmolzen, so daß sie als Klappenstruktur nicht zu identifizieren sind. In anderen Fällen sind die Segel punktuell an die Wand angeheftet, ohne sich frei bewegen zu können. Das Ausmaß der Anheftung bestimmt die Größe des verbleibenden, funktionsfähigen rechten Ventrikels. Der „atrialisierte Teil des rechten Ventrikels" ist typischerweise dünnwandig und aneurysmatisch dilatiert. Die hämodynamischen Konsequenzen umfassen ein weites Spektrum. Im schlimmsten Fall kommt es zum intrauterinen Tod, im günstigsten Fall bleibt der Klappenfehler bis in das späte Erwachsenenalter asymptomatisch. Neben dem Grad der Klappenverlagerung hat die Ausprägung der Klappendysplasie Bedeutung. Sowohl Stenoseeffekt wie Klappeninsuffizienz können die Hämodynamik bedeutsam beeinträchtigen. Häufig besteht auch ein offenes Foramen ovale oder ein Vorhofseptumdefekt. Auf Grund des verkleinerten rechten Ventrikels und des Klappenvitiums ist der Abstrom aus dem rechten Vorhof behindert. Erhöhte Vorhofdrucke führen zum Rechts-links-Shunt. Weiterhin besteht Disposition zu tachykarden Herzrhythmusstörungen, die u.a. durch paranodale Leitungsbahnen begünstigt werden.

Klinische Symptome. Die Symptomatik ist von der Ausprägung der Klappenfehlbildung und dem Vorhandensein eines Vorhofseptumdefektes abhängig. Etwa die Hälfte der betroffenen Patienten fällt in der Neugeborenenzeit durch Zyanose auf. Mit abnehmendem pulmonalvaskulären Widerstand kann die Zyanose rückläufig sein, um nach vielen Jahren erneut aufzutreten. Auskultatorisch ist das Systolikum der Trikuspidalinsuffizienz weniger auffällig als das Verhalten der Herztöne mit weiter Spaltung des 1. und 2. Tones sowie betontem 3. und 4. Ton.

Diagnose. Die sichere Diagnosestellung erfolgt durch die Echokardiographie, mit der die Verlagerung der frei beweglichen Segel in Relation zur Ebene der AV-Klappenringe bewertet wird (Abb. 161.10). Der Stenosegrad und die Klappeninsuffizienz können dopplersonographisch abgeschätzt werden, so daß in vielen Fällen eine Herzkatheteruntersuchung nicht erforderlich ist. Die Zurückhaltung gegenüber invasiven Untersuchungen leitet sich von dem Risiko maligner Herzrhythmusstörungen ab. Von praktischer Bedeutung ist die röntgenologische Herzgröße, die bei einem CTR >0,6 zur Operationsindikation mit herangezogen wird. Das EKG ist durch den Rechtsschenkelblock und sehr hohe P-Wellen sowie AV-Leitungsstörungen und Präexzitationszeichen charakteristisch.

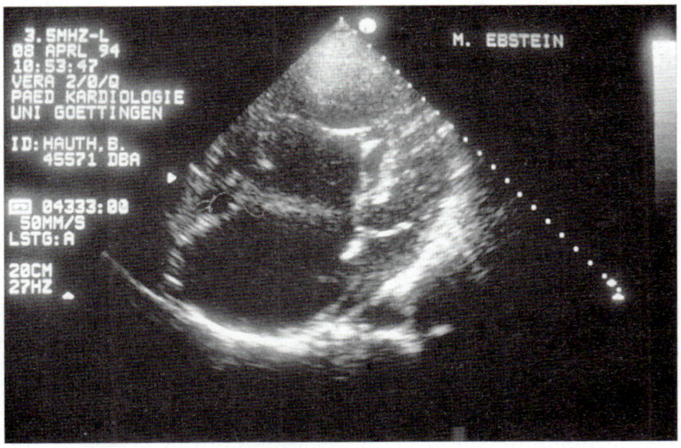

Abb. 161.10. Echokardiographische Darstellung der Ebsteinschen Anomalie im Vierkammerblick. Das (hell gezeichnete) septale Trikuspidalsegel ist gegenüber dem (unscharf konturierten) Trikuspidalring deutlich in den rechten Ventrikel hinein verlagert

Therapie. Beim Neugeborenen kann die Behandlung der Herzinsuffizienz im Vordergrund stehen. Grundsätzlich ist kritisch abzuwarten, ob eine Besserung im natürlichen Verlauf des Krankheitsbildes eintritt, bevor operative Maßnahmen erwogen werden. Palliative Operationen wie der aortopulmonale Shunt haben den Nachteil, daß der pulmonale Druck erhöht wird und die Trikuspidalinsuffizienz zunehmen kann. In verzweifelten Fällen wurde diese Maßnahme bei gleichzeitigem Verschluß der Trikuspidalklappe durchgeführt. Der alleinige Verschluß eines Vorhofseptumdefektes hat sich nicht als vorteilhaft erwiesen. Wenn eine Rekonstruktion der Trikuspidalklappe nicht möglich ist, kommt die cavopulmonale Anastomose in Betracht. Günstigste Voraussetzungen für eine Klappenrekonstruktion finden sich bei adhärenten Klappensegeln, die operativ von der rechtsventrikulären Wand gelöst werden können.

Pulmonalatresie mit intaktem Ventrikelseptum

H. Singer

Definition und Epidemiologie. Pulmonalatresie mit intaktem Ventrikelseptum (PA-iVS) ist die mögliche Folge einer Entwicklungsstörung des rechten Ventrikels, so daß es nicht zur Öffnung der Pulmonalklappe kommt. Andererseits ist auch eine spätere Fusion ursprünglich offener Kommissuren in der Fetalzeit möglich und auch sonographisch dokumentiert worden. Zusätzlich zu der atretischen Klappe kann auch der rechtsventrikuläre Ausflußtrakt atretisch sein (Abb. 161.11). Die Häufigkeit wird mit bis zu 4% aller angeborener Herzfehler angegeben.

Pathophysiologie. In 90% der Fälle ist der rechte Ventrikel bei Patienten mit PA-iVS hypoplastisch und in 54% extrem hypoplastisch. Besonders bei diesen Patienten bestehen fistulöse Verbindungen zwischen dem rechtsventrikulären Cavum und dem Koronargefäßsystem (Myokardsinusoide). Bei etwa 5% davon bewirken Koronargefäßstenosen, daß ein Teil der Koronararterien zwar regelrecht über die Aorta versorgt wird, während der andere Teil ausschließlich vom rechten Ventrikel her perfundiert wird (RV-abhängige Koronarperfusion). Der offene Ductus arteriosus sichert zunächst die Lungendurchblutung, während das Offenbleiben des Foramen ovale den lebensnotwendigen Rechts-links-Shunt auf Vorhofebene und damit die Entlastung des rechten Vorhofes ermöglicht. Der rechte Ventrikel kann sich teilweise über die insuffiziente Trikuspidalklappe oder bei den stark hypertrophierten Formen über die Koronargefäße

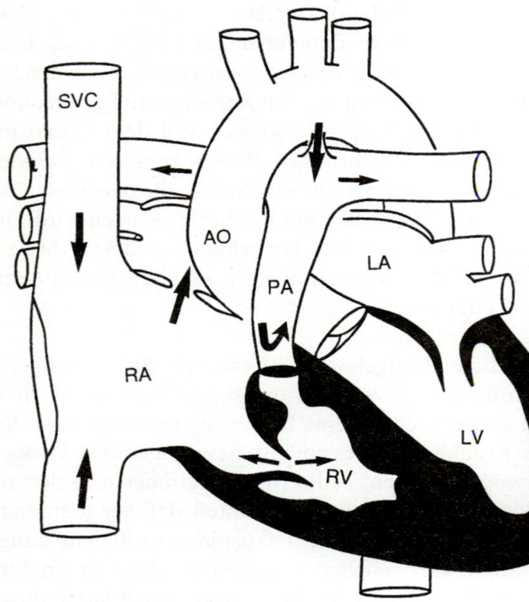

Abb. 161.11. Schematische Darstellung der Pulmonalatresie mit intaktem Ventrikelseptum (Koronarfisteln nicht eingezeichnet). *SVC* Vena cava superior, *AO* Aorta, *LA* linker Vorhof, *PA* Pulmonalarterie, *RA* rechter Vorhof, *LV* linker Ventrikel, *RV* rechter Ventrikel

entlasten und steht häufig unter suprasystemischem Druck. Seltener findet sich bei der PA-iVS ein normal großer oder sogar erweiterter rechter Ventrikel, wobei die Koronarfisteln in der Regel fehlen. Dafür erzeugt die meist hochgradige Trikuspidalinsuffizienz eine fast aneurysmatische Erweiterung des rechten Vorhofes. Die Pulmonalarterien sind bei über 90% der Patienten mit PA-iVS normal groß. Die Funktion des linken Ventrikels kann gestört sein.

Klinische Symptome und Verlauf. Die klinischen Symptome, EKG und Röntgenbefunde entsprechen demjenigen eines zyanotischen Herzfehlers mit Rechtsherzbelastung, singulärer Taschenklappe und ductusabhängiger Lungendurchblutung. Der natürliche Verlauf richtet sich nach Weite und Offenbleiben des Ductus. Verschließt sich dieser, so kommt es über die einsetzende Hypoxie und metabolische Acidose zum Tod des Kindes. Ein restriktives Foramen ovale führt zur Stauung mit Hepatomegalie und Ödembildung. Unbehandelt sterben innerhalb der ersten 6 Lebensmonate 85%, der überwiegende Teil im Neugeborenen- und frühen Säuglingsalter.

Diagnose. Mittels der Sonographie wird die Diagnose der Ductusabhängigkeit der Lungendurchblutung gestellt sowie die exakte anatomische Diagnose vor allem bezüglich Ventrikelgröße, Größe und Funktion der Trikuspidalklappe, Größe des rechtsventrikulären Ausflußtraktes und des Pulmonalklappenringes sowie des -stammes und der zentralen Pulmonalarterien ermittelt. Bei PA-iVS mit starker RV-Hypoplasie gelingt der sonographische Nachweis größerer Koronarfisteln. Der endgültige Nachweis der Fisteln und vor allem einer evtl. bestehenden RV-Abhängigkeit der Koronarperfusion erfolgt nur mittels Herzkatheteruntersuchung und Angiokardiographie. Die Erweiterung des offenen Foramen ovale mittels Ballonatrioseptostomie, die Hochfrequenzperforation der atretischen Pulmonalklappe mit anschließender Ballondilatation sind mögliche interventionelle Optionen bei genügend großer Ventrikelgröße.

Therapie. Das Offenhalten des Ductus mittels Prostaglandin E_1 und der Ausgleich einer metabolischen Acidose sind die wichtigsten initialen Behandlungsmaßnahmen, um das Überleben des Kindes in der Neugeborenenperiode zu sichern. Operativ wird bei genügender Ventrikelgröße (Referenzwert Trikuspidalklappenring) immer die rasche Dekompression des rechten Ventrikels durch Eröffnen der Pulmonalklappe und evtl. auch des rechtsventrikulären Ausflußtraktes (Plastik) angestrebt (biventrikuläre Korrektur). Bei nur gering bzw. mäßig ausgeprägter Hypoplasie gelingt es im weiteren Verlauf eine Größenzunahme des rechten Ventrikels zu erreichen. Der Verschluß der Vorhoflücke erfolgt später. Die Dekompression des rechten Ventrikels ist nicht möglich bei RV-abhängiger Koronarperfusion.

Bei sehr kleinen Ventrikeln versucht man nach der initialen Anlage eines aortopulmonalen Shunts die Kreislauftrennung im Alter von etwa 2 Jahren nur über eine totale cavopulmonale Anastomose unter Ausschluß des rechten Ventrikels zu erreichen. In neuester Zeit wird erfolgreich über eine sogenannte 1–1/2-Ventrikeloperation berichtet. Dabei werden eine bidirektionale cavopulmonale Anastomose und die Dekompression eines kleinen rechten Ventrikels kombiniert. Damit wird der Tatsache Rechnung getragen, daß dieser Ventrikel nicht in der Lage ist, den gesamten systemischen Rückfluß in die Lungen zu fördern. Risikofaktoren für jede operative Therapie sind nach einer Zusammenstellung von Daubneny und Webber niedriges Geburtsgewicht, ein kleiner Trikuspidalklappenring, Fisteln zwischen rechtem Ventrikel und Koronargefäßsystem besonders mit RV-abhängiger Koronarperfusion und eine schwere Fehlbildung mit Insuffizienz der Trikuspidalklappe.

Prognose. Die noch vor 10 Jahren sehr schlechte Prognose bei Kindern mit operativ behandelter PA-iVS – mit einer Überlebensrate von zwischen 24% und 50% bei etwa 10jähriger Nachbeobachtungszeit – konnte in den letzten Jahren wesentlich verbessert werden, so daß heute 3- bis 10-Jahresüberlebensraten zwischen 66% und sogar 80% berichtet werden. Allerdings besteht eine erhebliche Reoperationsrate. Patienten nach totaler cavopulmonaler Anastomose sind nach etwa 7 Jahren mit den zunehmenden Problemen der Post-Fontanzirkulation konfrontiert.

Pulmonalatresie mit Ventrikelseptumdefekt

H. Singer

Definition und Epidemiologie. Bei der PA-VSD handelt es sich um die schwerste Form der Fallot-Tetralogie. Die Verbindung zwischen rechtem Ventrikel und den Pulmonalarterien ist unterbrochen. Bei einem Teil der Fälle besteht die volle Ductusabhängigkeit der Lungendurchblutung, während diese bei anderen Patienten über sogenannte systemikopulmonale Kollateralarterien gewährleistet wird. Gerade bei diesen Patienten findet sich gehäuft eine Monosomie 22q11.2. Insgesamt wird die Häufigkeit der PA-VSD mit 0,4–2 % aller angeborenen Herzfehler angegeben, dies entspricht einer Häufigkeit von 0,42 Patienten auf 1 000 Lebendgeborene.

Pathologie und Pathophysiologie. Relativ uniform besteht die Ventrikelmorphologie einer Fallot-Tetralogie aus Malalignment-Ventrikelseptumdefekt, hypoplastischem und stenosivem oder atretischem Ausflußtrakt des rechten Ventrikels. Jenseits davon umfaßt die Atresie die Pulmonalklappe, den Pulmonalarterienstamm bzw. die Bifurkation und in seltenen Fällen auch die zentralen Pulmonalarterien. Dementsprechend sind 2 völlig verschiedene Formen der PA-VSD zu unterscheiden (Abb. 161.12a,b). Bei der ersten Form erfolgt die Lungendurchblutung über den zunächst offenen Ductus arteriosus, die Pulmonalarterien weisen meist eine nur geringe, höchstens mäßige Hypoplasie auf; häufig ist das Gefäßkaliber sogar normal. Zusätzliche Fehlbildungen im Lungengefäßsystem sind eher selten. Ganz anders ist die Situation, wenn die kollaterale Lungendurchblutung mono- oder multifokal über sogenannte systemikopulmonale Kollateralarterien erfolgt. Die dann vorliegende hochgradige Hypoplasie der zentralen Pulmonalarterien, Verzweigungsanomalien, intrapulmonale Stenosen, Lungensegmente ohne Anschluß an die Pulmonalarterien komplizieren das Bild und machen eine konventionelle kreislauftrennende Operation unmöglich. Das Ausmaß der Zyanose wird allein von der Lungendurchblutung bestimmt. Bei gering ausgeprägter Zyanose und den klinischen Zeichen der Herzinsuffizienz kann man auf eine sehr gute Lungendurchblutung über große Kollateralen oder einen sehr weit offenenen Ductus arteriosus Botalli mit der Gefahr späterer obstruktiver Lungengefäßveränderungen schließen.

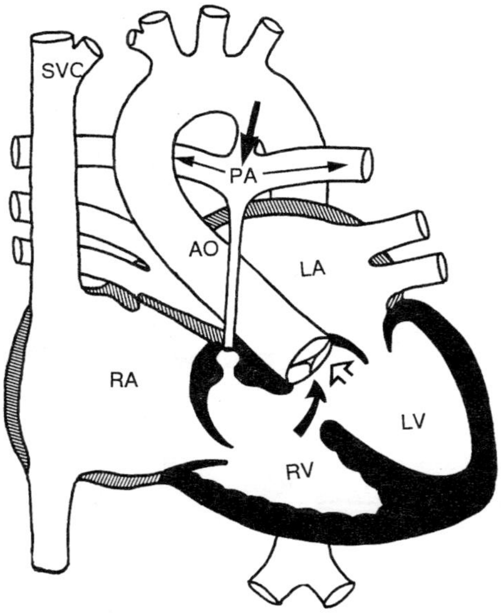

a

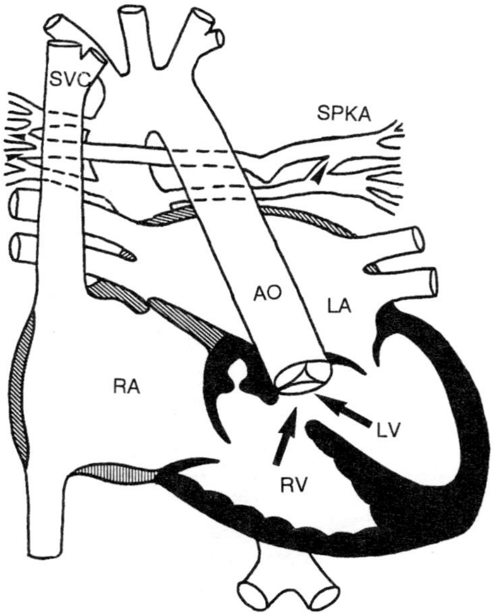

b

Abb. 161.12a,b. Schematische Darstellung der Pulmonalatresie mit Ventrikelseptumdefekt **a** mit retrograder Lungenperfusion über den offenen Ductus arteriosus, **b** über systemikopulmonale Kollateralarterien aus der deszendierenden Aorta. *SVC* Vena cava superior, *AO* Aorta, *LA* linker Vorhof, *PA* Pulmonalarterie, *RA* rechter Vorhof, *LV* linker Ventrikel, *RV* rechter Ventrikel, *SPKA* systemikopulmonale Kollateralarterie

Klinische Symptome und Verlauf. Auch die klinischen Symptome werden von Art und Ausmaß der Lungendurchblutung bestimmt. Bei PDA-Abhängigkeit der Lungendurchblutung droht zu jedem Zeitpunkt nach der Geburt der tödliche Ductusverschluß mit Hypoxie und Acidose. Bei Patienten mit SPKA- (systemikopulmonale Kollateralarterien) gesicherter Lungendurchblutung ist diese Gefahr nicht gegeben. Zunehmende Stenosierungen können im Langzeitverlauf zu einer Minderung der Lungenperfusion führen. Andererseits bergen sehr große SPKA ohne Stenosen die Gefahr der Herzinsuffizienz. Patienten mit ductusabhängiger Lungendurchblutung sind zunächst im Neugeborenenalter akut gefährdet, haben aber bessere Aussichten auf einen auch langfristig günstigeren postoperativen Verlauf. Dagegen können Patienten mit SPKA das 3. oder gar 4. Lebensjahrzehnt auch ohne Operation erreichen, sie bieten aber ungleich schwierigere operative Probleme bis zur Inoperabilität. Erhebliche Komplikationen bis hin zur tödlichen Lungenblutung belasten den Spontanverlauf dieser Patienten.

Diagnose. EKG und Röntgenthoraxaufnahme geben Hinweise auf das Vorliegen eines zyanotischen Herzfehlers mit Rechtsherzbelastung und verminderter Lungendurchblutung. Dagegen klärt die Sonographie die kardiale Anatomie auf: 2 annähernd gleich große Ventrikel, ein Malalignment-Ventrikelseptumdefekt mit mehr oder weniger überreitender Aorta, die fehlende Verbindung zwischen rechtem Ventrikel und Pulmonalarterie sowie evtl. vorliegende Ductusabhängigkeit. Details der Lungengefäßversorgung werden durch die Angiokardiographie sicher erfaßt. Bei älteren Kindern gelingt auch eine Gefäßdarstellung mittels der Kernspintomographie.

Differentialdiagnostische Schwierigkeiten können sich in der Echokardiographie gegenüber dem Truncus arteriosus ergeben.

Therapie. Die operative Therapie hängt fast ausschließlich von der Art der Lungendurchblutung ab. In der Neugeborenenperiode sichert Prostaglandin E_1 das Offenbleiben des

Ductus und damit das Überleben der Kinder. Operativ stehen die Anlage eines aortopulmonalen Shunts, die plastische Erweiterung des rechtsventrikulären Ausflußtraktes oder die direkte Verbindung der Pulmonalisbifurkation mit dem rechten Ventrikel meist zunächst unter Belassung des Ventrikelseptumdefektes zur Verfügung. Bei Patienten mit SPKA-Lungendurchblutung versucht man, in einem meist mehrstufigen Operationskonzept periphere Lungenarterien miteinander zu anastomosieren (Unifokalisation) und mittels eines Conduits mit dem rechten Ventrikel zu verbinden. Erscheint das so entstandene Lungengefäßbett insgesamt ausreichend groß, um den gesamten systemisch-venösen Rückfluß aufzunehmen, kann der Ventrikelseptumdefekt verschlossen werden. Ist dies nicht der Fall, kann dies nach einer etwaigen Größenzunahme der anastomosierten Pulmonalarterien später nachgeholt werden. Insgesamt können etwa 2/3 der Patienten mit ductusabhängiger Lungendurchblutung einer kreislauftrennenden Operation zugeführt werden, während dies für die Patienten mit SPKA lediglich in etwa 20–30 % möglich ist. Gerade bei diesen Patienten ist der Spontanverlauf bis ins 3. oder 4. Lebensjahrzehnt relativ günstig, so daß es auch gerechtfertigt erscheint, auf Operationsmaßnahmen überhaupt zu verzichten.

Trikuspidalatresie und singulärer Ventrikel

H. Singer

Definition und Epidemiologie. Hierbei handelt es sich um zyanotische Herzfehler mit einem normal dimensionierten oder sogar vergrößerten funktionierenden Ventrikel. Obwohl erhebliche morphologische Unterschiede bestehen, lassen das meist ähnliche klinische Bild und die einzig mögliche therapeutische Konsequenz in Form der totalen cavopulmonalen Anastomose (modifizierte Fontan-Operation) eine gemeinsame Besprechung der Fehlbildungen zu. Für die Trikuspidalatresie wird die Häufigkeit mit 0,3–3,7 % aller Herzfehler angegeben, während der singuläre Ventrikel im engeren Sinne 1–3 % der angeborenen Herzfehler ausmacht.

Pathologie und Pathophysiologie. Bei den TA wird in etwa 70 % eine normale und in 30 % eine Transpositionsstellung der großen Arterien gefunden (Abb. 161.13a,b). Vorhandensein und Größe eines Ventrikelseptumdefektes, die Weite der subpulmonalen Ausflußbahn (von normal weit bis zur Atresie) sowie die Größe des rechten Ventrikels variieren beträchtlich. Beim SV im engeren Sinne drainieren beide AV-Klappen in einen Ventrikel (Abb. 161.14). In 68–78 % handelt es sich um einen morphologisch linken Ventri-

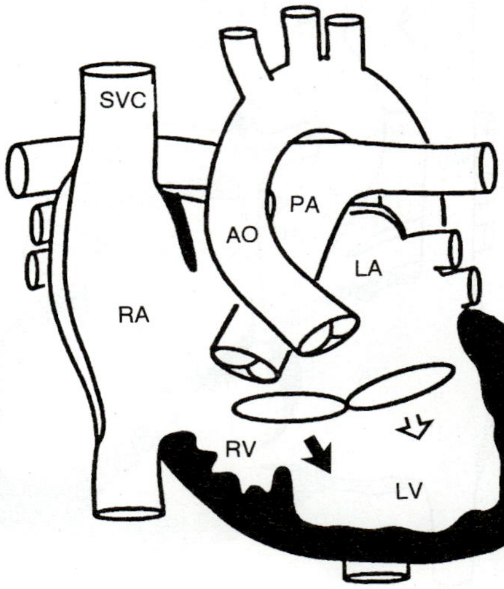

Abb. 161.14. Schematische Darstellung des singulären Ventrikels („double inlet left ventricle" mit rudimentärem rechten Ventrikel) mit Transposition der großen Arterien. Abkürzungen s. Abb. 161.11

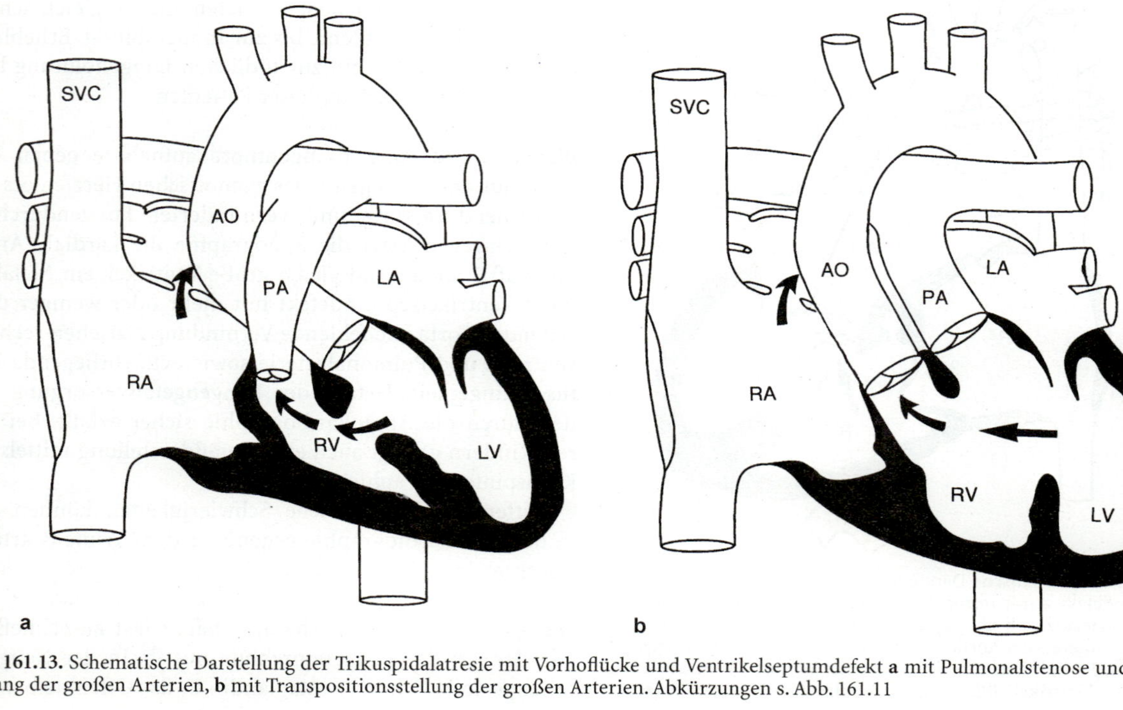

Abb. 161.13. Schematische Darstellung der Trikuspidalatresie mit Vorhoflücke und Ventrikelseptumdefekt **a** mit Pulmonalstenose und normalem Abgang der großen Arterien, **b** mit Transpositionsstellung der großen Arterien. Abkürzungen s. Abb. 161.11

kel, der über einen „Ventrikelseptumdefekt" mit einer rudimentären Auslaßkammer in Verbindung steht. Daraus entspringen entweder Pulmonalarterie oder Aorta. Die Lage der Auslaßkammer und die Stellung der großen Arterien zueinander lassen eine weitere Unterteilung des sogenannten „double inlet ventricle" zu. Viel seltener (15–18%) ist der dominierende Ventrikel ein anatomisch rechter Ventrikel, in 4–10% kann eine bestimmte Morphologie nicht angegeben werden.

Pathophysiologisch entscheidend ist trotz einer sehr großen Zahl von morphologischen Variationsmöglichkeiten sowohl bei der TA als auch beim SV die Verteilung der Blutflüsse zwischen großem und kleinem Kreislauf. In den Fällen ohne Pulmonalstenose kommt es jenseits der Neugeborenenperiode mit Abfall des Lungengefäßwiderstandes zu einer sehr starken Rezirkulation, die zwar eine Zyanose weitgehend verhindert, dafür aber über die starke Volumenbelastung des Herzens zur Herzinsuffizienz führt. Liegen gleichzeitig eine Ausflußbahnobstruktion zum großen Kreislauf (Subaortenstenose) oder eine AV-Klappeninsuffizienz vor, wird die Herzbelastung lebensgefährlich verstärkt. Die günstigste Situation besteht bei einer mäßiggradigen Pulmonalstenose, durch die Lungen- und Großkreislauffluß weitgehend balanciert sind. Bei höhergradiger Pulmonalstenose kommt es zur Minderperfusion der Lungen, der Rechts-links-Shunt überwiegt.

Klinische Symptome und Verlauf. Bei vermehrter Lungendurchblutung dominieren die Zeichen der Herzinsuffizienz, während bei deutlich verminderter Lungenperfusion die Zyanose, oft kompliziert von hypoxämischen Anfällen, im Vordergrund steht. Der Auskultationsbefund richtet sich nach den morphologischen und funktionellen Gegebenheiten (s.o.).

Diagnose und Differentialdiagnose. Für das EKG und den Röntgenthoraxbefund gelten auch bei der TA und SV die oben gemachten prinzipiellen Anmerkungen. Diagnostiziert werden beide Fehlbildungen mit Hilfe der Sonographie, die Auskunft über die morphologischen und funktionellen Besonderheiten der jeweiligen Fehlbildung gibt. Die Klärung spezieller Fragen bleibt der Angiokardiographie vorbehalten. Zur Vorbereitung der kreislauftrennenden Operation ist eine genaue Bestimmung der Hämodynamik und vor allem des Lungengefäßwiderstandes unerläßlich. Die früher notwendigen differentialdiagnostischen Überlegungen zur Abgrenzung gegenüber anderen Herzfehlern haben sich durch die bereits umfassende sonographische Diagnostik weitgehend erübrigt.

Therapie. Kreislauftrennende Operationen sind beim Vorliegen nur eines einzigen gehörig dimensionierten und funktionierenden Ventrikels nur über die sogenannte totale cavopulmonale Anastomose möglich (Abb. 161.15). Im Neugeborenenalter und Säuglingsalter notwendige vorgeschaltete Palliativeingriffe zur Verbesserung bzw. Drosselung der Lungendurchblutung und zur Erweiterung einer restriktiven Vorhoflücke und schließlich zur Beseitigung oder Umgehung einer subaortalen Ausflußbahnobstruktion dürfen nicht zusätzliche Probleme schaffen, die eine spätere to-

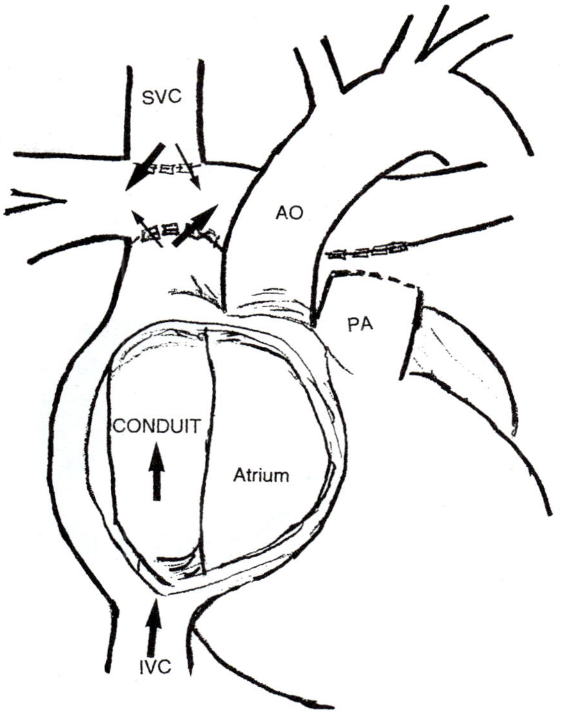

Abb. 161.15. Schematische Darstellung der modifizierten Fontan-Operation (totale cavopulmonale Anastomose). *SVC* Vena cava superior, *IVC* Vena cava inferior, *AO* Aorta, *PA* Pulmonalarterie

tale cavopulmonale Anastomose erschweren oder unmöglich machen. (Nach den Untersuchungen von Franklin anhand von 136 Patienten mit SV und 204 Patienten mit TA, die bei der ersten Vorstellung noch geeignet für eine modifizierte Fontan-Operation erschienen, starben 128 Patienten, 40 Patienten wurden durch neuhinzutretende Probleme, die sich zum großen Teil aus den vorangehenden Palliativmaßnahmen ergaben, ungeeignet für die kreislauftrennende Operation).

Prognose. Bei kritischer Patientenauswahl sind die kurz- und mittelfristigen Ergebnisse der Fontan- bzw. modifizierten Fontan-Operation gut. Die 10-Jahresüberlebensrate dieser Patienten wurde mit 81%, die 15-Jahres-Überlebensrate mit 73% angegeben. Die meisten dieser Patienten waren in einem klinisch sehr guten bis guten Zustand. Schwerwiegende Probleme wie zunehmendes Myokardversagen, ein sich verschlechternder Allgemeinzustand, Arrhythmien, Leberfunktionsstörungen und schließlich die eiweißverlierende Enteropathie belasten allerdings den weiteren Langzeitverlauf ganz erheblich.

Hypoplastisches Linksherz

H. Singer

Definition und Epidemiologie. Für das hypoplastische Linksherz charakteristisch ist die Hypoplasie unterschiedlichen Ausprägungsgrades und damit Funktionslosigkeit des linken Ventrikels mit Mitralatresie und Aortenatresie (bzw. hochgradiger Stenosierung dieser Klappen) und mit ei-

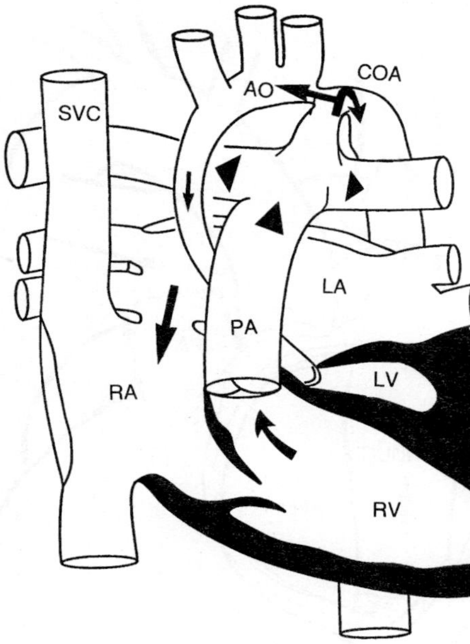

Abb. 161.16. Schematische Darstellung des hypoplastischen Linksherzens mit Atresie der Mitral- und Aortenklappe, präduktaler Aortenisthmusstenose *(COA)* und offenem Ductus arteriosus, Ductusabhängigkeit des gesamten großen Kreislaufs. Abkürzungen s. Abb. 161.11

ner ausgeprägten Hypoplasie der aszendierenden Aorta (Abb. 161.16). Insgesamt ist die Unterentwicklung der linksseitigen Herz- und Gefäßstrukturen sehr unterschiedlich ausgeprägt. Die Häufigkeit wird mit etwa 7,5% aller angeborenen Herzfehler im Neugeborenenalter angegeben. Das HLH macht fast 25% aller kardialen Todesfälle in dieser Altersgruppe aus.

Pathophysiologie. Das Offenbleiben des Ductus arteriosus, die Weite des Foramen ovale, das Verhalten des Lungengefäßwiderstandes und die Kontraktilität des rechten Ventrikels, der als Systemventrikel beide Kreisläufe antreibt, bestimmen die Pathophysiologie nach der Geburt. Das pulmonal-venöse Blut fließt über den oft sehr kleinen linken Vorhof und die Vorhoflücke in den rechten Ventrikel und von hier aus über die Pulmonalarterie sowohl in den großen als auch in den kleinen Kreislauf. Das systemisch-venöse Blut wird bereits auf Vorhofebene zugemischt. Das Offenbleiben des Ductus arteriosus ist lebensnotwendig, da eine ductusabhängige Perfusion des großen Kreislaufes besteht. Durch die Weite des Foramen ovale bzw. der Vorhoflücke wird der Abstrom des pulmonal-venösen Blutes aus dem linken in den rechten Vorhof und damit in den großen Kreislauf kontrolliert. Ideal ist eine mäßig restriktive Vorhoflücke, da über den dadurch gering angehobenen Druck in den Lungenvenen der Links-rechts-Shunt in die Pulmonalarterien vermindert wird. Ein zu enges Foramen ovale führt zu einer schweren Lungenstauung mit Rechtsherzbelastung, Hypoxämie und Zyanose. Der bei Neugeborenen zunächst hohe Lungengefäßwiderstand verhindert einen überschießenden Abstrom des Blutes in die Lungenarterien und damit eine gefährliche Überlastung des rechten Ventrikels. Ideale Verhältnisse bestehen dann, wenn die Flüsse im großen und kleinen Kreislauf annähernd ausgeglichen sind.

Klinische Symptome und Verlauf. Wird der Arzt vom spontanen Ductusverschluß überrascht, so entwickelt das Neugeborene schlagartig das Bild des kardiogenen Schocks. Bei protrahierter Einengung des Ductus bestehen neben dem uncharakteristischen Geräuschbefund die Zeichen der Herzinsuffizienz mit Dyspnoe. Fast alle Kinder sterben innerhalb der ersten 3 Monate, die meisten davon innerhalb der ersten 10 Lebenstage.

Diagnose und Differentialdiagose. Während der EKG-Befund bezüglich der Herzachse und des Verhältnisses der R- und S-Zacken in den Brustwandableitungen unspezifisch ist, können entsprechende Erregungsrückbildungsstörungen auf eine prognostisch ungünstige Myokardischämie hinweisen. Je nach den morphologischen und funktionellen Gegebenheiten variiert der Röntgenthoraxbefund beträchtlich. Eine fast milchglasartige Eintrübung der Lungen als Stauungsfolge weist auf eine stark restriktive Vorhoflücke hin, die Kardiomegalie auf die Volumenbelastung des rechten Vorhofes, des rechten Ventrikels und der Pulmonalarterie. Diagnostiziert wird das HLH mittels der Echokardiographie. Wenn auch die genaue Abklärung des Aortenbogens (A. lusoria?, Aortenisthmusstenose?) gelingt, kann zumindest der erste Schritt der Norwood-Operation ohne Herzkatheteruntersuchung vorgenommen werden.

Therapie. Für den späteren Erfolg der Norwood-Operation ist die postpartale Therapie mit dem Ziel, einen möglichst balancierten Fluß zwischen kleinem und großem Kreislauf aufrecht zu erhalten, entscheidend. Die PGE_1-Manipulation des Ductus, der Erhalt der Spontanatmung, das Vermeiden von jeder Hyperventilation im Beatmungsfall sind neben den allgemeinen Herzinsuffizienzmaßnahmen besonders wichtig. Die weitere Behandlung des HLH hat in den letzten 10Jahren entscheidende Fortschritte gemacht, vor allem im Hinblick auf die 95%ige Sterblichkeit dieser Kinder im 1.Lebensmonat bei unbehandeltem HLH. Zur Verfügung stehen die Herztransplantation im Neugeborenenalter, wobei allerdings berücksichtigt werden muß, daß gerade in dieser Patientengruppe jeder 2. Patient bereits vor der geplanten Transplantation verstirbt. Zudem liegt für die Säuglingsherztransplantation die 3-Jahresüberlebensrate nach dem Eingriff lediglich bei 63%. Eine zweite Option für die Behandlung ist die in 3 Stufen ablaufende kreislauftrennende Operation nach Norwood (Abb. 161.17). In der ersten Stufe wird aus dem großen Pulmonalarterienstamm der hypoplastischen Aorta ascendens meist unter Einsatz von zusätzlichem plastischen Material eine neue Aorta geschaffen. Da jetzt keine Verbindung zwischen rechtem Ventrikel und Pulmonalarterie mehr besteht, wird mittels eines kleinen, meist 3,5–4 mm großen Goretex-Shunts die Pulmonalarterie an die Neoaorta angeschlossen und das Vorhofseptum operativ entfernt. In der 2. Stufe (6.–9. Lebensmonat) wird dieser aortopulmonale Shunt in einen bidirektionalen cavopulmonalen Shunt umgewandelt. In der 3. Stufe schließlich erfolgt die Ergänzung zur totalen cavopulmonalen Anastomose. Die Ergebnisse dieser Operationskaskade konnten so verbessert werden, daß 3-Jahresüberlebensraten bis zu 70% berichtet werden. Allerdings darf nicht übersehen werden, daß auch die zunächst Überlebenden der insgesamt ungünstigen Langzeitprognose einer modifizierten Fontan-Operation unterworfen sind. Deswegen erscheint es auch heute noch gerechtfertigt, daß Eltern nach besonders sorgfältiger und umfassender Aufklärung die Möglichkeit haben, auf jeden operativen Eingriff bei ihrem Kind zu verzichten. Eine hilfreiche und fürsorgliche Sterbebegleitung nicht nur des kleinen Patienten, sondern auch seiner Eltern ist dann die vornehmliche Aufgabe des Arztes und des Intensivpflegepersonals.

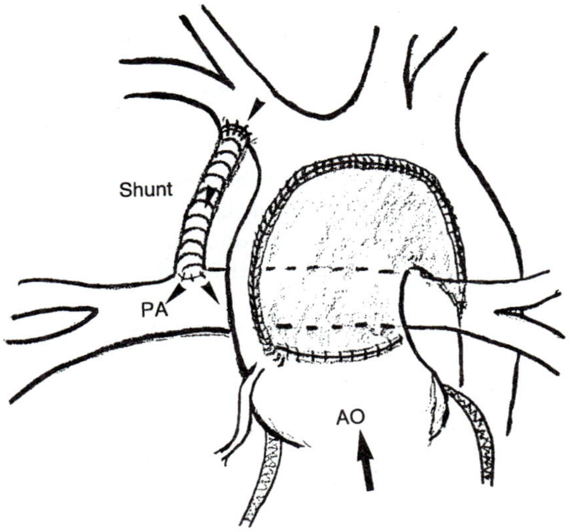

Abb. 161.17. Schematische Darstellung der Norwood-Operation (Stufe 1) mit Schaffung einer Neoaorta aus dem Pulmonalarterienstamm

Totale Lungenvenenfehleinmündung

H. Singer

Definition und Epidemiologie. Bei dieser Herzfehlstellung besteht keine direkte Verbindung zwischen den Lungenvenen und dem linken Vorhof. Die Häufigkeit wird mit weniger als 1 % der Lebendgeborenen mit angeborenen Herzfehlern angegeben.

Pathophysiologie. Sämtliche Lungenvenen münden nach der Vereinigung in einem Sammelgefäß in die obere Hohlvene (suprakardiale Form) direkt in den rechten Vorhof bzw. in den Koronarvenensinus (kardiale Form) oder in das Pfortadersystem (infradiaphragmale Form) (Abb. 161.18a–d). Der gesamte pulmonal-venöse Rückfluß wird auf den genannten Wegen zunächst dem rechten Herzen zugeleitet. Ein Teil dieses Blutes rezirkuliert in die Lunge, während der andere Teil über eine Vorhoflücke das linke Herz und damit den großen Kreislauf erreicht.

Verläuft der Blutfluß aus den Lungenvenen in den großen Kreislauf ohne Obstruktion, so beherrschen eine ge-

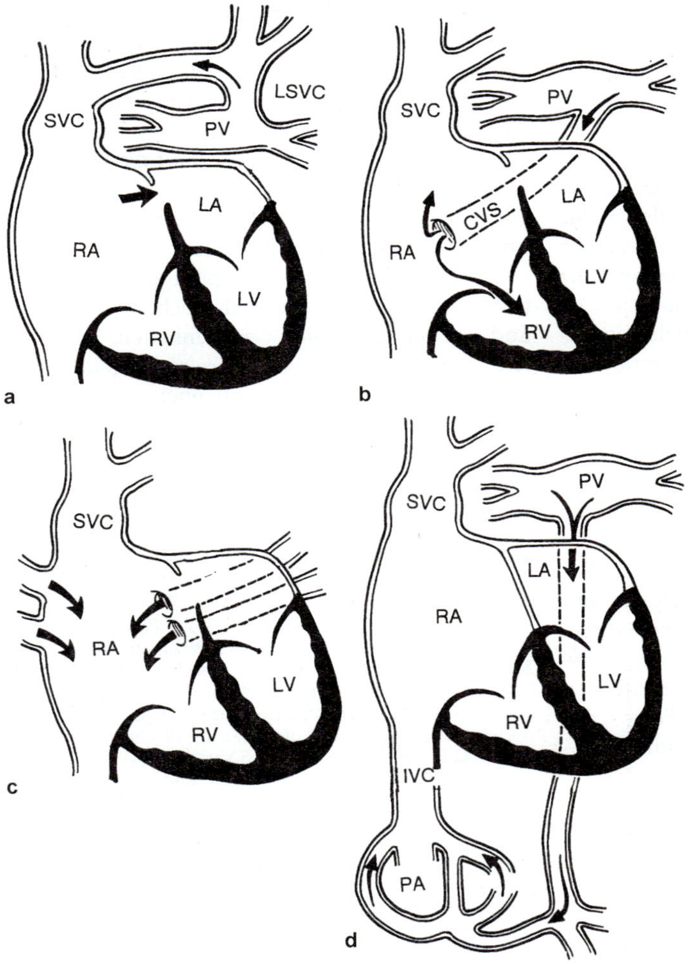

Abb. 161.18a–d. Schematische Darstellung der 4 Formen der kompletten (totalen) Lungenvenenfehleinmündung. **a** Suprakardiale Form, **b** kardiale Form, *CVS* Koronarvenensinus, **c** direkt in den rechten Vorhof, **d** intrakardiale Form, *PA* Pfortader. Weitere Abkürzungen s. Abb. 156.11

ringe Zyanose und die Folgen einer ausgiebigen Rezirkulation das klinische Bild. Notfallsituationen sind hier selten. Bestehen dagegen hämodynamisch wirksame Engstellen, so kommt es zu einem Aufstau im pulmonal-venösen Schenkel des Kreislaufs, zur schweren pulmonalen Hypertension mit bis zu suprasystemischen Drucksteigerungen im rechten Ventrikel. Zyanose, das erheblich verminderte Herzzeitvolumen und die Lungenstauung (im Röntgenbild bis zur weißen Lunge) beherrschen das klinische Bild. Während Obstruktionen bei den supra- und kardialen Formen seltener vorkommen, sind sie bei der infradiaphragmalen Form die Regel. Hier wirkt die Zwischenschaltung des Leberparenchyms als hochgradige Obstruktion auf dem Weg des Lungenvenenblutes in den großen Kreislauf. Da die Prostaglandin-Manipulation des Ductus arteriosus die Situation in Einzelfällen drastisch verschlechtert (starke Zunahme der Zyanose) ist die infradiaphragmale totale Lungenvenenfehleinmündung heute der einzig echte Notfall, der mit der Diagnosestellung eine sofortige Operation notwendig macht. Gemischte Formen von totalen Lungenvenenfehleinmündungen kommen vor.

Diagnose. Die vollständige Diagnose wird heute mittels der Echokardiographie gestellt, so daß eine Herzkatheteruntersuchung mit Angiokardiographie in der Regel nicht mehr notwendig ist. Besonders die farbcodierte Dopplersonographie identifiziert die venösen Flußwege und macht auf vorliegende Engstellen aufmerksam. Röntgenologisch weisen die Stauungszeichen auf die mögliche Obstruktion hin.

Therapie und Prognose. Operativ bestehen bei den nichtobstruktiven Formen keine besonderen technischen Probleme. Die Art des Vorgehens richtet sich nach dem morphologischen Befund. So wird bei der häufigsten, nämlich der suprakardialen Form, und bei der infradiaphragmalen Form der meist hinter dem linken Vorhof liegende Konfluenz der Lungenvenen direkt mit dem linken Vorhof (Seit-zu-Seit) anastomosiert. Dabei versucht man, soweit als möglich, etwaige Mündungsstenosen der Lungenvenen mittels entsprechender Anastomosentechnik zu beseitigen. Die intrakardialen Formen der totalen Lungenvenenfehleinmündung werden durch entsprechende Septierung der Vorhöfe korrigiert. Das Operationsrisiko ist für die unkomplizierten Fälle gering (weniger als 10%). Es ist dann am höchsten, wenn die sofortige Notfalloperation bei einem Patienten mit infradiaphragmaler Form der Lungenvenenfehleinmündung verzögert wurde, hier kommt es rasch zu irreversiblen Lungenschäden. Die Langzeitergebnisse sind bei initial gutem Operationserfolg gut. Herzrhythmusstörungen aus dem Formenkreis des Sick-Sinus-Syndromes treten besonders bei der kardialen Form auf. Lungenvenenstenosen und das Restriktivwerden der venoatrialen Anastomose sind mögliche Folgen, die meist innerhalb des ersten postoperativen Jahres auftreten.

Heterotaxiesyndrom

H. Singer

Die Verbindung von komplexen Herzfehlern mit Lateralisationsstörungen der abdominellen und thorakalen Eingeweide sowie Fehlbildungen bis zum völligen Fehlen der Milz werden im Heterotaxiesyndrom zusammengefaßt. Die Konstellation des Asplenie-, Polyspleniesyndromes wird in 3% aller Neugeborenen mit angeborenen Herzfehlern, meist sporadisch auftretend, gefunden. Patienten mit Aspleniesyndrom (Rechtsisomeriesyndrom) haben gravierendere Fehlbildungen, wobei die häufig obstruktive Form der kompletten Lungenvenenfehleinmündung für die hohe Sterblichkeit verantwortlich ist. Die atrioventrikulären (besonders häufig gemeinsame AV-Klappe, Ventrikelinversion) und ventrikuloarteriellen („double outlet right ventricle") Konnektionen sind schwer gestört. Pulmonalstenosen treten in 96% der Fälle auf. Das Fehlen einer AV-Verbindung und die Hypoplasie eines Ventrikels lassen als operative Behandlungsmaßnahme lediglich die totale cavopulmonale Anastomose zu. Bei Patienten mit Polyspleniesyndrom bestimmen AV-Klappendefekte bei allerdings normalen ventrikuloarteriellen Konnektionen bei 62% der Patienten sowie subpulmonale und subaortale Stenosen die vorliegende kardiale Fehlbildung.

Die Klinik der Neugeborenen mit Aspleniesyndrom wird in der Regel von der Pulmonalstenose bestimmt – die Zyanose ist Leitsymptom; man muß entsprechend rasch die komplette kardiale Diagnostik veranlassen. Das klinische Bild der Kinder mit Polyspleniesyndrom ist weniger dramatisch und variabler. Aufgrund des pathologischen Reizleitungssystems sind AV-Blockierungen häufiger als beim Aspleniesyndrom. Die Prognose des Aspleniesyndromes ist bei unbehandeltem Herzfehler sehr schlecht. Die Sterblichkeit im 1. Lebensjahr wird mit bis zu 95% angegeben. Beim Polyspleniesyndrom dagegen versterben bis zum 5. Lebensjahr 75% der Patienten. Durch die antibakteriellen Impfungen, die Antibiotikaprophylaxe und die rechtzeitige energische Behandlung bakterieller Infektionen hat sich die Prognose bei Patienten mit Aspleniesyndrom, die alle an einer Immundefizienz leiden, verbessert.

Die herzchirurgische Behandlung der Patienten mit Heterotaxiesyndrom richtet sich nach den morphologischen und hämodynamischen Gegebenheiten. Häufig ist eine totale cavopulmonale Anastomose zu umgehen. Das Aspleniesyndrom stellt allerdings heute noch einen erheblichen Risikofaktor für die kreislauftrennende Operation dar.

Literatur

Anderson RH, Becker AE, Luccese FE et al. (1983) Morphology of congenital heart disease. University Park Press, Baltimore

Anderson RH, Webb S, Brown NA (1998) Defective lateralisation in children with congenitally malformed hearts. Cardiol Young 8: 512–531

Becker AE, Becker MJ, Edwards JE (1971) Pathologic sepctrum of dysplasia of the tricuspid valve. Arch Pathol 91: 167

Bichell DP (1999) Evaluation and management of pulmonary atresia with intact ventricular septum. Curr Opin Cardiol 14: 60–66

Bove EL (1998) Current status of staged reconstruction for hypoplastic left heart syndrome. Pediatr Cardiol 19: 208–315

Calder L, Praagh R van, Praagh S van et al. (1976) Truncus arteriosus communis. Clinical, angiographic and pathologic findings in 100 patients. Am Heart J 92: 23–38

Cohen DM, Allen HD (1997) New developments in the treatment of hypoplastic left heart syndrome. Curr Opin Cardiol 12: 44–58

Dapper F, Bauer J, Kroll J et al. (1998) Clinical experience with heart transplantation in infants. Eur J Cardiothorac Surg 14: 1–5

Franklin R (1998) The Fontan circulation. In: Redington AN, Brawn WJ, Deanfield JE, Anderson RH (eds) The right heart in congenital heart disease. Greenwich Med Media, London, pp 137–144

Geggel RL (1997) Update on the modified Fontan procedure. Curr Opin Cardiol 12: 57–62
Hofbeck M, Rauch A, Leipold G, Singer H (1998) Diagnosis and treatment of pulmonary atresia and ventricular septal defect. Prog Pediatr Cardiol 9: 113–118
Kirklin JW, Blackstone EH, Tcherenkov CI, Castaneda AR (1992) Clinical outcomes after the arterial switch operation for transposition. Circulation 86: 11501–1515
Kleinert S, Sano T, Weintraub RG et al. (1997) Anatomic features and surgical strategies in double-outlet right ventricle. Circulation 96: 1233–1239
Müller-Scholden J. Bürsch J, Wessel A et al. (1993) Quantifizierung der postoperativen Pulmonalinsuffizienz: Schweregrad und klinische Symptomatik. Z Kardiol 82: 692–699
Nichols CA, Cameron DE, Greeley WJ et al. (eds.) (1995) Critical heart disease in infants and children. Mosby, St Louis
Neill CA, Zuckerberg AL (1995) Syndromes and congenital heart defects. In: Nichols DG, Cameron DE, Greeley WJ et al. (eds) Critical heart disease in infants and children. Mosby, St Louis, pp 987–1012
Nollert G, Fischlein T, Bouterwerk S et al. (1997) Longterm survival in patients with repair of tetralogy of Fallot: 36-year follow-up of 490 survivors of the first year after surgical repair. JACC 30: 1374–1383
Okanlami O, Nichols DG, Nicolson SC et al. (1995) Tricuspidatresia and the Fontan operation. In: Nichols DG, Cameron DE, Greeley WJ et al. (eds) Critical heart disease in infants and children. Mosby, St Louis, pp 737–768
Reddy VM, McElhinney DB, Silverman NH, Hanley FL (1997) The double switch for anatomical repair of congenitally corrected transposition of the great arteris in infants and children. Eur Heart J 18: 1470–1477
Ulmer HE (1998) Total fehleinmündende Lungenvenen. In: Apitz J (Hrsg) Pädiatrische Kardiologie. Steinkopff, Darmstadt, S 381–387
Watson H (1974) Natural history of Ebstein's anomaly of the tricuspid valve in childhood and adolescence. An international cooperative study of 505 cases. Br Heart J 36: 417
Zuckering AL (1995) Double-inlet-ventricle. In: Nichols DG, Cameron DE, Greeley WJ et al. (eds) Critical heart disease in infants and children. Mosby, St. Louis, pp 769–797

161.4 Angeborene Gefäßanomalien

D. Lang

Vaskulärer Ring

Definition. Es gibt zahlreiche Abweichungen von der normalen Entwicklung des Aortenbogens und der Pulmonalarterie, aber nur wenige sind bedeutsam. Die wichtigsten sind diejenigen, die den Ösophagus und die Trachea durch einen Gefäßring oder eine Schlinge einschnüren. Dies sind:

1. der doppelte Aortenbogen,
2. der rechte Aortenbogen mit aberrierender linker A. subclavia inklusive linkem Ductus arteriosus/Ligamentum arteriosum,
3. die anomale linke A. pulmonalis oder pulmonalarterielle Schlinge.

Embryologie. Der Aortenbogen entwickelt sich zwischen der 3. und 7. Schwangerschaftswoche aus 6paarigen primitiven Bögen, einer paarigen Aorta dorsalis und einer Segmentalarterie. Entscheidend für die normale Entwicklung eines linken Bogens sind 4 Unterbrechungen innerhalb dieses Bogensystems: die Involution des rechten Ductus bzw. des rechten distalen 6. Bogens, die Involution der Aorta dorsalis beidseitig zwischen dem 3. und 4. Bogen und die Involution der Aorta dorsalis rechts, distal der 7. Intersegmental-Arterie.

Persistiert die linke dorsale Aorta, entwickelt sich ein linker Bogen. Persistiert die rechte dorsale Aorta, entwickelt sich ein rechter Aortenbogen. Persistieren beide, resultiert ein doppelter Aortenbogen. Für das Verständnis der verschiedenen Aortenbogenanomalien ist das theoretische Modell des doppelten Aortenbogens, ursprünglich von Edwards eingeführt, sehr hilfreich.

Epidemiologie. Vaskuläre Ringe machen weniger als 1 % aller angeborenen kardiovaskulären Anomalien aus. Doppelter Aortenbogen und rechter Aortenbogen mit Fehlabgang der linken A. subclavia und Ductus arteriosus bzw. Ligamentum arteriosum ergeben zusammen 95 % aller vollständigen Ringe. Sie sind bezüglich ihrer Symptome, Befunde und der Behandlung sehr ähnlich. Beide Ringe kommen meist isoliert vor und sind im Gegensatz zum rechten Aortenbogen mit spiegelbildlichem Abgang der Gefäße wesentlich seltener mit angeborenen Herzfehlern kombiniert.

Anatomie. Beim *doppelten Aortenbogen* teilt sich die Aorta ascendens vor der Trachea in einen rechten und linken Bogen, die an beiden Seiten der Trachea vorbeiziehen. Gewöhnlich ist der rechte Bogen größer als der linke. Er zieht hinter dem Ösophagus zur linken Seite und konfluiert dort mit dem linken Bogen, der gelegentlich nur als bindegewebiger Strang ausgebildet ist, zur Aorta descendens. Auf diese Weise wird ein vollständiger Ring gebildet, in dem der meist linksseitige Ductus zwar kein essentieller Bestandteil ist, jedoch je nach Länge die Konstriktion des Ringes reguliert. Beim *rechten Aortenbogen mit Fehlabgang von linker A. subclavia und Ductus* führt der Bogen rechts an der Trachea vorbei und deszendiert rechts der Wirbelsäule. Als erstes Gefäß vom Aortenbogen entspringt die linke A. carotis, als 4. Gefäß die linke A. subclavia zusammen mit dem Ductus/Ligamentum aus dem Kommerelschen Divertikel von der Aorta descendens. Die linke A. subclavia zieht hinter dem Ösophagus zum linken Arm, der linke Ductus zur linken A. pulmonalis und schließt so den Ring um Trachea und Ösophagus, der nur dann Symptome verursacht, wenn der Ductus kurz ist.

Klinische Symptome. Bei Patienten mit *doppeltem Aortenbogen* treten durch Kompression der Trachea bereits im frühen Säuglingsalter schwerwiegende Symptome mit Stridor, Dyspnoe und bellendem Husten auf, die bei Fütterung, Anstrengung oder Infektion kritisch verstärkt werden. Eine Reflexapnoe kann durch Fütterung ausgelöst werden. Bei älteren Kindern können die Symptome als Asthma fehlgedeutet werden. Symptome von Seiten der Ösophaguskompression sind meist wenig ausgeprägt und uncharakteristisch. Patienten mit *rechtem Aortenbogen und anomalem Abgang der linken A. subclavia* sind meist asymptomatisch. Treten jedoch bei kurzem Ductus Symptome auf, sind sie ähnlich wie beim doppelten Aortenbogen.

Diagnose. Diagnostisches Mittel der Wahl ist ein Ösophagogramm in 2 Ebenen mit Darstellung der Impressionen durch den meist größeren rechten und kleineren linken Aortenbogen, das Kommerelsche Divertikel oder den linksseitigen Ductus bzw. Ligamentum. Die Diagnose kann durch Echokardiographie, Angiokardiographie oder Magnetresonanztomographie bestätigt bzw. gesichert werden.

Therapie. Eine Operation ist indiziert, wenn Symptome auftreten: Durchtrennung des kleineren, meist linken Bogens beim *doppelten Aortenbogen*, Dissektion des linken Ductus bzw. Ligamentum *beim rechten Aortenbogen mit aberrierender linker A. subclavia*. Bei asymptomatischen Patienten mit rechtem Bogen und aberrierender linker A. subclavia besteht kein Behandlungsbedarf. Die Operationsmortalität ist mit weniger als 1 % gering, frühpostoperativ können infolge Tracheomalazie noch Symptome bestehen, die nach einigen Wochen verschwinden.

Gefäßschlinge

Definition. Die *anomale linke Pulmonalarterie oder pulmonalarterielle Schlinge* ist eine seltene kongenitale Anomalie, bei der eine normale linke A. pulmonalis fehlt und ein anomales Gefäß von der rechten A. pulmonalis entspringt und hinter der Trachea und vor dem Ösophagus zur linken Lunge zieht. Assoziierte kongenitale kardiale Anomalien finden sich in der Hälfte der Patienten, extrakardiale Anomalien, vor allem der Lunge und der kartilaginären Anteile der Trachea und Bronchien bei über der Hälfte der Betroffenen.

Embryologie und Anatomie. Embryologisch wird die Anomalie mit einer Fehlentwicklung des proximalen Anteils des 6. Aortenbogens erklärt, der keine Verbindung zum Gefäßplexus der linken Lunge aufnimmt. Eine Kollateralarterie, die von der rechten A. pulmonalis entspringt und zwischen Trachea und Ösophagus nach links zieht, übernimmt die Verbindung zu den Gefäßen der linken Lunge. Der Verlauf des anomalen Gefäßes verursacht eine Kompression des rechten Hauptbronchus und/oder der Trachea und eine Deviation der Trachea nach links.

Klinische Symptome und Diagnose. In- und exspiratorischer Stridor, Dyspnoe und häufige bronchopulmonale Infektionen treten bereits im frühen Säuglingsalter auf. Aufgrund der trachealen und/oder bronchialen Obstruktion findet man radiologisch eine Überblähung oder Atelektase der rechten oder der linken Lunge. Im lateralen Ösophagogramm ist die Kompression des Ösophagus von vorn pathognomonisch. Zur Sicherung der Diagnose und Darstellung begleitender kardialer Fehlbildungen bieten sich Echokardiographie, Magnetresonanztomographie oder Herzkatheteruntersuchung mit Angiographie an, bei Verdacht auf zusätzliche tracheobronchiale Fehlbildungen ist eine Bronchoskopie indiziert.

Therapie. Das übliche Verfahren ist die Abtrennung der anomalen linken A. pulmonalis von der rechten und Reanastomosierung vor der Trachea oder alternativ bei Vorliegen von Tracheal- oder Bronchialstenosen die Dissektion und Reimplantation der Trachea hinter der A. pulmonalis. Für den postoperativen Verlauf sind die tracheobronchialen Fehlbildungen von Bedeutung.

Abnormer Ursprung der linken Koronararterie aus der A. pulmonalis (Bland-White-Garland-Syndrom)

Epidemiologie. Mit einer Häufigkeit von weniger als 1 % ist der abnorme Ursprung der linken Koronararterie aus der A. pulmonalis eine seltene Fehlbildung, für den Kinderarzt und Kinderkardiologen aber die wichtigste Koronaranomalie und ein bedeutsames Krankheitsbild in der Differentialdiagnose myokardialer Erkrankungen.

Pathophysiologie. Mit Abfall des Lungengefäßwiderstandes nach der Geburt und Absinken des Perfusionsdruckes in der anomalen linken Koronararterie übernehmen Kollateralen der rechten Koronararterie die Myokardperfusion des Versorgungsgebietes der linken. Kehrt sich schließlich der Fluß in der linken Koronarie um, kommt es zu einem Steal-Effekt mit inadäquater Myokardperfusion, die im EKG sichtbar wird. Das ischämische Myokard verliert seine Kontraktionskraft, und der linke Ventrikel dilatiert. Sind die linksseitigen Papillarmuskeln betroffen, kommt eine Mitralinsuffizienz hinzu. Manche Patienten entwickeln aufgrund guter Kollateralisation eine adäquate Myokardperfusion und werden erst im Kindesalter symptomatisch.

Klinische Symptome. Mehr als die Hälfte der Patienten fallen bereits in den ersten Lebenswochen durch eine Herzinsuffizienz auf und zeigen unspezifische Symptome, wie Unruhe, Blässe und Schreiattacken. Bei symptomatischen Patienten ist im EKG fast immer der Befund eines anterolateralen Myokardinfarktes zu erheben. Eine Kardiomegalie mit normaler Lungenperfusion im Thoraxröntgenbild weist auf eine primäre Myokarderkrankung hin. Als Faustregel gilt, daß bei allen Patienten mit unklarer Myokarderkrankung der Ursprung der Koronararterien geklärt werden muß. Dies gelingt in einem hohen Prozentsatz mittels zweidimensionaler Echokardiographie inklusive Farbdoppler, am sichersten jedoch angiokardiographisch. Nach Darstellung einer großen rechten Koronararterie füllt sich über Kolleralgefäße die linke Koronararterie, die in die A. pulmonalis drainiert. Der linke Ventrikel ist dilatiert und kontrahiert schlecht, die Mitralklappe ist häufig insuffizient.

Therapie. Therapeutisches Ziel ist die chirurgische Korrektur mit Verpflanzung der linken Koronararterie in die Aorta, um eine antegrade Perfusion herzustellen. Eine Ligatur des Gefäßes zur Vermeidung eines Steal-Phänomens mag bei kleiner linker Koronararterie die einzige Option sein, sie stellt jedoch im allgemeinen keine Alternative dar. Unbehandelt versterben 65–85 % der Patienten vor Ablauf des 1. Lebensjahres an einer Herzinsuffizienz. Bei einigen Kindern entwickeln sich ausgeprägte interkoronare Kollateralen, die über eine verbesserte Myokardperfusion eine Abnahme der Herzinsuffizienz bewirken. Das Risiko eines plötzlichen Herztodes bleibt jedoch bestehen.

Abnormer Ursprung der linken Koronararterie aus dem rechten Sinus Valsalvae

Definition. Die linke Koronarartarie entspringt aus dem rechten Sinus Valsalvae und zieht zwischen Aorta und A. pulmonalis nach hinten und links. Auf diesem Weg wird sie von den beiden großen Gefäßen komprimiert, wodurch der Abgangswinkel verkleinert und das Lumen kritisch eingeengt wird. Patienten mit dieser seltenen Anomalie sind gefährdet, einen plötzlichen Tod zu erleiden.

Klinische Symptome. In der Regel sind die Patienten asymptomatisch, wenngleich unter körperlicher Anstrengung Angina-pectoris-ähnliche Symptome oder präsynkopale Zustände auftreten können.

Bei Patienten mit verdächtigen Symptomen ist eine diagnostische Evaluierung mit Belastungs-EKG, Echokardiographie und Koronarangiographie indiziert und, falls sich der Verdacht bestätigt, eine chirurgische Umverpflanzung der linken Koronararterie erforderlich, um einem plötzlichen Tod vorzubeugen, der besonders häufig bei jungen Sportlern auftritt.

Koronararterielle Fisteln

Definition und Epidemiologie. Koronararterielle Fisteln sind Verbindungen zwischen der rechten oder linken Koronararterie mit dem rechten oder linken Vorhof, dem rechten oder linken Ventrikel, der A. pulmonalis, der V. cava superior und dem Sinus coronarius. Ihre Prävalenz wird mit 0,2–0,4 % aller angeborenen Herzfehler angenommen.

Anatomie. Die häufigste Verbindung ist die zum rechten Ventrikel, gefolgt vom rechten Vorhof, der in 2/3 der Fälle mit der rechten Koronararterie kommuniziert. Die beteiligte Koronararterie ist gewöhnlich dilatiert, geschlängelt oder aneurysmatisch erweitert und hat eine oder mehrere Mündungen.

Klinische Symptome. Die Symptome sind abhängig von der Größe der Fistel und treten selten vor dem 20. Lebensjahr auf. Der Hauptbefund ist ein kontinuierliches systolisch-diastolisches Geräusch, wie beim offenen Ductus arteriosus, das im Gegensatz zu diesem am lautesten am rechten oder linken Sternalrand zu hören ist. Echokardiographie inklusive Farbdoppler lassen die Anomalie erkennen. Weitere anatomische Details liefert die Koronarangiographie. Wegen des Endokarditisrisikos und der Größenzunahme mit dem Alter ist ein operativer oder interventioneller Verschluß angezeigt. Ein interventioneller Verschluß durch Embolisation mit Mikropartikeln, durch Coils oder ablösbare Ballons sollte nur bei Fisteln mit Drainage zur rechten Seite der Zirkulation durchgeführt werden.

Angeborene Gefäßfisteln

Definition. Angeborene Gefäßfisteln sind Kurzschlüsse zwischen Arterien und Venen, die das Kapillarbett umgehen und im systemischen wie im pulmonalen Kreislauf vorkommen.

Systemische Fisteln

Die systemischen Fisteln sind meist intrakraniell, in der Leber, im Bereich der Extremitäten und nahe der Thoraxwand lokalisiert. Am häufigsten sind intrakranielle Fisteln mit Einschluß der V. cerebri magna (Galeni), und die arteriovenöse Fistel der Leber, die auch als Hämangiom oder Hämangioendotheliom beschrieben wird.

Physiologie und klinische Symptome. In der systemischen Zirkulation haben die arteriovenösen Fisteln einen Links-rechts-Shunt zur Konsequenz, der abhänging von der Größe der Fistel durch Volumenüberlastung zur Herzinsuffizienz führen kann, die sich bereits intrauterin als Hydrops fetalis oder unmittelbar nach der Geburt manifestiert. Weitere Symptome sind abhängig von der Lokalisation und Größe der beteiligten Gefäße.

Mit Hilfe der Echokardiographie und des farbkodierten Dopplers sind die Fisteln bereits intrauterin zu erkennen und hämodynamisch zu beurteilen, nach der Geburt kommen auch alle anderen bildgebenden Techniken zur Anwendung.

Je früher eine Herzinsuffizienz auftritt, um so schlechter ist die Prognose und die Aussicht, die zuführenden Gefäße chirurgisch oder interventionell zu verschließen. Fisteln der V. Galeni können durch Raumforderung auch zu einem späteren Zeitpunkt Probleme verursachen, hepatische Fisteln können sich mit der Zeit spontan oder unter dem Einfluß von Medikamenten zurückbilden.

Pulmonale Fisteln

Arteriovenöse Fisteln der Lunge kommen als Kurzschluß zwischen großen Gefäßen vor oder sind multiple, kleine Fisteln, die diffus über die gesamte Lunge verstreut sind. Letztere treten in Verbindung mit Teleangiektasien der Haut als Teil der Osler-Weber-Rendu-Krankheit auf, deren Ätiologie ungeklärt ist.

Pathophysiologie. Durch die Umgehung des Lungenkapillarbettes wird systemvenöses Blut oxygeniertem pulmonalvenösem Blut beigemischt und eine arterielle Untersättigung hervorgerufen. Darüberhinaus ergeben sich keine Konsequenzen für Herz und Kreislauf, wenn man von den Folgen der Untersättigung absieht.

Klinische Symptome. Leitsymptom ist eine zentrale Zyanose, die von der Größe des intrapulmonalen Rechts-links-Shunts abhängt. Isolierte große Fisteln können ein kontinuierliches Geräusch verursachen und sich radiologisch als Transparenzminderung darstellen. Eine Herzkatheteruntersuchung mit Angiographie liefert die notwendigen anatomischen Details, um die Behandlung, in Form einer Lobektomie bei lokalisierten Läsionen oder in Form von interventionellen Verschlußmethoden mit Coils oder ablösbaren Ballons bei multiplen Fisteln, durchzuführen. In den meisten Fällen ist eine elektive Behandlung jenseits des Säuglingsalters möglich.

Literatur

Edwards JE (1948) Anomalies of the derivatives of the aortic arch system. Med Clin North Am 32: 925–949

Hoffman JIE (1995) Congenital anomalies of the coronary vessels and the aortic root. In: Emmanouillides GC, Riemenschneider TA, Allen HD, Gutgesell HP (eds) Heart disease in infants, children and adolescents. Including the fetus and young adult, 5th ed. Williams & Wilkins, Baltimore

Weinberg PM (1995) Aortic arch anomalies. In: Emmanouillides GC, Riemenschneider TA, Allen HD, Gutgesell HP (eds) Heart disease in infants, children and adolescents. Including the fetus and young adult, 5th ed. Williams & Wilkins, Baltimore

Wingen MJ, Günher RW (2001) Pulmonale arteriovenöse Fisteln. Diagnostik und interventionelle Therapie. Dtsch Ärzteblatt 98: A 1326–1330 Heft 20

Wooley MM, Stanley P, Wesley JR (1977) Peripherically located congenital fistulae in infancy and childhood. J Pediatr Surg 12: 165–176

162 Herzrhythmusstörungen

G. von Bernuth

Definition. Als Herzrhythmusstörungen im weitesten Sinne gelten alle Störungen der Erregungsbildung und Erregungsleitung des Herzens, die dazu führen, daß das Herz temporär oder permanent nicht in einem der Situtation angepaßten Sinusrhythmus schlägt.

Epidemiologie und klinische Relevanz. Es gibt keine verläßlichen Angaben zur Prävalenz der klinisch bedeutendsten Herzrhythmusstörungen (supraventrikuläre und ventrikuläre Tachykardie, kompletter atrioventrikulärer Block, Sinusknotensyndrom) im Kindesalter. Dagegen ist aus mehreren Langzeit-EKG-Untersuchungen bekannt, daß einzelne supraventrikuläre und ventrikuläre Extrasystolen, junktionale Ersatzschläge sowie kurzdauernde Phasen eines atrioventrikulären Blocks I und II im Schlaf bei Kindern nicht selten sind (Tabelle 162.1). Diese wie auch manche andere Herzrhythmusstörungen sind asymptomatisch und ungefährlich. Klinisch bedeutsam und daher behandlungsbedürftig sind nur solche Herzrhythmusstörungen, die aufgrund einer schweren Tachy- oder Bradykardie Symptome wie z.B. diejenigen einer Herzinsuffizienz verursachen oder die zu einer lebensgefährlichen Störung, wie z.B. Kammerflimmern, entarten können. Eine Auswahl gebräuchlicher Antiarrhythmika ist in Tabelle 162.2 aufgelistet.

Pathophysiologie. Normalerweise bestimmt der Sinusknoten die Frequenz des Herzens. Fällt er aus, so kann mit abnehmender Frequenz ein atrialer, häufiger junktionaler, selten ventrikulärer Schrittmacher einspringen und einen entsprechenden Ersatzrhythmus verursachen.

Auf allen Etagen des spezifischen Erregungsleitungssystems kann ein Block vorliegen, der zu einer Verlangsamung (Block I), zu einer intermittierenden Unterbrechung (Block II) oder zu einer kompletten Unterbrechung (Block III) der Erregungsleitung führt. Die klinisch wichtigste Form des Blocks ist ein Block zwischen Vorhöfen und Kammern (atrioventrikulärer Block). Jedoch gibt es auch Blockierungen zwischen Sinusknoten und Vorhöfen sowie in den einzelnen Tawara-Schenkeln mit der Folge eines Schenkelblocks. Man unterscheidet zwischen anatomisch fixiertem und funktionellem Block, wie er im Rahmen einer Tachykardie oder nach supraventrikulären Extrasystolen auftreten kann.

Eine erhöhte automatische Aktivität ektopischer Zellen in den Vorhöfen, im Atrioventrikularknoten bzw. Hisschen Bündel oder in den Ventrikeln verursacht atriale, junktionale oder ventrikuläre Extrasystolen bzw. Tachykardien. Eine häufigere Ursache pathologischer Tachykardien im Kindesalter ist jedoch ein Reentrymechanismus. Hier kreist ein Impuls in einem geschlossenen Erregungskreis und depolarisiert auf seinem Wege die angrenzenden Strukturen in einer Frequenz, die vom Umfang des Erregungskreises und von der Leitungsgeschwindigkeit abhängt. Ein Reentry auf atrialer Ebene führt zum Vorhofflattern oder einer atrialen Reentrytachykardie, ein Reentry zwischen Vorhöfen und Kammern zur junktionalen Reentrytachykardie und ein Reentry in den Kammern zur ventrikulären Reentrytachykardie. Während einer junktionalen Reentrytachykardie nimmt die antegrade Erregung in der Regel den normalen Weg über den Atrioventrikularknoten, während die retrograde Erregung entweder ebenfalls im Atrioventrikularknoten oder über eine akzessorische Leitungsbahn verläuft. Die letztere verursacht, sofern sie auch antegrad leitet, während Sinusrhythmus eine Präexzitation der Ventrikel, die sich im EKG meist als Wolff-Parkinson-White-Syndrom manifestiert (Abb. 162.1).

Tabelle 162.1. Häufigkeit von Herzrhythmusstörungen im 24-Stunden-EKG von gesunden Kindern

	Säuglinge	Kleinkinder	Schulkinder
Extrasystolen [%]			
supraventrikulär	38	13	26
ventrikulär	18	20	16
Ersatzschläge oder -rhythmen [%]	24	33	32
Atrioventrikulärer Block [%]			
I	0	2	10
II Typ I	2	7	6

Tabelle 162.2. Antiarrhythmika (Generika) mit Dosierung. (Mod. nach Massin u. von Bernuth 1996)

Klasse	i.v.-Dosierung [mg/kg]	Dauerinfusion [μg/kg/min]	orale Dosierung [mg/kg/Tag]
Klasse 1b			
Lidocain	1	20–50	–
Mexiletin	3	15	8–16
Phenytoin	3–5	20	3–8
Klasse 1c			
Propafenon	0,5–2	4–16	10–20 (200–600 mg/m^2)
Flecainid	0,5–1	3	3–6 (100–250 mg/m^2)
Klasse 2			
Propranolol	–	–	1–5
Esmolol	0,5	50–100	–
Nadolol	–	–	0,5–2,5
Atenolol	–	–	1–2
Klasse 3			
Amiodaron	5	6–12	2,5–10 125–250 mg/m^2
Sotalol	1,5	3	1–8
Klasse 4			
Verapamil	0,05–0,1	–	2–8
Klasse 6			
Adenosin	0,05–0,5	0,05	–

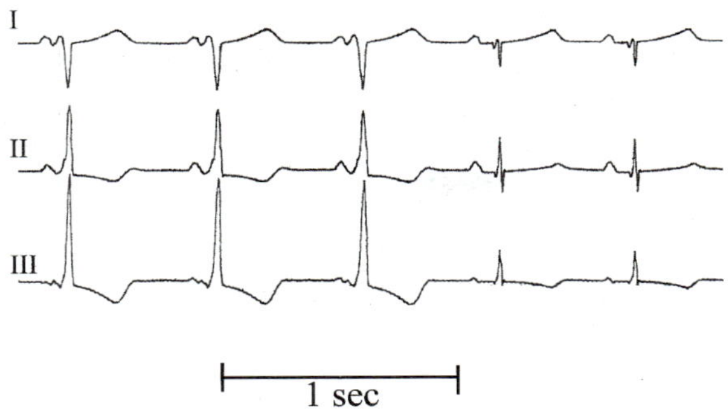

Abb. 162.1. Intermittierende Präexzitation (Wolff-Parkinson-White-Syndrom): Die ersten 3 Komplexe zeigen die für Wolff-Parkinson-White-Syndrom typischen Delta-Wellen bei verkürztem PQ-Intervall, während die folgenden 2 Komplexe normal sind.

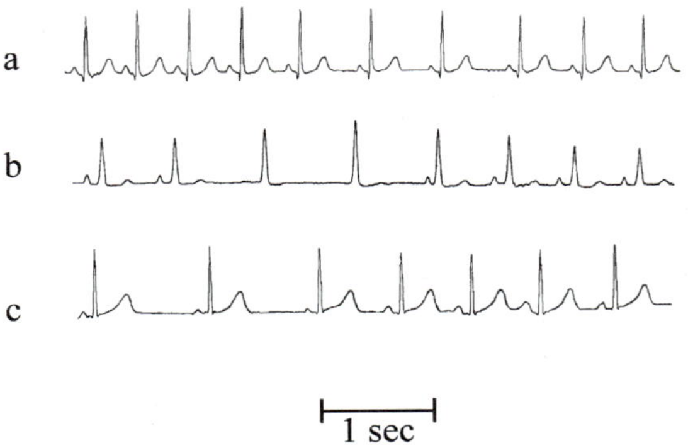

Abb. 162.2a–c. Sinusarrhythmie, atrioventrikuläre Dissoziation, wandernder atrialer Schrittmacher: **a** Sinusarrhythmie; **b** atrioventrikuläre Dissoziation: mit Verlangsamung des Sinusrhythmus fallen junktionale Ersatzschläge ein (3., 4. und 5. Schlag, P-Zacken im Kammerkomplex verborgen bzw. diesem mit verkürztem PQ-Intervall vorangehend), anschließend wieder Sinusrhythmus; **c** wandernder atrialer Schrittmacher: die ersten 3 P-Zacken langsamerer Frequenz unterscheiden sich in ihrer Form von den folgenden P-Zacken schnellerer Frequenz.

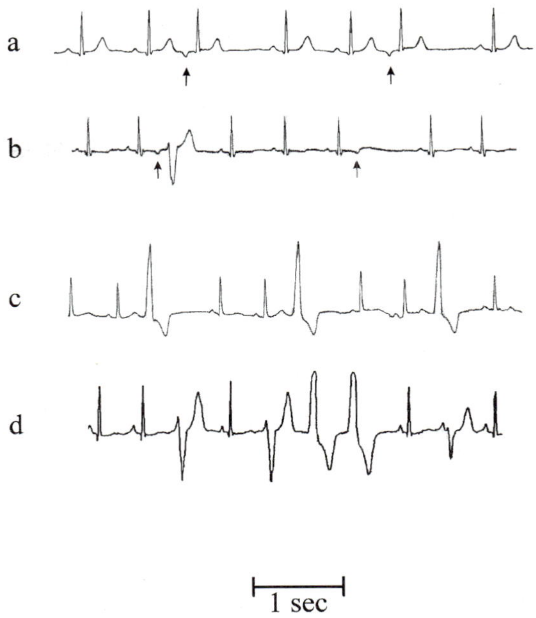

Abb. 162.3a–d. Extrasystolen. **a** 2 atriale Extrasystolen *(Pfeile)* mit nachfolgenden normalen Kammerkomplexen; **b** 2 frühe atriale Extrasystolen *(Pfeile)*, von denen die 1. mit intraventrikulärer Aberration und die 2. nicht auf die Kammern übergeleitet ist; **c** monomorphe ventrikuläre Extrasystolen; **d** polymorphe ventrikuläre Extrasystolen (Triplet in der Mitte des Streifens)

Diagnose. Wichtigste Untersuchungsmethode zur Einordnung von Herzrhythmusstörungen ist nach wie vor das Standard-EKG mit langem Rhythmusstreifen. Das Langzeit-(Holter-)EKG erleichtert die Erkennung intermittierend auftretender Herzrhythmusstörungen, ihre Quantifizierung sowie ihre Zuordnung zu Tageszeit, Aktivität und klinischen Symptomen. Ein Belastungs-EKG ist für die Diagnostik belastungsabhängiger Störungen von Nutzen. Das Ösophagus-EKG eignet sich in Verbindung mit transösophagealer atrialer Stimulation zur Analyse von supraventrikulären Tachykardien, das fetale Echokardiogramm zur Diagnostik fetaler Herzrhythmusstörungen. Eine elektrophysiologische Untersuchung mit intrakardialen Elektrodenkathetern wird heutzutage fast nur noch in Verbindung mit einer Katheterablation durchgeführt.

Sinusarrhythmie, atrioventrikuläre Dissoziation, wandernder atrialer Schrittmacher

Eine Sinusarrhythmie, die beim Kind in Ruhe sehr ausgeprägt sein kann, stellt einen Normalbefund dar (Abb. 162.2a). Sie ist in der Regel respiratorisch bedingt und durch eine Verlangsamung der Herzfrequenz während Ausatmung und eine Beschleunigung während Einatmung gekennzeichnet. Während einer Sinustachykardie durch körperliche Belastung oder Atropin ist die Sinusarrhythmie weitgehend aufgehoben. Sinkt die Sinusfrequenz vorübergehend unter die endogene Frequenz des Hisschen Bündels, so kommt es zu einer atrioventrikulären Dissoziation (Abb. 162.2b). Diese ist dadurch gekennzeichnet, daß Vorhöfe und Kammern in annähernd gleicher Frequenz (aber unabhängig voneinander) depolarisiert werden, ohne daß ein atrioventrikulärer Block vorliegt. Gelegentlich wechselt der führende Schrittmacher des Herzens vorübergehend vom Sinusknoten zu einem tieferliegenden Anteil der Vorhöfe. Dieses ebenfalls normale Phänomen bezeichnet man als wandernden atrialen Schrittmacher (Abb. 162.2c).

Supraventrikuläre und ventrikuläre Extrasystolen

Supraventrikuläre Extrasystolen sind vorzeitige Depolarisationen in den Vorhöfen (atriale Extrasystolen) oder im Atrioventrikularknoten bzw. Hisschen Bündel (junktionale Extrasystolen). Atriale Extrasystolen zeigen sich im EKG als vorzeitige deformierte P-Zacken (Abb. 162.3a), die oft normal, gelegentlich mit verlängertem PQ-Intervall, nach längeren Pausen mitunter mit funktionellem Schenkelblock der nachfolgenden Kammerkomplexe (intraventrikuläre Aberration) und bei ausgeprägter Vorzeitigkeit gar nicht auf die Kammern übergeleitet sind (Abb. 162.3b). Junktionale Extrasystolen sind durch vorzeitige normal konfigurierte Kammerkomplexe gekennzeichnet. Einzelne supraventrikuläre Extrasystolen finden sich oft bei gesunden Kindern, sind harmlos und bedürfen keiner Behandlung.

Ventrikuläre Extrasystolen sind als vorzeitige Depolarisationen distal der Aufteilung des Hisschen Bündels definiert und zeigen sich im EKG als vorzeitige abnorme Kammerkomplexe, denen keine bzw. keine überleitenden P-Zacken vorangehen. Auch ventrikuläre Extrasystolen finden sich nicht selten im Langzeit-EKG gesunder Kinder. Sie können als harmlos betrachtet werden, sofern sie monomorph sind und unter Belastung verschwinden (Abb. 162.3c). Als mögliche Vorboten einer ventrikulären Tachykardie sind dagegen alle Belastungs-induzierten, polymorphen, in die T-Welle fallenden, in Paaren oder Salven auftretenden sowie im Rahmen einer Herzerkrankung vorkommenden ventrikulären Extrasystolen ernst zu nehmen (Abb. 162.3d).

Supraventrikuläre Tachykardien

Paroxysmale Form der junktionalen Reentrytachykardie

Die häufigste Form der supraventrikulären Tachykardie ist paroxysmaler Natur und beruht auf einem Reentrymechanismus. Es handelt sich um die paroxysmale Form der junktionalen Reentrytachykardie (Abb. 162.4a,b), die in 2 Varianten vorkommt: 1. AV nodale Reentry-Tachykardie (AVNRT) mit Reentry im Atrioventrikularknoten, der in diesem Fall eine funktionelle Dissoziation in eine schnell und eine langsam leitende Bahn aufweist und 2. AV Reentry-Tachykardie (AVRT) mit Reentry über eine akzessorische Leitungsbahn, die entweder antegrad (d.h. mit Präexzitation bzw. Wolff-Parkinson-White-Syndrom während Sinusrhythmus) und retrograd oder nur retrograd leitet. Die paroxysmale Form der junktionalen Reentrytachykardie wird durch eine atriale oder ventrikuläre Extrasystole, gelegentlich auch durch eine Beschleunigung des Sinusrhythmus oder eine Ersatzsystole ausgelöst. Sie beginnt ebenso plötzlich wie sie endet und dauert wenige Schläge bis viele Stunden. Ihre Frequenz liegt zwischen 150 und 300/min und ist um so höher, je jünger das Kind ist. Die Kammerkomplexe während der Tachykardie sind in der Regel normal, allerdings sieht man gelegentlich zu Beginn eine Deformierung der Kammerkomplexe durch funktionellen Schenkelblock. Selten findet sich bei Kindern mit Wolff-Parkinson-White-Syndrom im Falle einer antegraden Leitung über die akzessorische Leitungsbahn (antidrome Tachykardie) eine starke Verbreiterung der Kammerkomplexe.

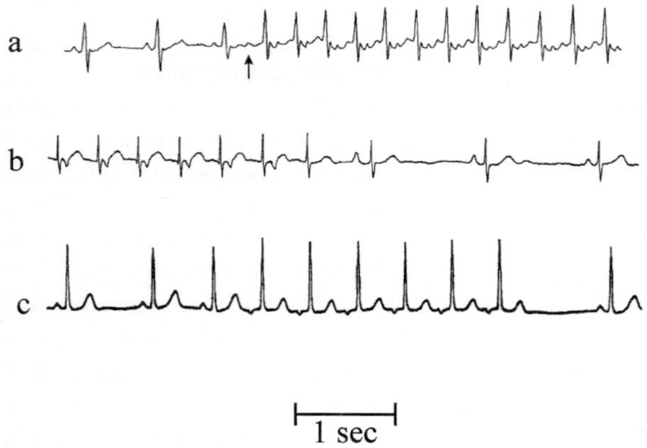

Abb. 162.4a–c. Junktionale Reentrytachykardie. **a, b** Paroxysmale Form der junktionalen Reentrytachykardie: **a** Auslösung einer Tachykardie durch eine atriale Extrasystole *(Pfeil)*, **b** Ende einer Tachykardie durch Unterbrechung der ventrikuloatrialen Leitung über eine akzessorische Leitungsbahn (fehlende retrograde P-Zacke hinter dem letzten Kammerkomplex der Tachykardie); **c** permanente Form der junktionalen Reentrytachykardie: nach 3 Sinusschlägen beginnt eine 6 Schläge andauernde relativ langsame Tachykardie (120/min) mit negativen P-Zakken in Ableitung II und deutlich kürzerem PQ- als QP-Intervall.

Klinisch ist die paroxysmale Tachykardie des Feten, Neugeborenen und Säuglings von der des älteren Kindes zu unterscheiden. Eine fetale Tachykardie kann zu einem Hydrops fetalis führen und muß über die Mutter antiarrhythmisch behandelt werden, vorzugsweise mit Digoxin. Neugeborene und Säuglinge mit langanhaltender Tachykardie sind oft herzinsuffizient, blaß, schwitzig, atmen schnell und trinken schlecht. Der tachykarde Anfall sollte immer unterbrochen werden, entweder durch Auflegen eines naßkalten Lappens auf das Gesicht oder durch i.v.-Injektion von Adenosin, bei ausbleibendem Erfolg und in dringlichen Fällen durch externe elektrische Kardioversion mit 0,5–1 J/kg. Eine prophylaktische Behandlung mit Digoxin für die Dauer von ca. 1 Jahr zur Vermeidung von Rezidiven ist indiziert. Falls unter Digoxin Rezidive auftreten, kann eine Prophylaxe mit einem Betablocker (Propranolol oder Atenolol) oder mit Medikamenten der Klasse 1c (Propafenon) oder 3 (Amiodaron oder Sotalol) erfolgreich sein. Die Prognose der paroxysmalen Tachykardie bei Neugeborenen und Säuglingen ist in der Regel gut. Die Neigung zu Rezidiven nimmt nach dem 1. Lebensjahr ab, stellt sich allerdings im Schulalter oft wieder ein.

Die paroxysmale Tachykardie beim älteren Kind verursacht nur selten eine Herzinsuffizienz, kann jedoch Schwäche oder Schwindel hervorrufen oder einfach nur als unangenehm empfunden werden. Tachykarde Anfälle enden spontan bzw. lassen sich oft durch vagusstimulierende Maßnahmen (Valsalva-Versuch, Trinken eiskalten Sprudels) unterbrechen. Bei ausbleibendem Erfolg ist die i.v.-Injektion von Adenosin oder Verapamil indiziert. Alternativ kann die Tachykardie durch transösophageale Vorhofstimulation und in dringlichen Fällen durch externe elektrische Kardioversion mit 0,5–1 J/kg unterbrochen werden. Eine prophylaktische Behandlung ist nur dann indiziert, wenn die tachykarden Anfälle häufig oder schwerwiegend sind oder als sehr störend empfunden werden. Als Mittel der ersten Wahl gilt nach wie vor Digoxin, außer bei Patienten mit Wolff-Parkinson-White-Syndrom. Bei diesen kann Digoxin eine Verkürzung der antegraden Refraktärperiode der akzessorischen Leitungsbahn bewirken und damit im Falle von Vorhofflimmern, das bei Jugendlichen und Erwachsenen mit Wolff-Parkinson-White-Syndrom gehäuft auftritt, ein Kammerflimmern auslösen. Daher wird bei diesen Patienten die Prophylaxe mit Medikamenten der Klasse 1c (Propafenon oder Flecainid) oder auch mit β-Blockern durchgeführt. Die gleichen Medikamente können bei Patienten ohne Wolff-Parkinson-White-Syndrom bei Erfolglosigkeit von Digoxin eingesetzt werden. Bei Versagen oder Unverträglichkeit der medikamentösen Therapie ist eine Hochfrequenz-Katheterablation indiziert und oft erfolgreich.

Permanente Form der junktionalen Reentrytachykardie

Diese Form der Tachykardie ist chronischer Natur und beruht auf einem Reentry-Mechanismus mit ventrikuloatrialer Leitung über eine langsam leitende akzessorische Bahn (Abb. 162.4c). Sie ist im EKG durch negative P-Zacken in den AbleitungenII, III und avF gekennzeichnet, deren PQ-Intervall kürzer als das QP-Intervall ist. Sie wird oft durch kürzere oder längere Phasen eines Sinusrhythmus unterbrochen, und ihre Frequenz ist in der Regel langsamer als diejenige der paroxysmalen Form der junktionalen Reentrytachykardie. Sie kann asymptomatisch verlaufen und bedarf dann keiner Behandlung. Symptomatische Fälle sprechen oft auf Flecainid oder Propafenon an. In schweren, gegenüber medikamentöser Therapie resistenten Fällen ist die Hochfrequenzkatheterablation der akzessorischen Leitungsbahn indiziert.

Atriale ektopische Tachykardie

Diese ebenfalls chronische, permanent oder intermittierend vorliegende Tachykardie beruht auf der tachykarden Aktivität eines ektopischen atrialen Schrittmachers. Ihre Frequenz variiert mit dem Tonus des vegetativen Nervensystems. Das EKG ist durch mehr oder weniger abnorme P-Zacken in beschleunigter Folge gekennzeichnet (Abb. 162.5a). Ein atrioventrikulärer Block unterbricht die Tachykardie nicht, als Beweis für ihre rein atriale Natur. Sie kann asymptomatisch verlaufen und völlig ausheilen. Auf der anderen Seite gibt es schwere Fälle mit nahezu permanenter Tachykardie, bei denen sich eine Herzinsuffizienz und echokardiographisch das Bild einer dilatativen Kardiomyopathie entwickelt. Eine Behandlung mit Flecainid oder Propafenon, allein oder in Kombination mit Digoxin, kann erfolgreich sein. Andernfalls ist ein Versuch mit Amiodaron oder Sotalol angezeigt. In resistenten Fällen ist die Hochfrequenzkatheterablation indiziert.

Junktionale ektopische Tachykardie

Die junktionale ektopische Tachykardie ist bei sonst herzgesunden Kindern sehr selten, bereitet jedoch unmittelbar nach Herzoperationen häufiger erhebliche Probleme. Diese Form spricht kaum auf Medikamente, sondern eher auf kontrollierte Hypothermie an, heilt jedoch, wenn sie überlebt wird, immer spontan aus (Abb. 162.5b).

Chaotische oder multifokale atriale Tachykardie

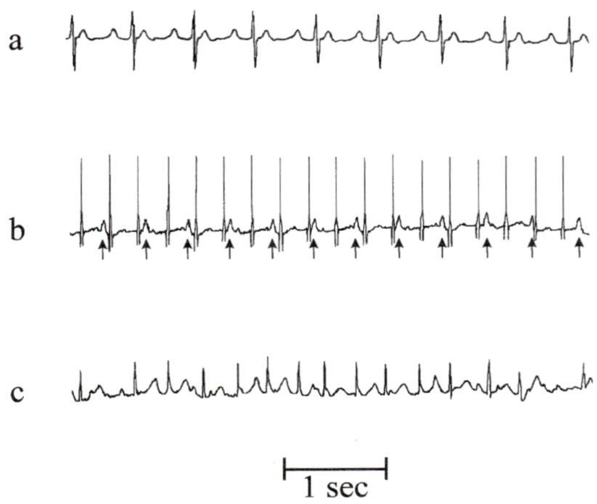

Abb. 162.5a–c. Atriale ektopische Tachykardie, junktionale ektopische Tachykardie und chaotische oder multifokale Tachykardie. **a** Ektopische Tachykardie: atriale Tachykardie (190/min) mit klar erkennbaren P-Zacken und 2:1 atrioventrikulärem Block; **b** junktionale ektopische Tachykardie: supraventrikuläre Tachykardie (schmale Kammerkomplexe, 210/min) bei atrioventrikulärer Dissoziation (Sinusfrequenz 140/min, *Pfeile* markieren P-Zacken); **c** chaotische oder multifokale atriale Tachykardie: atriale Tachykardie mit mindestens 3 unterschiedlichen P-Zacken sowie variablem PP-, PQ- und RR-Intervall

Diese ebenfalls seltene ektopische Tachykardie des Neugeborenen und jungen Säuglings ist durch mindestens 3 unterschiedlich geformte P-Zacken mit variablem PP-, PQ- und RR-Intervall, intermittierendem Sinusrhythmus sowie gelegentlich Perioden von Vorhofflimmern gekennzeichnet (Abb. 162.5c). Sie bedarf selten einer Behandlung und heilt in der Regel spontan aus.

Vorhofflattern

Vorhofflattern beruht auf einem intraatrialen Reentrymechanismus. Die Frequenz der in den Ableitungen II, III, avF und V1 am besten sichtbaren Flatterwellen beträgt zwischen 250 und 450/min. Die ventrikuläre Frequenz liegt aufgrund eines atrioventrikulären Blocks II in der Regel niedriger. Ein Vorhofflattern bei 2:1-Block, wie er häufig besteht, ist im EKG schwer erkennbar und kann durch Erhöhung des Blocks nach i.v.-Gabe von Adenosin demaskiert werden (Abb. 162.6a). Zwei Formen von Vorhofflattern sind zu unterscheiden. Die erste Form betrifft im übrigen herzgesunde Neugeborene. Sie wird durch transösophageale atriale Überstimulation oder externe Kardioversion mit niedriger Energie (0,5 J/kg) mit anschließender Digitalisierung für 1/2 bis 1 Jahr behandelt und rezidiviert nicht. Die zweite Form des Vorhofflatterns betrifft Kinder mit Herzfehlern, besonders nach Operation im Vorhofbereich. Sie tritt oft im Rahmen eines Sinusknotensyndroms auf und kann bei 1:1 atrioventrikulärer Überleitung Ursache von Synkopen oder eines plötzlichen Todes sein. Sie ist schwer zu behandeln, trotzdem ist immer eine Unterbrechung des Flatterns anzustreben. Da die medikamentöse Behandlung selten Erfolg hat, ist die Unterbrechung durch transösophageale bzw. endokavitäre atriale Überstimulation oder externe Kardioversion in Schrittmacherbereitschaft mit anschließender Prophylaxe mittels Digoxin allein bzw. in Kombination mit Propafenon oder Amiodaron indiziert. In therapieresistenten Fällen wird eine Katheterablation versucht.

Vorhofflimmern

Das im Kindesalter sehr seltene Vorhofflimmern findet sich manchmal bei Vorhoferweiterung im Rahmen einer Myokarditis oder Kardiomyopathie bzw. in Folge eines Herzfehlers. Es ist im EKG durch die typischen Flimmerwellen und eine absolute Arrhythmie charakterisiert (Abb. 162.6b). Die Behandlung mit Digoxin hat eine Verlangsamung der Herzfrequenz zum Ziel. Der Versuch einer Unterbrechung des Flimmerns durch externe Kardioversion unter Antikoagulation ist nicht immer erfolgreich.

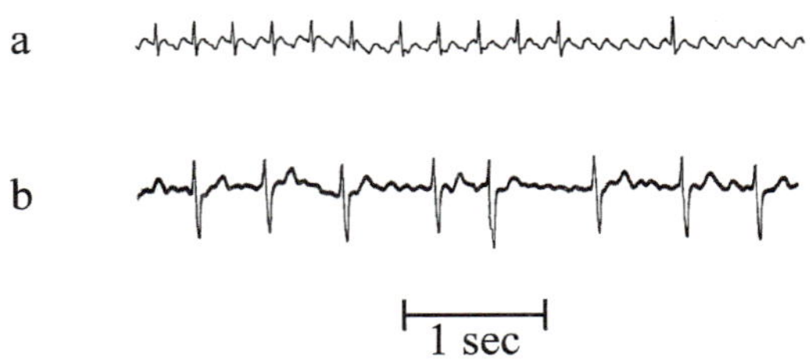

Abb. 162.6a,b. Vorhofflattern und Vorhofflimmern. **a** Vorhofflattern: sägezahnförmige Flatterwellen in Ableitung II (420/min) mit anfangs 2:1, nach i.v.-Gabe von Adenosin höhergradigem atrioventrikulärem Block; **b** Vorhofflimmern: atriale Flimmerwellen bei absoluter Arrhythmie der Kammeraktionen

Ventrikuläre Tachykardien

Eine ventrikuläre Tachykardie ist durch mehr als 3 in beschleunigter Folge auftretende konsekutive ektopische ventrikuläre Komplexe definiert. Sie ist im Kindesalter weit seltener als eine supraventrikuläre Tachykardie, kann jedoch aufgrund einer sich schnell entwickelnden Herzinsuffizienz und der Möglichkeit einer Degeneration zu Kammerflimmern besonders gefährlich sein. Die Diagnose einer ventrikulären Tachykardie beruht auf folgenden Kriterien, die im Einzelfall allerdings oft nur zum Teil nachweisbar sind:

1. Verbreiterte und gegenüber denjenigen bei Sinusrhythmus unterschiedliche Kammerkomplexe;
2. atrioventrikuläre Dissoziation, d.h. fehlende Beziehung zwischen P-Zacken und Kammerkomplexen ohne atrioventrikulären Block;
3. Capture-Schläge, d.h. intermittierende normale Schläge, die dadurch zustande kommen, daß eine Sinuserregung auf nichtrefraktäre Ventrikel trifft;
4. Fusionsschläge, d.h. Schläge, deren Form durch simultane Erregung teils einem normalem, teils einem ektopischem Kammerkomplex entspricht;
5. ventrikuläre Extrasystolen gleicher Form wie die Kammerkomplexe während der Tachykardie.

Monomorphe extrasystolische ventrikuläre Tachykardie beim herzgesunden Kind

Diese Form ist durch ventrikuläre Extrasystolen sowie kürzere oder längere Salven einer ventrikulären Tachykardie mit identischen Kammerkomplexen gekennzeichnet (Abb. 162.7a). Wenn der Patient asymptomatisch und eine Herzerkrankung sicher ausgeschlossen ist, kann eine günstige Prognose gestellt und auf eine Behandlung verzichtet werden.

Monomorphe ventrikuläre Tachykardie beim herzkranken Kind

Diese sehr heterogene Form der Tachykardie findet sich gelegentlich bei Myokarditis, Kardiomyopathie, Mitralklappenprolaps, Herztumoren und bei manchen Herzfehlern, hier vor allem postoperativ (Abb. 162.7b). Bei der Behandlung sind Anfallsunterbrechung und Prophylaxe zu unterscheiden. Zur Unterbrechung hat sich Lidocain i.v., in dringlichen oder resistenten Fällen die externe elektrische Kardioversion mit 0,5–2 J/kg bewährt. Für die Anfallsprophylaxe stehen u.a. Mexiletin, Propafenon, Phenytoin, β-Blocker und Amiodaron zur Verfügung. Alle Antiarrhythmika haben Nebenwirkungen, und die meisten können, vor allem bei geschädigtem Myokard, auch proarrhythmisch wirken. Behandlungsziel ist die Verhinderung gefährlicher Arrhythmien, nicht die Unterdrückung jeglicher ventrikulärer Ektopie. In Einzelfällen ist eine Katheterablation oder die Versorgung mit einem Kardioverter-Defibrillator indiziert.

Polymorphe ventrikuläre Tachykardie

Diese wird bei der katecholamininduzierten ventrikulären Tachykardie und als sog. „Torsade de pointes" (ventrikuläre Tachykardie mit kontinuierlich wechselnder Amplitude und Ausrichtung der Kammerkomplexe) beim QT-Syndrom beobachtet (Abb. 162.7c–e).Für das autosomal vererbte isolierte QT-Syndrom (Romano-Ward-Syndrom) wurden in den letzten Jahren Mutationen in 5 verschiedenen Ionenkanalgenen indentifiziert. Das QT-Syndrom ist durch ein verlängertes QT-Intervall (QTc=QT/RR >0,46) gekennzeichnet, während bei der verwandten katecholamininduzierten ventrikulären Tachykardie das QT-Intervall normal ist, unter Belastung jedoch reproduzierbar polymorphe ventrikuläre Extrasystolen auftreten. Klinisch treten beide Formen durch Synkopen bis zum plötzlichen Tod unter physischer oder psychischer Belastung in Erscheinung. Eine Behandlung mit β-Blockern ist unbedingt erforderlich und oft erfolgreich. Bei Therapieversagen oder ausgeprägter Sinusbradykardie ist die zusätzliche Implantation eines Vorhof-gesteuerten Frequenz-adaptiven Schrittmachers und bei fortbestehender Symptomatik die Versorgung mit einem Kardioverter-Defibrillator indiziert.

Sinusknotensyndrom

Das Sinusknotensyndrom ist durch folgende, in unterschiedlicher Kombination auftretende Veränderungen charakterisiert: eine schwere, unter Belastung nicht frequenter werdende Sinusbradykardie, ein permanenter junktionaler Ersatzrhythmus, ausgeprägte sinuatriale Leitungsstörungen und Episoden von Sinusarrest (Abb. 162.8a,b). Häufig sind atriale Tachyarrhythmien, besonders ein Vorhofflattern, assoziiert. Bei im übrigen herzgesunden Kindern ist ein Sinusknotensyndrom sehr selten. Dagegen wird es häufiger nach Herzoperationen im Vorhofbereich beobachtet, besonders nach Mustard- oder Senning-Operation und nach der Fontan-Operation und ihren Modifikationen. Die Behandlung

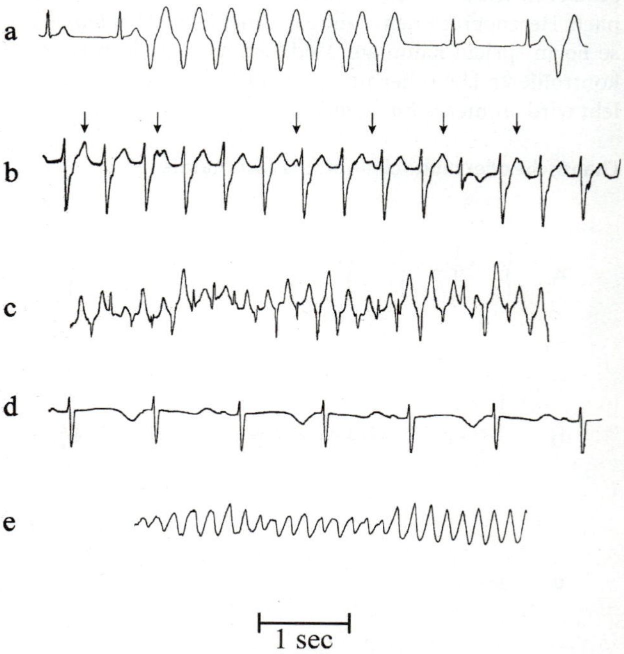

Abb. 162.7a–e. Ventrikuläre Tachykardie und QT-Syndrom. **a** Monomorphe extrasystolische ventrikuläre Tachykardie: nach 2 Sinusschlägen monomorphe ventrikuläre Tachykardie (8 Schläge, 160/min), anschließend 2 Sinusschläge und 1 ventrikuläre Extrasystole; **b** monomorphe ventrikuläre Tachykardie mit gut erkennbarer atrioventrikulärer Dissoziation (*Pfeile* markieren P-Zacken) und 1 Capture-Schlag (4. letzter Komplex); **c** polymorphe ventrikuläre Tachykardie (ca. 260/min); **d** QT-Syndrom: extreme Verlängerung des QT-Intervalls bei alternierender Ausrichtung der T-Wellen; **e** Torsade de pointes bei einem Patienten mit QT-Syndrom

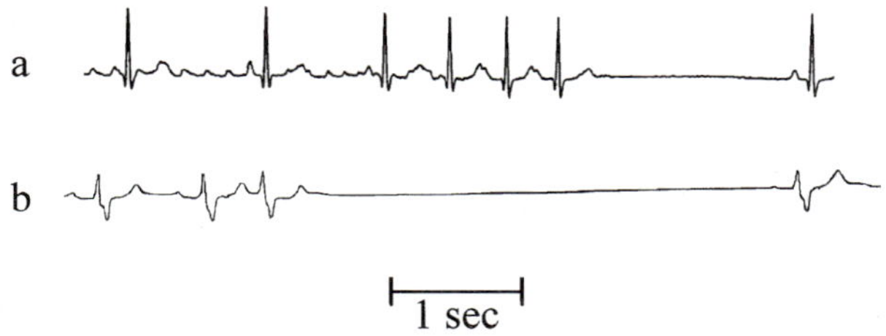

Abb. 162.8a,b. Sinusknotensyndrom. **a** Zu Beginn des Streifens atypisches Vorhofflattern, in der Mitte Sinusrhythmus, am Ende Sinusarrest von 2 s Dauer; **b** Sinusarrest von ca. 4 s Dauer nach supraventrikulärer Extrasystole

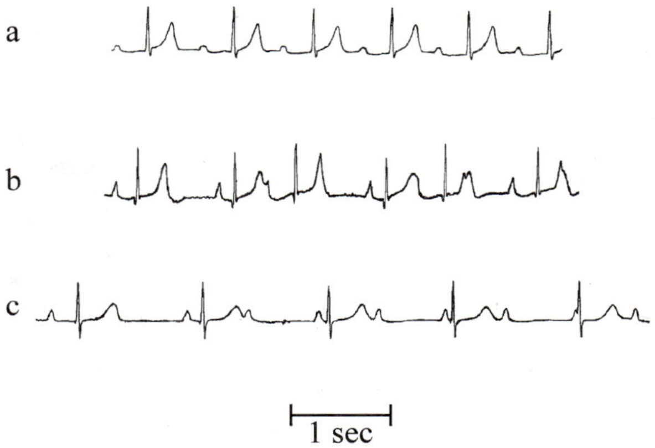

Abb. 162.9a–c. Atrioventrikulärer Block. **a** Atrioventrikulärer Block I: Verlängerung des PQ-Intervalls auf 0,3 s; **b** atrioventrikulärer Block II Typ I (Wenckebach): 3:2 atrioventrikulärer Block mit Verlängerung des P-Intervalls vor Blockierung der atrioventrikulären Überleitung (die P-Zacken sind teilweise in den T-Wellen verborgen); **c** atrioventrikulärer Block III oder kompletter Block: vollständige Dissoziation zwischen P-Zacken (90/min) und Kammerkomplexen (46/min).

symptomatischer Bradykardien besteht in der Implantation eines atrialen, bei gleichzeitigen atrioventrikulären Überleitungsstörungen eines ventrikulären oder atrioventrikulären Schrittmachers. Die atrialen Tachyarrhythmien werden wie oben beschrieben behandelt.

Atrioventrikulärer Block

Atrioventrikulärer Block I

Diese Form des Blocks, die auf einer Verzögerung der atrioventrikulären Überleitung beruht, ist im EKG durch eine Verlängerung des PQ-Intervalls gekennzeichnet, das normalerweise beim Säugling 0,16 s, beim Kind 0,18 s und beim Jugendlichen 0,20 s nicht übersteigt (Abb. 162.9a). Manchmal findet sich ein vorübergehender atrioventrikulärer Block I im Schlaf bei gesunden Kindern. Ein permanenter Block ist jedoch abnorm und bedarf der Kontrolle, da er sich zu einem höhergradigen Block fortentwickeln kann. Eine Behandlung erübrigt sich.

Atrioventrikulärer Block II

Dieser Block ist durch eine intermittierende Unterbrechung der atrioventrikulären Überleitung gekennzeichnet. Beim Typ I (Wenckebach) findet sich im EKG eine progressive Verlängerung des PQ-Intervalls bis zum Ausfall der Überleitung einer P-Zacke (Abb. 162.9b). Die Dauer der Wenkkebach-Periodik ist unterschiedlich. Diese Form des Blocks wird in Ruhe phasenweise auch bei gesunden Kindern und Jugendlichen beobachtet. Ein permanenter Block dieses Typs ist jedoch pathologisch und erfordert zwar keine Behandlung, jedoch wegen möglicher Entwicklung eines höhergradigen Blocks regelmäßige Kontrollen. Der atrioventrikuläre Block II Typ II (Mobitz), charakterisiert durch den intermittierenden Ausfall einer oder mehrerer aufeinanderfolgender atrioventrikulärer Überleitungen ohne vorangehende progressive PQ-Verlängerung sowie durch deformierte Kammerkomplexe, ist im Kindesalter sehr selten.

Atrioventrikulärer Block III (kompletter Block)

Der komplette atrioventrikuläre Block ist durch eine vollständige Unterbrechung der atrioventrikulären Überleitung definiert und entsprechend im EKG durch eine völlige Dissoziation zwischen P-Zacken und (weniger frequenten) Kammerkomplexen gekennzeichnet (Abb. 162.9c). Schmale Kammerkomplexe sprechen für einen Block proximal, verbreiterte Komplexe für einen Block distal der Aufteilung des Hisschen Bündels. Der angeborene komplette atrioventrikuläre Block kommt in etwa 2/3 der Fälle isoliert, in 1/3 in Verbindung mit einem meist schweren angeborenen Herzfehler vor. Die isolierte Form beruht in vielen Fällen auf einer Schädigung des fetalen Erregungsleitungsgewebes durch transplazentaren Übergang von Antikörpern einer latent oder manifest an einem Lupus erythematodes, Sjögren-Syndrom oder einer rheumatoiden Arthritis erkrankten Mutter. Diese Form des Blocks kann bereits in utero einen Hydrops fetalis bzw. beim Neugeborenen eine Herzinsuffizienz hervorrufen und bedarf in letzterem Fall der sofortigen Versorgung mit einem ventrikulären Schrittmacher. In anderen Fällen bleibt der Block über viele Jahre asymptomatisch. Regelmäßige Kontrollen einschließlich Langzeit-EKG-Ableitungen sind jedoch erforderlich, um über die mittlere, maximale und minimale Herzfrequenz, die Länge eventueller ventrikulärer Pausen und evtl. vorkommende ventrikuläre Arrhythmien Auskunft zu erhalten. Eine Indikation für die Implantation eines ventrikulären oder atrioventrikulären Schrittmachers besteht bei Schwindelzuständen oder Synkopen (Adams-Stokes-Anfälle), Ruhe- oder Belastungsinsuffizienz, einer mittleren Herzfrequenz im Wachzustand <50/min, ventrikulären Pausen >3–3,5 s sowie ventrikulären Extrasystolen oder Tachykardien unter Belastung.

Ein erworbener kompletter atrioventrikulärer Block beruht meist auf einer operativen Unterbrechung des Erregungsleitungssystems. Besteht der Block länger als 2 Wochen nach der Operation fort, so ist angesichts seiner schlechten Langzeitprognose praktisch immer eine Schrittmacherimplantation indiziert.

Literatur

Bernuth G von, Engelhardt W, Kramer HH et al. (1992) Atrial automatic tachycardia in infancy and childhood. Eur Heart J 13: 1410–1415

Dorostkar PC, Eldar M, Belharsen B et al. (1999) Longterm follow-up of patients with long-QT syndrome treated with β-blockers and continuous pacing. Circulation 100: 2431–2436

Fish FA, Metha FA, Johns JA (1996) Characteristics and management of chaotic atrial trachycardia. Am Cardial 78: 1052–1055

Garson A, Bink-Boelkens M, Hesslein PS et al. (1985) Atrial flutter in the young: a collaborative study of 380 cases. J Am Coll Cardiol 6: 871–878

Garson A, Dick M, Fournier A (1993) The long QT syndrome in children: an international study of 287 patients. Circulation 87: 1866–1872

Kugler JD, Danford DA, Deal BJ et al. (1994) Radiofrequency catheter ablation for tachyarrhythmias in children and adolescents. N Engl J Med 330: 1481–1487
Leenhardt A, Lucet V, Denjoy I et al. (1995) Catecholaminergic polymorphic ventricular tachycardia in children. Circulation 91: 1512–1519
Lindinger A, Heisel A, Bernuth G von et al. (1998) Permanent junctional re-entry tachycardia: a multicentre long-term follow-up study in infants, children and young adults. Eur Heart J 19: 936–942
Ludomirsky A, Garson A (1990) Supraventricular Tachycardia. In: Gillette PC, Garson A, Pediatric Arrhythmias: Electrophysiology and Pacing. Saunders, Philadelphia, pp 380–426
Massin M, Bernuth G von (1996) Übersicht über die Verwendung von Antiarrhythmika für die Behandlung tachykarder Herzrhythmusstörungen im Kindesalter. Monatsschr Kinderheilkd 144: 11–25
Mendelsohn A, Dick M, Server GA (1991) Natural history of isolated atrial flutter in infancy. J Pediatr. 119: 386–391
Paul T, Bertram H, Kriebel T et al. (2000) Supraventrikuläre Tachykardie bei Säuglingen, Kindern und Jugendlichen; Diagnostik – Medikamentöse und interventionelle Therapie. Z Kardiol 89: 546–558
Pfammatter JP, Paul T (1999) Idiopathic ventricular tachycardia in infancy and childhood. A multicenter study on clinical profile and outcome. J Am Coll Cardiol 33: 2067–2072
Pfammatter JP, Stocker FP (1998) Results of a restrictive use of antiarrhythmic drugs in the chronic treatment of atrioventricular reentrant tachycardias in infancy and childhood. Am J Cardiol 82: 72–75
Pinsky WW, Gillette PC, Garson A et al. (1981) Diagnosis, management, and long-term results of patients with congenital complete atrioventricular block. Pediatrics 69: 728–733
Ulmer HE (1994) Chronische postoperative Herzrhythmusstörungen. In: Schmaltz AA, Singer H (Hrsg) Herzoperierte Kinder und Jugendliche. Wiss Verlags-Ges, Stuttgart, S 533–552
Villain E, Bonnet D, Trigo C et al. (1996) Outcome of, and risk factors for, second degree atrioventricular block in children. Cardiol Young 6: 315–319

163 Andere Herzkrankheiten

W. Kienast, H. H. Kramer, A. A. Schmaltz

163.1 Kardiomyopathien

A. A. Schmaltz

Definition und Einteilung der Kardiomyopathien. Nach der Definition der WHO/ISFC sind Kardiomyopathien Krankheiten des Myokards, die mit einer kardialen Dysfunktion einhergehen und denen weder ein angeborener Herzfehler noch Krankheiten der Herzklappen, der Koronararterien oder eine Entzündung zugrunde liegen.

Einteilung der Kardiomyopathien (KMP) nach der WHO/ISFC-Arbeitsgruppe von 1995

- dilatative KMP,
- hypertrophe KMP,
- restriktive KMP,
- arrhythmogene rechtsventrikuläre KMP,
- unklassifizierte KMP,
- spezifische KMP:
  - ischämisch,
  - valvulär,
  - hypertensiv,
  - entzündlich,
  - metabolisch,
  - Systemerkrankung,
  - muskuläre Krankheit,
  - neuromuskuläre Krankheit,
  - allergisch/toxisch,
  - peripartal.

Während früher qua definitionem von einer unbekannten Ursache ausgegangen wurde, lassen sich heute für die sog. primären Kardiomyopathien häufig genetische Ursachen oder eine abgelaufende Myokarditis und für die sekundären Kardiomyopathien Stoffwechselstörungen, neuromuskuläre Krankheiten oder Dysmorphiesyndrome als Ursachen angeben.

Hypertrophe Kardiomyopathie (HCM)

Definition. Die hypertrophe Kardiomyopathie ist eine genetisch determinierte Krankheit von unterschiedlicher morphologischer und klinischer Expression, die durch eine Hypertrophie des Myokards ohne zugrunde liegende Ursache (Hypertonus, Krankheiten der Klappen, angeborene Herzfehler) charakterisiert ist. Sie kann mit und ohne Obstruktion des linksventrikulären Ausflußtraktes einhergehen.

Epidemiologie. Mit einer Inzidenz im Kindesalter von 2,4/100 000/Jahr gehört die hypertrophe Kardiomyopathie zu den seltenen Krankheiten und wird bevorzugt im jungen Erwachsenenalter manifest. Die wenigen Berichte aus dem Kindesalter stammen meist aus Überweisungszentren und spiegeln den klinischen Verlauf einer ausgewählten, meist schweren Krankheitsgruppe wieder. Zu 55 % tritt die hypertrophe Kardiomyopathie familiär auf, zu 45 % sporadisch.

Ätiologie und Pathogenese. Derzeit sind zahlreiche Mutationen auf insgesamt 7 verschiedenen Chromosomen (1, 3, 7, 11, 12, 14, 15) als Ursache identifiziert worden, welche die Gene für die β-Myosin-heavy-chain (MHC), das α-Tropomyosin und das Troponin T betreffen und damit etwa die Hälfte der Patienten mit HCM ausmachen. Die anderen 50 % der Patienten werden durch noch unbekannte Genloci bzw. durch Mutationen der mitochondrialen Transfer-RNA bestimmt. Einzelne Genotypen korrelieren mit bestimmten Phänotypen, d.h. auch mit bestimmten klinischen Verlaufsformen.

Pathologie und Pathophysiolgie. Der dadurch verursachte Hypertrophieprozeß der Ventrikelmuskulatur führt zu einer erheblichen Verdickung des Septums, die sehr unterschiedlich lokalisiert sein kann und zu einer Verkleinerung des Ventrikelkavums und einer variablen Obstruktion der linksventrikulären Ausflußbahn führt. Daneben finden sich Formen mit konzentrischer Hypertrophie, mit einer Obstruktion in der Mitte des Ventrikels und einer überwiegend apikalen Hypertrophie. Die Aortenklappe ist unauffällig, subaortal ist das Endokard meist verdickt, die Mitralklappe in 90 % insuffizient. Histologisch findet sich eine wirre, teils wirbelförmige Anordnung der Muskelfasern mit abnormem Verzweigungsmuster der Myofibrillen.

Pathophysiologisch steht die gestörte diastolische Funktion mit einer abnormen Relaxation und verzögerten Mitralklappenöffnung im Vordergrund, während die Obstruktion ausgesprochen variabel ist. Die systolische Einengung des linksventrikulären Ausflußtraktes führt durch den Venturi-Effekt zu einer Vorwärtsbewegung des Mitralsegels und seiner Chordae, wodurch sich der Berührungspunkt des Mitralsegels verlagert, der Klappenschluß aufgehoben wird und als Folge eine Mitralinsuffizienz entsteht. Die Obstruktion findet sich bei ca. 25 % der Patienten, besonders bei denen mit asymmetrischer Form.

Klinische Symptome und Verlauf. Belastungsdyspnoe, Angina und (Prä-)Synkopen sind die Leitsymptome des Erwachsenenalters, während Kinder selten Beschwerden angeben. Jedoch hat gerade die Hauptkomplikation, der plötzliche Herztod, seinen Häufigkeitsgipfel zwischen dem 14. und 30. Lebensjahr. Ursache sind supraventrikuläre Tachykardien, Überleitungsstörungen, aber auch myokardiale Ischämien. Eine einschlägige Familienanamnese, anamnestische (Prä-) Synkopen sowie eine ausgeprägte Ventrikelhypertrophie gelten als Risikofaktoren für einen plötzlichen Herztod. Selten findet sich ein Übergang der hypertrophen Kardiomyopathie in eine dilatative Verlaufsform mit dem klinischen Bild der Herzinsuffizienz.

Diagnose und Differentialdiagnose. Der Geräuschbefund ist recht variabel, wobei das Systolikum nach Belastung und beim Valsalva-Preßversuch lauter wird. Im EKG findet sich bevorzugt eine Linkshypertrophie mit spitzwinkelig negativem T, aber auch andere Befunde werden beschrieben. Die entscheidende nichtinvasive diagnostische Methode ist die Echokardiographie. Die asymmetrische Septumhypertrophie (ASH) mit einem Septumhinterwandquotienten > 1,3, die systolische Vorwärtsbewegung der Mitralklappe (SAM, „systolic anterior movement") sowie eine Vorwärtsverlagerung des Mitralklappenapparates in das verkleinerte Kavum des linken Ventrikels und eine frühsystolische Aortenklappenschließungsbewegung sind die M-mode-Charakteristika der hypertrophen Kardiomyopathie. Dabei lassen sich Ausmaß und Lokalisation der Hypertrophie oft besser im 2-dimensionalen Schnittbild darstellen. Die Farbdopplerechokardiographie zeigt mit der Turbulenz des Blutstromes den genauen Ort der Obstruktion und das Ausmaß der Mitralinsuffizienz (s. Abb. 163.1). Die Herzkatheterisierung liefert den Druckgradienten evtl. unter pharmakologischer Belastung, dient der Beurteilung der Mitralinsuffizienz und der Abklärung eventueller Begleitfehlbildungen. Bei konzentrischer Hypertrophie bzw. der nichtobstruktiven Form empfiehlt es sich, zusätzlich eine transvaskuläre Endomyokardbiopsie durchzuführen, um sekundäre Formen auszuschließen. Differentialdiagnostisch muß vom Geräuschbefund her auch an einen Mitralklappenprolaps oder die verschiedenen Formen der Obstruktion im linksventrikulären Ausflußtrakt gedacht werden. Ein die Ausflußbahn einengender Tumor kann mitunter nur pathohistologisch differenziert werden.

Therapie. Die Zunahme der Hypertrophie zu verlangsamen, die Symptome zu beseitigen und der Gefahr des plötzlichen Herztodes vorzubeugen, sind die Ziele der medikamentösen Therapie. Durch Ausschalten der sympathischen Stimulation und Senkung der Herzfrequenz mittels β-Blockern (2 mg/kg KG Propanolol) kann man bei 1/3 der Patienten den Druckgradienten reduzieren und die Symptome bessern. Verapamil (2–5 mg/kg KG) zeigte sich besonders bei der Verbesserung der diastolischen Funktion überlegen. Seine Wirksamkeit ist auch fürs Kindesalter nachgewiesen. Beide können jedoch nicht dem plötzlichen Herztod vorbeugen; bei Vorliegen mehrerer Risikofaktoren ist deshalb eine niedrig dosierte Amiodaron-Therapie indiziert.

Erweisen sich die Beschwerden als therapieresistent und steigt der Ruhegradient über 50 mmHg, ist eine operative Therapie indiziert. Diese wird überwiegend als transaortale Myektomie mit einer operativen Letalität meist <5 % durchgeführt. Postoperative Komplikationen wie ein totaler AV-Block sind selten; der komplette Linksschenkelblock kann durch entsprechende Schnittführung weitgehend vermieden werden. Als eine Art Zwischenstufe wird neuerdings auch die Implantation eines DDD-Schrittmachers empfohlen, worüber erste Erfahrungen auch aus dem Kindesalter vorliegen. Die geänderte Abfolge der Erregungsausbreitung im Myokard führt zu einer über 30 %igen Reduzierung des Druckgradienten und zu einer klinischen Besserung. Im Erwachsenenalter wird schließlich die Infarzierung des septalen Myokards durch intrakoronare Alkoholinjektion zur Beseitigung der linksventrikulären Ausflußtraktobstruktion erprobt.

Prognose. Im eigenen Krankengut fanden wir eine jährliche Mortalitätsrate von 3,5 %. Epidemiologische, bevölkerungsbezogene Studien zeigten jedoch einen günstigeren Verlauf mit Mortalitätsraten von 0,6 bis 0,7 % und eine aktuarische Überlebensrate von 95 % nach 10 Jahren. Operierte Patienten schnitten nur mit einer Dauertherapie mit Verapamil

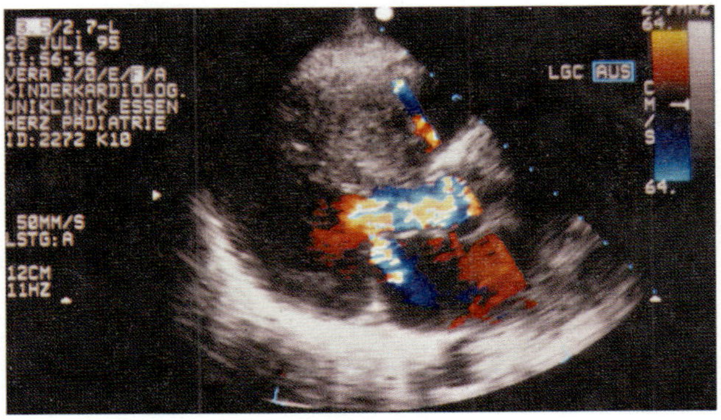

Abb. 163.1. Parasternaler Längsschnitt bei einem Kind mit hypertropher obstruktiver Kardiomyopathie. Man sieht die enorme Verdikkung des Septums bei deutlich schmalerer Hinterwand. Der Farbdoppler zeigt die Obstruktion im linksventrikulären Ausflußtrakt; durch den Venturi-Effekt wird das vordere Mitralsegel nach vorn gezogen, eine Mitralinsuffizienz entsteht

noch besser ab. Bei dem deutlichen Endokarditisrisiko von 5–9 % aller Fälle ist eine konsequente Endokarditisprophylaxe prä- wie postoperativ unbedingt angezeigt.

Dilatative Kardiomyopathie (DCM)

Definition. Unter einer dilatativen Kardiomyopathie versteht man eine Dilatation des linken Ventrikels sowie der anderen Herzhöhlen mit mäßiger Wandhypertrophie und ausgeprägter systolischer Funktionseinschränkung.

Epidemiologie. Auch wenn die DCM die häufigste Indikation zur Herztransplantation im Kindesalter darstellt, so ist sie doch – epidemiologisch gesehen – eine sehr seltene Krankheit. In Finnland fanden sich in einer retrospektiven Untersuchung 2,6 Kinder und Jugendliche mit dilatativer Kardiomyopathie auf 100 000 Einwohner. Jährlich wurden 0,34 Fälle auf 100 000 Einwohner neu beobachtet.

Ätiologie und Pathogenese. Es ist für die Herzmuskelzelle charakteristisch, daß sie auf unterschiedlichste Noxen mit dem gleichen Reaktionsmuster reagiert: Zunächst kommt es zu einer Zytolyse der Myofibrillen, die dann von mononukleären Zellen resorbiert werden, so daß sich eine interstitielle Fibrose ausbildet. Benachbarte Myozyten hypertrophieren kompensatorisch, das zelluläre Infiltrat bildet sich zurück. Die zahlenmäßig häufigste Ursache der dilatativen Kardiomyopathie ist eine abgelaufene Myokarditis, wobei der pathogenetische Weg in Abb. 163.2 dargestellt ist. Während im Erwachsenenalter die zweithäufigste Ursache die koronare Herzkrankheit ist (gefolgt von peripartaler DCM, der HIV-Infektion und dem Alkohol), spielen im Kindesalter die Adriblastinkardiomyopathie, die familiäre Kardiomyopathie und spezifische Ursachen eine größere Rolle. Dabei wird der Anteil der familiären Kardiomyopathien in den letzten Jahren immer höher eingeschätzt und beträgt 20–30 %. Durch Linkageanalyse konnten Genloci auf den Chromosomen 1q1–1p1, 1q31–1q32, 3p22–3p25, 9q13–9q22, 10q21–10q23 und auf dem X-Chromosom (xp21, xq28) identifiziert werden. Daneben muß man aber bei einem familiären Auftreten besonders nach spezifischen Kardiomyopathien forschen, d.h. nach zugrunde liegenden muskulären, metabolischen oder anderen Systemerkrankungen (s.u.).

Pathologie und Pathophysiologie. Das pathologische Substrat ist ein dilatierter linker Ventrikel mit nur mäßiger Wandhypertrophie. Häufig findet sich eine leichte Mitralinsuffizienz, die Koronararterien sind unauffällig. Wandständige Thromben stellen eine ernstzunehmende Komplikation dar. Die Histologie zeigt lichtmikroskopisch unspezifische Befunde. Die Myofibrillen weisen ein unterschiedliches Kaliber auf, man findet eine interstitielle Fibrose sowie eine geringe mononukleäre Infiltration. Diese zellulären Infiltrate können immunhistochemisch als Makrophagen oder T-Lymphozyten charakterisiert werden und weisen bei stärkerer Ausprägung auf einen chronisch-entzündlichen Prozeß hin. Molekularbiologisch läßt sich bei 20 % der Patienten durch Polymerasekettenreaktion und In-situ-Hybridisierung Virusgenom mit großer Sensitivität und Spezifität nachweisen und in der infizierten Zelle lokalisieren.

Pathophysiologisch besteht eine erhebliche systolische Dysfunktion mit allen Folgen des „low cardiac output". Durch die Linksherzinsuffizienz kommt es zu einem Rückstau und einer pulmonalen Kongestion mit interstitiellem Ödem. Das unzureichende Herzzeitvolumen löst neurohumorale Adaptationsmechanismen aus, um die renale Perfusion durch Aktivierung des Renin-Angiotensin-Aldosteron-

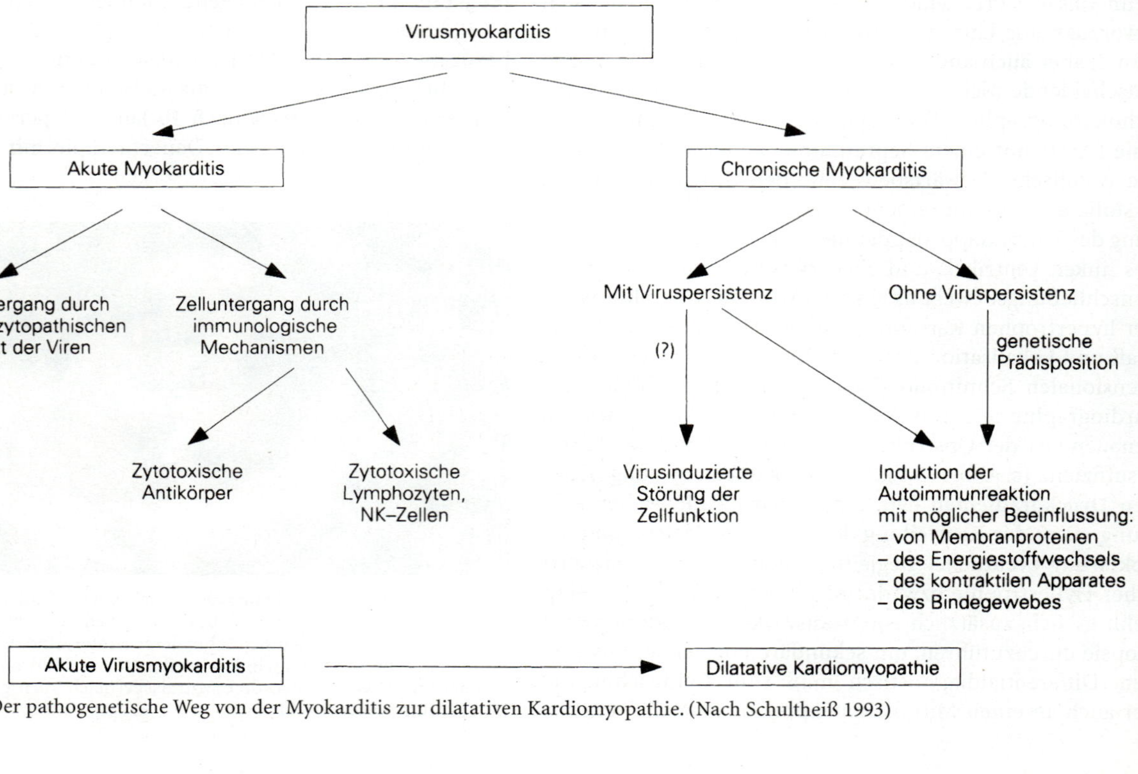

Abb. 163.2. Der pathogenetische Weg von der Myokarditis zur dilatativen Kardiomyopathie. (Nach Schultheiß 1993)

Systems zu sichern. Die Konsequenz ist eine Wasser- und Salzretention mit starker peripherer Vasokonstriktion.

Klinische Symptome und Verlauf. Erkrankungsbeginn sind bei 75% unserer Patienten die ersten beiden Lebensjahre. Oft fällt im Rahmen eines fieberhaften Infektes erstmalig die Kardiomegalie auf. Bei genauem Nachfragen findet man schon längere Zeit die uncharakteristischen Symptome der Herzinsuffizienz: Abgeschlagenheit, Ernährungs- und Gedeihstörung, Tachydyspnoe, hartnäckig anhaltenden Husten, periphere Ausschöpfungszyanose und Ödemneigung. Auskultatorisch findet sich häufig das systolische Geräusch der Mitralinsuffizienz sowie feine Rasselgeräusche über den basalen Lungenabschnitten. Mitunter ist das Leitsymptom jedoch eine plötzlich aufgetretene Halbseitenparese infolge Embolisierung von intrakavitären Thromben, die als tödliche Komplikation in bis zu 38% der Fälle auftritt.

Diagnose und Differentialdiagnose. Die EKG-Befunde sind uneinheitlich, am häufigsten findet man eine linksventrikuläre Hypertrophie mit Störung der Repolarisationsphase. Die Diagnose wird mit der Echokardiographie gestellt; der dilatierte linke Ventrikel, häufig mit abnormer Septumbewegung, immer mit herabgesetzter Verkürzungsfraktion, läßt sich besonders gut im M-mode quantifizieren. Die dopplerechokardiographische Beurteilung des Mitraleinstromes erlaubt eine Differentialdiagnose zur restriktiven Kardiomyopathie; hier ist durch die hohe Geschwindigkeit der frühen Einstromphase bei niedriger Geschwindigkeit der Vorhofkontraktion das E/A-Verhältnis erhöht. Mit der zweidimensionalen Technik beurteilen wir die Reflexstärke des Endokards und suchen nach intrakavitären Thromben, die sich in 4–16% der klinischen Fälle, in 43–57% bei Autopsieserien finden (s. Abb. 163.3).

Herzkatheterisierung und Angiokardiographie sind bei Auftreten einer Kardiomyopathie in den ersten beiden Lebensjahren unbedingt indiziert. Sie dienen dem Ausschluß

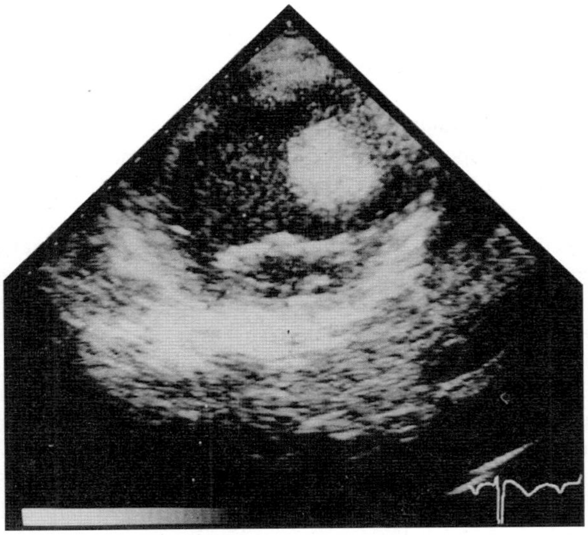

Abb. 163.3. Die echokardiographische Kurzachse bei einem Kind mit dilatativer Kardiomyopathie zeigt den runden, dilatierten linken Ventrikel mit der quergetroffenen Mitralklappe (hinten) und einen Thrombus

von strukturellen Anomalien, insbesondere von Koronaranomalien (Bland-White-Garland-Syndrom, s. dort) und ermöglichen die Erfassung hämodynamischer Daten. Mittels Endomyokardbiopsie kann dann die Ursache der dilatativen Kardiomyopathie genauer abgeklärt werden.

Bei Vorliegen einer chronischen Myokarditis können ggf. zusätzliche therapeutische Konsequenzen gezogen werden. Letztendlich ist die dilatative Kardiomyopathie aber eine Ausschlußdiagnose. Ein dekompensiertes Vitium cordis kann schon mittels Echokardiographie, ein Bland-White-Garland-Syndrom sicher nur angiokardiographisch ausgeschlossen werden. Das Langzeit-EKG deckt eine anhaltende Tachykardie auf, die ebenfalls zur linksventrikulären Dilatation führen kann. Die Endokardfibroelastose erkennen wir an der gesteigerten Reflexstärke der Endokardechos im Echokardiogramm, während die Myokarditis ausschließlich histologisch abgegrenzt werden kann. Auf die Differentialdiagnose der verschiedenen spezifischen Kardiomyopathieformen wird noch eingegangen.

Therapie. In der akuten Phase der Herzinsuffizienz besteht die Therapie in Allgemeinmaßnahmen wie Bettruhe, leichter Sedierung, Flüssigkeitsrestriktion und ggf. Sauerstoffzufuhr. Dazu kommt die medikamentöse Therapie, die aus ACE-Hemmern, Diuretika und Digitalis besteht, im Extremfall aus Katecholaminen und Vasodilatatoren. An der neurohumoralen Fehlregulation soll im chronischen Stadium die β-Blocker-Therapie ansetzen, die im Kindesalter allerdings noch nicht erprobt ist. Bei einer länger bestehenden „shortening fraction" <20% sowie bei vorausgegangenen thromboembolischen Ereignissen empfiehlt sich zur Prophylaxe von intrakavitären Thromben die orale Antikoagulation mit Phenprocumon. Die Indikation für eine antiarrhythmische Therapie richtet sich nach den allgemeinen kinderkardiologischen Grundsätzen: Bei anhaltenden ventrikulären Dysrhythmien oder bei durch Herzrhythmusstörungen ausgelösten Beschwerden sollte eine Behandlung mit Propafenon, bei Therapieresistenz mit Amiodaron eingeleitet werden.

Bei rezidivierenden Dekompensationen und guter Patientencompliance muß schließlich die Herztransplantation als grundlegende therapeutische Entscheidung diskutiert werden. Die mittlere aktuarische Überlebensquote liegt nach einem Jahr bei herztransplantierten Kindern bei ca. 95%, nach 3 Jahren bei 87%. Jedoch ist der langfristige Verlauf bezüglich der Häufigkeit der koronaren Herzkrankheiten und der Malignomhäufigkeit noch ungewiß. Auch stellt die Quantität der postoperativen Überwachung und Medikationen große Anforderungen an die Patientengeduld und schränkt deren Lebensqualität ein, so daß die Entscheidung zur Transplantation nicht zu früh erfolgen sollte.

Prognose. Unter der so intensivierten Therapie hat sich in den letzten beiden Jahrzehnten die Prognose zweifellos verbessert. Eine Metaanalyse verschiedener retrospektiver Studien ergibt für die dilatative Kardiomyopathie eine Einjahresüberlebensquote von 73%, sowie eine Fünfjahresüberlebensquote von 58%. Da es sich hier überwiegend um Studien aus tertiären Zentren handelt, bei denen die Anzahl schwerer Fälle immer größer ist, darf man bei bevölkerungsbezogenen Studien von besseren Zahlen ausgehen.

Restriktive Kardiomyopathie

Die restriktive Kardiomyopathie ist charakterisiert durch eine Einschränkung der diastolischen Compliance und eine erhöhte myokardiale Steifigkeit bei normaler systolischer Funktion. Ätiologisch finden sich bei Erwachsenen häufig infiltrative Prozesse, z.B. eine Amyloidose. Im Kindesalter ist die Krankheit äußerst selten, ca. 50 Patienten sind dokumentiert. Pathoanatomisch finden sich dilatierte Vorhöfe, die Ventrikel sind unauffällig. Histologisch sieht man allenfalls eine leichte interstitielle Fibrose, keine Entzündungszeichen.

Das klinische Bild ist durch eine chronische Herzinsuffizienz bestimmt. Im EKG fällt eine P-dextrokardiale auf, bei der Dopplerechokardiographie des Mitraldurchflusses ist die E-Welle wesentlich größer als die A-Welle, bei der Druckregistrierung findet sich ein „Dip- und Plateau-Phänomen".

Die Prognose ist äußerst schlecht, nur eine rasche Herztransplation erscheint als hoffnungsvolle Option.

Endokardfibroelastose – „non-compaction of the myocardium"

Definition. Nach der WHO-Definition werden beide Krankheitsbilder unter die Gruppe der unklassifizierten Kardiomyopathien eingeordnet. Bei der Endokardfibroelastose handelt es sich dabei um eine porzellangußartige Verdikkung des Endokards, die zu einer massiven systolischen und diastolischen Funktionsbehinderung führt.

Ätiologie. Die Ätiologie ist unklar. Lymphbahnenobstruktionen, genetische Faktoren, eine fetale Myokarditis (Mumps!) und eine Autoimmunkrankheit werden als Ursachen diskutiert, bei anderen Fällen glaubt man eher an eine sekundäre unspezifische Reaktion auf eine erhöhte Wandspannung.

Pathologie. Das Endokard ist auf mehr als 10 Zellagen Dicke verbreitert und besteht aus Bindegewebszellen, kollagenen und elastischen Fasern. Die Endokardfibroelastose kann isoliert oder kombiniert, insbesondere in Verbindung mit Obstruktionen des linksventrikulären Ausflußtraktes als dilatierte oder kontrakte Form auftreten (s. Abb. 163.4a,b).

Klinische Symptome. Mit dem früh einsetzenden Herzversagen (<2Jahre Alter), der elektrokardiographischen linksventrikulären Hypertrophie und der linksventrikulären Funktionsstörung bei fehlenden strukturellen Anomalien gleicht sie im Erscheinungsbild der dilatativen Kardiomyopathie, von der sie echokardiographisch durch eine vermehrte Echogenität des Endokards, zuverlässig aber nur durch die Endomyokardbiopsie abgegrenzt werden kann. Differentialdiagnostisch muß weiterhin ein Bland-White-Garland-Syndrom und eine angeborene Myokarditis ausgeschlossen werden.

Therapie und Prognose. Trotz intensiver antikongestiver Therapie mit Digitalis, Diuretika und ACE-Hemmern liegt die Gesamtmortalität bei 30 %.

Das isolierte *„non-compaction of the myocardium"* ist eine Persistenz des losen Maschenwerkes der Myofibrillen, die sich nicht verdichten, sondern als ungewöhnlich starke Trabekel mit tiefem dazwischen liegenden Rezessus in das Ventrikellumen vorspringen. Es wird deshalb auch „schwammiges Myokard" genannt. Mit einer Prävalenz von 0,05 % aller echokardiographischen Untersuchungen im Erwachsenenalter ist es im Kindesalter noch seltener und bietet das klinische Bild der dilatativen Kardiomyopathie. Die Prognose ist schlecht.

Gleiches gilt für die arrhythmogene rechtsventrikuläre Kardiomyopathie, bei der das rechtsventrikuläre Myokard durch fibröses oder Fettgewebe ersetzt ist. Überwiegend im jungen Erwachsenenalter treten schwere Arrhythmien und Rechtsherzversagen auf.

Spezifische Kardiomyopathien genetischen Ursprungs

1. Stoffwechselkrankheiten
   a) Speicherkrankheiten: Glykogenspeicherkrankheit Typ II, III, IV, IX, Mukopolysaccharidose TypI–VII, Mukolipidose II, Refsum-Krankeit, Gangliosidose GM1 und GM2, Galaktosialidose;
   b) verminderte Energieproduktion: Defekte der oxydativen Phophorylierung (Atmungskette), Defekte im Glukose-/Pyruvatstoffwechsel, Defekte der oxydativen Fettsäureutilisation (mitochondrialer Fettsäurentransport: Carnitin-, Carnitin-Palmitoyl-Transferase-Defizienz, Fettsäurenoxydation);
   c) toxische Metabolite im Intermediärstoffwechsel: Propionazidämie, Methylmalonazidämie, Kethothiolasedefizienz, Tyrosinämie;
2. neuromuskuläre Krankheiten
   a) Muskeldystrophie: Duchenne-, Becker-, Glieder-Gürtel-, Emery-Dreifuss-Typ, kongenitale/myotone Muskeldystrophie,
   b) kongenitale Myopathie: Centralcore-, Nemalin-, myotubuläre Myopathie, Multicore-Typ (u.a.), granulofilamentöse Myopathie;
   c) Friedreichs Ataxie, CDG-Syndrom;
3. Fehlbildungssyndrom mit DCM
   - Lipodystrophie, Leopard-, Noonan-, Costello-, Alström-Syndrom;
   - Wiedemann-Beckwith-, kardiofaziokutanes Syndrom;
   - autosomal-rezessive palmoplantare Keratose;
   - autosomal-rezessiver Hypogonadismus, Retardierung, DCM;
   - autosomal-rezessive Mikrozephalie, Retardierung, DCM;
   - X-gebundener Mikrophthalmus, Hautdefekte;
   - X-gebundener kardialer Dystrophindefekt;
4. isolierte DCM
   - kardialer Dystrophindefekt (X-chromosomal, Xp21);
   - Barth-Syndrom (Xp28; G4.5-Protein = Tafazzin) (auch als generalisierte Mitochondriopathie mit Neutropenie und 3-Methylglutakonacidurie);
   - kardial beschränkte Mitochondriopathien.

Spezifische Kardiomyopathie

Definition. Spezifische Kardiomyopathien sind Kardiomyopathien mit bekannter Ursache, die unter dem pathologischen und klinischen Bild der bisher behandelten Kardiomyopathien auftreten können. Ein wichtiges Merkmal ist der Präsentationswandel: So kann bei zahlreichen Stoffwechselkrankheiten die Kardiomyopathie sowohl in der hypertrophen wie in der dilatativen Form oder mit Merkmalen beider Formen auftreten bzw. von der hypertrophen in eine dilatative Form übergehen. Sie sind ausgesprochen selten und sehr vom Überweisungsmodus des jeweiligen Zentrums abhängig.

Ätiologie. Während im Erwachsenenalter die Ischämie, der Hypertonus und der Alkohol im Vordergrund stehen, handelt es sich bei Kindern einerseits um toxisch-medikamentös bedingte Ursachen (Adriamycin, ACTH, Kortikostero-

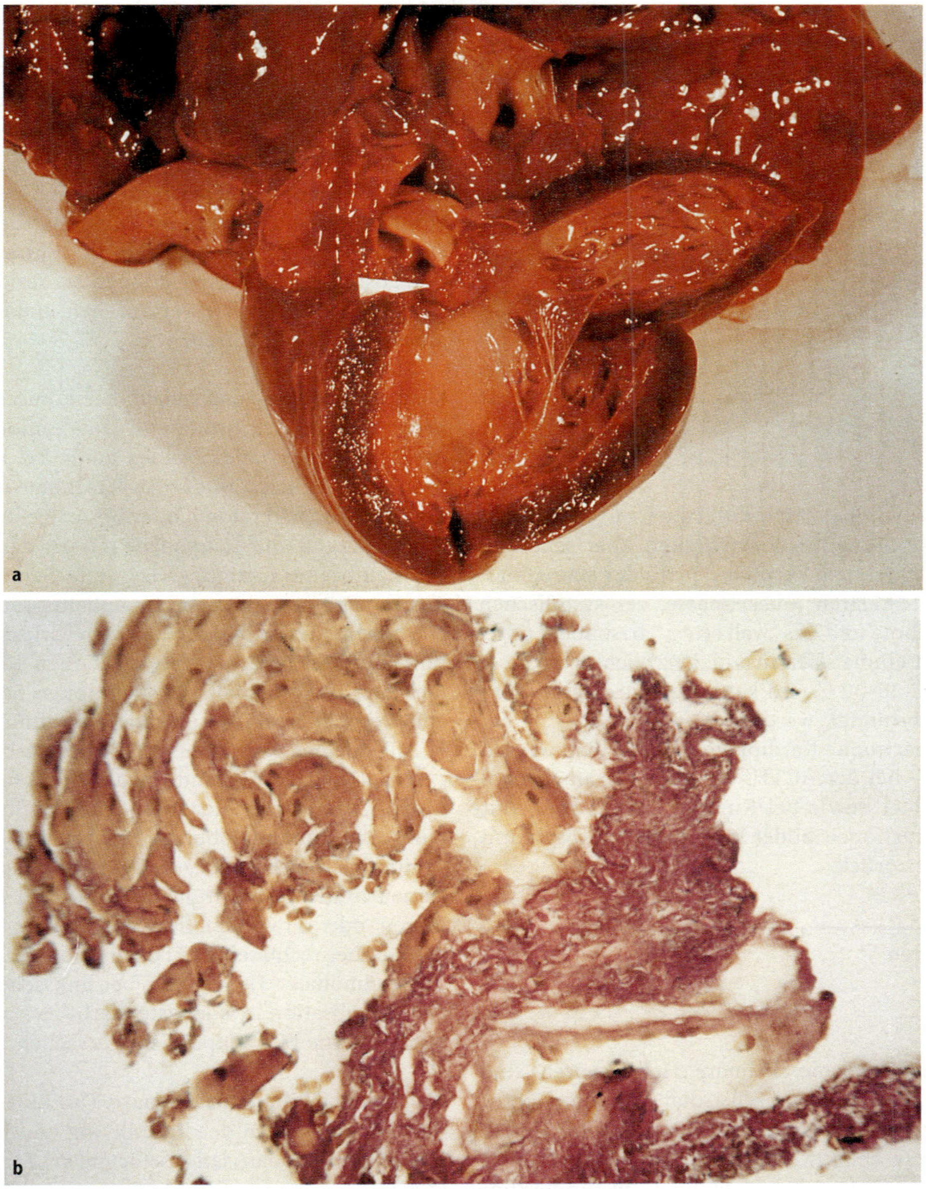

Abb. 163.4. **a** Sektionspräparat des Herzens eines 2 Monate alten Säuglings, der an einer schweren, dekompensierten Herzinsuffizienz verstorben war. Im aufgeschnittenen linken Ventrikel sieht man die porzellangußartige Auskleidung durch das extrem verdickte Endokard. **b** Nach retrograder Sondierung gewonnene Endomyokardbiopsie aus dem linken Ventrikel: In der Elastika-van-Giesson-Färbung sieht man die stark verdickten elastischen Fasern rot, das Myokard orange

ide) andererseits um genetisch bedingte zugrunde liegende Stoffwechselkrankheiten, neuromuskuläre Krankheiten oder Fehlbildungssyndrome sowie isolierte Kardiomyopathien. Zu den möglichen Ursachen dieser genetischen Kardiomyopathien s. Übersicht. Im Detail muß hier auf die Literatur (Schwartz et al. 1996) verwiesen werden.

Klinische Symptome. Hypoglykämien, metabolische Acidose, Laktaterhöhung, Anionenlücken, Hyperammonämie und organische Säuren im Urin sind die wesentlichen Symptome, die auf eine Stoffwechselkrankheit hinweisen. Muskuläre Schwäche und Hypotonie, Ataxie und Myotonie, unter den Laborwerten eine CK-Erhöhung finden sich bei den verschiedenen neuromuskulären Krankheiten. Fehlbildungssyndrome können schließlich die verschiedensten dysmorphen Zeichen an den unterschiedlichsten Organsystemen aufweisen: Statur, Skelett, Haut, Gesicht, Kopf, ZNS, Genitale und anderes können betroffen sein. Den Symptomen entsprechend ist in Tabelle 163.1 eine Basisdiagnostik zusammengestellt, die freilich im Einzelfall erweitert werden muß.

Therapie. Eine Therapie ist nur bei wenigen spezifischen Kardiomyopathien möglich, z.B. bei Defekten der oxydativen Fettsäureutilisation mittels Carnitinsubstitution. Ansonsten kann sie lediglich symptomatisch sein. Die Prognose ist abhängig von der Grundkrankheit.

Sonderformen. Bei der Adriamycin-Kardiotoxizität unterscheiden wir eine sehr seltene myokarditisähnliche Soforttoxizität von der häufigeren, chronischen, dosisabhängigen

Tabelle 163.1. Basisdiagnostik der spezifischen Kardiomyopathien

Substrat	Untersuchung
Blut	Ganzes Blutbild, Ferritin, Eisen
	Blutgasanalyse, Laktat, Pyruvat, Ammoniak, Glukose, Carnitin, Aminosäuren
	Kreatininkinase, GOT, GPT
	Kreatinin, Harnstoff, Harnsäure
	β-OH-Butyrat, Acetoacetat (bei Hypoglykämien)
	Saure Glukosidase in Leukos (nur bei Säuglingen)
Urin	Organische Säuren, Glykosaminoglykan, Oligosaccharide
Opthalmologische Untersuchung	Katarakt, Retina

Kardiomyopathie, die bei 30% der Patienten auftritt, deren Gesamtdosis 550 mg/m^2 überschreitet. Aber schon ab 220 mg/m^2 beobachtet man bei 65% der Kinder eine Abnahme der linksventrikulären Muskelmasse, der systolischen Wanddickenzunahme und des „wall stress" besonders unter Belastung. Treten einmal Herzinsuffizienzzeichen auf, liegt die Mortalität bei 30–50% und kann nur durch eine Herztransplantation verhindert werden.

Reversible hypertrophe Kardiomyopathieformen werden – dosisabhängig – bei der ACTH- bzw. der Dexamethason-Therapie beobachtet, sowie bei Kindern diabetischer Mütter. In beiden Situationen bildet sich die Hypertrophie innerhalb 6 Monate zurück.

163.2 Herztumoren

A. A. Schmaltz

Definition und Epidemiologie. Primäre Herztumoren sind meist gutartig und treten intraperikardial (Teratome), intramural (Rhabdomyome, Fibrome) oder intrakavitär (Myxome) auf. Sie finden sich in 1/5 000 nicht ausgewählten Autopsien oder machen 0,0017% der Aufnahmen in Kinderkliniken aus. Maligne Tumoren sind noch seltener und meistens metastatisch. Rhabdomyome sind die häufigsten Herztumoren im frühen Kindesalter, daneben kommen mit absteigender Häufigkeit und zunehmendem Alter der Kinder Teratome, Fibrome, Hämangiome und Myxome vor. Bei der tuberösen Hirnsklerose finden sich in 30–50% intrakardiale Rhabdomyome, die sich aber häufig spontan zurückbilden. Unter den seltenen primären malignen Tumoren ist das Rhabdomyomsarkom der häufigste Tumor.

Pathologie und Pathophysiologie. Intraperikardiale Teratome sind graubraune, von einer Kapsel eingehüllte Tumoren, häufig mit Zysten und mukoiden Stroma, und bestehen aus Gewebe der 3 embryonalen Keimblätter. Sie liegen an der Herzbasis und können – größenabhängig – dort die angrenzenden Gefäße komprimieren. Rhabdomyome sind meist multiple umschriebene, grauweiße Knoten, die intramural oder an einem Stiel sitzend intrakavitär liegen. Ihre Zellen enthalten glykogengefüllte Vakuolen („spider-cells"). Je nach Lage und Größe können Sie den Abfluß behindern und/oder Herzrhythmusstörungen verursachen. Fibrome treten dagegen meist einzeln intramural auf, weiße nicht gekapselte Knoten, die selten das Kavum einengen und aus Fibroblasten und kollagenen Fasern bestehen. Gestielte Fibrome rufen gern eine Subaortenstenose hervor. Die mit zunehmendem Alter häufigeren Myxome sind meist brüchige, gelatinöse, gestielte, braunrote Tumoren, die bevorzugt vom Vorhofseptum ausgehen und in die Mitralklappe prolabieren. Histologisch benigne können sie rezidivieren, systemische Krankheitszeichen verursachen, embolisieren und metastatisch weiterwachsen.

Klinische Symptome und Verlauf. Die klinische Manifestation hängt von der Art, Größe und Lokalisation des Tumors ab, der lange symptomlos bleiben kann. Bei einer Tumorlokalisation im Epikard, in der Perikardhöhle oder im Perikard (am häufigsten Teratome oder bösartige Tumoren) können Perikarderguß und Tamponade mit der damit verbundenen Kreislaufbeeinträchtigung das erste Symptom sein. Intramurale Tumoren können zu anhaltenden Herzrhythmusstörungen oder zu hämodynamisch wirksamer Obstruktion führen. Intrakavitäre Tumoren können Klappenvitien vortäuschen und ebenfalls Obstruktionen hervorrufen. Dementsprechend sind die Auskultationsbefunde sehr variabel.

Allgemeines Krankheitsgefühl mit Fieberschüben, Inappetenz, Gewichtsstillstand, dazu Laborbefunde wie Anämie, Leuko- und Thrombozytose, erhöhte Blutkörperchensenkung und Immunglobulinveränderungen sind Allgemeinsymptome und Befunde, die sich besonders häufig bei Myxomen finden. Appositionsthromben bei intramuralen Tumoren oder Fragmentation von intrakavitären Tumoren können bei rechtsseitiger Lokalisation zu Lungenembolien und pulmonaler Hypertonie, bei linksseitiger Lokalisation zur Embolisation in jede systemische Arterie führen und damit herzferne Erstsymptome verursachen.

Diagnose und Differentialdiagnose. Das EKG dient dem Nachweis von Störungen der Reizbildung und Erregungsleitung sowie von Repolarisationsstörungen. Mit dem Langzeit-EKG werden Herzrhythmusstörungen quantitativ erfaßt. Im Röntgenthoraxbild kann sich eine ungewöhnliche Herzkonfiguration darstellen. Entscheidend ist die Echokardiographie, mit der Lokalisation und Größe des Tumors sowie ein möglicher Perikarderguß erfaßt werden (s. Abb. 163.5). Mittels Farbdopplerechokardiographie werden die hämodynamischen Auswirkungen in Form von Obstruktion oder Klappeninsuffizienz aufgedeckt. Gelegentlich trägt die Kernspintomographie noch zusätzliche Informationen zu Größe und Lokalisation, die Herzkatheterisierung zu den hämodynamischen Auswirkungen bei. Kraniales CT und Nierensonographie können eine zugrunde liegende tuberöse Sklerose zeigen. Eine Endomyokardbiopsie gilt wegen der Gefahr der Tumorstreuung als kontraindiziert.

Der Ausschluß von Klappenvitien ist echokardiographisch einfach, während die Abgrenzung endokarditischer Vegetationen oder intrakardialer Thromben mitunter schwierig sein kann. Entzündungs- und immunologische Diagnostik sowie ein kraniales CT geben Richtungshinweise bei der Artdiagnostik.

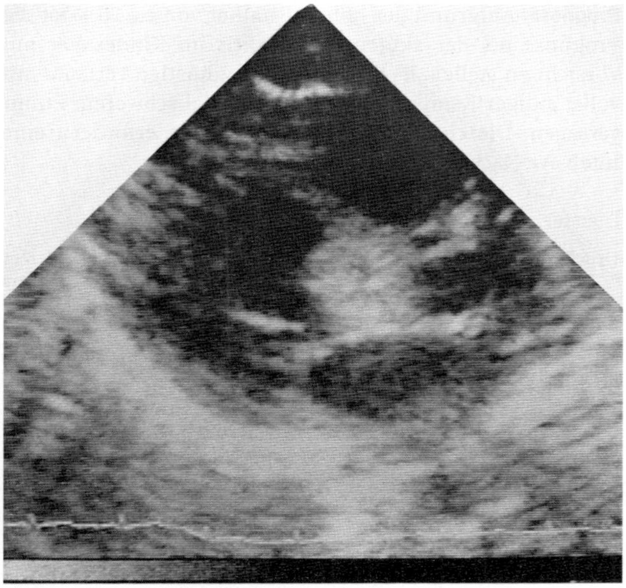

Abb. 163.5. Parasternaler Längsschnitt durch das Herz eines Neugeborenen mit Rhabdomyomknoten im linksventrikulären Ausflußtrakt, der zu einer hochgradigen Obstruktion führt

Therapie und Prognose. Schnell wachsende und symptomatische Tumore, insbesondere bei intrakavitärer Lokalisation und hämodynamischer Obstruktion müssen - soweit möglich - exzidiert werden. In extremen Fällen ist eine Herztransplantation in Betracht zu ziehen. Intramurale Myome bilden sich in bis zu 80 % spontan zurück. Nach chirurgischer Extirpation ist die Prognose gut. Myxome können allerdings rezidivieren. Bei malignen Herztumoren gelten die allgemeinen onkologischen Behandlungsgrundsätze.

Literatur

Adwani SS, Whitehead BF, Rees PG et al. (1995) Heart transplantation for dilated cardiomyopathy. Arch Dis Child 73: 447–452

Akagi T, Benson LN, Lightfood NE et al. (1991) Natural history of dilated cardiomyopathy in children. Am Heart J 121: 1502–1506

Arola A, Touminen J, Ruuskanen O, Jokinen E (1998) Idiopathic dilated cardiomyopathy in children: Prognostic indicators and outcome. Pediatrics 101: 369–376

Basso C, Thiene G, Corrado D (2000) Hypertrophic cardiomyopathy and sudden death in the young: pathologic evidence of myocardial ischemia. Hum Pathol 31: 988–998

Braunwald E (1997) Induced septal infarction. A new therapeutic strategy for hypertrophic obstructive cardiomyopathy. Circulation 95: 1981–1982

Friedman RA, Moak JP, Garson A (1991) Clinical course of idiopathic dilated cardiomyopathy in children. J Am Coll Cardiol 18: 152–156

Kreuder J (1998) Genetisch bedingte Kardiomyopathien im Kindes- und Jugendalter. Monatsschr Kinderheilkd 146: 158–168, 257–262

Morrow WR (2000) Cardiomyopathy and heart transplantation in children. Curr Op in Cardil 15: 216–223

Rishi F, Hulse JE, Auld DO et al. (1997) Effects of dual-chamber pacing for pediatric patients with hypertrophic obstructive cardiomyopathy. J Am Coll Cardiol 29: 734–740

Schmaltz AA (1999) Herzinsuffizienz im Kindesalter. Klin Pädiatr 211: 1–10

Schmaltz AA (2001) Dilatative Kardiomyopathie im Kindesalter. Z Kardiol 90: 263–268

163.3 Myokarditis

W. Kienast

Definition. Die Myokarditis ist eine entzündliche Krankheit des Myokards mit Nekrose der Myozyten, Ödem und Gefügedilatation und häufig Einbeziehung des Perikards. Sie kann sowohl isoliert infolge einer Infektion durch unterschiedliche Erreger, als auch im Rahmen einer rheumatischen, granulomatösen, toxischen oder immunologischen Krankheit oder Kollagenose vorkommen.

Epidemiologie. Die Myokarditis ist in allen Altersgruppen selten, kommt aber bereits beim Neugeborenen vor. Bei Kindern, die einen plötzlichen Tod erleiden, wurden in 16–21 % myokarditische Befunde autoptisch festgestellt.

Ätiologie und Pathogenese. Ursächlich sind viele Erregertypen möglich: Viren (95 % der Fälle), v.a. Entero- und Adenoviren, Bakterien, Rickettsien, Pilze und parasitäre Organismen. Die akute Virusmyokarditis kann fulminant verlaufen, aber auch subklinisch folgenlos ausheilen. Sie kann in eine chronisch aktive, mit bzw. ohne persistierendem Virusgenom, in eine autoimmun vermittelte Myokarditis und in das funktionelle Endstadium einer dilatativen Kardiomyopathie übergehen. Kennzeichen einer autoimmun vermittelten Karditis ist die Infiltration des Myokards mit T-Lymphozyten.

Klinische Symptome und Verlauf. Das Kind erkrankt im Rahmen einer akut fieberhaften Symptomatik z.T. mit gastrointestinalen Erscheinungen und reduziertem Allgemeinzustand mit Tachykardie, Atemnot, Blässe bzw. Zyanose. Kennzeichen der Herzbeteiligung sind Einflußstauung mit vergrößerter Leber, Herzrhythmusstörungen, abgeschwächte Herztöne und Galopprhythmen. Die Unterscheidung zwischen funktionellen Herzgeräuschen und dem einer relativen Mitralinsuffizienz ist schwierig, nach Perikardreiben sollte gezielt auskultiert werden. Bei subakutem oder chronischem Verlauf sind die Symptome uncharakteristischer und bestehen in Abgeschlagenheit, Leistungsminderung, Störungen des Appetits und Gewichtsabnahme.

Diagnose. Um die oft unsicheren Zeichen einer akuten Myokarditis besser zu charakterisieren, wurden folgende Hauptkriterien formuliert, bei deren Vorhandensein eine Virusmyokarditis wahrscheinlich ist:

1. kardiale Symptome (Adams-Stokes-Anfall, Herzversagen, kardiogener Schock, linksventrikuläre Dilatation in der Echokardiographie) innerhalb von 10 Tagen nach Prodromi (Fieber, grippeartige Symptome, Gastroenteritis, Brustschmerzen),
2. EKG-Veränderungen (ventrikuläre Arrhythmien, AV-Überleitungsstörungen, Erregungsrückbildungsstörungen) mit Enzymerhöhungen im Serum.

Als Nebenkriterien gelten:

1. eine positive Virusserologie,
2. ein aussagefähiger Endomyokardbiopsiebefund und

3. der Ausschluß einer dilatativen Kardiomyopathie, einer tachykardiebedingten Herzinsuffizienz und von Koronargefäßanomalien.

Zur Erfassung der EKG-Veränderungen dienen häufige 12-Kanal-Ableitungen im akuten Stadium, Herzrhythmusstörungen können mittels 24-Stunden-Langzeit-EKG verifiziert werden. Die wichtigste diagnostische Methode ist die *Echokardiographie* zum Nachweis einer Vergrößerung und Kontraktionsminderung des linken Ventrikels, einer relativen Mitralinsuffizienz und ggf. einer begleitenden Perikarditis. Eine Röntgenaufnahme des Thorax kann die Vergrößerung des Herzens im Verlauf dokumentieren. In ausgeprägten Fällen finden sich Zeichen der Lungenstauung. Neben der allgemeinen Entzündungsdiagnostik dient die Bestimmung der Kreatinkinase mit Isoenzymen (CK-MB) und Troponin T dem Nachweis der Erhöhung myokardialer Enzyme im Serum, außerdem Virusserologie (Entero-, Adeno-. Epstein-Barr-, Influenza-, u. a. Viren) und immunologische Diagnostik (antinukleäre Faktoren, antimyolemmale und antisarkolemmale Antikörper). Bei fortbestehenden Krankheitszeichen ist eine intrakardiale Diagnostik und Myokardbiopsie 4–6 Wochen nach Krankheitsbeginn indiziert.

Differentialdiagnose. Serologische Untersuchungen und Blutkulturen dienen zum Ausschluß bakterieller Myokarditiden im Rahmen einer Sepsis, Tuberkulose, Lyme-Borreliose, Yersiniose u.a. bei entsprechender entzündlicher Konstellation. Selten sind toxische Myokarditiden (Paracetamol), metabolische, neuromuskuläre oder mitochondriale Krankheiten. Wichtig ist der Ausschluß angeborener Herzfehler insbesondere von Koronaranomalien (Bland-White-Garland-Syndrom).

Therapie. Eine kausale Therapie ist bei der Virusmyokarditis noch nicht etabliert. Bei hochakuten Verläufen steht zunächst die Aufrechterhaltung des Kreislaufs durch intensivtherapeutische Maßnahmen bis zum passageren Einsatz von mechanischen Untertstützungssystemen im Vordergrund. In diesem Fall ist auch die Therapie mit hochdosierten Immunglobulinen gerechtfertigt. Die akute Myokarditis wird mit Bettruhe, Diuretika und Nachlastsenkung durch ACE-Hemmer behandelt, bei hämodynamisch wirksamen Herzrhythmusstörungen sind ggf. Antiarrhythmika indiziert. Digitalis ist wegen der möglichen arrhythmogenen Wirkung nicht das Mittel der ersten Wahl. Die Anwendung von Kortikosteroiden hat sich als nachteilig erwiesen, da sie offenbar die myokardiale Replikationsrate der Viren steigert. Erst nach einem eindeutigen Rückgang der Symptomatik ist eine Lockerung der Restriktionen möglich. Für die Behandlung der chronischen Myokarditis sollte der Befund der Endomyokardbiopsie nach den Dallas-Kriterien herangezogen werden. Bei Annahme einer sekundären Immunpathogenese wird eine immunsuppressive Therapie mit Prednisolon in Kombination mit Azathioprin empfohlen. Bei Virusgenomnachweis kann eine Behandlung mit Interferon-α erwogen werden.

Bei Verdacht auf Diphtherie ist wegen der hohen Gefährdung von Myokard und Reizleitung durch das Exotoxin die frühzeitige Antitoxinbehandlung entscheidend.

Prognose. Aufgrund der hohen Letalität von ca. 25 % ist die Prognose bei der akuten Myokarditis im Kindesalter mit Vorsicht zu stellen. Es gibt aber auch günstige Verläufe mit vollständiger Remission auch nach initial schwerem Pumpversagen. Die chronischen Verlaufsformen erfordern eine intensive Nachbehandlung und Rehabilitation.

Literatur

Drucker NA, Colan SD, Lewis AB et al. (1994) Gamma-globulin treatment of acute myocarditis in the pediatric population. Circulation 89: 252–257

Neuspiel DR, Kuller LH (1985) Sudden and unexpected natural death in childhood and adolescence. JAMA 254: 1321–1325

Schmaltz AA, Demel KP, Kallenberg R, Neudorf U, Kandolf R, Klingel K, Bültmann B (1998) Immunosuppressive therapy of chronic myocarditis in children: Three cases and the design of a randomized prospective trial of therapy. Pediatr Cardiol 19: 235–239

Stiller B, Dähnert I, Weng YG (1999) Children may survive severe myocarditis with prolonged use of biventricular assist devices. Heart 82: 237–240

163.4 Perikarditis

W. Kienast

Definition. Die Perikarditis ist eine entzündliche Erkrankung des Herzbeutels, die nur fibrinös (Pericarditis sicca) oder exsudativ sein kann mit der Gefahr der Tamponade und bei bestimmten Formen dem Übergang in eine konstriktive Perikarditis.

Epidemiologie. Nach dem Rückgang des rheumatischen Fiebers und der Tuberkulose ist die Perikarditis im Kindesalter selten und wird sowohl vereinzelt, vorwiegend viral, als auch im Rahmen einer mehrere Organsysteme betreffenden Krankheit beobachtet.

Ätiologie und Pathogenese. Die akute (benigne) Perikarditis ist in der Regel durch Viren bedingt. Selten ist die bakterielle Perikarditis, die bei Säuglingen und Kleinkindern vorkommen kann. Aber auch Traumata, Tumoren, medikamentös induzierte Entzündungen, metabolische Störungen und Autoimmunkrankheiten können zu einer wesentlichen oder auch nur begleitenden Perikarditis führen. Als sog. Postkardiotomiesyndrom wird eine mit mäßigen Entzündungszeichen einhergehende Ergußbildung als verzögerte Reaktion auf eine Herzoperation bezeichnet. Größere Ergüsse können die Herzfunktion erheblich beeinträchtigen und zur Herzinsuffizienz führen.

Klinische Symptome und Verlauf. Neben einem beeinträchtigten Allgemeinzustand sind Fieber und Thoraxschmerzen die hauptsächlichen Symptome einer akuten Perikarditis. Der akustische Befund des *Perikardreibens* ist spezifisch und findet sich bei der Virusperikarditis bei ca. 80 % der Patienten. Auf eine drohende Tamponade weisen Tachykardie, Dyspnoe, Hepatomegalie, Oligurie, Blutdruckabfall und Erbrechen hin. Im Inspirium kann es zu einer tastbaren Verkleinerung der arteriellen Pulse kommen (sog. Pulsus paradoxus). Für die ursächliche Klärung ist die Anamnese zu beachten, Vorerkrankungen im Sinne eines respiratorischen und gastrointestinalen Infektes finden sich bei der Virusperikarditis in 40–75% der Fälle. Bei der purulenten Perikarditis spielen andere bakterielle Erkrankungen (Pneumonie, Meningitis, septische Arthritis oder Osteomyelitis) bzw. eine Tuberkulose im Sinne einer metastatischen Absiedlung eine Rolle.

Diagnose. Bei der Symptomatik Thoraxschmerzen und Fieber muß auskultatorisch sorgfältig nach Perikardreiben gesucht werden. Eine Abschwächung der Herztöne deutet auf eine zunehmende Ergußbildung, desgleichen eine Lebervergrößerung und Halsveneneinflußstauung. Die Thoraxröntgenaufnahme kann durch eine bocksbeutelartige Verformung der Herzsilhouette diagnoselenkend sein. Entscheidend ist die *Echokardiographie* mit Nachweis der Ergußbildung. Bei einer Einflußstauung finden sich auch erweiterte Hohlvenen, eine abnorme Septumbewegung und ein gestörtes Füllungsverhalten der Ventrikel. Weniger typisch sind EKG-Veränderungen, eine sog. Niedervoltage findet sich erst bei stärkeren Ergüssen. Zur ursächlichen Klärung tragen bakteriologische und virologische Untersuchungen sowie die Bewertung der Entzündungsdiagnostik bei. Im Einzelfall kann eine Magnetresonanztomographie oder das Computertomogramm gekammerte Ergüsse oder eine Perikardschwiele darstellen.

Therapie. Bei der am häufigsten vorkommenden Virusperikarditis kommt eine kausale Behandlung in der Regel nicht in Betracht. Die symptomatische Therapie erfolgt mit Acetylsalicylsäure, Indomethacin oder Diclofenac. Initial sind Bettruhe und ggf. zusätzliche Analgetikagaben angezeigt. Bei purulenter Perikarditis sind das chirurgische Einlegen einer Drainage und gezielte lokale und systemische Antibiotikabehandlung indiziert. Bei tuberkulöser Perikarditis erfolgt neben der Behandlung der Grundkrankheit eine lokale Kortikoidgabe zur Vermeidung einer konstriktiven Perikarditis. Bei über längere Zeit rezidivierenden Ergüssen (z.B. Chyloperikard) kann eine perikardiopleurale Fensterung angezeigt sein. Eine chirurgische Indikation stellen auch Tumoren wie Mesotheliome, Angiosarkome, Lymphome und Teratome dar. Die meisten Fälle maligner perikardialer Beteiligung sind aber metastatisch. Bei der Strahlentherapie von Tumoren im Mediastinum ist zu beachten, daß es im Bereich des Perikards zu entzündlichen Reaktionen kommen kann, die auch in eine konstriktive Perikarditis münden können. Für medikamentös induzierte (lupusähnliche) Perikarditiden ist die Kenntnis und das Absetzen der Medikation (Hydralazin, INH, Procainamid) wesentlich.

Literatur

Dupuis C, Gronnier P, Kachaner J et al. (1994) Bacterial pericarditis in infancy and childhood. Am J Cardiol 74: 807–809

Wilson NJ, Webber SA, Patterson MWH et al. (1994) Double-blind placebo-controlled trial of corticosteroids in children with postpericardiotomy syndrome. Pediatr Cardiol 15: 62–65

Zayas R, Anguita M, Torres F et al. (1995) Incidence of specific etiology and role of methods for specific etiologic diagnosis of primary acute pericarditis. Am J Cardiol 75: 378–382

163.5 Infektiöse Endokarditis

H. H. Kramer

Definition. Eine Endokarditis stellt einen durch Bakterien und selten Pilze hervorgerufenen entzündlichen Prozeß im Bereich der Herzklappen, des muralen Endokards oder des Endothels der herznahen großen Arterien dar.

Pathogenese. Der häufigste prädisponierende Faktor für eine Endokarditis im Kindesalter ist mit ca. 90% ein angeborener Herzfehler, während in ca. 10% der Fälle keine vorbestehende Herzkrankheit gefunden werden kann. Ein rheumatisches Klappenvitium als prädisponierender Faktor ist im Kindesalter sehr selten. Unter den azyanotischen angeborenen Herzfehlern erkranken Patienten mit Aortenstenose bzw. Aortenisthmusstenose überdurchschnittlich häufig. In der zyanotischen Gruppe liegt eine besondere Gefährdung vor, wenn zur Verbesserung der Lungendurchblutung eine systemisch-pulmonale Anastomose angelegt wurde. Eine Endokarditis nach korrigierender Operation, z.B. einer Fallotschen Tetralogie, ist dagegen viel seltener.

Pathophysiologie. Bei kardiovaskulären Fehlbildungen bestehen im Bereich des Defekts turbulente Blutströmungen, die zu Läsionen des benachbarten Endokards bzw. Endothels führen. Auf diesen Bezirken entwickeln sich thrombotische Auflagerungen, an die sich vor allem grampositive Bakterien anheften können (Abb. 163.6). Die für die Entstehung der Infektion wichtige Adhärenzfähigkeit der Mikroorganismen an diese Auflagerungen beruht auf verschiedenen Faktoren, so der Produktion von hochmolekularen Dextranen bzw. proteaseempfindlichen Faktoren durch einige Viridans-Stämme. Als Adhärenzfaktor für Staphylokokken, aber auch einige Streptokokken dienen Teichonsäuren. Auf der Gewebsseite haben sich Fibronektin, Laminin und Kollagen als

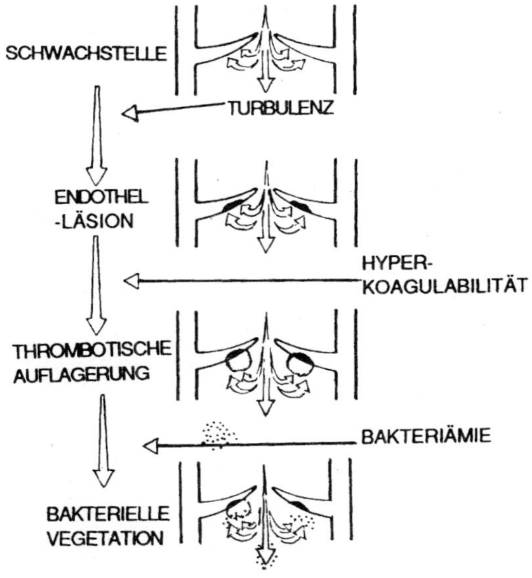

Abb. 163.6. Pathogenese der bakteriellen Endokarditis. (Mod. nach Nager 1987)

Rezeptoren für Viridans-Streptokokken und Staphylokokkus aureus finden lassen.

Klinische Symptome und Verlauf. In der Anfangsphase ist das Krankheitsbild – mit Ausnahme des septischen Verlaufs bei Endokarditis durch Staphylokokkus aureus und einige seltene gramnegative Erreger – oft sehr unspezifisch. Es wird über Leistungsabfall und Appetitlosigkeit geklagt, ausnahmslos besteht aber Fieber, das in manchen Fällen nicht sehr hoch ist oder nur intermittierend auftritt und zunächst als Ausdruck eines „banalen" Infekts fehlgedeutet wird. In vielen Fällen erfolgen Verordnungen von Antibiotika, zum Teil sogar über mehrere Behandlungszyklen mit verschiedenen Medikamenten, die das Krankheitsbild verschleiern und die Diagnosestellung verzögern. Aus diesem Grund muß bei Kindern mit angeborenem Herzfehler stets äußerst sorgfältig nach der Ursache des Fiebers gefahndet werden. Ergeben sich bei gründlicher Untersuchung der häufigsten als Infektionsherd in Betracht kommenden Organsysteme (also HNO-Bereich, Lunge, ableitende Harnwege) keine eindeutigen Befunde, sprechen aber die Laborparameter für eine bakterielle Infektion, sollte das Vorliegen einer bakteriellen Endokarditis erwogen und unbedingt ausgeschlossen werden.

Bei der *klinischen Untersuchung* ist in knapp 40% der Fälle ein neues systolisches oder diastolisches Herzgeräusch als Hinweis auf eine Klappeninsuffizienz zu auskultieren. Wegen bereits länger bestehender Infektion weisen 40% der Kinder eine Gewichtsabnahme auf, 65% eine Splenomegalie. Besonders bei Staphylokokkus-aureus-Endokarditiden führen durch Embolien bedingte neurologische Symptome, z.B. Paresen, Verwirrtheit oder Krampfanfälle, zur Krankenhauseinweisung (ca. 17%). Hauterscheinungen werden im Kindesalter relativ selten beobachtet, am häufigsten finden sich neben Petechien noch die sog. Osler-Knötchen, die vor allem im Bereich der Handteller und Fußsohlen lokalisiert und Ausdruck einer Immunvaskulitis sind.

Die *Laborbefunde* sind Ausdruck eines schweren, zum Teil lang anhaltenden Entzündungsprozesses, der in der Hälfte der Fälle zu einer Anämie geführt hat. Besonders wichtig ist die quantitative Bestimmung des C-reaktiven Proteins (CRP). Kann bei erhöhtem CRP ein Infektionsherd nicht sicher lokalisiert werden, sollte eine bakterielle Endokarditis in die differentialdiagnostische Erwägung einbezogen werden. Eine Mikrohämaturie deutet auf eine immunologisch bedingte glomeruläre Schädigung hin.

Die *zweidimensionale Echokardiographie* ist bei positivem Nachweis endokarditischer Vegetationen, speziell im Bereich der Herzklappen, ein wesentlicher diagnostischer Pfeiler (Abb. 163.7). Dies trifft für ca. 60% der Fälle zu. Bei negativem transthorakalem Befund sollte bei strengem Endokarditisverdacht eine transösophageale Untersuchung erfolgen.

Der *Erregernachweis* in der Blutkultur ist sowohl für die Sicherung der Diagnose als auch für eine gezielte Antibiotikatherapie von größter Bedeutung. Er ist in 90–95% der Fälle durch eine positive Kultur zu führen (Tabelle 163.2). Die α-hämolysierenden, d.h. vergrünend wachsenden Streptokokken (S. viridans) machen fast die Hälfte der Fälle aus, dagegen verursachen β-hämolysierende Streptokokken der Gruppen A, B, C und G nur extrem selten eine Endokarditis. In 1/5 der Fälle sind Staphylokokken als Erreger nachzuweisen.

Der *Ausgangsort der Infektion* kann bei ca. 40% der Patienten wahrscheinlich gemacht werden. Meistens handelt es sich um den Oropharynxbereich, in dem speziell vergrünende Streptokokken saprophytisch leben. Da im Säuglings- und Kleinkindesalter periodontale Entzündungen selten sind, sind Endokarditiden in dieser Altersstufe deutlich seltener als nach dem 4. Lebensjahr. Schlechte Zahnhygiene ist als ein wichtiger Risikofaktor anzusehen. Speziell Patienten mit zyanotischem Herzfehler haben häufig chronische Entzündungen des Periodontiums. Eine wichtige Eintrittsstelle für Staphylokokken ist die Haut. Eine bakterielle Endokarditis als Komplikation eines herzchirurgischen Eingriffs ist ein sehr seltenes, dann aber äußerst bedrohliches Ereignis.

Therapie. Ziel der antibiotischen Therapie ist die Abtötung der Mikroorganismen innerhalb kürzester Zeit. Daher ist

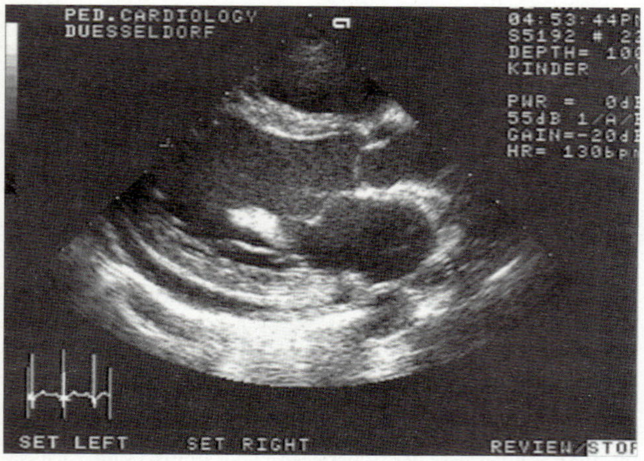

Abb. 163.7. Große endokarditische Vegetation der Mitralklappe

Tabelle 163.2. Erreger der bakteriellen Endokarditis

Erreger	Anzahl der Patienten [n=65]	[%]
Grampositive Erreger	54	83
α-hämolysierende Streptokokken	30	46
Andere Streptokokken	5	
Pneumokokken	3	
Aerokokken	2	
Enterokokken	1	
Staphylokokkus aureus	10	15
Staphylokokkus albus	3	5
Gramnegative Erreger	8	12
Haemophilus influenzae	2	
Escherichia coli	1	
Serratia marescens	1	
Enterobacter	1	
Pseudomonas aeruginosa	1	
Sphaerophorus	1	
Citrobacter	1	
Negative Kulturen	3	5

der gezielte Einsatz bakterizid wirkender Antibiotika in sicher keimabtötender Dosis erforderlich. Bakteriostatische Antibiotika reichen nicht aus, weil die Bakterien in der Tiefe der Vegetationen nur schwer von phagozytierenden Granulozyten erreicht werden. Um die dort befindlichen Bakterien abzutöten, müssen die verwendeten Antibiotika des weiteren hervorragende Diffusionseigenschaften besitzen. Generell muß die antibiotische Therapie bei positiver Blutkultur auf einer quantitativen Empfindlichkeitsprüfung der Erreger basieren. Hieraus leitet sich die absolute Notwendigkeit des Erregernachweises ab, zumal sonst mit einer höheren Letalität zu rechnen ist. Der Behandlungsbeginn muß vom klinischem Bild abhängig gemacht werden; bei septischem Bild und echokardiographischem Nachweis von Vegetationen und somit hochgradigem Verdacht auf eine aggressiv verlaufende Endokarditis durch koagulase-positive Staphylokokken muß die Behandlung nach 3 in kurzen Zeitabständen abgenommenen Blutkulturen vor Erhalt des mikrobiologischen Ergebnisses begonnen werden. Dagegen sollte man bei längerer Anamnese, d.h. subakutem Verlauf innerhalb der ersten 24–48 Stunden bis zu 6 Blutkulturen abnehmen und den Therapiebeginn bis zum Keimnachweis u.U. auch einige Tage verzögern. Ist der Erreger angezüchtet, müssen die minimale Hemmkonzentration (MHK) und die minimale Bakterizidiekonzentration (MBK) der in Frage kommenden Antibiotika oder Antibiotikakombinationen bestimmt werden. Diese Untersuchungen sind äußerst wichtig, da z.B. etwa 40 % der α-hämolysierenden Streptokokken-Stämme als Penicillin-G-tolerant einzustufen sind, d.h. die Antibiotikakonzentration, die für die Erzielung einer Bakterizidie minimal erforderlich ist, liegt mehr als 10mal höher als die Konzentration, mit der eine Vermehrung der Bakterien gerade gehemmt werden kann. In diesen Fällen ist eine Verstärkung der Bakterizidie durch die Kombination von Penicillin G mit Gentamicin zu erzielen. Bis zum Vorliegen der Empfindlichkeitsprüfung sollte bei Endokarditis durch vergrünend wachsende Streptokokken mit Penicillin G (0,5 Mega/kg/Tag) plus Gentamicin (3–4,5 mg/kg/Tag) behandelt werden.

Bei Endokarditis durch koagulase-positive Staphylokokken besteht die Therapie aus Oxacillin mit 200 mg/kg/Tag (max. 12 g/Tag) in 4 Dosen. In der Anfangsphase ist eine kombinierte Therapie mit Gentamicin (2–3 mg/kg/Tag) empfehlenswert. Eine Alternative bei Penicillin-Allergie stellt Lincomycin dar. Bei Oxacillin-Resistenz ist Vancomycin (40–60 mg/kg/Tag in 4 ED) oder, speziell bei eingeschränkter Nierenfunktion, Teicoplanin (initial 20mg/kg/Tag, danach 6–10 mg/kg/Tag) zu verwenden. Beim Nachweis von z.B. durch Embolie bedingten Abszessen sowie bei Prothesenendokarditis muß die zusätzliche Gabe von Rifampicin erwogen werden, da es auch auf phagozytierte Staphylokokken wirkt und in vitro die Sterilisierung von Abszessen beschleunigt. Wegen hohen Embolierisikos oder Ineffektivität der antibiotischen Behandlung erfordert eine Staphylokokkus-aureus-Endokarditis häufig einen operativen Eingriff (s.u.).

Koagulase-negative Staphylokokken, die häufigsten Erreger der Endokarditis an Herzklappenprothesen, stellen ein therapeutisches Problem dar, da sie häufig gegen Oxacillin und andere β-Laktam-Antibiotika resistent sind. Außerdem besitzen sie durch ihre Fähigkeit zur Schleimbildung, die sog. Glykokalix, einen biologischen Schutz gegen die Wirkung der Antibiotika. Meistens wird die Kombination aus Vancomycin und Gentamicin verwendet werden müssen.

Die Dauer der Therapie beträgt bei Streptokokken-Endokarditis 4 Wochen, bei Staphylokokken und gramnegativen Erregern im Regelfall 6 Wochen.

Komplikationen. Die bakterielle Endokarditis führt bei etwa der Hälfte der Patienten zu Komplikationen und dauerhaften *Folgeschäden*, wobei die Quote bei Endokarditis mit α-hämolysierenden Streptokokken bei 1/3 der Fälle liegt, bei anderen Endokarditiserregern jedoch doppelt so hoch ist.

Eine *Klappenzerstörung* mit konsekutiver Klappeninsuffizienz entwickelt sich bei mehr als 1/3 der Patienten. Hierbei handelt es sich meistens um die Aorten- und/oder Mitralklappe. Ein interventioneller Klappenersatz, d.h. eine Operation bei florider Endokarditis muß erfolgen, wenn schwerste hämodynamische Auswirkungen bestehen oder die Infektion antibiotisch nicht beherrscht werden kann oder es durch Ablösung eines Teils der Vegetation zu einer Hirnembolie gekommen ist. Wenn nach erfolgreich medikamentös behandelter Endokarditis eine schwere Klappeninsuffizienz besteht, muß ein elektiver Klappenersatz durchgeführt werden.

Eine Zerstörung der Gefäßwand, d.h. ein *mykotisches Aneurysma*, welches sich im Bereich der Aorta, der Pulmonalarterie sowie der Koronararterien entwickeln kann, führt durch perakute Ruptur oft zum Tode.

Bei den *extrakardialen Komplikationen* handelt es sich vor allem um Embolien von Anteilen der Vegetationen, die bei ca. jedem 4. Patienten auftreten. Die systemischen Embolien können in das Gehirn oder andere Körperregionen, z.B. die Extremitäten erfolgen. Bei zerebraler Embolie kann sich ein Hirnabszeß entwickeln. Die Lungenembolien haben meistens keine schweren hämodynamischen Konsequenzen, jedoch können die röntgenologisch nachgewiesenen Infiltrate die Diagnose der bakteriellen Endokarditis erschweren, da zunächst an eine Pneumonie gedacht wird.

Eine Mikrohämaturie (ca. 30 %) ist Ausdruck einer Glomerulonephritis, die zu einer dialysepflichtigen Niereninsuffizienz führen kann.

Prophylaxe. Hinsichtlich der Prophylaxe bakterieller Endokarditiden sind 3 Aspekte von Bedeutung:

1. Korrigierende Operationen werden heute bereits im Säuglings- und Kleinkindesalter durchgeführt, und zwar in der Regel ohne vorherige Palliativoperation, wie z.B. einen systemisch-pulmonalen Shunt. Nach Korrekturoperation ist das Endokarditisrisiko bei vielen Herzfehlern als geringer anzusehen.
2. Größte Bedeutung hat eine gute Mund- und Zahnhygiene, da der Oropharynxbereich als eine Haupteintrittspforte der Endokarditiserreger anzusehen ist. Regelmäßige zahnärztliche Kontrollen sind zu empfehlen.
3. Der 3. Punkt betrifft die „Endokarditisprophylaxe" im engeren Sinne. Verschiedene medizinische und zahnmedizinische Eingriffe bergen ein beträchtliches Risiko der Auslösung einer Bakteriämie, die für herzgesunde Patienten belanglos ist, für herzkranke Kinder jedoch gefähr-

lich, da es zu einer bakteriellen Besiedlung der bei ihnen vorhandenen Endokard- bzw. Endothelläsionen kommen kann. Um dies zu verhindern, muß zum Zeitpunkt des Auftretens der Bakteriämie eine ausreichende Serumkonzentration eines geeigneten Antibiotikums vorliegen. Daher muß vor dem Eingriff ein für das potentielle Keimspektrum adäquates Antibiotikum verabreicht werden. Hierin besteht der Sinn der Durchführung der Endokarditisprophylaxe. Frühere diesbezügliche Richtlinien wurden u.a. wegen schlechter Praktikablität schlecht befolgt. Seit 1990 existiert ein Ausweis der deutschen Gesellschaft für pädiatrische Kardiologie mit Empfehlungen zur Endokarditisprophylaxe, die speziell einer einfachen Durchführung in der täglichen Praxis Rechnung tragen (Abb. 163.8).

Hinsichtlich *der Einschätzung des Endokarditisrisikos* lassen sich 3 Gruppen von Patienten unterscheiden, die in der folgenden Übersicht aufgeführt sind.

Neben der Gruppe A mit durchschnittlichem Risiko, zu der die meisten Kinder mit angeborenen Herzfehlern zählen, gibt es eine kleinere Gruppe B mit hohem Risiko und eine Gruppe C, bei der das Endokarditisrisiko so klein ist, daß auf prophylaktische Maßnahmen verzichtet werden kann.

Für Gruppe A gilt die „Standard-Endokarditisprophylaxe“ in Form einer einmaligen peroralen Gabe des Antibiotikums 30–60 Minuten vor dem geplanten Eingriff durchzuführen (Abb. 163.8). Lassen die Umstände des Eingriffs eine längere Bakteriämie befürchten, sollte nach 6–8 Stunden eine 2. Dosis verabreicht werden. Erfolgt der Eingriff in Narkose, wird das jeweilige Antibiotikum zu Beginn des Eingriffs intravenös verabreicht. Für Gruppe B gibt es Sonderempfehlungen (s.u.).

Die *Wahl des Antibiotikums* richtet sich nach dem für den Ort des vorgesehenen Eingriffes typischen Erregerspektrum. Penicillin erfaßt nach wie vor gut die im Oropharynx- und Respirationstrakt vorkommenden grampositiven Erreger, vor Eingriffen im Urogenital- und Gastrointestinalbereich wird ein auch gegen Enterokokken wirksames Aminopenicillin (Ampicillin, Amoxicillin) gegeben. Ist die Eröffnung eines oberflächlichen Hautabszesses beabsichtigt, ist bei gefährdeten herzkranken Kindern zuvor Flucloxacillin zu verabreichen.

Endokarditisrisiko bei Herzkrankheiten im Kindes- und Jugendalter

A Endokarditisrisiko: Standard-Endokarditisprophylaxe erforderlich:
- sämtliche kardiovaskuläre Fehlbildungen, auch nach korrigierendem Eingriff (Ausnahmen s.C),
- Mitralklappenprolaps mit Klappeninsuffizienz,
- rheumatische Klappenfehler,
- hypertrophisch obstruktive Kardiomyopathie.

B Besonders hohes Endokarditisrisiko: spezielle Endokarditisprophylaxe erforderlich:
- künstliche Herzklappe,
- Conduitimplantation,
- systemisch-pulmonale Shuntverbindung,
- Zustand nach früherer bakterieller Endokarditis.

C Minimales Endokarditisrisiko: Endokarditisprophylaxe nicht erforderlich:
- Vorhofseptumdefekt vom Sekundum-Typ,
- Mitralklappenprolaps ohne Klappeninsuffizienz,
- Zustand nach operativem Verschluß eines Ventrikelseptumdefekts sowie eines Ductus arteriosus Botalli.

Im Ausweis wird bewußt die weit gefaßte Formulierung „instrumentelle diagnostische und therapeutische Eingriffe“ verwendet und auf eine Auflistung einzelner Maßnahmen verzichtet. Der behandelnde Arzt/Zahnarzt muß sich die für den Pathomechanismus der Endokarditis entscheidende Frage stellen, ob die Gefahr der Auslösung einer transitorischen Bakteriämie bei dem von ihm beachsichtigten Eingriff besteht. In der folgenden Übersicht sind häufigere Eingriffe zusammengestellt.

Diagnostische und therapeutische Eingriffe mit Indikation zur Endokarditisprophylaxe

- Oropharynx und Respirationstrakt:
  - Zahnextraktionen und andere zahnärztliche Eingriffe (einschließlich Zahnsteinentfernung),
  - Tonsillektomie/Adenotomie und andere HNO-ärztliche Eingriffe,
  - Bronchoskopie;
- Gastrointestinal- und Urogenitaltrakt:
  - Abdominalchirurgie,
  - Gastroduodeno- und Koloskopie,
  - urogenitale Operationen (z.B. Zirkumzision),
  - Zystoskopie,
  - Blasenkatheterisierung.

Bei *Penicillin-Unverträglichkeit* wird Penicillin bzw. Flucloxacillin durch Clindamycin ersetzt. Bei Eingriffen im Magen-Darm- und Urogenitaltrakt kann Teicoplanin oder Vancomycin eingesetzt werden, wobei Vancomycin zur Vermeidung toxischer Serumkonzentrationen langsam über 1Stunde infundiert werden muß.

Bei Patienten mit *stark erhöhtem Endokarditisrisiko* (Gruppe B) wird die intravenöse Prophylaxe mit den für den jeweiligen Indikationsbereich angegebenen Medikamenten plus Gentamicin empfohlen. Die Verabreichung erfolgt unmittelbar vor Beginn des Eingriffs und wird nach 8 Stunden einmalig wiederholt.

Bei Kindern mit Herzfehlern erfolgt oft eine großzügige Verwendung von Antibiotika auch bei Virusinfekten, in der Annahme, so der Entstehung einer Endokarditis vorzubeugen. Eine in dieser Absicht vorgenommene Antibiotikaverordnung kann jedoch eine bakterielle Endokarditis verschleiern und ihre frühzeitige Erkennung erheblich verzögern. Bei Kindern mit angeborenen Herzfehlern hat die einwandfreie Klärung von Fieberursache bzw. Infektionsherd daher besondere Bedeutung. Eine antibiotische Therapie sollte nur bei diagnostischen Hinweisen auf eine bakterielle Infektion erfolgen, eine rein prophylaktische Antibiotikagabe bei Virusinfekten hingegen vermieden werden.

Prognose. Die ernste *Prognose* der bakteriellen Endokarditis wird durch die hohe Letalität von insgesamt 20% belegt. Sie beträgt bei Streptokokken-Endokarditis ca. 10%, während bei anderen Erregern (Staphylokokken etc.) eine Letalität von ca. 30% besteht.

Ausweis für die Endokarditis-Prophylaxe

Name:

geb. am:

Der Patient hat einen angeborenen Herzfehler und benötigt deswegen zum Schutz vor einer bakteriellen Endokarditis eine Antibiotika-Prophylaxe bei diagnostischen und therapeutischen Eingriffen, die zu einer kurzfristigen Bakteriämie führen können.

Der Patient hat

- ☐ **eine Penicillin-Unverträglichkeit**
- ☐ **ein besonders hohes Endokarditis-Risiko und braucht eine intravenöse Prophylaxe (s. Sonder-Empfehlungen)**

Diagnose:

Operation (Art, Resultat):

Adresse und Telefon des behandelnden Arztes (Krankenhaus):

Standard-Endokarditis-Prophylaxe

		Einmalige Dosis 30-60 Minuten vor dem Eingriff
I	**Mund- und Rachenraum** (Zahn- und HNO-ärztliche instrumentelle Eingriffe diagnostischer und therapeutischer Art)	Penicillin oral* 50.000 E/kg KG (max. Dosis 2 Mega)
II	**Verdauungstrakt und Harnwege** (instrumentelle Eingriffe diagnostischer und therapeutischer Art)	Ampicillin i.v. 50 mg/kg KG (max. Dosis 2 g) in Ausnahmen: Amoxicillin oral in gleicher Dosis
III	**Haut** (Incision eines oberflächlichen Hautabszesses)	Flucloxacillin oral* 50 mg/kg KG (max. Dosis 2 g)

* bei Operationen mit Beginn des Eingriffs intravenöse Gabe in gleicher Dosis

Sonder-Empfehlungen bei

- **Penicillin-Unverträglichkeit**

I und III: Clindamycin oral 15 mg/kg KG (max. 600 mg)

II. Teicoplanin i.v. 10 mg/kg KG (max. 400 mg)

- **besonders hohem Endokarditis-Risiko**

Intravenöse Prophylaxe mit Beginn des Eingriffs und einmalige Wiederholung 8 Stunden später.

I und III: dieselben Medikamente i.v. ***plus*** Gentamicin i.v. 2 mg/kg KG (max. 80 mg)

bei Penicillin-Unverträglichkeit

I und III: Clindamycin i.v. 15 mg/kg KG (max. 600 mg) ***plus*** Gentamicin i.v. 2 mg/kg KG (max. 80 mg)

II. Teicoplanin i.v. 10 mg/kg KG (max. 400 mg)

plus

Gentamicin i.v. 2 mg/kg KG (max. 80 mg)

Weitere Hinweise:

Die Ursache von Fieber ist bei Kindern mit Herzfehlern sorgfältig zu klären. Eine prophylaktische Antibiotika-Gabe (z.B. bei Virus-Infekten der oberen Luftwege) sollte ***nicht*** erfolgen. Bei manifesten bakteriellen Infektionen ist eine ***konsequente*** antibiotische Therapie über 8-12 Tage durchzuführen.

Herausgeber:
Deutsche Gesellschaft für Pädiatrische Kardiologie

Stand: Juni 1997

Abb. 163.8. Ausweis für die Endokarditisprophylaxe (Hrsg.: Deutsche Gesellschaft für Pädiatrische Kardiologie)

Literatur

Awadallah SM, Kavey RE, Byrum CJ, Smith FC, Kveselis DA, Blackman MS (1991) The changing pattern of infective endocarditis in childhood. Am J Cardiol 68/1: 90–94

Baddour LM CG Lowrance JH, Simpson WA (1989) Pathogenesis of experimental endocarditis. Rev Infect Dis 11: 452–463

Baltimore RS (1992) Infective endocarditis in children. Pediatr Infect Dis J 11/11: 907–912

Dajani AS, Taubert KA, Wilson W et al. (1997) Prevention of bacterial endocarditis. Recommendations by the American Heart Association. Circulation 96/1: 358–366

Del Pont JM, De Cicco LT, Vartalitis C et al. (1995) Infective endocarditis in children: clinical analyses and evaluation of two diagnostic criteria. Pediatr Infect Dis J 14/12: 1079–1086

Hansen D, Schmiegelow K, Jacobsen JR (1992) Bacterial endocarditis in children: trends in its diagnosis, course, and prognosis. Pediatr Cardiol 13/4: 198–203

Johnson DH, Rosenthal A, Nadas AS (1975) A forty-year review of bacterial endocarditis in infancy and childhood. Circulation 51/4: 581–588

Kramer HH, Henschel W, Hentrich F et al. (1991) Prophylaxe der bakteriellen Endokarditis im Kindes- und Jugendalter. Deutsches Ärzteblatt 88: 798–801

Kramer HH, Horstkotte D, Rammos S (1991) Bacterial endocarditis in infants, children and adolescents. In: Horstkotte D, Bodnar E (eds) Infective endocarditis. ICR Publishers, London, pp 137–153

Martin JM, Neches WH, Wald ER (1997) Infective endocarditis: 35 years of experience at a children's hospital. Clin Infect Dis 24/4: 669–675

Nager F (1987) Pathogenese und Epidemiologie der infektiösen Endokarditis. In: Rudolph W, Adam D (Hrsg) Infektiöse Endokarditis. Fortschritte der antimikrobiellen und antineoplastischen Chemotherapie. Futuramed, Münschen, S 687–698

Nomura F, Penny DJ, Menahem S, Pawade A, Karl TR (1995) Surgical intervention for infective endocarditis in infancy and childhood. Ann Thorac Surg 60/1: 90–95

Rosin H, Naumann P, Horstkotte D, Budde T, Loogen F (1984) Bacteriological assistance for optimal antibiotic therapy of endocarditis. Eur Heart J 5: 21–23

Saiman L, Prince A, Gersony WM (1993) Pediatric infective endocarditis in the modern era. J Pediatr 122/6: 847–853

163.6 Rheumatische Herzkrankheiten und Herzbeteiligung bei Kollagenosen

W. Kienast

Rheumatische Karditis

Definition. Die rheumatische Karditis ist eine diffuse entzündliche Erkrankung des Mesenchyms im Bereich des Endo-, Myo- und/oder Perikards im Rahmen des rheumatischen Fiebers und bestimmt dessen Schwere und Verlauf durch Veränderungen an den Herzklappen.

Epidemiologie. Das rheumatische Fieber ist die häufigste Ursache erworbener Herzkrankheiten bei Kindern und jungen Erwachsenen in den Entwicklungsländern. In den Industriestaaten ist es bis auf lokale Endemien sehr selten geworden. Bei strenger Anwendung der Jones-Kriterien wurde bereits in den 70er Jahren nur noch eine Inzidenz von 2 Fällen/Jahr auf 1 Million Schulkinder in Schweden angegeben.

Ätiologie und Pathogenese. Siehe Kap. 86.

Pathologie. Mit einer Herzbeteiligung ist in 20–40 %, in einigen Endemien auch bis 75 % bei der Erstmanifestation des rheumatischen Fiebers zu rechnen. Alle 3 Anteile des Herzens können betroffen sein. Bei der am häufigsten beobachteten rheumatischen Endokarditis entwickeln sich nach warzenförmigen Proliferationen fibrotische Veränderungen mit Klappeninsuffizienzen. Erst nach vielen Jahren, meist in Folge von Rezidiven, kann es auch zu Stenosen mit Verkalkungen kommen. Am häufigsten sind Mitral- und Aortenklappe betroffen, selten die Trikuspidal- oder Pulmonalklappe. Die Myokarditis ist gekennzeichnet durch eine interstitielle Entzündung und Untergang von Myozyten, was bei ausgeprägtem Befall zur Herzinsuffizienz führen kann. Im weiteren Verlauf bilden sich sog. Aschoff-Knötchen mit folgender Narbenbildung. Bei der Perikarditis handelt es sich um eine serofibrinöse Entzündung mit Ergußbildung.

Klinische Symptome und Verlauf. Allgemeinsymptome der Karditis sind Abgeschlagenheit, Blässe, Appetitlosigkeit in Verbindung mit Fieber, Dyspnoe und Thoraxschmerzen. Diesen Symptomen können 1 bis maximal 2 Wochen die Beschwerden der migratorischen Arthritis vorangehen. Außer bei der Chorea minor, die ein Intervall bis zu 3 Monaten hat, sollte anamnestisch nach dem vorausgegangenen Streptokokkeninfekt gefahndet werden. Spezifische Zeichen der Karditis sind das apikale pansystolische Geräusch einer Mitralinsuffizienz, das charakteristischerweise in die linke Axilla fortgeleitet wird. Bei dem selteneren Befall der Aortenklappe ist das oft sehr leise diastolische Sofortgeräusch der Aorteninsuffizienz über dem 3. Interkostalraum links parasternal am besten im Sitzen und in exspiratorischer Apnoe zu hören. Schwierig ist die Abgrenzung zu akzidentellen und funktionellen Geräuschen besonders bei jüngeren Kindern. Das perikarditische Reiben gilt als sicheres Zeichen der Karditis. Eine Tachykardie ist obligat, die respiratorische Arrhythmie ist aufgehoben. Arrhythmien weisen auf Herzrhythmusstörungen hin, selten ist eine Bradykardie durch einen AV-Block 3. Grades. Ein verbreiterter, nach außen verlagerter Herzspitzenstoß weist auf eine Herzvergrößerung hin. Zeichen der Herzinsuffizienz sind höhergradige Dyspnoe, Husten, feinblasige Rasselgeräusche über den basalen Lungenabschnitten, Galopprhythmus, vergrößerte Leber und Ödeme. Milde Verläufe mit geringem Fieber sind möglich, bei einigen Patienten kann aber auch Herzversagen die einzige Manifestation der ersten Episode des rheumatischen Fiebers sein. Der Beginn kardialer Symptome später als 3Wochen nach der Arthritis ist sehr selten.

Diagnose. Für die Diagnostik des rheumatischen Fiebers gelten die Jones-Kriterien (s. Kap. 86). Häufige EKG-Ableitungen im akuten Stadium dienen der Erfassung der Tachykardie, einer AV-Überleitungsverlängerung und von Erregungsrückbildungsstörungen, Röntgenaufnahmen zur Beurteilung der Herzgröße und bei Dyspnoe zum Ausschluß pulmonaler Veränderungen. Entscheidend ist die Echokardiographie zum Nachweis bzw. Ausschluß morphologischer und funktioneller Klappenveränderungen der Valvulitis (Abb. 163.9), der Vergrößerung und Funktionsbeeinträchtigung des linken Ventrikels und zur Erkennung einer Perikarditis. In der farbkodierten Dopplerechokardiographie können auch klinisch inapparente Klappeninsuffizienzen festgestellt werden. Zusätzlich kann das Phonokardiogramm die Geräuschbefunde objektivieren, das Langzeit-EKG Herzrhythmusstörungen erfassen.

Differentialdiagnose. Häufiger als die rheumatische Karditis sind kongenitale Mitralinsuffizienzen bzw. der Mitralklappenprolaps, eine Aorteninsuffizienz im Rahmen einer kongenitalen Anomalie der Aortenklappe sowie akzidentelle und funktionelle Herzgeräusche, besonders wenn sie in Verbindung mit fieberhaften Krankheiten oder Arthralgien auftreten. Ebenfalls häufiger sind kardiale Symptome und Manifestationen bei der juvenilen chronischen Arthritis und Arthritiden anderer Genese. Erstere sind durch einen anhaltenden Zustand der Arthritis gekennzeichnet, letztere müssen durch strikte Beachtung der Jones-Kriterien sorgfältig ausgeschlossen werden.

Therapie. Im akuten Stadium ist Bettruhe angezeigt. Diese kann gelockert werden, wenn keine karditische Beteiligung innerhalb der ersten 2–3 Krankheitswochen festgestellt werden kann. Neben der initialen Penicillinbehandlung kann die Therapie bei mäßiger karditischer Symptomatik auch mit Salicylsäurepräparaten erfolgen. Bei ausgeprägter kardialer Symptomatik werden Kortikosteroide empfohlen, da sie stärker entzündungshemmend wirken. Die Dosierung erfolgt mit 2 mg/kg/Tag Prednisolon, maximal 60 mg/Tag für 2Wochen mit folgender Reduktion. Zusätzliche Maßnahmen bei Herzinsuffizienz bestehen in der Gabe von Diuretika und Digitalis, letzteres in vorsichtiger Dosierung, ggf. Nachlastsenkung durch ACE-Hemmer. (Siehe auch Kap. 160)

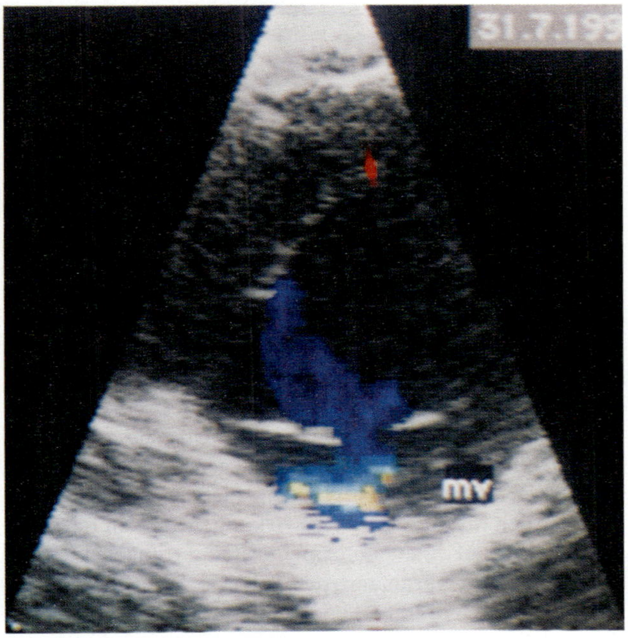

Abb. 163.9. Valvulitis der Mitralklappe mit Mitralinsuffizienz bei einem 12Jahre alten Mädchen mit Chorea minor (farbkodierte Echokardiographie, Vierkammerblick)

Prophylaxe. Eine primäre Prävention gegenüber dem Auftreten eines rheumatischen Fiebers erfolgt durch eine adäquate antibiotische Behandlung von Streptokokkeninfekten. Kinder und junge Erwachsene sind nach einem durchgemachten rheumatischen Fieber außerordentlich gefährdet, bei einer weiteren Erkrankung durch Streptokokken der GruppeA ein Rezidiv der Krankheit mit einer Karditis zu erleiden und bedürfen deshalb strikt einer sekundären Prävention. Diese sollte durch eine Penicillindauerprophylaxe mindestens bis zum 20. Lebensjahr bzw. 5 Jahre über den ersten Schub eines rheumatischen Fiebers hinaus erfolgen. (Durchführung der Prophylaxe s. Kap. 1).

Prognose. Die Prognose der rheumatischen Karditis hängt von der Schwere und der Zahl der betroffenen Herzklappen ab und wie wirksam Rezidiven vorgebeugt wird. Eine Mitralklappenvalvulitis kann folgenlos ausheilen, aber auch nach Jahren ohne Rezidiv im Schweregrad zunehmen bzw. eine Stenosekomponente erhalten. Außerdem sind persistierende Klappenveränderungen gegenüber einer bakteriellen Endokarditis gefährdet und sollten ähnlich wie kongenitale Vitien einer Endokarditisprophylaxe im Bedarfsfall unterzogen werden (s. dort).

Herzbeteiligung bei chronisch rheumatischen Erkrankungen und Kollagenosen

Bei dieser pathogenetisch heterogenen Gruppe von chronisch entzündlichen Erkrankungen kommt es in unterschiedlicher Häufigkeit, in der Regel aber in Verbindung

Tabelle 163.3. Herzbeteiligung bei chronisch rheumatischen Erkrankungen und Kollagenosen

	Perikarditis	Myokarditis	Endokarditis	Sonstige	Therapie
Juvenile chronische Arthritis					
Systemische Form (Morbus Still)	+ 20–30%	+ 1–10%	(+)	Arrhythmien	Kortikosteroide
Oligoarthritische Form	(+)	–	–	–	–
Polyarthritische Form	(+)	–	(+)	–	selten erforderlich
Juvenile Spondylarthritiden	–	–	Aortitis (sehr selten)	–	selten erforderlich
Lupus erythematodes disseminatus	+ 31%	+ 40%	+ (Libman-Sacks) 13–65% Mitralklappe (Aortenklappe)	Koronararteriopathie, pulmonale Hypertonie	Kortikosteroide
Sonderform: Neonataler Lupus (Mutter Anti-SS-A/B-AK)	–	–	–	AV-Block 3. Grades	Herzschrittmacher

mit dem Ausmaß der Entzündungsreaktion zu einer Mitbeteiligung verschiedener Anteile des Herzens, die aber außer beim Lupus erythematodes disseminatus und einer Sonderform, dem neonatalen Lupus den Verlauf in der Regel nicht entscheidend beeinflussen.

Hinsichtlich Ätiologie und Pathogenese wird auf die entsprechenden Kapitel verwiesen, Klinik und Diagnostik s. die vorhergehenden Abschnitte. Häufigkeit, Art und ggf. Therapie der kardialen Beteiligung s. Tabelle 163.3.

Literatur

Ayoub EM (1992) Resurgence of rheumatic fever in the United States. The changing picture of a preocutable disease. Postgrad Med 92: 133–142

Caeiro F, Michielson FM, Bernstein R, Hughes GR, Ansell BM (1981) Systemic lupus erythematosus in childhood. Ann Rheum Dis 40: 325–331

Dajani AS, Ayoub EM, Biermann FZ (1993) Guidelines for the diagnosis of rheumatic fever: Jones Criteria, Updated 1992. Circulation 87: 302–307

Eisenberg MJ (1993) Rheumatic heart disease in the developing world: prevalence, prevention, and control. Eur Heart J 14: 122–128

Fish AJ, Blau EB, Westberg NG, Burke, BA, Vernier RL, Michael AF (1977) Systemic lupus erythematosus within the first two decades of life. Am J Med 62: 99–117

Goldenberg J, Ferraz MB, Pessoa AP, Fonseca AS, Carvalho AC, Hilario MO, Atra E (1992) Symptomatic cardiac involvement in juvenile rheumatoid arthritis. Int J Cardiol 34: 57–62

Schollin J, Wesström G (1985) Acute rheumatic fever in swedish children 1971–80. Acta Paediatr Scand 74: 749–754

Silverman ED (1993) Congenital heart block and neonatal lupus erythematosus: prevention is the goal. J Rheumatol 20: 7–9

164 Arterielle Hypertonie (s. auch Kapitel 189)

R. Schille, P. Schneider

Definition. Die anhaltende Steigerung des arteriellen Blutdruckes über einen definierten Normbereich wird als arterielle Hypertonie bezeichnet. Bezugsgrößen im Kindesalter waren bisher aus praktischen Gründen Lebensalter und Geschlecht, wobei aber engere Korrelationen zur Körpergröße und zum Körpergewicht bestehen.

Eine Hypertonie liegt vor, wenn systolische und/oder diastolische Blutdruckwerte, die bei zeitlich getrennter 3maliger Messung und mit einer der Größe des Kindes angepaßten Blutdruckmanschette ermittelt wurden, jeweils im Bereich oder über der 95. Perzentile des geschlechtsspezifischen Normwertes liegen. Bezugswert sollte beim wachsenden Kind die Körpergröße sein.

Überschreitet der Wert die 95. Perzentile um weniger als 10 mmHg, spricht man von einer milden, liegt er bei 10–30 mmHg darüber von einer mittelschweren und bei Werten über 30 mmHg über der 95. Perzentile von einer schweren Hypertonie.

Da Kinder im Vergleich zu Erwachsenen deutlich niedrigere Blutdruckwerte haben, welche mit zunehmendem Alter und Wachstum kontinuierlich ansteigen, kann eine Definition der arteriellen Hypertonie nur mit Hilfe von Blutdruckperzentilen in Relation zum Geschlecht und Wachstum des Kindes erfolgen (s. Abb. 164.1a–c).

Epidemiologie. Seit den Untersuchungen der amerikanischen „Task Force on Blood Pressure Control in Children" hat sich gezeigt, daß die primäre oder essentielle Hypertonie auch im Kindesalter häufiger nachgewiesen werden kann. Bei Untersuchungen an größeren Kollektiven hatten etwa 0,75 % der Kinder und Jugendlichen eine stabile Hypertonie. Dabei war bei 4/5 dieser so identifizierten Hypertoniker keine Ursache nachweisbar. Die Relation zwischen primären und sekundären Hypertonieformen scheint somit zumindest im Jugendalter den Verhältnissen bei Erwachsenen zu entsprechen. Im Kleinkindesalter ist die Hypertonie typischerweise sekundärer Natur, die Zahl der Kinder mit sekundären Hypertonieformen hat durch die verbesserten Behandlungsmöglichkeiten der Grundkrankheiten insgesamt zugenommen.

Ätiologie. Die arterielle Hypertonie ist ein Symptom vieler chronischer Krankheiten, insbesondere parenchymatöser Nierenkrankheiten (sekundäre Hypertonie). Andererseits kann sie Ausdruck einer frühen Manifestation der essentiellen Hypertonie (auch primäre Hypertonie) sein. Hier werden konstitutionelle Faktoren als eine Ursache angesehen. Hohe Familiarität, vor allem bei Vorliegen einer Hypertonie der Mutter, ist charakteristisch. Verschiedene genetische Defekte werden diskutiert mit Auswirkungen auf den Kalziumstoffwechsel, auf einen abnormen Natriumtransport an der Erythrozytenmembran mit der Folge eines erhöhten Nierengefäßtonus und mit einer verminderten Insulinaktivität.

Ursachen einer passageren Hypertonie im Kindesalter

- Renal:
  - akute postinfektiöse Glomerulonephritis,
  - Purpura-Schoenlein-Henoch-Nephritis,
  - akutes Nierenversagen,
  - Hypervolämie,
  - Nierenkontusion;
- Medikamente und Vergiftungen:
  - orale Kontrazeptiva,
  - Sympathomimetika,
  - Kortikosteroide und adrenokortikotropes Hormon (ACTH),
  - Kokain,
  - Schwermetalle (Thallium, Blei, Kadmium, Quecksilber),
  - Kalzium, VitaminD,
  - Lakritze;
- Krankheiten des Nervensystems:
  - erhöhter intrakranieller Druck (Tumoren, Hirnödem, Blutung),
  - Guillain-Barré-Syndrom,
  - Enzephalitis;
- Verschiedenes:
  - Verbrennungen,
  - Streßreaktionen,
  - Stoffwechselstörungen (Porphyrie),
  - Hyperkalzämie.

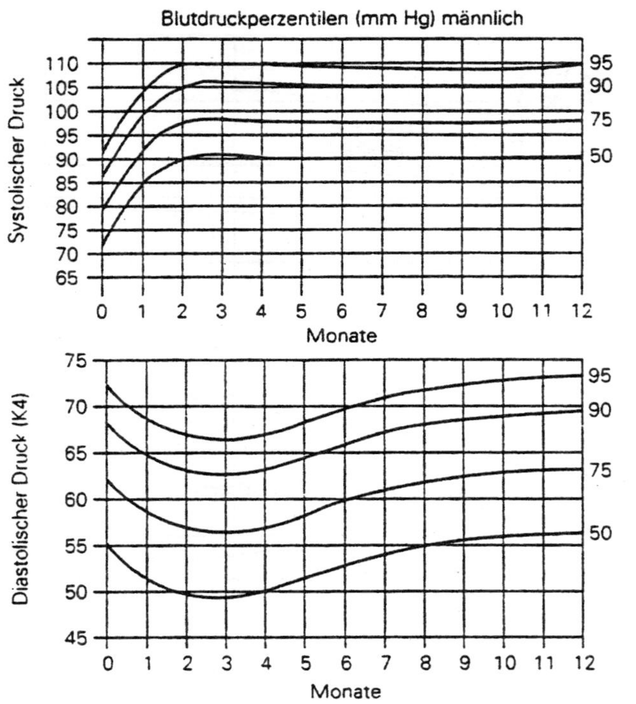

Werte der 90. Perzentile und Körpermaße (cm, kg)

systolisch	87	101	106	106	106	105	105	105	105	105	105	105	105
diastolisch	68	65	63	63	63	65	66	67	68	68	69	69	69
Länge	51	59	63	66	68	70	72	73	74	76	77	78	80
Gewicht	4	4	5	5	6	7	8	9	9	10	10	11	11

a

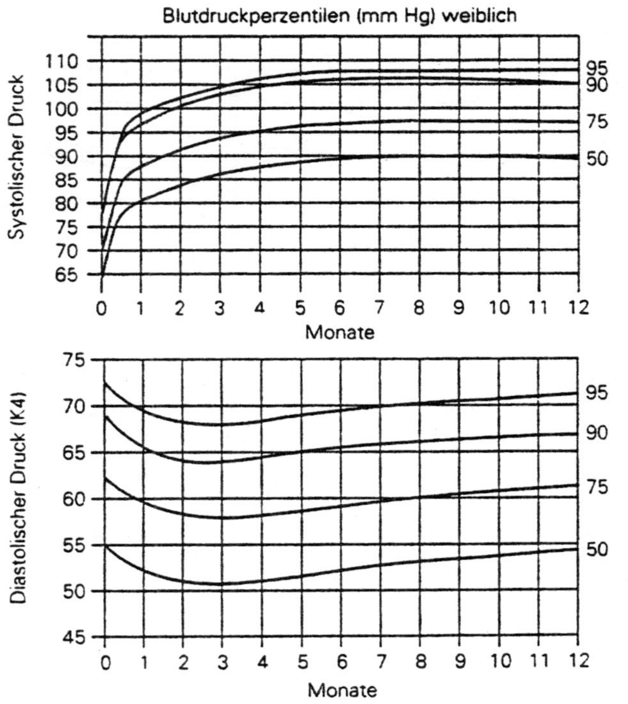

Werte der 90. Perzentile und Körpermaße (cm, kg)

systolisch	76	98	101	104	105	106	106	106	106	106	106	105	105
diastolisch	68	65	64	64	65	66	66	66	67	67	67	67	67
Länge	54	55	56	58	61	63	66	68	70	72	74	75	77
Gewicht	4	4	4	5	5	6	7	8	9	9	10	10	11

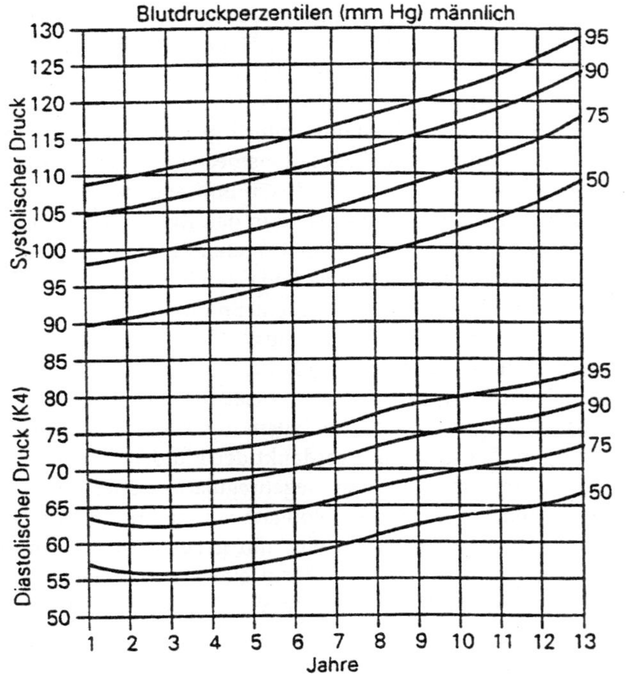

Werte der 90. Perzentile und Körpermaße (cm, kg)

systolisch	105	106	107	108	109	111	112	114	115	117	119	121	124
diastolisch	69	68	68	69	69	70	71	73	74	75	76	77	79
Länge	80	91	100	108	115	122	129	136	141	147	153	159	165
Gewicht	11	14	16	18	22	25	29	34	39	44	50	55	62

b

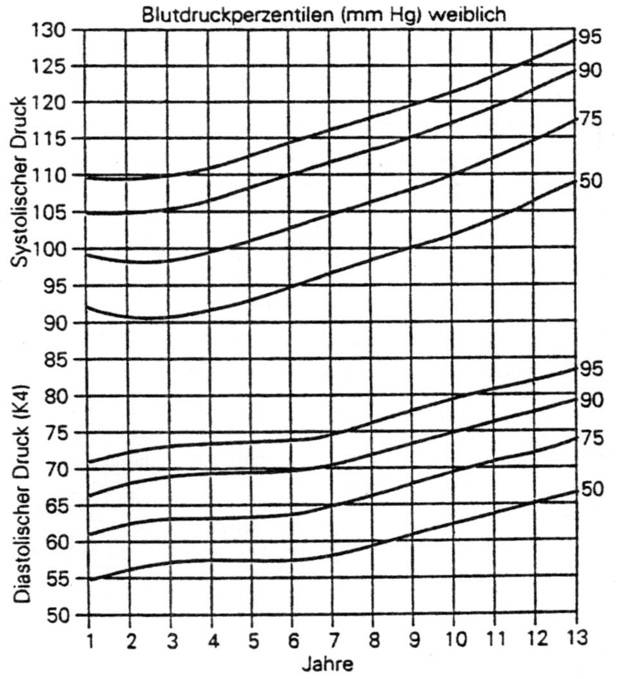

Werte der 90. Perzentile und Körpermaße (cm, kg)

systolisch	105	105	106	107	109	111	112	114	115	117	119	122	124
diastolisch	67	69	69	69	69	70	71	72	74	75	77	78	80
Länge	77	89	98	107	115	122	129	135	142	148	154	160	165
Gewicht	11	13	15	18	22	25	30	35	40	45	51	58	63

Abb. 164.1a–c. Blutdruckperzentilen für die Altersgruppen, **a** 0–12 Monate, **b** 1–13 Jahre, **c** 13–18 Jahre. (Aus Task Force on Blood Pressure Control in Children 1987)

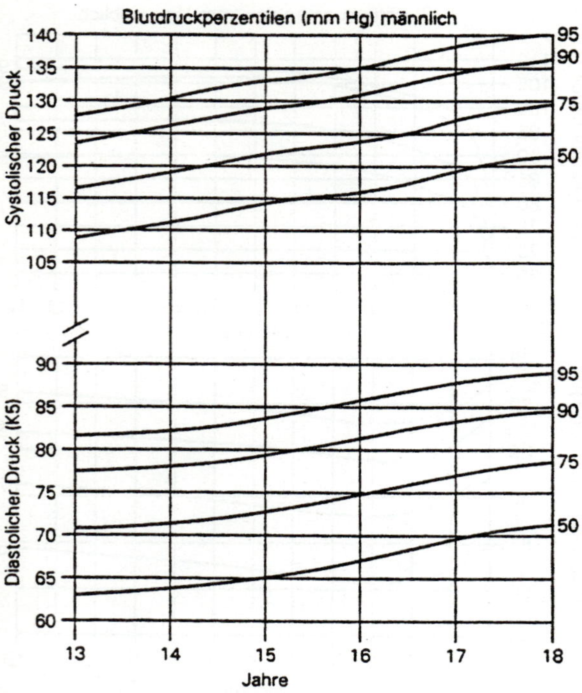

Werte der 90. Perzentile und Körpermaße (cm, kg)

systolisch	124	126	129	131	134	136
diastolisch	77	78	79	81	83	84
Länge	165	172	178	182	184	184
C Gewicht	62	68	74	80	84	86

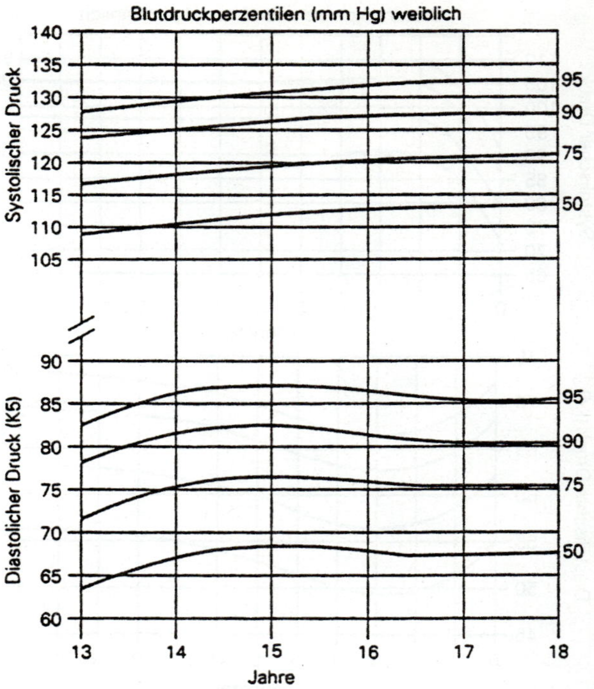

Werte der 90. Perzentile und Körpermaße (cm, kg)

systolisch	124	125	126	127	127	127
diastolisch	78	81	82	81	80	80
Länge	165	168	169	170	170	170
Gewicht	63	67	70	72	73	74

Abb. 164.1c

Unterschiede zwischen Angehörigen verschiedener Rassen scheinen vorzuliegen. Die Ursachen einer passageren und einer chronischen Steigerung des arteriellen Blutdrucks sind auszugsweise im folgenden zusammengefaßt.

Ursachen der chronischen Hypertonie im Kindesalter [primäre (essentielle) Hypertonie, sekundäre Hypertonie]

- Renal:
  - chronische Glomerulonephritis,
  - chronische Niereninsuffizienz,
  - Zustand nach Nierentransplantation,
  - hämolytisch-urämisches Syndrom,
  - Refluxnephropathie,
  - obstruktive Uropathie,
  - autosomal-dominante und -rezessive polyzystische Nierendegeneration,
  - Nierenhypoplasien;
- vaskulär:
  - Aortenisthmusstenose (Koarktation der thorakalen, sehr selten der abdominalen Aorta),
  - großes Schlagvolumen bzw. hohes diastolisches Abflußvolumen bei Aortenklappeninsuffizienz, arteriovenöser Fistel, großem persistierenden Ductus arteriosus, Nierenarterienanomalien (Stenose, fibromuskuläre Dysplasie, Aneurysma, Arteriitis), Nierenarterien- und -venenthrombose, thrombotisch-thrombozytopenische Purpura;
- endokrin:
  - Hyperthyreose,
  - katecholaminproduzierende Tumoren (Phäochromozytom, Neuroblastom),
  - Störungen der Nebennierenrinde (Cushing-Syndrom, AGS, Hyperaldosteronismus),
  - Hyperparathyreoidismus,
  - Diabetes mellitus.

Pathogenese. Unterschieden wird zwischen der primären (essentiellen) und der sekundären Hypertonie. Bei der primären Hypertonie ist eine auslösende organische Krankheit nicht erkennbar. Die sekundäre Hypertonie ist durch eine organische Krankheit verursacht.

Der Blutdruck, als Produkt aus Herzzeitvolumen und peripherem Gefäßwiderstand, unterliegt einem sehr komplexen Steuerungs- und Regulationsmechanismus, wo vegetatives Nervensystem und Endokrinium eng ineinandergreifen. Der Sympathikotonus wird in den Kreislaufzentren der Medulla reguliert, von übergeordneten Zentren in Hypothalamus und Kortex moduliert und erreicht über Rückenmark und Grenzstrang die wichtigsten Endorgane der Kreislaufregulation, nämlich Nieren, Blutgefäße und Herz. Die Blutdruckhöhe wird letztlich von der Funktion dieser Endorgane bestimmt, die ihrerseits zusätzlich hormonellen Einflüssen ausgesetzt sind, vor allem aus Hypophyse und Nebenniere. Seine Balance verdankt der Blutdruck schließlich einer parasympathischen Gegenregulation über einen Reflexbogen zur Medulla oblongata durch Stimulation von Barorezeptoren. Während eine nur geringe Störung in diesem Regulationssystem in Form einer chronischen Hypertonie eine allmählich fortschreitende Organschädigung zur Folge hat, kann die akute Entgleisung zu einem lebensbedrohlichen Blutdruckanstieg führen.

Die *primäre Hypertonie* ist eine genetisch bestimmte und durch Umweltfaktoren manifestierte Fehlregulation des Kreislaufes mit überhöhten arteriellen Blutdruckwerten, wobei charakteristische Schäden oder Funktionsstörungen von Organen, die die Blutdrucksteigerung bedingen, nicht aufgezeigt werden können.

Die Pathogenese der primären Hypertonie ist nicht bekannt. Wahrscheinlich gibt es keine einheitliche Ursache der

Krankheit, sondern es gibt verschiedene Faktoren, die im Einzelfall mehr oder weniger ausgeprägt sind und in unterschiedlicher Weise im Zusammenwirken zur Blutdrucksteigerung führen. Folgende pathogenetische oder manifestierende Faktoren der primären Hypertonie sind bekannt:

1. genetische Veranlagung,
2. Umwelteinflüsse:
   - Kochsalzkonsum,
   - Kaliumzufuhr,
   - weitere Nahrungsfaktoren,
   - Körpergewicht,
   - Alkoholkonsum.

Sekundäre Hypertonien bei Kindern und Jugendlichen sind am häufigsten auf renale (75%), gefolgt von kardiovaskulären Ursachen (15%) zurückzuführen. Nur in 5% findet sich eine endokrine Genese. Die Schwere der Hypertonie ist durch die Grundkrankheit und den Grad der Funktionseinschränkung bedingt. Sie kann Symptom einer akuten Krankheit darstellen mit überwiegend passagerem Charakter, oder es handelt sich um eine chronische Form.

Zur renalen Hypertonie s. Kap. 189.

Häufigste Ursache einer *kardiovaskulären Hypertonie* ist die Aortenisthmusstenose. Die Fehlbildung führt zu einer Blutdruckerhöhung im prästenotischen Bereich und zu einer Blutdrucksenkung und Minderdurchblutung im poststenotischen Bereich. Folge der verminderten renalen Durchblutung ist eine Aktivierung des Renin-Angiotensin-Systems. *Endokrine Hochdruckformen* entstehen bei Tumoren oder Funktionsstörungen endokriner Organe. Hier ist die Hypertonie oft nur ein Symptom neben einer Vielzahl anderer Auswirkungen der Krankheit. Das *Phäochromozytom* ist ein Tumor neuroektodermalen Ursprungs, der zu einer vermehrten Ausschüttung der Katecholamine Adrenalin und Noradrenalin führt. Adrenalin steigert den Blutdruck durch eine Zunahme der Herzfrequenz und des Herzzeitvolumens. Noradrenalin steigert den Blutdruck durch eine Erhöhung des peripheren Gefäßwiderstandes. Die Herzfrequenz sinkt reflektorisch ab. Phäochromozytome sind bei Kindern ausgesprochen selten. Die meisten Phäochromozytome treten sporadisch auf, es gibt jedoch einige familiäre Syndrome, die gehäuft mit einem Phäochromozytom einhergehen. Die Hypertonie als Folge von Störungen der *Nebennierenrindenfunktion* wird in erster Linie durch vermehrte Bildung von Aldosteron oder Mineralkortikoiden ausgelöst. Beim primären *Hyperaldosteronismus* ist im allgemeinen die erhöhte Aldosteronausscheidung vorherrschend und diagnostisch entscheidend. Aldosteron stimuliert die distal-tubuläre Natriumrückresorption im Austausch gegen Kalium und Wasserstoff. Folgen sind Hyperkaliurese, Hypokaliämie und metabolische Alkalose. Eine Hypernatriämie wird selten beobachtet. Außerdem findet sich ein erhöhter peripherer Gefäßwiderstand, so daß an eine pressorische Wirkung des Aldosterons gedacht wird. Bei genetischem Mangel und auch bei pharmakologischer Hemmung von 11βb- und 17βb-Hydroxylase kommt es zur Verminderung der Kortisolsekretion aus der Nebenniere und zur überschießenden ACTH-Produktion. Die Hypertonie entsteht durch die mineralokortikoidartige Wirkung der vermehrt gebildeten Vorstufenhormone. Ursache des *Cushing-Syndroms* ist eine erhöhte Sekretion oder Zufuhr von Glukokortikoiden, insbesondere von Kortisol. Bei 80% der Betroffenen findet sich eine arterielle Hypertonie, trotzdem ist diese Krankheit aber nur selten eine Ursache der chronischen arteriellen Hypertonie. Für die Pathogenese des Hochdrucks spielt der mineralokortikoide Effekt des Kortisols die größte Rolle. Der Morbus Cushing im engeren Sinne beruht auf einer krankhaften Veränderung der Achse Hypothalamus-Hypophyse-Nebennierenrinde mit vermehrter Sekretion von Corticotropin releasing factor (CRF), adrenokortikotropem Hormon (ACTH) und bilateraler adrenaler Hyperplasie. Selten ist eine Vergrößerung der Hypophyse durch ein basophiles oder chromophobes Adenom nachweisbar. Eine *Hyperkalzämie* im Rahmen von seltenen Krankheitsbildern ist eine leicht zu diagnostizierende, aber oft fehlinterpretierte Ursache der Hypertonie im Kindesalter. Für die Blutdrucksteigerung wird die erhöhte pressorische Reagibilität der glatten Gefäßmuskulatur bei erhöhtem Kalziumgehalt verantwortlich gemacht. Die *Hyperthyreose* führt im allgemeinen nur zu einer milden Hypertonie. Infolge der Mehrperfusion der Peripherie kommt es zu einem Abfall des diastolischen Blutdrucks. Herzfrequenz und Herzminutenvolumen sind erhöht. Somit kommt es vor allem zur Steigerung der Blutdruckamplitude, weniger zur ausgeprägten Erhöhung des mittleren arteriellen Druckes. Beim insulinpflichtigen *Diabetes mellitus* sind 2 Mechanismen für die Entstehung der Hypertonie verantwortlich: zum einen die als Folge der diabetischen Stoffwechsellage erhöhte Natriumretention, zum anderen die diabetische Glomerulosklerose. Früheste Veränderungen der diabetischen Nephropathie ist offenbar die Verbreiterung der Basalmembran von Gefäßen. Diese entwickelt sich als Folge eines gestörten Basalmembranstoffwechsels in Abhängigkeit von Dauer und Ausmaß der Hyperglykämie. Die Veränderung der Struktur der glomerulären Basalmembran führt zu einer vermehrten Durchlässigkeit der Filtrationsbarriere. Es kommt zu einem Hyperfiltrationssyndrom und in dessen Folge zu einer Akkumulation von Makromolekülen und Immunglobulinen im Mesangium, Vermehrung von Mesangiummatrix und Zunahme der Mesangiumzellen, also zur Glomerulosklerose, dem charakteristischen Befund einer progredienten diabetischen Nephropathie.

Pathologie. Das erhöhte Blutdruckniveau führt unabhängig von der Ätiologie zur *Arteriosklerose* und weiteren Progredienz von Gefäßveränderungen. Die wichtigsten Folgen der degenerativen Gefäßveränderungen sind *hypertensive Herzkrankheit, Verschlechterung der Nierenfunktion, zerebrale und periphere Durchblutungsstörungen.*

Am Herzen führt die Hypertonie zu 3 wichtigen und prognostisch bedeutsamen Folgeschäden: *Linksherzhypertrophie, Linksherzinsuffizienz* und *koronare Herzkrankheit.*

Hypertensive *Nierenschäden* betreffen präglomeruläre Gefäße oder die Glomerula. Degenerative Veränderungen präglomerulärer Gefäße werden als Nephrosklerose bezeichnet, bei einer Schädigung der Kapillaren der Glomerula spricht man von einer hypertensiven Glomerulopathie. Beeinträchtigung der Nierenfunktion bis zur Niereninsuffizienz sind Folgen dieser Veränderungen.

Zerebrale Durchblutungsstörungen haben wesentliche Bedeutung für die Lebenserwartung, führen aber zudem nicht selten zu ausgeprägten Beschwerden, Behinderungen oder gar zur Pflegebedürftigkeit. Nach dem Ausmaß der zerebralen Durchblutungsstörung von der asymptomatischen Stenose bis zum progredienten zerebralen Insult werden verschiedene Stadien unterschieden.

Von einer *peripheren arteriellen Verschlußkrankheit* wird nur in seltenen Fällen die obere Körperhälfte befallen, der Großteil der Gefäßveränderungen findet sich in der unteren Körperhälfte. Die Klassifikation richtet sich nach der Lokalisation der Stenosen oder Verschlüsse. Prognostisch besonders ungünstig ist ein Befall mehrerer Etagen.

Klinische Symptome und Verlauf. Klinische Symptome der Hypertonie treten oft erst im Rahmen schwerer Entgleisungen oder bei raschem Druckanstieg auf und werden nicht selten von der Symptomatik der Grundkrankheit bei sekundärer Hypertonie überdeckt. Grenzwertige Blutdruckerhöhungen, insbesondere des systolischen Druckes, sind typisch für eine essentielle Hypertonie. Sie werden über lange Zeit ohne Beschwerden toleriert. Ebenso entwickeln sich Organveränderungen langsam. Wegen der Bedeutung als Risikofaktor für die Entwicklung einer Arteriosklerose im Erwachsenenalter ist jedoch eine möglichst frühzeitige Entdeckung und ggf. Behandlung wichtig. Deshalb sollte bei Kindern vom 3. Lebensjahr an einmal jährlich der Blutdruck gemessen werden.

Unspezifische verdächtige Symptome sind: eingeschränkte Leistungsfähigkeit, Gedeihstörungen, Nasenbluten, Kopfschmerzen, Schlaf- und Sehstörungen. Gelegentlich können auch Polydipsie, Polyurie oder Nykturie auftreten. Die Mehrzahl der kindlichen und jugendlichen Hypertoniker ist jedoch lange Zeit beschwerdefrei.

Unbehandelt kann jede Hypertonie im Rahmen einer *hypertonen Krise* zu akuten Krankheitserscheinungen mit Kopfschmerzen, Herzklopfen, Zittern und neurologischen Ausfallserscheinungen führen. Die Komplikationen einer chronischen Hypertonie mit entsprechenden Gefäßveränderungen können sich als Herzinfarkt, Schlaganfall oder periphere Durchblutungsstörungen dramatisch manifestieren.

Diagnose und Differentialdiagnose. Die Diagnose essentielle Hypertonie ist eine Ausschlußdiagnose und darf erst nach sorgfältiger Diagnostik und bei entsprechender Familienanamnese gestellt werden. Eine Hypertonie im Erwachsenenalter kann schon in der Jugend prognostiziert werden. Ein Tracking des Blutdruckes zwischen der 2. und 4. Lebensdekade wurde gesichert. Eine sorgfältig erhobene Anamnese und gezielte klinische Untersuchungen stehen am Anfang aller diagnostischen Maßnahmen und ersparen dem Kind oft eine aufwendige Labor- und apparative Diagnostik. Im Mittelpunkt steht zunächst die Blutdruckmessung. Sie umfaßt die Blutdruckmessung unter standardisierten Bedingungen, ergänzt durch eine kontinuierliche Messung über 24 Stunden unter Normalbelastung. Unverzichtbar ist die vergleichende Pulspalpation und die Blutdruckmessung an allen 4 Extremitäten, um eine Aortenisthmusstenose auszuschließen. Ein einmalig gemessener erhöhter Blutdruckwert erlaubt keine sichere Aussage. Die Disposition zum Belastungshochdruck wird mittels Fahrradergometrie ermittelt.

Die Prinzipien der Blutdruckmessung sind von erheblicher praktischer Bedeutung:

- Das Kind sollte in ruhiger und entspannter Haltung und in ebensolcher Umgebung sitzen.
- Die Messung erfolgt am rechten Arm, der Meßpunkt ist in Höhe des Herzens. Zumindest einmal sollte, wie schon erwähnt, der Blutdruck an allen Extremitäten gemessen werden. Bei Unsicherheiten muß diese Untersuchung wiederholt werden.
- Die Auswahl der Manschettengröße richtet sich nicht nach dem Alter, sondern nach der Körpergröße. Die breiteste Manschette, die sich noch bequem plazieren läßt, ist am besten geeignet. Dabei muß der aufblasbare Teil der Manschette mindestens 2/3 des Oberarmumfanges umschließen.
- Der Druck in der Manschette sollte langsam gesenkt werden.
- Das Ablesen des systolischen Blutdruckes erfolgt beim ersten Auftreten des Korotkoff-Geräusches (Phase 1), das Ablesen des diastolischen Blutdruckes beim völligen Verschwinden des Korotkoff-Geräusches (Phase 5). Eine Ausnahme liegt vor, wenn der Wert in Phase 5 nahe 0 liegt, dann sollte der diastolische Blutdruck beim deutlichen Leiserwerden des Geräusches notiert werden (Phase 4).
- Ein Aufrunden oder Abrunden der ermittelten Werte ist nicht zweckmäßig.
- Der erste Befund sollte, wenn möglich, durch 2 weitere Messungen überprüft werden. Dabei sollte die luftleere Manschette am Arm belassen werden.
- Für Kinder, insbesondere kleinere, ist der Gebrauch oszillometrisch messender Systeme angenehm.
- Die ambulante Langzeitblutdruckmessung (ABDM), bei der in der Pädiatrie ebenfalls fast ausschließlich oszillometrisch messende Geräte eingesetzt werden, ist zu einer etablierten Methode in der Hypertoniediagnostik geworden.
- Der systolische und diastolische Blutdruck verlaufen in einem typischen zirkadianen Rhythmus, die nächtlichen Werte liegen 15–25 % unter den Tageswerten.
- Das ambulante Blutdruckmonitoring erlaubt die prognostisch wichtige Beurteilung des nächtlichen Blutdruckverhaltens und die Diagnostik morgendlicher Blutdruckanstiege.
- Ist diese Meßmethode Basis für die Diagnostik einer Hypertonie, müssen die entsprechenden Referenzwerte verwendet werden (s. Tabelle 164.1).

Wichtig ist auch die Beachtung der Grundsätze zur Bewertung der Blutdruckwerte:

- Höhere Werte bei nur einem Meßvorgang erlauben keine verbindliche Aussage. Eine Ausnahme stellt das symptomatische oder akut kranke Kind mit stark erhöhten Blutdruckwerten dar.
- Eine drohende und manifeste hypertensive Krise auch ohne ausgeprägte klinische Symptomatik stellt einen Notfall dar. Nach stationärer Aufnahme müssen Diagnostik und Therapie unverzüglich und gleichzeitig beginnen (s. Abschn. „Hypertensiver Notfall"). In anderen Fällen hängen Zeitpunkt und Häufigkeit der Nachmessung vom Ausmaß der Blutdruckerhöhung ab.

Tabelle 164.1. Referenzwerte für die ambulante Blutdrucklangzeitmessung. (Nach Soergel et al. 1997)

Größe [cm]	Tag (8–20 Uhr) Perzentile		Nacht (0–6 Uhr) Perzentile		24 Stunden Perzentile	
	50	95	50	95	50	95
Jungen						
120	112/73	123/85	95/55	104/63	105/65	113/72
130	113/73	125/85	96/55	107/65	105/65	117/75
140	114/73	127/85	97/55	110/67	107/65	121/77
150	115/73	129/85	99/56	113/67	109/66	124/78
160	118/73	132/85	102/56	116/67	112/66	126/78
170	121/73	135/85	104/56	119/67	115/67	128/77
180	124/73	137/85	107/56	122/67	120/67	130/77
Mädchen						
120	111/72	120/84	96/55	107/66	103/65	113/73
130	112/72	124/84	97/55	109/66	105/66	117/75
140	114/72	126/84	98/55	111/66	108/66	120/76
150	115/73	128/84	99/55	112/66	110/66	122/76
160	116/73	131/84	100/55	113/66	111/66	124/76
170	118/74	134/84	101/55	113/66	112/66	124/76
180	120/74	131/84	103/55	114/66	113/66	124/76

- Bei grenzwertiger Blutdruckerhöhung Kontrolle nach 3 Monaten, bei einem diastolischen Druck von 5–9 mmHg über der 95. Perzentile Kontrolle nach 4–6 Wochen, bei einem diastolischen Druck von über 10mm über der 95. Perzentile Kontrolle nach einer Woche. Bestätigt sich die Druckerhöhung, muß die Diagnostik beginnen.
- Bei Fieber, Schmerzen, Unbehagen und Abwehr Kontrolle des Befundes nach Abklingen dieser Symptomatik.
- Eine Disposition zum Belastungshochdruck muß durch Fahrradergometrie geklärt werden.
- Ergibt sich aus der klinischen Untersuchung und dem diagnostischen Basisprogramm ein entsprechender Verdacht, erfordert dies weitere spezielle Untersuchungen zur ergänzenden Diagnostik (s.u.).

Folgende Befundkonstellation ist charakteristisch für eine essentielle Hypertonie:

- Milde oder grenzwertige Erhöhung des systolischen Blutdruckes,
- hohe Familiarität (Eltern/Großeltern, insbesondere bei Hypertonie der Mutter),
- sehr variable Werte während wiederholter Messungen,
- hoher Ruhepuls, ausgeprägte Streßreaktion mit überschießendem Anstieg von Herzfrequenz und Blutdruck,
- erhöhtes Körpergewicht oder Adipositas,
- älteres Schulkind oder Jugendlicher bzw. junger Erwachsener, die Inzidenz der essentiellen Hypertonie steigt mit dem Lebensalter.

Demgegenüber steht die typische Befundkonstellation bei sekundärer Hypertonie:

- Meist ist der Blutdruckwert eindeutig im Sinne einer schweren Hypertonie erhöht,
- plötzlicher Beginn der Symptomatik,
- typische Vorerkrankungen,
- Auffälligkeiten bei der körperlichen Untersuchung, vor allem bei Mangelgedeihen und Hinweisen auf hypertoniebedingte Organschäden,
- keine Hypertonie bei Verwandten,
- Lebensalter unter 10 Jahren,
- als Faustregel kann gelten: Je früher eine Hypertonie auftritt und je höher der Blutdruck ist, um so wahrscheinlicher handelt es sich um eine sekundäre Hypertonie. Umgekehrt ist eine milde Blutdruckerhöhung im späteren Alter eher charakteristisch für eine essentielle Hypertonie.

Diagnostik bei unklarer Hypertension im Kindesalter

- Familienanamnese: Hypertonie, Herzinfarkt, Schlaganfall, Nieren- und Stoffwechselkrankheiten, endokrine Krankheiten;
- Eigenanamnese: Krankheiten in der Neonatalperiode, Nierenkrankheiten, Ausbleiben der normalen körperlichen Entwicklung, frühzeitige Entwicklung sekundärer Geschlechtsmerkmale, Unruhezustände, Gesichtsröte, Tachykardie, Obstipation, Muskelkrämpfe, chronische Krankheiten, regelmäßige Medikamenteneinnahme, Lebensgewohnheiten;
- initiale Untersuchungen:
  - Blut: Blutbild, Entzündungsparameter, Kreatinin, Elektrolyte, Glukose, Blutgasanalyse, Triglyzeride, Cholesterin, Harnsäure,
  - Urin: Kultur, Zytologie, pH, spezifisches Gewicht, Eiweiß, Glukose, Kreatinin, Elektrolyte, Vanillinmandelsäure,
  - weitere Untersuchungen: Sonographie Nieren/ableitende Harnwege, Augenhintergrund, Langzeitblutdruckmessung, EKG, Röntgenthorax;
- spezielle Diagnostik:
  - Blut: Elektrophorese, Komplement, Autoantikörper, Streptokokken-AK, Renin, Aldosteron, Parathormon, Schilddrüsenhormone, 17-Hydroxy-Progesteron, Glukosetoleranztest, Adrenalin, Noradrenalin,
  - Urin: Kortisol, Aldosteron, Katecholaminmetabolite, Markerproteine,
  - weitere Untersuchungen: Echokardiographie, MCU, Doppleruntersuchung der Nierenarterien, Isotopennephrographie, Angiographie, Nierenbiopsie, CT/MRT, Lumbalpunktion.

Therapie

Nichtmedikamentöse Therapie.

- Die nichtmedikamentösen Therapieverfahren sind die Basis der Behandlung der Hypertonie aller Schweregrade. Dabei ist bei der milden, meist essentiellen Hypertonie oft schon eine Blutdrucknormalisierung zu erreichen.
- Allgemein ist eine Senkung des Kochsalzkonsums und ggf. eine Gewichtsreduktion anzuraten.
- Körperliche und psychische Konditionierung und Streßabbau sind weitere Stichworte, die allerdings einer ggf. eingehenden Beratung bedürfen. Art und Intensität des körperlichen Trainings sind abhängig vom Schweregrad der Hypertonie.
- Nikotin und Alkoholkonsum sollten unbedingt vermieden werden.

Medikamentöse Therapie.

- Der Entschluß zum Beginn einer antihypertensiven Pharmakotherapie wird in erster Linie aufgrund der Blutdruckhöhe getroffen.
- Es müssen jedoch auch die zugrunde liegende Krankheit und das kardiovaskuläre Gesamtrisiko berücksichtigt werden.

- Die Behandlung sollte auf jeden Fall beginnen, wenn die nichtmedikamentöse Therapie keinen genügenden Effekt erbringt, bei pathologischer Belastungsreaktion sowie bei Hochdruckkomplikationen in der Familie.
- Weitere Indikationen sind Hinweise auf Organschäden (Herzvergrößerung, linksventrikuläre Hypertrophie, Fundus hypertonicus) oder zusätzliche Arterioskleroserisiken (Diabetes mellitus, Hyperlipidämie) bzw. bei sekundären Hypertonieformen, wenn keine Kausaltherapie möglich ist.

Grundsätze der medikamentösen Therapie:

- Die Auswahl der geeigneten Pharmaka richtet sich nach der Ätiologie und dem Schweregrad der Hypertonie. Des weiteren sind mögliche Begleitkrankheiten zu berücksichtigen.
- β-Rezeptoren sind bei mildem Hochdruck Mittel der ersten Wahl.
- ACE-Hemmer sollten aufgrund ihrer Wirkung auf die renale Hämodynamik frühzeitig bei Kindern mit Diabetes mellitus und parenchymatösen Nierenkrankheiten eingesetzt werden.
- Grundsätzlich wird mit einer Monotherapie begonnen (Dosistitrierung).
- Wird bei Ausschöpfung des Dosisbereiches kein ausreichender Effekt erzielt oder treten Nebenwirkungen auf, kann zu einem Medikament einer anderen Antihypertensivagruppe gewechselt werden, oder man beginnt eine Kombinationstherapie.
- Entschließt man sich zu einer Kombinationstherapie, sollten die zur Anwendung kommenden Medikamente unterschiedliche Wirkungsmechanismen besitzen, sich in der Blutdrucksenkung ergänzen und unerwünschte Wirkungen des einen Medikamentes evtl. durch das andere ausgleichen(s. Tabelle 164.2).
- Stufenschema der medikamentösen antihypertensiven Therapie:
  - Stufe I: Monotherapie mit einem Basistherapeutikum (Diuretikum oder β-Blocker oder Kalziumantagonist oder ACE-Hemmer);
  - Stufe II: Zweierkombination (β-Blocker oder Kalziumantagonist oder ACE-Hemmer plus Diuretikum, alternativ: β-Blocker oder ACE-Hemmer plus Kalziumantagonist);
  - Stufe III: Dreierkombination (Diuretikum *plus* Betablocker *plus* Vasodilator oder Diuretikum *plus* Kalziumantagonist *plus* ACE-Hemmer oder Diuretikum *plus* Vasodilator *plus* a_2-Sympathikomimetikum.
- Bei Progredienz des Grundleidens ist eine zusätzliche krisenhafte Blutdruckerhöhung möglich, die einer sofortigen Intervention bedarf (s.u.).

Hypertensiver Notfall. Krisenhafte Blutdrucksteigerungen weit über den Normbereich hinaus treten vor allem bei Nierenkrankheiten auf und stellen eine Notsituation dar. Umgehende Blutdrucksenkung ist notwendig. Die Therapie ist u.U. vor den diagnostischen Maßnahmen zu beginnen.

Ursachen. Als Ursachen kommen Entgleisung eines medikamentös eingestellten chronischen Hypertonus, akutes Nierenversagen, Glomerulopathie, Vaskulitis, Enzephalitis, Hirnödem, Hirntumor, Phäochromozytom und Intoxikation in Betracht.

Tabelle 164.2. Antihypertensive Medikamente im Kindesalter

Medikament	Dosierung [mg/kg/24 h]	Dosisintervall [h]	Wirkungen	Nebenwirkungen
Diuretika			Blutvolumen ↓ Vasodilatation	
Hydrochlorothiazid	1–2	12		Hypokaliämie Hyperurikämie
Furosemid	0,5–5	8–12		Hypokaliämie
Sympathikus-Hemmstoffe			Herzzeitvolumen ↓ Vasodilatation	Bradykardie, Sedierung Bronchospasmus
Propranolol (β-Blocker)	1–5	8–12		
Atenolol (β-Blocker)	1–2	24		
Prazosin (α_1-Blocker)	0,02--0,5	8–12	Vasodilatation	Tachykardie orthostatischer Kollaps
Clonidin	0,005–0,03	8–12	Zentrale Erregung des Baroreflexes	Sedierung
Kalziumantagonisten (Retardpräparate)			Kalziumkanalblockade Vasodilatation	Tachykardie, Ödeme, Flush
Nifedipin	0,5–3	8–12		
ACE-Hemmer			Hemmung des Konversionsenzyms, Vasodilatation	Nierenversagen bei eingeschränkter Funktion
Captopril	0,5–3 <6 Monate: 0,05–0,5	8		Leukozytopenie
Enalapril	0,15–0,5	24		
Vasodilatatoren			Vasodilatation	
Dihydralazin	1–5	8–12		Tachykardie, Allergie, Schlagvolumen ↑
Minoxidil	0,1–0,5	12		Salz- und Wasserretention, sympathische Gegenregulation, Hypertrichiose

Klinische Symptome. Die Symptomatik ergibt eine erhebliche systolische und/oder diastolische Blutdruckerhöhung. Orientierende Grenzwerte sind:

Neugeborene	130/100 mmHg
Säuglinge	140/100 mmHg
Kleinkinder	150/110 mmHg
Schulkinder	160/110 mmHg
Jugendliche	180/120 mmHg

Die Symptomatik hängt ab von der individuellen Toleranz, von der Geschwindigkeit des Blutdruckanstieges, von der Dauer der Krise, dem Schweregrad einer vorbestehenden Hypertonie und vom Ausmaß bereits vorhandener Organkomplikationen.

Die Krise kann sich u.U. als hypertensive Enzephalopathie manifestieren. In der leichten Form äußert sie sich mit Erbrechen, Kopfschmerzen, Sehstörungen, motorischer Unruhe, Tachykardie und Parästhesien.

Die schwerere Form ist erkennbar an Retinaveränderungen, Lungenödem, Paresen, herdförmig oder generalisiert ablaufenden Krämpfen.

Bei der Anamnese sind chronische Krankheiten, die Bewertung des bisherigen Blutdruckes und die Dosierung bisheriger Antihypertensiva abzuklären. Außerdem ist eingehend nach Intoxikationen und Drogen zu fragen.

Bei der klinischen Untersuchung steht die Prüfung von Vitalfunktionen, der Kreislaufsituation und der Bewußtseinslage im Vordergrund. Gezielt ist auf Ödeme, Dyspnoe, Zyanose zu achten. Zum Ausschluß einer Isthmusstenose sollte nach Herzgeräuschen gesucht werden. Die Pulse an allen 4 Extremitäten müssen überprüft und durch eine Blutdruckmessung ergänzt werden. Weiterhin sind besonders neurologische Auffälligkeiten und auch Augenhintergrundveränderungen zu beachten.

An Laboruntersuchungen sollte das Programm die folgenden Parameter umfassen:

- Blutbild, BSR, CRP;
- Säure-Basen-Status, Blutglukose;
- Na^+, K^+, Ca^{++}, PO_4^{3-}, Mg^{++};
- Kreatinin, Eiweiß;
- Urinstatus, evtl. Liquordiagnostik.

Weitere Untersuchungen müßten in Abhängigkeit vom klinischen Befund vorgenommen werden. Sie umfassen die Sonographie des Abdomens und der Nieren, Röntgenaufnahmen des Thorax und des Schädels, EKG, Echokardiographie, EEG, CT sowie Urin und/oder Serum für toxikologische Untersuchungen.

Therapie. Die Medikamente zur Therapie der hypertensiven Krise sind in Tabelle 164.3 zusammengestellt. Der Therapiebeginn sollte sofort mit Nifedipin oral erfolgen. Die Kapsel soll zerbissen oder der Inhalt unter die Zunge appliziert werden.

Literatur

Böhler T, Klaus G (1997) Bluthochdruck (Arterielle Hypertonie). In: Dörner K, Böhler T (Hrsg) Diagnostische Strategien in der Pädiatrie. GIT Verlag, Darmstadt, S 117–121

Brouhard BH (1995) Hypertension in children and adolescents. Cleve Clin J Med 62: 21–28

Faulhaber H-D (1997) Hypertonietherapie 1997. Diagn Ther 6–13

Tabelle 164.3. Medikamente zur Therapie der hypertensiven Krise im Kindesalter

Medikament	Dosierung Applikationsart	Wirkungseintritt Wirkungsmaximum Wirkungsdauer	Bemerkungen
Nifedipin[a]	0,25–0,75 mg/kg KG sublingual max. 3 mg/kg KG/24 h	nach 5 min nach 30 min 3–6 h	Gleiche Dosis kann nach 15–30 min erneut verabreicht werden
Adalat[b]			
Nifedipin-ratiopharm[b]			
Corinfar[b]			
Adalat pro infusione[b]	10–20 mg/m2KO/24 h i.v.	–	–
Diazoxid[a]	2 mg/kg KG schnell i.v. (in 10–20 s) max. 6 mg/kg KG/Dosis	nach 1 min nach 5 min 3–12 h	Bei Nichtansprechen Injektion mit doppelter Dosis wiederholen Nebenwirkungen:Tachykardie, Hyperglykämie, Natrium- und Wasserretention KI: Anurie
Hypertonalum[b]			
Dihydralazin[a]	0,2–0,4 mg/kg KG i.v. max. 25 mg	nach 1–10 min nach 10–80 min 1–4 h	Effekt oft unzureichend Nebenwirkung: Tachykardie
Nepresol inject[b]			
Depressan[b]			
Natriumnitroprussid[a]	0,5 μg/kg KG/min i.v. Infusionsrate ständig aktuellem RR anpassen max. 8 μg/kg KG/min	sofort nach 1 min 10 min	Als ultima ratio bei Therapieresistenz, kontinuierliche Überwachung! Bei Niereninsuffizienz Thiozyanatvergiftung möglich
nipruss[b]			

[a] Wirkstoff
[b] Medikamentenname

Krull F (1995) Arterielle Hypertonie im Kindesalter. Monatsschr Kinderheilk 143: 300–314
Mahan JD, Turman MA, Mentser MI (1997) Evaluation of hematuria, proteinuria and hypertension in adolescents. Pediatr Clin North Am 44: 1573–1589
Müller-Wiefel DE (1988) Die hypertensive Krise im Kindesalter. Wien klin Wochenschr 100: 547–555
Rascher W (1997) Blood pressure measurement and standards in children. Nephrol Dial Transplant 12: 868–870
Sadowski RH, Falkner B (1996) Hypertension in pediatric patients. Am J Kidney Dis 27: 305–315
Scholze J, Rautenberg B (1994) Niere und Hochdruck. Z ärztl Fortbild 88: 31–36
Soergel M, Kirschstein M, Busch C et al. (1997) Oscillometric twenty-four hour ambulatory blood pressure measurement in healthy children and adolescents: a multicenter trial including 1141 subjects. J Pediatr 130: 178–184
Spieker C, Barenbrock M, Rahn KH (1996) Differentialdiagnose und Therapie der essentiellen Hypertonie. Z ärztl Fortbild 90: 213–220
Task Force on Blood Pressure Control in children (1987) Report of the second task force on blood pressure control in children 1987. Pediatrics 79: 1–25
Tepel M (1997) Einfluß des Oberarmumfangs auf die RR-Messung. Internist 38: 862–868
Trepel M, Giet M van der, Zidek W (1997) Praktische Therapie der chronischen Niereninsuffizienz durch Progressionshemmung. Dt Ärztebl 94: A2648–2652
Weber F, Phillip T (1992) Diagnostik der nephrogenen Hypertonie. Dt Ärztebl 89: A3445–3453

165 Pulmonale Hypertonie

P. Schneider

Definition. Der Begriff pulmonale Hypertonie beschreibt eine Druckerhöhung in der A. pulmonalis und im rechten Ventrikel. Während die primäre pulmonale Hypertonie durch das Fehlen einer klinisch faßbaren Ursache definiert ist, kommen sekundäre Formen im Zusammenhang mit angeborenen und erworbenen Herzfehlern, bei pulmonalen Erkrankungen und Leberkrankheiten vor. Gesondert betrachtet wird unter klinischen Aspekten in der Regel die persistierende pulmonale Hypertonie des Neugeborenen, die pulmonale Hypertonie bei Obstruktion der oberen Atemwege und die pulmonale Hypertonie infolge von Nebenwirkungen bei medikamentöser Therapie (Appetitzügler) und die seltene akute Höhenkrankheit im Säuglingsalter.

Pulmonale Hypertonie bei angeborenen Herzfehlern

Das Verhalten der pulmonalen Gefäßstrombahn ist ein zentrales Problem der Kinderkardiologie. Der Abfall des Lungengefäßwiderstandes, der sich normalerweise in den ersten Lebenstagen und -wochen durch Dilatation der Muskulatur, vor allem der Präkapillaren, vollzieht, kann in einzelnen Fällen ausbleiben. Bei Herzfehlern mit Lungenüberflutung können verschiedene Faktoren zusammenwirken und zu einer erneuten Einengung der Lungengefäße mit Anstieg des pulmonalen Gefäßwiderstandes und damit zu einer pulmonalen Hypertension führen (obstruktive pulmonale Gefäßkrankheit). In frühen Stadien ist die Muskelschicht der Präkapillaren verdickt, aber noch reagibel. Später folgen jedoch ausgedehntere Umwandlungen der Gefäßwände mit Zunahme bindegewebiger Strukturen und weitere morphologische Gefäßveränderungen, die den Gesamtquerschnitt der Lungenstrombahn irreversibel vermindern (s. Abb. 165.1a,b). Diese Entwicklung kann rasch – im Laufe von Monaten im 1. Lebensjahr – oder langsam über viele Jahre verlaufen. Wird der Lungengefäßwiderstand größer als der Widerstand im Systemkreislauf, dann entwickelt sich aus dem ursprünglichen Links-rechts-Shunt ein Rechts-links-Shunt mit mehr oder weniger ausgeprägter Zyanose. Die Situation wird durch den Begriff Eisenmenger-Reaktion oder Eisenmenger-

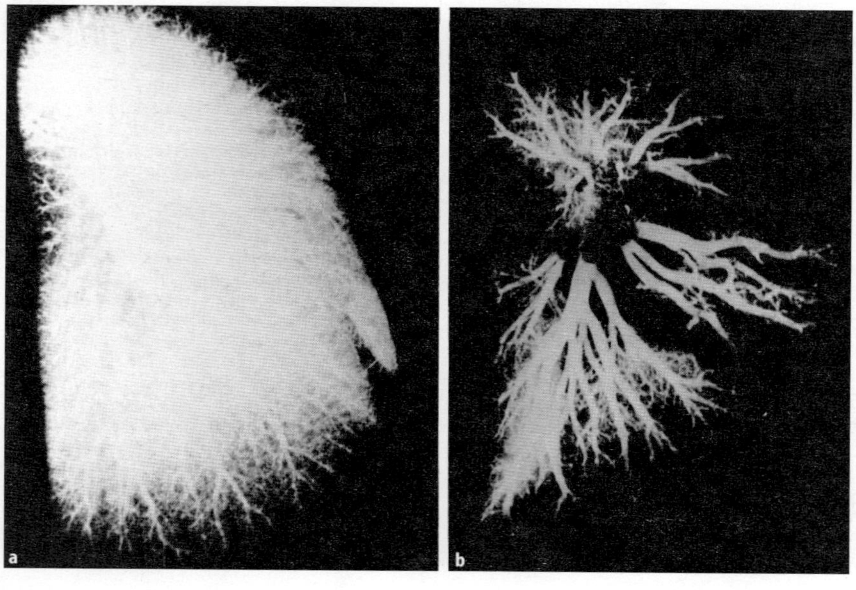

Abb. 165.1a,b. Ausgußpräparate arterieller Lungengefäße. **a** Normal, **b** bei obstruktiver pulmonaler Gefäßkrankheit (Eisenmenger-Syndrom)

Syndrom beschrieben. Für einen großen subaortalen Kammerseptumdefekt mit Rechts-links-Shunt ist in der pathologisch-anatomischen Literatur der Terminus Eisenmenger-Komplex eingebürgert.

Sinnvoll erscheint die Verwendung des deskriptiven Begriffes „obstruktive (oder obliterative) pulmonale Gefäßkrankheit" als Oberbegriff, da ähnliche Veränderungen der pulmonalen Strombahn (Verminderung des Querschnittes, Widerstandserhöhung, Druckanstieg) einerseits auch ohne sonstige Herzkrankheit (primäre pulmonale Hypertonie), andererseits auch bei Herzkrankheit ohne primären Links-rechts-Shunt vorkommen. Allerdings ist der Sprachgebrauch nicht einheitlich. Neuere Forschungen deuten überdies darauf hin, daß auf zellulärer Ebene Unterschiede zwischen den einzelnen Formen bestehen. Die obstruktive pulmonale Gefäßkrankheit spielt eine entscheidende Rolle für die Prognosen und Operabilität vieler Herzfehler mit Lungenüberflutung. Durch Korrektur des Fehlers mit Normalisierung des Blutvolumens im kleinen Kreislauf und ggf. Wegfall der Zyanose kann die Progredienz der pulmonalen Gefäßkrankheit in der Regel gestoppt werden. In seltenen Fällen besteht eine Eigendynamik dieser Veränderungen mit fortschreitender Ausprägung. Höhergradige, irreversible Stadien der obstruktiven pulmonalen Gefäßkrankheit schließen eine Operation aus. Als ultima ratio muß dann eine (Herz-)Lungentransplantation diskutiert werden.

Bei der Herzkatheteruntersuchung muß deshalb definitiv geklärt werden, inwieweit die pulmonale Hypertonie volumenbedingt oder widerstandsbedingt ist. Bei erhöhtem Widerstand muß dann getestet werden, ob er fixiert oder reversibel ist. Klinische Befunde und Alter des Patienten erlauben vorab eine Abschätzung.

Sehr kompliziert stellt sich die Situation gelegentlich bei Pulmonalatresien mit Ventrikelseptumdefekt dar, wo je nach Zustand der Kollateralen zwischen Aorta und Pulmonalarterien bei ein- und demselben Patienten neben minderdurchbluteten Segmenten auch solche mit Hyperperfusion und entsprechenden anatomischen Veränderungen vorkommen.

Die Tendenz zur Entwicklung der pulmonalen Gefäßveränderungen ist von verschiedenen Faktoren abhängig. Die Erfahrung zeigt, daß unterschiedliche Herzfehler unterschiedlich gefährdet sind; große Ventrikelseptumdefekte oder persistierende Ductus haben ein deutlich höheres Risiko als Vorhofseptumdefekte, die erst im Erwachsenenalter eine pulmonale Hypertension entwickeln können. Besonders hoch ist hingegen das Risiko bei Kindern mit komplettem atrioventrikulärem Septumdefekt (AVSD), und hier wieder sind Kinder mit Trisomie 21 offenbar noch stärker gefährdet als andere. Einzelfälle haben bereits im 1. Lebenshalbjahr irreversible Lungengefäßveränderungen entwikkelt und sind damit inoperabel. Auch Patienten mit großen aortopulmonalen, chirurgisch angelegten Shunts können betroffen sein. Ebenfalls erhöht ist das Risiko, wenn zu der Lungenüberflutung eine Zyanose tritt [Transposition der großen Arterien mit großem Ventrikelseptumdefekt (VSD) und/oder persistierendem Ductus arteriosus (PDA), Truncus arteriosus u.a.] Hier steigt das Risiko für irreversible Veränderungen bereits im 2. Lebenshalbjahr deutlich an. Daß nicht alle Patienten diese Komplikation entwikkeln, liegt an offenbar individuell unterschiedlichen Reaktionsmustern der Pulmonalgefäße. Zur Zeit existieren keine Möglichkeiten, die individuelle Prognose abzuschätzen. Behandlungsstrategien für elektive Eingriffe berücksichtigen diese Erfahrungen und zielen darauf ab, solchen Entwicklungen zuvorzukommen.

Ätiologie und Pathogenese. Intensive Forschungen zur pulmonalen obstruktiven Gefäßkrankheit (pulmonale Hypertonie) haben die Einblicke in die morphologischen Veränderungen der Gefäßwand und in die zellulären Prozesse ihrer Entstehung vertieft. Eine zentrale Rolle spielt die endotheliale Dysfunktion als Ursache der erhöhten pulmonalen Reagibilität (Vasoreaktivität) und der Proliferation der glatten Muskulatur. Dies führt zu abnormen Wechselwirkungen mit Blutbestandteilen (Thrombozyten, Leukozyten) und der Freisetzung von pulmonalen vasoaktiven Substanzen und Mitogenen der glatten Muskulatur. Vermindert ist die Produktion von NO und Prostazyklin, die zu einer Vasodilatation führen. Andererseits ist offenbar die Absonderung von Endothelin mit vasokonstriktiven Effekten vermehrt. Aus diesen Kenntnissen haben sich therapeutische Ansätze für die Verwendung von NO und Prostazyklin ergeben. Darüber hinaus wurden in den letzten Jahren zahlreiche weitere Substanzen gefunden, die an den komplexen lokalen, zellulären, regulativen und Wachstumsprozessen beteiligt sind.

Klinische Symptome. Das Vollbild des Patienten mit Eisenmenger-Reaktion zeigt eine mehr oder weniger ausgeprägte Zyanose und evtl. auch Trommelschlegelfinger und -zehen und eine entsprechend eingeschränkte Leistungsfähigkeit. Auskultatorisch fällt ein knallend betonter 2. Herzton auch dem Ungeübten auf. Ein signifikantes systolisches Geräusch fehlt, allenfalls findet sich ein frühdiastolisches Decrescendogeräusch als Ausdruck einer Pulmonalinsuffizienz. Bevor sich das Vollbild entwickelt, sind Übergänge vom Bild mit reinem Links-rechts-Shunt zu beobachten; die fragliche Zyanose wird durch transkutane Oxymetrie mit subnormalen Sättigungswerten, evtl. auch durch eine beginnende Polyglobulie objektiviert. Das ursprüngliche organische Geräusch verkürzt sich und verschwindet allmählich. Das EKG zeigt eine zunehmende Druckbelastung des rechten Ventrikels. Wertvolle Hinweise gibt die Echokardiographie; unter anderem läßt sich am Rückfluß über die Trikuspidalklappe mit Hilfe der Dopplertechnik der Druck des rechten Ventrikels abschätzen. Die Dicke der Muskulatur des rechten Ventrikels, eine veränderte Konfiguration, das Flußmuster in der A. pulmonalis lassen mit den verschiedenen Methoden der echokardiographischen Untersuchungen weitere Rückschlüsse zu.

Perioperative Probleme bei Patienten mit pulmonaler Hypertonie. Patienten (vorwiegend Säuglinge), bei denen eine pulmonale Hypertension mit noch reagiblem Pulmonalgefäßsystem vorliegt, können im unmittelbaren postoperativen Verlauf durch die zunächst weiterbestehende Gefäßstruktur und -reagibilität pulmonale hypertensive Krisen entwickeln. Erkennbar am „low output" im Systemkreislauf bei gleichzeitigem Anstieg der pulmonalen Druckwerte hat sich mit Einsatz von NO-Atmung oder Prostazyklin in den letzten Jahren eine wirkungsvolle Therapie ergeben.

Therapie und Prognose. Die Lebenserwartung ist bei Patienten mit manifester Eisenmenger-Reaktion eingeschränkt. Viele Patienten erreichen dennoch das frühe Erwachsenenalter und evtl. das mittlere Lebensalter, sehr selten wird über Einzelfälle aus dem 5. oder 6. Dezennium berichtet. Die Leistungsfähigkeit ist mehr oder minder eingeschränkt. Von einer Schwangerschaft ist abzuraten.

Eine Behandlung, die zur Heilung führt, ist für die primäre pulmonale Hypertonie z.Z. nicht bekannt. Die Therapie orientiert sich an einer Besserung der Symptome; bei der Hypoxie bzw. Zyanose haben Sauerstoffgaben einen besonderen Nutzen. Es hat sich nachweisen lassen, daß die Dauer zusätzlicher täglicher Sauerstoffapplikationen positiv mit der Lebenserwartung korreliert.

Bei Patienten mit Rechts-links-Shunt entwickelt sich in der Folge der Hypoxämie in einer Gegenregulation eine Polyglobulie mit erhöhten Hämoglobin- bzw. Hämatokritwerten. Finden sich trotz der Hypoxämie Normalwerte, so liegt eine *relative Anämie* vor (z.B. durch Blutverluste, Eisenmangel), eine Anhebung auf supranormale Werte ist immer anzustreben. Andererseits drohen bei sehr hohen Hämatokritwerten (>60%–70%) Risiken infolge der erhöhten *Viskosität* (cave! Flüssigkeitsrestriktion).

Nicht zu vergessen sind die Endokarditisprophylaxe und das Risiko septischer Embolien (Hirnabszeß) bei Patienten mit Rechts-links-Shunt.

Die Gabe von Antikoagulanzien wirkt bei Erwachsenen offenbar lebensverlängernd. Bei kleineren Kindern erscheint dies zweifelhaft, die Gabe von ASS ist hier eine plausible Alternative. Ein lebensverlängernder Effekt ist nicht nachgewiesen.

Die Erfahrungen mit Kalziumblockern (Nifedipin) sind in Einzelfällen ermutigend und erscheinen bei „Respondern" auch theoretisch begründbar. Selbst bei nichtreagiblen Patienten sind vereinzelt bei längerer Anwendung Drucksenkungen mitgeteilt worden. Prostazyklin-Dauerinfusionen bzw. Iloprost-Inhalationen sind wenig praktikabel, aber offenbar wirksam, falls es nicht gleichzeitig zur Absenkung des Systemdruckes kommt. Am ehesten ist der Einsatz wohl zur Überbrückung bis zur Lungentransplantation sinnvoll. Wieweit oral applizierbare Präparate (Beroprost, Bosentan, Sildenafil) hier eine Besserung bringen, bleibt abzuwarten. Ebenfalls zur Überbrückung bis zur evtl. Lungentransplantation dient eine interventionelle Atrioseptostomie mit Entlastung des rechten Vorhofes in fortgeschrittenen Fällen. Erkauft wird der Vorteil mit einer Zunahme der Zyanose durch den so geschaffenen Rechts-links-Shunt und verminderter Sauerstoffsättigung.

Digitalis und Diuretika spielen allenfalls bei schwerer Rechtsherzinsuffizienz (Lebervergrößerung, Ödeme) eine Rolle. Ihr Einsatz muß kritisch erfolgen.

Schließlich bleibt als ultima ratio die ein- oder doppelseitige Lungentransplantation. Die Entscheidung für diese Maßnahme ist jedoch z.Z. schwierig, da die Überlebenswahrscheinlichkeit nach diesem Eingriff nicht unbedingt größer ist als nach Einsatz aller bisher möglichen konservativen Behandlungsmaßnahmen.

Primäre pulmonale Hypertonie

Definition. Die primäre pulmonale Hypertonie ist charakterisiert durch eine Druckerhöhung im rechten Ventrikel und in der A.pulmonalis infolge Widerstandserhöhung im Pulmonalkreislauf ohne erkennbare Ursache. Es handelt sich somit praktisch immer um eine Ausschlußdiagnose.

Epidemiologie. Es handelt sich um eine sehr seltene Krankheit. Für die Gesamtbevölkerung rechnet man mit etwa 2 Fällen auf 1 Million. Entsprechend handelt es sich im Kindesalter um eine ausgesprochene Rarität.

Ätiologie und Pathogenese. Vereinzelt sind familiäre Fälle beobachtet worden. Es existieren Hinweise für eine erhöhte Reagibilität des pulmonalen Gefäßsystems.

Klinische Symptome und Verlauf Im Vordergrund steht eine verminderte Leistungsfähigkeit. Auch Synkopen können als Erstmanifestation auftreten. Jugularvenenstauung, Lebervergrößerung, manifeste Herzinsuffizienz können in fortgeschrittenen Stadien das klinische Bild beherrschen, dann wird auch eine Zyanose beobachtet.

Diagnose und Differentialdiagnose. Die klinischen Zeichen und Symptome sind oft eher wenig eindrucksvoll. Bei der Auskultation kann ein funktionelles systolisches Geräusch über der Pulmonalklappe und ein betonter 2. Herzton registriert werden. Eine Pulmonalklappeninsuffizienz kann außerdem ein frühdiastolisches Decrescendogeräusch verursachen.

Das *EKG* signalisiert eine Belastung des rechten Ventrikels und des rechten Vorhofes. Eine *Röntgenaufnahme* zeigt als eindrucksvollen Befund eine Dilatation der A. pulmonalis und eine verlängerte Kontaktstrecke zwischen rechtem Ventrikel und Sternum bei seitlichem Strahlengang.

Bei der *Echokardiographie* sind die Muskelmasse des rechten Ventrikels und das Cavum des rechten Ventrikels vergrößert. Aus einer Trikuspidalklappeninsuffizienz kann der erhöhte rechtsventrikuläre Druck ermittelt werden. Weitere Hinweise sind die dilatierte A. pulmonalis, der im Querschnitt entrundete linke Ventrikel, die charakteristische Flußkurve an der Pulmonalklappe. Wichtig ist, daß Anomalien des Herzens ausgeschlossen werden.

Eine *Herzkatheteruntersuchung* dient neben dem Ausschluß anderer organischer Herzkrankheiten der Bestätigung der echokardiographischen Befunde und insbesondere der Testung der Reversibilität des Widerstandes. Gelingt unter Prüfung mit 100% Sauerstoff, NO, Prostazyklin allein oder in Kombination eine Senkung des Druckes um 20%, kann eine Reagibilität angenommen werden. Eine entsprechende Therapie (s.u.) läßt sich damit begründen.

Differentialdiagnostisch müssen angeborene Herzfehler mit pulmonaler Hypertonie (insbesondere PDA, VSD, Cor triatriatum, Lungenvenenstenosen, Mitralstenose u.a.) ausgeschlossen werden.

Pulmonale Erkrankungenen sind, sofern sie zur sekundären pulmonalen Druckerhöhung führen, a priori klinisch vordergründig als respiratorische Erkrankungen erkennbar (Mukoviszidose, Asthma, bronchopulmonale Dysplasie).

Obstruktionen der oberen Atemwege (Tonsillen, Schlafapnoe usw.) müssen hingegen gezielt gesucht und ausgeschlossen werden.

Therapie. Die Behandlung der primären pulmonalen Hypertonie bei Kindern folgt den Prinzipien, wie sie für die pulmonale Hypertonie bei angeborenen Herzfehlern beschrieben sind.

Prognose. Die Prognose ist nach der Literatur überwiegend durch kurze deletäre, seltener protrahierte Verläufe charakterisiert.

Pulmonale Hypertonie bei pulmonalen Erkrankungen

Definition. Für eine Druckerhöhung in der A. pulmonalis und im rechten Ventrikel bei primären Krankheiten der Lunge wird im allgemeinen der Terminus Cor pulmonale verwendet.

Ätiologie. Ätiologisch spielen hier neben der alveolären Hypoventilation mit dem verminderten Sauerstoffpartialdruck auch entzündliche Prozesse der Grundkrankheit und Druckerhöhungen in den tiefen Atemwegen mit Behinderungen des Blutflusses in den Kapillaren eine Rolle.

Klinische Symptome. Die Bewertung der klinischen Bedeutung der pulmonalen Hypertonie bei primär pulmonalen Erkrankungen ist schwierig. Zwar entwickelt die Mehrzahl von Patienten mit Mukoviszidose ein Cor pulmonale, jedoch ist die Todesursache kaum jemals kardialer Natur. Demgegenüber spielt bei der bronchopulmonalen Dysplasie das Herz öfter eine Rolle bei dem evtl. tödlichen Ausgang.

Therapie. Aus der Kenntnis der Pathophysiologie der pulmonalen Hypertension in anderen klinischen Zusammenhängen kommt der Therapie der Grundkrankheit mit ihren etablierten Maßnahmen (hier Entzündungsbehandlung, Verabreichung von Komplementärsauerstoff usw.) vordergründige Bedeutung zu. Die Gabe von Digitalis, Diuretika kann im Einzelfall erwogen werden.

Akute Widerstandserhöhung im pulmonalen Gefäßsystem können auch im Zusammenhang mit akuten Krankheiten der tieferen Atemwege z.B. bei Pneumonien entstehen. Wegen des in der Regel unbeschädigten Myokards im Kindesalter wird diese Druckerhöhung oft gut kompensiert. Bei Lebervergrößerungen ist aber eine Gabe von Digitalis durchaus zu erwägen.

Pulmonale Hypertonie bei chronischer Obstruktion der oberen Atemwege

Wiederholte Phasen von ausgeprägter Hypoxie führen zunächst zu intermittierender pulmonaler Hypertonie, die jedoch in eine permanente Druckerhöhung einmünden kann.

Die Patienten mit Obstruktionen der oberen Atemwege (stark vergrößerte Tonsillen u.a.) oder auch bei Schlafapnoe zeigen oft keine kontinuierliche respiratorische Symptomatik. Im Intervall stehen dann andere, oft wenig charakteristische Erscheinungen im Vordergrund: extreme Müdigkeit, schlechte Schulleistungen, Verhaltensauffälligkeiten, morgendliche Kopfschmerzen, Enuresis, Gedeihstörungen. Hinweisend sind stridoröse Atmung, Schnarchen, unruhiger Schlaf mit häufigem Aufwachen, Einziehungen, Atemnot. Selten kann auch eine Rechtsherzinsuffizienz im Vordergrund stehen. Bei allen Kindern mit Hinweisen auf eine pulmonale Hypertonie muß nach Obstruktion der oberen Atemwege und nach Schlafapnoe gezielt gesucht werden.

Akute Höhenkrankheit im Säuglingsalter

Ein verminderter Sauerstoffpartialdruck und eine individuell erhöhte Reaktionsbereitschaft des Lungengefäßsystems spielen eine Rolle bei der sehr seltenen akuten Höhenkrankheit im Säuglingsalter. Dabei können Säuglinge in großen Höhen (über 3000m) akut mit Zyanose, Dyspnoe, Tachypnoe und Krämpfen erkranken. Wird die Krankheit nicht erkannt und entsprechend behandelt, kann sie rasch tödlich verlaufen. Bei solchen Säuglingen wurden als Reaktion auf akute Hypoxie suprasystemische pulmonale Druckwerte nachgewiesen. Sauerstoffgabe und Verbringen in niedrigere Höhenlagen sind lebensrettend.

Literatur

Abenhaim L, Moride Y, Rich S et al. (1994) The International Primary Pulmonary Hypertension Study. Chest 105/2: 379

Adatia I, Wessel DL (1994) Therapeutic use of inhaled nitric oxide. Curr Opin Pediatr 6: 583–590

Barst RJ (1999) Recent advances in the treatment of pediatric pulmonary artery hypertension. Pediatr Clin North Am 46: 331–345

Bush A, Busst CM, Haworth SG et al. (1988) Correlations of lung morphology, pulmonary vascular resistance, and outcome in children with congenital heart disease. Br Heart J 59: 480–485

McLaughlin VV, Genthner DE, Panella MM, Rich S (1998) Reduction in pulmonary vascular resistance with long-term epoprostenol (prostacyclin) therapy in primary pulmonary hypertension. N Engl J Med 338/5: 273–277

Rabinovitch M (1989) Structure and function of the pulmonary vascular bed: an update. Cardiol Clin 7/4: 895–914

Sandoval J, Bauerle O,Gomez A, Palomar A, Martinez Guerra ML, Furuya ME (1995) Primary pulmonary hypertension in children: clinical characteristisation and survival. J Am Coll Cardiol 25: 466–474

Turanlahti MI, Laitinen PD, Sarna SJ, Pesonen E (1998) Nitric oxide, oxygen, and prostacyclin in children with pulmonary hypertension. Heart 97/2: 169–174

166 Orthostatische Dysregulation

P. Schneider

Definition. Die orthostatische Dysregulation (Synonyma: vasovagale Synkope, neurokardiogene Synkope) ist eine Störung des autonomen vegetativen Nervensystems mit typischen klinischen Erscheinungen in Form von rezidivierenden Synkopen bedingt durch Blutdruckabfall und/oder Bradykardie bis Asystolie mit günstiger Prognose.

Epidemiologie. Betroffen sind Mädchen häufiger als Jungen, vorzugsweise in den Altersgruppen der Präpubertät und Pubertät. Jedoch kommt die Störung auch bereits im Vorschulalter vor. Eine familiäre Belastung ist bei etwa 1/3 der Patienten nachweisbar.

Ätiologie und pathologische Physiologie. Der Mechanismus der neurokardiogenen Synkope läßt sich folgendermaßen beschreiben: Meist nach dem Aufrichten oder nach längerem Stehen kommt es zu einem zunehmenden venösen Pooling des Blutes mit vermindertem venösem Rückfluß zum Herzen. Nach Aktivierung der Barorezeptoren im Aortenbogen und im Karotissinus steigt die Sympathikusaktivität mit kräftigen Ventrikelkontraktionen an. Es folgt eine paradoxe Aktivierung der Mechanorezeptoren im linken Ventrikel (ähnlich wie bei Hypertonie), ein reflektorischer Entzug der α-adrenergen Stimulation mit fortlaufender β-adrenerger Stimulation und starker Vasodilatation, bevor es zur Bradykardie kommt, die über den Parasympathikus vermittelt wird.

Eine primär veränderte zerebrale Durchblutung dürfte ebenfalls zur Entwicklung der Synkope beitragen: Eine paradoxe zerebrale Vasokonstriktion wurde beim Kipptischtest sowohl bei Kindern wie bei Erwachsenen mit neurokardiogener Synkope beobachtet. Synkopen wurden auch bei transplantierten Patienten mit denerviertem Herzen beobachtet.

Klinische Symptome und Verlauf. Diagnostisch entscheidend ist die Anamnese: Die Patienten berichten über Schwäche, Gefühl, Schwindel, Übelkeit, „Schwarzwerden vor den Augen“ (dabei ist die akustische Wahrnehmung zunächst noch erhalten) und evtl. Bewußtseinsverlust, der in seltenen Fällen auch von Krämpfen begleitet sein kann. Die Patienten sind dabei blaß und haben einen muskulären Tonusverlust. Nach dem Hinfallen oder Hinlegen kehrt nach kurzer Zeit (Sekunden, selten Minuten) das Bewußtsein zurück.

Bei der Untersuchung am Kipptisch läßt sich das Geschehen meist reproduzieren. Aufwendigere Untersuchungen sind kaum erforderlich und bringen keinen diagnostischen Gewinn (z.B. CT, EEG, Holter).

Anhand des registrierten EKG und der Blutdruckwerte lassen sich verschiedene Reaktionstypen unterscheiden, und zwar die seltenen kardioinhibitorischen Formen (Bradykardie bis Asystolie), die häufigen vasodepressiven Formen (Blutdruckabfall) und Mischformen.

Therapie und Prophylaxe. Die Behandlung der orthostatischen Dysregulation zielt auf die Verminderung der Anfälle und ggf. auf die medikamentöse Unterbrechung der fehlerhaften Regulation.

Die weitaus meisten Fälle lassen sich ohne Medikamente durch Aufklärung und Hinweise zur Lebensführung bessern. Wichtigste Maßnahmen sind ausreichende Flüssigkeitsaufnahme und ggf. Kochsalzzulagen (Salzbrezeln, Salzstangen u.a.), um das intravasale Volumen anzuheben. Ungeeignet sind koffeinhaltige Getränke, die die Diurese fördern (Kaffee, schwarzer Tee, Cola) und Alkohol. Langes Stehen sollte vermieden werden. Die Patienten müssen oft zu sportlichen Aktivitäten, die durchaus erwünscht sind, ermutigt werden. Bei drohender Synkope hilft Hinlegen mit erhöhten Beinen.

Nur in sehr seltenen Fällen ist eine medikamentöse Therapie zu erwägen. In den USA werden dafür Fludrocortison (Zunahme des intravaskulären Volumens, periphere Vasokonstriktion) oder β-Blocker (Senkung der Hyperkontraktilität des linken Ventrikels, serotonerge Reaktion im Gehirn) am häufigsten und mit hoher Erfolgsquote (60–96%) eingesetzt.

Die Implantation von Schrittmachern kommt bei kardioinhibitorischen Synkopen mit sehr langen Asystolien in Betracht. Die Indikation ist jedoch nicht klar definiert.

Prognose. Neben Patienten, die nur vorübergehende Beschwerden haben, persistieren bei vielen die Probleme in mehr oder weniger ausgeprägter, auch abgewandelter Form (Hypotension) über viele Jahre.

Literatur

Benditt DG (1999) Cardiac pacing for prevention of vasovagal syncope. JACC 33: 21–23

Berkowitz JB, Auld D, Hülse E, Campell R M (1995) Tilt fable evaluation for control pediatric patients: comparison with symptomatic patients. Clin Cardiol 18: 521–525

El-Sayed H, Hainsworth R (1996) Salt supplement increases plasma volume and orthostatic tolerance in patients with unexplained syncope. Heart 75: 134–140

Grubb BP, Kosinski D C (1996) Current trends in etiology, diagnosis, and management of neurocardiogenic syncope. Curr Opin Cardiol 11: 32–41

Grubb BP, Karas B (1998) Diagnosis and management of neurocardiogenic syncope. Curr Opin Cardiol 13: 29–35

Lord St, McComb JM (1996) Syncope and salt. Heart 75: 114–115

Mathias ChH, Deguchi K, Bleasdale-Barr K, Kimber JR (1998) Frequency of family history in vasovagal syncope. Lancet 352: 33–34

Strieper MJ, Auld DO, Hulse E, Campell RM (1994) Evaluation of recurrent pediatric syncope. Pediatrics 93: 660–662

167 Erythrozyten

W. Schröter, A. Pekrun

Physiologische Besonderheiten im Kindesalter. Die tiefgreifende Umstellung vom intrauterinen auf das extrauterine Leben und später das Wachstumsgeschehen bestimmen Physiologie und Pathologie der Erythropoese.

Ontogenese der Erythropoese. Pränatal beginnt die Bildung roter Blutzellen in der 2. Gestationswoche im Dottersack. Vom 2. Gestationsmonat an werden Erythroblasten in der Leber, vom 3. bis 6. Monat an auch in der Milz gebildet. Das Knochenmark übernimmt die Blutbildung vom 7. Monat an (Abb. 167.1). Die Erythropoese wird vermutlich wie im späteren Leben wesentlich durch Erythropoetin reguliert, das präpartal in der Leber synthetisiert wird.

Während der intrauterinen Entwicklung werden 3 verschiedene Hämoglobine gebildet, deren funktionelle Unterschiede nicht so bedeutend sind, daß ihre Anwesenheit eine unbedingte physiologische Notwendigkeit darstellt. Die embryonalen Hämoglobine Hb-Gower-1 ($\zeta_2\varepsilon_2$), Hb-Gower-2 ($\alpha_2\varepsilon_2$) und Hb-Portland ($\zeta_2\gamma_2$) dominieren im 1. und 2. Gestationsmonat. Im 3. Monat überwiegt das fetale Hämoglobin, Hb-F ($\alpha_2\gamma_2$). Jetzt beginnt bereits in kleinen Mengen die Bildung von adultem Hämoglobin, Hb-A_1 ($\alpha_2\beta_2$). Bei termingerechter Geburt besteht der rote Blutfarbstoff zu 80 % aus Hb-F und zu 20 % aus Hb-A_1. Die Synthese der Minorkomponente Hb-A_2 ($\alpha_2\delta_2$) beginnt in der 35. bis 36. Schwangerschaftswoche. Die Verteilung von Hb-A und Hb-F im Einzelerythrozyten ist uneinheitlich, die ersten reinen Hb-A-Zellen sind in der 35. Schwangerschaftswoche nachweisbar. Der Wechsel vom fetalen zum adulten Hämoglobin ist erst 6–12 Monate nach der Geburt abgeschlossen. Die Hämoglobin-F-Konzentration ist dann auf <2 % abgefallen, Hb-A_2 ist mit 2,5–3,0 % auf den Normalbereich Erwachsener angestiegen.

Dem Wechsel zwischen Hb-F ($\alpha_2\gamma_2$), Hb-A1 ($\alpha_2\beta_2$) und Hb-A_2 ($\alpha_2\delta_2$) liegt eine „Verschiebung" der Genexpression innerhalb des auf Chromosom 11 lokalisierten ε-Gγ-Aγ-δ-β-Globin-Genclusters zugrunde. In der Regel bleibt die Hämoglobinzusammensetzung während des gesamten weiteren Lebens konstant, unter bestimmten Bedingungen können aber auch dann die Anteile einzelner Hämoglobine zu- oder abnehmen. Insbesondere kommt es in Phasen gesteigerter Erythropoese zur Steigerung der Hb-F-Synthese.

Die postnatale Entwicklung (Abb. 167.2) ist durch weitere markante Veränderungen gekennzeichnet, die erst im Er-

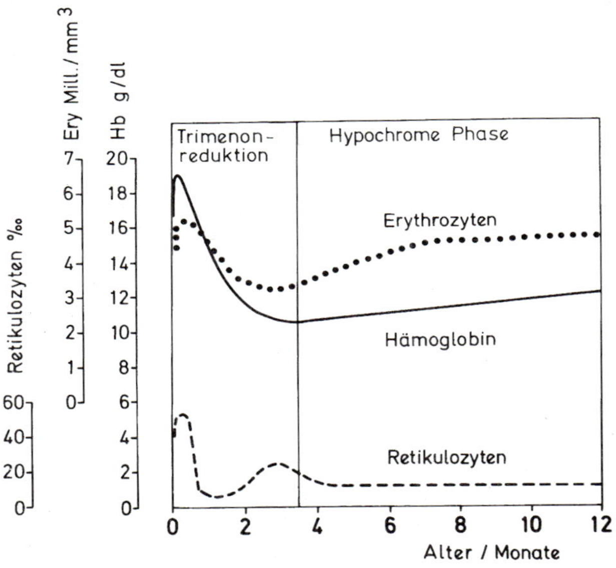

Abb. 167.2. Postnatale Entwicklung der Erythropoese

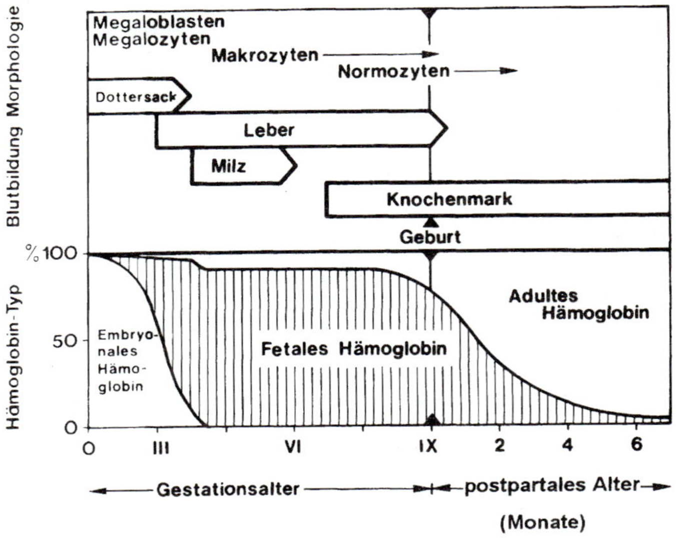

Abb. 167.1. Ontogenese der Erythropoese

wachsenenalter abgeschlossen sind. In den ersten Lebensgen entwickelt sich eine kurzdauernde Polyglobulie, der eine Drosselung der Erythropoese folgt (sog. „Trimenonreduktion"). Im 3. Lebensmonat setzt die Erythropoese wieder ein. Vom 4. Lebensmonat an beginnt die hypochrome Phase der Erythropoese.

Fetale Erythrozyten. Die bei der Geburt vorhandenen Erythrozyten des Neugeborenen unterscheiden sich von denjenigen des Erwachsenen. Diese Unterschiede sind für die Pathophysiologie des erythrozytären Systems in der Neugeborenenzeit von Bedeutung, sie erlauben jedoch keine Aussage über die Qualität dieser Zellen, die unter normalen Bedingungen eine der Entwicklungsphase entsprechende normale Funktion gewährleisten. Störungen der Ökologie bewirken beim Neugeborenen jedoch früher Krankheitserscheinungen als beim Erwachsenen, weil die Fähigkeit der fetalen Erythrozyten zur Kompensation äußerer Einwirkungen schneller erschöpft ist.
Neben dem hohen Gehalt an Hb-F (60–80 %) zeichnen sich fetale Erythrozyten durch eine Makrozytose (MCV 106–110 fl), eine auf 70–80 Tage verkürzte Lebensdauer, eine verminderte osmotische Fragilität sowie durch eine geringere Verformbarkeit aus. Die Säurestabilität des Hb-F kann mit Hilfe des Hämoglobinelutionstests zum Nachweis fetaler Erythrozyten verwandt werden. Hb-F ist ungleichmäßig über die Erythrozytenpopulation verteilt; neben den dominierenden Hb-F-haltigen Zellen gibt es auch Hb-A-haltige Zellen und Mischformen mit Hb-F und Hb-A. Die Zahl der Hb-A-Zellen korreliert mit gewissen Einschränkungen mit dem Gestationsalter. Die erhöhte Oxidierbarkeit des Hb-F erklärt gemeinsam mit der erniedrigten Methämoglobin-Diaphorase-Aktivität fetaler Erythrozyten und einer erhöhten Oxidierbarkeit der Erythrozytenmembran die Anfälligkeit fetaler Erythrozyten gegen oxidativ wirkende Methämoglobin-bildende Noxen. Hb-F zeichnet sich durch eine geringe 2,3-Diphosphoglyzeratbindung aus, die eine erhöhte Sauerstoffaffinität bewirkt. Dieses Phänomen begünstigt pränatal die Sauerstoffaufnahme des Feten, postnatal ist die erhöhte Sauerstoffaffinität des Hb-F dagegen nicht von Vorteil.

Normalwerte des roten Blutbildes während der Entwicklung. Zu den physiologischen Veränderungen des roten Blutbildes während der Entwicklung s. Anhang A, Tabelle A1. Es sind nur die Zeitpunkte zwischen Geburt und Erwachsenenalter angegeben, die wichtige physiologische Veränderungen markieren. Am 1. Lebenstag entwickelt sich infolge der plazentaren Transfusion eine Hypervolämie, die durch Abgabe von Plasma in das Interstitium eine Volumenreduktion erfordert, durch die die Polyglobulie erklärt ist. Erythroblasten sind jenseits des 3. Lebenstages nicht mehr im peripheren Blut zu finden. Eine Erhöhung ihrer Zahl kommt bei gesteigerter Hämolyse, intrauteriner Hypoxie, pränatalem Blutverlust des Feten und bei Neugeborenen diabetischer Mütter vor.

Physiologische Anämie des Kindes. Die Hämoglobinkonzentration ist mit Ausnahme der ersten Lebenstage während der gesamten Kindheit bis zum Eintritt der Pubertät geringer als bei Erwachsenen, während die Erythrozytenzahl mit Ausnahme der hypochromen Phase im 1. und 2. Lebensjahr etwa genauso hoch ist wie bei Erwachsenen. Die niedrige Hämoglobinkonzentration wird als physiologisch angesehen, da es keine Hinweise auf eine gestörte Sauerstoffversorgung des Gewebes gibt. Bei pulmonal oder kardial bedingter Hypoxie ist eine vermehrte Hämoglobinbildung möglich (zyanotische Herzfehler, pulmonale Insuffizienz).

Trimenonreduktion. Die transitorische Neugeborenenpolyglobulie klingt innerhalb von 14 Tagen ab. Danach nehmen Hämoglobinkonzentration, Erythrozytenzahl und Hämatokrit gleich stark ab. Gleichzeitig fallen die anfangs erhöhten Retikulozytenzahlen auf Werte zwischen 0 und 10 ‰. Im Knochenmark wird die Erythropoese bis zum Ende der 1. Lebenswoche auf 1/10 reduziert. In der 8. bis 10. Lebenswoche werden Hämoglobinkonzentrationen von 11,5 ± 1,5 g/dl erreicht; jetzt setzt die Erythropoese wieder ein. Die Zahl der Retikulozyten steigt auf 15–35 ‰ an. Diese „Trimenonreduktion" als Ausdruck einer reduzierten Erythropoese tritt bei allen gesunden Neugeborenen auf, unabhängig von der Hämoglobinkonzentration bei der Geburt.
Die mit zunehmendem Alter weiter nach rechts verschobene Sauerstoffbindungskurve des Hämoglobins zeigt, daß Sauerstoff weniger fest an Hämoglobin gebunden und daher leichter an das Gewebe abgegeben wird. Es ist also weniger Hämoglobin notwendig, um das Gewebe ausreichend mit Sauerstoff zu versorgen. Das Ergebnis dieser funktionellen Regulation ist die Drosselung der Erythropoese. Die Rechtsverschiebung der Sauerstoffbindungskurve bzw. die Abnahme der Sauerstoffaffinität des Hämoglobins mit zunehmendem Alter steht im Zusammenhang mit dem Ersatz von Hb-F durch Hb-A. Der wichtigste die Sauerstoffaffinität bestimmende intraerythrozytäre Faktor ist 2,3-Diphosphoglyzerat (Abb. 167.3). Dieser Phosphatester wird von Hb-F nur wenig, von Hb-A dagegen gut gebunden. Er kann also seine regulatorische Funktion erst nach Ersatz von Hb-F durch Hb-A voll entfalten. Der p_{50}-Wert (Sauerstoffpartialdruck, bei dem 50 % des Hämoglobins mit Sauerstoff gesättigt sind) als Maß der Sauerstoffaffinität beträgt beim Neugeborenen 21, beim Säugling 28, im späteren Kleinkindesalter 26 und beim Erwachsenen 24 mmHg. Andere die Trimenonreduktion verstärkende Faktoren sind die verkürzte Lebensdauer fetaler

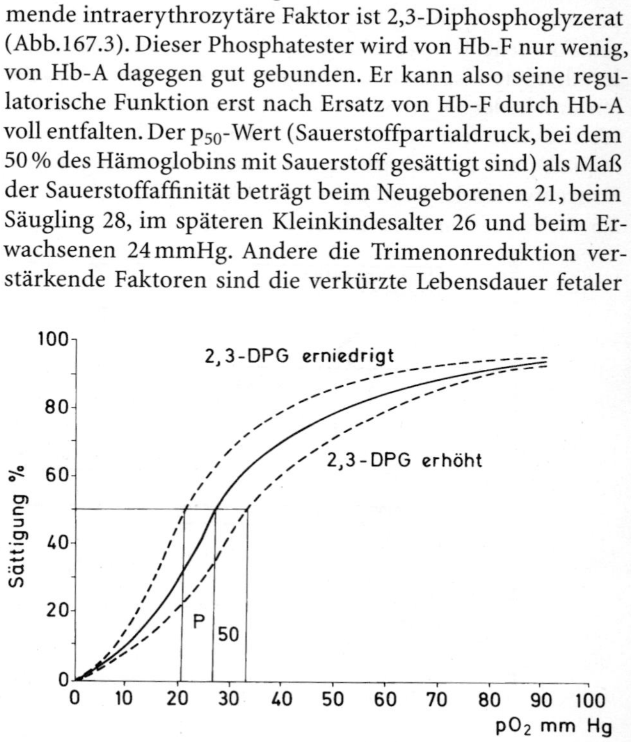

Abb. 167.3. Veränderung der Sauerstoffbindungskurve des Hämoglobins durch 2,3-Diphosphoglyzerat

Erythrozyten und die Hämodilution infolge der wachstumsbedingten Zunahme des Gesamtblutvolumens.

Frühgeborenenanämie. Bei unreifen Frühgeborenen treten im Prinzip die gleichen Veränderungen auf wie bei reifen Neugeborenen. Sie beginnen jedoch früher und sind quantitativ stärker ausgeprägt. Je unreifer ein Frühgeborenes ist, um so stärker ist die Trimenonreduktion ausgeprägt. Hämoglobinkonzentrationen zwischen 7 und 10 g/dl sind im Alter von 6–8 Wochen die Regel. Die Regeneration der Erythropoese setzt früher und intensiver ein als bei reifen Neugeborenen. Zwischen der 6. und 8. Lebenswoche können die Retikulozytenzahlen auf 150 ‰ ansteigen.
Der Krankheitswert der Frühgeborenenanämie ist umstritten. Bei sich ungestört entwickelnden Frühgeborenen werden niedrige Hämoglobinkonzentrationen von 6–7 g/dl normalerweise ohne klinische Symptome funktionell voll kompensiert. Bei komplizierter Postnatalperiode mit Apnoen und Bradykardien kann der Mangel an Sauerstoffträgern zur Hypoxie führen, so daß in diesen Fällen die Transfusion von Erythrozyten angezeigt ist. Möglicherweise kann die Gabe von Erythropoetin zur Stimulation der Erythropoese die Notwendigkeit von Transfusionen vermindern, diese Frage ist Gegenstand derzeit laufender klinischer Studien.
Die Erythrozyten von Frühgeborenen sind empfindlich gegen oxidative Schäden. Das Auftreten eines Vitamin-E-Mangels, z. B. als Folge schlechter Nahrungsverträglichkeit mit ungenügender Fettresorption, kann die Lipidoxidation der Erythrozytenmembran fördern. Künstliche Ernährung mit hohem Gehalt an ungesättigten Fettsäuren und eine zu frühzeitige, hochdosierte Eisenmedikation können die oxidative Schädigung der Erythrozyten verstärken. Das Zusammentreffen dieser Faktoren kann zur hämolytischen Anämie führen. Bei Frühgeborenen ist deshalb auf eine ausreichende Vitamin-E-Zufuhr zu achten, mit der zusätzlichen Gabe von Eisen sollte erst im 2. Lebensmonat mit dem Wiedereinsetzen der Erythropoese begonnen werden.

Hypochromie im 1. und 2. Lebensjahr. Nach der Trimenonreduktion steigt die Erythrozytenzahl stärker an als die Hämoglobinkonzentration. Die Erythrozyten sind klein (MCV 70–75 fl, MCH 23,5 ± 3,7 pg). Es ist umstritten, ob man diese hypochrome Phase als physiologische Anämie bezeichnen soll. Funktionell ist sie voll kompensiert. Ursache ist ein Eisenmangel infolge der Erschöpfung der bei der Geburt vorhandenen Eisenvorräte. Da diese bei Frühgeborenen geringer sind als bei reifen Neugeborenen und da überdies Frühgeborene schneller wachsen und damit einen größeren Eisenbedarf haben, wäre ohne Eisensubstitution bei Frühgeborenen die Entwicklung einer hypochromen Anämie die Regel. Sie sollten daher von der 6. bis 8. Lebenswoche an bis zum Ende des 1. Lebensjahres täglich oral 1–2 mg Eisen/kg KG in Form eines gut resorbierbaren Eisensalzes, z. B. Eisenchlorid oder Eisensulfat, erhalten. Bei reifgeborenen Kindern kann die Hypochromie durch Gabe von Eisen ebenfalls verhindert werden. Wegen der größeren Eisenmitgift ist eine Substitution aber allenfalls vom 6. Lebensmonat an zu empfehlen. Mit Eisen angereicherte Säuglingsnahrung oder die frühzeitige Fütterung fleischhaltiger Breie machen eine zusätzliche Eisensubstitution überflüssig.

Eisenstoffwechsel. Der Körper des Menschen enthält etwa 50 mg Eisen/kg KG. Davon befinden sich etwa 75 % im Hämoglobin, 5 % im Myoglobin, 0,3 % in eisenhaltigen Enzymen, 0,1 % im Plasma an Transferrin gebunden, und etwa 20 % werden im RES als Ferritin und Hämosiderin gespeichert.
Der Eisengehalt des Neugeborenen hängt vom Gestationsalter ab. Um einem Eisenmangel im 2. Lebenshalbjahr vorzubeugen, müssen Frühgeborene bis zum Ende des 1. Lebensjahres rund 250 mg Eisen aufnehmen, während reife Neugeborene mit normaler Hämoglobinkonzentration nur 150 mg benötigen. Unter der Annahme, daß 10 % des oral zugeführten Eisens resorbiert werden, wird der Eisenbedarf Frühgeborener gedeckt, wenn von der 6. Lebenswoche an bis zum Ende des 1. Lebensjahres täglich 10 mg Eisen (etwa 3000 mg) gegeben werden. Der Eisenbedarf reifer Neugeborener beträgt demgegenüber nur etwa 1800 mg. Der Eisenbedarf Frühgeborener kann durch die Nahrung allein nicht gedeckt werden. Das gleiche gilt für reife Neugeborene, die in der Perinatalphase Blut verloren haben oder mit einer Austauschtransfusion behandelt wurden. Ob gesunde reife Neugeborene zusätzlich zur Nahrung Eisen benötigen, hängt v. a. vom Eisengehalt der Nahrung ab.
Der Eisentransport durch die Plazenta ist ein aktiver Vorgang. Der Serumeisengehalt des Feten und des Neugeborenen ist höher als derjenige der Mutter. Ein Eisenmangel der Mutter ist in der Regel ohne nennenswerten Einfluß auf die Eisenversorgung des Feten.

Klinische Symptome und Diagnose bei Krankheiten des erythrozytären Systems. Die wichtigsten klinischen Symptome sind Blässe von Haut und Schleimhäuten, Ikterus, schmutziggraue Zyanose und Splenomegalie. Nicht jedes blasse Kind ist anämisch. Mangelhafte Hautdurchblutung oder eine individuell verminderte Durchsichtigkeit der Oberhaut kann den Eindruck einer Anämie erwecken. Die körperliche Leistungsfähigkeit ist bei akutem Auftreten einer Anämie eingeschränkt; bei langsamer Anämieentwicklung ist sie nur bei sehr niedrigen Hämoglobinkonzentrationen von unter 5–6 g/dl vermindert. Ikterus ist ein nicht obligates Symptom hämolytischer Anämien, das selbst bei ausgeprägter chronischer Hämolysesteigerung fehlen kann. Bei Bilirubinkonzentrationen von über 2 mg/dl ist eine Gelbfärbung der Konjunktiven erkennbar, eine Gelbfärbung der Haut tritt erst bei Bilirubinkonzentrationen von 3–4 mg/dl auf. Bei chronischer hämolytischer Anämie weist eine Konzentration des indirekt reagierenden Bilirubins von >4 mg/dl auf eine gleichzeitig vorhandene Einschränkung der Bilirubinkonjugation hin (Neugeborenenperiode, genetisch bedingte Erniedrigung der Bilirubinkonzentration, Gilbert-Syndrom). Säuglinge jenseits der Neugeborenenperiode werden auch bei gesteigerter Hämolyse selten ikterisch. Schwere akute hämolytische Krisen gehen in jedem Lebensalter mit Ikterus und, bei intravasaler Hämolyse, auch mit Hämoglobinurie einher. Eine schmutzig-graue Zyanose ist Leitsymptom der Methämoglobinämien. Sie tritt bei Methämoglobinkonzentrationen über 1,5 g/dl auf. Auch der Anstieg des desoxygenierten Hämoglobins bei Hypoxie auf über 5 g/dl oder der Sulfhämoglobinkonzentration auf über 0,5 g/dl bewirkt eine Zyanose. Eine Splenomegalie unterschiedlichen Ausmaßes kommt bei hämolytischen Anämien vor. Sie ist je-

Tabelle 167.1 . Vereinfachte Differentialdiagnose der Anämien mittels hämatologischer Basisuntersuchungen

Untersuchung	Hypoplastische Anämien		Hämolytische Anämien	Anämien mit ineffektiver Erythropoese	
Hämoglobin		↓	↓	↓	
Hämatokrit		↓	↓	↓	
Erythrozyten		↓	↓	↓	
	Normochrom, normo- oder makrozytär	Hypochrom, mikrozytär	Normo- oder makrozytär	Hypochrom, mikrozytär	Normochrom, makrozytär
MCV	n	↓	n oder (↑)	↓	↑ oder n
MCH	n	↓	n oder ↑	↓	↑ oder n
MCHC	n	↓	n oder ↑	↓	n
Blutausstrich (Erythrozytenmorphologie)	n	Hypochromie Mikrozytose	Polychromasie Poikilozytose Anisozytose Spezifische Erythrozytenmorphologie	Polychromasie Hypochromie Anisozytose Targetzellen	Anisozytose Poikilozytose Polychromasie Megalozyten
Retikulozyten	↓ oder n	n (↑)	↑	↑	(↑) oder n
Serumeisen	n oder ↑	↓	n oder ↑	↑ oder n	(↑) oder n
TEBK	n	↑	n	↑ oder n	n
Transferrinsättigung	n oder ↑	↓↓	n oder ↑	↑	↑
Ferritin	n oder (↑)	↓↓	n oder ↑	↑↑	n oder ↑
Indirektes Bilirubin	n	n	↑ oder n	n oder ↑	n oder ↑
Haptoglobin	n	n	↓	↓	↓ oder n
Weitere Diagnostik	Knochenmarkaspiration	Unnötig	Osmotische Fragilität Autohämolyse Coombs-Test Hämoglobinelektrophorese Erythrozytenenzyme	Hämoglobinelektrophorese Evtl. Knochenmark-aspiration	Knochenmarkaspiration Vitamin-B_{12}- und Folsäurebestimmung
Häufigste Diagnosen	Leukämie Aplastische Anämie (Panmyelopathie) Akute transitorische Erythroblastopenie Aplastische Krisen bei hämolytischen Anämien Kongenitale hypoplastische Anämie	Eisenmangelanämie Infektanämie[a]	Hereditäre Sphärozytose Hereditäre Elliptozytose Hämoglobinopathien Enzymdefekte Immunhämolytische Anämien	Thalassämiesyndrome Sideroblastische Anämien[b]	Dyserythropoetische Anämien[c] Vitamin-B_{12}- und Folsäuremangel

n normal; (↑) leicht erhöht; ↑↑ stark erhöht; ↓ erniedrigt; ↓↓ stark erniedrigt
[a] TEBK n, Transferrinsättigung ↑, Ferritin ↑.
[b] Sideroblasten ↑.
[c] Spezifische Erythroblastenmorphologie.

doch keineswegs in allen Fällen nachweisbar, besonders typisch ist die Milzvergrößerung bei hämolytischen Anämien aufgrund von Erythrozytenmembrandefekten oder aufgrund von Pyruvatkinasemangel.

Hämatologische Basisuntersuchung. Mit Hilfe weniger, einfach durchzuführender Basisuntersuchungen ist die entscheidende Differenzierung der Krankheiten des erythrozytären Systems möglich (Tabelle 167.1 und Übersicht).
Die detaillierte Diagnostik spezieller Krankheitsbilder ist dagegen aufwendig und häufig nur in besonders spezialisierten Laboratorien möglich.
Zu den grundlegenden Untersuchungen gehören die Bestimmung der Hämoglobinkonzentration, des Hämatokrits, der Erythrozytenzahl, des mittleren Erythrozytenvolumens (MCV), des mittleren Hämoglobingehalts der Einzelerythrozyten (MCH) und der mittleren Hämoglobinkonzentration der Erythrozyten (MCHC) sowie der Retikulozytenzahl und die mikroskopische Beurteilung der Erythrozytenmorphologie im nach Pappenheim gefärbten Blutausstrich. Diese einfachen Methoden erlauben in den meisten Fällen eine Differenzierung zwischen hyporegenerativen und hyperregenerativen hämolytischen Anämien. Durch geeignete chemische Bestimmungen in Serum und Plasma kann der er-

Einteilung der Anämien nach pathogenetischen Gesichtspunkten

- Hypoplastische Anämien
  - Normochrom: Hämoglobin- und Erythrozytenbildung gleich stark vermindert
  - Hypochrom: Hämoglobinbildung stärker vermindert als Erythrozytenbildung
- Hämolytische, hyperregenerative Anämien
  - Korpuskulär bedingt
  - Extrakorpuskulär bedingt
- Anämien mit Dyserythropoese und ineffektiver Erythropoese
  - Thalassämiesyndrome
  - Dyserythropoetische Anämie
  - Megaloblastäre Anämien
  - Sideroblastische Anämien
- Anämien durch Blutverlust oder Blutverdünnung

ste diagnostische Schritt untermauert und in manchen Fällen eine definitive Diagnose gestellt werden. Eine Knochenmarkpunktion ist nur selten notwendig; sie ist angezeigt bei Verdacht auf Dyserythropoese, hyporegenerative Anämie oder Eisenverwertungsstörung.

Spezielle Untersuchungen bei hämolytischen Anämien. Die zur definitiven Diagnostik hämolytischer Anämien notwendigen Untersuchungsmethoden sind aufwendig. Sie sollten erst dann durchgeführt werden, wenn feststeht, daß die Hämolyse gesteigert ist. Dabei muß nicht immer eine Anämie vorhanden sein. Das Knochenmark kann seine erythropoetische Aktivität auf das 6- bis 10fache steigern, dementsprechend tritt eine Anämie erst bei einer Verkürzung der Erythrozytenlebensdauer auf weniger als 1/6–1/10 auf.
Membrandefekte der Erythrozyten werden mit Bestimmung der osmotischen Resistenz und der Autohämolyse erkannt. Häufig ist die Untersuchung der Membranproteinzusammensetzung mittels Elektrophorese bei der Diagnostik hilfreich. Die Bestimmung der intrazellulären Kationenkonzentrationen und die Messung der Kationenfluxe durch die Erythrozytenmembran sind nur in Einzelfällen, insbesondere bei Verdacht auf Stomatozytose, sinnvoll.
Hämoglobinanomalien und Thalassämien werden durch die Hämoglobinelektrophorese oder -chromatographie diagnostiziert. Zur weiteren Einordnung sind der zytologische Nachweis von Hb-F und Hb-A in der Einzelzelle mit Hilfe der Säureelutionsmethode sowie die Bestimmung der Hitzestabilität des Hämoglobins sinnvoll.
Stoffwechseldefekte der Erythrozyten erfordern die Bestimmung einzelner Enzymaktivitäten der Glykolyse, des Pentosephosphatzyklus und des Nukleotidstoffwechsels. Die Diagnose kann zusätzlich gesichert werden durch die Messung der jeweiligen Enzymsubstratkonzentrationen.
Immunologisch bedingte hämolytische Anämien werden durch direkten und indirekten Coombs-Test, Antikörperelution und den Nachweis des Kryptantigens T im Falle einer neuraminidasebedingten Erythrozytenmembranschädigung nachgewiesen.

167.1 Anämien

Als Anämie wird die Verminderung der Hämoglobin- und der Erythrozytenwerte unter die jeweilige, statistisch festgelegte, Altersnorm bezeichnet. Im allgemeinen gilt der um 2 Standardabweichungen unterschrittene Mittelwert als Grenzwert (s. Anhang A, Tabelle A1). Diese Definition bedeutet nicht, daß eine Unterschreitung des Grenzwertes schon zu einer Störung der Sauerstoffversorgung des Gewebes führen muß. Durch eine kompensatorische Erniedrigung der Sauerstoffaffinität des Hämoglobins und durch eine Steigerung des Herzzeitvolumens kann die Sauerstoffversorgung des Gewebes auch bei niedrigen Hämoglobinkonzentrationen verbessert werden.
Mit einfachen Untersuchungen ist die morphologische Einordnung der meisten Anämien nach Tabelle 167.2 möglich. Diese Charakterisierung allein ist wenig befriedigend, jedoch kann zur Klassifizierung nicht auf die in der Tabelle genannten Kriterien verzichtet werden.

Hypoplastische Anämien

Hypoplastische Anämien beruhen auf einer Bildungsstörung der Erythrozyten im Knochenmark. Überwiegt die Störung der Hämoglobinsynthese, so sind die Erythrozyten hypochrom und mikrozytär (z.B. Eisenmangel). Alle übrigen Anämien dieser Gruppe sind normochrom und normozytär oder makrozytär. Zeichen der ungenügenden Regeneration sind fehlende Polychromasie und niedrige Retikulozytenzahlen.
Die Einteilung der hypoplastischen Anämien ist der folgenden Übersicht zu entnehmen.

Klassifizierung der hypoplastischen Anämien

- Chronische hypoplastische Anämien
  - Kongenitale hypoplastische Anämie Typ Blackfan-Diamond
  - Erworbene chronische hypoplastische Anämie
- Akute hypoplastische Anämien
  - Akute transitorische Erythroblastopenie
  - Aplastische Krisen bei chronischen hämolytischen Anämien
  - Eisenmangelanämie

Kongenitale hypoplastische Anämie Typ Blackfan-Diamond

Definition und Ätiologie. Die Ätiologie dieser isolierten Störung der Proliferation erythropoetischer Vorläuferzellen ist unbekannt. Gelegentliches Auftreten bei Geschwistern und identischen Zwillingen sowie die Kombination mit Fehlbildungen lassen hereditäre Faktoren vermuten. Die Störung liegt vermutlich auf der Ebene der Stammzellen oder der frühen erythropoetischen Vorläuferzellen. Diskutiert wird als Ursache der Krankheit auch ein Autoimmungeschehen mit der Bildung von zytotoxischen, gegen erythropoetische Vorläuferzellen gerichteten Antikörpern.

Klinische Symptome. Die Krankheit beginnt schleichend im 1. Lebensjahr, in manchen Fällen bereits in der 2. Lebenswoche. Die Patienten fallen durch zunehmende Blässe auf, Ikterus oder Leber- und Milzvergrößerung sind nicht nachweisbar. Bei 25 % sind Fehlbildungen erkennbar.

Diagnose. Wegweisend ist die starke Verminderung der Retikulozytenzahl trotz ausgeprägter Anämie. Die Diagnose wird durch die Knochenmarkzytologie gesichert: Erythropoetische Vorläuferzellen fehlen weitgehend bei normaler Zellularität der übrigen Reihen. Sofern noch Erythrozyten gebildet werden, weisen diese Charakteristika fetaler Erythrozyten auf. So ist die Hb-F-Konzentation erhöht, die Zellen sind makrozytär, und es findet sich eine erhöhte Expression des i-Antigens. Die Befunde helfen bei der Abgrenzung gegenüber anderen, z.B. durch Virusinfekte verursachten, vorübergehenden Verminderungen der Erythropoese. Die Serumeisen- und -ferritinkonzentrationen sind erhöht, die

Tabelle 167.2. Laborchemische Charakterisierung der Anämien

Anämietyp	MCV [fl]	MCH [pg]	MCHC [g/dl]
Makrozytär	97–160	35–40	32–36
Normozytär	80–96	26–34	32–36
Mikrozytär, hypochrom	50–79	12–25	24–31

Eisenbindungskapazität ist gesättigt. Die enterale Eisenresorption ist nicht erhöht.

Therapie. Zwei Drittel der Patienten sprechen auf eine Behandlung mit Prednison (Anfangsdosis 2–5 mg/kg KG/Tag) an. Eine alternierende Dauertherapie mit einer Dosis von 5–10 mg Prednison an jedem 2. Tag ist anzustreben. Reagiert die Erythropoese innerhalb von 8 Wochen nach Behandlungsbeginn nicht, so ist nicht mehr mit einem Therapieeffekt zu rechnen. In Einzelfällen kann die Erythropoese allerdings vorübergehend mit einer sehr hohen Prednisondosierung von bis zu 30 mg/kg KG/Tag stimuliert werden. Eine Behandlung mit Interleukin 3, Immunglobulinen, Antilymphozytenglobulin und Zytostatika hat lediglich in Einzelfällen Erfolg gehabt. Bei fehlendem Effekt der medikamentösen Therapie sind Bluttransfusionen durchzuführen. Wegen der resultierenden Hämosiderose muß das zugeführte Eisen durch Gabe von Chelatbildnern eliminiert werden. Die Prognose wird wesentlich vom Grad der Hämosiderose und den daraus folgenden Komplikationen bestimmt. Bei vorhandenem HLA-kompatiblem Geschwisterkind ist die Möglichkeit der Knochenmarktransplantation gegeben. Etwa 10–15 % der an Blackfan-Diamond-Anämie erkrankten Patienten erfahren, teilweise auch nach Jahren, eine Spontanremission.

Erworbene chronische hypoplastische Anämie

Diese bei Kindern seltene Form kommt bei Niereninsuffizienz, toxischen Einwirkungen, schwerer Mangelernährung, persistierenden Infektionen (z.B. Parvovirus B19), Autoimmunkrankheiten und Thymustumoren vor.

Akute transitorische Erythroblastopenie

Definition und Ätiologie. Die passagere Störung der Erythropoese (Erythroblastophthise) ist im Kindesalter nicht selten. Die Kinder kommen in der Regel wegen starker Blässe mit Hämoglobinkonzentrationen von 4–6 g/dl zum Arzt. Da bei völligem Sistieren der Erythropoese die Hämoglobinkonzentration in einer Woche um etwa 0,8 g/dl absinkt, ist der Krankheitsbeginn etwa 2 Monate zuvor anzunehmen. Es wird vermutet, daß zu diesem Zeitpunkt durchgemachte Virusinfektionen krankheitsauslösend sind.

Klinische Symptome. Die Patienten zeigen eine ausgeprägte Blässe, die oft im Gegensatz zu dem weitgehenden Fehlen einer körperlichen Leistungseinschränkung steht.

Diagnose. Die Diagnose ist leicht zu stellen, wenn die Retikulozyten und im Knochenmark die roten Vorstufen fehlen. Diagnostische Schwierigkeiten treten auf, wenn der Patient erst im Stadium der Regeneration zur Untersuchung kommt – dann sind die Retikulozytenzahlen erhöht, und im Knochenmark zeigt sich bereits eine lebhafte Erythropoese.

Differentialdiagnose. Die akute transitorische Erythroblastopenie mit dem etwa 2 Monate anhaltenden Stop der Erythropoese darf nicht mit der von Gasser beschriebenen transienten Erythroblastopenie verwechselt werden, die keinen Krankheitswert hat. Es handelt sich um eine sehr kurze, 1–2 Wochen andauernde Verminderung der Erythropoese, die sich durch Fehlen der Retikulozyten und eine lediglich gering ausgeprägte Anämisierung äußert. Ursache dieser harmlosen Störung sind virale und bakterielle Infektionen, Wurminfektionen und verschiedene Medikamente.

Therapie und Prognose. Der Verlauf der Krankheit ist gutartig. Nur selten sind bei schwerer Anämie mit Zeichen der Herzinsuffizienz Bluttransfusionen notwendig. Die Regeneration der Erythropoese setzt in allen Fällen spontan ein. Innerhalb von 6–8 Wochen nach Wiedereinsetzen der Erythropoese werden normale Hämoglobinkonzentrationen erreicht.

Aplastische Krisen bei chronischen hämolytischen Anämien

Während sich bei hämatologisch bislang gesunden Personen nach einem Stop der Erythropoese die Anämie nur langsam entwickelt, bewirkt die verkürzte Überlebenszeit der Erythrozyten bei Patienten mit hämolytischen Anämien einen raschen Abfall der Hämoglobinkonzentration. Die als „aplastische Krisen“ bezeichneten Erythroblastopenien kommen besonders bei hereditärer Sphärozytose, autoimmunhämolytischen Anämien, Sichelzellanämie und anderen chronischen hämolytischen Anämien vor. Virusinfektionen, insbesondere die Infektion mit Parvovirus B19, werden als Ursache der Aplasie der Erythropoese angesehen. Die Prognose ist gut. Die Erythropoese erholt sich spontan. Im Stadium der Aplasie ist oft nicht zu erkennen, daß der Patient gleichzeitig an einer hämolytischen Anämie leidet. Die Diagnose kann in diesen Fällen erst nach Überwindung der aplastischen Krise gestellt werden.

Der Parvovirus-B19-Infektion kommt eine besondere Bedeutung zu, da sie bei gleichzeitig vorliegendem Immundefekt (angeboren oder erworben) zu einer persistierenden Infektion der erythropoetischen Zellen führen kann. Es kann sich dann eine chronische aplastische Anämie entwikkeln. Die intrauterine Infektion mit Parvovirus B19 kann zu einem vorübergehenden Sistieren der Erythropoese des Feten führen, die ohne intrauterine Transfusion oft zu einem schweren Krankheitsbild mit Hydrops fetalis führt.

Eisenmangelanämie

Bei der Eisenmangelanämie steht die Verminderung der Hämoglobinbildung im Vordergrund, während die Erythrozyten zunächst noch in ausreichender Zahl gebildet werden. Sie sind jedoch kleiner als normale Erythrozyten, so daß Hypochromie und Mikrozytose die wichtigsten Kennzeichen der Eisenmangelanämie sind (Abb. 167.4). Die Retikulozyten können normal oder auch leicht auf Werte von 20–30 ‰ erhöht sein. Fehlende Poikilozytose und Polychromasie erlauben die Unterscheidung von hämolytischen Anämien mit erhöhter Regeneration. Im Knochenmark finden sich diskrete Zeichen der Dyserythropoese. Die Lebensdauer der Erythrozyten ist gering verkürzt.

Neben dem Hämoglobin können auch andere hämeisenhaltige Proteine vom Eisenmangel betroffen sein. Dies gilt für Myoglobin und einige zelluläre Enzyme wie Katalase, Peroxidase, Zytochrome und Monoaminoxidase.

Epidemiologie und Ätiologie. Der Eisenmangel ist bei Kindern die häufigste Ursache einer Anämie. Er kommt bevorzugt im

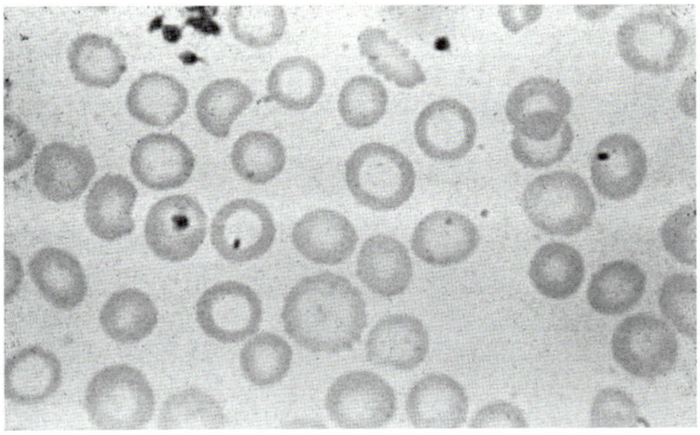

Abb. 167.4. Eisenmangelanämie: Mikrozytose und Hypochromie, Anulozyten (Blutausstrich)

Alter von 6 Monaten bis zu 3 Jahren vor. Die wichtigsten Ursachen sind in der folgenden Übersicht (s. nächste Seite) zusammengefaßt.

Ursachen des Eisenmangels und der Eisenmangelanämie

- Ungenügender Eisenvorrat („Eisenmitgift") bzw. erhöhter Eisenbedarf
  - Anaemia neonatorum nach Blutverlust
    - Placenta praevia
    - Fetofetale Transfusion bei Zwillingen
    - Fetomaternale Transfusion
    - Melaena neonatorum
    - Ungenügende plazentare Transfusion bei früher Abnabelung
    - Nach Austauschtransfusion (Hämoglobin des Konservenblutes unter 14 g/dl)
    - Iatrogene Anämie infolge von Blutentnahmen (Verlust bis 50 ml in der Woche)
  - Frühgeborene
  - Relativer Eisenmangel (Hypochromie) bei Polyglobulie (zyanotische Herzfehler)
- Ungenügende Eisenabsorption
  - Alimentärer Eisenmangel (6. Monat bis 3. Lebensjahr)
  - Malabsorptionssyndrome (Zöliakie, chronische Enteritis)
  - Pica: Geophagie, Pagophagie
- Erhöhter Eisenverlust
  - Blutverluste aus Magen-Darm-Trakt und Nasopharynx (Epistaxis, Hiatushernie, Ösophagitis, Ösophagusvarizen, Mekkel-Divertikel, Polypen, Parasiten, Ulzera, Colitis ulcerosa, chronische Enteritis, Salicylattherapie)
- Gestörter Eisentransport
  - Hereditäre Atransferrinämie
  - Erworbene Atransferrinämie bei Eiweißverlustsyndromen und Eiweißsynthesestörungen
- Gestörte Eisenverwertbarkeit
  - Chronisch-rezidivierende Infektionen oder Entzündungen
  - Tumorkrankheiten

Für praktische Zwecke kann man davon ausgehen, daß durchschnittlich 10 % einer oral zugeführten Eisenmenge intestinal resorbiert werden. Bei Eisenmangel kann die Resorption bis auf 50 % gesteigert werden. Eisen wird aus unterschiedlichen Nahrungsmitteln nicht gleich stark resorbiert. Ungünstig ist die Eisenutilisation aus pflanzlichen Nahrungsmitteln, während die Resorption von Eisen aus Hämoglobin oder Myoglobin mit 10–20 % besser ist. Bei Verdacht auf eine gestörte Eisenresorption kann nach 8stündiger Nahrungskarenz ein Resorptionstest, durchgeführt mit 3 mg Eisen/kg KG, Klarheit bringen. Bei ungestörter Resorption steigt die Serumeisenkonzentration innerhalb weniger Stunden signifikant an.

Bei chronischen Infektionen, Entzündungen und Tumoren entwickelt sich häufig eine hypochrome mikrozytäre Anämie mit Hyposiderämie, die auf einer Speicherung des Eisens in nicht mobilisierbarer Form im RES beruht („Infektanämie"). Die Serumferritinkonzentration ist normal oder erhöht, die totale Eisenbindungskapazität normal oder erniedrigt. Eine Behandlung ist nur durch Besserung der Grundkrankheit und nicht durch Zufuhr von zusätzlichem Eisen möglich.

Klinische Symptome. Bei ausgeprägtem Eisenmangel ist die Blässe als Folge der Anämie das Leitsymptom. Umstritten ist bis heute, welche zusätzlichen Allgemeinsymptome möglicherweise Folgen eines Eisenmangels sind. Schlechter Appetit, mangelnde Konzentrationsfähigkeit, schlechtes Gedeihen, leichte Ermüdbarkeit, Kopfschmerzen und Temperaturerhöhungen werden häufig auf Eisenmangel zurückgeführt, obwohl die postulierten Zusammenhänge einer kritischen Prüfung bisher nicht standhalten. Es ist auch nicht erwiesen, daß Kinder mit Eisenmangel besonders infektionsanfällig sind.

Diagnose. Die Diagnose der Eisenmangelanämie ist einfach zu stellen. Mikrozytose, Hypochromie, Anulozyten im Blutausstrich (s. Abb. 167.4), erniedrigte Serumferritin- und -eisenkonzentration, Anstieg der totalen Eisenbindungskapazität und Abnahme der Transferrinsättigung sind die wichtigsten Kriterien. Die Veränderungen der verschiedenen Parameter treten mit zunehmender Schwere des Eisenmangels in folgender Reihenfolge auf:

- Abnahme der Serumferritinkonzentration als Ausdruck des verminderten Speichereisens,
- Abnahme der Serumeisenkonzentration,
- Abnahme der Hämoglobinkonzentration und des MCV und MCH,
- Abnahme der MCHC.

Das Fehlen des Speichereisens ist am besten in der Knochenmarkzytologie erkennbar, in der Regel ist diese Untersuchung hier allerdings nicht notwendig. Die Diagnose kann auch ex juvantibus gestellt werden: Nach oraler Eisengabe steigen bei Eisenmangel und ungestörter Resorption 3–4 Tage nach Beginn der Behandlung die Retikulozytenzahlen an.

Differentialdiagnose. Differentialdiagnostisch sind heterozygote β-Thalassämie, Infekt- und Tumoranämie sowie sideroblastische Anämien abzugrenzen. Bei den 3 genannten Krankheiten sind die Erythrozyten ebenfalls hypochrom und mikrozytär. Die Infektanämie ist durch eine normale oder erhöhte Ferritin- sowie eine erniedrigte Eisenkonzentration gekennzeichnet. Bei der heterozygoten β-Thalassämie und den sideroblastischen Anämien sind Serumeisen und -ferritin normal oder erhöht, die Transferrinsättigung ist erhöht und die Transferrinkonzentration erniedrigt.

Therapie und Prognose. Ein Eisenmangel sollte allein mit Eisen behandelt werden. Kombinationspräparate mit Vitaminen, Kobalt, Kupfer oder Leberextrakten sind nicht notwen-

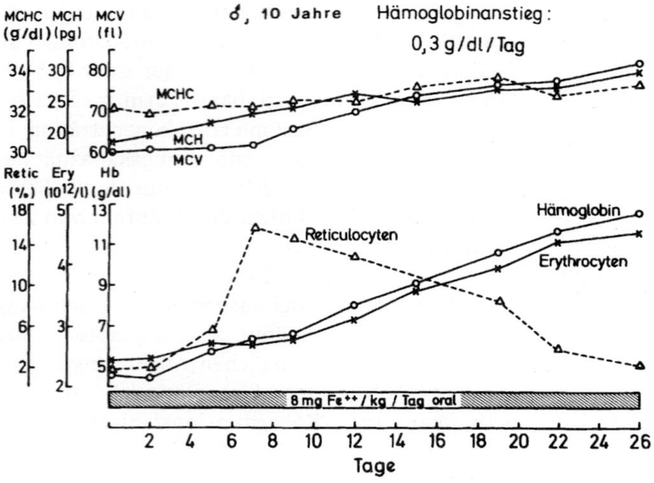

Abb. 167.5. Charakteristischer Verlauf bei erfolgreicher oraler Behandlung einer Eisenmangelanämie

dig. Am besten werden zweiwertige Eisensalze in nüchternem Zustand resorbiert. Die Behandlung wird in der Regel oral durchgeführt mit einer Dosis von 6 mg Eisen/kg KG/Tag. Bei erfolgreicher Behandlung steigt die Hämoglobinkonzentration wöchentlich um 1–2 g/dl an (Abb. 167.5). Selbst bei ausgeprägter Eisenmangelanämie sollte daher nach 2 Monaten eine normale Hämoglobinkonzentration erreicht sein. Die Behandlung sollte zur Auffüllung der Eisendepots noch 1–2 Monate fortgeführt werden. Ein Versagen der oralen Eisentherapie kann folgende Ursachen haben: falsche Diagnose, Unterdosierung, Mangel an Compliance, Erbrechen oder Durchfälle, Malabsorptionssyndrome, Kombination mit Folsäure- oder Vitamin-B_{12}-Mangel, Fortbestehen einer chronischen Grundkrankheit (Infektion, Entzündung, Blutung, Tumoren).

Mit parenteraler Eisengabe ist kein schnellerer Ausgleich der Anämie zu erreichen. Sie ist nur bei gestörter Resorption oder bei oraler Unverträglichkeit angebracht. Die parenterale Eisendosis muß nach folgender Formel berechnet werden:

Eisendefizit [mg] = kg KG · Hämoglobindefizit zur Altersnorm · 3,5.

Bei Polyglobulie mit Hypochromie der Erythrozyten wird das Eisendefizit wie folgt berechnet:

Eisendefizit [mg] = kg KG · (16 · MCH · 0,45) · 2,5.

Bei intramuskulärer Gabe darf die alle 2 Tage gegebene Einzeldosis 25–50 mg nicht überschreiten, bei intravenöser Gabe sollte mit einer niedrigen Dosis (0,5–1,0 mg Eisen/kg KG/Tag) begonnen und langsam (auf 2 mg/kg KG/Tag) gesteigert werden.

Zur Prophylaxe des Eisenmangels bei Frühgeborenen und gesunden reifen Neugeborenen s. oben unter „Eisenstoffwechsel". Entsprechendes gilt für alle in der Übersicht genannten Ursachen der Anaemia neonatorum nach Blutverlust.

Eisenintoxikation. Durch schnelle Aufnahme von Eisenpräparaten wird die Bindungskapazität von Transferrin überschritten. Freie Eisenionen verursachen allgemeine toxische Symptome wie Bauchschmerzen, Erbrechen, Acidose, Krämpfe und Kollaps sowie lokale Gewebsschäden im Magen-Darm-Trakt (blutige Durchfälle, Ulzerationen, narbige Strukturen). Die letale Eisendosis liegt zwischen 160 und 900 mg/kg KG mit einer Mortalität von bis zu 20 %. Häufigste Ursache der Eisenintoxikation ist die unkontrollierte Einnahme von Eisenpräparaten durch Kleinkinder.

Hämolytische, hyperregenerative Anämien

Hämolytische Anämien sind durch eine Verkürzung der normalen Erythrozytenlebensdauer (120 Tage) gekennzeichnet. Hauptabbauort der Erythrozyten ist das retikulohistiozytäre System in Milz, Leber und Knochenmark. Bei nahezu allen hämolytischen Anämien führen unterschiedliche pathogenetische Prozesse letztlich zu einer mit einer Abnahme der Verformbarkeit der Erythrozyten verbundenen Membranschädigung. Die rigiden Erythrozyten können die nur 1–2 µm weiten Adventitiaschlitze des RES, besonders der Milz, nicht mehr passieren, so daß sie vermehrt sequestiert und phagozytiert werden. Eine intravasale Hämolyse kommt nur bei rasch eintretenden starken Schädigungen der Erythrozyten vor. Eine gesteigerte Hämolyse kann durch verschiedene Mechanismen kompensiert werden. Die Erythropoese im Knochenmark kann, besonders bei langdauernder Anämie, auf das 6- bis 10fache gesteigert werden; eine ausgeprägte Anämie tritt also erst bei einer Verkürzung der Lebensdauer der Erythrozyten von weniger als 12–20 Tagen auf. Eine leichte Steigerung der Hämolyse kann demgegenüber voll kompensiert werden. Durch Erhöhung der intraerythrozytären 2,3-Diphosphoglyzeratkonzentration und Steigerung des Herzzeitvolumens kann ebenfalls eine wirksame Anpassung an den gesteigerten Erythrozytenabbau erreicht werden, so daß die Kapazität der Erythropoese selten voll ausgeschöpft wird.

Folgen der gesteigerten Hämolyse sind eine Hyperplasie der Erythropoese im Knochenmark und eine Vermehrung jugendlicher Vorstufen der Erythrozyten im peripheren Blut (polychromatische Erythrozyten, Retikulozyten, Anisozytose und – besonders bei Neugeborenen – Erythroblasten). Durch beschleunigten Untergang der Erythrozyten wird vermehrt Hämoglobin freigesetzt und zu Bilirubin abgebaut. Die erhöhte biliäre Ausscheidung des Bilirubins kann zur Bildung von Pigmentsteinen in den Gallenwegen führen. Freies Hämoglobin wird zunächst an Haptoglobin gebunden, dessen Konzentration im Serum bei hämolytischen Anämien regelmäßig vermindert ist. Als Folge der gesteigerten Erythropoese kann bei einigen Patienten die enterale Eisenresorption gesteigert sein, so daß bei gleichzeitigem heterozygotem Trägerstatus für die hereditäre Hämochromatose ein erhöhtes Risiko der Eisenüberladung besteht.

Hämolytische Anämien können in korpuskuläre (Ursache im Erythrozyten selbst gelegen: Membrandefekte, Enzymdefekte, Hämoglobinanomalien) und extrakorpuskuläre (Ursache außerhalb des Erythrozyten gelegen: meist toxisch oder immunologisch bedingt) Formen eingeteilt werden (s. Übersicht). Die meisten korpuskulären Anämien sind genetisch bedingt, während extrakorpuskuläre Anämien in der Mehrzahl erworben werden. Auch angeborene hämolytische Anämien manifestieren sich in der Regel erst postpartal, während präpartal keine wesentlich gesteigerte Hämolyse vorzuliegen scheint. Die Ursache dieses Phänomens ist unbekannt.

Klassifizierung der hämolytischen Anämien

- Korpuskulär bedingte hämolytische Anämien
  - Hereditäre Membrandefekte
  - Hereditäre Enzymdefekte der Erythrozyten
  - Hämolytische Anämien aufgrund einer pathologischen Hämoglobinzusammensetzung
- Extrakorpuskulär bedingte hämolytische Anämien
  - Immunhämolytische Anämien
  - Hämolytische Anämie durch chemisch-physikalische Schädigung der Erythrozytenmembran

Hereditäre Membrandefekte

Defekte der Erythrozytenmembran sind in Mitteleuropa die häufigste Ursache angeborener hämolytischer Anämien. Die Integrität der Erythrozytenmembran ist Voraussetzung für die Fähigkeit des Erythrozyten, den hohen mechanischen Belastungen während der Kreislaufpassage zu widerstehen. Die Membran besteht aus 2 Hauptbestandteilen. Zur Außenseite der Zelle gerichtet befindet sich eine Lipiddoppelschicht mit den integralen Proteinen Bande 3 und Glykophorin (Abb. 167.6), zur Innenseite gerichtet liegt unter der Lipidschicht das Membranskelett mit dem als Tetramer angeordneten Spektrin als Hauptbestandteil. Die Verbindung zwischen dem Membranskelett und der Lipidschicht wird im wesentlichen durch das Protein Ankyrin hergestellt. Anomalien der Membranproteinzusammensetzung können mechanische Eigenschaft und Stabilität der Membran und damit des Erythrozyten so verändern, daß es zur gesteigerten Hämolyse kommt; Störungen der „vertikalen“ Interaktion, also zwischen Membranskelett und Lipidschicht, bewirken die Sphärozytenbildung; Störungen der „horizontalen“ Interaktion der einzelnen Proteine innerhalb des Membranskeletts führen zur hereditären Elliptozytose.

Hereditäre Sphärozytose

Die hereditäre Sphärozytose ist mit einer Prävalenz von 1: 5000 die häufigste angeborene hämolytische Anämie in Mitteleuropa. Der Erbgang ist typischerweise autosomal-dominant; bei 10–20 % der Patienteneltern werden mit herkömmlichen Methoden keine Zeichen der Krankheit gefunden, so daß hier von Spontanmutationen oder autosomal-rezessivem Erbgang auszugehen ist. Die Ausprägung der hämatologischen Symptomatik kann, auch innerhalb der gleichen Familie, sehr unterschiedlich sein.

Pathogenese. Die Bildung von Sphärozyten wird vermutlich durch den fortwährenden Verlust von Membranmaterial von der Erythrozytenoberfläche verursacht. Durch die resultierende Änderung des Verhältnisses von Zelloberfläche zu Zellvolumen nimmt der Erythrozyt Kugelgestalt an. Auf molekularer Ebene können dieser Entwicklung verschiedenste angeborene quantitative und qualitative Proteindefekte zugrunde liegen, die innerhalb der Membran zu einer veränderten Bindung zwischen Lipidschicht und Membranskelett führen. Am häufigsten wurden bisher genetisch bedingte Anomalien der Proteine Ankyrin, Bande 3 und Spektrin beschrieben. Als sekundäre Folge der Membranveränderungen ist bei den meisten Patienten auch die Menge von Ankyrin, Spektrin und Bande 3 in der einzelnen Zelle vermindert.

Klinische Symptome. In der Hälfte der Fälle manifestiert sich die Krankheit bereits beim Neugeborenen durch eine

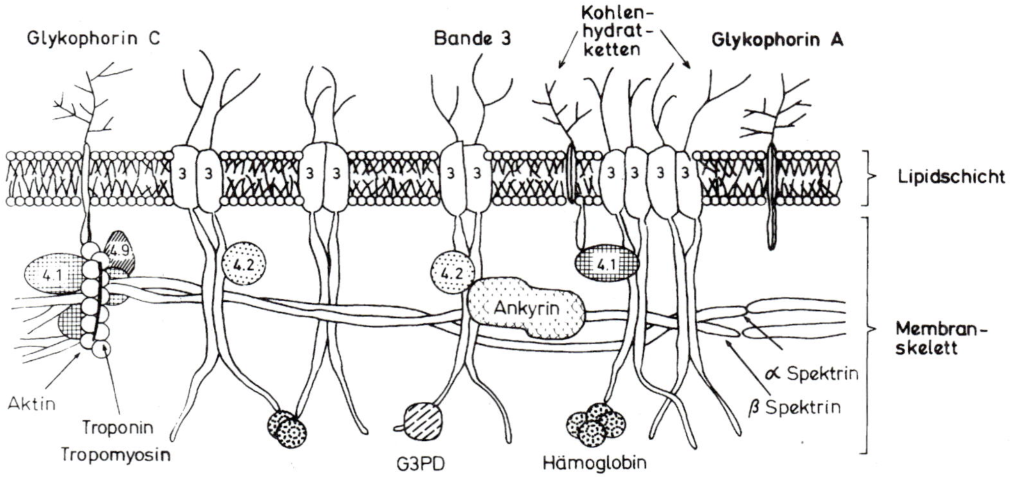

Abb. 167.6. Modell der Erythrozytenmembran

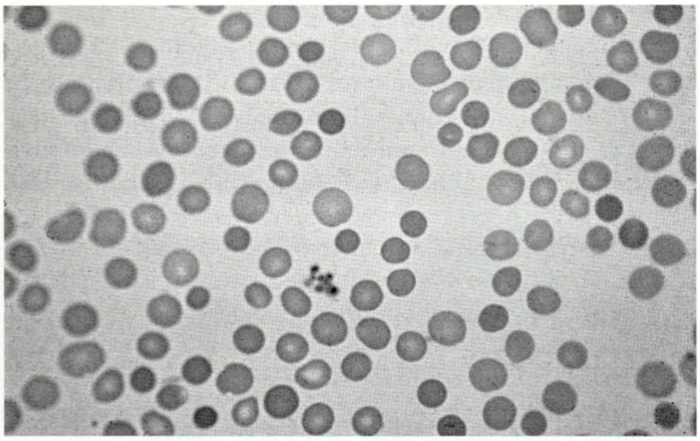

Abb. 167.7. Hereditäre Sphärozytose (Blutausstrich)

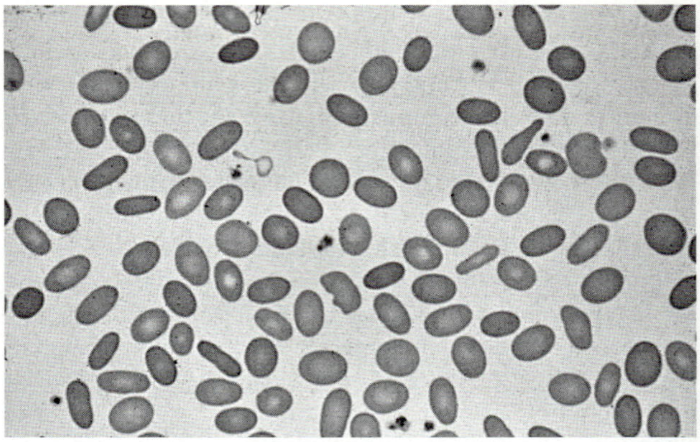

Abb. 167.8. Hereditäre Elliptozytose (Blutausstrich)

schwere Hyperbilirubinämie. In der Folge kann der klinische Verlauf sehr wechselhaft sein, die Hämoglobinkonzentrationen liegen zumeist zwischen 7 und 11 g/dl. Phasen mäßiger Anämie wechseln mit durch Infektionen ausgelösten hämolytischen und aplastischen Krisen.

Diagnose. Die Diagnostik stützt sich zunächst auf die Erythrozytenmorphologie im Blutausstrich (Abb. 167.7). Die Kugelzellen haben einen verminderten Durchmesser, eine erhöhte Dicke und ein nahezu normales oder leicht vermindertes Zellvolumen. Das MCHC ist häufig auf Werte über 35 g/dl erhöht. Charakteristisch ist das gleichzeitige Vorkommen von Erythrozyten mit kleinem (Kugelzellen) und großem (jugendliche Erythrozyten) Durchmesser. Bei der klassischen Form der Sphärozytose ist die osmotische Fragilität der Erythrozyten im frischen Blut erhöht, sie nimmt nach 24stündiger Inkubation des Blutes bei 37 °C weiter zu. Die Autohämolyse ist erhöht und durch Glukosezusatz reduzierbar. Die detaillierte Untersuchung der Erythrozytenmembranproteine mit elektrophoretischen und immunologischen Methoden ist in Zweifelsfällen indiziert und hilft bei der Abgrenzung gegenüber anderen hämolytischen Anämien.

Differentialdiagnose. Sphärozyten im Blutausstrich werden häufig auch bei immunologisch, d.h. durch Antikörper verursachten hämolytischen Anämien beobachtet. Zu erwähnen sind v.a. die A/B-0-Inkompatibilität beim Neugeborenen und die durch Wärmeantikörper ausgelöste hämolytische Anämie bei älteren Kindern. Mit Hilfe des direkten und indirekten Coombs-Tests sind diese Krankheiten von der hereditären Sphärozytose zu unterscheiden.

Therapie. Die hereditäre Sphärozytose ist klassischerweise durch die Splenektomie heilbar. Dadurch normalisiert sich die Lebensdauer der Erythrozyten, obwohl der korpuskuläre Defekt und auch die Kugelzellbildung bestehen bleiben. Die Splenektomie ist bei wiederholten hämolytischen oder aplastischen Krisen sowie bei wiederholtem Transfusionsbedarf indiziert. Sie sollte wegen der Gefahr der Postsplenektomiesepsis möglichst nicht vor dem 6. Lebensjahr durchgeführt werden. In jedem Fall sollten eine Pneumokokkenvakzination sowie für einige Jahre nach dem Eingriff eine Penicillinprophylaxe durchgeführt werden. Um eine immunologische Restfunktion der Milz zu erhalten, kann anstelle der kompletten auch eine partielle bzw. subtotale Splenektomie durchgeführt werden. Die Effektivität dieses Verfahrens ist allerdings z.Z. noch nicht endgültig zu beurteilen. Bei Entwicklung einer Cholezystolithiasis ist die Cholezystektomie angezeigt, da eine medikamentöse Auflösung von Pigmentsteinen nicht möglich ist.

Hereditäre Elliptozytose

Trotz ähnlicher Häufigkeit kommt der hereditären Elliptozytose im Vergleich zur Sphärozytose eine geringere Bedeutung zu. Die klinische Symptomatik ist geringer ausgeprägt, häufig sind lediglich Elliptozyten im Blutausstrich ohne Entwicklung einer hämolytischen Anämie nachweisbar. Es gibt sowohl autosomal-dominant als auch autosomalrezessiv vererbte Formen. Die zugrundeliegenden molekularen Defekte können, wie bei der hereditären Sphärozytose, verschiedene Proteine der Erythrozytenmembran betreffen. Die detaillierte Analyse der Membranproteine mit Elektrophorese und molekulargenetischen Methoden zeigt häufig Anomalien des Spektrins mit gestörter Spektrintetramerbildung oder des Bande-4.1-Proteins. Als Folge der gestörten Quervernetzung innerhalb des Membranskeletts kommt es über Desintegration und Fragmentierung der Zellen zur Elliptozytenbildung.

Klinische Symptome und Diagnose. Die klinischen Symptome sind sehr variabel und reichen bis zu schweren, regelmäßig transfusionsbedürftigen hämolytischen Anämien. Bei der Sonderform der hereditären Elliptozytose mit infantiler Poikilozytose bessert sich die klinische Symptomatik nach den ersten 1–2 Lebensjahren. Die Diagnose der hereditären Elliptozytose beruht v.a. auf der Morphologie der Erythrozyten im Blutausstrich (Abb. 167.8). Die osmotische Fragilität der Erythrozyten ist meist erhöht.

Therapie. Die Splenektomie ist nur ausnahmsweise notwendig. Sie führt zumindest zu einer Besserung der gesteigerten Hämolyse.

Hereditäre Stomatozytose

Diese uneinheitliche Krankheitsgruppe ist morphologisch durch Erythrozyten mit einer schlitzförmigen zentralen Aufhellung gekennzeichnet (Stoma = Mund, Abb. 167.9). Die

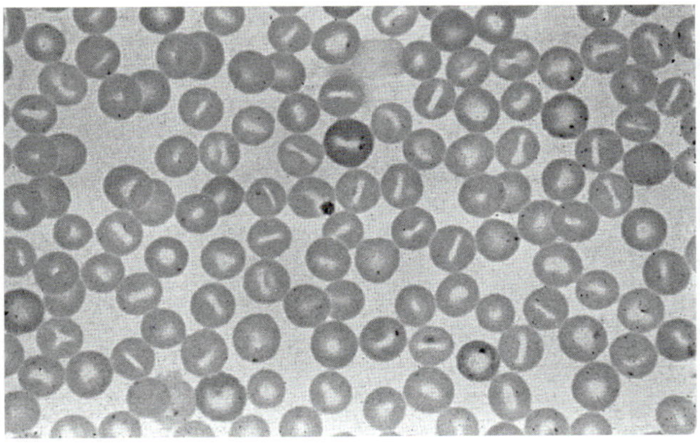

Abb. 167.9. Stomatozytose (Blutausstrich)

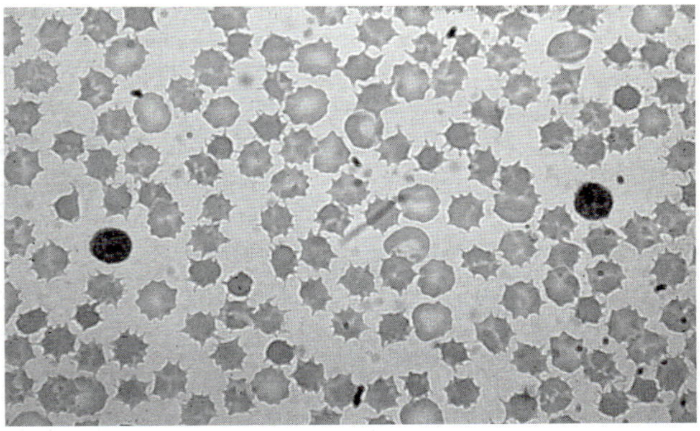

Abb. 167.10. Akanthozytose bei A-β-Lipoproteinämie (Blutausstrich)

verschiedenen Formen der Stomatozytose beruhen auf einer massiven Störung der Kationenpermeabilität der Erythrozytenmembran. In manchen Fällen ist der intrazelluläre Kalium-Natrium-Quotient (normal = 100 : 10) so stark zum Gegenteil verschoben (Kalium : Natrium = 20 : 100), daß die Zellen infolge der größeren Hydratationshülle des Natriumions und einer gleichzeitigen Erhöhung der Kationenkonzentration massiv anschwellen. Bei anderen Formen ist der Gesamtkationengehalt der Erythrozyten erniedrigt. Bei dieser dehydratisierten Form (Xerozytose) dominieren im Blutausstrich Targetzellen. Offenbar hängt es vom Wassergehalt der Erythrozyten ab, ob sie nach Trocknung im Blutausstrich als Stomatozyten oder als Targetzellen erscheinen. Das klinische Bild entspricht im wesentlichen dem der hereditären Sphärozytose; durch die Splenektomie ist häufig eine Besserung der gesteigerten Hämolyse zu erreichen.

Seltene hereditäre Membrandefekte

Hierzu zählen die Rh-0-Anämie (Fehlen sämtlicher Rh-Antigene), die A-β-Lipoproteinämie (Akanthozytose mit leichter hämolytischer Anämie, Steatorrhöe, neurologischen Symptomen und Retinitis pigmentosa als Folge einer Fettstoffwechselstörung, Abb. 167.10), der hereditäre Plasma-Lezithin-Cholesterin-Acyltransferasemangel und die familiäre hämolytische Anämie mit erhöhtem Lezithingehalt der Erythrozytenmembran. Einige dieser Krankheiten sind im strengen Sinne als extrakorpuskuläre hämolytische Anämien anzusehen, da die Störung der Erythrozytenmembran von einer Veränderung der Plasmazusammensetzung verursacht wird.

Hereditäre Enzymdefekte der Erythrozyten

Zahlreiche hereditäre Enzymdefekte der Erythrozyten sind Ursache kongenitaler nichtsphärozytärer hämolytischer Anämien (Abb. 167.11). In der Regel werden dabei anomale Enzyme gebildet, deren Eigenschaften (Aktivität, Kinetik, Substrataffinität, Stabilität) verändert sind. Nur in Einzelfällen konnte bisher eine quantitativ verminderte Synthese eines normalen Enzymproteins gezeigt werden. Die Mehrzahl der Enzymdefekte wird autosomal-rezessiv vererbt. Nur der Glukose-6-phosphat-Dehydrogenasemangel und der Phosphoglyzeratkinasemangel zeigen eine geschlechtsgebundene (X-chromosomale) Vererbung. Heterozygote Genträger sind i.allg. gesund. Ein echt homozygoter Status für einen Enzymdefekt ist nur bei blutsverwandten Eltern, die jeweils den gleichen Defekt vererben, zu erwarten. Die Mehrzahl der Patienten ist dagegen compound-heterozygot. Durch hereditäre Enzymdefekte kann der rudimentäre Stoffwechsel der Erythrozyten empfindlich gestört werden. Bei Störungen des Pentosephosphatzyklus (Glutathionreduktasemangel, Glukose-6-phosphat-Dehydrogenasemangel) kommt es, besonders bei Einwirkung oxidativer Noxen, zu Veränderungen verschiedener erythrozytärer Proteine. Vermutlich führen schließlich sekundäre Schädigungen der Erythrozytenmembran zur vorzeitigen Zerstörung der Zelle.

Pyruvatkinasemangel

Definition und Ätiologie. Der Pyruvatkinasemangel ist der häufigste Defekt eines Glykolyseenzyms als Ursache einer hämolytischen Anämie. Es kommt zu einer verminderten Bildung von ATP, Pyruvat und NAD^+. Aufgrund des Substratstaus vor dem defekten Enzym entsteht vermehrt 2,3-Diphosphoglyzerat, das zu einer Abnahme der Sauerstoffaffinität des Hämoglobins führt. Aus diesem Grund können Patienten mit Pyruvatkinasemangel niedrige Hämoglobinkonzentrationen wesentlich besser ohne Funktionseinbuße tolerieren als Patienten mit ebenso schwerer Anämie anderer Ursache.

Klinische Symptome. Das klinische Bild ist sehr unterschiedlich und reicht von schwerer hämolytischer Anämie mit der Notwendigkeit von Austauschtransfusionen im Neugeborenenalter bis zur milden, weitgehend kompensierten Hämolyse, die gelegentlich erst im Erwachsenenalter als Zufallsbefund erkannt wird. Bei der Mehrzahl der Patienten besteht eine mäßig ausgeprägte hämolytische Anämie mit Hämoglobinkonzentrationen zwischen 8 und 12 g/dl; klinisch fallen Blässe, Ikterus und Splenomegalie auf.

Diagnose. Die Aktivität der Pyruvatkinase und die Konzentrationen der veränderten Substrate und Metaboliten werden im Hämolysat gemessen. Die morphologische Untersuchung der Erythrozyten ist unauffällig, gelegentlich finden sich Polychromasie und eine geringe Poikilozytose. Die osmotische Fragilität liegt im Normbereich, sie kann aber auch gesteigert oder vermindert sein.

Therapie. Abhängig vom Ausmaß der Anämie sind Transfusionen notwendig. Mit der Splenektomie ist in der Mehrzahl

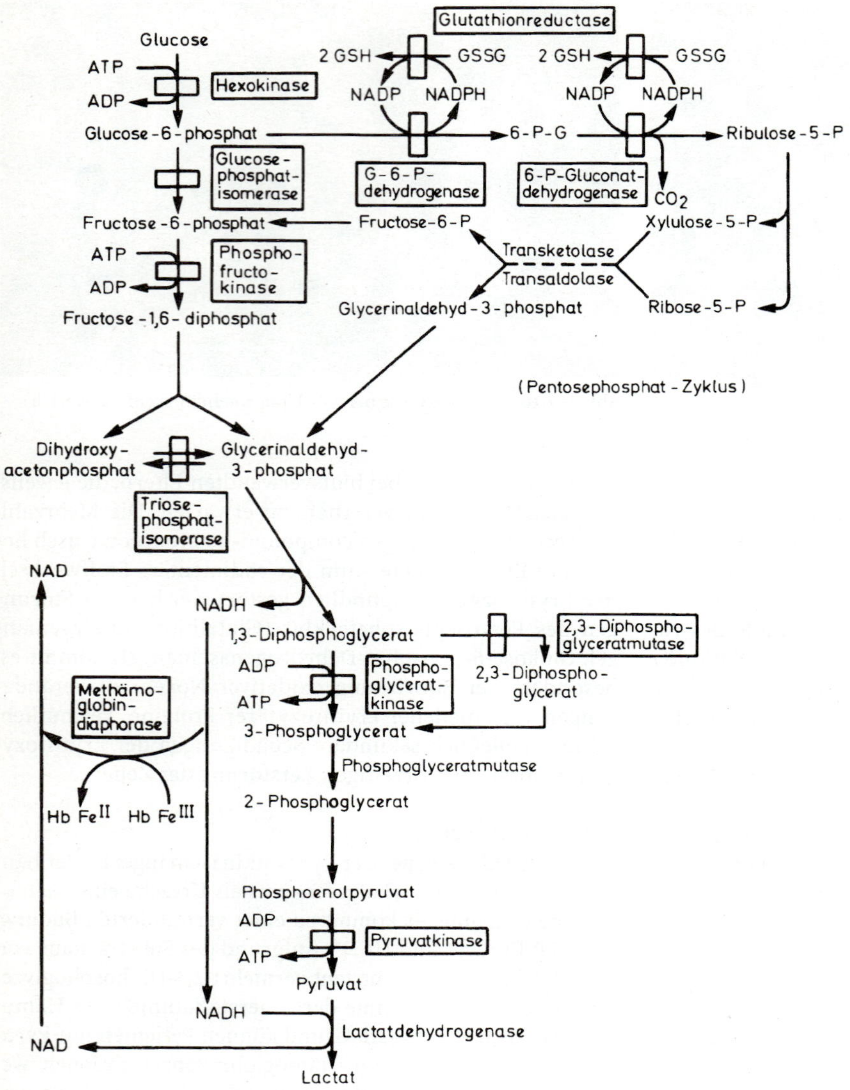

Abb. 167.11. Stoffwechselschema des Erythrozyten. Die hereditären Enzymdefekte sind mit Rahmen markiert

der Fälle eine Heilung oder zumindest eine Besserung der Anämie zu erreichen. Nach der Splenektomie steigt die Retikulozytenzahl auf hohe Werte von 500–1000‰ an; diese Beobachtung bestätigt im Nachhinein die Diagnose, da sie ähnlich nur bei dem sehr seltenen Glukosephosphatisomerasemangel beobachtet wird.

Andere Enzymdefekte der Glykolyse

Weitere gut untersuchte Glykolysedefekte sind der Mangel an Glukosephosphatisomerase, Hexokinase, Phosphofruktokinase, Triosephosphatisomerase (mit gleichzeitiger neuromuskulärer Symptomatik), Phosphoglyzeratkinase und 2,3- Diphosphoglyzeratmutase. Die Abgrenzung gegenüber anderen hämolytischen Anämien ist, wie beim Pyruvatkinasemangel, durch die Bestimmung der entsprechenden Enzymaktivität im Hämolysat möglich.

Defekte des Adeninnukleotidstoffwechsels

Wichigster Defekt des Adeninnukleotidstoffwechsels ist der Mangel an Pyrimidin-5-Nukleotidase. Die intrazelluläre Anhäufung von Abbauprodukten der Desoxyribonukleinsäure führt, vermutlich über eine sekundäre Membranschädigung, zur gesteigerten Hämolyse. Die Erythrozyten zeichnen sich durch eine ausgeprägte basophile Tüpfelung aus.

Glukose-6-phosphat-Dehydrogenasemangel

Der X-chromosomal-rezessiv vererbte Glukose-6-phosphat-Dehydrogenasemangel (Favismus) ist mit 200–300 Mio. betroffenen Menschen eine der häufigsten genetisch bedingten Krankheiten. Die Genträger leben überwiegend in Gegenden, in denen Malaria vorkommt oder früher endemisch war. Vermutlich schützt der Defekt vor Malaria, so daß es zu einer positiven Selektion der Genträger kam. In den Mittelmeerländern und in Afrika beträgt die Genfrequenz in der männlichen Bevölkerung 10–20%, die Krankheit wird jedoch auch in der mittel- und nordeuropäischen Bevölkerung gelegentlich diagnostiziert.

Genetik. Die X-chromosomale Vererbung ermöglicht verschiedene Genotypen. Männer können lediglich hemizygot sein, Frauen sind hetero- oder homozygot. Bei hemizygoten Männern und homozygoten Frauen ist der Defekt gleich stark ausgeprägt. Bei heterozygoten Frauen wird das klinische Bild wesentlich von der zufälligen X-Chromosom-Inaktivierung (Lyon-Hypothese) bestimmt. Diese Patientinnen zeigen 2 Populationen von Erythrozyten mit normaler oder aber mit stark verminderter Enzymaktivität. In der Regel sind heterozygote Frauen asymptomatisch. Sofern bei ihnen allerdings die Mehrzahl der Erythrozyten den Glukose-6-phosphat-Dehydrogenasemangel zeigt, kommt es auch bei ihnen zur gesteigerten Hämolyse.

Klinische Symptome. Es gibt 2 unterschiedliche Verlaufsformen des Glukose-6-phosphat-Dehydrogenasemangels. Am häufigsten ist die Form mit intermittierend auftretender hämolytischer Anämie. Dabei wird die gesteigerte Hämolyse nur durch „oxidativen Streß" akut ausgelöst, während die hämatologischen Parameter im Intervall unauffällig sind. Die wichtigsten hämolyseinduzierenden Ursachen sind Favabohnen, verschiedene Medikamente und chemische Substanzen (s. Übersichten), Acidose und gelegentlich Infektionen. Wesentlich seltener kommt es, bei bestimmten Varianten der Glukose-6-phosphat-Dehydrogenase, zu einer chronischen hämolytischen Anämie. Auch dabei wird die Hämolyse durch oxidative Noxen verstärkt. Die Milz ist beim Glukose-6-phosphat-Dehydrogenasemangel in der Regel nicht vergrößert.

Therapie und Prophylaxe. Die wichtigste Maßnahme ist die Vermeidung der hämolyseauslösenden Noxen bei Patienten mit Glukose-6-phophat-Dehydrogenasemangel. In vielen Ländern wird deshalb, z.B. im Rahmen des Neugeborenenscreenings, systematisch nach Glukose-6-phosphat-Dehydrogenasemangel gesucht. Die Splenektomie ist bei diesem Enzymdefekt nicht wirksam.

Medikamente, Chemikalien und Nahrungsmittel, die bei Glukose-6-phosphat-Dehydrogenasemangel Hämolyse erzeugen können

- Acetanilid
- Favabohnen
- Methylenblau
- Nalidixinsäure
- Naphtalin
- Niridazol
- Nitrofurantoin
- Phenylhydrazin
- Primaquin
- Sulfacetamid
- Sulfanila
- Sulfapyridin
- Sulfamethoxazol
- Thiazolsulfon
- Toluidinblau
- Trinitrotoluol

Medikamente, die in normaler therapeutischer Dosierung bei Glukose-6-phosphat-Dehydrogenasemangel gegeben werden können (mit Ausnahme des Glukose-6-phosphat-Dehydrogenasemangels mit chronischer, nichtsphärozytärer hämolytischer Anämie)

- Acetylsalicylsäure
- Amidopyrin
- Antazolin
- Antipyrin
- Ascorbinsäure
- Chinidin
- Chinin
- Chloramphenicol
- Chloroquin
- Colchicin
- Diphenhydramin
- Isoniazid
- L-Dopa
- Menadiol-natriumbisulfit
- p-Aminobenzosäure
- Paracetamol
- Phenacetin
- Phenylbutazon
- Phenytoin
- Probenecid
- Procainamid-hydrochlorid
- Proguanil
- Pyrimethamin
- Streptomycin
- Sulfadiazin
- Sulfaguanidin
- Sulfamerazin
- Sulfamethoxy-pyridazin
- Sulfisoxazol
- Trihexyphenidyl
- Trimethoprim
- Tripelenamin
- Vitamin K

Hämolytische Anämien aufgrund einer pathologischen Hämoglobinzusammensetzung

Die regelrechte Hämoglobinzusammensetzung ist Voraussetzung für die physiologische Funktion der Erythrozyten. Die wichtigsten Störungen der Hämoglobinzusammensetzung, Hämoglobinanomalien und Thalassämiesyndrome, führen meistens zur gesteigerten Hämolyse (Tabelle 167.3). Selten sind Strukturanomalien der Hämoglobine, die zur Polyglobulie oder zur Methämoglobinämie führen. Das Hämoglobinmolekül besteht aus 2 α- und 2 nicht-α-Globinketten ($\alpha_2\beta_2$=Hb-A_1, $\alpha_2\delta_2$=Hb-A_2, $\alpha_2\gamma_2$=Hb-F). Auf genetischer Ebene liegen den Krankheiten Mutationen der Strukturgene einzelner Globinketten („Hämoglobinanomalie") oder der expressionsregulierenden Chromosomenabschnitte („Thalassämie") zugrunde. Es sind inzwischen über 500 Hämoglobinvarianten beschrieben worden, die uneinheitlich nach Städten, Personen oder dem Alphabet benannt werden. Sie werden autosomal-dominant oder autosomal-rezessiv vererbt. Bei den klinisch wichtigen β-Globinkettenanomalien beträgt der Anteil des anomalen Hämoglobins bei Heterozygoten bis zu 50 % und bei Homozygoten 80–100 %. Die Thalassämiesyndrome werden nur autosomal-rezessiv vererbt. Bei ihnen werden zwar keine anomalen Hämoglobinketten gebildet, durch das Ungleichgewicht der verschiedenen Globinketten bilden sich aber atypische, zur Präzipitation neigende Tetramere (β_4=Hb-H, γ_4=Hb-Bart's, α_4). Da die vorwiegend intramedulläre Hämolyse zur

Tabelle 167.3. Beziehungen zwischen Eigenschaften der Hämoglobinvarianten und klinischen Symptomen

Eigenschaften der Hämoglobinvarianten	Beispiel	Klinisches Symptom
Erhöhte Aggregation	Hb-S, Hb-C	Chronische hämolytische Anämie durch Verlust der Verformbarkeit der Erythrozyten, Verschluß der Kapillaren in vielen Organen (Infarkte)
Erhöhte Präzipitation	Instabile Hämoglobine (Hb-Köln, -Zürich)	Chronische hämolytische Anämie mit Innenkörperbildung und Mesobilifuszinurie, Empfindlichkeit gegen oxidative Noxen
Veränderte Funktion		
Keine reversible O_2-Bindung	Hb-M-Anomalien	Zyanose, Methämoglobinämie
Erhöhte Oxidierbarkeit	Hb-Tübingen	Zyanose, Methämoglobinämie
Herabgesetzte O_2-Affinität	Hb-Kansas, Seattle	Zyanose, evtl. Anämie
Erhöhte O_2-Affinität	Hb-Bethesda	Polyglobulie
Verminderte Bildung von α-, β- oder δ-Peptidketten	Thalassämiesyndrome	Heterozygot: Hypochromie oder hypochrome Anämie Homozygot: schwere hypochrome hämolytische Anämie (Thalassaemia minima, minor, intermedia, major[a])

[a] Dem Schweregrad folgende klinische Bezeichnung, ohne definierte genetische Konstellation.

ineffektiven Erythropoese führt, werden die Thalassämiesyndrome unter „Anämien mit Dyserythropoese und ineffektiver Erythropoese" besprochen.

Sichelzellenkrankheit

Definition. Unter dieser Bezeichnung werden 3 Gruppen von Syndromen mit chronischer hämolytischer Anämie zusammengefaßt, bei denen Sichelzellenbildung, verbunden mit ausgeprägter Neigung zur Infarktbildung in zahlreichen Organen, vorkommt:

- Homozygotie für Hb-S,
- doppelte Heterozygotie für Hb-S und andere anomale Hämoglobine (z.B. Hb-S-C-Krankheit),
- Kombination von Heterozygotie für Hb-S und β-Thalassämie (Sichelzellenthalassämie) (s. Tabelle 167.3).

Hb-S (β^6Glu→Val) ist das am häufigsten vorkommende anomale Hämoglobin. In manchen Gegenden Afrikas sind 40% der Bevölkerung heterozygot. In Europa kommt die Anomalie in Italien, Griechenland und in der Türkei vor. Häufig handelt es sich bei Europäern um die Hb-S-β-Thalassämie. Hb-S hat die Eigenschaft, bei Desoxygenierung längsgerichtete Aggregate zu bilden, durch die den Erythrozyten eine sichelähnliche Form mit zahlreichen fädigen Ausziehungen aufgezwungen wird (Abb. 167.12a,b). Solche Zellen verlieren ihre Verformbarkeit. Sie werden in Milz und Leber sequestriert. Außerdem verstopfen sie periphere Gefäße als Ursache multipler Infarzierungen. Hiervon ist besonders die Milz betroffen, die deshalb häufig nach initialer Vergrößerung innerhalb weniger Jahre fibrosiert und schrumpft („Autosplenektomie"). Acidose verstärkt die Sichelung. Zellen mit hohem Hb-F-Gehalt sicheln weniger, so daß in der Regel ein Hb-F-Gehalt des Blutes von mehr als 10% einen milden Verlauf voraussagen läßt. Die Kombination von Hb-S mit hereditärer Persistenz von Hb-F zeigt trotz einer Hb-S-Konzentration von 75% keine wesentlichen Symptome.

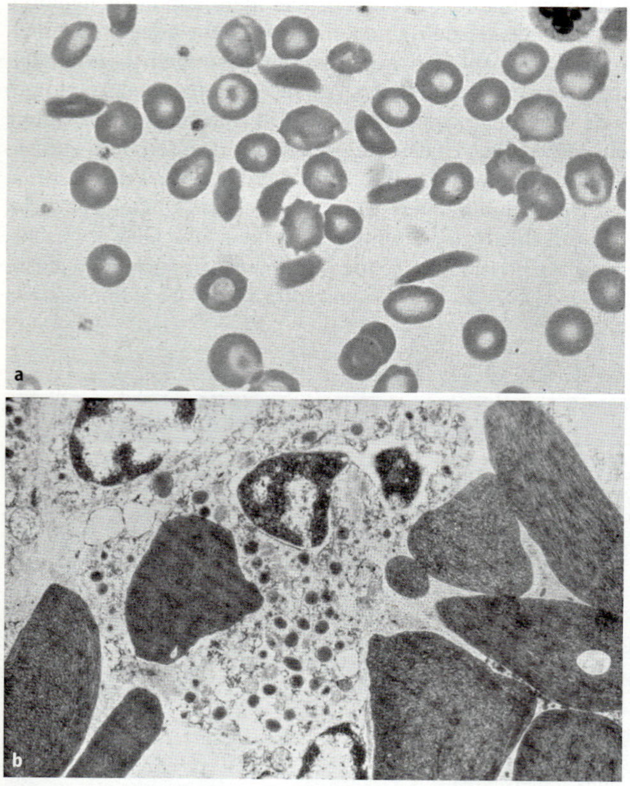

Abb. 167.12a,b. Sichelzellenkrankheit. **a** Blutausstrich, **b** elektronenmikroskopische Aufnahme

Klinische Symptome. Die ersten Symptome treten 3–6 Monate nach der Geburt auf, wenn Hb-F zunehmend durch Hb-A1 bzw. Hb-S ersetzt wird. Krisenhaft auftretende Symptome haben oft einen dramatischen Verlauf. Gefäßverschlußkrisen äußern sich in heftigen Schmerzen und Schwellungen der betroffenen Gebiete (Hand-Fuß-Syndrom in den ersten beiden Lebensjahren, Knochen- und Gelenkinfarkte der Extremitäten, abdominelle Krisen, Lungeninfarkte, ZNS-Infarkte, Nierenschäden). Bei noch nicht fibrosierter Milz treten hypovolämische Sequestrationskrisen mit Anhäufung großer Blutmengen in der Milz auf, die zum Schock führen können. Hämolytische und aplastische Krisen können die chronische hämolytische Anämie verstärken. Während der genannten Krisen kann die Anämie ein bedrohliches Ausmaß annehmen. Bis zu 30% der Patienten sterben im hypovolämischen Schock. Die infolge der funktionellen Asplenie durch bakterielle Infektionen hervorgerufene Mortalität ist hoch, entsprechendes gilt für die Mortalität bei ZNS-Komplikationen.

Diagnose. Im Blutausstrich sind Sichelzellen nicht regelmäßig zu sehen. Ihre Bildung kann aber durch Sauerstoffentzug mit Natriumhyposulfit in Feuchtpräparaten induziert werden. Gesichert wird die Diagnose durch den Nachweis des anomalen Hämoglobins in der Hämoglobinelektrophorese.

Therapie. Eine Heilung kann bisher nur mit Hilfe einer Knochenmarktransplantation erreicht werden. Wegen der hohen Risiken dieser Maßnahme kommt sie nur bei ausgewählten Patienten in Betracht. Möglicherweise ergibt sich in Zukunft eine alternative Therapiemöglichkeit durch die medikamentöse Induktion einer gesteigerten Hb-F-Synthese, die erfahrungsgemäß zu einer Abnahme der Sichelung führt. Erste Erfolge wurden mit Hydroxyharnstoff und Butyraten erzielt.
Alle übrigen Maßnahmen dienen der Prophylaxe schwerwiegender Komplikationen der Sichelzellenkrankheit. Angesichts der Autosplenektomie ist auf entsprechende Infektionsprophylaxe zu achten. Die Kinder sollten gegen Pneumokokken und Haemophilus influenzae geimpft sein und während der ersten Lebensjahre Penicillin erhalten. Bei wiederholten Organinfarzierungen kommt ein regelmäßiges Transfusionsregime in Betracht, dies gilt insbesondere für ZNS-Infarkte und die Kardiomyopathie. Die Splenektomie ist lediglich bei wiederholten Sequestrationskrisen indiziert. Eine effektive analgetische Therapie ist für die Lebensqualität der Patienten von großer Bedeutung.

Hämolytische Anämien aufgrund instabiler Hämoglobine
Hämoglobinvarianten mit verminderter Strukturstabilität denaturieren und präzipitieren intrazellulär und treten als

Innenkörper in Erscheinung. Die Elastizität und Verformbarkeit der Erythrozyten nimmt ab, sie werden beschleunigt im RES abgebaut. Gleichzeitig tritt eine intravasale Hämolyse auf. Die Splenektomie führt bei einem Teil der Patienten zur Besserung der Anämie und bewirkt gleichzeitig, daß im peripheren Blut mehr Heinz-Körper enthaltende Zellen auftreten. Die von Globin befreiten Hämgruppen werden zu Dipyrrolkörpern abgebaut, die den Urin dunkel färben (Mesobilifuszinurie). Da die Oxidierbarkeit des Hämeisens erhöht sein kann, ist häufig auch die Methämoglobinkonzentration erhöht. Wichtig ist die Vermeidung aller oxidativ wirkenden Medikamente, da sie zu einer Zunahme der hämolytischen Anämie führen können.

Immunhämolytische Anämien

Nach ätiologischen und praktisch-klinischen Gesichtspunkten erscheint eine Einteilung in 3 Gruppen sinnvoll (s. Übersicht). Direkter und indirekter Antiglobulin-Coombs-Test sind in der Regel positiv.

Einteilung der immunhämolytischen Anämien

- Isoimmunhämolytische Anämien (Alloantikörper)
  - Rh- und Blutgruppenunverträglichkeit der Neugeborenen
  - Transfusionszwischenfälle
- Autoimmunhämolytische Anämien
  - Wärmeantikörper
  - Kälteantikörper
  - Donath-Landsteiner-Antikörper
  - Anti-T-Antikörper (neuraminidaseinduzierte Immunhämolyse)
- Medikamentös induzierte immunhämolytische Anämien

Isoimmunhämolytische Anämien

Isoimmunhämolytische Anämien können durch passive Übertragung von antierythrozytären Antikörpern (Morbus haemolyticus neonatorum) oder durch passive Übertragung von Antigenen (Transfusionszwischenfälle) zustande kommen. Bei Transfusionen mit Inkompatibilität in den Hauptblutgruppen werden die übertragenen Erythrozyten durch die beim Empfänger vorhandenen natürlichen Isoagglutinine zerstört. Bei Unverträglichkeit der Untergruppen bewirkt die erste Fehltransfusion eine Antikörperbildung ohne Symptome (z.B. Rhesussensibilisierung); nachfolgende Transfusionen lösen dann schwere Transfusionsreaktionen mit Hämolyse aus. Innerhalb weniger Minuten bis Stunden entwickeln sich Allgemeinreaktionen wie Fieber, Urtikaria, Dyspnoe, Bronchospasmus, Lungenödem und allergischer Schock. Intra- und extravasale Hämolyse führen zu Anämie, Hämoglobinurie, Hyperbilirubinämie und Verbrauchskoagulopathie. Im Serum ist freies Hämoglobin an der Rotfärbung bzw. mit chemischen Methoden zu erkennen. Jede Transfusion muß bei ersten Anzeichen einer Transfusionsreaktion abgebrochen werden. Glukokortikoide (3–10 mg Prednisolon/kg KG), Schocktherapie und in einzelnen Fällen auch Blutaustausch sind die weiteren therapeutischen Maßnahmen.

Autoimmunhämolytische Anämie

Pathogenese. Autoantikörper richten sich gegen antigene Strukturen der Erythrozytenoberfläche. Im Kindesalter kommen vorwiegend Wärmeautoantikörper (optimale Bindung an Erythrozyten bei 37 °C) und Anti-T-Antikörper vor. Letztere sind im normalen Serum vorhanden und reagieren erst mit den Erythrozyten, nachdem durch Neuraminidaseeinwirkung im Rahmen bestimmter Infektionen das Kryptantigen T der Erythrozytenoberfläche freigelegt wurde. Neuraminidaseaktivität kann aus Influenzaviren, Pneumokokken, Streptokokken, Staphylokokken, Clostridien und bestimmen E.-coli-Stämmen stammen. Eine gefürchtete Komplikation ist das hämolytisch-urämische Syndrom. Autoimmunhämolytische Anämien kommen überzufällig häufig bei bestimmten Krankheiten vor (Kollagenosen wie z.B. Lupus erythematodes, Tumoren, Infektionen, Immundefekte). Der Verlauf kann akut-passager oder chronisch sein. Kälteautoantikörper als Ursache hämolytischer Anämien sind im Kindesalter selten.
Die mit Antikörpern beladenen Erythrozyten werden teilweise extravasal in der Milz und teilweise intravasal abgebaut. Bei chronischem Verlauf einer autoimmunhämolytischen Anämie kommt es dementsprechend häufig zur Milzvergrößerung.

Diagnose und Differentialdiagnose. Die Diagnose wird mit Hilfe des direkten und indirekten Coombs-Tests gestellt. Das morphologische Bild der Erythrozyten im Blutausstrich kann wegen einer durch Antikörper verursachten Kugelzellbildung teilweise nicht von dem einer hereditären Sphärozytose unterschieden werden. Die osmotische Fragilität kann wie bei der hereditären Sphärozytose erhöht sein. Die Differenzierung muß dann anhand des Coombs-Tests und der Anamnese bzw. Familienanamnese erfolgen.

Therapie und Prognose. Häufig ist keine spezielle Therapie notwendig, da die gesteigerte Hämolyse bereits nach kurzer Zeit sistiert. Anderenfalls können Glukokortikoide zur Blokkierung der Phagozytose und zur Verminderung der Antikörperbildung eingesetzt werden. Die Dosis ist zunächst so zu wählen, daß die gesteigerte Hämolyse weitgehend unterdrückt wird. Anschließend ist eine langsame Dosisreduktion möglich. Alternativ können auch hochdosiert Immunglobuline (2 g/kg KG über 2–5 Tage) eingesetzt werden, mit denen sich oft sehr schnell eine vorübergehende Normalisierung der Hämolyse erreichen läßt. Nur selten ist eine Behandlung mit anderen Immunsuppressiva oder mit Danazol indiziert. Die in Ausnahmefällen indizierte Splenektomie führt häufig zu einer Besserung der hämolytischen Anämie. Sofern zur Behandlung der Anämie Transfusionen notwendig werden, sollten Erythrozytenkonzentrate mit möglichst geringer Reagibilität gegenüber den Autoantikörpern ausgewählt werden.

Medikamentös bedingte immunhämolytische Anämien

Verschiedene Medikamente können zur Bildung von Autoantikörpern führen, die teilweise auch gegen Erythrozyten gerichtet sind und somit eine hämolytische Anämie verursachen können. Hervorzuheben sind u.a. Penicilline, Cephalosporine, Isoniazid, Sulfonamide, Rifampicin und Chinin. Der klinische Verlauf ist meist milde, nur in Einzelfällen kommt es zur schweren hämolytischen Anämie. Die gesteigerte Hämolyse normalisiert sich spätestens einige Wochen nach Beendigung der Medikamentenzufuhr.

Hämolytische Anämie durch chemisch-physikalische Schädigung der Erythrozytenmembran

Mechanische Schädigung der Erythrozyten führt zur Zellfragmentierung. Im Blutausstrich sind Erythrozytenfragmente (Schistozyten) zu erkennen. Die in diese Gruppe gehörenden Krankheiten sind durch eine überwiegend intravasal ablaufende Hämolyse gekennzeichnet. Die wichtigsten Ursachen sind in der folgenden Übersicht zusammengestellt.

Hämolytische Anämien durch physikalisch-chemische Schädigung der Erythrozytenmembran

- Physikalische Schädigung
  - Mikroangiopathische hämolytische Anämien
    - Hämolytisch-urämische Anämien
    - Thrombotisch-thrombozytopenische Purpura
  - Mechanisch bedingte hämolytische Anämien
    - Herzklappenfehler
    - Ersatz von Herzklappen
  - Thermische Hämolyse
    - Verbrennungen
  - Osmotische Hämolysen
    - Ertrinken
- Chemische Schädigung
  - Kombination mit genetisch bedingten Defekten der Erythrozyten
    - Glukose-6-phosphat-Dehydrogenasemangel
    - Defekte des Glutathionstoffwechsels
    - Instabile Hämoglobine
  - Kombination mit fetalen Eigenschaften der Erythrozyten
  - Kombination mit Immunmechanismen
  - Komplexe Schädigung der Erythrozyten
    - Kupferintoxikation
    - Bleiintoxikation
- Biochemische Membranveränderungen
  - Chronische Nierenkrankheiten
  - Infektionen, bakterielle Toxine
  - Leberkrankheiten und Fettmangel
  - Vitamin-E-Mangel

Anämien mit Dyserythropoese und ineffektiver Erythropoese

Dyserythropoese und ineffektive Erythropoese sind eng miteinander verknüpft. Unter dem Oberbegriff Dyserythropoese versteht man hämatologische Veränderungen, die sich durch Dysplasie und Ineffektivität der Erythropoese auszeichnen. Sie sind durch Qualitätsverluste sowohl der roten Vorstufen als auch der reifen Erythrozyten gekennzeichnet. Morphologisch äußert sich die Dysplasie in Anomalien von Kern und Zytoplasma der Erythroblasten und, in geringerem Ausmaß, der Proerythroblasten. Als ineffektiv wird die Erythropoese bezeichnet, weil die roten Blutzellen bereits intramedullär hämolysieren und nur wenige aus dem Knochenmark in die periphere Blutbahn entlassen werden. Im Knochenmark sind die roten Vorstufen vermehrt, Hyperbilirubinämie und Hypersiderämie sind charakteristisch. Infolge des Untergangs der roten Vorstufen im Knochenmark sind die Retikulozytenzahlen im peripheren Blut trotz der Anämie nur leicht erhöht oder normal. Dyserythropoese mit ineffektiver Erythropoese kommt bei einer ätiologisch recht heterogenen Gruppe von Anämien vor. Die wichtigsten sind kongenitale dyserythropoetische Anämien, Thalassämiesyndrome, megaloblastäre Anämien, sideroblastische Anämien, Panzytopenien mit Hyperplasie der Erythropoese, Präleukämien, Erythroleukämie. Auch die Eisenmangelanämie ist durch diskrete Zeichen der Dyserythropoese gekennzeichnet.

Thalassämiesyndrome

Thalassämien sind genetisch bedingte Krankheiten, die auf einer verminderten Synthese einer oder mehrerer strukturell normaler Globinketten des Hämoglobins beruhen. Selten werden sie durch anomale Hämoglobine aus der Gruppe der Fusionshämoglobine (z.B. Hb-Lepore) und durch Varianten mit Mutation des Stopcodons (z.B. Hb-Constant-Spring) verursacht. Es sind 4 Formen der Thalassämie bekannt, die nach der betroffenen Globinkette als α-, β-, γ- und δ-Thalassämie bezeichnet werden. Von klinischer Bedeutung sind v.a. die α- und β-Thalassämien sowie die δ-β-Thalassämien.

Pathogenese. Die verminderte Synthese einer Polypeptidkette führt zur Hemmung der Hämoglobinsynthese mit hypochromer mikrozytärer Anämie. Infolge der Imbalance der Peptidkettensynthese werden die nichtsupprimierten Peptidketten im Überschuß gebildet (bei der β-Thalassämie α-Ketten, bei der α-Thalassämie β- und γ-Ketten). Sie finden keine andere Peptidkette als Partner zur normalen Tetramerbildung. Da sie in dieser Form instabil sind, denaturieren sie bereits intrazellulär im Knochenmark zu Innenkörpern, oder sie verbinden sich zu anomalen Tetrameren (β_4=Hb-H, γ_4=Hb-Bart's). Die innenkörperhaltigen Zellen verlieren ihre Elastizität, sie können die Adventitiaschlitze des Knochenmarks schlecht passieren und gehen z.T. intramedullär zugrunde (ineffektive Erythropoese). Die in die Peripherie gelangenden Erythrozyten unterliegen aufgrund sekundärer Membranveränderungen und ihrer ungünstigen rheologischen Eigenschaften ebenfalls der vorzeitigen Hämolyse. Die Milz ist an ihrer Zerstörung wesentlich beteiligt.

Genetik. Die Thalassämien werden autosomal-rezessiv vererbt. Die heterozygote Manifestation verursacht eine Hypochromie der Erythrozyten oder eine leichte hypochrome mikrozytäre Anämie (Thalassaemia minor). Homozygote Patienten leiden unter einer schweren hämatologischen Erkrankung mit gesteigerter Hämolyse, ineffektiver Erythropoese und Hämosiderose (Thalassaemia major). Als Thalassaemia intermedia wird das Krankheitsbild bei leicht verlaufender homozygoter oder, selten auftretend, schwer verlaufender heterozygoter Form bezeichnet.
Die Thalassämien sind aufgrund einer großen Anzahl genetischer Varianten klinisch äußerst heterogen. Bei der β-Thalassämie kann die β-Synthese völlig fehlen (β^0-Thalassämie) oder in verringertem Ausmaß noch vorhanden sein (β^+-Thalassämie). Die Ausprägung der α-Thalassämie hängt davon ab, wie viele von den 4 α-Globin-Genen von Mutationen betroffen sind. Die Genfrequenzen für β-Thalassämien sind in Italien, Griechenland, der Türkei und im Iran besonders hoch. Die α-Thalassämie ist v.a. in Südostasien, aber auch in den Mittelmeerländern verbreitet. In der deutschen Bevölkerung beträgt die Genfrequenz für β-Thalassämie etwa 0,001.

Prognose. Während die Thalassaemia minor keine klinischen Symptome zeigt, ist die Thalassaemia major ein schweres Krankheitsbild. Im Vordergrund steht neben der Anämie mit regelmäßigem Transfusionsbedarf die sekundäre Hämosiderose, die zur Funktionsstörung verschiedener Organe führen kann.

Heterozygote β-Thalassämie

Die nach dem klinischen Bild als Thalassaemia minor bezeichnete Krankheit zeigt in der Regel keine klinischen Symptome. Hypochromie der Erythrozyten und leichte hypochrome mikrozytäre Anämie werden meist zufällig entdeckt. Nur selten entsprechen die Symptome der Thalassaemia intermedia mit ausgeprägter Anämie und Splenomegalie. Von der Eisenmangelanämie kann die Krankheit durch die normale oder erhöhte Serumeisenkonzentration, die normale Ferritinkonzentration sowie durch Poikilozytose und Polychromasie (Abb. 167.13) unterschieden werden. Typisch sind Targetzellen, die allerdings auch bei anderen Krankheiten vorkommen können. Das klinische Bild der Thalassaemia minor kann auch durch Hb-E verursacht werden, das in Südostasien häufig vorkommt. Die Diagnose der heterozygoten β-Thalassämie wird durch die Hämoglobinanalyse gesichert. Die Hb-A_2-Konzentration ist auf bis zu 7 % des Gesamthämoglobins erhöht (normal <3 %). Die Hb-F-Konzentration ist in 20 % der Fälle leicht auf 2–6 % erhöht. Je jünger die Patienten sind, desto häufiger ist eine solche Hb-F-Erhöhung zu beobachten. Im 1. Lebensjahr oder bei gleichzeitig vorhandenem Eisenmangel kann die Hb-A_2-Konzentration normal oder sogar vermindert sein, so daß die Diagnose noch nicht sicher gestellt werden kann. Bei der seltener auftretenden heterozygoten δ-β-Thalassämie ist die Hb-A_2-Konzentration normal oder vermindert, während die Hb-F-Konzentration erhöht ist. Eine Behandlung ist bei der heterozygoten β- oder δ-β-Thalassämie nicht erforderlich. Eisengaben müssen vermieden werden, sofern nicht zusätzlich ein Eisenmangel besteht.

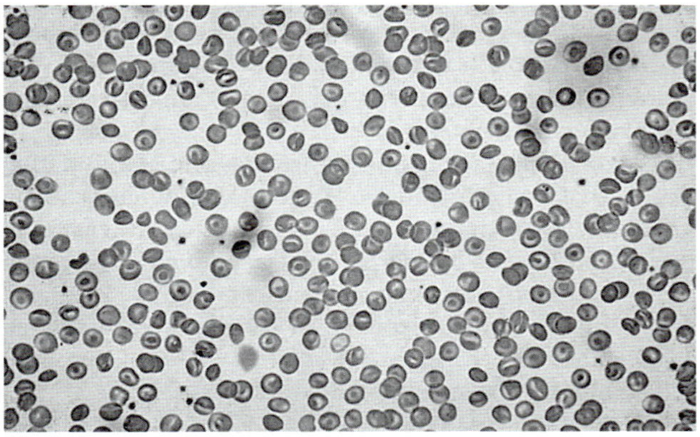

Abb. 167.13. Heterozygote β-Thalassämie (Blutausstrich)

Homozygote β-Thalassämie

Pathogenese. Diese auch als Cooley-Anämie bezeichnete Krankheit beruht auf einer schweren Imbalance der Globinkettensynthese mit schwerer hypochromer hämolytischer Anämie, ineffektiver Erythropoese, Störung des Hämeisenstoffwechsels, sekundärer Membranschädigung der Erythrozyten und schwerer Hämosiderose. Die vermehrte Erythropoetinbildung bewirkt eine Stimulation der (ineffektiven) Erythropoese mit Ausweitung der blutbildenden Markräume und typischen Skelettveränderungen.

Klinische Symptome. Die ersten Symptome treten im 3. bis 4. Lebensmonat auf, wenn die ungenügende Synthese der β-Globinketten wirksam wird. Blässe, mangelhafte körperliche Entwicklung, Ikterus und Hepatosplenomegalie stehen im Vordergrund. Später kommen Minderwuchs, Skelettveränderungen durch Erweiterung der Markräume (Diploe der flachen Schädelknochen, der Jochbeine und des Oberkiefers; Abb. 167.14a,b) und sexuelle Retardierung hinzu. Die hypochrome mikrozytäre Anämie ist ausgeprägt mit Hämoglobinkonzentrationen von <8 g/dl. Die Retikulozytenzahl ist infolge der ineffektiven Erythropoese häufig nur geringfügig auf Werte von 50–70 ‰ erhöht. Die Morphologie der Erythrozyten ist stark verändert. Poikilozytose, Anisozytose,

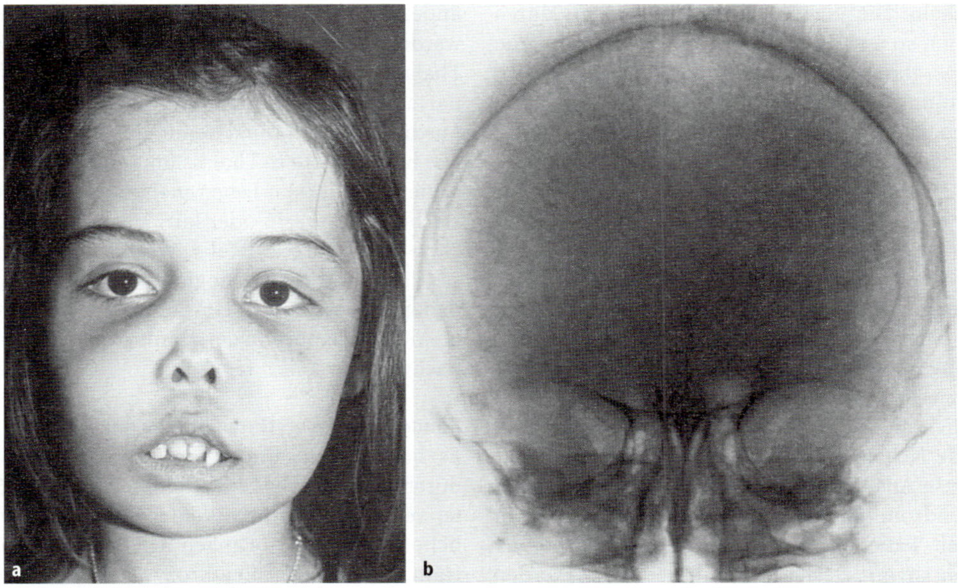

Abb. 167.14a,b. Homozygote β-Thalassämie. **a** Prominente Jochbögen, **b** Bürstenschädel aufgrund erweiterter Diploeräume

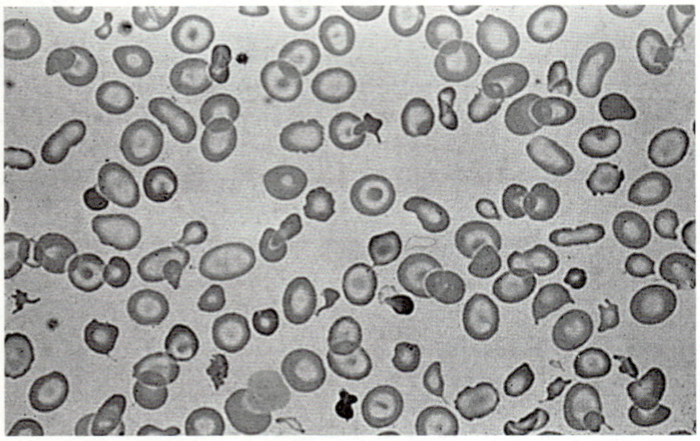

Abb. 167.15. Homozygote β-Thalassämie (Blutausstrich)

Mikrozyten, Targetzellen, Hypochromie, Polychromasie, basophile Tüpfelung und das Auftreten von Erythroblasten ergeben ein buntes Bild (Abb. 167.15).

Diagnose. Die Diagnose wird durch die Hämoglobinanalyse bestätigt. Bereits im 1. Lebensjahr liegt die Hb-F-Konzentration oft deutlich über der Altersnorm, jenseits des 1. Lebensjahres findet sich eine Erhöhung auf 20–95%. Eine ähnliche Hämoglobinzusammensetzung besteht auch bei der hereditären Persistenz des fetalen Hämoglobins, so daß zur Diagnose der homozygoten β-Thalassämie die klinischen und übrigen hämatologischen Befunde berücksichtigt werden müssen.

Therapie. Ein kausale Therapie ist bisher nur mit der Knochenmarktransplantation möglich. Sofern diese nicht durchgeführt wird, sind die Patienten lebenslang auf regelmäßige Bluttransfusionen angewiesen. Transfusionsfrequenz und -menge sollten so gewählt werden, daß die Hämoglobinkonzentration zwischen 11 und 14 g/dl liegt. Die so behandelten Patienten sind voll leistungsfähig und können sich bei frühem Behandlungsbeginn körperlich weitgehend normal entwickeln. Die eigene Erythropoese wird durch die Transfusionen so weit unterdrückt, daß keine deformierenden Skelettveränderungen auftreten. Gleichzeitig wird durch die Hemmung der Erythropoese die sonst gesteigerte intestinale Eisenabsorption reduziert. Trotzdem nimmt aufgrund der mit jeder Transfusion zugeführten Eisenmenge die sekundäre Hämosiderose unaufhaltsam zu. Diese Entwicklung muß durch eine frühzeitige kontinuierliche subkutane Desferrioxamininfusion (30–60 mg/kg KG über 8–12 h/Tag) unterbrochen werden. Desferrioxamin bindet als Chelator das überschüssige Eisen und wird renal und fäkal ausgeschieden. Diese lebenslang durchzuführende Therapie erfordert eine hohe Disziplin. Das einzige bisher verfügbare oral applizierbare Alternativmedikament (Deferipron) besitzt vermutlich nicht die gleiche Wirksamkeit und kann evtl. gravierende Nebenwirkungen verursachen. Die Splenektomie ist nur in Ausnahmefällen indiziert, wenn sich ein Hyperspleniesyndrom mit Zunahme der Transfusionsfrequenz entwickelt. Patienten mit Hämosiderose weisen, insbesondere wenn sie mit Desferrioxamin behandelt werden, ein stark erhöhtes Risiko von fatal verlaufenden Yersinien-Infektionen auf. Im Falle fieberhafter Infektionen muß die Gabe von Desferrioxamin unterbrochen und frühzeitig antibiotisch behandelt werden.
Die Organdysfunktionen als Folge der Hämosiderose müssen frühzeitig erkannt und behandelt werden. Zu achten ist auf Herzrhythmusstörungen und eine Einschränkung der Ventrikelkontraktilität. Störungen der endokrinen und der exokrinen Pankreasfunktion, der Schilddrüse, der Nebenschilddrüsen, der Gonaden und der Hypophyse bedürfen einer entsprechenden hormonellen Substitution bzw. einer medikamentösen und diätetischen Therapie.
In den Ländern, in denen das Thalassämie-Gen mit hoher Frequenz vorkommt, sollten heterozygote Genträger durch Massenscreening identifiziert und genetisch beraten werden. Die pränatale Diagnostik ist, sofern die nachzuweisende Mutation bekannt ist, bereits sehr früh mit Hilfe einer Chorionzottenbiopsie möglich.

α-Thalassämie

Da die Synthese der beiden α-Globinketten des Hämoglobins durch 4 Strukturgene kontrolliert wird, gibt es 4 α-Thalassämiesyndrome.
Die α-Thalassaemia minima beruht auf der Deletion eines α-Ketten-Gens. Die Genträger sind klinisch und hämatologisch gesund. Die Manifestation dieses Defektes hat nur Bedeutung für die Entstehung der Hb-H-Krankheit bei den Nachkommen (s. unten).
Bei der α-Thalassaemia minor (heterozygote Manifestation der α-Thalassämie) sind 2 α-Ketten-Gene durch Deletion verändert. Hypochromie der Erythrozyten und leichte hypochrome Anämie bei normaler Serumeisenkonzentration sind charakteristisch. Bei der Geburt sind 5–10% Hb-Bart's (γ_4) vorhanden. Später können in einzelnen Erythrozyten Hb-H-Innenkörper gesehen werden. Die Krankheit wird häufig mit der Eisenmangelanämie verwechselt.
Der α-Thalassaemia intermedia bzw. Hb-H-Krankheit liegt eine Deletion von 3 α-Ketten-Genen zugrunde. Sie tritt auf, wenn von einem Elternteil 2 veränderte α-Ketten-Gene (α-Thalassaemia minor) und vom anderen Elternteil 1 verändertes α-Ketten-Gen (α-Thalassaemia minima) vererbt werden. Das klinische Bild entspricht einem mittelschweren Thalassämiesyndrom. Die Hämoglobinanalyse zeigt postpartal Hb-Bart's (γ_4) und im weiteren Verlauf Hb-H (β_4) als Ausdruck des Globinkettenungleichgewichts.
Die homozygote α-Thalassämie mit Ausfall von 4 α-Ketten-Genen ist mit dem Leben meist nicht vereinbar. Die Kinder sterben intrauterin oder kurz nach der Geburt mit den Zeichen des Hydrops fetalis. Wegen der fehlenden α-Kettensynthese sind die Hämoglobine F, A_1 und A_2 nicht vorhanden. Statt dessen sind Hb-Bart's (γ_4), Hb-H (β_4) sowie geringe Mengen embryonaler Hämoglobine (Hb-Portland, $\zeta_2\gamma_2$) nachweisbar.

Kongenitale dyserythropoetische Anämien

Es handelt sich um chronische hereditäre Anämien, die durch ineffektive Erythropoese, erhöhte Serumeisenwerte, verkürzte Erythrozytenlebensdauer sowie unterschiedliche qualitative Störungen der Erythrozytenmembran, des Hämoglobins, der Erythrozytenenzyme und der Oberflächenantigene gekennzeichnet sind. Aufgrund morphologi-

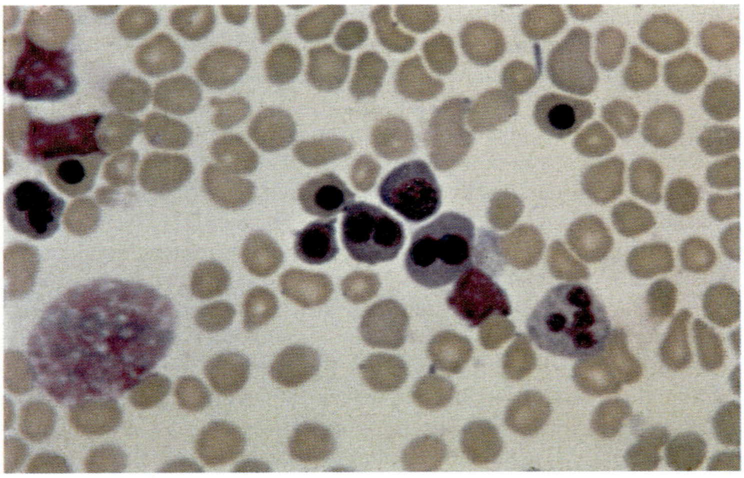

Abb. 167.16. Kongenitale dyserythropoetische Anämie Typ II (HEMPAS) (Knochenmarkausstrich)

scher Veränderungen der Erythroblastenkerne ist eine Unterteilung in 3 Typen möglich.

Beim autosomal-rezessiv vererbten Typ I wird regelmäßig eine Makrozytose der Erythrozyten angetroffen. Im Knochenmark werden feine Chromatinbrücken gesehen, die getrennt liegende Erythroblastenkerne miteinander verbinden.

Typ II, auch HEMPAS (hereditary erythroblastic multinuclearity with a positive acidified serum test) genannt, ist die häufigste Form erblicher dyserythropoetischer Anämien. Die autosomal-rezessiv vererbte Krankheit beginnt im frühen Kindesalter als transfusionsbedürftige Anämie mit Ikterus. Polychromatische und oxyphile Erythroblasten sind mehrkernig. Bis zu 30 % der reifen Erythroblasten enthalten 2 Kerne (Abb. 167.16). Kernpyknosen kommen gehäuft vor. Elektronenmikroskopisch ist eine Vermehrung der Membranen des endoplasmatischen Retikulums zu erkennen, die sich teilweise an die Zellmembran anlagern und das Bild von Membranverdoppelungen und Zisternen vermitteln. Charakteristisch sind der positive Ausfall des Säure-Serum-Tests (Ham-Test), die Agglutinierbarkeit der Erythrozyten durch Anti-i sowie die verminderte Glykosylierung des integralen Erythrozytenmembranproteins Bande 3. Die durch die Transfusionen und die (aufgrund der gesteigerten Erythropoese) vermehrte enterale Eisenabsorption entstehende sekundäre Hämosiderose macht häufig eine eisenausschleusende Therapie erforderlich.

Typ III kann sowohl autosomal-rezessiv als auch autosomal-dominant vererbt werden. Im Knochenmark ist eine Vielkernigkeit auch der basophilen Erythroblasten (Gigantoblasten) nachweisbar.

Megaloblastäre Anämien

Megaloblastäre Anämien beruhen zum größten Teil auf Störungen des Vitamin-B_{12}- oder Folsäurestoffwechsels. Sehr seltene Ursachen sind die Orotazidurie, der Cobalaminreduktasemangel und die Thiamin-abhängige megaloblastäre Anämie. Die resultierende Störung der DNS-Synthese bewirkt ein unausgewogenes Wachstum der Zellen des Knochenmarks. Es besteht eine Dissoziation von Kern- und Plasmareifung. Die Zellen sind größer als normal (Makrozytose, Megalozytose). Ursache ist die Blockierung ihrer Mitosefähigkeit als Folge einer Störung der DNS-Replikation. Bei schweren Mangelzuständen sind gleichzeitig die Zellneubildung und der Zelluntergang im Knochenmark erhöht. Die genannten Veränderungen der Proliferation und Reifung betreffen nicht nur die Erythropoese, sondern auch andere schnell wachsende Zellsysteme (Granulozytopoese, Thrombozytopoese, Schleimhaut des Intestinaltraktes).

Bei Kindern sind megaloblastäre Anämien selten. Die wichtigsten Ursachen sind Fehl- oder Mangelernährung, angeborene oder erworbene Malabsorption, vermehrter Bedarf (starkes Wachstum, gesteigerte Erythropoese bei hämolytischen Anämien), Mangel an Transportproteinen und angeborene Enzymdefekte. Die hämatologischen Veränderungen sind bei Vitamin-B_{12}- und Folsäuremangel identisch: Normochrome, makrozytäre oder megalozytäre Anämie (MCV 110–140 fl), Anisozytose, Poikilozytose, Polychromasie, Jolly-Körperchen und Cabot-Ringe sind charakteristisch. Nicht selten werden Erythroblasten in die Peripherie ausgeschwemmt. Durch die Makrozytose ist der MCH-Wert erhöht. Der MCHC-Wert ist dagegen normal. Die Erythrozytenlebensdauer ist verkürzt. Die Retikulozytenzahl ist als Ausdruck einer ineffektiven Erythropoese meist normal oder vermindert. Typisch ist eine starke Erhöhung der LDH-Aktivität. Meistens ist auch die Zahl der Granulozyten und Thrombozyten vermindert; die Granulozyten haben große Kerne, die teilweise übersegmentiert sind. Die Knochenmarkuntersuchung zeigt eine Reifungsstörung aller Zelllinien mit Hyperplasie der Erythropoese. Typisch sind Megaloblasten und Proerythroblasten mit großem Kern und sehr breitem Zytoplasmasaum. Häufig ist das Chromatin der Zellkerne verklumpt. Beim Vitamin-B_{12}-Mangel kommt es neben den hämatologischen Veränderungen zu ausgeprägten neurologischen Störungen.

Vitamin-B12-Mangel

Ätiologie und Pathogenese. Die häufigsten Ursachen sind Mangelernährung sowie fehlende Vitamin-B_{12}-Substitution bei langdauernder parenteraler Ernährung. Kinder haben einen Vitamin-B_{12}-Bedarf von 0,5–2 µg/Tag. Er wird bei normaler gemischter Kost, die 5–30 µg Vitamin B_{12} enthält, gedeckt. In der Leber kann ein größerer Vitamin-B_{12}-Vorrat gespeichert werden, so daß sich ein Defizit erst bei monatelanger Fehlernährung bemerkbar macht. Eine Vitamin-B_{12}-Malabsorption kann bei exokriner Pankreasinsuffizienz, Ileitis und Dünndarmresektion vorkommen. Selten sind bei Kindern die verschiedenen Mangelzustände an Intrinsic factor (kongenitaler Mangel, juvenile perniziöse Anämie). Das autosomal-rezessiv vererbte Krankheitsbild der selektiven Vitamin-B_{12}-Malabsorption (Imerslund-Gräsbeck-Syndrom) ist durch die Kombination von megaloblastärer Anämie und Proteinurie gekennzeichnet. Ein genetisch bedingter Transportdefekt ist das Fehlen von Transcobalamin 2.

Therapie. Zur Behandlung des Vitamin-B_{12}-Mangels werden anfangs, je nach Alter, 1–2 mg Vitamin B_{12} intramuskulär gegeben. Zur Dauertherapie genügt die 1- bis 2monatliche Gabe von 100 µg. Einige Tage nach der ersten Injektion tritt eine massive Retikulozytenerhöhung ein, die dann auch die Diagnose bestätigt. Die Anämie bessert sich schnell.

Folsäuremangel

Ätiologie und Pathogenese. Allgemeine Unterernährung mit Eiweißmangel und Malabsorptionssyndrome wie z. B. Zöliakie sind häufig von Folsäuremangel begleitet. Zahlreiche in den Folsäurestoffwechsel eingreifende Medikamente (Methotrexat, Cotrimoxazol u. a.) verursachen eine megaloblastäre Anämie. Ähnliche Nebenwirkungen können Diphenylhydantoin, Phenobarbital, Phenylbutazon und Nitrofurantoin haben. Rasch wachsende Säuglinge und besonders Frühgeborene sowie Patienten mit gesteigerter Erythropoese haben einen erhöhten Folsäurebedarf. Angeborene Störungen des Folsäurestoffwechsels (kongenitale Folsäuremalabsorption, Enzymdefekte) sind selten.

Therapie. Der Folsäuremangel ist mit oraler oder parenteraler Gabe von 0,2–1,0 mg Folsäure/Tag einfach auszugleichen.

Sideroblastische Anämien

Als sideroblastische Anämien wird eine Gruppe ätiologisch uneinheitlicher chronischer Anämien bezeichnet, die folgende gemeinsame Merkmale haben: überwiegend hypochrome mikrozytäre Erythrozyten, hyperplastische und ineffektive Erythropoese sowie eine Hämsynthesestörung mit Hypersiderämie und Ringsideroblasten im Knochenmark. Pathogenetisch liegt eine Eisenverwertungsstörung (sideroachrestischer Mechanismus) unterschiedlicher Ätiologie vor. Die kreisförmige Anordnung von Nicht-Hämeisen in den um die Kerne gelagerten Mitochondrien der Erythroblasten hat zur Bezeichnung „Ringsideroblasten" geführt. Normale Sideroblasten haben nicht die ringförmige Anordnung der Eisengranula. Der Anteil der Ringsideroblasten im Knochenmark schwankt zwischen 20 und 80%. Sideroblastische Anämien sind bei Kindern selten, auch die genetisch bedingten Formen treten oft erst im 2. oder 3. Lebensjahrzehnt in Erscheinung.
Hereditäre sideroblastische Anämien werden X-chromosomal-rezessiv oder autosomal-rezessiv vererbt. In bestimmten Fällen kann durch Pyridoxin eine Normalisierung der Hämsynthese erreicht werden. Ohne Behandlung und bei Pyridoxin-refraktären Formen entwickelt sich häufig eine sekundäre Hämosiderose. Als Sonderform der hereditären sideroblastischen Anämie können die Thalassämiesyndrome angesehen werden.
Erworbene sideroblastische Anämien reagieren selten auf die Behandlung mit Pyridoxin. Gelegentlich ist gleichzeitig eine Leukozytothrombozytopenie vorhanden. Der Übergang in akute myeloische Leukämien wurde beobachtet, so daß das Krankheitsbild auch den Präleukämien zugeordnet werden kann. Sekundäre Formen, die reversibel sind, können als Nebenwirkungen bestimmter Medikamente auftreten. Die wichtigste sekundäre sideroblastische Anämie im Kindesalter wird durch die Bleivergiftung hervorgerufen. Neugeborene und Kleinkinder sind bei erhöhter Bleiexposition aufgrund von Umwelteinwirkung besonders gefährdet. Blei hemmt die Hämsynthetase, so daß der Einbau von Eisen in Protoporphyrin gestört ist. Daneben wird die δ-Aminolävulinsäuredehydratatase gehemmt. Die hämatologischen Symptome entsprechen denjenigen sideroblastischer Anämien. Zahlreiche Erythrozyten zeigen zusätzlich eine basophile Tüpfelung. Bei Bleikonzentrationen über 60 µg/dl (normal <10 µg/dl) steigt der Protoporphyringehalt der Erythrozyten an. Im Urin ist die Ausscheidung von Blei, δ-Aminolävulinsäure und Porphyrinen erhöht. Allgemeinsymptome der chronischen Bleivergiftung sind Steigerung der Erregbarkeit, Aktivitätsverlust, Erbrechen und Symptome einer Enzephalopathie mit Krämpfen und Ataxie sowie Symptome einer Nephropathie. Therapeutisch ist die Bleiausschleusung mit den Chelatbildnern EDTA und/oder Dimercaprol sowie mit Penicillamin angezeigt.

Anämien durch Blutverlust und Blutverdünnung

Akuter Blutverlust. Die klinische Symptomatik hängt von Geschwindigkeit und Menge des Blutverlustes ab. Zunächst treten bei einem Blutverlust von mehr als 20% des Blutvolumens Symptome des Volumenmangelschocks auf. Der Hämatokritwert ist noch normal. Eine Anämie durch Einstrom von Plasma von extravasal nach intravasal entwickelt sich innderhalb von 8 h nach Beginn der Blutung. Der Hämatokritwert fällt innerhalb der folgenden Tage weiter ab. Ein reaktiver Retikulozytenanstieg in der Peripherie ist erst nach 5 Tagen zu erwarten. Kurz nach der Blutung können vorübergehend Erythroblasten und Retikulozyten in der Peripherie erscheinen („Streßerythropoese").

Chronischer Blutverlust. Man spricht von chronischem Blutverlust, wenn täglich mehr als 1 ml Blut verlorengeht. Führendes Symptom ist eine durch Eisenmangel bedingte hypochrome mikrozytäre Anämie. Ursächlich stehen Krankheiten des Magen-Darm-Traktes im Vordergrund. Bei intensiver Diagnostik ist auch der durch Blutentnahmen entstehende Blutverlust nicht zu unterschätzen. Er kann bei intensiv behandelten Frühgeborenen innerhalb weniger Tage bis zu 25% des Blutvolumens betragen. Wichtigste therapeutische Maßnahme ist die Beseitigung der Blutungsquelle. Eine Behandlung mit Eisen ist entsprechend dem Schweregrad des Blutverlusts erforderlich.

Blutverdünnung. Durch Zunahme des Plasmavolumens bei gleichbleibender Zellmasse kommen normochrome Anämien bei Nieren- und Herzinsuffizienz zustande. Auch eine massive Splenomegalie mit Anschoppung der Erythrozyten in der Milz kann eine relative Zunahme des Plasmavolumens bewirken.

167.2 Funktionsstörungen des Hämoglobins

Eine Störung der Sauerstofftransportfunktion des Hämoglobins kann auf 3 verschiedenen Mechanismen beruhen (s. Tabelle 167.3):

- Die Bindungsstelle für Sauerstoff ist so verändert, daß eine reversible Bindung nicht möglich ist (Methämoglobin, Sulfhämoglobin, Kohlenmonoxydhämoglobin).
- Die Sauerstoffaffinität des Hämoglobins ist herabgesetzt, so daß die O_2-Versorgung der peripheren Gewebe begünstigt wird (Rechtsverlagerung der Sauerstoffdissoziationskurve). Der rote Blutfarbstoff ist bei gegebenem Sauerstoffpartialdruck weniger gesättigt. Infolge der arteriellen Untersättigung kann eine Zyanose auftreten.
- Durch einen Strukturdefekt ist die Sauerstoffaffinität des Hämoglobins erhöht, so daß nicht genügend Sauerstoff an die Gewebe abgegeben werden kann („Linksverschiebung" der Sauerstoffbindungskurve). Als Folge der chronischen Hypoxie entwickelt sich kompensatorisch eine Polyglobulie.

Methämoglobinämie

Täglich werden etwa 3 % des Hämoglobins zu Methämoglobin oxydiert. Der gleiche Anteil wird durch enzymatische (75 %) und nichtenzymatische (25 %) Reduktion wieder reduziert. Im Gleichgewichtszustand beträgt die normale Methämoglobinkonzentration weniger als 1 % des Gesamthämoglobins (0,1–0,15 g/dl). Bei Methämoglobinkonzentrationen > 1,5 g/dl, entsprechend 10 % des Gesamthämoglobins, tritt eine Zyanose auf. Auch 0,5 g/dl Sulfhämoglobin oder 5 g/dl desoxygeniertes Hämoglobin bewirken eine Zyanose. Im Unterschied zur kardial und pulmonal bedingten Zyanose ist bei den durch Methämoglobin hervorgerufenen Zyanosen das Allgemeinbefinden kaum beeinträchtigt.

Toxische Methämoglobinämie

Ätiologie und Pathogenese. Toxische Methämoglobinämien kommen besonders im frühen Säuglingsalter vor. Die erhöhte Oxidierbarkeit des fetalen Hämoglobins und die in den ersten Lebensmonaten verringerte Aktivität der Methämoglobindiaphorase erhöhen die Anfälligkeit gegen oxidierende Noxen. Als auslösende Ursache kommen v.a. Nitrit und Anilinfarbstoffe (Stempelfarben) in Frage. Die sog. „Brunnenwasser-Methämoglobinämie" kommt nur bei künstlich ernährten Säuglingen vor, deren Nahrung mit Wasser von hohem Nitrit- oder Nitratgehalt hergestellt wird. Der Nitritgehalt des zur Herstellung von Säuglingsnahrung verwendeten Trinkwassers darf 20–50 mg/l nicht überschreiten. Nicht selten tritt eine Methämoglobinämie bei an Enteritis erkrankten Säuglingen in den ersten 3 Lebensmonaten auf. Es wird angenommen, daß in den oberen Darmabschnitten durch bestimmte Bakterien das in der Nahrung enthaltene Nitrat in Nitrit umgewandelt wird. Manche Gemüse, z.B. Spinat, sind reich an Nitrat. Durch bakterielle Verunreinigung kann bereits vor der Verarbeitung Nitrit entstehen. Außerdem sind zahlreiche Medikamente als Methämoglobinbildner bekannt (Azetanilin, Salazosulfapyridin, Furadantin, Primaquin, Sulfonamide, Stickstoffmonoxyd). Gelegentlich kommt es beim Neugeborenen zu einer Methämoglobinämie, wenn der Mutter unter der Geburt durch Pudendusanästhesie Lokalänästhetika vom Amidtyp (z.B. Prilocain) gegeben wurden.

Klinische Symptome. Eine akut bis subakut auftretende, schmutzig grau-braune Zyanose ist das führende Symptom der toxischen Methämoglobinämie. Erst bei Methämoglobinkonzentrationen > 40 % des Gesamthämoglobins treten Allgemeinsymptome wie Dyspnoe und Tachykardie auf. Methämoglobinkonzentrationen von 70–80 % können letal sein.

Therapie. Die toxisch bedingte Methämoglobinämie kann durch Redoxfarbstoffe gebessert werden. Therapeutisch werden 0,5–2,0 mg Methylenblau/kg KG intravenös gegeben. Gleichzeitig muß bei sehr hohen Methämoglobinkonzentrationen versucht werden, die toxische Substanz zu entfernen, in schweren Fällen ist ein Blutaustausch indiziert.
Eine Sulfhämoglobinämie kann durch bestimmte chemische Substanzen hervorgerufen werden. Eine therapeutische Beeinflussung ist nicht möglich, da die Sulfhämoglobinbildung nicht rückgäng gemacht werden kann.

Kongenitale enzymopenische Methämoglobinämie

Ätiologie und Pathogenese. Die Krankheit beruht auf einem autosomal-rezessiv vererbten Mangel an NADH-/NADPH-abhängiger Methämoglobindiaphorase. Heterozygote Genträger sind gesund. Bei homozygoten Genträgern besteht von Geburt an eine braun-schmutzige Zyanose. Die Methämoglobinkonzentration liegt zwischen 15 und 40 % des Hämoglobins. Bei einem Teil der Patienten entwickelt sich zusätzlich ein Zerebralschaden. Es wird angenommen, daß in diesen Fällen neben dem erythrozytären Defekt ein Defekt der mikrosomalen Zytochrom-b_5-Reduktase vorliegt. Vermutlich sind die beiden Enzyme, zumindest teilweise, identisch.

Therapie. Eine Behandlung der enzymopenischen Methämoglobinämie ist normalerweise nicht nötig. Lediglich bei Krankheiten mit erhöhtem Sauerstoffbedarf sollte die Methämoglobinkonzentration gesenkt werden. Bei einigen Patienten ist dies durch die alleinige Gabe von Vitamin C (100–500 mg/Tag) zu erreichen.

Hämoglobin-M-Varianten

Die Hämoglobin-M-Anomalien werden dominant vererbt. Bei der Mehrzahl dieser Anomalien führt die Substitution der Histidine am proximalen bzw. distalen Ende der α- und β-Globinkette durch Tyrosin zu einer Blockierung des Hämeisens im dreiwertigen Zustand, so daß eine reversible Sauerstoffbindung nicht mehr möglich ist. Bei Defekten der α-Kette besteht die Zyanose bereits ab Geburt, Defekte der β-Ketten werden im 4. bis 6. Lebensmonat klinisch manifest. Die Leistungsfähigkeit der Patienten ist nicht eingeschränkt. Oft entwickeln sich innerhalb einiger Jahre Uhrglasnägel. Varianten der β-Kette sind instabil, so daß neben der Zyanose eine kompensierte hämolytische Anämie mit Neigung zur Innenkörperbildung vorliegen kann.

Die durch Hämoglobin-M-Varianten verursachte Methämoglobinämie kann durch Redoxfarbstoffe nicht gebessert werden. Eine Behandlung ist in der Regel auch nicht erforderlich.

Kohlenmonoxydhämoglobin

Kohlenmonoxyd hat eine 200- bis 300fach höhere Affinität zu Hämoglobin als Sauerstoff. Die Symptome sind abhängig vom Schweregrad der Vergiftung. Bei mehr als 20 % Kohlenmonoxydhämoglobin treten Kopfschmerzen, Schwindel und Benommenheit auf, 30–40 % bewirken Atmungs- und Herzrhythmusstörungen sowie Kollaps und Bewußtlosigkeit. Wichtigstes Symptom der Vergiftung ist eine „kirschrote" Zyanose. Die Therapie besteht aus Sauerstoffatmung, Acidoseausgleich und Vermeidung körperlicher Aktivität zur Senkung des Sauerstoffverbrauchs.

Hämoglobinvarianten mit erhöhter Sauerstoffaffinität

Nähere Erläuterungen hierzu finden sich unter 167.3.

167.3 Polyzythämien

Diese ätiologisch uneinheitlichen und bei Kindern seltenen Krankheiten sind durch eine Vermehrung der Erythrozyten sowie eine Erhöhung der Hämoglobinkonzentration und des Hämatokritwertes gekennzeichnet. Bei Hämatokritwerten > 45–60 % nimmt die Blutviskosität erheblich zu. Bei Werten > 60 % ist infolge der ungünstigen Fließeigenschaften des Blutes eine Zunahme des Sauerstofftransports kaum mehr zu erwarten. In allen Fällen von Polyzythämie muß intensiv nach der Ursache gesucht werden.

Primäre Polyzythämie

Pathogenese. Die primäre Polyzythämie (Polycythaemia vera) kommt bei Kindern selten vor und ist dem Formenkreis der myeloproliferativen Erkrankungen zuzurechnen. Vermutlich liegt der Defekt auf der Ebene der pluripotenten Stammzelle. Er bewirkt eine Proliferationssteigerung aller hämatopoetischen Elemente mit Vermehrung von Erythrozyten, Leukozyten (B-Lymphozyten) und Thrombozyten. In den meisten Fällen ist die Milz vergrößert. Die Krankheit geht oft über in eine Leukämie.

Klinische Symptome. Nicht selten kommt es infolge des erhöhten Blutvolumens und der erhöhten Viskosität zu Kopfschmerzen, Dyspnoe, Schwindel, Sehstörungen und generalisiertem Juckreiz. Die Haut ist rötlich-blau gefärbt.

Therapie. Sie besteht aus Aderlässen und bei zunehmender Proliferation der hämatopoetischen Elemente aus zytostatischer Chemotherapie. Bei Auftreten von Thrombosen sind entsprechende therapeutische und prophylaktische Maßnahmen erforderlich, die Hyperurikämie wird mit Allopurinol behandelt.

Benigne familiäre Polyzythämie

Im Gegensatz zur Polycythaemia vera ist hier nur eine Proliferationssteigerung der Erythropoese vorhanden. Ein Übergang in eine maligne Erkrankung kommt nicht vor. Der dominant oder rezessiv vererbten Krankheit liegen verschiedene genetisch bedingte Defekte zugrunde. Am wichtigsten sind Hämoglobinvarianten mit erhöhter Sauerstoffaffinität, erniedrigter 2,3-Diphosphoglyzeratgehalt der Erythrozyten bei 2,3-Diphosphoglyzeratmutasemangel und autosomal-rezessiv vererbte Überproduktion von Erythropoetin. Häufig kann die Ätiologie nicht geklärt werden.

Sekundäre Polyzythämie

Sekundäre Polyzythämie durch Hypoxie. Es handelt sich um einen durch vermehrte Erythropoetinproduktion hervorgerufenen Kompensationsmechanismus mit dem Ziel, das Sauerstoffdefizit des Organismus auszugleichen. Wichtigste Ursache sind kardiale und Lungenkrankheiten. Intra- und extrakardiale Rechts-links-Shunts können einen Hämatokritanstieg bis auf 85 % bewirken. Zyanose, Trommelschlegelfinger, Uhrglasnägel und geringe Belastbarkeit sind die wichtigsten Symptome. Häufig entwickelt sich infolge eines relativen Eisenmangels eine ausgeprägte Hypochromie der Erythrozyten. Bei plötzlichem Flüssigkeitsverlust kann durch Abnahme des Plasmavolumens eine starke Zunahme der Blutviskosität mit entsprechenden Symptomen (Dyspnoe, Ohnmachtsanfälle, Krämpfe, zentralnervöse Herdsymptome, intravaskuläre Gerinnung) eintreten. Als weitere Ursachen einer durch Hypoxie ausgelösten sekundären Polyzythämie kommen Aufenthalt in großer Höhe, funktionelle Störungen des roten Blutfarbstoffs (Methämoglobinämien), Hämoglobinvarianten mit hoher Sauerstoffaffinität und Mangel an 2,3-Diphosphoglyzerat in Frage.

Sekundäre Polyzythämie ohne Hypoxie. Bei einer Reihe von Krankheiten entwickeln sich Polyzythämien aus bisher unbekanntem Grund. Am wichtigsten sind Tumoren und Zysten der Niere, Hydronephrose, endokrine Krankheiten, Hepatome, Uterusmyome und Kleinhirnhämangiome.

Relative Polyzythämie. Relative Polyzythämien treten bei Dehydratationszuständen auf. Der periphere Hämatokritwert ist erhöht, während das Erythrozytengesamtvolumen normal und das Plasmavolumen erniedrigt ist. Die Neugeborenenpolyglobulie beruht z. T. auf diesem Mechanismus. Auch Übertransfusionen können eine relative Polyglobulie bewirken.

Literatur

Bauer C, Ludwig J, Ludwig M (1968) Different effects of 2,3-diphosphoglycerate and adenosine triphosphate on the oxygen affinity of adult and foetal human haemoglobin. Life Sci 7: 1339–1344

Beer R, Doll E, Wenner J (1958) Die Verschiebung der Sauerstoff-Dissoziationskurve von Säuglingen während der ersten Lebensmonate. Pflugers Arch 265: 526–532

Beutler E (1979) Red cell enzyme defects as diseases and as nondiseases. Blood 54: 1–10

Beutler E (1993) Congenital hemolytic anemias related to enzyme defects and acquired hemolytic anemias. Curr Opin Hematol 1993: 52–60

Beutler E (1993) Study of glucose-6-phosphate dehydrogenase: history and molecular biology. Am J Hematol 42: 53–59

Bussel JB, Szatrowsky TP (1995) Uses of intravenous gammagobulin in immune hematological disease. Immunol Invest 24: 451–456

Castillo B, Cynober T, Bader-Neunier B, Gauthier F, Mielot F, Tchernia G, Dommergues JP (1997) Hereditary spherocytosis. Course and value of subtotal splenectomy. Arch Pediatr 4: 515–520

Cook JD (1994) Iron deficiency anemia. Baillieres Clin Haematol 7: 787–804

Dallmann PR, Simes MA (1979) Percentile curves for hemoglobin and red cell volume in infancy and childhood. J Pediatr 94: 26–31
Gallagher PG, Ferriera JD (1997) Molecular basis of erythrocyte membrane disorders. Curr Opin Hematol 4: 128–135
Giardini C (1997) Treatment of beta-thalassemia. Curr Opin Hematol 4: 79–87
Hoffbrand AV (1995) Iron chelation therapy. Curr Opin Hematol 2: 153–158
Johnson CS, Tegos C, Beutler E (1983) Thalassemia minor: routine erythrocyte measurements and differentiation from iron deficiency. Am J Clin Pathol 80: 31–36
Karlsson S, Nienhuis AW (1985) Developmental regulation of human globin genes. Annu Rev Biochem 54: 1071
Krijanovski OI, Sieff CA (1997) Diamond-Blackfan anemia. Hematol Oncol Clin North Am 11: 1061–1077
Mentzer WC, Jarocci TA, Mohandas N, Laue PA, Smith B, Lazeron J, Hays T (1987) Modulation of erythrocyte membrane mechanical stability by 2,3-diphosphoglycerate in the neonatal poikilocytosis/elliptocytosis syndrome. J Clin Invest 79: 943–949
Ohene-Frempong K, Weiner SJ, Sleeper LA et al. (1998) Cerebrovascular accidents in sickle cell disease: rates and risk factors. Blood 91: 288–294
Stamatoyannopoulos G, Nienhuis AW (1993) Hemoglobin switching. In: Stamatoyannopoulos G, Nienhuis AW, Majerus PW, Varmus HE (eds) Molecular basis of blood diseases. Saunders, Philadelphia, pp 107–125

167.4 Panmyelopathien

Als Panmyelopathie wird die verminderte Bildung sämtlicher Zellreihen im Knochenmark bezeichnet, die zu Anämie, Leukozytopenie und Thrombozytopenie unterschiedlichen Ausmaßes führt. Panmyelopathien können erworben sein oder bei seltenen genetisch bedingten Syndromen (Fanconi-Anämie, Shwachman-Syndrom, Dyskeratosis congenita) auftreten; die erworbene Panmyelopathie wird auch als aplastische Anämie bezeichnet. Die Mehrzahl der erworbenen Panmyelopathien tritt erst jenseits des 10. Lebensjahres auf, während die angeborenen Formen in der Regel früher zu klinischen Symptomen führen. Die jährliche Inzidenz der erworbenen Panmyelopathie in der Gesamtbevölkerung beträgt 1:50 000–1:100 000.

Erworbene Panmyelopathie

Ätiologie. Die Ätiologie der erworbenen Panmyelopathie („aplastische Anämie") ist unklar. Diskutiert werden verschiedene exogene Faktoren, deren Bedeutung im Einzelfall aber nur selten zu beweisen ist. Am wichtigsten sind im Kindesalter Virusinfektionen (EBV, Hepatitis, CMV, Herpes, Parvovirus B19), gefolgt von Medikamenten (Zytostatika, Antibiotika, Antiphlogistika) und Noxen (Benzol). Die hämatopoetischen Vorläuferzellen werden direkt oder durch lymphozytenabhängige autoimmunologische Mechanismen geschädigt. Bei einem Teil der Fälle kommt es nur zu einer vorübergehenden Knochenmarkdepression mit spontaner Erholung. Anders ist es bei den persistierenden Formen, die nach mehreren Jahren in eine Leukämie übergehen können.

Klinische Symptome. Die Symptome werden vom Ausmaß der Knochenmarkinsuffizienz bestimmt. Bei Patienten mit akut aufgetretener schwerer Panzytopenie (Granulozyten $<500/\mu l$, Thrombozyten $<20\,000/\mu l$) stehen Infektionen und Blutungen mit hoher Letalität im Vordergrund. Außerdem entwickelt sich eine schwere transfusionsbedürftige Anämie. Die Lymphknoten sowie Leber und Milz sind nicht vergrößert, dies unterscheidet die aplastische Anämie klinisch von der Leukämie. Gelegentlich gibt es auch langsame, über Jahre progrediente Verläufe, die selbst bei starker Verminderung der Leukozyten- und Thrombozytenzahl symptomarm sein können.

Diagnose. Die Diagnose der aplastischen Anämie erfordert den Nachweis der Panzytopenie bei gleichzeitiger Hypozellularität im Knochenmark. Um die Hypozellularität nachzuweisen und gleichzeitig knochenmarkverdrängende Prozesse (Leukämie, Neuroblastommetastasen, Osteopetrose) auszuschließen, muß das Knochenmark zytologisch und histologisch untersucht werden. Stark erhöhte Hb-F-Konzentrationen (10 %) sowie eine erhöhte spontane und induzierbare Chromosomenbrüchigkeit in der Knochenmarkzellkultur weisen auf angeborene Formen der Panmyelopathie hin. Die im Kindesalter seltene paroxysmale nächtliche Hämoglobinurie wird mit Hilfe der Immunphänotypisierung (CD 55) und des Hamtests ausgeschlossen. Die Blutsenkungsgeschwindigkeit ist bei der aplastischen Anämie im Gegensatz zur Leukämie normal oder nur geringfügig erhöht.

Therapie und Prognose. Knochenmarktransplantation und immunsuppressive Therapie können zur Behandlung der aplastischen Anämie eingesetzt werden. Bei schwerer aplastischer Anämie (Granulozyten $<500/\mu l$, Thrombozyten $<20\,000/\mu l$) und gleichzeitig vorhandenem HLA-kompatiblem Geschwisterkind ist die frühzeitige Knochenmarktransplantation die Therapie der Wahl. Die Heilungswahrscheinlichkeit beträgt 50–70 %.

Da ein HLA-kompatibler Knochenmarkspender nicht immer zur Verfügung steht, wird die Mehrzahl der Patienten zunächst immunsuppressiv behandelt. Mit der immunsuppressiven Therapie werden die autoimmunologischen Mechanismen, die die aplastische Anämie bewirken, unterbrochen. Antithymozytenglobulin (von Pferd oder Kaninchen gewonnen) ist bei etwa 50 % der Patienten wirksam. Dieser Effekt kann unterstützt werden durch die gleichzeitige Gabe von Wachstumsfaktoren (Granulozytenkolonie-stimulierender Faktor), Glukokortikoiden und Cyclosporin A. Die Therapie führt oft erst nach mehreren Monaten zu einer Besserung der Panzytopenie, eine vollständige Normalisierung des Blutbildes ist meist nicht erreichbar. Bei Versagen der ersten Behandlung mit Antithymozytenglobulin kann bei einem Teil der Patienten ein zweiter Versuch erfolgreich sein. Da Antithymozytenglobulin von Tieren gewonnen wird, können bei der Therapie allergische Reaktionen auftreten (Typ-I-Allergie, Serumkrankheit).

Um bei Patienten mit schwerer aplastischer Anämie die Zeit bis zur Besserung zu überbrücken, ist die prophylaktische Gabe von Antibiotika und Antimykotika erforderlich. Zur Verhinderung einer Sepsis muß bei Infektionen mit Breitspektrumantibiotika behandelt werden. Um den Erfolg einer späteren Knochenmarktransplantation nicht durch eine Immunisierung des Patienten zu gefährden, sollten Transfusionen nur zurückhaltend durchgeführt werden. Bei hohem Transfusionsbedarf entwickelt sich eine Hämosiderose mit ihren Folgen. Die Prognose der aplastischen Anämie ist bei persistierender Panzytopenie sehr ungünstig. Die Patienten sterben an Infektionen oder Blutungen.

Genetisch bedingte (konstitutionelle) Panmyelopathie

Es handelt sich um seltene Krankheiten mit autosomal- oder X-chromosomal-rezessivem Erbgang. Als Folge defekter DNA-Reparaturmechanismen ist die Chromosomenbrüchigkeit der hämatopoetischen Zellen erhöht. Der molekulare Defekt wirkt sich vermutlich auf früher Vorläuferzellebene aus. Die Patienten entwickeln häufig maligne Tumorkrankheiten, insbesondere Leukämien und Lymphome.

Klinische Symptome. Die Panzytopenie entwickelt sich oft langsam über mehrere Jahre. Erstes Symptom ist meist eine isolierte Granulo- oder Thrombozytopenie. Neben der Panzytopenie sind bei vielen Patienten Fehlbildungen und Stigmata erkennbar. Die *Fanconi-Anämie* als häufigste genetisch bedingte Panmyelopathie ist durch Skelettanomalien mit Hypo- oder Aplasie des radialen Strahls des Unterarms, Minderwuchs, Pigmentanomalien der Haut und verschiedene Organfehlbildungen gekennzeichnet.

Diagnose. Bei fortgeschrittener Krankheit besteht eine Panzytopenie mit Makrozytose der Erythrozyten und erhöhter Hb-F-Konzentration. Das Knochenmark ist hypo- oder azellulär. Die spontan auftretende und die mittels verschiedener Agentien in der Knochenmarkzellkultur induzierbare Chromosomenbrüchigkeit ist bei der Fanconi-Anämie erhöht. Zum Erkennen der Skelettanomalien (Daumen- und Radiusaplasie) sind radiologische Untersuchungen erforderlich.

Therapie. Die einzige kurative Therapie ist die Knochenmarktransplantation. Bei fehlendem Knochenmarkspender werden Androgene (Oxymetholon) eingesetzt. Sie sind bei etwa 50 % der Patienten wirksam, können allerdings zu erheblichen Nebenwirkungen führen (Hepatome, Leberkrankheiten). Ob mit der Gabe bestimmter Zytokine (Granulozytenkolonie-stimulierender Faktor, Interleukin 6) eine Besserung der Panzytopenie zu erreichen ist, ist bisher ungeklärt. Die Lebenserwartung ist stark eingeschränkt. Bei der Fanconi-Anämie beträgt sie durchschnittlich 15–20 Jahre. Die Patienten sterben an den Komplikationen der Panzytopenie (Infektionen, Blutungen), an der transfusionsbedingten Hämosiderose oder an malignen Tumoren.

Literatur

Auerbach AD, Rogatho A, Schroeder-Kurth TM (1989) International Fanconi Anemia Registry: relation of clinical symptoms to diepoxybutane sensitivity. Blood 73: 391–396

Clausen N (1986) A population study of severe aplastic anemia in children: incidence, etiology and course. Acta Paediatr Scand 75: 58–63

Gewirtz AM, Hoffman R (1985) Current considerations of the etiology of aplastic anemia. Crit Rev Oncol Hematol 4: 1–30

Halperin DS, Grisaru D, Freedman MH, Saunder EF (1989) Severe acquired aplastic anemia in children. Am J Pediatr Hematol Oncol 11: 304–309

Kupfer GM, Naf D, D'Andrea AD (1997) Molecular biology of Fanconi anemia. Hematol Oncol Clin North Am 11: 1045–1060

Tichelli A, Passweg J, Nissen C et al. (1998) Repeated treatment with horse antilymphocyte globulin for severe aplastic anemia. Br J Haematol 100: 393–400

Voehringer R, Dilloo D, Hanenberg H, Zessack N, Burdach S (1992) Aberrations of hematopoietic cytokines in bone marrow failure syndromes of childhood. Klin Pädiatr 204: 308–312

Young NS, Barrett AJ (1995) The treatment of severe acquired aplastic anemia. Blood 85: 3367–3377

168 Leukozyten

M. Gahr

Neutrozytopenien und Leukozytendefekte sind in Kapitel 81 beschrieben.

Neutrophilie

Definition. Bei Werten der Granulozyten und ihrer Vorstufen von über $8 \cdot 10^9$/l spricht man von Neutrophilie. Eine Ausnahme sind die ersten Lebenstage, während derer der Normbereich zwischen 7 und $13 \cdot 10^9$/l liegt (s. Anhang A).

Ätiologie und Pathophysiologie. Eine Neutrophilie kann durch eine gesteigerte Myelopoese im Knochenmark entstehen, oder sie kann das Resultat einer vermehrten Mobilisierung aus den Speichern sein, wobei es zu einer vermehrten Ausschüttung aus dem Knochenmark oder zu einer Verschiebung vom marginalen in den zirkulierenden Pool kommen kann. Eine verminderte Extravasation, d.h. ein verlängertes Überleben in der Blutbahn ist ebenfalls ein eine Neutrophilie begünstigender Faktor.

Die einzelnen Ursachen der Neutrophilie, eingeteilt nach diesen pathophysiologischen Gesichtspunkten, sind in der folgenden Übersicht aufgeführt.

Ursachen der Neutrophilie

- Gesteigerte Produktion
  - Bakterielle Infektionen
  - Chronische Entzündungen (Morbus Still, Colitis ulcerosa)
  - Kawasaki-Syndrom
  - Tumoren
  - Hämolytische Anämien
  - Medikamente (Lithium, Ranitidin)
- Vermehrte Mobilisierung aus den Speichern (Knochenmark und marginaler Pool)
  - Akute Infektion
  - Körperliche Anstrengung
  - Streß
  - Adrenalin
  - Kortikosteroide
  - Hypoxie
  - Endotoxin
  - Abrupte Schwankung der Körpertemperatur
- Verlängertes intravasales Überleben durch verminderte Extravasation und verminderte Entfernung alter Granulozyten
  - Splenektomie
  - Funktionelle Asplenie
  - Leukozytenadhäsionsdefekt
  - Kortikosteroide

Klinische Situationen. Nach körperlicher Anstrengung wird durch Adrenalinfreisetzung innerhalb von Minuten ein Anstieg der Neutrophilen ausgelöst, indem Zellen vom marginalen in den zirkulierenden Pool wechseln. Durch Kortikosteroide oder bei entzündlichen Prozessen kommt es über Endotoxinausschüttung oder die Wirkung von TNF-α oder Interleukin-1 durch Ausschüttung schon gebildeter neutrophiler Granulozyten aus dem Knochenmark zu einem langsameren, über Stunden sich hinziehenden Anstieg der neutrophilen Granulozyten.

Chronische Neutrophilien entstehen durch stimulierte Myelopoese, wobei vermutet wird, daß hier eine Störung des Rückkopplungsmechanismus vorliegt. Solche chronischen Neutrophilien werden bei Dauertherapie mit Kortikosteroiden, bei persistierenden entzündlichen Prozessen und bei chronischem Blutverlust gesehen. Nach Splenektomie oder bei funktioneller Asplenie wird die Neutrophilie durch eine verminderte Mauserung zirkulierender neutrophiler Granulozyten erklärt. Bei dem seltenen Krankheitsbild des Leukozytenadhäsionsdefektes Typ 1 und 2 beruht die massive Neutrophilie auf einem Defekt der Adhärenz, so daß das Gefäßsystem nicht verlassen werden kann.

Erreicht eine Neutrophilie Werte von mehr als $50 \cdot 10^9$/l, spricht man von einer *leukämoiden Reaktion.* Weil dabei auch vermehrt unreife myeloische Vorstufen im peripheren Blut gesehen werden, gibt es gelegentlich Abgrenzungsprobleme zur chronisch-myeloischen Leukämie. Hilfreich ist hier der cytochemische Nachweis der alkalischen Phosphatase in den neutrophilen Granulozyten, der bei dieser Leukämie negativ ausfällt. Leukämoide Reaktionen kommen vor bei bakteriellen Infektionen einschließlich Tuberkulose, Protozoonose und Toxoplasmose, aber auch bei akuter Glomerulonephritis, juveniler rheumatoider Arthritis und diabetischem Koma. Patienten mit Down-Syndrom präsentieren sich gelegentlich mit einer leukämoiden Reaktion unklarer Genese, die gerade bei diesen Patienten von einer Leukämie abzugrenzen ist.

Literatur

Aprikyan AA, Dale DC (2001) Mutations in the neutrophil elastase gene in cyclic and congenital neutrophenia. Curr Opin Immunol 13: 535
Finch SC (1983) Granulocytopenia. In: Wiliams WJ, Beutler E, Erslev AJ, Rundles RW (eds) Hematology, 2nd edn. McGraw-Hill, New York, p 773
Kostmann R (1956) Infantile genetic agranulocytosis. Acta Paediatr Suppl 105: 1
Manroe BL, Weinberg AG, Rosenfeld CR (1979) The neonatal blood count in health and disease. I. Reference values for neutrophilic cells. J Pediatr 95: 89
The international agranulocytosis and aplastic anemia study (1986) Risk of agranulocytosis and aplastic anemia. JAMA 256: 1749
Roeser HP (1987) Drug-bone marrow interactions. Med J Aust 146: 145

169 Thrombozyten und Gerinnung

R. Schneppenheim, F. Bergmann

Physiologie der Gerinnung. An den Aufgaben der Hämostase, die Fließfähigkeit des Blutes optimal zu erhalten, dabei jedoch Blutverluste nach Verletzungen zu verhindern, sind im wesentlichen 3 Systeme beteiligt:

- das Gefäßsystem selbst, ausgekleidet mit Endothel, das den Durchtritt von Wasser, Ionen, Sauerstoff, CO_2, Nährstoffen, Stoffwechselprodukten, Proteinen und zellulären Komponenten ermöglichen, auf der anderen Seite jedoch den Austritt von Blut verhindern soll,
- die Blutplättchen oder Thrombozyten und
- die plasmatische Gerinnung.

Gefäßwand und Thrombozyten kooperieren in der *primären Hämostase.* Den Vorgang der Blutgerinnung bezeichnet man als *sekundäre Hämostase*, an der neben den eigentlichen Gerinnungsfaktoren, deren Inhibitoren und den Faktoren der Fibrinolyse auch die Thrombozyten einen wesentlichen Anteil haben.

Das zentrale Enzym der Hämostase ist Thrombin – wie die meisten der enzymatisch aktiven Gerinnungsfaktoren eine Serinprotease. Es ist der letztlich wirksame Faktor, der aus Fibrinogen proteolytisch Fibrinmonomere als Grundsubstanz für das Fibringerüst erzeugt. Die Generation von Thrombin ist das Produkt der Gerinnungskaskade, an der neben anderen aus Zymogenen aktivierten Serinproteasen wie FXIIa, FXIa, FIXa, FVIIa, FXa auch Kofaktoren wie FVIIIa sowie FVa beteiligt sind (Abb. 169.1 und 169.2).

Deutlich mehr als bei Erwachsenen unterliegt die Hämostase im Kindesalter entwicklungsbedingten Veränderungen. Dabei finden sich die größten Veränderungen während der Fetalzeit und der Neugeborenenperiode bis zum Alter von 6 Monaten. Danach bis etwa zur Pubertät bleiben die Parameter der Gerinnung relativ stabil, um sich mit dem Eintritt in die Pubertät den Erwachsenenwerten anzugleichen. Dieser Entwicklung ist bei der Beurteilung von Physiologie oder Pathologie Rechnung zu tragen. Diesbezügliche Normwerte müssen daher stets altersbezogen sein. Generell läßt sich sagen, daß bei Früh- und Neugeborenen nicht nur die Gerinnungsfaktoren, sondern auch die Inhibitoren der Gerinnung deutlich niedriger liegen als bei älteren Kindern und Erwachsenen. Ausnahmen sind jedoch z.B. der Faktor VIII und der Von-Willebrand-Faktor (VWF) mit Werten im oberen Erwachsenennormbereich und der Faktor V im unteren Erwachsenennormbereich (s. Anhang A). Die allgemein niedrigeren Werte werden für eine gewisse Labilität des hämostatischen Gleichgewichts bei Früh- und Neugeborenen verantwortlich gemacht. Blutungen, aber v.a. auch Thrombosen treten in dieser Altersstufe häufiger als im späteren Kindesalter auf.

169.1 Hämorrhagische Diathesen

Definition. Es handelt sich um angeborene oder erworbene Störungen der Blutstillung im Sinne einer verstärk-

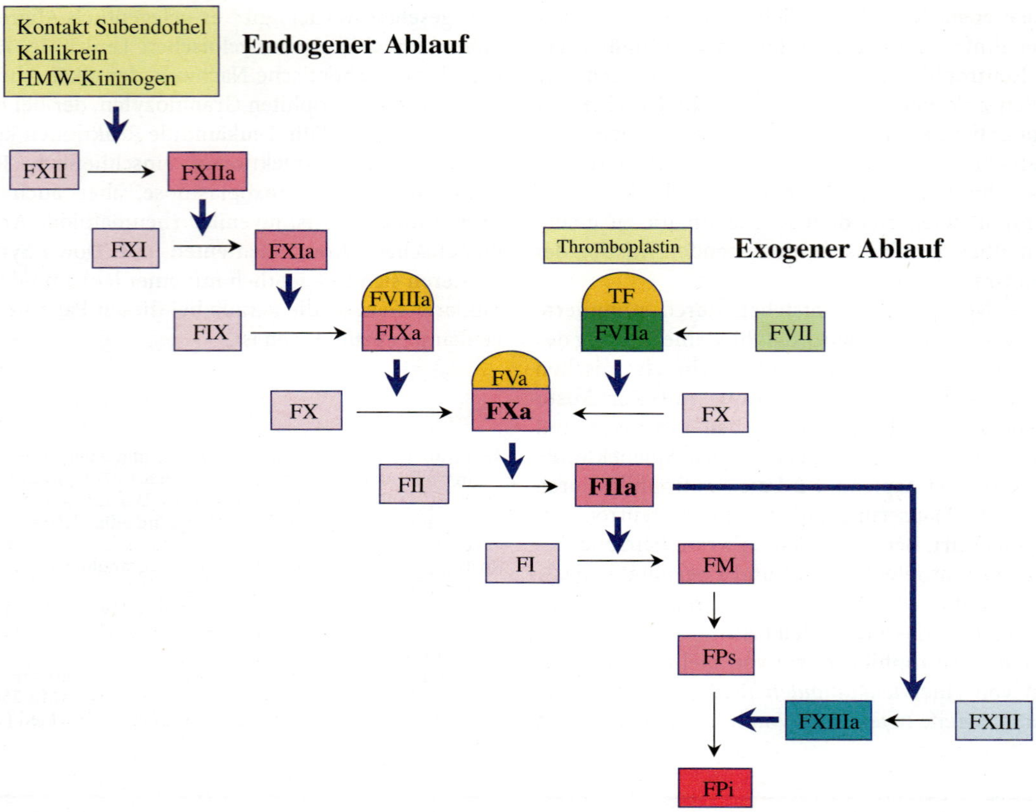

Abb. 169.1. Klassische Vorstellung von der Gerinnungskaskade mit dem endogenen und dem exogenen Ablauf der Gerinnung. Dargestellt ist, ausgehend von der Aktivierung durch Kontaktfaktoren im endogenen Ablauf oder durch Gewebethromboplastin und Tissuefaktor (*TF*) im exogenen Ablauf, die Umwandlung der inaktiven Vorstufen (*helle Farben*) in die aktivierten Gerinnungsfaktoren (*dunkle Farben*) mit deren Cofaktoren (*gelb*) bis hin zum Thrombin (*FIIa*), dem letztlich wirksamen Enzym für die Fibrinbildung. Die entstandenen Fibrinmonomere (*FM*) polymerisieren zu löslichen Fibrinpolymeren (*FPs*). Diese werden durch die Transglutaminase FXIIIa zu unlöslichem Fibrin (*FPi*) quervernetzt

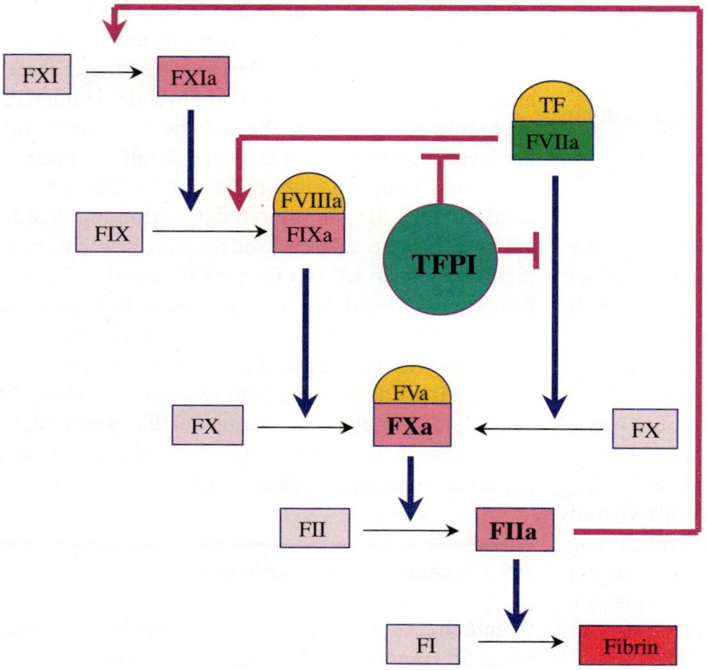

Abb. 169.2. Heutige Vorstellung des Gerinnungsablaufs mit Betonung der Bedeutung der initialen Aktivierung über das exogene System. FXIIa spielt für den Gerinnungsvorgang demnach nur eine unbedeutende Rolle. Die Aktivierung von FXI wird durch Thrombin katalysiert. FXIa und TF/FVIIa aktivieren FIX. Theoretisch könnte auf das endogene System ganz verzichtet werden, jedoch wird nach anfänglicher Generation von FXa die weitere FXa-Bildung durch Tissue-factor-pathway-Inhibitor (*TFPI*) verhindert. Auch die Aktivierung von FIX durch TF/FVIIa unterliegt dieser Hemmung. Die weitere FXa-Bildung ist dann nur über die Aktivierung von FIX durch FXIa zu erreichen

ten Blutungsneigung (hämorrhagische Diathese), bedingt durch Defekte und Veränderungen der Gefäßwand (Vasopathie), Verminderung (Thrombozytopenie) oder Dysfunktion (Thrombozytopathie) der Thrombozyten sowie Defekte oder Vermin- derung der Gerinnungsfaktoren (Koagulopathie).

Störungen der primären Hämostase

Definition. Bei den Störungen der primären Hämostase besteht eine Blutungsneigung aufgrund von Defekten im Bereich der Gefäßwand, der Thrombozyten oder des Von-Willebrand-Faktors (VWF).

Epidemiologie. Störungen der primären Hämostase sind die häufigste Ursache einer Blutungsneigung im Kindes- und Erwachsenenalter. Bei den hereditären Störungen steht das Von-Willebrand-Syndrom (VWS) an erster Stelle. Die häufigsten Ursachen insgesamt sind die erworbenen Thrombozytopenien und Thrombozytenfunktionsstörungen; die angeborenen Thrombozytopenien und Thrombozytenfunktionsstörungen sind wesentlich seltener. Die Vasopathien zählen zu den Raritäten.

Physiologie und Pathophysiologie. Bei einer Gefäßverletzung ändert sich durch den Kontakt mit subendothelialen Strukturen die Form der Thrombozyten, und es kommt zur Adhäsion der Thrombozyten am subendothelialen Kollagen sowie am plasmatischen und thrombozytären VWF. Es folgen die Ausbreitung der Thrombozyten und die Sekretion von Inhaltsstoffen aus ihren Speichergranula. Unterschieden werden α- und β- bzw. dense-Granula und Lysosomen. Die durch Stimulation sezernierten Substanzen wie Thromboxan, ADP, ATP, Serotonin, Fibrinogen, VWF, Plättchenfaktor 4 etc. führen zur weiteren Autoaktivierung. Die Thrombozyten haften aneinander und formen Aggregate, es entsteht der Thrombozytenpfropf. Zusätzlich kommt es durch die Freisetzung von Gewebethromboplastin in Anwesenheit von Kalzium und weiteren Faktoren zur Thrombinbildung, wodurch die Bildung und Stabilisierung des Fibringerinnsels – sekundäre Hämostase – beschleunigt wird, in welches sich weitere Thrombozyten einlagern. Voraussetzung für diesen Reaktionsablauf ist das Vorhandensein intakter Rezeptoren der Thrombozytenmembran. Die Identifizierung dieser Membranrezeptoren war essentiell zur Klärung wichtiger pathophysiologischer Mechanismen bei Patienten mit Störungen der primären Hämostase infolge von Thrombozytopenie oder Thrombozytenfunktionsstörung.

Jeder Thrombozyt verfügt über multiple Rezeptoren, multifunktionelle Glykoproteine eingelagert in eine Phospholipiddoppelschicht. Diese Glykoproteine, allein oder in Komplexen, sind Rezeptor für verschiedene Liganden und spielen eine entscheidende Rolle für bestimmte Thrombozytenfunktionen (Tabelle 169.1). Weiter besitzen sie wichtige allo- und autoantigene Eigenschaften und vermitteln die Interaktion mit Neutrophilen und Endothelzellen. Im folgenden werden klinisch relevante Krankheitsbilder behandelt, die u.a. durch angeborene oder erworbene Störungen dieser Rezeptoren bedingt sind.

Für die Ausreifung von Stammzellen zu Megakaryozyten und Thrombozyten bedarf es eines komplexen Wechselspiels verschiedener Zytokine, als dessen Schlüsselhormon der Megakaryozytenwachstumsfaktor Thrombopoetin (TPO) identifiziert wurde. Mit seiner Entdeckung konnten die Megakaryopoese und die Regelung der Thrombozytenproduktion weiter aufgeklärt werden. In Anwesenheit von TPO nehmen Größe und Anzahl der Megakaryozyten zu. Es kommt zur vermehrten Expression thrombozytenspezifischer Oberflächenmarker wie CD41 und CD61. TPO beeinflußt die Ausreifung und Freisetzung der Thrombozyten aus dem Knochenmark stärker als alle anderen Zytokine. Hohe TPO-Konzentrationen finden sich in Leber, Niere, glatter Muskulatur und Knochenmark. Der TPO-Spiegel im Plasma wird durch die Thrombozyten geregelt. Sie verfügen über Rezeptoren, die TPO binden: In Phasen niedriger peripherer Thrombozytenzahlen ist der TPO-Spiegel hoch, wodurch es zur Stimulation der Megakaryopoese durch freies TPO kommt. Der entsprechend umgekehrte Mechanismus gilt für höhere Thrombozytenzahlen. Hierdurch gelingt es dem Organismus, eine konstante Thrombozytenmasse einzustellen. Die Gabe von Thrombozyten kann daher theoretisch die Megakaryopoese bei thrombozytopenischen Patienten negativ beeinflussen.

Klinische Symptome. Charakteristisch für eine Störung der primären Hämostase sind Blutungen „nach außen“: Neigung zu Hämatomen, spontan oder nach Bagatelltrauma, Petechien, Schleimhautblutungen, intraoperative Blutung und postoperative Nachblutung, insbesondere bei Operationen an den Schleimhäuten – z.B. Zahnextraktion, Adenotomie, Tonsillektomie, Zirkumzision – , sowie Hypermenorrhöe.

Diagnose und Differentialdiagnose. Bei Verdacht auf eine Störung der primären Hämostase ist neben der Erhebung der Eigen- und Familienanamnese schrittweise folgende Diagnostik zu veranlassen:

- Blutbild mit Thrombozytenzahl und Beurteilung des Ausstrichs,
- Blutungszeit in Abhängigkeit von Alter und Kooperation des Kindes (cave bei Thrombozytopenie!),
- Von-Willebrand-Diagnostik (s. unter „Von-Willebrand-Syndrom“)
- Gerinnungsstatus mit Thromboplastinzeit (Quick-Test), PTT und Fibrinogen,

Tabelle 169.1. Klinisch relevante Glykoproteinkomplexe (GP) der Thrombozytenmembran

GP-Komplex	Liganden	Funktion	Defekt
IIb/IIIa	Fibrinogen, VWF	Aggregation	Glanzmann-Naegeli-Syndrom
Ib/IX	VWF, Thrombin	Adhäsion	Bernhard-Soulier-Syndrom
Ia/IIa, VI	Kollagen	Adhäsion	Variable Blutungsneigung
IV	Thrombospondin	Adhäsion	Nicht bekannt

- Ausschluß anderer Grundkrankheiten,
- Thrombozytenfunktionsuntersuchung wie Aggregation und Sekretion,
- Untersuchung der Thrombozytenmembranrezeptoren mittels spezifischer monoklonaler Antikörper in der Durchflußzytometrie,
- Untersuchung auf freie und/oder gebundene Antikörper gegen spezifische Thrombozytenmembranrezeptoren mittels spezieller immunologischer Tests,
- evtl. Knochenmarkpunktion.

Therapie. In Abhängigkeit von der ursächlichen Störung und der Lokalisation der Blutung ergeben sich unterschiedliche Behandlungen: lokale Maßnahmen wie Tamponade oder Verätzungsbehandlung bei Epistaxis. Infolge wiederholter Verätzungsbehandlung oder Kauterisation ist mit größeren Wundflächen und konsekutiv stärkerer Blutung und Wundheilungsstörung zu rechnen. Insbesondere bei Schleimhautblutungen im HNO-Bereich kommen Antifibrinolytika zum Einsatz (Tranexamsäure 10–20 mg/kg KG alle 6 h p.o. oder langsam i.v., max. Tagesdosis 2 g, max. 5 Tage). Weitere Behandlungsmöglichkeiten sind Desmopressin (DDAVP) in einer Dosierung von 0,3–0,4 µg/kg KG in NaCl 0,9 % als Kurzinfusion über 30 min (außer bei Kindern < 3 Jahre oder mit Neigung zu Krampfanfällen), Prednison, Thrombozytensubstitution, Immunglobulin G, ggf. Gabe von VWF-Konzentrat, Fibrinkleber oder Vitamin C. Bei Hypermenorrhöe ist eine hormonelle Behandlung indiziert.

Verlauf und Prognose. In Abhängigkeit von der zugrundeliegenden Störung ist die Blutungsneigung sehr variabel und die Gefährdung, insbesondere durch eine intrakranielle Blutung, unterschiedlich und in einigen Fällen nur schwer einzuschätzen. Die Prognose ist zumeist abhängig von der Grundkrankheit. Wenn möglich, sollten Risikosituationen vermieden und elektive Operationen bei diesen Kindern kritisch hinterfragt werden. Prinzipiell gilt für den Alltag, daß die Gabe von Medikamenten, die die Thrombozytenfunktion negativ beeinflussen, kontraindiziert ist. Dies gilt insbesondere für jedes acetylsalicylsäurehaltige Präparat. Auf dem Markt ist eine Vielzahl von Mischpräparaten ohne Rezept erhältlich, daher sollte der Handelsname Aspirin unbedingt vermieden werden! Paracetamol und Metamizol beeinflussen die Thrombozytenfunktion nicht. In vielen Fällen sind i. m.-, i. a.- und i. th.-Punktionen kontraindiziert, sofern keine Behandlung zur Verbesserung der Hämostase erfolgt ist!

Hämorrhagische Vasopathien

Definition. Bei den hämorrhagischen Vasopathien besteht eine Blutungsneigung aufgrund eines angeborenen oder erworbenen Defektes der Gefäßintegrität.

Angeborene Vasopathien finden sich teils als isoliertes Symptom, teils als zusätzliches Symptom in einem komplexeren Krankheitsbild. Zu den komplexeren Krankheitsbildern gehören die Bindegewebsdefekte, z.B. das Ehlers-Danlos-Syndrom, das Marfan-Syndrom und auch die Osteogenesis imperfecta, die an anderer Stelle dieses Buches behandelt werden, ebenso wie die klassische Form der erworbenen Vasopathie, die anaphylaktoide Purpura Schönlein-Henoch.

Eine isolierte Vasopathie findet man bei der hereditären hämorrhagischen Teleangiektasie, dem Morbus Osler-Rendu-Weber. Es handelt sich um eine autosomal-dominant vererbte Vasopathie auf dem Boden einer vaskulären Dysplasie mit Bildung von Teleangiektasien und arteriovenösen Malformationen im Bereich von Haut, Schleimhäuten, Lunge, Koronarien, Leber, Gastrointestinaltrakt und ZNS. Entsprechend vielfältig können die Symptome sein. Neben Schleimhautblutungen, Blutungen aus dem Magen-Darm-Trakt und Hämaturie tragen arteriovenöse Fisteln z.B. im Bereich der Lunge zu erheblicher Morbidität und zur Mortalität bei. Intrahepatische Shunts können zur Leberzirrhose führen. Die Krankheit verläuft progredient. Das mittlere Manifestationsalter, das durch erste Episoden von Nasenbluten definiert wurde, liegt bei 12 Jahren.

Die Krankheit scheint genetisch heterogen zu sein. Das Gen für die häufigste Form ist auf dem langen Arm von Chromosom 9 lokalisiert (9q33-q34.1). Es werden 3 Kandidatengene aus dieser Region favorisiert. In einem dieser Gene (ENG), welches für Endoglin, ein TGF-b-bindendes Protein codiert, ließen sich bei 3 Patienten aus unterschiedlichen Familien Mutationen nachweisen.

Eine kausale Therapie existiert nicht. Bei rezidivierendem Nasenbluten kommt als lokale Behandlung eine Verödung des Locus Kiesselbachi in Betracht. Bei Frauen können Gestagenpräparate bzw. Kontrazeptiva mit höherem Gestagenanteil die Häufigkeit und Schwere des Nasenblutens günstig beeinflussen. Auch schwache Androgene (Danazol) sollen wirksam sein. Hämodynamisch bedeutsame arteriovenöse Shunts können evtl. über eine Katheterisierung verschlossen werden.

Thrombozytopenie

Definition. Die Festlegung der Normwerte für Thrombozytenzahlen im Kindesalter ist umstritten. Im allgemeinen gelten Werte zwischen 150–400/nl als normal. Insbesondere höhere Werte stellen bei Kindern nur in Ausnahmefällen einen pathologischen Befund dar, da es sich überwiegend um ein reaktives Phänomen handelt (s. unter „Thrombozytose"). Thrombozytenzahlen < 150/nl gelten als pathologisch. Diskutiert wird, ab welcher Untergrenze mit einer gefährlichen Blutung zu rechnen ist. Das Blutungsrisiko ist in Abhängigkeit von der Genese der Thrombozytopenie zu bewerten. Eine Thrombozytenzahl von 10–20/nl ist z.B. bei einem Neugeborenen mit Alloimmunthrombozytopenie mit einem hohen und bei Kindern mit einer aplastischen Anämie mit einem niedrigen Risiko verbunden. Die Größe der Thrombozyten und damit die Thrombozytenmasse ist für die Funktion wichtiger als die Zahl. Junge, große Thrombozyten sind funktionsfähiger.

Pathogenese. Zur Thrombozytenphysiologie s. Tabelle 169.2 und Abb. 169.3. Bei den Ursachen für eine Thrombozytopenie lassen sich 2 große Gruppen unterscheiden: Thrombozytopenie infolge verminderter Produktion oder Thrombozytopenie mit Umsatzsteigerung. Die für den Pädiater wichtigsten Krankheitsbilder, die mit diesen Mechanismen assoziiert sind, finden sich in Tabelle 169.3.

Die beschriebenen Glykoproteine der Thrombozytenmembran verfügen über antigene Eigenschaften. Die bea

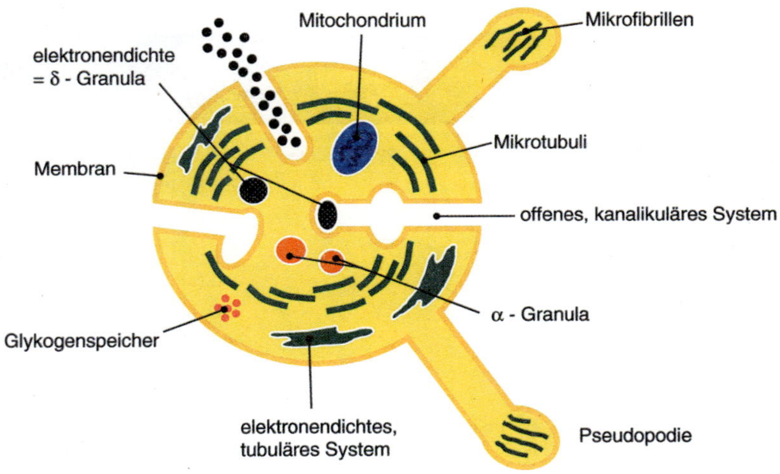

b

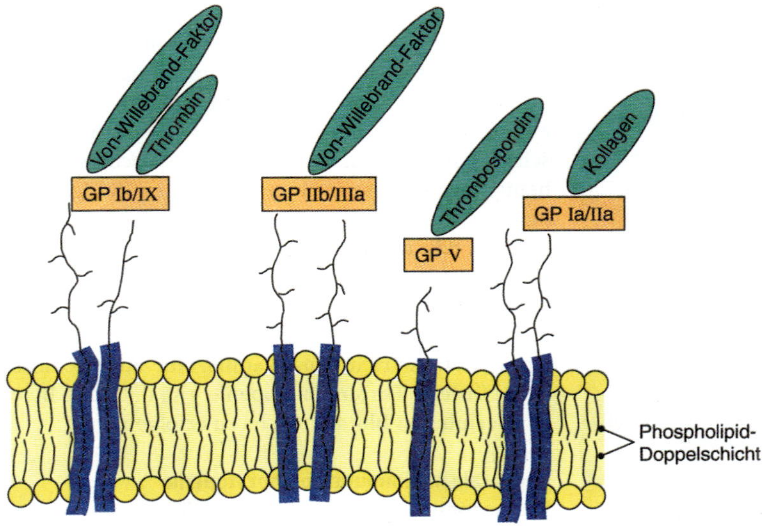

Abb. 169.3. a Aktivierter Thrombozyt. Nach der Stimulation erfolgt die Ausbildung von Pseudopodien und die Kontraktion der Mikrotubuli. Anschließend werden nach Fusion der Granula mit der Membran die Inhaltsstoffe in das offene, kanalikuläre System freigesetzt und ins Plasma sekretiert; **b** Thrombozytenmembran mit Rezeptoren und korrespondierenden Liganden

Tabelle 169.2. Thrombozytenphysiologie

Produktionsort	Knochenmark
Vorläuferzelle	Megakaryozyt
Form	Diskoid
Durchmesser	1–4 µm
MPV	7–9 fl
Lebensdauer	7–10 Tage
Struktur	Kernlos, Zytoplasma mit Organellen, Membranrezeptoren
Funktion	Primäre Hämostase
Abbauort	RES

kannten humanen Thrombozytenalloantigene konnten auf bestimmten Glykoproteinen lokalisiert werden. Da sich in den letzten Jahren die Nomenklatur stark geändert hat, sind in Tabelle 169.4 auch die in der älteren Literatur verwendeten Synonyme aufgeführt. Bei einer Sensibilisierung gegen diese Alloantigene entstehen 2 wichtige klinische Krankheitsbilder mit Umsatzsteigerung der Thrombozyten: die neonatale Alloimmunthrombozytopenie (NAIT) und die im Kindesalter bisher nur einmal beschriebene Posttransfusionspurpura (PTP). Zusätzlich konnten Autoantigene auf den Glykoproteinen lokalisiert werden. Antikörper gegen diese Autoantigene spielen bei der Genese der erworbenen Thrombozytopenie – Autoimmunthrombozytopenie – eine bedeutende Rolle. Da durch die Verbesserung der Nachweistechniken bei ca. 50 % der erworbenen Thrombozytopenien Antikörper nachgewiesen werden können, hat auch hier eine Begriffswandlung stattgefunden. Das „I“ in der Abkürzung ITP stand früher für „idiopathisch“, heute für „immun“: immunthrombozytopenische Purpura.

Klinische Symptome. Die thrombozytopenische Blutungsneigung ist charakterisiert durch Petechien, Haut- und Schleimhautblutungen, gastrointestinale Blutungen, Hämaturie, Hypermenorrhöe, Retina- und Hirnblutung, bei Neugeborenen manifestiert sie sich auch in Form einer Nabelblutung.

Diagnose und Differentialdiagnose. Aufgrund der Vielzahl von Ursachen ist bei diagnostischen Unsicherheiten eine Beurteilung des Knochenmarks indiziert, insbesondere vor einer Behandlung mit Steroiden.

Tabelle 169.3. Differentialdiagnosen der Thrombozytopenie im Kindesalter

1. Produktionsstörung	
Angeborene und hereditäre Störungen	
Hämatologische Grundkrankheiten	TAR-Syndrom (Thrombozytopenie-Radiusaplasie-Syndrom) Weitere Thrombozytopenien mit Hypoplasie der Megakaryopoese Bernard-Soulier-Syndrom[a] May-Hegglin-Anomalie[a] Wiskott-Aldrich-Syndrom[a] (zusätzlich vermehrte Destruktion) Mediterrane Makrothrombozytopenie
Metabolische Grundkrankheiten	Methylmalonazidurie Isovalerianazidurie Ketotische Hyperglycinämie Holocarboxylasesynthetasemangel
Chromosomale Defekte	Trisomie 13, 15, 18, 21
Erworbene Störungen	
	Aplastische Anämie Medikamenten- oder strahleninduziert Infiltrative Prozesse im Knochenmark Mangelernährung (Eisen-, Vitamin-B_{12}-, Folsäuremangel)
2. Umsatzsteigerung	
Primäre Störungen der Thrombozyten	
Immunologische Ursachen	*Alloimmunthrombozytopenie* Neonatale Alloimmunthrombozytopenie (NAIT) Posttransfusionspurpura *Autoimmunthrombozytopenie* Immunthrombozytopenische Purpura Sekundäre ITP bei SLE bzw. anderen Autoimmunkrankheiten, bei Tumoren und bei lymphoproliferativen Syndromen Medikamentös induzierte Thrombozytopenie Postinfektiöse Thrombozytopenie (viral) Allergie, Anaphylaxie
Nichtimmunologische Ursachen	Hämolytisch-urämisches Syndrom (HUS) Thrombotisch-thrombozytopenische Purpura (TTP)[b] Chronisch-mikroangiopathisch-hämolytische Anämie mit Thrombozytopenie Herzfehler (kongenital oder erworben) Kardiopulmonaler Bypass Von-Willebrand-Syndrom Typ 2B „Platelet-type-von-Willebrand-Syndrom“ „Gray-platelet-Syndrom“
Kombinierte Störungen	
	Verbrauchskoagulopathie Kasabach-Merritt-Syndrom Andere lokale Ursachen
Ursachen beim Neugeborenen	Asphyxie Phototherapie Polyzythämie Rhesus-Alloimmunisation Austauschtransfusion Stoffwechselkrankheiten PFC-Syndrom Ursachen bei der Mutter: Antiphospholipidsyndrom, Präeklampsie
Andere Ursachen	Fettsäureninduzierte Thrombozytopenie
3. Sequestration	
	Hypersplenismus Hypothermie

[a] Normale oder gesteigerte Megakaryopoese
[b] Immunolog. Urs. möglich (Auto-AK gegen VWF-Spaltende Protease)

Tabelle 169.4. Thrombozytenalloantigen-Systeme

Alloantigene	Häufigkeit des Phänotyps [%]	Synonyme	Glykoprotein
HPA-1a	97	Zw(a), PI(A1)	IIIa
HPA-1b	31	Zw(b), PI(A2)	IIIa
HPA-2b	12	Ko(a), Sib(a)	Ib
HPA-2a	>99	Ko(b)	Ib
HPA-3a	86	Bak(a), Lek(a)	IIb
HPA-3b	63	Bak(b)	IIb
HPA-4b	<0,1	Yuk(a)	IIIa
HPA-5b	21	Br(a), Zav(a), Hc(a)	Ia
HPA-5a	>98	Br(b), Zav(b),	Ia
HPA-6			
HPA-7			

Unabhängig von der Thrombozytenzahl muß die Abklärung jeder symptomatischen Thrombozytopenie erfolgen, um die Behandlung festzulegen. Eine artifizielle Thrombozytopenie, z.B. durch eine angeronnene Probe bei einer erschwerten Blutentnahme, sollte ausgeschlossen sein. Die heutzutage eingesetzten automatischen Zählgeräte können Aggregate oder besonders große Thrombozyten nicht erkennen, d.h. nicht zählen. Die im Kindesalter extrem seltene EDTA-induzierte Pseudothrombozytopenie kann durch parallele Zählung der Thrombozyten im EDTA- und Zitrat- oder Heparin-antikoagulierten Blut bzw. durch Anfertigung eines Blutausstrichs aus Kapillarblut ausgeschlossen werden. Für jede Thrombozytopenie gilt, daß eine Beurteilung des peripheren Blutausstrichs zu erfolgen hat.

Neonatale Alloimmunthrombozytopenie

Pathogenese. Die neonatale Alloimmunthrombozytopenie (NAIT) entsteht durch Alloantikörperbildung der Mutter gegen Antigene der kindlichen Thrombozytenmembran. Die Sensibilisierung/Alloimmunisierung erfolgt während der Schwangerschaft nach Übertritt fetaler Thrombozyten. Die in Mitteleuropa häufigsten Alloantigene sind HPA-1a (PI^{A1}-, Zw^a-Antigen) und HPA-5b (Br-, Zav-, Hc-). Bei einer Frequenz von 2% HPA-1a-negativen Müttern und deren zu 85% HPA-1a-positiven Kindern wird die NAIT jedoch nur bei 1–2:5000 Geburten beobachtet, so daß weitere immunologische Faktoren für die Entwicklung einer NAIT diskutiert werden (z.B. HLA-Typ B8, DR3).

Klinische Symptome. Bereits intrauterin kommt es durch den Übertritt mütterlicher Alloantikörper (IgG) zur Zerstörung der fetalen Thrombozyten mit Blutungsgefahr. Insbesondere die Rate an ZNS-Butungen ist mit bis zu 15% hoch, so daß diese Kinder u.U. bereits mit Folgeschäden wie Hydrozephalus, Porenzephalie oder Krämpfen geboren werden. Postpartal zeigt sich eine schwere Thrombozytopenie mit Petechien und Blutungszeichen bei einem ansonsten gesunden Kind (Abb. 169.4). Eine behandlungspflichtige Hyperbilirubinämie kann sich infolge größerer Einblutungen entwickeln. Die Blutungsneigung infolge des quantitativen Thrombozytendefektes kann durch einen qualitativen Defekt verstärkt

Tabelle 169.5. Neonatale Immunthrombozytopenie durch mütterliche Allo- oder Autoantikörper (AK) gegen Thrombozyten

	NAIT (Allo-AK)	ITP (Auto-AK)
Thrombozytenzahl der Schwangeren	Normal	Meist vermindert
Thrombozytenzahl des Neugeborenen	Vermindert	Vermindert
Ursache der Thrombozyten-AK der Schwangeren	Immunisierung gegen thrombozytäres Alloantigen durch Schwangerschaft, Bluttransfusion	Primäre oder sekundäre Autoimmunthrombozytopenie
Antikörper gegen	GP IIb/IIIa, Ia/IIa	Auto-AK GP Ib/IX; IIb/IIIa, Ia/IIa
Therapie	Gabe kompatibler Thrombozyten	Ggf. Steroide, ivIgG, im Notfall Thrombozyten

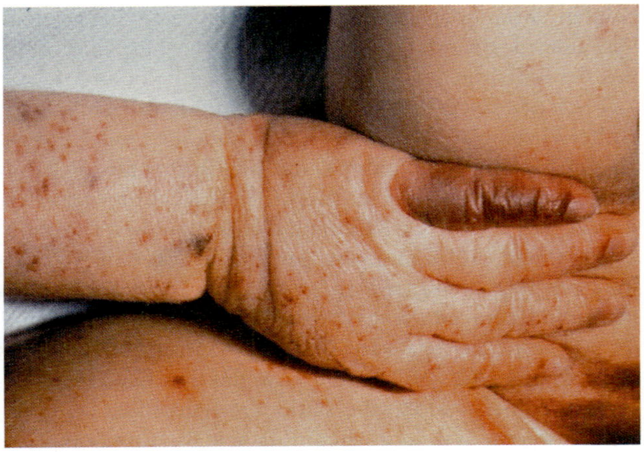

Abb. 169.4. Petechien und Hämatom des 5. Fingers bei einem Neugeborenen mit NAIT

werden. HPA-1a-Antikörper interferieren mit der Thrombozytenfunktion, es kann eine gestörte Aggregation beobachtet werden. Die Kinder, bei denen Blutungskomplikationen auftraten, hatten zumeist minimale Thrombozytenzahlen von < 10/nl. Die erste Schwangerschaft ist zu 50 %, die nachfolgenden sind zu > 97 % betroffen. Daher wird die Sicherung der Diagnose nach der ersten Schwangerschaft dringend empfohlen, um die Eltern (und ggf. die Schwestern der Mutter) über das Risiko und über Behandlungen für weitere Schwangerschaften aufzuklären. Mit einer Zunahme der Komplikationsrate bei jeder weiteren Schwangerschaft ist zu rechnen.

Diagnose und Differentialdiagnose. Die Thrombozyten der Mutter bzw. des Kindes werden mittels spezieller immunologischer Methoden wie z.B. dem MAIPA-Test (monoclonal antibody immobilization of platelet antigens) auf HPA-1a (HPA-5b) untersucht. Die Diagnose NAIT wird gestellt, wenn das Serum der Mutter einen thrombozytären Alloantikörper gegen ein Merkmal der Thrombozytenmembran enthält und das entsprechende Antigen auf den kindlichen Thrombozyten nachgewiesen wird.

Differentialdiagnostisch sind häufigere Ursachen der neonatalen Thrombozytopenie auszuschließen (s. Tabelle 169.3). Auf die Knochenmarkpunktion kann i.allg. verzichtet werden, da insbesondere im Säuglingsalter die Beurteilbarkeit des Ausstrichs häufig eingeschränkt ist. Man würde eine gesteigerte Megakaryopoese finden.

Auch die Abgrenzung der neonatalen Thrombozytopenie infolge mütterlicher Autoantikörper kann differentialdiagnostisch von Interesse sein (Tabelle 169.5).

Therapie und Verlauf. Nach Abfall der Thrombozyten unter 30 G/l hat sich als Therapie der Wahl die Gabe kompatibler Thrombozyten zur raschen Blutstillung und lang anhaltenden Anhebung der Thrombozytenzahl bewährt. Bereits bei Verdacht auf NAIT erfolgt die sofortige Gabe mütterlicher oder kompatibler Thrombozyten. Wegen der hohen Blutungsgefahr sollte nicht auf die kompletten Untersuchungsergebnisse gewartet werden. Zur Vermeidung der Graft-versus-host-Reaktion sollten nur bestrahlte Thrombozyten infundiert werden. Mütterliche Thrombozyten sollten von überschüssigem Plasma befreit werden, um mit der Transfusion nicht weitere Alloantikörper zuzuführen. Die Bereitstellung kompatibler Thrombozyten ist schwierig, da nur ca. 2 % der Bevölkerung HPA-1a-negative Thrombozyten haben. Bis zur Bereitstellung mütterlicher oder kompatibler Thrombozyten ist daher ein kurzfristiges Anheben der Thrombozytenzahl durch Gabe von Thrombozytenkonzentrat unselektierter Spender, insbesondere bei Blutungskomplikationen, zu gewährleisten. Die Halbwertszeit der HPL-1a-positiven Thrombozyten beträgt nur wenige Stunden. Alternativ führt der Einsatz von ivIgG zum Anstieg der Thrombozytenzahl, allerdings erst im Verlauf von Tagen. Empfohlen wird eine Dosierung von 0,4 g oder 1 g/kg KG/Tag über 1–3 Tage, d.h. bis die Thrombozytenzahlen zwischen 50 und 100/nl liegen. Eine Normalisierung der Thrombozytenzahl erfolgt nach ca. 1 Woche.

Für weitere Schwangerschaften werden folgende Empfehlungen gegeben:

- Ab der 20. Schwangerschaftswoche sollte eine Nabelschnurpunktion zur Bestimmung der fetalen Thrombozytenzahl und Typisierung durchgeführt werden.
- Bei Feten mit NAIT ist die Punktion mit einem hohen Blutungsrisiko verbunden, daher sollte am Ende der Entnahme die Gabe von kompatiblen Thrombozyten erfolgen.
- Es sind engmaschige Ultraschallkontrollen erforderlich, um Blutungskomplikationen zu erfassen.
- Aufgrund der hohen Rate an Blutungskomplikationen unter der vaginalen Entbindung sollten betroffene Kinder per Sectio geboren werden. Zur Reduktion der Komplikationsrate sollte zur vaginalen Entbindung die Transfusion kompatibler Thrombozyten über eine Nabelschnurpunktion erfolgen.

Immunthrombozytopenische Purpura

Definition und Epidemiologie. Bei der immunthrombozytopenischen Purpura (ITP) handelt sich um eine akut auftretende Autoimmunthrombozytopenie bei einem sonst gesunden Kind. Die jährliche Inzidenz wird für Kinder und Erwachsene zusammen mit 10–125/1 Mio. angegeben. Der Altersgipfel liegt zwischen dem 2. und 4. Lebensjahr, Jungen und Mädchen sind gleichermaßen betroffen. Vorausgegangen ist häufig ein viraler Infekt 1–3 Wochen vor Auftreten der Purpura. Die Megakaryopoese ist normal oder leicht gesteigert. Die ITP ist eine Ausschlußdiagnose.

Pathogenese. In ca. 50 % der Fälle können Autoantikörper gegen Determinanten der Thrombozytenmembran nachgewiesen werden. Zumeist handelt es sich um Antikörper gegen GP-IIb/IIIa-, GP-Ib/IX- oder GP-Ia/IIa-Komplex.

Diagnose und Differentialdiagnose. In der Pädiatrie gibt es kaum ein anderes Krankheitsbild, dessen Diagnose und Therapie ähnlich umstritten ist wie die der ITP. Einen spezifischen Test gibt es nicht. Zur Sicherung der Diagnose ITP werden neben Anamnese und klinischer Untersuchung ein Differentialblutbild und eine Beurteilung des Blutausstrichs gefordert.

Für die Diagnose ITP spricht:

- Thrombozytopenie, normal große und/oder leicht vergrößerte Thrombozyten,
- unauffällige Erythrozyten- und Leukozytenmorphologie.

Gegen die Diagnose ITP spricht:

- Überwiegen von Riesenthrombozyten,
- Erythrozytenmorphologie pathologisch: Poikilozyten, Schistozyten, Makrozyten, Retikulozyten,
- Leukopenie, Leukozytose mit unreifen oder abnormen Zellen.

Eosinophilie und atypische Lymphozyten sprechen nicht gegen die Diagnose!

Bei differentialdiagnostischer Unsicherheit bzw. atypischen Merkmalen wird weitere Diagnostik empfohlen: Thrombozytenantikörper, Thrombozytenvolumen, Beurteilung des Knochenmarks, HIV-I/II-Antikörper, antinukleäre Antikörper und direkter Coombs-Test. Als unnötig und unangemessen gelten laut der Konsensusempfehlung der American Society of Hematology: Bestimmung der Thrombozytenüberlebensdauer, Thoraxröntgen, Ultraschall- oder CT-Untersuchung des Abdomens, Blutungszeit, Gerinnungsanalysen (inkl. Antiphospholipid-Antikörper), Komplementanalyse, thrombozytenassoziiertes IgG, Schilddrüsenparameter sowie weitere Serum- bzw. Urinanalysen.

Therapie. Da es bis heute keine durch große Studien statistisch gesicherten Daten zur Behandlungseffektivität bzw. Prophylaxe der gefürchteten Hirnblutung bei der ITP gibt und diese auch nicht zu erwarten sind (hierfür bedürfte es einer Studie mit 14 000 Kindern!), basiert eine Therapieentscheidung weiterhin auf Empfehlungen und der eigenen Erfahrung des Behandlers. Die hier vorgeschlagenen Maßnahmen spiegeln die Therapieempfehlungen der American Society of Hematology wider, da diese den Versuch einer „evidence based medicine" darstellen. Weiterhin gilt, daß Vor- und Nachteile einer Therapie sowie deren Kosten gegenüber einer abwartenden Haltung abgewogen werden sollten. Das Dilemma, ob behandelt werden soll oder nicht, wird durch die Tatsache verstärkt, daß 30–70 % der Kinder auch ohne Behandlung binnen 3 Wochen Thrombozytenzahlen zwischen 50 und 100/nl erreichen. Durch Steroidtherapie oder intravenöse Gabe von Immunglobulin G (ivIgG) wird nur das zeitliche Intervall verkürzt; es bleibt jedoch ungeklärt, ob der raschere Anstieg der Thrombozytenzahl einen Einfluß auf Morbidität und Mortalität hat. Die Thrombozyten steigen nach Gabe von ivIgG rascher an als nach Steroidtherapie. Noch langsamer ist der Anstieg auf die Gabe von Anti-Rh(D). Auch konnte durch Behandlungsstudien nicht belegt werden, daß sich das Risiko der Entwicklung einer chronischen ITP durch eine frühzeitige Intervention vermindern ließe.

Die Therapie ist abhängig von den Symptomen, der absoluten Thrombozytenzahl, der Compliance der Eltern, dem Verhalten des Kindes, der Erreichbarkeit einer Klinik und von der individuellen Erfahrung des behandelnden Arztes.

Nach den Leitlinien der American Society of Hematology ist bei Thrombozytenzahlen >30/nl und nur milder Purpura eine stationäre Aufnahme und medikamentöse Behandlung in der Regel nicht indiziert. Bei Thrombozytenzahlen <20/nl und deutlichen Blutungszeichen bzw. bei Thrombozytenzahlen <10/nl und geringer Purpura ist eine Behandlung mit ivIgG (einmalig 1 g/kg KG oder 2 g/kg KG über 2–5 Tage) oder hochdosierten Steroiden (Prednison oral 2 mg/kg KG für 14–21 Tage oder 60 mg/m^2/Tag für 21 Tage, alternativ 4 mg/kg KG für 7 Tage und Reduktion bis Tag 21) indiziert. Zumeist erfolgt die stationäre Behandlung. Kinder mit schweren, evtl. lebensbedrohlichen Blutungskomplikationen sind stationär zu behandeln. Hier ist auch die Gabe eines Thrombozytenkonzentrats indiziert. Inwieweit die Splenektomie indiziert sein kann, ist umstritten und kann bei der chronischen bzw. rezidivierenden Verlaufsform, aber auch bei Therapieversagen in der initialen Behandlungsphase für Kinder mit persistierenden Blutungen nach entsprechender Vorbereitung erwogen werden. Eine abwartende Haltung ist anzuraten bei Kindern mit einer Thrombozytenzahl >30/nl ohne Blutungszeichen. Der Einsatz von Anti-Rh(D) kann bei der chronischen Form durch wiederholte Gabe eine Splenektomie evtl. herauszögern, das Ansprechen ist i.allg. nur passager und dauert im Mittel 5 Wochen. Es kann eine Alloimmunhämolyse auftreten.

Prognose. Unabhängig von der Therapieform erfolgt in 90 % der Fälle die Remission binnen 1–6 Monaten. Bei 30–70 % der unbehandelten Kinder ist eine Spontanremission zu beobachten. Für die gefürchtete Hirnblutung wurde lange eine Häufigkeit von 1 : 100 angenommen, nach neueren Daten liegt diese jedoch nur bei 1 : 500. Mit einem ca. 8fach erhöhten Risiko ist jedoch bei Kindern mit einer chronischen Verlaufsform oder bei zusätzlichen Risikofaktoren zu rechnen. Die Mortalität liegt deutlich unter 1 %. Bei 10 % der Kinder entwickelt sich eine chronische Verlaufsform (Werlhof-Krankheit), bei deren Therapie darauf zu achten ist, daß der Patient nicht unter den Nebenwirkungen der Therapie mehr leidet als unter der Thrombozytopenie selbst. An diesem Punkt ist die Diagnose ITP kritisch zu hinterfragen und jetzt ggf. weitere Diagnostik zu veranlassen (s. Tabelle 169.3).

Medikamenteninduzierte Thrombozytopenie

In der folgenden Übersicht sind für den Pädiater relevante Medikamente aufgeführt, die eine Thrombozytopenie auslösen können.

In der Pädiatrie eingesetzte Medikamente, die potentiell eine Thrombozytopenie auslösen können

- Acetylsalicylsäure
- Barbiturate
- Carbamazepin
- Cefalosporine
- Chemotherapeutika/ Antimetaboliten
- Chinin, Chinidin
- Chloramphenicol
- Chloroquin
- Cimetidin
- Colchicin
- Cotrimoxazol
- Diazoxid
- Digitalisglykoside
- Furosemid
- Ganciclovir
- Gold
- Heparin
- Insulin
- Lamivudin
- Hydroxyurea
- Indometazin
- Isoniazid
- Methyldopa
- Nichtsteroidale Antirheumatika
- Nitrofurantoin
- Penicillin
- Phenacetin
- Phenylbutazon
- Phenytoin
- Prednison
- Pyrazolon-derivate
- Ranitidin
- Reserpin
- Rifampicin
- Sulfonamide
- Streptomycin
- Spironolacton
- Tetrazykline
- Thiamazol
- Thiazide
- Tolbutamid

Als ein Beispiel für die durch Medikamente verursachte Thrombozytopenie wird die *Heparin-induzierte Thrombozytopenie (HIT)* ausführlicher beschrieben.

Epidemiologie. Die HIT gilt allgemein als häufigste medikamenteninduzierte Thrombozytopenie, sie ist bei Kindern allerdings bisher eine Rarität. Da jedoch mit einer Zunahme dieser Komplikation durch Verwendung von Heparin bei intensivmedizinischen und auch kardiochirurgischen Operationsmaßnahmen zu rechnen ist, wird dieses Krankheitsbild hier erläutert.

Pathogenese. Heparin bindet an den aus aktivierten Thrombozyten freigesetzten Plättchenfaktor 4 (PF 4). Dieser Komplex wirkt immunogen. Über Bindung an den Fc-Anteil des IgG kann es zur Bindung an die Thrombozytenoberfläche kommen; dies führt zur weiteren Aktivierung der Thrombozyten mit weiterer Freisetzung von PF 4 und konsekutiver Komplexbildung. Die Thrombozytopenie ist nicht Folge einer Destruktion, sondern einer Aggregatbildung, d.h. intravasalen Verbrauchs mit Thromboseneigung. Typischerweise kommt es nach 4–10 Tagen der Heparinzufuhr zum Abfall der Thrombozyten und mit einer variablen Latenzzeit zur Ausbildung lebensbedrohlicher arterieller und venöser Thrombosen.

Diagnose. Bei Entwicklung einer Thrombozytopenie oder Abfall der Thrombozytenzahl auf 50% des Ausgangswertes sollte an diese gefährliche Nebenwirkung gedacht und die Diagnostik zur Sicherung der Diagnose veranlaßt werden. Unabhängig von der Thrombozytenzahl ist eine HIT bei arteriellen oder venösen Thrombosen unter Heparintherapie sowie bei zunehmendem Heparinbedarf und inadäquater PTT-Verlängerung in die Überlegungen miteinzubeziehen.

Therapie. Ist die Diagnose durch immunologische und/oder funktionelle Tests gesichert, muß jede Heparinzufuhr sofort gestoppt und wegen des hohen Thromboserisikos auch bei extremer Thrombozytopenie eine alternative Antikoagulation mit Dalteparin (Orgaran) oder Hirudin (Refludan) begonnen werden. Eine Umstellung von Standardheparin auf niedermolekulares Heparin ist wegen der hohen Rate an Kreuzreaktionen kontraindiziert. Sind bereits thromboembolische Verschlüsse aufgetreten und besteht eine Indikation zur Lysetherapie, so stellt die Thrombozytopenie keine Kontraindikation dar, da diese wegen der Gerinnungsaktivierung nicht zu einer Blutungsneigung führt.

Prognose. Generell wird die Letalität mit 20–30% angegeben. Bei Nichterkennen ist von einer wesentlich höheren Rate infolge der foudroyanten Ausbildung arterieller und venöser Verschlüsse auszugehen.

Hereditäre hyporegeneratorische Thrombozytopenie

Thrombozytopenie-Radiusaplasie-Syndrom. Die seltenen, angeborenen, amegakaryozytären Thrombozytopenien sind häufig mit Skelettfehlbildungen assoziiert. Charakteristisch für das Thrombozytopenie-Radiusaplasie-Syndrom (thrombocytopenia-absent radius-syndrome; TAR-Syndrom) ist die Fehlbildung des Unterarms und des Daumens. Es wird ein autosomal-rezessiver Erbgang vermutet. Weitere Mißbildungen der unteren Extremität sowie des Herzens können assoziiert sein. Die Thrombozytopenie ist sehr variabel mit unterschiedlich ausgeprägter Blutungsneigung. Im allgemeinen wird von einer Besserung der Symptomatik mit zunehmendem Alter berichtet. Bei kleineren operativen Eingriffen kann die Hämostase durch Infusion von DDAVP verbessert werden. Die Effektivität sollte durch Messung der Blutungszeit dokumentiert werden. Für größere Operationen oder zur Behandlung stärkerer Blutungen erfolgt die Gabe von Thrombozytenkonzentrat, ein Behandlungsversuch mit Steroiden ist häufig nicht ausreichend.

May-Hegglin-Anomalie. Die betroffenen Individuen fallen durch eine verminderte Thrombozytenzahl auf, im Blutausstrich zeigen sich Riesenthrombozyten, Leukopenie und charakteristischerweise Neutrophile mit Döhle-Körperchen (Abb. 169.5). Es handelt sich bei dieser autosomal-dominant vererbten Störung i.allg. um eine Anomalie ohne Krankheitswert (Genort: 22q11.2; myosin heavy chain 9 (MYH9)-Gen). Nur in seltenen Fällen ist die Thrombozytopenie symptomatisch, häufig verursacht durch ein angeborenes/erworbenes VWS, und erfordert therapeutische Maßnahmen. Die Splenektomie ist nicht effektiv.

Wiskott-Aldrich-Syndrom. Der genetische Defekt des von Wiskott 1937 erstmals als „familiärer, angeborener Morbus

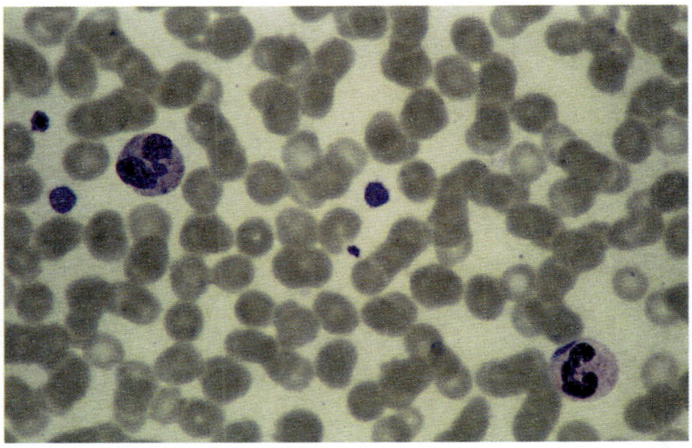

Abb. 169.5. Riesenthrombozyten und Granulozyten mit Döhle-Körperchen (bläuliche Struktur bei 11 Uhr des unteren Granulozyten)

Werlhof" beschriebenen Wiskott-Aldrich-Syndroms (WAS) ist auf Mutationen des WASP-Gens zurückzuführen, die eine Funktionsstörung von T-Lymphozyten und Thrombozyten hervorrufen (Genort: Xp11.23–p11.22).

Die Thrombozytopenie ist, wie durch die verkürzte Lebensdauer transfundierter autologer vs. homologer Thrombozyten gezeigt wurde, durch den vermehrten Abbau der defekten Thrombozyten bedingt. Nach Splenektomie kann daher ein deutlicher Anstieg von Zahl und Größe der Thrombozyten beobachtet werden. Die Megakaryopoese des Knochenmarks ist unauffällig.

Der periphere Blutausstrich zeigt eine Verminderung der Thrombozytenzahl auf bis zu 10 % der Norm sowie auffallend kleine Thrombozyten. Dies spiegelt sich in einem verminderten mittleren Thrombozytenvolumen (MPV) sowie in einer Linksverschiebung der Thrombozytenvolumenverteilungskurve wider. Die Megakaryopoese des Knochenmarks ist unauffällig. Bedingt durch eine Kombination von Thrombozytopenie und Thrombozytenfunktionsstörung ist die Blutungszeit verlängert. Bei der Thrombozytenaggregation fallen die fehlende Antwort auf den Agonisten ADP und eine gestörte Freisetzungsreaktion der α-Granula auf. Bei einigen Patienten zeigt sich eine Verminderung der GpIb-Rezeptoren auf der Thrombozytenmembran und mittels FACS-Analyse die Verminderung von CD43 auf den Lymphozyten. Zu immunologischen Auffälligkeiten, Therapie und Prognose s. 76.1.

Familiäre Thrombozytopenie. Die familiäre Thrombozytopenie (familary platelet dysfunction, FPD/AML) geht mit einer mäßigen Thrombozytopenie (Werte zwischen 60 und 140/nl) und einer Dysfunktion der Plättchen einher. Die Patienten sind heterozygot für Mutationen des hämatopoetischen Transkriptionsfaktors CBF-A2 (früher AML-1) auf Chromosom 21, der auch an der chromosomalen Translokation t (8; 21) bei der akuten myeloischen Leukämie FAB-M2 beteiligt ist (AML-1/ETO). Die Patienten haben ein deutlich erhöhtes Risiko für die Manifestation einer AML.

Thrombozytose

Definition. Bei Thrombozytenzahlen >450/nl bzw. bei Thrombozytenzahlen >2 Standardabweichungen des Mittelwertes liegt eine Thrombozytose vor.

Pathogenese. Unterschieden wird zwischen primärer Thrombozytose bzw. Thrombozythämie durch Proliferation von Megakaryozyten und sekundärer, d.h. reaktiver Thrombozytose im Rahmen einer anderen Grundkrankheit (Tabelle 169.6). Die meisten Thrombozytosen im Kindesalter sind reaktiv infolge akuter Infektionen oder chronisch-entzündlicher Erkrankungen. Daher kann die Thrombozytenzahl häufig als ein Verlaufsparameter für die Aktivität der Krankheit dienen (z.B. Kawasaki-Syndrom). Die Gesamtthrombozytenmasse wird durch Thrombopoetin geregelt und physiologischerweise sind ca. 1/3 der Gesamtthrombozyten

Tabelle 169.6. Differentialdiagnosen der Thrombozytose im Kindesalter

1. Primäre oder autonome Thrombozytose	
Myeloproliferative Syndrome	Essentielle Thrombozythämie Polyzythämia vera Chronisch-myeloische Leukämie 5q-Syndrom Idiopathisch-sideroblastische Anämie
2. Sekundäre oder reaktive Thrombozytose	
Entzündliche Erkrankungen	Akute virale und bakterielle Infektionen Akutes rheumatisches Fieber Chronische Hepatitis Chronische Osteomyelitis Entzündliche Darmerkrankungen Rheumatische Erkrankungen Tuberkulose Sarkoidose
Medikamenteninduzierte Defekte	Adrenalin Vinca-Alkaloide Therapie des Eisen- oder Vitamin-B_{12}-Mangels Neugeborene drogenabhängiger Mütter
Immunologische Erkrankungen	Kollagenosen Nephrotisches Syndrom Graft-versus-host-Disease
Hämatologische Erkrankungen	Eisenmangel Vitamin-E-Mangel Chronisch-hämolytische Anämie und Hämoglobinopathien Rebound nach Thrombozytopenie
Onkologische Erkrankungen	Non-Hodgkin-Lymphome Morbus Hodgkin Neuroblastom Hepatoblastom Andere solide Tumoren Karzinome
Chirurgische oder funktionelle Asplenie	Posthämorrhagisch, postoperativ, posttraumatisch
Sonstiges	Morbus Kawasaki Nierenvenenthrombose

in der Milz gepoolt. Bei einer Asplenie stellt die erhöhte Thrombozytenzahl somit keine absolute Erhöhung der Gesamtthrombozytenzahl dar. Die Genese der Thrombozytose infolge von Eisenmangel ist weiterhin ungeklärt. Es wird angenommen, daß Erythropoetin ebenfalls Wachstumsfaktor der Megakaryozyten sein könnte. Dagegen spricht, daß der Einfluß des Höhentrainings bei Sportlern oder die Erythropoetingabe bei Niereninsuffizienz nicht zu einem parallelen Anstieg der Thrombozytenzahl führt.

Klinische Symptome. Die reaktiven Formen sind zumeist asymptomatisch. Eine primäre Thrombozytose bzw. Thrombozythämie im Kindesalter ist eine Rarität. Von Patienten mit myeloproliferativem Syndrom ist bekannt, daß in ca. 25% der Fälle, zumeist in Abhängigkeit von der absoluten Thrombozytenzahl, eine Thrombose- oder Blutungsneigung auftreten kann. Bei Werten von 500–1000/nl überwiegt die Thromboseneigung; ob dies auch für Kinder gilt, ist nicht sicher belegt. Die Blutungsneigung ist durch ein erworbenes VWS und/oder eine Thrombozytenfunktionsstörung bedingt.

Diagnose. Ist eine reaktive Thrombozytose ausgeschlossen, so ist eine hämatologische Abklärung mit Beurteilung des Knochenmarks zu fordern. Um insbesondere das Risiko der Blutungsneigung vor einer medikamentösen Behandlung abschätzen zu können, ist eine Untersuchung der Thrombozytenaggregation und -sekretion zu veranlassen, da sich bei Patienten mit Blutungsneigung eine charakteristische Befundkonstellation zeigt: Ausbleiben der Adrenalin-induzierten Aggregation und Defekt der δ-Granula mit konsekutiv erworbenem Storage-pool-Syndrom. Zusätzlich sollte ein erworbenes VWS durch Bestimmung von VWF-Antigen, Kollagenbindungsaktivität und Analyse der VWF-Multimere ausgeschlossen werden. Die Bestimmung der Ristocetin-Cofaktoraktivität des VWF und der Blutungszeit ist nicht sensitiv genug.

Therapie. Eine Behandlung der reaktiven Formen mit Thrombozytenaggregationshemmern (ASS) ist selten indiziert. Eine medikamentöse Reduktion der Thrombozytenzahl ist in diesen Fällen nicht angezeigt. Vitamin- oder Eisenmangelzustände sind auszugleichen. Die Behandlung der Thrombozythämie richtet sich nach der Ursache. Mit Auftreten von Symptomen wird i.allg. eine myelosuppressive Behandlung mit Hydroxyurea, Busulphan und Anagrelide eingeleitet. Bei einer Thromboseneigung ist zusätzlich eine Antikoagulation indiziert. Zur Behandlung arterieller Durchblutungsstörungen wäre Acetylsalicylsäure das Mittel der Wahl, ggf. besteht eine Indikation zur langfristigen s.c.-Gabe von niedermolekularem Heparin oder zur oralen Antikoagulation mit Vitamin-K-Antagonisten (Marcumar).

Verlauf und Prognose. Die Prognose der reaktiven Thrombozytosen ist abhängig von der Grundkrankheit und i.allg. als günstig zu beurteilen. Die primäre Thrombozytose stellt häufig die Vorstufe einer malignen Erkrankung dar, die Prognose ist ungünstig.

Thrombozytenfunktionsstörungen

Wesentlich seltener als quantitative Störungen der Thrombozyten finden sich im Kindesalter qualitative Störungen. Differenziert wird zwischen angeborenen und erworbenen Thrombozytenfunktionsstörungen (Tabelle 169.7).

Definition. Eine Thrombozytenfunktionsstörung besteht bei Nichtbinden von Liganden infolge von Fehlen, Dysfunktion oder Antikörperblockade von Thrombozytenmembranrezeptoren oder kann durch eine Störung des Thrombozytenstoffwechsels bedingt sein. Der klinische Schweregrad der Blutungsneigung ist variabel.

Diagnose und Differentialdiagnose. Wegweisend für eine Thrombozytenfunktionsstörung ist die verlängerte Blutungszeit. Einschränkend ist anzumerken, daß eine normale Blutungszeit eine Störung der primären Hämostase nicht ausschließt, da unabhängig von der gewählten Methode dieser „In-vivo-Test" über eine relativ niedrige Sensitivität verfügt und nicht nur von der Erfahrung des Untersuchers, sondern auch von der Kooperation des Kindes abhängt. Durch Pressen und Schreien kommt es rasch zur Verlängerung einer Blutungszeit. Weitere Störgrößen wie erhöhter Hämatokrit und kalte Akren sind zu beachten. Mittlerweile sind Geräte zur Erfassung einer primären Hämostasestörung erhältlich, welche eine „In-vitro-Blutungszeit" aus Zitrat-antikoaguliertem Blut messen. Die ersten optimistischen Angaben hinsichtlich Sensitivität und Spezifität ließen sich bisher nicht an einem unselektierten Patientenkli-

Tabelle 169.7. Differentialdiagnosen der Thrombozytenfunktionsstörung

Angeborene Thrombozytopathien	
Bernard-Soulier-Syndrom	
Glanzmann-Naegeli-Syndrom	
Wiskott-Aldrich-Syndrom	
Storage-pool-Syndrom (Fehlen der δ-(und α-)Granula)	
Gray-platelet-Syndrom (Fehlen der α-Granula)	
Andere seltene Defekte	
Erworbene Thrombozytopathien	
Medikamenteninduzierte Defekte	Acetylsalicylsäure Andere Thrombozytenaggregationshemmer (Rezeptorenblocker) Nichtsteroidale Antirheumatika/Antiphlogistika Penicilline, Cephalosporine
Andere Grundkrankheiten	Urämie Leberfunktionsstörungen Mukoviszidose

entel (Screeningtest) bestätigen. Daher ist es ratsam, insbesondere bei kleinen Kindern das gewonnene Blut direkt mit sensitiveren Methoden zu untersuchen. An erster Stelle steht die Untersuchung der Thrombozytenaggregation im plättchenreichen Plasma mit unterschiedlichen Agonisten. Üblicherweise werden 4 verschiedene Agonisten – Kollagen, ADP, Ristocetin, Adrenalin oder Arachidonsäure – eingesetzt. Auf diese Weise können die häufigsten hereditären und erworbenen Störungen erkannt werden. Eine Verarbeitung des Materials vor Ort binnen weniger Stunden muß gewährleistet sein. Zusätzlich kann die Beurteilung der Sekretionsleistung der thrombozytären α- und δ-Granula für die Diagnose (z.B. Storage-pool-Syndrom, MDS) hilfreich sein. Diese und weitere Techniken zur Untersuchung der Thrombozytenfunktion sind wenigen Speziallabors vorbehalten. Die Sicherung der Diagnose einer hereditären Thrombozytopathie erfolgt heute neben der Ex-vivo-Thrombozytenaggregationsuntersuchung auch durch die Immunphänotypisierung mit Hilfe der Durchflußzytometrie. Mittels fluoreszierender, spezifischer monoklonaler Antikörper können die Membranrezeptoren quantitativ im Vollblut oder in einer Thrombozytensuspension untersucht werden. Die Einführung automatisierter Methoden darf nicht zum Verzicht auf die Beurteilung des peripheren Blutausstrichs führen. Insbesondere die Beurteilung der Thrombozytengröße und der Granularität gehören weiterhin zur Basisdiagnostik. Sie wird durch die Thrombozytenvolumenverteilungskurve der automatischen Zählgeräte unterstützt. Differentialdiagnostisch muß ein VWS als Ursache der Blutungszeitverlängerung ausgeschlossen werden. In Fällen einer unklaren Blutungszeitverlängerung bzw. einer primären Hämostasestörung ist eine kritische Medikamentenanamnese zu erheben, und die zu Hause verabreichten Vitamintabletten oder „alternativen" Mittel sind ggf. vorzulegen (z.B. Vitamin-C-Brausetabletten mit ASS!).

Bernard-Soulier-Syndrom

Pathogenese. Die Ursache dieser Krankheit ist das Fehlen des GP-Ib/IX-(und des GP-V-)Komplexes der Thrombozytenmembran. Der Erbgang dieser seltenen Krankheit ist autosomal-rezessiv. Der Genort für GPIbA ist 17pter–p12, für GPIbB ist 22q11.2 und das Gen für GPIX liegt auf Chromosom 3.

Klinische Symptome. Klinisch imponieren die Symptome der primären Hämostasestörung. Die Blutungsneigung ist variabel.

Diagnose. Bei der Diagnosestellung ist der periphere Blutausstrich wegweisend: Es zeigen sich eine normale bis leicht verminderte Thrombozytenzahl und Riesenthrombozyten mit einem Durchmesser von bis zu 8 μm und fehlender Granularität. Insbesondere die Thrombozytenzahl kann stark schwanken bzw. die Riesenthrombozyten werden von den automatischen Zählgeräten nicht richtig erfaßt. Auch bei heterozygoten Merkmalsträgern finden sich Riesenthrombozyten (<50%). Die Blutungszeit ist verlängert. Die Thrombozytenaggregation ist charakterisiert durch das Ausbleiben der Aggregation nach Stimulation mit dem Agonisten Ristocetin. Die Sicherung der Diagnose erfolgt durch quantitative Rezeptorbestimmung.

Therapie und Prognose. Bei der Therapie von Blutungen sind primär lokale Maßnahmen, Desmopressin (DDAVP) und Antifibrinolytika einzusetzen, bei unstillbaren bzw. bedrohlichen Blutungen führt die Gabe von Thrombozytenkonzentraten HLA-identischer bzw. -halbidentischer Spender, sofern es nicht bereits durch vorausgegangene Transfusionen zur Bildung von Iso-/Alloantikörpern gekommen ist, zur Blutstillung. Daher sollte die Thrombozytensubstitution nur in lebensbedrohlichen Situationen erfolgen, wenn andere Alternativen, z.B. Gabe von rekombinantem Faktor VIIa (NovoSeven), erfolglos eingesetzt wurden. In unkontrollierbaren Fällen ist als Ultima ratio eine Knochenmarktransplantation zu erwägen.

Glanzmann-Naegeli-Syndrom

Pathogenese. Das Krankheitsbild, auch Thrombasthenie genannt, wurde erstmals 1918 von dem Schweizer Kinderarzt Glanzmann als Blutungsneigung vom Thrombozytopenietyp bei normaler Thrombozytenzahl beschrieben. Ursächlich ist das Fehlen des GP-IIb/IIIa-Komplexes (Typ I) oder eine erhebliche Reduktion dieses GP-Komplexes (Typ II). Der Erbgang dieser seltenen Krankheit ist autosomal-rezessiv. Der Genort ist 17q21.23. Eine Vielzahl von Mutationen, die zum klinischen Bild des Glanzmann-Naegeli-Syndroms führen, ist bereits beschrieben.

Klinische Symptome. Klinisch imponieren die Symptome der primären Hämostasestörung. Die Eltern beschreiben die Hämatome als „wie mit Kirschmarmelade bekleckert". Die Blutungsneigung ist variabel.

Diagnose. Der periphere Blutausstrich zeigt eine normale Thrombozytenzahl und Morphologie. Die Blutungszeit ist verlängert. Die Thrombozytenaggregation ist charakterisiert durch das Ausbleiben der Aggregation nach Stimulation mit den Agonisten ADP, Kollagen und Adrenalin bei auslösbarer Ristocetin-induzierter Aggregation. Typ I ist gekennzeichnet durch fehlendes Fibrinogen in den α-Granula und fehlende Gerinnselretraktion. Bei Patienten mit Typ II ist die Aggregation ebenfalls pathologisch, die Gerinnselretraktion ist erhalten und das thrombozytäre Fibrinogen vermindert. Die Sicherung der Diagnose erfolgt durch quantitative Rezeptorbestimmung. Die klinisch asymptomatischen, heterozygoten Merkmalsträger können nur durch die quantitative Rezeptorbestimmung erfaßt werden.

Therapie und Prognose. Zu Therapie und Prognose s. unter „Bernard-Soulier-Syndrom".

Insbesondere die Monatsblutung kann für betroffene Mädchen noch heute eine lebensbedrohliche Situation darstellen. Bei Mädchen in der Pubertät ist bei den Zeichen des akuten Abdomens an eine Follikelblutung zu denken.

Storage-pool-Syndrom

Pathogenese. Ursächlich für diese seltenen, zumeist angeborenen Defekte der Freisetzungsreaktion der Thrombozyten ist das Fehlen der elektronendichten, dense- oder δ-Granula und/oder α-Granula. Ihr Fehlen führt zu einer verminderten Adhäsions- und Aggregationsfähigkeit.

Klinische Symptome. Die Blutungsneigung ist variabel und i. allg. geringer als bei den Rezeptormangelzuständen der Thrombozytenmembran. Die Symptome entsprechen denen der primären Hämostasestörung.

Diagnose und Differentialdiagnose. Neben der Untersuchung der Thrombozytenaggregation ist zur Sicherung der Diagnose die Sekretionsleistung zu beurteilen. Diese Untersuchung ist Speziallabors vorbehalten.

Therapie. Bei leichteren Blutungen kann eine Blutstillung durch Infusion mit Desmopressin (DDAVP) erzielt werden, bei Therapieversagen oder größeren Blutungen ist nur die Gabe von Thrombozytenkonzentrat effektiv.

Verlauf und Prognose. Die Blutungsneigung infolge von Storage-pool-Syndrom kann isoliert auftreten und in seltenen Fällen auch erworben sein. Die Prognose ist variabel, da diese Thrombozytenfunktionsstörung häufig mit einer anderen Grundkrankheit assoziiert ist (Chediak-Higashi-Syndrom, Hermansky-Pudlak-Syndrom, myeloproliferatives Syndrom).

Von-Willebrand-Syndrom

Definition. Das VWS ist eine autosomal-dominant oder -rezessiv vererbte Störung der primären Hämostase, in schweren Fällen sowie bei Sonderformen auch der sekundären Hämostase auf der Grundlage quantitativer und/oder qualitativer Defekte des Von-Willebrand-Faktors (VWF). Leichte quantitative Defekte werden als VWS Typ 1, Defekte mit vollständigem Fehlen des VWF als Typ 3 bezeichnet. Qualitative Defekte werden unter VWS Typ 2 zusammengefaßt. Das VWS ist die häufigste hereditäre hämorrhagische Diathese mit einer Prävalenz von bis zu 1 %. Neben diesen hereditären Formen ist auch das erworbene VWS nicht selten.

Erbgang. Der schwere, jedoch seltene Typ 3 des VWS mit einer Prävalenz von ca. 2–5/1 000 000 wird autosomal-rezessiv vererbt. In den meisten anderen Fällen ist der Erbgang dominant. Das Gen ist auf dem kurzen Arm von Chromosom 12 (12p) lokalisiert (Tabelle 169.8). Es ist ca. 178 Kb groß und besteht aus 52 Exons, von denen das erste nicht codierend ist. Die Größe der codierenden DNA beträgt 8439 Bp. Nach primärer Translation zum aus 2813 Aminosäuren bestehenden Prä-Pro-Peptid erfährt der VWF eine erhebliche

Tabelle 169.8. Liste der wichtigsten an der Hämostase beteiligten Faktoren mit Molekulargewicht, Plasmakonzentration, chromosomaler Lokalisation, genomischer Größe des Gens, Größe der codierenden Sequenz, Anzahl der Exons und Vererbungsmodus

Faktor	MG [KD]	Plasmakonzentration [mg/l]	Genort	Gen [Bp]	Codierende DNA [Bp]	Exons	Erbgang
Fibrinogen (I)	340	3.000	4q23–32	50.000			AR/AD
α-Kette	68		4q23–32	5.177	1.875	5	
β-Kette	52		4q23–32	7.606	1.383	8	
γ-Kette	49		4q23–32	8.525	1.440	10	
Prothrombin (II)	72	100	11p11–q12	21.000	1.866	14	AR
V	330	7	1q23–25	>80.000	6.672	25	AR
VII	48	0,5	13q34	12.800	1.218	8	AR
VIII	275	0,1	Xq28	186.000	7.053	26	XR
IX	57	5	Xq27	34.000	1.383	8	XR
X	59	10	13q34	27.000	1.475	8	AR
XI	143	4	4q35	23.000	1.875	15	AR
XII	80	35	5q33–qter	12.000	1.788	14	AR
XIII	320						AR
XIII A	75	15	6p24–p25	160.000	2.196	15	AR
XIII B	80		1q31.2–31.3	28.000	1.983	12	AR
Tissuefaktor	44	m	1p21–22	12.400	885	6	#
VWF	bis 20.000	10	12p13.2–13.3	187.500	2.850	52	AD, AR
TM	60	m	20p11.2		1.725	1	
Antithrombin	58	140	1q23–25	13.477	1.639	7	AD (AR)
Protein C	62	5	2q13–14	11.000	1.383	9	AD (AR)
Protein S	69	15	3p11.1–q11.2	>80.000	2.028	15	AD (AR)
TFPI	40		2q31–q32.1	85	912	9	
Plasminogen	92	200	6q26–27	52.500	2.430	19	AR
t-PA	68	0,005	8p12	32.700	1.686	14	AD/AR
u-PA	54	0,002	10q24	6.400	1.233	11	
PAI-1	52	0,01	7q21.3–22	12.200	1.137	9	AR
α_2-Antiplasmin	70	70	17pter–p12		1.356	10	AR (AD)

MG Molekulargewicht; *KD* Kilodalton; *Bp* Basenpaare; *AR* autosomal-rezessiv; *AD* autosomal-dominant; *m* membranständig; # Fehlen mit dem Leben nicht vereinbar; *VWF* Von-Willebrand-Faktor; *TM* Thrombomodulin; *TFPI* Tissue-factor-pathway-Inhibitor; *t-PA* Tissue-Plasminogenaktivator; *u-PA* Urokinase sekundäre Modifikation und Polymerisierung zu sog. Multimeren.

Pathophysiologie. Der VWF ist ein adhäsives Protein mit Bindungsstellen für zirkulierende Proteine (Faktor VIII), unlöslichen Strukturen des Subendotheliums (Kollagen) sowie zellulären Oberflächenstrukturen (Thrombozytenoberflächen-Glykoproteine GP Ib, GP IIb/IIIa). Hierauf beruht seine Schlüsselstellung in der primären Hämostase als Mediator der Thrombozytenadhäsion an das verletzte Subendothel. Die zweite wichtige Funktion ist die Bindung von Faktor VIII (FVIII), der hierdurch vor einem vorzeitigen Abbau durch aktiviertes Protein C geschützt ist. Beim schweren VWS (Typ 3) sind alle diese Funktionen beeinträchtigt. So ist neben der defekten primären Hämostase über eine ausgeprägte FVIII-Verminderung (<5%) auch die sekundäre Hämostase gestört. Dies ist für eine adäquate Therapie zu berücksichtigen. Bei der leichten Form des VWS (Typ 1) ist die sekundäre Hämostase nicht beeinträchtigt.

Bei den verschiedenen übrigen Varianten des VWS (Typ 2) können auch nur einzelne Teilfunktionen des VWF reduziert sein. In diesem Zusammenhang ist v.a. das VWS Typ Normandie (VWS 2N) von Interesse, da dieses nur durch einen erniedrigten FVIII auf der Grundlage einer gestörten FVIII-Bindung des Patienten-VWF auffällig wird und somit eine Hämophilie A vortäuscht (Pseudohämophilie). Das VWS Typ 2B zeichnet sich durch eine gesteigerte Aktivität des VWF bei der Thrombozytenaggregation aus und ist daher oft mit einer Thrombozytopenie assoziiert.

Ein erworbenes VWS kann durch Auftreten von spezifischen VWF-Autoantikörpern bedingt sein und mit erheblicher Blutungsneigung einhergehen. Diese Autoantikörper sind jedoch im Kindesalter selten. Weitere Ursachen sind eine Valproattherapie und verschiedene Herzfehler.

Klinische Symptome. Leitsymptom des VWS als Ausdruck einer Störung der primären Hämostase ist im Gegensatz zur Hämophilie die profuse Schleimhautblutung, insbesondere im Nasen-Rachen-Raum. Nasenbluten ist das häufigste Symptom. Im Gegensatz zur Hämophilie findet man lang anhaltende Blutungen auch aus kleinsten Schnitt- und Schürfwunden. Beinahe regelhaft kommt es zu lang anhaltenden Blutungen nach Zahnwechsel, Zahnextraktion, Einriß des Zungenbändchens, Tonsillektomie und Adenotomie. Diese Blutungen werden bezüglich der Quantität oft unterschätzt, da das Blut verschluckt wird. Schwere Anämien sind die Folge. Starke Blutungen anläßlich operativer Eingriffe im Schleimhautbereich können allerdings auch das Erstsymptom bei vorher unauffälligen Personen sein.

Beim schweren VWS ist als Ausdruck des begleitenden FVIII-Mangels auch die sekundäre Hämostase betroffen. Neben Schleimhautblutungen werden auch hämophilieartige Blutungen beobachtet. Von besonderer Bedeutung sind bei weiblichen Jugendlichen schwere Meno- und Metrorrhagien. Auch diese Blutungen werden in ihrer Schwere oft unterschätzt.

Diagnose. Bei positiver Eigen- und Familienanamnese sollten die quantitativen und funktionellen Parameter des VWF bestimmt werden. Das Untersuchungsprogramm hierzu findet sich in Tabelle 169.9. Als klinische Untersuchung ist die Bestimmung der Blutungszeit aufwendig und mit Fehlermöglichkeiten behaftet. Eine neuere Methode zur Bestimmung der „In vitro-Blutungszeit", bei der die Verschlußzeit einer unter hohem Fluß mit der Blutprobe durchströmten Apertur in einer Membran gemessen wird, soll besser standardisierbar sein.

Tabelle 169.9. Diagnostisches Vorgehen bei Verdacht auf VWS

Suchtests	**aPTT** **FVIII:C** **Thrombozytenzahl** **Blutungszeit**
Erweiterte Tests	VWF:AG VWF:Ristocetin-Cofaktor (VWF:RCo) VWF:Kollagenbindungsaktivität (VWF:CB)
Spezialtests	Ristocetin-induzierte Plättchenagglutination (VWF:RIPA) VWF:Multimeranalyse Analyse des thrombozytären VWF FVIII-Bindungsaktivität des VWF (VWF:FVIIIB) Gendiagnostik

Der VWF wird quantitativ als VWF:AG (früher: Faktor-VIII-assoziiertes Ag) durch immunologischen Nachweis bestimmt. Einen gewissen Hinweis auf die biologische Aktivität erhält man über den Ristocetin-Cofaktor (VWF:RCo) oder über die Kollagenbindungsaktivität des VWF (VWF:CB). Schwierig und nur Speziallaboratorien vorbehalten ist die Differenzierung des VWS in die verschiedenen Typen und Subtypen, die jedoch wegen der typspezifischen Therapieoptionen notwendig ist. Die wichtigste Methode zur Unterscheidung der VWS-Typ-2-Subtypen ist die VWF-Multimeranalyse. Diese beruht auf einer SDS-Agarosegel-Elektrophorese zur Auftrennung der unterschiedlich großen Polymere des VWF (Multimere) mit anschließendem immunologischen Nachweis. Diagnostisch aussagekräftig sind dabei das Fehlen der biologisch besonders aktiven großen oder auch der mittelgroßen Multimere und/oder von der normalen Struktur abweichende aberrante Elektrophoresebanden. Mittels der Ristocetin-induzierten Plättchenagglutination (VWF:RIPA) im plättchenreichen Plasma des Patienten bei niedrigen Ristocetinkonzentrationen läßt sich eine verstärkte Affinität des VWF zum Plättchenrezeptor GP Ib und damit ein VWS Typ 2B diagnostizieren. Obwohl sich dieser Subtyp durch einen Funktionsgewinn des VWF auszeichnet, führt die hierdurch in vivo ausgelöste spontane Aggregation der Thrombozyten nicht zu Gefäßverschlüssen, sondern über den Verbrauch der großen Multimere und eine evtl. zusätzlich auftretende Thrombozytopenie zu einer hämorrhagischen Diathese. Dieser Mechanismus ist therapeutisch von Bedeutung (s. unten). Das VWS Typ 2B wird gelegentlich als Immunthrombozytopenie fehldiagnostiziert. Anders als bei der ITP bessert eine Splenektomie die Thrombozytopenie nicht und ist daher nicht indiziert.

Mittels Bestimmung der FVIII-Bindungsaktivität des VWF (VWF:FVIIIB) kann das VWS Typ 2N diagnostiziert werden, das sich bei homozygotem Defekt nur durch einen erniedrigten FVIII:C, wie bei der Hämophilie A, zu erkennen gibt.

Problematisch ist die fehlende Standardisierbarkeit vieler der genannten Untersuchungen. Mit der konventionellen Diagnostik nicht eindeutig klassifizierbare VWS-Typen können durch eine molekulargenetische Untersuchung näher charakterisiert werden.

Therapie. Neben der lokalen Blutstillung kommen Fibrinolysehemmer wie Tranexamsäure (10–20 mg/kg KG) zur Anwendung sowie bei Nasenbluten gefäßwirksame Nasensprays.

Ein großes Problem sind Meno- und Metrorrhagien. Hier ist zur Zyklusregulierung frühzeitig ein Gestagenpräparat bzw. ein Kontrazeptivum mit höherem Gestagenanteil zu verordnen.

Desmopressin. Neben der Möglichkeit der Substitution des VWF durch spezielle VWF-haltige Faktor-VIII-Konzentrate kann in Fällen eines leichten VWS auch endogen gespeicherter VWF durch Gabe des synthetischen ADH-Analogons Desmopressin (DDAVP) in einer Dosis von 0,3–0,4 µg/kgKG freigesetzt und für die Hämostase verfügbar gemacht werden. Die sog. Weibel-Palade-Bodies in Endothelzellen speichern VWF in hoher Konzentration, so daß dessen Freisetzung zu einem Anstieg auf das 3- bis 4fache des Ausgangswertes führen kann. Dies ist bei Patienten mit leichtem VWS ausreichend und daher Mittel der ersten Wahl. Diese Option ist für Patienten mit VWS Typ 3 nicht vorhanden, da definitionsgemäß bei ihnen kein VWF nachweisbar ist und somit auch keine VWF-Speicher vorliegen können. Auch bei den Subtypen 2A und 2B ist die Anwendung von DDAVP zumindest problematisch; mit verstärkter Freisetzung eines qualitativ defekten VWF aus den Speicherorganellen geht theoretisch keine Verbesserung der Funktion einher. Bei Subtyp 2B ist sogar mit einer durch DDAVP ausgelösten Thrombozytopenie zu rechnen, die zur Verschlechterung der Hämostase führen kann. Bei den leichteren Formen des VWS Typ 2N mit einer Restbindungsaktivität des VWF für FVIII kann hingegen durchaus mit einer Verbesserung der Hämostase gerechnet werden. Letztlich läßt sich das Ansprechen auf DDAVP jedoch nur mit Hilfe eines DDAVP-Tests ermitteln, der außer bei Patienten mit VWS Typ 3 bei allen anderen VWS-Patienten ohne Kontraindikationen durchgeführt werden sollte. Bei Patienten mit einer Neigung zu zerebralen Krampfanfällen ist die Gabe von DDAVP zur Kontrolle der Hämostase kontraindiziert, da hierdurch Anfälle ausgelöst werden können. Auch sollte DDAVP wegen der Gefahr der Entgleisung des Wasser- und Elektrolythaushalts Kindern unter 3 Jahren nicht gegeben werden.

Substitutionstherapie. Die Substitution des VWF durch VWF-haltige FVIII-Konzentrate ist v.a. beim VWS Typ 3 indiziert. Operative Eingriffe lassen sich bei diesen Patienten nur unter Substitution mit geeigneten Konzentraten durchführen. Gelegentlich ist auch dies nicht ausreichend. Hierbei mag das Fehlen des VWF auch in den Thrombozyten eine Rolle spielen. Es ist daher die zusätzliche Bereitstellung von Thrombozytenkonzentraten bei operativen Eingriffen angezeigt, die bei nicht ausreichender Blutstillung transfundiert werden sollten.

Patienten mit VWS Typ 2 sollten bei größeren Eingriffen und bei nachgewiesener Unwirksamkeit von DDAVP mit VWF substituiert werden. Bei Vorliegen von Kontraindikationen gegen DDAVP (s. oben) sollten auch Patienten mit VWS Typ 1 notfalls mit einem Konzentrat behandelt werden.

Allerdings ist zu bedenken, daß nicht alle FVIII-Konzentrate gleichermaßen für die Therapie eines VWS geeignet sind. Der Trend zu immer reineren Konzentraten und die rekombinante Herstellung von FVIII haben Präparate ohne VWF-Anteil hervorgebracht, mit denen sich zwar gezielt die Hämophilie A, nicht jedoch ein VWS behandeln läßt. Die für die Therapie eines VWS geeigneten Präparate müssen daher ausreichende Mengen an VWF mit einer möglichst normalen Größenverteilung der VWF-Multimere enthalten. Die erforderlichen Dosen für die Substitution sind in Tabelle 169.10 aufgeführt.

Störungen der sekundären Hämostase

Zu den Koagulopathien gehören quantitative und qualitative Defekte der Faktoren der Gerinnungskaskade (s. Abb. 169.1 und 169.2). Die klinischen Konsequenzen sind, je nach betroffenem Faktor, sehr unterschiedlich. Eine schwere Blutungsneigung wird v.a. bei fehlendem Faktor VIII (Hämophilie A) und Faktor IX (Hämophilie B) beobachtet, jedoch auch bei den selteneren Defizienzen von Faktor V, Faktor VII, Faktor X und Faktor XI. Hingegen ist das Fehlen von Faktor XII eher mit einer Thromboseneigung korreliert, die im Kindesalter jedoch selten auftritt. Im folgenden werden Hämophilie A und Hämophilie B in bezug auf Pathophysiologie, klinische Symptome und Therapie ausführlicher dargestellt. Die übrigen Defekte sind der Vollständigkeit halber ebenfalls aufgeführt. Eine Übersicht über die Gerinnungsfaktoren findet sich in Tabelle 169.8. Die diagnostisch wegweisenden Partialtests der Gerinnung sind Abb. 169.6 zu entnehmen.

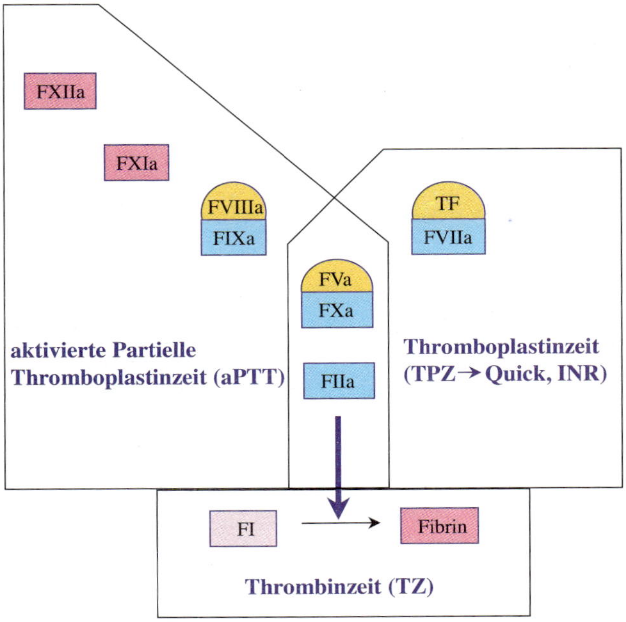

Abb. 169.6. Analyse plasmatischer Gerinnungsfaktoren mit Partialtests: Vitamin-K-abhängige Faktoren (*blau*) und Cofaktoren der Serinproteasen (*gelb*). Ein Defekt einzelner Faktoren läßt sich grob orientierend näher lokalisieren und dann durch Einzelfaktorenanalyse identifizieren. Ein isolierter Faktor-VIII-Mangel, wie bei der Hämophilie A, fällt z.B. durch eine isolierte aPTT-Verlängerung auf, ein Faktor-VII-Mangel durch eine isolierte Verlängerung der Thromboplastinzeit bzw. durch eine Erniedrigung des Quick-Wertes

Tabelle 169.10. Indikationen, Dosierung, Applikation und Therapiesteuerung bei der Behandlung von Störungen der Hämostase. (Alle Applikationen i.v., wenn nicht anders angegeben)

Indikation	Präparat	Dosis	Frequenz und Dauer	Zielbereich
Hämophilie A	FVIII-Konzentrat			
Kleinere Blutung	"	15–20 IE/kg KG	Nach Bedarf	
Gelenk-, Muskelblutung	"	20–30 IE/kg KG	2- bis 1mal/Tag, 7–10 Tage	Initial >50%
ZNS-Blutung	"	75 IE/kg KG	Initial	>100%
"	"	50 IE/kg KG	2mal/Tag, Tag 1–14	>100%
"	"	30 IE/kg KG	1mal/Tag, Tag 15–21	>15%
"	"	20–30 IE/kg KG	Alle 2 Tage als Prophylaxe	>2%
Prophylaxe	"	20–30 IE/kg KG	3mal/Woche	>2%
Kleine OP	"	20–30 IE/kg KG	1mal prä-op., 3–5 Tage 2mal/Tag post-op.	>30%
Große OP	"	50 IE/kg KG	Prä-op.	100%
"	"	30 IE/kg KG	2mal/Tag, post-op., Tag 1–3	>50%
"	"	20 IE/kg KG	2mal/Tag, post-op., Tag 4–10 (14)	>30%
Gelenk-OP, Endoprothese	"	50 IE/kg KG	Prä-op.	>100%
"	"	30 IE/kg KG	2mal/Tag, post-op., Tag 1–3	>50%
"	"	20 IE/kg KG	Post-op., Tag 4–42	>30%
Dauerinfusion[a]	"	4–3 IE/kg KG·h	Tagesdosis (initial Bolus 50 IE/kg KG)	
Milde Hämophilie	DDAVP	0,3 µg/kg KG, p. i. (30 min)	Max. 2mal/Tag, max. für 2 Tage	>30%
Hämophilie B	FIX-Konzentrat			
Kleinere Blutung	"	30 IE/kg KG	Nach Bedarf	
Gelenk-, Muskelblutung	"	40–60 IE/kg KG	1mal/Tag, 7–10 Tage	Initial >40%
ZNS-Blutung	"	80 IE/kg KG	Initial	>80%
"	"	30 IE/kg KG	2mal/Tag, Tag 1–15	60%
"	"	30 IE/kg KG	1mal/Tag, Tag 16–21	30%
"	"	20 IE/kg KG	Alle 3 Tage als Prophylaxe	>2%
Prophylaxe	"	20–30 IE/kg KG	2mal/Woche	>2%
Kleine OP	"	30 IE/kg KG	1mal/Tag, 3–5 Tage	>15%
Große OP	"	60 IE/kg KG	Prä-op.	60%
"	"	40 IE/kg KG	1mal/Tag, post-op., Tag 1–3	40%
"	"	30 IE/kg KG	1mal/Tag, post-op., Tag 4–10 (14)	>20%
Gelenk-OP, Endoprothese	"	60 IE/kg KG	Prä-op.	60%
"	"	40 IE/kg KG	1mal/Tag, post-op., Tag 1–3	40%
"	"	30 IE/kg KG	1mal/Tag, post-op., Tag 4–42	>20%
Dauerinfusion[a]	"	4–1 IE/kg KG·h	Tagesdosis (initial Bolus 50 IE/kg KG)	>50%
FVII-Mangel	FVII-Konzentrat	20–30 IE/kg KG	4mal/Tag (s. Hämophilie)	30–50%
	rFVII-Konzentrat	60–120 µg/kg KG	4mal/Tag (s. Hämophilie)	
FI-Mangel	FI-Konzentrat	40–70 mg/kg KG	Nach Bedarf	>1000 mg/l
FII-, FX-Mangel	Prothrombinkomplex	Defizit·IE/kg KG Faktor		Quick >60%
	FIX-Konzentrat[b]	Defizit·IE/kg KG Faktor		Quick >60%
FV-Mangel	FFP[c]	20 ml/kg/ KG	Alle 12 h	
FXI-Mangel	FFP	10–20 ml/kg KG	Alle 24–48 h	>20%
FXIII-Mangel (schwer)	FXIII-Konzentrat	10 IE/kg KG	Alle 4 Wochen zur Prophylaxe	Nach Effekt
Große OP	"	35 IE/kg KG	Prä-op.; post-op. bis zu 1mal/Tag (Spiegel!)	>30%
Von-Willebrand-Syndrom				
VWS Typ 1[d]	DDAVP	0,3 µg/kg KG, p. i. (30 min)	Max. 2mal/Tag, max. für 2 Tage	RiCof >50%
	FVIII/VWF-Konzentrat	20–30 IE/kg KG	Nach Bedarf	RiCof >50%
VWS Typ 2[d]	DDAVP (nach Testung)	0,3 µg/kg KG, p. i. (30 min)	Max. 2mal/Tag, max. für 2 Tage	RiCof >50%
	FVIII/VWF-Konzentrat	20–30 IE/kg KG	Nach Bedarf	RiCof >50%

Tabelle 169.10. (Fortsetzung)

Indikation	Präparat	Dosis	Frequenz und Dauer	Zielbereich
VWS Typ 3	"			
Große OP	"	40 IE/kg KG (+TK)	2mal/Tag, 10–14 (–21 Tage)	RiCof >80–50%
ZNS-, gastrointestinale Blutung	"	40 IE/kg KG (+TK)	2mal/Tag, 10–14 (–21 Tage)	RiCof >80–50%
Adenotomie, Tonsillektomie	"	40 IE/kg KG	1mal/Tag, 5–10 Tage	RiCof >50–30%
Zahnextraktion	"	30–40 IE/kg KG	1mal/Tag, 3–5 Tage	RiCof >30–50%
Gelenk-, Muskelblutungen	"	30–40 IE/kg KG	2- bis 1mal/Tag, 5–10 Tage	RiCof >80–50%
Dauertherapie	"	30–40 IE/kg KG	2mal/Woche	Ri Cof >5%
Schleimhautblutung, OP	Tranexamsäure (zusätzlich)	10–20 mg/kg KG (auch p.o.)	Alle 6 h, max. 2 g/Tag	
Dauerinfusion[a]	FVIII/VWF-Konzentrat	5–1 IE/kg KG·h	Tagesdosis (initial Bolus 50 IE/kg KG)	
Antithrombinmangel				
Angeboren	AT-Konzentrat	Differenz zu 120%·IE/kg KG	Alle 3 Tage als Prophylaxe	AT nicht <60%
Erworben	"	Defizit·IE/kg KG	Frequenz abhängig von Grundkrankheit	>80%
Protein-C-Mangel, schwer	PC-Konzentrat	Defizit·IE/kg KG	4mal/Tag	>70%
	FFP[c]	10–20 ml/kg KG	4mal/Tag	
Protein-S-Mangel, schwer	FFP[c]	10–20 ml/kg KG	2- bis 3mal/Tag	
Antifibrinolyse	Tranexamsäure	10–20 mg/kg KG (auch p.o.)	Alle 6 h, max. 2 g/Tag, max. 5–7 Tage	
Antikoagulation	Heparin, unfraktioniert			
	Prophylaxe	100–200 IE/kg KG	24-h-Dauerinfusion	
	Therapie (initialer Bolus)	100 IE/kg KG		
	Dauerinfusion	400–800 IE/kg KG	24-h-Dauerinfusion	aPTT: 60–80 s
	Säuglinge	ca. 28 IE/kg KG	"	"
	>1 Jahr	ca. 20 IE/kg KG	"	"
	Heparin, niedermolekular[e]			
	Prophylaxe	1 mg/kg KG, s.c.	1mal/Tag	Anti-FXa-E.: 0,1–0,2
	(Neugeborene)	1,5 mg/kg KG, s.c.	1mal/Tag	Anti-FXa-E.: 0,1–0,2
	Therapie[f]	1 mg/kg KG, s.c.	2mal/Tag	4-h-Wert Anti-FXa-E.: 0,4–0,9
	(Neugeborene)	1,5 mg/kg KG, s.c.	2 x tgl.	4-h-Wert Anti-FXa-E.: 0,4–0,9
Heparin-Antidot	Protaminsulfat	1 mg/100 IE unfraktioniertes Heparin	1/3 Dosis als Bolus, 2/3 p. i. (30 min)	
Langfristige Antikoagulation	Phenprocoumon	6 mg/m²	Tag 1	
	"	3 mg/m²	Tag 2	
	"	1–2 mg/m²	Tag 3–180	INR: 2–3,5 (nach Indikation)
Arterielle Thrombosen	Acetylsalicylsäure	1–3 mg/kg KG[g]	1mal/Tag (Wirkdauer 5–7 Tage)	
Lysetherapie[h]	Urokinase	4400 IE/kg KG	Bolus p.i. (10–20 min)	
	"	4400 IE/kg KG/h	Dauerinfusion 12–24 h	
	"	200–500 IE/kg KG/h	Lokale Lyse	
	rt-PA	0,1–0,2 mg/kg KG	Bolus i.v. (10 min)	
	"	0,8–2,4 mg/kg KG/Tag	Dauerinfusion bis zu 6 Tagen	

p.o. per os; *s.c.* subcutan; *p. i.* per infusionem; *(+TK)* evtl. zusätzliche Gabe von Thrombozytenkonzentraten erforderlich

[a] Die Dauerinfusion ist sehr effektiv und spart Kosten.

[b] Nur wenige FIX-Konzentrate enthalten noch FII und FX, auf einen ausreichenden Gehalt an diesen Faktoren ist daher zu achten.

[c] Bei wiederholter Applikation von gefrorenem Frischplasma (*FFP*) innerhalb kurzer Zeit ist auf das Problem der Volumenbelastung zu achten. Notfalls sind diuretische Maßnahmen indiziert.

[d] Die Angaben gelten für mildere Formen dieser beiden Subtypen. Darüber hinaus können die gleichen Maßnahmen wie beim VWS Typ 3 bei Bedarf zum Einsatz kommen.

[e] Niedermolekulares Heparin ist für den Einsatz in der Pädiatrie bisher nicht zugelassen, wird aber wegen der Nebenwirkungsarmut und der besseren Steuerbarkeit fast überall eingesetzt.

[f] Zur Steuerung der Therapie sind Anti-FXa-Einheiten 4 h nach Gabe zu bestimmen. Bei niereninsuffizienten Patienten ist auch ein Talspiegel vor der nächsten Gabe zu messen, um Überdosierungen zu verhindern.

[g] Die antiaggregatorische Wirkung von ASS ist individuell unterschiedlich. Es sollte daher die notwendige Dosis über die Messung der Plättchenaggregation ermittelt werden.

[h] Eine zusätzliche Heparinisierung zur Reokklusionsprophylaxe ist erforderlich.

Hämophilie A

Definition. Die Hämophilie A ist eine X-chromosomal-rezessiv vererbte Koagulopathie auf der Grundlage eines FVIII-Mangels, bedingt durch Defekte des FVIII-Gens. Leitsymptome sind Blutungen in die großen Gelenke und in die Muskulatur, auffallende Sugillationen nach Bagatelltraumen und gelegentlich auch Hirnblutungen. Betroffen sind Jungen in einer Häufigkeit von 1:10000.

Historie. Die erste schriftliche Erwähnung von Blutern stammt aus dem Talmud des 5. Jahrhunderts n. Chr. und bezieht sich auf die Erlaubnis, die Beschneidung weiterer Söhne in Familien, in denen bereits Knaben anläßlich einer Beschneidung verblutet sind, zu unterlassen. Auch der große arabische Arzt Khalaf Ibn Abbas, genannt Albucasis, erwähnt in seinen Abhandlungen aus dem 10. Jahrhundert ein Dorf mit einer auffälligen Anzahl von Männern, die nach trivialen Wunden verbluteten. Die wissenschaftliche Erstbeschreibung der Hämophilie mit ihren typischen klinischen und hereditären Aspekten als „hemorrhagic disposition" stammt von dem Amerikaner Otto (1803). Der Begriff „Hämophilie" wurde von dem sprachlich korrekteren Ausdruck „Hämorrhagophilie" abgeleitet und stammt von dem deutschen Arzt Schönlein (1839). Die klassische Hämophilie wurde einer breiteren Bevölkerungsschicht v.a. durch ihr Auftreten in den europäischen Fürstenhäusern bekannt. Als Stammutter vieler hämophiler männlicher Nachkommen und weiblicher Konduktorinnen gilt Königin Victoria von England. Der bekannteste Hämophiliepatient war der junge Zarewitsch Alexander. In Deutschland waren die beiden Söhne des Prinzen Heinrich von Preußen betroffen, die mütterlicherseits Cousins des Zarewitsch Alexander waren.

Erbgang. Aufgrund des X-chromosomal-rezessiven Erbgangs sind in der Regel nur Jungen von einer klinisch bedeutsamen Hämophilie A betroffen. Frauen mit einem FVIII-Gendefekt sind entsprechend einem Heterozygotenstatus meist nur als Konduktorinnen zu betrachten und nur selten klinisch symptomatisch, z.B. bei einer ungleichmäßigen Inaktivierung der X-Chromosomen oder bei Homozygotie bzw. Compound-Heterozygotie für einen FVIII-Gendefekt. Töchter eines hämophilen Vaters sind obligate Konduktorinnen; seine Söhne sind nie betroffen, es sei denn, deren Mutter ist Konduktorin. Andere Ursachen für einen bedeutsamen FVIII-Mangel bei Frauen und auch bei Männern können Defekte des VWF-Gens (s. unter „Von-Willebrand-Syndrom") und des ERGIC-53-Gens (s. unter „Kombinierter FV- und FVIII-Mangel") sein sowie ein erworbener Antikörper gegen FVIII.

Das FVIII-Gen ist ca. 186 Kb groß und auf dem langen Arm von Chromosom X in der Region Xq 28 lokalisiert. Es besteht aus 26 Exons, von denen Exon 14 mit 3,1 Kb das größte ist. Die mRNA ist ungefähr 9 Kb groß und codiert für ein Vorläuferprotein von 2351 Aminosäuren (AS). Nach begrenzter Proteolyse entsteht aus diesem der reife FVIII aus 2332 AS. Die Genstruktur und die abgeleitete Proteinsequenz sind homolog zum FV-Gen bzw. zum FV-Protein. Das größte Intron (Intron 22) enthält 2 weitere transkribierte Gene (F8A und F8B) mit unbekannter Funktion. Das Gen F8A findet sich in 2 weiteren Kopien ca. 500 Kb telomerwärts gelegen. Es ist insofern von großer Bedeutung, als intrachromosomale Rekombination zwischen diesen homologen Sequenzen mit der Folge einer partiellen Geninversion für ca. 50 % der Fälle schwerer Hämophilie A verantwortlich ist.

Der Faktor VIII ist ein großes Glykoprotein, das im Plasma durch nichtkovalente Bindung an den VWF stabilisiert wird. Er hat ein Molekulargewicht von ca. 265 KD und besteht aus einer Reihe sich wiederholender funktioneller Domänen. Er wird durch Thrombin-vermittelte begrenzte Proteolyse zu FVIIIa aktiviert und dient dann als Cofaktor für die Aktivierung von Faktor X durch Faktor IXa. Als Inhibitor fungiert der aktivierte Protein-C-Komplex mittels proteolytischer Inaktivierung des FVIIIa.

Klinische Symptome. Die Hämophilien unterscheidet man nach Schweregraden in Abhängigkeit von den Laborparametern. Diese korrelieren meist gut mit der Symptomatik. Klinisch relevant sind die schwere Hämophilie (Restaktivität von FVIII bzw. FIX $<2\,\%$), die mittelschwere Hämophilie ($>2\,\%$ bis $<5\,\%$) und die leichte Hämophilie ($>5\,\%$ bis $<25\,\%$). Die sog. Subhämophilie ($>25\,\%$ bis < unterer Normwert) wird in den meisten Fällen nur durch einen Zufallslaborbefund diagnostiziert.

Die Manifestation einer schweren Hämophilie bereits bei der Geburt ist eher selten. Bei schwieriger Entwicklung des Kindes können jedoch ausgeprägte Druckstellenhämatome und Kephalhämatome Anlaß für eine Gerinnungsuntersuchung sein. Gelegentlich werden Weichteil- und zerebrale peripartale Blutungen beobachtet. Iatrogene Blutungen durch Punktionen, Injektionen und chirurgische Eingriffe sind bereits in der Säuglingszeit auffällig. Meist manifestiert sich die Hämophilie selbst im schweren Fall jedoch erst jenseits der ersten 6 Lebensmonate im Zuge stärkerer Aktivität und Selbständigkeit des Kindes. Eine kritische Zeit ist die des Laufenlernens. Auffallende Hämatome sind dann oft der Grund für die Diagnosestellung. Von diesem Lebensalter ab beobachtet man auch die klassischen Blutungstypen der Hämophilie, z.B. schmerzhafte Muskel- und Gelenkblutungen. Obwohl in der Neonatalzeit ca. 20 % der Kinder bereits signifikante Blutungen erleiden, wird die Diagnose zu dieser Zeit nur bei 10 % der Hämophiliepatienten gestellt. Neben der Gefahr der schweren Anämie können akute Begleitkomplikationen auftreten, wie z.B. Verlegung der Atemwege nach Zungenbißhämatom (Abb. 169.7), Kompartmentsyndrom und Kompression peripherer Nerven mit nachfolgender Parese. Die häufigste akut auftretende Todesursache ist jedoch die Hirnblutung. Eine schwere Blutungsanämie als Folge einer akuten Blutung wird in der Regel nicht übersehen, da sich diese auch durch zusätzliche Symptome wie Volumenmangelschock manifestiert. Trotzdem kann eine schwere Anämie bei versteckter Blutungslokalisation, z.B. bei abdomineller Blutung nach inadäquatem Trauma, zunächst übersehen werden.

Die klassischen Blutungstypen der schweren Hämophilie sind die Gelenkblutung (Abb. 169.8) und die Muskelblutung, die extrem schmerzhaft sein können und akut zu Schwellung, Bewegungseinschränkung und Schonhaltung führen. Unter den Muskelblutungen ist die M.-psoas-Blutung erwähnenswert, da die Symptome einer Hüftgelenkblutung bzw. einer Koxitis ähneln können, sie aber gelegentlich auch

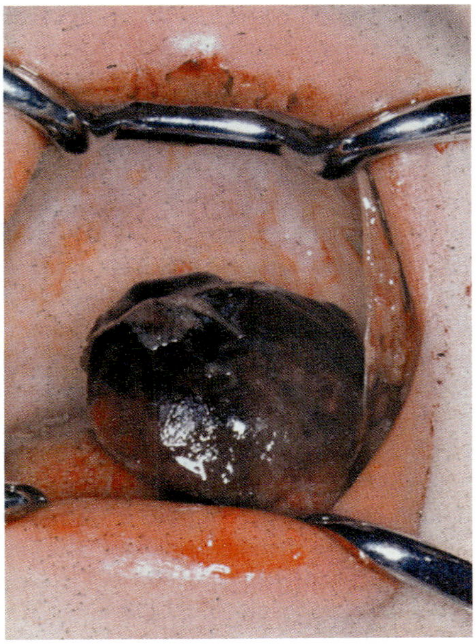

Abb. 169.7. Blutung nach Zungenbiß bei einem Jungen mit Hämophilie A

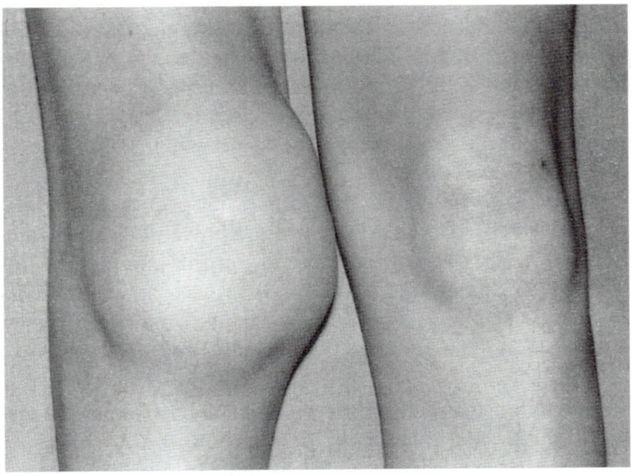

Abb. 169.8. „Ballonknie" nach Kniegelenkblutung bei Hämophilie A

als Appendizitis fehldiagnostiziert werden kann. Abgesehen von der schweren akuten Beeinträchtigung der Patienten durch Muskel- und Gelenkblutungen sind es v.a. die chronischen Spätfolgen durch Muskelkontraktur, neurologische Schäden und die „hämophile Arthropathie" (Abb. 169.9), die die Morbidität der Patienten ausmachen. Charakteristisch für die Hämophilie ist außerdem das Fehlen exzessiver Blutungen aus kleinsten Schnitt- und Schürfwunden, da die primäre Hämostase nicht beeinträchtigt ist.

Diagnose. Wegweisend ist die verlängerte Gerinnungszeit, gemessen als aktivierte partielle Thromboplastinzeit (aPTT) bei normaler Thromboplastinzeit (TPZ, Quick) und normaler Thrombinzeit (TZ). Die Diagnose wird durch den Nachweis einer erniedrigten oder fehlenden FVIII-Gerinnungsaktivität (FVIII:C) gesichert. Differentialdiagnostisch sind bei isolierter aPTT-Verlängerung eine Hämophilie B und ein VWS sowie ein Faktor-XI-Mangel auszuschließen.

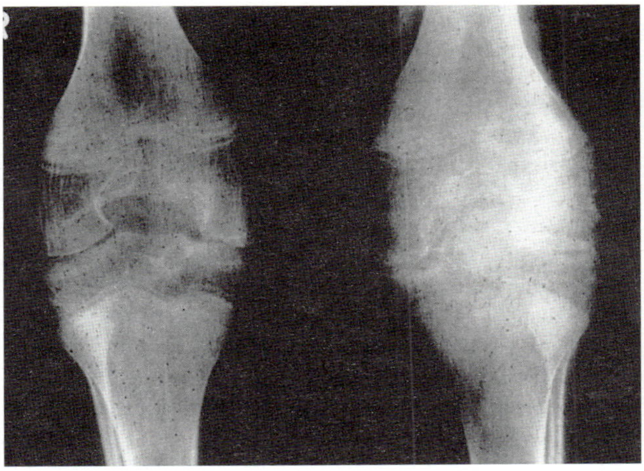

Abb. 169.9. Arthropathie nach rezidivierenden Kniegelenkblutungen. Im Vergleich zur Gegenseite ist der Kniegelenkspalt der linken Extremität nur noch schlecht abgrenzbar. Die Epiphysenzonen sind aufgetrieben

Die auffälligsten aPTT-Verlängerungen werden bei einem Faktor-XII-Mangel und bei HMW-Kininogen- sowie Präkallikreinmangel beobachtet. Der schwere FXII-Mangel geht jedoch eher mit einer Thromboseneigung einher. Eine molekulargenetische Diagnostik ist heute möglich und wünschenswert, da sie Aussagen über Schweregrad und Verlauf der Krankheit erlaubt und die Ergebnisse als Grundlage für eine genetische Beratung dienen können.

Hämophilie B

Definition. Die Hämophilie B (Christmas disease) ist eine X-chromosomal-rezessiv vererbte Koagulopathie auf der Grundlage eines Faktor-IX-(FIX-)Mangels, bedingt durch Defekte des FIX-Gens. Leitsymptome sind, wie bei der Hämophilie A, Blutungen in die großen Gelenke und in die Muskulatur sowie Hirnblutungen. Betroffen sind Jungen in einer Häufigkeit von 1 : 60 000.

Historie. Im Jahre 1952 beschrieben mehrere Arbeitsgruppen ein von der Hämophilie klinisch nicht unterscheidbares Krankheitsbild, welches jedoch mit normalen Faktor-VIII-Werten einherging. Verantwortlich war das Fehlen eines bis dahin nicht beschriebenen Faktors, der heute als Faktor IX bezeichnet wird. Im folgenden wurde dann zwischen Hämophilie A für den FVIII-Mangel und Hämophilie B für den FIX-Mangel unterschieden. Die Bezeichnung „Christmas disease" ist auf den erstbeschriebenen Patienten mit Hämophilie B namens „Christmas" zurückzuführen.

Erbgang. Wie bei der Hämophilie A ist der Erbgang der Hämophilie B X-chromosomal-rezessiv. Die in der Regel asymptomatischen Mütter der männlichen Patienten sind als Konduktorinnen zuverlässig nur über molekulargenetische Untersuchungen zu diagnostizieren. Ungleiche X-Inaktivierung sowie Homozygotie für FIX-Gendefekte können aber auch bei Frauen zu einer klinisch relevanten Hämophilie B führen. Eine FIX-Defizienz kann im Rahmen einer allgemeinen Lebersynthesestörung oder bei Vitamin-K-Mangel auch erworben werden.

Das FIX-Gen ist auf dem langen Arm des X-Chromosoms (Xq26–27.3) lokalisiert, mit 32 Kb deutlich kleiner als das FVIII-Gen und mit nur 7 Exons weniger komplex, was eine molekulargenetische Diagnostik sehr erleichtert. Die cDNA besteht aus einem 2,8 Kb großen offenen Leseraster und codiert für ein 461 Aminosäuren großes Vorläuferprotein von ca. 56 000 KDa. Wie viele andere Gerinnungsfaktoren mit enzymatischer Aktivität ist der aktivierte FIX eine Serinprotease. Voraussetzung ist eine proteolytische Spaltung mittels FXIa und/oder FVIIa. FIXa entfaltet seine Aktivität – zusammen mit FVIIIa als Kofaktor – bei der Aktivierung von FX. Inhibitor von FIXa ist Antithrombin.

Klinische Symptome. Das klinische Bild ist praktisch mit der Hämophilie A identisch.

Diagnose. Wie bei der Hämophilie A ist eine verlängerte aPTT bei normaler PTZ und TZ wegweisend für die Diagnostik (s. Abb. 169.6). Ein erniedrigter oder fehlender FIX bei normalem FVIII bestätigt die Diagnose einer Hämophilie B. Insbesondere zum Zwecke der genetischen Beratung ist auch hier eine molekulargenetische Diagnostik angezeigt.

Therapie von Hämophilie A und Hämophilie B. Grundsätzlich sollten Patienten mit Gerinnungsstörungen keine Acetylsalicylsäure enthaltenden Schmerzmittel einnehmen. Intramuskuläre Injektionen sind kontraindiziert!

Lokalen Maßnahmen zugängliche Blutungen können durch Kompression, lokale Hämostyptika und Ruhigstellung erstversorgt werden.

Bei beginnenden Gelenkblutungen ist oftmals noch kein eindeutiger klinischer Befund zu erheben. Die Patienten sind jedoch meist sehr gut in der Lage, den Beginn einer Gelenkblutung zu erkennen. Dieses Gefühl einer beginnenden Spannung im Gelenk, auch „hämophile Aura“ genannt, ist immer ernst zu nehmen. Bei kleinen Kindern beobachtet man häufig als ersten Hinweis eine Schonhaltung. Eine sofortige Substitution mit Faktorkonzentrat kann die Blutung stoppen und ein starkes Anschwellen des Gelenks verhindern.

Bei fortgeschrittener Gelenkblutung ist nach primärer Substitution in der Regel eine Klinikeinweisung notwendig. Hier sollte nach anfänglicher Ruhigstellung, Hochlagerung und Kühlung unter ausreichender Faktorsubstitution bereits frühzeitig eine krankengymnastische Mobilisierung mittels isometrischer Übungen beginnen.

Auch Muskelblutungen müssen rasch durch Substitution behandelt werden, um ein Kompartmentsyndrom zu verhindern und spätere Kontrakturen sowie neurologische Schäden zu vermeiden. Eine besondere Gefährdung in dieser Hinsicht ergibt sich bei Blutungen in den M. iliopsoas mit Schädigung des N. femoralis und Entstehen einer Hüftkopfnekrose, in den M. gastrocnemius mit der Folge einer Spitzfußstellung und in die Unterarmmuskulatur mit Schädigung des N. ulnaris und des N. medianus.

Plötzliche, unerklärliche Kopfschmerzen, evtl. nach einer Schädelprellung, sollten immer an eine zerebrale Blutung denken lassen und zu einer entsprechenden Diagnostik Anlaß geben. Vor einem Transport in eine Klinik muß vorsorglich eine Faktorsubstitution erfolgen.

Ähnlich wie beim VWS lassen sich Blutungen im Rahmen einer leichten Hämophilie A bei Fehlen von Kontraindikationen gut mit DDAVP behandeln.

Bei der schweren Hämophilie ist in vielen Fällen eine prophylaktische Dauersubstitution mit Gerinnungsfaktoren indiziert. Dies betrifft v.a. Kleinkinder und Schulkinder. Insbesondere die chronisch-rezidivierenden Gelenkblutungen im Kindesalter können die Entwicklung des wachsenden Organismus schwer beeinträchtigen. Darüber hinaus möchte man diesen Kindern ein einigermaßen normales Leben ermöglichen, um auch psychische Traumatisierungen zu vermeiden und die psychosozialen Auswirkungen der chronischen Krankheit wie Sonderstatus und Isolation möglichst zu mildern.

Ziel der Dauerprophylaxe ist es, einen Patienten mit schwerer Hämophilie zu einem Patienten mit mittelschwerer Hämophilie zu machen, d.h., seinen Gerinnungsfaktorspiegel nicht unter 2 % absinken zu lassen. Dies kann i. allg. mit einer 3mal wöchentlichen Gabe eines FVIII-Konzentrats bzw. mit einer 2mal wöchentlichen Gabe eines FIX-Konzentrats erreicht werden. Die erforderlichen Dosen für die Substitution sind differenziert nach Art und Schwere der Blutung in Tabelle 169.10 aufgelistet.

Nebenwirkungen der Substitutionstherapie sind mögliche Virusinfektionen wie die Hepatitiden- oder die HIV-Infektionen. Diesem Problem wird heute durch sorgfältige Spenderauswahl und Virusinaktivierungsverfahren sowie durch die Verfügbarkeit rekombinanter Präparate Rechnung getragen. Eine absolute Virussicherheit kann jedoch nicht garantiert werden.

Inhibitoren im Sinne von Alloantikörpern gegen transfundierten FVIII oder FIX sowie anaphylaktische Reaktionen können als Folge der Substitution mit einem vom Immunsystem als „fremd“ erkannten Protein auftreten. Charakteristischerweise treten diese Inhibitoren vorwiegend bei Patienten mit schwerer Hämophilie auf. Ihre Inzidenz korreliert mit spezifischen Mutationen. Neben schwersten Gelenk- und Muskelblutungen steigt die Inzidenz lebensbedrohlicher Hirnblutungen deutlich an. Ein hochtitriger Inhibitor ist somit als schwere Komplikation der Substitutionstherapie anzusehen und erfordert eine entsprechende Supportiv- und Inhibitoreliminationstherapie. Letztere besteht aus der hochdosierten Gabe von FVIII-Konzentrat (100–200 IE/kgKG/Tag) über einen längeren Zeitraum. Alternativ läßt sich bei Vorliegen eines FVIII-Inhibitors auch aktivierter Prothrombinkomplex, Faktor VIII vom Schwein oder aktivierter FVII einsetzen. Die Therapie eines Inhibitorpatienten ist mit immensen Kosten verbunden.

Differentialdiagnose Hämophilie A, Hämophilie B und Von-Willebrand-Syndrom. Gemeinsames Kennzeichen der Hämophilien A und B ist die verlängerte Blutgerinnungszeit, gemessen als aktivierte partielle Thromboplastinzeit (aPTT). FVIII und FIX gehen in die aPTT-Messung ein (s. Abb. 169.6). Die Gleichartigkeit der klinischen Symptomatik erklärt sich auch durch die Cofaktorfunktion von FVIII für die Serinprotease FIX bei der Aktivierung von FX. Mit dem korrekten Nachweis eines isolierten FIX-Mangels ist die Diagnose Hämophilie B gesichert. Ein nachgewiesener FVIII-Mangel hingegen erfordert eine weiterführende Diagnostik zum

Ausschluß eines VWS. Dabei schließen auch sehr niedrige FVIII:C-Werte ein VWS nicht aus. Zur Unterscheidung zwischen Hämophilie A und VWS ist zumindest die Bestimmung des VWF als Ristocetin-Cofaktor (RiCof) und als VWF:Antigen (VWF:Ag) notwendig. Eine Ergänzung der Labordiagnostik durch Bestimmung der FVIII-Bindungsfähigkeit des Patienten-VWF ist in allen Fällen eines Verdachts auf Hämophilie A bei unklarem oder widersprüchlichem Erbgang und „weiblicher Hämophilie A" indiziert (s. unter „Hämophilie A").

FI-(Fibrinogen-)Mangel

Wie alle im folgenden beschriebenen Koagulopathien ist der FI-Mangel (Afibrinogenämie, Hypofibrinogenämie, Dysfibrinogenämie) eine seltene Krankheit, sie wird autosomal-rezessiv vererbt. Blutungen nach Abfallen der Nabelschnur können das erste klinische Zeichen sein. Es finden sich meist profuse Blutungen nach inadäquatem Trauma und Wundheilungsstörungen. Auch intrakranielle Blutungen kommen vor, während Gelenkblutungen, anders als bei den Hämophilien, selten sind.

Die Hypofibrinogenämie ist definiert als FI-Mangel mit Werten zwischen 20 und 100 mg/dl. Klinische Manifestationen sind dabei eher selten.

Die Gene für die 3 Untereinheiten des Fibrinogenmoleküls finden sich eng benachbart innerhalb einer Region von ca. 50 Kb auf Chromosom 4q23–32 (s. Tabelle 169.8). Je 2 der α-, β- und γ-Ketten bilden das Protein.

Hämostaseologisch finden sich bei Fibrinogenmangel eine verlängerte aPTT, eine verlängerte Prothrombin- und eine verlängerte Thrombinzeit. Die funktionelle Aktivität, gemessen als Fibrinogen nach Clauss, und die immunologisch bestimmte Konzentration sind vermindert.

Therapeutisch kommen gefrorenes Frischplasma und kommerziell erhältliches Fibrinogenkonzentrat in Betracht. Die Substitution bei einer Blutung erfolgt im Regelfall nur alle 2 Tage, da die Halbwertszeit des FI mit 3 Tagen recht lang ist. Die erforderliche Dosis findet sich in Tabelle 160.10.

Die Dysfibrinogenämie als qualitativer Defekt kann zusätzlich mit einer Defizienz kombiniert sein. Blutungen sind eher selten. Bestimmte Dysfibrinogenämien können auch mit einer Thromboseneigung bzw. Abortneigung einhergehen.

FII-Mangel

Die Aprothrombinämie oder Hypoprothrombinämie wird in der Regel autosomal-rezessiv vererbt, wie ihr Auftreten in konsanguinen Familien vermuten läßt (zum Prothrombingen s. Tabelle 169.8). Es sind auch verschiedene qualitative Defekte im Sinne einer Dysprothrombinämie beschrieben worden. Es ist daher sinnvoll, bei einem FII-Mangel auch den immunologischen Nachweis von FII:Ag zu führen.

Beschrieben werden Blutungen nach Abfallen der Nabelschnur, Blutungen nach inadäquatem Trauma, Hämatome und Schleimhautblutungen, aber auch schwere Muskelblutungen, z.B. nach i.m.-Impfung.

Hämostaseologisch finden sich eine verlängerte aPTT und ein erniedrigter Quick-Wert bei normaler Thrombinzeit und normalen Werten für alle Einzelfaktoren außer FII.

Die therapeutische Substitution kann durch Prothrombinkomplexkonzentrat erfolgen, aber auch durch gefrorenes Frischplasma, da es wegen der langen Prothrombinhalbwertszeit (60 h) nicht zur Volumenüberladung kommen muß. Plasmaspiegel von 20–30 % genügen i. allg. für eine effektive Hämostase (erforderliche Dosen s. Tabelle 169.10).

FV-Mangel

Die schwere Form dieser seltenen Gerinnungsstörung, auch Parahämophilie genannt, wird autosomal-rezessiv vererbt (zum FV-Gen s. Tabelle 169.8). Klinisch manifestiert sich der FV-Mangel durch Nachblutungen beim Abfall der Nabelschnur, Haut- und Schleimhautblutungen, Hämaturie, abdominelle Blutungen und Menorrhagien. Gelenkblutungen sind selten. Hirnblutungen sind ebenfalls selten. Die Diagnose wird durch Einzelfaktorenanalyse nach pathologisch ausgefallener aPTT und erniedrigtem Quick-Wert bei normaler Thrombinzeit gestellt. Zur Therapie kommt im wesentlichen nur gefrorenes Frischplasma in Frage (erforderliche Dosis s. Tabelle 169.10), jedoch kann auch Thrombozytenkonzentrat wegen des Gehalts von FV in den Plättchen die Hämostase dieser Patienten verbessern. Interessanterweise schützt der FV-Mangel nicht vor Thrombosen.

Eine Variante des FV, der sog. FV-Leiden, ist für die APC-Resistenz verantwortlich. Diese ist ein Risikofaktor für Thrombosen (s. unter „Störungen des Protein-C-Systems").

Kombinierter FV- und FVIII-Mangel

Diese Gerinnungsstörung ist eine eigene Entität. In der Literatur sind 58 Familien beschrieben worden. FV- und FVIII-Werte liegen im Bereich von 5–30 %. Der Erbgang ist autosomal-rezessiv. Der Homologie zwischen FV und FVIII liegt ein gemeinsamer gestörter posttranslationaler Prozeß zugrunde. Mittels klassischer Kopplungsanalyse und Positionsklonierung konnte ein bereits früher isoliertes, auf Chromosom 18q gelegenes Gen, „ERGIC-53", als Kandidatengen identifiziert werden. Homozygote inaktivierende Mutationen in diesem Gen ließen sich bei den untersuchten Familien nachweisen und bewiesen damit die Kausalität von ERGIC-53-Gendefekten für den kombinierten FV/FVIII-Mangel. Das Genprodukt, dessen Funktion bisher unbekannt war, wird als intrazellulärer Proteintransporter angesehen, der an der Sekretion beider Gerinnungsfaktoren beteiligt ist.

In Abhängigkeit vom FV- und FVIII-Spiegel sind die klinischen Symptome mehr oder weniger schwerwiegend. Therapeutisch kommen für die FV-Substitution nur gefrorenes Frischplasma, für die FVIII-Substitution FVIII-Konzentrate in Betracht, bei milderen Formen ist ein Therapieversuch mit DDAVP indiziert (erforderliche Dosen s. Tabelle 169.10).

FVII-Mangel

Der schwere FVII-Mangel ist mit einer Prävalenz von 1 : 500 000 sehr selten und folgt einem autosomal-rezessiven Erbgang (zum FVII-Gen s. Tabelle 169.8). Die klinische Symptomatik ähnelt der Hämophilie. Gelenkblutungen können wie bei der Hämophilie zu schweren Arthropathien führen. Neugeborene sind geburtstraumatisch bedingt durch ZNS-Blutungen gefährdet.

Die Diagnose wird bei Nachweis einer isolierten Verlängerung der Prothrombinzeit bei normaler aPTT und normaler Thrombinzeit vermutet und schließlich durch Einzelfaktorenanalyse bestätigt. Heterozygote Personen haben normalerweise keine Blutungssymptome. Die Höhe der FVII-Restaktivität korreliert schlecht mit der Blutungsneigung. Auch Patienten mit einem FVII zwischen 5 und 10 % können asymptomatisch sein und erst bei Operationen oder Beginn der Menstruationsblutungen auffallen.

Therapeutisch kommt FVII-Konzentrat zum Einsatz. Im Notfall ist auch die Gabe von Prothrombinkomplexkonzentrat möglich. Gentechnisch hergestellter rekombinanter FVIIa ist ebenfalls verfügbar. Wegen der geringen Halbwertszeit von nur 3–6 h sind häufige Substitutionen bzw. Dauerinfusionen notwendig. Dabei ist eine Anhebung des FVII auf > 30 % (ggf. 50 %) meist ausreichend. Die Therapie, v.a. mit dem rekombinanten Präparat, ist sehr teuer (erforderliche Dosen s. Tabelle 169.10).

FX-Mangel

Der schwere FX-Mangel ist eine sehr seltene, autosomal-rezessiv vererbte Gerinnungsstörung, die klinisch durch Haut- und Schleimhautblutungen, Epistaxis, Menorrhagien, Hämaturie, gelegentlich Gelenkblutungen sowie durch Blutungen nach inadäquatem Trauma gekennzeichnet ist (zum FX-Gen s. Tabelle 169.10). Frauen mit schwerem FX-Mangel neigen zu Fehlgeburten, vorzeitiger Plazentalösung und Frühgeburten. Man kann zwischen rein quantitativen Defekten und dysfunktionellem FX unterscheiden. Zu beobachten sind eine verlängerte aPTT und ein erniedrigter Quick-Wert bei normaler Thrombinzeit. Durch Einzelfaktorenanalyse wird die Diagnose gesichert; durch Bestimmung des FX-Antigens wird zwischen dysfunktionellem und quantitativem Defekt differenziert.

Da der FX mit 40 h eine lange Halbwertszeit besitzt, ist die Gabe von gefrorenem Frischplasma in Fällen kleinerer Blutungen ausreichend. Darüber hinaus kann Prothrombinkomplexkonzentrat gegeben werden. Dabei müssen jedoch der sehr unterschiedliche Gehalt an FX in den verschiedenen Präparaten und die Möglichkeit von Thrombosen berücksichtigt werden (erforderliche Dosen s. Tabelle 169.10).

FXI-Mangel

Der schwere FXI-Mangel, auch Hämophilie C genannt, ist sehr selten, erreicht jedoch in einzelnen Populationen höhere Prävalenzen, z.B. bei Ashkenazi-Juden eine Häufigkeit von 1–3 : 1000. Der Erbgang ist nicht streng autosomal-rezessiv, da auch bei Heterozygotie durchaus Blutungen beobachtet werden (zum FXI-Gen s. Tabelle 169.8). Die klinische Symptomatik ist variabel. Schwerere Blutungen sind selten und treten praktisch nur im Rahmen von Verletzungen und Operationen auf. Nasenbluten, Weichteil- und Nachblutungen nach Zahnextraktion sowie Menorrhagien werden gelegentlich beobachtet. Gelenkblutungen treten praktisch nie auf.

Wegweisend ist beim schweren FXI-Mangel die stark verlängerte aPTT bei normalem Quick-Wert und normaler Thrombinzeit. Die Diagnose wird durch Einzelfaktorenanalyse gesichert. Ähnlich deutliche Verlängerungen der aPTT werden beim schweren FXII-Mangel beobachtet.

Therapeutisch ist wegen der langen Halbwertszeit des FXI von 48 h die Gabe von gefrorenem Frischplasma in der Regel ausreichend. Insbesondere bei Blutungen oder Eingriffen im HNO-Bereich empfiehlt sich die zusätzliche Gabe von Fibrinolysehemmern wie Tranexamsäure.

FXII-Mangel

Der FXII-Mangel ist recht häufig, wird jedoch praktisch nur bei Routinegerinnungsuntersuchungen, z.B. präoperativ, durch die korrespondierende verlängerte aPTT entdeckt. Insbesondere bei Kindern wird der milde FXII-Mangel als passageres, infektassoziiertes Phänomen häufig beobachtet. Der heterozygote FXII-Mangel ist klinisch meist inapparent. Es wurde allerdings in einigen wenigen Familien eine Disposition zu frühen Hirninfarkten und erhöhtem Spontanabortrisiko gefunden. Der schwere FXII-Mangel hingegen, beruhend auf homozygoten oder compound-heterozygoten Gendefekten, fällt klinisch nicht durch Blutungsneigung, sondern wegen seiner Bedeutung für die Fibrinolyse durch Thrombosen auf. So gibt es nur anekdotische Berichte über Blutungen bei schwerem FXII-Mangel, jedoch eine Vielzahl von Publikationen über thromboembolische Ereignisse bei FXII-Werten < 1 %. Faktor XII als Teil des Kontaktsystems besitzt eine Doppelfunktion als Aktivator von Faktor XI, aber auch der Fibrinolyse. Der Widerspruch zwischen der beim FXII-Mangel exzessiv verlängerten In-vitro-Gerinnungszeit (aPTT) und der fehlenden Blutungsneigung ergibt sich aus der Tatsache, daß auch aktivierter FVII über die Aktivierung von FIX in der Lage ist, den endogenen Ablauf der Gerinnung zu fördern. Somit scheint die Funktion des FXII als Aktivator bezüglich der Fibrinolyse klinisch im Vordergrund zu stehen. Im Kindesalter manifestiert sich diese Thromboseneigung praktisch nicht, jedoch wurde der schwere FXII-Mangel bei schwangeren Frauen in Zusammenhang mit Fehlgeburten und Frühgeburten gebracht und kann daher zur neonatalen Morbidität beitragen. Eine Behandlung ist nicht notwendig. In der Schwangerschaft ist bei Frauen mit FXII-Mangel und vorausgegangenen Aborten eine Antikoagulation mit niedermolekularem Heparin zu erwägen (s. auch unter „Thrombophilie").

FXIII-Mangel

Der FXIII-Mangel ist nur bei FXIII-Werten < 10 % von klinisch größerer Relevanz. Bei Werten < 30 % können Wundheilungsstörungen beobachtet werden. Bei Neugeborenen fällt der sehr seltene schwere FXIII-Mangel (< 1 %-Restaktivität) durch die prolongierte Nabelblutung, später durch Hämatome, verlängerte Blutungen nach Verletzungen und nicht selten durch Hirnblutungen auf. Wegweisend sind 2–3 Tage verspätet auftretende Nachblutungen nach Operationen. Oft treten diese Blutungen jedoch auch sofort auf. Die Patienten neigen außerdem zu schlecht heilenden Wunden mit ausgeprägter Narbenbildung. Einen erworbenen FXIII-Mangel, der 30 % jedoch meist nicht unterschreitet, findet man bei der anaphylaktoiden Purpura Schönlein-Henoch sowie beim Morbus Crohn.

Bei Patienten mit angeborenem Mangel ist der FXIII im Plasma und in den Thrombozyten reduziert. Heterozygote Patienten mit FXIII-Werten um 40–50 % sind in der Regel asymptomatisch.

Im Plasma besteht FXIII aus 2 α-Ketten, die die enzymatische Aktivität einer durch Thrombin und Ca^{++} zu aktivierenden Transglutaminase tragen, und 2β-Ketten, die als Trägerprotein fungieren. Defekte in α- oder β-Ketten, die von unterschiedlichen Genen codiert werden (s. Tabelle 169.8), können für den FXIII-Mangel verantwortlich sein. In Thrombozyten finden sich nur die α-Ketten. Die Funktion des FXIII besteht in der Quervernetzung von Fibrinmolekülen über Amidbindungen zwischen der Lysin-ε-Aminogruppe und der γ-Carbonylgruppe des Glutamins. Hierdurch wird Fibrin stabilisiert und vor vorzeitiger Lyse durch Plasmin geschützt.

Mit den üblichen Partialtests (aPTT, Quick, Thrombinzeit) läßt sich ein FXIII-Mangel nicht erfassen, da die Wirkung des FXIII erst nach der Fibrinbildung einsetzt, wohl aber zumindest bei der schweren Form mittels Thrombelastographie. Die Bestimmung erfordert z.B. die Messung der Transglutaminaseaktivität des FXIII an einem geeigneten synthetischen Substrat über die Freisetzung von Ammoniak oder immunologische Methoden. Hierbei kann zwischen den α- und den β-Ketten differenziert werden.

Therapeutisch ist die Substitution von FXIII-Konzentrat das Mittel der Wahl, ggf. auch gefrorenes Frischplasma. Zur Behandlung von Blutungen sollten Werte >30% angestrebt werden. Der minimale notwendige Wirkspiegel ist jedoch mit 5–10% sehr niedrig und die Halbwertszeit des FXIII mit 5–7 Tagen sehr lang. Es genügen daher in der Regel Substitutionsabstände von mehreren Tagen bis Wochen (erforderliche Dosen s. Tabelle 169.10).

169.2 Thrombophilie

Definition. Die Thrombophilie ist definiert als Neigung zu Thromboembolien und Infarkten auf der Grundlage erworbener oder hereditärer Defekte und Störungen einzelner Gerinnungsfaktoren, der Inhibitoren der Gerinnung, der Faktoren und Inhibitoren der Fibrinolyse sowie die Funktion und Integrität des Endothels beeinflussender Faktoren. Auch über die Norm erhöhte prokoagulatorische Einzelfaktoren gehen mit einem erhöhten Thromboserisiko einher.

Thrombosen sind im Erwachsenenalter mit einer jährlichen Inzidenz von 1:1000 ein relativ häufiges Ereignis. Die Mehrzahl der Thrombosen wurde in der Vergangenheit als idiopathisch angesehen. In den letzten Jahren konnten jedoch zunehmend neue Risikofaktoren identifiziert werden, so daß heute in den meisten Fällen einer spontan aufgetretenen Thrombose entsprechende erworbene oder hereditäre prädisponierende Faktoren nachgewiesen werden können. Die hohe Prävalenz hereditärer Thrombophiliefaktoren auch in der Normalbevölkerung ist als Selektion für den präthrombotischen Zustand anzusehen. Offensichtlich wurde ein effektives System zur Blutstillung nach Verletzung und insbesondere bei Frauen zur Vermeidung starken Blutverlustes im Rahmen der Regelblutung und bei Geburten von der Evolution begünstigt. Die negative Seite der Selektion, die Neigung zu Thrombosen, trifft das Individuum meist erst nach der Reproduktionsphase und ist damit nur von geringer Bedeutung für die Population.

Im Kindesalter treten Thrombosen deutlich seltener auf (5:10000 Krankenhauseinweisungen in einer kanadischen Untersuchung), spielen aber, abgesehen von der unmittelbaren Bedrohung, aufgrund ihrer Bedeutung für Störungen des Wachstums und der Entwicklung von Kindern eine wichtige Rolle. Die Inzidenz bei Kindern ist deutlich altersabhängig mit einem Häufigkeitsgipfel prä- und perinatal sowie im Neugeborenen- und frühen Säuglingsalter, einer sehr niedrigen Inzidenz im späteren Säuglingsalter bis zum Eintritt in die Pubertät und einem Anstieg auf die Thromboseinzidenz des jungen Erwachsenen jenseits der Pubertät. In allen Fällen sind Thrombosen im Kindesalter, auch bei Vorliegen exogener kausaler Faktoren (z.B. zentrale Katheter), ein ungewöhnliches Ereignis und sollten immer Anlaß zur Erhebung einer ausführlichen Familienanamnese sowie zur Durchführung einer umfassenden Thrombophiliediagnostik sein.

Antithrombinmangel

Definition. Hier handelt es sich um einen erworbenen oder hereditären Mangel an dem Proteinaseinhibitor Antithrombin, heute als AT, früher als AT III bezeichnet. Die hereditäre Form wird unterteilt in einen quantitativen Typ-1- und einen qualitativen Typ-2-AT-Defekt. Die Häufigkeit eines klinisch relevanten hereditären AT-Mangels beträgt 1:2000–1:5000. Der Erbgang ist autosomal-dominant, gelegentlich -rezessiv, der Genort liegt auf 1q23–25 (s. Tabelle 169.8).

Pathophysiologie. Neben Thrombin inhibiert AT auch weitere Serinproteasen wie FXIIa, FXIa, FIXa und FXa des endogenen Systems, während FVIIa durch AT nur wenig inaktiviert wird. Die Wirkung von AT durch Bindung der o.g. Serinproteasen wird in Gegenwart von Heparin durch allosterische Konformationsänderung um den Faktor 1000 gesteigert. Für die hierzu nötige Bindung von Heparin an AT existieren spezielle Bindungsstellen.

Einen erworbenen Mangel an AT beobachtet man bei thrombotischen Ereignissen und Verbrauchskoagulopathie, bei schwerer Lebersynthesestörung, beim nephrotischen Syndrom, unter Heparinisierung und ausgeprägt unter Asparaginasetherapie bei akuter lymphatischer Leukämie. Hereditäre funktionelle Defekte beeinträchtigen z.B. die Heparinbindungsregion oder die Thrombinbindungsstelle.

Diagnose, Therapie und Prophylaxe. Ein AT-Mangel kann vermutet werden bei relativer Heparinresistenz und im Rahmen der o.g. erworbenen Krankheiten. Bei Thrombosen im Kindesalter und bei familiärer Thromboseneigung gehört die AT-Bestimmung zum obligatorischen Routineprogramm. Durch Bestimmung der AT-Aktivität und des AT-Antigens läßt sich zwischen AT-Mangel Typ 1 und Typ 2 unterscheiden. Der AT-Mangel findet sich in Thrombosekollektiven bei ca. 5% der Patienten. Ein hereditärer AT-Mangel ist mitunter von einem erworbenen Mangel schwer abzugrenzen. Hier können eine Familienanalyse und/oder die molekulargenetische Diagnostik weiterhelfen.

Für die Substitutionstherapie des AT-Mangels stehen mehrere virusinaktivierte AT-Konzentrate zur Verfügung. Sie kommt bei der Verbrauchskoagulopathie und anderen erworbenen schweren Mangelzuständen sowie bei hereditärem AT-Mangel in Verbindung mit einem thrombotischen Ereignis zum Einsatz. Die erforderlichen Dosen zur Substitution finden sich in Tabelle 169.10.

Die Prophylaxe thrombotischer Ereignisse kann vorzugsweise durch Vitamin-K-Antagonisten (Phenprocoumon) erfolgen. Wegen der Möglichkeit der sog. Warfarinembryopathie sollten Vitamin-K-Antagonisten während der Schwangerschaft nicht verwendet werden. Eine Antikoagulation mittels niedermolekularem Heparin ist dann die Alternative, in besonderen Fällen auch eine Dauersubstitution mit AT-Konzentrat. Bei einer Halbwertszeit von 36 h sollte eine Substitution alle 3 Tage ausreichend sein (s. Tabelle 169.10). Eine Antikoagulation durch niedermolekulares Heparin ist für das Kindesalter bisher noch nicht zugelassen. Wegen der leichteren Steuerbarkeit, der geringeren Applikationsfrequenz, positiver Effekte auf die Fibrinolyse und deutlich geringerer Osteoporosegefahr ist niedermolekulares Heparin auch im Kindesalter vorzuziehen.

Störungen des Tissue-factor-pathway-Inhibitors

Der Tissue-factor-pathway-Inhibitor (TFPI), auch Lipoprotein-associated-coagulation-Inhibitor (LACI) genannt, wurde 1987 entdeckt und ist der zentrale Inhibitor für die TF-/FVIIa-abhängige Aktivierung von FIX und FX (s. Abb. 169.2). Homozygote Defekte dieses Faktors beim Menschen sind nicht bekannt. Homozygote TFPI-knock-out-Mäuse sterben intrauterin an einer Verbrauchskoagulopathie. Homozygote schwere TFPI-Defekte sind daher wahrscheinlich mit dem Leben nicht vereinbar. Ein heterozygoter Aminosäurenaustausch wurde 1998 beschrieben und geht möglicherweise mit einer Thromboseneigung einher.

Störungen des Protein-C-Systems

Definition. Zum Protein-C-Inhibitorsystem gehören Protein C, Protein S und nicht aktivierter Faktor V. Protein S und FV sind an der Aktivierung von Protein C zu APC beteiligt. Der Mangel an Protein S manifestiert sich in Form eines dem Protein-C-Mangel identischen klinischen Bildes mit thromboembolischen Ereignissen sowie, bei schweren Mangelzuständen, mit dem charakteristischen Bild der Purpura fulminans (Abb. 169.10). Es gibt hereditäre und erworbene Mangelzustände dieser Faktoren. Der Erbgang der angeborenen Formen ist autosomal-dominant mit erheblicher Variation in der Expressivität. Das Bild der Purpura fulminans findet sich praktisch nur bei homozygotem Mangel oder aber bei den erworbenen Formen, z.B. bei schwerem Protein-S-Mangel, der gelegentlich im Rahmen von Varizellen-Infektionen beobachtet wird. Zu den Defekten des Protein-C-Systems gehört auch die Resistenz des aktivierten FV gegenüber seiner proteolytischen Inaktivierung durch aktiviertes Protein C. Diese sog. APC-Resistenz ist ein intrinsischer Defekt des Faktors V – Faktor-V-Leiden – und derzeit der häufigste bekannte Thrombophiliefaktor.

Pathophysiologie. Protein C ist eine Protease, die an definierten proteolytischen Schnittstellen aktivierten Faktor V und aktivierten Faktor VIII inaktiviert (Abb. 169.11). Protein S fungiert als essentieller Cofaktor und liegt in 2 Formen im Plasma vor: als freies, funktionell aktives Protein und in inaktiver Form im Komplex mit C4-Bindungsprotein.

Aktiviertes Protein C (APC) ist auch an der Fibrinolyse durch Inaktivierung des Plasminogenaktivatorinhibitors (PAI) beteiligt (Abb. 169.12).

Neben Antithrombin und TFPI ist das Protein-C-System der wichtigste Inhibitor der Blutgerinnung. Quantitative und qualitative Defekte von Protein C und Protein S sind Ursache von je ca. 5 % der Thrombosen im Erwachsenenalter.

Neben den Defekten von Protein C und Protein S selbst können auch Defekte der Zielfaktoren FV und FVIII die Wirkung des Protein-C-Systems beeinträchtigen. Dies wurde eindrucksvoll am Beispiel der APC-Resistenz (APCR) aufgezeigt, die auf eine Mutation des Faktors V an einer proteolytischen Inaktivierungsstelle zurückzuführen ist. Diese Mutation, nach dem Ort der Erstbeschreibung auch Faktor-V-Leiden genannt, verlangsamt die Inaktivierung des aktivierten FV etwa um das 10fache und führt hierdurch zu einer Verschiebung des hämostaseologischen Gleichgewichts in Richtung Thrombophilie. Die Prävalenz ist mit ca. 6 % in der deutschen Normalbevölkerung und mit bis zu 15 % in anderen Populationen erstaunlich hoch. Der Erbgang ist autosomal-dominant. Heterozygote erwachsene Personen tragen ein 6- bis 8fach erhöhtes Risiko für ein thromboembolisches Ereignis; Homozygotie für die Mutation ist mit einem ca. 80fach erhöhten Thromboserisiko verbunden. Bis zu ca. 30 % der im Kindesalter auftretenden Thrombosen sind mit einer APCR korreliert.

Diagnose. Bei jedem thrombotischen Ereignis im Kindesalter sollte auch nach Defekten des Protein-C-Systems ge-

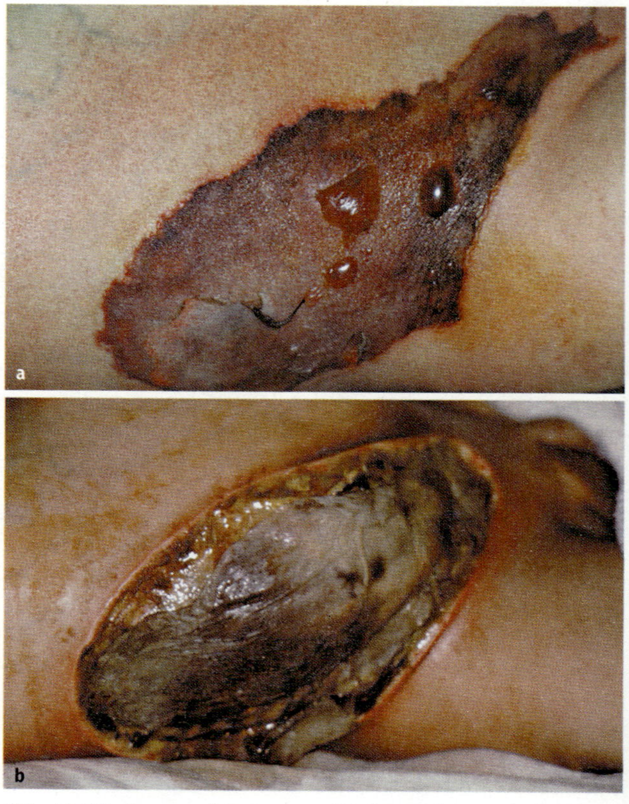
a
b

Abb. 169.10. Purpura fulminans. **a** Umfangreiche Hautnekrose der Bauchdecke bei einem Patienten unter Rezidivtherapie einer akuten lymphatischen Leukämie (ALL) mit erworbenem Protein-S-Mangel im Rahmen einer Sepsis; **b** Folgezustand mit vollständiger Hautnekrose bis zum Peritoneum

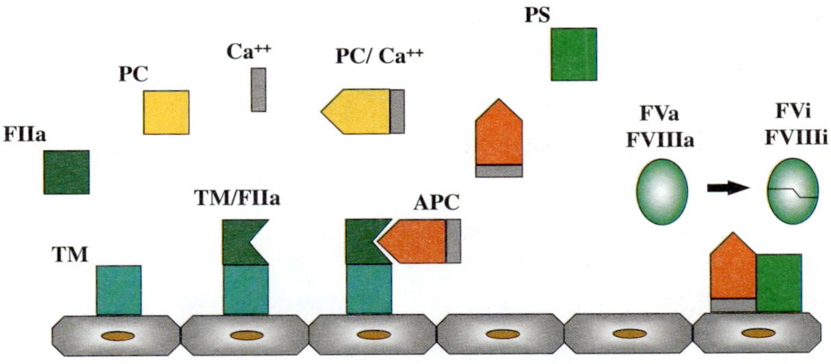

Abb. 169.11. Aktivierung und Funktion des Protein-C-Systems: Durch Bindung an endothelständiges Thrombomodulin (*TM*) verändert Thrombin (*FIIa*) seine Spezifität. Statt Fibrinogen ist das bevorzugte Substrat nun Protein C (*PC*), das durch Bindung von Ca^{++} eine Konformationsänderung erfahren hat. PC/Ca^{++} wird durch den TM/FIIa-Komplex durch begrenzte Proteolyse aktiviert. Aktiviertes PC (*APC*) bildet einen Komplex mit seinem Cofaktor Protein S (*PS*). Über diesen und das gebundene Ca^{++} erfolgt die Bindung an das Endothel oder alternativ auch an die Thrombozytenoberfläche. Der APC/Ca^{++}/PS-Komplex kann nun FVa und FVIIIa durch proteolytische Spaltung an 3 definierten Schnittstellen inaktivieren. Die Mutation FV-Leiden (R506Q) führt zu einer Veränderung der zuerst von APC angegriffenen proteolytischen FV-Schnittstelle (Arginin 506) im Sinne einer erhöhten Resistenz des FVa (APC-Resistenz) und damit zu dessen 10fach langsamerer Inaktivierung

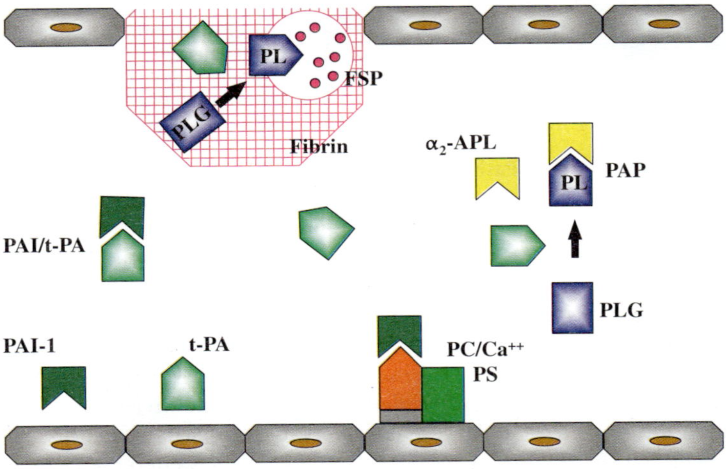

Abb. 169.12. Ablauf der Fibrinolyse. Tissue-type-Plasminogenaktivator (t-PA) aktiviert proteolytisch Plasminogen (PLG) zu Plasmin (PL). Dieses wird in der Zirkulation rasch durch die Bindung an α_2-Antiplasmin (α_2-APL) inaktiviert (Plasmin-Antiplasmin-Komplex, PAP). Im Fibringerinnsel fehlt α_2-APL; daher kann Plasmin hier seine fibrinolytische Wirkung entfalten. Es entstehen Fibrinspaltprodukte (FSP). Ein weiterer Gegenspieler der Fibrinolyse ist Plasminogenaktivatorinhibitor 1 (PAI-1), der t-PA bindet und damit inaktiviert. Kompetitiv wird PAI-1 wiederum durch den aktivierten Protein-C-Komplex inaktiviert. Dies erklärt die fördernde Wirkung von Protein C auf die Fibrinolyse

forscht werden. Neben der Bestimmung von Protein C und freiem Protein S durch funktionelle Tests sollte bei pathologischen Werten auch das jeweilige Antigen bestimmt werden, um zwischen quantitativen und funktionellen Defekten zu differenzieren. Wegen der altersabhängig großen Unterschiede der Normwerte sollte die Untersuchung der Eltern zur Unterstützung der Diagnose genutzt werden, ebenso wie der molekulargenetische Nachweis eines Protein-C- bzw. Protein-S-Defektes.

Der Nachweis einer APC-Resistenz gehört inzwischen zu den Routineuntersuchungen der Thrombophiliediagnostik. Wegen der hohen Prävalenz in der Bevölkerung ist die Aussicht eines positiven Nachweises bei Patienten mit Thrombosen sehr hoch. Die Bestimmung kann mittels einer modifizierten aPTT-Methode und/oder molekulargenetisch erfolgen. Bei positivem hämostaseologischem Befund sollte dieser immer durch eine molekulargenetische Untersuchung gesichert und ergänzt werden, um zwischen hetero- und homozygoten Anlageträgern zu unterscheiden und eine mögliche Interferenz des Tests mit Antiphospholipid-Antikörpern auszuschließen.

Therapie und Prophylaxe. Für die Substitutionstherapie des Protein-C- und Protein-S-Mangels kommt z.Z. nur gefrorenes Frischplasma in Frage. Die damit zu erzielenden Spiegel an Protein C bzw. Protein S sind zwar nicht hoch, jedoch im Falle einer Purpura fulminans lebensrettend. Ein Protein-C-Konzentrat befindet sich in der klinischen Prüfung und soll nach Zulassung für die Substitutionstherapie bei homozygotem und heterozygotem Protein-C-Mangel zur Verfügung stehen. In Einzelfällen konnten mit diesem Konzentrat sehr eindrucksvolle Therapieerfolge erzielt werden (Abb. 169.13). Ein Protein-S-Konzentrat existiert nicht.

Die Langzeitthromboseprophylaxe und die Reokklusionsprophylaxe sollte mit Vitamin-K-Antagonisten erfolgen. Für die Schwangerschaft muß die Therapie wegen der damit verbundenen Teratogenität auf niedermolekulares Heparin umgestellt werden.

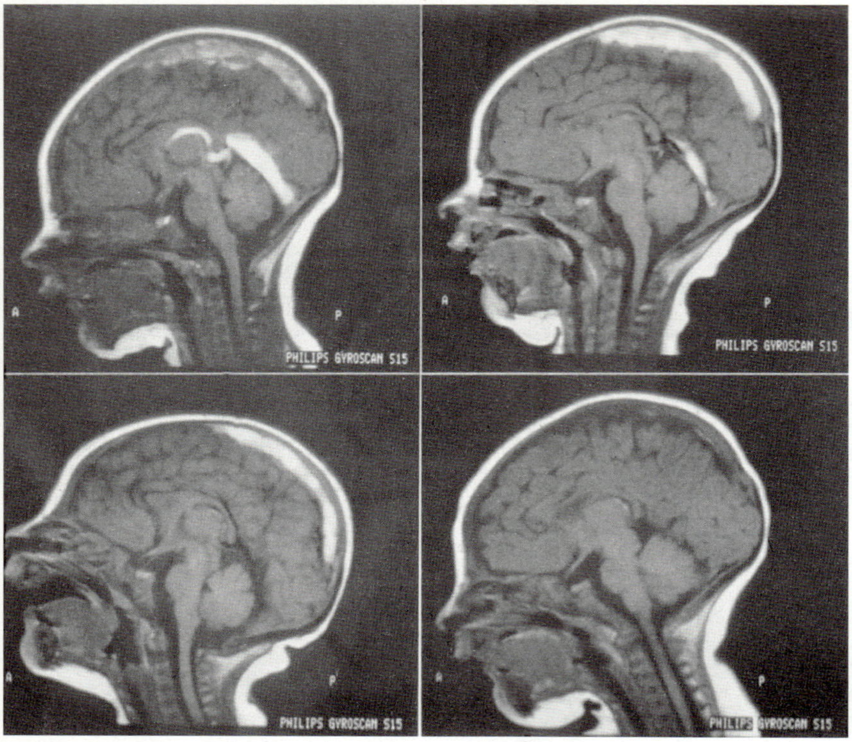

Abb. 169.13. Sinusvenenthrombose bei einem Neugeborenen mit heterozygotem Protein-C-Mangel. Nach vorhergehender erfolgloser einwöchiger Heparintherapie führte die Substitution mit einem Protein-C-Konzentrat zu einer vollständigen Rekanalisierung aller Sinus ca. 4 Wochen nach Beginn der Substitution

Bei der APCR handelt es sich nicht um einen Mangel eines Gerinnungsinhibitors, sondern um eine dominante Veränderung des Faktors V, der gegenüber Inaktivierung resistenter ist. Eine Substitutionstherapie ist daher wirkungslos. Therapeutisch kommen wie bei idiopathischer Thrombose die Antikoagulation und ggf. eine Lysetherapie in Betracht. Ob eine perioperative Thromboseprophylaxe und eine Dauerantikoagulanzientherapie im Falle einer APCR bei Kindern angebracht ist, bleibt noch zu klären. Die erforderlichen Dosen für die Substitution mit Faktoren und für die Antikoagulanzientherapie finden sich in Tabelle 169.10. Anders als für das Erwachsenenalter gibt es für das Kindesalter keine generellen Empfehlungen für eine Dauerantikoagulanzientherapie. Die Empfehlungen reichen von 3 bis zu 6 Monaten nach dem akuten Ereignis, ähnlich wie im Erwachsenenalter, jedoch ist der Entschluß zu einer lebenslangen Antikoagulation nach Thrombosen auf der Basis eines hereditären AT-, Protein-C- oder Protein-S-Mangels im Kindesalter individuell zu treffen.

Eine Prophylaxe von Thrombosen kann auch über das Verhalten erfolgen. Lange Autofahrten und Flüge mit Behinderung der Blutzirkulation sollten ebenso vermieden werden wie Durst bzw. Dehydratation bei Säuglingen und Kleinkindern. Bei Jugendlichen spielen Rauchen und Kontrazeptiva als Auslöser für Thrombosen eine Rolle. Kontrazeptiva sollten daher Mädchen mit einem hereditären Defekt für PC, PS oder AT nicht verordnet werden.

Störungen der Fibrinolyse

Definition. Die Fibrinolyse ist der proteolytische Abbau von Fibrin in Thromben durch die Protease Plasmin. Letztere entsteht durch begrenzte Proteolyse mittels Plasminogenaktivatoren (t-PA, u-PA) aus Plasminogen (s. Abb. 169.12).

Pathophysiologie. Plasminogenaktivatoren sind Serinproteasen mit hoher spezifischer Aktivität für Plasminogen. Neben Tissue-type-Plasminogenaktivator (t-PA) und Urokinase (u-PA) besitzen auch die Kontaktfaktoren FXII und Kallikrein die Fähigkeit, Plasminogen zu aktivieren. Die t-PA-Wirkung ist fibrinabhängig, während u-PA auch in Abwesenheit von Fibrin Plasminogen aktivieren kann. Das entstehende Plasmin wird im Plasma praktisch vollständig an α_2-Antiplasmin gebunden und dadurch inaktiviert. Nur im Thrombus, in Abwesenheit von α_2-Antiplasmin, kann freies Plasmin seine Wirkung entfalten. Ein weiterer Regelmechanismus besteht in der Inhibition von t-PA durch Bindung an Plasminogenaktivatorinhibitor (PAI-1). Auch aktiviertes Protein C (APC) ist an dem fibrinolytischen Regelkreis beteiligt. Bindung von APC an PAI-1 fördert die Wirkung von t-PA und damit die Plasminbildung.

Hereditäre und erworbene Defekte des Fibrinolysesystems können Ursache von Thrombosen, aber auch von Blutungen sein. Ein erhöhter PAI-1-Spiegel ist mit einer Thrombophilie assoziiert. Für eine Assoziation der hereditären Hypo-/Dysplasminogenämie mit einer Thrombophilie gibt es keinen eindeutigen Beweis – die Berichte hierüber sind widersprüchlich. Bemerkenswert ist, daß Patienten mit komplettem Plasminogenmangel aufgrund einer homozygoten Stopmutation des Plasminogen-Gens klinisch nicht durch Thrombosen, sondern durch eine „lignöse Konjunktivitis" auf der Basis primärer Fibrinablagerungen der konjunktivalen Membranen auffallen. Zusätzlich zu diesem Symptom, das zur Erblindung führen kann und durch Lys-Plasminogenkonzentrat gut zu behandeln ist, treten tracheobronchiale Obstruktionen, Nasopharyngitis und ein Hydrocephalus internus auf. Alle Symptome sind durch exzessive Fibrinablagerungen erklärbar.

Bisher ließ sich kein Zusammenhang zwischen Mutationen des t-PA- oder des u-PA-Gens und einer klinisch relevanten Thromboseneigung feststellen.

Eine hämorrhagische Diathese wird in Verbindung mit einer verstärkten Fibrinolyse beobachtet. Diese findet man beim hereditären α_2-Antiplasminmangel und beim hereditären PAI-1-Mangel. Eine erworbener α_2-Antiplasminmangel tritt im Rahmen von Lebersynthesestörungen, bei disseminierter intravasaler Gerinnung, durch Verlust beim nephrotischen Syndrom und durch eine Lysetherapie auf.

Insgesamt sind die hereditären Störungen der Fibrinolyse sehr selten. Die erworbenen Störungen sind jedoch auch quantitativ von erheblicher Relevanz.

Sonstige Thrombophilien

Hierzu gehören seltene hereditäre Defekte und häufigere Varianten weiterer Faktoren, deren Bedeutung für die Thrombophilie diskutiert wird, aber noch nicht abschließend beurteilt werden kann.

Mutation im Prothrombin-Gen

Durch Kopplungsanalyse von Thrombosefamilien konnte ein neuer hereditärer Thrombophiliefaktor identifiziert werden. Dabei handelt es sich um die Mutation G20210 A im 3'-untranslatierten Ende des Prothrombin-Gens, die mit einem erhöhten Prothrombinspiegel verbunden ist. Diese Mutation findet sich zu ca. 2% in der Normalbevölkerung, zu ca. 6% in unselektierten Thrombosekollektiven junger Erwachsener und zu 18% unter Probanden aus Thrombophiliefamilien.

Hyperhomocysteinämie

Eine ausgeprägte Hyperhomocysteinämie, wie sie von der seltenen Stoffwechselkrankheit Homocystinurie bekannt ist, geht mit einer deutlichen Thromboseneigung einher. Reduzierte Aktivitäten der Enzyme Cystathionin-β-Synthase und 5-Methyltetrahydrofolsäure-Homocystein-Methyltransferase führen zur Akkumulation von Homocystein. Die Aktivität der 5-Methyltetrahydrofolsäure-Homocystein-Methyltransferase wiederum ist vom Angebot an 5-Methyltetrahydrofolsäure abhängig, dessen Spiegel unter anderem durch 5, 10-Methylentetrahydrofolsäure-Reduktase (MTHFR) reguliert wird. Eine häufige genetische thermolabile MTHFR-Variante (MTHFR, 677C > T) geht in ihrer homozygoten Form mit einem mäßig erhöhten Homocysteinspiegel im Blut einher. Das thermolabile MTHFR-Allel findet sich zu 30–35% in der kaukasischen Normalbevölkerung, ca. 10% sind homozygot. Somit ist die Definition eines Polymorphismus erfüllt. MTHFR, 677C > T-homozygote Personen scheinen ein erhöhtes Infarktrisiko zu besitzen. Die Bedeutung der Mutante für venöse Thrombosen wird kontrovers diskutiert. Das Risiko für eine frühzeitige koronare Herzkrankheit soll bei Homozygotie um das 3fache erhöht sein. Ausreichende Daten von Kindern zur Beurteilung des mit der Mutante verbundenen Thromboserisikos liegen nicht vor. Pathophysiologisch wird ein Endothelschaden, hervorgerufen durch erhöhte Homocysteinspiegel, diskutiert. Da der Homocysteinspiegel auch vom Angebot an Folsäure und Vitamin B_{12} abhängig ist, läßt er sich diätetisch beeinflussen. Eine Folsäuresupplementation kann die Auswirkungen der genetischen Disposition modulieren und wird daher diskutiert. In den USA ist die Folsäuresupplementation von Lebensmitteln, insbesondere auch zur Prävention von Myelomeningozelen, bereits gängige Praxis.

Erhöhter Lipoprotein-a-Spiegel

Ein erhöhter Spiegel von Lp(a) wurde ebenfalls als erblicher Thrombophiliefaktor beschrieben. So scheint Lp(a) mit der koronaren Herzkrankheit und mit zerebrovaskulären Ereignissen korreliert zu sein. Lp(a)-Spiegel sind in der Bevölkerung sehr variabel und in der Regel genetisch determiniert. Die Normwerte liegen zwischen 7,2 ± 13,1 mg/dl bei Singapur-Chinesen und 45,7 ± 25,9 bei Schwarzafrikanern, in der deutschen Bevölkerung bei 18,7 ± 23,1. Diese großen Unterschiede in den bisher untersuchten Populationen relativieren die Bedeutung von Lp(a) als etabliertem Risikofaktor für Thrombosen.

Lp(a) besteht aus einem Low-density-Lipoproteinanteil und einem Glykoproteinanteil, dem „Apolipoprotein a". Apo(a) besitzt eine hohe strukturelle Homologie mit Plasminogen ohne dessen funktionelle Aktivität. Der pathophysiologische Mechanismus könnte daher auf einer kompetitiven Hemmung von Plasminogen beruhen. Gegen diese Hypothese spricht das Fehlen einer ausgesprochenen Thromboseneigung bei Patienten mit komplettem Plasminogenmangel (s. oben).

169.3 Erworbene Koagulopathien

Definition. Die erworbene Koagulopathie ist eine Störung der sekundären Hämostase durch Synthesedefizite, immunologische oder medikamentöse Faktoren.

Vitamin-K-Mangelkoagulopathie

Definition. Bei der Vitamin-K-Mangelkoagulopathie besteht eine hämorrhagische Diathese durch mangelnde Aktivität der Vitamin-K-abhängigen Gerinnungsfaktoren FVII, FIX, FX und FII. Unter besonderen Umständen kann der Mangel der ebenfalls Vitamin-K-abhängigen Inhibitoren Protein C und Protein S überwiegen, mit der Folge einer Thrombophilie. Der Vitamin-K-Mangel kann alimentär oder durch Resorptionsstörungen im Darm bedingt sein. Letztere wiederum sind ein sekundäres Phänomen bei Malabsorptions- oder Maldigestionssyndromen, z.B. bei Kurzdarmsyndrom, Zöliakie, zystischer Fibrose, postenteritischem Syndrom, Enterokolitis und bei Cholestasestörungen. Komplette parenterale Ernährung ohne Vitamin-K-Supplementation sowie aufgehobene endogene Biosynthese von Vitamin K im Darm durch die Darmflora bei langdauernder Antibiotikatherapie sind weitere Ursachen. Einen generellen Mangel aller Vitamin-K-abhängigen Faktoren ohne Vitamin-K-Mangel gibt es als Folge eines seltenen hereditären Defektes der γ-Carboxylase, die für die Carboxylierung der Gerinnungsfaktorvorstufen zuständig ist.

Die häufigste Vitamin-K-Mangelkoagulopathie, v.a. jenseits des frühen Säuglingsalters, ist Folge einer Phenprocoumon-(Marcumar-)Antikoagulanzientherapie und damit iatrogen. Dabei spielen unzuverlässige Einnahme und Dosierungsprobleme eine Rolle.

Physiologie. Die Vitamin-K-abhängigen Faktoren werden nach ihrer primären Biosynthese an speziellen Glutaminsäureresten, welche in der sog. Gla-Domäne der Gerinnungsfaktoren konzentriert sind, unter Addition von CO_2 durch die γ-Carboxylase carboxyliert. Die hierdurch entstandenen Gla-Reste mit ihren beiden Carboxylgruppen sind in der Lage, Kalzium zu binden. Diese Interaktion mit Kalzium ermöglicht erst die normale Bindung der Gerinnungsfaktoren an Membranoberflächen. Reduziertes Vitamin K (Vitamin-K-Hydroquinon) ist an der Carboxylierung der o.g. Gerinnungsfaktoren als Cofaktor beteiligt. Es wird dabei unter Aufnahme von Sauerstoff und Freisetzung von Wasser zu einem inaktivem Epoxid oxidiert. Eine Vitamin-K-Epoxidreduktase überführt das Vitamin-K-Epoxid wiederum in Vitamin K, welches durch die Vitamin-K-Reduktase erneut zum aktiven Hydroquinon reduziert wird. Dieser Zyklus läßt sich durch Kumarine hemmen, die wahrscheinlich spezifisch die Epoxidreduktase inhibieren (Abb. 169.14). Dieser Effekt wird für die Antikoagulanzientherapie durch Kumarine, d.h. durch Vitamin-K-Antagonisten wie Warfarin und Phenprocoumon, genutzt.

Vitamin K wird mit der Nahrung aufgenommen. Da es sich um ein fettlösliches Vitamin handelt, fördert eine lipidreiche Nahrung die Resorption. Zusätzlich wird Vitamin K durch die Standortflora des Darms synthetisiert. Die Speicherung von Vitamin K erfolgt in der Leber. Bei Vitamin-K-Mangel werden die nicht carboxylierten Vorstufen (protein induced in vitamine K absence, PIVKA) weiterhin synthetisiert und können immunologisch nachgewiesen werden.

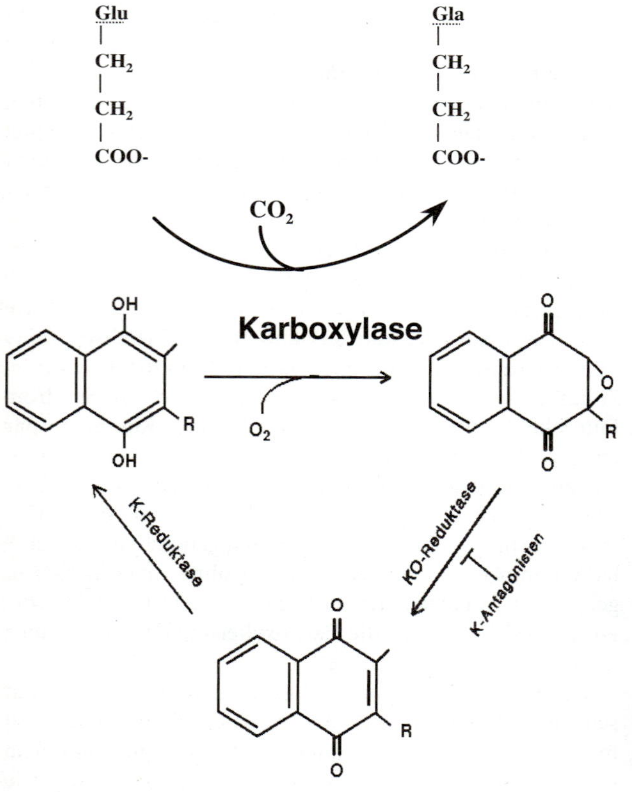

Abb. 169.14. Vitamin-K-Zyklus

Klinische Symptome

Frühform der Vitamin-K-Mangelblutung. Die früheste Manifestationsform der Vitamin-K-Mangelblutung besteht in einer schweren Blutungsneigung bereits während des 1. Lebenstages, häufig verbunden mit zerebralen Blutungen. Oft war bereits die Schwangerschaft kompliziert durch die Einnahme von Medikamenten wie Antikonvulsiva, Vitamin-K-Antagonisten und Antibiotika. Auch ein Laxanzienabusus kann eine Rolle spielen. Jedoch findet man nicht immer eine Ursache bei der Mutter.

Morbus haemorrhagicus neonatorum. Die klassische Form der Vitamin-K-Mangelblutung, der Morbus haemorrhagicus neonatorum bei nicht ausreichendem Prothrombinkomplex, tritt bei fehlender Vitamin-K-Prophylaxe bei 0,1–1 % der Neugeborenen während der ersten 2–5 Lebenstage auf und manifestiert sich als Nabelblutung, Schleimhautblutung und Neigung zu flächenhaften Hämatomen, durch Blutungen aus dem Magen-Darm-Trakt (Meläna, Abb. 169.15) und Blutungen aus Punktionsstellen, z.B. nach Blutentnahme für Screeningtests. Manchmal treten auch zerebrale Blutungen auf. Seit der Durchführung einer Vitamin-K-Prophylaxe wird diese Form praktisch nicht mehr beobachtet. Der Vitamin-K-Mangel des Neugeborenen beruht auf ungenügendem diaplazentarem Transfer, einem nur geringen Speicher in der Leber, fehlender Zufuhr während der ersten Lebenstage bei geringer Trinkmenge und niedrigem Vitamin-K-Gehalt der Muttermilch und auf fehlender Besiedelung des Darms durch Vitamin-K-produzierende Bakterien. Der Mangel an Prothrombinkomplex beruht zusätzlich auf einer verminderten Synthese der Gerinnungsfaktoren durch Unreife der Leber. Der Gerinnungsdefekt ist bei Frühgeborenen ausgeprägter.

Spätform der Vitamin-K-Mangelblutung. Die späte Form der Vitamin-K-Mangelblutung jenseits der 1. Lebenswoche bis zu mehrere Wochen postnatal beruht auf nicht ausreichender oraler Zufuhr, meist in Verbindung mit einer Vitamin-K-Resorptionsstörung. Die gefürchtete Folge können subdurale und intrazerebrale Blutungen sein. Man beobachtet diesen Blutungstyp v.a. bei voll gestillten Säuglingen, da Muttermilch nur 1/4 des Vitamin-K-Gehalts von Kuhmilch besitzt, und meist im Rahmen von Grundkrankheiten wie

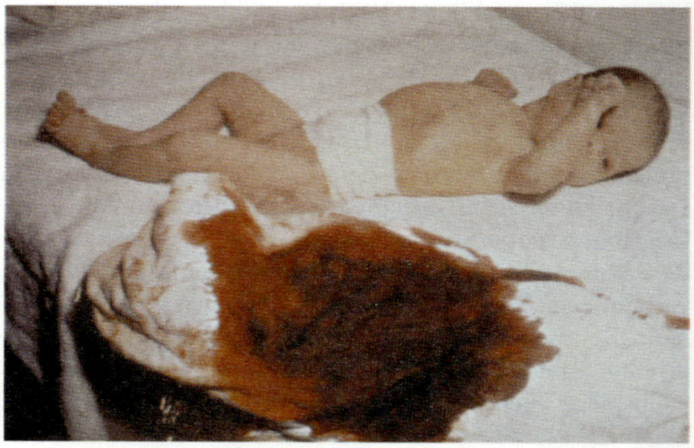

Abb. 169.15. Meläna bei Vitamin-K-Mangelblutung des Neugeborenen

chronischer Diarrhöe, zystischer Fibrose, α-1-Antitrypsinmangel, Hepatitiden und Cholestasesyndromen. Die späte Vitamin-K-Mangelblutung als isoliertes Symptom sollte daher immer Anlaß zu einer diesbezüglichen Diagnostik sein. Ein Vitamin-K-Mangel wird auch bei Kindern beobachtet, die nur mit Sojamilch ernährt werden.

Eine gastrointestinale Blutung kann bei Neugeborenen und Säuglingen jedoch auch durch Verschlucken mütterlichen Blutes, z.B. aus Rhagaden der Brustwarzen, vorgetäuscht werden (Melaena spuria). Die Unterscheidung erfolgt durch den Apt-Test, der auf alkalischer Zerstörung mütterlichen Hämoglobins bzw. Alkaliresistenz fetalen Hämoglobins beruht.

Thrombophilie bei Therapie mit Vitamin-K-Antagonisten. Abgesehen von der Koagulopathie kann es im Rahmen einer Antikoagulanzientherapie mit Vitamin-K-Antagonisten bei konstitutionellem Protein-C- oder Protein-S-Mangel auch zu thrombotischen Ereignissen kommen. Das klinische Bild der Kumarinnekrose entspricht der Purpura fulminans bei schwerem Protein-C- oder Protein-S-Mangel. Es wird hervorgerufen durch den vergleichsweise zu den Gerinnungsfaktoren schnelleren Abfall der Vitamin-K-abhängigen Gerinnungsinhibitoren Protein C und Protein S mit einer daraus resultierenden Verschiebung der Hämostase in Richtung Thrombophilie.

Diagnose. In Korrelation zu den abhängigen Gerinnungsfaktoren findet sich bei der Vitamin-K-Mangelblutung eine starke Erniedrigung des Quick-Wertes auf < 10 %. Die aPTT ist ebenfalls verlängert, da auch der Faktor IX betroffen ist (s. Abb. 169.9). Die Thrombinzeit kann wegen einer niedrigen Syntheserate von Fibrinogen verlängert sein; dies ist jedoch kein Vitamin-K-abhängiges Phänomen, sondern beruht dann auf geringer Syntheseleistung der Leber. Im Gegensatz zur Hepatopathie findet man einen normalen Faktor V.

Therapie und Prophylaxe. Wenn eine Vitamin-K-Mangelblutung heute noch auftritt, ist entweder keine Prophylaxe erfolgt oder die Resorption des oralen Präparates war nicht ausreichend (s. unten). Nur in äußerst seltenen Fällen können Stoffwechseldefekte, z.B. ein Carboxylasemangel (s. Kap. 39), für eine Vitamin-K-Resistenz verantwortlich sein. Die Therapie sollte daher in der sofortigen i.v.-Gabe von Vitamin K bestehen: Rapide steigt der Quick-Wert schon innerhalb der ersten Stunde auf weniger bedrohliche Werte an. Zu erklären ist dies durch das Vorhandensein der bereits synthetisierten Gerinnungsfaktorvorstufen, die lediglich noch carboxyliert werden müssen. Bei lebensbedrohlichen Blutungen sollte zusätzlich ein Prothrombinkomplexpräparat appliziert werden. Wegen der Gefahr von thromboembolischen Ereignissen unter solch einer Substitution und der nicht vollständig auszuschließenden Möglichkeit der Übertragung viraler Infektionen ist die Indikation kritisch zu sehen (Dosen s. Tabelle 169.10).

Nach Einführung der allgemeinen Vitamin-K-Prophylaxe in Deutschland mittels i.m.-Injektion direkt nach der Geburt wurden Vitamin-K-Mangelblutungen praktisch nicht mehr beobachtet. Sie traten wieder auf, nachdem aufgrund von Berichten über einen Zusammenhang zwischen i.m.-Vitamin-K-Gabe und gehäuftem Auftreten von Malignomen im Kindesalter die i.m.-Gabe verlassen und zunächst durch nur einmalige orale Gabe ersetzt wurde. Die einmalige orale Gabe war bei einem Teil der Neugeborenen, überwiegend solchen mit Resorptionsstörungen, nicht ausreichend. Mit der jetzt geübten Praxis der dreimaligen oralen Gabe von 2 mg Vitamin K am 1. Lebenstag, am 5. bis 7. Lebenstag und in der 3. bis 4. Lebenswoche sowie der parenteralen Gabe bei kranken Neugeborenen werden Vitamin-K-Mangelblutungen wiederum fast vollständig verhindert. Ein Problem der dreimaligen oralen Vitamin-K-Prophylaxe ist die im Vergleich zur einmaligen i.m.-Gabe schlechtere Compliance. Daher sollte Vitamin K anläßlich der Vorsorgeuntersuchungen (U2 und U3) verabreicht werden.

Hepatopathische Koagulopathie

Definition. Bei der hepatopathischen Koagulopathie besteht eine abnorme Blutungsneigung auf der Basis einer defekten primären und sekundären Hämostase sowie einer gesteigerten Fibrinolyse als Folge eines schweren akuten oder chronischen Leberversagens (s. Kap. 128).

Pathophysiologie. Da die meisten Gerinnungsfaktoren in der Leber gebildet werden, geht eine schwere Leberfunktionsstörung mit einer Koagulopathie einher. Darüber hinaus wird die Funktion der Leber als Clearanceorgan für aktivierte Gerinnungsfaktoren und Plasminogenaktivatoren eingeschränkt. Auch wird die Hämostase durch Verlust von Gerinnungsfaktoren in Aszitesflüssigkeit und durch abnorme Glykosylierung der Gerinnungsfaktoren beeinträchtigt. Sekundär wird außerdem ein Vitamin-K-Mangel beim Cholestasesyndrom beobachtet. Thrombozytopenie, gestörte Plättchenfunktion, disseminierte intravasale Gerinnung und gesteigerte Fibrinolyse tragen zum Gesamtbild der hepatischen Hämostasestörung bei. Ursachen sind eine akute infektiöse, toxische oder immunologisch bedingte Hepatitis, Leberzirrhose, Synthesestörung nach Lebertransplantation, Thrombosen der Pfortader oder der größeren Lebervenen (Budd-Chiari-Syndrom) sowie Verschluß der kleinen Lebervenen (veno occlusive disease, VOD).

Diagnose. In den Partialtests ist eine Verlängerung aller Gerinnungszeiten zu beobachten. Nicht betroffen sind dabei anderenorts synthetisierte Faktoren wie z.B. der VWF aus dem Endothel und den Thrombozyten. Dieser Faktor ist bei Leberfunktionsstörung häufig erhöht. Weniger erniedrigt und oft ebenfalls erhöht ist auch der Faktor VIII. Milde bis mittelschwere Thrombozytopenien finden sich sowohl bei der akuten infektiösen Hepatitis als auch bei chronischer Leberkrankheit. Bei der Leberzirrhose und bei Thrombosen kann über den resultierenden Pfortaderhochdruck und den damit verbundenen erhöhten Druck der V. lienalis auch ein Hyperspleniesyndrom mit Thrombozytopenie auftreten.

Therapie. Die Therapie besteht in der Substitution der leberabhängigen Faktoren durch gefrorenes Frischplasma oder Prothrombinkomplexkonzentrate (PPSB) sowie Antithrombin. Bei der Substitution mit PPSB ist allerdings wegen der Gefahr von Thrombosen Vorsicht angebracht.

Thrombozytopenien können durch Thrombozytenkonzentrate korrigiert werden. In vielen Fällen wird nach Anlegen einer portokavalen Anastomose eine Verbesserung der Throm- bozytopenie beobachtet. Fibrinolysehemmer wie ε-Aminocapronsäure und Tranexamsäure scheinen in Situationen gesteigerter Fibrinolyse von Nutzen für die Blutungskontrolle zu sein. Eine generelle Therapieempfehlung ist bei dem komplexen Bild der hepatischen Hämostasestörung naturgemäß nicht möglich. Maßnahmen wie die Substitution mit Gerinnungsfaktoren und Inhibitoren wie Antithrombin oder Thrombozytenkonzentraten und die Gabe von Fibrinolysehemmern sind daher von der jeweils vorherrschenden Hämostasestörung abhängig zu machen (Dosen s. Tabelle 169.10).

Disseminierte intravasale Gerinnung

Definition. Die disseminierte intravasale Gerinnung (DIG) ist durch eine diffuse Fibrinablagerung in den sehr kleinen Gefäßen gekennzeichnet. Der damit verbundene Verbrauch von Gerinnungsfaktoren und deren Inhibitoren sowie von Thrombozyten führt zu dem klinischen Bild der Verbrauchskoagulopathie, das durch ein Miteinander von Blutungen und Mikrothromben in den kleinen Gefäßen gekennzeichnet ist.

Pathophysiologie. Die Ursachen für eine DIG, die mit einer Gerinnungsaktivierung ihren Anfang nimmt, sind sehr vielfältig. Peripartal spielt bei Früh- und Neugeborenen in erster Linie schwerer Sauerstoffmangel unter der Geburt mit der Folge einer Asphyxie mit Acidose und Schocksymptomatik eine Rolle. Mit Frühgeburtlichkeit öfter assoziierte Störungen wie Atemnotsyndrom, angeborene Viruskrankheiten und Hypothermie können ebenfalls zur DIG führen. Bei älteren Kindern sind es im wesentlichen Unfälle mit Schädel-Hirn-Trauma und Ertrinkungsunfälle, die mit einem Schockzustand und anschließender DIG einhergehen. In allen Altersgruppen ist die bakterielle Sepsis als Auslöser einer DIG von Bedeutung. Bakterielle Endotoxine schädigen das Endothel, so daß daraufhin exponierter Tissuefaktor und auch Kollagen die Gerinnung initiieren können. Eine besondere Bedeutung hat hier die Meningokokkensepsis, die mit schwerer Verbrauchskoagulopathie assoziiert ist.

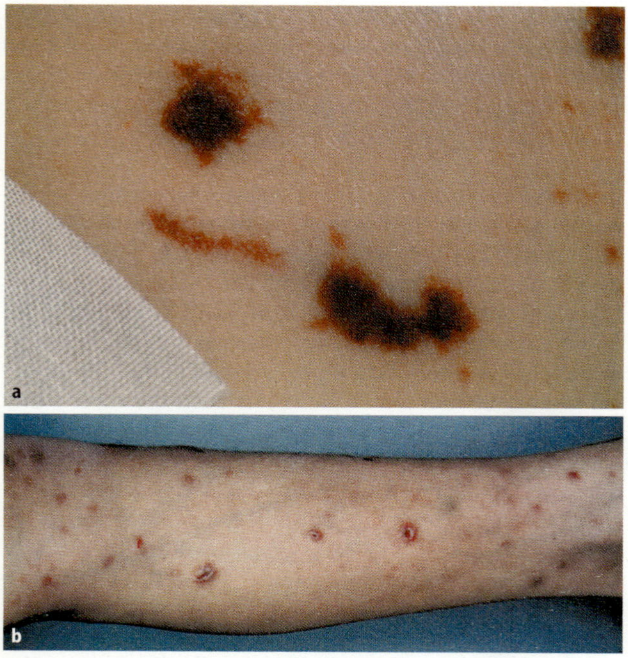

Abb. 169.16a,b. Waterhouse-Friderichsen-Syndrom bei Meningokokkensepsis

Klinische Symptome. Eine beginnende DIG ist klinisch schwer zu fassen, das Vollbild der Verbrauchskoagulopathie hingegen ist unverkennbar. Spontan auftretende Hämatome, Petechien, Schleimhaut- und gastrointestinale Blutungen sowie das typische Wiederauftreten von Blutungen aus alten Stichkanälen nach Punktionen sind charakteristisch. Die Purpura fulminans im Rahmen eines Waterhouse-Friderichsen-Syndroms bei Meningokokkensepsis und gelegentlich auch bei Pneumokokkeninfektion entspricht der schwersten Form einer Verbrauchskoagulopathie. Neben Petechien und Schleimhautblutungen finden sich sog. intravitale Totenflekke (Abb. 169.16). Die pathologische Definition des Waterhouse-Friderichsen-Syndroms schließt eine hämorrhagische Nebennierennekrose ein, die mit entsprechenden endokrinologischen Defiziten einhergeht.

Diagnose. Die klassische DIG verläuft ohne Intervention progredient und ist dann mit einer infausten Prognose zu sehen. Im frühen Stadium korreliert sie noch nicht mit einer Koagulopathie, sondern ist lediglich durch eine Gerinnungsaktivierung, die man durch eine erhöhte Thrombingeneration (Thrombin-Antithrombin-Komplex: TAT und Prothrombinfragmente F1 + 2) nachweisen kann, sowie durch das Auftreten von Fibrinspaltprodukten gekennzeichnet. Die Globaltests wie aPTT und Thrombinzeit fallen normal oder verkürzt aus. Die Aktivität einzelner Faktoren wie FII, FV und FVIII ist gesteigert. Fibrinogen befindet sich im unteren Bereich der Norm, kann aber im Rahmen eines septischen Krankheitsbildes als „Akute-Phase-Protein" auch deutlich erhöht sein. Die Thrombozyten liegen noch im Normbereich.

Das Vollbild der Verbrauchskoagulopathie ist charakterisiert durch eine Defibrinierung mit hoch pathologischer Gerinnung bis zur Ungerinnbarkeit des Blutes. Somit sind die Globaltests stark verlängert bis unmeßbar. Auch die übrigen Einzelfaktoren sind stark erniedrigt, ebenso wie die Thrombozytenzahl. Die Fibrinolyseparameter hingegen sind deutlich erhöht. Diagnostisch wegweisend sind erhöhte Fibrinogenspaltprodukte oder die sog. D-Dimere.

Therapie. Die Therapie der Grundkrankheit, die zu einer DIG geführt hat, ist von elementarer Bedeutung. Somit haben die Bekämpfung eines Schockzustandes mit Volumenersatz und Katecholaminen und die rasche antibiotische Therapie bei einer Sepsis erste Priorität.

Als spezifische Standardtherapie wird allgemein die Antikoagulation mit therapeutischen Dosen von Heparin als Dauerinfusion gesehen. Dabei muß auf einen ausreichenden Antithrombinspiegel geachtet werden, da Heparin seine antikoagulatorische Wirkung als Cofaktor des Antithrombins entwickelt. Damit hat die Gabe von Antithrombin ebenfalls ihren Platz in der Behandlung der DIG. Der Ersatz der Gerinnungsfaktoren und der übrigen Inhibitoren durch gefrorenes Frischplasma ist einer Gabe von Prothrombinkomplex vorzuziehen, da durch letzteren die DIG auch weiter unterhalten werden kann. Gefrorenes Frischplasma kann darüber hinaus auch bei Volumenmangel von Vorteil sein. Die erforderlichen Dosen sind in Tabelle 169.10 angegeben. Organspezifische Supportivmaßnahmen ergänzen die intensivmedizinische Therapie bei diesen Patienten.

Immunologisch bedingte Störungen der plasmatischen Hämostase

Inhibitoren gegen Gerinnungsfaktoren

Im Rahmen von Autoimmunprozessen können auch Autoantikörper gegen Gerinnungsfaktoren auftreten. Eine erworbene Hämophilie durch Autoantikörper gegen Faktor VIII oder ein erworbenes VWS durch Autoantikörper gegen VWF sind im Erwachsenenalter nicht selten, im Kindesalter jedoch eine Rarität. Theoretisch sind Antikörper gegen jeden einzelnen Gerinnungsfaktor möglich. Auch gegen Inhibitoren der Gerinnung, z.B. gegen Protein S, sind Autoantikörper beobachtet worden. Bei Kindern können diese bei einer Varizellen-Infektion auftreten und mit einer starken Erniedrigung von Protein S mit der Folge einer Purpura fulminans einhergehen.

In schweren Fällen von Autoimmunkoagulopathien führt eine Substitutionstherapie meist nicht zum Erfolg, und eine immunsuppressive Therapie ist indiziert.

Antiphospholipidsyndrom

Definition. Phospholipidantikörper sind die häufigsten erworbenen Inhibitoren der Gerinnung. Diese Antikörper vom Typ IgG oder IgM, seltener IgA, sind gegen phospholipidabhängige Plasmaproteine bzw. negativ geladene Phospholipidmembranen gerichtet. Erstmals wurden sie als sog. Lupusantikoagulanz bei Patienten mit systemischem Lupus erythematodes (SLE) beschrieben. Zur Gruppe der Antiphospholipid-Antikörper (APA) gehören neben dem Lupusantikoagulanz (funktionelle Bestimmung, Verlängerung von Gerinnungszeiten) auch Kardiolipinantikörper (immunologische Bestimmung mittels ELISA) und Reagin (positive Lues-Serologie). In der Pädiatrie fallen diese Antikörper i.allg. bei klinisch asymptomatischen Kindern im Rahmen der präoperativen Diagnostik durch eine verlängerte PTT, seltener durch verminderten Quick-Wert auf. Dies läßt, ebenso wie der Begriff Antikoagulanz, eine Blutungsneigung vermuten, eine solche wird jedoch nur in Ausnahmefällen beobachtet. Die klinische Relevanz dieser Antikörper *im Kindesalter* ist unklar. Das Phänomen stellt eine der wichtigsten erworbenen Ursachen für arterielle oder venöse Gefäßverschlüsse im Erwachsenenalter dar.

Epidemiologie. In der Normalbevölkerung wird die Häufigkeit in Abhängigkeit vom Alter mit ca. 2–8 % angegeben, in einem Thrombosekollektiv findet sich dieses Phänomen bei 10–20 % der Patienten. Da die Diagnostik schwierig ist, d.h. verschiedene Testsysteme notwendig sind, um APA zu erfassen, finden sich in der Literatur unterschiedliche Angaben zur Häufigkeit.

Pathogenese. Die APA richten sich als Autoantikörper gegen Phospholipid-Protein-Komplexe von Zellmembranen. Bisher wurden folgenden Proteine identifiziert, die diese Cofaktorfunktion ausüben können: FII, FV, Protein C und S, β_2-Glykoprotein I und Annexin V.

Im Kindesalter wird das Auftreten von APA im Rahmen von Infekten bzw. nach Antibiotikatherapie mit Penicillin beobachtet und stellt dann zumeist ein passageres Phänomen dar, das innerhalb von Wochen verschwindet. APA können aber auch sekundär im Rahmen einer anderen Grundkrankheit – SLE, andere Autoimmunkrankheiten, Kollagenosen, lymphoproliferative Erkrankungen, Hepatitis C, HIV, Borreliose – vorkommen oder durch Medikamente induziert sein (Tabelle 169.11).

Klinische Symptome. Von den transitorischen APA bei ansonsten gesunden Kindern ist das klassische, primäre Antiphospholipidsyndrom (APS) klar abzugrenzen. Hierbei handelt es sich um den Symptomkomplex aus APA, Thrombozytopenie, arteriellen oder venösen Gefäßverschlüssen (bei Frauen ist auch eine Abortneigung zu beobachten) und falsch-positiver Lues-Serologie (Tabelle 169.12). Das Spektrum an assoziierten Symptomen ist in den letzten Jahren ergänzt worden durch Livedo reticularis, Schlaganfall/TIA, MS-ähnliche Symptomatik, Mitralklappenvitium etc. Bei einer ungewöhnlichen Lokalisation des Gefäßverschlusses am Auge oder in den Mesenterialgefäßen sollten immer APA als Ursache ausgeschlossen werden.

Diagnose und Differentialdiagnose. In Abhängigkeit von der Sensitivität des PTT-Reagenz für APA fällt die Verlängerung der PTT auf. Zur Abklärung der verlängerten PTT eignet sich der Plasmatauschversuch. Anders als bei Patienten mit einem isolierten Faktormangel (z.B. FVIII) zeigt sich nach Zusatz von 25 bzw. 50 % Normalplasma zum Patientenplasma zumeist keine Normalisierung der PTT. Erst nach Zusatz von Phospholipiden im Überschuß kommt es zur Korrektur. Als einfacher Test hat sich der Autoplättchenneutralisation-

Substanzgruppe	Medikament
Antibiotika	Penicillin, -derivate; Streptomycin
Antiarrhythmika	Procainamid, Quinin, Quinidin
Antihypertensiva	Propanolol, Hydralazine
Psychopharmaka	Chlorpromazin
Antikonvulsiva	Valproinsäure

Tabelle 169.11. Antiphospholipid-Antikörper-induzierende Medikamente (Auswahl)

	Kinder	Erwachsene	Senioren
Geschlecht	M=F	F>M	F>M
Thrombosen	+	+++	–
Auslöser	Infektionen	Autoimmun	Medikamente ↓ Immunität

Tabelle 169.12. Charakteristika von Lupusantikoagulanzien in Abhängigkeit vom Patientenalter

stest bewährt. Hierbei erfolgt durch Freisetzen von plättcheneigenen Phospholipiden nach (wiederholtem) Einfrieren und Auftauen eine Korrektur der PTT im Vergleich zum Ausgangswert. In Zweifelsfällen wie auch bei Kindern mit einer Blutungsneigung muß ein Faktormangel durch Messung von Einzelfaktoren ausgeschlossen werden. Bei Kindern mit APA kann eine Blutungsneigung beobachtet werden, wenn eine Hypoprothrombinämie vorliegt und sich die Antikörper somit insbesondere gegen Prothrombin (FII) richten. Daher ist v.a. im Rahmen der präoperativen Diagnostik große Sorgfalt geboten und ein elektiver Eingriff im Zweifelsfall zu verschieben.

Therapie. Die APA im Kindesalter bedürfen i.allg. keiner Therapie, da sie passagerer Natur sind. Sollte es zur Ausbildung von Thrombosen gekommen sein, so besteht eine langfristige Indikation zur oralen Antikoagulation mit einer höheren Ziel-INR von 3–3,5, da ein signifikantes Rezidivrisiko vorliegt. Bei Kontraindikationen wäre die Gabe von niedermolekularem Heparin zu erwägen. Bei schwerer Thrombozytopenie mit Blutungssymptomen kann eine immunsuppressive Therapie indiziert sein. In Abhängigkeit von den weiteren Symptomen des primären oder sekundären APS kann neben der Antikoagulation ebenfalls die immunsuppressive Behandlung notwendig sein.

Verlauf und Prognose. Die Zufallsdiagnose von APA im Kindesalter zeigt in den meisten Fällen keine klinische Relevanz und hat eine gute Prognose mit Verschwinden der Antikörper im Verlauf von Wochen. Die Prognose des primären oder sekundären APS ist insbesondere durch die arteriellen und venösen Gefäßverschlüsse bestimmt. Die Thromboseneigung ist unbehandelt mit einer hohen Morbidität und Letalität verbunden.

Literatur

Andrew M, Vegh P, Johnston M, Bowker J, Ofosu F, Mitchell L (1992) Maturation of the hemostatic system during childhood. Blood 80: 1998–2005

Aschka I, Aumann V, Bergmann F et al. (1996) Prevalence of factor V Leiden in children with thrombo-embolism. Eur J Pediatr 155: 1009–1014

Aster RH (1995) Heparin-induced thrombocytopenia and thrombosis. N Engl J Med 332: 1374–1376

Bertina RM (1998) The prothrombin 20210 G to A variation and thrombosis. Curr Opin Hematol 5: 339–342

Bertina RM, Koeleman BP, Koster T et al. (1994) Mutation in blood coagulation factor V associated with resistance to activated protein C [see comments]. Nature 369: 64–67

Bick RL (1998) Disseminated intravascular coagulation: pathophysiological mechanisms and manifestations. Semin Thromb Hemost 24: 3–18

Brenner B, Sanchez-Vega B, Wu SM, Lanir N, Stafford DW, Solera J (1998) A missense mutation in gamma-glutamyl carboxylase gene causes combined deficiency of all vitamin K-dependent blood coagulation factors. Blood 92: 4554–4559

Broze GJ Jr (1995) Tissue factor pathway inhibitor. Thromb Haemost 74: 90–93

Cooper DN, Millar DS, Wacey A, Banner DW, Tuddenham EG (1997) Inherited factor VII deficiency: molecular genetics and pathophysiology. Thromb Haemost 78: 151–160

Cooper DN, Millar DS, Wacey A, Pemberton S, Tuddenham EG (1997) Inherited factor X deficiency: molecular genetics and pathophysiology. Thromb Haemost 78: 161–172

Dahlback B, Carlsson M, Svensson PJ (1993) Familial thrombophilia due to a previously unrecognized mechanism characterized by poor anticoagulant response to activated protein C: prediction of a cofactor to activated protein C [see comments]. Proc Natl Acad Sci U S A 90: 1004–1008

David M, Andrew M (1993) Venous thromboembolic complications in children. J Pediatr 123: 337–346

David M, Manco-Johnson M, Andrew M (1995) Diagnosis and treatment of venous thromboembolism in children and adolescents. On behalf of the Subcommittee on Perinatal Haemostasis of the Scientific and Standardization Committee of the ISTH. Thromb Haemost 74: 791–792

Engesser L, Broekmans AW, Briet E, Brommer EJP, Bertina RM (1987) Hereditary protein S deficiency: clinical manifestations. Ann Intern Med 106: 677–682

Fisher S, Rikover M, Naor S (1966) Factor 13 deficiency with severe hemorrhagic diathesis. Blood 28: 34–39

Furie B, Furie BC (1990) Molecular basis of vitamin K-dependent gamma-carboxylation. Blood 75: 1753–1762

George JN, Woolf SH, Raskob GE et al. (1996) Idiopathic thrombocytopenic purpura: a practice guideline developed by explicit methods for the American Society of Hematology [see comments]. Blood 88: 3–40

Griffin JH, Evatt B, Zimmerman TS, Kleiss AJ, Wideman C (1981) Deficiency of protein C in congenital thrombotic disease. J Clin Invest 68: 1370–1373

Ingram GIC (1997) The history of haemophilia. Haemophilia 3 (Suppl 1): 5–15

Lillicrap D (1998) The molecular basis of haemophilia B. Haemophilia 4: 350–357

Mammen EF (1983) Factor V deficiency. Semin Thromb Hemost 9: 1–72

Mannucci PM (1998) Hemostatic drugs. N Engl J Med 339: 245–253

Mannucci PM (1998) Haemophilia treatment protocols around the world: towards a consensus. Haemophilia 4: 421

Mannucci PM (1998) Treatment of von Willebrand disease. Haemophilia 4: 661–664

McDonagh J, Carrell N, Lee MH (1994) Dysfibrinogenemia and other disorders of fibrinogen structure and function. In: Colman RW, Hirsh J, Marder VJ, Salzman JB (eds) Hemostasis and thrombosis: basic principles and clinical practice, 3rd edn. Lippincott, Philadelphia, pp 314–334

Peake I (1998) The molecular basis of haemophilia A. Haemophilia 4: 346–349

Ragni MV, Sinha D, Seaman F, Lewis JH, Spero JA, Walsh PN (1985) Comparison of bleeding tendency, factor XI coagulant activity, and factor XI antigen in 25 factor XI-deficient kindreds. Blood 65: 719–724

Remond-O'Donnell E, Rosen FS, Kenney DM (1996) Defects in Wiskott-Aldrich syndrome blood cells. Blood 87: 2621–2631

Ruggeri ZM (1991) Structure and function of von Willebrand factor: relationship to von Willebrand's disease. Mayo Clin Proc 66: 847–861

Schneppenheim R, Thomas KB, Sutor AH (1995) Von Willebrand disease in childhood. Semin Thromb Hemost 21: 261–275

Sutor AH (1995) Thrombocytosis in childhood. Semin Thromb Hemost 21: 330–339

Triplett DA (1998) Many faces of lupus anticoagulants. Lupus 7 (Suppl 2): 18–22

Tuddenham EG, Pemberton S, Cooper DN (1995) Inherited factor VII deficiency: genetics and molecular pathology. Thromb Haemost 74: 313–321

Wood AJJ (1998) Thrombopoietin. N Engl J Med 339: 746–754

Zimmerman TS, Ratnoff OD, Powell AE (1971) Immunologic differentiation of classic hemophilia (factor 8 deficiency) and von Willebrand's dissase, with observations on combined deficiencies of antihemophilic factor and proaccelerin (factor V) and on an acquired circulating anticoagulant against antihemophilic factor. J Clin Invest 50: 244–254

170 Krankheiten der Milz

M. Gahr

Funktionen der Milz. Der histologische Aufbau der Milz gestattet den Kontakt des zirkulierenden Blutes mit einer großen Anzahl von Zellen des lymphatischen und des Monozyten-Makrophagen-Systems. Die Hauptfunktionen sind die Klärung des Blutes von zirkulierenden Mikroorganismen, die Filterung von Blutzellen und immunologische Reaktionen auf intravenös zugeführte Antigene. Während der Fetalzeit findet in der Milz auch Blutbildung statt.

Milzvergrößerung

Eine Vermehrung des Milzgewebes, eine Splenomegalie, kann durch die klinische Untersuchung und quantitativ durch die Sonographie erfaßt werden. Mit der Sonographie ist es auch möglich, über die Binnenstruktur der Milz Aussagen zu treffen. Die häufigsten Ursachen einer Splenomegalie im Kindesalter sind in Tabelle 170.1 zusammengefaßt.

Unabhängig von der zur Splenomegalie führenden Grundkrankheit kann ein *Hyperspleniesyndrom* auftreten. Dabei handelt es sich um eine per se normale Milzfunktion, die aber aufgrund der Milzvergrößerung überschießend ist. Für das Vorliegen eines Hyperspleniesyndroms werden folgende Kriterien gefordert: Splenomegalie, Verminderung mindestens einer der folgenden Zellreihen wie Erythrozyten, Leukozyten, Thrombozyten, vermehrte Vorläuferzellen dieser Zellreihe im Knochenmark, Korrektur der peripheren Zellverminderung nach Splenektomie.

Fehlen der Milz

Eine kongenitale Asplenie kann Teilsymptom des Ivemark-Syndroms sein. Dazu gehören anatomische Variationen des Darms, der Lunge und – besonders wichtig – des Herzens. Häufig bestimmt die Schwere des Herzfehlers die Prognose. Hier sowie auch bei sonstigem Fehlen der Milz findet man im peripheren Blutausstrich Howell-Jolly-Körperchen. Die Prognose wird, wenn nicht durch die Schwere des Herzfehlers, durch die schweren bakteriellen Infektionen bestimmt.

Eine funktionelle Asplenie entsteht durch wiederholte Milzinfarkte und anschließende Fibrosierung und ist besonders typisch für die Sichelzellanämie. Der häufigste Grund für das Fehlen der Milz ist jedoch die Splenektomie nach Traumen oder bei hämatologischen Erkrankungen.

Nach Splenektomie oder kongenitaler und funktioneller Asplenie kann eine mit hoher Mortalität einhergehende, akut auftretende bakterielle Sepsis durch Streptococcus pneumoniae, seltener durch Haemophilus influenzae oder Neisseria meningitidis vorkommen. Das Risiko, an einer solchen Krankheit – „overwhelming postsplenectomy infection" (OPSI)– zu erkranken, ist bei Kindern generell größer als bei Erwachsenen und hängt darüber hinaus von der Grundkrankheit ab. Es ist am niedrigsten bei Milzentfernung nach Verletzung der Milz und steigt in der Reihenfolge folgender Diagnosen an: idiopathische trombozytopenische Purpura, hereditäre Sphärozytose, erworbene hämolytische Anämie, portale Hypertension und Thalassaemia major. Daher ist die Indikation zur Splenektomie besonders im Kindesalter streng zu stellen.

Liegt der Splenomegalie eine Abflußstörung im Bereich von Milz, Vene oder Pfortader zugrunde, sollte die Milz möglichst erhalten werden, weil sonst die Möglichkeit der Anlage eines portokavalen Shunts vergeben wird.

Wenn irgendwie möglich, sollte nicht vor dem 5.Lebensjahr splenektomiert werden. Falls dies jedoch nötig werden sollte, ist die Vermeidung des OPSI von größter Wichtigkeit. Folgende Maßnahmen werden empfohlen:

- Auch in den ersten 2 Lebensjahren kann seit kurzem durch die Pneumokokken-Konjugatimpfung ein Schutz aufgebaut werden, der sich aber bisher nur auf die in der Vakzine enthaltenen Pneumokokken-Subtypen bezieht. Deshalb muß ab dem 3. Lebensjahr zusätzlich eine konventionelle Pneumokokkenimpfung verabreicht werden.

Tabelle 170.1. Häufige Ursachen einer Splenomegalie

Pathomechanismus	Krankheit
Störungen der Milzblutzirkulation	Pfortaderkavernom Leberzirrhose Herzinsuffizienz
Infiltration des Milzgewebes	Speicherkrankheiten Extramedulläre Blutbildung bei Thalassämie und Osteoporose Leukämie, Lymphome, Metastasen
Hyperplasie des Monozyten-Makrophagen-Systems der Milz	Virusinfektionen Bakterielle Sepsis, Endokarditis, Pilzinfektionen
Immunologisch bedingte Krankheiten	Juvenile rheumatoide Arthritis Lupus erythematodes
Verstärkte Blutzellensequestrierung	Membrandefekte der Erythrozyten Sichelzellanämie Rh- und AB0-Erythroblastose Autoimmunhämolytische Anämien
Zysten	Kongenital, erworben („Pseudozysten")

- Prophylaktische Antibiotikagabe mit Penicillin, wobei die Dauer dieser Therapie sich nach der zugrundeliegenden Krankheit und dem Alter des Kindes richtet. Je jünger das Kind und je größer das Grunderkrankungsrisiko, desto länger muß die Penicillinprophylaxe durchgeführt werden; bei hohem Risiko bedeutet das bis ins Erwachsenenalter.
- Sofortige Behandlung jeder fieberhaften Infektion mit Antibiotika, die neben Pneumokokken auch Haemophilus influenzae erreichen.

Literatur

Eraklis AJ, Filler RM (1972) Splenectomy in childhood: a review of 1431 cases. J Pediatr Surg 7: 382

Konradsen HB, Henrichsen J (1991) Pneumococcal infections in splenectomized children are preventable. Acta Paediatr Scand 80:423

Pedersen FK (1983) Postsplenectomy infections in Danish children splenectomized 1969–1978. Acta Paediatr Scand 72: 589

Shapiro ED, Berg AT (1991) The protective efficacy of polyvalent pneumococcal polysaccharide vaccine. N Engl J Med 325: 1453

Tchernia G, Gauthier F (1993) Initial assessment of the beneficial effect of partial splenectomy in hereditary spherocytosis. Blood 81: 2014

171 Grundlagen der Onkologie

D. Niethammer, T. Klingebiel

Allgemeines. Im Kindesalter treten etwa 2 % aller Krebsfälle auf. Das bedeutet, daß in Deutschland pro Jahr etwa 1700 maligne Neuerkrankungen bei Kindern unter 15 Jahren diagnostiziert werden. Dies darf aber nicht darüber hinwegtäuschen, daß Krebs nach Unfällen die häufigste Todesursache von Kindern jenseits des 1. Lebensjahres ist. Es bestehen erhebliche Unterschiede zum Erwachsenenalter in bezug auf Art, Häufigkeit, Behandlungskonzepte und Prognose. Bei Kindern stehen die akuten lymphoblastischen Leukämien, die Hirntumoren und die Sarkome ganz im Vordergrund, während im Erwachsenenalter Karzinome und andere Leukämieformen das Bild beherrschen. Wir wissen heute gut über die Inzidenzen der einzelnen Krankheiten in Deutschland Bescheid, weil Pädiater diese seit 1980 an das Mainzer Kinderkrebsregister melden und dort inzwischen mehr als 95 % aller Fälle erfaßt werden.

Fast alle Kinder werden heute im Rahmen von multizentrischen Studien zur Therapieoptimierung behandelt. In den letzten 3 Jahrzehnten haben sich die Behandlungschancen der Kinder dramatisch gebessert, und die Gesamtheilungsrate ist inzwischen auf knapp 70 % angestiegen. Die Behandlungserfolge sind begleitet von einer drastischen Abnahme der tödlichen Komplikationen der z. T. sehr aggressiven Behandlungskonzepte, die alle Möglichkeiten der Chirurgie, der Chemo- und der Radiotherapie ausnützen. Durch die hohen Überlebensraten sind in den letzten Jahren die Langzeitfolgen für den wachsenden und sich entwickelnden Organismus des Kindes immer mehr in den Blickpunkt geraten.

Epidemiologie. In Deutschland erkrankten 1996 nach der Erfassung des Mainzer Registers 12,6/100 000 Kinder unter 15 Jahren an Krebs. Eine Zunahme der Inzidenz konnte im Laufe der letzten Jahre nicht verzeichnet werden. Häufigkeit und Verteilung in Abhängigkeit vom Lebensalter sind Abb. 171.1 zu entnehmen. Das Register zeigt einen über die Jahre deutlichen Anstieg der ZNS-Tumoren, der aber zum größten Teil auf eine Zunahme der Meldungen zurückzuführen ist, da lange Zeit ein großer Teil dieser Kinder nicht in pädiatrisch-onkologischen Zentren betreut wurde.

In den meisten Fällen bleibt die Krankheitsursache beim einzelnen Kind unbekannt. Wahrscheinlich entstehen die meisten Malignome durch eine Kombination von genetischen Anlagen und Umweltfaktoren. Diesen ist allerdings insbesondere bei kleinen Kindern aufgrund der nur kurzen Einwirkungszeit von Umwelteinflüssen nur schwerlich großes Gewicht zuzuschreiben.

Pathogenese

Umweltfaktoren. Daß Bestrahlung auch bei Kindern die Entstehung einer Krebserkrankung verursachen kann, weiß man seit den Atombombenabwürfen in Japan. Die Häufigkeit der Leukämien korrelierte linear mit der Strahlendosis, während das Alter bei der Exposition die Latenzzeit bis zum Auftreten und die Art der Krankheit beeinflußte. Leukämien entwickelten sich rasch mit einem Maximum nach 5–7 Jahren. Bei kleineren Kindern traten häufiger akute lymphoblastische und chronisch-myeloische Leukämien auf, bei den älteren Kindern waren es schwerpunktmäßig akute myeloische Leukämien. Nach dem Reaktorunfall von Tschernobyl wurde ein vermehrtes Auftreten von Leukämien bei Kindern bisher nicht beobachtet, allerdings ist die Expositionsdosis nicht mit den nach den Atombombenabwürfen beobachteten Dosen zu vergleichen. Dramatisch angestiegen und weiter steigend ist dagegen die Inzidenz von Schilddrüsenkarzinomen, was gut damit übereinstimmt, daß man solche Tumoren früher vermehrt nach der Bestrahlung von nichtmalignen Veränderungen wie Hyperplasie des Thymus oder der Tonsillen beobachtet hat. Gesichert ist auch eine höhere Rate von Hirntumoren nach prophylaktischer Schädelbestrahlung im Rahmen einer Leukämie. Auch im Bestrahlungsfeld anderer Tumoren werden häufiger Zweittumoren beobachtet. Nicht bewiesen ist eine erhöhte Krebsrate, wenn der Fetus diagnostischen Röntgenstrahlen ausgesetzt wurde. Alle Versuche, eine erhöhte Leukämieinzidenz bei Kindern im Umkreis von Kernkraftwerken zu belegen, sind zumindest für Deutschland durch das Mainzer Register nicht zu bestätigen gewesen.

Zweifelsfrei belegt ist dagegen die Rolle der Ultraviolettstrahlung bei der Entstehung von Melanomen; eine größere Zahl von Sonnenbränden im Kindesalter vermehrt eindeutig das Risiko. Auch Kinder mit angeborenen Störungen der DNA-Reparaturmechanismen müssen vor Sonnenlicht geschützt werden. Versuche, elektromagnetische Wellen (z. B. Hochspannungsleitungen) für die Entstehung von Krebserkrankungen verantwortlich zu machen, sind jedoch

a

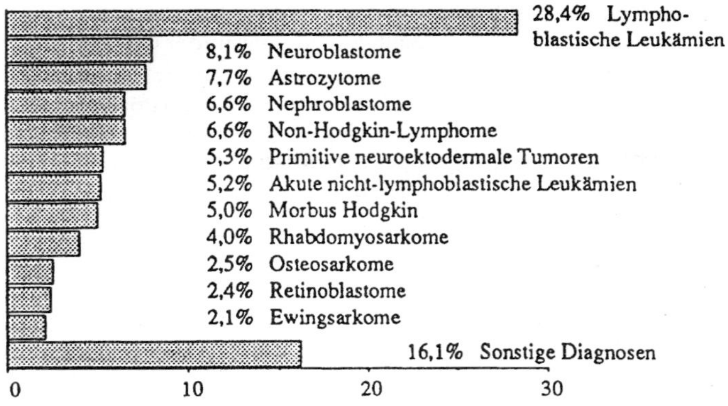

b

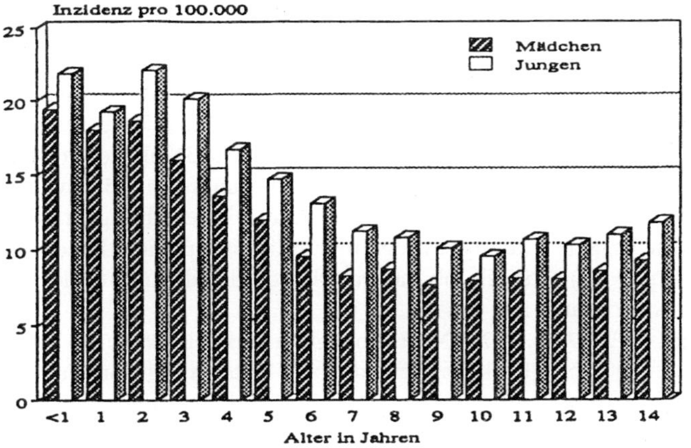

Abb. 171.1. a Relative Häufigkeit und **b** alters- und geschlechtsspezifische Inzidenzen, ermittelt in den Jahren 1987–1996. (Aus Kaatsch et al. 1997)

gescheitert. Um so mehr gilt dies für sog. Erdstrahlen und Wasseradern, deren Nachweis durch Wünschelrutengänger in Häusern, in denen Kinder an Krebs erkrankt sind, häufig ein einträgliches Geschäft für den Untersucher ist.

Bestimmte Medikamente können Krebserkrankungen bei Kindern erzeugen. Eine intrauterine Exposition mit Diäthylstilböstrol führte zu einer erhöhten Rate von Adenokarzinomen der Vagina bei Töchtern von Frauen, die dieses Medikament erhielten. Auch Fehlbildungen des Genitales kamen bei beiden Geschlechtern in vermehrtem Maße vor. Androgene wurden früher häufig zur Therapie von aplastischen Anämien eingesetzt mit der Folge eines gehäuften Auftretens von Lebertumoren. Auch Medikamente, die zur Chemotherapie eingesetzt werden, können Zweittumoren mit langer Latenz induzieren. Dazu gehören besonders die Alkylanzien (Cyclophosphamid, Busulphan, Chlorambuzil und Ifosfamid) und die Epipodophyllotoxine (VP16, VM26). Die Gabe von immunsuppressiven Medikamenten, besonders nach Organtransplantationen, geht mit einer erhöhten Rate von malignen Non-Hodgkin-Lymphomen einher. Auch bei Kindern mit Immundefekten und Aids wird dies beobachtet. Versuche, bestimmte Ernährungsfaktoren als Ursache für eine Krebserkrankung verantwortlich zu machen, sind fehlgeschlagen.

Manche Viren sind mit Krebserkrankungen im Erwachsenenalter vergesellschaftet. Was das Kindesalter angeht, ist bisher nur für das Epstein-Barr-Virus belegt, daß es bei der Entstehung von Tumoren bei Kindern eine Rolle spielt. Dies gilt für das afrikanische Burkitt-Lymphom, das zu 95% mit diesem Virus „infiziert" ist, in Mitteleuropa trifft es nur für einen kleinen Teil der Kinder zu. EBV vermehrt sich in B-Zellen und induziert dort wahrscheinlich chromosomale Veränderungen, die dann zum ungebremsten Wachstum führen. Chronische Malariainfektionen scheinen die Entstehung dieser Lymphome zu fördern, vielleicht durch eine Schwächung der Immunabwehr. Auch das bei uns seltene Nasopharynxkarzinom (Schmincketumor) ist wie bei Erwachsenen auch bei Kindern mit EBV assoziiert.

Molekulargenetik. Die meisten Malignome bei Kindern treten sporadisch auf. In etwa 10–15% der Fälle liegt eine familiäre Assoziation mit Krebserkrankungen vor oder aber eine angeborene oder genetische Krankheit, die bekanntermaßen mit einer höheren Rate an Krebserkrankungen einhergeht.

Onkogene sind menschliche DNA-Sequenzen, die von normalen zellulären Genen, den Protoonkogenen, abstammen. Wie die meisten Gene enthalten Protoonkogene regulatorische und strukturelle Regionen. Letztere codieren für ein bestimmtes Protein. Veränderungen in jeder der Regionen oder eine Translokation kann zu einer Aktivierung eines Onkogens führen, das dann zur Entstehung eines Tumors beitragen kann. Strukturelle Änderungen werden meist durch Punktmutationen, kleine Deletionen oder Genfusionen verursacht. Regulatorische Änderungen entstehen meist durch eine Amplifikation oder eine Translokation eines größeren chromosomalen Abschnitts, der ein Protoonkogen enthält. Das Ergebnis ist dann eine veränderte

Expression und nicht eine veränderte Struktur. Aktivierte Onkogene funktionieren wie ein dominantes Gen, das eine Tumorzelle aus einer normalen Zelle entstehen läßt. Ein typisches Beispiel ist die durch eine Punktmutation ausgelöste Aktivierung des ras-Onkogens, das bei etwa 1/3 der embryonalen Rhabdomyosarkome gefunden wird. Typisch ist auch die Amplifikation des N-myc-Onkogens, die sehr häufig bei generalisierten Neuroblastomen beobachtet wird. Ein typisches Beispiel für eine regulatorische Störung ist die für das Burkitt-Lymphom typische Translokation t(8;14)(q24;q32), bei der das C-myc-Onkogen von seiner normalen Position auf Chromosom 8 in die Nähe des Gens für die schwere Immunglobulinkette auf Chromosom 14 transloziert wird, was zur ungeregelten und im Zellzyklus der B-Zelle zeitlich falschen Expression des Onkogens, das strukturell nicht verändert ist, führt. Strukturelle Änderungen oder Rearrangements von Genen, die für Fusionsproteine codieren, sind wahrscheinlich die häufigste Art, wie Onkogene zur Tumorgenese beitragen können, wenn die Fusionsproteine als Aktivierungsfaktoren für normale, unter normalen Bedingungen nicht aktivierte Gene dienen. Beispiele dafür sind das bcr/abl-Rearrangement bei der chronisch-myeloischen Leukämie und die Fusionsgene, die beim Ewing-Sarkom [t(11;22)(q24;q12):EWS-FLI1 und t(21;22)(q22;q12): EWS-RG] oder beim alveolären Rhabdomyosarkom [t(2;13)(q35;q14):PAX3-FKHR und t(1;13)(q36;q14):PAX7-FKHR] gefunden werden.

Aktivierte dominante Onkogene erklären nicht alle Phänomene, die mit der Entstehung von Malignomen verbunden sind. Das gilt z.B. für den Verlust von genetischem Material, wie er bei verschiedenen Tumoren beobachtet wird. Eine Tumorinduktion, ausgelöst durch spezifische chromosomale Deletionen, ist nur dadurch zu erklären, daß die verlorengegangenen Gene in normalen Zellen ein unkontrolliertes Wachstum unterdrücken. Solche Tumorsuppressorgene sind inzwischen beschrieben worden. Die familiär auftretenden Tumoren sind kaum durch Wachstum induzierende Onkogene zu erklären, da so schon in den Keimzellen ein falsches Genprodukt entstünde, was eher den Tod des Embryos oder Fetus zur Folge hätte. Solche mutierten Tumorsuppressorgene werden in der Tat schon in Keimzellen, aber auch in somatischen Zellen gefunden. Vergleiche zwischen sowohl familiär als auch spontan auftretenden Tumoren haben zu der Hypothese geführt, daß die familiären Formen durch die konstitutionelle Mutation eines wachstumshemmenden Gens hervorgerufen werden, wobei der Tumor durch 2 Ereignisse ausgelöst wird. Dies läßt sich am Beispiel des Retinoblastom-Gens RB1 verdeutlichen. Bei der vererbten Form ist bereits in der Keimzelle die Mutation eines RB1-Gens vorhanden, die von einem der Eltern stammt. Die maligne Transformation entsteht dann, wenn eine weitere Mutation in dem unveränderten Gen in einer somatischen Zelle entsteht. Das macht etwa 40% aller Retinoblastome aus, die dann meist beidseitig auftreten. Keimzellmutationen sind allerdings auch für 5–10% der einseitigen Retinoblastome verantwortlich. Die anderen Fälle treten spontan auf, ohne daß eine Mutation in den Keimzellen nachweisbar ist. Grundsätzlich ist hier der den Tumor auslösende Mechanismus derselbe, es müssen jedoch 2 Mutationen in somatischen Zellen nacheinander auftreten. Allerdings gibt es verschiedene Mechanismen, die zum Ausschalten beider gesunder Gene führen. Das RB-Gen reguliert das Fortschreiten durch den Zellzyklus negativ, in dem es die Expression wachstumsfördernder Gene hemmt. Selbst ist es streng kontrolliert durch den Grad der Phosphorylierung. Mutationen dieses Gens werden auch beim Osteosarkom und verschiedenen Tumoren des Erwachsenen gefunden, so daß es nicht nur ein regulierendes Gen in der Retina ist.

Auch beim Wilms-Tumor (Nephroblastom) treten in 10% der Fälle entweder spontan oder als Bestandteil von Syndromen beidseitige Tumoren auf: Es handelt sich um das WAGR-Syndrom (*W*ilms-Tumor, *A*niridie, urogenitale Fehlbildungen und mentale *R*etardierung), das Denys-Drash-Syndrom (Wilms-Tumor, schwere urogenitale Fehlbildungen und Glomerulonephropathie) und das Beckwith-Wiedemann-Syndrom (Exomphalos, Makroglossie, Gigantismus und andere angeborene Fehlbildungen). Bei den ersten beiden Syndromen ist das WT1-Gen involviert, das auf dem langen Arm von Chromosom 13 (11p13) lokalisiert ist. Bei letzterem ist ein Gen in der Nachbarschaft (11p15) involviert, das auch als WT2 bezeichnet wird. Die Vererbungsmodi sind v.a. auch durch das sog. Imprinting kompliziert, bei dem es eine Rolle spielt, ob das väterliche oder das mütterliche Gen funktioniert.

Die Neurofibromatose ist ein weiteres Beispiel für eine Erbkrankheit, die zur Entstehung von Tumoren der Nervenscheiden, der Glia und der Meningen führt. Das auf Chromosom 17q11 gelegene NF1-Gen ist verantwortlich für die klassische Form des Morbus Recklinghausen, der mit der Entwicklung verschiedenster Malignome einhergeht. Das NF2-Gen auf Chromosom 22q12 führt zur Neurofibromatose Typ 2, bei der das Auftreten von beidseitigen Akustikusneurinomen typisch ist.

Auch das p53-Gen (auf Chomosom 17p13) ist ein Tumorsuppressorgen, dessen Inaktivierung an der Entstehung einer großen Zahl von sporadisch auftretenden Tumoren beteiligt ist. Das gilt wahrscheinlich auch für das Li-Fraumeni-Syndrom, bei dem es zu einer familiären Häufung von Krebserkrankungen kommt: Es treten gehäuft maligne Erkrankungen bei den Verwandten ersten Grades eines Patienten unter 45 Jahren (häufig ein Kind) mit einem Sarkom auf. Viele Familien erfüllen nicht die klassische Definition des Syndroms, bei der zu dem o.g. Probanden ein Verwandter ersten Grades ebenfalls unter 45 Jahren mit einer Krebserkrankung und ein weiterer Verwandter ersten oder zweiten Grades mit jeder Krebsart vor dem 45. Lebensjahr oder einem Sarkom in jedem Alter kommen. Das heißt, daß wahrscheinlich Mutationen verschiedener Gene zu einer familiären Krebsneigung führen können. Genaue Familienanamnesen, besonders bei Kindern mit Sarkomen, können helfen, solche Risikofamilien zu definieren.

Schließlich ist darauf hinzuweisen, daß es noch andere hereditäre Krankheiten gibt, die mit einer erhöhten Krebsneigung einhergehen. Abgesehen von Onkogenen und Suppressorgenen muß es somit noch andere Mechanismen der Krebsentstehung geben. Hereditäre Krankheiten dieser Art sind z.B. Xeroderma pigmentosum, Bloom-Syndrom, Ataxia teleangiectatica, Fanconi-Anämie sowie verschiedene Immundefekte.

Klinische Symptome und Diagnose. Die Symptome einer malignen Erkrankung im Kindesalter sind selten typisch, meist unspezifisch und lassen eher an häufigere Krankheiten denken. Der niedergelassene Kinderarzt wird im Laufe seines Berufslebens selten mit einer Neuerkrankung konfrontiert werden. Angesichts der guten Heilungschancen und der hohen Proliferationsraten der meisten Krankheiten ist es aber von großer Wichtigkeit, möglichst rasch die richtige Diagnose zu stellen.

Der Kliniker muß immer wieder feststellen, daß die Sorgen der Eltern manchmal von mehreren Ärzten nicht ernst genommen wurden, obgleich sie sich schließlich als nur zu begründet herausgestellt haben.

Die Erhebung einer genauen Anamnese ist für die Diagnosestellung von großer Bedeutung. Bestimmte Symptome sollten aufmerksam machen. Sie sind in Tabelle 171.1 zusammengestellt.

Ein spezielles Problem der Kinderonkologie ist die präzise pathohistologische Diagnose. Trotz Immunhistologie bereitet die Klassifizierung mancher Tumoren dem Pathologen Schwierigkeiten. Das Aussehen der Tumorzelle (klein, rund und blau) und die fehlende organähnliche Struktur des Gewebes, wie sie bei den Karzinomen in der Regel vorliegt, erschweren die Differentialdiagnose. So hat sich die Hinzuziehung von Referenzpathologen, die sich bei bestimmten Tumoren besonders gut auskennen, in Deutschland sehr bewährt. Neuerdings ist es möglich, durch molekulargenetische Methoden chromosomale Veränderungen auch noch an Blockmaterial zu entdecken und damit wichtige Informationen zur Einordnung zu gewinnen.

Eine Voraussetzung für eine korrekte pathohistologische Diagnostik ist die adäquate Gewinnung von Tumormaterial. Eine offene Biopsie kann dies immer noch am besten garantieren. Eine Nadelbiopsie, evtl. Ultraschall- oder CT-gesteuert, ermöglicht die Probeentnahme auch an Stellen, die einer offenen Biopsie nicht oder nur schwer zugänglich sind. Allerdings ist die Menge des so gewonnen Materials häufig nicht ausreichend, um eine eindeutige Diagnose zu stellen.

Tabelle 171.1. Beschwerden, bei denen an eine Krebserkrankung gedacht werden sollte

Symptome	Krankheit
Blässe, mit oder ohne Blutungszeichen	Akute Leukämie Neuroblastom
Petechien, Hämatome, Sugillationen	Akute Leukämie Neuroblastom
Unklare Knochenschmerzen	Akute lymphoblastische Leukämie Neuroblastom Knochentumoren
Unklares Fieber	Leukämien Morbus Hodgkin Non-Hodgkin-Lymphome Ewing-Sarkom
Nachtschweiß, verbunden mit Gewichtsverlust und unklarem Fieber	Morbus Hodgkin
Schmerzlose Lymphknotenschwellung	Leukämien Morbus Hodgkin Non-Hodgkin-Lymphome
Exophthalmus	Akute Leukämie Rhabdomyosarkom Neuroblastom Langerhans-Zell-Histiozytose
Leukokorie	Retinoblastom
Horner-Syndrom	Neuroblastom
Opsoklonus/Ataxie	Neuroblastom
Periorbitale Ecchymosis	Neuroblastom
Chronisches Ohrenlaufen	Rhabdomyosarkom Langerhans-Zell-Histiozytose
Obere Einflußstauung (verschwollenes Gesicht)	Mediastinaltumor
Atemnot (Pleuraerguß und/oder Mediastinaltumor)	Leukämien, Lymphome
Ausladendes Abdomen	Wilms-Tumor Neuroblastom Hepatoblastom Non-Hodgkin-Lymphom Rhabdomyosarkom
Erbrechen, Kopfschmerzen, Sehstörungen, Ataxie	Hirntumoren Hirnmetastasen
Makrohämaturie	Wilms-Tumor
Blutung aus der Scheide	Dottersacktumor Rhabdomyosarkom
Hypertonie	Wilms-Tumor Neuroblastom

Bei der Diagnostik und insbesondere auch bei der Verlaufskontrolle spielen bildgebende Verfahren eine ganz entscheidende Rolle. Während das klassische Röntgen immer mehr in den Hintergrund getreten ist, spielt die Ultraschalluntersuchung, die v.a. das Abdomen der Diagnostik problemlos zugänglich macht und beliebig oft wiederholbar ist, hier eine wichtige Rolle. Die Computertomographie, die besonders im Bereich des Schädels einen großen Fortschritt gebracht hat, verliert u.a. auch wegen der damit verbundenen Strahlenbelastung zunehmend an Bedeutung. Ihren Platz nimmt die Kernspintomographie (MRT) ein, die in den meisten Fällen eine bessere Differenzierung erlaubt. Auch die klassische Angiographie wird zunehmend durch Subtraktionsverfahren im MRT ersetzt.

Einzelne nuklearmedizinische Verfahren spielen trotz der damit verbundenen Strahlenbelastung immer noch eine wichtige Rolle bei bestimmten Tumoren. Dies gilt besonders für den Nachweis eines Tumorbefalls der Knochen durch den Primärtumor oder Metastasen, aber auch für die primäre und die Verlaufsdiagnostik der Neuroblastome mit der für diese sehr spezifischen Szintigraphie mit Metajodbenzylguanidin (MIBG) und die Diagnostik von Karzinomen der Schilddrüse.

Therapie

Allgemeines. Die Therapie der Krebserkrankungen im Kindesalter ist eine Erfolgsgeschichte der modernen Medizin. Im Gegensatz zum Erwachsenenalter hat sich die Prognose in den letzten 3 Jahrzehnten dramatisch verbessert. Das liegt zum einen an der größeren Empfindlichkeit der Malignome im Kindesalter gegenüber Chemo- und Strahlentherapie. Auf der anderen Seite haben pädiatrische Onkologen schon sehr früh damit begonnen, im Rahmen von multizentrischen Studien die vorhandenen Möglichkeiten auszuloten, um sie dann stetig zu verbessern.

Die multizentrischen Therapiestudien, die zu Beginn im wesentlichen nur Richtlinien für die Therapie enthielten, basieren heute auf sehr detaillierten Protokollen, die genaue Anweisungen für das diagnostische Vorgehen sowie für die einzelnen Therapieschritte beinhalten. Das gilt nicht nur für die Chemotherapie, sondern auch für das chirurgische Vorgehen bei diagnostischen Biopsien und bei der endgültigen operativen Entfernung eines Tumors sowie für die Strahlentherapie.

Die Entwicklung dieser Therapieprotokolle hatte eine Qualitätskontrolle und eine eindrucksvolle Anhebung des Therapiestandards zur Folge. Zum Konzept gehört, daß für die einzelnen Spezialgebiete innerhalb der Studien Referenzzentren eingerichtet wurden. So wird kaum mehr ein Kind mit akuter Leukämie behandelt, dessen Knochenmark nicht zentral nachbefundet wurde. Solide Tumoren werden von Referenzpathologen mitbeurteilt. In den meisten Studien (z.B. für Morbus Hodgkin) werden auch die Bestrahlungspläne von der Studienleitung unter Mitarbeit von darin besonders erfahrenen Strahlentherapeuten erarbeitet.

Chemotherapie. Die Entwicklung der Polychemotherapie verlief weitgehend empirisch. Viele Zytostatika sind für Kinder nicht zugelassen. Lange Zeit war über die Wirkungsmechanismen und die Pharmakokinetik vieler Medikamente wenig bekannt. Auch die Kombinationen und die Reihenfolge wurden häufig empirisch festgelegt.

In Tabelle 171.2 sind Wirkung, Pharmakokinetik, Indikation und Toxizität der am häufigsten eingesetzten Medikamente zusammengestellt.

Es existiert ein breites Spektrum von möglichen akuten Nebenwirkungen und Komplikationen, da die Chemotherapie in der Kinderonkologie sehr aggressiv ist. Das Auftreten von therapieinduzierten Knochenmarkaplasien wird in den meisten Protokollen in Kauf genommen. Die daraus resultierende Panzytopenie kann zu lebensbedrohlichen Situationen führen. Während Erythrozyten und Thrombozyten ersetzt werden können, kommt es bei ausgeprägten Granulozytopenien zu schwerwiegenden Infektionen. Die Entzündungszeichen bleiben aus oder sind nur schwach ausgeprägt. Infiltrate in der Lunge können sich nicht oder nur schwach ausbilden, und auch meningitische Zeichen entwickeln sich trotz massiver Infektion in der Regel nicht. Die Entwicklung einer Sepsis ohne ein vorheriges eindeutiges lokales Infektionsgeschehen ist nicht ungewöhnlich.

Eine Isolation der Kinder bei Granulozytopenie (< 500 Granulozyten/μl) bietet keinen eindeutigen Schutz, da schwerwiegende Infektionen in der Regel von körpereigener nasopharyngealer oder gastrointestinaler Flora oder von der Hautflora verursacht werden. Die Entlassung der Kinder nach Hause sollte bei Wohlbefinden immer angestrebt werden, da in der häuslichen Umgebung kein Risiko besteht, sich mit resistenten nosokomialen Keimen zu infizieren. Steigt die Temperatur über 38 °C an, müssen die Kinder sofort in die Klinik aufgenommen werden. Die Behandlung solcher neutropenischer Fieberepisoden erfordert eine standardisierte Antibiotikatherapie. Die Behandlung muß notfallmäßig ohne jede Verzögerung einsetzen, denn eine tödliche Sepsis kann sich in wenigen Stunden entwickeln. Die antibiotische Therapie muß geändert werden, wenn nach 48 h keine Entfieberung eintritt. Sie sollte solange durchgeführt werden, bis die Granulozyten ansteigen und das CRP absinkt oder sich normalisiert. Die Erfahrung hat gezeigt, daß eine Fortführung bis zur Normalisierung der Granulozytenzahlen in der Regel nicht notwendig ist und den Fällen vorbehalten werden sollte, in denen eine Sepsis nachgewiesen werden konnte. Sinkt das Fieber auch nach Wechsel des Antibiotikaregimes nicht, so muß auch an das Vorliegen einer Pilzinfektion gedacht werden. In den letzten Jahren treten neben den systemischen Candida-Infektionen zunehmend auch invasive Aspergillosen auf. Eine orale Prophylaxe gegen Pilzinfektionen ist während der Phase der intensiven Chemotherapie angebracht. Seit Einführung der konsequenten prophylaktischen Gabe von Cotrimoxazol ist das Auftreten von interstitiellen Pneumonien durch Pneumocystis carinii praktisch verschwunden. Dagegen ist die prophylaktische orale Gabe von nichtresorbierbaren Antibiotika zur selektiven Darmdekontamination umstritten.

Vereinzelt kommt es auch zur Neuerkrankung oder zur Reaktivierung einer Zytomegalieinfektion, die zu lang anhaltendem Fieber und v.a. zu Leberveränderungen führen und eine längere Therapiepause erforderlich machen kann. Häufiger tritt ein Herpes zoster oder eine frische Windpockeninfektion auf. Beide können unter den Bedingungen der

Tabelle 171.2. Die am häufigsten in der pädiatrischen Onkologie verwendeten Zytostatika

Zytostatika	Mechanismus	Metabolismus	Ausscheidung	Indikation	Toxizität[a]
Antimetaboliten					
Methotrexat (MTX)	Folsäureantagonist, Hemmung der Dihydrofolsäurereduktase	Hepatisch	Zu 50–90% unverändert renal, teils auch biliär	ALL, Lymphom, Medulloblastom, Oseosarkom	Myelosuppression (Nadir 7–10 Tage), Mukositis, Stomatitis, Dermatitis, Hepatitis, bei hochdosierter Anwendung auch nephro- und ZNS-toxisch, Spiegelüberwachung, „Leukovorin-rescue"
6-Mercaptopurin (6-MP)	Purinanalogon, Inhibition der Purinsynthese	Hepatisch, Interaktion mit Allopurinol	Renal	ALL	Myelosuppression, Mukositis, Leberzellnekrose, Allopurinol erhöht Toxizität
Cytosinarabinosid (ARA-C)	Pyrimidinanalogon, Hemmung der DNA-Polymerase	Hepatisch	Renal	ALL, Lymphom	Myelosuppression, Mukositis, Konjunktivitis, ZNS-Störungen
Alkylanzien					
Cyclophosphamid (CPM)	Alkyliert bevorzugt Guanin, Hemmung der DNA-Synthese	Hepatisch	Renal	ALL, Lymphom, Sarkom	Myelosuppression, hämorrhagische Zystitis, Lungenfibrose, inadäquate ADH-Sekretion, Anaphylaxie, erhöhtes Gallenblasenkarzinomrisiko
Ifosfamid	Ähnlich wie Cyclophosphamid	Hepatisch	Renal	Lymphom, Nephroblastom, Sarkom, Keimzelltumor, Hodentumor	Ähnlich wie Cyclophosphamid, ZNS-Störungen, Kardiotoxizität
Antibiotika					
Doxorubicin (DOX) und Daunorubicin (DNR)	DNA-Interkalator, Hemmung der DNA-Topoisomerase II, Induktion von DNA-Strangbrüchen	Hepatisch	Biliär und renal	ALL, AML, Osteosarkom, Ewing-Sarkom, Lymphom, Neuroblastom	Kardiomyopathie, Gewebsnekrosen bei Paravasaten, Myelosuppression, Konjunktivitis, Bestrahlungsdermatitis, Herzrhythmusstörungen
Dactinomycin	Bindet an DNA, Hemmung der RNA-Polymerase und der Transkription		Renal, biliär, 30% unverändert	Nephroblastom, Rhabdomyosarkom, Ewing-Sarkom	Gewebsnekrosen bei Paravasaten, Myelosuppression, Bestrahlungsdermatitis, Schleimhautulzerationen
Bleomycin	Bindet an DNA, erzeugt DNA-Strangbrüche	Hepatisch	Renal	Morbus Hodgkin, Lymphom, Keimzelltumor	Pneumonitis, Stomatitis, Raynaud-Phänomen, Lungenfibrose, Dermatitis
Vinca-Alkaloide					
Vincristin (VCR)	Hemmung der Mikrotubuli	Hepatisch	Biliär	ALL, Lymphom, Nephroblastom, Morbus Hodgkin, Ewing-Sarkom, Neuroblastom, Rhabdomyosarkom	Lokale Zellulitis, periphere Neuropathie, Obstipation, Ileus, Kieferschmerz, inadäquate ADH-Sekretion, nur geringe Myelosuppression
Vinblastin	Hemmung der Mikrotubuli	Hepatisch	Biliär	Morbus Hodgkin, Histiozytose	Lokale Zellulitis, minimale Myelosuppression
Enzyme					
L-Asparaginase (L-ASP)	Depletion von Asparaginsäure		Retikuloendotheliales System	ALL	Allergische Reaktion, Pankreatitis, Hyperglykämie, Thrombozytenfunktionsstörungen, Gerinnungsstörungen, Enzephalopathie
Hormone					
Prednison (PRED) und Dexamethason (Dexa)	Vermutlich Aktivierung von DNA-Endonukleasen nach Steroidrezeptor-DNA-Bindung	Hepatisch	Renal	ALL, Morbus Hodgkin, Lymphom	Cushing Syndrom, Katarakt, Diabetes mellitus, Hypertension, Myopathie, Osteoporose, Infektion, peptische Ulzera, Psychose

Immunsuppression letal verlaufen. Die sofortige Behandlung mit Aciclovir stoppt die Krankheit in der Regel rasch.

Zu Beginn der Therapie ist besonders das akute Nierenversagen zu fürchten, zu dem es durch einen raschen Anstieg der Harnsäure kommen kann. Bestimmung der Harnsäurewerte und des Kreatinins zu Beginn, hohe Flüssigkeitszufuhr und Allopurinol können in der Regel die Niereninsuffizienz verhindern. Besonders bei malignen Erkrankungen des blutbildenden Systems kann es nach initialer Therapie zu dem sog. Tumorlysesyndrom kommen: Durch den raschen Zerfall vieler Zellen entwickeln sich eine Hyperkaliämie, eine Hyperphosphatämie und eine Hypokalzämie bei gleichzeitigem Nierenversagen. In solchen Fällen kann eine Dialyse notwendig werden. Diese Komplikation läßt sich weitgehend verhindern, indem die Zytoreduktion (z.B. Prednisolon bei der akuten lymphobla-

Tabelle 171.2. (Fortsetzung)

Zytostatika	Mechanismus	Metabolismus	Ausscheidung	Indikation	Toxizität[a]
Verschiedene					
Nitrosoharnstoff	Carbamethylierung von DNA, Hemmung der DNA-Synthese	Hepatisch	Renal	ZNS-Tumor, Lymphom, Morbus Hodgkin	Verzögerte Myelosuppression (Nadir 4–6 Wochen), Lungenfibrose, erhöhtes Karzinomrisiko, Stomatitis
Cisplatin oder Carboplatin	DNA-Modifizierung, Hemmung der DNA-Synthese		Renal	Gonadaler Tumor, Osteosarkom, Neuroblastom, ZNS-Tumor, Keimzelltumor	Nephrotoxizität, Myelosuppression, Innenohrtoxizität, Tetanie, Neurotoxizität, hämolytisch-urämisches Syndrom, Anaphylaxie
Etoposid oder Teniposid	Topoisomerase-II-Hemmstoff, Induktion von DNA-Strangbrüchen		Renal	ALL, Lymphom, Keimzelltumor	Myelosuppression, sekundäre Leukämie
Retinoide	Differenzierungsagens	Hepatisch	Biliär	Bestimmte Leukämien, Neuroblastom	Trockener Mund, Haarausfall, Pseudotumor cerebri, vorzeitiger Schluß der Epiphysenfugen

ADH antidiuretisches Hormon; *ALL* akute lymphatische Leukämie; *AML* akute myeloische Leukämie; *ZNS* zentrales Nervensystem
[a] Viele Zytostatika verursachen Übelkeit und Erbrechen sowie Haarausfall.

stischen Leukämie mit hohen Zellzahlen) zunächst extrem vorsichtig begonnen und die Dosis anschließend langsam gesteigert wird

Ein spezielles Problem der Chemotherapie ist die schwere Mukositis im Gastrointestinalbereich, wobei besonders die Ulzera im Oropharynx wegen der heftigen Schmerzen beim Schlucken und der Nahrungsaufnahme die Kinder schwer beeinträchtigen. In diesen recht häufigen Fällen sind Dauerinfusionen von Morphin angebracht, deren Dosierung die Kinder selber steuern müssen.

Die orale Ernährung kann bei manchen Kindern schwierig sein, und in Einzelfällen wird eine parenterale Ernährung notwendig. Damit bleiben die Kinder in der Regel in einem ordentlichen Ernährungszustand.

Langzeitfolgen. Da die Morbidität durch Langzeitfolgen der Therapie erheblich sein kann, ist es notwendig, diese bereits bei der Planung der Therapie in die Überlegungen mit einzubeziehen. Am offensichtlichsten sind die Verstümmelungen infolge von Tumoroperationen, die zum Verlust oder zur deutlichen Funktionseinschränkung von Extremitäten, aber auch der Blase, des Darms oder einzelner Sinnesorgane führen können. Weniger voraussagbar und oft erst spät manifest sind die Folgen der Bestrahlung, die besonders bei dem wachsenden Organismus des Kindes zur Hypotrophie der bestrahlten Region mit entsprechenden Asymmetrien führen können. Aber auch die Beeinträchtigung endokriner Funktionen kann zu massiven bleibenden Schäden führen. So ist bei einer Dosis von über 30 Gy auf die Hypophyse mit einem Wachstumshormonmangel zu rechnen, und eine Dosis von über 6 Gy auf die Gonaden führt fast regelhaft zur Infertilität.

Zu den Nebenwirkungen der Medikamente gehören Leberschäden durch Methotrexat, Tubulusschäden der Niere durch Ifosfamid, die Innenohrschwerhörigkeit und der Tinnitus durch Cisplatin, die Infertilität der Knaben durch Procarbazin, die Kardiomyopathie durch Anthrazykline oder die zahlreichen Nebenwirkungen der Steroide.

Ein besonderes Problem ist das der Zweittumoren. Noch ist das Ausmaß nicht klar zu erkennen. Im Moment geht man davon aus, daß das Risiko, erneut an Krebs zu erkranken, nach 25 Jahren bei etwa 12 % liegt. Vor dem Hintergrund, daß in den westlichen Ländern im Jahr 2000 jeder tausendste Erwachsene ein ehemaliger Krebspatient sein wird, bekommen diese Aussagen ein bestürzendes Gewicht.

Psychosoziale Probleme. Die lebensbedrohliche Krebserkrankung eines Kindes oder eines Jugendlichen bedeutet nicht nur für den Patienten selber, sondern auch für die Familie eine große Belastung. Es ist daher dringend notwendig, daß neben den medizinischen Therapiestrategien auch Konzepte für die psychosoziale Unterstützung und Begleitung aller Betroffenen vorhanden sind. Die Lebensperspektive aller Familienmitglieder wird durch die Krankheit des Kindes verändert. Während dieses sich der Zuneigung ihrer Eltern meist sehr sicher sein kann, werden die gesunden Geschwister nicht selten vernachlässigt, was oft zu Reaktionen führt, auf die wiederum die Eltern nur schwer adäquat reagieren können. Die Partnerschaften werden häufig einer großen Belastungsprobe ausgesetzt. Die Patienten selbst müssen sich mit vielen Problemen auseinandersetzen: Lebensbedrohung, Verlust des Vertrauens in den eigenen Körper, Verlust des Selbstwertgefühls oder quälende Fragen nach Ursache und Schuld.

Es muß für alle Mitglieder eines Behandlungsteams selbstverständlich sein, daß die Patienten nicht belogen werden. Nur wenn die Patienten sich darauf verlassen können, daß man ihnen immer die Wahrheit sagt, können sie auch positive Aussagen als wahr und hilfreich akzeptieren. Die Vorstellung, daß Kinder nicht über ihre Krankheit oder gar den Tod nachdenken, sollte endgültig der Vergangenheit angehören. Nur wenn man durch Offenheit Kindern und Jugendlichen die Möglichkeit gibt, sich mit ihrer Krankheit und den möglichen Folgen auseinanderzusetzen, eröffnet man ihnen die Chance, auch langfristig damit umzugehen und Lebensperspektiven zu entwickeln.

Die Umsetzung solcher Konzepte im Alltag ist nicht immer einfach. Die Erfahrung hat aber gezeigt, daß es auf Dauer viel einfacher für alle Beteiligten ist, mit dieser Offenheit zu leben. Das gilt selbst dann, wenn eine kurative Therapie nicht mehr möglich ist und Kinder sterben müssen. Gerade in dieser Situation brauchen sie Offenheit. Trotz aller Bemühungen stirbt 1/3 der Patienten in der Kinderonkologie nach kürzerer oder längerer Zeit an den Folgen einer therapieresistenten Krankheit. Die Betreuung kann und darf nicht mit der Feststellung enden, daß alle Therapiemöglichkeiten ausgeschöpft sind, sondern es muß auch für die Begleitung der Kinder und Jugendlichen in diesem letzten Lebensabschnitt Hilfe geben. Die Patienten müssen von dem Behandlungsteam, das sie häufig über Jahre betreut hat, erwarten können, daß sie zum Schluß nicht allein gelassen werden.

Literatur

Haeberle H, Niethammer D (1995) Leben will ich jeden Tag: Leben mit krebskranken Kindern und Jugendlichen. Erfahrungen und Hilfen. Herder, Freiburg Basel Wien

Kaatsch P, Kaletsch U, Michaelis J (1997) Jahresbericht 1996 des Deutschen Kinderkrebsregisters Mainz. Mainz

Kaletsch U, Kleinert R, Miesner A, Hoisl M, Kaatsch P, Michaelis J (1997) Epidemiologische Studien zum Auftreten von Leukämien und Lymphomen bei Kindern in Deutschland. Schriftenreihe Reaktorsicherheit und Strahlenschutz. Bundesministerium für Umwelt, Naturschutz und Reaktorsicherheit. Dossenheim

Marmia N (1997) Long-term survivors of childhood cancer: the medical consequences of cure. Pediatr Clin North Am 44: 1021–1042

Parkin DM, Clayton D, Black RJ et al. (1996) Childhood leukemia after Chernobyl: 5 years follow up. Br J Cancer 73: 1006–1012

Quesnel S, Malkin D (1997) Genetic predisposition to cancer and familial cancer syndromes. Pediatr Clin North Am 44: 791–808

Shuse G, Ludlow J (1995) Tumor suppressor genes in disease and therapy. Lancet 345: 902

172 Leukämien

D. Niethammer, T. Klingebiel

Bei den Leukämien handelt es sich um maligne Erkrankungen des hämatopoetischen Systems einschließlich der Lymphopoese. Neben der grundsätzlichen Unterscheidung zwischen akuten und chronischen Formen führt die Definition der entarteten Zelle zur Einteilung in lymphatische (oder lymphoblastische) und myeloische Leukämien. Störungen der Funktion des Knochenmarks, die häufig über längere Zeit bestehen und zur Entwicklung von akuten myeloischen Leukämien führen können, bezeichnet man als myelodysplastische Syndrome. Leukämien machen bei Kindern und Jugendlichen unter 15 Jahren etwa 1/3 der Krebserkrankungen aus. Bei über 80 % handelt es sich um akute lymphoblastische Leukämien (ALL), weitere 15 % sind akute myeloische Leukämien (AML). Der Rest sind myelodysplastische Syndrome (MDS) und chronisch-myeloische Leukämien (CML), während die im Erwachsenenalter häufige chronisch-lymphatische Leukämie bei Kindern und Jugendlichen nur in extrem seltenen Einzelfällen beobachtet wird. In Deutschland erkranken jährlich 3,7/100 000 Kinder unter 15 Jahren an einer akuten lymphoblastischen Leukämie und 0,7/100 000 an einer akuten myeloischen Leukämie. Allen Leukämien gemeinsam ist die maligne Transformation hämatopoetischer Zellen.

172.1 Akute lymphoblastische Leukämie

Definition. Bei der ALL handelt es sich um eine Gruppe von malignen Erkrankungen des lymphatischen Systems, die sich im Knochenmark, im peripheren lymphatischen Gewebe und auch in allen anderen Geweben manifestieren können. Mit immunologischen Methoden kann man die einzelnen Formen verschiedenen Zellkompartimenten der Lymphopoese zuordnen, was durchaus auch therapeutische Konsequenzen hat. In weit mehr als der Hälfte der Fälle findet man typische chromosomale Veränderungen. Die Non-Hodgkin-Lymphome (NHL) sind lokalisierte Formen derselben Krankheit, bei denen neben einem lokalen Tumor im Knochenmark definitionsgemäß nicht mehr als 25 % Blasten zu finden sind. Die Generalisierung eines primär in einem Lymphknoten entstandenen Tumors ist wahrscheinlich nur eine Frage der Zeit. In therapeutischer wie prognostischer Hinsicht bestehen keine grundsätzlichen Unterschiede.

Epidemiologie. Nach den Daten des Mainzer Kinderkrebsregisters sind die akuten lymphoblastischen Leukämien für 29 % (3,7/100 000 der < 15jährigen) aller malignen Erkrankungen verantwortlich; 7,1 % aller malignen Erkrankungen sind NHL (0,8/100 000). Am häufigsten tritt die ALL in der Altersgruppe zwischen 1 und 5 Jahren (7,1/100 000) auf. Jungen erkranken etwas häufiger als Mädchen (1,3 : 1). Die ALL wird vereinzelt auch schon in der Neugeborenenperiode diagnostiziert. Eine Zunahme der Erkrankungen konnte seit 1980 in Deutschland nicht verzeichnet werden.

Ätiologie. Die Bomben auf Hiroshima und Nagasaki haben die Rolle der radioaktiven Strahlung bei der Entstehung von akuten Leukämien bei Kindern belegt. Die in der Umgebung von Kernkraftanlagen berichteten Häufungen von kindlichen Leukämien haben zu intensiven Studien Anlaß gegeben. Ein ursächlicher Zusammenhang konnte nicht bewiesen werden. Dies gilt auch für andere als Ursache für die Leukämieentstehung bei Kindern ins Feld geführte Umweltfaktoren wie z.B. Hochspannungsleitungen. Der große Anteil chromosomaler Veränderungen macht deutlich, daß in Mutationen einzelner Zellen der Schlüssel zur Entstehung zu suchen ist. Das würde auch die Rolle von mutagenen Medikamenten erklären, die mit großer Wahrscheinlichkeit Leukämien als maligne Zweiterkrankungen induzieren können.

Pathogenese und Pathologie. Der Entstehungsort einer primären ALL ist das Knochenmark, das von leukämischen

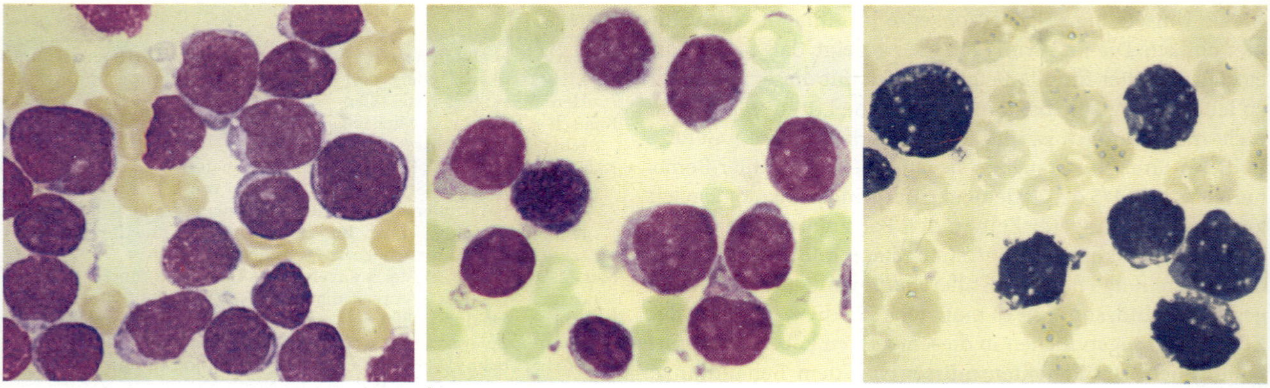

a b c

Abb. 172.1. Morphologie der ALL. **a** L1, **b** L2, **c** L3

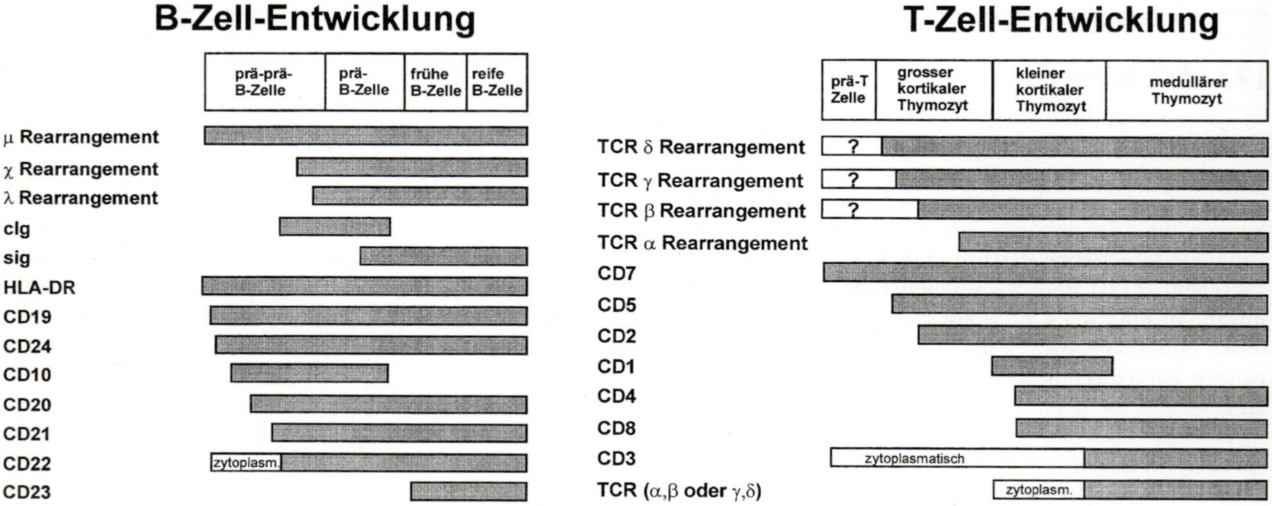

Abb. 172.2. Reifungsstufen und Expression verschiedener Oberflächenmerkmale im Rahmen der Lymphopoese

Blasten diffus infiltriert wird. Gleichzeitig ist die Ausreifung der normalen Hämatopoese gestört mit der Folge einer progressiven Knochenmarkinsuffizienz. Die Geschwindigkeit des Krankheitsverlaufs hängt wahrscheinlich wesentlich von der Proliferationsrate der Blasten ab. Ein weiterer wichtiger Faktor ist die Fähigkeit der Blasten, das Knochenmark zu verlassen und andere Gewebe zu infiltrieren. Die Folge sind unterschiedliche Krankheitsverläufe mit einem uneinheitlichen klinischen Bild. Obgleich die ALL-Zellen Leber, Milz und Lymphknoten bevorzugen, kann sich die ALL in allen Organen und Geweben manifestieren.

Die Morphologie der Blasten ist selbst bei einzelnen Patienten nicht immer ganz homogen. Gemäß der French-American-British-(FAB-)Klassifikation lassen sich nach zytologischen Kriterien 3 Typen unterscheiden: L1-Blasten imponieren wie kleine Lymphozyten, sind nacktkernig oder besitzen nur einen schmalen Plasmasaum. L2-Blasten sind größer, polymorpher mit zunehmendem Plasmasaum, irregulären Kernformen und prominenten Nukleoli. L3-Blasten sind ebenfalls größer, haben einen feingekörnten homogenen Kern mit prominenten Nukleoli und ein tiefblaues Plasma mit ausgeprägter Vakuolisierung. Die L3-Blasten sind im Gegensatz zu den L1- und L2-Blasten klar abgrenzbar und signalisieren das Vorliegen einer reifen B-Zell-ALL (Abb. 172.1).

Während man früher neben der Morphologie die zytochemischen Charakteristika der Blasten zur Klassifizierung – PAS, saure Phosphatase – herangezogen hat, ist heute die immunologische Definition mit monoklonalen Antikörpern in der Durchflußzytometrie die Methode der Wahl. Hierdurch wird es möglich, die Blasten den verschiedenen Reifungsstufen von B- und T-Zellen zuzuordnen (Abb. 172.2) Bei mehr als 80% der ALL-Fälle handelt es sich um eine monoklonale Proliferation von B-Vorläuferzellen mit unterschiedlichem Entwicklungsgrad. Neben der Expression von Antigenen auf der Zelloberfläche kann auch der Nachweis des Rearrangements von Immunglobulin-Genen zur Charakterisierung und Einordnung der verschiedenen Leukämien der B-Zellreihe herangezogen werden. Der Nachweis von zytoplasmatischem Immunglobulin gelingt in 20–30% der B-Vorläuferzellen, während die reife B-Zell-ALL, für die die L3-Morphologie typisch ist, Immunglobuline an der Zelloberfläche exprimiert. Die meisten ALL-Zellen der B-Reihe exprimieren auch das „Common-ALL-Antigen" (cALLA = CD 10). Auch die T-ALL läßt sich durch Untersuchung des Genrearrangements des T-Zellrezeptors verschiedenen

Tabelle 172.1. Chromosomenveränderungen bei akuten Leukämien

Chromosomenschädigung	Häufigkeit [%]	Molekulargenetische Veränderung	Assoziierter Phänotyp
Hyperdiploidie (>50 Chromosomen)	27	Unbekannt	B-Zellvorstufen, bevorzugtes Alter 1–10 Jahre, niedrige Leukozytenzahl
t(12;21)(p12–13;q22)	21–24	TEL/AML1-Fusion (anderer Name ETV6/CBFA2-Fusion)	B-Zellvorstufen, Pseudodiploidie, bevorzugtes Alter 1–10 Jahre
t(1;19)(q23;p13.3)	5–6	E2A/PBX1-Fusion	B-Zellvorstufen, Pseudodiploidie, erhöhte Leukozytenzahl
t(4;11)(q21;q23) und andere 11q23-Translokationen	4–8	MLL/AF4-Fusion und andere MLL-Rearrangements	CD10-negative B-Zellvorstufen, Hyperleukozytose
t(9;22)(q34;q11)	3–4	BCR/ABL-Fusion	B-Zellvorstufen, höheres Lebensalter, erhöhte Leukozytenzahl
t(1;14)(p34;q11) und TAL1-Deletion	3	TAL1-(SCL-)Rearrangement	CD10-negative Zellen des T-Zellphänotyps, bevorzugt männliches Geschlecht, Hyperleukozytose
t(8;14)(q24;q32.3), t(2;8)(q12;q24) oder (t(8;22)(q24;q11)	2	MYC (IgA, IgG oder IgM)	B-ZellVorstufen, L3-Morphologie, bevorzugt männliches Geschlecht
t(11;14)(p13;q11)	1	TTG2/TCR-(RHOM2-) Fusion	T-Zellphänotyp, bevorzugt männliches Geschlecht, Hyperleukozytose, extramedullärer Befall
dic(9;12)(p11–12;?p12)	1	Unbekannt	B-Zellvorstufen, bevorzugt männliches Geschlecht
Hypodiploidie (<45 Chromosomen) und Nahezu-Haploploidie	1	Unbekannt	Kein bevorzugter Phänotyp

Reifungsstadien zuordnen. Der Nachweis der terminalen Deoxynukleotidyltransferase (TdT) wird heute allenfalls noch verwendet, um maligne von nichtmalignen Zellen zu unterscheiden. In Einzelfällen findet sich auf der Zelloberfläche von lymphatischen Blasten auch die Expression von für die myeloische Reihe typischen Markern, so daß eine endgültige Klassifizierung Schwierigkeiten bereiten kann.

Chromosomale Veränderungen finden sich bei bis zu 90 % der Patienten. Bestimmte immunologisch definierte Subtypen sind mit typischen Chomosomenaberrationen korreliert. Hyperdiploide Chromosomensätze (51–65 Chromosomen) sind typisch für Klein- und Vorschulkinder, die eine besonders gute Prognose haben, während sie sehr selten bei der prognostisch ungünstigen Säuglings-ALL gefunden werden. Bei den meisten typischen Veränderungen handelt es sich um Translokationen zwischen zwei Chromosomen, was es zunehmend ermöglicht, die bei der Transformation beteiligten Gene zu definieren und eine prognostische Aussage zu machen (Tabelle 172.1).

Klinische Symptome und Verlauf. Die klinischen Symptome und der Verlauf bis zur endgültigen Diagnosestellung variieren viel stärker, als man das im Rahmen ein- und derselben Krankheit erwarten sollte. Bei 2/3 der Kinder liegt die Anamnesedauer unter 4 Wochen. Bei dem restlichen Drittel ziehen sich die Beschwerden länger, manchmal über Monate hin. Der Verlauf ist häufiger schleichend als kurz und foudroyant. Letzteres ist besonders typisch für eine T-ALL mit hoher initialer Zellzahl (manchmal 500 000 oder mehr Blasten/µl). Unspezifische Symptome wie unklare Fieberepisoden, Abgeschlagenheit, Blässe, Appetitlosigkeit oder wechselnde Schmerzzustände, insbesondere in den Beinen, erinnern an eine Virusinfektion. Die zunehmende Knochenmarkinsuffizienz führt dann zur Anämisierung, zu Hautblutungen aufgrund der Thrombozytopenie und schließlich zu schweren Lokal- und Allgemeininfektionen durch die Neutropenie. Es ist wichtig zu wissen, daß nicht alle Zellreihen gleichmäßig und auch nicht unbedingt in einer bestimmten Reihenfolge reduziert werden. Eine mehr oder weniger ausgeprägte Splenomegalie mit oder ohne gleichzeitige Hepatomegalie findet sich bei 2/3 der Kinder. Eine prominente Lymphadenopathie ist im Gegensatz zur landläufigen Meinung (lymphatische Leukämie = Lymphknoten) eher nicht ausgeprägt. Der Befall der Meningen (Meningeosis leucaemica) führt zu Kopfschmerzen, Erbrechen und evtl. zu meist irreversiblen Lähmungen peripherer Hirnnerven, besonders des N. facialis. Die Nieren können sonographisch massiv vergrößert sein. Ein Exophthalmus, meist beidseitig, wird durch retrobulbäre Infiltrate verursacht. Eine obere Einflußstauung ist die Folge einer massiven Thymusinfiltration im Rahmen eines T-NHL oder einer T-ALL. Diese kann auch zur meist einseitigen Bildung eines Pleuraergusses führen, und beides kann von erheblicher Dyspnoe begleitet sein.

Ein besonderes Problem der ALL, insbesondere bei kleinen Kindern, sind die Knochenschmerzen, die in Ausprägung und Intensität ständig wechseln können und nicht selten initial als Krankheiten aus dem rheumatischen Formenkreis fehlgedeutet werden, obgleich die Gelenke meist nicht geschwollen sind und die Schmerzen eher in der Diaphyse lokalisiert werden. Besonders häufig treten diese Schmerzen als Erstsymptome bei Kindern mit einer leukopenischen Form der ALL auf. Die Ursache dafür ist wohl die Infiltration des perichondrialen Gewebes oder wahrscheinlich sogar eher der intramedulläre Druck auf den Knochen durch die proliferierenden Leukämiezellen, die den Knochenmarkraum nicht oder nur sehr schlecht verlassen können. Ein Hodenbefall ist selten bei der Erstdiagnose, aber nicht ungewöhnlich als Manifestation eines Rezidivs mit oder ohne gleichzeitigen Rückfall im Knochenmark.

Diagnose und Differentialdiagnose. In Tabelle 172.2 ist die Häufigkeit einiger Parameter aufgelistet. Mehr als 50 % der

Tabelle 172.2. Prozentuale Häufigkeit von typischen klinischen Symptomen und Laborwerten bei der Diagnosestellung einer ALL

Symptome und Laborwerte	Häufigkeit [% der Patienten]
Fieber	61
Blutungen (Haut und Schleimhaut)	48
Knochenschmerzen	23
Splenomegalie	63
Hepatomegalie	68
Lymphknotenvergrößerungen	50
Leukozytenzahl/μl	
>50.000	17
<10.000	53
Hämoglobin [g/dl]	
>11,0	12
<7,0	43
Thrombozyten/μl	
>100.000	25
<20.000	28

Kinder haben uncharakteristische Fieberschübe, und nur bei 50 % wird eine Blutungsneigung evident. Selten ist der Befall der Meningen so ausgeprägt, daß Leukämiezellen im Liquor nachgewiesen werden können. Hohe Leukozytenzahlen sprechen für die Ausschüttung von Blasten in das periphere Blut, was dem Ungeübten bei einer vorherrschenden L1-Morphologie entgehen kann. Schwierig kann die Diagnosestellung bei der nicht seltenen (> 50 %!) normalen oder niedrigen Leukozytenzahl sein, da in diesen Fällen leukämische Zellen peripher kaum oder nicht zu entdecken sind. Nieren- und Leberwerte sind, wenn überhaupt, nur geringgradig erhöht. Allerdings können eine Hyperurikämie und eine Erhöhung der LDH den vermehrten Zellumsatz der ALL reflektieren. Gerinnungsstörungen bestehen in der Regel nicht. Bei Verdacht auf das Vorliegen einer ALL ist immer eine Knochenmarkpunktion durchzuführen, die in der Regel rasch zu einer eindeutigen Diagnose führt. In Einzelfällen, besonders bei Kindern mit Leukopenie und Knochenschmerzen, kann es außerordentlich schwierig sein, genügend Material für die Diagnostik zu aspirieren. In solchen Fällen muß gelegentlich eine Stanzbiopsie für eine histologische Untersuchung durchgeführt werden.

Sonographische Untersuchungen dokumentieren das Ausmaß von Organvergrößerungen. Ein Röntgenbild des Thorax ist notwendig, um eine Mediastinalvergrößerung oder einen Pleuraerguß zu entdecken. Ist dieser so groß, daß er zur Punktion Anlaß gibt, kann man in der Regel aus der dabei gewonnenen Flüssigkeit die Diagnose stellen, da sie reichlich leukämische Blasten, meist aus der T-Reihe, enthält. Weitere Röntgenaufnahmen sind nicht indiziert.

Differentialdiagnostisch kommen folgende Krankheiten in Betracht: rheumatoide Arthritis, Eisenmangelanämie, infektiöse Mononukleose, aplastische Anämien, ITP, AML.

Therapie. Die heute vorhandenen guten therapeutischen Chancen bei der ALL des Kindes basieren auf 2 grundsätzlichen Prinzipien. In den 60er Jahren wurde nachgewiesen, daß für eine endgültige Heilung eine prophylaktische Bestrahlung der Meningen notwendig ist, da selbst bei Kindern, bei denen bei Diagnosestellung keine leukämischen Zellen im Liquor nachzuweisen waren, in über 50 % das Rezidiv in den Hirnhäuten auftrat. Heute ist diese Prophylaxe zumindest bei einem Teil der Kinder auch nur mit Hilfe von hoch dosiertem intravenösem oder intrathekalem Methotrexat möglich, während Kinder mit einem höheren Rückfallrisiko auch heute noch prophylaktisch schädelbestrahlt werden müssen. Der zweite entscheidende Schritt war das in den 70er Jahren eingeführte Prinzip der Intensivierung durch gleichzeitige Kombination von mehreren Medikamenten, um durch die verschiedenen Angriffsmodalitäten die Entwicklung chemotherapieresistenter Zellen möglichst zu verhindern. In der Fortschreibung der sog. BFM-(Berlin-Frankfurt-Münster-)Protokolle wurden diese Prinzipien immer weiter optimiert. Das in Deutschland von einer kleineren Gruppe verwendete CoALL-Protokoll unterscheidet sich davon nicht grundsätzlich. In dem Standardprotokoll ALL.BFM 90 (Abb. 172.3) folgt der Induktionstherapie (Protokoll I) zum Erzielen einer Remission das Konsolidierungsprotokoll (Protokoll II) mit Meningeosisprophylaxe mit Methotrexat. Nach einem Reinduktionsblock folgt dann eine Dauertherapie mit 6-Mercaptopurin und Methotrexat über 2–3 Jahre. Während zu Beginn die primär vorhandene Knochenmarkinsuffizienz für lebensbedrohliche Komplikationen verantwortlich ist, sind sie im weiteren Verlauf nach Erzielen der Remission allein Folge der intensiven Chemotherapie, die v. a. im Reinduktionsprotokoll zu ausgeprägten Aplasien des Knochenmarks führen kann.

Schon mit der Gabe von Prednisolon und Vincristin allein sind 90 % aller Kinder mit ALL in eine Remission, d.h. weniger als 5 % Blasten im Knochenmark, zu bringen. Diese dauert jedoch nur wenige Wochen, bis sich ein Rezidiv, d.h. ein Wiederauftreten der Krankheit, manifestiert. Das Ansprechen der Leukämie auf Steroide wird in der deutschen BFM-Gruppe zunächst über eine Woche ausgetestet, da das Nichtansprechen in Kombination mit anderen Risikofaktoren zu einer Therapieintensivierung zwingt. Andere Risikofaktoren sind hohe Zellzahlen, T- oder B-Phänotyp oder bestimmte Chromosomenveränderungen (s. Tabelle 172.1), die bei bis zu 70 % der ALL bei Säuglingen gefunden wird. In Abb. 172.4 sind die Risikofaktoren und die Stratifizierung der z. Z. laufenden BFM-Studie dargestellt. Es muß betont werden, daß Risikofaktoren immer nur vor dem Hintergrund der durchgeführten Therapie ihre Gültigkeit haben. So war die B-ALL mit keinem der Standardprotokolle heilbar, und erst die Einführung eines völlig anders gearteten Therapieprinzips, dem zufolge die Medikamente in hoher Dosierung in wechselnden kurzen Blöcken gegeben werden, die jedesmal zu einer ausgeprägten Knochenmarkaplasie führen, hat dazu geführt, daß die Patienten mit B-ALL eine ebenso gute Heilungschance haben wie die Patienten mit einem Standardrisiko.

Bei einem Rezidiv der ALL erfolgt die erneute Behandlung nach einem Rezidivprotokoll, mit dem ein Teil der Kinder eine echte zweite Heilungschance hat: die Kinder, bei denen die Dauertherapie schon länger beendet ist. Alle anderen können allenfalls durch eine allogene Knochenmarktransplantation gerettet werden.

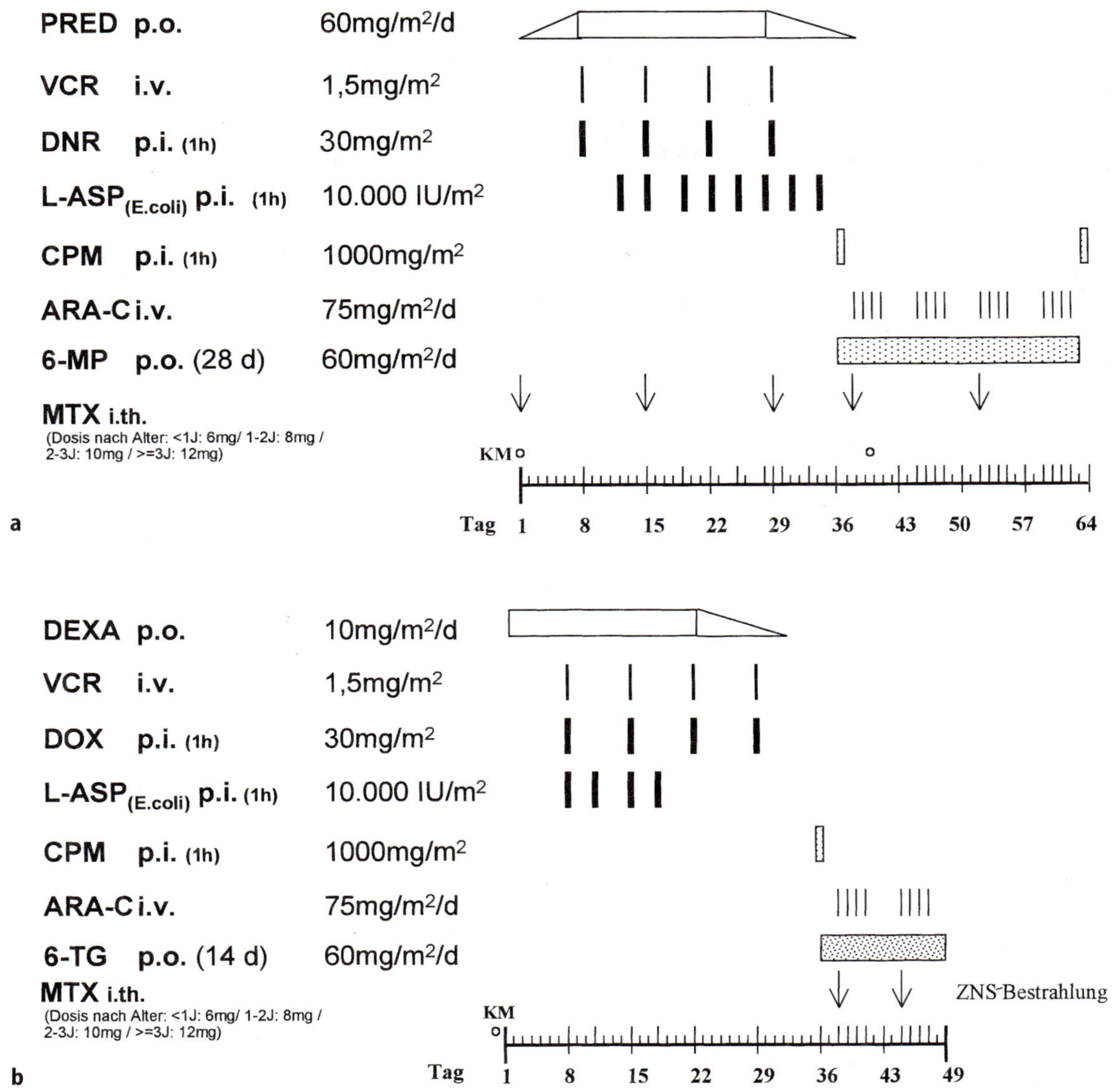

Abb. 172.3a,b. Therapieprotokoll ALL-BFM 90. *PRED* Prednison; *VCR* Vincristin; *DNR* Daunorubicin; *L-ASP* L-Asparaginase; *CPM* Cyclophosphamid; *ARA-C* Cytosinarabinosid; *6-MP* 6-Mercaptopurin; *MTX* Methotrexat; *DEXA* Dexamethason; *6-TG* 6-Thioguanin. **a** Protokoll I, **b** Protokoll II (s. Abb. 167.4)

Prognose. Die Gesamtprognose des rezidivfreien Überlebens hat sich dramatisch verbessert und liegt heute bei über 70%. Abbildung 172.5 zeigt die ereignisfreien Überlebensraten für die verschiedenen Risikogruppen. Daraus wird deutlich, daß es eine Hochrisikogruppe von Kindern gibt, bei denen die Überlebenschancen unter 50% liegen. Knapp 1/3 dieser Patienten erleidet nach erfolgreicher Therapie ein Rezidiv. Die Häufigkeit nimmt über die Zeit ab, und in der Regel treten nach mehr als 4 1/2 Jahren nach Beginn der Behandlung keine Rückfälle auf, so daß man die Kinder als geheilt ansehen kann. Noch spätere Rezidive sind Einzelfälle. Grundsätzlich anders verhält es sich bei der B-ALL – hier ist bereits 6 Monate nach Beginn der Therapie das Ende der Rezidivkaskade erreicht. Die Situation läßt sich folgendermaßen zusammenfassen: Kinder, bei denen es während des ersten Jahres der Therapie zu einem Rezidiv kommt, oder solche, die einen Rückfall einer T-ALL erleiden, haben mit Chemotherapie allein keine Überlebenschance. Je später nach dem ersten Jahr ein Rezidiv auftritt, um so besser sind die Chancen, die dann bis auf 30% ansteigen. Kinder mit Rezidiven länger als ein halbes Jahr nach Ende der Therapie haben die besten Aussichten, mit Chemotherapie allein geheilt zu werden. Mit der allogenen Stammzelltransplantation liegen die Heilungsraten etwa bei 50%.

172.2 Akute myeloische Leukämie

Definition. Unter dem Begriff der akuten myeloischen (=nichtlymphatischen) Leukämie werden die akuten Leukämien zusammgefaßt, deren Zellen sich von den verschiedenen Vorläuferstadien der Granulopoese, Monozytopoese, Erythropoese und Thrombopoese ableiten. Die einzelnen Subtypen lassen sich morphologisch unter Zuhilfenahme von zytochemischen Färbungen definieren.

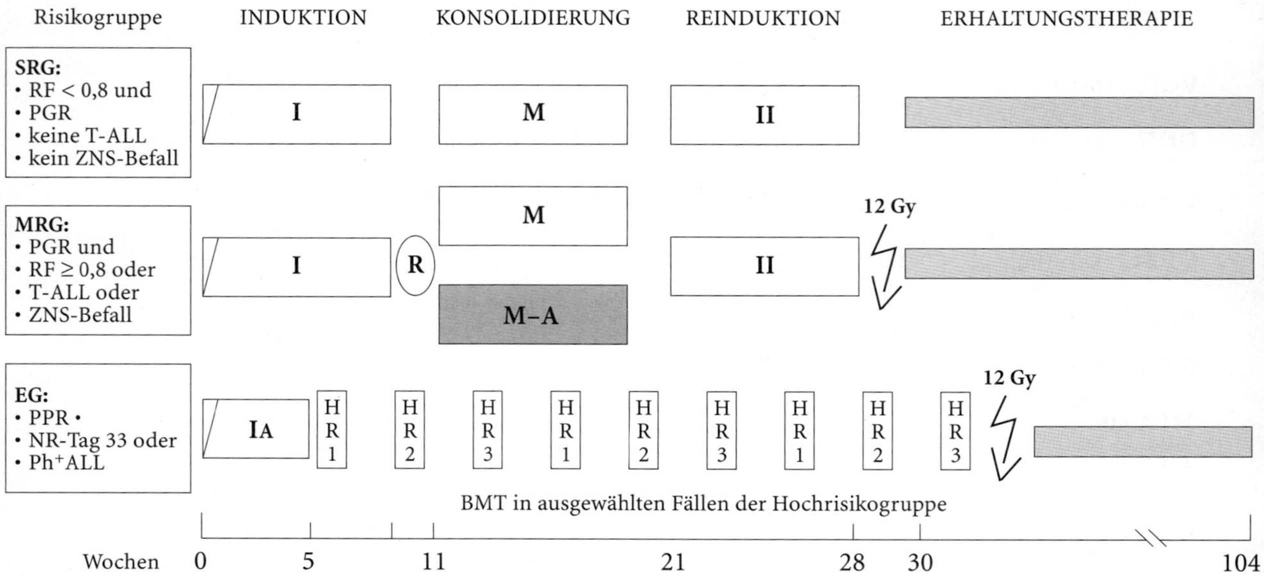

Abb. 172.4. Risikogruppen und Stratifizierung. *SRG* Standardrisikogruppe; *MRG* Mittelrisikogruppe; *EG* Hochrisikogruppe. *RF* Risikofaktor; *PGR* Prednisolon Good Response; *PPR* Prednisolon Poor Response; *NR* keine Remission. *BMT* Knochenmarktransplantation

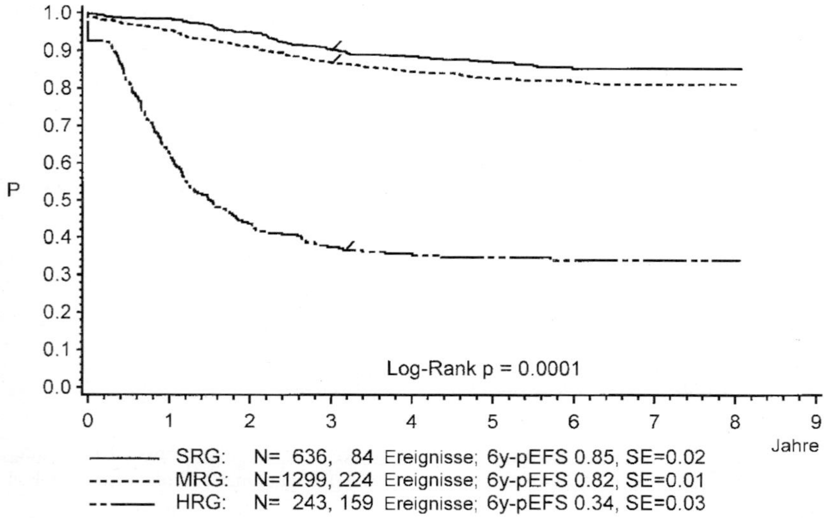

Abb. 172.5. Behandlungsergebnisse mit dem Protokoll ALL-BFM 86 für die verschiedenen Risikogruppen. *SRG* Standardrisikogruppe; *MRG* mittlere Risikogruppe; *HRG* Hochrisikogruppe; *EFS* event free survival

Epidemiologie. Die AML macht etwa 15% aller Leukämien bei Kindern unter 15 Jahren aus. Dies bedeutet, daß jährlich 0,7/100000 Kinder an einer Form der AML erkranken. Die AML ist die häufigste Form der Leukämie beim Neugeborenen. Mit Ausnahme einer etwas vermehrten Inzidenz im Säuglings- und Kleinkindesalter ist die AML gleichmäßig auf das gesamte Kindesalter verteilt. Jungen erkranken nur minimal häufiger als Mädchen; eine Zunahme der Krankheit wurde nicht beobachtet.

Ätiologie. Bei bestimmten angeborenen Krankheiten besteht eine deutlich vermehrte Neigung zum Auftreten einer AML. Das gilt für die Trisomie 21, die Fanconi-Anämie, die Blackfan-Diamond-Anämie, das Kostmann-Syndrom, das Chediak-Higashi-Syndrom und das Bloom-Syndrom. Eine akute Leukämie als Zweiterkrankung nach einer anderen Krebserkrankung ist meist eine AML. Eine wichtige Rolle spielen dabei bestimmte Zytostatika (Chlorambucil, Cyclophosphamid, Melphalan). Sekundärleukämien treten 4–5 Jahre nach der Behandlung auf mit einem abnehmenden Risiko nach 12 Jahren. Belegt ist, daß eine über längere Zeit niedrig dosierte Gabe von Etoposid (VP 16) eine AML bei Kindern auslöst. Auch erworbene schwere aplastische Anämien können nach längerer Laufzeit in eine AML übergehen.

Pathogenese und pathologische Physiologie. Der Entstehungsort der AML ist das Knochenmark, isolierte Tumoren ohne Knochenmarkbeteiligung sind seltene Einzelfälle (Chlorome). Auch für die AML gibt es eine FAB-Klassifikation, die grundsätzlich auf morphologischen Kriterien basiert, aber auch histochemische Färbungen und Immunphänotypisierung von Oberflächenmarkern und den Karyotyp mit einbezieht. Es lassen sich 7 Formen unterscheiden, die unterschiedlich häufig auftreten (Tabelle 172.3). Die Histo-

Tabelle 172.3. Subtypen der akuten myeloischen Leukämie und deren relative Häufigkeit in Abhängigkeit vom Alter

FAB-Typ	Name	Patienten <2 Jahre [%]	Patienten >2 Jahre [%]
M1	Akute Myeloblastenleukämie ohne Ausreifung	7	25
M2	Akute Myeloblastenleukämie mit Ausreifung		27
M3	Akute Promyelozytenleukämie		
M4	Akute myelomonozytäre Leukämie	30	26
M5	Akute Monozytenleukämie	52	16
M6	Erythroleukämie		2
M7	Akute Megakaryozytenleukämie		5–7

chemie ergänzt die morphologische Zuordnung: Die myeloische Reihe ist Myeloperoxydase-positiv, die nonspezifische Esterase markiert die monozytären Zellen. Immunphänotypisierung braucht man für die Monozytenleukämie, die sich morphologisch oft nur schwer von der lymphatischen L2-Morphologie abgrenzen läßt.

Gerinnungsstörungen können bei allen Typen der AML auftreten, sind aber besonders typisch für die bei Kindern seltene M3-(Promyelozyten-)Leukämie. Bei diesem Subtyp findet man praktisch immer eine t(15;17)-Translokation, wodurch ein Fusions-Gen entsteht, das das Gen für den α-Retinoidsäurerezeptor beinhaltet. Retinoidsäure (ATRA) induziert in diesen Fällen rasch eine Remission mit Verschwinden der hämorrhagischen Diathese, die aber nicht von Dauer ist. Eine inv16 ist häufig beim M4-Typ mit Eosinophilie, einem prognostisch günstigen Subtyp, und eine t(8;21) ist häufig beim M2-Typ und damit auch beim Chlorom.

Klinische Symptome und Verlauf. Grundsätzlich unterscheiden sich die klinischen Symptome aufgrund der Knochenmarkinsuffizienz nicht von denen der ALL. Es gibt jedoch einige Besonderheiten. Eine disseminierte intravasale Gerinnung begleitet nicht selten die Erstmanifestation und kann sich durch den Blastenzerfall bei der initialen Therapie dramatisch verschlimmern. Eine ausgeprägte Lymphadenopathie ist besonders für die Kinder mit M4- oder M5-Typ nicht ungewöhnlich. Unerklärliche Gingivahyperplasien oder Parotisschwellungen sind zwar nicht häufig, aber ein Hinweis auf das Vorliegen einer AML. Ein meningealer Befall tritt in bis zu 15% der Fälle auf und ist damit häufiger als bei der ALL, während die Hoden als extramedullärer Manifestationsort eine Seltenheit sind. Bei Neugeborenen manifestiert sich der M5-Typ nicht selten in Form von leicht bläulichen oder farblosen Hautinfiltraten. Die Anamnese der Kinder mit AML ist häufig kürzer und stürmischer als die bei ALL.

Diagnose und Differentialdiagnose. Die Diagnose muß aus dem Knochenmark gestellt werden. In der Regel ist das Mark hyperzellulär und enthält 30–100% Blasten. Bei weniger Blasten handelt es sich per definitionem um ein myelodysplastisches Syndrom. Morphologie und Histochemie zusammen versagen in bis zu 5% der Fälle mit akuter Leukämie. Dann hilft in der Regel die Immuntypisierung weiter. Eine klare Unterscheidung zur ALL ist schon wegen der unterschiedlichen Therapie notwendig. Pathognomonisch für einige Formen sind Auer-Stäbchen.

Therapie. Das in Deutschland gebräuchliche BFM-Protokoll hat gewisse Ähnlichkeit mit dem ALL-Protokoll, zu Beginn steht jedoch immer eine sehr aggressive Induktionstherapie mit ausgeprägter Aplasie des Knochenmarks. In dieser Zeit kommt es häufig zu lebensbedrohlichen Infektionen und Blutungen. Der Konsolidierungstherapie schließt sich wie bei der ALL eine Dauertherapie an, hier mit 6-Thioguanin und Cytosinarabinosid. Für eine kleinere Hochrisikogruppe wird z.Z. die Knochenmarktransplantation in erster Remission empfohlen.

Prognose. Die Heilungschancen sind schlechter als bei der ALL, jedoch deutlich besser als im Erwachsenenalter. Knapp 20% der Kinder erreichen keine Remission, von den restlichen Kindern kann etwa die Hälfte geheilt werden, so daß die Gesamtheilungsrate bei etwa 40% liegt. Eine deutlich bessere Prognose besteht für die Kinder mit Morbus Down und AML, insbesondere bei Subtyp M7. Die Behandlungsergebnisse nach einem Rezidiv sind auch mit Stammzelltransplantation schlecht.

Darüber hinaus können Neugeborene mit Morbus Down Symptome und Blutbildveränderungen aufweisen, die nicht sicher von einer echten Leukämie abgegrenzt werden können, sich aber spontan zurückbilden (transitorische Leukämie = myeloproliferatives Syndrom). Ein Teil dieser Kinder entwickelt später im Säuglingsalter eine echte Leukämie.

172.3 Chronisch-myeloische Leukämie

Definition. Die chronisch-myeloische Leukämie (CML) ist eine klonale maligne Erkrankung der hämatopoetischen Stammzelle, die charakterisiert ist durch eine typische chromosomale Translokation, eine Hyperplasie der Myelopoese mit massiver Expansion der granulozytären Vorläuferzellen im peripheren Blut und einen häufig langjährigen Verlauf. Nicht selten ist die Diagnose ein Zufallsbefund.

Epidemiologie. Die CML ist eine Krankheit des mittleren Erwachsenenalters und macht bei Kindern nur etwa 3% aller Leukämien und 0,5% aller malignen Erkrankungen aus. Die Mehrzahl der Kinder ist älter als 4 Jahre.

Ätiologie und Pathogenese. Typisch ist die zum sog. Philadelphia-Chromosom führende Translokation t(9;22)(q34;q1), bei der das c-abl-Gen von Chromosom 22 neben das bcr-Gen auf Chromosom 9 positioniert wird. Das Produkt ist das typische Fusionsprotein bcr/abl, das in 90% aller Fälle nachweisbar ist. Das Philadelphia-Chromosom kommt aber auch bei akuten Leukämien vor, insbesondere bei der ALL.

Pathologie und Pathophysiologie. Die Entwicklung der CML kann in mehreren Schritten erfolgen. Der erste Schritt ist wahrscheinlich die Translokation, die zum Philadelphia-

Chromosom führt, und die Entwicklung eines prämalignen Klons. Als nächstes gewinnt der maligne Klon Wachstumsvorteile über normale Stammzellen mit der Folge der Überproduktion relativ normaler, überwiegend granulozytärer Zellen (chronische Phase der CML). In der Folge treten weitere Chromosomenveränderungen auf, und es entwickelt sich eine zunehmende Dissoziation zwischen Proliferation und Differenzierung. Schließlich entstehen unreife Blasten der myeloischen oder lymphatischen Reihe, und es kommt zum akuten Blastenschub, der ohne Vorkenntnisse nicht von der entsprechenden ALL oder AML zu unterscheiden ist. Beim lymphatischen kann im Gegensatz zum myeloischen Blastenschub in der Regel mit Chemotherapie eine Remission erzielt werden, und es entsteht erneut eine chronische Phase, die dann zu der Diagnose CML führt.

Klinische Symptome und Verlauf. Unspezifische Symptome wie Fieber, Schwitzen, Schmerzen im linken Oberbauch durch eine manchmal massive Splenomegalie und Knochenschmerzen kommen vor. In seltenen Einzelfällen kommt es zur Leukostase aufgrund der Hyperleukozytose und zu Symptomen wie neurologische Ausfälle, Atemnot, Sehstörungen oder Priapismus. Der Übergang in eine Blastenkrise kann explosionsartig verlaufen. Er kann aber auch ganz langsam vor sich gehen mit zunehmenden klinischen Beschwerden.

Diagnose und Differentialdiagnose. Ein typischer Laborwert ist die Hyperleukozytose mit einem durchschnittlichen Wert von 250 000/μl. Eine milde normozytäre, normochrome Anämie und eine Thrombozytose sind weitere häufige Befunde. Der Blutausstrich zeigt Zellen aller Reifungsstufen der Granulopoese, wobei Myeloblasten und Promyelozyten in der Regel zusammen weniger als 15 % ausmachen. Eine Vermehrung von Basophilen und Eosinophilen ist ebenfalls auffällig. Harnsäure und LDH sind aufgrund des vermehrten Zellumsatzes erhöht. Das Knochenmark ist hyperzellulär mit einer massiven Vermehrung der Granulopoese und oft auch der Megakaryozyten. Eine Verminderung der alkalischen Leukozytenphosphatase und der Nachweis des Philadelphia-Chromosoms sind pathognomonisch.

Differentialdiagnostisch ist an eine leukämoide Reaktion bei einer schweren Infektion, an die septische Granulomatose des Kindesalters, an die juvenile myelomonozytäre Leukämie (JMML) oder an andere myeloproliferative Erkrankungen zu denken. Die oben erwähnten Laborwerte helfen bei der endgültigen Diagnose weiter.

Therapie. In der chronischen Phase können die klinischen Symptome und die Hyperleukozytose mit Busulfan (Myleran) oder Hydroxyharnstoff (Litalir) behandelt werden, es kommt aber nicht zum Verschwinden des pathologischen Klons. Mit α-Interferon gelingt es in etwa 20 % der Fälle, das Philadelphia-Chomosom zum Verschwinden zu bringen und die chronische Phase wahrscheinlich zu verlängern. Eine grundsätzliche Heilung ist jedoch nur mit der allogenen Stammzelltransplantation möglich.

Prognose. Die Ergebnisse der Transplantation sind am besten in der chronischen Phase und liegen dort bei etwa 70 %, während die Ergebnisse in der akzelerierten Phase und noch mehr nach einem Blastenschub wesentlich schlechter sind. Besonders ungünstig ist ein myeloischer Blastenschub, da dieser fast nie mehr in Remission zu bringen ist, während man bei einem lymphatischen Blastenschub mit einer Chemotherapie analog zur ALL oft eine zweite chronische Phase erreichen kann. Die Dauer der chronischen Phase kann zwischen Tagen nach der Diagnosestellung und 12 Jahren liegen. Die Entscheidung zur Transplantation wird dadurch für die Patienten außerordentlich erschwert.

172.4 Myelodysplastisches Syndrom

Definition. Beim MDS handelt es sich um verschiedengradige Ausprägungen einer ineffektiven Hämatopoese, aus denen sich häufig eine AML entwickelt. Der peripheren progressiven Zytopenie steht ein normo- bis hyperzelluläres Knochenmark gegenüber. Morphologische Auffälligkeiten können in allen Zellreihen, aber bevorzugt in der Erythropoese, vorkommen. Deletionen von Teilen von Chromosomen, insbesondere von Chromosom 5 und 7, sind häufig, ebenso eine Trisomie 8 oder eine Monosomie 7.

Pathologie und Pathophysiologie. Die FAB-Klassifikation unterscheidet 5 verschiedene Typen. Das Leitsymptom ist eine therapierefraktäre Anämie mit gestörter und gesteigerter Erythropoese im Knochenmark. Bei der *refraktären Anämie (RA)* finden sich < 1 % Blasten in der Peripherie und < 5 % im Knochenmark. Die *RA mit Ringsideroblasten* (RARS) – im Kindesalter extrem selten – unterscheidet sich davon durch 15 % Ringsideroblasten im Knochenmark. Bei der *juvenilen myelomonozytären Leukämie (JMML)* finden sich < 5 % Blasten im Blut und < 20 % im Knochenmark bei gleichzeitiger Vermehrung von monozytären Zellen. Die *RA mit Exzeß von Blasten (RAEB)* zeichnet sich durch < 5 % Blasten im Blut und 5–20 % im Knochenmark aus, bei Zytopenien mindestens zweier Zellreihen. Schließlich ist noch die *RAEB in Transformation (RAEB-t)* definiert, bei der die Blasten < 10 % im Blut bzw. 20–30 % im Knochenmark ausmachen und Auer-Stäbchen nachweisbar sind.

Klinische Symptome, Differentialdiagnose, Therapie und Prognose. Die klinischen Symptome sind variabel. Differentialdiagnostisch gibt es immer wieder Schwierigkeiten. Bei den meisten Patienten geht die Krankheit nach kürzerer oder auch längerer Zeit in eine AML über, deren Prognose mit Chemotherapie ganz schlecht ist. Die einzige echte Heilungschance besteht in einer allogenen Stammzelltransplantation, wobei man zunehmend dazu tendiert, diese schon in der Phase des MDS durchzuführen.

Juvenile myelomonozytäre Leukämie. Die früher auch als juvenile Form der CML bezeichnete JMML wird heute auch zu den myelodysplastischen Syndromen gerechnet. Die meisten Kinder sind bei der Diagnosestellung jünger als 2 Jahre. Klinische Symptome sind Hautläsionen wie Ekzeme, Xanthome und Café-au-lait-Flecken, Lymphadenopathie, Hepatosplenomegalie und Blutungsneigung. Das Blutbild ist gekennzeichnet von Anämie, Thrombozytopenie und Hyperleukozytose mit Werten meist um 50.000/μl. Im

Ausstrich finden sich reichlich Blasten, Lymphozyten und Monozyten bei Granulozytopenie. Im Knochenmark sieht man eine Hyperplasie von Erythropoese und Granulopoese bei weitgehendem Fehlen der Megakaryozyten. Unreife monozytäre Zellen sind prominent. Das fetale Hämoglobin ist deutlich erhöht (bis 15 %). Anders als bei der CML ist das Philadelphia-Chromosom nicht nachweisbar. Die Chromosomenveränderungen sind heterogen. Die einzige therapeutische Möglichkeit besteht in einer allogenen Stammzelltransplantation. Insgesamt ist die Prognose nicht sehr gut.

Literatur

Creutzig U, Ritter J, Schellong G (1990) Identification of two risk groups in childhood acute myelogenous leukemia after therapy intensification in the study AML-BFM 83 as compared with study AML-BFM 78. Blood 75: 1932–1949

Pui CH (1997) Acute lymphoblastic leukemia. Pediatr Clin North Am 44: 831–846

Ritter J (1998) Acute myeloid leukemias. Eur J Cancer 34: 862–872

Schrappe M, Reiter A, Ludwig WD et al. (2000) Improved outcome in childhood acute lymphoblastic leukemia despite reduced use of anthracyclines and cranial radiotherapy: results of trial ALL BFM-90. Blood 95: 3310

173 Lymphome

A. Claviez

Non-Hodgkin-Lymphome

Definition. Die Non-Hodgkin-Lymphome (NHL) stellen eine heterogene Gruppe maligner Tumoren verschiedener Subpopulationen des lymphatischen Systems dar. Sie werden nach der – aus der Kiel- und REAL-Klassifikation hervorgegangenen – WHO-Klassifikation unter Berücksichtigung klassischer morphologischer, klinischer, immunologischer, zyto- und molekulargenetischer Kriterien charakterisiert. Sie ermöglicht die Klassifizierung von >90 % der NHL. Wie bei den akuten lymphatischen Leukämien dominieren die NHL der B-Zellreihe deutlich gegenüber denen der T-Zellreihe. Anders als bei den NHL im Erwachsenenalter finden sich bei Kindern und Jugendlichen fast ausschließlich hochmaligne, rasch proliferierende Lymphome, die gut auf eine Chemotherapie ansprechen.

Epidemiologie. Leukämien und NHL machen zusammen fast 50 % der Tumoren im Kindesalter in Deutschland aus. Der Anteil der NHL an allen Tumoren beträgt ca. 7 %. Jährlich erkranken 0,9/100 000 Kinder und Jugendliche unter 15 Jahren neu. Das Verhältnis von Jungen zu Mädchen liegt bei 2 : 1. Die Patienten sind bei Diagnosestellung im Median 9 Jahre alt.

Ätiologie. Die Entstehung von NHL kann mit verschiedenen Störungen des Immunsystems verknüpft sein. Dazu gehören Immundefizienzsyndrome wie Ataxia teleangiectatica, Wiskott-Aldrich-Syndrom und andere Immundefekte. Daneben kommt der virusinduzierten Entstehung durch EBV, z. B. bei X-gekoppeltem lymphoproliferativem Syndrom und HIV, eine Bedeutung zu. NHL treten gehäuft nach Organtransplantation auf.

Stadieneinteilung. Die NHL-Stadien bei Kindern werden nach der modifzierten St.-Jude-Klassifikation eingeteilt (Tabelle 173.1) und tragen der Besonderheit der Tumorlokalisation in dieser Altersgruppe Rechnung.

Klinische Symptome. NHL im Kindesalter zeigen aufgrund ihres raschen Wachstums ein durchschnittliches Intervall von 4–8 Wochen zwischen ersten klinischen Symptomen und Diagnosestellung. Die klinische Symptomatik hängt von der primär befallenen anatomischen Region ab. Nahezu alle lymphatischen Gewebe inklusive peripherer Lymphknoten, Milz, Peyer-Plaques, Waldeyer-Rachenring, Tonsillen und Thymus können betroffen sein. Periphere zervikale, schmerzlose Lymphknotenschwellungen sind die häufigste klinische Präsentation in unseren Breitengraden. Der Befall im Kopf- und Halsbereich kann dabei initial als Tonsillitis, Otitis, peritonsillärer oder dentaler Abszeß verkannt werden. Mediastinale Tumoren können zu Atemstörungen oder zu einer oberen Einflußstauung führen und zunächst als Pneumonie fehlgedeutet werden. Abdominelle Tumoren

Tabelle 173.1. Modifizierte St.-Jude-Klassifikation der NHL

Stadium	Ausdehnung
I	Einzelner extranodaler Tumor oder nodales Gebiet, ausgenommen Mediastinum oder Abdomen
II	Einzelner extranodaler Tumor mit regionalem Lymphknotenbefall Zwei oder mehr nodale Regionen auf der gleichen Seite des Zwerchfells Zwei einzelne extranodale Tumoren mit oder ohne regionalen Lymphknotenbefall auf der gleichen Seite des Zwerchfells Primär gastrointestinaler, in der Regel ileozäkaler Tumor mit oder ohne ausschließlich mesenterialen Lymphknotenbefall
III	Zwei einzelne extranodale Tumoren mit oder ohne regionalen Lymphknotenbefall auf kontralateralen Seiten des Zwerchfells Zwei oder mehr nodale Regionen auf der gleichen Seite des Zwerchfells Primär intrathorakale Tumoren (Mediastinum, Pleura, Thymus) Ausgedehnte intraabdominelle Tumoren Paraspinale oder epidurale Tumoren unabhängig von anderen Tumorlokalisationen
IV	Jede der oben aufgeführten Ausbreitungen mit initialem Befall von Knochenmark und/oder ZNS Zusätzlich: multifokaler Knochenbefall (auch ohne Knochenmarkbefall)

fallen durch eine palpable Resistenz und Schmerzen auf, die häufig intermittierend bzw. kolikartig sind und periumbilikal oder in den rechten unteren Quadranten lokalisiert werden. Eine Invagination bei ileozäkalem Lymphknotenbefall ist häufig.

Diagnose. Laborchemisch kommt der Bestimmung von LDH und Harnsäure besondere Bedeutung zu, da sie Hinweise auf die Tumorzellmasse geben und das Auftreten eines Tumorlysesyndroms voraussagen können. Das Blutbild kann normal sein. Die Bildgebung mit Röntgen, Sonographie, Computertomographie und Kernspintomographie sollte alle betroffenen Regionen einbeziehen. Weitere Verfahren werden nach Lokalisation hinzugezogen, z.B. die Skelettszintigraphie bei Verdacht auf Knochenbefall. Die Diagnose eines NHL wird histopathologisch, immunphänotypisch und zytogenetisch gestellt. Ein Knochenmarkbefall liegt bei ≥5% Blasten, ein ZNS-Befall bei ≥5 Zellen/μl und Blastennachweis oder zerebralem Tumor vor.

Aus der Vielzahl der Tumoren sollen hier exemplarisch 3 häufige Unterformen – NHL vom Burkitt-Typ/B-ALL, lymphoblastische Lymphome und großzellig-anaplastische Lymphome – beschrieben werden.

Prognose. Die Prognose der NHL im Kindesalter ist bei korrekt durchgeführter Therapie gut; das ereignisfreie Überleben beträgt für die Gesamtgruppe annähernd 80%. Bei den Subtypen werden die besten Ergebnisse für lymphoblastische Lymphome erreicht. Innerhalb der Therapiegruppe für Burkitt-Lymphome/B-ALL bestehen allerdings stadienabhängige Unterschiede der Ergebnisse. Die Rezidivkaskade bei NHL ist kürzer als bei ALL, dieses trifft v.a. für Burkitt-Lymphome bzw. B-ALL zu. Hier kann nach 12monatiger rezidivfreier Beobachtung praktisch von einer Heilung ausgegangen werden.

Burkitt-Lymphome/B-ALL

Burkitt-Lymphome bzw. ihre systemische Manifestation – B-ALL bei >25% Knochenmarkbefall (s. 163.1) – machen mit ca. 50% die häufigste Form der NHL im Kindesalter aus. Zytomorphologisch liegt ein L3-Phänotyp nach der FAB-Klassifikation vor. Es handelt sich um den am schnellsten wachsenden humanen Tumor mit einer mittleren Zellverdopplungszeit von 24h und Proliferationsraten von >95%.

Burkitt-Lymphome kommen in 2 morphologisch identischen Formen vor: endemisch und sporadisch. Mikroskopisch zeigt sich eine monotone Population undifferenzierter, mittelgroßer Lymphozyten mit basophilem Zytoplasma und prominenten Nukleolen sowie einzelnen eingestreuten benignen Histiozyten, die für das charakteristische Erscheinungsbild („Sternenhimmel") verantwortlich sind. Immunphänotypisch weisen die Tumoren eine Expression der Oberflächenmarker sIg und κ- oder λ-Kette auf.

Epidemiologisch bestehen erhebliche geographische Unterschiede. So handelt es sich bei der endemischen Form um den häufigsten Tumor bei Kindern im tropischen Afrika. Er ist weit verbreitet in Gebieten mit hoher Malariaprävalenz – eine durch den Parasiten bedingte Immunsuppression ist mit der Tumorinduktion assoziiert worden. In Europa und Nordamerika liegt dagegen fast ausschließlich die sporadische Form vor. Unterschiede zwischen beiden Formen bestehen darüber hinaus hinsichtlich einer assoziierten EBV-Infektion. Diese kommt bei der endemischen Form zu >90% vor, jedoch nur bei ca. 20% der sporadischen Formen. HIV-assoziierte Burkitt-Lymphome zeigen fast immer eine EBV-Positivität und häufig eine HHV-8-Infektion der Tumorzellen. Charakteristisch für Burkitt-Lymphome ist eine Deregulierung des auf dem langen Arm von Chromosom 8 lokalisierten c-myc-Onkogens durch Translokationen im Rahmen von Immunglobulin-Rearrangements. Die 3 häufigsten Translokationen – t(8;14)(q24;q32), t(2;8)(p11;q24) und t(8;22)(q24;q11) – betreffen den Locus auf dem Immunglobulin-Gen für die Schwerkette (Chromosom 14), κ-Leichtkette (Chromosom 2) bzw. λ-Leichtkette (Chromosom 22) und machen ca. 80%, ca. 15% bzw. ca. 5% der zytogenetischen Aberrationen aus. Mittlerweile sind für die Translokation t(8;14) unterschiedliche Bruchpunkte für die endemische und sporadische Form beschrieben worden.

Während 2/3 der Patienten mit endemischem Burkitt-Lymphom eine primäre Manifestation im Kieferbereich zeigen, ist das klinische Bild bei der sporadischen Form wesentlich variabler und mit häufigem Befall peripherer Lymphknoten und Manifestation im Knochenmark verbunden.

Die Therapie der Burkitt-Lymphome/B-ALL erfolgt nach einer Vorphase zur kontrollierten Zytoreduktion in Form einer kurzen, intensiven Chemotherapie mit rasch aufeinanderfolgenden, auf Cyclophosphamid und Methotrexat beruhenden Zytostatikakombinationen. Das Prinzip dieser 2–6 Therapiezyklen beruht auf der extrem hohen Proliferation dieser Tumoren. Besonders Patienten mit großen abdominellen Tumoren weisen ein hohes Risiko für die Entwicklung eines Tumorlysesyndroms auf.

Lymphoblastische Lymphome

Lymphoblastische Lmphome machen ca. 20–25% der NHL im Kindesalter aus. Ihre Zellen ähneln überwiegend T-Zellen aus dem Thymus und zu einem geringeren Anteil B-Vorläuferzellen. Zytomorphologisch weisen sie einen L1-/L2-Phänotyp nach der FAB-Klassifikation auf. Das immunologische Expressionsmuster variiert je nach Linienzugehörigkeit. So sind lymphoblastische Lymphome vom T-Typ generell positiv für CD1 und CD3 mit Coexpression von CD4 und CD8, meist positiv für TdT und negativ für HLA-DR und CD34. Weitere Merkmale hängen vom Reifungsgrad ab. Molekulargenetisch lassen sich Rearrangements am T-Zellrezeptor-Gen für die verschiedenen Ketten (α, β, γ, δ) nachweisen. Bei der von B-Vorläuferzellen stammenden Form werden CD19, CD22, CD79, HLA-DR und TdT exprimiert. Auch hier kommen nach Differenzierungsgrad weitere Marker hinzu, z.B. CD10 oder cyIgM.

Klinisch besteht bei lymphoblastischen T-NHL häufiger ein Mediastinalbefall (Abb. 173.1), bei den Formen vom B-Vorläufertyp findet sich häufiger ein nodaler Befall.

Die Therapie der lymphoblastischen Lymphome wird stadienabhängig durchgeführt, baut auf den Grundlagen der Behandlung der ALL auf und ist mit dieser nahezu identisch.

Großzellig-anaplastische Lymphome

Das großzellig-anaplastische Lymphom (LCAL), auch bezeichnet als Ki-1-Lymphom, wurde erstmals 1985 als eigene

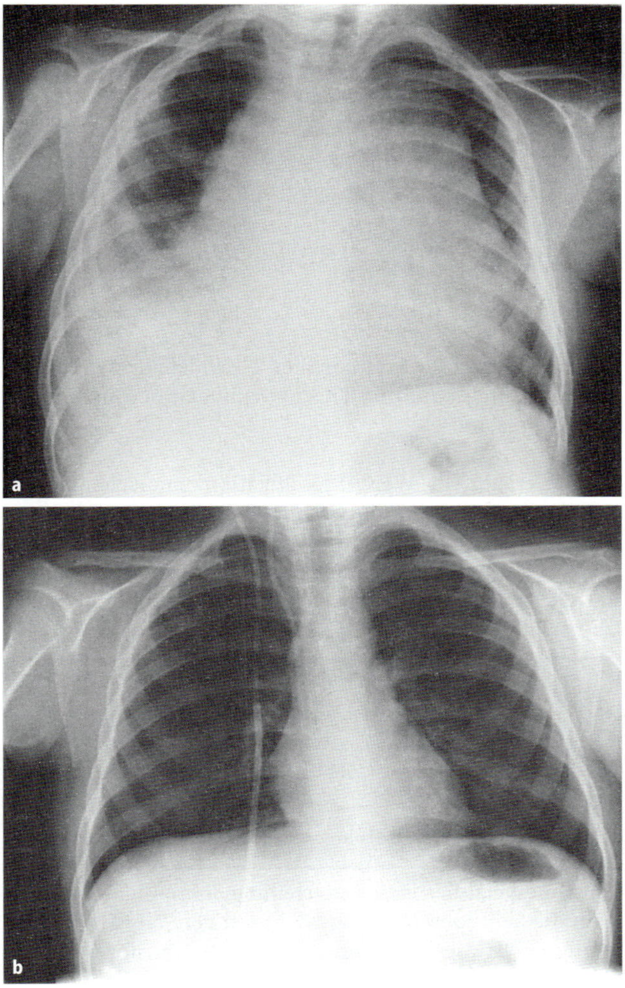

Abb. 173.1a,b. 4jähriger Junge mit Mediastinaltumor bei lymphoblastischem Lymphom vom T-Zelltyp. Die Diagnosestellung erfolgte aus dem Pleuraerguß. Komplette Normalisierung des Röntgenbefundes 5 Wochen nach Therapiebeginn

Entität der NHL beschrieben. Früher wurde das LCAL für eine maligne Erkrankung der Histiozyten („maligne Histiozytose") gehalten. Morphologisch finden sich pleomorphe, teils bizarre, teils Hodgkin-ähnliche anaplastische Zellen mit kohäsivem Wachstum und sinusoidaler Ausbreitung. LCAL sind durch die Expression von CD30 (Ki-1-Antigen) charakterisiert. Immunologisch werden T- und Nulltyp unterschieden. Ätiologisch wurde in den letzten Jahren die Translokation t(2;5)(p23;q35) identifiziert. Als Subtyp ist das lymphohistiozytische Lymphom mit häufigem extranodalem Befall zu unterscheiden.

Der Anteil der LCAL an den NHL im Kindesalter beträgt <10%. Jungen sind häufiger betroffen als Mädchen. Der klinische Verlauf variiert abhängig von der Primärmanifestation. Fast alle Patienten weisen einen Befall peripherer Lymphknoten auf. Ein extranodaler Befall kommt häufiger vor als bei anderen Lymphomen im Kindesalter. Er manifestiert sich v.a. in Weichteilgewebe, Knochen, Haut und Lunge. Knochenmark und ZNS sind dagegen nur selten befallen. Die Stadieneinteilung erfolgt nach der Ann-Arbor-Klassifikation. Die Diagnose wird histopathologisch gestellt und durch immunhistochemische, zytogenetische und molekularbiologische Untersuchungen weiter differenziert. Differentialdiagnostisch lassen sich Morbus Hodgkin und NHL der B- und T-Zellreihe morphologisch und immunphänotypisch abgrenzen. Die Unterscheidung zum Morbus Hodgkin erfolgt zusätzlich durch das Vorhandensein der Translokation t(2;5).

Die Therapie der LCAL im Kindesalter erfolgt einheitlich und risikoadaptiert in Abhängigkeit von Subtyp, Stadium und Resektabilität. Das Therapieprotokoll sieht den Einsatz kurzer, alternierender Polychemotherapiezyklen vor, ähnlich der Behandlung der B-ALL und der reifen B-NHL. Das Konzept liegt im Proliferationsverhalten dieser Lymphome begründet. Durch die intensive zytostatische Therapie lassen sich Heilungsraten von ca. 80% erzielen. Bleiben die Patienten innerhalb des ersten Jahres rezidivfrei, ist in der Regel von einer Heilung auszugehen, da Rückfälle zu einem späteren Zeitpunkt selten vorkommen. Auch Patienten, die ein Rezidiv erleiden, können durch eine erneute Chemotherapie wieder in Remission kommen. Für Patienten mit prognostisch ungünstigen Parametern wie sekundärem LCAL oder lymphohistiozytischem Lymphom stellt im Falle eines Rezidivs die Hochdosistherapie mit Transplantation hämatopoetischer Stammzellen eine therapeutische Option dar.

Literatur

Jaffe ES, Harris NL, Stein H et al. eds (2001) WHO classification of tumours. Pathology and genetics of hematopoietic and lymphoid tissues. IARC Press, Lyon

Murphy SB (1980) Classification, staging and end results of treatment of childhood non-Hodgkin's lymphomas: dissimilarities from lymphomas in adults. Semin Oncol 7: 332–339

Reiter A, Schrappe M, Parwaresch R et al. (1995) Non-Hodgkin's lymphomas of childhood and adolescence: results of a treatment stratified for biologic subtypes and stage – a report of the Berlin-Frankfurt-Münster group. J Clin Oncol 13: 359–372

Reiter A, Schrappe M, Tiemann M et al. (1999) Improved treatment results in childhood B-cell neoplasms with tailored intensification of therapy: a report of the Berlin-Frankfurt-Münster group trial NHL-BFM 90. Blood 94: 3294–3306

Seidemann K, Tiemann M, Schrappe M et al. (2001) Short-pulse b-non-Hodgkin lymphomatype chemotherapy is efficacious treatment for pediatric anaplastic large cell lymphoma: a report of the Berlin-Frankfurt-Münster group trial NHL-BFM 90. Blood 97: 3699–3706

Morbus Hodgkin (Hodgkin-Lymphom)

Definition. Der erstmals 1832 bei einem Kind beschriebene M. Hodgkin gehört zur Gruppe der malignen lymphatischen Systemerkrankungen. Im Gegensatz zu den häufiger vorkommenden Non-Hodgkin-Lymphomen (NHL) handelt sich um einen pauzizellulären Tumor, der durch den Nachweis klonaler einkerniger (Hodgkin-) und zwei- oder mehrkerniger (Sternberg-Reed-) Zellen charakterisiert wird. Die Anzahl der Tumorzellen an der Gesamtzellpopulation beträgt dabei <1%. Es überwiegt ein buntes Infiltrat umgebender reaktiver Zellen.

Epidemiologie. Der M. Hodgkin macht einen Anteil von 5% aller pädiatrisch-onkologischen Patienten in Deutschland aus. Jährlich erkranken ca. 100 Patienten neu. Jungen sind in allen Altersstufen häufiger betroffen als Mädchen (1,5:1). Der Altersmedian der Krankheit für Kinder und Jugendliche liegt bei 13 Jahren; ein Auftreten vor dem 3. Lebensjahr ist selten. Erwachsene erkranken in westlichen Ländern ca.

Tabelle 173.2. Ann-Arbor-Klassifikation des M. Hodgkin

Stadium	Ausdehnung
I	Befall einer Lymphknotenstation oder einer extralymphatischen Station (I_E)
II	Befall von ≥2 Lymphknotenstationen auf der gleichen Seite des Zwerchfells oder Befall einer Lymphknotenstation sowie lokalisierter Befall extralymphatischer Gebiete (II_E)
III	Lymphknotenbefall auf beiden Seiten des Zwerchfells, der von Milzbefall (III_S) oder extralymphatischem Organbefall (III_E) oder beidem (III_{ES}) begleitet sein kann
IV	Diffuser oder disseminierter Befall von einem oder mehreren extralymphatischen Organen mit oder ohne Lymphknotenbefall

10mal häufiger an einem M. Hodgkin als Kinder, sie weisen einen Altersmedian jenseits des 60. Lebensjahres auf. Es bestehen erhebliche geographische und soziokulturelle Unterschiede. So ist die Prävalenz des M. Hodgkin bei Kindern in Mittel- und Südamerika erhöht, wohingegen sie in Japan äußerst gering ist.

Ätiologie. Die Ätiologie ist unbekannt. Eine Häufung bei Patienten mit Immundefekten, z.B. Ataxia teleangiectatica, Wiskott-Aldrich-Syndrom oder Aids, ist wiederholt beschrieben. Daneben ist eine Assoziation mit autoimmunhämolytischen Anämien bekannt. Vereinzelt wurde über familiär auftretende Fälle von M. Hodgkin berichtet. Studien an Zwillingen zeigen darüber hinaus im Vergleich zu Kontrollpopulationen erhöhte Raten, was für einen Einfluß genetischer Faktoren spricht. Eine virale Genese dieses Lymphoms wird seit langem diskutiert. Ein Bezug zur Epstein-Barr-Virus-(EBV-)Infektion kann aufgrund epidemiologischer und biologischer Daten insbesondere bei Kindern mittlerweile als gesichert gelten: Zum einen kommt der M. Hodgkin gehäuft nach vorausgegangener infektiöser Mononukleose vor, auch wurden ansteigende serologische EBV-Titer vor Diagnosestellung berichtet. Zum anderen bestehen durch den Nachweis von EBV-Genom aus Hodgkin- und Sternberg-Reed-Zellen direkte Hinweise auf eine Mitbeteiligung von EBV an der Pathogenese. In Abhängigkeit von der untersuchten Population, dem Alter, dem Subtyp und der eingesetzten Technik wird bei bis zu 90% der Patienten EBV-Genom nachgewiesen. Hierbei handelt es sich fast ausschließlich um latente Infektionen – Expression von LMP und EBER, nicht aber EBNA-2.

Pathogenese. Eine Vielzahl von Zellen ist in den letzten Jahrzehnten als Ursprungszelle des M. Hodgkin angesehen worden. Neuere Erkenntnisse durch molekularbiologische Studien sprechen allerdings für eine überwiegende Abstammung der Hodgkin- und Sternberg-Reed-Zellen von B-Zellen auf verschiedenen Reifungsstufen. Dieses gilt insbesondere für den lymphozytenreichen Subtyp. Dabei konnten Rearrangements aus der variablen Region der Schwer- und Leichtkette von Immunglobulinen nachgewiesen werden.

Außerdem werden komplexe und uneinheitliche zytogenetische Anomalien beschrieben, die auf einen instabilen Karyotyp hinweisen. Der Nachweis einer hohen Proliferation durch monoklonale Antikörper kontrastiert mit dem im Gegensatz zu NHL langsamen Wachstum des Lymphoms und läßt sich durch eine Störung im Zellzyklus sowie durch Mechanismen der Apoptose erklären.

Ein begleitender funktioneller T-Zelldefekt manifestiert sich u.a. durch abnorme Titerbewegungen bei Infektionen, z.B. Toxoplasmose.

Klassifizierung. Die WHO-Klassifikation unterscheidet den lymphozytenreichen Subtyp mit überwiegend nodulärem Wachstumsmuster, der aufgrund morphologischer, immunologischer und klinischer Befunde mittlerweile als eigene Entität aufgefaßt wird, von den 4 klassischen Subtypen (s. Übersicht).

WHO-Klassifikation

- Nodulärer lymphozytenreicher Subtyp (NLPHL)
- Klassischer M. Hodgin (CHL)
  - Lymphozytenreicher Subtyp (LRCHL)
  - Noduläre Sklerose (NSHL)
  - Mischtyp (MCHL)
  - Lymphozytenarmer Subtyp (LDHL)

Bennett etablierte die Unterteilung der nodulären Sklerose in die Subtypen NS I und NS II. Bei dem NLPHL-Subtyp wurde bei Erwachsenen wiederholt eine Transformation in hochmaligne B-NHL beschrieben.

Im Kindesalter dominiert in westlichen Ländern die noduläre Sklerose, gefolgt von den Subtypen MC und LP. Der LD-Subtyp kommt lediglich in <5% der Fälle vor.

Die Stadieneinteilung erfolgt nach der Ann-Arbor-Klassifikation (Tabelle 173.2).

E-Stadien sind gekennzeichnet durch einen extralymphatischen Befall, der per continuitatem mit befallenen lymphatischen Strukturen zusammenhängt, z.B. Einwachsen eines Mediastinaltumors in Sternum, Pleura oder Perikard. Sie machen bis zu 15% bei Kindern aus.

Klinische Symptome und Verlauf. Der M. Hodgkin manifestiert sich in ca. 90% der Fälle durch eine persistierende, schmerzlose oberflächliche Lymphknotenschwellung. Die Hauptlokalisation liegt dabei zervikal, gefolgt von supraklavikulären, axillären und inguinalen Stationen. Unproduktiver Husten oder andere Zeichen der Kompression der Atemwege können beim häufig bestehenden Befall mediastinaler Lymphknoten imponieren. Ein Milzbefall ist häufiger als eine Manifestation in der Leber. Das Intervall zwischen dem Auftreten der ersten Symptome und der Diagnosestellung ist variabel und kann Monate betragen. B-Symptome (Fieber >38,0 °C, Nachtschweiß und Gewichtsverlust >10% in den letzten 6 Monaten) kommen bei ca. 1/3 der Patienten vor. Seltenere Organmanifestationen bei Diagnose betreffen Skelettsystem, Knochenmark, Lunge, Haut und ZNS. In sel-

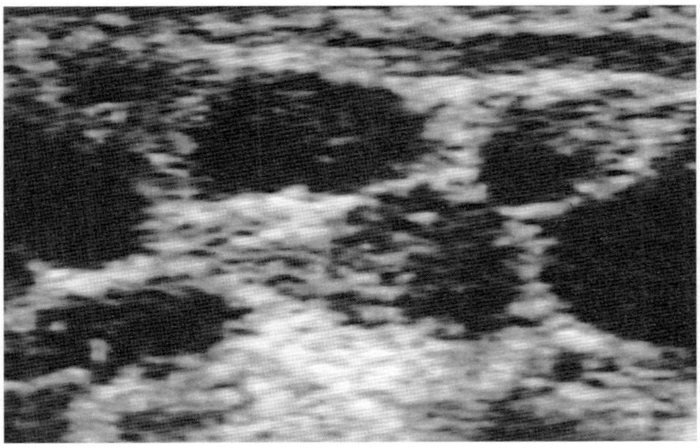

Abb. 173.2. Zervikaler Lymphknotenbefall bei einem 7jährigen Patienten mit M. Hodgkin (Mischtyp, Stadium IIA)

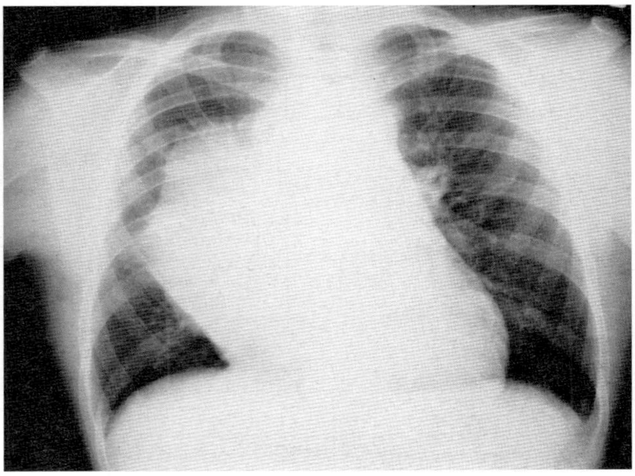

Abb. 173.3. Ausgedehnter initialer Mediastinalbefall mit sternaler Arrosion bei einem 11jährigen Patienten (NS II, Stadium II_EA)

tenen Fällen bestehen initial paraneoplastische Syndrome wie nephrotisches Syndrom, zerebellare Ataxie oder dermatologische Manifestationsformen. Bei Diagnosestellung überwiegen lokalisierte Stadien.

Diagnose und Differentialdiagnose. Laboruntersuchungen sind unspezifisch und können nur indirekte Hinweise geben: Leukozytose, Lymphopenie, Eosinophilie bei NSHL, BSG-Beschleunigung, Erhöhung von LDH, Ferritin, Haptoglobin und Kupfer.

Der sonographische Nachweis des „Nüsse im Sack-Phänomens" sollte an das Vorliegen eines M. Hodgkin denken lassen (Abb. 173.2). Als verdächtig gelten Lymphknoten mit einem Durchmesser >1,5 cm. Im Rahmen des Staging ist eine genaue Untersuchung der Lymphknotenstationen und ihrer Abflußwege durch Röntgenuntersuchung des Thorax, Sonographie und CT/MRT erforderlich (Abb. 173.3). Die Durchführung einer Skelettszintigraphie erfolgt bei Verdacht auf ossäre Metastasierung. Für den Nachweis eines Knochenbefalls ist eine Knochenstanze obligat. Eine Lymphangiographie wird bei Kindern mit Verdacht auf M. Hodgkin nicht durchgeführt.

Die Diagnose erfolgt bioptisch und erfordert den histologischen Nachweis der neoplastischen Tumorzellen. Eine Feinnadelpunktion ist nicht ausreichend. Immunhistochemisch wird je nach Subtyp der Nachweis von CD30 und CD20 verlangt.

Differentialdiagnostisch sind entzündliche Lymphknotenveränderungen bei Lymphadenitis colli, infektiöse Mononukleose, Toxoplasmose, CMV, atypische Mykobakterien-Infektion und Brucellose zu erwägen. An malignen Erkrankungen sind NHL, großzellig anaplastische Lymphome, Nasopharynxkarzinome, ALL, AML, CML und Metastasen solider Tumoren abzugrenzen.

Therapie. Der M. Hodgkin zeichnet sich durch eine hohe Empfindlichkeit gegenüber Zytostatika und ionisierenden Strahlen aus. Die Behandlung sieht den Einsatz einer kombinierten Chemoradiotherapie vor. Die Chemotherapie besteht aus 2–6 Zyklen unterschiedlicher Kombinationen von Zytostatika (OPPA/OEPA, COPP), an die sich – bei inkompletter Remission – eine niedrig dosierte Involved-field-Bestrahlung (20–35 Gy) anschließt (Abb. 173.4). Die Splenektomie ist, auch bei eindeutigem Milzbefall, mittlerweile obsolet. Bei Patienten mit einer geplanten Milzbestrahlung (funktionelle Asplenie) ist die vorherige Pneumokokkenimpfung zu empfehlen. Patienten mit M. Hodgkin benötigen eine lange Nachbeobachtungszeit, um Rezidive nach 5 Jahren und therapieinduzierte Spätfolgen erkennen zu können.

Prognose. Die Prognose des M. Hodgkin bei Kindern und Jugendlichen ist exzellent. Die Gesamtüberlebensraten liegen für alle Subtypen und Stadien bei risikoadaptierter Therapie, auch bei längerer Nachbeobachtung, bei >90%. Auch die Wahrscheinlichkeit für das ereignisfreie Überleben (EFS) liegt stadienabhängig zwischen 80 und >90%. Dabei ist die Effektivität der primär eingesetzten Chemotherapie maßgeblich für den Erfolg der Behandlung und stellt den entscheidenden prognostischen Faktor dar. In den letzten Jahren sukzessive durchgeführte Dosisreduktionen bei der Strahlentherapie und Modifikationen der Chemotherapie haben nicht zu einer Verschlechterung der Prognose geführt. Auch Patienten, die eine Rezidivtherapie inkl. hämatopoetischer Stammzellentransplantation benötigen, können noch hohe Remissionsraten erreichen.

Spätfolgen der Therapie. Wesentliche Bedeutung gewinnt im Zusammenhang mit der hohen Kurabilität des M. Hodgkin bei Kindern die Frage nach dem Auftreten von Spätfolgen durch die antineoplastische Therapie. Aufgrund der bei bis zu 60% der Jungen durch die alkylierende Substanz Procarbazin ausgelösten Gonadotoxizität wurde das Medikament erfolgreich bei männlichen Patienten teilweise durch Etoposid ersetzt. Weitere Probleme betreffen das Auftreten einer meist subklinischen Hypothyreose bei Patienten nach Mediastinalbestrahlung. Wachstumsstörungen stellen unter den reduzierten Strahlentherapiedosen keine nennenswerte Komplikation mehr dar. Eine Anthrazyklin-induzierte Kardiotoxizität ist bei den derzeit eingesetzten Adriamycindosen in der Regel nicht zu erwarten.

Das Hauptproblem nach abgeschlossener erfolgreicher Tumortherapie ist zweifellos die Entwicklung sekundärer maligner Neoplasien. Art und Zeitpunkt des Auftretens der beobachteten Tumoren hängen von der applizierten

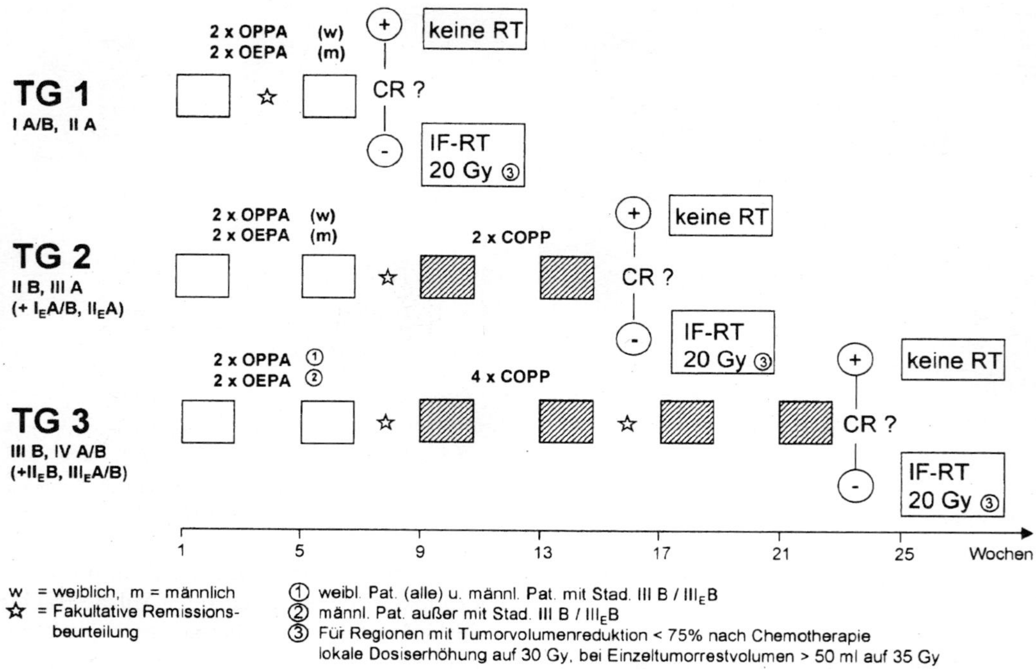

Abb. 173.4. Stratifizierter, stadienabhängiger Behandlungsplan der Therapiestudie GPOH-HD 95. *TG* Therapiegruppe; *RT* Radiotherapie; *IF-RT* Involved field Radiotherapie; *CR* komplette Remission; *Gy* Gray; *OPPA* Vincristin, Procarbazin, Prednison, Adriamycin; *OEPA* Vincristin, Etoposid, Prednison, Adramycin; *COPP* Cyclophosphamid, Vincristin, Procarbazin, Prednison

Therapie ab. Für die Entwicklung sekundärer Leukämien – meist AML – und myelodysplastischer Syndrome wird v.a. Etoposid verantwortlich gemacht, wohingegen solide Tumoren hauptsächlich im Bestrahlungsfeld auftreten. Das Risiko für die Entwicklung einer Sekundärleukämie liegt mit den gegenwärtig verwendeten Therapieschemata bei <2% nach 15 Jahren.

Literatur

Dörffel W, Albrecht M, Lüders H et al. (1998) Multinationale Therapiestudie für den Morbus Hodgkin bei Kindern und Jugendlichen GPOH-HD 95. Zwischenbericht nach 2 1/2 Jahren. Klin Pädiatr 210: 212–219
Schellong G, Riepenhausen M, Creutzig U, Ritter et al. (1997) Low risk of secondary leukemias after chemotherapy without mechlorethamine in childhood Hodgkin's disease. German-Austrian Pediatric Hodgkin's Disease Group. J Clin Oncol 15: 2247–2253
Schellong G, Pötter R, Brämswig J et al. (1999) High cure rates and reduced long-term toxicity in pediatric Hodgkin's disease: the German-Austrian multicenter trial DAL-HD-90. J Clin Oncol 17: 3736–3744

174 Histiozytosen

G. Janka-Schaub

Krankheiten, bei denen Histiozyten eine dominierende Rolle spielen, werden als Histiozytosen bezeichnet. Histiozyten sind spezialisierte Zellen des Immunsystems, sie stammen aus dem Knochenmark. Hauptfunktion der *dendritischen Zellen* ist die Antigenpräsentation, während bei den *Makrophagen* die Phagozytose im Vordergrund steht. Beide Zellarten haben eine hohe sekretorische Leistung, u.a. von inflammatorischen Zytokinen. Wichtigste Vertreter der Krankheiten des histiozytären Systems im Kindesalter sind die Langerhans-Zellhistiozytose, ausgehend von dendritischen Zellen, und die hämophagozytischen Lymphohistiozytosen, bei denen Makrophagen beteiligt sind.

Langerhans-Zell-Histiozytose

Definition. Die Langerhans-Zell-Histiozytose (LCH) ist gekennzeichnet durch eine monoklonale Proliferation von speziellen dendritischen Zellen der Haut, den Langerhans-Zellen. Ihre klinische Manifestation reicht vom isolierten Befall eines Organs bis hin zur disseminierten systemischen Ausbreitung mit häufig tödlichem Ausgang. Frühere Bezeichnungen waren *eosinophiles Granulom* für den isolierten Knochenbefall, *Hand-Schüller-Christian-Krankheit* für die Trias Knochenläsionen, Diabetes insipidus und Hepatosplenomegalie und *Abt-Letterer-Siwe-Krankheit* für den disseminierten Befall von Haut und inneren Organen. Der frühere Begriff „Histiozytosis X" faßte die 3 Krankheitsbilder, zwischen denen fließende Übergänge bestehen, zusammen.

Epidemiologie. Die Inzidenz wird auf 0,4/100000 Kinder unter 15 Jahren geschätzt. Knaben sind häufiger betroffen als Mädchen. Der Häufigkeitsgipfel liegt zwischen dem 1. und

3. Lebensjahr, die LCH kann jedoch auch bei Erwachsenen auftreten. Einen Befall mehrerer Organe findet man v.a. bei Kindern unter 2 Jahren, während ein isolierter Knochenbefall bei älteren Kindern häufiger ist. Obwohl gelegentliches Auftreten bei Geschwistern und eineiigen Zwillingen berichtet wurde, gibt es wenig Anhalt für eine genetische Disposition. Bestimmte Risikofaktoren sind ebenfalls nicht bekannt.

Ätiologie. Die Ätiologie der Krankheit ist nicht geklärt. Diskutiert werden die Auslösung durch Viren, ein primärer Immundefekt oder eine maligne Erkrankung. Der vor kurzem erbrachte Nachweis, daß es sich bei der LCH um eine monoklonale Proliferation von Langerhans-Zellen handelt, könnte zwar für letztere Annahme sprechen, wird aber relativiert durch die Morphologie reifer Zellen, spontane Regressionen, das Fehlen von Aneuploidie und von Tumorauslösung bei der Nacktmaus.

Pathogenese. Während normale Langerhans-Zellen sich nicht mehr teilen, sind LCH-Zellen durch Proliferation gekennzeichnet. Eine Herunterregulierung von Adhäsionsmolekülen, die auch die Migration normaler Langerhans-Zellen ins lymphatische Gewebe kennzeichnet, wurde von mehreren Autoren beschrieben und könnte die Ausbreitung in verschiedene Organe begünstigen. Die gegenüber normalen Langerhans-Zellen vermehrte Expression verschiedener Zytokine im Gewebe legt die Vermutung nahe, daß die LCH-Zellen aktiviert sind. Welche Rolle die stets ebenfalls vorhandenen Entzündungszellen wie T- und B-Lymphozyten, Makrophagen und Eosinophile für die Aktivierung und Proliferation der LCH-Zellen spielen, ist unklar.

Pathohistologie. Die Läsionen bei der LCH sind gekennzeichnet durch ein Infiltrat von typischen Langerhans-Zellen, begleitet von Makrophagen, Lymphozyten und einer variablen Zahl von Eosinophilen und Riesenzellen. Für die definitive Diagnose einer LCH wird entweder der elektronenmikroskopische Nachweis von Birbeck-Granula (tennisschlägerförmige intrazelluläre Partikel) oder die Positivität für CD1a gefordert. Auch der Nachweis von S100-Protein ist hilfreich. Für den Knochenbefall sind mehrkernige Riesenhistiozyten mit Knochenzerstörung, Blutung und vielen Eosinophilen typisch. Ältere Knochenläsionen zeigen eine Fibrose und xanthomatöse Veränderungen. Hautläsionen sind pathohistologisch uniform trotz klinisch variablem Bild. Der Lungenbefall ist gekennzeichnet durch knötchenförmige Infiltrate mit Einschmelzung und Bildung von Zysten und späterer Fibrosierung (Honigwabenlunge). In der Leber sind die Infiltrate v.a. periportal zu finden; der Leberbefall kann in einer cholangitischen Zirrhose enden. Im ZNS sind v.a. Hypothalamus und Kleinhirn betroffen, hier ist die Histologie oft uncharakteristisch für eine LCH mit Vorherrschen von normalen Histiozyten, Gliose und fibroxanthomatösen Läsionen.

Monoklonalität der Langerhans-Zellen findet sich sowohl bei den prognostisch günstigen lokalisierten Formen als auch beim prognostisch ungünstigen systemischen Befall.

Klinische Symptome und Verlauf. Die Symptome der LCH sind sehr variabel und hängen von Art und Ausmaß des Organbefalls ab. Bei Säuglingen besteht häufig ein ausgebreitetes Stadium mit Befall von Haut, Leber, Milz, Blutbildveränderungen mit oder ohne Knochenläsionen sowie Fieber. Die heute gebräuchliche Einteilung zeigt die folgende Übersicht.

Stadieneinteilung der LCH

- Befall eines Organs (Haut, Knochen, Lymphknoten)
  - Unifokal
  - Multifokal
- Disseminierter Befall
  - Mit Befall von Risikoorganen (Leber, Milz, Lunge, hämatopoietisches System)
  - Ohne Befall von Risikoorganen

Die Definition von Risikoorganen, deren Befall mit einer deutlich schlechteren Prognose verbunden ist, hat die frühere Einteilung in Patienten mit oder ohne Organdysfunktion abgelöst. Die Definition des Befalls überlappt sich dabei mit den Kriterien der Organdysfunktion. Das Alter unter 2 Jahren wird nicht mehr als prognostisch ungünstig angesehen, wenn keine Risikoorgane betroffen sind.

Knochenläsionen sind die häufigste Manifestation der LCH und treten bei 40–50% der Patienten uni- oder multifokal ohne einen weiteren Organbefall und bei ca. 30% im Rahmen eines disseminierten Befalls auf. Die am häufigsten betroffenen Knochen sind der Schädel, die langen Röhrenknochen, Becken, Rippen und Wirbelsäule mit meist schmerzhaften Weichteilschwellungen. Der Befall der Ohrenregion kann eine Mastoiditis oder chronische Otitis media vortäuschen. Ein Befall der Orbita kann zum Exophthalmus führen. Röntgenologisch stellt sich der Knochenbefall in Form lytischer Läsionen dar (Abb. 174.1). An der Wirbelsäule kommt es häufig zur Ausbildung einer Vertebra plana. Knochenläsionen können eine Progredienz oder eine spontane Regression zeigen, aber auch unverändert persistieren.

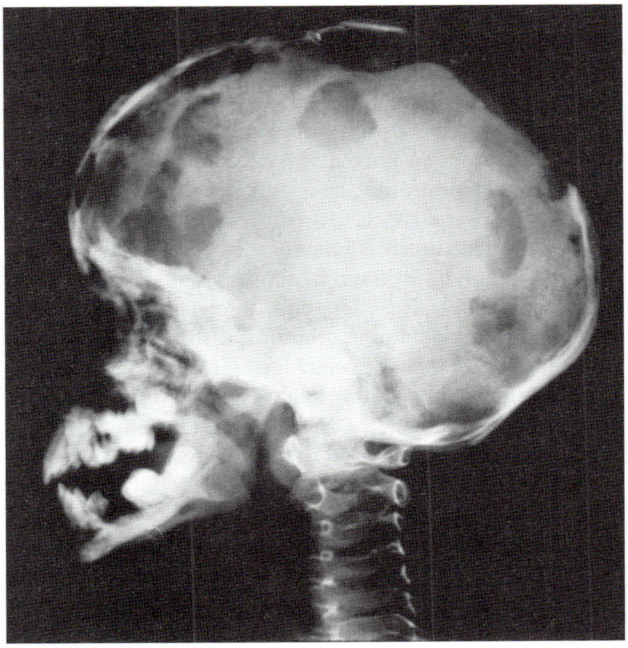

Abb. 174.1. Lytische Knochenläsionen des Schädels bei disseminierter LCH

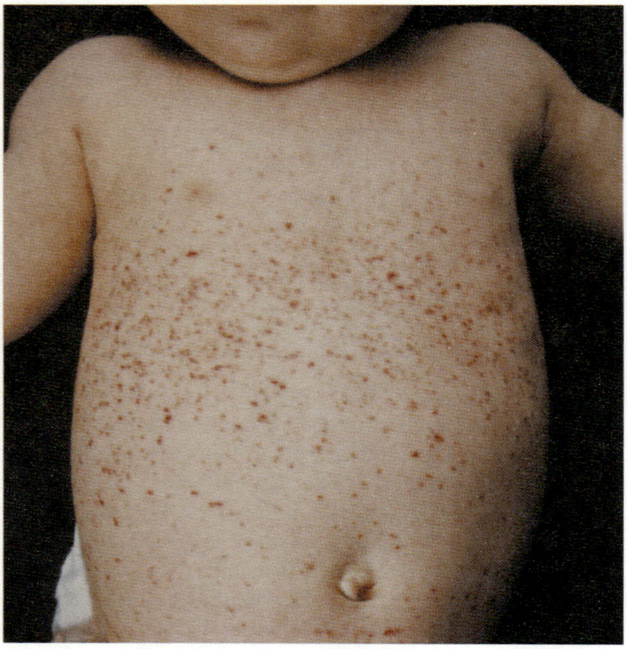

Abb. 174.2. Isolierter Hautbefall bei einem Säugling

Hautbefall ist bei ca. 20 % der Patienten das erste Symptom; bei disseminiertem Organbefall ist zu über 70 % auch die Haut betroffen. Das klinische Bild ist variabel mit seborrhöischen, schuppenden oder xanthomatösen Papeln, Knoten sowie petechialen Blutungen (Abb. 174.2). Bevorzugte Stellen sind die intertriginösen Bezirke inguinal, perineal und axillär. Den seltenen isolierten Hautbefall findet man fast ausschließlich bei Säuglingen; spontane Remissionen sind häufig, möglich ist aber auch eine Progression mit Befall weiterer Organe. Schleimhautbefall äußert sich als ulzerative Gingivostomatitis.

Lungenbefall wird häufig bei Patienten mit disseminierter Erkrankung gefunden und ist gekennzeichnet durch Husten, Tachypnoe und Dyspnoe. Röntgenologisch sind diffuse interstitielle Infiltrate typisch, später können sich Zysten – Gefahr des Pneumothorax – und eine Fibrose entwickeln.

Die Panzytopenie korreliert weder mit dem Ausmaß der Knochenmarkinfiltration noch mit der Splenomegalie. Sie hängt wahrscheinlich v.a. mit der Ausschüttung von Zytokinen zusammen, die die Hämatopoese beeinflussen.

Die Hepatomegalie kann bedingt sein durch eine direkte Infiltration mit LCH-Zellen, eine Cholestase durch portal vergrößerte Lymphknoten oder unspezifische entzündliche Infiltrate, die auch die Gallengänge betreffen können.

Ein Lymphknotenbefall kann isoliert vorkommen, ist aber meist bei systemischem Befall zu finden.

Ein Diabetes insipidus ist die häufigste zerebrale Manifestation bei der LCH. Er kann Jahre vor anderen Symptomen der Krankheit, gleichzeitig mit ihnen oder als Spätfolge auftreten. In der Kernspintomographie lassen sich diskrete Veränderungen wie Signalabschwächung und Verdickung des Hypophysenstiels feststellen bis hin zur Tumorbildung (Abb. 174.3). Auch ein Ausfall anderer hypothalamisch-hypophysärer Hormone kann auftreten. Kleinhirnbefall mit Ataxie und Nystagmus sowie Hirnstammbefall mit Hirnnervenausfällen sind ebenfalls möglich. Die Pathogenese der neuronalen Schädigung ist weitgehend unklar.

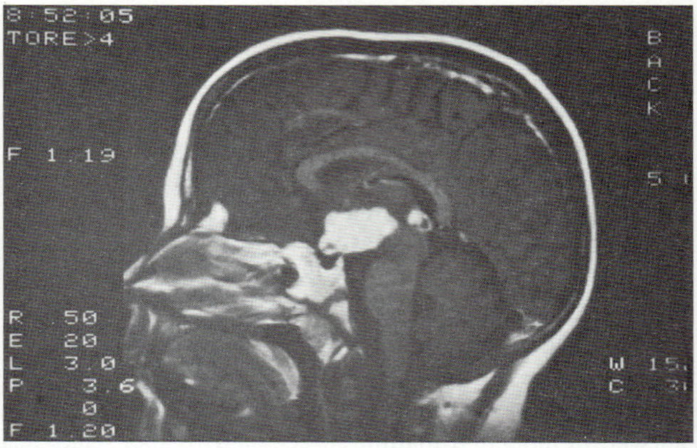

Abb. 174.3. Suprasellärer Tumor bei LCH-Patient mit Diabetes insipidus

Seltener befallene Organe sind Gastrointestinaltrakt, Schilddrüse und Thymus.

Diagnose und Differentialdiagnose. Die Diagnose ist aufgrund der typischen Haut- und Knochenläsionen nicht schwierig zu stellen. Der Hautbefall im Windelbereich kann mit einer Windeldermatitis verwechselt werden. Hepatosplenomegalie und Blutbildveränderungen können an eine Infektion denken lassen, der Befall anderer Organe ist hier jedoch wegweisend. Eine ausgeprägte Hepatosplenomegalie findet man auch bei der familiären hämophagozytischen Histiozytose (s. unten), bei der aber Hautbefall und Knochenläsionen fehlen. Das Omenn-Syndrom, ein schwerer kombinierter Immundefekt, bei dem neben exsudativen Hautveränderungen, Fieber und Durchfällen auch eine Hepatosplenomegalie mit histiozytärer Infiltration bestehen kann, muß durch die entsprechende Immundiagnostik abgegrenzt werden. Bei isoliertem Befall eines Wirbelkörpers ist an eine Spondylitis zu denken.

Therapie und Prognose. Das mangelnde Verständnis der Ätiologie der LCH spiegelt sich in den verschiedenen Behandlungsstrategien der letzten 50 Jahre wider. Als vermutliche Infektion wurde die Krankheit zuerst mit Antibiotika behandelt, später mit Zytostatika unter der Annahme eines malignen Prozesses. Die Vorstellung einer Immundysregulation führte schließlich zum Einsatz immunmodulatorischer/immunsuppressiver Medikamente.

Die Therapie der LCH richtet sich nach der Ausbreitung der Krankheit und nach dem Alter. Bei Befall eines Knochens genügt die Kürettage; sind mehrere Knochen betroffen, kann eine kurzfristige Therapie mit Steroiden und Vinblastin erwogen werden. Eine Radiotherapie mit kleinen Dosen sollte nur bei Läsionen erfolgen, die vitale Strukturen gefährden (z.B. N. opticus, Innenohr). Beim isolierten Hautbefall kann die spontane Regression abgewartet werden. Patienten mit Befall nur eines Organs haben eine Überlebenswahrscheinlichkeit von 100 %; Folgeschäden am Organ sind jedoch möglich. Bei Multiorganbefall ist eine zytostatische Kombinationschemotherapie die Therapie der Wahl. Patienten mit Befall von Leber, Lunge, Milz oder Insuffizienz des hämatopetischen Systems gehören dabei zur Hochrisikogruppe. In einer deutsch-österreichischen

Studie konnte gezeigt werden, daß eine intensivere und längere Therapie Reaktivierungen der LCH verringern kann, ohne jedoch die Letalität von ca. 20 % in dieser Gruppe zu beeinflussen. Spätschäden, die v.a. durch erneute Schübe der Krankheit entstehen, sind ein erhebliches Problem bei der LCH und betreffen insbesondere das Skelett, endokrine Organe und das ZNS.

Von den immunmodulatorischen Medikamenten erwies sich Cyclosporin A bei einigen Patienten als wirksam. Interferon-α war bei einigen Patienten mit Knochenläsionen erfolgreich. Das Purinanalog 2-CDA führte bei chemotherapieresistenten Fällen zu Teilremissionen. Eine Knochenmarktranplantation, die bei einigen therapierefraktären Patienten durchgeführt wurde, war nur in Ausnahmen erfolgreich.

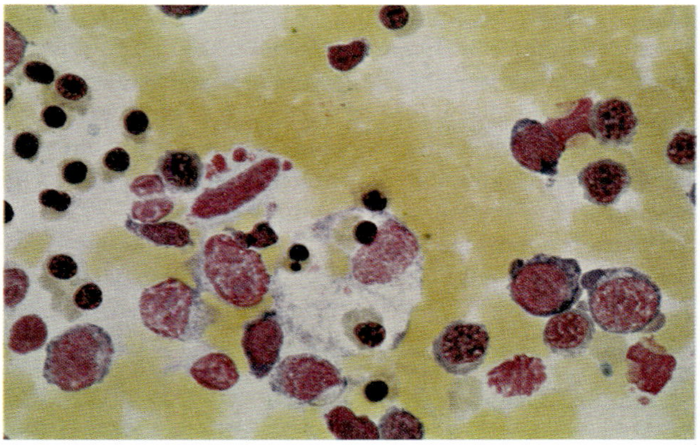

Abb. 174.4. Histiozyt mit phagozytierten Blutzellen

Hämophagozytische Lymphohistiozytosen

Die hämophagozytischen Lymphohistiozytosen (HLH) sind reaktive, oft tödlich verlaufende Histiozytosen, bei denen es auf dem Boden eines Immundefektes zu einer überschießenden, ineffektiven Immunantwort mit Aktivierung von Lymphozyten und Makrophagen mit ausgeprägter Hämophagozytose kommt. Der zugrundeliegende Immundefekt bei der primären familiären hämophagozytischen Lymphohistiozytose (FHLH) ist vererbt. Patienten mit sekundärer HLH haben manchmal eine iatrogene Immundefizienz, z.B. nach Transplantationen. Die Auslösung durch Infektionen führte zur Bezeichnung infektassoziiertes hämophagozytisches Syndrom (IAHS). Da auch bei der primären HLH Infektionen die Krankheit triggern können und die klinischen Symptome und Laborwerte ähnlich sind, ist eine Abgrenzung häufig erst durch den Verlauf möglich.

Familiäre hämophagozytische Lymphohistiozytose

Epidemiologie. Die FHLH, auch bezeichnet als Morbus Farquhar, wurde 1952 erstmals von Farquhar und Claireaux beschrieben. Ihre Inzidenz wird auf 0,12/100.000 Kinder bzw. 1/50 000 Geburten geschätzt. Bei der unbehandelt stets tödlich verlaufenden Krankheit ist immer noch eine große Dunkelziffer anzunehmen. Knaben und Mädchen erkranken gleich häufig. Ein gehäuftes Auftreten findet man in ethnischen Gruppen mit konsanguinen Ehen.

Ätiologie und Pathogenese. Für die FHLH müssen mindestens 3 genetische Defekte verantwortlich sein, da die kürzlich beschriebenen Mutationen im Perforin-Gen auf Chromosom 10 und eine Verbindung zu einer bestimmten Region auf Chromosom 9 nur bei einem Teil der Patienten gefunden werden konnten. Die unkontrollierte Aktivierung von Histiozyten und Lymphozyten, die wahrscheinlich Ausdruck einer ineffektiven Immunantwort ist, führt zu einer starken Ausschüttung von inflammatorischen Zytokinen. Immunologische Untersuchungen sprechen für eine funktionelle Unreife der Histiozyten bei der Antigenpräsentation mit folgender Anergie von Effektorzellen wie Lymphozyten und natürlichen Killerzellen (NK-Zellen).

Pathohistologie. Charakteristisch ist eine diffuse Infiltration mit Lymphozyten und Histiozyten v.a. in Leber, Milz, Lymphknoten, Knochenmark und Gehirn; es kann aber auch jedes andere Organ betroffen sein. Die Histiozyten sind morphologisch benigne und zeigen aktive Phagozytose von Erythrozyten, aber auch kernhaltigen Zellen oder Thrombozyten (Abb. 174.4). Sie weisen ein einzigartiges Differenzierungsmuster zwischen den antigenpräsentierenden dendritischen Zellen und Makrophagen auf. In den Frühstadien der Krankheit kann die Hämophagozytose spärlich sein oder ganz fehlen. Ein weiteres Charakteristikum ist eine Atrophie des lymphatischen Gewebes, die auch bei Patienten ohne Vorbehandlung gefunden wird.

Das Knochenmark ist anfangs zellreich, kann später aber aplastisch werden. Die Infiltration mit Histiozyten ist selten massiv. Die periphere Zytopenie und die Knochenmarkaplasie sind wahrscheinlich Folge der Hyperzytokinämie. Die periportalen Leberinfiltrate könen mit einer neonatalen Hepatitis verwechselt werden. Der ZNS-Befall ist gekennzeichnet durch Infiltration der Meningen; im weiteren Verlauf sind die perivaskulären Räume und das Gehirngewebe selbst betroffen.

Klinische Symptome und Verlauf. Die Krankheit beginnt charakteristischerweise im Säuglingsalter, meist nach einem symptomfreien Intervall nach Geburt. Neugeborene sind selten betroffen, nur 30 % der Kinder sind bei Diagnosestellung älter als 1 Jahr. Die Initialsymptome sind hohes Fieber, Hepatosplenomegalie und Zytopenien, oft verbunden mit einem Infekt der oberen Luftwege oder einer Gastroenteritis. Einige Kinder haben Lymphknotenschwellungen, Ikterus, Ödeme, Hautausschläge oder neurologische Symptome wie opisthotone Haltung, Krampfanfälle und Hirnnervenlähmungen. Mononukleäre Zellen und Eiweiß im Liquor sind nur mäßig erhöht.

Typische Befunde in der Kernspintomographie sind Hirnatrophie und Demyelinisierungsherde. Als pathologische Laborbefunde finden sich erhöhte Transaminasen, Bilirubin, Triglyzeride und Ferritin sowie ein erniedrigtes Fibrinogen. Das CRP ist nur mäßig erhöht. Die typische Hämophagozytose im Knochenmark fehlt initial bei vielen Patienten. Immunologisch ist die anhaltend verminderte NK-Zellfunktion charakteristisch für die FHLH. Die Höhe des löslichen Interleukin-2-Rezeptors ist eine guter Maßstab für die Aktivität der Krankheit.

Anfänglich sieht das Krankheitsbild meist wie eine normale Infektion aus. Trotz hohen Fiebers sind die Säuglinge oft wenig beeinträchtigt. Es ist die Progressivität der Befunde, die an die Diagnose denken lassen muß: Das Fieber ist nicht beherrschbar, das Ausmaß von Panzytopenie und Hepatosplenomegalie ist völlig ungewöhnlich. Durch die zunehmende Neutrozytopenie kommt es schließlich zur tödlichen Infektion durch Bakterien oder Pilze. Die zweithäufigste Todesursache ist ein Versagen der zentralen Regulation durch den Befall des ZNS. Neben diesen klassischen Verläufen gibt es Patienten, die mit unspezifischen Maßnahmen wie Antibiotika und Transfusionen mehrere Remissionen haben, ehe es zum behandlungsbedürftigen Progreß kommt. Die Variabilität der Symptome spricht für mehrere Gendefekte.

Diagnose und Differentialdiagnose. Die für die Diagnose einer HLH geltenden Richtlinien sind in der folgenden Übersicht zusammengefaßt.

Diagnostische Kriterien für hämophagozytische Lymphohistiozytosen

- Klinische und Laborkriterien
  - Fieber (≥7 Tage, ≥38,5°C)
  - Splenomegalie (≥3 cm unter Rippenbogen)
  - Zytopenien (≥2/3 Zellreihen des peripheren Blutes): Hämoglobin <9 g/l; Thrombozyten $< 100 \cdot 10^9$/l; Neutrophile $< 1{,}0 \cdot 10^9$/l
  - Hypertriglyzeridämie und/oder Hypofibrinogenämie Triglyzeride ≥2,0 mmol/l, Fibrinogen ≤1,5 g/l
- Histopathologische Kriterien
  - Hämophagozytose in Knochenmark, Milz oder Lymphknoten ohne Zeichen von Malignität
- Zusätzliche Kriterien, die die Diagnose stark stützen
  - Liquorpleozytose (mononukleäre Zellen)
  - Leberhistologie wie bei chronisch-persistierender Hepatitis
  - Verminderte NK-Zellaktivität

Für die Diagnose „familiär" wird zusätzlich eine positive Familienanamese gefordert. Ein diagnostisches Dilemma verursacht die Tatsache, daß die Hämophagozytose zu Beginn der Krankheit oft nicht nachweisbar ist, ihr aber den Namen gegeben hat. Sie sollte deswegen nicht höher gewertet werden als z.B. die für das Krankheitsbild charakteristische fehlende NK-Zellaktivität.

Die FHLH und die Hämophagozytosesyndrome, die im Rahmen von Infektionen auftreten (IAHS), lassen sich weder durch klinische Befunde noch durch Laborwerte noch durch die Pathohistologie unterscheiden. Die früher vorgenommene Abgrenzung durch den Nachweis einer Infektion ist nicht mehr gerechtfertigt, da auch bei klassisch familiären Fällen Infektionen häufig auslösend sind. Das frühe Auftreten im Säuglingsalter spricht eher für die primäre familiäre Form; eine erworbene Form ist eher bei älteren oder immunsupprimierten Patienten zu vermuten. Die NK-Zellaktivität kann bei der Unterscheidung helfen.

Die disseminierte Langerhans-Zellhistiozytose läßt sich durch andere klinische Symptome und durch die Pathohistologie abgrenzen. Schwierigkeiten können bei der Unterscheidung von seltenen Immundefekten im Säuglingsalter auftreten, da diese u.U. mit einer histiozytären Proliferation einhergehen. Unterscheidungsmerkmale sind Gedeihstörungen, chronische Durchfälle, Hautausschläge, Lymphadenopathie und Eosinophilie sowie spezielle immunologische Befunde.

Therapie und Prognose. Unbehandelt verläuft die Krankheit tödlich. Etoposid und Steroide sind Standardmedikamente für die Therapie; auch Cyclosporin A und Antithymozytenglobulin sind wirksam. Bei manifestem ZNS-Befall ist eine zusätzliche intrathekale Methotrexattherapie üblich. In den meisten Fällen gelingt es, die Krankheitssymptome durch die Behandlung zu unterdrücken, neue Schübe unter der Therapie sind jedoch häufig. Ereignen sie sich im ZNS, kommt es zu irreversiblen Schäden. Von den im internationalen FHLH-Register gemeldeten Fällen waren von 73 nur mit Chemotherapie behandelten Patienten nur 3 Langzeitüberlebende. Wie andere Immundefekte ist die FHLH nur durch eine Knochenmarktransplantation heilbar. Auch Transplantationen von Fremdspendern sind dabei indiziert. Die Heilungschancen liegen zwischen 50 und 70%.

Infekt-assoziierte hämophagozytische Histiozytose

Das Krankheitsbild der IAHS wurde erstmals 1979 unter dem Begriff „virusassoziiertes hämophagozytisches Syndrom" bei Patienten unter Immunsuppression beschrieben. Nicht alle Patienten erhielten jedoch Immunsuppressiva, und nicht bei allen wurde eine Virusinfektion als Auslöser gefunden. In der Folgezeit wurden viele durch Bakterien, Pilze, Rickettsien und Protozoen ausgelöste IAHS-Fälle bekannt. Meist handelte es sich um erwachsene Patienten; bis 1995 wurden 219 Fälle bei Kindern veröffentlicht.

Bei den pädiatrischen Fällen war das Epstein-Barr-Virus der führende Erreger; mehr als 50% dieser Fälle kamen aus Asien. Andere Viren wie Zytomegalie-, Adeno- und Parvovirus waren wesentlich seltener beteiligt. In nur 14 Fällen wurden andere Erreger als Viren gefunden, und in fast der Hälfte der Fälle konnte gar kein infektiöser Erreger identifiziert werden.

Anamnese, klinische Symptome und Laborbefunde unterscheiden sich nicht von denen der FHLH. Auch die Pathohistologie hilft nicht bei der Abgrenzung. Im Gegensatz zur FHLH haben Patienten mit IAHS aber entweder eine normale bzw. nicht komplett negative NK-Zellfunktion, die sich mit Überwinden der Infektion normalisiert. Die Letalität der IAHS ist hoch: mehr als 50% aller Kinder starben in der Panzytopenie. Von 29 Patienten unter 1 Jahr überlebten nur 9.

Es muß angenommen werden, daß speziell kleine Kinder mit den Symptomen einer IAHS den schweren genetischen Immundefekt haben, der der FHLH zugrunde liegt. Der Nachweis eines infektiösen Agens, der früher zur Unterscheidung herangezogen wurde, schließt die familiäre Form nicht aus, da auch hier mit besseren Techniken zunehmend Infektionen als auslösende Ursache gefunden werden. Wegen der hohen Letalität ist auch bei älteren Patienten neben der Behandlung der auslösenden Ursache, falls möglich, eine Therapie wie bei der FHLH gerechtfertigt. Einige Patienten sprachen auch auf Immunglobuline oder Steroide an. Kommt es unter der Behandlung zum Verschwinden aller Symptome und zur Normalisierung aller Laborwerte einschließlich der NK-Zellfunktion, kann die Therapie abgesetzt werden. Eine anhaltend negative NK-Zellfunktion ist ein starker Hinweis auf einen primären genetischen Immundefekt, und die Patienten müssen weiter überwacht werden.

Malignitätsassoziiertes hämophagozytisches Syndrom
Sekundäre hämophagozytische Histiozytosen wurden auch bei Patienten mit malignen Erkrankungen, v.a. Leukämien und Lymphomen, gefunden. Die HLH kann bei klinisch manifester Krankheit und während der Behandlung auftreten, oft wird die zugrundeliegende maligne Erkrankung aber erst nach sorgfältiger Suche erkannt. Bei Kindern liegt häufig eine lymphoproliferative Erkrankung der T- oder NK-Zellen zugrunde. Für die Pathogenese werden Infektionen bzw. die Produktion spezieller Zytokine durch die malignen Zellen diskutiert.

Die früher als *maligne Histiozytose* bezeichnete Krankheit hat sich in fast allen Fällen als großzellig-anaplastisches Lymphom (Ki-1-Lymphom) erwiesen und wird unter den Lymphomen beschrieben.

Literatur

Egeler RM, D'Angio GJ (1995) Langerhans cell histiocytosis. J Pediatr 127: 1–11
Favara BE, Feller AC (1997) Contemporary classification of histiocytic disorders. Med Pediatr Oncol 29: 157–166
Gadner H, Heitger A, Grois N, Gatterer-Menz I, Ladisch S (for the DAL-HX-83 Study Group) (1994) Treatment strategies for disseminated Langerhans cell histiocytosis. Med Pediatr Oncol 23: 72–80
Henter JI, Arico M, Elinder G, Imashuku S, Janka G (1998) Familial hemophagocytic lymphohistiocytosis: primary hemophagocytic lymphohistiocytosis. Hematol Oncol Clin North Am 12: 417–433
Janka G, Imashuku S, Elinder G, Schneider M, Henter JI (1998) Infection- and malignancy-associated hemophagocytic syndromes: secondary hemophagocytic lymphohistiocytosis. Hematol Oncol Clin North Am 12: 435–444

175 Transplantation hämatopoetischer Stammzellen

F. Zintl

Die hämatopoetische zelluläre Rekonstitution mit Knochenmark-(KM-) oder peripheren Blutstammzellen (PBSZ) ist eine klinisch etablierte Behandlungsmethode für zahlreiche hämatologische, onkologische und immunologische Krankheiten. Das Ziel der Knochenmarktransplantation (KMT) ist es, kranke, fehlende oder maligne Zellen des Patienten durch normale hämatopoetische und immunkompetente Zellen zu ersetzen. Im Knochenmark enthaltene, sich selbst replizierende Stammzellen sind in der Lage, Erythrozyten, Granulozyten, Zellen des Monozyten-Makrophagen-Systems, Megakaryozyten und immunkompetente T- und B-Lymphozyten zu generieren. Die Knochenmarktransplantation beinhaltet eine Behandlung mit myeloablativer Chemoradiotherapie mit folgender intravenöser Übertragung von eigenem Mark des Patienten (autologe KMT = AKMT) oder Mark eines Spenders (allogene KMT = Allo-KMT). Mögliche andere Quellen von hämatopoetischen Stammzellen sind das periphere Blut und Nabelschnurblut.

Die Entdeckung des humanen Leukozyten-Antigen (HLA-) Systems brachte für den klinischen Einsatz der KMT eine entscheidende Wende. Meilensteine in der Entwicklung waren die Etablierung der supportiven Therapie bei Patienten ohne Knochenmarkfunktion, Fortschritte in der Diagnostik des HLA-Systems sowie Definition, Prophylaxe und Therapie der Graft-versus-host-Krankheit (GvHD), einer immunologischen Reaktion des transplantierten Markes gegen den „fremden" Wirt.

Die Tatsache,daß nur für etwa 25% der Patienten ein Geschwister als Spender zur Verfügung steht, hat die Transplantation mit Stammzellen alternativer Spender (identische Fremdspender oder haploidentische Familienspender) forciert.

Indikationen. Die Knochenmarktransplantation sollte bei allen Patienten in Betracht gezogen werden, bei denen alternative Behandlungsmöglichkeiten nicht zur Verfügung stehen. Auf dieser Basis sind die Vorteile einer Transplantation gegen die zu erwartenden Risiken abzuwägen. In der folgenden Übersicht sind die Krankheiten aufgeführt, die eine Knochenmarktransplantation indizieren.

Indikationen für eine Stammzelltransplantation

- Erworbene Krankheiten
  - Akute lymphoblastische und akute myeloische Leukämie
  - Myelodysplastische Syndrome
  - Chronisch-myeloische Leukämie
  - Maligne Lymphome
  - Solide Tumoren wie Neuroblastome, Wilms-Tumoren, Ewing-Sarkome, Hirntumoren und Lymphome
  - Schwere aplastische Anämie
  - Resistente systemische juvenile chronische Arthritis (autolog)
- Genetische Krankheiten
  - Immundefekte
  - Fanconi-Anämie
  - Lysosomale Speicherkrankheiten
  - Thalassämie und andere Hämoglobinopathien
  - Andere kongenitale Knochenmarkdefekte

Histokompatibilität. Fortschritte bei der Aufklärung der genetischen Struktur des Major-histocompatibility-Komplexes waren eng mit der Entwicklung der klinischen Knochenmarktransplantation verbunden Diese Region wird beim Menschen als HLA-System bezeichnet. Dabei handelt es sich um eine Serie von Genen, die auf dem kurzen Arm von Chromosom 6 lokalisiert sind und als eine genetische Einheit oder Haplotyp vererbt werden. Der HLA-Locus codiert für 2 Hauptklassen von Proteinen: HLA-Klasse-I- und HLA-Klasse-II-Antigene. Die Klasse-I-Moleküle HLA-A, HLA-B und HLA-C und die Klasse-II-Moleküle HLA-DR, HLA-DQ und HLA-DP weisen jeweils starke Polymorphismen mit multiplen allelen Formen auf. Unterschiede in den Hauptloci (z.B. haploidentische oder Fremdspendertransplantation) erfordern wegen der drohenden immunologischen oder alloreaktiven Antwort vor und nach einer Transplantation eine starke Immunsuppression, um eine Abstoßung bzw. eine Graft-versus-host-Reaktion zu vermeiden. Diese Probleme können auch bei Verwendung eines HLA-identischen Geschwistermarkes auftreten. Die Ursachen dafür liegen v.a. in nicht diagnostizierbaren HLA-A, -B- und -DR-Differenzen, in Inkompatibilitäten von HLA-C, -DQ, -DP oder in Differenzen von Minortransplantationsantigenen. Gefahren sind gegenwärtig v.a. im Bereich der serologischen Typisierung der A- und B-Loci gegeben. Wie die Ergebnisse mit molekularen Typisierungstechniken zeigen, beinhalten serologische Spezifitäten zahlreiche unentdeckte molekulare Subtypen. Zur Zeit können z.B. von 98 bekannten HLA-A-Allelen nur 18 serologisch bestimmt werden. Für den DR-Bereich wurden für klinische Belange sowohl die serologische Typisierung als auch die Mixed Lymphocyte Culture (MLC) bereits durch die molekulare DNA-Typisierung abgelöst. Gleiches wird für die Klasse-I-Typisierung in Kürze erwartet. Mit Hilfe der molekularen Techniken konnte gezeigt werden, daß viele der durchgeführten Transplantationen auf der Basis von signifikanten HLA-Differenzen vorgenommen wurden.

Gewinnung von hämatopoetischen Stammzellen. Hämatopoetische Stammzellen für klinische Transplantationszwecke können derzeit aus 3 verschiedenen Quellen gewonnen werden:

Knochenmark. Die Knochenmarkentnahme erfolgt in Allgemeinnarkose unter sterilen Bedingungen in einem Operationssaal aus dem Bereich der Spina iliaca superior posterior durch multiple Aspirationen. Das Aspirat wird in heparinisiertem Gewebekulturmedium oder physiologischer Kochsalzlösung aufgenommen und durch Siebe von Knochen- und Gewebefragmenten befreit. Für ein sicheres Anwachsen des Transplantats sind $2–5 \cdot 10^8$ kernhaltige Knochenmarkzellen/kg KG erforderlich. Im Falle der ABO-Kompatibilität zwischen Spender und Empfänger erfolgt unmittelbar nach der Entnahme die intravenöse Transfusion des Markes. Bei 20–30% der Transplantationen liegen ABO-Inkompatibilitäten vor. Bei Major-Inkompatibilitäten enthält das Empfängerplasma Isohämagglutinine gegen Spendererythrozyten (z.B. Empfänger Blutgruppe 0, Spender Blutgruppe A), bei Minor-Inkompatibilitäten enthält das Spenderplasma Isohämagglutinine gegen Empfängererythrozyten (z.B. Empfänger Blutgruppe A, Spender Blutgruppe 0). Bei beiden Konstellationen müssen vor der Markübertragung die Anti-A- oder Anti-B-Titer bestimmt werden. Liegt eine Major-Inkompatibilität vor (bei etwa 15–20%), müssen die Erythrozyten aus dem Mark eliminiert werden (häufigste Methode), oder es erfolgt ein Plasmaaustausch beim Empfänger zur Entfernung der Isohämagglutinine, um hämolytische Reaktionen während der Übertragung zu vermeiden. Konsequenzen, die sich aus Minor-Inkompatibilitäten ergeben, richten sich nach den Titerhöhen.

Die jüngsten Knochenmarkspender waren 2–4 Monate alt. Bei Spendern, die älter als 12 Jahre sind, wird vor der Knochenmarkentnahme eine Eigenblutkonserve entnommen, die während der Entnahme transfundiert wird. Jüngere Kinder müssen während der Entnahme eine Fremdblutkonserve erhalten.

Peripheres Blut. Die Anwesenheit von hämatopoetischen Stammzellen im peripheren Blut war seit längerer Zeit bekannt, doch erst durch die Möglichkeit, mit Hilfe des hämatopoetischen Wachstumsfaktors G-CSF diese Stammzellen in hohen Konzentrationen aus dem Knochenmark in den peripheren Kreislauf zu mobilisieren, konnten mittels neuer Techniken ausreichend periphere Blutstammzellen (PBSZ) für klinische Transplantationen gesammelt werden. Die zunächst im autologen System gewonnenen Erfahrungen werden seit 1995 auch bei allogenen Transplantationen genutzt. Im Vergleich mit Knochenmark ist die durchschnittlich gesammelte Zahl an $CD34^+$-Zellen 10- bis 20fach höher. Damit verbunden ist jedoch auch eine höhere Zahl an T-Lymphozyten und natürlichen Killerzellen (NK-Zellen) im Apherisat. Dies führte zunächst zur Annahme, daß damit auch häufigere und schwerere Graft-versus-Host-Krankheit verbunden sein könnten. Die bisherigen klinischen Daten zeigten jedoch ein schnelleres Anwachsen ohne Anstieg der akuten GvHD-Rate. Neuere Untersuchungen weisen allerdings eine höhere Frequenz der chronischen GvHD nach. Die technische Voraussetzung, große Mengen an $CD34^+$-Zellen aus dem peripheren Blut zu gewinnen, hat auch neue Möglichkeiten für haploidentische und Fremdspendertransplantationen bei nicht voller HLA-Übereinstimmung ergeben. Mit Hilfe von Immunaffinitätsmethoden können $CD34^+$-Stammzelltransplantate mit über 95%iger Reinheit und nur geringem T-Lymphozytengehalt hergestellt werden.

Plazentarestblut. Plazenta-oder Nabelschnurrestblut (PRB) enthält hämatopoetische Progenitorzellen, die mit Knochenmarkstammzellen vergleichbar sind. Im Gegensatz zu adulten hämatopoetischen SZ besitzen PRB-SZ proliferative Vorteile. Die relative Immaturität der Lymphozyten im PRB könnte das Risiko und die Schwere der GvHD reduzieren, was wiederum größere HLA-Unterschiede zwischen Spender und Empfänger erlauben würde. Bereits 1988 wurde die erste Transplantation erfolgreich bei einem 6jährigen Knaben mit Fanconi-Anämie mit Plazentarestblut eines HLA-identischen Geschwisters durchgeführt. Die Tatsache, daß Stammzellen aus PRB praktisch unbegrenzt verfügbar sind, die Gewinnung ohne Risiko für einen Spender durchführbar ist und die Stammzellen im Gegensatz zu Fremdspendern für Hochrisikopatienten sofort zur Verfügung stehen, hat weltweit zum Aufbau von Plazentarestblutbanken geführt. Die Ergebnisse von 429 PRB-Transplantationen bei Kindern mit malignen Erkrankungen, verschiedenen Formen des Knochenmarkversagens und genetischen Krankheiten in Europa zeigten keine statistische Differenz im Vergleich zu Knochenmarktransplantationen. Vorteile ergeben sich für Kinder, die von verwandten Spendern PRB-SZ erhalten. Die Insidenz der akuten und chronischen GvHD ist nach verwandten HLK-identischen PRB-SZ-Transplantationen niedriger als nach HLK-identischen Knochenmarktransplantationen.

Konditionierung der Patienten. Aufgabe der vorbereitenden myeloablativen Behandlung (Konditionierung) der Patienten mit malignen Erkrankungen ist die Eliminierung von residuellen malignen Zellen ebenso wie die Schaffung einer Immunsuppression, die das Anwachsen der übertragenen allogenen hämatopoetischen Stammzellen erlaubt. Um dies zu erreichen, ist eine für das Knochenmark supraletale Radiochemo- oder alleinige Hochdosischemotherapie erforderlich.

Supportive Therapie. In den Wochen nach der KMT ist eine intensive supportive Therapie angezeigt mit prophylaktischer Gabe von nicht resorbierbaren Antibiotika, Breitbandantibiotika, Mykostatika wie Fluconazol und Amphotericin B sowie Aciclovir und Immunglobulinen. Eine Substitution von Thrombozyten und Erythrozyten ist prophylaktisch bis zur Rückkehr der Markfunktion notwendig, wobei auf die Bestrahlung aller Blutprodukte mit 30 Gy zu achten ist, um ein Anwachsen von kompetenten Lymphozyten und damit eine transfusionsbedingte GvHD zu verhindern. Infolge der Chemoradiotherapie entwickelt die Mehrzahl der Patienten eine schwere orale Mukositis und Gastroenteritis, so daß eine totale parenterale Ernährung notwendig ist. Die Gabe von rekombinanten koloniestimulierenden Faktoren (G-CSF, GM-CSF), die die Proliferation und Differenzierung von hämatopoetischen Progenitorzellen stimulieren, kann nach der Stammzellgabe die Zeit der Agranulozytose ohne Gefahr einer Abstoßung oder GvHD verkürzen.

Komplikationen der allogenen Stammzelltransplantation

Infektionen. Patienten nach einer Stammzelltransplantation (SZT) sind durch schwere Myelosuppression und lang anhaltende Immunsuppression charakterisiert, die ggf. durch eine chronische GvHD verstärkt werden. In der frühen aplastischen Phase nach der Transplantation überwiegen Infektionen mit gramnegativen und -positiven Bakterien sowie Pilzen. Prophylaktisch ist hier die Gabe von Breitbandantibiotika zur Beherrschung von bakteriellen Infektionen sowie von Fluconazol zur Vermeidung von Candida-Infektionen effektiv. Nach dem Anwachsen des Transplantats sind Zytomegalievirus (CMV) und Aspergillus gefürchtete Erreger. Ein hohes Risiko, an einer CMV-Infektion zu erkranken, besteht bei Patienten, die vor der Transplantation seropositiv waren und an einer akuten GvHD leiden. Für seronegative Patienten ist die Gabe von seronegativen oder leukozytendepletierten Blutprodukten effektiv. Prophylaktische Ganciclovirgabe kann bei seropositiven Patienten zu einer signifikanten Reduktion der klinischen Erkrankungshäufigkeit führen. Patienten mit CMV-induzierten interstitiellen Pneumonien haben durch die Kombination von Ganciclovir mit Immunglobulinen eine Verbesserung ihrer Prognose erfahren. Typische Spätinfektionen, die Monate oder Jahre nach der Transplantation auftreten können, werden durch das Varicella-Zoster-Virus hervorgerufen oder sind gefährliche Infektionen mit grampositiven Bakterien (v.a. Pneumokokken wie bei Aspleniepatienten: Penicillinprophylaxe!). Die Gefährdung der Patienten durch Pneumocystis carinii wurde durch den prophylaktischen Einsatz von Trimethoprim-Sulfamethoxazol beseitigt. Die steigende Zahl an Fremdspendertransplantationen mit erhöhter und länger anhaltender Immunsuppression brachte eine Zunahme an Infektionen mit Adenoviren, humanen Herpesviren-6 (HHV-6) und Epstein-Barr-Viren(EBV). Dies erfordert eine engmaschige,

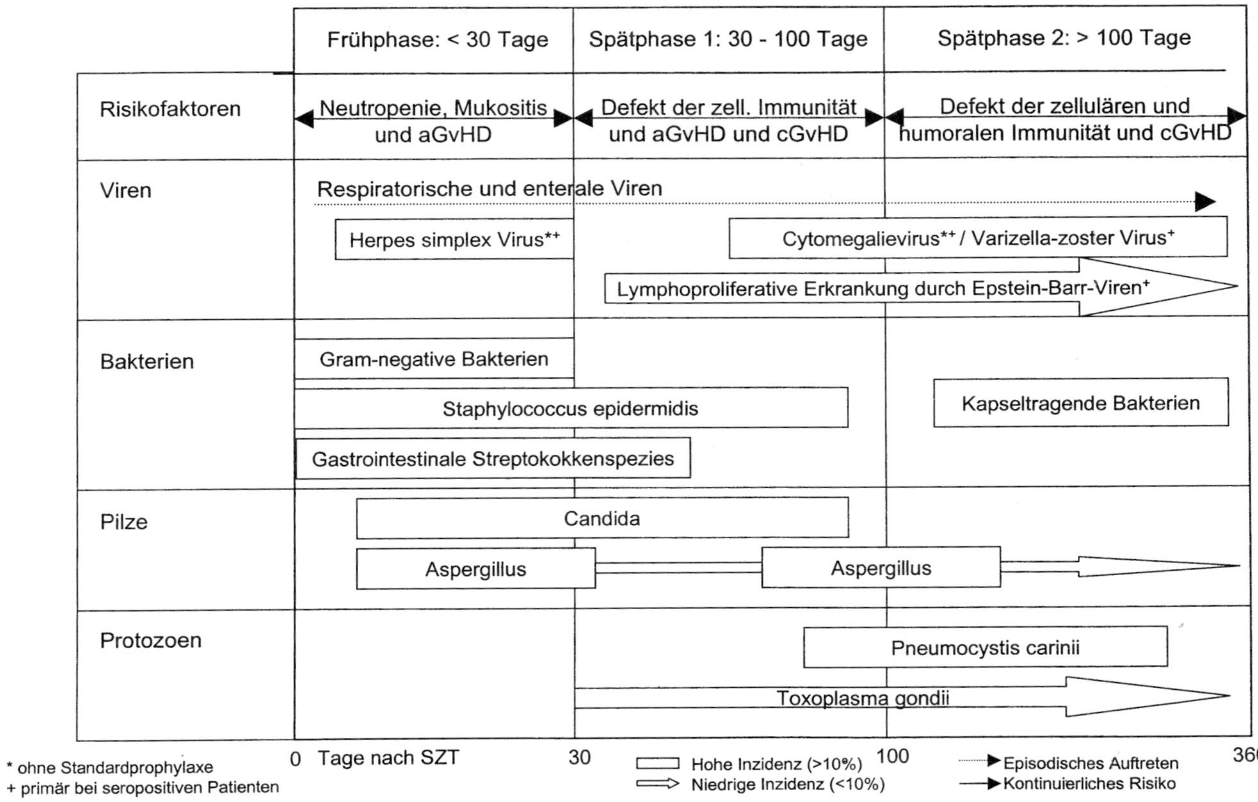

Abb. 175.1. Opportunistische Infektionen nach allogener Stammzellentransplantation. Mod. nach Empfehlungen von Center of Disease Control, Infectious Diseases Society of America and American Society of Blood and Marrow Transplantation

Grad	Haut (Exanthem)	Leber (Bilirubin mg/dl)	Darm (Diarrhöe ml/Tag)
1	Makulopapulös <25% der KOF	2–3	500–1000
2	Makulopapulös >25–50% der KOF	3–6	>1000
3	Generalisiert	6–15	>1500
4	Generalisiert Blasenbildung, Desquamation	>15	>2500 Schmerzen mit oder ohne Ileus

Tabelle 175.1. Stadien und klinische Manifestation der akuten GvHD

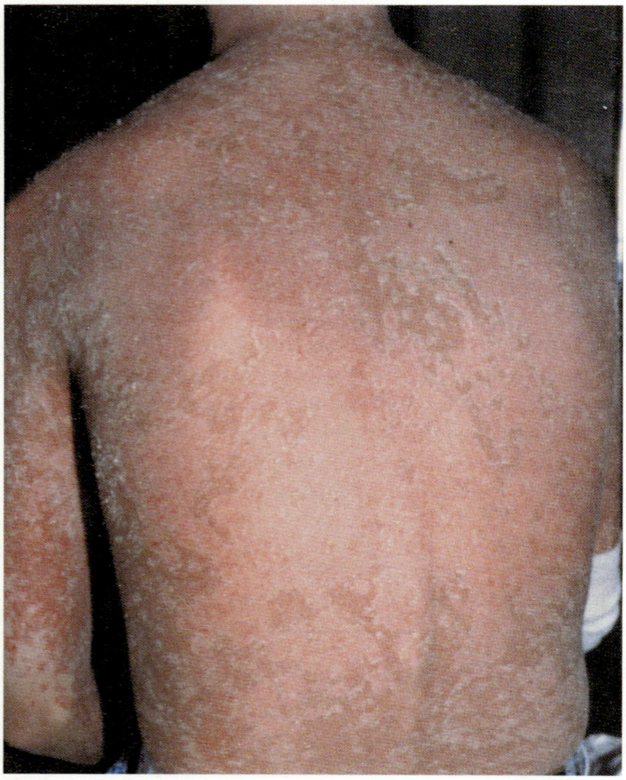

Abb. 175.2. Akute Graft-versus-host-Krankheit des gesamten Körpers mit Erythrodermie und Desquamation

möglichst quantitative Überwachung der Virusart und ggf. einer Therapie.

Graft-versus-host-Krankheit. Die GvHD ist eine immunologische Reaktion der Spenderlymphozyten gegen Empfängergewebe und kommt als akute oder chronische Form vor. Die GvH-Reaktion entsteht dadurch, daß immunologisch kompetente Zellen des Spendermarkes Gewebsantigene, die nicht im Transplantatspender vorkommen, erkennen und der Empfänger die transplantierten Zellen aufgrund seiner Vorbehandlung nicht abstoßen kann.

Die Behandlung einer manifesten akuten GvHD höheren Grades gestaltet sich oft extrem schwierig. Die Schweregrade II–IV erfordern eine Therapie mit hohen Dosen von Methylprednisolon (3–5 [–20] mg/kg KG/Tag) oder den Einsatz von Antithymozytenglobulin (10–15 mg/kg KG jeden 2. Tag für 7–14 Tage). Patienten mit chronischer GvHD erhalten 1–2 mg Methylprednisolon/kg KG plus 1,5 mg Azathioprin/kg KG (Dosis auf Leukozytenwerte von 2500–3500/µl einstellen). Weitere medikamentöse Möglichkeiten sind Cyclosporin A (6–9 mg/kg KG/Tag p.o.) plus Methylprednisolon (1–2 mg/kg KG/Tag) oder auch Thalidomid. Wegen der schweren Immunsuppression sind folgende Präparate in dieser Phase indiziert: Immunglobuline (500 mg/kg KG alle 2 Wochen), orale Penicillingabe (OPSI-Syndrom!), Bactrimprophylaxe (Pneumocystis carinii!) und ggf. weitere Antibiotika wegen chronischer sinubronchialer Infektionen.

Sowohl bei HLA-inkompatiblen als auch bei kompatiblen Knochenmarktransplantationen muß eine Prophylaxe gegen eine drohende GvHD erfolgen. Die derzeit am häufigsten verwendete Methode beinhaltet Cyclosporin A für die Dauer von 6 Monaten (Serumspiegel sollte 150–250 µg/ml betragen) und Methotrexat als Kurzzeitprophylaxe mit 15 mg/m^2 am 1. Tag und 10 mg/m^2 am 3., 6. und 11. Tag nach KMT. Im Gegensatz zu den Problemen bei Transplantation von soliden Organen mit der Notwendigkeit einer lebenslangen immunsuppressiven Behandlung stellt sich bei KMT nach etwa 6 Monaten eine Toleranz ein, so daß die Indikation für eine Immunsuppression zeitlich begrenzt ist. Eine weitere Technik zur Verhütung der GvHD ist die In-vitro-T-Zelldepletierung, die aber mit höheren Abstoßungs- und Rezidivraten verbunden ist.

Akute Graft-versus-host-Krankheit. Zielorgane der akuten GvHD, die während der ersten 100 Tage nach KMT beobachtet wird und in unterschiedlicher klinischer Intensität auftreten kann, sind Haut, Darm und Leber (Tabelle 175.1 und Abb. 175.2). Wegen der unter „Histokompatibilität" beschriebenen Problematik können alle allogenen Marktransplantatempfänger an dieser Komplikation erkranken, wenn $1–2 \cdot 10^7$ T-Lymphozyten/kg KG übertragen werden. Die Krankheit manifestiert sich meist um den 20. Tag nach der Transplantation mit einem juckenden makulopapulösen Exanthem, beginnend an den Hand- und Fußflächen mit Ausbreitungstendenz auf Stamm und Extremitäten. Zunehmend kann sich eine generalisierte Erythrodermie mit Blasenbildung entwickeln. Differentialdiagnostisch abzugrenzen sind chemotherapieinduzierter Rash, virales Exanthem und Medikamentenallergie.

Ist der Darm betroffen, kommt es zu Anorexie, Übelkeit, wäßriger Diarrhöe und krampfartigen Bauchschmerzen. Die hepatische Manifestation ist durch cholestatischen Ikterus und Transaminaseanstieg charakterisiert. Differentialdiagnostisch ist an Venenverschlußkrankheit (VOD), Hepatitis oder Medikamentennebenwirkung zu denken. Die Diagnose der GvHD ist durch Haut- oder Rektumschleimhautbiopsie rasch zu sichern.

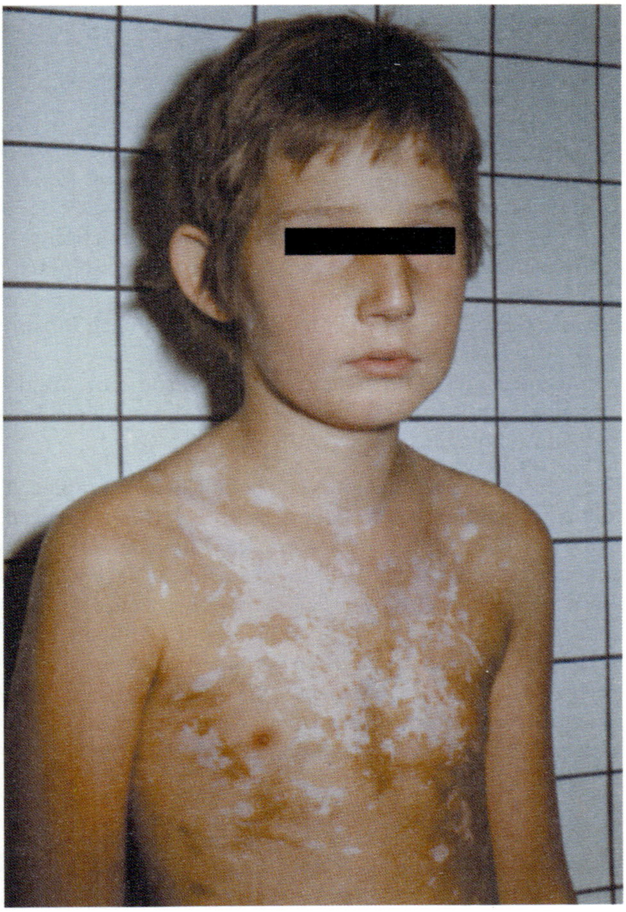

Abb. 175.3. Chronische Graft-versus-host-Krankheit mit sklerodermieartigen Veränderungen und Vitiligo

Chronische Graft-versus-host-Krankheit. Die chronische GvHD tritt bei etwa 15–30 % der transplantierten Kinder mehr als 100 Tage nach Transplantation auf, wobei Kinder unter 10 Jahren seltener betroffen sind. Nach haploidentischen oder Fremdspendertransplantationen kommt diese Komplikation häufiger vor. Das Krankheitsbild ähnelt Autoimmunkrankheiten wie Lupus erythematodes oder Sklerodermie mit Beteiligung von Haut (Abb. 175.3), Leber, Augen, Mundschleimhaut, Lungen, Gastrointestinaltrakt und neuromuskulärem System. Rezidivierende Infektionen mit Bakterien (Pneumokokken), Pilzen und Viren sind häufig. Je nach Ausdehnung wird eine „limited form", die auf Haut und Leber beschränkt ist, von einer „extensive form", die generalisiert Haut und Organe befällt, unterschieden.

Venenverschlußkrankheit. Die Venenverschlußkrankheit (veno occlusive disease, VOD) ist eine lebensbedrohliche Komplikation, die durch Chemo- und Radiotherapie verursacht wird und bei etwa 20 % der allogen und 10 % der autolog transplantierten Patienten auftritt. Sie ist charakterisiert durch eine fibröse Obliteration der kleinen Lebergefäße und zeigt folgende klinische Symptome: Hyperbilirubinämie, Gewichtszunahme, Aszites, Hepatomegalie und Schmerzen im rechten oberen Quadranten des Abdomens. Durch prophylaktische Infusion von niedrig dosiertem Heparin (100–150 IE/kg KG) ließ sich die Häufigkeit signifikant senken. Eine effektive Therapie steht derzeit nicht zur Verfügung.

Spätschäden

Immundefizienz. Die komplette Eradikation der T- und B-Zellimmunität durch die Konditionierung (Chemoradiotherapie) erfordert eine Wiederholung der lymphoiden Ontogenese aus den transplantierten hämatopoetischen Stammzellen, woraus eine schwere Immundefizienz für mehrere Monate resultiert. Die volle Immunrekonstitution benötigt 1–2 Jahre. Da die Entwicklung der CD4-T-Zellen mindestens 6–9 Monate, die der CD8-T-Zellen jedoch nur etwa 4–6 Monate in Anspruch nimmt, liegt über längere Zeit eine inverse CD4/CD8-Ratio vor. Eine chronische GvHD ist mit einem starken CD4-Defekt bei CD8-Dominanz verbunden und erlaubt keine zeitgerechte Normalisierung der Immundefizienz. Der Verlust des bereits erworbenen Impfschutzes macht eine Reimmunisierung nach Knochenmarktransplantation erforderlich. Zeigt die Überwachung der immunologischen Parameter normale Werte, ist eine Reimmunisierung angezeigt: Diphtherie-Tetanus-Toxoid nach 6–12 Monaten, inaktivierte Poliovakzine (Salk) nach 6–12 Monaten und Masern-Mumps-Röteln nach 24 Monaten.

Endokrine Störungen. Die Knochenmarktransplantation führt bei Kindern zu einer Reihe von endokrinen Dysfunktionen, v.a. in Gestalt von Schilddrüsendysfunktionen und Wachstumshormondefiziten. Die Ganzkörperbestrahlung verursacht Läsionen im Bereich der epiphysären Wachstumszonen und führt zu gonadalen Schäden sowie zu Hypothyreoidismus und Wachstumshormondefiziten. Besonders die kraniale Bestrahlung und die Single-dose-Ganzkörperbestrahlung (sGKB) sind innerhalb dieses multifaktoriellen Geschehens Hauptursachen für Wachstumsstörungen, die bei nahezu allen Kindern mit dieser Behandlung beobachtet werden. Nach 8 Jahren lagen Patienten nach GKB 3–4 Standardabweichungen unter der mittleren Altersgröße. Gonadale Schäden verhindern bei diesen Kindern auch den pubertären Wachstumsschub. Die Erwachsenengröße der Kinder, die z.Z. der KMT jünger als 11 Jahre waren, liegt unter der 10 %-Perzentile. Dagegen erreichen Kinder, die nach dem 11. Lebensjahr transplantiert wurden, durchschnittliche Größen. Im Gegensatz zur sGKB sind die Langzeiteffekte nach fraktionierter GKB (fGKB) oder alleiniger Chemotherapiekonditionierung mit Busulfan/Cyclophosphamid geringer. Eine Therapie mit rekombinantem Wachstumshormon nach dem 12. Lebensjahr verhindert eine weitere Abnahme der Wachstumsgeschwindigkeit, ohne aber ein Catch-up-Wachstum zu erreichen.

Gonadale Dysfunktion wird durch eine Schädigung der Gonaden oder in selteneren Fällen der Hypothalamus-Hypophysen-Achse verursacht. Etwa 75 % der mit einer GKB behandelten Kinder haben eine verzögerte Entwicklung der sekundären Geschlechtsmerkmale, die durch eine primäre ovarielle oder testikuläre Insuffizienz (erhöhtes FSH und LH mit erniedrigtem Östradiol und Testosteron) bedingt ist.

Hypothyreoidismus ist eine relativ frühe Komplikation nach KMT, kann aber auch erst nach Jahren auftreten und ist v.a. durch die GKB verursacht. Die fraktionierte Applikation reduzierte die Häufigkeit von etwa 80–90 % auf 15 %.

Bei Patienten mit leicht erhöhtem TSH und normalen T3- und T4-Spiegeln sollte alle 6 Monate eine Bestimmung der Schilddrüsenwerte vorgenommen werden.

Sekundäre Malignome. Die Daten aus einer großen Gruppe von transplantierten Patienten zeigen, daß die Wahrscheinlichkeit für ein Zweitmalignom 15 Jahre nach KMT für Patienten ohne GKB bei 6 % und für solche mit GKB bei 20 % liegt. Ursächlich kommen weiterhin in Frage: Chemotherapie, chronische GvHD, Immundefizienz bzw. immunsuppressive Therapie und EBV-Infektionen. Bei Kindern überwiegen sekundäre Hirn- und Schilddrüsentumoren.

Lungenkrankheiten. Restriktive und obstruktive Lungenveränderungen sind ebenso wie Diffusionsstörungen nach KMT beschrieben worden. Hier spielt die Strahlendosis eine herausragende Rolle. Obstruktive Veränderungen sind hauptsächlich bei Patienten mit chronischer GvHD beobachtet worden.

Klinische Ergebnisse. In Tabelle 175.2 sind die Ergebnisse der Allo-KMT und der AKMT bei Kindern mit malignen Erkrankungen im Überblick dargestellt.

Akute lymphoblastische Leukämie. Die akute lymphoblastische Leukämie (ALL) ist die häufigste maligne Erkrankung des Kindesalters und umfaßt verschiedene prognostische Subgruppen. Insgesamt werden etwa 70 % der Kinder mit konventioneller Chemotherapie geheilt. Die unterschiedlichen Risikogruppen erfordern ein differenziertes Vorgehen bezüglich der Indikation für eine KMT.

KMT in erster kompletter Remission. Eine Gruppe von Kindern mit definierten Risikofaktoren und einem Anteil von etwa 10 % an der Gesamtpopulation der Kinder mit ALL ist durch ein hohes Rezidivrisiko charakterisiert und sollte bereits nach Erreichen der ersten kompletten Remission (CR) eine Knochenmarktransplantation erhalten.

Dies betrifft Patienten der ALL-BFM-2000-Studie mit folgenden Risikofaktoren:

- Hohes Niveau an molekulargenetisch bestimmter Resterkrankung zu definierten Zeitpunkten (Minimal Residual Disease, MRD)
- Translokation t(9;22) oder BCR/ABL-Rekombination,
- Translokation t(4;11) oder MLL/AF4-Rekombination (Säuglingsleukämien),
- ≥5 % Blasten im Knochenmark am 33. Tag nach Beginn der Therapie,
- ungenügendes Ansprechen auf Prednison mit mindestens einem der folgenden Kriterien: T-Immunlogie, Pro-B-Immunologie, Leukozyten ≥100 000/μl.

Erhalten Hochrisikopatienten nur eine Chemotherapie, ist mit einem ereignisfreien Überleben (Event-Free-Survival, EFS) von etwa 40 % zu rechnen. Die allogene KMT von einem HLA-identischen Geschwister erreicht dagegen EFS-Werte von 50–80 %. In den Fällen, in denen kein Familienspender zur Verfügung steht, sollte v.a. bei Patienten mit den erwähnten zytogenetischen Veränderungen eine rasche Suche nach einem HLA-identischen Fremdspender oder einem Stammzellpräparat aus Plazentarestblut eingeleitet werden. Autologe Transplantationen sind durch hohe Rezidivraten charakterisiert.

KMT in zweiter kompletter Remission. Kinder, die nach isoliertem Knochenmark- oder kombiniertem Knochenmark- und extramedullärem Rezidiv (ZNS und/oder Hoden) eine zweite Remission erreichen, sind Kandidaten für eine allogene KMT von HLA-identischen verwandten oder unverwandten Spendern. Eine Behandlung nur mit Chemotherapie bietet für Patienten mit frühem Rezidiv (<18 Monate nach Therapiebeginn) und T-Zellimmunphänotyp praktisch keine Heilungschance, für Patienten mit Spätrezidiv nach Therapieabschluß (>24–30 Monate nach Therapiebeginn) ein EFS von 0,45 %. Allogene KMT erhöhen die Heilungschancen auf 50–60 % im Vergleich mit autologen Transplantationen (20–40 %). Die niedrigeren Rezidivraten bei allogenen KMT sind durch den GvH-/Graft-versus-leukemia-(GvL-)Effekt bedingt.

KMT im Rezidiv. Die technischen Möglichkeiten, die Zahl an $CD34^+$-Stammzellen, in hoher Reinheit aus peripherem Blut isoliert, mit Hilfe von G-CSF extrem zu erhöhen ($>1 \cdot 10^7$/kg KG) und gleichzeitig die Anzahl der T-Zellen unter eine kritische Schwelle zu senken, haben dazu geführt, daß bei Patienten mit resistenten Rezidiven haploidentische Transplantationen ohne schwere GvHD durchführbar sind.

Akute myeloische Leukämie. Die heute in der Klinik eingesetzten Chemotherapieprotokolle führen bei 75–80 % der Kinder mit akuter myeloischer Leukämie (AML) zu kompletten Remissionen. In internationalen Chemotherapiestudien liegen die EFS-Raten für diese Patienten nach 5 Jahren bei 34–49 %. Die allogene Knochenmarktransplantation von HLA-identischen Geschwistern vermag diese Resultate deutlich zu verbessern und ist deshalb eine anerkannte Methode,

Tabelle 175.2. Ergebnisse der allogenen HLA-identischen und der autologen Knochenmarktransplantation bei Kindern mit malignen Erkrankungen

Krankheit	Krankheitsfreies Überleben [%]	
	Allo-KMT	AKMT
AML, erste CR	50–70	30–80
AML, Rezidiv	10–30	–
ALL, erste CR (Hochrisiko)	50–80	–
ALL, zweite CR	50–60	20–40
CML, chronische Phase	60–80	–
CML, akzelerierte oder Blastenphase	10–40	–
SAA	50–90	–
Neuroblastome	–	25–45
MDS	40	–
Hodgkin-Lymphome	–	40–50
Wilms-Tumoren	–	20–50
Ewing-Sarkome	–	20–30

ALL Akute lymphoblastische Leukämie; *CR* komplette Remission; *AML* akute myeloische Leukämie; *CML* chronisch-myeloische Leukämie; *SAA* schwere aplastische Anämie; *MDS* myelodysplastische Syndrome deren Einsatz bereits in der ersten Remission empfohlen wird. Die transplantationsbedingte Mortalität liegt im Kindesalter unter 5%. Dies hat wesentlich zu den verbesserten Ergebnissen beigetragen, die bei einem EFS von 61–72% liegen. In der deutschen BFM-Studie wurde nach initialer FAB-Morphologie, Zytogenetik und Ansprechen auf die Therapie eine Standardgruppe mit einer Wahrscheinlichkeit des rezidivfreien Überlebens von 70% definiert. Diese Patienten sind aufgrund der guten Heilungschancen mit konservativer Chemotherapie nicht für eine KMT in erster Remission qualifiziert. Die Resultate, die mit autologer KMT in erster kompletter Remission erreicht wurden, sind uneinheitlich. Einerseits konnte in einigen Studien kein Vorteil der AKMT in bezug auf das Überleben im Vergleich mit Chemotherapie gefunden werden, andererseits haben sorgfältig geplante Einzelstudien Ergebnisse erreicht, die mit denjenigen der Allo-KMT vergleichbar sind (EFS 69–82%, mit oder ohne Purging). Für Patienten nach Rezidiven ohne HLA-identische Geschwister werden Transplantationen von identischen Fremdspendern oder haploidentischen Familienspendern empfohlen.

Myelodysplastische Syndrome. Wegen der engen Beziehung zur AML werden Patienten mit myelodysplastischen Syndromen (MDS) nach AML-Protokollen behandelt. Es handelt sich um eine Gruppe von Krankheiten mit einem Defekt in der Entwicklung der hämatopoetischen Zellen, der im klinischen Erscheinungsbild von einer dysplastischen ineffektiven Hämatopoese bis zur myeloischen Leukämie reichen kann. Die Allo-KMT ist gegenwärtig die einzige bekannte kurative Therapie. Die Ergebnisse entsprechen denen bei AML. Verzögerungen des Transplantationszeitpunktes verschlechtern bei steigender Blastenzahl durch eine erhöhte Rezidivrate die Heilungschancen. Die häufigste Variante des MDS im Kindesalter, die chronische Myelomonozytenleukämie (CMML), ist eine aggressive klonale Proliferation von immaturen myeloischen Vorstufen und mit dem Neurofibromatose-Gen Typ I und Monosomie 7 assoziiert. Die Allo-KMT ist kurativ (EFS von 40% nach HLA-identischer Geschwister-KMT, < 20% mit alternativen Spendern).

Chronisch-myeloische Leukämie. Bei Patienten mit chronisch-myeloischer Leukämie (CML) findet sich das Philadelphia-Chromosom t(9;22) oder das Fusions-Gen BCR-ABL. Es handelt sich um eine im Kindesalter seltene (< 5% aller Leukämien) myeloproliferative Stammzellerkrankung. Eine Heilung ist mit konservativen Methoden nicht zu erreichen. Identische Geschwistertransplantationen erreichen eine Langzeit-EFS von 60–80% (45–50% bei Fremdspendern), wenn sie innerhalb eines Jahres in der chronischen Phase durchgeführt werden. Zwischen 10 und 20% dieser Patienten erleiden ein Rezidiv im Vergleich zu einer Rezidivhäufigkeit von 60% bei Transplantationen in der akzelerierten Phase oder in der Blastenkrise.

Maligne Lymphome. Hodgkin-Lymphome im Kindesalter haben heute eine extrem gute Prognose mit Heilungsraten von etwa 90%. Rezidive sind bei dieser Krankheit relativ seltene Ereignisse. Autologe Stammzelltransplantationen sind nur bei Patienten in zweiter, dritter oder folgender Remission oder im Falle von resistenten Hodgkin-Lymphomen indiziert. Die progressionsfreie Überlebensrate liegt bei Kindern unter 16 Jahren bei 39% und bei Erwachsenen bei 48%. Weitere Studien befaßten sich mit allogener und autologer KMT. Statistisch signifikante Ergebnisse wurden nicht erzielt, jedoch war die Rezidivrate nach Allo-KMT niedriger (45%) im Vergleich mit AKMT (76%).

Patienten mit Non-Hodgkin-Lymphomen sollten bezüglich der Indikation für eine KMT wie ALL-Patienten behandelt werden.

Solide Tumoren

Neuroblastome. Anders als in Stadium I–III bestehen in Stadium IV wesentlich schlechtere Überlebenschancen (10–20%). Autologe Stammzelltransplantationen mit unterschiedlichen Konditionierungsprogrammen und Purging-Verfahren scheinen die Überlebensraten zu verbessern, ohne daß dazu jedoch prospektive randomisierte Studien vorliegen.

Hirntumoren. Tumoren des ZNS sind mit etwa 20% die häufigsten solidenTumoren bei Kindern. Erfahrungen mit Transplantationen bei diesen Patienten sind sehr begrenzt. Mögliche Kandidaten sind Kinder mit rezidivierenden chemosensitiven Tumoren, z.B. Medulloblastome, Ependymome, Glioblastoma multiforme und anaplastische Astrozytome. Die bisherigen Erfahrungen zeigen eine Responserate von 25–33%.

Schwere aplastische Anämie. Die KMT hat sich v.a. bei Kindern mit schwerer aplastischer Anämie (SAA) als Therapie der Wahl durchgesetzt, wenn der Patient über einen identischen Spender verfügt. Die alternative immunsuppressive Therapie (IST) hat durch den Einsatz von Cyclosporin A neben Antithymozytenglobulin und Methylprednisolon sowie durch die verbesserte supportive Therapie ebenfalls eine Steigerung der Überlebensrate erreicht. In retrospektiven Studien zeigen KMT und IST vergleichbare Überlebensraten. Europäische Daten unterstreichen jedoch den statistisch gesicherten Vorteil der Transplantation gegenüber der Immunsuppression. Klonale Erkrankungen wie MDS und Leukämien werden nach IST beobachtet. Bluttransfusionen sind möglichst zu vermeiden oder auf ein Minimum zu reduzieren, um nicht Sensibilisierungen und damit Abstoßungen zu induzieren. Die Überlebensraten konnten auf 72–90% gesteigert werden.

Immundefekte. Die hämatopoetische Stammzelltransplantation ist die Methode der Wahl für Patienten mit primären Immundefektkrankheiten wie schwerer kombinierter Immundefekt (SCID) oder Wiskott-Aldrich-Syndrom und Krankheiten des phagozytären Systems wie septische Granulomatose oder Morbus Kostmann. Im Rahmen der Entwicklung der KMT waren Kinder mit SCID die ersten Patienten, die T-Zell-depletiertes haploidentisches Mark von Vater oder Mutter erhielten. Dieses Verfahren ist heute die Methode der Wahl mit Heilungsraten von etwa 70% im Gegensatz zu > 90%, wenn ein HLA-identisches Geschwister zur Verfügung steht. Patienten, die bereits in der Neonatalperiode aufgrund des Vorhandenseins eines erkrankten

Geschwisters diagnostiziert werden, haben eine bessere Prognose als Kinder, die erst durch klinische Infektionssymptome auffallen. Neben Patienten mit SCID wurden Kinder mit Wiskott-Aldrich-Syndrom, Chediak-Higashi Syndrom, DiGeorge-Syndrom, familiärer erythrophagozytärer Lymphohistiozytose und Leukozytenadhäsionsdefekt mit HSZ transplantiert, wobei die Überlebensraten hier etwas geringer sind als bei SCID-Patienten.

Fanconi-Anämie. Die Fanconi-Anämie (FA) ist eine autosomal-rezessiv vererbte Krankheit mit kongenitalen Anomalien, Panzytopenien, Myelodysplasie und AML, die zur Gruppe der chromosomalen Instabilitätssyndrome gehört. Klinische und hämatologische Aspekte zeigen extreme Variationen. Die Diagnose resultiert aus dem Nachweis einer charakteristischen Sensitivität gegen DNA-cross-linking-Präparate, die zu gesteigerter Chromosomenbrüchigkeit führt und auch für die Empfindlichkeit der Patienten gegenüber einer herkömmlichen Konditionierung vor KMT verantwortlich ist. Daraus folgt die Notwendigkeit einer erheblichen Reduktion der Radiochemotherapiedosen. Die Ergebnisse der allogenen KMT von identischen Geschwistern zeigen eine 10-Jahresüberlebensrate von 50 %.

Lysosomale Speicherkrankheiten. Die Stammzelltransplantation bei monogen vererbten metabolischen Krankheiten basiert auf dem Konzept, daß nach dem Anwachsen des Transplantats das fehlende oder defekte Enzym durch das gesunde Enzym aus den Spenderzellen ersetzt wird. Damit sind nur solche Defekte korrigierbar, bei denen das defekte Enzym in hämatopoetischen oder lymphoiden Zellen exprimiert wird. Eine frühzeitige Therapie ist notwendig, um zu vermeiden, daß die toxischen Metaboliten zu schweren viszeralen Infiltrationen und neurologischen Störungen mit tödlichem Ausgang führen. Bisher wurden Patienten mit folgenden Krankheiten erfolgreich transplantiert: Morbus Gaucher, verschiedene Typen der Mukopolysaccharidosen, metachromatische Leukodystrophie und Adrenoleukodystrophie.

Thalassämie und Sichelzellanämie. Die konservative Therapie der *Thalassämie* besteht in der lebenslangen Erythrozytentransfusion und der Gabe von Chelatbildnern mit einer durchschnittlichen Lebenserwartung von 30–40 Jahren. Besonders in Italien wurden Erfahrungen mit der KMT gesammelt. Die Patienten erreichten ein EFS von 75 %. Hepatomegalie, portale Fibrose und ungenügende Gabe von Chelatbildnern wurden als Risikofaktoren definiert, anhand derer 3 Risikogruppen unterschieden wurden: Patienten ohne Hepatomegalie und portale Fibrose (Risikogruppe 1) hatten ein EFS von 94 %, verglichen mit 77 % der Risikogruppe-2-Patienten mit 1 oder 2 Risikofaktoren und 61 % der Gruppe-3-Patienten mit 3 Risikofaktoren.

Etwa 60 % der Patienten mit *Sichelzellanämie* erreichen mit konservativer Therapie das 50. Lebensjahr. Eine kleinere Gruppe von homozygoten Patienten (5–20 %) leidet unter schweren Gefäßverschlußkrisen mit pulmonalen, renalen und zentralnervösen Schäden. Bisher wurden bei diesen Patienten weltweit etwa 100 Transplantationen mit einem EFS von 75 % durchgeführt. Als Posttransplantationskomplikationen sind Anfälle und ZNS-Blutungen bekannt. Die Lebensqualität dieser Patienten ist gut und durch völliges Verschwinden der Gefäßkrisen und Korrektur der Milzfunktion gekennzeichnet.

Andere kongenitale Knochenmarkdefekte. Für Patienten mit Blackfan-Diamond-Anämie, die nicht auf Prednison ansprechen und über einen HLA-identischen Spender verfügen, bietet die KMT die Chance der Heilung. Von 12 transplantierten Patienten überlebten 10 krankheitsfrei.

Etwa 200 Fälle mit Morbus Kostmann wurden beschrieben. Eine erfolgreiche Korrektur mit Hilfe einer HLA-identischen KMT ist möglich. Ebenso kann eine amegakaryozytäre Thrombozytopenie erfolgreich korrigiert werden. Störungen der Osteoklastenfunktion bei Säuglingen mit maligner Osteoporose, die in den ersten Lebensmonaten zur Erblindung und Ertaubung führen, können durch die Transplantation gesunder Stammzellen korrigiert werden.

Autoimmunerkrankungen. Zunehmend werden Kinder mit schwersten Formen der therapieresistenten systemischen juvenilen chronischen Arthritis erfolgreich mit autologer Stammzellentransplantation behandelt.

Literatur

Bowden RA, Ljungman P, Paya CV (eds) (1998) Transplant infections. Lippincott-Raven, Philadelphia, New York

Buckley RH (1996) Transplantation. In: Stiehm ER (ed) Immunologic disorders in infants and children, 4th edn. Saunders, Philadelphia London Toronto Montreal Sydney Tokyo, pp 1014–1062

Forman SJ, Blume KG, Thomas ED (1998) (eds) Bone marrow transplantation. Blackwell, Boston

Goldman JM, Schmitz N, Niethammer D et al. (1998) Allogeneic and autologous transplantation for haematological diseases, solid tumours and immune disorders: current practice in Europe in 1998. Bone Marrow Transplant 21: 1–7

Recommendations of CDC, the Infectious Diseases Society of America, and the American Society of Blood and Marrow Transplantation (2000) Guidelines for Preventing Opportunistic Infections Among Hematopeietic Stem Cell Transplant Recipients. Biol Blood Marrow Transplant 6: 659–734

Robertson KA (1996) Bone marrow transplantation. In: Behrman RE, Kliegman RM, Arvin AM (eds) Textbook of pediatrics, 15th edn. Saunders, Philadelphia London Toronto Montreal Sydney Tokyo, pp 599–609

Sanders JE (1997) Bone marrow transplantation in pediatric oncology. In: Pizzo PA, Poplack DG (eds) Principle and practice of pediatric oncology, 3rd edn. Lippincott-Raven, Philadelphia New York, pp 357–373

176 Maligne solide Tumoren

P. Gutjahr

176.1 Neuroblastome

Definition. Neuroblastome (NBL) sind maligne Tumoren embryonalen Ursprungs im sympathischen Nervensystem (Nebennierenmark, Grenzstrang, sonstige sympathische Ganglien).

Epidemiologie. Eines von 7000 Kindern erkrankt an einem NBL. Das Durchschnittsalter bei Erkrankung ist 2 Jahre. Bei Säuglingen wird 1/3 aller NBL festgestellt, 1/3 bei Kindern des 2. bis 4. Lebensjahres.

Ätiologie. Der Ursprung der NBL ist pränatal. Gelegentlich werden NBL schon bei der Sonographie in der Spätschwangerschaft oder bei den Neugeborenenuntersuchungen diagnostiziert. Selten kommen familiäre Formen vor. In einem Teil der Fälle wird das n-myc-Onkogen auf Chromosom 2 amplifiziert gefunden. Dieser Befund korreliert mit einer ungünstigen Prognose. Ein ebenfalls häufiger Befund ist der Verlust der Heterozygotie von Chromosom 1p. Es ist ferner eine Anzahl verschiedener chromosomaler Auffälligkeiten gefunden worden, die jedoch heterogen sind.

Pathologie. Typisch für die unreifen NBL sind kleine, runde, basophile Zellen mit geringem Zytoplasma, sehr unreife Zellen, die sich im typischen Fall zu Pseudorosetten ohne echtes Lumen zusammenlagern. Elektronenoptisch lassen sich intrazellulär Katecholamin-speichernde Granula nachweisen. Eine spezifische Färbemethode ist die für neuronspezifische Enolase (NSE). Ferner lassen sich NBL-Zellen mit bestimmten Antikörpern weiter charakterisieren.

NBL können ausreifen. Wenn dies teilweise erfolgt, d.h., wenn unreife neben reifen Zellen vorliegen, wird ein *Ganglioneuroblastom* diagnostiziert, dessen Prognose durch die unreifen Zellen bestimmt wird. Es ist jedoch auch eine völlige Ausreifung möglich – dann liegt ein *Ganglioneurom* vor, ein völlig gutartiger Tumor.

Unreife kleine NBL werden in Nebennieren von Föten etwa 40mal häufiger gefunden als sich später NBL klinisch manifestieren. Es handelt sich hier um das *Neuroblastoma in situ*. NBL scheinen also häufig angelegt zu sein, die meisten bilden sich jedoch spontan zurück: ein einmaliger Vorgang in der gesamten Onkologie.

Klinische Symptome. Die sehr unterschiedlichen Primärlokalisationen (Tabelle 176.1) und der unterschiedliche Ausbreitungsgrad (Stadium I–IV und Sonderstadium IV-S) bedingen eine große Variabilität der Symptome.

Ein beträchtlicher Teil der NBL wird anläßlich von Vorsorgeuntersuchungen bei asymptomatischen Säuglingen und Kleinkindern „inzidentell" diagnostiziert, eine Anzahl von NBL auch anläßlich des in einigen Bundesländern eingeführten Screenings, bei dem zunächst semiquantitativ die Katecholaminausscheidung im Urin ermittelt wird. Das Screening hat sich inzwischen für die Gesamtpopulation als nutzlos erwiesen.

Tabelle 176.1. Lokalisation der Primärtumoren bei Neuroblastom

Region	Häufigkeit [%]
Kopf	2
Hals	5
Thorax	13
Abdomen	55
Nebennieren	37
Abdominaler Grenzstrang	18
Becken	4
Seltene Primärlokalisationen	9
Primärtumor unbekannt	12

Bei den klinischen Zeichen ist zwischen Lokal- und Allgemeinsymptomen zu unterscheiden.

Lokalisierte abdominale oder zervikale NBL werden oft palpatorisch festgestellt bei Bauch- oder Halsschmerzen, Obstipation oder Durchfall, Schiefhals oder bei Vorliegen eines Horner-Syndroms. Lokalisierte NBL des Thorax im hinteren Mediastinum können durch Husten, stridoröse Atmung oder Dysphagie auffällig werden, auch durch hartnäckige Bronchitis oder Pneumonie. Am Hals erinnern NBL zunächst oft an eine Lymphadenitis colli, sind meist aber nicht schmerzhaft. Fünfzehn Prozent der NBL-Kinder werden primär neurologisch auffällig, weil die Tumoren des Grenzstrangs dazu neigen, intervertebral vorzuwachsen und das Rückenmark partiell oder komplett zu komprimieren. Die erhöhte Katecholaminproduktion führt bei einem Teil der Kinder zu dem Primärsymptom arterielle Hypertonie. Selten, aber typisch ist die Primärmanifestation mit generalisierten Myoklonien und Opsoklonus.

Zu den *Allgemeinsymptomen*, mit denen ein NBL primär in Erscheinung treten kann, gehören v.a. Knochenschmerzen, Schmerzen beim Gehen, Kopfschmerzen, Fieber, generalisierte Lymphknotenschwellungen, Gewichtsverlust, allgemeines Unwohlsein, Leistungs- und Appetitverlust, bisweilen auch eine bilaterale Protrusio bulbi mit Lidekchymosen. Diese Symptome treten v.a. bei Kindern über 1 Jahr auf und kennzeichnen ein weit fortgeschrittenes Leiden, eine Generalisation, ein Stadium IV mit Disseminierung. Oft wird bei diesen Kindern das n-myc-Onkogen im Tumorgewebe ampliziert vorgefunden.

Diagnose. Die BSG ist bei disseminierter Erkrankung deutlich beschleunigt, bei lokalisiertem NBL normal oder nur leicht beschleunigt. Eine normochrome Anämie besteht meist bei disseminierten NBL. Die Blutdruckerhöhung ist bei einem Teil der Kinder wegweisend. Sonographisch läßt sich das NBL des Nebennierenmarks meist deutlich von der Niere abgrenzen, und auch bei NBL des oberen Mediastinums und des Halses ist die Ultraschalldiagnostik wertvoll.

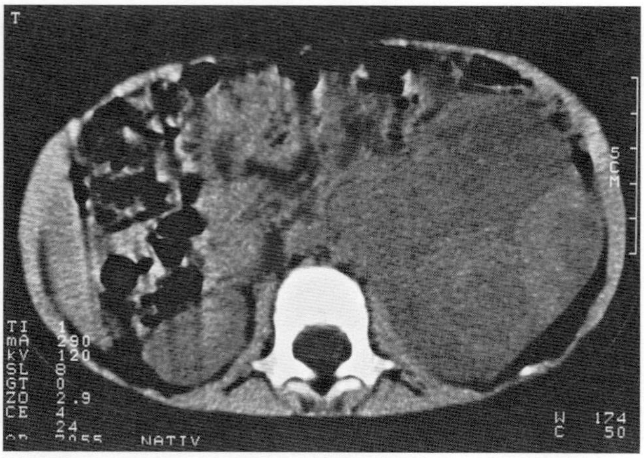

Abb. 176.1. 2jähriger Junge, getastete Schwellung im linken Oberbauch: Im CT stellt sich ein großer Tumor unterschiedlicher Dichte dar, welcher die Mittellinie nicht überschreitet, aber die ganze linke Abdominalhälfte einnimmt; histologisch Neuroblastom der linken Nebenniere

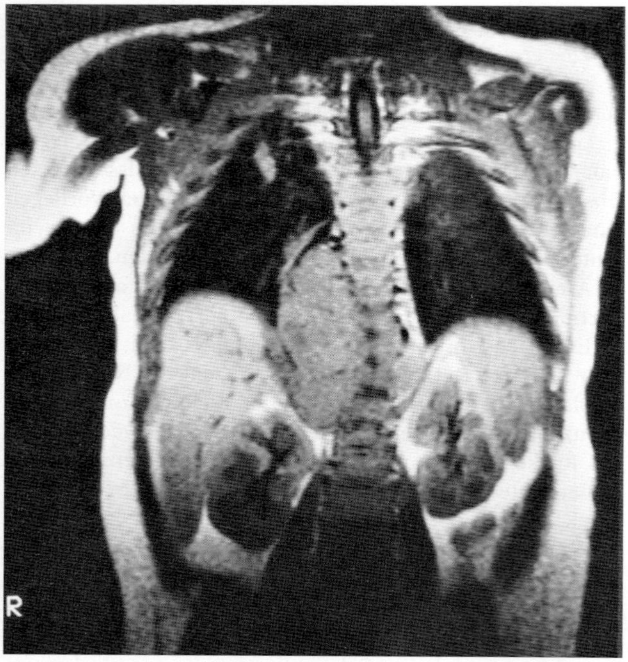

Abb. 176.2. Großes thorakoabdominales Neuroblastom aus dem rechten Grenzstrang (MRT) bei 4 Monate altem Jungen. Der Tumor wuchs durch mehrere intervertebrale Foramina intraspinal vor. Liquoreiweißgehalt lumbal: 2500 mg/dl; Stopliquor! Klinisches Bild: vollständige Querschnittslähmung distal der Läsion

Wichtige Laborparameter sind die Laktatdehydrogenase und das Ferritin im Serum, die Katecholaminmetaboliten Dopamin, Homovanillinsäure und Vanillinmandelsäure im 24-h-Urin, während Noradrenalin und Adrenalin in Serum und Urin von geringer Bedeutung sind. Die exakt durchgeführte Katecholaminuntersuchung ist bei 90 % der NBL-Kinder pathologisch. Ein weiterer wichtiger Laborwert ist die neuronspezifische Enolase im Serum.

Durch CT und MRT (Abb. 176.1 und 176.2) lassen sich die NBL hinsichtlich ihrer Ausdehnung, ihrer Beziehung zu den Nachbarorganen Rückenmark, Niere und Leber und hinsichtlich ihrer Binnenstruktur mit häufigen Verkalkungen genauer charakterisieren. Bei neurologischen Symptomen bzw. paravertebralen NBL des Grenzstrangs ist eine Lumbalpunktion indiziert (Stopliquor?). Zur Diagnostik gehört ferner die routinemäßige Knochenmarkpunktion, um eine Disseminierung zu bestätigen oder auszuschließen. Die Technetium-(Tc-) und die Meta-Jodobenzylguanidin-(mIBG-)Szintigraphie gehören ebenfalls zur allgemeinen NBL-Diagnostik.

Leber, Milz und abdominale Lymphknotenregionen sind sonographisch auf Metastasen zu untersuchen.

Differentialdiagnose. Abzugrenzen sind andere Tumoren: im Abdomen Wilms-Tumoren und rechtsseitig Lebertumoren, im hinteren Mediastinum Neurofibrome, am Hals bronchogene Zysten und Schilddrüsentumoren, maligne Lymphome und Lymphadenitis.

Krankheitsstadien. Man unterscheidet die Stadien I–IV und IV-S. Stadium I ist der vollständig operativ entfernbare Tumor; Stadium II überschreitet die Organgrenze des primären Entstehungsortes; in Stadium III wird die Mittellinie überschritten. Stadium IV ist das Stadium der Generalisation/Metastasierung und Stadium IV-S ist ein Sonderstadium mit Knochenmark- und/oder Leber- und/oder Hautbefall. Das letztgenannte Stadium kommt meist bei Säuglingen vor und hat dann eine relativ gute Prognose.

Therapie. Sie wird durch das Krankheitsstadium, das Alter des Kindes, die Lokalisation und durch tumorgenetische Untersuchungen bestimmt.

In Stadium I ist die radikale Operation kurativ. In den Stadien II–IV wird eine stadienabhängige zytostatische Behandlung durchgeführt. Die Prognose ist ungünstig, wenn die Kinder älter als 1 Jahr sind. Sie erhalten deshalb eine intensivere Chemotherapie. Unter den Zytostatika, die stadienbezogen angewendet werden, haben im Rahmen von vorgegebenen Behandlungsprotokollen Vincristin, Cyclophosphamid, Doxorubicin, Cisplatin und Etoposid Bedeutung. Nicht selten wird in höheren Stadien (III und IV) eine Radiotherapie angewendet, denn NBL sind grundsätzlich radiosensibel. Meist hat die Radiotherapie aber palliativen Charakter.

Auch eine zweite Operation („second look") und eine anschließende zytostatische Behandlung können eine sinnvolle Maßnahme sein.

Bei disseminierter Erkrankung ist – sofern durch Zytostatika eine Remission erzielt wurde – eine Knochenmark- oder Stammzelltransplantation zu erwägen.

Bei fortschreitendem intraspinalem Tumorwachstum ist eine Laminektomie als operative Palliativmaßnahme indiziert, um neurologische Komplikationen zu vermeiden oder aufzuschieben.

Prognose. Über die Heilbarkeit entscheiden meist die ersten 3 Jahre nach Diagnose. Die Prognose ist grundsätzlich bei Säuglingen wesentlich besser als bei Kindern über 1 Jahr. Von ersteren können mehr als 80 % dauerhaft geheilt werden, und auch in Stadium II–IV ist bei ihnen die Prognose noch relativ günstig. Sehr ungünstig ist die Prognose in Stadium IV bei Kindern über 1 Jahr – weniger als 20 % dieser

Kinder können dauerhaft geheilt werden. Die n-myc-Onkogenamplifikation verschlechtert die Prognose zusätzlich.

Eine Zusammenfassung der prognostischen Faktoren findet sich in der folgenden Übersicht.

Prognosefaktoren bei Neuroblastomen

- Ungünstige Prognosefaktoren
  - Stadien III und IV
  - Alter über 1 Jahr
  - Erhöhung der Serumwerte für Ferritin
  - n-myc-Onkogenamplifikation
  - Inadäquate Therapie

Danach ergeben sich Heilungsraten zwischen 10 % (n-myc-Onkogenamplifikation+Alter über 1 Jahr+Stadium III/IV, erhöhtes Ferritin im Serum, ggf. inadäquate Therapie) und >95% (n-myc-Onkogen nicht amplifiziert, Alter unter 1 Jahr, Stadium I/II, adäquate Therapie, Ferritin im Serum normal).

Nachsorge. NBL-Kinder bedürfen intensiver Nachuntersuchungen, um Rezidive und Komplikationen durch Tumor und Behandlung frühzeitig erkennen und behandeln zu können. Die Nachsorge schließt die sonographische Untersuchung ein, Röntgenkontrollen z.B. des Thorax, CT/MRT der betroffenen Primärregion, Laboruntersuchungen wie Blutbild, BSG, LDH, Ferritin, NSE, die Katecholaminbestimmung im Urin, Blutdruckmessungen und natürlich die allgemeine regelmäßige klinische Untersuchung, anfangs alle 4, später alle 8 und im 3. Jahr alle 12 Wochen. Nachsorgeuntersuchungen sollten später lebenslang im Jahresabstand beibehalten werden.

Ganglioneuroblastom und Ganglioneurom. Das Ganglioneuroblastom ist ein partiell ausgereiftes NBL, dessen Prognose sich am malignen Teil entscheidet. Meist sind diese Tumoren gegenüber Therapiemaßnahmen wie Operation, Zytostatika und Bestrahlung relativ resistent, wachsen aber langsam, und über Jahre zeichnet sich eine meist ungünstige Prognose ab.

Ganglioneurome sind vollständig ausgereift. Werden sie operativ entfernt, sind die Patienten geheilt. Die Prognose dieser reifen Sympathikustumoren ist gut.

Phäochromozytom. Es handelt sich um einen Tumor meist des Nebennierenmarks, der oft durch arterielle Hypertonie und/oder deren Folgen an Herz oder Zentralnervensystem auffällt. Diagnostik und Therapie entsprechen dem Phäochromozytom der Erwachsenen. Nicht immer sind sie in den Nebennieren lokalisiert. Diagnostisch ist hier das mIBG-Szintigramm wertvoll. Die Therapie besteht in der operativen Entfernung.

Literatur

Berthold F, Hero B (2000) Neuroblastoma – Current drug therapy recommendationns as part of the total treatment approach. Drugs 59: 1261–1277

Kawakami T, Monobe Y, Monforte H (1998) Pathology review of screening negative neuroblastomas. Cancer (Philadelhia) 83; 575–581

Pritchard J (1995) "Megatherapy" for advanced neuroblastoma – rationale and role Eur J Cancer 31A: 134–136

Wolden SL, Gollamudi SV, Kushner BH (2000) Local control with multimodality therapy for stage 4 neuroblastoma. Int J Radiation Oncol Biol Phys 46: 969–974

176.2 Wilms-Tumoren

Definition. Wilms-Tumoren (WTU; syn. Nephroblastome) sind hochmaligne embryonale Mischgeschwülste der Niere mit Neigung zur Metastasierung in die Lunge.

Epidemiologie. Weltweit erkrankt eines von 8000 Kindern. Das Durchschnittsalter bei Erkrankung ist 3 Jahre. Zwei Prozent der WTU betreffen Neugeborene in den ersten 28 Lebenstagen; hier handelt es sich nahezu ausnahmslos um die gutartige Variante des kongenitalen mesoblastischen Nephroms. Weitere 2 % der WTU kommen bei Erwachsenen vor. Eine Geschlechtsprädisposition besteht nicht. Bei 5 % der WTU sind beide Seiten (synchron oder metachron) betroffen. Diese Kinder sind bei Ersterkrankung durchschnittlich 1,5 Jahre alt.

Ätiologie. Ein erhöhtes Risiko, an WTU zu erkranken, besteht bei Kindern mit sporadischer Aniridie, bei WAGR-Syndrom (*W*ilms-Tumor, *A*niridie, urogenitale Fehlbildungen, geistige *R*etardierung), bei Hemihypertrophie, Denys-Drash-Syndrom (Wilms-Tumor, Hypospadie, Nephritis) und Beckwith-Wiedemann-Syndrom (EMG-Syndrom mit *E*xomphalos, *M*akroglossie und *G*igantismus). Bei den meisten dieser Kinder spielt das WT1-Gen, ein Tumorsuppressorgen auf Chromosm 11p13, ätiologisch eine wichtige Rolle.

Pathologie. WTU sind Mischgeschwülste aus drüsigen Anteilen und renalem embryonalem Blastem, aus unreifen muskulären und bindegewebigen Strukturen und Fettanteilen. Die Unreife der Gewebe läßt die Herkunft des WTU aus der Niere histologisch oft nur schwer erkennen. Aufgrund des raschen Wachstums enthalten WTU oft umfangreiche Nekroseanteile.

Bei einem Teil der Kinder werden in den nichttumorösen Nierenanteilen Foci persistierenden renalen Blastems – Nephroblastomatose – gefunden. WTU können daher multifokal in einer Niere entstehen.

Man unterscheidet 12 verschiedene histologische Subtypen der WTU, die sich 3 Gruppen zuordnen lassen (s. Übersicht).

Klassifizierung der Nephroblastome

- Niedriger Malignitätsgrad
  - Zystisches, partiell differenziertes Nephroblastom
  - Nephroblastom mit überwiegend fibroadenomatösem Muster
  - Hochdifferenziertes epitheliales Nephroblastom
  - Mesoblastisches Nephrom
- Intermediärer Malignitätsgrad
  - Nephroblastom vom Mischtyp
  - Wenig/mäßig differenziertes epitheliales Nephroblastom
  - Blastemreiches Nephroblastom
  - Stromareiches Nephroblastom/fetales rhabdomyomatöses Nephroblastom
  - Nephroblastom mit totaler/subtotaler Regression
- Hoher Malignitätsgrad
  - Nephroblastom mit Anaplasie
  - Nephroblastom mit sarkomatösem Stroma
  - Klarzellsarkom (BMRTC: bone metastasizing renal tumor of childhood)

Tabelle 176.2. Stadieneinteilung der Nephroblastome nach der nationalen Wilms-Tumor-Studie der USA

Stadium	Ausbreitungsgrad und Therapie
I	Der Tumor ist auf die Niere innerhalb der Kapsel beschränkt; komplette operative Entfernung ohne Ruptur
II	Der Tumor hat die Nierenkapsel überschritten: direkte Invasion der perirenalen Weichgewebe oder extrarenaler Gefäße oder lokale Tumorzellaussaat; komplette chirurgische Enfernung. Auch: biopsierter Tumor
III	Unvollständige operative Entfernung mit Resttumor im Abdomen ohne hämatogene Metastasen. Kinder mit Lymphknotenmetastasen, erheblicher Tumorzellaussaat (gross spillage) oder peritonealer Tumorzellimplantation nach Ruptur
IV	Hämatogene Fernmetastasen
V	Bilateraler Wilms-Tumor

Dieses Staging ist ein postoperativ-pathohistologisches Staging bei intendierter primärer Operation der Nephroblastome. Im Gegensatz dazu basiert das Staging bei präoperativer Therapie auf den bildgebenden Verfahren und wird durch/nach Operation ggf. ergänzt.

Stadien. Der Ausbreitungsgrad, d.h. das Stadium der Krankheit ist neben histologischem Subtyp und Therapie der wichtigste Prognosefaktor beim WTU. In Tabelle 176.2 sind die einzelnen Stadien des WTU aufgeführt.

Klinische Symptome. WTU werden oft zufällig festgestellt, da sie in der Regel keine Beschwerden verursachen: 10% werden bei Vorsorgeuntersuchungen diagnostiziert, weitere 50% fallen durch den dicken Bauch beim Baden oder Ankleiden der Kinder auf (Abb. 176.3). Nur 1/3 der Patienten zeigt Symptome wie Bauchschmerzen, Hämaturie, Erbrechen, Fieber oder Obstipation. Sehr selten ist Husten (infolge von pulmonalen Metastasen) das erste Zeichen. Der Allgemeinzustand ist auch bei sehr ausgedehnter Erkrankung meist ausgesprochen gut. In 10% der Fälle besteht eine arterielle Hypertension.

Diagnose. Spezifische Tumormarker gibt es bei WTU nicht. Bei lokalisierter Erkrankung sind die Laborwerte normal. Beschleunigte BSG, Leukozytose und Anämie weisen bei WTU auf eine ausgedehnte Erkrankung (Stadium III oder IV) hin.

Hat man im rechten oder linken oberen Quadranten einen derben, auch höckrigen, bisweilen weit unter Nabelhöhe reichenden indolenten Tumor getastet, wird durch Sonographie geklärt, ob der Tumor der Niere zugehört oder nicht, ob die Binnenstruktur die für WTU typische leberähnliche Echotextur aufweist, ob echoarme Areale vorhanden sind (zystisches Nephrom oder Nekrosen) und ob weitere Abdominalorgane pathologisch verändert sind, z.B. die andere Niere, Lymphknoten oder Leber. Das Ergebnis der CT des Abdomens bei WTU zeigen die Abb. 176.4a und b. Es läßt sich die Organzugehörigkeit des Tumors bestimmen, seine Binnenstruktur charakterisieren und die Beziehung zu Nachbarorganen darstellen. Wichtig ist auch die Beurteilung der kontralateralen Niere (Abb. 176.4b).

Die Nierenfunktion ist durch Clearanceuntersuchung zu beurteilen. Das CT des Thorax ist obligat zum Ausschluß pulmonaler Metastasen. Eine Skelettszintigraphie oder eine CT des Schädels wird bei histologischen Subtypen durchgeführt.

Differentialdiagnose. In Frage kommen maligne Tumoren der Nebenniere (Mark und Rinde), der Leber bei rechtsseitiger Lokalisation, maligne Lymphome, ferner gutartige Tumoren wie retroperitoneale Fibrose (Morbus Ormond) oder xanthogranulomatöse Pyelonephritis.

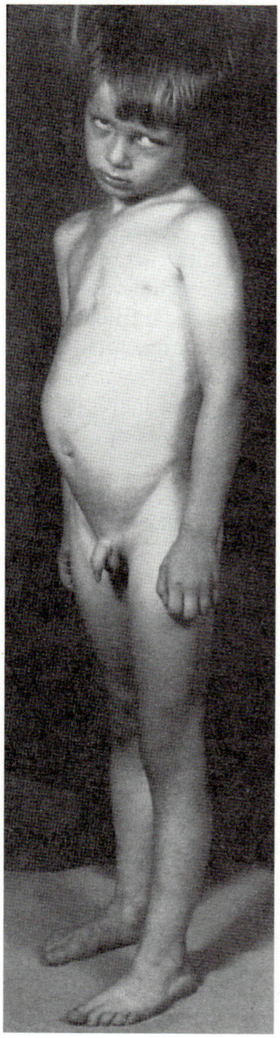

Abb. 176.3. 5jähriger Junge mit Wilms-Tumor. Die schmerzlose Vorwölbung des Abdomens ist das häufigste Erstsymptom

Therapie. Bei WTU erfolgt in Stadium I und II die primäre Operation, in Stadium III, IV und V zunächst die präoperative Chemotherapie und dann die Operation.

Die zytostatische Behandlung erfolgt in den Stadien I und II mit Actinomycin D und Vincristin, in den höheren Stadien kann neben Adriamycin die Anwendung von Etoposid und/oder Cisplatin entscheidend sein.

Durch präoperative Behandlung wird i. allg. eine Tumorgrößenreduktion auf 30–50% des Ausgangsvolumens erzielt,

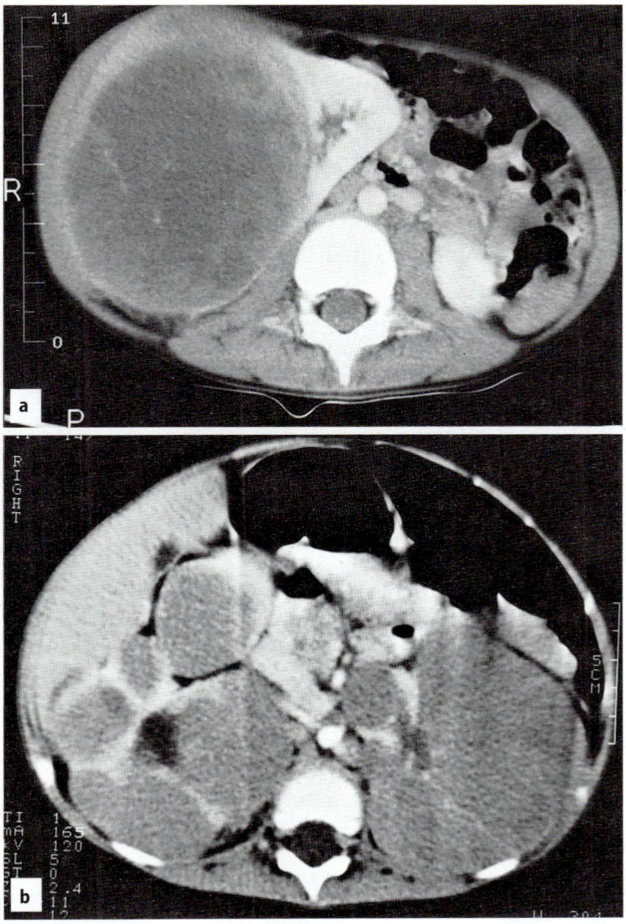

Abb. 176.4. **a** Großer rechtsseitiger Wilms-Tumor (Nephroblastom) mit ausgedehnten zentralen Nekrosezonen im CT (hypodens) und peripher helleren tumoraktiven Bezirken. Nach Kontrastmittelgabe stellt sich das Restparenchym der Niere, aus dem der Tumor blumenkohlartig hervorgewachsen ist, hell dar. Beachte die deutliche Abdominalvorwölbung: Der Tumor ist klinisch deutlich zu sehen. Heilungsrate von 85% durch Chemotherapie und anschließende Nephrektomie; **b** multiple Knoten in beiden Nieren mit nur randständiger Kontrastmittelanreicherung (residuales Nierenparenchym): multifokales bilaterales Nephroblastom bei 2jährigem Jungen. Dauerheilung in über 50% der Fälle bei bilateralem WTU möglich.

bei selteneren malignen histologischen Subtypen weniger. Die Dauer der Chemotherapie beträgt 3–12 Monate. Sie erfolgt in Intervallen. Die primäre oder sekundäre Operation beinhaltet praktisch immer die Tumornephrektomie, d.h. die operative Entfernung des Tumors und der tumortragenden Niere. In Einzelfällen – Tumorruptur, makroskopisch nicht radikale Operation – ist eine zusätzliche Radiotherapie erforderlich. WTU sind strahlensensibel.

Prognose. Die Heilungschance wird im wesentlichen durch das Krankheitsstadium (s. Tabelle 176.2), den histologischen Subtyp und die Therapieintensität bestimmt.

Auch Tumoren von 2000 ml oder mehr bei Kleinkindern sind überwiegend heilbar geworden: 85 % der WTU-Kinder werden dauerhaft geheilt. In Stadium I sind es 98 %, in den Stadien IV und V 60 %.

An der Entwicklung einer günstigen Prognose haben insbesondere die Zytostatika Vincristin und Actinomycin D ihren Anteil, ferner die verbesserten operativen Möglichkeiten. Dabei konnte die Zahl der Bestrahlungen reduziert werden. Die krankheitsfreie Überlebenszeit von 2 Jahren entspricht praktisch einer Dauerheilung. Spätere Rezidive/Metastasen sind mit einem Anteil von < 4 % sehr selten.

Die Prognose ist sehr ungünstig bei lokal-abdominalem Rezidiv unter laufender Therapie. Regelmäßige Nachuntersuchungen sind erforderlich.

Spätstatus. Eine genetische Beratung ist später zu geeigneter Zeit indiziert. Die Kinder sollten lebenslang Nachsorge erhalten, auch hinsichtlich des Risikos für sekundäre Neoplasien, v.a. aber bezüglich der Nierenfunktion und arterieller Hypertonie. Wurde eine Radiotherapie durchgeführt, gilt die Nachsorge auch den eventuellen Skelettveränderungen.

Kongenitales mesoblastisches Nephrom. Dies ist ein typischer Nierentumor der Prä- und Neonatalzeit; er wird durch primäre Operation geheilt, weitere Therapiemaßnahmen sind nicht erforderlich.

Zystisches Nephrom. Auch dies ist eine benigne Variante des WTU, die durch Operation vollständig geheilt werden kann.

Klarzelltyp des Wilms-Tumors. Es handelt sich um einen hochgradig malignen Untertyp des Wilms-Tumors, der einer intensivierten Therapie bedarf.

Rhabdoidtumor. Diese Variante kommt in der Niere, aber auch extrarenal vor und ist eigentlich kein nierentypischer Tumor. Rhabdoidtumoren sind relativ chemotherapieresistent, die Prognose ist ungünstig. Gelegentlich tritt bei Kindern mit Rhabdoidtumoren ein Tumor des ZNS auf; es handelt sich dabei nicht um eine Metastase, sondern um einen unabhängigen Zweittumor.

Nierenzellkarzinom. Dieser bei Kindern sehr seltene Tumor entspricht in Symptomatik, Diagnostik, Therapie und Prognose dem der Erwachsenen.

Literatur

Beckwith JB (1998) Children at increased risk for Wilms' tumor: Monitoring issues. J Pediatr 132: 377–379
Green DM, Breslow NE, D'Angio GJ (1993) The treatment of children with unilateral Wilms' tumor. J Clin Oncol 11: 1009–1010
Tomlinson GS, Cole CH, Smith NM (1999) Bilateral Wilms' tumor: A clinicopathologic review. Pathology 31: 12–16
Tournade MF, Com-Nougue C, Voute PA et al. (1993) Results of the Sixth International Society of Pediatric Oncology Wilms' Tumor Trial and Study: a risk-adapted therapeutic approach in Wilms' tumor. J Clin Oncol 11: 1014–1023

176.3 Rhabdomyosarkome

Definition. Rhabdomyosarkome (RMS) entstehen aus embryonalem Mesenchym und zeigen eine unterschiedliche Fähigkeit, quergestreifte Zellelemente zu bilden. Sie können nahezu überall im Körper vorkommen und sind hochgradig maligne.

Epidemiologie. Sie treten etwas seltener auf als Neuroblastome oder Wilms-Tumoren: Etwa eines von 12.000 Kindern erkrankt. Es sind 2 Altersgipfel zu beobachten: Erkrankung zwischen dem 2. und 5. sowie zwischen dem 15. und 19. Lebensjahr. Knaben erkranken etwas häufiger als Mädchen (1,3 : 1). Rhabdomyosarkome gehören zur Gruppe der Weichteilsarkome, in der sie über 50 % repräsentieren.

Ätiologie. Wie bei den anderen embryonalen Tumoren spielen genetische Faktoren eine Rolle, die zunehmend deutlicher werden. Tumorsuppressorgene haben zweifellos eine große Bedeutung, besonders zu erwähnen ist das p-53-Gen. Auch das gehäufte RMS-Auftreten bei Recklinghausen-Krankheit Typ 1 weist auf genetische Zusammenhänge hin.

Pathologie. Nur gelegentlich wird lichtoptisch die Querstreifung in den Tumorzellen nachgewiesen, häufiger gelingt dies elektronenoptisch. Ansonsten basiert die Diagnose auf dem immunhistochemischen Desmin- oder Myoglobinnachweis.

Man unterscheidet den embryonalen, den alveolären, den bei Kindern sehr seltenen pleomorphen und den botryoiden Typ; letzterer kommt durch das traubenförmig in ein Lumen (Harn- oder Gallenblase) vorwachsende RMS zustande.

Klinische Symptome. Die klinischen Zeichen sind je nach Lokalisation (Tabelle 176.3) unterschiedlich. Bei Lokalisation in der Orbita kommt es zur Protrusio bulbi oder zur Lidschwellung (Abb. 176.5). Auch eine verlegte Nasenatmung kann Erstsymptom bei Nasenrachen-RMS sein. An den Extremitäten sind Schmerzen und Schwellung typische Erstsymptome, allerdings sind sie nicht spezifisch. Im Retroperitonealraum fallen RMS u. U. wie NBL oder WTU auf, bei den RMS der Blasen-Prostata-Region (Abb. 176.6 und 176.7) bestehen meist Dysurie, Harnverhalten, Hämaturie und Schmerzen. Eine typische Lokalisation ist auch das Skrotum bei paratestikulärem RMS. RMS des Gehörgangs und der Vagina lassen zunächst an Polypen denken (Tabelle 176.4).

Diagnose. Lokalisierte RMS verursachen meist keine Allgemeinsymptome. BSG und Blutbild sind anfangs normal.

Tabelle 176.3. Lokalisation der Primärtumoren bei Rhabdomyosarkomen

Lokalisation	Häufigkeit [%]
Orbita	30
Oronasopharynx, übriger Kopf und Hals	20
Obere und untere Extremitäten	20
Harnblase, Hoden, Vagina	10
Übriger Retroperitonealraum	7
Übrige (Rumpf, Gallenwege, primär generalisiert)	13

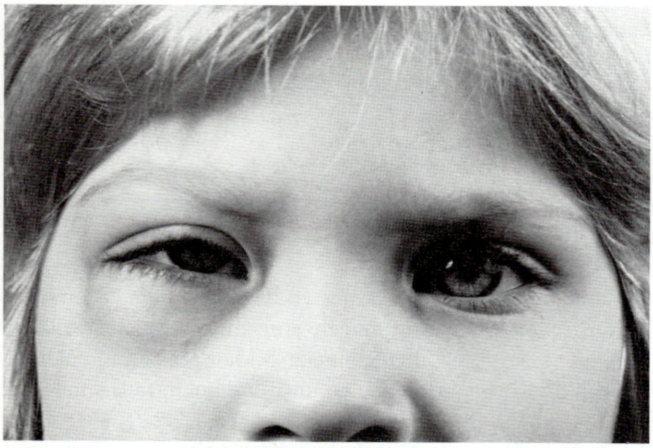

Abb. 176.5. Unterlidschwellung durch Rhabdomyosarkom der rechten Orbita bei 4jährigem Mädchen

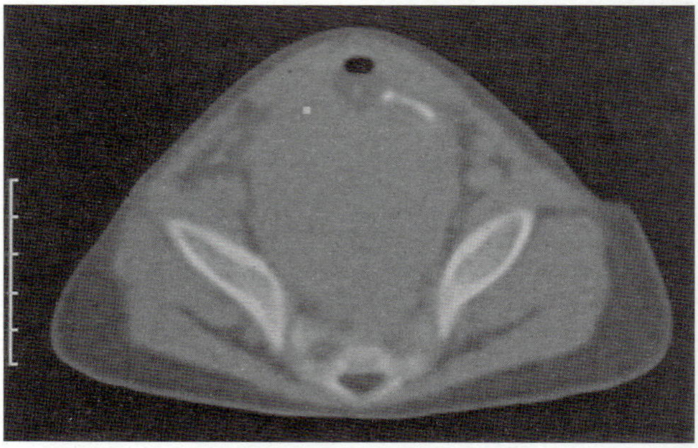

Abb. 176.6. CT-Horizontalschnitt in Beckenhöhe: riesiger Tumor, welcher nahezu den gesamten Raum zwischen Wirbelsäule und Bauchvorderwand einnimmt. Die Blase, in der ein Ballonkatheter liegt (*schwarzes Oval*), ist extrem ventral verlagert und besitzt nur noch eine sehr geringe Kapazität. Kompression der Darmanteile; 2jähriger Junge

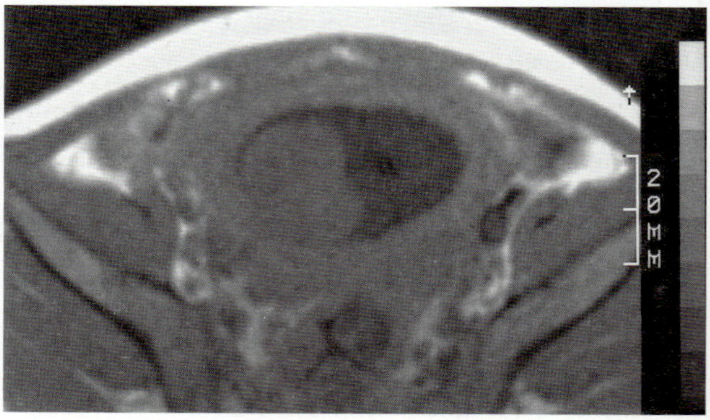

Abb. 176.7. 4jähriges Mädchen, Dysurie, Hämaturie: Der MRT-Horizontalschnitt zeigt einen in das Harnblasenlumen vorwachsenden Tumor, der die Hälfte der Blase ausfüllt; histologisch Rhabdomyosarkom (embryonal)

Tabelle 176.4. Typische Erstsymptome bei Rhabdomyosarkomen verschiedener Lokalisation

Lokalisation	Symptom
Orbita	Unilateraler Exophthalmus, Bulbusverlagerung, Chemosis
Übriger Kopf und Hals	Schwellung, Schmerz der Kiefer, Epistaxis, näselnde Sprache, verlegte Nasenatmung, Hörstörung, Fazialisparese, Dysphagie, Halsschwellung
Extremitäten	Schwellung, Schmerzen, Bewegungseinschränkung
Retroperitonealraum	Unwohlsein, Obstipation, Diarrhöe, Hämaturie, Dysurie, „zufällig" getasteter Tumor, „Polyp" in der Vagina, Hodenschwellung

Tumormarker für RMS gibt es nicht. Bei Verdacht auf RMS sind Sonographie – Orbita, Harnblase, Prostata, Extremitäten – sowie CT und MRT – Felsenbein, Harnblase, Retroperitoneum, Extremitäten – gezielt und zügig einzusetzen. Ist die BSG deutlich beschleunigt oder besteht eine deutliche normochrome Anämie und/oder Leukozytose, so befindet sich der Patient vermutlich in fortgeschrittenem Stadium (IV). RMS werden ebenfalls in 4 Stadien gegliedert: In Stadium I und II ist die Krankheit lokalisiert, in III regional ausgedehnt und in IV disseminiert. RMS können superinfiziert sein, so daß bei anfangs vermuteter Infektion zunächst durchaus eine Besserung unter Antibiotika möglich ist.

Differentialdiagnose. In Tabelle 176.5 sind die bei RMS zu berücksichtigenden Differentialdiagnosen zusammengestellt.

Therapie. In der Behandlung werden Operation, Radiotherapie und Zytostatika unterschiedlich kombiniert – je nach Stadium, Lokalisation und Radikalität der Operation. Meist erfolgt nach primärer Tumorbiopsie oder Teilresektion eine zytostatische Behandlung über mehrere Wochen, anschließend eine Lokaltherapie im Sinne einer Radikaloperation und/oder einer Bestrahlung; danach wird weiter über mehrere Monate zytostatisch behandelt. Im Bereich der Orbita wird nach Operation meist zytostatisch behandelt *und* nachbestrahlt; im Bereich des Felsenbeins wird nach Diagnosesicherung und Chemotherapie nachbestrahlt; im Bereich der Blase und Prostata wird postchemotherapeutisch eine Radikaloperation durchgeführt (Zystoprostatektomie und Blasenersatzplastik); bei paratestikulären RMS wird zytostatisch behandelt und operiert, eine Radiotherapie entfällt.

Wirksame Zytostatika bei RMS sind Vincristin, Cyclo- bzw. Ifosfamid, Doxorubicin, Etoposid und Actinomycin D. Die Strahlendosis ist je nach Lokalisation und Alter des Kindes mit 30–55 Gy in 4–6 Wochen zu berechnen. Die operativen Möglichkeiten richten sich nach Organbefall und Ausdehnung. „Second-look-Operationen" sind oft wichtig, d.h. nach zytoreduktiver zytostatischer Behandlung und sogar nach vorheriger Bestrahlung, und zwar zur Elimination des Residualtumors.

Die intensive, frühe und kombinierte Chemotherapie dient nicht nur der Tumorverkleinerung, sondern soll v.a. auch verhindern, daß mutmaßlich oder wahrscheinlich vorhandene Mikrometastasen (z.B. in Lunge oder Skelett) klinisch manifest werden.

Tabelle 176.5. Wichtige Differentialdiagnosen bei Rhabdomyosarkomen

Lokalisation	Differentialdiagnose
Orbita	Retinoblastom, Optikusgliom, Hämangiome, Fibrome, metastatische Neuroblastome, leukämische Infiltrate
Übriger Kopf und Hals	Verschiedene maligne und benigne Tumoren, Otitis, Gehörgangpolypen, Osteomyelitis, Parotitis, am Hals auch Lymphome verschiedener Genese und eine Struma
Extremitäten	Leukämie- und Neuroblastominfiltrate, Ewing-Sarkom, Osteomyelitis
Retroperitonealraum	Wilms-Tumor, Neuroblastom, retroperitoneale Fibromatose, „bullöse" Zystitis, Vaginalblutung anderer Genese, hämorrhagische Zystitis, Harnwegkonkremente

Prognose. Betrachtet man die Gesamtgruppe der RMS, so können 66 % der Kinder dauerhaft geheilt werden; bei den paratestikulären RMS sind es 90 %, bei den Tumoren am Blasenhals und in Prostata oder Vagina 60 %, im Kopf-Hals-Bereich sind es 60 % und in der Orbita 80 %. RMS der Extremitäten haben mit 30 % Dauerheilungen eine ungünstigere Prognose.

Die Prognose ist dabei auch vom histologischen Typ abhängig: Embryonale RMS haben eine deutlich bessere Prognose als alveoläre. Das Krankheitsstadium (I–IV) ist der dritte entscheidende Prognosefaktor, der vierte ist die Therapie.

Literatur

Donaldson SS, Anderson J (1997) Factors that influence treatment decisions in childhood rhabdomyosarcoma. Radiology 203: 17–22

Koscielniak E, Harms D, Henze G (1999) Results of treatment for soft tissue sarcoma in childhood and adolescence: a final report of the German Coopeative Soft Tissue Sarcoma Study CWS-86. J Clin Oncol 17: 3706–3719

Womer RB (1996) Problems and controversies in the management of childhood sarcomas. Br Med Bull 52: 826–843

176.4 Andere Weichteilsarkome

Sie machen deutlich weniger als 50 % der Weichteilsarkome aus. Histologisch handelt es sich um

- Fibrosarkome,
- Synovialsarkome,
- Hämangiosarkome,
- Liposarkome,
- Leiomyosarkome

und andere seltene Sarkome.

Die Prinzipien der Diagnostik und der Therapie entsprechen denen der RMS; generell ist von einer geringeren Sensibilität gegenüber Zytostatika und Bestrahlung auszugehen, so daß die operativen Maßnahmen im Vordergrund stehen.

176.5 Osteosarkome

Definition. Es handelt sich bei den Osteosarkomen (OS) um spindelzellige, hochmaligne Tumoren der knochenbildenden Matrix.

Epidemiologie. Eines von 20 000 Kindern erkrankt. OS sind wie Ewing-Sarkome typische Tumoren des Adoleszentenalters: 2/3 der Patienten sind 10–20 Jahre alt. Das männliche Geschlecht ist etwas häufiger betroffen als das weibliche, v.a. bei Ersterkrankung in der 2. Lebensdekade (1,6 : 1).

Ätiologie. Konstante zyto- oder molekulargenetische Befunde sind bei OS bisher nicht festgestellt worden. Ein Hinweis auf die Ätiologie ist die Assoziation von Retinoblastomen mit OS, ferner die Tatsache, daß etwa 5 % aller OS in einem früheren Radiotherapiefeld entstehen. Letzteres unterstreicht die Bedeutung exogener karzinogener Faktoren.

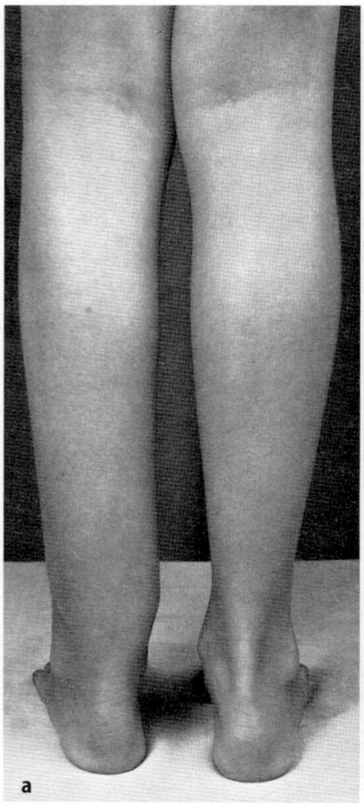

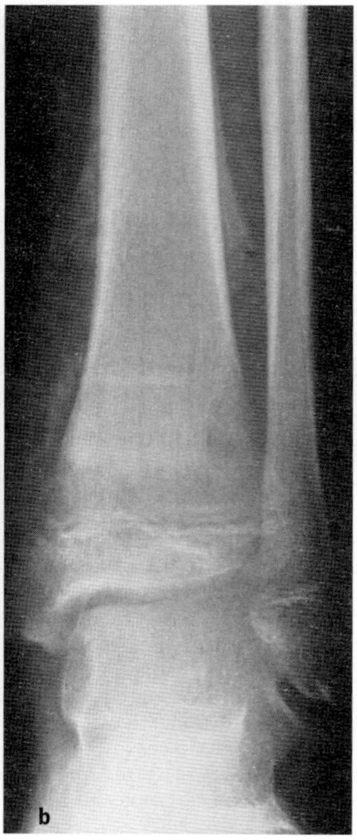

Abb. 176.8. **a** Deutliche Schwellung (klinisch: Dauerschmerz) der linken Unterschenkelhälfte, die Beinkonturen sind verstrichen. 12jähriges Mädchen, anamnestisch geringfügiges Trauma (ohne objektiven Zusammenhang mit der Krankheit); **b** erhebliche Osteolyse der distalen Tibia, deutliche Periostabhebungen und Osteoidneubildung; histologisch Osteosarkom der distalen Tibia

Die häufigsten Primärlokalisationen sind der distale Femur (33 %), die proximale Tibia (14 %), der proximale Humerus (10 %) und das Os ilium (9 %). Auch in den übrigen Knochen können OS entstehen, so auch in Schädelknochen und weiteren Knochen des Rumpfes wie Wirbelkörpern und Klavikula, ferner natürlich in den übrigen Röhrenknochen der Extremitäten.

Pathologie. Je nach überwiegendem Gewebeanteil werden bei den spindelzelligen OS osteoklastische, chondroblastische und fibroblastische Untertypen unterschieden.

Klinische Symptome. Schmerz und Schwellung der erkrankten Region sind die typischen Erstsymptome (Abb. 176.8a). Der Schmerz kann zunächst intermittierend auftreten und wird zunächst oft auf ein Bagatelltrauma zurückgeführt. Rötung und Überwärmung der erkrankten Region sowie Funktionsstörung lassen u. U. zunächst an eine Osteomyelitis denken.

Diagnose. Das typische Röntgenbild zeigt Osteolysen neben Knochenneubildung in den Weichteilen – Osteoid des aus dem Knochen ausgebrochenen OS – sowie Periostabhebungen (Abb. 176.8b). Charakteristisch sind ferner die Spiculae, senkrecht zum betroffenen Röhrenknochen und fingerförmig in die Umgebung wachsendes Tumorosteoid (Abb. 176.9). Gelegentlich ist die alkalische Serumphosphatase erhöht. Eine erhöhte BSG oder CRP schließt eine Osteomyelitis nicht aus.

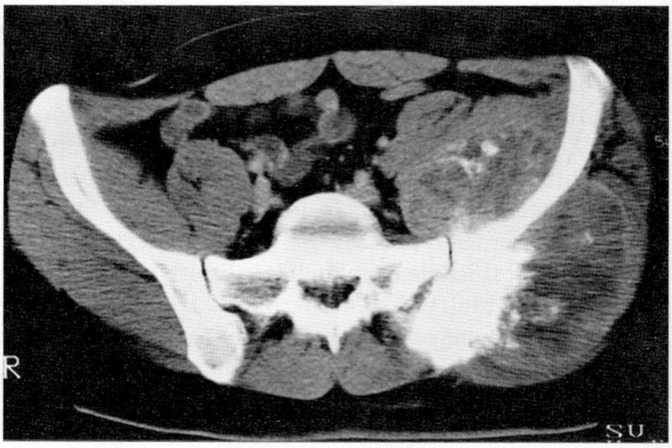

Abb. 176.9. Osteosarkom der linken Beckenschaufel bei 16jährigem Jungen: riesiger, nach ventral und dorsal aus dem Os ilium ausgebrochener Tumor, z. T. mit kalkdichten Strukturen (CT-Horizontalschnitt)

Oft ist eine Angiographie indiziert, da sie zuverlässiger als ein MRT über die Entwicklung unter Therapie Auskunft zu geben vermag. Jedoch gehören CT und MRT zur Routinediagnostik bei vermutetem oder histologisch nachgewiesenem OS, ferner die Tc-Szintigraphie und das CT der Lungen.

Therapie. Die Diagnose wird durch Biopsie und histologische Untersuchung gestellt. Es folgt eine mehrwöchige zytostatische Behandlung mit hochdosiertem Methotrexat, Doxorubicin und Cisplatin. Zytostatika zweiter Wahl sind Actinomycin D, Cyclophosphamid und Bleomycin. Danach wird das Ansprechen des OS durch Rebiopsie beurteilt. Bei besonders gutem Ansprechen kann eine extremitätenerhaltende Operation erwogen werden, oft ist die Amputation der betroffenen Extremität nötig. Radikale Operationen bei Primärbefall am Rumpf sind natürlich nur eingeschränkt möglich. Gleiches gilt für die OS am Schädel.

Der Operation folgen weitere „blockweise" durchzuführende zytostatische Behandlungen über mehrere Monate. Osteosarkome metastasieren früh, bevorzugt betroffene Organe sind die Lungen und das Skelett. Von Skelettmetastasen ist das primär multifokale Osteosarkom abzugrenzen. Auch bei primär pulmonaler Metastasierung können Heilungen erzielt werden, während bei Skelettmetastasen die Prognose extrem ungünstig ist. Bei unter Therapie auftretenden pulmonalen Metastasen ist die Prognose ungünstiger, als wenn sie prätherapeutisch vohanden sind. Operative Metastasektomie ist in das Gesamtbehandlungskonzept großzügig einzuplanen, dies gilt selbst für multiple computertomographisch nachweisbare pulmonale Metastasen. Beachte: nicht jeder pulmonale Rundherd bei einem Malignompatienten ist notwendigerweise eine Metastase!

Prognose. Der Anteil der Kinder und Jugendlichen mit OS, die dauerhaft geheilt werden können, beträgt 60 %. Auch bei primären Lungenmetastasen ist eine Heilung oft möglich. Die Prognose ist sehr ungünstig, wenn während der Behandlungszeit neue Metastasen auftreten oder wenn primär ein OS am Rumpf, am Becken, an der Wirbelsäule oder an Schädelknochen vorliegt. Die Prognose ist um so günstiger, je weiter peripher der Primärtumor liegt und je geringer die initiale Tumormasse ist.

Rehabilitation. Nach Extremitätenamputation wegen OS sind umfangreiche krankengymnastische, psychosoziale und schulische/berufliche Reha-Maßnahmen zu veranlassen.

Spätstatus. Jugendliche, die früher an OS erkrankt waren, entwickeln oft ein hohes Krankheits- bzw. Gesundheitsbewußtsein, bewältigen die Folgen ihrer Krankheit meist mit großer Disziplin und haben generell eine positive Einstellung zu ihrer körperlichen Behinderung.

Chondrosarkom. Dies ist ein maligner Tumor aus dem Knorpelgewebe und eine Variante des Osteosarkoms vom chondroblastischen Typ. Osteoid ist hier nicht nachweisbar. Operative Maßnahmen stehen im Vordergrund, da Chondrosarkome sowohl gegenüber Strahlen als auch gegenüber einer zytostatischen Behandlung relativ resistent sind.

Literatur

Arndt CAS, Crist WM (1999) Common musculoskeletal tumors of childhood and adolescence. N Engl J Med 341: 342–352

Provisor AJ, Ettinger LJ, Nachman JB et al. (1997) Treatment of nonmetastatic osteosarcoma of the extremity with preoperative and postoperative chemotherapy: a report from the Children's Cancer Group. J Clin Oncol 15: 76–84

Whelan JS (1997) Osteosarcoma. Eur J Cancer 33: 1611–1619

176.6 Ewing-Sarkome

Definition. Dieses Knochenendotheliom ist ebenso häufig wie das OS, zeigt die gleiche Altersverteilung und die gleichen klinischen Symptome, neigt ebenso zu Lungen- und Skelettmetastasen und hat die gleiche Prognose, ist im Gegensatz zum OS aber radiosensibel. Auch die Primärlokalisationen entsprechen denen der OS.

Diagnose. Typisch sind die im Röntgenbild als „Zwiebelschalenbildungen" sichtbaren periostalen Abhebungen. Osteolysen kommen vor. Tumormarker gibt es nicht. Als Hinweis für die Ewing-Sarkom-Aktivität kann manchmal die Serum-LDH herangezogen werden. Ewing-Sarkome der Rippen sind eine typische Entität (Abb. 176.10).

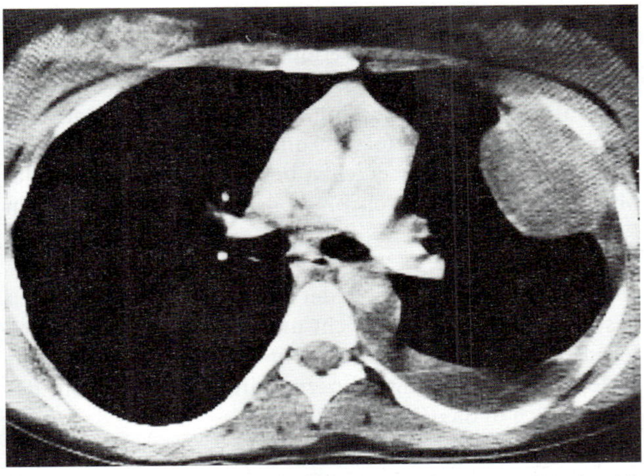

Abb. 176.10. 17jähriges Mädchen, Reizhusten, Schmerz. Im CT zeigt sich ein kugelig in die Thoraxwand wachsender Tumor: Ewing-Sarkom aus der 6. Rippe links

Therapie. Nach Biopsie und histologischer Diagnose folgt eine mehrwöchige zytostatische Behandlung mit Ifosfamid, Vincristin, Doxorubicin und Actinomycin D sowie Etoposid. Es schließt sich in Abhängigkeit von der primären Tumorlokalisation eine Radiotherapie oder eine Operation an, ggf. auch eine Partialoperation mit nachfolgender, dann evtl. niedriger dosierter Bestrahlung. Die Lokalbehandlung des Primärtumors ist bei peripheren Ewing-Sarkomen eher operativ, bei proximalen Tumoren operativ+radiotherapeu tisch, bei zentralen, am Rumpf gelegenen Primärtumoren meist nur radiotherapeutisch möglich. Eine mehrmonatige zytostatische Behandlung bildet den Abschluß der Therapie (s. Übersicht).

Therapiekonzept bei Ewing-Sarkomen

- Präoperative/präradiotherapeutische zytostatische Behandlung (z.B. 1 Woche Chemotherapie, 2–3 Wochen Pause – 3–4malige Wiederholung)
- Nach Tumorregression OP oder Radiotherapie oder OP+Radiotherapie
- Postoperative/postradiotherapeutische Chemotherapie
- Gesamtdauer der Therapie (mit Pausen der Intervallbehandlung) ca. 6–10 Monate

Prognose. Eine Heilung ist in 60% der Fälle möglich. Für Lungen- und Skelettmetastasen gelten die gleichen Richtlinien wie bei OS. Auch bei Ewing-Sarkomen ist die Prognose um so günstiger, je weiter peripher der Primärtumor liegt und je geringer das Primärtumorvolumen ist.

Literatur

Bacci G, Ferrari S, Bertoni F (2000) Prognostic factors in nonmetastatic Ewing's Sarcoma of bone treated with adjuvant chemotherapy: Analysis of 359 patients at the istituto ortopedico Rizzoli. J Con Oncol 18: 4–11

Dunst J, Jürgens H, Sauer R (1996) Radiation therapy in Ewing's sarcoma: an update of the CESS-86 trial. Int J Radiat Oncol Biol Phys 32: 919–930

Paulussen M, Ahrens S, Croft AW (1998) Ewing's tumors with primary lung metastases: Survival analysis of 114 (European Intergroup) Cooperative Ewing's Sarcoma Studies patients. J Clin Oncol 16: 3044–3052

176.7 Maligne periphere neuroektodermale Tumoren

Die malignen peripheren neuroektodermalen Tumoren (MPNT), in Weichteilen oder Knochen entstanden, befinden sich hinsichtlich Lokalisation, Altersverteilung, Therapie und Prognose in einer Zwischenstellung zwischen Weichteilsarkomen und Ewing-Sarkomen. Die Diagnose wird durch immunhistochemische Untersuchungen gestellt; dadurch wurde diese neue Tumorentität klassifiziert. Therapie und Prognose entsprechen den Weichteilsarkomen bzw. dem Ewing-Sarkom. In Abb. 176.11 ist ein Beispiel aus dem perirenalen Weichteilgebiet dargestellt. Diese Tumoren betreffen ebenfalls meist das 2. Lebensjahrzehnt und haben, v.a. bei Disseminierung, zu der diese Tumoren neigen, eine sehr ungünstige Prognose.

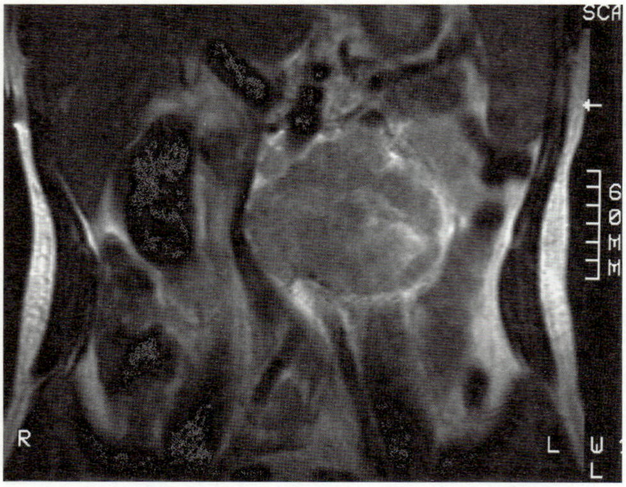

Abb. 176.11. 17jähriger Jugendlicher, Abgeschlagenheit, Leistungsverlust, Flankenschmerz: 6 cm großer retroperitonealer pararenaler Tumor im MRT, Verlagerung der großen Abdominalgefäße; histologisch maligner peripherer neuroektodermaler Tumor (MPNT)

176.8 Maligne Lebertumoren

Die folgende Übersicht zeigt die Klassifizierung dieser Tumoren.

Klassifizierung der malignen Lebertumoren bei Kindern

- Maligne epitheliale Tumoren
  - Hepatoblastom
  - Epithelialer Typ
  - Mischtyp (epithelial-mesenchymal)
  - Hepatozelluläres Karzinom mit verschiedenen histologischen Untertypen und fibrolamellärer onkozytischer Variante
- Maligne mesodermale Tumoren
  - Mesenchymom
  - Sarkom
  - Angiosarkom
  - Rhabdomyosarkom
  - Fibrosarkom
- Sekundäre Neoplasien
  - Teratome/maligne Keimzelltumoren

Klinisch sind in erster Linie die Hepatoblastome und die metastatischen Lebertumoren von Bedeutung. Hepatozelluläre Karzinome sind im Kindesalter sehr selten, für sie gelten die gleichen diagnostischen und therapeutischen Richtlinien wie bei Erwachsenen.

Hepatoblastome sind embryonale Lebertumoren, die meist in den ersten 3 Lebensjahren klinisch manifest werden. Bisweilen werden sie zufällig bei Vorsorgeuntersuchungen diagnostiziert oder sogar schon intrauterin sonographisch festgestellt. Diese embryonale Geschwulst, die manchmal auch bei Kindern mit einer Hemihypertrophie gefunden wird, ist meist mit einer exzessiven Erhöhung des α-1-Fetoproteins im Serum verbunden. Damit liegt ein wichtiger, auch für den Krankheitsverlauf bedeutender Tumormarker vor. Der rechte Leberlappen ist häufiger betroffen als der linke, bei 50 % der Patienten findet sich der Tumor jedoch in beiden Leberlappen. Erstsymptom ist – abgesehen von den „zufällig" festgestellten Hepatoblastomen – die indolente Abdominalschwellung. Differentialdiagnostisch abzugrenzen sind Wilms-Tumor und Neuroblastom. Erst bei fortgeschrittener Erkrankung kommt es zu Anorexie, Fieber, Erbrechen, Gedeihstörung und Ikterus; evtl. kann eine paraneoplastische Thrombozytose festgestellt werden. Diagnostisch sind neben Laboruntersuchungen die abdominale Sonographie, CT und MRT indiziert.

Therapeutisch wird entweder primär operiert oder präoperativ zytostatisch (mit Doxorubicin, Ifosfamid, Cisplatin) behandelt und sekundär operiert. Dies hängt von der jeweiligen Tumorausdehnung ab.

In 2/3 der Fälle ist eine Dauerheilung möglich. Bis zu 85 % der Leber können v.a. im frühen Kindesalter ohne Funktionsstörung durch Trisegmentektomie reseziert werden. Lebertransplantationen werden bei onkologisch erkrankten Kindern nur selten erwogen. Hepatoblastome neigen zur Metastasierung in die Lunge, in Lymphknoten und in das ZNS. Die frühe zytostatische Behandlung kann dem oft wirksam vorbeugen.

Hepatozelluläre Karzinome sind chemotherapieresistent und auch nicht strahlensensibel. Operative Maßnahmen stehen im Vordergrund. Diese Tumoren entstehen oft auf Zirrhosebasis nach Leberinfektionen oder werden bei Kindern mit Speicherkrankheiten gefunden.

Literatur

Perilongo G, Shafford EA (1999) Liver tumors. Eur J Cancer 35: 953–959

Schweinitz D von, Wischmeyer B, Leuschner I (1994) Clinico-pathological criteria with prognostic relevance in hepatoblastoma. Eur J Cancer 30A: 1052–1058

Shafford EA, Pritchard J (1994) Hepatoblastoma – a bit of a success story. Eur J Cancer 30A: 1050–1051

176.9 Retinoblastome

Definition. Retinoblastome (RBL) kommen bei Jungen und Mädchen gleich häufig vor, sind sporadisch oder familiär, uni- oder bilateral, uni- oder multifokal. Meist treten sie bei unter 4jährigen, bilaterale RBL bei unter 2jährigen auf. RBL sind die häufigsten malignen okulären Tumoren bei Kindern.

Ätiologie. Das RBL-Gen auf Chromosom 13 spielt ätiologisch eine wichtige Rolle; es ist auch für das gehäufte Vorkommen von Osteosarkomen bei Retinoblastomen verantwortlich. Der Two-hit-Hypothese zufolge treten RBL unilateral, unifokal und sporadisch auf, wenn 2 postzygotische Mutationen zum RBL führten. Erfolgte zunächst eine präzygotische Mutation, die alle Körperzellen betraf, so führt eine zweite Mutation zu multifokalen bzw. bilateralen bzw. familiären RBL (Tabelle 176.6).

Pathologie. RBL entstehen in der Retina. Die kleinen, runden, basophilen Zellen liegen dicht und bilden oft Pseudorosetten. RBL wachsen exophytisch in den Bulbus oder mehr endophytisch Richtung Sehnerveneintritt. Dabei droht der Durchbruch in das ZNS.

Stadien. Die Größe des Tumors wird in Durchmessern der Lamina cribrosa angegeben. Mit Stadium III beginnt die extraokuläre Ausdehnung, Stadium IV ist durch Fernmetastasen charakterisiert.

Genetische Form	Relativer Anteil [%]	Lokalisation	Erkrankungsrisiko [%]	
			Eigene Kinder	Geschwister
Somatische Mutation	60	Unilateral, unifokal	Nicht erhöht	Nicht erhöht
Keimzellmutation	40			
Transmission von einem Genträger	10	Bilateral, unilateral, multifokal	45	45
Neue Mutation	30	Bilateral, unilateral, multifokal	45	Nicht erhöht

Tabelle 176.6. Genetische Formen von Retinoblastomen und Erkrankungsrisiko bei Verwandten ersten Grades

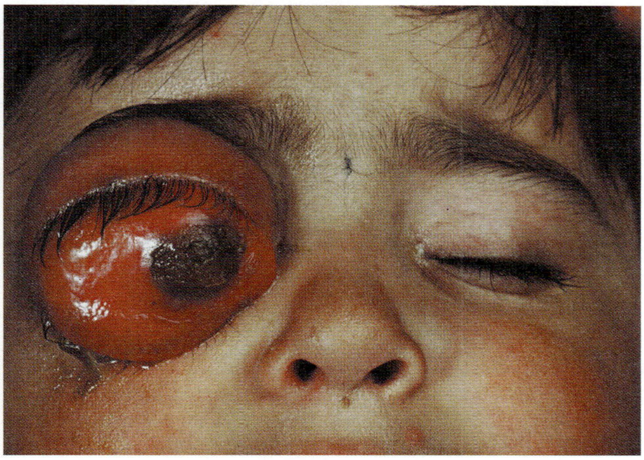

Abb. 176.12. Erhebliche Protrusio bulbi rechts, Chemosis durch nichterbliches, sporadisches Retinoblastom bei 3jährigem Mädchen: Indikation zur Exenteratio orbitae, da peribulbäres Gewebe bereits infiltriert. Zusätzlich zytostatische Behandlung, ggf. Radiotherapie

Klinische Symptome. Ein heller, weißlich-gelber Fleck in der Pupille ist oft das Erstsymptom und nicht mit dem weißlich-grauen Schimmer einer Katarakt zu verwechseln. Ein Visusverlust durch RBL wird im frühen Kindesalter meist nicht bemerkt. Protrusio bulbi und Schmerz sind weitere mögliche Erstsymptome bei ausgedehntem RBL (Abb. 176.12).

Diagnose. Anamnese, klinische Symptome, Sonographie und MRT sowie letztlich die ophthalmoskopische Untersuchung führen zur Diagnose. Eine präoperative Biopsie wird nicht durchgeführt.

Differentialdiagnose. Zu erwägen sind Neuritis nervi optici, retrolentale Fibroplasie, Netzhautablösung, bakterielle Endophthalmitis und Katarakt. Rhabdomyosarkom, Neuroblastom und Optikusgliom lassen sich durch die bildgebenden Verfahren eindeutig abgrenzen.

Therapie. Bei unilateralen RBL wird die Enukleation durchgeführt. Nur bei sehr kleinen Tumoren kommt die Kryo- oder Lichtkoagulation bzw. die Radiotherapie durch Aufnähen eines Strahlenträgers in Frage.

Bei bilateralen RBL wird meist das schwerer betroffene Auge entfernt und kontralateral bestrahlt.

Bei sehr ausgedehnten Prozessen ist eine großvolumige Radiotherapie und eine zytostatische Behandlung (Befall der Meningen, Fernmetastasen) durchzuführen.

Prognose. Eine dauerhafte Heilung ist bei 80 % der RBL-Kinder möglich, in Stadium I und II liegt die Heilungsrate über 90 %. Die frühen Stadien kommen am häufigsten vor. In den Stadien III und IV wird die Prognose ungünstiger, die Rate an Dauerheilungen beträgt aber immer noch mehr als 50 %.

Nachsorge und Spätfolgen. Ehemalige RBL-Kinder müssen jahrelang nachuntersucht werden. Sie haben grundsätzlich ein erhöhtes Risiko für sekundäre maligne Neoplasien wie Osteosarkome, auch ohne frühere Radiotherapie. Sie sind ferner grundsätzlich auf kontralaterale Erkrankung hin zu untersuchen.

Literatur

Gallie BL (1997) Predictive testing for retinoblastoma comes of age. J Hum Genet 61: 279–281

Gutjahr P (1999) Retinoblastome. In: Krebs bei Kindern und Jugendlichen, 4. Aufl. Deutscher Ärzte-Verlag, Köln, S 452–460

176.10 Maligne Keimzelltumoren

Keimzelltumoren (KZT) können in verschiedenen Organen entstehen. Typisch ist die Erstmanifestation in den Gonaden, wo sie durch Schwellung von Hoden oder Ovarien oder durch Schmerz auffällig werden. Das übrige Becken, das Mediastinum und das ZNS sind jedoch ebenfalls typische Orte erster Manifestation.

Es lassen sich folgende Keimzelltumoren bei Kindern und Jugendlichen unterscheiden:

- Seminom,
- Dysgerminom,
- Dottersacktumoren,
- differenziertes Teratom,
- immatures Teratom,
- undifferenziertes Teratom,
- malignes trophoblastisches Teratom.

Die Tumoren sind am häufigsten in Hoden, Ovar, Steißbeinregion oder Mediastinum lokalisiert. Sie können grundsätzlich ubiquitär vorkommen.

Ein zunächst gutartiger KZT ist das konnatale Steißbeinteratom, das radikal operiert wird. Nur wenn keine Operation erfolgt, besteht jenseits des Säuglingsalters ein Risiko für die Entwicklung eines malignen Teratoms aus diesem ursprünglich gutartigen Tumor (Abb. 176.13). Wichtige Tumormarker sind α-1-Fetoprotein aus Dottersackanteilen der Tumoren und β-HCG aus trophoblastischen Anteilen. So lassen sich bereits prätherapeutisch Dottersacktumoren gegen maligne trophoblastische Teratome abgrenzen.

Therapeutisch gibt es je nach histologischem Subtyp und Krankheitsstadium folgende Möglichkeiten:

- Operation: Steißbeinteratom; testikulärer Dottersacktumor in Stadium IA,
- Operation+Chemotherapie: Dottersacktumor in höheren Stadien, maligne Teratome,
- Operation+Radiotherapie+Chemotherapie: manche Dysgerminome,
- Biopsie+Chemotherapie+Operation: mediastinale Keimzelltumoren.

Besondere Situationen. Das Malignomrisiko ist in dysgenetischen Gonaden erhöht bei Trägern gonosomaler Aberrationen, bei testikulärer Feminisierung, bei Pseudohermaphroditismus und bei reiner Gonadendysgenesie. Daher sind regelmäßige Vorsorgeuntersuchungen bei solchen Kindern wichtig.

Von einem erhöhten Malignomrisiko in maldeszendierten Hoden ist auszugehen. Hier ist v. a. wichtig, daß sich die nicht deszendierten Hoden der klinischen Untersuchung durch Palpation für eine Frühdiagnose entziehen.

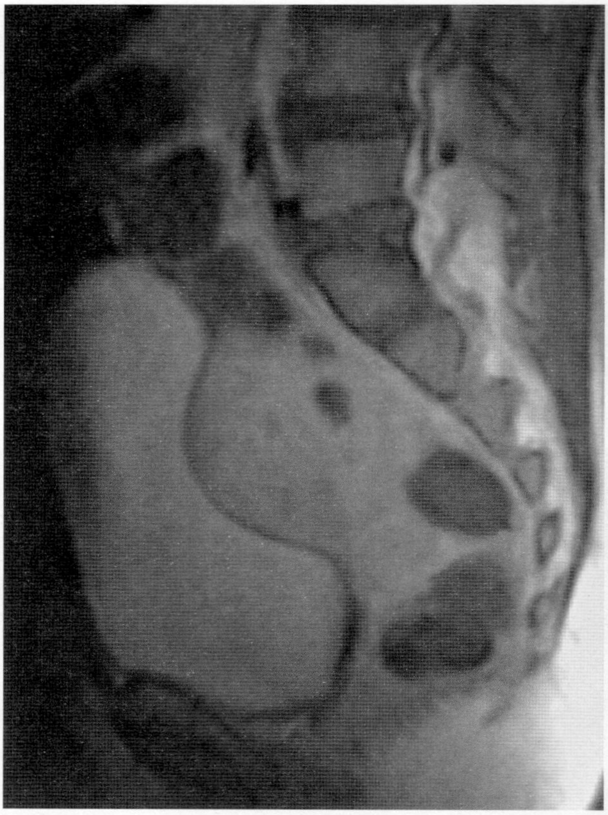

Abb. 176.13. 4jähriger Junge, Harnverhalt und Defäkationsschmerz, bedingt durch präsakrales Steißbeinteratom (histologisch undifferenziertes Teratom), in das die Darmschlingen des Rektosigmoids einbezogen sind und das die Harnblasenwand von dorsal komprimiert und infiltriert. Heilung durch Kombinationschemotherapie und anschließende Operation des Residualtumors unter Erhalt der Organfunktionen

Literatur

Göbel U, Schneider DT, Calaminnus G, Haas R (2000) Germ-cell tumors in childhood and adolescence. Ann Oncol 11: 263–271

176.11 Schilddrüsenkarzinome

Schilddrüsenkarzinome sind bei Kindern sehr selten. Bei etwa 1/4 der Patienten findet sich anamnestisch eine frühere Bestrahlung der Halsregion. Nach der Tschernobyl-Katastrophe stieg die Inzidenz in der am schwersten betroffenen Region, verglichen mit der Zeit davor, auf das 100fache an.

Sowohl die ätiologisch unklaren als auch die strahlenbezogenen Schilddrüsenkarzinome sind ganz überwiegend papillär (85 %), seltener follikulär (10 %); 5 % der Karzinome sind vom medullären Typ, wie er im Rahmen familiärer Krankheiten, besonders bei multiplen endokrinen Neoplasien gefunden wird. Letztere werden operativ angegangen, Radio- und Chemotherapie haben keine Bedeutung. Eine Behandlung mit Octreotid ist versucht worden. Die Prognose ist nur bei früher radikaler Operation günstig. Langzeitverläufe, selbst mit Metastasen, sind über 15–25 Jahre beschrieben worden.

Die papillären und follikulären Tumoren werden je nach Ausdehnung durch subtotale oder totale Thyreoidektomie behandelt. Mehr als 50 % der Kinder haben lokale Lymphknotenmetastasen, so daß sich in der Regel eine Radiojodtherapie anschließt. Eine lebenslange Thyroxinsubstitution ist erforderlich. Papilläre und follikuläre Tumoren werden in über 80 % der Fälle dauerhaft geheilt. Bei medullären Karzinomen ist die Langzeitprognose ungünstiger.

Literatur

Danese D, Gardini A, Farsetti A (1997) Thyroid carcinoma in children and adolescents. Eur J Pediatr 156: 190–194
Landau D, Vini L, Hern RA (2000) Thyroid cancer in children: the Royal Marsden Hospital Experience. Eur J Cancer 36: 214–220

177 Hirntumoren

J. Kühl

Epidemiologie. Die Tumoren des Zentralnervensystems sind mit ca. 20 % aller Krebserkrankungen im Kindesalter die größte Diagnosegruppe unter den soliden Tumoren. In Deutschland erkranken jährlich ca. 380 Kinder und Jugendliche neu an einem Hirntumor. Das mittlere Erkrankungsalter liegt bei 6 1/2 Jahren. Jungen erkranken 1,2mal häufiger. Die Astrozytome sind mit ca. 50 % aller Hirntumoren die größte Gruppe. Es folgen das Medulloblastom mit 20 %, das Ependymom mit 10 % und das Kraniopharyngeom mit 8 %. Zwei Drittel der Tumoren sind infratentoriell lokalisiert. Nur 2–3 % aller ZNS-Tumoren entstehen im Rückenmark.

Ätiologie. Die Ätiologie ist in der Regel noch unbekannt. Allerdings wird das Risiko, an einem Hirntumor zu erkranken, durch die Schädelbestrahlung im Rahmen einer Leukämietherapie um ein Vielfaches gesteigert. Kinder von Eltern, die chemischen Kanzerogenen ausgesetzt waren, hatten häufiger Hirntumoren. Bei Affen konnten mit dem Polyomavirus SV40 Ependymome und Plexustumoren induziert werden. Die genetische Basis von Hirntumoren ist bei Erbkrankheiten teilweise aufgeklärt, z. B. bei:

- Neurofibromatose Typ 1 (NF-1-Gen auf Chromosom 17q11): Astrozytom der Sehbahn und des Hirnstamms,
- tuberöse Sklerose (9q34 und 16p13): subependymales Riesenzellastrozytom,
- Basalzellnävussyndrom (Gorlin-Syndrom; 9q31): Medulloblastom.

Pathologie. Die Klassifikation richtet sich nach dem überwiegend vorliegenden Zelltyp (Tabelle 177.1). Immunhistochemisch wird z. B. bei astrozytärer Differenzierung GFAP (saures Gliafaserprotein) oder bei neuronaler Differenzierung Synaptophysin nachgewiesen. Die Tumoren werden in 4 Malignitätsgrade eingeteilt. Morphologisch benigne Tumoren werden als WHO°I eingestuft. Die Malignitätsgrade korrelieren in der Regel mit dem biologischen Verhalten und der Prognose. Dennoch können z. B. WHO-I-Astrozytome durch aggressives Wachstum oder Metastasierung zum Tod führen. Die Identifikation von aktivierten Onkogenen oder inaktivierten Tumorsuppressorgenen wird voraussichtlich zu einer ätiopathogenetischen Klassifikation der Hirntumoren führen, die besser mit dem biologischen Verhalten und der Prognose übereinstimmt. Dies wäre für eine risikoadaptierte Therapie von großer Bedeutung.

Klinische Symptome und Diagnose. Die Diagnose wird bei 2/3 der Kinder um mehr als 4 Wochen, bei gutartigen Tumoren z. T. um Jahre verzögert gestellt, da die häufigsten Symptome nicht rechtzeitig als Leitsymptome eines Hirntumors erkannt werden. Bei unspezifischen, aber anhaltenden Beschwerden wie Kopfschmerzen, Erbrechen oder Wesensveränderungen muß eine ausführliche neurologische Untersuchung erfolgen. Finden sich weitere Zeichen des Hirndrucks, z. B. Stauungspapillen oder Abduzensparese, oder fokal-neurologische Befunde, z. B. Ataxie, Hemiparese oder Hirnnervenschwäche, ist eine bildgebende Untersuchung indiziert. Dies gilt auch für Kinder mit einem ersten zerebralen Krampfanfall (ausgenommen „Fieberkrampf"), mit Sehstörungen – bedingt durch Gesichtsfeldausfälle oder eine Papillenstauung/-atrophie – oder mit neuroendokrinologischen Störungen wie z. B. Minderwuchs oder Diabetes insipidus. Empfehlenswert ist die Magnetresonanztomographie (MRT).

Neurologie. Das initiale neurologische Bild hängt hauptsächlich vom Alter und Entwicklungsstand des Kindes und von der Lokalisation und Malignität des Tumors ab. Ein erhöhter Hirndruck kann durch den Tumor, sein Ödem oder eine Liquorabflußstörung mit Hydrozephalus verursacht werden. Kopfschmerzen, morgendliches Nüchternerbrechen, das kurzfristig zur Besserung der Kopfschmerzen führt, und Antriebsstörungen haben Leitcharakter. In den ersten

Tabelle 177.1. Klassifikation und Graduierung der Hirntumoren – Auszug aus den WHO-Richtlinien. (Kleihues et al. 1993)

Tumortyp	Grad
Astrozytom (anaplastisch)	II (III)
Glioblastom	IV
Pilozytisches Astrozytom	I
Pleomorphes Xanthoastrozytom (anaplastisch)	II (III)
Subependymales Riesenzellastrozytom	I
Gliomatosis cerebri	III, IV
Oligodendrogliom (anaplastisch)	II (III)
Ependymom (anaplastisch)	II (III)
Myxopapilläres Ependymom	I
Subependymom	I
Plexus-Chorioideus-Papillom	I
Plexus-Chorioideus-Karzinom	III, IV
Gangliogliom (anaplastisch)	I–(III)
Gangliozytom	I
Desmoplastisches infantiles Gangliogliom	I
Dysembryoplastischer neuroepithelialer Tumor	I
Zentrales Neurozytom	I
Pineozytom	II
Pineoblastom	IV
Embryonale Tumoren	IV
Medulloblastom	IV
Meningeom	I–III
Hämangioperizytom	II, III
Hämangioblastom	I
Kraniopharyngeom	I

Lebensjahren sind Entwicklungsstörungen, die Zunahme des Kopfumfangs und das Sonnenuntergangsphänomen typisch. Einschränkungen des Bewußtseins, Herzrhythmus- und Atemstörungen sind Alarmzeichen zum schnellen Handeln. Eine Druckentlastung erfolgt durch Dexamethason sowie durch eine externe Liquordrainage oder die sofortige Tumorresektion.

Häufige fokal-neurologische Befunde bei Kleinhirntumoren sind ataktische Gangstörungen, unsicherer Stand, Dysdiadochokinese, Intentionstremor, Nystagmus und skandierende Sprache. Eine Kopfschiefhaltung, die oft durch Schielen bedingt ist, und eine zunehmende Nackensteifigkeit müssen auch als Hinweis auf eine Herniation der Kleinhirntonsillen gewertet werden. Eine horizontale Blicklähmung allein oder zusätzliche Hirnnervenparesen (häufig V, VII und IX) mit Dsyarthrie, Dysphonie und Dysphagie sowie eine spastische Parese auf der kontralateralen Seite weisen auf Tumoren hin, die vom Hirnstamm ausgehen oder ihn infiltrieren. Tumoren im Kleinhirnbrückenwinkel können durch eine Fazialisparese und eine Hörstörung, aber auch durch eine Kopfschiefhaltung auffallen.

Zerebrale Krampfanfälle, häufig vom Typ der komplexen Partialanfälle, aber auch vom Typ des Grand mal, sind ein wichtiges Leitsymptom von Großhirntumoren. Paresen, Plegien und Sensibilitätsstörungen werden bei 40 % der Kinder gefunden. Supratentorielle Mittellinientumoren wie z. B. das Chiasmagliom oder das Kraniopharyngeom verursachen häufig Sehstörungen. Neuroendokrinologische Auffälligkeiten wie eine anormale Wachstumsgeschwindigkeit, ein Diabetes insipidus oder eine gestörte Pubertätsentwicklung sowie Eßstörungen können Leitsymptome von Tumoren der Hypophysen- und Hypothalamusregion sein. Bei Tumoren des Zwischenhirns tritt selten, aber typisch das sog. dienzephale Syndrom auf mit Erbrechen und Gedeihstörung bis zur Kachexie trotz guten Appetits bei einem euphorisch wirkenden Kleinkind. Das Parinaud-Syndrom mit vertikaler Blicklähmung, weiten Pupillen und einem Nystagmus ist typisch für Tumoren der Pinealisregion.

Rückenschmerzen, eine Skoliose, Querschnittssymptome, z. B. mit Störungen der Blasen-Mastdarm-Funktion oder Pyramidenbahnzeichen, aber auch schlaffe Paresen können auf Tumoren oder metastatische Absiedelungen im Bereich des Rückenmarks hinweisen.

Apparative Diagnostik. Die MRT ist in der Lage, Hirntumoren, das peritumorale Ödem und umgebendes Hirngewebe anatomisch exakt darzustellen. Eine postoperative Resttumordiagnostik ist notwendig bei allen malignen Hirntumoren. Die MRT-Untersuchung vor und nach Gadoliniumgabe erfolgt innerhalb von 24–72 h, da später postoperative Veränderungen die Beurteilung stark einschränken. Eine spinale MRT zum Nachweis von Metastasen ist bei malignen Hirntumoren indiziert, da dies von therapeutischer und prognostischer Bedeutung ist. Die bildgebende Verlaufsdiagnostik richtet sich nach dem zu erwartenden Rezidiv- und Metastasierungsrisiko. Im Säuglingsalter kann auch die Schädelsonographie eingesetzt werden. Spezifischere Methoden wie die Positronenemissionstomographie (PET), die Thallium-SPECT, die MR-Spektroskopie und die Somastostatinrezeptorszintigraphie (Octreoscan) können im Einzelfall bereits hilfreich sein bei der Differenzierung zwischen aktivem Tumorgewebe und Veränderungen wie z. B. einer Gliose oder Strahlennekrose.

Die Liquordiagnostik mittels Zytozentrifugenpräparaten ist unabdingbar bei allen malignen Hirntumoren. Die Liquorpunktion darf nicht bei erhöhtem Hirndruck durchgeführt werden. Bei entsprechendem Verdacht kann mittels Skelettszintigraphie und Knochenmarkbiopsie/-zytologie nach extraneuralen Metastasen gefahndet werden. Ergänzende Untersuchungen sind bei gezielten Fragestellungen die Audiometrie, die Visus- und Gesichtsfeldprüfung sowie das EEG und auch die Ableitung evozierter Potentiale. Dies gilt auch für neuropsychologische Testung und ausführliche neuroendokrinologische Diagnostik, die bereits präoperativ, um so mehr aber im Verlauf von Bedeutung sind. Bei Keimzelltumoren sind α-FP und β-HCG wichtige Tumormarker. Ihre Bestimmung ist immer bei Tumoren im suprasellären Bereich oder in der Pinealisregion indiziert. Bei supraselären Tumoren muß auch an ein Prolactinom gedacht und daher Prolactin bestimmt werden.

Prognose. Die vom Deutschen Kinderkrebsregister ermittelte Überlebensrate von Kindern mit ZNS-Tumoren lag nach 5 Jahren nur bei 60 %, obwohl weniger als die Hälfte der Tumoren von hoher Malignität waren. Das biologische Verhalten der Tumoren und die Prognose hängen vom histologischen Typ und Malignitätsgrad, aber auch von der Lokalisation und Operabilität des Tumors und vom Alter des Kindes ab. Häufig führen neurologische, intellektuelle, neuroendokrine und psychosoziale Defizite zu einer Beeinträchtigung der Lebensqualität.

Früh- und Langzeitfolgen. Nach der Resektion von Kleinhirntumoren wird häufig, jedoch in unterschiedlicher Ausprägung das „Posterior-fossa-Syndrom" beobachtet. Der dabei im Vordergrund stehende Mutismus ist von passagerer Natur. Nach Bestrahlung des gesamten Gehirns wird häufig, jedoch immer nur vorübergehend ein Somnolenzsyndrom mit Apathie, Anorexie, Kopfschmerzen und Erbrechen beobachtet. Bei einer ausgeprägten Manifestation sind niedrige Dosen von Dexamethason hilfreich. Eine seltene, aber gravierende Folge der Bestrahlung ist die Leukenzephalopathie (LEP), ein progredienter Untergang weißer Hirnsubstanz, der im MRT typische Veränderungen aufweist. Das klinische Korrelat der LEP reicht von leichten Funktionsstörungen bis zu Demenz und tödlichem Ausgang. Das LEP-Risiko wird durch nachfolgende Zytostatikagaben, insbesondere Methotrexat, erhöht.

Langzeitfolgen können direkt durch destruktives Wachstum des Tumors oder indirekt durch erhöhten Hirndruck verursacht werden. Auch die Therapie wirkt sich nachteilig auf das Gehirn aus, das erst um das 7. Lebensjahr überwiegend myelinisiert und ausgereift ist.

Neurologische Ausfallerscheinungen wie z. B. eine Hemiparese können nach Zerstörung entsprechender Hirnabschnitte permanent bestehen. Kinder mit Kleinhirntumoren leiden häufig unter Koordinationsstörungen, ataktischen Gangstörungen, Artikulationsstörungen und nicht selten unter einer Abduzensparese. Eine beidseitige Optikusatrophie nach lange dauerndem Hirndruck oder bei Optikus-

und Chiasmagliomen führt zu einer bleibenden Sehschwäche bis hin zur Erblindung.

Neuropsychologische Störungen treten meist nach einer Bestrahlung des gesamten Gehirns auf. Häufig sind Konzentrationsvermögen, Kurzzeitgedächtnis, visuelle Wahrnehmung und Lernvermögen beeinträchtigt. Dadurch treten Schulprobleme auf, die zu einem schlechten Schulabschluß führen. Je jünger die Kinder bei Diagnosestellung und Bestrahlung sind, um so ausgeprägter ist die geistige Entwicklungsverzögerung mit einem deutlich erniedrigten Intelligenzquotienten.

Neuroendokrinologische Funktionsstörungen werden überwiegend von Tumoren im Bereich der Hypophysen-Hypothalamus-Achse sowie durch ihre radikale Operation, aber auch durch eine Bestrahlung mit Dosen über 30 Gy verursacht. Die häufigste Endokrinopathie nach einer Bestrahlung ist der durch einen Mangel an Wachstumshormon bedingte Minderwuchs. Durch eine kraniospinale Bestrahlung kann sowohl eine primäre als auch eine sekundäre Unterfunktion der Schilddrüse hervorgerufen werden. Störungen der Pubertätsentwicklung sind nach Schädelbestrahlung bekannt. Eine Einschränkung der Fertilität nach Therapie mit Alkylantien ist bei Knaben zu erwarten.

Sekundärmalignome treten mit ca. 3 % nur selten auf. Zweittumoren, z.B. Meningeome, Glioblastome, aber auch Schilddrüsenkarzinome, entstehen meist im Bereich des Strahlenfeldes mit einer Latenz von 5–40 Jahren. Myeloische Leukämien wurden nach der Anwendung von Alkylanzien wie z.B. Mustargen und hohen Dosen von Etoposid beobachtet.

Durch ein komplexes Residualschadensyndrom, das bei Kindern mit malignen Hirntumoren ausgeprägter ist, wird die Lebensqualität der geheilten Kinder beeinträchtigt. Den Eltern hirntumorkranker Kinder fällt es oft schwer, den Zustand ihrer Kinder zu akzeptieren und damit umzugehen. Intensive Rehabilitation und psychosoziale Betreuung sind notwendig, damit diese Kinder einen Platz in unserer Gesellschaft finden. Krankengymnastische Übungsbehandlung, Ergotherapie, Logopädie und orthopädische Hilfen sind wichtig für eine bessere Kompensation neurologischer Ausfallerscheinungen. Zur Förderung einer regulären Entwicklung ist die Substitution von Hormonen – z.B. von Wachstums- (HGH) und Schilddrüsenhormon (L-Thyroxin), aber auch von Vasopressin (DDAVP) – bei nachgewiesenen Defiziten notwendig. Die HGH-Substitution beginnt erst 2 Jahre nach Ende der Tumortherapie, da nur Kinder mit hoher Heilungschance behandelt werden sollten. Nach kraniospinaler Bestrahlung kommt es meist zu einem dysproportionierten Wachstum. Die Förderung der schulischen Leistungsfähigkeit, eine an den Defiziten orientierte Berufsberatung sowie im Einzelfall eine gezielte Psychotherapie sind für das spätere Leben der Kinder von großer Bedeutung.

177.1 Astrozytome

Die für das Kindesalter typischen benignen pilozytischen Astrozytome machen mehr als die Hälfte aller Astrozytome aus. Seltener sind die meist fibrillären Astrozytome von niedriger Malignität (25–30 %) und die hochmalignen anaplastischen Astrozytome und Glioblastome (10–15 %).

Die pilozytischen Astrozytome sind meist gut abgegrenzte, sehr langsam wachsende Tumoren. Bei der Genese spielt wahrscheinlich das NF-1-Gen bzw. sein Proteinprodukt Neurofibromin eine Rolle. Das fibrilläre Astrozytom ist ein langsam wachsender, diffus infiltrierender, aber nicht destruierender Tumor. Der Übergang in ein Astrozytom hoher Malignität ist bei Kindern selten, aber insbesondere bei diffusen Ponsgliomen zu beobachten. Die Kaskade der malignen Transformation beginnt mit einem Allelverlust auf dem kurzen Arm von Chromosom 17 (LOH 17p), der auf eine Mutation des P53-Tumorsuppressorgens hinweist. Das anaplastische Astrozytom verhält sich immer maligne. Es neigt dazu, in ein Glioblastom überzugehen. Das Glioblastoma multiforme kann auch de novo entstehen.

Kleinhirnastrozytom

Das pilozytische Kleinhirnastrozytom ist der häufigste gutartige Hirntumor im Kindesalter. Die Hemisphären sind bevorzugt betroffen. Im Nativ-CT sind diese Tumoren immer hypodens. Bei der Hälfte der Kinder zeigt das MRT eine große Zyste, in deren Wand der solide Tumoranteil liegt (Abb. 177.1). Der gefäßreiche solide Tumoranteil reichert deutlich Gadolinium an.

Therapie und Prognose. Nach einer operationsmikroskopisch kompletten Resektion, bei der das gesunde Hirngewebe geschont werden muß, sind ca. 90 % der Kinder geheilt. Bei ca. 20 % der Kinder gelingt nur eine inkomplette Resektion. Dennoch zeigt 1/3 kein weiteres Tumorwachstum. Selbst

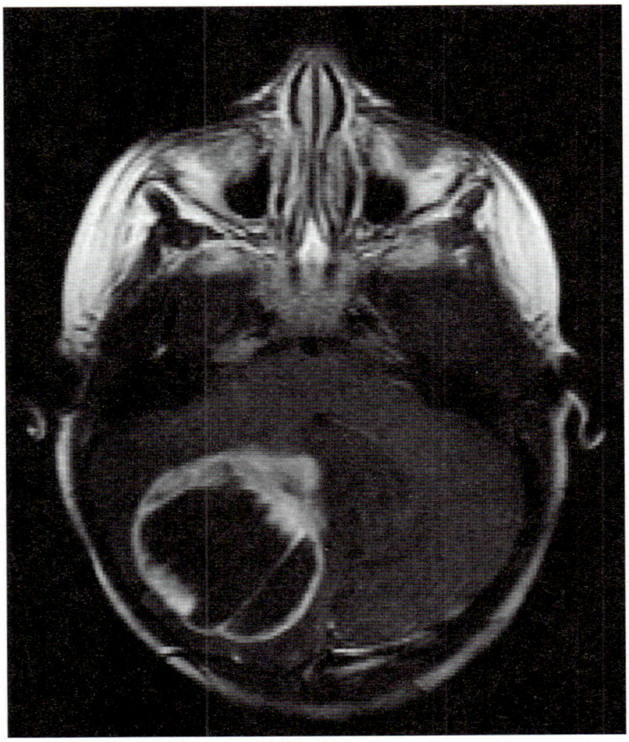

Abb. 177.1. Kleinhirnastrozytom. Das axiale MRT zeigt in der rechten Kleinhirnhemisphäre eine große, in der T1-Sequenz hypointense Tumorzyste. Der solide Tumoranteil nimmt Gadolinium auf

Rezidive können durch wiederholte Resektionen geheilt werden. Daher spielt die Strahlentherapie nur bei einer ausgedehnten Hirnstamminfiltration oder nach mehreren Rezidivoperationen eine Rolle.

Gliome der Sehbahn

Im Kindesalter entstehen ca. 5% aller Hirntumoren im N. opticus, Chiasma oder Traktus. Die Hälfte der Kinder leidet an einer Neurofibromatose Typ 1, weshalb auch in ihrer Familie nach NF-1 gesucht werden muß. Bei symptomlosen Kindern mit NF-1 ist eine MRT des Gehirns indiziert. Ein isolierter Befall des N. opticus ist selten. Häufiger sind das Chiasma und der Traktus mitbetroffen. Im MRT zeigt sich eine Auftreibung des N. opticus und/oder des Chiasma mit variabler Aufnahme von Gadolinium. Da der Visus durch eine Biopsie gefährdet werden kann, sollte bei typischen klinischen Symptomen, NF-1 und eindeutigem MRT-Befund auf eine Biopsie verzichtet werden. Im Verlauf ist die Visus- und Gesichtsfeldprüfung unerläßlich.

Therapie und Prognose. Der natürliche Verlauf ist oft nicht vorhersehbar. Selbst spontane Besserungen des Visus sind möglich. Kinder mit einem aggressiv progredienten Verlauf profitieren von einer Therapie. Die Resektion exophytischer Tumoranteile kann zur Entlastung des Chiasma oder bei einer Liquorzirkulationstörung erforderlich sein. Eine kurative Resektion unter Erhaltung des Bulbus ist nur bei isoliertem Optikusgliom und Amaurose sinnvoll. Die lokale Bestrahlung mit 45–55 Gy kann einen drohenden Visusverlust bei 90% der Kinder mit einem Sehbahngliom aufhalten. Die Langzeitüberlebensrate von Kindern mit inoperablen Chiasmagliomen betrug 74% nach Bestrahlung. Die Bestrahlung kann zu neuroendokrinologischen und neuropsychologischen Störungen führen. In Einzelfällen wurde eine maligne Entartung beobachtet. Als Alternative zur Bestrahlung hat sich gerade bei Kindern unter 6 Jahren eine wenig aggressive zytostatische Chemotherapie mit Carboplatin und Vincristin bewährt. Eine Tumorverkleinerung wurde bei fast der Hälfte und eine Besserung der Symptome bei nahezu 80% der Kinder beobachtet.

Hypothalamusgliom

Es ist sinnvoll, das Chiasma- und das Hypothalamusgliom als klinische Entität aufzufassen, da häufig eine Abgrenzung schwierig bis unmöglich ist.

Therapie und Prognose. Mit mikrochirurgischen Methoden kann bei vielen Kindern eine relevante Tumormassenreduktion erzielt werden. Eine lokale Bestrahlung mit 50 Gy wird durchgeführt, wenn die Symptome das Kind beeinträchtigen oder der Tumor aggressiv wächst. Es wurden dadurch 10-Jahresüberlebensraten zwischen 50 und 60% erzielt. Alternativ wird bei Kindern unter 6 Jahren eine milde Chemotherapie wie bei den Sehbahngliomen eingesetzt.

Die interstitielle Brachytherapie stellt bei Tumoren des Hypothalamus, des Zwischen- und auch des Mittelhirns eine effektive Alternative zur konventionellen Bestrahlung dar. Trotz höherer Dosen, die mit Jod^{125}-Strahlern verabreicht werden, kann die Strahlenbelastung des gesunden Hirngewebes minimiert werden. Bei richtiger Indikation, d.h. bei gut abgrenzbaren Gliomen niedriger Malignität mit einem Durchmesser unter 4 cm, kam es bei den meisten Kindern zur klinischen Besserung. Es wurden hohe Überlebensraten erzielt. Als nichtinvasive externe Methode wird neuerdings auch eine fokussierte Strahlentherapie eingesetzt.

Fibrilläres Astrozytom der Großhirnhemisphären

Etwa 2/3 der Gliome der Großhirnhemisphären sind fibrilläre Astrozytome. Fokale Krampfanfälle können auf den Tumorsitz hinweisen. In der T1-Sequenz des MRT stellen sie sich hypointens, in der T2-Sequenz hyperintens dar; sie reichern jedoch im Gegensatz zu den pilozytischen Astrozytomen kein Gadolinium an. Das EEG ist in der Primär- und Verlaufsdiagnostik wichtig, da Anfälle bei der Hälfte der Kinder das Leitsymptom sind.

Therapie und Prognose. Nach einer operationsmikroskopisch kompletten Resektion lag die Wahrscheinlichkeit rückfallfreien Überlebens nach 5 Jahren bei 80%. Die Hälfte der Anfallskinder wurde anfallsfrei. Zur Vermeidung von Rezidiven wird nach einer inkompletten Resektion in der Regel eine lokale Bestrahlung mit 45–55 Gy angeschlossen. Dadurch wird die Rezidivgefahr deutlich vermindert. Bei jungen Kindern sollte wie bei den Sehbahngliomen eine milde Chemotherapie durchgeführt werden. Kinder mit multifokalen Tumoren, die oft über viele Jahre nicht aggressiv wachsen, haben trotz kombinierter Therapie eine schlechte Prognose.

Supratentorielle Astrozytome von hoher Malignität

Das anaplastische Astrozytom stellt sich als schlecht abgrenzbarer Tumor im T1-Bild hypointens, im T2-Bild hyperintens dar; häufig reichert es Gadolinium an. Das Glioblastom ist immer von einem ausgeprägten Ödem umgeben und reichert häufig ringförmig Gadolinium an. Eine primäre Metastasierung ist selten.

Therapie und Prognose. Nach kombinierter postoperativer Bestrahlung und Chemotherapie betrugen die Überlebensraten nach 5 Jahren nur 28% beim anaplastischen Astrozytom und nur 16% beim Glioblastom. Nach kompletter Resektion lagen die Überlebensraten mit 45% beim anaplastischen Astrozytom und 25% beim Glioblastom deutlich höher. Eine kraniospinale Bestrahlung ist nicht erforderlich. Innovative Maßnahmen – z.B. synchrone Radiochemotherapie, hochdosierte Chemotherapie mit nachfolgender Stammzelltransplantation, Immun- und Gentherapie – werden in Studien geprüft.

Hirnstammgliome

Im Bereich von Mittelhirn, Pons und Medulla oblongata sind ca. 10% aller Hirntumoren bei Kindern lokalisiert. MR-tomographisch und biologisch können 2 Gruppen unterschieden werden. Mit 80% am häufigsten ist das diffus intrinsisch wachsende Ponsgliom, das sich oft in Richtung Mittelhirn oder Medulla und exophytisch nach ventral ausbreitet (Abb. 177.2). Der Pons ist aufgetrieben, in T1 hypointens und in T2 deutlich hyperintens. Die Gadoliniumaufnahme ist sehr variabel und fehlt initial häufig. Bei typischem MRT-Befund und typischem klinischem Bild mit kurzer Anamnese von weniger als 6 Monaten, Gangstörun-

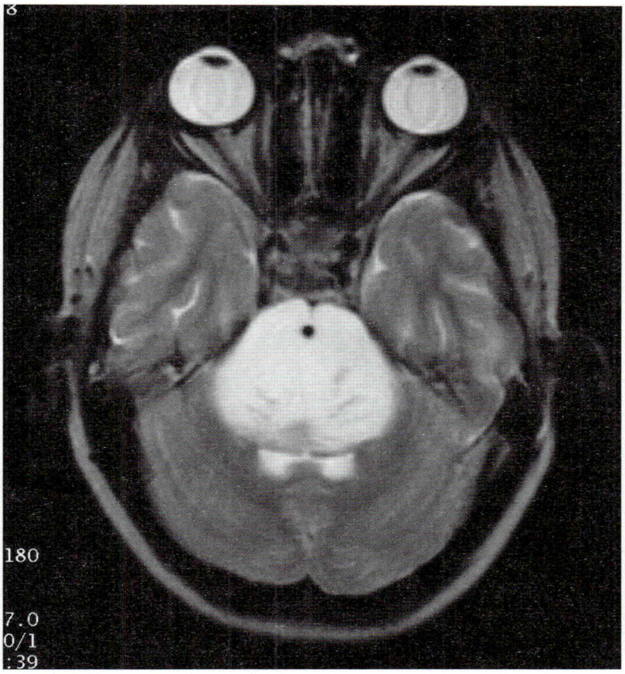

Abb. 177.2. Ponsgliom. Das axiale MRT zeigt in der T2-Sequenz einen hyperintensen Tumor, der den Pons diffus durchsetzt und nach ventral die A. basilaris ummauert. Die quer verlaufenden Fasern der Formatio reticularis kommen zur Darstellung

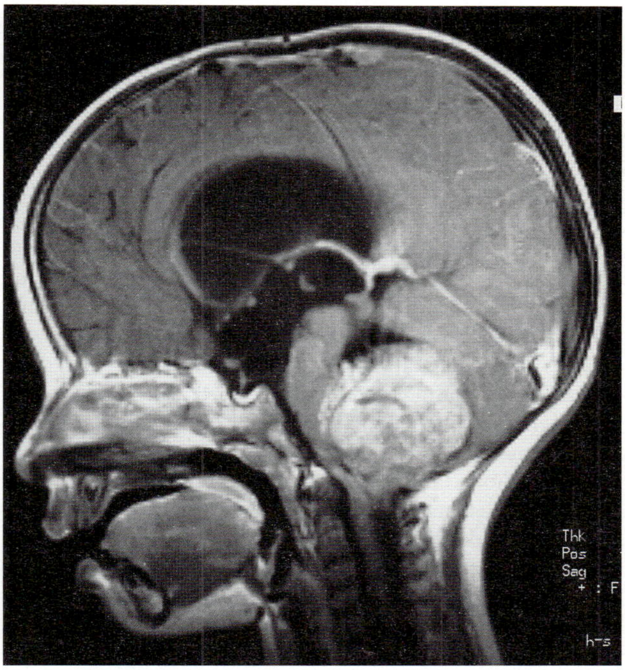

Abb. 177.3. Medulloblastom. Der sagittale Primärtumor reichert in der T1-gewichteten MRT Gadolinium an. Der Tumor hat enge Beziehung zum Hirnstamm, füllt den IV. Ventrikel aus und verursacht einen Hydrozephalus

gen und Hirnnervenlähmungen (VI, VII, IX) ist eine Biopsie unnötig.

Therapie und Prognose. Unter Dexamethason beträgt die mittlere Überlebenszeit ca. 1–2 Monate. Durch eine lokale Strahlentherapie wird sie um 1/2 Jahr verlängert. Bei 3/4 der Kinder tritt eine Besserung der neurologischen Beschwerden ein, die ihr kurzes Leben erträglicher macht. Die 2-Jahresüberlebensrate lag aber auch nach hyperfraktionierter Bestrahlung mit einer Dosis von 75 Gy nur bei 7 %.

Wenige Hirnstammgliome sind benigne pilozytische Astrozytome. Sie wachsen häufig dorsal exophytisch am Boden des IV. Ventrikels. Auch die fokal im Mittelhirn und in der Medulla oblongata sowie zystisch oder am zervikomedullären Übergang wachsenden Tumoren sind häufig operabel. Die Heilungschance liegt über 90 % nach kompletter Resektion. Bei intrinsischen Tektumgliomen mit Aquäduktstenose genügt häufig eine III.-Ventrikulozisternostomie.

177.2 Embryonale Tumoren

Embryonale Tumoren entstehen wahrscheinlich aus einer gemeinsamen Progenitorzelle des ZNS und ähneln sich in Morphologie und Biologie sehr. Am häufigsten ist der primitiv neuroektodermale Tumor (PNET), der zu 85 % vom Kleinhirn ausgeht und dann Medulloblastom genannt wird. Seltenere Tumoren, die den PNET zugeordnet werden können, sind das zerebrale Neuroblastom, das Pineoblastom und das Ependymoblastom. Davon abgegrenzt werden aufgrund einer unterschiedlichen Histogenese das Medulloepitheliom und der maligne Rhabdoidtumor. Letzterer hat eine besonders schlechte Prognose und ist zytogenetisch durch Abnormitäten von Chromosom 22 charakterisiert.

Medulloblastom

Das Medulloblastom entsteht durch eine Störung der normalen Kleinhirnentwicklung. Es geht häufig vom Kleinhirnwurm aus. Es wächst lokal infiltrierend, z.B. in den Hirnstamm, aber auch in den 4. Ventrikel, und per continuitatem entlang der Liquorwege, z.B. bis zum Halsmark. Es metastasiert häufig über die Liquorwege und selten auch systemisch. Die desmoplastische Variante tritt häufiger in den Kleinhirnhemisphären und bei Jugendlichen auf. Sehr selten sind das Medullomyoblastom und das melanotische Medulloblastom.

Das Isochromosom 17q ist ein typischer zytogenetischer Befund. Bei der Hälfte der Tumoren wurde ein Allelverlust auf Chromosom 17p nachgewiesen. Eine Amplifikation des c-myc-Onkogens, eine verminderte Expression des Neurotropinrezeptors TrKC (mRNA) und die vermehrte Expression von c-erbB2 (HER2/neu) sind mit einer schlechten Prognose assoziiert.

Das Medulloblastom ist in der T1-Sequenz hypo- bis isointens und in der T2-Sequenz meist hyperintens. Eine variable Anreicherung von Gadolinium findet sich praktisch in allen Tumoren (Abb. 177.3). Eine ZNS-Metastasierung durch Dissemination von Tumorzellen über die Liquorwege kann initial bei 20–30 % im lumbal gewonnenen Liquor (M1-Stadium nach Chang) und bei 1/3 der Kinder mit der MRT supratentoriell (M2-Stadium) oder spinal (M3-Stadium) nachgewiesen werden. Eine systemische Metastasierung (M4-Stadium) u.a. in Knochen oder Knochenmark wird initial nur selten nachgewiesen.

Therapie und Prognose. Die primäre Resektion ist von großer Bedeutung, da die Kinder häufig durch die lokale Raumforderung und die Liquorzirkulationsstörung vital bedroht sind. Mikrochirurgische Operationstechniken ermöglichen bei mehr als der Hälfte der Kinder eine komplette Resektion auf schonende Weise. Nur etwa 20% der Kinder benötigen einen permanenten ventrikuloperitonealen Shunt.

Eine Bestrahlung des gesamten Liquorraums einschließlich Gehirn und Rückenmark ist notwendig, da bei jedem Kind mit einer okkulten Mikrometastasierung über die Liquorwege gerechnet werden muß. Anschließend folgt eine lokale Aufsättigung der hinteren Schädelgrube auf 54 Gy.

Die Überlebensrate von 404 Kindern, die in den 80er Jahren in der Bundesrepublik behandelt wurden, lag nach 10 Jahren nur noch bei 39%. Durch eine adjuvante Chemotherapie wurde die Prognose von Kindern mit hohem Rezidivrisiko, d.h. ausgedehntem Tumor, inkompletter Resektion, Metastasen und niedrigem Alter, deutlich verbessert. Die Standardkombination besteht aus Cisplatin, CCNU und Vincristin. Bei Kindern ohne primäre Metastasierung können mit kombinierter postoperativer Strahlen- und Chemotherapie Heilungsraten von über 60% erwartet werden.

Kinder unter 3 Jahren hatten früher eine sehr schlechte Prognose und waren besonders häufig von Spätfolgen betroffen. Daher wurde die Bestrahlung mittels einer postoperativen Chemotherapie hinausgezögert. Damit konnte die Prognose deutlich verbessert werden. Bei kleinen Kindern ohne Metastasen wird versucht, in der Primärtherapie auf die Bestrahlung völlig zu verzichten. Kinder mit Lokalrezidiven scheinen von einer Hochdosischemotherapie mit nachfolgender Stammzelltransplantation zu profitieren. Kinder mit primären Metastasen haben nur eine geringe Heilungschance. Sie sind daher eine Zielgruppe für experimentelle Therapieansätze.

Supratentorieller primitiv neuroektodermaler Tumor

Die supratentoriellen PNET (stPNET) sind mit ca. 2% aller Hirntumoren sehr selten. Sie entstehen überwiegend in den Großhirnhemisphären oder in der Pinealisregion, wo sie Pineoblastom genannt werden. Die Kinder sind etwas jünger, und das lokale Wachstumsverhalten ist aggressiver als beim Medulloblastom.

Therapie und Prognose. Die Therapie orientiert sich an den Protokollen für das Medulloblastom. Auch beim stPNET scheint die totale Resektion von prognostischer Bedeutung zu sein. Die Überlebensraten liegen trotz kombinierter Strahlen- und Chemotherapie um 20–30% niedriger als beim Medulloblastom.

177.3 Ependymome

Das Ependymom entsteht überwiegend im Bereich der ependymalen Auskleidung der Ventrikel. Bei der Hälfte der Tumoren wurde, wie beim Medulloblastom, eine Deletion (LOH) am kurzen Arm von Chromosom 17 gefunden. Ependymome von niedriger Malignität sind differenziert und regulär aufgebaut. Beim anaplastischen Ependymom ist die ependymale Architektur weitgehend aufgehoben und

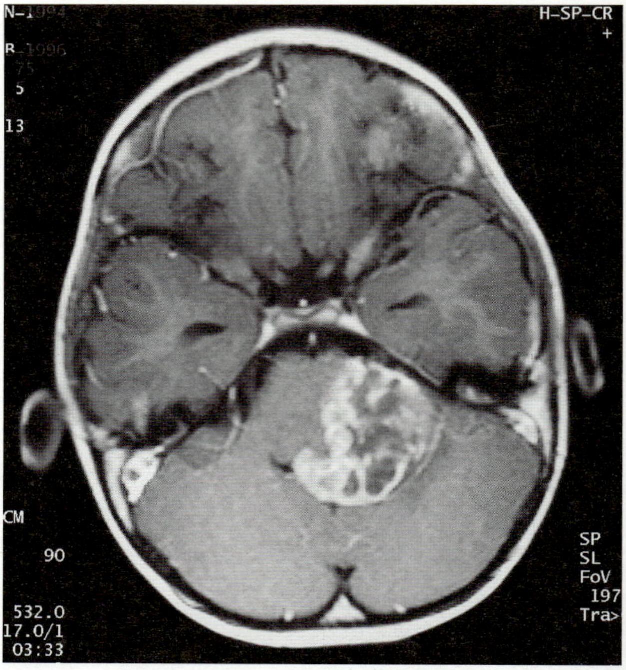

Abb. 177.4. Anaplastisches Ependymom. Das axiale MRT zeigt einen unregelmäßig begrenzten, girlandenförmigen Tumor der hinteren Schädelgrube, der sich im Kleinhirnbrückenwinkel und Kleinhirnschenkel ausbreitet. Die Gadoliniumaufnahme ist inhomogen

der Proliferationsindex höher. Zwei Drittel wachsen infratentoriell im IV. Ventrikel mit Ausbreitung in den Kleinhirnbrückenwinkel (Abb. 177.4), in den Hirnstamm und bis zum oberen Halsmark. Im CT stellt sich das Ependymom gut abgrenzbar und iso- oder hyperdens dar. Bei supratentorieller Lokalisation finden sich häufiger Zysten und Verkalkungen. Das MRT zeigt in der Regel eine homogene Anreicherung von Gadolinium. Vor allem bei infratentoriellem Sitz oder bei Anaplasie kann in ca. 10% der Fälle eine initiale Metastasierung nachgewiesen werden.

Therapie und Prognose. Nach postoperativer Strahlentherapie lag die Chance, 10 Jahre zu überleben, nur zwischen 30 und 40%. Mit einer kompletten Resektion und Nachbestrahlung wurden rezidivfreie 5-Jahresüberlebensraten von 50–75% erzielt. Die alleinige Resektion ist nur selten kurativ, insbesondere bei benignen, superfiziell in den Großhirnhemisphären gelegenen Tumoren. Eine Beteiligung von Hirnstamm oder Hirnnerven ist prognostisch ungünstig, da sich eine komplette Resektion verbietet. Bei der lokalen Bestrahlung mit mindestens 54 Gy muß das Bestrahlungsfeld die gesamte Ausbreitung des Tumors mit einem Sicherheitsabstand von 2 cm umfassen.

Anaplastische Ependymome mit erhöhtem Proliferationsindex rezidivieren häufiger und schneller als benigne Ependymome. Durch eine intensive Chemotherapie mit anschließender Bestrahlung konnte die früher infauste Prognose bei Kindern unter 4 Jahren dramatisch verbessert werden. Auch bei älteren Kindern konnten mit intensiver Chemotherapie nach einer hyperfraktionierten Bestrahlung rezidivfreie Überlebensraten von ca. 70% nach 5 Jahren erzielt werden.

Sehr gut ist die Prognose des im Kindesalter seltenen *myxopapillären Ependymoms*, das ausschließlich im Bereich des Conus medullaris vorkommt. Es genügt die alleinige Resektion des Tumors. Dies gilt auch für das seltene, intraventrikulär wachsende und immer benigne *Subependymom*. Das meist supratentoriell lokalisierte *Ependymoblastom* ist ein sehr seltener embryonaler Tumor, der in den ersten Lebensjahren auftritt. Es wächst aggressiv zu enormer Größe und hat eine sehr schlechte Prognose.

177.4 Kraniopharyngeom

Das Kraniopharyngeom ist ein gutartiger epithelialer Tumor der Sellaregion. Es entsteht aus Resten der Rathke-Tasche, dem Vorläufer des Hypophysenvorderlappens. Bei Kindern liegt meist der adamantinöse Typ vor. Es wächst überwiegend supraselIär. Präoperativ leiden bereits mehr als 50 % der Kinder unter Sehstörungen und neuroendokrinologischen Defiziten.

Die Röntgenaufnahme des Schädels zeigt bei 80 % der Patienten Verkalkungen sowie häufig eine Ausweitung des Sellabodens oder eine Destruktion des Dorsum sellae. Im MRT ist in der T1-Sequenz eine hypointense Zyste zu erkennen (Abb. 177.5), die erst mit zunehmendem Kolloidgehalt hyperintens leuchtet. Prüfungen des Visus und der neurohormonalen Achse sind regelmäßig erforderlich.

Therapie und Prognose. Eine komplette Resektion, die bei 3/4 der Kinder möglich ist, sollte primär angestrebt werden. Perioperativ ist eine endokrinologische Betreuung mit Gabe von Hydrocortison und eine strenge Flüssigkeitsbilanzierung notwendig; bei Bedarf muß mit Vasopressin behandelt werden. Die Wahrscheinlichkeit rezidivfreien Überlebens nach 10 Jahren beträgt nach totaler Resektion 70–80 %. Die Prognose ist im Säuglings-und Kleinkindesalter sowie bei ausgedehnt wachsenden Tumoren schlecht. Nach einer inkompletten Resektion kann durch die lokale Nachbestrahlung mit 50 Gy die Rezidivrate von 70 auf 20 % gesenkt werden. Raumfordernde Zysten werden gelegentlich mit Bleomycin instilliert.

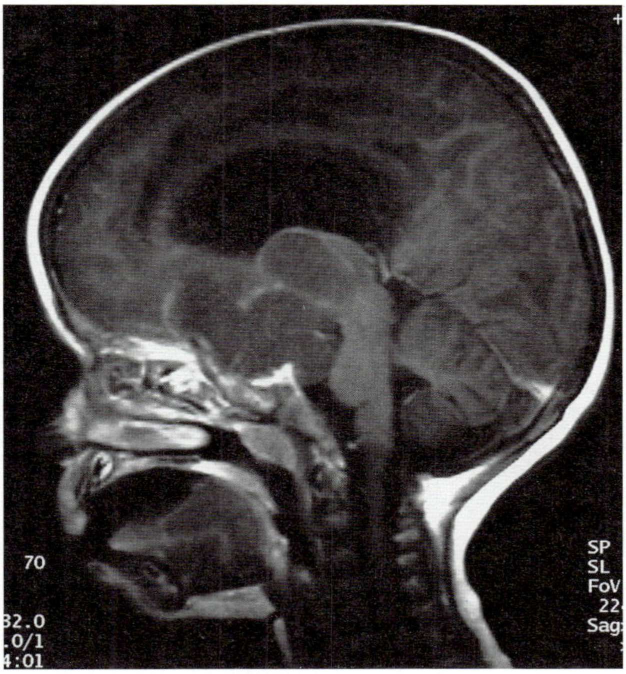

Abb. 177.5. Kraniopharyngeom. Im T1-gewichteten MRT zeigt sich ein suprasellärer Tumor mit großen, hypointensen Zysten. Der basale solide Tumoranteil nimmt Gadolinium auf

177.5 Tumoren des Plexus chorioideus

Im 1. Lebensjahr sind 20 % aller Hirntumoren epitheliale Plexustumoren. Vereinzelt können sie bereits intrauterin sonographisch diagnostiziert werden. Die Hauptlokalisation ist in den Seitenventrikeln. Das gutartige Plexuspapillom kann trotz langsamen Wachstums beträchtliche Größe erreichen und einen hochgradigen Hydrozephalus verursachen. Nur in ca. 20 % der Fälle liegt ein Plexuskarzinom vor, das destruktiv wächst und auch metastasiert. Supratentorielle Verkalkungen im Röntgenbild eines Kindes unter 2 Jahren sind verdächtig auf einen Plexustumor. Das MRT zeigt einen nodulären, homogen Gadolinium aufnehmenden Tumor.

Therapie und Prognose. Eine komplette Resektion des Plexuspapilloms ist häufig möglich. Die Heilungsraten liegen dann zwischen 80 und 90 %. Trotz hohen Blutungsrisikos liegt die perioperative Mortalität unter 5 %. Die Hälfte der Kinder benötigt einen permanenten Shunt. Kinder mit einem Plexuskarzinom haben nur durch eine totale Resektion eine reelle Heilungschance. Durch eine präoperative Chemotherapie kann die Resektabilität wesentlich verbessert werden. Der Nutzen einer Bestrahlung wurde in einer Meta-Analyse bestätigt.

177.6 Gangliogliome und verwandte Tumoren

Mit einem Anteil von nur ca. 1,5 % der Hirntumoren bei Kindern werden die Gangliogliome sowie die verwandten Tumoren (neuronale und neuronal-gliale Tumoren) unterschätzt, da sie erst nach Einführung der MRT bei Anfallskindern häufiger entdeckt wurden. Das Gangliogliom besteht aus reifen Ganglienzellen und einer neoplastischen astrozytären Komponente, die beim Gangliozytom fehlt. Gangliogliome wachsen meist oberflächlich in den Großhirnhemisphären, bevorzugt im Temporallappen. Im MRT findet sich außer einer Zyste ein solider Tumorknoten, der in der Hälfte der Fälle Gadolinium aufnimmt und in der T2-Sequenz hyperintens ist. Zeichen der Raumforderung fehlen häufig. Im CT finden sich bei 1/3 der Patienten Verkalkungen.

Therapie und Prognose. Nach kompletter Resektion liegt die primäre Heilungsrate bei nahezu 100 %. Eine Anfallsfreiheit wird bei der Hälfte der Patienten erreicht. Durch intraoperative Fokussuche kann der Anteil noch erhöht werden. Nach inkompletter Resektion muß nur vereinzelt mit einem erneuten Wachstum gerechnet werden.

In diese Tumorgruppe gehören auch das *desmoplastische infantile Gangliogliom* und das *desmoplastische Astrozytom*, die in den beiden ersten Lebensjahren auftreten. Nach alleiniger Resektion haben die Kinder eine sehr gute Prognose. Dies gilt auch für den *dysembryoplastischen neuroepithelialen Tumor* des Kortex, der mit einer im MRT sichtbaren kortikalen Dysplasie einhergeht.

177.7 Keimzelltumoren

Die Keimzelltumoren haben unter den intrakranialen Tumoren einen Anteil von 3%. Histopathologisch und biologisch gleichen sie weitgehend den Tumoren außerhalb des ZNS. Sie wachsen überwiegend in der Pinealisregion oder supraselär. Die Germinome und die malignen, nichtgerminomatösen Tumoren können innerhalb und seltener außerhalb des ZNS metastasieren. Die malignen Keimzelltumoren stellen sich in der T1-Sequenz als solide Tumoren dar, die deutlich Gadolinium aufnehmen. Die Tumormarker α-FP und β-HCG sind entscheidend für die Diagnose nichtgerminomatöser Keimzelltumoren.

Therapie und Prognose. Kinder mit reinen Germinomen haben eine Heilungschance von über 90% nach alleiniger Strahlentherapie, die den Tumor und meist auch den Liquorraum umfaßt. Bei Kindern mit malignen Marker sezernierenden Tumoren können mit kompletter Resektion, Bestrahlung und auf Platinderivaten basierender Chemotherapie Überlebensraten von 80% erreicht werden.

177.8 Spinale Tumoren

Die primären Tumoren des Rückenmarks haben einen Anteil von 2–5% unter den ZNS-Tumoren. Astrozytome und Gangliogliome niedriger Malignität sind mit 70–80% am häufigsten, gefolgt von Ependymomen und Tumoren hoher Malignität. Die Tumoren wachsen überwiegend intramedullär und seltener extramedullär, aber intradural. Bei den sekundären extraduralen Tumoren handelt es sich überwiegend um Neuroblastome oder Sarkome. Die primären Tumoren niedriger Malignität gehen häufig vom Thorakalmark aus und erstrecken sich über mehrere Segmente. Die Röntgenaufnahme der Wirbelsäule zeigt häufig einen aufgeweiteten Spinalkanal mit vergrößertem Abstand der Bogenwurzeln und eine Kyphoskoliose. Bei benignen und niedrig malignen Gliomen findet sich im MRT außer einem soliden Tumoranteil häufig auch eine zystische Formation, die mit einer Syringomyelie oder einer Hydromelie verwechselt werden kann.

Therapie und Prognose. Entscheidend ist, daß die Diagnose frühzeitig gestellt und die Operation vor Auftreten irreversibler Schäden durchgeführt wird. Eine komplette Resektion primärer spinaler Tumoren von niedriger Malignität gelang in 50–80% der Fälle auch bei intramedullärer Lokalisation. Die rückfallfreien Überlebensraten lagen nach kompletter Resektion über 70%. Trotz weitgehender Schonung des gesunden Rückenmarks können postoperativ zusätzliche Defizite auftreten. Die Prognose von Kindern mit inoperablen oder malignen Tumoren des Rückenmarks ist schlecht. Da die Strahlentoleranz niedrig ist, sollten keine Bestrahlungsdosen von mehr als 45 Gy appliziert werden. Häufig wird zusätzlich eine intensive Chemotherapie eingesetzt. Nach langstreckiger Laminotomie ist eine kinderorthopädische Nachsorge zur Vermeidung einer Kyphoskoliose notwendig.

Literatur

Albright AL, Packer RJ, Zimmerman R et al. (1993) Magnetic resonance scans should replace biopsies for the diagnosis of diffuse brain stem gliomas. Neurosurgery 33: 1026–1030

Calaminus G, Bamberg M, Baranzelli MC, Benoit Y, Kühl J et al. (1994) Intracranial germ cell tumors. Neuropediatrics 25: 26–32

Campbell JW, Pollack IF (1996) Cerebellar astrocytomas in children. J Neurooncol 28: 223–231

Duffner PK, Horowitz M, Krischer J et al. (1993) Postoperative chemotherapy and delayed radiation in children less than three years of age with malignant brain tumors. N Engl J Med 328: 1725–1731

Duffner PK, Kun LE, Burger CP et al. (1995) Postoperative chemotherapy and delayed radiation in infants and very young children with choroid plexus carcinomas. Pediatr Neurosurg 22: 189–196

Finlay JL, Boyett JM, Yates AJ et al. (1995) Randomized phase III trial in childhood high-grade astrocytoma comparing vincristine, lomustine, and prednisone with the eight-drugs-in 1-day regimen. J Clin Oncol 13: 112–123

Gajjar A, Kühl J et al. (1999) Chemotherapy of medulloblastoma. Childs Nerv Syst 15: 554–62

Garvey M, Packer RJ (1996) An integrated approach to the treatment of chiasmatic-hypothalamic gliomas. J Neurooncol 29: 167–183

Haddad SF, Moore SA, Menezes AH, Gilder JC van (1992) Ganglioglioma. Neurosurgery 31: 171–178

Hoppe-Hirsch E, Brunet L, Laroussinie F et al. (1995) Intellectual outcome in children with malignant tumors of the posterior fossa: influence of the field of irradiation and quality of surgery. Childs Nerv Syst 11: 340–346

Kleihues P, Cavenee WK (eds) (2000) World Health Organization Classification of Tumours of the Nervous System – Pathology and Genetics.JARC Press, Lyon

Kortmann RD, Klingebiel Th, Timmermann B et al. (2000) Aktuelle radioonkologische Strategien bei der Behandlung von malignen Tumoren im Kindesalter. Onkologe 6: 854–867

Needle MN, Goldwein JW, Grass J et al. (1997) Adjuvant chemotherapy for the treatment of intracranial ependymoma of childhood. Cancer 80: 341–347

Scheurlen WG, Schwabe GC, Joos S, Mollenhauer J, Sörensen N, Kühl J (1998) Molecular analysis of childhood PNET defines markers associated with poor outcome. J Clin Oncol 16: 2478–2485

Villani RM, Tomei G, Bello L et al. (1997) Long-term results of treatment for craniopharyngioma in children. Childs Nerv Syst 13: 397–405

178 Physiologische Grundlagen

M. Brandis

Die Aufgabe der Nieren ist die Aufrechterhaltung der Homöostase sowie des Salz-Wasser- und des Säure-Basen-Haushaltes. Intrauterin hat die Urinproduktion wesentlichen Anteil an der Fruchtwassermenge. Bei intrauterin fehlender Urinproduktion kommt es zu sekundären Folgen durch mechanische Kompression des Fetus mit Mißbildungssyndromen. Die glomeruläre Filtrationsrate ist intrauterin einem langsamen Entwicklungsprozeß unterworfen. Bei Frühgeburten ab der 23. Schwangerschaftswoche ist eine ausreichende glomeruläre Filtration vorhanden. Die relative Expansion des Extrazellulärvolumens bei Frühgeborenen führt postnatal innerhalb weniger Tage zu einer erhöhten Ausscheidung von Flüssigkeit und NaCl. Dieser hohe Salzverlust in den ersten Lebenstagen ist nicht Ausdruck einer renal-tubulären Unreife, sondern Folge der Reduktion des Extrazellulärvolumens. Als Ausdruck dieser erhöhten NaCl-Exkretion ist die fraktionelle Natriumausscheidung bei Frühgeborenen deutlich höher als bei Reifgeborenen (1–7% vs. 1%). Die Adaptation des Flüssigkeitshaushaltes führt bei Neugeborenen innerhalb der ersten Lebenstage zu einem physiologischen Gewichtsverlust von bis zu 10% des Geburtsgewichtes. Die Balance zwischen Salz- und Wasserzufuhr und Neigung zur Reduktion des Extrazellulärvolumens ist Voraussetzung für die Konstanz der Natriumkonzentration im Plasma. Infolge einer nicht adäquaten Substitution an Wasser und Salz kann bei Frühgeborenen eine Hyponatriämie entstehen. Die Regulation des Säure-Basen-Haushaltes wird beeinflußt durch einen relativ hohen Bicarbonatverlust durch den proximalen Tubulus bei Frühgeborenen. Dieser ist bevorzugt bedingt durch eine relative Expansion des Extrazellulärvolumens. Die Sekretionsfähigkeit für H-Ionen ist auch bei einer Frühgeborenenniere schon voll vorhanden. Es besteht keine relative Unreife der Frühgeborenenniere bei der Regulation des Säure-Basen-Haushaltes. Intrauterin besteht keine Notwendigkeit, den Harn zu konzentrieren. Nach der Geburt entwickelt sich erst langsam die Fähigkeit, die Urinkonzentration über 350 mosm/kg H_2O anzuheben. Dies ist partiell bedingt durch eine hohe Prostaglandinsekretion, die die Kochsalzresorption hemmt und die Permeabilität für Harnstoff entlang des Tubulus inhibiert. Innerhalb weniger Tage bis Wochen ändert sich dieser Zustand, und die Konzentrierungsfähigkeit steigt bis auf 600–800 mosm/kg H_2O an.

179 Angeborene Fehlbildungen der Nieren und der ableitenden Harnwege

M. Brandis

179.1 Grundlagen der Nierenentwicklung

Die reifen menschlichen Nieren und Harnleiter entwickeln sich aus der Nachniere (Metanephros) durch Verschmelzung des nephrogenen Blastems mit der Ureterknospe. Nach Kontaktaufnahme zwischen Ureterknospe und metanephrogenem Blastem entwickeln sich tubuläre und glomeruläre Strukturen mit Anschluß an Sammelrohre, Nierenkelche und ableitendes Harnleitungssystem. Die Nieren beginnen zu funktionieren in einem Gestationsalter zwischen der 11. und 13. Schwangerschaftswoche. Signifikante Flüssigkeitsmengen als Anteil des Fruchtwassers werden ab der Zeit zwischen der 16. und 18. Schwangerschaftswoche produziert. Die Nephrogenese ist abgeschlossen mit der 35. bis 36. Schwangerschaftswoche.

179.2 Entwicklungsstörungen

Lageanomalien

Eine einfache Ektopie ist eine Verlagerung der Nierenanlage z.B. in das kleine Becken (Beckenniere). In der Regel ist die Funktion nicht beeinträchtigt. Bisweilen besteht eine partielle oder komplette Fehlrotation der Niere, oder es kommen urologische Fehlanlagen des Harnleiters hinzu.

Fusionsanomalien

Es kann zur Verschmelzung von zwei Nierenanlagen kommen: Durch eine Parenchymbrücke in tiefer Beckenlage (Kuchenniere) oder durch eine kleine Verbindung unterhalb der A. mesenterica inferior (Hufeisenniere, die häufigste Fusionsanomalie mit über 90%) sind die unteren Nierenpole miteinander verbunden. Diese funktionell meist nicht wirksamen Fehlbildungen werden zufällig entdeckt. Häufig besteht auch eine Fehlrotation, die die radiologische Darstellung charakteristisch macht.

Unilaterale Nierenagenesie

Die unilaterale Nierenagenesie kommt mit einer Häufigkeit von 1:450–1:1800 Lebendgeborenen vor. Die Ursache ist eine Fehlentwicklung des primitiven Harnleiters und des metanephrogenen Blastems. Die kontralaterale Niere ist kompensatorisch hypertrophiert. Das Fehlen einer Nierenanlage ist meist ein Zufallsbefund, da keine klinischen Symptome auftreten. Dem Kind bzw. der Familie sollte mitgeteilt werden, daß nur eine Niere existiert.

Bilaterale Nierenagenesie

Das Fehlen beider Nieren ist mit dem extrauterinen Leben nicht vereinbar. Intrauterin fällt in der Schwangerschaft eine Oligo- oder Anhydramnie auf. Die Folge ist ein komplette Mißbildung, die *Potter-Sequenz* (Abb. 179.1) Diese ist gekennzeichnet durch weiten Augenabstand, Abflachung und Verbreiterung der Nase, schmale Hände und schmalen, hypoplastischen Thorax. Die Kinder sterben meist kurz nach der Geburt an einer unbehandelbaren Lungenentfaltungsstörung und an Ateminsuffizienz. Diese Fehlbildungssequenz ist nicht spezifisch für die bilaterale Nierenagenesie, sondern kann auch bei verschiedenen bilateralen schweren Nierenfehlbildungen auftreten, die mit einer verminderten Harnproduktion einhergehen. Die Diagnose ist pränatal erkennbar und stellt eine Indikation zum Schwangerschaftsabbruch dar.

Nierenhypoplasie

Bei Nierenhypoplasie ist die Niere insgesamt kleiner mit einer verminderten Anzahl von Glomeruli und Nephronen, die als solche aber normal angelegt sind. Auch die Zahl der Nierenkelche ist vermindert. Liegt eine solche Fehlbildung bilateral vor, besteht eine globale Nierenfunktionseinschränkung mit Wachstumsstörungen und Entwicklungsretardierungen. Schon im frühen Kindesalter oder im Laufe der Jugend kann es zu progredienter Niereninsuffizienz mit Indikation zu Dialyse und Transplantation kommen. Neben der angeborenen Hypoplasie kann es sekundäre Ursachen einer Nierenhypoplasie geben, z.B. als Folge von Refluxnephropathie, atrophischer Pyelonephritis, vaskulären Ischämien oder Nierenvenenthrombosen.

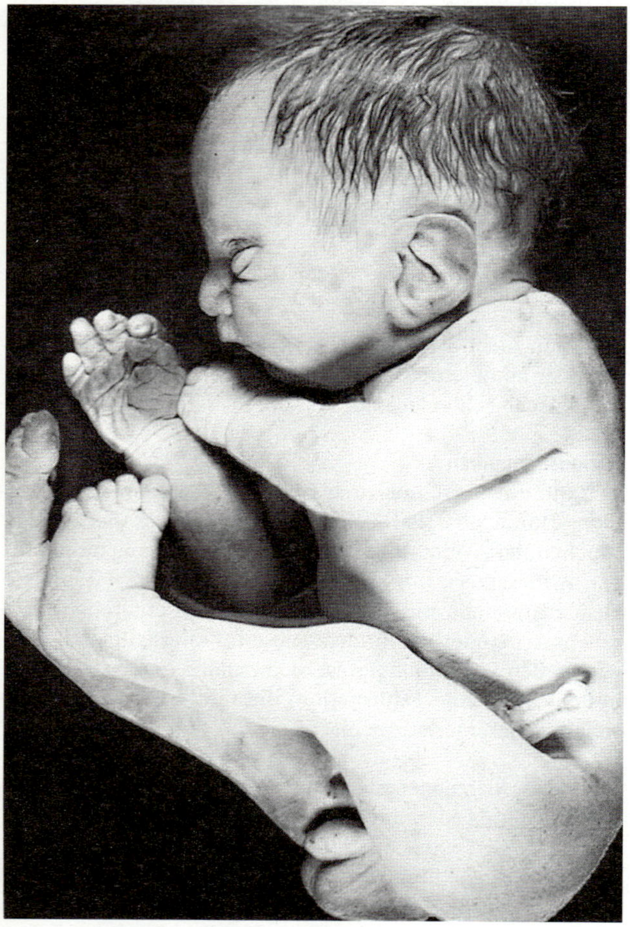

Abb. 179.1. Kind mit Potter-Sequenz bei bilateraler Nierenagenesie; Gesichtsdysmorphie

Pränatal erkennbare Anlagestörungen und Abflußbehinderungen der Nieren und ableitenden Harnwege

Obstruktive Behinderungen des Harnabflusses sind durch die korrespondierende Dilatation des entsprechenden Harnabschnittes sosnographisch auch pränatal erkennbar. Hierzu gehören als häufigste die

- Hydronephrose bei Ureterabgangsstenose
- Megaureter unterschiedlicher Ursachen
- Urethralklappen beim Jungen.

Nach pränatal vermuteter Harnstauung hat sich das in Abb. 179.2 dargestellte Diagnostik-Schema bewährt.

Hydronephrose bei Ureterabgangsstenose

Die Ureterabgangsstenose (ureteropelvine Stenose, UPS) ist die häufigste Ursache der Hydronephrose im Kindesalter und eine der beiden häufigsten Ursachen für eine Nierenvolumenvergrößerung bei Neugeborenen. Die Ursache ist eine innere Fibrose der Verbindung zwischen Nierenbecken und Harnleiter, die zu einer Störung der peristaltischen Harnableitung vom Nierenbecken in den Harnleiter führt. Bisweilen liegt die Ursache in einem aberrierenden Gefäß, das zu einer Abknickung des Harnleiters führt. Die Obstruktion bedingt eine passagere Erhöhung des intrapelvinen Drucks mit Dilatation des Nierenbeckens und der Nierenkelche. Die Hydronephrose ist pränatal erkennbar. Das Ausmaß der Nierenfunktionsstörung kann sehr variabel sein. Postnatal wird die Diagnose durch eine Sonographie erhärtet.

Folgende diagnostische Schritte sind angezeigt: Bei einseitigem Prozeß (Abb. 179.3) ist es zunächst wichtig, das Ausmaß der Stauung und der partiellen Nierenfunktionsveränderung zu erfassen. Hier ist die Funktionsuntersuchung durch Isotopennephrographie (Diuresenephrographie) die Methode der Wahl. Nach Stellung der Verdachtsdiagnose ist in der Regel eine beobachtende Haltung zu empfehlen. Etwa 60 % aller pränatal vermuteten Hydronephrosen oder Nierenbeckenerweiterungen erweisen sich postnatal als funktionell nicht relevant und behindern nicht die funktionelle Weiterentwicklung der Niere.

Bei pränatal vermuteter Nierenbeckenerweiterung oder zystischen Malformationen gilt folgende Richtlinie: Ab der 4. Lebenswoche wird eine Isotopennephrographie durchgeführt. Diese dient der Erfassung der globalen Funktionseinschränkung und eventueller Abflußbehinderungen des Harns. Hierzu dient auch der Seitenvergleich beider Nieren. Bei guter Funktion und Ausscheidungsgeschwindigkeit mit einer Entleerungshalbwertszeit <30 min wird der Befund beobachtet und eine Kontrolle nach 6–12 Wochen geplant. Radiologische Untersuchungen einschließlich einer Miktionszystureterographie sind ggf. anzuschließen. Je nach Befund wird zu diesem Zeitpunkt die Indikation zur Operation

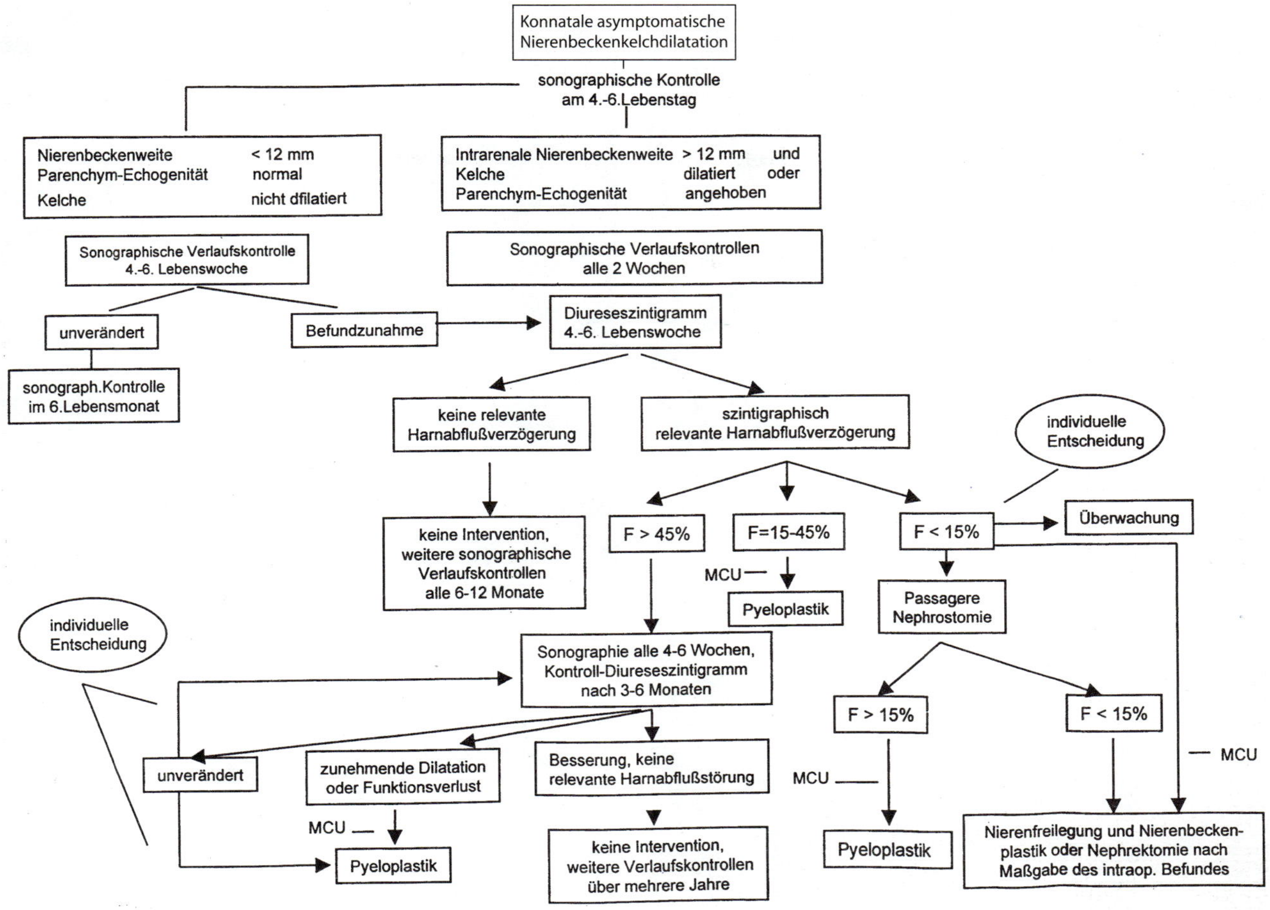

Abb. 179.2. Flußschema zur Diagnose- und Therapieplanung bei obstruktiven Harnwegsfehlbildungen. (Nach Beetz et al. 2001)

der Stenose gestellt oder über mehrere Monate weiter beobachtet. Sonographische Untersuchungen zur Erfassung der Weite des Nierenbeckens sind als Verlaufskontrolle indiziert.

Megaureter

Die Erweiterung des Harnleiters hat verschiedene Ursachen. Man spricht von primärem und sekundärem Megaureter. Bei primären Formen liegt die Ursache in einer Stenose im Bereich der ureterovesikalen Verbindung, bisweilen in Kombination mit einer Hydronephrose. Ein Megaureter kann ein- oder beidseitig auftreten. Eine Ultraschalldiagnose ist pränatal möglich. Häufig wird die Diagnose im Rahmen von Harnwegsinfektionen gestellt. Sekundäre Formen des Megaureters sind Folge eines vesikoureteralen Refluxes (s. unten) oder einer Obstruktion unterhalb der Blase (z.B. Urethralklappen, s. unten). Alle Formen der Megaureteren bedürfen einer genauen funktionellen Diagnostik (Ultraschall, Radiologie und Nuklearmedizin).

Doppelanlagen der Nieren und Harnleiter

Eine Verdopplung des Harnleiters als Ureter duplex mit zwei Mündungen in die Blase oder als Ureter fissus mit einer Mündung mit entsprechend gedoppeltem Nierenbecken („Doppelniere") ist die häufigste allgemeine Fehlbildung im Bereich der ableitenden Harnwege. Sie kommt bei 1:150 Menschen vor. Nach dem Weigert-Meier-Gesetz kreuzen die beiden Harnleiter im Verlauf ihre Wege. Der zum unteren Pol der Niere gehörende Harnleiter mündet proximal vom Harnleiter des oberen Pols. Meist sind diese Fehlbildungen asymptomatisch, häufig kommt es aber zu begleitenden Fehlentwicklungen im Bereich der Harnleiter. Hier kann eine Mündungsstenose zur Ausbildung einer Ureterozele (Abb. 179.4) führen, die Anlaß gibt zur Obstruktion des anderen Harnleiters, der als Megaureter sichtbar wird. Die dystope Mündung einer oder beider Ureteren kann Ursache von unkontrollierter Harnentleerung oder rezidivierenden Harnwegsinfektionen sein. Bei Patienten mit nachweisbaren, wiederholten Harnwegsinfektionen und sonographischem Hinweis auf Doppelanlagen ist in der Regel eine operative Korrektur vorzunehmen. Nicht selten liegt eine Doppelanlage vor, bei der meist der obere Nierenanteil so funktionsschwach ist, daß er sich den ersten sonographischen und radiologischen Funktionsuntersuchungen entziehen kann.

Vesikoureteraler Reflux

Der retrograde Rückfluß von Urin in den Harnleiter wird vesikoureteraler Reflux (VUR) genannt. Die Ursache liegt in einer Fehlanlage des Orificiums als Folge einer Fehlposition der Ureterknospe im Bereich des Wolff-Ganges. Das Ureterenostium ist lateralisiert und nach proximal verlagert. Dadurch wird der submuköse Tunnel verkürzt, und der physiologische Verschluß ist insuffizient. Die Diagnose wird bei Patienten im Rahmen von urologischen Fehlbildungen oder nach Harnwegsinfektionen gestellt. Die Methode der Wahl

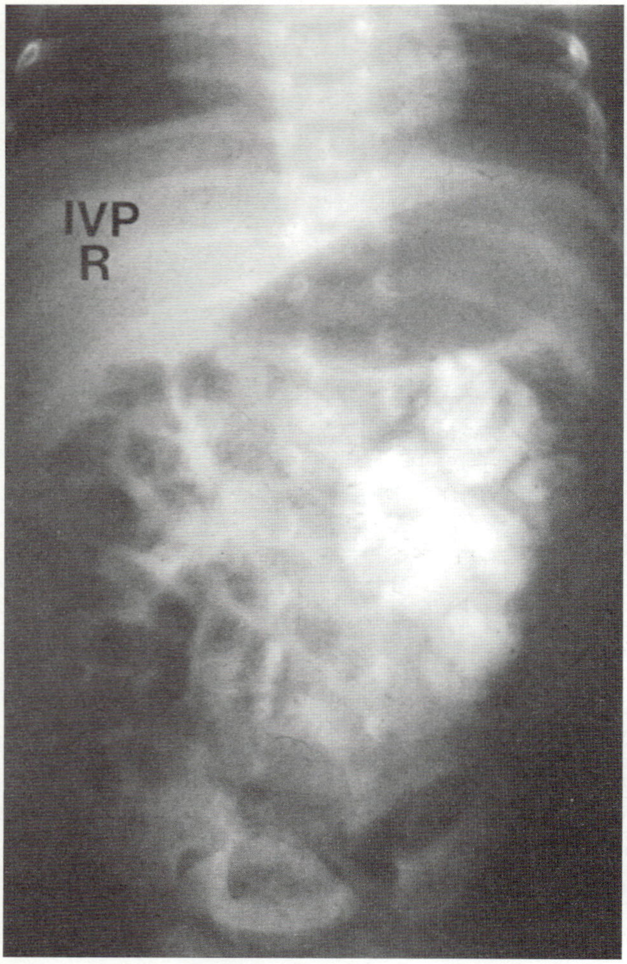

Abb. 179.3. Radiologische Kontrastdarstellung einer Hydronephrose bei ureteropelviner Stenose. (Mit freundlicher Genehmigung von Prof. Dr. M. Langer, Radiologische Universitätsklinik Freiburg)

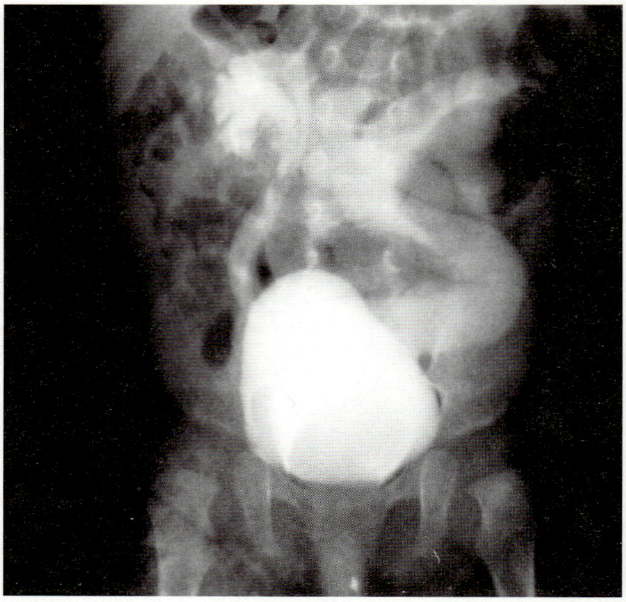

Abb. 179.4. Intravenöses Kontrastpyelogramm bei doppeltem Harnleiter und Ureterozele. (Mit freundlicher Genehmigung von Prof. Dr. M. Langer, Radiologische Universitätsklinik Freiburg)

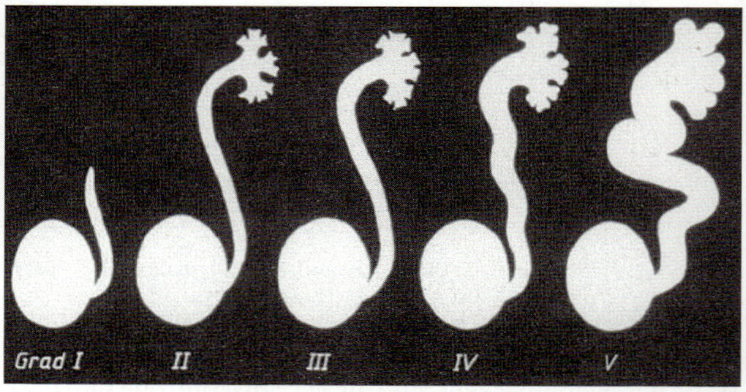

Abb. 179.5. Schematische Darstellung der verschiedenen Stadien des vesikoureteralen Refluxes (VUR)
Internationale Klassifikation
Grad I: VUR nur in den Ureter
Grad II: VUR bis in die Kelche, keine Dilatation, Fornices normal
Grad III: VUR mit leichter oder mäßiger Dilatation und/oder Schlängelung des Ureters und leichter bis mäßiger Nierenbeckendilatation
Grad IV: VUR mit mäßiger Dilatation und/oder Schlängelung des Ureters und mäßige Dilatation des Nierenbeckens und der Kelche
Grad V: VUR mit starker Dilatation und Schlängelung des Ureters sowie starker Dilatation des Nierenbeckens und der Kelche

ist das Miktionszysturethrogramm. Sonographische Methoden sind möglich, aber nicht so zuverlässig. Es sind 5 Schweregrade des VUR definiert (Abb. 179.5). Das Verhältnis zwischen Schweregrad des Refluxes und klinischen Symptomen ist maßgebend für die Indikation therapeutischer Maßnahmen. Bei Kindern mit rezidivierenden Harnwegsinfekten und höhergradigem Reflux ist die Indikation zur chirurgischen Therapie gegeben. Bei Grad I und II kann in der Regel eine beobachtende Haltung eingenommen werden. Bei schwereren Refluxgraden (Grad III–V) besteht die Gefahr einer Nierenparenchymschädigung infolge rezidivierender, schwerer Pyelonephritiden. Die Folgen dieser Infektionen sind Narben und Wachstumsstörungen der Nieren.

Grad I und II bedürfen in der Regel keiner operativen Korrektur. Bei Grad III ist die Indikation abhängig vom Auftreten klinischer Symptome, z.B. rezidivierender Harnwegsinfekte. Eine schonende Therapie ist die submuköse Unterspritzung mit Kollagen. Diese Methode führt in etwa der Hälfte der Fälle zu einem über längere Zeit befriedigenden Ergebnis. Die Erfolgsrate nach Reimplantation des Harnleiters durch chirurgische Methoden beträgt >90%. Als Alternative zur Operation wird eine langfristige Infektprophylaxe durchgeführt. Eine endgültige Aussage über die Methode der Wahl ist auch nach langjährigen Untersuchungen nicht möglich. Bei Grad IV und V ist meist eine operative Korrektur indiziert. Als Ausdruck einer Refluxnephropathie bestehen häufig schon Nierenparenchymveränderungen mit Narben und Nierenrindenabflachungen. Das Wachstum der betroffenen Nieren kann eingschränkt sein. Im Anschluß an die operative Korrektur ist eine Langzeitüberwachung der Patienten in bezug auf Nierenfunktion, Infektanamnese und arteriellen Hypertonus notwendig.

Urethralklappen

Die schwerste Form der Harnwegsobstruktion sind Urethralklappen in der proximalen Harnröhre des Jungen (Abb. 179.6). Je nach Ausmaß der Obstruktion kommt es schon frühembryonal zu erheblicher Aufstauung und ent-

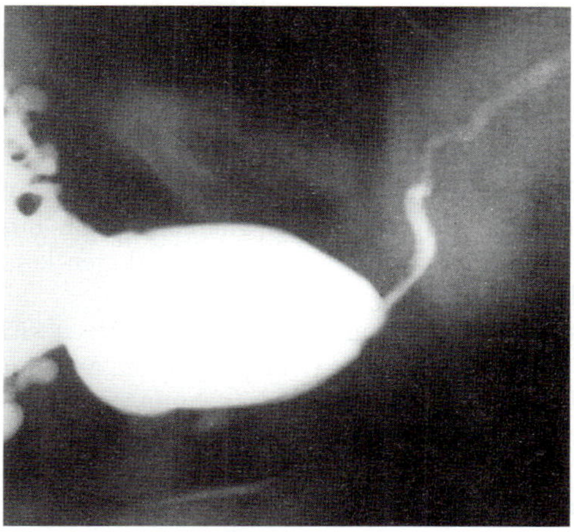

Abb. 179.6. Kontrastdarstellung von Harnröhre und Harnblase bei posterioren Urethralklappen

sprechender Parenchymschädigung beider Nieren. Schon pränatal fallen die mäanderförmig dilatierten Harnleiter und die beidseitige Hydronphrose auf.

Postnatal lassen sich eine stark vergrößerte Blase mit Blasenwandverdickung und Pseudodivertikeln sowie in der Regel bilaterale Megaureteren darstellen. Die Ureteren sind beid- oder einseitig refluxiv, und die Dilatation der Harnwege reicht bis ins Nierenbecken mit unterschiedlichem Ausmaß der Nierenparenchymschädigung bis zu hochgradiger, bilateraler Hydronephrose. Die Obstruktion in der vorderen Harnröhre führt zu einem erhöhten Druck bei der Harnentleerung mit deutlicher Dilatation der proximalen Harnröhre und Kalibersprung im Bereich der Urethralklappen. Diese Harnwegssysteme sind hochgradig infektionsgefährdet. Daher ist die Diagnostik unmittelbar nach der Geburt zu beginnen und ggf. eine therapeutische Harnableitung durchzuführen. Eine suprabubische Harnableitung oder in Ausnahmefällen eine transurethrale Anlage eines Blasenkatheters ist das Mittel der ersten Wahl. Bei noch normaler Nierenfunktion kann die transurethrale Klappenresektion das wesentliche therapeutische Prinzip sein. Gegebenenfalls muß zu einem späteren Zeitpunkt einer oder beide refluxiven Harnleiter operativ korrigiert werden. Häufig besteht schon mit der Diagnose eine erhebliche Nierenfunktionseinschränkung, die innerhalb des Säuglings- und Kleinkindesalters zur terminalen Insuffizienz führt. Das wichtigste Ziel der therapeutischen Betreuung ist die Vermeidung jedes Harnwegsinfektes, da es hierdurch zu weiteren schweren Parenchymschäden kommen kann

Prune-belly-Syndrom

Die Inzidenz dieser Fehlbildung, auch bezeichnet als Bauchdeckenaplasiesyndrom, wird mit 1:30–40 000 männliche Geburten angegeben. Die Muskelaplasie geht einher mit einer nichtobstruktiven Erweiterung der ableitenden Harnwege und beidseitig intraabdominal verlagerten Hoden.

Das Spektrum der Harnwegsfehlbildungen variiert sehr und reicht von nur minimalen Veränderungen bis zum Fehlen der Harnröhre und schweren hypo- und dysplastischen Veränderungen der Nieren und der ableitenden Harnwege. Die Diagnose wird klinisch gestellt. Die Therapie richtet sich nach der Beteiligung der Nieren und der ableitenden Harnwege. Operative Korrekturen müssen im Einzelfall sehr genau überlegt werden. Die Prognose ist wesentlich abhängig vom Ausmaß der Nierenfunktionsstörung. Blasenentleerungsprobleme bleiben meist lebenslang bestehen.

Literatur

Arant B (1991) Vesicoureteric reflux and renal injury. Am J Kidney Dis 17: 491

Bailey RR, Rolleston GL (1997) Vesicoureteric reflux and reflux nephropathy: the Christchurch contribution. N Z Med J 110: 266-269

Beetz R, Bökenkamp A, Brandis M et al. (2001) Diagnostik bei konnatalen Dilatationen der Harnwege. Urologe A 40: 495–509

Caione P, Patricolo M, Lais A, Capitanucci ML, Capozza N, Ferro F (1996) Role of prenatal diagnosis in the treatment of congenital obstructive megaureter. Fetal Diagn Ther 11, 205–209

Docimo SG, Silver RI (1997) Renal ultrasonography in newborns with prenatally detected hydronephrosis: why wait? J Urol 157: 1387–1389

Elder JS (1997) Antenatal hydronephrosis. Fetal and neonatal management. Pediatr Clin North Am 44: 1299–1321

Hawkins EP (1994) Morphologic development of the kidney. In: Oski FA (ed) Principles and practice of paediatrics, 2nd edn. Lippincott, Philadelphia, pp 1752–1753

Reinberg Y, Castano I de, Gonzalez R (1992) Prognosis for patients with prenatally diagnosed posterior urethral valves. J Urol 148: 125–126

Scott JE, Swallow V, Coulthard MG, Lambert HJ, Lee RE (1997) Screening of newborn babies for familial ureteric reflux. Lancet 350: 396–400

Stormann J, Kuwertz-Broking E, Hentschel R et al. (1995) Interdisciplinary management of fetal obstructive uropathy. Z Geburtshilfe Neonatol 199: 257–261

Yu TJ, Chen WF (1997) Surgical management of grades III and IV primary vesicoureteral reflux in children with and without acute pyelonephritis as breakthrough infections: a comparative analysis. J Urol 157: 1404–1406

180 Zystische Nierenkrankheiten

F. Hildebrandt

Die im Kindesalter vorkommenden zystischen Nierenkrankheiten sind in der folgenden Übersicht aufgelistet.

Zystische Nierenkrankheiten im Kindesalter

- Autosomal-rezessiv
  - Autosomal-rezessive polyzystische Nierenkrankheit (ARPKD) [263200][1]
  - Nephronophthise (NPH1, NPH2 und NPH3) [256100, 602088 und 604387]

Zystische Nierenkrankheiten im Kindesalter

- Autosomal-rezessiv
  - Autosomal-rezessive polyzystische Nierenkrankheit (ARPKD) [263200][1]
  - Nephronophthise (NPH1, NPH2 und NPH3) [256100, 602088 und 604387]
- Autosomal-dominant
  - Autosomal-dominante polyzystische Nierenkrankheit (ADPKD1 und 2) [601313 und 173910]
  - Autosomal-dominante medulläre Zystenniere (ADMCKD1 und ADMCKD2) [174000 und 603860]
  - Tuberöse Sklerose Typ 2 (TSC2) [191092]

- Multizystische Nierendysplasie
- Zystennieren bei genetischen Syndromen
  - Meckel-Gruber-Syndrom [249000]
  - Jeune-Syndrom [208500]
  - Laurence-Moon-Bardet-Biedl-Syndrom [209901]
- Nierentumoren
  - Wilms-Tumor [194070]
  - Von-Hippel-Lindau-Syndrom [193300]
- Sonstige
  - Glomerulozystische Nierenkrankheit [137920]
  - Markschwammniere
  - Oligomeganephronie

[1] Die Ziffern in eckigen Klammern sind die Nummern der OMIM-Datenbank. Aktuelle Informationen zur molekularen Genetik dieser Krankheiten können unter der entsprechenden OMIM-Nummer eingesehen werden: (http://www.ncbi.nlm.nih.gov/omim/).

Autosomal-rezessive polyzystische Nierenkrankheit

Definition und Epidemiologie. Die autosomal-rezessive polyzystische Nierenkrankheit (ARPKD) führt entweder bereits intrauterin oder beim Neugeborenen, Kleinkind oder Adoleszenten zum terminalen Nierenversagen. Beide Nieren sind stark vergrößert, bedingt durch eine zystische Umbildung der Sammelrohre. Arterielle Hypertension und Harnwegsinfektionenen sind häufig. Die Krankheit ist in jedem Fall mit einer unterschiedlich ausgeprägten kongenitalen Leberfibrose assoziiert. Je nach Ausprägung der renalen Veränderungen setzt das chronische Nierenversagen in unterschiedlichen Altersgruppen ein. Die Häufigkeit der ARPKD wird auf 1:6000–1:40 000 Lebendgeborene geschätzt.

Ätiologie und Pathogenese. Für die ARPKD sind Defekte in einem rezessiven Gen (*PKHD1*) verantwortlich, das auf Chromosom 6p21–p12 lokalisiert ist. Die Krankheit wird als entwicklungsgenetischer Defekt in der Organogenese von Niere und Leber aufgefaßt. Er betrifft das sich teilende Tubulussystem in der Niere und das Gallengangsystem der Leber. Die terminalen Verzweigungen der renalen Sammelrohre sind dabei tubulär und weiter proximale Anteile sackartig erweitert. Es konnte gezeigt werden, daß eine Fehllokalisation des Rezeptors für „epidermal growth factor“ (EGF) auf der apikalen Seite der Sammelrohrzellen bei Tiermodellen der ARPKD nachzuweisen ist. In einem transgenen Mausmodell mit verminderter EGF-Rezeptorfunktion wurde eine Hemmung der Zystenentwicklung erzielt. Hieraus könnten sich in der Zukunft therapeutische Konsequenzen für ARPKD ergeben.

Makropathologische Anatomie und Histologie. Beide Nieren sind durch die zystischen Veränderungen (Potter-Typ I) in der Regel stark vergrößert. Die morphologischen Veränderungen entsprechen einer Transformation der Sammelrohre in fusiforme Zysten (Abb. 180.1). Es sind 10–90% der Sammelrohre betroffen, in Abhängigkeit von der Schwere und damit dem Beginn der Krankheit.

In der Leberhistologie findet sich eine generalisierte portale und interlobuläre Fibrose mit Gallenganghyperplasie und -ektasie.

Bildgebende Verfahren. Die Nierensonographie zeigt beidseitig stark vergrößerte, hyperechogene Nieren mit einem sog. Pfeffer-und-Salz-Muster ohne Aufweitung des Nierenbeckenkelchsystems (Abb. 180.2). In der Lebersonographie findet sich eine Hyperechogenität. In beiden Organen können später einzelne Zysten zur Darstellung kommen.

In einer Spätaufnahme der i.v.-Pyelographie erscheint die Ektasie der Sammelrohre als radiärer Kontrastmittelfächer. Bei eingeschränkter Nierenfunktion birgt diese Untersuchung jedoch das Risiko eines akuten kontrastmittelinduzierten Nierenversagens.

Als alternative Untersuchungstechnik bietet sich neuerdings die Magnetresonanztomographie an. Auch hier findet sich das zentrifugale, radiäre Streifenmuster der erweiterten Sammelrohre bei vergrößerten Nieren (Abb. 180.3).

Klinische Symptome

Niere. Bei der schweren perinatalen Form der Krankheit kann bereits in der zweiten Hälfte der Schwangerschaft ein stark beschleunigtes Nierenwachstum sonographisch nachgewiesen werden. Nierenwachstumsgeschwindigkeit, Nierengröße bezogen auf das Reifealter und Echogenität sind erhöht. Bei der schweren Frühform kann das durch die intrauterine Niereninsuffizienz bedingte Oligohydramnion zur sog. Potter-Sequenz führen, mit typischer Fazies (abgeplattete Nase, tiefsitzende Ohren, Retrogenie), Lungenhypo-

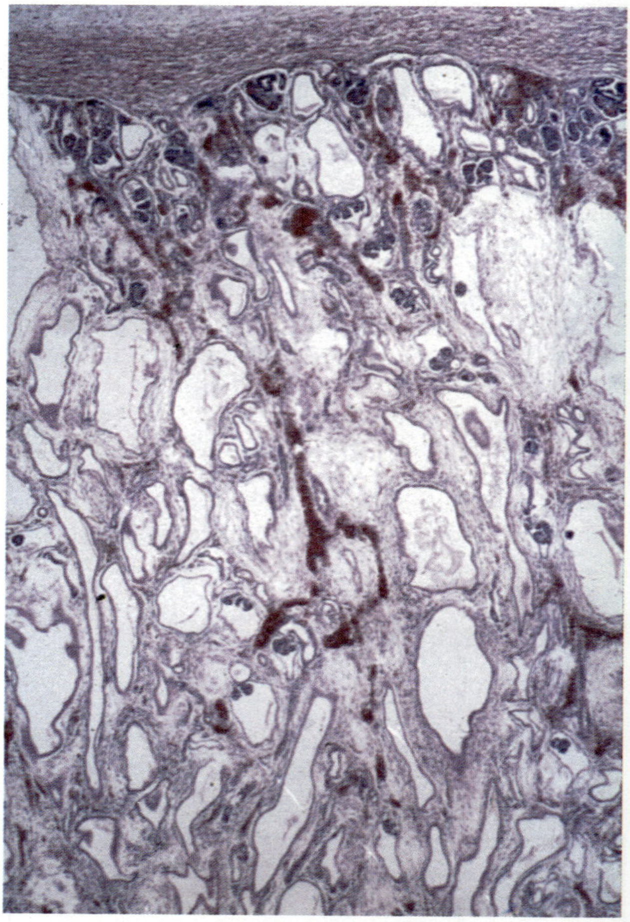

Abb. 180.1. Fusiforme und sakkuläre Erweiterung der Sammelrohre bei autosomal-rezessiver polyzystischer Nierenkrankheit. Die Zysten sind mit einem einschichtigen kubischen Epithel ausgekleidet. Weitere Nephronanteile sind überwiegend unverändert. (Aus Zerres 1992)

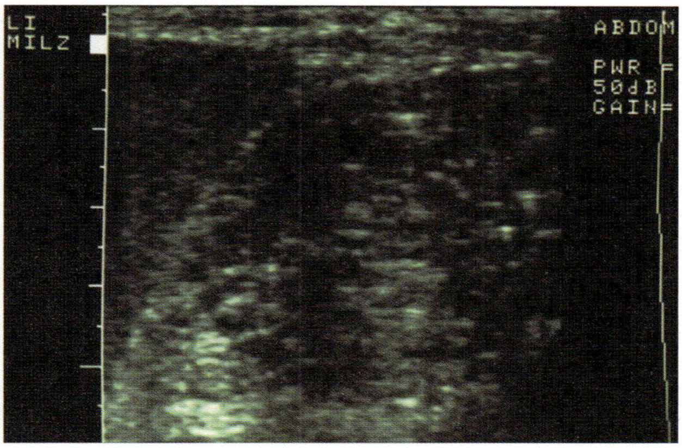

Abb. 180.2. Die Nierensonographie zeigt das typische „Pfeffer- und Salz-Muster" des Nierenparenchyms bei einem 2jährigen Jungen mit ARPKD. (Mit freundlicher Genehmigung von Dr. N. Gordjani, Freiburg)

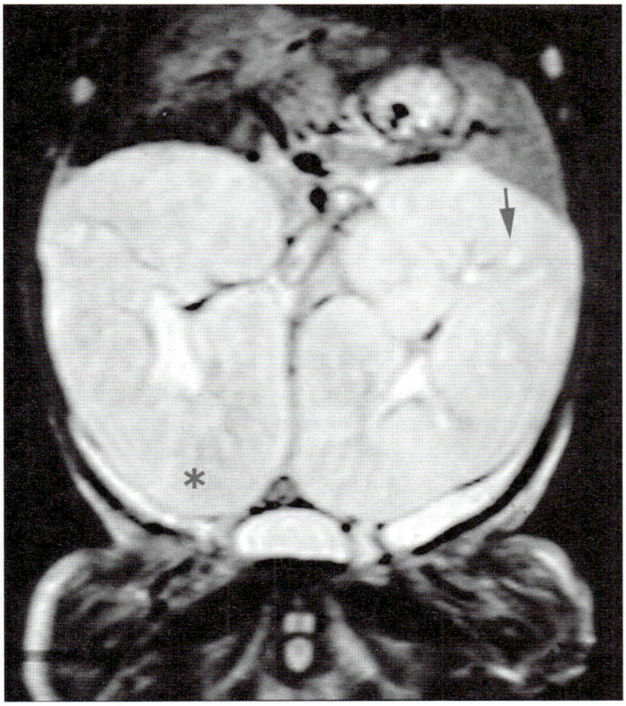

Abb. 180.3. MRT bei einem Neugeborenen mit ARPKD. Innerhalb der vergrößerten Nieren stellt sich die fusiforme Erweiterung der Sammelrohre als radiäres Muster dar (*). Einige rundliche Zysten sind ebenfalls erkennbar (↓) (Aus Kern et al. 2000)

plasie und sich entwickelndem Pneumothorax. Die Schwere der Lungenhypoplasie entscheidet beim Neugeborenen über die Prognose. Bei den weniger schwer verlaufenden Formen führen (in abnehmender Häufigkeit) die folgenden Befunde zur Diagnose: eine tastbare Resistenz im Nierenlager, arterielle Hypertension, Harnwegsinfektionen, positive Anamnese bei einem Geschwister oder durch präpartale Diagnostik, Leberbeteiligung und Wachstumsverzögerung. Bei einer großen Untersuchung zum klinischen Verlauf der ARPKD an 115 Kindern war der Krankheitsbeginn wie folgt auf die verschiedenen Lebensalter verteilt: pränatal (> 11 %), neonatal (41 %), infantil (23 %) und juvenil (25 %). Die Nierenfunktion war bei etwa 70 % der Säuglinge und Kinder beeinträchtigt, mit einem Beginn im Alter von 0,6 Jahren (Median). Eine Wachstumsretardierung lag bei 25 % und eine Leberbeteiligung bei 50 % der Kinder vor.

Extrarenale Manifestationen. Die ARPKD ist in allen Fällen mit einer kongenitalen Leberfibrose assoziiert. Diese kann mit zunehmendem Alter zu einer portalen Hypertension führen, während die Leberzellfunktion in der Regel erhalten bleibt. Es entwickelt sich eine zystische Dilatation der intrahepatischen Gallenwege (Caroli-Krankheit). Die immer – wenn auch in unterschiedlicher Ausprägung – vorhandene Leberfibrose wird bei der infantilen Verlaufsform durch die schwere renale Beeinträchtigung überdeckt. Andererseits liegt bei Kindern mit scheinbar ausschließlicher kongenitaler Leberfibrose mit einem sehr milden Verlauf der Nierenbeteiligung das andere Extrem des Spektrums der ARPKD vor. Intrazerebrale Aneurysmen und Zysten in Pankreas und Milz sind so selten, daß sie zu differentialdiagnostischen Überlegungen Anlaß geben sollten. Oft entwickelt sich eine Divertikulose des Kolons.

Diagnose und Differentialdiagnose. Die Verdachtsdiagnose einer ARPKD wird auf der Basis der Zusammenschau der klinischen Befunde, der bildgebenden Verfahren an Nieren und Leber und der molekulargenetischen Diagnostik gestellt. Zur Abgrenzung gegen die Frühform der autosomal-dominanten polyzystischen Nierenkrankheit (ADPKD) ist ein unauffälliger Befund in der Nierensonographie bei beiden Eltern unerläßlich. Die Diagnose wird gesichert durch eine Nieren- oder Leberbiopsie. Insbesondere durch den Nachweis einer Leberfibrose bei für ARPKD dringend verdächtiger Klinik und Bildgebung ist es möglich, die Diagnose einer ARPKD zu bestätigen.

Bei der Differentialdiagnose der ARPKD müssen andere zystische Nierenkrankheiten des Neugeborenenalters in Betracht gezogen werden.

Die autosomal-dominante polyzystische Nierenkrankheit (ADPKD) kann im Neugeborenenalter auftreten, wenn große Deletionen das PKD1-Gen und das benachbarte Gen für tuberöse Sklerose Typ 2 (TSC2) betreffen.

Die multizystische Nierendysplasie (Potter-Typ II) unterscheidet sich von der ARPKD durch kleine, formveränderte Nieren und tritt oft in Assoziation mit Fehlbildungen der ableitenden Harnwege auf.

Der Verdacht einer bilateralen Nierenventhrombose kann durch Dopplersonographie erhärtet werden.

Das Laurence-Moon-Bardet-Biedl-Syndrom ist durch die Assoziation zystischer Nierenveränderungen mit Retinitis pigmentosa, Polydaktylie, Adipositas, mentaler Retardierung und Hypogonadismus abzugrenzen.

Das Meckel-Gruber-Syndrom zeigt eine ausgedehnte extrarenale Beteiligung mit okzipitaler Enzephalozele, Nierendys- und agenesie, Lippen-Kiefer-Gaumen-Spalte und Augenanomalien.

Der bilaterale Wilms-Tumor wird durch sein irreguläres Parenchymmuster in der Bildgebung abgegrenzt.

Auch an ein Jeune-Syndrom (asphyxierende Thoraxdysplasie) muß differentialdiagnostisch gedacht werden.

Komplikationen. Durch das chronische Nierenversagen entstehen die Komplikationen Anämie, Wachstumsretardierung und renale Osteodystrophie. Die ARPKD geht einher mit einer Hämaturie, dem Risiko einer Zysteninfektion und der Obstruktion der ableitenden Harnwege durch Zysten und Nephrolithiasis (ca. 15 %). Eine arterielle Hypertension ist häufig. Zu den extrarenalen Komplikationen zählt die Ösophagusvarizenblutung bei portaler Hypertension. Es kann sich eine Cholangitis entwickeln, die nach Keimnachweis mittels ERCP einer gezielten antibiotischen Therapie bedarf. Ein Hypersplenismus kann vorliegen. Fertilität und Schwangerschaft können beeinträchtigt bzw. gefährdet sein.

Therapie. Bei schwerem neonatalem Verlauf stehen zu Beginn die pulmonalen Komplikationen im Zentrum der therapeutischen Maßnahmen. Wenn das Neu- oder Frühgeborene die kritische 1. Woche überlebt, tritt das Management der Niereninsuffizienz und der arteriellen Hypertension in den Vordergrund. In der präterminalen Phase des chronischen Nierenversagens müssen Anämie, Acidose, Wachstumsretardierung und renale Osteodystrophie adäquat behandelt werden (s. Kap. 191). Die Behandlung der Frühform der ARPKD verlangt eine intensive Aufklärung der Eltern und eine enge Zusammenarbeit zwischen Ärzten, Eltern, Pflegepersonal, ggf. Dialysepersonal und Diätassistentin, meist unter stationären Bedingungen. Der junge Säugling ist in der Phase des frühen chronischen Nierenversagens von einer Vielzahl von Komplikationen bedroht. Bei terminaler Niereninsuffizienz wird die Behandlung innerhalb eines entsprechenden Dialyse- und Transplantationsprogramms notwendig. Es ist in dieser Phase äußerst wichtig, durch eine adäquate kalorienreiche, phosphatarme Ernährung ein ausreichendes Wachstum und damit die Voraussetzung für eine baldige Nierentransplantation zu gewährleisten. Die arterielle Hypertension und die Harnwegsinfektionen bedürfen einer konsequenten Therapie. Bei einigen Kindern ist eine kombinierte Nieren- und Lebertransplantation indiziert. Die portale Hypertension wird in Zusammenarbeit mit einem pädiatrisch-gastroenterologischen Team überwacht bzw. behandelt.

Prophylaxe, genetische Beratung und molekulare Genetik. Für Geschwister von ARPKD-Patienten besteht *a priori* ein Risiko von 25 %, ebenfalls betroffen zu sein. Bei der präpartalen Diagnostik kommt der Sonographie eine wichtige Rolle zu (s. oben). Das Vorliegen eines Oligohydramnions sollte an die Diagnose einer ARPKD denken lassen. Solange das verantwortliche Gen nicht identifiziert ist, steht zur präpartalen Diagnostik nur die indirekte molekulargenetische Diagnostik durch Haplotypenanalyse zur Verfügung. Bei der Haplotypenanalyse wird die Vererbung der elterlichen Chromosomen in der ARPKD-Region (d.h. die Haplotypen dieser Region) bei einem bereits betroffenen Kind der Familie mit der Vererbung der entsprechenden Haplotypen beim Fetus verglichen. Die molekulargenetische Diagnostik sollte nur nach eingehender Beratung durch ein humangenetisches Institut erfolgen. Eine direkte molekulargenetische Diagnostik durch Mutationsnachweis wird erst nach Identifizierung des verantwortlichen Gens zur Verfügung stehen.

Verlauf und Prognose. Direkt postpartal wird die Prognose überwiegend von den pulmonalen Komplikationen bestimmt. Danach hängt der Verlauf von der Schwere des Nierenversagens ab. Die Progression in das terminale Nierenversagen vollzieht sich bei Jungen etwas langsamer als bei Mädchen. Geschwister zeigen oft einen sehr ähnlichen Verlauf. Bei Patienten, die das Neugeborenenalter überleben, beträgt die Überlebensrate mit 1 Jahr 94 % bzw. 82 % für Jungen bzw. Mädchen. Im Alter von 20 Jahren besteht eine Überlebensrate von 94 % für Jungen und 74 % für Mädchen. Die unterschiedliche Prognose für beide Geschlechter ist bisher unerklärt. Eine Rekurrenz im Nierentransplantat ist für ARPKD nicht bekannt.

Literatur

Blyth H, Ockenden BG (1971) Polycystic disease of kidneys and liver presenting in childhood. J Med Genet 8: 257
Brook-Carter PT, Peral B, Ward CJ et al. (1994) Deletion of the TSC2 and PKD1 genes associated with severe infantile polycystic kidney disease – a contigous gene syndrome. Nat Genet 8: 328–332
Green JS, Parfrey PS, Harnett JD et al. (1989) The cardinal manifestations of Bardet-Biedl syndrome, a form of Laurence-Moon-Biedl syndrome. N Engl J Med 321: 1002–1009
Kern S, Zimmerhackl LB, Hildebrandt F, Ermisch-Omran B, Uhl M (2000) Appearance of autosomal recessive polycystic kidney disease in magnetic resonance imaging and RARE-MR-urography. Pediatr Radiol 30: 156–160
Potter EL (1965) Bilateral absence of ureters and kidneys: a report of 50 cases. Obstet Gynecol 25: 3
Sampson JR, Maheshwar MM, Aspinwall R et al. (1997) Renal cystic disease in tuberous sclerosis: role of the polycystic kidney disease 1 gene. Am J Hum Genet 61: 843–851
Zerres K (1992) Autosomal recessive polycystic kidney disease. Clin Invest 70: 794–801
Zerres K, Rudnik-Schöneborn S, Steinkamm C, Becker J, Mücher G (1998) Autosomal recessive polycystic kidney disease. J Mol Med 76: 303–309

Autosomal-dominante polyzystische Nierenkrankheit

Definition und Epidemiologie. Die autosomal-dominante polyzystische Nierenkrankheit vom adulten Typ (ADPKD) ist mit einer Prävalenz von ca. 1 : 1000 die häufigste autosomal erbliche Krankheit. Bei der häufigsten Form (ADPKD1) beginnt das terminale Nierenversagen zwischen dem 50. und 60. Lebensjahr. Bei Vorliegen großer Deletionen im Bereich des PKD1-Gens kann die ADPKD jedoch bereits im Neugeborenenalter beginnen.

Ätiologie und Pathogenese. Bei ADPKD1 liegen in der Keimbahn autosomal-dominant segregierende Funktionsverlustmutationen im Gen für Polycystin 1 vor. Im Sinne der „Second-hit-Hypothese“ kommt im Laufe des Lebens in einzelnen Nierenzellen eine somatische Mutation im zweiten Allel des PKD1-Gens hinzu, so daß sich aus dem entsprechenden Zellklon eine Nierenzyste entwickelt. Die Verhältnisse sind analog bei ADPKD2, bei der das terminale Nierenversagen etwa 10 Lebensjahre später eintritt. Die Genprodukte für ADPKD1 und ADPKD2, Polycystin 1 und Polycystin 2, binden aneinander und spielen eine Rolle bei der Interaktion zwischen Zelle und Zellmatrix. Die Gene für ADPKD1 und für tuberöse Sklerose Typ 2 (TSC2) liegen auf Chromosom 16p13.3 in unmittelbarer Nachbarschaft. Bei Vorliegen großer Deletionen, die das PKD1-Gen und das benachbarte TSC2-Gen betreffen, kann die ADPKD im Neugeborenenalter beginnen.

Makropathologische Anatomie und Histologie. Bei ADPKD finden sich in beiden Nieren Zysten, die ohne Rücksicht auf anatomische Grenzen über das gesamte Organ verteilt sind. Zysten finden sich außerdem in der Leber und selten in Pankreas, Ovar und Lunge. Im Gegensatz zur ARPKD entwickelt sich bei der ADPKD keine Leberfibrose.

Bildgebende Verfahren. Bei der Nierensonographie gelten mehr als 3 intrarenale Zysten als verdächtig auf eine polyzystische Nierenkrankheit. Ist ein Elternteil betroffen, kann bereits eine einzelne Zyste den Verdacht auf die Krankheit lenken. Da Zysten relativ früh im Krankheitsverlauf darzustellen sind, ist es immer sinnvoll, sonographisch bei den Eltern nach Nierenzysten zu suchen. Da dieses Vorgehen jedoch einer präsymptomatischen Diagnostik entsprechen kann, sollte zuvor eine eingehende Aufklärung erfolgen, evtl. in Zusammenarbeit mit einem humangenetischen Zentrum. Zusätzlich muß nach Zysten in Leber und Pankreas gesucht werden. Die MRT sowie die CT sind ebenfalls sehr geeignete Verfahren zum Nachweis von Zysten in Niere, Leber oder Pankreas.

Klinische Symptome. Der infantilen Form der ADPKD liegen große Deletionen zugrunde, die im Sinne eines „Contiguous-gene-deletion-Syndroms" das PKD1-Gen und das benachbarte TSC2-Gen betreffen. Bei 27 nicht verwandten Patienten mit TSC und Nierenzysten lag in 22 Fällen eine solche erweiterte Deletion vor. Bei den meisten dieser Patienten finden sich bereits im Neugeborenenalter schwere zystische Veränderungen beider Nieren. Hieraus kann geschlossen werden, daß bei Vorliegen ausgeprägter zystischer Veränderungen an den Nieren bei Patienten mit TSC zusätzliche Veränderungen im benachbarten PKD1-Gen bestehen. Die ADPKD kann mit Hämaturie, arterieller Hypertension sowie intraabdomineller Raumforderung einhergehen.

Diagnose und Differentialdiagnose. Die Diagnose einer ADPKD kann in der Regel aus den Befunden der bildgebenden Verfahren gestellt werden, in der Zusammenschau mit der Segregation der Krankheit im Stammbaum, die mit einer autosomal-dominanten Vererbung vereinbar ist. Eine Nierenbiopsie ist dann zur Diagnosestellung nicht erforderlich.

Bei der Frühform der ADPKD des Neugeborenen oder des Säuglings kommen differentialdiagnostisch die ARPKD und die im Kapitel über ARPKD angesprochenen Differentialdiagnosen in Betracht.

Beim älteren Kind muß auch an die folgenden Differentialdiagnosen gedacht werden: Die tuberöse Sklerose, eine autosomal-dominant erbliche Phakomatose mit inkompletter Penetranz, zeigt Hamartome an Haut (70%), Gehirn (75%), Herz (50%), Lunge und Niere (80%). An der Haut finden sich typischerweise ein Adenoma sebaceum im Mittelgesicht, Depigmentierungsherde („white spots") am gesamten Integument sowie periunguale fleischfarbene Koenen-Tumoren (60%). Die Veränderungen in der Hirnrinde können im Säuglingsalter zu Blitz-Nick-Salaam-Krämpfen und später zu fokalen Krampfanfällen mit intrazerebralen Verkalkungen führen. Der Schweregrad der geistigen Retardierung ist sehr variabel (s. Kap. 195, „Tuberöse Sklerose").

Eine weitere wichtige Differentialdiagnose zur ADPKD stellt das Von-Hippel-Lindau-Syndrom (VHL) dar. Die Krankheit ist autosomal-dominant erblich. Die Niere weist zystische Veränderungen auf, und es kommt häufig zur Entwicklung eines Hypernephroms. Außerdem finden sich vaskuläre Hamartome an Retina, Gehirn und Pankreas.

Komplikationen. Typische Komplikationen der ADPKD sind eine Hämaturie durch Ruptur einer Zyste mit Anschluß an das Nierenbeckenkelchsystem oder die Entwicklung eines Harnstaus. Infizierte Zysten können wegen fehlender Bakteriurie für einige Zeit unerkannt bleiben. Proximale Zysten werden mit wasserlöslichen Antibiotika wie Cephalosporinen behandelt, distale Zysten mit fettlöslichen Antibiotika wie z.B. Clindamycin. Eine arterielle Hypertension entwikkeln 50% der Patienten. Intrazerebrale Aneurysmen finden sich bei 10–36% der ADPKD-Patienten, eine Divertikulose bei bis zu 80% und eine Nephrolithiasis bei etwa 15%. Diffus verteilte Leberzysten werden bei 20–50% der Patienten mit ADPKD beschrieben.

Therapie. Die Therapie der ADPKD ist symptomatisch und präventiv. Besonders wichtig ist eine gute Blutdruckeinstellung, um eine Beschleunigung der Entwicklung der terminalen Niereninsuffizienz durch Nephrosklerose zu verhindern. Infektionen von Nierenzysten und Nephrolithiasis sind bei Kindern mit ADPKD selten.

Prophylaxe. Bevor ein Screening durch Ultraschall oder Genanalyse bei einem potentiell betroffenen Familienangehörigen vorgenommen wird, sollte eine eingehende genetische Beratung erfolgen, mit der klaren Option für den Patienten, auf ein solches Screening ggf. auch zu verzichten, falls er befürchtet, durch die Feststellung des Betroffenenstatus in einem symptomfreien Alter psychosoziale oder berufliche Nachteile zu erleiden. Bei Kindern, deren Vater oder Mutter Träger der Erwachsenenform der ADPKD ist, sollte bis zur Durchführung dieser Untersuchung evtl. das einwilligungsfähige Alter abgewartet werden.

Literatur

Brook-Carter PT, Peral B, Ward CJ et al. (1994) Deletion of the TSC2 and PKD1 genes associated with severe infantile polycystic kidney disease – a contigous gene syndrome. Nat Genet 8: 328–332

Mc Donald RA, Watkins LS, Avner ED (1999) Polycystic kidney disease. In: Barratt TM, Avner ED, Harmon WE (eds) Pediatric nephrology, 4th edn. Lippincott, Williams & Witkins, Baltimore, pp 459–474

Sampson JR, Maheshwar MM, Aspinwall R et al. (1997) Renal cystic disease in tuberous sclerosis: role of the polycystic kidney disease 1 gene. Am J Hum Genet 61: 843–851

Nephronophthise

Definition und Epidemiologie. Die juvenile Nephronophthise (NPH) ist eine autosomal-rezessiv erbliche zystische Nierenkrankheit, die zum terminalen Nierenversagen im Alter von etwa 13 Jahren führt. Histologisch ist sie durch Desintegration der tubulären Basalmembranen, tubulointerstitielle Infiltrationen und Zystenentwicklung an der Rinde-Mark-Grenze der Nieren gekennzeichnet. Wichtige Frühsymptome sind Polyurie, Polydipsie und Anämie. Trotz ihrer Seltenheit (Prävalenz >0,1:100000) stellt die NPH die häufigste genetisch bedingte Ursache für chronisches Nierenversagen bei Kindern dar, mit einem Anteil von etwa 15% an den pädiatrischen Nierentransplantationen. Unterschiedliche Krankheitsbilder, die mit einer sehr ähnlichen Histologie einhergehen, werden unter dem Begriff „Nephronophthisekomplex“ zusammengefaßt (Tabelle 180.1). Unter den rezessiven Formen werden von der weitaus häufigsten *juvenilen Nephronophthise Typ 1* (NPH1) eine *infantile Nephronophthise Typ 2* (NPH2) und eine *adoleszente Nephronophthise Typ 3* (NPH3) abgegrenzt. Die juvenile NPH kann in Kombination mit okulomotorischer Apraxie (Cogan-Syndrom), Retinitis pigmentosa (Senior-Løken-Syndrom), mit Zapfenepiphysen (Mainzer-Saldino-Syndrom) und mit einer Ataxie durch Aplasie der Kleinhirnvermis auftreten (Joubert-Syndrom-Typ B) (s. Tabelle 180.1). Eine histologisch identische autosomal-dominante Form wird als medulläre Zystenniere („medullary cystic kidney disease“, ADMCKD) bezeichnet, sie unterscheidet sich jedoch von der NPH durch das spätere Auftreten des terminalen Nierenversagens im Alter von ca. 28,5 Jahren. Die ADMCKD kann mit Hyperurikämie und Gicht einhergehen. Molekulargenetisch werden 2 Formen der Krankheit unterschieden: Das Gen für ADMCKD1 kartiert auf Chromosom 1q21 (s. Tabelle 180.1). Das Gen für ADMCKD2 kartiert auf Chromosom 16p12. Es existiert mindestens ein weiteres Gen für ADMCKD.

Pathologie und Histologie. Makropathologisch finden sich im Spätstadium der NPH bzw. der ADMCKD an der Rinde- Mark-Grenze beider Nieren Zysten von 1 bis ca. 15 mm Durchmesser (**Abb. 180.4**). In den meisten Fällen zeigen die Nieren keine Größenveränderung. Andere Organe sind von zystischen Veränderungen ausgenommen. Lichtmikroskopisch findet man in den frühen Stadien der NPH die charakteristischen Zeichen einer stark verdickten tubulären Basalmembran sowie einer lymphohistiozytären peritubulären Infiltration, die später in eine diffuse sklerosierende tubulointerstitielle Nephropathie übergeht. Überwiegend am kortikomedullären Übergang der Nieren zeigen sich atrophische und zystisch erweiterte Tubuli. Die Zysten gehen am häufigsten vom distalen Konvolut und den Sammelrohren aus. Die Glomeruli sind bis auf eine leichte periglomeruläre Fibrose unauffällig. Die beschriebenen histologischen Veränderungen lassen keine Unterscheidung zwischen NPH und ADMCKD zu. Sie sind charakteristisch, jedoch nicht pathognomonisch für die Krankheiten.

Pathogenese. Die Pathogenese der histologischen Veränderungen und der Zystenentstehung bei Krankheiten des Nephronophthisekomplexes ist unklar. Erste Hinweise auf mögliche Mechanismen ergeben sich aus der Identifikation des Gens (*NPHP1*) für NPH1. Sein Genprodukt, Nephrocystin, codiert für eine sog. SH3-Domäne und könnte somit eine Rolle spielen bei der Signaltransduktion fokaler Adhäsionen, den Kontaktstellen zwischen Tubuluszelle und tubulärer Basalmembran. Die für NPH charakteristischen Veränderungen an der tubulären Basalmembran und die als verändert beschriebene Expression von Integrinen durch Tubuluszellen deuten ebenfalls auf eine gestörte Zell-Matrix-Interaktion zwischen Tubuluszelle und tubulärer Basalmembran hin.

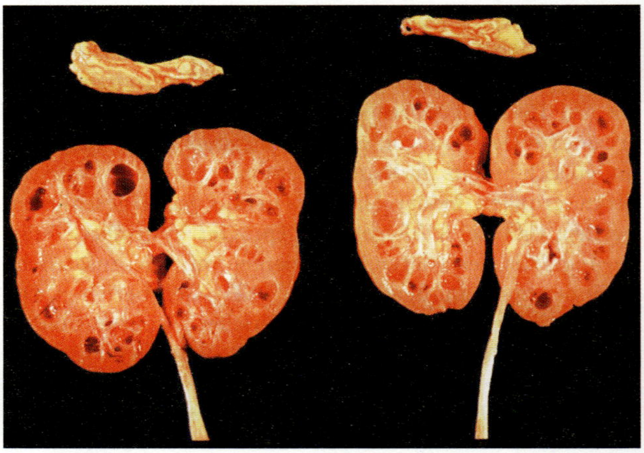

Abb. 180.4. Juvenile Nephronophthise. Makropathologischer Befund bei einer 13jährigen Patientin. Im Nierenmark und an der Rinde-Mark-Grenze finden sich zahlreiche Zysten unterschiedlicher Größe als typisches pathoanatomisches Korrelat der Krankheit. (Mit freundlicher Genehmigung von Prof. R. Waldherr, Heidelberg)

Tabelle 180.1. Molekulare Genetik des NPH-Komplexes

Krankheit	Vererbung	Chromosom	Gen (-produkt)	Genetischer Defekt	Organbeteiligung		
					Niere	Auge	Kleinhirn
NPH1	AR	2q12–q13	*NPHP1* (Nephrocystin)	Homozygote Deleion ±Punktmutation	+	–	–
NPH2	AR	9q22–q31	?	?	+	–	–
NPH3	AR	3q21–q22	?	?	+	–	–
Cogan-Syndrom	?	2q12–q13	*NPHP1*+?	Homozygote Deletion ±Punktmutation	+	OMA	–
Senior-Løken-Syndrom							
Frühform	AR	?	?	?	+	RP	–
Spätform	AR	? 2q13	*NPHP1*+?	Homozygote Deletion?	+	RP	–
Joubert-Syndrom B	AR	?	?	?	+	Colobom	CVA
ADMCKD1	AD	1q21	?	?	+	–	–
ADMCKD2	AD	16p12	?	?	+	–	–

NPH Nephronophthise; *AR* autosomal-rezessiv; *OMA* okulomotorische Apraxie; *RP* Retinitis pigmentosa; *CVA* Kleinhirnvermisaplasie; *AD* autosomal-dominant; *ADMCKD* „autosomal dominant medullary cystic kidney disease“

Klinische Symptome. Bei der juvenilen Nephronophthise (NPH1) beginnen die initialen Symptome Polyurie und Polydipsie, Wachstumsretardierung und das häufige Erstsymptom einer sekundären Enuresis etwa im 4. bis 8. Lebensjahr. Es treten Zeichen eines tubulären Konzentrierungsdefekts mit Salzverlust und Salzhunger hinzu. Die Unfähigkeit der Patienten, den Urin auf >800 mosm/kg H_2O zu konzentrieren, gilt als ein Frühsymptom der Krankheit. Die Indikation zur Durchführung eines Harnkonzentrierungsversuchs muß jedoch sehr streng gestellt werden, da es dabei zu einer schweren Exsikkose kommen kann. Neben dem renalen Minderwuchs besteht oft eine schwere Anämie. Eine Hämaturie oder Harnwegsinfektionen treten in der Regel nicht auf. Die Terminalphase der chronischen Niereninsuffizienz tritt in einem mittleren Alter von etwa 13,1 Jahren ein.

Extrarenale Assoziationen. Das Senior-Løken-Syndrom (SLS), die Assoziation der Nephronophthise mit Retinitis pigmentosa, tritt ebenfalls als autosomal-rezessive Krankheit auf (s. Tabelle 180.1). Renale Histologie und klinische Symptome sind mit der NPH identisch. Die Retinitis pigmentosa führt nach anfänglicher Nachtblindheit meist im Schulkindalter zur Erblindung. Das Elektroretinogramm ist im fortgeschrittenen Stadium ausgelöscht. Bei der Frühform des SLS besteht eine kongenitale Blindheit (Leber-Amaurose) bzw. entwickelt sich die Erblindung in den ersten beiden Lebensjahren, bei der Spätform im Kindes-, Jugend- oder Erwachsenenalter. Es liegen keine sicheren Beispiele einer intrafamiliären Dissoziation der Organbeteiligung vor, d.h., die renale und die ophthalmologische Beteiligung scheinen innerhalb einer Familie immer zusammen aufzutreten.

Assoziationen der NPH mit okulomotorischer Apraxie als sog. Cogan-Syndrom, mit Kleinhirnwurmaplasie und zerebellarer Ataxie und mentaler Retardierung als Joubert-Syndrom Typ B, mit Leberfibrose, mit Zapfenepiphysen als sog. Mainzer-Saldino-Syndrom, mit Jeune-Syndrom (asphyxierende Thoraxdysplasie) und mit Ellis-van-Creveld-Syndrom wurden ebenfalls beschrieben, sind jedoch sehr selten.

Bildgebende Verfahren. Die Nierensonographie zeigt bei juveniler Nephronophthise eine vermehrte Echogenität sowie eine Aufhebung der Rinde-Mark-Differenzierung als Ausdruck der beginnenden kleinzystischen Veränderung in diesem Bereich. Später lassen sich einzelne Zysten an der Rinde-Mark-Grenze der Nieren nachweisen. Die Nierengröße ist bei Nephronophthise in der Regel normal. Auch die MRT oder die CT kann zum Nachweis kortikomedullärer Zysten beitragen. Das i.v.-Urogramm ist zur Diagnostik wenig hilfreich und unterliegt einer relativen Kontraindikation bei Vorliegen eines chronischen Nierenversagens.

Molekulare Genetik. Das für NPH1 verantwortliche Gen *NPHP1* wurde kürzlich durch Positionsklonierung identifiziert. Es codiert für eine sog. SH3-Domäne. Solche Protein-Protein-Bindungsdomänen spielen eine Rolle bei der zytoskelettalen Signaltransduktion beispielsweise durch die Proteine Rho und Rac. Bei etwa 80% aller Patienten mit NPH1 finden sich homozygote Deletionen des *NPHP1*-Gens. Bei einigen Patienten ließ sich die Kombination einer heterozygoten Deletion mit einer hemizygoten Punktmutation auf dem homologen Chromosom nachweisen. Bei Cogan-Syndrom und der Spätform des SLS scheinen ebenfalls Deletionen der NPH1-Region vorzuliegen (s. Tabelle 180.1), während dies bei Joubert-Syndrom Typ B nicht der Fall zu sein scheint.

Diagnose. Für die Verdachtsdiagnose einer NPH ausschlaggebend sind die klinischen Symptome mit Polyurie, Polydipsie, Salzverlust und Wachstumsretardierung sowie der sonographische Nierenbefund und ggf. das Vorliegen von Familiarität. Laborchemisch finden sich Azotämie, Anämie, Hypokaliämie und metabolische Acidose. Die Urinanalyse zeigt als Ausdruck der Hyposthenurie ein niedriges spezifisches Gewicht im Morgenurin. Typischerweise findet sich weder eine Hämaturie noch eine Leukozyturie. Auch eine Proteinurie ist selten.

Da die histologischen Befunde bei NPH zwar charakteristisch, jedoch nicht beweisend sind, konnte früher die Diagnose nur aus der Zusammenschau von klinischen, genetischen, sonographischen und histologischen Befunden gestellt werden. Durch das Vorliegen homozygoter Deletionen des *NPHP1*-Gens bei etwa 80% aller Patienten mit NPH1 kann die Diagnose einer NPH1 durch den molekulargenetischen Nachweis der Deletion (Abb. 180.5) bzw. von Punktmutationen im *NPHP1*-Gen jetzt sicher gestellt werden. Bei fehlendem Nachweis solcher Veränderungen kann die Diagnose einer NPH jedoch nicht ausgeschlossen werden, da es sich um eine NPH2 oder NPH3 handeln könnte. Bei Verdacht auf NPH sollte die molekulargenetische Untersuchung wegen ihrer geringeren Invasivität einer Nierenbiopsie vorausgehen.

Differentialdiagnose. Bei der Abgrenzung der NPH gegen andere Krankheiten sind der für Nephronophthise typische Konzentrierungsdefekt und das frühe Auftreten einer Anämie hilfreich. Differentialdiagnostisch unterscheiden sich Krankheiten des NPH-Komplexes von der chronischen Pyelonephritis durch die positive Infektionsanamnese und den Nachweis von Parenchymnarben bei letzterer. Die Abgrenzung gegen die autosomal-rezessive und autosomal-dominante polyzystische Nierenkrankheit gelingt ultrasonographisch durch den Nachweis großer Nieren und klinisch durch das Auftreten von Hämaturie und Harnwegsinfektionen bei diesen Krankheiten. Die Oligomeganephronie ist durch kleine Nieren charakterisiert. Die Markschwammniere führt in den seltensten Fällen zur chronischen Niereninsuffizienz und ist sonographisch durch eine Nephrokalzinose gekennzeichnet. Das Laurence-Moon-Biedl-Bardet-Syndrom ist anhand der hiermit verbundenen typischen Organveränderungen abzugrenzen.

Komplikationen. Wegen der geringen Symptomatik werden Patienten mit NPH oft erst in einem weit fortgeschrittenen Stadium der Niereninsuffizienz diagnostiziert. Es besteht ein starker Salzverlust, welcher zu Episoden mit schwerer Dehydratation und Elektrolytverschiebungen führen kann. Wegen des Salzverlustes fehlen im Stadium der kompensierten Niereninsuffizienz oft Ödeme und Hypertonie.

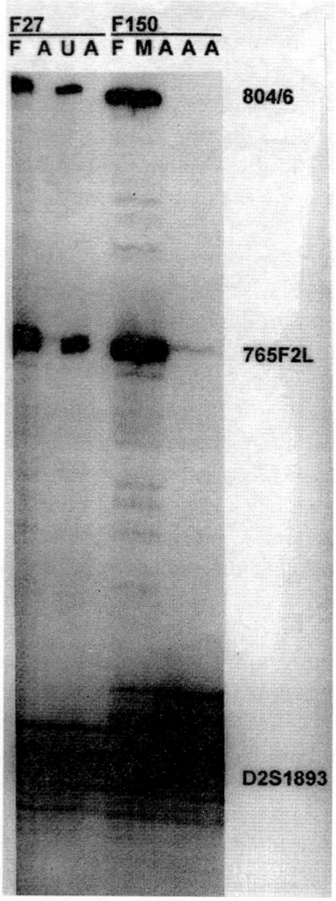

Abb. 180.5. Molekulargenetischer Nachweis homozygoter Deletionen des *NPHP1*-Gens bei 2 Familien (*F27* und *F150*) mit NPH1; *F* Vater, *A* betroffenes Kind, *U* nichtbetroffenes Kind, *M* Mutter. Der polymorphe Kontrollmarker *D2S1893* liegt außerhalb der Deletion und ergibt deshalb bei jedem Individuum mindestens eine Bande. Die Marker *804/6* und *765F2L* liegen innerhalb der Deletion des *NPHP1*-Gens. Für diese Marker ergibt deshalb die Polymerasekettenreaktion an genomischer DNA keine Bande bei den betroffenen Kindern und weist somit das Vorliegen einer homozygoten Deletion im *NPHP1*-Gen nach. Auf diese Weise kann die Diagnose einer NPH1 sicher gestellt werden. (Aus Nothwang et al. 1998)

Therapie. Für Krankheiten des Nephronophthisekomplexes ist bisher keine Therapie bekannt, die das Fortschreiten bis zur terminalen Niereninsuffizienz oder die Visusverschlechterung bei Senior-Løken-Syndrom aufhalten könnte. Deshalb kommt nur eine symptomatische Therapie in Betracht. Hierzu gehört die Verhinderung von Störungen des Flüssigkeits-, Elektrolyt- und Säure-Basen-Haushaltes ggf. durch NaCl-, Kalium- und Bicarbonatsubstitution. Außerdem müssen die sekundären Folgen des chronischen Nierenversagens behandelt werden: durch antihypertensive Behandlung bei Vorliegen einer arteriellen Hypertension, durch Behandlung der Anämie mit Gabe von Eisen und Erythropoetin, durch Beeinflussung der renalen Osteopathie mit Phosphatbindern und Vitamin D sowie der Wachstumsretardierung mit Wachstumshormon (s. Kap. 191).

Prophylaxe. Bei klinischem Verdacht auf NPH kann die Diagnose einer NPH1 durch den Nachweis der homozygoten Deletion oder von Punktmutationen im *NPHP1*-Gen sicher gestellt werden. Da nicht einwilligungsfähige symptomlose Träger eines genetischen Defektes nicht auf den Betroffenenstatus untersucht werden sollten, wird empfohlen, Geschwister von Betroffenen nur auf den Betroffenenstatus zu testen, wenn der klinische Verdacht auf NPH besteht und ihnen damit aus der Diagnostik der Vorteil erwächst, daß den Komplikationen des chronischen Nierenversagens vorgebeugt werden kann. Auch hier sollte der Untersuchung eine eingehende Beratung durch eine humangenetische Beratungstelle vorausgehen. Eine präpartale molekulargenetische Diagnostik sollte nur im Anschluß an eine frühzeitige, eingehende genetische Beratung der Familie durch ein humangenetisches Zentrum erfolgen.

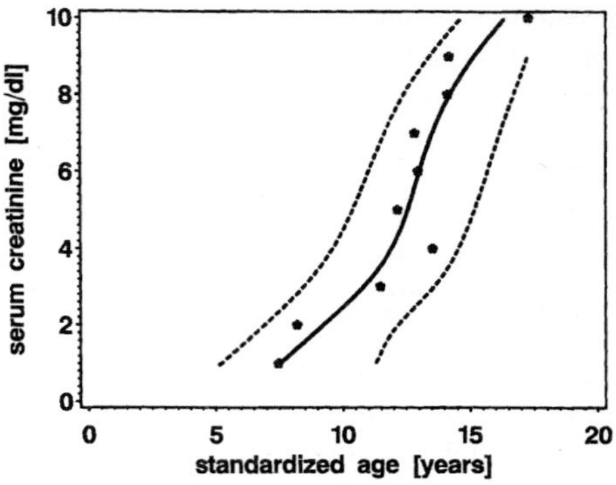

Abb. 180.6. Progression in das terminale Nierenversagen bei NPH1: 308 Kreatininwerte sind bei 18 Kindern mit NPH1 als Verlaufskurve mit Median (*durchgezogene Linie*) und Quartilen (*gestrichelte Linie*) dargestellt. (Aus Hildebrandt et al. 1997b)

Verlauf und Prognose. Während die initialen Symptome Polyurie, Polydipsie und Anämie bei der NPH bereits im 2. bis 6. Lebensjahr auftreten, kommt es zum terminalen Nierenversagen in einem mittleren Alter von 13,1 Jahren (Abb. 180.6). Bis zum 25. Lebensjahr haben in der Regel alle Patienten die terminale Niereninsuffizienz erreicht. Insofern wird immer eine Nierenersatztherapie notwendig. Abbildung 180.6 zeigt den charakteristischen Verlauf der Progression in das terminale Nierenversagen bei 18 Kindern mit NPH1. Wegen der geringen initialen Symptomatik kommt es bei der NPH nicht selten zu einer plötzlichen Dekompensation der Nierenfunktion, zu inadäquater initialer Behandlung und spätem Beginn einer supportiven Therapie. Bei der ADMCKD tritt das terminale Nierenversagen erst im Erwachsenenalter ein. Eine Rekurrenz von NPH oder ADMCKD im Transplantat wurde nie beobachtet.

Literatur

Boichis H, Passwell J, David R et al. (1973) Congenital hepatic fibrosis and nephronophthisis. QJM 42: 221–233
Fuchshuber A, Deltas CC, Berthold S et al. (1998) Autosomal dominant medullary cystic kidney disease: evidence of gene locus heterogeneity. Nephrol Dial Transplant 13: 1955–1957
Gardner KD Jr, Evan AP (1979) Nephronophthisis and medullary cystic disease. In: Hamburger J, Crosnier J, Grünfeld J-P (eds) Nephrology. Wiley, New York, pp 922–935
Hildebrandt F, Jungers P, Grünfeld J-P (1996) Medullary cystic and medullary sponge renal disorders. In: Schrier WB, Gottschalk C (eds) Diseases of the kidney. Little Brown, Boston, pp 499–520
Hildebrandt F, Otto E, Rensing C et al. (1997a) A novel gene encoding an SH3 domain protein is mutated in nephronophthisis type 1. Nat Genet 17: 149–153
Hildebrandt F, Strahm B, Nothwang HG et al. (1997b) Molecular genetic identification of families with juvenile nephronophthisis type 1: rate

of progression to renal failure. APN Study Group. Arbeitsgemeinschaft für Pädiatrische Nephrologie. Kidney Int 51: 261–269
Hildebrandt F (1999) Juvenile Nephronophthisis. In: Avner ED, Holliday MA, Barratt TM (eds) Pediatric nephrology. Lippincott, Williams & Wilkins, Baltimore, pp 453–458
Løken AC, Hanssen O, Halvorsen S, Jølster NJ (1961) Hereditary renal dysplasia and blindness. Acta Paediatr 50: 177–184
Moudgil A, Bagga A, Kamil ES et al. (1998) Nephronophthisis associated with Ellis-van Creveld syndrome. Pediatr Nephrol 12: 20–22
Nothwang HG, Stubanus M, Adolphs J et al. (1998) Construction of a gene map of the nephronophthisis type 1 (NPHP1) region on human chromosome 2q12–q13. Genomics 47: 276–285
Senior B, Friedmann AI, Braudo JL (1961) Juvenile familial nephropathy with tapetoretinal degeneration: a new oculorenal dystrophy. Am J Ophthalmol 52: 625–633
Waldherr R, Lennert T, Weber HP, Födisch HJ, Schärer K (1982) The nephronophthisis complex: a clinicopathologic study in children. Virchows Arch A 394: 235–254

Multizystische Nierendysplasie

Definition und Epidemiologie. Bei der multizystischen Nierendysplasie liegt ein durch intrauterine Obstruktion bedingter Strukturdefekt des Nierengewebes vor, der zu ein- oder beidseitiger Niereninsuffizienz im Säuglings-, Kleinkindes- oder Schulkindalter führt. Die Inzidenz wird auf 1:1000 geschätzt. Im Falle vergrößerter Nieren wird die Krankheit auch als Zystennieren Potter-Typ IIA und bei kleinen Nieren als Potter-Typ IIB bezeichnet.

Pathogenese und Histologie. Die betroffene Niere ist verformt. Auf der Basis einer schwereren ureteralen Obstruktion finden sich in der betroffenen Niere histologisch Zysten verschiedener Größe, unreife Glomeruli, Anteile von Knorpelgewebe sowie primitive Tubuli, die von fibromuskulärem Gewebe umgeben sind. In etwa 30% der Fälle liegen mehr oder minder starke dysplastische Veränderungen in der kontralateralen Niere vor.

Klinische Symptome. Im Falle eines schweren Betroffenseins beider Nieren kann die intrauterin vorliegende Niereninsuffizienz zur Potter-Sequenz führen (s. unter „Autosomal-rezessive polyzystische Nierenkrankheit"). Bei einseitigem Auftreten fällt meist die betroffene stark zystisch vergrößerte Niere postpartal als tastbare Resistenz auf oder wird bei der präpartalen Sonographie entdeckt.

Diagnose. Durch die Sonographie oder ein RARE-Urogramm in der MRT werden die zystischen Veränderungen dargestellt. Das Ausmaß des Funktionsverlusts wird durch ein Nierenfunktionsszintigramm nachgewiesen.

Therapie und Prognose. Eine intrauterine chirurgische Intervention zur Entlastung der Obstruktion wird nicht mehr als sinnvoll angesehen, da die entwicklungsgenetischen irreversiblen Veränderungen bereits eingetreten sind, wenn zystische Veränderungen erkannt werden. Wird präpartal eine Erweiterung in den ableitenden Harnwegen festgestellt, sollte immer ein interdisziplinäres Konsil zwischen Geburtshelfern und pädiatrischen Nephrologen veranlaßt werden. Bei Verdacht auf eine einseitige multizystische Nierendysplasie wird in der Regel die spontane Geburt zum Termin abgewartet und danach zusammen mit der Kinderurologie entschieden, ob eine Intervention zur Harnableitung indiziert ist. Postpartal wird eine bildgebende Diagnostik durchgeführt sowie eine Nierenfunktionsszintigraphie im Alter von 4–6 Wochen. Bei einseitigem Auftreten ist die Prognose meist gut, da die kontralaterale Niere in der Regel die Funktion übernimmt. Oft entwickelt sich eine behandlungsbedürftige arterielle Hypertension, die bei geringer Funktion der betroffenen Niere eine Indikation zur einseitigen Nephrektomie ergeben kann. Wegen dysplastischer Veränderungen in der kontralateralen Niere ist ein Nierenfunktionsszintigramm zur Beurteilung der Seitenanteiligkeit jedoch immer indiziert und sollte nach einem Intervall ggf. wiederholt werden, bevor eine einseitige Nephrektomie durchgeführt wird. Das Wiederholungsrisiko der multizystischen Nierendysplasie für Geschwister liegt unter 10%.

Zystennieren bei genetischen Syndromen

Meckel-Gruber-Syndrom

Diese autosomal-rezessiv erbliche Krankheit mit entwicklungsgenetischen Defekten ist durch die minimalen diagnostischen Kriterien einer zystischen Dysplasie der Nieren, einer Leberfibrose und einer okzipitalen Enzephalozele definiert. Die Stigmata einer (postaxialen) Polydaktylie und einer flachen Stirn können zusätzlich vorliegen. Die Diagnose wird aus der Symptomkonstellation in Zusammenhang mit dem Ergebnis einer Nieren- oder Leberbiopsie gestellt. Bei früh einsetzender Niereninsuffizienz ist die Prognose ungünstig. Differentialdiagnostisch kommen die ARPKD, das Joubert-Syndrom Typ B sowie das „carbohydrate-deficient glycoprotein syndrome" (CDGS) in Betracht. Ein Gen für Meckel-Gruber-Syndrom kartiert auf Chromosom 17q21-q24, wobei wahrscheinlich mehr als ein Gen für diese Krankheit existiert.

Jeune-Syndrom

Die asphyxierende Thoraxdysplasie ist eine autosomal-rezessiv erbliche Krankheit, die durch Fehlbildungen des knöchernen Thorax zu einer lebensbedrohlichen pulmonalen Insuffizienz im Neugeborenenalter führt. Es entwickeln sich Nierenveränderungen im Sinne einer chronischen interstitiellen Nephritis mit Zystenbildung ähnlich der Nephronophthise. Es besteht eine Überlappung des Krankheitsbildes mit dem Ellis-van-Creveld-Syndrom, bei dem zusätzlich u.a. eine Polydaktylie vorliegt. Der Verlauf der Krankheit wird initial durch die respiratorischen Komplikationen und später durch das chronische Nierenversagen bestimmt.

Laurence-Moon-Bardet-Biedl-Syndrom

Das Laurence-Moon-Bardet-Biedl-Syndrom besteht in der Symptomkonstellation mentale Retardierung, Retinitis pigmentosa, Polydaktylie, Adipositas und Hypogenitalismus. Die Nierenveränderungen ähneln denen bei Nephronophthise. Es werden 4 Formen des Laurence-Moon-Bardet-Biedl-Syndroms (BBS) unterschieden, deren Gene auf unterschiedlichen Chromosomen (in Klammern) liegen: BBS1 (11q13), BBS2 (16q21), BBS3 (3p12), BBS4 (15q22).

Nierentumoren

Zystische Veränderungen können auch bei malignen Tumoren der Nieren vorkommen: bei Wilms-Tumor (s. Kap. 167.2) und bei Von-Hippel-Lindau-Syndrom (s. Kap. 186).

Sonstige Krankheiten mit Zystennieren

Glomerulozystische Nierenkrankheit

Hierbei handelt es sich um eine sehr seltene Krankheit, die unter Entwicklung multipler kleiner kortikaler Zysten zu früh einsetzendem terminalem Nierenversagen führt. Wahrscheinlich liegt eine autosomal-dominante Vererbung vor. Die Familienanamnese ist in der Regel negativ.

Markschwammniere

Die Markschwammniere ist eine seltene kongenitale zystische Nierenkrankheit. Sie geht mit einer Aufweitung der innerhalb der Markpyramiden gelegenen Sammelrohre einher. Charakteristischerweise bilden sich in diesen Aufweitungen Verkalkungen, die sich röntgenologisch darstellen. Es besteht eine starke Neigung zu Nierensteinen.

Oligomeganephronie

Bei dieser Krankheit handelt es sich um eine nichtfamiliäre Form der bilateralen Nierenhypoplasie, die im Säuglings- oder Kleinkindesalter zum Nierenversagen führt. Die Nephrone selbst sind vergrößert, während ihre Zahl vermindert ist. Als Ausdruck der verminderten Konzentrierungsfähigkeit fallen die Säuglinge durch Polyurie sowie Episoden von Dehydratation, Fieber und Erbrechen auf, bevor sich das terminale Nierenversagen einstellt.

Literatur

Hildebrandt F, Jungers P, Grünfeld J-P (1996) Medullary cystic and medullary sponge renal disorders. In: Schrier WB, Gottschalk C (eds) Diseases of the kidney. Little Brown, Boston, pp 499–520

Jeune M, Beraud C, Carron R (1955) Dystrophie thoracique asphyxiante de caractere familial. Arch Franc Pediatr 12: 886–891

Opitz JM, Howe JJ (1969) The Meckel syndrome (dysencephalia splanchnocystica, the Gruber syndrome). Birth Defects Orig Art Ser V(2): 167–179

Watkins SL, Mc Donald RA, Avner ED (1999) Renal dysplasia, hypoplasia, and miscellaneous cystic disorder. In: Barratt TM, Avner ED, Harmon WE (eds) Pediatric nephrology. Lippincott, Williams & Wilkins, Baltimore, pp 415–426

Zerres K (1992) Autosomal recessive polycystic kidney disease. Clin Invest 70: 794–801

181 Nephrotisches Syndrom

M. Brandis

Definition. Als nephrotisches Syndrom (NS) wird ein Symptomenkomplex bezeichnet, der durch Ödeme, Proteinurie und Hyperlipidämie gekennzeichnet ist. Hinzu kommen oft Oligurie und Aszites. Die Ursache ist ein Verlust von Eiweiß über den Urin, dessen Ursache als solche sehr unterschiedlich sein kann.

Pathogenese. Aus ungeklärter Ursache kommt es zur erhöhten Permeabilität der Glomeruluskapillaren. Vermutlich ist die verminderte negative Ladung der glomerulären Basalmembran einer der Hauptmechanismen für die erhöhte Permeabilität. Die Folge ist eine Verminderung der Proteinkonzentration im Serum, bevorzugt von Albumin. Mit Absinken der Albuminkonzentration kommt es zur Verminderung des onkotischen Drucks und damit zur Verlagerung von intravasaler Flüssigkeit in das Interstitium und zur Ausbildung von Ödemen. Das NS kann als eigenes Krankheitsbild erscheinen oder als Begleitsymptom im Rahmen anderer glomerulärer Krankheiten auftreten.

In der folgenden Übersicht sind die verschiedenen Ursachen eines NS aufgeführt.

Nephrotische Syndrome

- Primäre nephrotische Syndrome
  - Minimal-changes-Glomerulopathie (MCGP)
  - Diffuse mesangioproliferative Glomerulonephritis (MESGN)
  - Fokal-segmentale Glomerulosklerose (FSG)
  - Membranoproliferative Glomerulonephritis (MPGN)
  - Membranöse GN
- Sekundäre nephrotische Syndrome
  - Hämolytisch-urämisches Syndrom (HUS)
  - Antibasalmambran-GN
  - IgA-Nephritis
  - Rapid-progressive Glomerulonephritis (RPGN)
  - Diffus-mesangiale Sklerose
- Infektionsbedingt
  - Akute Poststreptokokken-Glomerulonephritis (PSGN)
  - Lepra, Lues, Hepatitis B, Malaria, Toxoplasmose, Schistosomiasis, EBV-Infektion
- Tumorassoziiert
  - NHL, Leukämien
- Medikamenteninduziert
  - Gold, D-Penicillamin
- Im Rahmen von Systemerkrankungen
  - Lupus erythematodes
  - Schoenlein-Henoch-Purpura
  - Takayasu-Syndrom
  - Panarteriitis nodosa
  - Amyloidose
  - Diabetes mellitus
- Familiäre Formen
  - Alport-Syndrom
  - Nail-patella-Syndrom
  - Sichelzellanämie
  - Kongenitales nephrotisches Syndrom vom finnischen Typ
  - Familiäre Formen des nephrotischen Syndroms
  - Denys-Drash-Syndrom
- Kreislaufbedingt
  - Nierenvenenthrombose
  - Herzinsuffizienz

Minimal-changes-Glomerulopathie

Epidemiologie und klinische Symptome. Die Krankheit, auch bezeichnet als Minimalläsion- oder Lipoidnephrose, manifestiert sich bevorzugt im Kleinkindesalter, mit einem Altersgipfel zwischen 1 und 5 Jahren. Jungen sind doppelt so häufig betroffen wie Mädchen. In höherem Alter kommt die Krankheit seltener vor. Die ersten klinischen Erscheinungen sind Lidödeme, besonders morgens nach dem Schlaf. Danach treten prätibiale Ödeme auf (Abb. 181.1). Die Urinproduktion ist vermindert. Die Allgemeinsymptome können relativ milde sein. Die Gewichtszunahme mit steigendem Durst und verminderter Harnproduktion ist Folge der Einlagerung von interstitieller Flüssigkeit. Fieber tritt meist nicht auf, allerdings können Virusinfekte der Manifestation der Krankheit vorausgehen.

Diagnose. Im Urin ist der quantitative Nachweis von Eiweiß mit Hilfe der Trockenchemie (Teststreifen) schnell möglich. Die Albuminkonzentration ist mit über >300 mg/dl stark erhöht. In der Zählkammer wird bei 30% der Patienten in den ersten Tagen eine Mikrohämaturie gefunden. Im Serum ist die Gesamtproteinkonzentration vermindert auf <50 g/l, die Albuminkonzentration auf <25 g/l. Cholesterin und Lipide sind deutlich über die Norm erhöht. Die Proteinelektrophorese zeigt die Hypalbuminämie, mit relativer Erhöhung hochmolekularer Globuline (z.B. α-2-Globuline). Die Kreatininkonzentration ist anfangs normal, kann aber erhöht sein bei starkem Aszites und starker Gewichtszunahme. Der Urin ist häufig schaumig durch die hohe Eiweißkonzentration und dunkel gefärbt bei Oligurie. Parameter der Blutgerinnung zeigen eine Thrombophilie an mit niedrigem AT III, hohem α-2-Makroglobulin, hohem Fibrinogen und Neigung zur Thrombozytose.

Differentialdiagnose. Das nephrotische Syndrom kann bei vielen Glomerulopathien auftreten. Laborchemische Untersuchungen dienen der Differenzierung. Die Serumkonzentration der C3-Komponente des Komplements und die Bestimmung von DNS-Doppelstrangantikörpern helfen auf der Suche nach immunpathogenetischen Mechanismen. Eine Nierenbiopsie ist bei der typischen Lipoidnephrose zunächst nicht indiziert. Bei Hinweis auf eine besondere Verlaufsform ist sie schon vor Einsatz eines Therapieversuchs angezeigt.

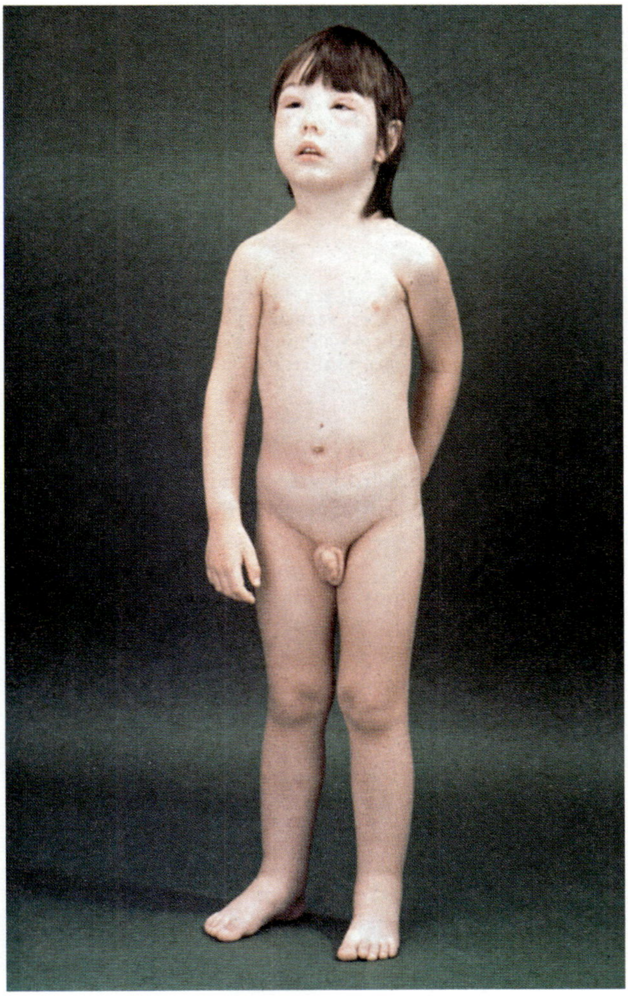

Abb. 181.1. Ödembildung bei Kind mit nephrotischem Syndrom

Therapie. Die Behandlung beginnt mit Prednison in einer Dosierung von 60 mg/m² KOF/Tag in 3 ED. Diese hohe Prednisondosis wird für 6 Wochen fortgesetzt. Im Anschluß daran folgt für weitere 6 Wochen eine Dosierung von 40 mg/m² KOF jeden 2. Tag alternierend in einer Dosis morgens. Über 90% aller Patienten mit Lipoidnephrose verlieren so ihre Eiweißausscheidung (*steroidsensibel*). Bleibt die Proteinurie unverändert bestehen und sind die Ödeme weiter vorhanden, handelt es sich um ein *steroidresistentes* NS. Jetzt ist eine Nierenbiopsie indiziert, um differentialdiagnostisch andere Formen des NS zu definieren. Kommt es kurz nach Absetzen der Steroide zu einem Rezidiv des NS, wird eine Rezidivsteroidtherapie durchgeführt (60 mg/m² KOF, bis der Urin 3 Tage frei von Eiweiß ist, anschließend 40 mg/m² KOF alternierend jeden 2. Tag für 4 Wochen). Kommt es zu häufigen Rezidiven (>als 4 Rezidive/Jahr) oder besteht eine Steroidabhängigkeit (Rezidiv unter alternierender Therapie oder innerhalb von 14 Tagen nach Absetzen), wird die Therapie mit anderen Immunsuppressiva durchgeführt. Cyclophosphamid in einer Dosierung von 2 mg/kg KG für 12 Wochen führt in 40–60% der Fälle zu einer lang anhaltenden Remission. Wenn es auch danach zu Rückfällen kommt, ist eine Behandlung mit Cyclosporin A in einer Dosierung von 5 mg/kg KG/Tag indiziert. Der Cyclosporin-A-Blutspiegel sollte zwischen 80–120 ng/ml eingestellt werden. Diese Behandlung muß langfristig erfolgen, da es nach Absetzen in >90% der Fälle zu Rückfällen kommt.

Bei schweren Ödemen und ausgeprägtem Aszites kann die Wasserausscheidung zu Beginn durch den Einsatz von 20%iger Albuminlösung (1 g Albumin/kg KG in 45–60 min i.v.) und anschließender Gabe von Furosemid (1–2 mg/kg KG i.v. im Bolus) gefördert werden.

Durch den Verlust an gerinnungshemmenden Faktoren kann es bei schweren Ödemen mit Aszites und hoher Prednisontherapie zum Auftreten von Thrombosen und thromboembolischen Komplikationen kommen. Bei anhaltendem Aszites besteht die Gefahr einer bakteriellen Peritonitis, meist ausgelöst durch Streptococcus pneumoniae. Zur Prophylaxe wird in diesen besonderen Situationen Penicillin (50 000 IE/kg KG) verabreicht.

Prognose. Bei steroidsensiblem NS ist 1/3 der Patienten nach einer Episode gesund, 1/3 hat seltene Rezidive, die jeweils wieder mit Steroiden behandelt werden können und 1/3 der Patienten ist steroidabhängig oder hat so häufig Rückfälle, daß eine komplizierte immunsuppressive Therapie (s. oben) durchgeführt wird. Die weiteren Komplikationen sind jeweils bedingt durch die notwendige immunsuppressive Therapie. Bei Langzeitbehandlung mit Prednison werden die Glukokortikoid-bedingten Nebenwirkungen mit Cushingoid, Minderwuchs, Steroiddiabetes, Infektanfälligkeit und Thromboseneigung im Vordergrund stehen. Eine Langzeit- oder Dauerbehandlung mit Cyclosporin A schließt

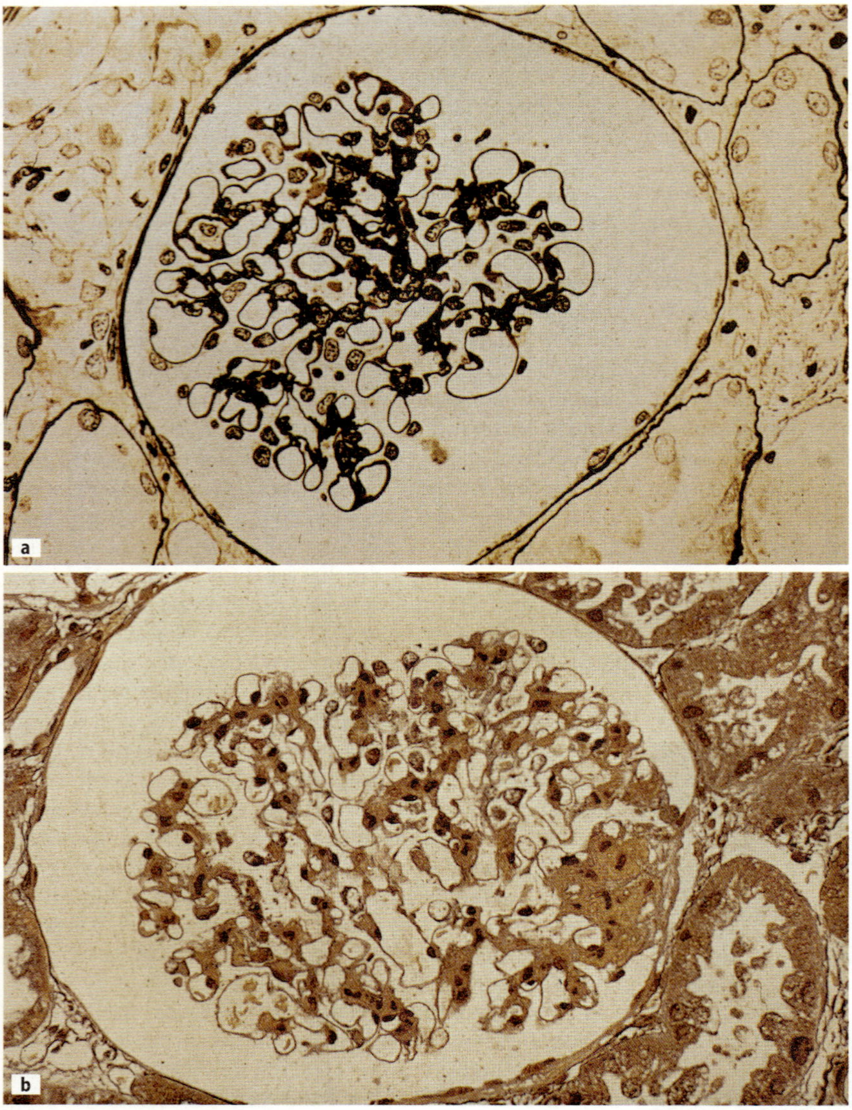

Abb. 181.2. **a** Histologische Darstellung einer Minimal-change-Pathologie bei nephrotischem Syndrom; **b** histologische Darstellung einer fokal-segmentalen Sklerose

die Möglichkeit von CyA-bedingten Nebenwirkungen wie Hirsutismus, Gingivahyperplasie, Hypomagnesiämie u.a. ein.

Steroidresistentes nephrotisches Syndrom

Bei steroidresistentem NS ist eine Nierenbiopsie indiziert. Die morphologische Diagnose zeigt verschiedene Glomerulopathien, die meist von einer Minimalläsion zu unterscheiden sind (Abb. 181.2). Häufig wird eine *fokale Sklerose* diagnostiziert. Es handelt sich hierbei um eine Glomerulopathie, deren Genese unklar ist. Das nephrotische Syndrom ist schwerwiegend, eine wirksame Therapie ist nicht bekannt. Therapieversuche mit Zytostatika oder Cyclosporin A sind nicht schlüssig. Bei manchen Kindern mit schwerem Verlauf kommt es innerhalb weniger Jahre zur zunehmenden Funktionseinschränkung der Niere. Bei terminaler Niereninsuffizienz ist die Indikation zu Dialyse und Transplantation gegeben. Andere Verlaufsformen des nephrotischen Syndroms, die nicht oder schlecht auf Steroide ansprechen, gehören in den Formenkreis verschiedener chronischer Glomerulonephritiden (s. unten) mit unterschiedlichen Pathomorphologien in der Histologie. Eine besondere Form geht einher mit *membranöser Glomerulopathie*. Diese tritt idiopathisch auf oder auch im Rahmen chronischer Infektionen wie z.B. Hepatitis B.

Kongenitales nephrotisches Syndrom vom finnischen Typ

Das kongenitale nephrotische Syndrom vom finnischen Typ wird autosomal-rezessiv vererbt. Der Genort liegt auf dem langen Arm von Chromosom 19q13.1 (NPHS1), das Genprodukt heißt Nephrin. In der Schwangerschaft ist das α-Fetoprotein sowohl im Serum der Mutter als auch im Fruchtwasser erhöht. Eine pränatale Diagnostik ist möglich. Die morphologischen Veränderungen sind schon in der Frühschwangerschaft in der Niere des Fetus nachweisbar.

Klinische Symptome. Die Neugeborenen entwickeln schon Stunden nach der Geburt eine starke Proteinurie mit Proteinkonzentrationen bis zu 20 g/l im Urin. Die Hypoproteinämie (Albuminkonzentration <15 g/l) führt zu hochgradigen Ödemen mit Oligurie und hoher Infektionsgefährdung. In der Niere werden pathognomonisch Mikrozysten gesehen mit minimalen glomerulären Veränderungen.

Therapie und Prognose. Hochkalorische Ernährung, Flüssigkeitsbilanzierung und Infektprophylaxe stehen an erster Stelle. Selbst bei sorgfältigster Pflege gelingt meist kein befriedigendes Gedeihen. Mit Hilfe der frühzeitigen, innerhalb der ersten Lebensmonate durchgeführten bilateralen Nephrektomie, anschließender Peritonealdialyse und schließlich Transplantation konnte bei diesen Patienten eine Verlängerung der Überlebenszeit in 70–80% erreicht werden. Die Gesamtprognose ist dann abhängig von der Morbidität und Mortalität von nierentransplantierten Patienten im 1. Lebensjahr.

Literatur

Clark AG, Barratt TM (1999) Steroid responsive nephrotic syndrome. In: Barratt FM, Avner ED, Harmon WE (eds) Pediatric nephrology. Lippincott, Williams & Wilkins, Baltimore, pp 731–747
Donckerwolcke RA, Vande Walle JG (1997) Pathogenesis of edema formation in the nephrotic syndrome. Kidney Int Suppl 58: 72–74
Fuchshuber A, Niaudet P, Gribouval O, Jean G, Gubler MC, Broyer M, Antignac C (1996) Congenital nephrotic syndrome of the Finnish type: linkage to the locus in a non-Finnish population. Pediatr Nephrol 10: 135–138
Hisano S, Hahn S, Kuemmerle NB, Chan JC, DeSanto NG (1997) Edema in childhood. Kidney Int Suppl 59: 100–104
Holmberg C, Laine J, Ronnholm K, Ala-Houhala M, Jalanko H (1996) Congenital nephrotic syndrome. Kidney Int Suppl 53: 51–56
Mendoza SA, Tune BM (1995) Management of the difficult nephrotic patient. Pediatr Clin North Am 42: 1459–1468
Milford DV (1995) The nephrotic syndrome. Br J Hosp Med 53: 147–151
Orth SR, Ritz E (1998) The nephrotic syndrome. N Engl J Med 338: 1202–1211
Schnaper HW (1996) Primary nephrotic syndrome of childhood. Curr Opin Pediatr 8: 141–147

182 Glomerulonephritis

M. Brandis

Definition. Bei der Glomerulonephritis (GN) handelt es sich um einen entzündlich-inflammatorischen Prozeß, der zu einer Zellvermehrung glomerulärer Mesangiumzellen, zur Ansammlung von Leukozyten und Makrophagen sowie zur Proliferation von glomerulären Epithelzellen führt. Der Entzündungsprozeß kann akut oder schleichend beginnen, nach kurzer Zeit wieder ausheilen oder chronisch verlaufen. Pathogenetische Ursachen können bakterielle Erreger oder Systemerkrankungen mit unterschiedlicher immunpathogenetischer Ursache darstellen. In der folgenden Übersicht sind die verschiedenen Formen und Ursachen aufgeführt.

Glomerulonephritis

- Akute postinfektiöse GN
  - Akute Poststreptokokken-GN
  - Rapid-progressive GN
  - Lues, Hepatitis B
- Chronische Glomerulonephritiden
  - IgA-Nephritis
  - Mesangioproliferative GN
  - Membranoproliferative GN
  - Proliferativ-sklerosierende GN
- Hereditäre Formen
  - Alport-Syndrom
  - Komplementdefekte
- GN bei Systemerkrankungen
  - Schoenlein-Henoch-Purpura
  - Lupus erythematodes
  - Panarteriitis nodosa
  - Hämolytisch-urämisches Syndrom
  - Wegener-Granulomatose

Akute Poststreptokokken-Glomerulonephritis

Pathogenese. Nach abgelaufener bakterieller Tonsillitis oder Hautinfektion (Impetigo) kommt es zur entzündlichen Reaktion in den Glomeruli. Die pathogenetische Vorstellung zielt auf die Ablagerung von Immunkomplexen im Mesangium, ausgelöst durch bakterielle Antigene unter Bindung von Komplement (C3).

Klinische Symptome. Bei ausgeprägtem Verlauf fallen zunächst Lidödeme auf. Es kommt zur Oligurie, die Patienten fühlen sich krank und klagen über Kopfschmerzen. Der Blutdruck ist über die Altersnorm erhöht. Selten können zerebrale Krampfanfälle ein erstes klinisches Zeichen sein.

Diagnose. Laborchemisch sind folgende Befunde typisch: Serumharnstoff und Kreatinin sind erhöht, die C3-Komponente des Komplements ist erniedrigt. Die Blutsenkungsgeschwindigkeit ist beschleunigt. Im Spontanurin werden Erythrozyten gefunden (Mikrohämaturie bis 1000 Ery/mm^3, Makrohämaturie >1000 Ery/mm^3). Im Urinsediment sind Erythrozytenzylinder nachweisbar. Die Erythrozytenmorphologie zeigt dysmorphe Erythrozyten. Protein im Urin ist im Teststreifen 1- bis 3fach positiv (30–300 mg%). Die glomeruläre Filtrationsrate (GFR), gemessen mit der Kreatinin-Clearance, ist eingeschränkt. Nur selten besteht eine Anurie, meist jedoch eine Oligurie.

Therapie. Die Behandlung richtet sich nach dem Ausmaß der Nierenfunktionseinschränkung und nach dem Ausmaß der Ödeme. Wichtig ist zunächst eine Flüssigkeitsbilanzierung (Einfuhr gleich Ausfuhr plus Perspiratio insensibilis: $E = A + 400 - 600\ ml/m^2/24\ h$). Bei Hypertonie erfolgt eine antihypertensive Behandlung. Eine antibiotische Behandlung ist nur noch bei persistierendem bakteriellem Infekt indiziert. Als Mittel der Wahl wird hier Penicillin G (50-100 000 IE/kg KG p.o.) verabreicht.

Prognose. Nach wenigen Tagen bis Wochen geht die Symptomatik zurück, die Urinbefunde bessern sich, eine Mikrohämaturie kann noch für längere Zeit persistieren. In >90%

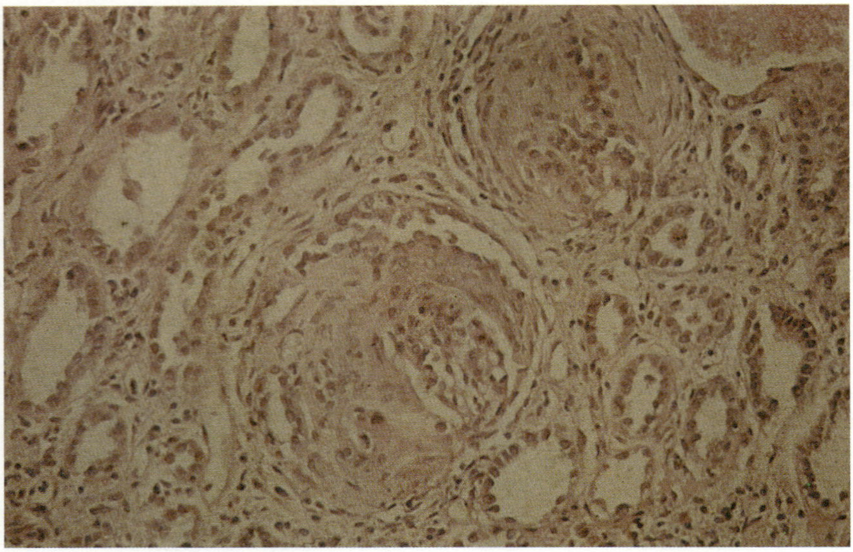

Abb. 182.1. Histologische Darstellung einer rapid-progressiven Glomerulonephritis mit Halbmondbildung

der Fälle heilt die Krankheit symptomlos aus. Nur in wenigen Einzelfällen kann es zu persistierenden Symptomen kommen, die eine Abgrenzung zu chronischen Verlaufsformen schwierig machen.

Rapid-progressive Glomerulonephritis

Klinische Symptome, Diagnose und Differentialdiagnose. Selten verläuft die postinfektiöse GN als perakute Glomerulonephritis (rapid-progressive Glomerulonephritis, RPGN) und damit so schwer, daß es in wenigen Tagen zur Niereninsuffizienz kommt. Neben der ausgeprägten Oligurie bis Anurie finden sich regelmäßig eine Makrohämaturie und eine Proteinurie. Im Urinsediment finden sich massenhaft Erythrozytenzylinder. Der Blutdruck ist erhöht. Im Serum sind die harnpflichtigen Substanzen wie Kreatinin und Harnstoff erhöht. Meist besteht eine Leukozytose mit Linksverschiebung als Hinweis auf einen gerade durchgemachten bakteriellen Infekt. Nicht immer ist aber die Infektion gesichert. Bei unklarer Diagnose zeigt sich in der Nierenbiopsie das typische Bild der extrakapillären proliferativen und nekrotisierenden Glomerulonephritis mit Halbmondbildungen des Kapselepithels (Abb. 182.1)

Differentialdiagnostisch können andere Ursachen der RPGN vorliegen, z.B. Systemerkrankungen wie Schoenlein-Henoch-Purpura, hämolytisch-urämisches Syndrom oder Wegener-Granulomatose.

Therapie. Bei dieser besonders schweren Verlaufsform ist die Dialysetherapie indiziert. In Einzelfällen wird auch eine Plasmapherese durchgeführt. Im Vordergrund des therapeutischen Vorgehens stehen die Flüssigkeitsbilanzierung, die Einstellung des Blutdrucks und die Lungenödemprophylaxe. Die Patienten sind häufig multimorbide. Die Wirksamkeit einer immunsuppressiven Therapie ist nicht gesichert. Bei persistierenden Infekten ist evtl. eine kausale antibiotische Therapie gerechtfertigt.

Prognose. Die Prognose ist bei Kindern nicht immer ungünstig. Nach wenigen Tagen bis Wochen kann es zur langsamen Erholung der Nierenfunktion kommen. Histologisch findet man in den Nieren dann häufig narbige Veränderungen in den Glomeruli. Ein großer Teil dieser Patienten behält jedoch eine eingeschränkte Nierenfunktion zurück oder wird terminal niereninsuffizient (s. unten).

Chronische Glomerulonephritiden

Chronische inflammatorische Prozesse der Nierenglomeruli sind pathogenetisch nicht eindeutig definiert. Als isolierte Form verlaufen sie im Kindesalter häufig oligosymptomatisch ohne Beeinträchtigung des Allgemeinbefindens. In der Übersicht zu Beginn des Kapitels sind die verschiedenen Verlaufsformen zusammengestellt. Nach Dokumentation der pathologischen Urinbefunde mit Erythrozyturie, Proteinurie, mit und ohne Einschränkung der Nierenfunktion und mit und ohne Hypertonus müssen differentialdiagnostisch die im folgenden beschriebenen Krankheiten ausgeschlossen werden.

IgA-Nephritis

Definition. Eine speziell abzugrenzende Verlaufsform einer chronischen Glomerulonephritis ist die IgA-Nephritis (Morbus Berger). Es handelt sich dabei um eine häufig oligosymptomatische Glomerulonephritis, die meist zufällig entdeckt wird.

Klinische Symptome, Diagnose und Therapie. Klinische Erscheinungen fehlen oder sind schleichend. Zu Beginn besteht eine Mikrohämaturie. Während interkurrierender Infekte tritt häufig eine Makrohämaturie auf. In der Erythrozytenmorphologie im Urin findet man als Ausdruck der Glomerulonephritis vorwiegend dysmorphe Erythrozyten. Der Blutdruck ist meist nicht erhöht. Neben der Hämaturie findet sich eine mäßige Proteinurie von 0,5–1 g/Tag. Die Kinder sind subjektiv nicht beeinträchtigt. Bei wiederholten Episoden mit Makrohämaturie wird eine weiterführende Diagnostik empfohlen. Bei der Nierenbiopsie wird histologisch eine mesangioproliferative Glomerulonephritis, immunhistologisch mit IgA-Ablagerungen im Bereich der Mesangiumzellen, gefunden. Differentialdiagnostisch kommt eine GN nach durchgemachter Purpura Schoenlein-Henoch in Frage. Häufig war die akute Vaskulitis so blande, daß in der Vorgeschichte die Diagnose noch nicht gestellt wurde. Klinisch läßt sich eine IgA-Nephritis nicht von einer GN nach oder bei Schoenlein-Henoch-Purpura unterscheiden. Eine therapeutische Möglichkeit ist nicht bewiesen. Neuere Überlegungen zum Einsatz von ACE-Hemmern werden noch in Studien untersucht. Im Erwachsenenalter scheint diese Therapie den Langzeitverlauf positiv zu beeinflussen.

Prognose. Im Kindesalter verläuft diese Form der Glomerulonephritis oligosymptomatisch schleichend. Über viele Jahre beobachtet man meist keine Nierenfunktionsverschlechterung. Es kommt auch bei einem großen Teil der Patienten zum Verschwinden aller Symptome. Über die Langzeitprognose bis in das Erwachsenenalter liegen keine kontinuierlichen Studien vor. Da aber im späteren Erwachsenenalter diese Form der Nephritis nicht unbedingt günstig verläuft, muß davon ausgegangen werden, daß auch für die im Kindesalter beginnenden Verlaufsformen nach Jahrzehnten eine progressive Nierenschädigung nicht ausgeschlossen ist.

Andere chronische Glomerulonephritiden

Chronische Verlaufsformen einer Glomerulonephritis, deren Ursache nicht mit einer Infektion (Hepatitis B u.a.) oder immunpathogenetisch definiert ist, werden aufgrund der verschiedenen morphologischen Kriterien unterschieden (s. Übersicht). Man unterscheidet eine *membranoproliferative* GN (MPGN), eine *mesangioproliferative* (MESGN) und eine *proliferativ-sklerosierende* Form. Allen diesen Formen ist gemeinsam, daß sie sich einer therapeutischen Intervention meist entziehen. Dennoch sind in Einzelfällen Versuche mit Steroiden gerechtfertigt. Gerade bei der MPGN wird die Behandlung mit 0,5–1 mg Prednison/kg KG alternierend empfohlen.

Hereditäre Formen

Alport-Syndrom

Es handelt sich um eine X-chromosomal vererbte Krankheit, bei der der Defekt auf Mutationen im Gen für die α-5-Kette des Typ-4-Kollagens beruht (COL4A5). Neben den X-chromosomal vererbten Formen gibt es besondere Verläufe in Kombination mit Leiomyomatose (X-chromosomal) sowie autosomal-rezessive Formen, welche die α-2-Kette und α-3-Kette des Typ-4-Kollagens betreffen (COL4A2 und COL4A3).

Die klinischen Symptome sind zunächst eine Mikrohämaturie, später eine Proteinurie. Eine Innenohrschwerhörigkeit kann sehr früh vorhanden sein und nimmt im Krankheitsverlauf langsam zu. Bei Jungen tritt die Niereninsuffizienz im Alter von 10–20 Jahren ein, bei Mädchen besteht über viele Jahre eine Hämaturie ohne Einschränkung der Nierenfunktion. Die molekulargenetische Diagnostik ist heute möglich, auch pränatal. Die Therapie kann nicht kausal sein und begrenzt sich auf die Behandlung der Niereninsuffizienz und der Hörbehinderung.

Familiäre Hämaturie

Eine persistierende oder häufig wiederkehrende rezidivierende Hämaturie ist klinisch unauffällig und isoliert ohne Krankheitsbedeutung. Bei mehreren betroffenen Familienmitgliedern spricht man von familiärer Hämaturie. Mit Hilfe nierenbioptischer Untersuchungen konnte eine besondere Gruppe mit einer sog. Dünnenbasalmembran-Morphologie differenziert werden – eine Veränderung, die z.T. auch beim Alport-Syndrom beschrieben ist, aber hier isoliert auftritt. Die Symptome bleiben meist über Jahre konstant, wechseln bisweilen im Schweregrad. Häufig tritt im Rahmen von Virusinfekten eine kurzfristige Makrohämaturie auf, die dann beängstigend ist für die Patienten und Familien. Eine Therapie ist nicht möglich, die Prognose ist gut. Differentialdiagnostisch muß an alle Formen chronischer Glomerulonephritis gedacht werden, insbesondere an IgA-Nephritis.

Glomerulonephritis bei Systemerkrankungen

Schönlein-Henoch-Purpura s. Kap. 89.1;
Lupus erythemotodes s. Kap. 87,

Tubulointerstitielle Nephritis

Definition. Es handelt es sich um eine meist lymphozytäre interstitielle Nierenkrankheit, die sich bevorzugt auf den tubulären und interstitiellen Apparat beschränkt und die Glomerula weitgehend ausschließt. Neben interstitiellen Veränderungen bei Glomerulonephritiden tritt dieses eigenständige Krankheitsbild im Rahmen pyelonephritischer Prozesse oder im Rahmen von Systemerkrankungen auf oder ist induziert durch verschiedene Medikamente wie Antibiotika, Diuretika, Antikonvulsiva u.a. Pathogenetisch liegen meistens toxisch-allergische Reaktionen vor. Häufig wird eine Uveitis beobachtet.

Klinische Symptome. Das Krankheitsbild ist ein akut entzündliches Geschehen mit Fieber und allgemeinem Krankheitsgefühl. Schmerzen sind meist nicht vorhanden. Bei der Untersuchung fällt die allgemeine Blässe auf. Die Patienten sind abgeschlagen und haben an Gewicht verloren. Eine Polydypsie in Kombination mit Fieber kann über Wochen anhalten.

Diagnose. Die Nieren sind vergrößert, die Sonographie zeigt eine strukturelle Auflockerung und eine verschwommene Marklagerzeichnung. Labormedizinisch finden sich Zeichen einer Entzündungsreaktion mit beschleunigter Blutsenkungsgeschwindigkeit, eine Verschiebung der Proteinelektrophorese und eine Eosinophilie im Blutbild. Die Urindiagnostik zeigt eine mittelschwere Proteinurie mit bevorzugter Ausscheidung von tubulären Proteinen. Nicht selten sind eine Mikrohämaturie sowie eine Leukozyturie vorhanden. Die glomeruläre Filtration kann erheblich eingeschränkt sein. Als weitere Folgen eines tubulären Schadens bestehen eine Glukosurie und eine Hyperaminoazidurie. Die Harnkonzentrierungsfähigkeit ist eingeschränkt. Bei unklarer Genese ist die Durchführung einer Nierenbiopsie indiziert. Histologisch findet man interstitielle Rundzellinfiltrate und ein interstitielles Ödem.

Therapie. Die Behandlung zielt auf die Ursachen. Im Vordergrund steht die Behandlung einer zugrundeliegenden Infektion. Bei Hinweis auf allergische Reaktionen auf Medikamente müssen diese sofort abgesetzt werden. Die Verwendung von Steroiden ist zweifelhaft. Ein Versuch mit 2 mg/kg KG für 2–4 Wochen kann indiziert sein, obwohl es keine Belege für den Effekt gibt. Gerade bei Kindern wird meist eine Spontanremission in Wochen bis Monaten beobachtet.

Chronische interstitielle Nephritis

Die chronischen Verlaufsformen dieser Krankheit sind vermutlich im Sinne einer autoaggressiven Erkrankung zu definieren. Histomorphologisch liegt eine interstitielle Fibrose neben lymphozytären Infiltraten vor. Klinisch sind die Patienten häufig unauffällig. Liegt eine überwiegende Fibrose vor, sind therapeutische Versuche meist wirkungslos. Die Krankheit kann sehr langsam chronisch verlaufen bei lange stabiler Nierenfunktion. Solche chronisch fibrosierenden Veränderungen können durch Zytostatikabehandlungen bei malignen Erkrankungen oder eine Strahlentherapie verursacht werden. Daneben sind stoffwechselbedingte chronische Nierengewebsschäden wie bei der Oxalose oder bei der Gicht möglich. Bei der Nephronophthise, im Rahmen von rheumatischen Erkrankungen sowie beim Sjögren-Syndrom und insbesondere bei der Sarkoidose werden chronische tubulointerstitielle Nephritiden beobachtet. Bei diesen Patienten kann eine Steroidbehandlung sinnvoll sein.

Nierenvenenthrombose

Renal-venöse Thrombosen sind selten bei Kindern, am häufigsten treten sie bei Neugeborenen auf. Die Ursachen sind nicht immer eindeutig. Die Nierenvenenthrombose tritt gehäuft auf in Zuständen der Hyperviskosität, der Hyperosmolarität und der Hämokonzentration. Bevorzugt wird sie bei Sepsis, perinataler Asphyxie, Polyzythämie, angeborenen Herzfehlern oder nach Applikation von Kontrastmitteln beobachtet. Neugeborene von Müttern mit Diabetes neigen zu Nierenvenenthrombosen. Genetisch bedingte Thrombophiliefaktoren wie Faktor-V-Mutationen und homozygoter Protein-C- und -S-Mangel gelten als Risikofaktoren.

Klinische Symptome. Meist bestehen eine makroskopische Hämaturie, eine Proteinurie und eine Verminderung der Diurese mit progredienter Nierenfunktionsverschlechterung. Tritt letztere einseitig auf, sind die Symptome nur gering ausgeprägt.

Diagnose. Schon bei der Palpation kann die Niere vergrößert gefunden werden. Die Sonographie mit Dopplertechnik demonstriert den fehlenden venösen Fluß, bisweilen kann sonographisch ein Thrombus in der Nierenvene erkannt werden. Ergänzend kann eine MAG3-Szintigraphie das Fehlen der Nierenfunktion demonstrieren.

Therapie. Häufig ist ein konservatives Vorgehen empfehlenswert, insbesondere wenn die Thrombose einseitig ist. Eine fibrinolytische Therapie mit Urokinase (4400 IE/kg KG/h) kann erfolgreich eingesetzt werden. Diese Therapie erfordert eine sehr genaue Überwachung der Gerinnungsparameter. Gefährliche Blutungsneigungen müssen rechtzeitig erkannt werden. Rekombinantes menschliches Gewebeplasminogen (Altoplase) ist eine interessante Alternative. Es liegen aber keine größeren kontrollierten Studien zur Verwendung vor. Bei größeren Kindern wird als Basistherapie eine systemische Heparinisierung (20–30 IE/kg KG/h) durchgeführt. Das Ziel ist, die partielle Thromboplastinzeit auf das 2- bis 2 1/2fache der Norm zu erhöhen.

Prognose. Die Prognose hängt sehr vom Ausmaß der primären Thrombose ab. Bei bilateraler Nierenvenenthrombose ist sehr häufig eine chronische Niereninsuffizienz die Folge, insbesondere verbleibt die Neigung zur renalen Hypertonie.

Literatur

Andreoli SP (1998) Management of acute renal failure. In: Barratt TM, Avner ED, Harmon WE (eds) Pediatric nephrology. Lippincott, Williams & Witkins, pp 1119–1134

Andreoli SP (1998) Renal manifestations of systemic diseases. Semin Nephrol 18: 270–279

Baqi N, Moazami S, Singh A, Ahmad H, Balachandra S, Tejani A (1996) Lupus nephritis in children: a longitudinal study of prognostic factors and therapy. J Am Soc Nephrol 7: 924–929

Clark GWR, Glasgow EF, Chantler C et al. (1988) Poststreptococcal glomerulonephritis in children: clinicopathologic correlation and longterm prognosis. Pediatr Nephrol 2: 381

Higgins PM (1996) Acute poststreptococcal glomerulonephritis in general practice: the contribution of infection to its onset and course. Epidemiol Infect 116: 193–201

Mosca M, Pasquariello A, Tavoni A et al. (1997) Predictors of renal outcome in diffuse proliferative glomerulonephritis in systemic lupus erythematosus. Lupus 6: 371–378

Philipp LB, Brewer E (1994) Glomerulonephritis and nephrotic syndrome. In: Oski FA (ed) Principles and practice of pediatrics, 2nd edn. Lippincott, Philadelphia, pp 1785–1802

Wyatt RJ, Kritchevsky SB, Woodford SY et al. (1995) IgA nephropathy: long-term prognosis for pediatric patients. J Pediatr 127: 913–919

183 Thrombotische Mikroangiopathien

L. B. Zimmerhackl

Unter thrombotischen Mikroangiopathien (TMA) versteht man einerseits das hämolytisch-urämische Syndrom (HUS; synonym auch Morbus Gasser) und andererseits die thrombotisch-thrombozytopenische Purpura (TTP; synonym auch Morbus Moschkowitz), die ähnliche pathologische und pathoanatomische Besonderheiten aufweisen. Die TMA ist eine Krankheit der kleineren Gefäße, der Arteriolen und Kapillaren, die mit einer lokalen Thrombosierung und einer Thrombopenie einhergeht.

Beim HUS, das überwiegend im Kindesalter vorkommt, steht das Nierenversagen im Vordergrund, bei der TTP, einer Krankheit, die bevorzugt Erwachsene betrifft, das zentrale Nervensystem.

Hämolytisch-urämisches Syndrom

Definition. Als hämolytisch-urämisches Syndrom wird das Zusammentreffen der Symptome Hämolyse, Thrombopenie und Erhöhung der Retentionswerte Kreatinin bzw. Harnstoff in Verbindung mit Oligurie bzw. Anurie bezeichnet. Es ist die häufigste Ursache für ein akutes Nierenversagen im Kindesalter. Der Häufigkeitsgipfel liegt im frühen Kleinkindesalter bei 1–4 Jahren. Die Krankheit ist jedoch nicht auf das

Kindesalter begrenzt, sie kann in jedem Alter vorkommen. Die häufigste Variante, das infektionsassoziierte HUS, zeigt eine jahreszeitliche Schwankung mit der höchsten Inzidenz in den Sommermonaten. Dieser Form des HUS geht eine Diarrhöe voraus (sog. D^+-HUS). Die nicht mit einer Durchfallkrankheit assoziierten HUS-Fälle werden analog auch als D^--HUS bezeichnet. In den letzten 10 Jahren scheint die Häufigkeit des D^+-HUS weltweit zuzunehmen. Mittlerweile sind Endemien in fast allen Erdteilen berichtet worden.

Epidemiologie. Abgesehen von Endemien wird das HUS in Europa mit einer Inzidenz von 0,2–2,0/100 000 Kinder unter 15 Jahren mit einem deutlichen Nord-Süd-Gefälle angegeben. In Deutschland lag die Inzidenz bei 0,7–1,0 in den Jahren 1995 bis 2000. Die häufigste Ursache des HUS sind Infektionen mit enterohämorrhagischen Escherichia coli (EHEC).

Ätiologie. Die Ursachen für ein HUS sind vielfältig. Die folgende Übersicht zeigt eine Einteilung, die die aktuellen Vorstellungen zusammenfaßt:

Einteilung der hämolytisch-urämischen Syndrome. (Mod. nach Repetto 1997)

- HUS bei Infektionen („klassisches“ HUS, D+-HUS)
  - Bakterielle Toxine (EHEC, Shigellen, Salmonellen)
  - Pneumokokkenneuraminidase
  - Viren
- Hereditäres (familiäres) HUS („atypisches“ HUS, D--HUS)
  - Sporadisch
  - Rekurrierend
- HUS bei systemischen Affektionen
  - Tumorkrankheiten
  - Maligne Hypertension
  - Glomerulonephritiden
  - Transplantatabstoßung
  - Im Wochenbett (Infektionen?)
- HUS nach Toxinexposition
  - Medikamente: Cyclosporin A, Tacrolimus, Mitomycin
  - Bestrahlung

Das infektionsassoziierte HUS ist mit Abstand die häufigste Ursache für ein HUS. EHEC-Infektionen können in ca. 85–90 % der Fälle mit einem HUS nachgewiesen werden. Die Erreger stammen mit großer Wahrscheinlichkeit von Lebensmitteln wie roher Milch von EHEC-tragenden Rindern oder ungegartem Rindfleischhack, möglich ist aber auch eine direkte Personenübertragung. Nicht selten wird ein HUS durch Medikamente wie Cyclosporin A, Tacrolimus oder Mitomycin ausgelöst. Auch nach Knochenmark- und Organtransplantationen wird es beobachtet. Es ist davon auszugehen, daß das infektions- und das medikamentenassoziierte HUS zwar ähnliche Symptome zeigen, sich hinsichtlich der Pathogenese jedoch unterscheiden.

Pathologie und Pathogenese. Die genaue Ursache und der genaue Mechanismus der Entstehung eines HUS sind noch nicht im Detail geklärt. Die derzeitige Vorstellung über die Pathogenese des infektionsassoziierten HUS ist mehrschichtig. Der pathogene Erreger, typischerweise ein Bakterium aus der Gruppe der EHEC, wird ingestiert. Aufgrund seiner Pathogenitätseigenschaft kann er im Darm die intestinale Schleimhaut besetzen. Hierbei sind verschiedene Gene aktiviert. An der Adhäsion und späteren Invasion scheinen das eae-Gen und das Hämolysin-Gen beteiligt zu sein. Das eigentliche toxische Agens ist wahrscheinlich das von den Bakterien abgesonderte Toxin. Hierbei sind Shigatoxin (STX) 1 und STX 2 am besten charakterisiert. Eine zusätzliche Rolle hat das Endotoxin (Lipopolysaccharid, LPS) aus den Bakterien, das nach Adhäsion an das Darmepithel ebenfalls die Darmbarriere überwindet und im zirkulierenden Blutsystem auftaucht. Das Toxin bindet an Rezeptoren des Endothels und wahrscheinlich auch des Epithels. Über eine rezeptorvermittelte Endozytose gelangt es in die Zelle, und letztendlich wird die Proteinsynthese dieser Zelle inhibiert. Zytokine wie IL6 und TNFα sind sekundär aktiviert. Der Rezeptor, Globotriacylceramid (GB_3), kommt nicht gleichmäßig verteilt im Körper vor, wobei insbesondere bei Säuglingen und Kleinkindern die Rezeptordichte höher ist als bei Erwachsenen. Dies erklärt, warum die Krankheit gehäuft bei Kindern auftritt. Durch den beschriebenen Mechanismus kommt es zur Schädigung der Endothelzellschicht in den Organen, die mit einem GB_3-Rezeptor behaftet sind. Die Schädigung des Endothels kann von der Freisetzung des von-Willebrand-Faktors abgeleitet werden. Die Freilegung der Basalmembran ist ein potenter Stimulus für die Aggregation von Thrombozyten mit anschließender Fibrinablagerung, der thrombotischen Mikroangiopathie. Diese Veränderungen lassen sich bei Patienten mit HUS insbesondere in den kleinen Gefäßen der Niere, im Vas afferens und in den glomerulären Kapillaren nachweisen. Auch in anderen Organen kommen derartige mikroangiopathische Veränderungen vor. Besonders gefürchtet ist das Auftreten von zerebralen Manifestationen. Die Mitbeteiligung des ZNS ist mit einer besonders hohen Letalität verknüpft.

Klinische Symptome. Das infektionsassoziierte HUS tritt 1–12 Tage (Median 4 Tage) nach Infektion auf. Als Prodromi werden wäßriger Durchfall bei fast allen Patienten (70–95 %) und blutiger Durchfall in 2/3 der Fälle berichtet. Fieber, Erbrechen, abdominelle Schmerzen und zerebrale Symptome sind bei ca. 1/3 der Patienten zum Zeitpunkt der Diagnosestellung vorhanden. Bei etwa 20–25 % finden sich Zeichen eines Infektes der oberen Luftwege. Die zerebralen Symptome reichen von Somnolenz über Krampfanfälle bis hin zum Koma. Der durchfallbedingte Flüssigkeitsverlust begünstigt zerebrale Symptome.

Diagnose und Differentialdiagnose. Die Diagnose HUS läßt sich anhand der Trias Thrombopenie, Hämolyse und Kreatininanstieg stellen. Da diese Symptome auch bei anderen Erkrankungen wie Schock oder disseminierter intravasaler Gerinnung vorkommen können, ist die Diagnose anhand des Blutausstrichs zu überprüfen. Die typischen Fragmentozyten (syn. Schistozyten, „helmet cells“) in Zusammenhang mit dem klinischen Bild sichern die Diagnose.

Die Labordaten zum Zeitpunkt der Diagnosestellung sind:

- Leukozyten > 20 000/μl in 40 %,
- Thrombozyten < 50 000/μl in 50 % und < 20 000/μl in 5 %,
- Hb < 10 g/dl in 70 %,

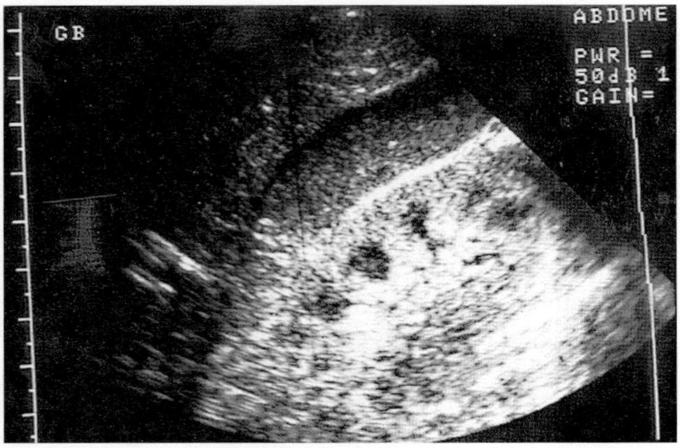

Abb. 183.1. Salz-und-Pfeffer-Muster in der Sonographie bei hämolytisch-urämischem Syndrom

- LDH > 2000 U/l in 90 %,
- Kreatinin > 2,5 mg/dl in 75 %.

Sonographie beim HUS. Das sonographische Bild der Nieren bei Patienten mit HUS ist mit dem Bild bei akutem Nierenversagen vergleichbar. Eine Erhöhung der Echogenität im Bereich der Nierenrinde und eine Verminderung der Echogenität im Bereich des Nierenmarkes sind typisch. Die Nieren können vergrößert sein. Die Untersuchung der Darmwandstrukturen zeigt eine uncharakteristische Verdickung. Auch ein Gallenblasenhydrops mit „sludge" innerhalb des Gallenblasenlumens kann ein typischer sonographischer Befund bei HUS sein (Abb. 183.1).

Therapie. Eine spezifische Therapie des HUS existiert nicht. Sie ist daher symptomatisch. Bei Hb-Werten < 5 g/dl (HKT < 15 %) wird eine Transfusion von leukozytendepletierten Erythrozytenkonzentraten und bei akutem Nierenversagen eine Nierenersatztherapie durchgeführt. Zwischen Peritoneal- oder Hämodialyse gibt es keine Unterschiede bezüglich Dauer der Dialyse oder Spätkomplikationen. Die Kontrolle der Flüssigkeitsbilanz ist lebensnotwendig. Bei Überwässerung sind extrarenale Komplikationen, Hypertonie, zerebrale Affektion und pulmonale Symptome häufig und können zu vitalen Bedrohungen werden. Eine Nierenersatztherapie wird bei 60–70 % der Patienten notwendig. Durch eine Steigerung der Diurese bei Oligurie mit einem Schleifendiuretikum (Furosemid) kann bei ca. 1/4 der Patienten die Dialyse vermieden werden. Die Fragen bezüglich Plasmaaustausch, Substitution von Plasmabestandteilen oder einer Plasmapherese als Therapie sind noch nicht abschließend geklärt. In Situationen mit extrarenalen Komplikationen wird daher oft eine Plasmapherese als „ultima ratio" durchgeführt. Der Einsatz von Aggregationshemmern und thrombolytischen Pharmaka muß als äußerst kritisch bewertet werden. Eine Wirksamkeit konnte bisher nicht bewiesen werden, Komplikationen sind jedoch häufig.

Prophylaxe. Versuche, durch Vakzination einen Schutz vor HUS bei EHEC-Infektionen zu erreichen, waren bisher noch nicht erfolgreich. Ob Antibiotika ein HUS verhindern können, ist nicht erwiesen. In vitro führt die Gabe von Cotrimoxazol zu einer verstärkten Freisetzung von Toxin – möglicherweise kann dadurch ein HUS aggraviert werden. Andere Antibiotika sind nicht geprüft. Eine Zurückhaltung bei Antibiotikagabe ist angeraten.

Prognose und Verlauf. Die Letalität liegt weltweit bei 1–5 %, und terminal niereninsuffizient mit der Notwendigkeit einer Nierenersatztherapie werden ca. 5 % der betroffenen Kinder. Eine Einschränkung der Nierenfunktion, arterielle Hypertonie oder eine signifikante Proteinurie wird bei Nachuntersuchungen, die mehrere Jahre (> 10) nach dem akuten Ereignis durchgeführt werden, in ca. 30–60 % berichtet. Bei terminaler Niereninsuffizienz ist die Nierentransplantation das Mittel der Wahl. Das Wiederauftreten eines HUS im Transplantat ist bei infektionsassoziierten Fällen (D^+-HUS) selten. Bei familiärem bzw. bei medikamentenassoziiertem HUS, generell beim D^--HUS, ist eine Rekurrenz nach Transplantation möglich. Daraus ergibt sich, daß Patienten, die an einem HUS erkrankt sind, in ein Langzeitüberwachungsprogramm integriert werden sollten.

Literatur

Bitzan M, Moebius E, Ludwig K, Müller-Wiefel DE, Heesemann J, Karch H (1991) High incidence of serum antibodies to Escherichia coli O157 lipopolysaccharide in children with hemolytic uremic syndrome. J Pediatr 119: 380–385
Gasser C, Gautier E, Steck A, Siebenmann RE, Oechslin R (1955) Hämolytisch-urämische Syndrome: Bilaterale Nierenrindennekrosen bei akuten erworbenen Anämien. Schweiz Med Wochenschr 85: 905–909
Kar NCAJ van der, Hinsbergh VWM van, Brommer EJP, Monnens LAH (1994) The fibrinolytic system in hemolytic uremic syndrome: in vivo and in vitro studies. Pediatr Res 36: 257–264
Karch H (1996) Control of enterohemorrhagic Escherichia coli infection – the need for a network involving microbiological laboratories and clinical and public health institutions. Eur J Clin Microbiol Infect Dis 15: 276–280
Repetto HA (1997) Epidemic hemolytic-uremic syndrome in children. Kidney Int 52: 1708–1719
Siegler R (1995) The hemolytic uremic syndrome. Pediatr Clin North Am 42: 1039–1525
Verweyen HM, Karch H, Brandis B, Zimmerhackl LB (2000) Infections due to enterohemorrhagic E. coli: how to follow the routes of transmission. Pediatr Nephrol 14: 73–83

184 Krankheiten des renalen Tubulussystems

F. Hildebrandt, M. Brandis

Ätiologie. Die Aufgabe des renalen Tubulussystems besteht in der Rückresorption von Wasser und gelösten Substanzen aus dem Glomerulumfiltrat.

Primäre Tubulopathien sind meist genetisch bedingte, monogene Krankheiten, deren Ursache in Defekten eines einzigen Gens liegt. Bei rezessiver Vererbung müssen Defekte (Mutationen) in beiden elterlichen Allelen vorliegen, damit es zur Ausprägung der Krankheit kommt. Rezessive Vererbung findet sich bei Krankheiten des Tubulussystems am häufigsten. Bei dominanter Vererbung führt ein Defekt in einem elterlichen Allel bereits zur Erkrankung. Dominante Vererbung ist bei Krankheiten des Tubulussystems selten zu finden. Falls das verantwortliche Gen nicht auf einem Autosom, sondern auf dem X-Chromosom liegt, spricht man von X-gebundener Vererbung. Auch Mutationen im mitochondrialen Genom können zu Krankheiten des renalen Tubulussystems führen. Bei einigen Tubulopathien, z.B. beim Bartter-Syndrom, können Defekte in unterschiedlichen Genen zu einem sehr ähnlichen Phänotyp führen. Man spricht hier von Genlokusheterogenie der monogen erblichen Krankheit. Die genetische Basis der Tubulopathien ermöglicht in vielen Fällen eine molekulargenetische Diagnostik.

Bei *sekundären* Tubulopathien liegt die Ursache nicht in einem primären genetischen Defekt eines renal-tubulären Transportproteins, sondern es kommt sekundär zu einer renalen Resorptionsstörung durch eine Schädigung der Tubuluszelle.

Leitsymptome. Der primäre genetische Defekt führt in der Regel zum Ausfall der Funktion eines spezifischen renalen Transportproteins. Da bei einer renalen Tubulopathie unterschiedliche Tubulusabschnitte für die Rückresorption unterschiedlicher Substanzen verantwortlich sind (Abb. 184.1), lassen sich die klassischen Leitsymptome der Tubulopathien Störungen spezifischer Tubulussegmente zuordnen (s. Übersicht): Störungen im proximalen Tubulus gehen mit renaler Glukosurie, Aminoacidurie, Phosphaturie und/oder proximal-tubulärer Acidose einher. Diese Symptomkonstellation wird auch als „renales Fanconi-Syndrom" oder als „Debré-de Toni-Fanconi-Syndrom" bezeichnet. Störungen der NaCl-Rückresorption im dicken aufsteigenden Teil der Henle-Schleife führen zum Bartter-Syndrom mit renalem Salzverlust und zu einer sekundären hypokaliämischen metabolischen Alkalose. Störungen im distalen Konvolut sind Ursache des Gitelman-Syndroms mit Hypokaliämie und Hypomagnesiämie. Tubulopathien des Sammelrohrs betreffen die Wasserrückresorption, die Natriumrückresorption oder die Kalium- und Protonenexkretion. Entsprechend führen Störungen hier zu Polyurie, Salzverlust, Hyperkaliämie und Acidose.

Leitsymptome bei Tubulopathien

- Proximal-tubuläre Störungen
  - Renales Fanconi-Syndrom:
    Resorptionsstörungen: Hyperaminoacidurie, Glukosurie, Hypophosphatämie, Hypokaliämie, Hypourikämie, Acidose
    Klinische Symptome: Polyurie, Dehydratation, Rachitis, Wachstumsretardierung, tubuläre Proteinurie
- Störungen im dicken aufsteigenden Teil der Henle-Schleife
  - Schwerer Salzverlust, Polyurie, hypokaliämische metabolische Alkalose, Hyperkalzurie
- Störungen im distalen Konvolut
  - Salzverlust, hypokaliämische metabolische Alkalose, Hypomagnesiämie, Hypokalzurie
- Störungen im Sammelrohr
  - Polyurie, Hypo-/Hypernatriämie, Hyper-/Hypokaliämie, Acidose

Pathophysiologie. Die bei renalen Tubulopathien häufigen Leitsymptome Polyurie und renaler Salzverlust werden verständlich aus der Physiologie der Na- und Wasserreabsorption: Die meisten renalen Transportprozesse sind energetisch eng an die Na-Reabsorption gekoppelt. Diese wird in allen Tubulusabschnitten gleichförmig durch die basolaterale Na/K-ATPase als primär aktiver Transport unter ATP-Verbrauch getrieben. Der luminale Natriumtransport ist sekundär aktiv, d.h., er wird durch den von der Na/K-AT-

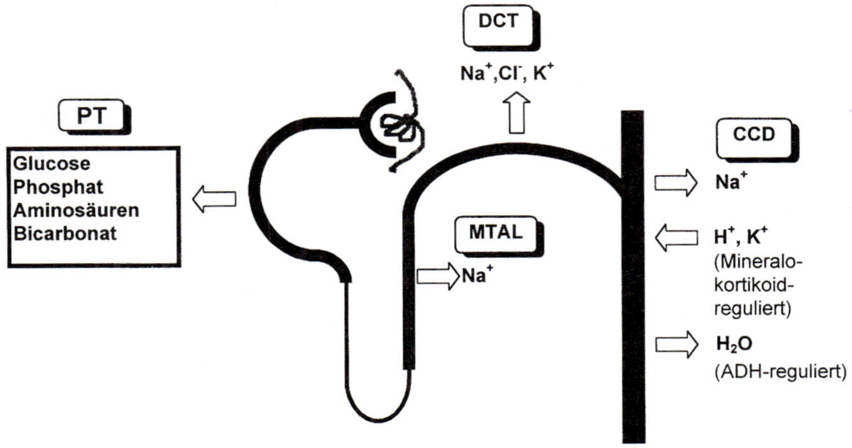

Abb. 184.1. Die unterschiedlichen Transportleistungen der verschiedenen Tubulusabschnitte bedingen entsprechende Leitsymptome bei Störungen in diesen Abschnitten. Die meisten Transportleistungen werden durch den Natriumgradienten getrieben, der unter ATP-Verbrauch im dicken aufsteigenden Teil der Henle-Schleife aufgebaut wird. Im Sammelrohr kann die Wasserrückresorption durch ADH und die Kalium- und Protonensekretion durch Mineralokortikoide reguliert werden. *PT* proximaler Tubulus; *mTAL* dicker aufsteigender Teil der Henle-Schleife; *DCT* distales Konvolut; *CCD* kortikales Sammelrohr

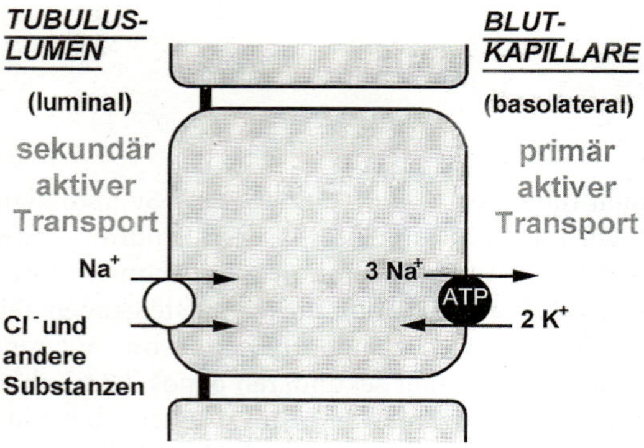

Abb. 184.2. Mechanismus der Natriumreabsorption (Erklärung s. Text)

Pase aufgebauten Natriumgradienten unterhalten. Er unterscheidet sich in den einzelnen Tubulusabschnitten, indem er an den Transport unterschiedlicher Substanzen gekoppelt ist. Aspekte der Na-Reabsorption sind in Abb. 184.2 zusammengefaßt.

Aufgrund der unterschiedlichen Funktionen der Tubulusabschnitte und der charakteristischen Symptomatik im Falle ihrer Schädigung werden im folgenden die Tubulopathien nach Tubulusabschnitten von proximal nach distal voranschreitend beschrieben (Abb. 184.3).

Primäre Tubulopathien des proximalen Tubulus

Leitsymptome bei primären Tubulopathien des proximalen Tubulus sind Glukosurie, Phosphaturie, Aminoacidurie und Acidose.

Renale Glukosurie

Definition. Die renale Glukosurie ist eine angeborene selektive Störung der renalen Glukosereabsorption.

Ätiologie und Pathogenese. Glukose wird normalerweise zu >99% im proximalen Tubulus rückresorbiert. Wenn die Glukosekonzentration pathologischerweise im Plasma auf >10 mmol/l ansteigt, wird das Resorptionssystem gesättigt und Glukose erscheint im Endurin. Bei der renalen Glukosurie Typ A sind sowohl die minimale Schwellenkonzentration als auch das tubuläre Resorptionsmaximum für Glukose vermindert. Bei Typ B ist die minimale Schwellenkonzentration vermindert, während das Resorptionsmaximum erst bei zu hohen Glukosekonzentrationen erreicht wird („splay"). Bei der renalen Glukosurie Typ O fehlt die renale Glukoseresorption fast vollständig. Typ A wird durch angeborene Defekte im Low-affinity/high-capacity-Glukose-Cotransporter (SGLT2) des frühen proximalen Tubulus hervorgerufen. Typ B entsteht durch Defekte im High-affinity/low-capacity-Glukose-Cotransporter (SGLT1) des späten proximalen Tubulus. Bei Defekten in SGLT1 liegt zusätzlich eine Glukose-Galaktose-Malabsorption vor. Beide Krankheiten werden inkomplett rezessiv vererbt, da auch Heterozygote eine leichte renale Glukosurie aufweisen können (Tabelle 184.1).

Diagnose. Die Glukosurie wird durch hochspezifische enzymatische Streifentests sicher nachgewiesen. Bei renaler Glukosurie findet sich eine konstante Glukosurie, ohne

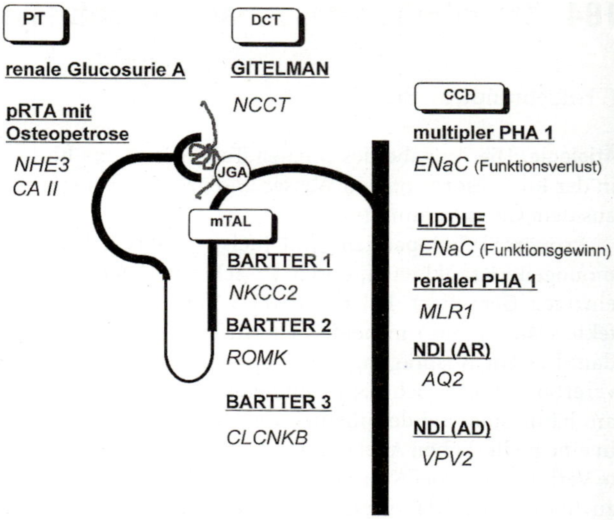

Abb. 184.3. Expression genetischer Defekte in den unterschiedlichen Tubulusabschnitten proximaler Tubulus (*PT*), dicker aufsteigender Teil der Henle-Schleife (*mTAL*), distales Konvolut (*DCT*) und Sammelrohr (*CCD*). Die Krankheiten sind *unterstrichen*, die verantwortlichen Transportsysteme *kursiv* wiedergegeben; *JGA* juxtaglomerulärer Apparat

daß eine Schwellenwertüberschreitung der Plasmaglukose nachzuweisen ist. Bei Verdacht auf renale Glukosurie kann tagesstationär das renale Glukosereabsorptionsmaximum bestimmt werden, um die Diagnose zu sichern und dem Patienten so spätere unnötige Untersuchungen zum Ausschluß eines Diabetes mellitus zu ersparen.

Therapie und Prognose. Die Prognose ist sehr gut, da der Glukoseverlust von täglich maximal 50 g von den Patienten unmerklich kompensiert wird. Geschwister sollten mit Streifentest untersucht werden, da eine sichere Diagnose bei *einem* betroffenen Geschwisterkind ausreicht.

Pseudohypoparathyreoidismus (s. Kap. 66)

Beim Pseudohypoparathyreoidismus (PHP) handelt es sich um eine Phosphatresorptionsstörung. Wie die Phosphatresorption in der Niere normalerweise erfolgt, wird im folgenden Abschnitt beschrieben.

Phosphatresorption in der Niere. Phosphat wird im proximalen Tubulus reabsorbiert. Die prozentuale renal-tubuläre Phosphatreabsorption (TRP) kann durch Kurzzeit-Clearance-Untersuchungen gemessen werden und beträgt normalerweise 80–95 %. Die Plasmaphosphatkonzentration ergibt sich aus der gastrointestinalen Resorption, der glomerulären Filtrationsrate und der renalen Schwellenkonzentration für Phosphat. Zusätzlich wird sie beeinflußt durch das Extrazellulärvolumen und Hormone wie Wachstumshormon, Östrogene, Kalzitonin, Vitamin-D-Metaboliten und v.a. Parathormon. Die orale Phosphataufnahme spielt erst eine Rolle bei einer Einschränkung der Nierenfunktion auf <20 % des Normalen.

Ätiologie und Pathogenese. Beim Pseudohypoparathyreoidismus besteht eine Endorganresistenz gegen Parathormon. Der PHP Typ 1 wird auch als hereditäre Albright-Osteodys-

Tabelle 184.1. Primäre Tubulopathien des proximalen Tubulus

Krankheit[a]	Vererbungsmodus	Betroffenes Gen (Chromosom)	Genprodukt	Klinisches Bild
Glukoseresorptionsstörungen				
Renale Glukosurie Typ A	AR	SLC5A2 (16p11.2)	SGLT2	Renale Glukosurie Typ A
Renale Glukosurie Typ B	AR	SLC5A1 (22q13.1)	SGLT1	Renale Glukosurie Typ B, Glukose-Galaktose-Malabsorption
Phosphatresorptionsstörungen				
PHP Typ 1A (Albright-Syndrom)	AD	GNAS1 (20q13.2)	α-Untereinheit eines G_s-Proteins	Knochenveränderungen, hypergonadotroper Hypogonadismus
PHP Typ 1B	AD	?	Parathormonrezeptor?	Osteopenie, Hyperkalzurie
PHP Typ 2	AD	?	?	Osteopenie, Hyperkalzurie
Aminosäureresorptionsstörungen				
Zystinurie Typ 1	AR	SLC3A1 (2p16.3)	Dibasische Aminosäurentransporter	Harnkonkremente (Zystinsteine)
Seltene Formen: kationische Aminoacidurien (lysinurische Proteinintoleranz, isolierte Lysinurie); neutrale Aminoacidurien (Hartnup-Krankheit, Methioninämie, Histidinämie); Iminoacidurie, isolierte Glycinurie				
Proximale renal-tubuläre Acidose				
Osteopetrose mit renal-tubulärer Acidose	AR	(8q22)	Carboanhydrase 2	Osteosklerose mit ca. 2 Jahren, proximale RTA, Nephrolithiasis, Osteopetrose, Minderwuchs
Sonstige proximale Resorptionsstörungen				
Dent-Krankheit	X-chromosomal gebunden	CLCN5 (Xp11.22)	Chloridkanal	Renales Fanconi-Syndrom mit Nephrolithiasis, Nephrokalzinose, Nierenversagen, Hyperkalzurie, Hyperphosphaturie, Mikroglobulinurie

AR autosomal-rezessiv; *PHP* Pseudohypoparathyreoidismus
[a] Aktualisierte Informationen zu diesen Krankheiten finden sich im Internet (http://www3.ncbi.nlm.nih.gov/Omim/searchomim.html).

trophie bezeichnet und zeigt eine fehlende cAMP-Ausscheidung im Urin nach Gabe von Parathormon. Das verminderte Ansprechen auf PTH führt zu einer vermehrten tubulären Phosphatreabsorption mit Hyperphosphatämie. Die verminderte PTH-abhängige Mobilisation von Kalzium aus den Knochen führt zur Hypokalzämie. Bei dieser Krankheit konnten Defekte im Gen für die α-Untereinheit eines stimulatorischen G-Proteins nachgewiesen werden (s. Tabelle 184.1). Da dieses G-Protein auch die intrazelluläre Antwort auf andere Hormone vermittelt, ist das gleichzeitige Vorliegen eines hypergonadotropen Hypogonadismus und einer Hypothyreose bei Albright-Syndrom verständlich. Im Unterschied zu PHP Typ 1A liegt bei PHP Typ 1B wahrscheinlich ein PTH-Rezeptordefekt vor. Hier finden sich nur bei 15% der Patienten die zusätzlichen Symptome des Albright-Syndroms. Bei PHP Typ 2 ist der Signaltransduktionsprozeß von PTH über das G-Protein intakt, und es wird cAMP in normalem Ausmaß generiert. Distal der cAMP-Synthese ist die Signaltransduktion jedoch gestört: cAMP steigt an, und die notwendige Phosphaturie bleibt aus.

Klinische Symptome und Diagnose. Die hereditäre Albright-Osteodystrophie (PHP Typ 1) ist gekennzeichnet durch faziale Dysmorphien, verkürzte Metakarpalia und Metatarsalia, Kleinwuchs, mentale Retardierung, hypergonadotropen Hypogonadismus und Hypothyreose. Laborchemisch finden sich Hyperkalzurie, verminderte Mobilisation von Kalzium aus den Knochen, verminderte renale Produktion und Serumspiegel von 1,25-$(OH)_2$-Vitamin D. Es liegt eine generalisierte Osteopenie vor. Beim Pseudo-Pseudohypoparathyreoidismus findet sich zwar das klinische Erscheinungsbild des Albright-Syndroms, jedoch sind Parathormon sowie Serumphosphat und Serumkalzium normal. Bei PHP Typ 2 zeigen die Patienten nicht die skelettalen Veränderungen des Albright-Syndroms.

Therapie. Die Behandlung des PHP zielt auf eine Normalisierung des Serumkalziums durch Gabe von 1,25-Dihydroxycholecalciferol. Zusätzlich kann die orale Applikation von Kalziumkarbonat oder Kalziumzitrat als enterale Phosphatbinder sinnvoll sein.

Weitere Phosphatresorptionsstörungen

Bei den folgenden Krankheiten des Kalzium-Phosphat-Stoffwechsels handelt es sich nicht um eigentliche Tubulopathien, sondern um systemische Erkrankungen (s. Kap. 66).

Die X-chromosomal gebundene *Hypophosphatämie (XLHR)*, auch bezeichnet als *„Phosphatdiabetes"*, ist die häufigste hereditäre Form der Rachitis mit einer Inzidenz von 1:20000 Geburten. Das verantwortliche Gen liegt auf dem kurzen Arm des X-Chromosoms p22. Die verminderte Phosphatresorption führt zur verminderten Kalziumeinlagerung in den Knochen mit Entwicklung einer Osteopenie. Die klinischen Symptome beruhen auf einem defekten Phosphattransport. Es entstehen Minderwuchs und äußerlich sichtbare Zeichen von rachitischen Veränderungen der Extremitäten. Die Kinder fallen meist im Kleinkindesalter auf mit Verkrümmungen der Beine und Wachstumsstörungen. Eine floride Rachitis wie bei der Vitamin D-Mangel-Rachitis wird nur selten beobachtet. Labordiagnostisch fallen die deutlich verminderten Serumphosphatkonzentrationen bei normaler Kalziumkonzentration auf. Auch die alkalische Phosphatase ist normal. Der Vitamin-D-Stoffwechsel ist nicht gestört.

Die Diagnose wird gestützt durch die Berechnung der tubulären Phosphatresorption, gemessen als TP dividiert durch die glomeruläre Filtration = fraktionelle Resorption. Die Werte liegen etwa um 50 % unter dem Normbereich (Normalwerte 1,2–1,5 mmol/l). Differentialdiagnostisch müssen andere Formen der hypophosphatämischen Rachitis erwogen werden.

Die Therapie besteht in der Substitution großer Mengen von Natriumphosphatsalzen und aktivem Vitamin D (1,25- Cholecalciferol, Rocaltrol). Die Dosierung sollte zu Beginn 10 ng/kg KG/Tag betragen und nach Wochen auf 50 ng/kg KG/Tag gesteigert werden. Als Langzeitfolge dieser Therapie entwickelt sich bei einem nicht geringen Teil der Patienten eine Hypervitaminose mit sekundärer Kalzifikation, insbesondere der Nieren. Auch wird unter der Therapie nicht selten ein sekundärer Hyperparathyreoidismus beobachtet. Orthopädische Korrekturen sollten erst nach der Pubertät durchgeführt werden.

Bei der *Pseudomangel-* oder *Vitamin-D-abhängigen Rachitis* kommt es durch einen angeborenen Defekt der 1α-Hydroxylase in der Niere zu einer mangelnden Bildung von 1,25-Dihydroxycholecalciferol (aktives Vitamin D). Die Folge ist ein manifester Vitamin-D-Mangel, der zu einer floriden Rachitis im Verlauf des Kindesalters führt. Die Kinder entwickeln eine floride Rachitis mit Beinverkrümmungen, Minderwuchs und Knochenschmerzen. Labordiagnostisch fallen Hypokalzämie und Hypophosphatämie auf. Die alkalische Phosphatase ist erhöht, und im Urin werden vermehrt Aminosäuren ausgeschieden. Die Therapie besteht in der Substitution von 1,25-Cholecalciferol. Dadurch kann diese Form der Rachitis völlig verschwinden. Die Krankheit ist autosomal-rezessiv erblich. Eine zweite Form beruht auf einem Rezeptordefekt der Vitamin-D-Bindung in der Niere und geht mit einer Alopezie einher. Eine kausale Therapie ist nicht möglich.

Zystinurie

Definition. Die Zystinurie ist eine autosomal-rezessiv erbliche renal-tubuläre Resorptionsstörung der dibasischen Aminosäuren Zystin, Ornithin, Arginin und Lysin. Sie führt zur Bildung von Harnkonkrementen in Form von Zystinsteinen (s. Tabelle 184.1).

Ätiologie und Pathogenese. Der Defekt betrifft zwei Untereinheiten des Transporters für dibasische Aminosäuren des proximalen Tubulus. Etwa 44 % aller Fälle mit Zystinurie betreffen die entsprechenden Gene SLC3A1 und SLG7A9. Diese Form wird als Zystinurie Typ 1 bezeichnet, Heterozygote zeigen hier eine normale Zystinexkretion. Bei Zystinurie Typ 2 beträgt die Zystinexkretion Heterozygoter das 9- bis 15fache, bei Zystinurie Typ 3 das Doppelte des Normalen. Ein zweites Gen für Zystinurie existiert, wurde jedoch bisher noch nicht identifiziert.

Klinische Symptome. Zystinsteine treten in allen Altersgruppen auf. Bei Kleinkindern finden sich oft Blasensteine, bei größeren Kindern verzweigte Steine des Nierenbeckens oder Kelchausgußsteine. Infolgedessen kann es zu Nierenkoliken, akuter Obstruktion des Harnabflusses und bei Blasenstein zu Stottermiktion kommen.

Diagnose. Alle Zystinsteine sind im Röntgenbild schattengebend, scheinen jedoch weniger röntgendicht als kalkhaltige Steine. Die vermehrte Ausscheidung dibasischer Aminosäuren läßt sich durch eine Aminosäurenbestimmung in einer einmaligen Urinprobe nachweisen. Die Löslichkeit von Zystin bei einem Urin-pH von $<7{,}5$ beträgt 1 mmol/l.

Therapie. Die wichtigste Therapiemaßnahme bei Zystinurie ist eine hohe Flüssigkeitszufuhr. Das notwendige Volumen pro Tag läßt sich durch eine quantitative Bestimmung der täglichen Zystinausscheidung ermitteln. Bei Erwachsenen mit einer Zystinausscheidung von 4 mmol/24 h beträgt die notwendige Flüssigkeitszufuhr 4 l/Tag. So kann eine neue Steinbildung verhindert werden, und bereits bestehende Steine können aufgelöst werden. Die regelmäßige Flüssigkeitszufuhr muß jedoch auch nachts durchgehalten werden. Alternativ kommt eine Behandlung mit D-Penicillamin in Frage. Das entstehende Zystein-Pencillamin-Disulfid ist löslicher als Zystin. Die bekannten Nebenwirkungen schränken die Indikation zur D-Penicillamin-Therapie ein. Bisweilen ist eine urologische Steinentfernung notwendig. Weitere seltene Formen von Aminosäureresorptionsstörungen sind Tabelle 184.1 zu entnehmen.

Proximale renal-tubuläre Acidose

Definition. Die renal-tubuläre Acidose (RTA) kann als isolierte Krankheit, im Rahmen des renalen Fanconi-Syndroms oder in Zuammenhang mit anderen Krankheiten auftreten. Bei der RTA ist die Regulation der metabolischen Seite des Säure-Basen-Haushaltes durch die Niere gestört. Die Niere kann keine normale Bicarbonatplasmakonzentration aufrechterhalten. Es entsteht eine metabolische Acidose mit Hyperchlorämie (normale Anionenlücke), Bicarbonaturie, verminderter renaler Ausscheidung von titrierbaren Säuren und Ammoniumionen bei erhöhtem Urin-pH. Die proximale RTA (Typ 2), bei der eine verminderte proximal-tubuläre Bicarbonatreabsorption besteht, wird unterschieden von der distalen RTA (Typ 1) mit verminderter Ausscheidung von titrierbaren Säuren und Ammoniumionen im distalen Nephron (s. unter „Primäre Tubulopathien des Sammelrohrs"; Tabelle 184.4). Wenn die verminderte Säureausscheidung mit Hyperkaliämie einhergeht, wird von hyperkaliämischer RTA gesprochen (Typ 4). Der Begriff der renal-tubulären Acidose Typ 3 wird nicht mehr verwendet. Er bezog sich auf RTA Typ 1 mit Bicarbonatverlust.

Ätiologie und Pathogenese. Normalerweise wird Bicarbonat proximal-tubulär reabsorbiert. Bei Plasmabicarbonatkonzentrationen >25 mmol/l wird Bicarbonat im Urin ausgeschieden. Eine zusätzliche Ausscheidung saurer Äquivalente findet im distalen Tubulus statt. Der Urin-pH-Wert kann bis minimal 4,5 angesäuert werden. Bei der proximalen RTA ist die Kapazität des proximalen Tubulus zur Bicarbonatre-

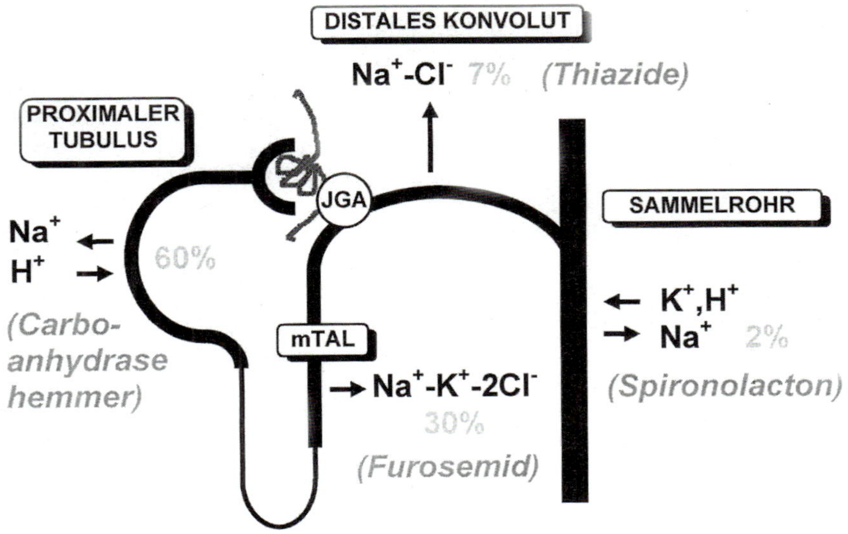

Abb. 184.4. Natriumrückresorption. Ca. 60 % der Natriumrückresorption werden im proximalen Tubulus durch den Na/H-Austauscher vermittelt, weitere 30 % im dicken aufsteigenden Teil der Henle-Schleife (*mTAL*) durch den Na/K/2Cl-Cotransporter, ca. 7 % im distalen Konvolut durch den Na/Cl-Cotransporter und das verbleibende Na im Sammelrohr durch den epithelialen Na-Kanal im Austausch gegen Kalium und H-Ionen unter Regulation durch Aldosteron. Die beschriebenen Transportmechanismen werden spezifisch durch die angegebenen Diuretika gehemmt. Insofern gleichen die Symptome bei Ausfall der entsprechenden Transporter den Wirkungen der entsprechenden Diuretika

sorption vermindert. Bei intaktem Ansäuerungsmechanismus im distalen Tubulus führt das vermehrte Bicarbonatangebot am distalen Tubulus zu einer vermehrten Sekretion von Protonen und Kaliumionen, so daß eine Hypokaliämie entsteht.

Klinische Symptome und Diagnose. Die metabolische Acidose führt zu Kalziumabbau im Knochen mit Hyperkalzämie, Nephrokalzinose und renaler Konzentrierungsschwäche. Durch Kompensationsmechanismen im distalen Tubulus entsteht eine Hypokaliämie. Der verminderte Natrium-Protonen-Austausch mit proximalem Bicarbonatverlust führt zu Hypovolämie mit sekundärer Natriumchloridretention und Hyperchlorämie. Während die proximale RTA als Begleitsymptom sekundär bei zyanotischen kongenitalen Herzfehlern, Pyruvatdecarboxylasedefizienz und anderen Krankheiten mit renalem Fanconi-Syndrom vorkommen kann, soll hier exemplarisch eine primäre, monogene Form der proximalen RTA beschrieben werden: die *Osteopetrose mit renal-tubulärer Acidose* (s. Abb. 184.3). Diese autosomal-rezessiv erbliche Krankheit ist auf Defekte im Gen für Carboanhydrase 2 zurückzuführen. Die Carboanhydrase spaltet im proximalen Tubulus sowohl intrazellulär als auch im Tubuluslumen H_2CO_3 in Wasser und Kohlendioxyd, so daß die Diffusion von Kohlendioxyd nach intrazellulär möglich wird. Nur auf diese Weise wird die Funktion des Natrium-Protonen-Austauschers aufrechterhalten, der Protonen exkretiert und Natrium reabsorbiert. Der genetische Defekt erscheint wie der Effekt einer Behandlung mit Acetazolamid (Diamox) (Abb. 184.4). In einem „Carboanhydrase-2-knock-out-Mausmodell" konnte der genetische Defekt durch Gentherapie vollständig beseitigt werden. Es handelt sich hier um das erste Beispiel einer erfolgreichen Gentherapie einer Nierenkrankheit.

Therapie. Zum Ausgleich der metabolischen Acidose bei proximaler RTA ist in der Regel eine orale Bicarbonatsubstitution ausreichend, beispielsweise durch Gabe von Shol-Lösung in einer Dosierung von 4mal 10–15 ml/Tag (1 ml = 1 mmol Na). Falls die erforderliche Substitutionsmenge zu hoch liegt, kann eine Einschränkung der alimentären Kochsalzzufuhr oder die gleichzeitige Gabe von Hydrochlorothiazid (1,5–2 mg/kg KG/Tag) eine Reduktion der erforderlichen Bicarbonatsubstitution ermöglichen. Die Korrektur der Acidose ist notwendig, um ein normales Längenwachstum der Kinder zu ermöglichen. Nur gelegentlich wird eine zusätzliche Kaliumsubstitution notwendig.

Renal-tubuläre Acidose Typ 4

Definition. Die RTA Typ 4 geht mit Hyperkaliämie einher und findet sich meist bei erwachsenen Patienten im Rahmen einer chronischen tubulointerstitiellen Krankheit mit leicht eingeschränkter glomerulärer Filtrationsrate.

Ätiologie und Pathophysiologie. Obwohl die distal-tubuläre Exkretion von titrierbaren Säuren und Ammoniumionen vermindert ist, kann bei RTA Typ 4 der Urin-pH auf Werte < 5,5 abgesenkt werden.

Klinische Symptome. Die RTA Typ 4 findet sich bei einer Vielzahl von Krankheiten: bei Aldosteronmangel (z.B. Morbus Addison), bei Endorganresistenz gegen Aldosteron (z.B. Pseudohypoaldosteronimus Typ 1) oder bei chronischen tubulointerstitiellen Krankheiten wie beispielsweise chronischer Pyelonephritis. Bei den letztgenannten Krankheiten wird eine mögliche Ursache der Acidose in einer Zerstörung der Zellen des juxtaglomerulären Apparates mit verminderter Reninproduktion gesehen.

Therapie. Bei Erwachsenen mit RTA Typ 4 und tubulointerstitieller Krankheit ist die Gabe eines synthethischen Mineralokortikoids (Fludrocortison 0,10–0,15 mg/Tag) indiziert. Das Vorliegen einer arteriellen Hypertension stellt eine relative Kontraindikation dar. Die alimentäre Kaliumzufuhr sollte eingeschränkt werden. Außerdem wird Furosemid zur Korrektur von Acidose und Hyperkaliämie gegeben. Die

Gabe von Natriumbicarbonat 1–2 mval/kg KG/Tag kann ausreichend sein, um Acidose und Hyperkaliämie zu korrigieren. Bei Patienten mit Aldosteronmangel muß entsprechend ein synthetisches Mineralokortikoid gegeben werden, bei Kindern mit Pseudohypoaldosteroismus Typ 1 genügt oft eine Natriumchloridsubstitution, die mit zunehmendem Lebensalter reduziert werden kann.

Dent-Krankheit

Definition. Die Dent-Krankheit (X-chromosomal gebundene Nephrolithiasis) führt bei männlichen Individuen unter dem Bild eines renalen Fanconi-Syndroms mit Nephrokalzinose und Nephrolithiasis zum terminalen Nierenversagen im jungen Erwachsenenalter (s. Tabelle 184.1).

Ätiologie und Pathogenese. Die Dent-Krankheit wurde früher auch X-chromosomal gebundene Nephrolithiasis genannt. Heute weiß man, daß beide Krankheiten durch Mutationen im Gen für den Chloridkanal CLCN5 hervorgerufen werden.

Klinische Symptome und Diagnose. Im Sinne eines renalen Fanconi-Syndroms finden sich Hyperkalzurie und Phosphaturie bei progressivem Nierenversagen. Regelmäßig liegt eine niedermolekulare Proteinurie vor mit Nachweis von β-2-Mikroglobulin, α-1-Makroglobulin und Retinol-bindendem Protein. Der Streifentest auf Protein kann dabei negativ sein. Die Nephrokalzinose läßt sich bisweilen ultrasonographisch nachweisen. Die Nieren sind in der Lage, den Urin-pH auf Werte unter 5,6 abzusenken.

Primäre Tubulopathien des dicken aufsteigenden Teils der Henle-Schleife und des distalen Konvoluts

Leitsymptome bei Störungen dieses tubulären Abschnittes sind schwerer Salzverlust mit Polyurie, hypokaliämische metabolische Alkalose und ggf. Hyperkalzurie.

Bartter-Syndrome

Definition. Bei den verschiedenen Varianten des Bartter-Syndroms und beim Gitelman-Syndrom handelt es sich um autosomal-rezessiv erbliche Salzverlusttubulopathien, deren biochemisches Leitsymptom in einer hypokaliämischen metabolischen Alkalose besteht (Tabelle 184.2). Beide Krankheiten führen durch die gestörte NaCl-Rückresorption zum renalen Salzverlust. Die unterschiedlichen Formen des Bartter-Syndroms beruhen auf Transportdefekten des dicken aufsteigenden Teils der Henle-Schleife (mTAL), während das Gitelman-Syndrom durch einen Transportdefekt des distalen Konvoluts (DCT) entsteht (s. Abb. 184.3).

Ätiologie und Pathogenese. Für 3 Varianten des BS und für das Gitelman-Syndrom konnte die Ätiologie durch Identifikation der verantwortlichen Gene aufgeklärt werden (s. Tabelle 184.2). Dies hat zu einem deutlich verbesserten Verständnis der Pathogenese geführt, wie in Abb. 184.5 ausführlich dargestellt.

Für das BS Typ 4 (mit Innenohrschwerhörigkeit) wurde bisher kein verantwortlicher Gendefekt identifiziert.

Pathophysiologie und Leitsymptome. Die Pathophysiologie der Varianten des Bartter-Syndroms ist Abb. 184.5 zu entnehmen. Sowohl die unterschiedlichen Formen des Bartter-Syndroms als auch das Gitelman-Syndrom führen durch die gestörte NaCl-Rückresorption im mTAL bzw. im DCT zu renalem Salzverlust, so daß die betroffenen Kinder bei vermindertem Extrazellulärvolumen zu arterieller Hypo- oder Normotension neigen.

Das verminderte Extrazellulärvolumen bedingt einen sekundären hyperreninämischen Hyperaldosteronismus mit Hyperplasie des juxtaglomerulären Apparates. Dieser führt zur Kompensation des Na-Verlustes durch vermehrte Na-Rückresorption im distalen Tubulus. Durch die Kopplung der distalen Aldosteron-abhängigen Na-Rückresorption an eine vermehrte Kalium- und Protonenausscheidung im distalen Tubulus entsteht bei Bartter- und Gitelman-Syndrom das konstante Leitsymptom der hypokaliämischen metabolischen Alkalose. Bei der antenatalen Form des Bartter-Syndroms besteht außerdem eine schwere Polyurie.

Klinische Varianten der Bartter-Syndrome. Beim Bartter-Syndrom (BS) werden 3 klinische Varianten unterschieden, deren klinische Symptome und Laborparameter in Tabelle 184.3 zusammengefaßt und denen des Gitelman-Syn-

Tabelle 184.2. Primäre Tubulopathien des dicken aufsteigenden Teils der Henle-Schleife und des distalen Konvoluts

Krankheit[a]	Betroffenes Gen (Chromosom)	Genprodukt	Klinisches Bild (imitiertes Diuretikum)
Dicker aufsteigender Teil der Henle-Schleife (mTAL)			
BS Typ 1	SLC12A1 (15q15–q21)	Furosemid-sensitiver $Na^+/K/^+2Cl^-$Cotransporter (NKCC2)	Antenatales BS (Furosemid)
BS Typ 2	KCNJ1 (11q24–q25)	luminaler ATP-regulierter K^+-Kanal (ROMK)	Antenatales BS
BS Typ 3	CLCNKB (1p36)	basolateraler Cl^-Kanal (CLC-Kb)	Antenatales und „klassisches" BS
BS Typ 4	(1q32)	?	Antenatales BS mit Innenohrschwerhörigkeit
Distales Konvolut (DCT)			
Gitelman-Syndrom	NCCT (16q13)	Thiazid-sensitiver Na^+/Cl^-Cotransporter	Gitelman-Syndrom (Thiazide)

[a] Alle Krankheiten werden autosomal-rezessiv vererbt. Aktualisierte Informationen zu diesen Krankheiten finden sich im Internet (http//www3.ncbi.nlm.nih.gov/Omim/searchomim.html").

droms gegenübergestellt sind. Das *antenatale* BS ist ein lebensbedrohliches Krankheitsbild der Neonatalperiode, das durch die bereits intrauterin beginnende massive Polyurie zu Polyhydramnion und Frühgeburtlichkeit führt. Direkt postpartal steht der massive Salz- und Wasserverlust im Vordergrund der klinischen Symptomatik. Das renale Salzverlustsyndrom geht mit Hyponatriämie bei hypotonem Urin einher und führt zu Episoden mit Dehydratation, Erbrechen, Fieber, Gedeihstörung und Wachstumsretardierung. Laborchemisch finden sich neben der obligaten hypokaliämischen metabolischen Alkalose und dem sekundären hyperreninämischen Hyperaldosteronismus eine Hyperkalzurie, eine vermehrte Prostaglandin-E2-Ausscheidung im Urin und gelegentlich eine Hypomagnesiämie. Die fraktionelle Na-, K- und Cl-Exkretion ist erhöht. In den ersten Lebensmonaten wird oft bereits eine Nephrokalzinose sonographisch nachweisbar. In einer besonderen Variante kann das antenatale BS mit Innenohrschwerhörigkeit vergesellschaftet sein. Bei BS Typ2 besteht initial eine Hyperkaliämie.

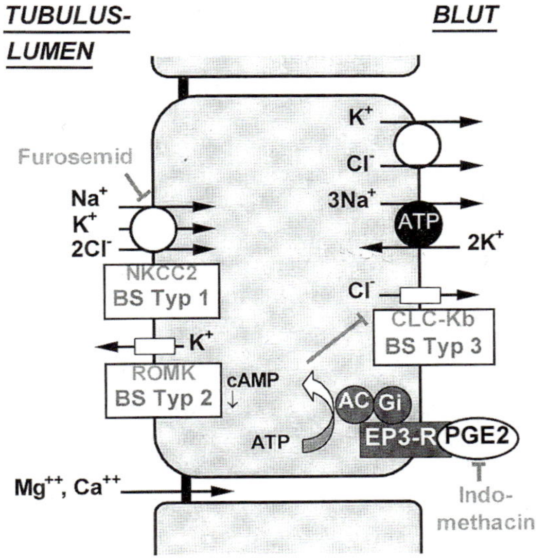

Abb. 184.5. Pathophysiologie des Bartter-Syndroms. Elektrolyttransporter in einer Zelle des dicken aufsteigenden Teils der Henle-Schleife sind hier in der luminalen und basolateralen Plasmamembran (*Blutseite*) dargestellt. Der primär aktive Transport der basolateralen Na/K-ATPase treibt die luminale Na/Cl-Rückresorption. Bei *BS Typ 1* liegen Defekte im Na/K/2Cl-Cotransporter *NKCC2* vor, welcher durch Furosemid als Diuretikum gehemmt wird. Bei *BS Typ 2* bestehen Defekte im luminalen, einwärts gleichrichtenden, ATP-regulierten Kaliumkanal *ROMK*, welcher die Funktion von NKCC2 durch ein Recycling von Kalium nach luminal aufrechterhält. Das *BS Typ 3* entsteht durch Defekte im basolateralen Chloridkanal *CLC-Kb*. Die verminderte Na/Cl-Reabsorption führt in allen 3 Fällen zu einem hyperreninämischem Hyperaldosteronismus, welcher am distalen Tubulus das klassische Leitsymptom der hypokaliämischen metabolischen Alkalose hervorruft. Die verminderte Na/Cl-Reabsorption reduziert den elektrochemischen Gradienten für die parazelluläre Ca- und Mg-Reabsorption und führt so zu Hyperkalzurie und gelegentlichen Hypomagnesiämie des BS. Der renale Salzverlust bedingt durch Verminderung des Extrazellulärvolumens eine vermehrte Prostaglandin-E2-Synthese (*PGE2*). Dies führt über den EP3-Rezeptor (*EP3-R*) und über ein inhibitorisches G-Protein (*Gi*) zu einer Inhibition der Adenylatzyklase (*AC*) mit verminderter intrazellulärer cAMP-Konzentration. Diese hemmt zusätzlich die Aktivität von CLC-Kb. Dieser „Circulus vitiosus“ wird therapeutisch durch Indomethacin als Zyklooxygenaseinhibitor unterbrochen

Das *„klassische“* BS verläuft wesentlich milder und wird oft erst in der Aldoleszenz diagnostiziert, und auch dann bisweilen nur durch eine zufällig entdeckte Hypokaliämie. Die Hyperkalzurie stellt hier eine Ausnahme dar, und es findet sich bei dieser Form keine Nephrokalzinose.

Diagnose. Die Bartter-Syndrome Typ 1–3 und das Gitelman-Syndrom können durch Nachweis von Mutationen in den entsprechenden Genen sicher diagnostiziert werden. Der klinische Verdacht ergibt sich aufgrund der charakteristischen klinischen Symptome. Bei Geschwistern eines Bartter-Patienten mit nachgewiesener Mutation kann es sinnvoll sein, unmittelbar nach der Geburt eine direkte Gendiagnostik durchzuführen, um dem Neugeborenen weitergehende invasive Untersuchungen zu ersparen. Falls kein Betroffenenstatus vorliegt, kann den Eltern die Sorge in bezug auf die Prognose frühzeitig abgenommen werden.

Therapie. Da bei antenatalem BS die Polyurie bereits intrauterin und direkt postpartal massiv sein kann, mit einem täglichen Urinvolumen, das etwa der Hälfte des Körpergewichts entspricht, ist initial eine sofortige suffiziente intravenöse Flüssigkeits- und Elektrolytersatztherapie indiziert. Serumnatrium, -kalium, -kalzium und -magnesium sowie der Säure-Basen-Status müssen engmaschig kontrolliert werden. Eine fortlaufende Flüssigkeitsbilanzierung ist essentiell (Einfuhr gleich Ausfuhr plus Perspiratio insensibilis: $E = A +$ ca. 600 ml/m^2 KOF/24 h). Die Bilanztherapie muß durch regelmäßige Gewichtskontrollen (anfangs alle 6 h) überwacht

Tabelle 184.3. Klinische Symptome und Laborveränderungen bei Bartter- und Gitelman-Syndrom

Klinische Variante[a]	Beginn	Klinische Symptome	Laborveränderungen	Komplikationen
Antenatales BS	Antenatal	Dehydratation, Fieber, Wachstumsretardierung	Hyperkalzurie, Nephrokalzinose, (Hypomagnesiämie)	Polyhydramnion, Frühgeburtlichkeit
„Klassisches“ BS	Schulkind	Milder Verlauf	Meist keine Hyperkalzurie	Keine Nephrokalzinose
Antenatales BS mit Innenohrschwerhörigkeit	Antenatal	Dehydratation, Fieber, Wachstumsretardierung	Hyperkalzurie, Nephrokalzinose, (Hypomagnesiämie)	Polyhydramnion, Frühgeburtlichkeit
Gitelman-Syndrom	Adoleszenz	Müdigkeit, Tetanie	Hypomagnesiämie, Hypokalzurie	Chondrokalzinose

[a] Allen Formen gemeinsam sind die Symptome hypokaliämische metabolische Alkalose, normaler oder erniedrigter Blutdruck, sekundärer hyperreninämischer Hyperaldosteronismus.

werden. Durch diese intensive Therapie in den ersten Lebenswochen und -monaten kann die Gefahr einer schweren Dehydratation mit bleibenden zerebralen Schäden abgewendet werden. Später ist eine orale Substitution von NaCl (ca. 3–8 mmol/kg KG/Tag) oder von KCl (1–3 mmol/kg KG/Tag) notwendig. Die Therapie mit Indomethacin (2–5 mg/kg KG/Tag) kann lebenslang notwendig sein. Selten kommt Spironolacton oder eine Magnesiumsupplementation zum Einsatz. Zur Kontrolle des Therapieerfolgs werden Serumkalium und Säure-Basen-Status regelmäßig kontrolliert. Die Prostaglandinausscheidung im Urin kann überprüft werden. Wichtig sind gutes Gedeihen und adäquates Körperwachstum als Ausdruck einer suffizienten Behandlung.

Gitelman-Syndrom

Definition. Das Gitelman-Syndrom tritt vorwiegend in der Adoleszenz und im jungen Erwachsenenalter auf und manifestiert sich mit den Symptomen Müdigkeit, Muskelschwäche und tetanische Episoden. Laborchemisch liegen neben der hypokaliämischen metabolischen Alkalose eine Hypokalzurie und eine Hypomagnesiämie vor.

Ätiologie und Pathogenese. Mutationen im Gen des Thiazid-sensitiven Na-Cl-Cotransporters (NCCT), der im distalen Konvolut exprimiert wird (s. Abb. 184.3), sind die einzige Ursache für das Gitelman-Syndrom (Abb. 184.6). Insofern stellt das GS ein genetisches Äquivalent einer chronischen Thiazidtherapie dar.

Diagnose. Der Nachweis der metabolischen Alkalose mit Hypokaliämie, Hypokalzurie und Hypomagnesiämie bestätigt die Diagnose. Molekulargenetisch wird diese durch den Nachweis von Mutationen im Gen für NCCT gesichert.

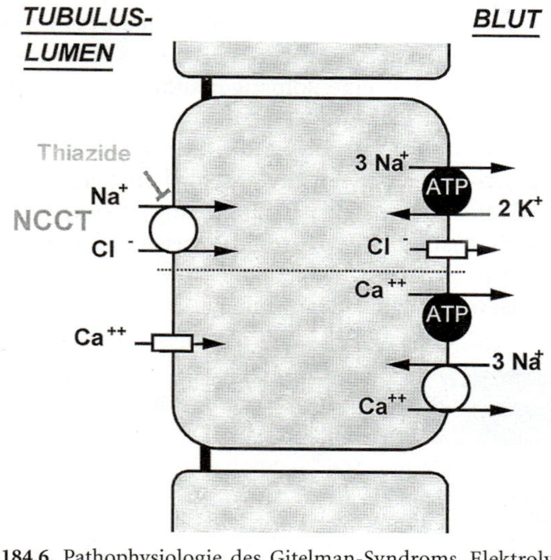

Abb. 184.6. Pathophysiologie des Gitelman-Syndroms. Elektrolyttransporter einer Zelle des distalen Konvoluts sind hier in der luminalen und basolateralen Plasmamembran (*Blutseite*) dargestellt. Der primär aktive Transport der basolateralen Na/K-ATPase treibt die luminale Rückresorption über den Na/Cl-Cotransporter *NCCT*, der durch Thiazide als Diuretika gehemmt wird. Bei GS führt der Na-Verlust zu hyperreninämischem Hyperaldosteronismus. Die Aldosteronwirkung bedingt am distalen Tubulus das klassische Leitsymptom der hypokaliämischen metabolischen Alkalose. Die verminderte intrazelluläre Na-Konzentration stimuliert den Na/Ca-Austauscher, was zu vermehrter transzellulärer Ca-Rückresorption mit dem Symptom der Hypokalzurie führt. Die Entstehung der für GS typischen Hypomagnesiämie ist bisher nicht geklärt

Therapie und Prognose. Zur Behandlung reicht bei GS meist die orale Substitution von Magnesium aus. Bisweilen wird eine zusätzliche Kaliumsubstitution notwendig.

Primäre Tubulopathien des Sammelrohrs

Leitsymptome bei Störungen des Sammelrohrs umfassen Polyurie, Salzverlust und metabolische Acidose.

Nephrogener Diabetes insipidus

Definition. Bei X-chromosomal-dominant oder autosomal-rezessiv vererbtem nephrogenem Diabetes insipidus liegt eine Endorganresistenz gegen die Wirkung des antidiuretischen Hormons (ADH oder AVP: Argininvasopressin) vor. Die Krankheit ist auch bekannt unter dem Namen „Diabetes insipidus renalis“ oder „Vasopressin-“ oder „ADH-resistenter Diabetes insipidus“.

Epidemiologie. Der X-chromosomal-dominante nephrogene Diabetes insipidus (NDI) ist sehr selten. In den Niederlanden sind etwa 30 von der Krankheit betroffene Familien bekannt, bei einer Bevölkerung von 15 Mio. Einwohnern. Die autosomal-rezessive Form des NDI ist noch seltener. Sekundäre Formen des NDI werden häufiger angetroffen.

Ätiologie und Pathogenese. Vasopressin (ADH) wird im Nucleus supraopticus und im Nucleus paraventricularis des Hypothalamus synthetisiert und in der Hypophyse gespeichert. Die zentrale ADH-Freisetzung wird stimuliert bei ansteigender Plasmaosmolalität, durch Änderung des Extrazellulärvolumens sowie durch Schmerzen, Medikamente etc. Das Zielorgan des ADH sind die Sammelrohrzellen der Niere. Hier führt die ADH-Wirkung zu einer stark gesteigerten Wasserpermeabilität der Hauptzellen des Sammelrohrs mit entsprechend gesteigerter Wasserrückresorption in die Blutkapillaren entlang des steilen osmotischen Gradienten zwischen Tubuluslumen und Blut (s. Abb. 184.3). Die genetischen Defekte bei X-gebundenem und autosomal-rezessivem NDI sind in Tabelle 184.4 aufgeführt. Die zellulären Mechanismen dieser Regulation sowie die Störungen bei X-gebundenem bzw. autosomal-rezessivem NDI sind in Abb. 184.7 dargestellt.

Klinische Symptome. Die Patienten fallen als Neugeborene und junge Säuglinge durch Irritabilität, schlechtes Trinken und schlechtes Gedeihen auf. Die deutliche Polydipsie und Polyurie wird zunächst als Symptom nicht wahrgenommen. Es entwickeln sich Episoden mit schwerer Dehydratation, Fieberzuständen und Erbrechen. Anamnestisch berichten die Eltern oft von einer starken Irritabilität, die sich durch Trinken bessert, und davon, daß die Säuglinge an allem saugen, was Wasser enthält. Bei Erwachsenen kann die Polyurie und somit auch die Polydipsie ein Volumen von 10–20 l/Tag umfassen. Bei Konduktorinnen der X-chromosomalen Variante liegt oft eine mäßige Polyurie von 4–8 l/Tag vor. Die Penetranz ist hier jedoch inkomplett.

Komplikationen. Durch Episoden von schwerer Exsikkose mit Hypernatriämie und ggf. inadäquater Rehydratations-

Tabelle 184.4. Primäre Tubulopathien des Sammelrohrs

Krankheit[a]	Vererbungsmodus	Betroffenes Gen (Chromosom)	Genprodukt	Klinisches Bild
Störungen der Wasserrückresorption				
Nephrogener Diabetes insipidus	XR	AVPV2R (Xq28)	Vasopressin-V2-Rezeptor	Polyurie und Polydipsie
	AR	AQP2 (12q12-q13)	Aquaporin-2-Wasserkanal	Polyurie und Polydipsie
Störungen der Natrium- und Kaliumrückresorption				
PHA Typ 1, renale Form	AD	MLR (4q31.1)	Mineralokortikoidrezeptor	Neigung zu Hyperkaliämie, Acidose, Salzverlust
PHA Typ 1, multiple Form	AR	SCNN1 A, B, G (12p, 16p, 16p)	α-, β- oder γ-Untereinheit des epithelialen Na^+Kanals (ENaC, Funktionsverlust)	Lebensbedrohlicher Salzverlust beim Neugeborenen
Liddle-Syndrom	AD	SCNN1B, G (16p13, 16p12)	β- oder γ-Untereinheit des epithelialen Na^+-Kanals (ENaC, Funktionsgewinn)	Hypertension, hypokaliämische Alkalose
PHA Typ 2 (Gordon-Syndrom)	AD	PHA2A (1q31–q42)	?	Hypertension, Hyperkaliämie, hyperchlorämische Acidose
		PHA2B (17p11-q21)	?	
Distale renal-tubuläre Acidose				
dRTA	AD	AE1		dRTA
dRTA	AR	ATP6B1 (2p13)	β-1-Untereinheit der vakuolären ATPase	dRTA mit Innenohrschwerhörigkeit

XR X-chromosomal-rezessiv; *AR* autosomal-rezessiv; *AD* autosomal-dominant; *PHA* Pseudohypoaldosteronismus; *dRTA* distale renal-tubuläre Acidose
[a] Aktualisierte Informationen zu diesen Krankheiten finden sich im Internet (http://www3.ncbi.nlm.nih.gov/Omim/searchomim.html).

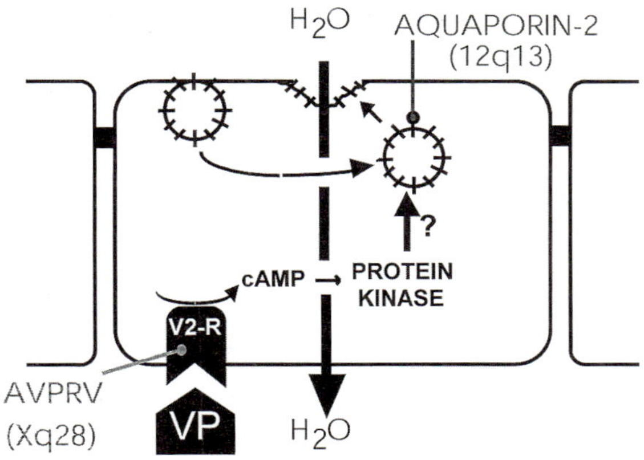

Abb. 184.7. Pathophysiologie des nephrogenen Diabetes insipidus auf zellulärer Ebene. Aspekte der Wasserrückresorption im Sammelrohr und ihre Regulation durch ADH sind hier an einer Hauptzelle des Sammelrohrs dargestellt. Die Tubulusseite (luminale Seite) befindet sich *oben*, die Blutseite (basolaterale Seite) *unten*. „Tight junctions" sind als *schwarze Balken* wiedergegeben. Der antidiuretische Effekt von Vasopressin wird durch den spezifischen Vasopressin-V2-Rezeptor (*V2-R*) vermittelt, der auf der basolateralen Seite der Hauptzellen des Sammelrohrs exprimiert wird. Defekte in dem entsprechenden Gen (AVPV2R), welches auf dem X-Chromosom lokalisiert ist, führen zu X-chromosomal-dominantem erblichem NDI. Der G-Protein-gekoppelte Rezeptor aktiviert eine cAMP-abhängige Proteinkinase, die über weitere Mechanismen zur Insertion von Aquaporin-2-Wasserkanälen in die luminale Plasmamembran führt. Dies geschieht durch Exozytose von Aquaporin-tragenden intrazellulären Vesikeln in „clathrin-coated pits". Auf diese Weise wird die freie Diffusion von Wasser von luminal zum Interstitium des Nierenmarks entlang des starken osmotischen Gradienten ermöglicht, als Antwort auf das Vasopressinsignal. In Abwesenheit von Vasopressin (*VP*) überwiegt die Endozytose von Aquaporin-2-Wasserkanälen zurück in intrazelluläre Vesikel. Das Gen für Aquaporin-2 (AQP2) liegt auf Chromosom 12q13. Defekte in diesem Gen führen entsprechend zu autosomal-rezessiv erblichem NDI

therapie besteht die Gefahr eines Hirnödems. Die Säuglinge können somit bei nicht rechtzeitigem Erkennen der Krankheit eine Enzephalopathie davontragen. Im Rahmen von Exsikkose und Rehydratation können sich Krampfanfälle entwickeln. Eine geistige Retardierung kann persistieren. Die Kinder zeigen auch deshalb Verhaltensstörungen, weil sie durch den permanenten Trinkbedarf und den entsprechenden Harndrang von Spiel und Lernen abgelenkt sind. Dies drückt sich aus in Hyperaktivität, Ablenkbarkeit, kurzer Aufmerksamkeitsspanne und Ruhelosigkeit. Als Komplikation des Harntrakts können sich wegen des großen Urinvolumens eine Megazystis, aber auch Hydroureter und Hydronephrose entwickeln.

Diagnose. Die Verdachtsdiagnose wird gestellt durch die typische Anamnese. Charakteristischerweise berichten die Eltern, daß häufiges Windelwechseln nötig ist und daß die Windel immer sehr naß ist. Bei X-chromosomalem NDI stellt die Familienanamnese eine sehr wichtige diagnostische Maßnahme dar. Hier segregieren Polyurie und Polydypsie durch verschiedene Generationen im Stammbaum, wobei Konduktorinnen jeweils eine mildere Ausprägung zeigen. Eine Übertragung der Krankheit von Vater auf Sohn schließt klassischerweise eine X-gebundene Vererbung aus. Die Diagnostik besteht aus 2 Teilen: Zuerst wird ein renaler Konzentrierungsdefekt nachgewiesen, und daraufhin wird die Ätiologie des Defektes untersucht. Zur Abgrenzung des NDI von einem zentralen Diabetes insipidus kann ein *Durstversuch* durchgeführt werden. Er muß wegen der großen Gefahr einer schweren Exsikkose tagsüber und begrenzt auf 7 h unter Zuhilfenahme eines genauen Protokolls durchgeführt werden. Bei Säuglingen gelten besondere Kautelen (s. unten).

Der Durstversuch verläuft wie folgt: Bei Kindern, die 3 Jahre oder älter sind, wird unter dauernder Überwachung die Flüssigkeitszufuhr für 7 h unterbrochen. Bei jeder Miktion werden das Urinvolumen und die Osmolalität gemessen; ggf. werden die Windeln zur Bestimmung des Volumens gewogen. Bei normaler Konzentrierungsfähigkeit wird sich bald eine Oligurie entwickeln. Bei NDI bleibt die Polyurie bestehen. Nach 7 h wird der Test beendet, in Blut und Urin werden Osmolalität und Natrium bestimmt. Wenn das Verhältnis der Urin:Plasma-Osmolalität größer als 1,5 ist, liegt eine normale Konzentrierungsfähigkeit der Niere vor. Im Anschluß an die Gewinnung dieser Proben wird bei persistierender Polyurie DDAVP (1-Desamino-8-D-Argininvasopressin) intranasal gegeben (10 µg, bei Schulkindern 20 µg). Falls ein zentraler Diabetes insipidus vorliegt, wird sich sehr rasch eine Antidiurese entwickeln. Eine zweite Urin- und Blutprobe wird auf Osmolalität nach 1 h untersucht. Bei Vasopressinsensitivität wird das Verhältnis der Urin:Plasma-Osmolalität über 1,5 ansteigen. Falls sich keine Antidiurese entwickelt, wird stündlich oral Flüssigkeit angeboten, in einer Menge, die dem Urinvolumen der vorausgegangenen Stunde entspricht. Nach weiteren 4 h wird erneut die Osmolalität in einer Blut- und Urinprobe bestimmt und der Test beendet. Bei Vorliegen eines NDI wird die Urin:Plasma-Osmolalität nicht über 1,5 oder die Urinosmolalität nicht über 200 mosmol/kg H_2O ansteigen (normalerweise Anstieg über 805 mosmol/kg H_2O). *Cave:* Bei mittelschwerer Exsikkose muß der Test abgebrochen werden. Falls eine i.v.-Rehydratation notwendig wird, muß bei Hypernatriämie über 24 h das Serum-Na sehr langsam gesenkt werden, um die Gefahr eines Hirnödems zu vermeiden. Bei Säuglingen darf die Periode des Flüssigkeitsentzugs nicht mehr als 4 h betragen. Die Beobachtung nach Vasopressingabe darf nicht mehr als 2 h dauern.

Falls ein zentraler Vasopressin-sensitiver Diabetes insipidus vorliegt, muß eine gründliche Abklärung der Hypothalamus-Hypophysen-Achse durchgeführt werden. Die Behandlung besteht dann in der intranasalen Gabe von DDAVP.

Der komplizierte und besonders im Säuglings- und Kleinkindesalter wegen der Exsikkosegefahr gefährliche Durstversuch kann bei anamnestischem Verdacht auf einen X-gebundenen NDI durch die Suche nach einer Mutation im Gen für den Vasopressin-V2-Rezeptor ersetzt werden. Im Falle eines autosomal-rezessiven NDI kann die molekulargenetische Untersuchung Defekte im Gen für den Aquaporin-2-Wasserkanal nachweisen. Diese Untersuchungen können jedoch mehrere Monate in Anspruch nehmen.

Die Gabe von DDAVP führt im Sinne extrarenaler Effekte über den Vasopressin-V2-Rezeptor zu einem Anstieg des Von-Willebrand-Faktors sowie des Faktors VIII und des Gewebsplasminogenaktivators. Bei Patienten mit nephrogenem Diabetes insipidus bleiben nach DDAVP-Gabe diese Veränderungen aus. Dieser Test kann ebenfalls diagnostisch eingesetzt werden.

Differentialdiagnose. Differentialdiagnostisch müssen bei NDI in Betracht gezogen werden: chronische Nierenkrankheiten mit Polyurie, Diabetes mellitus und zentraler nephrogener Diabetes insipidus. Ursachen eines sekundären nephrogenen Diabetes insipidus können sein: Diuretikaingestion, Analgetikanephropathie, Hypokaliämie, Hyperkalzämie, Zustand nach Beseitigung einer obstruktiven Uropathie, Nephronophthise, Nierendysplasie, chronische Pyelonephritis, chronische Harnsäurenephropathie, Amyloidose und Sarkoidose.

Therapie. Die Behandlung des NDI ist schwierig und besteht zunächst in der Gewährleistung einer ausreichenden Flüssigkeitszufuhr, die besonders bei Säuglingen schwer zu realisieren sein kann. Da die Ausscheidung von Soluta die Polyurie zusätzlich verstärkt, sollte die tägliche Natriumzufuhr auf 1 mmol/kg KG/Tag reduziert werden. Die Reduktion der Proteiningestion auf 2 g/kg KG/Tag muß mit Rücksicht auf den individuellen Patienten geschehen, um eine Fehlernährung zu vermeiden. Neuerdings hat sich gezeigt, daß paradoxerweise die Gabe von Diuretika die Therapie des NDI erleichtert, indem sie zu einer echten Reduktion des Urinvolumens führt. Dies kommt zustande durch eine verminderte Natriumreabsorption in distalen Tubulusabschnitten mit Verminderung der extrazellulären Natriumkonzentration und entsprechend erhöhter Natriumreabsorption im proximalen Tubulus. Entsprechend kann es dann in den proximalen Tubulusabschnitten auch zu einer vermehrten Wasserreabsorption kommen. Die Gabe von Hydrochlorothiazid (2–4 mg/kg KG/Tag verteilt auf 3 ED) kann mit Prostaglandinsynthese-Inhibitoren wie Indomethacin (2 mg/kg KG/Tag) kombiniert werden. Falls die gastrointestinalen oder hämatopoetischen Nebenwirkungen von Indomethacin in Erscheinung treten, kann Indomethacin ersetzt werden durch das kaliumsparende Diuretikum Amilorid (20 mg/1,73 m^2/Tag). Bei dieser Therapie, besonders ohne Gabe von Amilorid, muß das Serumkalium gut überwacht werden, da eine Hypokaliämie zusätzlich zu Polyurie führen kann. Die adäquate Ernährung, besonders des jungen Säuglings (ggf. durch nasogastrale Sondenernährung), und ein normales Körperwachstum sind wichtige Parameter für die Gewährleistung einer effizienten Behandlung des NDI.

Renale Form des Pseudohypoaldosteronismus Typ 1

Definition. Der Begriff Pseudohypoaldosteronismus (PHA) wird für Störungen der Natrium- und Kaliumhomöostase verwendet, die mit einem fehlenden Ansprechen des distalen Tubulus auf Aldosteron einhergehen. Leitsymptome sind Hyperkaliämie und metabolische Acidose. Die renale Form des Pseudohypoaldosteronismus Typ 1 ist eine autosomal-dominant erbliche Krankheit, die mit einem neonatalen Salzverlustsyndrom einhergeht. Die renale Form, bei welcher der Salzverlust nur die Niere betrifft, verläuft milder als die autosomal-rezessive multiple Form, bei der andere Endorgane mitbetroffen sind (s. Tabelle 184.4 u. S. 1333).

Ätiologie und Pathogenese. Die Krankheit wird verursacht durch heterozygote Mutationen im Gen für den Mineralokortikoidrezeptor Typ 1 (MLR) (s. Abb. 184.3). Diese Defekte führen zu einem deutlich verminderten Ansprechen des Endorgans Niere auf die Mineralokortikoidwirkung von

Aldosteron. Die verminderte Natriumreabsorption führt zu Salzverlust, Hyponatriämie und hyperreninämischem Hyperaldosteronismus. Die verminderte Kalium- und Protonenexkretion führt zu Hyperkaliämie und metabolischer Acidose. Die Veränderungen sprechen nicht auf die Gabe synthetischer Mineralokortikoide an. Nach Korrektur des Natriumverlustes ist die glomeruläre Filtrationsrate in der Regel normal. Selten findet sich eine Hypertrophie des juxtaglomerulären Apparates als Ausdruck des Hyperreninismus.

Klinische Symptome. Die Patienten fallen im frühen Säuglingsalter auf durch mangelndes Gedeihen, Gewichtsverlust und Episoden von Erbrechen und Exsikkose. Bisweilen manifestiert sich die fetale Polyurie bereits als Polyhydramnion. Salzverlustepisoden mit Koma und Schock können durch interkurrente Infektionen ausgelöst werden. Die Symptome bessern sich deutlich mit zunehmendem Lebensalter. Bei betroffenen Eltern kann eine Hypomagnesiämie vorliegen als Ausdruck eines lange bestehenden Hyperaldostoronismus.

Diagnose. Die Diagnose kann durch den molekulargenetischen Nachweis einer Mutation im Gen für den Mineralokortikoidrezeptor Typ 1 gestellt werden. Insbesondere kann bei Geschwistern von Patienten mit nachgewiesenem molekularem Defekt direkt postpartal eine molekulargenetische Untersuchung zum Ausschluß oder Nachweis der Krankheit durchgeführt werden.

Therapie und Prognose. Die regelmäßige orale Supplementation von NaCl (3–8 mmol/kg KG) führt zur deutlichen Besserung aller klinischen und biochemischen Symptome. Durch die Expansion des Extrazellulärvolumens mit erhöhtem distal-tubulärem Natriumchloridangebot entsteht ein günstiger Gradient für die Kaliumexkretion. Das Ausmaß der NaCl-Substitution wird deshalb an einer Normalisierung der Hyperkaliämie und der Plasmareninaktivität ausgerichtet. Obwohl der primäre genetische Defekt persistiert, bessern sich die Symptome jenseits des 2. Lebensjahres durch eine Reifung des proximal-tubulären NaCl-Transports. Die Plasmaaldosteronaktivität bleibt zeitlebens erhöht. Dies wird durch die Entwicklung eines autonomen tertiären Hyperaldosteronismus erklärt.

Multiple Form des Pseudohypoaldosteronismus Typ 1

Definition. Bei der sog. multiplen Form des PHA Typ 1 sind multiple Endorgane der Aldosteronwirkung betroffen: neben den Sammelrohrzellen der Niere die Schweißdrüsen, die Speicheldrüsen und das Kolon (s. Abb. 184.3).

Ätiologie und Pathogenese. Die Krankheit wird autosomal-rezessiv vererbt, verläuft schwerer als die renale Form und ist zurückzuführen auf Mutationen in der α-, β- oder γ-Untereinheit des epithelialen Natriumkanals (ENaC) (s. Tabelle 184.4). Funktionsverlustmutationen in einer der 3 Untereinheiten des ENaC führen zu einer kompletten Mineralokortikoidresistenz, da dieser Amilorid-sensitive Transporter die funktionelle Endstrecke der Mineralokortikoidwirkung darstellt.

Klinische Symptome. Die multiple Form des PHA Typ 1 verläuft deutlich schwerer und manifestiert sich früher als die renale Form. Bereits im Neugeborenenalter kommt es durch schweren renalen Salzverlust zu Episoden mit Erbrechen und Exsikkose. Es kann sich rasch ein komatöser Zustand entwickeln. Schwere Hyperkaliämie und Acidose tragen zu diesem lebensbedrohlichen Krankheitsbild bei. Episoden von Erbrechen im Neugeborenenalter können auf einen PHA Typ 1 hindeuten.

Diagnose. Die Diagnose kann durch den molekulargenetischen Nachweis entsprechender Mutationen in den 3 Genen des ENaC gestellt werden. Steht die Geburt eines Geschwisters von Patienten mit nachgewiesener Mutation bevor, sollte eine direkt postpartal durchzuführende molekulargenetische Untersuchung zum Ausschluß oder Nachweis der Krankheit vorbereitet werden. Auf diese Weise können schwere Komplikationen bzw. eine aufwendige invasive Diagnostik vermieden werden.

Therapie und Prognose. Wegen des schweren Salzverlustes müssen diese Neugeborenen direkt ab der Geburt für mehrere Wochen intensiv in bezug auf Serumnatrium, -kalium und -magnesium sowie Säure-Basen-Status überwacht werden. Eine hohe orale NaCl-Supplementation ist essentiell (s. oben unter „Renale Form des PHA Typ 1"). Zusätzlich kann eine Einschränkung der oralen Kaliumzufuhr und evtl. die rektale Applikation von Austauscherharzen (Resonium-A) notwendig werden. Im Rahmen interkurrenter Infektionen kann jeweils wieder eine lebensbedrohliche Situation entstehen. Auch bei der multiplen Form bessert sich die Symptomatik mit zunehmendem Alter. Ein völliger Verzicht auf NaCl-Substitution ist jedoch nur selten möglich.

Liddle-Syndrom

Definition. Das Liddle-Syndrom (Pseudoaldosteronismus) geht mit arterieller Hypertension und hypokaliämischer metabolischer Alkalose ohne Hyperaldosteronismus einher. Die autosomal-dominant erbliche Krankheit stellt gewissermaßen das Spiegelbild der multiplen Form des PHA Typ 1 dar, da hier Funktionsgewinnmutationen in der β- oder γ-Untereinheit des epithelialen Natriumkanals (ENaC) vorliegen („gain-of-function mutations") (s. Tabelle 184.4, Abb. 184.3).

Ätiologie, Pathogenese und klinische Symptome. Die Funktionsgewinnmutationen in einer konservierten Aminosäuresequenz des C-Terminus der β- oder γ-Untereinheit des ENaC verhindern die Rücknahme der heteromultimeren Natriumkanäle aus der luminalen Plasmamembran der Sammelrohrzellen. Die Mutationen verändern eine Bindungsstelle der ENaC-Untereinheiten an das Protein Nedd4, welches bei Verminderung der Aldosteronwirkung die Rücknahme der epithelialen Natriumkanäle aus der luminalen Membran in intrazelluläre Vesikel vermittelt. Bei Liddle-Syndrom werden somit zu viele Natriumkanäle in der luminalen Membran der Sammelrohrzelle exprimiert. Es resultiert eine übermäßige Natriumreabsorption mit Natriumüberladung, arterieller Hypertension, Wachstumsretardierung und Verminderung von Plasmarenin und

Aldosteron. Es zeigt sich keine Besserung der Symptome auf die Gabe von Spironolacton.

Diagnose. Die Diagnose kann durch den Nachweis spezifischer Mutationen in der β- oder γ-Untereinheit des ENaC gesichert werden.

Therapie und Prognose. Eine Besserung der Natrium- und Kaliumbalance und der arteriellen Hypertension wird durch die kombinierte Gabe des kaliumsparenden Diuretikums Triamteren (10 mg/kg KG/Tag) zusammen mit einer Kaliumsupplementation als KCl erreicht. Hierdurch bessert sich auch die Wachstumsretardierung, obwohl ein Aufholwachstum selten erreicht wird. Das Liddle-Syndrom ist ein Beispiel dafür, wie genetische Defekte in Mechanismen der Natriumreabsorption einen deutlichen Einfluß auf den arteriellen Blutdruck haben können. Insofern könnten solche Mechanismen auch bei der Entwicklung der essentiellen Hypertonie eine Rolle spielen.

Pseudohypoaldosteronismus Typ 2

Definition. Der PHA Typ 2 (Gordon-Syndrom) ist eine autosomal-dominant erbliche Krankheit, die mit arterieller Hypertension, Hyperkaliämie, metabolischer Acidose und verminderter Plasmareninaktivität bei normaler glomerulärer Filtrationsrate einhergeht. Die Krankheit wird auch als „Chlorid-shunt-Syndrom" bezeichnet.

Ätiologie und Pathogenese. Für den Pseudohypoaldosteronismus Typ 2 konnten 2 unterschiedliche Genorte identifiziert werden: PHA2A kartiert auf Chromosom 1q31–q42. PHA2B kartiert auf Chromosom 17p11–q21 (s. Tabelle 184.4). Die verantwortlichen Gene konnten jedoch bisher nicht identifiziert werden. Es wird vermutet, daß bei Gordon-Syndrom eine vermehrte tubuläre Reabsorption von NaCl vorliegt, so daß die innere Mineralokortikoid-induzierte, ladungsabhängige Kalium- und Protonensekretion im distalen Tubulus durch diesen „voltage-shunt" abgeschwächt wird. Eine vermehrte NaCl-Reabsorption führt zur Expansion des Extrazellulärvolumens mit arterieller Hypertension und konsekutiv verminderter Renin- und Aldosteronsekretion. Diese Hypothese wird unterstützt durch den Befund, daß die Symptome verschwinden, wenn das distal-tubuläre NaCl-Angebot durch die Gabe von Natriumsulfat oder Natriumbicarbonat oder durch akute Furosemidgabe vermehrt wird.

Klinische Symptome. Neben arterieller Hypertension und Kleinwuchs finden sich bisweilen Episoden von Muskelschwäche. Selten finden sich Kalziumoxalatsteine.

Diagnose. Laborchemisch liegen eine Hyperkaliämie, eine hyperchlorämische metabolische Acidose und ein hyporeninämischer Hypoaldosteronismus bei normaler glomerulärer Filtrationsrate vor. Selten besteht eine Hyperkalzurie. Die biochemischen Veränderungen stellen das Spiegelbild der Veränderungen bei Bartter-Syndrom dar.

Therapie und Prognose. Eine Diuretikatherapie führt zum vollständigen Verschwinden aller klinischen und biochemischen Symptome. Da die Gabe von Furosemid zwar effizient ist, jedoch die Hyperkalzämie verstärkt, wird zur Behandlung die Gabe von Hydrochlorothiazid (1,5–2 mg/kg KG/Tag vorgezogen. Über die Langzeitprognose der Krankheit liegen bisher keine ausreichenden Daten vor.

Distale renal-tubuläre Acidose

Definition. Bei der distalen RTA (dRTA, RTA Typ 1) liegt eine Störung der Protonensekretion durch die „α-intercalated-cells" des Sammelrohrs vor. Der Urin-pH kann nicht unter 6,0 angesäuert werden. Es bestehen eine Bicarbonaturie und eine vermehrte Ausscheidung von titrierbaren Säuren und Ammoniumionen (s. Tabelle 184.4).

Ätiologie und Pathogenese. Die Krankheit ist auf eine Störung der Säureexkretion des Sammelrohrs im kortikalen und medullären Sammelrohr zurückzuführen. Eine autosomal-dominant erbliche Form der dRTA wird durch genetische Defekte im Gen (AE1) für den Anionenausstauscher 1 hervorgerufen. Eine autosomal-rezessive Form der dRTA geht auf genetische Defekte der β-1-Untereinheit der vakuolären Protonen-ATPase der „α-intercalated-cells" zurück. Diese Form der dRTA ist mit einer angeborenen Innenohrschwerhörigkeit verbunden. Bei Sjögren-Syndrom mit dRTA wurden Antikörper gegen Untereinheiten der vakuolären H^+-ATPase gefunden. Ein zweiter rezessiver Genort für dRTA wurde bekannt auf 7q33-q34.

Therapie. Die Korrektur der Acidose geschieht durch orale Gabe von Natriumbicarbonat oder Natriumcitrat (3 mval/kg KG/Tag, verteilt auf 2–4 ED). Der Therapieerfolg wird durch regelmäßige Blutgasanalyse überwacht. Vor Behandlung der Acidose sollte die bestehende Hypokaliämie korrigiert werden. Die anschließende Kaliumzufuhr sollte mindestens dem täglichen Erhalt entsprechen (3 mval/kg KG/Tag). Gelegentlich kann auch eine NaCl-Substitution notwendig werden. Der Therapieerfolg wird u.a. am Eintreten eines Aufholwachstums erkannt. Durch konsequente Therapie kann das Entstehen einer Nephrokalzinose oft verhindert werden.

Sekundäre Tubulopathien

Für *primäre* Tubulopathien sind genetische Defekte in Transportproteinen oder transportassoziierten Proteinen verantwortlich, die direkt in renalen Tubuluszellen exprimiert werden. Bei *sekundären* Tubulopathien liegen die Ursachen nicht in genetischen Defekten renal-tubulärer Transportsysteme. Sie kommen vielmehr zustande durch Defekte, die zu einer allgemeinen Funktionsstörung renal-tubulärer Zellen führen. Diese Defekte sind überwiegend ebenfalls genetisch bedingt. Die Beeinträchtigung des renal-tubulären Zellstoffwechsels kann zur Ablagerung toxischer Substanzen in der Tubuluszelle führen oder direkt den Energiestoffwechsel der Zelle betreffen, wie beispielsweise bei genetischen Defekten des mitochondrialen Genoms (Tabelle 184.5). In den meisten Fällen entwickelt sich bei sekundären Tubulopation das Bild eines kompletten oder inkompletten renalen Fanconi-Syndroms. Ursachen sind bei Kindern meistens genetische Krankheiten wie Zystinose, Galaktosämie, hereditäre Fructoseintoleranz, Tyrosinämie,

Tabelle 184.5. Sekundäre Tubulopathien

Krankheit[a]	Vererbungsmodus	Betroffenes Gen (Chromosom)	Genprodukt	Klinisches Bild
Nephropathische Zystinose	AR	CTNS (17p)	Cystinosin	NV, Wachstumsretardierung, Kornealveränderung
Lowe-Syndrom (okulozerebrorenales Syndrom)	XR	OCRL1 (Xq24–q26)	(Ähnlich Inositolpolyphosphat-5-Phosphatase)	Katarakt, Vitamin-D-resistente Rachitis, mentale Retardierung, inkomplettes renales Fanconi-Syndrom, NV
Fanconi-Bickel-Syndrom	AR	GLUT2 (3q26.1–q26.3)	„facilitative glucose transporter"	Schlechtes Gedeihen, Malabsorption, renales Fanconi-Syndrom
Primäre Hyperoxalurie Typ 1	AR	AGT (2q36–q37)	Alanin-Glyoxylat-Aminotransferase	Nephrolithiasis (Ca-Oxalat)
Adeninphosphoribosyltransferase-Mangel	AR	APRT (16q24)	Adeninphosphoribosyltransferase	Nephrolithiasis (2,8-Dihydroxyadenin)
Galaktosämie	AR	GAL1PUT	Galaktose-1-Phosphatase (Galaktokinase)	Renales Fanconi-Syndrom, Hepatomegalie, Katarakt
Hereditäre Fruktoseintoleranz	AR	ALDOB	Fruktose-1-phosphat-Aldolase B	Evtl. mentale Retardierung, Hypoglykämie, Koma, renales Fanconi-Syndrom
Tyrosinämie Typ 2	AR	FAH (15q23–q15)	Fumarylacetoacetathydrolase	Renales Fanconi-Syndrom, Leberzirrhose, Gerinnungsstörung
Morbus Wilson	AR	ATP7B (13q14.3–q21.1	Kupfertransportierende ATPase	Leberzirrhose, Gerinnungsstörung
Krankheiten mit Defekten des mitochondrialen Genoms				
Cytochrom-C-Oxidasemangel				

AR autosomal-rezessiv; *XR* X-chromosomal-rezessiv; *NV* Nierenversagen
[a] Aktualisierte Informationen zu diesen Krankheiten finden sich im Internet (http://www3.ncbi.nlm.nih.gov/Omim/searchomim.html).

Morbus Wilson, Lowe-Syndrom, Glukogenose, Cytochrom-C-Oxidase-Mangel (s. Tabelle 184.5). Bei Erwachsenen ist das renale Fanconi-Syndrom meist auf ein exogenes renaltubuläres Toxin zurückzuführen, wie z.B. Schwermetalle, Gentamycin, Leichtkettenproteinurie, Cisplatin, Iphosphamid oder Azathioprin.

Nephropathische Zystinose

Definition und Epidemiologie. Die nephropathische Zystinose ist eine autosomal-rezessiv erbliche Stoffwechselkrankheit, die durch einen genetischen Defekt des Gens für einen lysosomalen Zystintransporter zu intrazellulärer Zystinakkumulation führt (s. Tabelle 184.5). Es entwickelt sich ein renales Fanconi-Syndrom mit schwerer Wachstumsverzögerung, chronischem Nierenversagen und Einlagerung von Zystinkristallen in der Hornhaut des Auges. Die Inzidenzrate wird auf ca. 6 Neuerkrankungen pro 100 Mio. Einwohner und Jahr geschätzt. Es werden 3 unterschiedliche Schweregrade unterschieden: die infantile, die adoleszente und die Erwachsenenform.

Ätiologie und Pathogenese. Für die nephropathische Zystinose konnten kürzlich Mutationen in dem Gen (CTNS) für einen putativen lysosomalen Zystintransporter als verantwortlich identifiziert werden. Es kommt zu einer lysosomalen Ansammlung von Zystin in fast allen Geweben, insbesondere in Niere, Knochenmark, Konjunktiven, Hornhaut und Retina des Auges. Die Zystinüberladung beeinträchtigt die Substratoxydation und damit die zelluläre Energiegewinnung. Es steht nicht genügend Energie für den primären Transport der Natrium-Kalium-abhängigen ATPase zur Verfügung, so daß die sekundär aktiven Natrium-gekoppelten Transportprozesse des proximalen Tubulus beeinträchtigt sind. Die Folge ist ein renales Fanconi-Syndrom. Im weiteren Verlauf entwickelt sich eine interstitielle Nephritis, die zum terminalen Nierenversagen führt.

Klinische Symptome. Im Vordergrund stehen zunächst die Symptome des Fanconi-Syndroms und der sich entwickelnden chronischen Niereninsuffizienz. Vor der Ära der Cysteaminbehandlung traten die ersten Krankheitssymptome in einem mittleren Alter von 11 Monaten auf. Die Diagnose wurde im Mittel jedoch erst am Ende des 2. Lebensjahres gestellt. Erste Symptome sind Wachstumsretardierung, Verdauungsstörung sowie Episoden mit Dehydratation und Fieber. Da die Frühdiagnose heute ausschlaggebend ist, sollte bei jedem Säugling oder Kleinkind mit extremem Durst und geringer Größen- oder Gewichtszunahme mittels Streifentest eine renale Glukosurie abgeklärt und an die Diagnose der Zystinose gedacht werden. Die Wachstumsretardierung bei Zystinose ist sehr ausgeprägt.

Renale Symptome und Laborveränderungen bei Zystinose sind: generalisierte Hyperaminoacidurie (10–30 mg Stickstoff/kg KG/Tag), Glukosurie, verminderte tubuläre Phosphatreabsorption (<80 %), Hyperkalzurie (>5 mg/kg KG/Tag), Proteinurie (<1,5 g/Tag), Hypourikämie, Hypokaliämie (2–3 mval/l), Hyponatriämie und Polyurie.

Ophthalmologische Symptome betreffen eine Ablagerung von Zystinkristallen in der Hornhaut mit Photophobie, Blepharospasmus und Hornhauterosionen. Ab dem 3. Lebensjahr kann sich eine Retinopathie mit Pigmentierung entwickeln. Später kann es zum Visusverlust kommen.

Spätkomplikationen. Durch die Möglichkeit der Nierentransplantation, welche die renalen Symptome, jedoch nicht die Ablagerung von Zystinkristallen in anderen Organen beseitigt, sind in den letzten Jahren Komplikationen in anderen Organen bekannt geworden, die nach Krankheitsverlauf über etwa 2 Dekaden auftreten. Hierzu gehören eine sich langsam entwickelnde Hypothyreose, ein Diabetes mellitus durch Ablagerung von Zystinkristallen im Pankreas sowie neurologische Komplikationen wie Veränderungen des Kurzzeitgedächtnisses, progressive Enzephalopathie mit motorischer und mentaler Beeinträchtigung, schlaganfallähnliche Ereignisse und Epilepsie.

Diagnose. Wegen der Möglichkeit einer frühen Cysteamintherapie mit deutlicher Verbesserung der Prognose muß die Diagnose möglichst bereits im Säuglingsalter gestellt werden. Sie läßt sich sichern durch Nachweis einer Speicherung von Zystin in Leukozyten oder Rektumschleimhaut. Während normale Zellen fast kein Zystin enthalten, finden sich in Leukozyten 5–10 nmol Zystin/mg Protein. Auch der Nachweis von Zystinkristallablagerungen in der Hornhaut durch Spaltlampenuntersuchung der vorderen Augenabschnitte hat diagnostischen Wert. Seit kurzem steht eine molekulargenetische Diagnostik zur Verfügung.

Therapie und Verlauf. Behandlungsmöglichkeiten sind die Nierentransplantation und seit neuerer Zeit die Cysteamintherapie. Die Nierentransplantation beseitigt zwar die renalen Symptome, kann jedoch nicht die Zystinablagerung in anderen Organen aufhalten. Letztere kann durch die Cysteamintherapie jedoch positiv beeinflußt werden. Der Effekt ist um so größer, je früher diese Therapie einsetzt. Cysteamin wird in die Lysosomen aufgenommen, wo es eine Disulfidaustauschreaktion mit gespeichertem Zystin eingeht. Die Endprodukte dieser Reaktion können dann unter Umgehung des defekten Zystincarriers über einen Lysincarrier ausgeschleust werden. Der leukozytäre Zystingehalt wird auf diese Weise um 90–95 % verringert. Die Therapie sollte so früh wie möglich einsetzen, da jeder Monat, in dem die Krankheit behandelt wird, das Eintreten des terminalen Nierenversagens um 14 Monate herauszögern kann.

Die Folgen des Fanconi-Syndroms werden durch Substitution von Natriumbicarbonat in Form der Shol-Lösung kompensiert:

Acid. citr.	140 g
Natrium citr.	98 g
Aqua bidest. ad	1000 ml

Dosis: 4mal 10–15 ml/Tag (1 ml = 1 mmol Na)

Cysteamin wird in folgender Weise appliziert:

- niedrig dosierter Therapiebeginn mit 1,3 g Cysteamin/m^2 KOF; innerhalb von 4–6 Wochen Therapiesteigerung
- Einnahme im 6-h-Intervall nach oder mit dem Essen
- regelmäßige Kontrollen des leukozytären Zystingehalts in 3- bis 4monatigen Abständen
- Anstreben eines Zysteingehalts unter 0,5–1 nmol Zystein/mg Protein

Nebenwirkungen der Therapie sind Mund- und Körpergeruch nach Schwefelwasserstoff, was die Compliance beeinträchtigen kann. Dieses Problem kann teilweise verringert werden durch die Gabe von verkapseltem Cysteaminbitartrat (Zystagon). Zusätzlich können als Nebenwirkungen Übelkeit und Erbrechen auftreten. Die Komplikationen der Hornhaut des Auges müssen durch konsequente Gabe von topischen Cysteaminlösungen in kurzfristigen Intervallen mit hoher Konzentration (5 mmol Cysteamin/l) behandelt werden. In fortgeschrittenem Stadium kann eine Hornhauttransplantation vorgeschlagen werden.

Bei Hypothyreose ist eine Supplementation von Thyroxin notwendig. Auch ihr Entstehen wird durch frühzeitige Cysteamintherapie verzögert. Durch Gabe von Indomethacin läßt sich die Diurese der Patienten vermindern – Probleme mit Störungen der Wasser- und Elektrolythämostase sowie von Anorexie und Erbrechen können so verringert werden. Zur Rachitisprävention sollte die Phosphatdosis 50 mg/kg KG nicht übersteigen in Form der vorliegenden Phosphatlösung:

$Na_2HPO_4 \cdot 7\,H_2O$	145,0 g
$NaH_2PO_4\,H_2$	18,2 g
Sirup. simpl.	300 g
Aqua dest. ad	1000 ml

10 ml enthalten 220 mg elementares Phosphat.

Vitamin D_3 wird in Dosen von 0,1–0,25 µg/Tag gegeben. Gelegentlich muß ein Carnitinmangel durch Substitution von 100 mg/kg KG/Tag beseitigt werden. Eine Therapie mit Wachstumshormon ist nur bei extremem Kleinwuchs sinnvoll.

Prognose. Durch die Cysteamintherapie wurde die Prognose der Krankheit deutlich verbessert. Die Kreatinin-Clearance steigt nach initialer Therapie an, um dann langsam abzufallen. Das terminale Nierenversagen trat vor Cysteamintherapie in einem mittleren Alter von 9,5 Jahren ein und bei partieller Cysteamintherapie mit 20 Jahren. Bei optimierter frühzeitiger Therapie im Säuglingsalter wird neuerdings erwartet, daß das terminale Nierenversagen bis in das hohe Erwachsenenalter hinausgezögert werden kann.

Lowe-Syndrom

Definition. Das Lowe-Syndrom (okulozerebrorenales Syndrom) ist charakterisiert durch das Auftreten von Katarakt und Glaukom, schwerer mentaler Retardierung und muskulärer Hypotonie mit abgeschwächten bis fehlenden Muskeleigenreflexen. Die renalen Veränderungen bestehen in einem partiellen Fanconi-Syndrom und münden in der Regel in das terminale Nierenversagen in der 4. Lebensdekade (s. Tabelle 184.5).

Ätiologie und Pathogenese. Das X-chromosomal-rezessiv erbliche Syndrom wird verursacht durch genetische Defekte des OCRL1-Gens. Dieses codiert für ein Protein, das eine starke Sequenzverwandtschaft zur Inositolpolyphosphat-5-Phosphatase aufweist. Das ORCL-Protein ist eine Lipidphosphatase, die die zellulären Spiegel des kritischen Metaboliten Phosphatidylinositol-4,5-biphosphat kontrolliert. Es handelt sich hier um die erste bekannte Krankheit dieses Stoffwechselweges. Auf welchem Wege dieser Defekt die Organentwicklung verändert, ist bisher unklar.

Klinische Symptome. Zusätzlich zu den o.g. Symptomen finden sich renale Symptome im Sinne eines inkompletten Fanconi-Syndroms. In den ersten Lebensmonaten tritt eine generalisierte Aminoacidurie auf, welche die verzweigtkettigen Aminosäuren weitgehend ausspart. Die Proteinurie überschreitet oft 1 g/m^2 KOF und Tag, während die Glukosurie in der Regel minimal ist. Auch finden sich eine verminderte Phosphatabsorption, eine proximale renal-tubuläre Acidose sowie eine Polyurie.

Die Krankheit mündet in der 4. Lebensdekade in das terminale Nierenversagen. Bei Müttern betroffener Jungen bilden sich bisweilen Katarakte.

Diagnose. Die Diagnose kann durch die molekulargenetische Diagnostik gesichert werden. In fortgeschrittenen Stadien zeigt eine Nierenbiopsie sowohl eine glomeruläre Fibrose als auch eine Veränderung der tubulären Basalmembran mit tubulärer Atrophie, Ektasie und interstitieller Fibrose.

Therapie und Prognose. Die Behandlung ist lediglich symptomatisch und bezieht sich auf das renale Fanconi-Syndrom mit Supplementation von Elektrolyten und Vitamin D. Für die Augenveränderungen muß ein ophthalmologischer Behandlungsplan entwickelt werden.

Fanconi-Bickel-Syndrom (s. Kap. 39)

Das Fanconi-Bickel-Syndrom ist eine autosomal-rezessiv erbliche Krankheit, die durch Mutationen im „facilitative glucose transporter" (GLUT2) hervorgerufen wird (s. Tabelle 184.5). Symptome sind neben einem kompletten renalen Fanconi-Syndrom schlechtes Gedeihen, geringes subkutanes Fettgewebe, aufgetriebenes Abdomen, verzögerte psychomotorische Entwicklung, Malabsorption und Osteomalazie. Die Behandlung ist rein symptomatisch und besteht in der bei renalem Fanconi-Syndrom üblichen Supplementationstherapie (s. oben) und der Gabe häufiger, kleiner Mahlzeiten. Da Fruktose durch den Glukosetransporter GLUT5 resorbiert wird, kommt die Gabe von Fruktose als alternativem Monosaccharid in Frage. Eine hereditäre Fruktoseintoleranz muß jedoch sicher ausgeschlossen sein.

Primäre Hyperoxalurie Typ 1 (s. Kap. 185)

Adeninphosphoribosyltransferasemangel

Der Adeninphosphoribosyltransferasemangel (APRT-Mangel) ist eine autosomal-rezessiv erbliche Krankheit, die durch Defekte im Gen für das entsprechende Enzym hervorgerufen wird (s. Tabelle 184.5). Es entsteht eine Urolithiasis mit 2,8-Dihydroxyadeninsteinen. Ein terminales Nierenversagen entwickelt sich im Erwachsenenalter. Neben dem molekulargenetischen Nachweis kann der Enzymdefekt in Fibroblastenkulturen nachgewiesen werden. Die Nierenbiopsie zeigt ein Bild wie bei Harnsäurenephropathie. Die Therapie besteht in der Gabe einer purinreduzierten Diät sowie in der Gabe von Allopurinol.

Weitere Krankheiten mit renalem Fanconi-Syndrom

Unterschiedliche Stoffwechselkrankheiten führen durch eine Beeinträchtigung des Energiestoffwechsels in den Zellen des proximalen Tubulus zu einer verminderten Aktivität der Natrium-Kalium-abhängigen ATPase und so zum beeinträchtigten sekundären Transport mit renalem Fanconi-Syndrom. Hierzu gehören die Galaktosämie, die hereditäre Fruktoseintoleranz, der Morbus Wilson sowie die Tyrosinämie Typ 2 (s. Tabelle 184.5).

Cytochrom-C-Oxidasemangel

Der Cytochrom-C-Oxidasemangel bezeichnet eine Gruppe von Krankheiten, bei denen genetische Defekte im Komplex IV der Atmungskette vorliegen. Dieser Komplex besteht aus 13 Proteinen, von denen 3 durch mitochondriale DNA codiert werden. Die starke Heterogenie dieses Krankheitsbildes ist einerseits durch die genetische Heterogenie bedingt, andererseits durch die Heteroplasmie. Der Begriff Heteroplasmie bezeichnet die Tatsache, daß das mitochondriale Genom immer durch die Mutter vererbt wird und daß die Präsenz des defekten mütterlichen Allels in unterschiedlichen Zellen unterschiedlich stark ausgeprägt sein kann. Durch eine Beeinträchtigung des Elektronentransfers in der Atmungskette kommt es zu einer Störung der oxidativen Phosphorylierung und somit zu vermindertem ATP-Gehalt der proximalen Tubuluszellen mit konsekutivem renalem Fanconi-Syndrom.

Literatur

International Collaborative Study Group for Bartter-like syndromes (1997) Mutations in the gene incoding the inwardly-rectifying renal potassium channel, ROMK, cause the antenatal variant of Bartter syndrome: evidence for genetic heterogeneity. Hum Mol Genet 6: 17–26

Rodriguez-Soriano J (1998) Bartter and related syndromes: the puzzle is almost solved. Ped Nephrol 12: 315–327

Simon DB, Nelson-Williams C, Bia MJ et al. (1996) Gitelman's variant of Bartter syndrome, inherited hypokalemic alkalosis, is caused by mutations in the thiazide-sensitive Na-Cl cotransporter. Nat Genet 12: 24–30

Simon DB, Karet FE, Hamdan JM, Di Pietro A, Sanjad SA, Lifton RP (1996) Bartter's syndrome, hypokalemic alkalosis with hypercalciuria, is caused by mutations in the Na-K-2Cl cotransporter NKCC2. Nat Genet 13: 183–188

Simon DB, Bindra R, Mansfield TA et al. (1997) Mutations in the chloride channel gene, CLCNKB, cause Bartter's syndrome type III. Nat Genet 17: 171–178

Vargas-Pousou R, Feldman D, Vollmer M et al. (1998) Novel molecular variants of the NaK2CL cotransporter gene are responsible for antenatal Bartter syndrome. Am J Hum Genet 62: 1332–1340

Vollmer M, Koehrer M, Topaloglu R, Strahm B, Omran H, Hildebrandt F (1998) Two novel mutations of the gene for K_{ir} 1.1 (ROMK) in neonatal Bartter syndrome. Pediatr Nephrol 12: 69–71

185 Nephrolithiasis

M. Brandis

Epidemiologie. Die Ablagerung von Steinen in den Hohlraumsystemen der Niere und der ableitenden Harnwege, in Nierenbecken, Harnleiter oder Blase hat verschiedene Ursachen. Die Häufigkeit der Nierensteinbildung ist sehr unterschiedlich in verschiedenen Ländern. In der Türkei und in den asiatischen Ländern, besonders in Thailand, gibt es im Kindesalter eine endemische Häufung von Nierensteinleiden.

Man unterscheidet Steinbildungen aufgrund von Infektionen im Bereich der ableitenden Harnwege und stoffwechselbedingte Steinleiden.

Klinische Symptome. Nur selten ist ein Steinleiden durch eine akute Passage mit schmerzhaften Symptomen erkennbar. Meist führt eine isoliert aufgetretene Hämaturie oder noch häufiger Harnwegsinfektionen zum Nachweis eines oder mehrerer Steine im Bereich der ableitenden Harnwege (Abb. 185.1).

Eine Hämaturie ist häufig das erste Symptom. Die Erythrozyten sind isomorph verändert. Harnwegsobstruktionen mit Dilatation des Harnleiters oder des Nierenbeckens sind eines der häufigsten klinischen Symptome. Harnwegsinfektionen mit Steinbildung liegt häufig eine Infektion mit Proteus mirabilis zugrunde. Schmerzen sind bei Kindern nicht immer vorhanden oder werden unspezifisch als dumpfer Bauchschmerz empfunden.

Diagnose. Die Diagnostik bei Verdacht auf ein Steinleiden wird mit der Sonographie begonnen. Je nach Größe des Steins zeigt sich dabei ein Schallschattenphänomen. Die abdominelle Röntgenübersichtsaufnahme stellt ein Konkrement dann besonders gut dar, wenn es kalziumhaltig ist. Bei Verdacht auf das Vorliegen eines Steins im Bereich von Nierenbecken, Harnleiter oder Blase ist im Anschluß eine komplette Diagnostik indiziert, die verschiedene radiologische Methoden (Infusionspyelogramm, Miktionszystourethrographie) mit einschließen kann. Bei Abgang eines Steins wird eine biochemische Steinanalyse auf den Gehalt von Kalziumphosphat, Magnesiumammoniumoxalat, Harnsäure sowie Zystin durchgeführt, um abzuklären, ob die Steinbildung stoffwechselbedingte Ursachen hat. In Frage kommen hier:

- renal-tubuläre Acidose,
- Hyperoxalurie,
- Zystinurie,
- Harnsäurestoffwechselstörungen,
- Xanthinoxidasedefekt.

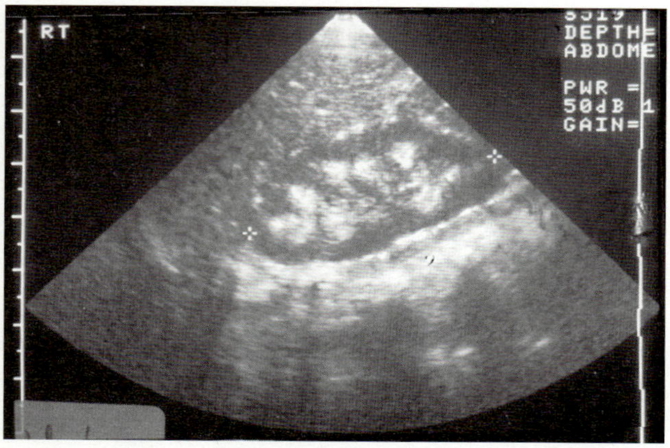

Abb. 185.1. Sonographische Darstellung einer Niere mit Nephrokalzinose

Die infektassoziierte Steinbildung ist die häufigste. Über 75 % der betroffenen Kinder sind bei Diagnosestellung jünger als 5 Jahre. Der Altersgipfel liegt bei 2 Jahren. Von diesen Kindern sind 80 % männlich, und 93 % haben bei Diagnosestellung eine akute Harnwegsinfektion. In 85 % der Fälle liegt der Stein in den oberen Harnwegen, meist im Nierenbecken. Die Diagnose wird hier durch den Nachweis der Harnwegsinfektion, meist mit Proteus mirabilis, gestellt. Der Stein setzt sich zusammen aus organischer Matrix mit Tamm-Horsfall-Glykoproteinen als Hauptbestandteil. Anorganische Salze sind als größter Anteil Struvit (Magnesiumammoniumphosphat), Apatit und als Basis Kalziumphosphat.

Kalziumsteine. Kalziumsteine sind häufig Ausdruck einer zugrundeliegenden Stoffwechselkrankheit. Drei Hauptursachen für eine kalziumhaltige Nephrolithiasis und Nephrokalzinose sind:

- renal-tubuläre Acidose Typ 1,
- hyperkalzämische Zustände,
- Hyperlaktaturie.

Die Hyperkalzämie kann Ausdruck eines Hyperparathyreoidismus, einer Vitamin-D-Intoxikation, einer Immobilisierung bei Phosphatdiabetes oder einer idiopathischen Hyperkalzämie sein; sie kann bei Hyperthyreoidismus oder Hypophosphatasie vorkommen oder tumorinduziert sein.

Hyperkalzurie. Eine Hyperkalzurie liegt immer dann vor, wenn mehr als 4–6 mg Kalzium/kg KG/24 h ausgeschieden werden oder wenn im Spontanurin der Kalzium-Kreatinin-Quotient >0,7 mmol/mmol beträgt. Die Ausscheidungsmengen können jedoch stark schwanken. Eine Hyperkalzurie bei normalen Serumkalziumwerten kann Folge einer Vitamin-D-Überdosierung sein; sie ist auch zu finden bei Cushing-Syndrom, bei neoplasieinduzierten tumorösen Infiltraten, bei renal-tubulärer Acidose, Bartter-Syndrom, Dent-Krankheit und bei der X-chromosomal gebundenen Nephrolithiasis. Eine sog. idiopathische Form der Hyperkalzurie existiert in 2 verschiedenen Varianten: Zum einen gibt es die absorptive Hyperkalzurie, bei der eine erhöhte gastrointestinale Kalziumabsorption stattfindet, zum anderen eine rein renale Form, bei der die primäre tubuläre Resorption vermindert ist. Bei der Kombination von Nephrolithiasis und Nephrokalzinose liegt der Verdacht auf eine distale

Form der renal-tubulären Acidose vor. Differentialdiagnostisch muß hier auch an die primäre Hyperoxalurie gedacht werden.

Primäre Hyperoxalurie. Die primäre Hyperoxalurie (PH) ist eine autosomal-rezessiv erbliche Krankheit, die durch gesteigerte Oxalsäureausscheidung (über 1 mmol/24 h/1,73 m^2 KOF) gekennzeichnet ist. Es treten wiederholt Kalziumoxalatnierensteine sowie eine Nephrokalzinose auf. Schon früh kommt es zur Nierenfunktionsverschlechterung und zum Nierenversagen. Episoden mit Harnwegsobstruktion und kolikartige Schmerzen können der Diagnosestellung vorausgehen. Es werden 2 Typen unterschieden:

Die PH Typ 1 ist charakterisiert durch die zusätzliche Ausscheidung von Glyoxylsäure und Glykolsäure. Hier liegt ein Defekt des peroxysomalen Enzyms Alanin-Glyoxylat-Aminotransferase vor (AGT). Das Gen (AGX1) liegt auf Chromosom 2q37.3. Bei der PH Typ 2 kommt es zu einer vermehrten Ausscheidung von L-Glyzerat. Hier liegt ein Defekt der D-Glyzeratdehydrogenase vor.

Die Diagnose wird durch die Messung der Ausscheidung von Oxalsäure im 24-h-Urin und ggf. durch eine Enzymbestimmung im Lebergewebe bzw. durch eine molekulargenetische Bestimmung aus Lymphozyten bestätigt.

Wenige Typ-1-Patienten sprechen auf hohe Dosen Pyridoxin an. Die Mehrzahl der Patienten gerät früh im Kindesalter in die Niereninsuffizienz. Eine kombinierte Nieren- und Lebertransplantation ist sinnvoll, da so gleichzeitig der Enzymdefekt behoben werden kann.

Weitere Steinarten. Zu *Zystinsteinen* s. Zystinurie (s. Kap. 184).

Harnsäuresteine können Ausdruck eines vermehrten Anfalls von Urinmetaboliten bei Lymphomen und Leukämien sein oder primär bei Störungen des Harnsäurestoffwechsels mit Hyperurikämie auftreten. Beim Lesch-Nyhan-Syndrom ist das Enzym Hypoxanthin-Guanin-Phosphoribosyltransferase defekt. Bei der Glykogenose Typ 1 kann es zur Hyperurikämie kommen, welche Anlaß zur Harnsäuresteinbildung ist.

Dihydroxyadenin ist relativ unlöslich und wird vermehrt ausgeschieden bei Adeninphosphoribosyltransferase-Mangel.

Xanthinsteine können auftreten bei Xanthinoxidasedefekt.

Therapie. Je nach Größe des Steins ist das urologische Vorgehen zu bestimmen. Bei älteren Kindern kann der Versuch einer Nephrolithpotrypsie mit der Methode der ESWL vorgenommen werden. Bei Kleinkindern ist diese bisweilen aus technischen Gründen schwierig. Hier ist dann ein operatives Vorgehen angezeigt. Das Wiederauftreten von Steinbildungen ist prophylaktisch unterschiedlich zu betreuen.

Bei Störungen der Azidifizierung (renal tubuläre Azidose mit Hyperkalziurie) wird Alkalisubstitution notwendig (s.u.). Eine Zystinurie (s.u.) wird mit erhöhter Flüssigkeitszufuhr zur Reduktion der Zystinkonzentration im Urin behandelt (s.u.).

Literatur

Goodyer P, Saadi I, Ong P, Elkas G, Rozen R (1998) Cystinuria subtype and the risk of nephrolithiasis. Kidney Int 54: 56–61

Kelleher CL, Buckalew VM, Frederickson ED, Rhodes DJ, Conner DA, Seidman JG, Seidman CE (1998) CLCN5 mutation Ser244Leu is associated with X-linked renal failure without X-linked recessive hypophosphatemic rickets. Kidney Int 53: 31–37

Longo JA, Netto Junior NR (1995) Extracorporeal shock-wave lithotripsy in children. Urology 46: 550–552

Pierides AM (1997) Clinical aspects of cystinuria. Contrib Nephrol 122: 167–72

Stapleton FB (1996) Clinical approach to children with urolithiasis. Semin Nephrol 16: 389–397

Trinchieri A, Rovera F, Nespoli R, Curro A (1996) Clinical observations on 2086 patients with upper urinary tract stone. Arch Ital Urol Androl 68: 251–262

Volpe P, Peyrottes A, Lammle M, Saquet D, Choquenet C (1997) Xanthine urinary calculus in a patient with Lesch-Nyhan syndrome. Apropos of a case. Prog Urol 7: 74–77

186 Niere und tuberöse Sklerose

L. B. Zimmerhackl

Der Tuberöse-Sklerose-Komplex (TSC; syn. tuberöse Sklerose, Morbus Bourneville-Pringle) ist eine Multiorgankrankheit, bei der jedes Organ betroffen sein kann. (s. Sektion XXI). Die Mitbeteiligung des Nierenparenchyms ist für das Langzeitüberleben der Patienten von wesentlicher Bedeutung – ca. 60 % der Patienten mit TSC haben eine Nierenbeteiligung. Die beiden wesentlichen strukturellen Veränderungen sind zystische Nierenveränderungen und die relativ charakteristischen Angiomyolipome (AML), die von bösartigen Nierentumoren nur histologisch differenziert werden können. AML befinden sich innerhalb der Nierenkapsel und zeigen kein invasives Wachstum. Sie haben eine Wachstumstendenz, und die wesentliche Gefahr geht von akuten Blutungen aus. Die Blutungstendenz bei betroffenen Patienten beginnt im 2. Lebensjahrzehnt. Die akute Blutung kann lebensbedrohlich sein. Die Therapie der Wahl ist die selektive Embolisation.

Bösartige Tumoren der Nierenveränderungen mit Invasion in regionale Lymphknoten bzw. mit echter Metastasierung im Sinne von renalen Zellkarzinomen sind bei Patienten mit TSC vereinzelt berichtet worden. Exakte Inzidenzen liegen nicht vor. Bei Patienten mit TSC und Nierentumoren ist daher ein individuelles Vorgehen notwendig. Die Nierenpunktion zur besseren Beurteilung ist obsolet, da bei Patienten in der Regel AML-Strukturen vorliegen, deren Punktion mit einem deutlich erhöhten Blutungsrisiko verbunden ist, das bis hin zur Nephrektomie führen kann. In der Regel ist eine Diagnostik mit spezieller MRT-Technik mit Einbeziehung von fettbetonten Sequenzen hilfreich bei der Beurteilung der Tumoren. AML haben einen Fettanteil, der den Karzinomen fehlt. Da diese Tumoren langsam wachsen, ist eine kurzfristige Kontrolle der auffälligen Befunde gerechtfertigt.

TSC mit „contiguous gene syndrome". Bei einer kleinen Gruppe von Patienten mit TSC und Nierenveränderungen findet sich als Ursache eine Deletion des TSC2-Gens und des benachbarten autosomal-dominanten familiären Zystennieren-Gens (ADPKD, PKD-1-Gen). Die betroffenen Kinder fallen mit tumorösen Nierenveränderungen (AML und Zysten) bereits im 1. Lebensjahr auf. Fast alle Patienten werden innerhalb der ersten beiden Lebensjahrzehnte terminal niereninsuffizient und damit dialysepflichtig. Eine Nierentransplantation kann bei diesen Patienten erfolgreich durchgeführt werden. Eine Rekurrenz der Grundkrankheit wurde nicht beobachtet.

Literatur

Cheadle JP, Reeve MP, Sampson JR, Kwiatkowski PJ (2000) Molecular genetic advances in tuberous sclerosis. Human Genet 107: 97–114
Kwiatkowski DJ, Short MP (1994) Tuberous sclerosis. Arch Dermatol 130: 348–354
Povey S, Burley AW, Attwood J et al. (1994) Two loci for tuberous sclerosis. One on 9q34 and one on 16p13. Ann Hum Genet 58: 107–127
Zimmerhackl LB, Rehm M, Kaufmehl K, Kurlemann G, Brandis M (1994) Renal involvement in tuberous sclerosis complex: a retrospective survey. Pediatr Nephrol 8: 451–457

187 Harnwegsinfektionen

M. Brandis

Harnwegsinfektionen treten akut oder chronisch auf. Es handelt sich um entzündliche Reaktionen im Nierenbecken, in den Harnleitern oder in Blase und Harnröhre. Darmbakterien wie Escherichia coli, Enterokokken, Pseudomonas aeruginosa und Proteus mirabilis sind die häufigsten Erreger. Die Diagnose wird durch den Nachweis der entzündlichen Reaktion und den mikrobiologischen Nachweis des Erregers gestellt.

Definition. Bei der Harnwegsinfektion handelt es sich um einen entzündlichen Urinbefund mit Nachweis einer signifikanten Leukozyturie und Bakteriurie, die folgendermaßen definiert sind:

- *signifikante Leukozyturie:* im Mittelstrahlurin in der Fuchs-Rosenthal-Zählkammer >20 Leukozyten/µl bei Jungen (<10 Leukozyten/µl normal); >40 Leukozyten/µl bei Mädchen (<20 Leukozyten/µl normal);
- *signifikante Bakteriurie:* ≥50 000 Bakterien/ml (Monokultur) im Mittelstrahlurin oder ≥10 000 Bakterien/ml (Monokultur) im Katheterurin.

Selten können nichtbakterielle Erreger eine Rolle spielen. Harnwegsinfektionen können im frühen Säuglingsalter zu Nierenparenchymnarben führen, die sich als pyelonephritische Narben darstellen. Diese sind besonders zu erwarten, wenn die Harnwegsinfektion mit einem vesicoureteralen Reflux assoziiert ist. Die Folgen dieser früh infantil gesetzten Parenchymschäden können Wachstumsstörungen der Nieren und eine sekundäre Hypertension sein, die häufig erst im späteren Jugendalter oder bei Erwachsenen beobachtet wird.

Ätiologie und Pathogenese. Die bakterielle Besiedelung erfolgt bei Neugeborenen häufig hämatogen, nach der Neonatalperiode meist aszendierend über die Urethra. Bei den Neugeborenen können Jungen bis zu 3mal häufiger betroffen sein, im Kleinkindesalter sind Mädchen bis zu 20mal häufiger betroffen. Begünstigend für die Entwicklung von Infektionen der Harnwege sind Fehlbildungen der ableitenden Harnwege, die verstärkt zur Harnwegsobstruktion neigen. Im Alter von 3–4 Jahren, zum Zeitpunkt der kontrollierten Harnentleerung, entstehen nicht selten funktionelle Störungen der Blasenentleerung ohne neurologische Grundlage. Durch unwillkürliches Verhalten der Entleerung kann es zur Restharnbildung mit Störungen der Detrusorfunktion kommen. Diese Störungen können zur sekundären Enuresis (s.u.), zum Harnträufeln und zur wiederholten Besiedelung mit Keimen Anlaß geben. Jede Entleerungsstörung der Harnblase durch Obstruktion der Harnröhre oder eine funktionelle Störung der Harnentleerung bei pathologischer Innervation (neurogene Blase, Spina bifida) mit Restharnbildung begünstigt die Entwicklung von Harnwegsinfektionen. Pathogenetisch werden einerseits Wirtsfaktoren vermutet, die das Einnisten und Haften von Bakterien begünstigen, andererseits werden die Fimbrien der Colibakterien, die Pili Typ II, für die besondere Pathogenität dieser Bakterien für das Uroepithel der weiblichen Harnröhre und Harnblase verantwortlich gemacht.

Klinische Symptome. Neugeborene und junge Säuglinge zeigen unspezifische Symptome wie Erbrechen, Gewichtsverlust und mäßigem bis hohem Fieber. Die Hautfarbe ist graublaß. Bisweilen tritt zunächst nur eine Trinkschwäche und Irritabilität auf, die Anlaß geben zur Voruntersuchung. Ein septisches Krankheitsbild kann sich entwickeln, in der Neonatalperiode kann ein indirekter Icterus prolongatus bestehen. Eine Oligurie kann der erste Hinweis auf eine Infektion der Harnwege sein. Bei älteren Kindern jenseits des Neugeborenenalters bis ins Kleinkindesalter treten spezifische Symptome der Infektion in den Vordergrund: Strangurie, schmerzhafte Harnentleerung, Dysurie, unkontrollierte Harnentleerung und Harnträufeln. Hinzu kommt das Wiederauftreten einer (sekundären) Enuresis (s. Kap. 188). Ein Flankenschmerz ist im Kindesalter selten, vielmehr werden unlokalisierte Bauchschmerzen angegeben als Hinweis auf eine Infektion auch der oberen Harnwege (Pyelonephritis). Nicht selten entsteht eine Harnwegsinfektion mit septischen Krankheitszeichen.

Diagnose. Die Diagnose erfolgt durch den Nachweis einer signifikanten Erhöhung der Leukozytenzahlen und einer signifikanten Bakteriurie im Mittelstrahlurin. Bei suprabubischer Blasenpunktion oder durch Katheter gewonnenen

Urinproben ist jede Keimzahl pathologisch. Im Kindesalter sind Monokulturen vorhanden. Mischkulturen mit mehreren signifikant vermehrten Keimen treten, wenn überhaupt, bei Stomaträgern mit Ileum-Conduits, Vesikostomata oder Blasendauerkathetern auf.

Die Unterscheidung, ob es sich ausschließlich um eine Infektion der Blase und Harnröhre handelt *(unterer Harnwegsinfekt)* oder ob auch die Harnleiter und das Nierenbecken bzw. die Niere selbst beteiligt sind *(oberer Harnwegsinfekt, Pyelonephritis)*, ist nicht immer einfach. Fieber, Schmerzen, eine beschleunigte Blutsenkung, erhöhte Konzentrationen für C-reaktives Protein (CRP) im Serum sowie eine Leukozytose mit Linksverschiebung sprechen für einen oberen HWI. Sonographisch weisen die echodichte Struktur und eine verwaschene Mark-Rinden-Grenze einer oder beider Nieren auf eine Pyelonephritis hin.

Die bildgebende Diagnostik schließt folgende Methoden ein:

Die *Sonographie* erlaubt Hinweise auf die Nierengröße, eine Harnabflußstörung (s.o.) und Nierenparenchymnarben bzw. Wachstumsstörungen.

Die DMSA-(2,3 dimercaptosuccinuric acid-)Szintigraphie zur Bestimmung der Ausscheidungsfunktion hat sich in Deutschland nicht als Routinemethode durchgesetzt, kann jedoch im Einzelfall zum Nachweis von Narbenbildungen nach schweren Pyelonephritiden Verwendung finden.

Ein *i.v. Pyelogramm* ist nur noch in Ausnahmefällen als Methode der Wahl zur morphologischen Diagnostik der Nieren notwendig. Die radiologische Diagnostik zum Nachweis eines vesicoureteralen Refluxes wird mit Hilfe eines *Miktionszystuereterogramms* durchgeführt. In der Regel wird diese Untersuchung ca. 4–6 Wochen nach einer akuten Pyelonephritis vorgenommen.

Therapie. Die Therapie ist unterschiedlich für die 3 wesentlichen Formen der Pyelonephritis, der Zystitis und der asymptomatischen Bakteriurie (s.u.). Die Therapie der Harnwegsinfekte wird zunächst blind nach zuvor sicherer Keimasservierung (sofortige Anlage einer Kultur) durchgeführt. Bei Neugeborenen und jungen Säuglingen mit Verdacht auf Pyelonephritis wird eine breite antibiotische Behandlung mit Amoxicillin (100 mg/kg i.v. in 4 Dosen) und Aminoglykosiden begonnen, wenn ein septisches Krankheitsbild vorliegt. Bei einfachen Infektionen reicht in diesem Alter eine Monotherapie mit einem Cephalosporin der 3. Generation. Im späteren Säuglings- und Kleinkindesalter erfolgt die Anfangsbehandlung mit TMP/Sulfamethoxazol, Ampicillin oder Cephalosporin. Nach mikrobiologischer Identifikation des Erregers wird die Therapie angepaßt.

Bei Zystitits wird als Mittel der 1. Wahl Cotrimoxazol, sonst Zephalosporine der 3. Generation empfohlen.

Bei rezidivierenden Pyelonephritiden und/oder Nachweis eines vesicoureteralen Refluxes ist eine antibiotische Dauerprophylaxe indiziert. Diese erfolgt in den ersten 3 Lebensmonaten mit Amoxicillin 50 mg/kg in 2 Dosen, danach mit Cotrimoxazol 2 mg/kg, Trimethoprim in 1–2 Dosen oder Nitrofurantoin 1–2 mg/kg in 1–2 Dosen. Die Dauer der Prophylaxe sollte mindestens 6 Monate betragen, bevor ein Auslaß-Versuch indiziert ist.

Prognose. Harnwegsinfekte können rezidivieren. Die Neigung zum Rezidiv ist durch Risikofaktoren bestimmt. Hierzu gehören Fehlbildungen der ableitenden Harnwege, Harnentleerungsstörungen, Enuresis und Harnwegsobstruktionen. Die Neigung zum Rezidiv kann aber auch konstitutionell bedingt sein. Hier werden lokal-immunologische Faktoren der Harnröhre und der Blase vermutet.

Häufige Infektionen können zum einen eine chronisch veränderte Blasenschleimhaut zur Folge haben. Zum anderen besteht bei Vorliegen eines vesikoureteralen Refluxes das Risiko der Entwicklung einer Refluxnephropathie mit rezidivierender Pyelonephritis und Bildung von Nierenparenchymnarben. Mögliche Folgen sind über Jahre progrediente Schrumpfungsprozesse des Parenchyms mit Entwicklung einer renalen Hypertonie (s. Kap. 189).

Die Rezidivprophylaxe erfolgt durch konsequente Langzeitbehandlung mit Antibiotika (2 mg Trimethoprim (TMP) oder TMP/Sufamethoxazol (SMP)/kg KG abends in 1 ED). Präventive Maßnahmen sind zusätzlich regelmäßige Stuhlentleerung, schnelles Wechseln von nasser Wäsche und Blasentraining bei funktionellen Blasenentleerungsstörungen (s. Kap. 188).

Die Überwachung potentieller Nierenparenchymschäden erfolgt durch wiederholte sonographische Untersuchungen der Nieren mit Bestimmung von Nierengröße und Verlauf des Nierenwachstums.

Asymptomatische Bakteriurie. Die betroffenen Kinder haben trotz wiederholter signifikant erhöhter Keimzahl im Mittelstrahlurin meist keine Beschwerden. Die Befunde werden durch Routinekontrolluntersuchungen erhoben. Die Patienten haben vereinzelt eine mäßige Leukozyturie. Die Blasenkontur ist unauffällig. Bei Vorliegen eines Refluxes oder einer Harnstauung sind diese Befunde sehr genau zu kontrollieren, da aus diesen asymptomatischen Verläufen schwere Pyelonephritiden entstehen können. Unter regelmäßiger Kontrolle kann ein derartiger Befund auch ohne konsequente Antibiotikatherapie beobachtet werden.

Literatur

Friedman AL (1998) Urinary tract infection. Curr Opin Pediatr 10: 197–200

Jodal U et al. (1999) Versico-ureteric reflux in children. Acta Pediatr 88: 1–90.

Mannhardt W, Becker A, Putzer M, Bork M, Zepp F, Hacker J, Schulte-Wissermann H (1996) Host defense within the urinary tract. I. Bacterial adhesion initiates an uroepithelial defense mechanism. Pediatr Nephrol 10: 568–572

Marild S, Jodal U (1998) Incidence rate of first-time symptomatic urinary tract infection in children under 6 years of age. Acta Paediatr 87: 549–552

Rosenfeld DL, Fleischer M, Yudd A, Makowsky T (1995) Current recommendations for children with urinary tract infections. Clin Pediatr 34: 261–264

Rushton HG (1997) Urinary tract infections in children. Epidemiology, evaluation, and management. Pediatr Clin North Am 44: 1133–1169

Schlager TA, Dilks S, Trudell J, Whittam TS, Hendley JO (1995) Bacteriuria in children with neurogenic bladder treated with intermittent catheterization: natural history. J Pediatr 126: 490–496

Smellie JM, Rigden SP, Prescod NP (1995) Urinary tract infection: a comparison of four methods of investigation. Arch Dis Child 72: 247–250

Stapleton A, Stamm WE (1997) Prevention of urinary tract infection. Infect Dis Clin North Am 11: 719–733

188 Enuresis

M. Brandis

Definition. Die unkontrollierte Harnentleerung ab einem Alter von 4–5 Jahren, ab dem eine kontrollierte Harnentleerung erwartet wird, bezeichnet man als Enuresis. Etwa 10 % aller Kinder sind mit 5–6 Jahren noch nicht dauerhaft kontinent. Man unterscheidet die Tagesinkontinenz von der nächtlichen Inkontinenz und spricht von einer *Enuresis diurna et nocturna* bzw. von einer isolierten *Enuresis nocturna*. Bei der *primären* Enuresis war das Kind noch zu keiner Zeit kontinent; bei der *sekundären* Enuresis tritt die Inkontinenz dagegen im Laufe des frühen Kindesalters nach einer Kontinenzphase von mehr als 6 Monaten erneut wieder auf.

Ätiologie. Die Ätiologie ist multifaktoriell. Neben funktionellen Blasenentleerungsstörungen können der Enuresis organische Ursachen zugrunde liegen. In der folgenden Auflistung sind die möglichen Ursachen zusammengestellt:

- funktionelle Blasenentleerungsstörungen,
- „nonneurogenic neurogenic bladder",
- neurogene Blasenfunktionsstörungen,
  - Spina bifida occulta,
  - Tethered-cord-Syndrom,
- Fehlbildungen der unteren Harnwege,
- psychische Ursachen.

Bei Störungen ohne Hinweis auf organische Ursachen sind genetische Dispositionen vermutet worden, da häufig familiäre Belastungen mit einem dominanten Erbgang beschrieben wurden.

Klinische Symptome. Die Symptome sind sehr variabel. Bei einem Kind mit primärer Enuresis ist zunächst eine genaue Anamnese erforderlich. In die Beurteilung miteinbezogen werden die familiäre Belastung, das sozioökonomische Umfeld, Hinweise auf andere Krankheiten und die psychomotorische Entwicklung des Kindes. Ausführliche psychologische Diagnostikverfahren sind nötig, um Belastungsfaktoren zu definieren. Hier spielen Konkurrenzsituationen zu Geschwistern, elterliche Spannungszustände und individuelle Reaktionsweisen eine Rolle. Jedes betroffene Kind muß dabei in seiner individuellen Struktur und Belastungssituation erfaßt werden.

Bei den funktionellen Blasenentleerungsstörungen unterscheidet man zwischen Detrusorhypertonizität und Detrusorhyperreflexie. Bei diesen Patienten findet man in der Regel keine eindeutige neurogene Störung („nonneurogenic neurogenic bladder"), jedoch sind die funktionellen Auswirkungen der unkontrollierten Harnentleerung und der Neigung zu Harnwegsinfekten ähnlich wie bei neurogener Entleerungsstörung.

Bei den erwiesenen neurogenen Ursachen (Spina bifida, Spina bifida occulta etc.) kommt es je nach Höhe des Querschnitts zu unterschiedlichen neurogenen Störungen mit der Folge einer Sphinkter-Detrusor-Dyssynergie. Meist ist die Blasenausgangsfunktion obstruktiv gestört mit sekundärer Veränderung der Blasenmuskulatur im Sinne einer Balkenblase mit Ausbildung von Blasenpseudodivertikeln (Abb. 188.1).

Diagnose. Nach ausführlicher Anamnese mit Führung eines „Enuresiskalenders" und Erfassung aller bisherigen Therapiemaßnahmen erfolgt eine funktionelle Untersuchung. Diese schließt eine orientierende Analyse der Nierenfunktion sowie eine Ultraschalldarstellung der Nieren und der Blase ein. Die Beobachtung der Harnentleerung (im Strahl oder tröpfelnd) und eine Funktionsprüfung der Harnentleerung mit Hilfe der Urodynamik und der Uroflowmetrie geben Aufschluß über die Koordinierung der Blasenentleerung. Kommt es zur pathologischen Ausscheidungskurve, folgt eine radiologische Darstellung der Blase, der Harnröhre und der oberen Harnwege, um Fehlbildungen sowie Konturveränderungen der Blasenschleimhaut zu erfassen.

Therapie. Die Behandlung organisch bedingter und insbesondere neurogener Blasenentleerungsstörungen mit unkontrollierter Enuresis ist kompliziert. Pharmakologisch kann versucht werden, mit Hilfe von Oxybutinin die Detrusoraktivität zu blockieren (anticholinergisch). Der wich-

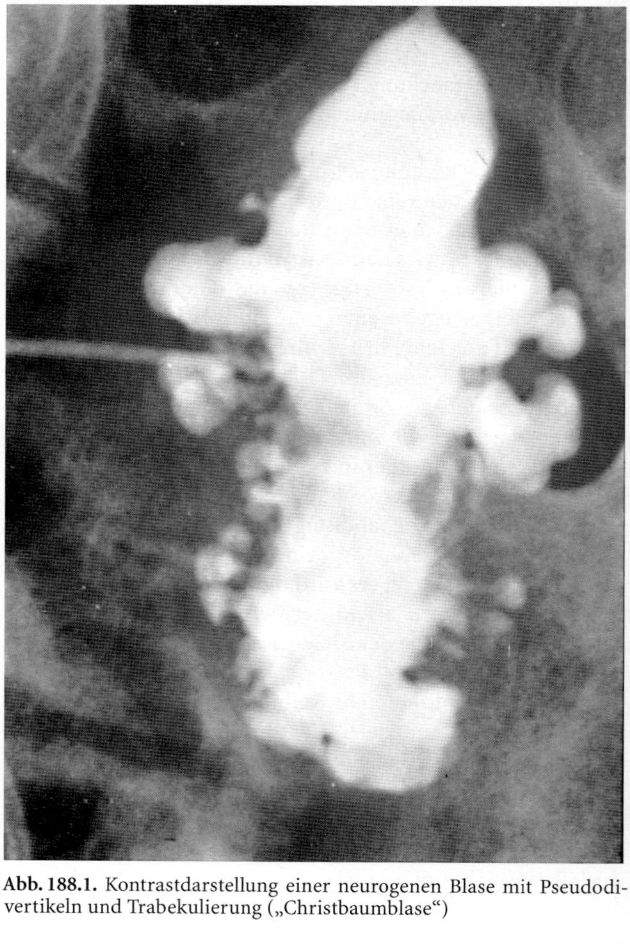

Abb. 188.1. Kontrastdarstellung einer neurogenen Blase mit Pseudodivertikeln und Trabekulierung („Christbaumblase")

tigste Fortschritt liegt heute in der frühen Anwendung der mehrfach täglich wiederholten „reinen" Blasenkatheterisierung. Die Eltern werden beim Säugling daraufhin trainiert. Beim älter werdenden Kind wird der Selbstkatheterismus praktiziert. Das oberste Ziel bei diesen organischen Störungen ist die Vermeidung von Harnwegsinfekten und von sekundären Folgen der chronischen Zystitis, sekundärem vesikoureteralem Reflux und wiederholten Pyelonephritiden. Bei gutem Training kann die große Mehrzahl aller Spina-bifida-Kinder heute weitgehend infektfrei gehalten werden. Bei Jungen kann dies schwieriger sein. Hier sind ggf. urologische Ableitungsoperationen notwendig: In Frage kommt zunächst eine Zystostomie, später Blasenkontinenzoperationen wie der „Mainz-Pouch" und eine Ileostomie.

Für die Behandlung der nicht organisch bedingten Enuresis gelten folgende Prinzipien:

- Führen eines „Enuresiskalenders" mit Belohnungsstrategie,
- willkürliche Harnentleerung 4- bis 6mal am Tag,
- sekundäre Harnentleerung nach 10–15 min,
- medikamentöse Therapie mit dDAVP (Minirin) intranasal oder oral abends,
- Verhaltenstherapie.

Der Wirkmechanismus der dDAVP-Therapie beruht auf der Vorstellung, daß Kinder mit nächtlicher Enuresis möglicherweise eine Tendenz zu einem niedrigen Vasopressinspiegel während des Schlafs haben. Allerdings kommt es nach Absetzen der Minirintherapie sehr häufig zu Rückfällen. Verhaltenstherapeutisch ist neben psychotherapeutischen Verfahren auch der Einsatz von Konditionierungsmethoden wie z.B. die Klingelmatratze durchaus erfolgreich verwendet worden. Die Behandlung der Enuresis erfordert daher eine interdisziplinäre Zusammenarbeit von Pädiatern, Psychologen und Pädagogen.

Prognose. Bei angeborenen neurogenen Störungen ist eine Heilung nur selten möglich. Das Ziel ist eine so weit wie möglich persistierende Infektfreiheit. Auch die Eingliederung in das altersentsprechende soziale Umfeld gelingt in der Regel. Die nicht organisch bedingte Enuresis hat insgesamt eine gute Prognose. Diese ist geprägt durch die zu erwartende Reifung bis zum 10.–12. Lebensjahr. Die mittels Kombination aus Verhaltenstherapie und medikamentöser Therapie erzielten Ergebnisse sind insgesamt befriedigend. Imipramin wird heute kaum noch verwendet.

Literatur

Arnell H (1998) The genetics of nocturnal enuresis: a simple question of complexity. Acta Paediatr. 87: 487–488

Bradbury M (1997) Combination therapy for nocturnal enuresis with desmopressin and an alarm device. Scand J Urol Nephrol Suppl 183: 61–63

Combs AJ, Glassberg AD, Gerdes D, Horowitz M (1998) Biofeedback therapy for children with dysfunctional voiding. Urology 52: 312–315

Hirasing RA, Leerdam FJ van, Bolk-Bennink LB, Bosch JD (1997) Bedwetting and behavioural and/or emotional problems. Acta Paediatr 86: 1131–1134

Kawauchi A, Watanabe H, Miyoshi K (1996) Early morning urine osmolality in nonenuretic and enuretic children. Pediatr Nephrol 10: 696–698

Norgaard JP, Gool JD van, Hjalmas K, Djurhuus JC, Hellstrom AL (1998) Standardization and definitions in lower urinary tract dysfunction in children. International Children's Continence Society. Br J Urol 81 (Suppl 3): 1–16

Robson WL, Leung AK, Bloom DA (1996) Daytime wetting in childhood. Clin Pediatr (Phila) 35: 91–98

Skoog SJ (1998) Behavior modification in the treatment of enuresis. J Urol 160: 861–862

Wan J, Greenfield S (1997) Enuresis and common voiding abnormalities. Pediatr Clin North Am 44: 1117–1131

189 Arterielle Hypertonie

L. B. Zimmerhackl, M. Brandis

Definition. Eine pathologische Erhöhung des Blutdruckwertes liegt vor, wenn der individuell gemessene Blutdruck über dem altersentsprechenden Normwert liegt (s. Kap. 164). Die Blutdruckwerte schwanken innerhalb des Tages und der Nacht z.T. erheblich. Daher wird in indizierten Fällen häufig eine über 24 h kontinuierliche Blutdruckmessung zur Standardisierung herangezogen.

Pathogenese. Im Säuglings- und Kleinkindesalter – mit abnehmender Inzidenz bei älteren Jugendlichen – ist beim dominierenden Anteil der Patienten die arterielle Hypertonie durch Krankheiten der Niere ausgelöst. Daneben gibt es seltenere Formen genetischer Disposition zur Hypertonie und hormonelle Ursachen. Bei Nierenparenchymkrankheiten können transiente hypertone Phasen beobachtet werden, ebenso bei verschiedenen eigenständigen Nierenkrankheiten wie akuter Glomerulonephritis, Schoenlein-Henoch-Purpura, hämolytisch-urämischem Syndrom, akutem Nierenversagen und nach urologischen Operationen. Das Ausmaß der Blutdruckerhöhung ist häufig volumenabhängig. Schwere Formen der Hypertonie werden beobachtet bei der progressiven Form der Glomerulonephritis, bei chronischem Nierenversagen und nach Nierentransplantation. Als eigenständige Untergruppe sind die renovaskulären Formen der Hypertonie zu definieren. Hier liegen primäre Gefäßfehlbildungen oder sekundäre Gefäßveränderungen vor.

In den folgenden Übersichten sind die verschiedenen Formen der Hypertonie aufgeführt.

Klinische Symptome. Der Befund eines erhöhten Blutdrucks ist klinisch meist nicht auffällig. Erst bei schweren Blutdruckerhöhungen treten Symptome auf. Hierzu gehören Kopfschmerzen, Schwindel, Polydypsie, Polyurie, Sehstörungen und Ateminsuffizienz. Bei der klinischen Untersuchung wird ggf. eine Retinopathie festgestellt. Bei schweren Formen der Hypertension finden sich eine Hypokaliämie, eine metabolische Alkalose und Belastungszeichen in der Echokardiographie.

Ursachen einer passageren Blutdruckerhöhung

- Renal
  - Akute Glomerulonephritis
  - Schoenlein-Henoch-Purpura
  - Hämolytisch-urämisches Syndrom
  - Nierentransplantationen
  - Urologische Operationen
  - Pyelonephritis
  - Nierentrauma
  - Tumorinfiltrate der Niere
- Toxisch/medikamentös
  - Kokain
  - Orale Kontrazeptiva
  - Amphetamine
  - Kortikosteroide
  - Cylosporin
- Zentralnervös/vegetativ
  - Erhöhter intrakranieller Druck
  - Verbrennungen
  - Guillain-Barré-Syndrom
  - Enzephalitis

Ursachen einer chronischen Blutdruckerhöhung

- Renal
  - Chronische Pyelonephritis
  - Chronische Glomerulonephritis
  - Hydronephrose
  - Kongenitale dysplastische Nieren
  - Multizystische Nierendysplasie
  - Nierenzysten
  - Vesikoureteraler Reflux
  - Segmentale Nierenhypoplasie
  - Harnleiterobstruktion
  - Nierentumoren
  - Nierentrauma
  - Transplantatabstoßung
  - Lupus erythematodes
- Vaskulär
  - Aortenisthmusstenose
  - Nierenarterienstenose (fibromuskuläre Dysplasie, Thrombosen, Aneurysmen)
  - Nabelarterienkatheterisierung mit Thrombose
  - Neurofibromatose
  - Nierenvenenthrombose
  - Vaskulitis
- Endokrin
  - Hyperthyreose
  - Hyperparathyreoidismus
  - Kongenitale Nebennierenrindenhyperplasie
  - Cushing-Syndrom
  - Primärer Aldosteronismus
  - Phäochromozytom
  - Liddle-Syndrom
- Zentralnervös
  - Intrazerebrale Raumforderung
  - Hirnblutung
  - Zustand nach Hirnverletzung
  - Essentielle Hypertonie
  - Genetische Disposition
  - Niedrige Reninkonzentration

Diagnose. Da der Hypertonie häufig eine Nierenkrankheit zugrunde liegt, ist zunächst an eine solche zu denken. Erforderlich sind Serum- und Urinanalysen. Mittels Ultraschall läßt sich eine einseitig kleine Niere oder eine dysplastische Niere feststellen, oder der Befund von Zystennieren wird damit dokumentiert. Bei Verdacht auf eine renovaskuläre Hypertonie mit Nierenarterienstenose (Abb. 189.1) kann die Isotopennephrographie mit Captopril einen Hinweis geben. Der „golden standard" der Diagnostik ist die Darstellung

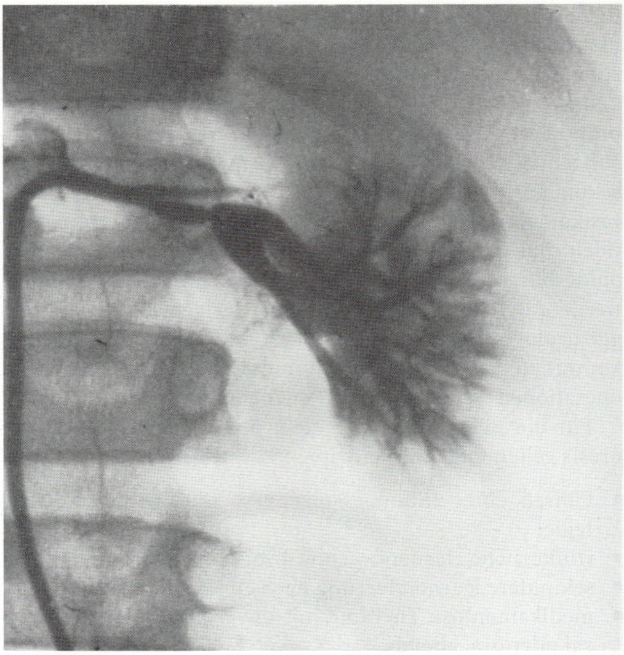

Abb. 189.1. Kontrastdarstellung einer Nierenarterienstenose

der Nierenarterie mit Hilfe einer digitalen Subtraktionsangiographie oder einer direkten Kontrastmittelangiographie. Die Serumbestimmung auf Renin und Aldosteron gibt Aufschluß über einen vorhandenen Hyperreninismus oder Hyperaldosteronismus.

Therapie. Die Behandlung des arteriellen Bluthochdrucks im Kindesalter richtet sich nach der Krankheit, die den Hochdruck ausgelöst hat. So ist bei einer Nierenarterienstenose die Korrektur der Stenose das Mittel der Wahl, dasselbe gilt bei einer Aortenisthmusstenose. Ist der Hypertonus Folge einer pyelonephrotischen Schrumpfniere, so ist die operative Enfernung der Niere indiziert.

Bei Nachweis einer renovaskulären Hypertonie wird eine vorhandene Stenose auf dem Boden einer fibromuskulären Dysplasie versuchsweise durch eine angioplastische Therapie, d.h. durch eine Vasodilatation während eines Nierenarterienkatheters oder durch die Einlage eines Stents behandelt. Im Kleinkindesalter kann diese Methode erhebliche Schwierigkeiten bereiten.

Supportive Maßnahmen zur Senkung des arteriellen Blutdrucks. Insbesondere bei latenter Hypertonie bzw. bei „Grenzwerthypertonie" und dem Vorliegen einer Adipositas sollte durch nichtmedikamentöse Maßnahmen versucht werden, den Blutdruck zu senken. Erfolgversprechend ist eine Änderung der Lebensgewohnheiten unter Einbeziehung von sportlicher Aktivität in Verbindung mit einer umfassenden Ernährungsumstellung. Gruppendynamische Prozesse und verhaltenstherapeutische Maßnahmen haben sich hier als hilfreich erwiesen. Eine Reduktion der Kochsalzzufuhr ist von eingeschränkter klinischer Bedeutung. Hinzu kommt, daß bei signifikanter Reduktion der Kochsalzzufuhr der Geschmack der Speisen derart leidet, daß die

Tabelle 189.1. Dosierung von Antihypertensiva im Kindesalter

Antihypertensiva	Dosierung [mg/kg KG/Tag]	Dosierungsintervall [h]
Diuretika		
Hydrochlorothiazid	1–2	12
Furosemid	0,5–5	8–12
β-Blocker		
Propanolol	1–5	8–12
Atenolol[a]	1–2	24
Sympathikushemmstoffe		
Clonidin	0,005–0,03	8–12
α-Methyldopa	10–40	8–12
Prazosin	0,02–0,5	8–12
Vasodilatatoren		
Dihydralazin	1–5	8–12
Minoxidil	0,1–0,5	12
Kalziumantagonisten		
Nifedipin	0,5–3,0	8–12
(Retardpräparat) Nitrendipin	0,5–1,0	12
Konversionsenzymhemmstoffe		
Captopril[a]	0,5–3,0	8
Bei Neugeborenen und kleinen Säuglingen	0,1–0,5 (1,0)	8–12
Enalapril[a]	0,15–0,5	24

[a] Dosisanpassung bei eingeschränkter Nierenfunktion.

Kinder und Jugendlichen in der Regel diese Nahrungsmittel nicht mehr zu sich nehmen.

Medikamentöse Therapie. Bei Überschreiten der Grenzwerte bzw. wenn regelmäßig erhöhte Werte nachgewiesen werden, ist die medikamentöse Therapie des Bluthochdrucks angezeigt. Die Behandlung des Bluthochdrucks bei Kindern und Jugendlichen unterscheidet sich nicht wesentlich von der Therapie bei Erwachsenen. Sie folgt einem Stufenschema, wobei am Anfang eine Therapie mit einem Basistherapeutikum steht. Zu den Basistherapeutika zählen β-Rezeptorenblocker, ACE-Hemmer, Kalziumantagonisten und Diuretika. Die Behandlung des leichten bis mittelschweren Hochdrucks mit β-Blockern bzw. ACE-Hemmern ist aus pathophysiologischen Überlegungen – meist handelt es sich um Renin-bedingten Hochdruck im Kindesalter – besonders günstig. So kann beispielsweise bei der autosomal-rezessiven polyzystischen Nierenkrankheit (ARPKD) der Renin-abhängige Hochdruck oft allein durch die Gabe eines ACE-Hemmers behandelt werden. Sind durch diese Maßnahmen die Blutdruckwerte nicht zu normalisieren, so ist eine Kombinationstherapie angezeigt. Hierbei sollten die spezifischen Nebenwirkungen der Medikamente in Betracht gezogen werden. So neigen beispielsweise Kalziumantagonisten zur Steigerung der Herzfrequenz, während β-Blocker diese senken, so daß die Kombination aus β-Blocker und Kalziumantagonist sinnvoll ist. Aus diesen Überlegungen ergeben sich folgende Kombinationen:

- β-Blocker+Kalziumantagonist,
- β-Blocker+Diuretikum,
- ACE-Hemmer+Diuretikum.

Sollten Zweierkombinationen nicht ausreichen, so ist an eine Dreierkombination zu denken:

- β-Blocker+Diuretikum+Vasodilatator,
- Kalziumantagonist+ACE-Hemmer+Vasodilatator,
- ACE-Hemmer+Diuretikum+Kalziumantagonist,
- Vasodilatator+Diuretikum+zentralwirksames Antihypertensivum (z.B. Clonidin).

Zur Dosierung der Antihypertensiva s. Tabelle 189.1.

Prognose. Die Einstellung des Hypertonus ist essentiell für alle akuten und chronischen Krankheiten der Niere, insbesondere auch bei Patienten nach Nierentransplantation. Eine regelmäßige Überwachung ist notwendig. Zur genaueren Standardisierung wird eine kontinuierliche Blutdruckmessung herangezogen. Wenn es gelingt, den Blutdruck zu normalisieren, ist die Langzeitprognose aller chronischen Nierenkrankheiten wesentlich verbessert.

Literatur

Rascher W (1992) The hypertensive child. In: Cameron S, Davison AM, Grünfeld J-P, Kerr D, Ritz E (eds) Oxford textbook of clinical nephrology. Oxford Univ Press, Oxford, pp 2139–2152

Sinaiko AR (1996) Hypertension in children. N Engl J Med 335: 1968–1973

Working group from the National High Blood Pressure Education Program (1996) Update on the task force (1987) on high blood pressure in children and adolescents. Pediatrics 98: 649–658

190 Akutes Nierenversagen

L. B. Zimmerhackl

Definition. Unter akutem Nierenversagen (ANV) versteht man eine akute Erhöhung der Retentionswerte (Kreatinin, Harnstoff), die in der Regel mit einer Reduktion der Urinproduktion einhergeht. Obwohl Oligurie bzw. Anurie meist das ANV begleiten, ist ein Rückgang der Urinproduktion nicht notwendigerweise vorhanden (sog. polyurisches akutes Nierenversagen).

Oligurie liegt vor bei einem Urinvolumen <0,5 ml/kg KG/h oder <240 ml/m^2 KOF/24 h. Von Anurie spricht man bei einer Diurese von <0,2 ml/kg KG/h bzw. <100 ml/m^2 KOF/24 h. Von einer erhöhten Urinproduktion im Sinne einer Polyurie spricht man bei Urinvolumina >4 ml/kg KG/h bzw. >1200 ml/m^2 KOF/24 h.

Eine Sonderform des ANV ist die *akute tubuläre Nekrose*. Die direkte Schädigung des tubulären Epithels ist oft Folge eines Schockgeschehens, einer Sepsis und in zunehmendem Maße auch das Ergebnis von toxischen Einflüssen. Hierbei spielen Medikamente wie Immunsuppressiva,

Zytostatika, Antibiotika und Antimykotika eine wesentliche Rolle.

Epidemiologie. Eine flächendeckende Erfassung von Patienten mit ANV existiert nicht. Da die Definition des ANV eine gewisse Schwankungsbreite beinhaltet und insbesondere bei Früh- und Neugeborenen direkt postnatal der Kreatininwert nur bedingt verwertbar ist, kann davon ausgegangen werden, daß die Häufigkeit des Auftretens eines ANV unterschätzt wird. In den USA geht man von einer Häufigkeit von 5 % der stationären Aufnahmen bei Erwachsenen aus. Bei intensivmedizinisch behandelten Patienten kompliziert ein ANV bei ca. 30 % der Patienten den Verlauf. In Deutschland ergab eine Schätzung der ESPED (Erfassung seltener pädiatrischer Erkrankungen in Deutschland) aus den Jahren 1993–1994 eine Häufigkeit von 477 Erkrankungen in 21 Monaten. Dies würde auf eine Inzidenz von 20–25/1 Mio. Kinder und Jugendliche unter 15 Jahren hindeuten. Die Letalität bei Kindern mit ANV aufgrund von Schocknieren betrug hierbei 27 %.

Pathologie und Pathogenese. Eine einheitliche Ursache für das ANV gibt es nicht, es kann vielmehr die Folge mehrerer zugrundeliegender Störungen sein. Die in der folgenden Übersicht zusammengefaßte prinzipielle Einteilung in prärenale, renale und postrenale Ursachen trägt der unterschiedlichen Therapie Rechnung.

Ursachen des akuten Nierenversagens im Kindesalter

- Prärenal
  - Akute Blutung
  - Anorexie (Mangelerscheinung)
  - Arterielle Hypertonie
  - Dehydratation bei Durchfallkrankheiten, Mangelernährung etc.
  - Chronische Herzinsuffizienz
  - Herzinsuffizienz nach Herzoperation
  - Herzversagen
  - Hypoproteinämie, nephrotisches Syndrom
  - Hypovolämie
  - Schock
  - Schwere Fehlernährung
  - Trauma
- Renal
  - Akute Glomerulonephritis
  - Akute tubuläre Nekrose
  - Blutungen
  - Hämolytisch-urämisches Syndrom
  - Hypotension
  - Interstitielle Nephritis
    - Allergische Reaktion
    - Infektassoziiert (Leptospiren, Hantavirus etc.)
  - Intrarenale Nierenvenenthrombose
  - Nephrotoxine (Medikamente, Schwermetalle, Pflanzentoxine, Röntgenkonstrastmittel, organische Lösungsmittel etc.)
  - Papillennekrose
  - Prolongierte arterielle Hypotension
  - Prolongierte Dehydratation
  - Pyelonephritis
  - Schwere Infektionen
  - Septischer Schock
- Postrenal
  - Obstruktion des Ausflußtraktes durch
    - Hämatom
    - Harntraktfehlbildungen (Urethralklappen, Ureterozele, Ureterabgangsstenose bei Einzelniere etc.)
    - Tumor
  - Kristallurie
  - Steine
  - Trauma

Das prärenal bedingte ANV kommt mit ca. 70 % am häufigsten vor und ist auf eine inadäquate Perfusion der Niere, z.B. als Folge einer arteriellen Hypotension, zurückzuführen. Da das Nierenmark einen hohen Sauerstoffverbrauch besitzt und die Reservekapazität der Durchblutung unterhalb der Autoregulationsgrenze sehr begrenzt ist, kommt es konsekutiv zu einer direkten tubulären Schädigung, der akuten tubulären Nekrose. Aus einem prärenalen wird somit ein intrarenales Nierenversagen. Die Unterscheidung der beiden Zustände ist anhand weniger Urin- und Serumparameter möglich. Ein im eigentlichen Sinne intrinsisches ANV wird bei 25 % der Patienten und eine postrenale Ursache, typischerweise die Behinderung des Ausflußtraktes durch Obstruktion oder Kompression, in ca. 5 % der Fälle beob-achtet.

Pathophysiologisch führt ein Abfall der intrazellulären Adenintriphosphat-(ATP-)Konzentration rasch zu Veränderungen der Zytoskelettstruktur und der Zell-Zell-Kontakte. Die Folge ist ein Verlust der Zellpolarität, der zu einer Hemmung des Elektrolyttransports und damit zu einer erhöhten Ausscheidung der Elektrolyte durch den Urin führt. Die Interaktion mit der Zytoskelettstruktur hat auch Einfluß auf intrazelluläre Regulationsmechanismen; es kommt zu einer Zellschwellung mit konsekutiver Obstruktion des Tubuluslumens. Der Urinfluß und damit die Gesamtdiurese werden reduziert. Die Persistenz einer ATP-Depletion bedingt eine Mischung aus Nekrose und Apoptose bereits nach wenigen Stunden. Im weiteren Verlauf kommt es zu einem Abschilfern von Zelldetritus in das Tubuluslumen und ebenfalls zu einer Obstruktion, insbesondere im Bereich des Nierenmarkes (Henle-Schleife).

Klinische Symptome. Das Hauptsymptom des ANV ist die Verminderung der Diurese mit Oligurie bzw. Anurie, Anstieg der harnpflichtigen Substanzen (Harnstoff, Kreatinin) im Serum sowie metabolischer Acidose. Bei der klinischen Untersuchung ist auf Zeichen der Überwässerung und auf Ödeme zu achten. Bei klinisch ausgeprägten Symptomen und sonographisch nachweisbarem Aszites ist bereits von einer Überwässerung von ca. 5–10 % des Körpergewichts auszugehen. Weitere klinische Symptome sind arterielle Hypertonie, Herzinsuffizienz, Lungenödem, Hirnödem und Krampfanfälle. Die Patienten leiden unter Übelkeit, Erbrechen und Kopfschmerzen. Selten kommt es auch zum urämischen Koma. Die Störung des Elektrolythaushalts birgt die akute Gefahr einer Hyperkaliämie. Besonders bei einer Hyperkaliämie ist daher auf eine rasche therapeutische Intervention zu achten.

Die Indikation zur Dialyse wird individuell anhand der klinischen Situation gestellt. Eine Hyperkaliämie ist eine Notfallindikation für den Einsatz einer Dialyse. Bei Hypervolämie mit Lungenödem ist bei mangelnder Diurese mit zunehmender Herzinsuffizienz zu rechnen. Kommt zur Volumenüberladung noch eine arterielle Hypertonie hinzu, so droht ebenfalls eine Herzinsuffizienz. Zerebrale Krampfanfälle sind häufige Komplikationen.

Therapie. Die Indikation zur Dialyse wird durch klinische und Laborparameter bestimmt. Liegt eine Überwässerung mit Lungenödem oder eine Hyperkaliämie mit Kaliumkonzentrationen über 7 mmol/l vor, ist die Indikation zur Dialysetherapie gegeben. Bei einer postrenalen Ursache ist die Beseitigung der Obstruktion die eigentliche Therapie. Liegt eine prärenale Ursache vor, ist deren Beseitigung die Therapie der Wahl. Im Mittelpunkt der Therapie des ANV steht die adäquate Flüssigkeits- und Elektrolytbilanzierung. Schon vor Beginn der Dialyse ist eine Flüssigkeitsbilanzierung indiziert. Unter Gewichtskontrolle wird die Einfuhr an der Ausfuhr orientiert. Bei Überwässerung muß die Bilanz negativ sein.

Eine Hyperkaliämie kann bis zur Durchführung einer Dialysetherapie durch orale und rektale Zufuhr eines Ionenaustauscherharzes (Resonium) sowie durch intravenöse Infusionen mit Glukose 20 % unter Zusatz von 0,1 IE Altinsulin/kg KG/h gesenkt werden.

Prognose und Verlauf. Die Dauer des ANV ist von der Ursache abhängig. Bei Nierenversagen infolge einer akuten tubulären Nekrose (ATN) nach einem akuten Schockgeschehen ist die Dauer der Anurie auf ca. 10–14 Tage beschränkt. Beim hämolytisch-urämischen Syndrom sind die Patienten 1–3 Wochen dialysepflichtig.

Die Letalität bei ANV ist ebenfalls abhängig von der zugrundeliegenden Ursache. So beträgt sie beim Nierenversagen im Rahmen einer schweren Sepsis aufgrund des oft bestehenden Multiorganversagens noch immer > 40 %. Beim hämolytisch-urämischen Syndrom liegt die akute Letalität durch die Verbesserung der Therapiemodalitäten hingegen bei 1–3 %.

Literatur

Flynn JT (1998) Causes, management approaches and outcome of acute renal failure in children. Curr Opin Pediatr 10: 184–189

Hentschel R, Lodige B, Bulla M (1996) Renal insufficiency in the neonatal period. Clin Nephrol 46: 54–58

Warady BA, Bunchman TE (1996) An update on peritoneal dialysis and hemodialysis in the pediatric population. Curr Opin Pediatr 8: 135–140

Zobel G, Rodl S, Urlesberger B, Kuttnig-Haim M, Ring E (1998) Continous renal replacement therapy in critically ill patients. Kidney Int Suppl 66: 169–173

191 Chronische Niereninsuffizienz

L.B. Zimmerhackl

Definition. Die Terminologie der chronischen Niereninsuffizienz basiert auf der noch vorhandenen glomerulären Filtrationsrate (GFR). Ab einer GFR von < 80 % der Altersnorm wird von einer chronischen Niereninsuffizienz ausgegangen. Die Niereninsuffizienz wird in verschiedene Stadien eingeteilt. Eine generelle Einteilung existiert nicht. Eine pragmatische Einteilung orientiert sich an der in den verschiedenen Nierenfunktionsstadien jeweils erforderlichen Therapie und unterscheidet 4 Stadien:

- milde Niereninsuffizienz (GFR 50–80 % der Altersnorm) mit leichter Einschränkung der Nierenfunktion ohne Anstieg der harnpflichtigen Substanzen;
- moderate Niereninsuffizienz oder Stadium der kompensierten Retention (GFR 30–50 %) ohne klinische Zeichen der Urämie,
- präterminale Niereninsuffizienz (GFR 20–30 %) mit klinischen Symptomen der Urämie,
- „dekompensierte Retention“ (GFR < 20 %) mit Übergang in die terminale Niereninsuffizienz.

Epidemiologie. Die Einführung von Registern von Patienten mit chronischer Niereninsuffizienz (in Europa die Organisation EDTA und in USA die NAPRTCS) hat wesentlich zur Erhebung von Häufigkeiten beigetragen. Das Meldesystem ist jedoch auf Freiwilligkeit aufgebaut, so daß davon auszugehen ist, daß die Inzidenz der chronischen Niereninsuffizienz in Wirklichkeit höher liegt. Als Folge der von der Bundesregierung beschlossenen Qualitätssicherungsmaßnahmen in der Medizin werden ebenfalls flächendeckend Daten zur chronischen Niereninsuffizienz erhoben (QuaSi Niere). Die genannten Verfahren erfassen jedoch nur Patienten im Terminalstadium der Niereninsuffizienz bzw. nur Patienten, die bereits einer Nierenersatztherapie zugeführt wurden. Die so gewonnenen Ergebnisse zeigen eine Inzidenz der terminalen Niereninsuffizienz von 1–3 Kindern und Jugendlichen unter 15 Jahren/1 Mio. Einwohner. Bezogen auf die Population von Kindern und Jugendlichen unter 15 Jahren beträgt die Inzidenz in Europa und Kanada ca. 3,5–10 neue Patienten/Jahr/1 Mio.(in Deutschland 8 nach der EDTA-Statistik von 1992).

Ätiologie. Die Ursachen der terminalen Niereninsuffizienz sind in Tabelle 191.1 aufgelistet.

Die Ursachen der chronischen Niereninsuffizienz sind abhängig vom Lebensalter. In der Säuglingsperiode sind es meist angeborene Fehlbildungen der Nieren und des Harntraktes. In Kleinkindes- und Schulalter sind es überwiegend chronische Glomerulonephritiden, HUS mit Übergang in die terminale Niereninsuffizienz, irreversible nephrotoxische Zustände und angeborene Tubulopathien (z. B. Zystinose).

Klinische Symptome. Die klinischen Symptome sind von der Grundkrankheit und dem Alter bei Beginn der Niereninsuffizienz abhängig.

Die unabhängig von der Grundkrankheit auftretenden Zeichen der chronischen Niereninsuffizienz (Urämie) lassen sich ableiten von dem Ausfall der physiologischerseits notwendigen Funktion der Nieren.

Generell sind diese Symptome:

- Fehlende Ausscheidung von Flüssigkeit und harnpflichtigen Substanzen mit Störung der Harnkonzentrierung,
- Regulationsstörung des Elektrolyt-, Säure-Basen- und Wasserhaushaltes,
- endokrinologische Regulationsstörungen resultierend in einer Hemmung der Erythropoetinsynthese (renale An-

Tabelle 191.1. Ursachen für terminale Niereninsuffizienz bei 1,725 Kindern und Jugendlichen in Nordamerika. (Aus Fivush et al. 1998)

Ursache	Häufigkeit [%]
Obstruktive Uropathie	26,1
A-/Hypo-/Dysplasie der Niere	19,9
Refluxnephropathie	9,0
Fokale und segmentale Glomerulosklerose	6,0
Polyzystische Nierenkrankheiten	4,2
Krankheiten des Immunsystems	3,1
Hämolytisch-urämisches Syndrom	2,3
Niereninfarkt	1,6
Pyelo-/interstitielle Nephritis	1,6
Zystinose	1,5
Chronische Glomerulonephritis	1,0
Kongenitales nephrotisches Syndrom	0,6
Wilms-Tumor	0,6
Diabetische Glomerulopathie	0,2
Sichelzellnephropathie	0,2
Denys-Drash-Syndrom	0,1
Oxalose	0,1
Nicht klassifizierbare Krankheiten	9,0
Sonstige	12,1

ämie), Abfall der aktiven Vitamin-D-Metaboliten und sekundärer Anstieg des Parathormons (Störung des Knochenstoffwechsels), Störung der Pubertätsentwicklung und durch Interaktion mit der Wachstumshormonregulation eine Hemmung des Wachstums resultierend in Kleinwuchs,

- toxische Organschäden durch die Urämietoxine,
- sekundäre Veränderungen bei Persistenz von pathologischen Situationen wie Herzinsuffizienz bei chronischer arterieller Hypertonie, Krampfleiden, gastrointestinale Beschwerden und Malnutrition

Therapie. Das Ziel der Therapie der chronischen Niereninsuffizienz ist zum einen, die Nierenfunktion so lang wie möglich zu erhalten, und zum anderen, die vielfältigen Komplikationen der Niereninsuffizienz zu vermeiden oder zu minimieren. Neben den medizinischen bedeuten auch die sozialen und psychologischen Aspekte der Krankheit eine wesentliche Aufgabe für den betreuenden Arzt. Die therapeutischen Ansätze sind daher bereits im Frühstadium der Behandlung des niereninsuffizienten Kindes interdisziplinär. Um eine weitgehend normale Entwicklung des betroffenen Patienten zu erreichen, gehören auch die Interaktion mit den schulischen Einrichtungen und der regelmäßige Informationsaustausch zur „Basistherapie".

Die konsequente *konservative Therapie* hat das erklärte Ziel, die Folgekrankheiten der Niereninsuffizienz zu minimieren und die Lebensqualität der Patienten unter Umgehung der Nierenersatztherapie auf einem möglichst normalen Niveau zu halten. Obwohl innerhalb der letzten Jahre wichtige Fortschritte in der Ursachenforschung gemacht wurden und das Verständnis der pathophysiologischen Zusammenhänge gewachsen ist, kann eine einmal eingetretene Niereninsuffizienz bisher nicht rückgängig gemacht werden. Es ist daher ein wichtiges Therapieziel, die Nierenfunktion möglichst zu erhalten. Insgesamt kann dieNiereninsuffizienz mit Hilfe neuer Therapeutika wesentlich besser behandelt werden.

Ein wichtiger Bestandteil der Behandlung ist neben der medizinischen Betreuung die Vorbereitung auf die Nierenersatztherapie. Neben Gesprächen mit den Eltern ist eine intensive Bearbeitung der Situation mit den Patienten wichtig. Ferienfreizeiten und gezielte Kurbehandlungen, bei denen Kontakt mit Gleichaltrigen möglich und ein ausführliches Gesprächsangebot vorhanden ist, sind besonders hilfreich.

Die Behandlung der zur chronischen Niereninsuffizienz führenden *Grundkrankheit* kann oft die Progression der Nierenfunktionseinschränkung (speziell die glomeruläre Filtrationsrate) verlangsamen. Es ist daher, wenn möglich, die Ursache der Niereninsuffizienz zu ergründen, auch mit Hilfe der (ultraschallgesteuerten) Nierenbiopsie. Zu beachten ist, daß sich bei fortgeschrittener Niereninsuffizienz (Kreatinin >3 mg/dl) oft keine histologische Artdiagnose mehr stellen läßt.

Neben diesen grundlegenden Therapieprinzipien sind einige spezifische Behandlungen wichtig.

Kontrolle des Elektrolyt- und des Säure-Basen-Haushaltes. Die Nahrungszufuhr und damit der Bedarf an Elektrolyten ist bei Niereninsuffizienz abhängig von der Grundkrankheit. Bei Krankheiten mit tubulären Funktionsverlusten besteht ein deutlich höherer Bedarf als bei vorwiegend glomerulären Funktionseinschränkungen. Die Natriumzufuhr ist meist erst in der terminalen Phase der Niereninsuffizienz bzw. bei arterieller Hypertonie einzuschränken. In der Phase der Kompensation bzw. beim Fanconi-Syndrom ist eine Zufuhr durch orale Gaben von Kochsalz notwendig. Bei gleichzeitig bestehender Acidose kann Natrium auch in Form von Natriumbicarbonat zugeführt werden. Die Kaliumzufuhr ist im wesentlichen auch abhängig von der zur Niereninsuffizienz führenden Krankheit. Bei beginnender Hyperkaliämie sollte eine diätetische Einschränkung der kaliumhaltigen Nahrungsmittel erfolgen („Kaliumbomben" wie Banane, Nüsse etc. vermeiden). Durch gezielten Einsatz von kaliuretischen Diuretika vom Typ Furosemid kann ebenfalls die Kaliumbilanz ausgeglichen werden. Kommt es trotz dieser Maßnahmen und trotz weiterer Einschränkung des nahrungsbedingten Kaliums zu einer konstanten Hyperkaliämie >6 mval/l, sollte entweder die Nierenersatztherapie begonnen oder die Kaliumkonzentration vorübergehend mit oralen Ionenaustauschern gesenkt werden. Wichtig ist auch die Auswahl der Medikamente – so können beispielsweise ACE-Hemmer die Kaliumkonzentration erhöhen. Die Behandlung der Acidose mit Bicarbonat-haltigen bzw. -produzierenden Substanzen sollte bei einem konstanten negativen Basenüberschuß von <–3 mval/l erfolgen. Neben Natriumbicarbonat- stehen auch Natirumcitrat-haltige Lösungen zur Verfügung (z. B. Shol-Lösung).

Kontrolle des Wasserhaushaltes. Die Kontrolle des Wasserhaushaltes ist weitgehend abhängig von Alter des Kindes, Grundkrankheit und Stadium der Niereninsuffizienz. Bei einem sekundären Diabetes insipidus, der im terminalen Stadium der Niereninsuffizienz häufig ist, kommt es zu ausgeprägten Wasserverlusten. Die mangelnde Kontrolle des Wasserhaushaltes durch die Niere kann zu einer meist nachts auftretenden sekundären Enuresis führen. Bei drohender Oligurie sollte der Flüssigkeitshaushalt ebenfalls kontrolliert werden. Mit potenten Schleifendiuretika (Typ Furosemid bis 15 mg/kg KG/24 h) kann die Wasserausscheidung lange erhalten bleiben. Ist die Bilanz medikamentös nicht zu kontrollieren, sollte eine Nierenersatztherapie begonnen werden. Bei Überwässerung hat sich eine strenge Ein- und Ausfuhrkontrolle mit Bilanzierung der Zufuhr unter Einbeziehung der Perspiratio insensibilis (ca. 400–600 ml/m^2 KOF, abhängig von der Körpertemperatur, der Außentemperatur und der körperlichen Aktivität) bewährt.

Therapie der renalen Anämie. Mit den gentechnisch hergestellten Erythropoetin-(EPO-)Präparaten ist die renale Anämie weitgehend behandelbar. Durch 1- bis 3mal wöchentliche subkutane Injektion von EPO ist der Hämoglobinwert im Bereich zwischen 10 und 12 g/dl zu halten. Ob höhere Werte (Hb 12–14 g/dl) eine Verbesserung der Lebensqualität herbeiführen, wird kontrovers diskutiert. Unter Behandlung mit EPO kann es zu einem Eisenmangel kommen. Auch bei erhöhten Ferritinwerten kann eine Eisentherapie notwendig werden. Zur Überwachung der Eisentherapie ist neben dem Blutausstrich auch die Transferrinsättigung hilfreich.

Therapie der renalen Osteopathie, Osteomalazie (vermindertes Vitamin D) und Osteoklasie (Hyperparathyreoidismus). Schon bei leichter Einschränkung der Nierenfunktion kann es zu einer verminderten Produktion von aktivem Vitamin D (1,25-Dihydroxicholecalciferol) und zu einem Anstieg der Parathormonwerte kommen. Es ist daher wichtig, den Knochenstoffwechsel regelmäßig zu überprüfen und eine Vitamin-D-Zufuhr zu beginnen, bevor Zeichen einer renalen Osteopathie auftreten. Bei kompensierter Niereninsuffizienz ist die Zufuhr von Vitamin D noch ausreichend. Bei terminaler Niereninsuffizienz ist die Gabe von aktivem Vitamin D notwendig.

Sport. Es ist keine Einschränkung der körperlichen Aktivität erforderlich. Auch im Rahmen der Nierenersatztherapie ist Sport möglich. Zur Vermeidung von Rupturen nach Transplantation sollten Kontaktsportarten vermieden werden.

Therapie der Hypertonie. Die meisten glomerulären Erkrankungen sind zumindest im Terminalstadium von einer arteriellen Hypertonie begleitet. Eine bestehende Hypertonie ist ein wichtiger Parameter, der die Progression der Niereninsuffizienz beschleunigt und sollte daher bereits im Initialstadium behandelt werden

Ernährung. Bei Erwachsenen konnte gezeigt werden, daß eine konsequente Eiweißrestriktion auf <1 g/kg KG/24 h die Progression der Niereninsuffizienz verringert. Diese Erkenntnis ist auf Kinder und Jugendliche nur bedingt übertragbar. Bei Eiweißmangel kommt es insbesondere im Säuglingsalter rasch zu einer Verringerung der Wachstumsgeschwindigkeit und zum Auftreten eines Kleinwuchses. Dieser Kleinwuchs hat aber erhebliche psychosoziale Auswirkungen auf die weitere persönliche Entwicklung. Ein ausgeglichenes Wachstum ist anzustreben und ggf. medikamentös zu unterstützen. Eine Eiweißrestriktion (1–1,5 g/kg KG/Tag) zur Protektion der Nierenfunktion ist daher im Kindesalter nur in Ausnahmefällen sinnvoll.

Therapie der Wachstumsstörungen. Neben der o.g. Knochenstoffwechselstörung kommt es im Rahmen des fortschreitenden Nierenfunktionsverlustes zu einem zunehmenden Wachstumsstillstand. Es scheint, daß eine Verminderung des ungebundenen Wachstumshormons und der IGF (insulin-like growth factor) bei Erhöhung der Transportproteine im Blut eine ursächliche Rolle spielen. Die Behandlung des Kleinwuchses ist mit rekombinantem Wachstumshormon möglich. In verschiedenen internationalen Studien konnte gezeigt werden, daß supraphysiologische Dosen von Wachstumsshormon (28–30 IE/m^2 KOF/Woche) die Wachstumsgeschwindigkeit bei Niereninsuffizienz positiv beeinflussen können. Nach den vorliegenden Untersuchungen wird damit auch eine Verbesserung der Endlänge erreicht. Da der Kleinwuchs immer wieder als Makel von Patienten mit Niereninsuffizienz angesehen wird und eine wichtige Rolle bei ihrer weiteren Entwicklung spielt, sollte frühzeitig eine Wachstumshormontherapie erwogen werden. Zu beachten ist allerdings, daß bei Anämie, Acidose und chronischen Infektionen eine gewisse Resistenz gegenüber der Wachstumshormontherapie auftritt.

Spezifische Probleme. Eine Berücksichtigung der geänderten Pharmakokinetik durch Adaptation der medikamentösen Behandlung anderer Krankheiten an die Nierenfunktion (Vermeidung toxischer Schäden) ist erforderlich.

Literatur

Bulla M, Rosenkranz J (1996) 25 Jahre Nierenersatztherapie im Kindes- und Jugendlichenalter – Ein Erfolg der somatischen und psychosozialen Rehabilitation. Versicherungsmedizin 84: 85–89

Fischbach M, Desprez P, Terzic J, Lahlou A, Mengus L, Geisert J (1996) Use of intraperitoneal pressure, ultrafiltration and purification dwell times for individual peritoneal dialysis prescription in children. Clin Nephrol 46: 14–16

Fivush BA, Jabs K, Neu AM, Sullivan EK, Feld L, Kohaut E, Fine R (1998) Chronic renal insufficiency in children and adolescents: the 1996 annual report of NAPRTCS. Pediatr Nephrol 12: 328–337

Friedman AL (1996) Etiology, pathophysiology, diagnosis and management of chronic renal failure in children. Curr Opin Pediatr 8: 148–151

Mehls O, Wühl E, Haffner D, Schäfer F, Tönshoff B (1996) Growth hormone treatment of short children with chronic renal failure before and after renal transplantation: rationale and recent results. Nephrol Dial Transplant 11: 1747–1750

Querfeld U, Michalk D (1995) Dialyse im Kindesalter. Pädiat Prax 49: 633–646

Sedman A, Friedman A, Boineau F, Strife CF, Fine R (1996) Nutritional management of the child with mild to moderate chronic renal failure. J Pediatr 129: 13–18

192 Nierenersatztherapie

L. B. Zimmerhackl

Definition. Nierenersatztherapie ist der Oberbegriff für alle Therapieformen, die heute zur Behandlung der terminalen Niereninsuffizienz existieren: die verschiedenen Formen der Dialyse und die Nierentransplantation. Infolge der technischen Verbesserungen der Dialysematerialien und der zur Verfügung stehenden Maschinen kann heute jedem Patienten eine Nierenersatztherapie angeboten werden. Auch extreme Frühgeborene wären aufgrund der technischen Gegebenheiten prinzipiell mit einem Dialyseverfahren zu behandeln. Es zeigt sich, daß für Kinder die Peritonealdialyse mehr Lebensqualität bietet und bevorzugt als Nierenersatztherapie angestrebt wird. Unter gewissen medizinischen Gegebenheiten muß allerdings auch bei Säuglingen auf die Hämodialyse ausgewichen werden. Generell sollte eine Dialyse bei Kindern mit dem Ziel vorgenommen werden, möglichst rasch eine Nierentransplantation durchzuführen. Im Blick auf die geistige und körperliche Entwicklung und die persönliche Lebensqualität der Kinder ist ein gut funktionierendes Nierentransplantat jeder Form der Dialyse überlegen.

Hämodialyse

Bei der Hämodialyse wird mit Hilfe eines extrakorporalen Hämofilters eine Blutreinigung durchgeführt. Die verschiedenen Formen der Hämodialyse unterscheiden sich prinzipiell nicht von den in der Erwachsenenmedizin verwendeten Systemen. Die zur Verfügung stehenden Dialysatoren werden für alle Altersgruppen hergestellt. Der sich derzeit auf dem Markt befindende kleinste Hämofilter hat ein (Blut-) Füllvolumen von ca. 6 ml (Amicon Minifilter^{R}). Die notwendigen Schlauchsysteme wurden ebenfalls an die besonderen Gegebenheiten des Kindesalters angepaßt. In der Regel beträgt das Füllvolumen der Schlauchsysteme für Kinder ca. 50 % der Erwachsenensysteme. Das minimale extrakorporale Volumen liegt im Moment bei < 50 ml bereits für Routinedialysesysteme.

Formen der Hämodialyse. Bei der Hämodialyse werden die harnpflichtigen Substanzen über eine semipermeable Membran (Hämofilter) entlang eines Konzentrationsgefälles mittels Diffusion entfernt. Die Flüssigkeit wird hierbei durch die Beeinflussung des transmembranösen Drucks filtriert (Ultrafiltrat). Sonderformen der Dialyse sind Hämofiltration und Hämodiafiltration.

Die Durchführung der Hämodialyse im Kindesalter setzt einen adäquaten Zugang zum Gefäßsystem voraus. Für Kinder ab dem Kindergartenalter wird bei permanenter Dialyse ein Gefäßzugang über eine chirurgisch angelegte arteriovenöse Fistel angestrebt. Bei kleineren Kindern oder bei akuter Notwendigkeit der Dauerdialyse stehen verschiedene Formen von Dialysekathetern vom Typ Broviac zur Verfügung. Generell ist die Dialyse mit Kathetern auch über mehrere Monate möglich. Die Komplikationsrate, insbesondere die der Thrombosierung, ist allerdings relativ hoch. Eine Antikoagulation kann das Risiko der Katheterthrombose und die Gefahr der Embolie verringern. Die Gefahr der pharmakologischen Antikoagulation, insbesondere der Hirnblutung, ist bei Patienten mit Niereninsuffizienz allerdings als Folge der urämischen Störung der Blutgerinnung erhöht.

Peritonealdialyse

Innerhalb der letzten 15 Jahre hat sich die Peritonealdialyse (PD) als bevorzugtes technisches Behandlungsverfahren der chronischen Niereninsuffizienz etabliert. Das Verfahren beruht auf der Tatsache, daß das Peritoneum als Austauschmembran genutzt werden kann. In den Peritonealraum wird eine adäquate Dialyseflüssigkeit instilliert und nach Austausch der harnpflichtigen Substanzen wieder entleert. Prinzipiell können alle Formen der PD, wie sie bei Erwachsenen möglich sind, auch beim Kind durchgeführt werden, erforderlich ist allerdings ein sicherer Zugang zum Peritonealraum. Verschiedene Kathetersysteme wurden auch für Neugeborene entwickelt. Zu bedenken ist, daß die PD mit nicht unwesentlichen Komplikationen belastet ist. Neben der Obstruktion des Katheters ist die Peritonitis nach wie vor eine wesentliche Gefahr. Die Infektion des Peritonealraums kann durch Kontamination der Dialysatflüssigkeit, aber auch entlang des implantierten Katheters als sog. „Tunnelinfektion" erfolgen. Nur durch sorgfältiges Wechseln der Dialysebeutel, durch richtige Implantation des Dialysekatheters und durch konsequente Pflege der Kathetereintrittstelle läßt sich diese Gefahr verringern.

Formen der Peritonealdialyse. Die klassische Form der PD ist der alle 4–8 h stattfindende Austausch der Dialyseflüssigkeit, die in den Peritonealraum instilliert wird. Die Verweilzeit ist tagsüber kürzer und zum Erreichen einer gewissen Schlaflänge während der Nacht länger. Daraus resultieren in der Regel 4 Flüssigkeitswechsel („Beutelwechsel") pro 24 h. Diese zyklische, ambulante PD wird als CAPD bezeichnet und ist für alle Altersgruppen möglich. In leicht modifizierter Form kann die CAPD auch zur akuten Behandlung von Nierenversagen im Früh- und Neugeborenenalter dienen. Als Dauerdialyseform ist die CAPD für Kinder allerdings mit dem Problem assoziiert, daß sie in ihren Aktivitäten durch die mehrmaligen Beutelwechsel sehr eingeschränkt sind. Das Infektionsrisiko ist ebenfalls durch die häufigen Beutelwechsel leicht erhöht. Für Kinder besser geeignet ist eine Form der PD, die nur für eine gewisse Zeit pro Tag durchgeführt werden muß. Die in der Regel nachts durchgeführte zyklische PD erhöht die Effektivität der Dialyse durch eine Erhöhung der Austauschfrequenz und eine Verkürzung der Verweilzeit der Dialyseflüssigkeit auf typischerweise 60–100 min. Die häufigen Flüssigkeitswechsel werden mit automatischen Cyclern durch die Angehörigen und bei älteren Patienten von diesen selbständig durchgeführt. Durch die Verbesserung der technischen Voraussetzungen und durch die Verringerung der Maße der Cycler ist diese Dialyseform, die CCPD, die bevorzugte Form der Dialyse im Kindesalter. Weitere Formen der PD (intermittierende PD, „tidal PD" etc.) sind für besondere Probleme bei der PD reserviert. Letztendlich ist durch die CCPD die Betreuung der betroffenen Patienten erleichtert und durch die verringerte Behandlungszeit während des Tages die Förderung der schulischen Entwicklung positiv beeinflußt worden.

Nierentransplantation

Die Nierentransplantation hat sich als Mittel der Wahl zur Behandlung der chronischen Niereninsuffizienz im Kindes- und Jugendalter etabliert. Bei terminaler Niereninsuffizienz ist das Ziel einer Langzeitdialysebehandlung die Nierentransplantation. Die Krankheiten, die einer Nierentransplantation zugeführt werden, sind daher weitgehend identisch mit den Krankheiten, die zur terminalen Niereninsuffizienz führen.

Die Langzeiterfolgsraten der Nierentransplantation sind bei Lebendspende erheblich besser als bei Leichennierenspende. Die Überlebensraten haben sich durch die Verfeinerung der Immunsuppression innerhalb der letzten 20 Jahre in beiden Transplantationsgruppen signifikant verbessert. Die aktuelle Statistik der North American Pediatric Renal Transplantation Collaborative Study Group (NAPRTCS) zeigt eine Überlebensfunktion der Transplantate nach 1 Jahr von ca. 80–90%, nach 2 Jahren von 75 bzw. 85% und nach 5 Jahren von 65–75%. Die 10-Jahresfunktionsraten aus den Transplantationszentren Paris und Hannover liegen bei ca. 50%. Die Gesamtmortalität liegt bei Lebendspende nach der NAPRTCS-Studie bei 4,2% und bei Kadaverniere bei ca. 6%.

Für den Erfolg der Nierentransplantation ist neben der Art der Spende auch die gute Vorbereitung, Durchführung und Nachsorge wichtig. Ein wesentlicher Bestandteil der Verteilung von Organen ist eine Übereinstimmung im HLA-System. Die Zuteilung der Organe wird in Deutschland durch die Organisation Eurotransplant vorgenommen. Dieses Verteilungssystem orientiert sich an den übereinstimmenden HLA-Loci B und DR (0–6 Übereinstimmungen sind hierbei möglich), aber auch an sonstigen Besonderheiten wie Alter des Spenders, Vorhandensein präformierter zytotoxischer Antikörper und an verschiedenen anderen klinischen und lokalen Gegebenheiten. Zur Vorbereitung auf die Transplantation ist eine Überprüfung des Impfstatus und ggf. die Wiederholung von Impfungen wichtig. Insbesondere bei chronischer Niereninsuffizienz ist die Erfolgsquote von Impfungen generell schlechter als bei nierengesunden Kindern. Neben den von der ständigen Impfkommission empfohlenen Impfungen ist v.a. auch die Überprüfung des Varizellenstatus und ggf. eine Varizellenimpfung vor Transplantation sinnvoll.

Im Rahmen der Transplantation ist eine Abstoßungsprophylaxe, in der Regel durch eine Kombination von Medikamenten, durchzuführen. Die Immunsuppression muß nach jetzigem Kenntnisstand lebenslang durchgeführt werden. Versuche, die Immunsuppression vorzeitig zu beenden, sind bei einem kleinen Teil der Patienten erfolgreich verlaufen, es fehlt jedoch ein verläßlicher Prädiktor für die Beendigung der Immunsuppression.

Die Nebenwirkungsspektren der verwendeten Medikamente sind medikamentenspezifisch und zeigen ein deutlich erhöhtes Risiko für virale und bakterielle Infektionen.

Die meistgetesteten Medikamente sind Cyclosporin A, Tacrolimus in der Regel in Kombination mit einem Methylprednison- oder Prednisonpräparat sowie seit 1996 Mycophenolatmofetil. In der Erprobung sind diese beiden Rezeptorantagonisten in Kombination mit einer Dauerimmunsuppression. Eine Induktionstherapie mit ATG, ALG oder OKT3, wie sie in den Vereinigten Staaten noch weit verbreitet ist (über 70% der Patienten nach der NAPRTCS-Statistik), hat sich in Deutschland nicht durchgesetzt. Dennoch unterscheiden sich die Ergebnisse bezüglich der Transplantation und der Patientenüberlebensrate nicht signifikant.

Spätfolgen der Immunsuppression sind insbesondere lymphoproliferative Erkrankungen in Form eines sekundären Malignoms. Dieses Malignomrisiko wird in größeren Untersuchungen mit ca. 2% angegeben, wobei exakte Zahlen für das Kindesalter erhoben werden. Es scheint jedoch, daß eine Induktionstherapie bzw. die zusätzliche Gabe von Antikörpern im Rahmen einer Abstoßungstherapie mit einem erhöhten Risiko für sekundäre Malignome verbunden ist.

Der Erfolg einer Nierentransplantation läßt sich am ehesten an der Integration, der persönlichen Einschätzung der Lebensqualität und der späteren sozialen Kompetenz ableiten. Die Lebensqualität nach Nierentransplantation wird im Vergleich zu den Dialyseverfahren insgesamt als besser eingestuft. Die meisten Patienten können nach der erfolgreichen Transplantation eine weitgehend normale Entwicklung durchlaufen. Insgesamt läßt sich durch Nierentransplantation oft ein Aufholwachstum („catch up growth") erreichen. Die meisten Patienten liegen mit ihrer Endlänge in den unteren Perzentilenbereichen.

Literatur

Davis ID, Bunchman TE, Grimm PC et al. (1998) Pediatric renal transplantation: indications and special considerations. A position paper from the Pediatric Committee of the American Society of Transplant Physicians. Pediatr Transplant 2(2): 117–129

Gagnadoux MF, Niaudet P, Broyer M (1993) Non-immunological risk factors in paediatric renal transplantation. Pediatr Nephrol 7(1): 89–95

Harmon WE, Dharnidharka VR (1999) Lymphoproliferative disease in children. Transplant Proc 31(1-2): 1268–1269

Mehls O, Rigden S, Ehrich JH, Berthoux F, Jones EH, Valderrabano F (1996) Report on management of renal failure in Europe, XXV, 1994. The child-adult interface. The EDTA-ERA Registry. European Dialysis and Transplant Association-European Renal Association. Nephrol Dial Transplant 11 (Suppl 1): 22–36

Neu AM, Fivush BA (1998) Recommended immunization practices for pediatric renal transplant recipients. Pediatr Transplant 2(4): 263–269

Warady BA, Alexander SR, Watkins S, Kohaut E, Harmon WE (1999) Optimal care of the pediatric end-stage renal disease patient on dialysis. Am J Kidney Dis 33(3): 567–583

193 Fehlbildungen und Krankheiten des äußeren Genitales

M. Brandis, O. Hiort

193.1 Krankheiten des männlichen Genitales

Phimose

Eine Präputialverklebung ist bei Neugeborenen und Säuglingen physiologisch. Sie löst sich in den ersten Lebensjahren spontan. Eine hochgradige Vorhautverengung, die sich durch eine Ballonbildung bei der Miktion darstellt, gilt als eigentliche primäre, angeborene Phimose. Bei Fortbestehen dieser Enge nach dem 3. Lebensjahr mit distaler enger Vorhaut spricht man von kongenitaler Phimose. Bei vorzeitiger Manipulation und gewaltsamer Dehnung der Vorhaut kann es zu Einrissen der Haut und einer daraus resultierenden sekundären Narbenphimose kommen.

Diagnose. Die Diagnose wird im entsprechenden Alter durch ein behutsames, vorsichtiges Überstreifen des Präputiums über die Glans gestellt. Gelingt dies nicht und zeigt sich ein rüsselförmiges, nicht zu öffnendes Vorhautstück, liegt eine Phimose vor. Läßt sich dagegen die Vorhaut leicht aus- einanderdrängen, handelt es sich um eine physiologische Verklebung. Bei Miktionsstörungen, bei rezidivierenden entzündlichen Veränderungen im Sinne einer Balanitis und bei Vorliegen einer narbigen Phimose (Sekundärphimose) ist eine operative Zirkumzision indiziert.

Balanitis

Hierbei handelt es sich um eine Entzündung im Bereich der Glans und des Präputiums, meist im Rahmen einer bestehenden primären oder sekundären Phimose. Der distale Anteil des Penis ist hochrot geschwollen und schmerzhaft. Die Therapie besteht in Kamillosan- und Kochsalzumschlägen. Nach Abklingen muß ggf. die Phimose operativ korrigiert werden.

Paraphimose

Bei zu engem Präputium und manuellem Überstreifen über die Glans kann es zur Einengung hinter der Glans kommen (Abb. 193.1). Infolge venöser Abflußbehinderung kann der distale Anteil des Penis so stark anschwellen, daß die Vorhaut nicht mehr vorgezogen werden kann. Der Penis wird ödematös und glasig-livide verfärbt. Wenn dieser Zustand länger anhält, kann es zu Ulzerationen und zu schweren Entzündungen kommen.

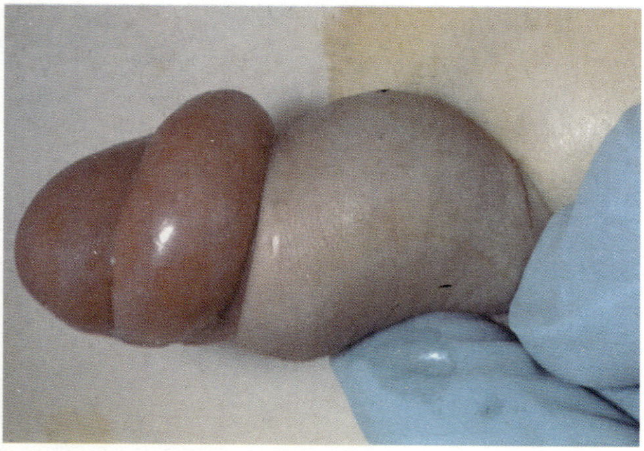

Abb. 193.1. Paraphimose. (Mit freundlicher Genehmigung von PD Dr. A. Frankenschmidt, Urologische Universitätsklinik Freiburg)

Therapie. Bei ausreichender Sedierung oder auch in Narkose muß versucht werden, das Ödem zu vermindern und nach Vorlagen von feuchten Kompressen langsam eine Reposition des Präputiums über die Glans zu ermöglichen. Dies ist ein hochakuter Eingriff, mit dem nicht lange gewartet werden darf; ggf. muß der Schnürring hinter der Glans operativ eingeschnitten und eine anschließende Zirkumzision vorgenommen werden.

Hypospadie

O. Hiort

Definition. Die Hypospadie ist eine Sonderform des intersexuellen Genitale. Hypospadie bezeichnet eine Fehlöffnung der Harnröhre an der Ventralseite des Penis. Die Urethralöffnung kann glandulär, am Penisschaft, penoskrotal am Übergang zum Skrotum, skrotal, oder perineal lokalisiert sein.

Häufigkeit. Eine Hypospadie kommt bei 0,04–0,5% aller Neugeborenen vor. Dabei sind glanuläre und penile Hypospadien häufiger als die schwerwiegenderen Formen. Eine Assoziation mit anderen Fehlbildungen des äußeren Genitale (Mikropenis, geteiltes Skrotum, Hodenhochstand) oder aber mit anderen Anomalien (kardiale und gastrointestinale Fehlbildungen) kommt vor und muß bei der klinischen Untersuchung unbedingt erfaßt werden.

Ätiologie und Pathogenese. Peniswachstum und Bildung der Urethralöffnung sind androgenabhängige Prozesse. Die Hypospadie hat multifaktorielle Ursachen. In die Differentialdiagnostik müssen genetische Faktoren mit Störungen der Hodendifferenzierung und -funktion und eine Androgenresistenz ebenso wie Umweltfaktoren oder syndromale Erkrankungen berücksichtigt werden. Die Ätiologie bleibt bei leichten Hypospadien ohne assoziierte Fehlbildungen oft ungeklärt, bei penoskrotalen, skrotalen und perinealen Hypospadien kann jedoch in etwa 30% der Fälle die Ursache gefunden werden. In etwa der Hälfte dieser Fälle liegt eine globale Störung der Hodenentwicklung im Sinne einer Gonadendysgenesie vor. Bei der anderen Hälfte läßt sich entweder ein Testosteronbiosynthesedefekt, ein 5α-Reduktasemangel oder eine Androgenresistenz nachweisen. Eine Besonderheit stellt das autosomal-rezessive Smith-Lemli-Opitz-Syndrom dar. Hierbei liegt ein später Defekt in der Cholesterinbiosynthese vor, der mit multiplen Fehlbildungen und mentaler Retardierung einhergeht. Obligat ist eine Hypospadie.

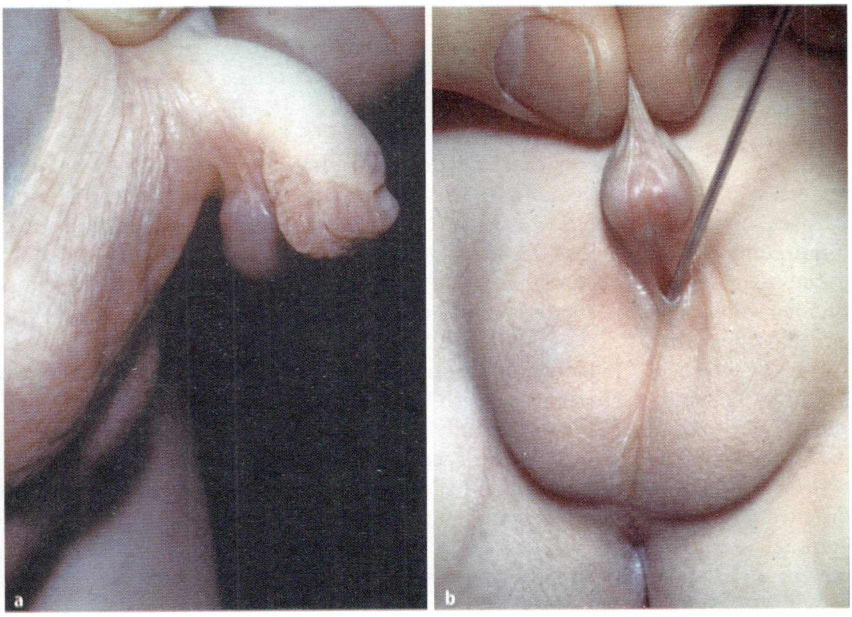

Abb. 193.2a,b. Hypospadie. (Mit freundlicher Genehmigung von PD Dr. A. Frankenschmidt, Urologische Universitätsklinik Freiburg)

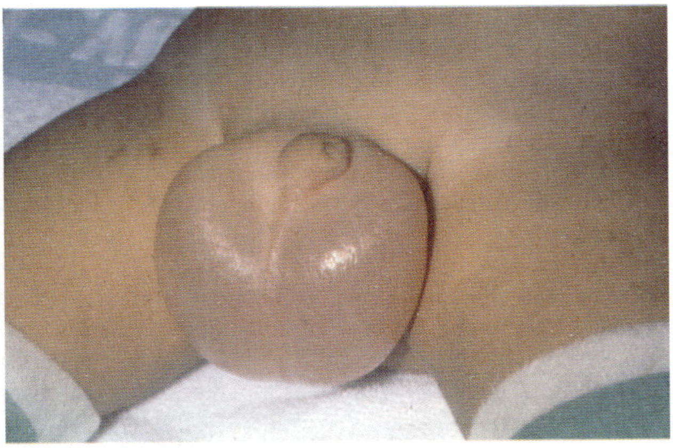

Abb. 193.3. Hydrozele. (Mit freundlicher Genehmigung von PD Dr. A. Frankenschmidt, Urologische Universitätsklinik Freiburg)

Diagnose. Die Diagnostik bei penoskrotalen, skrotalen und perinealen Hypospadien orientiert sich an dem Vorgehen bei Intersexualität (s. dort). Die Anamnese soll insbesondere exogene Faktoren und familiäre Formen von Hypospadien erfassen. Bei der klinischen Untersuchung ist neben einer genauen Beschreibung der Harnröhrenöffnung eine Palpation der Gonaden, sowie eine Dokumentation assoziierter Fehlbildungen notwendig.

Eine Chromosomenanalyse sollte erfolgen, um numerische Aberrationen oder strukturelle Auffälligkeiten zu erkennen. Eine Darstellung des inneren Genitale mittels Sonographie oder Genitographie dient dem eventuellen Nachweis von Müller-Strukturen bei Gonadendysgenesie im Sinne einer Störung der Sexualdeterminierung oder der AMH-Sekretion oder -Wirkung. Ist das innere Genitale männlich und sind keine Müller-Strukturen nachweisbar, muß eine Sexualdifferenzierungsstörung angenommen werden. Störungen der Steroidhormonsynthese werden durch Stimulationstest erfaßt (s. Intersexualität). Wenn normale basale und im präpubertären Alter auch hCG-stimulierbare Testosteron- und Dihydrotestosteronwerte nachweisbar sind, ist eine Androgenresistenz in Erwägung zu ziehen.

Therapie. Eine Meatusstenose muß frühzeitig beseitigt werden. Ziel ist die chirurgische Begradigung des Penisschaftes, die Ermöglichung eines kräftigen, gebündelten und orthograden Harnstrahls und eine optimierte Kosmetik. Eine Frühkorrektur in den ersten beiden Lebensjahren ist indiziert. Hierbei wird ein fehlender Harnröhrenanteil aus distaler Schafthaut oder innerem Vorhautblatt gebildet. Gegebenenfalls sind Schleimhauttransplantate aus Harnblase oder Mundhöhle nötig.

Bei isolierten Hypospadien ist eine primäre chirurgische Korrektur im Kleinkindalter anzustreben. Sollte bei schweren Formen der Hypospadie eine definierte Störung der Sexualdeterminierung oder Sexualdifferenzierung nachgewiesen werden, ist entsprechend dem dort empfohlenen Vorgehen zu verfahren.

Literatur

Albers N, Ulrichs C, Glüer et al. (1997): Etiologic classification of severe hypospadias. Implications for prognosis and management. J Pediatr 131: 386–392

Harris EL (1990) Genetic epidemiology of hypospadias. Epidem Rev 12: 29–40

Hiort O, Klauber G, Cendron M et al. (1994) Molecular characterization of the androgen receptor gene in boys with hypospadias. Eur J Pediatr 153: 317–321

Krankheiten des Hodens und des Skrotums (s. auch Kap. 68)

Hydrozele

Bei der Hydrozele (Wasserbruch) existiert ein pathologisches Transsudat zwischen den serösen Hodenhüllen oder innerhalb eines aberrierenden Processus vaginalis. Letzterer ist die häufigste Ursache bei kindlichen Formen. Das typische Symptom ist eine prall-elastische schmerzlose Schwellung des Skrotums (Abb. 193.3). Die Diaphanie, d.h. die Durchleuchtung mit einem polarisierten Licht, ist positiv. Bei Neugeborenen und Säuglingen erfolgt zunächst keine Therapie. Bleibt die Hydrozele bis über das 1. Lebensjahr hinaus bestehen, ist in der Regel eine operative Entfernung indiziert.

Hodentorsion

Die Hodentorsion ist ein hochakutes Ereignis, häufig ausgelöst durch das Vorhandensein einer Hydrozele und anderer Hemmungsmißbildungen. Bei der Torquierung des Samenstrangs kommt es innerhalb kurzer Zeit zu einer venösen Stauung von Hoden und Nebenhoden mit einer folgenschweren ischämischen oder hämorrhagischen Minderdurchblutung (Abb. 193.4). Innerhalb weniger Stunden kann es zum Funktionsverlust kommen. Das Krankheitsbild ist hochschmerzhaft, die betroffenen Säuglinge oder Kinder schreien, die Diagnose ist leicht zu stellen. Dopplersonographisch kann ggf. der fehlende venöse Rückstrom festgestellt werden, die Methode ist aber nicht absolut zuverlässig. Bei Hodentorsion ist eine sofortige Operation indiziert, um hodenerhaltend die Detorquierung vorzunehmen.

Orchitis

Bei der Orchitis bestehen akut entzündliche Veränderungen im Bereich des Hodens. Neben viralen Ursachen wie Mumps kommen selten auch bakterielle Erreger wie Salmonellen in Frage. Die Orchitis ist ein akuter, schmerzhafter Prozeß mit Schwellung des Hodens und Rötung der Skrotalhaut, selten begleitet von Fieber.

Therapie. Die Therapie besteht in lokalen Maßnahmen, z.B. kühlen Umschlägen. Bei Hinweis auf bakterielle Ursachen ist eine antibiotische Behandlung indiziert.

Epididymitis

Die Epididymitis ist eine akute inflammatorische Krankheit mit Schmerzen im Skrotum und deutlicher Schwellung. Sie tritt selten vor der Pubertät auf. Gegebenenfalls muß an Fehlbildungen des Samenstrangs oder an ektope Harnleiter gedacht werden. Nach der Pubertät ist die Epididymitis die häufigste Ursache einer akuten schmerzhaften Skrotalschwellung bei jungen Erwachsenen. Im Urin finden sich häufig Bakterien und Granulozyten. Als Ursache kommen Gonokokken oder Chlamydien in Frage, meist bleiben die Erreger jedoch unbekannt. Die Behandlung besteht in Bettruhe und Antibiotika. Differentialdiagnostisch muß immer an die Hodentorsion gedacht werden.

Varikozele

Die Erweiterung des Venenplexus ist meist Folge einer Klappeninsuffizienz der V. spermatica. Die Varikozele findet sich überwiegend auf der linken Seite. In 10% der Fälle ist sie beidseitig. Sehr selten wird sie vor dem 10. Lebensjahr beobachtet. Eine große Varikozele kann Schmerzen bereiten, insbesondere während körperlicher Belastung.

Diagnose. Die Untersuchung wird im Stehen durchgeführt. Hierbei zeigt sich die Varikozele entlang des Samenstrangs besonders deutlich. Sie vergrößert sich beim Valsalva-Versuch und wird geringer im Liegen. Ändert die Varikozele ihre Form bei Lageverschiebung nicht, muß an einen retroperitonealen Tumor gedacht werden.

Therapie. Operative Korrekturen sind möglich.

Epispadie

Bei der Epispadie handelt es sich um eine dorsale Fehlbildung der Harnröhre. Sie tritt meistens in Kombination mit einer Blasenexstrophie auf. Die Urethra ist gespalten und liegt vor den Corpora cavernosa. Die Spalte ist meist neben dem Blasenhals fortgesetzt, und die Kinder sind inkontinent. Der Penis ist dabei nach dorsal abgeknickt und zu klein. In der Aufsicht ist die Schleimhaut der Urethrarinne sichtbar.

Therapie. Das therapeutische Vorgehen ist ähnlich wie bei der Hypospadie und hat die Begradigung des Schaftes und den Verschluß der Rinne zum Ziel. Bei primärer Inkontinenz müssen Kontinenzplastiken am Blasenhals durchgeführt werden.

Blasenexstrophie

Bei Blasenexstrophie liegt eine Fehlbildung der Kloakenmembran vor. Die Bauchwand ist offen, und im Defekt liegt die breit offene Blase, von der nur die Hinterwand und das Trigonum mit Mündung der Harnleiter offen liegen (Abb. 193.5). Diese Schleimhäute setzen sich kontinuierlich

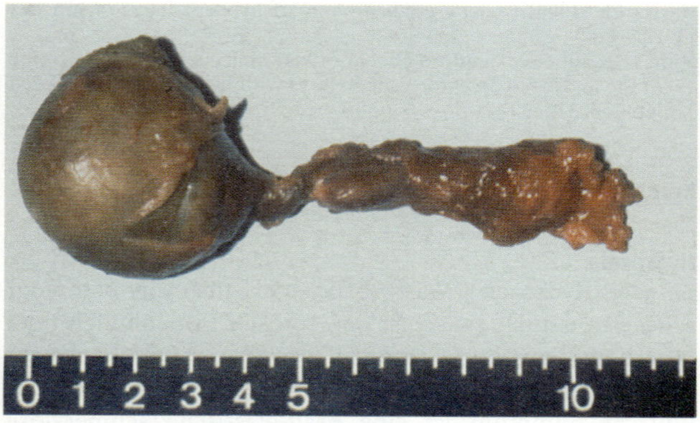

Abb. 193.4. Hodentorsion (OP-Präparat). (Mit freundlicher Genehmigung von PD Dr. A. Frankenschmidt, Urologische Universitätsklinik Freiburg)

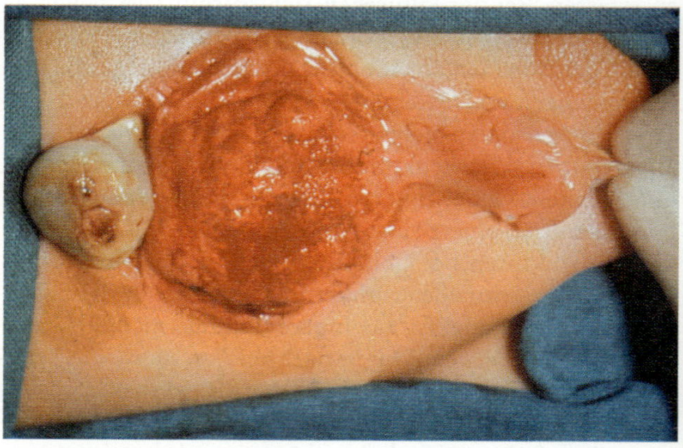

Abb. 193.5. Blasenexstrophie. (Mit freundlicher Genehmigung von PD Dr. A. Frankenschmidt, Urologische Universitätsklinik Freiburg)

in die offene gespaltene Harnröhre fort. Der muskuläre Kontinenzapparat fehlt. Assoziiert liegt eine fehlende Symphyse vor, so daß die Schambeinäste weit auseinanderklaffen. Die Folge einer solchen Fehlbildung ist eine meist refluxive Verbindung zwischen Blasenstruktur und Harnleitern mit einer hochgradigen Neigung zu Infektionen, von denen auch die oberen Harnwege betroffen sind.

Therapie. Das Ziel der Therapie muß sein, durch rekonstruktive Maßnahmen einen Blasenverschluß herzustellen und eine Rekonstruktion der Harnröhre und des Penisschaftes sowie eine Kontinenz zu erreichen. Dies gelingt unter spezifischen Voraussetzungen nur in gut der Hälfte der Fälle. Falls ein solches operatives Verfahren mißlingt, muß zur Erhaltung der beidseitigen Nierenfunktion eine hohe Harnableitung erfolgen, um damit ein normales Gedeihen des Kindes zu ermöglichen.

193.2 Krankheiten des weiblichen Genitales

Labiensynechie

Diese funktionelle anatomische Veränderung ist die häufigste Ursache einer Verengung des Introitus vaginae. Sie kann Ursache für wiederholte Vulvovaginitiden sowie für rezidivierende Harnwegsinfekte sein. Mit zunehmendem Alter und mit Eintritt in die Pubertät wird der Vaginal-pH meist saurer, und die Verklebungen verschwinden von selbst. Ist dies nicht der Fall, läßt sich mit Hilfe topisch aufgetragener östrogenhaltiger Cremes in über 90 % der Fälle eine sehr schnelle Lösung der Verklebung erreichen.

Hymenalatresie

Die Hymenalatresie ist eine schwerwiegende Form der angeborenen Stenosen. Das anfallende Sekret kann nicht abfließen. Dies kann zum Hydrometrokolpos führen. Dabei wölbt sich das Hymenalhäutchen vor, und das Sekret schimmert gelb durch. Seltener kommt es bei der ersten Menstruationsblutung zu dem Phänomen des Hämatokolpos. Die Diagnose ist leicht durch Inspektion zu stellen. Die Therapie basiert auf einer Inzision oder einer partiellen Exzision des Hymens.

Vulvovaginitis

Die Vulvovaginitis ist die häufigste pädiatrisch-gynäkologische Krankheit im Kindes- und Jugendalter. Die Häufigkeit beruht auf den anatomischen Voraussetzungen. Die Labia minora stehen im Kleinkindesalter noch offen. Dies führt zu einer Exposition der sensiblen Vaginalschleimhaut und des Hymenalrings. Die Nähe der Analöffnung erleichtert den Eintritt von Darmbakterien in den Scheideneingang. Während der Pubertät kommt es zur Veränderung des Scheidenepithels – Keime dringen nicht mehr so leicht ein, und es besteht nicht länger eine Anfälligkeit für diese Krankheit.

Klinische Symptome. Als erstes wird häufig ein Vaginalfluor beobachtet. Juckreiz, Neigung zur Pollakisurie, häufiges Wasserlassen und schmerzhafte Harnentleerung (Dysurie) bis hin zum Auftreten einer Enuresis sind Begleitsymptome. Oft findet sich ein Erythem um die Vulva herum.

Diagnose. Die Krankheit wird definiert durch die Kombination von vaginalem Fluor, Erythem und Juckreiz sowie Dysurie. Die Erreger sind in 25 % der Fälle Candida, in 15 % β-hämolysierende Streptokokken und in 10 % Enterokokken. Bei persistierendem oder rezidivierendem Verlauf sind psychische Belastungen nicht selten vorhanden.

Therapie. Voraussetzung für eine sinnvolle Therapie ist eine ausführliche Inspektion des Scheideneingangs. Die Labienverklebung kann ein begünstigender Faktor für das Auftreten der entzündlichen Veränderung sein. Je nach Erreger wird eine antimykotische oder eine antibiotische Therapie veranlaßt. Die lokale Behandlung mit antimykotischen Salben ist häufig und schnell erfolgreich. Sie kann mit Sitzbädern mit Kaliumpermanganat kombiniert werden. Bei bakteriellen Ursachen ist eine systemische Therapie anzuraten.

Adnexitis

Die Adnexitis ist immer Folge einer aufsteigenden Infektion bei sexuell aktiven Jugendlichen. Daher muß heute schon bei Patienten ab dem 12. Lebensjahr an eine solche Krankheit gedacht werden. Ausgelöst wird die Krankheit durch Neisseria gonorrhoeae, Chlamydia trachomatis, Anaerobier und fakultative Bakterien, z.B. Gertnerella vaginalis, Escherichia coli und Mykoplasmen.

Klinische Symptome. Die klinischen Erscheinungen sind wenig spezifisch. Es werden unspezifische Bauch- oder Flankenschmerzen beschrieben. Bisweilen treten diese besonders während der Menstruation auf. Bei entsprechender Anamnese wird die Diagnose durch sonographische Untersuchung und entsprechende pädiatrisch-gynäkologische Untersuchung erleichtert.

Therapie. Die Therapie besteht in antibiotischer Behandlung, auch ohne Sicherung des Erregers.

194 Frühe Anlagestörungen des Nervensystems – primäre und sekundäre Fehlbildungen

G. Neuhäuser

Definition. Fehlbildungen (Mißbildungen, Anomalien) sind pränatal durch Anlagefehler entstandene Formabweichungen von Organen oder Körperteilen bei sonst normalen Geweben. Als Dysplasien werden morphologische Anomalien bezeichnet, die durch fehlerhafte Organisation und/oder Funktion von Gewebe oder Gewebekomponenten zustande kommen. Von primären Fehlbildungen sind sekundäre Formabweichungen zu unterscheiden: Disruptionen (Defekte eines ursprünglich sich normal entwickelnden Organs, Organ- oder Körperteils), Deformitäten (durch mechanische Einflüsse hervorgerufene Form- oder Lageanomalien eines Organs, Organ- oder Körperteils), Degeneration oder Deterioration. Kombinierte Anomalien (multiple Defekte) treten auf, wenn ein Entwicklungsfeld betroffen ist (polytope Felddefekte) oder pathogenetische Sequenzen entstehen (z.B. Potter-Sequenz bei Oligohydramnion). Fehlbildungssyndrome sind Muster angeborener Anomalien, die in ihrer Pathogenese sicher oder vermutlich zusammenhängen und nicht auf einen einzelnen morphologischen Defekt zurückgeführt werden können, auch nicht Teil eines embryonalen Entwicklungsfeldes sind. Sie können Ausdruck pleiotroper Wirkung von Genmutationen sein und durch Chromosomenanomalien oder Teratogene hervorgerufen werden. Man unterscheidet sie von Assoziationen, die durch eine Störung in der frühen Blastogenese entstehen, sowie von einem zufälligen Zusammentreffen verschiedener Anomalien, die sich in ihrer Pathogenese (noch) nicht verbinden lassen (Syntropie).

Fehlbildungen des Nervensystems sind häufig polytope Felddefekte, wobei die Mittellinienregion offenbar eine besondere Labilität aufweist. Sie sind ferner Bestandteil von Syndromen, können aber auch sekundär durch Disruption oder Deformation entstehen.

Grundzüge der Embryologie. Das zentrale Nervensystem erfährt im Verlauf der Entwicklung zahlreiche Umwandlungs- und Differenzierungsvorgänge. Seine grobe Gestalt ist am Ende des 1. Trimenons ausgebildet (Morphogenese), die dann folgenden histogenetischen Vorgänge (Proliferation, Migration, Synaptogenese) beanspruchen den Rest der intrauterinen Zeit und gehen teilweise noch nach der Geburt weiter. Die Myelinisierung erreicht erst mit der Pubertät einen gewissen Abschluß (Tabelle 194.1).

Als Anlage des Nervensystems entsteht in der 2.–3. Woche nach der Befruchtung die Neuralplatte, induziert von der Chorda dorsalis. Durch Aufwölben ektodermaler Wülste wird die Neuralrinne geformt, welche sich zum Neuralrohr schließt und in der 3.–4. Woche unter das Ektoderm zu liegen kommt. Die vordere Öffnung wird um den 25. Tag, der Neuroporus caudalis 2 Tage später verschlossen. Vom Neuralrohr schnürt sich die Neuralleiste ab, aus der Spinalganglien und vegetatives System entstehen; es bleiben hier pluripotente Zellen erhalten.

Schon im Stadium der offenen Neuralrinne ist eine Differenzierung des vorderen Endes in Prosenzephalon und Rhombenzephalon zu erkennen. Der rostrale Anteil verbreitert sich durch Ausstülpen der Augenanlage. Das Dreibläschenstadium umfaßt Prosenzephalon, Mesenzephalon und Rhombenzephalon. In der dorsalen Wand des Mesenzephalon entwickeln sich Tectum, Pons und Kleinhirn. Das Volumen des Neuralrohres verengt sich zum Aquaeductus mesencephali (Sylvii). Die Nackenbeuge teilt das Rautenhirn in einen mesenzephalen und myelenzephalen Abschnitt, der sich erweitert und Medulla oblongata sowie 4. Ventrikel formt. Mit Ausbildung des Fünfbläschenstadiums (4.–5. Woche) wird das primäre Vorderhirn durch Aussprossen der Hemisphären unterteilt, die der Sulcus interhemisphaericus trennt. Am gemeinsamen Cavum interventriculare schnüren sich Seitenventrikel vom median gelegenen Ventriculus impar telencephali ab, der mit dem Lumen des Dienzephalon zum 3. Ventrikel verschmilzt. Aus dem Dienzephalon entwickeln sich Epiphyse, Thalamus, Hypothalamus und Neurohypophyse, in engem Zusammenhang damit die Augenanlage. Die Hemisphärenbläschen wachsen nach vorn, oben und hinten. Damit entsteht das Pallium, welches allmählich Zwischenhirn (2.–3. Monat), Tectum und Mittelhirn (Ende des 3. Monats) sowie Kleinhirn überlagert (Ende des 4. Monats). Durch intensives flächenhaftes Wachstum der Hirnrinde mit Massenzunahme nervaler Substanz entstehen in der 2. Hälfte der Gravidität Windungen und Furchen.

Neben und nach den morphogenetischen Entwicklungsprozessen erfolgt die feingewebliche Differenzierung.

Tabelle 194.1. Strukturelle Entwicklung des menschlichen Gehirns

Entwicklungsvorgang	Zeit
Neurale Induktion	3.–4. Gestationswoche
Neuroblastenproliferation	8.–25. Gestationswoche
Neuronale Migration	8.–34. Gestationswoche
Selektive Aggregation von Neuronen	8.–34. Gestationswoche
Neuronale Differenzierung, Bildung von spezifischen Verbindungen	5. Gestationswoche bis 4 Jahre
Untergang von Neuronen (Apoptose)	2–16 Jahre
Selektive Elimination von Synapsen	2–16 Jahre
Myelinisierung	25. Gestationswoche bis 20 Jahre

Nach Proliferation von Medulloblasten und Spongioblasten wachsen aus der periventrikulären Matrixzone (Keimlager) die Neuroblasten aus und wandern entlang der Fortsätze von Gliazellen, welche an der Membrana limitans externa enden, zu ihrem Bestimmungsort im Kortex. Durch diese Migration entsteht in einem streng festgelegten Ablauf die Schichtengliederung der Hirnrinde. Am weitesten außen gelegene Zellen kommen aus der untersten periventrikulären Schicht, müssen demnach tiefergelegene Zellansammlungen durchqueren, die früher ausgewandert sind. Gegensinnige Vorgänge spielen sich im Kleinhirn ab, nach der zeitlichen Abfolge etwas später. Während die Vermehrung der Nervenzellen z.Z. der Geburt weitgehend abgeschlossen ist und ihre größte Zahl schon in der 25. Schwangerschaftswoche erreicht wurde, pränatal bereits in manchen Bereichen ein Zelluntergang beginnt (Apoptose) und nach der Geburt nur noch geringe Veränderungen an den Nervenzellen stattfinden, werden spätembryonal und postnatal vor allem die für die Funktion des Nervensystems wichtigen Verbindungen, die Zellfortsätze und ihre Kontaktstellen gebildet. Dabei spielen verschiedene neurotrophe Faktoren und genetische Einflüsse im Zusammenhang mit Umweltbedingungen eine wichtige Rolle. Es kommt zu einer weiteren Differenzierung der Glia sowie zur von den Oligodendrozyten ausgehenden Myelinierung der Axone. Biochemisch gesteuerte Vorgänge bestimmen auch hier eine beträchtliche Spezifität bezüglich Ablauf und Lokalisation. Verantwortliche Gene und ihre Produkte werden gegenwärtig in rascher Folge identifiziert.

Epidemiologie. Bei 12,7 von 1 000 Neugeborenen (einschließlich totgeborener Kinder) kommen größere Fehlbildungen vor. Mit 70–80 % übertrifft die Häufigkeit der Anomalien des Nervensystems die anderer Organe. 75 % fetaler Todesfälle und 40 % der Sterblichkeit im 1. Lebensjahr sind darauf zurückzuführen (Häufigkeit im pädiatrischen Obduktionsgut 5,5 %). Dysraphische Störungen umfassen fast 90 % der zentralnervösen Anomalien. Dabei gibt es geographische und rassische Unterschiede, jahreszeitliche und säkulare Schwankungen. Offensichtlich spielen genetische Faktoren und Umwelteinflüsse in der Pathogenese eine bedeutsame Rolle.

Ätiologie und Pathogenese. Fehlbildungen des Nervensystems entstehen sowohl durch genetische wie auch durch exogene Ursachen: Genmutationen (monogene Vererbung), Chromosomenaberrationen und Stoffwechselstörungen kommen ebenso in Frage wie Virusinfektionen, radioaktive Strahlen, teratogene Substanzen oder Hyperthermie. Häufig dürfte eine multifaktorielle Genese sein, wobei exogene Faktoren die genetisch veranlagte Disposition im Sinne eines Schwellenwerteffekts zur Realisation bringen.

Entscheidend für die Art der entstehenden Fehlbildungen ist nicht so sehr die verantwortliche Läsion, sondern der Zeitpunkt ihrer Einwirkung auf das sich entwickelnde Nervensystem, die teratogenetische Determinationsphase. Je nach dem Entwicklungsstand entstehen Fehlbildungen bzw. Dysplasien oder Disruptionen bzw. Deformitäten. Somit kann ein Zeitplan aufgestellt werden, der den Termin angibt (teratogenetischer Determinationspunkt), vor dem eine angeschuldigte Noxe eingewirkt haben muß (Tabelle 194.2).

In der Pathogenese von Entwicklungsstörungen sind genetisch gesteuerte biochemische Prozesse wichtig, die in ihrer Komplexität erst allmählich entschlüsselt werden. Neurotrophe Faktoren haben spezifische Angriffspunkte und wirken zu bestimmten Zeiten der Entwicklung ein; Rezeptoren an den Zellen, die vielfach genetisch determiniert sind, bestimmen dabei eine große Spezifität. Im Verlauf der Entwicklung kommt es normalerweise zu Degenera-

Tabelle 194.2. Zeitplan zur Entwicklung des menschlichen Gehirns

Gestationsalter	Entwicklungsvorgang	Fehlbildung
0–18 Tage	Anlage der Keimblätter	Keine oder Absterben
19–21 Tage	Neuralplatte, -wülste, -rinne	Komplette Dysraphie
22–24 Tage	Augenbläschen	Hydrozephalus
24–28 Tage	Neuralrohr, Verschluß von Neuroporus cranialis und caudalis, Neuralleiste, Vorderhornzellen	Anenzephalie, Cranium bifidum, Spina bifida
4. Woche	Stirn- und Scheitelhöcker, Rhombenzephalon, Auge, mediane Längsfissur	Holoprosenzephalie
5. Woche	Riechlappen, Striatum, Kleinhirnanlage, Vorder- und Hinterwurzeln, Gefäßsystem	Kleinhirnhypoplasie, Mikrenzephalie, Proliferations- und Migrationsstörungen
7. Woche	Schläfenlappen	
8. Woche	Plexus chorioidei	
3. Monat	Balkenstrahlung, Umbiegen des Schläfenlappens (Insel), Balken, Septum pellucidum, Fornix, Kleinhirnoberwurm	Balkenaplasie, Wurmaplasie
4. Monat	Differenzierung des Kortex, der Meningen, Liquorzirkulation	
5.–6. Monat	Abgrenzung der Hirnlobi, primäre Furchen, Proliferation beendet, Massenzunahme des Kleinhirns, Foramina des 4. Ventrikels, Komissuren vollständig	Störungen der zellulären Architektur, Dystopie, Myelinisierungsstörung
7.–9. Monat	Schnelle Entwicklung der Gyri und Sulci, Sekundär- und Tertiärfurchen, Myelinisierung	Destruktive Veränderungen
6. Monat bis 1. Lebensjahr	Neuronale Migration, Gliazellproliferation, Apoptose, Bildung axosomatischer und axodendritischer Verbindungen, Myelinisierung	Störungen der zerebralen und zerebellären Mikroarchitektur

Tabelle 194.3. Teratogenetische Klassifikation von Fehlbildungen des Nervensystems

Störungen	Konsequenzen
Genmutationen	Stoffwechselstörungen, neuronale und axonale Degenerationen, Leukodystrophien
Chromosomenaberrationen	Deletionen, Trisomien, Translokationen usw., Contiguous gene syndromes
Störungen zytoplasmatischer Organellen	Mitochondriopathien, peroxisomale Krankheiten
Störungen der Histogenese (Dysplasien)	Tuberöse Sklerose, Neurofibromatose, Migrationsstörungen (Dystopien, Heteropien usw.), Neoplasien
Störungen der Organogenese	
Neuralrohrdefekte (Dysraphien)	Akranie, Kranioschisis, Anenzephalie, Inienzephalie, Enzephalozelen, Exenzephalie, Cranium bifidum, Skalpdefekt, Balkenagenesie (evtl. mit Lipom), Spina bifida (verschiedene Formen), Arnold-Chiari-Anomalie, Dandy-Walker-Syndrom
Störung der telenzephalen Teilung und der Ventrikelbildung	Holoprosenzephalie (lobär, semilobär, alobär), Zyklopie, Zebozephalie, Ethmozephalie, Otozephalie, Arrhinenzephalie, Trigonozephalie
Defekte der Mittellinienstrukturen	Agenesie des Corpus callosum, Agenesie des Septum pellucidum
Störungen der Neuroblastenmigration und Rindenentwicklung	Lissenzephalie, Pachygyrie, Makrogyrie, Polymikrogyrie, Schizenzephalie, Hetero- und Dystopien
Störungen der Massenentwicklung	Mikrenzephalie, Megalenzephalie, Hemimegalenzephalie
Störungen der Entwicklung von Verbindungssystemen	Agenesie des Corpus callosum und anderer Komissuren, Nondecussatio pyramidum, Störung der Synapsenbildung
Destruktive Läsionen	Porenzephalie, Schizenzephalie, Dislokationen, Deformitäten, Hydrozephalus, Hydranenzephalie

tionsvorgängen im Sinne der Apoptose. Auch hierbei sind Umweltfaktoren neben genetischen Einflüssen bedeutsam. Manche metabolischen Störungen begünstigen offenbar das Entstehen von strukturellen Anomalien (peroxisomale Krankheiten wie Zellweger-Syndrom und neonatale Adrenoleukodystrophie, Smith-Lemli-Opitz-Syndrom, Glutaracidurie, vor allem Typ I, CDG-Syndrom, nichtketotische Hyperglyzinämie).

Neuropathologische Einteilung. Die bei Fehlbildungen und Entwicklungsstörungen des Nervensystems auftretenden morphologischen und histologischen Veränderungen sind überaus vielgestaltig. Einzelne Anomalien, die praktisches Interesse haben, werden gesondert dargestellt (Tabelle 194.3). In Zukunft müssen molekulargenetische Aspekte berücksichtigt werden.

Pathophysiologie, klinische Symptome und Verlauf. Symptome von Fehlbildungen und Entwicklungsstörungen des Nervensystems sind durch Art, Lokalisation und Ausdehnung der Läsionen bestimmt. Manche Anomalien haben nur sehr geringe oder überhaupt keine Auswirkung, andere sind nicht mit längerem Leben vereinbar. Häufig kommen Bewegungsstörungen, Entwicklungsverzögerung, Intelligenzminderung, epileptische Anfälle und Verhaltensauffälligkeiten vor. Nicht selten ist die allgemeine körperliche Entwicklung ebenfalls beeinträchtigt.

Im Neugeborenenalter machen sich vor allem Anpassungs- und Regulationsstörungen bemerkbar: Veränderungen von Dauer und Ablauf einzelner Verhaltenszustände, in der Art des polygraphisch registrierten Schlafes, bei der Atem- und Temperaturregulation mit Auftreten von Apnoezuständen, Hypothermie und anderen anfallsartigen Veränderungen. Genaue Verhaltensbeobachtung, sorgfältige neurologische Untersuchung und polygraphische Registrierung von EEG sowie verschiedenen vegetativen Funktionen können also bereits kurz nach der Geburt wichtige Informationen vermitteln. Schon pränatal sind besonders Bewegungsmuster verändert, aber auch Verhaltensregulationen sind gestört.

Bei Kindern mit allgemeiner (somatischer, statomotorischer und psychischer) Entwicklungsverzögerung, mit frühmanifesten zerebralen Anfällen und mit Bewegungsstörungen (infantile Zerebralparesen) ist an das Vorliegen von Fehlbildungen des Nervensystems zu denken. Anomalien der äußeren Körperform, vor allem kraniofaziale Dysmorphien können darauf hindeuten, besonders bei bestimmten Fehlbildungssyndromen. Wichtig für die Beurteilung ist, ob es zu einem „Knick" in der Entwicklungskurve des Kindes gekommen ist, was als Hinweis auf eine degenerative oder metabolische Störung zu werten wäre. Bei Fehlbildungen verläuft die Entwicklung im allgemeinen von Beginn an langsam. Der Kopfumfang bei Geburt (wie auch Werte von Schädelmessungen aus der Pränataldiagnostik) kann eine wichtige Information sein. Bei der klinischen Untersuchung sind Schädelform und Gesicht (Asymmetrien, Augenabstand, Position der Ohren, Form der Nase usw.) und Hautveränderungen (Phakomatosen) zu beachten, vor allem im Bereich von Verschlußstellen des Neuralrohres (Hauteinziehung, Hämangiome, Behaarung, Anhängsel).

Diagnose und Differentialdiagnose. Für das Erkennen morphologischer Anomalien und von Gewebsveränderungen bei Dysplasien sind bildgebende Verfahren entscheidend: Sonographie (bei Neugeborenen und Säuglingen, auch pränatal), Computer- und besonders Magnetresonanztomographie erlauben es, das Zentralnervensystem in verschiedenen Ebenen abzubilden und damit seine Struktur recht zuverlässig widerzugeben. Neurophysiologische Methoden (EEG, Polygraphie, evozierte Potentiale, Brainmapping, EMG, NLG) gestatten es, gestörte Funktionen zu erfassen, geben aber keinen Aufschluß über morphologische Veränderungen. Funktionelle Bildgebung (MR-Spektroskopie, Positronenemissionstomographie usw.) bietet dagegen eine Möglichkeit, Stoffwechselvorgänge auch am gestörten Zentralnervensystem sichtbar zu machen, kann für den Nachweis von Differenzierungsstörungen wertvolle Informationen bringen und mit der Struktur korrelieren.

Von Fehlbildungen müssen besonders heredodegenerative, metabolische, chronisch entzündliche und raumfordernde Prozesse des Zentralnervensystems differenziert werden. Liegt eine Anomalie zugrunde, ist meist keine Progredienz der Symptome zu erkennen, es sei denn, diese wird durch fortschreitende Komplikationen verursacht oder die Fehlbildung ist Folge einer neurometabolischen Erkrankung (z.B. nonketotische Hyperglyzinämie). Begleitanomalien kommen bei heredodegenerativen Krankheiten oder Stoffwechselstörungen ausnahmsweise vor, während sie bei Hirnfehlbildungen eher zu finden sind. Im Neugeborenenalter müssen auch geburtstraumatisch und hypoxisch bedingte Läsionen sowie Adaptationsstörungen bedacht werden. Kinder mit einer pränatalen Entwicklungsbeeinträchtigung haben allerdings häufiger auch eine abnorme Geburt, was zu Kombination ungünstiger Ergeignisse führen kann („Noxenkette").

Therapie und Prophylaxe. Eine kausale Therapie von Fehlbildungen ist nicht möglich. Folgen und Komplikationen erfordern symptomatische Maßnahmen, um Auswirkungen nach Möglichkeit zu mildern. So ist bei Störung der Liquorzirkulation ein Shunt erforderlich, um Progredienz der Symptome zu verhindern. Frühzeitig sind physiotherapeutische und allgemein fördernde Maßnahmen einzuleiten. Zerebrale Anfälle und vegetative Regulationsstörungen werden mit geeigneten Medikamenten behandelt.

Wichtig im Bemühen um die Prophylaxe von Entwicklungsstörungen sind genetische Beratung und pränatale Diagnose. Der Nachweis von α-Fetoprotein in der Amnionflüssigkeit macht das Vorliegen offener Dysraphien wahrscheinlich. Chromosomenanomalien sind vielfach pränatal zu erkennen. Mitunter können Genorte – zumindest indirekt – lokalisiert werden (z.B. Holoprosenzephalie, Lissenzephalie, Prader-Willi- oder Angelman-Syndrom); die Möglichkeiten der molekulargenetischen Diagnostik verbessern sich stetig.

Als primäre Prävention gilt das Vermeiden bekannter Noxen, wie Alkohol, Medikamente, Strahlen. Vitamingaben (Folsäurepräparate) während der Schwangerschaft können das Auftreten von Dysraphien verhindern; diese Prophylaxe ist unbedingt zu empfehlen (0,4 mg Folsäure, 1 Monat vor der Konzeption bis 12 Wochen der Gravidität).

Prognose. Die Entwicklungsmöglichkeiten des Kindes sind bei Fehlbildungen häufig, allerdings nicht immer begrenzt, abhängig von Störungen der kortikalen Differenzierung. Bei Mikrozephalie muß meist mit geringen Fortschritten gerechnet werden; oft können aber erst nach Kenntnis des Entwicklungsverlaufes genauere Aussagen abgegeben werden.

Einzelne Fehlbildungen des Nervensystems Die Einteilung der Fehlbildungen folgt morphologischen Kriterien und orientiert sich an der Embryogenese (Tabelle 194.3). In Zukunft dürften molekularbiologische und genetische Gesichtspunkte ein größeres Gewicht erhalten, so daß sich die Zuordnung wohl ändern muß.

194.1 Neuralrohrdefekte

Verschlußstörungen des Neuralrohres sind die häufigsten Fehlbildungen des Nervensystems und treten bevorzugt am rostralen oder kaudalen Ende auf. Folge sind Anenzephalie, Kraniorachischisis, Meningomyelozele oder Spina bifida occulta.

Anenzephalie

Es fehlt die Schädelkalotte, das Großhirn ist vollständig oder teilweise aplastisch, der Gesichtsschädel meist normal geformt. Während Mittelhirn und Pons angelegt sind, bleibt die Entwicklung von Zerebellum, Hypothalamus und Neurohypophyse aus. Reste des Großhirns verschmelzen zur Area cerebrovasculosa. Extrakranielle Fehlbildungen kommen nur gelegentlich vor, häufig sind endokrine Veränderungen. Abnorme Bewegungsmuster des Feten fallen bei der Ultraschalluntersuchung auf, auch die mangelnde Ausbildung des Hirnschädels ermöglicht eine frühe pränatale Diagnose, deren Konsequenz die Beendigung der Schwangerschaft ist.

Zephalozelen

Betrifft die Verschlußstörung nur einen umgrenzten Bezirk des Schädels, entstehen lokale, in der Medianlinie gelegene Vorwölbungen, meist von intakter Haut bedeckt. Sie enthalten entweder nur Meningen (Meningocele cranialis) oder Teile des Gehirns (Meningoenzephalozele) bzw. des Ventrikelsystems (Enzephalozystozele, Exenzephalie). Beim Cranium bifidum occultum findet man lediglich eine median gelegene Knochenlücke.

Zephalozelen liegen bevorzugt okzipital. Beim Mekkel-Syndrom sind sie mit anderen Anomalien kombiniert (Darm, Harnwege) (Tabelle 194.4). Frontale parietale, orbitale und nasale Lokalisation ist selten. Ausfallserscheinungen entsprechen dem betroffenen Bezirk, können fehlen oder sind auf Kombination mit anderen Hirnfehlbildungen zurückzuführen. Nach Klärung der topographischen Verhältnisse (Abb. 194.1) ist operative Therapie möglich. Die Prognose hängt vom Zeleninhalt und begleitenden Anomalien ab, gelegentlich entsteht ein Hydrozephalus.

Spina bifida

Definition. Dysraphische Störungen im Bereich der Wirbelsäule und des Rückenmarks kommen je nach der Entstehungs- geschichte in unterschiedlicher Ausprägung vor (Abb. 194.2): Störungen während der Neurulationsphase (3.–4. Gestationswoche) führen zu Myeloschisis, Myelozele, Myelozystozele und Myelomeningozele. Eine Hautbedekkung fehlt, mitunter findet man sekundäre Membranen. Wird die Entwicklung des kaudalen Rückenmarksabschnittes während Kanalisation und retrogressiver Degeneration beeinträchtigt (4.–7. Gestationswoche und später), entstehen Meningozele, Lipomeningozele, Diastematomyelie und

Tabelle 194.4. Fehlbildungssyndrome mit Zephalozelen

Fehlbildungssyndrom	Merkmale
Meckel-Syndrom (Dysplasia splanchnocystica Gruber)	Polydaktylie, polyzystische Nieren, Holoprosenzephalie, Mikrophthalmie, retinale Dysplasie, Herzfehler, Kieferspalte, okzipitale Enzephalozele
Syndrom amniotischer Abschnürungen (ADAM-Komplex)	Amniotische Abschnürungen an den Extremitäten, Gesichtsfehlbildungen, Zephalozelen unterschiedlicher Lokalisation
Apert-Syndrom	Akrozephalosyndaktylie, gelegentlich frontonasale Enzephalozele
Cantrell-Haller-Ravitch-Syndrom	Thorakoabdominelle Eventeration, Exenzephalie
Kryptophthalmie-Syndrom (Fraser)	Haut über den meist fehlgebildeten Augen, abnorme Haarlinie, Ohrdysplasie, Syndaktylie, Genitalanomalie, okzipitale Enzephalozele
Knobloch-Syndrom	Myopie, vitreoretinale Degeneration, Netzhautablösung, okzipitale Enzephalozele
Von-Voss-Syndrom	Phokomelie der Arme, Thrombozytopenie, urogenitale Anomalie, Balkenmangel, Wurmaplasie, Hypoplasie von Oliven und Pyramiden, okzipitale Enzephalozele
Dyssegmentaler Minderwuchs	Verkürzung von Rumpf und langen Knochen, verminderte Gelenkbeweglichkeit, Knochendeformitäten, Wirbel- und Beckenanomalien, Hernien, Kieferspalte, Mikrognathie, okzipitale Enzephalozele
Hemifaziale Mikrosomie (Goldenhar-Gorlin-Syndrom)	Epibulbäre Dermoide, meist unilaterale Hypoplasie von Ohren, Mund und Kiefer, Skelett- und Herzanomalien, verschiedene Anomalien des Zentralnervensystems, gelegentlich okzipitale Enzephalozele

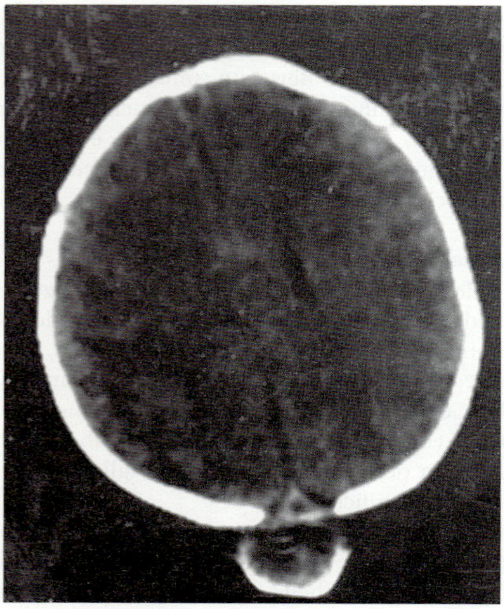

Abb. 194.1. Okzipitale Meningoenzephalozele. 4 Tage altes Neugeborenes. Median gelegene Knochenlücke. Vorwölbung von Meningen und kleinem Anteil des Okzipitallappens. Neurologischer Befund altersgemäß

andere Dysraphien, die von intakter Haut bedeckt sind. Häufig ist die Kombination mit einem „tethered cord", einem verdickten Filum terminale. Die Spina bifida occulta gilt als harmlos, wenn sie den 5. Lumbal- oder 1. Sakralwirbel betrifft, sie kommt bei Kindern in etwa 10% vor, kann aber, besonders bei höherer Lokalisation, eine Dysraphie anzeigen. Selten sind ventrale Verschlußstörungen (Split-Notochord-Syndrom), die Verbindung mit dem Darm haben können (Ductus neurentericus).

Epidemiologie. In der Bundesrepublik Deutschland ist gegenwärtig mit Spina bifida cystica bei 1–2 von 1000 Neugeborenen zu rechnen. Es gibt geographische Unterschiede (größere Häufigkeit in England, selteneres Vorkommen in Asien), auch jahreszeitliche und säkulare Schwankungen.

Ätiologie. Dysraphische Störungen sind multifaktiorell bedingt. Neben genetischen Faktoren spielen exogene Einflüsse mit (Schwellenwerteffekt), die im einzelnen noch unbekannt sind; erwiesen ist die Bedeutung des Folsäuremangels. Bei einer Frequenz der Geschwistererkrankungen von 2,6% ist ein empirisches Wiederholungsrisiko von 3–4% anzugeben; wurden 2 Kinder mit Spina bifida in der Familie geboren, erhöht sich das Risiko auf etwa 10%. Zur Prophylaxe wird die tägliche Einnahme von 4–5 mg Folsäure ab 1 Monat vor der Konzeption empfohlen.

Pathophysiologie. Die Fehldifferenzierung des Rückenmarkes führt zu motorischen und sensiblen Ausfällen in betroffenen Abschnitten sowie zu Blasen- und Darmfunktionsstörung. Fußdeformitäten, die bereits pränatal entstehen können, sind Folge der Innervationsstörung. In 80–90% findet man Kombination mit einem Hydrocephalus occlusus, dessen Genese durch Aquäduktstenose, Arnold-Chiari-Anomalie Typ II und dysplastische Veränderungen in der hinteren Schädelgrube erklärt wird.

Klinische Symptome und Verlauf. Nach meist ungestörter Schwangerschaft sind Lageanomalien bei der Geburt häufig, besonders Beckenendlage; mitunter wird Zangen- oder Kaiserschnittentbindung nötig, was Verletzungsgefahr bedeutet. Der Neuralrohrdefekt ist am häufigsten lumbosakral, seltener zervikal oder thorakal gelegen, hat unterschiedliche Beschaffenheit und Ausdehnung (offene Neuralplatte, zystische Vorwölbung, Meningozele mit intakter Haut). Hinweisend für gedeckte Dysraphien sind Hautveränderungen, wie plane Hämangiome, abnorme Behaarung, Grübchen (Dermalsinus) oder Anhängsel. Entsprechend den betroffenen Segmenten entstehen unterschiedliche Ausfallserscheinungen (Sensibilität, Muskelstatus, Reflexe). Bei kompletter Lähmung ist das Kind nicht imstande, Bewegungen auszuführen, oft findet man Kontrakturen oder Deformitäten der Beine. Bei inkompletten Paresen ist Willkürmotorik in unterschiedlichem Ausmaß erhalten; spastische Symptome können bei intaktem Reflexbogen unterhalb der spinalen Läsion auftreten, besonders bei thorakaler Lokalisation.

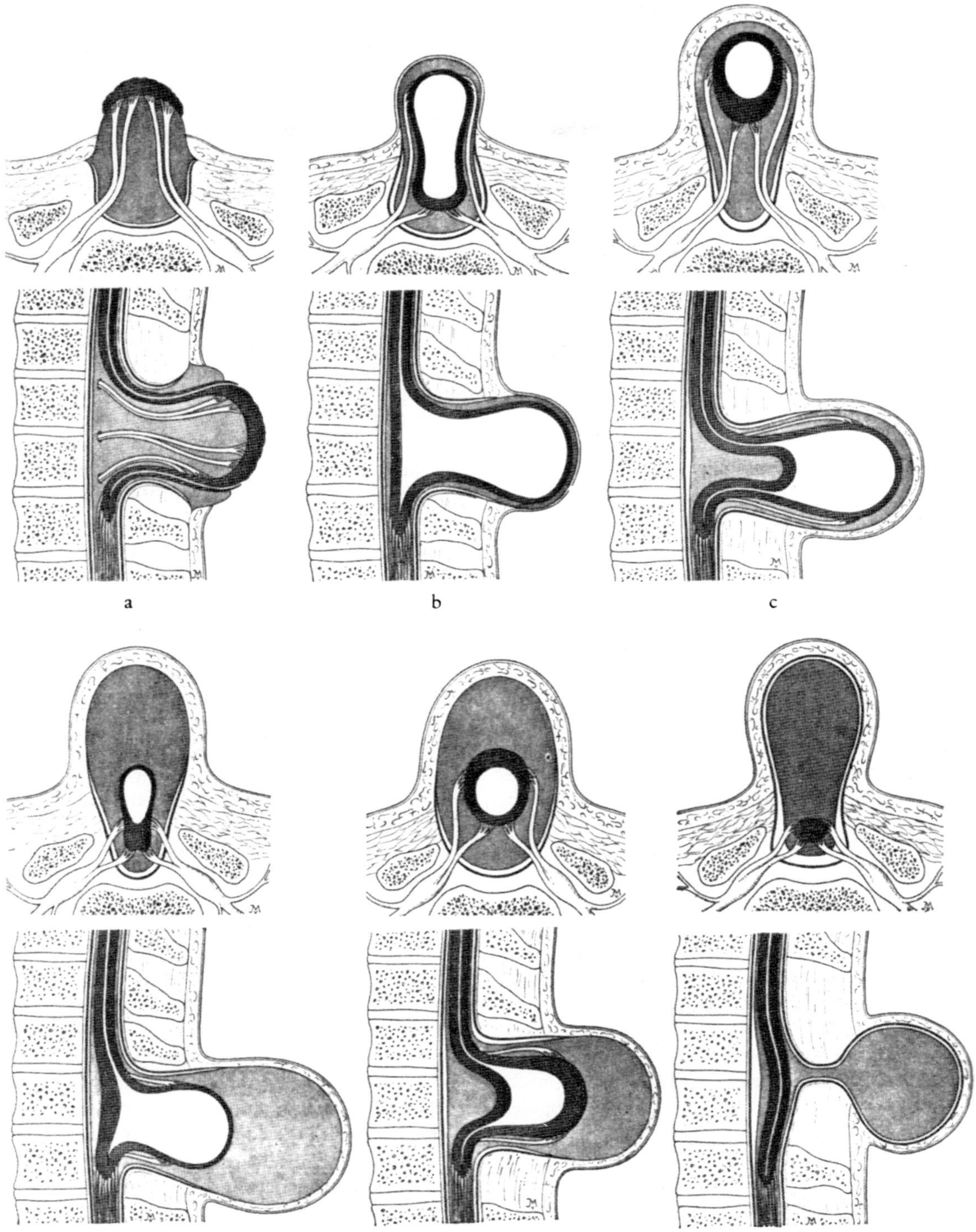

Abb. 194.2a–f. Formen der Spina bifida, jeweils schematisch im Quer- und Längsschnitt. **a** Myelozele, **b** Myelozystozele, **c** ventrale Myelozystomeningozele, **d** dorsale Myelozystomeningozele, **e** dorsoventrale Myelozystomeningozele, **f** Meningozele. (Aus Schulte 1973)

Wichtig ist die Analyse der Blasenfunktionsstörung: Supranukleäre Lähmungen (oberhalb von S2) führen zu automatischer Blasenentleerung (Reflexblase), nukleäre Lähmungen (S2/S4) lassen koordinierte Blasenentleerungen nicht mehr zu (Zerstörung des peripheren Reflexbogens). Am häufigsten treten supranukleäre und nukleäre Lähmungen kombiniert auf, wobei die Entleerung leicht möglich (Restharn maximal 25 ml) oder stark erschwert sein kann (hohe Restharnmengen bei Detrusor-Sphincter-Dyssynergie).

Ein Hydrozephalus wird bei vielen Kindern mit dysraphischen Fehlbildungen beobachtet, gelegentlich schon pränatal. Schläfrigkeit und Trinkschwäche, rasche Zunahme des Kopfumfanges bei vergrößerter, gespannter oder vor-

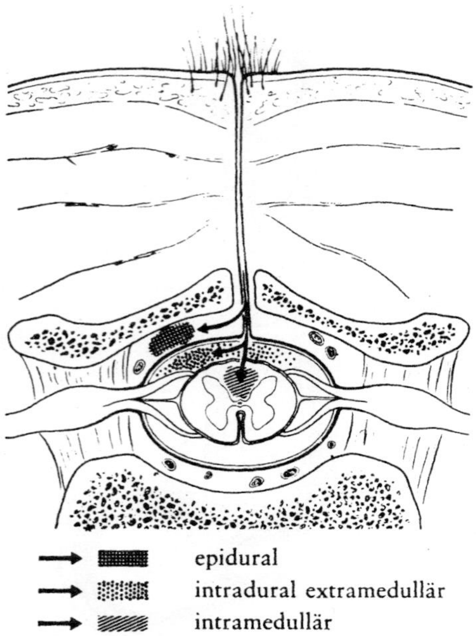

Abb. 194.3. Schema der Infektionswege bei spinalem Dermalsinus. (Aus Schulte 1973)

gewölbter Fontanelle sind bedeutsame Frühzeichen, auch vermehrte Venenzeichnung am Kopf, Erbrechen, Strabismus, Sonnenuntergangsphänomen und gestörte Bewegungsentwicklung. Neben der Kopfumfangskurve gibt die sonographische Untersuchung der Ventrikelweite die entscheidende Information.

Neurologische Langzeitprobleme sind Folge der dysraphischen Störung, aber auch von perinatalen Komplikationen, Hydrozephalus, Infektionen und wiederholten operativen Eingriffen. Sie können auch durch ein „tethered cord" bedingt sein (Abb. 194.4a). In etwa 30 % ist mit schwachen Intelligenzleistungen zu rechnen (IQ 70), wobei verbale Fähigkeiten meist besser entwickelt, praktische Intelligenz, Perzeptionsleistungen und Körperschema eher gestört sind. Fokale oder generalisierte Anfälle treten bei etwa 10 % der Spina-bifida-Kinder auf, zerebrale Bewegungsstörungen bei etwa 30 % (spastische und ataktische Syndrome). Strabismus convergens kann Folge einer Abduzensläsion durch intrakranielle Drucksteigerung sein. Visusverlust droht nach wiederholten Hirndruckkrisen durch eine Optikusatrophie.

Wegen des Ausfalls von Rumpf- und Beinmuskeln kommt es leicht zu Deformitäten und Kontrakturen, begünstigt von abnormer Haltung und Lage: Kyphoskoliose, Hüftluxation, Kniekontrakturen, Klump- oder Hohlfußstellung, usw. Die Blasenfunktionsstörung hat rezidivierende Infektionen zur Folge; durch funktionelle Abflußbehinderung droht die Gefahr einer Destruktion am oberen Harntrakt (Reflux, Hydronephrose). Mangelnde Funktion des M. sphincter ani (internus et externus) führt bei klaffendem Anus und herabgesetztem Tonus zu unfreiwilligem Stuhlabgang, Obstipation, Überlaufinkontinenz. Mit Störung der Sexualfunktion ist zu rechnen. Wegen des Hydrozephalus kann eine Pubertas praecox auftreten.

Diagnose und Differentialdiagnose. Sichtbare Anomalien bei dysraphischen Störungen des Rückenmarks führen rasch zur Diagnose. Hinweisend sind Hautveränderungen, jeweils in der Mittellinie gelegen, Anomalien der Wirbelsäule, Muskelatrophien und Beinverkürzung oder Fußdeformitäten. Neben motorischen und sensiblen Ausfällen ist fast immer eine Störung der Blasen-Darm-Funktion nachzuweisen. Die Röntgenaufnahme der Wirbelsäule deckt Anomalien auf. Bei Säuglingen und Kleinkindern gibt die Sonographie des Spinalkanals wertvolle Hinweise. Wichtigstes bildgebendes Verfahren ist die Magnetresonanztomographie, mit der auch kombinierte Anomalien (Syringomyelie) oder Tumoren (spinales Lipom) bzw. ein „tethered cord" zuverlässig erfaßt werden (Abb. 194.3 und 194.4).

Die Differenzierung der verschiedenen dysraphischen Störungen, sofern sie nicht schon durch den Lokalbefund möglich ist, erfolgt aufgrund der bildgebenden Diagnostik (Abb. 194.4). Abzugrenzen sind traumatisch verursachte Querschnittsyndrome (auch geburtstraumatisch bedingter Querschnitt), spinale Tumoren, Durchblutungsstörungen (Spinalis-anterior-Syndrom) sowie heredodegenerative Krankheiten (Charcot-Marie-Tooth-Syndrom) und Entzündungs- folgen (Poliomyelitis, Polyradikulitis, Myelitis).

Therapie. Aus der Vergangenheit ist bekannt, daß etwa 80 % der mit offener Spina bifida geborenen Kinder innerhalb der ersten 3 Lebensmonate sterben, hauptsächlich an Infektionen. Durch intensive Behandlungsmaßnahmen konnte erreicht werden, fast immer das Überleben zu sichern, wenn auch bestehende Ausfallserscheinungen nicht zu verändern sind und im weiteren Verlauf zahlreiche Komplikationen auftreten können. Versuche, Kriterien für eine „selektive Behandlung" zu finden, müssen als gescheitert angesehen werden und sind nicht nur wegen ethischer Bedenken abzulehnen. Bei Neugeborenen mit Spina bifida und schweren Ausfallserscheinungen müssen zusammen mit den Eltern Gewissensentscheidungen getroffen werden.

Bei Spina bifida aperta sollte der operative Verschluß innerhalb von 24–36 Stunden nach der Geburt erfolgen. Dysraphien ohne Zele erfordern jeweils differenzierte Indikationsstellung, da wachstumsbedingte Veränderungen zu berücksichtigen sind. Während der Nachbehandlung ist auf Aktivierung vorhandener Muskelfunktionen sowie auf Blasen- und Darmentleerung zu achten. Infektionen erfordern gezielte antibiotische Therapie. Ist ein Hydrozephalus nachgewiesen und kommt es zur Progredienz, muß frühzeitig eine liquorableitende Operation erfolgen, bevorzugt als ventrikuloatrialer, seltener als ventrikuloperitonealer Shunt (wegen der später notwendigen abdominellen Operationen). Bei Harnabflußstörung ist das Vorgehen individuell zu planen, abhängig von der Art der Blasenentleerungsstörung, auch von Intelligenz und Umweltsituation. Vielfach wird intermittierendes Katheterisieren erforderlich, weil Infektionen sonst nicht zu verhindern sind. Medikamente können unterstützend eingesetzt werden, ggf. sind urologische Operationen nötig. Lähmungen und Deformitäten erfordern orthopädische Behandlungsverfahren, konservativ und operativ. Die Hilfsmittelversorgung muß genau geplant werden, um ein optimales Ergebnis zu erzielen. Kind und Familie benötigen Hilfe in sozialen Fragen, bei Erziehung und Berufsfindung. Somit muß eine kontinuierliche Betreuung des Spina-bifida-Kindes gewährleistet sein, was in Spe-

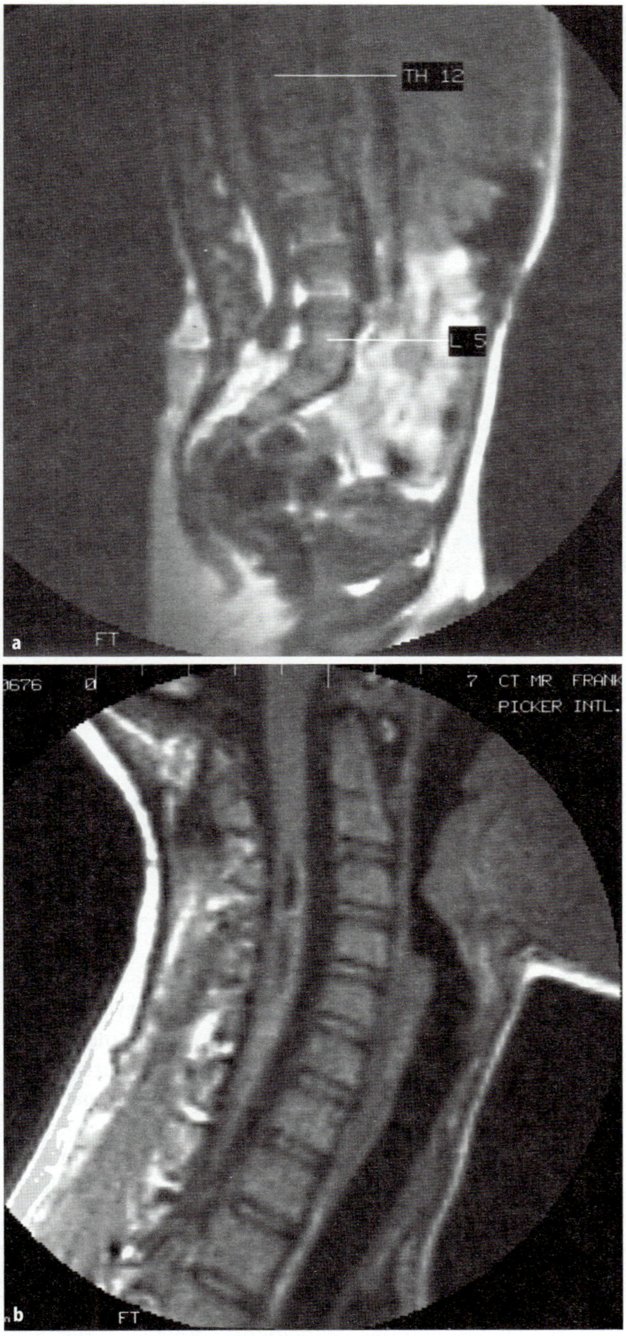

Abb. 194.4. **a** „Tethered cord" nach Entfernung einer Lipomeningozele. 6 Monate alter Junge mit weicher Vorwölbung lumbal; Störung der Blasenfunktion. Tiefstand des Conus medullaris, verdicktes Filum terminale, Reste von Fettgewebe. **b** Syringomyelie bei 5 Jahre altem Jungen mit Spina bifida. An den Armen keine neurologisch faßbaren Störungen

zialambulanzen an größeren Kinderkliniken geschieht; der Arbeitskreis Spina bifida und Hydrozephalus unterstützt entsprechende Initiativen.

194.2 Holoprosenzephalie

Bei enger Beziehung zum prächordalen Mesoderm führen Entwicklungsstörungen des Prosenzephalon (4.–6. Gestationswoche) auch zu Anomalien des Gesichts: Zyklopie, Ethmozephalie mit Hypotelorismus, mediane Lippen-Kiefer-Gaumenspalte (teratogene Reihe). Die Ursachen sind heterogen, es kommt monogener Erbgang vor (autosomal-rezessiv und -dominant) oder eine Chromosomenaberration (Trisomie D, Deletion 18p- und 13q-), aber auch exogene Faktoren sind in Betracht zu ziehen (Virusinfektion, Diabetes der Mutter, Dioxin). Gene mit der Bezeichnung HPE1–4 wurden auf den Chromosomen 2p21, 7q36, 18 pter-q11 und 21q22.3 lokalisiert. Nach der Morphologie findet man bei Typ I ein Fehlen der Strukturen des Riechhirns, bei Typ II zusätzlich zerebrale und zerebelläre Heterotopien. Bei Typ III sind die Hemisphären verschmolzen und haben einen gemeinsamen Hohlraum (Zyklopenventrikel), bei Typ IV sind sie nur rudimentär angelegt und die vordere Schädelgrube ist von einer großen Zyste ausgefüllt.

Für die Diagnose geben die Veränderungen des Gesichts einen wichtigen Hinweis (Proboscis, singuläres Nasenloch, Trigonozephalie, Hypotelorismus, mediane Lippen-Kiefer-Gaumenspalte, Zahnanomalien). Aufschluß über die Strukturveränderung des Gehirns bringen Sonographie und Magnetresonanztomographie. Betroffene Kinder sind meist schwer behindert, haben zerebrale Bewegungsstörungen und Anfälle mit dem elektroenzephalographischen Bild der Hypsarrhythmie. Bei frühem Auftreten vegetativer Störungen ist die Lebenserwartung gering.

194.3 Anomalien der Medianstrukturen

Bei der pathogenetischen Beziehung zu Dysraphie und Holoprosenzephalie findet man Anomalien der Mittellinie nicht selten in Kombination mit anderen Fehlbildungen; sie kommen aber auch isoliert vor.

Agenesie des Corpus callosum (Balkenmangel)

Ein partielles oder völliges Fehlen der großen Kommissur kann klinisch unbemerkt bleiben. Die Untersuchung isolierter Funktionen ist schwierig, da oft zusätzliche Anomalien vorhanden sind. Mögliche Ursachen lassen sich nicht immer klären: primäre Anlagestörung bei autosomal-rezessiv oder geschlechtsgebunden vererbter Mutation bzw. multifaktorieller Entstehung, Kombination mit bestimmten Hirnfehlbildungen, Sekundärfolge bei Gefäßstörungen, Entzündungen, Teratogenen (Alkohol) oder Hydrozephalus; bei der Leukomalazie resultiert eine Atrophie des Corpus callosum. Die Anomalie kann symptomlos bleiben, mit verschiedenen Störungen einhergehen (Entwicklungsverzögerung, Zerebralparese, Anfälle), auch im Rahmen von Syndromen (s. Übersicht unten) vorkommen (z.B. Aicardi-Syndrom bei Mädchen mit Chorioretinopathie, Hemihypertrophie und BNS-Krämpfen). Mit differenzierten Testmethoden sind Split-brain-Symptome nachzuweisen, auch neurophysiologische Befunde (fehlende Kohärenz) können auf das Fehlen der Kommissur hindeuten. Im Magnetresonanztomogramm sind Strukturveränderungen genau darzustellen und quantitativ zu erfassen (Abb. 194.5), es gelingt auch der Nachweis von kombinierten Tumoren (Balkenlipom).

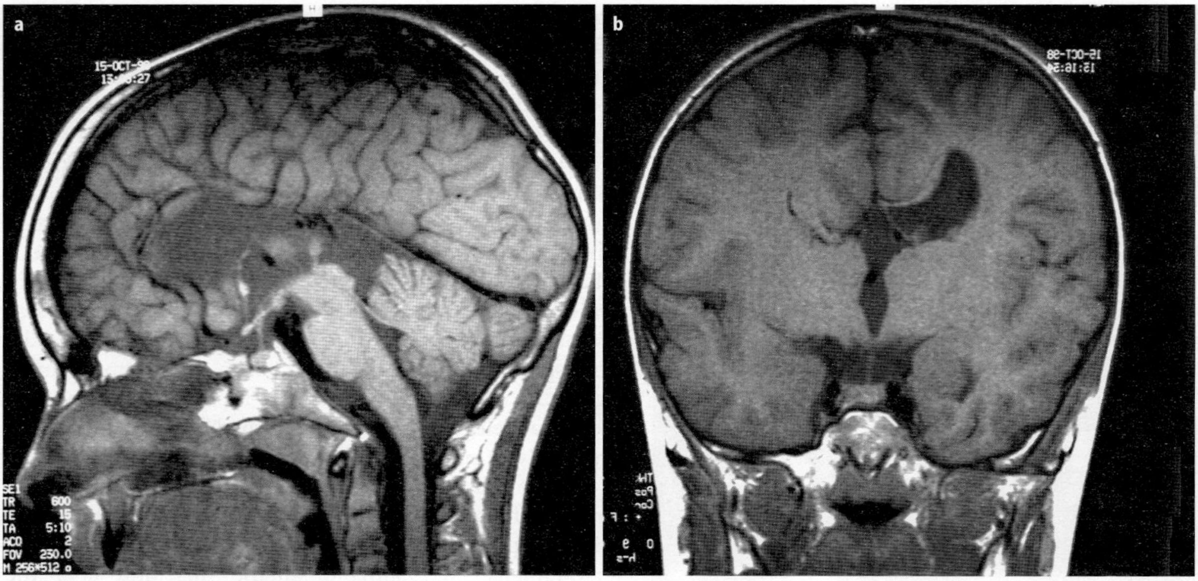

Abb. 194.5. Partielle Agenesie des Corpus callosum; Ventrikelasymmetrie. 7 Jahre alter geistig behinderter Junge mit leichter Koordinationsstörung. Balken nur im vorderen Bereich ausgebildet, verändertes Furchenrelief

Ursachen der Agenesie des Corpus callosum

- Genmutationen (Syndrome):
  - Akrocallosales Syndrom (autosomal-rezessiv, AR),
  - Aicardi-Syndrom (geschlechtsgebunden-dominant, XD),
  - Andermann-Syndrom (AR),
  - Apert-Syndrom (autosomal-dominant, AD),
  - C-Syndrom (Opitz) (AR),
  - FG-Syndrom (geschlechtsgebunden, X),
  - G-Syndrom (AD),
  - Gorlin-Syndrom (basaler Zellnävus) (AD),
  - Greig-Syndrom (Zephalopolysyndaktylie) (AD),
  - Lowe-Syndrom (okulozerebrorenales Syndrom) (X),
  - Meckel-Syndrom (AR),
  - orofaziodigitales Syndrom I (AD, XD), II (AR),
  - Richieri-Costa-Syndrom (akrofrontonasale Dysostose) (AR),
  - Sichelzellanämie (AR),
  - Smith-Lemli-Opitz-Syndrom (AR);
- Chromosomenanomalien:
  - Trisomie 4p, C, 8, 8p, 11q, 13, 18, 21,
  - Deletionen (Chromosomen 2, 4, 8,18p,21, Xq),
  - Translokationen, Ringchromosomen, Mosaike, Triploidie,
  - gonosomale Aberrationen (Klinefelter-Varianten, Ullrich-Turner-Syndrom);
- Syndrome unklarer Ursache:
  - Syndrome mit Arthrogryposis multiplex congenita,
  - Syndrome mit Arnold-Chiari-Anomalie,
  - Kolobom der Chorioidea mit geistiger Behinderung,
  - Ektrodaktylie-ektodermale-Dysplasie-Lippen-Kieferspalte (ECC-Syndrom),
  - Dandy-Walker-Syndrom,
  - Feingold-Syndrom (Kleinwuchs, geistige Behinderung, Kieferspalte, Ohranomalie),
  - fokale dermale Hypoplasie (Goltz-Syndrom),
  - frontobasale Dysplasie (Toriello-Syndrom),
  - Kabuki-Syndrom (Entwicklungsrückstand, kraniofaziale Dysmorphie),
  - Lowry-MacLean-Syndrom (geistige Behinderung, Zwerchfellhernie, Kraniosynostose, Exophthalmus, Spaltbildung),
  - McAlister-Syndrom (letaler Kleinwuchs mit kurzen Extremitäten),
  - Poland-Syndrom,
  - renofaziale Dysplasie,
  - Rubinstein-Taybi-Syndrom,
  - Shapiro-Syndrom,
  - Van-Biervliet-Syndrom (pränatale Dystrophie, Arthogrypose);
- toxisch-metabolische Faktoren:
  - Alkohol, Diabetes der Mutter,
  - Adenylsuccinase-Mangel, Zitrullinämie, Glukose-6-Phosphatdehydrogenase-Mangel, Menkes-Syndrom, Acyl-CoA-Dehydrogenase-Mangel (Glutaracidurie Typ II), neonatale Adrenoleukodystrophie, nonketotische Hyperglyzinämie, Pyruvat-Dehydrogenase-Mangel, Taurin-Mangel, Zellweger-Syndrom (hepatozerebrorenales Syndrom).

Anomalien des Septum pellucidum

Während der Entwicklung entstehen normalerweise Hohlräume im Septum pellucidum. Sie verschwinden meist nach der Geburt, können aber als 5. und 6. Ventrikel Verbindung mit dem übrigen Liquorraum haben (Cavum septi pellucidi, Cavum Vergae). Selten kommen echte Zysten mit raumfordernder Wirkung vor. Agenesie des Septum pellucidum wird in Kombination mit Balkenaplasie oder Holoprosenzephalie beobachtet; zerebrale Anfälle und andere neurologische Störungen sind im allgemeinen Indikation für die Untersuchung, ein Zusammenhang bleibt meist ungeklärt.

Bei der septooptischen Dysplasie (De-Morsier-Syndrom) sind Fehlen des Septum pellucidum, Hypoplasie der Sehnerven und verschiedene endokrine Störungen zu finden (Wachstumshormonmangel usw.). Beim Neugeborenen treten Hypotonie, Krämpfe, Hypoglykämie und Ikterus auf, später werden Sehstörung, Entwicklungsverzögerung und Anfälle beobachtet.

194.4 Störungen der Rindenentwicklung

Verschiedene Anomalien bei der Differenzierung des Kortex, meist Folge einer Migrationsstörung, beeinträchtigen die Ausbildung von Gyri und Sulci in der 2. Schwangerschaftshälfte (s. Übersicht unten).

Störungen der Hirnrindenentwicklung:

- Störung der neuronalen und der glialen Proliferation:
  - generalisiert (Mikrolissenzephalie),
  - fokal oder multifokal (bei Phakomatosen, isoliert, neoplastisch);
- Störungen der neuronalen Migration:
  - generalisiert: klassische Lissenzephalie (Typ I) (Agyrie-Pachygyrie-Spektrum), an Chromosom 17 gebunden (Miller-Dieker-Syndrom, isoliert), an X-Chromosom gebunden (Lissenzephalie, subkortikale Heterotopie), Kieselsteinlissenzephalie (Typ II), bei kongenitaler Muskeldystrophie Fukuyama, bei Walker-Warburg-Syndrom, „muscle-eye-brain disease", als Heterotopie (subependymal, subkortikal, kortikal);
  - fokal und multifokal: fokale Agyrie oder Pachygyrie (partielle Lissenzephalie), fokale oder multifokale Heterotopie, mit Anomalie der Organisation des Kortex (z.B. Aicardi-Syndrom, peroxisomale Krankheiten);
- Störungen der Organisation des Kortex:
  - generalisiert (Polymikrogyrie),
  - fokal oder multifokal (Polymikrogyrie-Schizenzephalie).

Lissenzephalie

Eine weitgehend glatte Hirnoberfläche findet man bei der Lissenzephalie (Agyrie). Die Pachygyrie zeigt einige schwach ausgeprägte, grobe Windungen. Der Kortex ist relativ dick, seine Neuronen sind unregelmäßig in nur 4 Schichten angeordnet. Die weiße Substanz erscheint schmal, das Ventrikelsystem ist meist erweitert.

Nach Morphologie und Genetik sind verschiedene Formen der Lissenzephalie zu unterscheiden. Ein Gen (LIS 1) ist als verantwortlich nachgewiesen, wobei Beziehungen zum plättchenaktivierenden Faktor (PAF) bestehen, der für die Differenzierung des Kortex wichtig ist. Das Gen ist auf Chromosom 17p13.3 lokalisiert.

Beim Lissenzephaliesyndrom (Miller-Dieker) wird autosomale Vererbung, auch eine Mikrodeletion im Bereich des kurzen Arms von Chromosom 17 (17p13.3) beobachtet. Neben der Hirnfehlbildung treten Anomalien auf: hohe Stirn, prominentes Hinterhaupt, schräge Lidachsen, antevertierte Nasenlöcher, Hornhauttrübung, abnorm geformte Ohrmuscheln, Mikrogenie, Hirsutismus, Poly- und Syndaktylie, Vierfingerfurche, Herzfehler. Betroffene Kinder zeigen kaum Entwicklungsfortschritte; neben Gedeihstörung und rezidivierenden Infekten haben sie zerebrale Anfälle bei Hypsarrhythmie. Mikrozephalie wird schon intrauterin beobachtet. Mit der Magnetresonanztomographie ist die Diagnose zu stellen, sind auch verschiedene Typen der Lissenzephalie zu differenzieren (Abb. 194.6).

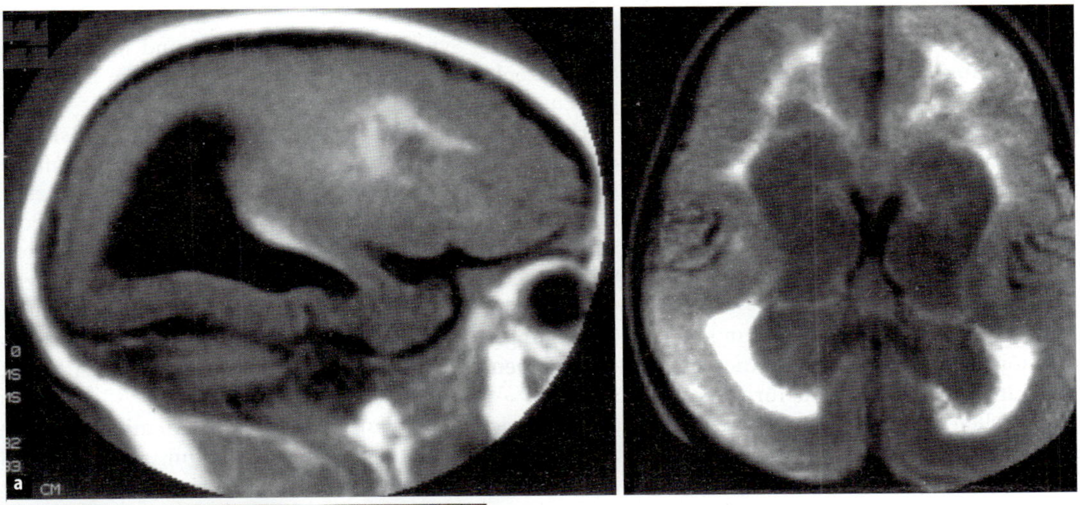

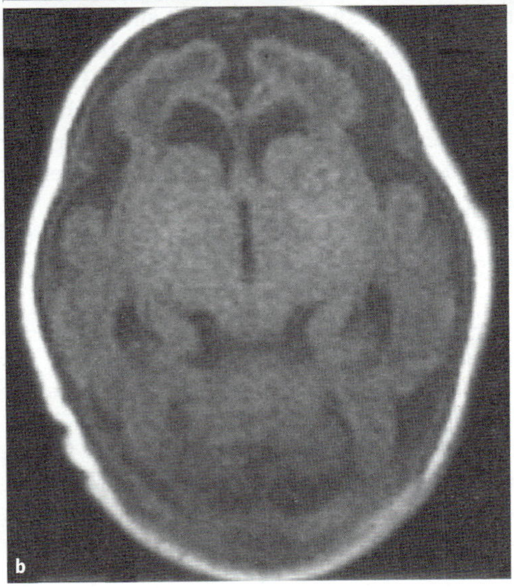

Abb. 194.6a,b. Lissenzephalie im MRT-Bild. **a** 5 Monate altes Mädchen mit ausgeprägtem Entwicklungsrückstand, dystoner Zerebralparese und Anfällen. Fehlende Gyri, Störung der Myelinisierung und der kortikalen Strukturierung. **b** Pachygyrie bei 3 Wochen altem Jungen mit Mikrozephalie, Katarakt, muskulärer Hypotonie und zerebralen Anfällen (unklares familiäres Dysmorphiesyndrom)

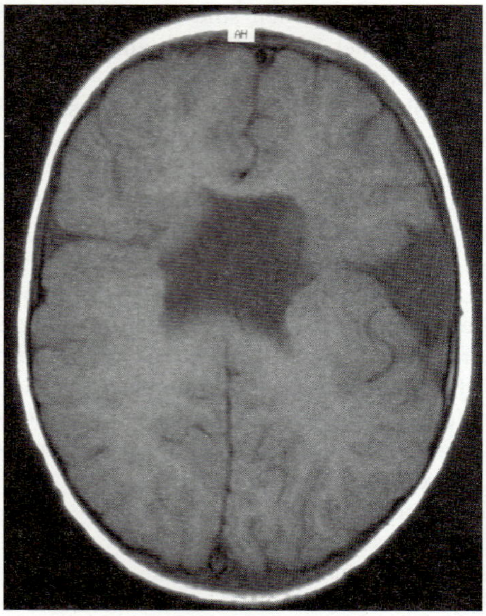

Abb. 194.7. Schizenzephalie mit Agenesie des Septum pellucidum. 2 Jahre altes Mädchen mit Entwicklungsrückstand und komplex-partiellen sowie generalisierten Anfällen. Defekt im Bereich der Insel, geringe Erweiterung des Ventrikelsystems

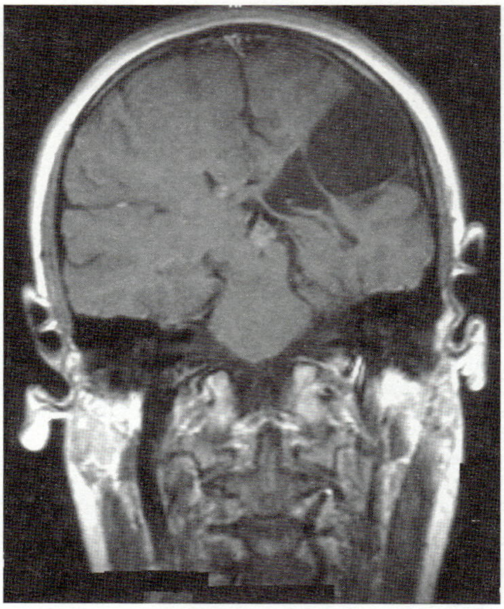

Abb. 194.8. Porenzephalie bei 11 Jahre altem Jungen. Kongenitale spastische Hemiparese rechts, weitgehend ungestörte Entwicklung, akut generalisierter Anfall. Destruktion im Versorgungsgebiet der A. cerebri media, geringes Volumen der linken Hemisphäre

Polymikrogyrie

Die Vermehrung der Windungen gibt dem Gehirn ein blumenkohlähnliches Aussehen. Oft sind die Veränderungen lokalisiert (Poikilogyrie), z.B. im Bereich dysgenetischer Bezirke. Die Differenzierung des Kortex ist verändert, die weiße Substanz hypoplastisch. Die beeinträchtigte Neuroblastenmigration hat Bewegungsstörungen, geistige Behinderung und Anfälle zur Folge.

Kortikale Dysplasie

Mit Hilfe der Magnetresonanztomographie sind umschriebene Differenzierungsstörungen der Hirnrinde (Anomalien der kortikalen Entwicklung) festzustellen, die für zerebrale Anfälle (ca. 25 % bei partiellen Anfällen), aber auch für Entwicklungs- und Teilleistungsstörungen verantwortlich sein können. Aufgrund der Morphologie werden unterschiedliche Formen differenziert (fokale oder laminäre Dysplasien, Heterotopien). Neben der Rinde sind auch Markstrukturen betroffen, es können die neuronale Proliferation und kortikale Organisation beeinträchtigt sein. Mit verbesserter Diagnostik sind derartige Anomalien zunehmend häufig nachzuweisen, so daß die Ursache mancher „kryptogenen Epilepsie" oder Entwicklungsauffälligkeit geklärt werden kann. Die Einteilung nach Embryologie, Struktur und Genetik (z.B. Cortex duplex bei Mädchen) dürfte mit weiteren Beobachtungen zu modifizieren sein (s.o.).

Destruktive Veränderungen: Porenzephalie, Schizenzephalie, Hemiatrophie

Strukturdefekte im Bereich der Hemisphären sind Folge einer Entwicklungsstörung oder eines Gefäßverschlusses. Bei der Schizenzephalie findet man die Pori symmetrisch, bevorzugt parietotemporal; sie reichen von der Rinde bis zum Ventrikel und sind von einer Polymikrogyrie umgeben (Abb. 194.7). Es können Anfälle auftreten (bilaterales perisylvisches Syndrom; Foix, Chavanay und Marie). Eine Schizenzephalie kann auch unbemerkt bleiben. Beziehungen zum EMX2-Gen sind nachgewiesen.

Häufig ist Porenzephalie Ausdruck sekundärer Läsionen in Folge von Durchblutungsstörungen (Gefäßanomalie, Embolie, Thrombose), die bei intrauterinem Auftreten zum Einschmelzen umgrenzter Hirngebiete führen. Diese Pori sind unregelmäßig angeordnet (Abb. 194.8). Umgebende Windungen werden im Sinn der Ulegyrie verändert. Symptome entstehen je nach Lokalisation und Ausdehnung (Bewegungsstörungen, partielle Anfälle); sie können bei der Kompensationsfähigkeit des Gehirns erstaunlich gering sein.

Die Läsion einer ganzen Hirnhälfte (Hemiatrophia cerebri) ist meist auf pränatale Durchblutungsstörungen zurückzuführen. Es resultieren Schädelasymmetrie, spastische Hemiplegie mit Wachstumsverzögerung, oft auch zerebrale Anfälle (partiell, sekundär-generalisiert) und Intelligenz- oder Teilleistungsstörungen. Diagnostische Hinweise geben Röntgenbild (Asymmetrie, Pyramidenhochstand, ungleichmäßige Pneumatisierung), auch EEG (herdförmige Veränderung) und evozierte Potentiale. Mit bildgebender Diagnostik wird die morphologische Situation geklärt. Bei therapieresistenten Anfällen kann ggf. eine neurochirurgische Intervention aussichtsreich sein.

194.5 Störungen der Massenentwicklung des Gehirns

Mikrenzephalie

Viele Fehlbildungen des zentralen Nervensystems führen zu einem verminderten Hirnwachstum, was bei der engen Beziehung zwischen Gehirn und Schädel als Mikrozephalie zu erkennen ist (Kopfumfang unterhalb der 3. Perzentile, Mißverhältnis zwischen Hirn- und Gesichtsschädel).

Tabelle 194.5. Mikrozephaliesyndrome. *AR* autosomal-rezessiv, *AD* autosomal-dominant, *X* geschlechtsgebunden

Syndrom	Symptome mit Mikrozephalie
Mikrozephalie mit Katarakt	Geistige Behinderung, Spastik, bilaterale Katarakt
Crome-Syndrom	Kongenitale Katarakt, Enzephalopathie, tubuläre Nekrose der Nieren (AR)
Mirhosseini-Holmes-Walton-Syndrom	Geistige Behinderung, Katarakt, Pigmentdegeneration der Retina
Mikrozephalie mit Chorioretinopathie	Chorioidale Atrophie, Pigmentierung der Retina, geistige Behinderung, Mikrophthalmie (AR)
Megalocornea-Mental-Retardation-Syndrom	Geistige Behinderung, Megalocornea, Epilepsie, hypotone Zerebralparese (AR, AD)
Okulozerebrofaziales Syndrom	Geistige Behinderung, kraniofaziale Dysmorphie, Mikrocornea, Optikusatrophie (AR)
Armendares-Syndrom	Kraniosynostosen, Minderwuchs, Retinitis pigmentosa (AR, X)
Zerebrookulofazioskelettales Syndrom	Hypotonie, Mikrognathie, Osteoporose, Mikrophthalmie, Katarakt, verminderte Neuronenzahl (AR)
Chondrodysplasia congenita punctata	Kurze Glieder, kraniofaziale Dysmorphie, Katarakt, Hautveränderungen, geistige Behinderung (AR)
Okulopalatozerebraler Minderwuchs	Geistige Behinderung, Spastik, Bindegewebsanomalien, Kieferspalte, Kleinwuchs, Asthma (AR)
Galloway-Mowat-Syndrom	Hiatushernie, nephrotisches Syndrom (AR)
Seemanova-Syndrom	Normale Intelligenz, Vogelgesicht, zelluläre und humorale Immundefekte, lymphoretikuläre Malignome (AR)
Seckel-Vogelkopf-Zwerg	Proportionierter Kleinwuchs, niedriges Geburtsgewicht, geistige Behinderung, Vogelgesicht, Skelettanomalien
Bowen-Conradi-Syndrom	Intrauterine Wachstumsretardierung, Mikrognathie, Klinodaktylie, verminderte Gelenkbeweglichkeit (AR)
Paine-Syndrom	Spastische Diplegie, Ataxie
Neu-Syndrom	Wachstumsretardierung, Beugekontrakturen (AR)
Smith-Lemli-Opitz-Syndrom	Intrauterine Wachstumsretardierung, Extremitätenanomalien, Katarakt, geistige Behinderung (AR)
Rubinstein-Taybi-Syndrom	Geistige und motorische Retardierung, breite Daumen und Großzehen (AR)
Ruvalcaba-Syndrom	Geistige Behinderung, Knochendysplasien (AR)
Lowry-Wood-Syndrom	Kleinwuchs, epiphyseale Dysplasie, Nystagmus (X, AR)
Taybi-Linder-Syndrom	Kleinwuchs, Skelettdysplasie (AR)
Juberg-Hayward-Syndrom	Lippen-Kiefer-Spalte, Anomalie der Daumen und Zehen, Dislokation des Radius (AR)
Marden-Walker-Syndrom	Blepharophimose, Gelenkkontrakturen, Muskelhypotonie, Herz- und Nierenanomalien (AR)
Coffin-Lowry-Syndrom	Kraniofaziale Dysmorphie, Knochenanomalien, geistige Behinderung (X, AR)
De-Sanctis-Cacchione-Syndrom	Kleinwuchs, Hypogenitalismus (AR)
Dubowitz-Syndrom	Intrauterine Wachstumsretardierung, Ekzem, leichte geistige Behinderung, kraniofaziale Dysmorphie (AR)

Tabelle 194.6. Neurologische Störungen bei Chromosomenaberrationen

Chromosomenaberrationen	Symptome und neurologische Störungen
Gonosomale Aberrationen	
Klinefelter-Syndrom und Varianten	Verzögerte motorische und sprachliche Entwicklung, EEG-Veränderungen, geistige Behinderung (besonders bei Varianten)
XYY-Syndrom und Varianten	Wachstumsbeschleunigung, inkonstant neurologische Symptome
Ullrich-Turner-Syndrom und Varianten	Wahrnehmungs- und Teilleistungsstörungen
Triplo-X-Syndrom und Varianten	Entwicklungsverzögerung, Hypotonie, geistige Behinderung
Autosomale Aberrationen	
Trisomie 8	Verzögerte geistige Entwicklung, Spina bifida, EEG-Veränderungen, Anfälle
Trisomie 9	Dyskranie, Entwicklungsrückstand, zerebrale Anomalie
Trisomie 13 (Pätau-Syndrom)	Mikrozephalie, Holoprosenzephalie, Mikrophthalmie, Entwicklungsrückstand, Anfälle
Trisomie 18 (Edwards-Syndrom)	Mikrozephalie, unterschiedliche Hirnanomalien, Spina bifida, Entwicklungsrückstand
Trisomie 21 (Down-Syndrom)	Brachymikrozephalie, Entwicklungsrückstand, Hypotonie, Anfälle, Alzheimer-Demenz
Trisomie 22	Mikrozephalie, Sinnesstörungen, Hypotonie, Entwicklungsrückstand
Deletionssyndrome	
4p-Syndrom (Wolf-Hirschhorn)	Mikrozephalie, verschiedene Hirnanomalien, Hypotonie, Anfälle, Entwicklungsrückstand
5p-Syndrom (Cri du chat, Lejeune)	Mikrozephalie, zerebrale Dysplasie, Hypotonie, später Spastik, Anfälle, Entwicklungsrückstand
18p-Syndrom (de Grouchy)	Ptosis, Strabismus, Hemiparese, Taubheit, Anfälle, zerebrale Anomalie
18q-Syndrom (de Grouchy)	Mikrozephalie, Nystagmus, Ptose, Strabismus, Amblyopie, Hypotonie, Entwicklungsrückstand
Chromosomenbruch-Syndrome	
Fanconi-Anämie	Mikrozephalie, Retardierung
Bloom-Syndrom	Mikrozephalie
Ataxia teleangiectatica (Louis-Bar-Syndrom)	
Xeroderma pigmentosum	Mikrozephalie, Spastik, Ataxie
Incontinentia pigmenti	

Bei der Mikrocephalia vera fehlen andere Anomalien. Primäre Mikrozephalie ist bei Geburt vorhanden, sekundäre läßt eine peri- oder postnatale Läsion als Ursache vermuten. Zum Nachweis der Ätiologie dient eine genaue klinisch-genetische Analyse (Stammbaumerhebung, Anamnese, Anomalien) mit Fahnden nach Chromosomenaberrationen und exogenen Schäden (Strahlen, Infektionen, Teratogene, Hyperphenylalaninämie der Mutter). Bildgebende Verfahren decken Fehlbildungen auf; molekulargenetische Analyse kann weitere Information bringen (s. Übersicht unten, Tabellen 194.5 und 194.6).

Ursachen der Mikrozephalie

- Mikrozephalie bei angeborenen Stoffwechselstörungen:
  - Phenylketonurie, Galaktosämie, Gangliosidosen;
- Mikrozephalie bei monogen vererbten Syndromen:
  - s. Tabelle 194.5;
- Mikrozephalie bei Chromosomenaberrationen:
  - Trisomie 13, 15, 21, 22; Deletionen 4p-, 5p-, 18p-, 18q-,
  - gonosomale Aberrationen, z. B. XXXXY,
- Mikrozephalie durch pränatale Einwirkung exogener Faktoren:
  - Virusinfektionen (Rubeolen, Zytomegalie, Herpes),
  - Chemikalien (Alkohol, Phenytoin, Aminopterin),
  - Hyperphenylalaninämie, Hyperthyreose, Diabetes der Mutter,
  - Röntgenexposition, Unterernährung, Traumen;
- Mikrozephalie bei Syndromen unbekannter Ursache;
- Mikrocephalia vera, genetisch bedingt, autosomal-rezessiv, autosomal-dominant, geschlechtsgebunden;
- sekundäre Mikrozephalie nach Läsionen im frühen Säuglingsalter:
  - Menigoenzephalitis, Schädelhirntrauma, Hypoxie;
- sekundäre Mikrozephalie bei degenerativen Krankheiten des ZNS
  - Rett-Syndrom, Leukodystrophie.

Falls keine Ursache nachzuweisen ist, muß bei primärer Mikrozephalie eine autosomal-rezessive Mutation angenommen werden. Gelegentlich kommt autosomal-dominanter oder geschlechtsgebunden-rezessiver Erbgang vor. Mikrenzephalie geht nicht immer mit geistiger Behinderung einher, Bewegungsstörungen oder zerebrale Anfälle treten aber häufig auf.

Megalenzephalie

Die Vergrößerung des Kopfumfanges auf Werte oberhalb der Altersnorm (Makrozephalie) hat ebenfalls verschiedene Ursachen (Tabelle 194.7) und kommt auch ohne sonstige Symptome vor (autosomal-dominant oder rezessiv-geschlechtsgebunden vererbt). Bei echter Megalenzephalie ist das Ventrikelsystem eher klein. Es können zusätzlich Differenzierungsstörungen vorliegen wie abnorme Migration, Heterotopien usw. Besonders die Hemimegalenzephalie birgt bei hamartomartiger Struktur das Risiko neoplastischer Umformung. Bei therapieresistenten Anfällen ist die operative Entfernung indiziert.

Tabelle 194.7. Ätiologie der Makrozephalie

Ursachen	Symptome und Krankheiten
Fehlbildungen	Hydrozephalus, Hydranenzephalie, Megalenzephalie (familiär, zerebraler Gigantismus), neurokutane Syndrome (Neurofibromatose)
Schädeldysplasien	Osteogenesis imperfecta, Achondroplasie, Osteopetrosis, Hypophosphatasie, Rachitis, Dysostosis craniofacialis Crouzon
Trauma, Blutung	Subdurales Hämatom (Hygrom), Hydrozephalus, Arachnoidalzyste
Raumfordernde Prozesse	Arachnoidalzyste, Hirntumoren, Hydrozephalus
Stoffwechselstörungen	Lipidosen, Mukopolysaccharidosen, Histiozytose, Morbus Canavan, Glutarazidurie Typ I
Infektionen	Abszess, subdurales Empyem, Hydrozephalus
Unklare Ätiologie	Pseudotumor cerebri, Morbus Alexander
Syndrome	Ehlers-Danlos-Syndrom Klippel-Trenaunay-Parkes-Weber-Syndrom Robinow-Syndrom

194.6 Hydrozephalus

Definition. In Folge eines Mißverhältnisses zwischen Liquorproduktion und -resorption kommt es beim Hydrozephalus zur Erweiterung von Ventrikeln und/oder subarachnoidalen Liquorräumen. Es handelt sich um ein Symptom, das verschiedene Ursachen hat. Im frühen Kindesalter resultiert bald ein vermehrtes Kopfwachstum (Makrozephalie). Ventrikelerweiterung durch Verlust von Hirnsubstanz („Hydrocephalus e vacuo") geht mit normalem intrakraniellen Druck einher.

Epidemiologie. Bei 3–4 von 1 000 neugeborenen Kindern kann ein Hydrozephalus auftreten. In 25–30 % ist er angeboren oder mit Spina bifida kombiniert.

Ätiologie. Ursachen des Hydrocephalus occlusus sind Fehlbildungen, Folgen von Infektionen oder Blutungen sowie Tumoren. Eine Aquäduktstenose kann durch geschlechtsgebunden-rezessiv vererbte Mutation entstehen (Gendefekt in der Region Xq28, Beziehung zum Gen L1CAM, damit zu MASA-Syndrom und CRASH-Syndrom). Intraventrikuläre Hämorrhagie bei Frühgeborenen ist eine häufige Ursache. Ein Hydrocephalus hypersecretorius tritt intermittierend bei Entzündungen und Traumen auf, progredient ist er beim Plexuspapillom. Resorptionsstörungen sind Folge von Infektionen und Blutungen.

Pathophysiologie. Bei Verschluß der Liquorwege entsteht ein Hydrocephalus occlusus (internus). Die Obstruktion führt zum Rückstau des vom Plexus chorioideus und Ependym durch Ultrafiltration und Sekretion gebildeten Liquor cerebrospinalis, hat Steigerung des intrakraniellen Druckes (Neugeborene 30–70, Erwachsene 100–200 mm H_2O) und Kompression von Hirngewebe zur Folge. Die Lokalisation des Verschlusses bestimmt Art und Verlauf entstehender Symptome (Blockade des Foramen Monroi, Aquäduktstenose, Obliteration der Aperturen des 4. Ventrikels). Bei Hydrocephalus hypersecretorius führt vemehrte Liquorproduktion zur Drucksteigerung, die Passage ist durchgängig (Hydrocephalus communicans). Dies gilt auch für den Hydrocephalus malresorptivus, bei dem Veränderungen an den Arachnoidalzotten (Pacchionische Granulationen) für die beeinträchtigte Resorption verantwortlich sind (Hydrocephalus externus). Nach der Verlaufsdynamik ist ein akuter, aktiver Hydrozephalus, bei dem Hirndrucksymptome rasch entstehen, abzugrenzen vom chronischen Hydrozephalus, der gelegentlich spontan zum Stillstand kommt (kompensierter Hydrozephalus). Besondere diagnostische Probleme bietet der „Normaldruck-Hydrozephalus", bei dem eine intermittierende, insgesamt nur geringe Druckerhöhung fortschreitende Ventrikelerweiterung bedingt. Nicht selten sind verschiedene Faktoren miteinander kombiniert.

Klinische Symptome und Verlauf. Solange die Schädelnähte noch nicht miteinander verwachsen sind, führt eine Steigerung des intrakraniellen Drucks zuerst zu vermehrtem Wachsen des Kopfumfanges. Deshalb gehört die Kontrolle des Schädelumfanges zu den wichtigen Aufgaben der Vorsorgeuntersuchung. Ein Hydrozephalus ist zu vermuten, wenn die Wachstumskurve den Perzentilenverlauf nach oben kreuzt. Symptome der Drucksteigerung sind beim Säugling eher gering und unspezifisch: Erbrechen, Gedeihstörung, allgemeine Unruhe, schrilles Schreien. Wichtige Hinweise geben vergrößerte, auch bei aufrechter Haltung gespannte oder vorgewölbte Fontanelle, erweiterte Schädelnähte, vermehrte Venenzeichnung, auch eine Verformung des Kopfes mit Balkonstirn sowie Dislokation der Ohren. Das Sonnenuntergangsphänomen der Augen ist Folge einer vertikalen Blickparese bzw. durch Kompression des Orbitadaches verursacht. Eine Stauungspapille tritt im frühen Kindesalter selten auf, eher kommen Optikusatrophie und Strabismus vor. Bei der neurologischen Untersuchung findet man nicht selten Zeichen einer Zerebralparese, die statomotorische Entwicklung ist oft verzögert, psychische Reaktionen sind vor allem bei akutem Hydrozephalus verändert.

Bei geschlossenen Schädelnähten stehen Zeichen der Hirndrucksteigerung schon zu Beginn ganz im Vordergrund: Verhaltensänderungen durch organisches Psychosyndrom, Kopfschmerzen, Erbrechen (besonders morgens nüchtern), Stauungspapille und Fundusblutungen. Erfolgt nicht rechtzeitig eine Druckentlastung, droht die Einklemmung im Bereich des Foramen occipitale magnum mit Auftreten von Streckkrämpfen und vegetativer Dysregulation.

Diagnose und Differentialdiagnose. Ein Hydrozephalus ist immer zu vermuten, wenn vermehrtes Kopfwachstum auffällt. Palpation (Fontanelle, Nähte), Auskultation (Gefäßgeräusch) und Perkussion (Schädelschettern) geben weitere Hinweise. Die Sonographie von Gehirn und Ventrikelsystem, beim Säugling durch die offene Fontanelle gut möglich, informiert rasch über Ventrikelweite, Blutungen, Fehlbildungen und weitere Strukturveränderungen, womit die Differentialdiagnose gegenüber anderen Ursachen des Makrozephalus möglich wird.

Durch Transillumination des Schädels sind Subduralergüsse zu erkennen, die mit der Sonographie oft weniger gut erfaßt werden. Computer- und Magnetresonanztomographie lassen die morphologische Situation am besten beurteilen (Abb. 194.9), es sind auch Informationen über den Liquorfluß zu erhalten. Um die Liquordynamik genauer zu prüfen, werden gelegentlich Isotopenverfahren und Messen des intrakraniellen Druckes nötig. Die Analyse des durch Ventrikelpunktion gewonnenen Liquors kann wichtig sein für die Therapieindikation. Ziel der diagnostischen Maßnahmen ist, in einem für das Kind möglichst wenig belastenden Vorgehen all jene Informationen zu sammeln, die zur Klärung der Ätiologie und Pathogenese, damit für Differentialdiagnose und Therapieplanung notwendig sind.

Therapie. Die Liquorproduktion kann durch Medikamente nur wenig beeinflußt werden, z.B. durch den Carboanhydrasehemmer Azetazolamid (Diamox) oder durch Furosemid (Lasix). Ein aktiver Hydrozephalus ist konservativ nicht zu behandeln, vielmehr muß das Mißverhältnis zwischen Produktion und Resorption mechanisch beseitigt werden. Nur

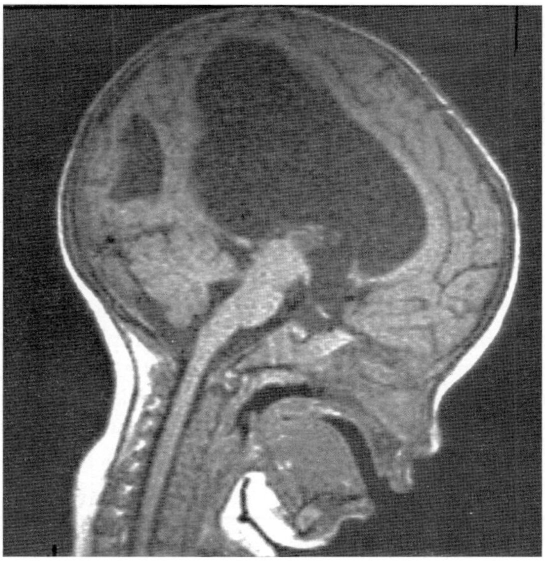

Abb. 194.9. Konnataler Hydrozephalus bei Aquäduktstenose. 10 Monate altes Mädchen mit leicht verzögerter motorische Entwicklung. Erweiterte Seitenventrikel im sagittalen Schnittbild der MRT, infratentoriell normale Strukturen

gelegentlich ist deshalb bei regelmäßiger Kontrolle eine abwartende Haltung gerechtfertigt (spontane Kompensation). Ein kongenitaler Hydrozephalus kann bereits bei pränataler Ultraschalluntersuchung diagnostiziert werden. Versuche der intrauterinen Therapie haben bisher keinen überzeugenden Erfolg gehabt.

Bei akutem Hydrozephalus muß meist rasch eine Entlastung vorgenommen werden: Äußere Liquordrainage in einem geschlossenen System hilft, kompressionsbedingte Läsionen zu vermeiden. Ursachen der Obstruktion sind zu beseitigen, sofern dies technisch möglich ist (Tumoren, Zysten, Gefäßanomalien, Membranen). Die Entfernung eines Plexuspapilloms bringt den Hydrocephalus hypersecretorius rasch zum Stillstand, während sich sonst chirurgische Maßnahmen am Plexus zur Behandlung wenig bewährt haben. Kann die Liquorpassage nicht wiederhergestellt werden, sind liquorableitende Maßnahmen durch eine Drainage (Shunt) erforderlich. Intrakranielle Verfahren (auch endoskopische) sind an bestimmte Voraussetzungen gebunden: Kommunikation zwischen 3. Ventrikel und basalen Zisternen, Torkildsen-Drainage mit Verbindung zwischen Okzipitalhorn und Cisterna cerebello-medullaris.

Bewährt sind seit etwa 30 Jahren mit Einführung geeigneter Ventilsysteme (Spitz-Holter, Pudenz-Heyer, Hakim, usw.) besonders der ventrikuloatriale und ventrikuloperitoneale Shunt, gelegentlich auch eine lumboperitoneale Ableitung. Die Operation ist wenig belastend, erfordert aber große Sorgfalt. Komplikationen sind trotz aller Bemühungen nicht zu vermeiden und stellen sich bei etwa 30–50 % der Patienten ein: Obstruktion des Katheters am proximalen (Plexus) oder distalen Ende (Thrombose, peritoneale Verwachsung), Diskonnektion des Systems (Ausbildung eines Liquorpolsters) oder Infektion (Auftreten einer Ventilsepsis, hauptsächlich durch Staphylokokken). Nachoperationen sind auch wegen wachstumsbedingter Veränderungen notwendig, ggf. prophylaktisch. Die Art des Ventils ist den individuellen

Druckverhältnissen anzupassen, mit einer Antisiphon-Einrichtung wird der Überdrainage und dem Schlitzventrikelsyndrom (manchmal mit subduralem Hygrom kombiniert) vorgebeugt, das ähnliche Symptome verursacht wie eine intrakranielle Drucksteigerung. Regelmäßige Kontrollen sind erforderlich, um Komplikationen unverzüglich zu erkennen, da es rasch zu einer Dekompensation mit Einklemmungserscheinungen kommen kann.

Abhängig von Ätiologie und Pathogenese ist ein Hydrozephalus oft mit verschiedenen Behinderungen verbunden, die eine spezielle Behandlung und Förderung notwendig machen. Bei frühzeitiger chirurgischer Therapie ist für etwa 70 % der Patienten die Prognose als günstig anzusehen; es kann zu einer ungestörten geistigen Entwicklung kommen, wobei allerdings später nicht selten Teilleistungsstörungen und Verhaltensauffälligkeiten bemerkt werden.

194.7 Entwicklungsstörungen von Kleinhirn und Hirnstamm

Kleinhirnagenesie und -hypoplasie

Selten fehlt das Zerebellum völlig, häufiger sind Entwicklungsstörungen einzelner Teile, der Hemisphären oder median gelegenen Strukturen (Kleinhirnwurm). Durch die Magnetresonanztomographie kann die Morphologie der hinteren Schädelgrube gut dargestellt werden, so daß es meist gelingt, Anomalien von Varianten (Erweiterung der Cisterna cerebello-medullaris) und anderen Veränderungen zu differenzieren (Abb. 194.10). Der neurologische Befund ist recht unterschiedlich. Bei der offenbar großen Kompensationsfähigkeit des zerebellären Systems kann er nur gering ausgeprägt sein.

Die Hypoplasie einer Kleinhirnhemisphäre ist gewöhnlich mit pränataler Läsion oder Fehlbildung der kontralateralen Hirnhälfte verbunden (gekreuzte Atrophie), wie überhaupt zerebrale und zerebelläre Störungen oft kombiniert sind. Verschiedene Anomalien des Kleinhirns kommen familiär vor und führen zu nichtprogredienten Heredoataxien. Sie haben unterschiedliche Ausprägung und sind nicht selten von zusätzlichen Symptomen begleitet. Eine progrediente Kleinhirnatrophie ist für das CDG-Syndrom sehr charakteristisch (s. Kap. 35).

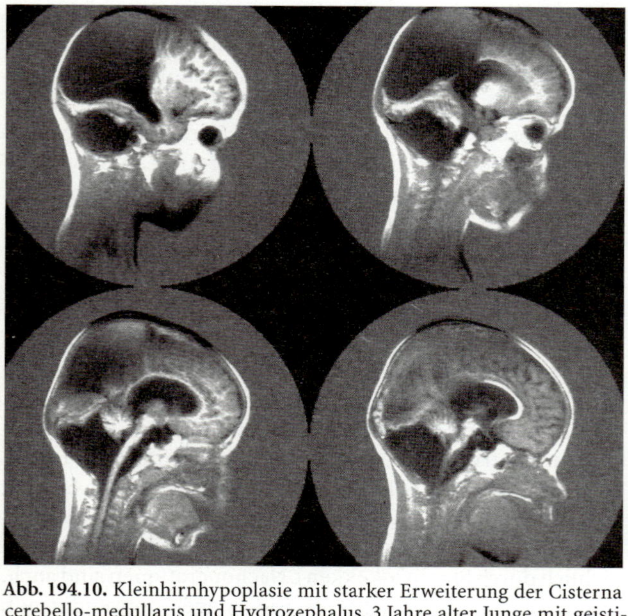

Abb. 194.10. Kleinhirnhypoplasie mit starker Erweiterung der Cisterna cerebello-medullaris und Hydrozephalus. 3 Jahre alter Junge mit geistiger Behinderung und ataktischer Bewegungsstörung

Arnold-Chiari-Anomalie

Im Rahmen einer dysraphischen Störung kommt es oft zu Veränderungen an Kleinhirn und Hirnstamm mit Dislokation und Verformung, oft auch mit Hydrocephalus occlusus. Bei Typ I findet man symmetrische oder asymmetrische Verlagerung der Kleinhirntonsillen in das Foramen occipitale magnum (chronische Herniation), bei Typ II, dem eigentlichen Arnold-Chiari-Syndrom, kommt es zur Verlagerung von Teilen des Kleinhirnunterwurms in den Spinalkanal (Abb. 194.11). Wegen der Hypoplasie ist die hintere Schädelgrube verkleinert, der 4. Ventrikel kann durch Gewebe ausgefüllt sein, die Aperturen befinden sich unterhalb der Foramenebene, am Übergang der Medulla oblongata ins Halsmark entsteht eine bajonettförmige Abwinkelung (Kinking) des Hirnstamms. Dies kann Hirnnervenstörungen und vegetative Dysregulation zur Folge haben. Die Pathogenese der Anomalie ist letztlich ungeklärt, verschiedene Hypothesen erfassen nur Teilaspekte. Bei Typ III findet man eine extrakranielle Verlagerung des Kleinhirns in eine subokzipital-zervikale Zele; die dem Typ IV zugerechneten Beobachtungen haben eine Kleinhirnhypoplasie gemeinsam.

Dandy-Walker-Syndrom

Kennzeichnend ist eine Vermisagenesie, partiell oder komplett, weshalb das Dach der Rautengrube defekt und zystisch verändert wird (Ventrikulozele). Die hintere Schädelgrube kann dadurch stark ausgeweitet sein, Tentorium

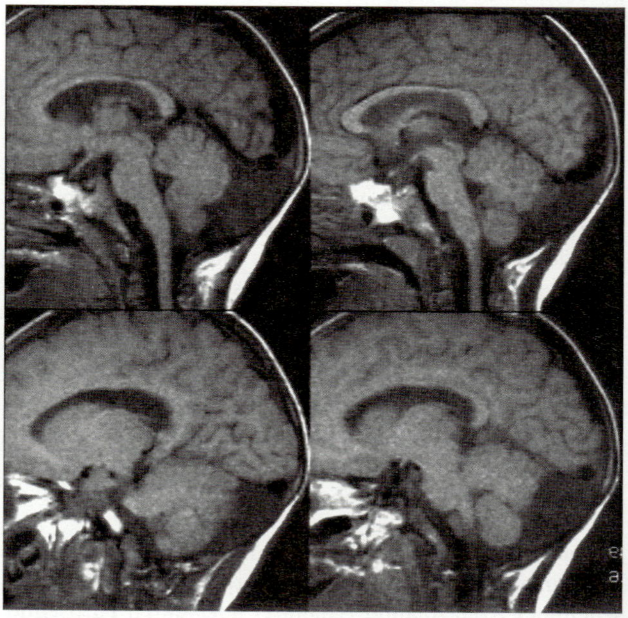

Abb. 194.11. Arnold-Chiari-Anomalie Typ II. 6 Jahre alter Junge mit lumbaler Meningomyelozele und Hydrozephalus ohne Liquorabflußstörung. Dislokation des Kleinhirnwurms in das Foramen occipitale magnum

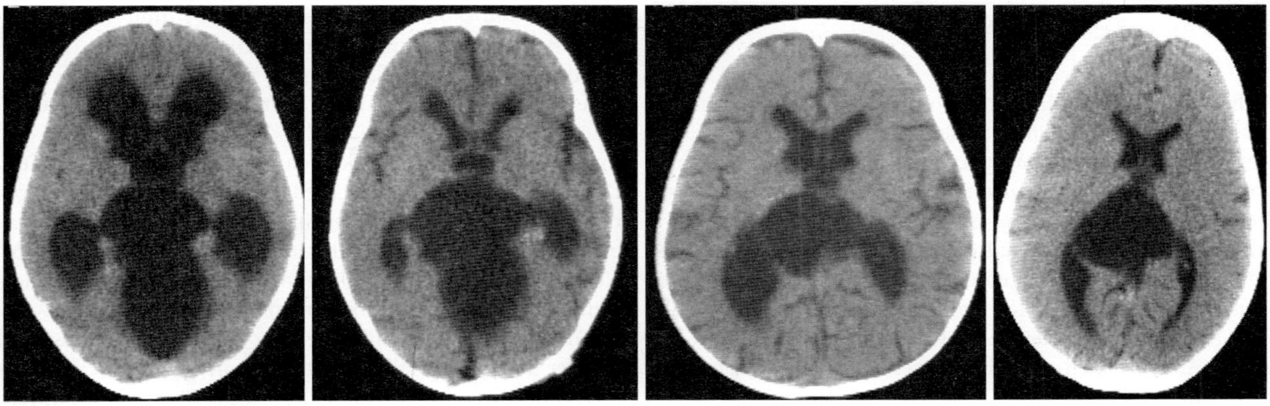

Abb. 194.12. Dandy-Walker-Syndrom bei 10 Monate altem Jungen mit Hirndruckzeichen und beinbetonter spastischer Tetraparese. Erweiterung aller Ventrikel, besonders des 4. Ventrikels. Besserung nach Shuntversorgung. Ungestörte Entwicklung

und Torkular stehen hoch. Auch wenn die Aperturen des 4. Ventrikels nicht verschlossen sind, wird ein Hydrozephalus meist durch Entwicklungsstörungen des Subarachnoidalraumes verursacht (Abb. 194.12). Zusätzliche Fehlbildungen am Großhirn kommen vor. Klinische Symptome sind vorspringende Okzipitalschuppe, Hirnnervenstörungen, Nystagmus und Rumpfataxie, auch spastische Erscheinungen. Der Hydrozephalus kann progredient sein. Zur Therapie reicht vielfach nicht aus, eine Kommunikation zwischen Zyste und Subarachnoidalraum zu schaffen, es müssen meist Ventrikelsystem und zystischer Hohlraum drainiert werden.

Joubert-Syndrom

Komplette oder partielle Vermisagenesie wird auch ohne zystische Ausweitung der Rautengruppe beobachtet und autosomal-rezessiv vererbt. Beim Joubert-Syndrom geht sie mit Anfällen von Hyperpnoe, abnormen Augenbewegungen (Opsoklonus), Ataxie und geistiger Retardierung einher; ausnahmsweise ist die Entwicklung nur wenig beeinträchtigt.

Anomalien des Hirnstamms

Dysplasie der Oliven oder Anomalien des Tractus corticospinalis sind meist mit anderen Fehlbildungen kombiniert (Klippel-Feil-Syndrom). Bei isoliertem Auftreten haben sie selten klinische Bedeutung, können aber das Vorkommen ausgeprägter Spiegelbewegungen erklären.

Anomalien im Bereich der Hirnerven

Angeborene Hirnnervenstörungen sind Folge von Aplasie oder Degeneration entsprechender Kerngebiete. Augen- und Gesichtsmuskeln sind betroffen, oft doppelseitig. Die Kombination mit Extremitätenanomalien kommt vor (Poland-Möbius-Syndrom, Thalidomid-Embryopathie). Sensorische Kerngebiete bleiben meist verschont.

Angeborene Ptose (ein- oder doppelseitig) tritt gelegentlich familiär auf. Kongenitale uni- oder bilaterale Abduzenslähmung kann mit Retraktionsphänomen sowie Anomalien von Tränendrüsen, M. pectoralis und Händen einhergehen. Beidseitige Abduzensparesen sind in 50% mit einer Fazialislähmung kombiniert. Selten sind angeborene vertikale Bewegungsstörungen der Augen oder totale Ophthalmoplegie. Kongenitale doppelseitige Fazialisparese ist beim Möbius-Syndrom oft mit Abduzenslähmung, Ophthalmoplegia externa, Zungenlähmung, Pektoralisdefekt, Armfehlbildungen und Klumpfuß verbunden. Angeborene einseitige Fazialisparese geht meist mit Ohranomalien einher. Bedeutsam ist die differentialdiagnostische Abgrenzung von traumatischen oder entzündlichen Ursachen sowie von progredienten Krankheiten (Tumoren).

194.8 Anomalien des Rückenmarks

Im Rahmen dysraphischer Fehlbildungen kommen neben der Spina bifida auch andere Veränderungen am Rückenmark vor. Bei der *Diplomyelie* ist das Myelon verdoppelt und wird von geteilten oder gemeinsamen Meningen umgeben. Bei der *Diastematomyelie* findet man die Spaltung des Rükkenmarks durch einen knöchernen oder bindegewebigen, median gelegenen Sporn. Die Symptome werden davon bestimmt, welche neuralen Strukturen durch die Formanomalie beeinträchtigt sind; die Kombination mit Spina bifida kommt vor. Auch eine *Syringomyelie* kann als Begleitanomalie auftreten, bleibt dann nicht selten symptomlos; die von Erwachsenen bekannte dissoziierte Empfindungsstörung kommt nur ausnahmsweise vor, eher findet man Muskelatrophien, z.B. im Bereich der Hand.

Ein verdicktes oder verkürztes Filum terminale des Rükkenmarks behindert dessen Aszensus, der sich in den ersten Lebensmonaten vollzieht (von L4 nach L2). Folge kann das „tethered-cord-syndrome" sein: Wegen der eingeschränkten Beweglichkeit des Rückenmarks kommt es offenbar zu Mikrotraumen bei Bewegungen, was dann Läsionen und progressive Funktionsstörungen zur Folge hat. Als Symptome findet man Muskelatrophien, Paresen, Reflexausfall, Sensibilitätsstörungen, vor allem eine Beeinträchtigung der Blasen- und Darmfunktion. An der Haut im Lumbalbereich sind fast immer Veränderungen zu beobachten, die auf eine Dysraphie hinweisen (Behaarung, Hämangiom, Hautgrübchen). Operative Behandlung (Resektion des Filum terminale) ist angezeigt, auch um einer weiteren Progredienz vorzubeugen.

Eine Fehlbildung der Meningen des Spinalkanals (Foix-Alajouanine) kann durch Druck zu (in)komplettem Querschnittsyndrom führen.

194.9 Arachnoidalzysten

Definition. Arachnoidalzysten sind mit Flüssigkeit gefüllte Hohlräume im Bereich der Meningen oder unterhalb der Arachnoidea (Subarachnoidalzysten). Sie können mit Strukturveränderungen angrenzender Hirnabschnitte einhergehen und Anschluß an das Liquorsystem haben, besonders im Bereich von Zisternen. Angeborene (echte) Arachnoidalzysten werden von 2 Lagen der Arachnoidea umgeben, bei den Subarachnoidalzysten enthält die Wand auch Anteile von Pia mater und neuralem Gewebe (Leptomeningealzysten). Abzugrenzen sind intrazerebrale Zysten, Pori und zystische Tumoren.

Epidemiologie. Bei Autopsien wurden Arachnoidalzysten in 1 von 1000 Fällen gefunden. Unter den raumforderndern intrakraniellen Prozessen kommen sie in etwa 1% vor. Mit Einführen der CT- und MRT-Diagnostik werden sie als Zufallsbefund nicht selten beobachtet; 60–90% der Patienten sind Kinder, meist wird die Diagnose in den ersten beiden Lebensjahren gestellt.

Ätiologie und Pathogenese. Als angeborene Anomalien bei der Entwicklung der Hirnhäute entstehen Arachnoidalzysten wahrscheinlich in den ersten Wochen der Schwangerschaft. Mitunter sind genetische Ursachen anzunehmen; familiäres Vorkommen wird beobachtet. Arachnoidalzysten als erworbene Anomalie können Folge von Entzündungen, Traumen oder Blutungen sein. Vielfach bleibt die Ursache aber unklar. Strittig ist auch, ob eine begleitende zerebrale Anomalie (Agenesie des Temporallappens) primär oder sekundär entsteht. Die Zellen der Zystenwand können Flüssigkeit sezernieren, so daß der Inhalt zunimmt; fehlt eine Verbindung mit dem Subarachnoidalraum, bekommt die Zyste raumfordernde Wirkung, führt zu Massenverlagerung des Gehirns oder zur Vorwölbung der Schädelkalotte. Bei Lokalisation im Bereich der Mittellinienstrukturen oder in der hinteren Schädelgrube kann es zum Verlegen der Liquorpassage mit Hydrocephalus occlusus kommen.

Klinische Symptome und Verlauf. Arachnoidalzysten bleiben nicht selten symptomlos und werden als Zufallsbefund festgestellt, sie können nicht immer die Symptome erklären, welche die Untersuchung veranlaßten. Falls es zu Volumenvermehrung der Zyste oder zur Blockade der Liquorpassage kommt, entstehen Symptome der intrakraniellen Drucksteigerung mit Kopfschmerzen, Erbrechen, Wesensänderung, Stauungspapille. Gelegentlich treten auch Anfälle auf. Beim Säugling ist meist ein beschleunigtes Schädelwachstum das einzige Symptom, mitunter von einer Entwicklungsverzögerung begleitet. Bei temporal gelegenen Arachnoidalzysten kommt es manchmal zu Vorwölbung im Bereich der Temporalschuppe, was als knöcherner Tumor verkannt werden kann. Nach einem Bagatelltrauma ist Dekompensation möglich, wenn Einblutung in die Zyste oder Verlegen einer Kommunikation mit dem Subarachnoidalraum plötzliche Volumenzunahme zur Folge hat.

Diagnose und Differentialdiagnose. Im CT und MRT sind Arachnoidalzysten einfach zu erkennen (Abb. 194.13); ihr Inhalt ist liquorisodens. Eine Aussage zur Ätiologie gelingt meist nicht, es sei denn, begleitende zerebrale Anomalien weisen auf eine dysgenetische Entstehung hin, z.B. die Agenesie temporaler Strukturen oder kortikale Dysplasien. Durch Darstellung in verschiedenen Ebenen sind die Lagebezeichnungen meist eindeutig zu bestimmen, selten wird ein Angiogramm erforderlich; Kontrastmittelgabe zum Nachweis einer Kommunikation mit dem Subarachnoidalraum ist besonderen Indikationen vorbehalten.

Tumoren sind im allgemeinen eindeutig abzugrenzen. Bei der Schizenzephalie findet man unregelmäßige kortikale Wandbegrenzungen. Ein subdurales Hämatom ist durch seine Lage meist gut zu unterscheiden. Arachnoidalzysten liegen vor allem im Interhemisphärenspalt, temporal, im Bereich der basalen Zisternen oder hinteren Schädelgrube. Hier kann die Differenzierung vom Dandy-Walker-Syndrom und seinen Varianten schwierig sein; für dieses sprechen Agenesie des Vermis cerebelli und Hochstand des Torkular sowie Erweiterung des 4. Ventrikels mit rhombenzephaler Dachzyste. Abzugrenzen ist auch eine abnorm große Cisterna cerebello-medullaris (Cisterna magna), die keine Symptome verursacht. Bei der „wachsenden Fraktur" handelt es sich um eine traumatisch entstandene leptomeningeale Zyste, die sich durch den Bruchspalt vorwölbt.

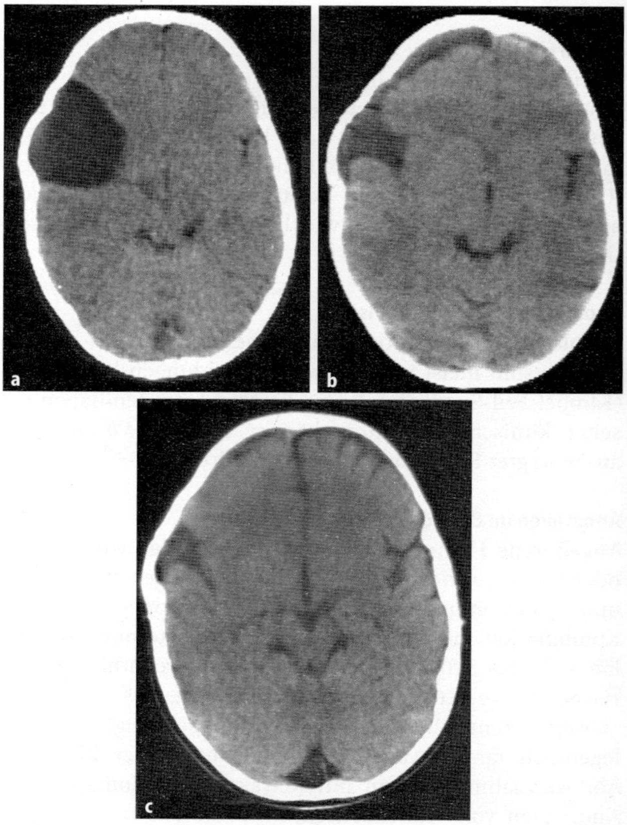

Abb. 194.13a–c. Arachnoidalzyste bei 5 Jahre altem Jungen mit zunehmender knöchener Vorwölbung im Schläfenbereich. Keine Beschwerden, normaler neurologischer Befund. **a** Vor Operation, **b** nach Operation mit Fensterung der Zystenwand; subarachnoidale Flüssigkeitsansammlung, **c** ein Jahr später weitgehende Normalisierung

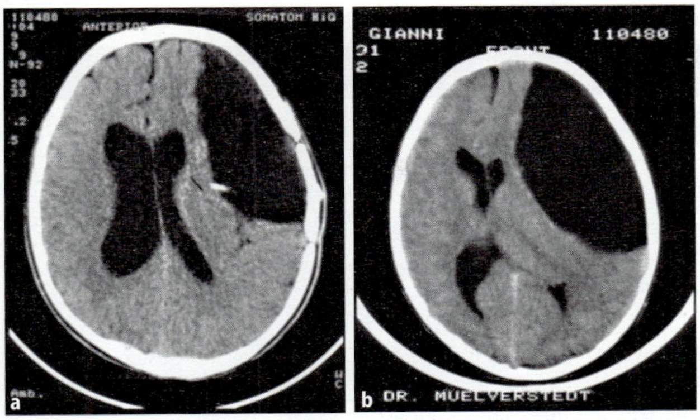

Abb. 194.14. Große Arachnoidalzyste mit Verlagerungssyndrom. 11 Jahre alter Junge mit Kopfschmerzen; keine neurologisch faßbaren Symptome. Behandlung mit Shunt (**a**)

Therapie. Arachnoidalzysten mit raumfordernder Wirkung müssen wie ein Hirntumor operativ behandelt werden. Dabei hat sich die Implantation eines Shuntsystems bewährt (Abb. 194.14). So ist eine rasche Entleerung zu vermeiden, die zu Dekompensationserscheinungen führt. Die Kraniotomie mit Entfernen der Zystenwand bedeutet einen größeren Eingriff; mitunter kann endoskopisch eine Kommunikation zwischen Zyste und Liquorraum geschaffen werden. Es kann nötig sein, durch den Shunt sowohl Zyste wie Liquorraum zu drainieren (Y-Drainage). Bei symptomlosen Arachnoidalzysten, die keine raumfordernde Wirkung erkennen lassen, ist abwartendes Verhalten berechtigt; Kontrollen sollten in gewissen Abständen erfolgen.

Prognose. Symptomlose Arachnoidalzysten beeinträchtigen die Entwicklung im allgemeinen nicht. Auch bei operativer Behandlung ist die Prognose meist günstig, nach katamnestischen Studien kann bei 90 % der Patienten mit einer ungestörten Weiterentwicklung gerechnet werden.

Literatur

Aicardi J (1998) Diseases of the nervous system in childhood, 2nd ed. Mac Keith, Cambridge
Arima M, Suzuki Y, Yabuuchi H (eds) (1985) The developing brain and it's disorders. Karger, Basel
Barkovich AJ (1999) Pediatric neuroimaging, 3rd ed. Raven, New York
Galaburda AM, Christen Y (eds) (1997) Normal and abnormal development of the cortex. Springer, Berlin
Michael TH, Moers A von, Strehl E (Hrsg) (1998) Spina bifida. Interdisziplinäre Diagnostik, Therapie und Beratung. de Gruyter, Berlin
Neuhäuser G, Steinhausen H (1999) Geistige Behinderung, 2. Aufl. Kohlhammer, Stuttgart
Norman MG, McGillivray BC, Kalousek DK, Hill A, Proskitt KJ (1995) Congenital malformations of the brain. Pathological, embryological, clinical, radiological and genetic aspects. Oxford University Press, New York
Rieß O, Schöls L (Hrsg) (1998) Neurogenetik. Molekulargenetische Diagnostik neurologischer Erkrankungen. Springer, Berlin
Sarnat HB (1992) Cerebral dysgenesis. Embryology and clinical expression. Oxford University Press, New York
Sarnat HB, Flores-Sarnat L (2001) A new classification of malformations of the nervous system: An integration of morphological and molecular genetic criteria as patterns of genetic expression. J Paediatr Neurol 5: 57–64
Scher MS (2001) Fetal and neonatal brain disorders. Sem Pediatr. Neurol 8: 55–99
Volpe JJ (2001) Neurology of the newborn, 4th ed. Saunders, Philadelphia

195 Neurokutane Syndrome

Th. Rosenbaum

Unter neurokutanen Syndromen oder Phakomatosen versteht man eine heterogene Gruppe von genetisch bedingten Krankheiten, die durch Dysplasien vor allem neuroektodermaler Gewebe charakterisiert sind. In den letzten Jahren konnten für eine Reihe dieser Krankheiten die zugrunde liegenden Gendefekte aufgeklärt werden, so daß sich ein erweitertes pathogenetisches Verständnis und neue Perspektiven für mögliche Therapieansätze ergeben haben. Zu den neurokutanen Syndromen zählen neben den hier aufgeführten Krankheiten eine Reihe sehr seltener Störungen (Tabelle 195.1), die in der Spezialliteratur behandelt werden.

Neurofibromatose Typ 1 (NF1)

Die autosomal-dominant vererbte Neurofibromatose Typ 1 – auch periphere Neurofibromatose oder Morbus Recklinghausen genannt – tritt mit einer Häufigkeit von 1:3000–4000 ohne regionale oder Geschlechtsunterschiede auf und stellt damit eine der häufigsten Erbkrankheiten überhaupt dar. Spektrum und Ausprägungsgrad der für die Krankheit typischen Befunde sind ausgesprochen variabel und im Einzelfall nicht vorhersagbar, was die Beratung und Betreuung betroffener Patienten erschwert.

Genetik und Molekularbiologie. Die Krankheit wird verursacht durch eine Mutation des auf Chromosom 17q11.2 lokalisierten und im Jahre 1990 identifizierten NF1-Gens. Eine Vielzahl unterschiedlicher NF1-Mutationen sind beschrieben, die Hälfte der NF1-Fälle geht auf Spontanmutationen zurück. Das NF1-Gen codiert ein zytoplasmatisches, mikrotubulusassoziiertes Protein, das als Neurofibromin bezeichnet wird. Als Tumorsuppressorprotein beeinflußt es in vielfältiger Weise Zellproliferation und -differenzierung. Dem Verlust von Neurofibromin wird eine ursächliche Bedeutung bei der Entstehung von malignen und benignen Tumoren bei NF1-Patienten zugesprochen. Dagegen sind die Auswirkungen einer gestörten Neurofibromin-Expression im Hinblick auf viele andere Manifestationen der Neurofibromatose noch unklar.

Klinische Symptome. Das charakteristische Merkmal der Neurofibromatose Typ 1 sind umschriebene, milchkaffeefarbene Hyperpigmentierungen der Haut mit einem Durchmesser von 0,5 bis zu 50 cm. Diese *Café-au-lait-Flecken* lassen sich bei fast 100 % der Betroffenen nachweisen und führen bei der überwiegenden Mehrzahl der Patienten zur

Tabelle 195.1. Übersicht über einige seltene neurokutane Syndrome und die wichtigsten Befunde (s. auch Kap. 262)

Syndrom	Wichtigste Befunde
Syndrome mit Pigmentierungsstörungen	
Leopard-Syndrom	*L*entigines, *E*EG-Veränderungen, *o*kulärer Hypertelorismus, *P*ulmonalstenose, *A*nomalien der Genitalien, Wachstums*r*etardierung, Taubheit („*d*eafness")
Waardenburg-Syndrom	Weiße Stirnlocke, Gesichtsdysmorphie, Augen-, Zahnstellungs-, Genitalanomalien, Taubheit
Incontinentia pigmenti (Bloch-Sulzberger-Syndrom)	Makulöse, girlandenförmige Hyperpigmentierungen, Augen-, Zahn- und Knochenanomalien, Retardierung, Krampfanfälle, spastische Paresen
Syndrome mit Gefäßmißbildungen	
Wyburn-Mason-Syndrom	Retinale und intrakranielle arteriovenöse Malformationen, Naevus flammeus des Gesichts, Krampfanfälle, mentale Retardierung
Riley-Smith-Syndrom	Makrozephalie, Pseudopapillenödem, multiple Hämangiome
Bannayan-Zonana-Syndrom	Makrozephalie, Lipomatose, Hämangiome
Van-Lohuizen-Syndrom (Cutis marmorata teleangiectatica)	Teleangiektasien, Hemihypertrophie, Krampfanfälle, Glaukom
Cobb-Syndrom (kutanomeningospinale Angiomatose)	Vaskulärer Nävus der Haut, spinale Angiome
Neuroichthyosen	
Rud-Syndrom	Ichthyosis, Hypogonadismus, mentale Retardierung, Krampfanfälle
BID-Syndrom	Haaranomalien („*b*rittle hair"), *I*chthyosis, Taubheit („*d*eafness"), Minderwuchs
KID-Syndrom	Keratitis, Ichthyosis, Taubheit
Verschiedenes	
Zerebellotrigeminodermale Dysplasie	Parietookzipitale Alopezie, Hypertelorismus, Trigeminus-Anästhesie, Kleinhirnhypoplasie
Maffucci-Syndrom	Knochentumoren, kutane Hämangiome, häufige Ausbildung von Malignomen, tumor- oder vaskulär bedingte neurologische Symptome
Enzephalokraniokutane Lipomatose	Einseitige lipomatöse Veränderungen von Kopfhaut, Gesicht und Augenlidern, ipsilaterale Malformationen des ZNS, mentale Retardierung

erstmaligen Vorstellung. Café-au-lait-Flecken können auch ohne Zusammenhang mit NF1 auftreten, jedoch weisen mehr als 6 dieser gutartigen Hautveränderungen mit großer Wahrscheinlichkeit auf eine Neurofibromatose hin. Die Flecken können bereits bei Geburt vorhanden sein und in der Kindheit an Größe und Zahl zunehmen, wohingegen sie sich im höheren Lebensalter teilweise auch wieder zurückbilden können. Eine weitere, für NF1 typische Pigmentierungsstörung ist die bei 40% der Patienten vorkommende *sommersprossenartige Pigmentierung* der Achseln und Inguinalregion („freckling"). *Neurofibrome* sind gutartige Tumoren des peripheren Nervenbindegewebes, die sich bei fast allen NF1-Patienten irgendwann im Laufe des Lebens entwickeln. Unterschieden werden im wesentlichen 2 Formen: *Plexiforme Neurofibrome* gehen von größeren viszeralen Nervensträngen aus und können durch ihre Größenausdehnung zur Verdrängung benachbarter Organe und erheblicher kosmetischer Entstellung führen. Dieser Tumortyp ist hochspezifisch für NF1 und tritt kongenital oder im Säuglings- und Kleinkindesalter auf.

Dermale Neurofibrome werden dagegen nur selten vor dem 5. Lebensjahr diagnostiziert und sind kleine, häufig in großer Zahl auftretende Tumoren, die von den terminalen Aufzweigungen kutaner Nerven ausgehen. Eine hormonelle Beeinflussung ihres Wachstumsverhaltens wird diskutiert, da ein gehäuftes Auftreten oder vermehrtes Wachstum bereits bestehender dermaler Neurofibrome in Pubertät und Schwangerschaft beobachtet wurde. Aus plexiformen Neurofibromen entwickeln sich in ca. 5% der Fälle Neurofibrosarkome bzw. maligne Schwannome, wohingegen das maligne Entartungsrisiko dermaler Neurofibrome als sehr gering eingeschätzt wird.

Insgesamt ist das Risiko, an einem malignen Tumor zu erkranken, bei NF1-Patienten gegenüber der Gesamtpopulation nur leicht erhöht. Neben Neurofibrosarkomen kommen vor allem juvenile myeloische Leukämien und Rhabdomyosarkome gehäuft in Assoziation mit NF1 vor, darüber hinaus ist die Inzidenz von Phäochromozytomen und Hirntumoren erhöht.

Den häufigsten intrazerebralen Tumor stellen *Optikusgliome* dar, die meist im Kleinkindesalter auftreten und bei ca. 15% aller NF1-Patienten vorkommen. Beidseitiges Auftreten wird fast ausschließlich im Zusammenhang mit NF1 beobachtet, einseitige Optikusgliome sind in 70% der Fälle mit NF1 assoziiert. In der überwiegenden Mehrzahl der Fälle verursachen diese Tumoren keine klinischen Symptome und werden zufällig im Rahmen von kraniellen Kernspintomographieuntersuchungen als umschriebene Auftreibungen des Sehnervs entdeckt. Tumoren mit parachiasmatischer Ausdehnung können allerdings durch ophthalmologische und endokrinologische Komplikationen auffällig werden. Da Optikusgliome nur selten einen progredienten Verlauf zeigen und in Einzelfällen auch eine Spontanregression beschrieben wurde, ist bei asymptomatischen Tumoren in der Regel keine spezielle Therapie nötig.

Zu den pathognomonischen Befunden der NF1 gehören die sog. *Lisch-Knötchen.* Dabei handelt es sich um Irishamartome von 1–2 mm Durchmesser, die keinerlei Symptome verursachen, aber ein wichtiges Diagnosekriterium darstellen. Lisch-Knötchen nehmen mit zunehmenden Lebensalter an Zahl zu und werden bei 100 % der erwachsenen NF1-Patienten gefunden.

Primäre Knochenläsionen sind ein weiteres Merkmal der Neurofibromatose Typ 1. So werden bei ca. 10 % der Patienten Skoliosen unterschiedlichen Ausmaßes gefunden, die typischerweise im Alter von 6–10 Jahren beginnen, oft einen rasch progredienten Verlauf zeigen und ein orthopädisches Eingreifen verlangen. Weitere charakteristische Knochendefekte sind Keilbeinflügeldysplasien, kongenitale Pseudarthrosen der Tibia sowie frühkindliche Verkrümmungen der langen Röhrenknochen mit der Gefahr der Pseudarthrosenbildung.

Viele weitere Befunde können im Zusammenhang mit NF1 auftreten. Zu den häufigeren gehören Minderwuchs, Makrozephalie, zerebrale Anfälle sowie vielfältige Durchblutungsstörungen, die durch umschriebene zelluläre Hyperproliferationen in der Gefäßwand zustandekommen und z.B. zu zerebralen Insulten oder renovaskulärem Hochdruck führen können. Über den histogenetischen Ursprung dieser Zellen besteht noch Uneinigkeit. Bei kernspintomographischen Untersuchungen des Gehirns von NF1-Patienten zeigen sich häufig fokale Hyperintensitäten in den Basalganglien, im Hirnstamm oder Zerebellum. Das pathologische Korrelat dieser „UBO“ („unidentified bright objects“) ist nicht bekannt, am ehesten kommen eine ödematöse Auftreibung der Myelinscheiden und eine reaktive Gliose in den betroffenen Hirnbereichen in Frage. Bemerkenswert ist, daß es sich offenbar um passagere Befunde handelt, da die hyperintensen MRT-Veränderungen bei 60–90 % der untersuchten Kinder unter 15 Jahren gefunden werden, jedoch nur bei ca. 30 % der erwachsenen NF1-Patienten. Ein Zusammenhang zwischen diesen MRT-Veränderungen und neuropsychologischen Auffälligkeiten (Lernbehinderungen, Sprachretardierung u.a.) wird diskutiert.

Insgesamt treten bei rund 60 % der Kinder mit NF1 verschiedene Lern- und Schulprobleme auf, wogegen eine ausgeprägte intellektuelle Retardierung nur geringfügig häufiger bei NF1-Patienten vorkommt als in der Normalbevölkerung.

Diagnose. Nach 1988 international festgelegten Kriterien kann die Diagnose NF1 gestellt werden, wenn mindestens 2 der in der folgenden Übersicht genannten Kriterien erfüllt sind.

NF1-Diagnosekriterien nach den Empfehlungen der „National Institutes of Health Consensus Conference“

- 6 oder mehr Café-au-lait-Flecken mit einem Durchmesser von mehr als 5 mm bei präpubertären Patienten, von mehr als 15 mm bei postpubertären Patienten,
- 2 oder mehr Neurofibrome jeglichen Typs oder mindestens ein plexiformes Neurofibrom,
- sommersprossenartige Pigmentierung der Achselhöhlen oder der Inguinalregion,
- Optikusgliom,
- Lisch-Knötchen (Iris-Hamartome),
- typische Knochenläsionen wie Keilbeinflügeldysplasie oder Verkrümmungen der langen Röhrenknochen mit oder ohne Pseudarthrose,
- ein Verwandter 1. Grades (Elternteil, Geschwister oder Kind) mit Diagnose von NF1 aufgrund oben genannter Kriterien.

In der Kinderheilkunde wird jedoch die Mehrzahl der Patienten lediglich mit Café-au-lait-Flecken als einzigem klinischen Kriterium vorgestellt. Bei rund 90 % dieser Kinder stellen sich aber bis zum 6. Lebensjahr weitere Befunde ein, die dann eine sichere Diagnosestellung anhand der oben genannten Kriterien ermöglichen. Die Durchführung einer NF1-Gensequenzierung ist ebenfalls möglich, aber aufgrund der Größe des Gens sehr aufwendig. Darüberhinaus ist der Aussagewert nur gering, da es bisher keine bekannte Genotyp-Phänotyp-Korrelation gibt und somit der weitere Verlauf der Krankheit nicht vorhergesagt werden kann. Ähnliches gilt für die prinzipiell mögliche Pränataldiagnostik.

Therapie. Da eine kausale Therapie gegenwärtig nicht zur Verfügung steht, ist die Behandlung auf symptomatische Maßnahmen beschränkt. So können große oder kosmetisch störende dermale Neurofibrome chirurgisch entfernt werden. Allerdings ist zu bedenken, daß durch chirurgische oder traumatische Manipulation ein erneutes Tumorwachstum induziert werden kann, so daß die Exzision eines Neurofibroms keine sichere Gewähr für dessen endgültige Beseitigung bietet. Ebenso bietet die Entfernung großer plexiformer Neurofibrome oft Probleme, da diese Tumoren in vielen Fällen eng mit subkutanen oder viszeralen Nerven verflochten sind, so daß ihre Totalentfernung nur unter Verlust des entsprechenden Nervs möglich ist. Aufgrund des Mastzellreichtums von Neurofibromen kann der manchmal mit diesen Tumoren assoziierte Juckreiz gut mit Mastzellstabilisatoren (z.B. Ketotifen) behandelt werden. Viele andere Manifestationen der Krankheit, z.B. Café-au-lait-Flecken oder Lisch-Knötchen, bedürfen keinerlei Behandlung. Bei betroffenen Kindern ist besonders auf eine gute Entwicklungsdiagnostik und ggf. Einleitung entsprechender Fördermaßnahmen zu achten. Im allgemeinen sollten NF1-Patienten mit problemlosem Verlauf in zumindest jährlichen Abständen wiedereinbestellt werden und neben einer ausführlichen internistisch-neurologischen Befunderhebung auch eine qualifizierte ophthalmologische Untersuchung erhalten. Ob bei symptomlosen Patienten regelmäßige kernspintomographische Kontrollen des Gehirns durchgeführt werden sollten, wird kontrovers diskutiert.

Neurofibromatose Typ 2 (NF2)

Die Neurofibromatose Typ 2 (NF2) – oder zentrale Neurofibromatose – unterscheidet sich klinisch und genetisch von der Neurofibromatose Typ 1. Sie kommt mit einer Inzidenz von ca. 1 : 30 000 vor und ist damit wesentlicher seltener als NF1.

Genetik und Molekularbiologie. Eine Mutation des auf Chromosom 22q11.2 lokalisierten NF2-Gens führt zu der Krankheit, die autosomal-dominant vererbt wird und in der Hälfte der Fälle auf Spontanmutationen zurückgeht. Das entsprechende Genprodukt wird als Schwannomin oder Merlin (für „moesin, ezrin, radixin-like protein“) bezeichnet und gehört zu einer Proteinfamilie, die an der Kontrolle von Zellform, Zellbewegung und Zell-Zell-Kommunikation beteiligt ist. Darüberhinaus scheint auch das NF2-Genprodukt eine Funktion als Tumorsuppressorprotein zu haben.

Klinische Symptome. NF2 ist eine Krankheit des Jugendlichen und jungen Erwachsenen, nur 10 % der Patienten werden vor dem 10. Lebensjahr symptomatisch. Die klinische Variabilität ist bei weitem nicht so groß wie für NF1. Der typische und bei über 80 % der Patienten anzutreffende Befund sind bilaterale Tumoren des 8. Hirnnervs. Diese Tumoren bestehen fast ausschließlich aus Schwann Zellen und gehen vom Vestibularisanteil des Nervs aus, so daß die Bezeichnung „*Vestibularis-Schwannom*" dem früher üblichen und immer noch oft gebrauchten „Akustikus-Neurinom" vorzuziehen ist. Vestibularis-Schwannome machen sich durch progrediente Hörminderung bis zur Ertaubung sowie durch Tinnitus und Schwindel bemerkbar. Bei Beeinträchigung von N. facialis und trigeminus können auch Muskelschwäche und Sensibilitätsstörungen im Gesichtsbereich auftreten. Einseitige Vestibularis-Schwannome kommen ebenfalls vor, sind aber wesentlich häufiger isoliert, d.h. ohne Zusammenhang mit NF2 zu finden.

Schwannome können bei NF2 auch im Verlauf anderer Nerven oder der Spinalwurzeln auftreten. Sind subkutane periphere Nerven betroffen, können Schwannome klinisch wie dermale Neurofibrome bei NF1 imponieren. Eine histologische Untersuchung ermöglicht jedoch eine eindeutige Unterscheidung. Bei ca. 40 % der Patienten entstehen im Verlauf der Krankheit *Meningiome,* die auch multipel auftreten können. Daneben wird eine Häufung verschiedener anderer intrakranieller Tumoren beobachtet. Im Gegensatz zu NF1 treten jedoch Optikusgliome bei NF2 nicht gehäuft auf. Café-au-lait-Flecken kommen auch bei NF2 häufiger vor als in der Normalbevölkerung. Allerdings ist das Auftreten von mehr als 6 dieser Hyperpigmentierungen bei NF2 ausgesprochen selten, so daß hier ein deutlicher Unterschied zur NF1 besteht. Eine axilläre oder inguinale sommersprossenartige Pigmentierung („freckling") gibt es bei NF2 nicht.

Subkapsuläre posteriore *Katarakte* werden bei fast der Hälfte der Patienten gefunden. Sie treten meist schon im Kindesalter auf und können wegweisend für die Diagnosestellung sein, da in dieser Altersgruppe Katarakte ohne Zusammenhang mit NF2 sehr selten sind. Hamartome der Retina werden ebenfalls gehäuft bei NF2 gefunden, wogegen Lisch-Knötchen (Hamartome der Iris) ausschließlich bei NF1 vorkommen.

Diagnose. Die Diagnose wird aufgrund klinischer Kriterien gestellt, die in der folgenden Übersicht aufgeführt sind.

NF2-Diagnosekriterien nach den Empfehlungen der „NIH Consensus Conference"

Die Diagnose NF2 kann gestellt werden, wenn die Kriterien für Punkt 1 oder Punkt 2 erfüllt sind.
1. Computer- oder kernspintomographischer Nachweis von bilateralen Tumoren des VIII. Hirnnerven oder
2. ein Verwandter 1. Grades mit gesicherter Diagnose von NF2 und entweder
a) einem unilateralen Tumor des VIII. Hirnnerven oder
b) zwei der folgenden Befunde:
- Neurofibrom,
- Meningiom,
- Gliom,
- Schwannom,
- juvenile posteriore subkapsuläre Linsentrübung.

Bei Verdacht auf NF2 sollten eine gründliche ophthalmologische und HNO-Untersuchung sowie eine kranielle Kernspintomographie durchgeführt werden. Bei gesicherter Erstdiagnose wird auch eine kernspintomographische Darstellung des gesamten Myelons zum Ausschluß spinaler Schwannome empfohlen. Kinder betroffener Eltern sollten in jährlichen Abständen körperlich, neurologisch und ophthalmologisch untersucht werden; zwischen dem 10. und 30. Lebensjahr werden jährliche audiometrische Untersuchungen empfohlen, da die meisten Vestibularis-Schwannome in diesem Alter erstmalig symptomatisch werden. Auffällige Untersuchungsbefunde müssen kernspintomographisch abgeklärt werden. Ein normales kranielles MRT im Alter von 30 Jahren macht jedoch die Diagnose NF2 sehr unwahrscheinlich, so daß von routinemäßigen Kontrolluntersuchungen abgesehen werden kann. Bei Kindern mit familiärem NF2-Risiko ist bei bekannter Mutation der Eltern auch eine präsymptomatische Diagnose mittels Mutationsanalyse möglich.

Therapie. Therapeutische Überlegungen zur NF2 drehen sich im wesentlichen um die Frage, ob und zu welchem Zeitpunkt Vestibularis-Schwannome operativ entfernt werden sollen. Die Abwägung ist schwierig, da einerseits die operative Tumorentfernung in einem hohen Prozentsatz mit einem Verlust der Hörfähigkeit einhergeht, andererseits die Entscheidung gegen eine Operation ebenfalls zur Ertaubung und ggf. zur Hirnstammkompression durch fortschreitendes Tumorwachstum führen kann. Die Vorbereitung auf ein gehörloses Leben z.B. durch den Erwerb alternativer Kommunikationstechniken vor dem Verlust des Gehörs muß daher Bestandteil eines langfristigen Betreuungskonzepts für diese Patienten sein. Eine kausale Therapie der NF2 existiert z.Z. nicht. Die Möglichkeit einer somatischen Gentherapie wird gegenwärtig in Zellkulturexperimenten geprüft.

Tuberöse Sklerose

Die früher als Morbus Bourneville-Pringle und in neuerer Zeit auch als TSC (für „tuberous sclerosis complex") bezeichnete Krankheit gehört mit den Neurofibromatosen zu den häufigsten neurokutanen Syndromen. Klinisch manifestiert sich die tuberöse Sklerose im wesentlichen durch Angiofibrome des Gesichts, zerebrale Krampfanfälle und mentale Retardierung.

Genetik und Molekularbiologie. Die tuberöse Sklerose tritt weltweit mit einer Inzidenz von ca. 1:20000 auf. In rund der Hälfte der Fälle kann ein autosomal-dominanter Vererbungsmodus nachgewiesen werden, der restliche Anteil von TSC-Erkrankungen scheint auf Neumutationen zurückzugehen. Zwei unterschiedliche Genloci, deren Mutation jeweils zur tuberösen Sklerose führt, konnten identifiziert werden: das TSC1-Gen auf Chromosom 9q34 und das TSC2-Gen auf 16p13.3. Für die entsprechenden Proteinprodukte, Hamartin (TSC1) und Tuberin (TSC2), wird eine Funktion als Tumorsuppressorprotein diskutiert.

Pathologie. Namensgebend für die Krankheit sind pathognomonische fokale Dysplasien des zerebralen Kortex, die sog. Tuber. Dabei handelt es sich um harte und auffallend weiße Läsionen von wenigen Millimetern bis einigen Zentimetern Durchmesser, die histologisch durch Verlust der normalen Hirnrindenarchitektur, Nervenzelluntergang und

Astrogliosis gekennzeichnet sind. Ähnliche Gliaknötchen finden sich subependymal in den lateralen Wänden der Seitenventrikel und können in das Ventrikellumen hineinragen. Die Anzahl der kernspintomographisch gut darstellbaren Tuber scheint mit dem Schweregrad der Krankheit korreliert zu sein. Bei Obstruktion der Liquorabflußwege durch kortikale Tuber kann ein sekundärer Hydrozephalus resultieren. Eine maligne Transformation einzelner Tuber ist ebenfalls beschrieben.

Klinische Symptome. *Zerebrale Krampfanfälle* sind das häufigste Erstsymptom der Krankheit und führen oft schon im Säuglingsalter zur erstmaligen Vorstellung, ohne daß zu diesem Zeitpunkt andere für die Grundkrankheit typische Befunde vorliegen müssen. In der weiteren Entwicklung fällt dann oft eine *psychomotorische Retardierung* auf, deren Abklärung letztendlich zur Diagnose der tuberösen Sklerose führt. Hinweisende Befunde sind insbesondere kleine *hypopigmentierte Flecken der Haut* („white spots"), deren Größe von wenigen Millimetern bis zu ca. 5 cm variiert und die manchmal erst im Wood-Licht (UV-Licht mit 360 nm Wellenlänge) deutlich sichtbar werden. Diese Hypopigmentierungen lassen sich in ca. 90% der Fälle schon im Säuglingsalter nachweisen, wogegen sich die pathognomonischen *fazialen Angiofibrome* meist erst im Alter von 3–4 Jahren ausbilden. Hierbei handelt es sich um kleine, symmetrisch über Wangen, Nasolabialfalten und Kinn ausgebreitete teleangiektatische Papeln, die hamartöse Fehlbildungen der Gesichtshaut darstellen und früher als „Adenoma sebaceum" bezeichnet wurden. Weitere hamartöse Fehlbildungen können in Form *fibröser Plaques* der Stirn und der Kopfhaut sowie als leicht erhabene Hautveränderungen mit typischer orangenhautähnlicher Oberfläche („shagreen patch" oder „peau de chagrin") im Bereich der Lumbosakralregion auftreten.

Sub- und periunguale Fibrome gehören ebenfalls zu den charakteristischen Befunden. Darüber hinaus können sich im Verlauf der Krankheit verschiedene Tumoren ausbilden, die meist keine Beschwerden verursachen. Zu erwähnen sind insbesondere gliomatöse Tumoren der Retina („*Phakoma*") und *Rhabdomyome des Herzens*. Letztere kommen bei rund der Hälfte der Patienten mit tuberöser Sklerose vor und haben eine hohe spontane Rückbildungstendenz, obwohl sie in seltenen Fälle auch die Herzfunktion beeinträchtigen können. Eine *renale Beteiligung* in Form von Angiomyolipomen oder Nierenzysten ist ebenfalls bedeutsam, da sie bei älteren Patienten eine häufige Todesursache darstellt.

Diagnose. Die Kombination eines zerebralen Anfallsleidens mit fleckförmigen Hypopigmentierungen der Haut muß an das Vorliegen einer tuberösen Sklerose denken lassen. Zur Sicherung der Diagnose sind eine gründliche dermatologische und ophthalmologische Untersuchung sowie die Durchführung einer kraniellen Kernspintomographie zum Nachweis kortikaler Tuber notwendig. Das Ausmaß der Organbeteiligung muß durch entsprechende bildgebende Untersuchung abgeklärt werden.

Therapie und Prognose. Eine kausale Therapie der Krankheit ist nicht möglich und der in der Regel über Jahre langsam progrediente Verlauf läßt sich kaum beeinflussen. Je nach Befundkonstellation bedürfen viele Patienten einer langfristigen antikonvulsiven Einstellung, bei Nierenbeteiligung und renaler Hypertonie kann eine antihypertensive Therapie und ggf. auch ein chirurgisches Vorgehen notwendig werden. Eine Dermabrasio oder laserchirurgische Abtragung von kosmetisch als störend empfundenen fazialen Angiofibromen ist prinzipiell möglich; allerdings kommt es häufig zu einem langsamen Nachwachsen dieser Veränderungen.

Sturge-Weber-Syndrom

Bei dem nach den britischen Ärzten W. Allen Sturge und Parkes Weber benannten Syndrom handelt es sich um eine meningofaziale Angiomatose mit zerebralen Verkalkungen. Die kongenitale Krankheit tritt meist sporadisch mit einer Häufigkeit von ca. 1:50000 auf. Einzelne familiäre Fälle sind jedoch beschrieben. Vererbungsmodus und zugrunde liegender genetischer Defekt sind unbekannt.

Pathogenese. Dem typischen Naevus flammeus liegt eine Ektasie oberflächlicher Gefäße der Haut zugrunde, deren Ursache in einem lokalen Verlust der autonomen Gefäßinnervation vermutet wird. Die zentralen Veränderungen werden durch embryonale venöse Gefäßmißbildungen des Kortex erklärt, die einerseits zu einer hypoxischen Schädigung der Hirnrinde führen, andererseits die kompensatorische Ausbildung leptomeningealer Gefäßektasien bewirken. Durch die anatomische Nachbarschaft von Sehrinde, Großhirn und Augenanlage in der frühen Embryonalperiode läßt sich das häufige gemeinsame Auftreten von okulärer und zerebraler Beteiligung erklären.

Klinische Symptome. Charakteristischer Befund des Sturge-Weber-Syndroms ist ein meist einseitiger und bereits bei Geburt vorhandener *Naevus flammeus* im Innervationsgebiet des N. trigeminus. Die Ausdehnung des Nävus ist unterschiedlich, betrifft jedoch immer das Gebiet des Stirnastes des N. trigeminus. Eine okuläre Beteiligung mit angiomatöser Veränderung der Choroidea ist häufig und kann zur Ausbildung eines Glaukoms führen. Ebenso können die Schleimhäute von Mund, Larynx oder Pharynx mitbetroffen sein. Darüberhinaus kann der Naevus flammeus auch Anteile des Körperstamms sowie die ipsi- oder kontralateralen Extremitäten mit einbeziehen. Eine viszerale Beteiligung, die sich durch Hämaturie oder gastrointestinale Blutungen äußern kann, ist dagegen selten. Bei rund 80% der Patienten mit Sturge-Weber-Syndrom treten *Krampfanfälle* auf, die meist schon im 1. Lebensjahr beginnen und als Folge der zerebralen Veränderungen angesehen werden. Anfälle im frühen Säuglingsalter gehen oft mit einer *Hemianopsie* einher. Verschiedene Studien konnten bei bis zu 2/3 der untersuchten Patienten eine *mentale Retardierung* feststellen, die insbesondere mit früh auftretenden und medikamentös schlecht kontrollierbaren Anfällen in Verbindung gebracht wird. Je nach Ausmaß und Lokalisation der zerebralen Veränderungen können im weiteren Verlauf weitere *neurologische Störungen* wie spastische Hemiparesen und sensorische Defizite hinzutreten.

Diagnose. Ein Naevus flammeus des Gesichts stellt in der überwiegenden Mehrzahl der Fälle eine isolierte Anomalie dar. Sind jedoch auch Stirn und Oberlid mitbetroffen, muß an ein Sturge-Weber-Syndrom gedacht werden, insbesondere wenn gleichzeitig zerebrale Krampfanfälle auftreten. Zur Sicherung der Diagnose sollten daher ein EEG sowie eine gründliche augenärztliche und neuroradiologische Untersuchung durchgeführt werden. Computer- bzw. kernspintomographisch findet man als Folge der hypoxischen Zellschädigung typischerweise eine parietookzipital betonte kortikale Atrophie mit gyriformen Verkalkungen sowie eine darüberliegende Zone vermehrter Kontrastmittelanreicherung als Ausdruck der leptomeningealen Angiomatose.

Therapie und Prognose. Neurologische Ausfallerscheinungen und Grad der mentalen Retardierung sind in hohem Maße von der Schwere des zerebralen Anfallsleidens abhängig, so daß einer erfolgreichen antikonvulsiven Einstellung eine entscheidende Bedeutung zukommt. Viele Patienten zeigen jedoch trotz adäquater medikamentöser Therapie einen progredienten Verlauf. Bei medikamentös nicht zu beeinflussenden Krampfanfällen kann je nach anatomischer Lokalisation der zerebralen Veränderungen eine Lobektomie oder Hemisphärektomie den weiteren Verlauf in manchen Fällen positiv beeinflussen, vor allem wenn der Eingriff im 1. Lebensjahr durchgeführt wird.

Klippel-Trénaunay-Syndrom

Die auch als Angio-Osteohypertrophie bezeichnete kongenitale Krankheit ist durch die klassische Befundtrias aus kapillärer Malformation, Hypertrophie von Knochen und/oder Weichteilen sowie venöser Varikosis gekennzeichnet. Die Krankheit wird auf eine frühembryonale Störung der Gefäßentwicklung zurückgeführt, ihre Zuordnung zu den neurokutanen Syndromen ist umstritten. Eine genetische Ursache ist nicht bekannt. Möglicherweise liegt dem Klippel-Trénaunay-Syndrom und dem Sturge-Weber-Syndrom der gleiche pathogenetische Mechanismus zugrunde, da ein gleichzeitiges Auftreten beider Krankheiten in zahlreichen Fällen beschrieben wurde. Die Gefäßdysplasie führt zur Ausbildung eines kapillären oder kavernösen Hämangioms, das klinisch als *Naevus flammeus* imponiert und meist einseitig die unteren Extremitäten betrifft. Allerdings können auch der Körperstamm oder das Gesicht mit einbezogen sein. Im Bereich der betroffenen Extremität findet sich bei rund 2/3 der Patienten eine oft erhebliche *Hypertrophie* von Weichteilgewebe oder Knochen. Bei der Mehrzahl der Patienten liegen weitere *Gefäßmißbildungen* des betroffenen Körperteils wie arteriovenöse Anastomosen, Venektasien und Lymphangiome vor. In seltenen Fällen können Weichteilhypertrophie und Naevus flammeus auch an unterschiedlichen Körperstellen auftreten. Die Gefäßmißbildungen bedingen oft auch *trophische Störungen der Haut* mit erhöhtem Verletzungs- und Blutungsrisiko sowie sekundären Infektionen, die antibiotisch behandelt werden müssen. Die Prognose des Klippel-Trénaunay-Syndroms hängt vom Ausmaß der hämangiomatösen Veränderungen ab. Meistens ist keine spezielle Therapie notwendig, und die weitere körperliche und intellektuelle Entwicklung sind nicht beeinträchtigt. Eine Beinlängendifferenz kann mit orthopädischem Schuhwerk oder bei stärkerer Ausprägung chirurgisch behandelt werden. Vereinzelt sind Todesfälle als Folge von Blutungskomplikationen bei abdominellen oder thorakalen Hämangiomen beschrieben. Bei ausgedehnten Hämangiomen mit extremer Hemihypertrophie kann eine chirurgische Intervention und ggf. eine Extremitätenamputation notwendig sein. Die Sklerosierung größerer Hämangiome mit neu entwickelten Substanzen ist in klinischer Erprobung.

Von-Hippel-Lindau-Syndrom

Obwohl es sich strenggenommen nicht um eine neurokutane Krankheit handelt, wird das Von-Hippel-Lindau-Syndrom (VHL) oft zu den Phakomatosen gerechnet, da es mit ihnen eine Reihe von klinisch-pathologischen Gemeinsamkeiten hat. Charakteristisch für die Krankheit ist die Ausbildung multipler gut- und bösartiger Tumoren in zahlreichen unterschiedlichen Organsystemen. Bei mehr als der Hälfte der Patienten werden Hämangioblastome der Retina und/oder des Zerebellums gefunden, bei 10–30% kommen spinale Hämangioblastome, Phäochromozytome oder Nierenzellkarzinome vor. Letztere stellen die häufigste Todesursache dar. Die Patienten werden meist erst im 2. Lebensjahrzehnt symptomatisch, wobei akute Sehstörungen oder zerebelläre Symptome der häufigste Vorstellungsgrund sind. Die Diagnose eines Von-Hippel-Lindau-Syndroms kann gestellt werden, wenn mindestens 2 Hämangioblastome oder ein einzelnes Hämangioblastom zusammen mit positiver Familienanamnese oder einem weiteren für die Krankheit typischen viszeralen Tumor vorliegen. 1993 wurde das auf Chromosom 3p25–26 lokalisierte VHL-Gen kloniert, so daß heute bei klinischem Verdacht auf ein Von-Hippel-Lindau-Syndrom die Diagnose in den meisten Fällen molekulargenetisch gesichert werden kann. Die Therapie der einzelnen Krankheitsbefunde erfolgt in der Regel chirurgisch, was die Bedeutung einer frühen Diagnose unterstreicht. Eine augenärztliche Untersuchung, eine kranielle Kernspintomographie sowie eine Computergraphie bzw. Sonographie des Abdomens sollten daher bei allen betroffenen Patienten regelmäßig durchgeführt werden, um die Entwicklung neuer Tumoren rechtzeitig zu erkennen.

Naevus-linearis-Syndrom

Unter dieser Bezeichnung werden mehrere sporadische Krankheitsbilder zusammengefaßt, die durch eine charakteristische Hautveränderung (Naevus epidermalis, Naevus linearis sebaceus, Naevus unius lateralis u.a.) und neurologische Auffälligkeiten charakterisiert sind. Für den Naevus linearis sebaceus ist auch die Bezeichnung Jadassohn-Nävus bzw. Schimmelpenning-Feuerstein-Mims-Syndrom gebräuchlich. Die Hautveränderungen sind bei Geburt und in der Säuglingszeit meist nur schwach ausgeprägt, betreffen vor allem Gesicht und Kopf und verlaufen typischerweise entlang der Mittellinie. Im Laufe von Jahren kann es durch vermehrte Pigmentierung und Talgdrüsenproliferation zu einer verrukösen Ausprägung der Nävi kommen. Bei ca. 50% der Patienten können neurologische Auffälligkeiten wie mentale Retardierung, zerebrale Krampfanfälle u.a. festgestellt werden, die ihre Ursache in verschiedenen Fehlbildungen des Gehirns haben (z.B. unilaterale zerebrale Atrophie, porenzephale Zysten, Gefäßanomalien u.a.). Viszerale Beteiligung und Hemihypertrophie kommen ebenfalls vor.

Die Therapie ist symptomatisch und beschränkt sich in aller Regel auf die antikonvulsive Behandlung des Anfallsleidens. In Einzelfällen ist eine chirurgische Entfernung des oftmals kosmetisch beeinträchtigenden Nävus möglich.

Neurokutane Melanose

Die seltene Krankheit ist gekennzeichnet durch zahlreiche kongenitale, dunkel pigmentierte Nävi der Haut und eine Infiltration der Meningen durch Melanozyten. Die Nävi sind behaart und können eine extreme Größenausdehnung annehmen und z.B. den gesamten Körperstamm bedecken. Während die Hauterscheinungen meist einen gutartigen Verlauf haben, neigen die melanozytischen Infiltrate der Meningen zu maligner Entartung mit schlechter Prognose. Die meningeale Beteiligung führt oft zu zerebralen Krampfanfällen, mentaler Retardierung oder Ausbildung eines Hydrozephalus, wenn die Liquorzirkulation bzw. -resorption durch Melanozyteninfiltrate behindert ist. Das Ausmaß einer meningealen Beteiligung kann oft kernspintomographisch abgeschätzt werden.

Hypomelanosis Ito

Die von Ito im Jahre 1952 erstmals beschriebene und von ihm als „Incontinentia pigmenti achromians" bezeichnete Krankheit ist durch fleckförmige, unregelmäßig begrenzte Hypopigmentierungen der Haut gekennzeichnet. Die kutanen Veränderungen entwickeln sich meist in den ersten Lebensmonaten, können aber auch schon bei Geburt vorliegen. Bei ca. 75 % der Patienten liegen zusätzliche Mißbildungen vor, die vor allem das ZNS betreffen und sich meist als zerebrale Krampfanfälle und Retardierung äußern. Die Ursache der Krankheit ist nicht bekannt. Es wird vermutet, daß es sich um eine frühembryonale Störung der neuroektodermalen Differenzierung handelt, wodurch sowohl die dermalen als auch neuronalen Anomalien erklärt werden können. Die Krankheit tritt in der Regel sporadisch auf, obwohl einzelne familiäre Fälle beschrieben wurden. Die genetischen Grundlagen sind noch unklar. Die Prognose wird entscheidend von der therapeutischen Beeinflußbarkeit der zerebralen Krampfanfälle bestimmt. Eine spezielle Therapie der Hauterscheinungen steht nicht zur Verfügung.

Literatur

Bader J (1986) Neurofibromatosis and cancer. Ann NY Acad Sci 486: 7–65

Barkovich AJ, Frieden IJ, Williams ML (1994) MR of neurocutaneous melanosis. Am J Neuroradiol 15: 59–867

Decker HJH, Weidt EJ, Brieber J (1997) The von Hippel-Lindau tumor suppressor gene. A rare and intriguing disease opening new insight into basic mechanisms of carcinogenesis. Cancer Genet Cytogenet 93: 4–83

Glover MT, Brett EM, Atherton DJ (1989) Hypomelanosis of Ito: Spectrum of the disease. J Pediatr 115: 5–80

Gomez MR, Adams RD (1987) Neurocutaneous disorders. Butterworth, Stoneham, MA

Gomez MR (1988) Tuberous sclerosis. Raven Press, New York

Goodman M, Lamm SH, Engel A et al. (1997) Cortical tuber count: a biomarker indicating neurologic severity of tuberous sclerosis complex. J Child Neurol 12: 5–90

Jacob AG, Driscoll DJ, Shaughnessy WJ et al. (1998) Klippel-Trénaunay Syndrome: Spectrum and management. Mayo Clin Proc 73: 8–36

Listernick R, Charrow J, Greenwald M et al. (1994) Natural history of optic pathway tumors in children with neurofibromatosis type 1: A longitudinal study. J Pediatr 125: 3–66

Povey S, Burley MW, Attwood J et al. (1994) Two loci for tuberous sclerosis: one on 9q34 and one on 16p13. Ann Hum Genet 58: 07–127

Serra E, Rosenbaum T, Winner U et al. (2000) Schwann cells harbor the somatic NF1 mutation in neurofibromas: evidence of two different Schwann cell subpopulations. Hum Mol Gen 9: 3055–3064

Thomas G, Merel P, Sanson M et al. (1994) Neurofibromatosis type 2. Eur J Cancer 30A: 1981–1990

Viskochil D,White R, Cawthon R (1993) The neurofibromatosis type 1 gene. Annu Rev Neurosci 16: 83–205

196 Zerebralparesen

I. Krägeloh-Mann

Definition. Die Zerebralparesen (CP) stellen kein einheitliches Krankheitsbild dar, sondern bilden einen Symptomenkomplex, der eine Gruppe von statischen Enzephalopathien zusammenfaßt, die gekennzeichnet sind durch

- eine neurologisch klar definierbare Störung – Spastik, Dyskinesie, Ataxie,
- eine Entstehung vor dem Ende der Neonatalperiode,
- das Fehlen einer Progredienz des zugrundeliegenden Prozesses,
- häufig assoziierte zusätzliche Störungen wie Lernbehinderung, geistige Behinderung, Sehstörungen, Epilepsie.

Einige Autoren kennzeichnen auch statische Enzephalopathien mit entsprechender Symptomatologie, die nach dem Ende der Postneonatalperiode entstehen, als Zerebralparesen; z.T. wird der Zeitraum mit 1, 2 oder 5 Jahren nach der Geburt angegeben. Da sich diese Bilder ätiologisch und klinisch jedoch von den konnatalen stark unterscheiden und üblicherweise ätiologisch klar zugeordnet werden können, werden sie hier nicht abgehandelt, sondern in den entsprechenden Kapiteln (z.B. Kap. 203, 204, 207).

Den *international gebräuchlichen Definitionen*, die sich im Wortlaut etwas unterscheiden können, liegt im Prinzip einheitlich zugrunde, daß es sich bei den Zerebralparesen um eine Gruppe von Störungen handelt,

- die eine dauerhafte Symptomatologie zeigen, die sich jedoch im Verlauf der Entwicklung etwas verändern kann,
- die die motorischen Funktionen – in klar neurologisch definierter Form – betrifft,
- die durch eine nicht progrediente Erkrankung
- des unreifen, sich entwickelnden Gehirns entsteht.

Lediglich der Zusatz zur motorischen Funktionsstörung „in klar neurologisch definierter Form" ist nicht ganz einheitlich repräsentiert.

Ausgeschlossen sind also Krankheiten des Gehirns, die progredienter Natur sind, Krankheiten des Nervensystems außerhalb des Gehirns, also spinale Krankheiten (wie spi-

Tabelle 196.1. CP-Klassifikation. (Nach Hagberg 1993 mit Tübinger Modifikation zur BS-CP)

Spastische CP	spastische Hemiplegie
	bilaterale spastische CP (BS-CP)
	– beinbetont (Diplegie, Beine >Arme betroffen)
	– komplett (Tetraplegie, Arme ≥ Beine betroffen)
	– tri-betont (Beine und ein Arm > der andere Arm betroffen)
	– dyskinetisch-spastisch[a]
Dyskinetische CP	vorwiegend dyston[a]
	vorwiegend athetoid
Ataktische CP	nonprogressive konnatale zerebelläre Ataxie[b]

[a] Überlappung möglich
[b] s. Abschn. „Ataktische CP".

nale Dysraphien etc.) oder Krankheiten des peripheren Nervensystems. Ausgeschlossen sind weiterhin Krankheiten, die keine neurologisch klar beschreibbare und persistierende Störung der Motorik beinhalten.

Bei der Heterogenität des Krankheitsbildes ist die Frage berechtigt, ob es weiterhin sinnvoll ist, den Begriff Zerebralparesen beizubehalten. Es wird allgemein jedoch die Notwendigkeit damit begründet, daß die so eingeführte Krankheitsgruppe eine gesundheitspolitisch hohe Relevanz hat wegen der Schwere der Behinderung und der hohen Prävalenz, die Betroffenen ähnliche spezielle, medizinische, sozialmedizinische und therapeutische Unterstützung benötigen.

Klassifikation. International hat sich die Klassifikation nach Hagberg durchgesetzt, die wir hier wiedergeben (Tabelle 196.1), leicht modifiziert mit seinem Einverständnis für die bilateralen spastischen Formen.

Zu dieser Klassifikation ist zusätzlich zu bemerken: Als beinbetonte spastische Tetraparese oder Diplegie gilt jede Form, bei der die Beine mehr als die Arme betroffen sind, der Begriff Diplegie bezieht sich also nicht nur auf eine bilaterale spastische CP (BS-CP), bei der die Beine betroffen sind und die Arme keine wesentlichen funktionellen Auffälligkeiten zeigen.

Die tribetonte Form wurde eingeführt, da in den letzten 2 Jahrzehnten zunehmend deutlich wurde, daß besonders unter den Frühgeborenen bei den bilateralen spastischen CP-Formen sehr asymmetrische Formen vermehrt zu sehen waren, bei der eine Seite, vorwiegend ein Arm, mehr als der andere betroffen war. Dies ist signifikant korreliert zu intrazerebralen Blutungen des Frühgeborenen.

Neurologische Kriterien für die Klassifikationszuordnung.

- *Kriterien für die Spastik*: abnorm erhöhter Muskeltonus; abnorm gesteigerte Muskeleigenreflexe (MER), positive Pyramidenzeichen; abnorme Haltungs- und Bewegungsmuster (wie Spitzfußstellung, Innenrotation und Adduktion in der Hüfte, Pronation und Flexion im Unterarm). Bei schweren klinischen Bildern können im Verlauf positive Pyramidenzeichen und gesteigerte MER evtl. nicht mehr sicher nachweisbar sein wegen Sekundärveränderungen wie Kontrakturen.
- *Kriterien für eine Dystonie:* abnorme, anhaltende Muskelkontraktionen, die zu ausfahrenden Bewegungsabläufen und abnormen dystonen Stellungen führen (wie Flexion, Pronation im Handgelenk, Strecken der Finger oder Torsion des Rumpfes).
- *Kriterien für eine Athetose:* generalisierte unkoordinierte, überschießende, unwillkürliche, hyperkinetische Bewegungsstörung (möglich mit zusätzlichen choreatischen, d.h. irregulären Myoklonien) bei normalem oder niedrigem Muskeltonus; ein kurzzeitiges Verharren in abnormer Position ist möglich.
- *Kriterien für Ataxie:* im Bereich der oberen Extremität: Dysmetrie oder Intentionstremor; im Bereich der unteren Extremitäten und des Rumpfes: Gang- und Standataxie (breitbasig, schwankend).

Epidemiologie. Die Prävalenz bezeichnet das Vorkommen eines bestimmten Krankheitsbildes in der Bevölkerung zu einem bestimmten Zeitpunkt, während die Inzidenz angibt, wieviel Neuerkrankungen in einer bestimmten Zeiteinheit auftreten. Da die Diagnose der Zerebralparese nur in einem deutlichen zeitlichen Abstand zur Entstehung der Gehirnstörung oder -läsion gestellt werden kann, ist eine wahre Angabe zur Inzidenz nicht möglich. Es können also Kinder mit einer CP verursachenden Gehirnschädigung schon gestorben sein, bevor die Diagnose gestellt werden konnte (oft z.B. bei Frühgeborenen mit relativ hoher Sterblichkeit in der Neonatalperiode). Epidemiologische Studien zur CP geben üblicherweise also die Prävalenz an, wobei hier zu differenzieren ist zwischen der Prävalenz in bezug auf die Lebendgeborenen oder in bezug auf die die Neonatalzeit Überlebenden.

Gesamtprävalenz und Prävalenz in Geburtsgewichtsgruppen. Für die 80er bis Beginn der 90er Jahre liegt laut mehrerer epidemiologischer Studien die Prävalenz international relativ einheitlich bei 2,0–2,5 pro 1 000 Lebendgeburten (Lg).

Dabei ist deutlich in allen Studien ein massiver Anstieg der CP-Prävalenz mit sinkendem Geburtsgewicht (Gg): Für Kinder mit einem Gg über 2500 g beträgt die Prävalenz um 1,0 pro 1 000 Lg, für Kinder mit einem Gg zwischen 1 500 und 2 499 g beträgt die Prävalenz um 10–15 pro 1 000 Lg, für Kinder mit einem Gg unter 1 500 g beträgt sie um 50–65 pro 1 000 Lg. Dabei ist bei den bevölkerungsbezogenen Studien in den 80er Jahren bis 1990 deutlich, daß die Gruppe der Kinder unter 1 000 g im Vergleich zur Gruppe zwischen 1 000 und 1 499 g keine höhere Rate der CP aufweist (für Schweden gilt hier 57 pro 1 000 Lg für die Kinder unter 1 000 g Gg im Vergleich zu 68 pro 1 000 Lg für die Kinder zwischen 1 000 und 1 499 g Gg; für England und Schottland entsprechen 39 pro 1 000 Lg und 57 pro 1 000 Lg).

Zum Trend über die Zeit zeigen CP-Register mit einer langen Laufdauer wie das in Göteborg folgende Entwicklung: In den 50er Jahren betrug die CP-Prävalenz hier 2,2 pro 1 000 Lg, sank Ende der 60er Jahre auf 1,3 ab, um dann wieder in den 70er und 80er Jahren deutlich anzusteigen auf 2,4 pro 1 000. Register aus Australien und England, die Ende der 60er Jahre begonnen haben, zeigen einen entsprechenden Aufwärtstrend. Dieser ist vorwiegend auf folgende Entwicklung zurückzuführen: In dieser Zeit sank die neonatale Sterblichkeit der Frühgeborenen, speziell mit einem Gg < 1 500 g, massiv ab, ein Ansteigen der CP-Raten ist vorwiegend auf eine Zunahme von betroffenen Kindern aus dieser Geburtsgewichtsgruppe zurückzuführen, die vermehrt überlebt haben. Dies betrifft hier vorwiegend Kinder mit spastischen Di- und Tetraplegien, auch spastischen Hemiplegien. Es gibt jedoch Hinweise, daß sich Mitte und Ende der 80er Jahre, Anfang der 90er dieser Trend zur CP-Prävalenzzunahme bei den Frühgeborenen abschwächt, bzw. sogar umkehrt, wenn die Prävalenz auf die Lg bezogen wird. Dies wird unterstützt von Studien, die nicht bevölkerungsbezogen sondern klinikbezogen durchgeführt wurden und die ebenfalls für Kinder mit sehr kleinem Gg (< 1 500 g oder < 1 000 g) oder niedrigem Gestationsalter (< 32 Wochen oder < 28 Wochen) bei weiter sinkender Sterblichkeit eine stabile bzw. sogar leicht sinkende Rate an Behinderungen berichten.

Zusammenfassend zeigt sich also, daß die CP-Prävalenz in den 60er, 70er und 80er Jahren angestiegen ist, vorwiegend aufgrund einer Zunahme der Prävalenz bei Frühgeborenen, besonders sehr kleinen Frühgeborenen, da diese Kinder deutlich mehr überlebten. Das heißt, mit vermehrtem Überleben stieg die Prävalenz der CP in der Gruppe dieser Kinder deutlich an. Für die 80er und beginnenden 90er Jahre zeigt sich jedoch eine gewisse Stabilisierung bzw. abnehmende Tendenz bei weiter sinkender Mortalität.

Prävalenz bezüglich der CP-Unterformen. Die spastischen Formen sind bei weitem vorherrschend und betreffen 85 % aller CP. Interessant hier ist die Prädominanz der spastischen Hemiparese bei den Reifgeborenen, die Prädominanz der spastischen Diplegie dagegen bei den Frühgeborenen, wobei in den letzten Jahren über eine Zunahme der spastischen Hemiparese bei den sehr kleinen Frühgeborenen berichtet wird als eine Folge der intrazerebralen Blutungen. Dyskinetische und ataktische Formen machen die Minderzahl aus und finden sich eher bei Reifgeborenen (Abb. 196.1).

Ätiologie und Pathogenese. Die oben genannte Definition ist eine phänomenologische mit der Eingrenzung der Entstehung auf einen bestimmten Zeitraum (bis 4 Wochen nach der Geburt, wenn die postneonatalen Formen zugerechnet werden, entsprechend länger). Dieser *phänomenologischen Definition* wird häufig eine *ätiologische* zugeordnet, die für die Ursache der CP eine prä-, peri- oder neonatal entstandene Läsion des Gehirns angibt. Dieser Ansatz ist jedoch problematisch, da er impliziert, daß die Genese der CP immer eine läsionelle, d.h. erworbene und damit bekannte sein müßte. Tatsächlich ist es jedoch so, daß die Ätiologie der CP, wie einleitend bereits angeführt, heterogen ist. Sie konnte zudem erst in den letzten Jahren zunehmend zugeordnet werden und war vor den Möglichkeiten einer differenzierteren Diagnostik (besonders vor der Einführung einer differenzierteren Bildgebung des Gehirns, wie der Kernspintomographie) großenteils nicht gesichert, war z.T. völlig unbekannt oder präsumptiv.

Pathogene Ereignisse, die das sich entwickelnde Gehirn betreffen, verursachen Fehlbildungen oder Läsionen, deren Muster abhängig ist von dem Stadium der Gehirnentwicklung (Tabelle 196.2).

In der *Embryonal- und frühen Fetalperiode (bis zur 20./24. Woche)* wird die „Grobarchitektur" des Gehirns

Tabelle 196.2. Fehlbildungen und Läsionen des Gehirns abhängig vom Zeitraum des Entstehens

1. und 2. Trimenon	*„Grobarchitektur" des Gehirns erstellt Migrationsprozesse im Vordergrund*
4.–15. SSW	Anenzephalie, Heterotopien, Schizenzephalie, Lissenzephalie, Pachygyrie, Agenesie, Corpus callosum
20.–24. SSW	Polymikrogyrie (bis 30. SSW), Hydranenzephalie
3. Trimenon	*„Feinarchitektur" Synapsen-/Dendritenbildung, Myelinisierungsbeginn*
24.–30. SSW	Intraventrikuläre Blutung, periventrikuläre Infarzierung, periventrikuläre Leukomalazie (wenig Gliosebildung)
30.–36. SSW	Periventrikuläre Leukomalazie (PVL) (bis 39. SSW vereinzelt beschrieben)
36.–44. SSW	kortikosubkortikale Schädigung (parasagittal, Gyrus prae/postcentralis), Basalganglien-/Thalamusschädigung*, thrombembolische Schädigung*

SSW Schwangerschaftswoche.
* auch in niedrigeren SSW beschrieben.

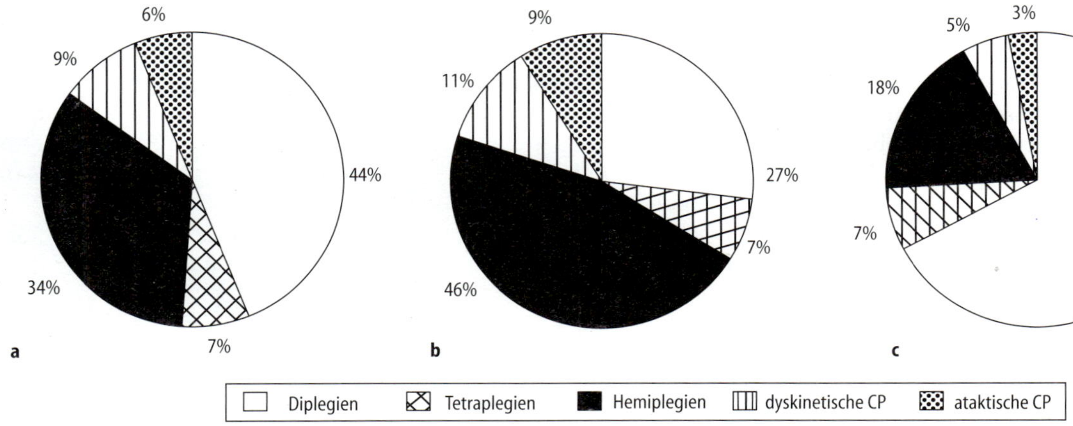

Abb. 196.1a–c. Vorkommen der CP-Unterformen. **a** Gesamt, **b** Reifgeborene (≥ 37 SSW), **c** Frühgeborene (< 37 SSW). (Nach Daten der Geburtsjahre 1979 bis 1986 von Hagberg u. Hagberg 1993)

entwickelt. Die Migration der neuronalen Zellen aus der Mittellinie zum zukünftigen Kortex prägt diesen Zeitraum. Störungen führen zu Fehlbildungsmustern, sie können genetisch bedingt sein oder erworben (z.B. infektiös oder hypoxisch-ischämisch). So sind einige der Migrationsstörungen, besonders der frühen und schweren, als familiär beschrieben (z.B. bilaterales perisylvisches Syndrom) oder sogar einer bestimmten Chromosomenstörung zugeordnet (z.B. Lissenzephalieformen zu Chromosom 17), wogegen unilaterale Migrationsstörungen und die späteren Formen der Migrationsstörung, die Polymikrogyrien, wohl eher erworben sind, letztere z.B nicht selten im Rahmen von intrauterinen CMV-Infektionen.

Ab dem späten 2. Trimenon entstehen bei Störungen der Gehirnentwicklung kaum mehr Fehlbildungsmuster (außer Polymikrogyrien bis etwa zur 30. Schwangerschaftswoche), vielmehr bestimmen Schädigungsmuster das Bild, die inzwischen für akute Störungen wie hypoxisch-ischämische Ereignisse oder Blutungen gut beschrieben sind. Bis zur 36. Schwangerschaftswoche stehen periventrikuläre Läsionen im Vordergrund, also Läsionen der weißen Substanz. Dafür bestimmend sind wahrscheinlich mehrere Faktoren: Endstrombereich, Zone höherer metabolischer Aktivität (Beginn der Myelinisierung) und besondere Vulnerabilität gewisser Zellgruppen (Oligodendroglia). Blutungen des sehr unreifen Frühgeborenen (besonders bis zur 32. Woche) entstehen vorwiegend peri- und intraventrikulär; ihre schweren Formen (Grad III und VI) können zu hämorrhagischer Infarzierung und zu sekundärer Parenchymschädigung nach Entwicklung eines Hydrozephalus führen. Ein typisches Läsionsmuster dieser Periode ist die periventrikuläre Leukomalazie (PVL). Der Schweregrad reicht von leichten Formen mit periventrikulärer Gliosebildung ohne wesentlichen Parenchymverlust (vorwiegend im Trigonombereich, bei schwererer Ausprägung über das Centrum semiovale bis frontal reichend) bis zur schweren zystischen PVL mit ausgeprägtem periventrikulären Parenchymverlust, der bis subkortikal reichen kann oder sogar zum Bild einer multizystischen Enzephalomalazie führen kann. Für die Entstehung der PVL sind wahrscheinlich vorwiegend hypoxisch-ischämische Mechanismen verantwortlich, ein mitbedingender Faktor ist die leicht störbare zerebrale Autoregulation beim Frühgeborenen. In der letzten Zeit wird die Chorioamnionitis als wichtiger Faktor diskutiert assoziiert zu niedrigem Gestationsalter und vermehrt peri- und neonatalen Belastungsfaktoren.

Beim reiferen Kind (ab 37. Woche) ist die graue Substanz Prädilektionsort hypoxisch-ischämischer Schädigungen. Verschiedene Muster sind beschrieben, wahrscheinlich abhängig von Schwere und Dauer der Hypoxie-Ischämie (Ableitung aus dem Tiermodell): Die parasagittale Schädigung entsteht im Endstrombereich der großen Arterien, betrifft Marklager und Kortex im parasagittalen Bereich und kann in ihrer schwersten Form das Bild einer multizystischen Enzephalomalazie darstellen. Ein weiteres hypoxisch-ischämisches Muster, das vorwiegend beim Reifgeborenen, seltener beim Frühgeborenen beschrieben wird, ist eine Schädigung im Bereich der Basalganglien (posteriorer Anteil des Pallidum und Putamen beidseitig) zusammen mit dem mediolateralen Thalamus beidseitig. Beim Reifgeborenen zeigt sich dabei zusätzlich häufig eine kortikosubkortikale bilaterale Schädigung im Bereich des Gyrus prä- und postcentralis.

Ein weiteres Läsionsmuster stellen Infarkte der großen Hirnarterien dar, vorwiegend der A. cerebri media. Ihre Entstehung wird ab der 30.–32. Schwangerschaftswoche beschrieben. Es handelt sich hier um eine Ischämie im Versorgungsbereich des okkludierten Gefäßes, deren Entstehung vorwiegend außerhalb einer globalen hypoxisch-ischämischen Situation anzunehmen ist, jedoch auch vereinzelt in deren Rahmen beschrieben ist.

Früher war die Diagnose solcher Muster nur post mortem möglich und ist daher selten gestellt worden. Heute ermöglichen Fortschritte in der Bildgebung des Gehirns (Kernspintomographie eher als Computertomographie, auch neonataler Ultraschall) dies schon zu Lebzeiten. Die Abb. 196.2–196.6 zeigen beispielhaft einige der in Tabelle 196.2 angegebenen Muster. Entsprechende bildgebende Befunde machen so eine ätiologische Zuordnung eher möglich und bieten zumindest für den größten Teil eine pathogenetische Erklärung. Tabelle 196.3 faßt den aktuellen Kenntnisstand zur Entstehung der CP in ihren Unterformen zusammen. Die Grundlage dazu bilden Studien zur Bildgebung des Gehirns (vorwiegend Kernspintomographie) bei definierten Gruppen von CP-Kindern, die Schädigungs- bzw. Fehlbildungsmuster des Gehirns im Zusammenhang mit klinischen Daten analysierten.

Bei den *spastischen und auch dyskinetischen CP-Formen* findet sich tatsächlich ganz überwiegend eine Läsion des Gehirns und impliziert eine Entstehung jenseits des 1. und 2. Trimenons der Schwangerschaft.

Bei den Kindern mit *bilateraler CP* findet sich bei über 80 % eine Gehirnläsion, die vorwiegend einem hypoxisch-ischämischen Geschehen zugeordnet werden kann: Beim Reifgeborenen zeigen sich zu etwa 40 % Läsionsmuster des 3. Trimenons, die eine intrauterine Entstehung wahrscheinlich machen, da sie mit unauffälliger Peri- und Neonatalanamnese einhergehen und vorwiegend das kernspintomographische Äquivalent einer PVL aufweisen (periventrikuläre Gliose ohne/mit periventrikulärer Marklagerreduktion und konsekutiver Ventrikelerweiterung), seltener, aber beschrieben sind intrauterin entstandene Muster des späten 3. Trimenons; zu etwa 30 % ist die Entstehung peri- und neonatal

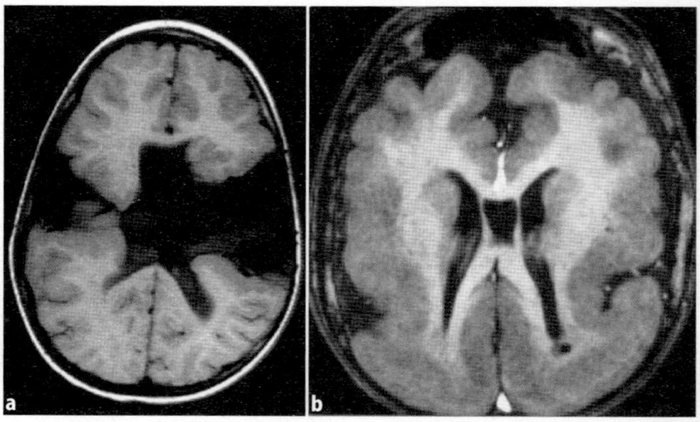

Abb. 196.2. Bilaterale Schizenzephalie (**a**) und Lissenzephalie (**b**) als Beispiele für Fehlbildungsmuster des Gehirns, entstehend im ersten Trimenon bzw. genetisch, die zu einer schweren spastischen Tetraparese führen. Kernspinbilder T1w axial nach abgeschlossener Myelinisierung

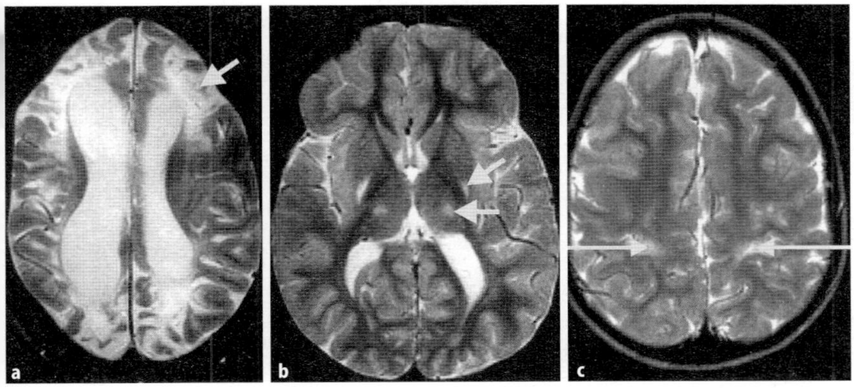

Abb. 196.3a–c. Läsionsmuster des späten 3. Trimenons nach Hypoxie-Ischämie: **a** parasagittale Marklagerschädigung, **b** bilaterale Basalganglien- und Thalamusschädigung *(Pfeile)*, die allein oder **c** in Kombination mit einer Läsion um den Sulcus centralis *(Pfeile)* auftreten kann. Das Kind in **a** hat eine schwere spastische Tetraparese, das Kind in **b** und **c** hat eine beinbetonte spastische Tetraparese mit deutlicher dystoner Komponente. Kernspinbilder T2w axial nach abgeschlossener Myelinisierung

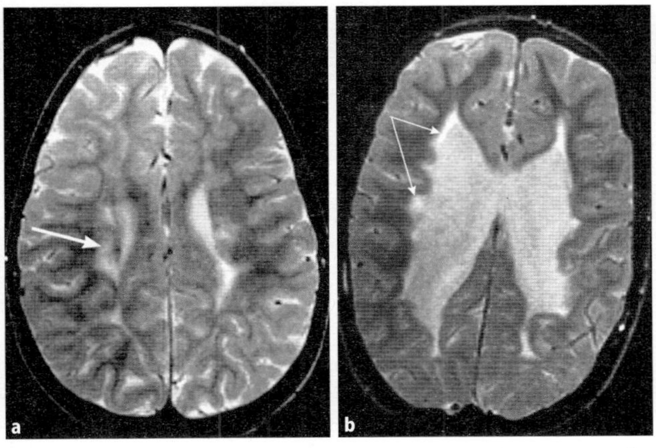

Abb. 196.4a,b. Periventrikuläre Leukomalazie als Läsionsmuster des frühen und mittleren 3. Trimenons. **a** in leichter Form ohne Marklagerreduktion bei leichter spastischer Diplegie ohne kognitive Defizite, **b** in schwerer Form mit Marklagerreduktion bei schwerer spastischer Tetraparese mit kognitiven Defiziten. Die *Pfeile* bezeichnen die periventrikulären Gliosen. Kernspinbilder T2w axial nach abgeschlossener Myelinisierung

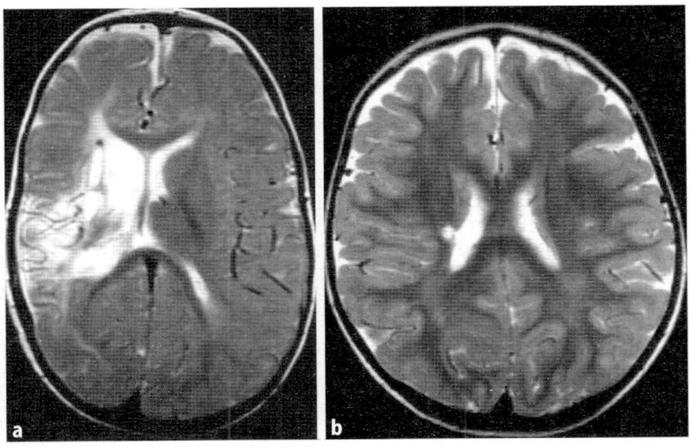

Abb. 196.5a,b. Läsionsmuster, die häufig bei Reifgeborenen mit Hemiplegie gefunden werden: **a** Mediaverschluß, **b** periventrikuläre Gliose. Kernspinbilder T2w axial, **a** im Alter von 12 Monaten, **b** nach abgeschlossener Myelinisierung

zuzuordnen, da sich als Folge einer hypoxisch-ischämischen Enzephalopathie nach Asphyxie oder Schock entsprechende Läsionsmuster des späten 3. Trimenons nachweisen lassen (kortikosubkortikale Schädigung parasagittal oder im Bereich des Gyrus prae-/postcentralis, Basalganglien/Thalamusschädigung). Bei Frühgeborenen finden sich ganz

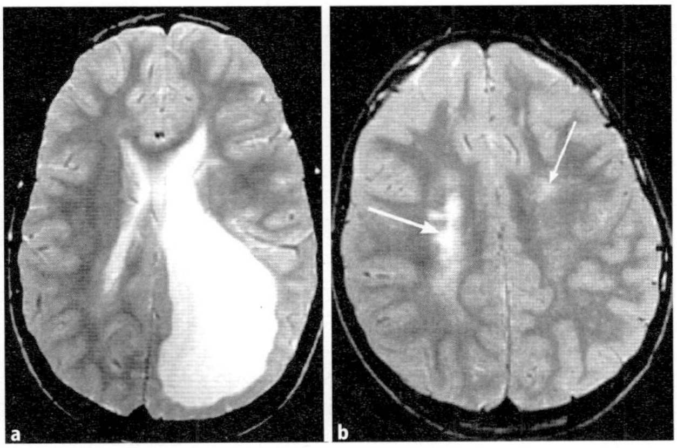

Abb. 196.6a,b. Läsionsmuster, die häufig bei Frühgeborenen mit Hemiplegie gefunden werden: **a** unilaterale porenzephale Marklagerreduktion nach Blutung, **b** asymmetrische periventrikuläre Leukomalazie. Kernspinbilder T2w axial nach abgeschlossener Myelinisierung

überwiegend Läsionsmuster des frühen 3. Trimenons, d.h. das kernspintomographische Äquivalent einer PVL, fokale oder globale Marklagerreduktion ohne Gliose nach Blutungen (s. Kap. 52)

Für die *spastischen Hemiplegien* ist eine Läsion des Gehirns in etwa 2/3 der Fälle ursächlich. Bei den Reifgeborenen entspricht dies zur Hälfte Infarkten im Stromgebiet der A. cerebri media und zur anderen Hälfte periventrikulären, häufig unilateralen Gliosen, deren Entstehung wahrscheinlich am ehesten im frühen und mittleren 3. Trimenon zu sehen sind (ähnlich der „intrauterinen PVL" bei den BS-CP). Bei Frühgeborenen findet sich vorwiegend eine läsionelle Ursache in Form von unilateralen porenzephalen periventrikulären Marklagerreduktionen nach intraventrikulärer Blutung oder sehr asymmetrische periventrikuläre Leukomalazien; auch Mediainfarkte sind schon bei Frühgeborenen möglich.

Auch die *dyskinetische CP* zeigt beim Reifgeborenen, bei dem sie vorwiegend auftritt, eine überwiegend läsionelle Genese. Bei wahrscheinlich mehr als 50 % der Reifgeborenen ist die dyskinetische CP mit Läsionen im Thalamus und den Basalganglien bilateral assoziiert, die typischerweise hypoxisch-ischämisch nach Asphyxie oder Schock entstehen. Choreoathetoide Zerebralparesen nach Kernikterus sind heute sehr selten geworden.

Lediglich die *ataktische CP* unterscheidet sich bezüglich der Pathogenese deutlich, läsionelle Muster sind hier die

Tabelle 196.3. Ätiopathogenetische Zuordnung der CP-Unterformen, Zuordnung vorwiegend aufgrund von Studien zur Bildgebung des Gehirns (die zu 100% fehlenden Anteile sind auch durch Bildgebung und andere Zusatzdiagnostik nicht weiter zuordenbar)

CP-Form	Betroffene Kinder	Anteil [%]	Ätiologie/Pathogenese
Bilateral spastische CP (Di- und Tetraplegien)	RG	15	1./2. Trimenon oder genetisch (zu jeweils etwa 50%) (z. B. Migrationsstörungen)
		40	Frühes 3. Trimenon, – intrauterin (periventrikuläre, Läsionen – „intrauterine PVL")
		30	Ende 3. Trimenon – peri/neonatal nach schwerer Asphyxie/Schock (z. B. multizystische Enzephalomalazie, parasagittale Marklagerschädigung, Thalamus-/Basalganglienschädigung +/– kortikale Schädigung um Sulcus centralis)
	FG	>90	Frühes 3. Trimenon (PVL oder porenzephale periventrikuläre Marklagerreduktion nach ICH)
Spastische Hemiplegie	RG	~30	1./2. Trimenon oder genetisch (z. B. Migrationsstörungen, Sturge-Weber)
		~30	Periventrikuläre, oft unilaterale Gliosen, für die eine Entstehung im frühen 3. Trimeon intrauterin angenommen wird
		~30	Infarkt im Stromgebiet der A. cerebri media (≅ 3. Trimenon)
	FG	>90	Frühes 3. Trimenon (fokale, porenzephale, periventrikuläre Marklagerreduktion nach ICH, asymmetrische PVL, auch Mediainfarkt möglich)
Dyskinetische CP	RG		Vorwiegend peri-/neonatale Entstehung nach schwerer Asphyxie/Schock (Thalamus/Basalganglienschädigung); Kernikterus heute sehr selten
	FG		Unklar
Ataktische CP	RG		Ursache heterogen, läsionelle Entstehung selten, genetische Ursache in ~25%; Bildgebung in >50% unauffällig, in 30–40% zerebelläre Hypoplasie
	FG		Unklar, Hinweis für Familiarität

RG Reifgeborene, *FG* Frühgeborene, *PVL* periventrikuläre Leukomalazie, *ICH* intrakraniale Blutung.

Seltenheit. Die Ursache, die insgesamt wohl sehr heterogen ist, bleibt meist unklar; familiäre Fälle sind etwa bei 1/3 der Reifgeborenen beschrieben; bei über 50 % der Kinder gibt die Bildgebung keinen Hinweis für eine Ursache der Krankheit. 30–40 % der Bildgebungsbefunde zeigen eine zerebelläre Hypoplasie unterschiedlicher Ausprägung, die nicht mit der Schwere der Klinik korreliert.

Bei den meisten Formen der CP sind also Anlagestörungen des Gehirns als morphologische Befunde sehr selten, d.h. Befunde, die genetische und frühe Entstehungsmechanismen (d.h. im 1. oder 2. Trimenon der Schwangerschaft, zu Fehlbildungen führend) nahelegen. Tatsächliche Läsionsmuster, d.h. Defektbildungen, die Entstehungsmechanismen im 3. Trimenon vor, unter oder kurz nach der Geburt nahelegen, stehen stark im Vordergrund. Bei differenzierterer diagnostischer Aufarbeitung für die spastischen und dyskinetischen CP-Formen bestätigt sich damit, daß tatsächlich der Großteil durch eine prä-, peri- oder neonatal entstandene *Läsion* des Gehirns verursacht wird. Da es jedoch außerdem auch phänomenologisch davon nicht primär unterscheidbare CP-Formen gibt, die nicht aufgrund einer Läsion entstanden sind, sondern aufgrund einer Gehirnfehlbildung, einer genetisch bedingten Gehirnkrankheit, so kann die Definition der Zerebralparese nicht zusätzlich ätiologisch determiniert werden, dies insbesondere solange ein gewisser Prozentsatz der phänomenologisch zuordenbaren Fälle auch trotz intensiver diagnostischer Bemühungen nicht weiter abklärbar ist.

Eine Sonderform bildet bei der ätiologischen Aufarbeitung die ataktische CP, so daß eine Diskussion berechtigt ist, ob diese Form auf die Dauer der CP-Gruppe zugeordnet oder nicht vielmehr als eigene Entität definiert werden soll, z.B. wie vorgeschlagen, auch von der Hagberg-Arbeitsgruppe selbst, als nonprogressive konnatale zerebelläre Ataxie.

Klinische Symptome und Verlauf. Das klinische Bild der CP ist einerseits geprägt durch die Art und Schwere der motorischen Behinderung und andererseits wesentlich dadurch bestimmt, ob zusätzliche Störungen assoziiert sind. Letztere sind bei den vorwiegend läsionell bedingten Formen (den spastischen und dyskinetischen) abhängig von Ausmaß und Topik der Läsion. Häufig sind Störungen der kognitiven Entwicklung – von der Lernstörung bis zur schweren geistigen Behinderung, zerebrale Sehstörungen, die häufig übersehen werden, Epilepsien, vorwiegend bei kortikalen und kortexnahen Läsionen oder bei kortikalen Fehlbildungen; seltener sind Hörstörungen. Mit Ausnahme der Gruppe der Hemiparesen handelt es sich bei den CP-Formen um Krankheitsbilder mit meist schwerer Mehrfachbehinderung.

Bilaterale spastische CP (BS-CP). Es werden darunter die beinbetonten Formen oder Diplegien (gut 60 %), die tribetonten (10 %) und die kompletten spastischen CP-Formen oder Tetraplegien (knapp 20 %) verstanden. Es gibt außerdem eine Überlappung zu den dyskinetischen CP-Formen, da ein gewisser dystoner Anteil bei praktisch allen schweren spastischen CP-Formen zu sehen ist, der bei Betroffensein der Hände zum Ausdruck kommt in Form der typischen dystonen Stellung bei Aktion (Pronation, Beugung im Handgelenk, Streckung der Finger mit Beugung im Grundgelenk). Bei ausgeprägterer dystoner Komponente (zusätzliches Betroffensein von Schultergürtel und Gesicht bei Spastik im Bereich der Beine) sprechen wir daher von einer dyskinetisch spastischen Form, die knapp 10 % der BS-CP ausmacht. Die Zuordnung zu diesen Unterformen gibt einen gewissen Hinweis zur Ätiologie; die beinbetonte spastische Tetraparese tritt eher beim Frühgeborenen (gut 60 %), die komplette beim Reifgeborenen auf (knapp 60 %); die tribetonte tritt besonders beim Frühgeborenen nach schwerer intrakranialer Blutung (ICH) auf, die dyskinetisch spastische Form zeigt beim Reifgeborenen den höchsten Anteil (etwa 60%) hypoxisch-ischämischer Schädigungen nach schwerer Asphyxie/Schock.

Die BS-CP ist die typische CP des ehemaligen Frühgeborenen, nur etwa 1/3 der Betroffenen sind Reifgeborene, ein knappes Drittel betrifft die Gruppe der sehr kleinen Frühgeborenen (< 1 500 g oder < 32 Schwangerschaftswochen), ein gutes Drittel die reiferen Frühgeborenen.

Die *motorische Behinderung* ist bei mehr als 2/3 der Kinder schwer – definiert als „kein freies Gehen mit 5 Jahren", danach wird selten ein funktionell ordentliches freies Gehen erlernt. Im Gegensatz zu etwa 50% bei den beinbetonten BS-CP zeigen bei den tribetonten, kompletten und dyskinetisch spastischen Formen um 90% eine schwere motorische Behinderung.

Motorische Sekundärprobleme entwickeln sich besonders bei schwerer betroffenen, nicht gehfähigen Kindern: Kontrakturen im Bereich der Hüfte mit Abduktions- und Streckdefiziten, die im Verlauf zu Sub- oder völligen Hüftluxationen führen können, Kniebeugekontrakturen und besonders Fußgelenkskontrakturen mit Spitzfuß- und Pronationsstellungen (letzteres auch bei gehfähigen Kindern). Kontrakturen im Bereich der oberen Extremitäten sind dagegen sehr viel seltener und treten nur bei kompletten BS-CP-Formen auf, betreffen dann eher Handgelenk, Finger und Ellbogen als das Schultergelenk. Trotz des häufigen Betroffenseins der Rumpfmuskulatur sind fixe Skoliosen selten.

Eine *Lern- oder geistige Behinderung* tritt bei etwa 20% bzw. 50% auf, auch hier zeigt sich ein deutlicher Unterschied zwischen den beinbetonten BS-CP, die zu etwa 40% eine normale Begabung, zu 20% eine Lernbehinderung und zu 40% eine geistige Behinderung zeigen, und den anderen Formen, die zu deutlich unter 10% normal begabt sind, zu 20-30% lernbehindert, ansonsten geistig behindert (am schlechtesten schneiden hier die Kinder mit kompletten Tetraparesen ab, die zu etwa 90% geistig behindert sind).

Eine *zerebrale Sehstörung* schwerer Art, d.h. „blind oder fast blind" mit Visus < 0,3, tritt bei 20% der BS-CP-Kinder auf, wieder deutlich seltener bei den beinbetonten BS-CP (< 10%) als bei den anderen Formen; hier zeigt besonders die komplette BS-CP einen sehr hohen Anteil von schweren Sehstörungen (> 50%). Diese werden bei den schwer mehrfach behinderten Kindern nicht selten übersehen, obwohl es für den Umgang mit dem Kind sehr wichtig wäre. Die Analyse der Bildgebung, die mittlerweile zum diagnostischen Standard gehört, müßte jedoch erlauben, eine schwere Schädigung der Sehrinde und/oder Sehstrahlung zu identifizieren; auch sind heute spezielle Visusprüfungen bei behinderten Kindern etabliert (nach der Methode des „preferential looking"). Auch leichtere Visusminderungen bei ehemaligen Frühgeborenen mit einer PVL, die Teile der Sehstrahlung betrifft, werden nicht selten übersehen.

Eine *Epilepsie* tritt bei knapp der Hälfte der Kinder auf, in etwa 10% handelt es sich um ein West-Syndrom. Diese Epilepsie ist ganz überwiegend symptomatischer Art, da sie eindeutig zur Schwere der Behinderung, zum Sitz und Ausmaß der Läsion korreliert ist; die Kinder mit Epilepsie sind zu 85% schwer motorisch behindert, zu 90% lernbehindert oder geistig behindert (nach Auftreten eines West-Syndroms sogar zu 100% geistig behindert).

Häufig treten Epilepsien nach kortikosubkortikalen Schädigungen auf (wie parasagittale Marklagerschädigung, multizystische Enzephalomalazie), verständlicherweise auch nach Fehlbildungen wie Migrationsstörungen, aber auch nach schweren periventrikulären Leukomalazien mit extensiver Marklagerreduktion bis subkortikal. Im Gegensatz dazu scheinen Kinder mit einer leichten PVL ohne wesentliche Marklagerschädigung kein eindeutig erhöhtes Epilepsierisiko zu haben.

Spastische konnatale Hemiplegien. Es wird hier unterschieden zwischen den arm- und beinbetonten Formen, die jeweils knapp die Hälfte der Hemiplegien betreffen, etwa 10% sind gleichförmig betroffen. Beinbetonte Hemiparesen finden sich vorwiegend bei ehemaligen Frühgeborenen. Parallel zu der beinbetonten BS-CP des Frühgeborenen besteht hier eine Korrelation zur Topik der Läsion: Die hier vorherrschende periventrikuläre Läsion betrifft bei geringerem Ausmaß die ventrikelnahen Teile der Pyramidenbahn, die Beinen und Rumpf zugeordnet sind.

Die *motorische Behinderung* ist selten schwer im oben definierten Sinn, ein Nichterlernen des freien Gehens ist sehr selten (unter 2% in der Serie von Uvebrant 1988), über 50% erreichen ein fast normales Gehen, 30% hinken mäßig und 10% schwer. Die Handfunktion wird in 50% als noch gut, nur in 20% als schwer beeinträchtigt, d.h. ohne Funktion, beschrieben. *Sensorische Störungen* der betroffenen Hand beeinträchtigen zusätzlich die Funktion und finden sich bei etwa 20% der Kinder, sie sind testbar über Diskriminationsprüfungen (2-Punkt-Diskrimination oder Erkennen von z.B. Kreuz oder Kreis), über das Erkennen, d.h. Erfühlen, von Objekten. *Sekundärprobleme* entwickeln sich im Verlauf in Form einer Hypotrophie der betroffenen Extremitäten und in Form von Kontrakturen besonders des betroffenen Fußes.

Kognitive Störungen treten bei konnatalen Hemiparesen deutlich seltener auf als bei den anderen CP-Formen. Uvebrant fand bei seiner Serie in 12% der Frühgeborenen eine leichte geistige Behinderung, in 6% der Reifgeborenen eine schwere und in 13% eine leichte geistige Behinderung, d.h. 80–90% der Kinder mit konnataler spastischer Hemiparese haben keine wesentlichen Beeinträchtigungen der geistigen Entwicklung.

Schwere Sehstörungen sind selten und werden vorwiegend bei Reifgeborenen berichtet (etwa 5%). Eine Hemianopsie nach unilateraler Schädigung von Sehrinde und/oder Sehstrahlung (z.B. Abb. 196.6a) kann von den Kindern gut kompensiert werden und wird häufig übersehen.

Epilepsien treten auch bei Kindern mit konnataler spastischer Hemiparese relativ häufig auf (etwa 30%, davon sind etwa 1/4 schwer, d.h. therapieresistent). Auch hier ist eine Korrelation zur Art der Läsion deutlich und bestätigt die Epilepsie als symptomatisch: Bei Gehirnfehlbildungen wie Migrationsstörungen, bei kortikosubkortikalen Defekten ist das Auftreten einer Epilepsie wesentlich häufiger als bei periventrikulären Läsionen oder asymmetrischen Ventrikelerweiterungen.

Dyskinetische CP. Bei der dystonen Form der dyskinetischen CP ist eine spastische Komponente häufig, wie oben bei der dyskinetisch spastischen Untergruppe der BS-CP beschrieben. Für sie gilt im wesentlichen die dort beschriebene klinische Charakteristik. Die dyskinetische Bewegungsstörung, ob vorwiegend athetoid oder vorwiegend dyston, ist immer generalisiert ausgeprägt, betrifft also nicht nur Beine und Rumpf, sondern auch Arme, Schultergürtel und insbesondere Gesicht. Aktivierung und Erregung können wahre Bewegungsstürme auslösen. Es ist daher oft sehr schwierig, bei den meist motorisch sehr schwer behinderten Kindern (wenige haben eine Rumpfkontrolle, noch weniger erlernen das freie Gehen) die kognitiven Fähigkeiten der Kinder zu beurteilen, die durchaus vergleichsweise gut sein können. Bei dyskinetischer CP nach Basalganglien- und Thalamusschädigung (wie Abb. 196.3b) ist die Prognose bezügliche geistiger und motorischer Entwicklung deutlich besser, wenn nicht zusätzlich eine Beteiligung der Zentralregion (wie Abb. 196.3c) besteht.

Ataktische CP. Da die nonprogressive konnatale Ataxie ätiologisch eine sehr heterogene Gruppe darstellt, ist auch das klinische Bild variationsreich. Zwei systematische Untersuchungen aus Göteborg und Zürich (Esscher et al. 1996, Steinlin et al. 1998) zeigen bezüglich der *motorischen Problematik* eine deutlich retardierte motorische Entwicklung bei allen Betroffenen, mehr als 10% erlernen nicht das freie Gehen. Bezüglich der kognitiven Fähigkeiten werden bei etwa 2/3 eine geistige Behinderung angegeben, die etwa zur Hälfte schwer ist; bei über 50% werden leichtere oder schwere *Sehfunktionsstörungen* angegeben, bei 20–30% der Patienten entwickelt sich eine *Epilepsie*.

Diagnose

Klinische Diagnose und Zeitpunkt der Diagnosestellung. Die Diagnose der CP ist in Anbetracht der phänomenologischen Definition ganz wesentlich eine klinische. Die Dynamik der Entwicklung, die Zuordnung der neurologischen Symptomatik erlauben eine Diagnose bzw. die Abgrenzung gegenüber transitorischen oder progredienten Prozessen.

Die CP beschreibt eine Behinderung, deren Verursachung vor, unter oder in den ersten 4 Wochen nach der Geburt stattgefunden hat (wenn die postneonatalen Fälle ausgeschlossen werden). Das klinische Erscheinungsbild entwickelt sich jedoch erst im Verlauf: Die Läsion oder Störung des Gehirns zeigt beim unreifen Gehirn klinisch noch ein unspezifisches Erscheinungsbild, erst beim Fortschreiten von Gehirnentwicklung und -reifung prägt sich das typische klinische Bild aus. Folgende Faktoren machen eine frühe Diagnosestellung schwierig:

1. *Frühe neurologische Zeichen können transitorisch sein.* Asymmetrien von Haltung und Tonus, Hyperexzitabilität und Muskelhypertonie, auch Muskelhypotonie treten transitorisch im 1. Lebensjahr bei über 90% der so betroffenen Kinder auf; negative prognostische Zeichen sind eine zusätzlich vorhandene Retardierung der motorischen und/oder geistigen Entwicklung und eine – sich entwickelnde – Mikrozephalie.
2. *Frühe neurologische Zeichen können sich verändern.* Speziell ataktische oder dyskinetische Zeichen können fluktuieren, imponieren im 1., manchmal sogar 2. Lebensjahr, oft als Hypotonie. Auch die typischen Tonus- und Haltungsveränderungen einer Spastik können im 1. Lebensjahr noch fehlen und durch unspezifische Vorboten angekündigt werden, wie Hyperexzitabilität, Retardierung etc. Speziell bei spastischen Hemiparesen ist selbst bei Wissen um die verursachende Läsion in den ersten Monaten häufig keine sichere Asymmetrie zu sehen
3. *Auch der Ausschluß eines progredienten Prozesses bedarf natürlich einer gewissen Beobachtungsdauer.*

Es gilt allgemein, daß die Diagnose einer CP definitiv frühestens mit 3, idealerweise mit 5 Jahren gestellt werden kann. Dies schließt natürlich nicht aus, daß in der individuellen Situation, besonders wenn die Ätiologie klar ist, bei einem schweren Bild eine frühe Diagnosestellung möglich ist; z.B. kann eine schwere spastische Tetraparese sich schon im 1. Lebenshalbjahr deutlich klinisch zeigen. Wenn dafür z.B. eine multizystische Enzephalopathie nach hypoxisch-ischämischer Schädigung sicher verantwortlich zu machen ist, ist die Diagnose auch zu diesem Zeitpunkt schon klar zu stellen.

Zusätzliche Diagnostik zur Abklärung der Ätiologie und Pathogenese. Aufgrund der obigen Darstellung wird verständlich, daß im Vordergrund der zusätzlichen Diagnostik die Bildgebung steht mit der Fragestellung, ob typische Läsionsmuster oder Fehlbildungen des Gehirns vorliegen.

Die *Ultraschalluntersuchung* ist neonatal und im 1. Lebensjahr von vorrangiger Bedeutung und sehr sensitiv in der Darstellung schwerer hypoxisch-ischämischer Läsionsmuster – wie zystische PVL, multizystische Enzephalopathie, hämorrhargische Infarzierung – und Blutungen. Sie ist weniger sensitiv bei nichtzystischer PVL, bei geringer ausgeprägten parasagittalen Marklagerschädigungen, kortikalen Schädigungen und Basalganglien-, Thalamusschädigungen nicht hämorrhargischer Natur.

Die *kernspintomographische Untersuchung* ist für die oben angegebenen Muster wesentlich sensitiver, insbesondere wenn die Myelinisierung schon deutlich vorangeschritten ist, d.h. ab dem Alter von 12–18 Monaten. Zuvor kann eine definitive Zuordnung schwierig sein – z.B. grenzen sich evtl. Gliosen periventrikulär, subkortikal oder im Bereich der Basalganglien, des Thalamus noch nicht ab.

Für die *computertomographische Untersuchung* gilt eine ähnliche Sensitivität wie für den Ultraschall, jedoch noch nach dem 1. Lebensjahr, die Kernspintomographie ist daher vorzuziehen. Eine Ausnahme bildet die Darstellung von Verkalkungen (z.B. bei intrauterinen Infektionen).

Bei Hemiparesen mit nachgewiesenen Infarkten ist eine Abklärung bezüglich Thrombembolie-Entstehung angezeigt (Protein C, S, APC-Resistenz, immunologische und evtl. entzündliche Abklärung).

Ist anhand der Anamnese und der Bildgebung eine läsionelle Entstehung im 3. Trimenon oder peri- und neonatal nicht wahrscheinlich, sind weitere diagnostische Schritte indiziert – abhängig von evtl. zusätzlich vorliegenden Informationen des Bildgebungsbefundes wie

- Abklärung intrauteriner Infektionen,
- Chromosomenanalyse, evtl. molekulargenetische Untersuchung (z.B. bei Vorliegen einer Lissenzephalie),

- Stoffwechseldiagnostik bei Verdacht auf progredienten Verlauf, atypischer Neurologie (s. Abschn. „Differentialdiagnose").

Zusätzliche Diagnostik zur Beurteilung von zusätzlichen Störungen. Hier steht im Vordergrund die Abklärung, ob eine zusätzliche kognitive Beeinträchtigung besteht über eine *Entwicklungsdiagnostik*, ergänzt vor der Einschulung durch *eine psychologische Testung*, sowie ob eine Seh- oder Hörstörung vorliegt *(augenärztliche Untersuchung und Hörprüfung)*. Eine *EEG-Diagnostik* ist nicht nur bei klinischem Hinweis auf Anfälle wichtig, sondern bei Kindern mit schweren hypoxischen Läsionen oder kortikalen Fehlbildungen (z.B. Lissenzephalie) schon bei Stagnation oder Rückschritten der kognitiven Entwicklung oder des Kontaktverhaltens, da hier die Wahrscheinlichkeit für die Entwicklung eines symptomatischen West-Syndroms hoch ist und die Anfälle klinisch z.T. schwer erkennbar sind.

Differentialdiagnose. Wie oben diskutiert, findet sich bei einem großen Teil der spastischen CP-Formen und der dyskinetischen CP-Formen eine eindeutige läsionelle Genese, bei einem wesentlich kleineren Teil ist eine Zuordnung zu Fehlbildungen des Gehirns (z.T. auf genetischer Basis) möglich. Eine differentialdiagnostische Abklärung ist also insbesondere dann notwendig, wenn die differenzierte Bildgebung des Gehirns (heute üblicherweise Kernspintomographie) kein entsprechendes Läsions- oder Fehlbildungsmuster zeigt bzw. das klinische Bild durch das morphologische Bild nicht ausreichend erklärt wird. Dann sind besonders sorgfältig langsam verlaufende, früh beginnende progrediente Krankheiten auszuschließen.

Differentialdiagnose der BS-CP und der dyskinetischen CP. Eine *Myelinaufbaustörung* zeigt beim klassischen Bild des Pelizaeus-Merzbacher im allgemeinen eine klinisch progrediente Dynamik und ist häufig auch molekulargenetisch zu sichern. Es existieren jedoch bislang noch nicht weiter zuordenbare Myelinaufbaustörungen mit Hypomyelinisierungen, die klinisch nicht als progredient imponieren. Sie zeigen neben einer bilateralen spastischen, z.T. auch dyskinetischen Bewegungsstörung (mit häufig relativ niedrigem Grundtonus) eine relativ geringer beeinträchtigten kognitiven Entwicklung und sind über lange Zeit ohne jegliche Regression im Verlauf stabil, erlauben Entwicklungsfortschritte und können so nicht von der CP-Diagnose im phänomenologischen Sinn ausgeschlossen werden.

Spastische Paraparesen auf genetischer Grundlage zeigen üblicherweise nach einem unterschiedlich langen normalen Entwicklungsverlauf einen erkennbaren Beginn und eine deutliche Progredienz der Symptomatik. In einem kleineren Prozentsatz (wohl 10–20%) zeigt sich der Beginn der Symptomatik jedoch schon vor Erlernen des freien Gehens und kann klinisch evtl. nicht sofort als progredient erkannt werden. Genetisch sind *X-gebundene Formen* beschrieben, die PLP-Gen-assoziiert sind; sie zeigen kernspintomographisch zerebral eine Myelinaufbaustörung, eine entsprechende molekulargenetische Abklärung ist dann sinnvoll. Neben *dominanten Formen*, die aufgrund des Betroffenseins eines Elternteils leicht zuordenbar sind, sind *rezessive Formen* beschrieben (mehrere Genloci wurden beschrieben, auf Chromosom 2, 8, 14, 15), die klinisch „pur", d.h. ohne, oder „kompliziert", d.h. mit anderen neurologischen Auffälligkeiten wie Ataxie, peripherer Neuropathie, Retinopathie, Optikusatrophie, kognitiven Störungen auftreten können; Sphinkterstörungen, die jedoch nicht konstant auftreten, erleichtern die Zuordnung.

Eine *dopaminresponsive Dystonie* (Segawa-Syndrom) kann bei einem relativ frühen Beginn in den Anfangsstadien mit einer spastischen Diplegie verwechselt werden. Bei normalem MR, normaler Intelligenz und spastisch-dystoner neurologischer Symptomatik, die evtl. fluktuiert (was jedoch am Anfang dieses Krankheitsbildes relativ wenig in Erscheinung treten kann), ist ein Dopamintherapieversuch angezeigt.

Die Ätiologie der *nonprogressiven, konnatalen Ataxie* ist, wie oben beschrieben, heterogen. In jedem Fall ist hier eine ätiologische Abklärung notwendig, die Bilder wie chromosomale Störungen, das Angelman-Syndrom, das Joubert-Syndrom oder die pontozerebelläre Hypoplasie einschließt; letztere sind allerdings schon aufgrund der Bildgebungsbefunde zuzuordnen. Differentialdiagnostisch kommen progrediente Krankheiten im Bereich der Aminosäuren und organischen Säuren im Urin, das CDG-Syndrom und das Louis-Bar-Syndrom in Betracht.

Therapie. Die CP ist eine persistierende Krankheit, eine Behinderung. Therapie meint also Bemühung zur Unterstützung und Optimierung vorhandener Möglichkeiten, insbesondere auch vorhandener Möglichkeiten des Lernens und stellt eine Langzeittherapie mit interdisziplinärer Ausrichtung dar. Therapie meint nicht Heilung, obwohl dies von Therapieformen (besonders der sog. „alternativen") immer wieder in Anspruch genommen wird. Bemüht wird in letzter Zeit dafür vermehrt der Begriff der Plastizität des unreifen Gehirns, das frühe Störungen/Schädigungen kompensieren kann. Es existiert jedoch keinerlei Beleg, daß für diese sehr wichtigen Mechanismen bestimmte Therapieformen von größerer Bedeutung wären als andere. Auch spricht die ähnliche CP-Prävalenz und die ähnliche Verteilung des Schweregrades der motorischen Behinderung bei einer vergleichenden Studie in den westlichen Ländern mit ähnlicher medizinischer Versorgung, jedoch unterschiedlicher krankengymnastischer Schwerpunkte, wie Schweden, England, Westaustralien, Süddeutschland gegen eine herausragende Wirkung einer spezifischen Therapieform. Diese Diskussion, daß CP potentiell heilbar ist, liegt natürlich nahe in Anbetracht der Tatsache, daß eine frühe Diagnosestellung schwierig ist und transitorische und wechselnde neurologische Zeichen im 1. und 2. Lebensjahr häufig sind (s. Abschn. „Klinische Diagnose und Zeitpunkt der Diagnosestellung"). Wenn transitorische, CP-assoziierte Symptome Ausheilung bedeuten würden, wäre auch anzunehmen, daß Kinder mit kleinen Läsionen – wie z.B. einer parietookzipital gelagerten PVL, die bei ausgedehnterer Ausprägung (bis zur Pyramidenbahn) eine beinbetonte BS-CP verursachen würde – vermehrt im 1./2. Lebensjahr als CP diagnostiziert werden und sich dann normalisieren bzw. daß Kinder, die aus der „CP herauswuchsen" vermehrt solche „kleinen Läsionen" haben, die sie dann kompensieren. Dies hat sich bislang jedoch in entsprechenden bildgebenden Studien nicht bestätigt.

Krankengymnastik. Sie stellt im Rahmen der Früherkennung schon vor der definitiven Diagnosestellung den ersten therapeutischen Schritt dar und ist nach Bestätigung der Diagnose um so mehr indiziert. Ihre Ziele sind eine Verbesserung des motorischen Lernens im Rahmen der vorhandenen motorischen Möglichkeiten durch Reduktion des Muskeltonus, Vermeidung abnormer Bewegungsabläufe und Unterstützung funktioneller zielgerichteter Abläufe sowie die Vermeidung von Sekundärproblemen wie Kontrakturen. Bislang hat sich hier keine der Methoden als den anderen überlegen herausgestellt (s.o.).

Wichtig ist therapeutisch auch eine Anleitung der Eltern, die sie in den täglichen Ablauf übernehmen können. Dies gilt nicht nur für die Krankengymnastik, sondern auch für Frühförderung, Ergotherapie oder Heilpädagogik. Die Therapeuten spielen auch eine wichtige Rolle dabei, den Eltern und Bezugspersonen ein Verständnis für die Behinderung des Kindes näherzubringen, ihnen in der Bewältigung dieser Situation in regelmäßigem Austausch zur Verfügung zu stehen.

Als zunehmend wichtig für den Therapieerfolg und die Zufriedenheit der Beteiligten hat sich das Formulieren konkreter, kurzfristig erreichbarer Therapieziele herausgestellt.

Hilfsmittelversorgung. Hilfsmittel dienen der funktionellen Verbesserung, der Vermeidung von Sekundärfolgen wie Kontrakturen, Hüftluxationen (z.B. Innenschuhe, Gehorthesen, Schienen zur Veränderung der Position), der Unterstützung von nicht selbständig möglichen Positionen (Sitzschalen, Stehbrett – letzteres auch zur Prophylaxe einer Osteoporose). Sie können notwendig sein zur Ermöglichung der Fortbewegung (Rollstuhl, Rollator) und zur Erleichterung der Pflege (z.B. Badehilfe).

Medikamentöse Therapie. Zur Beeinflussung der Spastik werden vorwiegend eingesetzt Baclofen (oral oder auch intrathekal bei extremer Spastik) und Memantin, bei der Dystonie Dopamin oder Trihexyphenidyl. In der letzten Zeit zeichnet sich vorwiegend bei Formen der spastischen CP ein neuer, erfolgversprechender medikamentöser Behandlungsansatz ab durch das Botulinum-Toxin (lokal injiziert in die vorwiegend betroffenen Muskelgruppen). Besonders bei frühem Einsatz verspricht diese Behandlung eine funktionelle Verbesserung, auch durch eine erweiterte Möglichkeit des motorischen Lernens.

Operative Versorgung bei Sekundärproblemen. Kontrakturen oder Hüftluxationen erfordern z.T. ein operatives Vorgehen. Dies sollte nur im Zusammenhang mit einer intensiven krankengymnastischen Vor- und Nachbetreuung durchgeführt werden. Die medikamentöse Therapie kann begleitend eingesetzt werden. Der optimale Zeitpunkt der operativen Therapie wird kontrovers diskutiert und muß individuell abgestimmt werden.

Therapie der zusätzlichen Störungen. Eine Frühförderung, Ergotherapie oder Heilpädagogik ist häufig begleitend angezeigt bei zusätzlichen kognitiven Problemen und bei deut-lich beeinträchtigten motorischen Fähigkeiten und damit begrenzter Erfahrungsmöglichkeit im spielerischen Bereich. Eine logopädische Betreuung kann nicht nur zur Unterstützung der Sprachentwicklung, sondern auch zur Verbesserung der Mundmotorik wichtig sein. Besonders bei Kindern mit einer dyskinetischen Bewegungsstörung kann eine massive Dysarthrie zu erheblichen Kommunikationsproblemen führen, computerisierte Kommunikationshilfen können hier indiziert sein. Die Benutzung eines PC ist auch bei Kindern mit erheblichen feinmotorischen Problemen und entsprechenden Schwierigkeiten mit der Handschrift eine wichtige und möglichst früh einzusetzende Hilfestellung. Eine eventuelle Sehstörung ist oft zerebraler Ursache und kann dann nicht spezifisch behandelt werden (Ausnahme Strabismus), ist sie schwer, bedeutet dies die Notwendigkeit der Einleitung einer Sehbehindertenförderung.

Bei Auftreten einer Epilepsie gelten die Richtlinien für die Behandlung einer symptomatischen Epilepsie.

Schwer mehrfach behinderte CP-Kinder zeigen sehr häufig ausgeprägte Eßschwierigkeiten, woraus eine kalorische Unterversorgung, eine verminderte Gewichts- und auch Wachstumsentwicklung resultieren kann. Die Anlage einer perkutanen endoskopischen Gastrostomie (PEG) sollte daher in einer entsprechenden Situation frühzeitig diskutiert werden. Wichtig ist hier insbesondere, den Eltern nahezubringen, daß dies ein Füttern und Selberessen nicht ausschließt.

Literatur

Aicardi J, Bax M (1997) Cerebral Palsy. In: Aicardi J (ed) Diseases of the Nervous System in Childhood, 2nd ed., Mac Keith Press, Cambridge, pp 210–239.

Esscher E, Flodmark O, Hagberg G, Hagberg B (1996) Non-progressive ataxia: Origins, brain pathology and impairments in 78 Swedish children. Dev Med Child Neurol 38: 285–296

Hagberg B, Hagberg G (1993) The origins of cerebral palsy. In: David TJ (ed) Recent Advances in Paediatrics No 11, Churchill Livingstone, Edinburgh, pp 67–83

Hagberg B, Hagberg G, Olow I (1975) The changing panorama of cerebral palsy in Sweden 1954–1970. II. Analysis of the various syndromes. Acta Paediatr Scand 64: 193–200

Hagberg B, Hagberg G, Olow I, Wendt L von (1996) The changing panorama of cerebral palsy in Sweden. VII. Prevalence and origin in the birth year period 1987–1990. In: Acta Paediatr 85: 954–960

Krägeloh-Mann I, Döbler-Neumann M (1998) Wie früh und wie spezifisch lassen sich hypoxisch-ischämische Hirnläsionen durch bildgebende Verfahren nachweisen? Z Geburtsh Neonatol 202: 1–5

Krägeloh-Mann I, Hagberg G, Meisner Ch et al. (1993) Bilateral spastic cerebral palsy – A comparative study between south-west Germany and western Sweden. I. Clinical patterns and disabilities. Dev Med Child Neurol 35: 1037–1047

Krägeloh-Mann I, Hagberg G, Meisner Ch et al. (1994) Bilateral spastic cerebral palsy – A comparative study between south-west Germany and western Sweden. II. Epidemiology. Dev Med Child Neurol 36: 473–483

Krägeloh-Mann I, Hagberg G, Meisner Ch et al. (1995a) Bilateral spastic cerebral palsy – A collaborative study between south-west Germany and western Sweden. III. Aetiology. Dev Med Child Neurol 37: 191–203

Krägeloh-Mann I, Petersen D, Hagberg G et al. (1995b) Bilateral spastic cerebral palsy – MRI pathology and origin. Analysis from a representative series of 56 cases. Dev Med Child Neurol 38: 379–397

Krägeloh-Mann I, Toft P, Lunding J et al. (1999) Brain Lesions in Preterms – Origin, Consequences, and Compensation. Acta Paediatr 88: 897–908

Kyllermann M (1977) Dyskinetic cerebral palsy. An analysis of 115 Swedish cases. In: Neuropaediatr 8 (Suppl): 28–32

Michaelis R, Niemann G (1995) Die sogenannten Zerebralparesen. In: Michaelis R, Niemann G (Hrsg) Entwicklungsneurologie und Neuropädiatrie, Hippokrates, Stuttgart, S 86–103

Michaelis R, Asenbauer C, Buchwald-Saal M et al. (1993) Transitory neurological findings in a population of high risk infants. Early Hum Dev 43: 143–153

Niemann G, Wakat JP, Krägeloh-Mann I et al. (1994) Congenital hemiparesis and periventricular leucomalacia: pathogenic aspects from MRI. Dev Med Child Neurol 36: 943–950
Niemann G, Grodd W, Schöning M (1996) Late remission of congenital hemiparesis: The value of MRI. Neuropediatr 27: 197–201
Pharoah POD, Cooke T, Johnson MA et al. (1998) Epidemiology of cerebral palsy in England and Scotland, 1984–1989. Arch Dis Child Fetal Neonatal Ed 79: F21–F25
Stanley FJ, Watson L (1992) Trends in perinatal mortality and cerebral palsy in Western Australia, 1967 to 1985. BMJ 304: 1658–1663
Steinlin M, Zangger B, Boltshauser E (1998) Non-progressive congenital ataxia with or without cerebellar hypoplasia: a review of 34 subjects. Dev Med Child Neurol 40: 148–154
Topaloglu H, Pinarli G, Erdem H et al. (1998) Clinical observations in autosomal recessive spastic paraplegia in childhood and further evidence for genetic heterogeneity. In: Neuropediatr 29: 189–194
Uvebrant P (1988) Hemiplegic cerebral palsy, aetiology and outcome. Acta Paediatr Scand Suppl 345

197 Polio- und Leukodystrophien des Zentralnervensystems

F. Hanefeld

197.1 Poliodystrophien des Zentralnervensystems

Definition. Der Begriff Poliodystrophia cerebri progressiva (Morbus Alpers) umfaßt eine Gruppe von Krankheiten der grauen Substanz, die basierend auf den Erstbeschreibungen von Alpers aus den Jahren 1931 und 1960 diese von den Leukodystrophien abgrenzen sollte. Es handelt sich also um akute Degenerationen der grauen Substanz, deren Ätiologie sehr heterogen ist. Die primäre Definition des Krankheitsbildes orientierte sich an der Degeneration der Neurone der grauen Substanz.

Epidemiologie. Angaben zur Häufigkeit können wegen der unterschiedlichen Ätiologie nicht gemacht werden. In den Jahren nach der Erstbeschreibung sind sowohl postepileptische wie metabolische Enzephalopathien (z. B. nach rezidivierenden Hypoglykämien) als Poliodystrophien diagnostiziert und publiziert worden.

Ätiologie. Im strengen Sinne ist die Poliodystrophia cerebri als genetische, autosomal-rezessive Krankheit zu definieren. Zwei Ätiologien haben sich herauskristallisiert:

1. akute Funktionsstörung und Schädigung der grauen Substanz als Folge von Energiestoffwechselstörungen des Pyruvat-Metabolismus (Krebszyklus, Atmungskette), die häufig auch morphologische Zeichen mitochondrialer Störungen in der Herz- und Skelettmuskulatur erkennen lassen;
2. eine progressive, neuronale Degeneration in Kombination mit einer Hepatopathie. In den letzten Jahren wird diese Krankheitsform zunehmend als Morbus Alpers klassifiziert.

Pathologie. Pathologisch-anatomisch findet sich eine diffuse Degeneration der grauen Substanz in Kortex, Zerebellum und den Basalganglien. Die Nervenzellen sind weitgehend durch Astroglia und Mikroglia ersetzt. Vereinzelt sind spongiöse Veränderungen beschrieben worden.

Klinische Symptome und Verlauf. Nach zunächst unauffälliger Entwicklung erkranken die Kinder an einer akuten Enzephalopathie mit Myoklonien und statusartiger Häufung fokaler, therapieresistenter Anfälle im zeitlichen Zusammenhang mit einem Infekt. Es entwickelt sich rasch progredient ein schweres, neurologisches Residualsyndrom mit therapieresistenter Epilepsie. Die Patienten entwickeln frühzeitig eine Optikusatrophie. Im Liquor fallen eine persistierende Eiweißerhöhung sowie eine Vermehrung von Laktat auf. Im EEG finden sich charakteristische Veränderungen mit hochamplitudiger Delta-Theta-Aktivität mit irregulär eingelagerten Spikes (Abb. 197.1a). In der Folge wird rasch progredient eine überwiegend externe Hirnatrophie deutlich (Abb. 197.1b). Die Transaminasen sind intermittierend erhöht.

Diagnose und Differentialdiagnose. Die Diagnose basiert auf dem klinischen Bild einer akuten Enzephalopathie in Kombination mit Hepatopathie. Neben dem charakteristischen EEG ist die Leberbeteiligung ggf. durch eine Biopsie zu sichern. Differentialdiagnostisch sind Störungen des Energiestoffwechsels, insbesondere mitochondriale Krankheiten, Hyperammonämiesyndrome und toxische Hepatopathien auszuschließen.

Therapie. Die Therapie ist symptomatisch. Bei der Behandlung der Anfälle ist wegen der gestörten Leberfunktion Vorsicht bei der Anwendung von Valproat als Antikonvulsivum angezeigt.

197.2 Leukodystrophien des Zentralnervensystems

Als Leukodystrophien (LD) werden Krankheiten der weißen Substanz des Gehirns bezeichnet, sie zählen zur Gruppe der Leukenzephalopathien. Dieser Terminus sagt nichts über Ätiologie oder Pathogenese aus. Leukenzephalopathien bilden eine große, in ihrer klinischen Symptomatik, ihren Ursachen und ihrem Verlauf außerordentlich variable Gruppe von Krankheiten. Im Kindesalter sind im strengen Sinne alle prä-, peri- und postnatal entstandenen Myelinisierungsstörungen, peri- und parainfektiöse Entmarkungen, toxische Marklagerschäden und genetische Krankheiten der weißen Substanz hinzuzurechnen. Am längsten bekannt und am besten klinisch, morphologisch, biochemisch und genetisch definiert sind die Leukodystrophien.

Definition. Leukodystrophien sind eine Gruppe genetischer Krankheiten des Nervensystems mit Beteiligung des zen-

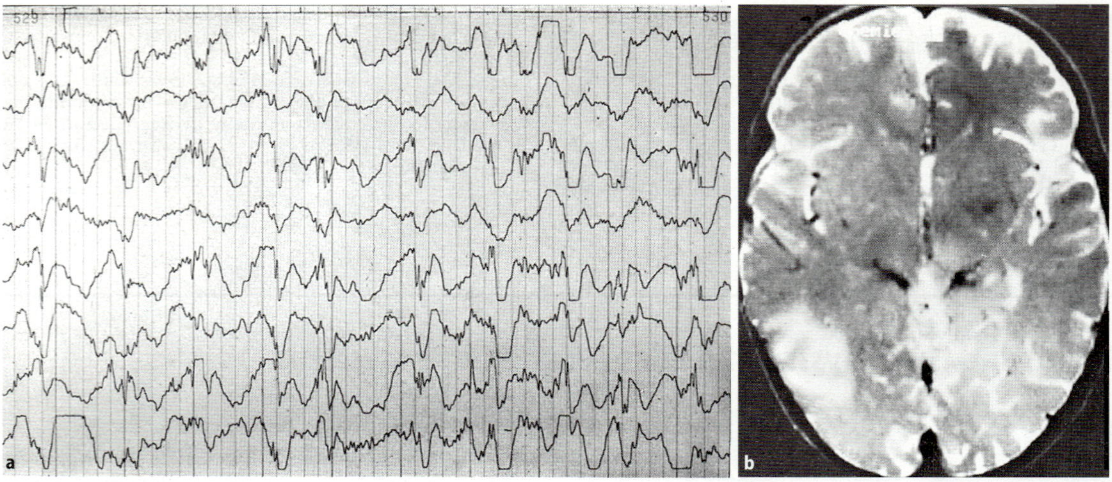

197.1a,b. Morbus Alpers. **a** EEG: hochamplitudige Delta-Theta-Aktivität, irreguläre SW-Komplexe. **b** MRT, T2-gewichtet: frontal betonte externe Hirnatrophie, Signalanhebung rechts tempoparietal

tralen und, in wenigen Fällen, auch des peripheren Myelins. Sie repräsentieren einen Prozeß gestörten Auf- oder Abbaus der Markscheiden. Man unterscheidet zwischen Demyelinisierung, d.h. Abbau eines normal strukturierten Myelins (z.B. metachromatische LD), Dysmyelinisierung, d.h. Auf- bzw. Abbau eines abnorm zusammengesetzten und damit instabilen Myelins (z.B. Adrenoleukodystrophie, ALD) und der Hypomyelinisierung (Pelizaeus-Merzbacher-LD). Diese Unterteilung wird nicht allen pathogenetischen Erkenntnissen gerecht, erscheint aber sinnvoll, solange die eigentlich pathogenetischen Vorgänge der demyelinisierenden Prozesse noch unbekannt sind.

Die Leukodystrophien im Kindesalter können in solche mit bekanntem und mit unbekanntem metabolischen Defekt, in LD mit primärer Hypomyelinisierung und derzeit nicht klassifizierbare LD unterteilt werden. Daneben gibt es eine große, sich ständig erweiternde Zahl von sekundären Leukodystrophien bzw. Leukenzephalopathien (s. Übersicht).

Bei der Gruppe der orthochromatischen bzw. sudanophilen LD handelt es sich um Krankheiten, die im wesentlichen auf der Basis färberischer Eigenschaften von Markscheidenabbauprodukten diagnostiziert wurden. Nach unseren heutigen Erkenntnissen bilden sie keine nosologische Entität. Viele in der Literatur beschriebene sudanophile LD sind retrospektiv beispielsweise als ALD-Fälle zu diagnostizieren. Auf sie wird deshalb nicht weiter eingegangen.

Im Folgenden werden die wichtigsten Leukodystrophien mit unbekanntem metabolischen Defekt abgehandelt. Die metachromatische LD, der Morbus Krabbe und der Morbus Canavan sind im Kap. 36, die Adrenoleukodystrophie im Kap. 44 beschrieben.

Krankheiten der weißen Substanz (Leukodystrophien/Leukenzephalopathien) im Kindesalter

- Leukodystrophien mit bekanntem metabolischem Defekt:
  - lysosomale Krankheiten: metachromatische Leukodystrophie (MLD), Globoidzell-Leukodystrophie (Morbus Krabbe);
  - peroxisomale Krankheiten: Adrenoleukodystrophie (ALD), hepatozerebrorenales Syndrom (Zellweger-Syndrom);
  - Acylaspartase-Defizienz: Morbus Canavan;
- Leukodystrophien ohne bekannten metabolischen Defekt:
  - Morbus Alexander;
  - Morbus Aicardi-Goutieres;
  - orthochromatische/sudanophile Leukodystrophie;
  - zystische Leukenzephalopathie (van der Knaap);
  - Myelinopathia centralis diffusa;
  - Trichothiodystrophie;
- Leukodystrophien mit primärer Hypomyelinisierung:
  - Morbus Pelizaeus-Merzbacher;
  - Salla-Krankheit;
  - 18q-Syndrom;
- unklassifizierte Leukodystrophien;
- sekundäre Leukenzephalopathien:
  - Stoffwechselstörungen der Aminosäuren: Phenylketonurie (PKU);
  - Stoffwechselstörungen der organischen Säuren: Glutarazidurie Typ 1;
  - mitochondriale Zytopathien: Kearns-Sayre-Syndrom, Morbus Leigh;
  - Mukopolysaccharidosen: Mukopolysaccharidose Typ 1 (Morbus Hunter), Mukopolysaccharidose Typ 2 (Morbus Pfaundler-Hurler);
  - toxische Leukenzephalopathien: strahleninduziert, medikamenteninduziert (Methotrexat);
  - infektiöse/autoimmune Krankheiten: multiple Sklerose (MS), systemischer Lupus erythematodes (SLE);
  - definierte Syndrome: Cockayne-Syndrom, Angelman-Syndrom;
  - kongenitale Muskeldystrophie;
  - hypoxisch-ischämische Leukenzephalopathie.

Leukodystrophien mit primärer Hypomyelinisierung

Morbus Pelizaeus-Merzbacher

Definition. Pelizaeus (1885) und Merzbacher (1910) haben die klassische Form dieser geschlechtsgebundenen Leukodystrophie beschrieben. Seitelberger ergänzte die Krankheitsgruppe 1970 durch Beschreibung einer kongenitalen Variante. Die Pelizaeus-Merzbachersche Krankheit (PMD) ist eine seltene Leukodystrophie, die durch Hypomyelinisierung und fleckförmige Demyelinisierung des Gehirnes charakterisiert ist. Das periphere Nervensystem ist nicht betroffen.

Epidemiologie. Zahlen zur Inzidenz und Prävalenz existieren nicht. In der Literatur sind mehrere hundert Fälle beschrieben, die Häufigkeit wird auf 1 : 100 000 Knaben geschätzt.

Ätiologie und Pathogenese. Bei der Krankheit wurden Punktmutationen bzw. Duplikationen des Proteo-Lipid-Protein-(PLP-) Genes nachgewiesen. PLP bildet zusammen mit dem basischen Myelinprotein die Hauptfraktion der Strukturproteine der Markscheiden. Der genetische Defekt führt zu einer Hypo- und Demyelinisierung. Es gibt ein Mausmodell für diese Krankheit („Jimpy-Maus"), betroffene Tiere bilden praktisch kein zentrales Myelin. Störungen im PLP-Gen werden auch bei der spastischen Paraplegie beobachtet.

Pathologie. Neuropathologische Untersuchungen beim klassischen PMD beschreiben eine fleckige (tigroide) De- und Hypomyelinisierung. Der konnatale Typ Seitelberger ist durch einen fast kompletten Mangel an Myelin charakterisiert.

Klinische Symptome und Verlauf. Die klassische Form der PMD betrifft nur Knaben mit variablem klinischen Beginn. Erstsymptome sind Nystagmus und Muskelhypotonie meist schon im 1. Lebensjahr. Häufig wird ein Stridor beobachtet. Später entwickeln sich pyramidale und zerebelläre Symptome sowie eine dystone Bewegungsstörung. Im Krankheitsverlauf kommt es zu einer Optikusatrophie, epileptische Anfälle treten selten auf. Die Krankheit ist langsam progredient, Verläufe bis zum 40. Lebensjahr wurden beschrieben.

Die konnatale Form Seitelberger verläuft rascher progredient, die Patienten versterben in den ersten Lebensjahren.

Diagnose und Differentialdiagnose. Für die Diagnose sind der typische Erbgang und die Erstsymptome (Nystagmus, Hypotonie, Stridor) wegweisend. Pathologische akustisch evozierte Hirnstammpotentiale (normale Welle 1, meist niedrigamplitudige Welle 2, Ausfall der Wellen 3–5) sind ein frühes, charakteristisches Symptom. Entscheidend für die Diagnose der PMD ist die kraniale Magnetresonanztomographie, die die Hypomyelinisierung besonders in T2-gewichteten Sequenzen erkennen läßt. Dabei kommt es teilweise zur Signalumkehr zwischen grauer und weißer Substanz (Abb. 197.2). Der Gendefekt ist in Lymphozyten oder Fibroblasten nachweisbar.

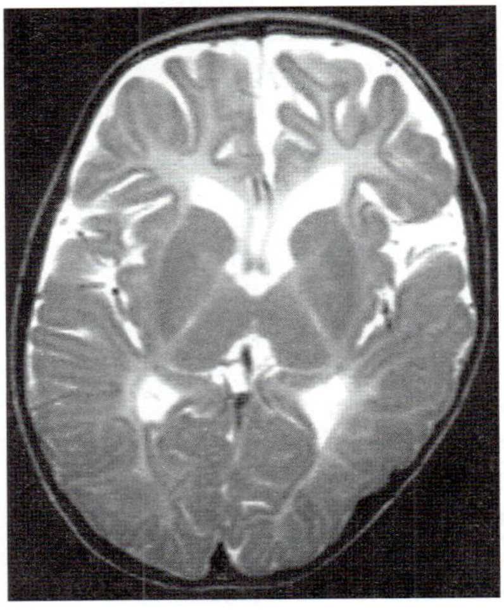

Abb. 197.2. MRT, T2-gewichtet: Hypomyelinisierung, Hirnatrophie

Therapie. Eine kausale Therapie ist bei der Pelizaeus-Merzbacherschen Krankheit nicht möglich. Die Behandlung erfolgt symptomatisch. Dabei ist zu beachten, daß die kognitiven Funktionen bei Patienten mit der klassischen Form lange erhalten bleiben, eine schulische und berufliche Integration sollte deshalb unbedingt angestrebt werden.

Leukodystrophien mit unbekanntem metabolischen Defekt

Morbus Alexander

Definition. Diese Krankheit ist nach Alexander benannt, der 1949 eine Leukodystrophie bei einem megaloenzephalen Kind beschrieb. Im Gehirn waren neben der Entmarkung typische Rosenthal-Fasern nachweisbar.

Epidemiologie. Die Krankheit ist sehr selten, familiäre Fälle wurden beschrieben.

Ätiologie. Die Ätiologie des Morbus Alexander ist unbekannt, es handelt sich um eine autosomal-rezessiv vererbte Krankheit. Altersabhängig wurden verschiedenste Verlaufsformen beschrieben. Im Januar 2001 wurde eine Mutation im Gen für das saure Glia-fibrilläre Protein (GFAP) als Ursache des M. Alexander nachgewiesen. Dieses Protein kommt in den Rosenthal-Fasern angereichert vor.

Pathologie. Die pathologisch-anatomischen Charakteristika sind die Megalenzephalie und eine diffuse Demyelinisierung, teilweise mit Rarefizierung und Zystenbildung im Centrum semiovale. Vereinzelt wurden diese Veränderungen beschränkt auf den Hirnstamm beschrieben. Histologisch sind die Rosenthal-Fasern, Reste degenerierter Astrozytenfortsätze, charakteristisch.

Klinische Symptome und Verlauf. Der Morbus Alexander zählt zu den megaloenzephalen Leukenzephalopathien. Je nach Beginn wird zwischen einer infantilen, juvenilen und adulten Form unterschieden. Die Kinder sind bei Geburt meist normozephal, die Makrozephalie, deren Ursache eine echte Megaloenzephalie ist, entwickelt sich erst im Verlaufe des 1. Lebensjahres. Die Patienten entwickeln eine Tetraspastik, weniger ataktische Syndrome und reagieren auf milde Schädeltraumata häufig mit Krampfanfällen und komatösen Zuständen. Die kognitiven Funktionen sind relativ lange gut erhalten.

Diagnose und Differentialdiagnose. Für die Diagnostik entscheidend ist die zerebrale Bildgebung. Bei der infantilen Form findet sich häufig eine diffuse Entmarkung unter Aussparung der inneren Kapsel. Gelegentlich sind zystische Veränderungen im Centrum semiovale bzw. frontal erkennbar. Bei überwiegendem Befall des Hirnstammes kann es zu Auftreibungen des Pons kommen. Differentialdiagnostisch ist der Morbus Alexander von anderen megaloenzephalen Leukenzephalopathien abzugrenzen, besonders dem Morbus Canavan und der zystischen Leukenzephalopathie (van der Knaap).

Therapie. Für den Morbus Alexander ist nur eine symptomatische Behandlung der Bewegungsstörungen, der kognitiven Ausfälle sowie der Epilepsie möglich.

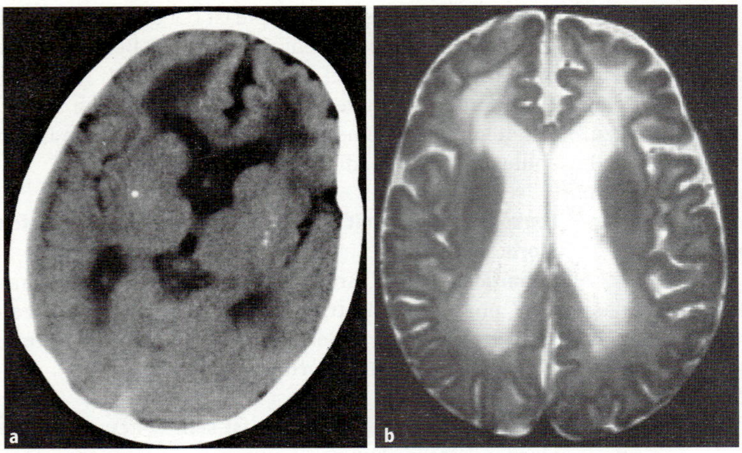

Abb. 197.3a,b. Aicardi-Goutiers-Syndrom. **a** CT: Verkalkung in den Basalganglien, Hypodensität der weißen Substanz frontal beidseitig, **b** MRT: T2-gewichtet, Signalanhebung im frontalen Marklager

Tabelle 197.1. Myelinopathia centralis diffusa und zystische Leukenzephalopathie

Merkmale	Myelinopathia centralis diffusa (MCD)	Zystische Leukenzephalopathie (CLE)
Frühkindliche Entwicklung	Normal	Normal bis leicht retardiert
Manifestationsalter	2–3 Jahre	1–5 Jahre
Kopfumfang	Normal	Makrozephal
Auslösende Faktoren	Trauma, Fieber, Infekte	Keine bekannt
Symptome	Ataxie, Spastik, zerebrale Anfälle, Optikusatrophie	Ataxie, Spastik, zerebrale Anfälle
Verlauf	Rasch progredient	Langsam progredient
Peripheres Nervensystem	Normal	Normal
MRT	Diffuse Krankheit der weißen Substanz	Zystenbildung parietal und temporal
MRS	Verlust aller Metabolite, Glukose ↑, Laktat ↑	Reduktion aller Metabolite

Prognose. Die Lebenserwartung ist sehr unterschiedlich: die Erstbeschreibungen betrafen meist rasch progrediente, letale Verläufe. Mit zunehmender Erfahrung werden protrahierte Krankheitsverläufe mit gut erhaltenen kognitiven Funktionen bis hin zum Adoleszenten- und Erwachsenenalter zunehmend häufig beobachtet.

Morbus Aicardi-Goutieres

Definition. Unter den Leukenzephalopathien nimmt die von Aicardi und Goutieres 1984 beschriebene Krankheit der weißen Substanz mit zerebralen Verkalkungen und persistierender Liquorpleozytose eine besondere Stellung ein. Die Krankheit manifestiert sich bereits im 1. Lebensjahr als schweres Enzephalopathiesyndrom mit progressiver Mikrozephalie, Spastizität und Dystonie. Im Computertomogramm finden sich neben pathologischen Signalveränderungen der weißen Substanz Kalkablagerungen in den Basalganglien (Abb. 197.3a). Die Leukenzephalopathie kann initial frontal beginnen und verläuft rasch progredient (Abb. 197.3b). Familiäre Erkrankungen sind beschrieben und weisen auf einen autosomal-rezessiven Erbgang hin.

Megalenzephale Leukenzephalopathie (MLC) und Myelinopathia centralis diffusa

In den letzten Jahren wurden unter den unklassifizierten Leukenzephalopathien 2 Krankheitsbilder identifiziert, die aufgrund ihres typischen klinischen Bildes und Verlaufes, der charakteristischen Veränderungen im kranialen MRT sowie der typischen Muster in der Magnetresonanzspektroskopie als nosologische Entitäten definiert werden können (Tabelle 197.1).

Die *Megalenzephale Leukenzephalopathie* zählt zu den makrozephalen Leukenzephalopathien, die langsam progredient im Vorschulalter in Erscheinung tritt. Neben der Makrozephalie sind spastisch-ataktische Gangstörungen typische Symptome, später treten Krampfanfälle hinzu. Im MRT zeigt sich eine diffuse, fast spongiöse Schwellung der weißen Substanz mit Zystenbildung hochparietal und temporal (Abb. 197.4a,b). Es handelt sich um eine autosomal-rezessive Krankheit, deren Genese unklar ist. Hirnbioptische Befunde lassen Vakuolisierungen der Markscheidenlamellen erkennen. Der Verlauf ist relativ mild, die Patienten erreichen das Adoleszentenalter. Nachdem das Gen der MLC auf das Chromosom 22q tel lokalisiert werden konnte, gelang der Nachweis von Mutationen im MLC-1-Gen. Dieses Gen ist besonders im Gehirn, in der Milz und in Leukozyten exprimiert. Es kodiert wahrscheinlich ein Membranprotein mit noch unbekannter Transportfunktion.

Die *Myelinopathia centralis diffusa* (im Englischen auch als „vanishing white matter disease" beschrieben) betrifft Kinder beiderlei Geschlechts. Nach normaler Entwicklung kommt es im 2.–3. Lebensjahr häufig im zeitlichen Zusammenhang mit einem leichten Schädeltrauma, bronchopulmonalen oder gastrointestinalen Infekten zu einer meist intermittierend erscheinenden Ataxie. Die Kinder verlieren in den folgenden Jahren rasch die Gehfähigkeit,

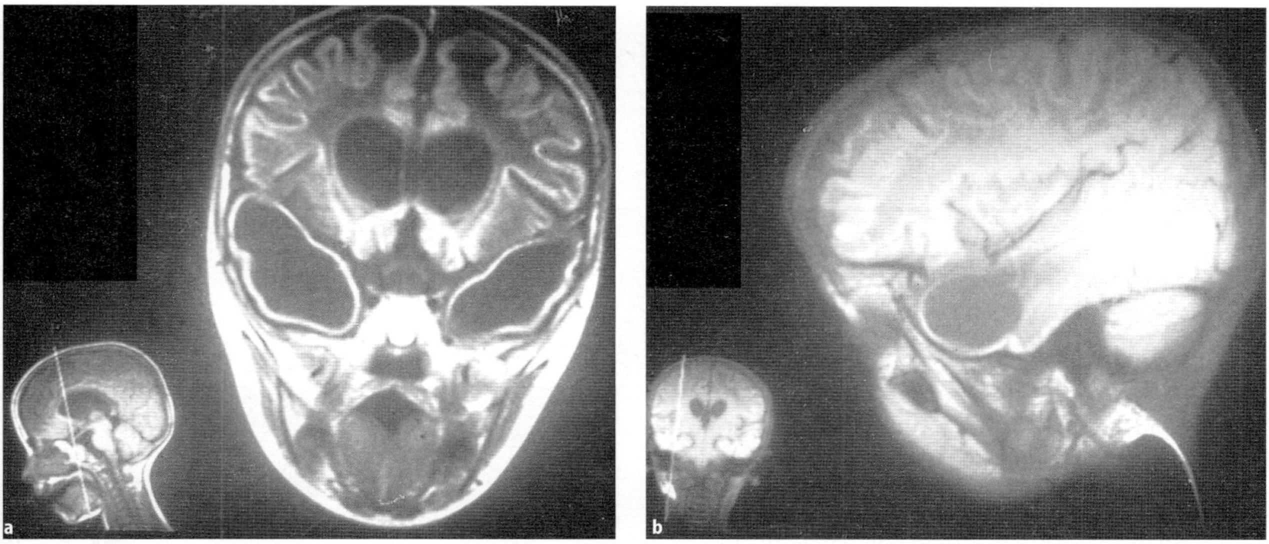

Abb. 197.4a,b. Zystische Leukenzephalopathie (van der Knaap). MRT: T2-gewichtet, zystische Auftreibungen temporal beidseitig und parasagital. **a** coronar, **b** sagital

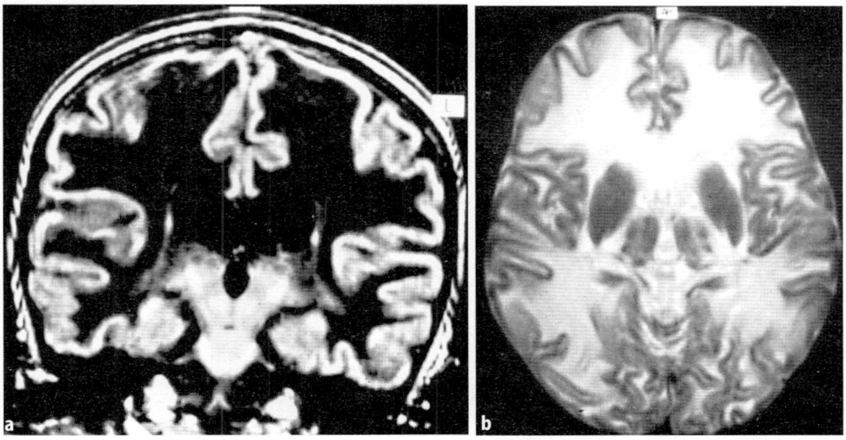

Abb. 197.5a,b. Myelinopathia centralis diffusa. **a** MRT: T1-gewichtet, diffuser Signalverlust der weißen Substanz, Liquor und Marklager erscheinen fast isodens. **b** MRT: T2-gewichtet, frontal betonte, diffuse Signalanhebung im gesamten Marklager

im Vordergrund steht zunächst die Ataxie. Zwischen dem 6. und 10. Lebensjahr entwickelt sich eine zunehmende Tetraspastik. Es kommt zu Optikusatrophie, Krampfanfällen und einem dementiellen Abbau. Das periphere Nervensystem ist nicht betroffen (normale Nervenleitgeschwindigkeit). Richtungsweisend ist die zerebrale Bildgebung, die eine diffuse Krankheit der gesamten weißen Substanz erkennen läßt. In T1- und T2-gewichteten Aufnahmen sind Mark- und Liquorraum kaum voneinander abgrenzbar (Abb. 197.5a,b). Die MR-Spektroskopie zeigt im Gegensatz zur zystischen Leukenzephalopathie den Verlust aller Metabolite und neben Glukose- lediglich eine Laktatvermehrung. Die Krankheit ist wahrscheinlich sehr viel häufiger als bisher angenommen. Verschiedene Verlaufsformen vom infantilen über den klassischen bis zum juvenilen Typ wurden beobachtet.

Differentialdiagnostisch ist diese Leukenzephalopathie aufgrund des typischen klinischen Verlaufes, der Normenzephalie, des charakteristischen MRT und zusätzlich mittels MR-Spektroskopie von anderen Leukodystrophien zu unterscheiden. Der Liquorbefund ist weitgehend unauffällig. Die Krankheit ist rasch progredient, die ersten diagnostizierten Patienten verstarben zwischen dem 14. und 16. Lebensjahr.

Für die MCD wurden Mutationen in den Untereinheiten des Translations-Initiationsfaktors elF2B auf den Chromosomen 3q27 und 14q24 nachgewiesen.

Literatur

Aicardi J (1993) The inherited leukodystrophies: a clinical overview. J Inher Metab Dis 16: 733–743

Alexander WS (1949) Progressive fibrinoid degeneration of fibrillary astrocytes associated with mental retardation in a hydrocephalic infant. Brain 72: 373–381

Alpers BJ (1931) Diffuse progressive degeneration of the gray matter of the cerebrum. Arch Neurol Psychiatry 25: 469–505

Boespflug-Tanguy O, Mimault C, Melki J, Cavagna A, Giraud G, Dinh DP, Dastugue B, Dautigny A (1994) Genetic homogeneity of Pelizaeus-Merzbacher disease: tight linkage to the proteolipoprotein locus in 16 affected families. Am J Hum Gen 55: 461–467

Hanefeld F, Holzbach U, Kruse B, Wilichowski E, Christen HJ, Frahm J (1993) Diffuse white matter disease in three children: An encephalopathy with unique features on magnetic resonance imaging and proton magnetic resonance spectroskopy. Neuropediatrics 24: 244–248

Harding BN (1986) Progressive neuronal degeneration of childhood with liver disease (Alpers-Huttenlocher syndrome): A personal view. J Child Neurol 5: 273–287

Knaap MS van der(1995) Magnetic resonance of myelin, myelination, and myelin disorders. Springer, Berlin

Knaap MS van der, Barth PG, Stroink H, Nieuwenhuizen O van, Arts WFM, Hoogenraad F, Valk J (1995) Leukencephalopathy with swel-

ling and a discrepancy mild clinical course in eight children. Ann Neurol 37: 324–334
Kolodny EH (1993) Dysmyelinating and demyelinating conditions in infancy. Curr Opinion Neurol Neurosurg 6: 379–386
Merzbacher L (1910) Eine eigenartige familiär-hereditäre Erkrankungsform (Aplasia axialis extracorticalis congenita). Z Ges Neurol Psychiatr 3: 1–138
Möller P, Christen HJ, Wilichowski E, Hanefeld F (1994) Progressive neuronale Degeneration im Kindesalter mit Hepatopathie (M. Alpers). Monatsschr Kinderheilk 142: 863–867
Seitelberger F (1970) Pelizaeus-Merzbacher disease. In: Vinken PJ, Brown GW: Handbook of clinical neurology, leukodystrophies and poliodystrophies. North-Holland, Amsterdam, pp 150–202

198 Rett-Syndrom

F. Hanefeld

Das Rett-Syndrom wurde 1966 erstmals von dem Wiener Kinder- und Jugendpsychiater Andreas Rett als zerebrale Atrophie mit Hyperammonämie bei Mädchen beschrieben. Da die Hyperammonämie auf einem Meßfehler beruhte, geriet es in Vergessenheit. Erst 1983 wurde es von Hagberg als eigenständiges Krankheitsbild neu entdeckt, 1985 sind die Kriterien des Rett-Syndroms definiert worden. Seitdem ist die Krankheit nach dem Morbus Down als die häufigste Form der mentalen Retardierung bei Mädchen bekannt.

Definition. Das Rett-Syndrom gehört zur Gruppe der genetisch verursachten Retardierungen bei Mädchen.

Epidemiologie. Epidemiologische Studien in Skandinavien und England ergaben eine Inzidenz bzw. Prävalenz von 1:10 000–15 000. Es ist für 2–3% aller schweren mentalen Behinderungen (bei Mädchen 10%) verantwortlich.

Ätiologie. Die meisten Fälle von Rett-Syndrom sind durch Mutationen im MeCP2-Gen auf dem X-Chromosom (Xq28) bedingt. Durch Mutation verliert das MeCP2-Protein seine Fähigkeit, die transkriptive Aktivität anderer Gene zu unterdrücken. Die Mutation ist bei Knaben semiletal – entsprechend sind überwiegend Mädchen betroffen. Isolierte Fälle überwiegen deutlich gegenüber familiären; das genetische Wiederholungsrisiko ist gering. Selten ist die MeCP2-Mutation auch bei Mädchen und Knaben mit anderen Retardierungssyndromen nachweisbar. Die Diagnose Rett-Syndrom wird anhand der u.g. diagnostischen Kriterien gestellt.

Pathologie. Die neuropathologischen Befunde beim Rett-Syndrom sind zwar relativ konsistent, aber unspezifisch. Das Gehirn verstorbener Mädchen ist auf 66–86% der Norm verkleinert, ohne daß es zu einem Verlust von Neuronen gekommen ist. Die Zahl der Dentriten und ihre Komplexität ist reduziert. In der Substantia nigra fallen die Nervenzellen durch eine Hypopigmentation auf. Die Volumenreduktion betrifft besonders das Frontalhirn und die Basalganglien ohne sichere Hinweise auf degenerative Prozesse oder einen progredienten Abbau. Lediglich im Kleinhirn sind Zeichen einer progredienten Atrophie sowie eine Gliose zu beobachten. Auch im Rückenmark sind unspezifische spongiforme Veränderungen in den kortikospinalen Bahnen sowie eine Gliose beschrieben worden.

Die Neuropathologie des Rett-Syndromes spricht zusammen mit anderen Beobachtungen eher für eine Störung der Entwicklung als für eine Degeneration des Nervensystems.

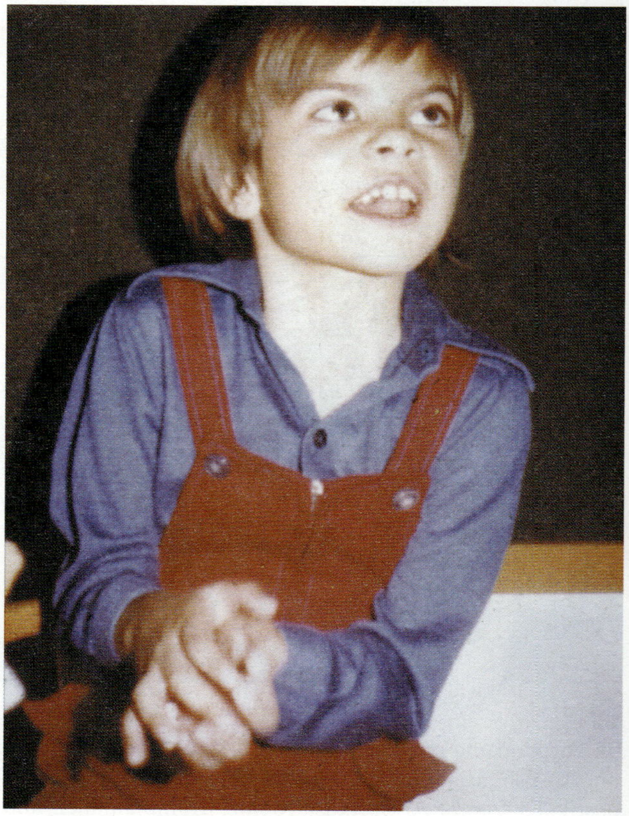

Abb. 198.1. Rett-Syndrom

Klinische Symptome und Verlauf. Die Evolution und klinische Symptomatik des klassischen Rett-Syndroms sind in der Regel so typisch, daß sie dem Erfahrenen eine Diagnosestellung gestatten (Abb. 198.1). Bei jedem Mädchen mit unklarer Retardierung sollte die Krankheit bis zum Beweis des Gegenteils erwogen werden.

Die diagnostischen Kriterien für des Rett-Syndrom umfassen 8 Punkte:

1. Mädchen aus gesunden Familien,
2. normale Prä-/Perinatalperiode und frühkindliche Entwicklung,
3. Dezeleration des Schädelwachstums,
4. Regression des Verhaltens, sozialer und psychomotorischer Funktionen,
5. Verlust sinnvoller Handfunktionen,

6. Handstereotypien,
7. Gangdyspraxie,
8. bis zum Alter von 3–5 Jahren ist die Diagnose vorläufig.

Die betroffenen Mädchen werden nach unauffälliger Entwicklung durch eine Muskelhypotonie und den Verlust erworbener Funktionen, besonders im sinnvollen Gebrauch der Hände und der Sprache, auffällig. Es kommt zu einer Dezeleration des Kopfumfangswachstums und autistischen Verhaltensmustern. Die charakteristischen waschenden, knetenden Handbewegungen sind zwar sehr typisch, aber nicht spezifisch für das Rett-Syndrom. Etwa 60% der Mädchen entwickeln epileptische Anfälle, unabhängig von und in der Regel nach Einsetzen der mentalen Regression. Ein Teil der Patientinnen erlernt nie das freie Laufen. Im Schulalter oder später kann sich eine schwere Skoliose entwickeln. Die Pubertät setzt früh ein, meist nicht begleitet von dem physiologischen Wachstumsschub. Die meisten Mädchen mit Rett-Syndrom sind kleinwüchsig. Nach der initialen Regression kann ein über viele Jahre anhaltendes stationäres Stadium folgen, bevor im Adoleszentenalter eine weitere motorische Verschlechterung, häufig mit Verlust der Gehfähigkeit, Zunahme der Skoliose und Muskelatrophien, folgt. Die Lebenserwartung ist beim Rett-Syndrom nicht regelhaft verkürzt. Es werden aber immer wieder unerwartete Todesfälle, wahrscheinlich im Zusammenhang mit nächtlichen Anfällen und kardialen Komplikationen, beobachtet. Der Verlauf der Krankheit wird nach Hagberg in 4 Stadien unterteilt.

Diagnose und Differentialdiagnose. Die Diagnose des Rett-Syndromes basiert auf anamnestischen und den oben beschriebenen klinischen Kriterien. In ca. 80% der Fälle gelingt der Nachweis einer Mutation im MeCP2-Gen. Das MRT zeigt häufig eine frontale „Atrophie" und ähnliche Veränderungen des Kleinhirnes. Hilfreich ist das EEG, welches früh in der Einschlafphase Spikes oder Sharp-wave-Entladungen zeigt. Mit der transkraniellen Magnetstimulation läßt sich bei jüngeren Patientinnen eine Verkürzung der zentralen Leitungszeiten nachweisen. Biochemische Auffälligkeiten im Liquor und Blut sind inkonsistent und nicht diagnostisch.

Die Differentialdiagnose umfaßt altersabhängig die neuronale Zeroidlipofuszinose, die tuberöse Sklerose, das West-Syndrom, das CDG-Syndrom, neurometabolische Krankheiten (z.B. Glutaracidurie Typ 1, OTC-Mangel), das fragile X-Syndrom, das Angelman-Syndrom und den infantilen Autismus.

Therapie. Eine kausale Behandlung ist für das Rett-Syndrom nicht bekannt. Krankengymnastik, Beschäftigungs- und Musiktherapie werden eingesetzt. Die Skoliose und Fußfehlstellungen erfordern häufig eine chirurgische Intervention. Zur antikonvulsiven Behandlung haben sich Sultiam, Carbamazepin, Valproat und Lamictal bewährt. Die häufig auftretende Osteoporose kann mit Vitamin D und Kalziumsubstitution behandelt werden.

Literatur

Rett A (1966) Über ein eigenartiges hirnatrophisches Syndrom bei Hyperammonämie im Kindesalter. Wien Med Wochenschr 166: 723–738

Hagberg B (1993) Rett Syndrome – clinical and biological aspects. Clinics in Developmental Medicine, No 127. Mac Keith Press, Cambridge

Hanefeld F, Hagberg B,Percy A (eds) (1995) Molecular and Neurobiology Aspects of Rett Syndrome. Neuropediatrics 26: 57–128

199 Krankheiten des extrapyramidalen Systems, des Kleinhirns und des Rückenmarks

K. Müller, Th. Voit

199.1 Krankheiten des extrapyramidalen Systems

K. Müller

Definition. Krankheiten des extrayramidalen Systems liegen pathologische Veränderungen in den Basalganglien oder den mit ihnen verbundenen subkortikalen und kortikalen Netzwerken zugrunde. Diese können aufgrund genetischer Disposition, sekundärer Noxen oder anatomischer intrazerebraler Veränderungen entstehen.

Pathogenese. Umschriebene Aktivierungsveränderungen in den beiden Basalganglienausgangswegen („direkter" und „indirekter" Weg vgl. Abb. 199.1a,b) können in einer ersten Annäherung viele der hypo- bzw hyperkinetischen extrapyramidalen Bewegungsstörungen erklären. Auch die empirisch nachgewiesene Wirksamkeit neurochirurgischer Therapieansätze bei Morbus Parkinson [Pallidotomie, Stimulation des Nucleus subthalamicus oder des Globus pallidus internus (GPi)] unterstützen ein solches Basalganglienmodell. Andererseits bleiben erhebliche Erklärungslücken (minimaler Effekt von GPi-Läsion bei Affen, antidyskinetischer Effekt der Pallidotomie, Fehlen neurologischer Ausfälle nach Pallidotomie). Ursache dafür ist wahrscheinlich, daß die klinische Phänomenologie nicht allein Resultat global gesteigerter oder reduzierter Ausgangsaktivität der Basalganglien ist, sondern daß das komplexe zeitlich-räumliche Aktivierungsmuster des gesamten kortikal-subkortikalen Netzwerkes entscheidend ist. Von daher ist immer noch die physiologische Bedeutung der Basalganglien geheimnisvoll geblieben.

Klinische Symptome. Klinisch imponieren diese Krankheiten durch das Auftreten unwillkürlicher Bewegungen, sog.

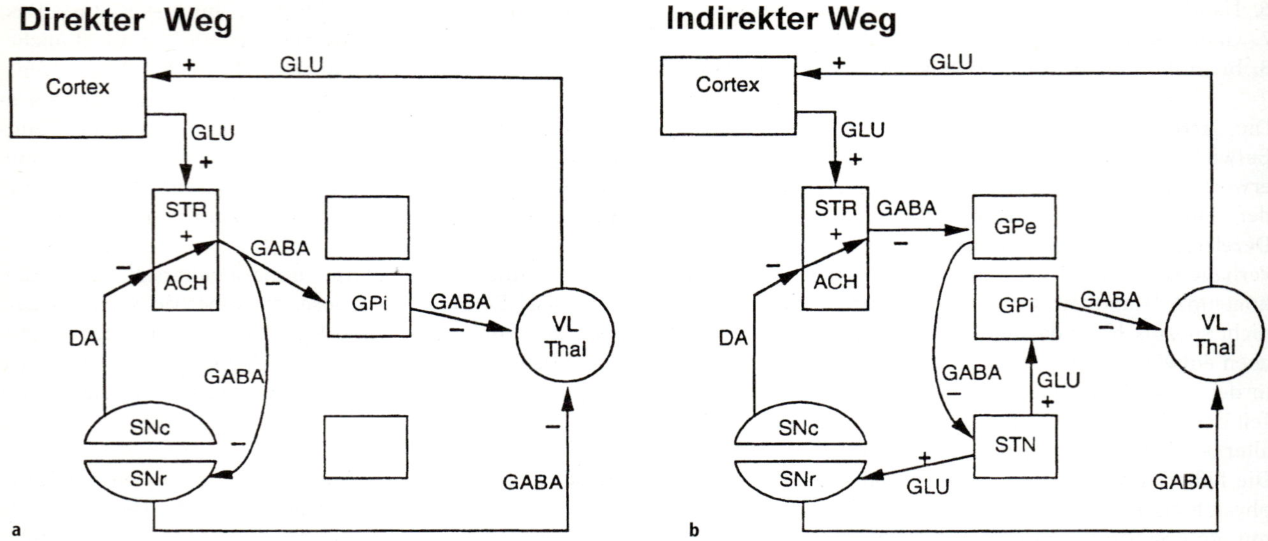

Abb. 199.1a,b. Schematische Darstellung der Basalganglienfunktion. Die folgenden Strukturen gehören zu den Basalganglien: Nucleus caudatus und Putamen (gemeinsam auch Striatum genannt), Globus pallidus (*GPi* internus und *GPe* externus), Substantia nigra (*SNc* pars compacta, *SNr* pars reticulata) und der Nucleus subthalamicus (*STN*). Die wichtigste Eingangsstruktur der Basalganglien ist das Striatum (*STR*). Die efferenten Ausgänge der Basalganglien gehen vom Globus pallidus und der Substantia nigra pars reticulata aus. Innerhalb der Basalganglien können 2 Hauptverschaltungswege unterschieden werden:
a Der direkte Basalganglienweg (über GPi) hat einen exzitatorischen Effekt auf den Kortex. Dieser entsteht durch vom Striatum ausgehende Hemmung der ansonsten inhibitorischen Aktivität des GPi auf den ventrolateralen Thalamuskern (*VL*), der seinerseits exzitatorisch zum Kortex projiziert. Beim Parkinsonismus ist die Aktivität des direkten Weges durch den Verlust dopaminerger Eingänge ins Striatum reduziert, so daß eine verringerte kortikale Erregung resultiert.
b Der indirekte Basalganglienweg verläuft über eine hemmende Synapse vom Striatum zum Gpe, der seinerseits einen hemmenden Einfluß auf die STN-Aktivität ausübt. Die STN hat eine exzitatorische Verbindung zum GPi. Daraus resultiert ein inhibitorischer Effekt auf den Kortex. Die Aktivität des indirekten Weges ist z. B. bei der Chorea vermindert, was zu vermehrter kortikaler Erregung führt. Die im Schema angegebenen Neurotransmitter sind: Glutamat (*GLU*), γ-Aminobuttersäure (*GABA*), Acetylcholin (*ACH*), Dopamin (*DA*). Exzitatorische Verschaltungen sind mit +, inhibitorische mit – gekennzeichnet. (Mod. nach Pranzatelli 1996)

Dyskinesien oder *Hyperkinesen.* Ein anderes gemeinsames Merkmal der meisten, insbesondere der degenerativen extrapyramidalen Krankheiten, ist eine Verlangsamung willkürmotorischer Abläufe, die sog. *Bradykinese.* Zusätzlich können erhebliche Störungen der Bewegungsinitiierung (*Akinese*) vorliegen. Die Hyperkinesen werden in rhythmische und nichtrhythmische Formen unterteilt.

Unter rhythmischen Hyperkinesen versteht man dabei die verschiedenen Tremorformen. Die nichtrhythmischen Hyperkinesen können nach ihrer Dauer in langsame Formen, beginnend mit der Dystonie mit ableitbaren Muskelkontraktionenen von oft länger als 300 ms Dauer, über die Chorea hin zum kürzer als 100 ms anhaltenden Myoklonus eingeteilt werden.Der *Tremor* ist eine rhythmische, häufig sinusoidale unwillkürliche Bewegung, die weiter dadurch unterklassifiziert wird, ob sie in Ruhe (Ruhetremor), während einer Bewegung (kinetischer Tremor), beim Vorhalten einer Extremität (Haltetremor) oder beim Ansteuern eines Bewegungszieles (Intentionstremor) auftritt.

Unter einer *Dystonie* versteht man eine anhaltende Muskelaktivität meist mit Kontraktion von Agonist und Antagonist, die häufig drehende und repetitive Bewegungen (*Athetose)* oder abnormale Haltungen zur Folge hat. Je nach anatomischer Lokalisation und Ausdehnung werden *Dystonien* in *fokale, segmentale, multifokale, generalisierte* und *Hemidystonien* unterteilt.

Als *Chorea* werden rasche, unregelmäßige aber kontinuierlich auftretende ruckartige Bewegungen, die in zufälliger Sequenz verschiedene Körperteile involvieren, bezeichnet. Beim *Hemiballismus* treten hochamplitudige, unregelmäßige Extremitätenbewegungen vorwiegend proximaler Abschnitte einer Körperhälfte auf.

Der *Myoklonus* ist eine rasche „schockartige" Muskelkontraktionen, die intermittierend irregulär oder rhythmisch auftritt. Die Genese des Myoklonus ist nicht allein auf die Basalganglien beschränkt, da auch kortikale Reflexmyoklonien oder spinale Ursachen beschrieben sind.

Tics weisen eine sehr komplexe klinische Palette auf, die neben den voran erwähnten einfachen Hyperkinesen zusätzlich rein sensible, mentale oder kognitive unwillkürlichen Vorgänge bis zu komplexen Verhaltensauffälligkeiten (z.B. Zwangshandlungen) umfaßt. (s. Kap. 226, 227).

Für die klinische Beurteilung ist es wichtig zu berücksichtigen, daß die einzelnen Hyperkineseformen ineinander übergehen können und meist ein Kontinuum von langsamen zu raschen Hyperkinesen darstellen. Zum anderen ist das Auftreten der einen oder anderen Hyperkineseform nicht unbedingt pathognomonisch für eine bestimmte Krankheitsentität.

Primäre Torsionsdystonie

Definition. Die primäre (idopathische) Torsionsdystonie (PTD) ist eine Krankheit, die sporadisch oder hereditär auftritt. Der Verlauf der Krankheit ist durch eine progrediente generalisierte dystone Symptomatik gekennzeichnet.

Epidemiologie. Die Prävalenz der generalisierten Torsionsdystonie wird auf 3,4 : 100 000 geschätzt.

Pathogenese. Die Pathogenese ist bis heute unklar. Die Genetik der Krankheit ist heterogen. Für eine autosomal-dominante Form mit reduzierter Penetranz (30–40 %) wurde das Gen DYT-1 gefunden, welches ein unbekanntes ATP-bindendes Protein (Torsin A) codiert. Eine Hybridisationssstudie zeigte die Expression von Torsin A in dopaminergen Substantia-nigra-Neuronen, im Hippocampus und zerebellären sowie in geringer Ausprägung auch in weit verzweigten Hirnabschnitten. Eine CAG-Basendeletion ist als Mutante bei ca. 80 % der klinisch klassischen Fälle nachzuweisen. Während das DYT-1-Gen auf dem Chromosom 9q34 lokalisiert ist, konnte ein weiteres Gen auf Chromosom 8 (DYT-6) lokalisiert werden und geht mit zeitlich späteren Symptomen einher.

Untersuchungen mit der Positronenemissionstomographie zeigen sowohl bei nichtsymptomatischen wie symptomatischen Genträgern der PTD im Schlaf einen regionalen Hypermetabolismus im Nucleus lentiformis, dem Zerebellum und dem supplementär motorischen Kortex. Bei manifester dystoner Symptomatik zeigt sich ein Muster mit hypermetabolen Zonen im Mittelhirn, dem Kleinhirn und dem Thalamus. Die Ursache der Hyperkinesen liegt möglicherweise in einem funktionellen Ungleichgewicht der Netzwerke, die Kortex, Basalganglien und Thalamus verbinden und an der Planung und Bewegungsausführung beteiligt sind.

Klinische Symptome. Die klinische Symptomatik beginnt um das 5. Lebensjahr oder früher mit einer dystonen Fehlhaltung einer distalen – meist der unteren – Extremität, die sich im Verlauf der Krankheit auf die kontralateralen und proximalen Extremitätenabschnitte, den Rumpf und den Kopfbereich ausdehnt. Die generalisierte Dystonie bietet ein bizarr wirkendes klinisches Bild, so daß häufig die Fehldiagnose einer hysterischen Gangstörung gestellt wird, zumal die Symptomatik anfänglich noch durch sensorische Reize und auch Bewegungen beeinflußt werden kann. Im Endstadium der Krankheit sind die Fehlstellungen und Fehlhaltungen fixiert und führen zu zunehmender Immobilität des Patienten. Es finden sich neben der dystonen Symptomatik keine zusätzlichen neurologischen Symptome und Zeichen. Die Patienten sind intellektuell völlig normal entwickelt. Je jünger die Kinder bei Symptombeginn sind, desto wahrscheinlicher ist der generalisierte Verlauf der PTD.

Diagnose. Die Diagnose wird aufgrund des klinischen Befundes gestellt. Wichtig ist es, alle symptomatischen Formen der Dystonie (s.u. und Tabelle 199.1) und insbesondere

Tabelle 199.1. Differentialdiagnose neurologischer Krankheiten mit dem Leitsymptom Dystonie oder Chorea

	Dystonie	Chorea
Stoffwechselkrankheiten/ Endokrinopathien	Morbus Wilson, Niemann Pick C, neuronale Zeroidlipofuszinose, Lesh-Nyhan-Syndrom, Dopa-responsive Dystonien (Defekt der Cyclohydrolase I, Tyrosin-Hydroxylase, Dihydropterin-Reduktase, 6-Pyruvoyl-Tetrahydropterin-Synthase)	Hyperthyreose, Thyreoditis, Thyreotoxikose, Hypoparathyreodismus
	Glutaracidurie, Methylmalonacidurie, Propionacidurie, Homocystinurie, Hartnup-Syndrom GM1-Gangliosidose, GM2-Gangliosidose, metachromatische Leukodystrophie, mitochondriale Enzephalomyopathien, Leigh Syndrom, Lebers Optikusatrophie	
Heredodegenerative Krankheiten	Hallervorden-Spatz-Krankheit, familiäre Basalganglienverkalkung, Krankheiten mit neuronalen intranukleären Einschlüssen, juveniler Parkinsonismus, myoklonische Dystonie	Huntingtonsche Krankheit, Neuroakanthozytose, Teleangiektasia hereditaria (Louis-Bar Syndrom), spinozerebelläre Ataxien, benigne hereditäre Chorea
Strukturelle und vaskuläre Läsionen	Tumoren der Basalganglien, AV-Malformationen, Infarkt der Basalganglien, Trauma, Hirnstammläsionen, spinale Läsionen	
Residualsyndrome	Hypoxie, Trauma, Encephalitis, Kernikterus, „Late-onset-Dystonie" bei Zerebralparese	Chorea nach Operation mit Herz-Lungen-Maschine („postpump"), Chorea bei Kindern mit bronchopulmonaler Dysplasie sowie nach Status epileptikus
Entzündliche und postinfektiöse Krankheiten des ZNS		Chorea Sydenham, Lupus erythematodes, Antiphospholipid-Syndrom (Lupus antikoagulans)
	Virusenzephalitis, HIV-Enzephalopathie, akute disseminierende Enzephalomyelitis (ADEM), multiple Sklerose, Vaskulitis im Rahmen einer Kollagenose oder Vaskulopathie (z. B. Moya-Moya)	
Medikamente, Intoxikationen	D2-Rezeptor-Antagonisten, z. B. Metoclopramid, Kohlenmonoxid	Orale Kontrazeptiva, Amphetamine, Methylphenidat, Cyclosporin A, Phenothiazin, Phenytoin, Alkohol
Sonstige	Psychogene Dystonie, Dystonie nach peripheren Traumen und Nervenläsionen	

auch eine Dopa-responsive Dystonie (s.u.) auszuschließen. Dazu sind bildgebende Verfahren und Stoffwechseluntersuchungen notwendig. Insbesondere der *Morbus Wilson* (s. Kap. 122) sollte, da diese Krankheit behandelbar ist, sicher ausgeschlossen werden. Ein mehrere Wochen dauernder Therapieversuch mit L-Dopa ist immer indiziert. Eine sichere genetische Testung (außer bei Nachweis von DYT-1) gibt es aufgrund der genetischen Heterogenität für die meisten Formen nicht.

Therapie. L-Dopa kann vorübergehend die Symptomatik auch bei der generalisierten PTD verbessern. Abgesehen davon ist Mittel der ersten Wahl das Anticholinergikum Trihexyphenidyl. Die Dosierung sollte mit 2 mg/Tag beginnen und wöchentlich um 2 mg bis zur Nebenwirkungsgrenze gesteigert werden. Diese ist häufig schon bei 8–16 mg zu erwarten, so daß die therapeutische Breite leider limitiert ist. Weitere wirksame Substanzen sind Tetrabenazin als dopaminfreisetzendes Agens, Baclofen als Rezeptorantagonist für die γ-Aminobuttersäure und Haloperidol als postsynaptischer Dopaminantagonist. Bei raschen dystonen Hyperkinesen können Clonazepam oder andere Benzodiazepine hilfreich sein. Die lokale Injektion von Botulinumtoxin in dystone Muskelgruppen ist wirksam und kann auch als Kontrakturprophylaxe dienen. Über ein operatives Vorgehen (Thalamotomie bzw Implantation von intrazerebralen Stimulatoren) liegen noch keine gültigen Empfehlungen vor.

Prognose. Die Zeitspanne vom Auftreten der ersten fokalen dystonen Symtomatik zur voll ausgeprägten PTD beträgt 5–10 Jahre. Die Kinder sind dann meist schwer behindert und an den Rollstuhl gefesselt. Es kann zu ausgeprägten Sprech- und auch Schluckbeschwerden kommen. Seltener tritt ein vorübergehender Stillstand der Symptomentwicklung oder eine Spontanremissionen ein.

Fokale Dystonie

Fokale Dystonien sind 10mal häufiger als die PDT. Sie werden häufiger bei älteren Kindern und Erwachsenen beobachtet und werden deshalb auch als „Late-onset-PTD" bezeichnet. Die häufigsten Manifestationen liegen im kraniozervikalen Bereich in Form von Blepharospasmus, Torticollis oder spasmodischer Dysphonie. Eine weitere häufige Form der fokalen Dystonie ist der sog. Schreibkrampf. Das Gen DYT-7, auf dem Chromosomen 18q lokalisiert, konnte für bestimmte sporadische Formen fokaler Dystonie im Nordwesten Deutschlands verantwortlich gemacht werden.

Therapie der Wahl ist eine regelmäßige Injektion mit Botulinumtoxin A in die betroffenen Muskelgruppen.

Sekundäre Dystonie

Einer sekundären oder symptomatischen Dystonie liegt eine anamnestisch oder durch Zusatzuntersuchungen nachgewiesene Ursache zugrunde. Es handelt sich dabei häufig um metabolische oder entzündliche Erkrankungen oder Residualsyndrome, deren klinische Symptomatik sich vorwiegend in dystonen Hyperkinesen äußert. Im Unterschied zur PTD treten häufig pyramidale oder zerebelläre Symptome hinzu. Ebenso bestehen oft zerebrale Anfälle und kognitive Probleme.

Die wichtigen Differentialdiagnosen sekundärer dystoner Krankheiten sind in Tabelle 199.1 aufgelistet. Da vor allem die neurometabolischen Krankheiten häufig auch choreatiforme Hyperkinesen aufweisen, sind in der Tabelle 199.1 auch die Krankheiten mit dem Leitsymptom einer Chorea zusammengefaßt.

Dopa-responsive Dystonie

Definition. Die Dopa-responsive Dystonie (DRD) ist eine autosomal-dominante Krankheit mit niedriger Penetranz. Die DRD äußert sich in einer sehr variabel auftretenden dystonen Symptomatik, die häufig belastungsabhängig ist und charakteristische tageszeitliche Schwankungen mit Zunahme der Symptome aufweist.

Pathogenese. Bei der DRD handelt es sich um eine Neurotransmitterstörung mit einer präsynaptischen Störung im Dopaminstoffwechsel. Ursächlich finden sich verschiedene Mutationen auf dem Gen der GTP-Cyclohydrolase I (Chromosom 14q).

Dieses Enzym ist limitierend für die Synthese von Tetrahydrobiopterin, einem Cofaktor der Tyrosinhydroxylase. Die Krankheit ist autosomal-dominant erblich. In 30 % betroffener Familien konnte keine Mutation nachgewiesen werden. Das sehr heterogene klinische Bild könnte durch einen dominant-negativen Effekt des veränderten Enzyms GTP-Cyclohydrolase I auf das normale Enzym erklärt werden.

Klinische Symptome. Die ersten Symptome können sich schon im 1. Lebensjahr in Form einer dystonen Fußinversion manifestieren. Häufig fallen die Kinder um das 5. Lebensjahr mit einer dystonen Gangstörung auf. Charakteristisch sind bei ca. 75 % der Patienten belastungsabhängige, tageszeitliche Schwankungen mit Zunahme der dystonen Symptomatik zum Abend sowie deren promptes klinisches Ansprechen auf geringe Dosen von L-Dopa. Bei älteren Kindern können auch „parkinsonoide" Zeichen, wie Bradykinese, Rigor oder eine Standunsicherheit auftreten.

Diagnose. Die Diagnose wird aufgrund der Anamnese und der klinischen Untersuchung der Patienten gestellt. Immer sollte eine Bildgebung zum Ausschluß intrakranieller Veränderungen durchgeführt werden. Im Liquor cerebrospinalis ist die Konzentration der Biopterine erniedrigt. Die Diagnose wird durch die rasche Besserung der Symptome nach oft schon geringen Dosen von L-Dopa (50–100 mg/Tag) in Verbindung mit einem peripheren Decarboxylasehemmer wie Carbidopa gesichert. Der Dopa-Decarboxylasehemmer Benserazid darf nicht verordnet werden, da darunter, zumindest tierexperimentell belegt, ein frühzeitiger Schluß der Epiphysenfugen auftreten kann. Eine molekulargenetische Untersuchung sollte bei allen Familienmitgliedern veranlaßt werden, da die klinischen Symptome diskret sein können und häufig übersehen werden.

Transitorische Dystonie

Die transitorische oder idiopathische Dystonie bei Kindern beschreibt vorübergehende dystone Fehlhaltungen der Extremitäten oder im Kopf- oder Rumpfbereich, die vorwiegend im Säuglings- und frühen Kleinkindalter zu beobachten sind und sich im Verlauf der Entwicklung verlieren.

Hallervorden-Spatz-Syndrom

Die Hallervorden-Spatz-Krankheit ist eine neurodegenerative Krankheit, bei der es zu einer Störung der Basalganglien, insbesondere des Pallidums und der Substantia nigra durch Eisenablagerungen kommt. Zusätzlich finden sich neuropathologisch Sphäroide in den Basalganglien und auch im Kortex. Die Krankheit wird autosomal-rezessiv vererbt, das Gen ist auf dem Chromosomen 20p12.3-p13 lokalisiert. Die Krankheit beginnt meist gegen Ende der 1. Lebensdekade mit einer langsam progredienten Dystonie mit zusätzlicher Rigidität und positiven Pyramidenbahnzeichen sowie ausgeprägten orofazialen Hyperkinesen. Die Krankheit geht mit einer Demenz einher. Es können zusätzlich Sehstörungen durch eine Retinopathie oder Optikusatrophie auftreten. Die Diagnose wird durch eine MRT-Untersuchung gestellt. Dabei finden sich in der T2-Wichtung im Pallidum bilaterale Eisenablagerungen umgeben von häufig schon nekrotischem Gewebe, so daß das Bild des sog. „Tigerauges" entsteht. Die Prognose ist schlecht, der Verlauf ist progredient, und außer einer symptomatischen Behandlung der neurologischen Symptome gibt es derzeit keine kausale Therapie.

Chorea Huntington

Definition. Die *Huntingtonsche Chorea* wird autosomal-dominant vererbt. Typisch sind choreatische Hyperkinesen und zunehmende Rigidität. Es besteht meist auch eine Bradykinese, und es kommt zu einem progressiven intellektuellen Abbau.

Ätiologie. Der genetische Defekt der Krankheit ist bekannt, es handelt sich um ein CAG-Wiederholung im verantwortlichen Gen, welches auf dem distalen Ende des Chromosoms 4p liegt. Die genaue Funktion des mittlerweile charakterisierten Genproduktes (Huntingtin) ist aber nicht bekannt.

Epidemiologie. Der Beginn im Kindesalter ist selten (nur 5–10 % der Fälle) mit einer Prävalenzrate von 7,61 : 100 000.

Neuropathologisches Korrelat ist eine neuronale Degeneration beginnend im Kopf des Nucleus caudatus, die im weiteren Verlauf zu einer ausgeprägten, viele Kortexabschnitte betreffenden Degeneration führt.

Klinische Symptome. Bei Kindern manifestiert sich die Krankheit als „Westphal-Variante", die mit ausgeprägter „parkinsonoider", akinetorigider, aber auch dystoner Symptomatik einhergeht. Häufiger Beginn im Kindesalter ist ein intellektueller Abbauprozeß mit Bradykinese. Erst im späteren Verlauf kommen dann choreatiforme Hyperkinesen, Myokloni und zerebrale Anfälle hinzu. Der Verlauf ist progredient. Die Diagnose kann zuverlässig durch genetische Untersuchungen gestellt werden. In den bildgebenden Verfahren zeigt sich eine Verschmächtigung der Basalganglien sowie im späteren Stadium zunehmend eine Hirnatrophie mit Erweiterung der Ventrikel. Differentialdiagnostisch kommen alle anderen neurodegenerativen Krankheiten mit extrapyramidaler Symptomatik (s. Tabelle 199.1) in Frage. Eine effektive Behandlung ist, bis auf eine symptomatische Behandlung der Hyperkinesen. bis heute nicht bekannt.

Benigne hereditäre Bewegungsstörungen

Bei der benignen hereditären Chorea (BHC) handelt es sich um eine autosomal-dominant vererbliche Bewegungsstörung mit vornehmlich choreatiformen Hyperkinesen, die meist gegen Ende des 1. Lebensjahres, aber auch erst in der späteren Kindheit oder Adoleszenz manifest werden. Betroffene Kinder fallen oft anfänglich nur durch eine motorische Entwicklungsverzögerung auf. Im 1. Lebensjahr kann eine Hypotonie vorliegen. Die neurologische Symptomatik bleibt im Verlauf der Krankheit konstant. Die intellektuelle Entwicklung der Patienten bleibt unbeeinträchtigt. Bei einigen Patienten wird aber unterdurchschnittliches Intelligenzniveau im Vergleich zu gesunden Familienmitgliedern berichtet. Es wurden Familien mit einer nichtparoxysmalen, autosomal-dominanten, hereditären hyperkinetischen Bewegungsstörung beschrieben, wo bei einzelnen Familienmitgliedern eine unterschiedliche Ausprägung der einzelnen Hyperkinesen auftritt; z.B. ist bei einem Familienmitglied eher die dystone Komponente, bei anderen eher eine myoklonische Komponente oder ein Tremor vorhanden. Der benigne Verlauf und die bis jetzt unklare Genetik grenzen diese Krankheit gegen die bekannten neurodegenerativen extrapyramidalen Krankheiten ab.

Paroxysmale hyperkinetische Bewegungsstörungen

Paroxysmale Bewegungstörungen sind seltener als solche mit kontinuierlicher Symptomatik. Die Abgrenzung gegen epileptische Anfälle ist häufig schwierig.

Zu solchen paroxysmalen Krankheiten gehören neben Epilepsie und Migräne auch hypo- und hyperkaliämische Lähmungen Für diese konnten genetisch determinierte Veränderungen in spannungsabhängigen (insbesondere Na^+-) Membrankanälen nachgewiesen werden. Daher spricht man heute gern von „Kanalkrankheiten" („channelopathies"). Die betroffenen Patienten profitieren therapeutisch oft von der Gabe von Acetazolamid. Dieser therapeutische Effekt von Acetazolamid trifft auch für die paroxysmale Ataxie zu. Es gibt inzwischen 2 Formen der episodischen Ataxie, für die ein gestörter spannungsabhängiger K-Kanal bzw. eine gestörte Ca^{++}-Kanal-Aktivität nachgewiesen werden konnte.

Es ist überwiegend wahrscheinlich, daß in naher Zukunft auch andere paroxysmale Bewegungsstörungen als „Kanalkrankheit" nachgewiesen werden können.

Darüberhinaus gibt es paroxysmale Bewegungsstörungen, bei denen komplexere neurologische Zeichen auftreten (paroxysmale Choreoathetose mit Spastik, paroxysmale Ataxien), die sicher genetisch bedingt sind und deren Pathophysiologie ebenfalls im Rahmen der Ionenübertragung in den Kalziumkanälen liegt.

Hemiplegia alternans

Die Hemiplegia alternans ist eine seltene Krankheit, bei der paroxysmal eine Minuten bis Tage andauernde Hemi- oder Tetraparese auftritt. Zusätzlich finden sich dystone und choreatiforme Zeichen, die persistieren können. Hinzu treten komplexe Augenbewegungsstörungen, vegetative Ausfälle und ein intellektueller Abbau. Die Krankheit kann mit zerebralen Anfällen einhergehen. Im Verlauf zeigt sich immer eine Progredienz der Symptome. Der Kalziumkanalblocker Flunarizin kann die Symptome verbessern.

Paroxysmale kinesiogene Choreoathetose

Die paroxysmale kinesiogene Choreoathetose (PKC) ist eine familiäre, sporadisch auftretende Krankheit (autosomal-dominant mit männlicher Prädominanz). Die ersten Symptome treten meistens gegen Ende der 1. Lebensdekade oder in der Adoleszenz auf. Die Hyperkinesen werden durch eine plötzliche Bewegung oder eine Startlereaktion ausgelöst, wobei auf einer oder beiden Körperseiten Hyperkinesen in Form dystoner, choreatiformer oder choreatiform-ballistischer Bewegungen auftreten. Auch die Sprache kann betroffen sein. Das Bewußtsein ist *nie* beeinträchtigt. Die Attacken sind kurz und dauern von wenigen Sekunden bis hin zu 5 Minuten. Die Attacken können täglich auftreten. Die Behandlung mit einem Antikonvulsivum (z.B. Phenytoin, Carbamazepin oder Valproinsäure) ist wirksam. Es sind auch Fälle von sekundären PKC beschrieben. Zusatzuntersuchungen wie EEG und bildgebende Verfahren des zentralen Nervensystems sind meist unauffällig.

Paroxysmale dystone Choreoathetose

Sehr viel seltener ist die paroxysmale dystone Choreoathetose (PDC) Mount-Reback mit wahrscheinlich autosomal-dominantem Erbgang und Genlokalisation auf dem Chromosom 2q33–35. Es gibt keine spezifischen Auslöser dieser Bewegungsstörung, wobei oft Alkohol-, Kaffee- oder Teegenuß, Müdigkeit oder Aufregung auslösend wirksam sind. Die Anfälle dauern Minuten bis Stunden, es findet sich ebenfalls eine Kombination aus dystoner, athetotischer choreatischer und ballistischer Komponente (fokal oder generalisiert). Die PDC ist nicht durch die bei PKC wirksamen antikonvulsiven Medikamente, aber manchmal durch Clonazepam beeinflußbar. Die PDC kann ebenfalls durch längere körperliche Anstrengung forciert werden (intermediäre Form).

Nächtliche paroxysmale Dystonie

Bei der nächtlichen paroxysmale Dystonie handelt es sich wahrscheinlich um eine Form der Frontallappenepilepsie.

Paroxysmaler Tortikollis

Der paroxysmale Tortikollis kommt vornehmlich im Säuglings- und Kleinkindalter vor. Bei sonst gesunden Kindern tritt plötzlich ein Minuten bis Tage anhaltender Tortikollis auf. Das Ereignis kann mit Allgemeinsymptomen wie Blässe und Ängstlichkeit verbunden sein. Ein Zusammenhang mit Migräne wird diskutiert.

Benigne paroxysmale tonische Blickdeviation mit Ataxie

Familiär oder sporadisch kann es zu einer paroxysmalen nach vertikal oben gerichteten Blickdeviation, die bis zu 3 Stunden dauert, kommen. Zusätzlich besteht ebenfalls eine paroxysmale oder aber auch andauernde Ataxie. Die Krankheit beginnt im 1. Lebensjahr, die Symptome verschwinden meist mit 4 Jahren.

Therapie von Bewegungsstörungen im Kindesalter

Zunehmendes Wissen um die neurophysiologischen Grundlagen der Hirnfunktion, insbesondere erworben durch funktionelle Bildgebung wie die Positronenemissionstomographie, macht deutlich, daß Bewegungsstörungen auf einer Störung der neuronalen Übertragung von Nervenimpulsen beruhen (s. Abb. 199.1a,b). Diese Imbalance der Neurotransmitter kann pharmakologisch beeinflußt werden. Tabelle 199.2 zeigt eine Synopsis verschiedener nicht nur rein extrapyramidaler Bewegungsstörungen und die entsprechenden zentral wirksamen pharmakologischen Substanzen.

199.2 Krankheiten des Kleinhirns

K. Müller

Heredoataxien

Hereditäre Ataxien sind eine heterogene Gruppe von Krankheiten, bei denen es zu einer zunehmenden zerebellären Dysfunktion kommt. Diese kann assoziiert sein mit multiplen heterotopen Symptomen wie Hirnstammdysfunktion, extrapyramidalen Symptomen, einer peripheren Neuropathie, einer Optikusatrophie, Retinopathie, Katarakt, Taubheit, Anfällen und Demenz. Die Klassifikation hereditärer Ataxien erfolgte bis zur Kenntnis ursächlicher Mutationen für einige Heredoataxien nach klinischen Gesichtspunkten. Seit genauer molekulargenetischer Identifikation dieser Mutationen wird aber immer deutlicher, daß bei gleicher Genetik eine große Heterogenität der klinischen Symptome sowohl inter- als auch intrafamiliär vorliegt. Diese Krankheitsgruppe wurde früher unter dem Begriff der olivopontozerebellären Atrophien (OPCA) zusammengefaßt.

Autosomal-dominante Heredoataxien

Die autosomal-dominanten spinozerebellären Ataxien (SCA) sind durch einen vorzeitigen Verlust zerebellärer Neurone sowie in manchen Fällen auch von Neuronen im Hirnstamm, Rückenmark, Basalganglien und N. opticus charakterisiert. Dabei betrifft der Zellverlust Purkinje-Zellen, Granulazellen und Neuronen im Kern der Olive, der Substantia nigra, aber auch der Vorderhornzellen einhergehend mit degenerierenden pontozerebellären Bahnen.

Den dominant vererbten chronisch progredienten Ataxieformen liegt eine Multiplikation einer Trinukleotidsequenz (CAG) auf dem Chromosomen 6p (SCA1), 12q (SCA2), 14q (SCA3), 16q (SCA4), 11cen (SCA5), 19p (SCA 6) und 3p (SCA7) zugrunde. Patienten mit SCA7, (dentatorubralepallididolysiale Atrophie, DRPLA) zeigen eine progressive retinale Degeneration. Bei allen Formen der SCA gibt es eine direkte Korrelation zwischen der Ausprägung der klinischen Symptomatik, dem Zeitpunkt des Krankheitsausbruches und der Länge der CAG-Wiederholung. Interessant ist eine klinische Differenzierbarkeit durch unterschiedliche Augenbewegungsstörungen; z.B. finden sich bei der SCA1 hypermetrische Sakkadenamplituden, während bei der SCA2 die Sakkadengeschwindigkeit reduziert ist und bei der SCA3 die Sakkaden hypometrisch sind.

Tabelle 199.2. Medikamente zur Therapie von Bewegungsstörungen. (Mod. nach Pranzatelli 1996)

Symptome	Pharmakologische Substanz
Myoklonie	
Epileptisch	Clonazepam, Lorazepam, Nitrazepam, Valproat, Primidon, Phenobarbital, Baclofen
Essentiell	Propranolol, Primidon
Kortikal	Piracetam
Posthypoxisch	5-Hydroxy-$_L$-Tryptophan, Valproat, Clonazepam, Piracetam
Immunologisch/vaskulitisch	Steroide, i.v. Immunglobulin
Dystonie	
Generalisiert	Levodopa/Carbidopa, Carbamazepin, Trihexyphenidyl, Baclofen, Clonazepam, Lorazepam, Tetrabenazin, Reserpin
Neuroleptisch bedingt	Diphenyhdramin, Benztropin
Fokal	Botulinumtoxin A
Tremor	
Essentiell	Propranolol, Primidon, Nadolol, Metroprolol
Parkinsonartig	Levodopa/Carpidopa, Trihexyphenidyl, Benzatropin, Selegilin, Amantadin, Bromocriptin, Pergolid, Ethopropazin
Tics	
Ohne Zwangssymptome	Clonidin, Pimozid, Fluphenazin, Haloperidol, Tiaprid, Kalziumkanalblocker, Naltrexon, Guanfacin
Mit Zwangssymptomen	Fluoxetin, Clomipramin
Chorea/Ballismus	
Nichtimmunologisch	Clonazepam, Baclofen, Valproat, Pimozid, Fluphenazin, Haloperidol, Reserpin, Tetrabenazin
Immunologisch/vaskulitisch	Steroide, i.v. Immunglobulin
Paroxysmale Dyskinesien	Carbamazepin, Clonazepam, Phenytoin, Acetazolamid
Hyperaktivität	Methylphenidat, Pemolin, Amphetamin, Methamphetamin
Tardive Dyskinesien	Tetrabenazin, Reserpin
Hyperekplexie	Clonazepam
Akathisie	
Induziert durch Neuroleptika	Benztropin, β-Blocker

Autosomal-rezessive Ataxie (Friedreichsche Ataxie)

Die häufigste rezessiv vererbte Ataxieform mit einer Inzidenz von 1:50 000 ist die Friedreichsche Ataxie. Die Mutation auf dem Chromosom 9 besteht in einer verlängerten GAA-Nukleotidsequenz. Bei 2 % handelt es sich um Punktmutationen. Die Krankheit beginnt in ca. der Hälfte der Fälle vor dem 10. Lebensjahr mit einer progredienten Gangataxie, einer Dysarthrie, einem Hohlfuß sowie einer vorwiegend sensorischen Neuropathie. Die Muskeleigenreflexe sind erloschen. Es finden sich positive Pyramidenbahnzeichen und im Verlauf der Krankheit ein Nystagmus und eine Optikusatrophie. Häufig entwickelt sich eine Skoliose. Taubheit und ein Diabetes mellitus können in einem späteren Stadium der Krankheit auftreten. Bei 2/3 der Patienten besteht eine Kardiomyopathie mit EKG-Auffälligkeiten. Das typische elektrophysiologische Merkmal der Friedreichschen Ataxie ist eine Amplitudenreduktion der peripheren sensiblen Nervenaktionspotentiale sowie eine diskrete Verlangsamung der sensiblen Nervenleitgeschwindigkeit. In bildgebenden Verfahren findet sich eine Atrophie des Rückenmarks, in späterem Krankheitsstadium auch eine zerebelläre oder Hirnstammatrophie. Das klassische neuropathologische Bild zeigt eine Atrophie des Spinalmarks, kleine dorsale Hinterwurzeln und eine Degeneration der dorsalen Bahnen sowie des Tractus corticospinalis und spinocerebellaris. Ebenfalls besteht eine neuronale Degeneratiom im Nucleus dentatus sowie im oberen Anteil des Kleinhirnwurmes. Nach Kenntnis des Gens sind auch klinisch atypische Fälle der Friedreichschen Krankheit diagnostiziert worden.

X-chromosomal gebundene und autosomal-rezessive spinozerebelläre Ataxien

In der Literatur sind auch Familien mit X-gebundener spinozerebellärer Ataxie beschrieben worden. Außerdem gibt es eine Vielzahl von rezessiv vererbten Heredoataxien.

Ataxie mit selektivem Vitamin-E-Mangel

Die Ataxie mit selektivem Vitamin-E-Mangel unterscheidet sich neurologisch nicht von der Friedreichschen Ataxie. Der Krankheitsbeginn liegt zwischen dem 6. und 18. Lebensjahr. Pathogenetisch liegt dem Vitamin-E-Mangel eine gestörte Aufnahme des α-Tocopherols in die Lipoproteine vor. Genetisch findet sich eine Veränderung auf dem α-Tocopherol-Transferprotein (Lokalisation auf dem Chromosom 8q).

Tabelle 199.3. Differentialdiagnose zerebellärer Dysfunktion und Ataxie

Akute Ataxie	Postinfektiöse Zerebellitis (am häufigsten!)
	Intoxikation (häufig!)
	Guillain-Barré-Syndrom
	Miller-Fisher-Syndrom
	Akute disseminierende Enzephalomyelitis (ADEM)
	Encephalomyelitis disseminata
	Benigner paroxysmaler Schwindel
	Kleinhirn- oder Hirnstamminfarkte
Chronische Ataxie	
Stoffwechselkrankheiten	
Störungen im Stoffwechsel der Aminosäüren und organischen Säuren	Ahornsirup-Krankheit
	Verschiedene Organoacidurien während metabolischer Entgleisungen
	Mevalonacidurie
	L-2-Hydroxyglutaracidurie
	γ-Hydroxybutyraturie (Succinatsemialdehyd-Dehydrogenase-Mangel)
Störungen im Glutamyl-Zyklus	Glutaminylcysteinsynthetase-Mangel
Harnstoffzyklusdefekte	Während interkurrenter Krankheiten mit Hyperammonämie
	Ornithintranscarbamylase-Mangel (weibliche Heterozygote)
	Argininbernsteinsäure-Krankheit
Dyslipidämien	Abetalipoproteinämie und familiäre Hypobetalipoproteinämie (infolge assoziierten Vitamin-E-Mangels)
	Refsum-Krankheit
	Zerebrotendinöse Xanthomatose
Defekte der N-Glykansynthese	Carbohydrate-deficient glycoconjugate (CDG) Syndrome
Defekte im Stoffwechsel der Metalle	Morbus Wilson
	Menkes-Syndrom
Stoffwechselstörungen der Purine und Pyrimidine	Lesch-Nyhan-Syndrom
Störungen im Stoffwechsel der Vitamine	Biotinidase-Mangel
	Defekte im Vitamin-B_{12}-Stoffwechsel
	Isolierter Vitamin-E-Mangel
Störungen im Stoffwechsel verschiedener Zellorganellen	Mitochondriale Zytopathien
	Lysosomale Speicherkrankheiten – Störungen im Abbau der Sphingolipide
	Neuronale Ceroidlipofuszinose
	Glykoproteinspeicherkrankheiten
Heredodegenerative Krankheiten	
Autosomal-dominant	Spinozerebelläre Ataxien 1–7
Autosomal-rezessiv	Morbus Friedreich
	„Early-onset-Ataxie“ mit erhaltenen Muskeleigenreflexen
X-chromosomal	
Mit Chromosomenbrüchigkeit	Ataxia teleangiektasia
	Xeroderma pigmentosum
	Cockayne-Syndrom
Kongenitale zerebelläre Hypoplasien (zerebelläre Hemisphären, Pons)	Pontozerebelläre Hypoplasie I (mit spinaler Muskelatrophie)
	Pontozerebelläre Hypoplasie II
	PEHO-Syndrom
	Marinesco-Sjögren-Syndrom
Mit Chromosomenanomalie	Trisomie 18, Trisomie 21
Autosomal-rezessiv	Norman-Syndrom
X-chromosomal	
Toxische oder infektiöse Ereignisse während der Schwangerschaft	Ionisierende Strahlen, Phenytoin
	Zytomegalievirus
Kongenitale zerebelläre Hypoplasien (Vermis)	Joubert-Syndrom
	Arnold-Chiari-II-Malformation
	Migrationsstörungen (Lissenzephalien)
	Seltene mit anderen Fehlbildungen assoziierte Syndrome
Strukturelle Läsionen	Tumoren oder AV-Malformationen in der hinteren Schädelgrube oder Hirnstamm
	Vaskuläre Malformationen im Zerebellum oder Hirnstamm
Sonstige	Paraneoplastische Kleinhirndegeneration (Morbus Hodgkin, Neuroblastom, Ovarialkarzinom)
	Periphere Neuropathien („afferente Ataxie“)
	Residualsyndrome

Eine Vitamin-E-Supplementierung kann die klinischen Symptome verbessern.

Differentialdiagnose der zerebellären Dysfunktion

In Tabelle 199.3 finden sich differentialdiagnostische Überlegungen zur Genese der zerebellären Dysfunktion mit dem klinischen Leitsymptom der Ataxie. Die 3 häufigsten Ursachen der akuten Ataxie bei vorher gesunden und normal entwickelten Kindern sind die postinfektöse Zerebellitis, Intoxikationen und die Polyradikuloneuritis Guillain-Barré (s. Kap. 201.4).

Bei den chronischen Ataxien finden sich neben Entwicklungsstörungen sehr häufig zusätzliche neurologische Symptome und Zeichen.

Literatur

Ackerman MJ, Clapham DE (1997) Mechanisms of disease: Ion channels – Basic science and clinical disease. N Engl J Med 336: 1575–1686

Aicardi J (1998) Heredogenerative disorders. In: Aicardi J (ed) Diseases of the Nervous System in Childhood, 2nd ed. Mac Keith Press, Cambridge University Press, Cambridge

Bressman SB (1998) Dystonia. Curr Opin Neurol 11: 363–372

Eidelberg D (1998) Functional brain networks in movement disorders. Curr Opin Neurol 11: 319–326

Feigin (1998) Advances in Huntington's Disease: implication for experimental therapeutics. Curr Opin Neurol 11: 357–362

Marsden CD (1996) Paroxysmal choreoathetosis. In: Lüders H (ed) Supplementary sensorymotor area (Advances in Neurology, vol 70) Lippincott-Raven, Philadelphia, pp 467–470
Montermini L, Richter A, Morgan K et al. (1997) Phenotypic Variability in Friedreich Ataxia: Role of the associated GAA Triplett Repeat expansion. Ann Neurol 41: 675–682
Pranzatelli MR (1996) Antidyskinetik drug therapy for pediatric movement disorders. J Child Neurol 11: 355–369
Ragno M, De Michele G, Cavalcanti F et al. (1997) Broadened Friedreich's ataxia phenotype after gene cloning. Neurology 49: 1617–1620
Ramaekers VT, Heimann G, Reul J, Thron A, Jaeken J (1997) Genetic disorders and cerebellar structural abnormalities in childhood. Brain 120: 1739–1751
Schöls L, Rieß O, Amoiridis G, Rieß A, Przuntek H, Epplen JT (1997) Genetische Diagnostik, Klassifikation und klinische Krankheitsentitäten hereditärer Ataxien. Fortschr Neurol Psychiat 65: 79–89
Tuite PJ (1996) Syndromes of Disordered Posture and Movement. In: Berg BO (ed) Principles of Child Neurology. McGraw-Hill, New York, pp 1513–1541
Zoghbi HY (1996) Heritable ataxias. In: Berg BO (ed) Principles of Child Neurology. McGraw-Hill, New York, pp 1543–1561

199.3 Spinale Muskelatrophie

Th. Voit

Die Bezeichnung spinale Muskelatrophie (SMA) umfaßt eine Gruppe erblicher Krankheiten, die durch den Verlust von α-Motoneuronen im Vorderhorn des Rückenmarkes und, in einigen Fällen, in bulbären Kernen gekennzeichnet sind. Die gegenwärtige Klassifikation bezieht klinische und molekulargenetische Kriterien mit ein (Tabelle 199.4).

Proximale spinale Muskelatrophie mit Beginn im Kindesalter

Epidemiologie. Die Inzidenz beträgt 1 auf 6 000 Geburten, die Überträgerhäufigkeit wird auf 1 : 60 bis 1 : 80 geschätzt.

Genetik und Pathophysiologie. Durch Kopplungsanalysen wurde eine Region auf Chromsom 5q11–q13 identifiziert, in der sich u.a. mindestens 2 Kopien des Survival-motor-neuron-(SMN-) Gens und des neuronalen Apoptose-Inhibitor-Gens (NAIP) befinden. Über 95 % der Patienten mit Typ-I-SMA, über 90 % mit Typ-II-SMA und über 80 % mit Typ-III-SMA weisen eine Deletion von Exon 7 und 8 in der telomeren Kopie des SMN-Gens auf. Auch einige Punktmutationen oder Deletionen an anderer Stelle sind beschrieben. Darüber hinaus finden sich Deletionen der Exons 5 und 6 des NAIP-Gens bei 40–90 % der Typ-I-, 10–40 % der Typ-II- und 0–20 % der Typ-III-Patienten. Daraus kann man schließen, daß die telomere Kopie des SMN-Gens das (nicht alleinige) krankheitsverursachende Gen bei SMA ist und Deletionen im NAIP-Gen zur Schwere der Krankheit korreliert sind. Wahrscheinlich hat die variable Anzahl der zentromeren (Pseudo-) Genkopien einen modifizierenden Einfluß auf den Schweregrad der Krankheit. Dies könnte auch die eigentümliche Beobachtung erklären, daß gelegentlich homozygote Exon-7- und -8-Deletionen des SMN-Gens bei klinisch gesunden Geschwistern vorkommen. Das SMN-Genprodukt ist ein 38-kDa-Protein, das in fetalen Geweben (u.a. Gehirn und Muskel) stark exprimiert wird und bei SMA-Patienten vermindert ist oder fehlt. Das Protein zeigt eine Interaktion mit RNA-bindenden Proteinen, seine genaue Funktion ist noch unklar. Das NAIP-Gen verhindert Apoptose in Säugetierzellinien.

Tabelle 199.4. Klassifikation der spinalen Muskelatrophien im Kindesalter

	Krankheit	Vererbung	Genort
I	Proximale SMA mit Beginn im Kindesalter		
	Typ I (Werdnig-Hoffmann)	AR	5q11–q13 SMN
	Typ II (intermediäre SMA)	AR	5q11–q13 SMN
	Typ III (Kugelberg-Welander)	AR	5q11–q13 SMN
II	Distale SMA v. a. der oberen Extremität	AD	7p
III	SMA mit diaphragmaler Schwäche	AR	11q13–q21
IV	SMA mit Arthrogrypose und Knochenfrakturen	AR	?
V	SMA mit olivopontocerebellärer Atrophie	AR	?
VI	Infantile SMA mit Kontrakturen	XR	?

AR autosomal-rezessiv, *AD* autosomal-dominant, *XR* X-chromosomal-rezessiv

Klinische Symptome. Der Schweregrad der proximalen SMA wird durch die beste erzielte motorische Funktion definiert. Die Übergänge zwischen den so willkürlich definierten Formen sind allerdings fließend.

SMA Typ I (Werdnig-Hoffmann)

Die Krankheit beginnt bereits in utero oder in den ersten 3 Lebensmonaten. Ein zuvor normal erscheinender Säugling verliert oft binnen weniger Tage die Fähigkeit, die Beine zu bewegen und zu strampeln. Sehr rasch bildet sich ein typisches Lähmungsmuster heraus: Schwäche Beine > Rumpf > Arme > Gesicht (Abb. 199.2).

Das Zwerchfell (N. phrenicus von C4!) bleibt relativ ausgespart, so daß sich eine paradoxe Atmung mit Einziehung des Thorax bei Inspiration ausbildet. Die Kinder sind hypoton,

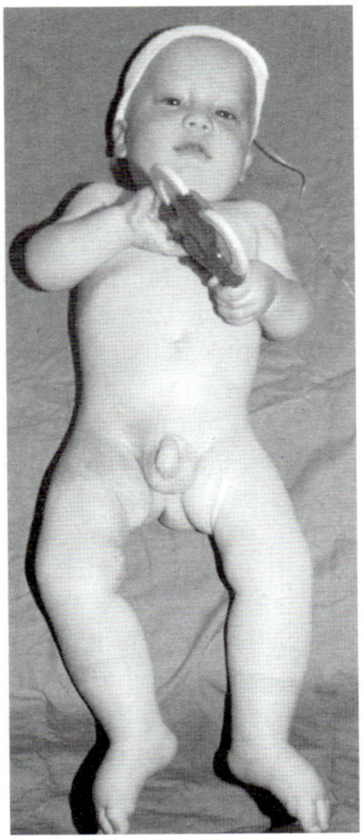

Abb. 199.2. 11 Monate alter Junge mit Spinaler Muskelatrophie Typ I (Werdnig-Hoffmann). Während die Arme und Hände aktiv zum Spiel eingesetzt werden können, sind die Beine fast vollständig gelähmt

zeigen Spontanbewegungen oft nur in den Händen, Unterarmen und im Gesicht, sind dabei aber wach und aufmerksam. Das Schreien ist schwach, auch Saugen und Schlucken können beeinträchtigt sein. Die Muskeleigenreflexe sind erloschen. Kontrakturen sind selten, Abspreizhemmung der Hüften kommt jedoch vor. Ein feines Fibrillieren der Zunge, vor allem beim Schreien, hilft bei der Blickdiagnose. Die Kinder entwickeln häufige pulmonale Infekte und sterben zumeist in den ersten 2 Lebensjahren. Eine kleine Fraktion der Patienten, z.T. auch als Typ IB bezeichnet, kann die Arme aktiv von der Unterlage abheben und später mit etwas äußerer Hilfe (z.B. in Form eines Korsettes) kurzzeitig sitzen. Diese Patienten können bis zum 10. Lebensjahr und darüber hinaus überleben.

Eine atypische Form der SMA Typ I mit angeborener generalisierter Schwäche, fazialer Diplegie, externer Ophthalmoplegie und axonaler Neuropathie wurde bei mehreren Patienten berichtet. Die Patienten zeigten große Deletionen in der kritischen Region auf Chromosom 5q11, die über das SMN-Gen hinausgingen.

SMA Typ II (Intermediäre SMA)

Die Kinder entwickeln sich zunächst normal und lernen zu sitzen. Sie können aber im weiteren Verlauf ihr Körpergewicht nicht tragen. Die Kraft in den Armen und der Rückenmuskulatur ist vermindert. Faszikulationen der Zunge und ein Tremor der Hände sind typisch. Viele dieser Patienten entwickeln in der ersten Dekade eine Skoliose und eine Hypoventilation. Die pulmonale Kapazität ist entscheidend für die Langzeitprognose, 75 % der Patienten erreichen das Erwachsenenalter.

SMA Typ III (Kugelberg-Welander)

Die Patienten erlernen das Laufen rechtzeitig oder leicht verspätet. Wie bei einer Muskeldystrophie fällt dann ein watschelndes Gangbild und ein Gowers-Manöver beim Aufstehen vom Boden auf. Diese Symptome können sich auch erst in der 2. oder 3. Dekade entwickeln. Ein Tremor der Hände ist typisch. Die Gehfähigkeit bleibt oft lange erhalten, verschlechtert sich aber manchmal während des Wachstumsschubes in der Pubertät.

Diagnose und Differentialdiagnose. Die Diagnose wird in der Regel durch Nachweis der Deletion im telSMN-Gen gesichert. Selten sind Kopplungsanalysen oder Punktmutationssuche erforderlich. Die Muskelbiopsie wird zunehmend entbehrlich. Sie zeigt typischerweise eine felderförmige Atrophie von Gruppen nicht innervierter Fasern, kann aber vor allem in den ersten 3 Lebensmonaten mit nur wenigen Einzelfaseratrophien oder bei Typ III mit einem „myopathischen" Bild auch sehr uncharakteristisch ausfallen. Der Ultraschall zeigt bei Typ I nahezu pathognomonische Veränderungen, die Fettgewebsschicht am M. quadriceps im Verhältnis zur Muskelschicht ist ≥ 1. Das EKG, an sich unverändert, registriert ein charakteristisches Oberflächenzittern der Muskulatur. Das EMG, wegen Schmerzhaftigkeit und mangelnder Kooperation in der Regel verzichtbar, zeigt verbreiterte und vermehrt polyphasische Potentiale, ein gelichtetes Interferenzmuster und Fibrillationen. In den ersten Lebensmonaten findet man eine charakteristische, regelmäßige Spontanaktivität von 5–15 Hz im entspannten Muskel.

Die Differentialdiagnose umfaßt bei Typ I Strukturmyopathien und seltene Formen der nicht Chromosom-5-gebundenen SMA, bei Typ III vor allem eine Becker- oder Gliedergürtel-Muskeldystrophie.

Therapie. Die Therapie ist symptomatisch. Die sich bei Typ I regelmäßig und bei Typ II oft einstellende Hypoventilation kann durch BIPAP-Beatmung ab dem 1. Lebensjahr wirksam behandelt werden. Intubation oder Tracheotomie und Beatmung sollten bei schwerbetroffenen Typ-I-Patienten nicht erfolgen, da eine anschließende Entwöhnung vom Beatmungsgerät unmöglich ist. Einem Gewichtsstillstand durch Schluckschwäche, Kraftlosigkeit und Hypoventilation kann bei Typ- IB- oder Typ-II-Patienten gelegentlich wirksam durch eine PEG abgeholfen werden. Orthopädische Maßnahmen wie spinale Fusion und Kontrakturlösung sind häufig in Kombination mit Physiotherapie erforderlich.

Seltene Formen der spinalen Muskelatrophie

Eine dominante Form der SMA mit distaler Schwäche und Kopplung an Chromosom 7p wurde von Christodolou et al. beschrieben. Die Krankheit beginnt in der 2. Dekade mit Schwäche der Handmuskeln und schreitet nur langsam fort, die Gehfähigkeit bleibt erhalten. Eine weitere dominante Form der SMA mit Beginn der Kindheit und nur geringer Progression wurde auf Chromosom 12q lokalisiert.

Die SMA mit diaphragmaler Schwäche zeigt eine mehr distale Verteilung. Nach dem respiratorischen Kollaps durch diaphragmale Schwäche, den die Patienten nur mit Beatmung überleben, entwickelt sich zunehmend auch eine neurogene Paralyse. Bei einer ersten Form wurden Mutationen im Immunglobulin mu-bindenden Protein 2 auf Chromosom 11 nachgewiesen.

Die SMA mit Arthrogrypose und angeborenen Frakturen der langen Röhrenknochen geht in manchen Fällen bereits in utero mit Wachstumsverzögerung und Polyhydramnion einher. Die Frakturen bestehen auch nach Geburt durch Kaiserschnitt, und Hypomineralisation der Knochen ist beschrieben.

Die SMA mit olivopontozerebellärer Atrophie kann einer Werdnig-Hoffmann-Krankheit zum Verwechseln ähnlich sehen. Allerdings zeigen die Kinder häufiger Hirnnervenausfälle, Arthrogrypose und eine primäre Beatmungsabhängigkeit. Milder verlaufende Formen gehen mit mentaler Retardierung einher und zeigen später eine schwere Ataxie.

Eine X-chromosomal gebundene Form der SMA betrifft Neugeborene und geht mit Arthrogrypose und Frakturen der langen Röhrenknochen einher. Der weitere Verlauf gleicht der einer SMA Typ I.

Progressive Bulbärparalyse (Fazio-Londe-Krankheit)

Diese seltene Form der Bulbärparalyse ist wahrscheinlich autosomal-rezessiv erblich. Zwischen dem 2. und 12. Lebensjahr treten die ersten bulbären Symptome mit mimischer Schwäche, Speichelfluß, Schluckstörung und Dysarthrie auf. Schließlich können zahlreiche Hirnnerven durch einen Vorderhornzellverlust wie bei spinaler Muskelatrophie betroffen sein. Die Skelettmuskulatur bleibt in der

Regel unbeeinträchtigt. Die Mehrzahl der Patienten verstirbt durch die Komplikationen der Schluck- und Atemstörung während der ersten Lebensdekade.

Familiäre amyotrophe Lateralsklerose (ALS)

In etwa 10% der Fälle ist die ALS genetisch bedingt. Die genetisch bedingten Formen können bereits in der 2. Lebensdekade beginnen und ähneln den Symptomen der sporadischen ALS. Es entwickelt sich eine progrediente Muskelatrophie und Bulbärparalyse in Verbindung mit Faszikulationen der Muskulatur und Krämpfen. Der Beginn ist häufig asymmetrisch. Eine autosomal-dominant erbliche Form wurde zu dem Gen für Kupfer-Zink-Superoxiddismutase auf Chromosom 21q22,1–22,2 gekoppelt, und zahlreiche Mutationen sind beschrieben. Daneben gibt es wahrscheinlich auch autosomal-rezessiv erbliche Formen.

Literatur

Christodoulou K, Kyriadides T, Hristova AH et al. (1995) Mapping of a distal form of spinal muscular atrophy with upper limp predominance to chromosome 7p. Hum Mol Gen 4: 1629–1632

Dubowitz V (1995) Muscle Disorders in Childhood. Saunders, London

Greenberg F, Feniolo KR, Hejmancik D et al. (1988) X-linked infantile spinal muscular atrophy. AJDC 142: 217–219

Grohmann K, Wiener TF, Saar K et al. (2000) Diaphragmatic spinal muscular atrophy with respiratory distress is heterogenous and one form is linked to chromosome 11q13–q21. Am J Hum Genet 6: 1454–1467

Morrison KE (1996) Advances in SMA Research: Review of gene deletions. Neuromusc Disord 6: 397–408

van Ravenswaaj CMA, van der Vleuten AJ, Smits APT et al. (1997) Localization of the gene for a congenital non-progressive spinal muscular atrophy affecting the lower limbs to chromosome 12y23q24. Am J Hum Genet 61: A299

Zerres K, Wirth B, Rudnik-Schöneborn S et al. (1997) Spinal muscular atrophy – clinical and genetic correlations. Neuromusc Disord 7: 202–207

200 Infantile neuroaxonale Dystrophie Seitelberger

R. Korinthenberg

Die infantile neuroaxonale Dystrophie (INAD) wurde erstmals 1952 von Seitelberger beschrieben. Cowen und Olmstead prägten 1963 den Namen, und Ramaekers et al. gaben 1987 einen aktuellen Überblick. Es handelt sich um ein seltenes, autosomal-rezessiv erbliches Leiden, dessen biochemischer und molekulargenetischer Hintergrund bislang ungeklärt ist. Pathologisch-anatomisch finden sich in der grauen Substanz, vor allem in den Hinterhörnern und Clarkeschen Säulen des Rückenmarks, in den Hirnstammkernen und in der Substantia nigra große eosinophile Spheroide, die axonalen Anschwellungen entsprechen. Kleinere eosinophile Körperchen finden sich im Rückenmarksvorderhorn, im Kortex und in den Stammganglien. Sie stellen vergrößerte präsynaptische Endigungen dar. Elektronenmikroskopisch bestehen die Spheroide und eosinophilen Körperchen aus Aggregaten von glatten Membranen und tubulären Strukturen. Pathophysiologisch wird unter anderem eine Störung des retrograden axonalen Transports diskutiert.

Klinische Symptome und Verlauf. Während der ersten 6–24 Lebensmonate entwickeln sich die betroffenen Kinder unauffällig. Im typischen Fall tritt kurz vor dem Erreichen des freien Gehens ein Entwicklungsstillstand ein, bald gefolgt von motorischer und mentaler Regression sowie frühem Visusverfall. Der Muskeltonus ist reduziert, vor allem im Bereich der Beine. Die Sehnenreflexe sind in der Regel abgeschwächt, selten aber auch gesteigert. Die Pyramidenbahnzeichen sind jedoch auch bei fehlenden Sehnenreflexen positiv. Die Optikusatrophie führt nach 10–24 Monaten zur Erblindung. Die Kinder erlernen fast nie eine verständliche Sprache. Epileptische Anfälle und extrapyramidale Symptome gehören allenfalls zu den Spätsymptomen. Unter zunehmender Schwere der Behinderung mit zunehmender Spastizität versterben die Patienten meist vor dem 10. Geburtstag. Einer Mehrzahl von Patienten mit diesem klassischen klinischen Verlauf steht eine Minderzahl mit atypischer Symptomatik gegenüber. Hier können die Optikusatrophie, eine Ataxie oder auch spastische Paresen für längere Zeit ganz im Vordergrund stehen, so daß die korrekte Diagnose über lange Zeit verschleiert wird.

Elektrophysiologie und weitere Befunde. Die zu erhebenden Zusatzbefunde sind unspezifisch, in ihrer Kombination aber typisch. Im EEG manifestiert sich mit zunehmendem Alter rasche hochamplitudige β-Aktivität, die visuell evozierten Potentiale lassen eine zunehmende Leitungsstörung bei Optikusatrophie erkennen. Die somatosensibel evozierten Potentiale sind ebenfalls pathologisch. Die motorische NLG ist normal, das EMG zeigt jedoch zumindest in etwas fortgeschritteneren Fällen Zeichen einer chronischen und frischeren Denervierung. CCT und MRT lassen eine leicht bis mäßig ausgeprägte supratentorielle, vor allem aber infratentorielle Hirnatrophie erkennen. Es finden sich keine Hinweise auf eine Demyelinisierung. Die Eiweißkonzentration im Liquor cerebrospinalis ist normal.

Bioptische Befunde. Die klinische Verdachtsdiagnose kann durch den elektronenmikroskopischen Nachweis der typischen neuroaxonalen Spheroide in peripheren Nerven (Suralis-, Haut-, Konjunktiva- oder Rektumbiopsie) gestützt werden. Eine Hirnbiopsie ist heute nicht mehr erforderlich. Auch dieser Befund ist aber nicht krankheitsspezifisch, sondern er findet sich in gleicher Weise bei anderen mit axonaler Dystrophie einhergehenden Leiden. Hierzu gehören die Hallervorden-Spatz- und Niemann-Pick-Krankheit, die infantile GM2-Gangliosidose und der α-N-Acetylglucosaminidase-Mangel (Morbus Schindler). Bei Vitamin-E-Mangel, auch im Rahmen einer Mukoviszidose und bei biliärer Atresie, werden ähnliche Einschlüsse beobachtet.

Diagnose. Die Diagnose der INAD ist aus der Kombination typischer, wenn auch unspezifischer klinischer, neurophysiologischer und bioptischer Befunde zu stellen, nachdem vor allem die lysosomalen Krankheiten mit Untergang von Myelin ausgeschlossen wurden. Eine nosologische Einbeziehung der Hallervorden-Spatz-Krankheit, der juvenilen Verlaufsform der axonalen Dystrophie und von Fällen, die schon im frühesten Säuglingsalter mit epileptischen Anfällen erkranken, ist sehr umstritten. Bis zur Verfügbarkeit genetischer Marker sollten diese Krankheiten aufgrund ihres vollständig anderen klinischen Verlaufes abgegrenzt werden.

Differentialdiagnose. Differentialdiagnostisch sind bei typischem klinischem Verlauf vor allem die ebenfalls mit einer kombinierten Schädigung des 1. und 2. motorischen Neurons einhergehenden metabolisch definierten Leukodystrophien (Morbus Krabbe, metachromatische Leukodystrophien) abzugrenzen. In der hypotonen Phase kann das Krankheitsbild auch mit neuromuskulären Krankheiten verwechselt werden.

Therapie. Die Behandlung ist rein symptomatisch. Von außerordentlicher Bedeutung sind eine adäquate genetische Beratung und die ärztliche Begleitung des Patienten und seiner Familie.

Literatur

Aicardi J, Castelein P (1979) Infantile neuroaxonal dystrophy. Brain 102: 727–748

Goebel HH, Kohlschütter A, Schulte FJ (1980) Rectal biopsy findings in infantile neuroaxonal dystrophy. Neuropediatrics 11: 388–392

Ramaekers VT, Lake BD, Harding B, Boyd S, Harden A, Brett EM, Wilson J (1987) Diagnostic difficulties in infantile neuroaxonal dystrophy. A clinicopathological study of eight cases. Neuropediatrics 18: 170–175

201 Krankheiten der peripheren Nerven

R. Korinthenberg

Epidemiologie. Krankheiten der peripheren Nerven können bei Kindern wie bei Erwachsenen sehr unterschiedliche Ursachen haben. Akute para- sowie postinfektiöse Neuropathien und hereditäre Polyneuropathien machen jeweils etwa 1/3 der Gesamtzahl der Fälle aus. Von den chronisch verlaufenden Krankheiten sind im Kindesalter mehr als 3/4 hereditär bedingt.

Klinische Symptome und Verlauf. Klinisch manifestieren sich die peripheren Neuropathien mit Muskelschwäche, Verlust der Muskeleigenreflexe und Muskelatrophie. Sensibilitätsstörungen unterschiedlichen Ausmaßes können hinzutreten, wobei die Funktion der großen sensiblen Fasern (Berührung, Tiefensensibilität) meist mehr betroffen ist als die der kleinen (Schmerz, Temperatur). Im ausgeprägten Fall kann eine neuropathische Ataxie auftreten. Vegetative Funktionsstörungen im Bereich der Haut (Kälte, Hypohidrose), aber auch autonome Regulationsstörungen durch Beeinträchtigung von vegetativen Steuerfunktionen können hinzutreten. Bei Polyneuropathien ist die Symptomatik überwiegend symmetrisch ausgebildet und distal im Bereich vor allem der unteren Extremitäten betont. Mit Fortschreiten der Krankheit werden die oberen Extremitäten und rumpfnahe Muskelgruppen zunehmend einbezogen. Aber auch ein primäres Betroffensein der oberen Extremitäten, der Gliedergürtelmuskulatur oder der Hirnnerven ist möglich. Demgegenüber beschränkt sich die Symptomatik bei fokalen Neuropathien, Plexusneuritis und der Mononeuropathia multiplex auf den Versorgungsbereich der betroffenen Nerven.

Pathologie. Unter neuropathologischen Gesichtspunkten können Krankheiten mit primärer Schädigung des Axons von solchen mit primären Veränderungen der Myelinscheide unterschieden werden. Letztere manifestieren sich als Hypomyelinisierung oder als segmentale De- und Remyelinisierung mit Ausbildung von sog. Zwiebelschalenformationen, bestehend aus Schwann-Zell-Fortsätzen („klassisch") oder auch nur aus Basalmembranen. Standardmäßig ist eine licht- und elektronenmikroskopische Aufarbeitung erforderlich, wobei in der Regel auf eine Biopsie des rein sensiblen N. suralis zurückgegriffen wird.

Elektrophysiologie. Axonale und demyelinisierende Schädigungsmuster können orientierend mit elektrophysiologischen Methoden unterschieden werden. Bei axonalen Funktionsstörungen finden sich vor allem Zeichen der Denervierung im Elektromyogramm (EMG), während die Bestimmung der motorischen und sensiblen Nervenleitgeschwindigkeit (mNLG, sNLG) Werte im unteren Normbereich oder knapp unter der Normgrenze ergibt. Demyelinisierende Prozesse manifestieren sich hingegen mit einer deutlichen Verminderung der mNLG (an der oberen Extremität auf <38 m/s, an der unteren auf <30 m/s), einem peripheren Leitungsblock, einer Verlängerung der distalen motorischen Latenz und bei Beteiligung der motorischen Wurzeln einer verspäteten oder fehlenden F-Welle.

Diagnose. Die differentialdiagnostische Aufarbeitung erfordert in jedem Fall eine detaillierte Anamnese (Genetik – ggf. Familienuntersuchung!, Toxinbelastung) sowie klinische und elektrophysiologische Untersuchungen. Darüber hinausgehende Untersuchungen (Biopsie, Liquor, Metabolismus, Toxikologie) werden nach diesen Befunden indiziert und keinesfalls schematisch durchgeführt.

201.1 Hereditäre und degenerative Neuropathien

Die hereditären Polyneuropathien (PNP) gehören mit einer Prävalenz von 20–40/100 000 zu den häufigsten Erbkrankheiten. Sie sind jedoch genetisch, pathologisch und elektrophysiologisch heterogen. Nach Erstbeschreibung durch Charcot und Marie im 19. Jahrhundert wurde 1975 durch Dyck et al. eine Klassifikation vorgenommen, die diese 3 diagnostischen Ebenen berücksichtigte.

Neue diagnostische und klassifikatorische Möglichkeiten ergaben sich durch die molekulargenetischen Untersuchungsmethoden. Hiermit kann heute ein großer Teil der demyelinisierenden Krankheiten ätiologisch erklärt und dem pathophysiologischen Verständnis näher gebracht werden.

Klinisch-elektrophysiologische Klassifikation der hereditären Neuropathien

- Hereditäre motorisch-sensible Neuropathien (HMSN) Typ I–VII,
- hereditäre sensibel-autonome Neuropathien (HSAN) Typ I–V,
- kongenitale Polyneuropathien,
- Polyneuropathien mit zentralnervöser Beteiligung.

Hereditäre motorisch-sensorische Neuropathien, Charcot-Marie-Tooth-Syndrom

HMSN Typ I

Klinische Symptome und Verlauf. Die Klinik der HMSN I entspricht dem klassischen Charcot-Marie-Tooth-Syndrom (CMT) mit symmetrischer Schwäche und Atrophie der distalen Beinmuskeln (peroneale Muskelatrophie), Abschwächung der Muskeleigenreflexe und neurogenem Hohlfuß. Distale Sensibilitätsstörungen sind in der Regel gering ausgeprägt. Die Expression der Krankheit ist außerordentlich variabel. Meist manifestiert sie sich in den ersten 2 Lebensjahrzehnten mit Fußfehlstellung und Fußheberschwäche, selten Schmerzen im Bereich der Waden. Die Progredienz ist gering, diese Patienten werden in der Regel nicht gehunfähig. Nach vielen Jahren kann sich die Symptomatik auf die Hand- und Oberschenkelmuskulatur ausdehnen. Sehr selten treten Tremor oder Ataxie hinzu (Roussy-Levy-Syndrom). Viele Fälle bleiben bis ins höhere Alter nahezu symptomlos und werden erst im Rahmen einer Familienuntersuchung entdeckt. Es sind aber auch einzelne Patienten mit kongenitaler generalisierter Schwäche und schwerem Verlauf nachgewiesen worden. Arthrogrypose, ZNS-Störungen, manifeste Sinnesbehinderungen, Störungen der Okulomotorik und Bulbärparalyse gelten als Ausschlußkriterien.

Diagnose. Bei der häufigsten, dominanten Form handelt es sich um eine demyelinisierende Polyneuropathie. In der Suralisbiopsie ist die Zahl der großen und kleinen markhaltigen Fasern reduziert, es findet sich segmentale De-/Remyelinisierung mit klassischen Zwiebelschalenformationen. Bei der elektrophysiologischen Untersuchung ist die mNLG an oberen und unteren Extremitäten auf minimal 6–7 m/s vermindert. Die seltenen autosomal-rezessiv vererbten Formen sind bioptisch durch Basalmembran-Zwiebelschalen oder fokal gefaltete Myelinscheiden abzugrenzen.

Genetik. Molekulargenetische Untersuchungen in Familien mit dominant vererbter HMSN I ergaben eine Koppelung mit mindestens 3 Genorten (Tabelle 201.1). Bei 70 % der Fälle findet sich eine Duplikation im Gen des Myelinproteins PMP22. Eine Deletion in diesem Gen führt zur hereditären Neigung zu Drucklähmungen (HNPP), welche klinisch durch rezidivierende Druckparesen gekennzeichnet ist. Bei den sehr viel selteneren autosomal-rezessiven Typen wurden Genorte auf Chromosom 5, 8, 10 und 11 nachgewiesen. Ursache für den X-chromosomal rezessiven Typ ist eine Mutation des Connexin-32-Gens. Bei diesen Erbgängen unterscheidet sich das klinische Bild allenfalls gering von dem häufigsten dominanten Typ.

HMSN Typ II

Die HMSN II ist eine axonale Variante des CMT-Syndroms mit entsprechenden neuropathologischen und elektrophysiologischen Befunden. Das Manifestationsalter des dominant erblichen Typs ist etwas höher als bei HMSN I und der Verlauf milder, mit allerdings manchmal ausgeprägteren Sensibilitätsstörungen und Muskelkrämpfen. Eine klinische Unterscheidung von der demyelinisierenden HMSN

Tabelle 201.1. Genetische Klassifikation der hereditären Neuropathien (Auszug)

Krankheit	Erbgang	Genort	Gensymbol (Genprodukt)
Charcot-Marie-Tooth-Neuropathie Typ I (demyelisierend)	AD	17p11.2 1q21-23 ?	CMT1A (PMP 22), Duplikation CMT1B (PMP 0)
Charcot-Marie-Tooth-Neuropathie Typ II (axonal)	AD	1p35–36, 3q13–22, 7p14, 8p21	CMT2A,B,D,E
	AR	1q21	CMT2C
Charcot-Marie-Tooth-Neuropathie geschlechtsgebunden	XR	Xq13	CMTX (Connexin 32)
HNPP	AD	17p11.2	CMT1A (PMP22), Deletion
Dejerine-Sottas hypertrophe Neuropathie	AD	17p11.2 1q21-23	CMT1A (PMP 22) CMT1B (PMP 0)

AD autosomal-dominant, *AR* autosomal-rezessiv, *XR* X-gebunden-rezessiv
Die vollständige und aktuelle Gentafel findet sich jeweils in der neuesten Ausgabe der Zeitschrift Neuromuscular Disorders (www.elsevier.com/locate/nmd).

ist aber nicht möglich. Bei meist normaler mNLG erfordert die Diagnose die Myographie, vor allem auch zur Erfassung subklinisch betroffener Familienangehöriger. Auch bei der HMSN II wurden Koppelungen mit mehreren unterschiedlichen Genorten beschrieben.

Autosomal-rezessive HMSN-II-Krankheiten sind sehr selten. Häufig dürfte es sich um dominante Fälle mit unvollständig untersuchter Familie handeln. In den belegten Fällen ist das Krankheitsbild sehr schwer, mit Manifestation im frühen Kleinkindesalter und ausgeprägter Behinderung.

HMSN Typ III und kongenitale PNP

Definition und Klassifikation dieser Syndrome sind umstritten. Der Erbgang ist in der Regel autosomal-rezessiv. Ursprünglich wurde die HMSN III als Dejerine-Sottas-Syndrom mit schon im Säuglingsalter beginnender demyelinisierender und hypertropher Neuropathie, ausgeprägten Sensibilitätsstörungen, Liquoreiweißerhöhung und sehr schwerem Verlauf definiert. Diese Kriterien trennen jedoch nicht eindeutig von der HMSN I, Mutationen wie bei CMT 1A und CMT 1B sind auch bei Familien mit scheinbarem Dejerine-Sottas-Syndrom gefunden worden. Heute wird zur Abgrenzung von HMSN I eine auf unter 10, besser unter 6–7 m/s reduzierte mNLG am N. medianus gefordert.

Kongenitale Polyneuropathien manifestieren sich klinisch als Floppy-Baby-Syndrom wie bei kongenitalen Myopathien, gelegentlich mit angeborenen Kontrakturen und neonataler Ateminsuffizienz. Die mNLG ist ebenfalls extrem, auf unter 6–7 m/s erniedrigt. Pathologisch und klinisch kann eine Form nahezu ohne peripheres Myelin („amyelinating PNP") mit infauster Prognose und eine Form mit verminderter Myelinisierung („hypomyelinating PNP", Lyon-Typ) mit langem Überleben und normaler geistiger Entwicklung, jedoch persistierender signifikanter Behinderung unterschieden werden. Die Grenze zu HMSN I und III ist unscharf. Auch eine chronisch entzündliche Polyneuropathie muß differentialdiagnostisch erwogen werden.

Weitere HMSN-Typen

Die HMSN IV ist identisch mit dem Refsum-Syndrom, einer peroxisomalen Krankheit mit Phytansäurespeicherung. Die progredienten Symptome umfassen Retinitis pigmentosa, Taubheit und demyelinisierende Polyneuropathie. Eine Behandlung ist mit Phytansäurerestriktion und Plasmapherese möglich. Bei der HMSN V handelt es sich um die Kombination einer axonalen Polyneuropathie mit spastischer Paraplegie, und bei Typ VI und VII um die Kombination mit Optikusatrophie bzw. Retinitis pigmentosa. Vor allem durch molekulargenetische Familienuntersuchungen konnten weitere Typen definiert werden: proximale HMSN (AD), HMSN mit Taubheit Typ Lom (AR), hereditäre neuralgische Amyotrophie (AD).

Therapie der HMSN

Bis zum Vorliegen zukünftiger gentherapeutischer Möglichkeiten können die hereditären Neuropathien nur symptomatisch behandelt werden. Dies ist jedoch für die Lebensqualität der Betroffenen eminent wichtig. Mit Ausnahme des Refsum-Syndroms und weiter unten zu besprechender metabolischer Neuropathien gibt es keine wirksame medikamentöse oder diätetische Therapie. Hingegen sind physiotherapeutische Maßnahmen und die Versorgung mit Hilfsmitteln (Innenschuh, Peroneusschiene, Handschienen, spezielles Eßbesteck und Werkzeug, Rollator oder Posteriorwalker, Aktivrollstuhl) hilfreich. Operative Kontrakturbehandlungen und die Stabilisierung einer Skoliose können bei korrekter Indikationsstellung und Durchführung sinnvoll sein.

Hereditäre sensorisch-autonome Neuropathien

Definition. Als hereditäre sensorisch-autonome Neuropathien (HSAN) wird eine Gruppe von extrem seltenen (2–3 % der chronischen Neuropathien im Kindesalter) hereditären Polyneuropathien klassifiziert, die klinisch in erster Linie durch distal betonte sensible Funktionsstörungen und evtl. autonome Symptome, und nur durch allenfalls geringe motorische Störungen charakterisiert ist. Die weitere Unterteilung in 5 Typen richtet sich nach Genetik, Klinik und bioptischen Befunden. Sie ist aber angesichts fehlender molekulargenetischer Befunde weitgehend hypothetisch.

Klinische Symptome und Klassifikation. Der autosomal-dominant vererbte Typ I beginnt frühestens im 2. Lebensjahrzehnt und ist zu Beginn durch Ausfall des Schmerz- und Temperatursinns charakterisiert. Später tritt der Ausfall anderer sensibler Qualitäten und spontane Schmerzen hinzu. In der Suralisbiopsie sind die marklosen und dünnen bemarkten Nervenfasern stärker vermindert als die großen. Die Typen II–V werden autosomal-rezessiv vererbt und manifestieren sich bereits im Säuglingsalter. Beim Typ II führt die Einschränkung sämtlicher sensibler Qualitäten früh zu schmerzlosen Verletzungen, Akrodystrophie und Gelenkdegeneration. Bioptisch wird ein erheblicher Verlust sämtlicher bemarkter Nervenfasern und eine geringere Verminderung unbemarkter Fasern nachgewiesen. Der Typ III ist auch als Riley-Day-Syndrom bekannt. Hier stehen autonome Regulationsstörungen und eine mentale Retardierung im Vordergrund, Sensibilitätsstörungen sind aber ebenfalls nachweisbar. Auf der Zunge fehlen die fungiformen Papillen. Die Diagnose kann durch einen negativen Histamintest erhärtet werden. Beim Typ IV dominiert eine generalisierte Anhidrose mit unklaren Fieberschüben schon im Säuglingsalter, begleitet von Verlust der Schmerzempfindung und mentaler Retardierung. In der Suralisbiopsie fehlen die unbemarkten Nervenfasern. Der Typ V ist ebenfalls durch einen Verlust der Schmerzempfindung und Anhidrose bei normaler Berührungs- und Lageempfindung charakterisiert. In der Biopsie sind selektiv die kleinen markhaltigen Fasern stark vermindert. Elektrophysiologisch sind diese Krankheiten durch einen Verlust der sensorischen Nervenaktionspotentiale und durch geringere Veränderungen auch motorischer Parameter gekennzeichnet.

Differentialdiagnose. Differentialdiagnostisch abzugrenzen ist die „kongenitale Indifferenz gegenüber Schmerzreizen", bei der durch normale elektrodiagnostische Befunde und eine normale Suralisbiopsie eine Neuropathie ausgeschlossen ist. Die Ursache dieser seltenen Krankheit ist unklar, eine zentralnervöse Ursache (Schmerzasymbolie) oder eine Transmitterstörung werden diskutiert.

PNP im Rahmen neurometabolischer Krankheiten und degenerativer Krankheiten mit Beteiligung des ZNS
Demyelinisierende oder auch neuroaxonale Polyneuropathien finden sich bei einer Vielzahl neurometabolischer und neurodegenerativer Krankheiten. Ihre Zahl sprengt den Rahmen dieses Lehrbuchs, in Detailfragen muß deshalb auf Spezialtexte verwiesen werden. Im folgenden soll nur ein Überblick über die wichtigsten Syndrome gegeben werden.

(Neuro-)Metabolische Krankheiten
Zu den metabolischen Krankheiten mit Polyneuropathie gehören das Refsum-Syndrom und die Adrenomyeloneuropathie, die A- (Bassen-Kornzweig) und Hypo-β-Lipoproteinämie, die A-α-Lipoproteinämie (Tangier) und die Vitamin-E-Malabsorption. Bei der metachromatischen Leukodystrophie und der Globoidzelleukodystrophie (Krabbe) kann die demyelinisierende Polyneuropathie im Anfangsstadium das klinische Bild weitgehend beherrschen.

In späteren Stadien ist ihr Nachweis ein wichtiger Bestandteil der differentialdiagnostischen Aufarbeitung. Mitochondriopathien, das Leigh-Syndrom und die CDG-Syndrome beinhalten ebenfalls häufig eine Polyneuropathie, die aber zumindest im Kindesalter klinisch eher im Hintergrund bleibt.

Neurodegenerative Krankheiten
Häufig oder sogar obligat treten axonale Polyneuropathien im Rahmen der Heredoataxien und Heredoparaplegien auf. Ihr Nachweis ist vielfach differentialdiagnostisch hilfreich. Klinisch können sie zu der ataktischen Symptomatik (sensorische Ataxie) und zur Entstehung von Fußfehlstellung und Kontrakturen beitragen.

Wichtige Krankheitsbilder dieser Gruppe sind die Friedreich-Ataxie, die Ataxia teleangiectatica (Louis-Bar) und das Marinesco-Sjögren-Syndrom. Die Kombination einer spastischen Spinalparalyse mit axonaler Neuropathie wurde bereits als HMSN V erwähnt. Zu den progredienten zentralnervösen degenerativen Krankheiten mit Entwicklung von Demenz und Spastik bei begleitender axonaler Neuropathie gehören die infantile neuroaxonale Dystrophie, das Cockayne-Syndrom und das Rett-Syndrom.

Die Riesenaxonneuropathie ist eine sehr seltene autosomal-rezessiv erbliche Krankheit. Die Symptome der axonalen Neuropathie überwiegen die zentralnervöse Komponente bei weitem. Klinisch ist diese Krankheit an dem auffallend krausen Kopfhaar zu erkennen.

201.2 Metabolische und toxische Neuropathien

Im Kindes- und Jugendalter spielen nichtgenetisch bedingte metabolische Polyneuropathien vor allem bei der chronischen Niereninsuffizienz und beim Diabetes mellitus eine Rolle. Bei langem Verlauf können sie durch Sensibilitäts- und autonome Störungen zum Krankheitsbild beitragen. Vitaminmangelneuropathien kommen bei Fehlernährung, Resorptionsstörungen und parenteraler Ernährung durch Mangel des Vitamin-B-Komplexes (B_1, $-_2$, $-_6$, $-_{12}$) und von Vitamin E zustande. Die Prophylaxe und Behandlung besteht in der Therapie der Grundkrankheit und Substitution. Die Ursache der „critical-illness-neuropathy“, wie sie gelegentlich bei intensivmedizinisch behandelten Patienten auftritt, ist nicht geklärt.

Toxische Neuropathien werden durch Medikamente, Schwermetalle, organische Lösungsmittel und organische Phosphorsäureester verursacht.

Ursachen toxisch ausgelöster Polyneuropathien

- Medikamente:
  - Vincristin,
  - cis-Platin,
  - Nitrofurantoin,
  - INH,
  - Hydantoine,
  - Chloramphenicol,
  - Metronidazol,
  - Amphotericin;
- Schwermetalle:
  - Blei,
  - Gold,
  - Thallium,
  - Arsen,
  - Quecksilber;
- Lösungsmittel:
  - n-Hexan,
  - Methyl-n-Butylketon,
  - Triorthocresylphosphat.

Die Pathophysiologie ist die einer axonalen Schädigung mit unterschiedlichen zellulären Angriffspunkten. Eine toxische Ursache ist bei chronischen Polyneuropathien immer zu erwägen. Diagnostische Hinweise geben die Anamnese und gezielte Laboruntersuchungen. Die periphere Neurotoxizität von *Vincristin* ist obligat und gilt als dosislimitierender Faktor. Nach 4wöchiger Behandlung bei akuter lymphoblastischer Leukämie zeigten je 1/3 der Patienten einen Verlust der Achillessehnenreflexe, eine generalisierte Areflexie und eine deutliche Fußheberschwäche mit Gangstörung. Eine *Isoniazid*-Neuropathie im Rahmen der Tuberkulosebehandlung tritt vor allem bei Individuen mit langsamer Inaktivierung der Substanz in Erscheinung. Distale Parästhesien werden gefolgt von Schwäche, die Erholung kann Monate in Anspruch nehmen. Die klassische *Bleineuropathie* mit asymmetrischer Radialisparese ist unter den modernen industriellen Bedingungen der westlichen Länder selten geworden. Anämie, abdominelle Koliken und vor allem bei Kindern enzephalopathische Symptome vervollständigen das klinische Bild. Aktuell und auch für das Kindes- und Jugendalter relevant sind Neuropathien als Folge des mißbräuchlichen Schnüffelns von *Lösungsmitteldämpfen*. Auf ein Taubheitsgefühl der Hände und Füße folgt Schwäche und Atrophie der intrinsischen Hand- und Fußmuskeln, eine Generalisierung bis zur Tetraplegie ist möglich. Während die Intoxikation bei berufsbedingter Exposition meist schleichend verläuft, sind bei exzessivem Mißbrauch der Substanzen rasch voranschreitende Verläufe nicht selten.

201.3 Mononeuritiden

Infektiöse Neuritiden manifestieren sich im Rahmen definierbarer Infektionskrankheiten. Sie können das

Krankheitsbild wesentlich mitbestimmen oder als untergeordnetes Begleitphänomen nahezu unerkannt bleiben. Pathogenetisch werden sie durch direkte Erregerinvasion mit entzündlichen Infiltraten in Nerven und Spinalganglien (Herpes zoster, Herpes simplex, lepromatöse und tuberkuloide Form der Lepra, verschiedene Parasitosen), vaskulitische Veränderungen (Borreliose, frühsymptomatische HIV-Infektion) oder fokale Demyelinisierung (Diphtherie) verursacht. Die klinische Symptomatik ist fokal oder multifokal, häufig sind Hirnnerven betroffen. Seltener ist eine symmetrische Polyneuritis. In diesem Fall kann eine Unterscheidung von einem postinfektiösen Guillain-Barré-Syndrom schwierig sein.

Eine kraniale und spinale Neuritis oder eine Mononeuritis multiplex kann auch im Rahmen *entzündlicher Systemkrankheiten* auftreten. Diese Neuropathien sind pathologisch durch segmentale perivaskuläre Infiltrate und axonale Läsionen charakterisiert. Sie finden sich beim Lupus erythematodes, der Panarteriitis nodosa, der Wegenerschen Granulomatose und anderen Autoimmunkrankheiten. Auch hier ist zusätzlich das Auftreten eines Guillain-Barré-Syndroms möglich und wegen unterschiedlicher therapeutischer Konsequenzen zu beachten.

Fazialisparese

Bei einer peripheren oder nukleären Läsion des N. facialis kommt es zu einer Parese der mimischen Muskulatur im Bereich aller 3 Fazialisäste. Im Unterschied dazu bleibt bei einer Läsion der kortikobulbären Bahn die Funktion des Stirnastes aufgrund doppelseitiger kortikaler Repräsentation intakt. Bei einer Nervenläsion im Verlauf des Fazialiskanals in der Schädelbasis kann es je nach Lokalisation zum Ausfall der Tränensekretion, des Stapediusreflexes und der Geschmacksempfindung auf der betroffenen Seite kommen.

Die Ursache der Fazialisparese ist im Kindesalter überwiegend entzündlich. Bei der idiopathischen Bellschen Parese liegt eine fokale Neuritis, meist im Verlauf des Nervenkanals vor. Zunehmend werden Fazialisparesen als Symptom einer Neuroborreliose beobachtet. Hier bestehen häufig begleitend leichte meningitische Symptome, in mehr als 90 % der Fälle findet sich eine mononukleäre Liquorpleozytose. Weitere Ursachen sind Zoster oticus, Otitis media, Felsenbeinfrakturen und Tumoren des Hirnstamms und Kleinhirnbrückenwinkels.

Die Prognose der idiopathischen Fazialisparese ist im Kindesalter gut. Der Wert einer frühen Behandlung mit Kortikoiden und durchblutungsfördernden Mitteln ist sehr umstritten. Selten kommt es im Heilungsprozeß zu Fehlinnervierungen. Die Behandlung der Neuroborreliose erfordert zur zuverlässigen Erregerradikation eine 14tägige parenterale Behandlung mit Penicillin G oder Ceftriaxon.

201.4 Postinfektiöse/idiopathische inflammatorische demyelinisierende Polyneuropathien

Guillain-Barré-Syndrom (GBS)

Die akute Polyradikuloneuritis Guillain-Barré tritt bei Kindern mit einer Inzidenz von 0,5–1/100 000 nur halb so häufig auf wie bei Erwachsenen.

Vorausgehende Ereignisse. Bei 80 % der Kinder geht der neurologischen Krankheit eine akute Infektion um 1–4 Wochen voraus. Diese betrifft meist den Respirations- oder den Gastrointestinaltrakt, häufig bestand auch ein unspezifischer Infekt mit Fieber. Serologisch finden sich am ehesten Hinweise auf eine frische Infektion mit Zytomegalievirus, Epstein-Barr-Virus oder Mycoplasma pneumoniae. Seltener sind Infektionen mit Masern-, Mumps-, Varicella-Zoster-Virus, Borrelien oder HIV. Während eine Assoziation des GBS mit bestimmten Grippe- und Tollwutimpfstoffen als bewiesen gelten kann, ist ein Zusammenhang mit der Typhus-, FSME- und Polioimpfung umstritten.

Ätiologie und Pathogenese. Die Pathogenese des GBS ist noch weitgehend unklar. Das Auftreten nach Infektionen und Impfungen läßt eine fehlgesteuerte Immunantwort vermuten. Antikörper gegen Myelinbestandteile konnten mit unterschiedlicher Frequenz nachgewiesen werden. Auch Untersuchungen der zellulären Immunität zeigten signifikante, krankheitsspezifische Abweichungen, ohne daß deren genaue pathogenetische Bedeutung bekannt wäre. Neuere Untersuchungen bewiesen die Bedeutung einer vorangehenden Infektion mit Campylobacter jejuni und zirkulierender Antikörper gegen saure Glykokonjugate (Ganglioside). Dies führte zur Hypothese einer immunologischen Kreuzreaktion gegen Erregerbestandteile oder Enterotoxine und periphere Myelinantigene. Neben demyelinisierenden Antikörpern spielen auch diffusionsfähige Peptide mit leitungsblockierenden Eigenschaften an Natriumkanälen eine pathogenetische Rolle.

Klinische Symptome und Verlauf. Die Krankheit beginnt häufig mit Rücken- und Beinschmerzen, gefolgt von Reflexverlust und symmetrischen, von den unteren Extremitäten aufsteigenden Paresen (s.u.). Eine Hirnnervenbeteiligung mit ein- oder beidseitiger Fazialisparese, seltener mit Parese der Augenmuskeln oder der unteren Hirnnervengruppe findet sich auf dem Höhepunkt der Krankheit bei 35 % der Kinder. Miktions- und Defäkationsstörungen gehören selten zu den Erstsymptomen, finden sich im späteren Verlauf aber ebenfalls bei 10–30 % der Patienten. Verlauf und Schwere der Krankheit sind außerordentlich variabel. Die Symptome schreiten im Mittel über 7–10 Tage fort, der Höhepunkt wird spätestens nach 4 Wochen erreicht. Zu diesem Zeitpunkt sind 75 % der Kinder nicht mehr frei gehfähig, 15–20 % müssen wegen neurogener Ateminsuffizienz oder einer Aspiration beatmet werden. Eine Lebensbedrohung besteht bei respiratorischen Komplikationen und bei begleitender vegetativer Neuropathie mit Bluthochdruck und kardiovaskulärer Instabilität.

Nach einem Plateau von 1–4 Wochen setzt die Remissionsphase ein, deren Dauer mit 3 Wochen bis 24 Monate ebenfalls sehr variabel ist. Bei gehunfähigen Kindern kehrt die freie Gehfähigkeit nach durchschnittlich 30, maximal nach 180 Tagen wieder. Die Erholungsrate ist bei Kindern mit 96 % höher als bei Erwachsenen mit nur 67 %. Nach einem unkomplizierten GBS verbleiben nur bei einer geringen Zahl von Kindern Fußheberparesen und leichte Gangstörungen. Während die maximale Schwere der Krankheit der wichtigste Prognosefaktor für die Geschwindigkeit der initialen Symptomrückbildung ist, stellt sie nicht unbedingt einen negativen Prognosefaktor im Hinblick auf eine bleibende Behinderung dar.

Diagnose. Die klinischen Symptome werden durch typische liquor- und elektrodiagnostische Befunde ergänzt (s. Übersicht unten). Bei 80–90 % der Patienten ist spätestens ab dem 10. Krankheitstag das Liquoralbumin erhöht. Die Liquorzytologie zeigt weniger als 10 mononukleäre Zellen pro mm^3. Die elektrophysiologischen Parameter des GBS entwickeln sich im Laufe der ersten Krankheitswochen. Im Vordergrund stehen die Zeichen der Demyelinisierung. Die seltener anzutreffenden Zeichen einer zusätzlichen axonalen Schädigung und eine verminderte Amplitude des Summenaktionspotentials sprechen für einen verzögerten Heilungsverlauf.

Diagnosekriterien für das Guillain-Barré-Syndrom

- Befunde, die für die Diagnose notwendig sind:
  - fortschreitende Schwäche mehr als einer Extremität,
  - Abschwächung aller, Verlust der distalen Muskeleigenreflexe;
- Befunde, die für die Diagnose GBS sprechen:
  - relative Symmetrie der Paresen,
  - milde Ataxie,
  - Beteiligung der Hirnnerven,
  - nur milde sensorische Symptome,
  - autonome Dysregulation,
  - kein Fieber bei Beginn der Neuropathie,
  - Progredienz, maximal über 4 Wochen,
  - Erholung nach 1–4wöchiger Plateauphase,
  - erhöhte Liquoreiweißkonzentration,
  - im Liquor weniger als 10 Zellen/mm^3,
  - typische elektrodiagnostische Befunde;
- Befunde, die die Diagnose GBS zweifelhaft erscheinen lassen:
  - deutliche, anhaltende Asymmetrie der Paresen,
  - Sphinkterdysfunktion schon zu Beginn,
  - anhaltende Blasen-/Mastdarmfunktionsstörung,
  - scharf abgegrenztes sensibles Niveau,
  - mehr als (10–) 50 mononukleäre Zellen/mm^3 im Liquor,
  - Granulozytenvermehrung im Liquor,
  - Liquoreiweiß über 2,5 g/l.

Varianten des akuten GBS. Verglichen mit dem klassischen Verlauf des GBS sind Varianten im Kindesalter selten. Das Miller-Fisher-Syndrom ist durch Hirnnervenparesen mit Ataxie, die pharyngeal-zervikal-brachiale Variante durch Paresen der Schlund-, Nacken- und Schultermuskulatur, und die paraparetische Variante durch ausschließliche Beteiligung der Beine gekennzeichnet. Prognostisch ungünstig ist eine zentralnervöse Beteiligung im Sinne der Polyradikulomyeloneuritis. Die frühe Diagnose einer myelitischen Beteiligung ist am ehesten anhand eines ungewöhnlich akuten Symptombeginns, einer initialen vollständigen Blasenlähmung und eines scharf begrenzten sensiblen Niveaus möglich. Häufig bleiben Monoparesen und neurogene Blasenfunktionsstörungen, aber auch komplette spastische Querschnittssyndrome zurück.

Therapie. Das akute GBS des Kindes ist eine Krankheit mit überwiegend guter Langzeitprognose, in deren Verlauf aber Komplikationen eine beträchtliche Morbidität und Mortalität mit sich bringen können. Die Behandlung muß beiden Aspekten Rechnung tragen. In jedem Fall ist wegen der drohenden Ateminsuffizienz und kardiovaskulären Komplikationen eine Überwachung nicht nur der neurologischen Funktion, sondern auch der respiratorischen und kardiovaskulären Parameter erforderlich. Gegebenenfalls sind eine früh- zeitige Intubation und Beatmung, Antihypertensiva und Antiarrhythmika indiziert. Bei einer Sedierung sind Benzodiazepine wegen ihrer muskelrelaxierenden Wirkung kontraindiziert.

Die Immunpathogenese der Krankheit gibt Anlaß zu immunmodulierenden Maßnahmen. In der Vergangenheit wurden häufig Kortikoide eingesetzt. Kontrollierte Studien konnten jedoch keinen Effekt selbst hochdosierter Steroide nachweisen. Kortikoide können deshalb beim akuten GBS nicht mehr empfohlen werden.

Aufgrund kontrollierter Studien gilt heute die frühe Anwendung der Plasmapherese beim schweren GBS des Erwachsenen als therapeutischer Standard. Die Dauer der Beatmungsbedürftigkeit wird halbiert und die Dauer bis zur Wiedererlangung der Gehfähigkeit verkürzt. Nach einem Jahr ist der Anteil von Patienten mit vollständig wiederhergestellter Muskelkraft mit 71 % gegenüber nur 52 % bei den nichtbehandelten erhöht. Einzelbeobachtungen und Fallserien mit historischen Kontrollen bestätigen bei Kindern die bei Erwachsenen gewonnenen Erfahrungen.

7S-Immunglobuline werden bei verschiedenen immunologisch vermittelten Krankheiten mit Erfolg eingesetzt. Randomisierte Studien bei Erwachsenen mit schwerem akutem GBS zeigten, daß die Infusion von 400 mg/kg KG Immunglobulin an 5 aufeinanderfolgenden Tagen der Behandlung mit Plasmapherese ebenbürtig ist. Aufgrund der geringeren Invasivität und leichteren Verfügbarkeit erscheint die Immunglobulintherapie gerade im Kindesalter als besonders geeignet. Es gibt bei Kindern aber bislang keine gut kontrollierten Therapiestudien. Zahlreiche Einzelberichte und retrospektive Fallserien scheinen zu zeigen, daß die Erholung auch bei Kindern nach Immunglobulinbehandlung schneller als nach dem Spontanverlauf zu erwarten eintritt. In einer größeren Untersuchung verkürzte die Behandlung mit Immunglobulinen die Zeit bis zum Verlassen des Bettes von im Median 23 auf 18 Tage und bis zum freien Gehen von 33 auf 23 Tage. Die Zeit vom Therapiebeginn bis zum freien Gehen war nach Behandlung mit Immunglobulinen kürzer als nach der Behandlung mit Kortikoiden. Aufgrund einer weiten Überlappung der Streuungsbereiche war es aber im Einzelfall nicht möglich anzugeben, ob sich ein individueller Patient spontan oder aufgrund der Behandlung erholt hatte.

Chronische inflammatorische demyelinisierende Neuropathie (CIDP)

Die chronische inflammatorische demyelinisierende Polyneuropathie kann in allen Altersstufen auftreten. Sie ist im Kindesalter um ein Vielfaches seltener als das GBS. Wie dieses tritt sie in mehr als der Hälfte der Fälle im Anschluß an eine unspezifische Infektion auf. Eine ähnliche dysimmune Pathogenese wie beim GBS ist anzunehmen.

Klinische Symptome und Verlauf. Im Unterschied zum akuten GBS nimmt die CIDP einen chronischen, stetig oder stufenweise progressiven oder rezidivierenden Verlauf. Die Diagnosekriterien fordern eine mindestens 8wöchige

Progredienz. Die klinischen Symptome bestehen in einer motorischen und sensiblen Funktionsstörung, seltener in der Störung nur einer Funktion. Die Sensibilitätsstörungen betreffen vor allem die Berührungs- und Tiefensensibilität, Einschränkungen der Schmerz- und Temperaturempfindung und autonome Störungen sind selten. Die Verteilung ist in der Regel symmetrisch und distal-beinbetont. Symptombeginn an den Armen und Einbeziehung der Nackenmuskulatur ist aber möglich. Die Hirnnerven sind ebenfalls häufig mitbetroffen, eine Ateminsuffizienz tritt aber seltener als beim GBS auf. Ein hoher Prozentsatz der Patienten verliert die Fähigkeit zum freien Gehen. Die Dauer der Krankheit beträgt Monate bis viele Jahre.

Diagnose. Die liquorchemischen, zytologischen und elektrophysiologischen Zusatzbefunde entsprechen weitgehend denen beim akuten GBS. Eine Unterscheidung ist in der Regel erst möglich, wenn die initiale Progredienz über mehr als 5–8 Wochen anhält oder wenn nach vorübergehender spontaner Besserung eine erneute Verschlechterung eintritt. Einige Patienten zeigen in der Magnetresonanztomographie eine abnorme Kontrastmittelaufnahme im Bereich der Cauda equina oder in der zentralnervösen weißen Substanz.

Differentialdiagnose. Vor allem bei sehr langsamer Progredienz kann die Krankheit leicht mit einer HMSN I oder III verwechselt werden. Aufgrund der andersartigen therapeutischen Möglichkeiten ist die Unterscheidung aber essentiell. Gelegentlich kann sich die CIDP auch auf eine hereditäre Neuropathie aufpfropfen. Infektiöse, toxische oder metabolische Neuropathien sowie ein zentralnervöser Prozess mit sensiblem Niveau und Sphinkterlähmung müssen ausgeschlossen werden.

Therapie. Bei Erwachsenen mit CIDP ist der therapeutische Effekt von Kortikoiden, Plasmapherese und Immunglobulinen gut belegt. Bei 60–80 % der Patienten können Therapieerfolge erzielt werden, wobei aber häufig wiederholte Behandlungen über Monate und Jahre erforderlich sind. Zur Therapie der CIDP des Kindes liegen aufgrund der Seltenheit der Krankheit noch keine systematischen Studien vor. Die bisherigen Erfahrungen zeigen aber, daß die Behandlungserfolge mindestens ebenso gut sind wie bei Erwachsenen. Die durch die Behandlung mit Immunglobulinen oder Plasmapherese induzierten Remissionen halten bei vielen Patienten nur für wenige Wochen an. Sekundäre Therapieresistenzen sind möglich. Schließlich wird aber im Kindesalter ein hoher Prozentsatz der Patienten gesund oder erreicht einen Zustand mit relativ geringen Restparesen.

201.5 Nervenverletzungen

Pathophysiologie. Nervenverletzungen kommen durch akute oder chronische, scharfe oder stumpfe mechanische Einwirkungen auf den Nervenverlauf zustande. Durch Zerrung können Nerven zerrissen oder Nervenwurzeln aus dem Rükkenmark ausgerissen werden. Bei der Neurapraxie kommt es zu einer Leitungsstörung, nicht jedoch Durchtrennung des Axons. Die Erholung erfolgt meist relativ rasch. Von einer Axonotmesis spricht man bei einer Durchtrennung des Axons, nicht jedoch der begleitenden Strukturen. Hier ist eine Erholung durch Aussprossung des proximalen Axonstumpfes zum denervierten Muskel zu erwarten. Die Geschwindigkeit dieser Aussprossung beträgt etwa 3 cm pro Monat. Bei der Neurotmesis ist die Kontinuität des ganzen Nervs durchtrennt. Hier ist die Ausbildung eines Narbenneuroms zu befürchten.

Klinik. Die Läsionsmuster einzelner Nerven oder Nervenplexus folgen meist typischen Unfallhergängen oder Traumen. Im Kindesalter relevant sind hier vor allem Druckläsionen durch falsch angelegte Gipsverbände oder falsche Lagerung in Narkose (N. peroneus, N. ulnaris), Mitverletzungen bei Knochenbrüchen vor allem von Oberarm und Ellenbogengelenk (N. radialis, N. ulnaris) und falsch plazierte intramuskuläre Injektionen (N. ischiadicus). Wenn bei einem traumatisierten Patienten mehrere dieser potentiellen Ursachen gleichzeitig vorliegen, kann die für die Therapie und ggf. forensische Fragen wichtige exakte Analyse der Ätiologie sehr schwierig sein. Die geburtstraumatisch erworbenen Nervenläsionen werden im Kap. 52 abgehandelt.

Die klinische Symptomatik hängt von der Funktion des Nervs (motorisch-sensibel-gemischt) und vom Läsionsort ab. Bei einer vollständigen Durchtrennung kommt es zur Paralyse der Kennmuskeln, zum Sensibilitätsausfall und zum Verlust der Schweißsekretion im Versorgungsbereich. Bestehende Restfunktionen sprechen für einen Erhalt der Kontinuität und Erholungsfähigkeit. Eine Läsion des N. peroneus führt zum Bild des „Stepperganges". Typische Lähmungsbilder an der Hand bei Armnervenläsionen sind die „Fallhand" durch Lähmung der Handgelenksstrecker bei Radialisparese, „Krallenhand" durch Lähmung der intrinsischen Handmuskeln bei Ulnarisparese und „Schwurhand" bei Medianusparese. In Tabelle 201.2 sind die wichtigsten postnatal auftretenden Nervenläsionen mit ihrer motorischen und sensiblen Symptomatik und ihren häufigsten Ursachen aufgelistet.

Therapie. Bei der Behandlung peripherer Nervenverletzungen sind zwei sich widersprechende Prinzipien zu beachten. Zum einen müssen durchtrennte Nerven rasch wiedervereinigt werden, um eine optimale Erholung zu ermöglichen und irreversible Denervierungsfolgen am Zielorgan zu vermeiden. Zum anderen kann kein chirurgisches Behandlungsergebnis so gut sein wie die spontane Erholung des Nervs, wenn die Kontinuität der Leitstrukturen für das Wachstum des Axons nicht zerstört worden ist. Scharfe Durchtrennungen und Zerreißungen erfordern deshalb eine primäre chirurgische Versorgung, welche bei polytraumatisierten Patienten ggf. um 2–3 Wochen verschoben werden kann. Bei stumpfen Verletzungen wird man zunächst die spontane Erholung unter krankengymnastischer Behandlung abwarten. 85 % der frakturbedingten Nervenläsionen heilen innerhalb von einigen Monaten aus. Kommt es innerhalb von 2–3 Monaten nicht zu einer Erholung oder zumindest deutlichen Zeichen einer Reinnervierung, ist eine chirurgische Exploration zur Neurolyse und evtl. Nervennaht zu diskutieren. Der klinische Befund hat bei der Indikationsstellung vor den elektrophysiologischen Untersu-

Tabelle 201.2. Klinik und Ursache peripherer Nervenverletzungen

Läsionsort	Motorischer Ausfall	Sensibler Ausfall	Ursachen
Oberer Armplexus	Schulterabduktion und -außenrotation, Ellenbogenbeugung, Supination	Außenseite des Armes von der Schulter bis zum Daumengrundglied	Zerrungstrauma (Motorrad), neuralgische Schulteramyotrophie, serogenetische Neuritis, Tumorinfiltration
Unterer Armplexus	Finger- und Handgelenkbeugung, Fingerab- und adduktion, evtl. Horner-Syndrom	Achselhöhle und Ulnarseite des Armes vom Ellbogen bis zur Hand inkl. IV. und V. Finger	Trauma wie oben, Halsrippe, Skalenussyndrom, Tumorinfiltration
N. thoracicus longus	Hochstand und Rotation der Skapula, Scapula alata beim Anstemmen	–	„Rucksacklähmung"
N. radialis	Streckung Hand- und Fingergrundgelenke, Abduktion des Daumens, Streckung von Daumen und Zeigefinger („Fallhand")	Handrücken über I. und II. Strahl	Oberarmfraktur, Druckparese
N. medianus	Handgelenkbeugung, Beugung Finger I-III („Schwurhand")	Volarseite der Hand und Finger vom I. bis zur Radialseite des IV. Strahls, Dorsalseite der gleichen Finger	Suprakondyläre Humerusfraktur, Druckläsion, Karpaltunnelsyndrom
N. ulnaris	Flexion von Handgelenk und Grundgelenk Finger IV-V, Ab-/Adduktion III-V, Daumenadduktion („Krallenhand")	Volar- und Dorsalseite der Hand und Finger über dem IV. und V. Strahl (ohne Radialseite IV. Finger)	Ellbogenfrakturen, Drucklähmung
N. ischiadicus	Kombination aus Tibialis- und Peroneusläsion	Kombination aus Tibialis- und Peroneusläsion	„Spritzenlähmung", Beckenfrakturen
N. tibialis	Fuß- und Zehenflexoren, ASR-Verlust	Fußsohle, lateraler Fußrand	Frakturen, Verletzungen der Kniekehle
N. peroneus	Fußheber („Steppergang")	Lateraler Unterschenkel, Fußrücken	Fibulafraktur, Druckläsion

chungen Vorrang. Myographische Reinnervierungszeichen beinhalten nicht notwendigerweise eine günstige Prognose und dürfen deshalb nicht zur Verzögerung einer notwendigen Operation führen. In verschleppten oder ungünstigen Fällen kann auch noch nach mehrjährigem Verlauf eine funktionelle Verbesserung durch operativen Sehnen- oder Muskeltransfer erreicht werden.

Literatur

Briani C, Brannagan TH III, Trojaborg W, Latov N (1996) Chronic inflammatory demyelinating polyneuropathy. Neuromusc Disord 6: 311–325

Dyck PJ, Thomas PK, Griffin JW, Low PA, Poduslo JF (1993) Peripheral Neuropathy, 3rd ed. Saunders, Philadelphia

Gabreëls-Festen A, Gabreëls F (1993) Hereditary Demyelinating Motor and Sensory Neuropathy. Brain Pathology 3: 135–146

Kaplan JC, Fontaine B (2001) Neuromuscular Disorders: Gene Location. Neuromusc Disord 11: 104–120

Korinthenberg R, Schulte Mönting J (1996) Natural history and treatment effects in Guillain-Barré syndrome: a multicentre study. Arch Dis Child 74: 281–7

Mortier W (1994) Muskel- und Nervenerkrankungen im Kindesalter. Georg Thieme, Stuttgart New York

Plasma Exchange/Sandoglobulin Guillain Barré Syndrome Trial Group (1997) Randomised trial of plasma exchange, intravenous immunoglobulin, and combined treatments in Guillain-Barré syndrome. Lancet 349: 225–30

Ropper AH, Wijdicks EFM, Truax BT (1991) Guillain-Barré Syndrome. FA Davis, Philadelphia

Thomas PK (1993) Hereditary Sensory Neuropathies. Brain Pathol 3: 157–163

202 Vaskuläre Krankheiten und interventionelle Therapie

M. Schöning, U. Grzyska, H. Zeumer

202.1 Vaskuläre Malformationen

M. Schöning

Nach neuropathologischer Einteilung werden folgende zerebrale Gefäßmalformationen unterschieden:

1. Arteriovenöse Malformationen (V.-Galeni-Malformation und V.-Galeni-Dilatation als Sonderformen),
2. kavernöse Angiome oder Kavernome,
3. sog. venöse Angiome,
4. kapilläre Teleangiektasien.

Aneurysmen sind ebenfalls zu den Entwicklungsstörungen zerebraler Gefäße zu rechnen.

Arteriovenöse Malformationen

Definition. Arteriovenöse Malformationen (AVM) oder AV-Angiome des Gehirns sind kongenitale Fehlbildungen des arteriolär-kapillären Gefäßbetts (Abb. 202.1). Sie entstehen zwischen der 4. und 8. Gestationswoche aus direkten Verbindungen zwischen arteriellen und venösen Schenkeln eines primitiven vaskulären Plexus. AV-Angiome sind überwiegend in den zerebralen Hemisphären lokalisiert, 90 % liegen supratentoriell, 10 % zerebellär oder im Hirnstamm. Supratentorielle AV-Malformationen liegen zu 90 % kortikal, entweder innerhalb eines Hirnsulkus oder eines Gyrus. Eine tiefe Lage im Bereich der Stammganglien findet sich in etwa 10 % der Fälle.

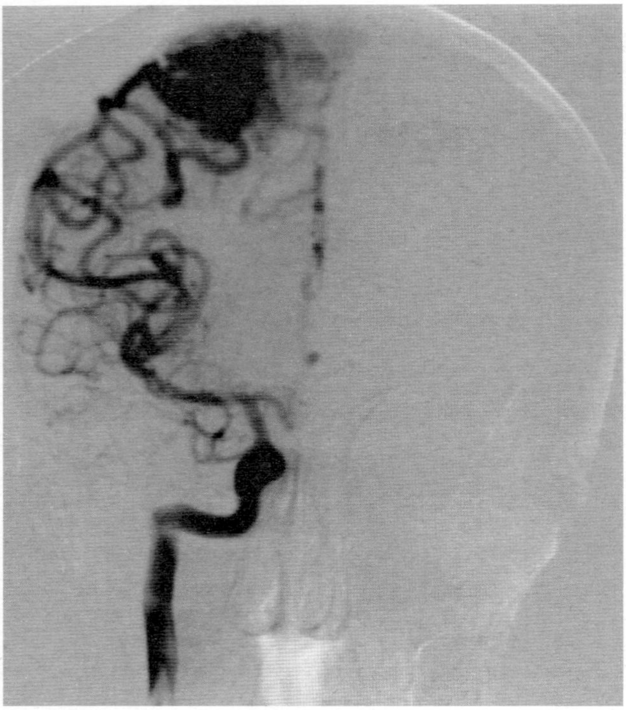

Abb. 202.1. Plexiformes, kortikales Angiom, versorgt von Ästen der rechten vorderen und mittleren Hirnarterien (Karotisangiographie)

Pathologie und Pathophysiologie. Pathologisch-anatomisch stellen sich AV-Angiome als ein Gefäßkonvolut („Nidus") variabler Größe dar, das von einer oder mehreren zerebralen Arterien gespeist und von großen oberflächlichen oder tiefen Venen drainiert wird (s. Abb. 202.1). Somit entstehen Kurzschlußverbindungen zwischen dem arteriellen und dem venösen Gefäßbett, die keiner geordneten Gefäßregulation unterliegen. AV-Malformationen werden in „plexiforme" (mit multiplen arteriovenösen Verbindungen), „fistulöse" (mit direkter Verbindung zwischen einer Arterie und einer Vene) und gemischte Formen eingeteilt.

Da der normale Gefäßwiderstand des arteriolär-kapillären Gefäßbettes fehlt, führt der verminderte Gesamtwiderstand zu einer erhöhten Durchblutungsrate der AVM (arteriovenöse Shunts) und einer Flußbeschleunigung in den zuführenden Arterien und drainierenden Venen. Nidus und drainierende Venen sind daher einem erhöhtem intravaskulären Druck ausgesetzt, so daß weniger resistente AVM-Gefäße rupturieren können. Bei sulkaler Lage der AV-Malformation kann es so zu einer Subarachnoidalblutung kommen, bei Lage innerhalb des Gyrus oder der Basalganglien zu einer intraparenchymatösen Hämorrhagie, bei Beteiligung des Plexus chorioideus oder Lage in Ventrikelnähe zu einer intraventrikulären Blutung.

Ein erhebliches Shuntvolumen der AVM kann zu einer verminderten Durchblutung des umgebenden Hirngewebes führen (sog. „Steal-Effekt"). Fluktuierende oder langsam progrediente neurologische Störungen sind als Folge der Ischämie zu erklären. Außerdem behindert die Druckerhöhung im venösen Schenkel die Drainage der angrenzenden weißen Substanz. Der intrakranielle Druck kann ansteigen mit daraus resultierenden Kopfschmerzen, Sehstörungen und dem seltenen Auftreten einer Stauungspapille. Epileptische Anfälle können Ausdruck einer hämorrhagischen oder ischämischen kortikalen Schädigung sein.

Epidemiologie. Die Häufigkeit von AV-Malformationen wird in großen Autopsieserien mit etwa 0,5% angegeben. AV-Angiome können während des gesamten Lebens asymptomatisch bleiben. Zunehmende hämodynamische Veränderungen manifestieren sich meist zwischen dem 20. und 40. Lebensjahr. Nur 10% aller symptomatischen AVM-Patienten sind Kinder unter 13 Jahren, weitere 10% kommen zwischen dem 14. und 20. Lebensjahr hinzu. Allerdings stellen AV-Angiome bei Kindern unter 15 Jahren die häufigste Ursache einer spontanen intrakraniellen Blutung oder eines vaskulären Insults dar (Blutungsinzidenz 1:100000 pro Jahr).

Klinische Symptome und Verlauf. Initialsymptome im Kindes- und Jugendalter sind Blutungen (zu 75%), zerebrale Krampfanfälle (15%), rezidivierende Kopfschmerzen und neurologische Ausfallserscheinungen (je 5%). Die erste Blutung geht mit einer Mortalitätsrate von 10% einher und hinterläßt bei der Hälfte der Überlebenden bleibende neurologische Ausfallserscheinungen. Kleine AV-Malformationen bluten eher häufiger als große. Die Wiederholungswahrscheinlichkeit einer Blutung liegt bei 25% innerhalb von 5 Jahren. Mortalitäts- und Morbiditätsrate steigen mit jeder Blutung weiter an. Das Risiko einer AVM-Blutung bei Patienten, die erstmals durch Epilepsie oder Kopfschmerzen auffallen, wird mit ca. 2% pro Jahr angegeben. Die 10-Jahres-Mortalitätsrate liegt bei unbehandelten Kindern bei 23%.

Zerebrale Krampfanfälle präsentieren sich überwiegend als fokale und sekundär generalisierte Anfälle. Sie erweisen sich nur selten als therapierefraktär. Kopfschmerzen können eine Migränesymptomatik imitieren mit visuellen Symptomen und heftigem, konstant einseitigem Schmerz.

Diagnose. Bei etwa der Hälfte der AVM-Patienten ist ein pulsierendes Gefäßgeräusch über der Kalotte auskultierbar. Eine transkranielle Doppler- oder Farbduplexsonographie kann in vielen Fällen eine erhöhte systolische und enddiastolische Flußgeschwindigkeit in den zuführenden basalen Hirnarterien nachweisen. Zur Bestätigung des Verdachts muß bildgebende Diagnostik mittels Kernspintomographie und -angiographie oder ein kontrastangehobenes Computertomogramm durchgeführt werden. Lage, Größe und Hauptversorgung der AVM können so bereits festgestellt werden. Voraussetzung einer Behandlung ist in jedem Fall eine invasive Angiographie aller hirnversorgenden Gefäße einschließlich der A. carotis externa (zum Ausschluß einer zusätzlichen duralen Versorgung).

Therapie. Angesichts der hohen Erwartungswahrscheinlichkeit und des hohen Risikos einer ersten oder wiederholten AVM-Blutung bei Kindern sollte immer eine Behandlung angestrebt werden. Therapiemöglichkeiten bestehen in operativer Ausschaltung des Angioms, Obliteration der/des zuführenden Gefäße(s) mittels Embolisation, in seltenen Fällen auch in Protonenbestrahlung kleiner, operativ unzugänglicher AV-Malformationen. Da eine embolisatorische Vorbehandlung in vielen Fällen die Operabilität verbessert, sollte der therapeutische Plan in jedem individuellen Fall mit den Neurochirurgen und den interventionellen Neuroradiologen abgestimmt werden. Eine notfallmäßige Operation ist fast nie erforderlich. Behandlungsziel ist immer die vollkommene Ausschaltung der AV-Malformation, da sich bei inkompletter Embolisation eine erneute hämodynamische Verschlechterung einstellen kann. Bei totaler AVM-Exzision liegt die 15-Jahres-Überlebensrate bei 97 %. Ist keine komplette Ausschaltung der AVM möglich, so bestehen die palliativen Behandlungsziele in der Linderung ischämischbedingter neurologischer Ausfälle und einer Optimierung der Anfallskontrolle.

Vena-Galeni-Malformation

Definition. Bei der aneurysmatischen Malformation der Vena-Galeni- (VG-) Malformation handelt es sich um eine vor der 11. Schwangerschaftswoche entstehende arteriovenöse Gefäßfehlbildung mit Persistenz des embryonalen Vorläufers der V. magna Galeni, der sog. V. prosencephalica. Diese wird von *einer bis wenigen* arteriovenösen Fisteln („muraler Typ") oder *multiplen* Fisteln („choroidaler Typ") gespeist und mündet mit schräg ansteigendem Verlauf über den Sinus falciformis in den Sinus sagittalis superior (s. Abb. 202.2). Die eigentliche V. Galeni ist bei dieser Fehlbildung nicht angelegt. Wegen des hohen Shuntvolumens kommt es zu einer sackförmigen, aneurysmatischen Erweiterung der V. prosencephalica im Mündungsbereich der Fisteln.

Klinische Symptome und Verlauf. Bei der *choroidalen Form* der VG-Malformation mit multiplen Shunts stehen postnatal die Zeichen der Volumenbelastung im Vordergrund: massiv erhöhtes Herzminutenvolumen mit systolischem Herzgeräusch, Tachykardie, Kardiomegalie und Herzinsuffizienz, Hepatomegalie, Atemnotsyndrom und Lungenödem. Ein bestehender Hydrops weist auf eine bereits pränatal vorhandene Herzinsuffizienz hin. Über der Kalotte ist ein lautes Gefäßgeräusch zu auskultieren, die sichtbaren kranialen Venen sind gestaut. Unbehandelt sterben die meisten Patienten in der Neonatalperiode an Herz- und Multiorganversagen. Die Herzinsuffizienz, deren Manifestation in den ersten Lebenstagen (und nie nach der 2. Lebenswoche) einsetzt, bestimmt Therapie und Prognose in dieser Phase.

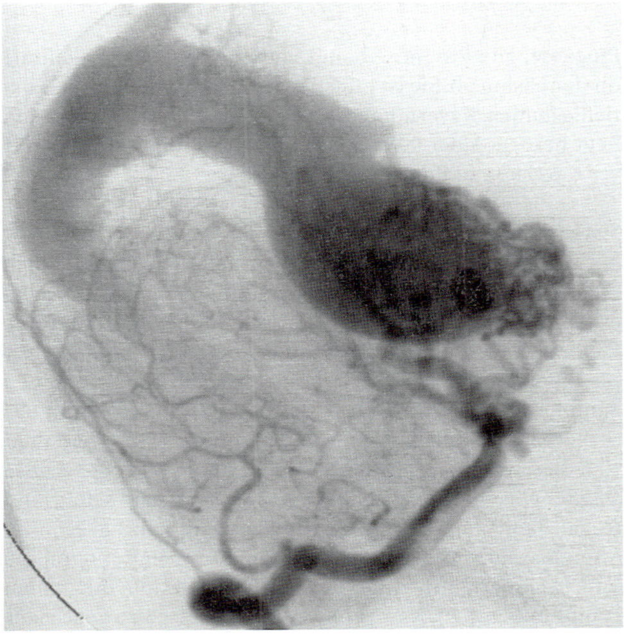

Abb. 202.2. V.-Galeni-Malformation vom choroidalem Typ (Vertebralisangiographie, seitlich)

Ist das Shuntvolumen nicht exzessiv erhöht, z.B. bei der *muralen Form*, können sich VG-Malformationen auch erst in der Säuglings- und Kleinkindzeit manifestieren; pathogenetisch steht eine venöse Abflußstörung des erhöhten Shuntvolumens im Vordergrund. Der venöse Druck in den großen venösen Blutleitern und deren vorgeschalteten Venen steigt an. Infolgedessen nimmt die Liquorresorptionskapazität ab. Auch eine okklusive Liquorzirkulationsstörung kann durch Druckwirkung der VG-Malformation auf den Aquädukt pathogenetisch wirksam sein. Der daraus resultierende Hydrocephalus internus führt zur zunehmenden Makrozephalie (Leitsymptom) mit Sonnenuntergangsphänomen und gestauten Schädelvenen. Die z.T. erhebliche venöse Hypertension in den kortikalen Venen kann zu dystrophischen Veränderungen (Perfusionsstörung und Hypoxie) des Hirnparenchyms und dadurch zu ausgedehnten Verkalkungen im subkortikalen Marklager führen. Mögliche Folgen sind zerebrale Krampfanfälle und eine Retardierung der Gesamtentwicklung. Auch hämorrhagische Komplikationen wie parenchymatöse Diapedeseblutungen, subependymale und subarachnoidale Blutungen sind auf die genannten hämodynamischen Veränderungen zurückzuführen.

Diagnose. Die Diagnose kann prä- und postnatal durch Ultraschall gestellt werden: es zeigt sich eine große, zentrale, zystische Formation, die farbdopplersonographisch eindeutig durchflossen ist. Auch die fistulösen Zuflüsse und der Abfluß über die dilatierte V. prosenzephalica sind eindeutig nachweisbar. MR-Tomographie und MR-Angiographie sind ideal geeignet, die Veränderungen des Parenchyms, der Liquorräume und der Gefäßarchitektur detailliert darzustellen. Im kranialen Computertomogramm können mögliche Verkalkungen nachgewiesen werden.

Therapie. Die invasive Angiographie sollte in Bereitschaft einer ersten Embolisationsbehandlung in spezialisierten Zentren durchgeführt werden. Eine Indikation zur Embolisation wird von Lasjaunias erst bei Beherrschung der Herzinsuffizienz und Ausschluß schwerer enzephalomalazischer Veränderungen gesehen. Von anderen Autoren wird die trans- arterielle oder transvenöse Teilembolisation auch in verzweifelten Fällen bei schwerer Herzinsuffizienz zur Reduktion des Herzzeitvolumens eingesetzt. Die Prognose der VG-Malformationen hat sich seit Einführung der interventionellen Therapie gegenüber dem früheren operativen Vorgehen deutlich verbessert: Beim choroidalen Typ wird eine Heilungsrate von bis zu 50 % berichtet, beim muralen Typ sogar bis zu 100 %. Die Begleittherapie besteht in der Behandlung der Herzinsuffizienz und der Kontrolle zerebraler Anfälle. Eine operative Shuntanlage bei Hydrozephalus sollte – wenn möglich – vermieden werden, da sich die venöse Hypertension verstärken und die Rate subkortikaler Verkalkungen postoperativ zunehmen kann.

Vena-Galeni-Dilatation

Eine V.-Galeni-Dilatation liegt vor, wenn ein parenchymatöses arteriovenöses Angiom in eine regelrecht angelegte V. Galeni drainiert und diese sich infolge des hohen Shuntvolumens bei gleichzeitiger umschriebener venöser Abflußstörung aneurysmatisch erweitert. Auch durale Fisteln können in eine VG-Dilatation drainieren. Der natürliche Verlauf der VG-Dilatation entspricht der tiefsitzender AV-Angiome (siehe dort). Sie manifestieren sich deutlich später als die choroidalen und muralen VG-Malformationen im späteren Kindes- bis ins Erwachsenenalter mit Blutungen, Krampfanfällen und neurologischem Defizit.

Kavernome

Definition. Kavernome oder kavernöse Hämangiome stellen 5–15% aller intrakraniellen vaskulären Malformationen dar. Pathologisch-anatomisch handelt es sich um multiple, sinusoidal erweiterte vaskuläre Räume, die von einer einfachen Epithelzellschicht begrenzt werden. Das Fehlen von Hirngewebe zwischen den einzelnen vaskulären Räumen ist pathognomonisch. Kavernome werden als „Slow-flow-" und „Low-pressure-Läsionen" bezeichnet. Sie besitzen weder zuführende, dilatierte Arterien noch drainierende Venen und sind daher angiographisch okkult.

75% der Kavernome liegen supratentoriell, meist im frontalen oder parietalen Marklager. Infratentoriell ist vor allem die Pons betroffen, eine intraspinale Lokalisation ist sehr selten. In 20% der Fälle liegen multiple Kavernome vor. In bis zu 30% wird eine familiäre Häufung beschrieben (autosomal-dominante Übertragung bei variabler Expression, Genlokalisation auf langem Arm des Chromosoms 7).

Epidemiologie. Nach autoptischen Studien liegt die Prävalenz von Kavernomen bei 0,1–0,5%. Eine Geschlechtspräferenz besteht nicht. Nur etwa 5% aller Kavernome werden im Laufe des Lebens symptomatisch. Charakteristisch sind rezidivierende Einblutungen, vermutlich infolge intraluminaler Druckschwankungen. Die Kavernome können mit der Zeit an Größe zunehmen und einen raumfordernden Effekt ausüben.

Klinische Symptome und Verlauf. Symptomatische Kavernome werden in 20–25% der Fälle vor dem 20. Lebensjahr manifest, in 3% bereits im 1. Lebensjahr. Erstsymptome im Kindesalter sind überwiegend fokale Krampfanfälle. Die zunehmende raumfordernde Wirkung kann zu progressiven neurologischen Defiziten führen. Unspezifische Kopfschmerzen und Schwindel liegen bei einem Viertel der Patienten vor. Fatale Hämorrhagien sind sehr selten, obwohl bei nahezu allen symptomatischen Kavernomen Zeichen einer abgelaufenen Blutung nachweisbar sind. Bei Beobachtung des natürlichen Verlaufs asymptomatischer Kavernome zeigt sich ein jährliches Blutungsrisiko von etwa 1%.

Diagnose. Im kranialen Computertomogramm stellen sich Kavernome meist als himbeerartige, multiple Verkalkungen aufweisende, unregelmäßig konfigurierte Läsionen mit leicht raumfordernder Wirkung dar. Diagnostisch wegweisend ist die Kernspinuntersuchung des Gehirns. Nach (z.T. wiederholter) Einblutung zeigt sich meist eine typische Läsion mit gemischter Signalintensität: Im T1-Bild stellt sich frisches Methämoglobin hyperintens dar, Verkalkungen sind hypointens; im T2-Bild zeigen sich signalarme Hämosiderinablagerungen im umgebenden Hirnparenchym und eine reaktive Gliose als Folge kleiner Sickerblutungen (s. Abb. 202.3). Kernspinangiographisch können nach Kontrastmittelgabe die langsam perfundierten Sinusoide und die thrombosierten Kavernomanteile abgebildet werden. Die invasive Angiographie zeigt meist nur ein avaskuläres Areal mit diskreter Verlagerung benachbarter Gefäße.

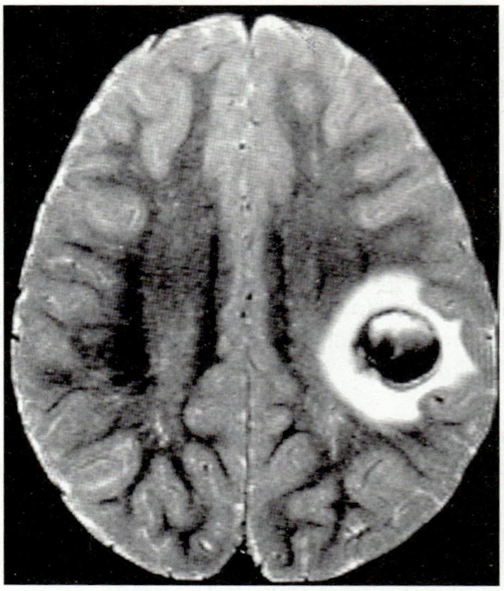

Abb. 202.3. Kavernom links parietal (MRI, T2-Bild)

Therapie. Bei operativ zugänglichen, symptomatischen Kavernomen stellt die mikrochirurgische Entfernung die Behandlung der Wahl dar. Abwartendes Verhalten bei regelmäßigen Verlaufskontrollen scheint derzeit bei asymptomatischen Läsionen noch gerechtfertigt.

Prognose. Die Prognose hängt vor allem von der Lokalisation der Läsion ab. Sie ist günstiger bei oberflächlichen als bei tiefliegenden Kavernomen. Die Morbidität nach Operation liegt bei 5%. Über 90% der Patienten werden nach operativer Kavernomentfernung anfallsfrei.

Sogenannte venöse Angiome

Bei dieser vaskulären Besonderheit handelt sich eigentlich nicht um eine vaskuläre Malformation, sondern um eine extreme Form der Drainage der weißen Substanz. Multiple kleine intramedulläre Venen konvergieren wie in einem Caput medusae zu einer dilatierten, transzerebral verlaufenden Sammelvene, die entweder in das oberflächliche oder in das tiefe venöse System drainiert. Hämodynamisch verhalten sich diese wie normale Venen. In der Regel sind sog. venöse Angiome asymptomatisch. Blutungen sind sehr selten und treten dann meist als Folge eines assoziierten kavernösen Angioms auf. Diagnostisch werden Kernspintomographie und -angiographie eingesetzt. Bei Assoziation mit einem symptomatischen Kavernom sollte dieses chirurgisch entfernt, die venöse Anomalie zur Gewährleistung einer adäquaten venösen Drainage jedoch belassen werden.

Kapilläre Teleangiektasien

Bei den kapillären Teleangiektasien handelt es sich um eine Ansammlung von abnorm dilatierten Kapillaren, die durch normales Hirngewebe getrennt werden. Sie sind am häufigsten in der Pons lokalisiert, seltener im zerebralen Kortex und im Rückenmark. Klinisch haben diese Läsionen keine Bedeutung. Es handelt sich meist um einen kernspintomographischen Zufallsbefund. Eine Therapie ist weder erforderlich noch möglich.

Aneurysmen

Definition. Als Aneurysmen werden umschriebene Gefäßerweiterungen bezeichnet. Sie sind in über 90 % kongenitalen Ursprungs und beruhen auf einer anlagebedingten Schwäche der Tunica media. Diese wirkt sich meist an einer arteriellen Bifurkation mit bogigem Gefäßverlauf aus, wo besondere Druck- und Scherkräfte auf die Gefäßwand wirken und dort zu sack- oder beerenförmigen Ausstülpungen führen können. Während im Erwachsenenalter anhaltende hämodynamische Belastungen zu einer fokalen Degeneration der Lamina elastica interna führen, sind im Kindesalter eher „intrinsische Faktoren" wie kongenitale Mediadefekte wirksam. Sie treten gehäuft bei Kollagenkrankheiten (Ehlers-Danlos- und Marfan-Syndrom) sowie in Assoziation mit Aortenisthmusstenose, arteriovenösen Malformationen, polyzystischen Nieren, bei Neurofibromatose und fibromuskulärer Dysplasie auf.

Epidemiologie. Aneurysmen finden sich in 4 % der Autopsiefälle im Erwachsenenalter. Nur 0,5–3 % aller Aneurysmen werden bis zum Alter von 20 Jahren symptomatisch. Jungen sind häufiger betroffen als Mädchen (Verhältnis etwa 2 : 1). Die überwiegende Mehrheit der Aneurysmen ist an Teilungsstellen im vorderen Anteil des Circulus Willisii gelegen. Atypische Lokalisationen (im posterioren Anteil und im Bereich peripherer Äste) kommen im pädiatrischen Krankengut häufiger vor als bei Erwachsenen. Dies gilt auch für den deutlich höheren Anteil (etwa 20 %) von Riesenaneurysmen über 2,5 cm Durchmesser (s. Abb. 202.4). Seltenheiten sind multiple kongenitale und traumatisch oder infektiös erworbene Aneurysmen und Riesenaneurysmen.

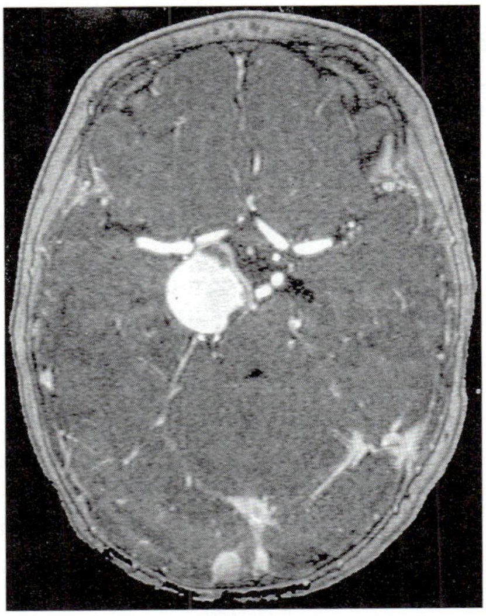

Abb. 202.4. Sackförmiges Riesenaneurysma der rechten A. communicans posterior (kontrastmittelangehobenes MRI)

Klinische Symptome und Verlauf. Die Ruptur eines Aneurysmas führt zur Subarachnoidalblutung. Sie ist mit 80 % die häufigste Primärmanifestation. Akut treten stärkste Kopfschmerzen und Nackensteifigkeit auf. Hirnnervenparesen und Bewußtseinsstörungen (bis zum Koma) können hinzukommen. Konsekutive Liquorzirkulationsstörungen können zum Hydrocephalus internus führen. Zwischen dem 3. und 10. Tag nach Blutung können Vasospasmen im Bereich der basalen Hirngefäße auftreten mit gelegentlicher Folge eines sekundären ischämischen Defizits. Die Prognose wird negativ beeinflußt durch das Ausmaß der Blutung und der initialen Bewußtseinsstörung und eine Lokalisation des Aneurysmas im hinteren Hirnkreislauf. Riesenaneurysmen können sich primär auch durch isolierte Hirnnervenausfälle (vor allem Nn. II und III) und Zeichen der Hirnstammkompression bemerkbar machen.

Diagnose. Bei Blutungsverdacht wird sofort ein kraniales Computertomogramm veranlaßt. Der Nachweis einer Subarachnoidalblutung zwingt zur invasiven Angiographie aller 4 hirnversorgenden Gefäße (in mehreren Projektionen). Die Aneurysmasuche mittels dreidimensionaler computertomographischer Angiographie bzw. Kernspintomographie ist mit einer Sensitivität von jeweils 96 % diagnostisch nicht sicher ausreichend. MR-Tomographie und MR-Angiographie können Form, Lagebeziehung, Gefäßverdrängung und -abgänge, Ein- und Ausgangszonen des Aneurysmas sowie intraaneurysmatische Turbulenzen und Thrombosierungen meist nachweisen, so daß diese Verfahren nach Ausschluß einer Blutung Vorrang vor einer invasiven Angiographie haben. Eine Liquorpunktion zum Blutungsnachweis ist nur bei zweifelhaftem oder negativem CT-Befund indiziert. Die transkranielle Doppler- oder Farbduplexsonographie wird zur Diagnostik und Verlaufskontrolle eines Vasospasmus eingesetzt.

Therapie. Die Behandlung des rupturierten Aneurysmas besteht, wenn möglich, in der frühzeitigen mikrochirurgischen Clippung zur Vermeidung einer fatalen Nachblutung. Das OP-Risiko steigt bei Sopor und Koma und nach mehr als 72 Stunden (wegen der Gefahr des dann einsetzenden Vasospasmus) deutlich an. Externe Drainage bei Hydrozephalus, Einsatz des Kalziumantagonisten Nimodipin und hypervolämisch-hypertensive Therapie bei Vasospasmen können nach Absprache mit dem Neurochirurgen eingesetzt werden. Die Prognose rupturierter, operativ nicht behandelbarer Aneurysmen ist deutlich eingeschränkt. Die Behandlung nichtrupturierter Riesenaneurysmen mittels endovaskulärer Therapie oder Operation muß individuell im Spezialistenteam abgesprochen werden. Infektiöse und mykotische Aneurysmen werden zunächst antibiotisch und antimykotisch, traumatische Aneurysmen chirurgisch behandelt.

Literatur

Fong D, Chan ST (1988) Arteriovenous malformation in children. Childs Nerv Syst 4: 199–203

Huisman TAGM, Valavanis A (1997) Klassifikation der zerebralen vaskulären Mißbildungen. In: Boltshauser E, Schmitt B, Steinlin M (Hrsg) Aktuelle Neuropädiatrie 1996, Novartis, Nürnberg, S 17–26
Lasjaunias P, Garcia Monaco R, Rodesch G, Ter Brugge K, Zerah M, Tardieu M, Victor D de (1991) Vein of Galen malformation. Endovascular management of 43 cases. Childs Nerv Syst 7: 360–367
Meyer FB, Sundt TM Jr, Fode NC, Morgan MK, Forbes GS, Mellinger JF (1989) Cerebral aneurysms in childhood and adolescence. J Neurosurg 70: 420–425
Raybaud CA, Strother CM, Hald JK (1989) Aneurysms of the vein of Galen: embryonic considerations and anatomical features relating to the pathogenesis of the malformation. Neuroradiology 31: 109–128

202.2 Ischämische zerebrale Insulte

M. Schöning

Klassifikation. Eine zerebrale Ischämie kann durch einen embolisch oder thrombotisch entstandenen Verschluß (bzw. Stenose) einer Hirnarterie oder durch einen hämodynamisch bedingten Abfall des zerebralen Perfusionsdruckes verursacht werden. Die daraus resultierende regionale oder globale Minderdurchblutung des Gehirns führt zu vorübergehenden oder dauerhaften neurologischen Ausfällen.

Die Klassifikation ischämischer zerebraler Insulte erfolgt nach unterschiedlichen Kriterien:

1. Nach zeitlichen Gesichtspunkten; hierbei wird nach der Dauer der neurologischen Ausfälle bis zur kompletten Rückbildung unterschieden zwischen:
   a) einer transitorisch ischämischen Attacke (TIA; maximal 24 Stunden),
   b) einem reversiblen ischämischen neurologischen Defizit (RIND; maximal 1 Woche),
   c) einem kompletten Infarkt mit persistierenden Symptomen;
2. nach dem klinischen Syndrom, d.h. nach Art und Schwere der dominierenden neurologischen Ausfälle (z.B. Hemiparese, Hemianopsie, Aphasie);
3. nach lokalisatorischen Gesichtspunkten mit Angabe der betroffenen Gefäßregion (media-, anterior-, posterior- oder vertebrobasiläres Stromgebiet);
4. nach Infarkttyp (Territorial-, Endstrom-, Grenzzonen- oder lakunärem Infarkt;
5. nach pathogenetischer Einteilung (In-situ-Thrombose, arterioarterielle oder kardiogene Embolie, hämodynamische Minderperfusion);
6. nach angiologischen Gesichtspunkten (Makroangiopathie extra- oder intrakranieller Gefäße, Mikroangiopathie z.B. bei Vaskulitis);
7. nach der Ätiologie (s. Übersicht).

Die für Erwachsene geforderte komplette Klassifikation des Infarkttyps ist auch bei Kindern anzustreben. Eine Beschreibung nach rein zeitlichen Kriterien erscheint wenig aussagekräftig, da auch bei einer transitorisch ischämischen Attakke dauerhafte morphologische Veränderungen des Gehirns nachweisbar sein können.

Epidemiologie. Schlaganfälle im Kindes- und Jugendalter sind sehr selten. Die Inzidenz wird mit 3/100 000 pro Jahr angegeben. Es besteht keine Geschlechtspräferenz.

Ursachen ischämischer zerebraler Insulte des Kindes- und Jugendalters

1. *Kardiogene Embolie*: zyanotische Herzfehler, Rechts-links-Shunts, rheumatische Herzerkrankungen, Myokarditis, Endokarditis, Vorhofmyxom, Mitralklappenprolaps, Überleitungsstörungen und Arrhythmien, künstliche Herzklappen, Operation komplexer Herzvitien;
2. *Gefäßkrankheiten*:
   a) vaskuläre Dysplasien: idiopathisches und erworbenes Moyamoya-Syndrom, Neurofibromatose Typ I, fibromuskuläre Dysplasie, vaskuläre Malformationen;
   b) Krankheiten des Bindegewebes: Marfan-Syndrom, Ehlers-Danlos-Syndrom, Pseudoxanthoma elasticum;
   c) Vaskulitis: systemischer Lupus Erythematodes, Panarteritis nodosa, Morbus Behçet, Takayasu-Krankheit, Purpura Schönlein-Henoch, Kawasaki-Syndrom, hämolytisch-urämisches Syndrom;
   d) traumatische und andere Gefäßkrankheiten: Schädel- oder Halstrauma; Gefäßdissektion der A. carotis interna oder der Vertebralarterien (traumatisch, idiopathisch oder familiär), perorales Stifttrauma der A. carotis interna, passagere vertebrale Okklusion bei übermäßiger Kopfdrehung;
3. *hämatologische Erkrankungen und Gerinnungsstörungen*: Sichelzellkrankheit, Polyzythämie, Thrombozytose (z. B. bei Eisenmangelanämie), Antithrombin-III-Mangel, Protein-C-Mangel, Protein-S-Mangel, APC-Resistenz bei Faktor-V-G1691A-Mutation, Prothrombin-G20210A-Variante, Heparin-Cofaktor-II-Mangel, disseminierte intravaskuläre Gerinnung, Antiphospholipidantikörper-Syndrom, L-Asparaginase-Behandlung bei Leukämien, methotrexatinduzierte Thrombose;
4. *metabolische Krankheiten*: Dyslipoproteinämien und Erhöhung von Lipoprotein (a), mitochondriale Enzephalomyopathie mit Laktatacidose und Stroke (MELAS), Homozystinurie und Hyperhomozysteiämie z.B. bei Methylentetrahydrofolsäure-Reduktase-Mangel, Propionacidämie, Congenital Disorders of Glycosylation (CDG-Syndrom), Harnstoffzykluskrankheiten, Sulfitoxidasemangel, Menkes-Krankheit, Fabry-Krankheit;
5. *infektiöse Ursachen*: bakterielle Meningitiden, Tuberkulöse Meningitis, virale Krankheiten (Post-Varizellen-Arteriopathie, Herpes zoster, AIDS, Röteln, Coxsackie A9), Infektionen der Halsweichteile, vorausgehende (respiratorische) Infekte als Risikofaktor für Insulte;
6. *Varia*: Insult bei Migräne, familiäre hemiplegische Migräne (Chromosom 19q12), Kokain- und Lösungsmittelabusus, Bestrahlungsfolge (v. a. bei Tumoren der Hirnbasis), Fettembolie.

Pathogenese. Bei Unterschreiten eines Durchblutungsgrenzwertes von ca. 20 ml/min pro 100 g Hirngewicht treten Störungen der neuronalen Funktion auf, bei Werten unter 12 ml pro 100 g/min kommt es – abhängig von der Dauer der Mangelversorgung – schließlich zu irreversiblen morphologischen Schäden. Diese sind im Zentrum einer Infarktregion am stärksten ausgeprägt (Nekrose aller Gewebsbestandteile). Dagegen ist in der Infarktperipherie, der sog. „Penumbrazone", der Strukturstoffwechsel zunächst noch erhalten und die Schädigung bei rechtzeitiger Reperfusion prinzipiell reversibel.

Der komplette Verschluß eines Stammastes führt zu einem keilförmigen Territorialinfarkt im zugehörigen distalen Versorgungsgebiet mit Beteiligung der Hirnrinde und des subkortikalen Marklagers. Eine hämodynamisch bedingte Minderperfusion kann einen Wasserscheideninfarkt verursachen, der sich vor allem im subkortikalen Grenzbereich zweier benachbarter Gefäßterritorien (z.B. zwischen Anterior- und Mediaversorgungsgebiet) manifestiert. Sehr selten im Kindesalter sind hämodynamische „Low-flow-Infarkte" im Versorgungsgebiet kleiner Endarterien sowie lakunäre Infarkte auf der Basis mikroangiopathischer Veränderungen z.B. der lentikulostriären Gefäße.

Ätiologie. Zur ätiologischen Zuordnung der überwiegenden Mehrheit der Insulte bei Kindern muß nach einer Vielzahl sehr seltener Krankheitsursachen gesucht werden (s. Übersicht). Arteriopathien (ca. 50 %), systemische Erkrankungen 14 %) und kardiogene Embolien (12 %) stellen nach Chabrier die größten Einzelgruppen dar. Für 1/4 aller Insulte bei Kindern bleibt die Ursache derzeit noch unklar.

Bei der Vielzahl seltener ischämischer Syndrome können nur einige Sonderformen etwas näher betrachtet werden:

Die *Moyamoya-Krankheit* zeichnet sich durch eine langsam progrediente Stenose und Okklusion basaler Hirngefäße aus, deren Genese unklar ist. Diese beginnt meist im Endabschnitt der A. carotis interna einer oder beider Seiten und bezieht die Stammsegmente der mittleren und vorderen, seltener auch der hinteren Hirnarterien ein. Es bilden sich vor allem im Stammganglienbereich Umgehungskreisläufe aus, die sich angiographisch „wie eine Rauchwolke" (japanisch: „moyamoya") darstellen. Das sehr variable Symptomenbild besteht in transitorisch-ischämischen, hemiplegischen Attacken, fokalen Anfällen, Kopfschmerzen, Dyskinesien, Retardierung der kognitiven Entwicklung, Auftreten von Blutungen. Die Krankheit setzt meist zwischen dem 4. und 10. Lebensjahr ein. Sie führt in etwa 40 % zu milden bis schweren Behinderungen und verläuft in 10 % letal. Behandlungsversuche bestehen in verschiedenen Techniken einer operativen Anlage vaskulärer Anastomosen vom Externastromgebiet zum Hirnkreislauf und in einer niedrigdosierten Dauerprophylaxe mit Acetylsalicylsäure.

Die *Sichelzellanämie* führt bei etwa 15 % der Patienten zu ischämischen Insulten, die unbehandelt häufig fortschreiten und rezidivieren. Stenosierende Prozesse im Bereich basaler Hirngefäße basieren auf Schädigung und Proliferation der Gefäßintima. Nach einem Insult wird eine Erhaltungstransfusionstherapie durchgeführt mit dem Ziel, die HbS-Konzentration unter 30 % zu halten. Die Rezidivrate sinkt damit von 90 % auf unter 10 %.

Die *Homozystinurie* kann zu Endothelschäden und über eine lokale Thrombusformation zum ischämischen Insult führen. Bei der *MELAS*-Krankheit („mitochondrial encephalomyopathy, lactic acidosis and stroke-like episodes") treten im 1.–3. Jahrzehnt Infarkte auf, die häufig im hinteren Anteil des Gehirns lokalisiert und nicht an ein vaskuläres Territorium gebunden sind. Basalganglienverkalkungen sind häufig nachweisbar. Typische Symptome sind Hemiparese, Aphasie, Hemianopsie, kortikale Sehstörungen. Weitere Symptome können in Minderwuchs, Diabetes mellitus, Innenohrschwerhörigkeit, kardialen Leitungsstörungen, myoklonischen Anfällen und Entwicklungsstörungen bestehen. Die Vererbung erfolgt über die mütterliche mitochondriale DNA.

Mangel an *Protein C* oder dessen Cofaktor (*Protein S*) können zur Hyperkoagulabilität führen ebenso wie die Resistenz auf aktiviertes Protein C. Bei der *APC-Resistenz* liegt eine Punktmutation des Faktor V Y-G 1691A-Gens vor, wodurch der aktivierte Faktor V resistent gegen die inhibitorische Wirkung des Protein-C-Komplexes wird. Die daraus resultierende thrombogene Disposition kann als Triggerfaktor wirken und in Kombination mit anderen Ereignissen eine Thrombose induzieren. Auch nach entzündlichen oder infektiösen Prozessen, die mit einer Abnahme aktivierter Protein-C-Spiegel und einer Verminderung der endogenen Fibrinolyse einhergehen können, findet sich eine erhöhte Inzidenz von Insulten. Der Nachweis von *Antiphospholipidantikörpern* bei zerebralen Ischämien wurde auch im Kindesalter beschrieben. Auch diese wirken vermutlich additiv im Sinne einer multifaktoriellen Genese. (Die in diesem Absatz aufgeführten Krankheiten führen zwar häufiger zu Thrombosen im venösen System, sind aber auch als seltene Verursacher arterieller Thrombosen und zerebrovaskulärer Ischämien bekannt.)

Diagnose. Akut auftretende neurologische Defizite lassen Rückschlüsse auf das betroffene Gefäßterritorium zu: armbetonte Hemiparese und Aphasie bei Beteiligung der mittleren Hirnarterie, beinbetonte Hemiparese im Gebiet der vorderen Hirnarterie, Hemianopsie, Ataxie, Schwindel, Nystagmus und Hirnnervenausfälle im Versorgungsgebiet des hinteren Hirnkreislaufs. Bei Kleinkindern ist der Verlauf oft atypisch mit initialen Krampfanfällen und Koma. Auch große Läsionen gehen hier manchmal nur mit geringen neurologischen Ausfällen einher.

Bei der klinischen Untersuchung ist u.a. zu achten auf Traumazeichen, Haut- und Schleimhautblutungen, Herzrhythmus und -geräusche, Blutdruck, Strömungsgeräusche über Kopf und Hals, Augenhintergrundsveränderungen (Blutungen, Papillenödem). Anamnestisch wichtig sind Hinweise auf frühere ischämische Ereignisse, ein vorausgegangenes Trauma, ein bekanntes Vitium cordis, begleitende Entzündungen, Kopf- oder Nackenschmerzen.

Als erste diagnostische Maßnahme wird in der Regel ein natives, kraniales CT durchgeführt. Es dient zum sicheren Ausschluß einer Hämorrhagie und läßt heute bereits nach 4–6 Stunden Frühzeichen einer zerebralen Ischämie (z.B. Obskuration der Basalganglien, frühe diffuse Hypodensität mit verstrichener Rindenzeichnung) erkennen. Die konventionelle MR-Tomographie vermittelt in der Frühphase keine zusätzlichen Erkenntnisse. Allerdings kann mittels spezieller diffusions- und perfusionsgewichteter MR-Aufnahmen der Infarktkern und die Penumbrazone bereits in der ersten Stunde nach Ischämie dargestellt werden. Die ergänzende MR-Angiographie erlaubt eine rasche Beurteilung basaler Hirngefäße (Stenosen, Verschluß) ohne Kontrastmittelgabe. Sind diese speziellen MR-Techniken verfügbar, so sollte unbedingt eine primäre MR-Diagnostik angestrebt werden.

Innerhalb von 24 Stunden nach Beginn der Symptomatik ist mittels CT und MRT eine relativ sichere Bestimmung der Infarktgröße und die Zuordnung zu bestimmten Gefäßterritorien möglich. Auch die weiteren, stadienhaft ablaufenden Veränderungen ischämischer Insulte sind in beiden Verfahren klar erkennbar. Die MRT ist hinsichtlich höherer Auflösung, besserer Abbildung von Hirnstammstrukturen und der Möglichkeit der Gefäßdarstellung der CT überlegen und sollte wegen der fehlenden Strahlenbelastung zu Verlaufskontrollen eingesetzt werden.

Doppler- und farbduplexsonographische Untersuchungen der extra- und intrakraniellen hirnversorgenden Arterien können Hinweise auf Dissektionen, Gefäßstenosen oder -abbrüche geben und erlauben eine orientierende Beurteilung der Kollateralversorgung. Die Darstellung intrakranieller Gefäße ist auch mit der neuen Spiral-CT-Angiographie möglich. Angesichts der nichtinvasiven, morphologischen und funktionellen Untersuchungsmöglichkeiten der Gefäße kann auf eine invasive Angiographie heute bereits in vielen Fällen verzichtet werden.

Eine eingehende kardiologische Diagnostik muß zur Suche nach einer kardialen Emboliequelle veranlaßt werden. Spezielle laborchemische Kontrollen umfassen einen kompletten Lipidstatus (nüchtern) und Lipoprotein (a), ausführliche Gerinnungsanalysen (inklusive Fibrinspaltprodukte, Antithrombin III, Protein C und S, Aktiviertes-Protein-C-Resistenz und Faktor-V-G169A-Gen, Plasminogen, Lupusantikoagulans-Tests), eventuell Prothrombin-G 20210A-Gen und thermolabiles Methylentetrahydrofolsäure-Reduktase-Gen, immunologische Untersuchungen (Antiphospholipidantikörper, Antikardiolipinantikörper, antinukleäre Faktoren), Serumlaktat und Ammoniak, Aminosäuren im Serum [vor allem Homozystein (nüchtern)] und Urin, organische Säuren im Urin, sowie serologische Untersuchungen (Borrelien, Mykoplasmen, Varizella, Herpes simplex, Coxsackie, Serum- und Liquoruntersuchung auf Varizellen-Antikörper, Liquor-Laktat).

Differentialdiagnose. Embolische Insulte setzen mit plötzlichem, bereits initial voll ausgeprägtem Funktionsverlust ein. Eine zerebrale Thrombose entwickelt sich langsamer, u.U. mit stotterndem Verlauf und führt zu fokalen neurologischen Zeichen und Hirndruck. Hirnblutungen gehen mit massiven Kopfschmerzen, Papillenödem und progressivem Funktionsverlust einher. Die Abgrenzung gegen eine postkonvulsive Hemiparese (Toddsche Lähmung) fällt nicht schwer. Die Symptome einer hemiplegischen Migräne bilden sich meist innerhalb weniger Stunden komplett zurück. Bei langsam oder akut einsetzender Hemiparese ist auch an Enzephalitiden, Hirnabszesse, Hirntumoren und eine multiple Sklerose zu denken. Neben der Konstellation klinischer Symptome ist die kraniale MR-Untersuchung meist wegweisend.

Therapie. Allgemeine Maßnahmen bestehen in stabilisierenden Maßnahmen (Kontrolle des Wasser- und Elektrolythaushaltes, Korrektur einer Hypo- oder Hyperglykämie, Vermeidung einer Hypoxie), der Behandlung von Herzrhythmusstörungen und zerebralen Anfällen. Zur Aufrechterhaltung einer adäquaten Perfusion der Penumbrazone sollen grenzwertig hypertone Blutdruckwerte toleriert und eine arterielle Hypotonie behandelt werden. Da Fieber die Prognose deutlich verschlechtert, erfolgen fiebersenkende Maßnahmen bereits bei Temperaturen über 37,5 °C.

Zur Akuttherapie des ischämischen Insults im Kindesalter gibt es in Anbetracht der niedrigen Inzidenz und des heterogenen ätiologischen Spektrums bisher keine allgemein verbindlichen Angaben. Im Erwachsenenalter kommt eine systemische Fibrinolysebehandlung mit Plasminogenaktivatoren bei einem thromboembolischen Gefäßverschluß grundsätzlich nur innerhalb der ersten 3 Stunden nach Beginn der Symptome in Betracht. Sie wird unter Beachtung zahlreicher Ausschlußkriterien (Blutungsgefahr!) und unter strenger Überwachung in spezialisierten Zentren durchgeführt. Für das Kindesalter liegen bisher nur kasuistische Berichte über den Einsatz von t-PA vor. Eine primäre Antikoagulation mit Heparin und anschließende längerfristige orale Antikoagulation mit Cumarinderivaten wird bei nachgewiesener kardiogener Embolie, bei Gefäßdissektionen und bei Zuständen von Hyperkoagulabilität (APC-Resistenz, Protein-C- und -S-Mangel, Antithrombin III-Mangel, Antiphopholipidsyndrom) eingesetzt. In den übrigen Fällen ist Acetylsalicylsäure nach Ausschluß einer Blutung bereits in der Akutphase und zur Dauerprophylaxe indiziert. Die derzeit für Erwachsene empfohlene Tagesdosis liegt bei 100–325 mg (umgerechnet für das Kindesalter bei 1,5–5 mg/kg KG).

Literatur

Chabrier S, Husson B, Lasjaunias P et al. (2000) Stroke in childhood: outcome and recurrence risk by mechanism in 59 patients. J Child Neurol 15: 290–294

de Veber G, Roach ES, Riela AR, Wiznitzer M (2000) Stroke in children: recognition, treatment, and future directions. Semin Pediatr Neurol 7: 309–317

Kirkham FJ (1999) Stroke in childhood. Arch Dis Child 81: 85–89

Mattle HP (1997) Therapie und Prophylaxe des zerebrovaskulären Insults. In: Boltshauser E, Schmitt B, Steinlin M (Hrsg) Aktuelle Neuropädiatrie 1996, Novartis, Nürnberg, S 115–137

202.3 Sinus- und Hirnvenenthrombosen

M. Schöning

Definition und Pathophysiologie. Thrombosen zerebraler Venen kommen im Erwachsenen- wie im Kindesalter wesentlich seltener vor als arterielle Verschlüsse. Man unterscheidet septische und blande Thrombosen. Die selteneren septischen Thrombosen können als Komplikation einer Otitis media oder Mastoiditis, bei Nasennebenhöhlenentzündung, purulenter Hautinfektion (vor allem im Mittelgesichtsbereich) und bei neonataler Sepsis auftreten. Disponierende Faktoren für eine blande Sinus- oder Hirnvenenthrombose sind u.a.: akute Dehydratation, zyanotische Vitien und Herzinsuffizienz, Schädeltrauma, Leukosen (vor allem unter Asparaginasetherapie) und myeloproliferative Krankheiten, Polyzythämie, Thrombozytose (u.a. bei Eisenmangelanämie), Resistenz auf aktiviertes Protein C, Mangel an Protein C, Protein S oder Antithrombin III, disseminierte intravasale Gerinnung, nephrotisches Syndrom, Sichelzellanämie, Lupus erythematodes und Behçet-Syndrom sowie Katheterlage in der V. jugularis interna oder V. subclavia.

Sinusvenenthrombosen können mit einem partiellen oder kompletten Verschluß einhergehen. Pathophysiologisch führt die Sinusvenenthrombose im vorgeschalteten Gefäßgebiet zur venösen Stase, zur Erhöhung des Kapillardruckes und zu fortschreitender Thrombosierung kortikaler Venen. Als mögliche Folgen können eine hämorrhagische Infarzierung des regionalen Hirnparenchyms oder eine oberflächliche Blutung über der Haube auftreten. Die venöse Abflußstörung führt schließlich zu einer Erhöhung des intrakraniellen Druckes.

Klinische Symptome und Verlauf. Die Symptome entwickeln sich oft subakut oder schleichend, fluktuierende Verläufe sind möglich. Eine hämorrhagische Infarzierung äußert sich in fokalen neurologischen Ausfällen wie zentralen Paresen, Hemianopsie, Aphasie und in fokalen epileptischen Anfällen. Hirndruckzeichen können sich – oft isoliert im Sinne eines „Pseudotumor cerebri" – in Form heftiger Kopfschmerzen, Bewußtseinsstörungen jeden Grades, Stauungspapille, Sehstörungen und Abduzensparese einstellen.

Eine Thrombose des Sinus transversus oder sigmoideus kann symptomarm verlaufen, vor allem wenn (bei nicht seltener normvarianter Asymmetrie) ein ungehinderter Abfluß über die Gegenseite möglich ist. Ursächlich können eine Otitis media oder Mastoiditis und eine Schädelfraktur beteiligt sein. Eine relevante Abflußstörung äußert sich vor allem in Hirndruckzeichen.

Die sehr seltenen Thrombosen der inneren Hirnvenen führen zur hämorrhagischen Infarzierung der Thalami und können unter einem enzephalitisähnlichen Bild mit schwerer Bewußtseinsstörung, zerebralen Krampfanfällen und extrapyramidalmotorische Störungen in Erscheinung treten.

Die gefürchtete, sehr seltene septische Sinus-cavernosus-Thrombose geht meist auf eine Infektion der Orbita, der Nasennebenhöhlen oder der Haut im Mittelgesichtsbereich zurück. Sie manifestiert sich mit Chemosis, Exophthalmus, Läsionen der Hirnnerven II–VI und hohem Fieber. Bei septischen Thrombosen der duralen Blutleiter addieren sich die Symptome einer schweren Entzündung zu denen der blanden Thrombosen.

Diagnose. Die moderne Bildgebung hat die Diagnostik der Sinus- und Hirnvenenthrombosen wesentlich erleichtert. Im nativen, kranialen Computertomogramm sieht man eine erhöhte Dichte des betroffenen Sinus, nach Kontrastmittelgabe ein „empty-delta" Zeichen mit Enhancement um den thrombosierten Sinus. Hämorrhagische Infarzierungen und Zeichen des Hirnödems können ebenfalls erkannt werden. MR-Tomographie und MR-Angiographie lassen den stadienhaften Ablauf der Krankheit verfolgen; innerhalb des normalerweise leeren Sinuslumens („flow void") sind im Frühstadium T2-hypointense Veränderungen erkennbar, die nach 5 Tagen hyperintens werden und sich im Verlauf von 3–4 Monaten allmählich normalisieren, teilweise auch rekanalisieren können. Der lumbale Liquor kann Zeichen der Pleozytose und/oder der Eiweißerhöhung aufweisen, ist gelegentlich hämorrhagisch oder xanthochrom. In der Hälfte der Fälle zeigen sich jedoch keine Liquorveränderungen. Eine invasive Angiographie ist nur noch in Ausnahmefällen zum Nachweis kortikaler Venenthrombosen indiziert.

Therapie. Die Therapie der Sinus- und Hirnvenenthrombosen im Kindesalter ist noch umstritten. Im Erwachsenenalter hat sich in prospektiven Studien die Vollheparinisierung durchgesetzt. Sie wird nicht mit dem Ziel einer Lyse vorhandener Thromben, sondern zur Verhütung einer fortschreitenden Thrombosierung und des erneuten Verschlusses rekanalisierter Venen eingesetzt. Die Heparinisierung wird bei Diagnosestellung (auch bei Vorliegen einer hämorrhagischen Infarzierung) eingeleitet und bis zum Ausklang der akuten Phase fortgesetzt. Sie geht dann lückenlos in eine orale Behandlung mit Cumarin-Derivaten über, die bis zur Beseitigung der zu Grunde liegenden Störung beibehalten wird.

Für das Kindesalter liegen vergleichende Untersuchungen nicht vor. In Anbetracht der hämorrhagischen Infarzierung wurde eher vor der erhöhten Gefahr der Hirnblutung unter antikoagulativer Therapie gewarnt. Nach den Erfahrungen bei Erwachsenen scheint sich die Heparinisierung nun auch im Kindesalter zunehmend durchzusetzen. Acetylsalicylsäure ist weniger wirksam und schlechter steuerbar. Die in einzelnen Fällen bei schweren Verläufen erfolgreich durchgeführte endovaskuläre Fibrinolyse gilt als riskant und wird mangels Erfahrungen zunächst auf Ausnahmefälle beschränkt bleiben.

Die allgemeine Therapie besteht in der Gabe von Antikonvulsiva (Phenytoin i.v.) bei zerebralen Anfällen und ggf. in hirndrucksenkenden Maßnahmen (ohne den Einsatz von Dexamethason). Bei septischer Sinusthrombose ist eine breite systemische antibiotische Therapie zwingend erforderlich.

Literatur

Barron TF, Gusnard DA, Zimmerman RA, Clancy RR (1992) Cerebral venous thrombosis in neonates and children. Pediatr Neurol 8: 112–116

Einhäupl K, Villringer A, Pellkofer M, Haberl RL, Pfister HW, Schmiedek P, Meister W (1991) Heparin treatment in sinus venous thrombosis. Lancet 338: 597–600

Medlock MD, Olivero WC, Hanigan WC, Wright RM, Winek SJ (1992) Children with cerebral venous thrombosis diagnosed with magnetic resonance imaging and magnetic resonance angiography. Neurosurgery 31: 870–876

202.4 Migräne

M. Schöning

Definition. Nach der International Headache Society (IHS) ist die Migräne eine Krankheit, die mit intermittierenden Kopfschmerzattacken in Kombination mit neurologischen und vegetativen Funktionsstörungen einhergeht. Bei einigen Patienten und bei einigen Attacken geht den Kopfschmerzen eine Aura voraus.

Epidemiologie. Die Prävalenz der Migräne bei Kindern ist alters- und geschlechtsabhängig. Sie liegt bei Kindern unter 7 Jahren knabenwendig im Mittel bei 2,5%, postpubertär steigt sie auf 5% bei Jungen und 10% bei Mädchen an. Vermutlich wird die Häufigkeit der Migräne im Vorschulalter unterschätzt, da bei Kleinkindern oft die vegetativen Symptome heftiger empfunden werden als die Kopfschmerzen und die anamnestischen Angaben in diesem Alter naturgemäß noch unsicher sind.

Klassifikation. Die IHS-Klassifikation der Migräne basiert auf der typischen Phänomenologie des Erwachsenenalters. Für das Kindesalter gibt es keine eigene Klassifikation. Im Folgenden wird daher das etwas andere Spektrum der Migränesymptomatik bei Kindern (*in Klammern*) berücksichtigt. Es werden unterschieden:

Migräne ohne Aura (früher: „einfache Migräne"). Es handelt sich um wiederkehrende Kopfschmerzattacken, die unbehandelt 4–72 Stunden (*im Kindesalter 2–48 Stunden*) lang anhalten und mindestens 2 der folgenden Charakteristika aufweisen: 1. einseitige Lokalisation (*bei Kindern häufig bifrontale oder retrobulbäre Kopfschmerzen, manchmal auch Holokranie, nur in 20–30 % typische Hemikranie*), 2. pulsierende Schmerzqualität (*von jüngeren Kindern oft nicht zu beschreiben*), 3. mittlere bis starke Schmerzintensität mit Einschränkung der Arbeitsfähigkeit (*Kinder legen sich oft freiwillig hin*), 4. Verstärkung durch körperliche Belastung. Die Kopfschmerzen müssen von Übelkeit und/oder Erbrechen bzw. Licht- oder Lärmempfindlichkeit begleitet sein. Erst nach dem Auftreten von mindestens 5 gleichartigen Episoden kann die sichere Diagnose einer Migräne gestellt werden.

Den Kopfschmerzen können unspezifische Prodromi (wie Reizbarkeit, Mattheit, depressive oder euphorische Stimmung, innere Unruhe, Heißhunger, häufiges Gähnen) vorausgehen, während der Attacke können weitere vegetative Symptome wie Tachykardie, starke Blässe, Schweißausbruch, Kältegefühl und Zittern, Gesichtsrötung, Tränenfluß, Miktionsdrang und Durchfall hinzukommen. Häufig beenden Ruhe und Schlaf die Kopfschmerzen. Im freien Intervall besteht völlige Beschwerdefreiheit. Die Häufigkeit dieser Migräneform liegt bei etwa 70 %.

Migräne mit Aura (früher: „klassische Migräne" oder „Migraine accompagné"). Kennzeichen dieser in etwa 20 % der Fälle auftretenden Migräneform ist ein biphasischer Verlauf. Initial entwickeln sich allmählich fokale neurologische Zeichen (Aura) innerhalb von 5–20 Minuten, die nach spätestens 60 Minuten wieder vollständig abklingen und unmittelbar darauf (bzw. bis nach maximal einer Stunde) von einer akuten Kopfschmerzattacke gefolgt werden. Kopfschmerzsymptomatik und vegetative Begleiterscheinungen gleichen denen der Migräne ohne Aura. Als Aurasymptome treten am häufigsten visuelle Phänomene (Flimmerskotome, Gesichtsfeldausfälle, Fortifikationsspektren, Schleiersehen oder verzerrte Wahrnehmung) auf, weniger häufig sind periorale Parästhesien und Hemihypästhesien oder -dysästhesien, seltener sind Sprachstörungen und motorische Paresen.

Seltenere *Sonderformen* der Migräne mit Aura sind:

- Die *Migräne mit verlängerter Aura*, die länger als 60 Minuten anhält (Häufigkeit ca. 2 %).
- Die *Basilarismigräne* (Häufigkeit ca. 3 %) geht mit neurologischen Funktionsstörungen des Hirnstamms und Kleinhirns sowie von Hirnrindenregionen einher, die vom posterioren Stromgebiet versorgt werden. Vielfältige Kombinationen von 3 und mehr Symptomen wie Ataxie, Hirnnervenparesen, Schwindel, Nystagmus, Dysarthrie, Doppelbilder, bilaterale evozierte visuelle Phänomene, starke Visusminderung, bilaterale Parästhesien, halbseitige, diplegische oder tetraplegische Paresen, Benommenheit bis Stupor sind möglich. Die vertebrobasilären Symptome treten als Aura meist vor den (okzipital betonten) Kopfschmerzen auf, können aber bis zu 4 Tage lang anhalten.
- Die *hemiplegische Migräne* (Häufigkeit ca. 2 %) geht mit neurologischen Ausfällen vor allem im Stromgebiet der mittleren Hirnarterie einher. Es kommt zu sich allmählich entwickelnden und langsam fortschreitenden, meist auf die Auraphase begrenzten Symptomen wie unilateralem Taubheitsgefühl und Hemiparese, oft begleitet von Aphasie. Die Symptome können gelegentlich auch während oder nach der Kopfschmerzattacke auftreten und bilden sich fast immer komplett zurück. Eine sehr seltene familiäre Form mit stunden- bis tagelang anhaltender Hemiparese wird autosomal-dominant vererbt (Genlocus 19p13).
- Die seltene *ophthalmoplegische Migräne* mit während oder noch tagelang nach der Kopfschmerzattacke auftretender unilateraler Parese des 3. (selten auch 4. und 6.) Hirnnervs mit sehr variabler Dauer der kompletten Rückbildung.
- Die *„acute confusional migraine"* geht mit einem vor oder während der Kopfschmerzattacke einsetzendem Verwirrungszustand, Desorientierung (2–24 Stunden anhaltend), Agitation, manchmal auch mit Stupor und Gedächtnisstörung einher. Ein harmloses Schädeltrauma wirkt manchmal auslösend.
- Die *azephalgische Migräne* besteht aus einer isolierten, meist visuellen Aura ohne nachfolgenden Kopfschmerz.

Beim gleichen Patienten kann die gleiche Sonderform wiederholt auftreten, häufig kommen aber auch typische Migräneattacken (ohne und mit Aura) vor.

Migräneäquivalente. Eine „abdominelle Migräne" wird bei Patienten vermutet, bei denen isolierte viszerale und vegetative Symptome ohne nachfolgende oder begleitende Kopfschmerzattacke auftreten. Sicher gibt es Kinder mit periodischem Erbrechen und rezidivierenden Bauchschmerzen (begleitet von weiteren vegetativen Symptomen der Migräneprodromalphase), bei denen es zu einem späteren Zeitpunkt auch zu typischen Migräneattacken kommt. Bei diesen Kindern kann nur *retrospektiv* die Diagnose einer abdominellen Migräne gestellt werden, in der Akutdiagnostik jedoch allenfalls per exclusionem nach gründlichem Ausschluß einer organischen Ursache.

Migränekomplikationen. Bei der im Kindesalter sehr seltenen „komplizierten Migräne" halten die neurologischen Ausfälle nach einer Migräneattacke über 7 Tage an. Einzelfälle von ischämischen Insulten im Rahmen einer Migräneattakke wurden beschrieben. Die Insulte betreffen eher das Stromgebiet der A. cerebri posterior und zeigen im Kindesalter eine gute Erholungstendenz. Der Pathomechanismus ist ungeklärt.

Ätiologie und Pathogenese. In 70–90 % findet sich eine familiäre Migränebelastung mit multifaktoriellem Übertragungsmodus. Derzeit wird die Migräne als konstitutionelle Krankheit der Neurotransmission aufgefaßt. Erwachsene Patienten geben zu 90 % an, daß externe Faktoren (Umweltfaktoren wie Lärm, Flackerlicht, Kälte, Qualm; Verhaltensfaktoren wie starke Emotionen, Konfliktsituationen, Streß oder Entlastung nach Streß, Anstrengung; Änderung des

Wach-Schlaf-Rhythmus und zyklusabhängige hormonelle Disposition; bestimmte Nahrungsmittel) an der Auslösung einer Migräneattacke beteiligt sind. Ein harmloses Schädeltrauma wirkt nicht selten im Kindesalter als Trigger. Es kommt also auf dem Boden einer genetischen Disposition durch Änderung interner Zeitgeber, des Hormonspiegels oder des adrenergen Systems zu einer Modulation der inneren Reaktionsbereitschaft, so daß idiosynkratische Triggerreize eine Migräneattacke auslösen können.

Die komplexe Pathogenese einer Migräneattacke ist noch nicht ganz geklärt. Eine initiale Hemmung der kortikalen neuronalen Aktivität führt zur Aura. Regionale Durchblutungsmessungen während der Aura zeigen eine Durchblutungsabnahme, die okzipital beginnt und sich sehr langsam (analog zum elektrophysiologischen Phänomen der „spreading depression" im Tierexperiment) nach parietal und temporal ausbreitet. Die Modulation neuronaler Aktivität im Locus coeruleus und in den Trigeminuskernen bewirkt eine Freisetzung potenter vasoaktiver Substanzen (Serotonin und Substanz P) und eine Aktivierung von Prostaglandinen mit konsekutiver Änderung des zerebralen Gefäßtonus und Induktion einer aseptischen Entzündungsreaktion im perivaskulären Gebiet von Duragefäßen. Diese führt über eine exzessive Aktivität trigeminaler Schmerzfasern zum typischen Kopfschmerz, die Mitbeteiligung weiterer Hirnstammzentren wie z.B. der Area postrema erklärt die vegetative Begleitsymptomatik (Übelkeit und Erbrechen).

Diagnose. Die typische, akute Kopfschmerzepisode mit (oder ohne) visueller oder sensibler Aura, die meist positive Familienanamnese und das beschwerdefreie Intervall führen zur richtigen Diagnose. Neurologischer Befund und Funduskopie sind in der Regel unauffällig. Die Rate therapeutisch-relevanter, pathologischer Befunde in Computer- oder Kernspintomographie des Gehirns bei Kopfschmerzen und Migräne ist sehr gering. In der Übersicht unten sind absolute (1–4) und relative (5–6) Indikationen für eine zerebrale Bildgebung bei Kopfschmerzen aufgeführt:

Indikation zur zerebralen Bildgebung bei Kindern mit Kopfschmerzen

- Absolute Indikationen:
  1. bei Erstmanifestation einer zentralen Parese, Ataxie, Dysarthrie, Hirnnervenausfall, Bewußtseinsveränderung oder bei persistierenden neurologischen Zeichen,
  2. bei gleichzeitigem epileptischen Krampfanfall,
  3. Kopfschmerzen nehmen beim Husten oder Pressen zu (Sinusitis klinisch ausschließen) oder führen zu morgendlichem Erwachen oder Nüchternerbrechen,
  4. persistierende oder häufig rezidivierende Kopfschmerzen einhergehend mit anhaltender Änderung des Verhaltens oder der kognitiven Funktionen;
- relative Indikationen:
  5. zunehmende Dauer, Intensität und Frequenz der Kopfschmerzen,
  6. Kopfschmerz als Leitsymptom bei Kindern unter 6 Jahren.

Das EEG zeigt nicht selten eine unspezifische fokale Verlangsamung. Die transkranielle Doppler- oder farbkodierte Duplexsonograpie der basalen Hirnarterien gibt keine spezifischen Hinweise. Sie kann bei hemiplegischer Migräne zum Ausschluß einer Stenose oder eines Gefäßverschlusses durchgeführt werden, bedarf jedoch der Ergänzung durch MRI und MR-Angiographie. Eine Lumbalpunktion ist nur ausnahmsweise zur Enzephalitisdiagnostik bei anhaltender konfusioneller Verlaufsform angezeigt.

Therapie. Allgemeine Maßnahmen zur Vermeidung von Migräneattacken stellen die Basis der Behandlung dar. Die Aufklärung der Eltern und des Patienten, daß es sich um eine rezidivierend auftretende, passagere Funktionsstörung des Gehirns und nicht um einen Hirntumor handelt, führt bereits zur deutlichen Reduktion der Anfallsfrequenz. Nach Triggerfaktoren ist gezielt zu fragen; wenn möglich, sollten diese vermieden werden. Individuelle, migräneprovozierende Nahrungsmittel (z.B. bestimmte Käsesorten, Nüsse, Schokolade, Cola) können versuchsweise aus der Diät eliminiert werden. Auf eine geregelte Lebensführung mit regelmäßiger Nahrungsaufnahme, konstantem Schlaf-Wach-Rhythmus, Abbau von Streß, schulischer Überforderung und chronischer emotionaler (Ver)-Spannung (durch familiären Streit, übermäßigen Fernsehkonsum etc.) ist zu achten. Roborierende Maßnahmen wie Wechselduschen, Bürstenmassagen, isometrische Muskelübungen, Laufen und Schwimmen mit Ausdauercharakter sind erfahrungsgemäß hilfreich, wenn auch ihr prophylaktischer Effekt noch unbewiesen ist.

Zur Evaluation aller Therapiemaßnahmen ist das Führen eines Kopfschmerzkalenders unerläßlich. In diesen sollen Häufigkeit, Schwere und Dauer der Attacken und die jeweilige Medikation eingetragen werden.

Akuttherapie der akuten Migräne.

1. Ruhe, reizabschirmende Maßnahmen, Stirn kühlen;
2. frühzeitig *Antiemetika*:
   - Dimenhydrinat Supp. 5 mg/kg KG/Tag,
   - Domperidon 5–10 mg/Tag (ab 10 Jahren),
   - Metoclopramid 10 mg p.o. (ab 14 Jahren),
3. *Analgetika* nach 15 Minuten
   - Paracetamol Supp. 15–20 mg/kg KG ED,
   - Ibuprofen Tabl. 10–15 mg/kg KG ED (ab 6 Jahren),
   - Acetylsalicylsäure Brausetabl. 10–15 mg/kg KG ED (ab 12 Jahren);
4. bei starker Migräne:
   - Analgetikagabe wiederholen,
   - Ergotamintartrat 1,5 mg Supp. (in Einzelfällen ab 12 Jahren)
   - Sumatriptan 50 mg Tabl. oder Nasenspray 20 mg (ab 18 Jahren).

Allgemeine, reizabschirmende Maßnahmen sind zunächst auch hier wenn möglich zu ergreifen: Rückzug in einen abgedunkelten, akustisch gedämpften Raum, Ruhelage, Kühlen der Stirn mittels kaltem Waschlappen oder Eisbeutel. Typisch für die Migräne ist Linderung oder Beschwerdefreiheit nach dem Schlaf.

Zur *medikamentösen Behandlung* sollten frühzeitig *Antiemetika* eingesetzt werden. Sie lindern die vegetativen Begleitsymptome wie Übelkeit und Erbrechen, regen die Darmperistaltik an und verbessern somit die Resorption der Analgetika. Antidopaminerge Substanzen haben darüber hinaus eine analgetische Eigenwirkung bei Migräne. Da sie als Nebenwirkung akute Dyskinesien provozieren können (die mit 0,05–0,1 mg/kg KG Biperiden i.v. zu durchbrechen sind), sollten sie erst ab einem Alter von 10 Jahren

(Domperidon Tropfen 5–10 mg/Tag), bzw. ab 14 Jahren (Metoclopramid 10 mg p.o.) verordnet werden. Bei jüngeren Kindern wird das etwas weniger wirksame, aber verträglichere Dimenhydrinat als Suppositorium verabreicht.

Als *Analgetikum* erster Wahl wird Paracetamol eingesetzt (Initialdosis 15–20 mg/kg KG, Wiederholung nach 1 Stunde möglich). Auch Ibuprofen kann bei Kindern ab 6 Jahren (10–15 mg/kg KG) verabreicht werden. Acetylsalicylsäure (10–15 mg/kg KG) ist ebenfalls gut wirksam, sollte aber wegen des gefürchteten (extrem seltenen) Reye-Syndroms als primäre Medikation erst ab 12 Jahren und nicht bei gleichzeitigen viralen Infekten zum Einsatz kommen. Die Medikamente werden möglichst 15–20 Minuten nach Gabe des Antiemetikums appliziert, bevorzugt als Suppositorien. Auch Kau- oder Brausetabletten sind wirksam, Retardformen wirken zu spät.

Schwere, auf oben genannte Maßnahmen nicht ansprechende Kopfschmerzen können bei Kindern ab 12 Jahren mit Ergotamintartrat (einmalig 1,5-mg-Suppositorium) behandelt werden. Als potenter Vasokonstriktor darf das Medikament nicht in der Auraphase eingesetzt werden. Erbrechen kann als akute Nebenwirkung auftreten, bei wiederholter Einnahme ein ergotamininduzierter Dauerkopfschmerz (Anwendung daher nur in Ausnahmefällen). Das im Erwachsenenalter mit großem Erfolg eingesetzte Sumatriptan, ein Serotonin-1D-Rezeptoragonist, ist für das Kindes- und Jugendalter bisher nicht zugelassen. Jedoch wurde die orale und intranasale Applikation von Sumatriptan bei Kindern und Jugendlichen in mehreren klinischen Studien bereits mit gutem Therapieerfolg untersucht.

Folgende Substanzgruppen sind wegen Unwirksamkeit oder drohender Abhängigkeit in der Akutbehandlung der Migräne zu vermeiden: Barbiturate, Benzodiazepine, Kodein, Opiate. Das gleiche gilt für Mischpräparate, die ein unübersichtliches Wirkungs- und Nebenwirkungsspektrum haben und bei häufiger Anwendung zu einem analgetikainduzierten Dauerkopfschmerz führen können.

Prophylaxe.

Dauerprophylaxe der Migräne

1. Vermeidung bekannter Triggerfaktoren, Entspannungstraining oder Biofeedback;
2. β-Rezeptorenblocker als erste Wahl: Metoprolol oder Propranolol 1–2 mg/kg KG/Tag; oder
   - Acetylsalicylsäure 2–3 mg/kg KG/Tag (ab 12 Jahren),
   - Flunarizin 5–10 mg abends (ab 18 Jahren).

Medikamentöse Dauerprophylaxe. Die Indikation für eine medikamentöse Dauerprophylaxe (s.o.) ergibt sich selten. Sie kann eingeleitet werden: ab einer Anfallsfrequenz von mehr als 3 Attacken pro Monat (die auf adäquate Medikation unzureichend ansprechen), bei einer Anfallsdauer von mehr als 48 Stunden, bei unerträglicher Schmerzintensität verbunden mit häufigem Fehlen in Schule und Arbeit, bei komplizierten Migräneattacken (mit länger als 7 Tagen anhaltenden neurologischen Ausfällen) und bei nicht tolerablen Nebenwirkungen der Akuttherapie. Medikamente erster Wahl sind β-Rezeptorenblocker wie Metoprolol und Propranolol. Sie müssen einschleichend dosiert werden mit einer Enddosis von 1–2 mg/kg KG/Tag. Kontraindikationen sind Asthma und AV-Überleitungsstörungen, typische Nebenwirkungen sind Müdigkeit, Bradykardie und orthostatischer Schwindel. Die Wirksamkeit dieser Therapie sollte nach 2–3 Monaten überprüft, nach 6 Monaten ein Auslaßversuch unternommen werden. Bei Versagen der β-Rezeptorenblokker kann ab dem 12. Lebensjahr Acetylsalicylsäure in niedriger Dosierung (2–3 mg/kg KG/Tag) als Dauerprophylaxe verordnet werden. Der Kalziumantagonist Flunarizin ist ebenfalls prophylaktisch wirksam, aber für diese Indikation im Kindesalter nicht zugelassen. Für den in den angelsächsischen Ländern häufig eingesetzten Serotoninantagonisten Pizotifen fehlt der eindeutige Nachweis einer Wirksamkeit im Kindesalter, außerdem limitieren die Nebenwirkungen (Müdigkeit und Gewichtszunahme) den Einsatz.

Für die Beurteilung der Wirkung der medikamentösen Akuttherapie und der Prophylaxe ist zu beachten, daß der Placeboeffekt bei Migränepatienten mit 30 % und höher zu veranschlagen ist.

Nichtmedikamentöse Prophylaxe. Zur nichtmedikamentösen Prophylaxe werden auch verhaltenstherapeutische Maßnahmen (Biofeedback) und Entspannungstechniken (progressive Muskelrelaxation, autogenes Training) erfolgreich eingesetzt. In einigen Fällen kann bei vermuteter Nahrungsmittelintoleranz eine temporäre oligoantigene Diät durchgeführt und durch schrittweise Zugabe einzelner Nahrungsbestandteile ein etwaiger Nahrungsmitteltrigger identifiziert (und schließlich aus der Diät eliminiert) werden.

Prognose. Während der Pubertät kommt es bei ca. 60 % zu einer spontanen Remission der Migräne, die im Mittel nur 2 Jahre anhält. Nur etwa 1/4 aller Kinder wird migränefrei vor dem 25. Lebensjahr, etwas mehr als die Hälfte leidet im Alter von 50 Jahren noch unter Migräneattacken.

Mögliche Vorläufer der Migräne. Der sehr seltene *paroxysmale Tortikollis* geht im Säuglings- und Kleinkindalter mit rezidivierenden Episoden einer Schräghaltung des Kopfes einher, die stundenlang bis zu einem Tag anhalten können. Kopfschmerzen, Übelkeit und Erbrechen können dabei auftreten. Der neurologische Befund ist im Intervall unauffällig. Bei diagnostischer Unsicherheit sollte ein Tumor der hinteren Schädelgrube mittels MRI ausgeschlossen werden. Die *benigne paroxysmale Vertigo* beruht vermutlich auf einer paroxysmalen Störung des Gleichgewichtsorgans. Bei Kindern zwischen 1 und 6 Jahren kommt es zu plötzlichen Attacken von Drehschwindel von wenigen Minuten Dauer. Sie drohen das Gleichgewicht zu verlieren, zeigen ängstliches Verhalten oder schreien, werden blaß, taumeln, halten sich meist an Gegenständen oder Personen fest oder gleiten zu Boden. Nystagmus, Übelkeit und Erbrechen können begleitend auftreten, nie aber eine Bewußtseinstrübung oder Amnesie. Es findet sich oft eine familiäre Disposition für Migräne. Im Intervall sind neurologischer Befund und EEG völlig unauffällig, so daß sich bei typischer Anamnese weitere Diagnostik erübrigt. Die Paroxysmen rezidivieren in unterschiedlicher Häufigkeit (meist selten) und verschwinden bis zum Schulalter. Nicht selten stellt sich später eine typische Migräne ein.

Eine Therapie ist weder für den paroxysmalen Tortikollis noch für die paroxysmale Vertigo erforderlich; sie besteht vielmehr in der adäquaten Aufklärung der Eltern.

Andere Kopfschmerzursachen

Spannungskopfschmerzen. Spannungskopfschmerzen stellen bei Kindern und Erwachsenen die häufigste Kopfschmerzform dar. Etwa 50% der Schulkinder leiden gelegentlich oder öfter an Kopfschmerzen vom Spannungstyp. Auch hier handelt es sich um episodische Kopfschmerzen mit beschwerdefreiem Intervall. Die meist bilateralen, häufig frontal lokalisierten Kopfschmerzen von dumpfem Schmerzcharakter treten nicht attackenhaft auf. Beginn und Ende sind unscharf begrenzt, die Dauer beträgt Stunden bis mehrere Tage. Die leichte bis mittlere Schmerzintensität führt kaum zur Einschränkung der täglichen Aktivität. Vegetative Begleitsymptome sind selten. Auslöser sind emotionale Anspannung, soziale, familiäre oder schulische Probleme, Schlafmangel und Wetterwechsel. In den letzten Jahr(zehnt)en zeigt sich eine zunehmende Kopfschmerzprävalenz im Kindesalter. Eine medikamentöse Behandlung der Kopfschmerzen sollte nur in Ausnahmefällen durchgeführt werden, da anderenfalls die Gefahr eines Medikamentenmißbrauchs wächst und sich ein medikamentbedingter Dauerkopfschmerz einstellen kann. Zum Einsatz kommen vor allem Paracetamol und Ibuprofen. Von wesentlicher Bedeutung erscheint eine Erkennung und möglichst Eliminierung von dysstreßerzeugenden Faktoren, sowie das Erlernen nichtmedikamentöser Bewältigungsstrategien durch bewußt herbeigeführte körperliche Spannung (isometrische Übungen, Ausdauersport) und Entspannung (progressive Muskelrelaxation, autogenes Training). Auch an den Einsatz von Biofeedbackverfahren ist zu denken. Geregelte Lebensführung und allgemein roborierende Maßnahmen (Wechselduschen, Bürstenmassagen) sind ebenso wichtig wie die Elimination von Noxen (z.B. Tabakrauch).

Symptomatische Kopfschmerzen. Symptomatische Kopfschmerzen treten bei entzündlichen kranialen Erkrankungen (z.B. Sinusitis) oder als Begleitsymptom intrakranieller Entzündungen (Meningitis, Enzephalitis, Hirnabszeß) auf. Intrakranielle Raumforderungen äußern sich durch allmählich zunehmende, schließlich anhaltende, drückende Kopfschmerzen mit frontaler oder okzipitaler Betonung. Wie bei der Sinusitis und intrakraniellen Entzündungen nehmen die Schmerzen beim Vornüberbeugen und Pressen zu. Typisch sind Kopfschmerzen aus dem Schlaf heraus und Nüchternerbrechen! In den meisten Fällen zeigen sich zusätzliche neurologische Symptome, wie Ataxie, Hirnnervenausfälle und Paresen, die ebenso wie das Auftreten epileptischer Anfälle eine unbedingte Indikation für zerebrale Bildgebung (vorzugsweise MRI) darstellen. Auch arteriovenöse Malformationen können konstant einseitig lokalisierte, pulsierende Kopfschmerzen verursachen, sehr selten auch Riesenaneurysmen. Eine Subarachnoidalblutung geht mit maximalem Kopfschmerz (Vernichtungsschmerz) einher. Eine sehr seltene Differentialdiagnose stellt die MELAS-Krankheit dar, die als mitochondriale Enzephalomyopathie mit Laktat-Acidose und Stroke mit migräneartigen Kopfschmerzen und meist bilateralen neurologischen Symptomen einhergeht. Clusterkopfschmerz, paroxysmale Hemikranie und Trigeminusneuralgie sind im Kindesalter extrem selten und zeichnen sich durch heftigste, streng unilaterale Kopfschmerzen aus.

Literatur

Bille B (1997) A 40-year follow-up of school children with migraine. Cephalalgia 17: 488–491
Diener HC, Brune K, Gerber WD, Göbel H, Pfaffenrath V (1997) Behandlung der Migräneattacke und Migräneprophylaxe. Nervenheilkunde 16: 500–510
Hockaday JM (1996) Migraine in childhood. In: Berg BO (ed) Principles of Child Neurology. McGraw-Hill, New York, pp 693–706
Winner P, Rothner AD, Saper J et al. (2000) A randomized, double-blind, placebo-controlled study of sumatriptan nasal spray in the treatment of acute migraine in adolescents. Pediatrics 106: 989–997

202.5 Interventionell-neuroradiologische Therapie

U. Grzyska, H. Zeumer

Zerebrale arteriovenöse Malformation (AVM, „Angiom")

Die bereits in den 80er Jahren geäußerten Zweifel am kongenitalen Ursprung von zerebralen arteriovenösen Malformationen (AVM, „Angiom") sind durch die Möglichkeiten prä- und früh postnataler bildgebender Diagnostik sowie durch neue Erkenntnisse über die pathophysiologischen Zusammenhänge einer Gefäßumformung durch Einflüsse von Druck, Fluß und humorale Faktoren bestätigt worden. So sind Triggermechanismen bekannt, die die Entstehung und die Progredienz eines Angioms gleichermaßen wie seine Rückbildung nach Ausschaltung des Shunts erklären helfen. Das zerebrale Angiom kann heute als Resultat eines erworbenen, ohne spezifische Therapie nicht reversiblen abnormalen vaskulären Umgestaltungsprozesses („remodelling") angesehen werden.

Es ist gekennzeichnet durch einen Angiomnidus, der hinsichtlich Größe, Form und Aufbau variabel ist. Dieser Angiomnidus, der pathophysiologisch die arteriovenöse Verschaltungsebene darstellt, kann von einem oder mehreren arteriellen Zuflüssen („Feeder") gespeist werden, die als sog. Terminalfeeder im Angiomnidus enden und mit ihrem Endabschnitt somit lediglich das Angiom versorgen. Ferner kann eine Angiomversorgung über En-passage-Gefäße zustande kommen, die neben ihrem Beitrag zu der Malformation peripher hirnnutritive Funktionen tragen. In den Feeder eingeschaltet können sich sog. flußassoziierte Aneurysmen finden, die von Einfluß auf die Blutungsaktivität der Malformation sind.

Die venöse Drainage kann ebenso wie die arterielle Versorgung mono- oder multipedikulär sein, wobei auch hier pseudoaneurysmatische Ektasien und/oder umschriebene Stenosierungen der Drainagevenen vorliegen können, die mit einer erhöhten Blutungsneigung positiv korrelieren. Für das Erwachsenenalter wird in der Literatur eine Blutungsinzidenz von 2–4% pro Jahr bis zur 5. Dekade angegeben. Entsprechende Mitteilungen für das Kindesalter beschränken sich auf kleine und statistisch nur eingeschränkt verwertbare Patientenkollektive. Im Kindesalter steht der hämorrhagische zum ischämischen Schlaganfall in einem Verhältnis von 55% zu 45%, wobei das Spektrum der zugrundeliegenden (vaskulären) Pathologie sowohl im Falle der Blutung als auch der Ischämie breit gefächert ist. Bei bekannten unrupturierten Angiomen beträgt das Blutungsrisiko ca. 30 % über 10 Jahre nach der Diagnosestellung. 28 % der betroffenen Kinder versterben innerhalb von 6 Jahren nach der Blutung, wobei die Rezidivblutungsrate 25 % in 5 Jahren beträgt. Die Mortalitätsrate im Falle einer Blutung beträgt 10–15 % mit einer angiombezogenen Todesrate von 1 % pro Jahr.

Das Angiom als konnatale bzw. postnatale Fehlbildung ist bei Kindern 3–10 mal häufiger als Aneurysmen, danach folgen Aneurysmen und kavernöse Malformationen. 10–20 % der Angiome werden im Alter von 20 Jahren entdeckt, weitere 45 % in der 3. Lebensdekade. Mehr als 80 % der AVM sind supratentoriell lokalisiert. Selten liegt eine positive Familienanamnese vor.

Häufigstes Erstsymptom eines zerebralen Angioms eines Patienten im Erwachsenenalter ist die intrakranielle, meist intrazerebrale Blutung, gefolgt von oder in Kombination mit zerebralen Anfällen sowie relativ unspezifischen Befunden wie Kopfschmerzen und fokal-neurologischen Ausfällen. Im Kindesalter werden darüber hinaus trophische Hirnschädigungen beobachtet, zudem sind AVM hier häufiger in der Tiefe des Hirns gelegen, was sich auf die Schwere des Blutungsereignisses auswirkt (ausgedehnte Parenchymblutung mit Ventrikeleinbruch). Multifokale Läsionen sind im Kindesalter doppelt so häufig wie im Erwachsenenalter.

Therapie. Im Falle einer Blutung und therapierefraktären Anfällen, aber auch bei dringendem Wunsch des Patienten bzw. seiner Eltern sollte eine Behandlung des Angioms angestrebt werden. Voraussetzung hierzu ist eine komplette Schnittbilddiagnostik, wobei die Kernspintomographie (Magnetresonanztomographie, MRT), u.U. ergänzt durch eine funktionelle MRT (fMRT), wesentliche Vorteile bezüglich der Topographie und Lagebeziehung des Angioms zu „eloquenten" Hirnarealen bietet. Der Angiographie (digitale Subtraktionsangiographie, DSA) kommt nicht mehr eine rein diagnostische Leistung zu, vielmehr dient sie der prognostischen Einschätzung der Gefäßmalformation sowie der Therapieplanung. Behandlungsziel muß die komplette und dauerhafte Ausschaltung des Angioms aus der zerebralen Zirkulation sein. Dies kann konventionell mikroneurochirurgisch, per Embolisation (Abb. 202.5a,b) oder durch Strahlenbehandlung erreicht werden, wobei sich die einzelnen Verfahren ergänzen können. Von zahlreichen Arbeitsgruppen wird in der überwiegenden Mehrzahl der Fälle die operative Angiomresektion nach vorangegangener Embolisation des Angiomnidus sowie der Feeder als Methode der Wahl beschrieben und angewendet.

Wesentlich abhängig von Angiomgröße und -aufbau wird festgelegt, ob präoperative Embolisation und Operation in einer Sitzung oder mehrzeitig erfolgen sollen. Der neuroradiologischen Intervention kommt die Aufgabe zu, operativ schwer oder erst relativ spät während der Operation erreichbare Feeder auszuschalten, AV-Fisteln und (fluß-) assoziierte Aneurysmen zu verschließen sowie den Angiomnidus auszutamponieren. Hieraus ergibt sich eine Druckentlastung des Angioms, wodurch die Manipulierbarkeit intraoperativ erhöht wird, was positive Auswirkungen auf Radikalität und Operationsmorbidität/-mortalität hat. In Einzelfällen kann die präoperative Embolisation primär inoperative Angiome in operativ angehbare und resektable bzw. bestrahlbare Angiome umwandeln. Chirurgisch und endovaskulär unerreichbare, kleine Läsionen von maximal 2,5 cm Nidusdurchmesser werden stereotaktisch bestrahlt. Die Obliterationsrate beträgt 35–50 % innerhalb eines Jahres nach Gamma-Knife-Bestrahlung und steigt auf 70–90 % im 2. Jahr nach Radiatio an. In einer Nachuntersuchung von 900 Patienten werden 3 % neurologische Ausfälle durch Bestrahlung oder Blutung festgestellt, wobei diese Angaben sich auf adulte Patienten beziehen.

Technik der interventionellen Therapie. Über einen Introducerkatheter, dessen Spitze in der A. carotis oder A. vertebralis endet, wird ein aktiv steuerbarer oder passiv flußabhängiger Mikrokatheter in das Zielgebiet (nidusnaher Angiomfeeder) navigiert und nach angiographischem Ausschluß nutritiver Gefäße distal der Katheterspitze mit einer Mischung aus Ethibloc [Maisprotein, Alkohol, wasserlösliches Kontrastmittel (KM)] und Lipiodol (öliges KM) embolisiert, bis die Perfusion im Angiomnidus bzw. Feeder ausgeschaltet ist bzw. deutlich verlangsamt erscheint. Da die superselektive Katheterisierung intrakranieller Gefäße schmerzhaft ist und einen kooperativen Patienten voraussetzt, wird – zumal bei Kindern – die Maßnahme unter Vollnarkose durchgeführt. Wenn der Umfang der Embolisation erwarten läßt, daß genügend Zeit zur anschließenden operativen Entfernung des Angioms besteht, werden beide Teile der Behandlung in einer Sitzung und Narkose ausgeführt. Andernfalls werden die embolisatorischen Teilschritte innerhalb einer maximal 1wöchigen Zeitspanne vorgenommen, um das Risiko von Blutungen im Intervall zwischen Embolisation und abschließender Resektion des Angioms möglichst gering zu halten. Nach Abschluß der Therapie wird deren Ergebnis klinisch und angiographisch dokumentiert, um im Falle eines Angiomrestes früh intervenieren und die Behandlung komplettieren zu können.

Zerebrale arteriovenöse Fistel

Die zerebrale AV-Fistel stellt eine direkte arteriovenöse Kurzschlußverbindung ohne zwischengeschalteten netzartigen Nidus dar. Hieraus ergibt sich eine hämodynamische Konstellation, die von einem fast fehlenden arteriovenösen Druckgradienten gekennzeichnet ist, so daß die Drainagevene(n) oft als Ausdruck der Druck- und Flußbelastung erheblich dilatiert und elongiert ist (sind). Blutungen aus diesen Malformationen erfolgen deshalb häufig auf der venösen Seite. Zerebrale AV-Fisteln sind im Kindesalter häufiger als beim Erwachsenen, immer oberflächlich gelegen und oft mit der Rendu-Osler-Weber-Krankheit assoziiert.

Therapie. Die Therapie besteht in einem Verschluß der pathologischen AV-Fistelverbindung, der in Analogie zum Angiom endovaskulär oder offen chirurgisch planbar ist. Wegen des hohen Shuntflusses empfiehlt sich ein rasch aushärtendes Embolisat wie z.B. Histoacryl, welches in unterschiedlichen Verdünnungen mit Lipiodol dem individuellen Bedarf entsprechend „eingestellt" werden kann. Der Einsatz von elektrolytisch ablösbaren Platinspiralen

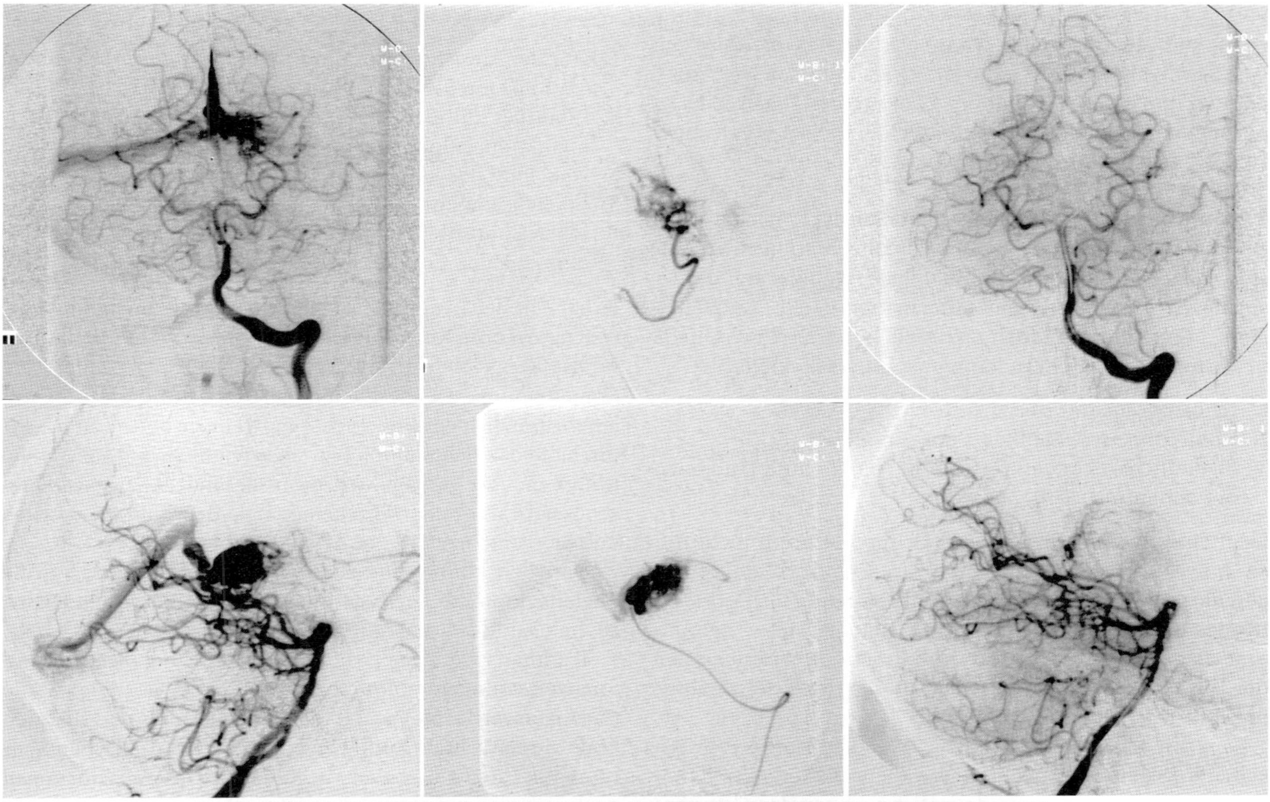

a

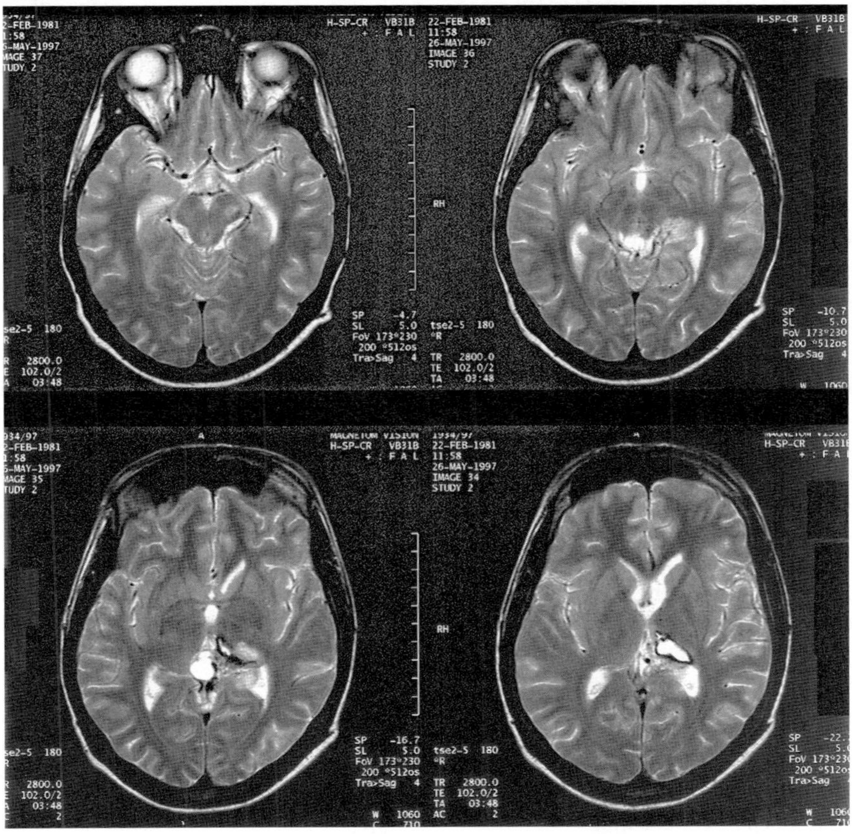

b

Abb. 202.5a. Vertebralisangiogramm bei linksseitigem Thalamusangiom. *Obere Reihe* posteroanteriorer (pa) Strahlengang, *untere Reihe* seitlicher Strahlengang. *Links* vor, *rechts* nach vollständiger Embolisation. *Mitte:* superselektive Szenen über den Mikrokatheter. **b** Zugehörige präembolisatorische Magnetresonanztomographie (MRT) in T2-Wichtung und axialer Schnittführung. Kleiner Angiomnidus am Hinterrand des querovalen Blutungsdefektes im hinteren Thalamusdrittel links

(GDC) oder freier, mit Fasern zur Gerinnungsförderung versehener Platinspiralen kann erforderlich werden, um das Shuntvolumen zu reduzieren. Ist der Fistelverschluß angiographisch dokumentiert komplett, ist nach Einsatz permanenter (nicht resorbierbarer) Embolisate von einer Heilung auszugehen.

Aneurysmatische Malformation – Dilatation der V. Galeni

Die aneurysmatische V.-Galeni-Malformation (VGAM) entwickelt sich in der Embryonalphase, wohingegen der Ursprung der arteriovenösen Malformation in der Perinatalperiode und frühen Kindheit anzusiedeln ist. Drei verschiedene Gruppen von Kindern kann man unterscheiden:

1. Neugeborene mit Herzinsuffizienz,
2. Kinder mit Hydrozephalus und Anfällen,
3. Jugendliche/Erwachsene mit Zephalgie und Subarachnoidalblutung (SAB).

Liegt eine Herzinsuffizienz vor (Gruppe 1), kann nichtinvasiv mit Ultraschallverfahren auf ihre extrakardiale Genese geschlossen werden, so daß die beim Säugling insbesondere für das Bein (Femoralispunktion) risikobelastete Angiographie diagnostisch primär verzichtbar ist. Die Treffsicherheit der Ultraschalldiagnostik ist hier in der Hand des Geübten auf 100 % zu beziffern.

Verschiedene Autoren sehen 64 % aller Herzinsuffizienzen infolge eines AV-Shunts vergesellschaftet mit VGAM. Die VGAM, die eine chorioidale AV-Krankheit darstellt, wird auch als erste (und einzige?) embryonale vaskuläre Malformation bezeichnet.

Therapie. Die Therapie besteht in der Embolisation mit dem Gewebekleber N-Butylcyanoacrylat (NBCA) und/oder Guglielmi detachable Coils (GDC) über einen transfemoral arteriellen Zugang, der durch einen transfemoral venösen Zugang zum venösen Fistelkompartiment ergänzt werden kann. Behandlungsziel ist die vollständige oder mindestens hämodynamisch (> kardiale Rekompensation!) wirkungsvolle (Teil-) Ausschaltung der Malformation, wozu meist mehrere Embolisationsteilschritte benötigt werden.

Der ausschließliche Einsatz von Coils, Ballons und partikulärem Embolisat hat sich wegen hoher Rezidivraten ebensowenig wie der primär venöse Zugang als sinnvoll erwiesen. Die definitive Therapie verbietet sich bei Neugeborenen mit Enzephalomalazie wegen extrem schlechter Ergebnisse. Ziel muß es hier sein, einen Zeitgewinn unter Herstellung eines befriedigenden klinischen Zustandes zu erreichen.

In der Literatur wird eine therapiebezogene nichtneurologische Morbidität von 4 % angegeben, die Rate permanenter neurologischer Defizite beträgt ebenfalls 4 %, die Mortalität „über alles" 9 %. In 17 % der Fälle wurde eine Behandlungsindikation nicht gestellt oder die Therapie abgelehnt. Die offene Operation zeigt schlechte Ergebnisse, die Strahlentherapie ist ohne Erfolg.

Kraniale durale arteriovenöse Fistel – Kombination mit V.-Galeni- Malformation

Durale AV-Malformationen im Kindesalter sind selten und machen etwa 10 % aller zerebralen vaskulären Malformationen aus.

Drei Typen werden unterschieden:

1. Durale Sinusmalformation: Der arteriovenöse Shunt (AVS) ist ein Sekundärphänomen (akzessorisch).
2. Infantiler duraler AVS: Oft multifokal, ohne Sinusmalformation, jedoch mit großem Sinus und gelegentlichem Verschluß der Jugularvene.
3. Erwachsenenform: Betrifft Sinus cavernosus oder sigmoideus, Sinus hier eng und partiell thrombosiert, oft Folge eines lokalen Ereignisses (Thrombose).

Es handelt sich in den meisten Fällen um langsam durchströmte arteriovenöse Kurzschlüsse, sog. Slow-flow-Shunts, die eine venöse Kongestion des Hirns nach sich ziehen können. Die Kombination einer shuntbedingten venösen Überlastung mit einer zusätzlich gestörten venösen Drainage bestimmt das klinische Bild, welches durch Blutungsereignisse und (bilaterale) venöse Infarkte geprägt wird, die insbesondere bei epizerebral venöser Drainage der Fistel eine vitale Bedrohung darstellen und hier eine Inzidenz von 50–60 % haben.

Daneben können je nach Fistellokalisation und -größe Begleitsymptome wie pulssynchrones Ohrgeräusch, Hydrozephalus und Herzinsuffizienz vorliegen.

Traumatische Fisteln können gerade bei Schuß- und Stichverletzungen ubiquitär vorkommen, wenngleich die Carotis-cavernosus-Fistel (CCF) im Falle einer mesobasalen Fraktur relativ häufig und von einer charakteristischen Symptomatik („red shunt eye") begleitet ist, die Visusstörungen nach sich ziehen kann, wenn nicht adäquat behandelt wird.

Therapie. Ziel der Therapie ist die Ausschaltung der Fistel aus der zerebralen Zirkulation unter Erhaltung der duralen Sinus. Die CCF kann in den meisten Fällen rekonstruktiv unter Erhalt der Gefäßkontinuität der A. carotis interna mit einem Silikonballon ausgeschaltet werden, der transarteriell auf die venöse Seite der Fistel gebracht wird und diese von hier obturiert (Abb. 202.6).

Intrakranielles Aneurysma

Das wahre sacciforme Hirngefäßaneurysma wird als Resultat multipler Faktoren wie Hämodynamik, Hypertonus, Gefäßwandschwäche und Alter angesehen. Die Inzidenz ist im Kindesalter geringer als die von zerebralen AVM, eine größere Tendenz zur Blutung kann jedoch festgestellt werden. So sind 40 % der spontanen intrakraniellen Blutungen vor Vollendung des 20. Lebensjahres durch Aneurysmen ausgelöst. Eine Assoziation mit Marfan-Syndrom und multiplen Malformationen wurde beschrieben, andere Autoren fanden bei Kindern Riesenaneurysmen (> 2,5 cm Durchmesser) in 75 % der Fälle. Die Mortalität der Aneurysmablutung beträgt 25 %, residuale neurologische Defekte sind nicht selten.

Therapie. Die Therapie besteht in der Ausschaltung des Aneurysmas aus der Zirkulation, die mittels eines mikroneurochirurgischen Eingriffs mit Aneurysmaclip oder endovaskulär mit Guglielmi Detachable Coils (GDC, elektrolytisch ablösbare Platinspiralen) vorgenommen werden kann (Abb. 202.7). Diese Methode bietet Vorteile bei einer Aneurysmalokalisation im vertebrobasilären Territorium und bei Patienten, die in der Stadieneinteilung der SAB nach Hunt und Hess die Bedingungen für Grad 4 und 5 erfüllen.

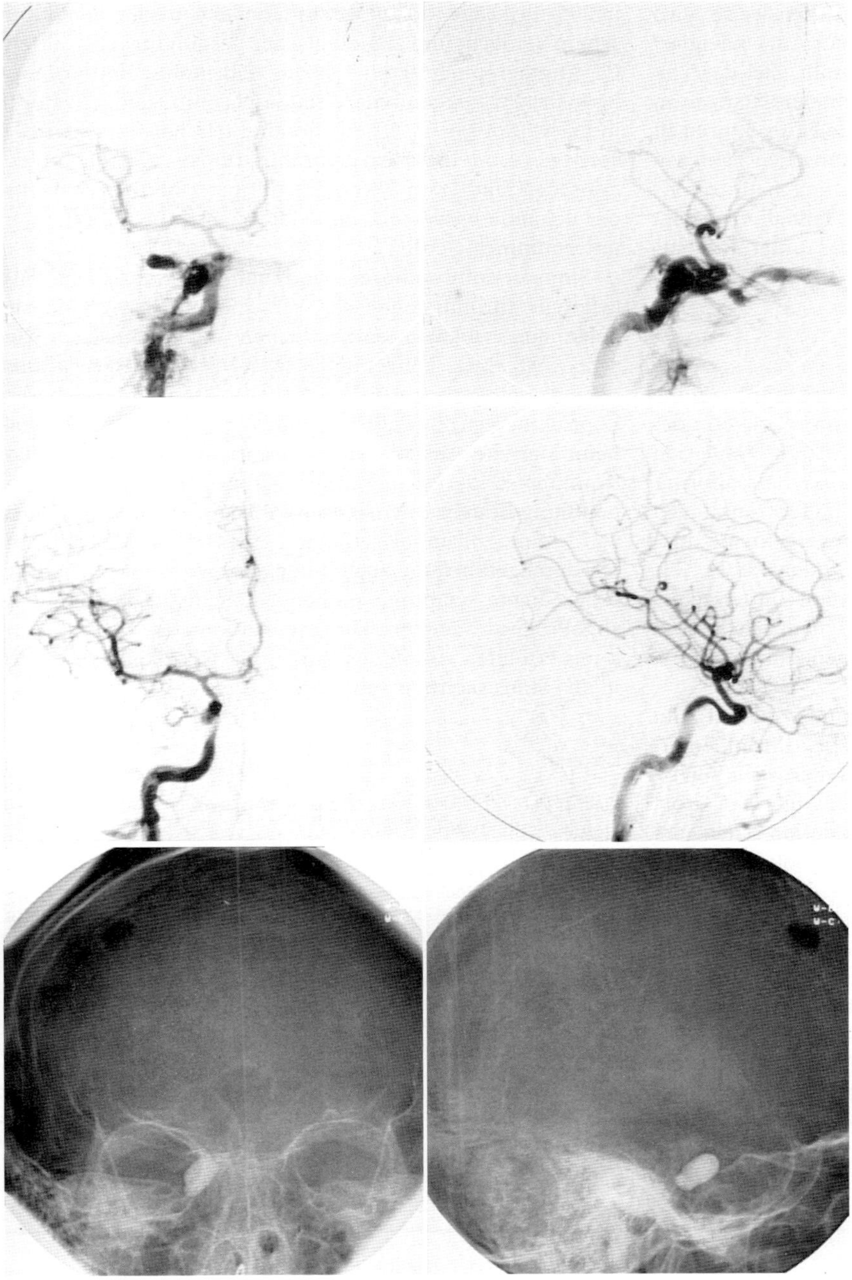

Abb. 202.6. Karotisangiogramm bei traumatischer Carotis-Cavernosus-Fistel nach Schädelbasisfraktur. *Obere Reihe* ap- und seitliche Projektion bei rechtsseitiger Carotis-interna-Injektion vor sowie nach rekonstruktiver Fistelausschaltung mittels zweier Silikonballons *(mittlere Reihe)* unter Erhalt der A. Carotis interna. Die *untere Reihe* zeigt die Position der kontrastmittelgefüllten Ballons im Sinus cavernosus in bezug zur Schädelbasis

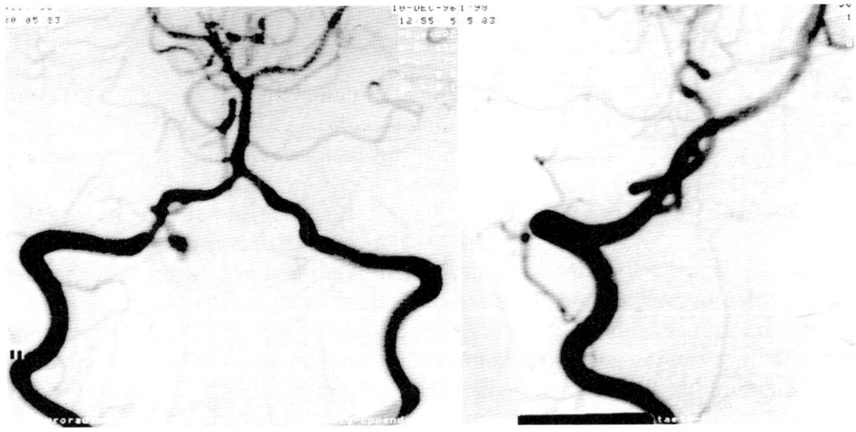

Abb. 202.7. Vertebralisangiogramm bei rechtsseitigem Aneurysma der A. cerebelli inferior posterior (PICA). *Links* präembolisatorischer Ausgangsbefund im pa-Strahlengang, *rechts* postembolisatorische Kontrolle nach Versorgung des Aneurysmas mit Guglielmi Detachable Coils (GDC)

Analog der schon beschriebenen Vorgehensweise wird ein spezieller Mikrokatheter in das Aneurysma navigiert und dieses anschließend mit GDC ausgefüllt. Ziel der Therapie ist es, den in das Aneurysma gerichteten Jetstrom in ungerichtete und sich z. T. kompensierende Flußvektoren zu zerlegen, wodurch diejenigen hämodynamischen Faktoren, die für Entstehung, Wachstum und Blutung hauptverantwortlich sind, ausgeschaltet werden. Die Maßnahme erfolgt wie der neurochirurgische „Clip-Eingriff" unter Intubationsnarkose.

Intrakranieller vaskulärer Verschluß der arteriellen und venösen Strombahn

Thrombembolische Verschlüsse hirnversorgender Gefäße im Kindesalter sind selten und dann meist Folge von oder assoziiert mit Herzkrankheiten und vaskulären Dysplasien (MoyaMoya, fibromuskuläre Dysplasie, Gefäßmalformationen). Auch können entzündliche Gefäßerkrankungen (Panarteriitis nodosa, systemischer Lupus erythematodes, Takayasu-Arteriitis), Krankheiten des Bindegewebes (Ehlers-Danlos-Syndrom Typ IV) und traumatische Ursachen (Dissektion) vorliegen, die zu hämodynamischen und thrombembolischen Komplikationen führen können.

Therapie. Neben der Behandlung der Grundkrankheit sind die Möglichkeiten einer Rekanalisation des thrombembolischen Hirngefäßverschlusses im Kindesalter nicht zuletzt durch die einschlägigen Empfehlungen der American Heart Association sehr beschränkt. Antikoagulation stellt die Behandlung der Wahl bei kardiogenen Embolien dar, bei unklarer Emboliequelle ist ihr Effekt zweifelhaft. Wegen der gerade bei Kindern schwer zu kalkulierenden Effekte einer fibrinolytischen Therapie wird hier auf die systemische oder lokale Applikation eines Fibrinolytikums, wie sie beim erwachsenen Akut-Schlaganfallspatienten unter gewissen Voraussetzungen an speziellen Zentren etabliert ist, verzichtet. Die Prognose des Hemisphäreninsultes bei Kindern ist relativ günstig, wenn die Emboliequelle beseitigt und somit eine Sekundärprophylaxe betrieben werden kann. Eine Ausnahme stellt die Basilarisembolie dar, die ohne Therapie in 90 % der Fälle tödlich verläuft. Bei entsprechendem klinischem Verdacht und angiologischer Bestätigung z. B. mittels CT-Angiographie ist eine lokale Fibrinolyse mit 0,9 mg/kg KG rt-PA („recombinant tissue plasminogen activator") indiziert. Sofern im CT noch keine frischen Infarktareale vorliegen und die Hirnstammfunktionen nicht komplett erloschen sind (Koma, Tetraplegie) bzw. fluktuieren, sollte der Behandlungsversuch ohne Rücksicht auf ein Zeitfenster unternommen werden.

Sinusvenenthrombosen sind sui generis seltener als arterielle thrombembolische Verschlüsse. Häufig sind sie Folge eines lokalen entzündlichen oder septischen Geschehens, eines kongenitalen zyanotischen Herzvitiums oder hämatologischer Erkrankungen. Klinisch imponieren Kopfschmerzen, Bewußtseinsstörungen, Anfälle und fokal neurologische Ausfälle, die mitsamt Stauungspapille das Krankheitsbild „Pseudotumor cerebri" definieren. Die Behandlung besteht in einer Heparinisierung. In Einzelfällen wurde eine Thrombolysetherapie mit Urokinase bei Patienten durchgeführt, die auch unter einer Vollheparinisierung progrediente Symptome und eine dementsprechend ungünstigePrognose zeigten. Die Applikation des Thrombolytikums erfolgte i. v. systemisch oder via Mikrokatheter direkt in den Sinus sagittalis superior.

Literatur

Aicardi J (1998) Diseases of the Nervous System in Childhood, 2nd ed. Mac Keith Press, London

Lasjaunias P, Brugge K ter (1997) Vascular Diseases in Neonates, Infants and Children: Interventional Neuroradiology Management. Springer, Berlin Heidelberg New York

Ondra SL, Troupp H, George ED, Schwab K (1990) The natural history of symptomatic arteriovenous malformations of the brain: a 24-year follow-up assessment. J Neurosurg 73: 387–391

Chuang S (1989) Vascular disease of the brain in children. In: Edwards MSB, Hoffmann HJ (eds) Cerebral vascular diseases in children and adolescents, vol. 4. Williams & Wilkins, Baltimore, pp 69–94

Heiskanen O, Vilkki J (1981) Intracranial arterial aneurysms in children and adolescents. Acta Neurochirurgica 59: 55–63

Westphal M, Cristante L, Grzyska U, Freckmann N, Zanella F, Zeumer H, Herrmann HD (1994) Treatment of Cerebral Arteriovenous Malformations by Neuroradiological Intervention and Surgical Resection. Acta Neurochirurgica (Wien) 130: 20–27

203 Bakterielle Infektionen

S. Ziegler, D. Nadal, F. J. Schulte

Bakterielle Meningitis

S. Ziegler, D. Nadal

Definition. Es handelt sich um eine bakterielle Entzündung der Meningen und benachbarter Strukturen.

Epidemiologie. Die Inzidenz der bakteriellen Meningitis hängt von Alter, Rasse, geographischer Lage und Erreger ab. Die höchste Inzidenz lag 1985 noch im Säuglings- und Kleinkindesalter. Nach Einführung der Konjugatimpfung gegen *Haemophilus influenzae* Typ b konnte die durch diesen Erreger bedingte, in den ersten 2 Lebensjahren häufig auftretende Meningitis um 94 %–100 % gesenkt werden. Heute liegt die höchste Inzidenz im jungen Erwachsenenalter. Die Urbevölkerung Amerikas sowie Afroamerikaner sind etwas häufiger betroffen als andere Rassen. Im Meningitisgürtel Afrikas (Subsahara) ist die Inzidenz der Meningitis durch H. influenzae und Pneumokokken bei kleinen Kindern sowie durch Meningokokken der Gruppe A für alle Altersgruppen erhöht. Gruppe-B- und -C-Meningokokken kommen v. a. in Europa und Nordamerika vor. Für Meningokokken-Meningitis betrug die Inzidenz in der Schweiz z. B. im Jahre 1995 1,86 Fälle pro 100 000 Einwohner

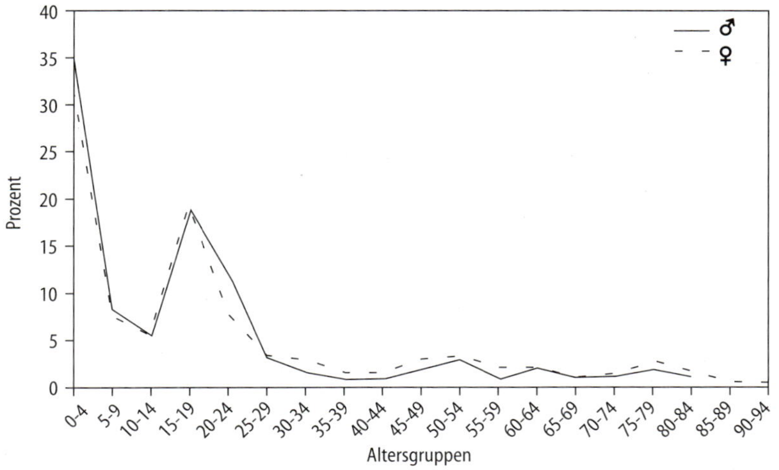

Abb. 203.1. Meningokokken-Meningitis in der Schweiz 1988–1995

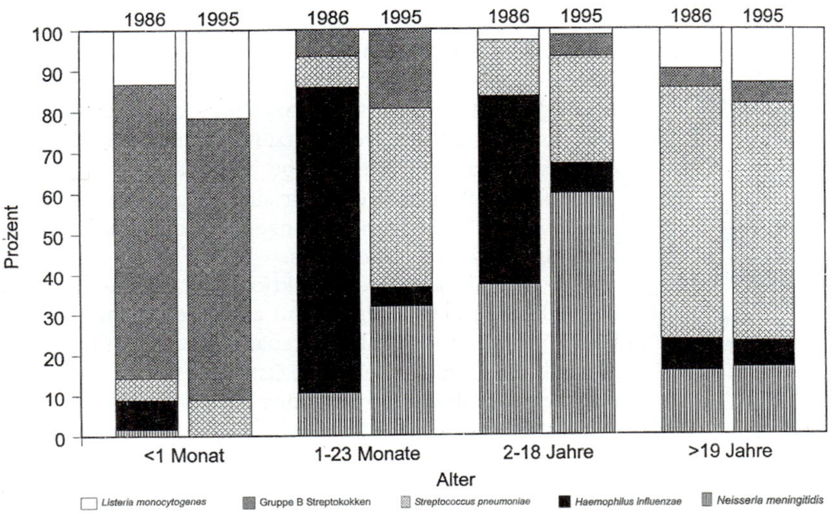

Abb. 203.2. Altersabhängige Ätiologie der bakteriellen Meningitis zwischen 1986 und 1995

(Abb. 203.1), für Meningitis durch H. influenzae Typ b 1,06/100 000. Der größte Risikofaktor ist die im Säuglings- und Kleinkindesalter physiologisch verminderte Immunantwort gegenüber polysaccharidbekapselten Bakterien. Rund 95 % der Meningitiden beim Kind treten im Alter zwischen 1 Monat und 5 Jahren mit einer Häufigkeitsspitze zwischen 1 und 12 Monaten auf. Weitere begünstigende Faktoren sind in der Übersicht zusammengefaßt. Die Infektion wird durch Nasopharyngealsekret (Tröpfcheninfektion) von Mensch zu Mensch übertragen.

Epidemien entstehen aufgrund verschiedener Faktoren wie Virulenz des Mikroorganismus, Empfänglichkeit der Bevölkerungsgruppe sowie Umgebungsfaktoren.

Die bakterielle Meningitis begünstigende Faktoren

- Verminderte Immunantwort gegenüber polysaccharidbekapselten Bakterien,
- bakterielle Neukolonisation des Nasopharynx,
- fehlende Muttermilchernährung,
- enger Kontakt zu Personen mit invasiven bakteriellen Infekten,
- schwarze Rasse,
- männliches Geschlecht,
- okkulte Bakteriämie,
- systemische Infektion,
- Asplenie,
- defekte Immunabwehr,
- kongenitale kraniale Mißbildung,
- Mittel- oder Innenohrmißbildung,
- lumbosakraler Dermalsinus,
- Myelomeningozele,
- Schädel-Hirn-Trauma mit Eröffnung des Liquorraumes.

Ätiologie. Die in den ersten 2 Lebensmonaten beim normalen Kind als Erreger der Meningitis isolierten Bakterien widerspiegeln die mütterliche Intestinal- sowie Urogenitalflora (gramnegative Enterobakterien, *Listeria monocytogenes* sowie Streptokokken der Gruppe B und H. influenzae nichttypisierbar und Typ b) (s. Kap. 61). Die Meningitis kann in dieser Altersgruppe auch durch die beim älteren Kind vorwiegend beobachteten Mikroorganismen wie *Streptococcus pneumoniae, Neisseria meningitidis* oder H. influenzae Typ b hervorgerufen werden (Abb. 203.2). Verminderte Infektabwehr durch anatomische Abnormitäten oder Immunschwäche erhöhen das Risiko für eine Meningitis durch Bakterien wie *Pseudomonas aeruginosa, Staphylococcus aureus* oder *S. epidermidis*, Salmonellen oder L. monocytogenes.

Pathogenese und Pathologie. Die bakterielle Meningitis entsteht überwiegend hämatogen nach Aussaat des Erregers aus entfernten Stellen des Organismus mit bakterieller Besiedelung oder Infektion. Daher können bei Diagnose der Meningitis oft Bakteriämie oder Septikämie festgestellt werden. Häufigster Ausgangspunkt der Aussaat ist der kolonisierte Nasopharynx (Abb. 203.3). Sie kann durch einen lokalen viralen Infekt begünstigt werden. Eine hämatogene Meningitis kann auch aufgrund septischer Embolien bei Endokarditis, Pneumonie oder Thrombophlebitis auftreten.

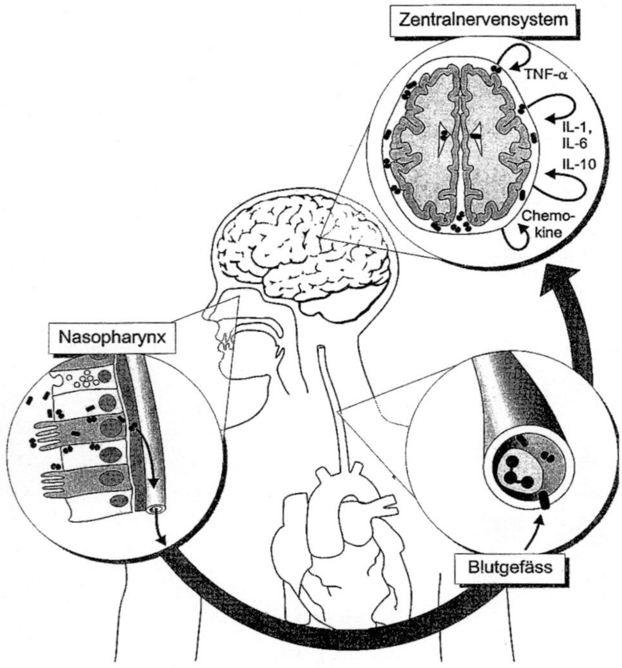

Abb. 203.3. Pathogenese der bakteriellen Meningitis

Die beim normalen Wirt üblicherweise eine Meningitis auslösenden Bakterien sind bekapselt und somit gegenüber Opsonisation und Phagozytose gut geschützt. Die Bakterien gelangen aus dem Blutkreislauf über den Plexus choreoideus der lateralen Ventrikel und die Meningen in den Liquor cerebrospinalis und zirkulieren im extrazerebralen Liquor- und im Subarachnoidalraum. Hier vermehren sie sich aufgrund geringer lokaler Konzentration an Komplement und spezifischer Antikörper rasch. Bakterielle Zellwandbestandteile lösen lokale Ausschüttung von Entzündungsmediatoren (IL-1β,TNF-α, IL-6, IL-10 sowie Chemokine) und damit eine Entzündung im Subarachnoidalraum aus (Abb. 203.4). Platelet activating factor (PAF) führt zur Thrombozytenaggregation und Thrombose, durch chemotaktische Wirkung zur Infiltration von Granulozyten und durch Erhöhung der Durchlässigkeit der Blut-Hirn-Schranke zu Hirnödem. Die Gefäßpermeabilität wird zusätzlich gesteigert durch NO, das auf Endothelzellen toxisch wirkt und durch Vasodilatation den zerebralen Blutfluß verändert. Das Kapillarendothel wird zudem durch Zytokine, freie Sauerstoffradikale, bakterielle Zellwandbestandteile, Proteasen und mehrfach ungesättigte Fettsäuren aus Leukozyten geschädigt. Ischämie und toxische Effekte von Entzündungsmediatoren schädigen angrenzendes Hirngewebe. Pleozytose und erhöhte Proteinkonzentration im Liquor sind Folgen der vermehrt durchlässigen Blut-Hirn-Schranke und des geschädigten Epithels des Plexus choreoideus.

Ein zweiter, seltenerer Infektionsweg ist die Invasion der Bakterien per continuitatem aus einem benachbarten kontagiösen Fokus (z.B. bei Paranasalsinusitis, Otitis media, Mastoiditis, orbitaler Zellulitis, Osteomyelitis des Schädels oder der Wirbelsäule, Meningomyelozelen oder bei offenem Schädel-Hirn-Trauma). Dazu gehören auch die besonders tückischen, weil oft schwer erkennbaren Infektionen des Subarachnoidalraumes über einen occipitalen oder lumbalen Dermalsinus (s. Kap. 184) oder über eine posttraumati-

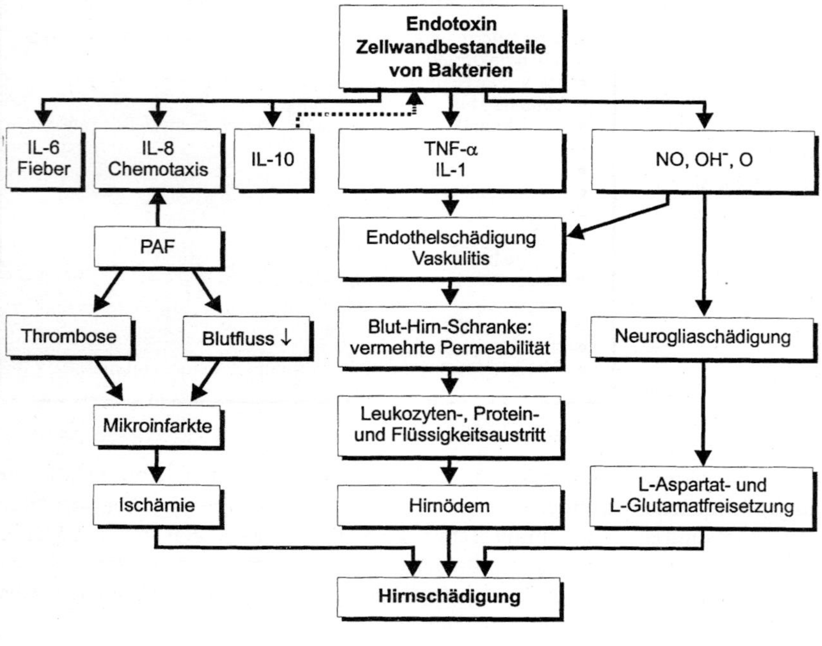

Abb. 203.4. Mechanismen des Hirnschadens bei bakterieller Meningitis

sche Liquorfistel an der Rhinobasis oder in der Paukenhöhle (s. Kap. 207),

Klinische Symptome und Verlauf. Unabhängig vom Erreger können Symptomatik und Verlauf unterschiedlich ausgeprägt sein. Knaben und ältere Kinder zeigen häufiger eine kurze Prodromalphase, Mädchen und kleinere Kinder hingegen häufiger eine längere (>48 h). Bei der rasch progredienten Form treten häufiger zerebrale Krampfanfälle und schwere Bewußtseinstrübung auf als bei der langsamer progredienten. Zudem ist die rasche Verlaufsform mit schwererer Symptomatik und schlechterer Prognose assoziiert.

Es lassen sich nichtspezifische von spezifischen Zeichen sowie solche der intrakraniellen Drucksteigerung unterscheiden (Tabelle 203.1). Die *nichtspezifischen,* mit der systemischen Infektion zusammenhängenden Symptome umfassen Fieber, Nahrungsverweigerung sowie verschiedene Hautveränderungen (erythematöses, makulöses Exanthem, Petechien, Purpura). Die *spezifischen,* durch meningeale Entzündung bedingten Symptome und Befunde sind Kopfschmerzen, Nackensteifigkeit sowie Kernig- und Brudzinski-Zeichen. Bei Kindern unter 12–18 Monaten sind diese Zeichen oft nicht vorhanden. Ausdruck der *intrakraniellen Drucksteigerung* sind Kopfschmerzen, Erbrechen und vorgewölbte Fontanelle. Die Entwicklung eines Papillenödems ist ungewöhnlich; andere Ursachen müssen postuliert werden (Hirnabszeß, subdurales Empyem, Sinusvenenthrombose). *Fokale neurologische Zeichen* treten bei 10–20 % der Kinder auf und sind bei Pneumokokken – wegen der ausgeprägten Entzündungsreaktion – überdurchschnittlich häufig (>30 %). Ursache sind oft thrombotische Gefäßverschlüsse, Ischämie oder durch fokale Entzündung bedingte Hirnnervenschädigung. *Krampfanfälle* werden bei 20–30 % der Kinder beobachtet und treten aufgrund von Entzündung oder Infarzierung benachbarten Hirngewebes oder Elektrolytentgleisungen v.a. bei raschem Krankheitsverlauf auf. Veränderung von Bewußtseinslage, Irritabilität und Lichtscheu oder kardiovaskuläre Hypotonie kommen oft vor.

Komplikationen. Sie sind während der akuten Phase nicht ungewöhnlich und betreffen das Zentralnervensystem (ZNS) selbst sowie andere Organe (Tabelle 203.2). *Neurologische Komplikationen* umfassen Krampfanfälle, Hirndrucksteigerung, Hirnnervenausfälle, Herniation von Hirn oder Kleinhirn, Myelitis, Ataxie, Sinusvenenthrombose und Subduraleffusion. Letztere tritt in 10–30 % auf, manifestiert aber nur in einem Zehntel dieser Fälle Symptome wie vorgewölbte Fontanelle, Diastase der Suturen, Zunahme des Kopfumfanges und Erbrechen, Krampfanfall oder Fieber. Diese Symptome sind aber auch ohne Subduraleffusion zu beobachten und deshalb nicht pathognomonisch.

Bei mehr als 50 % der Patienten tritt eine inadäquate ADH-Sekretion auf mit nachfolgender Hyponatriämie und erniedrigter Serumosmolarität, was zu Hirnödem und anderen neurologischen Symptomen führen kann. *Persistierendes Fieber* ist bei Infektionen mit H. influenzae Typ b häufiger zu beobachten als bei solchen mit Pneumo- oder Meningokokken, bei welchen nach 6 Tagen >90 % der Patienten afebril sind. *Perikarditis* und *Arthritis* können im Krankheitsverlauf aufgrund bakterieller Dissemination oder Ablagerung von Immunkomplexen auftreten. *Thrombozytose, Eosinophilie und Anämie* treten v.a. bei Infektion mit H. influenzae Typ b auf. Die Anämie entsteht durch Hämolyse und/oder Knochenmarkdepression. *Intravasale Gerinnung* wird v.a. bei den fulminant verlaufenden Infektionen mit Meningokokken beobachtet (Purpura fulminans).

Als weitere Komplikation können *wiederholte Episoden von bakterieller Meningitis* auftreten: Wiederaufflackern mit erneuter Symptomatik und pathologischem Liquorbefund (gleicher Mikroorganismus) unter Therapie bei Entwicklung einer Antibiotikaresistenz. Durch Persistenz der Infektion im ZNS (Subduralempyem, Ventrikulitis, Hirnabszeß) oder an anderer Stelle (Mastoid, Orbita, Schädelosteomyelitis) bei inadäquater Wahl des Antibiotikums, Dosis und Dauer der Behandlung können Rückfälle bis zu 3 Wochen nach Infektionsbeginn auftreten. Reinfektion mit dem gleichen oder Infektion mit einem anderen Pathogen wird durch erworbene oder kongenitale anatomische Verbindungen zwischen Liquorraum und mukokutanen Oberflächen (angeborene oder traumatisch erworbene Liquorfisteln) oder durch Immundefekte begünstigt.

Diagnose. Die klinische Verdachtsdiagnose Meningitis wird durch die Untersuchung des Liquors bestätigt. Deshalb sollte bei Verdacht auf Meningitis immer eine Lumbalpunktion

Tabelle 203.1. Symptome der bakteriellen Meningitis

Nichtspezifische Symptome	Spezifische Symptome	Symptome bei intrakranieller Druckerhöhung
Fieber	Kopfschmerzen	Erbrechen
Unwohlsein	Nackensteifigkeit	Vorgewölbte Fontanelle
Nahrungsverweigerung	Rückenschmerzen	Diastase der Suturen
Myalgie	Kernig-Zeichen	Hirnnervenparesen
Arthralgie	Brudzinski-Zeichen	Krampfanfall
Tachykardie	Lasègue-Zeichen	Hypertonie
Hypotension	Dreifuss-Zeichen	Bradykardie
Hautveränderungen		Apnoe
		Hyperventilation
		Koma

Tabelle 203.2. Komplikationen der bakteriellen Meningitis

Nervensystem	Andere Organe
Krampfanfälle	Persistierendes Fieber
Hirndrucksteigerung	Perikarditis
Hirnnervenausfälle	Arthritis
Inadäquate ADH-Sekretion	Blutbildveränderungen
Herniation von Hirn und Kleinhirn	Intravasale Gerinnung
Myelitis	Reinfektion
Ataxie	
Sinusvenenthrombose	
Subduraleffusion	

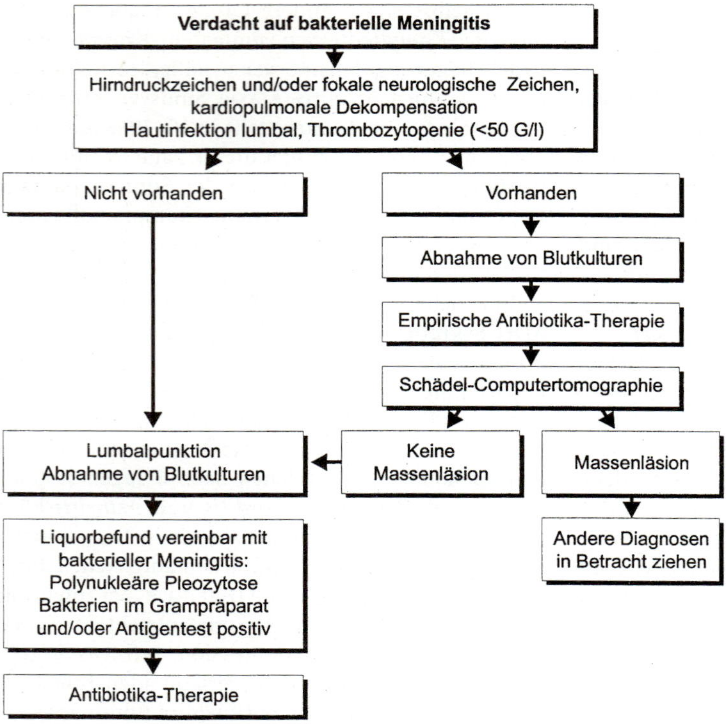

Abb. 203.5. Vorgehen bei Verdacht auf bakterielle Meningitis

Tabelle 203.3. Liquorbefunde bei Meningitis

Erreger	Leukozyten [Total/µl]	Neutrophile [%]	Eiweiß [g/l]	Glukose [mmol/l]
Bakterien (eitrig)	100–20.000	>75	1,0–5,0	<2,5
Bakterien (serös)	10–1.000	25–75	0,5–2,0	<2,5
Viren	10–1.000	<25	0,5–2,0	2,5–4,2
Pilze und Parasiten	10–1.000	25–75	0,15–1,0	<2,5–4,2

durchgeführt werden (Abb. 203.5), außer bei 1. erhöhtem intrakraniellem Druck, 2. schweren kardiopulmonalen Symptomen mit Gefahr der Dekompensation, 3. Hautinfektion an der Punktionsstelle und 4. Thrombozytopenie <50 G/l. Bei bakterieller Meningitis ist die *Leukozytenzahl* im Liquor meist stark erhöht (>1000 Zellen/µl, davon 75–90 % polynukleäre Zellen). Rund 10 % der Patienten zeigen eine mononukleäre Pleozytose (vor allem bei gramnegativen Bakterien oder L. monocytogenes). Ein makroskopisch trüber Liquor präsentiert sich ab 200–400 Zellen/µl. Die Glukosekonzentration im Liquor ist bei etwa 60 % der Patienten vermindert, das Verhältnis der Liquor-/Serumglukose liegt bei 70 % unter 0,3. Der Proteingehalt im Liquor ist nahezu immer erhöht (Tabelle 203.3). Das *Grampräparat* läßt in 60–90 % der Fälle Mikroorganismen erkennen, der Antigen-Such-Test in 50–100 %. Die Liquorkultur ergibt in 75–90 % Wachstum von Bakterien. Bei antimikrobiell anbehandelten Patienten sinkt die Sensitivität von Grampräparat und Kultur auf unter 50 %. Blutkulturen sollten immer abgenommen werden. Sie zeigen in etwa 80 % Wachstum und ergänzen die ätiologische Diagnostik insbesondere bei Patienten, bei welchen eine Lumbalpunktion kontraindiziert ist.

Patienten mit raschem Verlauf zeigen häufiger Bakterien im Grampräparat, positive Blutkulturen, eine stärker erhöhte Liquorproteinkonzentration, ein stark erhöhtes C-reaktives Protein sowie erhöhte Natriumausscheidung im Urin.

Differentialdiagnose. Neben H. influenzae Typ b, S. pneumoniae, und N. meningitidis können eine Reihe anderer Mikroorganismen eine meningitische Symptomatik hervorrufen: Tuberkulosebakterien, Borrelien, Nokardien, Treponemen und Viren sowie beim immunkompromittierten Patienten auch Pilze oder Parasiten. Nichtinfektiöse Krankheiten können ebenfalls zu Meningitis führen, kommen aber vergleichsweise seltener vor (bösartige Tumoren, Kollagenkrankheiten, Toxine). Fokale ZNS-Infektionen wie Hirnabszeß, parameningeale Infektion und Subduralempyem können sich mit meningitischen Zeichen manifestieren. Die Untersuchung des Liquors mit Antigentest, Serologie und evtl. PCR, sowie weitere Untersuchungen wie CT oder MRI führen diagnostisch weiter. Bei antimikrobiell anbehandelten Patienten kann der Erregernachweis im Liquor mittels Grampräparat und Kultur negativ, mittels Antigentest jedoch positiv ausfallen.

Therapie.

Antibiotika. Die initiale Antibiotikatherapie ist empirisch und richtet sich nach den für den jeweiligen Patienten wahrscheinlichsten Erregern (Tabelle 203.4). Eine intravenöse Therapie mit einem Breitspektrum-Cephalosporin [Ceftriaxon (80–100 mg/kg/Tag in 1–2 ×, max. 4 g/Tag) oder Cefotaxime (200 mg/kg/Tag in 3–4 ×, max. 9 g/Tag)] ist meistens adäquat. Bei Kindern unter 3 Monaten, bei welchen

Tabelle 203.4. Empirische Antibiotikatherapie bei immunkompetenten Patienten mit bakterieller Meningitis

Patienten-gruppe	Erreger	Antibiotikum
Alter <3 Monate	Streptokokken Gruppe B Escherichia coli Listeria monocytogenes	Ampicillin *plus* Aminoglykosid (Gentamicin) oder Breitspektrum-Cephalosporin (Ceftriaxon oder Cefotaxime)
Alter 3 Monate bis 18 Jahre	Neisseria meningitidis Streptococcus pneumoniae Haemophilus influenzae	Breitspektrum-Cephalosporin (Ceftriaxon oder Cefotaxime)

Streptokokken der Gruppe B und L. monocytogenes häufiger vorkommen, muß bis zur Identifikation des Erregers zusätzlich Ampicillin (200 mg/kg/Tag in 4×, max. 1 g/Tag) verabreicht werden (s. Kap. 61). Immunkompromittierte Patienten erhalten neben einem auch gegen Pseudomonaden wirksamen Breitspektrum-Cephalosporin (Ceftazidime; 125–150 mg/kg/Tag in 3×, max. 6 g/Tag) oder Carbapenem (Meropenem; 120 mg/kg/Tag in 3×) auch das gegen L. monocytogenes wirksame Ampicillin. Patienten nach neurochirurgischen Eingriffen oder Trauma werden Breitspektrumantibiotika gegen grampositive und gramnegative Erreger verabreicht [z.B. Vancomycin (40–60 mg/kg/Tag in 4×, max. 3 g/Tag) plus Ceftazidime)]. Bei allen Patienten sollte die Therapie nach Erhalt der Resultate von Liquor- und Blutkultur sowie Antibiogramm entsprechend modifiziert werden. Bei penicillinsensiblen Pneumokokken und Meningokokken soll die initial begonnene Therapie mit Ceftriaxon, Cefotaxime oder Meropenem weitergeführt werden. Eine Umstellung auf Penicillin G ist nicht günstig, da Penicillin mit abnehmender Entzündung der Meningen schlechter in den Liquor penetriert. Bei β-Lactam-resistenten Stämmen ist eine Kombinationstherapie mit Ceftriaxon oder Cefotaxime plus Vancomycin (40–60 mg/kg/Tag in 4×, max. 3 g/Tag) oder Rifampicin (20 mg/kg/Tag in 2×, max. 600 mg/Tag) durchzuführen. Für Meningitis durch H. influenzae gilt als Mittel der Wahl Ceftriaxon oder Cefotaxime. Ampicillin als Monotherapie sollte aufgrund der β-Laktamase-Bildung in 10–40 % nicht angewendet werden. Die Therapiedauer beträgt 7–10 Tage.

Dexamethason. Dieses hemmt die Produktion von IL-1β und TNF-α. Tierexperimente zeigten, daß Dexamethason die zerebrale Perfusion erhöht, den intrakraniellen Druck sowie die Laktatkonzentration und die Entwicklung von Hirnödem bei Meningitis durch H. influenzae Typ b vermindert. Klinische Untersuchungen ergaben, daß die Häufigkeit persistierender Schwerhörigkeit oder anderer neurologischer Defizite nach Meningitis durch H. influenzae Typ b und initialer additiver Dexamethason-Therapie vermindert werden können. Dieser Effekt konnte bei Meningitis durch Pneumo- oder Meningokokken nicht nachgewiesen werden. Dexamethason kann rasch zu deutlicher klinischer Besserung führen auch bei Persistenz der Bakterien im Liquor. Empfohlen ist Dexamethason (0,6 mg/kg/Tag in 4× während 2 Tagen; erste Dosis vor erster Antibiotikagabe zu verabreichen) bei Verdacht auf Meningitis durch H. influenzae Typ b (nicht geimpfte Kinder) für Kinder >2 Monate. Bei Meningitis durch Pneumo- oder Meningokokken kann eine Dexamethason-Therapie in Betracht gezogen werden.

Supportive Maßnahmen. Supportiv sollte für Kopfhochlagerung bei 30° und adäquate Flüssigkeitszufuhr (cave: Hirnödem, Minderperfusion) gesorgt werden.

Prophylaxe.

Impfungen. Siehe Kap. 10.

Chemoprophylaxe. Sie ist empfohlen für Personen, welche in einem Zeitraum von 7 Tagen vor Ausbruch der Meningitis durch Meningokokken beim Indexpatienten in engem Kontakt zu diesem waren. Dies schließt Personen im gleichen Haushalt, in Kinderkrippe und Kindergarten mit ein. Die Chemoprophylaxe besteht in 4 Einzeldosen von Rifampicin 10 mg/kg, max. 600 mg, alle 12 Stunden. Bei Kindern unter 1 Monat wird die Dosis auf 5 mg/kg reduziert. Für Erwachsene genügt eine Einzeldosis Ciprofloxacin 250 mg.

Prognose. Prompte Diagnose und Antibiotikatherapie sowie Supportivmaßnahmen haben die Letalität der bakteriellen Meningitis nach der Neonatalperiode auf 1–8 % gesenkt. Die höchste Letalitätsrate wird bei Meningitis durch S. pneumoniae beobachtet. Schwere entwicklungsneurologische Defizite treten in 10–20 % auf, leichte neurologische oder Verhaltensauffälligkeiten bei 50 % der Patienten. Krampfanfälle über mehr als 4 Tage nach Therapiebeginn, Koma oder fokale neurologische Ausfälle sind häufiger mit transitorischen oder persisitierenden neurologischen Auffälligkeiten vergesellschaftet. *Transitorische neurologische Ausfälle* treten bei 37 % der Patienten auf und manifestieren sich als Schwerhörigkeit, Hemiparese, Ataxie, Hirnnervenausfälle, Reflexanomalien. Sie sind meist schon im ersten Monat nach akuter Erkrankung zu beobachten und verschwinden auch meist innerhalb von 12 Monaten. *Persistierende neurologische Ausfälle* im Sinne von Schwerhörigkeit, psychomotorischem Entwicklungsrückstand, Hemi- oder Tetraparese sowie Blindheit treten bei 14 % der Patienten auf. *Zerebrale Krampfanfälle* (primär fokale Anfälle) als Spätkomplikation treten meist in den ersten 5 Jahren nach akuter Meningitis und gehäuft bei Patienten mit schweren persisitierenden neurologischen Defiziten (außer Schwerhörigkeit) auf. Diese Anfälle sind oft schwierig zu behandeln. Die häufigste neurologische Folgekrankheit ist die *Hörschädigung*. Sie entsteht aufgrund einer Labyrinthitis nach Infektion der Cochlea oder durch Entzündung des Hörnervs. Die Rate der Hörschädigung ist je nach Ätiologie der Meningitis verschieden: H. influenzae Typ b 10 %, N. meningitidis 5–20 %, S. pneumoniae 30 %. Zur Erfassung einer möglichen Hörstörung und rechtzeitiger Einleitung von Hilfsmaßnahmen bedürfen alle Patienten mit bakterieller Meningitis – ungeachtet des Erregers – einer sorgfältigen audiologischen Untersuchung vor oder kurz nach Entlassung aus dem Krankenhaus sowie 4–6 Wochen und 6 Monate nach der akuten Krankheit.

Literatur

American Academy of Pediatrics, Peter G (1997) Red Book: Report of the Committee on Infectious Diseases. 24th edn. Elk Grove Village, IL
Baraff LB, Lee SI, Schriger DL (1993) Outcomes of bacterial meningitis in children: a meta-analysis. Pediatr Infect Dis J 12: 389–394
Fortnum HM (1993) Epidemiology of bacterial meningitis. Arch Dis Child 68: 763–767
Fortnum HM, Hull D (1992) Is hearing assessed after bacterial meningitis? Arch Dis Child 67: 1111–1112
Kilpi T, Anttila M, Kallio MJT, Peltola H (1991) Severity of childhood bacterial meningitis and duration of illness before diagnosis. Lancet 338: 406–409
Lutsar I, Friedland IR, McCracken GH (1997) Pathogenesis of bacterial meningitis. Ann Nestlé 55: 92–102
McIntyre PB, Berkey CS, King SM, Schaad UB, Kilpi T, Kanra GY, Odio Perez CM (1997) Dexamethasone as adjunctive therapy in bacterial meningitis. 278: 925–931
Nelson JD (1982) How preventable is bacterial meningitis? N Engl J Med 307: 1265–1267
Pomeroy SL, Holmes SJ, Dodge PhR, Feigin RD (1990) Seizures and other neurologic sequelae of bacterial meningitis in children. N Engl J Med 323: 1651–1657
Quagliarello VJ, Scheld WM (1997) Treatment of bacterial meningitis. N Engl J Med 336: 709–716
Schuchat A, Robinson K, Perkins BA et al.(1997) Bacterial meningitis in the United States in 1995. N Engl J Med 337: 970–976
Tunkel AR, Scheld WM (1995) Acute bacterial meningitis. Lancet 346: 1675–80
Wald ER, Kaplan SL, Hofkosh D (1995) Dexamethasone therapy for children with bacterial meningitis Pediatrics 95: 21–28

Bakterielle Enzephalitis und Hirnabszeß

F. J. Schulte

Definition. Die bakterielle, eitrige Enzephalitis ist eine herdförmige, manchmal auch multifokale, rasch fortschreitende und zu einem oder zu mehreren Abszessen einschmelzende entzündliche Erkrankung des Hirnparenchyms.

Ätiologie und Pathogenese. Die Erreger der eitrigen Enzephalitis und des Hirnabszesses sind Bakterien. Besonders häufig werden Staphylokokken, Streptokokken und Pneumokokken gefunden, seltener Pyoceaneus, Proteus, Salmonellen oder die üblichen Erreger der bakteriellen Meningitis.

Eine diffuse eitrige Enzephalitis und/oder Hirnabszesse treten im Rahmen einer spät diagnostizierten oder unzureichend behandelten bakteriellen Meningitis auf, im Verlaufe einer schweren Sepsis, insbesondere bei Endokarditis und Mukoviszidose. Die früher sehr häufigen, fast regelhaft jenseits des 3. Lebensjahres auftretenden Hirnabszesse bei Kindern mit zyanotischem Herzfehler als Folge des Rechts-links-Shunts kommen heute nicht mehr vor.

Eine umschriebene eitrige Enzephalitis oder ein Hirnabszeß können von einer Mittelohr- bzw. Nasennebenhöhlenentzündung ausgehen (otogener bzw. rhinogener Hirnabszeß). Schließlich kommen Hirnabszesse nach offenen Schädel-Hirn-Verletzungen vor.

Klinische Symptome und Verlauf. Allgemeinsymptome des Hirnabszesse sind Fieber, zunehmendes Krankheitsgefühl mit Gewichtsabnahme, Entzündungszeichen mit Leukozytose, Linksverschiebung und Anstieg der Entzündungsproteine im Blut. Diese Symptome können stark ausgeprägt und akut auftreten. Häufiger ist der Verlauf subakut und schleichend, manchmal ausgeprägt chronisch.

Der Durchbruch eines Hirnabszesses in die Ventrikel oder in den Subarachnoidalraum ist immer eine hochakute Komplikation mit den Zeichen einer schweren Meningitis.

Diagnostisch hinweisend, in ausgeprägten Fällen sogar bereits beweisend, ist die Kombination der hier beschriebenen Allgemeinsymptome mit Hirndruckzeichen und fokalen neurologischen Ausfällen. Häufig treten primär fokale zerebrale Anfälle auf. Die Art der neurologischen Herdsymptome ist ähnlich wie bei den Hirntumoren abhängig von der Lokalisation des Abszesses.

Diagnose. Eine Lumbalpunktion verbietet sich wegen des bestehenden Hirndruckes. Der Liquor kann – abgesehen von der manchmal möglichen Erregeridentifizierung – nichts zur Sicherung der Diagnose beitragen. Es findet sich eine leichte Eiweißerhöhung, eine mäßige Pleozytose. Wichtiger sind Blutkulturen und die Aufdeckung der Grundkrankheit (z.B. Endokarditis, Mukoviszidose, Otitis, Nasennebenhöhlenentzündungen) mit entsprechendem Erregernachweis bei der Primärkrankheit.

Die Diagnose gelingt regelhaft zweifelsfrei durch die bildgebenden Untersuchungen der Computer- bzw. Magnetresonanztomographie.

Differentialdiagnose. Ein Hirntumor kann ähnliche Symptome verursachen wie der Hirnabszeß, dabei fehlen die Allgemeinsymptome der Entzündung. Die Unterscheidung vom subduralen oder epiduralen Abszeß und von der entzündlichen Sinusvenenthrombose gelingt durch die bildgebenden Untersuchungen.

Therapie. Die Behandlung der eitrigen Enzephalitis und des Hirnabszesses ist in der Regel zunächst konservativ mit hirngängigen Antibiotika (s. dazu Abschn. „Bakterielle Meningitis"). Ein bestehendes Hirnödem wird zusätzlich mit Dexamethason behandelt. Falls die Symptome unter der Behandlung nicht schnell eindeutig geringer werden und schließlich verschwinden, ist die chirurgische Behandlung mittels Punktion oder Drainage angezeigt. Insbesondere bei den oft akut verlaufenden, manchmal sogar rasch zunehmenden Symptomen der otogenen und rhinogenen Hirnabszesse darf man diese chirurgische Behandlung nicht hinauszögern. Die vollständige Exstirpation des Abszesses mit ausgedehnten Kapselanteilen ist bei frühzeitiger und effizienter Behandlung heute selten notwendig.

Prognose. Die eitrige Enzephalitis und der Hirnabszeß sind eine schwere und gefährliche Krankheit. Bei früh einsetzender Behandlung und bei beherrschbarer Grundkrankheit kann die Prognose gut sein. Unter diesen Bedingungen heilen die eitrige Enzephalitis und der Hirnabszeß oft ohne bzw. mit geringen fokalen Residualschäden aus. Bei langdauernder Erkrankung, bei multiplen Abszessen und bei einer diffusen eitrigen Enzephalitis, z.B. im Rahmen einer Meningitis sind die Heilungsaussichten schlecht.

Epidurale und subdurale Abszesse und entzündliche Sinusvenenthrombose

Epidurale und subdurale Abszesse treten nach offenen Schädelhirnverletzungen, nach Operationen und als gefährliche

Komplikation bei eitrigen Erkrankungen des Ohres bzw. der Nasennebenhöhlen auf.

Die klinischen Symptome entsprechen denen der Hirnabszesse mit allgemeinen Entzündungszeichen, Hirndruck und fokalen neurologischen Ausfällen sowie primär fokalen zerebralen Anfällen. Die Diagnose der epiduralen oder subduralen Abszesse gelingt durch die bildgebenden Verfahren mittels Computer- oder Magnetresonanztomographie.

Die Behandlung ist immer und sofort eine chirurgische mit gleichzeitig einsetzender und nachfolgender antibiotischer Behandlung.

Die entzündliche Sinusvenenthrombose entsteht entweder im Rahmen einer eitrigen Meningitis oder fortgeleitet aus dem Nasen-Rachen-Raum, dem Ohrbereich und – typisch, aber heute selten – ausgehend von einem Oberlippenfurunkel.

Kinder mit einer Sinusvenenthrombose sind schwer krank, es besteht hohes Fieber mit Entzündungszeichen im Blut. Die erhebliche intrakranielle Drucksteigerung ist bedingt durch die venöse Abflußbehinderung, durch hämorrhagische Infarkte der sinusnahen Hirnanteile und durch das Hirnödem. Dementsprechend treten heftige Kopfschmerzen mit Erbrechen, Somnolenz und Bewußtlosigkeit auf. Lidödeme, ein Orbitaödem und ein Exophtalmus können hinweisend sein auf diese Krankheit.

Die Diagnose wird durch die bildgebenden Untersuchungen ermöglicht.

Die Behandlung ist antibiotisch. Hinsichtlich einer evtl. zu diskutierenden Thrombosebehandlung s. Kap. 202.3.

Nichteitrige bakterielle Infektionen

Die nichteitrigen bakteriellen Infektionen des Nervensystems und die Rickettsiosen sind in der Sektion XIV (Infektionskrankheiten) mit abgehandelt, weil das Nervensystem nur eines unter mehreren Zielorganen ist. Zu diesen bakteriellen Infektionen gehören die Spirochäten, also Syphilis (s. auch Sektion VII, Neonatologie) und Borreliose (Lyme-Krankheit), die Brucellose, die Infektionen mit Mykoplasmen, Listerien (s. auch Sektion VII), mit Proteobakterien (Katzenkratzkrankheit) und mit Legionellen. Die Clostridien (Tetanus und Botulismus) wirken auf das Nervensystem über ihre Toxine.

204 Virusinfektionen

M. Blasius, D. Nadal

Virusenzephalitis

Definition. Unter Enzephalitis versteht man eine Entzündung des Hirnparenchyms. Sie kann durch eine virale Infektion bedingt sein und läßt sich dann in 4 Gruppen unterteilen (Tabelle 204.1).

Akute virale Enzephalitis

Epidemiologie und Ätiologie. Die aktue virale Enzephalitis ist selten. Ihre Inzidenz hat seit Einführung der Polioimpfung deutlich abgenommen und beträgt heute 3,5–10,5 Fälle pro 100 000 Patientenjahre. Betroffen sind vor allem Kinder und junge Erwachsene. Der Häufigkeitsgipfel liegt in den ersten 6 Lebensmonaten (1:500–1:1 000). Enteroviren und Arboviren sind die häufigsten Erreger mit Spitzen im Sommer und Herbst. Bei Arboviren variieren Inzidenz und Virustyp weltweit je nach Region. In Europa und der ehemaligen Sowjetunion ist die Frühsommermeningoenzephalitis (FSME) am verbreitetsten. Sie ist endemisch und tritt von Frühjahr bis Herbst auf. In Mittelitalien ist das Toscana-Virus die häufigste Ursache der akuten Meningoenzephalitis, in Asien die Japanische-B-Enzephalitis mit >20 000 Fällen pro Jahr, die weltweit größte Zahl arboviraler Enzephalitiden. In Amerika und Südamerika wird die Arbovirus-Enzephalitis je nach Region und Virus unterschiedlich benannt: Western-Equine-, Eastern-Equine-, Venezuelan- und LaCrosse-Enzephalitis sind dort die häufigsten Formen. Rabies ist in den westlichen Ländern seit der Impfung von Haustieren verschwunden, jedoch in Entwicklungsländern nach wie vor ein Problem.

Demgegenüber ist die Herpes-simplex-Virus- (HSV-) Enzephalitis sporadisch. Sie wird bei Kindern und Erwachsenen fast ausschließlich durch HSV-1 verursacht (Inzidenz 1:250 000–1:500 000). In den ersten 3 Lebensmonaten hingegen ist in 70 % der Fälle von HSV-Enzephalitis HSV-2 verantwortlich. Die Inzidenz der HSV-Infektion beim Neugeborenen beträgt 1:3 500–1:5 000, wobei in 50 % das ZNS befallen ist. Die akute zerebelläre Ataxie nach Varizellen wird in 1:4 000 Fällen beobachtet. Die Human-immunodeficiency-virus- (HIV-) Enzephalitis manifestiert sich bei 8–13 % der HIV-infizierten Kinder.

Tabelle 204.1. Einteilung und zeitliches Auftreten der viralen Enzephalitis

Zeit nach Infektion bei			
Akute virale Enzephalitis	Postinfektiöse Enzephalomyelitis	Slow-virus-Infektionen des ZNS	Chronische degenerative Krankheiten des ZNS mit vermuteter viraler Ursache
Tage	Wochen	Jahre	>10 Jahre

Pathogenese. Es handelt sich um eine ungewöhnliche Komplikation eines viralen Infektes. Weitet sich ein solcher auf das Zentralnervensystem (ZNS) aus, sind meist entweder die Meningen (virale oder aseptische Meningitis, s. Absch n. „Virusmeningitis“) oder Meningen und in milder Form Hirnparenchym (Meningoenzephalitis) betroffen. Die alleinige Entzündung des Hirnparenchyms (Enzephalitis) bleibt die Ausnahme.

Jedes Virus zeigt einen eigenen Zelltropismus und unterschiedlich starken Zellbefall (Abb. 204.1). HIV-1 befällt im

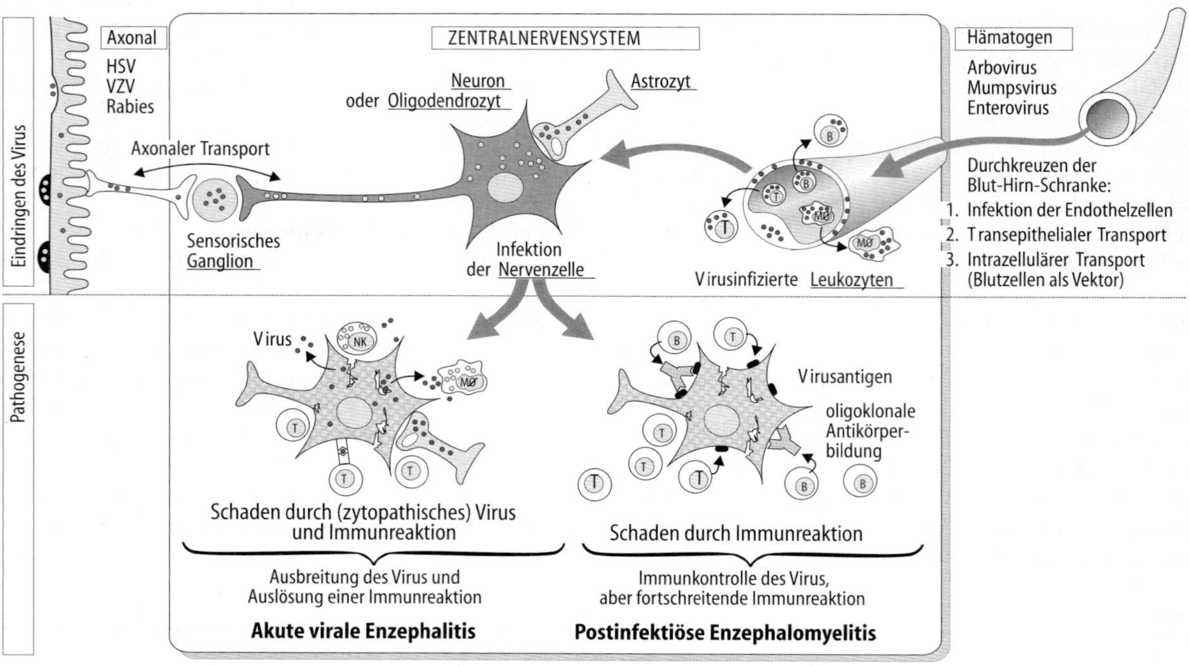

Abb. 204.1. Pathogenese der Enzephalitis. *HSV* Herpes-simplex-Virus; *VZV* Varizella-zoster-Virus; *NK* Natural-killer-Zellen; *MØ* Makrophage; *T* T-Lymphozyt; *B* B-Lymphozyt

ZNS vor allem Makrophagen und Mikroglia, Poliovirus vor allem Motoneuronzellen, Rabiesvirus das limbische System und Mumpsvirus bei Neugeborenen die Ependymzellen. Während Mumpsvirus nur zu milder zellulärer Dysfunktion führt, bedingen HSV und Eastern-Equine-Encephalitis-Virus meist ausgeprägten Zellschaden und -untergang. Dennoch lassen weder betroffene Zellen noch Stärke des Zellschadens auf die Ätiologie schließen.

Je nach Eintrittspforte vermehrt sich das Virus primär an Schleimhäuten, im retikuloendothelialen System oder an anderen Geweben, bevor es ins ZNS eintritt. Dies kann hämatogen, was weitaus am häufigsten ist, nach Durchkreuzen der Blut-Hirn-Schranke (Arbo-, Mumps-, Enterovirus) oder durch retrograden axonalen Transport (Rabiesvirus, HSV, Varizella-zoster-Virus) geschehen (Abb. 204.1).

Bei HSV-1 kann die Infektion des ZNS auch retrograd über den Tractus olfactorius erfolgen. In der Regel führt bei HSV erst eine Reaktivierung zum ZNS-Befall mit Enzephalitis. Ausnahme ist die subpartale Infektion mit HSV-2 beim Neugeborenen.

Arboviren werden durch Vektoren wie Insekten oder Zekken übertragen, replizieren lokal in der Haut und gelangen nach transitorischer Virämie zum retikuloendothelialen System, insbesondere in Milz, Leber und Lymphknoten sowie gelegentlich zu Muskeln. Nach weiterer Replikation und sekundärer Virämie kann es zu einem Befall anderer Organe einschließlich des ZNS kommen.

Zur Durchkreuzung der Blut-Hirn-Schranke benutzen Viren 3 verschiedene Mechanismen: direkte Infektion der Endothelzellen der zerebralen Kapillaren, transepitheliale Transportmechanismen und Transport im Innern von Blutzellen (Abb. 204.1).

Pathologie. Die akute virale Enzephalitis ist die Folge eines Virusbefalls von Zellen im ZNS. Alle Zellarten können befallen werden. Es resultieren perivaskuläre Entzündung, Nervenzellzerstörung, Neuronophagie und Gewebsnekrose. Sie können diffus, fokal oder multifokal ablaufen. Betroffen ist vor allem die graue Substanz mit Befall des Kortex, der Kerne der Basalganglien, des Thalamus, des Hypothalamus sowie auch des Rückenmarks. Während HSV sich typischerweise auf die temporale sowie orbitofrontale Region des Gehirns beschränkt, führt die Enterovirus-Enzephalitis meist zu einem diffusen Gehirnbefall.

Klinische Symptome und Verlauf. Die Symptomatik kann von milder febriler Erkrankung mit Kopfschmerzen bis hin zur fulminanten Erkrankung mit Krämpfen und Koma variieren.

Erstes und wichtigstes Zeichen ist das plötzliche Auftreten einer febrilen Krankheit. Nackensteifigkeit und Lichtscheu manifestieren sich bei Mitbeteiligung der Meningen. Art und Stärke der neurologischen Symptome sind nur zu einem geringen Teil durch die Virusart bedingt. Infektion oder Entzündung des Hirnparenchyms mit Hirnödem verändern den Bewußtseinszustand des Patienten. Schwere Fälle präsentieren sich mit Koma, Hirnnervenausfällen, Dysfunktion des hypothalämischen Systems und sogar Tod. Bei Befall der Hypothalamus-Hypophysen-Region können Hypothermie, Poikilothermie, zentraler Diabetes insipidus und inadäquate ADH-Sekretion auftreten. Befall des Rükkenmarks kann zu schlaffer Parese mit Verlust der Muskeleigenreflexe sowie Paralyse von Blase und Darm führen.

Bei der *HSV-Enzephalitis* führt der Befall der Temporalregion zu typischen Symptomen mit fokalen neurologischen

Tabelle 204.2. Klinik, Häufigkeit und Prognose der Herpes-simplex-Infektion beim Neugeborenen

Befall	Häufigkeit [%]	Letalität [%]	ZNS-Befall
Haut, Augen, Mund	45	?	Hämatogen; ZNS-Beteiligung ausschließen!
Enzephalitis	35	50	Neuronal
Disseminierte Krankheit	20	90	Hämatogen; 3/4 der Fälle mit ZNS-Beteiligung

Ausfällen. Die HSV-Infektion beim Neugeborenen kann sich in 3 verschiedenen Formen manifestieren, wobei 50 % der Fälle einen Befall des ZNS zeigen (Tabelle 204.2).

Varizella-zoster-Virus (VZV) verursacht äußerst selten eine akute Enzephalitis. Bezüglich der ZNS-Komplikationen der kongenitalen *Zytomegalievirus*-Infektion sei auf das entsprechende Kapitel verwiesen. *Humanes-Herpes-Virus-6 (HHV-6)*, die Ursache des Exanthema subitum (Dreitagefieber), ist in 10 % der Fälle mit Fieberkrämpfen kombiniert und führt nur selten zur (Meningo-)Enzephalitis mit teilweise fatalem Ausgang. Gefährdet dafür sind insbesondere immunkomprimittierte Patienten. Betroffen sind in 94 % der Fälle Säuglinge. *Humanes-Herpes-Virus-7 (HHV-7)* kann, allerdings seltener als HHV-6, Fieberkrämpfe sowie eine akute Hemiplegie und eine (Meningo)-Enzephalitis verursachen.

Der Befall des ZNS durch *HIV-1* bei Kindern wird HIV-1-assoziierte progressive Enzephalopathie (PE) genannt (s. Übersicht). Unterschieden wird zwischen einer Früh- („early onset") und Spätform („late onset"). Bei 75 % der Kinder mit einer HIV-1-Enzephalopathie wird diese vor dem Alter von 3 Jahren diagnostiziert.

Besonderheiten der HIV-1-Enzephalopathie bei Kindern

- Aseptische Meningitis?;
- Störung des Hirnwachstums, Entwicklung einer Mikrozephalie;
- meist Verhaltensauffälligkeiten;
- Bewegungsstörungen und Zerebralparesen;
- teilweise Verkalkungen in den Basalganglien;
- opportunistische Infektionen des ZNS selten.

Enteroviren verursachen aseptische Meningitis, Enzephalitis und beim immundefizienten Patienten chronische Meningoenzephalitis. Die perinatale *Echovirus*- und *Coxsackievirus*-Enzephalitis zeigen schwere und häufig fatale Verläufe. Die Infektion mit *Poliovirus* verläuft zu 90–95 % inapparent. 4–8 % der Kinder entwickeln eine aseptische Meningitis, von der sie sich in 5–10 Tagen erholen. Eine paralytische Erkrankung tritt in 1–2 % der Fälle auf. Sie verläuft in der Regel biphasisch mit einer initialen selbstlimitierten leichten Erkrankung. Danach folgen hohes Fieber, heftige Muskelschmerzen und Verlust der Reflexe. Die Lähmung tritt plötzlich auf und dehnt sich innerhalb weniger Stunden auf eine oder mehrere Extremitäten aus. Asymmetrische Parese oder Paralyse ist charakteristisch. Proximale Muskelgruppen sind häufiger betroffen als distale. Hirnnerven sind in 5–35 % der Fälle betroffen. Die *FSME* zeigt beim Kind im Gegensatz zum Erwachsenen in der Regel einen milden Verlauf.

Die Übertragung der *Rabies* erfolgt fast immer durch den Kontakt mit wilden Tieren. Nach einer Inkubationszeit von rund 30 Tagen entwickeln 50 % der Patienten eine Hydrophobie mit starken Spasmen im Pharynx, und 10 % zeigen Krampfanfälle. Falls der Tod in der hyperaktiven Phase der Krankheit nicht eintritt, können die Patienten in ein fatal endendes Koma fallen.

Diagnose. Die Diagnose beruht meist auf klinischen Befunden. Der Erregernachweis gelingt nur in 50 % der Fälle. Er ist jedoch aus therapeutischen und prognostischen Gründen unbedingt anzustreben.

Wichtige Hinweise auf den möglichen Erreger (Tabelle 204.3) liefert oft die Anamnese. Fragen nach früheren Impfungen, Herkunft, Reisen, Insektenstichen oder Zeckenbissen, Kontakt mit (tollwütigen) Tieren, viralen Krankheiten sowie Exanthemen beim Patienten oder in seiner Familie sind unabdingbar. Je nach jahreszeitlichem Auftreten kann das Erregerspektrum eingegrenzt werden.

Die Enzephalitis beim immundefizienten Patienten stellt eine besondere Situation dar. Das Spektrum der zu suchenden möglichen Erreger muß ausgeweitet werden. Bei humoralem Immundefekt muß an die chronische Enteroviren-Meningoenzephalitis gedacht werden, bei primärem oder sekundärem zellulären Immundefekt an die progressive multifokale Leukenzephalopathie, die subakute HSV-Infektion, die subakute Maserninfektion, die progressive Rötelninfektion (Panenzephalitis), die HIV-1-Enzephalopathie sowie zusätzlich an Zytomegalievirus, Varizella-Zoster-Virus, *Toxoplasma gondii* und *Cryptococcus neoformans.*

Ergeben die klinische und neurologische Untersuchung Hinweise auf eine akute virale Enzephalitis, muß sofort eine neurodiagnostische Untersuchung erfolgen. Sie besteht aus Computertomogramm (CT) oder Magnetresonanzuntersuchung (MRI), Lumbalpunktion und Elektroenzephalogramm (EEG).

Die *CT-Untersuchung* ist initial oft unauffällig, kann aber ein fokales oder diffuses Hirnödem zeigen. Die *MRI-Untersuchung* ist sensitiver für Ödeme oder für eine veränderte Blut-Hirn-Schranke. Fokale Ödeme in der Temporalregion sind ein starkes Indiz für eine HSV-1-Enzephalitis. Mit bildgebenden Untersuchungen können oft nicht-infektiöse Ursachen (s. Übersicht unten) ausgeschlossen werden.

Die *Lumbalpunktion* ist nur erlaubt, wenn kein erhöhter intrakranieller Druck vorliegt. Der Liquor zeigt meist eine Pleozytose mit Überwiegen der mononukleären Zellen, ein leicht erhöhtes Protein und eine normale Glukose. Bei 3–5 % der Patienten ist unabhängig von der Schwere der Enzephalitis der Liquor normal. Im Anfangsstadium können polynukleäre Zellen überwiegen und die Glukose erniedrigt sein. Die Liquorkultur auf Viren ist meist unergiebig. Stark an Bedeutung hat hingegen die Polymerasekettenreaktion-(PCR-) Untersuchung des Liquors gewonnen. Die PCR-Untersuchung bietet den Vorteil eines Resultats innerhalb von Stunden, einer höheren Sensitivität als die Kultur und einer fast 100 %igen Spezifität.

Die *EEG-Untersuchung* zeigt meist eine allgemeine diffuse oder fokale Verlangsamung oder hypersynchrone Potentiale. Lokalisieren sich diese Veränderungen in der Temporalregion, ist dies ein starker Hinweis, jedoch kein Beweis,

Tabelle 204.3. Häufigste Erreger der aktuen viralen Enzephalitis, relative Häufigkeit je nach Alter des Patienten und mikrobiologische Diagnostik

Viren	relative Häufigkeit		Nachweis des Erregers						Nachweis der Immunantwort[a]	
	<1. LM	>1. LM	RA	ST	U	Bl	L	NPS	S	L[b]
Enteroviren										
Poliovirus	(+)	(+)	K	K			PCR			
Coxsackie-/Echovirus	+++	+++	K	K			PCR			
Enteroviren 70/71	+	+	K	K			PCR			
Paramyxoviren										
Masern/Mumps	–	+	K					K	sAK	iAK
Arboviren										
FSME	–	+							sAK	iAK
Toscana-Virus	((+))	+							sAK	iAK
JE -Virus	(+)	++							sAK	iAK
Rubella	+	+	K		K				sAK	
Herpesviren										
HSV-1	+	++	K			K, EM	PCR		sAK	iAK
HSV-2	++	+	K			K, EM	PCR		sAK	iAK
VZV	((+))	(+)	K			K, EM	PCR		sAK	
CMV	(+)	(+)	K		K, Ag		PCR		sAK	
EBV	–	(+)					PCR		sAK	iAK
HHV-6	–	(+)					PCR		sAK	iAK
HHV-7	–	(+)					PCR		sAK	iAK
Rabies[c]										
HIV[d]	(+)	+					PCR, AG		AK	
Respiratorische Viren	(+)	(+)	AG, K					AG, K		

LM Lebensmonat; *CMV* Zytomegalievirus; *EBV* Epstein-Barr-Virus; *JE-Virus* Japanese-Encephalitis-Virus; *S* Serum; *RA* Rachenabstrich; *ST* Stuhl; *U* Urin; *Bl* Bläscheninhalt; *NPS* Nasopharyngealsekret; *Ag* Antigen; *EM* Elektronenmikroskopie; *PCR* Polymerasekettenreaktion; *K* Kultur; *sAK* Serum-AK/gepaartе Seren; *iAK* intrathekale AK/gepaartes Serum+Liquor.
[a] Die Immunantwort kann früh im Krankheitsverlauf oder bei Immundefekt fehlen.
[b] intrathekale Antikörper.
[c] Ag-Nachweis im Corneaabstrich, Hautgewebe und in der Hirnbiopsie. Kultur des Sputums, des RA und von peripherem Nervengewebe. Bei nicht geimpften: sAk und iAK.
[d] PCR und Ag im Serum.

für eine HSV-1-Enzephalitis, denn fokale Veränderungen im EEG werden auch durch andere Viren verursacht.

Je nach vermutetem Erreger sind für dessen Nachweis verschiedene Untersuchungen notwendig (Tabelle 204.3).

Differentialdiagnose. Verschiedene Ursachen, die jedoch alle sehr selten sind, können das Bild einer akuten viralen Enzephalitis imitieren (s. Übersicht). Toxoplasmose und Cryptococcus neoformans sind vor allem bei Patienten mit zellulärem Immundefekt gefürchtete Erreger. Die zerebrale Malaria als Komplikation der Infektion mit *Plasmodium falciparum* ist oft fatal.

Therapie. Eine gezielte antivirale Therapie ist nur in bestimmten Fällen möglich. Besteht der Verdacht auf HSV-Enzephalitis, muß sofort eine Therapie mit i.v.-Acyclovir (3 × 10–20 mg/kg KG/Tag) begonnen und bei Bestätigung der Ätiologie für 14–21 Tage weitergeführt werden. Bei Temporallappenlödem können zusätzlich Steroide (Dexamethason 1–2 mg/kgKG/Tag in 4 ×) verabreicht werden. Ihre Wirkung ist jedoch nicht gesichert. Eine schwer verlaufende HHV-6-Enzephalitis kann mit Gancyclovir (1. Tag: 10 mg/kg KG in 2 ×; ab 2. Tag: 5 mg/kg KG/Tag in 1 ×) behandelt werden, da HHV-6 im Gegensatz zu HSV-1 relativ resistent gegen Acyclovir ist. Therapie der Wahl

Differentialdiagnose der akuten viralen Enzephalitis

- *Stoffwechselkrankheiten:* Glutarsäurekrankheit Typ 1, Propionsäurekrankheit, Methylmalonylsäurekrankheit, Störung des Harnstoffzyklus, Ornithin-Transcarbamylase-Mangel, Ahornsirupkrankheit, MCAD-Mangel (MCAD = „medium chain acyl-CoA dehydrogenase"), MELAS-Syndrom (MELAS = „mitochondrial encephalopathy with lactic acidosis and stroke"), akute intermittierende Porphyrie;
- *infektiöse Ursachen:* Abszess oder subdurales Empyem (Bakterien, Listerien, Pilze, Mykoplasmen),Tuberkulose, Borrelia burgdorferi, Lues, Leptospirose, Bartonella henselae (Katzenkratzkrankheit), Rickettsien, Mycoplasma pneumoniae, Pilze (Kryptokokken), Parasiten (Toxoplasmose, Zystizerkosis, Echinokokkose, Trichinose, Trypanosomiasis, Plasmodium falciparum, Amöben);
- *Neoplasie:* Hirnstammgliom/karzinomatöse Meningitis;
- *ZNS-Vaskulitis:* systemischer Lupus erythematodes, Periarteritis nodosa;
- *andere Ursachen:* intrakranielle Hämorrhagie, suburales Hämatom, Thrombose, Ischämie, nichtkonvulsiver Status epilepticus, Pseudotumor cerebri, akute Migraine, Sarkoidose;
- *toxische Enzephalopathie:* Pertussis, Shigella spp, Salmonella spp, Campylobacter jejuni, Reye-Syndrom, akute toxische Ingestion, Bleiintoxikation, Hyperthermie;
- *unklare Ätiologie* (50 % der Fälle!).

bei Zytomegalievirus-Enzephalitis ist Gancyclovir (1. Tag: 10 mg/kg KG in 2 ×; ab 2. Tag: 5 mg/kg KG/Tag in 1 ×) und/

oder Foscarnet (1. Tag: 180 mg/m²/Tag in 3 ×; ab 2. Tag: 90 mg/m²/Tag in 1 ×). Bei Coxsackie-/Echovirus-Enzephalitis in der Neugeborenenperiode oder bei Antikörpermangelsyndrom ist die Gabe von intravenösen Gammaglobulinen indiziert. Gegen Enteroviren kann neuerdings das Virostatikum Pleconaril eingesetzt werden. Da Arboviren teilweise thermolabil sind, sollte bei Arbovirus-Enzephalitis nicht um jeden Preis das Fieber gesenkt werden.

Abgesehen von einer möglichst gezielten Therapie sind supportive Therapie mit Kontrolle der Krampfanfälle, der Temperatur und der Elektrolyte, Gewährleistung einer ausreichenden Kalorienzufuhr sowie Korrektur der Dysfunktion anderer Organe weitere Hauptbestandteile der Therapie. Bei erhöhtem Hirndruck ist eine kontinuierliche Überwachung und bei der Poliomyelitis evtl. eine maschinelle Beatmung notwendig.

Prophylaxe. Aktive Impfung ist die wichtigste Maßnahme zur Reduktion der Morbidität und Letalität durch virale Enzephalitis. Beste Beispiele sind die Impfungen gegen Masern-, Mumps- und Poliovirus. Sie haben die Enzephalitis durch diese Viren zum Verschwinden gebracht. Die Impfung gegen FSME wird nur exponierten Personen empfohlen. Die Impfung gegen Japanische-B-Enzephalitis, die häufigste Ursache der akuten viralen Enzephalitis im asiatischen Raum, bietet einen Impfschutz von gegen 80 % bei exponierten Personen. Rabiesenzephalitis ist seit der Impfung der Haustiere in den westlichen Ländern verschwunden, bleibt aber nach wie vor ein großes Problem in Entwicklungsländern.

Prognose. Die Prognose ist je nach Virus verschieden. Junges Alter, tiefer Glasgow-Coma-Scale, abnorme okulozephalische Antwort und erhöhtes Liquoreiweiß sind unabhängig vom Virus prognostisch schlechte Faktoren.

Bei Kindern unter 3 Jahren liegt die Letalität bei 34 %. Auch noch 10 Jahre nach der Krankheit zeigen nur etwa 50 % der Kinder eine komplette Erholung.

Die *HSV-1-Enzephalitis* ist ein schweres Krankheitsbild mit oft fatalem Ausgang und schweren neurologischen Folgezuständen. Unbehandelt beträgt die Letalität >70 %. Seit der Anwendung von i.v.-Acyclovir wurde die Letalität auf 19 % gesenkt. Nur 40 % der Kinder zeigen eine komplette Erholung. Schwere motorische und sensorische Defizite sowie die Korsakoff-Psychose sind häufig. Die Prognose der *HSV-Enzephalitis beim Neugeborenen* ist noch schlechter. Je nach Klinik der Infektion sterben 50–90 % der Neugeborenen. Bei der *Epstein-Barr-Virus-Enzephalitis,* der *VZV-Enzephalomyelitis* sowie der *FSME* ist eine vollständige Erholung ohne Restzustände die Regel. Falls bei der *Japanischen-B-Enzephalitis* bei Eintritt keine virusspezifischen IgM im Liquor nachweisbar sind, gilt dies als prognostisch schlechter Faktor. Die Prognose für Patienten mit symptomatischer *Rabies*-Krankheit ist ebenfalls sehr schlecht. Die meisten von ihnen sterben innerhalb der ersten 2 Wochen.

Postinfektiöse Enzephalomyelitis

Ätiologie. Masernvirus- und VZV-Infekte 1–2 Wochen vor Auftreten der Enzephalopathie sind die häufigste Ursache. Mykoplasmen, respiratorische Viren sowie Impfungen mit Vaccinia-Impfstoff können ebenfalls eine postinfektiöse Enzephalomyelitis auslösen. Wenn nur einige Segmente des Rückenmarks betroffen sind, spricht man von Querschnittsmyelitis.

Epidemiologie. Die genaue Inzidenz ist unbekannt. Vor Einführung der Impfungen gegen Masern, Mumps, Röteln und Pocken waren etwa 2/3 der schwer verlaufenden Enzephalitiden akute virale Enzephalitiden und 1/3 postinfektiöse Enzephalomyelitiden. Nach der Einführung dieser Impfungen ist die Inzidenz in den westlichen Ländern deutlich gesunken. Hier macht die akute Enzephalomyelitis noch etwa 10–15 % aller Enzephalitiden aus. Die Enzephalitis nach VZV-Infekt tritt in 0,1–0,2 % der Fälle auf. Die Querschnittsmyelitis kommt in einer Inzidenz von 0,1 : 100 000 Einwohner pro Jahr vor. Adoleszente und junge Erwachsene sind vorwiegend betroffen.

Pathogenese und Pathologie. Bei der postinfektiösen Enzephalomyelitis findet sich im Gegensatz zur akuten viralen Enzephalitis keine Evidenz für eine direkte Infektion der Nervenzellen (Abb. 204.1). Histologisch zeigt sich eine diffuse perivenöse Entzündung und Demyelinisierung, deren Pathogenese unklar ist. Man vermutet eine Umwandlung der normalen Immunantwort zur Autoimmunreaktion. Betroffen ist vor allem die weiße Substanz des Gehirns oder, bei der Querschnittsmyelitis, jene des Rückenmarks.

Klinische Symptome und Verlauf. Die klinischen Symptome und Zeichen der postinfektiösen Enzephalomyelitis sind jener der akuten viralen Enzephalitis sehr ähnlich.

Anamnestisch findet sich jedoch fast immer ein Exanthem oder eine nichtspezifische Krankheit des Gastrointestinal- oder Respirationstrakts 5–20 Tage vor dem akuten Beginn der Enzephalitis. Typischerweise tritt die VZV-Enzephalitis 5–7 Tage nach Beginn des Exanthems auf. Die akute zerebelläre Ataxie bei VZV-Infekten (Inzidenz 1 : 4000) hingegen kann selten bereits einige Tage vor und meistens bis 3 Wochen nach Beginn des Exanthems auftreten. Bei der Querschnittsmyelitis stehen Muskelschwäche, Blasendysfunktion sowie Parästhenie unterhalb eines Niveaus im Vordergrund.

Diagnose. Wichtiger Bestandteil der Diagnostik ist die Anamnese mit Fragen nach Exanthem, einer nichtspezifischen Krankheit des Gastrointestinal- oder Respirationstrakts sowie nach Impfungen. Die MRI-Untersuchung ist die sensitivste Untersuchung für die Unterscheidung zwischen postinfektiöser Enzephalomyelitis und aktuer viraler Enzephalitis. Bei erster finden sich häufig hyperdense multifokale Läsionen in der weißen Substanz. Sie können über viele Monate persistieren. Die Liquoruntersuchung zeigt eine geringe mononukleäre Pleozytose und ein erhöhtes Eiweiß. In 1/3 der Fälle ist die Liquoruntersuchung jedoch völlig unauffällig.

Therapie. Es gibt keine spezifische Therapie. Steroide (Prednison 1–2 mg/kg KG/Tag) können bei vorhandener Demyelinisation zu einer deutlichen Verbesserung der Symptomatik führen.

Prognose. Morbidität und Letalität sind sehr unterschiedlich und abhängig vom infektiösen Auslöser. Häufig finden sich neurologische Folgeschäden.

Slow-virus-Infektionen des ZNS (s. Kap. 99)

Die Slow-virus-Infektion des ZNS ist im Kindesalter sehr selten. Masern, Röteln- oder das JC-Virus können ins ZNS eindringen. Langsames, oft unvollständiges Viruswachstum sowie das Abwehrsystem, das den Virusinfekt zum Teil kontrollieren kann, verzögern das Auftreten klinischer Symptome teilweise um mehr als 10 Jahre. Masernvirus z. B. ist als Ursache der *subakuten sklerosierenden Panenzephalitis* (SSPE), Röteln als Ursache der *Rötelnpanenzephalitis* und das JC-Virus als Ursache der *progressiven multifokalen Leukoenzephalopathie* bekannt.

Chronische degenerative Krankheiten des ZNS mit vermuteter viraler Ursache

Man nimmt an, daß bestimmte neurologische Krankheiten bisher unklarer Ätiologie (multiple Sklerose, Parkinson, Schizophrenie, senile Demenz), einen viralen Ursprung haben. Bewiesen werden konnte dies bis heute jedoch noch nicht. Es scheint möglich, daß Viren eine Triggerfunktion für gefährliche Autoimmunreaktionen im ZNS ausüben.

Literatur

Exhenry C, Nadal D (1996) Vertical immunodeficiency virus-1 infection: involvement of the central nervous system and treatment. Eur J Pediatr 155: 839–850

Johnson RT (1996) Acute Encephalitis. Clin Infect Dis 23: 219–226

Kennedy C (1995) Acute viral encephalitis in childhood. BMJ 310: 139–140

Kennedy CR, Duffy SW, Smith R, Robinson RO (1987) Clinical predictors of outcome in encephalitis. Arch Dis Child 62: 1156–1162

Kolski H et al. (1998) Etiology of acute childhood encephalitis at The Hospital for Sick Children, Toronto, 1994–1995. Clin Infect Dis 26: 398–409

Madge N, Diamond J, Miller D, Ross E, McManus C, Wadsworth J, et al. (1993) The National Childhood Encephalopathy Study: a 10-year follow up. Dev Med Child Neurol 35 (Suppl 68): 26–51

O'Meara M, Ouvrier R (1996) Viral encephalitis in children. Curr Opin Pediatr 8: 11–15

Rotbart HA (1995) Enteroviral infections of the central nervous Ssystem. Clin Infect Dis 20: 971–981

Whitley RJ (1990) Viral encephalitis. N Engl J Med 323/4: 242–250

Whitley RJ, Lakeman F (1995) Herpes simplex virus infections of the central nervous system: Therapeutic and Diagnostic Considerations. Clin Infect Dis 20: 414–42

205 Virusmeningitis

F. J. Schulte

Definition. Im Rahmen vieler Virusinfektionen kann entweder isoliert oder zusammen mit einer sehr unterschiedlich schwer ausgeprägten Enzephalitis eine Entzündung der weichen Hirnhäute, also eine seröse, lymphozytäre Virusmeningitis auftreten. Zellzahl und Eiweißgehalt im Liquor sind meist nur mäßig erhöht. Im Beginn der Krankheit kommen allerdings auch manchmal starke Liquorpleozytosen vor, die während der ersten Krankheitstage zu einem erheblichen Prozentsatz aus Granulozyten bestehen können. Der Liquorzucker ist normal oder erhöht.

Ätiologie. Virusmeningitiden werden durch diejenigen Viren hervorgerufen, die auch bereits bei den Virusenzephalitiden genannt sind. Typisch für eine Virusmeningitis sind Mumps- und Enteroviren, Herpes- und Varizella-zoster-Viren, das Epstein-Barr-Virus und die Adenoviren. Eine Sonderform ist die lymphozytäre Choriomeningitis, die durch ein Arena-Virus hervorgerufen wird. Diese Sonderform der Virusmeningitis ist gekennzeichnet durch sehr hohe Liquorzellzahlen (bis 20 000), durch Muskelschmerzen und Arthralgien.

Klinische Symptome und Verlauf. Die klinischen Symptome der Virusmeningitis unterscheiden sich wenig von denen der bakteriellen Meningitiden. Die Krankheitszeichen sind im allgemeinen aber wesentlich weniger stark ausgeprägt. Der Beginn ist akut mit Fieber, Kopfschmerzen, Erbrechen und Nackensteife. Speziell im Beginn der Krankheit können Verwirrtheitszustände und manchmal auch zerebrale Anfälle auftreten. Solche und andere neurologische Symptome weisen auf eine Mitbeteiligung des Gehirns hin. Insbesondere dann, wenn das Elektroenzephalogramm eindeutig und längerfristig Veränderungen aufweist, muß man eine Mitbeteiligung des Gehirns (Enzephalitis) annehmen.

Weit überwiegend ist aber der Verlauf der Virusmeningitiden günstig, wahrscheinlich werden sie sogar sehr häufig im Verlaufe von Viruskrankheiten völlig übersehen. Typisch ist allerdings eine Mitbeteiligung des VIII. Hirnnervs und des Labyrinths, manchmal mit einer dauerhaften Hörstörung. Bei Säuglingen und Kleinkindern sollte deshalb nach jeder Virusmeningitis eine Hörprüfung mit Untersuchung der im Hirnstamm evozierten Potentiale erfolgen.

Diagnose und Differentialdiagnose. Die Diagnose wird gesichert durch die Lumbalpunktion und die anschließende sorgfältige und umfassende Untersuchung des Liquors, die im typischen Fall den Befund einer lymphozytären Meningitis ergibt.

Differentialdiagnostisch muß bei diesem Befund bedacht werden, daß eine antibiotisch anbehandelte bakterielle Meningitis vorwiegend oder ausschließlich lymphozytär sein kann. Die wichtigste Differentialdiagnose ist aber der Ausschluß einer tuberkulösen Meningitis. Ein niedriger Liquorzuckergehalt ist hoch verdächtig auf eine Tuberkulose, aber nicht obligat. In Zweifelsfällen muß eine vollständige Tuberkulosediagnostik erfolgen (s. Kap. 98.19). Charakteristischerweise machen auch die intrakraniellen Keimzelltumoren vom Typ der Germinome eine mononukleäre Liquorpleozytose.

Therapie. Die Therapie ist rein symptomatisch mit fiebersenkenden und schmerzlindernden Maßnahmen.

Andere Infektionen des Nervensystems: Mykosen, Infektionen mit Protozoen und Parasiten s. Sektion XIV

206 Multiple Sklerose

F. Hanefeld

Die multiple Sklerose (MS) ist eine schon lange bekannte Krankheit, deren pathologische und klinische Charakteristika am Ende des 19. Jahrhunderts herausgearbeitet wurden.

Cruveilhier, ein französicher Pathologe, berichtete 1835 in einem Atlas der pathologischen Anatomie über fleckförmige Verhärtungen im Gehirn Nervenkranker. Frerichs, ein Göttinger Mediziner, beschrieb 1849 klinisch das Krankheitsbild der Hirnsklerose, das später morphologisch bei den verstorbenen Patienten bestätigt wurde. Schließlich hat Charcot (1872/73) die klinischen Besonderheiten der MS analysiert und sie als eigenständige Krankheit definiert mit der klassischen Symptomtrias Nystagmus, Intentionstremor und skandierende Sprache. Obwohl sein Schüler Pierre Marie bereits 1883 über MS-Erkrankungen bei Kindern berichtete, meist im Gefolge von Infektionen, blieb die MS bei Kindern, abgesehen von Einzelberichten, bis Mitte des 20. Jahrhunderts unbeachtet. Die meisten frühen Beschreibungen hielten einer kritischen Überprüfung nicht stand. Vor allem bei den familiären Fällen handelte es sich um metabolische Entmarkungskrankheiten, wie Adrenoleukodystrophien, Pelizeus-Merzbachersche Leukodystrophie oder post- und parainfektiöse Entmarkungskrankheiten des Gehirnes. Mit Etablierung einer wissenschaftlich fundierten Kinderneurologie und durch Einführung moderner bildgebender Verfahren ist die multiple Sklerose auch im Kindesalter zweifelsfrei nachgewiesen worden. Die MS bei Kindern ist qualitativ nicht von der Erwachsenenform zu unterscheiden, auch wenn quantitative Unterschiede in der Frühsymptomatik und im Verlauf beobachtet werden. Die Differentialdiagnose der MS bei Kindern unterscheidet sich wesentlich von der des Erwachsenen.

Definition. Die multiple Sklerose ist eine multifokale, entzündliche Erkrankung des Zentralnervensystems unklarer Genese, die meist in Schüben verläuft. Sie tritt vorwiegend in gemäßigten Klimazonen und bei Weißen auf. Bei einzelnen Bevölkerungsgruppen, wie den Bantu, den Eskimos oder Hutteriten in Nordamerika ist die MS nicht beschrieben worden. Europäer erkranken etwa 10mal häufiger als Orientalen. Bei der MS bei Kindern kann zwischen der präpubertären („true childhood MS") und juvenilen (Beginn vor dem 16. Lebensjahr) unterschieden werden.

Epidemiologie. In Zentraleuropa erkranken 60–100 Personen pro 100 000 Einwohner, etwa 5 % davon sind Kinder und Jugendliche. Mädchen sind häufiger betroffen als Knaben. Etwa 10 % der Fälle treten familiär auf.

Ätiologie. Die Ursache der multiplen Sklerose ist unbekannt. Die ursprüngliche Hypothese, es handele sich um eine bakterielle Infektionskrankheit, konnte nicht bewiesen werden, ist aber auch heute noch nicht völlig widerlegt. Besonders das fast epidemische Auftreten der MS auf den Faröerinseln nach der Besetzung durch englische Truppen hat diese Diskussion immer wieder angefacht. Eine Vielzahl von Viren wurden als mögliches auslösendes MS-Agens diskutiert. Auch ein kausaler Zusammenhang zwischen verschiedenen Impfungen und dem Ausbruch der MS, wurde immer wieder postuliert, ist aber nie belegt worden.

Die familiäre Häufung der MS, sowie Zwillingsstudien, belegen die Beteiligung genetischer Faktoren an der Pathogenese der Krankheit. Monozygote Zwillinge sind bei Auftreten der MS zu 26 % konkordant, während bei dizygoten Zwillingen nur etwa in 3 % Konkordanz besteht. Ferner ist eine Assoziation zu HLA-Antigenen der Klasse 2 nachgewiesen worden. Träger des HLA-DR2-Allels auf Chromosom 6p haben ein 4fach erhöhtes Risiko an MS zu erkranken gegenüber HLA-DR2-negativen Personen.

Man geht derzeit von der Hypothese aus, daß bei einer wahrscheinlich genetisch bedingten Prädisposition durch exogene (virale?) Faktoren eine immunologisch vermittelte und unterhaltene entzündliche Demyelinisierung für das Auftreten der MS verantwortlich ist.

Pathogenese. Die multiple Sklerose ist eine immunpathologisch (T-Zell-) vermittelte und unterhaltene entzündliche Entmarkungskrankheit des Zentralnervensystemes. Sie geht regelhaft und früh mit einer Öffnung der Blut-Hirn-Schranke einher.

Pathologie. Das pathologisch anatomische Substrat der multiplen Sklerose sind makroskopisch erkennbare multiple, umschriebene Läsionen, die periventrikulär, subkortikal, im Balken, in den Basalganglien, dem Kleinhirn, Hirnstamm und Rückenmark auftreten können. Die Nn. optici und die Sehbahn sind häufig betroffen, eine Beteiligung des peripheren Nervensystems bildet die Ausnahme. Diese Entzündungsherde formieren sich zu Plaques, die in der Frühphase entzündliche Zellelemente (Plasmazellen, T-Lymphozyten, Makrophagen) enthalten. Oligodendrozyten sind in den frühen Plaques noch vorhanden. Die Entmarkung ist durch den Nachweis sudanophiler Lipide in Abräumzellen charakterisiert. Gleichzeitig sieht man in der akuten Phase der Entzündung perivaskuläre Zellansammlungen („cuffs"), die nicht Folge des Markscheidenzerfalls sind, sondern ihm vorausgehen. Im chronischen Stadium der Krankheit enthalten die Plaques keine Oligodendrozyten mehr, es überwiegt eine Astrogliose mit Kollagenablagerung im Randgebiet, wodurch die Verhärtung des Plaques verständlich wird. Neben der Destruktion des Myelins spielt auch eine früh eintretende Schädigung der Axone eine wichtige Rolle in der Pathogenese der MS. Remyelinisierungsvorgänge, die bei der MS nachweisbar und histologisch sichtbar sind, setzen die Anwesenheit von Oligodendrozyten und intakten Axonen voraus.

Klinische Symptome und Verlauf. Die multiple Sklerose ist eine meist in Schüben, aber auch chronisch progredient verlaufende Krankheit. Selten beginnt sie als akute Enzephalopathie. Sie kann monosymptomatisch oder poly-

Tabelle 206.1. Göttinger Studie zur MS im Kindesalter. Erstsymptomatik (n=84)

Symptome	Anzahl der Patienten (n=84)
Monosymptomatisch	39
Visuelle Störungen	15
davon Neuritis N. optici	4
Pyramidale Störungen	5
Zerebelläre Störungen	–
Hirnstammsymptomatik	6
davon Paresen N. VI	4
davon Paresen N. VII	2
Sensorische Störungen	8
Blasen- und Mastdarmstörungen	–
Zerebrale/mentale Störungen	1
Anfälle	1
Akute Enzephalopathie	3
Polysymptomatisch	45

symptomatisch einsetzen (Tabelle 206.1). Im Kindesalter unterscheiden wir zwischen einem präpubertären (selten) und einem juvenilen (> 16. Lebensjahr) Beginn.

Die klinische Symptomatik der MS wird durch die Lokalisation der Entzündungsherde bestimmt. So treten Augensymptome (Visusverlust), zerebelläre Symptome (Ataxie, Nystagmus), Hirnstammsymptome (Schielen, Schwindel,), Pyramidenbahnsymptome (Paresen, Spastik, Reflexsteigerungen) und Sensibilitätsstörungen (Par-Dysästhesien) früh und in unterschiedlicher Kombination auf. Anfallsphänomene sind selten, Blasen-Mastdarm-Störungen sind bei Kindern meist Spätsymptome.

Der Befall des visuellen Systems, meist in Form einer ein- oder beidseitigen Retrobulbärneuritis, führt akut oder innerhalb weniger Tage zu einer Visusverschlechterung, häufig mit Bulbusschmerzen und Lichtempfindlichkeit einhergehend. Selten kommt es nach dem ersten Schub zu einer Optikusatrophie, diese ist ein spätes, aber leider sehr häufiges Ergebnis der Optikusneuritis. Die Behandlung mit Steroiden führt zwar in der Regel zu einer raschen Rückbildung der akuten Sehstörung, beeinflußt die Prognose hinsichtlich der Optikusatrophie aber nur wenig. Langzeitstudien belegen die Erkrankung an einer MS bei bis zu 20 % der betroffenen Kinder; bei Erwachsenen liegt die Zahl noch höher.

Hirnstammsymptome der MS können sich im Kindesalter dramatisch mit Doppelbildern, Schluck- und gelegentlich sogar Atemstörungen manifestieren. Spastisch-ataktische Gangstörungen, Tremor, Myoklonien und Dysarthrie treten in unterschiedlicher Häufigkeit initial oder im Verlauf in Erscheinung. Die MS-Krankheit kommt bei Kindern, besonders bei präpubertärem Beginn häufiger zum Stillstand, ohne schwere Residuen zu hinterlassen. Bei den juvenilen Erkrankten muß jedoch mit weiteren Schüben und einer Verschlechterung gerechnet werden, die in ihrem Schweregrad und zeitlichem Ablauf sehr unterschiedlich sein kann. Die Diagnose einer MS im Kindesalter bedeutet also keinesfalls die schicksalhafte Entwicklung einer schweren Behinderung mit Gehverlust oder eine Verkürzung der Lebenserwartung.

Tabelle 206.2. Diagnostische Kriterien der multiplen Sklerose (MS). (Nach Poser et al. 1983)

MS-Katagorie	Schübe	Klinische Symptome	Paraklinik
Gesichert	≥2	multifokal	
	≥2	monofokal	+
Wahrscheinlich	2	monofokal	
	1	multifokal	
	1	monofokal	+
Möglich			

Man hat verschiedene Leistungsskalen eingeführt, um Krankheitsstadien und Progredienz der MS, besonders auch im Hinblick auf Therapiemodalitäten, international vergleichbar zu machen. Am bekanntesten ist die von Kurtzke entwickelte Leistungsskala EDSS („expanded disability status scale"), die im Kindesalter jedoch nur beschränkt brauchbar ist.

Diagnose und Differentialdiagnose. Die Diagnose der MS basiert auf dem klinischen Befund, dem Verlauf und paraklinischen Daten. Diese sind in den Poser-Kriterien zusammengefaßt worden (Tabelle 206.2). Unter Berücksichtigung des Verlaufes (Zahl der Schübe), der Klinik (multifokal versus monofokal) und der paraklinischen Befunde (Liquor, MRT, visuell und akustisch evozierte Potentiale) wird zwischen gesicherter, wahrscheinlicher und möglicher MS-Krankheit unterschieden. Es gibt derzeit keinen klinischen oder paraklinischen Befund, der allein die Diagnose einer MS beweisen kann.

Im Liquor findet man häufig in der akuten Phase der Krankheit bzw. eines Schubes eine leichte lymphozytäre Pleozytose und mäßiggradige Eiweißvermehrung. Die Fraktion der Immunglobuline IgG, IgA und IgM ist erhöht, sie enthält zu 80–90 % IgG. Der Liquor-IgG-Index berücksichtigt die Rate des intrathekal neugebildeten IgG und die Integrität der Blut-Hirn-Schranke. Bei 80–90 % der Kinder mit gesicherter MS wird der Normalwert (0,65–0,7) überschritten. In der IgG-Elektrophorese des Liquors MS-Kranker lassen sich als Zeichen einer intrathekalen Immunglobulinsynthese oligoklonale Banden bei über 90 % der Untersuchten nachweisen. Diese Befunde sind zwar sehr typisch, aber nicht spezifisch für eine MS. Daneben sind eine Aktivierung des Komplementsystems (besonders C5–C9), ein Auftreten von basischem Myelinprotein (MBP) sowie von Antikörpern gegen verschiedene Virusantigene (z.B. Masern, Röteln, Herpes zoster) beschrieben worden, deren diagnostische und pathogenetische Bedeutung unterschiedlich zu werten sind.

Von entscheidender Bedeutung für den Nachweis demyelinisierter Herde im Gehirn und Rückenmark ist die Magnetresonanztomographie (MRT). Die Entmarkungsherde sind besonders in den T2-gewichteten Aufnahmen gut erkennbar. Häufig sind sie periventrikulär, subkortikal, im Corpus callosum, aber auch in der Hirnrinde und den Basalganglien nachweisbar. Infratentoriell sind Läsionen in Pons, Kleinhirn und Rückenmark zu erkennen (Abb. 206.1a–d). Durch Gabe von Gadolinium, einer paramagnetischen Substanz, können frische Herde aufgrund der dort bestehenden Störung der Blut-Hirn-Schranke identifiziert werden.

Wegen der häufigen Beteiligung des visuellen Systems bereits in den Frühphasen der Krankheit bildet die Ableitung visuell evozierter Potentiale einen weiteren wichtigen Baustein der frühen Diagnosefindung bei der MS. Mehr als 80 % der gesicherten Krankheitsfälle weisen mindestens auf einer Seite ein pathologisches visuelle evoziertes Potential (VEP) auf.

Akustisch (AEHP)und somatosensibel evozierte Potentiale (SSEP) sind ebenfalls häufig pathologisch verändert und spielen eine wichtige Rolle in der Diagnostik.

Die Differentialdiagnose der MS im Kindesalter beinhaltet post- und parainfektiöse Enzephalitiden, (einschließlich Neuroborreliose und AIDS), Tumoren (einschließlich Lymphome), vaskulitische Syndrome (z.B. Lupus erythematodes) und eine Vielzahl neurometabolischer Krankheiten, Leukodystrophien und toxischer Leukenzephalopathien. Im Kleinkindesalter können umschriebene Dysmyelinisierungen differentialdiagnostische Schwierigkeiten bereiten.

Differentialdiagnosen der multiplen Sklerose

- Post-/parainfektiöse Enzephalomyelitis,
- akute disseminierte Enzephalomyelitis (ADEM),
- Neuroborreliose,
- AIDS-Enzephalitis,
- Lupus erythematodes disseminatus,
- Leukodystrophien/Leukenzephalopathien.

Besonders die Abgrenzung der akuten disseminierten Enzephalomyelitis (ADEM) von der MS ist schwierig und noch immer umstritten. Sie tritt definitionsgemäß meist akut und monophasisch in zeitlicher Beziehung zu Infektionskrankheiten auf. Trotz erhöhter initialer Mortalität kann

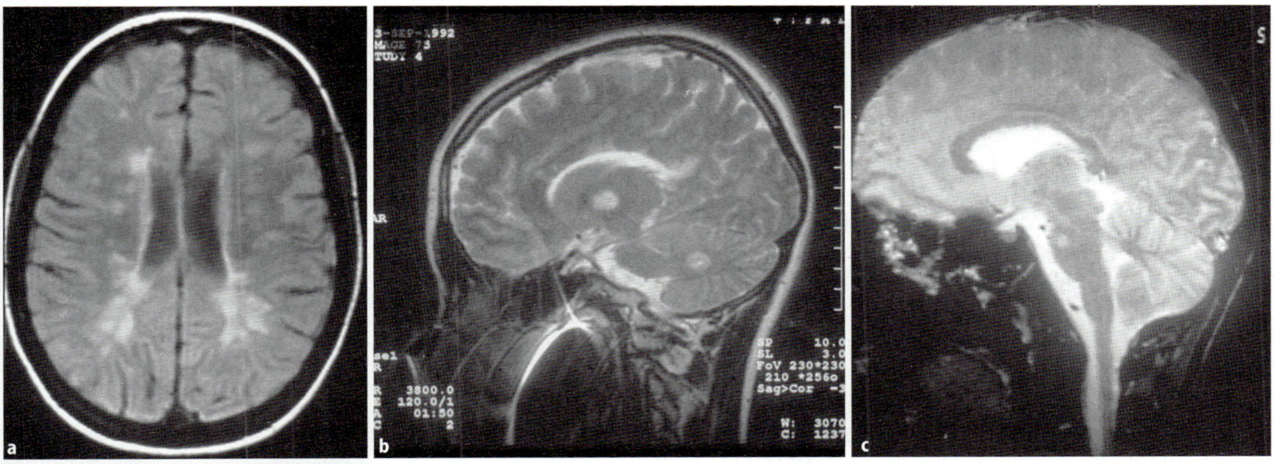

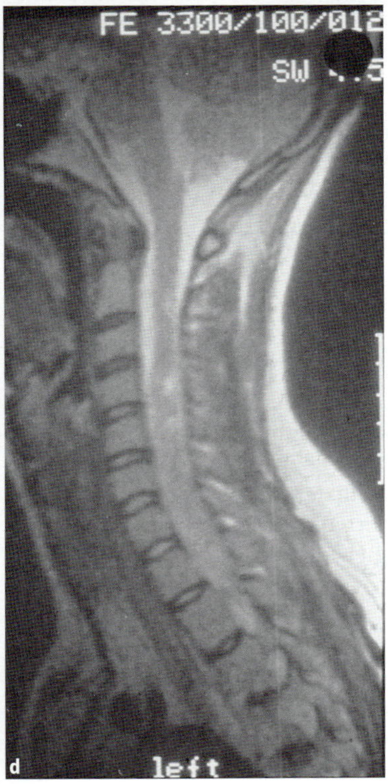

Abb. 206.1a–d. MRT: T2-gewichtet, **a** Entmarkungsherde periventrikulär, **b** im Hirnstamm und Kleinhirn, **c** Pons und **d** Rückenmark

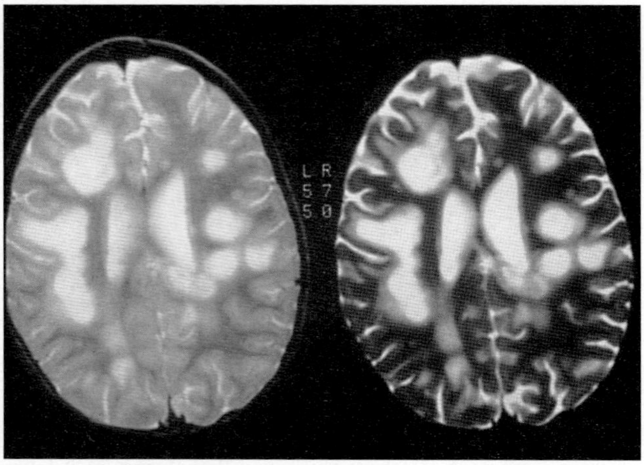

Abb. 206.2. MRT: T2-gewichtet, großflächige Signalanhebungen periventrikulär und subkortikal

sie folgenlos abklingen, wenn Hirnstamm und Rückenmark nicht betroffen sind. Während der Akutphase können im Liquor oligoklonale Banden auftreten, die aber meist nicht persistieren. Die Läsionen (MRT) sind bei der ADEM meist großflächiger als bei der MS und verschwinden nach Steroidgabe rasch und vollständig (Abb. 206.2).

Therapie. Eine kausale Therapie der multiplen Sklerose ist heute noch nicht bekannt. Zur Behandlung werden Medikamente, spezielle Diäten, Krankengymnastik und Beschäftigungstherapie eingesetzt.

Bisher gibt es keine kontrollierten Studien über die medikamentöse Behandlung der MS bei Kindern. Sie orientiert sich deshalb an den Erfahrungen bei Erwachsenen. Im Krankheitsschub ist eine intravenöse Behandlung mit hohen Steroiddosen (20 mg/kg/Tag Methylprednisolon) über 3–5 Tage sehr wirksam und vermeidet die Nebenwirkungen einer längerfristigen Steroidapplikation. Die immunsuppressive Behandlung mit Azathioprin oder Zytostatika ist mit Nebenwirkungen behaftet, ohne daß die Langzeitprognose entscheidend verbessert wird.

In den letzten Jahren ist mit dem Einsatz von Interferon β ein therapeutischer Fortschritt zumindest bei den schubförmigen Verlaufsformen der MS erzielt worden. Das Medikament muß injiziert werden, ruft lokale Reaktionen hervor und verursacht grippeähnliche Symptome. Inzwischen liegen genügend Erfahrungen vor, die den Einsatz von β-Interferon auch bei Kindern rechtfertigen.

Immunglobuline (0,2 g/kg über 4 Tage) in monatlichen Abständen sind mit Erfolg auch bei Kindern eingesetzt worden.

Die vielfältigen diätetischen Empfehlungen zielen darauf ab, eine mineralstoff- und vitaminreiche Ernährung mit essentiellen Fettsäuren sicherzustellen.

Krankengymnastik und Beschäftigungstherapien folgen den bekannten Prinzipien; sie sollen besonders Spastik und Ataxie vermindern und feinmotorische Fertigkeiten erhalten.

Die psychosoziale Betreuung von Kindern mit MS und ihren Familien sind eine besondere ärztliche Aufgabe, die nur durch Zusammenarbeit mit anderen Disziplinen zu bewältigen ist.

Die folgenden Problemkomplexe verdienen besondere Beachtung: Verstehen des Krankheitsprozesses, Implikationen der Krankheit für Geschwister, Auseinandersetzung mit Behinderungen (möglichen und tatsächlichen), Schule und Ausbildung, Berufswahl, Partnerschaft und Familienplanung.

Literatur

Bauer HJ, Hanefeld F (1993) Multiple Sclerosis, Its Impact from Childhood to Old Age. Saunders, London

Haas G, Schroth G, Krägeloh-Mann I, Buchwald-Saal M (1987) Magnetic Resonance Imaging of the Brain of Children with Multiple Sclerosis. Dev Med Child Neurol 29: 586–591

Hanefeld F (1992) Multiple Sclerosis in Childhood. Curr Opin Neurol Neurosurg 5: 359–363

Hanefeld F,Bauer HJ, Christen HJ, Kruse B, Bruhn H, Frahm J (1991) Multiple Sclerosis in Childhood: Report of 15 Cases. Brain Dev 13: 410–416

Kesselring J (1997) Multiple Sklerose, 3. Aufl. Kohlhammer, Stuttgart Berlin Köln

Poser CM, Paty DW, Scheinberg L et al. (1983) New diagnosis criteria for multiple sclerosis. Ann Neurol 13: 227–231

207 Verletzungen des zentralen Nervensystems

A. Ritz, F. J. Schulte

207.1 Schädel-Hirn-Trauma und dissoziierter Hirntod

A. Ritz

Definitionen und Klassifikation. Unter dem Begriff Schädel-Hirn-Trauma (SHT) werden durch äußere Gewalteinwirkung erlittene Funktionsstörungen des Gehirns zusammengefaßt.

Die alten, vielerorts noch gebräuchlichen Begriffe der Commotio, Contusio und Compressio cerebri sind zur *Klassifikation des Schweregrades* eines SHT nicht geeignet.

Als Basis für das weitere diagnostische und therapeutische Vorgehen sowie zur Einschätzung der Langzeitprognose werden SHT besser klassifiziert als: Leichte, mittelschwere und schwere SHT, orientiert an der Dauer oder am Ausmaß der posttraumatischen Bewußtseinsstörung (BWST) und Bewußtlosigkeit (BWL).

Die Dauer der BWST – im Angelsächsischen: „posttraumatic amnesia“ (PTA) – wird dabei definiert als die Zeit, die nach Wiedererlangen des Bewußtseins mit Befolgung einfacher motorischer Aufforderungen verstreicht bis zur vollständigen Wiedererlangung der räumlichen und zeitlichen Orientierung sowie des episodischen Gedächtnisses.

Tabelle 207.1. Frankfurter erweiterte und adaptierte Form der GCS (Aus Ritz et al. 1982)

	Punkte	
I. Verbale Antwort (V = „Verbal") 1–24 Monate	5	fixiert, verfolgt, erkennt, lacht
	4	fixiert, verfolgt inkonstant, erkennt nicht sicher, lacht nicht situationsbedingt
	3	nur zeitweise erweckbar, trinkt und ißt nicht, Bedrohreflex (ab 4/12) nicht sicher auslösbar
	2	ist motorisch unruhig, jedoch nicht erweckbar
	1	tief komatös, kein Kontakt zur Umwelt, keine visuell, akustisch oder sensorisch ausgelöste motorische Reizbeantwortung
I. Verbale Antwort (V = „Verbal")>24 Monate	5	spricht verständlich, ist orientiert
	4	ist verwirrt, spricht unzusammenhängend, ist desorientiert
	3	antwortet inadäquat, Wortsalat
	2	unverständliche Laute
	1	keine verbalen Äußerungen
II. Motorische Antwort (M = „Motor")	6	greift gezielt auf Aufforderung, befolgt andere motorische Aufforderungen prompt
	5	gezielte Abwehr eines Schmerzreizes möglich
	4	ungezielte Beugebewegungen auf Schmerzreize
	3	ungezielte Beugebewegungen auf Schmerzreize an den Armen, Strecktendenz an den Beinen (Dekortikationshaltung)
	2	Extension aller 4 Extremitäten auf Schmerzreize (Dezerebrationshaltung)
	1	keine motorische Antwort auf Schmerzreize
III. Augenöffnen (E = „Eye")	4	spontanes Augenöffnen
	3	Augenöffnen auf Anruf
	2	Augenöffnen auf Schmerzreize
	1	kein Augenöffnen
IV. Augensymptome (OV = „Okulovestibular")	4	konjugierte Augenbewegungen möglich, Lichtreaktion der Pupillen auslösbar
	3	Puppenaugenphänomen auslösbar, dabei konjugierte Bulbusbewegungen
	2	Divergenzstellung der Bulbi, besonders bei Auslösen des Puppenaugenphänomens oder Kaltspülung des äußeren Gehörgangs; Ausbleiben der Augenbewegungen hierbei
	1	keine spontanen Augenbewegungen; weite, lichtstarre Pupillen.

Nach dieser Klassifikation geht man von einem leichten SHT aus, wenn eine BWST – falls überhaupt vorhanden – nur maximal 1 Stunde andauert, von einem mittelschweren SHT bei einer BWST bis zu 24 Stunden und von einem schweren SHT bei einer Bewußtseinsstörung oder Bewußtlosigkeit (BWL) von länger als 24 Stunden.

Die Dauer von BWST und BWL ist sicherlich ein guter Parameter zur Graduierung der Schwere eines SHT. Gerade bei Kleinkindern kann die BWL jedoch völlig fehlen. In einem hohen Prozentsatz ist auch eine BWST nicht sicher zu erfassen, zumal die genannten definitorischen Kriterien auf Säuglinge und Kleinkinder so nicht anwendbar sind. Hinzu kommt andererseits, daß wir infolge der heute üblichen Neurointensivbehandlung kaum noch Spontanverläufe schwerer SHT sehen, gerade hier daher eine weitere Unterteilung nach der Dauer der BWST nicht möglich ist. Zusammenfassend erscheint somit auch die heute international noch weit verbreitete Klassifikation des Schweregrades eines SHT nach der Dauer der BWST insbesondere für das Kindesalter nicht geeignet.

Weltweit wird daher heute die 1974 von Teasdale und Jennett eingeführte *Glasgow-Coma-Scale (GCS)* bevorzugt verwandt, die mittels einfach zu erhebender Parameter – beste motorische und beste verbale Antwort sowie Augenöffnen – das Ausmaß der BWST qualitativ erfaßt mit einem Summenscore von max. 15 Punkten. Angewandt direkt nach der Erstversorgung, noch vor Beginn der Neurointensivbehandlung erlaubt sie eine zuverlässige Einschätzung der Schwere des SHT und gibt bereits im Initialstadium gute prognostische Hinweise.

Entsprechend hat sich für das Kindesalter zur Klassifikation des Schweregrades eines SHT als besonders geeignet erwiesen die *Frankfurter erweiterte und adaptierte Form der GCS* mit Adaptation der „verbalen Antwort" an das Säuglings- und Kleinkindesalter und zusätzlicher Einbeziehung der Pupillo- und Okulomotorik als 4. Symptomengruppe mit einem Summenscore von max. 19 Punkten (s.u. und Tabelle 207.1).

Bei Klassifikation nach dem GCS-Summenscore handelt es sich um ein leichtes, mittelschweres bzw. schweres SHT bei den jeweiligen in der folgenden Übersicht angegebenen GCS-Punktwerten.

		Klassische GCS		Erweiterte GCS
Leichtes SHT	bei	13–15	bzw.	17–19 Punkten
Mittelschweres SHT	bei	09–12	bzw.	12–16 Punkten
Schweres SHT	bei	≤ 8	bzw.	≤ 11 Punkten

Nicht alle nach dieser Klassifikation als „leicht“ eingestuften SHT werden folgenlos überstanden, zumal auch substantielle SHT im Kindesalter ohne eine faßbare BWST einhergehen können. Es wird daher zunehmend dazu übergegangen, SHT mit einem GCS-Summenscore von ≥13 bzw. ≥17 Punkten, bei denen durch bildgebende Verfahren intrakranielle Läsionen, z.B. Kontusionen oder Blutungen, nachgewiesen werden, den „mittelschweren“ SHT zuzurechnen.

Epidemiologie. Exakte und umfassende Daten zur Häufigkeit, Art und Schwere von Schädel-Hirn-Verletzungen bei Kindern und Jugendlichen gibt es in der Bundesrepublik Deutschland bisher nicht. Die vorliegenden Daten verschiedener Erfassungen lassen jedoch den Schluß zu, daß in der Bundesrepublik Deutschland jährlich ca. 300000 Menschen Kopfverletzungen bei Unfällen im Straßenverkehr, im häuslichen Bereich, beim Sport sowie am Arbeitsplatz erleiden. Bei 100000 dieser Unfallopfer wird die Diagnose eines schweren SHT gestellt, das bei ca. 45000 Personen zu langanhaltenden oder andauernden Beeinträchtigungen führt. Mehr als die Hälfte dieser schädelhirnverletzten Menschen ist jünger als 25 Jahre, in 15% handelt es sich um Kinder bis zum 5. Lebensjahr.

Nimmt man alle Unfallarten zusammen, erleiden bundesweit jährlich 2 Millionen Kinder im Alter bis zu 14 Jahren einen Unfall. Insgesamt ist damit die Unfallrate bei Kindern deutlich höher als in der Gesamtbevölkerung.

Im Straßenverkehr verunglücken bundesweit jährlich ca. 50000 Kinder. 1/4 dieser Kinder ist unter 6 Jahre alt.

Die Mortalität Schädel-Hirn-verletzter Kinder wird mit 2–15% angegeben. Insgesamt sind Unfälle und hier wiederum vorwiegend solche mit begleitendem SHT jenseits des 1. Lebensjahres die häufigste Todesursache im Kindesalter.

Während im Säuglings- und Kleinkindesalter Hausunfälle, insbesondere in Form von Stürzen, bei weitem überwiegen und hierbei im Säuglingsalter den SHT durch Mißhandlungen eine große Bedeutung zukommt, überwiegen jenseits des 6. Lebensjahres Verkehrsunfälle deutlich. Insgesamt werden ca. 45% aller SHT bei Kindern bis zu 15 Jahren durch Verkehrsunfälle verursacht.

Bei ungefähr gleicher Geschlechtsverteilung in den unteren Altersgruppen – im Säuglingsalter sogar geringe Mädchenwendigkeit – findet sich in allen Studien über Schädel-Hirn-verletzte Kinder jenseits des 6. Lebensjahres eine deutliche Knabenwendigkeit.

Pathologie. Therapeutisches Vorgehen, Verlauf und Prognose werden wesentlich mitbestimmt durch die Art der erlittenen Verletzung. Die Kenntnis der verschiedenen Verletzungstypen/-formen ist daher wichtig:

Die *einfache Schädelprellung* ohne Allgemeinsymptome sollte dem SHT nicht zugerechnet werden. Zu beachten ist allerdings, daß ein ausgeprägtes *subgaleales Hämatom* beim jungen Kind, insbesondere Neugeborenen, auch ohne intrakranielle Verletzung durch Schocksymptomatik tödlich verlaufen kann. Das Kephalhämatom it manchmal mit einer Schädelfraktur verbunden. Darunter kann die Dura reißen, es tritt Liquor aus. Im Säuglingsalter kommt es zur wachsenden Schädelfraktur und evtl. zur einer Leptomeningealen Zyste (s. auch Kap. 52).

Wegen des unterschiedlichen Infektionsrisikos ist eine klare Unterscheidung zu treffen in *offene*/penetrierende SHT und *geschlossene*/stumpfe SHT. Obwohl es sich in der weit überwiegenden Zahl der Schädel-Hirn-Traumen im Kindesalter um geschlossene SHT handelt, kommen auch in dieser Altersgruppe penetrierende Verletzungen – z.B. durch akzidentelle oder suizidale Schußverletzungen sowie Stichverletzungen – vor. Schädelbasisfrakturen mit Liquor Blut-Austritt aus Nase und/oder Ohren (nasale/otogene Liquorrhöe) sind den offenen SHT zuzurechnen. Während die otogene Liquorrhöe überwiegend spontan sistiert, muß bei nasaler Liquorrhöe bis zum Beweis des Gegenteils vom Vorliegen einer Liquorfistel mit dem hohen Risiko aszendierender intrakranieller Infektionen ausgegangen werden.

Wichtig ist außerdem die Unterscheidung zwischen primärem Impakttrauma und Akzelerations-/Dezelerationstrauma. Durch fast senkrechte Gewalteinwirkung auf den knöchernen Schädel führt das *primäre Impakttrauma* zu Kontusionen mit Einblutungen in Form des klassischen Coup und Contrecoup. Es kann ohne oder mit Fraktur – hier häufig als Impressionsfraktur – am Ort der direkten Gewalteinwirkung einhergehen. Frakturen im Bereich der Temporalschuppe, die den Verlauf der A. meningica media kreuzen, können durch deren Zerreißung ein *Epiduralhämatom (EDH)* verursachen. Dieses führt mit zeitlicher Verzögerung – wobei das für das Erwachsenenalter typische bewußtseinsfreie Intervall im Kindesalter im allgemeinen fehlt – zur Raumforderung und intrakraniellen Drucksteigerung mit der Gefahr der Einklemmung und letalem Ausgang. Bei rechtzeitiger operativer Intervention mit Evakuation des EDH können andererseits die neurologischen Spätfolgen gering sein oder gar fehlen. Falls im Langzeitverlauf nachweisbar, sind neurologisch-neuropsychologische Spätfolgen nach Schädel-Hirn-Verletzungen mit EDH vorwiegend dem im Vergleich zum direkten Coup wesentlich ausgedehnteren Contrecoup zuzuschreiben. Nicht folgenlos überstanden werden *Subduralhämatome* (SDH), *Intrazerebralhämatome* (ICH) und *intraventrikuläre Hämatome* (IVH), die zu ihrer Entstehung einer wesentlich größeren Gewalteinwirkung bedürfen, als dies bei EDH der Fall ist. In Abhängigkeit vom Ausmaß der meist zugrundeliegenden venösen Blutungen – z.B. bei SDH aus eingerissenen Brückenvenen – können auch SDH und ICH zur Raumforderung mit Verlagerung der Mittellinienstrukturen führen. Während die Lokalisation von SDH und ICH bereits frühzeitig einen Rückschluß auf die im Langzeitverlauf zu erwartenden Beeinträchtigungen erlaubt, ist dies bei intraventrikulären Hämatomen nicht der Fall. Ihr Nachweis belegt nur das besonders große Ausmaß der Gewalteinwirkung, häufig in axialer Richtung.

Ein vollkommen anderer Entstehungsmechanismus als beim primären Impakttrauma findet sich beim *Akzelerations-/Dezelerationstrauma*. Durch Scherungskräfte führt dieses häufig zum Einreißen von Brückenvenen, dadurch zum Subduralhämatom. Die hinsichtlich der Folgen gravierendste Form des Akzelerations-/Dezelerationstraumas ist der sogenannte *„high velocity accident“*, den Kinder als Fußgänger oder Radfahrer erleiden, wenn sie von einem Kraftfahrzeug ergriffen und mit großer Wucht oft viele Meter bis zum heftigen Aufprall durch die Gegend geschleudert werden. Dieser „high velocity accident“ führt zu vielfältigen axonalen Scherverletzungen der weißen Substanz und zu diffuser Hirnschwellung/Hirnödem, das bei Kleinkindern als rasch tödliches malignes Hirnödem verlaufen kann.

Besondere Bedeutung kommt dem *Polytrauma* zu, bei dem neben einem substantiellen SHT Verletzungen anderer Organsysteme (z.B. Haut, Weichteile, Muskulatur, extrakranielles Skelettsystem, innere Organe) vorliegen, die in Abhängigkeit von Art und Ausmaß absoluten Vorrang in der Primärversorgung haben können, da andernfalls eine rasche Schockentwicklung mit desolatem Ausgang droht.

Klinische Symptome. Leitsymptom aller SHT ist die posttraumatische Bewußtseinsstörung. Hinzu treten retrograde – bei schweren SHT auch anterograde – Amnesie, vegetative Symptome wie Blässe, Übelkeit, Erbrechen, Schwindel und Kopfschmerzen, bei substantiellen Hirnverletzungen lokalisationsbezogene neurologische Herdzeichen und bei schweren SHT gravierende Kreislauf- und Atemfunktionsstörungen.

Während bei SHT im Rahmen von Polytraumen die Verletzungen anderer Organsysteme hinsichtlich der vitalen Bedrohung und Notwendigkeit der Behandlung zunächst ganz im Vordergrund stehen können, kommt im Langzeitverlauf und hinsichtlich der Spätergebnisse den Folgen des SHT die führende Bedeutung zu.

Diagnose.

Verfahren. Es gilt – auch unter forensischen Gesichtspunkten – den genauen Unfallhergang, Art und Ausmaß der Gewalteinwirkung zu dokumentieren, auffälliges bzw. abweichendes Verhalten und seit dem Unfall festgestellte Symptome zu erfragen. Im Hinblick auf das Langzeitergebnis (s.u.) muß die initial erhobene *Anamnese* im weiteren Verlauf unbedingt um genaue Angaben zur prätraumatischen Entwicklung und zum körperlich, psychomental und sozial erreichten Entwicklungsstand vervollständigt werden.

Wichtigstes diagnostisches Verfahren ist die eingehende *allgemeinklinische und neurologische Untersuchung* zur Feststellung von äußeren Verletzungen und Hinweisen auf begleitende innere Verletzungen, Beurteilung von Herz-, Kreislauf- und Atemfunktion, Erhebung neurologischer Herdzeichen sowie initialer Graduierung/Klassifikation des SHT nach der Komatiefe (GCS).

Unter den *bildgebenden Verfahren* haben auch heute noch *Schädelübersichtsaufnahmen* ihre Bedeutung in der Diagnose von Kalottenfrakturen, insbesondere Impressions-/Expressions- und wachsenden Frakturen, Frakturen der Schädelbasis (Liquorrhöe!) und des Gesichtsschädels sowie beim Verdacht auf Fremdkörperpenetration.

Die größte Wertigkeit unter den bildgebenden Verfahren kommt jedoch in der Akutphase der *kranialen Computertomographie* (CCT) zu, da sie sowohl Frakturen wie intrakranielle Läsionen (Kontusionsherde, evtl. mit Einblutung, extra- und intrazerebrale Blutungen, Hirnödem, Nachweis freier Luft im Schädelinnenraum) zu erfassen vermag. Eine CCT sollte initial bei allen mittelschweren und schweren SHT sowie bei neurologischen Herdzeichen auch ohne Bewußtseinsstörung (BWST) durchgeführt werden. Eine Kontrolle ist nach 24, spätestens 48 Stunden bei andauernder BWST bzw. allen schweren SHT sowie bei anderweitig nicht erklärbarer Verschlechterung angezeigt.

Wie die CCT vermag die kraniale *Kernspintomographie/Magnetresonanztomographie (MRT)* sowohl kranielle wie intrakranielle Läsionen zu erfaßen. Sie hat gegenüber der CCT den Vorteil der besseren Erkennbarkeit intraparenchymatöser Läsionen, z.B. Scherverletzungen, Hirnstammläsionen, Läsionen im kraniozervikalen Übergang. Sie ist daher die Methode der Wahl in der Verlaufsdiagnostik, insbesondere bei Diskrepanz von CCT- und klinisch-neurologischem Befund.

Die *spinale MRT* ist die Methode der Wahl zur Erfassung intraspinaler Läsionen (s.auch Rehabilitaton). Bei Verdacht auf begleitendes spinales Trauma ist sie daher auch initial – evtl. in Kombination mit spinaler CT – unumgänglich.

Unter den *neurophysiologischen Verfahren* ist das *Elektroenzephalogramm* (EEG), das Allgemeinveränderungen, Herdbefunde und hypersynchrone Entladungen erfaßt, nur zur Anfallsdiagnostik unverzichtbar. Es hat hier in der Diagnose der häufig subklinisch ablaufenden abortiven epileptischen Staten in der Akutphase schwerster SHT einen hohen Stellenwert. Demgegenüber ist es für eine frühzeitige Prognosestellung praktisch bedeutungslos. Regelmäßige Kontrollen multimodaler *evozierter Potentiale* haben in den vergangenen Jahren bei schweren SHT einen zunehmenden Stellenwert in der Akutdiagnostik und Verlaufsbeurteilung von Hirnstammfunktionen – durch akustische evozierte Hirnstammpotentiale *(AEHP)* – und kortikalen Funktionen – durch somatosensorisch evozierte Potentiale *(SEP)* – sowie zur Ergänzung der Prognosestellung (besonders SEP) erlangt. Die visuell evozierten Potentiale *(VEP)* haben demgegenüber nur eine Bedeutung als Ergänzungsdiagnostik bei amaurotischer Pupillenstarre.

Insbesondere bei schweren SHT und Polytraumen kommt einer umfassenden *Labordiagnostik* eine große Bedeutung zu als Eingangsdiagnostik und Verlaufskontrolle u.a. zur Erkennung von Blutungen, Elektrolytstörungen, Schockfolgen usw.

Diagnostisches Vorgehen.

Leichte (bis mittelschwere) SHT. Bei leichten (bis mittelschweren) SHT wird nach initialer genauer Anamneseerhebung und sorgfältiger allgemeinklinischer sowie neurologischer Untersuchung orientiert an den erhobenen Befunden das folgende weitere Vorgehen empfohlen:

- Liegt keine BWST vor, und ist das Kind sowohl allgemeinklinisch als auch neurologisch unauffällig, ist zunächst nur eine weitere Überwachung – evtl. auch durch die ärztlicherseits aufgeklärten Eltern zuhause – über mindestens 24 Stunden angezeigt. Eine klinisch-neurologische Kontrolluntersuchung muß nach 24 Stunden erfolgen.
- Liegt keine BWST vor, das Kind ist neurologisch unauffällig, hat jedoch ein ausgeprägtes *Galea-Hämatom*, sollte eine CCT mit Knochenfenster, zumindest eine Röntgenaufnahme des Schädels in 2 Ebenen, durchgeführt werden. Bei Feststellung einer Fraktur (wesentlich höheres Risiko einer intrakraniellen Blutung) erfolgt die Aufnahme zur stationären Überwachung für 24 bis 48 Stunden.
- Bei Vorliegen einer BWST und/oder neurologisch auffäligem Befund sind unumgänglich erforderlich: eine sofortige CCT, in Abhängigkeit vom klinischen Befund evtl.

weitere bildgebende Verfahren (s.o.) und stationäre Überwachung mit adäquatem Monitoring. Die Ableitung eines EEG sollte innerhalb der ersten 24 Stunden erfolgen.

- Wegen möglicher Spätfolgen sind auch bei leichten SHT regelmäßige Kontrolluntersuchungen bis 3 Jahre nach dem Trauma bzw. bis zum Ende des 3. Schuljahres erforderlich.

Schwere SHT. Bei schweren (und z.T. mittelschweren) SHT wird das folgende diagnostische Vorgehen empfohlen:

Bereits im Rahmen der Primärdiagnostik (Notfallambulanz/Intensivstation) sollte neben Erfassung aller zur Einschätzung des Allgemeinzustandes und der evtl. vitalen Bedrohung erforderlichen Parameter (s.o.) eine erste Beurteilung der Schwere des SHT mittels *GCS* erfolgen und eine *CCT* durchgeführt werden.

Die in der Folge bei allen schweren SHT mit ≤8 Punkten durchgeführte Neurointensivbehandlung (s.u.) bedarf als Verlaufsdiagnostik eines regelmäßigen Monitorings unter Einschluß von: Hirndruckmessung (ICP; kontinuierlich), arterieller Druckmessung (MAD; kontinuierlich), zentralvenöser Druckmessung (ZVD; möglichst kontinuierlich), Messung der arteriellen Sauerstoffsättigung (Pulsoxymetrie) und des endexspiratorischen CO_2 (kontinuierlich), EKG-Ableitung (kontinuierlich), genaue Flüssigkeitsbilanzierung, engmaschige Überwachung der Körpertemperatur, Laborkontrollen, EEG, AEHP, SEP, möglichst transkranielle Dopplersonographie und neurologische sowie allgemeinpädiatrische Untersuchung (alle 4–6 Stunden, mindestens 1 × täglich).

Das diagnostische Vorgehen und die weitere Überwachung müssen in der Zuständigkeit eines erfahrenen Teams liegen, geleitet von dem Facharzt, der über die erforderliche breite Erfahrung im Umgang mit hirnverletzten Kindern verfügen. Verbindliche Regelungen hinsichtlich Ablauforganisation, Art der Erstversorgung und akut-klinischen Behandlung sowie Behandlungsort und Verantwortlichkeiten sind hierzu regional zu treffen zwischen Rettungsdiensten und allen zu beteiligenden ärztlichen Disziplinen des jeweils zuständigen Klinikums der Maximalversorgung.

Therapie.

Kausale Therapie. Eine kausale Behandlung der durch Gewalteinwirkung erlittenen Schädigung (= *primäres Impairment)* ist nicht möglich. Nur durch adäquate Erstversorgung und Neurointensivbehandlung (s.u.) ist es bedingt möglich, die sich vorwiegend aus Hirnödem und Minderperfusion ergebenden Folgeschäden (= *sekundäres Impairment*) zu verhindern.

Symptomatische Therapie. Unabdingbare Bestandteile der *Primärversorgung* schwerer SHT sind: Kreislaufstabilisierung, Schockbekämpfung, ggf. Volumensubstitution, Atemstabilisierung, frühzeitige Intubation, ggf. Beatmung, Erstdiagnostik und Versorgung lebensbedrohlicher Begleitverletzungen anderer Organe, die evtl. vorrangig erfolgen muß, sowie diagnostische Maßnahmen und Monitoring (s.o.).

Die *Neurointensivbehandlung*, die bei allen schweren SHT mit einem Punktwert von ≤8/15 in der klassischen GCS, bzw. ≤11/19 in der erweiterten GCS durchgeführt werden sollte, umfaßt: Implantation einer Hirndrucksonde, kontinuierliches Monitoring, adäquate Lagerung und Pflege, Flüssigkeits- und Volumensubstitution, Beatmung, Vermeidung von Hyperthermie, Analgosedierung, rasche Aufdosierung von Antikonvulsiva als Prophylaxe. Eine frühzeitige hochkalorische Ernährung (Duodenalsonde) ist anzustreben.

Das oberste Ziel dieses therapeutischen Neurointensivmanagements ist die Aufrechterhaltung eines ausreichenden zerebralen Perfusionsdrucks (CPP). Der CPP, der der Differenz aus mittlerem arteriellem Blutdruck (MAD) und intrakraniellem Hirndruck (ICP) entspricht, muß bei Kindern über 1 Jahr >50 mmHg sein, bei Kindern unter 1 Jahr zwischen 40 und 60 mmHg liegen. Um dieses Ziel zu erreichen, ist ein ICP von möglichst ≤20 mmHg erforderlich.

Chirurgische Therapiemaßnahmen. Bei allen *offenen SHT* ist die frühzeitige neurochirurgische, evtl. kombiniert mit rhinootologischer, ophthalmologischer und kieferchirurgischer Intervention, einschließlich Duraplastik erforderlich.

Bei *geschlossenen SHT* muß in jedem Fall, in dem sich initial oder im weiteren Verlauf der Verdacht bzw. Hinweise auf raumfordernde intrakranielle Prozesse ergeben, eine Notfall-CCT durchgeführt und der Patient der neurochirurgischen Intervention zugeführt werden.

Verlauf und Prognose. Der Verlauf in der Akutphase nach insbesondere schweren SHT wird bestimmt durch Art und Ausmaß der erlittenen Hirnverletzung und ggf. relevanter Begleitverletzungen anderer Organsysteme. Der Langzeitverlauf und die Langzeitergebnisse, d.h. die Prognose hinsichtlich sozialer, schulischer und beruflicher (Re-)Integration werden jedoch geprägt durch das individuelle prätraumatische Niveau, das Alter bei Erleiden der Hirnverletzung, Art, Ausmaß und Ort der unfallbedingten Hirnschädigung, Zeitpunkt des Beginns und Art der durchgeführten Erstversorgung, Akutbehandlung und Rehabilitation sowie das familiäre/soziale Umfeld, in das hinein die angestrebte (Re-) Integration erfolgt, bzw. erfolgen soll.

Das *primäre Impairment* der durch die Gewalteinwirkung erlittenen Hirnschädigung ist gesetzt und nicht mehr zu beheben. Entscheidend für das Langzeitergebnis ist jedoch, ob es gelingt, durch sofortige adäquate *Erstversorgung* und umfassende *Akutbehandlung* im Sinne der Neurointensivtherapie das *sekundäre Impairment* infolge von Hypoxie oder Hypotension, gerade bei Kindern rasch einsetzender Hirnschwellung mit den Folgen der Minderperfusion, Infarzierung und sekundären Hirnstammbeteiligung durch druckbedingte Herniation zu verhindern. Wann immer dieses nicht oder nur zum Teil gelingt, ist die Prognose für den Langzeitverlauf hinsichtlich der „disability“ – der funktionellen Beeinträchtigung – und des „Handicap“ – der sozial relevanten Behinderung – deutlich schlechter und auch durch frühestmöglich einsetzende Rehabilitation *(Frührehabilitation)* nur noch bedingt zu bessern. Zu Recht wird daher immer wieder hervorgehoben, daß „die Rehabilitation im Straßengraben beginnt“.

Das globale Langzeitergebnis hängt wesentlich von *der Schwere/dem Ausmaß der erlittenen Schädigung* ab, wobei sich die Auswirkungen des primären und sekundären Impairments addieren, z.T. potenzieren.

Die Schwere des SHT wird heute vorwiegend mit der GCS klassifiziert (s.o.). Zur Erfassung des globalen Langzeitergebnisses wird weltweit meistens die 1975 von Jennett und Bond eingeführte *Glasgow Outcome Scale (GOS)* verwandt, die die Ergebnisse von guter Erholung, mäßiger und schwerer Behinderung bis hin zu vegetativem Status (apallisches Syndrom) und Tod einteilt. Diese Skala ist zwar grob, sagt nichts über das Handicap aus, erlaubt jedoch die internationale Vergleichbarkeit mitgeteilter Ergebnisse. Setzt man die Punktwerte der erweiterten GCS in Beziehung zur GOS, so finden sich unter den eigenen Patienten und analog in vielen der großen nationalen und internationalen Studien folgende Ergebnisse: 4/19 Punkte werden im allgemeinen nicht oder nur im vegetativen Status überlebt. Bei 9 und mehr Punkten ist das Ergebnis im allgemeinen, bei 7–8 Punkten - besonders wenn nur während der ersten 24 Stunden zutreffend - noch vorwiegend gut.

Die „Wasserscheide" liegt bei 5–6 Punkten: Das schwer traumatisierte, bewußtlose Kind gibt im allgemeinen keinen Laut mehr von sich, öffnet die Augen nicht. Motorische Antwort und Augensymptome sind daher entscheidend. Strecksynergismen auch der oberen Extremitäten und/oder Divergenzstellung der Bulbi, bzw. disjugierte Blickbewegungen bei Prüfung des Puppenaugenphänomens (okulozephaler Reflex) oder Kaltwasserspülung des äußeren Gehörgangs (okulovestibulärer Reflex) bedeuten, daß ein Mittelhirnsyndrom vorliegt, also eine Beteiligung des Hirnstammes. Nur sehr selten handelt es sich dabei um ein primäres, direkt durch das Trauma bedingtes Mittelhirnsyndrom, z.B. bei axialen Traumen durch Hochsturz mit Aufprall auf den Vertex. Wesentlich häufiger sind die Hirnstammsymptome Ausdruck sekundärer Schädigungen bei intrakranieller, meist supratentorieller Drucksteigerung, z.B. durch raumfordernde Blutungen oder die gerade im Kindesalter sich rasch entwickelnde posttraumatische Hirnschwellung.

Obwohl die initiale Klassifikation nach der GCS, die nach der Erstversorgung mit Sicherung vitaler Funktionen und vor Einsetzen der Neurointensivbehandlung durchgeführt werden sollte, wichtige prognostische Hinweise gibt, ist eine sichere Einzelfallprognose auf dieser Basis nicht möglich. Die Langzeitergebnisse zeigen eine breite Überlappung der einzelnen Gruppen. Auch leichte SHT werden nicht immer folgenlos überstanden. In den wenigen Langzeitstudien, die über wirklich langjährige Nachverfolgung hirnverletzter Kinder - in ca. 90% leichtere SHT - berichten, finden sich Angaben über subjektive SHT-Folgen in bis zu 30%.

Über lange Zeit - zum Teil leider auch heute noch - wurde angenommen, daß Dank der höheren Plastizität des jüngeren Gehirns SHT um so besser überstanden werden, je jünger ein Kind bei Erleiden eines Unfalles ist. Dieses trifft - wie inzwischen durch sorgfältige, über lange Nachbeobachtungszeiträume durchgeführte Studien erwiesen wurde - jedoch nicht zu.

So trifft der gleiche Unfallmechanismus *altersabhängig* auf sehr unterschiedliche anatomische und physiologische Bedingungen: z.B. die dünne Kalotte, noch offene Fontanellen und Nähte des Säuglings gegenüber dem wesentlich festeren, geschlossenen Schädel des älteren Kindes. Die entstehende Pathologie und deren Folgen sind daher stets eine Funktion aus Schwere des SHT und Traumatypus einerseits und dem *Unfallalter* andererseits. So sind die Folgen diffuser und multifokaler Läsionen bei jungen Kindern wesentlich gravierender als späterhin. Bei 50% aller schweren SHT sind heute durch MRT fokale, vorwiegend frontal lokalisierte Läsionen nachweisbar. Aufgrund der anderen anatomischen und physiologischen Bedingungen findet sich bei jungen Kindern mit schweren SHT praktisch immer eine Beteiligung des Frontalhirns.

Die primäre Erholung und Wiedergewinnung bereits vorhandener, insbesondere motorischer Fähigkeiten scheint im jüngeren Alter oft rascher und besser zu gelingen. Die weitere Entwicklung - statomotorisch und insbesondere psychomental - nach schweren SHT junger Kinder ist jedoch oft tiefgreifend gestört. Es kommt zu einem Entwicklungsknick, weil der Hinzugewinn neuer Fertigkeiten und Fähigkeiten sich gegenüber der Altersgruppe zunehmend verzögert, da die grundlegende Fähigkeit zum Neulernen beeinträchtigt ist und auf Dauer gestört bleiben kann. Die Langzeitergebnisse der vor Erreichen des 6. Lebensjahres verunfallten Kinder sind deutlich schlechter als bei höherem Unfallalter. Die massivsten Dauerbeeinträchtigungen hinsichtlich „disability" und bleibendem Handicap finden sich bei den Kindern, die während der ersten beiden Lebensjahre ein schweres SHT erleiden. Ohne Einbeziehung entwicklungsdynamischer Aspekte ist daher eine - auch gutachterliche! - Beurteilung der Langzeitergebnisse nach SHT im Kindesalter nicht möglich und nicht statthaft.

Wie im Erwachsenenalter sind auch bei Kindern die Langzeitfolgen hinsichtlich der „disability" vom *Ort der Schädigung* abhängig.

So sind die klinisch-neurologischen Befunde im Langzeitverlauf ausschließlich vom Ort der Schädigung abhängig, haben nur eine unsichere Beziehung zur Traumaschwere, jedoch keine Korrelation zum Schädigungsalter. Motorische Störungen, geringer ausgeprägt auch somatosensorische Störungen infolge umschriebener supratentorieller direkter Schädigungen zeigen im allgemeinen eine gute Rückbildungstendenz, wenn nur durch Kontusion mit oder ohne Einblutung - jedoch ohne begleitende gefäßabhängige Infarzierung - bedingt. Demgegenüber ist die Rückbildungstendenz einer meist durch sekundäre, druckbedingte Hirnstammbeteiligung hervorgerufenen Tetraparese wesentlich geringer. Es bleibt hier häufig wenigstens ein motorisches Halbseitendefizit zurück.

Die *Restitution* motorischer Funktionen erfolgt überwiegend während des 1. Halbjahres nach SHT, bedarf für andere Funktionen aber wesentlich längerer Zeiträume. Unter entsprechender Behandlung kommt es in Einzelfällen bis zu 5 Jahre nach dem Unfall zu Verbesserungen beeinträchtigter Funktionen, zur Zunahme von *Kompensations*möglichkeiten und über einen manchmal noch wesentlich längeren Zeitraum zu einer Minderung des Handicaps durch zunehmende *Adaptation*, d.h. verbesserten Umgang mit der Beeinträchtigung.

Vollkommen anders sind die durch SHT erworbenen *neuropsychologischen Defizite* im Langzeitverlauf zu betrachten. Sie sind sowohl vom Schädigungsort wie vom Schädigungsalter abhängig.

Neben Störungen der Aufmerksamkeit mit hoher Interferenzanfälligkeit und Gedächtnisstörungen finden sich lokalisationsbezogene Störungen visuoräumlicher Funktionen bei rechtshemisphärischen, insbesondere parietalen Läsionen, solche sprachlicher Funktionen bei linkshemisphärischen, vorwiegend temporalen und frontalen Läsionen, häufig kombiniert mit mnestischen Störungen in der jeweiligen Modalität.

Während auch hier prätraumatisch bereits vorhandene, etablierte Fähigkeiten sich besser und oft relativ rasch erholen können, werden gravierende Beeinträchtigungen sich gerade entwickelnder oder erst später zu entwickelnder Fähigkeiten gefunden. Häufig können neuropsychologische Langzeitfolgen zunächst nur aufgrund des Läsionsortes vermutet werden, da sie sich erst in den Folgejahren in der Konfrontation mit zunehmend höheren und spezifischeren Anforderungen manifestieren, z.B. Handlungsplanungs- und Strukturierungsschwäche des Schulkindes oder Adoleszenten nach traumatischer Frontalhirnschädigung im Säuglings- oder Kleinkindesalter. Entsprechend kann eine linkstemporofrontale Schädigung durch SHT vor abgeschlossenem Spracherwerb desolate Auswirkungen auf die gesamte weitere Sprachentwicklung haben und zu einer gravierenden traumatisch erworbenen sekundären Sprachentwicklungsverzögerung führen.

Durch einmalige, auch noch so eingehende Querschnittsuntersuchung im frühen Verlauf nach SHT – z.B. während des 1. posttraumatischen Jahres – sind diese neuropsychologischen Defizite in ihrer oft negativen Dynamik nicht zu erfassen. Es bedarf dazu der wiederholten Kontrolluntersuchungen im Langzeitverlauf, und zwar über viele Jahre. Erst dadurch gelingt es, das wahre und für das ganze weitere Leben eines jungen Menschen relevante Ausmaß unfallbedingt erworbener kognitiver und – meist als deren Folge auftretender – Verhaltensstörungen zu erfassen. Entgegen der landläufigen und immer noch in Gutachtenrichtlinien zu findenden Ansicht, daß das Ausmaß der Unfallfolgen mit zeitlichem Abstand zum Trauma abnehme, trifft dies für Kinder nicht generell zu. Die Bedeutsamkeit und das relative Ausmaß – bezogen auf die Altersgruppe – der für das Langzeitergebnis entscheidenden neuropsychologischen Folgeerscheinungen nimmt im Langzeitverlauf nach SHT im Kindesalter eher kontinuierlich zu.

Eine abschließende gutachterliche Stellungnahme zu den Dauerfolgen und dem bleibenden Ausmaß der unfallbedingten – auch im Kindesalter abstrakt bereits zu bewertenden – Minderung der Erwerbsfähigkeit (MdE) sollte daher nicht vor Abschluß der Entwicklung erfolgen.

Die Entwicklung einer *posttraumatischen Epilepsie (PTE)*, deren Inzidenz mit 3–12% angegeben wird und bei den eigenen Patienten 6% betrug, kann in Abhängigkeit von Anfallsart und -häufigkeit zu einer wesentlichen Verschlechterung des Handicaps führen. Sie manifestiert sich in ca. 80% bis zum Ende des 2. posttraumatischen Jahres, in Einzelfällen – insbesondere bei offenen SHT – aber auch wesentlich später. Belastungsfaktoren für die Entwicklung einer PTE stellen dar: Offene SHT (in ca. 70%), Impressionsfrakturen mit Duraverletzung (in bis zu 40%), Frühanfälle (während der 1. posttraumatischen Woche: in knapp 30%), Dauer der Bewußtseinstörung (BWST) über 24 Stunden oder GCS ≤ 8 (in gut 20%). Liegen Frühanfälle und lange BWST gemeinsam vor, steigt die Inzidenz auf über 40%. Die Diskussion darüber, ob es durch frühzeitig beginnende über mindestens 2 Jahre durchgeführte antikonvulsive Prophylaxe gelingt, die Manifestation einer PTE zu verhindern ist nicht abgeschlossen. Bisherige Ergebnisse sprechen jedoch dafür, daß es sicher gelingt, Frühanfälle zu verhindern und die Entstehung einer PTE zumindest um viele Jahre aufzuschieben und damit ihre Manifestation als frühkindliche, häufig therapieresistente und prognostisch ungünstige Epilepsieform zu verhindern. Von vielen Autoren wird daher bei Vorliegen der relevanten Belastungsfaktoren (s.o.) eine antikonvulsive Prophylaxe durchgeführt.

Die Langzeitergebnisse – insbesondere hinsichtlich des verbleibenden bzw. entstehenden Handicaps – werden ebenfalls geprägt durch das *prä- und posttraumatische soziale Umfeld* hirnverletzter Kinder. Kinder aus dissozialen und/oder wirtschaftlich schwachen Familien erleiden nicht nur häufiger Unfälle, bei gleicher Schwere des Traumas sind bei ihnen auch die Langzeitfolgen ausgeprägter. Letzteres mag darauf zurückzuführen sein, daß sie bei Eintreten des Index-SHT oft schon mehrere vorausgegangene Unfälle mit SHT überstanden haben. Eine Serie auch leichterer SHT mag vergleichbar dem sog. Boxer-Syndrom zu einer Einschränkung der Kompensationsmöglichkeiten des Gehirns mit dann gravierenden Folgen nach einem erneuten schwereren SHT führen.

Zwischen objektivierbaren Unfallfolgen, insbesondere kognitiven und Verhaltensstörungen einerseits und sozialem Umfeld andererseits kommt es posttraumatisch zu vielfältigen Interaktionen. Die betroffenen Familien werden destabilisiert und vermögen dem beeinträchtigten und dadurch ebenfalls verunsicherten Kind nicht mehr die für seine weitere, nun erschwerte Entwicklung erforderliche Akzeptanz, Förderung und Unterstützung zu geben. So wie das hirnverletzte Kind selbst werden durch das SHT auch seine nächsten Angehörigen, besonders die Eltern zutiefst getroffen. Die zur Gesundung notwendige Hilfe vermögen die ebenfalls „verletzten" Eltern ihrem Kind jedoch nur zu geben, wenn Ärzte, Pfleger, Therapeuten etc. sie sowohl als Mitbetroffene wie als Mithandelnde ganz spezieller Art in das Behandlungskonzept mit einbeziehen.

Remissionsstadien und (partielle) Hirnausfalls-Syndrome/ Dezerebrationssyndrome. An das tiefe Koma bei schweren substantiellen SHT schließt sich häufig ein *apallisches Syndrom* an, das auch Coma vigile und analog im deutschen Sprachraum oft unzutreffend „Wachkoma" genannt wird. Ausgehend von der englischen Bezeichnung als *„vegetative state"* setzt sich zunehmend auch in der deutschsprachigen Literatur der Begriff „vegetatives Stadium" – wenn vorübergehend – oder „vegetativer Status/Zustand" – wenn auf Dauer bestehenbleibend – durch.

Dieser Zustand ist gekennzeichnet durch typische motorische Symptome als ungerichtete Massenbewegungen, Beuge- und Strecksynergismen und motorische Schablonen, vegetative Symptome in Form von Schweißausbrüchen, Dysregulationen von Blutdruck, Herz- und Atemfrequenz gelegentlich begleitet von Störungen der Pupillo- und Okulomotorik. Hinzu kommen Verminderung der Wachheit/Vigilanz und der Reaktivität auf Außenreize.

Wach- und Schlafperioden wechseln entkoppelt vom Tag-/Nachtrhythmus einander ab. Die im Wachzustand geöffneten Augen blicken leer. Eine bewußte Kontaktaufnahme ist nicht möglich. Der Patient in dieser Phase ist – vorübergehend – aus jeglicher zeitlichen und räumlichen Struktur herausgefallen, lebt wie eingesponnen in einem sich nur zögernd öffnenden Kokon. Welche Botschaften aus der Außenwelt ihn wann und wie erreichen, bleibt meist unsicher. Seine Möglichkeiten der Rückäußerung, seine „Sprache", beschränken sich auf vegetative Reaktionen, die allerdings sehr eindeutig und zunehmend differenzierter sein können und die es zu entschlüsseln gilt. Eine komplette Deafferentierung – wie von manchen Autoren angenommen – liegt bei den meisten Patienten sicher nicht vor.

Falls nicht eine massive hypoxische Hirnschädigung durch z.B. verzögerte Reanimation hinzugekommen ist, muß auch bei schwersten SHT zunächst immer davon ausgegangen werden, daß es sich bei diesem vegetativen Stadium und allen nachfolgenden Phasen der Remission um Durchgangsstadien handelt, bedingt durch eine passagere Funktionsdesintegration im Sinne einer funktionellen Dekonnektion von Kortex und Hirnstamm, die reversibel ist bzw. sein kann. Dauert dieser Zustand länger als 1 Jahr ohne wesentliche Veränderungen an, steht zu befürchten, daß es sich um ein bleibendes Defektsyndrom handelt, dem massive neuroaxonale Läsionen im Bereich des Hirnstamms zugrundeliegen.

In jedem Fall handelt es sich jedoch bei Menschen im „vegetative state" um zwar schwerst beeinträchtigte, aber lebende Menschen, nicht um sterbende.

Eine klare – weil lebenswichtige – Abgrenzung kann und muß getroffen werden zum Coma dépassé, dem *dissoziierten Hirntod*. Nach den vom wissenschaftlichen Beirat der Bundesärztekammer aufgestellten „Richtlinien zur Feststellung des Hirntodes" ist der Hirntod definiert als: „Zustand der irreversibel erloschenen Gesamtfunktion des Großhirns, des Kleinhirns und des Hirnstamms" infolge Stillstandes der zerebralen Zirkulation, wobei „durch kontrollierte Beatmung die Herz- und Kreislauffunktion noch künstlich aufrecht erhalten" wird.

Die Diagnose des Hirntodes erfordert:

1. die Erfüllung der Voraussetzungen, d.h. „Vorliegen einer akuten schweren primären oder sekundären Hirnschädigung",
2. die Feststellung der klinischen Symptome Bewußtlosigkeit (Koma), Hirnstamm-Areflexie und Atemstillstand (Apnoe),
3. den Nachweis der Irreversibilität der klinischen Ausfallsymptome.

Hinsichtlich des diagnostischen Vorgehens wird auf die sehr detaillierten Ausführungen in der „Dritte(n) Fortschreibung 1997" dieser Richtlinien verwiesen.

Eine klare – weil therapeutisch wichtige – Abgrenzung muß ebenfalls getroffen werden zum akinetischen Mutismus und zum Locked-in-Syndrom.

Der Patient im *akinetischen Mutismus* – wahrscheinlich bedingt durch fehlende frontale Aktivierung – kann klinisch ein sehr ähnliches Bild bieten mit geöffneten Augen, Wechsel von Schlaf- und Wachphasen, jedoch ohne motorische Antwort, auch nicht auf Schmerzreize. Der wesentliche Unterschied besteht darin, daß seine kognitiven Funktionen zwar eingeschränkt, aber vorhanden sind und es sich nahezu immer um einen nur passageren Zustand handelt.

Demgegenüber handelt es sich beim *Locked-in-Syndrom* um einen ausschließlich deefferentierten Zustand. Die Patienten sind wach, ihre Wahrnehmung und Kognition, einschließlich Sprachverständnis, sind völlig unbeeinträchtigt. Sie können sich jedoch nur durch vertikale Augenbewegungen äußern. Die gesamte übrige Motorik ist gelähmt. Mit Hilfe der erhaltenen vertikalen Augenbewegungen läßt sich nicht nur ein Ja-nein-Code aufbauen, sondern durch Einsatz von Buchstabentafeln, auch computergestützt, eine differenzierte, dem intellektuellen Niveau des Patienten entsprechende Kommunikation. Zugrunde liegen ausgedehnte, aber isolierte Läsionen im Brückenfuß, meist durch Blutungen in diesem Bereich. Infolge von SHT ist dieses Störungsbild praktisch nicht anzutreffen, da infratentorielle Läsionen aufgrund des Unfallmechanismus nahezu immer mit supratentoriellen, dann meist ebenfalls ausgedehnten Schädigungen einhergehen.

Im Zuge der weiteren Remission nach Koma und vegetativem Stadium können als Durchgangsstadien – aber auch als bleibende Defektsyndrome – die ebenfalls hirnorganisch begründeten, in ihrer oft bizarren psychopathologischen Vielfalt sehr beeindruckenden Störungsbilder eines Klüver-Bucy-Syndroms und/oder Korsakow-Syndroms auftreten.

Das *Klüver-Bucy-Syndrom* ist bedingt durch Läsionen des limbischen Kortex, insbesondere nach bilateraler Schädigung der mediobasalen Temporallappen, z.B. infolge rezidivierender transtentorieller Herniation bei hirnödembedingter supratentorieller Drucksteigerung. Es ist gekennzeichnet durch eine starke „orale Tendenz" verbunden mit optischer und taktiler Agnosie, Hyperphagie, Hypersexualität mit fehlender Scham und Angst sowie eine ausgeprägte Merkfähigkeitsstörung und euphorisch-flache Stimmungslage.

Mit fließendem Übergang, wobei insbesondere Eßsucht und Hypersexualität oft lange andauern, geht die Klüver-Bucy-Phase in die Korsakow-Phase über. Dem posttraumatischen *Korsakow-Syndrom*, das nach schwersten axialen SHT auftreten kann, liegen bilaterale Schädigungen überwiegend in den Wänden des III. Ventrikels, der Corpora mamillaria und des Hippokampus zugrunde. Es ist gekennzeichnet durch eine schwere Störung der Merkfähigkeit, zeitliche und örtliche Desorientiertheit, ausgeprägte Konfabulationen und hochgradige Suggestibilität sowie emotionale Labilität.

Im schwierigen Umgang mit diesen zutiefst verunsicherten Patienten ist entscheidend, daß immer wieder Orientierung, Realitätskontrolle und sinnvolle Tätigkeit in Übereinstimmung miteinander und mit Person, Ort und Zeit für den Patienten und alle ihn Betreuenden und Behandelnden hergestellt und durch Eindeutigkeit gesichert werden.

Rehabilitation. Bei allen SHT gilt es frühzeitig die Frage der *Rehabilitationsbedürftigkeit* zu klären. Gemäß den Richtlinien der gesetzlichen Unfallversicherungsträger ist eine Rehabilitationsbehandlung indiziert nach allen Hirnkontusionen mit einer Bewußtlosigkeit (BWL) von mehr als 24 Stunden; offenen Hirnverletzungen (auch ohne BWL); epiduralen, subduralen und intrazerebralen Blutungen (auch ohne BWL oder OP); Hirnkontusionen mit einer posttraumatischen BWST von weniger als 24 Stunden, „falls es im weiteren

Verlauf zu bleibenden Ausfallserscheinungen kommt". Auch minimale neurologische Herdsymptome weisen hin auf eine substantielle kontralaterale Hirnschädigung mit oft massiven neuropsychologischen Defiziten („Neurologie = Spitze des Eisberges"!), die es zu erkennen oder auszuschließen gilt.

Ziel der erforderlichen Rehabilitation hirnverletzter Kinder ist einerseits wie bei Erwachsenen die Wiedererlangung zuvor vorhandener Fähigkeiten und Fertigkeiten. Als wesentlicher Aspekt hinzu kommt jedoch das Ziel der Wiedergewinnung der prätraumatisch gegebenen Entwicklungsmöglichkeiten, d.h. des individuellen *Entwicklungspotentials.*

Die neurologische Rehabilitation von Kindern und Jugendlichen ist nur in eigens für diese Altersgruppe geschaffenen Einrichtungen, nicht jedoch verstreut mitten unter Erwachsenen möglich. Wichtiger noch als der äußere Rahmen, die räumliche Gestaltung, ist das spezifische *Behandlungskonzept.* Unabhängig vom Stadium und Ort der Rehabilitation bedarf die neurologische Rehabilitation von Kindern und Jugendlichen eines integrierten Behandlungskonzepts, ausgerichtet an der Person des Rehabilitanden mit dem Ziel einer ganzheitlichen Behandlung und Förderung in einem hierzu geeigneten therapeutischen Milieu, das den besonderen altersspezifischen Bedürfnissen junger Menschen gerecht wird. Dieses notwendige therapeutische Milieu wird geschaffen und getragen durch die interdisziplinäre Arbeit eines ärztlich geleiteten multiprofessionellen Teams, dem viele verschiedene Berufsgruppen angehören: Ärzte, Schwestern/Pfleger, Erzieher, Physiotherapeuten, Ergotherapeuten, Logopäden, Psychologen, Sozialarbeiter und Sozialpädagogen, Lehrer und Berufstherapeuten. Alle Mitglieder dieses multiprofessionellen Teams müssen sich in ihrer Arbeit zielorientiert ergänzen und aufeinander beziehen. Erforderlich ist die Integration der unterschiedlichen Therapiemaßnahmen in einem auf ganzheitliche Förderung ausgerichteten Behandlungskonzept, wobei die verschiedenen diagnostischen und therapeutischen Einzelaspekte in einem sorgfältig differenzierten und ärztlich koordinierten individuellen Rehabilitationsplan zusammengeführt werden. Dabei sind kollegiale Beratung und größtmögliche gemeinsame Basiskompetenz – d.h. Offenheit füreinander und ein allen Mitarbeitern gemeinsames Grundverständnis für die anderen Berufsgruppen – unabdingbare Voraussetzungen interdisziplinärer Zusammenarbeit. Dies bedarf der regelmäßigen Schulung, Weiterbildung und Supervision.

Um ein bestmögliches Rehabilitationsergebnis hinsichtlich sozialer, schulischer und beruflicher (Re-)Integration zu erzielen, ist eine frühzeitige Verlegung des vital stabilen, nicht mehr beatmungspflichtigen Patienten in ein/e entsprechend ausgestattete/s Rehabilitationsklinik/-zentrum für Kinder anzustreben. Nur so kann die erforderliche, nahtlose Rehabilitation von der Frührehabilitation bis zur Reintegration in einem hierzu geeigneten, altersgerecht gestalteten therapeutischen Milieu gewährleistet werden.

Die Rehabilitation muß in der Frühphase, kann in den folgenden Phasen vollstationär durchgeführt werden und sollte bei gegebenen wohnortnahen Möglichkeiten sobald wie möglich als teilstationäre, dann ambulante Maßnahme fortgeführt werden. Die ambulante Nachsorge erfolgt am Heimatort durch z.B. neuropädiatrische Ambulanzen, sozialpädiatrische Zentren sowie niedergelassene Neuropädiater/Kinderärzte.

Prophylaxe. Um das erschreckende Ausmaß der Jahr für Jahr geschehenden Kinderunfälle und hier insbesondere der mit bleibenden Beeinträchtigungen verknüpften Schädel-Hirn-Traumen zu reduzieren, ist Prävention dringend erforderlich und muß permanent erfolgen. Sie sollte sich auf 3 entscheidende Säulen stützten: 1. Information, Aufklärung und Sensibilisierung aller Mitglieder der Gesellschaft insbesondere der motorisierten Verkehrsteilnehmer; 2 altersgerechte Verkehrserziehung von Kindern – auch als Tertiärprophylaxe während der Rehabilitation; 3. Verkehrsberuhigung, Verkehrslenkung und -umlenkung besonders in Bereichen mit hohem Aufkommen an – auch spielenden – Kindern. Um Kindern entsprechend ihren Fähigkeiten und Möglichkeiten eine gesunde und ungestörte Entwicklung zu ermöglichen, sollte endlich auch ein Tempolimit kein Diskussions- oder gar Tabuthema mehr sein, sondern umgesetzt werden.

Literatur

Bauer HBL, Kuhn TJ (1997) Severe Head Injuries – Pathology, Diagnosis and Treatment. Springer, Berlin, Heidelberg. New York

Benz B, Ritz A (1993) Neuropsychologische Rehabilitationsverläufe nach Schädelhirntraumen. In: Wild K von (Hrsg) Spektrum der Neurorehabilitation. Zuckschwerdt, München, pp 228–233

Berufsgenossenschaften, Hauptverband der gewerblichen (1996) Zur Rehabilitation Schwer-Schädel-Hirnverletzter. HVBG, St. Augustin

Brown SH, Michel ME (1995) Traumatic head injury in children. Oxford University Press, New York, Oxford

Bundesärztekammer, Wissenschaftlicher Beirat (1998) Richtlinien zur Feststellung des Hirntodes. Deutsches Ärzteblatt 95: B1509–B1516

Gerstenbrand F (1967) Das traumatische apallische Syndrom. Springer, Wien

Jacobi G (1982) Neurologische Spätfolgen des Schädel-Hirn-Traumas beim Kind. Pädiat Fortbildk Praxis 55: 76–92

Jennett B, Bond M (1975) Assessment of outcome after severe brain damage. A pratical scale.Lancet 1975/1: 480–484

Kleinpeter U (1979) Folgezustände nach Schädel-Hirn-Traumen im Kindesalter und deren Begutachtung. Thieme, Leipzig

Lange-Cosack H, Tepfer G (1973) Das Hirntrauma im Kindes- und Jugendalter. Springer, Berlin Heidelberg New York

Mandel ST, Thayer Sataloff R, Schapiro SR (1993) Minor head trauma – Assessment, Management and Rehabilitation. Springer, New York, Berlin, Heidelberg

Murray JG, Gean AD, Evans SJJ (1996) Imaging of Acute Head Injury. Sem Ultrasound CT MRI 17: 185–205

Ritz A (1991/92) Neurologische Rehabilitation nach Schädel-Hirn-Trauma. Pädiatr Prax 43: 461–471

Ritz A (1997) Posttraumatische Epilepsien im Kindesalter. In: Vandermeulen JAM, Defares PB, Ploeg J van der, Ansink BJJ (eds) Handboek posttraumatische stoornissen bij kinderen met verworven hersenletsel. De Tijdstrom, Utrecht.pp 108–121

Ritz A, Emrich R, Jacobi G, Thorbeck R (1982) Prognostische Wertigkeit der Glasgow-Coma-Scale bei Schädel-Hirn-Traumen im Kindesalter. In: Loewenich V von (ed) Pädiatrische Intensivmedizin III. Thieme, Stuttgart, pp19–25

Stöhr M, Brandt TH, Einhäupl K (1998) Neurologische Syndrome in der Intensivmedizin. Kohlhammer, Stuttgart

Teasdale G, Jennett B (1974) Assessment of coma and impaired consciousness. A practical scale. Lancet 1974/2: 81–83

Wild K von (1996) Einstufungen der Schweregrade von Schädel-Hirn-Traumen (SHT). In: Fries W (Hrsg) Ambulante und teilstationäre Rehabilitation von Hirnverletzten. Zuckschwerdt, München. pp 93–103

207.2 Rückenmarkverletzungen

F. J. Schulte

Ätiologie. Verkehrs- und Sportunfälle sind die wichtigsten Ursachen für Rückenmarkverletzungen jenseits der Neugeborenenperiode (s. Kap. 52).

Eine Sonderform der akzidentellen Rückenmarkschäden sind ischämische Infarkte, die in 1–2 % der Operationen an der Aorta mit vorübergehender Unterbrechung der Zirkulation auftreten können.

Rückenmarkverletzungen sind am häufigsten im Bereich der Halswirbelsäule und des thorakolumbalen Übergangs.

Pathologische Anatomie. Dislokationen und/oder Frakturen der Wirbelköper sind häufig mit Rückenmarkverletzungen verbunden, sie sind aber nicht in jedem Fall nachweisbar. Verletzungen des Rückenmarks können eine ödematöse Schwellung mit oder ohne Einblutung (Hämatomyelie) oder eine Zerstörung des Parenchyms mit nachfolgender Höhlenbildung verursachen.

Eine Sonderform ist die Konkussion des Rückenmarks mit anfänglich manchmal sehr schweren und ausgedehnten Lähmungen, die sich aber im typischen Fall innerhalb weniger Tage zurückbilden können.

Klinische Symptome. Das Leitsymptom sind Lähmungen und Sensibilitätsstörungen von der Segmenthöhe der Läsion abwärts. In den ersten Tagen nach der Verletzung sind die Lähmungen schlaff, es besteht also eine Areflexie als Ausdruck eines spinalen Schocks. Je nach Schwere der Verletzung kehren nach Tagen oder Wochen unterhalb des zerstörten Segmentes Muskeleigenreflexe und auch die Fremdreflexe zurück, und es entwickelt sich eine spastische Lähmung. Auf der Höhe der zerstörten Segmente bleibt die schlaffe Lähmung bestehen, so daß sich bei ganz tiefen Rückenmarkverletzungen über mehrere Segmente überhaupt keine Spastik entwickeln kann.

Im übrigen sind die klinischen Symptome abhängig von der Lokalisation der Rückenmarkverletzung:

Bei den vollständig transversalen Verletzungen resultiert die Querschnittslähmung. Bei transversalen Zerstörungen des Rückenmarks im Halsbereich (C1–C7) resultiert eine vollständige Tetraplegie mit Verlust aller sensiblen Qualitäten unterhalb der Läsion. Bei Verletzungen in der Höhe von C1–C4 kommt es zur Atemlähmung.

Bei den transversalen Rückenmarkverletzungen im Bereich des thorakolumbalen Übergangs resultiert die Paraplegie zusammen mit einem Verlust der Sphinkterkontrollen für Blase und Mastdarm.

Bei den halbseitigen Verletzungen des Rückenmarks kommt es zum Brown-Séquard-Syndrom. Auf der Seite der Läsion findet man die Lähmung und den Verlust der Tiefensensibilität, auf der Gegenseite ist die Oberflächensensibilität und die Temperaturempfindung gestört oder erloschen.

Bei den Substanzschäden des Rückenmarkes im Bereich der vorderen Spinalarterie entwickelt sich eine Paraplegie mit Verlust von Schmerz- und Temperaturempfindungen bei erhaltener Tiefensensibilität.

Therapie. Die Therapie liegt in der Verantwortung der Neurochirurgen und – später – der Rehabilitationsmedizin. Jeder anfangs involvierte Arzt und jede Pflegeperson muß wissen, daß Rückenmarkverletzte möglichst überhaupt nicht bewegt werden dürfen. Es ist sehr wahrscheinlich, daß eine sofort einsetzende und hochdosierte Prednisolontherapie mit einer Bolusinjektion von 30 mg/kg mit nachfolgend 5,4 mg/kg/h für 23 Stunden einen günstigen Effekt auf die Erholung nicht vollständig zerstörter Rückenmarkanteile haben kann.

Literatur

Aicardi J (1998) Diseases of the Nervous System in Childhood, 2nd edn. Mac Keith Press, Cambridge University Press, pp 472–474

208 Epileptische Anfälle, Epilepsien und Epilepsiesyndrome

H. Schneble

Epidemiologie. *Nosos paidicon, morbus infantilis, mal des enfants, Kindliweh* – diese allein auf die Epilepsie bezogenen Synonyma aus unterschiedlichen zeitlichen und kulturellen Epochen deuten darauf hin, daß Epilepsien bzw. epileptische Anfälle im Kindesalter zu allen Zeiten nicht nur häufig waren, sondern auch gewissermaßen als ein Maximum von bedrohlichem, kindlichem Kranksein galten: *die* Kinderkrankheit schlechthin!

Die aus den oben genannten Bezeichnungen ablesbare Meinung, epileptisches Geschehen sei besonders im Kindesalter häufig, läßt sich durch moderne epidemiologische Daten beweisen:

Die Prävalenz für Epilepsien (d.h. der Anteil an Personen, bei denen am Stichtag eine Epilepsie bekannt ist) beträgt weltweit (unter Ausschluß der sog. Entwicklungsländer – s.u.) etwa 3,5–7,5/1 000 Menschen aller Altersstufen. Diese Prävalenzzahlen sind bei vielen durchgeführten Untersuchungen in den letzten Jahren in etwa konstant; sie liegen in den sog. Entwicklungsländern jedoch höher. Dies hat in erster Linie medizinische Gründe – z.B. schlechtere Prä- und Perinatalversorgung, ungünstigere Bedingungen für die Prophylaxe und Behandlung hinsichtlich Unfällen und Infektionskrankheiten.

Die Inzidenz, also der Anteil der Personen, bei denen eine Epilepsie innerhalb eines Jahres neu auftritt bzw. bekannt wird, liegt im Mittel (wiederum unter Ausschluß der Entwicklungsländer) zwischen 30–50/100 000.

Im Kindesalter liegen sowohl die Prävalenz- als auch die Inzidenzzahlen höher: Nach unterschiedlichen Studien beträgt die Prävalenz im Kindesalter (Alter ≤ 15 Jahre) bis zu

11/1 000. Die Affinität der Epilepsien zum Kindesalter zeigt sich jedoch besonders deutlich bei den Inzidenzwerten; nach einer Kieler Studie (1983) ergab sich für 0–9jährige Kinder eine Größenordnung von 71/100 000; die kumulative Inzidenz (d.h. das Epilepsierisiko bis zu einem bestimmten Lebensalter) betrug dabei etwa 6‰ – d.h. von 100 000 Kindern erlitten 600 bis zum Alter von 9 Jahren zumindest einen epileptischen Anfall (ohne Gelegenheitsanfälle!).

In diese Zahlen reiht sich folgerichtig die Beobachtung ein, daß 75% aller Epilepsiekranken ihren ersten Anfall vor dem 20. Lebensjahr erleiden, und daß der epileptische Anfall (meist als Fieberkrampf) der häufigste neurologische Notfall im Kindesalter und eine der häufigsten Gründe für eine akute Einweisung eines Kindes in die Klinik darstellt.

Diese Daten und Fakten lassen es zu, Epilepsie tatsächlich als eine altersgebundene Krankheit (mit bevorzugter Bindung an das Kindes- und Jugendalter) zu bezeichnen; die Namensgebung aus früheren Zeiten, die das epileptische Geschehen mit „Kinderkrankheit" gleichsetzen (s.o.), ist auf dem Boden moderner Erkenntnisse und Daten durchaus verständlich.

Neuro- und Pathophysiologie. Von *Epilepsie* sprechen wir dann, wenn bei einem Menschen epileptische Anfälle immer wieder spontan, d.h. unprovoziert (ohne unmittelbar erkennbare Auslösung) chronisch rezidivieren. Der *epileptische Anfall* wiederum ist eine von vielen pathologischen Reaktionsformen des zentralen Nervensystems. Er äußert sich klinisch in paroxysmalen Phänomenen mit motorischer, sensorischer, somatosensorischer (sensibler), vegetativer oder psychischer (bzw. kombinierter) Symptomatik und geht elektroenzephalographisch meist mit spezifischen (hypersynchronen) oder auch unspezifischen Veränderungen einher.

Epileptische Anfälle können durch zahlreiche primäre oder sekundäre, akute oder chronische, prozeßhafte oder stationäre zerebrale Noxen verursacht werden; sie sind deshalb per se unspezifisch und haben Symptomcharakter. Jeder Mensch kann unter entsprechenden Bedingungen einen epileptischen Anfall erleiden.

Ereignen sich epileptische Anfälle ausschließlich im Rahmen einer akuten zerebralen Alteration, so sprechen wir von *akuten epileptischen Reaktionen* bzw. *Gelegenheitsanfällen*. Ihre zahlenmäßig größte Gruppe bilden im frühen Kindesalter die Fieberkrämpfe (s. Kap. 209).

In den letzten Jahren ist es gelungen, die Grundzüge der elektrochemischen Mechanismen, auf denen die Funktion einer gesunden Nervenzelle basiert, und die pathophysiologischen Vorgänge, die das Wesen eines epileptischen Neurons kennzeichnen, partiell aufzudecken; allerdings entziehen sich immer noch zahlreiche physiologische und pathophysiologische Abläufe im Bereich der Erregungsvorgänge unserem Wissen.

Nach der derzeitigen Erkenntnis der experimentell tätigen Epileptologen unterscheidet sich ein epileptisches Neuron pathophysiologisch von einer gesunden Nervenzelle dadurch, daß die *Depolarisation* der Zellmembran (die für jede neuronale Tätigkeit Voraussetzung ist) besonders intensiv ist und nicht nur *ein* Aktionspotential, sondern eine hochfrequente Serie von Aktionspotentialen auslöst („die epileptische Nervenzelle feuert"). Über eine Phase der Unerregbarkeit (*Hyperpolarisation*) kommt es anschließend wieder zur Herstellung des ursprünglichen Ruhepotentials (*Repolarisation*). Diese Folge von unterschiedlichen Polarisationsvorgängen mit lang anhaltender Depolarisation und Aussendung zahlreicher Aktionspotentiale bei der epileptischen Nervenzelle nennt man *paroxysmale Depolarisation* oder „paroxysmal depolarisation-shift (PDS)"; sie ist der wesentliche Mechanismus bei der Entladung eines epileptischen Neurons.

Die hier kursorisch skizzierten Vorgänge sind in erster Linie von Ionenströmen durch die Zellmembran hindurch und von Transmittervorgängen an den Synapsen abhängig. Als einen der entscheidenden Vorgänge bei der paroxysmalen Depolarisation hat man den massiven Kalziumeinstrom in das Zellinnere erkannt.

Wenn durch irritierende oder schädigende Reize auf das Gehirn eine genügend große Zahl von Neuronen gemeinsam zur paroxysmalen Depolarisation veranlaßt werden (*synchrone paroxysmale Depolarisation*), kann hieraus ein sichtbares epileptisches Geschehen resultieren; über *exzitatorische* Bahnen kann die paroxysmale Depolarisation zu anderen Neuronen weitergeleitet werden – das epileptische Geschehen breitet sich aus. *Inhibitorische* Neurone können eine weitere Ausbreitung verhindern.

Als wichtige Neurotransmittersubstanzen, die bei diesen neurochemischen Vorgängen inhibitorisch und exzitatorisch beteiligt sind, gelten insbesondere γ-Aminobuttersäure (GABA) und Glyzin (inhibitorische Wirkung) sowie Acetylcholin, Aspargat und Glutamat (exzitatorische Wirkung).

Epileptogenese. Ein *Ungleichgewicht* zwischen den inhibitorischen und exzitatorischen Vorgängen scheint bei der Pathogenese epileptischen Geschehens (Epileptogenese) eine entscheidende Rolle zu spielen. Auch wenn in den letzten Jahren die Erkenntnisse bezüglich der allgemeinen Epileptogenese sprunghaft zugenommen haben, bleiben Fragen nach der „individuellen Epileptogenese" noch weitgehend offen: Warum führt eine zerebrale Alteration bei dem einen Kind zu einem epileptischen Anfall, bei dem anderen jedoch nicht?

Jeder Mensch weist eine *Anfallbereitschaft* auf, die von sehr unterschiedlichen Faktoren beeinflußt wird. In Abb. 208.1 sind einige der wichtigsten Parameter, die die individuelle Anfallbereitschaft modifizieren können, dargestellt. (Im Kindesalter spielen für die Epileptogenese unter den in Abb. 208.1 aufgeführten Faktoren insbesondere die genetische Disposition, die „erworbene Disposition", die zerebrale Entwicklungsphase sowie exogene zerebrale Läsionen eine ausschlaggebende Rolle.)

Klassifikation. Eine Epilepsie kann sich in sehr unterschiedlichen Verlaufsgestalten manifestieren – es ist deshalb sinnvoll, nicht von *der* Epilepsie, sondern von *den* Epilepsien zu sprechen.

Eine bestimmte Epilepsie ist – von Ausnahmen abgesehen – in erster Linie gekennzeichnet und charakterisiert durch die epileptischen Anfälle. Neben diesem unmittelbaren Anfallgeschehen sind es die Ätiopathogenese, das zerebrale morphologische Substrat, der EEG-Befund, die

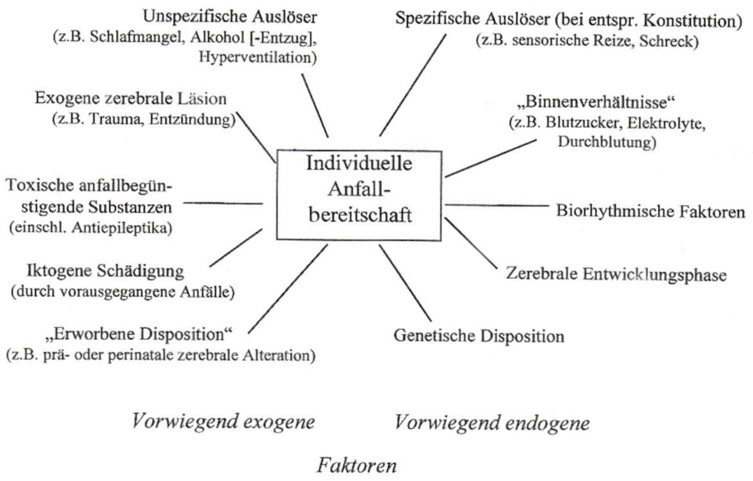

Abb. 208.1. Epileptogenetische Faktoren

biorhythmischen Abhängigkeiten, die therapeutische Beeinflußbarkeit und die Prognose, die das Gesamtbild und die Verlaufsgestalt einer Epilepsie prägen.

Bei der Vielfalt der unterschiedlichen epileptischen Krankheitsbilder ist ein Ordnungsprinzip unerläßlich. Seit Einführung internationaler Klassifikationen durch die Internationale Liga gegen Epilepsie (1981 bzw. 1989) ist es allgemein üblich, zunächst zwischen epileptischen Anfällen und Epilepsien zu unterscheiden. Sowohl die Klassifikation der Anfälle als auch die der Epilepsien berücksichtigt dabei klinische und elektroenzephalographische Parameter; den Klassifikationen liegt somit ein elektroklinisches Ordnungsprinzip zugrunde.

Epileptische Anfälle. Es werden 3 Gruppen epileptischer Anfälle unterschieden: generalisierte, fokale und unklassifizierbare Anfälle.

Generalisierte epileptische Anfälle. Sie sind dadurch gekennzeichnet, daß die initialen klinischen und elektroenzephalographischen Symptome auf eine primäre Einbeziehung beider Hemisphären in das Anfallgeschehen hinweisen. Die dabei sichtbaren *motorischen* Anfallphänomene (tonisch, atonisch, myoklonisch, klonisch, tonisch-klonisch) laufen bilateral ab. Fakultativ kommt es zu *autonomen* Begleitsymptomen (Pupillenstarre, Atemstillstand, Hautrötung bzw. -blässe, Schwitzen, Einnässen usw.).

Die Mehrzahl der generalisierten Anfälle geht mit einer *Bewußtseinsstörung* einher. Selten gibt es auch generalisierte Anfälle ohne Bewußtseinsstörung (z.B. myoklonisch-impulsive Anfälle, s.u.). Andererseits kann eine Bewußtseinsstörung das einzige klinische Symptom des generalisierten epileptischen Anfalls sein (z.B. bei der Absence). Tabelle 208.1 gibt synoptisch die elektroklinischen Charakteristika generalisierter Anfälle wieder.

Fokale Anfälle. Fokale (lokale, partielle) Anfälle sind dadurch gekennzeichnet, daß zu Beginn des Anfallgeschehens die klinischen Zeichen und/oder die EEG-Merkmale auf die epileptische Aktivierung eines *umschriebenen* Neuronensystems innerhalb *einer* Hemisphäre hinweisen. Dabei entspricht die klinische Symptomatik dem Funktionsbereich der von der abnormen epileptischen Entladung betroffenen Hirnregion. Während motorische, somatosensorische (sensible) und spezifisch-sensorische Funktionen eine relativ umschriebene zerebrale Repräsentation aufweisen und somit wertvolle Hinweise auf die Lokalisation des epileptischen „Generators" geben können, sind vegetative (autonome) oder psychische Anfallssymptome bezüglich der lokalisatorischen Diagnostik weniger aufschlußreich – sie lassen meist nicht einmal eine Aussage hinsichtlich der befallenen Hemisphäre zu; hier gibt aber dann das EEG häufig entscheidende Lateralisationshinweise.

Die internationale Klassifikation unterscheidet zwischen *elementar-fokalen* und *komplex-fokalen* (*partial-komplexen*) Anfällen. Bei ersteren fehlt eine Bewußtseinseinschränkung, die zweitgenannten sind durch eine Bewußtseinsstörung unterschiedlichen Schweregrades charakterisiert. Ein elementar-fokaler Anfall kann im Verlauf des Anfallgeschehens in einen komplex-fokalen Anfall (und weiter – oder auch direkt – in einen sekundär generalisierten Grand mal) münden, d.h. es kann sich während des Anfallablaufs allmählich eine Bewußtseinstrübung einstellen. Den bewußt erlebten und anschließend erinnerten elementar-fokalen Anfall, der einem partial-komplexen bzw. Grand-mal-Anfall vorausgeht, bezeichnet man als *„Aura"*. Bei dem sich aus einem fokalen Anfall entwickelnden Grand-mal-Anfall handelt es sich um einen *sekundär generalisierten* Anfall – er gehört klassifikatorisch zu den (primär) fokalen Anfällen. Die klinische Symptomatik elementar-fokaler Anfälle ist in der folgenden Übersicht dargestellt.

Systematik elementar-fokaler Anfälle

1. Motorische Symptome:
   - motorisch ohne „march",
   - motorisch mit „march" (Jackson),
   - versiv (adversiv oder ipsiversiv),
   - postural („Haltungsanfälle"),
   - phonatorisch (Vokalisation oder Sprachhemmung);
2. sensible Symptome:
   - somato-sensorisch = sensibel (Taubheitsgefühl, Kribbeln),
   - spezifisch sensorisch: visuell, auditiv, olfaktorisch, gustatorisch, vertiginös;
3. autonome (vegetative) Symptome:
   - Blässe, Rötung,
   - Schwitzen,
   - Tränenfluß,

- Piloerektion („Gänsehaut"),
- Herzklopfen,
- Pupillenenweiterung,
- Einnässen, Einkoten,
- epigastrische Sensationen;

4. psychische Symptome:
   - aphasisch, dysphasisch,
   - dysmnestisch (z.B. „déjà vu"),
   - kognitiv (z.B. „dreamy state", Zeitsinnstörung),
   - affektiv (z.B. Angst, Wut),
   - Illusionen (z.B. Makropsie) und strukturierte Halluzinationen (z.B. Musik, Szenen).

Das iktale EEG zeigt während des fokalen Anfallgeschehens häufig lokalisierte Veränderungen – *spezifisch* (hypersynchrone Aktivität) oder *unspezifisch* (Verlangsamung, Amplitudenreduktion, Rhythmenbildung). Mitunter – z.B. bei geringer Ausdehnung des betroffenen Areals oder weil es sich in zu großer Entfernung von den auf der Schädelkalotte plazierten Elektroden befindet – zeigen sich im Oberflächen-EEG keine fokalen Veränderungen. Hier können dann (semi-)invasive Ableitetechniken (z.B. Sphenoidal-, Foramen ovale- oder subdurale Elektroden) für die exakte Lokalisation bedeutsam werden (insbesondere im Rahmen einer prächirurgischen Diagnostik – s.u.).

Die Klinik der partial-komplexen Anfälle ist durch die *Bewußtseinseinschränkung* bestimmt; häufig ist diese durch zusätzliche Symptome ausgestaltet: *Automatismen* (gestisch – bis zu szenischen Abläufen mit Handlungscharakter, oral, respiratorisch, sprachlich), *vegetative* Symptome (Blässe, Rötung, Lippencyanose, Hypersalivation), *affektive* Äußerungen (Brummen, Wimmern, Stöhnen, Lachen).

Das iktale EEG partial-komplexer Anfälle ist dem bei elementar-fokalen Anfällen vergleichbar.

Fokale Anfälle können in *jedem* Lebensalter auftreten; partial-komplexe Anfälle zeigen allerdings mit steigendem Lebensalter eine Häufigkeitszunahme. Dies hängt u.a. mit der Möglichkeit iktogener Schädigungen und mit zunehmendem Alter sich einstellender Durchblutungsprobleme zusammen – insbesondere im Bereich der „neurochemisch labilen und vulnerablen" Temporalregion. Der funktionsgestörte Temporallappen ist häufig Generator partial-komplexer Anfälle („Temporallappenanfälle") – aber auch andere Hirnregionen (z.B. Frontallappen) können Ausgangspunkt partial-komplexer Anfälle sein.

Unklassifizierbare Anfälle. Unklassifizierbare Anfälle sind solche, die sich wegen inkompletter Daten (z.B. bei reinen Schlafanfällen) oder zu „diffuser" elektroklinischer Symptomatik (z.B. bei amorphen Neugeborenenkrämpfen, s.u.) nicht eindeutig als „generalisiert" oder „fokal" klassifizieren lassen.

Epilepsien und Epilepsiesyndrome. Unter Epilepsie läßt sich ein klar definiertes Krankheitsbild verstehen, das durch eine bestimmte Ätiologie, durch charakteristische Anfälle,

Tabelle 208.1. Elektroklinische Systematik generalisierter Anfälle

Anfallformen	Iktales EEG	Vorkommen
Myoklonien (bilateral-synchrone Zuckungen, isoliert oder in kurzen Serien, ausfahrend oder mit geringem Bewegungseffekt)	Bilateral-synchrone Poly-spike-wave-Komplexe (oft irregulär)	Juvenile myoklonische und Absence-Epilepsie, Aufwach-Grand-mal-Epilepsie, Epilepsie mit myoklonischen Absencen
Kloni (rhythmische Zuckungen, mild oder heftig, obere Extremitäten bevorzugt; zwischen den Kloni Muskeltonus vermindert)	Schnelle Aktivität (≥10/s) und langsame Wellen, gelegentlich Spike-wave-Muster	In reiner Form fast nur im Säuglings- und Kleinkindesalter; gelegentlich als Grand-mal-Varianten
Tonische Anfälle [Verkrampfung der Axialmuskulatur, meist Beugung des Kopfes, Anheben der Arme, mehrere Sekunden, evtl. abortiv (z. B. im Schlaf: Öffnen der Augen)]	Niederamplitudige rasche Aktivität („β-Spitzen"), mit abnehmender Frequenz und zunehmender Amplitude	Bei ungünstig verlaufenden generalisierten Epilepsien; sekundär generalisiert, z. B. beim West- und Lennox-Gastaut-Syndrom
Tonisch-klonische Anfälle (Grand mal) (abrupt einsetzende tonische Starre, zusätzlich vegetative Zeichen; nachfolgend generalisierte symmetrische Kloni)	Rhythmische rasche Spitzen (>10/s) in der tonischen Phase; in der klonischen Phase Spitzen und langsame Wellen im Wechsel	Bei unterschiedlichen generalisierten idiopathischen Epilepsien (allein oder zusätzlich zu generalisierten „kleinen" Anfällen); frühkindliche Grand-mal-Epilepsien
Atonische Anfälle (plötzlicher, evtl. unvollständiger bilatateral-synchroner Tonusverlust der gesamten oder von Teilen der Willkürmuskulatur)	Poly-spike-waves, Kurvendepression oder niederamplitudige schnelle Aktivität	Epilepsie mit myoklonisch-astatischen Anfällen, sekundär generalisiert beim Pseudo-Lennox-Syndrom und Lennox-Gastaut-Syndrom
Absencen		
a) bland [lediglich Bewußtseinstrübung (5–10 s)]	Reguläre bilateral-synchrone 3-, mitunter 2–4/s-Spike-wave-Komplexe	Pyknolepsie, juvenile Absence-Epilepsie; Epilepsie mit myoklonisch-astatischen Anfällen; sekundär generalisiert beim Lennox-Gastaut-Syndrom und Pseudo-Lennox-Syndrom
b) ausgestaltet (tonisch; klonisch; atonisch; Automatismen; vegetative Zeichen)	Siehe oben	Siehe oben
c) atypisch (Dauer über 30 s, Beginn und/oder Ende unscharf; deutlich ausgeprägte Tonusänderung)	Irreguläre Spike-wave-Komplexe oder andere paroxysmale Aktivität	Siehe oben

durch ein spezifisches EEG-Bild, durch einen kennzeichnenden Verlauf und durch eine „typische" Prognose bestimmt ist (z.B. Pyknolepsie).

Ein Epilepsiesyndrom weist zwar auch eine typische Symptomatik und eine charakteristische Verlaufsgestalt auf, deren Grundzüge bei jedem mit dem Syndrom behafteten Patienten erkennbar sind, aber: zum einen sind Variationsbreite und Vielfalt der einzelnen Parameter größer als bei den Epilepsien, zum anderen – und dies ist der entscheidende Punkt – kann das ätiologische Moment für das betreffende Syndrom sehr unterschiedlich sein (z.B. West- oder Lennox-Gastaut-Syndrom).

In der internationalen Klassifikation werden Epilepsien und Epilepsiesyndrome wie die epileptischen Anfälle in generalisierte und fokale Formen eingeteilt. Ein epileptisches Krankheitsbild, das mit generalisierten Anfällen einhergeht, wird als generalisiert bezeichnet – entsprechendes gilt für die fokalen Epilepsien. (Aus der Tatsache, daß es „unklassifizierbare Anfälle" gibt, folgt zwangsläufig, daß es auch *unklassifizierbare Epilepsien* bzw. *Epilepsiesyndrome* geben muß; zu ihnen gehören z.B. die amorphen Neugeborenenkrämpfe.)

Als weitere Klassifikationsbegriffe werden bei der Einteilung der Epilepsien und Epilepsiesyndrome die Kennzeichnungen *idiopathisch*, *symptomatisch* und *kryptogen* benützt – sie geben ätiologische Hinweise:

„Symptomatische" Epilepsien sind solche, bei denen eine zerebral-organisch faßbare Läsion, ein Stoffwechseldefekt, ein nachvollziehbarer pathophysiologischer Vorgang als Ursache der Epilepsie erkannt ist. Dem Begriff „idiopathisch" („aus sich selbst heraus") kommt zum einen ebenfalls ein ätiologisches Moment zu (nämlich weder klinisch noch apparativ nachweisbare Läsion, dafür häufig genetische Komponente), daneben aber auch ein klinischer Aspekt (nämlich mehr oder weniger ungestörter neuropsychischer Befund) und schließlich eine prognostische Aussage (nämlich hinsichtlich der Epilepsie und meist auch der neuropsychischen Entwicklung günstiger Verlauf).

Mit kryptogenen Epilepsien (Epilepsiesyndromen) sind symptomatische epileptische Krankheitsbilder gemeint, deren Ursache bisher aber unbekannt geblieben ist; „kryptogen" bedeutet also so viel wie „vermutlich symptomatisch".

208.1 Generalisierte Epilepsien und Epilepsiesyndrome

Benigne familiäre Neugeborenenkrämpfe

Sie stellen eine seltene Epilepsieform dar und treten meist am 2. oder 3. Lebenstag auf. Klinisch zeigen sich *klonische* oder *apnoische*, seltener auch *tonische* Anfälle, das EEG ist meist unspezifisch.

Ätiologisch handelt es sich um eine dominant vererbte Krankheit; inzwischen wurde auf einer Region des Chromosoms 20q das verantwortliche Gen entdeckt. Meist sistieren die Anfälle *spontan* nach einigen Wochen; allerdings muß mit einem späteren Epilepsierisiko von knapp 15% gerechnet werden.

Benigne nichtfamiliäre Neugeborenenkrämpfe

Auch hierbei kommt es überwiegend zu *klonischen*, seltener auch *apnoischen* Anfällen (tonische Anfälle treten praktisch nicht auf), meist um den 5. Lebenstag (sog. 5-Tage-Anfälle). Im EEG finden sich häufig seitwechselnde steile Theta-Transienten.

Die Anfälle zeigen eine spontane Rückbildungstendenz, eine Dauertherapie ist in aller Regel nicht erforderlich, die psychomotorische Entwicklung der Kinder ist ungestört. Die Ätiologie dieser Anfälle ist ungeklärt.

Benigne myoklonische Epilepsie des Kleinkindesalter

Diese Krankheit beginnt im 1. oder 2. Lebensjahr mit kurzen Ausbrüchen *generalisierter Myoklonien.* Andere Anfallformen werden nicht beobachtet. Im EEG finden sich generalisierte Spike-waves oder Poly-spike-waves, die bevorzugt in frühen Schlafstadien auftreten. Häufig findet sich eine familiäre Epilepsiebelastung. Die psychomotorische Entwicklung der Kinder ist in der Regel unauffällig; die Anfälle sprechen gut auf eine antiepileptische Therapie an (besonders auf Valproat).

Schwere myoklonische Epilepsie des Kleinkindesalters

Diese Epilepsieform beginnt meist bereits in der Säuglingszeit mit generalisierten oder halbseitigen *Fieberkrämpfen*, später treten *Myoklonien* und *fokale Anfälle* hinzu. Bis zum Beginn der ersten Anfälle ist häufig eine altersgerechte Entwicklung zu konstatieren, ab dem 2. Lebensjahr dann allerdings eine deutliche Entwicklungsverzögerung. Rasch stellen sich *neurologische* Symptome ein (Ataxie, Pyramidenzeichen). Häufig findet sich eine familiäre Epilepsiebelastung. Im EEG werden generalisierte Spike-waves und Poly-spike-waves beobachtet, immer wieder auch fokale Veränderungen; eine frühe Fotosensibilität ist typisch (genetische Disposition!). Die epileptischen Anfälle sind weitgehend *therapieresistent.*

Epilepsie mit myoklonisch-astatischen Anfällen

Die Epilepsie (Synonym: frühkindliche myoklonisch-astatische Epilepsie), für deren Ätiologie ebenfalls eine genetische Disposition einen entscheidenden Faktor darstellt, beginnt in der Mehrzahl der Fälle im Kleinkindesalter (bei deutlicher Knabenwendigkeit) mit febrilen oder afebrilen tonisch-klonischen Anfällen („Beginn mit Paukenschlag"). Statusartiges Auftreten der kleinen Anfälle (atonische, myoklonische Anfälle, Absencen) wird häufig beobachtet; bei ungünstigen Verläufen treten tonische Anfälle hinzu.

Das EEG ist bis zum Auftreten der Epilepsie häufig unauffällig, nach Epilepsiebeginn ist es dem beim Lennox-Gastaut-Syndrom vergleichbar (s.u.), jedoch insgesamt „geordneter". Bei den meisten Kindern findet sich eine Fotosensibilität.

Die Prognose ist insgesamt unsicher – etwa 50% der erkrankten Kinder nehmen eine altersgerechte Entwicklung. Gelingt es nicht, die Epilepsie therapeutisch unter Kontrolle zu bekommen, so kann die Epilepsie in ein Lennox-Gastaut-Syndrom übergehen oder völlig entdifferenzieren – die psychische Entwicklung nimmt in diesen Fällen dann meist einen ungünstigen Verlauf (bis zur Ausbildung einer Demenz).

Bezüglich der medikamentösen Therapie ist Valproat das Mittel der 1. Wahl. Medikamente weiterer Wahl stellen Ethosuximid und Mesuximid dar, gelegentlich ist auch Primidon wirksam. Bei Therapieresistenz bzw. ungünstigem Verlauf muß ggf. ACTH angewandt werden.

Frühkindliche Epilepsie mit primär generalisierten tonisch-klonischen Anfällen

Diese Epilepsieform, die ihren Anfang meist im späten Säuglingsalter oder 2.–4. Lebensjahr nimmt, ist durch „große" (tonisch-klonische) Anfälle gekennzeichnet, die häufig zunächst an Fieber gebunden sind, später aber meist losgelöst von Fieber auftreten. In ungünstigen Verläufen können die Anfälle rasch an Häufigkeit und Intensität zunehmen, sie können fokalen Charakter bis hin zu seitwechselnden Grand-mal-Anfällen zeigen (*frühkindliche Epilepsie mit alternierenden Hemi-Grand-mal-Anfällen*) – solche Halbseitenanfälle können allerdings auch schon am Beginn der Krankheit stehen. Myoklonische Anfälle können sich hinzugesellen (bilateral-synchron, gelegentlich aber auch lokalisatorisch inkonstant und irregulär) und weisen dann auf eine ungünstige Prognose hin, da ein solcher „crescendoartiger" Verlauf häufig mit Therapieresistenz verbunden ist. Falls es nicht gelingt, die Epilepsie therapeutisch befriedigend zu beeinflussen, zeigt die zunächst altersgerechte Entwicklung der Kinder oft einen ungünstigen Verlauf – bis hin zum Verlust bereits erworbener Fähigkeiten.

Im EEG ist der Kurvenverlauf zu Beginn der Epilepsie meist unauffällig, später kann die Grundaktivität eine Allgemeinveränderung und/oder Rhythmenbildung zeigen. Im weiteren Verlauf zeigen sich nicht selten Spike-waves (anfänglich oft an den Schlaf gebunden), eine sich entwickelnde Fotosensibilität ist nicht selten (und weist wiederum auf ein genetisches Moment bezüglich der Ätiologie hin).

Therapeutisch sollten als Medikamente der 1. Wahl *Phenobarbital/Primidon* und *Valproat* eingesetzt werden; beim Versagen dieser Substanzen kann *Brom* eine entscheidende Hilfe bringen. Unter Carbamazepin und Phenytoin wird häufig eine deutliche Verschlechterung beobachtet.

Epilepsie mit pyknoleptischen Absencen

Epidemiologie. Die Pyknolepsie (Synonyma: pyknoleptisches Petit-mal, Absencen-Epilepsie des Kindesalters, Friedmann-Syndrom) ist die häufigste generalisierte Epilepsie im Kindesalter. Ihr Erkrankungsgipfel liegt zwischen dem 5. und 10. Lebensjahr, Mädchen sind häufiger betroffen als Knaben.

Ätiologie. Ätiologisch ist diese Epilepsieform im wesentlichen genetisch determiniert; „Verfremdungen" können durch zusätzliche exogene Hirnschädigungen auftreten. Mit homologen Krankheiten bei Geschwistern ist in etwa 15% der Fälle zu rechnen. Bei weiteren 10% bleibt die Epilepsie klinisch latent; das EEG zeigt jedoch unspezifische und spezifische Veränderungen.

Klinische Symptome und Verlauf. Meist beginnt die Epilepsie mit *blanden* Absencen, die nicht selten von den Angehörigen oder Lehrern in ihrer wahren Bedeutung verkannt werden („Verträumtheit, Abschalten, Konzentrationsstörungen"). Nach wenigen Wochen treten die Störungen jedoch in solcher Häufung auf und nehmen die Form *ausgestalteter* Absencen an, daß ihr krankhafter Charakter offensichtlich ist. Es kann schließlich zu mehreren hundert Absencen pro Tag kommen. Häufungen zeigen sich besonders in den Morgenstunden. (Beschreibung der Anfallbilder und des EEG s. Tabelle 208.1, Abb. 208.2 zeigt das Erscheinungsbild einer Absence, die einen 11jährigen Jungen beim Lesen überrascht.). Bisweilen nimmt die Anfallfrequenz solche Ausmaße an, daß man von einem diskontinuierlichen *Absencen-Status* sprechen kann. In diesen Fällen ist es u.U. klinisch schwierig, die einzelnen Absencen voneinander abzugrenzen, da die Patienten in ihrer Reaktion insgesamt verlangsamt erscheinen.

Bei etwa 30-50% der Patienten treten im Verlauf der Krankheit generalisierte Krampfanfälle hinzu. Typischerweise handelt es sich dabei um Aufwach-Grand-mal-Anfälle (s.u.).

Nach der Pubertät haben die Absencen (auch ohne Therapie) die Tendenz, seltener zu werden. *Spontane Ausheilungen* kommen vor.

Neurologisch auffällige Befunde gehören nicht zum Bild pyknoleptischer Absencen. Auch der neuroradiologische Befund ist in der Regel normal. Es ist allerdings darauf hinzuweisen, daß es in sehr seltenen Fällen residualer (Trauma) oder prozeßhafter (Tumor) Krankheiten im Bereich des Hirnstamms oder (basalen) Frontalhirns zum Bild einer „typischen" Absencen-Epilepsie kommen kann!

Der *psychische Entwicklungsstand* der Patienten ist bei Krankheitsbeginn fast immer altersgemäß; auch die psychische Entwicklungsprognose ist in der Regel günstig. Nicht immer allerdings erfüllen die Patienten die hohen beruflichen Erwartungen, welche aufgrund ihrer initial meist guten Schulleistungen von den Angehörigen in sie gesetzt werden. In sehr seltenen Fällen kann es noch nach der Pubertät zu einer Entdifferenzierung der Epilepsie mit dementiellem Abbau kommen.

Differentialdiagnose. Differentialdiagnostisch muß gelegentlich eine *frühkindliche Absence-Epilepsie* abgegrenzt werden; sie tritt bevorzugt zwischen dem 2. und 4. Lebensjahr auf und ist bei Knaben häufiger als bei Mädchen. Mitunter liegt bei den Kindern eine Entwicklungsverzögerung vor, besonders bei sehr frühem Krankheitsbeginn. Die Absencen selbst, die in der Regel nicht pyknoleptisch, sondern *spanioleptisch* (nicht gehäuft, evtl. mit anfallfreien Tagen) auftreten, können sich mit Grand-mal-Anfällen (febril oder afebril) kombinieren.

Ein weiteres differentialdiagnostisches Problem stellt mitunter die *Epilepsie mit myoklonischen Absencen* dar: Sie hat – wie die Pyknolepsie – ihr überwiegendes Manifestationsalter im frühen Schulalter. Typisch sind Absencen mit ausgeprägten bilateralen rhythmischen klonischen Zuckungen, oft verbunden mit einer tonischen Kontraktion. Die Myoklonien (die besser als *Kloni* bezeichnet werden sollten) können von den Patienten subjektiv wahrgenommen werden. Es besteht eine Knabenwendigkeit. Meist treten die Anfälle täglich auf (pyknoleptisch); andere Anfallformen finden sich nur ausnahmsweise.

Therapie. Bezüglich der Therapie stellen bei der Pyknolepsie *Ethosuximid* und *Valproat* Mittel der 1. Wahl dar. Valproat hat dabei den Vorteil einer gleichzeitigen Anti-Grand-mal-Wirkung. Im Falle einer Ethosuximid-Behandlung ist die prophylaktische Zugabe eines Grand-mal-Schutzes mit *Phenobarbital* oder *Primidon* ratsam. Nach Valproat und Ethosuximid (mitunter in Kombination besser wirksam als

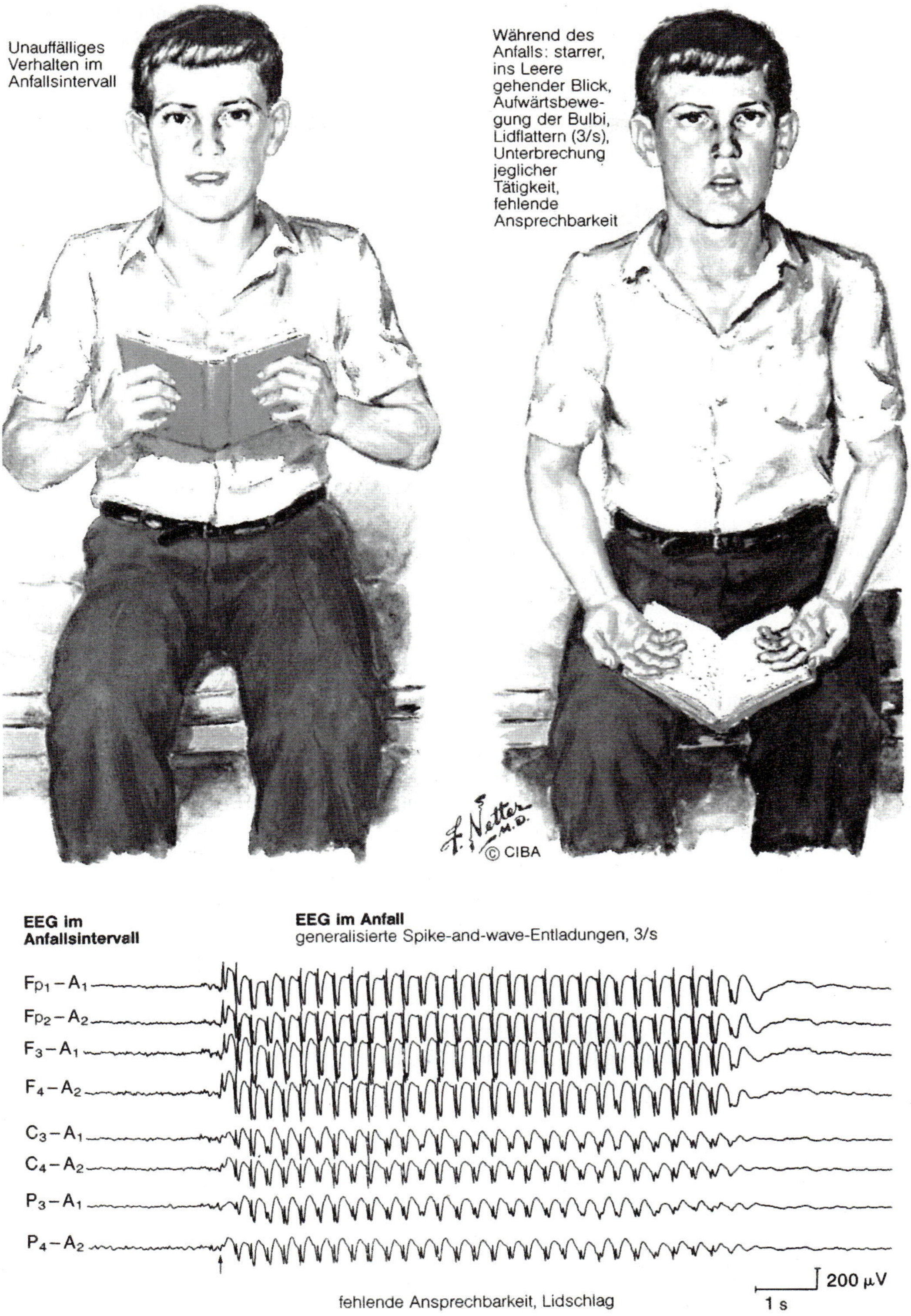

Abb. 208.2. Absence im Rahmen einer Pyknolepsie: klinisches Bild und EEG

in jeweiliger Einzeltherapie!) stellen die neue Wirksubstanz *Lamotrigin* sowie die länger bekannten Antiepileptika *Mesuximid* und *Ethadion* Mittel der ferneren Wahl dar. Prinzipiell können auch *Benzodiazepine* (*Clobazam*, *Clonazepam*) und – bei hartnäckigen, verzweifelten Fällen – *Kortikoide* eingesetzt werden.

Juvenile Absence-Epilepsie

Das Anfallbild bei dieser Epilepsieform ist dem bei der Pyknolepsie vergleichbar, allerdings scheinen Absencen mit Retropulsivbewegungen deutlich seltener zu sein. Die Geschlechtsverteilung ist ausgeglichen. Das Manifestationsalter liegt meist um die Pubertät, die Frequenz der Absencen ist deutlich geringer als bei der Pyknolepsie, häufiger treten zu den kleinen Anfällen generalisierte tonisch-klonische („große") Anfälle hinzu oder gehen ihnen voraus (das Grand-mal-Risiko – meist als Aufwach-Grand-mal – liegt zwischen 80 und 90%); gelegentlich finden sich auch myoklonische Anfälle.

Ätiologisch spielt auch bei dieser Epilepsieform die genetische Disposition eine entscheidende Rolle.

Im EEG sind die Spike-wave-Komplexe häufig schneller als 3/s. Die *therapeutische* Beeinflußbarkeit ist wie bei der Pyknolepsie sehr gut (s. dort), allerdings können die Absencen bis weit ins Erwachsenenalter persistieren.

Die Prognose der psychischen Entwicklung ist insgesamt günstig.

Juvenile myoklonische Epilepsie

Während Myoklonien als epileptische Manifestation bei zahlreichen und unterschiedlichen Epilepsieformen vorkommen können, ist die juvenile myoklonische Epilepsie (Synonyma: juvenile Myoklonus-Epilepsie, Janz-Syndrom, Impulsiv-Petit-mal) in erster Linie durch bilateral-synchrone *myoklonisch-impulsive* Anfälle gekennzeichnet, die durch ihren „ausfahrenden" Charakter und ihr salvenartiges Auftreten bestimmt sind.

Der Gipfel des Erkrankungsalters liegt zwischen dem 13. Und 20. Lebensjahr. Ein signifikanter Geschlechtsunterschied besteht nicht.

Die myoklonisch-impulsiven Anfällen treten meist täglich auf. Bei etwa 80% der Patienten treten Grand-mal-Anfälle (Aufwach-Grand-mal) zu den impulsiven Myoklonien hinzu.

Während der myoklonischen Anfälle zeigt das EEG bilateral-synchrone Poly-spike-wave-Komplexe (s. Tabelle 208.1).

Bezüglich der Ätiologie ist eine genetische Disposition von ausschlaggebender Bedeutung.

In ihrem *Intelligenzzustand* entsprechen die Patienten der Durchschnittspopulation. *Charakterologisch* sind sie nicht selten durch Unstetigkeit, Oberflächlichkeit und Mangel an Krankheitseinsicht gekennzeichnet; dies führt u.a. nicht selten zu Problemen bezüglich der Compliance. Infolge ihrer raschen Auffassungsgabe, Wendigkeit und Anpassungsfähigkeit zeigen die Patienten oft gute Leistungen in der Schule, während sie beruflich bezüglich der in sie gesetzten Erwartungen nicht selten enttäuschen.

Differentialdiagnostisch müssen – neben „nichtepileptischen Zuckungen" – insbesondere Epilepsien mit myoklonischen Absencen, die Pyknolepsie, die juvenile Absence-Epilepsie und – zumindest am Beginn der Krankheit – die im späten Schulalter beginnenden progressiven *Myoklonus-Epilepsien* (z.B. juvenile und adulte Form der Lipofuszinose, Lafora-Krankheit, MERRF, MELAS u.ä.) abgegrenzt werden.

Therapeutisch ist *Valproat* Mittel der 1. Wahl. Als Mittel der weiteren Wahl kommen *Ethosuximid* (möglichst mit *Phenobarbital* oder *Primidon* als Grand-mal-Schutz, die übrigens auch einen Effekt auf die Myoklonien selbst ausüben können) und die neue Wirksubstanz *Lamotrigin* in Frage.

Aufwach-Grand-mal-Epilepsie

Dieses Krankheitsbild ist klinisch durch tonisch-klonische (Grand-mal-) Anfälle in der Aufwachphase, d.h. in den ersten 1–2 Stunden nach dem morgendlichen Erwachen, gekennzeichnet. (Die Anfälle können allerdings auch nach dem Erwachen aus dem Mittagsschlaf auftreten.) Nicht selten kombiniert sich die Aufwach-Grand-mal-Epilepsie mit den zuletzt beschriebenen Epilepsieformen (Pyknolepsie, juvenile Absence-Epilepsie, juvenile myoklonische Epilepsie), kann jedoch auch als *eigenständige* Epilepsieform auftreten.

Ätiologisch kommt der genetischen Disposition das wichtigste Moment zu, exogene Faktoren spielen allenfalls eine realisierende, anstoßende Rolle. Eine Geschlechtswendigkeit besteht nicht.

Klinische Symptome und Verlauf. Der Beginn dieser Epilepsie liegt meist kurz vor, während oder kurz nach der Pubertät. Typisches Anfallssymptom ist der morgendliche Aufwach-Grand-mal, der sich aufgrund der zeitlichen Verhältnisse häufig im Badezimmer, unter der Dusche oder beim Frühstück ereignet. Gelegentlich gehen ihm einige generalisierte „kleine" Anfälle voraus (z.B. Myoklonien oder Absencen). Mitunter treten die Anfälle auch in der abendlichen Müdigkeitsperiode auf („Feierabendanfälle"). Die Anfallfolge ist außerordentlich unterschiedlich – die einzelnen Anfälle können im Abstand von wenigen Tagen, jedoch auch in mehrwöchigen Intervallen auftreten. Ihr Auftreten wird begünstigt durch Schlafmangel, vorzeitiges Gewecktwerden, übermäßige körperliche Anstrengung, Alkoholgenuß und -entzug sowie mangelhafte Compliance bzgl. Medikamenteneinnahme und Lebensführung. Bei Mädchen nach der Menarche kann sich eine zeitliche Bindung an die Menstruation einstellen (*katameniale Anfälle*).

Differentialdiagnose. Differentialdiagnostisch müssen neben der juvenilen Absence- und myoklonischen Epilepsie *fokale Epilepsien* abgegrenzt werden, die ebenfalls mit tonisch-klonischen (*sekundär generalisierten*) Anfällen einhergehen können. Vorausgehende Aura, diffuse tageszeitliche Verteilung der Anfälle, Anfälle aus dem Schlaf (*vor* dem Erwachen), neurologische Auffälligkeiten und fokale Veränderungen im EEG sprechen gegen eine generalisierte Aufwach-Grand-mal- und für eine Epilepsie fokalen Ursprungs.

Therapie. Bezüglich der Therapie ist *Valproat* auch bei dieser Epilepsieform das Medikament der 1. Wahl; auch *Phenobarbital* hat eine große Erfolgschance – nicht selten genügt bei beiden Substanzen eine abendliche Einmaldosis zur Langzeitprophylaxe. Auch mit *Brom* kann – bei Versagen der Medikamente erster Wahl – mitunter ein günstiger Effekt erzielt werden. Schließlich scheint auch die neue Wirksubstanz *Lamotrigin* effektiv zu sein. Carbamazepin und Phenytoin sowie die neue Wirksubstanz Vigabatrin können zu einer Aggravierung der primär generalisierten tonisch-klonischen Anfälle führen!

Prognose. Bei konsequenter Therapie und vernünftiger Lebensführung ist die Prognose hinsichtlich der Beherrschbarkeit der Anfälle günstig, allerdings ist die *Rezidivneigung* bei zu frühem Absetzen der antiepileptischen Medikation sehr groß (80–90%) – die Behandlungsdauer muß deshalb bei dieser Epilepsieform deutlich länger als bei anderen gewählt werden (zumindest 10 Jahre).

Auch die Prognose bezüglich der *psychischen Entwicklung* ist (bei guter therapeutischer Ansprechbarkeit) günstig, die intellektuellen Fähigkeiten bleiben ungestört. Allerdings sind bei Patienten mit Aufwach-Grand-mal-Epilepsie häufig ähnliche charakterologische Auffälligkeiten zu beobachten wie bei denen mit juveniler myoklonischer Epilepsie (s.o.).

Fotogene (Reflex-)Epilepsie

7–8% aller Kinder weisen eine *Fotosensibilität* auf, d.h. bei Flackerlichtbelastung während der EEG-Ableitung kommt es zu generalisierten hypersynchronen Potentialen. Aber nur bei jedem 40. dieser Kinder kommt es auch zu epileptischen *Anfällen*. Von Reflex-*Epilepsie* sollte man erst dann sprechen, wenn es auch unter Alltagsbedingungen (z.B. Blick auf eine glitzernde Wasserfläche oder Fahren hinter einem sonnenbeschienenen Lattenzaun) zur Auslösung von Reflexanfällen kommt oder wenn neben den provozierten auch spontane Anfälle auftreten. Im Alltag haben vor allem die durch Fernsehen, Telespiele und Lichtorgeln in Discoeinrichtungen ausgelösten Anfälle Bedeutung.

Bei der Prophylaxe dieser provozierten Anfälle kommt weniger den anfallhemmenden Medikamenten (z.B. *Valproat, Benzodiazepine*) als den *Vermeidungsstrategien* eine besondere Bedeutung zu. (Verbote allein sind wenig hilfreich!)

208.2 Fokale Epilepsien und Epilepsiesyndrome

Auch unter den fokalen Epilepsien und Epilepsiesyndromen kann zwischen idiopathischen und symptomatischen bzw. kryptogenen Formen unterschieden werden. Viele der in den beiden Gruppen aufgeführten Krankheiten zeigen eine zeitliche Bindung an bestimmte Entwicklungsphasen des Kindesalters.

Idiopathische Partialepilepsien

Bis vor etwa 25 Jahren galten fokale Epilepsien immer als symptomatisch bzw. kryptogen. Heute sind mehrere fokale Epilepsie-Entitäten bekannt, die als *idiopathisch* zu bezeichnen sind (s.o.). Diese fokalen idiopathischen (also vorwiegend genetisch bedingten) Epilepsien kommen ausschließlich im Kindesalter vor; spätestens bis zur Pubertät sistieren die Anfälle spontan oder mit Hilfe anfallhemmender Medikamente. Pathogenese und Verlauf dieser Epilepsien stehen offensichtlich eng mit der zerebralen Maturation im Zusammenhang.

Benigne Epilepsie mit zentrotemporalen Sharp-waves (BEZS, Rolando-Epilepsie; engl.: Benign Epilepsy of Childhood with Centrotemporal Spikes: BECTS)

Sie ist die häufigste fokale Epilepsie im Kindesalter – sie macht etwa 10–20% aller Epilepsien in dieser Altersstufe aus.

Bei den Anfällen handelt es sich meist um *hemifaziale Kloni* oder *Myoklonien*, denen nicht selten *somatosensorische* Erscheinungen (vorwiegend im Bereich des Gesichtes oder der Mundschleimhaut) vorausgehen. Bei Einbeziehung des Pharyngealbereichs in das Anfallgeschehen kommt es zu kehlig-gurgelnden Lauten. Hypersalivation ist die Regel. Das *Bewußtsein* ist bei diesen Anfällen meist erhalten (elementar-fokale Anfälle!) – die oft vorhandene Unfähigkeit zu sprechen täuscht evtl. eine Bewußtseinsstörung vor! Die Sprachstörung überdauert meist das übrige Anfallgeschehen. Durch Anfallausbreitung und sekundäre Generalisierung kann es zu *Halbseitenkrämpfen* oder *Grand-mal* kommen.

Die Anfälle dieser Epilepsieform sind in 75% ausschließlich an den Schlaf gebunden. Knaben sind von dieser Epilepsie etwa doppelt so häufig betroffen wie Mädchen.

Ätiologisch handelt es sich um eine genetisch bedingte Epilepsieform mit bisher nicht aufgeklärtem Erbgang (autosomal-dominant mit unterschiedlicher Penetranz?). Bei der Mehrzahl der Genträger (>90%) kommt es nie zu klinischen Anfällen, sie zeigen nur das relativ typische EEG-Merkmal (s. Tabelle 208.2).

In den Familien von Kindern mit Rolando-Epilepsie finden sich vermehrt zerebrale Anfälle und Epilepsien. Organische Hirnläsionen gehören nicht zum Bild dieser Epilepsieform. (So ist z.B. auch das NMR in aller Regel unauffällig.) Allerdings werden bei den betroffenen Kindern vermehrt Teilleistungsschwächen beobachtet.

Tabelle 208.2. Synopsis der Rolando-Epilepsie

Anfallbilder	In 75% aus dem Schlaf; hemifaziale Kloni oder Myoklonien; sensible Erscheinungen (meist Gesicht oder Mundschleimhaut, begleitend oder vorausgehend); phonatorische Anfälle (Vokalisation oder Sprechhemmung); sekundär generalisierte tonisch-klonische Anfälle
Manifestationsalter	zwischen 3. und 13. Lebensjahr
Geschlechtsverteilung	Knaben > Mädchen
EEG	Grundaktivität i. d. R. normal; biphasische Spikes oder Sharp-waves, oft mit langsamer Nachschwankung, vorwiegend über Zentrotemporalregion
Provokation	Müdigkeit; Schlaf (ausgeprägt!)
Neurologie	o. B.
Psychopathologie	o. B.
Neuropathologie	keine strukturellen Veränderungen
Ätiologie	genetisch determiniert (autosomal-dominant?)
Gesamtprognose	sehr gut – Ausheilung vor oder während der Pubertät
Therapie	nicht immer erforderlich! Mittel der 1. Wahl: Sultiam; Mittel der 2. Wahl: Clobazam, Carbamazepin, Valproat

Therapeutisch ist *Sultiam* (Ospolot) das Mittel der 1. Wahl, gefolgt von *Clobazam* und *Carbamazepin* (das allerdings auch zu einer Verschlechterung führen kann!) Eine Synopsis der Rolando-Epilepsie ist in Tabelle 208.2 dargestellt.

Weitere benigne Partialepilepsien des Kindesalters

Neben der häufigen Rolando-Epilepsie gibt es weitere, allerdings deutlich seltenere idiopathische, altersgebundene Partialepilepsien: *atypische benigne Partialepilepsie* (ABPE; Synonyma: benigne frontale Epilepsie, „atypical partial benign epilepsy of childhood", Pseudo-Lennox-Syndrom), *Aphasie-Epilepsie-Syndrom* (LKS, Landau-Kleffner-Syndrom); *Epilepsie mit anhaltenden Spike-wave-Entladungen im synchronisierten Schlaf* (ESES: „electrical status epilepticus during slow sleep"; CSWS: „Epilepsy with Continuous Spikes and Waves during Slow Wave Sleep"); *benigne Partial-Epilepsie mit affektiver Symptomatik* (BPAS, „benign psychomotor epilepsy"); *Epilepsie des Kindesalters mit okzipitalen Paroxysmen* (EOP, BECOP: „Benign Epilepsy of Childhood with Occipital Paroxysms"); *benigne frühkindiche Partialepilepsie nach Watanabe* (BFPW) – die Zuordnung des letztgenannten Krankheitsbildes zu den anderen Epilepsien dieser Gruppe ist allerdings noch nicht völlig gesichert.

Das typische Manifestationsalter für diese Epilepsieformen liegt zwischen 2 und 8 (ABPE, LKS, EOP) bzw. 2 und 10 Jahren (ESES, BPAS); lediglich die Watanabe-Epilepsie stellt hier eine Ausnahme dar; sie manifestiert sich in aller Regel zwischen dem 3. und 20. Lebensmonat.

Auch diese Krankheitsbilder haben – wie die Rolando-Epilepsie – bezüglich der epileptischen *Anfälle* eine günstige Prognose – sie sistieren in aller Regel spätestens bis zum Abschluß der Pubertät.

Die Prognose bezüglich der *geistigen* und *sprachlichen Entwicklung* kann jedoch recht ungünstig sein (ABPE LKS, ESES), insbesondere dann, wenn es nicht gelingt, die bioelektrischen Staten im Schlaf medikamentös zum Verschwinden zu bringen (s. u.).

In Tabelle 208.3 sind weitere wichtige Parameter der einzelnen Epilepsieformen dieser Gruppe zusammenfassend dargestellt.

Die Grundsätze der medikamentösen Therapie entsprechen denen bei der Rolando-Epilepsie. Bei der BPAS und der BFPW scheint der Einsatz von *Carbamazepin* effektiver zu sein als der von Sultiam. (Bei der Watanabe-Epilepsie genügen offensichtlich schon sehr geringe Carbamazepin-Dosen für eine effektive Therapie.)

Bei der ABPE, dem LKS und dem ESES ist frühzeitig an eine *Hormon-Behandlung* (ACTH, Dexamethason) zu denken, falls sich die statusartige Häufung der hypersynchronen Potentiale im Schlaf unter der primären medikamentösen Behandlung als therapieresistent erweisen sollte: Das Persistieren des bioelektrischen Status verdüstert die Prognose der psychischen bzw. sprachlichen Entwicklung deutlich!

Altersabhängige (symptomatische bzw. kryptogene) Epilepsiesyndrome

Zu dieser Gruppe zählen altersgebundene fokale epileptische Krankheitsbilder, für die eine zerebral-organische oder systemische Störung als ätiologische Grundlage nachgewiesen ist oder zumindest vermutet wird.

Tabelle 208.3. Synopsis der idiopathischen Partialepilepsien

Epilepsie (Erkrankungsbeginn)	Anfälle	EEG	Klinische Symptomatik	Prognose
BEZS (BECTS)	Siehe Tabelle 208.2			
ABPE (2–8 Jahre)	Wie bei BEZS, zusätzlich Absencen, myoklonische und atonische Anfälle	Frontal betonte multifokale Sharp-waves, oft generalisierte Aktivität im Schlaf	Häufig Teilleistungsschwächen	Bezüglich Epilepsie gut; kognitive und sprachliche Defizite möglich
LKS (2–8 Jahre)	Wie bei BEZS; in ca. 30% keine Anfälle(!)	Im Wachen evtl. o. B. oder wie BEZS; im Schlaf Aktivierung (wie ESES)	Erworbene Aphasie (sensorisch, dann motorisch) Dysarthrie, evtl. Verstummen	Bezüglich Epilepsie gut; häufig sprachliche, evtl. kognitive Defizite
ESES (CSWS) (2–10 Jahre)	Wie bei BEZS; in ca. 30% keine Anfälle (!)	Im Wachen wie LKS; bioelektrischer Status im Non-REM-Schlaf	Häufig zentrale Koordinationsstörungen; kognitive und sprachliche Defizite	Bezüglich Epilepsie gut; kognitiv meist ungünstig, dementielle Entwicklung möglich
BPAS (2–10 Jahre)	Furcht-/Panikreaktionen aus Wachen und Schlaf („terror fits"), 1–2 Min.	Im Wachen wie bei BEZS; im Schlaf Aktivierung (kein bioelektrischer Status)	Unauffällig	Bezüglich Epilepsie und neuropsychologischer Entwicklung gut
EOP (BECOP) (2–8 Jahre)	Optische Sinnesempfindungen , Rolando- und hemiklonische Anfälle, evtl. Kombination mit Migräne	Sharp-waves okzipital, seitwechselnd, durch Augenöffnen blockiert	Unauffällig	Evtl. Persistenz fokaler Anfälle über Pubertät hinaus
BFPW (2–20 Monate)	komplex-fokale u. sekundär generalisierte tonisch-klonische Anfälle, oft in Clustern	Interiktal oft o. B., selten fokale hypersynchrone Potentiale	Unauffällig	Sehr günstig bezüglich Epilepsie und Entwicklung

BEZS benigne Epilepsie mit zentrotemporalen Sharp-waves, *BECTS* Benign Epilepsy of Childhood with Centrotemporal Spikes, *ABPE* atypische benigne Partialepilepsie, *LKS* Landau-Kleffner-Syndrom, *ESES* electrical status epilepticus during slow sleep, *CSWS* Epilepsy with Continuous Spikes and Waves during Slow Sleep, *BPAS* benigne Partialepilepsie mit affektiver Symptomatik, *EOP* Epilepsie des Kindesalters mit okzipitalen Paroxysmen, *BECOP* Benign Epilepsy of Childhood with Occipital Paroxysms, *BFPW* benigne frühkindliche Partialepilepsie nach Watanabe

Myoklonische Frühenzephalopathie

Die Krankheit beginnt in den ersten 3 Monaten meist mit fragmentarischen, erratischen *Myoklonien*, später gesellen sich inkonstante und rudimentäre *fokale Anfälle*, *massive Myoklonien* oder *tonische Anfälle* hinzu. Das EEG zeigt anfangs häufig eine *Suppression-burst-Aktivität* (spannungsarme Perioden im Wechsel mit paroxysmalen langsamen und steilen Wellengruppen), gelegentlich ist ein Übergang in *Hypsarrhythmie* zu beobachten. Es kommt zu einem Stillstand der *psychomotorischen Entwicklung* und nicht selten zum *Exitus letalis* vor dem 1. Geburtstag. Gelegentlich wird familiäres Auftreten beobachtet (genetisch bedingte metabolische Störung?).

Eine befriedigende therapeutische Beeinflussung der Anfälle oder gar des Krankheitsbildes ist nicht möglich.

Frühkindliche epileptische Enzephalopathie mit Suppression-burst (Ohtahara-Syndrom)

Dieser epileptischen Enzephalopathie, die in der Regel im Alter von 1–12 Wochen auftritt, liegen regelhaft schwere *zerebral-organische* Schädigungen zugrunde (z.B. Aicardi-Syndrom oder andere Dysgenesien; Stoffwechselstörungen wurden bisher nicht beschrieben). Wie bei der myoklonischen Frühenzephalopathie kann es zu *Myoklonien* kommen, häufiger sind aber *tonische Anfälle*, dabei überwiegend in Serie auftretend. Fokale und generalisierte tonisch-klonische Anfälle können hinzutreten. Im EEG findet sich sowohl im Wachen als auch im Schlaf ein Suppression-burst-Muster (s.o.).

Eine befriedigende antiepileptische Therapie ist in aller Regel nicht möglich; gelegentlich bringt ACTH eine Besserung. Die Prognose ist sehr ungünstig: Die Kinder sterben früh oder überleben mit schwerem Defektsyndrom.

West-Syndrom

Definition und klinische Symptome. Die Bezeichnung „Epilepsie mit Blitz-, Nick- und Salaam-Anfällen" (Synonyma: BNS-Epilepsie, „infantile spasms"; früher: Propulsiv-Petit-mal) bezieht sich auf die unterschiedlichen, häufig aber beim selben Patienten gleichzeitig vorkommenden *Anfallbilder*: Der *Blitzkrampf* wird durch eine singuläre, generalisierte myoklonische Zuckung hervorgerufen. Er äußert sich in der Regel in einer Kopf- und Rumpfbeugung, Abduktion und Flexion der Arme, Faustbildung und Flexion der Beine in Hüft- und Kniegelenk (Abb. 208.3a–d). Fehlt die Beteiligung der Extremitäten oder ist sie nur gering ausgeprägt, so bietet sich das Bild eines *Nickanfalls*.

Statt einer myoklonischen Zuckung kann es auch zu einem kurzen *tonischen Beugekrampf* von durchschnittlich 2–3 Sekunden Dauer kommen – meist mit Überkreuzen der Arme vor der Brust (*Salaam-Krampf*). Dabei zeigt sich prinzipiell das gleiche Bewegungsmuster wie während des Blitzkrampfes.

Charakteristisch für die BNS-Anfälle ist ihre Tendenz, in *Serien* aufzutreten. Nach einer Myoklonie bzw. einem kurzen tonischen Anfall tritt eine jeweils 3–10 Sekunden dauernde Pause ein, während der der Patient teilnahmslos verharrt oder nach vorausgehender heftiger Zuckung reaktiv weint bzw. kläglich schreit. Diese Anfallserien setzen sich durchschnittlich aus 5–20 Einzelanfällen zusammen, deren Intensität gegen Ende der Serie nachläßt. Der Übergang in einem *Status von BNS-Anfällen* ist fließend.

Etwa 30% der Patienten haben neben diesen typischen propulsiv ablaufenden Anfällen oder statt dessen Anfälle, die mit einer *Extensionsbewegung* von Kopf, Rumpf und Extremitäten einhergehen. Auch Flexion von Nacken und Rumpf bei gleichzeitiger Extension der Beine (evtl. auch asymmetrisch) kommt vor.

BNS-Anfälle ereignen sich in der Regel aus dem *Wachzustand*, häufig kurz nach dem Erwachen oder bei Müdigkeit.

Die BNS-Anfälle beginnen regelhaft zwischen dem 3. und 8. Lebensmonat, selten in den ersten beiden Lebensmonaten.

Ätiologie. Die Ätiologie des West-Syndroms ist uneinheitlich. In der Mehrzahl der Fälle lassen sich pränatale dysgenetische Störungen oder perinatale organische Hirnschädigungen nachweisen. In etwa 10% der Fälle liegt eine tuberöse Hirnsklerose zugrunde. Bei weiblichen Säuglingen ist bei einer Kombination aus (früh beginnendem!) West-Syndrom, Balkenagenesie und Netzhautlakunen an das Aicardi-Syndrom

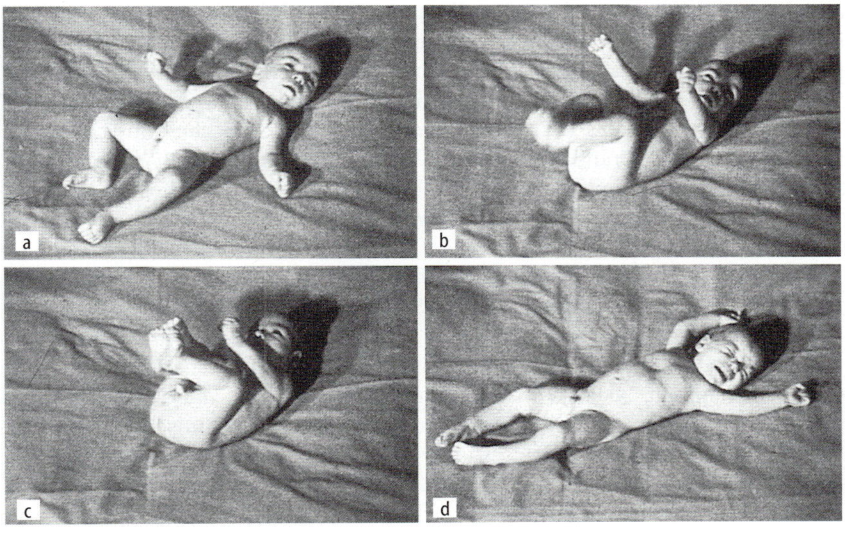

Abb. 208.3a–d. BNS-Anfall (Salaam-Anfall) bei einem 5 Monate alten Säugling. **a** Vor Anfallbeginn, **b** ruckartiges Hochwerfen der gestreckten Arme und Beugung der Beine, **c** tonische Phase, **d** Erschlaffung und reaktives Weinen nach Ende des 2–3 Sekunden dauernden Anfalls. (Filmausschnitt)

Tabelle 208.4. Synopsis des West-Syndroms

Anfallformen	blitzartige Einzelmyoklonien oder kurze tonische Krämpfe meist mit Flexionsbewegung (Propulsion); typisch: Neigung zu Anfallserien
Manifestationsalter	zwischen dem 3. und 8., meist 5.–6. Monat
Geschlechtsverteilung	Knaben > Mädchen
EEG	Hypsarrhythmie
Neurologie	häufig (etwa 80%) zerebrale Bewegungsstörungen
Psychopathologie	oft tiefgreifende Störung der kognitiven Funktionen; psychomotorische Entwicklung meist vor Epilepsiebeginn retardiert
Neuropathologie	Mikrozephalie, Lobärsklerosen, Mikro- und Pachygyrien, Migrationsstörungen, vaskuläre Malformationen, tuberöse Hirnsklerose
Ätiologie	70% prä- oder perinatale Hirnschädigungen (davon 10% tuberöse Hirnsklerosen), 20% postnatale Hirnschäden, selten: genetisch-metabolische Krankheiten (z. B. Phenylketonurie), 10% ohne strukturelle Hirnveränderungen (sog. idiopathische Formen), familiäre Epilepsiebelastung etwa 10%
Gesamtprognose	meist ungünstig, Mortalität ~ 20%. BNS-Anfälle sistieren (auch ohne Therapie) meist im Kleinkindesalter. Häufig Übergang in Lennox-Gastaut-Syndrom; Übergang in Epilepsie mit (sekundär generalisierten) Grand-mal-Anfällen mit oder ohne fokale Anfälle möglich. In 90% z. T. erhebliche intellektuelle Defektsyndrome
Therapie	Mittel der ersten Wahl: Vigabatrin, Valproat, ACTH/Kortikoide

zu denken. Auch genetisch-metabolische Hirnkrankheiten oder Gefäßfehlbildungen können zu einem West-Syndrom führen. In etwa 20 % der Fälle entwickelt sich die BNS-Epilepsie im Anschluß an postnatale Hirnschädigungen wie Enzephalitis oder Enzephalopathie.

EEG. Im *iktalen EEG* gehen die Anfälle mit den EEG-Merkmalen einher, die für myoklonische bzw. tonische Anfälle kennzeichnend sind (s. Tabelle 208.1). *Interiktal* findet sich der für das West-Syndrom typische Befund einer *Hypsarrhythmie* (s. Abb. 208.4). Es handelt sich dabei um eine kontinuierliche Folge hoher, irregulärer, langsamer Wellen, in die multifokal oder generalisiert polymorphe hypersynchrone Potentiale eingeschoben sind.

Eine Synopsis des West-Syndroms ist in Tabelle 208.4 dargestellt.

Differentialdiagnose. Differentialdiagnostisch müssen neben nichtepileptischen Zuständen [Schreckhaftigkeit, Tick, „Nabelkoliken", benigner (nichtepileptischer) Myoklonus des Säuglings] andere Epilepsiekrankheitsbilder abgegrenzt werden: benigne und schwere myoklonische Epilepsie des Kleinkindalters, myoklonische Frühenzephalopathie, Lennox-Gastaut-Syndrom.

Therapie. Das West-Syndrom ist als frühkindliches Enzephalopathiesyndrom, als altersabhängige Reaktionsform des Gehirns auf diffuse zerebrale Störungen sehr unterschiedlicher Genese, einer *kausalen Therapie* in aller Regel nicht zugänglich. Die *symptomatische* Therapie zielt darauf ab, die Anfälle zum Verschwinden zu bringen und das EEG zu sanieren – d.h. zumindest die Hypsarrhythmie im Wachen und im Schlaf zu beseitigen.

Als Medikamente der 1. Wahl können derzeit Valproat, Vigabatrin (insbesondere dann, wenn eine tuberöse Sklerose als Ursache des West-Syndroms vorliegt) und ACTH angesehen werden, wobei dem Hormon die besten Behandlungschancen zukommen: in 50–80 % der Fälle kann dabei das angestrebte Therapieziel erreicht werden (wobei aber in 30–50 % der gebesserten Fälle wieder mit Rezidiven gerechnet werden muß). Beim Einsatz von Vigabatrin muß an die mögliche Nebenwirkung einer (evtl. bleibenden!) Gesichtsfeldeinschränkung gedacht werden.

Als Medikamente der ferneren Wahl sind *Benzodiazepine* (Clonazepam, Clobazam), hochdosiertes *Pyridoxin* (Vitamin B_6) und – in Ausnahmefällen – *γ-Globuline* (i.v.) einzustufen.

Aufgrund der raschen Fortschritte in der *Epilepsiechirurgie* in den letzten Jahren ist auch beim West-Syndrom die Möglichkeit einer frühzeitigen operativen Intervention zu bedenken. Vor allem bei umschriebenen, durch Kernspintomographie nachgewiesenen läsionellen Befunden (z.B. Dysplasien, narbige Strukturen, Zysten, vaskuläre Fehlbildungen) muß – bei fehlendem Ansprechen auf eine medikamentöse Therapie – die chirurgische Behandlung ins Kalkül gezogen werden.

Prognose. In der Elternberatung ist prognostisch (sowohl was die Behandlung der Epilepsie als auch die Entwicklung der Kinder anbelangt) höchste Zurückhaltung am Platz; vor allem muß den Eltern verständlich gemacht werden, daß die erfolgreiche Beseitigung der Anfälle und die „Sanierung" des EEG keine normale psychomotorische Entwicklung garantieren – etwa 90 % der Kinder mit West-Syndrom weisen im weiteren Krankheitsverlauf eine z.T. erhebliche psychoneurologische Entwicklungsstörung auf.

Lennox-Gastaut-Syndrom (LGS)

Definition. Das LGS kann sich aus einem West-Syndrom entwickeln; in etwa 80 % beginnt es jedoch im frühen Kleinkindesalter ohne einen „BNS-Vorlauf". Charakteristisch für das LGS ist die „bunte Palette" sehr *unterschiedlicher Anfallformen*: Myoklonien, atonische und tonische Anfälle [die alle zum Positionsverlust führen können: astatische Anfälle (Sturzanfälle)], Absencen, elementar- und komplex-fokale und schließlich auch tonisch-klonische Anfälle.

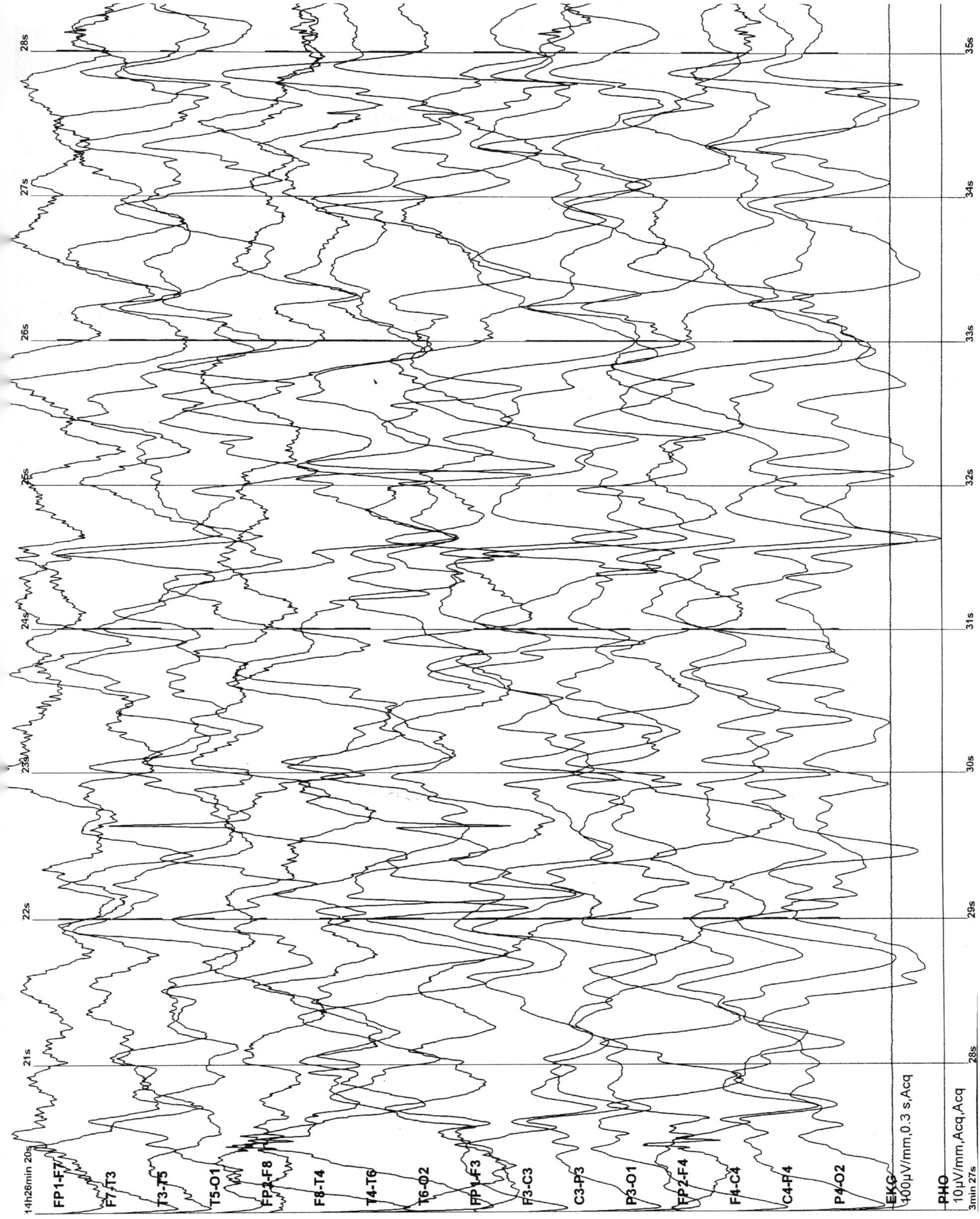

Abb. 208.4. Typische Hypsarrhythmie bei einem 5 Monate alten Säugling mit BNS-Anfällen

Tabelle 208.5. Synopsis des Lennox-Gastaut-Syndroms

Anfallformen	myoklonische, tonische, atonische Anfälle, häufig mit Sturz (astatische Anfälle), Blinzel-, Nickanfälle, atypische Absencen, tonische Anfälle aus dem Schlaf; Grand-mal-Anfälle
Manifestationsalter	2.–6. Lebensjahr
Geschlechtsverteilung	Knaben > Mädchen
EEG iktal	Spike-wave-Variantmuster, irreguläre Spike-waves, Sharp-slow-waves, Poly-Spike-waves (je nach Anfallform)
EEG interiktal	meist Allgemeinveränderungen, langsame und irreguläre Spike-waves, häufig Fokus oder Multifoki
Neurologie	zerebrale Bewegungsstörungen in 40% (meist Koordinationsstörungen)
Psychopathologie	in der Regel Störungen im kognitiven Bereich bis zu globalen Intelligenzdefekten; dementieller Abbau kommt vor
Neuropathologie	fokale oder diffuse strukturelle Hirnveränderungen häufig
Ätiologie	hirnorganische Residualsyndrome (prä-, peri-, postnatal), subchronische Enzephalopathien, gelegentlich neurometabolische Krankheiten, tuberöse Sklerose
Gesamtprognose	2/3 ganz oder partiell therapieresistent; Persistenz „kleiner" Anfälle bis ins Erwachsenenalter möglich; Übergang in Epilepsie mit (sekundär generalisierten) Grand-mal-Anfällen (mit oder ohne fokale Anfälle) häufig; in 80% kognitive Defizite und hirnorganische Wesensänderung
Therapie	Mittel der 1. Wahl: Valproat, Ethosuximid; Mittel der ferneren Wahl: Mesuximid, Benzodiazepine, Lamotrigin, Felbamat, Ethadion, ACTH/Kortikoide; gegen tonische Anfälle zusätzlich Phenytoin; bei gleichzeitig bestehenden Grandmal-Anfällen: Phenobarbital, Primidon, evtl. Brom

In der Regel ist die Dauer der astatischen Anfälle kurz – nach den Stürzen erheben sich die Kinder meist innerhalb einer oder weniger Sekunden („Steh-auf-Männchen"), selbst wenn es durch den Sturz zu Verletzungen gekommen ist. Beim LGS sind die *tonisch-astatischen* die häufigsten, die atonisch-astatischen die seltensten Formen von Sturzanfällen.

Die *Absencen*, die bei etwa der Hälfte der Patienten beobachtet werden, verlaufen häufig atypisch. Erfassen *myoklonische Anfälle* nur die Nacken-, Rumpf- und Armmuskulatur oder ereignet sich der Anfall im Sitzen, resultiert ein *Nickanfall*. Bei Beteiligung des Zwerchfells kann es zu einer juchzenden *Lautbildung* kommen – sog. *Rufanfälle*.

Sowohl Sturzanfälle als auch Nickanfälle haben häufig Verletzungen zur Folge.

Als leichtere Anfallformen kommt es bei manchen Kindern zu raschen Lidmyoklonien (*Blinzelanfälle*) und milden *atypischen Absencen*, die von diskreten, bisweilen mehr spür- als sichtbaren irregulären Myoklonien in den Händen oder perioral begleitet sind.

Alle geschilderten Anfallausprägungen und Varianten können bei dem gleichen Patienten vorkommen, und zwar als singuläre, in *Salven* bzw. *Schauern* auftretende Anfälle oder in *Anfallserien*.

Etwa die Hälfte der Patienten mit LGS entwickelt im Krankheitsverlauf einen oder mehrere stunden-, tage- und wochenlang anhaltende *Status*, deren Hauptsymptom ein Dämmerzustand darstellt (evtl. ohne klinisch exakt abgrenzbare Anfälle; eindeutige Diagnose durch das EEG!).

Ätiologie. Da sich ein LGS aus einer BNS-Epilepsie entwickeln kann (s.o.), gelten bzgl. der Ätiologie ähnliche Überlegungen wie beim West-Syndrom (s. dort). Auch ungünstig verlaufende generalisierte oder fokale idiopathische Epilepsien können in ein LGS übergehen. Genetisch bedingte prozesshafte Krankheiten (z.B. tuberöse Sklerose, neurometabolische Krankheiten) können unmittelbar mit einem LGS beginnen. Nicht selten bleibt die Ursache eines LGS unbekannt – insbesondere dann, wenn die psychomotorische Entwicklung des Kindes bis zum Krankheitsbeginn unauffällig war.

EEG. Der interiktale EEG-Befund ist in der Regel durch eine Allgemeinveränderung gekennzeichnet, in die hypersynchrone Potentiale eingelagert sind (multifokale Spikes, Sharp-waves und irreguläre Sharp-and-slow-waves sowie Spike-wave-Variantkomplexe).

Eine Synopsis des LGS ist in Tabelle 208.5. dargestellt.

Differentialdiagnose. Die differentialdiagnostischen Überlegungen gleichen z.T. denen beim West-Syndrom (s.o.), des weiteren müssen insbesondere eine Epilepsie mit myoklonisch-astatischen Anfällen (s.o.) und progressive Myoklonusepilepsien abgegrenzt werden.

Therapie und Prognose. Die medikamentöse Therapie des LGS ist schwierig; auch bei optimaler Behandlung gelingt es allenfalls, etwa 1/3 der Patienten mit LGS von ihren Anfällen zu befreien. In Tabelle 208.5 sind die Medikamente der 1. und ferneren Wahl aufgeführt.

Die Prognose steht – wie beim West-Syndrom – in enger Beziehung zur Ätiologie; nur 20–25% der Kinder mit LGS zeigen eine altersgerechte Entwicklung.

Nichtaltersabhängige symptomatische und kryptogene Partialepilepsien

Epilepsien mit partiellen (elementar- und komplex-fokalen) Anfällen machen etwa 50% aller Epilepsien aus; sie sind prinzipiell altersunabhängig, aber im Kindesalter seltener als im Erwachsenenalter (s.o.).

Ätiologie. Die ätiologischen Möglichkeiten bei symptomatischen bzw. kryptogenen Epilepsien mit fokalen Anfällen sind so zahlreich wie Krankheiten, welche das Gehirn organisch schädigen können. Während im Erwachsenenalter unter den kausal geklärten Fällen der Hirntumor den wichtigsten ätiologischen Faktor darstellt, sind dies im Kindesalter in erster Linie prä- und perinatale Hirnschädigungen, aber auch entzündliche und traumatische Alterationen. Schließlich müssen sowohl im Kindes- als auch insbesondere im Erwachsenenalter iktogene Läsionen bedacht werden – insbesondere bei Patienten mit therapieresistenten Epilepsien und prolongierten Anfällen (auch Fieberkrämpfen!). Für iktogene Schädigungen sind vor allem mesiobasale Strukturen der Temporalregion empfänglich.

Klinische Symptome und Verlauf. Bei dieser Gruppe fokaler Epilepsien stellt der Ursprungsort des primären Anfallgeschehens („Anfallgenerator") ein weiteres klassifikatorisches Moment dar. Die größte Bedeutung (sowohl hinsichtlich Häufigkeit als auch Vielschichtigkeit der klinischen Symptomatik) kommt dabei den Temporallappenepilepsien zu (richtiger wäre es, vom Temporallappenepilepsie*syndrom* zu sprechen); an 2. Stelle stehen die Frontallappenepilepsien. Parietal- und Okzipitallappenepilepsien spielen – vor allem im Kindesalter – gegenüber den erstgenannten Formen nur eine untergeordnete Rolle.

Klinisch sind die *Temporallappenepilepsien* durch folgende Punkte besonders charakterisiert:

- Die Anfallbilder werden im wesentlichen bestimmt durch elementar-fokale, partial-komplexe und sekundär generalisierte Anfälle;
- als elementar-fokale Anfälle finden sich häufig vegetative, psychische und sensorische Phänomene – z.B. olfaktorische oder auditive halluzinatorische Sinneseindrücke, aufsteigendes epigastrisches Gefühl;
- die partial-komplexen Anfälle beginnen häufig mit einer motorischen Erstarrung, die typischerweise von oroalimentären Automatismen gefolgt ist. Die Anfalldauer beträgt oft über eine Minute, das Anfallende ist in der Regel unscharf. Häufig kommt es zu einer postiktalen Verwirrtheit, für das Anfallgeschehen besteht eine Amnesie;
- die Anfälle ereignen sich nicht selten in Clustern mit anfallfreien Intervallen (zykloleptischer Verlauf), oft aber auch in regelloser Verteilung.

Tabelle 208.6 zeigt die wichtigsten Unterscheidungsmerkmale zwischen Anfällen bei Temporal- und *Frontallappenepilepsien.*

Vergleicht man die EEG-Befunde bei Temporal- und Frontallappen-Epilepsien, so finden sich bei ersteren im Oberflächen-EEG interiktal in etwa 75% der Fälle fokale Veränderungen, bei letzteren jedoch nur in etwa 1/3.

Gegenüber den Epilepsien des Frontal- und vor allem des Temporallappens sind Epilepsien des Parietal- und Okzipitallappens selten und in ihrer objektiven Phänomenologie weniger ausgeprägt, subjektive Anfallsymptome stehen im Vordergrund:

Die Anfälle bei *Parietallappenepilepsien* zeigen überwiegend sensible bzw. sensorische Symptome. Kleine Kinder oder intellektuell beeinträchtigte Patienten sind naturgemäß oft nicht in der Lage, die subjektiven Anfallsymptome zu schildern. Hier wird man evtl. zunächst durch unerklärliche, episodenhafte Verhaltensmuster auf das Anfallgeschehen aufmerksam. Die meist elementar-fokalen Anfälle können sich zu partial-komplexen Anfällen entwickeln oder sich im Sinne eines „sensiblen Jackson-Anfalls" ausbreiten.

Symptomatik und Auswirkungen der Anfälle bei *Okzipitallappenepilepsien* sind den vorgenannten vergleichbar. Entsprechend der Lokalisation sind die subjektiven Anfallsymptome vor allem visuell geprägt (Skotom, Hemianopsie, Amaurose). Gelegentlich kombinieren sich hierzu motorische Symptome wie Lidkloni oder tonische Wendebewegungen von Kopf und Augen. Aus den vorherrschenden elementar-fokalen Anfällen können sich partial-komplexe Anfälle entwickeln, auch eine gelegentliche Generalisierung ist möglich. Häufig ist eine Kombination mit Migränekopfschmerz.

Sonderformen. Folgende Sonderformen fokaler symptomatischer oder kryptogener Epilepsien bzw. fokaler Epilepsiesyndrome spielen im Kindesalter gelegentlich eine Rolle:

- *Hemikonvulsion-Hemiplegie-Epilepsie-Syndrom (HHE-Syndrom):* Beginn meist mit tonischem oder tonisch-klonischem Halbseitenkrampf, häufig prolongiert (Halbseitenstatus). Postparoxysmal bleibt eine zunächst schlaffe, später spastische Parese zurück. Auf der paretischen Seite treten nach unterschiedlicher zeitlicher Latenz fokale epileptische Anfälle auf, etwa bei 2/3 der Kinder kommt es später zu partial-komplexen Anfällen. Ätiologisch liegt dem HHE-Syndrom häufig ein akuter Gefäßprozeß zugrunde (Thrombose, Embolie, Blutung), seltener ein zerebraler Tumor.

Tabelle 208.6. Partial-komplexe Anfälle bei Temporal- und Frontallappenepilepsien

	Temporallappenepilepsie	Frontallappenepilepsie
Anfallbeginn	oft motorisches Erstarren	oft gestische Automatismen
Anfallende	meist unscharf; oft postparoxysmale Verwirrtheit	meist abrupt; keine oder nur minimale postparoxysmale Verwirrtheit
Anfalldauer	≥30–60 Sekunden	≤30 Sekunden
Vorausgehende elementar-fokale Anfälle („Aura")	häufig	eher selten, wenn vorhanden, dann uncharakteristisch („Wärme", „wie Spinnweben")
Automatismen	vorwiegend oroalimentär, milde Extremitätenbewegungen	oft bizarr und heftig („Bewegungssturm"), sexuelle Tönung, hysterisch anmutend
Generalisierungstendenz	möglich	häufig (deshalb häufig Sturz)
Status epilepticus	möglich	häufig
Zeitliche Abfolge/ Anfallfrequenz	zykloleptisch (Cluster mit anfallfreien Intervallen) oder regellos; keine tageszeitliche Bindung	hohe Anfallfrequenz, oft mehrere bis viele Anfälle in 24 Stunden, meist regellose Verteilung, anfallfreie Perioden kürzer, häufig Schlafbindung

- Das *Kozevnikov-Syndrom des Kindesalters* ist mit der *Rasmussen-Enzephalopathie* (Rasmussen-Syndrom) identisch. Die Krankheit beginnt zwischen dem 2. und 10. Lebensjahr, die psychomotorische Entwicklung der Kinder ist bis zum Krankheitsbeginn ungestört. Die ersten Symptome bestehen in fokal-motorischen Anfällen, zu denen sich später andere Anfallformen, insbesondere Myoklonien, gesellen. Die Lokalisation der initialen Anfälle ist in der Regel umschrieben, später werden sie lokalisatorisch inkonstant und verteilen sich diffus; häufig treten Anfälle auch im Schlaf auf. Im weiteren Krankheitsverlauf entwickeln sich zunehmend neurologische Symptome, häufig stellt sich eine progrediente Hemiparese ein. Der psychische Befund wird von einem dementiellen Abbau geprägt. Die Ätiologie ist nicht völlig geklärt, am ehesten handelt es sich um eine Viruskrankheit („Rasmussen-Enzephalitis").
  Eine kausale Therapie ist nicht möglich. Die Epilepsietherapie entspricht der bei anderen symptomatischen lokalen Epilepsien. Bei streng einseitiger Symptomatik (neurologisch, EEG, bildgebende Verfahren) ist bereits zu Beginn der Krankheit eine Hemisphärektomie zu erwägen.
- Neben generalisierten Reflexanfällen (insbesondere fotogen ausgelöste Anfälle – s.o.) gibt es auch *fokale Reflexanfälle*. Als Auslösungsmechanismen können akustische, taktile, thermische oder Schreckreize fungieren. Das Anfallbild ist in der Regel fokal geprägt: elementar-fokale, partial-komplexe und sekundär generalisierte tonisch-klonische Anfälle.
  Führen solche Reize im Alltag rezidivierend zu epileptischen Anfällen, so spricht man von *fokalen Reflexepilepsien*. Prophylaktisch kommen neben Vermeidungsstrategien anfallhemmende Substanzen in Frage, die auch bei anderen fokalen Epilepsien eingesetzt werden (s.u.).
- *Fokale Epilepsien auf Grund zerebraler Anlagestörungen*: Zu den frühen Anlagestörungen mit hoher epileptogener Aktivität gehören insbesondere die Migrationsstörungen in der Hirnrinde mit groben und mit Hilfe der Magnetresonanztomographie (MRT) leicht diagnostizierbaren Fehlbildungen. Zu ihnen gehören aber gerade auch umschriebene Hetero- und Dysplasien des Kortex, die mit hochauflösender MR-Technik endeckt werden können (s. Kap. 194.4). Fokale, sekundär generalisierende Anfälle sind typisch für multiple, oft beidseitige Dysplasien oder diffuse Dystopien. Zu den ganz elektiven Dysplasien gehört die *Operculum-Dysgenesie*, die bei beidseitiger Anlage neben fokalen Anfällen mit Störungen der Gesichtsmotilität und der Sprachentwicklung einhergeht. Multiple noduläre Dysplasien findet man auch bei der Glutaracidurie Typ 2.
  Schwerer verständlich sind die Epilepsien bei den periventrikulären Heterotopien (im Marktlager), die manchmal dominant erblich und fast ausschließlich bei Mädchen vorkommen.
  Gelastische (Lach-)Anfälle zusammen mit einer Pubertas praecox sind pathognomonisch für hyperthalamische Hamartome. Zerebelläre Hamartome gehen oft mit tonischen Anfällen der Gesichtsmuskulatur einher. (Hamartome sind ähnlich wie Dysplasien Gewebsfehlbildungen, in denen die epileptische Aktivität entsteht.)

Therapie. Bezüglich therapeutischer Überlegungen bei fokalen symptomatischen bzw. kryptogenen Epilepsien muß zunächst der ätiologischen Abklärung oberste Priorität gelten. Erst wenn geklärt ist, daß eine kausale Therapie nicht möglich oder erforderlich ist, sollte konsequent und zügig nach einer effektiven medikamentösen Therapie gesucht werden.

Antiepileptikum der 1. Wahl ist *Carbamazepin*, Medikamente der 2. und ferneren Wahl sind *Phenytoin, Phenobarbital/Primidon, Valproat, Sultiam, Clobazam und die sog. neuen Antiepileptica* (z.B. Vigabatrin, Lamotrigin, Gabapentin, Topiramat, Levetiracetam, Tiagabin, Oxcarbazepin – wobei die noch bestehenden Zulassungsbestimmungen und -einschränkungen genau zu beachten sind).

Bezüglich einer evtl. epilepsiechirurgischen Intervention s. Kap. 208.4.

208.3 Unklassifizierbare Epilepsien

Die Existenz unklassifizierbarer Anfälle (s.o.) bedingt zwangsläufig, daß es auch unklassifizierbare Epilepsien geben muß – also Epilepsien, die weder den generalisierten noch den fokalen eindeutig zuzuordnen sind. Zu ihnen gehören z. B. zahlreiche symtomatische (früher „amorphe") Neugeborenenkrämpfe (s. Kap. 52) und manche Epilepsien mit Schlaf-Grand-mal-Anfällen.

208.4 Therapiemaßnahmen bei epileptischen Anfällen und Epilepsien

Akuttherapie

Unter Akuttherapie versteht man die unmittelbare medikamentöse Unterbrechung eines epileptischen Anfallgeschehens. Medikamente 1. Wahl für eine solche Akutmaßnahme sind die *Benzodiazepine*, die rektal (Diazepam-Rectiole) oder i.v. (Clonazepam, Diazepam, Lorazepam) verabreicht werden. Medikament der 2. Wahl ist *Phenobarbital* i.v. Alternativ dazu kann *Phenytoin* i.v. gegeben werden (z.B. bei Gefahr der Atemdepression durch vorausgegangene sedierende Medikamente). Phenytoin kann – im Gegensatz zu Benzodiazepinen und Phenobarbital – nicht nach Wirkung dosiert werden (Latenz des Wirkungseintritts ca. 10–15 Minuten). Ultima ratio: Intubationsnarkose durch den Anästhesisten. (Einzelheiten bezüglich Medikamentenauswahl und Dosierung s. Tabelle 208.7).

Eine Akuttherapie ist absolut indiziert bei prolongierten generalisierten oder halbseitigen tonischen, klonischen oder tonisch-klonischen Anfällen, oder wenn solche Anfälle rasch aufeinanderfolgen. Beim Vorliegen tonischer Anfälle ist an die Möglichkeit einer Anfallaggravierung durch die i.v.-Gabe von Benzodiazepinen zu denken.

Prolongierte oder in Serien auftretende elementar-fokale und partial-komplexe Anfälle sowie diskontinuierliche und kontinuierliche Petit-mal-Status stellen eine relative Indikation für eine medikamentöse Akutmaßnahme dar (vorzugsweise Benzodiazepine i.v.).

Insbesondere bei der Akutbehandlung von (Hemi-) Grand-mal-Status müssen flankierende Maßnahmen be-

Tabelle 208.7. Akut- und Notfalltherapie bei Krampfanfällen im Kindesalter (Dosierungsvorschläge für den Klinikarzt)

Medikament	Säuglinge	Klein- und Schulkinder
*Rivotril** i.v. (Mischampulle 2 ml = 1 mg)	1/2–1 Amp. 0,01-0,1 mg/kg	1–2 Amp. 0,01-0,07 mg/kg
*Diazepam** i.v. (1 Amp. = 2 ml = 10 mg)	1/2–1 Amp. 0,5 mg/kg	1–2 Amp. 0,3–0,5 mg/kg
Luminal i.v., notfalls i.m. (1 Amp. = 1 ml = 200 mg)	1/2–1 Amp. 6–15 mg/kg	1–2 Amp. 6–10 mg/kg
Phenytoin i.v. (kann nicht nach Wirkung dosiert werden) [1 Amp. = 5 ml = 250 mg (*Phenhydan*) bzw. 230 mg (*Zentropil, Epanutin* parenteral)]		1–2 Amp. 10–15mg/kg
oder Infusionskonzentrat** (1 Amp. = 50 ml = 750 mg)		1/3–2/3 Amp.

Weitere Antiepileptika zur Grand-mal-Status-Therapie wie *Chloralhydrat* in wäßriger (nichtöliger) Lösung, *Clomethiazol, Flunitrazepam, Lorazepam, Midazolam, Lidocain, Paraldehyd, Thiopental* s. Spezialliteratur.

* Diazepam-Injektionslösungen dürfen *nicht* mit anderen Arzneimitteln in der Injektionsspritze gemischt werden und können in der Regel nur als Bolusinjektion verabreicht werden. *Valium MM Roche* und *Rivotril* dagegen können auch als Infusionen gegeben werden:
Valium MM Roche im Verhältnis von 2–5 Amp. auf 250 ml Infusionsmenge aus wäßriger Lösung von Glukose 5 oder 10%.
Rivotril im Verhältnis von 2–3 Amp. auf 250 ml Infusionsmenge aus wäßriger Lösung von Glukose 5 oder 10 %, aus NaCl 0,9% oder Ringerlösung. Diese Mischungen müssen klar bleiben und alsbald verbraucht werden, Infusionsbeutel aus Polyvinylchlorid (PVC) sollen nicht verwendet werden. Bei laufenden Infusionen aus anderen Lösungen können *Valium* und *Rivotril* bei vorübergehender Unterbrechung der Infusion in die untere Injektionskammer eingespritzt werden.

** Wegen der besseren Gewebeverträglichkeit ist das Infusionskonzentrat der Injektionslösung vorzuziehen.
Phenhydan-Infusionsbehandlung: 1 Amp. Infusionskonzentrat (50 ml = 750 mg Phenytoin) mit NaCl 0,9 % auf 500 ml auffüllen: Tropfgeschwindigkeit zwischen ca. 10/min (= 0,5 ml/min = 0,75 mg Phenytoin/min) und 50/min (= 2,5 ml/ min = 3,75 mg Phenytoin/min; 1 mg Phenytoin/min = ca. 13 Tropfen/min).
Bei *Kindern* (bis zu 12 Jahren) *maximale Infusionsgeschwindigkeit* 1,0 mg/kg/min, *maximale Tagesdosis:* am 1. Tag 30 mg/kg, am 2. Tag 20 mg/kg am 3. Tag 10 mg/kg.
Während der Phenhydan-Injektion oder -Infusion keine andere Infusion durch dieselbe Kanüle.

dacht werden (Atmungs-, Herz- und Kreislaufkontrolle, Behandlung des Hirnödems, Exsikkose- und Acidose-Behandlung, ggf. Temperatursenkung).

Medikamentöse Langzeittherapie

Epilepsien sind ihrem Wesen nach chronische Krankheiten und erfordern daher über Jahre, u.U. das ganze Leben lang, intensive therapeutische Maßnahmen. Indikation und Medikamentenauswahl für die unterschiedlichen Epilepsien und Epilepsiesyndrome wurden bereits bei der Besprechung der einzelnen Krankheitsbilder dargelegt. In Tabelle 208.8 sind die Antiepileptika der 1. und ferneren Wahl nochmals synoptisch im Hinblick auf ihre Indikation zusammengestellt.

Neurochirurgische Therapie

Ohne Zweifel hat die operative Behandlung von Epilepsien in den letzten 2 Jahrzehnten ganz entscheidende Fortschritte gemacht. Dies steht zum einen mit den verbesserten diagnostischen Möglichkeiten im Zusammenhang (differenziertere EEG-Diagnostik – einschließlich invasiver Ableitungen, revolutionäre Veränderungen in den strukturgebenden Verfahren, Fortschritte bei neuropsychologischen Untersuchungsmethoden), zum anderen mit den verfeinerten Operationstechniken.

Grundsätzlich kommt für einen epilepsiechirurgischen Eingriff der epilepsiekranke Patient in Frage, dessen epileptische Anfälle von einem einzigen umschriebenen Herdgebiet, das prinzipiell operativ zugänglich ist, ausgehen, die sich bisher als therapieresistent erwiesen haben, und deren Ausschaltung zu einer eindeutigen Verbesserung der Lebensqualität des Patienten führen würde.

Zwei mögliche epilepsiechirurgische Vorgehensweisen sind zu unterscheiden:

Kausale Epilepsiechirurgie

Damit ist zum einen die Entfernung von epileptogenem Hirngewebe gemeint, das mit strukturgebenden Untersuchungsmethoden (insbesondere mittels Kernspintomographie) *morphologisch faßbar* und durch differenzierte, computergesteuerte (digitale) EEG-Diagnostik als Anfallgenerator erkannt ist. Zum anderen versteht man unter kausaler Epilepsiechirurgie aber auch die operative Ausschaltung von *funktionellen* epileptogenen Herden – also von Hirngewebe, das organisch (insbesondere neuroradiologisch) unverdächtig ist, sich aber durch eingehende, evtl. invasive EEG-Diagnostik (prächirurgische Diagnostik) als Ausgangspunkt des epileptischen Geschehens offenbart hat.

Solche funktionellen Herde finden sich nicht selten (vor allem im Erwachsenen-, durchaus aber auch schon im Kindesalter) in der Amygdalo-Hippocampus-Region der mesialen Temporallappenstrukturen; die selektive *Amygdalo-Hippocampektomie* (nach Yasargil) ist dann die Methode der Wahl bei der operativen Behandlung dieser Epilepsien. Als weitere Techniken im Rahmen der kausalen Epilepsiechirurgie kommen die *Resektion* (z.B. Temporalpol), *Läsionektomie* (Entfernung einer umschriebenen Läsion), *Lobektomie*, ggf. auch *Multilobektomie* (chirurgische Eingriffe in unterschiedlichen Hirnlappen nach Aufdeckung mehrerer epileptogener Foki), operative *Druckentlastung* (z.B. „Fensterung" bei einer unter Druck stehenden porenzephalen Zyste), *Hemisphärektomie* (heute überwiegend im Sinne einer „funktionellen Hemisphärektomie" – z.B. Rasmussen-Enzephalopathie s.o.) und *gefäßchirurgische* Maßnahmen in Frage.

Palliative Epilepsiechirurgie

Wenn bei einer fokalen Epilepsie Therapieresistenz besteht

Tabelle 208.8. Elektroklinische Anfallform und Antiepileptika der ersten und ferneren Wahl

Klinische Anfallform; EEG	Antiepileptika der ersten Wahl	Antiepileptika der ferneren Wahl
Grand mal		
1. fokale oder multifokale Genese (meist diffuses Auftreten oder nur im Schlaf)	CBZ	PHT (Vorsicht bei Kindem <3 Jahren), PB/PRM, VPA, ST, VGB, LTG, TGB, TPM, LEV, GBP
2. primär generalisiert (meist Aufwach-Grand-mal)	VPA, PB/PRM	BR, LTG (?) (CBZ und PHT können verschlechtern!)
Elementar-fokale und partial-komplexe Anfälle EEG: Spezifische und/oder unspez. Herdveränderungen	CBZ	PHT, PB/PRM, VPA, ST*, VGB, TGB, TPM, GBP, LEV PNT
BNS-Anfälle EEG: Hypsarrhythmie	VGB, VPA; ACTH/ Kortikosteroide	CZP, CLB, Vitamin B_6
„Kleine" Anfälle im Rahmen eines LGS EEG: Spike-wave-Variant-Muster	VPA	ESM, MSM, CLB, LTG, FBM; ACTH/Kortikosteroide
Tonische Anfälle (z. B beim LGS) EEG: Poly-spikes	PB/PRM, PHT	CBZ, BR
PyknoleptischeAbsencen EEG: 3–4/s-Spike-waves	VPA, ESM	MSM, LTG, CLB, EDO
Myoklonisch-impulsive Anfälle EEG: Poly-spike-waves	VPA	ESM, LTG, PRM

* Medikament der 1. Wahl bei fokalen Anfällen im Rahmen benigner fokaler Epilepsien.
BR Brom, *CBZ* Carbamazepin, *CLB* Clobazam, *CZP* Clonazepam, *EDO* Ethadion, *ESM* Ethosuximid, *FBM* Felbamat, *GBP* Gabapentin, *LEV* Levetiracetam, *LTG* Lamotrigin, *MSM* Mesuximid, *PB* Phenobarbital, *PHT* Phenytoin, *PNT* Pheneturide, *PRM* Primidon, *ST* Sultiam, *TGB* Tiagabin, *TPM* Topiramat, *VGB* Vigabatrin, *VPA* Valproat.

und ein kausaler epilepsiechirurgischer Eingriff nicht möglich ist, kann ggf. ein nichtkausaler *palliativer* operativer Eingriff zur Linderung der Anfallsituation und zu einer Verbesserung der Lebensbedingungen führen. Das Prinzip eines solchen Eingriffs kann zum einen darin bestehen, einen erkannten zerebral-organischen Fokus, der sich operativ nicht vollständig beseitigen läßt, partiell zu entfernen; zum anderen kann es ratsam sein, die Ausbreitungswege des epileptischen Geschehens zu unterbrechen – z.B. bei bilateralen bzw. multifokalen Epilepsien mit rezidivierenden schweren Sturzanfällen.

Als operative Maßnahmen kommen dabei *Teilresektionen* und (zur Unterbrechung der Ausbreitungswege epileptischen Geschehens) die vollständige oder – heute vorwiegend durchgeführte – partielle Corpus-callosum-Durchtrennung (sog. *Callosotomie* – z.B. bei therapieresistentem LGS mit häufigen Sturzanfällen) in Frage. Ein modernes, erst seit wenigen Jahren praktiziertes Vorgehen zur Unterbrechung der Ausbreitung epileptischen Geschehens stellen die *multiplen subpialen Transsektionen* dar. (Dabei soll die horizontale Ausbreitung der pathologischen Erregungsvorgänge durch peri-fokal angelegte „Schnitte" gehemmt oder ganz verhindert werden.) Die früher vorgenommenen stereotaktischen Eingriffe haben heute kaum noch Bedeutung.

Alternative und Außenseiter-Behandlungsmethoden

Unter den alternativen Behandlungsmethoden spielt die *ketogene Diät* eine gewisse, wenn auch bescheidene Rolle. Bei therapieresistenten, verzweifelten Epilepsieverläufen kann die 4:1-(Fett:Eiweiß/Kohlenhydrate)-Diät in Ausnahmefällen zu einer Verbesserung der Anfallsituation, mitunter sogar zur Anfallfreiheit führen. Es muß aber bedacht werden, daß diese extrem einseitige Ernährung mit einem deutlichen Nebenwirkungsrisiko behaftet ist, und daß sie deshalb nur von einem erfahrenen Epileptologen (möglichst unter Assistenz einer versierten Diätassistentin) angeordnet und begleitet werden sollte.

Die *Biofeedbackmethode*, bei der der Patient lernen soll, durch Selbstkontrolle sich ankündigende Anfälle zu unterdrücken bzw. die Anfallbereitschaft prinzipiell zu senken, hat sich bisher nicht als ausreichend wirksam erwiesen. Bei älteren Kindern und Jugendlichen kann diese Behandlungsmethode als unterstützende Maßnahme (bei gleichzeitiger medikamentöser Therapie) erwogen werden.

Psychotherapeutische Maßnahmen sind als Epilepsiebehandlung nicht geeignet; ihre Bedeutung für die Bewältigung psychosozialer Probleme bei Epilepsiepatienten (und ihren Angehörigen!) ist dagegen unbestritten (s.u.).

Im chirurgischen Bereich kann die *Nervus-vagus-Stimulation* in seltenen Ausnahmen hilfreich sein. Über intermittierende elektrische Reizungen des (linken) Vagusnerven im Halsbereich mittels eines eingepflanzten Impulsgebers gelingt es gelegentlich, Anfallhäufigkeit und/oder -intensität zu senken. Die Erfahrungen im Kindesalter sind noch gering.

Außenseitermethoden wie homöopathische Substanzen, Akupunktur oder Bioresonanz sind als Epilepsietherapie nicht effektiv.

208.5 Begleitende Maßnahmen

Lebensführung („Diätetik")

Die Anfallbereitschaft jedes Menschen kann durch unspezifische Faktoren beeinflußt werden. Patienten mit erhöhter Anfallneigung sollten deshalb im Alltag versuchen, solche Faktoren zu vermeiden oder zu minimieren: Schlafmangel, unregelmäßiger Schlaf-Wach-Rhythmus, extreme körperliche Anstrengung, Alkohol und Alkoholentzug, unregelmäßige Medikamenteneinnahme oder Medikamentenentzug. Im Kindes- und frühen Schulalter spielen diese Auslösungsfaktoren naturgemäß keine große Rolle, sie können aber gerade im Jugend- und jungen Erwachsenenalter ein großes Problem darstellen, insbesondere bei Patienten mit generalisierten idiopathischen Epilepsien.

Auf spezifische Anfallauslöser (Flackerlicht, taktile Reize, Schreck) muß ggf. individuell geachtet werden (s.o.).

Psychosoziale Aspekte

Jeder Krankheit, insbesondere jeder chronischen Krankheit, kommt auch ein psychosozialer Aspekt zu. Dieses sozialmedizinische Moment betrifft epilepsiekranke Menschen um so mehr, als der Stellenwert (das „Image") der Epilepsie - trotz aller Information und Aufklärung durch Ärzte, Interessenverbände, Betroffene, Selbsthilfegruppen u.a. - von der Gesellschaft in vielen Fällen noch negativ oder zumindest skeptisch beurteilt wird. Meinungen, Epilepsie sei eine Geisteskrankheit, ein Erbleiden, eine mit Arbeitsunfähigkeit einhergehende und zwangsläufig zu geistigem Abbau führende Krankheit, sind immer noch weit verbreitet.

Im Kindes- und Jugendalter betreffen die psychosozialen Auswirkungen der Epilepsie vor allem die Bereiche Familie, Kindergarten, Schule, Freizeitaktivität und berufliche Ausbildung.

Die *familiäre Problematik* ist insbesondere geprägt durch die notwendigen Verarbeitungsprozesse der Eltern, ein epilepsiekrankes oder auch mehrfach behindertes Kind zu haben, durch die Probleme von Überbehütung („overprotection") oder Überforderung, durch die Konzentration der mütterlichen Fürsorge auf das kranke Kind, durch Geschwisterkonflikte und schließlich durch die Gefahr sozialer Isolierung.

In *Kindergarten und Schule* stoßen das epilepsiekranke Kind und seine Eltern häufig auf bewußte oder unbewußte Ablehnung, die bei Erziehern, Lehrern und Mitschülern meist aus Nichtwissen, Fehlinformationen und Vorurteilen gegenüber der Krankheit resultieren. Nicht selten münden die Unsicherheit der Verantwortlichen und eine „diffuse" Ablehnung des scheinbaren Problemkindes in die Empfehlung, das Kind einer Sondereinrichtung zuzuführen - selbst wenn die Epilepsie ein „Monosymptom" bei sonst unauffälliger Entwicklung darstellt. Hier kann ärztliche (sozial-pädiatrische) Intervention entscheidende Hilfe bringen.

Im Hinblick auf die *berufliche Ausbildung* epilepsiekranker Jugendlicher bedarf es intensiver Überlegungen und eingehender Gespräche mit allen Beteiligten. Zwar sind einige Berufe für Anfallkranke ungeeignet oder nur eingeschränkt möglich (z.B. Tätigkeiten mit Absturzgefahr, an potentiell gefährlichen Maschinen, mit Führerscheinvoraussetzung, mit häufigen Schichtwechseln) - aber die Palette der beruflichen Möglichkeiten (vom handwerklichen bis zum akademischen Beruf) ist heutzutage so groß, daß eine berufliche Ausbildung des epilepsiekranken Jugendlichen und die spätere Integration in die Arbeitswelt in aller Regel möglich ist. Für behinderte Epilepsiekranke kommen Anlernberufe, Ausbildung in Berufsbildungswerken und Tätigkeit in einer Werkstatt für Behinderte in Frage.

Nicht selten macht die Epilepsie bei Kindern und Jugendlichen Einschränkungen bezüglich der *Freizeitaktivitäten* erforderlich. Die Notwendigkeit einer geregelten Lebensführung (z.B. Vermeidung von Schlafdefizit), die mögliche Gefährdung durch bestimmte sportliche Betätigung (Wassersport, Sportdisziplinen mit Absturzgefahr, Benutzung von Fahrzeugen und potentiell gefährlichen Sportgeräten) oder die Möglichkeit der Anfallprovokation durch sensorische Reize (z.B. Fernsehgerät, Discolicht) erfordern ausführliche Beratung, Information und Strategieentwicklung (Verbote allein stellen keine Problemlösung dar!). Häufig nimmt in der kinderärztlichen oder epileptologischen Beratung die Besprechung psychosozialer Probleme (berechtigterweise!) mehr Zeit in Anspruch als die eigentliche medizinische Thematik. Als betreuender und begleitender Arzt sollte man im gegebenen Fall eine solche Gewichtung durchaus akzeptieren und fördern und sich nicht scheuen, ggf. die Unterstützung psychologischer und/oder sozialarbeiterischer Kompetenz erfahrener Fachkräfte in Anspruch zu nehmen.

Literatur

Aicardi J (1994) Epilepsy in children, 2nd edn. Raven, New York
Aicardi J (1998) Diseases of the nervous system in childhood, 2nd edn. Mac Keith Press, London
Doose H (1992) Pathogenese der Epilepsien im Kindes- und Jugendalter. Epilepsieblätter 5: 5–9
Doose H (1998) Epilepsien im Kindes- und Jugendalter, 11. Aufl. Desitin, Hamburg
Fröscher W, Vassella F (1994) Die Epilepsien. de Gruyter, Berlin
Guerrini R, Andermann F, Canapicchi R et al. (eds) (1996) Dysplasias of cerebral cortex and epilepsy. Lippincott-Raven, Philadelphia
Hufnagel A (2000) Epilepsien und ihre Therapie. Uni-Med, Bremen London Boston
Matthes A, Schneble H (1999) Epilepsien – Diagnostik und Therapie für Klinik und Praxis, 6. Aufl. Thieme, Stuttgart, New York
Palmini A, Andermann F, Olivier A et al. (1991) Neuronal migration disoders: a contribution of modern neuroimaging to the neurologic diagnosis of epilepsy. Can J Neurol Sci 18: 580–587
Palmini A, Gambardella A, Andermann F et al. (1995) Intrinsic epileptogenicity of human dysplastic cortex as suggested by corticography and surgical results. Ann Neurol 37: 476–487
Roger J, Dravet C, Bureau M, Dreifuss FE, Wolf P (1992) Epileptic syndromes in infancy, childhood and adolescence, 2nd edn. John Libbey, Paris Rome
Schmidt D (1993) Epilepsien und epileptische Anfälle. Thieme, Stuttgart New York
Schneble H (1992) Psychosoziale Aspekte bei Anfallkrankheiten im Kindes- und Jugendalter. In: Biermann G (Hrsg) Handbuch der Kinderpsychiatrie, Bd V. Reinhardt, München Basel, S 202–213
Schneble H (2000) Psychische Antiepileptika-Nebenwirkungen im Kindesalter. In: Fröscher W, Bauer G, Krämer G (Hrsg) Epilepsie-Therapie. Hippocampus, Bad Honnef
Schneble H, Ernst JP (2001) Vademecum Antiepilepticum – Pharmakotherapie der Epilepsien, 16. Aufl. Deutsche Sektion der Internationalen Liga gegen Epilepsie, Bielefeld
Tuxhorn I, Holthausen H, Boenigk H (1997) Paediatric epilepsy syndromes and their surgical treatment. John Libbey, London Paris Rome Sydney
Wieser HG (1998) Epileptic surgery: past, present, future. Seizures 7: 173–184
Wolf P (1994) Epileptic seizures and syndromes. John Libbey, London

209 Fieberkrämpfe

F. Vassella

Definition. Fieberkrämpfe sind epileptische Gelegenheitsanfälle, die im Säuglings- und Kleinkindesalter auftreten und mit Fieber (ab 38 °C) verbunden sind, ohne Hinweis auf eine intrakranielle Infektion oder eine andere definierte zerebrale Ursache. Fieberkrämpfe sind von den Epilepsien abzugrenzen, die durch das wiederholte Auftreten afebriler Krampfanfälle charakterisiert sind.

Kurzdauernde (< 15 min), generalisierte und nicht innerhalb der nächsten 24 Stunden rezidivierende Anfälle werden als einfache Fieberkrämpfe bezeichnet. Komplexe (komplizierte) Fieberkrämpfe haben mindestens eines des folgenden Merkmale: fokaler Anfall, prolongierter Krampf (> 15 min), wiederholte Anfälle innerhalb 24 Stunden. Diese Unterscheidung erfolgt, weil das Epilepsierisiko bei den komplexen Fieberkrämpfen etwas höher ist und weil eine enge Korrelation zwischen fokalen und prolongierten Fieberkrämpfen besteht.

Epidemiologie. Betroffen sind 2–5 % aller Kinder bis zum Alter von 5 Jahren. In Japan beträgt die Inzidenz etwa 8 %. In Entwicklungsländern ist die Inzidenz höher als in Mitteleuropa, vermutlich weil häufige Infektionskrankheiten wie die Masern die Kinder früher als in industrialisierten Ländern und zu einem Zeitpunkt befallen, in welchem die biologische Bereitschaft zu Fieberkrämpfen am höchsten ist.

Ätiologie. Fieberkrämpfe sind multifaktoriell bedingt, wobei Fieber, Altersabhängigkeit und genetische Prädisposition die 3 wichtigsten Faktoren darstellen. Prä- und perinatale Störungen des ZNS scheinen die Manifestation von Fieberkrämpfen zu erleichtern und ihre Prognose bezüglich späterer Epilepsie ungünstig zu beeinflussen.

Die Fieberkrämpfe sind stark altersabhängig; der Median für den ersten Anfall variert zwischen 17 und 23 Monaten. Nur wenige Säuglinge haben Fieberkrämpfe bereits vor dem 6. Monat, und 85 % der Kinder erleiden ihren ersten Krampf vor dem Alter von 4 Jahren, aber vereinzelt auch mit 7–8 Jahren.

Eine familiäre Belastung mit Fieberkrämpfen wird bei etwa 30 % gefunden. Geschwister eines Kindes mit Fieberkrampf haben ein Risiko von 20 %, falls die Mutter auch Krämpfe hatte, dagegen ein Risiko von 9 %, falls die Eltern nicht betroffen waren. Falls die Mutter Fieberkrämpfe hatte, beträgt das Fieberkrämpferisiko für ihr Kind 27 % und nur 7 %, falls der Vater betroffen war.

Pathogenese. Die Pathogenese der Fieberkrämpfe ist ungeklärt. Fieberkrämpfe sind epileptische, durch Fieber ausgelöste Gelegenheitsanfälle, und die iktal abgeleitete EEG-Aktivität bei einem einfachen Fieberkrampf unterscheidet sich nicht von der eines afebrilen generalisierten tonisch-klonischen Anfalls. Diese Befunde weisen auf eine erhöhte Anfallbereitschaft hin und auf evtl. gemeinsame Faktoren zwischen beiden Formen. Dafür sprechen auch die Befunde, daß ein Teil der Kinder mit Fieberkrämpfen paroxysmale EEG-Veränderungen aufweisen wie bei chronischer Epilepsie sowie die Tatsache, daß eine spätere Epilepsie sich etwa 10mal häufiger bei Kindern mit Fieberkrämpfen einstellt als bei Kontrollen. Auf pathogenetische Zusammenhänge weist auch die engere Koppelung bestimmter Epilepsiesyndrome mit früheren Fieberkrämpfen hin: 15–25 % der Kinder mit Absence-Epilepsie des Kindesalters hatten vorgängig Fieberkrämpfe. Dies trifft auch bei 25 % der Patienten mit myoklonisch-astatischer Epilepsie und bei 7–9 % derjenigen mit Rolando-Epilepsie zu.

Fieber erniedrigt die individuelle Krampfschwelle. Diese Krampfschwelle ist altersabhängig unterschiedlich und offenbar genetisch determiniert.

Klinische Symptome und Verlauf. Fieberkrämpfe treten in der Regel im Verlauf einer akuten extrazerebralen Infektion auf: Exanthema subitum, Infektionen der oberen Luftwege, akute Mittelohrentzündung, gastrointestinale Infektionen sowie Harnwegsinfektionen. Virusinfektionen sind häufiger involviert als bakterielle Infektionen. Auch Impfungen (z.B. gegen Keuchhusten und gegen Masern) können Fieberkrämpfe auslösen.

Der Anfall ist tonisch-klonisch (80 %), tonisch (15 %) oder atonisch (5 %). Rund 90 % der Fieberkrämpfe sind generalisiert. Die fokalen Anfälle (10 %) können sekundär generalisieren. Eine vorübergehende (Toddsche) Parese ist ein Hinweis auf die fokale Genese des Anfalls. Rund 70 % der Fieberkrämpfe enden spontan nach weniger als 5 Minuten. Dauert der Anfall länger als 15 Minuten oder wiederholt er sich innerhalb von 24 Stunden oder ist er fokal, so wird der Fieberkrampf als komplex bezeichnet. Etwa 6 % der Fieberkrämpfe dauern länger als 30 Minuten und werden als Status epilepticus febrilis definiert. In den meisten Fällen (80 %) tritt der Status epilepticus febrilis beim ersten Fieberkrampf auf.

Diagnose und Differentialdiagnose. Nicht alle Krämpfe oder paroxysmalen Ereignisse, die mit Fieber assoziiert sind, sind Fieberkrämpfe. Abzugrenzen sind Schüttelfrost, Fieberdelirium, anoxische Synkopen sowie chronische Epilepsien, die durch Fieber erstmals manifest werden oder sich durch frühere afebrile epileptische Anfälle geäußert haben.

Die spezielle Diagnostik richtet sich nach dem Alter des Kindes und nach der Fieberursache. Es ist in erster Linie eine Ausschlußdiagnostik des symptomatischen febrilen Krampfanfalles bei Entzündungen des ZNS oder akuten metabolisch-toxischen Enzephalopathien. Die Lumbalpunktion (LP) dient vorwiegend dem Ausschluß einer Entzündung des ZNS, insbesondere einer bakteriellen Meningitis und ist bei Meningismus sowie bei Säuglingen unter einem Jahr durchzuführen, da in dieser Altersgruppe die meningitischen Zeichen postiktal während Stunden fehlen können. Bei ungewöhnlich lange anhaltender Schläfrigkeit oder bei Koma stellt sich immer die Frage nach Meningitis oder Meningoenzephalitis, wobei Bewußtseinstrübung und Koma der Ausdruck einer intrakraniellen Druckerhöhung sein können und die LP in einer solchen Situation gefährlich sein kann. Vor der eventuellen LP muß deshalb im Falle von Bewußtseinstrübung oder Koma eine intrakranielle Hirndrucksteigerung mit Verschiebung der Mittellinienstrukturen oder eine Hirnschwellung mittels CT ausgeschlossen werden. Die durch Herpesviren verursachte Enzephalitis kann sich initial wie ein Fieberkrampf äußern (bei Verdacht MRT oder CT).

Die Diagnose Fieberkrampf ist nach Ausschluß einer akuten ZNS-Infektion aufgrund von Anamnese und klinischem Befund zu stellen. Das EEG hat keine Bedeutung für die akute Behandlung des Fieberkrampfes. Ein Krampfanfall bei Fieber als Erstmanifestation einer Epilepsie ist bei neurologischer Vorschädigung zu erwägen, die Abgrenzung wird erst durch den Langzeitverlauf möglich.

Laboruntersuchungen sollten gezielt eingesetzt werden. Man denke an die Möglichkeit einer Hypoglykämie, Hypokalzämie, Hypomagnesämie sowie weiterer Elektrolytstörungen, die einen Gelegenheitskrampf auslösen können. Bei unklarer Situation asserviere man Blut und Urin für eventuelle spätere gezielte Untersuchungen.

Therapie. Eine kausale Therapie ist nicht möglich. Die Behandlung richtet sich gegen die Ursache des fieberhaften Infektes und gegen das Fieber: Wadenwickel, evtl. kühle Umschläge auf die Stirne, Antipyretika (z.B. Paracetamol-Suppositorien 10–20 mg/kg bis 3× tägl.), adäquate Flüssigkeitszufuhr. Falls der Fieberkrampf beim Eintreffen des Arztes noch persistiert, verabreiche man bei der Möglichkeit eines guten venösen Zugangs und unter günstigen Bedingungen (Klinik oder Praxis mit effizienter Assistenz) unter Beatmungsbereitschaft Diazepam i.v. (0,2–0,5 mg/kg in einer Geschwindigkeit von 1 mg/min) oder Clonazepam i.v. (Säugling 0,5 mg; Kleinkind 1 mg, in einer Geschwindigkeit von 0,25 mg/min) oder Lorazepam i.v. (0,1 mg/kg in einer Geschwindigkeit von 0,5 mg/min). Bei schlecht zugänglichen Venen oder unter schwierigen Verhältnissen gebe man, um keine Zeit zu verlieren, initial Diazepam flüssig rektal (0,5 mg/kg) und beurteile frühzeitig die Frage der Klinikeinweisung. Die Erfahrung lehrt, daß in den Fällen von prolongierten Krämpfen bzw. von Status epilepticus febrilis, die nicht genügend auf das verabreichte Antiepileptikum ansprechen, in der Regel entweder eine zu niedrige initiale Dosierung, ein zu großes Intervall zwischen den Einzelgaben oder die unzuverlässigere rektale Applikation gewählt wurde. Die angegebenen Dosierungen gelten als allgemeine Richtlinien und genügen in den meisten Fällen, müssen jedoch ggf. individuell angepaßt werden. Die Wirkung des Diazepams kann nach etwa 30 min nachlassen; jene von Clonazepam und von Lorazepam dauert 1 Stunde oder länger. Bei ungenügender Wirkung muß die Dosierung effizient erhöht werden. Unter Umständen muß die Therapie des Status epilepticus (idealerweise auf der Intensivpflegestation) eingesetzt werden. Diazepam oder Phenobarbital als Zäpfchen, Tabletten oder als intramuskuläre Injektion sind für die Notfallbehandlung des Fieberkrampfes ungeeignet.

Prophylaxe. Obwohl der Fieberkrampf aus der Sicht des erfahrenen Arztes in der Regel ohne schwerwiegende Folgen abläuft, dürfen die psychologischen Aspekte dieses Ereignisses nicht unterschätzt werden: 80 % der Mütter und 50 % der Väter hatten laut einer Umfrage Angst, das Kind würde während des Fieberkrampfes sterben. Diese Angst wird nur selten spontan dem Arzt mitgeteilt.

Die umfassende Aufklärung der Eltern, die Rezeptierung von Diazepam flüssig (0,3–0,5 mg/kg rektal) für den Notfall eines weiteren Fieberkrampfes sowie die Anleitung zu frühzeitigen fiebersenkenden Maßnahmen zu Beginn fieberhafter Infektionen in den darauffolgenden 1–2 Jahren sind wichtige Pfeiler der Prophylaxe. Die Eltern müssen über die adäquate Technik der Rektalapplikation genau instruiert werden: Kind in Seit- oder Bauchlage; Zusammendrücken der Gesäßbacken während einiger Minuten um ein Herauslaufen des Diazepams zu verhindern. Nach diesen ersten Notfallmaßnahmen müssen die Eltern sofort den Hausarzt kontaktieren.

Es ist nicht erwiesen, daß eine antiepileptische Langzeitprophylaxe der Fieberkrämpfe das Auftreten einer Epilepsie verhindern kann. Bei der Mehrheit der Fälle dürften die Nachteile einer antiepileptischen Dauerprophylaxe größer sein als jene, die durch vereinzelte Fieberkrämpfe entstehen. Aufgrund des nicht zu vernachlässigenden Nebenwirkungsrisikos muß deshalb die Indikation für eine Langzeitprophylaxe mit Valproat oder Phenobarbital sehr streng gestellt werden. Eine sehr große Angst der Eltern vor weiteren Fieberkrampfrezidiven, insbesondere nach fokalen, prolongierten und gehäuften Anfällen ist eine wichtige Indikation für eine Dauermedikation. Carbamazepin oder Phenytoin haben sich für die Langzeitprophylaxe der Fieberkrämpfe nicht bewährt. Die neueren Antiepileptika sind diesbezüglich noch nicht genügend erprobt.

Bei erhöhtem Rezidivrisiko für Fieberkrämpfe (s. Tabelle 209.1) empfiehlt sich während Fieberperioden eine intermittierende Kurzzeitprophylaxe von längstens 2 Tagen mit rektalem Diazepam (Supp. oder flüssig) 0,5 mg/kg alle 12 Stunden oder von oralem Diazepam, 0,33 mg/kg alle 8 Stunden. Diese Methode ist nicht immer rechtzeitig anwendbar, da die Eltern nicht selten erst aufgrund des Fieberkrampfes bemerken, daß das Kind Fieber hat. Zudem nimmt die Compliance meistens mit der Zeit ab. Die intermittierende orale Gabe von Antiepileptika wie Phenobarbital oder Valproat ist meistens erfolglos, da wirksame Spiegel zu spät erreicht werden.

Prognose. Das Risiko des Kindes, durch einen Fieberkrampf zu versterben oder dauernde neurologische und mentale Folgeschäde zu erleiden, ist in Mitteleuropa sehr gering. Die

Tabelle 209.1. Score nach Knudsen zur Berechnung des Rezidivrisikos nach einem ersten Fieberkrampf, basierend auf folgende 5 Risikofaktoren: 1. Alter unter 15 Monaten, 2. Fieberkrämpfe bei Eltern oder Geschwistern, 3. Epilepsie bei Eltern oder Geschwistern, 4. Der Fieberkrampf war kompliziert, 5. ist tagsüber in der Kinderkrippe. (Nach Knudsen)

Anzahl Risikofaktoren	Risiko [%]
0	12
1	25
2	50
3–5	80–100%

früher häufigeren Folgeschäden betrafen vorwiegend Kinder mit prolongierten Anfällen, die erst nach Stunden einer mehr oder weniger adäquaten antikonvulsiven Therapie zugeführt wurden.

Fieberkrampfrezidiv. Bei 35% der Kinder mit einem ersten Fieberkrampf kommt es mindestens zu einem Rezidiv. Davon erleiden 35–50% weitere Rezidive. Etwa 9% haben 3 oder mehr Rezidive. Knudsen entwickelte einen Score mit 5 Risikofaktoren, deren Kombination eine Zuordnung in prognostische Gruppen unterschiedlichen Rezidivrisikos erlaubt (Tabelle 209.1). Das EEG nach dem ersten Fieberkrampf ist prognostisch bedeutungslos, denn es erlaubt nicht, die Kinder mit höherem Rezidivrisiko zu erfassen.

Folgen von Fieberkämpfen. Fieberkrämpfe sind in der Regel benigner Natur, und bei Kindern ohne vorbestehende Hirnschädigung und ohne (unerkannte) metabolische Störungen (z.B. mitochondrialer Stoffwechseldefekt) muß normalerweise nicht mit iktogenen Schäden gerechnet werden. In Langzeituntersuchungen fanden sich keine Unterschiede bezüglich Neurostatus, kognitiven Funktionen und Schulleistungen zwischen den Gruppen der Kinder mit intermittierender Diazepam-Prophylaxe und der Kinder, die beim Fieberkrampf Diazepam rektal erhielten. Eine kausale Beziehung zwischen komplexen Fieberkrämpfen und dem Auftreten einer späteren Temporallappenepilepsie ist nicht erwiesen. Es gibt keine Ergebnisse prospektiver Studien über die Entwicklung der Hippokampussklerose als Folge von Fieberkrämpfen. Bekanntlich geben viele, aber bei weitem nicht alle Patienten mit Hippokampussklerose Fieberkrämpfe in der Anamnese an. Es gibt andererseits Säuglinge und Kleinkinder, die bereits im MRT anläßlich des ersten Fieberkrampfes eine Hippokampussklerose aufweisen, und in diesen Fällen muß man eine vom Fieberkrampf unabhängige prä- oder perinatale Genese annehmen.

Literatur

Aicardi J (1994) Epilepsy in Children. 2nd ed. Raven Press, New York
Doose H, Maurer A (1997) Seizure risk in offsprings of individuals with a history of febrile convulsions. Eur J Pediatr 156: 476–481
Knudsen FU (2000) Febrile seizures: treatment and prognosis. Epilepsia 41: 2–9
Penzien JM, Vassella F (1994) In: Fröscher W, Vassella F: Die Epilepsien. Grundlagen, Klinik, Behandlung. de Gruyter, Berlin, S 596–599

210 Nichtepileptische Anfälle

F. Vassella

Zahlreiche anfallartige klinische Ereignisse nichtepileptischer Genese gehen mit einer Trübung des Sensoriums oder mit unwillkürlichen sensiblen und motorischen Phänomenen einher und können deshalb als epileptische Anfälle fehlgedeutet werden. Könnte man während dieser Ereignisse das EEG ableiten, würde man feststellen, daß sie nicht mit den für den epileptischen Anfall charakteristischen, hypersynchronen neuronalen Entladungen einhergehen.

Die Fehlinterpretation „epileptischer Anfall" hat für den Patienten nachteilige Konsequenzen. Die falsche Therapie kann fatale Konsequenzen haben. Nach dem Ausschluß lebensgefährlicher Krankheiten aus der Gruppe der kardiogenen Synkopen ist bei bestehender diagnostischer Unklarheit von antiepileptischen „Therapien" abzuraten und vorerst eine abwartende und beobachtende Haltung zu empfehlen. Die im Folgenden aufgeführten Phänomene werden lediglich aus dem Blickwinkel der Differentialdiagnose epileptischer Anfälle betrachtet.

Synkopen (s. auch Kap. 161.7)

Synkopen sind die Folge einer transitorischen, globalen zerebralen Minderperfusion. Bei totaler Drosselung der Blutzufuhr genügt die verbleibende Sauerstoffreserve des Gehirns für die Dauer von etwa 10 Sekunden; danach erlischt das Bewußtsein.

Kardiogene Synkopen

Viele epileptische Anfälle treten in Phasen der Schläfrigkeit oder der geistigen und körperlichen Entspannung auf und nicht während Zeiten aktiver Anspannung.

Ein sehr wichtiger Hinweis auf die Möglichkeit einer kardiovaskulären Ursache der Bewußtlosigkeit ist der Umstand, daß der Anfall während einer körperlichen Aktivität (z.B. Ballspiel) oder während einer Phase der psychischen Erregung einsetzt. Die psychische Erregung kann freudigen Inhalts sein oder von Angst oder Wut geprägt sein. Die Bewußtseinsstörung stellt sich in der Regel nicht blitzartig, sondern im Verlaufe einiger Sekunden ein, so daß Abstützbewegungen beim Sturz noch möglich sind. Der Tonus ist zunächst schlaff. Nach einigen Sekunden versteift sich das Kind, und in der Folge können auch einige Kloni vorkommen. Es gibt Fälle die als Folge der Hypoxie sekundär in einen echten epileptischen tonisch-klonischen Anfall übergehen. Die Möglichkeit der Verwechslung mit einer Epilepsie ist also durchaus gegeben, aber die sorgfältige Analyse der Umstände und des Beginns des Anfalls sollte die korrekte Deutung ermöglichen. Synkopen oder Kardiomyopathien bei Familienangehörigen oder eine frühere Herzoperation beim Patienten erleichtern die Diagnosestellung. Die Abklärung erfolgt in Zusammenarbeit mit dem Kinderkardiologen.

Zu den kardiovaskulären Synkopen gehören die primär kardial bedingten Synkopen sowie die arrhythmiebedingten Synkopen.

Primär kardial verursachte Synkopen. Bei den primär kardial verursachten Synkopen unterscheidet man die hypoxämischen Formen (zyanotische Vitien wie die Fallot-Tetralogie sowie die Eisenmenger-Reaktion) von den Formen mit erniedrigtem Herzminutenvolumen. Zu diesen letzteren gehören die Aortenstenosen (valvulär, subvalvulär) sowie die angeborenen und (durch Störungen des Lipidstoffwechsels) erworbenen Koronaropathien.

Arrhythmiebedingte kardiale Synkopen. Die arrhythmiebedingten kardialen Synkopen sind für den Pädiater schwieriger zu diagnostizieren. Die Sinusknotendysfunktion sieht man in der Regel nach Herzoperationen. Zu den supraventrikulären Tachykardien gehört das WPW-Syndrom mit Vorhofflimmern, das bei Kindern selten ist. AV-Blocks kommen vor bei Lupus erythematodes, nach Herzchirurgie, postinfektiös oder idiopathisch. Ventrikuläre Tachykardien und Kammerflimmern sieht man beim langen QT-Syndrom, bei Kardiomyopathien und kardialen Tumoren, bei rechtsventrikulärer Dysplasie, nach Herzoperation sowie unter Antiarrhythmika. Für den Pädiater ist das lange QT-Syndrom oder Romano-Ward-Syndrom ein seltenes, aber wichtiges Syndrom, und die Frühdiagnose mit konsequenter Therapie kann lebensrettend sein. Eine nicht seltene Fehldiagnose ist die einer Epilepsie mit partiellen komplexen Anfällen.

Vasovagale Synkopen

Bei genauer Befragung sind diese Ereignisse derart typisch, daß es schwierig ist sie fehlzudeuten. Das „Schwarzwerden vor den Augen" nach längerem Stehen oder unmittelbar nach dem (zu raschen) Aufstehen ist eine charakteristische Angabe, die auf eine allmähliche Abnahme der Hirnfunktionen hinweist. Dies steht im Gegensatz zur plötzlichen Störung des primär generalisierten epileptischen Anfalls. Bei den einfach partiellen Anfällen gibt es eine bunte Palette von Sensationen, die von der Hirnlokalisation der Störung abhängen und in der älteren Epilepsieterminologie als Aura bezeichnet wurden. Das isolierte Gefühl der nahenden Ohnmacht ist in den allermeisten Fällen kardiovaskulärer Genese. Vieldeutiger ist die Angabe, der Anfall beginne mit Schwindelgefühl. Adoleszenten sind häufiger durch vasovagale oder neurokardiogene Synkopen betroffen als jüngere Kinder. Bei einem Teil der Patienten leidet oder litt auch ein Elternteil unter Ohnmachten. Das Ereignis erfolgt in aufrechter Stellung und ist mit externen Reizen gekoppelt, die zu Angst oder Schmerz führen. Der Bewußtseinsverlust ist in der Regel kurz und die Erholung rasch. Die Diagnose wird durch den Schellong-Test (30 min!) und durch die Kipptischuntersuchung nach Provokation erhärtet.

Respiratorische Affektkrämpfe

Diese Störung des Säuglings- und Kleinkindesalters gehört pathophysiologisch teilweise in die oben erwähnte Gruppe der vasovagalen bzw. neurokardiogenen Synkopen. Die Erkennung des charakteristischen Auslösemodus erlaubt die Abgrenzung von den epileptischen Anfällen und ist die wichtigste Voraussetzung für die Diagnose. Auslöser sind unerwartete psychische oder körperliche Reize wie Tadel, Verbot, Wut, Schreck, Schmerz. Selbstverständlich ist die sichere diagnostische Zuordnung frühestens nach dem 2. oder 3. Anfall in konstantem Zusammenhang mit einem der erwähnten Auslöser möglich, und theoretisch muß man sich nach einem ersten Anfall von sog. blassen Affektkrämpfen fragen, ob nicht beispielsweise ein Romano-Ward-Syndrom vorliegen könnte, was eine eingehende kardiale Diagnostik erfordern würde. Affektkrämpfe sind sehr viel häufiger als kardiogene Synkopen und somit statistisch viel wahrscheinlicher, aber kardiogene Synkopen sind lebensgefährlich. Dieses Dilemma ist glücklicherweise selten, denn die Affektkrämpfe wiederholen sich relativ häufig, so daß zum Zeitpunkt der Konsultation bereits 2 oder mehr charakteristische Ereignisse vorliegen, welche die Interpretation erleichtern.

Etwa 1/4 der respiratorischenAffektkrämpfe sind sog. blasse Affektkrämpfe, 60 % sind zyanotische Affektkrämpfe und die restlichen 15 % sind schwierig zuzuordnen, da offenbar sowohl Blässe- aber auch Zyanosephasen angegeben werden.

Blasse Affektkrämpfe. Die blassen Affektkrämpfe setzen mit einer plötzlichen ausgeprägten Bradykardie oder Asystolie ein, die 10–20 Sekunden lang bestehen kann. Das Kind wird blaß, verliert das Bewußtsein, stürzt, ist schlaff, versteift sich nach einigen Sekunden und kann am Ende der in der Regel weniger als 1 Minute dauernden tonischen Phase einige Kloni zeigen. Anschließend kommt es wieder zu sich, ist müde und möchte schlafen. Falls der Affektkrampf nicht vor den Augen des Beobachters, sondern beispielsweise im Nebenzimmer stattfindet, hört der Beobachter den Sturz und findet das Kind bewußtlos am Boden liegend vor. Ein identischer Anfall kann häufig durch Bulbusdruck oder durch einen Nadelstich provoziert werden, und diese Methode wurde früher bei unklaren Fällen während der EEG-Ableitung gelegentlich angewendet. Die Mehrheit der heutigen Kinderneurologen hat ethische Bedenken gegen diese Provokationsmethode. Ein Teil der Eltern hatte in der Kindheit ebenfalls Affektkrämpfe und ein Teil dieser Patienten wird in der Adoleszenz oder im Erwachsenenalter vasovagale Synkopen bekommen.

Zyanotischer Affektkrampf. Beim zyanotischen Affektkrampf ist die Diagnosestellung viel leichter, denn der Bewußtlosigkeit geht ein nicht zu überhörendes, pressendes Schreien voraus. Nach einem Streit, Tadel oder Verbot beginnt das Kind zu schreien. Es hält kurz darauf den Atem an, wird zyanotisch und anschließend bewußtlos. Der weitere Ablauf ist ähnlich wie bei den blassen Affektkrämpfen.

Die Pathophysiologie der zyanotischen Affektkrämpfe ist weniger einfach zu deuten als jene der blassen Affektkrämpfe. Der Herzrhythmus ist während des Anfalls nicht gestört. Man erklärt die zerebrale Hypoxie mit den Folgen des „Preßdruckversuchs nach Valsalva" und der Apnoe. Verallgemeinernd kann postuliert werden, daß blasse Affektkrämpfe reflektorisch ausgelöst werden, während zyanotische Affektkrämpfe primär psychogene Reaktionen sind.

Die Affektkrämpfe verschwinden spontan im Verlaufe des Kleinkindesalters. Der spätere Übergang von blassen Affektkrämpfen in vasovagale Synkopen wurde bereits erwähnt.

Therapie. Die Therapie besteht vor allem aus der umfassenden Aufklärung der Eltern über die prinzipielle Gutartigkeit dieser Krämpfe. In der Literatur findet man nur wenige Angaben über Folgeschäden nach Affektkrämpfen. Während der Anfälle kann Nahrung aspiriert werden. Nicht harmlos sind die zyanotischen Affektkrämpfe, falls zusätzlich ein dekompensiertes zyanotisches Herzvitium besteht. Bei sehr schweren und häufigen blassen Affektkrämpfen wird Atropin empfohlen. Es fehlen systematische Untersuchungen, welche diese Empfehlung unterstützen. Die Erziehung der Kinder mit zyanotischen Affektkrämpfen kann große Schwierigkeiten bereiten. Es sind häufig energische, eigenwillige, fordernde und phantasiereiche Kleinkinder. Aus Angst, weitere Anfälle zu provozieren, vermeiden viele Eltern alles, was dem Kind mißfallen könnte. Dadurch werden sie sehr bald vom Kind abhängig und sind erzieherisch überfordert. Eine gute, fortgesetzte Erziehungsberatung ist ein sehr wichtiger Bestandteil der Betreuung dieser Kinder.

Migräneanfälle (s. auch Kap. 202.4)
Die Migräne mit Aura kann einem epileptischen Anfall sehr ähnlich sein. Dies gilt vor allem für die Fälle, die als *konfusionelle Migräne* bezeichnet werden und mit Verwirrtheit und Amnesie für das Geschehen einhergehen. Erschwerend ist auch der Umstand, daß die Kopfschmerzen sehr schwach sein können und in der akuten Phase gänzlich fehlen oder in den Hintergrund treten. In rund der Hälfte dieser Fälle ist die Attacke von konfusioneller Migräne der erste vom Patienten erlebte Migräneanfall, so daß die persönliche Anamnese bezüglich Migräne noch stumm ist.

Der zeitliche Ablauf der „Wanderung der Symptome" bei der Migräne mit Aura und bei den partiellen epileptischen Anfällen ist eine Funktion der zugrundeliegenden, unterschiedlichen Pathomechanismen und ist ein diagnostisches Kriterium, um diese 2 Formen voneinander zu unterscheiden. Beim sensiblen Jackson-Anfall wandern die Parästhesien innerhalb von Sekunden von der Hand über den Arm zur Schulter und zur entsprechenden Gesichtshälfte, während der Anfall der Migräne mit sensibler Aura für die gleiche Wanderung, entsprechend den Charakteristika der „spreading depression" die auf dem Kortex mit einer Geschwindigkeit von 2–3 mm pro Minute fortschreitet, 5–15 Minuten benötigt. Dies gilt nur für die Hemisphären. Bei Attacken einer Basilarismigräne mit Beteiligung des Hirnstamms kann das Bewußtsein bereits wenige Sekunden nach den ersten Aurasymptomen gestört sein. Es ist nicht verwunderlich, daß es Patienten gibt, bei welchen es auch nach mehreren Anfällen und wiederholten Intervall-EEG-Kontrollen nicht möglich ist zu entscheiden, ob es sich um Migräneattacken oder um einfache partielle epileptische Anfälle handelt, die rasch komplex wurden. Es gibt Individuen, die sowohl eindeutige epileptische Anfälle als auch typische Migräneattacken haben, und diese Kombination ist häufiger als bei einem zufälligen Zusammentreffen von 2 unabhängigen Krankheiten der gegebenen Inzidenz.

Schwindelanfälle
Der Name Schwindel wird vom Laien für unterschiedliche Empfindungen verwendet, und sobald die Kooperation und das Verständnis des Kindes dies erlauben, sollte es möglich sein, durch gezieltes Fragen Genaueres darüber zu erfahren. Hier soll die *benigne paroxysmale Vertigo* des Kindesalters speziell erwähnt werden. (Diese Krankheit darf nicht mit der gleichnamigen benignen paroxysmalen Vertigo oder Cupulolithiasis des Erwachsenen verwechselt werden.) Bereits Säuglinge können darunter leiden, das Häufigkeitsmaximum wird jedoch im 2. und 3. Lebensjahr beobachtet. Das Kleinkind zeigt im Anfall einen ängstlichen Gesichtsausdruck, es torkelt, klammert sich an die nächste Person, legt sich hin und bleibt regungslos liegen. Gelegentlich wird während des Anfalls Nystagmus beobachtet. Das Kind ist blaß, kann schwitzen und gelegentlich erbrechen. Es bleibt während des ganzen Anfalls ansprechbar, vermeidet jedoch jegliche Bewegung des Kopfes. Ein Drittel dieser Kinder nimmt während des Anfalls eine Schiefhalsstellung ein. Die Störung kann eine halbe Stunde oder länger dauern, in der Regel jedoch nur wenige Minuten. Nach dem Anfall hat das Kind während einer kurzen Zeit Probleme mit dem Gleichgewicht. Die Erholung erfolgt rasch. Es besteht keine Amnesie für den Vorfall. Einige Kinder berichten, sie hätten Drehschwindel verspürt. Es besteht keine postparoxysmale Müdigkeit, und die Kinder klagen nicht über Kopfschmerzen. In der akuten Situation kann man mittels der kalorischen Prüfung eine Unter- oder Unerregbarkeit eines oder beider Labyrinthe nachweisen. Im freien Intervall sind sämtliche Untersuchungen unauffällig. Die Anfälle rezidivieren häufig nach Intervallen von 4 bis 6 Wochen, mit Extremen zwischen Tagen und einem Jahr. Sie hören nach Monaten bis Jahren spontan auf, aber 1/3 dieser Kinder hat später typische Migräneattacken. Ein Teil hatte als Säugling Episoden von anfallsweiser Schiefhalsstellung. Auch diese Anfälle von *paroxysmalem Torticollis* dauern nur wenige Minuten bis Stunden, rezidivieren nach 3–6 Wochen und sind vermutlich eine für das Säuglingsalter typische Manifestation des paroxysmalen Schwindels. Deshalb nimmt man auch beim paroxysmalen Torticollis an, daß es sich um eine Frühmanifestation der Migräne handelt.

Rezidivierende Schwindelattacken, meistens mit Drehschwindel kombiniert, von wenigen Sekunden bis zu einigen Minuten Dauer und unabhängig von Kopfbewegungen können die Folge einer *Otitis media* sein. Ein Schwindelanfall mit Gleichgewichtsstörungen und akutem Hörverlust kann durch eine *Perilymphfistel* im Bereich des runden oder ovalen Fensters verursacht werden.

Alternierende Hemiplegie
Bei dieser sehr seltenen Form tritt die Hemiparese plötzlich auf. Sie bildet sich im Schlaf zurück, wird beim Aufwachen wieder manifest und alterniert in Abständen von 1 oder 2 Tagen zwischen rechts und links. Ein Teil dieser Kinder war vorher schon neurologisch auffällig. Besonders zu Beginn dieser Krankheit wird immer wieder die Vermutung einer postparoxysmalen Parese (Toddsche Parese) nach epileptischen Anfällen geäußert. Antiepileptika sind nicht in der Lage, das Auftreten der alternierenden Hemiparesen zu verhindern.

Parasomnien
Während des Schlafs können Episoden vorkommen, die epileptischen Anfällen zum Verwechseln ähnlich sind. Der häufig familiäre *Pavor nocturnus* befällt 5–15 % der Kleinkinder, manifestiert sich im 1. Drittel der Nacht, vor der 1. REM-Phase und besteht aus einer unvollständigen Aufwachreaktion aus tiefem Schlaf. Das Kind wirkt mäßig erregt, schreit mit offenen Augen und ist nicht oder nur sehr schlecht weckbar. Die Episode dauert wenige Minuten bis zu einer

halben Stunde und es besteht Amnesie für das Ereignis. Die *Alpträume* erscheinen in der zweiten Nachthälfte, in Phasen von REM-Schlaf. (Der Alp ist in der deutschen Mythologie ein unterirdischer Naturgeist, der sich nachts auf die Brust des Schlafenden setzt und ihn plagt.) Das hellwache Kind ruft nach den Eltern und reagiert adäquat auf deren Zuwendung. In der Regel besteht eine gewisse Erinnerung an den „bösen Traum".

Benigner Myoklonus des Säuglingsalters

Wird sehr leicht mit BNS-Krämpfen verwechselt, aber elektroenzephalographisch läßt sich keine Hypsarrhythmie nachweisen, und die psychomotorische Entwicklung verläuft normal. Die Myoklonien sistieren spontan im 1. oder 2. Lebensjahr.

Hyperekplexie

Diese familiäre Störung gleicht einer übertriebenen Schreckreaktion und wird durch unerwartete visuelle, akustische oder taktile Reize (vor allem Berührungen im Glabella- und Nasenbereich) ausgelöst. Sie wird leicht als Reflexepilepsie fehlinterpretiert. Bei der schwereren Variante kommen zur „Schreckreaktion" auch Stürze hinzu (der Patient fällt bei erhaltenem Bewußtsein „wie steif gefroren" zu Boden, ohne schützendes Ausstrecken der Arme), sowie muskuläre Steifheit und heftige Schlafmyoklonien. Letztere werden im Säuglingsalter immer wieder als BNS-Krämpfe fehlgedeutet, aber das EEG zeigt keine Hypsarrhythmie.

Sandifer-Syndrom

Es handelt sich um intermittierende abnorme Körperhaltungen und Nackenbewegungen bei gastroösophagealem Reflux mit oder ohne Hiatushernie. Der Nacken wird plötzlich überstreckt, der Kopf zur Seite geneigt. Das Bild wird als extrapyramidale Störung (Dystonie), seltener auch als Epilepsie fehlgedeutet. Sodbrennen oder andere Schmerzen im Bereich der Speiseröhre oder des Magens werden in der Regel verneint.

Paroxysmale Choreoathetose

Die paroxysmale kinesigene Choreoathetose wird durch plötzliche Bewegungen (Aufstehen oder Aufspringen) ausgelöst. Man denkt zunächst an Reflexepilepsien. Die noch seltenere familiäre paroxysmale Choreoathetose kann bereits im Kleinkindesalter anfangen und äußert sich durch spontane, sehr heftige choreoathetotische Bewegungsparoxysmen der Extremitäten, die Minuten bis Stunden dauern. Das Bewußtsein bleibt erhalten.

Psychogene Anfälle

Die bunten Symptome der Hysterie, wie die Krankheit früher benannt wurde, sind sowohl kulturell als auch durch individuelle Erfahrungen geprägt. Falls die Erfahrungen sich auf eigene oder auf fremde epileptische Anfälle beziehen, kann der psychogene Anfall einem echten epileptischen Anfall täuschend ähnlich sein, und man spricht dann von „pseudoepileptischen Anfällen". Eine sichere Abgrenzung erfordert in schwierigen Fällen die simultane EEG- und Videoregistrierung des Anfalls. Nicht wenige Adoleszenten mit schwer einzustellender Epilepsie haben zusätzlich zu den echten epileptischen Anfällen auch pseudoepileptische Anfälle.

Die psychogenen Anfälle erfolgen ausschließlich in Anwesenheit oder zumindest bei akustischer Erreichbarkeit von anderen Personen, d.h. von „Publikum". Hat man die Gelegenheit, einen solchen Anfall zu beobachten, achte man auf folgende Aspekte, welche bei echten epileptischen Anfällen ungewöhnlich oder sogar unmöglich wären: eine Konflikt- oder Angstsituation als Auslöser, den Beginn (präiktale Kopfschmerzen, präiktaler Pseudoschlaf; Symptomatik stufenweise zunehmend), die Qualität der Zuckungen (rhythmische Zuckungen in der Art eines grobschlägigen Tremors anstatt Kloni mit rascherer Kontraktion und langsamerer Erschlaffung), die Vokalisation (dramatisch), die Augen (geschlossen), den Gesichtsausdruck (oft gleichgültig), das Weinen im Anfall, die Dauer (deutlich länger als bei epileptischen Anfällen, z.B. 10 Minuten), das Blinzeln beim Aufhören des Anfalls, das Fehlen einer postiktalen Verwirrtheit. Auch bei einem pseudoepileptischen Anfall kann es selten vorkommen, daß der Patient sich verletzt, aber beim auf dem Rücken liegenden Patienten im psychogenen Anfall fällt sein durch den Arzt gehobener und anschließend losgelassener Arm neben und nicht auf das Gesicht. Es gibt verschiedene Methoden, um einen psychogenen Anfall unter EEG- und Videoregistrierung zu provozieren, wie die perorale, intravenöse oder perkutane Verabreichung einer harmlosen Substanz, die angeblich den Anfall auslöst. Da bei dieser angeblich medikamentösen Provokation die üblicherweise zu fordernde vorgängige und vollständige Orientierung des Patienten kontraproduktiv wäre, muß sie unterlassen werden. Dem Prozedere haftet somit ein gewisser Makel der Unehrlichkeit oder Täuschung an, den nicht alle Untersucher annehmen wollen. Hat ein Kind nebst epileptischen Anfällen auch pseudoepileptische Manifestationen und bemerkt man dies nicht, besteht die Gefahr, die Antiepileptika zu überdosieren; ihre Nebenwirkungen würden die psychische Situation verschlimmern, was wiederum die Frequenz der pseudoepileptischen Anfälle steigert. Sie sind eine Krankheit, nicht eine böswillige Simulation! Ein nicht unbeträchtlicher Anteil dieser Patienten, vorwiegend Mädchen, wurde als Kind sexuell mißbraucht. Psychogene Anfälle müssen abgeklärt und der Patient (evtl. psychiatrisch) behandelt werden. Eine kurze Aufklärung über die Harmlosigkeit und die Genese dieser Anfälle ist in vielen Fällen ungenügend.

Hyperventilationstetanische Anfälle (s. auch Kap. 228)

Sie können mit einfachen partiellen Anfällen mit psychischer Symptomatik verwechselt werden. Die Patienten verspüren ein beidseitiges Kribbeln in den Händen und perioral (falls epileptisch, müßten die Sensationen einseitig sein!). Man achte auf die Pfötchenstellung der Hände und prüfe die Zeichen der tetanischen Übererregbarkeit. Kernsymptom dieser Anfälle ist meistens die Angst.

Hypoglykämie

Man denke systematisch an diese Möglichkeit, wenn eine Bewußtseinsstörung mit oder ohne Krämpfe nach mehrstündigem Fasten, während einer katabolen Phase (fieberhafter Infekt, Operation, Schädelhirntrauma) oder (falls wiederholt) in bestimmter zeitlicher Relation zu den Mahlzeiten vorkommt. Zahlreiche Störungen des Energie- und Kohlenhydratstoffwechsels kommen in Betracht. Falls man als Arzt Zeuge eines echten epileptischen Anfalls oder einer unklaren Bewußtseinsstörung ist, sollte man es nie unterlassen, mittels eines Streifentests den Blutzucker zu bestimmen und zusätzlich Blut und möglichst auch Urin für gezielte Untersuchungen zu asservieren. Im symptomfreien Intervall ist der Nachweis einer Hypoglykämie nur nach Provokation (Fasten oder gezielte Stoffwechselbelastungen) möglich und somit aufwendig, teuer und nicht ungefährlich.

Weitere Differentialdiagnostische Möglichkeiten
Akute Intoxikationen, akzidentell oder beabsichtigt (Münchhausen-Syndrom, Münchhausen by proxy) sind anamnestisch häufig nur zu vermuten und erfordern ggf. ein Screening des Urins oder des Blutes auf die in Frage kommenden Substanzen. Die bewußte *Simulation* mit Vortäuschung eines epilepsieähnlichen Ereignisses kommt vor der Adoleszenz kaum je vor. Eine Rarität ist auch die *intermittierende, intrakranielle Drucksteigerung* mit Bewußtseinsstörung als Folge einer gestielten Raumforderung innerhalb des 3. Ventrikels. *Kataplektische Anfälle* bei Narkolepsie (durch plötzliche und unerwartete Gemütsbewegungen), *Schlafwandeln, Einschlafmyoklonien, Jactatio corporis nocturna*, rhythmische Bewegungen des Säuglings oder Kleinkindes bei *Masturbation, Ticks, Tagträumen* sind weitere Manifestationen, welche den Arzt immer wieder mit der Frage konfrontieren, ob es sich um epileptische Anfälle handeln könnte.

Literatur

Fröscher W, Vassella F (1994) Die Epilepsien. Grundlagen, Klinik, Behandlung. de Gruyter, Berlin New York
Pfammatter JP, Donati F, Dürig P, Weber JW, Stocker FP, Vassella F (1995) Cardiac arrhythmias mimicking primary neurological disorders: a difficult diagnostic situation. Acta Paediatr 84: 569–572
Vassella F (2001) Hyperekplexie. Akt Neurol 28 (Suppl 1): 23–25
Wallace S (1996) Epilepsy in Children. Chapman & Hall Medical, London

211 Neurologische/Neuromuskuläre Krankheiten und Hypoventilation

C. F. Poets

Neuromuskuläre Krankheiten können aus 2 Gründen mit Störungen der Blutgashomöostase einhergehen: es kann eine Schwäche oder rasche Erschöpfbarkeit der Atemmuskulatur oder eine Reduktion bzw. Störung der neuronalen Aktivität des Atemzentrums vorliegen. Ersteres trifft vorwiegend auf die neuromuskulären Krankheiten wie den M. Duchenne zu (Tabelle 211.1), letzteres überwiegend auf Krankheiten des ZNS, zu denen u.a. auch das Undine-Syndrom gehört.

Angeborene zentrale Hypoventilation

Definition, Epidemiologie und Ätiologie. Dieses Krankheitsbild, vielfach in nicht ganz zutreffender Weise nach der Erzählung vom „Fluch der Undine“ auch als Undine-Syndrom bezeichnet, ist gekennzeichnet durch eine schlafbezogene Hypoventilation mit pCO_2-Werten >60 mmHg, einem Beginn der Symptome kurz nach Geburt bzw. vor Ende des 1. Lebensjahres und dem Fehlen einer primären pulmonalen, kardialen oder neuromuskulären Krankheit, die die Hypoventilation erklären könnte. Die Krankheit ist selten; in Deutschland muß mit ca. 2–4 Neuerkrankungen pro Jahr gerechnet werden. In 20–50 % der Fälle ist die Krankheit mit einem Morbus Hirschsprung assoziiert, und bei ca. 20 % der Patienten, die beide Krankheiten aufweisen, finden sich zusätzlich Ganglioneurome oder Neuroblastome, so daß hier von einem Neuralrohrdefekt ausgegangen wird.

In den letzten Jahren wurden vor allem für Patienten mit begleitendem M. Hirschsprung, vereinzelt aber auch für solche mit reinem zentralem Hypoventilationssyndrom, mehrere diskrete Mutationen im Rezeptor-Tyrosinkinase-(RET-)Protoonkogens sowie in Genen, die die glial- bzw. brain-derived neurotrophic factors (GDNF, BDNF) kodieren, beschrieben. Das familiäre Wiederholungsrisiko ist jedoch offenbar sehr gering.

Klinische Symptome und Pathophysiologie. Im Vordergrund steht der Verlust der autonomen Steuerung der Atmung im Schlaf. Im Wachzustand, in dem die Atmung nicht nur durch die metabolischen Bedürfnisse des Organismus, sondern auch durch kortikale Impulse beeinflußt wird, können die Patienten durchaus normoventiliert sein. Der Verlust der autonomen Kontrolle ist nach neueren Vorstellungen bedingt durch eine gestörte Integration der Signale von den zentralen und peripheren Chemorezeptoren in den hierfür zuständigen Zentren am Boden des 4. Ventrikels, die sich klinisch in einer fehlenden Zunahme des Atemminutenvolumens in Reaktion auf endogene oder exogene Hypoxie und/oder Hyperkapnie im Schlaf äußert. Eine Aufwachreaktion auf Hypoxie bzw. Hyperkapnie ist dagegen – zumindest teilweise – ebenso erhalten wie die Funktion der peripheren Chemorezeptoren im Wachzustand. Die Hypoventilation äußert sich primär in einem reduzierten Atemzugvolumen bei normaler Atemfrequenz; Apnoen sind eher untypisch. Die Herzfrequenzvariabilität ist reduziert.

Diagnose und Differentialdiagnose. Entscheidend ist der polysomnographische Nachweis der Hypoventilation vor allem im Non-REM-Schlaf (mittels Kapnographie bzw. transkutanem CO_2-Monitoring) und der Ausschluß anderer Krankheiten, die eine derartige Hypoventilation bedingen könnten (Tabelle 211.1). Die fehlende Zunahme des Atemminutenvolumens bei Erhöhung der inspiratorischen CO_2-Konzentration (Hyperkapnietest) kann die Diagnose bestätigen; ein normaler Hyperkapnietest schließt sie aber nicht aus. Polysomnographisch findet sich bei unterschiedlichen Patienten ein Kontinuum, das von einer CO_2-Retention nur im Non-REM-Schlaf über eine Hyperkapnie während des gesamten Schlafs bis zu einer CO_2-Retention auch im

Tabelle 211.1. Neuromuskuläre Krankheiten, die mit Atemstörungen assoziiert sein können

Primär betroffenes Organsystem	Krankheiten
ZNS Krankheiten	Konnatale zentrale Hypoventilation (Undine-Syndrom)
	Erworbene alveoläre Hypoventilation (z. B. nach Enzephalitis, Infarkt, Asphyxie, Schädel-Hirn-Trauma)
	Hirntumoren
	Arnold-Chiari-Malformation (Typ I und II)
	Möbius-Sequenz
	Joubert-Syndrom (Agenesie des Kleinhirnwurms)
	Rett-Syndrom
	Hyperekplexiesyndrom („startle disease")
	Infantile Zerebralparese
	Partialepilepsien
Peripher-neuromuskuläre Krankheiten	Krankheiten der Vorderhornzellen (spinale Muskelatrophie, Poliomyelitis)
	Periphere Nervenstörungen (Guillain-Barré-Syndrom, metachromatische Leukodystrophie)
	Primäre Muskelkrankheiten (M. Duchenne, nyotonische Dystrophie, nichtprogressive Muskeldystrophien)
	Infantile Myasthenie
Metabolische Krankheiten	Pyruvatdehydrogenasemangel
	Carnitinmangel
	Medium-chain-Acyl-CoA-Dehydrogenasemangel
	Ornithintranscarbamylasemangel
	Glutaracidurie
	Leighsche Enzephalomyelopathie
Andere	Zyanotische Affektkrämpfe

Wachzustand reicht. Die Sauerstoffsättigung ist bei fast allen Patienten im Wachzustand normal (≥95%); im Schlaf, vor allem auch in der Einschlafphase, kommt es dagegen häufig zu Hypoxämie.

Zum Ausschluß der in Tabelle 211.1 genannten Differentialdiagnosen sollten neben einer gründlichen neurologischen Untersuchung eine Kernspintomographie des ZNS und ausführliche Stoffwechseldiagnostik durchgeführt werden. Ein M. Hirschsprung sollte durch eine Rektumbiopsie ausgeschlossen werden. Da bis zu 2/3 der Patienten Sehstörungen (v.a. Strabismus) und Krampfanfälle aufweisen, sollten eine augenärztliche Untersuchung und ein EEG veranlaßt werden. Eine pulmonale Hypertension sollte echokardiographisch ausgeschlossen werden.

Therapie. Da eine medikamentöse Therapie mit Atemstimulanzien bei dieser Krankheit praktisch nie einen langfristigen Erfolg bringt, steht die Langzeitbeatmung im Mittelpunkt der Therapie. Diese kann nichtinvasiv über eine Maske oder Beatmung mittels negativem extrathorakalem Druck oder invasiv mittels Überdruckbeatmung über ein Tracheostoma erfolgen. Eine weitere Alternative stellt das Zwerchfellpacing dar.

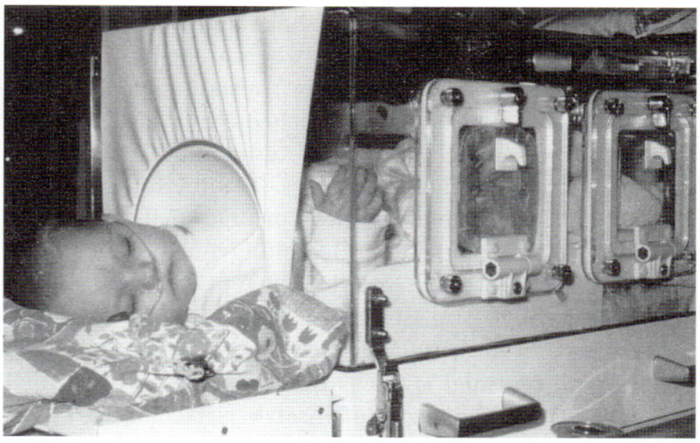

Abb. 211.1. Patient mit angeborener zentraler Hypoventilation, der im Schlaf mit negativem extrathorakalem Druck beatmet wird

Welche Form der Atemhilfe im Einzelfall gewählt wird, hängt vor allem von der individuellen Ausprägung der Krankheit ab. Masken- und Unterdruckbeatmung bieten sich vor allem bei Patienten an, die im Wachzustand normoventiliert sind, da diese dann tagsüber ein völlig unbeeinträchtigtes Leben führen können. Die Maskenbeatmung kann über handelsübliche (z.B. Sullivan-Maske) oder invididuell angepaßte Masken in Verbindung mit einem Heimbeatmungsgerät erfolgen; leider gibt es jedoch vor allem im Säuglingsalter immer wieder große Probleme mit der Abdichtung zwischen Maske und Gesicht. Zur Unterdruckbeatmung stehen sowohl Unterdruckkammern (Lifecare, Stephan, Horner & Wells) als auch Cuirasse-Systeme (Hayek) zur Verfügung. Nach eigenen Erfahrungen läßt sich mit Kammern oder Cuirasse-Systemen, die nur bis zur Schulter reichen, häufig keine ausreichende Ventilation erzielen, so daß wir ein System bevorzugen, bei dem der Unterdruck auf den ganzen Thorax einwirkt, wobei der Halsabschluß über ein Latextuch erfolgt (Abb. 211.1). Im Falle einer oberen Atemwegsobstruktion kann die Methode mit der Applikation von kontinuierlichem positivem Atemwegsdruck über eine Nasenmaske oder einen Nasopharyngealtubus kombiniert werden.

Braucht der Patient dagegen auch im Wachzustand eine Atemhilfe, so sollte eine Tracheostomie mit anschließender Überdruckbeatmung durchgeführt werden. Zusätzlich kann dann ein Zwerchfellschrittmacher implantiert werden. Aufgrund des weichen Thoraxskeletts muß die Zwerchfellstimulation bei Kindern in der Regel beidseitig erfolgen. Da es hierunter zu einer sehr raschen Kontraktion des Zwerchfells mit entsprechend hohem inspiratorischem Flow und damit verbundener Kollapsneigung der oberen Atemwege kommt, setzt ein Zwerchfellpacing zumindest bei kleineren Kindern praktisch immer eine Tracheostomie voraus. Die Zwerchfellstimulation kann nicht 24 Stunden am Tag durchgeführt werden, da sonst eine Schädigung des N. phrenicus droht. Insofern erscheint ein Zwerchfellpacing vor allem bei Patienten sinnvoll, die auch im Wachzustand keine ausreichende Spontanatmung aufweisen, wo es dann mit einer nächtlichen Überdruckbeatmung kombiniert werden kann.

Bei einem Großteil der Patienten ist zusätzlich zur Beatmung die Gabe von Sauerstoff notwendig, vor allem während interkurrenter Infekte. Letztere sind klinisch oft schwer zu erkennen, da die sonst üblichen Zeichen der Dyspnoe aufgrund der reduzierten Chemosensitivität fehlen. Die Überwachung erfolgt mittels transkutanem CO_2-Monitor und Pulsoxymeter, bei tracheotomierten Patienten läßt sich das CO_2 auch gut in der Ausatemluft messen. Auf eine ausreichende Oxygenierung sollte unbedingt geachtet werden, um die Entstehung eines Cor pulmonale zu vermeiden. Eine Normokapnie unter Beatmung muß dagegen nicht unbedingt erzielt werden; meist reichen pCO_2-Werte um 50–60 mmHg. Mittelfristig ist eine Entlassung in die häusliche Umgebung das vordringliche Ziel bei der Behandlung von Kindern mit zentraler Hypoventilation. Diese ist prinzipiell möglich, setzt aber eine große Einsatzbereitschaft der Eltern und eine sorgfältige Vorbereitung unter Einbeziehung aller beteiligten Behandler voraus. Die Betreuung von Kindern mit dieser seltenen Krankheit sollte in hierauf spezialisierten Zentren erfolgen.

Prognose. Grundsätzlich muß mit einer lebenslang notwendigen Beatmung gerechnet werden. Seit Anwendung nichtinvasiver Beatmungsverfahren sind allerdings vereinzelt Patienten beschrieben worden, die ab einem Alter von 2–3 Jahren keine Atemhilfe (außer ggf. einer Sauerstoffinsufflation) mehr brauchten; dies stellt ein weiteres Argument für die Anwendung derartiger Beatmungsverfahren dar. Bei bis zu 50 % der Patienten treten rezidivierende Krampfanfälle auf, die sich allerdings in der Regel gut mit Phenobarbital einstellen lassen. Es muß vermutet werden, daß zumindest ein Teil dieser Anfälle Ausdruck einer neonatalen hypoxischen Hirnschädigung sind. Durch die zunehmende Bekanntheit dieses seltenen Krankheitsbildes sollten diese besser zu verhindern sein. Ansonsten kann die psychoneurologische Entwicklung dieser Kinder weitgehend unbeeinträchtigt verlaufen.

Joubert-Syndrom (s. Kap. 194)
Dieses seltene, autosomal-rezessiv vererbte Krankheitsbild ist gekennzeichnet durch eine Agenesie des Kleinhirnwurms, abnorme Augenbewegungen, muskuläre Hypotonie, schwere psychomotorische Retardierung und einen Wechsel zwischen Phasen mit extremer Tachypnoe (100–200/min) und Apnoen. Letztere treten im Gegensatz zum Rett-Syndrom sowohl im Wachzustand als auch während des Schlafs auf. Überleben die Patienten das Säuglingsalter, so können die Atemstörungen im weiteren Verlauf wieder verschwinden. Eine gezielte Therapie für die Atemregulationsstörungen bei diesen Patienten gibt es bislang nicht.

Rett-Syndrom (s. auch Kap. 198)
Im Wachzustand kommt es bei Kindern mit Rett-Syndrom zu einem charakteristischen Atemmuster mit periodischer Atmung und Phasen ausgeprägter Hyperventilation, nach denen es jeweils zu langen Apnoephasen mit z. T. ausgeprägter Hypoxie kommt. Damit liegt beim Rett-Syndrom, im Gegensatz zu allen anderen neuromuskulären Krankheiten, primär eine Störung der Atemregulation im Wachzustand vor. Die Diagnostik muß daher eine Aufzeichnung der Atmung in Schlaf- und Wachphasen umfassen. Therapeutisch gibt es bislang wenig befriedigende Ansätze; es gibt jedoch Hinweise, daß sich die Atemstörungen durch Gabe des Opiatantagonisten Naltrexon positiv beeinflussen lassen.

Hyperekplexie („startle disease") (s. Kap. 210)
Bei dieser seltenen, teils autosomal-dominant, teils autosomal-rezessiv vererbten Krankheit, der verschiedene Mutationen im inhibitorischen Glycinrezeptor (GLRA 1) mit resultierender Übererregbarkeit der Formatio reticularis zugrunde liegen können, reagieren die Kinder auf akustische oder taktile Reize mit einem Zusammenzucken („startle"), das bei Neugeborenen und Säuglingen mit Apnoe und ausgeprägter Hypoxämie einhergehen kann und vereinzelt zum Tod führt. Ansonsten entwickeln die Kinder sich normal. Therapeutisch kann Clonazepam (0,1–0,2 mg/kg/d) eine deutliche Besserung der Atemstörungen bewirken.

Idiopathische Partialanfälle (s. Kap. 208)
Bei dieser Anfallsform ist ein Aussetzen der Atmung, oft mit ausgeprägter Zyanose, das einzige klinisch faßbare Symptom. Die Anfälle beginnen meist im frühen Säuglingsalter und können sowohl im Wachzustand als auch im Schlaf auftreten. Das EEG ist im anfallsfreien Intervall meist normal, so daß die Diagnose erst durch Ableitung eines EEG während einer Apnoe gesichert werden kann. Entsprechend werden die Kinder häufig unter der Fehldiagnose „idiopathische anscheinend lebensbedrohliche Ereignisse" geführt. Diagnostisch wegweisend kann ein Anstieg der Herzfrequenz zu Beginn der Apnoe sein (bei nicht krampfanfallinduzierten Ereignissen kommt es fast immer zu einem Abfall der Herzfrequenz). Therapeutisch lassen sich diese Anfälle mit Carbamazepin beeinflussen, zeigen aber teilweise eine erhebliche Therapieresistenz. Die langfristige Prognose ist gut; im späteren Kleinkindalter kommt es meist zu einem spontanen Sistieren.

Zyanotische Affektkrämpfe („blue breath-holding spells")
Während Affektkrämpfe bei der Mehrzahl der Kinder harmlos sind, kommt es bei einigen nach dem auslösenden Stimulus (Ärger, Schreck, Angst) und einem kurzen Aufschreien zu einer langen exspiratorischen Apnoe mit rasch einsetzender Zyanose, gefolgt von überstreckter Körperhaltung und Bewußtlosigkeit. Teilweise werden die Episoden erst durch Einsetzen von Schnappatmung beendet und wirken für den Beobachter sehr bedrohlich; tatsächlich können die Kinder bei solchen Affektkrämpfen versterben. Im Gegensatz zu der harmloseren Form ohne Bewußtlosigkeit treten diese Affektkrämpfe oft schon in den ersten Lebensmonaten auf und können mit pulmonalen (tracheoösophageale Fistel) oder zentralnervösen (Arnold-Chiari-Malformation, Hirnstammtumoren) Krankheiten assoziiert sein. Therapeutisch sind sie nur schwer zu beeinflussen; vereinzelt hilft die Gabe von niedrig dosiertem Clonidin (2 μg/kg/Tag), ggf. in Kombination mit Heimsauerstoff. Eine Anämie begünstigt das Auftreten schwerer Affektkrämpfe und sollte ausgeschlossen bzw. therapiert werden. Da bis zu 15 % der Kinder versterben, sollte zumindest im Säuglingsalter eine häusliche Monitorüberwachung erwogen werden.

Peripher-neuromuskuläre Krankheiten (s. Kap. 210)
Hier korreliert das Ausmaß der Schwächung der Atemmuskulatur oft nur schlecht mit dem der peripheren Muskulatur; meist bleibt die Atmung lange Zeit relativ unbeeinträchtigt.

Oft tritt eine Erschöpfung der Atemmuskulatur zunächst nur während interkurrenter Infekte oder bei körperlicher Belastung in Erscheinung und führt dann primär zu einem reduzierten Atemzugvolumen; erst später nimmt auch die Atemfrequenz ab. Ist primär die Pharyngealmuskulatur betroffen, so kommt es zu obstruktiven Hypopnoen oder Apnoen im Schlaf und erst im weiteren Verlauf auch zu einer Abnahme der Zwerchfellexkursionen. Klinisch bleibt die Hypoventilation oft zunächst inapparent oder äußert sich in unspezifischen Symptomen wie z.B. einer Gedeihstörung. Symptome, die auf eine nächtliche Hypoventilation hinweisen, sind unruhiger Schlaf, morgendliche Kopfschmerzen, abnorme Schläfrigkeit tagsüber, Hyperaktivität und nächtliches Schwitzen. Bei Auftreten solcher Symptome sollte eine nächtliche Polysomnographie durchgeführt werden, in der neben einer Aufzeichnung der Atemtätigkeit die pulsoximetrische Sauerstoffsättigung (SpO_2) und das CO_2 in der Ausatemluft oder transkutan gemessen werden. Zeigen sich Hyperkapnie ($pCO_2 > 53$ mmHg) und/oder Hypoxämie (SpO_2 während ruhiger Atmung im Mittel $< 93\%$) so muß, sofern nicht andere pulmonale Krankheiten oder ein obstruktives Schlafapnoesyndrom vorliegen, von einer neuromuskulär bedingten alveolären Hypoventilation ausgegangen werden. Verstärkt wird die Symptomatik, wenn zusätzlich die Atemmechanik durch eine thorakale Kyphoskoliose beeinträchtigt ist. Die Therapie ist überwiegend supportiv und besteht in der Applikation von Sauerstoff (cave: Zunahme der Hypoventilation durch Wegfall des hypoxischen Atemantriebs) und/oder nächtlicher Heimbeatmung (s.o.).

Literatur

Amir RE, Veyver IB van den, Wan M, Tran CQ, Francke U, Zoghbi HY (1999) Rett syndrome is caused by mutations in X-linked $MECP_2$, encoding methyl-CpG-binding protein 2. Nat Genet 23: 185–188

Beckerman RC, Brouillette RT, Hunt CE (Hrsg) (1992) Respiratory control disorders in infants and children. Williams & Wilkins, Baltimore, pp 251–270

Hartmann H, Schürmann R, Hardt H von der (1995) Behandlung des konnatalen zentralen Hypoventilationssyndroms mit negativem extrathorakalem Druck. Monatsschr Kinderheilkd 143: 678–680

Hewertson J, Poets CF, Samuels MP, Boyd SG, Neville BGR, Southall DP (1994) Epileptic seizure-induced hypoxemia in infants with apparent life-threatening events. Pediatrics 94: 148–156

Khan Y, Heckmatt JZ, Dubowitz V (1996) Sleep studies and supportive ventilatory treatment in patients with congenital muscle disorders. Arch Dis Child 74: 195–200

Nigro MA, Lim HC (1992) Hyperekplexia and sudden neonatal death. Pediatr Neurol 8: 221–225

Southall DP, Samuels MP, Talbert DG (1990) Recurrent cyanotic episodes with severe arterial hypoxaemia and intrapulmonary shunting: a mechanism for sudden death. Arch Dis Child 65: 953–961

Weese-Mayer DE, Bolk S, Silvestri JM, Chakravarti A (2002) Idiopathic congenitial central hypoventilation syndrome: Evaluation of brain-derived neurotrophic factor genomic DNA sequence variation. Am J Med Gen 107: 306–310

XXII Krankheiten der Muskulatur

212 Kongenitale Myopathien

H. G. Lenard

Definition. Unter der Bezeichnung „kongenitale Myopathien" wird eine heterogene Gruppe von Krankheiten zusammengefaßt, die durch histochemische und/oder strukturelle oder ultrastrukturelle Veränderungen an der Muskulatur charakterisiert ist. Sie sind fast alle genetisch bedingt, wobei unterschiedliche Erbgänge bei morphologisch gleichartigen Formen vorkommen. Eine sichere nosologische Definition mit molekulargenetischen und molekularbiologischen Methoden ist in den letzten Jahren für einige der kongenitalen Myopathien gelungen, während die Klassifikation einer großen Zahl von teilweise nur an sehr wenigen Fällen beschriebenen Krankheiten noch unklar ist. Genaue Daten zur Häufigkeit fehlen, da die unterschiedlichen Formen mehr oder weniger selten sind. In ihrer Gesamtheit stellen die kongenitalen Myopathien jedoch sicher mehr als 10 % der Muskelkrankheiten in pädiatrischen Zentren dar.

Klinische Symptome und Verlauf. Die meisten der kongenitalen Myopathien manifestieren sich im frühen Kindesalter unter dem Bild einer an Hals, Rumpf und proximal an den Extremitäten betonten Muskelhypotonie, oft auch einer Muskelhypoplasie. Beteiligung der mimischen und der extraokulären Muskulatur, des Zwerchfells und selten auch des Herzmuskels können auf spezifische Formen der kongenitalen Myopathien hinweisen, erlauben eine diagnostische Einordnung jedoch nicht mit Sicherheit. Die kongenitalen Myopathien bedingen eine Verzögerung der grobmotorischen Entwicklung, sind zumeist jedoch nicht oder nur wenig progredient. Sekundäre Deformitäten wie breite Gaumenwülste, Hüftdysplasien, Wirbelsäulen- und Fußfehlstellungen sind häufig.

Von dieser generellen Beschreibung gibt es relevante Ausnahmen mit schwersten, durch Atmungs- oder Ernährungsprobleme lebensbedrohlichen Verläufen bereits im frühen Säuglingsalter, und es gibt auf der anderen Seite klinisch weitgehend unauffällige Patienten, bei denen die Diagnose bioptisch im Rahmen von Familienuntersuchungen gestellt wird.

Diagnose und Differentialdiagnose. Die Diagnose wird durch histochemische, evtl. immunzytochemische und elektronenoptische Untersuchungen einer Muskelbiopsie gestellt, die jenseits des frühen Säuglingsalters in der Regel durch eine Nadelbiopsie gewonnen wird. Molekulargenetische Untersuchungen sind nur in wenigen speziellen Situationen mit positiver Familienanamnese sinnvoll und dann auch pränatal möglich. Die Bestimmung der Kreatinkinase (manchmal leicht erhöht) und der Elektromyographie (meist myopathisch, seltener neuropathisch verändert und manchmal normal) sind diagnostisch wenig hilfreich und dienen dem Ausschluß anderer neuromuskulärer Krankheiten (Dystrophien, neurogene Muskelatrophien, Myasthenien). Sonographische Befunde im Sinne einer erhöhten Echodichte zeigen unspezifische, vorwiegend sekundäre Veränderungen. Differentialdiagnostisch sind auch metabolische Myopathien (mitochondriale Myopathien, Glykogenosen, Myopathien bei Fettstoffwechselstörungen oder Organoacidurien) auszuschließen.

Therapie. Eine kausale Therapie gibt es für keine der kongenitalen Myopathien. Die Behandlung erfolgt symptomatisch und supportiv durch Physiotherapie sowie durch konservative und operative orthopädische Maßnahmen. In Einzelfällen kann die Unterstützung einer insuffizienten Atmung, besonders im Schlaf, erforderlich werden. Wichtig ist die sozialmedizinische Beratung bezüglich schulischer und beruflicher Probleme auch bei leichter betroffenen Patienten.

Nosologie. Die Mehrzahl der kongenitalen Myopathien ist durch strukturelle Auffälligkeiten gekennzeichnet, deren Spezifität jedoch nicht immer eindeutig ist. Daneben gibt es „unstrukturierte" kongenitale Myopathien, die nur durch quantitative Veränderungen von Größe und Zahl der Fasertypen charakterisiert sind. Typische klinische Bilder mit nur geringfügigen morphologischen Veränderungen sind unter dem Terminus „minimal change myopathy" zusammengefaßt. Die häufigeren Krankheiten oder Krankheitsgruppen sind nachfolgend dargestellt.

Centralcore-Myopathie (CCD)

Eine gestörte Myofibrillenarchitektur mit fehlenden Mitochondrien führt zu zentral, selten auch exzentrisch gelegenen oder multiplen Defekten in den Muskelfasern, die sich besonders in den oxidativen Enzymfärbungen darstellen (Abb. 212.1a). Je nach Erhaltungsgrad der Sarkomerenstruktur können diese Defekte „strukturiert" oder „unstrukturiert" sein. Cores treten fast nur in Typ-1-Fasern auf, die oft prädominant, manchmal ausschließlich vorkommen.

Die Patienten zeigen die typische Klinik der kongenitalen Myopathien mit fehlender oder geringer Progredienz. Eine Beteiligung der fazialen und der distalen Extremitätenmuskulatur, respiratorische oder kardiologische Probleme sind selten. Der Erbgang ist in der Regel autosomal-dominant. In mehreren Familien wurden Defekte im Gen für den Ryanodinrezeptor (RYR 1) auf Chromosom 19q13.1 gefunden, die die Tatsache erklären, daß bei 30 % der Patienten mit CCD ein erhöhtes Risiko für eine maligne Hyperthermie besteht (20 % der Patienten mit maligner Hyperthermie zeigen einen Defekt in diesem Gen).

Minicore-(Multicore-)Myopathie

Zahlreiche, im Gegensatz zu Centralcores unregelmäßig konfigurierte und auch im Längsschnitt nur fleckförmige

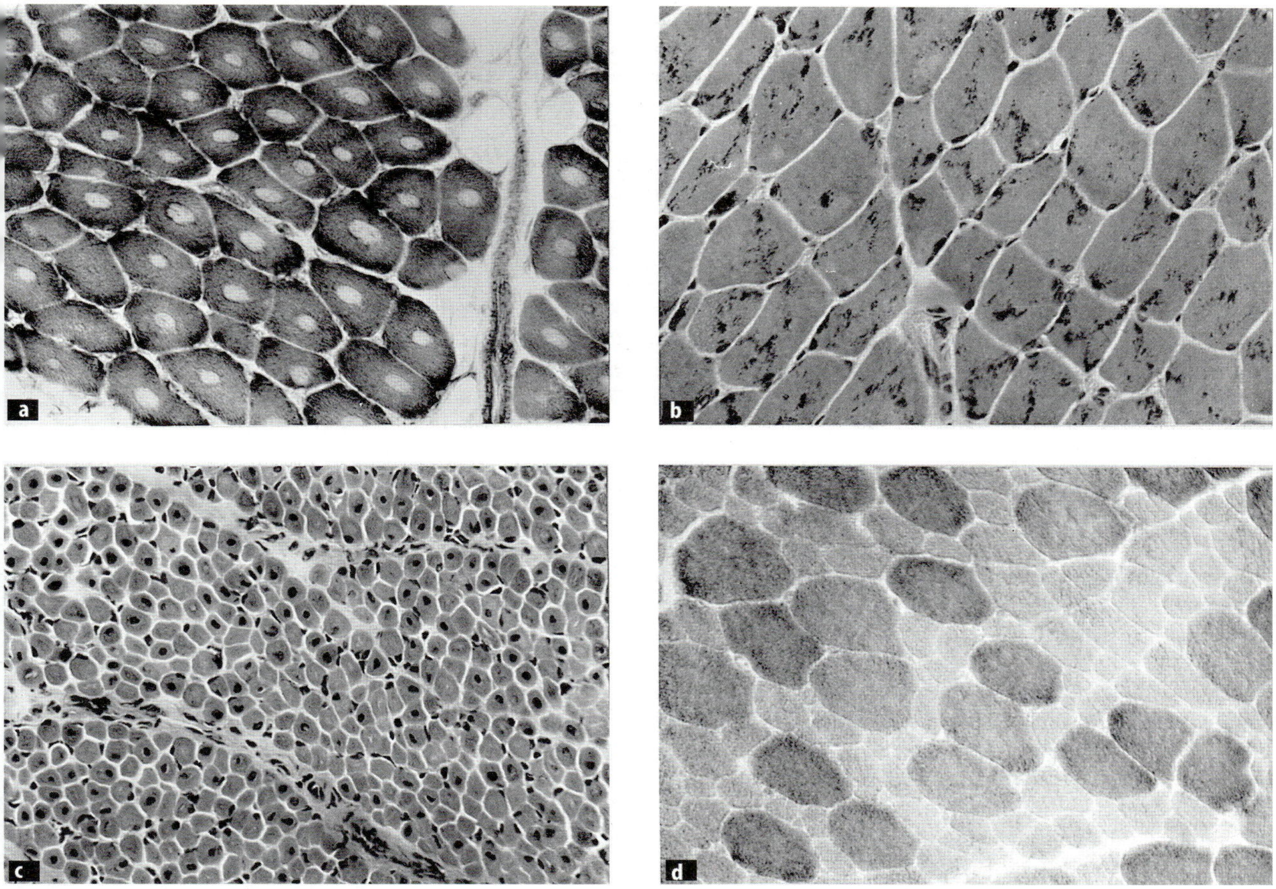

Abb. 212.1a–d. Muskelbiopsien bei kongenitalen Myopathien. **a** Centralcore-Myopathie, **b** Nemalin-Myopathie, **c** myotubuläre Myopathie, **d** kongenitale Fasertypendisproportion

Defekte in den Muskelfasern, zumeist in Verbindung mit einer Prädominanz von Typ-1-Fasern, charakterisieren diese Krankheit, die häufig eine leichte Muskelschwäche mit fazialer Beteiligung verursacht, gelegentlich jedoch auch relevante Atemprobleme durch Zwerchfellbeteiligung. Der Erbgang ist autosomal-rezessiv, ein Gendefekt ist nicht bekannt.

Myotubuläre (zentronukleäre) Myopathie (MTM)

Die zentrale Lokalisation der normalerweise subsarkolemmal gelegenen Kerne der Muskelfaser resultiert in einem histologischen Bild, das dem fetaler Myotuben entspricht (Abb. 212.1c). Hypotrophie und Prädominanz von Typ-1-Fasern ist häufig. Die Krankheit kommt mit unterschiedlichen Erbgängen vor, die sich klinisch eher quantitativ als qualitativ unterscheiden.

Die X-chromosomal-rezessive Form beginnt intrauterin, oft mit einem Polyhydramnion. Sie manifestiert sich beim Neugeborenen in Form einer schweren Muskelhypotonie mit Atem- und Trinkschwierigkeiten, myopathischer Fazies mit Retrognathie, Thoraxdeformitäten bei dünnen Rippen, Kryptochismus und (leichten) Gelenkkontrakturen. Nur in wenigen Einzelfällen konnte die initial immer notwendige künstliche Beatmung beendet werden, und die Patienten haben längere Zeit überlebt. Differentialdiagnostisch ist eine myotonische Dystrophie (molekulargenetisch) auszuschließen.

Das Gen für die X-chromosomale myotobuläre Myopathie (MTMX) ist auf Xq28 lokalisiert. Das Genprodukt, der Protein-Tyrosin-Phosphatase-Gruppe zugehörig, wird als Myotubularin bezeichnet und spielt wahrscheinlich eine Rolle bei der Signaltransduktion in der späten Myogenese. Große Deletionen wurden bei Patienten gefunden, bei denen neben der Myopathie auch eine Hypospadie bestand.

Bei autosomal-rezessivem Erbgang beginnt die Symptomatik zwischen dem frühen Kindesalter und der Adoleszens, bei den dominanten Formen zwischen der 1. und 3. Dekade. Ophthalmoplegie, Ptose und faziale Schwäche sind bei den rezessiven Formen häufiger als bei den dominanten. Die Progredienz der autosomalen Formen ist gering. Genetische Defekte im Bereich der Protein-Tyrosin-Phosphatase-Gruppe werden vermutet.

Nemalin-Myopathie (NEM)

Die Nemalin-Myopathie ist durch faden- oder stäbchenförmige Einschlüsse aus α-Aktinin in Muskelfasern gekennzeichnet, häufig in Verbindung mit Prädominanz und Hypotrophie der Typ-1-Fasern (Abb. 212.1b). Die Muskelveränderungen sind nicht spezifisch, und eine Diagnose kann nur bei entsprechender Klinik gestellt werden.

Neben der typischen Hypotonie und Hypotrophie der Skelettmuskulatur sind Skelettdeformitäten sowie Atemprobleme durch Zwerchfellbeteiligung häufig. Eine Kardiomyopathie ist wiederholt, ein feinschlägiger Tremor gelegentlich beschrieben. Je früher die Symptomatik beginnt, desto schwerer ist der Verlauf. Letale neonatale Formen wurden beobachtet, bei denen Nemalinkörperchen nicht nur im Sarkoplasma, sondern auch in den Kernen gefunden wurden.

Der Erbgang ist selten autosomal-dominant (NEM 1), meistens rezessiv (NEM 2). Bei einigen Familien mit NEM 1 wurde ein Defekt im Gen für α-Tropomyosin auf Chromosom 1q21–q23 nachgewiesen. Ein Gen für NEM 2 liegt auf Chromosom 2q21.2–q22 und bedingt einen Defekt im Muskelprotein Nebulin. Defekte im α-Actin-Gen der Skelettmuskulatur (ACTA 1) auf Chromosom 1q42.1 können neben einer Myopathie mit Vermehrung dünner Myofilamente auch leichtere und vor allem schwere Formen der NEM verursachen.

Desminopathien

Einige familiäre kongenitale Myopathien, bei denen Desmin – ein intermediäres Filament des quergestreiften Muskels – vermehrt ist, wurden unter diesem Begriff zusammengefaßt. Da genetische Defekte bislang nicht bekannt sind, wurden folgende Krankheitsbilder aufgrund ihrer morphologischen Charakteristik definiert:

Typ I. Autosomal-dominante granulofilamentäre Myopathie mit disseminierter Vermehrung von Desmin. Die Krankheit beginnt selten vor dem 10. Lebensjahr mit vorwiegend distaler Schwäche, Dysphonie und Dysphagie, Ptosis und mimischer Schwäche. Kontrakturen, Atemprobleme und eine Kardiomyopathie kommen vor.

Typ II. Autosomal-dominante Myopathie mit zytoplasmatisch-sphäroiden Körperchen mit multifokaler Vermehrung von Desmin. Sowohl rasch progrediente neonatale Formen als auch solche mit Beginn im Erwachsenenalter sind beschrieben.

Typ III. Autosomal-rezessive Myopathie mit Hyalin-Desmin-Plaques. Bei den wenigen beobachteten Patienten steht eine schwere Muskelhypotrophie mit Beteiligung der Gesichtsmuskulatur und mit sekundären Skelettveränderungen im Vordergrund.

Kongenitale Fasertypendisproportion (CFTD)

CFTD, das typische Beispiel einer „unstrukturierten“ kongenitalen Myopathie, ist durch eine Prädominanz hypotropher Typ-1-Fasern bei Verminderung und Hypertrophie von Typ-2-Fasern charakterisiert (Abb. 212.1d). Der morphologische Befund ist unspezifisch und findet sich in ähnlicher Form auch bei myotonischer Dystrophie, in Frühstadien der spinalen Muskelatrophie sowie bei Krankheiten des ZNS.

Die Patienten zeigen die Symptomatik einer kongenitalen Myopathie in unterschiedlich schwerer Ausprägung und Progredienz. Gleichartige Krankheiten bei Eltern oder Geschwistern in der Hälfte der Fälle lassen eine genetische Ursache mit rezessivem, seltener dominantem Erbgang annehmen.

Literatur

Dubowitz V (1995) Muscle disorders of childhood, 2nd edn. Saunders, London, pp 134–176
Emery AEH (ed) (1998) Neuromuscular disorders: Clinical and molecular genetics. John Wiley, Chichester, pp 217–288
Goebel HH, Lenard HG (1992) Congenital myopathies. In: Vinken PJ, Bruyn GW, Klawans HL (eds) Handbook of clinical neurology, Vol 62. Elsevier, Amsterdam, pp 331–367

213 Muskeldystrophien

Th. Voit

Definition. Muskeldystrophien sind genetisch determinierte Krankheiten, die primär, aber nicht ausschließlich die Skelettmuskulatur betreffen. Sie führen fortschreitend zu Schwäche und Lähmung der betroffenen Muskeln. Pathologisch findet man ein Nebeneinander von Muskelfaserdegeneration und -regeneration, begleitet von Vermehrung des Bindegewebes und lymphozytärer Infiltration. Aufgrund des klinischen Bildes, der Histopathologie, des Erbgangs und der genetischen Analyse sind heute mehr als 20 verschiedene Formen zu unterscheiden (Tabelle 213.1).

Epidemiologie. Die Inzidenz der X-chromosomal-rezessiven Duchenne-Muskeldystrophie beträgt 1:3500 männliche Geburten, die der allelischen Becker-Muskeldystophie 1:17000. Die Inzidenz der Gliedergürtelmuskeldystrophien wird mit 1–2:50000 Geburten angegeben. Im Kindesalter liegt bei ca. 3–5% der isolierten Fälle mit dem klinischen Bild einer „Duchenne-artigen Muskeldystrophie“ eine Gliedergürteldystrophie vor. Durch jahrhundertealte „Gründer“-Mutationen treten bestimmte autosomal-rezessive Formen der Gliedergürteldystrophie lokal gehäuft auf. Die Inzidenz der autosomal-dominanten fazioscapulohumoralen Muskeldystrophie beträgt 1:10000/20000. Über die kongenitalen sowie andere seltenere Formen der Muskeldystrophie liegen keine genauen epidemiologischen Daten vor.

Da die Klinik, die Genetik und auch die Pathophysiologie der Muskeldystrophien uneinheitlich sind, werden nachfolgend die 5 wichtigsten Krankheitsgruppen getrennt dargestellt.

Duchenne- und Becker-Muskeldystrophie (DMD, BMD) und Gliedergürtelmuskeldystrophien („limb girdle muscular dystrophies“, LGMD)

Ätiologie. Die DMD und BMD werden durch Mutationen im Dystrophingen auf Chromosom Xp21 hervorgerufen. In rund 2/3 der Fälle findet man eine Deletion, in 1/3 Punktmutationen oder Duplikationen des Gens. Das Genprodukt, Dystrophin, ist an der zytoplasmatischen Seite der Plasmamembran des Skelettmuskels lokalisiert (Abb. 213.1). Ein vollständiger Funktionsausfall des Proteins verursacht den

Tabelle 213.1. Formen der Muskeldystrophie

Form	Erbgang	Genort	Protein
Dystrophinopathien			
DMD/BMD	XR	Xp21.2	Dystrophin
LGMD			
LGMD 1A	AD	5q22–q34	?
LGMD 1B[a]	AD	1q11–21	Lamin A/C
LGMD 1C	AD	3p25	Caveolin-3
LGMD 1D	AD	6q23	?
LGMD 1E	AD	5q31	?
LGMD 1F	AD	7q	?
LGMD 2A	AR	15q15.1–q21.1	Calpain 3
LGMD 2B[a]	AR	2p13	Dysferlin
LGMD 2C	AR	13q12	γ-Sarkoglykan
LGMD 2D	AR	17q12–q21.33	α-Sarkoglykan
LGMD 2E	AR	4q12	β-Sarkoglykan
LGMD 2F	AR	5q33–q34	δ-Sarkoglykan
LGMD 2G	AR	17q11–q12	Telethonin
LGMD 2H	AR	9q31–q34.1	?
LGMD 2I[a]	AR	19q13	Fukutin-related-protein
CMD			
MDL 1A (Merosinopathie)	AR	6q2	Laminin α2
MDL 1B (sek. Merosindefizienz)	AR	1q42	?
MDC 1C[a]	AR	19q13	Fukutin-related-protein
Fukuyama CMD	AR	9q31–33	Fukutin
CMD mit „rigid spine“	AR	1p35–36	Selenoprotein N
CMD Ullrich	AR	21q22 2q37	Collagen IV
Muscle-eye-brain-disease	AR	1p32–34	O-Mannose-azetylglucosaminyltransferase
Fazioscapulohumerale MD			
FSHD	AD	4q35	?
Emery-Dreifuss-Muskeldystrophie			
EDMD	XR	Xq28	Emerin
AD-EDMD[a]	AD	1q11–23	Lamin A/C
AR-EDMD	AR	1q11–23	Lamin A/C
Distale Myopathien			
Welander	AD	2p	?
Markesberry-Griggs/Udd	AD	2q31–33	?
Nonaka, Argov/Yarom	AR	9p1-q1	UDP-N-azetylglucosamin-2-epimerase
Laing	AD	14q11	Myosin heavy chain VII a
Miyoshi[a]	AR	2p12–13	Dysferlin
„Dutch type“	AR	10	?

[a] Diese Formen sind wahrscheinlich allelisch.
AD autosomal-dominant, *AR* autosomal-rezessiv, *XR* X-chromosomal-rezessiv, MDC muscular dystrophy, congenital

schwereren Phänotyp DMD. Mutationen, die die Synthese eines partiell funktionstüchtigen Proteins gestatten, führen zum milderen Phänotyp BMD. Diese und seltenere Zwischenformen werden heute auch als Dystrophinopathien bezeichnet.

Die Ätiologie der LGMD ist uneinheitlich. Eine dominante Form wird durch Defekte im Caveolin, einem plasmamembranassoziierten Protein hervorgerufen. Auch 5 rezessive Formen sind durch defekte Proteine der Plasmamembran charakterisiert: durch Dysferlin (Typ 2B) und 4 Proteine

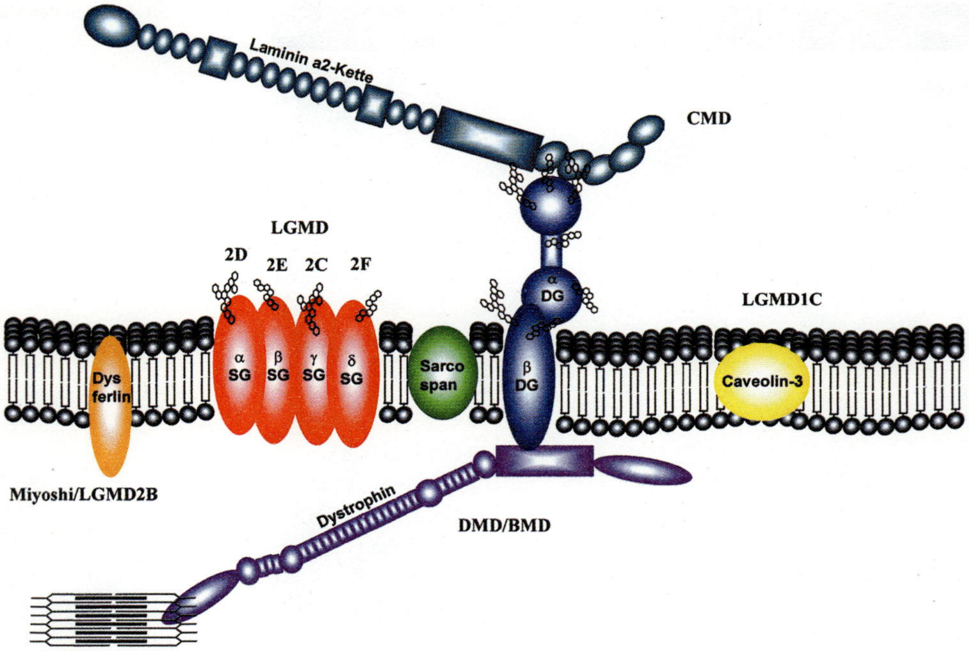

Abb. 213.1. Schematische Anordnung von Proteinen im Sarkolemm der Skelettmuskulatur. Genetische Veränderungen mehrerer dieser Proteine führen zu den verschiedenen hier zugeordneten Formen von Muskeldystrophie (vgl. Tabelle 213.1)

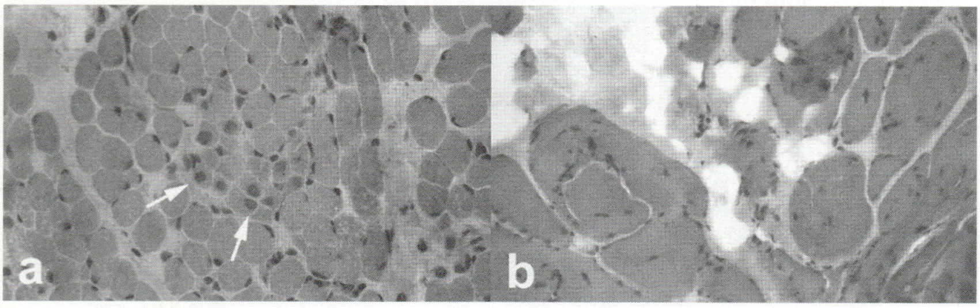

Abb. 213.2a,b. Dystrophischer Skelettmuskel, HE. **a** DMD, 3 Monate. Die Fasern sind abgerundet und vermehrt von Bindegewebe umgeben. Es finden sich Gruppen regenerierender Fasern mit großen zentral gelegenen Kernen *(Pfeile)*. **b** CMD, 7 Jahre. Starke Faserkalibervariation, gespaltene und verwirbelte Fasern mit zahlreichen intern gelegenen Kernen, Fibrose und Lipomatose

des Sarkoglykankomplexes (Typ 2C–F) (Abb. 213.1). Bei der LGMD Typ 2 J kommt es durch Mutationen im Fukutin-related-protein-Gen, einer Phosphoryl-Liganden Transferase, zu einer abnormen Glykosylierung von α-Dystroglykan. Dagegen wird die LGMD vom Typ 2A durch Defekte der intrazellulären kalziumaktivierten Protease Calpain-3 hervorgerufen (Tabelle 213.1).

Pathogenese. Die meisten Dystrophieformen lassen sich als primäre Defekte des muskulären Sarkolemms erklären, das aus Plasmamembran und Basalmembran besteht.

Entsprechend der unterschiedlichen subzellulären Lokalisation und Funktion der verantwortlichen Proteine ist es unwahrscheinlich, daß ein einheitlicher Pathomechanismus zu dystrophischen Veränderungen der Muskulatur führt. Für die Dystrophinopathien konnte gezeigt werden, daß fokale Einrisse der Plasmamembran zu unkontrolliertem Einstrom von Kalzium in die Faser und damit zu einer Kalziumüberladung führen, die ihrerseits endogene Proteasen aktiviert und die Mitochondrienfunktion beeinträchtigt.

Pathologie. Morphologisch zeigt der Muskel in Frühstadien Fasernekrosen in Nachbarschaft zu regenerierenden Muskelfasern, ein durch das Nebeneinander von atrophischen und hypertrophischen Fasern erweitertes Kaliberspektrum (Abb. 213.2a,b) sowie vermehrt zentralständige Kerne als Ausdruck ständiger Regeneration. In späteren Stadien tritt die Regeneration in den Hintergrund, und es findet sich ein zunehmender binde- und fettgewebiger Umbau der Muskulatur. Histologisch sind Dystrophinopathien und LGMD nicht zu unterscheiden. Die Korrelation zwischen der Schwere der morphologischen Veränderungen und dem klinischen Bild ist allenfalls lose, da die Biopsie aus einem mehr oder weniger schwer betroffenen Muskel gewonnen sein kann.

Die Immunhistopathologie erlaubt, bis auf wenige Ausnahmen, eine sichere Zuordnung der Dystrophinopathien und LGMD (Abb. 213.3). Bei der Mehrzahl der Patienten mit DMD fehlt Dystrophin vollständig, gelegentlich sind Bruchstücke des Proteins nachweisbar. Vollständiges Fehlen von Dystrophin führt zu einer sekundären Reduktion der Proteine des Sarkoglykankomplexes. Primäre Störungen in einem der 4 Gene für diesen Komplex führen in der Regel zu einer Verminderung aller Komponenten, so daß die Immunzytochemie zwar die Diagnose einer „Sarkoglykanopathie" belegen kann, die spezifische Diagnose jedoch durch molekulargenetische Untersuchungen gestellt werden muß. Während das Fehlen von Dysferlin und Caveolin immunzytochemisch sicher nachzuweisen ist, kann Calpain-3 bislang nur proteinbiochemisch nachgewiesen werden.

Klinische Symptome und Verlauf.

Duchenne-Muskeldystrophie. Die Klinik der DMD ist durch einen schleichenden Beginn in den ersten Lebensjahren gekennzeichnet. Die Hälfte der Kinder lernt erst nach dem 18. Monat gehen. Obwohl das Gangbild zumeist unsicher bleibt, fällt den Eltern die motorische Ungeschicklichkeit und Ermüdbarkeit in der Regel erst mit 3–4 Jahren auf. Monopedales Hüpfen gelingt auch mit 5–6 Jahren nicht. Beim Aufstehen vom Boden sieht man das Gowers-Manöver, d.h. ein Aufstützen der Hände auf den Knien, um so „an sich selbst hinaufzuklettern". Bei der Mehrzahl der Jungen mit DMD fallen zu diesem Zeitpunkt eine verzögerte Sprachentwicklung, eine Hyperlordose, eine Tendenz zum Zehenspitzengang und eine hypertrophe, bei Palpation derbe Muskulatur insbesondere an den Waden auf (Abb. 213.4). Viele Kinder klagen über belastungsabhängige Wadenschmerzen. Zwischen dem 7. und 9. Lebensjahr wird die Behinderung zunehmend deutlich. Beim Aufstehen vom Boden ziehen sich die Kinder mit Hilfe der Arme an Möbeln, beim Treppensteigen am Geländer hoch. Das Gangbild wird durch Schwäche der Hüftstrecker watschelnd, und es entstehen Achillessehnenverkürzungen. Die Fallneigung durch plötzliche Schwäche der Beine wird häufiger. Zwischen dem 9. und 13. Lebensjahr geht die Gehfähigkeit verloren, kann allerdings durch Beinorthesen oft noch für viele Monate erhalten werden. Im Rollstuhl nehmen die Kontrakturen in den Hüft-, Knie-, und Sprunggelenken rasch zu, zumeist entwickelt sich eine Skoliose. Funktionseinschränkungen der Schulter- und Armmuskulatur folgen zwischen dem 14. und 18. Lebensjahr. Nächtliche Hypoventilation mit der Folge von Schwitzen, unruhigem Schlaf, morgendlicher Abgeschlagenheit, Schwindel, Kopfweh und fehlendem Frühstückshunger tritt häufig zwischen dem 15. und 20. Lebensjahr hinzu. In dieser Phase können sich auch kardiale Symptome (Rhythmusstörungen) einstellen. Die Folgen einer gestörten Kontraktilität des Myokards treten wegen der fehlenden körperlichen Belastung oft erst präfinal in den Vordergrund. Die Lebenserwartung beträgt auch bei optimaler Versorgung nur 16–25 Jahre. Herzinsuffizienz und Atemversagen, oft im Rahmen von Pneumonien, sind die Haupttodesursachen.

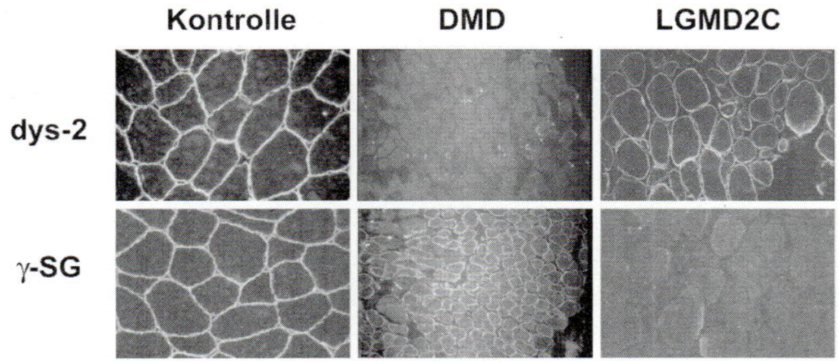

Abb. 213.3. Immunfluoreszenzfärbung für Dystrophin und γ-Sarkoglykan. Bei DMD fehlt Dystrophin, und γ-SG ist vermindert. Bei primärem γ-SG-Defekt (LGMD 2C) fehlt γ-SG, und Dystrophin ist leicht abgeschwächt

Der durchschnittliche IQ von DMD-Patienten ist mit 75–85 gegenüber der Normalbevölkerung reduziert. Die mentale Beeinträchtigung ist nicht progredient. Während einige Jungen mit DMD eine normale Schulbildung durchlaufen, weist die Mehrzahl deutliche Defizite im abstrakten Denken und bei komplexen Sprachleistungen auf.

Die Beteiligung der glatten Muskulatur zeigt sich im Rollstuhlstadium durch kalte, livide Beine, später auch Hände. Die Magenentleerungszeit ist verlängert, Fälle von paralytischem Ileus sind berichtet.

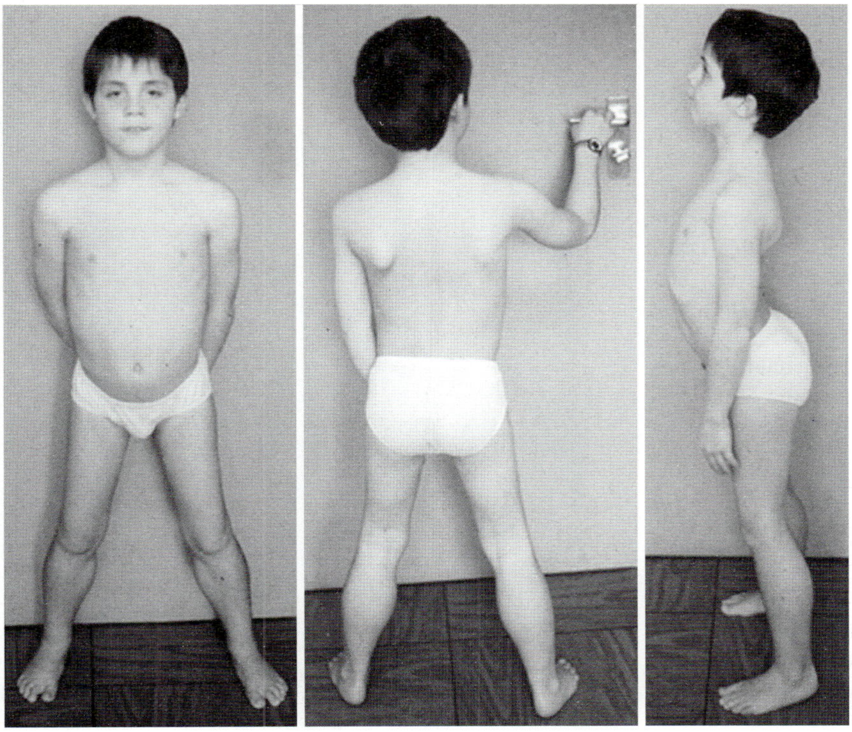

Abb. 213.4. 7jähriger Junge mit DMD. Breitbasiger Stand, Hyperlordose, Scapulae alatae und eine Wadenhypertrophie sind erkennbar

Becker-Muskeldystrophie. Die Dystrophinopathien sind ein kontinuierliches Spektrum, das von schwerster mentaler Retardierung und primärer Gehunfähigkeit im einen Extrem bis zur Gehfähigkeit bei guter Intelligenz bis in das 7. Lebensjahrzehnt reicht. DMD und BMD sind historische, klinisch nützliche Definitionen innerhalb dieses Spektrums, wobei bei DMD definitionsgemäß der Gehverlust vor dem 13., bei BMD nach dem 16. Lebensjahr erfolgt. Dazwischen liegen intermediäre Verläufe.

Die BMD zeigt, verzögert und langsamer progredient, die gleichen Symptome wie die DMD. Muskelhypertrophie, Achillessehnenkontrakturen und Herzbeteiligung sind die Regel, auch mentale Retardierung kommt vor. Intrafamiliär ist der Verlauf variabler als bei der DMD, vermutlich bedingt durch epigenetische Faktoren. Bezüglich prognostischer Aussagen ist daher Vorsicht geboten.

Da Mutationen für die BMD gewebsspezifische Isoformen des Dystrophins besonders betreffen können, sind atypische Verlaufsformen häufiger (s. Übersicht).

Spektrum der Dystrophinopathie

- Duchenne-Muskeldystrohie,
- Becker-Muskeldystrophie,
- kongenitale Präsentation
- ± mentales Handicap,
- weibliche „Gliedergürteldystrophie",
- dilatative Kardiomyopathie,
- isolierte Kreatinkinaseerhöhung,
- „Quadrizepsmyopathie",
- Rhabdomyolyse,
- „cramps on exercise".

Weibliche Dystrophinopathien. Da bei rund 10% der Frauen eine nicht zufällige Inaktivierung des X-Chromosoms vorliegt, finden sich unter den Dystrophinopathien der pädiatrischen Altersgruppe auch 3–5% Mädchen. Der Verlauf kann schlimmstenfalls einer DMD gleichen, aber auch einer BMD entsprechen.

Gliedergürtel-Muskeldystrophie. Klinisch sind die LGMD von den Dystrophinopathien nicht sicher zu unterscheiden. Subtile Unterschiede erlauben manchmal die Verdachtsdiagnose. So sind Patienten mit LGMD in der Regel normal intelligent. Bei schweren Formen fällt früher eine Schwäche der Schulter- und Armmuskulatur auf als bei der DMD (Abb. 213.5). Bei überwiegend autosomal-rezessivem Erbgang sind Mädchen gleich häufig betroffen. Die Ausprägung der Krankheit innerhalb einer Familie kann erheblich variieren. Zusätzliche Besonderheiten sind das gehäufte Auftreten einer Kardiomyopathie bei allen Formen der Sarkoglykandefizienz oder die manchmal distal betonte Schwäche bei Patienten mit Dysferlinmangel (LGMD Typ 2B).

Diagnose.

Enzyme. Der sensitivste Screening-Test ist die Bestimmung der Kreatinkinase (CK), die bei allen Dystrophinopathien und LGMD stark erhöht ist. Bei DMD liegen die Werte in den ersten Lebensjahren bei 2.000–10.000 U/l und darüber (normal <100 U/l), ebenso bei den meisten LGMD. Bei BMD kommen auch Werte um 200–1.000 U/l vor. Bei fortschreitendem Verlust an Muskelmasse sinken die CK-Werte ab. Parallel zur CK sind weitere, zytosolisch im Muskel vorkommende Enzyme wie GOT, GPT, LDH oder Aldolase erhöht Die leberspezifische γ-GT ist normal, was zur Unterscheidung von Leberaffektionen und zur Vermeidung von diagnostischen Bemühungen in Richtung einer Hepatopathie ein wichtiger Befund ist.

Apparative Diagnostik. Die Ultraschalluntersuchung der Skelettmuskulatur zeigt bei Dystrophien, außer in sehr frühen Stadien, eine Echoverdichtung, später eine fehlende Abgrenzbarkeit der Muskelsepten und einen Verlust des Knochenechos unter der Muskulatur. CT und MRT eignen sich zur Darstellung selektiven Muskelbefalls, sind aber in der Regel wissenschaftlichen Fragestellungen vorbehalten. Schmerzhafte EMG-Untersuchungen bei wenig kooperativen Kindern sind selten aussagekräftiger als die Sonographie. Sie zeigen im dystrophischen Muskel ein „myopathisches" Bild mit niedrigamplitudigen, verkürzten und vermehrt polyphasischen Einzelpotentialen.

Molekulare Diagnostik. Die exakte Diagnosestellung der Dystrophien erfolgt durch die Kombination von Immunhistologie und molekulargenetischer Untersuchung. Für die Muskelbiopsie genügt eine Nadelbiopsie in Lokalanästhesie. Für die jeweilige Gewichtung von immunhistologischen Untersuchungen und molekulargenetischen Techniken wie Deletionssuche mittels PCR, Mutationssuche durch Sequenzierung oder Kopplungsanalysen muß die jeweilige familiäre Situation berücksichtigt werden (informativer Stammbaum, Konsanguinität, ethnisches Isolat usw).

Differentialdiagnose. Die wesentliche Differentialdiagnose einer Muskeldystrophie ist eine andere Dystrophieform. Die Phänotypen einer DMD, einer kongenitalen Muskeldystrophie (CMD) oder einer Emery-Dreifuss-Muskeldystrophie

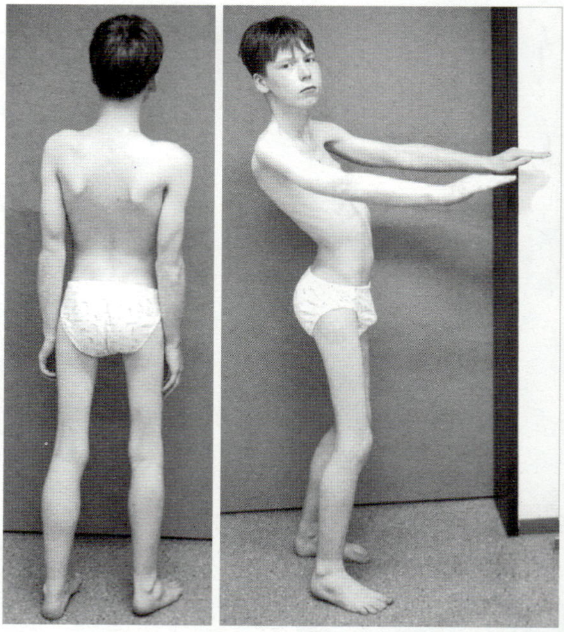

Abb. 213.5. 14jähriger Junge mit α-Sarkoglykanopathie (LGMD 2D). Hyperlordose und Wadenhypertrophie ähneln dem Bild bei Dystrophinopathie. Die Schwäche im Schultergürtel ist jedoch etwas stärker ausgeprägt

(EDMD) können so ähnlich sein, daß eine Diagnosestellung nicht gelingt, wenn die immunzytochemischen Marker der jeweils anderen Formen nicht mituntersucht werden. Glykogenspeicherkrankheiten, Fettspeichermyopathien oder Strukturmyopathien lassen sich histopathologisch ausschließen. Eine akute oder autoimmune Myositis zeigt einen typischen Verlauf oder ist im Zweifelsfall histopathologisch zu erkennen. Milde Verlaufsformen einer spinalen Muskelatrophie vom Typ Kugelberg-Welander können phänotypisch einer BMD ähneln und mit CK-Erhöhungen einhergehen.

Prophylaxe und genetische Beratung. Patienten mit Muskeldystrophie sind gefährdet, bei Narkosen mit volatilen Anästhetika und Muskelrelaxanzien eine der malignen Hyperthermie ähnliche Reaktion zu entwickeln. Die Patienten müssen über diese Gefahr aufgeklärt werden, so daß bei notwendigen Eingriffen entsprechende Vorsichtsmaßnahmen getroffen werden können.

Bei allen Muskeldystrophien sollte eine exakte molekulargenetische Diagnose angestrebt werden, um eine genetische Beratung durchführen zu können. Für die Pränataldiagnostik stehen neben den Standardtechniken (Geschlechtsbestimmung, Mutations- oder Kopplungsanalyse aus Chorionzotten und Amnionzellen) im Bedarfsfall auch aufwendigere Methoden (Suche nach Punktmutationen, Transformation von Amnionzellen in Myoblasten) zur Verfügung.

Therapie. Eine kausale Therapie gibt es nicht. Die Behandlung ist symptomatisch und zielt auf eine Verbesserung der Lebensqualität ab.

Notwendig ist Physiotherapie zur Kontrakturprophylaxe. In Spätstadien ist eine physiotherapeutische Unterstützung der Atmung, insbesondere bei pulmonalen Infekten, sinnvoll. Bei Immobilisierung nach Unfällen oder Operationen kann Physiotherapie zur kurzfristigen Kräftigung der Muskulatur eingesetzt werden. Langfristig sind Kraftübungen bei Dystrophien eher schädlich.

Operative orthopädische Verfahren werden zur Lösung von Kontrakturen und zur Stabilisation der Wirbelsäule eingesetzt. Diese ist indiziert, wenn der Cobb-Winkel bei einem gehunfähigen Patienten 30° übersteigt.

Eine nächtliche Hypoventilation tritt bei vielen DMD-Patienten jenseits des 15. Lebensjahres, bei anderen Dystrophieformen in fortgeschrittenen Stadien auf. Eine nächtliche Maskenbeatmung durch ein BIPAP(„bilevel intermittent positive airway pressure")-Beatmungsgerät kann die Symptomatik deutlich verbessern.

Aus einer Vielzahl bisher eingesetzter Medikamente haben lediglich Steroide eine gewisse Wirksamkeit gezeigt. Bei DMD kann durch Langzeitbehandlung mit 0,75 mg/kg/Tag Prednison eine Verlängerung der Gehfähigkeit um durchschnittlich 1 Jahr erzielt werden, allerdings um den Preis erheblicher Nebenwirkungen. Die Gentherapie befindet sich bezüglich der Muskeldystrophien derzeit noch im tierexperimentellen Stadium.

Kongenitale Muskeldystrophie (CMD)

Definition. Die CMD sind eine heterogene Krankheitsgruppe mit 7 bisher molekular definierten sowie weiteren derzeit nur klinisch klassifizierten Formen (Tabelle 213.1) Mehrere Formen der CMD gehen mit ausgeprägten Veränderungen des ZNS einher.

Ätiologie und Pathogenese. Die Merosinopathie ist die häufigste Form der CMD und macht in der kaukasischen Bevölkerung rund die Hälfte aller Fälle aus. Ihr liegt ein vollständiges oder partielles Fehlen der schweren α2-Kette des heterotrimeren Lamininmoleküls zugrunde (Abb. 213.1). Laminin ist als Bestandteil der Basalmembran der Muskelfaser sowohl für die Faserdifferenzierung als auch für die mechanische Verbindung zwischen dem intramyofibrillären Zytoskelett und dem extramyofibrillären Bindegewebe wichtig. Sowohl das bei der Fukuyama CMD fehlende Fukutin als auch das kürzlich als Ursache der MDC 1C identifizierte Fukutin-related-protein sind Galaktosyl-Transferasen des Golgi-Apparates, deren Fehlen zu falscher Glykosylierung von Membranproteinen, insbesondere von α-Dystroglykan führt.

Pathologie. Morphologisch zeigt die Skelettmuskulatur dystrophische Veränderungen. Zelluläre Infiltrate und Fasernekrosen – früher gelegentlich als „kongenitale Myositis" interpretiert – können in den ersten Lebensmonaten, ein binde- und fettgewebiger Ersatz von Muskelfaszikeln bereits im 1. Lebensjahr im Vordergrund stehen.

Sowohl bei der Fukuyama-CMD als auch bei der finnischen Muscle-eye-brain-disease und beim Walker-Warburg-Syndrom finden sich Strukturveränderungen des Gehirns in Form von Pachygyrie bis hin zur partiellen oder vollständigen Lissenzephalie. Alle 3 Formen führen auch zu einer unterschiedlich stark ausgeprägten pontozerebellären Hypoplasie. Histologisch findet man eine Migrationsstörung, bei der die radiären Neurone durch die Glia limitans bis in die Pia mater einwandern, wodurch die typische Schichtung des Kortex aufgehoben wird und eine glatte oder als Pflastersteinrelief anmutende Hirnoberfläche entsteht.

Die Augen zeigen beim Walker-Warburg-Syndrom komplexe Fehlbildungen mit Buphthalmus, Megalocornea, Corneatrübung, Katarakten, abnormem Glaskörper, retinaler Hypopigmentierung und Hypoplasie des N. opticus.

Klinische Symptome und Verlauf.

Merosinopathie. Ein kompletter Merosinmangel führt zu einem relativ einheitlichen klinischen Verlauf. Die Kinder sind bereits nach der Geburt sehr hypoton und zeigen z.T. Kontrakturen im Sinne einer Arthrogryposis multiplex (Abb. 213.6). Schluckstörungen des Kindes verursachen pränatal ein Polyhydramnion und machen postnatal häufig Sondenfütterung erforderlich. Wenn die Kinder nicht im 1. Lebensjahr an Ateminsuffizienz versterben, können sie in den ersten Jahren lernen, frei zu sitzen. Nur wenige Patienten können sich selbst aufsetzen oder mit Hilfe stehen. Das MRT zeigt eine periventrikuläre Fehlmyelinisierung, die als Leukodystrophie fehlgedeutet werden kann. Die meisten Patienten sind normal intelligent. Etwa 30 % entwickeln eine medikamentös schwer einzustellende Epilepsie. Bei nur partiellem Merosinmangel werden die meisten Patienten bis zum 5. Lebensjahr gehfähig und ähneln in ihrem Phänotyp einer Gliedergürteldystrophie. Auch in diesen Fällen ist häufig eine abnorme periventrikuläre Bemarkung im MRT nachweisbar.

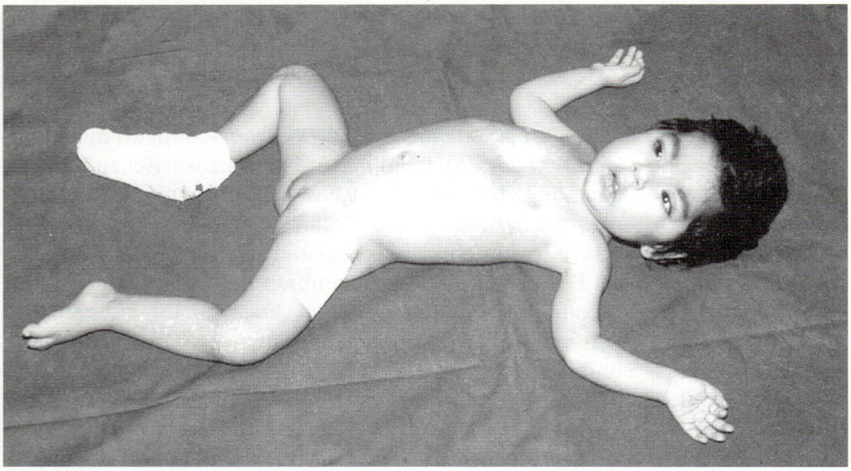

Abb. 213.6. 1jähriges Mädchen mit Laminin α2-defizienter CMD. Muskelhypotonie, Trichterbrust und Spitzfuß sind deutlich

Fukuyama-CMD. Diese Form ist in Japan endemisch mit einer Häufigkeit von 1:100 000, wobei die meisten Patienten für die gleiche Gründermutation homozygot sind. Die Kinder fallen nach Geburt durch eine schwere Muskelhypotonie auf, gelangen häufig zum freien Sitzen, aber nicht zum Stehen oder Gehen. Die Muskelschwäche ist progredient und führt zum Tod vor Erreichen des 20. Lebensjahres. Alle Patienten sind mental retardiert und zeigen Augenveränderungen (kongenitaler Nystagmus, Optikusatrophie).

Walker-Warburg-Syndrom und Muscle-eye-brain-disease (WWS, MEBD). MEBD ist eine in Finnland endemische, aber auch weltweit auftretende Form der CMD. Der genetische Defekt ist auf Chromosom 1p35–37 lokalisiert und allelisch zu der bei einem Teil der Patienten mit WWS vorliegenden Störung. Das klinische Bild ist das eines Floppy infant mit schwerer zerebraler Störung. Neben Gyrierungsstörungen tritt häufig ein shuntpflichter Hydrozephalus auf. Die Patienten lernen bestenfalls sitzen. Sie sind blind oder schwer sehbehindert. Nur wenige können Einzelworte sprechen. Die Lebenserwartung ist stark eingeschränkt.

Andere Formen der CMD. Eine neue Form der CMD (in OMIM als MDL 1B klassifiziert) mit sekundärem Merosinmangel und in der ersten Dekade einsetzender Ateminsuffizienz wurde kürzlich auf Chromosom 1q42 lokalisiert, eine weitere Form mit sekundärer Merosindefizienz auf Chromosom 19q13. Nahezu die Hälfte der Merosin-positiven Patienten mit CMD läßt sich keiner der 7 molekular definierten Formen zuordnen. Der Phänotyp ist variabel und reicht von schwerer kongenitaler Arthrogrypose bis zur Gehfähigkeit für viele Jahre. Obwohl bis zu 20 % dieser Patienten mental retardiert sind, finden sich keine relevanten zerebralen Veränderungen in der Bildgebung.

Diagnose und Differentialdiagnose. Wegen der phänotypischen Vielfalt der CMD existieren keine einheitlichen Kriterien. Eine Bestimmung der CK, ein MRT des Gehirns und eine immunzytochemische Untersuchung der Muskelbiopsie sind in jedem Fall erforderlich. Mutationsanalysen müssen ausgewählten Einzelfällen vorbehalten bleiben. Eine Pränataldiagnostik ist bei Merosinopathie durch Immunfluoreszenzuntersuchung einer Chorionzottenbiopsie möglich.

Therapie. Die Therapie ist symptomatisch und umfaßt orthopädische Maßnahmen (Kontrakturlösung, Wirbelsäulenfusion), ggf. medikamentöse Behandlung einer Epilepsie oder BIPAP-Beatmung bei Hypoventilation.

Fazioskapulohumerale Muskeldystrophie (Landouzy-Déjerine)

Ätiologie. Bei der fazioskapulohumeralen Muskeldystrophie (FSHD) findet man subtelomere Deletionen in der Region 4q35-ter. Das defekte Gen ist noch unbekannt. Die Krankheit wird autosomal-dominant vererbt mit 95 % Penetranz bis zum 20. Lebensjahr. Mehrere betroffene Kinder bei klinisch gesunden Eltern sind die Folge häufiger Keimzellmosaike.

Klinische Symptome und Verlauf. Die Krankheit kann sehr milde verlaufen, so daß klinische Symptome (unvollständiger Lidschluß im Schlaf, Schwäche beim Spitzen der Lippen oder beim Heben der Arme) nur bei sorgfältiger klinischer Untersuchung auffallen. Sie kann andererseits bereits im Kindesalter so schwer ausgeprägt sein, daß eine rasch fortschreitende Hyperlordosierung der Wirbelsäule und Schwäche der Beinmuskulatur zu Gehunfähigkeit im 2. Lebensjahrzehnt führt. Typische klinische Symptome sind eine Schwäche der mimischen Muskulatur, ein sog. Terassenphänomen der Schultermuskulatur durch Atrophie der Deltoidei, ausgeprägte Skapulae alatae und in späteren Stadien eine lumbale Hyperlordose und Skoliose. Nicht selten ist im Kindesalter eine cochleäre Hörstörung mit Hochtonverlust. Seltener treten eine exsudative Retinopathie mit Teleangiektasien und Mikroaneurysmen der Retina (Coats-Syndrom) oder eine mentale Retardierung hinzu.

Diagnose. Die CK ist in der Regel auf 200–1.000 U/l erhöht. Die Diagnosesicherung erfolgt durch den Nachweis einer Deletion der Region 4q35-ter, eine Pränataldiagnose ist dadurch möglich. Eine Muskelbiopsie, die meist nur unspezifische Veränderungen und fehldeutbare lymphozytäre Infiltrate zeigt, ist nicht unbedingt erforderlich. Differentialdiagnostisch sind, zumindest bei sporadischen Fällen,

Strukturmyopathien, Mitochondriopathien und eine Myasthenie auszuschließen.

Therapie. Ein kausale Therapie gibt es nicht. Orthopädische Fixierung der Skapulae kann die Armfunktion verbessern. Die Indikationsstellung für eine operative Stabilisierung der Wirbelsäule muß den Erhalt der Gehfähigkeit berücksichtigen. Bei Hochtonverlust ist eine Hörgeräteversorung erforderlich.

Emery-Dreifuss-Muskeldystrophie (EDMD)

Ätiologie. Die X-chromosomal-rezessive EDMD wird durch Mutationen des Emeringens auf Chromosom Xq28 hervorgerufen. Das Genprodukt Emerin ist ein Protein der myonukleären Membran, das in zahlreichen Geweben exprimiert wird. Eine phänotypisch nicht unterscheidbare, meist autosomal-dominant, selten auch autosomal-rezessiv erbliche Form entsteht durch Mutationen im Lamin, einem mit Emerin interagierenden Protein.

Klinische Symptome und Verlauf. Im Unterschied zu anderen Formen der Muskeldystrophie kann bei EDMD die Diagnosestellung zugleich lebensrettend sein, da kardiale Probleme und/oder eine Hypoventilation häufige Begleiterscheinungen sind.

Klinisch finden sich neben der Muskelschwäche früh auftretende Kontrakturen, insbesondere der Ellenbogen- und Sprunggelenke. Extensorkontrakturen der Wirbelsäule („rigid spine“) sind häufig. Die Schwäche zeigt eine skapulohumeroperoneale Verteilung. Bei starker Ausprägung kann das klinische Bild anfangs dem einer DMD oder LGMD stark ähneln. Die Kardiomyopathie ist durch Reizleitungsstörungen und verminderte Kontraktilität gekennzeichnet. Neben rasch progredienter AV-Blockierung treten atriale und ventrikuläre Arrhythmien auf, die eine Schrittmacherversorung oft bereits in der 2. Dekade erforderlich machen. Synkopen sind häufig. Unbehandelt stirbt mehr als 1/3 der Patienten an plötzlichem Herztod, bevor eine Beeinträchtigung der Skelettmuskulatur evident wird. Nächtliche Hypoventilation in fortgeschrittenen Stadien kann die kardiale Situation komplizieren.

Diagnose. Die CK kann leicht oder stark erhöht sein (150–1 000 U/l). Für die X-chromosomale Form ist die fehlende Expression von Emerin in den Myonuklei – wegen der ubiquitären Expression auch in Leukozyten oder Wangenschleimhautzellen – wegweisend. Die Herzbeteiligung muß durch EKG, Langzeit-EKG und Echokardiographie gesucht werden. Bei Hypoventilationssymptomatik ist eine Polysomnographie erforderlich. Auch Überträgerinnen der X-chromosomalen Form können schrittmacherpflichtige Kardiomyopathien entwickeln. Die autosomale, dominant oder rezessiv erbliche Form ist nur molekulargenetisch durch den Nachweis von Mutationen im Lamingen diagnostisch zu sichern.

Therapie. Die Muskelschwäche ist nicht gezielt behandelbar. Für die Behandlung der Kardiomyopathie gelten die üblichen Kriterien, wobei die Indikation zur Schrittmacherimplantation großzügig gestellt werden muß. Nächtliche Hypoventilation sollte vorzugsweise mittels BIPAP-Beatmung behandelt werden. Orthopädisch wird eine Achillessehnenverlängerung häufig erforderlich.

Distale Myopathien oder Muskeldystrophien

Definition. Die distalen Myopathien (Synonym: distale Dystrophien, hereditäre Einschlußkörpermyopathien) stellen eine Gruppe genetisch determinierter Muskelkrankheiten dar, die durch eine distale Schwäche der Extensoren oder Flexoren an Füßen und Händen gekennzeichnet sind. Genorte und z.T. auch ursächliche Mutationen sind für mehrere Formen bekannt (Tabelle 213.1).

Ätiologie. Für die tibiale Muskeldystrophie vom Typ Udd ist bekannt, daß die durch Kopplungsanalyse eingegrenzte kritische Region vom Titingen vollständig überspannt wird. Titin ist das größte bekannte Protein des Skelettmuskels und dient wie ein Gummiband dem elastischen Gerüst, das die Sarkomere überspannt und die Muskelfasern vor Überdehnung schützt. Eine Einschlußkörper-Myopathie des Erwachsenenalters und die im Kleinkindalter beginnende distale Myopathie vom Typ Laing werden durch Mutationen in schweren Myosin-Ketten hervorgerufen.

Klinische Symptome und Verlauf. Distale Myopathien im Kindesalter sind nicht selten, werden aber zumeist als hereditäre motorische und sensorische Neuropathie (HMSN, vgl. Kap. 201) fehldiagnostiziert. Wie bei HMSN zeigt sich bei Beginn an den Beinen zunächst eine selektive Fußheberschwäche (Typ Laing) oder eine Unfähigkeit zum Zehenspitzengang (Typ Miyoshi). Auch Beginn mit Schwäche in den Handgelenk- oder Fingerextensoren kommt im Kindesalter vor. Im Unterschied zur HMSN entsteht kein Hohlfuß, sondern eher ein Senkspreizfuß, und die Zehenextensoren sind frühzeitig befallen. Die Krankheiten sind langsam progredient und führen zu Einschränkungen im Alltagsleben erst nach Jahrzehnten.

Diagnose. Im Unterschied zur HMSN ist die neurographische Untersuchung weitgehend normal. Die CK kann normal, leicht oder drastisch erhöht sein. Zum Nachweis des selektiven Befalls bestimmter Muskeln sind bildgebende Verfahren (CT, MRT) hilfreich. Die Muskelbiopsie ist anfangs oft unspezifisch myopathisch, später „dystrophisch“. Autophagische Vakuolen sind bei den meisten Formen beschrieben. Bei Multiplexfamilien sind Kopplungsanalysen möglich.

Therapie. Die Therapie ist symptomatisch. Orthopädische Maßnahmen wie eine Peronäusfeder oder Achillessehnenverlängerung sind häufig notwendig.

Literatur

Bushby K (1996) Towards the classification of the autosomal recessive limb-girdle muscular dystrophy. Neuromusc Disord 6: 439–441
Dubowitz V (1995) Muscle disorders in childhood. Saunders, London
Emery AEH (1998) Neuromuscular disorders: Clinical and molecular genetics. John Wiley, Chichester
Straub V, Campbell KP (1997) Muscular dystrophies and the dystrophin-glycoprotein complex. Curr Opin Neurol 10: 168–175
Voit T (2001) Congenital muscular dystrophies. In: Karpati G, Hilton-Jones D, Griggs RC (eds) Disorders of voluntary muscle, 7th edn. University Press, Cambridge

214 Myotone Dystrophie (Dystrophia myotonica Typ I, Curschmann-Steinert-Erkrankung)

Th. Voit

Die myotone Dystrophie (Dystrophia myotonica, DM 1, OMIM 160900) ist eine autosomal dominant erbliche Systemerkrankung, die vornehmlich Skelett-, Herz- und glatte Muskulatur betrifft. Als weitere Organe sind auch das Nervensystem, das Auge, das endokrine System und die Gonaden am Krankheitsprozeß beteiligt. Die DM ist mit einer Prävalenz von 5:100 000 (klinische Epidemiologie) oder 9:100000 (molekulare Epidemiologie) die häufigste Form der Muskeldystrophie beim Erwachsenen und zugleich die häufigste Form der Myotonie. Wegen ihres facettenreichen klinischen Bildes rangiert die DM unter den am häufigsten falsch, spät oder nicht diagnostizierten Krankheiten. Für die Pädiatrie ist die DM insbesondere wegen der schweren neonatalen Verlaufsform und wegen der bei Manifestation im Kindesalter regelmäßig assoziierten mentalen Retardierung von Bedeutung.

Ätiologie und Genetik. Die autosomal dominante DM 1 ist wie das fragile X-Syndrom eine Triplet-Repeat-Erkrankung die durch Verlängerung einer variablen repetitiven CTG-Sequenz im nicht-translatierten 3'-Ende des Dystrophia-myotonica-protein-kinase-Gens (DMPK) auf Chromosom 19q13 entsteht. Gesunde tragen weniger als 50 CTG-Trinukleotide in diesem Bereich, während bei DM 1-Patienten der Schweregrad der Erkrankung mit der Zahl der Trinukleotide korreliert, ohne daß jedoch eine zuverlässige Vorhersage für den Einzelfall möglich wäre. 50–100 Repeats entsprechen meist einem prä-oder oligosymptomatischen Verlauf, während bei der schweren neonatalen Form bis zu 1 500 Repeats und mehr gefunden werden. Durch genetische Instabilität der Mutation in den Keimzellen kommt es zum Phänomen der Antizipation: der Schweregrad der Erkrankung nimmt in nachfolgenden Generationen zu, allerdings mit

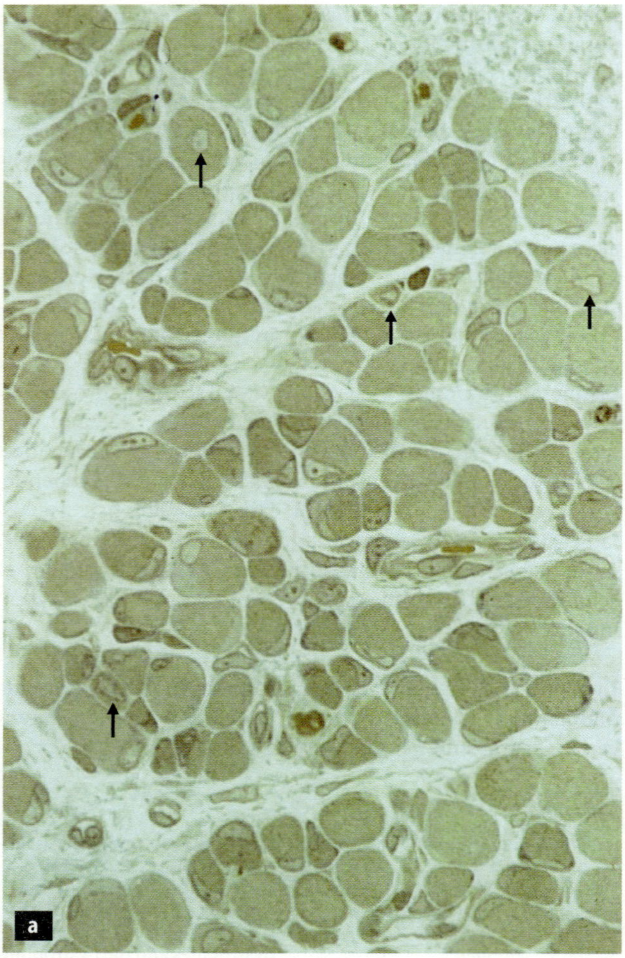

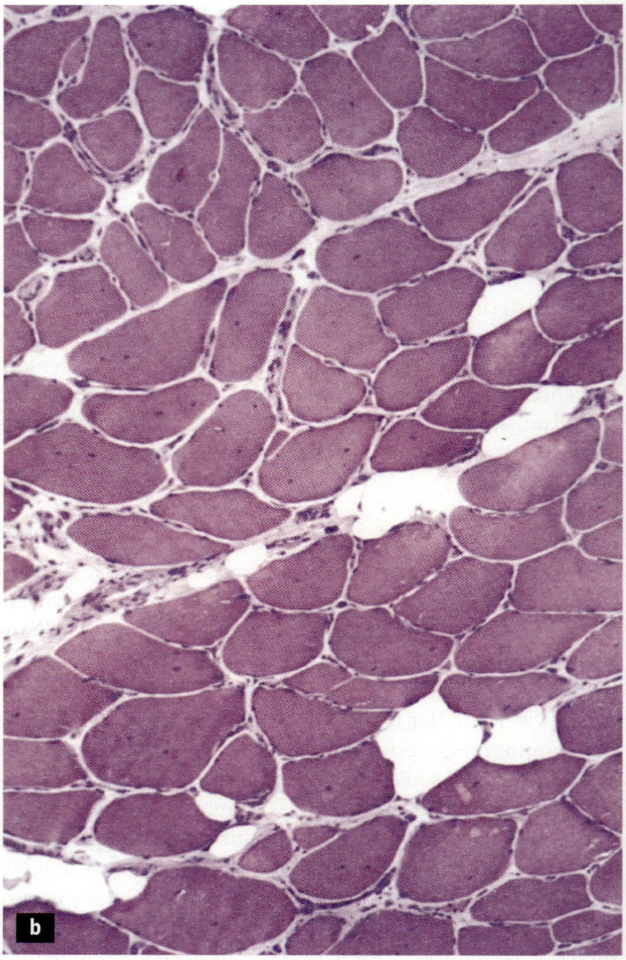

Abb. 214.1.a Skelettmuskel eines 2 Monate alten Kindes mit DM 1. Neben ausgeprägter Variation im Faserkaliberspektrum finden sich auch zahlreiche zentrale Kerne (*Pfeile*) sowie subsarkolemmal myofibrillenfreie Zonen. Semidünnschnitt, Paraphenylendiamin (Prof. J.M. Schröder, Aachen). **b** Skelettmuskel eines 13jährigen Mädchens mit DM 1. Erhebliche Faserkalibervariation, Vermehrung des Bindes- und Fettgewebes sowie der zentralen Kerne. HE (Prof. Dr. J.M. Schröder, Aachen)

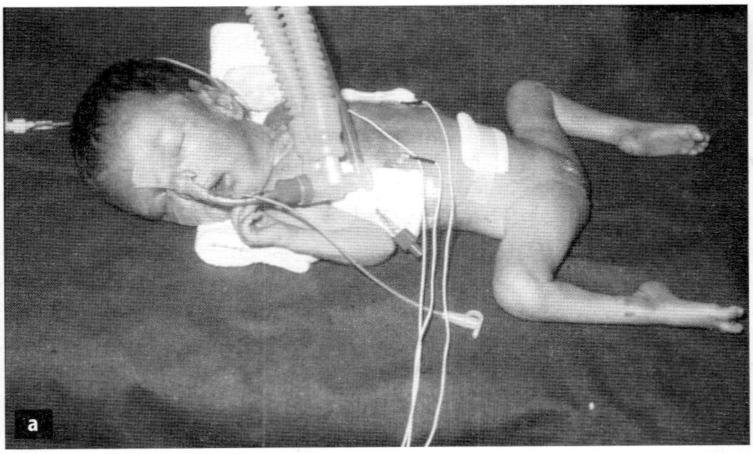

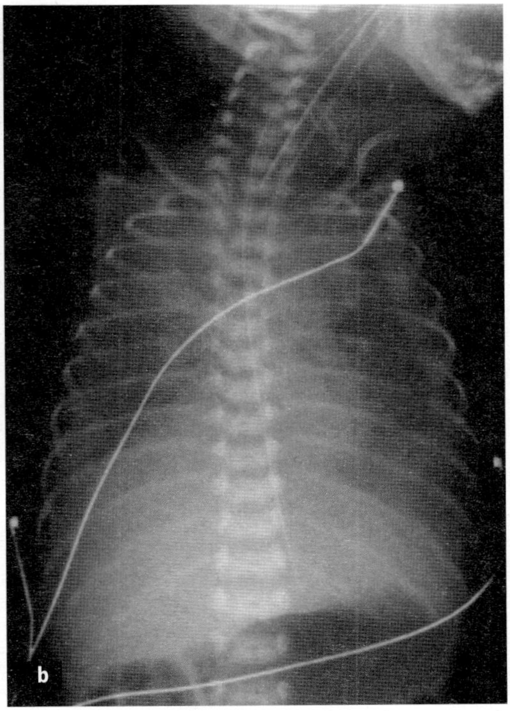

Abb. 214.2.a DM 1: Frühgeborenes der 34. SSW mit Ateminsuffizienz, Trinkschwäche, generalisierter Muskelatrophie und kongenitalen Spitzfußkontrakturen. **b** Frühgeborenes mit DM 1: Das Thoraxröntgenbild zeigt auffallend dünne Rippen und bilaterale Pleuraergüsse

variabler Penetranz. Die schwere neonatale Form wird fast ausschließlich bei Kindern erkrankter Mütter beobachtet, wahrscheinlich weil eine große CTG-Expansion in Spermien eine Minderung von deren fertiler Funktion bewirkt. Betroffene Mütter können schwer betroffene oder aber auch sehr oligosymptomatisch betroffene Kinder zur Welt bringen.

Exkurs zur Vorgeschichte der Kaukasier. Die DM 1 ist in der kaukasischen und asiatischen Bevölkerung häufig, kommt aber in der zentralen schwarz-afrikanischen Bevölkerung nicht vor. Zudem findet sich bei allen kaukasischen und asiatischen DM-1-Patienten ein gemeinsamer Haplotyp, was darauf hinweist, daß das Auftreten der Prämutation – Repeat-Zahlen von18 bis 35 – bei einem sehr frühen gemeinsamen Vorfahren der asiatischen und kaukasischen Völker nach Abspaltung von den zentralafrikanischen Völkern, aber vor der Auswanderung der Eurasier aus Afrika aufgetreten sein muß.

Pathogenese. Der autosomal dominante Erbmodus wird durch einen toxischen Funktionszugewinn auf zellulärer Ebene erklärt. Das betroffene DMPK-Protein selbst wird allerdings fast ausschließlich in Skelett-und Herzmuskel exprimiert. Die Multisystem-Manifestationen erklären sich dadurch, daß die CTG-Expansion im 3'-untranslatierten Bereich eine toxische Auswirkung auf andere, im ZNS oder Auge wichtige Gene hat. Dabei kommt es im Kern der betroffenen Zellen zu einer abnormen Bindung der mutierten CUG-mRNA an RNA-bindende Proteine, die durch Interaktion den Metabolismus und das Splicing der mRNA anderer Gene im Kern verändert. Einige der davon betroffenen Gene sind bekannt, z.B. SIX 5, das in der Linse exprimiert wird und möglicherweise für die Katarakt bei DM 1 verantwortlich ist, oder der Insulin Rezeptor, der in Verbindung mit dem Diabetes mellitus bei DM 1 gesehen wird.

Entsprechend der molekularen Pathogenese, die verschiedene Gene betrifft, zeigen verschiedene Organe bei DM 1 unterschiedliche Pathologie. In der Skelettmuskulatur zeigt sich bei der schweren neonatalen Form ein histologisches Bild der Faserunreife mit zu kleinen Muskelfasern und einer starken Vermehrung zentraler Kerne (Abb. 214.1a), was zu häufigen Verwechslungen mit dem histologisch ähnlichen Bild der X-chromosomal erblichen zentronukleären Myopathie Anlaß gibt. Weniger betroffene Patienten zeigen im Kindesalter oft nur eine selektive Typ-1-Faseratrophie, was unspezifisch und diagnostisch wenig hilfreich ist. Später im Leben enwickelt sich das Vollbild einer Muskeldystrophie mit vermehrter Faserkalibervariation, zahlreichen intern gelegenen Kernen, Ringfasern, Fibrose und Lipomatose (Abb. 214.1b).

Klinik. Bei der *neonatalen DM 1* kommt es meist bereits in utero durch Schluckschwäche des Feten zu einem Polyhydramnion, was seinerseits zur Frühgeburt führen kann. Die Früh- oder Neugeborenen zeigen typischerweise eine ausgeprägte Fazies myopathica mit Ptosis, eine starke Saug- und Schluckschwäche und eine generalisierte Muskelschwäche und -hypotonie, die mit angeborenen Gelenkkontrakturen (Arthrogryposis multiplex) verbunden sein kann (Abb. 214.2a). Auch Pleuraergüsse und Aszites i.S. eines nonimmunen Hydrops fetalis kommen vor (Abb. 214.2b). Auf dem Thorax-Röntgenbild fallen dünne Rippen als Folge des in utero zu geringen Muskelstimulus auf, und ein Zwerchfellhochstand ist häufig. Die Myotonie ist im Säuglings- und Kleinkindesalter regelmäßig noch nicht nachweisbar, die Serum-CK meist normal. Schwer betroffene Früh- oder Neugeborene müssen wegen der ausgeprägten Muskelschwäche fast immer beatmet werden. Ist nach längstens acht Wochen keine ausreichende Fähigkeit zur Spontanatmung erreicht, kann mit deren Entwicklung im weiteren Verlauf kaum noch gerechnet werden. Eine Beendigung der Beatmungstherapie ist dann zu diskutieren. Langzeit-Überlebende sind schwer mental retardiert (IQ unter 65).

Bei der *infantilen oder juvenilen DM 1* steht die oft massive, aber nicht progrediente geistige Retardierung und Sprachentwicklungsverzögerung der Kinder klinisch im Vordergrund. Diese kann variabel mit einer motorischen Entwicklungsverzögerung, Muskelschwäche sowie in deren Folge auftretenden Kontrakturen oder einer Skoliose kombiniert sein (Abb. 214.3). Die Muskelschwäche bessert sich meist im Verlauf, aber eine Gehfähigkeit wird oft erst mit 4 oder 5 Jahren erreicht. Die Diagnose wird durch den charakteristischen „zeltförmig" dreieckigen Mund und eine Schwäche beim Augenschluß erleichtert. Eine Beteiligung der glatten Muskulatur trägt zur Schluckschwäche, aber auch zu verlängerten Magenentleerungszeiten und häufiger Obstipation bei. Die Serum-CK ist in diesem Alter und später zumeist leicht erhöht.

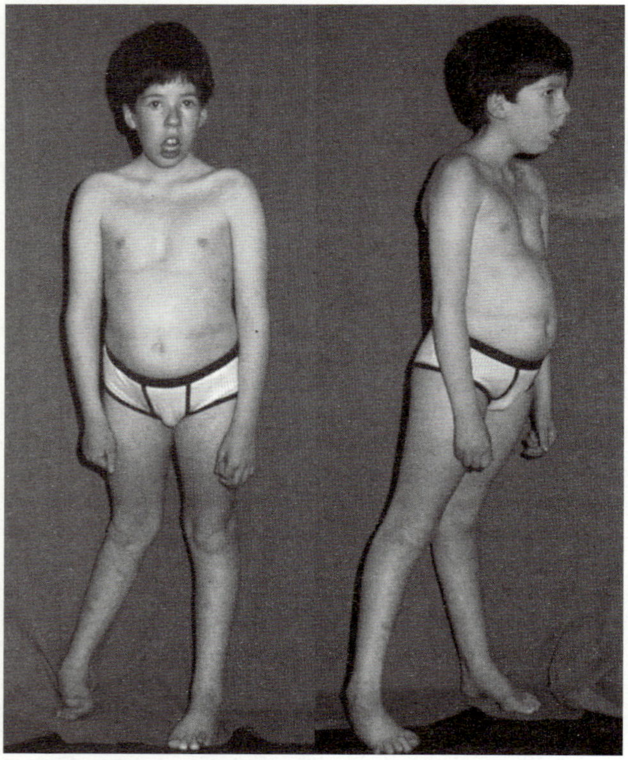

Abb. 214.3. Zwölfjähriger Junge mit DM 1: Hypomimische Fazies mit offen stehendem, dreieckigem Mund, Trichterbrust und Haltungsanomalien durch Spitzfußkontrakturen

Die *DM 1 des Erwachsenen* ist eine Multisystemerkrankung mit variabler Kombination der einzelnen Organmanifestationen (Tabelle 214.1). In einer typischen Familie weist ein Mitglied der Großelterngeneration eine Katarakt, eine Stirnglatze, einen Diabetes mellitus Typ II und eine gewisse Eigensinnigkeit auf, Symptome, die leicht als Altersfolgen gedeutet werden können. Die Myotonie, die sich meist als „Steifheit" der Hände v.a. bei Kälte manifestiert, bleibt häufig unerkannt. In der Elterngeneration treten derartige Symptome dann schon in der 2.–4. Dekade auf und können mit Ptosis, Muskelschwäche, variabler mentaler Retardierung, einer Retinopathie oder Herzrhythmusstörungen kombiniert sein. Der Schweregrad kann zwischen Geschwistern stark variieren von minimaler Symptomatik bis zu schwerer globaler Retardierung. Minimal oder klinisch nicht betroffene Mütter können schwerst betroffene Früh- oder Neugeborene zur Welt bringen. Meist sind aber Minisymptome wie eine Klopf-oder Griffmyotonie, ein hoher Haaransatz oder erhöhte Spontanaktivität im EMG bei den Müttern nachweisbar.

Für alle Formen von DM 1 gilt, daß Vollnarkosen mit einem erhöhten Risiko behaftet sind, das durch Überempfindlichkeit auf bestimmte Anästhetika und Muskelrelaxantien entsteht. Spezielle Narkoseführungen, u.a. mit Propofol, wurden deshalb empfohlen.

Diagnose. Der wichtigste Schlüssel zur Diagnose ist die genaue Anamnese zu allen Familienmitgliedern der 2 vorangehenden Generationen. Die pathologische CTG-Expansion im DMPK-Gen kann durch eine einfache Southern-blot- oder PCR-Reaktion aus Leukozyten sicher nachgewiesen werden, sodaß auf invasivere Untersuchungen wie eine Muskelbiopsie heute fast immer verzichtet werden kann. Die Myotonie tritt meist erst nach dem 3. Lebensjahr, oft auch erst später als Symptom hinzu und kann dann durch die charakteristischen Entladungsfolgen von Spontanaktivität im EMG, vorzugsweise an distalen Muskeln (Mm. thenar, interossei der Hand) sichtbar gemacht werden.

Tabelle 214.1 Organmanifestationen bei myotoner Dystrophie Typ 1

Organ	Symptome
ZNS	Mentale Retardierung, Läsionen der weißen Substanz im MRT (T_2), kortikale Atrophie
PNS	Motorische und sensorische Neuropathie
Herz	AV-Block, Rhythmusstörung, Mitralklappenprolaps, Minderung der linksventrikulären Funktion
Gonaden	Hypogonadismus (vermindertes Ansprechen auf FSH)
Endocrinium	Diabetes mellitus, Hypothyreose
Auge	Ptosis, schwacher Lidschluß, limitierte Augenmotilität; Katarakt
Glatter Muskel	Schluckstörung; intestinale Pseudoobstruktion, Megakolon

Therapie. Eine kausale Therapie existiert nicht. Mehrere Symptome sind symptomatisch gut behandelbar: eine nächtliche Hypoventilation mit BIPAP-Beatmung, eine Katarakt chirurgisch, Herzrhythmusstörungen medikamentös oder durch Schrittmacher, ein Diabetes mellitus mit oralen Antidiabetika oder Insulin. Kontrakturen oder eine Skoliose bedürfen oft orthopädischer operativer Korrektur. Die Myotonie ist durch antiarrhythmisch wirksame Substanzen wie Phenytoin oder Mexiletin behandelbar, steht jedoch selten so im Vordergrund, daß dies erforderlich wäre.

Differentialdiagnose. Die wichtigste Differentialdiagnose ist die autosomal dominant erbliche *Myotone Dystrophie Typ 2* (DM 2, OMIM 602668), eine seltenere Form der Multisystemerkrankung, deren Merkmale wie Muskeldystrophie, Myotonie, Katarakt, Stirnglatze, Fertilitätsminderung und Herzrhythmusstörungen von der DM 1 nicht sicher zu unterscheiden sind. Allerdings wurde eine schwere neonatale oder frühkindliche Form bislang nicht berichtet. Die Erkrankung entsteht durch eine CCTG-Expansion im Intron 1 des Zink-Finger-Proteins 9 auf Chromosom 3q, was auf zellulärer Ebene zu Störungen des RNA-Metabolismus wie bei DM 1 führt.

Literatur

Bennun M, Goldstein B, Finkelstein Y, Jedeikin R (2000) Continuous propofol anaesthesia for patients with myotonic dystrophy. Br J Anaesth 85: 407–409
Dubowitz V (1995) Muscle disorders in childhood. Saunders, London Philadephia Toronto Sydney Tokyo
Harper PS (2001) Myotonic dystrophy. In: Karpati G, Hilton-Jones D, Griggs RC (eds) Disorders of voluntary muscle. Cambridge Univ Press pp 541–559
Liquori CL, Ricker K, Moseley ML et al. (2001) Myotonic dystrophy type 2 caused by a CCTG expansion in intron1 of ZNF9. Science 293: 864–867
Tishkoff SA, Goldman A, Calafell F et al. (1998) A global haplotype analysis of the myotonic dystrophy locus: Implications for the evolution of modern humans and for the origin of myotonic dystrophy mutations. Am J Hum Genet 62: 1389–1402

215 Nichtdystrophe Myotonie, Paramyotonie und periodische Paralyse

C. Hübner, A. von Moers

Definition. Die Ionenkanalkrankheiten mit *nichtdystrophen Myotonien*, bei denen nur die Muskulatur betroffen ist, können zu einer Muskelhypertrophie, nicht aber zu einer Dystrophie führen. Für die Chloridkanalmyotonien charakteristisch ist das Warm-up-Phänomen, bei dem durch wiederholte Muskelkontraktionen die Myotonie abnimmt. Dieses Warm-up-Phänomen fehlt meist bei den Natriumkanalmyotonien, und bei der *Paramyotonie* nimmt die Myotonie durch wiederholte Muskelkontraktion „paradox" zu. Myotonie bezeichnet die temporär verzögerte Erschlaffung der Muskulatur, die durch eine gestörte Muskelrelaxation nach einer Willkürbewegung verursacht ist. Ein einzelner Nervenimpuls, der im gesunden Muskel ein Aktionspotential auslöst, kann im Falle einer Myotonie mehrere, hintereinander ablaufende Aktionspotentiale, sog. „myotonic runs", verursachen, die naturgemäß die Muskelrelaxation stören und im Elektromyogram (EMG) charakteristische Bilder repetitiver Entladungen aufweisen. Die *periodischen Paralysen*, die auf Kalzium- oder Natriumkanalkrankheiten beruhen, zeichnen sich durch spontan auftretende Episoden schlaffer Muskelschwäche aus. Allen im folgenden vorgestellten Krankheiten gemeinsam sind solche temporären Ereignisse eingeschränkter Muskelfunktion und die Möglichkeit einer ursächlichen molekulargenetischen Abklärung.

Myotonia congenita Thomsen und Becker

Ätiologie und Pathogenese. Die Chloridleitfähigkeit des Sarkolemms wird in erster Linie durch den Skelettmuskel-Chloridkanal (CLC-1) gesteuert, der entscheidend zur elektrischen Stabilität der Muskelfaser beiträgt. Mutationen des *CLCN1*-Gens (Chromosom 7q35) verursachen sowohl den autosomal-dominanten Typ Thomsen als auch den autosomal-rezessiven Typ Becker der Myotonia congenita. In Deutschland werden beim rezessiven Typ Becker in rund 30 % aller diagnostizierten Patienten eine F413C- oder R894X-Punktmutation oder eine 14-bp-Deletion in Exon 3 des *CLCN1*-Gens gefunden. In aller Regel sind Mutationen, die eine Verkürzung des synthetisierten Proteins zur Folge haben, Ursache für die rezessive Form der Myotonia congenita. Aber auch heterozygote Mutationen mit einem kompletten Funktionsverlust eines Allels führen bei Koexpression eines intakten („wild-type") *CLCN1*-Allels zu dem rezessiven Typ Becker. Die Ursache für den dominanten Typ Thomsen ist also nicht eine Haploinsuffizienz, sondern ein dominant negativer Effekt der mutierten auf die intakten Untereinheiten des CLC-1-Kanals. Die Grenzen von dominant, partiell dominant und rezessiv sind fließend. Die Chloridkanalmyotonien werden auf eine Häufigkeit von 1 : 50 000 geschätzt.

Pathologie. Ein unspezifisches, mildes myopathisches Muster mit Faserdisproportionen und fehlenden Typ-IIb-Fasern, zentralen Kernen und leicht vermehrtem perimysialem Bindegewebe ist ohne diagnostischen Wert. Eine Muskelbiopsie ist nicht indiziert.

Klinische Symptome und Verlauf. Der dominante Typ Thomsen unterscheidet sich vom rezessiven Typ Becker durch das Manifestationsalter, das Ausbreitungsmuster der Myotonie und die für den Typ Becker typische transiente Muskelschwäche.

Der *dominante Typ Thomsen* stellt in 90 % der Fälle eine milde Verlaufsform dar. Weitere 10 % der Patienten sind klinisch symptomlos, und deren Erkrankung ist phänotypisch nur durch das EMG, welches am sichersten mit dem Genotyp korreliert, zu diagnostizieren. Typische Beschwerdebilder sind eine Verspannung der Kiefer-, Nacken-, Schulter-, Arm-, Hand- oder Beinmuskulatur, eine Verzögerung der initialen Willkürmotorik beim raschen Aufstehen aus sitzender Position oder beim Öffnen der Hände nach Faustschluß, eine Verstärkung der Beschwerden bei Kälte, in emotionalen Streßsituationen oder nach Ruhe, eine Perkussionsmyotonie, eine lokal umschriebene (Waden) oder selten auch generalisierte Muskelhypertrophie und eine milde Muskelschwäche, die selten generalisiert auftritt. Das betroffene Neugeborene kann nach dem Schreien nicht die Augen öffnen, und im späteren Lebensalter bleibt bei Blickwendung nach unten das Augenweiß sichtbar, da das Oberlid nur verzögert mitgeht („lid lag", Graefe-Zeichen). Wiederholte Kontraktionsbewegungen beim Hand- oder Lidschluß führen zu einer Lösung der Muskelsteifheit (Warm-up-Phänomen).

Die *rezessive Myotonia congenita vom Typ Becker*, auch „generalisierte Myotonie" genannt, ist mit 80% aller Fälle die häufigste Form der Myotonia congenita und wird ohne große intra- oder interfamiliäre Variabilität des klinischen Bildes zwischen dem 3. und 30. Lebensjahr klinisch manifest. Die meisten Patienten realisieren ihre Beschwerden zuerst in den Beinen. In der Regel breitet sich die myotone Muskelversteifung in den folgenden Lebensjahren auf die Arme, den Nacken und die Gesichtsmuskeln aus. Bei 75% aller Patienten tritt die myotone Versteifung nach einer transitorischen Muskelschwäche über mehrere Sekunden vor allem in den Armen und Händen auf, die die Betroffenen an der Ausführung einer Bewegung hindert und gefolgt ist von einer anhaltenden Inaktivität. Viele Patienten entwickeln eine deutliche Hypertrophie ihrer Gluteal-, Oberschenkel- und Wadenmuskeln (Abb. 215.1).

Während die heterozygoten Väter und Brüder der Merkmalsträger klinisch und im EMG eine latente Myotonie zeigen, ist dies bei den heterozygoten Müttern und Schwestern nicht der Fall. Dieses Phänomen läßt sich hypothetisch mit der Tatsache erklären, daß auf dem distalen Chromosom Xp ein weiterer Muskelchloridkanal exprimiert wird (CLC-4), der aufgrund seiner chromosomalen Lokalisation möglicherweise der X-Inaktivierung beim weiblichen Geschlecht nicht unterliegt und so die reduzierte Anzahl intakter CLC-1-Kanäle funktionell kompensiert. Schon Becker erkannte, daß die im Vergleich zum Typ Thomsen schwerere Verlaufsform vom Typ Becker beim männlichen Geschlecht häufiger auftritt als beim weiblichen (M : F = 3 : 1).

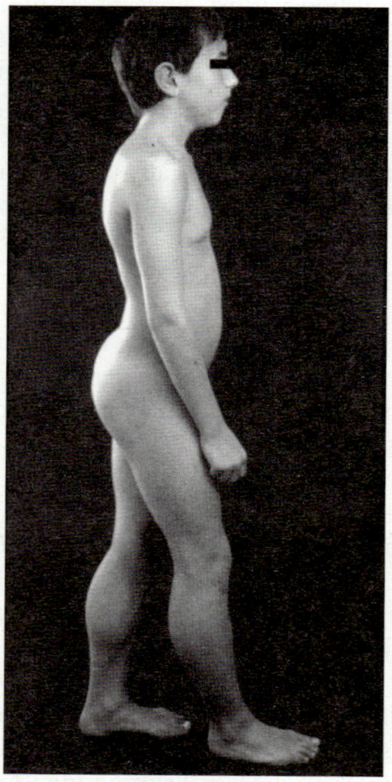

Abb. 215.1. Rezessive Myotonia congenita Becker. 11jähriger Junge mit dem typischen Verteilungsmuster einer Hypertrophie der Gluteal-, Oberschenkel- und Wadenmuskeln

Therapie. In aller Regel ist eine Therapie nicht nötig. Bei schwerem Verlauf sind Medikamente, die durch eine Interaktion mit den Natriumkanälen zu einer Verminderung der Exzitabilität der Membran führen, wie Mexiletin, wirksam. Die potentiell schweren Nebenwirkungen wie Herzrhythmusstörungen, Lungenfibrose oder Leukopenie sind bei der Indikation zur Therapie streng zu beachten. Phenytoin und Carbamazepin haben eine deutlich geringere therapeutische Wirkung.

Prognose. Die Chloridkanalkrankheiten sind nach Erreichen des klinischen Vollbildes nicht progredient und haben so eine gute Prognose.

Hypokaliämische periodische Paralyse, hyperkaliämische periodische Paralyse, Paramyotonia congenita und kaliumaggravierte Myotonie

Ätiologie und Pathogenese. Die Muskelkontraktion erfordert eine intakte Signalübertragung vom Nerv zur Muskelmembran, in das T-tubuläre System und zum sarkoplasmatischen Retikulum zur Kalziumfreisetzung. In dieser Signalkaskade spielen 2 kationische Kanäle jeweils ihre zentrale Rolle der Signalvermittlung: zum einen ein Natriumkanal, durch den das Membranaktionspotential gesteuert wird, und zum anderen ein Kalziumkanal, durch den das Signal einer Membranerregung gekoppelt wird an die konsekutive intrazelluläre Kalziumfreisetzung und damit erfolgreiche Muskelkontraktion. Die hypokaliämische Paralyse beruht meist auf Mutationen des auf Chromosom 1q32 codierten *CACNL1A3*-Gens für die α_1-Untereinheit des Dihydropyridin-sensitiven L-Typ-Kalziumkanals. Die hyperkaliämische Paralyse, die Paramyotonia congenita, die kaliumaggravierte Myotonie und andere Phänotypen der Myotonie sind verursacht durch Mutationen des *SCN4A*-Gens für die α-Untereinheit des Skelettmuskel-Natriumkanals auf Chromosom 17q23.1–q25.3. Diese α-Untereinheiten der beiden kationischen Kanäle weisen vergleichbare Funktionen auf und sind gemeinsamen genetischen Ursprungs. Bei der hypokaliämischen Paralyse findet man auch Mutationen des KCNE3-Gens für die Kaliumkanal-β-Untereinheit.

Pathologie. Ein mildes myopathisches Muster mit Faserdisproportionen und zentralen Kernen, eine Defizienz der Typ-IIb-Fasern und auch Vakuolen in den Muskelfasern sind bei der Paramyotonia congenita bekannt. Die hypokaliämische und die hyperkaliämische Paralyse sind von einer ausgeprägten „Vakuolenmyopathie" begleitet. Spezifisch ist keiner der Befunde.

Klinische Symptome und Verlauf. Ist das Sarkolemm hyperexzitabel, so kann sich eine Myotonie entwickeln, ist die Membran hypoexzitabel, so kommt es zu einer Muskelschwäche oder -paralyse. Gemeinsam sind den hier vorgestellten Krankheiten das periodische oder anfallsartige Auftreten von Myotonie oder Muskelschwäche, das abgelöst wird von Phasen normaler Muskelfunktion.

Hypokaliämische periodische Paralyse. Die primäre hypokaliämische periodische Paralyse manifestiert sich bei 60% aller Patienten vor dem 16. Lebensjahr. Milde Formen gehen mit ein paar Muskelschwächeanfällen während des ganzen Lebens einher, bei moderater Ausprägung nimmt die Anfallsfrequenz ab dem 40. Lebensjahr wieder ab, und in schweren Fällen kommt es täglich zu Anfällen, so daß die Patienten zwischen den Anfällen nicht mehr zu ihrer normalen Muskelkraft zurückfinden. Eine chronisch progrediente Myopathie kann sich unabhängig von Lähmungsattacken entwickeln. Typisch ist das Auftreten der Anfälle in der 2. Nachthälfte und beim Aufstehen. Über den Tag nimmt die Muskelkraft zu. Morgendlichen Anfällen geht oft ein Tag mit hoher muskulärer Belastung oder Kohlenhydrateinnahme voraus. Provoziert werden die zum Teil schweren Anfälle durch Kohlenhydrat- oder Natriumeinnahme, Injektionen von Antiphlogistika oder noch Stunden später durch Lokalanästhetika. Während der Schwächeattacken sinkt die Serumkonzentration des Kaliums, selten auch bis auf Werte, die zu Bradykardien führen. Provokationstests mit Glukose und Insulin sollten in Anbetracht der potentiell schweren Nebenwirkungen nur in Zusammenarbeit mit einem Anästhesisten zur weiteren klinischen Abklärung erfolgen. Die genaue Phänotypisierung ist eine wichtige Voraussetzung für die Genotypisierung. Von der generalisierten Muskelschwäche ausgenommen ist die Kopfmuskulatur und selten nur betroffen die Atemmuskulatur, allerdings sind auch Todesfälle durch Ateminsuffizienz bekannt. Myotone EMG-Veränderungen findet man in aller Regel nicht. Ist der Kaliumspiegel im Serum auch zwischen den Anfällen erniedrigt, so ist an eine *sekundäre hypokaliämische periodische Paralyse* mit renalem oder gastrointestinalem Kaliumverlust oder an eine Thyreotoxikose zu denken.

Hyperkaliämische periodische Paralyse. Im Unterschied zu dem homogenen Bild der hypokaliämischen periodischen Paralyse sind bei der hyperkaliämischen periodischen Paralyse sowohl die klinischen als auch die elektrophysiologischen Bilder recht unterschiedlich. Die Krankheit kann ohne oder mit Myotonie einschließlich entsprechender EMG-Befunde oder wie eine Paramyotonie imponieren, was mit dem der Paramyotonia congenita gemeinsamen Genotyp gut erklärt ist (Tabelle 215.1). Die Anfälle treten innerhalb der ersten 10 Lebensjahre auf, nehmen in ihrer Frequenz deutlich zu und in der 2. Lebenshälfte wieder ab. Im Vergleich mit der hypokaliämischen sind bei der hyperkaliämischen periodischen Paralyse die oft vor dem Frühstück auftretenden Schwächeanfälle häufiger, kürzer und milder. Kaliumeinnahme, Kälte, emotionaler Streß, Glukokortikoide und Schwangerschaft können das klinische Bild verschlimmern. Jede Anästhesie kann einen schweren Anfall provozieren. Entsprechende Maßnahmen zur Erhaltung des Kaliumspiegels im Serum und der Körpertemperatur sind erforderlich. Während eines Anfalls steigt das Kalium im Serum oft auf Werte von 5–6 mmol/L, allerdings selten auf kardiotoxische Werte an. Normokaliämische periodische Paralysen sind ebenfalls beschrieben.

Paramyotonia congenita. Hauptsymptom der seltenen, nicht progredienten Paramyotonia congenita ist eine Myotonie, die

Tabelle 215.1. Klinisches Bild und Genetik der periodischen Paralysen (es fehlen hier die Myotonia fluctuans und permanens, s. Text)

	Hypokaliämische periodische Paralyse	Hyperkaliämische periodische Paralyse	Paramyotonia congenita
Manifestation	Frühe Kindheit bis 30. Lebensjahr	<20. Lebensjahr	Neugeborenes kann nach dem Waschen mit kaltem Wasser Augen nicht öffnen, Anfälle: <14. Lebensjahr
Anfälle einer Myotonie	Keine	Selten	Typisch, Zunahme bei Belastung/kalter Außentemperatur/Regen: Schwierigkeiten Augen zu öffnen und Amimie
Anfälle einer Muskelschwäche	Oft schwer und generalisiert, transitorische Quadriplegie, Atemmuskulatur selten betroffen, da dauernd aktiv?, Beginn nachts	Oft leicht und lokalisiert, selten generalisiert	Selten, Atemmuskulatur nicht betroffen
Anfallsdauer	Stunden bis Tage	Kürzer	Sekunden (Augen) bis ein Tag (Oberarme)
Anfallsfrequenz	Niedrig, oft einige pro Jahr	Hoch, oft einige pro Tag	Bei Kälte, variabel bei normaler Temperatur
Anfallsprovokation	Kohlenhydrate ($K^+\downarrow$), Streß, Ruhe nach Muskelbelastung	Fasten, Hunger, Ruhe nach Belastung, Kälte	Kälte, kontinuierliche Muskelbelastung
Verlauf	Nicht progredient, selten progrediente Myopathie	Wechselnde Anfallsfrequenz, nicht progredient	Nicht progredient
Vererbung	Autosomal-dominant, Penetranz M:F = 3:1	Autosomal-dominant, vollständige Penetranz	Autosomal-dominant, hohe Penetranz
Defektes Gen	*CACNL1A3* (Ca^{++}-Kanal, α_1-Untereinheit); *KCNE3* (K^+-Kanal, β-Untereinheit)	*SCN4A* (Na^+-Kanal, α-Untereinheit)	*SCN4A* (Na^+-Kanal, α-Untereinheit)
Chromosom	1q32; 11q13–q14	17q23.1–q25.3µ	17q23.1–q25.3

während einer muskulären Belastung auftritt und unter dieser zunimmt. Prädilektionsorte sind Gesicht und distale obere Extremitäten. Typisch sind eine Muskelschwäche nach längerer Muskelbelastung oder Kälteexposition sowie in einigen Familien paroxysmal auftretende Schwächeattacken, die an das klinische Bild der hyperkaliämischen periodischen Paralyse erinnern (Tabelle 215.1). Die paramyotonen Symptome sind kongenital, spätestens bis zum 10. Lebensjahr sichtbar (Nichtöffnen der Augen des Neugeborenen nach dem Schreien oder Waschen mit kaltem Wasser) und persistieren lebenslang, während Muskelschwächeanfälle und Hyperkaliämie während der Adoleszenz oder nie auftreten. Oft werden die Symptome von den Patienten über die Jahre als leicht rückläufig erlebt. Bei kaltem Wetter sind eine Amimie, eine Sekunden währende Unfähigkeit die Augen zu öffnen und eine myotone Versteifung der Finger typisch, letztere kann im Warmen noch Stunden nach dem Ereignis fortbestehen. Beim Sprung ins kalte Schwimmbecken können alle Muskeln betroffen sein und die Paralyse über einen ganzen Tag persistieren. Dies gilt auch für die unzureichende Wärmeisolierung im OP- und Aufwachraum oder auf der Intensivstation. Ausgespart scheint die Atemmuskulatur zu sein.

Kaliumaggravierte Myotonie. Die kaliumaggravierte Myotonie ist eine in der Pädiatrie wichtige Form der Natriumkanalmyotonie. Für das klinische Bild einer *Myotonia fluctuans*, die leicht verwechselt wird mit der Paramyotonia congenita oder Myotonia congenita, ist eine Fluktuation der Ausprägung der Myotonie von Tag zu Tag charakteristisch. Die Patienten leiden niemals unter Muskelschwäche und sind kaum kälteempfindlich. Die Myotonie wird leicht provoziert durch Muskelbelastung. Die Einnahme von Kalium und anderer depolarisierender Agenzien wie dem Muskelrelaxans Suxamethonium aggraviert die Myotonie, führt aber nicht zur Provokation einer Muskelschwäche wie bei der hyperkaliämischen periodischen Paralyse. Bei Unkenntnis der Diagnose kann es zu schweren Narkosezwischenfällen kommen. Auch die *Myotonia permanens*, die im Kindesalter zu der Fehldiagnose Epilepsie führen kann, und die Acetazolamid-responsive Myotonie gehören in diesen Formenkreis. Die Myotonia permanens ist eine kontinuierliche Myotonie, die sich im EMG nachweisen läßt. Eine ausgeprägte Muskelhypertrophie, besonders im Nacken und Schultergürtel, ist typisch. Während der Attacken leiden die Patienten unter Ventilationsbeschwerden, die bis zur Dauerbeatmung führen können.

Therapie. Bei der hypokaliämischen periodischen Paralyse können Anfälle einer generalisierten Paralyse durch die perorale Einnahme von 2–10 g ungesüßten Kaliumchlorids in Lösung abgemildert werden. Die intravenöse Gabe ist wegen einer lebensbedrohlichen Hyperkaliämie nicht indiziert. Kohlenhydratreiche Mahlzeiten sind genauso zu meiden wie starke körperliche Belastung. Eine möglichst niedrige Dauermedikation mit Acetazolamid, der Einsatz von Diazoxid, Spironolacton, Triamteren, β-Rezeptorenblocker wie Propranolol oder auch Verapamil und Lithium sollten dem Spezialisten überlassen werden. Bei der hyperkaliämischen periodischen Paralyse wirken zahlreiche kohlenhydratreiche, kaliumarme Mahlzeiten insbesondere morgens eingenommen präventiv. Bariumhaltige Kontrastmittel, Fasten, Kälte und große körperliche Anstrengung sollten gemieden werden. Anfälle von Myotonie oder Schwäche können durch die perorale rasche Einnahme von 2 g Traubenzucker/kg Körpergewicht abgefangen werden. Indikation und Einsatz einer Therapie mit Thiaziddiuretika, Acetazolamid, Inhalation α-adrenerger Medikamente wie Salbutamol, Kalziumglukonat oder gar der Einsatz von Mexiletin erfordern eine große Erfahrung bei der individuell zu gestaltenden Therapie. Präventive Maßnahmen zur Stabilisierung der Körpertemperatur und des Kaliumserumspiegels sind bei jedem Eingriff mit Narkose indiziert. Bei der Paramyotonia congenita ist meist eine Therapie überflüssig. In der Anästhesie sollten depolarisierende Muskelrelaxanzien vermieden werden, und eine Auskühlung des Körpers während einer Operation oder im Aufwachraum muß verhindert werden.

Prognose. Diese scheint bei den meisten Formen recht günstig zu sein, allerdings erleiden bei der hypokaliämischen Paralyse rund 30 % aller Patienten eine progrediente Myopathie (Lehmann-Horn, persönliche Mitteilung).

Literatur

Abbott GW, Butler MH, Bendahhon S et al. (2001) M1RP2 forms potassium channels in skeletal muscle with Kv3.4 and is associated with periodic paralysis. Cell 104: 217–231

Barchi RL (1997) Molecular pathology of the periodic paralyses. In: Rosenberg RN, Prusiner SB, DiMauro S, Barchi RL (eds) The molecular and genetic basis of neurological disease, 2nd edn. Butterworth-Heinemann, Boston, pp 723–731

Jentsch TJ (1997) Myotonia congenita. In: Rosenberg RN, Prusiner SB, DiMauro S, Barchi RL (eds) The molecular and genetic basis of neurological disease, 2nd edn. Butterworth-Heinemann, Boston, pp 715–721

Koty PP, Pegoraro E, Hobson G et al. (1996) Myotonia and the muscle chloride channel: dominant mutations show variable penetrance and founder effect. Neurology 47: 963–968

Lehmann-Horn F, Engel AG, Ricker K, Rüdel R (1994) The periodic paralyses and paramyotonia congenita. In: Engel AG, Franzini-Armstrong C (eds) Myology. Basic and Clinical. Vol 2, 2nd edn. McGraw-Hill, New York, pp 1303–1334

Mailänder V, Heine R, Deymeer F, Lehmann-Horn F (1996) Novel muscle chloride channel mutations and their effect on heterozygous carriers. Am J Hum Genet 58: 317–324

Rüdel R, Lehmann-Horn F, Ricker K (1994) The nondystrophic myotonias. In: Engel AG, Franzini-Armstrong C (eds) Myology. Basic and Clinical. Vol 2, 2nd edn. McGraw-Hill, New York, pp 1291–1302

216 Myasthenia gravis

Th. Voit

Definition. Die Myasthenia gravis ist eine erworbene Autoimmunkrankheit, bei der ein Mangel an Acetylcholinrezeptoren (AChR) an der neuromuskulären Endplatte entsteht. Bei der Mehrzahl der Patienten (80–90 % bei generalisierter Myasthenie, 50 % bei okulärer Myasthenie) gelingt der Nachweis von Antikörpern gegen Bestandteile der AChR. Bei 70 % der AChR-AK seronegativen Patienten lassen sich Antiköroper gegen die Rezeptor-Tyrosinkinase MuSK nachweisen. Eine Assoziation mit anderen Autoimmunkrankheiten wie z. B. Dermatomyositis kommt bei bis zu 10 % der Fälle im Kindesalter vor.

Epidemiologie. Die Myasthenia gravis zeigt weltweit eine Prävalenz von 5–10 : 100 000, wobei das weibliche Geschlecht 2–4mal häufiger betroffen ist. Bei 10 % beginnt die Krankheit bereits in der Kindheit.

Ätiologie. Ein spezifisches auslösendes Agens beim Menschen ist nicht bekannt. Eine Erstmanifestation im Rahmen einer fieberhaften Erkrankung ist häufig, eine medikamentöse Auslösung (z. B. D-Penicillamin) ist beschrieben. Die gegen Bestandteile der AChR gerichteten T-Zell- und B-Zell-Antworten sind meist polyklonal, was eher gegen eine direkte Auslösung durch ein bestimmtes infektiöses Agens spricht. Eine lymphofollikuläre Hyperplasie des Thymus wird oft beobachtet, beim Kind allerdings selten das im Erwachsenenalter häufige Thymom. Verschiedene HLA-Haplotypen treten bei der Myasthenia gravis gehäuft auf.

Klinische Symptome und Verlauf. Die Krankheit kann plötzlich und stark auftreten oder sich schleichend allmählich entwickeln. Typisch ist eine Symptomverstärkung im Laufe des Tages und nach Belastung. Langfristige Schwankungen der Symptomatik (Verschlechterung bei viralen Infekten oder hormonaler Umstellung) kommen vor.

Häufig sind okuläre Symptome mit Ptosis und Ophthalmoplegie. Konvergenzschwäche führt zu Doppelbildern nach längerem Lesen. Weitere Symptome sind eine vertikale Blicklähmung, Schwäche der Kau- und Zungenmuskulatur (verwaschene Sprache) sowie Schluckstörungen. Die proximale Skelett- und die Atemmuskulatur können betroffen sein. Die Schwäche ist oft deutlich asymmetrisch. Bei schleichendem Beginn sind vorzeitige Ermüdungserscheinungen oft nur durch gezielte Anamnese und Befunderhebung zu entdecken. Die Langzeitprognose im Kindes- und Jugendalter ist gut, wenn auch eine medikamentöse Therapie oft über viele Jahre notwendig ist.

Diagnose. Der wichtigste Schritt ist die Einbeziehung einer Myasthenie in die differentialdiagnostischen Überlegungen. Die Diagnose wird gestützt durch: 1. den Nachweis von Antikörpern gegen AChR im Serum; 2. den Nachweis eines pathologischen Dekrements im EMG bei repetitiver Stimulation; 3. den Nachweis einer symptomatischen Besserung durch Edrophonium (Tensilon) oder Prostigmin. Bei familiärer Häufung oder fehlendem Antikörpernachweis ist an die Möglichkeit einer genetisch determinierten kongenitalen Myasthenie zu denken.

Therapie. Cholinesteraseinhibitoren, Immunsuppression und Thymektomie sind wirksame Verfahren, deren Wertigkeit für das Kindesalter nicht durch kontrollierte Studien evaluiert ist. In vielen Fällen ist eine Kombination der genannten Maßnahmen erforderlich.

Cholinesteraseinhibitoren wirken symptomatisch. Pyridostigmin-Bromid (Mestinon; 1 mg/kg Startdosis alle 4–6 h) oder Neostigmin-Bromid (Prostigmin; 0,3 mg/kg Startdosis alle 3–4 h) werden eingesetzt. Die Dosis und ihre tageszeitliche Verteilung sind individuell anzupassen. Therapieziel ist eher eine gute Funktion als das Verschwinden aller Symptome, da eine Überdosierung unbedingt vermieden werden muß. Deren Symptome sind Übelkeit, Durchfälle, profuses Schwitzen, aber auch einfach Muskelschwäche. Bei cholinerger Krise ist Atropin das Antidot.

Die meisten Patienten benötigen zeitweise eine immunsuppressive Therapie mit Steroiden, Azathioprin, Ciclosporin A oder i. v.-Immunglobulinen. Als kurzfristige adjuvante Therapie sind eine Plasmapherese oder Immunadsorption wirksam. Bei Kindern erscheint eine i. v.-Stoßtherapie (30 mg/kg an 3 Tagen) einer kontinuierlichen Steroidgabe überlegen. Der Effekt hochdosierter i. v.-Immunglobuline hält 2–6 Wochen an. Azathioprin (2–3 mg/kg) und Ciclosporin A (Zielspiegel 100–150 mg/dl) werden selten als Monotherapie, in der Regel wegen ihres steroideinsparenden Effektes eingesetzt.

Die wirksamste Therapie ist die Thymektomie, die bereits bei Kleinkindern durchführbar ist und nach der sich die Symptomatik vollständig oder auch nur teilweise zurückbildet.

Neonatale Myasthenie

Pathogenese, klinische Symptome und Verlauf. Die neonatale Myasthenie entsteht durch diaplazentare Übertragung von Antikörpern, wenn die Mutter an einer bekannten oder aber noch unerkannten Myasthenia gravis erkrankt ist. Die Kinder entwickeln in den ersten Lebensstunden bis -tagen eine generalisierte Muskelhypotonie, Trinkschwäche und Atemstörungen, nur in 15 % okuläre Symptome.

Die mütterliche Myasthenie kann bereits beim Feten ein schweres Krankheitsbild mit Arthrogrypose, Polyhydramnion oder sogar intrauterinem Fruchttod verursachen. Falls die Diagnose bei der Mutter nicht gestellt ist, kann wiederholtes Auftreten eines solchen Krankheitsbildes ein genetisches Syndrom vortäuschen.

Diagnose, Behandlung und Prognose. Die Diagnose wird durch den Nachweis von AChR-Antikörpern bei Mutter und Kind sowie durch einen Tensilontest beim Kind gestellt.

Die Behandlung ist symptomatisch (Cholinesteraseinhibitoren, vorübergehende Beatmung und Sondenernährung).

Tabelle 216.1. Formen der Kongenitalen Myasthenie

Krankheit	Erbgang	Genort	Beginn	Befunde	Anti-Cholinesterase-Wirkung
I Slow-channel-Krankheiten	AD	2q24-q32 (AChR-α-Untereinheit)	2–30 Jahre	Distale Schwäche der Unterarme und Hände später generalisierend; Schluckstörung	nein/–
	AD	17p11-p12 (AChR-β-Untereinheit)	Von Geburt an	Trinkschwäche; Hypotonie; motor. Entwicklungsverzögerung; Ophthalmoparese	(+)
	AD	17p13 (AChR-ε-Untereinheit)	Von Geburt oder Kleinkindzeit an	Hypotonie; Atemschwäche; Ophthalmoparese	(+)
II Fast-channel-Krankheiten	AR	17p13 (AChR-ε-Untereinheit)	Von Geburt an	Ptosis; Gliedergürtelschwäche	(+)
III AChR-Mangel	AR	17p13 (AChR-ε-Untereinheit)	Von Geburt an oder in utero	Trinkschwäche; Hypotonie; Ophthalmoparese	(+)
IV Familiäre infantile Myasthenia gravis	AR	17pter	Geburt oder frühe Kindheit	Trinkschwäche; Ophtalmoparese; Atemstörung	+
V Kongenitale Myasthenie mit Endplatten-AChE-Mangel	AR	3p24.2 (Collagen Q)	6–10 Jahre	Ermüdbarkeit; Muskelschwäche	nein/–

AD autosomal-dominant, *AR* autosomal-rezessiv.

Die Symptome bilden sich innerhalb weniger Wochen zurück.

Kongenitale Myasthenien

Definition. Die kongenitalen Myasthenien sind eine Gruppe genetisch determinierter Krankheiten mit autosomal-dominantem oder rezessivem Erbgang, denen verschiedene Mutationen von Untereinheiten des AChR zugrundeliegen (Tabelle 216.1). Darüber hinaus gibt es morphologische und elektrophysiologische Hinweise auf prä- oder postsynaptische Defekte, deren molekulare Ursache noch unbekannt ist.

Klinische Symptome und Verlauf. Das Spektrum der Symptomatik reicht von schwerer generalisierter Muskelschwäche in der Neonatalzeit bis zu distal oder proximal betonter Muskelschwäche und verstärkter Ermüdbarkeit im Jugend- und Erwachsenenalter. Ptosis und externe Ophthalmoplegie kommen vor. Fluktuationen im Verlauf sind typisch.

Diagnose. Die Diagnostik umfaßt ultrastrukturelle und in-vitro-elektrophysiologische Untersuchungen an motorischen Endplatten von Interkostalmuskelbiopsien, die nur von wenigen spezialisierten Zentren durchgeführt werden können. Es gilt daher der Grundsatz, die Patienten zuerst zu behandeln und später zu diagnostizieren.

Testung mit Cholinesteraseinhibitoren zeigt manchmal eine positive Antwort bei „Slow-channel-“ und „Fast-channel-Formen“ der kongenitalen Myasthenie. Im EMG findet sich ein abnormes Dekrement bei niederfrequenter (2 Hz) Stimulation. Bei präsynaptischem Defekt kann eine prolongierte 10-Hz-Stimulation oder eine 2-Hz Stimulation nach vorangegangener Belastung erforderlich sein. Der fehlende Nachweis von AChR-Antikörpern zum Ausschluß einer Autoimmunmyasthenie ist Bedingung. Die Muskelhistologie zeigt zumeist weitgehend normale Befunde. Zur individuellen Charakterisierung des Defekts sind morphologische, ultrastrukturelle und In-vitro-Mikroelektrodenuntersuchungen an Endplatten erforderlich. Bei den in Tabelle 216.1 dargestellten Formen ist eine molekulargenetische Analyse möglich.

Therapie. Das Ansprechen auf eine Therapie hängt von der Art des Defektes ab. Patienten mit „Slow-channel-Krankheit“ oder Acetylcholinesterasemangel können auf Cholinesteraseinhibitoren nicht oder mit einer Verschlechterung reagieren, während bei den anderen Formen eine Besserung oder Normalisierung des Befundes möglich ist. 3,4-Diaminopyridin, ein K^+-Kanalblocker, ist in bestimmten Fällen wirksam, aber noch nicht allgemein verfügbar.

Literatur

Dubowitz V (1995) Muscle Disorders in Childhood. Saunders, London
Engel AG, Armstrong CF (1994) Myology. McGraw-Hill, USA
Middleton LT (1996) Congenital myasthenic syndromes: report of the 34th ENMC International Workshop. Neuromusc Disord 6: 133–136

217 Idiopathische entzündliche Myopathien

Th. Voit

Definition. Einige Krankheiten der Muskulatur werden wegen ihres im Vordergrund stehenden entzündlichen Charakters als idiopathische entzündliche Myopathien zusammengefaßt (s. folgende Übersicht). Obwohl in Einzelfällen infektiöse Erreger als Ursache oder Auslöser nachgewiesen werden können, stehen bei der ganz überwiegenden Mehrzahl der Patienten Autoimmunmechanismen bei Auslösung und Unterhaltung der Krankheit im Vordergrund.

Klassifikation entzündlicher Myopathien

I. Infektiös (Viren, Bakterien, Parasiten, Protozoen)
II. Idiopathisch
II.1 Dermatomyositis
II.2 Polymyositis
II.3 Dermatomyositis/Polymyositis bei anderen Autoimmunkrankheiten („Overlap-Syndrom")
II.4 Seltenere Formen:
  a) Einschlußkörpermyositis
  b) Eosinophile Polymyositis
  c) Fokale Myositis
  d) Orbitale Myositis
  e) HIV-assoziierte Myositis
  f) Eosinophile Myofasziitis
  g) Makrophagenmyofasziitis

Epidemiologie

Die Inzidenz aller entzündlichen Myopathien beträgt 1 auf 100 000. Dabei ist im Kindesalter die DM die bei weitem häufigste Form .

Juvenile Dermatomyositis (DM) und Polymyositis (PM)

(s. Kap. 90)

Einschlußkörpermyositis

Die Einschlußkörpermyositis unterscheidet sich klinisch und histopathologisch von den anderen Formen idiopathisch-entzündlicher Myopathien. Klinisch steht eine langsam progrediente Schwäche im Vordergrund, die meist im Jugend- oder jungen Erwachsenenalter einsetzt und eine proximale oder distale Verteilung zeigen kann. Charakteristischerweise ist die Krankheit refraktär gegen Behandlung mit Steroiden, Immunsuppressiva oder i.v.-Immunglobulinen. Wie der Name sagt, ist sie histologisch durch Einschlußkörper gekennzeichnet, umrandete Vakuolen mit basophilem Inhalt in den Muskelfasern („rimmed vacuoles"). Es wird zunehmend klar, daß zumindest ein substantieller Anteil der Patienten mit Einschlußkörpermyositis an einer der genetisch bedingten distalen Myopathien (s. Kap. 214) leidet, bei denen ebenfalls derartige Vakuolen vorkommen.

Eosinophile Polymyositis

Die eosinophile Polymyositis entsteht als Teilmanifestation eines hypereosinophilen Syndroms, das auch andere Organsysteme betrifft. Sie spricht gut auf Steroidtherapie an.

Fokale Myositis

Der Begriff sollte den Formen idiopathischer Myositis vorbehalten bleiben, die streng lokalisiert sind, meist auf eine Extremität, und nicht den fokalen Beginn einer DM/PM darstellen. Assoziationen mit Erythemen kommen vor. In manchen Fällen wurde ein erfolgreiches chirurgisches Vorgehen beschrieben.

Orbitale Myositis

Die idiopathische orbitale Myositis beginnt meist plötzlich und einseitig mit periorbitalen Schmerzen, Diplopie und einer begleitenden Weichteilschwellung. Die Gegenseite kann nach Tagen oder Wochen folgen. Im CT oder MRT kann man die Schwellung einzelner oder mehrerer extraokulärer Muskeln darstellen, die oft eine pathologische Kontrastmittelaufnahme zeigen. Die Krankheit ist steroidsensibel und spricht meist rasch an.

Polymyositis bei HIV-Infektion

HIV-positive Patienten können eine schleichend auftretende und langsam progrediente Myositis entwickeln, die histopathologisch nicht von einer PM unterschieden werden kann. Diese Myositis kann das erste Symptom der Krankheit sein, entsteht aber häufiger erst im Rahmen eines AIDS. Die CK kann bis auf 1000 U/l erhöht sein, und Rhabdomyolyse und Myoglobinurie kommen ebenfalls vor. Die Krankheit spricht in der Regel auf eine Therapie mit Steroiden an. Differentialdiagnostisch muß eine zidovudininduzierte Myopathie ausgeschlossen werden.

Eosinophile Myofasziitis und Makrophagenmyofasziitis

Beide Krankheiten führen „idiopathisch" zu lokalen Schmerzen der betroffenen Körperabschnitte, ödematöser Verschwellung von Faszie und angrenzendem Muskel und meist proximaler Schwäche. Weitere Allgemeinsymptome wie Fieber und Arthralgien kommen vor. Histologisch zeigen die verdickten Faszien eosinophile oder Makrophageninfiltrate. Steroide sind meist gut wirksam.

Literatur

Dalakas MC (1991) Polymyositis, dermatomyositis and inclusion body myositis. N Engl J Med 325: 1487
Dalakas MC (1995) Update on the use of intravenous immune globulin in the treatment of patients with inflammatory muscle disease. J Clin Immunol 15: 70–75
Dalakas ML, Karpati G (2001) Inflammatory myopathies. In: Karpati G, Hilton-Jones D, Griggs PC (eds) Disorders of voluntary muscle, 7th edn. University Press, Cambridge
Dubowitz V (1995) Muscle Disorders in Childhood. Saunders, London
Engel AG, Armstrong CF (1994) Myology. McGraw-Hill, New York
Gherardi RK et al. (1998) Macrophagic myofasciitis: an emerging entity. Lancet 352: 347–352

218 Stoffwechselmyopathien

Th. Voit

Endokrine Myopathien

Da die Skelettmuskulatur ein wachstums- und regenerationsfähiges Organ ist, reagiert sie in vielfältiger Weise auf hormonelle Imbalance. Für zahlreiche hormonelle Über- und Unterfunktionen sind muskuläre Manifestationen bekannt und zum Teil mit eponymen Zuschreibungen versehen (Tabelle 218.1). Gelegentlich kann die Muskelbeteiligung das klinische Bild der Krankheiten so sehr prägen, daß die hormonelle Grundkrankheit lange undiagnostiziert bleibt. Praktisch alle Muskelsymptome sind reversibel nach

Tabelle 218.1. Formen der endokrinen Myopathie

Hormon	Veränderung	Klinisches Syndrom	Muskelsymptome
Glukokortikoide	Erhöht	Cushing-Syndrom	proximale Muskelschwäche
		Iatrogen: Steroidexzess	Muskelschmerzen
		ACTH-produzierender Tumor	Histologisch: selektive Typ-II-Atrophie
	Erniedrigt	Addison-Syndrom	Generalisierte Schwäche, Krämpfe
		ACTH-Mangel	Ermüdbarkeit, Atemmuskelschwäche
Mineralokortikoide	Erniedrigt	Hyperkaliämische periodische Paralyse	Durch K^+-reiche Nahrungsaufnahme getriggerte Paralyse
Thyroxin	Erhöht	Thyreotoxikose	Proximale Muskelschwäche, Ermüdbarkeit, Atemmuskelschwäche
		Endokrine Ophthalmopathie (Graves, von Basedow)	Schluckstörung, gehäufte Assoziation mit Myasthenia gravis
		Thyreotoxische periodische Paralyse	Wiederkehrende Schwächeattacken getriggert durch Kohlenhydratbelastung, Kälte oder Ruhe nach Belastung
	Erniedrigt	Kretinismus (neonatal)	CK-Erhöhung bis >1000 U/l motorische Entwicklungsverzögerung
		Kocher-Debré-Semelaigne Syndrom (mehr bei Kindern)	Generalisierte Muskelhypertrophie ohne Krämpfe
		Hoffmann-Syndrom (mehr bei Erwachsenen)	Myotonia-congenita-artige Muskelschwellung, Krämpfe, Steifheit
		Hypothyreose generell	Proximale Myopathie, Rhabdomyolyse
Wachstumshormon	Erhöht	Akromegalie Doping	Initial: Muskelvermehrung, Kraftzunahme Langfristig: proximale Muskelschwäche, Ermüdbarkeit, leichte CK-Erhöhung möglich
	Erniedrigt	STH-Mangel	Geringe Muskelmasse, keine Schwäche
Parathormon	Erhöht	Primär: Hyperparathyreodismus Sekundär: Rachitis, Vitamin-D-resistente Rachitis, renale Osteopathie	Proximale Muskelschwäche bis zur Gehunfähigkeit, Ermüdbarkeit, Krämpfe
	Erniedrigt	Hypoparathyreodismus, Pseudohypoparathyreodismus Di-George-Syndrom	Häufig: Tetanien, Hypomagnesiämie. Selten: chronische Myopathie; CK-Erhöhung

Korrektur der hormonellen Imbalance. Zwei für das Kindesalter besonders wichtige endokrine Myopathien entstehen bei Hypothyreose und bei Hyperparathyreodismus.

Hypothyreose

Schilddrüsenhormon führt durch zytosolische Steigerung des Transkriptionsniveaus im Muskel zu einer Steigerung von Fettsäurenoxidation, Proteinabbau und mitochondrialem Sauerstoffverbrauch. Hypothyreose führt daher zu Muskelproteinaufbau bei gleichzeitig geminderter Funktion (s. Kap. 65).

Kinder mit kongenitaler oder erworbener Hypothyreose zeigen wenige und langsame Spontanbewegungen und rasche Ermüdbarkeit. Die Muskeleigenreflexe können „myoton" gesteigert erscheinen, jedoch besteht keine Klopfmyotonie. Die Muskelmasse ist insgesamt vermehrt, die Kreatinkinase (CK) erhöht auf Werte bis über 1 000 U/l. Diese „Hypertrophia musculorum vera" (Kocher-Debré-Semelaigne-Syndrom) zeigt Überlappung mit dem bei Erwachsenen häufigeren Hypothyreosesyndrom von Hoffmann, bei dem zu den Muskelhypertrophien schmerzhafte Krämpfe hinzutreten. Rhabdomyolyse oder Schwäche der Atemmuskulatur sind in wenigen Fällen beschrieben.

Hyperparathyreodismus (s. Kap. 66)

Parathormon bewirkt an der Muskulatur über zellmembrangebundene Rezeptoren eine Erhöhung des Kalziumspiegels und eine Zunahme des mitochondrialen Sauerstoffverbrauchs. Unabhängig davon, ob ein Hyperparathyreodismus primär oder sekundär entsteht, immer ist die muskuläre Symptomatik auf das erhöhte Parathormon und nicht auf die veränderten Vitamin-D- oder Phosphatspiegel zurückzuführen.

Erhöhte PTH-Werte führen zu Muskelschwäche und Steifheit ohne Myotonie. Die Kinder entwickeln ein watschelndes Gangbild, das leicht zur Verwechslung mit einer Myopathie Anlaß geben kann, und werden schlußendlich gehunfähig. Die Muskeleigenreflexe bleiben erhalten, die CK normal. Komplizierend kann bei längerem Verlauf eine periphere Neuropathie hinzutreten.

Krankheiten des Fettstoffwechsels und Lipidmyopathien

Fettsäuren (FS) stellen die Hauptenergiequelle des Skelettmuskels in Ruhe und unter aerober Langzeitbelastung dar. Unter Fastenbedingungen werden 80–90 % des Gesamtenergiebedarfes aus der Fettverbrennung gedeckt. Heute sind rund ein Dutzend verschiedene autosomal-rezessiv erbliche Krankheiten des Transportes oder Abbaus der Fettsäuren molekular charakterisiert, und weitere Störungen sind biochemisch und klinisch definiert (Tabelle 218.2).

Epidemiologie. Als Gruppe gesehen stellen die Störungen des Fettsäureabbaus die häufigsten Stoffwechselstörungen überhaupt dar. Obwohl exakte Zahlen zur Inzidenz fehlen, zeigen

Tabelle 218.2. Angeborene Störungen im Transport und Abbau von Fettsäuren

Krankheiten	Gen	Symptome	Befunde
Muskulärer Carnitinmangel	?	Progrediente Muskelschwäche	Lipidmyopathie, Muskelcarnitin ↓, Serumcarnitin normal, Lebercarnitin normal
Systemischer Carnitinmangel (Defekt des Na^+-abhängigen renalen Carnitintransporters)	5q33.1	Kardiomyopathie, chronische Muskelschwäche, Koma	Hypoglykämie, fehlende Ketogenese bei Fasten, Carnitin in Serum und Geweben (Leber, Niere, Herz, Muskel) ↓
CPT-1A-Mangel (Leber)	11q13	Krisen mit Hypotonie, Lethargie, Lebersynthesestörungen	Hypoketotische Hypoglykämie, Dicarboxylacidurie im Fasten, Serumcarnitin ↑, Acylcarnitinmuster normal
CPT-1B-Mangel	22qter	?	?
CPT-2-Mangel	1p32	Selten: fatale neonatale Form mit Kardiomyopathie und Atemstörung; häufig: infantile/juvenile Form; Attacken mit Rhabdomyolyse nach Fasten, Belastung oder Kälte; keine Krämpfe, kein „Second-wind-Phänomen"; selten: Pankreatitis, maligne Hyperthermie	CK normal/↑, Lipidmyopathie; Ketonkörperbildung normal/↓, normalisiert durch MCT-Zufuhr, Carnitin in Serum und Muskel ↓, Acylcarnitinmuster pathologisch
Carnitin-Acylcarnitin-Translokase-Defekt	3p21.31	Neonatal: Hypotonie, Ateminsuffizienz, schwere Hypoglykämie; infantil: Koma nach Fasten, Hepatomegalie, Leberversagen, Herzrhythmusstörungen	Hypoketotische Hypoglykämie, NH_4 ↑, Dicarboxylacidurie, Acylcarnitinmuster pathologisch
Very-long-chain-Acyl-CoA-Dehydrogenase-(VLCAD)-Mangel	17p11.2	Neonatal: schwere hypoketotische Hypoglykämie, Enzephalopathie, Leberversagen, Kardiomyopathie; infantil/juvenil: Rhabdomyolyse, Myopathie, milde Hypoglykämie	Dicarboxylacidurie, Serumcarnitin normal, Acylcarnitinmuster pathologisch, Lipidmyopathie
Long-chain-Acyl-CoA-Dehydrogenase-(LCAD)-Mangel[a]	2q34-q35	Krisen mit Hypoglykämie und Bewußtseinsverlust, hypertrophe oder dilatative Kardiomyopathie, Hepatomegalie	Hypoketotische Dicarboxylacidurie (C12–14); Serumcarnitin ↓; Acylcarnitinmuster pathologisch
Medium-chain Acyl-CoA-Dehydrogenase-(MCAD)-Mangel	1q31	Neonatal: plötzlicher Kindstod, schwere Hypoglykämie; infantil: (häufige Form) Erbrechen, Koma, zerebrale Anfälle	Dicarboxylacidurie, Serumcarnitin , ↓hypoketotische Hypoglykämie, NH_4 ↑, Acylcarnitinmuster normal, Steatose der Leber, Transaminasenerhöhung, Gerinnungsstörung
Short-chain-Acyl-CoA-Dehydrogenase-(SCAD)-Mangel	12q22-qter	Neonatal: metabolische Azidose, Hypotonie; infantil/juvenil: Hypotonie, Muskelschwäche; Skoliose	Ausscheidung von Ethylmalonsäure, 2-Methylsuccinat und Butyrylglycin im Urin ↑, Serumcarnitin normal / ↓, Acylcarnitinmuster normal oder Erhöhung kurzkettiger Acylcarnitine, Lipidspeichermyopathie möglich
Defekt des trifunktionellen Proteins (Long-chain-3-Hydroxy-Acyl-CoA-Dehydrogenase-(LCHAD)-Mangel	2p23	Neonatal: plötzlicher Kindstod, Koma; Leberfunktionsstörung, Kardiomyopathie: infantil/juvenil: chronische Muskelschwäche; Rhabdomyolyse, periphere Neuropathie, Retinopathie	CK ↑, Lipidmyopathie; Hypomyelinisierungsneuropathie, sekundärer Carnitinmangel, 3-Hydroxy-Dicarboxylacidurie; Erhöhung von 3-Hydroxy-Fettsäuren im Plasma, Serumcarnitin ↓, Acylcarnitinmuster pathologisch
Triglyceridspeicherkrankheit (Chanarin-Dorfman-Syndrom)	?	Milde Myopathie, Ichthyose, Hepatosplenomegalie, Ataxie, Katarakte	Multisystem-Triglyceridspeicherung in Muskel, Leber, Fibroblasten, Leukozyten (Jordan-Anomalie)
Multipler Acyl-CoA-Dehydrogenase-Mangel (Elektrontransferprotein-Coenzym-Q-Oxidoreduktase)	15q23	Neonatal: Hypotonie, Hypoglykämie, Hepatopathie, kongenitale Dysmorphie mit Mittelgesichtshypoplasie, abnormem Genitale; Nierenzysten, neonatale Kardiomyopathie; infantil/juvenil: Dystonie, Myopathie	Lipidmyopathie, Dicarboxylacidurie; Serum- und Muskelcarnitin ↓, Acylcarnitinmuster pathologisch
2,4-Dienoyl-CoA-Reduktase-Mangel	8q21.3	Microzephalie, Dysmorphie, Hypotonie	Serumcarnitin ↓, Acylcarnitinmuster pathologisch

[a] Es wird heute vermutet, daß die meisten in der Literatur als LCAD berichteten Patienten tatsächlich einen VLCAD-Defekt aufwiesen. In der Tabelle ist die typische Befundkonstellation dargestellt, Ausnahmen kommen vor allem bei milden Formen vor.
↑ erhöht, ↓ erniedrigt

erste Studien mittels Tandemmassenspektrometrie, daß allein MCAD-Defekte 3mal häufiger sind als die Phenylketonurie.

Pathophysiologie. Lang- und mittelkettige FS werden von Herz- und Skelettmuskel über die Membran aufgenommen und im Zytosol in Form von Triglyceriden gespeichert. Carnitin wird durch einen Carnitintransporter in der Muskelmembran selektiv aufgenommen und im Zytosol 20–50fach gegenüber dem Serumgehalt konzentriert. In Leber, Herz- und Skelettmuskulatur bewirkt Carnitin zweierlei: Zum einen werden langkettige FS durch CPT1, Carnitin-Acylcarnitin-Translokase und CPT2 über die mitochondriale Matrix in die β-Oxidation eingeschleust. Zum zweiten wird durch Carnitin die intrazelluläre CoA-Homöostase geregelt, und Acylcarnitine können im Austausch gegen freies Carnitin durch die mitochondriale Membran gelangen. Nach Durchlaufen des Carnitinzyklus werden die CoA-aktivierten FS intramitochondrial durch 4 Schritte der β-Oxidation verkürzt und schließlich als Acetyl-CoA zur Ketonkörpersynthese in den Krebszyklus oder in die Atmungskette eingeschleust. Beim Abbau von ein- oder mehrfach ungesättigten FS entstehende Intermediärprodukte sind von weiteren spezifischen Enzymreaktionen wie der 2,4-Dienoyl-Coenzym-A-Reduktase abhängig (Tabelle 218.2).

Klinische Symptome. Enzymatische Störungen der Fettverbrennung führen zu einem breiten klinischen Spektrum von Symptomen, die entweder Merkmale des Energiemangels oder der akuten oder chronischen Vergiftung tragen. Drei klinische Erscheinungsformen sollten an eine Störung der Fettverbrennung denken lassen.

Die erste ist das akute „hepatische" Koma, das mit hypoketotischer Hypoglykämie und Hyperammonämie einhergeht und zum völligen Leberversagen führen kann, oft als Reye-Syndrom fehldiagnostiziert. Das 2. Krankheitsbild ist durch kardiale Symptome geprägt mit akuter oder chronischer, hypertropher oder dilatativer Kardiomyopathie. Die 3. Erscheinungsform wird von akuten (Rhabdomyolyse) oder chronischen Muskelsymptomen wie Schwäche und Belastungsintoleranz geprägt.

Diagnose. Die Untersuchung von Metaboliten der FS-Oxidation in Serum und Urin vor allem während Phasen der akuten Krankheit ist von vorrangiger Bedeutung (vgl. Tabelle 218.2). Neuerdings können mit der Tandemmassenspektrometrie aus einem Bluttropfen rund 75% der Störungen durch ein abnormes Acylcarnitinmuster identifiziert werden. Eine Lipidmyopathie mit Fettspeicherung vor allem in den Typ-1-Fasern wird mit Ausnahme des CPT1-Mangels bei den meisten Störungen beobachtet. Die Diagnose eines primären Carnitinmangels (systemisch oder muskulär) macht eine Carnitinbestimmung im Serum und betroffenen Geweben (Muskel, Leber) erforderlich. Sekundärer Carnitinmangel kommt darüber hinaus bei zahlreichen Syndromen, verschiedenen hepatischen oder renalen Störungen und bei Mitochondropathien vor.

Therapie. Bei milderen Störungen genügt oft das Vermeiden von Fasten und Katabolie. Dieses wird durch eine kohlenhydratreiche, fettarme Diät und häufige Mahlzeiten unterstützt. In Situationen akuter Dekompensation ist die Substitution von Glukose, ggf. plus Insulin zur Erzielung einer anabolen Stoffwechsellage, oft lebensrettend. Die Substitution von Carnitin (50–100 mg/kg) ist sehr effektiv bei primärem, muskulärem oder systemischem Carnitinmangel und ist auch bei vielen Formen des sekundären Carnitinmangels hilfreich. Carnitinsubstitution ist kontraindiziert bei CPT1-Mangel und bei Störungen der langkettigen Acyl-CoA-Dehydrogenasen (LCAD und VLCAD) mit besonderer Vorsicht durchzuführen, da entstehende Intermediärprodukte arrhythmogen wirken können. Riboflavinsubstitution (3–20 mg/kg) wurde bei multiplem Acyl-CoA-Dehydrogenasemangel, Glutaracidurie Typ 2 und Defekten des trifunktionellen Proteins erfolgreich eingesetzt.

Tabelle 218.3. Formen der malignen Hyperthermie

Erbgang	Genort	Gen	Funktion
AD	19q13.1	MHS 1	Ryanodinrezeptor
AD	17q11.2–q24	MHS 2	Natriumkanal 4A?
AD	7q21–q22	MHS 3	Kalziumkanal 2A?
AD	3q13.1	MHS 4	?
AD	1q31–q32	MHS 5	Kalziumkanal 1A3
AD	5p	MHS 6	?

AD autosomal-dominant

Maligne Hyperthermie

Definition. Die maligne Hyperthermie (MH) ist gekennzeichnet durch einen raschen Temperaturanstieg bis über 42°C unter Vollnarkose. Diese Reaktion wird durch depolarisierende Relaxanzien wie Succinylcholin oder volatile Anästhetika wie Halothan getriggert. Ihr liegen Mutationen in verschiedenen Ionenkanälen der Muskulatur zugrunde (Tabelle 218.3).

Klinische Symptome und Verlauf. Der dramatische und häufig tödlich endende Temperaturanstieg unter Vollnarkose erfolgt im Rahmen einer generalisierten Steigerung des aeroben und anaeroben Muskelstoffwechsels. Dieses führt zu Muskelsteifheit, Tachykardie, Tachypnoe und Zyanose. Es folgt eine Muskelnekrose mit CK-Werten über 40 000 U/l, eine Myoglobinurie mit der Gefahr des Nierenversagens und eine Hyperkaliämie. Der Herzmuskel ist ebenfalls beteiligt, zuerst in Form von Dysrhythmien, später durch Absinken des Herzminutenvolumens und drastisch erhöhten Sauerstoffverbrauch.

Betroffene Individuen können auch Phasen mit spontaner Rhabdomyolyse ohne Provokation durch Anästhetika ausbilden. Umgekehrt muß ein MH-Patient nicht auf jede Narkose mit einer MH-Episode reagieren. Auch allgemeine Streßfaktoren können eine Episode triggern.

Diagnose und Differentialdiagnose. Da alle bislang bekannten MH-Formen autosomal-dominant erblich sind, ist bei Auftreten eines derartigen Ereignisses immer eine Familienuntersuchung angezeigt. MH-Patienten zeigen häufig, jedoch nicht immer, im Intervall erhöhte CK-Werte. Manche weisen zusätzlich unspezifische histologische Veränderungen wie Faserkalibervariation oder feine Strukturveränderungen (Mottenfraß) in den Muskelfasern auf. Eine spezifischere Aussage wird durch eine In-vitro-Testung der Muskulatur auf Substanzen wie Halothan, Succinylcholin oder Caffein möglich. Leider haben diese Tests nur eine Sensitivität von etwa 90%, so daß ein normales Testergebnis das Auftreten einer MH bei späterer Narkose nicht ausschließt. Dies hat zu einer Einschränkung und kritischen Bewertung dieser Testverfahren geführt.

Episoden von maligner Hyperthermie treten auch in Assoziation mit bestimmten Krankheiten auf wie dem King-Denborough-Syndrom, Dystrophinopathie oder Central-core-Myopathie. Phänotypisch ähnlich ist auch das maligne neuroleptische Syndrom (MNS). Bei diesem kommt es möglicherweise durch Blockade des dopaminergen Stoffwechsels z.B. durch Haloperidol oder Phenothiazine zu Fieber,

Rhabdomyolyse und Tachykardie. Allerdings ist der Verlauf langsamer, meist über Tage oder Wochen, und gutartiger.

Therapie. Die Therapie besteht in Vermeidung depolarisierender Relaxanzien und MH-provozierender volatiler Anästhetika. Dantrolene, ein die Kalziumfreisetzung aus dem sarkoplasmatischen Retikulum herabsetzendes Muskelrelaxans kann eine Episode von maligner Hyperthermie verhüten oder unterbrechen. Hyperkaliämie, Niereninsuffizienz bei Rhabdomyolyse und Herzinsuffizienz in der akuten Episode müssen symptomatisch behandelt werden.

Literatur

Dubowitz V (1995) Muscle Disorders in Childhood. Saunders Company, London
Engel AG, Armstrong CF (1994) Myology. McGraw-Hill, New York
Pons R, De Vivo DC (1995) Primary and secondary carnitine deficiency syndromes. J Child Neurol 10/Suppl 2: 8–24
Tein I (1996) Metabolic myopathies. Semin Pediatr Neurol 2: 59–98

219 Entwicklungsbegriff und Grundlagen der Entwicklung

H. Remschmidt

Entwicklungsbegriff

„Entwicklung“ ist eine umfassende Bezeichnung für zunehmende funktionelle und morphologische Differenzierung in einem bestimmten Zeitabschnitt. „Reifung“ (Maturation) beinhaltet eine bestimmte Richtung der Entwicklung. Entwicklung und Reifung erfolgen nach einem genetischen Plan. Sie sind aber nie unabhängig von äußeren Faktoren, von Umwelteinflüssen. Beide Momente – Genetik und Umwelt – haben also an Entwicklungsprozessen wesentlichen Anteil, wobei der Schwerpunkt je nach Altersstufe unterschiedlich ist. Dem Zusammenwirken von Anlage und Umwelt trägt die Konvergenzhypothese von William Stern Rechnung:

Seelische Entwicklung ist nicht ein bloßes Hervortretenlassen angeborener Eigenschaften, aber auch nicht ein bloßes Empfangen äußerer Einwirkungen, sondern das Ergebnis der Konvergenz innerer Angelegtheiten mit äußeren Entwicklungsbedingungen (zitiert nach Dorsch 1976, S. 315).

Es empfiehlt sich in der Kinder- und Jugendpsychiatrie, Entwicklung ohne Rückgriff auf die problematische Ursachendiskussion zu definieren. Diese Definition stellt den zeitlichen Zusammenhang dadurch her, daß Verhaltensänderungen jeweils auf bestimmte Zeitabschnitte (Altersstufen) bezogen werden. Durch diesen Bezug wird es möglich, zufällige und beliebige Verhaltensänderungen von gesetzmäßigen und entwicklungsbedingten zu unterscheiden. Unseren Ausführungen liegt dieser Entwicklungsbegriff zugrunde.

Wachstum und Reifung

Unter *Wachstum* versteht man in der Entwicklungspsychologie das quantitative Ansteigen von Verhaltensparametern. Es geht nicht unbedingt parallel mit dem biologischen Wachstum, wird jedoch wie dieses in der Regel auf das Lebensalter bezogen. Man spricht in diesem Sinne vom Wachstum der Intelligenz, des Denkens oder anderer Funktionen. Sie werden im Längsschnitt erfaßt, so daß die Möglichkeit besteht, Entwicklungsnormen mit entsprechenden Streubreiten aufzustellen, an denen man dann das einzelne Kind messen kann. Mit der Bezeichnung Wachstum ist aber auch, in Analogie zum körperlichen Wachstum, eine Sicht von Entwicklungsvorgängen gemeint, die sich vorwiegend nach einem genetisch vorgegebenen Plan vollziehen.

Gleiches gilt für den Begriff der *Reifung*, der ebenfalls einer biologischen Betrachtung entstammt. Reifung meint die genetisch vorprogrammierte Entwicklung nach einem angeborenen Plan mit einem ganz bestimmten Ziel. Unter „normalen äußeren Bedingungen“ vollziehen sich Reifungsprozesse gesetzmäßig nach dem ihnen zugrundeliegenden Plan, unabdingbar parallel mit dem biologischen Wachstum. Für die Entwicklungspsychologie sehr bedeutsam sind die Reifungsvorgänge im zentralen Nervensystem: die Entwicklung der äußeren Hirnkonfiguration und das Hirnwachstum, die Teilung und Wanderung von Neuronen und Gliazellen, die neuronale Differenzierung, die Myelinisierung verschiedener Hirnbereiche, aber auch die Herausbildung komplexerer Funktionen des Wach-Schlaf-Rhythmus oder die Entwicklung der hirnelektrischen Aktivität.

Differenzierung und Strukturierung

Differenzierung beschreibt den mit praktisch allen Entwicklungsprozessen verbundenen Vorgang der fortschreitenden Verfeinerung, Unterscheidung, Ausgliederung sowie Über- und Unterordnung psychischer Funktionen. Wir finden den Vorgang der Differenzierung bei der Entwicklung aller psychischen Funktionen. Sehr gut kann man sich diesen Vorgang am Beispiel der motorischen oder der emotionalen Entwicklung klarmachen. In beiden Fällen kommt es mit zunehmendem Alter des Kindes zur Verfeinerung und Spezialisierung von Bewegungsabläufen bzw. zur Zunahme unterschiedlicher Gefühlsempfindungen. Während der Säugling nur zwischen Lust und Unlust differenzieren kann, kann ein Kind von 24 Monaten bereits eine Reihe von Gefühlsqualitäten wie Furcht, Abscheu, Ärger, Eifersucht, Zufriedenheit unterscheiden und auch „differenziert“ zum Ausdruck bringen.

Mit der fortschreitenden Differenzierung ist stets auch eine *Strukturierung* verbunden. Das heißt, daß Verhalten und Erleben sich nach einheitlichen Gesichtspunkten ordnen, wobei es zur Über- und Unterordnung von Funktionen kommt. In dieser Betrachtung vollzieht sich Entwicklung in aufeinander folgenden Organisationsstufen. Jede niedrigere unterscheidet sich von der jeweils höheren durch den geringeren Grad der Differenzierung und hierarchischen Strukturierung. Dabei kommt es mit der zunehmenden Differenzierung des Individuums gleichzeitig zu einer solchen des Lebensumfeldes.

Soziales Lernen und Prägung

Soziales Lernen. Ein Großteil der Verhaltensweisen von Kindern wird erlernt. Lernvorgänge müssen abgegrenzt werden von jenen Veränderungen im Verhalten, die durch angeborene Reaktionstendenzen oder durch vorübergehende Zustände des Organismus (wie Ermüdung, Verletzung) hervorgerufen werden. In diesem Sinne können wir *Lernen* in Anlehnung an Hofstätter definieren als eine Reihe von Verhaltensänderungen, die in bestimmten Reizsituationen auftreten und nicht durch angeborene Reaktionstendenzen bzw. spontane Reifung des Organismus hervorgerufen werden.

Lernen geschieht nach verschiedenen Gesetzmäßigkeiten, vor allem als einfache Konditionierung (bedingter Reflex) und als Lernen am Erfolg und Mißerfolg (Lohn und Strafe).

Letzteres geht von der Tatsache aus, daß sich Lebewesen bei gegenwärtigen oder künftigen Handlungen vom Erfolg ihres früheren Verhaltens in ähnlichen Situationen leiten lassen. Als Belohnung (Erfolg) fungieren dabei Befriedigungen von Triebimpulsen, Funktionslust im Umgang mit der dinglichen Umwelt und soziale Anerkennung. Gerade die letztere spielt bei Entwicklungsvorgängen des Menschen eine ganz entscheidende Rolle, denn die meisten Entwicklungsprozesse, die über rein physiologische Reifungsvorgänge hinausgehen, spielen sich im sozialen Raum ab.

Dabei ergänzen sich Reifungsvorgänge und Lernprozesse. Ein gutes Beispiel hierfür ist die Sprachentwicklung. Sie setzt zunächst die Reifung der Sprechmotorik und der dazugehörigen zentralnervösen Steuerungsmechanismen voraus. Sobald dies geschehen ist, setzt ein Lernprozeß ein, der von den Lallmonologen bis zur Bewältigung komplizierter Satzkonstruktionen mit intensiver Motivation abläuft.

Soziales Lernen erstreckt sich auf folgende Vorgänge:

- Erlernen gesellschaftlich geschätzter Motivationen wie z.B. Leistungsmotivation;
- Übernahme von Werthaltungen durch Nachahmung und Identifikation (z.B. Übernahme von moralisch-ethischen Normen oder von Vorurteilen).

Prägung. Die Prägung stellt einen Sonderfall des Lernens dar. Im Unterschied zu den bisher betrachteten Lernvorgängen ist für die Prägung charakteristisch, daß sie sich in vergleichsweise viel kürzeren Zeitspannen vollzieht. Der Begriff Prägung wurde aus der Verhaltensforschung übernommen. Dort versteht man unter Prägung einen einmaligen, nur zu einem bestimmten Entwicklungszeitpunkt möglichen, irreversiblen Vorgang. Instinkthandlungen werden durch diese einmal festgelegten, geprägten Auslösereize in Gang gesetzt. Es existiert also nur eine relativ kurze, für den Prägevorgang sensible Zeitspanne.

Die psychologische Bedeutung des Prägebegriffs ist wesentlich weiter, sie bezieht auch soziale Einflüsse ein. In milieuorientierten Systemen wird sogar der Schwerpunkt auf die Umwelteinflüsse gelegt (sog. soziale Prägung). Prägung bedeutet eine Festlegung des Verhaltens auf bestimmte Verhaltensmuster, gleichgültig ob diese vorwiegend von der Anlage her oder von Umwelteinflüssen determiniert sind.

Prägung im ursprünglichen Sinne der Verhaltensforschung ist beim Menschen nicht sicher nachgewiesen, Prägung im weiteren Sinne (etwa im Sinne der sozialen Prägung) ist jedoch weit verbreitet.

Literatur

Siehe Kap. 231.

220 Entwicklungspsychopathologie

H. Remschmidt

Entwicklungspsychopathologie als integrative Disziplin

Die Entwicklungsperspektive ist von großer Wichtigkeit für das Verständnis psychiatrischer Störungen bei Kindern und Jugendlichen. Entwicklungsphysiologie, Entwicklungsneurologie und Entwicklungspsychologie sind Grundlagenwissenschaften der Kinder- und Jugendpsychiatrie. Die Entwicklungsperspektive kann als eine Art Brückenschlag zwischen den verschiedenen Disziplinen angesehen werden oder als ein verbindendes Konzept, das imstande ist, unterschiedliche wissenschaftliche und praktische Auffassungen von Normalität und Psychopathologie nicht nur bei Kindern, sondern auch im Erwachsenenalter zu integrieren.

Vor dem Hintergrund dieser Definitionen kann man sagen, daß die Entwicklungsperspektive zum einen Prozesse umfaßt wie Wachstum, Reifung, Lernen und zum anderen die Wechselwirkungen zwischen diesen Einflußgrößen. Dabei muß man allerdings bedenken, daß nicht alle Einflüsse auf Kinder entwicklungsbedingt sind; es gibt auch zufällige Einwirkungen wie z.B. Behinderungen und ungünstige Lebensumstände, die nicht als eigentliche Entwicklungsfaktoren bezeichnet werden können, wiewohl sie die Entwicklung ganz grundlegend beeinflussen.

Die Entwicklungsveränderungen sind altersgebunden und bestehen in der strukturellen und funktionellen Umgestaltung eines Organismus, was mit quantitativen und qualitativen Sprüngen verbunden ist, wobei die letzteren aus der Bildung neuer Strukturen und Funktionen resultieren.

Meilensteine der normalen Entwicklung und ihre Bedeutung für psychische Störungen

Mehrere Autoren haben die Stadien der Entwicklung in bezug auf verschiedene Altersstufen definiert. Wohl am bekanntesten sind die Entwicklungsmodelle von Sigmund Freud (1948) und Jean Piaget (1983).

Tabelle 220.1 zeigt 4 Entwicklungsmodelle, außer jenen von Freud und Piaget auch die von Erikson (1980) und Jersild und Holmes (1935) beschriebenen. Diese Modelle beruhen auf unterschiedlichen Sichtweisen. Während das Freudsche System auf psychosexuellen Entwicklungsstadien basiert, konzentriert sich Erikson in seinem System auf psychosoziale, Piaget auf kognitive und Jersild auf affektive Stadien.

In der letzten Spalte der Tabelle 220.1 sind verschiedene psychopathologische Störungen aufgeführt, die den wesentlichen Altersgruppen bzw. Entwicklungsstadien zugeordnet werden können.

Die Schwierigkeit bei einer solchen Klassifikation besteht darin, daß nicht alle diese Stadien durch empirische Studien belegbar sind. So hat z.B. die sog. Latenzzeit des Freudschen Systems kein empirisches Korrelat. Darüber hinaus besteht eine große Variationsbreite hinsichtlich des Alters, und schließlich können die verschiedenen Entwicklungstheorien im Hinblick auf das Alter in unterschiedlichem Bezug zueinander stehen. So kann z.B. ein Kind nach der kognitiven Theorie Piagets das Symbolstadium erreicht ha-

Tabelle 220.1. Anthonys Vorschlag einer diagnostischen Klassifikation psychopathologischer Entwicklung (Nach Anthony 1970; Tabelle übersetz nach Achenbach 1982, S. 574)

Alter	Psychosexuelle Stadien (Freud)	Psychosoziale Stadien (Erikson)	Kognitive Stufen (Piaget)	Affektive Stadien (Jersild)	Psychopathologie
0–1 1/2	oral	Urvertrauen vs. Mißtrauen	sensomotorisch	Ängste vor: Dunkelheit, Fremden, Alleinsein, plötzlichen Geräuschen, fehlender Hilfe	Autismus, anaklitische Depression, Eß- und Schlafschwierigkeiten
1 1/2–3	anal	Autonomie vs. Zweifel/ Scham	symbolisch	Ängste vor: Trennung, Verlassenwerden, plötzlichen Bewegungen	symbiotisches Verhalten, Negativismus, Obstipation, Schüchternheit/Rückzug, Pavor nocturnus
3–5	genital ödipal	Initiative vs. Schuldgefühle	Intuition, Repräsentanz	Ängste vor: Tieren, imaginären Wesen, Verletzung/Kränkung	Phobien, Alpträume, Sprachprobleme, Enuresis, Enkopresis, Angstzustände
6–11	Latenzzeit	Fleiß vs. Minderwertigkeitsgefühle	konkret, operational	Ängste vor: Schulversagen, Ausgelachtwerden, Eigentumsverlust, körperlicher Entstellung, Krankheit, Tod	Schulprobleme, Schulängste, Schulphobien, Zwänge, Konversionssymptome, Tics
12–17	Adoleszenz: Wiederbelebung früherer Konflikte	Identität vs. Rollendiffusion	formal, operational	Anderssein (körperlich, sozial, intellektuell), sexuelle Ängste, Gesichtsverlust	Identitätsdiffusion, Anorexia nervosa, Delinquenz, Schizophrenie

ben, sich aber nach dem Freudschen System noch immer in der oralen Phase befinden. Daher stützen sich moderne Entwicklungstheorien in der Hauptsache auf Funktionen (z.B. Körperwachstum, kognitive Entwicklung, moralische Entwicklung, Identitätsentwicklung und Selbstkonzept) in Verbindung mit Entwicklungsaufgaben. Nach Havighurst kann eine Entwicklungsaufgabe als eine Anforderung definiert werden,

die sich um einen bestimmten Zeitpunkt im Leben eines Individuums stellt und deren erfolgreiche Bewältigung es glücklich macht und zu Erfolg bei späteren Aufgaben führt, wohingegen ein Scheitern das Individuum unglücklich macht und gesellschaftliche Mißbilligung und Schwierigkeiten bei späteren Aufgaben nach sich zieht (Havighurst 1972, S. 2).

Entwicklungstheorien

versuchen, spezifische Verhaltensänderungen über einen bestimmten Lebensabschnitt zu beschreiben, vorherzusagen und zu erklären. Zu diesem Zweck müssen sie nachprüfbare Prognosen erstellen, d.h. solche, die bestätigt oder widerlegt werden können (Jaffe 1998, S. 47).

Allerdings wurden und werden nicht alle theoretischen Annahmen empirischen Prüfungen unterworfen. Heute herrscht allgemeine Übereinstimmung dahingehend, daß Entwicklungsveränderungen von der Interaktion zwischen genetischen und Umwelteinflüssen abhängen, wobei das Individuum kein passives Objekt dieser Einflüsse ist, sondern seine Umgebung auch kreativ mitgestaltet und so auf seine Umgebung zurückwirkt.

Die derzeitige Entwicklungspsychopathologie ist von den Phasenmodellen der Entwicklung abgerückt zugunsten von Prozeßmodellen, die diese Interaktionen zwischen dem Individuum und der breiten Vielfalt von Umwelteinflüssen und sozialem Kontext betonen, wobei gleichzeitig das Individuum als an seiner eigenen Entwicklung aktiv beteiligt angesehen wird.

Ergebnisse der Entwicklungspsychopathologie

Im folgenden möchten wir auf einige Ergebnisse der Entwicklungspsychopathologie eingehen, die uns wichtig und vielversprechend für die nahe Zukunft erscheinen.

Geschlechterunterschiede und individuelle Unterschiede. Geschlechterunterschiede betreffen körperliche Entwicklung, Wachstum, Reifung, Entwicklung differentieller Fähigkeiten wie Sprechen und Sprache, räumliche Wahrnehmung sowie die meisten psychopathologischen Störungen (hyperkinetisches Syndrom, Entwicklungsverzögerungen, Autismus, aggressives und dissoziales Verhalten usw.).

Bis zur Pubertät sind die meisten psychopathologischen Auffälligkeiten bei Jungen häufiger als bei Mädchen, obwohl die Relation Jungen zu Mädchen für die verschiedenen Syndrome sehr unterschiedlich ist. So ist beispielsweise das hyperkinetische Syndrom bis zu 9mal häufiger bei Jungen anzutreffen als bei Mädchen, während beim Autismus in 20 Studien eine Relation von 3,7:1 gefunden wurde. Auch das Gilles-de-la-Tourette-Syndrom tritt bei Jungen häufiger auf (Verhältnis 3:1); das gleiche gilt für Zwangsstörungen.

Obwohl diese Unterschiede sehr klar und gut belegt sind, kennen wir ihre Ursache nicht wirklich. Daher bleibt dies eine offene Forschungsfrage, zu der mehrere Hypothesen angeboten werden wie

- unterschiedliche Hemisphärenreifung bei Jungen und Mädchen;
- unterschiedliche Sozialisation von Jungen und Mädchen;
- zeitliche Unterschiede im allgemeinen Reifungsablauf zwischen Jungen und Mädchen.

Ein sehr wichtiges Thema im Hinblick auf individuelle wie Geschlechterunterschiede ist aggressives Verhalten. Was kindliche Aggression betrifft, so sind biologische Faktoren von ebenso großer Bedeutung wie psychosoziale. Wenn wir die Geschlechterunterschiede im Hinblick auf aggressives Verhalten bei Jungen und Mädchen erklären könnten, wäre dies auch gleichzeitig der Schlüssel zu einem besseren Verständnis von Delinquenz, die ein überwiegend männliches Phänomen ist. Auch in dieser Hinsicht bleibt bislang die Frage offen, warum es eine so starke Kontinuität von aggressivem und dissozialem Verhalten bei Jungen gibt.

Kontinuität und Wandel von Verhalten. Ein zweites Gebiet stellen Kontinuität und Wandel von Verhalten bei Kindern unter dem Entwicklungsaspekt dar. Obwohl wir die verschiedenen Verlaufstypen von Störungen kennen (z.B. den Kontinuitätstyp, der in der Kindheit stabil bleibt und sich mit fortschreitendem Alter abschwächt, und den Typ der in der Adoleszenz neu auftretenden Störung), bleibt die Ursache für die Existenz dieser verschiedenen Verlaufstypen im Dunkeln.

Unabhängig von möglichen Erklärungsansätzen ließen sich in mehreren Studien folgende *Kontinuitäten* nachweisen: Bei tiefgreifenden Entwicklungsstörungen wie z.B. frühkindlichem Autismus, Asperger-Syndrom und Rett-Syndrom besteht eine hohe Kontinuität, ebenso bei externalisierenden Verhaltensmustern und aggressivem Verhalten von Jungen. Auch ein beachtlicher Anteil der Jungen mit hyperaktiv-impulsivem Verhalten und Aufmerksamkeitsstörungen zeigt eine Tendenz zu bleibenden Verhaltensauffälligkeiten wie z.B. antisozialem Verhalten oder antisozialer Persönlichkeit und Drogenmißbrauch oder Aggressivität und Delinquenz.

Trotz dieser gesicherten Ergebnisse bleibt vorerst unklar, warum bei einigen Kindern die Auffälligkeiten fortbestehen und bei anderen nicht. Im Hinblick auf das Kontinuitätsproblem sind diejenigen Kinder von besonderem Interesse, die zu einer bestimmten diagnostischen Kategorie des Kontinuitätstypus gehören (wie z.B. Verhaltensstörungen, hyperkinetisches Syndrom), es aber schaffen, das betreffende Fehlverhalten mit dem Älterwerden abzulegen.

Ein etwas vernachlässigtes Thema ist das der *Diskontinuität.* Mit Ausnahme bestimmter Entwicklungsstörungen, die mit Reifungsprozessen in Zusammenhang stehen, wie z.B. Enuresis, Enkopresis und einiger vorübergehender Sprachstörungen, ist über Diskontinuität nicht viel bekannt. Es ist beispielsweise unklar, warum ein bestimmter Teil von Patienten mit kindlichen Depressionen keine Depression vom Erwachsenentypus entwickelt. Gleiches gilt für einen kleinen Teil der Patienten mit Störungen des Sozialverhaltens oder Drogenmißbrauch. Es ist vorstellbar, daß größere Veränderungen im Leben eine positive Wende in Richtung einer ungestörten Entwicklung in der Adoleszenz bewirken.

Risikofaktoren und protektive Faktoren. Die Erforschung von Risikofaktoren ist eines der wichtigsten Themen in der Entwicklungspsychopathologie. Die interessanteste Frage in diesem Zusammenhang ist der Werdegang jener Kinder aus einer Risikogruppe, die die jeweilige Störung entwickeln bzw. nicht entwickeln. Dieser Untersuchungsansatz führt nicht nur zu einem besseren Verständnis der Wirkung von Risikofaktoren, sondern auch zu neuen Einsichten in den Entwicklungsprozeß als solchen. Als bedeutsame Risikofaktoren für psychiatrische Krankheiten im Kindes- und Jugendalter haben sich, neben einschlägigen genetischen Belastungen, erwiesen: Hirnschädigungen und Hirnfunktionsstörungen, Vernachlässigung und Deprivation, familiäre Belastungen mit Alkoholismus und seelischen Krankheiten, ungünstige oder zerrüttete Familienverhältnisse, soziale Benachteiligung und Diskriminierung. Darüber hinaus können einzelne Störungen das Risiko für *zusätzliche* Störungen erhöhen. So ist bekannt, daß umschriebene Entwicklungsstörungen wie Legasthenie oder Rechenstörungen, wenn sie nicht rechtzeitig behoben oder abgemildert werden, das Auftreten von depressiven Störungen, Dissozialität oder Angststörungen begünstigen können.

Risikofaktoren und protektive Faktoren interagieren miteinander im Verlauf der individuellen Entwicklung. Heute wissen wir aus der empirischen Forschung wesentlich mehr über Risikofaktoren als über protektive Faktoren. Die Art und Natur der protektiven Faktoren ist möglicherweise eine ganz andere. Wir unterscheiden protektive Faktoren im Kind selbst (z.B. ausgeprägtes Selbstwertgefühl, günstige Temperamentseigenschaften), in der Familie (z.B. starker Familienzusammenhalt, gute elterliche Beziehung) und solche, die mit günstigen äußeren Einflüssen zusammenhängen.

Einige protektive Faktoren wurden in den letzten Jahren untersucht wie z.B. günstige Temperamentseigenschaften, gute eheliche Beziehung der Eltern, positives Selbstwertgefühl des Kindes und die Zugehörigkeit zum weiblichen Geschlecht, wobei letztere ein protektiver Faktor im Hinblick auf psychiatrische Störungen ist, zumindest bis zur Pubertät. Dennoch bleiben viele Forschungsfragen offen, die sich u.a. auf den Wirkmechanismus von protektiven Faktoren beziehen, auf den Kontext, in dem sie wirken, sowie auf die Bedeutung, die Bewältigungsstrategien und Entwicklungsaufgaben in diesem Zusammenhang spielen. Tabelle 220.2 gibt einen Überblick über die potentielle Relation zwischen Psychopathologie und Entwicklungsaufgaben.

Die Untersuchung der Bewältigungsmechanismen in bezug auf Entwicklungsaufgaben könnte uns einem besseren Verständnis normaler ebenso wie pathologischer Entwicklungsprozesse näherbringen. Im klinischen Bereich können wir viel von unseren Patienten lernen, indem wir sie befragen und in ihrem Umgang mit Entwicklungsaufgaben beobachten.

Prognoseforschung. Eine weitere wichtige Aufgabe der Entwicklungspsychopathologie ist es, den Voraussagewert spezifischer Verhaltensmuster oder emotionaler Konstrukte im Gesamtkontext der Entwicklung zu untersuchen.

Hierzu kann aus den vorliegenden Studien folgendes abgeleitet werden:

Tabelle 220.2. Mögliche Zusammenhänge zwischen Psychopathologie und Entwicklungsaufgaben. (Mod. nach Garber 1984)

Psychopathologische Störungen	Entwicklungsaufgaben
Trennungsangst	Objektpermanenz, Bindung und Ablösung
Depression	Differenzierung des Selbst, Selbstkonzept, sozialer Vergleich, Selbstwertgefühl
Suizid/ Suizidversuch	Todesvorstellung, Zeit- und Zukunftsperspektive
Störungen des Sozialverhaltens	moralische Entwicklung; Perspektivenwechsel, Empathie, Loyalität
Impulsivität	Gratifikationsaufschub
Oppositionelles Verhalten	Autonomie, Identifikation, Individuation
Schizoides Verhalten	Kontaktaufnahme, Beziehung zu Gleichaltrigen, Angstbewältigung

- *Störungen des Sozialverhaltens* im Kindesalter bergen ein hohes Risiko für depressive Symptomatik im Erwachsenenalter. Ferner ist elterliches Versagen in der Kindheit ebenfalls mit depressiven Störungen im Erwachsenenalter assoziiert.
- *Zwangsstörungen* im Kindes- und Jugendalter zeigen eine hohe Persistenz im Erwachsenenalter. Die Prognose verschlechtert sich, wenn zusätzlich Tics bestehen, eine seelische Krankheit bei einem Elternteil vorliegt oder die Behandlung mit Clomipramin erfolglos war.
- Prämorbide nichtanorektische *Eßstörungen* im Kindesalter sind mit einer schlechten Prognose bei einer Anorexia nervosa assoziiert. Anorexia nervosa im Kindesalter und in der frühen Adoleszenz prädisponiert zu unspezifischen Eßstörungen und Angstzuständen im späteren Leben.
- *Hyperkinetische Störungen* im Kindesalter sind assoziiert mit einer erhöhten Rate von antisozialen Persönlichkeitsstörungen, Drogenmißbrauch und Kriminalität im Erwachsenenalter.
- Kindliche *Lese-Rechtschreib-Störungen* zeigen eine hohe Persistenzrate in der Adoleszenz und im Erwachsenenalter und sind häufig mit Störungen des Sozialverhaltens in der Adoleszenz assoziiert, die sich im Erwachsenenalter abschwächen.
- *Frühschizophrenien* haben eine schlechte Prognose und weisen eine hohe Persistenz im Erwachsenenalter auf.

Bedeutung der Entwicklungspsychopathologie für die Diagnostik. Die Entwicklungsperspektive wurde in den aufeinanderfolgenden Revisionen der DSM- bzw. ICD-Klassifikationssysteme immer stärker berücksichtigt. Am augenfälligsten wird dies bei Störungen, bei denen das Erstmanifestationsalter, der Entwicklungsstand und die Prognose für das Erwachsenenalter die Schlüsselparameter für die Definition darstellen. So ist z.B. die ICD-10-Kategorie „Trennungsängstlichkeit" definiert als „eine von der Norm abweichende Fortdauer von entwicklungsangemessener Trennungsangst" mit einem Beginn vor dem 6. Lebensjahr und postuliert somit eine enge Verbindung zwischen normaler und pathologischer Entwicklung. Die Notwendigkeit einer Einbeziehung des Entwicklungsstandes läßt sich am Beispiel der Diagnose „Autismus" belegen, bei der das Schwergewicht auf qualitative Normabweichungen in der Kommunikation, der sozialen Interaktion und beim Spiel bzw. bei Interessen gelegt wurde und bei der klinische Parameter für jeden Störungsbereich ausgewählt wurden, die das klinische Bild über die gesamte Lebensspanne illustrieren sollen.

Eine Anlehnung an Längsschnittuntersuchungen zeigt sich im Gebrauch von diagnostischen Kategorien wie „depressive Störung des Sozialverhaltens" (ICD-10); hiermit sollen die verschiedenen prognostischen Implikationen erklärt werden für das Anpassungsverhalten von Erwachsenen, welche als Kind an einer depressiven Störung gelitten haben, und die davon abhängen, ob die kindliche Depression mit oder ohne Störungen des Sozialverhaltens einherging. Dennoch sind die modernen nosologischen Systeme noch weit davon entfernt, derartige Entwicklungszusammenhänge störungsbezogen zu integrieren. Die Diagnose einer Depression wird z.B. anhand von „Erwachsenenkriterien" gestellt und nimmt die phänomenologischen Unterschiede bei jüngeren und unreiferen Individuen kaum zur Kenntnis.

Bedeutung der Entwicklungspsychopathologie für die Therapie. Das Wissen um die komplexen Transaktionen zwischen den verschiedenen Funktionsbereichen, unterschiedlichen sozialen Kontexten und über Entwicklungsstadien hinweg sollte im Idealfall zu fein abgestuften multimodalen Interventionen führen. Tatsächlich ist die Kinder- und Jugendpsychiatrie schon lange durch solche facettenreichen Herangehensweisen gekennzeichnet, die gemeindeorientierte, schulische, familiäre und individuelle Maßnahmen miteinander kombinieren.

Die Entwicklungsorientierung kinderpsychiatrischer Behandlungsmethoden zeigt sich schon daran, daß die meisten Interventionen bei Vorschulkindern weitestgehend in familien- oder schulbezogenen Maßnahmen bestehen, während Einzeltherapien bevorzugt bei reiferen, psychologischem Denken aufgeschlosseneren Adoleszenten zum Einsatz kommen. Entsprechend wird auch die Verhaltenstherapie bei verschiedenen Altersgruppen angewandt, wobei Verhaltenstechniken hauptsächlich bei den jüngeren und kognitive Techniken bei den älteren Individuen eingesetzt werden.

Der Erfolg von Behandlungsmaßnahmen, die auf familientherapeutischen Prinzipien beruhen, kann als eine Bestätigung der transaktionalen und interaktiven Betrachtungsweise gesehen werden, die zur Behandlung von psychischen Auffälligkeiten im Kindesalter herangezogen werden.

Viel weniger ist dagegen über die optimale Abfolge, Kombination und zeitliche Planung dieser Interventionen für die jeweilige Problematik bekannt. Zum Beispiel ist wenig über die Kombination von Maßnahmen geforscht worden, wie etwa über die gleichzeitige Anwendung von Psychotherapie und Psychopharmakotherapie.

Literatur

Siehe Kap. 231.

221 Klassifikation psychischer Störungen

H. Remschmidt

Psychiatrische Klassifikations- und Dokumentationssysteme haben seit den 70er Jahren ganz wesentlich zum Fortschritt der Kinder- und Jugendpsychiatrie und der klinischen Psychologie des Kindes- und Jugendalters beigetragen. Sie haben nicht nur zu einer Vereinheitlichung der Nomenklatur geführt und damit zu einer besseren Verständigung über die Grenzen der Fachdisziplinen, der Länder und Kulturen hinweg, sondern sie haben sich auch als wichtiges Schulungsinstrument in der Aus-, Weiter- und Fortbildung von Psychiatern und Psychologen erwiesen. Darüber hinaus hat die empirische Weiterentwicklung der Klassifikationssysteme auch epidemiologische Studien und multizentrische klinische Studien angeregt, die wichtige Erkenntnisse zur Ätiologie, zur Therapie und zum Verlauf psychischer Krankheiten beigetragen haben.

Klassifikation und Dokumentation. Die Klassifikation im Bereich psychischer Störungen und Krankheiten verfolgt das Ziel, Störungsmuster voneinander abzugrenzen und nach übergeordneten Gesichtspunkten der Ähnlichkeit zu gruppieren.

Parallel zur Klassifikation psychischer Störungen und Krankheiten haben sich auch Dokumentationssysteme entwickelt, die eine standardisierte Niederlegung von Daten und ihre computergestützte Auswertung erlauben.

1. Die *Anamnesedokumentation* bezieht sich auf die standardisierte Erfassung anamnestischer Daten, die in der Regel von den Eltern und den Angehörigen erhoben werden.
2. Die *Befunddokumentation* hat eine standardisierte Erfassung des aktuellen psychischen, neurologischen und internen Befundes zum Ziel. Sie beruht also stets auf einer aktuellen Untersuchung des Patienten.
3. Die *Diagnosedokumentation* erstreckt sich auf die standardisierte Erfassung diagnostischer Kategorien, die in der Regel einem Klassifikationssystem entstammen.
4. Die *Therapiedokumentation* beschäftigt sich mit der standardisierten Niederlegung der Therapieindikationen, durchgeführten therapeutischen Maßnahmen und ihren Folgen.
5. Die *Verlaufsdokumentation* erfaßt Merkmale der jeweiligen Störung über die Zeit. Sie muß in besonderem Maße mit der Veränderung der erfaßten Merkmale rechnen und ist daher besonders schwierig.

Grundprobleme bei der Klassifikation von Diagnosen. Bei jedem Patienten muß die Störung genau beschrieben und von derjenigen anderer Patienten abgegrenzt werden. Darüber hinaus ermöglicht die Klassifikation eine Verständigung zwischen Wissenschaftlern und Klinikern, die Erfahrungen über ihre Patienten austauschen wollen. Viele Diagnosen geben auch Hinweise auf die jeweils angemessene Behandlungsform. Es ist ein wichtiges Ziel der Forschung, zu diagnostischen Klassifikationen zu kommen, die zugleich „therapierelevant" sind. Schließlich ergeben viele Diagnosen auch Hinweise zur Prognose und zur Einleitung längerfristiger Maßnahmen, die geeignet sind, den Krankheitsverlauf positiv zu beeinflussen.

Klassifikatorische Bemühungen erfordern zahlreiche *methodische Überlegungen*. Hierzu gehören die Stichprobenprobleme, die Auswahl von Markervariablen zur zuverlässigen Kennzeichnung der Krankheitsbilder, die Schwierigkeit der Klassifikation in Abhängigkeit vom Komplexitätsgrad der Störung, die Einbeziehung ätiologischer Kategorien sowie die Art der Ableitung derartiger Schemata (z.B. auf der Grundlage von klinisch oder statistisch erhobenen Daten).

Multiaxiale Klassifikationssysteme klinischen Ursprungs

Psychiatrische Diagnosen enthalten teilweise recht unterschiedliche Elemente. Daher ist ihre Reduktion auf einen Symptom- oder Syndrombereich, auf eine Achse oder Dimension, wie diese auch immer lauten mag, eine starke Vereinfachung, die über das zugrundeliegende Störungsmuster wenig aussagt. Mit Hilfe multiaxialer Klassifikationssysteme versucht man diesen und anderen Mängeln beizukommen.

Zwei multiaxiale Klassifikationssysteme sind für die Kinder- und Jugendpsychiatrie besonders relevant: Sie sind in Tabelle 221.1 in ihren Grundzügen dargestellt.

Multiaxiales Klassifikationssystem für psychiatrische Erkrankungen im Kindes- und Jugendalter (MAS). Das MAS ist in kinder- und jugendpsychiatrischen Einrichtungen in Europa stark verbreitet. Es liegen umfangreiche empirische Erprobungs- und Reliabilitätsstudien zum MAS vor, die als zufriedenstellend angesehen werden können. Das Klassifikationsschema ist in der klinischen Praxis gut anwendbar, und nach einiger Übung kann eine hinreichende Übereinstimmung unter verschiedenen Beurteilungen erreicht werden. Darüber hinaus hat der tägliche Umgang mit dem Klassifikationsschema einen hohen didaktischen Wert. Unabhängig von diesen Gesichtspunkten ist die Einbeziehung der Entwicklungsdimension, des Intelligenzniveaus, der körperlichen Symptomatik und der psychosozialen Umstände von allergrößter Bedeutung für das Verständnis psychischer Krankheiten im Kindes- und Jugendalter.

Multiaxiale Version des DSM-IV. Das DSM-IV der American Psychiatric Association kann ebenfalls als multiaxiales Klassifikationsschema angewandt werden, ist aber ursprünglich nicht so konzipiert. Wie aus Tabelle 221.1 hervorgeht, stützt sich das Klassifikationsschema auf 5 Achsen, wobei die erste klinische Störungen und im Gegensatz zur ICD-10 auch andere klinisch relevante Probleme umfaßt. Auf der 2. Achse werden Persönlichkeitsstörungen und geistige Behinderungen klassifiziert, auf der 3. medizinische Krankheitsfaktoren, auf der 4. psychosoziale und umgebungsbedingte Probleme, und auf der 5. erfolgt eine globale Beurteilung des Funktionsniveaus. Diese Achse entspricht weitgehend der 6.

Tabelle 221.1. Vergleich der Multiaxialen Klassifikationssysteme nach der ICD-10 und dem DSM-IV

ICD-10 (WHO 1992, 1996; Remschmidt u. Schmidt 1994)	Diagnostic and Statistical Manual (DSM-IV) der American Psychiatric Association (APA 1994, deutsche Ausgabe 1996)
I. Klinisch-psychiatrisches Syndrom Kategorien der ICD-10 unter Einbeziehung spezieller kinderpsychiatrischer Kategorien, die überwiegend in Abschnitt F9 zusammengefaßt sind: *F90* hyperkinetische Störungen; *F91* Störungen des Sozialverhaltens; *F92* kombinierte Störungen des Sozialverhaltens und der Emotionen; *F93* emotionale Störungen; *F94* Störungen sozialer Funktionen mit Beginn der Kindheit und Jugend; *F95* Ticstörungen; *F98* andere Verhaltens- und emotionale Störungen mit Beginn in Kindheit und Jugend	I. Klinische Störungen, andere klinisch relevante Probleme (Auswahl) Störungen in der Kindheit und Adoleszenz: Lernstörungen (315.0–315.9), Störungen motorischer Fertigkeiten (315.4), Tiefgreifende Entwicklungsstörungen (299.0–299.8), Störungen der Aufmerksamkeit (314.0–314.9), Fütter- und Eßstörungen im Säuglings- oder Kleinkindalter(307.52ff), Tickstörungen (307.21ff), Störungen der Ausscheidung (307.6ff), andere Störungen in Kindheit und Adoleszenz (Trennungsangst, Mutismus usw.), Störungen im Zusammenhang mit psychotropen Substanzen, Schizophrenie und andere psychotische Störungen, affektive Störungen, Angststörungen usw.
II. Umschriebene Entwicklungsstörungen *F80* umschriebene Entwicklungsstörungen des Sprechens und der Sprache; *F81* umschriebene Entwicklungsstörung schulischer Fertigkeiten; *F82* umschriebene Entwicklungsstörung der motorischen Funktionen; *F83* kombinierte umschriebene Entwicklungsstörung	II. Persönlichkeitsstörungen, Geistige Behinderung Typologie der Persönlichkeitsstörungen, Einteilung geistiger Behinderung nach dem IQ
III. Intelligenzniveau Maßstab ist der IQ, gemessen oder geschätzt, 9 Kategorien, die auch die überdurschnittlichen Intelligenzgrade berücksichtigen	III. Medizinische Krankheitsfaktoren Körperliche Erkrankungen verschiedener Organe oder Organsysteme, Infektionen usw.
IV. Körperliche Symptomatik Entsprechende Kategorien der ICD-10 mit besonderer Berücksichtigung der neurologischen Symptomatik	IV. Psychosoziale oder umgebungsbedingte Probleme Belastende Lebensereignisse, Probleme im sozialen Umfeld, Ausbildungsprobleme
V. Aktuelle abnorme psychosoziale Umstände 9 inhaltlich unterschiedliche Bereiche zur Erfassung bedeutsamer psychosozialer Belastungen, z.B. *1* abnorme intrafamiliäre Beziehungen; *2* psychische Störungen/abweichendes Verhalten (Elternteil); *3* inadäquate oder verzerrte intrafamiliäre Kommunikation; *9* belastende Lebensereignisse des Kindes.	V. Globale Beurteilung des Funktionsniveaus 10stufige Skala der psychischen und sozialen Funktionen auf einem hypothetischen Kontinuum von psychischer Gesundheit bis Krankheit
VI. Globalbeurteilung der psychosozialen Anpassung 10stufige Skala zur Einschätzung des individuellen psychosozialen Adaptationsniveaus	

Achse des multiaxialen Klassifikationsschemas auf der Basis von ICD-10.

Statistisch abgeleitete mehrdimensionale Klassifikationssysteme

Diese Klassifikationssysteme stützen sich in der Regel auf Interview- oder Fragebogendaten, die mit Hilfe multivariater Verfahren analysiert werden und zu auf statistischem Wege abgeleiteten „Verhaltensdimensionen" führen. Die meisten dieser Untersuchungen beruhen auf Symptomerhebungen, Ergebnissen von Einschätzungsskalen oder anamnestischen Daten.

Die *Merkmalsbereiche oder Dimensionen*, die in diesen Untersuchungen gefunden wurden, stimmen teilweise recht gut überein:

- Angst- und Rückzugssymptomatik,
- Syndrome der Unreife,
- sozialisiertes aggressives Verhalten,
- psychotische Störungen und Autismus,
- Hyperaktivitätssyndrome.

Diese Verhaltensdimensionen haben sich auch im *transkulturellen Vergleich* als zutreffend erwiesen. Dies gilt insbesondere für die Störungen des Sozialverhaltens, die Angst- und Rückzugssymptomatik, in geringerem Maße auch für Syndrome der Unreife und weniger für das sozialisierte aggressive Verhalten, das meist ein Kennzeichen der Subkultur großer Städte ist.

Literatur

Siehe Kap. 231

222 Kinder- und jugendpsychiatrische und psychologische Untersuchung

H. Remschmidt

Wie in anderen Gebieten der Medizin, so beginnt auch die kinder- und jugendpsychiatrische Untersuchung mit einer ausführlichen Anamneseerhebung. Ihr folgen eine interne und neurologische Untersuchung sowie die Exploration des Kindes und/oder der Familie und die Formulierung einer vorläufigen diagnostischen Hypothese. Aus dieser leiten sich die weiteren apparativen Zusatzuntersuchungen, testpsychologische, neuropsychologische oder familiendiagnostische Maßnahmen ab.

Anamnese

Es ist zweckmäßig, die Anamnese nicht in Anwesenheit der Kinder zu erheben, weil sonst wichtige Fragen nicht in der notwendigen Ausführlichkeit angesprochen werden können.

Für den Kinder- und Jugendpsychiater ergeben sich im Hinblick auf die Familienanamnese häufig zwei Schwierigkeiten:

1. Angaben über psychiatrische Krankheiten in einer Familie werden gerne verschwiegen, da diese im Bewußtsein der Gesellschaft immer noch mit dem Makel der Schande behaftet sind.
2. Die erhaltenen Angaben sind oft diagnostisch schwer zu verwerten, da sie zum Teil ungenau oder auf unwichtige Details ausgerichtet sind.

Die *Eigenanamnese* beginnt mit Schwangerschafts- und Geburtsverlauf. Sie erstreckt sich sodann auf die gesamte bisherige Entwicklung des Kindes, wobei der Untersucher die wichtigsten normalen Entwicklungsdaten beherrschen muß, um die Angaben der Eltern entsprechend einordnen zu können.

Die *aktuelle Anamnese* beginnt mit der Frage, weshalb das Kind in die Sprechstunde und in die Klinik kommt, und soll auf den Beginn (z.B. plötzlich, schleichend) und die Symptome der aktuellen Krankheit aus der Sicht der Angehörigen oder des Kindes selbst abgestellt sein.

Exploration

Die Exploration befaßt sich in gezielter Weise mit den derzeitigen Krankheitserscheinungen oder auffälligen Verhaltensweisen. Sie vermittelt dem Untersucher ein Bild der Motorik, des Aufmerksamkeits- und Konzentrationsverhaltens, von Gedächtnis, Denken, Stimmungslage und Kommunikationsverhalten, also von der Art und Weise der psychischen Abläufe und dem in der Untersuchungssituation sichtbar werdenden Verhalten. Die Exploration ist die eigentliche kinder- und jugendpsychiatrische Untersuchungstechnik und verlangt vom Untersucher viel Erfahrung. Sie unterscheidet sich sehr, je nachdem, ob man ein jüngeres Kind, ein Schulkind oder einen Jugendlichen exploriert.

Im *Vorschulalter* wird die Exploration in spielerischer Weise durchgeführt, wobei der Sceno-Test ein häufig benutztes und wichtiges Hilfsmittel ist. In einer spielerischen Situation (das Kind baut mit Hilfe des Testmaterials eine Szene) wird das Kind auf seine psychischen Funktionen, sein Verhältnis zu den Eltern, den Geschwistern und anderen Personen untersucht. Über die im Spiel verwendeten Figuren ergeben sich häufig Projektions- und Identifikationsmöglichkeiten, die im Zusammenhang mit anamnestischen Angaben und Beobachtungen wichtige Einschätzungen der emotionalen und sozialen Beziehungen eines Kindes erlauben.

Im *Schulalter* ist bereits ein differenzierteres Explorationsgespräch möglich, ebenso in der Adoleszenz, einer Entwicklungsphase, in der man allerdings häufig mit negativistischen und oppositionellen Verhaltensweisen rechnen muß.

Die Exploration soll ein geschickt geführtes Gespräch sein, in das gezielte Fragen nach psychischen Einzelfunktionen, besonderen Problemen und Schwierigkeiten, nach der subjektiven Einschätzung und Sichtweise des Patienten mehr oder weniger unauffällig eingeflochten werden.

Beziehungen zwischen Psychiatrie und Neurologie im Kindes- und Jugendalter

Auch bei kinder- und jugendpsychiatrischen Krankheiten ist eine sorgfältige interne und neurologische Untersuchung von außerordentlicher Bedeutung. Die engen Beziehungen zwischen Kinder- und Jugendpsychiatrie und Kinderneurologie lassen sich unter 3 Gesichtspunkten zusammenfassen:

Aspekt der Entwicklung. Der Zusammenhang zwischen psychischen Vorgängen und Vorgängen im zentralen Nervensystem ist je nach Altersstufe unterschiedlich. Im Säuglings- und frühen Kindesalter sind diese Beziehungen sehr eng. Aus diesem Grund sind auch die Methoden zur Beurteilung des psychischen Entwicklungsstandes in dieser Altersgruppe sehr stark neurologisch orientiert.

Aspekt der Vulnerabilität. Kinder mit Schädigungen des zentralen Nervensystems neigen in vermehrtem Maße zu psychopathologischen Auffälligkeiten. Sie sind also durch diese Vorschädigung vulnerabler geworden.

Aspekt der Differentialdiagnose. Es existiert eine Fülle von Symptomen, die vielgestaltig sind und hinter denen sich sowohl eine neurologische als auch eine psychiatrische Krankheit verbergen kann. Einige wichtige Störungen dieser Art sind: Konversionssyndrome (abzugrenzen sind hier z.B. Lähmungen aufgrund einer organischen Schädigung gegenüber psychogenen Lähmungen), akute psychotische Episoden (abzugrenzen sind endogene gegenüber körperlich begründbaren Psychosen), verschiedene psychosomatische Syndrome (abzugrenzen gegenüber entsprechenden Organkrankheiten). Diese wenigen Beispiele belegen die große Bedeutung der differentialdiagnostischen Überlegungen auf dem Grenzgebiet zwischen Kinder- und Jugendpsychiatrie und Kinderneurologie.

Verhaltensbeobachtung

Die Verhaltensbeobachtung ist in der Kinder- und Jugendpsychiatrie eine wertvolle Ergänzung zur übrigen ärztlichen Untersuchung. Sie erfordert eine spezielle Schulung des Beobachters.

Für die Verhaltensbeobachtung haben sich eine Reihe von strukturierten Hilfen eingebürgert (sog. Verhaltensbeobachtungsbögen), die auch möglichst wertfreie Hilfen für die Formulierung geben.

Ein im klinischen Bereich häufig angewandter Verhaltensbogen enthält folgende Kategorien: 1. spontanes Sozialverhalten (gegenüber Erwachsenen, gegenüber Mitpatienten und gegenüber Angehörigen); 2. Sozialverhalten in speziellen Situationen (gegenüber Erwachsenen, gegenüber Mitpatienten); 3. Umgang mit eigenen und fremden Sachen, Spielverhalten; 4. Verhalten in Leistungssituationen; 5. Stimmung und emotionale Reaktionen (vorherrschende Stimmungslage, Gefühlsäußerungen, Ängste, Einschätzung des Selbstvertrauens); 6. Antrieb; 7. kognitive Fähigkeiten (Gedächtnis, Einfühlungsvermögen, Umstellungsfähigkeit, altersangemessenes Regelverständnis); 8. Sprache (Wortschatz, Auffälligkeiten im Sprechablauf); 9. Motorik; 10. Eindruck vom eigenen Problembewußtsein, Reaktionen auf die eigene Symptomatik; 11. spezielle Interessen und Hobbys; 12. besondere positive Seiten des Kindes bzw. Jugendlichen.

Psychischer und psychopathologischer Befund

Die Ergebnisse der Exploration und der Verhaltensbeobachtung werden im psychischen bzw. psychopathologischen Befund festgehalten, der mit alterstypischer Abwandlung sich auf folgende Kategorien bezieht:

- Äußeres Bild (körperliche Auffälligkeiten, Gestik, Mimik, Kleidung);
- Gefühlslage und Stimmung,
- Orientierung (zu Ort, Zeit und Situation);
- Gedankenablauf und Verbalisierungsfähigkeit;
- Phantasien, Ängste und Befürchtungen und Umgang mit ihnen;
- Wertvorstellungen und Rechts- bzw. Unrechtsbewußtsein;
- Selbstbild und Identifikationen;
- Einschätzung der Intelligenz und der kognitiven Funktionen;
- besondere psychopathologische Auffälligkeiten: Auffälligkeiten der Psychomotorik; Konzentrationsstörungen; Wahrnehmungsstörungen; Gedächtnisstörungen; emotionale Auffälligkeiten und Stimmungsschwankungen; Störungen des Realitätsbezuges; Auffälligkeiten im Kommunikations- und Sozialverhalten.

Familiendiagnostik

Eine Reihe von psychiatrischen Störungen und Krankheiten muß in familiendynamischen Zusammenhängen gesehen werden. Bei Vorliegen pathogener Bedingungen sind auch familientherapeutische Maßnahmen einzuleiten. Zur Abschätzung der Indikation für eine Familientherapie ist eine sorgfältige Familiendiagnostik erforderlich.

Der Familiendiagnostik stehen eine Reihe von Möglichkeiten zur Verfügung. Man kann familiendiagnostische Verfahren nach 3 Gesichtspunkten ordnen: nach dem Durchführungssetting, nach der diagnostischen Prozedur und nach dem Auswertungsverfahren. In Tabelle 222.1 sind die beiden ersten Gesichtspunkte wiedergegeben.

Art der Durchführung (Durchführungssetting). Es besteht die Möglichkeit, mit den einzelnen Familienmitgliedern getrennt familiendiagnostische Maßnahmen (z.B. Tests) durchzuführen oder einer gemeinsamen Familiendiagnostik. In letzterem Falle sind alle Familienmitglieder zur gleichen Zeit anwesend. In vielen Fällen ist beides erforderlich. Mit einzelnen Familienmitgliedern können Interviews, Fragebogenverfahren, Tests oder andere Untersuchungen durchgeführt werden. Wenn von verschiedenen Familienmitgliedern Ergebnisse in den gleichen Verfahren vorliegen, so ergibt sich die Möglichkeit, diese nach Ähnlichkeiten oder Unterschieden auszuwerten.

Die gemeinsame Familiendiagnostik erfolgt in der Regel im Rahmen eines Interviews mit der gesamten Familie oder mit Hilfe von Interaktionsaufgaben, die darin bestehen, daß die Familie eine gemeinsame Aufgabe bekommt (z.B. eine Rorschach-Tafel deuten). Dabei wird vorwiegend der Interaktionsaspekt (d.h. wie die einzelnen Familienmitglieder miteinander umgehen) ausgewertet. Aus der Art und Weise des Umgangs (Wer ist der Wortführer? Wer kommt nicht zu Wort? Ergänzen sich die Familienmitglieder bezüglich der Lösung der Aufgabe? usw.) lassen sich Rückschlüsse auf die Familiendynamik und ggf. auch auf den Zusammenhang mit der Störung des Kindes ziehen.

Tabelle 222.1. Ordnungsschema für familiendiagnostische Verfahren

Durchführung Setting	Diagnostische Prozedur
Einzeln mit einem oder mehreren Familienmitgliedern	Interview Fragebogenverfahren andere Untersuchungsverfahren
Gemeinsam mit dem Ehepaar, einem Familienteil oder der ganzen Familie	Gemeinsames Interview Interaktionsverfahren (Familienaufgaben)

Auswertung. Die Auswertung familiendiagnostischer Verfahren erfordert umfangreiche Erfahrungen und einen guten Überblick über das gesamte Gebiet. Denn der Untersucher muß sich davor hüten, aus einer Einzelbeobachtung im Interaktionsgeschehen zu weitreichende Schlußfolgerungen abzuleiten. Eine weitere Gefahr besteht darin, Korrelation und Kausalität zu verwechseln. Auffällige Familieninteraktionen müssen nicht immer die Ursache der Störung eines Kindes sein, sie können sich auch parallel hierzu oder im Gefolge der Störung entwickeln.

Testpsychologische Untersuchung

Testpsychologische Verfahren spielen in der kinder- und jugendpsychiatrischen Arbeit eine wichtige Rolle. Psychologische Testverfahren werden in verschiedenen Bereichen angewandt: in der Entwicklungsdiagnostik, der Intelligenz- und Leistungsdiagnostik, der Persönlichkeitsdiagnostik sowie zur Objektivierung psychopathologischer Auffälligkeiten, Störungen und Krankheiten.

Mit einem Test versucht man Merkmalsausprägungen einer bestimmten Person quantitativ zu erfassen, wobei ihre Ergebnisse jeweils mit den Ergebnissen der Eichstichprobe verglichen werden. Die Bezeichnung „Test" haben nur jene Verfahren verdient, die standardisiert sind, die also über Vergleichswerte zu einer repräsentativen Eichstichprobe (Normen) verfügen. Ein Test muß bestimmte psychometrische Kriterien erfüllen: hohe Objektivität, d.h. er muß unabhängig sein von der Person des Testleiters ebenso wie der des Auswerters; hohe Reliabilität (Zuverlässigkeit), d.h. der Test muß das angegebene Merkmal genau messen unabhängig von Störfaktoren, die z.B. in der Situation oder im Probanden liegen können, und die Unterschiede zwischen einzelnen Probanden sollen tatsächliche Unterschiede in der Merkmalsausprägung darstellen; hohe Validität (Gültigkeit), d.h. der Test muß genau das Merkmal messen, das er zu messen vorgibt.

Den Entwicklungsstand von Kindern versucht man mit sog. Entwicklungstests, in denen altersgemäße Aufgaben gestellt werden, zu erfassen. Die bekanntesten sind der Bühler-Hetzer-Kleinkinder-Test (bis zum 6. Lebensjahr), der Entwicklungstest von Schenk-Danzinger (6.–11. Lebensjahr) und die Vineland-Social-Maturity-Scale.

Auch den Mann-Zeichen-Test kann man zu den Entwicklungstests rechnen. Dabei wird dem zu untersuchenden Kind (3.–13. Lebensjahr) ein Blatt Papier und ein Bleistift vorgelegt mit der Anweisung, einen Mann zu zeichnen. Die Auswertung berücksichtigt eine Reihe von Merkmalen, die nach einem Punktesystem bewertet werden. Nach Zusammenzählen der Punkte erhält man das sog. Mann-Zeichen-Alter (MZA), das dann (ähnlich wie beim Intelligenzquotienten) mit dem Lebensalter des Kindes in Beziehung gesetzt wird.

Ein weiterer Test, der vorwiegend den motorischen Entwicklungsstand untersucht, ist der Körper-Koordinations-Test für Kinder (KTK) nach Kiphard und Schilling (1974), der die „Gesamtkörperbeherrsehung" mißt. Er eignet sich zur Prüfung des motorischen Entwicklungsstandes und ist zwischen dem 5. und 13. Lebensjahr anwendbar.

Die Konzeption von Entwicklungstests setzt voraus, daß der Entwicklungsgang verschiedener psychischer Funktionen bekannt ist. Die Nachteile solcher Tests bestehen darin, daß die Variabilität in der Entwicklung von psychischen (aber auch körperlichen) Funktionen außerordentlich groß ist. In Abb. 222.1 ist am Beispiel eines hierarchischen Entwicklungsmodells der Entwicklungsgang verschiedener Verhaltensweisen dargestellt. Entwicklungsverzögerungen oder -ausfälle beeinflussen nicht nur die betroffene Dimension, sondern vielfach auch die Gesamtentwicklung, denn eine Funktion baut in der Regel auf einer anderen auf.

Intelligenz- und Leistungsdiagnostik

Unter Intelligenz verstehen wir die Fähigkeit, mit neuartigen Problemen und Situationen fertig zu werden. Danach wird Intelligenzverhalten vor allem in ungewohnten Situationen wirksam und ist somit nicht in erster Linie auf Erfahrung, Lernen oder Übung zurückzuführen, sondern beruht auf produktiven Leistungen und Strategien. Die Intelligenz wird mit Hilfe von Intelligenztests gemessen, die sich in globale Intelligenztests (Gesamttests) und Intelligenzstrukturtests einteilen lassen. Auch die Entwicklungstests werden vielfach als altersspezifische Intelligenztests bezeichnet.

Globale Intelligenztests. Sie versuchen, mit wenigen oder gar nur mit einer Aufgabenart den quantitativen Aspekt der Intelligenz zu erfassen. Als Ergebnis erhält man einen Intelligenzquotienten (IQ), der nicht in einzelne qualitativ verschiedene Untergruppen zerlegbar ist. Als Beispiel für einen solchen Test sei der Progressive-Matrizen-Test von Raven angeführt. Er besteht nur aus einer einzigen Aufgabenart, die in verschiedenen Schwierigkeitsgraden variiert wird. Der Test ist vom 7. Lebensjahr bis ins Erwachsenenalter anwendbar. Abb. 222.2 zeigt eine Aufgabe aus dem Raven-Test. Die Kinder oder Jugendlichen werden aufgefordert, das in dem Muster rechts unten fehlende Stück aus den vorliegenden Zeichen herauszusuchen.

Intelligenzstrukturtests. Sie versuchen, im Gegensatz zu den globalen Intelligenztests, über den quantitativen Aspekt hinaus die intellektuellen Funktionen hinsichtlich verschiedener qualitativer Aspekte zu differenzieren. Sie bestehen aus einer Reihe von Untertests, die einzelne Teilfunktionen der Intelligenz gezielt zu erfassen versuchen.

Der geläufigste Intelligenztest dieser Art ist der Hamburg-Wechsler-Intelligenz-Test, den es in einer Form für Erwachsene (HAWIE) und einer Ausführung für Kinder (HAWIK) gibt. Er basiert im Gegensatz zu vielen anderen Intelligenztests nicht auf der Ermittlung eines Intelligenzalters. Dennoch erscheint im Endergebnis der IQ, wobei es sich nicht um den üblicherweise errechneten Quotienten zwischen Intelligenzalter und Lebensalter handelt, sondern um eine Orientierung auf einer Skala, deren theoretischer Mittelwert 100 beträgt. Die Ergebnisse sind jedoch mit den sonst ermittelten Intelligenzquotienten durchaus vergleichbar. Bei-

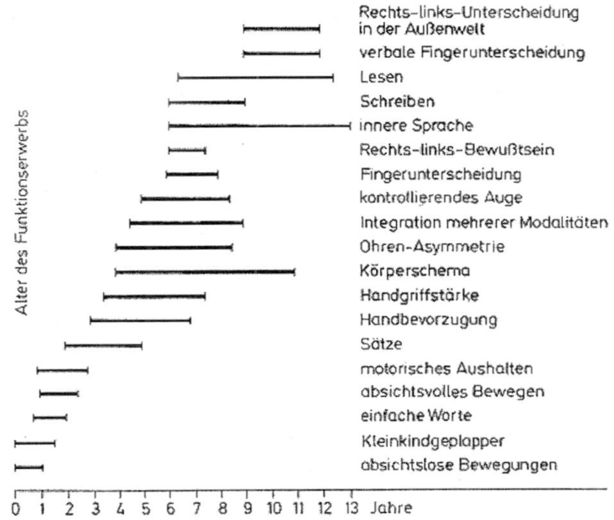

Abb. 222.1. Beispiel eines hierarchischen Entwicklungsmodells. (Nach Spreen 1977)

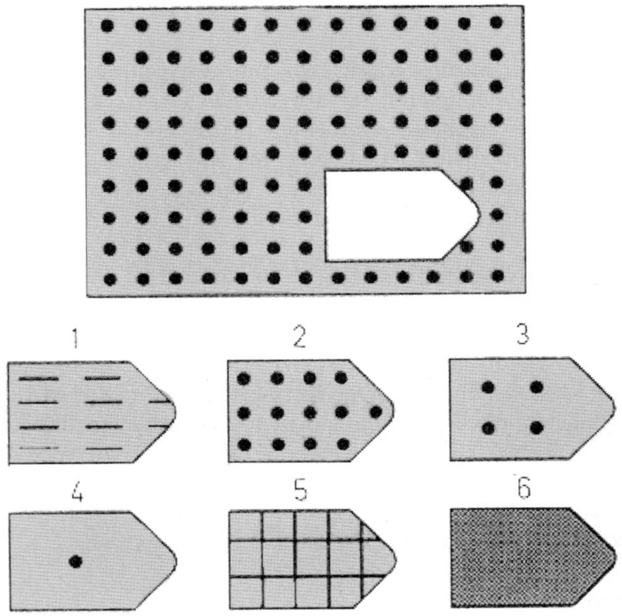

Abb. 222.2. Aufgabe aus dem Progressive-Matrizen-Test von Raven. (Aus Raven 1978)

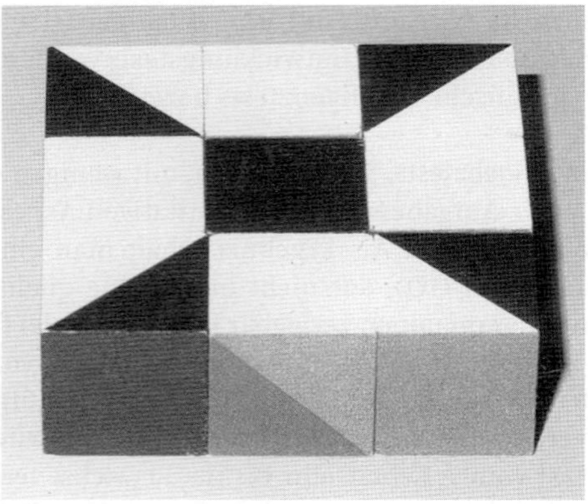

Abb. 222.3. Aufgabe aus dem Mosaik-Test im HAWIK-R. (Aus Tewes 1993)

de Formen (HAWIK und HAWIE) bestehen aus einem Verbalteil, der aus den Aufgaben allgemeines Wissen, allgemeines Verständnis, rechnerisches Denken, Gemeinsamkeiten finden und Wortschatztest zusammengesetzt ist, und aus einem Handlungsteil, der in die Aufgaben Zahlensymboltest, Bilderergänzen, Bilderordnen, Mosaiktest (Abb. 222.3) und Figurenlegen zerfällt. Für jeden Teil wird der Endwert errechnet und aus beiden zusammen der IQ. Der Test erlaubt also auch gewisse Aussagen zu qualitativen Aspekten, z.B. hinsichtlich theoretischer und praktischer Intelligenz.

Andere Leistungstests. Sie dienen der Objektivierung des Leistungsstandes und der Leistungsausfälle in speziellen kognitiven Leistungsbereichen.

Konzentrationstests. Der Konzentrations-Leistungs-Test (KLT) mißt Konzentration, Merkfähigkeit und Gedächtnis und ist ab dem 4. Schuljahr anwendbar. Voraussetzung ist, daß die Grundrechnungsarten beherrscht werden. Aufgabenbeispiel:

$$8+9-2$$
$$5-4+3$$

Die Kinder werden angewiesen, zunächst den oberen Teil und dann den unteren Teil der Aufgabe auszurechnen und sich beide Ergebnisse zu merken. Bei leichteren Aufgaben sind die Ergebnisse zu addieren, bei schwierigeren addiert oder subtrahiert man, je nachdem, ob das Ergebnis der oberen oder der unteren Reihe größer ist.

Rechtschreib- und Lesetests. Rechtschreibtests dienen der Objektivierung der Fähigkeit des Rechtschreibens und der Legastheniediagnostik. Einer der bekanntesten ist der Diagnostische Rechtschreib-Test (DRT), den es für verschiedene Klassenstufen gibt. Der Test besteht aus mehreren Geschichten, die Textlücken enthalten. Der Testleiter diktiert dem Schüler eine Geschichte, die dieser dann zu vervollständigen hat. Die Auswertung erfolgt nach qualitativen oder quantitativen Gesichtspunkten. Die Lesefähigkeit kann z.B. mit dem Zürcher Lesetest (ZLT) geprüft werden.

Persönlichkeitsdiagnostik

Persönlichkeitstests sollen unter standardisierten Bedingungen eine Verhaltensstichprobe einer Person erbringen, die Rückschlüsse auf ihre psychische Struktur und eine Prognose ihres zukünftigen Verhaltens erlaubt. Bestand ursprünglich die Hoffnung, mit einem einzigen „Universaltest" die psychische Struktur einer Person zu erfassen, so ist man derzeit froh, mit vielen verschiedenen Persönlichkeitstests die individuelle Ausprägung psychischer Merkmale zu messen, wie etwa Einstellungen, Interessen, Bedürfnisse, Funktionen, Fähigkeiten, Motivation, Temperament, Antrieb. Interessant ist, daß Temperamentseigenschaften schon im 1. Lebensjahr relativ zuverlässig erfaßt werden können. Persönlichkeitstests im eigentlichen Sinne sind jedoch erst ab dem 6.–8. Lebensjahr mit aussagekräftigen Ergebnissen anwendbar. Wir unterscheiden Fragebogentests und projektive Verfahren.

Fragebogentests. Mit Hilfe der Hamburger Neurotizismus- und Extraversions-Skala für Kinder und Jugendliche (HANES-KJ) versucht man die im Titel des Tests genannten Variablen zu erfassen. Dieser Fragebogen ist für die Altersstufe vom 8.–17. Lebensjahr anwendbar und besteht aus Fragen, die jeweils mit „ja" oder „nein" beantwortet werden.

Ein sehr geläufiger Persönlichkeitsfragebogen ist das Freiburger Persönlichkeits-Inventar (FPI). Es handelt sich um einen gut konzipierten Persönlichkeitstest, der u.a. folgende Persönlichkeitszüge erfaßt: Nervosität, Aggressivität, Depressivität, Erregbarkeit, Geselligkeit, Gelassenheit, Dominanzstreben, Gehemmtheit, Offenheit, Extraversion, emotionale Labilität und Maskulinität.

Für den psychopathologischen Bereich hat sich der (allerdings erst ab dem 16. Lebensjahr anwendbare) Persönlichkeitsfragebogen Minnesota-Multiphasic-Personality-Inventory (MMPI) bewährt. Auch hier werden die Ergebnisse in Form dimensionierter Skalen (z.B. Schizoidie, Depressivität, soziale Introversion, Psychopathie) erfaßt.

Projektive Verfahren. Allen projektiven Verfahren gemeinsam ist, daß den Kindern oder Jugendlichen unstrukturiertes Material vorgelegt wird, das sie gemäß ihrer jeweiligen psychischen Befindlichkeit interpretieren sollen. Unter dem Vorgang der Projektion versteht man das Hinausverlagern von Gedanken, Gefühlen oder Problemen in das vorgelegte Material. Die bekanntesten im Kindes- und Jugendalter anwendbaren Verfahren sind der Sceno-Test, der Thematische-Apperzeptions-Test (TAT) und der Rorschach-Test.

Sceno-Test. Dieser Test ist sowohl in der Persönlichkeitsdiagnostik von Kindern anwendbar als auch als Hilfsmittel für die Exploration oder die Spieltherapie mit Kindern und Jugendlichen. Das Testmaterial besteht aus einem flachen Holzkasten, der standardisiertes Spielmaterial wie biegsame Puppen, Symbolfiguren, Haushaltsgegenstände, Tiere, Bäume, Holzklötze usw. enthält. Die Kinder werden aufgefordert, den Deckel des Holzkastens abzunehmen und auf dieser Spielfläche nach eigenem Wunsch eine Szene zu bauen (Abb. 222.4). Die Szene wird vom Untersucher protokolliert oder fotografiert und anschließend interpretiert. Kritisch muß angemerkt werden, daß es sich nicht um einen standardisierten Test handelt. Die Erfahrung zeigt aber, daß der Sceno-Test insbesondere in der Therapie sehr gut zu verwenden ist. Die Kinder finden ihn auch durchweg attraktiv.

Thematischer Apperzeptions-Test (TAT). Diesen Test gibt es in einer Form für ältere Kinder, Jugendliche und Erwachsene (TAT) und einer Form für jüngere Kinder (Children's Apperception Test, CAT).

Der TAT besteht aus 20 Bildtafeln, auf denen in schemenhaften Schwarz-weiß-Zeichnungen mehrdeutige Situationen dargestellt sind. Den Kindern oder Jugendlichen werden die Tafeln mit der Aufforderung vorgelegt, zu jedem Bild eine Geschichte zu erzählen, wobei es darauf ankommt darzulegen, wie es zu der abgebildeten Situation gekommen sein könnte, welche Gefühle bei den Personen vorherrschen und wie die Situation beendet wird. Die Auswertung erfolgt nach inhaltlichen und formalen Gesichtspunkten. Der Test ist im Kindes- und Jugendalter sehr gut anwendbar und liefert dem Erfahrenen wichtige Indikatoren für die jeweiligen Konflikte.

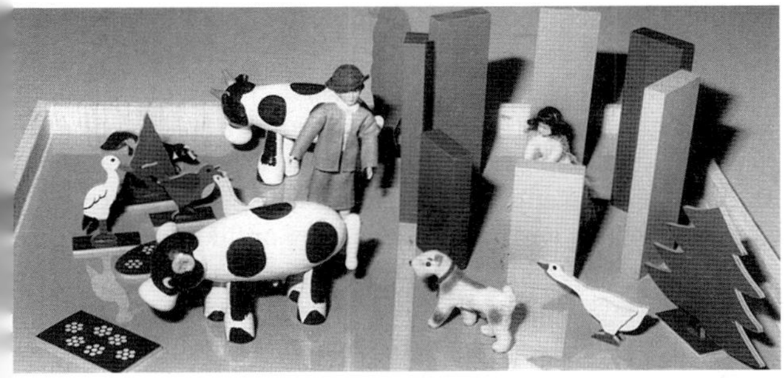

Abb. 222.4. Sceno-Test einer 7jährigen Patientin, die wegen rezidivierenden Erbrechens und einer Eßstörung stationär aufgenommen wurde und die mit Hilfe des Testmaterials ihre gegenwärtige Lebenssituation darstellt. Man kann erkennen, daß sie sich in einem nach außen abgeschlossenen Raum befindet, der u.a. auch einen Schutz gegenüber Einflüssen und Bedrohungen von außen darstellt. Die Mutter befindet sich außerhalb des Raumes. Die Patientin brachte hiermit symbolisch zum Ausdruck, daß sie sich auch vor den Interventionen der Mutter schützen will. Die Mutter war verständlicherweise wegen der Symptomatik des Erbrechens und der Verweigerung von altersentsprechenden Nahrungsmengen außerordentlich besorgt

Rorschach-Test. Prinzip des Rorschach-Tests ist die Deutung symmetrischer, zum Teil farbiger Klecksfiguren, die dem Probanden mit der Frage vorgelegt werden, was die jeweilige Figur darstellen könnte. Die Antworten werden nach verschiedenen Gesichtspunkten (Form, Inhalt, Detailantwort, Bewegungsantwort usw.) signiert. Aus den Antworten versucht man Rückschlüsse auf Persönlichkeitseigenschaften wie Extraversion, Introversion, Aggressivität, vorherrschende Konfliktlage und Intelligenzhöhe zu ziehen. Auch können eine Reihe anderer Funktionen wie Gestaltwahrnehmung oder Perseverationstendenzen gut objektiviert werden.

Weitere Testverfahren

Es existieren eine Reihe von weiteren Testverfahren, mit deren Hilfe man spezielle Funktionsausfälle diagnostizieren kann. Der Göttinger-Form-Reproduktions-Test (GFT)

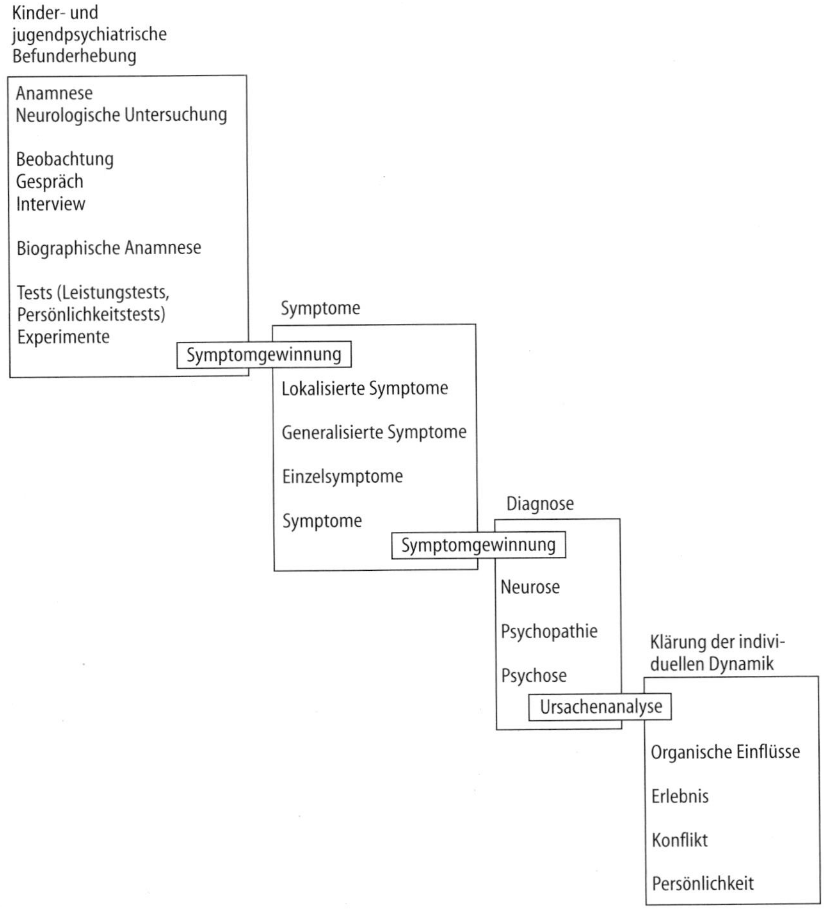

Abb. 222.5. Schematische Darstellung des diagnostischen Vorgehens in der Kinder- und Jugendpsychiatrie

ist geeignet, die visuomotorische Koordination zu messen, die besonders bei Hirnfunktionsstörungen beeinträchtigt ist. Mit Hilfe von verschiedenen Tests lassen sich Sprachentwicklungsstand und Ausfälle im sprachlichen Bereich prüfen.

Nach einer längeren Phase einer ausgeprägten Testgläubigkeit steht man heute den testpsychologischen Verfahren wieder etwas zurückhaltender gegenüber. Testverfahren sind immer nur zusätzliche Untersuchungsmethoden, die den Untersuchungsgang bereichern und vervollständigen können. Ihre Ergebnisse sind aber (ebenso wie die Ergebnisse der apparativen Untersuchungen) nicht für sich interpretierbar, sondern müssen in den Gesamtzusammenhang gestellt werden.

Diagnostik psychischer Störungen und Krankheiten
Psychische Störungen und Krankheiten äußern sich in verschiedenen Kombinationen von Leistungs- und Persönlichkeitsstörungen. Aufgabe der Diagnostik ist es, die aus der Befunderhebung (einschließlich der Tests) gewonnenen Informationen, die in Form bestimmter Symptome geordnet werden, einem nosologischen System zuzuordnen. Dies führt zur Diagnose.

Nachdem die Diagnose gestellt ist, muß eine Klärung der individuellen Dynamik unter dem Gesichtspunkt der möglichen Ursachen erfolgen. Aus der Diagnose und der individuellen Dynamik des Krankheitsgeschehens gewinnt man zugleich wichtige Anhaltspunkte für die Therapie. Die Klärung der Psychodynamik im Einzelfall ist deswegen besonders wichtig, weil sich hinter dem gleichen Symptom (z.B. einem Gesichtstic) sehr verschiedene Ursachen verbergen können. In einem Fall kann z.B. eine dominierende und einengende Mutter, im anderen Fall eine Geschwisterrivalität, in einem dritten ein Schulversagen das ursächliche oder auslösende Erlebnis sein. Aus diesen Überlegungen wird aber auch deutlich, daß psychische Symptome vielfach unspezifisch sind. Eine feste Koppelung zwischen einer bestimmten Kategorie traumatischer Erlebnisse oder Konflikte und entsprechenden Symptomen gibt es in der Regel nicht. Eine schematische Darstellung des diagnostischen Vorgehens zeigt Abb. 222.5 mit den Schritten Symptomgewinnung, Symptomzuordnung und Ursachenanalyse.

Literatur

Siehe Kap. 231.

223 Intelligenzminderungen

H. Remschmidt

Definition und Klassifikation. Unter Intelligenzminderungen verstehen wir angeborene oder erworbene Formen eingeschränkter kognitiver Leistungsfähigkeit, die unterschiedlich ausgeprägt sein können. Der Begriff Demenz erstreckt sich auf einen Abbau intellektueller Funktionen, wobei diese Kennzeichnung voraussetzt, daß vor Eintritt eines bestimmten Ereignisses (z.B. Enzephalitis, Epilepsie) ein höheres intellektuelles Niveau vorhanden war.

Von diesen Störungen zu unterscheiden sind intellektuelle Minderleistungen, die durch die extreme Vernachlässigung und mangelhafte Förderung von Kindern zustande kommen und unter der Bezeichnung „psychischer Hospitalismus" oder „Deprivationssyndrom" bekannt sind.

Eine Klassifikation von Intelligenzminderungen und Demenzzuständen kann nach verschiedenen Gesichtspunkten erfolgen. Am häufigsten werden einerseits der Intelligenzquotient, andererseits die Möglichkeiten der Förderung zum Kriterium für die Klassifikation gemacht. Nach Maßgabe des Intelligenzquotienten lassen sich folgende Schweregrade der Intelligenzminderung unterscheiden (MAS, Remschmidt et al. 2001):

1. *Niedrige Intelligenz, Grenzdebilität (IQ 70–84).* Hierbei handelt es sich um Kinder, die zwar über eine leicht eingeschränkte intellektuelle Leistungsfähigkeit verfügen, die sich aber im täglichen Leben selbständig zurechtfinden können und häufig auch die Grund- und Hauptschule abschließen.
2. *Leichte Intelligenzminderung, Debilität (IQ 50–69).* Debile Kinder besuchen in der Regel eine Sonderschule für Lernbehinderte. Ihre praktische Intelligenz ist meist besser als die theoretische. Sie sind in der Lage, konkrete Denkoperationen auszuführen und die Kulturtechniken im wesentlichen zu erlernen.
3. *Mittelgradige Intelligenzminderung, Imbezillität (IQ 35–49).* Diese Kinder können in der Regel nur in speziellen Sonderschulen für geistig Behinderte angemessen beschult werden. Die Richtung der Förderung ist auf das Praktische ausgerichtet. Sie haben gegenüber Nichtbehinderten einen erheblichen seelisch-geistigen Rückstand. Der Erwerb von Kulturtechniken ist ihnen nicht mehr möglich.
4. *Schwere Intelligenzminderung, ausgeprägte Imbezillität (IQ 20–34).* Diese Kinder können z.T. noch in einer Sonderschule für geistig Behinderte beschult werden, bei manchen ist dies aber nicht mehr möglich, nicht zuletzt wegen der daneben vorhandenen zusätzlichen Behinderungen (z.B. Lähmungen, Mißbildungen).
5. *Schwerste Intelligenzminderung, Idiotie (IQ unter 20).* Bei diesen Kindern liegt in der Regel eine außerordentlich eingeschränkte Bildungsfähigkeit vor. In vielen Fällen können sie weder gehen noch selbständig essen, noch sprechen. Sie neigen zu Bewegungsstereotypien und zu „Primitivreaktionen" (s.u.). Ihr erreichbares Entwicklungsalter entspricht etwa dem 18 Monate alter Kinder. Ihre intellektuellen Funktionen bewegen sich auf der sen-

somotorischen Stufe. Eine Ökonomisierung des Lernens durch Sprache ist ihnen nicht möglich.

Mängel der Klassifikation nach dem Intelligenzquotienten haben dazu geführt, unter dem *Gesichtspunkt der schulischen Förderung* 2 Gruppen intellektueller Behinderungen zu unterscheiden:

- die Lernbehinderung (IQ etwa 50–80) und
- die geistige Behinderung (IQ etwa 30–55).

Lernbehinderung. Lernbehinderte erreichen in einer normalen Grund- und Hauptschule höchstens die 4.–5. Klasse. Sie sollten daher in eine Sonderschule für Lernbehinderte eingeschult oder in speziell betreute Haupt- und Grundschulklassen integriert werden. Ihr Lernfeld ist auf Naheliegendes und Konkretes eingeschränkt. Sinnentnehmendes Lesen, einfache schriftliche Leistungen sowie Rechenoperationen sind möglich. Ihr Lernen geschieht vorwiegend nach dem Prinzip von Versuch und Irrtum, ihre Lernprozesse sind deutlich verlangsamt. Die von ihnen erreichte intellektuelle Leistungsfähigkeit entspricht bestenfalls der 8- bis 12jähriger, nicht intellektuell Behinderter.

Im Hinblick auf die schulische und berufliche Seite sind Lernbehinderte in der Lage, einen Anlernberuf und manuelle Arbeiten zu erlernen bzw. auszuüben. Vielfach können sie sich auch wirtschaftlich selbst versorgen und eine Ehe bzw. Familie führen.

Geistige Behinderung. Geistig Behinderte sind in einer Sonderschule für Lernbehinderte überfordert. Sie sollten deshalb in einer auf die besonderen Bedürfnisse ihrer Störung zugeschnittenen Sonderschule für geistig Behinderte unterrichtet werden. In einer solchen Schule sind sie im Rahmen von Kleinstklassen unterrichtbar. Ihr Lernfeld ist auf Lebenspraktisches eingeengt, sinnentnehmendes Lesen ist nur in Ausnahmefällen möglich. Schriftliche Leistungen beschränken sich bestenfalls auf das Abmalen von Buchstaben; die Durchführung einfachster Rechenaufgaben ist häufig nicht möglich. Die Lernprozesse geistig Behinderter sind extrem verlangsamt. Hinsichtlich ihrer intellektuellen Leistungsfähigkeit erreichen sie ein Niveau, das dem 4- bis 8jähriger Nichtbehinderter entspricht. Im späteren Leben sind geistig Behinderte teilweise zu einfachen mechanischen Arbeiten anleitbar. Sie brauchen an ihrem Arbeitsplatz (etwa einer Werkstatt für Behinderte) aber eine ausführliche Anleitung. Sie können sich nicht selbst versorgen und bedürfen der Hilfe und des Schutzes durch ihre Umgebung.

Epidemiologie. Man kann davon ausgehen, daß Intelligenzminderungen unterschiedlicher Schweregrade bei etwa 9–10 % der Gesamtbevölkerung vorkommen. Je schwerer die intellektuelle Behinderung ist, um so seltener tritt sie auf. Schwere und schwerste intellektuelle Behinderungen sind in der Regel durch Krankheiten oder Verletzungen des Gehirns, Mißbildungssyndrome, erbliche Stoffwechselanomalien usw. bedingt.

Diagnose und Ätiologie. Die Diagnostik verfolgt bei Intelligenzminderungen und Demenzzuständen folgende Ziele:

- Versuch, die Ursache der Störung aufzudecken. Eine möglichst exakte Klärung der Ätiologie erhöht die Chancen, zu konkreten Behandlungsvorschlägen zu kommen.
- Differenzierte Beschreibung des Störungsmusters, um Anhaltspunkte für die individuelle Förderung und Prognose zu gewinnen. Diesem Ziel dient auch eine sorgfältige psychologische Untersuchung, um nicht nur nach dem globalen Maß des Intelligenzquotienten, sondern nach einem Profil individueller Fähigkeiten und Fertigkeiten die Förderungsmaßnahmen dem jeweiligen Störungsmuster anpassen zu können.
- Schließlich sollten in jedem Fall auch Erkenntnisse erarbeitet werden, die für die genetische Familienberatung wertvoll sind. Die genetische Beratung erstreckt sich sowohl auf die Kinder selbst, wenn sie ins fortpflanzungsfähige Alter kommen, als auch auf die Eltern und Geschwister.

Die Diagnostik kann heute bereits während der pränatalen Entwicklung eines Kindes beginnen. Natürlich kann man in diesem Stadium eine kognitive Störung noch nicht abgrenzen, sondern lediglich anatomische, chromosomale oder metabolische Störungen objektivieren, die mit großer Wahrscheinlichkeit mit einer Oligophrenie verknüpft sind.

Die postnatale Diagnostik erstreckt sich auf die Erhebung einer genauen Vorgeschichte, auf die klinisch-neurologische und psychiatrische Untersuchung sowie auf verschiedene Zusatzmethoden, die von bildgebenden Verfahren über klinisch-chemische und molekulargenetische Untersuchungen bis zur Chromosomenanalyse reichen.

Formen der Intelligenzminderung. Die wichtigsten Intelligenzminderungen sind an anderen Stellen dieses Buches abgehandelt, weshalb wir uns auf wenige Bemerkungen beschränken.

Intelligenzminderungen bei Chromosomenaberrationen. Siehe Kap. 30.

Metabolisch-genetisch und endokrin bedingte Intelligenzminderungen. Siehe Sektion VI und Sektion IX.

Exogen verursachte Intelligenzminderungen. Charakteristisch für die exogen verursachten Intelligenzminderungen ist, daß prä-, peri- oder postnatale Infektionen, Verletzungen, Intoxikationen oder andere äußere Noxen das kindliche Gehirn schwerwiegend schädigen.

Unter den *pränatal* erworbenen Oligophrenien zu erwähnen sind die Rubeolenembryopathie und andere Virusembryopathien, die Toxoplasmose, die Listeriose und das embryofetale Alkoholsyndrom.

Unter den *perinatal* verursachten exogenen Minderbegabungen sind vor allem Geburtskomplikationen zu erwähnen. Der gemeinsame Nenner ist oft eine längeranhaltende Hypoxie.

Unter den *postnatal* erworbenen Oligophrenien sind wiederum entzündliche Erkrankungen des Gehirns zu erwähnen (insbesondere auch heute noch die Masernenzephalitis), schwere Hirntraumen, Stoffwechselkrankheiten und Intoxikationen.

Psychologie der Intelligenzminderungen. Der gemeinsame Nenner aller Intelligenzminderungen ist die zurückgebliebene und/oder gering ausgebildete Leistungsfähigkeit der intellektuellen Funktionen. Aber Intelligenz und kognitive Funktionen dürfen nicht zum alleinigen Beurteilungsmaßstab gemacht werden. Vielmehr müssen die intellektuellen Funktionen immer eingebettet in eine Persönlichkeit gesehen werden, die sehr verschiedene Züge aufweisen kann. Einige von ihnen werden im folgenden dargestellt.

Allgemeine Zeichen.
Verlangsamung der Gesamtentwicklung. Sie äußert sich darin, daß die Kinder verspätet sprechen und laufen lernen und daß sie den geistigen Anforderungen ihrer Umwelt nicht gerecht werden können (z.B. fehlende Schulreife, Schulversagen).

Verlangsamung im Ablauf der psychischen Funktionen. Eine Verlangsamung dieser Funktionen (Wahrnehmung, Phantasie, Denken usw.) führt zu einer geistigen Schwerfälligkeit und einer geringen inneren Beweglichkeit.

Neigung zu Primitivreaktionen. Darunter verstehen wir das Auftreten impulsartiger Augenblickshandlungen auf Erlebnisreize, die ohne Zwischenschaltung kontrollierender Instanzen (z.B. rationale Überlegungen, Gewissen) ablaufen. Derartige Reaktionen kommen bei intelligenzbehinderten Kindern häufig in Überforderungssituationen vor.

Persönlichkeitsmerkmale. Wie andere Kinder, so zeigen auch intelligenzgeminderte Kinder Gefühlsregungen aller Art (Lust, Unlust, Schmerz, Freude, Dankbarkeit usw.). Sie zeigen sie sogar häufig in starkem oder gar extremem Ausmaß. Viele oligophrene Kinder sind über das Gemüt besonders gut ansprechbar. Damit mag auch ihre Empfänglichkeit für religiöse und andächtige Stimmungen zusammenhängen. Sie neigen in ihren Emotionen auch leicht zu Extremen, besonders dann, wenn sie in irgendeiner Weise überfordert sind.

Die geschilderten Persönlichkeitszüge ergeben im Verein mit der Kritikschwäche und dem geringen Leistungsgrad aller psychischen Funktionen das Bild von einfachen, hilflosen, zugleich aber häufig sehr liebenswerten Kindern oder Jugendlichen, die auf andauernde Hilfe und Förderung angewiesen sind.

Therapie. Die Behandlung der meisten Oligophrenien kann bislang nicht kausal, sondern nur symptomatisch ansetzen. Dies bedeutet jedoch nicht, daß Resignation am Platze wäre. Die Therapie erstreckt sich je nach Besonderheiten der Störung auf folgende Bereiche:

- *Funktionelle Übungsbehandlung*: Sie ist angezeigt, wenn Störungen im motorischen Bereich oder spezielle Ausfälle vorliegen.
- *Frühförderung:* Diese kann zur Verhinderung zusätzlicher Funktionsstörungen beitragen. Sie ist besonders dann angezeigt, wenn das Kind vorgeschädigt ist und eine ungenügende oder nicht angemessene Anregung zu konstatieren ist.
- *Verhaltenstherapeutische Maßnahmen:* Sie sind angezeigt wenn es um die Verminderung oder Beseitigung zusätzlicher Verhaltensauffälligkeiten geht. Sie werden aber auch zur Sprachanbahnung und mit dem Ziel einer Verselbständigung (sich selbst anziehen, selbständig essen usw.) mit Erfolg angewandt.
- *Medikamentöse Behandlung* (mit Neuroleptika, in seltenen Fällen mit Stimulanzien): Diese kann dazu dienen, vorübergehende schwerwiegende Verhaltensauffälligkeiten zu beeinflussen oder, im Falle einer ausgesprochenen Hyperaktivität, diese und die damit verbundene Aufmerksamkeitsstörung zu beheben. Auch bei selbstverletzendem Verhalten kann eine medikamentöse Behandlung angezeigt sein.
- *Elternberatung:* Sie dient in vielfacher Weise der Förderung der Kinder, wobei die beiden wichtigsten Ziele die Gewinnung einer realistischen Einstellung zum Kind und das Erlernen eines angemessenen Umgangs mit ihm sind.

Von zentraler Bedeutung ist die *schulische Förderung* von Kindern mit niedriger Intelligenz. Für diese Aufgabe hat sich ein differenziertes Sonderschulwesen entwickelt, das spezielle Sonderschulen bzw. Klassen für lernbehinderte, geistig behinderte, verhaltensgestörte, sprachgestörte und sensorisch behinderte Kinder (hörbehinderte, sehbehinderte Kinder) umfaßt. Neuerdings versucht man diese Kinder soweit wie möglich in Grund- und Hauptschulen zu integrieren. Dies erfordert allerdings einen erheblichen zusätzlichen Betreuungsaufwand, der oft nicht gegeben ist. Unter solchen Umständen scheitern oft gut gemeinte Integrationsmaßnahmen.
Die Zuweisung der Kinder in die für sie am besten geeignete schulische Förderung ist nicht nur eine pädagogische, sondern auch eine wichtige ärztliche Aufgabe.

Prophylaxe. Im Bereich der primären Prävention sind Maßnahmen der pränatalen Diagnostik und der genetischen Beratung zu erwähnen. Auch diätetische Maßnahmen zur Verhinderung schwerwiegender metabolischer Störungen gehören in diesen Bereich. Diese Maßnahmen sind bei genetisch bedingten Mißbildungen und Stoffwechselstörungen bislang bereits mit großem Erfolg eingesetzt worden.

Literatur

Siehe Kap. 214.

224 Umschriebene Entwicklungsstörungen

H. Remschmidt

Definition und Klassifikation. Unter umschriebenen Entwicklungsstörungen versteht man Verzögerungen des Entwicklungsablaufes, die sich auf einen oder einige wenige Bereiche erstrecken, wobei die Gesamtentwicklung des Kindes nicht oder nicht nennenswert verzögert ist.

Einen Teil dieser Störungen bezeichnet man als Teilleistungsschwächen (umschriebene Funktionsstörungen). Darunter versteht man Ausfälle im Rahmen einer bestimmten Funktion (z.B. im Lesen) oder erhebliche Schwierigkeiten in der Ausbildung (oder dem Erlernen) einer Funktion, die im Kontrast zu einer ansonsten altersentsprechenden und normalen Entwicklung stehen. Umschriebene Entwicklungsstörungen werden auf der zweiten Achse des MAS klassifiziert. Eine Übersicht ist in Tabelle 224.1 wiedergegeben.

Lese-Rechtschreib-Störung (Legasthenie)

Definition. Unter Legasthenie verstehen wir eine Anlageschwäche, die trotz normaler Beschulung zu besonderen Schwierigkeiten im Erlernen des Lesens und Rechtschreibens führt. Die betroffenen Kinder verfügen meist über eine normale Intelligenz und zeigen in der Regel auch keine neurologischen Auffälligkeiten.

Epidemiologie. Die Häufigkeit der Legasthenie beträgt bei Jungen im 2. Schuljahr rund 6%, bei Mädchen tritt sie seltener auf.

Klinische Symptome. Die Schwierigkeiten der Legastheniker erstrecken sich auf folgende Probleme: Zum einen fällt es ihnen schwer, aus optisch oder akustisch dargebotenen Einzelbuchstaben eine Silbe oder ein Wort zu bilden, zum anderen haben sie Schwierigkeiten, beim Diktat akustisch vorgegebene Worte zu buchstabieren oder orthographisch richtig zu schreiben. Die zentrale Störung der Legastheniker ist also die Unfähigkeit zur synthetischen Zusammensetzung von Buchstaben zum Wort und umgekehrt zur analytischen Zerlegung des Wortes in Buchstaben (*primäre Symptome*). Kinder mit einer Legasthenie weisen überzufällig häufig Störungen der Entwicklung des Sprechens und der Sprache auf. Beim Lesenlernen spielen eine Reihe von Komponenten eine Rolle, von denen jede wiederum von der Störung besonders betroffen sein kann, z.B. die Fähigkeit, visuell und auditiv sprachliche Wahrnehmungen aufzunehmen, Sequenzen zu bilden und verbale Informationen innerhalb eines oder zwischen verschiedenen Wahrnehmungsbereichen zu transferieren. Die nach außen sichtbare Folge einer gestörten Funktion dieser Prozesse sind die primären Symptome der Legasthenie.

Tabelle 224.1. Umschriebene Entwicklungsstörungen nach MAS. (Aus Remschmidt et al. 2001)

Entwicklungsstörungen	MAS-Kategorie
Umschriebene Entwicklungsstörungen des Sprechens und der Sprache	F80
Artikulationsstörung	F80.0
Expressive Sprachstörung	F80.1
Rezeptive Sprachstörung	F80.2
Erworbene Aphasie mit Epilepsie (Landau-Kleffner-Syndrom)	F80.3
Umschriebene Entwicklungsstörungen schulischer Fertigkeiten	F81
Lese- und Rechtschreibung	F81.0
Isolierte Rechtschreibstörung	F81.1
Rechenstörung	F81.2
Kombinierte Störung schulischer Fertigkeiten	F81.3
Umschriebene Entwicklungsstörung der motorischen Funktionen	F82
Kombinierte umschriebene Entwicklungsstörungen	F83

Als *sekundäre Symptome* wären zu nennen eine starke Tendenz zur Verwechslung und Vertauschung von Buchstaben sowie möglicherweise eine neurotische Fehlentwicklung. Von besonderer Bedeutung ist die letztere, denn wenn ein Kind in unserem Kulturkreis nicht richtig lesen und schreiben kann, so bedeutet dies einen erheblichen Makel und bringt für solche Kinder schwere Störungen ihres Selbstwertgefühls mit sich. Viele Legastheniker werden durch mangelhaftes Verständnis entmutigt und durch die abwertende soziale Beurteilung ihrer Störungen in eine negative Haltung ihrer Umwelt gegenüber getrieben. Dadurch kann es zu massiven Oppositionshaltungen, zu Resignation und Depression, aber auch zu kriminellen Handlungen kommen, die diese Kinder und Jugendlichen dann mit dem Gesetz in Konflikt bringen können. Um so entschiedener muß man deshalb auf eine frühzeitige Diagnose dieser Störung drängen, was im 2. Schuljahr geschehen kann.

Diagnose. Sie darf als gesichert gelten, wenn ein Kind bei ausreichender Beschulung und normaler Intelligenz in der 2. Grundschulklasse übermäßige Schwierigkeiten im Erlernen des Lesens und Rechtschreibens hat und dies durch einen Rechtschreibtest objektiviert ist, während ihm das Zahlenlesen und Zahlendiktatschreiben und auch andere kognitive Anforderungen in keiner Weise schwerfallen.

Therapie. Eine rechtzeitige heilpädagogisch orientierte Therapie hat 2 Ziele: Einerseits will sie das bei diesen Kindern fast ausnahmslos gestörte Selbstwertgefühl stärken, andererseits bemüht sie sich in Form einer Übungsbehandlung, die Kinder zum Lesen und Schreiben anzuhalten, wobei auf eine systematische Ermutigung der Kinder besonderes Augenmerk gerichtet werden muß. Bei spät diagnostizierten Fällen kommt man infolge einer häufig bereits vorhandenen seelischen Fehlentwicklung ohne psychotherapeutische Maßnahmen nicht aus.

Umschriebene Rechenstörung

Bei dieser Störung liegt eine besondere Erschwernis im Erlernen des Rechnens und im Durchführen von Rechenaufgaben vor, die nicht durch eine allgemeine Einschränkung der intellektuellen Funktionen oder durch mangelhafte Übung oder fehlende Beschulung zustandekommt.

Umschriebener Sprachentwicklungsrückstand

Diese Störung zeigt sich in einer erheblichen Verzögerung des Spracherwerbs und des Sprechens, die nicht Ausdruck einer allgemeinen intellektuellen Behinderung ist. Die Häufigkeit beträgt etwa 2 % im Einschulungsalter.

Umschriebene Störungen der motorischen Entwicklung

Unter dieser Bezeichnung faßt man Störungen zusammen, deren Hauptmerkmal eine ausgeprägte Beeinträchtigung in der Entwicklung der motorischen Koordination ist, welche nicht durch eine allgemeine intellektuelle Behinderung erklärt werden kann. Die Ungeschicklichkeit ist gewöhnlich mit Wahrnehmungsstörungen verbunden.

Ätiologie. Die Ursachen für einen umschriebenen psychomotorischen Entwicklungsrückstand werden einerseits in konstitutionellen Faktoren gesehen (oft ist die Störung familiär), vielfach sind aber auch prä- oder perinatal erworbene Hirnfunktionsstörungen bzw. Hirnreifungsverzögerungen eine nicht unerhebliche Teilursache. Das Syndrom kann auch bei motorisch vernachlässigten Kindern auftreten.

Klinische Symptome. Kennzeichnend ist eine allgemeine motorische Ungeschicklichkeit. Die Kinder sind z. B. nicht oder nur unzureichend in der Lage, einen Ball zu fangen, zu klettern oder das Radfahren rechtzeitig zu erlernen.

Therapie und Prognose. Bewährt hat sich eine psychomotorische Übungsbehandlung, ggf. in Verbindung mit rhythmischen Übungen. Sofern gleichzeitig Wahrnehmungsstörungen vorhanden sind, kombiniert man diese Behandlung am besten mit einem Wahrnehmungstraining. Die Prognose ist im allgemeinen günstig, besonders dann, wenn nicht gleichzeitig eine Intelligenzminderung vorliegt.

Literatur

Siehe Kap. 231.

225 Psychische Störungen im Zusammenhang mit Hirnschädigungen und Hirnfunktionsstörungen

H. Remschmidt

Psychopathologische Auffälligkeiten treten gehäuft im Zusammenhang mit Hirnschädigungen bzw. Hirnfunktionsstörungen auf. Ihre Häufigkeit nimmt mit Schwere und Ausmaß der Hirnschädigung zu. Aus Tabelle 225.1 geht hervor, daß eine Steigerungsreihe hinsichtlich der Quote psychischer Auffälligkeiten von gesunden Kindern bis zu hirntraumatisch geschädigten Kindern mit umschriebener Lokalisation und zusätzlichen epileptischen Anfällen besteht. Dennoch läßt sich daraus schwer ein direkter Zusammenhang zwischen Hirnschädigung und dem auffälligen Verhalten herstellen. An der Tatsache, daß die Hirnfunktionsstörung bzw. Hirnschädigung zu einer stärkeren Vulnerabilität gegenüber Umweltreizen führt und somit das Auftreten psychopathologischer Auffälligkeiten begünstigt, kann jedoch kein Zweifel sein.

Tabelle 225.1. Zusammenhang zwischen Hirnfunktionsstörung bzw. Hirnschädigung und der Häufigkeit psychopathologischer Auffälligkeiten. (Nach Rutter 1977; Shaffer et al. 1975)

Patientengruppe	Häufigkeit [%]
Gesunde Kinder	7
Kinder mit körperlichen Erkrankungen ohne Beteiligung des Gehirns	12
Kinder mit Epilepsie oder einer strukturellen Hirnschädigung	35
Kinder mit gesicherten lokalisierten Hirnverletzungen	62
Kinder mit lokalisierten Hirnverletzungen und Frühepilepsie	67
Kinder mit lokalisierten Hirnverletzungen und Spätepilepsie	83

Im folgenden wird auf die wichtigsten Störungen, die im Zusammenhang mit Hirnschädigungen auftreten, eingegangen. Die Bezeichnung „im Zusammenhang mit Hirnschädigungen“ soll darauf hinweisen, daß in vielen Fällen keine direkte kausale Beziehung zwischen Hirnschädigung und psychopathologischen Folgen herzustellen ist; vielmehr muß man bei einer Reihe von Störungen davon ausgehen, daß die Hirnschädigungen oder Hirnfunktionsstörungen die Vulnerabilitat für äußere Belastungsfaktoren jeglicher Art erhöhen und so oft den Boden für psychopathologische Auffälligkeiten bereiten.

Eine Vielzahl von Schädigungen, die das kindliche Gehirn in der Schwangerschaft, während der Geburt und im ersten Lebensjahr treffen, können frühkindliche Hirnschädigungen bzw. Hirnfunktionsstörungen verursachen.

Schweregrad und Folgezustände. Es ist ohne weiteres verständlich, daß ein schädigendes Ereignis, je nach seiner Art, Schwere und Dauer, verschieden schwere Folgezustände hinterlassen kann. Wir unterscheiden:

- Folgezustände mit schweren neurologischen Ausfällen (z. B. infantile Zerebralparesen),
- Folgezustände mit schweren intellektuellen Behinderungen (Oligophrenien), die häufig auch mit neurologischen Ausfällen gekoppelt sind, und
- Folgezustände mit vorwiegend psychischen Störungen. Zu diesen wurde lange Zeit die sog. minimale zerebrale

Dysfunktion (MCD) gezählt, die heute weitgehend im hyperkinetischen Syndrom aufgegangen ist.

In diesem Abschnitt beschäftigen wir uns nur mit einer Auswahl der genannten Störungen, wobei wir das hyperkinetische Syndrom hinzurechnen, das auch anders eingeordnet werden kann.

Hyperkinetisches Syndrom

Definition und Klassifikation. Unter der Bezeichnung hyperkinetisch, hyperaktiv oder hypermotorisch faßt man eine Gruppe von Störungen zusammen, die durch einen Überschuß an motorischer Aktivität, durch Aufmerksamkeitsstörungen bei mangelhafter Impulskontrolle und emotional überschießende Reaktionen gekennzeichnet sind. Zum Teil wurden diese Attribute auch als charakteristisch für die minimale zerebrale Dysfunktion (MCD) angewandt, die heute nicht mehr als eigenständiges Krankheitsbild angesehen wird.

Ätiologie. Hinsichtlich der Verursachung des Syndroms werden 3 Faktorengruppen diskutiert: organische Einflüsse, genetische Faktoren und allergische Reaktionen auf Nahrungsmittelzusätze.

Der Ausgangspunkt waren *organische Faktoren* (z.B. pränatale Schädigungen, Geburtskomplikationen). Verschiedene Untersuchungen haben gezeigt, daß in der Tat hyperaktive Kinder häufiger neurologische Mikrosymptome haben, aber auch gehäuft kleine morphologische Anomalien.

Nachdem sich gezeigt hatte, daß organische Faktoren die Störung nicht hinreichend erklären können, hat die genetische Forschung einen Aufschwung erfahren. Für eine *genetische Belastung* spricht das stark verschobene Verhältnis zwischen Jungen und Mädchen (bis zu 9:1), ferner die Tatsache, daß unter den biologischen Eltern hyperaktiver Kinder ebenfalls gehäuft Hyperaktivität gefunden wurde. Schließlich zeigen die bislang wenigen Beobachtungen an Zwillingskindern, daß die Konkordanz bei eineiigen Zwillingen hinsichtlich des hyperaktiven Verhaltens außerordentlich groß ist, während dies bei zweieiigen nur sehr selten zutrifft. Die Thesen, wonach *Nahrungsmittelzusätze* wie Farbstoffe, Geschmacksstoffe oder Konservierungsmittel das hyperaktive Verhalten verursachen, haben sich bei Nachprüfung nicht als stichhaltig erwiesen. In jüngster Zeit wird allerdings die Bedeutung allergischer Einflüsse diskutiert, die bei einer Subgruppe dieser Kinder relevant sein dürften.

Klinische Symptome. Im Hinblick auf die Symptomatik des klinischen Bildes unterscheidet man primäre und sekundäre Symptome. Zu den *primären Symptomen* zählen die überschießende motorische Aktivität, die Aufmerksamkeitsstörung und das impulsive Verhalten. Die Hyperaktivität zeigt sich im grobmotorischen Bereich als übermäßiger Bewegungsdrang (z.B. Klettern, Laufen), aber auch im feinmotorischen Bereich in Form einer abnormen „Zappeligkeit". Je nach Alter ist die Hyperaktivität unterschiedlich ausgeprägt. Während bei jüngeren Kindern die Hauptauffälligkeiten im grobmotorischen Bereich liegen, treten sie bei älteren Kindern und Jugendlichen als allgemeine Unruhe, Zappeligkeit und ziellose feinmotorische Aktivität auf. Die Aufmerksamkeitsstörung wird in Form einer kurzen Aufmerksamkeitsspanne, in impulsivem Verhalten und einer vermehrten Ablenkbarkeit sichtbar. Die Kinder sind nicht in der Lage, bei einer Aufgabe zu bleiben, schweifen ständig ab und lassen sich durch Umgebungsreize von ihren Aufgaben ablenken.

Zu den *sekundären Symptomen* zählen mehr oder weniger ausgeprägte Lernstörungen, die bei rund der Hälfte aller hyperkinetischen Kinder zu finden sind, und die Folgen der mangelnden Impulskontrolle, die eine Reihe sehr unterschiedlicher Verhaltensauffälligkeiten, wie unangepaßtes und situationsunangemessenes Verhalten, Dissozialität und Delinquenz, umfassen können.

Diagnose und Differentialdiagnose. Die Diagnose erfolgt nach der klinischen Symptomatik. Es existieren eine Reihe von Skalen, die als Hilfsmittel für die Quantifizierung angewandt werden. Abgegrenzt werden muß das Syndrom einerseits von altersangemessener motorischer Aktivität, ferner von Störungen mit klarem Nachweis einer hirnorganischen Schädigung, von dissozialen Verhaltensweisen ohne Hyperaktivität und von Psychosen des Kindes- und Jugendalters. Von letzteren läßt sich das Syndrom allerdings recht gut abgrenzen. Vielfach wird auch noch heute das hyperkinetische Syndrom mit der minimalen zerebralen Dysfunktion (MCD) gleichgesetzt, obwohl letztere in den gängigen Klassifikationssystemen nicht mehr als eigenständige diagnostische Kategorie vorkommt.

Therapie. Die Behandlung hyperaktiver Kinder muß stets mehrdimensional sein. Dies entspricht auch der Struktur der Störung. Gute Erfolge wurden mit Psychostimulanzien (z.B. Ritalin) erreicht, die offenbar gezielt die Aufmerksamkeitsstörung positiv beeinflussen. Im Gefolge der Wirkung dieser Substanzen wird dann auch die motorische Aktivität geringer. Allerdings tritt die Symptomatik wieder auf, wenn die Wirkung der Medikation nachläßt. Stimulanzien haben eine Reihe von Nebenwirkungen, von denen Magenbeschwerden, eine Störung des Schlafes und Wachstumsverzögerung die wichtigsten sind. Diese Nebenwirkungen lassen sich durch zeitweises Absetzen der Medikation (z.B. am Wochenende und in den Ferien) vermeiden. Neben den Stimulanzien wurden auch andere Psychopharmaka versucht, hauptsächlich Neuroleptika (Chlorpromazin, Thioridazin), ferner Antidepressiva (vor allem Imipramin) und Lithiumsalze. Unter den Neuroleptika haben sich die Thioridazine als relativ gut wirksam erwiesen. Auch Antidepressiva vom Typ des Imipramin sollen in bis zu 60 % der Fälle erfolgreich sein. Bei allen Medikamenten, insbesondere bei den Stimulanzien, ist zu beachten, daß nur ein Teil der Kinder auf die Behandlung anspricht (sog. Responder). Ein anderer Teil der hyperkinetischen Kinder spricht nicht auf diese Behandlung an (sog. Nonresponder). Es ist bislang nicht geklärt, womit diese Unterschiede zusammenhängen.

Neben der Pharmakotherapie spielt die Verhaltenstherapie in der Behandlung hyperkinetischer Syndrome eine wichtige Rolle; dabei wird der Hauptakzent auf die Verringerung des impulsiven Verhaltens und die Besserung der Konzentrationsstörung gelegt. Man versucht auch, den Kindern andere Problemlösestrategien an die Hand zu geben.

Prognose. Längsschnittstudien an hyperaktiven Kindern zeigen, daß sie noch im Erwachsenenalter eine überschießende motorische Aktivität aufweisen, wenn sich auch deren Erscheinungsbild verändert. Auch die Aufmerksamkeitsstörung mildert sich ab, verschwindet aber nicht gänzlich. Diese Faktoren mögen dafür verantwortlich sein, daß hyperaktive Kinder als Erwachsene einem erhöhten Unfallrisiko unterliegen. Etwa 10% der Hyperaktiven zeigen als Erwachsene schwerwiegende psychopathologische Auffälligkeiten oder auch delinquentes Verhalten. Die Prognose der Kinder, die ihre Schulausbildung regulär beenden konnten, ist relativ am günstigsten. Deshalb ist sehr darauf zu achten, daß diese Kinder aus dem schulischen Bildungsgang nicht herausfallen, was durch ihre überschießende motorische Aktivität und ihre Aufmerksamkeitsstörungen leicht erfolgen kann. Unter diesem Aspekt ist eine medikamentöse Behandlung mit Stimulanzien, wenn sie wirksam ist, auch angebracht.

Psychische Störungen nach Schädel-Hirn-Traumen

Definition und Klassifikation. Nach Schädel-Hirn-Traumen können eine Reihe von psychischen Auffälligkeiten auftreten, die sich unter verschiedenen Gesichtspunkten klassifizieren lassen:

1. Nach ihren Auswirkungen in einzelnen psychischen bzw. neuropsychiatrischen Funktionsbereichen. Unter diesem Gesichtspunkt kann man neuropsychologische Ausfälle sowie psychopathologische und psychosoziale Folgen unterscheiden.
2. Nach dem Verlauf und der Stabilität bzw. Irreversibilität der Symptomatik. In dieser Hinsicht können wir akut auftretende psychische Störungen von chronifizierten psychischen Störungen und Dauerfolgen unterscheiden.
3. Nach der Schwere (Intensität) des Traumas.
4. Schließlich lassen sich psychopathologische und neuropsychiatrische Folgen auch auf umschriebene klinische Syndrome beziehen. Bei dieser Betrachtungsweise versucht man spezifische Folgen bei den einzelnen klinischen Syndromen zu berücksichtigen.

Im folgenden wird von der klinisch-psychiatrischen Symptomatik als Einteilungsgesichtspunkt ausgegangen.

Kontusionspsychosen

Die Störung ist gekennzeichnet durch motorische Unruhe, fehlende oder wechselnde Orientierung, Kontaminationen von wahrgenommenen Gegenständen, ferner durch expansive oder depressiv-hypochondrische Ideen, die z.T. mit Konfabulationen einhergehen. Bei älteren Kindern finden sich auch Halluzinationen oder eine Wahnsymptomatik. Die Symptomatik bildet sich in der Regel parallel zur Remission der Grundstörung innerhalb von einigen Wochen zurück. Kontusionspsychosen sind abzugrenzen von anderen körperlich begründbaren Psychosen sowie von endogenen Psychosen. Entscheidendes Kriterium ist das Vorhandensein eines akuten Schädel-Hirn-Traumas.

Traumatisches apallisches Syndrom

Die Bezeichnung „apallisches Syndrom" wurde erstmals von Ernst Kretschmer in die Literatur eingeführt und für diejenigen schweren Zerebralschäden verwendet, die pathophysiologisch einer Dezerebration entsprechen.

Klinische Symptome. Das Krankheitsbild wurde von Ernst Kretschmer in klassischer Weise beschrieben:

Trotz Wachsein ist der Patient unfähig zu sprechen, zu erkennen, sinnvolle Handlungsformen erlernter Art durchzuführen. Dagegen sind bestimmte vegetative Elementarfunktionen, wie etwa das Schlucken erhalten. Daneben treten die bekannten frühen Tiefenreflexe, wie Saugreflex, Greifreflex hervor (Kretschmer 1940, S. 578).

Ätiologie. Ein schweres Hirntrauma ist die häufigste Ursache für das apallische Syndrom im Kindes- und Jugendalter. Es wird angenommen, daß die für dieses Syndrom typische Senkung des zentralnervösen Funktionsniveaus auf die Ebene des Mittelhirns durch eine Läsion des retikulären Systems zu erklären ist.

Therapie und Prognose. Bei Kindern und Jugendlichen mit Zustand nach apallischem Syndrom sind aber auch noch nach vielen Jahren schwere oder schwerste Ausfallserscheinungen festzustellen. Diese berühren Intelligenz, Gedächtnis und Merkfähigkeit, Konzentration, Lern- und Problemlöseverhalten sowie die Persönlichkeit.

Hirnlokal bedingte Ausfälle

In der kinderpsychiatrischen Praxis wichtige hirnlokale Ausfälle sind das Frontalhirnsyndrom und die traumatisch bedingten Aphasien.

Das *Frontalhirnsyndrom* tritt nach ein- oder doppelseitigen Läsionen im Marklager des Stirnhirns auf. Es kommt im Gefolge zu Veränderungen im Antriebsverhalten (Antriebsarmut, Apathie, Akinese), im kognitiven Bereich (Verlangsamung des Denkens, Aufmerksamkeitsstörungen, Kritiklosigkeit) und im emotionalen Bereich (euphorische Stimmung, Gleichgültigkeit, Verlust der sozialen Anpassung und Schwingungsfähigkeit).

Beim *Orbitalhirnsyndrom* (beidseitige Läsionen im orbitalen Kortex) kann eine sog. Witzelsucht und Enthemmung im sittlichen Bereich auftreten. Das Syndrom findet sich meist nicht in „Reinkultur"; es ist insgesamt selten.

Traumatisch verursachte Aphasien sind aufgrund der Verkehrsunfälle von Kindern relativ häufig. Das klinische Bild und der Verlauf der traumatischen Aphasien sind abhängig von der Art und Schwere des Hirntraumas und vom Alter und Entwicklungsstand des Kindes bei Eintritt der Hirnschädigung.

Zu unterscheiden sind die motorische Aphasie (Broca-Aphasie), gekennzeichnet durch eine expressive Störung, die sensorische Aphasie (Wernicke-Aphasie), bei der das Sprachverständnis gestört ist, die amnestische Aphasie, bei der Wortfindungsstörungen im Vordergrund stehen, und die totale Aphasie, bei der Sprachverständnis und Sprachvermögen gleichzeitig gestört sind.

Hirnorganisches Psychosyndrom und posttraumatische Wesensveränderung

Innerhalb des posttraumatischen hirnorganischen Psychosyndroms werden 2 Varianten unterschieden: ein hypermotorisches Syndrom und ein solches, das durch Antriebsarmut und Verlangsamung gekennzeichnet ist.

Klinische Symptome. Nach heutigen Erkenntnissen kann man vermuten, daß es sich bei einem Teil der Kinder mit einer hypermotorischen Symptomatik um ein bereits vor dem Trauma bestehendes hyperkinetisches Syndrom handelt, das erfahrungsgemäß zu Unfällen disponiert.

Das hirnorganische Psychosyndrom mit Antriebsarmut und Verlangsamung ist gekennzeichnet durch eine Störung der Merkfähigkeit, Neigung zu stereotypen Verhaltensweisen und eine euphorische bis dysphorische Stimmungslage.

Das Syndrom tritt etwa 1/2–2 Jahre nach dem Trauma auf. Die Kinder zeigen eine hirntraumatisch bedingte Lern- und Leistungsschwäche, alle psychischen Funktionen sind verlangsamt. Bei manchen Kindern findet man auch eine erhöhte Reizbarkeit sowie eine Neigung zur Explosivität.

Frontal bzw. frontotemporal lokalisierte Schädigungen führen häufiger zu Antriebsarmut.

Therapie. Sie kann nur symptomatisch erfolgen. Sie stützt sich in erster Linie auf gezielte Übungsprogramme und auf eine spezielle, den jeweiligen Ausfällen angepaßte Beschulung.

Psychoreaktive und neurotische Störungen

Nach Schädel-Hirn-Traumen beobachtet man gehäuft psychoreaktive und neurotische Störungen. Ein Großteil von ihnen läßt sich aber nicht direkt auf eine umschriebene Hirnfunktionsstörung oder Hirnschädigung zurückführen. Vielmehr dürften sie auf eine stärkere allgemeine Vulnerabilität gegenüber Umweltreizen zurückzuführen sein.

Dieser Zusammenhang gilt nicht nur für Verhaltensauffälligkeiten im Zusammenhang mit hirntraumatischen Schädigungen, sondern ebenso für frühkindlich erworbene Hirnfunktionsstörungen.

Klinische Symptome. Psychoreaktive und neurotische Störungen nach Schädel-Hirn-Traumen können sehr vielgestaltig sein. Sehr häufig sind Konzentrations-, Lern- und Leistungsstörungen, depressive Syndrome mit dysphorischer Stimmung, Angstzustände (insbesondere Leistungsangst), Kopfschmerzen und andere psychosomatische Beschwerden, gelegentlich auch aggressives Verhalten und Konversionssyndrome.

Therapie und Prognose. Die Behandlung muß stets etwaige durch das Hirntrauma bedingte sekundäre neurotische Symptome berücksichtigen. Sie kann daher nur von Therapeuten übernommen bzw. koordiniert werden, die beide Felder überblicken. Im einzelnen sind eine funktionelle Übungsbehandlung und ggf. auch eine Psychotherapie mit dem Kind sowie eine eingehende Beratung der Eltern und der Schule erforderlich. In manchen Fällen kommt man ohne Neuroleptika (bei starker Unruhe) oder eine thymoleptische Medikation (bei Vorliegen schwerer depressiver Syndrome) nicht aus.

Psychosoziale Folgen nach Schädel-Hirn-Traumen

Psychosoziale Auswirkungen eines Schädel-Hirn-Traumas sind schwer abzuschätzen, weil meist zahlreiche Faktoren beteiligt sind, die oft noch miteinander in Wechselwirkung stehen. Die wichtigsten dieser Einflußgrößen zeigt die folgende Übersicht.

Faktoren im Zusammenhang mit psychosozialen Auswirkungen nach einem Schädel-Hirn-Trauma

- Prätraumatische Bedingungen:
  - zerebrale Vorschädigung des Kindes,
  - prätraumatische Persönlichkeits- und Verhaltensauffälligkeiten des Kindes,
  - ungünstige Faktoren in der Umgebung (Familie, Schule);
- Bedingungen und Folgen im Zusammenhang mit dem Trauma:
  - Art, Schwere und Lokalisation des Traumas,
  - neurologische Ausfälle,
  - neuropsychologische Störungen (z.B. Aphasien, Apraxien),
  - hirnorganische Leistungsschwäche und posttraumatische Wesensveränderung,
  - intellektuelle und kognitive Leistungsausfälle,
  - psychoreaktive und neurotische Störungen;
- posttraumatische Bedingungen:
  - Verarbeitung des Unfalls durch das Kind, familiäre Situation: strukturelle Besonderheiten, Reaktion auf das Trauma,
  - schulische Anforderungen.

Schwere Schädel-Hirn-Traumen führen nicht selten zu einer Beeinträchtigung der Gesamtentwicklung, die sich häufig in Form einer Hirnleistungsschwäche und einer organischen Wesensveränderung zeigt. Von nicht zu unterschätzender Auswirkung auf die Gesamtentwicklung ist die Art und Weise, wie die Umgebung und das Kind selbst mit einer hirntraumatischen Schädigung umgehen.

Auswirkungen gibt es häufig auch auf die schulische und berufliche Entwicklung. Auch hierbei sind Umgebungseinflüsse von allergrößter Bedeutung. Es entsteht oft ein Teufelskreis, der nur schwer zu durchbrechen ist: Eine chronische Schädigung verursacht Hirnleistungsausfälle, die durch ungünstige Reaktionen seitens der Umgebung verstärkt werden, dann zu Versagenssituationen sowie Angst vor dem Versagen führen, was wiederum die Leistungsbereitschaft und den Leistungswillen beeinträchtigt.

Schließlich sind Auswirkungen im familiären Bereich zu erwähnen. Dabei spielen einerseits die strukturellen Gegebenheiten innerhalb der Familie eine wichtige Rolle, zum anderen die Reaktion der Familie auf das Schädel-Hirn-Trauma des Kindes.

Psychische Störungen nach entzündlichen Erkrankungen des Gehirns

Nach entzündlichen Erkrankungen des Gehirns treten häufig psychische Störungen auf. Sie wurden vielfach unter dem allgemeinen Konzept der „frühkindlichen Hirnschädigung" oder des „hirnorganischen Psychosyndroms" subsumiert. Es ist durchaus fraglich, ob es gerechtfertigt ist, eigenständige psychopathologische Syndrome nach entzündlichen Erkrankungen des Gehirns zu unterscheiden. Vielfach führen sehr unterschiedliche Schädigungen zu einer Reihe gemeinsamer neuropsychologischer bzw. psychopathologischer Ausfälle (s. folgende Übersicht).

Diese Übersicht zeigt, daß man ein neurologisches Defektsyndrom von einem psychischen Defektsyndrom unterscheiden kann und daß zerebrale Anfälle und auch eine Reihe somatischer Störungen auftreten können. Hinzu kom-

Mögliche Folgezustände entzündlicher Erkrankungen des Zentralnervensystems (häufig kombiniert). (Nach Neuhäuser 1985)

- Neurologisches Defektsyndrom:
  - Paresen (meist als spastische Hemiparese oder Tetraparese),
  - andere Bewegungsstörungen (athetoid, choreatisch, ataktisch),
  - Muskelhypotonie (hypotone Zerebralparese),
  - Hirnnervenstörungen,
  - Störungen an den Sinnesorganen (Amaurose, Taubheit usw.),
  - Sprach- und Sprechstörungen;
- zerebrale Anfälle;
- psychisches Defektsyndrom:
  - schwere Retardierung der geistigen Entwicklung (geistige Behinderung),
  - leichte Retardierung der geistigen Entwicklung (Lernbehinderung),
  - Teilleistungsstörungen,
  - Verhaltensstörungen;
- somatische Störungen:
  - Beeinträchtigung endokriner Funktionen (Wachstumsstörung, Pubertas praecox usw.),
  - vegetative Störungen,
  - psychosomatische Beschwerden,
  - verminderte Leistungsfähigkeit,
  - Störung des Schlaf-Wach-Rhythmus.

men häufig Verhaltensauffälligkeiten bzw. Persönlichkeitsstörungen (s.u.).

Verhaltens- und Leistungsstörungen nach entzündlicher Erkrankung des Zentralnervensystems. (Nach Neuhäuser 1985)

- Verhaltensauffälligkeit (Persönlichkeitsstörung):
  - Konzentrationsschwäche,
  - kurze Aufmerksamkeitsspanne,
  - rasche Ablenkbarkeit,
  - schnelle Ermüdbarkeit,
  - schwankende Leistungsfähigkeit,
  - allgemeine Unruhe, Hyperaktivität,
  - Antriebsstörung,
  - motorische Ungeschicklichkeit,
  - emotionale Störungen, Stimmungslabilität,
  - Triebstörungen,
  - Kontaktschwierigkeiten,
  - vermehrte Aggressivität und Impulsivität;
- Intelligenzstörung (gelegentlich vorhanden, s. Übersicht oben);
- Teilleistungsstörungen:
  - Perzeptionsstörungen verschiedener Art,
  - Störung der visuomotorischen Koordination,
  - psychomotorische Störungen,
  - umschriebene Hirnfunktionsstörungen.

Literatur

Siehe Kap. 231.

226 Reaktive, alterstypische und neurotische Störungen mit körperlicher Symptomatik

H. Remschmidt

Habituelle Verhaltensweisen

Unter dieser Bezeichnung werden Störungsmuster zusammengefaßt, bei denen der führende Mechanismus die Gewohnheitsbildung ist. Die entsprechenden Handlungen sind den Kindern meist bewußt und können willkürlich jederzeit unterbrochen werden. Das Kind hat selbst den Eindruck, daß sie seinem Willen unterworfen sind; einige von ihnen bringen dem Kind ganz offensichtlich einen Lustgewinn.

Habituelle Verhaltensweisen treten oft als Ersatzbefriedigungen aggressiver oder regressiver Natur auf. Sie kommen insbesondere in Frustrationssituationen vor und bevorzugt bei solchen Kindern, die nicht die Möglichkeit zu einer altersentsprechenden Betätigung haben. Dies ist aber nicht der einzige Entstehungsmechanismus. Auch Kinder aus harmonischen Verhältnissen sowie Kinder mit anderen Störungen (z.B. Autismus) können bestimmte habituelle Verhaltensweisen (z.B. Jaktationen) zeigen.

Daumenlutschen

Definition und klinische Symptome. Exzessives Daumenlutschen (und nur dieses ist als pathologisch zu betrachten) kann verschiedene Folgen haben, z.B. Kieferdeformierungen, Zahnstellungsanomalien, Deformationen des Daumens („Lutschfinger"). Als Störung ist das Daumenlutschen nur zu betrachten, wenn es ausgesprochen gehäuft auftritt und die altersgemäße Entwicklung des Kindes direkt oder indirekt beeinträchtigt. Gelegentliches Daumenlutschen, etwa vor dem Einschlafen oder in Entbehrungssituationen, gehört zum normalen Verhalten von Säuglingen und Kleinkindern.

Ätiologie. Daumenlutschen entwickelt sich zunächst als Folge des natürlichen Saugbedürfnisses des Kindes im Anschluß an das Saugen bei Nahrungsaufnahme. Pathologische Bedeutung bekommt es erst, wenn es über das 3. Lebensjahr hinaus erhalten bleibt und in seiner Intensität zunimmt. Ätiologisch kann es unterschiedlich gesehen werden: als Ersatzbefriedigung in Mangelsituationen, als persistierende Gewohnheitsbildung oder als Ausdruck einer Regression auf eine frühere Entwicklungsstufe.

Therapie. Vor einer Behandlung ist es zweckmäßig, eine genaue Analyse des Einzelfalles vorzunehmen, um festzustellen, aufgrund welcher Mechanismen das Daumenlutschen eine so große Bedeutung gewinnt. Daraus entwickelt sich meist eine Hypothese, die man einer Behandlung zugrundelegen kann. Dabei ist auch wichtig festzustellen, ob das Daumenlutschen Teil einer umfassenderen Symptomatik ist oder eine mehr oder weniger isolierte Störung darstellt.

Strafen oder auch einschränkende Maßnahmen (z.B. mechanische Fixierung des Daumens, Handschuh oder das Bestreichen des Daumens mit übelriechenden Substanzen) haben sich nicht bewährt.

Prognose. Sie ist im allgemeinen günstig. Überwiegend erfolgt Spontanreduktion bzw. Ausbleiben der Symptomatik. Es gibt allerdings auch Jugendliche, bei denen das Daumenlutschen in das Rauchen übergeht.

Nägelbeißen

Definition und Epidemiologie. Nägelbeißen tritt gewöhnlich nicht vor dem 4.–5. Lebensjahr auf. Die Fingernägel werden manchmal bis zur Nagelsohle weggebissen, mitunter auch die Haut der Fingerkuppen. Die Kinder spucken die abgebissenen Nagel- oder Hautstücke aus, manche schlucken sie auch. In Streß-, Angst- und Konfliktsituationen tritt Nägelbeißen verstärkt auf. Gravierend wird es dann, wenn sich die Kinder dabei Verletzungen und Schmerzen zufügen. Das Nägelbeißen wird aufgrund seines „gewaltsamen Charakters" mit Aggressionstendenzen in Verbindung gebracht, die sich gegen den eigenen Körper richten und nicht in anderer Weise „abgeführt" werden können. Die Störung hat ihren Häufigkeitsgipfel im Alter von 8–10 Jahren und tritt etwa bei 15–20 % der 7- bis 10jährigen auf.

Ätiologie. Als verursachende Momente werden angesehen: einengende und unterdrückende Erziehung, insbesondere motorische Einengung und Verhinderung aggressiven Verhaltens bei den Kindern. Nägelbeißen tritt auch vermehrt in einem sozialen Umfeld auf, das die Kinder emotionalen Versagungen aussetzt. Da das Symptom auch bei erhöhter Aktivierung verstärkt auftritt, läßt es sich als inadäquate „Affektabfuhr" auffassen oder auch als Ersatzbefriedigung.

Therapie und Prognose. Die Symptomatik ist oft schwer zu beeinflussen. Wie beim Daumenlutschen ist eine eingehende Bedingungsanalyse durchzuführen, wobei sich für die Behandlung folgende Möglichkeiten ergeben: Aufbau alternativer Verhaltensweisen, Entspannungsmethoden zur Reduktion von Angst und innerer Unruhe, Kanalisierung der Hyperaktivität und Impulsivität durch sportliche oder andere sinnvolle motorische Aktivitäten. Bei jüngeren Kindern empfiehlt sich die Durchführung einer Spieltherapie. Manchmal sind auch verhaltenstherapeutische Maßnahmen angezeigt.

Trichotillomanie (Haareausreißen)

Definition und Epidemiologie. Dieses Syndrom, das sich im Drehen, Zupfen oder Ausreißen von Haaren zeigt, ist nicht selten Anzeichen einer umfassenderen und schwerwiegenderen psychischen Störung. Es kommt sowohl bei retardierten und geistig behinderten Kindern als auch bei altersentsprechend normal entwickelten Kindern mit besonderer psychischer Problematik vor. Nicht selten sind die Kinder depressiv verstimmt oder zeigen andere Stereotypien und habituelle Verhaltensweisen (z.B. auch Daumenlutschen, Nägelbeißen oder Manipulationen am Genitale). Manche Kinder, insbesondere geistig behinderte, schlucken auch die ausgerissenen Haare, so daß es zur Bildung von Trichobezoaren kommen kann. In schweren Fällen kann die Trichotillomanie bis zur Kahlköpfigkeit führen. Von manchen Kindern wird das Ausreißen der Haare als lustvoll empfunden. Die Störung kommt in leichterer Form etwa bei 2–5 % der 7- bis 11jährigen Schulkinder vor.

Ätiologie und Pathogenese. Aufgrund des lustvollen Charakters, den das Haarausreißen für viele Kinder hat, kann es zuweilen suchtartigen Charakter annehmen. Von manchen Autoren wird auch angenommen, daß sich die Kinder damit ihres Körpers „bewußter" werden möchten. Diese Auffassung steht im Einklang mit der Unterstimulationsthese, die besagt, daß sich diese Kinder durch das Zufügen von Schmerzen in einen Zustand stärkerer Aktivierung bringen möchten. Von psychodynamischer Seite wird das Symptom in Zusammenhang mit verdrängten aggressiven Impulsen gebracht.

Therapie und Prognose. Wie bei allen habituellen Verhaltensweisen kommt es darauf an, das Symptom im Kontext anderer Störungen zu sehen. Liegt eine erhebliche Minderbegabung vor, so empfiehlt sich ein verhaltenstherapeutisches Vorgehen. Steht das Symptom im Zusammenhang mit einer schweren emotionalen Fehlentwicklung, so muß diese in erster Linie behandelt werden, und das Symptom ist nur am Rande einzubeziehen. Vielfach ist es notwendig, die Eltern-Kind-Beziehung zu normalisieren und die pädagogische Haltung der Eltern im Verlaufe der Beratung oder Therapie zu verändern.

Jaktationen

Definition und Epidemiologie. Unter Jaktationen versteht man stereotype, rhythmische Bewegungen, die hauptsächlich vor dem Einschlafen oder im Zustande des Alleinseins auftreten und für das Kind lustbetont sind. Man unterscheidet verschiedene Formen: Die häufigsten sind die Jactatio capitis (Kopfschaukeln) und die Jactatio corporis (Schaukeln mit dem ganzen Körper). Dieses rhythmische Schaukeln wird in verschiedenen Lagen durchgeführt: in Rückenlage, in Bauchlage, im Sitzen, manchmal auch in Knie-Ellenbogen-Lage. Die Symptomatik kann so heftig sein, daß der Kopf oder der Oberkörper gegen die anliegende Wand schlagen, so daß in Mehrfamilienhäusern oft Probleme mit der Nachbarschaft entstehen. Ein gehäuftes Vorkommen beim Einschlafen ist nicht zufällig, sondern hängt mit dem hypnoiden Zustand der Kinder zusammen, der auch das Auftreten anderer stereotyper Bewegungen begünstigt.

Typisch für die Symptomatik ist die Abkapselung von der Umwelt, die Selbstbezogenheit des Symptoms und die Möglichkeit zur Unterbrechung durch Umweltreize. So kann man z.B. das Schaukeln durch ein auf die gleiche Frequenz eingestelltes Metronom unterbrechen; bei Anhalten des Metronoms setzt es allerdings wieder ein.

Jaktationen treten zumeist im Kleinkindalter auf, mitunter schon im 1. Lebensjahr. Ihre Häufigkeit nimmt mit zunehmendem Alter ab und beträgt bei 10–11jährigen etwa 4 %. Meist verschwinden die Jaktationen bis zur Pubertät. Jungen sind etwa doppelt so häufig betroffen wie Mädchen. Unter Heimkindern und Kindern, die stark emotional vernachlässigt sind, tritt das Symptom häufiger auf. Jaktationen sind aber keineswegs immer Hinweise auf Deprivation, Vernachlässigung oder mangelnde emotionale Zuwendung.

Ätiologie und Pathogenese. Jaktationen kommen gehäuft vor bei Kindern mit Zerebralschäden, intelligenzgeminderten Kindern und solchen, bei denen die statomotorische und sprachliche Entwicklung retardiert ist. Es gibt aber auch zahlreiche normal intelligente und nicht vorgeschädigte Kinder mit dieser Symptomatik.

Diagnose und Differentialdiagnose. Von Jaktationen abzugrenzen sind motorische Stereotypien, Tics, choreatiforme Bewegungen und Myoklonien. Die Abgrenzung ist in der Regel nicht sehr schwierig, weil die meisten anderen Störungen nicht diesen rhythmischen Charakter haben und auch nicht so umfassende Körperregionen ergreifen.

Therapie. Die Behandlung richtet sich nach den zugrundeliegenden Bedingungen. Liegt eine Vernachlässigung vor, so muß versucht werden, diese zu beheben. Bei einer hirnorganischen Schädigung liegt der Schwerpunkt auf heilpädagogischen oder verhaltenstherapeutischen Maßnahmen. Bei jüngeren Kindern hat sich auch die Spieltherapie bewährt und das Fördern der motorischen Entfaltungsmöglichkeiten. Bei sehr hartnäckigem Auftreten können auch symptomatische Maßnahmen in Form einer neuroleptischen oder antidepressiven Medikation notwendig sein.

Prognose. Sie ist bei Vorliegen einer normalen Intelligenz und Fehlen schwerwiegender Milieunoxen günstig.

Masturbation

Unter Masturbation (Onanie) versteht man eine durch genitale Manipulationen herbeigeführte Selbsterregung und Selbstbefriedigung, die keinen Krankheitswert hat, sondern im Rahmen der Sexualentwicklung ein normales Durchgangsstadium darstellt. Sie wird hier abgehandelt, weil sie nicht selten bei Eltern oder bei den Kindern und Jugendlichen selbst zu Sorgen und Befürchtungen Anlaß gibt.

Solche Sorgen sind berechtigt, wenn es zu exzessivem Masturbieren kommt, wenn Kinder in der Öffentlichkeit masturbieren oder wenn Masturbieren mit exhibitionistischem Verhalten verknüpft ist.

Nur in diesen Fällen ist eine Intervention erforderlich, die sich jeweils auch mit den Bedingungen befassen muß, die für das auffällige Verhalten maßgeblich sind. Unter Berücksichtigung dessen können folgende Maßnahmen empfohlen werden:

- Aufklärung über altersentsprechendes Sexualverhalten,
- entlastende Gespräche bezüglich befürchteter Folgen der Masturbation,
- Eingehen auf die individuelle Problemlage der Kinder und Jugendlichen und Versuch, ihre Bedürfnisbefriedigung auf andere Bereiche zu verlagern,
- Einwirken auf jene Kinder und Jugendlichen, die in ihrer Steuerungsfähigkeit beeinträchtigt sind, ihr auffälliges Verhalten in der Öffentlichkeit zu unterlassen. Dies ist z.B. bei Kindern mit Intelligenzminderung wichtig.

Motorische Stereotypien

Definition. Unter dieser Bezeichnung faßt man sehr verschiedene motorische Abläufe zusammen, deren Gemeinsamkeit in ihrem gleichförmigen Auftreten, ihrer Wiederholungstendenz und im Fehlen eines sinnvollen Handlungscharakters liegt. Stereotypien haben oft den Charakter von Verlegenheitsgesten, so daß man sie als solche nicht immer gleich erkennen kann.

Ihr Erscheinungsbild kann sehr vielfältig sein: rhythmische Fingerbewegungen, Schaukeln mit den Armen oder mit dem Oberkörper, rhythmisches Hin- und Herbewegen der gespreizten Hand vor den Augen, Auf- und Abbewegen des Kopfes bei gleichzeitigem Schnüffeln, Rotationsbewegungen mit der Hand (mit oder ohne Gegenstände), Zehenspitzen- oder Hackengang, Knirschen mit den Zähnen, abnorme Mundbewegungen, sprachliche Stereotypien, Ausstoßen von Lauten oder Worten.

Diagnose und Differentialdiagnose. Die Diagnose wird gestellt durch die Verhaltensbeobachtung und anamnestische Hinweise. Abzugrenzen sind stereotype Bewegungen von extrapyramidalen Bewegungsstörungen, Zwangssyndromen, anderen habituellen Bewegungsmustern, gelegentlich auch von motorischen Schablonen und Automatismen im Rahmen einer psychomotorischen Epilepsie.

Ätiologie und Pathogenese. Im Hinblick auf Ätiologie und Pathogenese werden verschiedene Hypothesen diskutiert: Unter- und Überstimulation des Organismus, Stereotypien als direkte Folge einer neurologischen Störung oder als „gelernte Verhaltensweisen".

Therapie. Stereotypien sind häufig sehr hartnäckig, besonders bei geistig behinderten, hirngeschädigten, autistischen und psychotischen Kindern.

Wie bei anderen Gewohnheitsbildungen wird häufig der Versuch unternommen, alternative Verhaltensweisen aufzubauen, indem man Kindern mit Stereotypien in rascher Folge Reize anbietet, die ihr Interesse auf sich ziehen, so daß an die Stelle der Stereotypie Manipulationen mit Gegenständen oder Spielsachen treten.

Prognose. Sie hängt ab vom Intelligenzniveau und von der zugrundeliegenden Krankheit. Sie ist günstig bei normal intelligenten Kindern, weniger günstig bei autistischen oder geistig behinderten Kindern.

Selbstverletzendes Verhalten (Automutilation)

Unter der Bezeichnung „selbstverletzendes Verhalten" werden verschiedene Auffälligkeiten (z.B. Kopfschlagen, Beißen, Kratzen) zusammengefaßt, deren gemeinsamer Nenner die Beschädigung des eigenen Körpers ist. Synonyme Bezeichnungen sind selbstdestruktives, selbstbestrafendes, autoaggressives Verhalten, masochistisches Verhalten, Selbstverstümmelung.

Selbstverletzendes Verhalten hat mit dem suizidalen Verhalten gemeinsam, daß eine Schädigung des eigenen Körpers intendiert wird. Der Unterschied liegt darin, daß selbstverletzendes Verhalten nicht auf die Beendigung des eigenen Lebens abzielt. Die Wiederholungstendenz gehört ebenso zu diesem Syndrom wie die Verletzung als solche.

Ätiologie und Pathogenese. Selbstverletzendes Verhalten ist kein einheitliches Syndrom, sondern tritt im Kontext sehr unterschiedlicher Krankheitsbilder auf (z.B. bei bestimmten Stoffwechselstörungen wie dem Lesch-Nyhan-Syndrom). Es kommt aber auch häufig im Rahmen von psychiatrischen Störungen vor, z.B. beim Autismus, im Rahmen der Schizophrenie, bei der Bulimia nervosa oder auch bei Persönlichkeitsstörungen. Im Hinblick auf die Ätiologie werden verschiedene Thesen diskutiert (Selbststimulationsthese, Entwicklungshypothese).

Therapie und Prognose. Die Therapie muß von einer sorgfältigen Analyse der Entstehungsbedingungen ausgehen. Verhaltenstherapeutische Maßnahmen haben sich bewährt, oft kommt man nicht ohne medikamentöse Behandlung aus.

Eß- und Verdauungsstörungen

In Kap. 211 werden ebenfalls Störungen abgehandelt, die den Magen-Darm-Trakt sowie die Appetit- und Gewichtsregulation betreffen (z.B. Ulcus ventriculi, Anorexia nervosa). Bei den im folgenden beschriebenen Syndromen handelt es sich nicht um psychosomatische Krankheiten im engeren Sinne, sondern um relativ häufige Auffälligkeiten reaktiver und alterstypischer Art. Die Vielfalt der in diesem Bereich auftretenden Störungen wird hier auf 3 reduziert: Eß- und Appetitstörungen, Rumination und Pica.

Eß- und Appetitstörungen (Anorexia nervosa s. Kap. 228)

Bei Kleinkindern sind ein gestörtes Eßverhalten und Appetitstörungen relativ häufig. Etwa 30 % der 4jährigen und immerhin noch rund 20 % der Schulanfänger zeigen ein inkonstantes und wählerisches Eßverhalten.

Ätiologie. Bevor an eine Psychogenese gedacht wird, müssen pädiatrische Krankheitsbilder (z.B. Malabsorptionssyndrom, Infektion des Magen-Darm-Trakts) ausgeschlossen werden.

Unter den psychogenen Einflüssen ist häufig eine gestörte Beziehung zwischen Mutter und Kind ausschlaggebend. Dieser Ursache muß auch die Therapie Rechnung tragen. Bei jüngeren Kindern empfiehlt sich eine genaue Beobachtung der Fütterungssituation, um aus dem Interaktionsverhalten zwischen Mutter und Kind entsprechende Behandlungsmaßnahmen ableiten zu können.

Rumination

Unter Rumination versteht man das bewußt herbeigeführte Heraufwürgen von Nahrung, die erneut gekaut und meist wieder geschluckt oder auch aus dem Mund herausexpediert wird. Das Symptom tritt im Säuglingsalter und häufiger bei Jungen als bei Mädchen auf.

Man nimmt an, daß sowohl eine konstitutionelle Disposition der Kinder als auch Störungen in der Mutter-Kind-Beziehung für die Entstehung des Syndroms bedeutsam sind.

Therapie. Entscheidend ist eine sorgfältige Beobachtung der Eßsituation und der Mutter-Kind-Beziehung. Aus dieser lassen sich Maßnahmen für die Behandlung ableiten, meist im Sinne eines Trainings der Mutter und der Herstellung einer normalen Mutter-Kind-Beziehung. Psychotherapeutische Gespräche mit der Mutter dienen dem Abbau ihrer Ängste und Befürchtungen sowie der Stärkung ihres Selbstvertrauens.

Pica (Pikazismus)

Unter Pica versteht man das Essen ungenießbarer, nicht zum Essen geeigneter Substanzen oder Gegenstände. Davon betroffene Kinder essen Abfälle, Schmutz, Kot, Sand, Mörtel, Farbe usw.

Die Störung tritt gehäuft bei geistig behinderten Kindern, aber auch bei extrem vernachlässigten und aus sehr ungünstigem sozialem Milieu stammenden Kindern auf. Auch bei Kindern mit psychosozialem Minderwuchs wurde Pica beobachtet.

Die Familien, aus denen diese Kinder stammen, sind durch eine Reihe von Belastungsfaktoren gekennzeichnet wie häufige Streitigkeiten zwischen den Eltern, Trennung der Eltern, Kriminalität und wirtschaftliche Schwierigkeiten. Auch die Persönlichkeitsstruktur der Eltern wird als auffällig bezeichnet. So erwiesen sich die Mütter häufig als aggressiv und unfähig zu emotionalen Bindungen und zeigten häufig selbst dieses Symptom. Bei einem Teil der Kinder beobachtet man auch andere auffällige Verhaltensweisen wie Jaktationen und Auffälligkeiten im Sozialverhalten.

Im Hinblick auf die Ätiologie der Störung wird eine Fixierung an die Phase des Essens mit den Fingern sowie an die orale Phase diskutiert.

Die Therapie ist sehr langwierig und vorwiegend verhaltenstherapeutisch. Die Elternberatung ist wichtig. Die Prognose ist abhängig von der zugrundeliegenden Störung.

Psychomotorische Störungen

Unter Psychomotorik versteht man das jeweils an der Motorik ablesbare Resultat eines Zusammenwirkens von psychischen Abläufen und motorischen Funktionen. Sehr viele psychische Vorgänge wie Freude, Ärger, Erregung, Angst oder Wut finden ihren Ausdruck in motorischen Abläufen.

Störungen der Psychomotorik können sich in sehr unterschiedlichen Formen zeigen: als universelle, als umschriebene und als hirntopisch geprägte Störungen der Psychomotorik. Im folgenden gehen wir nur auf die umschriebenen Störungen der Psychomotorik ein.

Tics

Definition und Epidemiologie. Unter Tics versteht man in unregelmäßigen Abständen wiederkehrende, unwillkürlich auftretende, umschriebene „Zuckungen" in einer oder mehreren Körperregionen, die sich in emotionalen Belastungssituationen verstärken. Tic-Symptome im weitesten Sinne finden sich bei etwa 10 % der 6–8jährigen. Die Störung tritt bei Jungen 3mal so häufig auf wie bei Mädchen und erreicht ihr Manifestationsmaximum zwischen dem 8. und 10. Lebensjahr.

Klinische Symptome. Die umschriebenen Muskelzuckungen treten vorwiegend im Gesichtsbereich auf, am häufigsten als Zwinker-Tics (rund 80 %), aber auch in Form anderer mimischer Tics (rund 50 %), als ruckartige Kopfbewegungen, Schulter-Tics, Extremitäten-Tics oder auch in Form von ausgestoßenen Lauten (Räusper-Tic). Häufig ist die Tic-Symptomatik nicht auf eine Region beschränkt, sondern tritt in 2 oder 3 Körperregionen auf. Sie kann auch ihr Feld wechseln. Vielfach findet man neben der Tic-Symptomatik noch andere Symptome wie Schulschwierigkeiten, psychomotorische Unruhe, allgemeine Nervosität, Sprachstörungen sowie schulische Leistungsstörungen.

Ätiologie und Pathogenese. Zur Erklärung von Tics werden organisch-funktionelle und psychogenetische Ansätze diskutiert. Erstere gehen von einer funktionellen Unreife des extrapyramidalen Nervensystems aus, die wahrscheinlich einen genetischen Hintergrund hat, letztere fassen Tics als erlernte Reaktionen auf (lerntheoretischer Ansatz). Aufgrund der familiären Häufung von Tics haben neuerdings genetische Erklärungsansätze an Bedeutung gewonnen, ohne daß bislang ein bestimmter Erbgang identifiziert werden konnte.

Diagnose und Differentialdiagnose. Die Diagnose erfolgt in der Regel durch die Anamnese, die Beobachtung und die neurologische Untersuchung. Differentialdiagnostisch abzugrenzen sind Tics gegen verschiedene Formen des Tremors, extrapyramidale Syndrome (insbesondere choreatische Krankheiten), Myoklonien, die Torsionsdystonie und zerebrale Anfälle (insbesondere Petit-mal- und psychomotorische Anfälle) sowie gegenüber motorischen Zwangsphänomenen.

Therapie. Im Hinblick auf die Therapie haben sich folgende Behandlungsformen, z.T. in Kombination, bewährt:

- *Medikamentöse Therapie:* Angewandt werden Dopaminrezeptorenblocker wie Tiaprid (Tiapridex), Pimozid (Orap) und Butyrophenonpräparate (z.B. Haldol oder Glianimon). Diese Medikamente zeigen sehr gute Erfolge (bis zu 80%), haben jedoch den Nachteil, daß nach Absetzen der Medikation die Symptomatik häufig wieder auftritt.
- *Psychotherapie:* Überwiegend werden verhaltenstherapeutische Methoden praktiziert, die mit der medikamentösen Behandlung kombiniert werden können.
- *Beratung der Eltern:* Zu jeder Behandlung eines Kindes mit Tic-Symptomatik gehört eine ausführliche Elternberatung. Sie verfolgt im wesentlichen 2 Ziele: eine Lockerung der meist ausgeprägten motorischen und emotionalen Einengung sowie eine Auflockerung des meist zu strengen und leistungsbetonten Erziehungsstils.

Prognose. Sie ist beim einfachen Tic günstig.

Gilles-de-la-Tourette-Syndrom

Es handelt sich bei diesem Syndrom um eine generalisierte Tic-Krankheit, die durch multiple motorische Tics und Phonations-Tics (Ausstoßen von unartikulierten Lauten sowie Schimpfworten) gekennzeichnet ist. Die Störung beginnt im Kindesalter und setzt sich nicht selten bis ins Erwachsenenalter fort. In einem kinderpsychiatrischen Krankengut tritt die Störung mit einer Häufigkeit von etwa 1:10000 auf. Bei Jungen ist das Syndrom zweimal so häufig wie bei Mädchen. Bei dieser Störung wird eine funktionelle Unreife extrapyramidaler Strukturen auf genetischer Grundlage diskutiert, insbesondere eine mangelhafte Ausreifung des Striatums. Differentialdiagnostisch sind ebenso wie bei einfachen Tics extrapyramidale Krankheiten und zerebrale Anfallsleiden auszuschließen. Für die Behandlung gilt das gleiche wie für Tics. Die medikamentöse Behandlung mit Dopaminrezeptorenblockern und Butyrophenonpräparaten steht hier allerdings im Vordergrund. Die Prognose ist deutlich ungünstiger als bei den einfachen Tics.

Schreibkrampf

Als Schreibkrampf bezeichnet man eine psychogene Störung, bei der eine hartnäckige Verkrampfung der Handmuskulatur während des Schreibvorganges zu beobachten ist. Die Störung ist im Kindes- und Jugendalter sehr selten. Die Symptomatik kann stetig oder auch gelegentlich mit dem Schreibvorgang verknüpft sein. In der Regel stellt das Schreiben für die Kinder dann eine große Belastung dar. Entweder ist der Schreibvorgang wegen damit verbundener unangenehmer Nebenwirkungen für sie sehr belastend (z.B. wenn gleichzeitig eine Legasthenie vorliegt), oder es fallen dem Patienten die Schreibbewegungen als solche schwer.

Die geeignete Behandlung ergibt sich, nach Ausschluß neurologischer Krankheitsbilder insbesondere aus dem extrapyramidalen Bereich, aus einer genauen Ursachenanalyse (z.B. als Folgewirkung einer Legasthenie). Angewandt werden Entspannungsübungen, verhaltenstherapeutische Methoden sowie gelegentlich tiefenpsychologisch fundierte Psychotherapie.

Störungen der sprachlichen Kommunikation

Als reaktive und/oder neurotische Störungen der sprachlichen Kommunikation können wir das Stottern und den Mutismus auffassen. Beide Störungen können auch anderweitig eingeordnet werden. So wird z.B. das Stottern häufig unter Störungen des Sprechens und der Sprache abgehandelt. Der Mutismus läßt sich aber den Sprech- und Sprachstörungen nur schwer zuordnen.

Stottern

Das Symptom tritt zu etwa 5% bei fünfjährigen Jungen auf, bei gleichaltrigen Mädchen mit einer Häufigkeit von rund 2%.

Mutismus

Definition. Unter Mutismus verstehen wir das Nichtsprechen bei erhaltenem Sprachvermögen und intakten Sprechwerkzeugen. Mutistisches Verhalten kommt vorwiegend bei Kindern und Jugendlichen vor, ist aber seltener auch bei Erwachsenen zu beobachten. Mutismus kann bei 3 Gruppen von Krankheiten vorkommen:

- bei Psychosen,
- bei hirnorganisch bedingten Störungen und
- als psychogener Mutismus.

Am häufigsten ist der psychogene Mutismus, der in 2 Formen vorkommt: als universeller Mutismus, bei dem ein Kind mit niemandem mehr spricht, und als elektiver Mutismus, bei dem das Kind nur mit einigen wenigen Personen (z.B. mit der Mutter) spricht.

Epidemiologie. Die Störung ist relativ selten und tritt etwa in einer Häufigkeit von 1:1000 bei 7–9jährigen Kindern auf. Im klinischen kinderpsychiatrischen Krankengut liegt die Quote zwischen 2 und 4%.

Ätiologie und Pathogenese. Mutistisches Verhalten kommt in der Regel durch eine Kombination mehrerer Faktoren zustande (Entwicklungsverzögerungen, entsprechende Persönlichkeitsstruktur, Familienpathologie). Dem muß auch die Behandlung Rechnung tragen.

Diagnose und Differentialdiagnose. Differentialdiagnostisch ist mutistisches Verhalten von folgenden Störungen abzugrenzen: Aphasien und anderen hirnorganischen Krankheiten, Hörstummheit (Audimutitas), schizophrenen Psychosen sowie Taubheit oder eingeschränkter Hörfähigkeit.

Therapie. Es empfiehlt sich eine Kombination individueller psychotherapeutischer Maßnahmen mit dem Kind und familientherapeutischer Maßnahmen. Letztere haben das Ziel, Belastungsfaktoren in der Familie abzubauen und die Einstellung zum Kind zu verändern. Die Störung ist sehr hartnäckig und daher schwer zu behandeln. Langfristig ist die Prognose des psychogenen Mutismus gut.

Enuresis

Definition. Von Enuresis sprechen wir erst, wenn die Blasenfunktion jenseits des 4. Lebensjahrs noch nicht beherrscht wird. Führendes Symptom ist das Einnässen, wobei die Einnäßfrequenz sehr unterschiedlich sein und das Einnässen zu unterschiedlichen Zeitpunkten erfolgen kann (Enuresis nocturna, Enuresis diurna). Manche Kinder nässen tags und nachts ein (Enuresis nocturna et diurna).

Wir unterscheiden 2 Formen der Enuresis: die *primäre Enuresis* (Enuresis persistens) – diese Kinder waren noch nie trocken – und die *sekundäre Enuresis* (Enuresis acquisita). Von ihr wird nur dann gesprochen, wenn ein Kind die Blasenkontrolle bereits beherrscht hat und später wieder einnäßt.

Epidemiologie. Jungen nässen in allen Altersgruppen häufiger ein als Mädchen. Bei 5jährigen Kindern (Jungen und Mädchen zusammen) findet man eine Einnäßfrequenz von etwa 14%, bei 7jährigen von etwa 7% und bei 14jährigen von etwa 2%. Im Erwachsenenalter liegt die Frequenz zwischen 0,5 und 1%.

Ätiologie und Pathogenese. Im Hinblick auf die Entstehung der Störung lassen sich im wesentlichen 4 Gruppen von Theorien unterscheiden: psychogenetische Ansätze (traumatische Erlebnisse, unbewußte Konflikte), Ansätze, die eine mangelhafte Funktionsreifung bzw. ein Lerndefizit für die Entstehung der Störung annehmen, solche, die umschriebene körperliche Bedingungsfaktoren (z.B. Harnwegsinfekte) als ausschlaggebend ansehen, und genetische Ansätze, die sich auf die Ergebnisse von Familien- und Zwillingsstudien stützen können. In vielen Fällen spielen mehrere Faktoren zusammen.

Diagnose und Differentialdiagnose. Das diagnostische Vorgehen verfolgt 3 Ziele:

- Abgrenzung anderer Krankheitsbilder bzw. Abklärung etwaiger organischer Ursachen für das Einnässen;
- Aufdeckung der individuellen Ursachen bzw. Auffinden jener Faktoren, die das Einnässen aufrechterhalten (z.B. Geschwisterrivalität, unangemessene Erziehungshaltung) und
- Ableitung entsprechender Behandlungsmaßnahmen unmittelbar aus der vorangegangenen Diagnostik.

Therapie. Zur Behandlung der Enuresis können je nach Ursachenkonstellation 4 Gruppen von Verfahren angewandt werden:

Medikamentöse Therapie. Die bislang wirksamsten Substanzen sind trizyklische Antidepressiva vom Typ des Imipramin. Wegen ihrer möglichen kardiotoxischen Wirkungen ist man aber heute bezüglich ihrer Anwendung vorsichtiger geworden. Vor ihrer Anwendung ist zur Überprüfung der Herzfunktion stets ein EKG abzuleiten. Verantwortlich für ihre Wirkung ist vermutlich der anticholinerge Effekt (Entspannung des Detrusors). Bei der Enuresis nocturna dürfte u.U. auch eine Senkung der Schlaftiefe für die Wirksamkeit von Bedeutung sein. Die Medikation wird einmalig abends eingenommen (15–50 mg), der Wirkungseintritt erfolgt meist innerhalb einer Woche. Nach Absetzen tritt das Einnässen allerdings häufig wieder auf.

Gute Erfolge wurden auch berichtet bei der Anwendung von DDAVP-Desmopressin (Minirin), einem synthetischen Analogon des antidiuretischen Hormons (ADH). Die Substanz wird am besten per Nasenspray (Dosierspray) abends vor dem Einschlafen verabreicht und soll nur kurzfristig (maximal 3–4 Wochen) angewandt werden. Als ernste, aber seltene Nebenwirkung können Hyponatriämie und Wasserintoxikation auftreten. Die Anwendung ist insbesondere dann indiziert, wenn es um das Erreichen einer kurzfristigen Trockenheit geht, z.B. vor Klassenausflügen oder bei externen Übernachtungen.

Verhaltenstherapie. Sie wird heute so durchgeführt, daß das einnässende Kind mittels einer Klingelmatte oder eines Klingelapparates, der auf Feuchtigkeit reagiert, beim ersten Ansatz des Einnässens durch einen lauten Ton geweckt wird. Dadurch setzt eine Miktionshemmung ein. Folgt mehrfach hintereinander die Kombination von Aufwachen und Miktionshemmung, so kommt es mit der Zeit zu einer Senkung der Weckschwelle, d.h. das Kind wacht leichter auf, und zu einer Anhebung der Miktionsschwelle, d.h. das Kind lernt, die Harnentleerung zunehmend besser anzuhalten. Andere verhaltenstherapeutische Methoden sind z.B. Lernen am Erfolg und operante Konditionierung.

Übungsbehandlung. Alle Formen der Übungsbehandlung gehen davon aus, daß das Kind die Blasenkontrolle nicht hinreichend gelernt hat. Sie versuchen, dies mit Hilfe von Übungen nachzuholen bzw. herbeizuführen. Im Rahmen derartiger Übungen lernen die Kinder z.B., den Miktionsvorgang zu unterbrechen, um ihn allmählich direkt beeinflussen zu können. Derartige Methoden werden häufig mit Verhaltenstherapie kombiniert, insbesondere mit der operanten Konditionierung (Belohnung trockener Nächte).

Spieltherapie. Stehen schwerwiegende Konflikte im Vordergrund, so wird man sich nicht auf eine medikamentöse oder Übungsbehandlung allein verlassen, sondern versuchen, die zugrundeliegenden Konflikte anzugehen. Dies kann bei jüngeren Kindern im Rahmen einer Spieltherapie erfolgen, bei älteren Kindern und bei Jugendlichen im Rahmen einer Gesprächstherapie.

Zur Differentialindikation der Therapie ist zu sagen, daß alle oben genannten Verfahren jeweils spezifische Voraussetzungen haben. So ist z.B. die Anwendung des Weckapparats nicht möglich, wenn sich das Kind hierzu nicht motivieren läßt oder die Eltern nicht kooperieren.

Prognose. Im allgemeinen günstig.

Enkopresis (Einkoten)

Definition. Kennzeichen der Störung, die erst nach dem 4. Lebensjahr diagnostiziert werden darf, ist ein willkürlicher oder unwillkürlicher Stuhlabgang, der nicht selten mit Kotschmieren vergesellschaftet ist. Beim Einkoten als psychoreaktive Störung ist eine organische Krankheit ausgeschlossen. Viele Kinder weisen darüber hinaus auch noch andere psychiatrische Symptome auf (z.B. aggressives Verhalten, depressive Reaktionen). Wie bei der Enuresis können wir 2 Formen unterscheiden: eine primäre (persistierende) Enkopresis – hierbei handelt es sich um Kinder, die zum Zeitpunkt der Diagnose noch nie sauber waren, also von Geburt an bis über das 4. Lebensjahr hinaus einkoten – und eine sekundäre Enkopresis, bei der es nach abgeschlossener Sauberkeitserziehung zum erneuten Einkoten kommt.

Das Einkoten geschieht meist tagsüber, manchmal auch nachts. Vielfach verstecken die Kinder ihre beschmutzte Wäsche. Sie legen oft eine merkwürdige Indolenz an den Tag, so daß man den Eindruck hat, die Störung und ihre Folgen berührten sie gar nicht.

Epidemiologie. Die Häufigkeit der Störung ist altersabhängig. In der Gruppe der 7–8jährigen Kinder koten noch 1,5 % ein, wobei das Symptom bei Jungen häufiger (2,3 %) als bei Mädchen (0,7 %) vorkommt. Rund 1,3 % der 10–11jährigen Jungen koten noch ein und 0,3 % der gleichaltrigen Mädchen.

Enkopresis ist häufig mit Enuresis vergesellschaftet.

Ätiologie und Pathogenese. Bei der primären Enkopresis (persistierende Enkopresis) liegt die Ursache häufig in einer allgemeinen Entwicklungsverzögerung, einer Einschränkung der intellektuellen Funktionen oder in Behinderungen verschiedener Art. Bei der sekundären Enkopresis liegen in aller Regel belastende Erlebnisse bzw. akute oder chronische Konflikte vor, die dazu führen, daß das Kind auf eine frühere Entwicklungsstufe „regrediert". Sowohl bei der primären als auch bei der sekundären Enkopresis ist der Stuhl von normaler Konsistenz. Bei einkotenden Kindern, bei denen dies nicht der Fall ist, liegt in der Regel eine Krankheit des Gastrointestinaltraktes vor. Die äußerlich oft überaus angepaßten enkopretischen Kinder drücken vielfach in ihrer Symptomatik versteckte Aggressionen aus.

Differentialdiagnose. Differentialdiagnostisch sind organische Krankheiten, insbesondere ein Megakolon, oder auch neurologische Krankheiten, die zu Inkontinenz führen können, auszuschließen. Zu jeder Untersuchung eines Kindes mit einer Enkopresis gehören daher eine digitale Untersuchung des Rektums sowie eine sorgfältige neurologische Untersuchung.

Therapie. Je nach Entstehung der Störung ist auch die Therapie unterschiedlich. Liegen Anhaltspunkte dafür vor, daß die Beherrschung der Darmfunktion nicht richtig erlernt werden konnte, so muß dieser Vorgang im Rahmen einer Übungsbehandlung, die häufig mit Belohnungen arbeitet, nachgeholt werden. Ist die Enkopresis Ausdruck eines Konflikts oder einer Beeinträchtigung des Kindes, so empfiehlt sich eine Spieltherapie, in der diese Konflikte angegangen werden können. Eine entsprechende Elternberatung ist immer erforderlich.

Prognose. Sofern keine zusätzlichen Belastungsfaktoren vorliegen und das Kind ansonsten altersentsprechend entwickelt ist, ist die Prognose günstig.

Literatur

Siehe Kap. 231.

227 Reaktive, alterstypische und neurotische Störungen mit psychischer Symptomatik

H. Remschmidt

Im folgenden werden eine Reihe von neurotischen, reaktiven und alterstypischen Störungen unter übergeordneten Gesichtspunkten als Angst- und Affektsyndrome, depressive Syndrome, Zwangssyndrome und Konversionssyndrome zusammengefaßt. Sie können hinsichtlich ihrer Genese sehr unterschiedlich sein, zeigen aber eine emotionale „Leitsymptomatik", die aus praktischen Gründen zum Einteilungsgesichtspunkt gewählt wurde.

Angststörungen

Furcht und Angst spielen im Rahmen kinder- und jugendpsychiatrischer Krankheiten eine große Rolle. In der Praxis ist es wichtig zu unterscheiden, wann ein Angstzustand bei einem Kind noch normal und wann er bereits pathologisch ist. Zur Abwägung dieser Frage bieten sich folgende Kriterien an: die Angstintensität (quantitativer Aspekt), die Inhalte und Objekte kindlicher Ängste (qualitativer Aspekt) und der Gesichtspunkt der Entwicklung bzw. der Regression (Rückfall auf frühere Entwicklungsstufen). Nach Maßgabe dieser Gesichtspunkte kann ein Angstzustand bei einem Kind dann als pathologisch angesehen werden, wenn die Angstintensität ungewöhnlich hoch ist und seine alltäglichen und alterstypischen Aktivitäten einschränkt, wenn die Inhalte oder Objekte seiner Ängste ungewöhnlich sind oder wenn ein älteres Kind im Rahmen massiver Angstzustände Ängste zeigt, wie sie im allgemeinen nur bei viel jüngeren Kindern vorkommen.

Im Hinblick auf die Art der Angst gibt es einen Entwicklungsgang, der mit der Achtmonatsangst (Fremdeln) beginnt und über die Trennungsangst, Verlustangst (im Schulalter) bis zur Reifungsangst und schließlich der Existenzangst (Angst vor der Ungewißheit) voranschreitet.

Angstneurose (Panikattacken)

Definition. Die Kinder leiden unter schweren Angstzuständen, die mit erheblicher vegetativer Irritation (Schwitzen, Kreislauflabilität) einhergehen. Dabei ist die Angst diffus, nicht auf ein bestimmtes Objekt gerichtet und oft bis zur Panik gesteigert. Diese wird auch als „frei flottierende Angst" bezeichnet. Charakteristisch ist, daß die Angst anfallsartig in Form sog. „Angstparoxysmen" auftritt. Im Gefolge entwickelt sich eine „Angst vor der Angst". Die Kinder verlassen nicht mehr das Haus, weil sie die Befürchtung haben, ein derartiger Angstanfall könnte sie auf der Straße überraschen.

Die Krankheit tritt mehr bei älteren Kindern und Jugendlichen auf, während bei jüngeren die phobischen Ängste (objektgebundene Angst) vorherrschen.

Ätiologie und Pathogenese. Meist handelt es sich um primärpersönlich scheue und zurückhaltende Kinder. Auch in der Familie findet man gehäuft ängstliche Menschen. Angstauslösende Erlebnisse setzen vielfach den pathologischen Mechanismus in Gang. Oft wissen die Kinder aber nicht, welcher Auslöser für das erstmalige Auftreten der Störung maßgeblich war.

Differentialdiagnostisch abgegrenzt werden müssen Angstneurosen (Panikstörungen) von psychotischen Zustandsbildern und von Phobien.

Therapie und Prognose. Bewährt hat sich eine auf die möglichen Ursachen zentrierte Spieltherapie, eine Aufklärung bzw. Einbeziehung der Eltern in die Behandlung und alle Maßnahmen, die diese selbstunsicheren Kinder in ihrer Eigenständigkeit und Selbständigkeit stützen. Sofern sich die Störung mit phobischen Symptomen kombiniert, haben sich verhaltenstherapeutische Maßnahmen bewährt. Anxiolytika werden allenfalls vorübergehend eingesetzt.

Phobien

Definition. Phobien sind abnorme Angstzustände, bei denen die Furcht vor bestimmten Objekten oder Situationen im Vordergrund steht. Im Kindesalter relativ häufig sind Tierphobien (z.B. Hundephobie, Pferdephobie), aber auch Angst vor geschlossenen Räumen (Klaustrophobie), Angst vor großen und belebten Plätzen (Agoraphobie), Angst vor der Dunkelheit oder vor bestimmten Situationen.

Ätiologie und Pathogenese. Objektphobien (z.B. Tierphobien) und Situationsphobien entstehen meist aus konkreten Erlebnissen heraus bei primärpersönlich ängstlichen und introvertierten Kindern. Der Mechanismus der phobischen Angst wird dadurch aufrechterhalten, daß die Kinder das Angstobjekt (z.B. einen Hund) in panischer Furcht meiden. Der Schulphobie liegt eine übermäßige Bindung an die Mutter zugrunde, die meist ebenfalls sehr ängstlich ist. Als Auslöser von Phobien findet man häufig reale Trennungserlebnisse (z.B. Einschulung, Eintritt in die Berufswelt). Die Schulphobie ist in ihrem Auftreten keineswegs auf das Kindesalter begrenzt; sie kommt auch in der Ablösungsphase Jugendlicher vom Elternhaus vor.

Klinische Symptome. Im Gegensatz zur Angstneurose ist die Angst oder Furcht auf klar definierbare Objekte bezogen und vielfach so ausgeprägt, daß die Kinder diese Objekte oder Situationen (z.B. Hunde) strikt meiden. Die Angstzustände gehen mit erheblichen vegetativen Erscheinungen (Schweißausbrüche, Harndrang, Tachykardie, Kreislauflabilität) einher. Von der Persönlichkeitsstruktur her sind die Kinder meist introvertiert, ängstlich, wenig durchsetzungsfähig und eng an eine Beziehungsperson gebunden. Nicht selten findet man in der Familie ähnliche Persönlichkeiten.

Eine Sonderform der Phobie ist die *Schulphobie*. Mit dieser Bezeichnung ist eigentlich eine massive und pathologische Trennungsangst gemeint, die dazu führt, daß das Kind den Schulbesuch verweigert. Die Symptomatik ist neben der Schulverweigerung durch eine Reihe massiver körperlicher Beschwerden gekennzeichnet (Kopfschmerzen, Bauchschmerzen), durch eine übermäßig enge Bindung an eine Bezugsperson, meist die Mutter, der vielfach auch die Sorge des Kindes gilt. Die Problematik dieser Störung liegt also zu Hause und nicht in der Schule.

Im Gegensatz dazu liegt bei der *Schulangst* häufig eine Schulverweigerung vor, die auf Leistungsversagen oder wirkliche bzw. vermeintliche Kränkungen in der Schule zurückgeht.

Das *Schulschwänzen* schließlich ist als soziale Anpassungsstörung zu betrachten (Dissozialität), der eine gänzlich andere Struktur zugrundeliegt. Schulschwänzende Kinder neigen häufig zur Verwahrlosung und weisen gegenüber schulphobischen Kindern eine mangelnde Gewissensbildung auf. In Tabelle 227.1 sind die verschiedenen Formen der Schulverweigerung wiedergegeben.

Therapie und Prognose. Bei monosymptomatischen Phobien (einfachen Objektphobien) haben sich die verhaltenstherapeutischen Methoden der Desensibilisierung und der Exposition mit Reaktionsverhinderung (Flooding) als äußerst erfolgreich erwiesen. Bei ersterer wird unter Herbeiführung einer Entspannung eine schrittweise Konfrontation mit dem angstauslösenden Objekt oder der Situation herbeigeführt. Bei letzterer wird der Patient unter kontrollierten Bedingungen und in Anwesenheit des Therapeuten der realen Angstsituation ausgesetzt. Dabei macht er, unterstützt durch den Therapeuten, die Erfahrung, daß die von ihm befürchteten Folgen gar nicht eintreten. Die Methode erfordert eine sorgfältige Vorbereitung und viel Erfahrung seitens des Therapeuten.

Liegt eine depressive Symptomatik vor, so kann auch zusätzlich ein Antidepressivum in niedriger Dosierung gegeben werden.

Bei der Schulphobie hat sich ein familientherapeutisches Vorgehen sehr bewährt, das auf eine Abschwächung und Modifikation der engen Eltern-Kind-Beziehung hinausläuft.

Tabelle 227.1. Formen der Schulverweigerung. (Nach Harbauer et al. 1980)

	Schulphobie	Schulangst	Schulschwänzen
Symptomgenese	Verdrängung der Angst vor Verlassenwerden von der Mutter (Verlustangst) und Verschiebung auf das Objekt Schule	Ersatzloses Ausweichen vor Schulsituation aus Angst vor Kränkungen (Schulversagen) und Demütigungen („Prügelknabe")	Vermeiden der unlustgetönten schulischen Leistungssituation durch Überwechseln in lustbetonte Verhaltensweisen
Pathogene Faktoren	Pathologische Mutter-Kind-Beziehungen oder begründete kindliche Ängste vor dem Verlassenwerden	Psychische oder physische Insuffizienz (Lernschwäche bzw. -störung, Körperschwäche bzw. -mißbildungen)	Mangelnde Gewissensbildung (Über-Ich-Schwäche) oder Ich-Schwäche (durch frühkindliche Frustrierungen)
Effekt	Infantile Gemeinschaft mit der Mutter bleibt zunächst erhalten – Gefahr der Trennung bleibt bestehen	Durch Ausweichhandlung zunächst affektive Erleichterung – aber Angst vor Kontaktabbruch der Eltern	Ambivalente Bejahung der Schulverweigerung und der Risiken der Ersatzhandlungen (Tagträumen, Dissozialität) – Furcht vor Strafe

Diese hat zum Ziel, Mutter und Kind stärker zu verselbständigen, was innerhalb der Therapie schrittweise gemeinsam herbeigeführt wird.

Depressive Störungen

Definition. Depressive Syndrome können bereits im Kindesalter, ja sogar im Kleinkindes- oder Säuglingsalter, auftreten. Je nach Alter des Kindes ist die Symptomatik verschieden. Sie läßt sich aber von den 3 Kardinalsymptomen ableiten, wie sie ältere Kinder oder Jugendliche zeigen. Als solche werden aufgefaßt: 1. die traurige, depressive Grundstimmung, 2. die Denkhemmung und 3. die Hemmung der Handlungsfunktionen. Häufig klagen die Kinder auch über körperliche Beschwerden, Appetitlosigkeit, Konzentrationsstörungen und vor allem Angst. Die Hemmung der Handlungsfunktionen äußert sich vielfach in einem ausgeprägten Rückzug von allen alterstypischen Aktivitäten, die traurige Stimmung in Niedergeschlagenheit, Weinerlichkeit, mangelndem Zutrauen, im Gefühl der Minderwertigkeit und Hoffnungslosigkeit. Nicht selten klagen die Kinder auch über Schmerzen und Beschwerden in verschiedenen Organen, zuweilen sind sie ängstlich um ihre Körperlichkeit besorgt (Hypochondrie).

Da jüngere Kinder (z.B. Kleinkinder und Kinder im Vorschulalter) ihre Befindlichkeit sprachlich noch nicht gut ausdrücken können, fallen sie ihren Eltern durch Appetitlosigkeit, Rückzug, Weinerlichkeit und Antriebsarmut auf. Mit diesen Symptomen kommen sie oft zum Arzt.

Klassifikation. Depressive Syndrome kann man entweder nach ihren Ursachen oder nach ihrer Symptomatik einteilen. Zwischen beiden Einteilungsgesichtspunkten gibt es viele Gemeinsamkeiten, jedoch keine strikten Entsprechungen. So können z.B. reaktive Depressionen und neurotische Depressionen sehr ähnlich aussehen. Sie unterscheiden sich dadurch, daß die reaktive Depression einen klaren Auslöser hat und von kürzerer Dauer ist. Im folgenden wird unter ätiologischem Aspekt auf die wichtigsten Formen der Depression eingegangen (s. auch die folgende Übersicht).

Einteilungspunkte für depressive Syndrome im Kindes- und Jugendalter

- Ätiologische Einteilung:
  - reaktive Depression,
  - neurotische Depression,
  - endogen-phasische Depression,
  - Depression im Vorfeld der Schizophrenie,
  - symptomatische Depression.
- Symptomatologische Einteilung:
  - gehemmt-depressives Syndrom,
  - agitiert-depressives Syndrom,
  - Getriebenheit und motorische Unruhe,
  - hypochondrisch-depressives Syndrom,
  - ängstlich-depressives Syndrom (Mißmut und Reizbarkeit vereinigen sich mit der depressiven Verstimmung),
  - vegetativ-depressives Syndrom (vegetative Reaktionen bestimmen das Bild).

Reaktive Depression

Die Ursache ist ein akutes psychisches Trauma (z.B. Tod eines nahen Angehörigen). Die depressive Symptomatik ist als erlebnisbedingte Reaktion auf seelische Erschütterungen, Traumatisierungen und belastende Erlebnisse aufzufassen. Mit zunehmender Bewältigung des psychischen Traumas bildet sich die Symptomatik zurück.

Neurotische Depression

Ursache sind chronische Konfliktsituationen, die nicht bewältigt werden können. In den Kreis der neurotischen Depressionen wird auch die anaklitische Depression gerechnet, die als Reaktion auf eine psychische Mangelsituation in frühester Kindheit aufzufassen ist.

Manche Autoren trennen die frühkindlichen Formen der Depression aber auch von der neurotischen Depression und wenden die Bezeichnung „depressive Neurose" erst nach der Pubertät oder im Erwachsenenalter an. Dadurch, daß sich depressiv-neurotische Entwicklungen bei Hinzutreten neuer Konflikte immer wieder zuspitzen, kann eine Periodizität und ein phasischer Verlauf vorgetäuscht werden, so daß die Differentialdiagnose gegenüber den endogen-phasischen Depressionen sorgfältig erwogen werden muß.

Endogen-phasische Depressionen

Bei ihnen handelt es sich um periodische Verstimmungszustände im Rahmen unipolarer oder bipolarer endogen-phasischer Psychosen. Sie sind in Kap. 230 beschrieben.

Depressive Zustandsbilder im Vorfeld der Schizophrenie

Rund 25–30% der schizophrenen Psychosen im Kindes- und Jugendalter beginnen mit einer depressiven Verstimmung. Insofern muß stets auch die Möglichkeit bedacht werden, daß ein depressives Zustandsbild in eine schizophrene Entwicklung einmündet.

Symptomatische Depressionen
Sie treten im Zusammenhang mit anderen, meist körperlichen Krankheiten auf und kommen vor bei verschiedenen entzündlichen Erkrankungen (z.B. Polyarthritis rheumatica), bei heredodegenerativen Krankheiten, als episodisch-depressive Verstimmungen im Rahmen einer Epilepsie oder auch im Beginn und Verlauf der Anorexia nervosa.

Diagnose und Differentialdiagnose. Die Diagnose läßt sich meist aus der Anamnese und der klinischen Symptomatik stellen. Differentialdiagnostisch müssen die verschiedenen Formen der Depressionen gegeneinander abgegrenzt werden.

Therapie, Verlauf und Prognose. Die Behandlung besteht bei reaktiven und neurotischen Depressionen in psychotherapeutischen Maßnahmen. Endogen-phasische Depressionen werden kombiniert medikamentös und psychotherapeutisch behandelt. Bei den symptomatischen Depressionen gilt das Hauptaugenmerk der Therapie der Grundkrankheit. Bei allen Formen der Depression muß stets die hohe Suizidgefährdung bedacht werden.

Zwänge und Zwangsstörungen

Definition. Als Zwänge bezeichnet man bestimmte, immer wiederkehrende seelische Vorgänge (z.B. Gefühle oder Vorstellungen) oder auch Handlungen, die vom Betroffenen als lästig und quälend erlebt werden und die er, obwohl er sie als unsinnig erkannt hat, nicht willkürlich unterbinden kann. Wir unterscheiden Zwangsgedanken, Zwangshandlungen sowie Zwangsrituale oder -zeremonien (Kombinationen aus Zwangshandlungen und gedanklichen Zwangsphänomenen). Nach ihrer Beziehung zur Angst kann man angstinduzierende von angstreduzierenden Zwangsphänomenen unterscheiden. Erstere erzeugen Angst, z.B. in Form der sich immer wieder aufdrängenden Vorstellung, man könnte jemanden umbringen, letztere binden die Angst des Patienten (z.B. Waschzwang, Wiederholungszwang). Hindert man die Kinder oder Jugendlichen am Ausführen der Zwänge, dann entsteht ein schwerer Angstzustand.

Vorkommen. Zwangssyndrome können als eigenes Krankheitsbild (z.B. Zwangsstörung) vorkommen, sie treten aber gar nicht so selten auch im Rahmen anderer Krankheiten auf (z.B. bei der Schizophrenie oder im Rahmen einer Depression). Meist kommen verschiedene Zwänge nebeneinander vor: Zwangsgedanken, Zwangseinfälle, Grübelzwang und Zwangshandlungen. Vielfach versuchen die Kinder, ihre Zwangssymptomatik zu verbergen, und ihre Situation wird an anderen Verhaltensänderungen erkannt, z.B. an einem massiven Leistungsnachlaß, der dadurch zustandekommt, daß die Zwänge ein Kind am Durchführen seiner Aufgaben in der Schule oder zu Hause hindern.

Ätiologie und Pathogenese. Bei vielen Kindern besteht eine Disposition zum Auftreten von Zwängen. In diesen Fällen findet man meist in der Familie Menschen, die übergenau sind und ebenfalls zu zwanghaften Reaktionen neigen. Die Zwangshandlungen dienen oft auch der Angstabwehr und lassen sich aus der Lerngeschichte eines Kindes ableiten. Sicher haben Zwänge aber auch eine stabilisierende und eine „Ordnungsfunktion". Dies wird besonders deutlich bei schizophrenen Krankheiten, im Rahmen von Depressionen oder bei hirnorganischen Krankheiten. In diesen Fällen kommt den Zwängen vielfach die Funktion einer „Stabilisierung" angesichts schwerwiegender Belastungen und Bedrohungen zu.

Therapie und Prognose. Je nach Genese der Zwangssymptomatik ist die Therapie unterschiedlich. Bei Zwangsstörungen empfiehlt sich die Durchführung einer medikamentösen Therapie (Clomipramin oder selektive Serotoninwiederaufnahmehemmer) in Kombination mit einer Verhaltenstherapie (z.B. systematische Desensibilisierung, Konfrontation mit Reaktionsverhinderung). Liegt eine Depression oder eine schizophrene Psychose vor, so wird meist eine antidepressive oder neuroleptische mit einer psychotherapeutischen Behandlung kombiniert.

Die Behandlung von Zwangssyndromen ist sehr langwierig, weil meist disponierende Persönlichkeitszüge vorliegen, die sich nur schwer ändern lassen. Die Therapiechancen sind günstig, wenn die Symptomatik noch nicht sehr lange besteht und nicht sehr vielfältig ist. Bei länger bestehenden Zwangsneurosen ist die Prognose ungünstig. Etwa 1/3 der Kinder und Jugendlichen werden auch längerfristig nicht symptomfrei.

Hysterie und Konversionssyndrome

Definition. Konversionssyndrome sind durch eine in der Regel recht auffällige Symptomatik gekennzeichnet, derer sich der Patient meist nicht hinreichend bewußt ist. Diese zeigt sich in Form von motorischen oder sensorischen Funktionsstörungen oder in einer Einengung seines Bewußtseinsfeldes und in der Tatsache, daß die Symptomatik ihm in aller Regel einen Vorteil bringt (sog. „Krankheitsgewinn"). Manchmal hat die Symptomatik auch eine symbolische Bedeutung.

Klinische Symptome. Die Symptomatik kann sich in Form sensorieller Störungen (z.B. als psychogene Blindheit oder Taubheit) äußern, als psychogener Dämmerzustand mit Amnesie, als Konversionssyndrom (z.B. psychogene Lähmung), als „Pseudodemenz" mit Bewußtseinseinengung und Amnesie. Es ist charakteristisch für die Konversionssyndrome, daß die neurologisch/neurophysiologische Untersuchung „Normalbefunde" ergeben. Kinder mit einer schlaffen psychogenen Lähmung haben normale Muskeleigenreflexe, Elektromyogramme und Nervenleitgeschwindigkeiten, mit einer psychischen Blindheit normale Pupillenreflexe und optisch evozierte Potentiale, mit psychischen Dämmerattacken ein normales EEG. Schließlich können hysterische Reaktionen auch so in der Persönlichkeit verankert sein, daß man von einer hysterischen Persönlichkeit spricht, die durch theatralisches Auftreten, hohes Anspruchsniveau, Dominanzstreben und infantil-egozentrische Wünsche gekennzeichnet ist.

Diagnose und Differentialdiagnose. Bei Konversionssyndromen (Transponierung eines psychischen Konflikts in ein körperliches Symptom) müssen immer organische Krankheiten ausgeschlossen werden. Vielfach ist die Differentialdiagnose zwischen einem epileptischen Anfall und einem psychogenen (hysterischen) Anfall gar nicht leicht zu stellen. Auch das Vorhandensein eines Krankheitsgewinnes und einer entsprechenden Persönlichkeit darf bei Vorliegen einer körperlichen Symptomatik nicht als sicherer Beweis für eine (hysterische) Konversionsreaktion angesehen werden.

Therapie, Verlauf und Prognose. Nach Ausschluß einer organischen Krankheit empfiehlt sich eine Psychotherapie, die nach lerntheoretischen oder tiefenpsychologischen Grundsätzen durchgeführt werden kann. Welche Form man wählt hängt davon ab, wie tief die Symptomatik in der Persönlichkeit verankert ist. Bei umschriebenen Konversionssyndromen sind verhaltenstherapeutische Maßnahmen wirksamer bei ausgesprochen hysterischen Persönlichkeiten ist eher ein tiefenpsychologisches Vorgehen angezeigt. Letztere sind aber schwer zu beeinflussen, während Konversionsreaktionen eine relativ gute Prognose haben.

Literatur

Siehe Kap. 231.

228 Psychosomatische (psychophysiologische) Krankheiten

H. Remschmidt

Definition. Unter der Bezeichnung „psychosomatische Krankheiten" faßt man eine Gruppe von Störungen zusammen, die mit einer körperlichen Symptomatik und einem faßbaren körperlichen Befund einhergehen, bei denen jedoch psychische Einflüsse als Ursache, Teilursache oder den Krankheitsprozeß aufrechterhaltende Faktoren diskutiert werden. Diese Einordnung der psychosomatischen Krankheiten trägt dem Umstand Rechnung, daß der Anteil seelischer Faktoren an der Verursachung dieser Störungen von unterschiedlicher Bedeutung sein kann und im Einzelfall keineswegs immer gesichert ist.

Man hat versucht, die Organneurosen von den psychosomatischen Krankheiten dadurch abzugrenzen, daß letztere mit einem faßbaren organischen Befund einhergehen, der sich im Prinzip an allen Organen oder Funktionssystemen manifestieren kann.

Der Diskussionsstand im Hinblick auf psychosomatische Krankheiten zeigt sich in Begriffsbildung und Klassifikation darüber hinaus noch in zweifacher Weise:

- Diese Krankheiten werden einerseits als *psychophysiologische* Krankheiten bezeichnet. Damit will man zum Ausdruck bringen, daß dem psychophysischen Wechselspiel eine wichtige Rolle zukommt, die sowohl von der psychischen Seite (Persönlichkeitsstruktur, Konflikte, biographische Belastungen) als auch von der physiologischen Seite (z.B. Bluthochdruck, erhöhte Adrenalinausscheidung, Histaminausscheidung, erhöhte Darmmotilität, verstärkte Magensekretion) faßbar ist. Der psychophysiologische Ansatz ist in seinem Aussagewert relativ bescheiden und konzentriert sich auf die psychisch und physisch nachweisbaren Zusammenhänge, die er im Hinblick auf den einzelnen Patienten oder eine „Krankheitseinheit" möglichst vollständig zu systematisieren versucht.
- Demgegenüber geht die *psychosomatische* Betrachtungsweise von einem Ganzheitskonzept aus, das psychische, physische (physiologische) und psychosoziale Faktoren in eine einheitliche Betrachtungsweise einzuordnen versucht. Dieser Ganzheitsaspekt ist eigentlich überall in der Medizin angebracht, weil viele Krankheiten, insbesondere chronische Krankheiten, die Integration dieser 3 Betrachtungsweisen erfordern. Damit geht aber die Spezifität des Ansatzes für psychosomatische Krankheiten verloren. Darüber hinaus bringt die ganzheitliche Betrachtungsweise des psychosomatischen Ansatzes manchmal auch die Gefahr mit sich, Lücken in unserem Wissen über die psychophysischen Zusammenhänge zu übergehen oder durch spekulative Thesen zu ersetzen. Dies muß gegenüber den zweifellos vorhandenen Vorteilen dieser Betrachtungsweise abgewogen werden.

Organwahl (Spezifitätsfrage psychosomatischer Krankheiten). Jeden Arzt, der mit psychosomatischen (psychophysiologischen) Krankheiten zu tun hat, beschäftigt die Frage, warum ein bestimmter Mensch gerade z.B. ein Ekzem und nicht ein Asthma bronchiale oder eine Colitis ulcerosa entwickelt. Diese Frage der „Organwahl" ist Jahrzehnte hindurch heftig diskutiert worden. Heute nimmt man an, daß konstitutionelle und genetische Faktoren die Organwahl maßgeblich beeinflussen, während man von der früher aus psychoanalytischer Richtung vertretenen These, wonach sich ganz spezifische Konflikte in ganz bestimmten Organen als krankhafte Störung manifestieren, wieder abrücken muß.

Neben den „Dispositionen" (Organschwäche) wird die Bedeutung einer entsprechenden Persönlichkeitsstruktur und früher Lernerfahrungen diskutiert und in manchen Fällen auch familiendynamischen Gesichtspunkten eine Rolle für eine bestimmte „Organwahl" beigemessen.

Im folgenden wird auf einige psychosomatische Krankheiten eingegangen. Da die gleichen Krankheiten in anderen Kapiteln abgehandelt werden, werden nur diejenigen Gesichtspunkte erwähnt, die sich im engeren Sinne auf psychosomatische und psychopathologische Zusammenhänge beziehen.

Endogenes Ekzem (s. auch Kap. 262.6)

Ätiologie und Pathogenese. Neben erblichen Faktoren werden allergische Prozesse sowie Störungen der Mutter-Kind-Beziehung diskutiert. Gesichert scheint zu sein, daß die betroffenen Kinder bereits vor Einsetzen der Krankheit zu überempfindlichen Hautreaktionen neigen. Diese werden möglicherweise durch zu spärliche Hautkontakte und einen Mangel an emotionaler Zuwendung gefördert. Bekannt ist, daß Einsetzen und Wiederauftreten der Hautveränderungen mit emotionalen Belastungssituationen einhergehen.

Therapie. Die Behandlung ist unterschiedlich, je nachdem welche ursächlichen Komponenten man als vorherrschend ansieht. Liegt eine allergische Diathese vor, so wird eine medikamentöse Behandlung durchgeführt. Bei Vorherrschen psychischer Einflüsse kommen psychotherapeutische Verfahren verschiedener Art, einschließlich Gruppentherapie, zur Anwendung.

Prognose. Die Prognose ist unterschiedlich und je nach Ursache nicht günstig. Die davon betroffenen Kinder leiden auch als Jugendliche und Erwachsene noch unter der Symptomatik, jedoch meist in abgemilderter Form.

Asthma bronchiale

Das klinische Bild ist in Kap. 146 beschrieben.

Ätiologie. Ohne Zweifel spielen Infektionen und Allergien bei der Verursachung des Asthma bronchiale eine entscheidende Rolle. Bekannt ist aber auch die Beteiligung psychischer Mechanismen, wenigstens bei einem Teil der Patienten.

Im Rahmen einer *multifaktoriellen Theorie* versucht man heute, die verschiedenen Einflußfaktoren im Hinblick auf Verursachung und Auslösung des Asthma bronchiale zu integrieren. So wird eine genetische Disposition im Sinne einer Organvulnerabilität angenommen, die sich durch verschiedene Auslösereize (Infektionen, immunologische Reaktionen, emotionale Belastungen) zur Manifestation bringen läßt. Bei diesem Prozeß spielen als intervenierende Variablen (Mediatoren) psychische und familiäre Belastungssituationen eine wichtige Rolle. Sie sind in dieser Betrachtungsweise nicht die einzigen oder die führenden Ursachen, tragen aber zur Auslösung oder Aufrechterhaltung der Krankheit bzw. des asthmatischen Anfalles bei. Diese vorsichtige und bescheidene Hypothese zur Ätiologie und Genese des Asthma bronchiale trägt der Tatsache Rechnung, daß viele voreilig formulierte psychogenetische Theorien (z.B. über eine spezifische Persönlichkeitsstruktur oder über spezifische Familienkonflikte) durch die empirische Forschung widerlegt wurden.

Therapie und Prognose. Auf psychotherapeutischem Gebiet wurden fast alle Methoden angewandt, die man sich denken kann. Bewährt hat sich eine Reduktion der Angst mit verhaltenstherapeutischen Methoden (z.B. systematische Desensibilisierung oder operante Konditionierung). Im Sinne des „Angstabbaus" wurden auch Entspannungsverfahren wie autogenes Training mit Erfolg eingesetzt. Kommt man nach sorgfältiger Analyse zu dem Schluß, daß bei einem Kind mit Asthma bronchiale ein familiärer Konflikt eine wesentliche Rolle spielt, so ist eine konfliktzentrierte Familientherapie angezeigt. Ihr Ziel besteht darin, die Bedeutung des asthmatischen Anfalls und des Kindes als Symptomträger für die Familie deutlich zu machen.

Inwieweit psychogene Faktoren die Prognose beeinflussen, muß vorerst noch offengelassen werden.

Hyperventilationssyndrom (s. auch Kap. 210)

Definition und klinische Symptome. Bei dieser Störung kommt es in bestimmten, meist angstbesetzten Situationen zu einer forcierten Atmung, die im wesentlichen in einer Frequenzerhöhung der Atemzüge besteht. Durch die Verschiebung des pH-Wertes im Blut entsteht dann die sog. Hyperventilationstetanie. Hyperventilation kommt sowohl im Rahmen der Angstneurose wie im Rahmen hysterischer Krankheiten (Konversionsstörungen) vor.

Ätiologie. Meist handelt es sich um eine Fehlhaltung vor dem Hintergrund hysterischer Persönlichkeitsanteile. Von vielen Kindern wird die Symptomatik auch eingesetzt, um Zuwendung zu erhalten oder aus einer unangenehmen Situation herauszukommen. Durch die regelmäßig stattfindende erhebliche Zuwendung wird das verstärkt und tritt somit um so häufiger auf.

Therapie und Prognose. Im akuten Stadium läßt man die Kinder in einen Atmungsbeutel atmen, wodurch es zu einer CO_2-Anreicherung und einer Beseitigung der Alkalose kommt. Die Behandlung der psychischen Faktoren kann durch autogenes Training, gesprächszentrierte Verfahren oder Verhaltenstherapie erfolgen. Hat man den zugrundeliegenden Mechanismus erkannt, so kann man in der Regel gezielt vorgehen, und die Prognose ist günstig.

Anorexia nervosa

Definition und Klassifikation. Unter Anorexia nervosa versteht man eine ganz überwiegend bei Mädchen in der Präpubertät und Pubertät auftretende und von psychischen Faktoren abhängige extreme Gewichtsabnahme bzw. Verweigerung der Nahrungsaufnahme, die von der Befürchtung, zu dick zu werden, begleitet ist.

Epidemiologie. Die Krankheit nimmt in den westlichen Industrieländern zu. In den 70er Jahren kamen epidemiologische Studien zu einer Quote von 0,5–1,6 Erkrankungen auf 100 000 Einwohner und Jahr. Neuere Untersuchungen ergaben eine Quote von 1 Patientin auf 150–200 weibliche Jugendliche. Die Krankheit kommt auch bei Jungen vor, allerdings viel seltener. Auf 100 weibliche Patienten mit Anorexie kommen 4–5 Jungen.

Die Krankheit tritt gehäuft in der sozialen Mittel- und Oberschicht auf. Die ganz überwiegende Anzahl der Patientinnen und Patienten verfügt über eine gute bis sehr gute Intelligenz. Bei intelligenzgeminderten Jugendlichen ist die Krankheit außerordentlich selten.

Ätiologie und Pathogenese. Die *Konstitutionstheorie* führt die Krankheit auf genetische Faktoren zurück. In diesem Sinne wird ins Feld geführt, daß man in Familien von Anorexiepatientinnen häufig gleichsinnige Krankheiten findet und einen früheren Eintritt der Menarche beobachtet. Zwillingsuntersuchungen zeigen deutlich höhere Konkordanzraten bei eineiigen Zwillingen im Vergleich zu zweieiigen. Manche Autoren fassen Anorexien als Sonderformen endogener

Depressionen auf und interpretieren den gelegentlich beobachteten Übergang in schizophrene Psychosen im Sinne der Konstitutionstheorie.

Aufgrund epidemiologischer Untersuchungen ist diesen Thesen jedoch mit Vorsicht zu begegnen. Die Theorien zur *Psychogenese* betonen unterschiedliche Gesichtspunkte. Allgemein wird anerkannt, daß die Krankheit bei Mädchen mit der sexuellen Reifungsproblematik und der damit verbundenen Übernahme der weiblichen Geschlechtsrolle zusammenhängt. Die Abwehr gegenüber der weiblichen Rolle wird in Verbindung gebracht mit einer dominierenden Stellung der Mutter in den Familien von Anorexiepatientinnen. Dadurch kommt es zu Identitätskrisen und zu Abwehrmechanismen, wobei die Nahrungsaufnahme mit der Sexualsphäre assoziiert wird und gewissermaßen stellvertretend für die Auseinandersetzung mit der Sexualität steht.

Manche Autoren versuchen das Krankheitsbild auch über Lernerfahrungen zu erklären. Sie machen familiäre Essensgewohnheiten, die große Bedeutung, die man ihnen beimißt, und gleichzeitig negative Erlebnisse während des Essens für die Entstehung der Krankheit verantwortlich.

Schließlich wurde in den letzten Jahren der familiäre Hintergrund näher betrachtet, der häufig verschiedene psychopathologische Züge bietet, ohne auf eine einheitliche Struktur hinzuweisen. Beschrieben wurden u.a. dominierende, überprotektive und in ihrer Persönlichkeit gestörte Mütter, passive, ängstliche und isolierte Väter und eine gestörte Partnerbeziehung der Eltern.

Die Rolle derartiger Faktoren für die Verursachung oder Auslösung einer Anorexia nervosa muß im Einzelfall sorgfältig geprüft werden. Allgemeine Gesetzmäßigkeiten, die postuliert worden waren, haben einer Nachprüfung nicht standgehalten.

Klinische Symptome. Im Vordergrund stehen der eklatante Gewichtsverlust und die Nahrungsverweigerung, ein abnormes Eßverhalten, Obstipation und (bei Patientinnen) Ausbleiben der Regel. Die Patientinnen versuchen unter allen Umständen, eine fortschreitende Gewichtsabnahme zu erreichen bzw. ein extrem niedriges Gewicht aufrechtzuerhalten.

Diesem Zweck dient nicht nur die Nahrungsverweigerung, häufig kommt es auch zum selbst herbeigeführten Erbrechen sowie zum Mißbrauch von Laxanzien. Viele Patientinnen versuchen, durch übermäßigen Bewegungsdrang (ständiges Hin- und Herlaufen, extreme Gymnastik, übertriebene sportliche Betätigung) ein niedriges Gewicht beizubehalten. Nicht selten findet man heimliches Naschen bei sonstiger Nahrungsverweigerung. Die Patientinnen sind sehr an ihre Symptomatik fixiert und überwachen die Nahrungsaufnahme zuweilen mit einem Kalorienplan.

Psychisch sind sie durch starke Sthenizität, Neigung zu depressiven Verstimmungen, ausgeprägten Leistungsehrgeiz, oft auch durch hysterische oder schizoide Persönlichkeitszüge sowie eine in der Regel gute Intelligenz gekennzeichnet.

Die körperliche Symptomatik ist insgesamt einheitlicher als die psychische.

Um zu einer möglichst einheitlichen Diagnostik zu kommen, wurden Kriterien zur Diagnostik der Anorexia nervosa entwickelt, die in den gängigen Klassifikationssystemen (ICD-10 und DSM-IV) enthalten sind.

In den letzten Jahren hat sich gezeigt, daß im Stadium des extremen Gewichtsverlustes auch morphologische und neuropsychologische Befunde zu objektivieren sind. Die meisten Patientinnen zeigen eine sog. „Pseudoatrophie" des Gehirns, die sich im Computertomogramm als Hirnfurchenerweiterung, Erweiterung des Hemisphärenspaltes, seltener auch in Form einer Ventrikelerweiterung zeigt und nach Gewichtszunahme wieder reversibel ist. Man findet ferner ein extremes Nachlassen der Konzentration, der Reaktionsfähigkeit und der Auffassungsgeschwindigkeit sowie verminderte Leistungen in der Gestaltwahrnehmung, der visuomotorischen Koordination und des Gedächtnisses für optisches Material. Dies sind ähnliche Zeichen wie beim hirnorganischen Psychosyndrom.

Mit der extremen Gewichtsabnahme ist ferner eine massive Einstellungsänderung und eine häufig ganz unrealistische Einschätzung des eigenen Körperbildes (Körperschemastörung) verbunden. Die Unkorrigierbarkeit dieser Körpervorstellung (die Patientinnen schätzen sich als normalgewichtig oder gar als dick ein, obwohl sie extrem abgemagert sind) hat manche Autoren dazu geführt, die Krankheit in die Nähe schizophrener Krankheiten zu rücken.

Diagnose und Differentialdiagnose. Die Diagnose erfolgt aufgrund der klinischen Symptomatik, die meist sehr typisch ist, und aufgrund der oben genanten Kriterien.

Differentialdiagnostisch abgegrenzt werden müssen zunächst organische Krankheiten, z.B. Tumoren im Bereich von Hypophyse und Hypothalamus. Unter den psychiatrischen Krankheiten müssen Depressionen, die oft auch mit Nahrungsverweigerung einhergehen, und schizophrene Psychosen abgegrenzt werden. Eine besondere Schwierigkeit besteht darin, daß es unter den Patientinnen mit Anorexia nervosa auch solche mit einer depressiven Verstimmung und mit ausgesprochen zwanghaftem Verhalten gibt. Hier ist also abzuwägen, ob sich diese Symptomatik im Rahmen einer originären Depression oder Schizophrenie entwickelt hat oder ob sie zur anorektischen Symptomatik gehört.

Therapie. Bei extremer Abmagerung ist unbedingt eine *stationäre Behandlung* erforderlich, die nicht selten mit einer Sondenernährung beginnt. Dieses Vorgehen resultiert aus der Erfahrung, daß extrem abgemagerte Patientinnen und Patienten für eine problemorientierte Psychotherapie nicht erreichbar sind.

Mit dem Ansteigen des Körpergewichts vollzieht sich aber in gesetzmäßiger Weise bei den meisten Patienten eine Veränderung der Einstellung: Sie nehmen von ihrer extremen „Magersuchtsideologie" Abstand, interessieren sich wieder mehr für ihre Umgebung und beginnen in der Psychotherapie mitzuarbeiten.

Entscheidende Bedeutung kommt von Anfang an der Elternarbeit zu. In der Akutphase muß vermieden werden, daß die Eltern die Kinder gegen ärztlichen Rat wieder aus der Klinik nehmen. Denn die meisten Mädchen versuchen die Eltern in dieser Phase durch Suiziddrohungen zu erpressen. Deshalb empfiehlt es sich, von Anfang an mit den Eltern regelmäßige Gespräche zu führen, die zunächst aufklärenden Charakter haben, und später die Familie regelrecht in die Behandlung einzubeziehen.

Was die theoretische Ausrichtung betrifft, so wurden verschiedene Behandlungsmethoden erprobt: Verhaltenstherapie, psychoanalytische Therapie und Familientherapie. Bei allen Therapieformen ist von großer Bedeutung: Die therapeutische Verantwortung muß in einer Hand liegen; es ist wichtig, auf die individuellen und spezifischen Probleme jedes einzelnen Patienten einzugehen; das Behandlungsregime konzentriert sich intensiv auf die Gewichtszunahme, und die Familie muß von Anfang an einbezogen werden.

Sehr wichtig ist nach Abschluß der stationären Behandlung eine langfristige ambulante Nachbetreuung, die über mehrere Jahre erfolgen sollte.

Prognose. Bei aktiver Behandlung heilt ein Drittel bis zur Hälfte der Fälle; bei einem Drittel bleibt die Symptomatik weiter erhalten, und es folgen immer wieder Rückfälle; einem weiteren Drittel gelingt eine Anpassung, wobei jedoch die Sphäre der Nahrungsaufnahme weiterhin problematisch und leicht störbar bleibt.

Unter denjenigen Patienten, die ihre Symptomatik behalten, sind auch jene, die langfristig an der Krankheit sterben. Die Sterberate liegt immer noch zwischen 4 und 15%, bezogen auf den gesamten Lebenslauf.

Ungünstige prognostische Faktoren sind: extreme Gewichtsabnahme, spätes Erkrankungsalter, häufiges Erbrechen, Bulimie und Laxanzienabusus, zusätzliche psychopathologische Auffälligkeiten wie depressives und zwanghaftes Verhalten, eine problematische Familiensituation und eine ausgeprägte Störung des Körperschemas, die auch nach Gewichtszunahme erhalten bleibt.

Bulimia nervosa

Definition und klinische Symptome. Anfang der 80er Jahre hat man von der Anorexia nervosa die Bulimia nervosa abgegrenzt, eine Störung, die gekennzeichnet ist durch Heißhunger, selbst herbeigeführtes Erbrechen, demzufolge starke Gewichtsschwankungen, durch Fasten im Wechsel mit der Aufnahme großer Mengen hochkalorischer Nahrungsmittel sowie häufig auch durch impulsives und depressives Verhalten.

Die Krankheit kommt fast ausschließlich bei Mädchen nach der Pubertät und jungen Frauen vor (bei 2–4% aller Frauen im Alter von 18–35 Jahren). Bulimische Patientinnen zeigen auch eine Reihe weiterer Besonderheiten wie Neigung zu Ängstlichkeit und Depressionen, verschiedene neurotische Verhaltensweisen und Störungen des Körperschemas. In ihren Familien findet man gehäuft affektive Krankheiten, z.B. Neigung zu Verstimmungen oder affektiven Psychosen.

Ätiologie und Pathogenese. Die Annahmen zur Ätiologie und Genese sind ähnlich wie bei der Anorexia nervosa. Der Schwerpunkt wird jedoch stärker in der Persönlichkeit und in genetisch-konstitutionellen Einflüssen gesehen und weniger in der Familiendynamik. Dafür spricht auch die hohe Belastung der Familie mit affektiven Krankheiten. Andererseits muß man die gemeinsame Wurzel der beiden Krankheiten sehen. Nicht selten entwickeln sich Bulimien nämlich im Verlauf der Anorexia nervosa.

Diagnose und Differentialdiagnose. Die Diagnose wird meist aufgrund der klinischen Symptomatik gestellt. Entscheidend sind die Heißhungerattacken, gefolgt von selbstinduziertem Erbrechen. Testpsychologische Untersuchungen tragen zur Objektivierung der Persönlichkeitsstruktur und weiterer psychopathologischer Auffälligkeiten bei. Differentialdiagnostisch muß die Störung von der Anorexia nervosa abgegrenzt werden. Bulimische Patientinnen haben in der Regel ein höheres Körpergewicht und meist einen nicht so ausgeprägten Gewichtsverlust wie Patientinnen mit Anorexia nervosa.

Therapie, Verlauf und Prognose. Die Behandlung muß in jedem Einzelfall nach sorgfältiger Analyse der Symptomatik und der Genese erfolgen. Im wesentlichen werden dabei ähnliche Prinzipien beachtet wie bei der Anorexia nervosa. Man muß bei Patientinnen mit Bulimia nervosa noch stärker damit rechnen, daß sie die Behandlungsmaßnahmen unterlaufen (durch Laxanzienabusus, unbeobachtetes Erbrechen usw.).

Die Prognose ist eher ungünstig. In vielen Fällen besteht die Symptomatik in mehr oder weniger ausgeprägter Form im späteren Leben weiter, oder die Patientinnen entwickeln andere psychopathologische Auffälligkeiten. Aber auch eine Heilung ist nach Überwindung zugrundeliegender Konflikte und Probleme in etwa der Hälfte der Fälle möglich.

Literatur

Siehe Kap. 231.

Autistische Störungen

H. Remschmidt

Definition und Klassifikation. Autistische Syndrome sind gekennzeichnet durch eine hochgradige interpersonelle Kontaktstörung. Sie manifestieren sich bereits in der frühen Kindheit und sind durch eine generelle Entwicklungsverzögerung, eine Unfähigkeit, Emotionen auszudrücken bzw. auf sie zu reagieren, Besonderheiten im motorischen Ablauf (Stereotypien) sowie durch bestimmte Sprachauffälligkeiten (verzögerte Sprachentwicklung, geschraubte, originelle Sprache) gekennzeichnet.

Die Kinder leben gleichsam in einer eigenen Welt, in der ihr eigenes Leben und das Leben anderer Menschen jeweils eigengesetzlich und ohne Beziehung zueinander abzulaufen scheinen.

Autistisches Verhalten kann nicht einer einheitlichen Störung zugeordnet werden. Wir kennen autistische Verhaltensweisen bei geistig behinderten Kindern und auch bei der Schizophrenie. Bei diesen Krankheiten ist aber die Kontaktstörung nur ein Begleitsymptom. Bei den autistischen

Syndromen stellt sie den Kernbestandteil der Symptomatik dar. Autistische Störungen werden in den beiden Klassifikationssystemen ICD-10 und DSM-IV den „Tiefgreifenden Entwicklungsstörungen" zugeordnet. Wir unterscheiden zumindest 2 autistische Störungen, die sich im Einzelfall mehr oder weniger scharf voneinander abgrenzen lassen: den frühkindlichen Autismus (Kanner-Syndrom) und die autistische Persönlichkeitsstörung (Asperger-Syndrom).

Frühkindlicher Autismus (Kanner-Syndrom)

Dieses erstmalig 1943 von Leo Kanner beschriebene Syndrom manifestiert sich bereits im Säuglingsalter. Es ist vor dem 30. Lebensmonat diagnostizierbar. Die Entwicklung der Kinder ist von Anfang an verzögert, sie nehmen keinen Blickkontakt auf. Insbesondere bleibt die emotionale Entwicklung sehr dürftig. In ihrer Motorik zeigen sie Auffälligkeiten (Stereotypien wie Augenbohren, Zehenspitzengang, unkoordinierte Bewegungen, Leerlaufbewegungen), wie man sie häufig auch bei blinden Kindern findet.

Ätiologie und Pathogenese. Es gibt kaum eine These zur Ätiologie, die nicht beim frühkindlichen Autismus schon diskutiert worden wäre. In den letzten Jahren hat man erkannt, daß sehr wahrscheinlich Hirnfunktionsstörungen bei der Genese des frühkindlichen Autismus eine führende Rolle spielen. Hinweise auf eine derartige Hirnfunktionsstörung findet man bei rund 60 % der Kinder mit frühkindlichem Autismus. In die gleiche Richtung weist die Beobachtung, wonach rund 1/3 der Kinder mit frühkindlichem Autismus später epileptische Anfälle bekommen. Untersuchungen zeigen, daß eineiige Zwillinge eine sehr hohe Konkordanz aufweisen (über 90 %), woraus man auch auf einen bedeutsamen genetischen Faktor schließen kann, dem derzeit weltweit hohe Aufmerksamkeit geschenkt wird. Theorien, die sich auf eine reine Psychogenese stützen, können das Krankheitsbild nicht erklären. Vor allem kann die These, wonach der frühkindliche Autismus durch ein besonders kühles, unemotionales Verhalten der Mütter verursacht wird, als überholt angesehen werden.

Klinische Symptome und Diagnose. Die Diagnose wird gestellt durch die Symptomtrias:

- extremes Abgekapseltsein gegenüber der Umwelt,
- ängstliches Festhalten an Gewohnheiten (Veränderungsangst) und
- eine Verzögerung der Gesamtentwicklung mit besonderen Auffälligkeiten im sprachlichen Bereich.

In der Abkapselung der Kinder zeigt sich eine extreme *Kontaktstörung*. Die Beziehungsaufnahme zu Personen, Ereignissen und Dingen ist abnorm. Es fehlen nahezu alle Zeichen der normalen kindlichen Kontaktaufnahme zu den Eltern, insbesondere zur Mutter: Fehlen des Antwortlächelns, keine Aufnahme von Blickkontakt, fehlende Unterscheidung von Eltern und anderen Personen, Fehlen einer Antizipationshaltung (Ausstrecken der Arme mit dem Ziel, hochgehoben zu werden). Hingegen zeigen die Kinder oft eine intensive Zuwendung zur sachlichen Umwelt. Wenn sie älter werden, so wird ein Fehlen des kooperativen Spielens deutlich und eine Unfähigkeit, freundschaftliche Bindungen mit anderen Kindern einzugehen, sowie ein fehlendes Einfühlungsvermögen in andere Menschen.

Das *ängstliche Festhalten am Gewohnten* zeigt sich darin, daß die Kinder in Angst- und Panikzustände geraten können, wenn man in ihrer unmittelbaren Umgebung etwas verändert.

Unter den *Sprachauffälligkeiten* sind zu erwähnen: die verzögerte Sprachentwicklung, die etwa bei der Hälfte der Kinder zu finden ist, sowie eine Neigung zu Wortneubildungen und zur Echolalie (echoartiges Nachsprechen von Worten und Lauten). Die Kinder sprechen von sich in der 3. Person und lernen erst sehr spät, die eigene Person mit „ich" zu bezeichnen. Fast alle Kinder zeigen Stereotypien im sprachlichen und motorischen Bereich und eine Reihe von Wiederholungsphänomenen. Sie kommen nicht oder sehr verspätet ins Fragealter und stellen dann stereotyp die gleichen Fragen, deren Antworten sie bereits kennen. Viele autistische Kinder, die die Sprache erlernen, können sie nicht kommunikativ benutzen, sondern verwenden sie in mehr mechanischer Weise. Die Sprache ist stets durch Dysgrammatismus gekennzeichnet; einige Kinder bilden sprachliche Neologismen, die für sie eine spezielle Bedeutung haben können.

Bei vielen Kindern mit Kanner-Autismus ist die Stimme auffällig: Sie ist wenig melodisch, die Betonung von Worten und Satzteilen ist oft inadäquat, die Stimmstärke variiert, und der Sprechrhythmus erscheint häufig abgehackt. Manche Kinder zeigen auch zwanghafte Phänomene und eine Reihe von anderen Symptomen wie Bevorzugen bestimmter Speisen, Aggressivität und Autoaggressivität und fehlende Angst vor realen Gefahren. Kinder mit frühkindlichem Autismus sind oft in ihren intellektuellen Funktionen eingeschränkt.

Im Laufe der Entwicklung kommt es zu einer gewissen *Symptomverlagerung*: Geräuschempfindlichkeit, Angstparoxysmen, psychomotorische Unruhe und die Tendenz, Gegenstände und Personen zu berühren, nehmen typischerweise ab.

Autistische Persönlichkeitsstörung (Asperger-Syndrom)

Diese Form des Autismus wird in der Regel erst später sichtbar als das Kanner-Syndrom. Dies hängt möglicherweise damit zusammen, daß viele Patienten, im Gegensatz zu Kindern mit Kanner-Syndrom, nicht in ihrer sprachlichen Entwicklung eingeschränkt sind. Auch Kinder mit Asperger-Autismus sind extrem abgekapselt. Sie nehmen von ihrer Umwelt kaum Notiz und verlieren sich in eine Art „Innenwelt", in der ausgestanzte Sonderinteressen mit eingeschränktem Einfühlungsvermögen, intellektueller Frühreife und einer oft grotesk desintegrierten Psychomotorik eine eigenartige Mischung bilden. Höchstleistungen und Originalität und Unfähigkeit, einfachste Verrichtungen des täglichen Lebens auszuführen, stehen schroff nebeneinander. Während der überwiegende Teil der Kinder mit Kanner-Autismus zugleich intellektuell behindert ist, trifft dies für Kinder mit Asperger-Syndrom nicht zu. Sie können aber ihre Intelligenz nicht angemessen und gezielt einsetzen, sondern stellen sie in den Dienst hochspezialisierter Sonderinteressen (z.B. Auswendiglernen des Fahrplans, Lernen der Schmelzpunkte aller Metalle, Auswendiglernen aller Paragraphen des Grundgesetzes).

Ätiologie und Pathogenese. Auch beim Asperger-Autismus wird die Wirksamkeit eines Erbfaktors diskutiert, der insbesondere von Vätern auf Söhne übertragen wird. Für diese These spricht, daß das Asperger-Syndrom einerseits häufiger bei Jungen vorkommt und andererseits die Väter solcher Kinder meist ähnliche, aber weit weniger stark ausgeprägte Symptome im Sinne der Kontaktarmut und des Rückzugs aufweisen.

Therapie autistischer Syndrome

Es ist sehr langwierig, Patienten mit autistischen Syndromen zu behandeln. Die Erfolgschancen hängen von der Schwere der Störung, der Intelligenz, dem Grad der Sprachentwicklung und den möglichen Grenzen ab, die durch eine evtl. vorliegende Hirnschädigung gesetzt sind.

Das Vorgehen besteht in einem stufenweisen Aufbau von interpersonalen Kontakten zu einer Beziehungsperson, die man dann auszuweiten versucht. Im Sinne dieser Zielsetzung haben sich verhaltenstherapeutische Ansätze, kombiniert mit gezielter Frühförderung, die später durch eine auf den Einzelfall abgestimmte Behandlung abgelöst wird, sehr bewährt.

Bei autistischen Kindern (mit Kanner-Syndrom), die nicht sprechen können, ist besonderes Augenmerk auf die Sprachanbahnung zu richten. Bei einer besonderen motorischen Unruhe oder Selbstverletzungstendenzen ist die vorübergehende Anwendung einer neuroleptischen Medikation angezeigt.

Literatur

Siehe Kap. 231.

229 Psychosen

H. Remschmidt

Als psychotische Störungen werden im folgenden unabhängig von der Ätiologie psychopathologische Syndrome bezeichnet, die durch folgende Merkmale gekennzeichnet sind: 1. eine tiefgreifende Störung der Realitätsbeziehung, 2. Auftreten produktiver Symptome wie Wahn und Halluzinationen, 3. einen zeitlich intermittierenden Verlauf, der die Krankheit als Einbruch in die Kontinuität der Entwicklung, des Erlebens und des Verhaltens erscheinen läßt.

Die Diagnostik psychotischer Störungen im Kindesalter ist mit ungleich größeren Schwierigkeiten belastet als im Erwachsenenalter. Denn bei Kindern können phasenspezifische Entwicklungseinflüsse und Umweltereignisse Erleben und Verhalten so färben, daß die Symptomatik entweder ungeheuer vielschichtig oder auch extrem arm ist.

Körperlich begründbare Psychosen

Definition, Klassifikation und Epidemiologie. Es handelt sich meist um akut bzw. subakut verlaufende Psychosen in engem Zusammenhang mit einer klinisch faßbaren körperlichen Erkrankung. Im akuten Stadium ist das Leitsymptom die Bewußtseinsveränderung. Zu den körperlich begründbaren Psychosen rechnet man psychotische Zustandsbilder bei Demenzprozessen, heredodegenerativen Krankheiten, entzündlichen Erkrankungen und Intoxikationen, psychotische Zustandsbilder bei Oligophrenien und bei Epilepsien.

Epidemiologische Angaben über Inzidenz und Prävalenz dieser Krankheiten im Kindesalter existieren nicht. Erwähnt werden muß, daß es eine individuelle Disposition zum Auftreten körperlich begründbarer Psychosen gibt, die der Psychiater Bonhoeffer unter dem Begriff des „akuten exogenen Reaktionstyps“ zusammengefaßt hat.

Klinische Symptome, Diagnose und Differentialdiagnose. Neben dem Leitsymptom der *Bewußtseinsstörung* sind körperlich begründbare Psychosen gekennzeichnet durch Störungen der Wahrnehmung, des Denkablaufs, der Stimmung und des Antriebsverhaltens. Im Akutstadium findet man häufig regressive Verhaltensweisen (z.B. Einnässen, Einkoten, Entdifferenzierung der Sprache und der Motorik). Je nach Ätiologie und deren Auswirkungen auf die Hirnfunktionen stellen sich manchmal auch hirnlokale Psychosyndrome (z.B. frontale Antriebsstörungen, Teilausfälle der Intelligenz, Aphasien, extrapyramidale Symptome) ein. Schließlich ist darauf hinzuweisen, daß sich in derartigen psychotischen Zustandsbildern auch vielfach die Primärpersönlichkeit widerspiegelt und dadurch der Symptomatik ein für den einzelnen Patienten typisches und oft unverwechselbares Bild verleiht.

Die Diagnose erfolgt aufgrund der Anamnese, des klinischen Bildes und des Nachweises der organischen Ursache. Dadurch wird auch eine Abgrenzung von schizophrenen Psychosen möglich.

Nicht selten hinterlassen körperlich begründbare Psychosen auch psychische Dauerveränderungen in Form eines hirnorganischen Psychosyndroms.

Formen und Vorkommen. Körperlich begründbare Psychosen kommen vor im Rahmen von metabolischen oder heredodegenerativen Krankheiten (z.B. bei der Chorea Huntington), im Rahmen entzündlicher Erkrankungen und Intoxikationen (z.B. durch Kohlenmonoxid, Quecksilber, Blei, Thallium), ferner bei Oligophrenien und im Rahmen von Epilepsien. Bei letzteren ist die Relation der Psychose zum Anfallsgeschehen wichtig. Man unterscheidet *iktale* (in unmittelbarem Zusammenhang mit den Anfällen stehende), *interiktale* (zwischen den Anfallsereignissen auftretende) und *alternative* (als „Ersatz“ für einen Anfall auftretende) psychotische Episoden.

Therapie, Verlauf und Prognose. Die Therapie richtet sich zunächst nach der Grundkrankheit und deren Ursache.

Bei akuten Zustandsbildern mit deliranter Unruhe kommt man allerdings nicht ohne eine neuroleptische Medikation aus. Wenn nicht, wie z.B. bei enzephalitischen

Krankheiten, die Hirnfunktion massiv in Mitleidenschaft gezogen ist, heilen körperlich begründbare Psychosen häufig folgenlos aus. Man spricht dann von *reversiblen Funktionspsychosen.* In manchen Fällen bleibt jedoch ein hirnorganisches Defektsyndrom zurück. Diese irreversible Folge der Grundkrankheit ist bei Vorliegen struktureller Hirnschädigungen am häufigsten. Insofern ist die Prognose abhängig von der Ursache der Grundkrankheit und dem Vorkommen oder Fehlen einer strukturellen Hirnschädigung.

Schizophrene Psychosen

Definition und Klassifikation. Im folgenden werden unter der Bezeichnung „Schizophrenie" psychische Krankheiten verstanden, die zu einer Desintegration der Persönlichkeit führen, die teils akut, teils schleichend unter Auftreten produktiver Symptome wie Wahnbildung und Halluzinationen verlaufen und die sich von psychoreaktiven Störungen und neurotischen Entwicklungen durch den Verlust des Realitätsbezuges unterscheiden lassen.

Schizophrene Psychosen sind im Kindesalter schwer zu diagnostizieren, weil die Symptomatik von der Schizophrenie Erwachsener abweichen kann. Im Jugendalter nähert sich die Symptomatik derjenigen erwachsener Patienten an.

Nach Lutz kann man aber auch im Kindesalter 2 Verlaufstypen unterscheiden: einen schleichenden, hebephrenieähnlichen Verlauf und eine akut einsetzende, schubartig verlaufende Form mit katatonen Zustandsbildern.

Epidemiologie. Etwa 4% aller Schizophrenien treten vor dem 15. Lebensjahr auf, etwa 1% vor dem 10. Lebensjahr. Im Krankengut kinder- und jugendpsychiatrischer Kliniken liegt die Quote schizophrener Krankheiten bei Kindern etwa bei 1–2%, bei Jugendlichen bei 2–5%. Es besteht ein leichtes Überwiegen der Jungen.

Ätiologie und Pathogenese. Die eigentliche Ursache der Schizophrenien ist immer noch ungeklärt. Es steht aber fest, daß der Vererbung eine entscheidende Rolle zukommt. Dies haben Untersuchungen an Familien Schizophrener und an eineiigen Zwillingen ergeben. Die Erkrankungswahrscheinlichkeit für Verwandte Schizophrener beträgt für Eltern 5–10%, für Geschwister 8–14%, unter zweieiigen Zwillingen 5–16% und unter eineiigen 40–75%.

Die in den meisten Untersuchungen gefundene relativ hohe Konkordanz eineiiger Zwillinge weist auf die Bedeutung des Erbeinflusses hin, zeigt aber zugleich, daß erbliche Faktoren allein nicht für die Entstehung der Krankheit verantwortlich gemacht werden können. Inwieweit biochemische Prozesse oder äußere Einflüsse an der Verursachung beteiligt sind, läßt sich bis jetzt nicht sagen. Vielfach wird angenommen, daß es sich bei der Schizophrenie um eine Stoffwechselstörung handelt. Gestützt wird diese Ansicht durch das häufige Auftreten schizophrener Krankheiten in Zeiten biologischer Umstellungen (Pubertät, Schwangerschaft, Wochenbett, Klimakterium).

Eine rein psychogene (erlebnisreaktive) Verursachung der Schizophrenie darf heute als unwahrscheinlich gelten.

Klinische Symptome. Die klassischen Formen der Schizophrenie des Erwachsenenalters (paranoide Schizophrenie, katatone Schizophrenie und Schizophrenia simplex) kommen im Kindesalter seltener vor. Im Jugendalter werden diese Formen häufiger. Hinsichtlich des klinischen Bildes kann man Symptome im kognitiven und im Wahrnehmungsbereich von solchen im emotionalen Bereich, von Störungen der Sprache, der Motorik und des Antriebs unterscheiden.

Schizophrene Symptome im kognitiven und im Wahrnehmungsbereich. Störungen dieser Art sind besonders bei Kindern vor dem 6. Lebensjahr weitaus seltener als im Erwachsenenalter. Wahnideen, Halluzinationen und faßbare Denkstörungen sind in der Regel erst jenseits des 6. Lebensjahres zu beobachten. Hingegen kommen Symptome, die auf eine „Wahnstimmung" hinweisen, schon bei jüngeren Kindern vor, ebenso Negativismus und katatone Symptome. Eine systematisierte Wahnbildung tritt vor dem 10. Lebensjahr außerordentlich selten auf. Nicht so selten sind aber leibhypochondrische Erlebnisse wie Verfolgungs-, Beziehungs-, Beeinflussungs- und Vergiftungsideen. Auffällig ist die Neigung jüngerer Kinder zu optischen, weniger zu akustischen Halluzinationen, was möglicherweise mit der altersspezifischen Bedeutung eidetischer Phänomene zusammenhängt.

Störungen im emotionalen Bereich, im Kontakt- und Sozialverhalten. Charakteristisch für die kindlichen Schizophrenien sind Beziehungsstörungen zur Umgebung sowie Rückzug und Isolation. Nicht selten werden die Beziehungen zur Umwelt qualitativ umstrukturiert oder Ersatzbeziehungen aufgebaut, die auch mit Personifizierungen von Gegenständen einhergehen können. Affektstörungen, insbesondere mißtrauisch-ängstliche Grundstimmung, Affektlabilität, Negativismus und Regressionen auf infantile Verhaltensformen sind häufig.

Störungen der Sprache. Diese können sich in Veränderungen der Sprechweise, im gesteigerten Rededrang, in Perseverationsneigung, Sprachstereotypien, Echolalie oder Phonographismus (Wiederholung der an das Kind gerichteten Fragen) äußern. Bei früh manifest werdenden kindlichen Schizophrenien kann eine Abgrenzung der Sprachauffälligkeiten gegenüber der „Autistensprache" schwer sein.

Störungen der Motorik. In der Spontanmotorik wird häufig eine allgemeine Disharmonisierung (Steifheit, Eckigkeit) sowie eine Reduktion der Spontanbewegungen beobachtet. Gelegentlich kommen auch katatone Bilder und kataleptische Erscheinungen vor. Relativ häufig sind motorische Stereotypien (z.B. eine stereotype Körperhaltung oder bizarre Fingerspiele). Auch die häufig als Prodromi einer Schizophrenie auftretenden Zwangsphänomene äußern sich vielfach zunächst im motorischen Bereich.

Antriebsstörungen. Ein wichtiges Charakteristikum ist die Antriebslosigkeit: Manche Kinder haben jegliche Spontaneität und Initiative verloren. Sie sitzen stundenlang teilnahmslos im Zimmer und haben keinerlei Interesse, einer Unterhaltung zu folgen, zu lesen oder sich zu beschäftigen. Die Antriebslosigkeit kann so ausgeprägt sein, daß die Kinder völlig regungslos dasitzen, weder sprechen noch essen und auch ihre Ausscheidungsfunktionen nicht mehr willentlich regulieren. Einen solchen Zustand bezeichnet man als Stupor.

Formen der Schizophrenie.

Hebephrenie. Diese Form beginnt meist nach der Pubertät unter den Zeichen der Antriebsverarmung, Denkzerfahrenheit, affektiven Verflachung und einer heiteren, läppischen Grundstimmung. Die Krankheit schreitet fort und mündet meist im Defekt. Die jugendlichen, sehr oft intelligenten und gewissenhaften Patienten versagen plötzlich in der Schule, ziehen sich von Freunden und aus der Familie zurück, verlieren alle Interessen und werden häufig zu Langzeitpatienten, die in Landeskrankenhäusern untergebracht werden müssen.

Katatone Schizophrenie. Bei dieser Form stehen die motorischen Erscheinungen, akute Erregungen und Sperrungszustände (Stupor) im Vordergrund. Daneben kommen aber auch viele andere der beschriebenen Symptome vor, am häufigsten Wahnideen und Halluzinationen.

Paranoide (wahnbildende) Schizophrenie. Sie tritt im Jugendalter bereits auf, hat aber ihren Häufigkeitsgipfel im Erwachsenenalter. Vorherrschend sind die Wahnideen. Daneben finden wir Störungen des Denkens und der Affektivität. Diese Form der Krankheit führt meist nicht zu einer Persönlichkeitsveränderung, auch die Intelligenz bleibt oft unberührt.

Schizophrenia simplex. Diese Form führt langsam und schleichend, ohne besonders auffällige Symptome, zum Defektzustand. Die Krankheit beginnt meist im jugendlichen Alter. Die Patienten sind antriebsarm, abgestumpft, ohne Initiative und Energie, depressiv oder verstimmt und versagen in der Schule oder im Beruf. Schließlich geben sie ihre gewohnte Tätigkeit auf oder wechseln oft die Stelle, lassen sich treiben und verwahrlosen häufig.

Das Erkennen solcher schizophrener Verläufe kann sehr schwierig sein, weil die üblichen diagnostischen Kategorien bei der insgesamt farblosen Symptomatik meist nicht zutreffen.

Therapie. Da die eigentliche Ursache der Schizophrenie bisher nicht bekannt ist, ist auch eine kausale Behandlung nicht möglich. Es gibt aber eine Reihe von Maßnahmen, die in der Behandlung der Schizophrenie wirksam sind.

Medikamentöse Therapie. In der Akutphase liegt der Schwerpunkt der Therapie in der medikamentösen Behandlung mit *Neuroleptika*. Neuroleptika sind Medikamente, die unterschiedlichen chemischen Gruppen angehören und nach Verabreichung eine allgemeine Beruhigung ohne wesentliche Beeinträchtigung des Wachbewußtseins bewirken. Bei der Wirkungsweise der Neuroleptika lassen sich 4 Komponenten unterscheiden:

Dämpfende und antipsychotische Wirkung. Allgemeine Beruhigung, Dämpfung von Erregungs- und Spannungszuständen. Dadurch wirken sie auch indirekt auf produktive Symptome wie Wahngedanken und Halluzinationen ein.

Extrapyramidal-motorische Wirkung. Sie zeigt sich vor allem im Auftreten eines symptomatischen Parkinson-Syndroms mit Tremor, Speichelfluß und Amimie. Treten diese Erscheinungen im Extrem auf, so müssen sie als Nebenwirkungen angesehen werden. Es kann zu sog. Dyskinesien (Verkrampfungen) der Gesichts-, Hals- und Zungenmuskulatur kommen.

Antischizophrene Wirkung. Hierunter versteht man die gezielte Einwirkung gegenüber der schizophrenen Symptomatik. Diese Wirkung ist belegt; allerdings ist ihr Mechanismus im einzelnen noch nicht hinreichend geklärt.

Vegetative Wirkung. Ein Großteil der Neuroleptika führt zu einer Senkung des Blutdrucks, zu Pulsveränderungen, Schwitzen, Schwindel, Gewichtszunahme und Magen-Darm-Störungen. Auch diese Erscheinungen kann man z. T. als Nebenwirkungen auffassen, die u. U. durch entsprechende Kreislaufmittel abgefangen werden können. Zur Behandlung akuter schizophrener Psychosen mit vorwiegend produktiver Symptomatik (Wahn, Halluzinationen) haben sich insbesondere die Butyrophenonderivate als wertvoll erwiesen (insbesondere Haloperidol) sowie die Phenothiazine Perazin (Taxilan), Fluphenacin (Dapotum, Lyogen) und Perphenacin (Decentan). Bei chronifizierten Verläufen ist eine Behandlung mit schwächer potenten Neuroleptika wie Thioridazin (Melleril) angezeigt. Neuerdings werden mit Erfolg die sog. atypischen Neuroleptika eingesetzt, die den Vorteil haben, kaum extrapyramidale Nebenwirkungen hervorzurufen, und die mehrere Neurotransmittersysteme ansprechen. Die 3 wichtigsten Substanzgruppen sind Olanzapin (Zyprexa), Risperidon (Risperdal) und Clozapin (Leponex). Die vermutlich wirksamste Substanz Clozapin unterliegt wegen möglicher Nebenwirkungen (Gefahr der Agranulozytose) besonderen Verschreibungsbedingungen und erfordert bei Anwendung wöchentliche Blutbildkontrollen.

Psychotherapeutische Maßnahmen. Auch psychotherapeutische Maßnahmen gehören zur Behandlung der Schizophrenie. Bei ihnen geht man jedoch nicht im Sinne der aufdeckenden Therapie, sondern einer stützenden und den Patienten aufwertenden Psychotherapie vor. Es ist insbesondere wichtig, die Belastungen, die auf einen Patienten zukommen, zu dosieren bzw. seine Fähigkeit, mit Belastungen umzugehen, in den psychotherapeutischen Prozeß einzubeziehen.

Beschäftigungs- und Arbeitstherapie. Ziel der *Beschäftigungstherapie* ist es, den häufig in sich gekehrten und verschlossenen Patienten psychisch aufzulockern und wieder gemeinschaftsfähig zu machen. Durch musische Betätigungen (Malen, Zeichnen, Arbeiten mit Ton) gelingt es, viele Patienten aus ihrer Reserve herauszuführen und über die manchmal überraschend guten Ergebnisse ihrer Gestaltungskraft ein optimistisches Selbstbild zu erreichen. Bei der *Arbeitstherapie* will man die Jugendlichen durch stufenweise Steigerung von körperlichen Anforderungen an ihre Umwelt anpassen. Sie ist damit ein Teil der bei allen psychiatrisch Kranken angestrebten Rehabilitation.

Prognose. Die Prognose der Schizophrenie im Kindes- und Jugendalter ist nicht sehr günstig. Man kann davon ausgehen, daß etwa 30–40 % folgenlos ausheilen; bei etwa 30–40 % bleiben gewisse Restsymptome zurück, die aber dennoch eine relativ gute Anpassung ermöglichen. Bei den übrigen kommt es jedoch immer wieder zu Rezidiven, so daß sie über längere Zeiträume in stationärer psychiatrischer Behandlung bleiben müssen (Chronifizierung).

Affektive Psychosen (unipolare und bipolare affektive Störungen)

Definition und Epidemiologie. Zu den affektiven oder endogen-phasischen Psychosen werden zeitlich abgrenzbare, Affektivität, Antrieb und Vegetativum beeinträchtigende Krankheiten gerechnet, die ohne Defekte abheilen und periodisch auftreten. Dazu gehören vor allem die unipolar verlaufenden endogen-phasischen Psychosen oder die bipolar verlaufenden manisch-depressiven Psychosen. In der ICD-10-Klassifikation sind diese Störungen zusammen mit anderen Störungsbildern unter der Rubrik „Affektive Störungen“ (F3) zusammengefaßt.

Bei 14jährigen findet man etwa 4 Patienten mit endogen-phasischen Psychosen auf 1 000 Kinder. Bei der Unsicherheit der Diagnose muß man fordern, daß diese, sofern sie im Kindesalter auftritt, insbesondere vor dem 8.–10. Lebensjahr, durch eine Katamnese überprüft wird.

Ätiologie und Pathogenese. Eine wichtige Rolle spielen genetische Faktoren. Ist ein Elternteil manisch-depressiv erkrankt, so erkranken bis zu 24 % der Kinder, etwa 12 % der Geschwister, 3,4 % der Enkel und rund 2,4 % der Nichten und Neffen. Es gibt Anhaltspunkte dafür, daß exogene Faktoren die Krankheit zwar auslösen können, jedoch nicht die Ursache darstellen. Es ist sicher, daß Anlage- und Umweltfaktoren zusammenspielen. Über den Anteil dieser Faktoren sind keine verläßlichen Aussagen möglich.

Klinische Symptome und Verlauf. Zur Absicherung der Diagnose manisch-depressiver Psychosen bei Kindern und Jugendlichen haben Anthony und Scott *10 Kriterien* erarbeitet, die eine gute Richtschnur darstellen, weil sie die Besonderheiten der Störungen im Kindes- und Jugendalter herausarbeiten:

1. Symptombild, das den klassischen Beschreibungen der manisch-depressiven Psychosen entspricht;
2. homologe familiäre Belastung;
3. frühzeitige Neigung zu manisch-depressiven Reaktionsformen;
4. mindestens einmaliges Rezidivieren der Phasen;
5. zweiphasiger (manisch-depressiver) Verlauf;
6. Unwahrscheinlichkeit exogener Einflüsse;
7. erhebliche Erkrankung im Sinne einer klinischen Behandlungsbedürftigkeit;
8. abnorme, extravertierte Persönlichkeit;
9. Ausschluß einer organischen Ursache oder einer Schizophrenie;
10. Absicherung der Diagnose durch den Verlauf.

Ein Teil dieser Kriterien kann natürlich bei der Erstdiagnose nicht erfüllt sein.

Depressive Phase. Vor der Pubertät fallen die Kinder meist durch eine extreme Hemmung, durch Grübeln, Angst- und Schuldgefühle, Antriebsmangel, Suizidgedanken, Entscheidungsunfähigkeit und Apathie auf. Die Verstimmungszustände sind meist kurzphasig: Absolute Antriebslosigkeit und Antriebsüberschuß bzw. Aggressivität können innerhalb von Stunden einander ablösen. Bei einer eingehenden Exploration zeigt sich dann auch, daß der Denkablauf verlangsamt ist und daß viele Kinder zu Zwangsphänomenen (z.B. Grübel-zwang) neigen und Schuld- und Versündigungsideen äußern. Häufig sind auch vegetative Funktionsstörungen wie Schlaflosigkeit, Appetitlosigkeit, Kopfschmerzen, Herzsensationen, Obstipation. Bei Mädchen bleibt häufig die Periode aus, oft klagen sie auch über ein „Globusgefühl“ (Kloß im Hals).

Manische Phase. Die manischen Phasen sind gekennzeichnet durch Antriebsüberschuß, Distanzlosigkeit, planlose Umtriebigkeit und Hyperaktivität, ein gesteigertes Selbstwertgefühl und eine überhöhte Selbsteinschätzung, ferner durch Größenideen oder absolut unrealistische Zukunftspläne. In diesen Phasen benötigen die Kinder und Jugendlichen kaum Schlaf und sind ständig in Bewegung. Das manische Zustandsbild kann innerhalb von wenigen Stunden in ein depressives „umkippen“.

Diagnose und Differentialdiagnose. Je jünger die Kinder sind, um so weniger ähnelt die Symptomatik der klassischen Form der Krankheit im Erwachsenenalter.

Endogen-phasische Psychosen im Kindesalter unterscheiden sich von denen des Erwachsenenalters durch folgende Merkmale:

- Sie sind kurzphasiger und zeigen keine so deutliche Wesensalteration. Es kommt viel rascher zum Phasenwechsel von der manischen zur depressiven Phase und umgekehrt.
- Sie richten sich in der Symptomatologie nach alterstypischen Ausdrucksformen.
- Sie zeigen häufig vegetative Funktionsstörungen; erst um die Pubertät erfolgt ein Feldwechsel in Richtung der Symptomatik von Erwachsenen.
- Sie sind gekennzeichnet durch ein häufiges Nebeneinandervorkommen von manischen und depressiven Phasen.
- Inhaltlich werden sie von Interessen, Konflikten und Triebzielen der jeweiligen Altersstufe mitgeprägt, wobei phobisch-anankastische und hypochondrische Syndrome häufig sind.
- Sie münden des öfteren in einen schizoformen Zerfallsprozeß ein.

Für die Diagnose ist neben der Symptomatik eine ausführliche Anamnese und eine Verhaltensbeobachtung erforderlich.

Differentialdiagnostisch sind vor allem organische Zustandsbilder abzugrenzen. Katamnesen haben gezeigt, daß manische Zustandsbilder bei sehr jungen Kindern (vor dem 8. Lebensjahr) häufig auf einer nicht erkannten organischen Ursache beruhen. Abzugrenzen sind ferner neurotische Depressionen und reaktive Verstimmungen, Pubertäts- und Adoleszentenkrisen, die unter ähnlichem Bilde verlaufen können, die Pubertätshypochondrie, aber auch heredodegenerative Krankheiten, die manchmal in Form manischer oder depressiver Episoden beginnen, wobei erst später der organische Hintergrund sichtbar wird.

Therapie. Bei der Therapie endogen-phasischer Psychosen können wir allgemeine Maßnahmen von der medikamentösen Behandlung und psychotherapeutischen Behandlungsmaßnahmen unterscheiden.

Allgemeine Maßnahmen. Ausgeprägt depressive Kinder und Jugendliche müssen wegen der *Suizidneigung* frühzeitig auf einer Station aufgenommen werden, auf der die Durchführung eines Suizidversuches nicht möglich ist. Die Behandlung suizidaler Kinder und Jugendlicher ist stets eine Gratwanderung zwischen Einschränkung und Freizügigkeit. Eine sorgfältige Beobachtung auf der Station ist erforderlich. Jeder Suizidversuch muß ernstgenommen werden, auch wenn es immer wieder Kinder oder Jugendliche gibt, die Suizidversuche aus demonstrativen Gründen unternehmen. Aber auch sie befinden sich in einer Notsituation.

Die Suizidneigung läßt sich häufig bereits vor Ausbruch der depressiven Erkrankung am sog. „präsuizidalen Syndrom" feststellen. Darunter verstehen wir einen auffälligen Rückzug, ein Nachlassen der Interessen und Suizidgedanken.

Medikamentöse Therapie. *Antidepressiva* (Thymoleptika) werden eingesetzt, um gezielt die depressive Symptomatik zu beeinflussen, die Schlaflosigkeit abzumildern und auch die vielfach vorhandenen körperlichen Begleitsymptome zu behandeln. Nach dem Schwerpunkt ihrer Wirkung unterscheiden wir 3 charakteristische Wirkungskomponenten:

- Vorwiegend stimmungsaufhellende und psychomotorisch neutrale Wirkung: In diese Gruppe gehören z.B. die meisten trizyklischen Antidepressiva wie Imipramin (Tofranil), Dibenzepin (Noveril) und Clomipramin (Anafranil). Die heute viel angewandten, nebenwirkungsarmen und wirkungsvollen selektiven Serotoninwiederaufnahmehemmer wie Fluoxetin (Fluctin) und Fluvoxamin (Fevarin) lassen sich ganz überwiegend auch hier einordnen.
- Vorwiegend hemmungslösende und psychomotorisch aktivierende Wirkung: Sie wird vor allem von einigen Monoaminooxidasehemmern (MAO-Hemmer) wie Moclobemid (Aurorix) und einigen trizyklischen Substanzen wie Desipramin (Pertofran) und Nortriptylin (Nortrilen) verkörpert.
- Unruhedämpfende Wirkung: Sie ist insbesondere bei agitierten Depressionen wichtig. Einschlägige Substanzen sind z.B. Amitriptylin (Saroten), Doxepin (Aponal) und Trimipramin (Stangyl).

Thymoleptika werden vielfach, je nach der Symptomatik, mit Tranquilizern kombiniert, wobei allerdings Vorsicht geboten ist, da Tranquilizer, im Gegensatz zu den Antidepressiva, abhängig machen können.

In den letzten Jahren hat man sowohl bei Manien als auch bei manisch-depressiven Psychosen gute Erfolge durch die Verabreichung von *Lithiumsalzen* erzielt. Diese Präparate haben sich vor allem zur Langzeitprophylaxe bewährt. Bekannte Lithiumpräparate sind Quilonum und Quilonum retard.

Patienten unter Lithiummedikation müssen fortlaufend überwacht werden. Der Blut-Lithium-Spiegel muß in regelmäßigen Abständen kontrolliert werden (wirksamer Bereich: 0,8–1,3 mval/l).

Psychotherapeutische Behandlung. Bei schwerwiegenden endogen-phasischen Psychosen ist eine psychotherapeutische Behandlung als alleinige Behandlungsmaßnahme nicht wirksam. Wohl aber ist es wichtig, die Patienten psychotherapeutisch zu begleiten und sich um das Verständnis ihrer Störung mit psychotherapeutischen Mitteln zu bemühen. Nach Abschluß der akuten Phase der Krankheit ist eine stützende Psychotherapie wichtig und auch wirksam.

Prognose. Die Prognose endogen-phasischer Psychosen im Kindes- und Jugendalter ist uneinheitlich. Viele Kinder und Jugendliche mit primär maniformen Krankheitsbildern entwickeln später schizophrene Prozeßpsychosen.

Sofern das Krankheitsbild sich auch in der Katamnese als endogen-depressiv oder manisch-depressiv erweist, ist die Prognose nicht ungünstig, weil es zu keinem Persönlichkeitsabbau kommt. Jedoch muß mit einer Wiederholung der Phasen gerechnet werden, was sich in vielen Fällen durch eine Lithiummedikation vermeiden oder abmildern läßt.

Literatur

Siehe Kap. 231.

230 Drogenabhängigkeit im Kindes- und Jugendalter

H. Remschmidt

Definition, Klassifikation und Epidemiologie. Drogenabhängigkeit ist gekennzeichnet durch:

- übermäßiges Verlangen nach dem Suchtmittel,
- eine Tendenz zur Erhöhung der Dosis,
- psychische und physische Abhängigkeit vom Suchtmittel und
- Entziehungserscheinungen nach Absetzen des Mittels.

Diese 4 klassischen Merkmale der Abhängigkeit oder Sucht treffen nicht in gleichem Maß für alle Substanzen zu, die zur Abhängigkeit führen können. Sie sind in Tabelle 230.1 nach der Klassifikation der WHO (ICD-10) angeführt.

Aussagen zur Epidemiologie der Drogenabhängigkeit im Kindes- und Jugendalter sind in verbindlicher Weise schwer zu machen; zum einen, weil sich die epidemiologische Situation sehr rasch ändert, zum anderen, weil in regelmäßigen

Tabelle 230.1. Die wichtigsten zu Missbrauch und Abhängigkeit führenden Substanzen (nach ICD-10)

F10	Störungen durch Alkohol
F11	Störungen durch Opioide (Codein, Heroin, Methadon)
F12	Störungen durch Cannabinoide (Haschisch, Marihuana)
F13	Störungen durch Sedativa und Hypnotika (Barbiturate, Benzodiazepine)
F14	Störungen durch Kokain (Kokain in verschiedenen Zubereitungen)
F15	Störungen durch andere Stimulanzien, einschließlich Koffein (Amphetamine, synthetische Drogen: Ecstasy, MDMA[a], MDA[b])
F16	Störungen durch Halluzinogene (LSD, Meskalin, Psilocybin)
F17	Störungen durch Tabak
F18	Störungen durch flüchtige Lösungsmittel (organische Lösungsmittel: aromatische Kohlenwasserstoffe oder Chlorkohlenwasserstoffe, die in Lacken oder Klebstoffen enthalten sind)
F19	Störungen durch multiplen Substanzgebrauch und Konsum anderer psychotroper Substanzen

[a]MDMA: 3,4-Methylendioxymethamphetamin
[b]MDA: 3,4-Methylendioxyamphetamin

Tabelle 230.2. Wann muss man an Drogenkonsum oder ein Abhängigkeitssyndrom denken?

Bei anamnestischen Hinweisen wie
• Kontakt mit drogenkonsumierenden Kreisen • Besuch von Orten und Veranstaltungen mit berechtigter Vermutung von Substanzkonsum • Drogenkonsum in der Vergangenheit • Liberaler Einstellung zum Drogenkonsum • Ausgeprägtem Tabakkonsum
• Plötzlich einsetzender Bewußtseinstrübung oder Schwerbesinnlichkeit • Enthemmung des Verhaltens (z.B. unkontrolliertem Rededrang, nicht einfühlbarer Heiterkeit, sexueller Enthemmung) • Berichten über Halluzinationen (meist optischer Art) oder Flashback-Episoden • Motorischer Unsicherheit und Koordinationsstörungen; Gang- und Standunsicherheit • Verwaschener, schwer verständlicher Sprache • Ausgeprägten Aufmerksamkeits- und Koordinationsstörungen • Einschränkung der Reaktions- und Urteilsfähigkeit • Depersonalisations- und Derealisationserlebnissen • Reizbarkeit und situationsinadäquatem Verhalten

Abständen durchgeführte Erhebungen fehlen. In nahezu allen europäischen Ländern haben über 90 % der 15jährigen Jungen und Mädchen bereits Alkohol konsumiert. Der wöchentliche Alkoholkonsum in dieser Altersgruppe liegt zwischen 17 % (weibliche Jugendliche) und 30 % (männliche Jugendliche). Mindestens einmal betrunken waren im Durchschnitt 39 % der 15jährigen Jungen und 31 % der 15jährigen Mädchen. 40-50 % der 15jährigen haben bereits Haschisch konsumiert, 20-30 % sog. „Designer-Drogen" (z.B Ecstasy und andere amphetaminartige Substanzen), und 5-8 % der 18jährigen haben Erfahrung mit härteren Drogen.

Tabelle 230.3. Motivkonstellationen für Alkohol- und Drogenkonsum

- Früh erlernte Haltung, Störungen der Befindlichkeit mit Alkohol oder Medikamenten zu beheben
- Gruppendruck: Zum „Cool-Sein" gehört der Rausch
- Konformitätsdruck zur Anpassung an Gruppen Gleichaltriger
- Schwierigkeiten bei der sozialen Integration
- Scheitern bei Entwicklungsaufgaben und Überforderung
- Psychopathologische Auffälligkeiten (z.B. Depression, Selbstunsicherheit, Angststörungen, Eßstörungen)
- Statushandlung zur Erhöhung des Sozialprestiges
- Untaugliche Problemlösestrategien
- Bedürfnis nach entspannender Wirkung des Alkohols oder anderer Substanzen

Klinische Symptome. Die klinischen Symptome sind stark von der Substanz abhängig, wobei als Einstiegsdrogen Rauchen und Alkohol anzusehen sind. In Tabelle 230.2 sind häufige anamnestische Hinweise und Verhaltensänderungen angeführt, die auf einen Drogenkonsum hinweisen können. Alle diese Symptome sind mehrdeutig und können auch bei verschiedenen anderen Erkrankungen vorkommen (z.B. Depressionen, schizophrene Erkrankungen).

Bei den meisten Substanzen, die mißbräuchlich verwendet werden und zur Abhängigkeit führen können, sind folgende Zustandsbilder bekannt:

- *Schädlicher Gebrauch:* Hierunter versteht man ein Konsummuster psychotroper Substanzen, das zu einer körperlichen oder psychischen Gesundheitsstörung führt, aber noch nicht die Merkmale einer Abhängigkeit aufweist.
- *Akute Intoxikation:* Bei ihr handelt es sich um ein vorübergehendes Zustandsbild nach Aufnahme von Alkohol oder anderen psychotropen Substanzen, welches mit einer Störung des Bewußtseins, der kognitiven Funktionen, der Wahrnehmung, des Affektes und anderen Verhaltensauffälligkeiten einhergeht.
- *Abhängigkeitssyndrom:* Es geht stets mit Kontrollverlust, Dosissteigerung und bei den meisten Substanzen auch mit Entzugssymptomen einher.
- *Entzugssyndrom:* Dabei kommt es zu körperlichen und psychischen Symptomen nach plötzlichem Absetzen des Mittels, wobei meist Angstzustände, Depressionen und Schlafstörungen im Vordergrund stehen.

Ätiologie und Pathogenese. Es handelt sich um ein vielschichtiges krankhaftes Geschehen, welches sowohl durch genetische Faktoren (die beim Alkohol gut gesichert sind) als auch durch Umweltfaktoren hervorgerufen wird. Von großer Bedeutung sind auch „jugendtümliche" Motivkonstellationen, die in Tabelle 230.3 festgehalten sind.

Grundzüge der Therapie, Rehabilitation und Prävention (s. Lehrbuch von Gastpar et al. 1999). Die allgemeinen Behandlungsrichtlinien bei Alkohol- und Drogenabhängigkeit konzentrieren sich auf 4 Phasen:

1. *Kontaktaufnahme und Einführung in das Behandlungsprogramm.* Ziel ist es hierbei, den jugendlichen Alkohol- oder Drogenabhängigen möglichst freiwillig so weit zu bringen, daß er seine Therapiebedürftigkeit erkennt und sich zur Behandlung bereit erklärt.
2. *Entziehung und Entgiftung.* In dieser Phase dominiert naturgemäß die ärztliche Behandlung. Sie wird in der Regel stationär durchgeführt. Besonders bedeutsam ist, daß bereits während dieser Behandlungsphase weitergehende psychotherapeutische Behandlungsansätze begonnen werden und ein Vertrauensverhältnis zum Patienten aufgebaut wird.
3. *Entwöhnungsbehandlung.* In lückenlosem Übergang an Entziehung und Entgiftung schließt sich eine mehrere Monate dauernde Entwöhnungsbehandlung an, bei der das Ziel verfolgt wird, dem abhängigen Jugendlichen zu helfen, wieder Halt, Sinn und Aufgaben zu finden.
4. *Nachbehandlung und Wiedereingliederung.* In dieser Phase erfolgt die eigentliche Eingliederung in einen geordneten Tagesablauf mit regelmäßiger Arbeit, Sport, Spiel, kreativen Tätigkeiten bei Weiterführung der psychotherapeutischen Behandlung.

Prävention. Der Konsum von Alkohol und anderen Abhängigkeit erzeugenden Substanzen verläuft als schrittweiser Lernprozeß. Es ist nachgewiesen, daß junge Menschen um so eher bereit sind, eine weitere Substanz auszuprobieren, wenn sie bereits mit einer anderen Erfahrung gesammelt haben. Dieser Lernprozeß beginnt in der Regel mit dem Rauchen, welches die Wahrscheinlichkeit für intensiven Alkoholkonsum erhöht. Alkohol wiederum erhöht die Wahrscheinlichkeit, illegale Drogen einzunehmen. Von daher ist eine wichtige Aufgabe der primären Prävention, das Rauchen und den Alkoholkonsum einzudämmen. Weitergehende Präventionsmaßnahmen zielen darauf ab, schon bei Kindern frühzeitig die Lebensweise, Einstellungen und Werthaltungen so zu gestalten, daß Alkohol- und Drogenkonsum als Mittel zur Problemlösung ausscheidet.

231 Suizidversuch und Suizid

H. Remschmidt

Definition, Klassifikation und Epidemiologie. Suizidversuche sind auch im Kindes- und Jugendalter ein gravierendes Problem. Jährlich nehmen sich in der Bundesrepublik Deutschland über 100 Kinder das Leben, wobei bis zur Pubertät die Jungen deutlich überwiegen. Im Alter von 15–25 Jahren steigt die Quote der Suizidversuche und der Suizide an. In dieser Altersgruppe finden wir jährlich ca. 1 500 Suizide.

Der Suizid steht statistisch gesehen an 10. Stelle aller Todesursachen im Kindesalter; in der Adoleszenz, also ab 15 Jahren, rangiert er an 2. Stelle. Die Zahl der Suizidversuche übersteigt die Zahl der Suizide um das rund 15fache. Suizide und Suizidversuche sind in den Großstädten häufiger als auf dem Lande, in den Innenbezirken der Städte häufiger als in den Randbezirken. Sie treten auch gehäuft in Stadtvierteln auf, die durch ein hohes Maß an Mobilität der Bevölkerung und soziale Desorganisation gekennzeichnet sind. Auch spielen Streß und Belastungsfaktoren eine wichtige Rolle, diese wirken aber weniger direkt auf die Kinder ein als indirekt über die Familie.

Suizid und Suizidversuch stellen keine eigenen diagnostischen Kategorien dar. Vielmehr können sich hinter einem Suizidversuch sehr unterschiedliche Diagnosen verbergen, die im Einzelfall zu klären sind.

Klinische Symptome. Je nach Art der Suizidhandlung variiert auch das klinische Bild. Es ist zweckmäßig, zwischen suizidalen Handlungen im Kindesalter und solchen im Jugendalter zu unterscheiden.

Suizidhandlungen im Kindesalter

Kinder unter 10 Jahren sind sich bei der Planung und Durchführung suizidaler Handlungen der Endgültigkeit des Todes nicht bewußt. Suizidhandlungen können hier augenblicklichen Impulsen entsprechen und sind selten geplant. Suizidphantasien sind aber auf dieser Altersstufe gar nicht selten. Suizidale Handlungen bei jüngeren Kindern lassen sich vielfach auffassen als Flucht vor unangenehmen Situationen, als Selbstbestrafungstendenz oder auch als Umkehr aggressiver Impulse, die primär anderen Personen gelten.

Je nach Art des Vorgehens werden die Kinder mit ihren Verletzungen in chirurgische Kliniken oder in Kinderkliniken eingewiesen. Es muß dann im Einzelfall der Hintergrund eruiert und eine entsprechende Behandlung eingeleitet werden.

Suizidhandlungen im Jugendalter

Bei Jugendlichen stehen neben psychiatrischen Krankheiten Identitätsprobleme und phasenspezifische Konflikte im Vordergrund. Suizidgedanken und Suizidphantasien sind in der Adoleszenz überaus häufig. Rund die Hälfte aller Jugendlichen berichtet über solche.

Selbstwertkonflikte, Isolation, Kontaktstörungen, Unzufriedenheit mit der körperlichen Gestalt (Thersites-Komplex), Enttäuschungen in den Beziehungen zum anderen Geschlecht, depressive Verstimmungen und schwerwiegendere psychiatrische Krankheiten sind in der Adoleszenz häufige suizidverursachende oder -auslösende Faktoren. Dabei spielen vielfach situative Einflüsse eine Rolle, die nach 1–2 Jahren oft nicht mehr aktuell sind. Insofern kommt dem Arzt gerade in der Adoleszenz vielfach die Rolle eines Begleiters zu, der dem Jugendlichen über seine kritische Entwicklungsphase hinweghelfen kann.

Hinsichtlich der Durchführung suizidaler Handlungen steht die Einnahme von Schlaf- und Schmerzmitteln an erster Stelle. Nicht selten werden auch im Haushalt vorhandene Giftstoffe, Reinigungs- und Spülmittel eingenommen.

Die sog. „härteren Methoden" (Stich, Sturz, Aufhängen, Gasvergiftungen) sind selten und bei Jungen etwa doppelt so häufig wie bei Mädchen.

Ätiologie und Pathogenese. Zum Suizidversuch oder Suizid können sehr unterschiedliche Faktoren beitragen: Am häufigsten sind aktuelle Konflikte, die meist mit der Familie, mit dem Beruf oder mit Partnerproblemen zusammenhängen, psychiatrische Krankheiten (z.B. Depressionen, Schizophrenien, neurotische Störungen), phasenspezifische Konflikte in der Adoleszenz und allgemeine psychosoziale Belastungsfaktoren. Vielfach ist ein Suizidversuch prädisponierend für weitere.

Therapie und Prophylaxe. Die Akutphase nach einem Suizidversuch spielt sich in der Regel in Kinderkliniken, medizinischen Kliniken oder Allgemeinkrankenhäusern ab. Zunächst dominiert notwendigerweise die somatische Behandlung. Es ist aber von größter Bedeutung, daß bereits unmittelbar nach der Akutphase eine kinder- und jugendpsychiatrische bzw. psychotherapeutische Behandlung beginnt. Erfahrungen haben gezeigt, daß sowohl das Kind bzw. der Jugendliche als auch seine Familie unmittelbar nach der „Rückkehr ins Leben" in einer emotional sehr empfänglichen Situation sind, die eine klare Diagnostik der Ursachen und der Dynamik des Suizidgeschehens ermöglicht und auch Gelegenheit gibt, erste Behandlungsmaßnahmen mit dem Kind und seiner Familie einzuleiten.

Individuelle Maßnahmen. Die Individualtherapie muß im Jugendalter auf die ganz spezifische Konfliktlage Bezug nehmen, wobei wir 3 Phasen unterscheiden können:

1. Akute Phase. In ihr kommt es darauf an, dem Kind oder Jugendlichen Sicherheit vor seinen selbstdestruktiven Impulsen zu verschaffen. Vielfach ist hierzu der sichere Rahmen einer entsprechenden Station erforderlich. Im Laufe der Behandlung gilt es dann, mit dem Patienten Bewältigungsstrategien zu erarbeiten.

2. Phase der Konvaleszenz. Der Patient befindet sich noch in der Klinik. Er zeigt in der Regel eine adäquate Affektlage und ist bemüht, zu einer Klärung seiner selbstdestruktiven Impulse beizutragen. Suizidgedanken, -phantasien und -impulse liegen aber oft noch unterschwellig bereit und können leicht aktiviert werden.

3. Phase der Rückbildung. Nach der Entlassung aus der Klinik wird in der Regel eine engmaschige ambulante Nachbetreuung erforderlich. Denn häufig erfolgt unmittelbar nach der Entlassung eine Reaktivierung der suizidalen Impulse. Sie zeigt sich meist in Form von Suizidgedanken und Suizidphantasien bis zur konkreten Durchführungsphantasie.

Familienbezogene Maßnahmen. Bei Kindern und Jugendlichen ist entscheidend, daß das häusliche Milieu bzw. die gewohnte Umgebung auf die Rückkehr des Patienten hinreichend vorbereitet ist. Dazu gehören folgende Maßnahmen: Veränderung der suizidauslösenden Bedingungen, verständnisvolle Begegnung mit dem suizidgefährdeten Kind, Vermeidung einer moralisierenden Betrachtungsweise, Abstandnehmen von Schuldgefühlen oder persönlichem Gekränktsein, Überwindung der vor der Suizidhandlung meist bestehenden persönlichen Isolierung des Patienten. Die Familie muß parallel zur Einzeltherapie in die Behandlung einbezogen werden.

Stationäre oder ambulante Therapie. Bei lebensbedrohlichen Ereignissen ist eine stationäre Behandlung erforderlich. Sie dient auch dazu, das Kind oder den Jugendlichen vor seinen Suizidimpulsen zu bewahren. Aber auch ohne eine lebensbedrohliche Situation sollten suizidal gefährdete Kinder und Jugendliche stationär aufgenommen werden, wenn folgende Kriterien erfüllt sind:

- Vorliegen eines wohldefinierten Suizidplanes;
- ernsthafte Suizidversuche in der Vorgeschichte;
- Suizidgedanken und -phantasien oder Suizidversuche im Zusammenhang mit Psychosen oder wahnhaften Episoden;
- Vorliegen einer anderen psychiatrischen Krankheit mit erhöhtem Suizidrisiko und Suiziddrohungen (endogene Depression, Drogenabhängigkeit);
- Wunsch des Patienten, stationär aufgenommen zu werden;
- persistierende Äußerungen von Suizidgedanken ohne Akzeptierung anderer Alternativen (ausweglos erscheinende Krisensituation).

Da viele Kinder und Jugendliche nicht endgültig aus dem Leben scheiden wollen, sondern vielfach nur aktuellen Krisen und Belastungssituationen nicht gewachsen sind und die Suizidhandlungen nicht selten den Charakter einer parasuizidalen Pause haben, sind die Erfolge stationärer Maßnahmen und engmaschiger ambulanter Nachbetreuung im allgemeinen günstig.

Literatur

Achenbach TM (1980) DSM-III in the light of empirical research on the classification of child psychopathology. J Am Acad Child Psychiatry 19: 395–412

Achenbach TM (1982, [1]1974) Developmental psychopathology. Wiley, New York

Achenbach TM, Edelbrock CS (1978) The classification of child psychopathology: a review and analysis of empirical efforts. Psychol Bull 85: 1275–1301

Achenbach TM, Edelbrock CS (1979) The child behavior profile, II. Boys aged 12–16 and girls aged 6–11 and 12–16. J Consult Clin Psychol 47: 223–233

American Psychiatric Association (APA) (1994) Diagnostic and Statistic Manual of Mental Disorders, Fourth Edition, DSM-IV. APA, Washington

American Psychiatric Association (APA) (1996) Diagnostisches und statistisches Manual psychischer Störungen. Hogrefe, Göttingen

Anthony EJ (1970) The behavior disorders of childhood. In: Mussen PH (ed) Carmichael's manual of child psychology, Vol II, 3rd edn. Wiley, New York, pp 667–730

Anthony J, Scott PD (1960) Manic-depressive psychosis in childhood. J Child Psychol Psychiatry 1: 53–72

Asperger H (1944) Die „Autistischen Psychopathen" im Kindesalter. Arch Psychiat Nervenkr 117: 76–136

Böker W, Brenner HD (1997) Behandlung schizophrener Psychosen. Enke, Stuttgart

Brezovsky P (1985) Diagnostik und Therapie selbstverletzenden Verhaltens. Enke, Stuttgart

Bürgin D (1993) Psychosomatik im Kindes- und Jugendalter. Fischer, Stuttgart

Cicchetti D, Cohen DJ (eds) (1995) Developmental psychopathology (2 vols). Wiley, New York

Cohen DJ, Volkmar FR (eds) (1997) Handbook of autism and pervasive developmental disorders. 2nd edn. Wiley, New York

Cohen DJ, Bruun RD, Leckman JF (eds) (1988) Tourette's syndrome and tic disorders: Clinical understanding and treatment. Wiley, New York

Dilling, H, Mombour W, Schmidt MH (Hrsg) (1991) Internationale Klassifikation psychischer Störungen. ICD-10, Kap. V (F). Klinisch-diagnostische Leitlinien. Weltgesundheitsorganisation. Huber Bern

Döpfner M, Schürmann S, Frölich J (1998) Therapieprogramm für Kinder mit hyperkinetischem und oppositionellem Therapieverhalten, 2. Aufl. Beltz, Weinheim

Dorsch F (1976) Psychologisches Wörterbuch, 9. Aufl. Huber, Bern

Dzikowski S (1996) Ursachen des Autismus: eine Dokumentation, 2. Aufl. Deutscher Studien-Verlag, Weinheim

Eggers C, Bilke O (1995) Oligophrenien und Demenzprozesse im Kindes- und Jugendalter. Thieme, Stuttgart

Ellrott T, Pudel V (1998) Adipositastherapie: aktuelle Perspektiven. Thieme, Stuttgart

Erikson EH (1980) Elements of a psychoanalytic theory of psychosocial development. In: Greenspan SI, Pollock GH (eds) The course of life: Psychoanalytic contributions toward understanding personality development. Vol I: Infancy and early childhood. NIMH Mental Health Study Center, Adelphi, pp 11–61

Fichter M (Hrsg) (1989) Bulimia nervosa: Grundlagen und Behandlung. (Klinische Psychologie und Psychopathologie, Bd 52) Enke, Stuttgart

Fiedler P, Standop R (1994) Stottern: Ätiologie, Diagnose, Behandlung. Beltz, Psychologie-Verlags-Union, Weinheim

Firnhaber M (1996) Legasthenie und andere Wahrnehmungsstörungen. Wie Eltern und Lehrer helfen können (Fischer Ratgeber Bd 13197) Fischer, Frankfurt

Fischer K (1996) Entwicklungstheoretische Perspektiven der Motologie des Kindesalters. Hofmann, Schorndorf

Fombonne E (1998) Epidemiological surveys of autism. In: Volkmar F (ed) Autism and pervasive developmental disorders. Cambridge University Press, Cambridge, pp 32–63

Freud S (1948) Vorlesungen zur Einführung in die Psychoanalyse (1916/17). (Gesammelte Werke Bd 11) Imago, London

Friese H-J, Trott G-E (Hrsg) (1988) Depression in Kindheit und Jugend. Huber, Bern

Gäbe I (1990) Schwere Legasthenie. Einzelbehandlung bei Kindern und Jugendlichen. Lambertus, Freiburg

Garber J (1984) Classification of childhood psychopathology: A developmental perspective. Child Dev 55: 30–48

Garner DM (ed) (1997) Handbook of treatment for eating disorders, 2nd edn. Guilford Press, New York

Gastpar M, Mann K, Rommelspacher H (Hrsg) (1999) Lehrbuch der Suchterkrankungen. Thieme, Stuttgart

Gerard C, Lipinski CG, Decker W (1996) Schädel-Hirn-Verletzungen bei Kindern und Jugendlichen: Chancen der Rehabilitation; Alltag in der Klinik und zu Hause; verstehen, helfen, begleiten. Trias, Thieme, Hippokrates, Enke, Stuttgart

Gerlinghoff M, Backmund H (Hrsg) (1995) Therapie der Magersucht und Bulimie. Anleitung zu eigenverantwortlichem Handeln. Beltz, Psychologie-Verlags-Union, Weinheim

Gerlinghoff M, Backmund H, Mai N (1997) Magersucht und Bulimie: verstehen und bewältigen, 3. Aufl. Beltz, Quadriga, Weinheim

Gillberg C (1991) Outcome in autism and autistic-like conditions. J Am Acad Child Adol Psychiatry 30: 375–382

Grissemann H (1990) Förderdiagnostik von Lernstörungen. Zusammenarbeit zwischen kinderpsychiatrischen, psychologischen und pädagogisch-therapeutischen Fachkräften am Beispiel Legasthenie (Arbeiten zur Theorie und Praxis der Rehabilitation in Medizin, Psychologie und Sonderpädagogik, Bd 37) Huber, Bern

Grissemann H (1991) Hyperaktive Kinder. Kinder mit minimaler zerebraler Dysfunktion und vegetativer Labilität als Aufgabe der Sonderpädagogik in der allgemeinen Schule. Ein Arbeitsbuch (Arbeiten zur Theorie und Praxis der Rehabilitation in Medizin, Psychologie und Sonderpädagogik, Bd 30) 2. Aufl. Huber, Bern

Grissemann H (1996a) Von der Legasthenie zum gestörten Spracherwerb. Therapeutische und sprachdidaktische Konsequenzen eines gewandelten psychologischen und sonderpädagogischen Konzepts. Huber, Bern

Grissemann H (1996b) Dyskalkulie heute. Sonderpädagogische Integration auf dem Prüfstand (Arbeiten zur Theorie und Praxis der Rehabilitation in Medizin, Psychologie und Sonderpädagogik, Bd 40) Huber, Bern

Grissemann H, Weber A (1996) Grundlagen und Praxis der Dyskalkulietherapie. Diagnostik und Interventionen bei speziellen Rechenstörungen als Modell sonderpädagogisch-kinderpsychiatrischer Kooperation, 3. Aufl. Huber, Bern

Hamm A (1997) Furcht und Phobien: psychophysiologische Grundlagen und klinische Anwendungen. Hogrefe, Göttingen

Hänsli N (1996) Automutilation. Der sich selbst schädigende Mensch im psychopathologischen Verständnis. Huber, Bern

Harbauer H, Lempp R, Nissen G, Strunk P (1980) Lehrbuch der speziellen Kinder- und Jugendpsychiatrie, 4. Aufl. Springer, Berlin Heidelberg New York

Harrington R (1993) Depressive disorder in childhood and adolescence. Wiley, Chichester New York

Hartmann B (1997) Mutismus. Zur Theorie und Kasuistik des totalen und elektiven Mutismus, 4. Aufl. Wissenschaftsverlag Spiess, Berlin

Havighurst RJ (1972) Developmental tasks and education, 3rd edn. McKay, New York

Heidler H (Hrsg) (1995) Enuresis nocturna: Aktuelles zu Ätiologie und Therapie. Blackwell-Wiss, Wien

Herpertz-Dahlmann B (1993) Eßstörungen und Depression in der Adoleszenz. (Beiträge zur Psychiatrie und Psychologie des Kindesalters und Jugendalters) Hogrefe, Göttingen

Herpertz-Dahlmann B, Wewetzer C, Schulz E, Remschmidt H (1996) Course and outcome in adolescent anorexia nervosa. Int J Eating Disorders 19: 335–345

Holle B (1996) Die motorische und perzeptuelle Entwicklung des Kindes. Ein praktisches Lehrbuch für die Arbeit mit normalen und retardierten Kindern, 4. Aufl. Psychologie Verlags-Union, Weinheim

Jaffe ML (1998) Adolescence. Wiley, New York

Jersild AT, Holmes FB (1935) Children's fears (Child Development Monograph No 20) Teacher's College, Columbia University, New York

Jochmus I (ed) (1983) Suizid bei Kindern und Jugendlichen (Klinische Psychologie und Psychopathologie Bd 24) Enke, Stuttgart

Kanner L (1943) Autistic disturbances of affective contact. Nervous Child 2: 217–250

Kehrer HE (1995) Autismus. Diagnostische, therapeutische und soziale Aspekte, 5. Aufl. Asanger, Heidelberg

Kern HJ, Kern M (1993) Verhaltenstherapeutische Stotterbehandlung: Einzelfalltherapie für die Praxis. Kohlhammer, Stuttgart

Kiphard EJ, Schilling F (1974) Der Körper-Koordinationstest für Kinder (KTK), Manual. Beltz, Weinheim

Klicpera C, Gasteiger-Klicpera B (1995) Psychologie der Lernschwierigkeiten und Schreibschwierigkeiten. Entwicklung, Ursachen, Förderung. Psychologie Verlags-Union, Weinheim

Klin A, Volkmar FR (1997) Asperger's syndrome. In: Cohen DJ, Volkmar FR (eds) Handbook of autism and pervasive developmental disorders. 2nd edn. Wiley, New York, pp. 94–122

Knölker U (1987) Zwangssyndrome im Kindes- und Jugendalter: klinische Untersuchung zum Erscheinungsbild, den Entstehungsbedingungen und zum Verlauf. Vandenhoeck & Ruprecht, Göttingen

Könning J, Szczepanski R, Schlippe A von (Hrsg) (1997) Die Betreuung asthmakranker Kinder im sozialen Kontext: Eine chronische Krankheit als Herausforderung für Kind, Familie und interdisziplinäres Team, 2. Aufl. (Klinische Psychologie und Psychopathologie, 61) Enke, Stuttgart

Kretschmer E (1940) Das apallische Syndrom. Z Neurol Psychiatrie 169: 576–579

Krisch K (1985) Enkopresis. Ursachen und Behandlung des Einkotens (Arbeiten zur Theorie und Praxis der Rehabilitation in Medizin, Psychologie und Sonderpädagogik, Bd 29) Huber, Bern

Küchenhoff J (1993) Psychosomatik des Morbus Crohn: Zur Wechselwirkung seelischer und körperlicher Faktoren im Krankheitsverlauf. Enke, Stuttgart

Leckman JF, Cohen DJ (1998) Tourette's syndrome - tics, obsessions, compulsions: developmental psychopathology and clinical care. Wiley, New York

Lutz J (1937/1938) Über die Schizophrenie im Kindesalter. Schweiz Arch Neurol Neurochirurg Psychiat 39: 335–372, 40: 141–163

Martinius J (Hrsg) (1994) Schizophrene Psychosen in der Adoleszenz. Medien & Medizin, München

Mielke U (1993) Stottern: Ursachen, Bedingungen, Therapie. Ullstein, Mosby, Berlin

Möller H-J (Hrsg) (2000) Therapie psychiatrischer Erkrankungen, 2. Aufl. Enke, Stuttgart

Neuhäuser G (1985) Psychische Störungen nach entzündlichen Erkrankungen des Zentralnervensystems. In: Remschmidt H, Schmidt MH (Hrsg) Kinder- und Jugendpsychiatrie in Klinik und Praxis, Bd II. Thieme, Stuttgart, S 182–194

Neuhäuser G (Hrsg) (1990) Geistige Behinderung: Grundlagen, klinische Syndrome, Behandlung und Rehabilitation. Kohlhammer, Stuttgart

Nissen G (Hrsg) (1990a) Hysterie und Konversion: Prävention und Therapie. Psychotherapeutisches Kolleg Würzburg (PTK). Huber, Bern
Nissen G (Hrsg) (1990b) Somatogene Psychosyndrome und ihre Therapie im Kindes- und Jugendalter. Huber, Bern
Overbeck G (1985) Familien mit psychosomatisch kranken Kindern: familiendynamische Untersuchungen zum Asthma bronchiale und zur Colitis ulcerosa (Beihefte zur Praxis der Kinderpsychologie und Kinderpsychiatrie, 26) Vandenhoeck & Ruprecht, Göttingen
Passolt M (Hrsg) (1997) Hyperaktive Kinder: psychomotorische Therapie. Reinhardt, München
Petermann F (Hrsg) (1993) Angst und Aggression bei Kindern und Jugendlichen: Ursachen, Förderung und Therapie. Quintessenz, München
Petermann F, Lecheler J (Hrsg) (1993) Asthma bronchiale im Kindes- und Jugendalter, 3. Aufl. Quintessenz, München
Piaget J (1983) Piaget's theory. In: Mussen PH (ed) Handbook of child psychology, Vol I: History, theory, and methods, 4th edn. Wiley, New York, pp 1–25
Raven JC (1978) Coloured Progressive Matrices, 11th edn. Lewis, London
Reinecker H, Zaudig M (1995) Langzeiteffekte bei der Behandlung von Zwangsstörungen. Pabst, Lengerich
Remschmidt H (1989) Developmental psychopathology as a theoretical framework for child and adolescent psychiatry. In: Schmidt MH, Remschmidt H (eds) Needs and prospects of child and adolescent psychiatry. Hogrefe & Huber, Toronto, pp 3–24
Remschmidt H (1992) Psychiatrie der Adoleszenz. Thieme, Stuttgart
Remschmidt H (Hrsg) (1997) Psychotherapie im Kindes- und Jugendalter. Thieme, Stuttgart
Remschmidt H (Hrsg) (2000) Kinder- und Jugendpsychiatrie. Eine praktische Einführung, 3. Aufl. Thieme, Stuttgart
Remschmidt H (2002) Alkoholabhängigkeit bei jungen Menschen. Dtsch Ärztebl 99: A787–792
Remschmidt H, Mattejat F (1994) Kinder psychotischer Eltern. Mit einer Anleitung zur Beratung von Eltern mit einer psychotischen Erkrankung. Hogrefe, Göttingen
Remschmidt H, Schmidt H (Hrsg) (1981) Neuropsychologie des Kindesalters (Klinische Psychologie und Psychopathologie, Bd 15) Enke, Stuttgart
Remschmidt H, Schmidt MH (Hrsg) (1985a) Kinder- und Jugendpsychiatrie in Klinik und Praxis: In drei Bänden. Bd II: Entwicklungsstörungen, organisch bedingte Störungen, Psychosen, Begutachtung. Thieme, Stuttgart
Remschmidt H, Schmidt MH (Hrsg) (1985b) Kinder- und Jugendpsychiatrie in Klinik und Praxis: In drei Bänden. Bd III: Alterstypische, reaktive und neurotische Störungen. Thieme, Stuttgart
Remschmidt H, Schmidt MH (Hrsg) (1988) Kinder- und Jugendpsychiatrie in Klinik und Praxis: In drei Bänden. Bd I: Grundprobleme, Pathogenese, Diagnostik, Therapie. Thieme, Stuttgart
Remschmidt H, Schmidt MH (eds) (1990) Anorexia nervosa. Hogrefe & Huber, Toronto
Remschmidt H, Schmidt MH (eds) (1992) Developmental psychopathology. Hogrefe & Huber, Lewiston NJ
Remschmidt H, Schmidt MH (Hrsg) (1994) Multiaxiales Klassifikationsschema für psychische Störungen des Kindes- und Jugendalters nach ICD-10 der WHO: Mit einem synoptischen Vergleich von ICD-10 mit ICD-9 und DSM-III-R, 3. Aufl. Huber, Bern
Remschmidt H, Stutte H (Hrsg) (1980) Neuropsychiatrische Folgen nach Schädel-Hirn-Traumen bei Kindern und Jugendlichen: Ergebnisse klinischer, neuropsychologischer und katamnestischer Untersuchungen. Huber, Bern
Remschmidt H, Schulz E, Martin M, Warnke A, Trott GE (1994) Childhood onset schizophrenia: History of the concept and recent studies. Schizophr Bull 20: 727–745
Resch F (1992) Therapie der Adoleszentenpsychosen: psychopathologische und entwicklungspsychologische Aspekte aus therapeutischer Sicht. Thieme, Stuttgart
Robins L (1978) Sturdy childhood predictors of adult antisocial behavior: Replications from longitudinal studies. Psychol Med 8: 611–622
Robins L, Rutter M (eds) (1990) Straight and devious pathways from childhood to adulthood. Cambridge University Press, Cambridge
Rossmann P (1991) Depressionsdiagnostik im Kindesalter. Grundlagen, Klassifikation, Erfassungsmethoden. (Huber-Psychologie-Forschung) Huber, Bern
Rothenberger G (1991) Wenn Kinder Tics entwickeln: Beginn einer komplexen kinderpsychiatrischen Störung. Fischer, Stuttgart
Rutter M (1977) Brain damage syndromes in childhood: concepts and findings. J Child Psychol Psychiatry 18: 1–21
Rutter M (1995) Relationships between mental disorders in childhood and adulthood. Acta Psychiatr Scand 91: 73–85
Sartory G (1997) Angststörungen: Theorien, Befunde, Diagnostik und Behandlung. Wissenschaftliche Buchgesellschaft, Darmstadt
Schmidt MH, Remschmidt H (eds) (1992) Developmental Psychopathology. Hogrefe & Huber, Lewiston, NY
Schmidt MH, Voll R (1985) Intelligenzminderungen und andere Varianten der Intelligenz. In: Remschmidt H, Schmidt MH (Hrsg) Kinder- und Jugendpsychiatrie in Klinik und Praxis, Bd II. Thieme, Stuttgart, S 29–140
Schmitt GM, Kammerer E, Harms E (Hrsg) (1996) Kindheit und Jugend mit chronischer Erkrankung. Verstehen und Bewältigen von Belastung und Bedrohung. Hogrefe, Göttingen
Schopler E, Mesibov GB, Kunce LJ (eds) (1998) Asperger syndrome or high-functioning autism? Plenum Press, New York
Seiffge-Krenke I, Boeger A, Schmidt C (1996) Chronisch kranke Jugendliche und ihre Familien: Belastung, Bewältigung und psychosoziale Fragen. Kohlhammer, Stuttgart
Shaffer D, Chadwick O, Rutter M (1975) Psychiatric outcome of localized head injury in children. In: Porter R, Fitz-Simons DW (eds) Outcome of Severe Damage to the Central Nervous System (Ciba Foundation Symposium 34) Elsevier, Amsterdam, pp 191–213
Shapiro AK, Shapiro ES, Bruun RD, Sweet RD (1988) Gilles de la Tourette syndrome. 2nd edn. Raven Press, New York
Spreen O (1977) Neuropsychologische Störungen. In: Pogratz L (Hrsg) Handbuch der Psychologie, Bd 8, I. Hogrefe, Göttingen, S 154–254
Spreen O (1978) Geistige Behinderung. Springer, Berlin Heidelberg New York
Steinhausen H-C (ed) (1995) Eating Disorders in adolescence: anorexia and bulimia nervosa (International Studies on Childhood and Adolescence, Vol 3) deGruyter, Berlin
Straßburg HM, Dachender W, Kreß W (1997) Entwicklungsstörungen bei Kindern. Grundlagen der interdisziplinären Betreuung. Fischer, Stuttgart
Tewes U (Hrsg) (1993) Hamburg-Wechsler-Intelligenztest für Kinder, Revision 1983: HAWIK-R. Handbuch und Testanweisung, 3. Aufl. Huber, Bern
Uexküll T von, Adler RH (Hrsg) (1996) Psychosomatische Medizin, 5. Aufl. Urban & Schwarzenberg, München
Vanderlinden J (1992) Die Behandlung der Bulimia nervosa: eine praktische Anleitung. Schattauer, Stuttgart
Warnke A (1990) Legasthenie und Hirnfunktion. Neuropsychologische Befunde zur visuellen Informationsverarbeitung. Huber, Bern
Weber D (1985) Autistische Syndrome. In: Remschmidt H, Schmidt MH (Hrsg) Kinder- und Jugendpsychiatrie in Klinik und Praxis: In drei Bänden, Bd II: Entwicklungsstörungen, organisch bedingte Störungen, Psychosen, Begutachtung. Thieme, Stuttgart, S 269–298
Wechsler JG (1998) Adipositas: Ursachen und Therapie. Blackwell, Berlin
Wendlandt W (1998) Sprachstörungen im Kindesalter. Materialien zur Früherkennung und Beratung (Forum Logopädie) 3. Aufl. Thieme, Stuttgart
Wirth G (1994) Sprachstörungen, Sprechstörungen, kindliche Hörstörungen. Lehrbuch für Ärzte, Logopäden und Sprachheilpädagogen. 4. Aufl. Deutscher Ärzte-Verlag, Köln
World Health Organization (WHO) (1992) The ICD-10 classification of mental and behavioural disorders. Clinical descriptions and diagnostic guidelines. World Health Organization, Geneva
World Health Organization (WHO) (1996) Multiaxial classification of child and adolescent psychiatric disorders. Cambridge University Press, Cambridge

XXIV Krankheiten des Stütz- und Bindegewebes

232 Angeborene Entwicklungsstörungen des Skeletts

J. Spranger

232.1 Osteochondrodysplasien

Definition. Osteochondrodysplasien sind generalisierte Entwicklungsstörungen des Knorpel-Knochen-Gewebes. Ihre Gesamthäufigkeit beträgt ca. 1:1 000. In dieser Zahl verbergen sich zahlreiche jeweils sehr seltene Krankheiten (Tabelle 232.1) Ihre Heterogenität erklärt sich aus der Vielzahl von Geweben und Einzelschritten, die an der Bildung des Skeletts beteiligt sind und deren Ausfall zu einem jeweils anderen Krankheitsbild führt.

Ätiologie. Osteochondrodysplasien sind überwiegend erblich bedingt. Die für Dysplasie verantwortlichen Gene sind postnatal, teilweise auch pränatal exprimiert. Sind pränatale Entwicklungsschritte betroffen, so ist die Skelettdysplasie bereits bei der Geburt erkennbar. Bei der diastrophischen Dysplasie beispielsweise beeinträchtigen Mutationen des Sulfattransportergens DTDST die intrauterine mesenchymale Entwicklung, und die Kinder werden zu klein mit Gaumenspalten und Gelenkkontrakturen geboren. Spätmanifeste Osteochondrodysplasien entstehen durch Mutation von Genen, die späte Entwicklungsschritte steuern. So manifestiert sich die Mutation des COL9A1-Gens für Typ-IX-Kollagen erst mit Auftreten epiphysärer Ossifikationszentren, und es entsteht die multiple epiphysäre Dysplasie. Bei Dysplasien bleibt aber immer die postnatale Entwicklung des Skelettsystems gestört. Hierdurch unterscheiden sich Dysplasien von Dysostosen, bei denen der pathologische Entwicklungsprozess pränatal abgeschlossen ist (s. Kap. 232.2).

Pathogenese und Klassifikation. Ätiopathogenetisch lassen sich die Skelettdysplasien einteilen in Defekte der Zellentwicklung und Defekte der Zellfunktion. Defekte der Zellentwicklung kommen durch Mutationen von Signalgenen zustande, welche – häufig über Transkriptionsfaktoren – die einzelnen Schritte der zellulären Positionierung, Migration, Differenzierung usw. steuern. Hierzu gehören beispielsweise die Achondroplasie, die kleidokraniale Dysplasie, die kampomele Dysplasie und die Dyschondrosteose (Tabelle 232.1). Andere Gene steuern die Zellfunktion, und ihre Defekte äußern sich in fehlerhafter Produktion oder Verarbeitung von Bestandteilen der Matrix. Hierzu gehören beispielsweise die verschiedenen Kollagenopathien, die Mukopolysaccharidosen und die diastrophische Dysplasie.

Da die molekulare Pathologie zahlreicher Osteochondrodysplasien noch unbekannt ist, werden sie derzeit noch überwiegend morphologisch klassifiziert (Tabelle 232.1). Man schließt dabei aus der morphologischen Ähnlichkeit verschiedener Krankheiten auf eine gemeinsame Pathogenese. Dies ist für einige Klassifikationsgruppen bewiesen, z.B. die Mukopolysaccharidosen oder hereditären Kollagenopathien. Andere Klassifikationsgruppen der Tabelle 232.1 weisen zwar gemeinsame morphologische Grundmuster auf, ohne daß jedoch bislang eine gemeinsame Pathogenese bekannt wäre.

Diagnose. Hauptmerkmal der meisten Osteochondrodysplasien ist der dysproportionierte Kleinwuchs. Spezifische Diagnosen werden röntgenologisch aus Art und Verteilung der Skelettveränderungen gestellt. Orientierend ist eine Mindestzahl von Röntgenaufnahmen erforderlich:

Minimale Röntgendiagnostik bei dysproportioniertem Kleinwuchs

- Wirbelsäule seitlich,
- Becken a.-p.,
- Hände p.-a.,
- Neugeborenes: Babygramm a.-p. und seitlich.

Eine molekulare Diagnostik ist bei einigen Osteochondrodysplasien möglich, jedoch zeitaufwendig, teuer und vielfach unnötig.

Therapie. Eine kausale Therapie der Osteochondrodysplasien gibt es nicht. Die Betreuung der Kinder konzentriert sich auf die Verhütung von Komplikationen. Komplikationen sind Deformitäten, die aus der fehlerhaften Anlage des Skeletts und anderer mesenchymaler Strukturen folgen. Beispiele sind Dislokationen, Skoliose, Gelenkfehlstellungen, Verbiegungen (s. Übersicht). Bei pleiotropen Krankheitsbildern liegen Begleitfehlbildungen vor wie Zahndefekte, Gaumenspalten, angeborene Herzfehler, Nierenzysten, Im-

Häufigere Komplikationen bei Osteochondrodysplasien

- Skelett:
  - atlantookzipitale Instabilität,
  - Spinalsstenose,
  - Skoliosen und andere Wirbelsäulenfehlstellungen,
  - Dislokationen,
  - Kontrakturen,
  - Frakturen,
  - Extremitätenfehlstellungen,
  - Fußdeformitäten,
  - prämature Arthrosen;
- extraskelettär:
  - ophthalmologische Komplikationen (Myopie, Netzhautablösung u. a.),
  - Schwerhörigkeit,
  - neurologische Ausfälle (Rückenmarkskompression, Hydrozephalie, Apnoen),
  - Nephropathien,
  - Malabsorption,
  - Immundefekte,
  - rezidivierende Luftwegsinfekte.

Tabelle 232.1. Internationale Klassifikation der Osteochondrodysplasien (unvollständige und adaptierte Liste der Internationalen Arbeitsgruppe für Konstitutionelle Skelettkrankeiten 2000)

Gruppe	Krankheiten	Erbgang	Gen	Protein	Bemerkung
Achondroplasie-Gruppe[a]	Achondroplasie	AD	*FGFR3*	Fibroblasten-Wachs-tums-faktor-Rezeptor	
	Hypochondroplasie	AD			
	Thanatophore Dysplasie I+II	AD			Letal
Spondylodysplastische Dysplasie-Gruppe	Platyspondyle Dysplasien	AR			Letal
	Achondrogenesis IA	AR			Letal
Metatropische Dysplasie-Gruppe	Fibrochondrogenesis	AR			Letal
	Schneckenbeckendysplasie	AR			Letal
	Metatropische Dysplasie[b]	AD			
Kurzripp-Polydaktylie- Gruppe	I Saldino-Noonan	AR			Letal
	II Majewski	AR			Letal
	III Verma-Naumoff	AR			Letal
	IV Beemer-Langer	AR			Letal
	Asphyxierende Thoraxdysplasie	AR			Oft letal
	Ellis-van-Creveld Syndrom	AR			
Atelosteogenesis – Omodysplasie-Gruppe	Atelosteogenesis I				Letal
	Omodysplasie I	AD			
	Omodysplasie II	AR			
	Otopalatodigitales Syndrom II				Letal
	Atelosteogenesis III	XR			Letal
Diastrophische Dysplasie-Gruppe	Diastrophische Dysplasie	AR	*DTDST*	Sulfat- Transporter	
	Achondrogenesis IB	AR			Letal
	De-la-Chapelle-Dysplasie	AR			Letal
Dyssegmentale Dysplasie-Gruppe	Typ Silverman-Handmaker	AR	*HSPg2*	Perlecan	Letal
	Typ Rolland-Desbuquois	AR			Letal
Typ-II-Kollagenopathien[a]	Achondrogenesis II	AD	*COL2A1*	Kollagen Typ II	Letal
	Hypochondrogenesis	AD			Letal
	Kniest-Dysplasie	AD			
	Dysplasia spondyloepiphysaria congenita	AD			
	Stickler-Dysplasie I	AD			
Typ-XI-Kollagenopathien	Stickler-Dysplasie II	AD	*COL11A1*	Kollagen Typ XI	
	Otospondylometaepiphysäre Dysplasie	AD, AD	*COL11A2*	Kollagen Typ XI	
Andere spondyloepi (meta-)physäre Dysplasien	Dysplasia spondyloepiphysaria tarda	XD	*SEDL*	SEDLIN	
	Progrediente pseudorheumatoide Condrodysplasie	AR	*WISP3*		
	Dyggve-Melchior-Clausen Dysplasie	AR			
	Wolcott-Rallison-Dysplasie	AR	*EiF2 AK3*		
	Immunoossäre Dysplasie Schimke	AR	*SMARCAL1*		
	Opsismodysplasie	AR			
	Schwartz-Jampel-Syndrom	AR	*HSPg2*	Perlecan	
	Sponastrime Dysplasie	AR			
Multiple epiphysäre Dysplasie-Gruppe	Pseudoachondroplasie	AD	*COMP*	COMP	
	Multiple epiphysäre Dysplasie	AD	*COL9 A1, A2, A3*	Kollagen Typ IX	
Chondrodysplasia-punctata-Gruppe	Rhizomeler Typ[b]	AR	*PEX7*	Peroxin 7	Semiletal
	Conradi-Hünermann-Typ	XD	*EBP*	Emopamil-bin-dendes Protein	
	Brachytelephalangealer Typ	XR	*ARSE*	ArylsulfataseE	
	Andere				
Metaphysäre Dysplasien	Typ Jansen	AD	*PTHR*	PTHR/PTHRP	
	Typ Schmid	AD	*COL10A1*	Kollagen Typ X	
	Typ McKusick	AR	*RMRP*	RNA-Endoribo-nuklease	
	Typ Shwachman	AR			
	Adenosindeaminase-Mangel	AR	*ADA*	Adenosindeaminase	

Tabelle 232.1 (Fortsetzung)

Gruppe	Krankheiten	Erbgang	Gen	Protein	Bemerkung
	Andere				
Spondylometaphysäre Dysplasien	Typ Kozlowski	AD			
	Typ Sutcliffe	AD			
Brachyolmien	Verschiedene Typen	Het			
Mesomele Dysplasien	Dyschondrosteose	AD	*SHOX*		
	Typ Robinow	AD	*ROR2*		auch AD form
Akromele und akromesomele Dysplasien	Akromikrische Dysplasie	AR			
	Geleophysische Dysplasie	AR			
	Weill-Marchesani-Syndrom	AR			
	Trichorhinophalangeales Syndrom I	AD	*TRPS1*		
	Trichorhinophalangeales Syndrom II	AD	... *+EXT1*		Contiguous-gene-Syndrom
	Grebe-Dysplasie	AR	*CDMP*	„cartilage derived morphogenic protein“	
	Brachydaktylien A–E	AD			
	Pseudohypopyrathyroidism[b]	AD	*GNAS1*	Guaninnukleot bindendes Protein	
	Akrodysostose	AD?			
	Akromesomele Dysplasie	AR			
Dysplasien mit Defekt der membranösen Knochenbildung	Dysplasia cleidocranialis	AD	*CBFA1*	Core-binding factor α-1	
	Osteodysplastie	AD			
„Bowing“-Gruppe	Kampomele Dysplasie	AD	*SOX 9*	SRY box 9	
	Andere				
Dysplasien und angeborene Luxationen	Larsen-Syndrom	Het			
	Desbuquois-Syndrom	AR			
Dysostosis-multiplex-Gruppe	Mukopolysaccharidosen	Het		MPS	Siehe Kap. 31
	Oligosaccharidosen	Het		Glykoproteine	Siehe Kap. 31
Osteodysplastische primordiale Kleinwuchsformen	Typ I	AR			
	Typ II	AR			
	Mikrozephale Form	AR			
Dysplasien mit verminderter Knochendichte	Osteogenesis imperfecta I	AR	$COL1A1A_2$	Typ-I-Kollagen	
	Osteoporose-Pseudoglioma	AD			
	Geroderma osteodysplasticum	AR			
	Idiopathische Osteoporose				
	Andere				
Mineralisationsdefekte[a]	Hypophosphatasie, Frühform	ARA	*ALPL*	Alkalische Phosphatase	
	Hypophosphatasie, Spätform	D			
	Andere				
Osteosklerosen mit normaler Form der Röhrenknochen	Osteopetrose, infantil[b]	AR	*TC1RG1* *CLCN7*	Vakuoläre Pumpe Chloridkanal-Pumpe	
	Osteopetrose, juvenil[b]	AD			
	Osteopetrose + renale Azidose	AR	*CA2*	Karboanhydrase II	
	Osteopathia striata, isoliert				
	Osteopathia striata + Schädelsklerose	AD			
	Sponastrime Dysplasie	AR			
	Melorheostose				
	Osteopoikilose	AD			
	Andere				

Tabelle 221.1 (Fortsetzung)

Gruppe	Krankheiten	Erbgang	Gen	Protein	Bemerkung
Osteosklerosen mit diaphysärer Dysplasie	Camurati-Engelmann-Syndrom	AD	*TGFB*	Transforming growth Factor β1	
	Kraniodiaphysäre Dysplasie	AR?			
	Lenz-Majewski-Dysplasie				
	Endosteale Hyperostosen[b]	Het	*SOST* u.a.		
	Kenny-Caffey-Dysplasie	Het			
	Osteoektasie mit Hyperphosphatasie	AR			
	Andere	AR			
Osteosklerosen mit metaphysärer Dysplasie	Morbus Pyle	AR			
	Kraniometaphysäre Dysplasie[b]	Het	*ANKH* u.a.		
	Frontometaphysäre Dysplasie	XR			
	Dysosteosklerose[b]	Het			
	Andere				
Schwere neonatale Osteosklerosen	Zahlreiche Einzelformen mit glatter oder fragmentierter Knochenbildung	Het			Letal
Dysplasien mit anarchischer Gewebsentwicklung	Dysplasia epiphysealis hemimelica				
	Multiple kartilaginäre Exostosen	AD	*EXT1–3*	Exostosin 1–3	
	Enchondromatose				
	Spondyloenchondromatose	AR			
	Dysspondyloenchondromatose[b]				
	Metachondromatose				
	Osteoglophone Dysplasie	AD			
	Genochondromatose	AD			
	Fibröse Dysplasie	AD	*GNAS1*	Guaninnukleot-Protein	
	Fibrodysplasia ossificans progressiva	AD	*BMP4*	Bone morphogenetic protein	
	Cherubismus	AD			
Osteolysen	Carpotarsale Form	Het			
	Francois-Syndrom	AR			
	Winchester-Syndrom	AR			
	Torg-Syndrom	AD			
	Hajdu-Cheney-Syndrom	AR			
	Mandibulo-akrales Syndrom				
	Andere				

[a] Gruppen mit nachgewiesen einheitlicher Pathogenese.
[b] Verschiedene Formen.
AD autosomal-dominant, *AR* autosomal-rezessiv, *XD* X-chromosomal-dominant, *XR* X-chromsomal-rezessiv, *Het* genetisch heterogen

mundefekte. Psychosozialen Schwierigkeiten, die bis zur Adoleszenz selten, aber bei Erwachsenen gehäuft auftreten, ist am ehesten durch die Stützung intakter Familienstrukturen zu begegnen. Selbsthilfeorganisationen für kleinwüchsige Kinder und ihre Eltern sind kompetent und hilfreich.

Versuche, die Körpergröße mit Wachstumshormon zu beeinflussen, beschleunigen gelegentlich die Wachstumsgeschwindigkeit ohne nachgewiesenen Effekt auf die Endgröße. Sie sind bestenfalls im Rahmen kontrollierter therapeutischer Versuche gerechtfertigt. Die operative Beinverlängerung ist bei einseitiger Beinverkürzung indiziert. Eine beidseitige Beinverlängerung kommt bei Kleinwuchsformen mit normaler Gelenkentwicklung in Frage und kann Größenzuwächse von 10–25 cm erzielen. Sie wird häufig in die Adoleszenz verschoben, um den Jugendlichen ein Mitspracherecht bei dem langwierigen und überwiegend psychosozial begründeten Eingriff zu ermöglichen.

Prophylaxe. Bei familiärer Belastung ist eine primäre Prävention durch genetische Beratung möglich. Osteochondrodysplasien mit bekanntem molekularen oder Proteindefekt können pränatal aus Chorionzotten und Amnionzellen diagnostiziert werden. Bei der Geburt deutlich manifeste Kleinwuchsformen lassen sich etwa ab der 18. SSW sonographisch vermuten. Die für die vorzeitige Beendigung der Schwangerschaft wichtige Unterscheidung zwischen letalen und nicht letalen Osteochondrodysplasien hat in ungeübten Händen eine hohe Fehlerquote.

Phänokopien hereditärer Osteochondrodysplasien sind z.B. eine Chondrodysplasia punctata durch Antikoagulanzien, Vitamin-K-Mangel oder Alkohol und eine epiphysäre Dysplasie bei Hypothyreose. Ihnen ist durch entsprechende Karenz oder Substitution zu begegnen.

Achondroplasie

Die Achondroplasie ist die häufigste Osteochondrodysplasie mit einer Frequenz um 1:20000. Sie ist bedingt durch einen Defekt des Knorpelzellrezeptors für Fibroblasten-Wachstumsfaktor 3, der die Zellteilungsrate in enchondralen Knorpelzellsäulen beeinflußt. Sie wird autosomal-dominant vererbt.

Klinische Symptome und Verlauf. Bei der Geburt fallen kurze Extremitäten auf. Die Körpergröße liegt im unteren, der Kopfumfang im oberen Normbereich. Der Kopfumfang nimmt im Laufe der ersten beiden Lebensjahre überproportional zu und verläßt Ende des 1. Lebensjahres den normalen Perzentilenbereich. Im weiteren Verlauf flacht die Schädelumfangskurve jedoch spontan ab und entwickelt sich parallel zur normalen 97%-Perzentile weiter.

Die Dysproportionierung nimmt im Lauf der Entwicklung zu. Es resultiert ein charakteristischer kurzgliedriger Kleinwuchs (Abb. 232.1) mit einer Endgröße um 131 cm (118–143 cm) bei Männern und 125 cm (112–138 cm) bei Frauen.

Säuglinge mit Achondroplasie sind hypoton. Schwer betroffene Säuglinge, besonders solche mit ausgeprägter Muskelhypotonie, sind durch zentrale und obstruktive Apnoen gefährdet und können plötzlich versterben. Auch

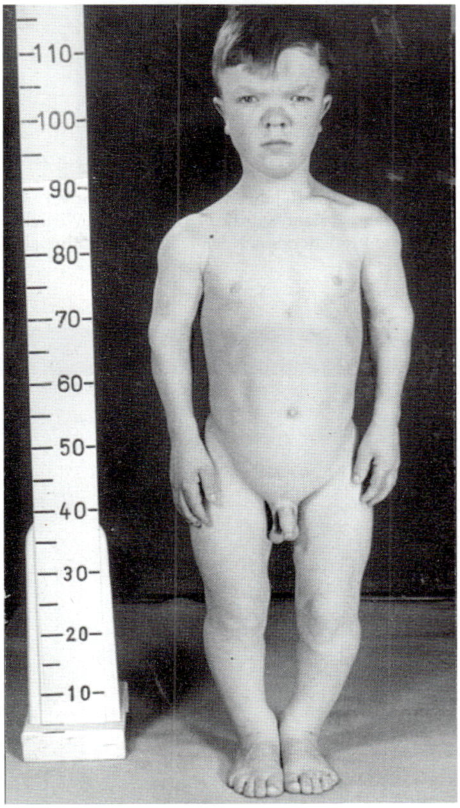

Abb. 232.1. 12 Jahre alter Knabe mit Achondroplasie

leichter betroffene Säuglinge lernen aufgrund ihrer Muskelhypotonie verspätet zu sitzen und zu laufen. Die Prognose ist hier jedoch gut: Die Hypotonie verschwindet im Laufe der ersten Lebensjahre spontan und mit ihr meist eine hypotoniebedingte und aufgrund ihres Spontanverlaufs nicht behandlungsbedürftige Sitzkyphose. Sie weicht einer lumbalen Hyperlordose, welche die später häufigen Kreuzschmerzen der Patienten erklärt und nur operativ (durch Anteversionsosteotomie der Femora) beeinflußbar ist. Ganz vereinzelt nimmt die frühkindliche Kyphose mit anteriorer Abflachung einzelner Wirbelkörper und Einengung des Spinalkanals zu. Häufig entwickeln sich Crura vara. Die Stabilität der Kniegelenke ist ohne Funktionsverlust vermindert.

Für die Entwicklung der Kinder entscheidend ist das verminderte Wachstum von Schädelbasis und Spinalkanal. Die Schädelbasis ist zu kurz, der Nasopharyngealraum eingeengt. Dies äußert sich in häufigen Infektionen der oberen Luftwege mit rezidivierenden Otitiden, chronischen Mittelohrergüssen und Schalleitungsschwerhörigkeit. Sie kann die Entwicklung des Sprachverständnisses und dadurch formale Intelligenztests der geistig normalen Kinder beeinträchtigen.

Durch die Wachstumsstörung der Schädelbasis bleiben die venösen Ausflußkanäle und das Foramen occipitale zu eng. Folge ist eine Behinderung des venösen Abflusses und der Liquorzirkulation in den Spinalkanal. Der Schädelinnendruck nimmt zu. Es bildet sich ein Hydrozephalus internus, häufig auch externus aus, der (entsprechend der Kopfumfangskurve) zunächst dynamisch, dann jedoch stationär ist, im allgemeinen keine Symptome verursacht und keine Ausfälle hinterläßt. Die Einengung des Spinalkanals kann zur Rückenmarkskompression und entsprechenden neurologischen Ausfällen führen.

Diagnose. Die diagnostisch wesentliche Aufnahme ist das Babygramm des Neugeborenen (Abb. 232.2). Wichtigste Röntgenmerkmale beim älteren Kind sind sagittal verkürzte Wirbelkörper (Abb. 232.3), niedere, breite Beckenschaufeln mit horizontalen Azetabulardächern, verkürzte und verbreiterte Röhrenknochen mit normal geformten Epiphysen und etwas unregelmäßig begrenztem Metaphysenabschluß. Im Schädel-CT ist der Durchmesser des Foramen occipitale vermindert, Ventrikel und häufig auch die äußeren Liquorräume sind erweitert. Die Magnetresonanztomographie des Schädels kann druckbedingte Zeichen der Kompression der Medulla oblongata aufweisen. Eine molekulargenetische Diagnostik ist möglich, jedoch teuer und angesichts der eindeutigen radiologischen Befunde überflüssig.

Differentialdiagnose. Die *Hypochondroplasie* verläuft leichter, die thanatophore Dysplasie schwerer als die Achondroplasie. Die *Pseudoachondroplasie* ähnelt der Achondroplasie klinisch, hat röntgenologisch jedoch epiphysäre Veränderungen. Der Schädel ist normal.

Therapie. Kinder mit Achondroplasie sollen möglichst wie normalwüchsige Kinder behandelt werden, mit üblichen Vorsorgemaßnahmen, normaler Einschulung und möglichst geringer ärztlicher Intervention. Shuntableitungen und spezielle Krankengymnastik sind trotz Hydrozephalus und

Muskelhypotonie aufgrund der guten Spontanprognose nur selten indiziert. Obstruktive Apnoen sind nicht selten durch adenoide Vegetationen bedingt. Sie sind – auch mehrfach – zu beseitigen. Nächtliche CPAP-Beatmung ist nur selten erforderlich. Die neurologische und audiologische Entwicklung ist sehr sorgfältig zu verfolgen. Die wichtigsten speziellen Betreuungsmaßnahmen finden sich in Tabelle 232.2.

Hypochondroplasie

Die Hypochondroplasie beruht auf einer allelen Mutation des für die Achondroplasie verantwortlichen FGFR3-Gens und wird ebenfalls autosomal-dominant vererbt. Die Mutation ist nicht bei allen Patienten nachweisbar. Die Häufigkeit der Hypochondroplasie ist aufgrund der schwierigen Abgrenzung vom konstitutionellen Kleinwuchs schwer einzuschätzen.

Klinische Symptome. Das Erscheinungsbild ähnelt der Achondroplasie, ist jedoch weniger ausgeprägt. Die Extremitäten sind relativ kurz, der Rumpf relativ lang. Die Schädel kann

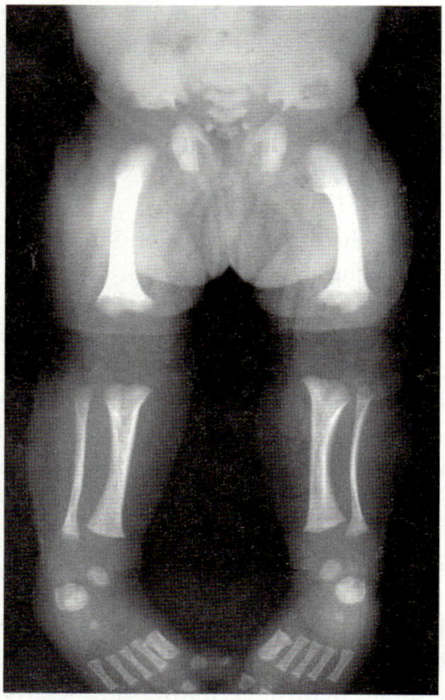

Abb. 232.2. Achondroplasie (Neugeborenes). Niedere, breite Beckenschaufeln mit charakteristischem mediokaudalem Sporn, kurze Röhrenknochen mit relativ längerer Fibula, charakteristische Eichelform des proximalen Femur, aufgetriebene Metaphysen

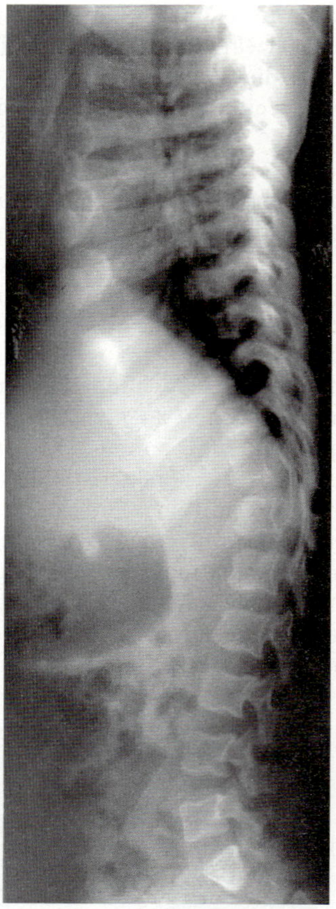

Abb. 232.3. Achondroplasie (6 Jahre). Anterioposterior verkürzte Wirbelkörper mit verstärkter dorsaler Konkavität, enger Wirbelkanal, anterior auftgetriebene Rippenenden. Noch leichte lumbodorsale Kyphose

Tabelle 232.2. Auswahl spezieller Betreuungsmaßnahmen bei Achondroplasie

	1. Lebensjahr	2. Lebensjahr	4. Lebensjahr	6. Lebensjahr	Pubertät
Anamnese	Familie, Apnoen, psychomotorische Entwicklung Infektionen	Entwicklung Sprache Infektionen	Entwicklung Sprache Infektionen	Entwicklung Sprache Hören Einschulung	Soziale Intergration
Spezielle klinische Untersuchung	Perzentilen Neurologie[a]	Perzentilen Neurologie[a]	Perzentilen Neurologie[a]	Perzentilen Neurologie[a]	Perzentilen Neurologie[a]
Labor	Röntgendiagnosesicherung, Schlaflabor; MRT[b] SEP[c]	SEP MRT			
Konsilien	HNO[d] Neurochirurgie[e]	HNO[d] Neurochirurgie[e]	HNO[d] Neurochirurgie[e] Orthopädie[f]	Psychologie Orthopädie[f] Kieferorthopädie[g]	Orthopädie[f] Psychologie

[a] Asymmetrische Bewegungen? Reflexdifferenzen? Pyramidenzeichen? Exzessive Muskelhypotonie?
[b] Insbesondere bei schwerer Hypotonie zentralen Apnoen, pathologischem Schlaflabor, pathologischem SEP.
[c] Somatisch evozierte Potentiale mit spezieller Ableitetechnik.
[d] Paukenerguß? Adenoide? Audiogram
[e] Bei auffälligem MRT Frage der okzipitalen Dekompression oder Laminektomie.
[f] Tibia vara? In der Adoleszenz evtl. Beinverlängerung?
[g] Häufig Zahnfehlstellung.

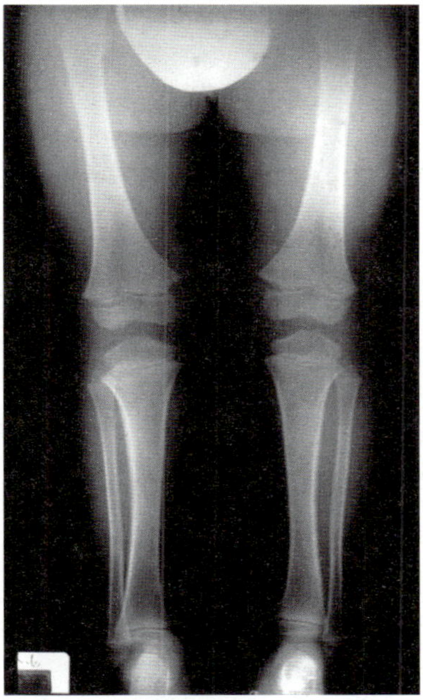

Abb. 232.4. Hypochondroplasie (5 Jahre). Etwas verkürzte, verplumpte Femora und Tibien; abgeflachte Knieepiphysen

normal oder leicht vergrößert sein. Die Erwachsenengröße liegt zwischen 132 und 147 cm.

Diagnose. Hauptmerkmale sind die a.-p.-Verkürzung mit dorsaler Konkavität der Wirbelkörper, der kraniokaudal abnehmende Interpedikularabstand lumbal, verkürzte Schenkelhälse, eine relative Verkürzung der Tibien gegenüber den Fibulae (Abb. 232.4), verkürzte Handknochen. Diese Veränderungen sind nicht immer vollständig vorhanden. Die Abgrenzung von Normalbefunden kann schwierig sein. Die molekulargenetische Diagnostik ist in Zweifelsfällen angezeigt. Ein negativer Befund schließt die Diagnose nicht aus.

Differentialdiagnose. In schwerer Ausprägung ist die Hypochondroplasie kaum von der Achondroplasie, in leichter Form schwer vom familiär-konstitutionellen Kleinwuchs abzugrenzen.

Therapie. Einziges Problem ist die Körperlänge. Therapeutisch kommt die operative Beinverlängerung in Frage.

Thanatophore Dysplasie

Zwei spezifische Mutationen des FGFR3-Gens führen zu 2 Formen der letalen thanatophoren Dysplasie. Typ II weist häufiger einen Kleeblattschädel auf als Typ I. Die pränatal schwierige, nach der Geburt radiologisch jedoch sofort mögliche Diagnose (Abb. 232.5) ist für die postnatale Versorgung wichtig. Am Beatmungsgerät können Kinder mit thanatophorer Dysplasie jahrelang überleben. Sie bleiben psychomotorisch schwerst behindert und kleinwüchsig mit einer Körpergröße um 80 cm. Das genetische Wiederholungsrisiko liegt für Eltern mit einem betroffenen Kind in der Größenordnung von weniger als 1 : 10 000.

Die beiden thanatophoren Dysplasien sind nur 2 von zahlreichen letalen Osteochondrodysplasien (Tabelle 232.1), die röntgenologisch eindeutig, pränatal-sonographisch jedoch nur schwer unterscheidbar sind.

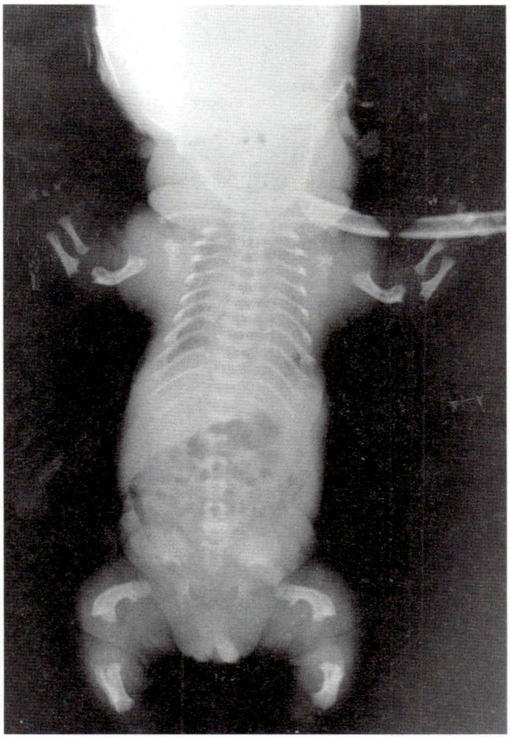

Abb. 232.5. Thanatophore-Dysplasie I. Schmaler Thorax. U-förmige Wirbelkörper; verkürzte und verkrümmte Femora mit aufgehelltem proximalem Ende; kurze, breite Tibien und Femora; übrige Röhrenknochen verkürzt; Beckenschaufeln nieder und breit

Diastrophische Dysplasie

Die autosomal-rezessiv vererbte Krankheit ist verursacht durch den Defekt eines für den transmembranösen Transport von Sulfationen wichtigen Peptids. Aufgrund des intrazellulären Sulfatmangels bleiben Proteoglykane untersulfatiert.

Klinische Symptome und Verlauf. Schwer betroffene Patienten werden mit kurzen Extremitäten und Klumpfüßen geboren. 30 % haben eine Gaumenspalte. Im 1. Lebensmonat entwickeln sich zystische Gebilde im Ohrknorpel, die später eine blumenkohlartige Ohrdeformität hinterlassen. Charakteristisch ist der nach proximal versetzte, abgespreizte Daumen („hitchhiker thumb"). Weichteilbedingte Gelenkkontrakturen nehmen im Verlauf der Entwicklung eher zu. Gleichzeitig bildet sich eine kontrakte Kyphoskoliose aus. Die mittlere Erwachsenengröße liegt bei 132 cm für Männer und 125 cm für Frauen.

Diagnose. Röntgenologisch sind die Röhrenknochen verkürzt mit metaphysären, später mit charakteristischen epiphysären Veränderungen. Metacarpalia und Phalangen sind häufig von unregelmäßiger Form und Länge (Abb. 232.6). Das besonders kurze Os metacarpale I erklärt den proximal gesetzten und abgespreizten Daumen. Die Wirbelkörper sind meist normal geformt. Gelegentlich entwickelt sich in den ersten Lebensjahren eine zervikale Kyphose mit der Gefahr der Rükkenmarkskompression. Sie kann sich spontan bessern. Eine mo-

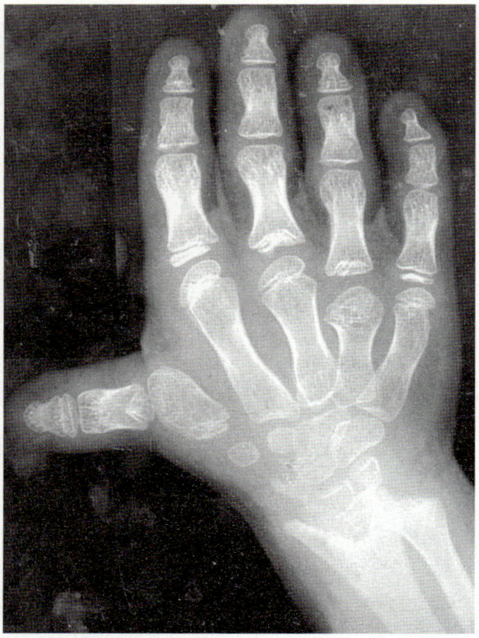

Abb. 232.6. Diastrophische Dysplasie (13 Jahre). Unregelmäßig verkürzte und verplumpte Röhrenknochen; besonders kurzes, fast dreieckiges Metacarpale I; flache, dysplastische, teilweise zapfenförmige Epiphysenkerne

lekulargenetische Diagnostik ist möglich, aber angesichts der charakteristischen Röntgenbefunde nur selten indiziert.

Differentialdiagnose. Leichtere Verlaufsformen sind bekannt und imponieren als besondere Form der *epiphysären Dysplasie*. Abhängig von der spezifischen Mutation kann selten ein Patient eine fast normale Körpergröße erreichen. Klumpfüße können das einzige Symptom sein. Schwerste Formen des Sulfattransporterdefekts verlaufen dagegen letal. Abhängig von den röntgenologischen Skelettveränderungen werden sie als *Achondrogenesis Ib* oder *De-La-Chapelle-Dysplasie* diagnostiziert.

Therapie. Die Klumpfüße bedürfen der orthopädischen Behandlung, erweisen sich aber als rebellisch. Das gleiche gilt für Skoliose und Kontrakturen. Eine Gaumenspalte ist wie üblich zu behandeln. Ob operative Bemühungen zur Verbesserung der Gelenkbeweglichkeit und der Skoliose überhaupt effektiv sind, d.h. ob operativ behandelte Patienten bessere Funktionen und Lebensqualität haben als unbehandelte, ist unbewiesen. Ein neurochirurgischer Eingriff an der Halswirbelsäule ist wegen der Möglichkeit der Spontanbesserung nur bei rasch progredienter oder besonders schwerer Kyphosierung sowie bei zunehmenden neurologischen Ausfällen nach MR-Evaluierung des Myelons indiziert.

Dysplasia spondyloepiphysaria congenita

Die autosomal-dominante Dysplasia spondyloepiphysaria congenita ist die häufigste Form eines breiten Spektrums von Krankheiten durch fehlerhafte Produktion von Typ-II-(Knorpel-)Kollagen. Andere Typ-II-Kollagenopathien sind die Achondrogenesis II, Hypochondrogenesis, Morbus Kniest und Morbus Stickler (Tabelle 232.1).

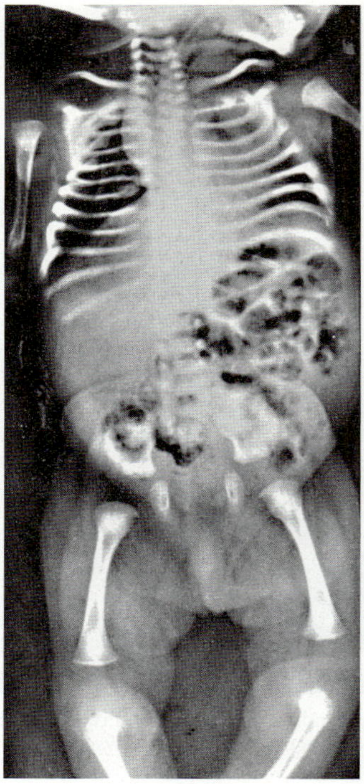

Abb. 232.7. Dysplasia spondyloepiphysaria congenita (Neugeborenes). Abgeflachte Wirbelkörper; fehlende Ossifikation der ossa pubis und Kniegelenkepiphysen

Klinische Symptome und Verlauf. Die Patienten werden zu klein geboren. 30 % haben eine Gaumenspalte. Im Laufe der Entwicklung bildet sich ein kurzrumpfiger Kleinwuchs aus mit einer Endgröße zwischen 120 und 140 cm. Mehr als die Hälfte der Patienten haben eine progrediente Myopie mit der Gefahr der Netzhautablösung. Schwerhörigkeit findet sich insbesondere bei Patienten mit Gaumenspalte.

Diagnose. Radiologische Hauptmerkmale sind beim Neugeborenen abgeflachte, ovoid geformte Wirbelkörper sowie fehlende Ossifikation der Ossa pubis und Kniegelenkepiphysen (Abb. 232.7). Die Ossifikation der Wirbelkörper und proximalen Femora bleibt verzögert, metaphysäre Strukturveränderungen können bei schweren Fällen hinzutreten. Hand- und Fußknochen bleiben weitgehend normal geformt.

Differentialdiagnose. Abzugrenzen sind andere spondyloepiphysäre Dysplasien, z.B. die X-chromosomal-dominant vererbte *Dysplasia spondyloepiphysaria tarda* (Tabelle 232.1). Charakteristisch für die Typ-II-Kollagenopathien ist die Kombination von Skelett- und Augenveränderungen. Zusammen mit Gaumenspalten findet sie sich u.a. bei der schwer verlaufenden *Kniestschen Dysplasie* und der leichter verlaufenden *Sticklerschen Arthroophthalmopathie*. Schwerste Formen der Typ-II-Kollagenopathien – Achondrogenesis II und Hypochondrogenesis – verlaufen letal.

Therapie. Visus und Augenhintergrund sind jährlich, die Hörfähigkeit bei Verdacht auf Schwerhörigkeit zu kontrollieren. Orthopädisch werden subtrochantere Valgisierungsosteotomien zur Korrektur einer progredienten Coxa vara orthopädisch angeboten. Ob die Operation Gelenkfunktion und Lebensqualität nachhaltig verbessert, ist unbewiesen. Ähnliches gilt für die Behandlung der Kyphoskoliose. Vor Operationen ist eine atlantoaxiale Instabilität auszuschließen. Normale Einschulung ist anzustreben unter Freistellung vom üblichen Schulsport. Geeignete Sportarten sind Schwimmen und Fahrradfahren. Sitzende Berufe sind vorzuziehen.

Multiple epiphysäre Dysplasie

Die durch fehlerhafte Produktion von Typ-IX-Kollagen oder Cartilage-oligomeric-Protein (COMP) bedingte Krankheit wird autosomal-dominant vererbt.

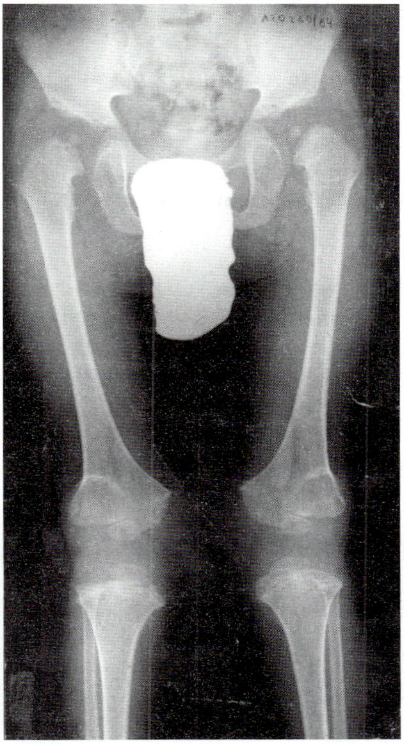

Abb. 232.8. Multiple epipyhsäre Dysplasie (7 Jahre). Kleine, dysplastische Epiphysenkerne

Klinische Symptome. Die Krankheit manifestiert sich meist zwischen dem 2. und 10. Lebensjahr mit Hinken, Watschelgang, Hüft- oder Knieschmerzen. Leichte Formen werden erst beim Erwachsenen als „prämature Osteoarthrose" erkannt. Die Körpergröße ist leicht vermindert oder normal.

Diagnose. Radiologisch sind viele Epiphysenkerne – vorzugsweise der Hüft- und Kniegelenke – klein, abgeflacht, gelegentlich fragmentiert (Abb. 232.8). Die Handwurzelkerne sind unregelmäßig geformt. Befall nur einzelner Gelenke, vor allem der Hüften, kommt vor. Eine molekulargenetische Diagnostik ist wenig sinnvoll, da die Diagnose radiologisch möglich ist.

Differentialdiagnose. Die *Pseudoachondroplasie* ist durch schwerere Veränderungen an Wirbelsäule und Epiphysen charakterisiert. Beim beidseitigen *M. Perthes* sind die Hüftkopfe primär normal und zerfallen sekundär. Die *juvenile rheumatoide Arthritis* ist klinisch zu differenzieren. Eine *Hypothyreose* ist vor allem bei Hüftbefall auszuschließen.

Therapie. Sportarten mit statischer Belastung der unteren Extremitäten sind nicht zu empfehlen. Geeignet sind Schwimmen, Fahrradfahren, Reiten, evtl. Rudern. Sitzende Berufe sind vorzuziehen. Im höheren Alter evtl. prosthetische Versorgung schwer osteoarthrotischer Gelenke.

Chondrodysplasia punctata

Röntgenologisch nachweisbare, spritzerartige neonatale Kalzifikationen sind unspezifisch. Sie sind Hauptmerkmal verschiedener Formen der Chondrodysplasia punctata. Klinisch haben Neugeborene mit diesen klassischen Formen häufig eine ausgeprägt eingesunkene Nasenwurzel. Warfarin (Marcumar) induziert eine von der X-chromosomal-dominanten Chondrodysplasia punctata klinisch und röntgenologisch nicht unterscheidbare Phänokopie. Neonatale Kalzifikationen kommen weniger ausgeprägt bei anderen hereditären Krankheiten vor und werden durch verschiedene Noxen induziert (Tabelle 232.3).

Dyschondrosteose

Die Dyschondrosteose ist eine nicht ganz seltene, autosomaldominant vererbte Krankheit, charakterisiert durch eine

Tabelle 232.3. Wichtigste genetische Formen der Chondrodysplasia punctata und symptomatische Kalzifikationen

Bezeichnung	Merkmale	Prognose	Ursache	Erbgang
Rhizomele Form	Rhizomeler Kleinwuchs, Kontrakturen, Katarakt, schwere psychomotorische Behinderung, Tetraspastik. Röntgen: Symmetrisch. Kurze humeri u. femora, Wirbelkörperspalten	Meist letal, Tod vor 10. Lebensjahr	Peroxisomaler PTS2-Rezeptordefekt PEX-7-Mutation	Autosomal-rezessiv
Conradi-Hünermann-Syndrom	Asymmetrischer Kleinwuchs, Skoliose, Katarakt, Ichthyose, Alopezie. Röntgen: diffus verteilte Kalzifikationen, später asymmetrische Epipyphsen- u. Wirbelkörperdefekte	Normale geistige Entwicklung, Kleinwuchs	Hydroxysteroid-Isomerase	X-chromosomal-dominant
Brachytelephalangeale Form	Kleinwuchs, kurze Finger. Röntgen: kurze Endphalangen. Bei DeletionXp22.32 Nachbargendefekt mit Ichthyose, Anosmie, Hypogonadismus, geistiger Behinderung	Gut quoad vitam	Arylsulfatase E, evtl. andere bei Deletion Xp22.32	X-chromosomal-rezessiv
Brachymetakarpal-mesomeler Typ	Irregulär verkürzte Mittelhandknochen, kurze Tibia u. Fibula, Kleinwuchs	Gut quoad vitam	Besondere Manifestation des Conradi-Hünermann-Syndroms?	
Symptomatische neonatale Kalzifikationen	Intrauterine Exposition mit Warfarin (Marcumar), Alkohol, Hydantion, Phenacetin; Vitamin-K-Epoxid-Reduktasedefekt, Vitamin-K-Mangel, Rötelninfektion, mütterlicher Lupus erythematosus, Zellweger-Syndrom, Trisomie 18, Trisomie 21, Smith-Lemi-Opitz-Syndrom, De-Lange-Syndrom, GM1-Gangliosidose			

Madelungsche Deformität und mesomel dysproportionierten Kleinwuchs. Ursache sind Mutationen oder Deletionen des sog. SHOX-Gens in der pseudoautosomalen Region des X-Chromosoms.

Dysplasia cleidocranialis

Die autosomal-dominant vererbte kleidokraniale Dysplasie ist verursacht durch Mutationen des CBFA1-Gens („core-binding factor" A1), das einen für die Determinierung mesenchymaler Stammzellen zu Osteoblasten verantwortlichen Transkriptionsfaktor codiert.

Klinische Symptome. Hauptmerkmale sind die Aplasie oder Hypoplasie der Schlüsselbeine mit einer abnormen Schulterbeweglichkeit nach vorn, verzögerte Dentition und Zahnstellungsanomalien, kurze Finger und mäßiger Kleinwuchs.

Diagnose. Die Schlüssselbeine können ganz oder teilweise fehlen. Fontanelle und Schädelnähte schließen sich verspätet – später finden sich zahlreiche Schaltknochen in den Nähten. Die Ossifikation der Ossa pubis ist verzögert, die Beckenschaufeln sind schmal (Abb. 232.9). Die Endphalangen sind kurz, ihre Epiphysenkerne eher breit.

Differentialdiagnose. Die Ossifikationsdefekte der Schlüsselbeine können mit Frakturen verwechselt werden. Isolierte *Pseudarthrosen* der Schlüsselbeine kommen vor, überwiegend rechts. Kongenitale klavikulare Defekte finden sich beim *Yunis-Yaron-Syndrom* (autosomal-rezessiv erblich mit Daumenaplasie und Mikrogenie) und der *mandibuloakralen Dysplasie* (progeroides Aussehen, Akroosteolyse).

Therapie. Beschwerden sind selten. Die Zahnstellungsanomalien sind kieferorthopädisch zu betreuen. Das enge Becken kann zu Geburtsschwierigkeiten führen.

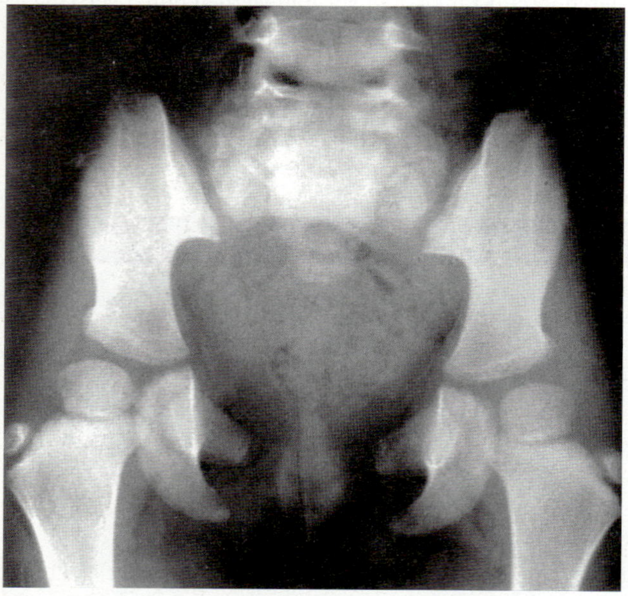

Abb. 232.9. Dysplasia cleidocranialis (8 Jahre). Schmale, hohe Beckenschaufeln, fehlende Ossifikation der medialen Abschnitte von Sitz- und Schambeinknochen. Große, runde Epipyhsenkerne der proximalen Femora

Kampomele Dysplasie

Ein durch SOX9 codierter Transkriptionsfaktor beeinflußt die Entwicklung von Knochen und Testes. Mutationen des SOX9-Gens äußern sich in der kampomelen Dysplasie. Die Krankheit ist heterozygot (autosomal-dominant) manifest.

Klinische Symptome und Verlauf. Hauptmerkmale der bei der Geburt manifesten Krankheit sind Gaumenspalte, Mikrogenie, verkrümmte Beine und Klumpfüße. Hypoplastische Trachealknorpel, Muskelhypotonie und hypoplastischer Thorax erschweren die Spontanatmung und prädestinieren zu Atemwegsinfekten. Die meisten Patienten sterben im frühen Säuglingsalter. Chromosomal männliche Patienten haben meist ein intersexuelles Genitale oder einen komplett weiblichen Phänotyp.

Diagnose. In wechselnder Vollständigkeit finden sich hypoplastische Schulterblätter, 11 Rippenpaare, hypoplastische Brustwirbelkörper, bilateral dislozierte Hüftgelenke, verkrümmte Femora und Tibien und hypoplastische Fibulae (Abb. 232.10). Die Verkrümmung kann fehlen (akampomeles kampomeles Syndrom).

Differentialdiagnose. Auszuschließen sind andere, häufigere Ursachen einer Beinverkrümmung, z.B. *Osteogenesis imperfecta* oder *Hypophosphatasie*. Isolierte „bowed legs" kommen auch als Folge von intrauteriner Lagenanomalie oder aus ungeklärter Ursache vor.

Therapie. Mit intensivmedizinischer Unterstützung können die Patienten überleben. Spätere Entwöhnung vom Beat-

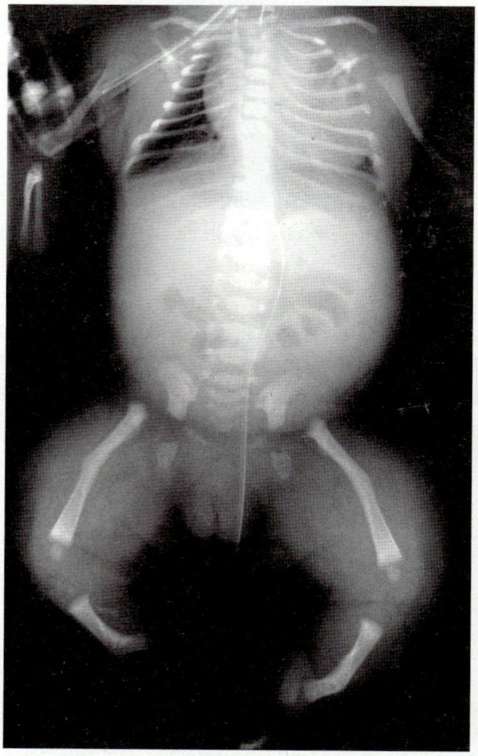

Abb. 232.10. Kampomele Dysplasie (Neugeborenes). Verkrümmung von Femora und Tibien; fehlende Fibulae; hypoplastische Scapulae, dysplastische Halswirbelkörper

mungsgerät ist möglich. Leichter betroffene Patienten überleben spontan, bleiben in wechselndem Ausmaß zu klein mit mäßiggradiger geistiger Behinderung.

Hypophosphatasie

Der Begriff Hypophosphatasie umfaßt ein Spektrum von Krankheiten durch erniedrigte Aktivität der gewebsunspezifischen alkalischen Phosphatase. Multiple allele Mutationen erklären die Manifestationsbreite des meist homozygot (rezessiv), seltener heterozygot (dominant) manifesten Leidens.

Klinische Symptome und Verlauf. Die kongenitale, schwere Form ist nicht mit dem Leben vereinbar. Patienten mit der infantilen Form gedeihen schlecht, haben weit offene Fontanellen, verkrümmte Knochen mit aufgetriebenen Enden, Hyperkalzämie, Hyperkalziurie und Nephrokalzinose. Patienten mit der Spätform fallen häufig nur durch vorzeitigen Zahnverlust auf.

Diagnose. Die alkalische Serumphosphatase ist erniedrigt, die Urinausscheidung von Phosphoäthanolamin erhöht. Röntgenologisch sind bei der infantilen Form Schädeldach, Rippen- und Knochenenden nicht oder ungenügend ossifiziert. Leichtere Formen äußern sich in metaphysären Ossifikationsdefekten und/oder Osteopenie.

Differentialdiagnose. Vor allem bei der Geburt manifeste Formen werden mit der *Osteogenesis imperfecta* verwechselt.

Therapie. Die Hyperkalzämie der schweren infantilen Form wurde mit Kalzitonin, die Hyperkalziurie mit Chlorothiazid erfolgreich behandelt.

Osteopetrose (Marmorknochenkrankheit)

Genetische Defekte der Bildung oder Funktion von Osteoklasten beeinträchtigen die Knochenresorption und führen zu einer Vielzahl von Krankheiten mit generalisierter oder lokaler Vermehrung von Knochengewebe. Die wichtigsten generalisierten Formen sind die autosomal-rezessiv vererbte infantile und die überwiegend autosomal-dominant vererbte juvenile Osteopetrose.

Klinische Symptome und Verlauf. Die frühmanifeste Form äußert sich im Säuglingsalter mit Anämie, häufig Leukopenie, Thrombozytämie, Hepatosplenomegalie. Die Kinder haben häufige bakterielle Infektionen, erblinden infolge einer ossär bedingten Optikusatrophie und versterben im Kleinkindesalter.

Die leichtere Form äußert sich bei Kindern oder Erwachsenen mit Hirnnervenausfällen, Frakturen, maxillären dentogenen Infektionen. Asymptomatische Merkmalsträger werden zufällig aufgrund von Röntgenaufnahmen entdeckt.

Diagnose. Röntgenologisches Hauptmerkmal ist die erhöhte Knochendichte aller Skelettabschnitte (Abb. 232.11). Die Enden der Röhrenknochen sind aufgrund der verminderten metaphysären Knochenresorption aufgetrieben. Bei Säuglingen mit schwerer Osteopetrose finden sich radiologisch wie biochemisch häufig zusätzliche rachitische Veränderungen.

Differentialdiagnose. Die durch einen *Carboanhydrase-II-Defekt* bedingte „Osteopetrose mit renaler tubulärer Acidose“ geht mit entsprechenden Serumelektrolytveränderungen und einer mittelschweren Osteosklerose einher. Andere Osteosklerosen (s. auch Tabelle 232.1) werden aufgrund ihrer radiologischen Besonderheiten diagnostiziert.

Therapie. Die frühinfantile Form der Osteopetrose ist mit einer Überlebenschance von ca. 50 % durch Knochenmarktransplantation heilbar. Bei älteren Patienten ist gelegentlich eine Dekompression kranialer Nerven erforderlich.

Multiple kartilaginäre Exostosen

Die autosomal-dominant vererbte Krankheit wird durch Mutationen in mindestens 3 verschiedenen Genloci hervorgerufen. Die Gene EXT1 auf Chromosom 8 und EXT2 auf Chromosom 11 codieren Glykosyltransferasen, die zur Synthese von Heparansulfat benötigt werden. Sie gehören zu einer Familie von Tumorsuppressionsgenen.

Klinische Symptome und Verlauf. Die Exostosen sind als harte, nicht verschiebliche Tumoren an Knochenenden tastbar. Bei schwerer Ausprägung beeinträchtigen sie das longitudinale Wachstum von Röhrenknochen und führen zu asymmetrischer Bein- oder Armverkürzung.

Diagnose. Röntgenologisch finden sich charakteristische knöcherne Auswüchse an Röhrenknochen, Rippen, Skapulae und Becken (Abb. 232.12), praktisch nie an Wirbelkörpern und Schädel.

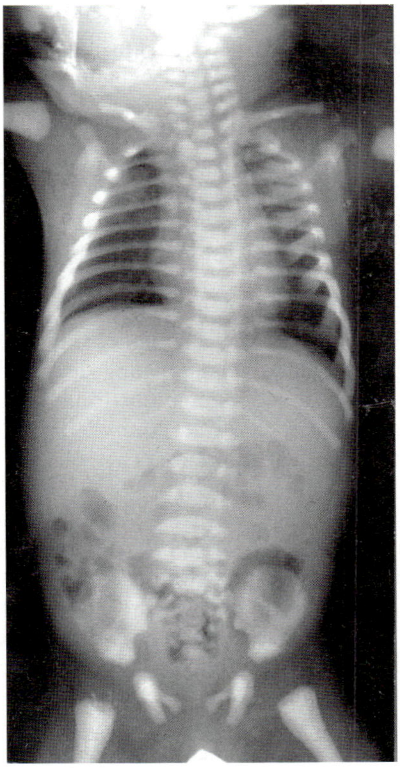

Abb. 232.11. Osteopetrose (Neugeborenes). Generalisiert erhöhte Knochendichte

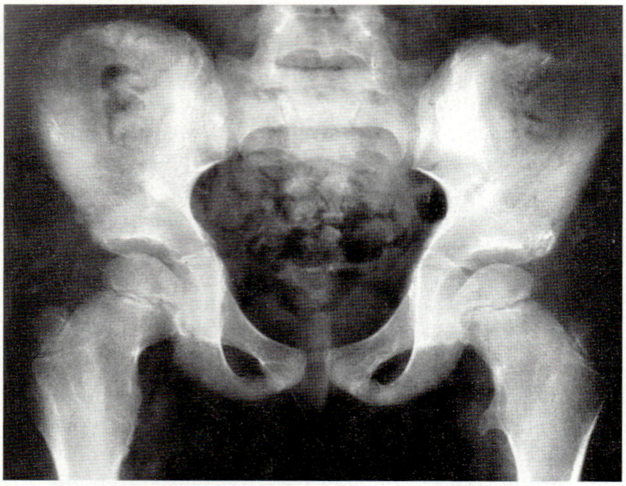

Abb. 232.12. Multiple kartilaginäre Exostosen. Nach medial vorspringende Exostose des Femurhalses links

Differentialdiagnose. Multiple Exostosen kommen zusammen mit spärlichem Haar und Birnennase sowie geistiger Behinderung beim *trichorhinophalangealen Syndrom II (Langer-Giedion)* und zusammen mit Enchondromen bei der *Metachondromatose* vor.

Therapie. Exostosen werden nur bei funktioneller Behinderung oder ungewöhnlich raschem Wachstum mit Verdacht auf maligne Degeneration chirurgisch entfernt. Maligne Degeneration kommt bei 5–10 % der Erwachsenen vor.

Enchondromatose (Morbus Ollier)

Die nichthereditäre Krankheit ist charakterisiert durch multiple, asymmetrisch verteilte Enchondrome von Röhrenknochen, Rippen und Becken. Schädel und Wirbelsäule sind nicht betroffen.

Klinische Symptome und Verlauf. Es finden sich derbe, gegen Knochen unverschiebliche Tumoren vor allem an den Fingern. Beschwerden bestehen nicht. Die betroffenen Röhrenknochen können im Wachstum zurückbleiben. Pathologische Frakturen kommen vor.

Diagnose. Röntgenologisch sieht man charakteristische, von den Metaphysen ausgehende, häufig longitudinale Aufhellungen, teilweise aber voluminös-tumorartige Gebilde (Abb. 232.13), die mit dem Wachstum diaphysenwärts wandern. Schwer betroffene Röhrenknochen bleiben zu kurz.

Differentialdiagnose. Die Assoziation von Enchondromen und Hämangiomen wird als *Maffuci-Syndrom* bezeichnet. Diese nicht erbliche Krankheit birgt ein hohes Malignitätsrisiko. Darüber hinaus gibt es zahlreiche erbliche Formen der generalisierten Enchondromatose mit vorwiegend symmetrischem Befall der Röhrenknochen, häufig in Kombination mit dysplastischen Wirbelkörpern.

Therapie und Verlauf. Mit Abschluß des Wachstums stagnieren die Läsionen oder bilden sich zurück. Chirurgische Maßnahmen beschränken sich auf die Korrektur von Deformierungen und operativen Längenausgleich. Sarkomatöse Degeneration beim Erwachsenen äußert sich in raschem erneutem Wachstum einer Läsion. Sie ist selten.

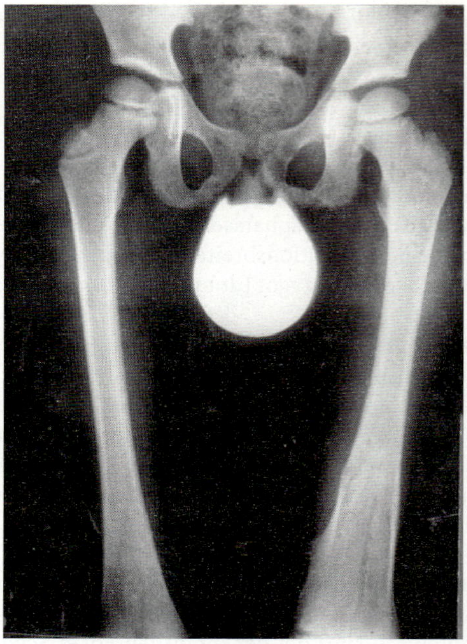

Abb. 232.13. Enchondromatose (M. Ollier). Multiple Enchondrome in den proximalen und distalen Abschnitten des linken Oberschenkels

Fibröse Dysplasie

Die Läsionen der fibrösen Dysplasie entstehen durch mosaikartig verteilte somatische Mutationen der α-Untereinheit des G-Proteins in der frühen Embryogenese. Die Mutationen aktivieren die Signalübermittlung zur Bildung von zyklischem AMP. Die Krankheit ist nicht erblich.

Klinische Symptome und Verlauf. Die Einzelherde der monostotischen Form äußern sich in der Adoleszenz mit lokalen Schmerzen, Auftreibungen, evtl. pathologischen Frakturen. Schädelläsionen zeigen sich in asymmetrischen Schwellungen, gelegentlich Proptose. Rippenläsionen werden meist zufällig entdeckt.

Die polyostotische Form manifestiert sich ähnlich, zeigt jedoch – meist erst radiologisch – multiple Läsionen. Assoziiert mit Pigmentanomalien der Haut, Pubertas präcox und anderen Endokrinopathien bilden sie das McCune-Albright-Syndrom (s. Kap. 68.3) Schwerste Verlaufsformen manifestieren sich im Säuglingsalter mit Endokrinopathien, evtl. cholestatischer Hepatopathie und osteomyelitisähnlichen Knochenveränderungen.

Diagnose. Im Röntgenbild findet man lytische Läsionen, die metaphysär mit umschriebenen mattglasartigen Aufhellungen beginnen und von kräftigen Trabekeln durchzogen werden (Abb. 232.14a,b). Im weiteren Verlauf expandieren sie und erodieren die Kortex von innen. Vor allem am Schädel assoziieren sich sklerotische Bereiche.

Differentialdiagnose. Monostotische Fibrome sind von anderen isolierten Knochentumoren zu differenzieren (s. Kap. 23.7).

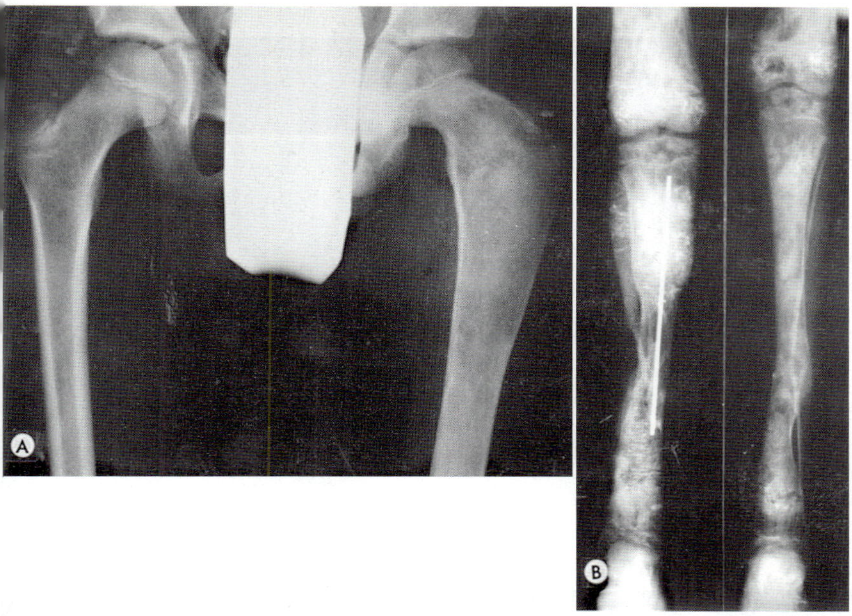

Abb. 232.14a,b. *Fibröse Dysplasie.* **a** Vorwiegend lytische Herde im linken Oberschenkel. Sklerotischer Herd im linken os pubis. **b** Zystische Strukturen, regellose Knochenbälkchen, Kalkherde in den aufgetriebenen Unterschenkeln

Die *osteofibröse Dysplasie Campanacci* ist allgemein auf die Tibien beschränkt und nur histologisch von der fibrösen Dysplasie zu differenzieren. Cherubismus ist eine autosomal-dominant erbliche, expansiv-fibröse Läsion der Kieferknochen.

Therapie und Verlauf. Mit Abschluß des Wachstums können die Läsionen zur Ruhe kommen. In anderen Fällen expandieren sie, manchmal mit beträchtlicher Verunstaltung, vor allem im Bereich von Schädel und Gesicht. Neue Herde können auftreten. Maligne Degeneration wurde bei ca. 0,4 % der Patienten beschrieben, vor allem nach Röntgenbestrahlung. Frakturen und Deformierung sind chirurgisch zu behandeln. Curettage beseitigt die Läsionen im allgemeinen nicht. Bei ausgedehnt lytischen Läsionen ist eine intravenöse Pamidronat-Therapie erfolgversprechend.

Literatur

Dreyer SD, Zhou G, Lee B (1998) The long and the short of it: developmental genetics of the skeletal dysplasias. Clin Genet 54: 464–473
Spranger J, Brill P, Poznanski A (2002) bone dysplasias. 2nd edn. Urban & Fischer, München
Taybi H, Lachman RS (1996) Radiology of syndromes, metabolic disorders, and skeletal dysplasias. Mosby, St Louis

232.2 Dysostosen

Definition und Klassifikation. Dysostosen sind knöcherne Fehlbildungen. Sie sind das Ergebnis einer gestörten Morphogenese in der frühen Embryonalzeit (s. Kap. 232.1). Im Unterschied zu Dysplasien ist die pathologische Entwicklung bereits vor der Geburt abgeschlossen, und die fehlgebildeten Organe sind histologisch normal. Dysostose und Dysplasie können kombiniert auftreten, wenn ein Gen sowohl die pränatale Morphogenese wie postnatal Entwicklung und Wachstum steuert. Ein Beispiel ist die Fibrodysplasia ossificans progressiva, die sich bei der Geburt mit einer Hypoplasie der Großzehen, oft auch des Daumens, und postnatal mit ektopischer Knochenbildung in Muskel und Bindegewebe manifestiert. Dies hängt offenbar mit der gestörten Funktion eines Signalgens zusammen, das sowohl die Morphogenese wie postnatal die Histogenese beinflußt.

Vielzahl und Komplexität der an der Entwicklung beteiligten Gene und Steuerungsprozesse lassen eine pathogenetische Klassifikation noch nicht zu. Die Dysostosen werden daher nach anatomischen Gesichtspunkten geordnet. Abhängig von der räumlichen und zeitlichen Expressionsbreite der ursächlich beteiligten Signalgene oder exogenen Ursachen kommen Dysostosen isoliert oder kombiniert mit anderen Dysostosen und extraossären Fehlbildungen vor.

Atiologie. Primäre Dysostosen entstehen durch Mutationen von Entwicklungsgenen, *sekundäre Dysostosen* durch Einwirkung exogener Faktoren (z.B. Thalidomid, Varizellen, vaskuläre Disruptionen).

Schädel

Kraniosynostosen

Definition. Der Begriff „Kraniosynostose" bezeichnet den vorzeitigen Verschluß einer Schädelnaht, „Kraniostenose" die Einengung des Schädelinnenraums als Folge einer Kraniosynostose. Der angloamerkanische Sprachgebrauch kennt diese Unterscheidung nicht und verwendet beide Begriffe synonym für vorzeitigen Nahtverschluß.

Physiologie. Die durch den Wachstumsdruck des Gehirns entstehende Zugspannung hält die Schädelnähte offen und stimuliert das randständige Wachstum der desmalen Knochenschuppen. Molekulare Mediatoren dieses Wachstums sind Signalproteine wie TGFb1 (transforming growth factor β1), FGF (fibroblast growth factors), TWIST-Transkriptionsfaktor. Mutationen der sie kodierenden Gene führen zu charakteristischen hereditären Kraniosynostosen.

Der molekulare Mechanismus des Nahtverschlusses ist komplex und weitgehend unbekannt. Hereditäre Kraniosyn-

Tabelle 232.4. Ursachen sekundärer Kraniosynostosen

Intrauterine Kompression des Nahtbereichs	Zerebrale Fehlentwicklung (multikausal, häufig chromosomal)	Stoffwechseldefekte	Hämatologische Störungen	Teratogene
„Physiologisch" gegen mütterliches Os pubis, Wirbelsäule	Mikroenzephalie	Hyperthyreose	Thalassämie	Diphenylhydantoin
Oligohydramnion	Holoprosenzephalie	Rachitis	Sichelzellanämie	Retinoide
Zwillingsschwangerschaft	Enzephalozele	Mukopolysaccharidosen	Polycythämia vera	Valproat
Uterusdeformität	Shunt-Überdrainage			Aminopterin
Uterustumor				Fluconayol
Foetal bedingte Dysmotilität mit chronischer Fehlstellung				Cyclophosphamid

Tabelle 232.5. Die Akrozephalo(poly)syndaktylien

Krankheit	Klinik	Mutation	Erbgang	Bemerkung
Apert-Syndrom	Kraniosynostose, symmetrische Syndaktylie von Händen und Füßen	FGFR2	AD	50% geistige Behinderung
Pfeiffer-Syndrom	Kraniosynostose, breite Daumen und Großzehen, evtl. Kleeblattschädel, Schwerhörigkeit	FGFR1	AD	Evtl. mit Kleeblattschädel und Ankylose der Ellenbogen
		FGFR2		
		FGFR3		
Jackson-Weiss-Syndrom	Tarso-/metatarsale Fusion, breite Großzehen, teilweise Kraniosynostose	FGFR2	AD	Breites Spektrum, Identität fraglich
Crouzon-Syndrom (Dysostosis craniofacialis)	Kraniosynostose, Mittelgesichtshypoplasie, Exophthalmus	FGFR2	AD	Hydrozephalus bei 25%
Beare-Stevenson-Syndrom	Kraniosynostose, Cutis gyrata, Acanthosis nigricans	FGFR2	AD	
Muenke-Syndrom	Koronare Synostose, isoliert oder mit carpotarsaler Fusion, phalangealen Anomalien	FGFR3	AD	Auch einseitige koronare Synostose
Saethre-Chotzen-Syndrom	Kraniosynostose, Plagiozephalus, asymmetrisches Gesicht, Brachydaktylie	FGFR2 FGFR3 TWIST	AD	Häutige Syndaktylien
Kraniosynostose, Boston Typ,	Spektrum isolierter Kraniosynostosen, von Brachyzephalie bis Kleeblattschädel	MSX2	AD	Homeobox-Gen
Carpenter Syndrom	Oxyakrozephalie, Mittelgesichtshypoplasie, oft päaxiale Polydaktylie, häufige Syndaktylie		AR	

FGFR "fibroblast growth factor receptor"; *AD* autosomal-dominant; *AR* autosomal-rezessiv; *TWIST* Gen für Helix-loop-helix-Transkriptionsfaktor.

ostosen weisen auf die Einflüsse lokal exprimierter Genprodukte. Zahlreiche extraossäre Faktoren bestimmen Zeitpunkt und Mechanismus des Nahtverschlusses. Die Bedeutung einer nachlassenden Nahtspannung durch den Wachstumsstillstand des Gehirns zeigt der vorzeitige allgemeine Nahtverschluß bei Mikroenzephalie. Gelegentlich, z.B. beim Apert-Syndrom, sind Nähte von vornherein nicht angelegt.

Ätiologie, Klassifikation. Die Kraniosynostose ist ein multikausales Symptom, keine Krankheitseinheit. Primäre Kraniosynostosen entstehen durch endogene Defekte des chondroossären Gewebes. Beispiele sind Mutationen von Genen, die unmittelbar das Knorpel-Knochenwachstum beeinflussen (s. Tabelle 232.5). Sekundäre Kraniosynostosen entstehen durch Einwirkung von Faktoren, die indirekt – über mechanische, hormonelle, metabolische Auswirkungen in das Schädelwachstum eingreifen (Beispiele in Tabelle 232.4).

Isolierte Kraniosynostosen sind vorzeitige Verschlüsse einzelner Nähe ohne sonstige morphologische oder funktionelle Auffälligkeiten des Kindes. Sie sind nur selten primärer Natur, d.h. genetisch bedingt. Eine Ausnahme ist das Muenke Syndrom (s. Tabelle 232.5).

Syndromatischen Kraniosynostosen sind mit anderen morphologischen oder funktionelle Anomalien assoziiert. Beispiel einer syndromatischen Form ist die Akrozephalosyndaktlie Typ Apert (s.u.).

Diagnose. Eine Kraniosynostose läßt sich klinisch aus der charakteristisch entstehenden Schädeldeformität erkennen. Einige der wichtigsten Schädeldeformierungen und die zu-

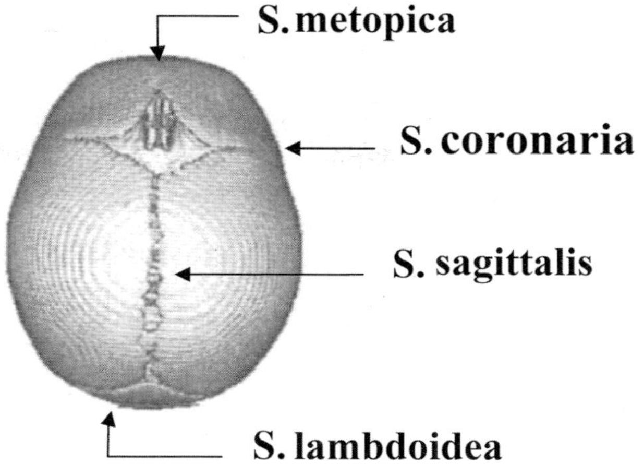

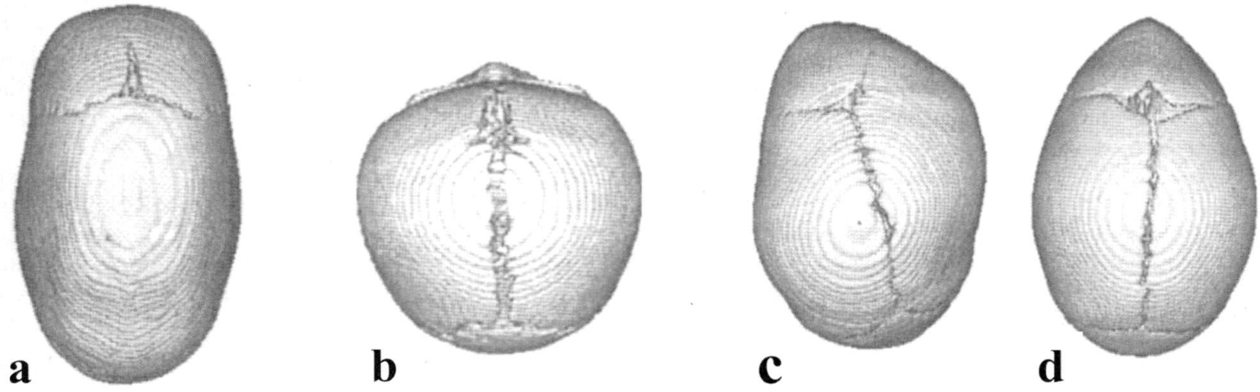

Abb. 232.15a–d. Schädeldeformitäten nach vorzeitigem Nahtverschluß. **a** Dolichozephalus nach vorzeitigem Verschluß der Sutura sagittalis. **b** Brachyzephalus (Oxyzephalus) nach vorzeitigem Verschluß der Sutura coronaria. Der Schädel ist häufig relativ hoch (Turrizephalus). **c** Plagiozephalus nach vorzeitigem Verschluß der rechten Sutura coronaria. **d** Trigonozephalus nach vorzeitigem Verschluß der Sutura metopica

grundeliegenden Nahtsynostosen sind in Abb. 232.15 dargestellt. Röntgenaufnahmen bestätigen den Nahtverschluss.

Multiple Synostosen können zum Bild des Kleeblattschädels führen mit einer trilobären Vorwölbung des Gehirns durch die offene Sagittalnaht und seitliche Schädelnähte.

Differentialdiagnose. Die konstante Rückenlagerung eines bewegungsarmen Säuglings kann zur symmetrischen Abflachung der Hinterkopfes und damit zur Brachyzephalie führen. Die Nähte sind offen. Eine chronisch einseitige Drehung des Kopfes resultiert in einer dorsalen Plagiozephalie, d.h. einer asymmetrische Abflachung des Hinterkopfes. Die konstante Kopfdrehung kann anatomisch bedingt sein, z.B. durch eine geburtstraumatischen Verkürzung des M. sternocleidomastoideus zur konstanten Kopfdrehung. Doch auch viele gesunde Säuglinge haben eine Lieblingsseite, drehen sich beispielsweise von der Wand weg. Nur selten liegt einer dorsalen Plagiozephalie ein einseitiger Verschluß der Lambdanaht zugrunde. Umgekehrt ist eine anteriore Plagiozephalie meist Folge eines einseitigen Verschlusses der Koronarnaht und nur selten lagebedingt.

Verlauf. Ohne operative Korrektur nimmt die Schädeldeformität zu. Sie führt in erster Linie zu kosmetischen und, damit verbunden, zu sozialen Problemen. Abhängig von der Art und Zahl der synostosierten Nähe ist darüber hinaus mit physischen Komplikationen zu rechnen. Geistige Behinderung liegt bei ca. 6% aller Kinder mit Verschluß nur einer Naht vor – eher aufgrund assoziierter zerebraler Defekte denn als Folge ungenügenden Schädelwachstums. Bei Verschluß mehrerer Nähte steigt die Häufigkeit auf 35–50%. Infolge des zu kleinen Schädelinnenraums kann der intrakranielle Druck ansteigen mit den üblichen neurologischen Folgen. Andere Begleiterscheinungen, vor allem bei vorzeitigem Verschluß mehrerer Nähte, sind Exophthalmus, Strabismus, Sprach- und Resonanzstörungen, Hörstörungen.

Therapie. Die Behandlung erfordert die neurochirurgische Eröffnung des Schädeldachs mit Exzision der verschlossenen Naht und Maßnahmen zur Rezidivprophylaxe. Häufig sind umfassendere Plastiken des Gehirn- und Gesichtsschädels erforderlich. Bei leichter Trigonocephalie durch vorzeitigen Verschluß der Sutura metopica kann zunächst der Spontanverlauf abgewartet werden. Lagebedingte Plagiozephalien korrigieren sich unter konservativer Lagerungstherapie.

Akrozephalosyndaktylie Typ Apert

Die Akrozephalosyndaktylie Typ Apert ist ein Beispiel für Kraniosynostosen als Teil eines genetisch bedingten, polytopen Symptomkomplexes. Sie wird autosomal-dominant vererbt und ist bedingt durch Mutationen des Gens für den Rezeptor des Fibroblastenwachstumsfaktors 2. Gesteigerte Osteoblastenzahl und -reifung führt in der frühen Embryogenese zu Syndaktylien und zur Anlagestörung der Schädelnähte. Die Häufigkeit beträgt ca. 1 : 120 000

Klinische Symptome. Hauptmerkmale sind eine bei der Geburt erkennbare Akrozephalie (Abb. 232.16), maxilläre Hypoplasie mit Exophthalmos; ausgedehnte Syndaktylie der Finger mit knöcherner Syndaktylie und einheitlichem Nagel des 2.–4. Fingers, Weichteilsyndaktylie der Zehen, evtl. mit Polydaktylie. Nicht selten finden sich assoziierte Fehlbildungen von Hirn, Herz und anderen Organen.

Verlauf und Therapie. Kinder mit Apert-Syndrom sind häufig geistig behindert. Frühe Kraniotomie in den ersten Lebensmonaten – auch bei fehlenden Zeichen der Kraniostenose – bessert die durchschnittliche Entwicklungsprognose bei Kindern ohne assoziierte Hirnfehlbildung. Eine chirurgische Korrektur der Handfehlbildung wird in den ersten Lebensjahren angestrebt.

Andere Mutationen der Fibroblastenwachstumsfaktor-Rezeptoren 1, 2 und 3 resultieren in weiteren hereditären Kraniosynostose-Syndaktylie-Formen (Tabelle 232.5). Überlappung zwischen und variable Expression innerhalb der klinischen Syndrome machen die Nosologie unübersichtlich.

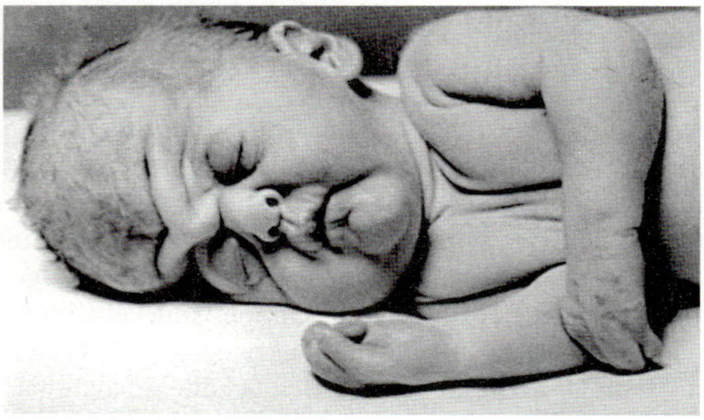

Abb. 232.16. Neugeborenes mit Akrozephalosyndaktylie Typ Apert. Turmschädel durch prämature Synostose der Kranz- und Sagittalnaht. Eingezogene Nasenwurzel, Proptose. Syndaktylie (Löffelhand)

Axiales Skelett

Vertebrale Segmentationsanomalien

Entwicklungsdefekte der Wirbel mit Halbwirbeln, Wirbelkörperspalten, Fusionen, Schlußstörungen der Wirbelbogen (Spina bifida occulta) finden sich am häufigsten zervikal und thorakal. Sie äußern sich in Verkürzung und Verkrümmung der Wirbelsäule, selten in neurologischen Ausfällen durch Rückenmarkskompression. Der Befall der Halswirbelkörper zeigt sich durch Verkürzung und eingeschränkte Beweglichkeit des Halses mit tiefem Haaransatz und Pterygium: *Klippel-Feil-Sequenz.* Sie ist nicht selten mit hochstehenden Schulterblättern kombiniert. Kongenitaler Schulterhochstand, mit oder ohne Wirbelkörperanomalien fällt unter den Begriff der *Sprengelschen Deformität.*

Ausgedehnte Segmentationsdefekte thorakaler Wirbelkörper gehen häufig mit Verformung, Fusion oder Fehlen der Rippen einher. Tabelle 232.6 zeigt eine grobe Klassifikation spondylokostaler Entwicklungsdefekte. Die Zuordnung von Einzelfällen zu einer der Gruppen ist schwierig. Sind die ossären Anomalien mit Fehlbildungen von Ösophagus, Herz, Zwerchfell, Urogenitalsystem assoziiert, so ist an eine nichthereditäre Genese, d.h. an eine teratogene Disruption morpho-genetischer Entwicklungsfelder (s. Kap. 32) zu denken. Die Kombination vertebraler Anomalien mit analen, kardialen, tracheoösophagealen, renalen und Gliedmaßendefekten wird als *VACTERL-Assoziation* bezeichnet und ist nicht erblich. Kombiniert mit Hydrozephalus (VACTERL plus) handelt es sich um ein meist X-chromosomal-, seltener autosomal-rezessiv vererbtes Leiden.

Kongenitale Wirbelkörperdefekte kommen darüber hinaus im Rahmen zahlreicher Krankheitsbilder vor, am häufigsten im Rahmen des *okuloaurikulovertebralen Spektrums (Goldenhar-Syndrom).* In wechselnder Vollständigkeit assoziieren sich Ober- und Unterkieferhypoplasie, hemifaziale Mikrosomie, epibulbäre Dermoide und Oberlidkolobome, Ohrfehlbildungen, Anomalien von Zähnen, Speicheldrüsen, Gaumen und Pharynx mit ZNS-Fehlbildungen (Mikrozephalie, Hydrozephalie, Enzephalozelen, Balkenaplasie u.a.). Der axiale mesodermale Entwicklungsfeldkomplex ist kausal heterogen. Autosomal-dominante und autosomal-rezessive Vererbung wurden beschrieben. Bei sporadischen Fällen beträgt das empirische Wiederholungsrisiko für künftige Geschwister 3 %.

Kaudale Regression

Es handelt sich um einen heterogenen Entwicklungsdefekt der kaudalen Wirbelsäule, der gehäuft bei Kindern diabetischer Mütter auftritt. Die Wirbelsäule ist klinisch zu kurz, das Kind klein mit relativ langen Armen. Schwäche und Atrophie der Gesäß-Beckenboden- und Beinmuskulatur

Tabelle 232.6. Einteilung der Wirbelkörper-Rippen-Dysostosen

Bezeichnung	Befund	Begleitfehlbildungen	Erbgang
Spondylothorakale Dysostose	Schwerste Wirbeldefekte, spinnenförmig ausstrahlende Rippen. Bei frühem Tod auch als Jarcho-Levin-Syndrom bezeichnet	Nein	Autosomal-rezessiv
Spondylokostale Dysostose	Weniger ausgeprägte Wirbel- und Rippendefekte	Nein	Autosomal-dominant
Sporadische Fälle	Wechselnde Wirbeldefekte. Rippenanomalien häufig asymmetrisch	Häufig	Nichthereditäre Assoziation

Tabelle 232.7. Klassifikation der Gliedmaßenfehlbildungen. (Mod. nach Stoll et al. 1998)

1. Reduktions-Fehlbildungen (Aplasien oder Hypoplasien)	
Transversal	Proximal (Humerus / Femur)
	Mesial (Radius/Tibia, Ulna/Fibula)
	Distal (karpal/tarsal, metakarpal/metatarsal, phalangeal)
Longitudinal	Präaxial (Radius/Daumen, Tibia/Großzeh)
	Postaxial (Ulna/2.–5. Finger, Fibula/2.–5. Zeh)
	Zentral (Aplasie der Mittelfinger: Spalthand/ Spaltfuß) (+ Aplasie von Daumen/Großzeh: Monodaktylie)
Interkalär	(Aplasie/Hypoplasie eines proximal gelegenen Knochens bei erhaltenen distalen Strukturen)
2. Überschußfehlbildungen	
Vervielfachung	Lange Röhrenknochen
	Hand-/Fußwurzelknochen
	Finger/Zehen: Polydaktylie
3. Synostosen	
Trennungsdefekte	Syndaktylie (ganzer Finger/Zeh)
	Symphalangie (nur Phalangen)
4. Kombinationsdefekte 1–3	

kommen vor. Neurologische Ausfälle reichen von leichten Blasenentleerungsstörungen bis zur kompletten Beinparese. Radiologisch fehlen Teile der kaudalen Wirbelsäule. Das Becken ist schmal, die Oberschenkel können fehlen (Femurhypoplasie, evtl. in Kombination mit Mikrogenie, Gaumenspalte und hypoplastischen Alae nasi: *Femur-Facies-Syndrom*).

Extremitäten

Gliedmaßendefekte treten isoliert, multipel und im Rahmen von Fehlbildungssyndromen auf. Sie sind in Tabelle 232.7 klassifiziert.

Isolierte Reduktionsdefekte kommen in einer Häufigkeit von ca. 5 : 10 000 vor. Sie sind oft nicht erblich. Exogene Ursachen sind u.a. Thalidomid- oder LSD-Ingestion, intrauterine Varizellen-Infektion sowie Amnionrupturen mit Amputationen, Bildung von Amnionbändern und Schnürfurchen.

Vorwiegend asymmetrisch ausgeprägte Mehrfachdefekte brauchen ebenfalls nicht vererbt zu sein. Der nicht ganz seltene Femur-Fibula-Ulna-Komplex beispielsweise vereinigt Aplasie oder Aplasie von Ulna, Fibula und Femur und wird nicht vererbt. Andererseits zeigt die Ähnlichkeit der Thalidomid-Embryopathie mit dem autosomal-rezessiv vererbten Roberts-Syndrom (SC-Pseudothalidomid-Syndrom) die Schwierigkeit, primäre von sekundären Fehlbildungskomplexen zu unterscheiden.

Tabelle 232.8. Auswahl von Syndromen mit ausgeprägten Gliedmaßendefekten

Krankheit	Symptome	Erbgang	Bemerkungen
Adams-Oliver-Syndrom	Distale transversale Defekte, Narbige Kopfhautdefekte	AD	Verwechslung mit Schnürfurchen
Goltz-Gorlin-Syndrom	Longitudinal distale Defekte von Syndaktylie bis Spalthand, verstreute Hautdefekte, Pigmentanomalien, Dentitionsanomalien	XLD	Letal bei Knaben
EEC-Syndrom	Zentral longitudinale Defekte von Syndaktylie bis Spalthand/-fuß, Lippen-Kiefer-Gaumen-Spalte, ektodermale Dysplasie	AD	
Hanhart-Syndrom	Transversale Reduktionsdefekte, Mikroglossie, Bänder zwischen Ober- und Unterkiefer, Mikrogenie±Gaumenspalte	AR	
Orofaziodigitales Syndrom I = OFD-1	Brachydaktylie, Syndaktylie, gingivale Bänder, Zungenkerben, Zahnanomalien	XLD	Letal bei Knaben Zahlreiche andere orofaziodigitale Syndrome
Roberts-Syndrom = SC-Pseudothalidomid-Syndrom	Tetraphokomelie, Lippen-Kiefer-Gaumen-Spalte, geistige Behinderung	AR	Phänotyp ähnlich Thalidomid-Embryopathie
Nager-Syndrom = akrofaziale Dysostose	Longitudinale präaxiale Defekte, evtl. nur triphalangealer Daumen, Mikrogenie, Gaumenspalte	AD vermutlich heterogen	Fazies ähnlich Dysostosis mandibulofacialis
Holt-Oram-Syndrom	Longitudinale präaxiale Defekte, evtl. nur triphalangeale Daumen, angeborener Herzfehler	AD	Differenziere andere Herz-Hand-Syndrome
Fanconi-Panzytopenie-Syndrom	Präaxialer Reduktionsdefekt, evtl. nur triphalangealer Daumen, Panzytopenie, Mikrozephalie, Hyperpigmentation, Ohr-/Augenfehlbildungen, Wirbelkörperdefekte	AR	Vermehrt Chromosomenbrüche
Thrombozytopenie-Radiusaplasie-(TAR-)Syndrom	Beidseitige Radiusaplasie bei erhaltenem Daumen, fluktuierend Thrombozytopenie, evtl. angeborene Herzfehler	AR	Chromosomen normal
Poland-Anomalie	Symbrachydaktylie, evtl. Reduktionsdefekte des Armes, Aplasie des M. pectoralis major		Vaskuläre Sequenz?
Greig-Polysyndaktylie-Syndrom	Präaxiale Polydaktylie der Füße, postaxiale Polydaktylie der Hände, Syndaktylien, Brachymakrozephalie	AD	Mutation des GLI3-Gens für Transkriptionsfaktor
Pallister-Hall-Syndrom	Polydaktylie, hypothalamisches Hamartom, Hypophysenausfälle, angeborener Herzfehler, Hypospadie, Mikropenis, Analatresie	AD	Mutation des GLI3-Gens für Transkriptionsfaktor

AD autosomal-dominant, *AR* autosomal-rezessiv, *XLD* X-chromosomal-dominant.

Symmetrisch ausgeprägte Extremitätenfehlbildungen weisen eher auf genetische Ursachen hin. Das autosomaldominant vererbte Werner-Syndrom beispielsweise ist charakterisiert durch bilateral-symmetrische Aplasie oder Hypoplasie der Tibien mit präaxialer Polydaktylie und einem triphalangealen Daumen. Verschiedene Formen der Brachydaktylie und Polydaktylie ohne sonstige Fehlbildungen sind häufig autosomal-dominant vererbt.

Die Kombination von Gliedmaßendefekten mit Fehlbildungen anderer Organe muß an hereditäre Syndrome denken lassen (Tabelle 232.8).

Literatur

Cohen MM, Maclean RE (2000) Craniosynostosis. Oxford Univ Press New Oxford
Stoll G, Duboule D, Holmes LB, Spranger J (1998) Classification of limb defects. Am J Med Genet 77: 439–441
Taybi H, Lachman RS (1996) Radiology of syndromes, metabolic disorders, and skeletal dysplasias. Mosby, St Louis
Wiedemann HR, Kunze J (2001) Atlas der klinischen Syndrome Schattauer, Stuttgart

233 Genetische Bindegewebskrankheiten

B. Steinmann, A. Superti-Furga

Das Bindegewebe (BG) besteht aus Zellen, die in einer von ihnen selbst gebildeten, für die Funktion wichtigen extrazellulären Matrix (ECM) eingebettet sind. Die Matrix enthält verschiedene Typen von Kollagenen, die dem Gewebe seine Zugfestigkeit verleihen. Die Mikrofibrillen und die um sie herum gebildeten elastischen Fasern in Haut, großen Gefäßen und Ligamenten geben den Geweben die nötige Dehnbarkeit, und Proteoglykane wiederum verleihen diesen Turgor und Elastizität. Quantitative und qualitative Änderungen einzelner gewebespezifisch exprimierter Bestandteile der ECM führen zum mechanischen Versagen und damit zu Bindegewebskrankheiten mit charakteristischem Organbefall.

Osteogenesis imperfecta (OI)

Definition und Einteilung. Die OI (Abb. 233.1a–g) ist eine generalisierte, klinisch und genetisch heterogene Störung im Aufbau des verkalkten, aber auch des weichen Bindegewebes. Sie ist vor allem durch vermehrte Knochenbrüchigkeit gekennzeichnet und deshalb im Volksmund auch als Glasknochenkrankheit bekannt. Die Einteilung nach Sillence in die Typen I–IV (s. Übersicht) ist klinisch brauchbar, entspricht aber keiner ätiopathogenetisch definierten Gruppierung.

Ätiologie und Pathogenese. Zwei $\alpha 1(I)$-Ketten und eine $\alpha 2(I)$-Kette verdrillen sich zum stabilen Kollagen-I-Molekül. Als mengenmäßig bedeutsamstes Protein im Körper kommt Kollagen I in Knochen, Sehnen, Ligamenten, Haut, Skleren, Mittel- und Innenohr und Zähnen vor. Die *fehlende Expression* eines Allels der Gene *COL1A1* oder *COL1A2* (Chromosomen 17 bzw. 7), die für die beiden α-Ketten von Kollagen I codieren, führt zu einer 50 %igen Verminderung der Kollagensynthese; das gebildete Kollagen ist qualitativ

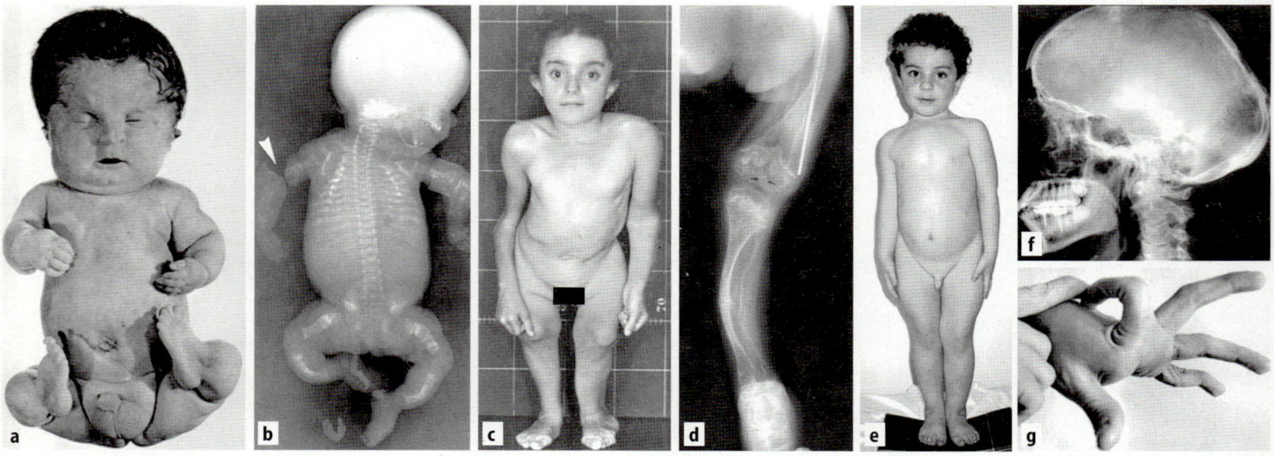

Abb. 233.1a–g. Klinische und radiologische Aspekte der OI. **a** OI Typ II: Termingeborenes, Gewicht nur 2070 g, Länge ~36 cm, kurze, krumme Arme und Beine, großer (32 cm) weicher Kopf, Leistenhernien, Exitus nach 5 Std. infolge Ateminsuffizienz. **b** OI Typ II: Sectio in der 32. SSW wegen vorzeitigem Blasensprung und Querlage, dabei Abriß des rechten Armes *(Pfeil)*; hochgradige Osteoporose; an der Kalotte ist nur die Hinterhauptschuppe als knöcherne Struktur erkennbar (Caput membranaceum); zahllose Frakturen der Rippen und der z.T. deformierten Röhrenknochen mit „Ziehharmonikaform" sowie „rosenkranzartigen" Rippen; nur geringe Platyspondylie. **c** OI Typ III (14jährig): 80 cm groß, schwere Deformitäten, noch nicht rollstuhlabhängig. **d** OI Typ III (7jährig): distale Femurepiphyse mehrfach in Metaphyse verzapft, beginnendes Popkornmuster, teilweise verschlossene Knorpelfuge an der proximalen Tibia, hochgradige Rarefikation der Spongiosa. **e** OI Typ IV (4 1/2jährig): mäßiger Kleinwuchs (Größe knapp < P3, Gewicht auf P50), Varusdeformität der Oberschenkel, Dentinogenesis imperfecta („schlechte Zähne"), bis dahin keine Fraktur, nachgewiesener Strukturdefekt der $\alpha 2(I)$-Kette. **f** OI Typ I (48jähriger Vater mit ebenfalls betroffenem Kind): Schädel radiologisch seitlich; Wormsche Schaltknochen entlang der Lambda- und der Koronarnaht, basiläre Impression. **g** OI Typ IV (40jährige Frau): ausgesprochene Überstreckbarkeit sämtlicher Gelenke

Einteilung der Osteogenesis imperfecta

- *Typ I: leichtere Form* (früher Typus Lobstein):
  - selten Frakturen bei Neugeborenen,
  - Größe evtl. etwas vermindert,
  - kaum Verkrümmungen,
  - blaue Skleren, Arcus senilis,
  - normale Zähne,
  - dünne Haut,
  - mäßig überstreckbare Gelenke,
  - vorzeitiger Hörverlust,
  - Inzidenz ~ 1:10000;
- *Typ II: perinatal letale Form* (früher Typus Vrolik):
  - Steiß- und Querlagen gehäuft,
  - oft untergewichtige Frühgeborene,
  - kurze und krumme Extremitäten,
  - weicher, minimal verkalkter Kopf,
  - Leistenhernien,
  - schiefergrau-blaue Skleren,
  - enger Thorax, Ateminsuffizienz,
  - Inzidenz ~ 1:20000;
- *Typ III: progressiv deformierende Form:*
  - multiple diaphysäre und metaphysäre Frakturen,
  - dünne Rippen, zunehmend deformierter Thorax,
  - zunehmende Verkrümmungen,
  - früh rollstuhlabhängig,
  - extremer Kleinwuchs,
  - Skleren blaßblau, oft aufhellend,
  - Dentinogenesis imperfecta,
  - dreieckiges Gesicht,
  - vorzeitiger Hörverlust,
  - Ateminsuffizienz, Cor pulmonale, basiläre Impression,
  - Inzidenz ~ 1:20000;
- *Typ IV: mäßig schwere Form:*
  - evtl. (Femur-) Frakturen bei Geburt,
  - ausgeprägter Kleinwuchs,
  - mäßige Verkrümmungen,
  - Skleren graubläulich, abblassend,
  - Dentinogenesis imperfecta,
  - freies Gehen oder mit Krücken,
  - vorzeitiger Hörverlust,
  - Inzidenz ~ 1:20000.

normal (OI Typ I). *Strukturdefekte* führen hingegen über Formveränderungen der Moleküle zu gestörter Bildung von Kollagenfibrillen und damit zu schwereren Formen (OI Typen II, III und IV). Der Schweregrad hängt von der betroffenen α-Kette und von Art und Lokalisation des Strukturdefektes innerhalb der Kette ab. Dadurch erklärt sich die große *inter*familiäre Variabilität. Auch die *intra*familiäre Variabilität kann beträchtlich sein und ist durch die übrige Zusammensetzung des BG und durch exogene Faktoren wie Traumata bedingt. Selten wird die OI nicht durch Kollagendefekte verursacht und ist dann autosomal-rezessiv vererbt.

Klinische Zeichen und Befunde. Vermehrte Knochenbrüchigkeit, Kleinwuchs, sekundäre Verbiegungen der Röhrenknochen, Kyphoskoliose, Thoraxdeformitäten wie Pectus carinatum (Abb. 233.1c) oder excavatum; häufig charakteristische Schädeldeformität mit ausladender Temporalregion und Brachyzephalie; je nach OI-Typ blaue, blaßgraue, aber auch weiße Skleren, oft vorzeitiger Arcus senilis; Schalleitungs- oder gemischte Schwerhörigkeit durch Frakturen der Gehörknöchelchen und/oder Stapesfixation; Dentinogenesis imperfecta mit graublau oder bernsteinfarbenen durchschimmernden Zähnen (besonders die früh durchbrechenden!); dünne Haut, vermehrte Gefäßbrüchigkeit mit Blutungsneigung, überstreckbare Gelenke, Hernien, Muskelhypotonie, gelegentlich Herzklappeninsuffizienz.

Radiologische Befunde. Je nach Schweregrad Osteoporose/Osteopenie; pathologische Frakturen mit meist guter Heilung, manchmal aber Pseudarthrosenbildung; Platyspondylie, Keil- und Fischwirbelbildung; ziehharmonikaartige Deformationen der großen Röhrenknochen und Serienfrakturen der Rippen mit „rosenkranzartigem" Bild bei der letalen Form (Abb. 233.1b); Verbiegung der Röhrenknochen. Schädel: Caput membranaceum, Wormsche Schaltknochen, Flachschädel, basiläre Impression (altersabhängig, führt gelegentlich zur Hirnstammeinklemmung).

Verlauf. Der Verlauf hängt von der Auswirkung des individuellen biochemischen Defektes ab (s. Übersicht). Schwerstbetroffene (OI Typ II) sterben kurz nach der Geburt an Ateminsuffizienz. Andere (OI Typ III, manche Kinder mit OI Typ IV) haben bereits bei Geburt zahlreiche Frakturen, erleiden auch danach viele Brüche und lernen wegen schweren Knochenverbiegungen nie zu gehen bzw. verlernen dies wieder (Krücken, Rollstuhl!); andere wiederum haben nur gelegentlich eine Fraktur. Bei allen Typen nimmt die Frakturneigung um die Pubertät spontan ab, im höheren Alter jedoch wieder etwas zu. Brüche heilen normal, gelegentlich mit überschießender Kallusbildung, die an ein jedoch nur äußerst selten beobachtetes Osteosarkom denken läßt. Die Lebenserwartung ist durch Lungeninsuffizienz und Cor pulmonale eingeschränkt.

Diagnose. Die Diagnose wird klinisch vermutet und radiologisch bestätigt. Bei Bedarf (pränatale Diagnose) kann die Diagnose durch Analyse von Kollagensynthese und -struktur in der Fibroblastenkultur erhärtet und molekulargenetisch bewiesen werden. In der Regel hat jeder OI-Betroffene/jede OI-Familie seine/ihre eigene Mutation; die Kenntnis der Mutation hat jedoch kaum prädiktiven Wert. Bei verstorbenen Neugeborenen ist eine klinische, fotografische und radiologische Dokumentation und das Anzüchten von Fibroblasten von besonderer Wichtigkeit – zur Abgrenzung gegenüber den vielen anderen letalen Skelettdysplasien, für die spätere genetische Beratung und für eine allfällige pränatale Diagnose!

Differentialdiagnose. In der Neugeborenenzeit sind andere Skelettdysplasien, z.B. die infantile/neonatale Form der Hypophosphatasie, abzugrenzen. *Kindesmißhandlung* ist oft schwierig vom OI Typ IV abzugrenzen, wobei weder biochemisch normal erscheinendes Kollagen eine OI ausschließt noch abnormes Kollagen den Mißbrauch bei OI. Sekundäre, endokrinologisch oder metabolisch bedingte Formen der Osteoporose sind nicht so selten, aber leicht von der OI abzugrenzen. Seltenere Krankheiten, die mit OI verwechselt werden können, sind: Gerodermia osteodysplastica hereditaria, neonataler Hyperparathyreoidismus, Osteoporosis-Pseudoglioma-Syndrom, idiopathische juvenile Osteoporose, Hajdu-Cheney-Syndrom, isolierte Dentinogenesis imperfecta Typ II (Gen auf Chromosom 4).

Therapie und Prophylaxe. Eine kausale Therapie gibt es nicht. Angewandt werden konservative und chirurgisch-orthopädische, odontologische, otologische Maßnahmen und Östrogensubstitution bei beginnender Menopause. Die noch experimentelle medikamentöse Behandlung mit Bis-

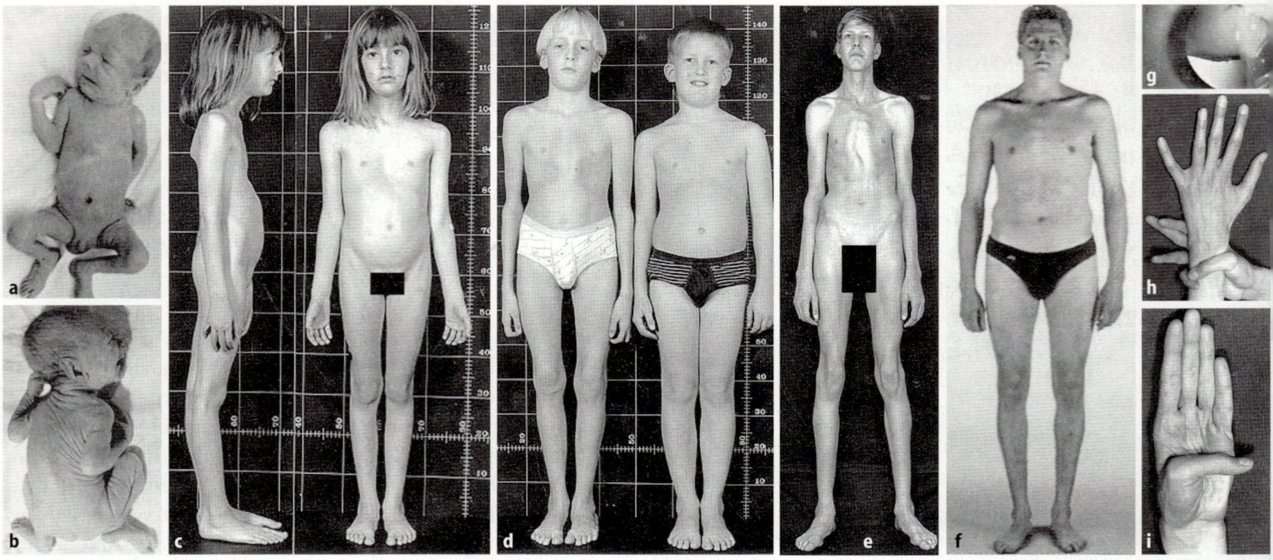

Abb. 233.2a–i. Marfan-Syndrom. **a,b** Neonatal letales MFS (Alter: 1 Woche, Exitus mit 10 Wochen an globaler Herzklappeninsuffizienz). Beachte den alt wirkenden Ausdruck, die laxe Haut, die großen weichen Ohren und die Kontrakturen von Ellbogen, Hüften, Handgelenk und Knien. **c** Klassisches MFS (5 1/2jährig): ernster, älter wirkender Gesichtsausdruck, milde Trichterbrust, flacher Brustkorb, Größe 4 cm > P97. **d** Kongenitale kontrakturelle Arachnodaktylie (kein MFS!) bei einem 9jährigen Jungen und zum Vergleich rechts sein gesunder zweieiiger Zwillingsbruder. Beachte Dolichostenomelie, asymmetrische Hühnerbrust und Kontrakturen der Finger und Ellbogen. **e** Klassisches MFS (Alter: 15 Jahre, Größe: 213 cm), nichtfamiliärer Großwuchs, alter Gesichtsausdruck, distal betonte Langgliedrigkeit, asymmetrische Hühnerbrust, spärliches subkutanes Fettgewebe, schlankes Muskelrelief, Status nach mehrfachen Zwerchfellhernienoperationen; Tod mit 23 Jahren an Herztamponade infolge Aortenwurzelruptur. **f** Äußerlich kaum erkennbares MFS (Alter: 28 Jahre), 192 cm, trotzdem Aortendilatation und beidseitige Linsenluxation. **g** Luxation der Linse nach temporal oben; die parallel angeordneten intakten Zonulafasern deformieren den Linsenrand. **h** Positives Murdoch-Zeichen: der kleine Finger und der Daumen berühren oder überlappen sich beim Umspannen des Handgelenks. **i** Steinberg-Zeichen: der eingeschlagene Daumen überragt den ulnaren Handrand (auch ohne Faustschluß)

phosphonaten kann zu einer gewissen Verminderung der Frakturneigung führen.

Genetische Beratung. In den allermeisten Fällen handelt es sich um dominant vererbte Mutationen oder um dominante Neumutationen, nur ganz selten einmal um autosomal-rezessive Vererbung. Das Wiederholungsrisiko bei klar familiären Formen ist 50 %, in Familien mit einem sporadischen Fall ~5 %, bedingt durch ein mögliches somatisches/gonadales Mosaik der Mutation bei Vater oder Mutter (es ist also auf den möglicherweise oligosymptomatischen Elternteil mit relativem Kleinwuchs, Bandlaxität oder dünner Haut zu achten). Die pränatale Diagnose erfolgt durch direkte oder indirekte molekulargenetische und/oder proteinchemische Untersuchung eines Chorionzottenbiopsats oder je nach Schweregrad durch Ultraschalluntersuchungen ab der 14. Schwangerschaftswoche.

Marfan-Syndrom (MFS)

Definition und Epidemiologie. Das Marfan-Syndrom ist eine autosomal-dominante, generalisierte Bindegewebskrankheit, charakterisiert durch Veränderungen in Habitus, Augen und kardiovaskulärem System (Abb. 233.2a–i). Die Häufigkeit wird auf mindestens 1 : 10 000 geschätzt, das MFS kommt in allen ethnischen Gruppen vor.

Ätiologie und Pathogenese. Fibrillin-1, ein 350 000 Dalton schweres Glykoprotein, ist Hauptbestandteil der freien 10–12-nm-Mikrofibrillen, die entweder frei (in Zonulafasern des Auges, papillärer Dermis und hyalinem Knorpel) oder mit den elastischen Fasern assoziiert (in Arterien, Haut und Periost) vorkommen. Dominante Mutationen im Fibrillin-1-Gen (*FBN1* auf Chromosom 15) führen zu einem quantitativen und/oder qualitativen Mangel an Fibrillin-1, damit zu abnormen Mikrofibrillen und zur Beeinträchtigung der betroffenen Gewebe, was sich z.B. histologisch in der Aorta als zwar unspezifische, doch typische zystische Medianekrose mit Degeneration der elastischen Fasern zeigt. In 70 % tritt das MFS familiär auf, in 30 % durch Neumutationen bei durchschnittlich erhöhtem väterlichem Alter.

Klinische Befunde und Verlauf. Das phänotypische Spektrum reicht vom schweren neonatalen MFS über den klassischen „Lehrbuchpatienten" bis zum fast unauffälligen Habitus, hinter dem sich dennoch die Gefahr einer Aortendissektion verbirgt (Abb. 233.2f). Die Befunde sind altersabhängig und bis zu einem gewissen Grad auch innerhalb einer Familie verschieden.

Die Hauptkriterien und Nebenkriterien (Kriterien mit großer bzw. geringer Spezifität; Tabelle 233.1) sind in 6 Gruppen gegliedert:

Habitus – Skelettveränderungen. Dolichostenomelie (=„Langschmalgliedrigkeit"): Glieder schlank und disproportioniert lang im Vergleich zum Rumpf, besonders die distalen Segmente; lange, schmale Hände [„Madonnenhände", Steinberg- und Murdoch-Zeichen positiv (Abb. 233.2h,i)] und Füße; vermindertes Verhältnis des oberen zum unteren Segment, Spannweite größer als Höhe. Großwuchs im Vergleich zu gesunden Verwandten ersten Grades. Langer und schma-

Tabelle 233.1. Diagnostische Kriterien für das Marfan-Syndrom

	Hauptkriterien	Nebenkriterien
Skelettsystem*	Hühnerbrust; operationspflichtige Trichterbrust; Verhältnis von oberem zu unterem Segment vermindert, oder von Armspanne zu Größe erhöht; positives Daumen- und Handgelenkzeichen; Skoliose >20° oder Spondylolisthesis; Ellenbogenstreckung <170°; Pes planus mit medialer Dislokation des inneren Malleolus; lumbosakrale Ektasie (CT oder MRI); Protrusio acetabuli (radiologisch)	Milde Trichterbrust; überstreckbare Gelenke; hoher, gotischer Gaumen mit Zahnfehlstellungen; Gesichtsausdruck (Dolichozephalie, Wangenknochenhypoplasie, Enophthalmus, Retrognathie, antimongoloide Lidachse); nichtfamiliärer Großwuchs
Augen	Linsenluxation oder -subluxation	Abnorm flache Cornea oder Megalocornea; Verlängerung der Bulbusachse (Ultraschall); Hypoplasie von Iris oder Ziliarmuskel
Kardiovaskuläres System	Dilatation von Aorta ascendens und Sinus Valsalvae, mit oder ohne Aorteninsuffizienz; Dissektion der Aorta ascendens	Mitralklappenprolaps mit/ohne Insuffizienz; Dilatation der A. pulmonalis vor dem 40. Lebensjahr ohne Pulmonalstenose oder pulmonale Hypertonie; Verkalkung des Anulus mitralis vor dem 40. Lebensjahr; Dilatation/Dissektion der Aorta descendens vor dem 50. Lebensjahr
Lungen	(keine)	Spontaner Pneumothorax; apikale Emphysemblasen
Haut/Integument	(keine)	Rezidivierende Leisten- oder Inzisionshernien; Striae distensae, nicht verursacht durch starke Gewichtsschwankungen oder Schwangerschaft
Familiarität	Verwandter 1. Grades erfüllt unabhängig von Indexperson die diagnostischen Kriterien; *FBN1*-Mutation, die als Ursache für MFS bekannt ist	(keine)

Die Diagnose kann klinisch gestellt werden, wenn bei negativer Familienanamnese Hauptkriterien in 2 verschiedenen Organsystemen (bzw. in einem bei positiver Familienanamnese) erfüllt sind, ein 3. Organsystem beteiligt ist und eine Homozystinurie ausgeschlossen wurde.
*Das Hauptkriterium „Skelettsystem" ist erfüllt, wenn davon mindestens 4 der Hauptzeichen bestehen.

ler Kopf mit prominenten Orbitabögen und tiefliegenden Augen, Gesichtsausdruck wirkt älter und ernst (Abb. 233.2c). Gotischer Gaumen; lange, eng und unregelmäßig stehende Zähne, Malokklusion, Retrognathie, Wangenknochenhypoplasie. Hühner- oder Trichterbrust, meist asymmetrisch (Abb. 233.2c,e), Kyphose, Skoliose > 20°, Spondylolisthesis, Flachrücken. Überstreckbare Gelenke, Genua recurvata, Knickplattfüße, gehäufte Distorsionen, habituelle Luxationen, Arachnodaktylie = „Spinnenfingrigkeit", jedoch oft auch eingeschränkte Ellenbogenstreckung < 170°. Unterentwickelte Muskulatur; samtartig weiche Haut mit spärlichem subkutanem Fettgewebe, Striae distensae; rezidivierende Leistenhernien; apikale Lungenzysten, rezidivierender Pneumothorax; Protrusio acetabuli; Ektasie der lumbosakralen Dura (im Kindesalter schon erkennbar?).

Augenveränderungen. Luxation/Subluxation der Linsen, meistens bilateral und nach temporal oben (Abb. 233.2g), oft nur nach Mydriasis sichtbar, evtl. mit Iridodonesis (= Irisschlottern, nicht etwa „Linsenschlottern"); Myopie, axial und/oder durch eine Kugellinse bedingt; Netzhautablösung; Pupillen eng, schlecht dilatierbar, Iristransluminesszenz (Hypoplasie des Irisstroma und des M. dilatator pupillae), oft Megalocornea oder Cornea plana.

Kardiovaskuläre Veränderungen. Progrediente Erweiterung des Sinus Valsalvae und der Aorta ascendens, dissezierendes Aortenaneurysma (evtl. Schmerz wie ein Dolchstich in Rükken oder Brust!) und -ruptur, Aorteninsuffizienz, Arrhythmie, Mitralklappenprolaps und -insuffizienz.

Familiarität. MFS-betroffene Verwandte ersten Grades (s. Tabelle 233.1).

Diagnose. Die Diagnose soll klinisch anhand einer Kombination von Hauptkriterien und Nebenkriterien aus den 4 Hauptgruppen gestellt werden (Tabelle 233.1), da die molekulare Abklärung sich auf spezielle Fragestellungen beschränken soll. Das MFS kommt auch ohne asthenischen Habitus vor und wird dann oft verkannt; die Diagnose im Kleinkindesalter ist schwierig, da die Befunde altersabhängig auftreten. In bestimmten Situationen (pränatale Diagnose, Unterscheidung zwischen schlaksigen, aber gesunden und betroffenen Familienmitgliedern) sollte die Diagnose molekulargenetisch angestrebt werden. In der Regel hat jeder Marfan-Betroffene/jede Marfan-Familie seine/ihre eigene Mutation; die Kenntnis der Mutation hat nur einen geringen prädiktiven Wert.

Differentialdiagnose. Auszuschließen sind Homozystinurie, kongenitale kontrakturelle Arachnodaktylie [bedingt durch Mutationen im Fibrillin-2-Gen (*FBN2* auf Chromosom 5), mit ähnlichem Phänotyp, doch ohne Beteiligung von Augen und Aorta; Abb. 233.2d], Stickler-Syndrom, Klinefelter-Syndrom (Großwuchs), Mitralklappenprolaps, isolierte anuloaortale Ektasie Erdheim, gewisse Formen des Ehlers-Danlos-Syndroms und der Osteogenesis imperfecta.

Therapie und Prophylaxe. Überwachung der Aorta in ihrem ganzen Verlauf (US, CT, MRI) auf Durchmesser, Dissektion und intramurales Hämatom, speziell wichtig während der

Schwangerschaft; Endokarditisprophylaxe bei Klappeninsuffizienz; bei progredienter Aortenwurzelerweiterung rechtzeitiger Composite-graft-Ersatz; die propagierte Prävention der Aortendilatation bzw. deren Progression mit β-Blockern ist immer noch experimentell; konservative und chirurgisch-orthopädische Massnahmen; evtl. frühzeitige Pubertätseinleitung zur Wachstumsreduktion und besseren Behandlung der Kyphoskoliose; Augenkontrollen (Visus, Netzhautablösung); angepaßte Lebensweise: keine körperliche Überforderung, kein Leistungssport, keine Sportarten mit Körperkontakt.

Die primäre Prophylaxe umfaßt die genetische Beratung (50 % Übertragungsrisiko) und die molekulargenetische pränatale Diagnose bei bekannter Mutation in der Familie.

Prognose. Dank Ultraschallüberwachung und elektiver Herzchirurgie ist die Lebenserwartung seit 1970 um 25 auf etwa 65 Jahre gestiegen.

Ehlers-Danlos-Syndrom (EDS)

Definition und Epidemiologie. Das EDS ist eine heterogene Gruppe von genetischen Bindegewebsstörungen, charakterisiert durch Überstreckbarkeit der Gelenke, Hyperelastizität der Haut und Fragilität der Gewebe (Abb. 233.3a–i) Die Gesamthäufigkeit der verschiedenen Typen wird auf mindestens 1:10000 Geburten geschätzt. Die meisten EDS-Typen sind durch Mutationen in Genen bedingt, die für diverse Kollagenketten oder Enzyme im Kollagenstoffwechsel kodieren (Tabelle 233.2). Da das Syndrom bezüglich

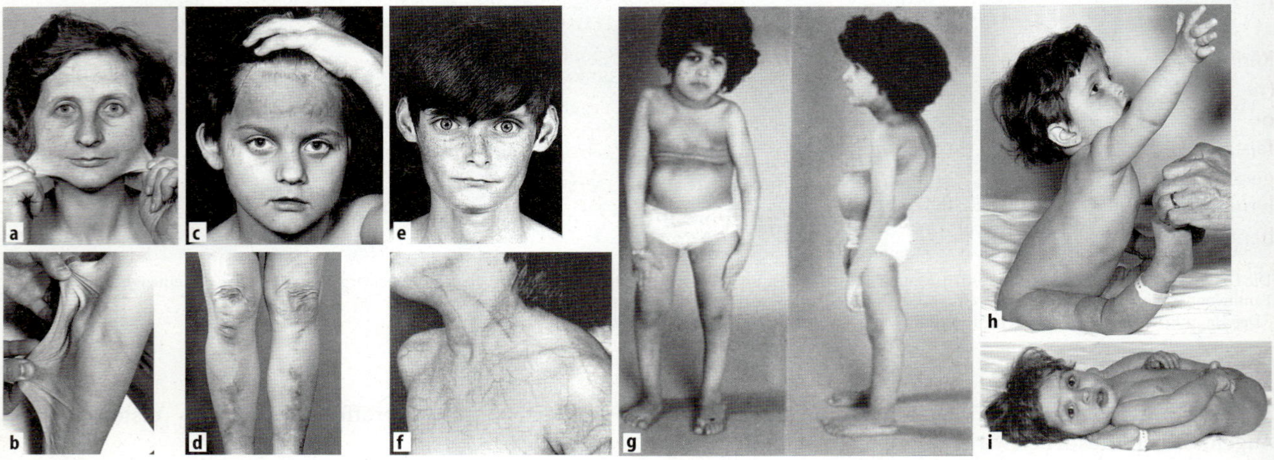

Abb. 233.3a–g. Verschiedene Formen des EDS. **a,b,d** EDS I (43jährige Frau): hyperelastische Haut im Gesicht, überdehnbare, wammenartige Haut mit molluskoiden Pseudotumoren über den Ellbogen, hypertrophe und atrophe hämosiderotische Narben über den Schienbeinen und Fußdeformitäten. **c** EDS I (ihr 12jähriger Sohn): ausgedehnte Narben im Gesicht von Bagatelltraumata im Kleinkindesalter. **e** EDS IV (14jährig): charakteristische Gesichtszüge mit straffer Haut, spitzer und schmal geschnittener Nase, schmalen Lippen, eingefallenen Wangen, groß wirkenden Augen und fehlenden Ohrläppchen. **f** EDS IV (8jährig): dünne Haut mit gut sichtbarem Venennetz. **g** EDS VI (5 1/2jährig): Kyphoskoliose, Muskelhypotonie, marfanoider Habitus, Dislokation der rechten Schulter, Plattfüße, Mikrocornea. **h,i** EDS VIIB (1jährig): Subluxation beider Knie, thorakolumbale Kyphose und kongenitale Hüftluxation beidseitig

Tabelle 233.2. Formen des Ehlers-Danlos-Syndroms: Haupt- und Zusatzmerkmale, Vererbung und Ätiologie

Typ	Haut hyperelastisch	zerreißlich	Ekchymosen	Gelenksüberstreckbarkeit	Andere typische Merkmale und Komplikationen	Vererbungsmodus	Ätiologie	Relative Häufigkeit
I	+++	+++	++	+++	Vaskuläre und intestinale Komplikationen gelegentlich	AD	Heterogen: Kollagen-V-Defekt und andere	Häufig
II	++	++	+	++				
III	+	+	+	++	Vorzeitige Arthrosen	AD	?	Häufig
IV	–	++++	+++	+	Dünne Haut mit gut sichtbaren Venen, Rupturen innerer Organe	AD	Kollagen-III-Defekt	Nicht so selten!
VI	+++	++	++	+++	Muskelhypotonie, Kyphoskoliose, Mikrocornea, marfanoid	AR	Lysylhydroxylasemangel	Selten
VIIA	++	+	+	+++	Kongenitale Hüftluxationen pathologische Frakturen	AD	Deletion von Telopeptid von Kollagen I	Selten
VIIB	++	+	+	++				
VIIC	–	++++	+++	+	Haut teigig, lax, Dysmorphien	AR	N-Proteinase-Mangel	Selten

AD/AR autosomal-dominant bzw. -rezessiver Erbgang. Die Existenz der Typen V und X ist fraglich, diejenige des Typs VIII als eigenständiges Krankheitsbild unklar; Typ IX ist allelisch zu Menkes-Syndrom.

Organbefall, klinischem Schweregrad, Genetik und biochemischen Defekten heterogen ist, soll für die Orientierung Tabelle 233.2 konsultiert werden.

Klassische Form des Ehlers-Danlos-Syndroms (EDS Typ I und II)

Ätiologie und Pathogenese. Dies ist die erstbeschriebene, häufigste und bekannteste Form des EDS („klassisches EDS“). Ein Teil der Fälle ist auf Mutationen in den *COL5A1*- und *COL5A2*-Genen (Chromosomen 9 bzw. 2) zurückzuführen; dann ist das Kollagen V quantitativ vermindert oder strukturabnorm, die Stabilität der aus Kollagenen I und V bestehenden Kollagenfibrillen in Haut und Bandapparat geschwächt und die Fibrillenstruktur verändert. Den übrigen Fällen müssen andere genetische Defekte zugrunde liegen; so führt z.B. der autosomal rezessive Tenascin-X-Mangel (Tenascin-X-gen auf Chromosom 6p21.3) zu einer EDS-II/III-ähnlichen Krankheit.

Klinische Zeichen und Befunde. Die *Haut* ist hyperelastisch (nicht et wa lax und redundant wie bei der Cutis laxa), teigig oder samtartig weich (wie nasses Wildleder), pastellfarben fahl, leicht zerreißlich, dann mit klaffenden, fischmaulartigen Wunden, die mit atrophen (zigarettenpapierähnlichen), hämosiderotisch verfärbten oder aber hypertrophen Narben (besonders an Stirn und Schienbeinen, s. Abb. 233.3c,d) verzögert abheilen.

Weitere Zeichen sind: eine starke Tendenz zu Suffusionen; Verschieblichkeit der Haut zur Subkutis; weiche Ohrmuscheln, weiche Nasenspitze; molluskoide Pseudotumoren an Druckstellen (Ellenbogen, Knie), evtl. mit verkalkenden Fettgewebsnekrosen. Die *Gelenke* sind überstreckbar, oft luxierbar; habituelle Luxationen (Schulter, Patella), kongenitale Hüftluxationen und Klumpfüße sind möglich; außerdem sekundär rezidivierende Distorsionen und Gelenkergüsse, vorzeitige Arthroseneigung (Knie-, Kiefergelenk!), periphere Neuropathien; weiterhin schwaches Fußgewölbe (Knick-, Plattfuß), charakteristischer Händedruck („wie ein Wildlederbeutel voller Knöchelchen“) und Gorlin-Zeichen: die Zungenspitze kann die Nasenspitze berühren (unspezifisch). *Muskelhypotonie* mit verzögerter grobmotorischer Entwicklung ist recht häufig. Zeichen der *inneren Organe:* Leistenhernien, Zwerchfellrelaxatio, bei Belastung schmerzhafte Fettherniationen durch die Faszien besonders am inneren Fußgewölbe; Rektal- und Uterusprolaps; Blasendivertikel, Reflux und Niereninsuffizienz; Frühgeburtlichkeit wegen Zervixinsuffizienz oder vorzeitigem Blasensprung, falls der Fetus befallen ist; Refraktionsanomalien.

Diagnose. Die Diagnose erfolgt klinisch und kann gelegentlich durch biochemische und molekulargenetische Analysen erhärtet werden; die EM-Untersuchung einer Hautbiopsie zeigt charakteristische Veränderungen der Kollagenfibrillen („Blumenkohlfasern“). Die Diagnose im Kleinkindesalter ist oft schwierig, da die Hyperelastizität der Haut durch den „Babyspeck“ kaschiert wird und eine pathologische Gelenküberstreckbarkeit von der physiologischen schwierig zu unterscheiden ist.

Differentialdiagnose. *Muskelhypotonie*: neuromuskuläre Störungen; *Hautlaxität bzw. Überstreckbarkeit*: Cutis-laxa-Syndrome, Gerodermia hereditaria osteodysplastica, Menkes-Syndrom, Noonan-Syndrom; *abnorme Blutungsneigung, Verletzlichkeit und verzögerte Wundheilung*: Kindesmißhandlung (!), Gerinnungs- und Thrombozytenstörungen, Faktor-XIII-Mangel, Dysfibrinogenämie; *Gelenküberstreckbarkeit*: Marfan-Syndrom, Larsen-Syndrom, gewisse Formen der Osteogenesis imperfecta.

Therapie und Prophylaxe. *Hautfragilität*: im Kindesalter Schutz von Gesicht und Schienbeinen vor Traumata mit Helm und Beinschienen; Anfrischen der Wundränder und optimale Adaptation mit feinsten atraumatischen Fäden und Pflastern, die länger als üblich belassen werden sollen. *Hypotonie*: Physiotherapie zur Kräftigung der Muskulatur. *Gelenke*: Stützverbände, evtl. hohe Schuhe und Schienen, symptomatische Behandlung bei Distorsionen und Gelenkergüssen, allenfalls Arthrodesen; operative Korrektur von habituellen Luxationen. *Genetische Beratung*: Aufklärung über Wiederholungsrisiko und Möglichkeiten der pränatalen Diagnose.

Hypermobile Form des Ehlers-Danlos-Syndroms (EDS Typ III)

Ätiologie und Pathogenese bei dieser dominant vererbbaren Form sind unbekannt. Die Gelenke sind generell überstreckbar, die Haut überdehnbar, jedoch nicht fragil wie bei allen anderen EDS-Typen. Rasche körperliche Ermüdbarkeit und diffuse Schmerzen herrschen vor. Die Abgrenzung gegen das marfanoide und familiäre Hypermobilitätssyndrom mag willkürlich sein.

Vaskuläre Form des Ehlers-Danlos-Syndroms (EDS Typ IV)

Ätiologie und Pathogenese. Kollagen III besteht aus drei $\alpha 1$(III)-Ketten und kommt in Haut, Arterien, Darm, Lungen und Uterus vor. Mutationen im *COL3A1*-Gen (Chromosom 2) führen zum qualitativen und quantitativen Mangel an Kollagen III und somit zur Fragilität dieser Organe.

Klinische Zeichen und Befunde, Verlauf und Prognose. Die Haut ist im Gegensatz zu allen anderen EDS-Formen nicht überstreckbar, sondern eher straff und dünn, mit gut sichtbarem venösem Netz (besonders auffällig über dem Thorax, s. Abb. 233.3g) und ausgeprägter Suffusionsneigung; Hände und Füße sehen älter aus (Akrogerie); die Überstreckbarkeit ist auf die kleinen Gelenke beschränkt; die Gesichtszüge sind oft charakteristisch (Abb. 233.3e) mit straffer Haut und jünger wirkendem Ausdruck (bei Erwachsenen wie nach einem Facelifting), spitzer Nase, schmalen Lippen, eingefallenen Wangen, groß wirkenden Augen, sich derb anfühlenden Ohrmuscheln mit fehlendem freiem Ohrläppchen; zudem Neigung zu Alopezie. Lebensgefährliche Komplikationen sind spontane Rupturen von Arterien mit oder ohne vorbestehende Aneurysmen, Darm oder Uterus (in der Spätschwangerschaft, peripartal, aber auch erst im Wochenbett) und rezidivierender (Hämato-) Pneumothorax. Die mittlere Lebenserwartung beträgt bei Frauen und Männern ca. 48 Jahre.

Diagnose. Nachweis von strukturabnormem Kollagen III in der Fibroblastenkultur und/oder Identifikation der Mutation, die in der Regel in jeder Familie verschieden ist; die

Kenntnis der Mutation hat kaum prädiktiven Wert. Die Diagnose im Kleinkindesalter ist schwierig, wenn keine, suggestive Familienanamnese besteht.

Differentialdiagnose. Andere Formen der Blutungsneigung (Koagulopathien) und andere Typen des EDS; cave: *Kindesmißhandlung*!

Therapie und Prophylaxe. Blutungen retroperitoneal oder interstitiell möglichst konservativ, intraabdominal und -thorakal dagegen rasch chirurgisch angehen; Vermeidung von Angiographien (Gefäßruptur) und Medikamenten, die mit Gerinnung oder Plättchenfunktion interferieren (Lebensgefahr!); bei Kolonrupturen subtotale Kolektomie; Überwachung von Schwangerschaft und geplante Geburt im Zentrumsspital; Vermeidung von Husten, Obstipation, schwerer isometrischer Belastung sowie von Kontaktsportarten und Leistungssport. Ein Notfallausweis ist empfehlenswert.

Kyphoskoliotische Form des Ehlers-Danlos-Syndoms (EDS Typ VI)

Ätiologie und Pathogenese. Die Kollagenlysylhydroxylase (*PLOD1*-Gen auf Chromosom 1) ist inaktiv, dadurch bleibt die Quervernetzung der Kollagenmoleküle unzureichend. Heterozygote Genträger haben intermediäre Enzymaktivität und sind gesund.

Klinische Zeichen und Befunde und Verlauf. Ausgeprägte Muskelhypotonie im Säuglings- und Kleinkindesalter (Floppy infant) mit früh beginnender, schwerer, progredienter Kyphoskoliose (Abb. 233.3g) und hyperelastischer, fragiler Haut sind pathognomonisch. Dazu kommen marfanoider Habitus und Osteoporose, Mikrocornea und Ruptur des Augenbulbus nach inadäquatem Trauma. Die Lebenserwartung ist durch spontane Arterienrupturen, Lungeninsuffizienz und Cor pulmonale deutlich vermindert.

Diagnose. Bestätigung der klinischen Vermutungsdiagnose durch abnorm hohes Verhältnis von Deoxypyridinolin zu Pyridinolin (Kollagenquervernetzungsprodukte) im Urin, verminderten Hydroxylysingehalt der Dermis, reduzierte Enzymaktivität in Fibroblasten oder durch direkten Mutationsnachweis.

Differentialdiagnose. Im Kleinkindesalter neuromuskuläre Störungen; weiterhin andere Formen des Ehlers-Danlos-Syndroms, Marfan-Syndrom, Brittle-Cornea-Syndrom.

Therapie. Kausale Therapie oder biochemische Beeinflussung (u.a. Vitamin C) sind bisher nicht möglich: Konservative oder chirurgisch orthopädische Massnahmen der Kyphoskoliose sind anspruchsvoll und oft wenig erfolgreich.

Arthrochalasis (EDS Typen VIIA und VIIB) und Dermatosparaxis (EDS Typ VIIC)

Ätiologie und Pathogenese. Bei den EDS-Typen VIIA und VIIB kommt es durch Mutationen in den *COL1A1*- bzw. *COL1A2*-Genen (Chromosomen 17 bzw. 7) zur Deletion des N-terminalen Telopeptides der α1(I)- bzw. α2(I)-Kette von Kollagen I, beim Typ VIIC resultiert die fehlende N-Proteinaseaktivität in einer Persistenz des N-terminalen globulären Peptides; in beiden Fällen sind Kollagenfibrillenbildung und -quervernetzung gestört und führen zu charakteristischen Veränderungen im EM.

Klinische Symptome. Beidseitige kongenitale Hüftluxation und extreme Gelenküberstreckbarkeit (Abb. 233.3h,i); mäßige Hyperelastizität und Fragilität der Haut; Osteopenie und gelegentlich pathologische Frakturen. Bei der Dermatosparaxis sind die Gelenke mäßig überstreckbar, die Haut aber ist zerreißlich (= „sparaxis") und locker, zudem bestehen zusätzliche Zeichen wie Mikrognathie, geschwollene Augenlider, weite große Fontanelle und große Nabelhernien

Diagnose. Nachweis von abnormen α-Ketten direkt aus Hautbiopsie oder Fibroblastenkultur und/oder der Mutation. Die pränatale Diagnose ist möglich.

Differentialdiagnose. Larsen-Syndrom, schwere Ausprägung eines EDS Typ III.

Therapie. Konservativ oder chirurgisch-orthopädische Maßnahmen, besonders an Hüfte und Knie.

Cutis laxa

Cutis laxa („lockere Haut") umfaßt eine genetisch heterogene Gruppe von Krankheiten, bei denen die Haut lose, redundant und überschüssig ist (wie ein zu großes „Übergewand"), und sich in Falten abheben läßt, ohne daß diese zurückschnellen (im Gegensatz zur hyperelastischen Haut beim EDS). Säuglinge sehen unterernährt aus, so daß Eltern etwa der Vernachlässigung beschuldigt werden. Betroffene sehen deutlich älter aus und benötigen kosmetische Korrekturen. Im Gegensatz zur autosomal-dominanten Form sind bei den rezessiven Formen (Abb. 233.4a,b) auch innere Organe wie Blase, Lungen und Zwerchfell befallen.

Ätiologie und Pathogenese. Strukturdefekte und Deletionen im Elastin-Gen (*ELN* auf Chromosom 7) führen zu milderer Cutis laxa, supravalvulärer Aortenstenose oder Williams-Beuren-Syndrom, während noch nicht näher definierte Defekte im Elastin-Stoffwechsel zu den schweren Formen

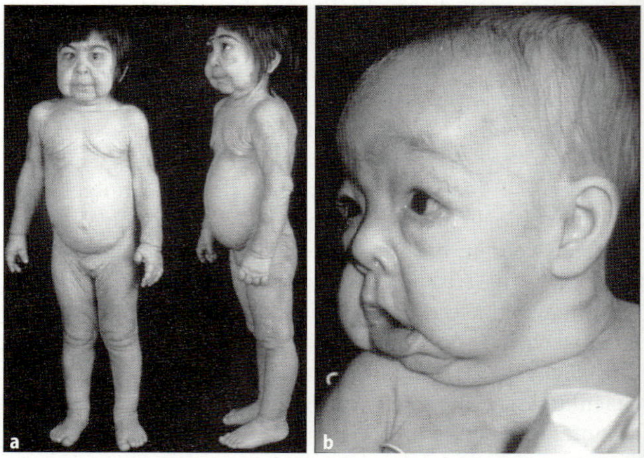

Abb. 233.4a,b. Cutis laxa. **a** Cutis laxa (3jähriges Mädchen): Hautfalten, die sich weit abheben lassen, alt wirkender Gesichtsausdruck. **b** Cutis laxa (4monatiges Mädchen): hängende Wangen, Ektropium

führen. Die elastischen Fasern erscheinen lichtmikroskopisch oft stark fragmentiert.

Differentialdiagnose. Diverse Syndrome mit Cutis laxa, verschiedene Formen von EDS und Progerie (= vorzeitige Alterung ohne Cutis laxa). Beim Menkes-Syndrom kommt infolge einer Quervernetzungsstörung von Elastin eine Cutis laxa vor.

Pseudoxanthoma elasticum (PXE)

Pseudoxanthoma elasticum befällt hauptsächlich Haut, Augen und kleinere Arterien. Das verantwortliche Gen (*ABCC6* auf Chromosom 16), wird nur in der Leber exprimiert und kodiert für einen Transporter einer noch nicht identifizierten Substanz, die zur pathognomonischen Vermehrung, Fragmentierung und Verkalkung der elastischen Fasern in Haut und Arterien führt. Die Inzidenz von PXE beträgt 1 bis 4 in 100 000; die Vererbung ist autosomal-rezessiv, seltener dominant. Die meistens schon in der 2. Dekade auftretenden, oft symmetrischen Hautläsionen bevorzugen Hals, Achselgegend, Leisten und Beugeseite von Ellbogen und Knie und bestehen in gelblich-orangenen, papulösen Verdickungen der Haut (= Pseudoxanthoma; „wie eine Orangenschale", *Peau d'orange*). Die progredienten Veränderungen der Netzhaut gehen den Hautläsionen voraus, werden aber meistens erst später erkannt: fleckige, orangene Verfärbung der Netzhaut; Risse in der Bruchschen Membran zwischen Retina und Chorioidea („*angioid streaks*", weil sie leicht mit Gefäßen verwechselt werden); Retinablutungen mit zentralem Visusverlust. In den peripheren Arterien entstehen unregelmäßig verteilte, progrediente Verkalkung von Intima und Media, oft mit arterieller Hypertonie und Claudicatio, die meist in der 3. oder 4. Dekade, gelegentlich jedoch schon beim Teenager auftreten; seltener kommen Magen-Darm-Blutungen vor. Weil typische Befunde sich oft bereits in jugendlichem Alter zeigen, kann die Diagnose vom Pädiater gestellt werden, besonders bei positiver Familienanamnese. Regelmäßige körperliche Übung, Senkung der oft (sekundär?) erhöhten Blutlipide, Einschränkung der Kalziumzufuhr und Vermeidung von Aspirin (Magenblutung!) werden empfohlen.

Progerie

Es gibt verschiedene Progerie-Syndrome. Das paradigmatische Hutchinson-Gilford-Syndrom, auch Pädogerie, ist eine extrem seltene, charakteristische Einheit mit postnatalem Minderwuchs und frühzeitiger körperlicher, karikaturartiger „Vergreisung" (Progerie). Zeichen sind: Geburtsgewicht meist um 2500 g, Minderwuchs ab 1. Lebensjahr, gleichzeitig beginnende Vergreisung: Verlust von Kopfhaar, Augenbrauen und -Wimpern, Schwund des subkutanen Fettgewebes, Hervortreten der Schädelvenen, Ausbildung eines sog. „Vogelgesichts" mit schnabelartiger Nase, vortretenden Augen, fliehendem Kinn, fehlenden Ohrläppchen bei normal großem, aber hydrozephaloid wirkendem Hirnschädel (Abb. 233.5). Weitere Zeichen: verzögerter Fontanellenschluß, Zahnungsanomalien. Beugekontrakturen großer Gelenke und Fingergelenke, Nageldystrophie und Akromikrie bei Osteolyse von Endphalangen; atrophisch-dyspigmentierte, trockene und gefältelte Haut; kümmerliche Muskulatur; vorstehendes Abdomen; Endgröße und -gewicht kaum über 115 cm und 15 kg; Insulinresistenz (Postrezeptordefekt?), Serumlipidanomalien, kein Wachstumshormonmangel; Knochen osteoporotisch, grazil modelliert, Schlüsselbeine dünn, Coxa vara; fehlende oder unvollständige Geschlechtsreifung; hohe piepsige Stimme; normale Intelligenz; frühzeitige Atherosklerose mit fatalem Ausgang (Herzinfarkt, Zerebralinsult) im 1. bis spätestens 3. Lebensjahrzent. Auffallend ist das Fehlen einiger physiologischer Alterungserscheinungen wie Katarakt, Altersschwerhörigkeit und -sichtigkeit, Arcus senilis, Osteoarthrose.

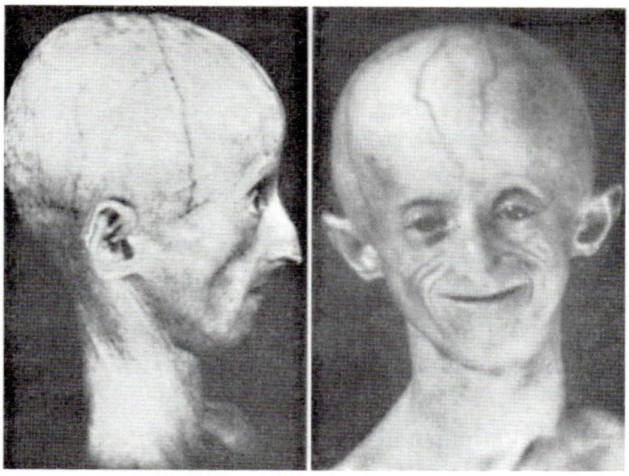

Abb. 233.5. Hutchinson-Gilford-Syndrom: Der 14 1/2jährige Knabe starb mit 15 3/4 Jahren an Herztod bei fortgeschrittener, schwerster Gefäßsklerose

Ätiologie und Pathogenese. Die Vererbung ist nicht sicher bekannt, meist tritt die Progerie sporadisch auf; einige wenige Geschwisterfälle mit oder ohne elterliche Blutsverwandtschaft sprechen für autosomal-rezessiven Erbgang, gelegentlich erhöhtes Alter des Vaters läßt jedoch an die autosomal-dominante Neumutationen denken. Die Pathogenese ist unbekannt (Störung der DNA-Reparatur, vorzeitiges biologisches Altern von Fibroblasten in Kultur, Bindegewebsanomalien?).

Differentialdiagnose. Verschiedenste Krankheitsbilder mit vorzeitiger Vergreisung, teils mit Lichtüberempfindlichkeit und Malignomtendenz: Werner-Syndrom (adulte Form der Progerie), Wiedemann-Rautenstrauch-Syndrom (neonatales pseudohydrozephales Syndrom), mandibuloakrale Dysplasie, De-Barsy-Syndrom, progeroide Form des Ehlers-Danlos-Syndroms; Lenz-Majewski-Syndrom (hyperostotischer Minderwuchs); Mulvihill-Smith-Syndrom (progeroider Kleinwuchs mit Pigmentnävi); Trichothiodystrophie, Xerodermie und Cockayne-Syndrom (diverse Komplementierungsgruppen); Akrogerie Gottron; Chromosomal breakage Syndrome (Louis-Bar).

Literatur

Beighton P, DePaepe A, Steinmann B, Tsipouras P, Wenstrup RJ (1998) Ehlers-Danlos syndrome: Revised nosology, Villefranche, 1997. Am J Med Genet 77: 31–37

Royce PM, Steinmann B (2002) Connective tissue and its heritable disorders: molecular, genetic, and medical aspects, 2nd edn. Wiley-Liss, New York

McKusick VA (1998) Mendelian inheritance in man: Catalogs of human genes and genetic disorders, 12th edn. Johns Hopkins University Press, Baltimore, oder: Online Mendelian Inheritance in Man (OMIM), http://www. ncbi. nlm. nih. gov/Omim/searchomim. html

234 Arthrogryposen

R. König

Definition und Epidemiologie. Der Begriff Arthrogryposis (multiplex congenita) beschreibt multiple, nicht progrediente, kongenitale Gelenkkontrakturen in verschiedenen Körperregionen. Arthrogryposen werden bei sehr unterschiedlichen Krankheitsbilder gefunden (s. Tabelle 234.1). Die Häufigkeit beträgt etwa 1:3000.

Ätiologie und Pathogenese. Multiple kongenitale Gelenkkontrakturen können auftreten, wenn intrauterin eine Bewegungsarmut des Feten (Fetale Akinesie) vorliegt. Hauptsächliche Ursachen dafür sind: myopathische oder neurogene Störungen, Syndrome mit Bindegewebsdefekten, intrauteriner Raummangel und maternale Krankheiten, z.B. Myasthenia gravis.

Klinische Symptome. Die Kontrakturen betreffen die großen und kleinen Gelenke und sind zumeist symmetrisch. Flexions- und Extensionskontrakturen finden sich nebeneinander. Die Beuge- und Streckfalten, insbesondere an den Fingern, können fehlen, das Muskelprofil an den Extremitäten ist verstrichen, an den Streckseiten der großen Gelenke sind manchmal Hauteinziehungen zu sehen.

Therapie. Frühzeitige, intensive physikalische Therapie, um einer weiteren Muskelatrophie und sekundärer Kontrakturbildung entgegenzuwirken. (Nacht-) Schienen und Lagerung sollen die physikalische Therapie ergänzen und operativ erzielte Bewegungsverbesserungen halten.

Genetik. Das Wiederholungsrisiko hängt von der jeweiligen Ätiologie ab. Für Einzelfälle, für die keine Zuordnung möglich ist, besteht ein empirisches Wiederholungsrisiko von 3-5% und zwar sowohl für den Patienten selbst als auch für die Geschwister eines betroffenen Kindes. Frühe pränatale Ultraschalldiagnosen ab der 14. SSW sind beschrieben, es besteht aber auch die Möglichkeit, daß sich Arthrogryposen erst im 3. Trimenon entwickeln.

Tabelle 234.1. Ausgewählte Krankheitsbilder und Syndrome mit Kontrakturen

Krankheit	Symptome	Ätiologie/Locus
Amyoplasie	Rundes Gesicht, symmetrische Kontrakturen, Schultern innenrotiert, gestreckte Ellenbogen, gebeugtes Handgelenk („policeman tip"), Klumpfüße, mental normal	Sporadisch
Distale Arthrogrypose I	Flexionskontraktur der Finger und überschlagene Finger bei Geburt, später ulnare Deviation, mental normal	AD
Distale Arthrogrypose IIA (Gordon-Syndrom)	Kamptodaktylie, Klumpfüße, Hüftgelenkdysplasie, Gaumenspalte	AD
Freeman-Sheldon- Syndrom („Whistling face syndrome")	Bewegungsarmes Gesicht, Epikanthus, hypoplastische Nasenflügel, spitzer Mund, H-förmige Kontraktur am Kinn, Flexionskontrakturen der Finger mit ulnarer Deviation, Daumen plantarflektiert, Klumpfüße	AD, sehr selten AR
Kontrakturelle Arachnodaktylie (Beals-Hecht-Syndrom)	Marfanoider Habitus, Arachnodaktylie mit Kontrakturen, dysplastische Helix („crumpled ears"), Kyphoskoliose, Mitralklappenprolaps	AD, 5q23-q31, FBN2
Marden-Walker- Syndrom	Minderwuchs, Mikrozephalie, Blepharophimose, Gaumenspalte, Kamptodaktylie, Klumpfüße, Kyphose, psychomotorische Retardierung	AR
Multiples Pterygium-Syndrom („Escobar syndrome")	Minderwuchs, Kamptodaktylie, Klumpfüße, Gaumenspalte, Wirbelfehlbildungen, Hörstörungen, die Pterygien entwickeln sich während der ersten Lebensjahre, myopathisches Gesicht	AR
Pena-Shokeir-Phänotyp („fetal akinesia sequence")	Intrauterine Wachstumsretardierung, Hypertelorismus, Glabellahämangiom, hohe Nasenwurzel, abgeplattete Nasenspitze, Mikrogenie, Kontrakturen der großen Gelenke, Kamptodaktylie, Lungenhypoplasie, kurze Nabelschnur, Polyhydramnion, ZNS-Fehlbildungen	Zumeist AR, zumeist letal
Popliteales Pterygium- Syndrom (Kniepterygium-Syndrom)	Unterlippenfisteln, LGK-Spalte, orale Frenulae, Pterygien der Kniekehlen, Hypogenitalismus, Syndaktylie der Zehen, dreieckförmiges Hautbürzel über dem Großzehennagel	AD, 1q32
Trismus-Pseudokamptodaktylie-Syndrom	Verminderte Mundöffnung (Trismus), Beugung der Finger bei gestrecktem Handgelenk, leichter Minderwuchs	AD
X-gebundene Arthrogrypose I	Kamptodaktylie, Flexionskontrakturen der Knie und Ellenbogen, Skoliose, Thoraxdeformitäten mit respiratorischer Insuffizienz, frühletal	XR
X-gekoppelter Hydrozephalus mit eingeschlagenen Daumen (MASA-Syndrom)	Mentale Retardierung (M), Aphasie oder Sprachentwicklungsverzögerung (A), spastische Paraparese (S), adduzierte (A), palmarflektierte Daumen, Hydrozephalus mit Aquäduktstenose, spastische Paraparese, mentale Retardierung	XR, Xq28, L1CAM
Zerebrookulofazioskeletäres Syndrom (COFS)	Mikrozephalie, Mikrophthalmus, Katarakt, prominente Nasenwurzel, Mikrogenie, Kamptodaktylie, Kontrakturen der großen Gelenke, Wiegenkufenfüße, Osteoporose, schwerste Retardierung	AR 10q11 ERCC6 (?)

AR autosomal-rezessiv, *AD* autosomal-dominant, *XR* X-gebunden-rezessiv.

235 Orthopädische Krankheiten des Bewegungsapparats

G. Scheller, L. Jani, P. Arnold, H. Schroeder-Boersch

Angeborene und erworbene Krankheiten der Bewegungsorgane bei Kindern sind häufige Leiden, die zunächst einmal vom Haus- oder Kinderarzt erkannt und in Bezug auf ihre Therapiemöglichkeit beurteilt werden müssen. Hier werden, nach topographischen Gesichtspunkten geordnet, die häufigen orthopädischen Leiden an der Wirbelsäule und der unteren Extremität dargestellt.

235.1 Wirbelsäule

G. Scheller

Haltungsschwäche/Fehlhaltung

Definition. Haltungsschwächen bzw. Fehlhaltungen sind aktiv und passiv vollständig ausgleichbare Abweichungen von der Normalhaltung. Sie unterliegt, abhängig von Alter und den Gegebenheiten des knöchernen Skeletts, des Bandapparates und der Muskulatur, auch psychischen Einflüssen und gesellschaftlichen Aspekten. Die Haltung ist immer eine Momentaufnahme eines Menschen; er kann fallweise verschiedene Haltungen einnehmen. Die Haltung im Stehen kann entsprechend Abb. 235.1a–c eingeteilt werden.

Pathogenese. Hauptursache einer Fehlhaltung ist eine relative Schwäche der Rücken- und Bauchmuskulatur in Zeiten eines raschen Längenwachstums des Skeletts.

Klinische Symptome. Zu unterscheiden sind Haltungsschwächen in der Sagittalebene und in der Frontalebene. Basierend auf den konstitutionellen Haltungstypen erfolgt die Einteilung in der Seitansicht entsprechend Abb. 235.2.

Der Hohlrundrücken zeigt eine verstärkte Kyphose der Brustwirbelsäule und eine verstärkte Lordose der Lendenwirbelsäule. Merkmale des totalen Rundrückens sind eine verstärkte Kyphosierung an der unteren Brust- bzw. eine kyphotische Einstellung des thorakolumbalen Übergangs meist in Verbindung mit einer Abflachung der physiologischen Lendenwirbelsäulenlordose. Der Flachrücken ist charakterisiert durch eine Abflachung der physiologischen Kyphose der Brustwirbelsäule in Kombination mit einer Abflachung der Lendenwirbelsäule bis hin zu einer leichten Kyphosierung.

In der Frontalebene wird die skoliotische Haltung als Fehlhaltung bzw. Haltungsschwäche eingestuft. Hauptlokalisation ist die Lendenwirbelsäule. Sie wird häufig durch einen Beckenschiefstand infolge einer Beinlängendifferenz begünstigt.

Eine Differenzierung in eine leichte oder schwere Haltungsschwäche erfolgt durch den Armvorhaltetest nach Matthias. Dabei wird das Kind aufgefordert, sich aktiv möglichst gerade aufzurichten und mit waagerecht nach vorne gestreckten Armen 30 Sekunden diese Position zu halten. Bei einem haltungsgesunden Kind oder Jugendlichen bleibt die Position unverändert. Ein Haltungsverlust innerhalb dieser 30 Sekunden zur zuvor festgestellten Fehlhaltung hin ist typisch für eine Haltungsschwäche. Eine schwere Haltungsschwäche liegt vor, wenn ein sehr muskelschwaches Kind nicht in der Lage ist, sich aktiv aufzurichten (Abb. 235.3a–c).

Diagnose. Voraussetzung für die Diagnose „Haltungsschwäche" ist die freie Beweglichkeit in allen Segmenten der Rumpfwirbelsäule.

Therapie. Ganz im Vordergrund des Therapieansatzes steht der Zustand der Muskulatur. Die Muskulatur kann nur durch motorische Aktivität gekräftigt werden. Die sportlichen Aktivitäten müssen dem Kind Spaß machen, nur dann wird es ausreichend motiviert sein. Zwänge sind eher demotivierend. Günstig sind Sportarten, bei denen Arme und Beine trainiert werden. Optimal ist Schwimmen, aber auch Leicht-

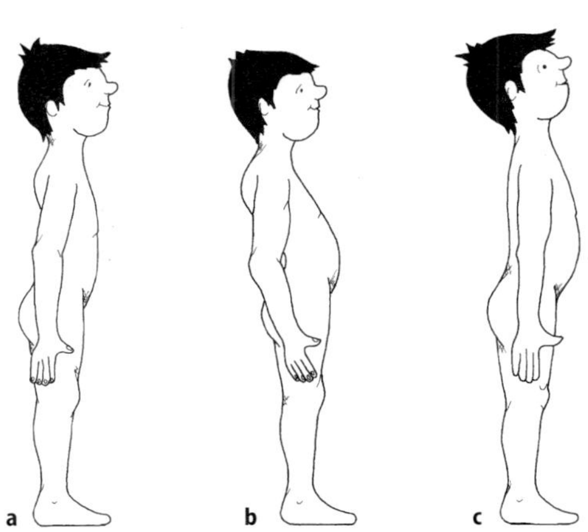

Abb. 235.1a–c. Haltungsstufen: **a** habituelle Haltung, **b** passive Haltung, **c** aktiv aufgerichtete Haltung

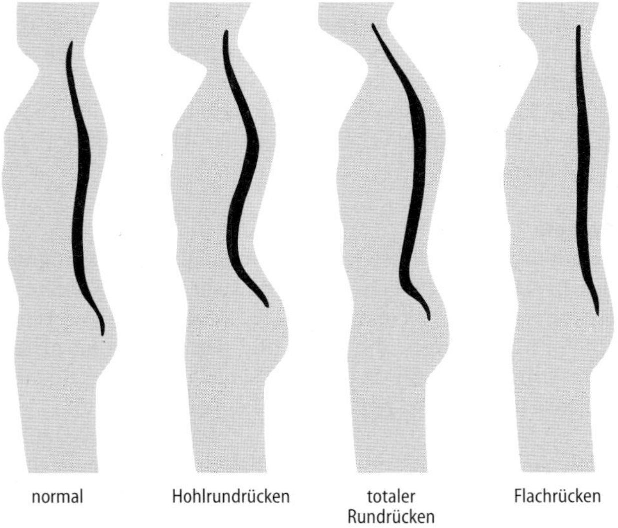

Abb. 235.2. Die 4 wichtigsten konstitutionellen Haltungstypen

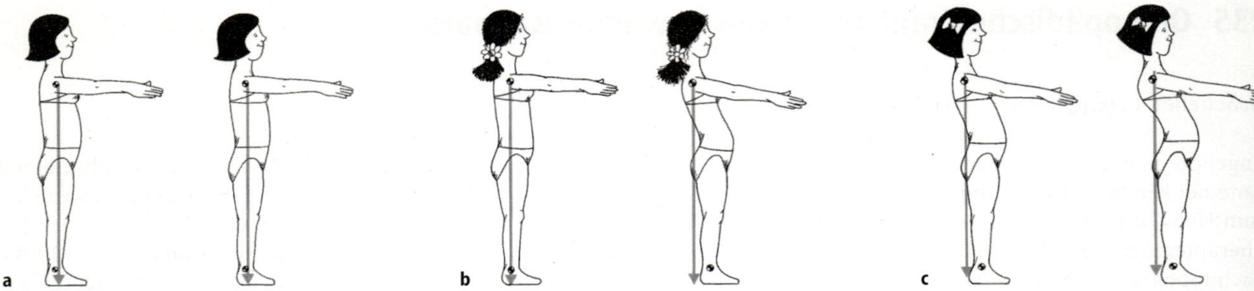

Abb. 235.3a–c. Haltungstest nach Matthias: **a** unverändert aktiv aufgerichtete Position bei einem haltungsgesunden Kind; **b**) Haltungsverfall innerhalb 30 Sekunden bei leichter Haltungsschwäche; **c**) schwere Haltungsschwäche, die aktiv aufgerichtete Haltung kann überhaupt nicht eingenommen werden

athletik und Ballsportarten wie Basketball, Volleyball und Handball. Unsportliche Kinder sind nicht gerne Konkurrenz- und Wettkampfsituationen ausgesetzt, da sie ständig verlieren. In diesen Fällen ist das regelmäßige Training unter Anleitung in einem Kraftraum eine sinnvolle Alternative.

Die Passivität wird durch häufiges Sitzen gefördert. Dabei wird die Lendenwirbelsäule kyphosiert. Eine Schrägstellung der Schreibfläche, angepaßte Sitzhöhe oder auch ein Sitzball konnten sich, obwohl sehr sinnvoll, aus Kostengründen weder in den Schulen noch zuhause durchsetzen. Diese Maßnahmen sind nicht nur therapeutisch sinnvoll bei leichten Haltungsschwächen, sondern auch wichtig als Prophylaxe für Haltungsgesunde. Ärztlich verordnete, langdauernde Krankengymnastik ist bei leichten Haltungsschwächen wenig attraktiv und deshalb nicht sinnvoll. Bei schweren Haltungsschwächen ist die Abklärung einer neuromuskulären Ursache erforderlich. Eine intensive physiotherapeutische Behandlung ist hier neben den selbständigen Aktivitäten erforderlich. Beinlängendifferenzen über 5 mm sollten ausgeglichen werden, um lumbosakrale Fehlhaltungen zu vermeiden.

Prognose. Die Prognose leichter Haltungsschwächen ist im allgemeinen gut. Nach Wachstumsabschluß sind Haltungsschwächen erheblich seltener. Der immer wieder behauptete Übergang von Haltungsschwächen in echte Wirbelsäulendeformitäten ist nur für die nicht mittels Beinlängenausgleich behandelte lumbalskoliotische Haltung bei einseitiger Beinverkürzung gesichert. Haltungsschwächen sollten einmal jährlich klinisch kontrolliert werden, um sich entwikkelnde Fixationen der Wirbelsäule und damit echte Deformitäten frühzeitig zu erkennen und der dann gezielten Therapie zuzuführen.

Kyphose

Definition. Die Kyphose ist die physiologische Schwingung der Brustwirbelsäule in der Seitansicht. In aufgerichteter Haltung liegt der Normalwert bei ca. 25°. Krankheitswert hat eine größere fixierte, d.h. aktiv und passiv nicht ausgleichbare Krümmung der Brustwirbelsäule und eine fehlende Lordose bzw. geringe Kyphose der Lendenwirbelsäule.

Ätiologie. Eine Reihe ätiologischer Faktoren führt meist über die Entstehung eines oder mehrerer Keilwirbel bei Kindern oder Jugendlichen zur fixierten oder teilfixierten vermehrten Kyphose. Neben kongenitalen Keilwirbeln kommen posttraumatische (Wirbelfrakturen), entzündliche (Spondylitis) und solche bei Systemerkrankungen (z.B. Osteogenesis imperfecta, juvenile Osteoporose) vor. Die häufigste Ursache der vermehrten Kyphose bei Jugendlichen ist die Scheuermannsche Krankheit.

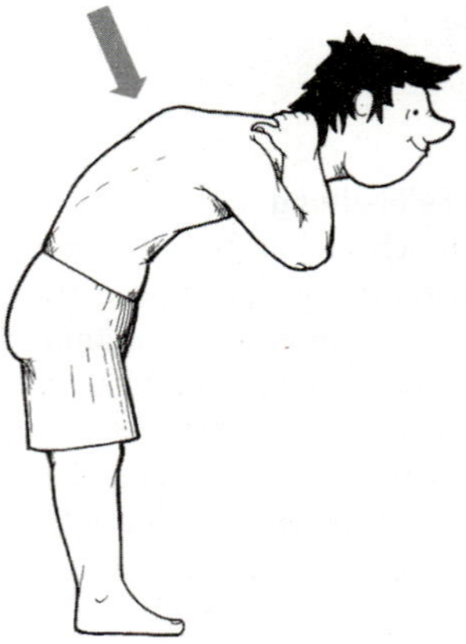

Abb. 235.4. Aufrichtung einer Kyphose

Klinische Symptome und Verlauf. Die vermehrte Kyphose fällt bei der Inspektion von der Seite auf. Die Fixierung einer Kyphose stellt man klinisch fest (Abb. 235.4).

Der Patient verschränkt in vorgebeugter Stellung die Hände im Nacken. Der Rücken wird am Scheitelpunkt der Kyphose mit der Hand vom Untersucher fixiert und der Patient aufgefordert, den Kopf zurückzunehmen und zur Dekke zu schauen, ohne sich in den Hüftgelenken aufzurichten. Dabei kann der Ausgleich bzw. die Fixierung der Kyphose beobachtet werden. Auch nach Abheilung der Grundkrankheit droht bei Nichtbehandlung einer vermehrten Kyphose deren Progredienz bis zum Wachstumsabschluß durch die ungleiche Druckverteilung auf die Wachstumsplatte der Wirbelkörper.

Therapie. Siehe Morbus Scheuermann.

Morbus Scheuermann

Definition. Es handelt sich um eine Wachstumsstörung der Wirbelsäule mit Keilwirbelbildung, Deckplatteneinbrüchen und nachfolgender Verschmälerung der Bandscheiben, die zur Kyphose und Bewegungseinschränkung des betroffenen Wirbelsäulenabschnitts führt.

Epidemiologie. Die Angaben variieren erheblich, da verschiedene Kriterien zugrunde gelegt werden. Die Angabe, daß 20 % der Jugendlichen einzelne Kriterien der Krankheit erfüllen, erscheint realistisch. Eine behandlungsbedürftige Erkrankung weisen davon weniger als 1/3 auf.

Ätiologie. Sie ist multifaktoriell. Zu unterscheiden sind kongenitale Faktoren (gehäuftes familiäres Vorkommen, Wirbelkörperdysplasien), endokrine dysregulatorische Faktoren in der Pubertät (Kombination Morbus Scheuermann mit Hüftkopfepiphysenlösung, Häufung bei bestimmten Konstitutionstypen und beim Turner-Syndrom) sowie mechanische Faktoren (hyperkyphotische Haltung, großgewachsene Jugendliche, Leistungssportler bei bestimmten Sportarten wie Leichtathletik, Rudern, Radrennfahren und Speerwerfen).

Pathogenese. Während des pubertären Wachstumsschubs sinkt die mechanische Festigkeit der knorpeligen Grund- und Deckplatten der Wachstumszonen des Wirbelkörpers. Durch die Diskrepanz zwischen dem hohen Binnendruck des Nucleus pulposus und der Belastungsfähigkeit der Grund- und Deckplatten bricht Bandscheibengewebe in den Wirbelkörper ein. Spongiosa wird verdrängt, reaktiv bildet sich eine Sklerose um das dislozierte Bandscheibengewebe. Radiologisch ergibt sich dadurch das Bild eines „Schmorlschen Knötchens" bzw. „Deckplatteneinbruchs", bei der Lokalisation am Vorderrand des Wirbelkörpers das Bild einer „Randleistenhernie". Durch die Volumenabnahme des Nucleus pulposus entsteht das Bild der Bandscheibenverschmälerung, und klinisch entwickelt sich eine zunehmende Fixierung des betroffenen Wirbelsäulenabschnitts. Eine ventralseitige Druckerhöhung führt zu einer partiellen Wachstumsstörung des vorderen Anteils der Wachstumsplatte; hieraus resultiert eine ventrale Höhenminderung des Wirbelkörpers und eine Keilwirbelbildung (Abb. 235.5).

Die hierdurch ausgelöste Kyphosierung erhöht die ventralseitige Druckbelastung der Wirbelsäule und setzt dadurch einen Circulus vitiosus in Gang, der zu einer Progredienz der Kyphose führt. Bei der Lokalisation am thorakolumbalen Übergang entsteht eine thorakolumbale Kyphose, ist die Lendenwirbelsäule betroffen, kommt es auch hier zu einer Kyphosierung. Neben der progredienten Kyphose kann sich bei unilateraler Druckerhöhung in der Frontalebene zusätzlich auch eine Skoliose entwickeln (Scheuermann-Skoliose).

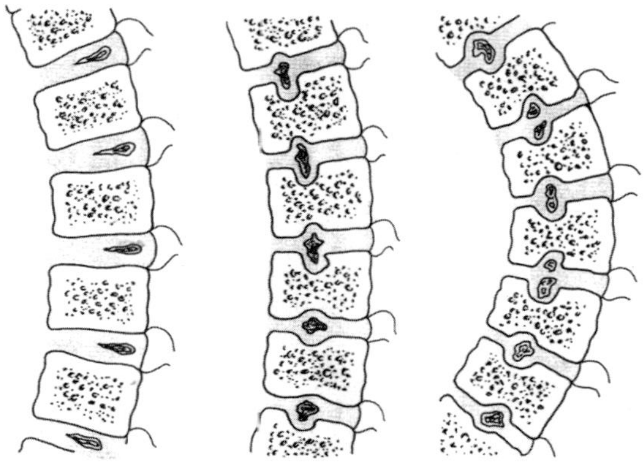

Abb. 235.5. Röntgenveränderung bei Morbus Scheuermann schematisch

Klinische Symptome und Verlauf. Das klinische Bild ist abhängig von der Lokalisation der Krankheit. Thorakale Kyphosen führen zu der sichtbaren Deformität des thorakalen Rundrückens meist in Kombination mit einer kompensatorisch vermehrten Lendenwirbelsäulenlordose. Die thorakolumbale Lokalisation führt zu einem totalen Rundrücken, der lumbale Morbus Scheuermann zum Flachrücken. Schmerzen sind selten, sie treten meist nur bei der lumbalen Lokalisation auf. Richtungsweisend ist weiterhin die bei der klinischen Untersuchung festzustellende Fixation eines oder mehrerer Wirbelsäulenabschnitte. Die typischen Röntgenbefunde sind in Abb. 235.5 schematisch dargestellt.

Diagnose und Differentialdiagnose Die Diagnosestellung erfolgt durch klinische und röntgenologische Untersuchung. Thorakal ist klinisch eine Fixation und ein Kyphosewinkel von mehr als 50° zu fordern. Schmorlsche Knötchen und/oder ventrale Randleistenhernien sind neben Bandscheibenverschmälerungen röntgenologische Kriterien. Die Diagnosestellung ist auch bei einem Kyphosewinkel unterhalb von 50° gerechtfertigt, wenn neben den Grund- und Deckplattenveränderungen mindestens 2 Keilwirbel von mehr als 5° nachweisbar sind. Thorakolumbal und lumbal ist der Kyphosewinkel kein entscheidendes Kriterium. Beim Auftreten isolierter Keilwirbel oder Bandscheibenverschmälerungen muß differentialdiagnostisch an eine Spondylitis oder Diszitis, an posttraumatische oder an kongenitale Keilwirbel gedacht werden. Daneben sind die Übergänge vom Physiologischen zum Pathologischen fließend. Ein zufällig röntgenologisch gefundenes Schmorlsches Knötchen oder eine leichte Einbuchtung einzelner Grund- und Deckplatten als Vorstufe hierzu rechtfertigt ohne entsprechenden klinischen Befund nicht die Diagnose eine Morbus Scheuermann.

Therapie. Zur Verfügung stehen Physiotherapie, Korsettbehandlung und Operation. Die Physiotherapie dient der Kräftigung der Rückenmuskulatur zur Entlastung der ventralen Wirbelsäulenabschnitte. Sie ist indiziert bei Teilfixierung und entsprechenden röntgenologischen Veränderungen zur Verhütung einer Progredienz bei leichten Kyphosen. Eine körperliche Überbelastung während des pubertären Wachstumsschubs soll vermieden werden. Dabei ist eine generelle Befreiung vom Schulsport nicht sinnvoll. Bei stärkeren Verkrümmungen mit einem Kyphosewinkel von über 40° ist zusätzlich eine konsequente Korsettbehandlung erforderlich. Bei noch vorhandenem ausreichendem Wachstumspotential kann die Kyphose nicht nur stabilisiert, sondern auch korrigiert werden. Durch kompensatorisches Wachstum der ventralen Wirbelkörperabschnitte kommt es zu einer Normalisierung der Keilwirbel und zu einer Aufrichtung der Hyperkyphose (Abb. 235.6a,b).

Die Korsettbehandlung der Hyperkyphose ist nicht wie bei der Skoliose bis zum Wachstumsabschluß erforderlich, sondern nur bis zur Aufrichtung der Kyphose. Eine Operation ist sehr selten erforderlich. Thorakale Kyphosen von

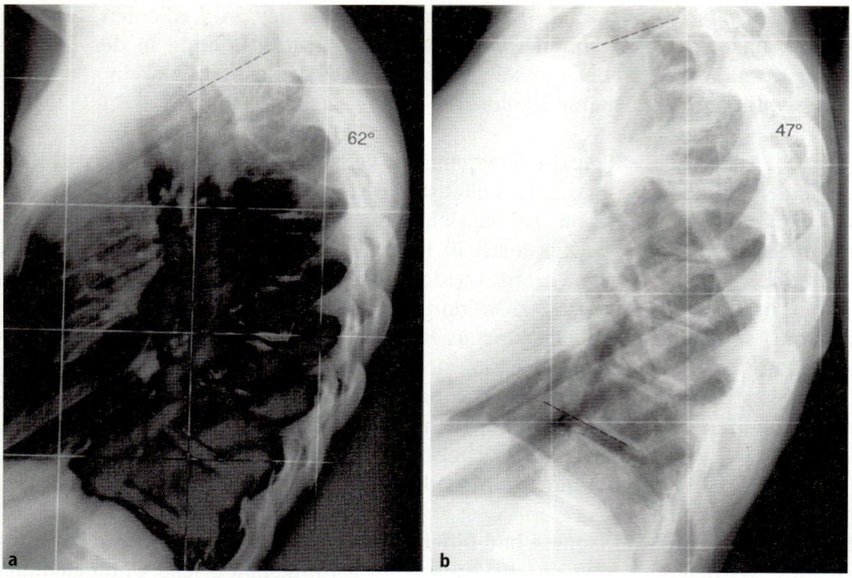

Abb. 235.6a,b. Korsettbehandlung einer 12jährigen Patientin mit Morbus Scheuermann. Gutes Korrekturergebnis mit 16 Jahren

mehr als 70–80° sind evtl. als kosmetische Indikation zu sehen. Anhaltende Schmerzen bei stärkeren lumbalen Kyphosen sind eine medizinische Indikation. Das Operationsprinzip besteht aus einem ventralen Release mit Aufrichtung und Verblockung sowie einer dorsalen Zuggurtung durch entsprechende Implantate, ggf. in Kombination mit Keilosteotomien.

Prognose. Thorakale, fixierte Kyphosen bis 50° sind bzgl. Beschwerden unproblematisch. Fixierte thorakale Kyphosen über 50° haben die Tendenz zu verstärkten Rückenschmerzen. Körperlich schwere Berufe sind ungünstig. Kyphosen über 70° können auch bei Erwachsenen allmählich zunehmen. Thorakolumbale und lumbale Kyphosen sind im Hinblick auf lokale, muskuläre Schmerzen prognostisch ungünstig, entsprechende Beschwerden treten häufig bereits bei Jugendlichen auf.

Skoliose

Definition. Man versteht darunter eine (teil-)fixierte Seitverbiegung der Wirbelsäule mit einer Torsion der Wirbel.

Ätiologie. Kongenitale Skoliosen sind auf knöcherne Fehlbildungen an der Wirbelsäule, z.B. angeborene Halbwirbel, zurückzuführen. Weiterhin unterscheidet man Lähmungsskoliosen, z.B. die paralytische Form bei der Poliomyelitis und die spastische Form bei der infantilen Zerebralparese, und Skoliosen bei Systemerkrankungen, z.B. Osteogenesis imperfecta und Neurofibromatose. Etwa 90 % aller Skoliosen sind sog. idiopathische Skoliosen. Dabei unterscheiden wir zwischen der relativ seltenen infantilen (0–3 Jahre), der juvenilen (4–10 Jahre) und der häufigeren, in der Präpubertät sich entwickelnden, adoleszenten Form, die vorwiegend Mädchen betrifft. Die Ätiologie der idiopathischen Skoliose ist definitionsgemäß unbekannt. Genetische Faktoren spielen eine Rolle, Skoliosen treten familiär gehäuft auf. Bei der Adoleszentenskoliose wachsen die Wirbelkörper selbst schneller als die dorsalen Strukturen und führen so zur Deformität. Keine ursächliche Rolle spielen die Händigkeit, asymmetrische sportliche Belastungen und das häufige Einnehmen von skoliotischen Haltungen.

Pathologie und Anatomie. Bedingt durch die ungleiche Druckverteilung auf die Wachstumsplatten der Wirbelkörper – Druckerhöhung konkavseitig, Druckverminderung konvexseitig – sind nahezu alle strukturellen Skoliosen progredient. Prognostische Bedeutung haben das Ausmaß der Skoliose (Cobb-Winkel), das Alter, das Skelettalter bzw. die verbleibende Wachstumspotenz und das Auftreten der Menarche. Infantile und juvenile Skoliosen sind prognostisch schlechter; je früher die Skoliose auftritt, desto mehr wird sie bis zum Wachstumsabschluß zunehmen. Das Wachstum der Wirbelsäule ist beendet, wenn die Darmbeinkammapophysen durchgehend von der Spina iliaca anterior bis zur Spina iliaca posterior superior mit dem Darmbein verknöchert sind (Risser-Stadien). Im Erwachsenenalter, nach Wachstumsabschluß, ist bei Cobb-Winkeln ab 40–50° mit einer weiteren Zunahme der Wirbelsäulenverkrümmung von 0,5–1° pro Jahr zu rechnen.

Klinische Symptome und Diagnose. Das Hauptaugenmerk gilt der Früherfassung einer Skoliose. Die wichtigste klinische Untersuchung ist der Vorbeugetest (Abb. 235.7a,b).

Der Untersucher sitzt dabei hinter dem Patienten. In Vorneigung ist dann eine einseitige Vorwölbung des Rippenthorax (Rippenbuckel) und im Bereich der Lendenwirbelsäule der einseitige „Lendenwulst“ erkennbar. Asymmetrische Taillendreiecke und ein hoch- oder abstehendes Schulterblatt sind weitere klinische Hinweise. Die beim klinischen Verdacht auf eine Skoliose immer durchzuführende Röntgenaufnahme (Wirbelsäule p.-a.) ermöglicht dann eine ätiologische Zuordnung und über die Messung des Skoliosewinkels nach Cobb die Bestimmung des Schweregrades der Skoliose. Man differenziert zwischen rechts- und linkskonvexen, thorakalen oder lumbalen sowie C- bzw. S-förmigen Skoliosen.

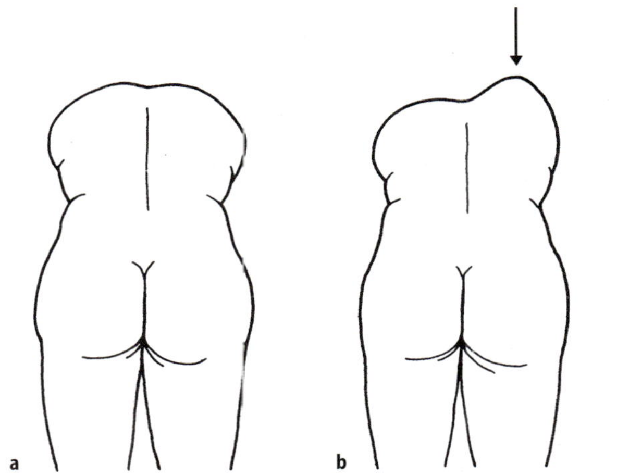

Abb. 235.7.a Beim Vorbeugen sollten Rippen- und Lendenpartie gleichzeitig ausgeprägt sein. **b** Die Rippenvorwölbung (Rippenbuckel) durch die Wirbeltorsion ist das Frühzeichen der Skoliose

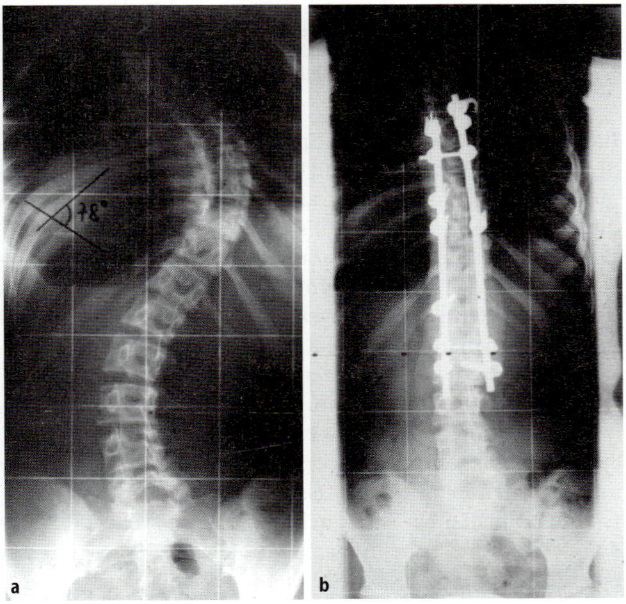

Abb. 235.8.a Skoliose prä- und **b** postoperativ

Therapie. Behandlungsziele sind die Minderung der Progredienz, eine Korrektur der bestehenden Krümmung und eine Aufrechterhaltung der erreichten Korrektur. An Behandlungsmöglichkeiten stehen gezielte Krankengymnastik, Korsettbehandlung und Operation zur Verfügung. Bei leichten Skoliosen bis 20° dient eine physiotherapeutische Behandlung der Verbesserung der Haltung und einer Verhütung der Progredienz. Bei mittelgradigen idiopathischen Adoleszentenskoliosen zwischen 20–40° und noch ausreichender Wachstumspotenz erfolgt eine Korsettbehandlung zur Korrektur der bestehenden Krümmung und Aufrechterhaltung der erreichten Korrektur mit einer begleitenden krankengymnastischen Therapie. Bei schweren Skoliosen ab 40° ist die Operationsindikation gegeben. Je nach Lokalisation kommen ventrale, dorsale oder kombinierte Instrumentationen und Fusionsoperationen zur Anwendung (Abb. 235.8a,b).

Um die erreichten Korrekturen von mehr als 50 % zu halten, sind streckenmäßig oft ausgedehnte Spondylodesen, d.h. operative Versteifungen der Wirbelsäule im Skoliosebereich erforderlich. Dank stabiler Osteosyntheseverfahren sind heute kurze stationäre Aufenthalte und eine gipsfreie Nachbehandlung möglich. Die Komplikationsgefahren (z.B. Lähmungen) konnten deutlich reduziert werden.

Prognose. Bei sehr schweren unbehandelten Skoliosen über 100° ist das Mortalitätsrisiko und Invaliditätsrisiko 3–5mal höher, die Herz-Lungen-Funktion ist herabgesetzt. Frühzeitige Kreuz- oder Rückenschmerzen sind erstaunlich selten, bevorzugt bei Lumbalskoliosen zu erwarten. Ein psychisch belastender Faktor liegt im kosmetischen Aspekt, der Rippenbuckel wird als eine Verunstaltung empfunden.

Säuglingsskoliose

Definition. Die Säuglingsskoliose ist durch eine langstreckige, thorakolumbale, C-förmige seitliche Verkrümmung der Wirbelsäule charakterisiert. Strukturelle Veränderungen fehlen ebenso wie eine nennenswerte Rotation. Im Gegensatz zur skoliotischen Haltung liegt jedoch eine Teilfixierung dieser in den ersten Lebenswochen und -monaten auftretenden Krankheit vor.

Ätiologie. Ursächlich geht die Säuglingsskoliose meist auf eine intrauterine Zwangshaltung zurück.

Klinische Symptome und Verlauf. Den Eltern fällt meist eine durch die Säuglingsskoliose verursachte Schräglage ihres Babys auf. Meist ist die großbogige Säuglingsskoliose linkskonvex (Abb. 235.9a,b).

Die Diagnosestellung erfolgt durch einen Funktionstest. Wirbelkörperdefekte sind radiologisch auszuschließen.

Therapie. Eine Progredienz tritt im Gegensatz zur infantilen idiopathischen Skoliose nicht auf. Die Prognose ist gut, Spontanheilungen sind die Regel. Nur bei schweren Formen sind konsequente physiotherapeutische Maßnahmen, bei Wirbelkörperdefekten (z.B. Halbwirbel) gelegentlich operative Korrekturen erforderlich. Gipslagerungsschalen oder Umkrümmungsorthesen sind überflüssig.

Spondylolyse und Spondylolisthesis

Definition. Die Spondylolyse ist eine knöcherne Unterbrechung der Pars interarticularis des Wirbelbogens, die meist beidseitig am Wirbelbogen L5 auftritt. Die Spondylolisthesis ist ein Wirbelgleiten, also eine Verschiebung eines Wirbelkörpers nach ventral.

Epidemiologie. In der weißen Bevölkerung treten die Veränderungen in 6,4 %, bei der schwarzen Bevölkerung in nur 1,1 % auf. Eskimos sind gehäuft betroffen (> 20 %).

Ätiologie. Ursächlich sind mechanische und genetische Faktoren. Häufige Hyperextensionen der Lendenwirbelsäule verursachen durch wiederholte Traumatisierung des Wirbelbogens eine Art Ermüdungsfraktur. Aus anatomischen Gründen ist der 5. Lendenwirbelkörper in 80 % der Fälle betroffen. Die daraus entstehende Spondylolyse tritt gehäuft z.B. bei Kunst-

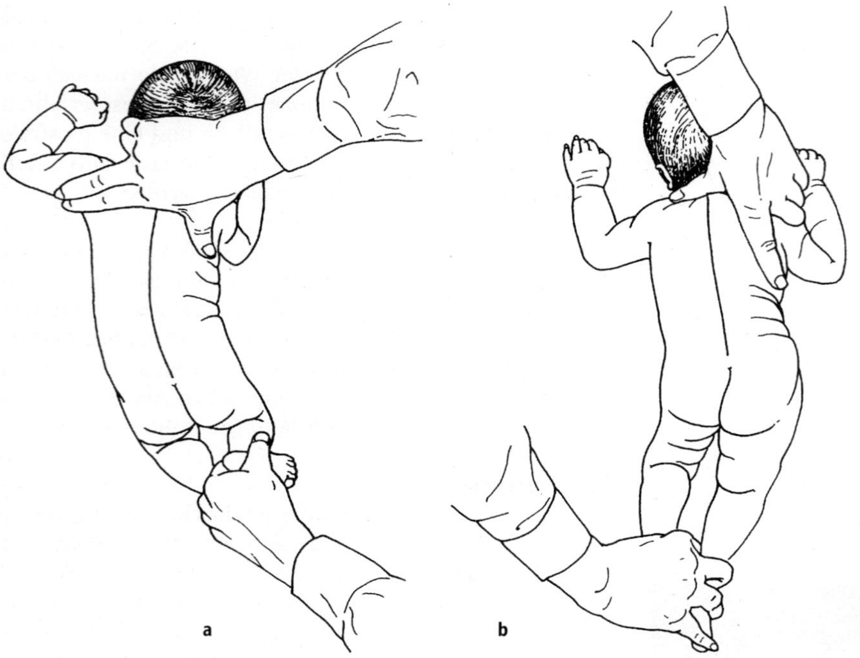

Abb. 235.9a,b. Funktionsprüfung der Wirbelsäule beim Säugling in Bauchlage zum Ausschluß einer Säuglingsskoliose. **a** Beim Seitneigen nach rechts gleichmäßig konvexer Bogen, **b** bei Seitneigung nach links Teilfixation der Wirbelsäule als Ausdruck einer linkskonvexen Säuglingsskoliose

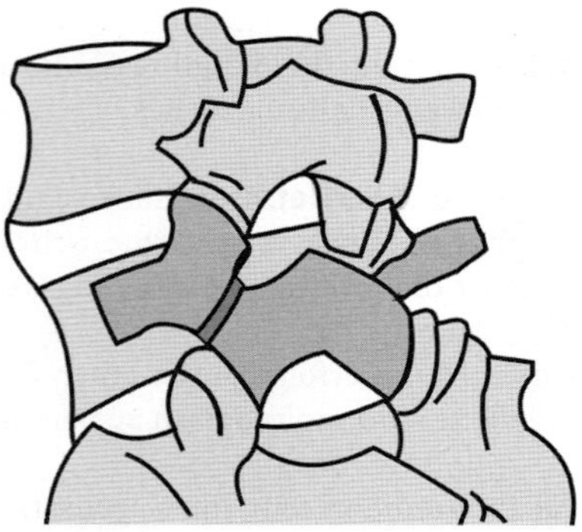

Abb. 235.10. Schematische Darstellung der Spondylolyse im Schrägbild der Lendenwirbelsäule: Halsband der Hundefigur *(dunkel)*

turnerinnen und Balletttänzerinnen auf. Für genetische Faktoren spricht das gehäufte Auftreten z.B. bei Eskimos.

Klinische Symptome und Verlauf. Die meisten Spondylolysen bleiben klinisch stumm, doch können belastungsabhängige Kreuzschmerzen auftreten. Ursache ist eine lokale Instabilität des Wirbelsäulensegmentes mit einer reaktiven schmerzhaften Verspannung der lumbalen paravertebralen Muskulatur. Am Bewegungssegment ist die Bandscheibe erhöhten Belastungen ausgesetzt. Mit Eintreten des Wirbelgleitens nehmen die Kreuzschmerzen im Stehen bzw. bei Belastung zu. Bei stärkerer Ventralverschiebung eines Wirbelkörpers ist klinisch eine Stufenbildung zwischen den Dornfortsätzen tastbar.

Diagnose. Die Diagnose wird röntgenologisch gestellt. Schrägaufnahmen der Lendenwirbelsäule zeigen die einseitige oder beidseitige Spondylolyse (Abb. 235.10).

Eine seitliche Röntgenaufnahme der Lendenwirbelsäule zeigt ggf. das Vorliegen und das Ausmaß des Gleitvorgangs (Abb. 235.11).

Therapie. Asymptomatische Spondylolysen und geringgradige Spondylolisthesen bedürfen keiner Therapie. Symptomatische Patienten werden zunächst physiotherapeutisch durch eine entlordosierende, stabilisierende Lendenwirbelsäulengymnastik behandelt. Ziel ist eine Kräftigung und Relaxierung der verspannten lumbalen Rückenstreckmuskulatur. Lordosierende Belastungen, z.B. beim Sport, sollen vermieden werden. Bei manchen neu diagnostizierten Spondylolysen kann eine entlordosierende Stützkorsettversorgung für 6–12 Monate sinnvoll sein. Therapieresistente Spondylolysen können operativ durch eine Direktverschraubung mit Spongiosaanlagerung unter Erhaltung des Bewegungssegmentes behandelt werden (Abb. 235.12).

Unter Umständen sind auch dorsale und ventrale Spondylodesen, d.h. Versteifungsoperationen des Bewegungssegmentes erforderlich. Bei der Spondylolisthesis ist je nach Ausmaß des Gleitvorganges eine Fusionsoperation ohne oder mit partieller oder vollständiger Reposition sinnvoll.

Andere Krankheiten der Wirbelsäule im Wachstumsalter

Die bisher beschriebenen Krankheiten der Wirbelsäule sind relativ häufig. Daneben dürfen einige selten auftretende Veränderungen der Wirbelsäule nicht außer acht gelassen werden. Führendes Symptom ist jeweils der akute Kreuz- oder Rückenschmerz. Er stellt bei Kindern und Jugendlichen immer ein ernst zu nehmendes Symptom dar. Er erfordert neben der klinischen und röntgenologischen Abklärung zusätzliche Laboruntersuchungen. Ist damit keine klare Diagnose möglich, ist ggf. eine Szintigraphie, eine Computertomographie oder Kernspintomographie erforderlich. Entzündliche oder tumoröse Erkrankungen sowie auch eine Diskushernie sind in Erwägung zu ziehen.

Spondylitis, Spondylodiszitis, Diszitis

Diese Krankheitsbilder sind gekennzeichnet durch eine pyogene Infektion der Bandscheiben bzw. der bandschei-

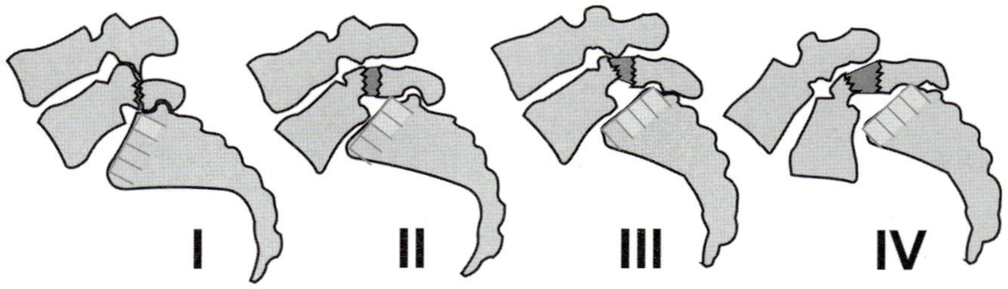

Abb. 235.11. Spondylolisthesis L5/S1 im seitlichen Röntgenbild. Stadieneinteilung nach Meyerding

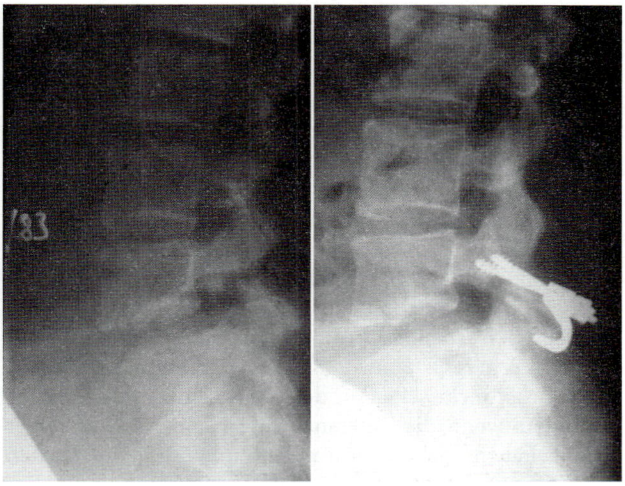

Abb. 235.12. Direkte Verschraubung der Spondylolyse L4 mit Spongiosaplastik unter Erhaltung des Bewegungssegmentes

bennah angrenzenden Wirbelkörperanteile durch unspezifische oder spezifische (Tbc-) Erreger. Ein alleiniger Befall des Wirbelkörpers (Spondylitis) ist eine Rarität. Die erkrankten Kinder haben starke Schmerzen und halten die Wirbelsäule ängstlich steif. Ein lokaler Druck- und Klopfschmerz über den Dornfortsätzen erlaubt die Höhenlokalisation. Hohes Fieber und laborchemische Infektzeichen sind nicht obligat. Gerade bei einer tuberkulösen Infektion sind die Laborparameter oft unauffällig. Bei septischen Temperaturen ist ein Erregernachweis in Blutkulturen anzustreben. Die Röntgenbefunde sind initial unauffällig und hinken der Klinik mindestens 2–3 Wochen hinterher. Erstes Zeichen im Nativröntgenbild ist eine Bandscheibenverschmälerung, bei Befall der angrenzenden Wirbelkörper schließen sich knöcherne Destruktionen an. Bei klinischem Verdacht ist deshalb schon frühzeitig ein Kernspintomogramm anzufertigen. Therapeutisch ist bei der Diszitis oder einer Spondylodiszitis ohne Destruktionen eine initiale i.v.-Antibiotikatherapie und eine Ruhigstellung im Gipskorsett unter stationären Bedingungen erforderlich. Eine operative Behandlung wird erforderlich bei massiven Destruktionen und kyphotischen Knickbildungen, beim Vorliegen eines Psoasabszesses und bei einem tuberkulösen Befall der Wirbelsäule.

Systemerkrankungen und Tumoren

Wirbelsäulendeformitäten treten gehäuft bei verschiedenen Systemerkrankungen auf. Zu nennen sind hier nach der Häufigkeit die Neurofibromatose, das Marfan-Syndrom, die Osteogenesis imperfecta, das Ehlers-Danlos-Syndrom, das Apert-Syndrom, Mukopolysaccharidosen, die Achondroplasie, die diastrophische Dysplasie, spondyloepiphysäre Dysplasien und das Larsen-Syndrom. Auf die entsprechenden Wirbelsäulenveränderungen wird in den entsprechenden Kapiteln hingewiesen.

Tumoren der Wirbelsäule sind im Kindes- und Jugendalter sehr selten und überwiegend gutartig. Es handelt sich um primäre Knochentumoren oder um Weichteiltumoren in unmittelbarer Umgebung der Wirbelsäule. Osteoblastome und aneurysmatische Knochenzysten sind die häufigsten Knochentumoren der Wirbelsäule bei Kindern und Jugendlichen. Sie sind als benigne bzw. wegen ihrer Rezidivneigung als semimaligne einzustufen. Die Langerhans-Zell-Histiozytose ist bei Befall der Wirbelsäule charakterisiert durch eine ausgeprägte Abflachung eines oder mehrerer Wirbelkörper, der sog. Vertebra plana. Die Diagnose soll bioptisch gesichert werden. Differentialdiagnostisch sind maligne Tumoren, wie das Chordom, das Osteosarkom, das Ewing-Sarkom und das Chondrosarkom auszuschließen. Weiterhin kommen differentialdiagnostisch ein im Wirbelkörper lokalisiertes leukämisches Infiltrat und eine idiopathische juvenile Osteoporose in Betracht.

Diskushernie

Bandscheibenvorfälle sind bei Kindern und Jugendlichen sehr selten. Insbesondere beim Symptom der Lendenstrecksteife mit oder ohne Ischialgie ist eine Diskushernie differentialdiagnostisch in Erwägung zu ziehen. Die Diagnoseerstellung erfolgt durch eine Kernspintomographie. Die Behandlung ist primär konservativ. Operative Maßnahmen sind selten, z.B. bei Lähmungen oder persistierenden Schmerzen erforderlich.

235.2 Hüftgelenke

L. Jani

Hüftdysplasie und Hüftluxation

Bei der Hüftdysplasie handelt es sich um eine mangelhafte Ausbildung der Hüftgelenkpfanne ohne Dislokation des Hüftkopfes. Bei der Hüftluxation ist zudem der Hüftkopf disloziert.

Im angloamerikanischen Schrifttum spricht man heute nicht von der „congenital dislocated hip“ (CDH), sondern von der „developmental dislocated hip“ (DDH), um zu verdeutlichen, daß sich die eigentliche Luxation in der Regel erst nach der Geburt allmählich entwickelt.

Ätiologie. Es handelt sich um ein angeborenes, nicht selten erbliches Leiden, von dem in Mitteleuropa etwa 2 % der

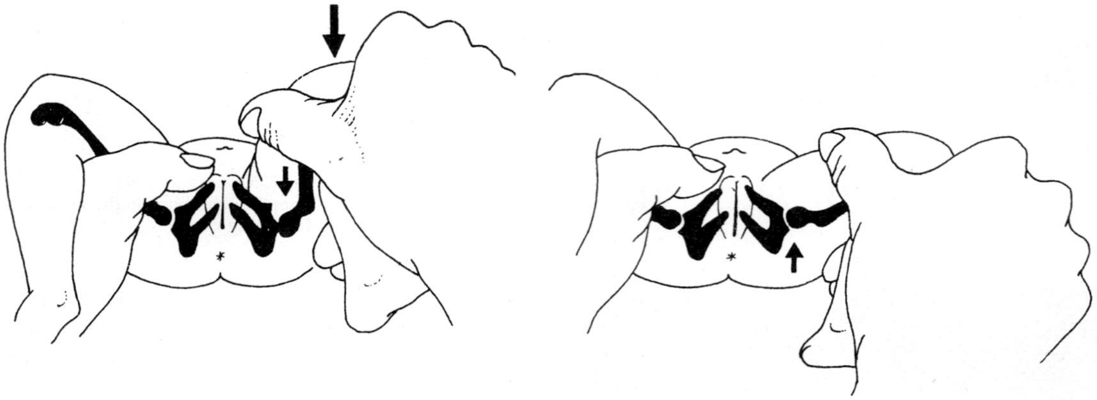

Abb. 235.13. Schematische Darstellung der Prüfung des Ortolani-Zeichens

Neugeborenen betroffen sind, und zwar 6mal mehr Mädchen als Knaben.

Die Krankheit tritt einseitig oder doppelseitig auf, bevorzugt links. Bei Geburt findet sich eine flache Hüftgelenkpfanne mit steilem hypoplastischem Pfannendach. Die hochgradige Unterentwicklung der Hüftgelenkpfanne ist wahrscheinlich sekundär. So wird u.a. angenommen, daß bereits intrauterin infolge schlaffer Hüftgelenkkapsel eine Subluxation des Hüftkopfes besteht und damit der Hüftgelenkpfanne ein für ihre Entwicklung wichtiger mechanischer Reiz verlorengeht. Die Ursache der schlaffen Gelenkkapsel wird mit einem gestörten Abbau des mütterlichen Östrogens in Zusammenhang gebracht. Die Beckenendlage begünstigt die Luxation.

Pathologie und Anatomie. Die bei der Geburt vorhandene Pfannendysplasie verstärkt sich im Laufe des Wachstums, wenn der zunächst nur subluxierte, d.h. instabil im Hüftgelenk stehende Hüftkopf nicht durch entsprechende Maßnahmen tief und stabil in der Pfanne gehalten wird. Bei Nichtbehandlung luxiert der Hüftkopf schließlich vollständig. Dieser Vorgang entwickelt sich meist in den ersten Lebensmonaten (Ausnahme teratologische Luxation, die schon bei Geburt vorhanden ist). Eine rechtzeitige Diagnose und Behandlung der Hüftdysplasie verhindert die Luxation.

Bei der Anamnese ist auf eine familiäre Belastung zu achten.

Diagnose. Klinische Hinweise auf eine Hüftdysplasie sind das positive Ortolani-Zeichen, die Abspreizbehinderung und evtl. die Asymmetrie der Oberschenkel und Gesäßfalten sowie das Vorhandensein anderer kongenitaler Deformitäten (z.B. Klumpfuß, Schiefhals, Arthrogrypose).

Das *Ortolani-Zeichen* wird mit Vorteil für jede Hüfte einzeln geprüft. Bei dem auf dem Rücken liegenden Säugling wird die gleichseitige Hand des Untersuchers unter das Gesäß gelegt, wobei die Finger gerade noch den Trochanter major umfassen. Die gegenseitige Hand umschließt den in der Hüfte um 90° gebeugten Oberschenkel, adduziert und drückt ihn gegen die Unterlage (Abb. 235.13). Auf diese Weise wird der Hüftkopf bei schlaffer Kapsel und dysplastischer Pfanne subluxiert. Anschließend wird der immer noch gebeugte Oberschenkel bis zur Unterlage abgespreizt, was bei vorheriger Subluxation zur Reposition des Hüftkopfes führt und mit einem charakteristischen von der unter dem Gesäß liegenden Hand spürbaren Schnappen einhergeht (Ortolani-Zeichen positiv). Häufig spürt man nur ein initiales Knakken, das bei erneuter Prüfung nicht mehr vorhanden ist und kein echtes Ortolani-Phänomen darstellt. Ebenfalls ein Knacken ist nicht selten an den Kniegelenken festzustellen, besonders wenn die untersuchende Hand mit dem Oberschenkel auch noch das Kniegelenk umfaßt. Beim Unerfahrenen ist auf diese Weise eine falsche Beurteilung möglich. Eine Abspreizbehinderung ist immer dann gegeben, wenn die in der Hüfte gebeugten Oberschenkel nicht weitgehend bis zur Unterlage abgespreizt werden können.

Durch die *Ultraschalluntersuchung* wird die klinische Verdachtsdiagnose gesichert. Diese von Graf entwickelte, nichtinvasive und damit beliebig reproduzierbare Untersuchungsmethode erfolgt heute als „Screening" bei der U3, d.h. zwischen der 4. und 6. Lebenswoche (s. Kap. 5). Für die frühzeitige Diagnose und u.U. notwendige Therapie ist allerdings das „Neugeborenenultraschallscreening" besser, um auch die klinisch zunächst noch unauffälligen, sonographisch aber eindeutig pathologischen Hüften zu erfassen (s. Kap. 6).

Die *röntgenologische Untersuchung* wird heute im Säuglingsalter als frühdiagnostische Untersuchungsmethode selten notwendig, sie erfolgt im allgemeinen bei Abschluß einer ambulanten Therapie sowie zur Kontrolle bei stationären Behandlungsverfahren (Abb. 235.14 und 235.15).

Therapie. Eine alleinige Pfannendysplasie wird mit der Spreizhose behandelt. Auch eine bei Geburt diagnostizierte instabile Hüfte läßt sich damit meist ausreichend fixieren.

Die Dauer der Spreizhosenbehandlung ist je nach Schwere der Dysplasie sowie dem Alter des Säuglings unterschiedlich und reicht von wenigen Wochen bis zu 6 Monaten (Abb. 235.16). Eine über 6 Monate andauernde Behandlung ist allerdings nach Möglichkeit wegen Einschränkung der motorischen Aktivität zu vermeiden. Eine Normalisierung der Hüftgelenkpfanne ist immer dann anzunehmen, wenn sonographisch der α-Winkel mehr als 60° beträgt bzw. röntgenologisch im Alter von 1 Jahr der AC-Winkel unter 25° liegt. Die Spreizhose sollte mit ihrer Breitseite knapp beide Kniegelenke erreichen. Sie darf keinesfalls bei starker Abspreizbehinderung zu breit gewählt werden, da ein zu großer

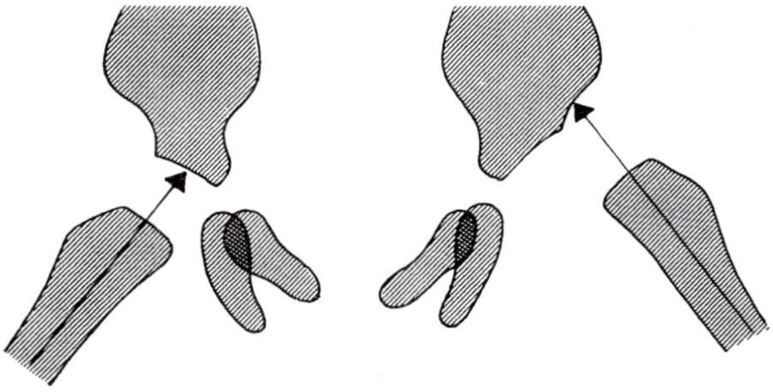

Abb. 235.14. Röntgenschema bei der Andren-von-Rosen-Technik mit abgespreizten und innengedrehten Beinen. Die Verlängerung der Femurlängsachse links weist nicht wie rechts in die Gelenkpfanne. Neben der ausgeprägten Pfannendysplasie liegt also bereits eine Luxation vor. Diese Technik gibt im Säuglingsalter, wenn die Knochenkerne noch nicht entwickelt sind, bessere Informationen als die übliche Beckenübersichtsaufnahme in Mittelstellung

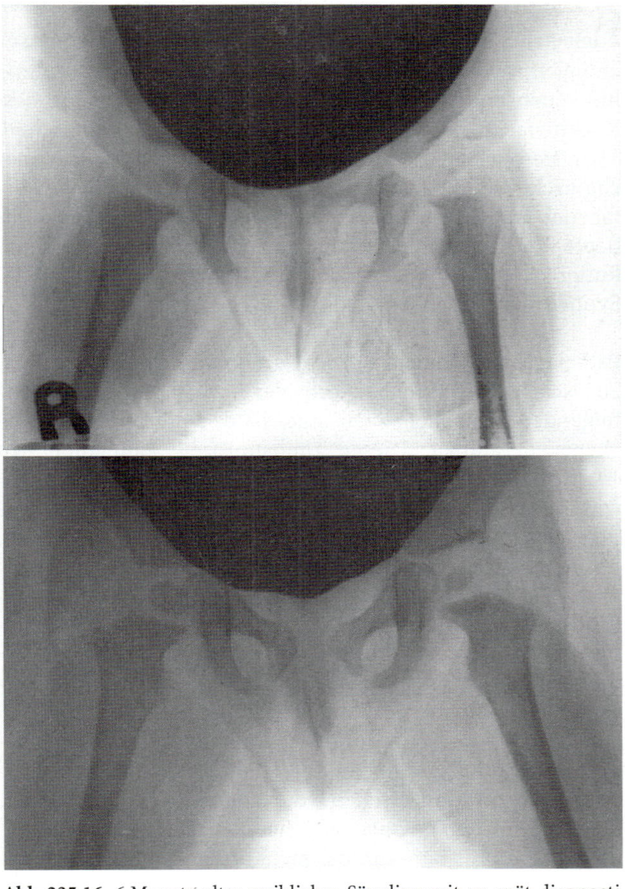

Abb. 235.16. 6 Monate alter weiblicher Säugling mit zu spät diagnostizierter deutlicher Hüftdysplasie links. Nach 6monatiger Spreizhosenbehandlung ist es zur weitgehenden Normalisierung des linken Pfannendaches gekommen

Zug auf die Adduktoren und ein allzu rasches Abspreizen die Gefahr einer Hüftkopfnekrose in sich bergen. Ein Auswechseln der Spreizhose ist deshalb bei starker Abduktionsbehinderung nach wenigen Tagen oder Wochen erforderlich.

Diese schonende Behandlung ist auch für die Hüftluxation sehr wichtig. Auch hier sollte die Reposition langsam erfolgen, um die sonst drohende Hüftkopfnekrose zu vermeiden. Geeignete Verfahren sind in der Hand des Erfahrenen

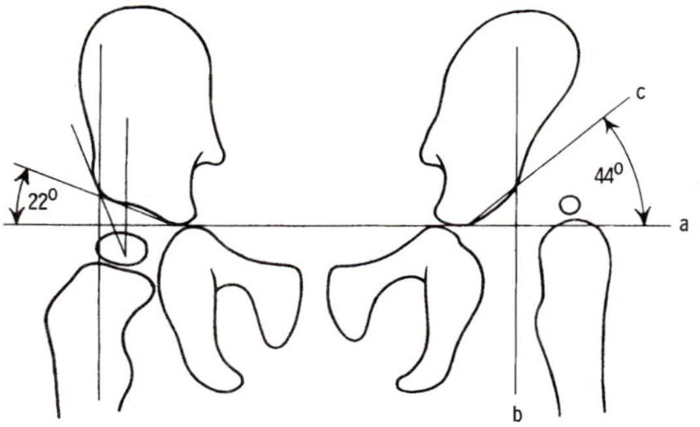

Abb. 235.15. Hilfslinien zur Beurteilung des Pfannendaches und der Stellung des proximalen Femurendes. *a* Horizontale, durch die Y-Fuge (Hilgenreiter-Linie), *b* Senkrechte auf *a*, die durch die Spitze des Pfannendaches verläuft (Ombrédanne-Linie); der Hüftkopf sollte normalerweise im unteren inneren, der durch die Linien *a* und *b* gebildeten Quadranten liegen. *c* Linie entlang des Pfannendaches. Der Winkel zwischen *a* und *c* ist der Pfannendach- oder AC-Winkel.

die Pavlik-Bandage, der Hanausek-Apparat und die Overhead-Extension, der eine kurze Phase der Längsextension vorausgeht. Je nach Ausmaß der Luxation und der Abspreizbehinderung wird im Verlauf von 2–3 Wochen die Reposition des Hüftkopfes erzielt. Im Anschluß daran erfolgt die Retentionsphase, die bei ausreichender Stabilität des Hüftkopfes sofort mit Schienen erfolgt und bei sehr instabilen Hüftköpfen nur wenige Wochen einen Gipsverband erforderlich macht. Die Schienenbehandlung wird bis zur Normalisierung der Pfanne fortgesetzt.

Behandlungsprobleme. Als Frühproblem bezeichnen wir das Ausbleiben der Reposition durch die angeführten konservativen Maßnahmen. In diesen sehr seltenen Fällen muß die operative Reposition vorgenommen werden. Spätprobleme sind die persistierende Pfannendysplasie und die seltene Entwicklung einer subluxierenden Coxa valga et antetorta. Ursachen sind meist später Behandlungsbeginn und lange Behandlungsdauer. Als Therapie der Wahl gilt bei Pfannendysplasie die Beckenosteotomie nach Salter bzw. die Azetabuloplastik, während die subluxierende Coxa valga et antetorta mittels Derotations-Varisations-Osteotomie behandelt wird. Die Eingriffe werden im allgemeinen im Alter von 2–4 Jahren erforderlich.

Prognose. Sie ist bei frühzeitiger Diagnosestellung in den ersten Lebenswochen meist ausgezeichnet. Bei verspäteter Diagnose kann man mit den angeführten operativen Maßnahmen meist noch eine deutliche Besserung erzielen und damit eine frühzeitige Koxarthrose vermeiden.

Die Tatsache, daß diese Eingriffe bei früher Diagnosestellung eigentlich nicht erforderlich gewesen wären, unterstreicht die Bedeutung der Sonographie als Vorsorgeuntersuchung. Sofern im Laufe der Behandlung eine Hüftkopfnekrose auftritt, ist mit einer Koxarthrose zu rechnen, wobei mit den heute üblichen schonenden Behandlungsverfahren diese Komplikation selten ist.

Coxa antetorta (Einwärtsgang)

Definition. Es handelt sich um eine verstärkte Antetorsion des proximalen Femurs. Das klinisch markante Symptom ist der Einwärtsgang.

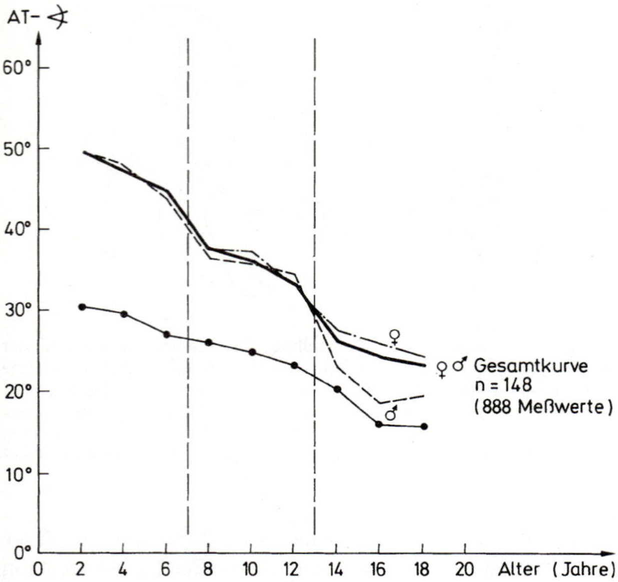

Abb. 235.17. Rückbildung bei der Coxa antetorta. Die unterste Kurve zeigt den normalen Verlauf

Ätiologie. Gehäuftes familiäres Vorkommen ist ebenso gesichert wie die Kombination mit angeborener Schlaffheit der Gelenkkapseln.

Pathologie und Anatomie. Bei Geburt beträgt normalerweise die Antetorsion des Schenkelhalses durchschnittlich 30–40°; im Laufe des Wachstums kommt es zu einer Rückbildung auf den Normalwert des Erwachsenen von durchschnittlich 15°. Kinder mit dem klinischen Symptom Einwärtsgang weisen im Alter von 2 Jahren gelegentlich eine Antetorsion von 50° und mehr auf. Die Rückbildung dieser verstärkten Antetorsion dauert bis Wachstumsabschluß (Abb. 235.17). In seltenen Fällen unterbleibt diese Rückbildung.

Klinische Symptome. Beim Gehen werden meist beide Beine deutlich nach innen gedreht. Gegen Abend, wenn die Kinder ermüden, tritt der Einwärtsgang stärker in Erscheinung. Nicht selten ist die Coxa antetorta mit einer verstärkten Lordose der LWS, X-Bein und Knick-Senk-Füßen kombiniert, so daß sich ein oft unschönes Haltungs- und Gangbild ergibt, das vor allem die Angehörigen beunruhigt. Im Sitzen bevorzugen die Kinder den umgekehrten Schneidersitz. Bei der klinischen Untersuchung ist die Innenrotation bis zu 90°, die Außenrotation manchmal nur bis 10° oder weniger möglich. Röntgenologisch ist der anhand der Beckenübersichts- und Rippstein-Aufnahme errechnete reelle Antetorsionswinkel erheblich verstärkt und kann Werte von über 50–60° aufweisen.

Therapie und Prognose. Eine Therapie ist meist nicht erforderlich. Wichtigste Maßnahme ist die Beratung der Eltern, die wissen müssen, daß bei etwa 85% der Betroffenen eine spontane und durchaus befriedigende Rückbildung der verstärkten Antetorsion, und damit des Einwärtsganges, bis Wachstumsabschluß eintritt. In den seltenen schweren Fällen mit fehlender Rückbildung ist eine intertrochantäre Derotationsosteotomie zu erwägen. Dies allerdings nur dann, wenn bis zum Alter von 8–10 Jahren keinerlei spontane Rückbildungstendenz der verstärkten Coxa antetorta nachgewiesen wird und wenn zu diesem Zeitpunkt der reelle Antetorsionswinkel deutlich über 50° liegt. Wenn überhaupt, sollte dieser Eingriff vor der Pubertät erfolgen, damit eine ausreichende Korrektur möglich ist. Nach Wachstumsabschluß darf aus biomechanischen Gründen kaum mehr als 20° derotiert werden.

Ob die über den Wachstumsabschluß hinaus persistierende Coxa antetorta eine Präarthrose darstellt und damit Ursache für eine spätere Koxarthrose ist, erscheint fraglich.

Morbus Perthes

Definition. Es handelt sich um eine ischämische Nekrose des Hüftkopfes, die zur Gruppe der aseptischen Knochennekrosen gehört.

Ätiologie. Sie ist wesentlich ungeklärt. Einzelne Untersuchungen weisen auf eine verminderte Blutgefäßversorgung hin. Auch endokrine Faktoren werden diskutiert, da das Knochenalter bei Perthes-Kindern dem chronologischen Alter stets nachhinkt. Anamnestisch sind gelegentlich mechanische Überbeanspruchungen und Mikrotraumen in Erfahrung zu bringen. Eine vorausgehende Coxitis fugax wird heute nur noch dann als Ursache eines Morbus Perthes diskutiert, wenn langdauernde und wiederholt auftretende Synovitiden bestanden.

Pathologie und Anatomie. Die Durchblutungsstörung führt zur Nekrose des Knochenkerns der Kopfepiphyse mit nachfolgendem Knochenabbau und bald einsetzendem Knochenwiederaufbau. Dieser Umbauprozeß kann über 2–4 Jahre dauern. Der zunächst noch erhaltene Knorpelmantel wird allmählich deformiert. Wenn der Durchblutungsschaden auch die proximale femorale Wachstumsfuge betrifft, resultiert eine erhebliche Wachstumsstörung. Charakteristisch ist der röntgenologische Verlauf der Krankheit. Im Frühstadium wird infolge des sistierenden Knochenwachstums bei weiterem Wachstum des Knorpelmantels eine Verbreiterung des Gelenkspaltes gegenüber der gesunden Seite vorgetäuscht. Im Stadium der Kondensation wird eine zunehmende Verkleinerung des Knochenkernes und seine Verdichtung erkennbar. Im Stadium der Fragmentation und Reparation erscheint die Kopfepiphyse zerstückelt, der tote Knochen ist nun weitgehend abgebaut. Gegen Ende dieses Stadiums ist dann der strukturelle Aufbau des Knochenkernes vorherrschend und im Endstadium abgeschlossen (Abb. 235.18a–d). Die Kopfepiphyse kann teilweise oder vollständig von der Nekrose betroffen sein. Wir unterscheiden eine leichte und eine schwere Verlaufsform, wobei letztere immer dann droht, wenn Teile der Wachstumsfuge zerstört sind (Abb. 235.19). Dies läßt sich röntgenologisch an der Abrundung der normalerweise winkelig ausgebildeten lateralen Epiphysenkante erkennen sowie an der lateralen Ausziehung der Kopfepiphyse; in diesem Falle sprechen wir von Risikofaktoren.

Klinische Symptome. Ermüdung des betroffenen Beines, Hinken, belastungsabhängige Knie- oder Leistenschmerzen

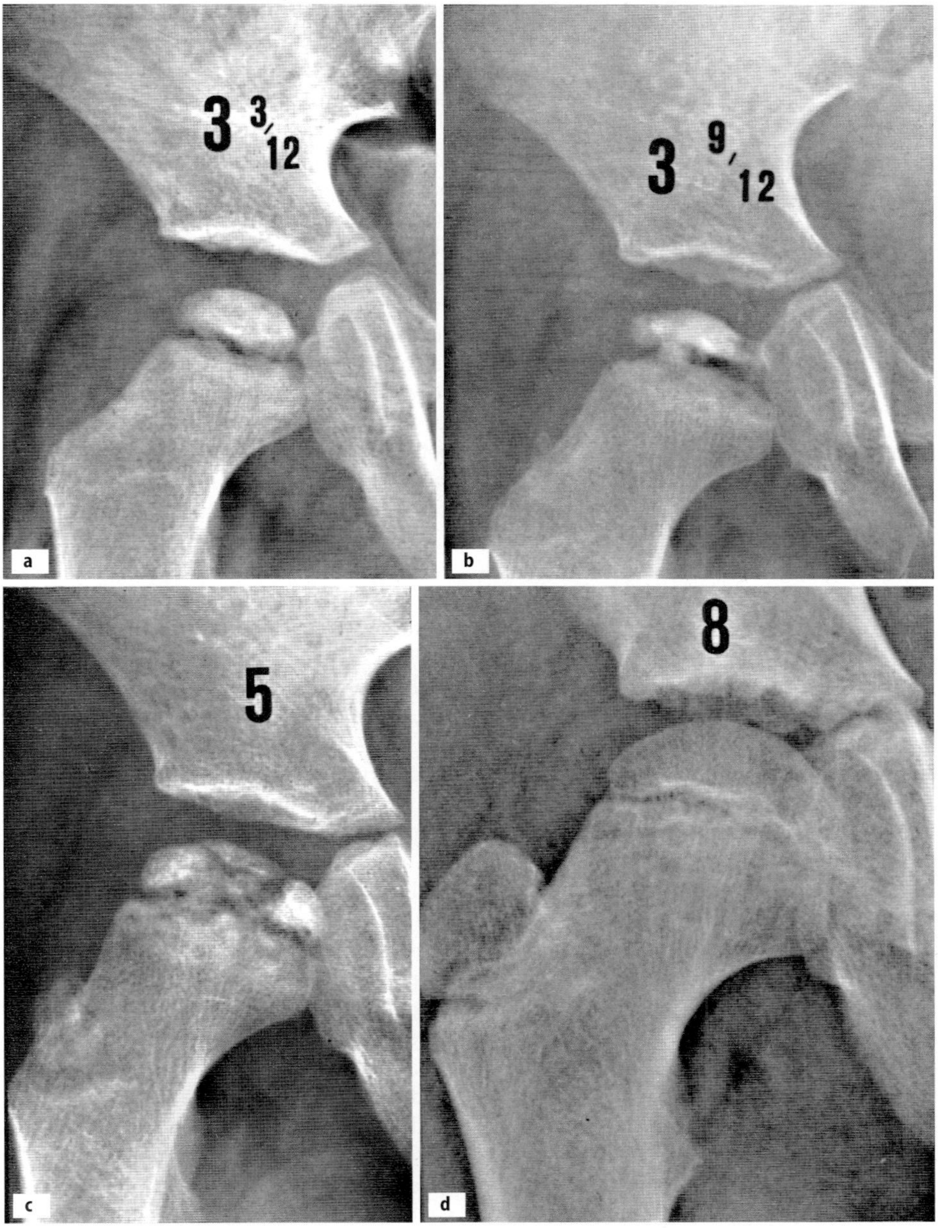

Abb. 235.18a–d. Beispiel für eine leichtere Perthes-Verlaufsform, die rein konservativ behandelt wurde. **a** Frühstadium mit deutlicher sog. Gelenkspaltverbreiterung. Beginnende Kondensation des Kopfes ist erkennbar. **b** Ausgeprägtes Kondensationsstadium. **c** Fragmentation und Reparationsstadium. **d** Endstadium. Die Krankheit ist abgelaufen, eine leichte Verbreiterung der Kopfepiphyse ist erkennbar

sind wichtige anamnestische Hinweise für die Krankheit, die Knaben 4mal häufiger als Mädchen betrifft. Der Altersgipfel liegt etwa beim 5. Lebensjahr mit einer Schwankung zwischen dem 2. und 10. Lebensjahr. Ein doppelseitiger Befall ist in etwa 10–20% der Fälle gegeben. Bei der Untersuchung fällt vor allem die Einschränkung der Innenrotation und Abduktion auf. Röntgenologisch sind die bereits beschriebenen Stadien charakteristisch, wobei die Zuordnung in die leichte oder schwere Verlaufsform in den Frühstadien der Krankheit noch nicht möglich ist. Bei jüngeren Kindern ist allerdings die leichte Verlaufsform vorherrschend, während bei älteren, d.h. über 6–7 Jahre alten Kindern, häufiger Wachstumsstörungen der Kopfepiphyse und des Schenkelhalses auftreten.

Differentialdiagnose. Differentialdiagnostisch kommen in erster Linie Arthritiden einschließlich der Coxitis fugax in Betracht. Röntgenologisch kann die Differenzierung eines beidseitigen Morbus Perthes von einer Aufbaustörung der Hüftkopfepiphysen (epiphysäre Dysplasie) schwierig sein.

Therapie. Aufgrund unserer heutigen Kenntnisse über den Verlauf der Perthes-Krankheit und die Spätfolgen erscheint das folgende Vorgehen gerechtfertigt: Für alle Kinder – unabhängig vom Alter – sollte bei Erkrankungsbeginn, aber auch im weiteren Verlauf, ein Hauptziel der Behandlung die freie Hüftgelenkbeweglichkeit sein. Je nach Ausmaß der Bewegungseinschränkung ist hierzu eine ambulante oder kaum länger als zweiwöchige stationäre Mobilisationsthe-

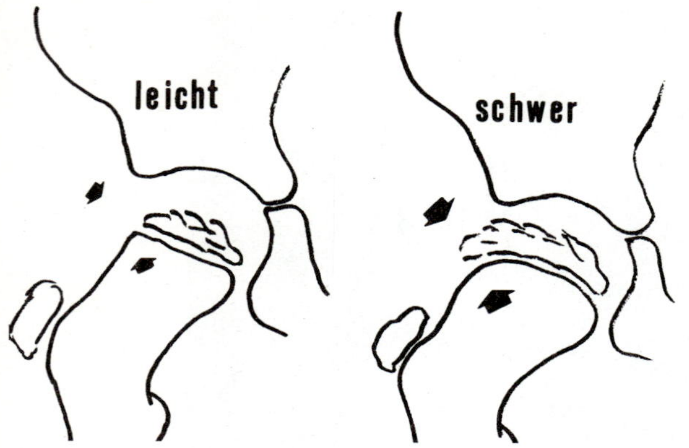

Abb. 235.19. Schematische Darstellung der sog. leichten und schweren Perthes-Verlaufsform. Für die schwere, mit Wachstumsstörungen einhergehende Verlaufsform ist die Abrundung der lateralen Fugenkante sowie die laterale Ausziehung der Kopfepiphyse typisch

rapie sinnvoll. Bei Schmerzen oder starker Bewegungseinschränkung ist eine zusätzliche vorübergehende Behandlung mit Antiphlogistika zu empfehlen.

Neben der ambulant fortzusetzenden Bewegungstherapie ist vor allem eine Überlastung des Hüftgelenkes zu vermeiden. An sportlichen Aktivitäten wären Schwimmen und Radfahren zu erlauben und alle Sprungdisziplinen zu verbieten. Sobald der weitere röntgenologische Verlauf eine Klassifizierung erlaubt, ist ein differenziertes Vorgehen zu empfehlen, abhängig vom Alter des Patienten und vom Schweregrad der Krankheit. Sofern die leichtere Verlaufsform vorliegt und keine röntgenologischen Risikofaktoren erkennbar sind, darf auf invasivere therapeutische Verfahren – Orthese oder Operation – verzichtet werden. Bei der schweren Verlaufsform und/oder erkennbaren Risikofaktoren, insbesondere bei Lateralisierung des Hüftkopfes, gilt es, den Hüftkopf tief in die Pfanne einzustellen. Dies gelingt mit Orthesen ebenso wie mit einer Varisationsosteotomie bzw. einer Beckenosteotomie. Während bei jüngeren Kindern die Operation nur bei erheblicher Lateralisierung des Hüftkopfes notwendig ist, stellen wir die Operationsindikation bei den über 6jährigen großzügiger. Eine abduzierende Orthese kann ebenfalls zur optimalen Einstellung des Kopfes in der Gelenkpfanne führen, doch wird sie von Schulkindern in der Regel schlecht toleriert, nicht zuletzt aus psychologischen Gründen. Bei fehlenden Risikofaktoren ist das Tragen von Stockstützen oft ausreichend, um die betroffene Hüfte zu entlasten. Der früher häufiger verordnete Thomas-Bügel mit seinen Modifikationen wird heute nur noch selten und auch nur stundenweise verordnet, und zwar bei Kindern, deren soziale Situation eine ausreichende ganztägige Überwachung unmöglich macht; die Orthese ist damit vor allem als restriktive Maßnahme gegenüber einer altersspezifischen Überlastung anzusehen.

Prognose. Eine frühzeitige Koxarthrose ist vor allem zu befürchten, wenn sich trotz therapeutischer Maßnahmen bei Wachstumsabschluß eine asphärische Inkongruenz der Gelenkkörper entwickelt hat; später Erkrankungsbeginn und entsprechenden Risikofaktoren liegen ursächlich zugrunde.

Hüftkopfepiphysenlösung (Epiphyseolysis capitis femoris)

Definition. Es handelt sich um eine Verschiebung der Femurkopfepiphyse während der Pubertät, welche akut auftritt oder langsam erfolgen kann.

Ätiologie. Die verminderte mechanische Belastbarkeit der proximalen Femurepiphysenfuge ist durch ihre anatomische Lage bedingt, die in besonderem Maße Schub- und Scherkräften ausgesetzt ist. Die zu Beginn der Pubertät vermehrte Ausschüttung von STH führt zur Verbreiterung der Fuge, welche dann im Anschluß unter dem Einfluß der Geschlechtshormone verknöchert. Eine absolute oder relativ vermehrte Ausschüttung des STH und eine zeitliche Verzögerung in der Ausschüttung der Sexualhormone bedeutet über einen längeren Zeitraum eine verbreiterte Knorpelzellschicht und damit einen Zustand der mechanischen Schwäche, der besonders bei Übergewichtigen zur Lösung der Hüftkopfepiphysenfuge führen kann.

Pathologie und Anatomie. Bei der akuten Epiphysenlösung rutscht die Kopfepiphyse plötzlich von der Schenkelhalsmetaphyse ab, wobei die oben beschriebene Vergrößerung der Wachstumsfuge Voraussetzung ist und meist auch schon Tage oder Wochen vorher zu klinischen Symptomen geführt hat, die leider nicht beachtet bzw. abgeklärt wurden. Durch die akute Epiphysenlösung kann es wie bei der Schenkelhalsfraktur zur Zerstörung der lateralen Epiphysengefäße mit nachfolgender Kopfnekrose kommen. Die schleichende Epiphyseolyse zieht sich über viele Monate hin und ist dabei von reparativen Vorgängen zwischen Schenkelhals und abgeglittener Kopfepiphyse begleitet.

Klinische Symptome und Verlauf. Die Epiphysenlösung erfolgt im präpuberalen Wachstumsschub. Das Altersmaximum beträgt bei Mädchen 11–13 Jahre und bei Knaben 13-15 Jahre, seltener sind Epiphysenlösungen im Alter von 8 und 9 Jahren. Knaben sind doppelt so häufig betroffen wie Mädchen. In der Mehrzahl der Fälle, d.h. bei etwa 60–70 %, tritt das Leiden doppelseitig auf. Bei der akuten Epiphysenlösung ist die klinische Diagnose einfach, da die Patienten plötzlich zusammenbrechen und nicht mehr laufen können. Gelegentlich ist ein nicht relevantes Trauma auslösender Faktor.

Beim langsamen Gleiten sind die Beschwerden zunächst diskret. Ermüdbarkeit nach Anstrengungen, Hinken, Leistenschmerzen und vor allem auch Knieschmerzen sind die ersten subjektiven Symptome, die leider häufig bagatellisiert werden. So wird das Stadium der drohenden bzw. beginnenden Hüftkopfepiphysenlösung oft verpaßt. Die klinische Untersuchung zeigt vor allem eine Einschränkung der Innenrotation. Bei schon fortgeschrittener Lösung ist das sog. Drehmann-Zeichen positiv, d.h. die Beugung im betroffenen Hüftgelenk gelingt nur, wenn der Patient gleichzeitig sein Bein nach außen dreht und abduziert. Röntgenologisch ist die drohende und beginnende Epiphysenlösung durch eine Vergrößerung der Epiphysenfuge gekennzeichnet. Der Gleitvorgang kann besonders gut auf der axialen Aufnahme gesehen werden (Abb. 235.20).

Therapie. Die Epiphysenlösung ist operativ zu behandeln. Bei der akuten Form wird die Kopfepiphyse in Narkose re-

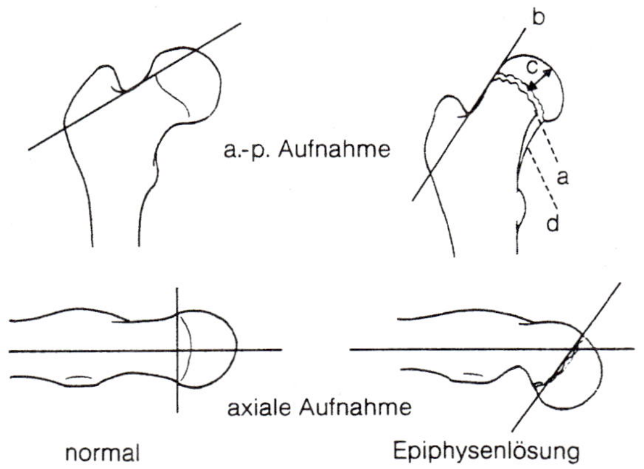

Abb. 235.20. Röntgenschematische Darstellung der typischen Kennzeichen einer Epiphysenlösung. *a* Auflockerung und Erweiterung der Epiphysenfuge, *b* Verlängerungslinie der oberen Femurhalskontur schneidet die Femurkopfepiphyse nicht mehr, *c* Höhenverminderung der Femurepiphyse, *d* periostale Apposition am Adam-Bogen. Die Abwinkelung zwischen Kopfepiphyse und Schenkelhals ist insbesondere auf der axialen Aufnahme gut erkennbar

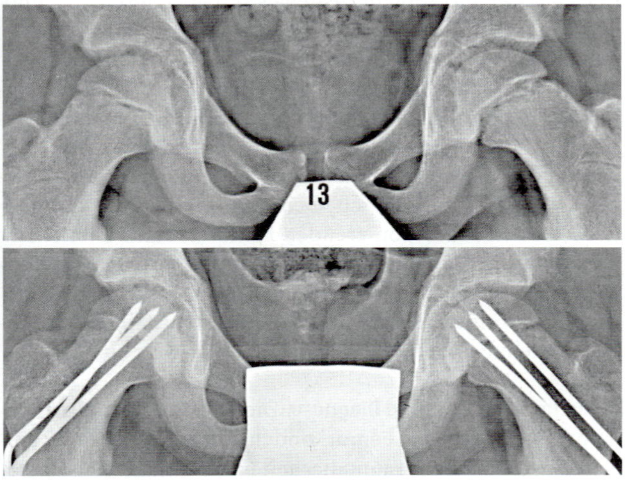

Abb. 235.21. Beginnende Hüftkopfepiphysenlösung links bei einem 13jährigen Jungen. Die Verbreiterung der Hüftkopfepiphysenfuge ist gut erkennbar. Fixation mit 3 dicken Kirschner-Drähten. Prophylaktische Spickung der rechten Seite

poniert und anschließend mit dicken Kirschner-Drähten fixiert. Die gleiche Fixation erfolgt bei der drohenden Epiphysenlösung sowie bei geringerem Gleitprozeß (Abb. 235.21). Liegt der Kippwinkel deutlich über 20°, muß meist eine intertrochantere Korrekturosteotomie erfolgen, bei Kippwinkeln über 60° sogar eine Schenkelhalsosteotomie, damit eine befriedigende Kongruenz zwischen Kopf und Pfanne und auch eine freie Beweglichkeit erreicht werden kann. Die nicht betroffene Gegenseite wird prophylaktisch mit Drähten gespickt. Bei allen Verfahren ist eine rasche funktionelle Nachbehandlung notwendig, weil damit die Gefahr einer Knorpelnekrose geringer ist.

Prognose. Die Epiphyseolysis capitis femoris zählt zu den häufigsten Ursachen sekundärer Koxarthrosen. Früh behandelte Patienten haben die beste Chance, keine spätere Arthrose zu erleiden.

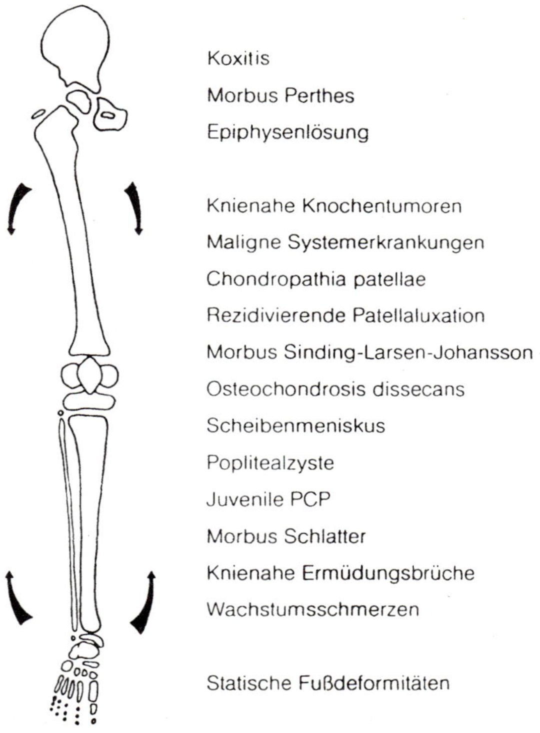

Abb. 235.22. Schematische Darstellung der Differentialdiagnose des Knie- und Beinschmerzes

235.3 Kniegelenke

P. Arnold

Der Knieschmerz ist mit zunehmender körperlicher Aktivität im Wachstumsalter ein häufiges Symptom, dessen Ursache viele relativ harmlose Krankheiten aber auch folgenschwere Leiden sein können. Das Längenwachstum der unteren Extremität findet zu *65 %* in den kniegelenknahen Wachstumsfugen statt und kann bei Frakturen oder Entzündungen zu schwerwiegenden Wachstumsstörungen mit Achsfehlstellungen führen. Die erhöhte Stoffwechselaktivität in den kniegelenknahen Wachstumszonen ist für die häufige Lokalisation von malignen Tumoren im Bereich des Kniegelenkes verantwortlich. Im Kindes- und Adoleszentenalter können Krankheiten des Hüftgelenkes, seltener statische Fußdeformitäten initial mit alleinigen Knieschmerzen beginnen oder einhergehen (Abb. 235.22). Diese Tatsache muß bei der klinischen und radiologischen Untersuchung berücksichtigt werden, da als Diagnose bei Knie- und Beinschmerzen immer noch am häufigsten der Wachstumsschmerz angegeben wird. Wachstum ist jedoch ein normaler Vorgang, der keine Schmerzen verursacht. Im folgenden werden die häufigsten und wichtigsten Krankheiten der Knie im Wachstumsalter wiedergegeben.

Patellarer Schmerz

Definition. Es handelt sich um belastungsabhängige Knieschmerzen vorwiegend in der Adoleszenz, welche von der Kniescheibe oder den angrenzenden ligamentären

Strukturen (Sehne des M. quadriceps, Retinacula, Ligamentum patellae) ausgehen. Bei der selteneren Chondromalacia patellae liegt eine Erweichung insbesondere des medialen Anteils des Kniescheibenknorpels vor. Sie verschwinden in der Regel nach Wachstumsabschluß wieder. Mädchen sind etwa 2–3mal häufiger betroffen als Knaben.

Ätiologie. Häufigste Ursache des patellaren Schmerzes sind mechanische Überlastungen der Patella und der angrenzenden ligamentären Strukturen. Die periartikuläre Schmerzsymptomatik geht von der einstrahlenden Sehne des M. quadriceps, dem medialen bzw. lateralen Retinaculum oder dem Ligamentum patellae aus. Anatomische Formvarianten der Patella (Typeneinteilung nach Wiberg) und der Femurtrochlea finden sich nicht selten; durch sie kommt es durch ungenügende und nichtkongruente Berührungsflächen zu einer nachfolgenden Ernährungsstörung des Knorpels. Bei der Chondromalacia patellae kann es durch die Freisetzung enzymatischer Substanzen aus dem geschädigten Knorpel zur Synovialitis mit Ergußbildung und Kapselschwellung kommen. Traumatische Ereignisse (Patellakontusionen, rezividierende Patellaluxationen, osteochondrale Frakturen, Patellafrakturen, chronische Überbeanspruchung) sind ebenfalls bekannte Auslösefaktoren. Gelegentlich ist die Ursache nicht zu eruieren. Da das patellare Schmerzsyndrom beim Jugendlichem vor allem in der Präpubertät und Pubertät auftritt, werden auch endokrine Faktoren diskutiert.

Klinische Symptome und Diagnose Schmerzen nach längerem Sitzen, beim Treppab- oder Bergabgehen oder nach körperlicher Aktivität mit vorwiegender Lokalisation im Patellabereich und in deren Umgebung sind typisch. Bei fortgeschrittenen Stadien klagen die Patienten über ein plötzliches Nachgeben in den Kniegelenken. Der Patellaanpreß- und vor allem der mediale Druckschmerz an der Patella sowie das gelegentliche Knirschen bei Kniegelenkbewegungen erhärten die Diagnose, die in der Regel klinisch gestellt werden kann, so daß Röntgenuntersuchungen anfangs meist nicht notwendig sind. Bei der Chondromalacia patellae ist auf der axialen Patellaaufnahme nach anatomischen Fehlformen zu suchen. Auf dem seitlichen Röntgenbild sieht man gelegentlich eine mit verstärkter Sklerosierung einhergehende Einbuchtung an der Konkavseite der Patella.

Therapie. Die Behandlung des patellaren Schmerzes ist beim Jugendlichen meist konservativ. Körperliche Schonung und Vermeidung von langem Sitzen (häufiges Durchbewegen der Kniegelenke in der Schule) und von schmerzauslösenden Turnübungen, insbesondere Sprungdisziplinen, sind manchmal ausreichende Maßnahmen. Die stabilisierende Physiotherapie des M. quadriceps femoris und eine antiphlogistische Salbenbehandlung ist eine sinnvolle ergänzende Behandlungsmaßnahme bei Beschwerdepersistenz. Bei schmerzhaften Reizzuständen des Kniegelenkes sollten vorübergehend oral Antiphlogistika verabreicht werden. Bewährt hat sich auch der Negativabsatz zur Entlastung der Kniescheibe oder in einzelnen Fällen eine Kniebandage bei schlaffem Bandapparat. Bei erfolgloser konservativer Behandlung sollte man bei der Chondromalacia patellae zunächst mittels Arthroskopie das Ausmaß des Knorpelschadens abklären. Bei bereits erkennbarer massiver Knorpelaufschilferung kommen operative Maßnahmen in Betracht, die meist als arthroskopische Eingriffe erfolgen können; dabei wird der aufgeschilferte Knorpel abgetragen und die subchondrale Knorpelschicht angebohrt. Bei schwerer Patellafehlform kann eine aufklappende Patellaosteotomie die Belastungsverhältnisse bessern.

Prognose. Bei dem aufgezeigten therapeutischen Procedere ist der Verlauf und die Prognose des patellaren Schmerzes beim Jugendlichen gut. Selten sind operative Maßnahmen angezeigt. Meist verschwindet die klinische Symptomatik mit über 2–3 Jahre sich hinziehenden Beschwerden nach Wachstumsabschluß völlig.

Patellasubluxation oder -luxation

Definition. Es handelt sich um die dauernde oder rezidivierende Luxation der Kniescheibe aus ihrem femoralen Gleitlager nach lateral. Als Vorstufe ist die Patellasubluxation anzusehen.

Ätiologie. Die Luxation der Patella kann angeboren sein und tritt oft in Kombination mit anderen kongenitalen Leiden auf. Für eine akute Patellaluxation ist ein adäquates Trauma erforderlich. Die sekundäre Instabilität der medialen Kapselbandstrukturen nach dem Ersttrauma führt meist zu rezidivierenden Patellaluxationen (Abb. 235.23a,b). Bei der habituellen Luxation begünstigen Fehlbildungen der aktiven und passiven Kniescheibenstabilisatoren die Dislokation. Bei den prädisponierenden Faktoren kann es sich um die Dysplasie der Femurkondylen, eine Schlaffheit des Kapselbandapparates, eine Patella alta, ein Muskelungleichgewicht oder eine Achsen- und Rotationsfehlstellung der Tibia handeln.

Klinische Symptome und Diagnose. Die Diagnose der Luxation ist bei der lateral am Femurkondylus liegenden Patella einfach. Bei der akuten traumatischen und bei der ersten dispositionellen Luxation kann es durch die Zerreißung der medialen Retinacula, durch osteochondrale Frakturen an der medialen Patellafacette oder am lateralen Femurkondylus zum Hämarthros kommen. Eine Subluxation der Patella, die zur pathologischen Überlastung des lateralen Anteils des femoropatellaren Gleitlagers führen kann, insbesondere aber mit zunehmender Dauer eine Instabilität des Streckapparates bewirkt, wird diagnostiziert, indem man den mit herab-

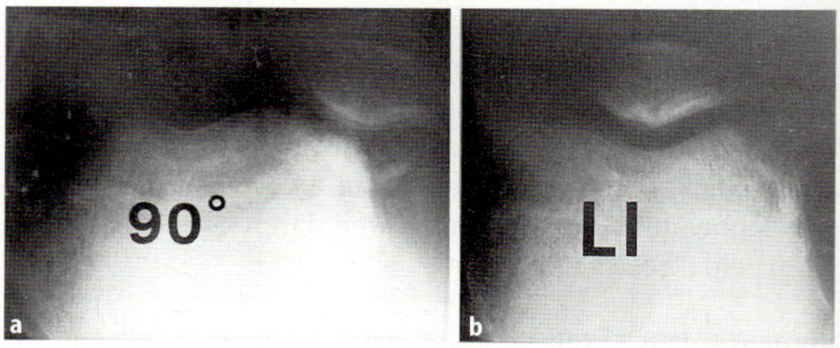

Abb. 235.23.a. Traumatische Patellaluxation links bei einer 18jährigen Patientin mit zusätzlicher knöcherner Absprengung am lateralen Kondylus. **b** Wegen rezidivierenden Luxationen erfolgte die Operation nach Emslie-Trillat mit guter Zentrierung der Patella

hängenden Beinen sitzenden Patienten auffordert, das Knie zu strecken. Normalerweise soll der M. quadriceps femoris die Patella leicht nach proximal-medial ziehen. Bei einer Subluxation zieht sie nach proximal-lateral oder liegt schon bei Kniebeugung deutlich lateral.

Bei der radiologischen Untersuchung müssen Bilder im a.-p.- und seitlichen Strahlengang angefertigt werden. Die Position der Patella bei zunehmender Kniebeugung kann durch Defiléeaufnahmen dokumentiert werden.

Therapie. Eine konservative Therapie ist lediglich bei der Subluxation gerechtfertigt und besteht in Krankengymnastik mit dem Ziel, den M. vastus medialis zu kräftigen, um damit eine physiologische Zugrichtung zu erhalten. Eine erstmalige Patellaluxation sollte konservativ behandelt werden, wenn keine wesentlichen Begleitverletzungen vorliegen. Durch eine Arthroskopie des Kniegelenkes kann man den Schweregrad der Begleitverletzungen beurteilen. Bei der ersten traumatischen Patellaluxation kann nach der Reposition eine Gipsfixation in Streckstellung für die Dauer von 3–4 Wochen und isometrisches Quadrizepstraining zu einer ausreichenden Vernarbung der ausgerissenen medialen Retinacula führen. In seltenen Fällen bei stärkerer Dislokation der Patella oder einem knöchernen Ausriß der medialen Retinacula kann eine primäre Naht der Retinacula notwendig sein. Osteochondrale Fragmente können nur refixiert werden, wenn ein ausreichend großer knöcherner Anteil vorhanden ist; abgescherte Knorpelschuppen und kleine Fragmente müssen entfernt werden, um Blockierungen mit sekundären Schäden zu vermeiden. Rezidivierende und auch ständige Luxationen müssen operativ behandelt werden. Reine Weichteileingriffe wie die laterale Retinaculumspaltung haben sich zur Verhinderung der Reluxation nicht bewährt. Korrekturen am distalen Streckapparat sind als Weichteileingriff durch mediale Versetzung der hälftigen Patellasehne (Operation nach Goldthwait) oder durch mediale Verlagerung der Tuberositas tibiae möglich (Operation nach Roux oder Emslie-Trillat). Der letztgenannte Eingriff ist jedoch nicht vor Wachstumsfugenschluß möglich.

Morbus Osgood-Schlatter und Morbus Sinding-Larsen-Johansson

Definition. Aseptische Nekrosen der Schienbeinapophyse (Morbus Osgood-Schlatter) und des distalen Patellapols (Morbus Sinding-Larsen-Johansson), die Knaben 4mal häufiger als Mädchen betreffen.

Ätiologie. Der verstärkte Zug des Ligamentum patellae, der aus dem Ungleichgewicht von mechanischer Überlastung und verminderter Belastbarkeit der knorpeligen Sehnenansätze an der Patellaspitze bzw. der knorpeligen Tibiaapophyse in der Pubertät resultiert, dürfte für die Entstehung der aseptischen Nekrose am proximalen (Morbus Sinding-Larsen-Johansson) bzw. distalen Ansatz (Morbus Osgood-Schlatter) der Patellasehne verantwortlich sein. Schwergewichtige Jungen und Jugendliche mit verstärkten sportlichen Aktivitäten werden bevorzugt befallen.

Klinische Symptome und Diagnose Beide Krankheiten treten etwa zwischen dem 10. und 14. Lebensjahr auf. Die hervorstechenden klinischen Symptome sind Schmerzen beim Treppensteigen, bei anstrengenden Turnübungen, aber auch beim Knien. Eine leichte überwärmte druckschmerzhafte Schwellung ist insbesondere im Bereich der Tuberositas tibiae feststellbar. An der distalen Patella ist die Schwellung geringer, der Druckschmerz aber ebenfalls deutlich. Röntgenologisch ist je nach Stadium der Krankheit eine verstärkte Verdichtung oder ein scholliger Zerfall der knöchernen Strukturen an der Tuberositas tibia bzw. an der distalen Patellaspitze erkennbar. Als Residuum der Krankheit kann am distalen Patellapol eine etwa 1,0 cm lange tropfenförmige Ausziehung erhalten bleiben. Dies gilt auch für die spitzkantigen knöchernen Ausziehungen an der Tuberositas tibiae, welche dann zu Reizerscheiningen am Ligamentum patellae führen. Beide Krankheiten sind als relativ harmlos anzusehen, bereiten aber wegen ihres gelegentlich langandauernden Verlaufes, häufig 1–2 Jahre, belastungsabhängige Beschwerden.

Therapie und Prognose. Im Vordergrund steht die Schonung und Vermeidung von anstrengenden und im besonderen Maße Schmerzen auslösenden Turnübungen. Antiphlogistische Salbenumschläge lindern bei einem großen Prozentsatz die Beschwerden. Wenn nach Wachstumsabschluß eine vorstehende knöcherne Ausziehung zu Reizerscheinungen des Ligamentum patellae führt, empfiehlt sich die operative Abtragung dieser Exostose.

Osteochondrosis dissecans

Definition. Meist im lateralen Abschnitt des medialen Femurkondylus lokalisierte aseptische Nekrose. Dabei bildet der subchondrale Knochen einen nekrotischen Herd mit umgebender Sklerose, der sich allmählich mit dem ihn bedeckenden Knorpelüberzug ablöst und als freier Körper (Gelenkmaus) in das Kniegelenk ausgestoßen wird. Das Geschlechtsverhältnis männlich:weiblich betrug in einer multizentrischen Studie der Europäischen Gesellschaft für Kinderorthopädie (EPOS) 2:1.

Ätiologie. Die eigentliche Ursache der Krankheit ist noch unbekannt. In jüngster Zeit werden chronisch-rezidivierende Mikrotraumata und mechanische Faktoren für die Entstehung von subchondralen Frakturen verantwortlich gemacht. Auch konstitutionelle Faktoren mit Befall mehrerer Gelenke beim gleichen Patienten spielen eine Rolle.

Pathologie und Lokalisation. Die typische Lokalisation ist die laterale, der Fossa intercondylaris zugewandte Berandung des medialen Femurkondylus (Abb. 235.24a,b). In der multizentrischen Studie der EPOS 1997 war die Osteochondrosis dissecans in 70 % der Fälle an dieser Stelle lokalisiert. 7 % wurden auf der medialen Seite des medialen Femurkondylus, 16 % am lateralen Femurkondylus und 6 % an der Patella beobachtet. Die linsen- bis pflaumenkerngroße Nekrose ist knochenwärts von einem sklerotischen Saum umgeben und damit von der Blutversorgung vollständig abgeschnitten. Der Knorpelmantel ist zunächst erhalten. Eine spontane Rückbildung kann vorkommen; dies vor allem vor dem 10. Lebensjahr. Oft löst sich aber bei Nichtbehandlung das nekrotische Knochenstück mit dem bedeckenden Knorpel und wird dann in das Gelenk ausgestoßen.

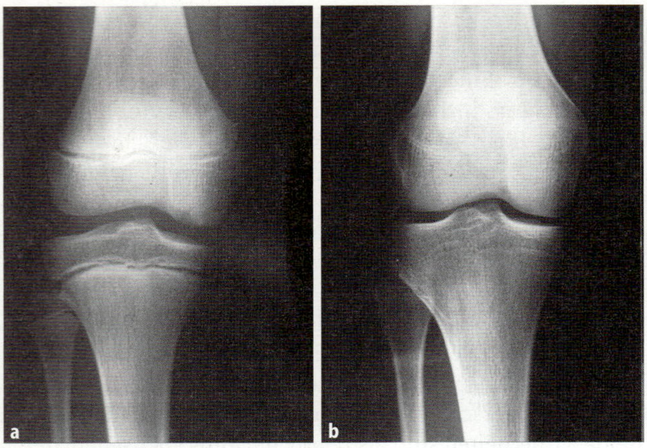

Abb. 235.24.a. 9jährige Patientin mit Osteochondrosis dissecans am medialen Femurkondylus im Frühstadium. b Durch konservative Behandlung kam es zur vollständigen Ausheilung des Herdes

Klinische Symptome und Diagnose. Die Osteochondrosis dissecans geht zunächst mit uncharakteristischen, belastungsabhängigen Schmerzen im Kniegelenk einher. Gelegentlich läßt sich bei maximaler Kniebeugung ein Druckschmerz am medialen Femurkondylus auslösen. Auch Rotationsschmerzen können bestehen. Blockierungen und Ergußbildungen können beim Vorliegen von freien Gelenkkörpern vorhanden sein. Röntgenologisch ist vor allem an der lateralen Begrenzung des medialen Femurkondylus nach einer Osteochondrosis dissecans zu fahnden. Unter Umständen muß eine Tunnelaufnahme nach Frick oder sogar ein Kernspintomogramm des Kniegelenkes angefertigt werden. Seltener ist die Osteochondrose am lateralen Femurkondylus oder im Bereich der Patella lokalisiert. Sie kann auch am Ellenbogengelenk sowie am Sprung- oder Hüftgelenk vorkommen. Während sich die Krankheit meist in der Präpubertät und der Pubertät entwickelt, kann es bei Nichtbehandlung im jugendlichen Erwachsenenalter, insbesondere nach Loslösung des Dissekats, zu Reiz- und Einklemmungserscheinungen kommen und auch Ursache einer späteren Arthrose sein.

Therapie. Um ein Ausstoßen des Dissekats in das Kniegelenk mit entsprechendem Knorpeldefekt zu vermeiden, ist eine frühzeitige Behandlung erforderlich. Die Prognose der Krankheit hängt entscheidend vom Alter bei Erkrankungsbeginn ab. Bei sehr kleinem Herd ohne ausgeprägten sklerotischen Saum mit geringen subjektiven Beschwerden ist vor allem vor dem 10.–12. Lebensjahr ein Zuwarten gerechtfertigt, wobei sportliche Überlastungen zu unterlassen sind.

Gelegentlich ist auch eine Entlastung an Unterarmgehstützen notwendig. Kommt es aber innerhalb von 3–6 Monaten zu keinem deutlichen Wiederaufbau des Knochens, so ist das operative Vorgehen indiziert. Letzteres gilt auch für die größeren Herde mit ausgeprägter Sklerosezone. Durch eine Arthroskopie evtl. mit Tasthakenuntersuchung wird geklärt, ob eine Anbohrung, Refixation oder Entfernung des Dissekats sinnvoll ist (Abb. 235.25). Bei rechtzeitiger Diagnosestellung kann der sklerotische Herd extraartikulär mehrfach angebohrt, ausgeräumt sowie mit gesunder Spongiosa retrograd gefüllt werden. Hat sich das Dissekat bereits gelöst, sind aufwendigere Eingriffe entweder mit Refixation des Dissekats oder eine Knorpel-Knochen-Transplantation notwendig. Gelegentlich ist nur noch die Dissekatentfernung möglich.

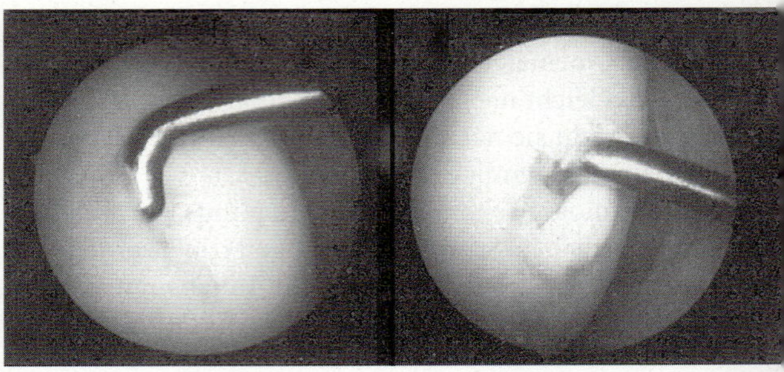

Abb. 235.25. 16jährige Patientin im fortgeschrittenen Stadium einer Osteochondrosis dissecans. Bei der Tasthakenuntersuchung zeigt sich eine fast vollständige Ablösung der Knorpeldecke

Prognose. Bei rechtzeitiger Operation kommt es in den meisten Fällen zu einem vollständigen Wiederaufbau der ursprünglich nekrotischen Knochenregion und damit zur Heilung.

Poplitealzyste

Definition. Die Poplitealzyste entwickelt sich als synoviale Zyste aus der Bursa des M. semimembranosus unterhalb des medialen Kopfes der Gastrocnemius oder aus der Gelenkkapsel.

Klinische Symptome und Diagnose. Die Diagnose dieser Ausstülpung der Gelenkschleimhaut bereitet selten Schwierigkeiten, weil die prallelastische Schwellung in der Kniekehle – meist medial gelegen – gut palpabel ist. In der Regel bereitet die Zyste keine Beschwerden, es sei denn, sie schwillt stark an. Fibrome, Sarkome und vaskuläre Anomalien müssen von diesen Schwellungen abgegrenzt werden.

Therapie. Bei Beschwerden, unklarer Differentialdiagnose und wenn innerhalb von 6 Monaten keine Rückbildung erkennbar ist, empfiehlt sich die operative Entfernung.

Scheibenmeniskus

Definition. Angeborene fehlerhafte Ausbildung meist des lateralen Meniskus, der scheibenförmig angelegt ist.

Klinische Symptome und Diagnose. Durch den Scheibenmeniskus, der meist im Alter von 3–5 Jahren entdeckt wird, kommt es zur Gelenkinkongruenz mit dem charakteristischen Schnappen bei endgradigen Gelenkbewegungen. Bei Kniegelenktraumen kann es zu einem Riß des Scheibenmeniskus mit Streckhemmung kommen.

Therapie. Solange Scheibenmenisken keine oder nur wenige Symptome verursachen, besteht keine Notwendigkeit zur chirurgischen Therapie. Die operative Entfernung des verletzten oder zu Beschwerden führenden Scheibenmeniskus erfolgt heutzutage arthroskopisch, wobei man einen ausreichenden Rand stehenläßt.

Ermüdungsfrakturen (Streßfrakturen)

Definition. Es handelt sich um Grünholzfrakturen, die bei Kindern an der proximalen Tibia, aber auch an der Fibula und in der distalen Femurregion lokalisiert sind.

Klinische Symptome und Diagnose. Insbesondere beim plötzlich auftretendem Knieschmerz mit Hinken muß an diese ätiologisch nicht immer gesicherte Diagnose gedacht werden. Anamnestisch werden chronische belastungsabhängige Schmerzen angegeben. Röntgenologisch erkennt man oft nur eine feine bandförmige Aufhellungszone, die quer durch den betroffenen Knochen verläuft und erst später von einem sklerotischen Saum umgeben bzw. durch periostale Kallusbildung ergänzt wird. Im Zweifelsfalle ist eine kernspintomographische Untersuchung gerechtfertigt.

Therapie. Die Therapie ist einfach und besteht im allgemeinen in der Schonung des Beines; eine Gipsfixation ist nur bei starken Schmerzen notwendig. Nach 3–4 Wochen ist der Ermüdungsbruch ausgeheilt, und die Kinder laufen wieder normal.

O-Beine, X-Beine

Die aus der intrauterinen Zwangshaltung resultierenden „physiologischen" O-Beine bilden sich gegen Ende des 2. Lebensjahres zurück. Auf die physiologischen Genua vara mit einem tibiofemoralen Winkel um + 15° bei der Geburt folgt eine „physiologische" Valgisierung der Knie bis zu einem tibiofemoralen Winkel um – 10° im späteren Kleinkindalter. Diese überschießende Valgisierung bildet sich zurück. Im frühen Schulkindalter ist die leichte Valgisierung des adulten Knies mit einem tibiofemoralen Winkel von 5°–8° erreicht.

Häufgste Ursache ausgeprägter O- oder X-Beine sind phyiologische Extremvarianten. Stark erhöhtes Körpergewicht kann durch vermehrten Druck auf die mediale Tibia-Physe die normale Aufrichtung der Beinachse verzögern. Dies gilt als Mit-Ursache der vor allem bei Kindern afrikanischer Abstammung vorkommenden Tibia vara des M. Blount. Im Röntgenbild charakteristisch ist hier die medial erweiterte, irreguläre, nach innen-unten ausgezogene tibiale Wachstumsfuge und der medial verschmälerte tibiale Epiphysenkern.

Entscheidend für die Berurteilung von O- und X-Beinen ist der Verlauf. Nimmt die O-Beinstellung im Lauf des 2.–3. Lebensjahres oder die X-Beinstellung nach dem Alter von etwa 4 Jahren eindeutig zu, rechtfertigen sich ap-Röntgenaufnahmen der Kniegelenke und angrenzenden Röhrenknochen zum Ausschluß pathologischer Ursachen (Tabelle 235.1). Weitere Indikationen hierfür sind einseitige Achsfehlstellungen und Begleitanomalien wie Kleinwuchs, Gelenkauftreibungen, Geh-Unwilligkeit, Frakturen.

Die Therapie hängt von der Diagnose ab, ist zunächst meist zuwartend, kann aber Korrektur-Osteotomien insbesondere zur Vermeidung sekundärer Gelenkfehlstellungen erfordern.

Tabelle 235.1 Differentialdiagnose von O- und X-Beinen

Genua vara	Genua valga
Physiologische O-Beine	Physiologische X-Beine
Pathologische O-Beine	Pathologische X-Beine
M. Blount	Neuromuskuläre Störungen
Rachitis	Rachitis (vorwiegend renal)
Osteochondrodysplasien	Osteochondrodysplasien
Frakturen	Kongenitale Patellaluxation
Infektionen	Frakturen
Tumoren	Infektionen
	Tumoren

Wachstumsschmerz

Obwohl diese Diagnose bei Knie- und Beinschmerzen immer noch am häufigsten gestellt wird, ist sie eine Verlegenheitsdiagnose, die zudem sehr gefährlich ist, weil sie alle Beteiligten allzusehr beruhigt und damit keine Motivation zur Kontrolluntersuchung bei persistierenden Beschwerden gibt. Wachstum ist ein normaler Vorgang, der keine Schmerzen verursacht. Nicht jeder Schmerz im Wachstumsalter geht, zumindest zunächst einmal, mit einem klinischen und radiologisch faßbaren objektiven Befund einher. Hierzu gehört beispielsweise die recht typische anamnestische Angabe, daß der Schmerz am späten Abend auftritt, wenn das Kind schon eingeschlafen war und plötzlich wieder aufwacht wegen heftiger Bein- und Knieschmerzen. Durch ein leichtes Massieren der Beine und dem Anlegen feucht-warmer Wickel oder durch alleiniges Beruhigen verschwindet meist die Schmerzattacke; am nächsten Tag klagen die Kinder über keinerlei Schmerzen und springen in gewohnter Art und Weise umher. Dieser nächtliche Schmerz, über dessen Ursache nur spekuliert werden kann, tritt vielleicht 1–2mal im Monat, selten einmal pro Woche auf und ist nach dem 10. Lebensjahr nur noch äußerst selten. Sofern der klinische und röntgenologische Untersuchungsbefund unauffällig ist, darf man die Eltern beruhigen, sollte sie jedoch bei Häufung und Verstärkung der Schmerzsymptomatik zur Kontrolluntersuchung ermuntern.

235.4 Füße

H. Schroeder-Boersch

Kongenitale Fußdeformitäten

Definition. Alle bei der Geburt vorhandenen Abweichungen der Form des natürlichen Fußes.

Ätiopathogenese. Kongenitale Fußdeformitäten entstehen aufgrund langandauernder intrauteriner Fehlhaltungen. Die Fehlstellung kann durch neuromuskuläre oder mesenchymale Krankheiten des Feten selbst entstehen und isoliert oder mit anderen Zeichen der intrauterinen Bewegungsstörung, insbesondere anderen Gelenkkontrakturen (z.B. Arthrogrypose) auftreten. Die Fehlhaltung kann auch exogen bedingt sein, z.B. aufgrund intrauteriner Raumnot bei Mehrlingsschwangerschaften, Uterusfehlbildungen, Beckenendlage etc. Je später die Fehlhaltung auftritt, d.h. je kürzer sie vor Geburt bestand, desto leichter ist sie im allgemeinen postnatal korrigierbar.

Kongenitaler Klumpfuß

Definition und Epidemiologie. Beim Klumpfuß (Synonyme: Pes equinovarus excavatus adductus, „clubfoot") handelt es sich um eine fixierte und passiv nicht ausgleichbare kongenitale Kontraktur des Fußes mit muskulärer Imbalance. Die zugrundeliegende Fehlstellung ist dreidimensional: Spitzfuß, Supination mit horizontaler Innenrotation, Varusstellung der Ferse und Adduktion des Vorfußes. Die Häufigkeit beträgt in Mitteleuropa etwa 2:1000 Neugeborene. In der Hälfte der Fälle tritt die Deformität beidseitig auf; das Verhältnis männlich:weiblich beträgt 2:1.

Ätiopathogenese. Die Ätiologie des Klumpfußes ist heterogen; intrauterine exogene oder heterogene hereditäre Faktoren stehen jedoch im Vordergrund. Der Klumpfuß ist dabei nicht, wie früher häufig diskutiert, eine primäre Talusdeformität, sondern das Ergebnis von dynamischen Störfaktoren. Als Substrat für die Kontrakturen medial und dorsal findet sich eine Fibromatose des Kapselbandapparates. Differentialdiagnostisch gilt es, die sog. „Klumpfußhaltung" abzugrenzen, die aktiv oder passiv völlig ausgleichbar ist.

Pathologie. Im Vordergrund steht die muskuläre Imbalance zwischen den Muskeln, die plantarflektieren und supinieren und den Muskeln, die dorsalflektieren und pronieren. Eine führende Rolle kommt dabei dem M. tibialis posterior zu, der aufgrund seines Ansatzes am Os naviculare und seiner Einstrahlung plantar bis zu den Basen der Metatarsalia und zum Kalkaneus eine dreidimensionale Wirkung auf den Fuß ausübt.

Diagnose. Bei der Inspektion ist die Fußdeformität klinisch nicht zu übersehen. Bei der Untersuchung muß festgestellt werden, wie weit sich die einzelnen Komponenten des Klumpfußes passiv korrigieren lassen. Je nach Rigidität des Klumpfußes kann nach Dimeglio eine Klassifizierung in 4 Klumpfußtypen erfolgen (Tabelle 235.2).

In der Regel vermag die Röntgenuntersuchung nur einen Teil der komplexen Pathomorphologie des Klumpfußes festzuhalten, zumal es beim Klumpfuß nicht immer leicht ist, ideale Röntgenaufnahmen in den korrekten Ebenen anzufertigen (a.-p.-Bild mit Strahl auf den Talus zentriert im 30°-Winkel zur Vertikalen; Seitbild mit Rückfuß parallel zur Röntgenkassette und maximaler Korrektur im Vorfuß). Röntgenologisch findet sich ein Hochstand des Tuber calcanei. Die Längsachsen von Talus und Kalkaneus, die normalerweise im a.-p.- und seitlichen Strahlengang einen Winkel von ca. 25–40° bilden, verlaufen beim kongenitalen Klumpfuß vollkommen parallel (Abb. 235.26).

Therapie. Die Ziele der Klumpfußbehandlung sind:

- Reposition des Talokalkaneonavikulargelenkes,
- Herstellung anatomisch korrekter Achsenverhältnisse zwischen Fußwurzel und oberem Sprunggelenk,

Tabelle 235.2. Einteilung der 4 Klumpfußtypen nach Dimeglio und ihre jeweilige Therapiestrategie

Typ	Bezeichnung	Klinik	Therapie
Typ I	„soft-soft-foot"	Fuß läßt sich passiv bis zur Neutralstellung korrigieren. Achillessehne ist gering verkürzt. Der Fuß läßt sich nicht völlig frei dorsalflektieren.	Fast immer ist die alleinige konservative Therapie ausreichend.
Typ II	„soft-stiff-foot"	Nur teilweise korrigierbare Spitzfußstellung. Vorfußadduktion jedoch gering und korrigierbar, keine quere Sohlenfalte. Die Supination beträgt ca. 20°	Die konservative Therapie kombiniert mit einem dorsalen Release führt meist zu einem guten Ergebnis.
Typ III	„stiff-soft-foot"	Fixierter Spitzfuß mit nur gering korrigierbarer subtalarer Rotation. Die Vorfußdeformität ist teilweise korrigierbar. Die Supinationsstellung liegt bei ca. 40°.	Operative Therapie ist auf jeden Fall erforderlich, meist in Form einer subtalaren Releaseoperation (pantalare Entflechtung) mit einem Cincinnati-Zugang.
Typ IV	„stiff-stiff-foot"	Der Fuß ist allgemein kurz und sehr rigide. Bei ausgeprägter Spitzfußstellung ist der Fuß subtalar oft komplett disloziert. Der Rückfußvarus beträgt über 45°, es besteht eine tiefe quere Mittelfußfalte.	Größte Herausforderung an den Behandler. Auch bei guter und sorgfältiger Operationstechnik und Nachbehandlung sind Rezidive nicht selten möglich.

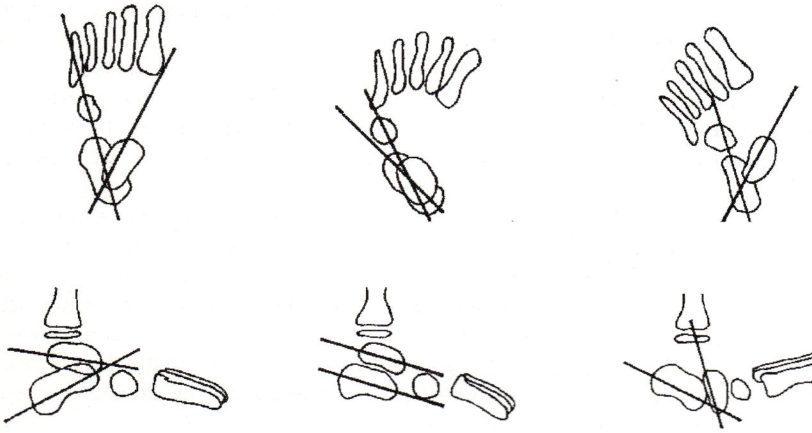

Abb. 235.26. Schema von seitlichen und a.-p.-Röntgenbildern des kindlichen Fußes. *Links* (gesunder Fuß): normaler Winkel zwischen Talus und Kalkaneus in beiden Ebenen. *Mitte* (Klumpfuß): annähernd Parallelstellung von Talus und Kalkaneus in beiden Ebenen mit Adduktion des Vorfußes. *Rechts* (kongenitaler Plattfuß): hochgradige Steilstellung und Luxation des Talus neben den Kalkaneus. Der Kalkaneus steigt nicht von dorsal nach ventral an, sondern in extremen Fällen sogar ab. In der a.-p.-Ebene vergrößerter Winkel zwischen Talus und Kalkaneus

- Herstellung eines Muskelgleichgewichtes,
- ein mobiler Fuß mit normaler Funktion und Belastbarkeit.

Ist die als Klumpfußhaltung imponierende Fehlstellung aktiv und/oder passiv völlig ausgleichbar, d.h. in eine normale Fußstellung überzuführen, liegt eine sog. Klumpfußhaltung vor, die in der Regel in den ersten Wochen spontan ausheilt und meist keiner weiteren Therapie bedarf. Bei den echten Klumpfüßen sollte unmittelbar nach Geburt zunächst mit einer manuellen Redression und im Anschluß daran mit korrigierenden Gipsverbänden versucht werden, vor allem die Adduktusfehlstellung des Vorfußes, den Hohlfuß und die Varusstellung des Rückfußes zu beseitigen. Eine zu forcierte Korrektur des Spitzfußes muß scheitern, da die kontrakte Achillessehne wesentlich kräftiger als die weichen knorpelig angelegten Fußwurzelknochen ist. Falscher Ehrgeiz führt in diesem Falle zu einem sog. Tintenlöscher- oder Schaukelfuß. Je nach Erfolg der konservativen Redressionsbehandlung müssen im Alter von 3–4 Monaten die noch bestehenden Kontrakturen durch Sehnenverlängerungen sowie durch eine posteriore, mediale und laterale Kapsulotomie korrigiert werden (peritalare Entflechtung). Im Anschluß an die operative Behandlung – nach einer 4–6wöchigen Gipsruhigstellung – ist eine intensive krankengymnastische Therapie sowie Schienenbehandlung notwendig. Im weiteren Wachstum erneut auftretende bzw. primär nicht ausreichend korrigierbare Fehlstellungen (sog. rebellische Klumpfüße) bedürfen der neuerlichen operativen Korrektur, welche im Wachstumsalter meist an den Weichteilen, nach Wachstumsabschluß an Knochen und Gelenken erfolgt.

Kongenitaler Plattfuß

Definition. Ein kongenitaler Plattfuß (Synonyme: Pes planus, „flatfoot", Talus vertikalis) ist eine seltene angeborene Fußdeformität mit vertikal stehendem und evtl. luxierten Talus, Valgusstellung der Ferse bei gleichzeitigem Hackenfuß oder Spitzfuß, Abflachung der medialen Fußwölbung und Abduktion des Vorfußes.

Klinische Symptome. Es fällt die enorme Abflachung der medialen Fußwölbung auf, die dem Fuß ein tintenlöscherähnliches Aussehen gibt. Statt des medialen Fußgewölbes palpiert man den prominenten Talus. Die röntgenologische Untersuchung zeigt dann die enorme Steilstellung zwischen der Längsachse des Talus und des Kalkaneus, die mit einem Winkel von deutlich über 50° zu erkennen ist (Abb. 235.26). Pathomorphologisch ist eines der wesentlichen Elemente die Luxation des Navikulare nach kranial. Sämtliche Ligamente und Sehnen auf der Medialseite des Rückfußes sind massiv elongiert und bilden eine Luxationstasche für den Talus, so daß dieser den Boden berührt. Differentialdiagnostisch kann die Abgrenzung zum flexiblen Plattfuß schwierig sein. Der flexible Plattfuß fällt in der Regel erst nach Gehbeginn auf und ist nicht so kontrakt wie der kongenitale Plattfuß.

Therapie. Wie beim Klumpfuß sollte zunächst durch manuelle Redression mit anschließenden Gipsverbänden versucht werden, die Fehlstellung zu korrigieren. Leider hat der Talus eine starke Tendenz, in seine luxierte Stellung zurückzugleiten. Oft ist deshalb ein operatives Vorgehen innerhalb der ersten 3 Lebensjahre erforderlich. Operationstechnisch wird nach einer dorsalen Kapsulotomie des oberen und unteren Sprunggelenks und einer Achillessehnenverlängerung die Stellung von Talus und Navikulare korrigiert sowie die mediale Luxationstasche verschlossen. Erst eine konsequente mehrjährige Nachbehandlung mit Gipsen und Unterschenkelorthesen vermag die Gefahr eines Rezidivs entscheidend zu verringern.

Sichelfuß

Definition und Epidemiologie. Der Sichelfuß (Synonyme: Pes adductus, Metatarsus adductus, „skewfoot") ist die häufigste Fußdeformität des Säuglings. Ausgehend von einer Adduktushaltung entwickelt sich durch ungleichen Muskelzug in den ersten Lebenswochen eine Adduktuskontraktur des Vorfußes (Sichelfußhaltung), dies besonders bei bevorzugter Bauchlage, die heute ohnehin nicht mehr empfohlen wird. Der echte kongenitale Pes adductus, bei dem im Gegensatz zum kongenitalen Klumpfuß nur der Vorfuß kontrakt adduziert steht, ist hingegen selten.

Klinische Symptome und Therapie. Augenfällig ist die Adduktion des Vorfußes gegenüber dem Rückfuß. Ursächlich für eine Einwärtsstellung des Fußes kann jedoch auch eine Innentorsion der Tibia sein. Eine Differenzierung ist wegen der unterschiedlichen therapeutischen Konsequenzen notwendig. Ein Großteil der Füße mit einer passiv bzw. aktiv ausgleichbaren Sichelfußhaltung wird sich spontan normalisieren. Beim persistierenden Sichelfuß kann sich mit der Zeit ein juveniler Hallux valgus ausbilden, vor allem wenn das Os metatarsale I deutlich in Varusstellung steht. Die Behandlung des kontrakten Sichelfußes erfolgt mit redressierenden Gipsen, Krankengymnastik und Schienenbehandlung, welche unkompliziert und für den Säugling wenig belastend ist. In den allermeisten Fällen gelingt eine recht befriedigende Korrektur, operative Maßnahmen sind nur äußerst selten erforderlich.

Kongenitaler Hackenfuß

Klinische Symptome und Therapie. Diese bei Geburt sichtbare Fußdeformität (Synonyme: Pes calcaneus, „calcaneus foot") ist durch eine extreme Dorsalflexion des Fußes gekennzeichnet, wobei der Fußrücken den Unterschenkel berühren kann.

Die Plantarflexion ist meist zunächst erheblich eingeschränkt. Da es im Verlauf weniger Wochen meist zur Korrektur dieser harmlosen Deformität durch eine spontan stattfindende Kräftigung des M. triceps surae kommt, erübrigen sich weiter eingreifende therapeutische Maßnahmen. Wir empfehlen lediglich vorsichtige Redression in die Plantarflexion durch die Mutter.

Andere kongenitale Anomalien

Hierzu zählen wir die häufig bei Säuglingen und Kleinkindern sichtbaren *Klinodaktylien* und *Flexionskontrakturen der Zehen*, die nur selten einer Therapie mit sog. Zehenplättchen bedürfen. Die Flexionskontrakturen werden durch manuelle Redressionen, meist durch die Mutter, behandelt und bilden sich im Laufe der ersten Jahre wieder zurück. Es ist allerdings gerade bei vorhandenen Klinodaktylien Sorge zu tragen, daß bequeme Strümpfe und Schuhe angezogen werden, damit der Vorfuß weder seitlich noch vorn eingeengt und gedrückt werden kann. Dies gilt natürlich grundsätzlich auch für den normalen Kinderfuß. Schon bei Geburt knorpelig angelegt, aber erst im späteren Schulalter auffallend, sind die *knöchernen Synostosen* zwischen den Fußwurzelknochen, von denen die Coalitio calcaneonaviculare die häufigste darstellt. Durch die Synostose ist die Beweglichkeit der unteren Sprunggelenke fixiert, oft in Knickfußstellung mit belastungsabhängigen Beschwerden. Bei einem rigiden, massiven Knick-Senk-Fuß oder Knick-Platt-Fuß muß stets eine tarsale Koalition ausgeschlossen werden. Die Coalitiones lassen sich insbesondere auf einer schrägen Aufnahme des Rückfußes gut erkennen. Bei entsprechenden Beschwerden wird die knöcherne Brücke getrennt und eine Fettlappen-Interposition durchgeführt.

Fußdeformitäten bei Klein- und Schulkindern

Knick-Senk-Fuß

Definition. Der physiologische Knick-Senk-Fuß ist die häufigste kindliche Fußdeformität. Sie wird bei Gehbeginn erkennbar und geht mit einer verstärkten Valgusstellung der Ferse sowie einer Abflachung der medialen Fußwölbung einher. Hiervon zu unterscheiden ist der schwere Knick-Senk-Fuß (flexibler Plattfuß), wobei die Übergänge zum physiologischen Knick-Senk-Fuß fließend sind. Der flexible Plattfuß ist gekennzeichnet durch eine Fehlform des Fußes mit fehlender medialer Aussparung des Fußgewölbes, kombiniert mit einer Pronation des Kalkaneus in eine Valgusstellung von über 20°, eingeschränkter Dorsalextension und verkürzter Achillessehne. Insgesamt ist der flexible Plattfuß selten (ca. 1 : 1 000 Kinder).

Ätiologie. Eine oft familiär bedingte Bandlaxität steht im Vordergrund. Eine verstärkte Valgusposition der Ferse ist beim Kleinkind normal. Das Rückfußvalgus, welches beim Erwachsenen etwa 2–5° beträgt, darf bei Kindern im Vorschulalter ohne weiteres 10–15° betragen: Biomechanisch zwingt eine verstärkte Antetorsion des Schenkelhalses die Kinder zum Einwärtsgang (s. Kap. 235.3). Die kompensatorische Auswärtsdrehung des Fußes führt dann zu einer Valgisierung der Ferse mit Abflachung des medialen Fußgewölbes.

Klinische Symptome und Verlauf. Ein Knick-Senk-Fuß bereitet den Kindern nur selten Beschwerden. Die Sorge der Eltern über die „Plattfüße“ ihrer Kinder und die Angst, eine notwendige Behandlung zu versäumen, führt in der Regel zum Arztbesuch. Das wesentliche diagnostische Kriterium für den physiologischen Knick-Senk-Fuß ist die aktive Ausgleichbarkeit der Fußstellung im Zehenspitzenstand (Abb. 235.27). Wird hierbei keine Varisierung der Ferse und keine Aufrichtung des Fußgewölbes beobachtet, sollten andere Formen des Plattfußes (kontrakter Plattfuß, neurogener Plattfuß) abgegrenzt werden. Auch beim flexiblen Plattfuß richtet sich das Längsgewölbe beim Zehenspitzenstand auf; regelmäßig besteht noch eine Verkürzung der Achillessehne mit einer Einschränkung der Dorsalextension. Zusätzlich fällt in der Regel eine allgemeine Bandlaxität mit z. B. verkürztem Daumen-Unterarm-Abstand auf. Im seitlichen Röntgenbild, welches stehend mit Belastung des Fußes aufgenommen werden muß, wird ein erhöhter Winkel von über 60° zwischen Talus und Kalkaneus sichtbar (Abb. 235.26).

Therapie. Die meisten Knick-Senk-Füße bedürfen keiner Therapie, da sie sich bis zum Schulalter spontan korrigiert haben. Schon das Tragen von Schuhen hat einen negativen Einfluß auf die Entwicklung des Fußgewölbes. Eine Einlagenversorgung beim physiologischen Knick-Senk-Fuß führt sogar eher zu schlechteren Resultaten, da die Fußmuskulatur nicht adäquat trainiert wird. Daher sind häufiges Barfußlaufen sowie bequeme und flexible Schuhe am ehesten geeignet, die Fußmuskulatur zu kräftigen.

Von einem therapiebedürftigen Plattfuß sollte man nur sprechen, wenn die Valgusstellung der Ferse über 20° beträgt und die mediale Fußwölbung vollständig den Boden berührt, u. U. sogar mit einem medial leicht konvexen Bogen. Nur diese Fußdeformität bedarf einer Einlagenversorgung (Detorsionseinlage mit mittlerer medialer Abstützung und Supinationskeil) und einer aktiven Übungsbehandlung, die den Müttern leicht beigebracht werden kann. Operative Maßnahmen sind den sehr schweren Formen mit medial stärkerer Belastung als lateral vorbehalten. Ähnlich wie beim Talus verticalis werden Talus und Navikulare reponiert. Gegebenenfalls werden weitere knöcherne Maßnahmen, wie die extraartikuläre Arthrodese nach Grice oder eine varisierende Kalkaneusosteotomie erforderlich.

Ballenhohlfuß

Definition. Hochgradig verstärkte mediale Fußwölbung mit Valgus- oder Varusposition des Rückfußes.

Ätiologie. Die Ursache ist häufig unbekannt bei familiärer Disposition. Schwere Hohlfüße entstehen aber auch bei lokalen oder systemischen neuromuskulären Krankheiten (z. B. Morbus Friedreich) durch eine Überaktivität des M. peronaeus longus und des M. tibialis anterior gegenüber ihrem Antagonisten und sind dann deren erstes klinisches Symptom.

Klinische Symptome und Verlauf. Der Fußabdruck zeigt beim Hohlfuß die Belastungsflächen nur an der Ferse und im Bereich der Metatarsalköpfchen. Die Ferse steht in verstärkter

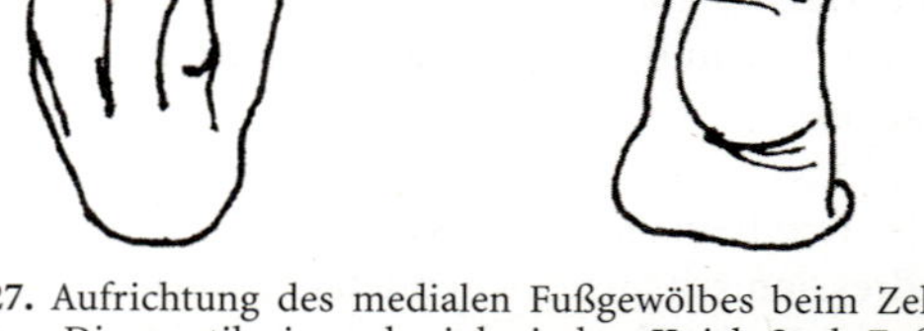

Abb. 235.27. Aufrichtung des medialen Fußgewölbes beim Zehenspitzenstand zur Diagnostik eines physiologischen Knick-Senk-Fußes

Valgus- oder Varusposition. Durch die Verstärkung des Fußgewölbes ist die physiologische Abfederung des Fußes gestört. Hieraus resultiert eine vermehrte Belastung der Ferse und der Zehenballen mit Schwielenbildung und lokalen Schmerzen. Eine neurologische Untersuchung ist vor allem bei einseitigen oder rasch progredienten Hohlfüßen obligat.

Therapie. Leichte, meist schmerzfreie Hohlfüße müssen nicht behandelt werden. Mittelgradige Hohlfüße, die zu einer verstärkten Belastung der Zehenballen führen, werden mit einer gewölbesprengenden Einlage versorgt, die eine gute retrokapitale Abstützung aufweist. Bei schweren Hohlfüßen erfolgt im Kleinkindesalter die operative Trennung der Plantarfaszie, um dem Fuß mehr Flexibilität zurückzugeben. Bei Schulkindern sind Korrekturosteotomien an der Ferse und am Metatarsale I oft erfolgreich.

Hallux valgus

Definition. Laterale Deviation der Großzehe im Grundgelenk bei varischer Stellung des Os metatarsale I.

Klinische Symptome und Therapie. Dieser bei Kindern und Jugendlichen seltenen Vorfußdeformität liegt zweifellos eine familiäre Komponente zugrunde. Mädchen sind etwa 5mal häufiger betroffen. Bei noch leichter Ausprägung ist das Tragen von nächtlichen Korrekturschienen erfolgversprechend. Der Wert von Einlagen mit retrokapitaler Abstützung, die den gleichzeitigen Spreizfuß korrigieren sollen, ist hingegen fragwürdig, da nicht eine Abflachung des Fußgewölbes, sondern die varische Fehlstellung des Os metatarsale I als ursächlich anzusehen ist. Ein erheblicher Hallux valgus bedarf nach Wachstumsabschluß der operativen Korrektur, wobei Weichteileingriffe mit Verlagerung des M. adductor hallucis mit Korrekturosteotomien am Metatarsale I oder am Os cuneiforme mediale kombiniert werden können.

Osteochondrosen am Fußskelett

Osteochondrosen sind passagere Durchblutungsstörungen mit aseptischer Knochennekrose. Sie sind an der Ferse im Ansatzbereich der Achillessehne (Apophysitis calcanei, Morbus Haglund-Sever), am Os naviculare pedis (Morbus Köhler I) und an den Metatarsalköpfchen (Morbus Köhler II) lokalisiert.

Wie bei allen aseptischen Nekrosen ist die Ätiologie unterschiedlich und vielfach noch unbekannt. Im Fußbereich spielen sicherlich Überlastungen mit nachfolgenden Durchblutungsstörungen eine Rolle. Pathologisch-anatomisch zeigt sich der für die aseptischen Nekrosen typische Knochenumbau, wobei eine bleibende Deformierung, hauptsächlich beim Morbus Köhler II, entsteht. Das hervorstechendste klinische Symptom sind die belastungsabhängigen Schmerzen mit entsprechender Druckdolenz an den betroffenen Knochen bei äußerlich unauffälligem Aspekt. Bei der Apophysitis calcanei, die Knaben etwa 3–4mal häufiger als Mädchen betrifft, liegt das Erkrankungsalter um das 8.–12. Lebensjahr. Auch beim Morbus Köhler I, dessen Altersgipfel um das 5. Lebensjahr liegt, sind Knaben zweimal häufiger als Mädchen betroffen (Abb. 235.28). Dagegen sind bei Morbus Köhler II die Mädchen etwa 4mal häufiger erkrankt, und zwar hauptsächlich zwischen dem 12. und 16. Lebensjahr. Das Röntgenbild, das bei jedem schmerzhaften Fuß obligatorisch sein sollte, sichert die Diagnose durch Nachweis der typischen Knochenumbauzonen.

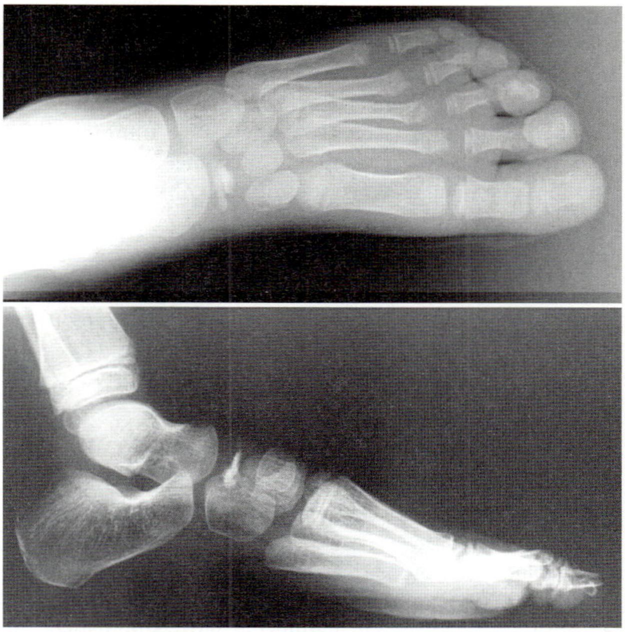

Abb. 235.28. Radiologisches Erscheinungsbild einer aseptischen Knochennekrose des Os naviculare (Morbus Köhler I) bei einem 3jährigen Mädchen

Die Behandlung der Apophysitis calcanei beschränkt sich auf die Anwendung antiphlogistischer Salben und eine beidseitige Absatzerhöhung von ca. 1,5 cm, womit eine Entlastung des schmerzhaften Achillessehnenansatzes erreicht wird. Nach 6–12 Monaten sind die Beschwerden meist verschwunden. Bei Morbus Köhler I und Morbus Köhler II reicht im allgemeinen eine den schmerzhaften Knochen entlastende Einlage aus. Eine Ruhigstellung im Gipsverband für die Dauer von 3–4 Wochen ist lediglich bei sehr starken Schmerzen indiziert.

Andere Krankheiten der Füße im Wachstumsalter

Chronisch-entzündliche Erkrankungen und Tumoren sind in der Fußregion zwar seltener als im Kniebereich, aber doch immer wieder zu finden. Dabei werden solche Krankheiten in der Regel verspätet diagnostiziert, weil evtl. begleitende Fußdeformitäten zunächst einmal für die Schmerzen verantwortlich gemacht und dann mit Einlagen versorgt werden. Fußdeformitäten bereiten jedoch gerade im Wachstumsalter nur äußerst selten Schmerzen, so daß bei Schmerzen zumindest eine genaue röntgenologische Abklärung mit Blutbild und BKS erforderlich sind, nicht selten auch eine Szintigraphie.

Infektionen und Arthritiden. Von den entzündlichen Erkrankungen ist vor allem an die meist an den Zehengrundgelenken, aber auch im Sprunggelenk lokalisierte, juvenile chronische Arthritis zu denken sowie an die primär chronische Osteomyelitis. Letztere ist häufig an der distalen Tibia lokalisiert und kann mit dem Sprunggelenk kommunizieren, was zu rezidivierenden Arthritiden führt.

Tumoren. Tumoren am Fußskelett sind relativ selten. Sie sind am ehesten an den Fußwurzelknochen, insbesondere am Kalkaneus, zu beobachten. Neben juvenilen Knochenzysten sieht man vor allem Osteochondrome, aneurysmatische Knochenzysten und Osteoidosteome sowie tumorähnliche Läsionen und leider auch Ewing-Sarkome. Bei Schmerzen am kindlichen Fuß ist eine radiologische Abklärung obligat!

Literatur

Campanacci M (1990) Bone and Soft Tissue Tumors. Springer, Wien
Dickson RA (1994) The Pediatric Spine, Principles and Practice. Raven Press, New York
Hefti F (1998) Kinderorthopädie in der Praxis. Springer, Berlin Heidelberg New York
Niethard FU (1997) Kinderorthopädie. Thieme, Stuttgart
Tachdijan ME (1972) Pediatric Orthopaedics. Saunders, Philadelphia

236 Osteomyelitis

H.-J. Schmitt, I. Kühne

Definition. Die Osteomyelitis ist eine Infektion des Knochens, die von Bakterien und seltener von Pilzen hervorgerufen wird.

Mikrobiologie. Grampositive Erreger stehen als Ursache der akuten hämatogenen Osteomyelitis an erster Stelle (Tabellen 236.1 und 236.2). Am häufigsten wird Staphylococcus aureus isoliert. Dieser verursacht 22 % der Fälle bei Kindern in den ersten beiden Lebensjahren, mehr als 55 % der Fälle bei Patienten jenseits des 3. Lebensjahres. In abnehmender Häufigkeit folgten bis Anfang der 90er Jahre des 20. Jahrhunderts Streptococcus pyogenes, Haemophilus influenzae Typ b und Streptococcus pneumoniae. Seit Einführung der „Hib-Impfung" (s. Kap. 10) ist eine Osteomyelitis durch Haemophilus influenzae Typ b in Deutschland eine Rarität geworden. Im Neugeborenenalter werden auch die Erreger einer Neugeboreneninfektion (s. Kap. 61) als Ursache einer akuten Osteomyelitis isoliert, allen voran Escherichia coli. In den letzten Jahren wird zunehmend häufiger auch über Candida-Arten als Ursache einer Osteomyelitis/Arthritis bei (ehemaligen) Frühgeborenen berichtet.

Eine große Zahl weiterer Mikroorganismen kann eine Osteomyelitis verursachen. Zu ihnen gehören nichtbekapselte Haemophilus influenzae, Clostridien, Pseudomonas pseudomallei, Kingella kingae, Serratia marcescens, Corynebacterium jeikeium, Streptococcus bovis, Borrelien, Gonokokken, Mycobacterium avium-intracellulare und andere Nicht-Tuberkulose-Mykobakterien, Neosartorya pseudofischeri, Stomatococcus mucilaginosus, Petriellidium boydii, Bacillus cereus oder Nocardia.

Eine Osteomyelitis kommt auch im Rahmen systemischer Pilzinfektionen vor, z. B. bei Kokkzidioidomykose, Blastomykose, Kryptokokkose, Candidosen, Aspergillose und Sporotrichose.

In bestimmten Situationen können klinische Angaben und Befunde helfen, das Erregerspektrum einzugrenzen (Tabelle 236.2).

Epidemiologie. Einer unter rund 500 Patienten einer großen Kinderklinik leidet an einer Osteomyelitis. Vor Einführung der Hib-Impfung war die Inzidenz etwa 1 : 5 000 bei Kindern bis zum 13. Lebensjahr, wobei 1/3 der Fälle unter 2 Jahre und die Hälfte unter 5 Jahre alt war. Jungen erkranken 2,5mal häufiger als Mädchen.

Am häufigsten betroffen sind die langen Röhrenknochen. In 25 % der Fälle ist der Femur, in 23 % die Tibia, in 14 % der Humerus und in jeweils ca. 5 % sind die Fibula, die Phalangen oder der Radius betroffen. Knapp 2 % der hämatogenen Osteomyelitisfälle sind an den Wirbelkörpern lokalisiert, davon 45 % im Lumbalbereich, 35 % im Thorakalbereich und 20 % in der Zervikalregion. Im Neugeborenenalter treten 47 % der Osteomyelitiden multifokal auf, jenseits der ersten 4 Lebenswochen liegt die Inzidenz der multifokalen Osteomyelitis bei 8 %. Während bei Neugeborenen in 76 % der Fälle aufgrund der anatomischen Verhältnisse die

Tabelle 236.1. Erreger der Osteomyelitis (akut-hämatogen) nach Altersgruppe

Altergruppe	Typische Erreger	Therapievorschlag
Neugeborene	Staphylococcus aureus Streptococcus agalactiae Streptococcus pyogenes Haemophilus influenzae b[a] Escherichia coli	Cefotaxim
	Candida spp.[b]	Amphotericin B
Kinder bis 2 Jahre	Staphylococcus aureus Streptococcus pneumoniae Haemophilus influenzae b[a]	Cefuroxim, Cefotaxim
Kinder 2–5 Jahre	Staphylococcus aureus Streptococcus pyogenenes Haemophilus influenzae b[a]	Cefuroxim, Cefotaxim
Kinder über 5 Jahre	Staphylococcus aureus Streptococcus pyogenes	Cefuroxim, Cefotaxim

[a] Rarität seit Einführung der Hib-Impfung.
[b] Fast ausschließlich Frühgeborene.

Tabelle 236.2. Erreger einer Osteomyelitis nach klinischer Erscheinung oder Grundkrankheit

Klinische Angaben	Erreger	Therapievorschlag
Vertebrale Osteomyelitis	Staphylococcus aureus	Cefuroxim, Cefotaxim
	M. tuberculosis	Tuberculostatica
i.v.-Drogenabhängige	P. aeruginosa S. aureus	Ceftazidim, Cefuroxim
Diabetes mellitus	S. aureus Streptococcus pyogenes	Cefuroxim, Cefotaxim
	Enterokokken	Ampicillin
	Anaerobier	Clindamycin
Turnschuh-Osteomyelitis	P. aeruginosa	Ceftazidim
Patienten mit Hämodialyse	S. aureus	Cefuroxim, Cefotaxim
	S. epidermidis	Vancomycin
Nach Tuberkulose-Primärinfektion	M. tuberculosis	Tuberculostatica
Kontakt zu infizierten Schafen/ Milch	Brucella	Cotrimaxol plus Gentamicin
Sichelzellanämie	Salmonella spp. S. aureus Proteus mirabilis	Cefotaxim, ggf. plus Aminoglykosid
Neutropenie, T-Zelldefekt	Corynebacterium equi	Vancomycin, Erythromycin, Rifampicin
	Serratia	Amikacin plus Betalactam
	Aspergillus	Amphotericin B
Osteomyelitis luica	Treponema pallidum	Penicillin G i.v.
Fersenblutentnahme bei Säuglingen	S. aureus	Cefuroxim, Cefotaxim
	S. epidermidis	Vancomycin
Kopfschwarten-EKG-Elektrode bei Geburt	S. aureus	Cefuroxim, Cefotaxim
	S. epidermidis	Vancomycin
	Streptococcus agalactiae	Penicillin, Ampicillin, Cefuroxim, Cefotaxim
Tierbisse	Eikanella corrodens Pasteurella multocida	Penicillin
	S. aureus	Cefuroxim
Offene Frakturen	P. aeruginosa	Ceftazidim
	S. aureus	Cefotaxim
	S. epidermidis	Vancomycin

Osteomyelitis mit einer eitrigen Arthritis vergesellschaftet ist, ist dies in allen übrigen Altersstufen mit 14% deutlich seltener.

Die Letalität der Osteomyelitis ist seit Einführung von Antibiotika dramatisch gesunken. In den Jahren 1930–1943 fand man bei Sektionen an den Universitätskliniken Kiel und Zürich eine akute Osteomyelitis in 0,3% der Fälle, eine chronische Osteomyelitis in 0,21% und einen „Zustand nach Osteomyelitis" in 0,01%. Im Vergleich dazu fand man für den Zeitraum von 1950 bis 1963 nur noch 0,07% akute und 0,09% chronische Osteomyelitiden, aber 0,05% Fälle mit „Zustand nach Osteomyelitis". Heute sind osteomyelitisbedingte Todesfälle eine Rarität.

Pathogenese.

Akut-hämatogene Osteomyelitis. Kinder bis zum 5. Lebensjahr haben häufiger als Erwachsene eine Bakteriämie. Hämatogen siedeln sich Bakterien im Knochengewebe an, am häufigsten in der Metaphyse der langen Röhrenknochen. Hier bilden sich Wirbel an der Übergangsstelle von den sehr kleinkalibrigen Endarteriolen der A. nutricia in das weite und stark verschlängelte venöse Kapillarsystem; die Geschwindigkeit des Blutflusses sinkt stark ab, Bakterien sammeln sich knapp unterhalb der Mündungsstelle der Arteriolen in die Venolen an und werden nicht mehr weitertransportiert. Möglicherweise fördern Bagatelltraumen durch eine Reduktion des lokalen Blutflusses die Wirbelbildung wie auch die lokale Absiedlung von Bakterien. Bakterielle Pathogenitätsfaktoren wie die Koagulase von S. aureus fördern den Verbleib der Bakterien in der Metaphyse, während die lokale Abwehr reduziert ist: Metaphysäre Gefäße verfügen wahrscheinlich über keine Phagozyten. Bakterien und die von Mediatoren einwandernder Leukozyten bedingte inflammatorische Reaktion führen zum Ödem und zu einer weiteren Reduktion des lokalen Blutflusses. Wandert der infektiöse Prozeß in die Peripherie bis an das Periost, kann neben dem Verlust der endostalen Vaskularisierung auch die periostale Durchblutung unterbrochen werden. Ganze Knochenbezirke können absterben, es entstehen Sequester und Abszesse.

Die vertebrale Osteomyelitis ist eine Sonderform der akuten hämatogenen Osteomyelitis. Die Wirbelkörper werden aus Segmentarterien versorgt, die sich wirbelkörpernah aufteilen. Die 2 arteriellen Äste speisen 2 benachbarte Wirbelkörper und die intervertebrale Bandscheibe. Eine Infektion betrifft in der Regel den gesamten Versorgungsbereich einer Segmentarterie. Es entsteht eine Diszitis mit Erosion der benachbarten Wirbelkörper.

Die weitere Pathogenese der akuten hämatogenen Osteomyelitis hängt von altersentsprechenden anatomischen Verhältnissen ab:

Bis zum 2. Lebensjahr kann sich der infektiöse Prozeß aus der Metaphyse über gemeinsame Gefäße auf die gelenknahe Epiphyse ausbreiten. Die Wachstumsfuge hat noch keine „Barrierefunktion". Da die Kortikalis des Säuglings papierdünn ist, kann infektiöses Material in das Gelenk durchbrechen, wenn die distale Metaphyse innerhalb der Gelenkkapsel liegt. Dies ist der Fall im proximalen Femur, Humerus und Radius sowie im lateralen distalen Ende der Tibia. In den ersten beiden Lebensjahren ist eine akute hämatogene Osteomyelitis daher meist auch eine bakterielle Arthritis. Häufig dehnt sich der entzündliche Prozeß bis an das Periost aus. Dieses ist im Säuglingsalter besonders elastisch, weswegen Eiterherde kaum durchbrechen; wohl aber kann das Periost durch den Eiter auf einer weiten Strecke hinweg vom Knochen abgehoben werden.

Im Alter *zwischen 2 und 17 Jahren* hat die avaskuläre Epiphysenfuge eine Barrierefunktion, Metaphyse und Diaphyse werden von unterschiedlichen Gefäßen versorgt. Eine Gelenkbeteiligung mit der Folge einer Wachstumsstörung tritt in diesen Lebensabschnitten daher wesentlich seltener auf, ist aber wegen der intrakapsulären Lage der Metaphysen, besonders des Hüft- und des Schultergelenks, möglich. Darüber hinaus kann Eiter durch die noch relativ dünne Kortikalis bis unter das Periost durchbrechen, dieses bleibt aber meist intakt.

Ab einem *Lebensalter von etwa 17 Jahren* haben sich nach Verschluß der Epiphysenfuge Anastomosen zwischen metaphysären und epiphysären Blutgefäßen ausgebildet. Es resultiert eine anatomisch vergleichbare Situation wie durch die vaskularisierten Epiphysenfugen im Säuglingsalter. Ein infektiöser Prozeß im Bereich der Metaphyse kann sich ungehindert in die Epiphyse und damit in unmittelbare Nähe zu einem angrenzenden Gelenk fortsetzen. Gleichzeitig ist die Kortikalis wesentlich dicker und damit widerstandsfähiger geworden. Eiter breitet sich daher dem Weg des geringsten Widerstandes folgend zum einen in Richtung Gelenk und zum anderen in Richtung Markhöhle fort. Eine Markphlegmone ist die Folge. Das Periost ist weniger elastisch; bricht Eiter durch die Kortikalis hindurch, so wird auch das Periost zerstört.

Osteomyelitis durch Ausbreitung einer benachbarten Infektion. Infektiöse Prozesse können per continuitatem den Knochen erreichen und infizieren. Besteht gleichzeitig eine vaskuläre Insuffizienz, so sind die Heilungschancen geringer, weil Antibiotika nur unzureichend in das infizierte Gebiet vordringen können und weil die lokale Phagozytosekapazität reduziert ist.

Traumatisch bedingte Osteomyelitis. Bei der traumatisch bedingten Osteomyelitis werden Bakterien oder Pilze im Rahmen eines Unfalls oder einer Operation direkt in den Knochen inokuliert. Iatrogen entstehen Osteomyelitiden z.B. durch EKG-Elektroden in der Kopfhaut oder Blutentnahmen unter der Geburt und aus der Ferse von Neugeborenen.

Klinische Symptome. In der Frühphase der Krankheit erscheint die Osteomyelitis entweder unter dem Bild des „Fiebers ohne Fokus", oder aber als umschriebener schmerzhafter Prozeß mit nur wenig ausgeprägtem Fieber. Später wird der eitrige Prozeß als Raumforderung und durch die üblichen Entzündungszeichen erkennbar; sehr spät treten Fistelungen und andere Komplikationen auf.

Der Pädiater begegnet meist der akut-hämatogenen Osteomyelitis, daher ist „Fieber ohne Fokus" ein wichtiges Symptom dieser Krankheit. Unspezifische Symptome im Säuglingsalter sind Unruhe, Trinkunlust und Berührungsempfindlichkeit der betroffenen Extremität. Einseitig reduzierte Spontanbewegungen einer Extremität sind ein wichtiger Hinweis auf eine Osteomyelitis. Lokale Rötung und Schwellung sind Spätsymptome. Ältere Kinder können schon in der Frühphase der Osteomyelitis konkret schmerzhafte Körperregionen benennen, noch bevor eine lokale Rötung und Überwärmung oder bildgebende Verfahren die Diagnose erlauben. Schonung der betroffenen Extremität oder Schmerz bei Berührung sind weitere Hinweise auf eine Osteomyelitis. Die Körpertemperatur ist oft nur mäßig erhöht, gelegentlich sieht man septische Temperaturen. Die Fieberhöhe läßt nicht auf das Ausmaß oder die Prognose der Osteomyelitis schließen.

Bei der vertebralen Osteomyelitis treten in 90 % der Fälle lokalisierte Schmerzen in der betroffenen Region auf, neurologische Symptome werden bei 6–10 % der Patienten beobachtet.

Diagnose. Die klinische Verdachtsdiagnose einer Osteomyelitis wird durch bildgebende Verfahren gestützt und durch mikroskopischen oder kulturellen Erregernachweis gesichert.

Bildgebende Verfahren.
Sonographie. Sonographisch lassen sich bereits 24 Stunden nach Beginn der Symptome einer Osteomyelitis unspezifische Veränderungen wie ein Ödem des Weichteilgewebes feststellen. Das „Sandwichphänomen" entsteht durch verdicktes Periost mit beidseitig umgebendem echoarmen Gewebe, Periostabhebung und -verdickung sowie Schwellung der knochennahen Weichteile und ist ein typisches sonographisches Zeichen für eine Osteomyelitis. Die Ultraschalluntersuchung ist auch geeignet zur frühen Diagnose einer Gelenkbeteiligung und als Hilfsmittel zur Durchführung einer diagnostischen Punktion.

Radionuklidmethoden. Radionuklidmethoden können frühzeitig den Verdacht einer Osteomyelitis erhärten und Multifokalität nachweisen. Eine 3-Phasen-Radionuklid-Darstellung mit Technetium (Tc 99m) zeigt früh nach Injektion (2–5 Sekunden, 5–10 Minuten) Gebiete mit vermehrtem Blutfluß als Hinweis auf einen lokalen Prozeß. Spätaufnahmen (2–4 Stunden) führen zu einer spezifischen Technetium-Anreicherung. Die „Treffsicherheit" der Methode soll – vom Neugeborenenalter abgesehen – bei über 90 % liegen. Das Technetium-Scan gibt diagnostische Hinweise, noch bevor Röntgenaufnahmen „positiv" werden. Im Neugebo-

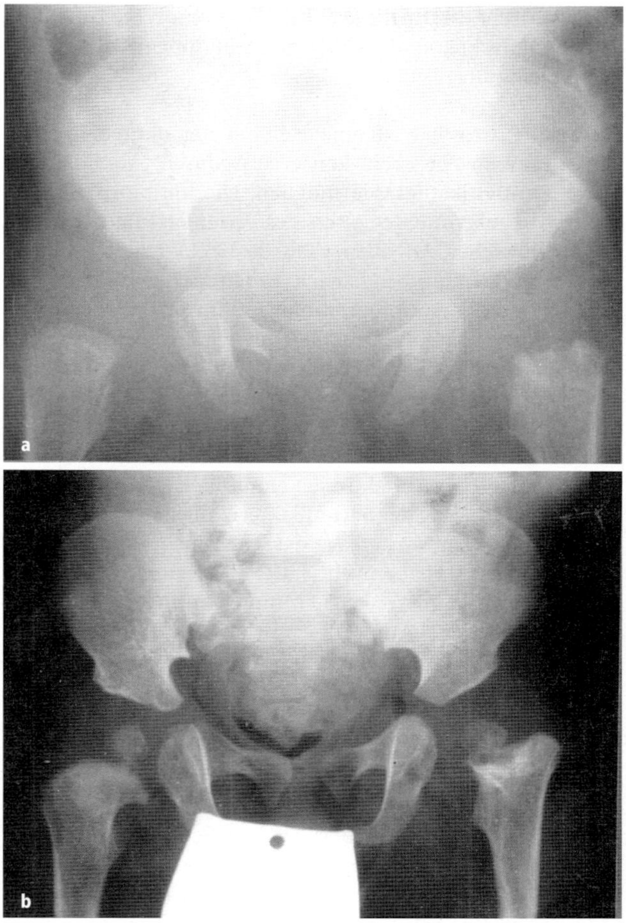

Abb. 236.1.a Akute hämatogene Osteomyelitis bei einem 8 Wochen alten Säugling. Die Metaphyse des linken Oberschenkels ist unregelmäßig begrenzt. **b** Restzustand 11 Monate später: unregelmäßige Sklerosierung und Begrenzung der linken proximalen Femurmetaphyse. Die Metaphyse des rechten Oberschenkels zeigt leichtere Veränderungen. Die Epiphysenkerne sind unruhig strukturiert und begrenzt. (Univers.-Kinderklinik Mainz)

renenalter ist das Technetium-Scan nicht hilfreich, weil gerade der gelenknahe Knochen gut durchblutet ist und weil hier physiologischerweise Knochenan- und Umbau stattfindet. Weiterhin ist die Strahlenbelastung im frühen Kindesalter (Knochen 38 mGy/MBq) deutlich höher als im Erwachsenenalter (11 mGy/MBq). Eine Alternative bietet das Gallium-67-Scan. Das Metall reichert sich in entzündetem Gewebe an und wird nur langsam wieder eliminiert. Die verzögerte Ausscheidung bedingt aber auch einen verminderten Kontrast, weswegen die Diagnostik 24–72 Stunden erfordert.

Röntgen. Röntgenologisch beobachtet man frühestens 3 Tage nach Krankheitsbeginn eine unspezifische Schwellung der metaphysär gelegenen Weichteile. Zwischen Tag 3 und 7 sieht man eine Schwellung der umgebenden Muskulatur, die zwischengelagerten Fettschichten verschwinden. Hinweise auf eine Infektion des Knochens finden sich – je nach betroffenem Knochen – ab Tag 10–21 nach Beginn der klinischen Symptomatik (Abb. 236.1a). Röntgenaufnahmen dienen heute vorwiegend der Dokumentation des Krankheitsverlaufes bei Osteomyelitis (Abb. 236.1b). Bei sehr frühzeitigem Behandlungsbeginn basierend auf der Diagnose einer Osteomyelitis durch Technetium-Scan brauchen sich überhaupt keine röntgenologisch nachweisbaren Knochenveränderungen einzustellen.

Computertomographie. Die Computertomographie erlaubt eine exakte Darstellung der Kortikalis und der räumlichen Verhältnisse im infizierten Gebiet und kann deswegen gelegentlich indiziert sein. Bei Kindern mit bekannter Sichelzellanämie ist die klinische Differenzierung zwischen Knocheninfarkt und Osteomyelitis oft schwierig – hier bietet die Computertomographie Möglichkeiten der diagnostischen Zuordnung. Auch Patienten mit Metallimplantaten, die mit der MRT-Technik oft Artefakte hervorrufen, profitieren vom konventionellen CT.

Magnetresonanztomographie. Mittels Magnetresonanztomographie läßt sich frühzeitig der metaphysäre Prozeß, das Marködem, ggf. eine Periostabhebung und eine Arthritis, später eine Fistelbildung erkennen. Fettunterdrückende Sequenzen erhöhen die Spezifität der Diagnose. In der T2-gewichteten Aufnahme sieht man ein reduziertes Signal (Wasser im Exsudat) während T1-gewichtete Aufnahmen ein vermehrtes Signal zeigen. Bei Osteomyelitis der Wirbelkörper zeigt das MRT früh den Verlust der Grenze zwischen Wirbelkörper und angrenzender Zwischenwirbelscheibe. Nachteil des MRT ist neben den Kosten die Notwendigkeit einer tiefen Sedierung oder Narkose des Säuglings oder Kleinkindes.

Mikrobiologische Diagnose und Labor. Bei akut-hämatogener, unbehandelter Osteomyelitis ist in bis zu 50 % der Fälle ein Erregernachweis aus der Blutkultur zu erwarten, eine weiterführende Diagnostik ist dann nicht erforderlich. Bei Verdacht auf Pyarthros ist das Gelenk zu punktieren. Normale Gelenkflüssigkeit ist klar und farblos; trübe oder gar eitrige Gelenkflüssigkeit ist selten, aber für eine Arthritis fast beweisend. Bleiben die Kulturen steril, so ist eine diagnostische (Feinnadel-) Punktion oder eine offene Biopsie zum Erregernachweis indiziert. Das gewonnene Material wird nach Gram und Ziehl-Neelsen (o.ä.) gefärbt, und es werden je nach klinischer Situation übliche Kulturmedien, aber auch Selektivagars für Anaerobier, Aktinomyzeten, Brucellen, Pilze und Mykobakterien inokuliert. Dieses Vorgehen führt je nach Institution in 60–90 % der Fälle zum Nachweis des Erregers. Kommt differentialdiagnostisch ein Malignom oder ein ungewöhnlicher Erreger (z.B. Aktinomyzeten oder Mykobakterien) in Betracht, ist auch eine histologische Untersuchung durchzuführen. Zur Diagnose einer vertebralen Osteomyelitis ist die Biopsie obligat. Die Feinnadelbiopsie erfolgt hier unter CT-Kontrolle.

Unspezifische Entzündungsparameter sind diagnostisch wenig hilfreich. Das CRP ist früh positiv und fällt nach ca. 1 Woche wieder ab. Die BSG ist bei ca. 75 % der Fälle, die Leukozytenzahl im Blut bei ca. 40 % der Fälle erhöht. Selbst extrem hohe BSG-Werte können auch ohne Antibiotikagabe eine Tendenz zur Normalisierung aufweisen.

Differentialdiagnose. Die wichtigsten Differentialdiagnosen sind Traumen einschließlich Frakturen nach Kindesmißhandlung oder bei Myelomeningozelen, septische und nichtseptische Arthritiden, Knochentumoren, Leukämie, Knocheninfarkte, und Weichteilentzündungen ohne Knochenbeteiligung.

Therapie. Prinzipiell ist eine Heilung der akuten hämatogenen Osteomyelitis rein konservativ durch eine adäquate, frühe Antibiotikatherapie möglich. Die antibiotische Therapie wird aufgrund des Alters des Patienten (Tabelle 236.1) sowie klinischer Angaben (Tabelle 236.2) zunächst empirisch begonnen und ggf. nach Erhalt der Erregeridentifizierung und des Antibiogrammes modifiziert. Clindamycin hat bei akuter hämatogener Osteomyelitis keine klinisch relevanten Vorteile gegenüber den Cefalosporinen, hingegen kommen primäre Resistenzen vor, und die pseudomembranöse Enterokolitis ist häufiger als mit den genannten Antibiotika. Clindamycin wird heute meist nur noch zur Therapie von Anaerobier-Infektionen empfohlen.

Die Bestimmung der Serumbakterizidie ist derzeit der beste Parameter zur Vorhersage des Therapieerfolges bei akuter hämatogener Osteomyelitis. Der Bakterizidietiter ist die höchste Verdünnung einer 30 Minuten nach Antibiotikagabe entnommenen Serumprobe, mit der 99,9 % aller Bakterien eines standardisierten Inokulums abgetötet werden. Spitzenserumtiter, die mindestens 1 : 8 (für S. aureus) und Talserumtiter, die mindestens 1 : 2 betragen, sind mit einer guten Prognose assoziiert. Vorraussetzung der Bestimmung des Bakterizidietiters ist die vorherige Isolierung des ursächlichen Bakteriums. Hat sich der klinische Zustand des Patienten stabilisiert – kein Fieber, weniger Schmerzen, rückläufige BSG – kann die doppelte der üblichen Dosis eines oralen Cephalosporines p.o. gegeben werden (z.B. 150 mg/kg/Tag Cefaclor in 3 Dosen). Erzielt man damit adäquate Bakterizidietiter, so kann die Therapie oral weitergeführt werden. Rund 15 % der Patienten resorbieren Antibiotika nur unzureichend, hier muß die Antibiotikagabe parenteral weitergeführt werden. Weitere Voraussetzungen für eine orale Therapie ist die exzellente und wöchentlich zu überwachende Compliance des Patienten.

Die optimale Dauer einer antibiotischen Therapie bei akuter hämatogener Osteomyelitis ist nicht bekannt, es werden Spannen zwischen 3 und 6 Wochen genannt. Durch S. aureus oder durch gramnegative Bakterien verursachte Osteomyelitiden weisen häufiger einen schweren und prolongierten Verlauf auf. In diesen Fällen ist eine längere Therapiedauer notwendig als bei einer Osteomyelitis, die durch H. influenzae, Neisseria meningitidis oder Streptococcus pneumoniae verursacht wird.

Die lokale Einbringung antibiotikahaltiger (PMMA-) Kugelketten führt regelmäßig zur Entstehung besonderer, antibiotikaresistenter Bakterien („small colony variants"), ist mit einer hohen Rezidivrate behaftet und daher grundsätzlich kontraindiziert.

Operativ ist bei Gelenkbeteiligung sofort im Anschluß an die diagnostische Punktion eine Spül-Saug-Drainage anzulegen. Indikationen zum chirurgischen Eingriff sind darüber hinaus Abszeßbildung, Fistelbildung, Knochennekrosen oder Sequesterbildung. Persistiert eine Bakteriämie über 48 Stunden nach Einleitung der spezifischen Antibiotikatherapie hinweg, sollte ebenfalls eine operative Sanierung vorgenommen werden.

In den ersten Tagen der Krankheit ist eine Ruhigstellung der betroffenen Extremität sinnvoll. Sobald Schmerzen dies erlauben, sind physiotherapeutische Maßnahmen mit passiven Bewegungsübungen zur Vermeidung von Gelenkkontrakturen angezeigt.

Prophylaxe. Die aktive Immunisierung gegen H. influenzae b hat zu einer dramatischen Reduktion der Osteomyelitisfälle durch dieses Bakterium geführt. Die konsequente und gezielte Therapie anderer bakterieller Infektionskrankheiten ist eine wichtige Ursache für den beobachteten Rückgang der Häufigkeit bakterieller Osteomyelitiden. Die Zunahme von Pilz-Osteomyelitiden ist möglicherweise auf die steigende Zahl von Frühgeborenen und schwer immunsupprimierten Patienten zurückzuführen. Für viele häufige Osteomyelitiserreger stehen Möglichkeiten der (Immun-) Prophylaxe bisher nicht zur Verfügung.

Komplikationen und Prognose. Die Prognose der akuten, hämatogenen Osteomyelitis im Kindesalter ist meist günstig. Eine Absiedlung pyogener Bakterien auf dem Blutweg in die Meningen oder andere Organe ist selten geworden. Wichtigster prognostischer Faktor ist der Zeitraum zwischen ersten Symptomen und Beginn einer adäquaten antibiotischen Therapie. Komplikationen sind zu erwarten, wenn 5 oder mehr Tage bis zum Beginn einer spezifischen Therapie verstrichen sind. Osteomyelitiden in der Neonatalperiode werden oft erst spät erkannt und haben dann eine eher schlechte lokale Prognose durch die Destruktion der Wachstumsfuge mit Verkürzung und Arthropathie des betroffenen Knochens. S. aureus oder Enterobakteriazeen sind ebenfalls mit einer ungünstigeren Prognose assoziiert. Die Häufigkeit von Defektheilungen wird mit 20 % angegeben, Rezidive werden ebenfalls bei rund jedem 5. Patienten beobachtet.

Fistelbildung, Sequesterbildung, pathologische Frakturen oder Amyloidose kommen im Rahmen einer chronischen Osteomyelitis vor.

Chronisch-rezidivierende multifokale Osteomyelitis

Es handelt sich um eine periodisch aufflammende und remittierende entzündliche Reaktion des Skeletts. Multiple Herde betreffen die Metaphysen der Röhrenknochen, und charakteristischerweise auch den Sternoklavikularbereich mit Hyperostose des Schlüsselbeins (Abb. 236.2).

Ursache und Pathogenese sind unbekannt; Erreger lassen sich nicht anzüchten. Histologisch findet man unspezifische entzündliche Veränderungen, gelegentlich mit Anhäu-

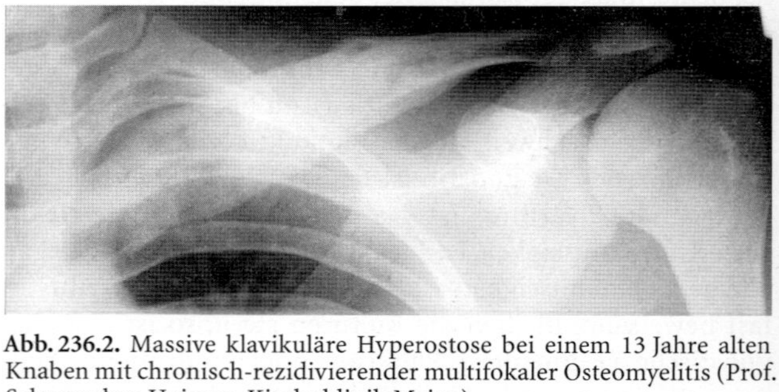

Abb. 236.2. Massive klavikuläre Hyperostose bei einem 13 Jahre alten Knaben mit chronisch-rezidivierender multifokaler Osteomyelitis (Prof. Schumacher, Univers.-Kinderklinik Mainz)

fung von Plasmazellen – daher auch der Name „plasmazelluläre Osteomyelitis".

Bei Kindern seltener, bei Jugendlichen und Erwachsenen häufiger, geht die Osteomyelitis mit einer Spondylarthropathie und Hautveränderungen wie Akne, palmoplantarer Pustulose und Psoriasis einher. Die Kombination mit Synovitis, Akne, Pustolose, Hyperostose führte zum Begriff des SAPHO-Syndroms. Weitere Bezeichnungen des sehr variablen Symptomenkomplexes sind – je nach Manifestationsschwerpunkt – hyperostotische Spondylarthritis, sternokostoklavikuläre Hyperostose, Spondyloarthrosis hyperostotica pustulopsoriatica oder Sweet-Syndrom. Bei letzterem finden sich schmerzhafte Hautindurationen, die von Fieber und Leukozytose begleitet werden (akute febrile neutrophile Dermatose). Es gibt Fälle von Sweet-Syndrom mit konnataler dyserythropoetischer Anämie und chronisch-rezidivierender multifokaler Osteomyelitis.

Eine spezifische Therapie ist nicht bekannt. Glukokortikoide und nichtsteroidale Antiphlogistika wirken symptomatisch (Schmerzlinderung). Eine operative Intervention ist nicht indiziert.

Die Prognose quoad vitam ist ausgezeichnet.

Septische Arthritis

Eine septische, d.h. bakterielle Arthritis entsteht im Kindesalter meist im im Rahmen einer Osteomyelitis. Sie kann jedoch auch ohne begleitende Osteomyelitis hämatogen oder durch ein penetrierendes Trauma bedingt sein. Das Erregerspektrum entspricht dem der Osteomyelitis. Bei sexuell aktiven Adoleszenten kommt darüber hinaus N. gonorrhoeae als Erreger einer mono- oder polyartikulären septischen Arthritis in Frage. Eine chronische Arthritis kann durch Myobacterium tuberculosis oder Pilze bedingt sein und diagnostisch eine Synovialbiopsie erfordern.

Klinik, Diagnostik, Therapie und Verlauf der septischen Arthritis entsprechen der akuten Osteomyelitis.

Literatur

Dietz HG, Schmittenbecher PP, Roos R (1993) Osteomyelitis im Kindesalter. Monatsschr Kinderheilkd 141: 677–688

Lew DP, Waldvogel FA (1997) Osteomyelitis. New Engl J Med 336: 999–1007

Schilling F (1998) Das SAPHO-Syndrom. Nosologische Heterogenität und diagnostische Differenzierung. Aktuelle Rheumatol 23 (Suppl 1): 1–64

237 Gutartige Knochentumoren

P. Gutjahr

Oft sind gutartige Knochentumoren Zufallsbefunde, bisweilen aber verursachen sie erhebliche Beschwerden/Schmerzen. Die Diagnose ist meist aus der Röntgenübersichtsaufnahme zu stellen. Die Therapie richtet sich nach der Symptomatik bzw. Funktionsstörung. Nur selten ist ein prämaligner Zustand zu vermuten bzw. ist der Übergang eines derartigen gutartigen Knochentumors in ein Malignom zu erwarten. Die Therapie ist operativ oder abwartend zurückhaltend, jedenfalls individuell festzulegen.

Exostosen

Exostosen sind knorpelüberzogene Auswüchse aus Knochen. Als kleine, seitlich aus den Epiphysen herausragende Osteophyten kommen sie bei degenerativen Gelenkerkrankungen vor. Als meta-/diaphysäre singuläre gutartige Osteochondrome dürften sie trotz histologischer Übereinstimmung mit den Osteophyten eine andere Pathogenese haben. Multiple Osteochondrome treten als familiär erbliche Veränderungen autosomal-dominant auf und haben eine Neigung zur malignen Entartung (5–10% gegenüber weniger als 1% bei den singulären Exostosen).

Exostosen sind asymptomatische Zufallsbefunde oder werden bei der autosomal-dominant erblichen Form aufgrund der positiven Familienanamnese gefunden. Bisweilen fallen sie durch lokal tastbare Schwellung oder infolge von Irritation benachbarter Muskulatur, Nerven, Bändern und Sehnen auf. Sie können primär auch durch Frakturierung mit akutem heftigem Schmerz symptomatisch werden. Die operative Entfernung ist bei mehr als 5 cm großen singulären Exostosen indiziert und ferner, wenn sie schmerzhaft bzw. Funktionsbeeinträchtigungen erheblich sind. Bei den multiplen Osteochondromen verbietet die Vielzahl der Tumoren die radikale operative Sanierung. Regelmäßige Untersuchungen zur Früherkennung maligner Chondrosarkome auf der Basis der multiplen Osteochondrome sind indiziert.

Osteoidosteom

10% aller operierten gutartigen Knochentumoren sind Osteoidosteome. Es handelt sich um weniger als 2 cm große erbsenförmige intraossäre pathologische Knochenneubildungen, meist in den langen Röhrenknochen (proximales Femur!) und nur selten (10%) in den Wirbelkörpern und dort in den hinteren Wirbelbögen (klinisch: schmerzhafte Skoliose), oder auch in den Fußwurzelknochen (fast immer Talus) gelegen.

Osteoidosteome bestehen aus einem kleinen Nidus (Nest), der eine pathologische Knochenneubildung und reichlich innerviert und mit Gefäßen versorgt ist. Der Nidus stellt sich auf der Röntgennativaufnahme kalkdicht dar, ist szintigraphisch eine „heiße Zone" und ist auch in der Computertomographie gut darzustellen. Um den Nidus herum zeigt das Röntgenbild verdichteten lamellären Knochen, der bisweilen zwiebelschalenartig erscheint und daher an ein Ewing-Sarkom (s. Kap. 176.6) erinnert, jedoch ist die Lamellierung homogener als bei Ewing-Sarkomen (Abb. 237.1a,b).

Pathologisch-anatomisch findet man neben dem Osteoid des Nidus reichlich Gefäße und Nerven in der kleinen tumorösen Läsion.

Klinisch besteht vor allem lokaler Schmerz, der im Krankheitsverlauf langsam progredient, nächtlich verstärkt

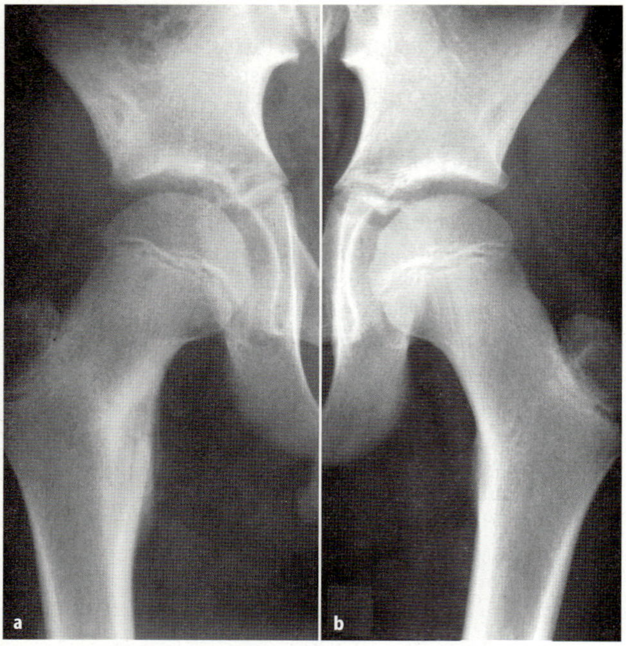

Abb. 237.1a,b. 9jähriger Knabe, **a** Osteoidosteom des Femur rechts: zentrale Osteolyse, die den Nidus enthält, umgeben von hyperostotischem Knochen im Übergang Femurschaft-Schenkelhals. Zum Vergleich: **b** normales Femur links. (Mit freundlicher Genehmigung von Prof. Dr. R. Schumacher, Abt. Kinderradiologie, Universitätskinderklinik Mainz)

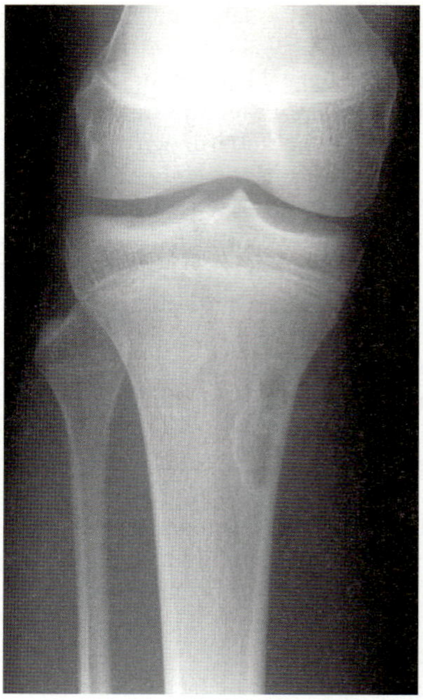

Abb. 237.2. 13jähriges Mädchen, nichtossifizierendes Fibrom bzw. fibröser Kortikalisdefekt der Tibia rechts. Umschriebener Kortikalisdefekt mit sklerotischem Rand, abgegrenzt. Zufallsbefund. Stabiler Knochen. Therapie nicht erforderlich (s. Text). (Mit freundlicher Genehmigung von Prof. Dr. R. Schumacher, Abt. Kinderradiologie, Universitätskinderklinik Mainz)

ist und bei 80 % der Kinder auf Aspirin gut anspricht. Gelegentlich ist eine lokale Schwellung vorhanden.

Mehr als die Hälfte der Osteoidosteome treten zwischen dem 10. und 20. Lebensjahr auf, selten ist die Manifestation vor dem 5. Lebensjahr. Die Therapie ist nach Diagnostik mittels Röntgen, Scan und CT meist operativ. Für den Behandlungserfolg entscheidend ist die radikale Entfernung des Nidus, was histologisch zu bestätigen ist. Bei Lokalisation im Wirbel kann alternativ zur Operation die Langzeitbehandlung mit nichtsteroidalen Antiphlogistika/Analgetika erwogen werden.

Die lamellären (sekundären) Röhrenknochenveränderungen bedürfen keiner Behandlung. Nach vollständiger Entfernung des Nidus resultiert Heilung (in der Regel ohne Funktionsstörung der betroffenen Extremität). Die Prognose ist durchweg günstig. Bei Manifestation im Wirbel ist nach länger bestehender Skoliose diese meist nicht mehr reversibel.

Osteoblastom

Osteoblastome sind histologisch nicht von den Osteoidosteomen zu trennen. Was sie aber von ihnen abgrenzt, ist das aggressivere Wachstum, die Größe (mehr als 2 cm gegenüber weniger als 2 cm bei den Osteoidosteomen) und der meist fehlende typische Schmerz der Osteoidosteome. Jedoch gibt es Grenzfälle, die sich nicht völlig sicher der einen oder der anderen Diagnose zuordnen lassen. Die Indikation zur Operation dieser benignen Knochentumoren ergibt sich aus dem durch lokale Raumforderung und Druck auf die Nachbarschaft resultierenden Schmerz (der nicht auf Aspirin anspricht und nicht typischerweise nachts auftritt) sowie durch die bloße Raumforderung bzw. durch die Größe der Tumoren.

Nichtossifizierendes Fibrom

Nichtossifizierende Fibrome sind meist röntgenologische Zufallsbefunde bei unter 20jährigen (Abb. 237.2); das männliche Geschlecht überwiegt leicht. Distales Femur und proximale Tibia sind die häufigsten Manifestationsorte. Die Minorform ist der fibröse Kortikalisdefekt, jedoch können die ausgeprägteren Fibrome bis in den Markraum hineinreichen, Schmerz verursachen und sogar Ursache von Frakturen sein. Nur in den letztgenannten Fällen ist eine operative Behandlung erforderlich. Multiple nichtossifizierende Fibrome mit Café-au-lait-Flecken, geistiger Behinderung, Hypogonadismus, spärlichem Haar sind als Jaffe-Campanacci-Syndrom bekannt und vom McCune-Albright-Syndrom abzugrenzen.

Fibröse Dysplasie

Es handelt sich um eine fibroossäre Metaplasie, die monostotisch, aber auch polyostotisch auftritt und vor allem dann zu erheblichen Funktionsstörungen und Störungen des äußeren Erscheinungsbildes führen kann.

Desmoplastisches Fibrom

Charakteristisch für diesen gutartigen Tumor aus fibrösem Bindegewebe ist das reichliche Vorhandensein von Kollagen. Die Diagnose wird meist im 2. Lebensjahrzehnt gestellt. Das Tumorwachstum ist langsam fortschreitend, und Schmerz und Schwellung treten spät auf; nicht selten sind Spontanfrakturen Erstsymptom. Röntgenologisch erscheinen die meist metaphysär gelegenen Läsionen osteolytisch, trabekuliert mit dünner Kortex und ohne periostale Reaktion. Sie erinnern nicht selten an einen malignen Knochentumor. Die Therapie ist operativ.

Chondroblastome

Sie entstehen aus unreifen Knorpelzellen und liegen bevorzugt epiphysär bzw. in unmittelbarer Epiphysennähe. Über Monate und Jahre lassen sich langsam zunehmender Schmerz und Schwellung anamnestisch eruieren. Es kann zu Störungen der Funktion benachbarter Gelenke kommen, auch zu Gelenkergüssen und zu örtlicher Muskelatrophie. Die meist in der 2. Lebensdekade auftretenden Tumoren betreffen vor allem proximalen Humerus, proximales und distales Femur sowie die proximale Tibia, und sie gleichen in der Verteilung somit den malignen Knochentumoren.

Röntgenologisch zeigt sich die Epiphyse meist mitbetroffen; ferner findet sich ein sklerotischer Randsaum und – ungewöhnlich für einen benignen Knochentumor – eine periostale Reaktion.

Chondroblastome können ein ausgesprochen aggressives Wachstumsverhalten haben und auch nach mehr als 6 Jahren noch rezidivieren.

Die Therapie ist operativ. Alleiniger Kürettage folgt häufig ein Rezidiv. Kürettage mit anschließender Auffüllung des Defektes durch autologe Knochenchips ist die Therapie der Wahl. Besonders problematisch kann die radikale Operation bei Mitbeteiligung der Epiphyse am noch stärker wachsenden Knochen werden.

Juvenile Knochenzyste

Es handelt sich um gutartige solitäre flüssigkeitsgefüllte Zysten, die bevorzugt beim männlichen Geschlecht gefunden werden. Über 80% werden bei Kindern und Jugendlichen diagnostiziert. Am häufigsten sind proximaler Humerus und Femur betroffen. Sie werden entweder zufällig diagnostiziert oder nach Fraktur (verdünnte Kortikalis), mit Schmerz und ggf. lokaler Schwellung auffällig. Die in der Regel metaphysär lokalisierten Zysten überschreiten die Epiphyse fast nie, reichen jedoch – besonders bei Kindern unter 10 Jahren – oft an diese heran. Röntgenologisch bestehen reine Osteolysen, der Rand ist glatt, die Kortikalis dünn.

Histologisch ist der flüssigkeitsgefüllte Raum von fibrösem Gewebe umgeben und der Hohlraum von einer Einzelschicht mesothelähnlicher Zellen ausgekleidet.

Therapeutisch sind Kürettage und Auffüllung des Defektes mit autologem Knochen sowie auch alternativ die intraläsionale Steroidinjektion, ggf. mehrfach, gleichwertige Optionen. Bei Kindern unter 10 Jahren besteht wegen der notwendigen epiphysenschonenden Operation Rezidivneigung.

Aneurysmatische Knochenzyste

Auf der Basis einer intraossären arteriovenösen Fistel entsteht eine sekundäre, überwiegend osteolytische Raumforderung mit oft zarter Trabekulierung in meist erheblich aufgetriebenem Knochen mit kortikaler Rarefizierung (Abb. 237.3).

Aneurysmatische Knochenzysten machen 6% der primären Knochentumoren aus, und 80% betreffen das Alter unter 20 Jahre. Schmerz und Schwellung sind die typischen Symptome, jedoch können auch neurologische Störungen Erstsymptom sein, da in 20% Wirbelkörper betroffen sind.

25% sind am Schädel und 20% an den unteren Extremitäten lokalisiert.

Die Therapie besteht in Kürettage und Auffüllung des Defektes mit autologem Material. Die Operation kann durch starke Blutung kompliziert werden. Ist ein entbehrlicher Knochen betroffen (z.B. eine Rippe) empfiehlt sich die En-bloc-Resektion.

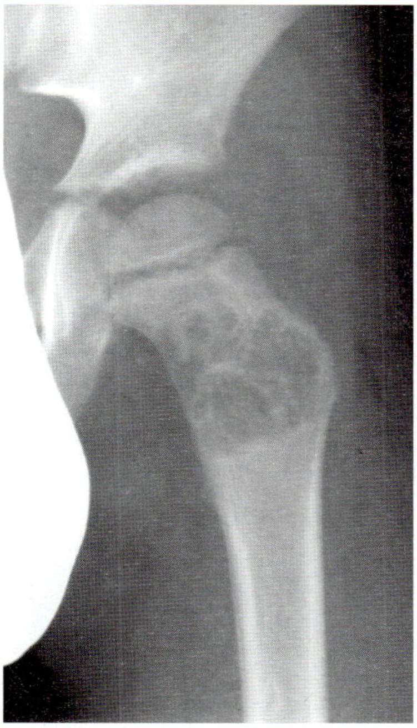

Abb. 237.3. 6jähriger Knabe, Bewegungsschmerz im linken Hüftgelenk: aneurysmatische Knochenzyste. Polyzystische Osteolyse im verdickten Schenkelhals. Blutreicher benigner Tumor, die Therapie ist operativ. (Mit freundlicher Genehmigung von Prof. Dr. R. Schumacher, Abt. Kinderradiologie, Universitätskinderklinik Mainz)

Adamantinom

Es handelt sich um niedriggradig maligne Tumoren, die im Übergangsbereich benigne-maligne anzusiedeln sind. Selten treten diese Tumoren vor dem 10. Lebensjahr auf, die vermutlich angioblastischen, endothelialen Ursprungs sind und nicht, wie lange vermutet, aus epithelialen Keimversprengungen entstehen.

Schwellung und Schmerz sind die typischen Erstsymptome der meist in der Tibia, seltener auch in Ulna oder Femur lokalisierten Tumoren.

Kürettage ist nicht die Therapie der Wahl, sondern weite En-bloc-Resektion.

In 15% entwickeln sich – auch noch nach Jahren – Metastasen, die vor allem in Lymphknoten, in der Lunge oder in anderen Knochen auftreten.

Langerhanszell-Histiozytose (LCH), Eosinophiles Granulom und multiple ossäre Histiozytoseherde (Morbus Hand-Schüller-Christian) (s. auch Kap. 174)

Es handelt sich um pathologische Proliferationen von Zellen des Histiozyten-Makrophagen-Systems.

Klinisch betreffen die ossären Formen der LCH in der chronisch disseminierten und in der lokalisierten Form das Skelettsystem. Röntgenologisch findet man Osteolysen, die Untersuchung wird meist aufgrund von Knochenschmerzen veranlaßt.

Die Therapie des eosinophilen Granuloms ist operativ, kann bei besonderen Lokalisationen aber auch durch in-

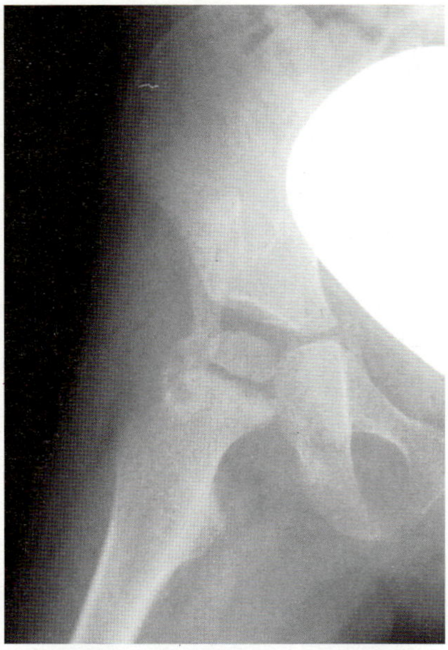

Abb. 237.4. 2jähriges Mädchen, lange Immobilisierung nach größerflächiger Verbrühung der Haut. Entwicklung einer ausgedehnten Myositis ossificans im Bereich des rechten Hüftgelenkes. Röntgenologisch kalkdichte Strukturen in den muskulären Weichteilen. Klinisch Schmerz und Bewegungseinschränkung. Unter erfolgreicher Rehabilitation/Mobilisierung verschwinden die Läsionen spontan. (Mit freundlicher Genehmigung von Prof. Dr. R. Schumacher, Abt. Kinderradiologie, Universitätskinderklinik Mainz)

traläsionale Steroidinjektion erfolgen. Bei disseminiertem Knochenbefall wird eine systemische Medikation mit Vinblastin und Steroid empfohlen. Auch Etoposid ist wirksam.

Myositis ossificans

Die Myositis ossificans ist eine tumorähnliche Überschußbildung knöcherner Strukturen im Muskel, meist traumatisch bedingt (im Rahmen von zerebralen Anfällen; bei intensiven krankengymnastischen Übungen). Es ist also eigentlich keine primäre Muskelkrankheit, und die Bezeichnung Myositis ist unzutreffend. Vielmehr handelt es sich um eine reaktive Neubildung, die meist die Extremitäten und dort die tiefen Weichgewebe betrifft.

Klinisch schmerzhaft und meist von Schwellung begleitet, sind die Läsionen meist weniger als 6 cm groß und deutlich vom Knochen abzugrenzen (Abb. 237.4). In der Peripherie dieser Veränderungen findet sich Osteoid, das außen von lamellärem Knochen umgeben wird. Osteosarkome und Kallusbildung sind differentialdiagnostisch abzugrenzen. Nach Fortfall der auslösenden Ursache verschwindet die Läsion spontan innerhalb von Monaten bis 1–2 Jahren. Nur ausnahmsweise ist die operative Entfernung indiziert.

Eine progrediente nichttraumatische Myositis ossificans kommt bei älteren Menschen, nicht aber im Kindesalter vor.

Literatur

Berry CL (ed) (1989) Paediatric Pathology, 2nd edn. Springer, Berlin Heidelberg New York London
Dahlin DC (1973) Bone Tumors, 2nd edn. Thomas CC, Springfield, Il
Huvos AG (1991) Bone tumors – Diagnosis, treatment, and Prognosis, 2nd edn. Saunders, Philadelphia London Toronto
Katenkamp D, Stiller D (1990) Weichteiltumoren. Barth, Leipzig
Mirra JM (1989) Bone Tumors – Clinical, radiologic, and pathologic correlations. Lea and Febiger, Philadelphia
Weinstein SL (1994) The Pediatric Spine, Vol 1. Raven Press, New York

238 Entwicklung des Sehorgans

E. Schulz

Augapfel. Die Achsenlänge des Augapfels nimmt von 17 mm bei Geburt innerhalb der ersten 12–18 Lebensmonate sehr stark zu und erreicht im Erwachsenenalter 24 mm. Die Hornhaut hat einen Durchmesser von 9,5 mm bei Geburt, im Alter von 3 Jahren sind es 11,5 mm. Ihr Krümmungsradius flacht ab entsprechend einer Brechkraftänderung von 5 Dioptrien. Die Vorderkammer ist innerhalb der ersten Lebensmonate flach. Die Rindenanteile der Linse nehmen zu. Am Fundus ist die Pigmentierung gering, die Makula innerhalb der ersten Lebensmonate ohne differenzierte Fovea und die Papilla nervi optici farbarm.

Refraktion. Die Brechkraft eines Auges ist bestimmt durch Achsenlänge sowie Brechkraft der Hornhaut (Krümmung) und der Linse (Dicke und Position). Eine bei Geburt meist vorhandene Weitsichtigkeit von etwa 4 Dioptrien wächst bis ins frühe Schulalter aus. Astigmatische Refraktionsfehler (unterschiedliche Brechkraft in senkrecht aufeinanderstehenden Ebenen) können sich ebenso bilden wie verschwinden. Myopie (Kurzsichtigkeit) entwickelt sich oft erst im Schulalter. Familiäre Häufung deutet auf genetische Faktoren hin. Ebenso werden Umwelteinflüsse (Naharbeit) diskutiert. Tierexperimentell spielen retinale Neurotransmitter (Dopamin) bei frühen Deprivationsamblyopien eine Rolle bei der Myopieentwicklung. Schielamblyopien scheinen eine Emmetropisation (Normalisierung des Refraktionsfehlers) eines amblyopen Auges zu verhindern.

Funktionsentwicklung. In den ersten 3 Lebensmonaten entwickelt sich eine globale Sehfunktion mit Lichtwahrnehmung, Bewegungssehen und grober Stereopsis. Diese Funktionen sind mit den magnozellulären Anteilen des Corpus geniculatum laterale verbunden und vermitteln eine gröbere Orientierung („Wo-System"). Auf dieser Basis entwickeln sich ab dem 3. bis 4. Lebensmonat zunehmende Sehschärfe und feine Stereopsis, assoziiert mit den kleinzelligen Anteilen im Corpus geniculatum laterale („Was-System").

Sehschärfe. Normale Sehschärfe für Einzeloptotypen ist im Vorschul- bis frühen Schulalter, für Reihenoptotypen bis zum 12. Lebensjahr erreicht (sog. physiologische Trennschwierigkeiten). Voraussetzungen für eine gute Funktionsentwicklung des Einzelauges sind eine freie Sehachse, eine scharfe retinale Abbildung und eine Fokussierungsmöglichkeit auf die Nahdistanz. Fehlen diese Voraussetzungen, entwickelt sich eine Amblyopie (Sehschwäche), die später nicht mehr reversibel ist.

Beidäugiges Sehen. Beidäugiges Sehen entwickelt sich bei für beide Augen zeitlich und qualitativ korrelierten Reizen. Entsprechende Neurone finden sich in Area 17 des visuellen Kortex. Sind die retinalen Reize ungleich bezüglich ihres retinalen Ortes oder der Abbildungsqualität, wird die neuronale Verbindung zum schlechteren Auge abgekoppelt und die Neurone sind ausschließlich vom besseren Auge, d.h. monokular, stimulierbar.

Räumliches Sehen. Stereosehen (Reaktion auf ausschließlich querdisparate Reize) entwickelt sich schnell zwischen dem 4. und 6. Monat bis zu sehr kleinen Querdisparationen.

Akkommodation. Ab dem 4. Lebensmonat läßt sich eine relativ genaue Akkommodation (Fokussierung auf ein Sehobjekt in Nahdistanzen) nachweisen. Im frühen Kindesalter ist ein Nahpunkt bis mindestens 6 cm vorhanden.

Stellung. Bei Neugeborenen innerhalb der ersten Lebenswochen ist eine intermittierende Auswärtsschielstellung, aber auch Konvergenzschielen noch ohne Krankheitswert. Ab dem 3. bis maximal 6. Lebensmonat sollte jedoch dauerhaft Parallelstand bestehen. Häufiges und anhaltendes sog. Babyschielen kann in ständiges Schielen übergehen.

Folgebewegungen. Ein optokinetischer Nystagmus (OKN) ist bereits innerhalb der ersten Lebenswochen auslösbar. Es besteht jedoch eine Asymmetrie, wobei von temporal nach nasal gerichtete Folgebewegungen monokular besser ausgeführt werden (der OKN ist gleichmäßiger als für nasal-temporale Bewegungen). Dies nivelliert sich mit dem 3. bis 4. Lebensmonat, bleibt jedoch bestehen bei frühkindlichem Schielen.

Pupillenreaktion. Eine Reaktion der Pupille auf Licht ist ab der 36. Schwangerschaftswoche nachweisbar.

Literatur

Haase W, Rassow B (1995) Sehschärfe. In: Kaufmann H (Hrsg) Strabismus. Enke, Stuttgart

Naumann GOH (1997) Pathologie des Auges, Bd 2. Springer, Berlin Heidelberg New York Tokyo

Schaeffel F, Zrenner E (1997) Steuerung des Augenlängenwachstums durch Sehen. Dtsch Ärzteblatt 17: 892–899

Schulz E (1996) Estimation of accommodation in early childhood. Strabismus 4/3: 133–138

Singer W (1985) Hirnentwicklung und Umwelt. Spektr Wiss 3: 48–61

Teller D (1997) First glances. The vision of infants. The Friedewald lecture. Invest Ophthalmol Vis Sci 38: 2183–2203

Tychsen L (1992) Binocular vision. In: Hart M Jr (ed) Adler's physiology of the eye. Mosby, St. Louis

Weale RAA (1982) Biography of the eye. Development, growth, age. Lewis, London

239 Untersuchungsmethoden

E. Schulz

Orientierende Untersuchung. Die Untersuchung aus Distanz – der Säugling oder das Kleinkind wird dem Arzt gegenüber auf dem Schoß der Mutter gehalten – ermöglicht eine Einschätzung von Gesichtsasymmetrien, Lidspaltenanomalien, Hornhautdurchmesser, Fixationsverhalten und Stellung der Augen zueinander und innerhalb der Lidspalten, ebenso eine Skiaskopie (Brechkraftbestimmung) und eine Untersuchung der Pupillen im regredienten Licht. Mit einer Visitenlampe lassen sich gröbere Veränderungen der Augenvorderabschnitte erkennen und die Lichtreaktion der Pupillen prüfen.

Blickbewegungen in die 6 wesentlichen Blickrichtungen sind mit Hilfe von Spielzeug oder Licht auslösbar. Besonders zu achten ist auf Schielen und Inkomitanz des Schielwinkels in verschiedenen Blickrichtungen (Paresen?). Einseitiges Abwehrverhalten bei Abdecken eines Auges gibt Aufschluß über die Sehfunktion des nicht abgedeckten Auges.

Prüfung der Stellung und Motilität

Hirschberg-/Brückner-Test. Das Kind fixiert eine Visitenlampe. Die Symmetrie der Hornhautreflexe wird registriert. Asymmetrie spricht für Schielstellung. Der Schielwinkel kann geschätzt werden. Ein Millimeter Differenz im Seitenvergleich entspricht etwa 7°. Gleichzeitig kann die Pupille im regredienten Licht beobachtet werden.

Abdecktest. Das Abdecken eines Auges gibt Aufschluß über eine Schielabweichung des freibleibenden Auges und sein Fixationsverhalten. Das Wiederaufdecken des okkludierten Auges ermöglicht die Beurteilung einer latenten Schielabweichung dieses Auges. Der wechselseitige Abdecktest in endgradigen horizontalen und vertikalen Blickrichtungen erlaubt die Zuordnung zur Dysfunktion einzelner Augenmuskeln oder diese versorgender Hirnnerven (Abb. 239.1).

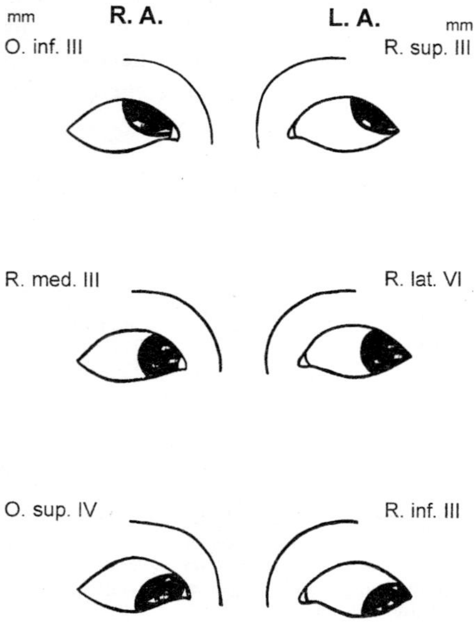

Abb. 239.1. Blickrichtungen, in denen muskuläre Unterfunktionen durch horizontale oder vertikale Defizite auffällig werden. *O. inf.* M. obliquus inferior; *R. sup.* M. rectus superior; *R. med.* M. rectus medialis; *R. lat.* M. rectus lateralis; *O. sup.* M. obliquus superior; *R. inf.* M. rectus inferior. Die *römischen Ziffern* bezeichnen die Innervation der entsprechenden Hirnnerven: *III* N. oculomotorius; *IV* N. trochlearis; *VI* N. abducens

Vestibulookulärer Reflex. Bei Säuglingen und Kleinkindern ist eine maximale Blickexkursion durch Führungsbewegungen oft nicht auslösbar. Die passive Kopfbewegung bei Abdecken des nicht fixierenden Auges erlaubt eine Einschätzung der Blickbewegungsmöglichkeiten oft besser (Ausschluß von Paresen).

Untersuchung der Pupillomotorik. Die Pupillen sind in der Regel rund, gleich weit und reagieren prompt und ausgiebig direkt und konsensuell auf Beleuchtung sowie Konvergenz. Zur Überprüfung der Lichtreaktion ist eine gut mittelweite Ausgangspupille notwendig – zu erzielen durch eine abgedunkelte Raumbeleuchtung und eine konstante Fixation in die Ferne. Hierzu ist von einer Hilfsperson Spielzeug in noch interessierender Ferndistanz sinnvoll einzusetzen.

Die Pupille wird schräg von unten belichtet. Ein Wechsel der Beleuchtung auf das andere Auge (und wiederholt zurück) läßt eine afferente Pupillenstörung (Defekt: Netzhaut oder vordere Sehbahn) deutlich werden: Beide Pupillen sind bei Belichtung des funktionsgeminderten Auges weiter und werden wieder gleich eng bei Belichtung des guten Auges.

Optokinetischer Nystagmus. Der optokinetische Nystagmus läßt sich mit einem Tuch testen, das Streifen oder wiederholt aufeinanderfolgende kindgerechte Motive zeigt. Es wird vor den Augen im Leseabstand langsam entlangbewegt; die Augenbewegungen werden beobachtet. Apparative Aufzeichnung der Augenbewegung sind im entsprechend ausgerüsteten Labor möglich.

Sehschärfe und Refraktion

Skiaskopie. Das Verhalten des Pupillenleuchtens auf einen bewegten Lichtfleck oder -strich läßt den Refraktionszustand (Weit-, Kurz- oder Stabsichtigkeit) eines Auges erkennen. Eine exakte Bestimmung der Brillenbedürftigkeit in Zykloplegie (Lähmung der Akkommodation durch Augentropfen) ist möglich. Irregularitäten und Trübung der optischen Medien (Hornhaut, Linse, Glaskörper) sind zusätzlich sichtbar. Die Akkommodation bei nicht beeinflußter Pupille läßt sich abschätzen (dynamische Skiaskopie).

Sehschärfenbestimmung. Sehschärfenbestimmungen im präverbalen Alter basieren auf der Darbietung von schwarzen und weißen Streifen („Gitter") unterschiedlicher Breite innerhalb eines gleich grauen Umfeldes und der Abschätzung der bevorzugten Blickrichtungen des Kindes („preferential looking"). Im klinischen Bereich eingeführt sind die „Teller acuity cards" (Abb. 239.3). Der Normbereich ist relativ breit, die Abstufung der Karten im Verhältnis zur standardisierten Optotypensehschärfenprüfung etwas gröber.

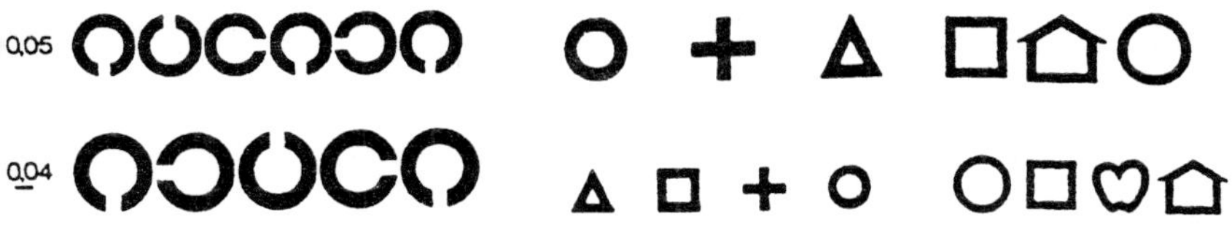

Abb. 239.2. Sehproben (Ausschnitte) von *links* nach *rechts*: C-Test mit engem (2,6') Optotypenabstand; Kolt-Test; Lea-Symbole

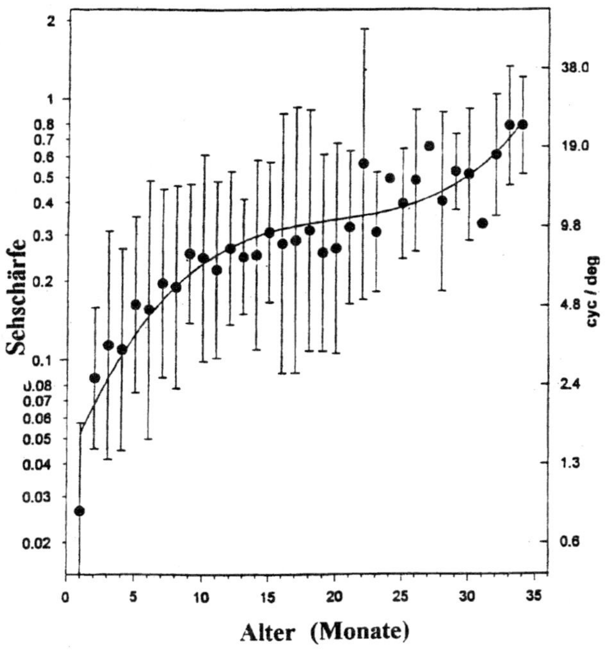

Abb. 239.3. Gittersehschärfe mit den „Teller acuity cards" bei Normalprobanden. Mittelwerte und 95%-Vertrauensbereich

Sie sind jedoch gut geeignet zur Einschätzung von Funktionsminderungen innerhalb der ersten 1 1/2 Lebensjahre.

Für Sehtests im verbalen Alter sollten Optotypen verwendet werden, bevorzugt der standardisierte Landolt-Ring oder E-Haken. Grundsätzlich gilt für alle Sehtests, daß eine eigene Normbestimmung innerhalb der untersuchten Altersgruppen vorliegen sollte. Zur Prüfung von Trennschwierigkeiten, die etwa bis zum 12. Lebensjahr physiologischerweise bestehen, werden Reihenoptotypen mit definiertem Abstand verwandt (z.B. C-Test nach Haase/Hohmann). Spielerische Sehtestverfahren mit Keyboard und musikalischer Belohnung der richtigen Antwort für die Altersgruppe von 2 1/2–4 Jahren sind der Kolt-Test nach Lithander und der H-Test nach Haase/Hohmann. Beide bedienen sich einfacher kindlicher Symbolik. Sehtests mit kindgerechten Motiven gibt es in zahlreichen Varianten, die Symbole genügen jedoch in der Regel nicht den Forderungen an definierte Optotypenkriterien. Sie können somit nur orientierende Hinweise geben. Gut evaluiert ist allerdings der Symboltest von Lea Hyvärinen (Abb. 239.2).

Gesichtsfeld. Eine orientierende Prüfung im Gegenüberversuch zur Erfassung der Außengrenzen oder von Halbseitenausfällen ist auch bei kleineren Kindern gut möglich. Referenz ist das Gesichtsfeld des Untersuchers. Manuelle perimetrische Untersuchungen sind meist ab dem Schulalter möglich, computerisierte Gesichtsfeldverfahren mit Zuverlässigkeit oft erst später.

Elektrophysiologische Untersuchung. Beim Säugling und Kleinkind sind kooperations- und methodenbedingt Untersuchungen im wachen, nicht sedierten Zustand vielfach nicht möglich.

Visuell evozierte Potentiale (VECP). Die Potentiale werden wie im EEG okzipital über dem Bereich der Sehrinde abgetastet. Als Reize dienen Lichtblitze oder Schachbrettmuster („pattern reversal"). Gemessen werden die Latenzzeiten, die bei Optikusschädigung, aber auch bei Nystagmus und Amblyopie erhöht sind. Bei bipolaren Ableitungen rechts und links okzipital läßt sich die vermehrte Kreuzung von Sehnervenfasern bei Albinismus durch entsprechende Amplitudendifferenzen nachweisen.

Elektroretinogramm (ERG). Die Ableitung elektrischer Potentiale der Netzhaut ist essentiell für die Differentialdiagnose hereditärer Krankheiten der Netzhaut. Abgeleitet wird über Elektroden in einer Hornhautkontaktlinse oder über Goldblatt- oder Fadenelektroden im Konjunktivalsack. Das ERG gibt Auskünfte über Funktionen einzelner Zellpopulationen (Zapfen, Stäbchen, Bipolare) in ihrer Gesamtheit. Das multifokale ERG untersucht einzelne Netzhautorte. Diese Untersuchung ist bei kleineren Kindern wegen Unfähigkeit zur anhaltenden Fixation nicht möglich. Das Pattern-reversal-ERG erfaßt die Antworten der retinalen Ganglienzellen.

Elektrookulographie (EOG). Der Bulbus hat elektrisch bipolare Eigenschaften. Über Hautelektroden seitlich der Lidspalten können bei Augenbewegungen Spannungsveränderungen registriert werden und Rückschlüsse auf die Funktion des retinalen Pigmentepithels bei degenerativen Krankheiten der Netzhaut sind möglich.

Literatur

Kaufmann H (Hrsg) (1995) Strabismus. Enke, Stuttgart
Schulz E, Zimmermann J, Jänicke B (1991) Untersuchung der Gittersehschärfe mit den „Teller acuity cards" bei Kindern – eine klinisch brauchbare Methode? Augenärztl Fortb 14: 98–103
Straub W, Kroll P, Küchle HJ (1995) Augenärztliche Untersuchungsmethoden. Enke, Stuttgart
Taylor D (1997) Pediatric ophthalmology. Blackwell, Boston
Wright KW (ed) (1995) Pediatric ophthalmology and strabismus. Mosby, St. Louis

240 Augenstellungs- und Motilitätsstörungen

E. Schulz

Parallelstand der Sehachsen in allen Blickrichtungen bzw. deren Ausrichtung auf das fixierte Sehobjekt ist die Voraussetzung für die Entwicklung der monokularen und binokularen Sehfunktionen im Kindesalter.

Abweichungen vom Parallelstand kann es aus primär sensorischen Gründen (Sehdefekt/Verlust eines Auges) geben (sekundärer Strabismus). Jedes erworbene einseitige Schielen steht zunächst unter dem Verdacht einer organischen Ursache, die evtl. progredient funktionsbedrohlich ist, z.B. Optikustumor, Retinoblastom, Katarakt etc.

Primär motorische Abweichungen sind entweder bedingt durch Hirnnervenparesen (entsprechendes Inkomitanzmuster), oder sie sind konkomitierend mit mehr oder minder konstanten Winkeln in allen Blickrichtungen.

Nichtparetisches Schielen

Akkommodatives Schielen. Bei nicht korrigierter Weitsichtigkeit führt die für den Fernbereich notwendige Akkommodation zur Bildschärfeeinstellung zu einer Konvergenzstellung, die als Schielen imponiert. Akkommodative Anteile bei anderen Schielformen sind möglich.

Die Therapie besteht in Korrektur durch Brille oder Kontaktlinse.

Frühkindliches („kongenitales") Schielsyndrom. Das frühkindliche Schielsyndrom (früher kongenitales Schielsyndrom genannt) tritt innerhalb des 1. Lebenshalbjahres auf und hat die nachfolgend beschriebenen Komponenten.

Bei größerem konvergentem Schielwinkel besteht ein alternierender Gebrauch des rechten Auges für das linke und des linken Auges für das rechte Blickfeld („crossed fixation"), ferner ein Nystagmus vom Latenstyp mit höherer Intensität bei Abdecken eines Auges und Schlagrichtungswechsel entsprechend dem jeweils fixierenden Auge.

Ein dissoziiertes Höhenschielen, d.h. Abweichen des jeweils nicht fixierenden Auges nach oben, und A-/V-Phänomene – ungleiche Schielwinkel bei Auf- und Abblick für A-Phänomen nach unten weniger konvergent, für V-Phänomen nach unten mehr konvergent – gehören ebenso zum Vollbild.

Die Therapie erfolgt durch Ausschluß bzw. Korrektur von Refraktionsanomalien, Amblyopieprophylaxe bzw. -therapie sowie Operation. Frühoperation (1. bis 2. Lebensjahr) und Spätoperation (im Vorschulalter) werden z.Z. noch kontrovers beurteilt.

Mikrostrabismus. Der Mikrostrabismus mit Schielwinkel unter 5° wird häufig übersehen. Eine Amblyopie mit exzentrischer, d.h. nicht die Fovea zur Fixation benutzender Fixation und deutlichen Trennschwierigkeiten (schlechtere Sehschärfe für Reihensehzeichen) sowie fehlendes oder hochgradig defektes Binokularsehen sind typisch.

Normosensorisches Spätschielen. Das normosensorische Spätschielen tritt auf bei voll entwickelter Binokularität und zeigt anfangs meist Doppelbildwahrnehmung (Zukneifen eines Auges oder Doppelbildangaben). Eine spezifische Ursache ist nicht bekannt.

Differentialdiagnostisch abzugrenzen ist die beidseitige Abduzensparese.

Therapeutische Maßnahmen sind umgehender Prismenausgleich und Operation.

Divergenzschielen. Manifestes Divergenzschielen ist im frühen Kindesalter selten. Eine Akkommodations- und Konvergenzparese muß ausgeschlossen werden. Im Vorschulalter findet sich häufig ein intermittierendes Auswärtsschielen. Hier sind Binokularfunktionen meist gut erhalten. Bei häufigem Abweichen vom Parallelstand sollte eine operative Stellungskorrektur erfolgen.

Strabismus sursoadductorius. Beim Strabismus sursoadductorius handelt es sich um den Höherstand eines Auges, der in Adduktion zunimmt. Die oft lange latent bleibende und durch Neigung des Kopfes zur Gegenseite kompensierte Vertikalabweichung wird bei Kopfneigung zur betroffenen Seite deutlich. Das Motilitätsmuster ist individuell unterschiedlich. Die Unterfunktion des M. obliquus superior hat keine paretischen Zeichen. Die Differentialdiagnose zur Trochlearisparese erfolgt durch Motilitätsanalyse und Fotoanamnese (Kopfzwangshaltung). Bei operativer Versorgung besteht eine gute Prognose.

Paretisches Schielen

Paretisches Schielen ist gekennzeichnet durch eine Inkomitanz, d.h. eine Zunahme des Schielwinkels in Blickrichtung des/der paretischen Muskeln. Sofern in exzentrischer Blickrichtung Parallelstand erreicht werden kann und Binokularsehen besteht, wird diese durch eine entsprechende Kopfhaltung praktiziert. Paretisches Schielen kann im frühen Kindesalter schnell zum Verlust des Binokularsehens führen und bei Ausheilung in ein konkomitierendes Schielen übergehen.

Zu Ätiologie und Differentialdiagnose s. Tabelle 240.1.

Okulomotoriusparese. Betroffenheit und Ausmaß der N.-III-innervierten inneren und äußeren Augenmuskeln prägen das klinische Bild und die Differentialdiagnose. Für eine partiell regenerierte N.-III-Parese typisch ist eine Synkinesie durch fehleingesproßte Nervenfasern oder Übersprungsinnervation. So erfolgt z.B. eine Lidhebung bei versuchter Adduktion (für den M. rectus internus bestimmte Fasern innervieren den M. levator palpebrae) oder eine Pupillenverengung bei Adduktion (Mitinnervation des M. sphincter pupillae und des M. ciliaris, wobei eine Akkommodation erfolgt) (Abb. 240.1).

Trochlearisparese. Die Trochlearisparese ist gekennzeichnet durch zyklorotatorische, d.h. zueinander horizontal/vertikal verkippte Doppelbilder, besonders bei Abblick. Ob-

Tabelle 240.1. Ursachen von Augenmuskelparesen im Kindesalter

	N.-III-Parese	N.-IV-Parese	N.-VI-Parese
Ätiologie	Kongenital Traumatisch Infektiös Tumor Aneurysma	Traumatisch[a,b] Tumor Prämature Nahtsynostose	Kongenital Traumatisch Infektiös Tumor Hirndruck[a,b] Benigne-rezidivierend Postvaccinal
Differentialdiagnose	Myasthenie[c] Mediale Orbitafraktur, Orbitabodenfraktur Internukleäre Ophthalmoplegie Retraktionssyndrom	Myasthenie Strabismus sursoadductorius	Myasthenie Schielsyndrom im frühen Kindesalter[a] Mediale Orbitafraktur Normosensorisches Spätschielen[a,b] Retraktionssyndrom
Kopfzwangshaltung	Variabel	Kinnsenkung (Neigung zur Gegenseite)	Drehung zur betroffenen Seite

[a] Beidseitig.
[b] Einseitig.
[c] Nicht bei innerer N.-III-Parese.

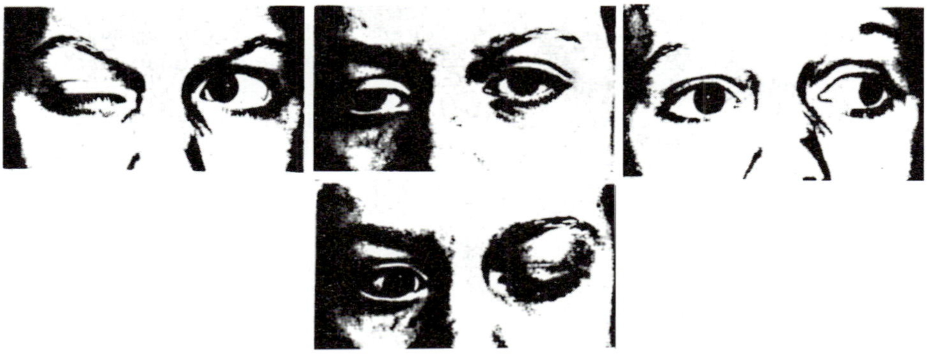

Abb. 240.1. N.-III-Parese mit Fehlregeneration. Lidöffnung bei Blick nach links und unten entsprechend einer Innervation des M. levator palbebrae mit dem M. rectus medialis bzw. M. rectus inferior

jektiv für den Untersucher wahrnehmbar ist nur ein kleiner Höherstand bei Senkung des adduzierten paretischen Auges. Bei beidseitigen Paresen addieren sich die Verrollungen beider Augen. Posttraumatische Paresen nach Hirnkontusionen sind oft beidseitig und haben eine gute Spontanheilungsprognose.

Abduzenzparese. Leitsymptome der Abduzenzparese sind Einwärtsschielen und verminderte Abduktionsfähigkeit der betroffenen Seite(n). Das Auslösen des vestibulookulären Reflexes hilft bei Kleinkindern zur Abgrenzung vom frühkindlichen Einwärtsschielen, das Messen der Bewegungsstrecken zur Abgrenzung von normosensorischem Spätschielen.

Die Therapie von Paresen besteht in der Behandlung der Grundkrankheit, in einer Amblyopieprophylaxe bzw. -therapie, bei N.-III- und N.-VI-Paresen ggf. mit Prismenbrille, bei inneren N.-III-Paresen mit einem Nahadditiv als Bifokalglas. Bei mangelnder Rückbildung innerhalb eines Jahres ist eine Augenmuskeloperation erforderlich bzw. möglich.

Andere Motilitätsstörungen

Retraktionssyndrom. Das Retraktionssyndrom (Stilling-Türk-Duane-Syndrom) ist eine angeborene Fehlinnervation der Horizontalmotoren (M. rectus medialis und M. rectus lateralis) eines oder beider Augen auf der Basis einer Hypo- oder Aplasie im Kerngebiet entsprechender Hirnnerven. Der M. rectus lateralis erhält Innervation bei Adduktion gleichzeitig mit dem M. rectus medialis. Hieraus folgt eine Bulbusretraktion (Lidspaltenverengung), ggf. auch ein Up- und Downshoot (Heben oder Senken in Adduktion infolge von Abgleiten der meist fibrotisch steifen Muskeln am Bulbusäquator nach oben oder unten). Binokularsehen besteht meist mit oder ohne Kopfzwangshaltung. Ein Drittel der Fälle ist assoziiert mit Innenohrschwerhörigkeit und/oder zervikalen Fehlbildungen (Klippel-Feil-Anomalie/Wildervanck-Syndrom). Selten finden sich Thenarhypoplasie (Okehiro-Syndrom), kardiale Anomalien (Holt-Syndrom) oder Goldenhar-Assoziation.

Die Therapie besteht in einer Augenmuskeloperation zur Beseitigung von Fehlstellung, Kopfzwangshaltung und Verminderung etwaiger Up- und Downshoot-Phänomene.

Moebius-Syndrom. Das Moebius-Syndrom umfaßt einen sporadisch vorkommenden Komplex multipler Malformationen (Assoziation mit Thalidomidembryopathie, selten Deletion von Chromosom 13) und zeigt verminderte oder fehlende Bewegungen von Gesichtsmuskulatur und horizontalen Augenmuskeln. Die Augen stehen parallel oder schielen einwärts.

Brown-Syndrom. Das Brown-Syndrom besteht in einer Einschränkung der Hebung in Adduktion sowohl aktiv als auch passiv (beweisend). Die Ursache ist eine Hemmung der M.-obliquus-superior-Sehne im Trochlearbereich, die bei Hebung in Adduktion von hinten nach vorn durch die Trochlea gezogen wird. Bedingt wird dies z.B. durch Sehnenknoten (evtl. erworben bei rheumatischer Erkrankung) oder Adhäsion (z.B. nach Verletzungen). Stärker ausgeprägte kongenitale Bewegungseinschränkungen gehen mit Kopfzwangshaltung einher. Erworbene Bewegungseinschränkungen sind meist direkt (mediale obere Orbita) oder indirekt (Nebenhöhlenoperation) traumatisch bedingt.

Bei ausgeprägten Formen ist eine entlastende und kompensatorische chirurgische Behandlung erforderlich.

Komplexe okulomotorische Störungen. Aufgrund der Lokalisation von Hirnnervenkerngebieten und blickmotorischen Zentren im Hirnstamm- und Mittelhirnbereich kann es bei Läsionen zu komplexen, auch blickmotorischen Störungen sowie zu Assoziationen mit anderen Störungen der Hirnnerven kommen.

Im Hirnstamm wird im wesentlichen die horizontale Blickmotorik generiert, im Mittelhirnbereich die komplexere vertikale Blickmotorik. Bei supranukleären Läsionen, z.B. in der parapontinen Formatio reticularis des Hirnstamms oder im rostralen Mittelhirn, sind horizontale bzw. vertikale Augenbewegungen oft noch über den vestibulokulären Reflex auslösbar, nicht aber durch Verfolgen eines Fixierobjektes. Ebenso können einzelne Qualitäten der Augenbewegungen (Blick-Ziel- oder Folgebewegungen) abhängig von Art und Ort der Läsion unterschiedlich betroffen sein.

Horizontale Blickparese. Eine blickparetische Störung zur betroffenen Seite findet sich bei Läsion des Abduzenzkerns, der über das mediale Längsbündel zum Kerngebiet des kontralateralen M. rectus medialis im N.-III-Kern projiziert. Der N. fazialis („inneres Knie") ist bei Läsionen häufig mit beteiligt.

Internukleäre Blickparese. Isolierte Läsionen im medialen Längsbündel (internukleär) bewirken isolierte Paresen des M. rectus medialis, der jedoch über die Konvergenzanforderung noch innerviert werden kann.

Vertikale Blickparese. Vertikale Blickparesen (Parinaud-Syndrom) sind eine typische Mittelhirnsymptomatik. Sie können isoliert die Blickhebung oder die Blickhebung und -senkung betreffen. Konvergenz, Akkommodation und Pupillomotorik (Licht-Nah-Dissoziation) können ebenfalls betroffen sein. Ein Nystagmus retractorius findet sich häufig.

Okulomotorische Apraxie. Bei der okulomotorischen Apraxie (Cogan-Syndrom) fehlen schnelle Augenbewegungen (Zielbewegungen = Sakkaden). Folgebewegungen sind möglich. Kompensatorisch werden Kopfschleuderbewegungen zur Fixationsaufnahme eingesetzt. Die Ursache ist unklar. Mit zunehmendem Kindesalter wird die Störung weniger auffällig.

Abzugrenzen sind neurodegenerative Krankheiten, verzögerte Fixationsentwicklung sowie Tumoren, insbesondere im Klein- und Stammhirnbereich.

Kongenitales Fibrosesyndrom. Dieses familiäre Syndrom zeigt Einschränkungen bei der Bewegung multipler Augenmuskeln. Typisch sind eine beidseitige Ptosis, eine Muskelfibrose sowie eine oft seitendifferente Hebereinschränkung mit entsprechender Kopfzwangshaltung.

Nystagmus

Unter Nystagmus versteht man rhythmische Augenbewegungen mit schnellen und langsamen Phasen (Rucknystagmus) oder gleichmäßigeren Bewegungen (Pendelnystagmus) sowie Mischformen. Ursachen sind Pathologien in Regelkreisen, die Fixation, konjungierte Blickbewegung und vestibuläre Mechanismen betreffen. Physiologische Formen sind der optokinetische Nystagmus („Eisenbahnnystagmus") und der kalorisch erregbare Nystagmus.

Okulärer Nystagmus. Der okuläre Nystagmus tritt auf bei Störung der Sehfunktion im frühsten Kindesalter, z.B. bei Makulahypoplasie, Albinismus oder Optikusatrophie.

Nystagmus latens. Der Nystagmus latens ist ein Rucknystagmus. Die Richtung der schnellen Phase entspricht der Seite des jeweils fixierenden Auges. Die Intensität wird stärker bei Abdecken des Partnerauges und meist bei Abduktion. Er kommt vor bei frühkindlichem Schielsyndrom und bei fehlender Binokularentwicklung im Kindesalter.

Kongenitaler Rucknystagmus. Der kongenitale Rucknystagmus wird meist im Alter von 3 Monaten deutlich und ist ein vorwiegend horizontaler Rucknystagmus mit oft blickrichtungsabhängiger Intensität. Die Sehfunktion ist in der Regel normal bis leicht subnormal. Besteht eine Kopfzwangshaltung entsprechend dem Minimum der Intensität (kleine Amplitude, geringe Frequenz), ist eine blickverlagernde Operation an den äußeren Augenmuskeln beidseits zu erwägen.

Spasmus nutans. Der Spasmus nutans ist ein im Säuglings- bis Kleinstkindesalter auftretender und spontan rückläufiger feinschlägiger Nystagmus. Er ist meist einseitig oder einseitig betont mit begleitendem Headnodding und Kopfzwangshaltung unterschiedlicher Ausprägung. In der Regel findet sich keine unterliegende intrakranielle Pathologie. Differenzialdiagnostisch sollten jedoch Mittelhirngliome, Enzephalopathie und selten Optikusgliome ausgeschlossen werden.

Literatur

Brodsky MC, Baker RS, Hamed LM (1996) Pediatric neuroophthalmology. Springer, Berlin Heidelberg New York Tokyo
Huber A, Kömpf D (1998) Klinische Neuroophthalmologie. Thieme, Stuttgart
Kaufmann H (Hrsg) (1995) Strabismus. Enke, Stuttgart
Lang J (1995) Strabismus. Huber, Bern Göttingen Toronto Seattle

241 Sehfunktionsminderung

E. Schulz

Amblyopie

Eine Amblyopie ist ein ein- oder beidseitiges Defizit der Sehschärfe ohne organische Ursache oder einer solchen, die nicht im Verhältnis zur Sehminderung steht. Im verbalen Alter sind Trennschwierigkeiten für eng beieinanderstehende Optotypen (außerhalb des physiologischen Bereichs/interokuläre Differenz) beweisend. Sie entwickelt sich auf der Basis von Deprivation (optische Behinderung in der Sehachse) oder Suppression (ungleicher Seheindruck zum Partnerauge) im Kindesalter und ist auch nur in diesem Alter erfolgreich zu behandeln. Schnelligkeit des Eintretens und Tiefe einer Amblyopie sind abhängig vom Alter des Kindes sowie von Stärke und Einwirkdauer des amblyogenen Faktors. Foveolare und exzentrische Fixation können bestehen, letztere mit ungünstigerer therapeutischer Zugänglichkeit. Als sensitive Phase bezeichnet man den Lebensabschnitt, in dem eine Amblyopie entstehen kann. Hochsensitiv ist das frühe Kindesalter, jedoch können Amblyopien bis ins 2. Lebensjahrzehnt hinein entstehen und rezidivieren. Dies wird deutlich bei kongenitaler Katarakt. Einseitige dichte Trübungen haben bei Operation und optischer Sanierung und Nachbehandlung bis zum 2. Lebensmonat eine gute Prognose, nach dem 4. Lebensmonat nur noch eine geringe.

Wird keine ausreichende Ursache für eine Amblyopieentstehung gefunden, sind differentialdiagnostisch Krankheiten der vorderen Sehbahn (afferente Pupillenstörung müßte vorhanden sein) oder der Makula (Entzündungen, Degeneration) bei ein- oder beidseitigen Funktionsminderungen auszuschließen.

Die Therapie einer Amblyopie besteht in der Herstellung einer bestmöglichen retinalen Abbildung, z.B. durch Kataraktoperationen oder/und Korrektur des Refraktionsfehlers, sowie in Stimulierung oder forciertem Gebrauch des amblyopen Auges. Dies wird erzielt durch eine Okklusion des guten Auges, meist durch ein Okklusionspflaster. Brillenglasokklusion oder Atropinierung sind ebenso wie eine Okklusionskontaktlinse seltenere Verfahren bei speziellen Indikationen und Altersgruppen. Zur Verhinderung einer Okklusionsamblyopie muß das gute Auge von Zeit zu Zeit freigegeben werden. Der Rhythmus der Okklusion richtet sich nach dem Lebensalter, die Intensität nach dem Schweregrad der Amblyopie. Wirkungen und Nebenwirkungen der Amblyopietherapie sollten überwacht werden, bei jüngeren Kindern in engerem Abstand.

Eine apparative Übungsbehandlung ist u.U. hilfreich, um spät entdeckte Amblyopien überhaupt oder zügiger einsetzend zu behandeln. Sie ist wegen des hohen Aufwandes und des damit ungünstigen Kosten-Nutzen-Effektes nicht unumstritten. Medikamentöse Therapien, z.B. mit Neurotransmittern (Levodopa, Cytocholine), haben bisher das Stadium einer multizentrischen, prospektiven, kontrollierten Studie noch nicht erreicht.

Deprivationsamblyopie. Die Deprivationsamblyopie hat ihre Ursache in einer optischen Behinderung der Sehachse, z.B. durch Hämangiom der Lider oder Trübung der brechenden Medien (Hornhaut, Linse, Glaskörper). Eine typische Deprivationsamblyopie entsteht durch eine frühkindliche Linsentrübung. Die Operationsbedürftigkeit hierbei richtet sich nach der optischen Behinderung in der Sehachse und kann durch die Abbildungsqualität des Fixationssternchens bedingt sein. Nicht jede ein- oder beidseitige frühkindliche Linsentrübung muß operiert werden, z.B. ein vorderer Polstar, der meist wenig sehbeeinträchtigend ist. In jedem Fall ist jedoch eine Kontrolle der Funktionsentwicklung notwendig.

Ametropieamblyopie. Die Ametropieamblyopie entsteht durch unscharfe Abbildung auf der Netzhaut infolge fehlender optischer Korrektur.

Anisometropieamblyopie. Die Anisometropieamblyopie entsteht bei rechts und links unterschiedlicher Brechkraft der Augen, die nicht durch Gläser korrigiert wurde.

Strabismusamblyopie. Die Strabismusambylopie ist die Folge einer einseitigen Stellungsabweichung eines Auges.

Relative Amblyopie. Bei organischen Defekten der Makula und des N. opticus kann die Sehfunktion zusätzlich durch Nichtgebrauch des Auges beeinträchtigt sein. Wird diese Aufpropfamblyopie verhindert, kann die Sehschärfe noch erstaunlich gut sein.

Psychogene Sehminderung. Psychogene Sehminderungen eines oder beider Augen werden ab dem späten Vorschulalter beschrieben. Organische Ursachen müssen immer ausgeschlossen werden. Charakteristisch sind wechselnde Sehschärfenergebnisse bei zeitlich und bezüglich des Testverfahrens unterschiedlichen Untersuchungen. Ein psychosomatisches Konsil wird empfohlen.

Organische Sehminderung. Die differenzialdiagnostische Abgrenzung einer beidseitigen Amblyopie gegenüber Optikus-Erkrankungen und Makuladegeneration im Frühstadium bereitet gelegentlich Schwierigkeiten und erfordert unter Umständen den Einsatz von elektrophysiologischen Methoden wie VECP, ERG, auch Fluoreszenzangiogramm der Makula und neuroradiologische Untersuchungen. Im Übrigen erfordert jede Augenerkrankung im Kindesalter eine zügige Rehabilitation und pleoptische Begleitung.

Literatur

Haase W (1995) Amblyopie. In: Kaufmann H (Hrsg) Strabismus. Enke, Stuttgart

Noorden GK von (1988) Atlas der Schieldiagnostik, 3. Aufl. Schattauer, Stuttgart

Singer W (1985) Hirnentwicklung und Umwelt. Spektr Wiss 3: 48–61

242 Lider

P. Roggenkämper

Ptosis. Bei Gesunden liegt die Kante des Oberlides etwa im Bereich des Oberrandes der Pupille. Eine Ptosis (Herabhängen des Lides) ist meist angeboren und beruht auf einer Störung im Bereich des Muskels oder dessen Innervation, des III. Hirnnervs. Oft liegt dominante Vererbung vor.

Die Beeinträchtigung des Patienten kann allein ästhetisch sein oder auch funktionell: Es kommt zu einer Kopfzwangshaltung im Sinne einer Kinnhebung, auch kann sich eine Amblyopie ausbilden, ggf. ist sie mit Anisometropie verbunden. Letztere erfordern eine sofortige Behandlung (ggf. Brille, Abkleben des „besseren" Auges), während die Operation meist nicht dringlich ist und ggf. im Vorschulalter oder auch erst mit 10–12 Jahren erfolgen kann. Meist wird operativ der Levatormuskel verkürzt.

Als Differentialdiagnosen der *erworbenen* Ptosis im Kindesalter kommen in Frage: Trauma, Myasthenie, progressive externe Ophthalmoplegie und Affektion des III. Hirnnervs.

- Die *kongenitale* Ptosis kann im Rahmen mehrerer Syndrome vorkommen: Marcus-Gunn-Syndrom: Aufgrund einer Fehlsprossung aberrierender Nervenfasern besteht eine Synkinese zwischen Lid und Unterkieferbewegungen, auch beim Saugen oder Kauen.
- Horner-Syndrom: Die Innervation des Müller-Muskels (Sympathicus) ist ausgefallen.
- Fibrose-Syndrom: Zusätzlich sind zahlreiche weitere Augenmuskeln funktionsgemindert.

Epikanthus. Diese auch als Mongolenfalte bezeichnete Veränderung erstreckt sich vom Oberlid ausgehend über den inneren Kanthus. Sie findet sich häufiger bei Kleinkindern in geringerem Ausmaß und vermindert sich im Laufe des Wachstums. Ein Innenschielen kann vorgetäuscht werden (Pseudostrabismus), eine Vergesellschaftung mit Chromosomenanomalien, insbesondere mit Down-Syndrom, ist möglich.

Lagophthalmus. Ein Lagophthalmus (Offenstehen der Lider) tritt bei Fazialisparese auf, bei Exophthalmus oder Buphthalmus. Es besteht die Gefahr der Austrocknung von Binde- und Hornhaut mit Hornhautgeschwür oder sogar Hornhautperforation.

Behandlungsmöglichkeiten sind Applikation von Augensalbe, „feuchte Kammer" durch „Uhrglasverband", „künstliche Tränen" und ggf. Tarsorrhaphie (teilweiser Verschluß der Lidspalte).

Lidretraktion. Die Lidretraktion kann kurzzeitig auftreten bei Marcus-Gunn-Syndrom, bei Fehlregeneration innerhalb des III. Hirnnervs, im Rahmen einer endokrinen Orbitopathie, bei Störungen im Bereich des vorderen Mesenzephalons, bei Hydrozephalus, Meningitis und bei Blickhebungsstörungen.

Entropium. Das Entropium (Lidkante ist nach innen gekippt) ist im Kindesalter sehr selten. Schleifende Wimpern irritieren Binde- und Hornhaut i.allg. nicht, in der Regel erfolgt eine spontane Rückbildung.

Ektropium. Das Ektropium (Kippung des Lides, meist des Unterlides, nach außen) kommt selten kongenital vor und tritt sonst mit Narbenbildung im Zuge von Entzündung, Verätzung, Trauma oder bei Fazialisparese auf. Es läßt sich durch Operation korrigieren.

Blepharospasmus. Der Lidkrampf tritt auf bei Irritationen der Hornhaut, der Konjunktiva, des N. facialis oder auch bei nicht auskorrigierten Refraktionsfehlern. Manchmal ist er auch psychisch bedingt.

Blepharitis. Die Blepharitis ist eine Entzündung des Lidrandes, die in 2 Formen vorkommt:

- seborrhoische Blepharitis: exzessive Talgsekretion aus den Zeiss-Drüsen, nicht bakteriell bedingt, mäßige Rötung der Lidhaut und Schuppenbildung.
  Die Behandlung besteht in Lidhygiene durch tägliches Auspressen der Drüsen und Entfernung der Schuppen unter Anwendung von Q-Tips und einer blanden Augensalbe.
- Staphylokokken-Blepharitis: stärkere Hautrötung, Krustenbildung, möglicherweise Wimpernverlust, ggf. ulzerative Form.
  Die Behandlung ist dieselbe wie bei der seborrhoischen Blepharitis, zusätzlich ggf. Reinigung unter Verwendung von Babyshampoo, antibiotische Salben, z.B. Erythromycin, evtl. in Kombination mit Steroiden.

Hordeolum. Das Hordeolum (Gerstenkorn) kommt in 2 Formen vor:

- Hordeolum externum: Staphylokokken-Infektion der in die Haarfollikel der Wimpern mündenden Zeiss-Drüsen,
- Hordeolum internum: Infektion der Meibom-Drüsen.

Die Behandlung des Gerstenkorns erfolgt mit trockener Wärme (Rotlicht) und antibiotischen Salben (u.U. systemische Gabe von Antibiotika wegen des möglichen Fortschreitens der Infektion).

Chalazion. Das Chalazion ist eine lokalisierte, nicht entzündliche Schwellung im Bereich des Ober- oder Unterlides, verursacht durch Retention von Sekretionsprodukten und Bildung von Granulationsgewebe. Eine Behandlung mit warmen Umschlägen kann versucht werden, häufig sind Inzision des Tarsus und Ausräumung des Materials (histologische Untersuchung!) erforderlich.

Lidkolobom. Die Defektbildung des Ober- oder Unterlides kann von einer kleinen Einziehung bis zum fast völligen Fehlen des Lides variieren. Sie kann isoliert oder in Verbindung mit anderen okulären oder fazialen Mißbildungen vorkommen, auch mit Dermoidzysten oder Dermolipomen. Eine frühzeitige chirurgische Versorgung ist angezeigt.

Lidtumoren. Hämangiome treten relativ häufig auf, 20 % sind bereits bei Geburt vorhanden. Nach anfänglichem, z.T. starkem Wachstum bilden sie sich spontan innerhalb der ersten Jahre wieder zurück. Eine Therapie, z.B. durch Injektion von Kortikosteroiden, ist erst erforderlich, wenn die Sicht behindert wird und eine Deprivationsamblyopie droht.

Der Naevus flammeus als Teil des Sturge-Weber-Syndroms bildet sich demgegenüber nicht zurück (Augendruckmessungen erforderlich!).

Lymphangiome tendieren während der ersten 2 Lebensjahrzehnte zur Vergrößerung.

Dermoidzysten bilden sich im temporalen, seltener im nasalen Bereich und werden in Kap. 240 abgehandelt.

Bei Papillomen ist eine Exzision sinnvoll.

Die meisten Naevi sind junktional und finden sich schon in der frühen Kindheit, Compound-Naevi tendieren dazu, in den Jahren vor der Pubertät aufzutreten, dermale Naevi während der Pubertät.

Maligne Tumoren der Lider sind selten in der Kindheit zu finden. Andere Tumoren wie Retinoblastom, Neuroblastom und Rhabdomyosarkom, die das Lid mit betreffen können, werden in Kap. 167 abgehandelt.

Literatur

Augustin AJ (2001) Augenheilkunde. Springer, Berlin Heidelberg New York Tokyo

Küchle HJ, Busse H (1985) Augenerkrankungen im Kindesalter. Thieme, Stuttgart New York

Nelson LB (ed) (1998) Harley's pediatric ophtalmology. Saunders Philadelphia

Taylor D (1997) Pediatric ophthalmology. Blackwell, Boston

243 Tränenwege

P. Roggenkämper

Dakryoadenitis. Die Dakryoadenitis (Tränendrüsenentzündung) ist in der Kindheit selten. Sie kann akut mit Mumps oder infektiöser Mononukleose auftreten. Die chronische Form, die ebenfalls mit einer Schwellung der Tränendrüse verbunden ist, ist manchmal im Rahmen von Systemerkrankungen, insbesondere bei Sarkoidose und Tuberkulose, zu finden.

Sicca-Syndrom. Das Sicca-Syndrom („trockene Augen") kann u.a. im Rahmen eines Sjögren-Syndroms oder eines Riley-Day-Syndroms (familiäre Dysautonomie) auftreten. Eine verminderte Tränenproduktion kann auch als Folge von Entzündungen bzw. nach einem Stevens-Johnson-Syndrom vorhanden sein und u.U. Hornhautgeschwüre und -narben verursachen.

Therapeutische Maßnahmen sind: „künstliche Tränen" als Augentropfen, Verschluß der Tränenpünktchen und ggf. Tarsorrhaphie.

Dakryostenose. Die Dakryostenose betrifft die ableitenden Tränenwege: Die von der Tränendrüse bzw. den akzessorischen Tränendrüsen gebildete Flüssigkeit wird über Tränenpünktchen, Tränenröhrchen (Canaliculi), Tränensack und anschließend durch den Ductus nasolacrimalis in den von der unteren Nasenmuschel bedeckten Bereich der Nase transportiert. Ein Verschluß der Tränenpünktchen oder eine Entwicklungsmißbildung der Canaliculi kann angeboren sein, meist findet sich jedoch bei seit Geburt vorhandenem Tränen und ggf. Eiterabsonderung eine fehlende Öffnung der Hasner-Klappe am Eingang zur Nase. Das Tränen (Epiphora) tritt nicht nur beim Weinen des Kindes, sondern auch bei Windzug, vermehrt bei Erkältungen, auf und ist manchmal sogar ständig vorhanden. Häufig ist der nasale Lidwinkel eitrig verklebt, auf Druck im Bereich des Tränensacks entleert sich eitriges Sekret.

Die Therapie besteht in einer mehrmals täglich durchzuführenden Massage des Tränensacks mit streichenden, nach unten gerichteten Bewegungen. Wirksam sind auch antibiotische Augentropfen, ggf. nach Resistenztestung. In der Mehrzahl der Fälle öffnet sich bis ca. zum 7. Lebensmonat die Hasner-Klappe. Ist dies nicht der Fall, ist eine Intubationsnarkose angezeigt mit Spülung der Tränenwege, ggf. eine Überdruckspülung, ggf. eine Sondierung der ableitenden Tränenwege. Ist danach die Durchgängigkeit bei einer Spülung nicht ausreichend gegeben, sollte ein Silikonröhrchen zwischen nasalem Lidwinkel und Naseninnerem gelegt werden. Wird dieses nach 3 Monaten entfernt, besteht fast immer Beschwerdefreiheit.

Akute Dakryozystitis. Die akute Dakryozystitis manifestiert sich als Schwellung und Rötung, später als eitrige Einschmelzung im Bereich des Tränensacks.

Die Krankheit wird behandelt durch systemische Gabe von Antibiotika, ggf. nach Resistenztestung. Eventuell ist eine Punktion des Eiters oder eine Inzision der Haut erforderlich. In der akuten Phase sollte keine Tränenwegsondierung erfolgen!

Kongenitale Dakryozystozele. Die kongenitale Dakryozystozele ist eine primär nicht entzündliche Schwellung über dem Tränensack, z.T. mit bläulicher Verfärbung. Bei einem Teil der Fälle verschwindet die Schwellung bei leichtem Druck oder Massage, in anderen Fällen nach einer sofort durchgeführten Tränenwegsondierung. Kommt es zur Entzündung, sind antibiotische Augentropfen, ggf. systemisch Antibiotika angezeigt. Differentialdiagnostisch ist an eine Meningozele zu denken, eine Abklärung ist jedoch nur erforderlich, wenn sich die Störung nicht innerhalb einer Woche vollständig gegeben hat.

Literatur

Busse H, Hollwich F (1978) Erkrankungen der ableitenden Tränenwege und ihre Behandlung. Bücherei des Augenarztes Nr. 74. Enke, Stuttgart
Küchle HJ, Busse H (1985) Augenerkrankungen im Kindesalter. Thieme, Stuttgart New York
Nelson LB (ed) (1998) Harley's pediatric ophthalmology. Saunders, Philadelphia
Nelson LB, Calhoun JH, Menduke H (1985) Ophthalmology 92: 1187-1190
Taylor D (1997) Pediatric ophthalmology. Blackwell, Boston

244 Konjunktiva

T. Böker

Konjunktivitis

Die Konjunktiva reagiert auf eine Vielzahl von Bakterien, Viren, Allergenen, Toxinen, äußeren Reizen sowie bei systemischen Erkrankungen. Eine Konjunktivitis im Kindesalter ist häufig und kann infektiöser sowie nichtinfektiöser Natur sein.

Akute purulente Konjunktivitis. Die akute purulente Konjunktivitis ist durch eine oft generalisierte Hyperämie der Konjunktiva, ein Ödem, mukopurulente Exsudate und eine sehr variable Schmerzsymptomatik charakterisiert. Sie ist meist Folge einer bakteriellen Infektion. Die häufigsten Erreger sind Staphylokokken, Pneumokokken, Haemophilus influenza und Streptokokken. Ein Bindehautabstrich sowie eine kulturelle Differenzierung ermöglichen die Identifikation. Diese gewöhnlichen Formen der akuten purulenten Konjunktivitis sprechen meist gut auf eine lokale Gabe antibiotischer Augentropfen (4- bis 6mal/Tag) an.

Ophthalmia neonatorum. Bei der Ophthalmia neonatorum handelt es sich um die akute Konjunktivitis des Neugeborenen. Auch wenn das gesamte Erregerspektrum der bakteriellen Konjunktivitiden in Frage kommt, so müssen differentialdiagnostisch doch insbesondere die Gonokokken- und die Chlamydien-Infektionen beachtet werden.

Die Neugeborenenkonjunktivitis durch Neisseria gonorrhoeae tritt typisch am 1. bis 4. Tag post partum auf. Es zeigt sich ein massiver eitriger Ausfluß mit starkem Ödem und Hyperämie der Lider und der Bindehaut. Eine Gonokokken-Infektion kann zu Hornhautperforation und Erblindung führen. Eine schnelle Diagnose wird durch den Nachweis gramnegativer Diplokokken im Bindehautabstrich ermöglicht. Kulturen und weitere mikrobiologische Diagnoseverfahren ermöglichen die Unterscheidung der Gonokokken von anderen Neisseriaspezies. Eine systemische Behandlung mit Penicillin sowie die häufige lokale Gabe antibiotischer Augentropfen sind meist erfolgreich, jedoch muß aufgrund der Zunahme Penicillin-resistenter Gonokokken in jedem Einzelfall eine Resistenzbestimmung erfolgen. Zudem sollten strenge hygienische Grundsätze beachtet werden (Isolation der Kinder; Behandlung der Eltern), um eine Übertragung zu vermeiden.

Die Neugeborenenkonjunktivitis durch Chlamydia trachomatis (Einschlußkörperchenkonjunktivitis) ist sehr häufig. Die Infektion erfolgt durch Kontakt des Neugeborenen mit dem Erreger während der Geburt im Vaginaltrakt. Die Inkubationszeit beträgt 1 Woche und mehr. Das klinische Bild entspricht einer akuten purulenten Konjunktivitis. Die Diagnose wird durch den Nachweis intrazytoplasmatischer Einschlußkörperchen, durch Fluoreszenzantikörpertests oder durch Gewebekulturen der Erreger gestellt. Eine systemische Gabe von Erythromycin wird empfohlen, die Credé-Prophylaxe ist hier unwirksam. Es besteht ein Risiko der begleitenden systemischen Infektion und der späten Bindehautvernarbung sowie späterer Hornhautkomplikationen.

Von der infektiösen Form der Neugeborenenkonjunktivitis muß die chemisch induzierte Konjunktivitis als Folge der Credé-Prophylaxe durch Silbernitrat unterschieden werden. Sie entsteht 12–24 h nach Tropfengabe und dauert nur 24–48 h.

Virale Konjunktivitis. Die virale Konjunktivitis ist meist durch ein wäßriges Sekret charakterisiert. Oft zeigt sich eine follikuläre Schwellung der palpebralen Bindehaut. Es handelt sich hierbei um eine Ansammlung von Lymphozyten, die jedoch erst nach dem 3. Lebensmonat zu sehen ist. Adenoviren sind eine der häufigsten Ursachen und können zu einer Hornhautbeteiligung führen.

Konjunktivitiden finden sich auch typischerweise bei systemischen Virusinfekten, Masern, Röteln etc. Sie bedürfen keiner spezifischen Therapie.

Keratoconjunctivitis epidemica. Die Keratoconjunctivitis epidemica wird durch Adenoviren des Typs 8 verursacht und durch direkten Kontakt übertragen. Aufgrund der hohen Kontagiösität ist ein epidemisches Auftreten typisch. Zunächst tritt ein Fremdkörpergefühl unter den Lidern mit Jucken und Brennen auf. Schnell kommt es zu einem Ödem und zur Photophobie; große ovale Follikel bilden sich in der Bindehaut. Eine präaurikuläre Lymphadenopathie und Pseudomembranen auf der Bindehaut sind häufig. Eine passagere Sehschärfenminderung ist oft Folge von subepithelialen Infiltraten der Hornhaut. Nur selten ist diese Sehminderung permanent. Kinder zeigen seltener als Erwachsene diese Hornhautkomplikationen, leiden jedoch öfter an einer begleitenden Infektion der oberen Luftwege.

Membranöse und pseudomembranöse Konjunktivitis. Membranöse und pseudomembranöse Konjunktivitiden treten bei einer Vielzahl von Krankheiten auf. Bei Diphtherie findet man die klassische membranöse Konjunktivitis. Ein fibrinreiches Exsudat lagert sich der Bindehaut auf und dringt in das Epithel ein. Die so gebildete Membran läßt sich nur mühsam entfernen und hinterläßt ein offene, blutende Oberfläche. Bei der pseudomembranösen Konjunktivitis läßt sich das auf der Oberfläche liegende fibrinreiche Exsudat leicht entfernen, ohne Schäden zu hinterlassen. Diese Form findet sich bei vielen bakteriellen und viralen Infektionen. Auch bei der vernalen Konjunktivitis und dem Stevens-Johnson-Syndrom kann sie vorkommen.

Allergische Konjunktivitis. Die allergische Konjunktivitis ist mit starkem Juckreiz, Tränenfluß und Schwellung der Bindehaut verbunden. Sie tritt zu bevorzugten Jahreszeiten auf. Kalte Umschläge und abschwellende Augentropfen lindern die Symptome. Cromoglicinsäurederivate und lokale Steroide sollten unter ophthalmologischer Kontrolle verordnet werden.

Vernale Konjunktivitis. Die vernale Konjunktivitis (Frühjahrskatarrh) manifestiert sich im präpubertären Alter und kann über viele Jahre rezidivieren. Oft findet man eine Atopie, der genaue Pathomechanismus ist noch nicht ganz geklärt. Extremer Juckreiz und Tränenfluß sind typische Symptome. Große, abgeflachte, pflastersteinartige, papilläre Veränderungen der palpebralen Bindehaut sind charakteristisch. Ein fädiges Exsudat und milchige Pseudomembranen treten oft auf. An der Bindehaut des Limbus können kleine Schwellungen auftreten. Der Bindehautabstrich zeigt massenhaft Eosinophile. Lokale Steroide und kalte Umschläge mildern die Symptome. Cromoglicinsäure kann den Verlauf mildern.

Chemisch induzierte Konjunktivitis. Die chemisch induzierte Konjunktivitis tritt bei Kontakt der Bindehaut mit entsprechenden Chemikalien auf. Laugen dringen in das Gewebe ein und schädigen aufgrund der so verlängerten Kontaktzeit über Stunden bis Tage. Säuren führen direkt zu einer Denaturierung der Proteine. In beiden Fällen ist eine sofortige, ausgiebige und gründliche Spülung nach Gabe von anästhesierenden Augentropfen notwendig. Insbesondere bei Laugen besteht dennoch die Gefahr der dauerhaften Gewebsschädigung bis hin zum Verlust des Auges.

Andere Bindehautveränderungen

Hyposphagma. Das Hyposphagma ist eine subkonjunktivale Blutung, die sich als hell- bis dunkelrotes Areal in der bulbären Bindehaut zeigt. Verletzungen, Entzündungen oder auch Krankheiten des hämatopoetischen Systems können die Ursache sein.

Pinguekula. Die Pinguekula ist eine gelblich-weiße, gering prominente Läsion der bulbären Bindehaut, typischerweise im Bereich der Lidspalte. Es handelt sich um eine elastische und hyaline Degeneration der Bindehaut. Eine Therapie ist, abgesehen von einer kosmetischen Indikation, nicht notwendig.

Pterygium. Das Pterygium (Flügelfell) ist eine flächige, meist dreieckige Bindehautveränderung, typischerweise im nasalen Lidspaltenbereich, die auf die Kornea vorwächst. Die Histologie ähnelt der der Pinguekula. Chronische Irritation durch UV-Strahlen, Wind und Staub werden in der Pathogenese diskutiert. Eine chirurgische Entfernung wird bei Bedrohung der optischen Achse oder bei Astigmatismusinduktion notwendig.

Phlyktänuläre Keratokonjunktivitis. Zur phlyktänulären Keratokonjunktivitis s. Kap. 245.

Dermoidzysten und Dermolipoide. Dermoidzysten und Dermolipoide sind ähnlich aussehende, gutartige Läsionen. Es handelt sich um gelblich-weiße bis fleischfarbene, glatte, runde bis ovale Tumoren, die meist im oberen äußeren Quadranten in der Nähe des Limbus zu finden sind. Das Dermolipoid enthält Fett und Bindegewebe, die Dermoidzyste zusätzlich Drüsengewebe sowie Haare und Haarfollikel. Eine chirurgische Exzision ist möglich.

Bindehautnaevi. Bindehautnaevi sind kleine, gering prominente, lachsfarbene bis bräunliche, meist gutartige Läsionen. Aufgrund einer möglichen Entartung muß eine regelmäßige Kontrolle erfolgen.

Symblepharon. Das Symblepharon ist eine narbige Verwachsung zwischen palpebraler und bulbärer Bindehaut, meist im Bereich des Unterlides. Es kann Folge von Verletzungen, hier insbesondere Verätzungen oder Verbrennungen, Operationen oder Infektionen sein. Bei einer Motilitätseinschränkung des Bulbus können Doppelbilder auftreten. Eine chirurgische Trennung der Verwachsung mit Separation der Schnittränder bis zum Abheilen ist meist erfolgreich. Selten kann eine Schleimhautverpflanzung (Bindehaut des Partnerauges oder Mundschleimhaut) erforderlich sein.

Literatur

Brook I (1980) Anaerobic and aerobic bacterial flora of acute conjunctivitis in children. Arch Ophthalmol 98: 833

Doraiswamy B, Hammerschlag MR, Pringle GF et al. (1983) Ophthalmia neonatorum caused by β-lactamase-producing Neisseria gonorrhoeae. JAMA 12: 790

Gigliotti F, Williams WT, Hayden FG et al. (1981) Etiology of acute conjunctivitis in children. J Pediatr 98: 531

Knopf HLS, Hierholzer JC (1975) Clinical and immunologic responses in patients with viral keratoconjunctivitis. Am J Ophthalmol 80: 661

Stenson S, Newman R, Fedukowicz H (1981) Conjunctivitis in the newborn: observations on incidence, cause and prophylaxis. Ann Ophthalmol 13: 329

245 Hornhaut

T. Böker

Megalokornea. Bei der Megalokornea handelt es sich um eine angeborene, familiär gehäuft auftretende Anomalie mit einem Hornhautdurchmesser von mehr als 13 mm. Andere Entwicklungsstörungen können vergesellschaftet sein. Die Veränderung schreitet nicht fort, eine oft begleitende hohe Fehlsichtigkeit muß ausgeglichen werden. Nimmt der Hornhautdurchmesser zu oder treten zusätzlich Photophobie, Tränenfluß oder Trübungen der Hornhaut auf, so ist eine unverzügliche ophthalmologische Untersuchung zum Ausschluß eines angeborenen Glaukoms notwendig.

Mikrokornea. Die Mikrokornea beschreibt einen zu kleinen Hornhautdurchmesser bei sonst weitgehend normalem Augapfel. Diese Veränderung tritt familiär gehäuft auf, meist mit dominantem Vererbungsmodus. Häufiger findet sich eine zu kleine Hornhaut bei einem fehlentwickelten Auge oder einem Mikrophthalmus. Begleitende Augenveränderungen sind Kolobome, Mikrophakie, angeborene Katarakt, persistierender hyperplastischer primärer Glaskörper (PHPV) und Glaukom.

Keratokonus. Beim Keratokonus handelt es sich um eine spitzkegelige, irreguläre Verkrümmung der zentralen oder parazentralen Hornhaut. Der Keratokonus tritt meist während der Adoleszenz auf und findet sich gehäuft bei Down-Syndrom oder Atopie. Die Ätiologie ist ungeklärt. Die Sehschärfe ist infolge des hohen, irregulären Astigmatismus vermindert, kann jedoch bei mäßigen Formen noch mittels harter Kontaktlinsen verbessert werden. In fortgeschrittenen Stadien ist eine Hornhauttransplantation erforderlich.

Keratoglobus. Vom Keratokonus läßt sich der Keratoglobus, eine meist schon bei oder kurz nach der Geburt vorhandene kugelige Vorwölbung der Hornhaut, unterscheiden. Beide Veränderungen können mit anderen Entwicklungsstörungen, z.B. blauen Skleren, Schwerhörigkeit, Zahnanomalien und überstreckbaren Gelenken vergesellschaftet sein.

Sklerokornea. Bei der Sklerokornea ist bei Geburt die Hornhaut ganz oder teilweise weiß getrübt. Diese Veränderung kann sporadisch oder familiär gehäuft auftreten und von anderen Entwicklungsstörungen oder Chromosomenanomalien begleitet sein. Bei kompletter Hornhauttrübung kann, um eine Sehentwicklung zu ermöglichen, frühzeitig eine Hornhauttransplantation trotz reduzierter Prognose notwendig sein.

Keratitis dendritica. Die Keratitis dendritica mit ihren typischen, sich bäumchenartig verzweigenden, mit Fluorescein anfärbbaren Epithelläsionen ist typisch für eine Herpes-simplex-Infektion der Hornhaut. Im akuten Stadium finden sich Schmerzen, Lichtscheu, Tränenfluß, Blepharospasmus und konjunktivale Injektionen. Eine lokale Therapie mit Aciclovir-Augensalbe sowie gelegentlicher Zykloplegie mit Atropin-Augentropfen ist erforderlich. Rezidive und eine Beteiligung des tiefen Stromas können zu bleibenden Narben führen. Steroide sind in der akuten Phase kontraindiziert. Daher ist die undifferenzierte Gabe von Kombinationspräparaten aus Antibiotikum und Steroid bei rotem Auge zu vermeiden, wenn nicht eine Herpesinfektion ausgeschlossen werden konnte.

Neugeborene, deren Mütter eine Herpes-simplex-Infektion haben, sollten sorgfältigst hinsichtlich einer Augenaffektion untersucht werden.

Hornhautulzera. Hornhautulzera zeigen sich mit umschriebener oder generalisierter Hornhauttrübung, Hyperämie, Lidödem, Schmerzen, Photophobie, Epiphora und Blepharospasmus. Eine Sedimentation von Eiter in der Vorderkammer wird als Hypopyon bezeichnet.

Hornhautulzera müssen umgehend behandelt werden. Meist entstehen sie durch eine superinfizierte Verletzung. Verschiedenste Erreger – Bakterien, Pilze und Amöben – müssen nach Materialgewinnung durch Hornhautscraping identifiziert werden. Pseudomonas aeruginosa kann schnell das Hornhautstroma zerstören und zur Perforation führen. Ebenso aggressiv ist Neisseria gonorrhoeae. Schmerzarme oder sogar schmerzlose Ulzera finden sich bei Akanthamöben- und Pilzinfektionen. Nach Isolierung des verursachenden Erregers muß durch eine Resistenzbestimmung die intensive lokale Therapie optimiert werden. Eine systemische Therapie kann in vielen Fällen sinnvoll sein.

Ein Ulkus bei unklarer Anamnese im Kindes- und Kleinkindesalter sollte den Verdacht auf ein trophisches Ulkus bei Störung der sensiblen Versorgung, wie bei Riley-Day- oder Goldenhar-Gorlin-Syndrom, oder auf eine Stoffwechselkrankheit, z.B. die Tyrosinämie, lenken.

Phlyktänen. Phlyktänen sind kleine, gelbliche, gering prominente Läsionen am Limbus, die bis auf die Hornhaut fortschreiten können. Zentral der Läsion zeigt sich oft ein kleines Ulkus, das im Abheilen eine Gefäßeinsprossung nach sich zieht. Eine phlyktänuläre Keratokonjunktivitis wurde früher als Hypersensitivitätsreaktion auf Tuberkulinproteine interpretiert, der eigentliche Pathomechanismus ist jedoch nicht bekannt. Auch Staphylokokken-Infektionen können von Phlyktänen begleitet sein. Ein Abheilen kann durch Gabe von lokalen Steroiden erreicht werden. Gelegentlich verbleiben ein peripherer Pannus und Narben.

Interstitielle Keratitis. Die interstitielle Keratitis beschreibt eine Entzündung des Hornhautstromas. Sie ist eine typische späte Komplikation der angeborenen Syphilis. Die tiefe Entzündung verursacht Schmerzen, Photophobie, Tränenfluß, ziliare Injektionen und eine hauchige Hornhauttrübung. Hornhautvaskularisationen und Narben bleiben oft als Zeichen der Krankheit.

Cogan-Syndrom I. Das Cogan-Syndrom I ist eine nichtluetische interstitielle Keratitis mit Schwerhörigkeit und Störungen des Vestibularsystems. Schwerhörigkeit und Hornhautentzündung sprechen meist auf Steroidgabe an.

In seltenen Fällen ist eine interstitielle Keratitis durch andere Infektionen wie Tuberkulose oder Lepra bedingt.

Peters-Anomalie. Bei der Peters-Anomalie können durch eine Entwicklungsstörung des vorderen Augenabschnitts Hornhaut, Kammerwinkel und Iris verändert sein. Die Krankheit wird häufig auch als „mesodermale Dysgenesie“ und „anterior chamber cleavage syndrome“ bezeichnet. Bei der Peters-Anomalie findet sich eine meist beidseits ausgebildete kongenitale zentrale Hornhauttrübung (Leukom) mit entsprechenden Defekten des hinteren kornealen Stromas, der Descemet-Membran und des Endothels, oft mit iridokornealer oder lentikokornealer Adhäsion. Zum Spektrum der mesodermalen Dysgenesien gehören Veränderungen der peripheren Hornhaut, des Kammerwinkels mit nach anterior verlagerter, prominenter Schwalbe-Linie, die Axenfeld-Anomalie mit ihren feinzipfligen Synechien zur nach anterior verlagerten Schwalbe-Linie oder die Rieger-Anomalie. Glaukom und Linsenveränderungen können begleitend auftreten.

Hornhautveränderungen bei Systemerkrankungen. Verschiedene Stoffwechselkrankheiten können typische Hornhautveränderungen schon im Kindesalter verursachen. Bei der Zystinose finden sich polychromatisch brechende Kristalle in der gesamten Hornhaut. Hornhauttrübungen durch Einlagerungen können bei bestimmten Formen der Mukopolysaccharidose auftreten. Auch bei der generalisierten Form der Gangliosidose kommt es zu Hornhauteinlagerungen. Beim Morbus Fabry finden sich wirbelförmig angeordnete feine Einlagerungen, die sog. „Cornea verticillata“, die zur Identifizierung von Merkmalsträgern genutzt werden kann. Wie aufgesprüht erscheinende Trübungen können beim Bloch-Sulzberger-Syndrom gesehen werden. Beim Morbus Wilson ist der Kayser-Fleischer-Ring pathognomonisch – ein goldbrauner Ring in der peripheren Hornhaut als Folge von Veränderungen der Descemet-Membran. Hornhautveränderungen können bei autoimmunem Hypoparathyroidismus beobachtet werden, eine Bandkeratopathie kann bei Hyperkalzämie auftreten. Zur vorübergehenden Keratitis kann es bei Masern oder Röteln kommen.

Literatur

Beauchamp GR, Gillette TE, Friendly DS (1981) Phlyctenular keratoconjunctivitis. J Pediatr Ophthalmol Strabismus 18: 22

Biglan AW, Brown SI, Johnson BL (1977) Keratoglobus and blue sclera. Am J Ophthalmol 83: 225

Cobo LM, Haynes BF (1984) Early corneal findings in Cogan's syndrome. Ophthalmology 91: 903

Elliott JH, Feman SS, O'Day DM et al.(1985) Hereditary sclerocornea. Arch Ophthalmol 103: 676

Hutchison DS, Smith RE, Haughton PB (1975) Congenital herpetic keratitis. Arch Ophthalmol 93: 70

Kraft SP, Judisch GF, Grayson DM (1984) Megalocornea: a clinical and echographic study of an autosomal dominant pedigree. J Pediatr Ophthalmol Strabismus 21: 190

Traboulsi EI, Maumenee IH (1992) Peters' anomaly and associated congenital malformations. Arch Ophthalmol 110: 1739

Waring GO, Rodriques MM, Laibson PR (1975) Anterior chamber cleavage syndrome. A stepladder classification. Surv Ophthalmol 20: 3

246 Linse

T. Böker

Katarakt. Alle Trübungen der Linse werden trotz unterschiedlicher Ätiologie, Morphologie oder Beeinträchtigung des Sehvermögens als Katarakt bezeichnet.

Störungen in der frühen Linsenentwicklung können zu verschiedensten Formen der Linsentrübung führen. Kleine, punktförmige Trübungen oder kleine, weißliche Plaques an der Linsenkapsel oder in den angrenzenden Linsenarealen sind häufig. Derartige Trübungen am hinteren Linsenpol treten oft mit persistierenden Anteilen des primären Glaskörpers auf, während Trübungen der vorderen Linsenkapsel oft mit einer Persistenz von Anteilen der Pupillarmembran verbunden sind. Diese Veränderungen sind in der Regel stationär und beeinträchtigen das Sehvermögen kaum.

Von kapsulären oder kapsulolentikulären Trübungen müssen Trübungen des embryonalen Kerns oder der unmittelbar angrenzenden Lamellen unterschieden werden. Eine morphologisch-ätiologische Zuordnung ist nicht möglich. Hereditäre Formen sind meist dominant, seltener rezessiv oder X-chromosomal vererbt. Eine Untersuchung von Familienmitgliedern ermöglicht gelegentlich eine Zuordnung. Intrauterine Infektionen, in absteigender Häufigkeit Röteln, Syphilis oder Toxoplasmose, können ebenfalls zu Katarakten führen. Bei der Rötelnembryopathie ist der Linsenkern perlenartig weiß getrübt, die Linsenrinde ist klar. Mikrophthalmus, Irishypoplasie, Synechien, Glaukom, „Pfeffer-und-Salz-Fundus“ sowie Optikusatrophien können auftreten.

Oft sind kongenitale Katarakte jedoch nur ein Teil im Spektrum eines komplexen Mißbildungssyndroms. So treten z.B. beim Lowe-Syndrom Katarakt und Glaukom in Begleitung von geistiger Retardierung, Hypotonie, renaler tubulärer Dysfunktion und Aminoacidurie auf. Bei dieser X-chromosomal erblichen Krankheit haben betroffene männliche Kinder oft schon bei Geburt dicht weiß getrübte Linsen. Weibliche Trägerinnen zeigen nur feine, punktförmige Trübungen der Rinde.

Stoffwechselkrankheiten müssen bei allen angeborenen oder im frühen Kindesalter auftretenden beidseitigen Katarakten ausgeschlossen werden. Bei der Galaktosämie können die charakteristischen öltropfenförmigen Trübungen der Rinde innerhalb der ersten Wochen entstehen. Bei hypokalzämischer Tetanie kann sich eine zonuläre Katarakt entwickeln, bei der sich getrübte Lamellen mit klaren abwechseln können. Bei Diabetes mellitus kann die klassische Schneeflockenkatarakt der subkapsulären Rinde rasch entstehen, oft sind davor drastische Refraktionsveränderungen zu bemerken. Bei Morbus Wilson kann sich eine sog. Sonnenblumenkatarakt entwickeln.

Medikamente und Toxine können ebenfalls zur Kataraktentstehung führen. Die hintere subkapsuläre Trübung nach langdauernder Kortisontherapie ist leicht im Rahmen einer augenärztlichen Untersuchung zu identifizieren; daher sind solche Untersuchungen, auch wegen der Gefahr der Augeninnendrucksteigerung, regelmäßig anzuraten.

Jedes Trauma, stumpf, perforierend oder auch durch Strahlung, kann zur Linsentrübung führen.

Linsentrübungen können auch als Folge anderer Augenkrankheiten auftreten, z.B. bei retrolentaler Fibroplasie, Netzhautablösung, Retinitis pigmentosa oder Uveitis.

Die Indikation zur Therapie einer Katarakt ist von der Beeinträchtigung des Sehvermögens abhängig. Die getrübte Linse muß entfernt werden, um eine freie optische Achse zu erzielen. Die Brechkraft des Auges muß bei Aphakie (Linsenlosigkeit) durch Brille, Kontaktlinse oder implantierte Intraokularlinse ausgeglichen werden. Da aufgrund des Augapfelwachstums in den ersten Lebensjahren eine zu implantierende Linse nur sehr ungenau vorausberechnet werden kann, ist einer Brille oder Kontaktlinse der Vorzug zu geben. Zusätzlich muß mittels Okklusion eine mögliche sensorische Deprivationsamblyopie behandelt werden.

Die Behandlungsstrategie sollte gemeinsam von Kinderarzt, Augenarzt und Familie abgesprochen und hinsichtlich der Amblyopieprophylaxe möglichst streng eingehalten werden.

Ektopia lentis. Dislokationen oder Subluxationen der Linse treten bei Kindern nach Trauma, bei Marfan-Syndrom, Marchesani-Syndrom und Homozystinurie auf. Verlagerungen sind ebenfalls bei Aniridie, Sulfitoxidasemangel, Hyperlysinämie und Ehlers-Danlos-Syndrom beschrieben. Ektopia lentis kann auch solitär als dominant vererbte Veränderung oder im Zusammenhang mit Ektopia pupillae rezessiv vererbt auftreten. Eine Iridodonesis, das Schlottern der Iris, ist das äußere Zeichen der fehlenden Irisunterstützung aufgrund der verlagerten Linse. Die auftretenden Refraktionsveränderungen können oft durch Brille oder Kontaktlinse ausgeglichen werden. In seltenen Fällen ist eine Linsenentfernung notwendig. Begleitende okuläre Komplikationen sind Glaukom und Netzhautablösung.

Literatur

Chrousos GA, Parks NO, O'Neill JF (1984) Incidence of chronic glaucoma, retinal detachment and secondary membrane surgery in pediatric aphakic patients. Ophthalmology 91: 1238

Cross HE, Jensen AD (1973) Ocular manifestations in the Marfan syndrome and homocystinuria. Am J Ophthalmol 75: 405

Jensen AD, Cross HE, Paton D (1975) Ocular complications in the Weill-Marchesani syndrome. Am J Ophthalmol 77: 261

Keech RV, Tongue AC, Scott WE (1989) Complications after surgery for congenital and infantile cataracts. Am J Ophthalmol 108: 136

Lambert SR, Drack AV (1996) Infantile cataracts. Surv Ophthalmol 40: 427

Lloyd IC, Goss Sampson M, Jeffrey BG, Kriss A, Russell Eggitt I, Taylor D (1992) Neonatal cataract: aetiology, pathogenesis and management. Eye 6: 184

Maumenee IH (1979) Classification of hereditary cataracts in children by linkage analysis. Ophthalmology 86: 1554

Rosenbaum AL, Masket S (1995) Intraocular lens implantation in children. Am J Ophthalmol 120: 105

247 Iris und Pupille

E. Schulz

Fehlbildungen

Kolobome der Iris und Aniridie. Angeborene Kolobome sind in der Regel nach nasal unten gelegen und beruhen auf einem Defektverschluß der primären Augenbecherspalte. Das Ausmaß kann variabel sein von kleinem Substanzdefekt im Pupillarbereich bis zu einem Defekt, der die Irisbasis erreicht. Oft ist gleichzeitig ein Netzaderhautkolobom vorhanden, in Einzelfällen besteht eine Assoziation mit Chromosomendefekten (Trisomie 13 und 18). Isolierte Iriskolobome sind meist dominant erblich, ähnlich wie die Aniridie. Bei der Aniridie, dem fast vollständigen Fehlen der Iris, ist gelegentlich noch ein schmaler Irissaum vorhanden. Assoziiert mit einer Aniridie ist eine Makulahypoplasie. Daraus resultieren verminderte Sehschärfe und Nystagmus. Glaukom- und Kataraktentwicklungen sind nicht selten. Die Fehlbildung ist dominant erblich. Sporadisches Auftreten erfordert Ausschluß eines Wilms-Tumors.

Dyskorie und Korektopie. Dyskorie und Korektopie sind Abnormitäten der Form oder Position der Pupille. Es gibt sie beim Rieger-Syndrom, einer dysgenetischen, oft mit sekundärem Glaukom verbundenen Defektbildung. Erworben sind sie traumatisch bedingt, indirekt durch einen Abriß im Pupillarraum, direkt bei Perforation durch Prolaps und Verziehung, postentzündlich durch Verwachsungen des Pupillarsaums mit der Iris.

Heterochromie. Heterochromie bedeutet abweichende Färbung der Iris eines Auges. Häufig ist die hellere Iris die pathologische. Die Heterochromie kommt vor als autosomal-dominant erbliche Krankheit (hierbei Glaukomentwicklung möglich) und beim Horner-Syndrom im frühen Kindesalter.

Pigmentveränderungen. Pigmentveränderungen des Irisstromas können einer Heterochromie ähnlich sein. Sie finden sich bei der benignen Melanozytose und sind abzugrenzen von melanozytären Nävi der Iris (Fotodokumentation zur Verlaufskontrolle, da Entartung möglich).

Sekundäre Pigmentveränderungen sind nach hämorrhagischem Trauma, Iridozyklitiden und nach intraokularen Eingriffen möglich.

Tumoren und Fehlbildungen. Irisknötchen unterschiedlicher Größe und Pigmentierungen sind typisch für die Neurofibromatose 1. Brushfield-Flecken, typisch beim Down-

Syndrom, sind immer unpigmentiert und limbusparallel auf der peripheren Iris gelegen. Selten ist das juvenile Xantogranulom, ein aber für Kindheit und Jugend typischer Iristumor. Er äußert sich häufig durch eine spontane Blutung in die Vorderkammer.

Persistierende Pupillarmembran. Eine persistierende Pupillarmembran ist eine typische Hemmungsmißbildung, die mit der Iriskrause zusammenhängt. Feinere Ausprägungsformen bestehen lediglich aus Fäden, die mikroskopisch sichtbar sind, größere Fehlbildungen aus Membranen, die mit einem vorderen Polstar der Linse zusammenhängen. Letztere bedürfen einer frühen Funktionsüberprüfung und augenärztlicher pleoptischer Begleitung. Eine ausreichend große Pupillaröffnung im Sehachsenbereich sollte gewährleistet sein. Eine frühzeitige Exzision, die in der Regel die Linse mitbetrifft, ist meist nicht erforderlich.

Anomalien der Pupille

Anisokorie. Die Anisokorie ist eine Ungleichheit der Pupillenweite. Lokale Ursachen wie Sphinktereinrisse, Synechien und Irisatrophien sollten ausgeschlossen sein, ebenso pharmakologische Einflüsse. Eine geringe Anisokorie von ca. 1 mm Differenz kann physiologisch sein. Dabei reagieren beide Pupillen prompt, und die Lichtreaktion ist unauffällig.

Horner-Syndrom. Die pathologische Pupille ist die engere aufgrund einer Sympatikusstörung. Beide Pupillen reagieren auf Licht. Assoziierte Ptosis und Enophthalmus sind meist gering und imponieren als Gesichtsasymmetrien. Diagnostisch beweisend ist der Kokaintest mit 5 %igem Kokain (bei Säuglingen 2 %ig): je 1 Trpf. wird in den Bindehautsack beider Augen gegeben, die Pupille der betroffenen Seite zeigt nach 20–40 min kaum eine Erweiterung. Kokain läßt keine Lokalisation innerhalb des Sympatikusverlaufs zu. Mit Pholedrin-Augentropfen werden gezielt Läsionen im 3. Neuron zwischen Ganglion cervicale und Auge nachgewiesen.

Pupillotonie. Bei Pupillotonie reagiert die Pupille sehr langsam sowohl für die Licht- als auch für die Konvergenzreaktion. Ebenso langsam erfolgt eine Erweiterung. Bei einseitiger Ausprägung ist die pathologische Pupille je nach Ausgangssituation enger oder weiter. Die betroffene Seite reagiert überempfindlich und kontrahiert sich auf gering konzentriertes (0,1 %iges) Pilocarpin in den Bindehautsack. Die normale Pupille wird davon nicht beeinflußt. Eine Pupillotonie findet sich nach Entzündungen des Ganglion ciliare, bei Adie-Syndrom und bei der familiären Dysautonomie.

Efferente Pupillenstörung. Eine einseitig weite, nicht reagible Pupille beim gesunden Kind ist verdächtig auf pharmakologische Kontamination mit z.B. Atropin. Eine innere Okulomotoriusparese ist differentialdiagnostisch zu erwägen. Die pharmakologische Reaktion auf 0,5–1,0 %iges Pilocarpin ist bei letzterer erhalten. Der Test sollte nur in Ausnahmefällen angewandt werden, keinesfalls bei Patienten mit Verdacht auf akuten intrakraniellen Prozeß, da hiermit die Pupillenreaktion als wichtiger Indikator längerfristig nicht mehr zur Verfügung steht.

Leukokorie. Die Leukokorie beschreibt einen unnatürlich hellen Weißreflex der Pupille im regredienten Licht. Ursache sind Trübungen in Linse und Glaskörper bis hin zu organisierten Massen im Glaskörper, z.B. nach Blutungen, bei exsudativer Retinopathie, im fortgeschrittenen Narbenstadium der Frühgeborenenretinopathie und beim Retinoblastom. Ein heller Fundusreflex ist aber auch bei ausgeprägtem Netzhautaderhautkolobom, großen atrophischen chorioretinalen Narben und ausgeprägten markhaltigen Nervenfasern möglich.

Literatur

Huber A, Kömpf D (1998) Klinische Neuroophthalmologie. Thieme, Stuttgart

Kommerell G (1995) Störungen der Pupillenmotorik. In: Kaufmann H (Hrsg) Strabismus. Enke, Stuttgart

Naumann GOH (1997) Pathologie des Auges, Bd 2. Springer, Berlin Heidelberg New York Tokyo

Wilhelm H (1991) Pupillenreaktionen – Pupillenstörungen. Kohlhammer, Stuttgart

248 Uvea

T. Böker

Uveitis

Die Uvea, die innere Gefäßschicht des Auges, bestehend aus Iris, Ziliarkörper und Chorioidea (Aderhaut), kann bei einer Vielzahl von entzündlichen Erkrankungen lokaler oder systemischer, infektiöser und nichtinfektiöser Natur oder als Reaktion auf äußere Noxen und Traumen entzündlich mitbeteiligt sein. Die *Uveitis* kann jeden Teil der Uvea separat (Iritis, Zyklitis, Chorioretinitis) oder alle Teile gemeinsam betreffen.

Die Behandlung der verschiedenen Formen der Uveitis richtet sich nach ihrer Ätiologie. Ist die Ursache identifiziert, so kann eine gezielte Therapie eingeleitet werden. Ziel einer jeden Therapie ist das Minimieren der entzündungsbedingten Gewebsschädigung durch lokale und systemische Kortisongabe. Zykloplegie durch Atropin-Tropfen oder -Salben hilft ebenfalls die Entzündung zu mindern und Verklebungen (Synechien) zwischen Iris und Linse zu verhindern.

Iritis, Iridozyklitis und Pars planitis. Eine Iritis kann allein oder in Verbindung mit dem Ziliarkörper als Iridozyklitis oder als Pars planitis auftreten. Schmerz, Photophobie und Tränenfluß sind die charakteristischen Symptome der akuten anterioren Uveitis. Eine solche Uveitis kann jedoch auch stumm, d.h. langsam schleichend, anfänglich ohne nennenswerte Symptome beginnen. Zeichen einer anterioren Uveitis sind konjunktivale Hyperämie als ziliare Injektion, Zellen, Eiweiß- und Fibrinausschwitzungen in der Vorderkammer, entzündliche Ablagerungen am Endothel (Präzipitate), vermehrte Blutfülle der Irisgefäße und selten Gefäßneubildungen auf der Iris. Bei chronischen Verlaufsformen kann eine Bandkeratopathie, eine Katarakt und eine entsprechende Sehschärfenminderung entstehen. In der Mehrzahl der Fälle läßt sich die Ätiologie der anterioren Uveitis nicht klären. Ausgeschlossen werden müssen Krankheiten des rheumatischen Formenkreises, die Sarkoidose oder andere Entzündungsherde. Eine herpetische Keratitis, ein bakterielles oder pilzbedingtes Hornhautulkus oder der Zustand nach einer Verletzung sind weitere mögliche Ursachen.

Chorioiditis und Chorioretinitis. Eine Chorioiditis, die Entzündung des hinteren Anteils der Uvea, betrifft oft auch die darüberliegende Netzhaut. Ist die Netzhaut eindeutig beteiligt, so spricht man von einer Chorioretinitis. Die häufigeren Ursachen sind Toxoplasmose, Histoplasmose, Zyto-megalievirusretinitis, Sarkoidose, Syphilis, Tuberkulose und Toxocariasis. Je nach zugrundeliegendem Mechanismus können die Entzündungszeichen fokal oder diffus sein. Oft finden sich auch im darüberliegenden Glaskörper Entzündungszellen. Nach Abheilen bleiben meist atrophische chorioretinale, von Pigment umgebene Narben zurück, die je nach Lokalisation zu einer Sehschärfeminderung führen können. Sekundärkomplikationen sind Katarakt, Netzhautablösungen, Glaukom oder Phthisis.

Panophthalmitis. Bei einer Panophthalmitis sind alle Schichten des Auges betroffen. Meist liegt eine schwerwiegende Infektion, oft nach Perforation, seltener bei Septikämie vor. Starke Schmerzen, ausgeprägte Rötung und Schwellung des Auges sowie des umgebenden Gewebes sowie eine ausgeprägte Sehschärfenminderung sind typische Symptome. Trotz schneller und massiver antibiotischer Therapie mit intraokularer Gabe von Antibiotika nach Vitrektomie und Vorderkammerspülung können diese Augen oft nicht gerettet werden. Eine Enukleation kann notwendig werden.

Sympathische Ophthalmie. Eine sympathische Ophthalmie ist eine seltene, immunologisch induzierte Entzündung, die beide Augen nach Perforation eines Auges betrifft. Sie kann Wochen, Monate oder sogar Jahre nach der Verletzung auftreten. Eine sofortige hochdosierte systemische Kortisontherapie ist erforderlich, dennoch kann es zur Erblindung beider Augen kommen.

Literatur

Contreras F, Pereda J (1978) Congenital syphilis of the eye with lens involvement. Arch Ophthalmol 96: 1052

Kanski JJ (1977) Anterior uveitis in juvenile rheumatoid arthritis. Arch Ophthalmol 96: 1794

Lou P, Kazdan L, Basu PK (1978) Ocular toxoplasmosis in three consecutive siblings. Arch Ophthalmol 96: 613

Maldey TA, Azar A (1978) Sympathetic ophthalmia: a long-term followup. Arch Ophthalmol 96: 257

Molk R (1983) Ocular toxocariasis: a review of the literature. Ann Ophthalmol 15: 216

Stern GA, Romano PE (1978) Congenital ocular toxoplasmosis: possible occurrence in siblings. Arch Ophthalmol 96: 615

Uusitalo RJ, Uusitalo H, Mahlberg K (1991) Anterior uveitis in children. An analysis of 75 cases with special reference to retinal anti-S antibodies. Graefes Arch Clin Exp Ophthalmol 229: 1

249 Netzhaut und Glaskörper

T. Böker

Frühgeborenenretinopathie

Die Frühgeborenenretinopathie (retrolentale Fibroplasie; „retinopathy of prematurity", ROP) resultiert aus der Unreife der sich entwickelnden retinalen Gefäße und einer pathologischen Störung der vasoformativen Faktoren. Sie tritt vorrangig bei Frühgeborenen mit sehr niedrigem Geburtsgewicht auf, die auf zusätzliche Sauerstoffgabe in der frühen Phase angewiesen waren. Die klinischen Veränderungen variieren von geringen Veränderungen der peripheren Netzhaut über schwere Verläufe mit progressiven Neovaskularisationen, Vernarbungen bis hin zur Erblindung infolge einer kompletten Netzhautabhebung. Der Begriff „Frühgeborenenretinopathie" bezeichnet mit Stadienangabe alle Formen der Retinopathie, während der ältere Begriff „retrolentale Fibroplasie" lediglich das fortgeschrittene Stadium V beschreibt.

Pathogenese. Die Angiogenese der retinalen Gefäße verläuft normalerweise vom Sehnervenkopf zur Peripherie. Man kann bei der Gefäßentstehung 2 Zonen differenzieren. Eine Vorhut aus meridional ausgerichteten spindelförmigen Zellen mesenchymalen Ursprungs erscheint ca. in der 16. Gestationswoche am Sehnervenkopf und breitet sich in der Netzhaut zur Peripherie hin aus. Sie erreicht die nasale Ora serrata in der 36. Woche, die temporale Ora serrata in der 40. Woche. Bei Frühgeborenen kann die periphere Netzhaut also noch inkomplett vaskularisiert sein. Verschiedene Faktoren können dann zur Entstehung einer Retinopathie führen.

Die erste pathologische Veränderung scheint eine Aktivierung der mesenchymalen Spindelzellen zu sein, die durch zu hohen Sauerstoffpartialdruck im Gewebe gefördert wird. Die zunehmende Verbindung der Zellen beeinträchtigt die weitere Vaskularisation der Netzhaut, führt zur Ischämie und ggf. zu extraretinalen und intravitrealen Gefäßneubildungen.

Klinische Symptome. Es werden 5 Stadien der ROP unterschieden. Stadium I zeigt eine klar abgegrenzte, flache, weißliche, im Niveau der Netzhaut liegende Demarkationslinie, die die zentrale vaskularisierte von der peripheren avaskulären Netzhaut trennt. Stadium II ist durch eine prominente Leiste charakterisiert, da die Demarkationslinie an Ausdehnung und Volumen zugenommen hat. Sie verläßt dabei die Ebene der Netzhaut. Die Leiste kann weißlich bis lachsfarben erscheinen. Gefäße verlassen die Ebene der Netzhaut, um in die Leiste einzudringen. Stadium III ist über das zusätzliche Auftreten extraretinaler fibrovaskulärer Proliferationen definiert. In Stadium IV tritt zusätzlich eine Netzhautablösung auf, die sowohl exsudativer als auch traktiver Natur sein kann.

Während der aktiven Phase der Krankheit können sog. Plus-Zeichen wie zunehmende Dilatation der Gefäße mit Tortuositas vasorum, vermehrte Füllung der Irisgefäße, Rigidität der Pupille und Glaskörpertrübungen sowie Blutung auftreten.

In den meisten Fällen kommt es bis zum Stadium III zu einer spontanen Restitutio ad integrum. In seltenen Fällen kann eine zunehmende Vernarbung zu Schäden führen. Viele charakteristische Veränderungen der ROP – z.B. die temporale Verziehung der Gefäße und der Makula, Netzhautfalten, eine Netzhautablösung und Pigmentveränderungen – sind über eine Verkürzung der Netzhaut zu erklären. In fortgeschrittenen Fällen ist eine tunnelförmige traktive Netzhautabhebung typisch (Stadium V). Das abschließende Bild ist das der retrolentalen Fibroplasie, die zur Leukokorie, einer Weißfärbung der Pupille, führt. Katarakt, Glaukom oder Entzündungen können entstehen. Am Ende steht oft ein schmerzendes, blindes und ggf. geschrumpftes Auge.

Andere Facetten der Veränderungen bei ROP umfassen eine progressive Myopie und eine Häufung von Anisometropie, Strabismus, Amblyopie und Nystagmus.

Um eine ROP rechtzeitig zu entdecken, wurden Richtlinien für die Untersuchung von Risikoneu- bzw. -frühgeborenen erarbeitet. Frühgeborene mit einem Gestationsalter unter 32 Wochen (bei nicht sicher bekanntem Gestationsalter < 1500 g Geburtsgewicht) sollten unabhängig von einer zusätzlichen Sauerstoffgabe, Frühgeborene mit einem Gestationsalter zwischen 32 und 36 Wochen sollten, wenn postnatal mehr als 3 Tage Sauerstoff gegeben wurde, in der 6. postnatalen Woche (Lebenstag 36–42), aber nicht vor einem postmenstruellen Alter von 31 Wochen erstmals untersucht werden. Die Intervalle der Nachuntersuchungen richten sich nach dem Befund und den Risikofaktoren.

Therapie. Der Nutzen einer Retinokryokoagulation in Stadium III Plus konnte in einer großen Studie eindeutig belegt werden. Auch eine Laserkoagulation der ischämischen Areale hat den gleichen positiven Effekt. In Stadium IV kann eine eindellende Operation hilfreich sein. Trotz immer wiederkehrender Berichte über die Möglichkeit einer anatomisch erfolgreichen chirurgischen Therapie der retrolentalen Fibroplasie (Stadium V) muß dieser Weg hinsichtlich der fraglichen funktionellen Erfolgsaussichten zurückhaltend betrachtet werden.

Persistierender hyperplastischer primärer Vitreus. Der Begriff „persistierender hyperplastischer primärer Vitreus" (PHPV) umfaßt eine Vielzahl von Veränderungen, die durch eine Persistenz verschiedener Anteile des fetalen Glaskörpergefäßsystems entstehen.

In der frühen Entwicklung des Auges zieht die A. hyaloidea vom Sehnervenkopf zum hinteren Linsenpol. Sie sendet Äste in den Glaskörper (Vasa hyaloidea propria) und verzweigt sich, um den hinteren Teil der Gefäßkapsel der Linse (Tunica vasculosa lentis) zu bilden. Der posteriore Anteil dieses Systems bildet sich bis zum 7. Fetalmonat zurück, der anteriore Anteil bis zum 8. Fetalmonat. Kleine Gewebsreste an der Papille (Bergmeister-Papille) oder am hinteren Linsenpol (Mittendorf-Fleck) können auch bei Gesunden häufig gefunden werden. Ausgedehntere Reste mit begleitenden Komplikationen werden unter dem Begriff PHPV zusammengefaßt. Man unterscheidet einen anterioren und einen posterioren PHPV.

Der typische anteriore PHPV zeigt sich meist in einem Mikrophthalmus als weißliche, vaskularisierte Bindegewebsplaque am hinteren Linsenpol, oft mit Ausläufern bis zu den Ziliarkörperzotten. Der Befund ist meist einseitig. Das Bindegewebe kontrahiert sich und zieht die Ziliarkörperfortsätze nach zentral, die Vorderkammer flacht ab. Die Linse ist meist kleiner als normal, sie kann später eintrüben und anschwellen. Die Iris kann abnorm große Gefäße aufweisen. Der Kammerwinkel kann ebenfalls verändert sein. Im weiteren Verlauf kann sich die Hornhaut eintrüben.

Ein anteriorer PHPV wird meist in den ersten Lebenswochen wegen Leukokorie, Strabismus oder Nystagmus entdeckt. Der Verlauf ist meist progredient und komplikationsträchtig. Intraokulare Blutungen, Linsenquellung infolge einer Kapselruptur und Glaukom können auftreten. Die Exzision eines PHPV unter Entfernung der Linse kann den Erhalt des Auges und u.U. sogar ein brauchbares Sehvermögen ermöglichen. Hierzu sind jedoch ein Refraktionsausgleich und eine aggressive Amblyopieprophylaxe notwendig.

Das Spektrum des posterioren PHPV reicht von geringen Gewebsresten an der Papille bis zu traktiven Netzhautfalten, die die Makula mitbetreffen. Das Sehvermögen kann beeinträchtigt sein, das Auge kann in der Regel jedoch erhalten werden.

Retinoblastom

Das Retinoblastom (Abb. 249.1, 249.2) ist der häufigste intraokulare maligne Tumor im Kindesalter. Es wird meist vor dem 5. Lebensjahr entdeckt. Oft führt eine Leukokorie, ein weißer Pupillenreflex, zur Entdeckung. Andere Zeichen können sein: Strabismus, herabgesetztes Sehvermögen, ge-

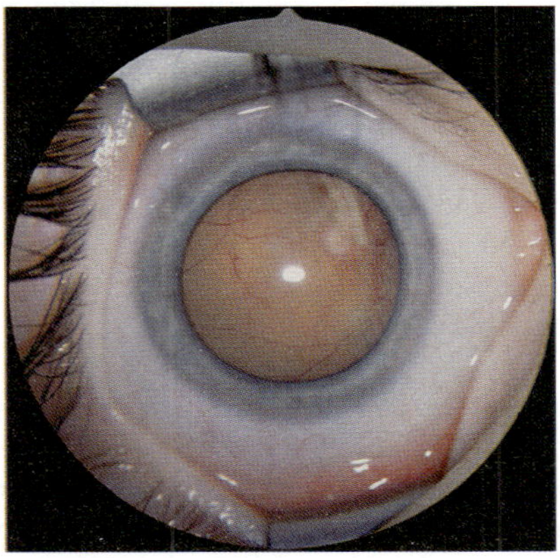

Abb. 249.1. Retinoblastom mit Leukokorie bei 2jährigem Mädchen (Bild Dr. N. Bechrakis, Univ.-Klinikum Benjamin Franklin)

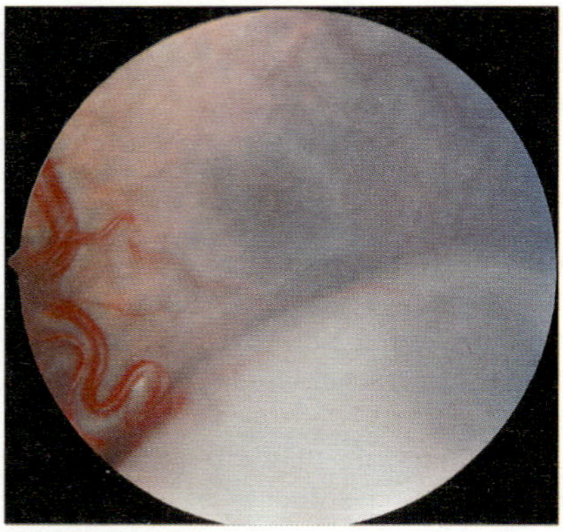

Abb. 249.2. Retinoblastom bei 2jährigem Jungen (Bild Dr. N. Bechrakis, Univ.-Klinikum Benjamin Franklin)

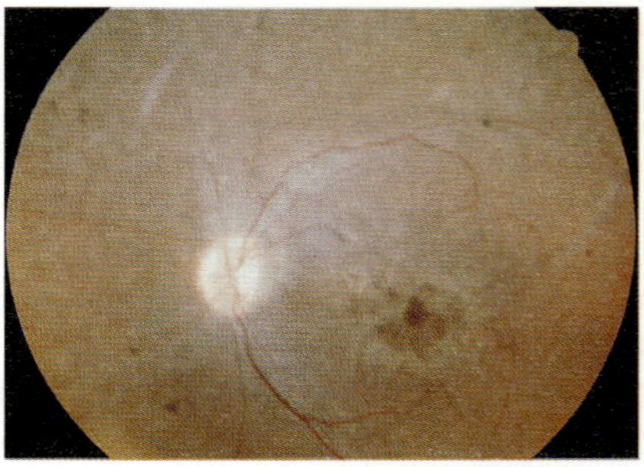

Abb. 249.3. Retinitis pigmentosa bei 15jährigem Mädchen

rötetes Auge, intraokulare Blutungen, Glaukom oder Heterochromie der Iris.

Bei der Untersuchung zeigt sich der Tumor als weiße Masse, manchmal klein und flach, manchmal groß und sich ins Auge vorwölbend. Glaskörpertrübungen oder Aussaat in den Glaskörper können auftreten.

Die Differentialdiagnose umfaßt die Frühgeborenenretinopathie, Endophthalmitiden, PHPV, Morbus Coats, retinale Dysplasie (Bloch-Sulzberger-Syndrom) und andere Krankheiten. Da fast immer Verkalkungen auftreten, gehören Röntgenaufnahmen, Computer- und Kernspintomographien sowie Ultraschalluntersuchungen zu den Standardverfahren der Diagnostik.

Das Therapieziel ist die Zerstörung des Tumors, wenn möglich unter Erhalt des Sehvermögens, wenn dadurch die Überlebensprognose des Kindes nicht beeinträchtigt wird. Die wichtigste Therapie bei einseitigem Retinoblastom ist in der Regel die Entfernung des betroffenen Auges, jedoch kann in Einzelfällen eine alternative Maßnahme wie eine Kryokoagulation, eine Photokoagulation oder eine Bestrahlung erwogen werden. Bei beidseitigem Befall hängt die Wahl der Therapiemethode von Größe, Anzahl und Lage der Läsionen ab. In den letzten Jahren konnten erhebliche Fortschritte bei der Chemoreduktion erzielt werden.

Zu einem Befall des ZNS kann es entweder infolge einer Ausdehnung entlang des N. opticus oder infolge einer hämatogenen Streuung kommen. Eine Metastasierung kann Knochenmark, Leber, Lunge, Nieren und Nebennieren betreffen. Patienten mit einer Mutation der Keimlinie (hereditäres Retinoblastom) unterliegen auch für andere maligne Entartungen einem erhöhtem Risiko. Am häufigsten findet man Osteosarkome, andere maligne Prozesse sind z.B. Rhabdomyosarkome, Leukämien, Melanome, Adenosarkome der Schilddrüse, Fibrosarkome, Chondrosarkome, Angiosarkome und Pinealome.

Zum Retinoblastom s. auch 176.9.

Retinitis pigmentosa. Bei der Retinitis pigmentosa handelt es sich um eine fortschreitende Degeneration der Photorezeptoren, die durch typische Pigmentveränderungen, Engstellung der Arteriolen, wachsblasse Optikusatrophie, fortschreitenden Gesichtsfeldverfall und letztlich durch Sehschärfeminderung charakterisiert ist. Umverteilung und Zusammenklumpung des retinalen Pigmentepithels können zu verschiedenen klinischen Bildern wie einer granulären Pigmentverklumpung oder den typischen Knochenbälkchenstrukturen führen (Abb. 249.3).

Eine Beeinträchtigung der Dunkeladaptation und des Dämmerungssehvermögens sind oft die ersten Symptome. Eine fortschreitende Sehbeeinträchtigung in Form einer zunehmenden konzentrischen Gesichtsfeldeinschränkung ist typisch. Das zentrale Sehvermögen kann, aber muß nicht eingeschränkt sein. Die Funktion der Photorezeptoren im Elektroretinogramm ist typischerweise reduziert. Die Krankheit manifestiert sich meist in der Kindheit. Die Vererbungsmodi sind autosomal-rezessiv, autosomal-dominant oder X-chromosomal.

Differentialdiagnostisch müssen bei Verdacht auf Retinitis pigmentosa andere Krankheiten mit sekundären Pigmentverschiebungen abgegrenzt werden. Dazu gehören einige Mukopolysaccharidosen (Hurler, Hunter, Scheie, Sanfilippo), Gangliosidosen (Batten-Mayou, Spielmeyer-Vogt, Jansky-Bielschowsky), die A-β-Lipoproteinämie (Bassen-Kornzweig-Syndrom), die progressive retinale Degeneration bei Ophthalmoplegia externa plus (Kearns-Sayre-Syndrom) und Netzhautveränderungen beim Laurence-Moon-Biedl-Syndrom. Bei Retinitis pigmentosa finden sich auch gehäuft Hörstörungen wie beim Usher-Syndrom.

Morbus Stargardt. Der Morbus Stargardt ist eine autosomal-rezessiv erbliche Krankheit der Netzhaut mit langsamer beidseitiger Makuladegeneration und Sehschärfenminderung. Sie tritt zwischen dem 8. und 14. Lebensjahr auf. Der Foveareflex verschwindet, Pigmentveränderungen der Makula treten auf, letztlich entsteht eine zentrale Depigmentierung mit einer chorioretinalen Atrophie. Das zentrale Sehvermögen ist oft bis auf 0,1 reduziert, eine komplette Erblindung ist nicht zu befürchten. Das Elektroretinogramm ist nicht eindeutig.

Bei einigen Patienten treten weißliche oder gelbe Flecken außerhalb der Makula auf mit Pigmentveränderungen in der Peripherie. Diese Fälle werden als Fundus flavimaculatus bezeichnet und müssen von vielen anderen progressiven metabolischen neurodegenerativen Erkrankungen unterschieden werden. Es finden sich keine Veränderungen des ZNS.

Morbus Best. Der Morbus Best (vitelliforme Makuladegeneration) ist durch eine charakteristische gelborangefarbene zentrale Veränderung gekennzeichnet, die dem intakten Dotter eines Spiegeleis gleicht. Die Diagnose wird meist zwischen dem 5. und 15. Lebensjahr gestellt. Zu diesem Zeitpunkt ist das Sehvermögen noch normal. Bei einem Fortschreiten der Krankheit ändert die Läsion ihr Aussehen, sie vernarbt. Pigmentierung, chorioretinale Atrophie und Visusminderung sind die Folge. Es finden sich keine systemischen Veränderungen. Der Vererbungsmodus ist meist autosomal-dominant.

Beim Morbus Best ist das Elektroretinogramm normal. Das Elektrookulogramm zeigt dagegen Veränderungen sowohl bei Patienten als auch bei Merkmalsträgern und ist somit zur Diagnostik und genetischen Beratung sehr hilfreich.

Kirschroter Fleck der Makula. Aufgrund der speziellen Anatomie der Fovea führen verschiedene pathologische Prozesse an der Netzhaut zu dem ophthalmoskopisch sichtbaren Befund des kirschroten Flecks, einem kräftig roten Fleck in der Mitte der Makula, umgeben und sich abgrenzend von einem grauweißen oder gelblichen Hof. Dieser Hof entsteht aufgrund eines Transparenzverlusts im Bereich der Ganglienzellen durch Ödem, Lipidablagerungen oder beides. Dieser Befund ist typisch bei bestimmten Sphingolipidosen und der generalisierten Gangliosidose. Ähnliche, aber weniger ausgeprägte Veränderungen finden sich bei einigen Formen der metachromatischen Leukodystrophie (Sulfatidlipidose), des neuronopathischen Morbus Niemann-Pick und bei einigen Mukolipidosen. Von diesen Formen des kirschroten Flecks bei neurodegenerativen Erkrankungen muß der klassische kirschrote Fleck bei ischämischem Netzhautödem, bei Zentralarterienverschluß oder auch nach Contusio bulbi unterschieden werden.

Phakomatosen. Bei den Phakomatosen, einer Gruppe von Krankheiten mit Hamartomen, sind die Augenbefunde oft wegweisend. Bei der tuberösen Sklerose (Morbus Bourneville) ist die typische Läsion eine reflektierende, gelbliche, maulbeerartige, zystische Prominenz an der Papille oder an der Netzhaut (Abb. 249.4). Ebenso charakteristisch und häufiger sind flachere, gelblich bis weiße Netzhautveränderungen, die in der Größe von Punkten bis zu Papillendurchmessern variieren. Hierbei handelt es sich um gutartige astrozytäre Proliferationen. Ähnliche retinale Phakome finden sich bei der Neurofibromatose (Morbus Recklinghausen). Beim Von-Hippel-Lindau-Syndrom (Angiomatose der Netzhaut und des Kleinhirns) ist die charakteristische Veränderung ein Hämangioblastom, das als rote, kugelige Raumforderung mit ausgeprägtem zu- und abführendem Gefäßpaar imponiert. Beim Sturge-Weber-Syndrom findet man ein chorioidales Hämangiom, das als dunklere Aderhautverdikkung zu erkennen ist. Die Diagnose kann am besten mit der Fluoresceinangiographie gestellt werden.

Retinoschisis. Retinoschisis beschreibt eine Spaltung der Netzhaut in eine innere und eine äußere Schicht. Die genetisch bedingte Form dieser Krankheit wird X-chromosomal vererbt. Es gibt stationäre und progrediente Verläufe. Meist bleibt ein gutes Sehvermögen erhalten.

Netzhautablösung. Bei der Netzhautablösung trennt sich die neurosensorische Netzhaut vom retinalen Pigmentepithel. Die häufigste Ursache bei Kindern ist ein traumatisch entstandener Riß in der Netzhaut, der eine Ansammlung von Flüssigkeit im Subretinalraum erlaubt. Myopie, Aphakie, kongenitale Schisis und periphere gittrige Netzhautdegenerationen sind weitere Veränderungen, bei denen eine Ablatio retinae gehäuft auftritt. Andere Ursachen sind die Frühgeborenenretinopathie oder der PHPV (traktive und/oder exsudative Netzhautablösung) und entzündliche oder exsudative Prozesse.

Der im Bereich der abgelösten Netzhaut entstehende Gesichtsfeldausfall wird von Kindern oft nicht bemerkt. Eine möglichst frühzeitige Operation zur Wiederanlegung der Netzhaut ist erforderlich.

Morbus Coats. Beim Morbus Coats handelt es sich um eine exsudative Retinopathie bei primärer retinaler Teleangiektasie mit intra- und subretinalen Lipidansammlungen. Die Veränderungen sind meist einseitig und treten in der ersten Dekade auf. Jungen sind bevorzugt betroffen. Sehverschlechterung, Leukokorie und Strabismus sind die häufigsten Zeichen. Katarakt, Rubeosis iridis und Glaukom können entstehen. Eine Verödung der teleangiektatischen Gefäße mittels Laser- oder Kryokoagulation ist notwendig.

Familiäre exsudative Vitreoretinopathie. Die familiäre exsudative Vitreoretinopathie (FEVER) ist eine progrediente Krankheit der Netzhaut. Die Ätiologie ist unbekannt, das klinische Bild weist auf eine Gefäßkrankheit hin. Die temporale periphere Netzhaut zeigt im Äquatorbereich einen scharfen Abbruch des retinalen Kapillarnetzes. Verschiedenste Veränderungen des Gefäßsystems können beobachtet werden. Vitreoretinale Adhäsionen können über Traktionen zur Verlagerung der Makula, zur falciformen Netzhautablösung oder zur Ablatio retinae führen. Katarakt und Glaukom sind weitere häufige Komplikationen. Die Veränderungen finden sich meist beidseits. FEVER ist eine autosomal-dominant erbliche Krankheit, die im klinischen Bild einer Frühgeborenenretinopathie ähneln kann.

Hypertensive Retinopathie. In den frühen Phasen eines Hypertonus sind keine Netzhautveränderungen sichtbar. Generalisierte Engstellung oder Kaliberschwankungen der retinalen Arteriolen sind die ersten Netzhautveränderungen. Des weiteren können Netzhautödem, flammenförmige Blutungen, weiche Exsudate (Cotton-wool-Herde) und Pa-

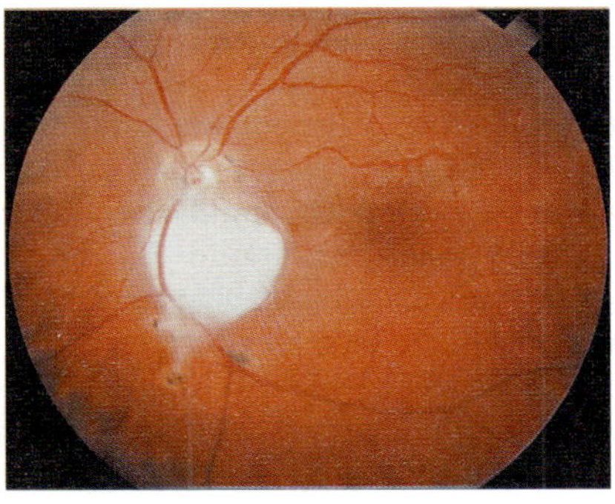

Abb. 249.4. Phakom bei tuberöser Sklerose (Bild Dr. N. Bechraki, Univ.-Klinikum Benjamin Franklin)

pillenödem auftreten. Diese Veränderungen sind reversibel, falls der Blutdruck reguliert werden kann. Bei hypertensiver Retinopathie sollten Nierenkrankheiten, Phäochromozytom und Kollagenosen ausgeschlossen werden.

Netzhaut bei subakuter bakterieller Endokarditis. Etwa 40 % der Betroffenen zeigen bei subakuter Endokarditis eine Retinopathie mit retinalen Blutungen, Blutungen mit weißem Zentrum (Roth-Flecken), Papillenödem und – seltener – embolischen Verschlüssen der Netzhautarterien.

Netzhaut bei Kindesmißhandlung. Bei Kindesmißhandlung („shaken baby syndrome") kann die Netzhaut in ca. 40 % der Fälle typische präretinale Blutungen zeigen, die differentialdiagnostische Hinweise geben. Ist die Makula von einer Blutung bedeckt, so kann eine Vitrektomie zur Freilegung der optischen Achse indiziert sein.

Morbus Purtscher. Nach Unfällen mit Thoraxkompression kann es zu einer Schädigung von Netzhaut und Pigmentepithel kommen. Anfangs zeigen sich fleckförmige Ödeme und Blutungen, die im weiteren Verlauf resorbiert werden und gräuliche, stumpfe Vernarbungen des retinalen Pigmentepithels hinterlassen. Gesichtsfeldausfälle und Sehminderung können die Folge sein.

Terson-Syndrom. Beim Terson-Syndrom handelt es sich um eine Glaskörpereinblutung bei einer Subarachnoidalblutung. Infolge erhöhten Venendrucks kommt es zur Ruptur von peripapillären Kapillaren. Klart die Blutung nicht auf, kann eine Vitrektomie indiziert sein.

Netzhaut bei Krankheiten des hämatopoetischen Systems. Bei primären und sekundären Anämien können Blutungen und weiche Exsudate auftreten. Ist die Makula beteiligt, so ist auch das Sehvermögen beeinträchtigt. Bei Polycythaemia vera sind die Venen dunkel, prall gefüllt und geschlängelt. Retinale Blutungen, Netzhaut- und Papillenödem können auftreten. Bei Leukämien sind die Venen dilatiert und zeigen oft Kaliberschwankungen. Im akuten Stadium sind Blutungen, insbesondere solche mit weißem Zentrum, und Exsudate häufig. Bei der Sichelzellanämie finden sich eine vermehrte Gefäßschlängelung, arterielle und venöse Verschlüsse, Pigmentveränderungen, Gefäßproliferationen sowie arteriovenöse Anastomosen mit nachfolgender Glaskörperblutung und Netzhautablösung.

Diabetische Retinopathie. Man unterscheidet eine nichtproliferative von einer proliferativen diabetischen Retinopathie.

Bei der diabetischen Retinopathie kommt es zunächst zu einer Basalmembranverdickung und zu einem Perizytenschwund in den retinalen Kapillaren. Dadurch entstehen Mikroaneurysmen, Punkt- und Fleckblutungen, harte Exsudate (intraretinale Lipidablagerungen), weiche Exsudate (oberflächliche Infarkte der Nervenfaserschicht) und ein Netzhautödem. Diese Veränderungen kommen und gehen, sie werden hauptsächlich am hinteren Pol gesehen. Lipidablagerungen und Netzhautödem am hinteren Pol können zu einer Sehschärfeminderung führen. Im weiteren Verlauf treten intraretinale mikrovaskuläre Anomalien (IRMA) als Vorstufe zu den proliferativen Veränderungen auf.

Die proliferative diabetische Retinopathie ist durch Gefäß- und Bindegewebsneubildungen an der Papille („*neo*vascularizations at the *d*isc", NVD) und anderswo („*neo*vascularizations *e*lsewhere", NVE) gekennzeichnet. Infolge der retinalen Ischämie bei fortschreitenden Kapillarverschlüssen wird durch einen vasoproliferativen Faktor die Angiogenese angeregt. Die pathologischen Neovaskularisationen können zu Glaskörperblutungen und später zu einer Traktionsabhebung der Netzhaut führen. Im fortgeschrittenen Stadium können dann auch Gefäßneubildungen an der Iris (Rubeosis iridis) auftreten, mit dem gefürchteten Neovaskularisationsglaukom bei Verlegung des Kammerwinkels.

Eine gute Stoffwechseleinstellung sowie die konsequente Therapie eines begleitenden Hypertonus können die oben skizzierte Kaskade sehr günstig beeinflussen. Klinisch zeigt sich eine Korrelation zwischen Krankheitsdauer und Diabetestyp. Im Kindesalter ist eine diabetische Retinopathie äußerst selten. Die Prävalenz einer diabetischen Retinopathie steigt signifikant nach der Pubertät. Typ-I-Diabetiker haben nach 10 Jahren ein erhöhtes Risiko, an einer proliferativen Retinopathie zu erkranken. Nach 15 Jahren Diabetesdauer und mehr muß mit einer Sehbeeinträchtigung infolge der diabetischen Netzhautveränderungen gerechnet werden.

Eine konsequente, stadiengerechte Therapie der diabetischen Retinopathie mit Laserkoagulation und, in fortgeschrittenen Fällen, den Möglichkeiten der vitreoretinalen Chirurgie hat eine deutliche Verbesserung der funktionellen Prognose erbracht. Andere Fortschritte wie Insulinpumpe und Pankreastransplantation werden zu einer weiteren Besserung des Krankheitsverlaufs führen.

Fibrae medullares. In seltenen Fällen behalten Fasern des N. opticus auch nach dem Sehnervenkopf ihre myelinisierte Markscheide. Diese weißen Fasern auf der Netzhautoberfläche sind meist in Optikusnähe zu sehen. Das Sehvermögen ist nicht oder nur minimal beeinträchtigt, relative Gesichtsfeldausfälle können im betroffenen Gebiet nachgewiesen werden.

Kolobome. Bei den Kolobomen handelt es sich typischerweise um Schlußdefekte der embryonalen Spalte, die einen Defekt in der Netzhaut, im retinalen Pigmentepithel und in der Aderhaut hinterlassen und so die blanke Sklera sichtbar machen. Das Ausmaß des Defektes variiert. Im betroffenen Areal besteht ein Gesichtsfelddefekt. Das Sehvermögen ist beeinträchtigt, wenn Makula oder Sehnerv beteiligt sind. Auch die Iris kann betroffen sein. Kolobome treten sporadisch isoliert auf oder können dominant oder rezessiv vererbt werden. Patienten mit Trisomie 13 oder 18 sind vermehrt betroffen. Auch bei Mißbildungssyndromen treten Kolobome gehäuft auf.

Literatur

Gallie BL, Phillips RA (1984) Retinoblastoma: a model of oncogenesis. Ophthalmology 91: 666

Goldberg MF (1997) Persistent fetal vasculature (PFV): an integrated interpretation of signs and symptoms associated with persistent hyperplastic primary vitreous (PHPV). LIV Edward Jackson Memorial Lecture. Am J Ophthalmol 124: 587

Hardwig P, Robertson DM (1984) Von Hippel-Lindau disease: a familial, often lethal, multi-system phakomatosis. Ophthalmology 91: 263

Jurklies B, Zrenner E, Wessing A (1997) Retinitis pigmentosa – clinical, genetic and pathophysiologic aspects. Klin Monatsbl Augenheilkd 210: 1
Kellner U, Jandeck C, Helbig H, Versmold H, Bossi E, Körner F, Foerster MH (1995) Überprüfung publizierter Empfehlungen für Screening-Untersuchungen bei Retinopathia praematurorum. Ophthalmologe 92: 681
Kline R, Klein BEK, Moss SE et al. (1984) The Wisconsin epidemiologic study of diabetic retinopathy: II. Prevalence and risk of diabetic retinopathy when age at diagnosis is less than 30 years. Arch Ophthalmol 102: 520
Rosenthal AR (1983) Ocular manifestations of leukemia. Ophthalmology 90: 899
The Committee for the Classification of Retinopathy of Prematurity (1984) An international classification of retinopathy of prematurity. Arch Ophthalmol 102: 1130
Trese MT (1992) Surgery for retinopathy of prematurity. Int Ophthalmol Clin 32: 105
Ulbig MW, Kampik A, Hamilton AM (1993) Diabetic retinopathy. Epidemiology, risk factors and staging. Ophthalmologe 90: 197
Walsh JB (1982) Hypertensive retinopathy: description, classification and prognosis. Ophthalmology 89: 1127

250 Sehnerv

P. Roggenkämper

Der Sehnervenkopf (Papille) hat, ophthalmoskopisch betrachtet, bei Kindern ungefähr dieselbe Größe wie bei Erwachsenen, ist aber, speziell in der frühen Kindheit, deutlich blasser.

Sehnervenhypoplasie. Die Sehnervenhypoplasie kann mit Störungen von zentraler Sehschärfe und Gesichtsfeld sehr unterschiedlicher Stärke verbunden sein (bis zur Blindheit). Sie kann allein auftreten oder mit anderen Entwicklungsstörungen wie Hydrozephalus, Enzephalozele oder Mikrophthalmie vergesellschaftet sein. Sie ist ggf. auch Teil der septooptischen Dysplasie (De-Morsier-Syndrom), die durch Agenesie des Septum pellucidum gekennzeichnet ist und mit weiteren Mißbildungen im Bereich vorderer Hirnanteile verbunden sein kann. Die Diagnose mittels CT oder MRT sollte frühzeitig erfolgen, da sich möglicherweise therapeutische Konsequenzen ergeben können: Ist die Hypophyse mitbetroffen, kann eine Substitution der von ihr abgegebenen Hormone erforderlich werden.

Kolobome. Bei Kolobomen kann der Sehnerv isoliert oder zusammen mit der Iris oder der Netz-/Aderhaut betroffen sein.

Morning-glory-Syndrom. Beim Morning-glory-Syndrom ist die Papille vergrößert und stark exkaviert. In der Mitte liegt oft ein weißlich bis orangefarbenes Gewebe (Glia). Der Name rührt von der Ähnlichkeit zu einer Blume (Windenblüte) her. Die Sehschärfe ist meist stark beeinträchtigt.

Neuritis nervi optici. Ein plötzlicher Abfall der Sehschärfe, verbunden mit periorbitalem Schmerz und Bulbusdruckschmerzen oder schmerzhaften Augenbewegungen und afferenter Pupillenstörung, deutet auf eine Entzündung des Sehnervs hin. Die Papille sieht entweder normal aus (Retrobulbärneuritis) oder ödematös mit verwaschenen Grenzen (Papillitis).

In der Kindheit ist die Neuritis nervi optici meist Zeichen einer generalisierten neurologischen Systemerkrankung, sie kann mit bakterieller Meningitis sowie mit viraler Infektion auftreten oder das erste Zeichen einer Encephalomyelitis disseminata sein. Auch toxische Ursachen oder Medikamentenabusus kommen ursächlich in Betracht. Die Rückbildung der Sehschärfenminderung (meist innerhalb von Wochen) ist stark von der Ursache abhängig.

Stauungspapille. Im Frühstadium der Stauungspapille finden sich obere und untere Papillenrandunschärfe und -prominenz, die Papille ist hyperämisch. Die voll entwickelte Stauungspapille manifestiert sich durch Prominenz, Blutungen, Exsudate sowie evtl. peripapilläre Netzhautfalten. Die Sehschärfe ist im Gegensatz zur Papillitis i.allg. nicht verschlechtert, bei der Gesichtsfelduntersuchung ist der blinde Fleck vergrößert.

Mögliche Ursachen sind erhöhter Hirndruck, z.B. durch Tumor, Meningitis, Pseudotumor cerebri, Enzephalitis, Hydrozephalus, intrakranielle Blutung u.a. Eine lange bestehende Stauungspapille kann zur Optikusatrophie führen.

Eine Stauungspapille kann u.a. durch Fibrae medullares und Drusen vorgetäuscht werden.

Sehnerventumoren. Hierzu s. Kap. 251.

Zentrale Sehstörung. Wenngleich die Augäpfel in allen Abschnitten unauffällig sind und die Pupillenreaktion intakt ist, ist das Kind klinisch blind, und ein optokinetischer Nystagmus läßt sich nicht auslösen. Es werden nur zufällige Augenbewegungen durchgeführt, ein Spontannystagmus besteht nicht.

Als Ursache kommen in Frage: Hypoxien, Meningitis, Enzephalitis, Schädel-Hirn-Trauma, Hydrozephalus oder Stoffwechselstörungen. Je nach Ursache der Störung und deren Stärke ist ggf. eine Wiedererlangung der Sehfähigkeit möglich. Gestört ist der genikulostriate Anteil der Sehbahn.

Gelegentlich können Säuglinge beobachtet werden, die klinisch eine kortikale Blindheit zeigen, die nicht durch irgendeine pränatale oder sonstige Störung zu erklären ist. Nach 6–12 Monaten können sie jedoch normale Sehfunktion entwickeln, so daß von einer verzögerten visuellen Reifung auszugehen ist.

Literatur

Brodsky MC, Baker RS, Hamed LM (1995) Pediatric Neuro-Ophthalmology. Springer, Berlin Heidelberg New York
Huber A, Kömpf D (1998) Klinische Neuroophthalmologie. Thieme, Stuttgart New York

Miller NR, Newman N J (ed) (1997) Walsh & Hoyts clinical neuroophthalmology. Williams & Wilkins, Baltimore
Nelson LB (ed) (1998) Harley's pediatric ophthalmology. Saunders, Philadelphia
Spoor TC (1992) Atlas of optic nerve disorders. Raven, New York
Taylor D (1997) Pediatric ophthalmology. Blackwell, Boston

251 Orbita

P. Roggenkämper

Angeborene Anomalien. Hereditäre Krankheiten mit Beteiligung der Orbita, Hypertelorismus (weiter Augenabstand) oder Hypotelorismus (enger Augenabstand) sind Morbus Crouzon, Apert-Syndrom, Treacher-Collins-Syndrom u.a.

Exophthalmus. Die meisten Krankheiten der Orbita zeigen einen Exophthalmus. Mögliche Ursachen sind: kapilläres Hämangiom, Hämatom, Dermoidzysten, Ethmoiditis, Pseudotumor orbitae, Kraniostenose, Hyperthyreose, Rhabdomyosarkom, metastatisches Neuroblastom und Ewing-Sarkom, Leukämie und granulozytisches Sarkom, Neurofibrom.

Kapilläres Hämangiom. Das kapilläre Hämangiom ist der häufigste vaskuläre Tumor bei Kindern. Bei 1/3 der Patienten ist es bereits bei der Geburt vorhanden und zeigt sein größtes Wachstum in den ersten 6–12 Monaten. Danach folgt eine Regression bis spätestens zum 10. Lebensjahr (s. auch Kap. 231).

Dermoidzysten. Dermoidzysten enthalten Hautanhangsgebilde in der Zystenwand, der Inhalt besteht meist aus Talg. Sie sind angeboren und nehmen nur langsam an Größe zu. Am häufigsten finden sie sich im temporal oberen Quadranten.

Die Therapie besteht in der vollständigen chirurgischen Entfernung, präoperativ ist jedoch die Größe abzuklären, evtl. ist eine Beziehung zur Dura mit Hilfe von Ultraschall, ggf. CT, auszuschließen.

Neurofibrome. Neurofibrome treten entweder als isolierte Tumoren oder als Teil der Recklinghausen-Krankheit auf. Sie sollten soweit als möglich vor der Einschulung der Patienten chirurgisch entfernt werden.

Optikusgliom. Das Optikusgliom ist der häufigste Tumor des N. opticus in der Kindheit. Es tritt vermehrt auf bei Patienten mit Neurofibromatose. Typische Zeichen sind Exophthalmus, einseitige Visusminderung, Schielabweichung und Auffälligkeiten der Papille.

Rhabdomyosarkom. Das Rhabdomyosarkom ist der bei Kindern häufigste primäre maligne Orbitatumor. Typisch sind schnelles Wachstum und Exophthalmus mit Chemosis. Häufig werden vorher Kopfschmerzen beklagt, auch Ptosis kann ein Frühzeichen sein. Wichtig ist eine möglichst frühzeitige Diagnose.

Behandelt wird mit Chemotherapie und ggf. zusätzlicher Bestrahlung in einer kinderonkologischen Abteilung.

Pseudotumor orbitae. Der Pseudotumor orbitae ist gekennzeichnet durch Exophthalmus, Lidschwellung, Ptosis und Schmerzen (häufiger bei Erwachsenen, aber auch bei Kindern möglich). Nicht selten bilaterales Auftreten, bei Kindern ist ggf. eine intraokulare Entzündung mit einem Pseudotumor vergesellschaftet. Es handelt sich um eine entzündliche Erkrankung ohne feststellbare Ursache – bakterielle oder andere Infektionen, Fremdkörper oder eine endokrine Ursache kommt nicht in Betracht.

Die Therapie erfolgt mit Steroiden.

Bakterielle Entzündungen. Bakterielle Entzündungen gehen oft von einer Entzündung der Siebbeinzellen aus. Die Ethmoiditis führt relativ häufig zu einer orbitalen Zellgewebsentzündung, die in eine Orbitaphlegmone übergehen kann. Klinische Zeichen sind Lidödeme, Chemosis und extreme Berührungsempfindlichkeit, auch Kopf- und Augenschmerzen sowie Motilitätsstörungen können vorkommen.

Die Therapie erfolgt antibiotisch, ggf. chirurgisch mit Drainage der Siebbeinzellen von vorn.

Enophthalmus. Ein Enophthalmus, das Zurücksinken des Augapfels in die Orbita, entsteht insbesondere bei Blow-out-Fraktur der Orbita oder bei Atrophie von Orbitagewebe. Ein Pseudoenophthalmus findet sich beim Horner-Syndrom.

Literatur

Henderson J (1993) Orbital tumors. Lippincott-Raven, Philadelphia
Nelson LB (ed) (1998) Harley's pediatric ophthalmology. Saunders, Philadelphia
Wright (1995) Pediatric ophthalmology and strabismus. Mosby, St. Louis

252 Erhöhter und erniedrigter Augeninnendruck

T. Böker

Glaukom. Das Glaukom (grüner Star) ist eine Krankheit, bei der der Augeninnendruck so weit erhöht ist, daß der Sehnerv geschädigt werden kann. Die Folgen sind eine zunehmende Exkavation des Sehnervenkopfes und progrediente Gesichtsfeldausfälle, die anfangs vom Patienten nicht bemerkt werden. Meist sind ältere Menschen betroffen, selten tritt ein Glaukom bei Neugeborenen und Kindern auf. Die ersten Zeichen sind dann vermehrter Tränenfluß, Photophobie, Blepharospasmus, Hornhauttrübung (Ödem) und zunehmende Vergrößerung des Auges (Buphthalmus) mit Zunahme des Hornhautdurchmessers. Papillenexkavation, Sehnervatrophie und Sehverlust können folgen.

Das angeborene oder im frühen Kindesalter auftretende Glaukom ist üblicherweise Folge einer Fehlentwicklung des Kammerwinkels; meist findet man dort mesodermales Gewebe, das den Kammerwasserabfluß über das Trabekelmaschenwerk im Kammerwinkel blockiert. Das kongenitale Glaukom wird meist rezessiv vererbt, jedoch gibt es auch Formen einer dominant vererbten Kammerwinkeldysgenesie. Ein Glaukom kann mit anderen Krankheiten wie z.B. Aniridie, mesodermaler Dysgenesie, Sphärophakie, Neurofibromatose, Sturge-Weber-Syndrom, Lowe-Syndrom oder Marfan-Syndrom assoziiert sein. Zu Sekundärglaukomen kommt es nach Trauma, intraokularer Blutung, Uveitis, intraokularen Tumoren oder Kortisontherapie.

Die Therapie des angeborenen oder im frühen Kindesalter auftretenden Glaukoms ist in der Regel chirurgisch. Die Operation sollte möglichst schon in den ersten Lebenstagen erfolgen. Chirurgische Eingriffe, die der Druckregulation dienen, sind Goniotomie, Trabekulotomie, Trabekulektomie, tiefe Sklerektomie und zyklodestruktive Maßnahmen. Oft sind mehrere Eingriffe und eine begleitende lokale drucksenkende Therapie notwendig. Die Prognose der Sehschärfe hängt von der Drucknormalisierung und der Vermeidung von Sehnervenschäden ab. Begleitend müssen oft eine Korrektur von Refraktionsfehlern und eine Amblyopieprophylaxe mittels Okklusion durchgeführt werden. Gegebenenfalls assoziierte Veränderungen der Augen wie Katarakt, Hornhauttrübungen oder Krankheiten der Netzhaut müssen zusätzlich behandelt werden und beeinflussen die Prognose.

Okuläre Hypotonie. Eine okuläre Hypotonie kann Folge einer perforierenden Verletzung sein oder nach einer Uveitis auftreten. Eine akute Hypotonie tritt bei Kleinkindern mit mäßiger bis schwerer Dehydratation auf.

Literatur

Baez KA, Ulbig MW, Rice NSC (1994) Diagnostik und Therapie der frühkindlichen Glaukome. Ophthalmologe 91: 408

Draeger J (1993) Surgical measures in congenital glaucoma. Klin Monatsbl Augenheilkd 202: 425

McPherson SD Jr, Berry DP (1983) Goniotomy vs. external trabeculotomy for developmental glaucoma. Am J Ophthalmol 95: 427

Robin AL, Quigley HA, Pollack IP et al. (1979) An analysis of visual acuity, visual fields, and disc cupping in childhood glaucoma. Am J Ophthalmol 88: 847

253 Verletzungen

P. Roggenkämper

Die meisten Verletzungen verursachen Schmerzen, Lichtscheu, Tränen, Lidkrampf, Unterblutung oder Rötung der Haut und führen zur sofortigen Vorstellung bei einem Arzt. Ernsthafte Augenverletzungen gibt es jedoch auch ohne Vorliegen derartiger Symptome.

Für die meisten Augenverletzungen gilt: Es ist wichtiger, daß die Versorgung durch erfahrene Ärzte in einer gut ausgerüsteten Augenklinik erfolgt, als daß weite Anfahrtswege vermieden werden!

Lidschwellung, Rötung und Unterblutung der Lider sind häufig nach stumpfem Trauma zu beobachten. Diese Symptome erfordern meist keine Maßnahmen, wichtig ist aber, daß andere Störungen wie Exophthalmus – am leichtesten ist dieser durch Blick über die Stirn zu beurteilen – und stumpfes oder sogar perforierendes Bulbustrauma ausgeschlossen werden.

Schnitt- und Rißverletzungen an den Augenlidern erfordern eine sehr sorgfältige Versorgung durch einen erfahrenen Arzt, da sonst meist vermeidbare erhebliche funktionelle und ästhetische Störungen zurückbleiben. Wichtig ist insbesondere, daß der Levatormuskel und der Tarsus später ihre Funktion wieder aufnehmen können. Leicht kommt es bei unzureichender Versorgung auch zu Entropium, Ektropium oder fehlerhafter Lidstellung mit ständigem Tränen und chronischen Irritationen des äußeren Auges. Die Funktion der ableitenden Tränenwege muß erhalten bleiben, ggf. müssen die Tränenröhrchen unter dem Mikroskop genäht und geschient werden.

Hornhautverletzungen. Hornhautverletzungen verursachen üblicherweise große Schmerzen und Fremdkörpergefühl. Zur Untersuchung ist eine Anästhesie mindestens durch Augentropfen notwendig, ggf. die Eingabe von Fluorescein zur Anfärbung von Hornhautdefekten. Anschließend wird Fluorescein ausgespült und die Hornhaut mit Blaulicht untersucht.

Oberflächliche Hornhautverletzungen werden am besten mit einem antibiotischen Salbenverband versorgt. Dabei ist darauf zu achten, daß bei kleinen Kindern keine Deprivationsamblyopie entsteht. Tägliche Kontrollen durch den Augenarzt sind notwendig.

Fremdkörper. Leicht kann ein Fremdkörper übersehen werden, insbesondere wenn er sehr klein ist oder subtarsal oder in der unteren oder oberen Umschlagfalte verborgen liegt. Ein Absuchen des Auges mit Hilfe einer Lupe bzw. Lupenbrille oder eines direkten Augenspiegels mit Vorschalten der +15D-Linse ist hilfreich. Kann der Fremdkörper nicht auf Anhieb gefunden werden, ist einfaches Ektropionieren über einen kleinen Glasstab oder eine Büroklammer o.ä. bzw. doppeltes Ektropionieren (Desmarres-Haken) notwendig. In manchen Fällen kann aber auf eine Spaltlampenuntersuchung nicht verzichtet werden. Metallische Hornhautfremdkörper können einen Rostring verursachen, der durch einen Augenarzt entfernt werden muß. *Cave:* Ohne größere Verletzungszeichen können Fremdkörper auch intraokular liegen, z.B. ein abgesprungener Teil eines Meißels nach einem Schlag mit dem Hammer, eine Röntgenuntersuchung ist hier dringend notwendig. Die Nachbehandlung bei Fremdkörperverletzungen erfolgt mit antibiotischen Tropfen oder Augensalben.

Perforationen. Lamellierende oder perforierende Hornhautwunden und Perforationen des Augapfels (*cave:* Perforationen der Sklera sind manchmal durch die bedeckende Bindehaut nicht zu erkennen!) erfordern die sofortige Überweisung an einen Augenarzt bzw. in eine Augenklinik. Hinweise auf Perforation ergeben sich durch einen weichen, ggf. untypisch geformten Augapfel, die Aufhebung der vorderen Augenkammer und Veränderungen der Pupille, Sichtbarwerden von dunklem Uveagewebe in der Wunde oder Blut in der Vorderkammer (Hyphäma). Bei diesen Anzeichen sollten keine Medikamente verabreicht und das Auge nur steril verbunden werden.

Stumpfe Bulbusverletzungen. Stumpfe Bulbusverletzungen sind gekennzeichnet durch Visusminderung, Rötung der Bindehaut, Zellen- und Eiweißausschwemmung in die Vorderkammer, ggf. Hyposphagma, Pupillenstörung oder Blutung im hinteren Augenabschnitt. Auch diese Veränderungen erfordern die Überweisung zum Augenarzt.

Frakturen der knöchernen Orbita. Frakturen der knöchernen Orbita sind häufig die Folge von stumpfen Traumen und erfordern Röntgenuntersuchungen der Orbita, ggf. CT. Die Augenbeweglichkeit kann eingeschränkt sein, insbesondere bei Frakturen des Orbitabodens (Blow-out-Fraktur). Ob ein Ex- oder Enophthalmus vorliegt, läßt sich durch Blick über die Stirn feststellen.

Augenverletzung bei Kindesmißhandlung. Kindesmißhandlungen können bei allen Augenverletzungen unklarer Ursache eine Rolle spielen, nicht nur bei von außen sichtbaren Lidverletzungen, sondern auch bei Blutungen im Auge oder in der Umgebung des Auges, bei Katarakt, Linsenluxation, Netzhautablösung oder Orbitafrakturen.

Verätzungen. Verätzungen erfordern eine sofortige ausgiebige Spülung des Bindehautsacks. Wenn keine anästhesierenden Augentropfen zur Hand sind, muß der Lidkrampf gewaltsam durch Aufhalten der Augen überwunden werden. Danach muß der Patient sofort von einem Augenarzt behandelt werden.

Literatur

Goldberg MF, Paton D (1980) Ocular emergencies. In: Peyman GA, Sanders GA, Goldberg MF (eds) Principles and practice of ophthalmology. Saunders, Philadelphia, pp 2425–2512

Rohrbach JE, Steuhl K-P, Knorr M, Kirchhof B (2002) Ophthalmologische Traumatologie. Schattauer, Stuttgart New York

Rubin SE, Catalano RA (1998) Ocular trauma and its prevention. In: Nelson LB (ed) Harley's pediatric ophthalmology. Saunders, Philadelphia

Taylor D (1997) Pediatric ophthalmology. Blackwell, Boston

XXVI Hals-Nasen-Ohren-Krankheiten[1]

254 Ohr

E. R. Kastenbauer

254.1 Äußeres Ohr

Fehlbildungen

Epidemiologie. Eine Fehlbildung des äußeren Ohres in Verbindung mit einer Mittelohrfehlbildung kommt etwa bei 10 000 Geburten einmal vor. Die Fehlbildung des äußeren Ohres reicht dabei vom sog. Tassenohr bis zum kleinsten Ohrmuschelrudiment mit Fehlen eines Gehörgangs (Abb. 254.1). Jede ausgeprägtere Form einer Ohrmuschelfehlbildung kann mit einer Fehlbildung des Schalleitungsapparates (Gehörgang, Mittelohr) verbunden sein.

Ätiologie. Der äußere Gehörgang und das Trommelfell entwickeln sich aus einer ektodermalen Ausstülpung zwischen dem 1. und 2. Kiemenbogen. Im 4. Embryonalmonat bildet sich der äußere Gehörgang, indem ein Strang von Epithelzellen trichterförmig mediokaudal in Richtung Schlundtasche vorwächst, woraus sich später der Gehörgang und das Mittelohr entwickeln. Die Ausbildung der Mandibula ist ebenfalls in diesen Differenzierungsprozeß involviert, weshalb bei diesen Fehlbildungen auch die Form der Mandibula und die Position der fehlgebildeten Ohrmuschel (Tiefstand) atypisch sein können (z.B. beim Franceschetti-Syndrom = Dysostosis mandibulofacialis). Kommt es in den ersten Monaten der Gravidität zu einer Störung dieser Ohrentwicklung wie z.B. bei der Thalidomidembryopathie zu Beginn der 60er Jahre, so resultieren daraus diese Fehlbildungen.

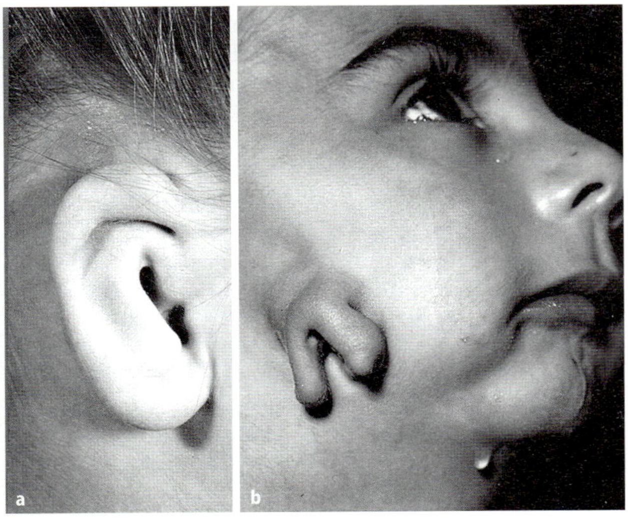

Abb. 254.1. a Ohrmuscheldysplasie mit Atresie des Gehörgangs, **b** Ohrmuschelrudiment bei gleichzeitiger Dysplasie der Mandibula

Spracherwerb. Während bei der einseitigen Fehlbildung des äußeren Ohres und des Mittelohrs der Spracherwerb eines Kindes mit dem gesunden, funktionstüchtigen Ohr der Gegenseite problemlos ist, ist dieser bei der beidseitigen Ohrmuschel- und Mittelohrmißbildung gefährdet oder kann ohne entsprechende Hörhilfen nicht stattfinden. Aurikuläre Form- oder Stellungsanomalien können Teilerscheinungen eines allgemeinen Fehlbildungskomplexes unter Einbeziehung anderer Organe sein. Nicht selten sind Ohrmuschelfehlbildungen mit Mißbildungen oder Dysplasien der Augen, des Gesichts, des Schädels, des Kiefers und des Gaumens verbunden.

Therapie. Die operative Korrektur der einseitigen Ohrmuschelfehlbildung mit oder ohne Anlegen eines Gehörgangs und Operation der Mittelohrfehlbildung kann vor der Einschulung zwischen dem 5. und 6. Lebensjahr oder um das 12. Lebensjahr erfolgen. Ab dem 10. bis 12. Lebensjahr steht für die Schaffung des Stützskeletts der Ohrmuschel ein größerer Rippenknorpel zur Verfügung. Die Herstellung eines Ohrmuschelskeletts in vitro aus körpereigenen Knorpelzellen („Tissue engineering") befindet sich noch im Experimentierstadium.

Die Behandlung der beidseitigen Ohrmuschelfehlbildung in Verbindung mit Mißbildungen des Mittelohrs oder gar des Innenohrs bedarf bereits im 2. Lebenshalbjahr der speziellen Abstimmung mit dem Ohrenarzt, um den Spracherwerb zu gewährleisten (s. Kap. 261).

Aurikuläre Anhänge und angeborene Fisteln

Aurikuläre Anhänge und angeborene Fisteln können isoliert oder kombiniert mit Ohrfehlbildungen vorkommen. Sie sind topisch an die embryonalen Verschmelzungsbereiche der Ohrmuschelhöcker oder des 1. Kiemenbogens gebunden und können familiär gehäuft auftreten. Die Abtragung von aurikulären Anhangsgebilden ist einem mit der Technik der Fehlbildungschirurgie vertrauten Ohrenarzt zu überlassen, da dieses Material für den Aufbau der Ohrmuschel benötigt werden kann. Wegen der Neigung zu rezidivierenden Entzündungen ist die operative Entfernung der Ohrfisteln, die prä- und postaurikulär lokalisiert sein können, anzuraten.

Abstehende Ohrmuscheln

Abstehende Ohrmuscheln sind die einfachste Form der Ohrmuscheldeformität. Sie können aus psychologischen Gründen vor der Einschulung zwischen dem 5. und 6. Lebensjahr

1 Eine Literaturliste zu den Kap. 254–260 findet sich am Ende von Kap. 260.

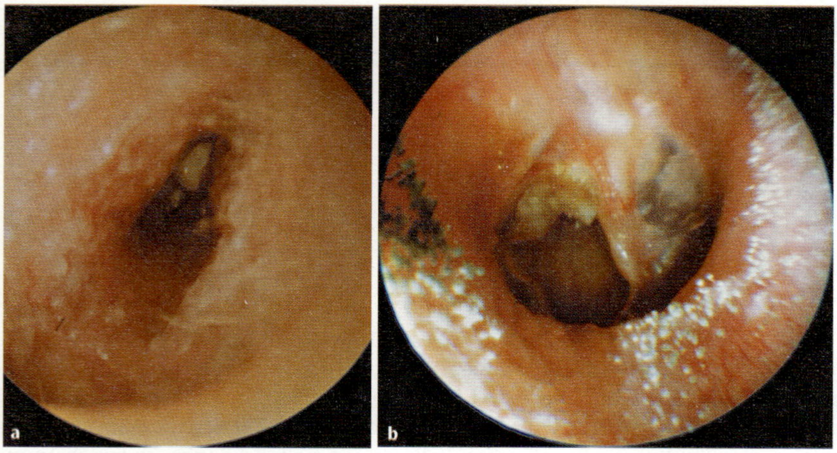

Abb. 254.2. **a** Akute exsudative Entzündung des äußeren Gehörgangs, **b** zentrale Trommelfellperforation bei chronischer Otitis media mit Kalkeinlagerungen im Trommelfell und Mykose des Gehörgangs

mit einer Anthelixplastik korrigiert werden. Bei älteren Kindern sollte grundsätzlich der Wunsch nach einer Korrektur berücksichtigt werden. Mit dem 6. Lebensjahr ist das Wachstum der Ohrmuscheln zum größten Teil abgeschlossen.

Traumatische Schäden

Othämatom. Das Othämatom kann durch ein stumpfes Trauma oder durch eine tangentiale Abscherung des Perichondriums vom Knorpel der Ohrmuschel entstehen und imponiert als schmerzlose Auftreibung zumeist in den oberen Abschnitten der Ohrmuschel. Da dadurch die Ernährung des Ohrknorpels gefährdet sein kann, muß dieses Hämatom rasch durch eine kleine chirurgische Intervention abgeleitet werden.

Scharfes Ohrmuscheltrauma. Die traumatisch abgetrennten Teile müssen mit in die Klinik gebracht und angenäht werden, da wegen der guten Vaskularisation der Ohrmuschel eine gute Einheilungschance besteht.

Perichondritis. Die Perichondritits kann die Folge eines kleinen Traumas oder einer unsachgemäßen Behandlung eines Othämatoms sein. Es handelt sich um eine schmerzhafte, heiße Schwellung der Ohrmuschel mit nachfolgender eitriger Sekretion und Knorpelsequestrierung, die zu einer hochgradigen Verunstaltung der Ohrmuschel in Form des „Blumenkohlohrs" führen kann. Da die Infektion nicht selten durch anaerobe Keime verursacht ist, bedarf dieses Krankheitsbild neben einer frühzeitigen chirurgischen Intervention der antibiotischen Therapie in Verbindung mit Kortikosteroiden.

254.2 Krankheiten des Gehörgangs

Cerumen obturans. Beim Cerumen obturans handelt es sich eigentlich nicht um eine Krankheit, sondern um einen pfropfartigen Verschluß des äußeren Gehörgangs aufgrund von Fett aus den Zeruminal- und Talgdrüsen. Da dieses Fett von großer Bedeutung für ein gesundes Milieu im Gehörgang ist, sollte nur das am Eingang des Gehörgangs sichtbare Fett mit einem Watteträger entfernt werden. Die von jungen Müttern oft übertriebene Ohrpflege mit Wattestäbchen kann zu dieser Pfropfbildung führen, da damit der physiologischerweise nach außen gerichtete Transport des Gehörgangfettes behindert wird.

Otitis externa diffusa

Ätiologie. Entzündungen des Gehörgangs (Abb. 254.2a) können im Kindesalter als Begleiterscheinung einer seborrhoischen Dermatitis, eines Ekzems, einer Schwimmbadinfektion oder einer chronischen Otitis media auftreten.

Pathogenese. Nicht selten wird dieser Entzündung durch eine übermäßige Reinigungstendenz Vorschub geleistet. Der pH-Wert im Gehörgang soll aufgrund der sezernierten Fettsäuren zwischen 5,0 und 6,8 liegen. Bei zu viel Reinigen und Ausspülen des Gehörgangs mit alkalischen Substanzen wird der Entstehung einer Entzündung (Otitis externa) Vorschub geleistet. Bei einer hartnäckigen, therapieresistenten Otitis externa ist neben der chronischen Otitis media auch an eine Otomykose zu denken (Abb. 254.2b).

Klinische Symptome. Die Symptome sind eine schmerzhafte Verschwellung des Gehörgangs mit z.T. fötider Sekretion oder Juckreiz sowie Schmerz bei Druck auf den Tragus und Zug an der Ohrmuschel. Bei schleimiger Sekretion ist stets an einen chronischen Mittelohrprozeß zu denken. Weitere mögliche Ursachen sind ein Erysipel, eine Superinfektion bei Ekzemen, das Übergreifen einer durch Pseudomonas aeruginosa bedingten Perichondritis und im Sommer häufig eine Badeotitis, z.T. durch anaerobe Keime bedingt. Eine virale Infektion, wie beim Zoster oticus, ist eher selten.

Erreger. Der Erregernachweis erfolgt mittels Ohrabstrich: Hier können sich neben Staphylococcus aureus auch Pseudomonas aeruginosa und Proteus vulgaris sowie Streptokokken und gelegentlich Candida albicans oder Aspergillus finden.

Therapie. Erforderlich sind das Absaugen des Sekrets, eine lokale Streifenbehandlung mit alkoholischer Lösung und Floxaltropfen. Ist das Gehörganglumen etwas abgeschwollen, können salbengetränkte Streifen (z.B. Jellin-Neomycin-Salbe) eingelegt werden, wenn eine Mykose ausgeschlossen ist. Eventuell ist eine systematische antibiotische Behandlung nötig (Penicillin V, Amoxicillin, Cephalosporine der

Tabelle 254.1. Klassifikation der akuten und chronischen Ekzeme. (Mod. nach Braun-Falco et al. 1984 und Weerda 1994b)

Krankheit	Ursache	Noxen
Akute Kontaktdermatitis	*Kurze Einwirkung*	
Akute toxische Kontaktdermatitis	Toxisch	Physikalische Noxen: thermische Schäden, Verätzungen, UV-Strahlen (Sonne), Laser etc.
Akute allergische Kontaktdermatitis	Allergisch	Allergene: antibiotische Ohrentropfen, z.B. Neomycin, Shampoos
Chronisches Kontaktekzem	Wiederholte Einwirkung oder längere Exposition	
Chronisch-kumulatives Kontaktekzem	Toxisch	Noxen: Seifen, Detergenzien
Chronisch-allergisches Kontaktekzem	Allergisch	Allergene (s. oben)
Seborrhoisches Ekzem (syn. seborrhoische Dermatitis, dysseborrhoische Dermatitis)	Prädisposition	Bakterielle und mykotische Sekundärinfektion
Mikrobielles Ekzem (syn. mikrobielles Ekzem, Dermatitis nummularis)	Polyätiologie	Evtl. Bakterien oder allergische Reaktionen auf mikrobielle Antigene, Mykosis
Atopisches Ekzem (syn. Neurodermitis atopica diffusa, Neurodermitis atopica disseminata, atopische Dermatitis	Polygen, erbliche Disposition, endogene Hyperreagibilität	Allergene wie Proteine, Hausstaub, Pollen, Tierepithelien, Pilzsporen, Nahrungsmittel

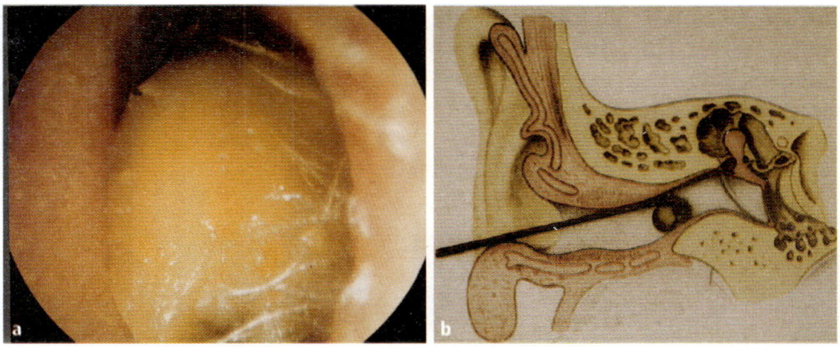

Abb. 254.3. a Erdnuß als Fremdkörper im Gehörgang, **b** Fremdkörper verhaken sich leicht am Isthmus des Gehörgangs und dürfen nur mit einem Häkchen entfernt werden

2. Generation). Ist die Otitis externa die Folge einer chronischen Mittelohrentzündung, so ist deren operative Sanierung die einzig erfolgversprechende, weil kausale Therapie.

Die Otitis externa bullosa haemorrhagica („Grippeotitis"), die meist im Zusammenhang mit einer Influenzainfektion auftritt und gelegentlich mit einer Otitis media kombiniert ist, bedarf nur im Falle einer Superinfekion der antibiotischen Therapie. Die Krankheit ist meist relativ schmerzhaft; nach wenigen Tagen trocknen die hämorrhagischen Blasen ein und heilen ab.

Otitis externa circumscripta. Die häufigste Ursache einer Otitis externa circumscipta ist eine Haarbalginfektion im Bereich des knorpeligen Gehörgangs mit umschriebener Entzündung, die zu einer Abszeßbildung führen kann. Die Therapie ist dieselbe wie bei der Otitis externa diffusa, evtl. ist die Spaltung des Abszesses erforderlich.

Ekzeme des äußeren Ohres und des Gehörgangs. In Tabelle 254.1 sind die akuten und chronischen Ekzeme des äußeren Ohres und des Gehörgangs aufgeführt.

Ohrmykose. Die Symptome bei Ohrmykose sind die gleichen wie bei der Otitis externa diffusa. Typisch für die Ohrmykose ist, daß sie bei konventioneller Behandlung therapieresistent ist. Nach der Reinigung des Gehörgangs mit alkoholischer Lösung wird z.B. mit Canestenlösung behandelt. Bei Mischinfektionen werden Streifen mit antibiotischer Lösung und einem Antimykotikum eingelegt.

Fremdkörper. Bei intaktem Trommelfell („genaue Anamnese") kann versucht werden, den nicht verkeilten Fremdkörper (Abb. 254.3a) mittels einer behutsamen Gehörgangspülung zu entfernen. Sollte dies nicht gelingen, darf niemals mit einer Pinzette, sondern stets mit einem Häkchen (Abb. 254.3b) die Entfernung des Fremdkörpers versucht werden. Gelingt dies aufgrund der reaktiven Entzündung um den Fremdkörper nicht problemlos, sollte die Fremdkörperentfernung in einer kurzen Narkose erfolgen.

Bei frischen Gehörgang- und unklaren Trommelfellverletzungen (traumatische Trommelfellperforation, laterobasale Fraktur; s. unten) darf keinesfalls der Gehörgang gespült werden, da die Gefahr einer Verschleppung der Infektion in die eröffneten Mittelohrräume bzw. in das Endokranium besteht.

254.3 Mittelohr

Fehlbildungen

Fehlbildungen des Mittelohrs und damit des Schalleitungsapparates sind häufig mit Mißbildungen der Ohrmuschel und des Gehörgangs kombiniert. In einem durch eine knöcherne Atresieplatte nach außen abgeschlossenen Mittelohr (s. Abb. 254.1) ist eine mißgebildete Gehörknöchelchenkette nahezu obligat.

Bei einseitiger Mittelohrfehlbildung mit Mißbildung des äußeren Ohres und normalem Gegenohr kann ab dem 5. Lebensjahr versucht werden, mittels einer Tympanoplastik das Gehör zu verbessern. Bei der beidseitigen Mittelohrfehlbildung ist eine frühe Operation des weniger fehlgebildeten Ohres um das 3. bis 4. Lebensjahr zu empfehlen, um die Sprachentwicklung des Kindes nach Möglichkeit ohne Hörhilfen weiterführen zu können. Bis zu diesem Zeitpunkt muß das Kind jedoch beidseits mit einem Hörgerät versorgt gewesen sein (s. Kap. 261).

Verletzungen des Trommelfells

Verletzungen des Trommelfells können direkt durch perforierende Gegenstände oder indirekt durch einen Schlag erfolgen. Während sich kleinere Perforationen eines primär gesunden Trommelfells meist spontan schließen, muß bei einem durch Entzündungen vorgeschädigten Trommelfell nicht selten eine Myringoplastik erfolgen. Klagt ein Kind nach einem solchen Trauma über Schwindel, so ist durch eine mögliche Luxation des Steigbügels an eine Eröffnung des Innenohrraums zu denken. Unter vestibulärer Symptomatik kann die Innenohrleistung bis zur Taubheit absinken. In diesem Falle ist die operative Abklärung und Behandlung indiziert.

Unter dem Ohrmikroskop muß entschieden werden, ob die Trommelfellperforation geschient oder operativ mit einem autologen Faszien- oder Perichondriumtransplantat unterlegt werden muß. Ist die Perforation klein und das äußere Trommelfellepithel extrovertiert, wird sich diese Läsion (Abb. 254.4a) spontan verschließen (kein Wasser ins Ohr). Bei einer größeren traumatischen Perforation (Abb. 254.4b) mit paukenwärts introvertiertem Trommelfellepithel muß ein kleinerer operativer Eingriff erfolgen.

Brüche des Felsenbeins

Brüche des Felsenbeins können als Längs- oder Querbrüche auftreten; auch deren Kombination ist möglich.

Die häufigeren Längsbrüche verlaufen entlang der Vorderkante der Felsenbeinpyramide und können durch die Paukenhöhle in den Warzenfortsatz bzw. in den Gehörgang einmünden. Sie lassen in der Regel das Innenohr unversehrt. Diese Traumen können zu einer Verletzung der Schalleitungskette, einer Verletzung des Trommelfells (Abb. 254.5a) und des N. facialis führen. Die klassische Symptomatik umfaßt neben der Trommelfellverletzung die einseitige Schalleitungsschwerhörigkeit, die Blutung aus dem Gehörgang und evtl. den Abfluß von Liquor. Jede Art der Manipulation oder Spülung im Gehörgang und im Mittelohrbereich ist zu unterlassen und streng kontraindiziert. Nach der sterilen Abdeckung des Ohres ist der Patient der otologischen Behandlung zuzuführen.

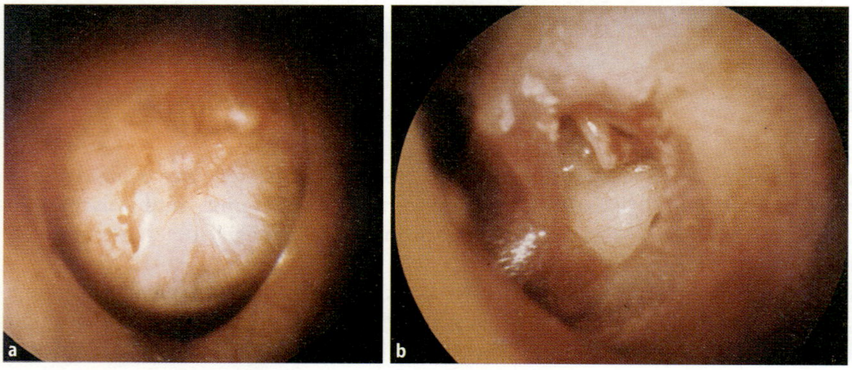

Abb. 254.4. a Kleine traumatische Perforation des Trommelfells mit spontaner Heilungstendenz, **b** größere traumatische Perforation des Trommelfells mit blutig inbibierten Rändern; das Amboß-Steigbügel-Gelenk ist sichtbar

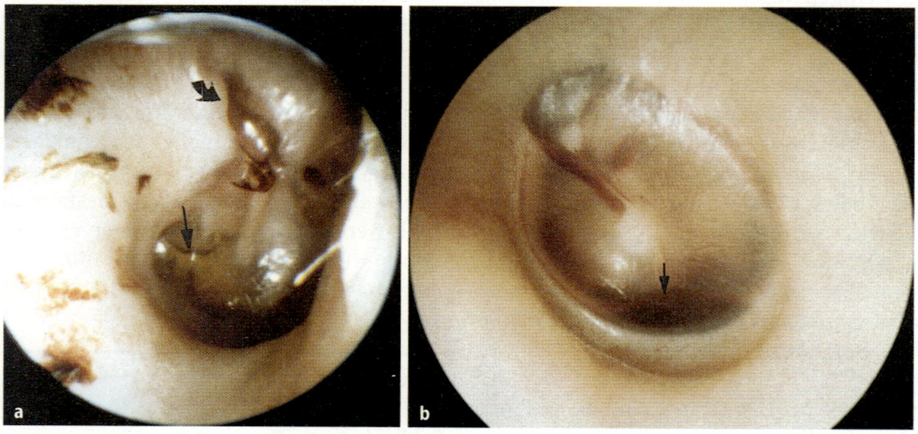

Abb. 254.5. a Längsbruch des rechten Felsenbeins: Der Bruchspalt mündet bei 11 Uhr in den Mittelohrraum (*dicker Pfeil*), hinter dem Trommelfell ist ein Liquorspiegel (*feiner Pfeil*) sichtbar. **b** Querbruch des linken Felsenbeins: Hämatotympanon im Hypotympanon (*Pfeil*), das Trommelfell ist intakt

Die Felsenbeinquerbrüche ziehen durch das Innenohr und zerstören damit dessen Funktion, wodurch es zu Schwindel und Taubheit kommt. Der N. facialis, bei der Längsfraktur in etwa 20 % der Fälle betroffen und nicht selten als Spätparese mit guter spontaner Remissionstendenz, wird bei der Querfraktur in etwa 50 % der Fälle hauptsächlich in seinem intralabyrinthären Verlauf mit einer Sofortparese traumatisiert. Die Prognose der sofortigen Parese des N. facialis ist erheblich schlechter als die der Spätlähmung nach mehrtägigem posttraumatischem Intervall. Das Trommelfell ist in der Regel intakt und zeigt ein Hämatotympanon (Abb. 254.5b). Ein Liquorabfluß kann über die Ohrtrompete in den Rachen möglich sein.

Jede Art der Manipulation im Bereich des äußeren Ohres ist zu unterlassen. Das Ohr muß vielmehr steril abgedeckt und der Patient in eine Fachklinik überwiesen werden, wo die erforderlichen konservativen und chirurgischen Maßnahmen – z.B. Tympanoplastik, Dekompression oder Rekonstruktion des N. facialis, Versorgung eines Duralecks usw. – in die Wege geleitet werden können.

Tubenfunktionsstörungen

Epidemiologie. Nach umfangreichen epidemiologischen Daten hatten 90 % aller Personen im Kindesalter einmal oder mehrfach Paukenergüsse. Bei Schuleintritt bestanden nur noch bei etwa 4 % des Kollektivs Paukenergüsse, wobei äußere Lebensbedingungen, wie Klima, Wohnumstände, soziales Umfeld, elterliches Rauchen u.ä. sowie große Adenoide Infektionen der oberen Luftwege und damit die Ausbildung solcher Ergüsse begünstigen können.

Pathogenese. Bei Tubenfunktionsstörungen kommt die Ohrtrompete ihren physiologischen Aufgaben wie Belüftung, Drainage oder Protektion des Mittelohrs nicht entsprechend nach. Man spricht deshalb von einer Tubendysfunktion, wobei die Störungen von einer Obstruktion bis zum Klaffen der Ohrtrompete reichen können.

Die Konsequenz dieser Tubenfunktionsstörungen sind Paukenergüsse im Kindesalter, wobei dieses Krankheitsbild durch eine steril gewordene, ehemals bakterielle Infektion ausgelöst werden kann.

Wegen des noch nicht völlig ausgereiften neuromuskulären Systems beim Kind verbessert sich die Tubenfunktion mit zunehmendem Alter, wobei auch zum Zeitpunkt der Einschulung die normale Funktion des Erwachsenen noch nicht vollständig erreicht ist. Weitere begünstigende Faktoren für die Entstehung von Paukenergüssen sind schlaffe Tubenwände, adenoide Vegetationen (Rachenmandelhyperplasie, „Polypen"), evtl. auch eine stark ausgeprägte Tonsillenhyperplasie, Infektionsmechanismen der oberen Luftwege insgesamt mit Einschluß der Tubenschleimhaut und ein sog. nasotubarer Reflux. Hierbei gelangt bei sehr ausgeprägten Adenoiden beim Schlucken keimhaltiger Schleim über die Tube in das Mittelohr. In gleicher Weise werden für die Entstehung des Paukenergusses auch allergische Ursachen immer mehr diskutiert.

Eine muskulär bedingte Öffnungsinsuffizienz des Tubenostiums liegt bei Kindern mit Gaumenspalten vor, da die Verbindung der Mm. tensores veli palatini fehlt.

Als Folge der dauernden Ventilationsstörung und des Unterdrucks im Mittelohr sowie der rezidivierenden Infektionen verwandelt sich das primär einschichtige Epithel in ein mehrschichtiges respiratorisches Epithel mit Flimmerzellen und zahlreichen sekretorischen Elementen wie Becherzellen und mukösen Drüsen. Dadurch wird die Mittelohrschleimhaut sekretionsfähig und bildet die Paukenergüsse.

Klinische Symptome. Der Patient empfindet ein Völlegefühl des Ohres und leidet an einer Schalleitungsschwerhörigkeit, die von der Kopfstellung sowie vom Schneuzen und Niesen (aktive Belüftung des Mittelohrs über die Ohrtrompete) abhängig sein kann. Das Trommelfell ist retrahiert und zeigt unter dem Mikroskop eine vermehrte Gefäßinjektion sowie eine bernsteinfarbene Flüssigkeit (Abb. 254.6a), es erscheint „verdickt".

Therapie. Beim erstmalig diagnostizierten Paukenerguß, speziell in der wärmeren Jahreszeit, sollte bei der hohen Spontanheilungsrate die operative Therapie zunächst zurückstehen, wobei jedoch ein Sprachentwicklungsrückstand zu berücksichtigen ist. Bei der medikamentösen Therapie kommen abschwellende Nasentropfen, Mukolytika, evtl. Steroide und Antibiotika in Betracht. Steroide haben meist nur einen kurzen positiven Effekt; Antibiotika können sinnvoll sein, da Paukenergüsse entgegen früherer Annahmen oft nicht steril sind. Eine generelle Anwendung von Antibiotika ist jedoch nicht sinnvoll.

Vor einer operativen Therapie sollte versucht werden, durch Luftduschen bzw. Valsalva-Versuche die Belüftung des Mittelohrs zu verbessern. Dies ist jedoch erst indiziert, wenn eine akute Infektion im Nasen- und Nasennebenhöhlenbereich abgeklungen ist.

An operativen Maßnahmen kommen in Betracht: die alleinige Adenotomie, evtl. mit Tonsillektomie, die Adenotomie mit Parazentese bzw. mit Paukenröhrchen oder evtl. die alleinige Positionierung von Paukenröhrchen (Abb. 254.6b). Der Sinn und Zweck des Einlegens eines Paukenröhrchens ist darin zu sehen, daß durch die Beseitigung des Unterdrucks über den Gehörgang die Metaplasie des einschichtigen Epithels zum respiratorischen Epithel und damit die sekretorische Potenz der Mittelohrschleimhaut wieder rückgängig gemacht wird.

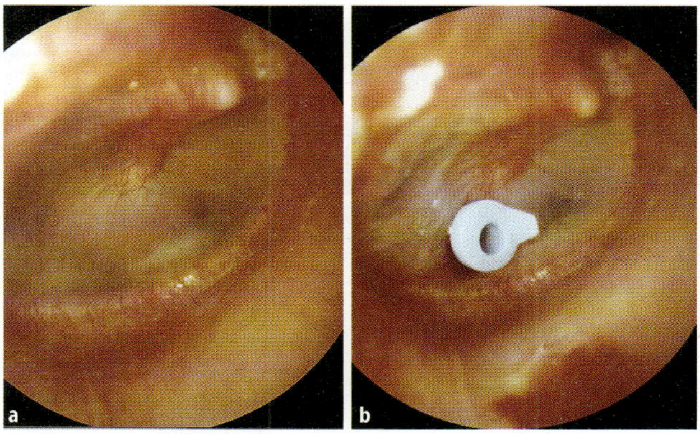

Abb. 254.6. a Gefäßinjiziertes, reflexloses rechtes Trommelfell mit Paukenerguß, **b** Trommelfell von Abb. 243.6a nach Legen eines Kunststoffröhrchens zur besseren Belüftung des Mittelohrraums

Akute Otitis media

Ätiologie und Pathogenese. Die akute Mittelohrentzündung ist meist durch tubogene Infektionen des Mittelohrraums mit Streptokokken, Haemophilus influenzae, Staphylokokken oder Pneumokokken bedingt (Tabelle 254.2). Bei Kleinkindern ist sie recht häufig. Die akute Mittelohrentzündung kann seltener auch auf hämatogenem Wege bei Virusinfektionen (Grippe, Masern) und bakteriellen Infektionskrankheiten wie Scharlach entstehen. Mit der Verbesserung der Tubenfunktion (s. oben) werden Mittelohrentzündungen beim heranwachsenden Kind seltener.

Klinische Symptome und Verlauf. In der Regel handelt es sich um ein stürmisches Entzündungsbild mit starken Ohrenschmerzen, Fieber, Rötung und Vorwölbung des Trommelfells (Abb. 254.7). Nach einer Spontanperforation des Trommelfells oder einer Parazentese lassen die starken Schmerzen schlagartig nach. Der Trommelfellbefund kann aber selbst bei einer beginnenden Antritis und Mastoiditis nur durch Aufhebung des Lichtreflexes so diskret sein, daß die Diagnose erst unter dem Ohrmikroskop oder durch eine Parazentese geklärt werden kann. Manch dyspeptisches Erscheinungsbild findet hier eine Erklärung. Eine Schalleitungsschwerhörigkeit, evtl. mit Innenohrbeteiligung, ist die Regel, vestibuläre Symptome, ablesbar an einem Nystagmus, können hinzutreten.

Der Verlauf kann sehr unterschiedlich sein. Bei entsprechender Behandlung (s. unten) verläuft die Krankheit in der Regel harmlos. Sie kann jedoch auch die Ursache für eine infektiös-toxische Allgemeinwirkung sein. So kann die akute Mittelohrentzündung bei dystrophen, resistenzgeschwächten Säuglingen als Begleitkrankheit über einen längere[n] Zeitraum ohne Fieber bestehen und mit zunehmender E[r]holung des Säuglings wieder abklingen, andererseits kan[n] sie aber auch die Ursache für eine Dystrophie des Säugling[s] sein.

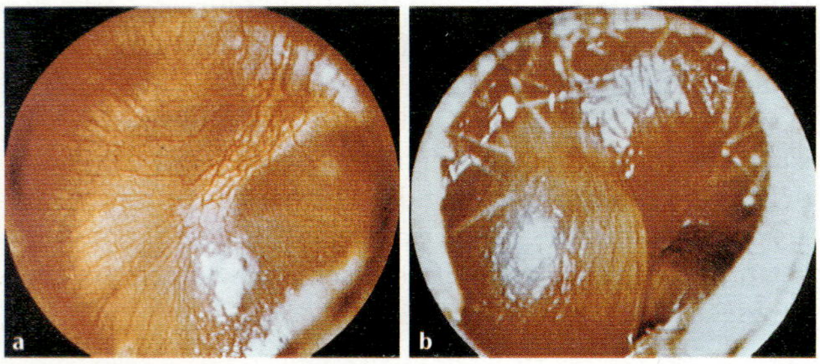

Abb. 254.7. a Beginnende akute Otitis media mit radiärer Gefäßfüllung, **b** hämorrhagische, akute Grippeotitis mit bullöser Auftreibung des Trommelfells

Tabelle 254.2. Mikrobiologische Untersuchungen zur akuten Otitis media. (Nach Weerda 1994)

Erreger	Häufigkeit [%]	
	Adam 1989 (n=340)	Garabedian et al. 1990 (n=118,vorbehandelt)
Streptococcus pneumoniae	36,0	20
Haemophilus influenzae	21,0	
β-hämolysierende Streptokokken der Gruppe A	7,0	
Neisseria catarrhalis	3,0	2,7
Staphylococcus aureus	4,0	9,6
Steril	21,0	

Diagnose. Selbst mit Otoskop oder Mikroskop ist die Dia[-]gnose bei diskretem Befund und latentem Verlauf nicht ein[-]fach zu stellen.

Komplikationen

Mastoiditis. Ist eine akute Otitis media nach 2–3 Wo[-]chen nicht ausgeheilt, ist mit einer Mastoiditis zu rechnen. Ihre Entstehung wird durch die Virulenz der Erreger, eine schlechte Abwehrlage sowie eine insuffiziente antibiotische Behandlung der akuten Otitis media gefördert. Es handelt sich um eine eitrige Entzündung mit Einschmelzung der Zellsepten im pneumatisierten Warzenfortsatz, die bei einer entsprechenden Pneumatisation auch die Zellen des Joch[-]bogenansatzes (Zygomatizitis) und gelegentlich die Zel[-]len der Felsenbeinspitze (Petroapizitis mit Gradenigo-Syn[-]drom) mit einbeziehen kann.

Symptome der Mastoiditis sind vermehrte Ohrenschmerzen, Wiederauftreten von Fieber, Senkung der hinteren oberen Gehörgangwand mit entsprechend pathologischem Trommelfellbefund, ein Druckschmerz über dem Warzenfortsatz und bei Vorliegen eines subperiostalen Abszesses das „abstehende" Ohr. Bricht der Eiter von der Warzenfortsatzspitze unter den Ansatz des M. sternocleidomastoideus hinein, liegt die Form der *Bezold-Mastoiditis* vor, bei Einbruch der Eiterung in einen pneumatisierten Jochbogenansatz kann eine *Zygomatizitis* (Abb. 254.8) entstehen. Im Falle einer *Petroapizitis* können eine Abduzensparese, Trigeminusneuralgie und Okulomotoriusparese auftreten. Die Therapie der Wahl ist die operative Ausräumung des Mastoids bzw. des erkrankten Zellsystems und evtl. die Adenotomie. Leichte Formen der Mastoiditis ohne die eben genannten Symptome sprechen meist auf antibiotische Therapie und Kortikosteroide zuzüglich einer Parazentese mit oder ohne Paukenröhrchen hinreichend an.

Okkulte Säuglingsmastoiditis und Antritis. Eine Einschmelzung der Zellen im Warzenfortsatzsystem kann bei latenten Fällen von Säuglingsotitis ohne Sekretion aus dem Mittelohrbereich und ohne deutlich sichtbare pathologische Trommelfellveränderung einhergehen. Dieser Prozeß kann sich nach der Antrotomie mit der Eröffnung des Warzenfortsatzes und einer Parazentese rasch bessern und somit zu einer Erholung des Säuglings führen.

Therapie. Behandlungsmöglichkeiten sind Nasentropfen, Antipyretika, evtl. Parazentese und Adenotomie sowie eine antimikrobielle Therapie. Amoxicillin ist das Mittel der ersten Wahl. Alternativ können Erythromycin oder Cephalosporine (z.B. Cephalexin – Ceporexin, Cefuroximaxetil – Elobact, Cefpodoximproxetil – Orelox, Cefixim – Cephoral, Suprax) eingesetzt werden. Wegen der zunehmenden Entwicklung von β-Lactamase-produzierenden Stämmen von Haemophilus influenzae ist bei Therapieresistenz auf entsprechend wirksame Antibiotika auszuweichen. Seit Jah-

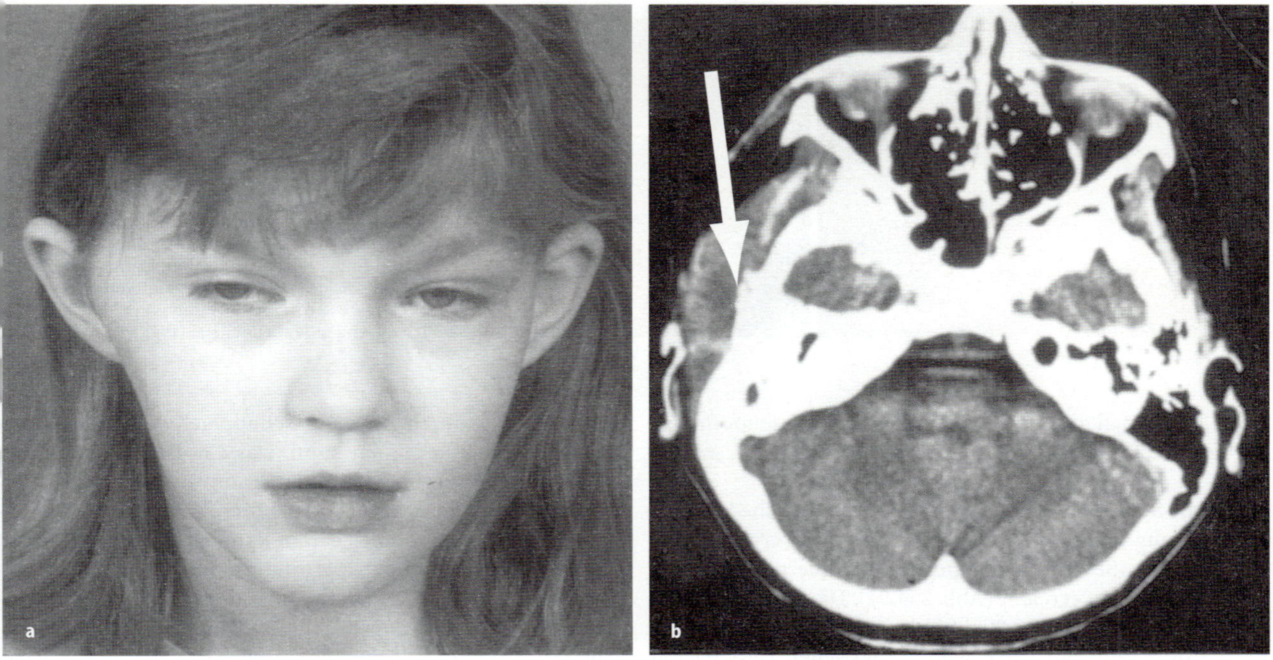

Abb. 254.8. a Das rechte Jochbogenareal ist wegen einer Zygomatizitis verdickt und aufgetrieben. **b** Im CT ist die entzündliche Auftreibung des rechten Jochbogens der Patientin von Abb. 254.8a gut sichtbar (*Pfeil*)

ren wird immer wieder darüber nachgedacht, anfänglich nur symptomatisch zu behandeln und erst dann Antibiotika einzusetzen, wenn dies aufgrund der klinischen Symptomatik erforderlich wird. Im Zweifelsfalle sollte hier der Ohrenarzt hinzugezogen werden, zumal ja auch allein der immer wiederkehrende Unterdruck im Mittelohr bei den Tubenfunktionsstörungen der Kleinkinder schmerzhafte Symptome ähnlich der Otitis media hervorrufen kann und ohne antibiotische Therapie nur durch die Applikation von Nasentropfen gebessert bzw. zum Verschwinden gebracht werden kann. Bei der rezidivierenden Otitis media sollte genauso wie bei den Tubenfunktionsstörungen als sinnvolle operative Präventivmaßnahme die Adenotomie, evtl. zusammen mit einer Tonsillektomie, in Erwägung gezogen werden.

Sonderformen

Scharlach. Die früher bei Scharlach relativ häufige Mittelohrbeteiligung (5–30 %) ist heute aufgrund der frühzeitig einsetzenden Penicillintherapie auf etwa 2–4 % gesunken.

Masern. Eine entzündliche Mitbeteiligung des Mittelohrs ist bei Masern nahezu obligat; beim Übergang in eine eitrige Mittelohrentzündung lassen sich meist Streptokokken und Pneumokokken als sekundäre Besiedler nachweisen. Ähnlich wie bei Scharlach kann eine Masernotitis in eine chronische Otitis media übergehen; in der Regel verläuft jedoch die Masernotitis unter Antibiotikabehandlung komplikationslos.

Chronische Otitis media

Die chronische Mittelohrentzündung ist ein Oberbegriff für verschiedene Krankheiten des Mittelohrs, deren gemeinsame Grundlage eine lang andauernde, mehr oder minder ausgeprägte Entzündung mit irreversiblen Gewebszerstörungen und Neubildungen ist. Die charakteristischen klinischen Symptome sind die Otorrhöe, die persistierende Trommelfellperforation und die Schwerhörigkeit. Die histopathologischen Kennzeichen sind Granulationsgewebe, Fibrose, Cholesteringranulom, Cholesteatom und Knochenabbau. Das Mastoid ist stets mit betroffen und häufig in seiner Pneumatisation gehemmt. Es sind 2 prognostisch unterschiedliche Hauptformen zu unterscheiden: die chronische mesotympanale Schleimhauteiterung und die chronische Knocheneiterung, das Cholesteatom.

Chronische Schleimhauteiterung. Die chronische Schleimhauteiterung ist gekennzeichnet durch eine zentrale, mehr oder weniger große Trommelfellperforation. Eine Sekretion muß nicht immer vorhanden sein; das Ohr kann längere Zeit trocken sein und durch äußere Einflüsse, z.B. im Rahmen einer Infektion der oberen Atemwege, intermittierend und dann meist geruchlos sezernieren.

Ätiologie und Pathogenese. Bezüglich der Ätiologie unterscheiden sich die chronische Schleimhauteiterung und die Knocheneiterung nach dem bisherigen Kenntnisstand nicht wesentlich.

Die Pathogenese ist immer noch nicht völlig geklärt. Die größte Bedeutung kommt sicherlich der Tubendysfunktion (s. oben unter „Tubenfunktionsstörungen") und den von außen durch die Trommelfellperforation eindringenden Keimen zu. Zweifelsohne spielen auch genetische Faktoren, gehäufte Otitiden im Säuglingsalter sowie in erster Linie die Dysfunktion der Ohrtrompete im Kindesalter eine bedeutende Rolle.

Krankheitserreger. Während früher grampositive Keime wie Staphylococcus aureus vorherrschten, finden sich heu-

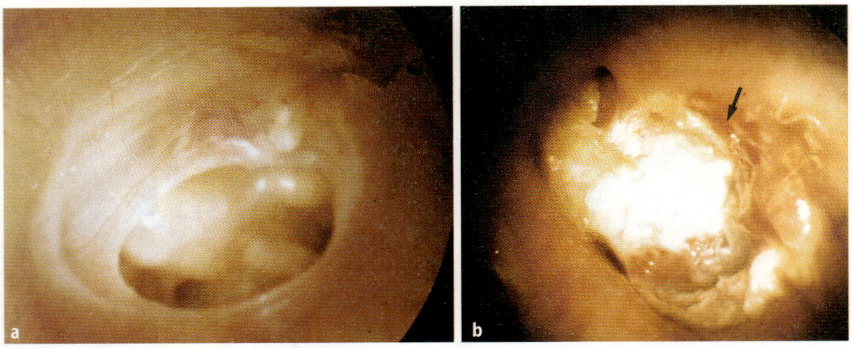

Abb. 254.9. a Zentrale Trommelfellperforation bei chronischer Otitis media, Blick auf die entzündungsfreie Paukenwand; **b** ausgedehntes Cholesteatom mit nahezu kompletter Zerstörung des Trommelfells und einer Ostitis des angrenzenden Knochens (*Pfeil*)

te am häufigsten gramnegative Bakterien wie Pseudomonas aeruginosa, Proteus, Escherichia coli und Pilze.

Klinische Symptome und Therapie. Die chronische Schleimhauteiterung zeigt typischerweise eine zentrale, unterschiedlich große Trommelfellperforation, die nirgends den Trommelfellsaum erreicht (Abb. 254.9a). Die Sekretion ist je nach Keimbesiedelung schleimig bis wäßrig. Aufgrund der Perforation und evtl. vorliegender partieller Destruktion der Gehörknöchelchen liegt eine unterschiedlich stark ausgeprägte Schalleitungsschwerhörigkeit vor. Der Verlauf ist zwar chronisch, in der Regel aber frei von Komplikationen. Die Tympanoplastik mit Verschluß des Trommelfelldefektes sowie der ggf. notwendigen Rekonstruktion der Schalleitungskette ist die Therapie der Wahl. Zu beachten ist, daß ein tympanoplastischer Dauererfolg beim Erwachsenen in der Regel gesicherter ist als beim Kind. Dennoch sollte auch beim Kind ein tympanoplastischer Verschluß des Trommelfelldefektes vorgenommen werden, schon allein um die exogene Infektionsquelle zu verschließen.

Chronische Knocheneiterung (Cholesteatom)

Definition und Pathogenese. Eine chronische, knochenzerstörende Entzündung tritt im Mittelohr als chronisch-granulierende Entzündung und als chronische Knocheneiterung (Cholesteatom) auf. Beim Cholesteatom, dessen Pathogenese bis heute ebenfalls noch nicht völlig geklärt ist, handelt es sich um ein in die Mittelohrräume eingewachsenes oder dort bereits primär vorhandenes, verhornendes Plattenepithel mit Umwandlung in eine Cholesteatommatrix, die durch ein expansives Wachstum und Entzündungsvorgänge die umgebenden knöchernen Strukturen der Mittelohrräume arrodieren kann – ein Verhalten, das durch den hohen Gehalt der Cholesteatommatrix an proteolytischen Enzymen (Kollagenasen) bedingt ist. Damit besteht die Gefahr des Einbruchs des Cholesteatoms in das Labyrinth und in das Endokranium mit z.T. lebensbedrohenden Komplikationen wie Labyrinthitis, otogener Fazialislähmung, Thrombose des Sinus sigmoideus, otogener Sepsis, Epiduralabszeß, otogener Meningitis und otogenem Hirnabszeß. Aus diesem Grunde stellt die Cholesteatomeiterung im Gegensatz zur chronischen Schleimhauteiterung (relative Operationsindikation) eine absolute Operationsindikation dar.

Diagnose. Charakteristisch für die chronische Knocheneiterung ist die randständige Trommelfellperforation (Abb. 254.9b), durch die man schuppige, weißliche Cholesteatommassen erkennen kann. Das Cholesteatom entwickelt sich überwiegend im Kuppelraum als epitympanales Einsenkungscholesteatom oder über dem Sinus tympani. Als sekundäres Cholesteatom kann es über eine primär randständige Trommelfellperforation entstehen, durch welche die Haut des Gehörgangs in die Mittelohrräume einwachsen kann. Das angeborene und traumatisch bedingte Cholesteatom des Felsenbeins ist sehr selten.

Therapie. Nach der lokalen (Floxaltropfen) und systemischen antibiotischen Behandlung der chronischen bakteriellen Infektion ist die Entfernung des Cholesteatoms mit der Rekonstruktion des Trommelfelldefektes und der Schalleitungskette die einzig sinnvolle Dauertherapie. Wegen der Besiedelung mit anaeroben Keimen und speziell mit Pseudomonas aeruginosa sind hier je nach Abstrichlage Acylureidopenicilline wie Azlocillin, Aminobenzylpenicilline wie Piperacillin und in therapieresistenten Fällen mit Genehmigung der Eltern oder ab dem 14. Lebensjahr Chinolone (Gyrasehemmer) wie Ofloxacin oder Ciprofloxacin angezeigt. Als lokales Therapeutikum haben sich die Floxalaugentropfen als Ohrentropfen mit Zusatz von 3 mg Ofloxacin bewährt.

254.4 Innenohr

Angeborene Schäden

Von Bedeutung sind:

- hereditäre Hördefekte, meist in Kombination mit Fehlbildungen,
- infektiöse oder toxische Schäden in utero,
- perinatale Störungen, insbesondere durch Hypoxie (s. Kap. 261).

Entzündliche und toxische Schäden

Die Labyrinthitis kommt als seltene Komplikation der akuten und chronischen Otitis vor. Bei verschiedenen Infektionskrankheiten wie Masern, Scharlach, Diphtherie, Typhus und Fleckfieber ist eine toxische Innenohrschädigung möglich. Bei Mumps und Zoster oticus kann es zu einem neuralen Hörverlust kommen, ferner nach Meningitis oder Enzephalitis. Toxische Schäden der Kochlea sind gefürchtete Nebenwirkungen von Dihydrostreptomycin, Kanamycin und Neomycin. Streptomycin und Gentamicin können dazu noch eine Vestibularisschädigung verursachen. Mittels des sog. Kochlea-Implantats kann Kindern mit kochleär bedingter Taubheit ganz allgemein zu einem relativen hohen Prozentsatz (über 70%) wieder ein suffizientes Hörvermögen nach entsprechenden Rehabilitations- bzw. Habilitationsmaßnahmen gegeben werden.

Klinisch zeigt sich eine absinkende Innenohrleistung bis zur Taubheit, die vestibuläre Situation (Schwindel) kann am Nystagmus und an der Erregbarkeit des Labyrinths abgelesen werden. Die Therapie ist mit der Behandlung bei Mastoiditis vergleichbar.

Hörsturz und Tinnitus

Definition. Der Hörsturz, ein plötzlicher Hörverlust unterschiedlichen Ausmaßes, wird in letzter Zeit vermehrt auch bei Jugendlichen und Heranwachsenden beobachtet. Er ist differentialdiagnostisch abzugrenzen von der sog. „Disko-Schwerhörigkeit", die durch ein akustisches Trauma verursacht wird. Die akut einsetzende, in der Regel einseitige Schwerhörigkeit kann von Tinnitus und Schwindel begleitet sein.

Ätiologie und Pathogenese. Neben Störungen im Fettstoffwechsel (Cholesterin, Triglyzeride) kommt bei heranwachsenden Frauen als Ursache auch die Kombination von Antibabypille und Nikotinabusus in Frage.

Die Pathogenese des Hörsturzes ist noch immer unklar, weshalb nach wie vor polypragmatisch behandelt wird. Da der Hörsturz hinsichtlich der Symptomatik leicht mit einem Mittelohrkatarrh verwechselt werden kann, geht nicht selten wertvolle Zeit bis zum Einsatz einer erfolgversprechenden Therapie verloren. Auch an eine HWS-Pathologie ist zu denken.

Therapie. Die Therapie besteht in der Applikation von niedermolekularem Dextran zur Verbesserung der Blutrheologie und Kortikosteroiden. Ein möglichst früher Therapiebeginn kann das Langzeitresultat erheblich beeinflussen. Ein positiver Einfluß der hyperbaren Sauerstofftherapie ist bis heute nicht bewiesen. Bei einer ausgeprägten Hypercholesterinämie ist die HELP-Apharese indiziert; die Hörleistung kann bereits während oder nach der ersten Apharese wieder ansteigen. Grundsätzlich sollte nach einem Hörsturz unklarer Genese nach Abschluß der Therapie eine 24-h-Blutdruckmessung durchgeführt werden, um ein extremes Absinken des Blutdrucks während des Schlafes auszuschließen. Nicht selten sind diese Patienten Hypotoniker.

Akut ohne erkennbaren Anlaß einsetzendes Ohrensausen (Tinnitus) muß ebenso wie der Tinnitus oder die Hochtonschwerhörigkeit nach einem akustischen Trauma (z.B. Diskobesuch) oder nach einem Schleudertrauma der HWS wie ein Hörsturz behandelt werden.

Fensterruptur

Rupturen der Membran im *runden* Fenster sind nach Traumen, nach Tauchen und nach plötzlicher Unterdrucksituation im Mittelohr, z.B. beim Landeanflug, beschrieben. Als Ursache für eine scheinbar atraumatische, spontane Ruptur wird eine vermehrte Blutfülle der Innenohrgefäße oder ein plötzlicher Liquordruckanstieg angesehen, der über den Aquaeductus cochleae auf den Perilymphraum übertragen werden kann.

Rupturen im Bereich des *ovalen* Fensters sind als Folge von Schädeltraumen oder ebenfalls eines Barotraumas beschrieben. Die Konsequenz dieser Rupturen ist ein sofortiges oder allmähliches Absinken der Innenohrleistung bis zur Ertaubung, evtl. begleitet von Schwindel. Als Therapie der Wahl gilt die operative Aufdeckung der Paukenhöhle und die Abdeckung der Perilymphfisteln mit Bindegewebe, kombiniert mit der Hörsturztherapie.

Akustikusneurinom

Beim Akustikusneurinom handelt es sich um eine seltene Ursache für eine Innenohrschwerhörigkeit beim Jugendlichen; grundsätzlich sollte eine Neurofibromatosis Recklinghausen ausgeschlossen werden.

255 Äußere Nase

E. R. Kastenbauer

Fehlbildungen. Fehlbildungen der Nase sind formalgenetisch und klinisch oft schwer von anderen Fehlbildungen dieser Region abzugrenzen. Eine Hemmung der Nasenentwicklung kann zu einer kompletten Aplasie oder Dysplasie der Nase führen. Der Kinderarzt wird in erster Linie mit verschiedenen Formen des Hypertelorismus konfrontiert sein, der mit einer medianen Gesichtsspalte, der Meningoenzephalozele oder mit der Doggennase vergesellschaftet sein kann. Am Nasenrücken sind gelegentlich Dermoidzysten und Nasenfisteln (Abb. 255.1a) zu beobachten, die sich über das Nasenseptum (Abb. 255.1b) bis zur Schädelbasis entwickeln und zu rezidivierenden Entzündungen Anlaß geben können. Die operative Therapie ist die einzig sinnvolle Behandlungsform.

Formfehler. Formfehler sind seltener angeboren und häufig die Folge von Traumen, wobei auch das Geburtstrauma erwähnt sein soll. Beim Durchtreten durch den Geburtskanal kann der Vorderanteil der knorpeligen Scheidewand aus der Maxillo-Vomer-Leiste gesprengt werden und somit zu einer dauerhaften Deviation des vorderen Anteils des Nasenseptums mit Behinderung der Nasenatmung führen. Aus diesem Grunde sollte nach der Geburt grundsätzlich auch die Vordernase palpatorisch kontrolliert und ein subluxiertes Septum umgehend mit Fingerdruck oder einer stumpfen Pinzette reponiert werden, damit ein ungestörtes Wachstum der knorpeligen Vordernase stattfindet. Gewachsene Formfehler der knöchernen Nase wie Höckerbildung, Schiefnase und Sattelbreitnase sollten ebenso wie Formfehler der knor-

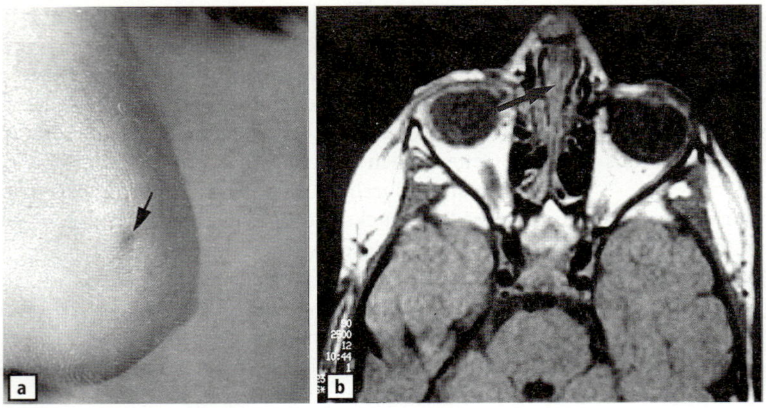

Abb. 255.1. **a** Fistel im Bereich der Nasenspitze (*Pfeil*). **b** Der mit Plattenepithel ausgekleidete Fistelgang hat zu einer Auftreibung des Nasenseptums (*Pfeil*) geführt und zieht zur Schädelbasis

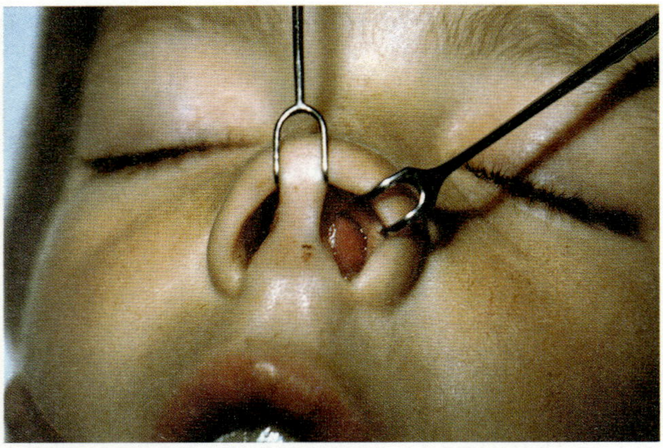

Abb. 255.2. Septumhämatom nach Fraktur der vorderen knorpeligen Scheidewand

peligen Nase erst nach der Pubertät und nach abgeschlossenem Schädelwachstum, d.h. bei Mädchen ab dem 16. und bei Jungen ab dem 17. Lebensjahr vorgenommen werden, außer es handelt sich um die Versorgung eines Traumas.

Brüche und Septumhämatom. In Verbindung mit einer Nasenpyramiden- und einer Nasenseptumfraktur kann es zu einer Blutung zwischen den Knorpel und das Perichondrium des Nasenseptums mit hochgradiger Behinderung der Nasenatmung kommen. Unterbleibt die operative Entlastung des Hämatoms (Abb. 255.2), ist durch eine Infektion die Ausbildung eines Septumabszesses mit nachfolgender Knorpelnekrose möglich. Die Konsequenz daraus kann eine Sattelnase sein, deren operative Korrektur mit Einpflanzung von autologem Knorpel bereits im Kindesalter vorgenommen werden sollte. Traumatisch verlagerte, die Atmung behindernde Septumanteile müssen ebenso wie traumatisch dislozierte knöcherne Fragmente der Nasenpyramide operativ reponiert werden, auch wenn sie nach einem längeren Intervall bereits in einer Fehlstellung eingeheilt sind, da sie nicht nur die Funktion der Nase stören, sondern in der Zeit des Nasenwachstums zu erheblichen Deformierungen der Nase führen können.

Entzündungen. Ein hartnäckiges Naseneingangsekzem ist in der Regel die Folge einer chronischen Rhinitis oder Sinusitis, nicht selten auf allergischer Basis. In seltenen Fällen kommt jedoch auch ein Nasenfremdkörper oder eine einseitige Choanalatresie in Betracht. Die Therapie muß kausal sein. Die Follikulitis der Weichteilnase, meist eine Staphylokokken-Infektion, ist mit ihrer Ausbreitungstendenz in Richtung Augenwinkel wegen der Gefahr der Thrombophlebitis der V. angularis und via V. ophthalmica zum Sinus cavernosus ernst zu nehmen. Erforderlich ist eine hochdosierte Antibiotikagabe (Amoxicillin, Cephalosporine), ggf. auch eine operative Unterbrechung der V. angularis sowie eine Abszeßinzision.

256 Nasenhaupthöhle

E. R. Kastenbauer

Fehlbildungen und Formfehler

Atresie des Naseneingangs. Die häufigste Fehlbildung bzw. Deformität des Naseneingangs ist die angeborene oder traumatisch bedingte Atresie. Meist ist die Ursache hierfür ein unsachgemäßes Verätzen von blutenden Gefäßen im vorderen Nasenabschnitt, wobei es als Folge einer zirkulären Epithelschädigung zu einem narbigenVerschluß des Naseneingangs kommen kann.

Choanalatresie. Die einseitige Choanalatresie ist etwa 5mal häufiger als die beidseitige. Die Fehlbildung überwiegt beim weiblichen Geschlecht gegenüber dem männlichen im Verhältnis 5 : 1; ein dominanter Erbgang wird diskutiert. Das Leben des Neugeborenen ist bei einer beidseitigen Choanalatresie hochgradig gefährdet, da eine Mundatmung in den ersten Lebenswochen nur beim Schreien möglich ist. Es droht deshalb bereits in den ersten Minuten nach der Geburt der

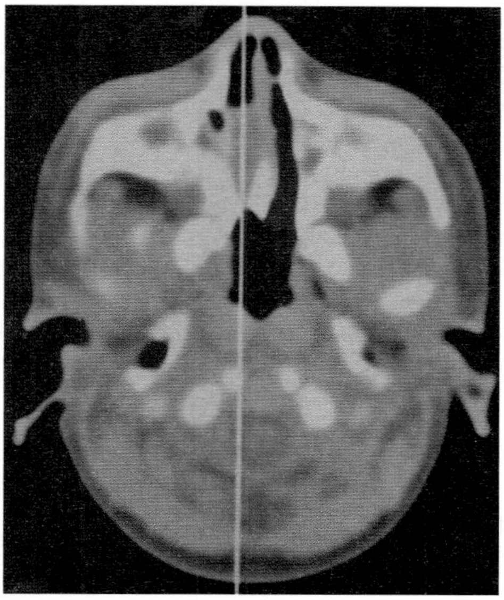

Abb. 256.1. Darstellung einer einseitigen Choanalatresie im CT

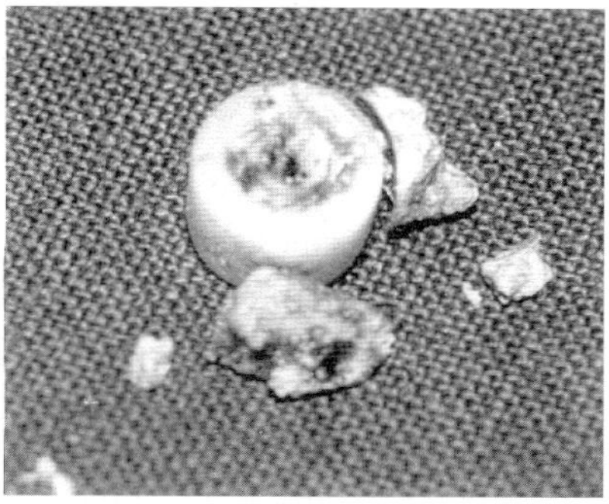

Abb. 256.2. Rhinolith als Fremdkörperreaktion

Tod durch Ersticken, weshalb sofort post partum die prolongierte Intubation bis zur operativen Behandlung der Atresie erfolgen muß.

Während eine einseitige Atresie relativ harmlos mit dem Bild einer einseitigen „chronischen" Rhinitis oder Sinusitis verlaufen kann, ist das klinische Bild einer beidseitigen Atresie post partum unvergleichbar dramatischer. Zyanose sowie stridoröse, unregelmäßige Inspirationsversuche bei fehlendem Nasenflügelatmen und auffällige Zunahme der Beschwerden beim Füttern bei inkompletter beidseitiger Atresie kennzeichnen den Zustand.

Der Nachweis der Atresie läßt sich mit dem Versuch der Sondierung und Endoskopie des Nasenlumens oder durch ein CT relativ einfach führen (Abb. 256.1).

Die ersten Sofortmaßnahmen bei der beidseitigen Atresie bestehen im Offenhalten des Mundes, dem Einlegen eines Güdel-Tubus und der nachfolgenden Intubation. Die weitere Behandlung gestaltet sich unterschiedlich, weil manche Säuglinge imstande sind, die Mundatmung schon in den ersten Lebenstagen zu erlernen. Häufig muß man jedoch schon bald nach der Geburt die Atresie perforieren und die beiden so geschaffenen Öffnungen über 10–12 Wochen mit Kunststoffröhrchen offenhalten. Hat das Neugeborene die ersten Tage gut überstanden, kann bei gesicherter Sondenernährung mit der operativen Eröffnung der Atresie von Fall zu Fall unterschiedlich lange zugewartet werden. Da sich die Choanen mit dem übrigen Wachstum des Gesichtsschädels innerhalb des 1. Lebensjahres nach oben erweitern, bessern sich die Aussichten für ein gutes Langzeit- oder Dauerresultat, wenn erst zwischen dem 6. und 12. Monat operiert wird. Die einseitige Choanalatresie kann ab dem 2. bis 3. Lebensjahr transnasal oder transpalatinal eröffnet werden.

Septumdeviation. *Angeborene* Verbiegungen der Nasenscheidewand, meist verbunden mit knorpeligen oder knöchernen Leisten und Spinen am unteren Drittel des Septums, können schon im Kindesalter zu einer Behinderung der Nasenatmung und zu ständiger Irritation („Reiznase") führen.

Traumatische Septumdeviationen entstehen nicht selten als Folge von Nasen- und Septumfrakturen oder von Geburtstraumen, als dessen Diagnostikum sich post partum die Nasenspitze sehr weit herunterdrücken läßt, ohne daß das Nasenseptum zu fühlen ist.

Die Therapie besteht bei strenger Indikationsstellung auch schon im Kindesalter in einer Septumplastik unter Schonung der Wachstumszonen. Vor Abschluß des Nasenwachstums ist der Eingriff nur bei permanenter Behinderung der Nasenatmung indiziert.

Epistaxis. Auf die zahlreichen Ursachen des symptomatischen Nasenblutens bei fieberhaften Infektionen, bei den verschiedenen Formen einer hämorrhagischen Diathese oder der Rendu-Osler-Krankheit sei hier nur kurz verwiesen. Die häufigste Blutungsquelle sitzt im vermehrt vaskularisierten vorderen Septumanteil, und zwar im Bereich des Locus Kiesselbachi.

Die einfachste Methode der Blutstillung bei normaler Blutgerinnung besteht darin, am sitzenden Patienten nach einer provisorischen Tamponade mit Watte oder Zellstoff unter Zusatz von Privin oder anderen abschwellenden Nasentropfen den Nasenflügel der blutenden Seite für etwa 5 min gegen die Nasenscheidewand zu drücken. Mit dieser Maßnahme können ohne fachärztliche Hilfe etwa 90 % der Blutungen zum Stehen gebracht werden, während die Stillung einer Blutung bei hämorrhagischer Diathese ein vielschichtiges Problem ist. So empfiehlt sich beim Morbus Rendu-Osler im ständigen Wiederholungsfalle der Ersatz der pathologisch veränderten Schleimhaut der Nasenhöhle und der Scheidewand durch ein haarloses Hauttransplantat (Dermoplastik).

Fremdkörper. Als Ursache einer behinderten Nasenatmung und einer chronischen Rhinitis kommen bei Kindern stets auch Fremdkörper in Betracht. Bleiben Fremdkörper für mehrere Jahre unerkannt liegen, so bildet sich durch Anlagerung von Kalksalzen der sog. Nasenstein (Rhinolith, Abb. 256.2). Die Entfernung eines Nasenfremdkörpers sollte – evtl. in Kurznarkose – grundsätzlich mit einem Häkchen und nicht mit der Pinzette erfolgen, da er mit der Pinzette in tiefere Nasenabschnitte verdrängt werden kann.

Entzündungen

Akute Rhinitis. Erreger des Schnupfens sind die verschiedenen Rhino- und Adenoviren. Die Übertragung erfolgt durch

Tröpfcheninfektion, wobei die Inkubationszeit nur wenige Stunden beträgt. Die Virusinfektion, die durch ihre schleimhautschädigende Wirkung einer bakteriellen Superinfektion den Weg bereitet, sollte nach spätestens 8–10 Tagen abgeklungen sein.

Die Behandlung erfolgt mit abschwellenden Nasentropfen, Inhalationen und wegen der Superinfektion evtl. mit einem Antibiotikum. Die letztgenannte Maßnahme sollte man in erster Linie bei der eitrigen Rhinitis des Säuglings in Erwägung ziehen, da für diesen eine blockierte Nasenatmung eine erheblich größere Belastung darstellt als für ein älteres Kind. Da die Nasenhöhlen selten isoliert erkranken, sondern häufig die Nasennebenhöhlen ebenfalls betroffen und die häufigsten Erreger Pneumokokken und Haemophilus influenzae sind, empfiehlt sich die Gabe von Phenoxypenicillin, Ampicillin, Amoxicillin, Cephalosporin oder Erythromycin. Die Dosierung der Nasentropfen beträgt z.B. bei Xylometazolin (z.B. Otriven, Olynth) für Schulkinder 0,1 % und für Kleinkinder 0,05 % und bei Oxymetazolin (z.B. Nasivin) für Schulkinder 0,05 % und pro infantibus 0,025 %. Bei rezidivierender Rhinitis ist die Adenotomie zu empfehlen. Ebenso ist bei Persistenz oder Rezidivieren eine antiallergische Therapie mit lokalen H1-Antagonisten wie z.B. Azelastin oder Levacobastin oder systemisch wirksamen H1-Antagonisten wie z.B. Cetirizin in Erwägung zu ziehen.

Chronische Rhinitis. Eine chronische Entzündung der Nasenschleimhäute kann bei Kindern in erster Linie durch große adenoide Vegetationen (Rachenmandelhyperplasie, „Polypen"), durch Nasennebenhöhleninfektionen sowie durch allergene Substanzen unterhalten werden. Bei einseitigem chronischem „Schnupfen" muß auch an unerkannte Nasenfremdkörper sowie an eine Choanalatresie gedacht werden.

Diagnose und Therapie sind ähnlich wie bei der akuten Rhinitis, bedürfen jedoch der fachärztlichen Kontrolle (Ausschluß einer chronischen Sinusitis, einer Allergie und großer Adenoide, Endoskopie der Nase). Ein protrahierter bzw. chronischer Verlauf ist auch für die Nasendiphtherie und die Coryza syphilitica charakteristisch.

Allergische Rhinitis. Zur allergischen Rhinitis s. Kap. 92, 93.

Nasenpolypen bzw. *Siebbeinpolypen* (s. Abb. 257.4) sind gutartige Wucherungen der Schleimhaut der Nase oder den Nebenhöhlen und hier speziell des Siebbeinzellsystems. Sie entstehen durch chronisch-entzündliche oder allergiebedingte Reize. Differentialdiagnostisch kommen Siebbeinpolypen beim Kartagener-Syndrom und bei der Mukoviszidose in Betracht. Als Behandlung kommt nur die operative Entfernung und kausaltherapeutisch evtl. eine Allergiebehandlung in Frage. Nach der Operation einer Siebbeinpolyposis ist die längerfristige Applikation von Nasensprays mit Steroidzusatz, z.B. Pulmicort, Topinasal, Nasacort, Nasonex und Flutide, indiziert.

257 Nasennebenhöhlen

E. R. Kastenbauer

Verletzungen und Frakturen

Mittelgesichtstraumen. Wegen der exponierten Lage des *Jochbeinkörpers* ist dieser bei Mittelgesichtstraumen relativ häufig mit frakturiert. Die Symptomatik besteht, neben einer sichtbaren Dislokation des Jochbeins mit Hämatom, in Doppelbildern sowie in Parästhesien der Wange durch Einklemmung des 2. Trigeminusastes in den Frakturspalt. Diese Parästhesien können bei der *isolierten Orbitabodenfraktur* fehlen. Hier kann jedoch durch Tiefersinken des Bulbus die Symptomatik von seiten der Doppelbilder und des Enophthalmus im Vordergrund stehen. Die Therapie besteht in einer Rekonstruktion des Orbitabodens und in der Stabilisierung der Bruchfragmente. Bei einer Jochbogenfraktur steht die Kieferklemme im Vordergrund.

Frontobasale Frakturen. Etwa 20 % der frontobasalen Frakturen (Abb. 257.1a) verlaufen ohne Verletzung des Weichteilmantels des Gesichts. Die meisten Frontobasisbrüche sind Brüche von an die Basis angrenzenden Nasennebenhöhlen. Kommt es nach einer frontobasalen Fraktur zu einer Liquorrhöe, so müssen wegen der offenen Kommunikation des Endokraniums zum Nasennebenhöhlensystem und der Gefahr einer Keiminvasion eine Duraplastik und eine operative Sanierung des betroffenen Nasennebenhöhlensystems vorgenommen werden. Auch wenn die Liquorrhöe spontan sistieren sollte, sollte man nicht auf die operative Kontrolle der Schädelbasis verzichten, da das spontane Sistieren z.B. durch Hirngewebe bedingt sein kann, das sich in den Bruchspalt hineinschiebt und die Duraläsion abbdichtet (Abb. 257.1b). Durch die Kommunikation der ungenügend abgeheilten Frakturstelle mit den Nasenwegen kann es auch noch nach mehreren Jahren zu einer Meningitis oder zu einem Hirnabszeß kommen. Aufgrund der verbesserten transnasalen endoskopischen Operationstechnik sind die Basiseingriffe (zu 70 % im Siebbeindachbereich) von geringer Traumatisierung und Belastung.

Akute Nebenhöhlenentzündung

Ätiologie. Eine akute Sinusitis als eigenständiges Krankheitsbild ist bei Kindern ziemlich selten. Zwar erkranken die Nasennebenhöhlen bei einer Rhinitis gewöhnlich mit, doch übernehmen sie selten die Führung in der Symptomatik. Neben akuten Virusinfektionen spielt bei Klein- und Schulkindern die allergische Rhinosinusitis eine bedeutende Rolle; ihre Häufigkeit wird auf 25–30 % geschätzt. Die häufigste bakterielle Superinfektion ist durch Haemophilus influenzae und Pneumokokken bedingt. Die allergische Zusatzkomponente wird am besten mit einem systemisch wirkenden Antiallergikum wie Zyrtec, Lisino, Telfast und Teldane behandelt.

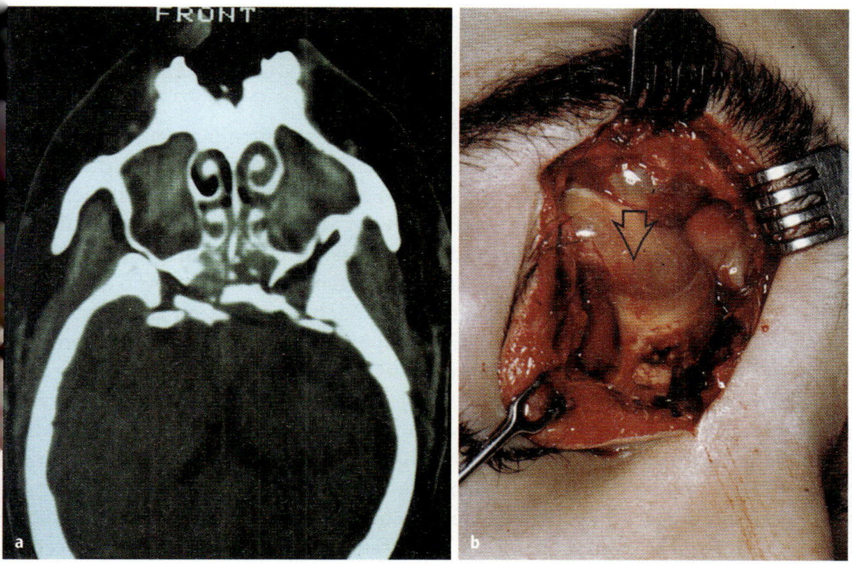

Abb. 257.1. a Trümmerfraktur der Rhinobasis mit multiplen Fragmenten. **b** In die Fraktur der Rückseite der Stirnhöhle hat sich Frontalhirn eingeklemmt, wodurch eine Liquorrhöe zum Stillstand kam

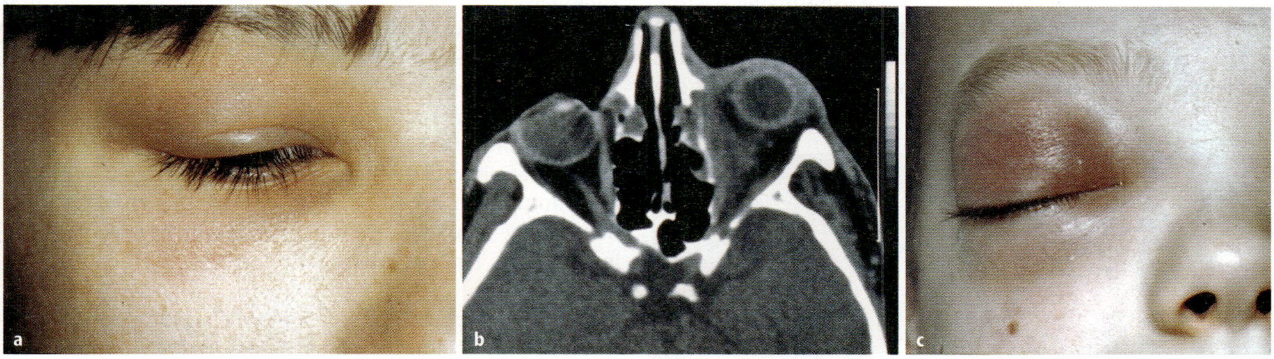

Abb. 257.2. a Periostitis der Orbita mit Ober- und Unterlidödem, **b** subperiostaler Abszeß der rechten Orbita mit Protrusio bulbi, **c** Orbitalphlegmone

Klinische Symptome. Schon beim Säugling erkrankt der Sinus maxillaris wegen seiner relativ ungünstigen Abflußbedin-gungen recht häufig; der Krankheitsverlauf ist jedoch in der Regel komplikationslos; eine Spülbehandlung über eine scharfe Punktion der Kieferhöhle ist obsolet. Mit fortschreitendem Lebensalter und zunehmender Pneumatisation des Gesichtsschädels gewinnen isolierte Krankheiten einzelner Nasennebenhöhlen an Bedeutung. Von Einzelfällen abgesehen, ist mit isolierten Entzündungen in den Kieferhöhlen und im Siebbeinzellsystem ab dem 4. Lebensjahr, in der Stirnhöhle ab dem 8. bis 10. Lebensjahr, in der Keilbeinhöhle ab dem 10. Lebensjahr zu rechnen. Die Symptomatik besteht in Schmerz- und Spannungsgefühl über dem betroffenen Sinus, Kopfschmerzen und Fieber sowie einer Rhinitis, deren Fehlen aber eine Sinusitis mit einem Höhlenabschluß nicht ausschließt.

Therapie. Die unkomplizierte Sinusitis maxillaris, ethmoidalis und frontalis wird mit abschwellenden Nasentropfen, Antibiotika und Antihistaminika behandelt. Zu Antibiotika und Nasentropfen s. Kap. 256, „Akute Rhinitis".

Komplikationen

Orbitale Komplikationen. Problematisch können die Entzündungen des Siebbeinzellsystems sein, da beim Säugling und Kleinkind aufgrund von Dehiszenzen in der Lamina orbitalis ein direktes Übergreifen der Entzündung auf die Orbita eher gegeben ist als beim Erwachsenen. Während die Ausbildung eines Ober- und Unterlidödems eine *Periostitis* (Abb. 257.2a) als erste Entzündungsstufe in der Orbita anzeigt, handelt es sich bei der Verdrängung des Bulbus nach außen und unten in der Regel um die Folge einer *subperiostalen Abszeßbildung* (Abb. 257.2b) oder eines Eitereinbruchs in den hinteren Orbitaabschnitt (Apex-orbitae-Syndrom). Wegen der Gefahr der Erblindung ist in diesem Falle die rasche operative Entlastung des Siebbeins ebenso wie bei der *Orbitalphlegmone* (Abb. 257.2c) vorzunehmen.

Stirnbeinosteomyelitis. Eine seltene Komplikation, die jedoch bevorzugt beim männlichen Jugendlichen auftritt, ist die Stirnbeinosteomyelitis. Sie entsteht durch das Übergreifen einer Infektion der Stirnhöhle auf die Spongiosa des Stirnbeins und der Schädelkalotte und ist wegen einer möglichen Kommunikation über das Venensystem zu den Meningen und zum Endokranium gefährlich. Nicht selten handelt es sich dabei als Auslöser um eine „Badesinusitis" mit anaeroben Keimen, bei der nach einer Infektion durch verunreinigtes Badewasser mit einem besonders stürmischen Verlauf gerechnet werden muß.

Über dem Stirnbeinareal bildet sich nach dem subperiostalen Eiterdurchbruch eine diffuse, teigige Schwellung aus (Abb. 257.3); ein Oberlidödem deutet in der Regel auf die erkrankte Nebenhöhlenseite hin. Wegen der Gefahr der unberechenbaren Ausbreitung dieser Infektion über das Venensystem des Schädelknochens muß rasch operativ eingegriffen werden: Neben der Sanierung des betroffenen Nebenhöhlensystems muß der evtl. kranke Stirnbeinknochen bis in das Gebiet des gesunden Kalottenanteils entfernt werden, wobei man nicht selten auf multiple epidurale Abszesse stößt.

Chronische Nasennebenhöhlenentzündung

Pathogenese. Die von Kinderärzten verwendeten Begriffe *sinubronchiales Syndrom* oder *Sinubronchitis* erklären die engen anatomischen und funktionellen Zusammenhänge des oberen und unteren Respirationstraktes (ein Weg, eine Infektion). Dabei besteht zwar die Möglichkeit der ab- oder aufsteigenden Infektion sowie der hämato- oder lymphogenen Streuung, für die Pathogenese ist jedoch sicherlich die immunologisch nahezu identische Reaktionslage der Schleimhaut der oberen und unteren Atemwege wichtig, so daß die Immunantwort auf eine Infektion oder ein Allergen von der morphologisch sehr ähnlich konfigurierten Schleimhaut des oberen und unteren Luftweges in nahezu gleicher Weise gegeben wird. Bei der rezidivierenden Sinubronchitis ist einerseits ein Immundefizit, andererseits eine Allergie auszuschließen.

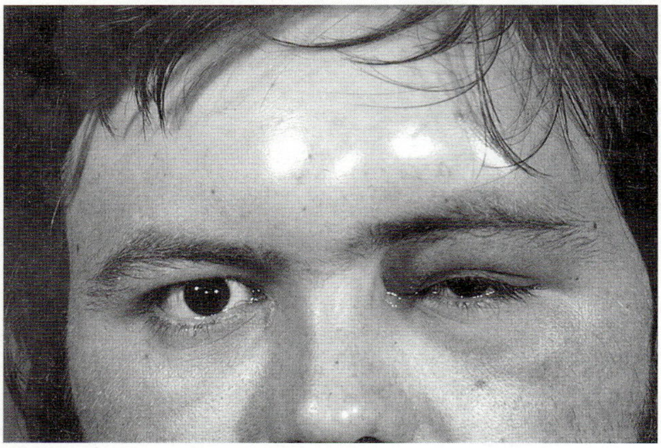

Abb. 257.3. Stirnbeinosteomyelitis als Folge des Eiterdurchbruchs von der Stirnhöhle

Klinische Symptome. Der Zusammenhang einer chronisch rezidivierenden Sinusitis mit dem Asthma bronchiale ist klinisch eindeutig belegt. So kann nach einer medikamentösen oder operativen Sanierung der Nasennebenhöhlen klinisch häufig eine eindeutige Besserung der Lungensymptomatik registriert werden. Als seltene angeborene Anomalien mit Sinusaffektionen und Bronchiektasen sind das Kartagener Syndrom und das Mounier-Kuhn-Syndrom zu nennen.

Der Kinderarzt hat ganz überwiegend mit häufig rezidivierenden („chronischen") Sinusaffektionen zu tun. Hier treten lokale Symptome zurück; im Vordergrund stehen vielmehr eine chronische Rhinitis sowie eine Atembehinderung, die jedoch nicht selten durch große Adenoide mit bedingt wird. Dauerhusten, Heiserkeit, rezidivierende Mittelohrprozesse und Kopfschmerzen sind weitere Beschwerden.

Diagnose. Die Diagnose einer chronischen katarrhalischen Sinusitis wird sehr häufig gestellt. So findet sich in der Gruppe der Vorschulkinder bei etwa 30 % bei einer Röntgenkontrolle der Nasennebenhöhlen im Verlauf einer katarrhalischen Infektion eine Verschattung, so daß die Diagnose einer sog. „chronischen Sinusitis" nicht selten auch die Fehlinterpretation mehrerer im Abstand von einigen Monaten aufgenommener Röntgenbilder der Nasennebenhöhlen sein kann. Diese Fehldiagnose führt verständlicherweise bei vielen Eltern zu einer gewissen Irritation.

Therapie. Neben der konservativen Behandlung mit Nasentropfen, Antihistaminika, Mukolytika und Antibiotika sollte bei Kindern mit rezidivierenden Infektionen der Nasennebenhöhlen und behinderter Nasenatmung stets die Adenektomie (Entfernung der Rachenmandeln) durchgeführt werden. Eine Spülungsbehandlung der Kieferhöhle ist beim Kind in der Regel nicht indiziert. Wenn eine stumpfe Spülung bei therapieresistenter eitriger Sinusitis notwendig ist, nimmt man sie am besten über ein Spülschläuchlein vor, das in Narkose durch ein transnasal gelegtes Kieferhöhlenfenster im Rahmen einer Infundibulotomie eingeführt wird.

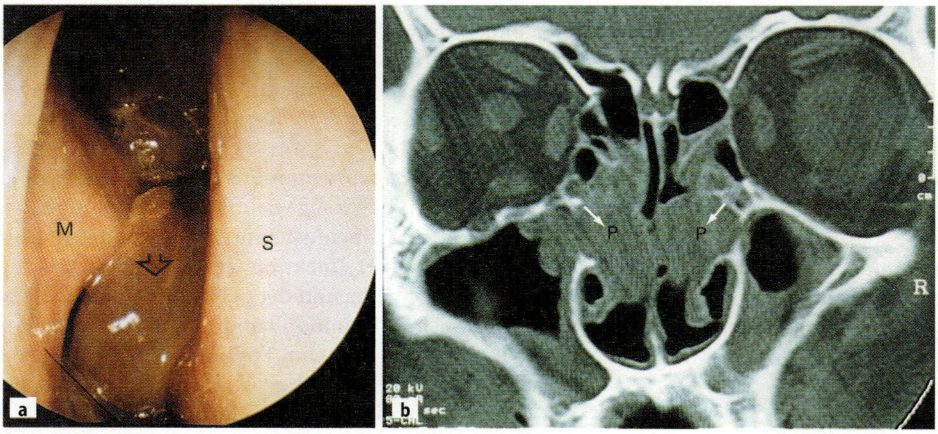

Abb. 257.4. a Massive Siebbeinpolyposis (*Pfeil*); *rechts* ist das Nasenseptum (*S*) und *links* die untere Muschel (*M*) sichtbar; **b** CT der Nasennebenhöhlen von Abb. 246.4a; in beiden Nasennebenhöhlen massive Siebbeinpolyposis (*P*).

Umgekehrt sollte bei Kindern mit Asthma bronchiale eine schonende operative Sanierung erkrankter Nasennebenhöhlen vorgenommen werden, da dieses Prozedere unbestritten einen positiven Einfluß auf die Lungensymptomatik hat. Diese Erkenntnis ermutigte auch zur operativen Entfernung der massiven Siebbeinpolyposis (Abb. 257.4) und der übrigen Nasennebenhöhlensanierung bei der Mukoviszidose, auch wenn dies nur symptomatisch und selbstverständlich nicht kausaltherapeutisch ist. Der Zustand der Kinder bessert sich nach diesen Eingriffen über mehrere Monate hinweg auch von der Lunge so deutlich, daß sie erfreuliche Entwicklungsschübe machen.

258 Mundhöhle, Zunge und Mundboden

E. R. Kastenbauer

Verletzungen der Mundhöhle

Bednar-Aphthen. Bednar-Aphthen sind oberflächliche Schleimhautulzera bei Säuglingen, seitlich an der Grenze vom harten zum weichen Gaumen gelegen. Sie entstehen als Folge einer Schleimhautverletzung durch mechanische Säuberung (Auswischen) des Mundes nach dem Trinken, einer früher weitverbreiteten Unsitte. Man sieht sie heute nur noch ausnahmsweise.

Verbrühungen und Verätzungen. Verbrühungen und Verätzungen des Mundes, des Rachens und auch des oberen Ösophagusabschnitts betreffen in der Regel Kinder im Alter von 2–3 Jahren, die entweder aus Unkenntnis heiße bzw. ätzende Flüssigkeiten trinken oder heißen Dampf inhalieren. Etwa 2–3 h nach diesem Ereignis kann eine Atemnot mit Heiserkeit auftreten. Bei der Inspektion des Rachens sieht man außer einem Uvulaödem mitunter kleine fibrinbedeckte Schleimhautläsionen. Ein mögliches Larynxödem erfordert die stationäre Überwachung des Kindes. Die konservative Therapie besteht in der Applikation von Kortikoiden, Analgetika und evtl. Antibiotika. Bei Läsionen durch ätzende Flüssigkeiten ist nach der Erstversorgung stets eine Ösophagoskopie zum Ausschluß einer schweren Ösophagusverätzung durchzuführen.

Perforierende Verletzungen des weichen Gaumens. Perforierende Verletzungen des weichen Gaumens entstehen, wenn Kinder mit einem harten Gegenstand im Mund stürzen. Sie bedürfen nur dann einer operativen Revision der Wunde, wenn eine größere durchgehende Perforation des weichen Gaumens besteht. Grundsätzlich sollte bei diesem Unfallereignis an die gedeckte Läsion der A. carotis interna gedacht werden, die zu einer massiven Blutung, einer entzündlichen Karotisthrombose oder später zu einer Aneurysmabildung führen kann.

Entzündungen der Mundhöhle

Stomatitis aphthosa. Die Stomatitis aphthosa ist eine Herpes-simplex-Virus-Infektion (Näheres s. 99.15).

Stomatitis ulcerosa. Die Stomatitis ulcerosa, eine größtenteils bakteriell bedingte Krankheit, äußert sich in flachen ulzerösen Prozessen der Mundschleimhaut, in denen sich im Abstrich häufig fusiforme Stäbchen und Spirillen finden.

Differentialdiagnostisch muß an eine Agranulozytose oder an eine akute Leukämie gedacht werden, andererseits ist die Stomatitis ulcerosa eine bekannte Nebenerscheinung bei der zytostatischen Therapie der Leukämie.

Die Therapie erfolgt mit Penicillin oder Erythromycin, wichtig ist auch die Pflege des Mundes mit Panthenol und Kamillosanlösung.

Chronisch-rezidivierende Aphthen. Diese häufig in Schüben auftretende Krankheit der Mundschleimhaut befällt Kinder über Jahre hinweg. Betroffen sind meist vasolabile, nervöse Kinder, bei denen es zu einzelnen 1–2 mm großen, recht schmerzhaften Aphthen an der Mundhöhlenschleimhaut kommt. Nach etwa 6–8 Tagen werden die flachen Erosionen vom Rande her epithelisiert und heilen ohne Narbenbildung ab. Eine Verwechslung mit der Stomatitis herpetica aphthosa ist nicht möglich, weil Fieber, allgemeines Krankheitsgefühl und eine Vielzahl von Effloreszenzen nicht vorkommen. Die Therapie ist unbefriedigend; man kann symptomatisch Panthenollösung und kortikoidhaltige Haftsalben auftragen. Vorbeugende Maßnahmen gibt es nicht.

Fehlbildungen der Zunge. Aufgrund der embryologischen Entwicklung kann die Zunge ein vielfältiges Muster von Fehlbildungen aufweisen.

Aglossie. Bei den beschriebenen Fällen handelt es sich meist um eine Hypoplasie mit erhaltenem Rudiment der Zungenwurzel und gleichzeitiger Extremitätenmißbildung. Diese Fehlbildungen, die mit einer Unterentwicklung von Kiefer und Zähnen einhergehen, schließen eine normale Ernährung und eine verständliche Sprache nicht aus, da der zurückliegende Unterkiefer eine labiale Ersatzfunktion begünstigt.

Orodigitofaziale Dysostose. Die orodigitofaziale Dysostose ist ein Syndrom, das orale (Zungenmißbildung, Kieferspalten), digitale und faziale Fehlbildungen sowie eine geistige Retardierung einschließt.

Glossoptose. Das Zurücksinken der Zunge ist mit Mikrognathie und Gaumenspalte ein Bestandteil der Pierre-Robin-Sequenz.

Makroglossie. Bei der Makroglossie handelt es sich um eine umschriebene oder diffuse Substanzvermehrung der Zunge, die meist angeboren ist. Ursächlich kann es sich um Hämangiome oder Lymphangiome handeln. Seltener liegt eine muskulär bedingte Makroglossie mit Hypertrophie einzel-

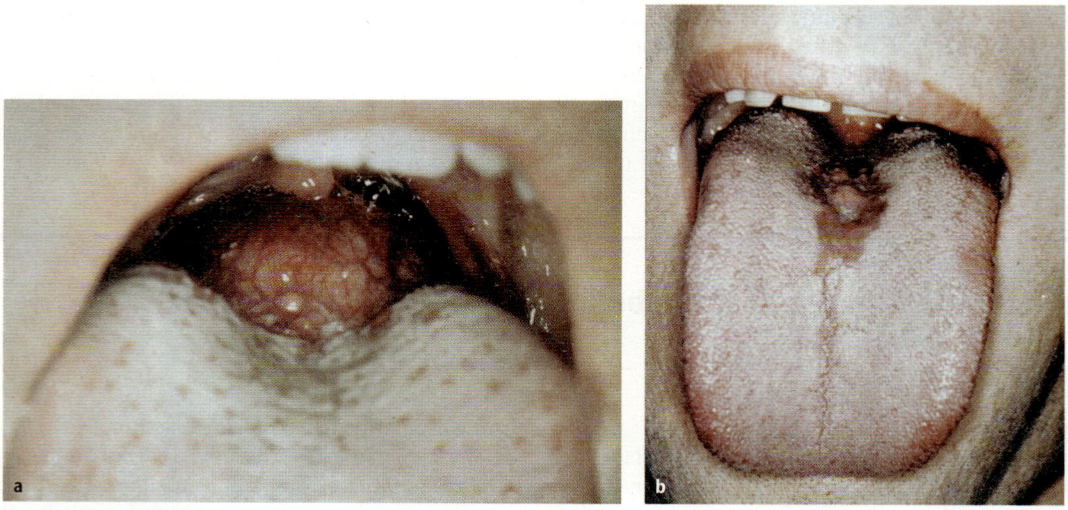

Abb. 258.1. a Hinter der Uvula ist eine Zungengrundstruma sichtbar. **b** Glossitis rhombica mediana

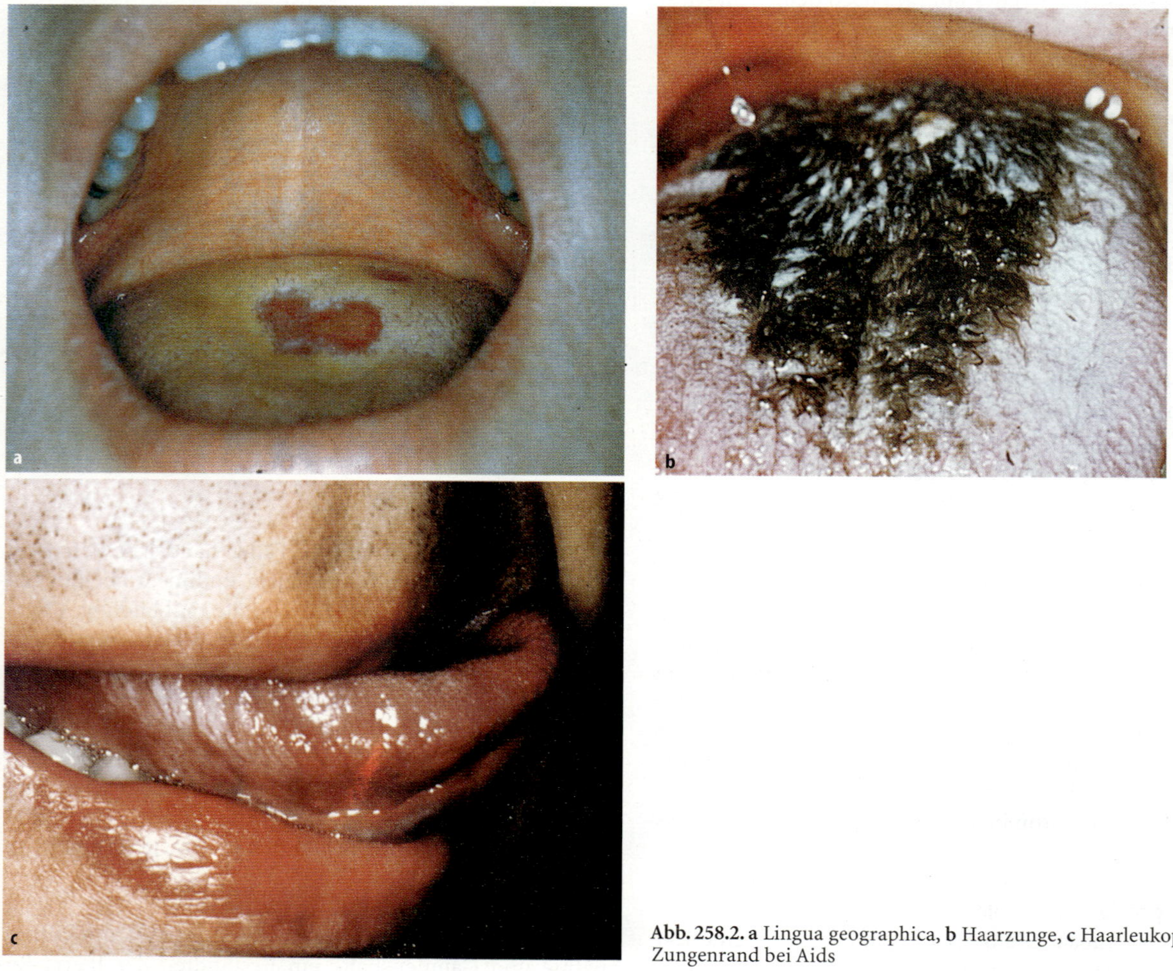

Abb. 258.2. a Lingua geographica, **b** Haarzunge, **c** Haarleukoplakie am Zungenrand bei Aids

ner Muskelfasern vor. Angeborene Zungenvergrößerungen gibt es bei Myxödem, Neurofibromatose, Glykogenspeicherkrankheiten und Lues. Weiterhin ist die Makroglossie ein Zeichen des Down-Syndroms, des De-Lange-Syndroms, der Dysostosis maxillofacialis und des Wiedemann-Beckwith-(EMG-) Syndroms. Eine operative Verkleinerung ist angezeigt, wenn sich der freie Zungenrand beim Sprechen und Schlucken über die Kaufläche der Zähne ausbreitet.

Kongenitale Ankyloglossie. Ein fehlgebildetes, verkürztes Frenulum linguae kerbt die Zungenspitze ein und läßt ihr nur wenig Spielraum gegen den Unterkiefer. Diese Anomalie führt nur selten zu einer Störung der Nahrungsaufnahme und der Sprache; ihre Bedeutung hierfür wird meist überschätzt. Eine Operation ist selten indiziert und besteht in einer einfachen Z-Plastik.

Zysten. Kongenitale Zysten und Dermoidzysten sind differentialdiagnostisch von der *Zungengrundschilddrüse* (Abb. 258.1a) abzugrenzen.

Veränderungen der Zungenoberfläche

Lingua plicata. Die Furchen- oder Kerbenzunge ist eine relativ häufige Anomalie. Sie tritt selten vor dem 4. Lebensjahr auf und wird familiär gehäuft beobachtet. Die Veränderungen des Zungenreliefs sind auf die vorderen beiden Zungendrittel beschränkt, der Zungengrund bleibt frei. Beschrieben ist eine mögliche Kombination der Faltenzunge mit Klumpfüßen, Hasenscharte und Syndaktylie sowie ein gehäuftes Auftreten bei Kretins und Kindern mit Trisomie.

Glossitis rhombica mediana. Kennzeichen der Glossitis rhombica mediana (Abb. 258.1b) ist ein geröteter, erhabener Bezirk mit Atrophie der Papillen in der Mitte des Zungenrückens. Wahrscheinlich handelt es sich bei dieser harmlosen Veränderung um ein fissurales Angiom.

Lingua geographica. Das Erscheinungsbild der Lingua geographica (Abb. 258.2a) ist durch sich laufend wandelnde, oberflächliche Epithelabstoßungen und girlandenförmige Flecken mit grauweißen Säumen bestimmt. Die Ursache dieser harmlosen Anomalie ist unbekannt.

Haarzunge. Typisch für die Haarzunge (Abb. 258.2b) sind schwarze und braune Fäden auf dem Zungenrücken, die durch Hypertrophie und Verhornung der Papillae filiformes entstehen. Diese Veränderung kann nach längerer antibiotischer und antimykotischer Therapie auftreten; sie ist harmlos, bildet sich von selbst zurück und kann mechanisch mit einer festeren Zahnbürste reduziert werden.

Himbeerzunge. Die Himbeerzunge findet sich bei Scharlach und Kawasaki-Syndrom, bedingt durch ein Ödem der Geschmackspapillen.

Haarleukoplakie bei Aids. Die Haarleukoplakie bei Aids (Abb. 258.2c) ist die haarähnliche Ausbreitung einer Mischinfektion von Herpes simplex und Candidiasis am freien Zungenrand mit EBV-Assoziation. Haarleukoplakien sind im Gegensatz zu Belägen bei Candidiasis nicht abwischbar.

Entzündungen des Mundbodens. Phlegmonöse Entzündungen des Mundbodens, der peri- und der submandibulären Region stammen meist von Entzündungen des Zahnsystems oder der Speicheldrüsen; seltener werden sie durch Verletzungen und Einspießungen von Fremdkörpern verursacht. Sie verlaufen unter sachgemäßer antibiotischer Behandlung und rechtzeitiger Inzision in der Regel ohne Komplikationen. Eine Ausbreitung der Infektion über das parapharyngeale Spatium unter Miteinbeziehung der V. jugularis interna, mit der Gefahr der Thrombose und der septischen Streuung, ist möglich.

259 Rachen und Hals

E. R. Kastenbauer

259.1 Entzündliche Krankheiten des Rachens

Pharyngitis. Die akute Rachenschleimhautentzündung kann im Rahmen einer allgemeinen fieberhaften Infektion der oberen Luftwege entstehen, oft mit nachfolgender bakterieller Sekundärinfektion, v. a. mit Streptokokken, Haemophilus influenzae und Pneumokokken. Die Symptome sind Brennen und Kratzen im Hals, wobei nicht selten die eigentliche Ursache in einer Infektion der Nasennebenhöhlen zu suchen ist.

Die Pharynxschleimhaut ist gerötet und z. T. sehr trokken; hochrote Solitärfollikel täuschen eine „granulierte" Schleimhaut vor (Abb. 259.1), die regionären Lymphknoten sind geschwollen.

Die Therapie ist dieselbe wie bei allgemeinen Infektionen der oberen Atemwege (Kap. 256, „Akute Rhinitis"), hilfreich sind auch lokal wirkende Desinfizienzien. Stets sind die Nebenhöhlen und die Nasenatmung zu überprüfen und ggf. in die Behandlung mit einzubeziehen. Bei schwerer bakterieller Infektion ist eine antibiotische Behandlung mit Ampicillin, Amoxicillin oder Cephalosporinen angezeigt.

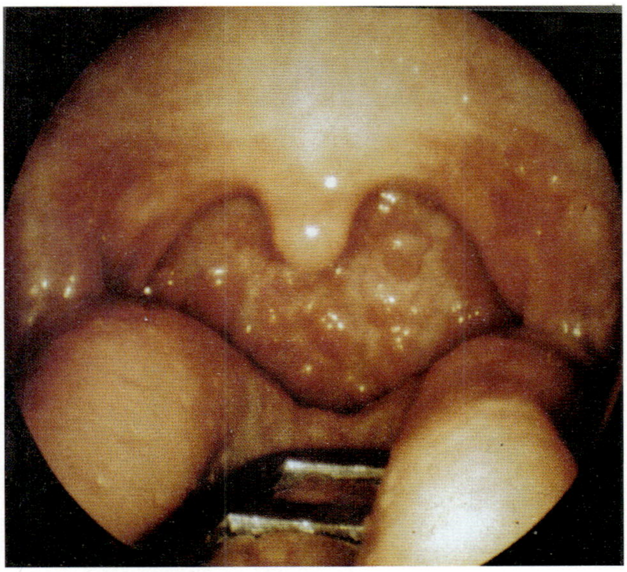

Abb. 259.1. Akute Entzündung der Pharynxschleimhaut

Retropharyngealabszeß. Eine Abszedierung der retropharyngealen Lymphknoten nach Entzündungen im Nasopharynx kann bei Kindern im 1. und 2. Lebensjahr zu einem durch Staphylokokken oder Streptokokken verursachten Retropharyngealabszeß führen. Differentialdiagnostisch muß bei älteren Kindern ein kalter Senkungsabszeß im Rahmen einer Tuberkulose der Halswirbelsäule ausgeschlossen werden; heute sieht man diesen kaum noch.

Charakteristische Zeichen sind starke Schluckbeschwerden, eine behinderte Atmung und eine auffallend steife Kopfhaltung bei subfebrilen Temperaturen. Bei der Inspektion sieht man die Rachenhinterwand vorgewölbt; die Palpation ergibt eine Fluktuation. Das seitliche Röntgenbild läßt eine Abdrängung der hinteren Pharynxwand von der Halswirbelsäule erkennen. Im weiteren Verlauf kann sich der Abszeß in das Mediastinum absenken.

Die Therapie besteht in Abszeßinzision und Antibiotikagabe.

Krankheiten des lymphatischen Rachenrings. Der lymphatische Rachenring (Waldeyer-Ring) nimmt innerhalb des Immunsystems eine Sonderstellung ein. Dies gilt namentlich für die *Gaumentonsillen.* Einerseits üben sie an der Eintrittspforte des Organismus eine unmittelbare örtliche Schutzfunktion aus, andererseits sind sie ein wichtiges Bindeglied zum gesamten Lymphsystem des Menschen.

Die hohe Zahl antikörperbildender Zellen in den Gaumentonsillen legt die Vermutung nahe, daß diesem Organ innerhalb der lokalen Schleimhautimmunität eine übergeordnete Funktion zukommt. Dennoch scheint die Gaumentonsille im Stadium der chronischen Tonsillitis für die örtliche Infektionsabwehr entbehrlich zu sein, da tonsillektomierte Kinder nicht vermehrt infektanfällig sind.

Fluoreszenzmikroskopisch lassen sich sämtliche Immunglobuline im menschlichen Tonsillengewebe nachweisen, insbesondere Immunglobulin A, M, D und E. Um ihrer komplexen immunologischen Aufgabe gerecht werden zu können, zeigt die Gaumentonsille bestimmte histomorphologische Eigenheiten. Die Oberfläche des immunologisch so wichtigen Epithels ist durch die Kryptenbildung in den Fossulae (diese sog. „Zerklüftung" wird häufig als pathologischer Befund fehlinterpretiert) erheblich vergrößert (etwa 200–300 cm^2 Gesamtoberfläche) und begünstigt durch die schwammartige Auflockerung des Epithels im Kryptenfundus den unmittelbaren Kontakt zwischen Antigen und immunkompetenten Zellen. Die Tonsillenoberfläche ist beim Kind insgesamt größer als beim Erwachsenen.

Der lymphatische Rachenring nimmt in den ersten Lebensjahren rasch an Größe und Gewicht zu; zwischen dem 6. und 8. Lebensjahr erreicht er sein Maximum. Die kindliche „Tonsillenphase" entspricht offensichtlich einer immunologischen Lernphase des Organismus.

Es erscheint verständlich, daß ein solches immunologisch aktives und den Antigenen geöffnetes Organ von Entzündungen befallen wird. Dennoch sollte nicht jede Form der Tonsillitis als eine klassische Infektionskrankheit angesehen werden; sie dürfte teilweise einen Vorgang der Immunisierung darstellen, aus der der Organismus mit einer z.T. verbesserten Antikörperausstattung hervorgeht. Die Hyperplasie der Gaumentonsille ist kein pathologischer Befund, sondern ein typisches Erscheinungsbild des Kindesalters.

Die *Rachenmandel* ähnelt in ihrem Aufbau am meisten der Gaumenmandel. Bezüglich der immunologischen Vorgänge in der Rachenmandel bestehen ebenfalls keine wesentlichen Unterschiede zu den Gaumenmandeln. Für die Hyperplasie der Rachenmandel, wie sie häufig im Kindesalter beobachtet wird, gilt im wesentlichen dasselbe wie für die Gaumenmandeln, d.h., sie wird u.a. als Reaktion auf Infektionen angesehen. Sie ist als solche nicht krankhaft, kann aber durch Verlegung des Nasenrachenraums zu verschiedenen Störungen führen, insbesondere bei zusätzlichen Infektionen. Die Rachenmandel beginnt sich in der Pubertät zurückzubilden und schwindet dann vollständig; mitunter persistieren kleine Reste.

Akute Tonsillitis

Eine Tonsillitis oder Angina verläuft klinisch mit einem charakteristischen Erscheinungsbild. Eine Zuordnung zu bestimmten Erregern (Tabelle 259.1) ist nur teilweise möglich.

Tabelle 259.1. Akute Entzündungen der Gaumenmandeln

Krankheit	Erreger	Therapie
Angina catarrhalis (simplex) und Angina lacunaris	Hämolysierende Streptokokken, Staphylokokken, Viren, Pneumokokken, Klebsiella pneumoniae (Friedländer-Bazillen)	Penicillin, Cephalosporine, Analgetika, Antipyretika
Angina Plaut-Vincenti	Fusobacterium Plaut-Vincenti und Borrelia Vincenti	Lokale Pinselung mit 5%iger Chromsäure, Penicillin V, evtl. Cephalosporine
Diphtherie	Corynebacterium diphtheriae	Antitoxisches Serum, Penicillin V
Scharlach	Hämolysierende Streptokokken der Lancefield-Gruppe A (seltener C- oder D-Gruppe)	Penicillin V, evtl. Cephalosporine, z. B. Cefixim
Herpangina	Coxsackie-A-Virus	Symptomatisch; Penicillin V bei bakterieller Superinfektion, evtl. Cephalosporine
Soorangina	Candida albicans	Nystatin lokal, Mundpflege
„Monozytenangina" bei infektiöser Mononukleose	Epstein-Barr-Virus	Symptomatisch; evtl. Erythromycin, kein Ampicillin und Amoxicillin (Exanthemgefahr)
Spezifische Angina bei Lues	Treponema pallidum	Penicillin V
Spezifische Angina bei Tbc	Mycobacterium tuberculosis	Tuberkulostatika
„Angina agranulocytica" bei Leukämie, Agranulozytose		Symptomatisch

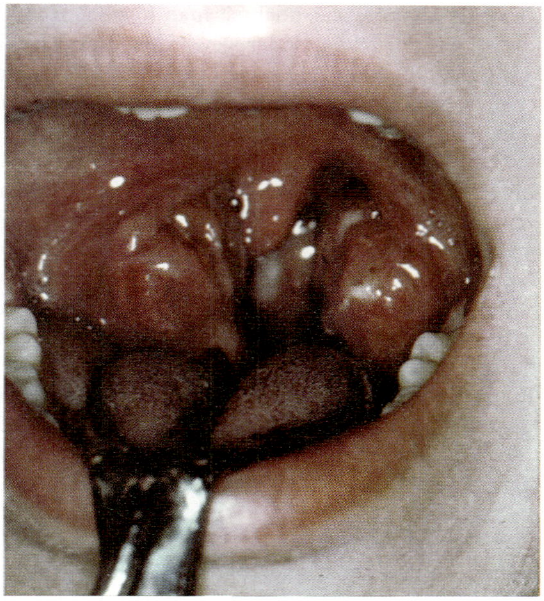

Abb. 259.2. Akute Tonsillitis

Je nach Ausmaß der entzündlichen Veränderungen des lymphatischen Gewebes läßt sich die *Angina catarrhalis (simplex)* von der *Angina lacunaris* unterscheiden. Während die Angina catarrhalis sich durch eine entzündliche Schwellung und Rötung der Tonsillen auszeichnet, ist für die lakunäre Form zusätzlich das Auftreten eines zell- und fibrinhaltigen Exsudates, das auf die Tonsillen beschränkt ist, typisch (Abb. 259.2).

Pathogenese. Hier sind neben einer einfachen Kontaktinfektion 2 weitere Möglichkeiten zu bedenken:

- Eine vorausgegangene Virusinfektion kann durch eine Epithelschädigung eine bakterielle Infektion begünstigen.
- Eine chronische Tonsillitis stellt die Grundlage rezidivierender akuter Anginen dar.

Klinische Symptome. Die infektiösen Allgemeinerscheinungen mit akutem Fieberanstieg, manchmal mit Schüttelfrost, Tachykardie, Kopfschmerzen und Gliederschmerzen, bei kleinen Kindern auch Leibschmerzen und Obstipation (aber auch Durchfall), können alarmierend sein und gegenüber den Beschwerden von seiten der Angina, d.h. Halsschmerzen und Schluckbeschwerden, in den Vordergrund treten. Dies gilt besonders für Kleinkinder. Die Kieferwinkellymphknoten sind geschwollen und druckschmerzhaft.

Sonderformen. Differentialdiagnostisch sind die Anginaformen einiger Infektionskrankheiten abzugrenzen. Zu denken ist v.a. an die *Diphtherie* in ihrer mehr lokalisierten und in ihrer toxischen Verlaufsform, an *Scharlach* als charakteristische Allgemeinerkrankung durch Streptokokken mit besonders ausgeprägter Angina und an die *infektiöse Mononukleose*, deren Angina einer Diphtherie täuschend ähnlich sein kann. Zwei Prozent der Diphtheriekinder können Dauerausscheider der Erreger bleiben. Hier ist dann eine Tonsillektomie indiziert. Die im Kindesalter seltene *Angina Plaut-Vincenti* ist durch einen meist einseitig am oberen Tonsillenpol lokalisierten ulzerösen Defekt gekennzeichnet. Der Verlauf ist in der Regel unkompliziert.

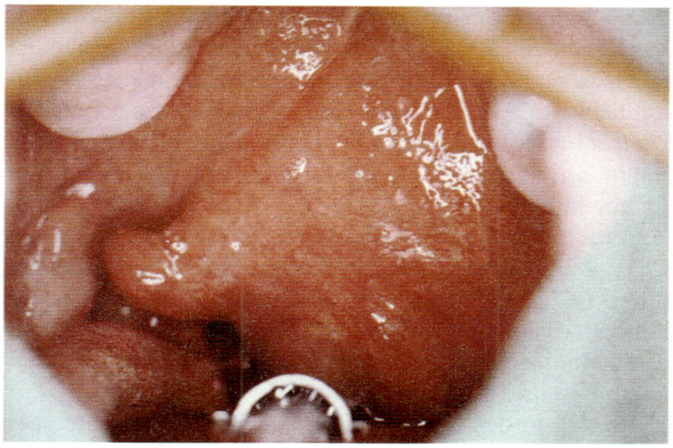

Abb. 259.3. Peritonsillarabszeß der linke Tonsille. Die Uvula ist aufgrund des Abszesses über die Medianlinie verdrängt

Aus dem Blickwinkel der Therapie wäre es wichtig, von vorneherein eine bakteriell verursachte von einer viral bedingten Tonsillitis unterscheiden zu können. Dies ist klinisch nur sehr bedingt möglich. Ein gleichzeitiges Auftreten von Rhinitis und Konjunktivitis spricht für eine Virusinfektion, eine neutrophile Leukozytose mit Linksverschiebung eher für eine bakterielle Infektion.

Komplikationen. Der *Peritonsillarabszeß* (Abb. 259.3) stellt die häufigste lokale Komplikation einer Tonsillitis dar. Da sich dieser Abszeß in der Regel auf der Basis einer chronischen Tonsillitis entwickelt, erkrankt das Kind daran seltener als der Erwachsene. Die Symptome sind starke Schluckbeschwerden, Kieferklemme und unterschiedlich stark ausgeprägte Lymphadenitis colli. Als Erreger kommen v.a. A-Streptokokken, aber auch Staphylokokken, Pneumokokken und Haemophilus influenzae in Betracht. Die Therapie besteht in der sofortigen Inzision des Abszesses oder einer Abszeßtonsillektomie und in der antibiotischen Behandlung (s. unten).

Wegen der Gefahr einer über den Zungengrund zum Larynx absinkenden Entzündung (Tonsillitis lingualis) ist bei jedem peritonsillären Abszeß der Kehlkopf auf ein Larynxödem hin zu kontrollieren.

Eine weitere Komplikation, die *tonsillogene Sepsis*, entwickelt sich entweder lymphogen oder über eine phlegmonöse Ausbreitung sowie hämatogen im Bereich der V. jugularis interna. Um einer septischen Streuung aus dem thrombosierten Gefäß vorzubeugen, ist die Ligatur der thrombosierten V. jugularis interna und deren Resektion erforderlich.

Mögliche *Folgekrankheiten* sind: rheumatisches Fieber, Glomerulonephritis und Herdnephritis sowie Pustulosis palmaris et plantaris.

Therapie. Bei Verdacht auf eine bakterielle Infektion gibt man am besten Penicillin V, da insbesondere die Streptokokken bekämpft werden müssen, nicht zuletzt wegen der möglichen Folgekrankheiten (rheumatisches Fieber, Glomerulonephritis). Penicillin V sollte mindestens 10 Tage und in ausreichender Dosierung gegeben werden. Sulfonamide allein bieten im Hinblick auf die möglichen Folgekrankheiten einen zu geringen Schutz. Bei einer bestehenden Überempfindlichkeit gegen Penicillin und Cephalosporine sollte auf Erythromycin zurückgegriffen werden. Bei rezidivierenden Anginen ist die zuverlässigste Therapie die Tonsillektomie im beschwerdefreien Intervall.

Zur Dauer der antibiotischen Therapie: Die Gabe von Cefixim-Fertigsuspension über 5 Tage ist bezüglich der Heilungs- (87,6% vs. 90,8% bei Penicillin) und Rezidivrate der Gabe von Penicillin V über 10 Tage gleichwertig, wobei wegen der besseren Akzeptanz der kürzeren Therapie mit Cefixim im Zweifelsfalle der Vorzug zu geben ist.

Da sich in den letzten Jahren zunehmend Berichte über Therapieversager mit Penicillin V häufen, werden nun wegen ihrer guten Aktivität gegen A-Streptokokken und ihrer hohen β-Laktamasestabilität vermehrt die neuen Oralcephalosporine, wie z.B. Cefixim (Cephoral, Suprax), empfohlen.

Chronische Tonsillitis

Definition. Der Begriff „chronische Tonsillitis" beinhaltet eine Reihe von Merkmalen, die sich aus klinischen Daten, wie Anamnese, Rezidivhäufigkeit einer Angina, makroskopischem Bild der Tonsillen, Folgekrankheiten sowie aus histo- morphologisch erfaßbaren Zeichen summieren. Die Diskrepanz zwischen den klinischen Fakten und dem morphologisch Sichtbaren und die daraus resultierenden unterschiedlichen Meinungen zur Diagnosesicherung und zur Art der Behandlung führt immer wieder zu divergierenden Auffassungen über dieses Krankheitsbild.

Diagnose. Trotz der beschriebenen Unsicherheiten gibt es eine Reihe klarer Kriterien, die für die Diagnosestellung von Bedeutung sind: Die Größe der Tonsille allein ist kein Gradmesser für chronisch-entzündliche Veränderungen in der Tonsille; sie kann auch bei klinisch unauffälligen Mandeln durch eine konstitutionell bedingte Hyperplasie des lymphatischen Gewebes bedingt sein. Entscheidend für die Diagnose einer chronischen Tonsillitis sind die Anamnese (Zahl der Rezidivanginen pro Jahr), die subjektiven Beschwerden des Patienten, die teils verhärtete Konsistenz und erschwerte Luxierbarkeit der Tonsille aus ihrer Loge, das entzündlich-rötliche Aussehen des peritonsillären Gewebes und fortlaufend bestehende vergrößerte Halslymphome (speziell im Trigonum caroticum). Bei Druck mit dem Spatel gegen die paratonsilläre Region läßt sich in der Regel Detritus aus den Tonsillenkrypten auspressen. Die eingeschränkte Luxierbarkeit der Gaumenmandel ist insofern ein wesentliches Kriterium für eine chronische Tonsillitis, als paratonsilläre Entzündungen von kapselnahen Kryptenanteilen zu entzündlichen Veränderungen führen, die auf das peritonsilläre Gewebe übergreifen und damit hier zu Verwachsungen und Vernarbungen führen.

Therapie. Eine absolute Indikation zur Tonsillektomie gibt es, außer bei der lebensbedrohlichen Form der Abszedierung, nicht. Eine relative Indikation zur Tonsillektomie besteht bei den anerkannten Folgekrankheiten (s. oben unter „Akute Tonsillitis"/„Komplikationen") und bei der obstruktiven Schlafatmung mit Apnoephasen aufgrund einer extremen Tonsillenhyperplasie, doch ist man insgesamt mit der Tonsillektomie zurückhaltender geworden. Hauptsächlich wird sich die Indikation zu diesem Eingriff auf die Anamnese (rezidivierende Anginen) und dann erst auf den Lokalbefund einer chronischen Tonsillitis stützen.

Die Hauptkomplikation der Tonsillektomie ist die Nachblutung (2–6%); sie kann in seltenen Fällen zu einem letalen Ausgang führen. Kinder unter 4–5 Jahren sollten nur in Ausnahmefällen und dann stationär tonsillektomiert werden. Eine relative Kontraindikation ergibt sich bei Patienten mit einer Blutungsneigung, wobei jedoch mit entsprechenden vorbereitenden Maßnahmen die Gefahr einer Nachblutung erheblich reduziert werden kann. Bei Kindern mit einer Lippen-Kiefer-Gaumen-Spalte sollte von der Tonsillektomie und der Adenotomie wegen der Gefahr einer Verschlechterung der Rhinophonia aperta Abstand genommen werden, so lange keine suffiziente Gaumenplastik geschaffen ist.

Adenoide Vegetationen

Bei einem Großteil der Kinder unter 4–6 Jahren ist die Rachenmandel hyperplastisch (Abb. 259.4). Durch zusätzliche chronisch-rezidivierende Entzündungen kann sie noch weiter an Volumen zunehmen, was zur Behinderung der Nasenatmung speziell im Exspirium und zur Möglichkeit einer fortgeleiteten Infektion über die Tube zum Mittelohr führt. Eine unbemerkte Angina retronasalis kann bei kleinen Kindern die Ursache für unklares Fieber sein. In diesen Fällen sind die zervikalen und nuchalen Lymphknoten z.T. erheblich vergrößert. Das klassische Symptom für eine zu große Rachenmandel ist die Mundatmung aufgrund der mechanischen Verlegung des Nasenrachenraumes.

Therapie. Die Indikation zur Adenotomie (Adenektomie) stellt sich aus rezidivierenden Krankheiten des Mittelohrs und aus Infektionen des Nasen- bzw. Nasennebenhöhlenbereichs. Eine Kontraindikation ergibt sich bei Kindern mit Gaumenspalten inklusive der submukösen Spalte und

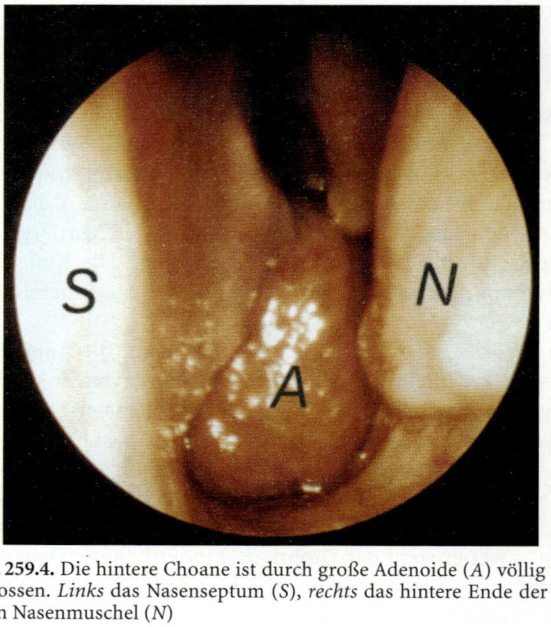

Abb. 259.4. Die hintere Choane ist durch große Adenoide (*A*) völlig verschlossen. *Links* das Nasenseptum (*S*), *rechts* das hintere Ende der unteren Nasenmuschel (*N*)

bei Kindern mit einem Blutungsübel. Vor einer kieferorthopädischen Regulierung sollte eine hyperplastische Rachenmandel grundsätzlich entfernt werden, um eine freie Nasenatmung speziell nachts zu sichern.

Tonsillen und Rachen bei Virusinfektionen. Akute Infektionen des Respirationstraktes machen etwa 2/3 der Gesamtmorbidität der Bevölkerung aus. Nur etwa 3% dieser Krankheiten haben eine bakterielle Genese, die weitaus überwiegende Zahl ist virusbedingt. Die meisten dieser Virusinfektionen zeigen eine entzündliche Beteiligung der Konjunktiven sowie katarrhalische Erscheinungen der oberen Luftwege mit Rhinitis, Pharyngitis (s. Abb. 259.1) und Bronchitis.

Bei allen im folgenden beschriebenen Virusinfektionen ist die Behandlung rein symptomatisch, außer bei der Superinfektion, die den Einsatz von Penicillin V oder Oralcephalosporinen wie z.B. Cefixim (s. oben) erfordert.

Influenzaviren. Kennzeichen der Infektion mit Influenzaviren sind die Rötung der Gaumenmandeln und teilweise hämorrhagische Schleimhautveränderungen des Rachens. Eine Beteiligung der Halslymphknoten ist erst bei einer bakteriellen Superinfektion zu beobachten.

Adenoviren. Die Erreger der Febris pharyngoconjunctivalis epidemica sind im Kindesalter überwiegend die Typen 1, 2 und 5. Die katarrhalischen Entzündungen der Konjunktiven und des Rachens mit diffuser Rötung der Tonsillenregion stehen im Vordergrund. Abwischbare Beläge an den Tonsillen sind die extreme Ausnahme. Häufig bestehen druckschmerzhafte Schwellungen der regionalen Halslymphknoten. Eine Beteiligung des Mittelohrs und des Bronchialsystems ist möglich.

Coxsackie- und ECHO-Viren. Neben verschiedenen anderen Manifestationen verursachen die Infektionen mit Coxsackie- und ECHO-Viren auch eine katarrhalische Schleimhautentzündung des Rachens, oft verknüpft mit einem Enanthem. Für manche Coxsackie-A-Viren, aber wahrscheinlich auch für einige Coxsackie-B- und ECHO-Viren ist die Herpangina typisch (Abb. 259.5).

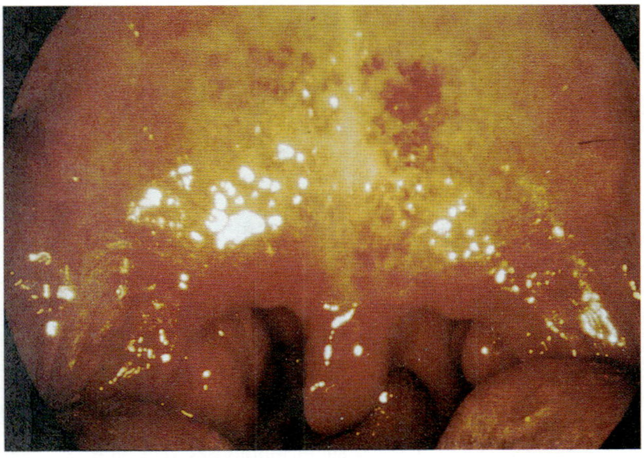

Abb. 259.5. Akute Herpangina

Epstein-Barr-Virus. Wichtig für die differentialdiagnostische Abwägung ist, daß bei der EBV-Infektion zusammenhängende weiße Beläge auf den Tonsillen auftreten können. Außerdem findet sich dabei oft eine Angina retronasalis durch starke Mitbeteiligung der Rachenmandel. Wenn wegen der Superinfektion der schweren Anginaform ein Antibiotikum verabreicht werden muß, dann nur Erythromycin und *kein* Ampicillin oder Amoxicillin (Exanthemgefahr!). Bei länger andauerndem hohen Fieber ist evtl. die Tonsillektomie erforderlich, da die Tonsillen die Brutstätten des EBV-Virus sind.

Herpesviren. Zur Gingivostomatitis herpetica s. 99.15.
Beim Herpes simplex pharyngis findet man stecknadelkopfgroße, in der Mitte gerötete Bläschen auf den Tonsillen, der Rachenschleimhaut, den Gaumenbögen und im Hypopharynx.

Die Angina herpetica unterscheidet sich von der Herpangina durch Coxsackie-A-Virus bei klinisch ähnlicher Verlaufsform dadurch, daß hier die Effloreszenzen auf den Tonsillen (und nicht auf den Gaumenbögen wie bei der Herpangina) in Form von linsengroßen, festhaftenden, milchig-weißen Bläschen erscheinen, die bei entsprechender Anordnung sehr rasch konfluieren.

Lymphatischer Rachenring und Rachen bei Hämopathien. Die im Verlauf von aplastischen und hypoplastischen Myelopathien sowie bei den verschiedenen Formen der Leukämie auftretenden Veränderungen im Bereich des Rachenrings sind in der Mehrzahl ulzerierende nekrotisierende Prozesse, deren Bild von der akuten Kryptentonsillitis bis zur ulzeromembranösen und gangränösen Form reicht. Entsprechendes gilt für die Situation einer durch hochdosierte zytostatische Behandlung erzeugten Immuninsuffizienz.

259.2 Tumoren des Naso- und Oropharynx

Juveniles Nasenrachenfibrom. Dieser auch Basal- oder Angiofibroid genannte Tumor kommt ausschließlich bei männlichen Jugendlichen in der Pubertät vor. Feingeweblich handelt es sich um einen äußerst gefäßreichen, gutartigen Tumor, der jedoch lokal expansiv wächst, riesige Ausmaße annehmen und zur Destruktion der angrenzenden Nasennebenhöhlen und der Schädelbasis führen kann (Abb. 259.6). Die Wachstumstendenz dieser Geschwülste läßt in der Regel nach Abschluß der Pubertät nach. Der Grund hierfür ist ebenso wie die Ätiologie unbekannt. Bei der Operation, der einzig sinnvollen Behandlungsmöglichkeit, kam es früher wegen der extrem starken Vaskularisierung dieser Geschwülste zu mitunter lebensbedrohlichen Blutungen. Heute kann mit der selektiven Thrombosierung das arterielle Hauptgefäß präoperativ verschlossen werden, so daß die intraoperative Blutung erheblich reduziert ist.

Maligne Geschwülste. Für den Nasenrachenraum sind beim Kind als seltene Tumoren die malignen Lymphome sowie das Rhabdomyosarkom zu erwähnen. Das Nasopharynxkarzinom (Schmincke-Tumor) ist extrem selten. Bei den Tumoren des Oropharynx ist bei Kindern ebenfalls in erster Linie an die malignen Lymphome der Tonsillen zu denken.

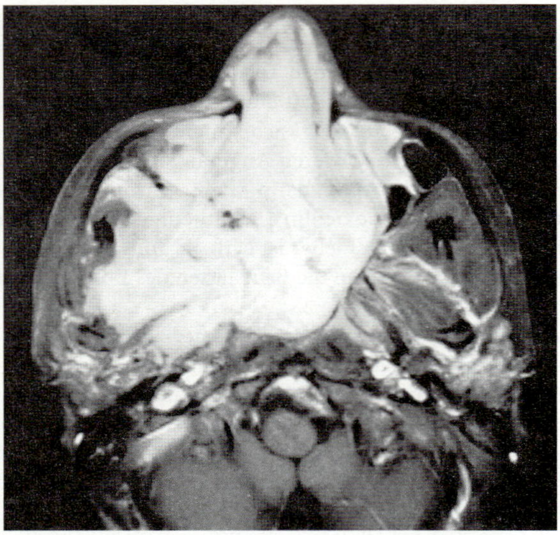

Abb. 259.6. Sehr ausgedehntes Nasenrachenfibrom mit Destruktion der Schädelbasis und kompletter Obliteration der Nasenhaupthöhle und der angrenzenden Nasennebenhöhlen

259.3 Krankheiten der Halslymphknoten

Reaktive Lymphknotenvergrößerungen. Bei fast 90% aller Kleinkinder finden sich reaktive Lymphknotenvergrößerungen mit einer gewissen jahreszeitlichen Abhängigkeit. Sie sind als Anpassungsreaktion des lymphatischen Systems (Waldeyer-Ring) an die infektiösen Umweltbedingungen zu sehen.

Bezüglich ihrer Lokalisation stehen die Lymphknotenvergrößerungen im Trigonum caroticum an erster Stelle, gefolgt von den vergrößerten Lymphknoten in den nuchalen und tiefen zervikalen Bereichen. Eine klare Zuordnung der Ausgangsregion zu einzelnen Lymphknotenstationen ist oft nicht möglich. Bei großen Gebilden muß differentialdiagnostisch eine *zystische Lymphadenopathie* („laterale Halszyste") ausgeschlossen werden.

Infektionskrankheiten der verschiedensten Art, insbesondere solche, die sich auch im Mund-Rachen-Raum abspielen, können mit Schwellungen der Halslymphknoten einhergehen.

Abszedierende Lymphadenitis. Die abszedierende Lymphadenitis entsteht in seltenen Fällen als Folge einer bakteriellen Angina, meist einseitig im Bereich des Kieferwinkels. Nur selten ist sie allein mit Antibiotika zu beherrschen, sie muß vielmehr meist inzidiert werden. Tuberkulöse Halslymphknoten sieht man heute kaum noch.

Stets zu bedenken ist die Möglichkeit einer Lymphknotenbeteiligung bei einer *malignen Systemerkrankung.* Dieser Verdacht liegt v.a. bei langsam sich vergrößernden, schmerzlosen Lymphknoten nahe; hier muß differentialdiagnostisch immer an die malignen Lymphome gedacht werden. Regionäre Lymphknotenmetastasen eines malignen Kopf- und Halstumors sind extrem selten. In allen unklaren Fällen ist eine histologische Befunderhebung anzustreben.

260 Kehlkopf und Trachea

E. R. Kastenbauer

260.1 Fehlbildungen

Kehlkopfatresie. Der angeborene völlige Verschluß des Kehlkopfes durch eine Membran – eine sehr seltene Anomalie – führt in einigen Minuten zum Tode des Neugeborenen, es sei denn, man erkennt die Situation sofort und tracheotomiert.

Fehlen oder Deformität der Epiglottis. Bei Deformität der Epiglottis besteht eine Spaltbildung bis zur Zweiteilung der Epiglottis, dieser Befund bedingt aber keine Funktionsstörung.

Spaltbildung im Larynx. Postnatale Schluckstörungen und Atemnotanfälle sind die Leitsymptome einer laryngotracheoösophagealen bzw. laryngoösophagotrachealen Spalte, deren Konsequenz rezidivierende Aspirationspneumonien sein können.

Therapeutische Maßnahmen sind Intubation und Verschlußplastik der Spalte endoskopisch-chirurgisch.

Kehlkopfmembranen. Kehlkopfmembranen (Abb. 260.1) überbrücken meist die vordere Kommissur der Stimmritze und können das Lumen erheblich einschränken. Bedrohliche Atemnot läßt sich durch Spaltung der Kehlkopfmembran oder auch durch eine Tracheostomie momentan beheben; die endgültige Bereinigung der Situation erfordert in der Regel kehlkopfchirurgische Maßnahmen.

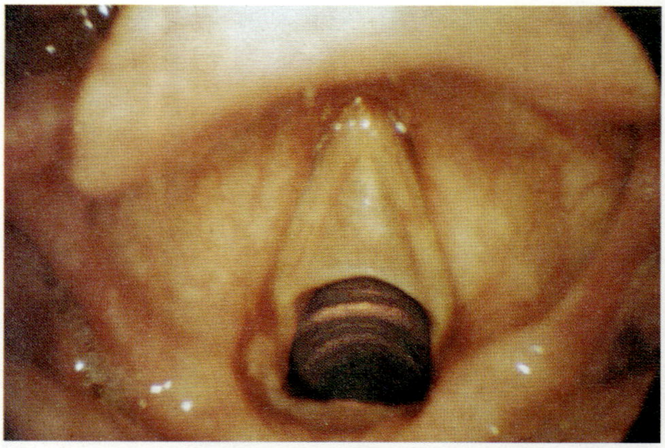

Abb. 260.1. Partieller, angeborener membranöser Verschluß des Kehlkopfes

Choanalatresie. Neben der beidseitigen Choanalatresie kommen als weitere Ursache für eine akute Atemnot post partum multiple und solitäre Zysten des Kehlkopfes, angeborene Laryngozelen sowie Hämangiome in Frage; sie können jedoch auch nur einen konnatalen Stridor verursachen.

Larynxstenosen. Larynxstenosen kommen als Mikrolarynx und als subglottische Einengung des Kehlkopflumens infolge einer Anomalie des Ringknorpels vor. Erworbene Larynxstenosen sind wesentlich häufiger als angeborene.

Anomalien der Trachea. Anomalien der Trachea sind seltener als die des Kehlkopfes. Aplasie und Atresie sind mit dem Leben nicht vereinbar. An angeborenen tumorösen Gebilden kommen Hämangiome, Lymphangiome und Zysten vor.

Stridor. Stridor ist als geräuschvolle Atmung ein Symptom, das auf eine Behinderung des Luftstroms hinweist. Die Ursache kann harmlos, aber auch gefährlich sein und sollte daher baldmöglichst geklärt werden. In erster Linie geschieht dies durch Laryngoskopie und Tracheoskopie; gelegentlich sind auch Röntgenuntersuchungen notwendig. Für die klinische Beobachtung geht man meist davon aus, daß ein inspiratorischer Stridor im Kehlkopf oder im Rachen entsteht und ein exspiratorischer Stridor in den unteren Luftwegen, während ein in- und exspiratorischer Stridor v.a. auf Stenosen innerhalb der Trachea hinweist. Dies ist jedoch keine verbindliche Regel.

Konnataler Stridor. Als konnatalen Stridor bezeichnet man eine stridoröse Atmung, die von Geburt an besteht oder sich bald danach ausbildet. Ganz überwiegend, insbesondere bei den Frühformen, hat dieses nicht seltene Symptom seine Ursache im Bereich des Kehlkopfes.

Laryngealer konnataler Stridor. In der Mehrzahl der Fälle handelt es sich um eine ungenügende Festigkeit der Epiglottis oder des gesamten Kehlkopfes („Laryngomalazie"), die an sich als „infantiler Larynx" nur eine stärkere Ausprägung einer physiologischen Besonderheit des Neugeborenen ist. Die Epiglottis geht mit lockeren aryepiglottischen Falten in die Aryknorpel über. Während der Inspiration machen diese eine lumengerichtete Gleitbewegung; die Epiglottis wird eingezogen, legt sich über die Stimmritze und verursacht so ein meist lautes Inspirium. Interessanterweise sind die Kinder in der Regel klinisch nicht wesentlich beeinträchtigt. In Bauchlage pflegt das Geräusch geringer zu sein, ebenso bei flacher Atmung, z.B. im Schlaf. Durch die weitere Entwicklung des Kehlkopfes und sein Wachstum tritt innerhalb von 1–2 Jahren eine Besserung ein.

Weitere Ursachen für einen laryngealen angeborenen Stridor sind die im vorstehenden Abschnitt genannten Anomalien, ferner in sehr seltenen Fällen auch Stimmlippenlähmungen durch geburtstraumatische Schädigung oder durch Auswirkungen von Herz- und Gefäßmißbildungen.

Eine besondere Form der Atembehinderung mit schnarchendem inspiratorischem Stridor oder intermittierender völliger Blockierung der Einatmung findet sich beim Pierre-Robin-Syndrom.

Trachealer konnataler Stridor. Die Ursache ist meist eine Kompression der Trachea durch Druck von außen, wobei eine Schädigung der Knorpelspangen, eine Tracheomalazie, wesentlich ist. Dies kann geschehen durch Gefäßanomalien im Thorax, eine Struma, in seltenen Fällen auch durch andersartige anomale Gebilde (z.B. Zysten oder Tumoren) im oberen Mediastinum, aber kaum je durch einen Thymus. Schließlich gibt es generalisierte oder segmentale Trachealstenosen durch Formänderungen der Knorpelspangen oder Knorpelüberschußbildungen im Bereich der Pars membranacea (Vollringbildung).

Häufig sind Gefäßanomalien die Ursache einer Trachealkompression.

Der Truncus brachiocephalicus kann durch seine enge Lagebeziehung zur Trachea diese von vorn rechts einengen und zur Tracheomalazie führen. Er verursacht am häufigsten einen in- und exspiratorischen Stridor im Säuglingsalter.

Der Aortenring in Form eines doppelten Aortenbogens oder einer rechts deszendierenden Aorta mit persistierendem Ligamentum arteriosum bzw. Ductus arteriosus Botalli verursacht außer dem Stridor gelegentlich auch Schluckbeschwerden, da der Ösophagus ebenfalls eingeengt wird. Röntgenologisch stellt sich beim Breischluck eine typische Eindellung der Speiseröhre von hinten dar.

Bei der Tracheoskopie zeigt sich eine pulsierende Stenose im unteren Drittel der Trachea. Eine genaue Diagnose ist durch Angiographie, kombiniert mit einer MR-Tomographie, zu erzielen.

Differentialdiagnostisch sind seltene Anomalien, z.B. ein anormaler Verlauf der rechten A. pulmonalis (Pulmonalisschlinge) oder eine rechts abgehende A. carotis sinistra, zu bedenken.

Beim Aortenring ist die Operation immer indiziert, beim Truncus brachiocephalicus nur dann, wenn ernste Apnoezustände oder zunehmend schwer zu behandelnde Schübe von Bronchitis auftreten. Im allgemeinen nehmen beim Truncus brachiocephalicus die Beschwerden bis etwa zum 6. Monat zu, vermindern sich aber danach und verschwinden in der Regel nach dem 11. Lebensjahr.

Erworbener Stridor. Ein erworbener Stridor kommt v.a. als Folge entzündlicher Veränderungen (Kruppsyndrom) vor. Wesentlich seltener sind andere Ursachen wie Fremdkörperaspiration oder narbige Stenosen.

Stenosen. Stenosen finden sich heute v.a. als Folge einer Langzeitintubation im Neugeborenen- und frühen Säuglingsalter meist im Ringknorpelniveau (Abb. 260.2). Die Langzeitintubation als Routinemaßnahme für die Beatmung wird heute recht großzügig benutzt, da sie meist vom Kehlkopf des Kindes gut toleriert wird. Ein reduzierter Allgemeinzustand des Kindes mit schlechten Kreislaufverhältnissen (z.B. im Koma bei Schädel-Hirn-Trauma) begünstigt jedoch Schleimhautschäden und damit die Ausbildung von subglottischen Ringknorpelstenosen.

260.2 Verletzungen des Kehlkopfes

Stumpfe Gewalteinwirkung. Zu stumpfer Gewalteinwirkung kommt es v.a. bei Sturz, Strangulation oder Autoun-

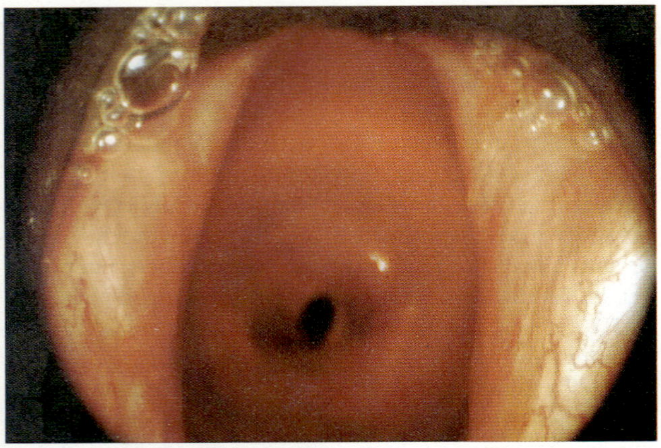

Abb. 260.2. Lochblendenartige Stenose im Bereich des Ringknorpels nach Langzeitintubation

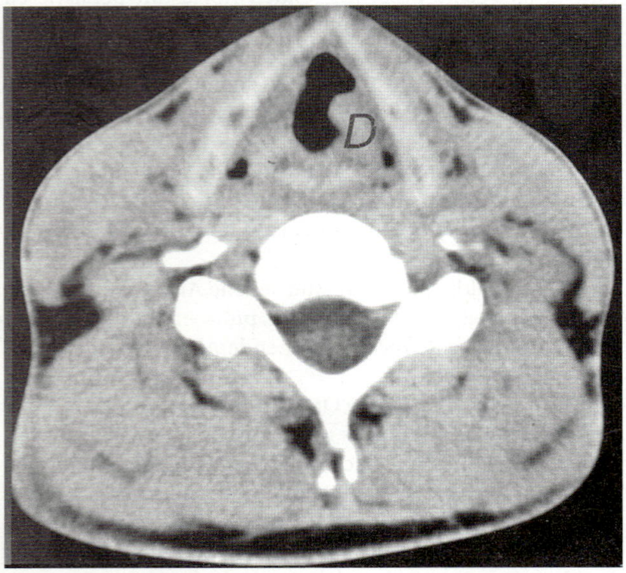

Abb. 260.3. Luftemphysem nach Kehlkopffraktur mit Dislokation (*D*) des rechten Stellknorpels und Einblutung in den Kehlkopf

fällen, bei letzteren auch in Form einer Strangulationsverletzung durch den Sicherheitsgurt. Brüche des Kehlkopfskeletts mit Ausbildung eines Luftemphysems des Halses können die Folge sein (Abb. 260.3). Blutungen in das Kehlkopfinnere und in die umgebenden Weichteile können rasch zu bedrohlicher Atemnot führen, die durch Intubation oder auch durch Tracheostomie behoben werden muß.

Innere Verletzungen. Innere Verletzungen des Kehlkopfes entstehen heute am häufigsten im Zusammenhang mit Intubationen vor Operationen, wobei es zu Blutungen unter die Mukosa der Stimmlippen, zum partiellen Abriß einer Stimmlippe im vorderen Kommissurbereich oder auch zur Luxation eines Stellknorpels kommen kann. Hinweis auf eine solche Verletzung ist eine postoperative Heiserkeit, gelegentlich auch eine Belastungsdyspnoe als Folge einer Fixierung der Stimmlippen in Paramedianstellung. Zu inneren Schäden des Kehlkopfes und der Trachea durch Langzeitintubation s. oben unter „Stenosen".

Verbrühungen kommen durch Einatmen sehr heißer Dämpfe vor und führen zu einer akuten Schwellung der Kehlkopfschleimhaut.

Bei akzidentieller Verätzung können neben dem Rachen in erster Linie der Kehldeckel und die hintere Partie der Stellknorpel lädiert werden. Die häufig notwendige Intubation ist hier mit besonderer Vorsicht und maximal 48 h lang durchzuführen. In diesen Fällen ist die Gabe von Antibiotika und Kortikosteroiden indiziert.

260.3 Entzündungen

Akute Laryngitis und Tracheitis. Kehlkopf und Trachea erkranken selten isoliert, sondern meist in Form einer „akuten Infektion der oberen Luftwege", bei Kindern praktisch immer durch ein Virus hervorgerufen. Die Symptome sind katarrhalische Erscheinungen und Heiserkeit sowie Hustenreiz mit rauh klingendem, schmerzhaftem Husten und brennendem Hals. Rachen- und Larynxschleimhaut sind gerötet. Es bestehen gleitende Übergänge zur stenosierenden Laryngotracheitis (s. unten).

Therapiemaßnahmen sind: Stimmschonung, Inhalation salzhaltiger Lösungen, abschwellende Nasentropfen, allgemeine symptomatische Behandlung, ggf. antibiotische Behandlung (Amoxicillin, Cephalosporine) einer bakteriellen Superinfektion und Kortikoide.

Kehlkopfperichondritis. Die Kehlkopfperichondritis, ein bei Kindern recht seltenes, mitunter langwieriges Entzündungsbild, kann nach einer abszedierenden Epiglottitis oder als Folge einer Verletzung des Perichondriums (u.U. auch in einer zu hoch angesetzten Tracheostomie) auftreten. Der betroffene Kehlkopfbezirk ist ödematös geschwollen; manchmal besteht eine abszedierende Fisteleiterung.

Die Therapie erfolgt mit Antibiotika in Verbindung mit Kortison und Antiphlogistika.

Chronische Laryngitis. Die chronische Laryngitis ist bei Kindern selten, kann jedoch als mögliche Sekundärkrankheit bei einer chronischen Entzündung der oberen Luftwege, der Nasen- und Nasennebenhöhlen sowie bei einer behinderten Nasenatmung (Septumdeviation, Septumfraktur, vergrößerte Adenoide und Nasenmuschelhyperplasie) auftreten. Es besteht Heiserkeit bei geröteten Stimmlippen. Differentialdiagnostisch sind gutartige Neubildungen und die „verschrieene Stimme" abzugrenzen.

Therapiemaßnahmen sind: Sanierung der Infektionsquelle, Stimmschonung, Inhalationen sowie, bei entsprechender Indikation, Antibiotika. Wichtig ist eine freie Nasenatmung, ggf. ist sie mittels einer Nasenseptumplastik oder einer Adenotomie herzustellen. Bei Fortdauer der Heiserkeit über mehrere Wochen sollte auch bei Kindern grundsätzlich an die Möglichkeit einer gutartigen Neubildung (Stimmlippenpolyp, Stimmlippenknötchen, Larynxpapillome) sowie an eine – extrem selten vorkommende – maligne Neubildung gedacht werden.

Stimmlippenpolypen und Stimmlippenknötchen. Stimmlippenpolypen sowie die morphologisch verwandten Intuba-

-ionsgranulome sind entzündlich bedingte Pseudotumoren, die im Rahmen einer chronischen oder subakuten Laryngitis sowie einer umschriebenen Schädigung, z.B. nach einer Intubation, entstehen können. Das klassische Symptom ist die Heiserkeit. Die einzig erfolgversprechende Therapie besteht in der Abtragung des Stimmlippenpolypen sowie ggf. in einer Sanierung der Nasenatmung bzw. einer Krankheit der Nasennebenhöhlen. Ein Intubationsgranulom sollte, wenn es nach 6–8 Wochen noch immer besteht, ebenfalls mikrochirurgisch entfernt werden. Typisch für ein Intubationsgranulom ist, daß die Heiserkeit nach einem beschwerdefreien Intervall nach einer Intubationsnarkose auftritt.

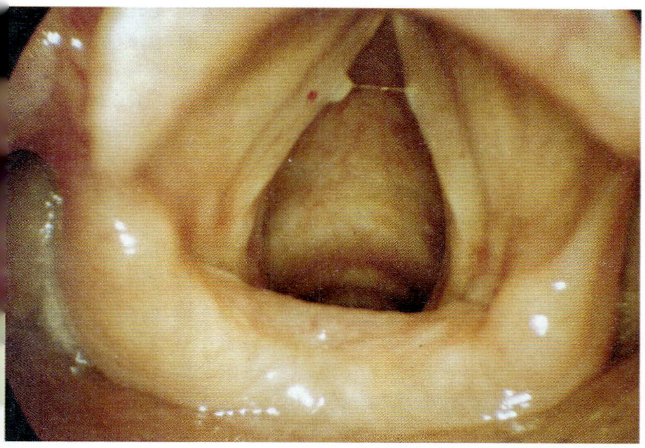

Abb. 260.4. Stimmlippenknötchen am freien Rand der Stimmlippen an der vorderen Drittelgrenze

Stimmlippenknötchen entstehen bei chronischer Überlastung der Stimme als Schrei- oder Sängerknötchen an typischer Stelle an der Grenze zwischen dem vorderen und mittleren Stimmlippendrittel (Abb. 260.4). An dieser Stelle hat die Stimmlippe die größte Schwingungsamplitude. Die Behandlung besteht im Anfangsstadium in Stimmruhe, ab einer gewissen Größe in der phoniatrischen Therapie und evtl. in einer operativen Abtragung, wenn erzieherische und logopädische Maßnahmen erfolglos bleiben (s. Kap. 261).

Kruppsyndrom. Zum Kruppsyndrom (engl. croup) rechnet man alle akuten Einengungen von Larynx (Abb. 260.5a) und Trachea. Am häufigsten wird das Kruppsyndrom durch infektiös-entzündliche Veränderungen hervorgerufen, durch die stenosierende Laryngotracheitis (Abb. 260.5b) oder die Epiglottitis (Abb. 260.5c). Deren Differenzierung ist die wesentlichste ärztliche Aufgabe bei diesem Syndrom.

Eine durchaus ähnliche Symptomatik können jedoch auch verschiedene andere Prozesse bedingen, an die differentialdiagnostisch zu denken ist:

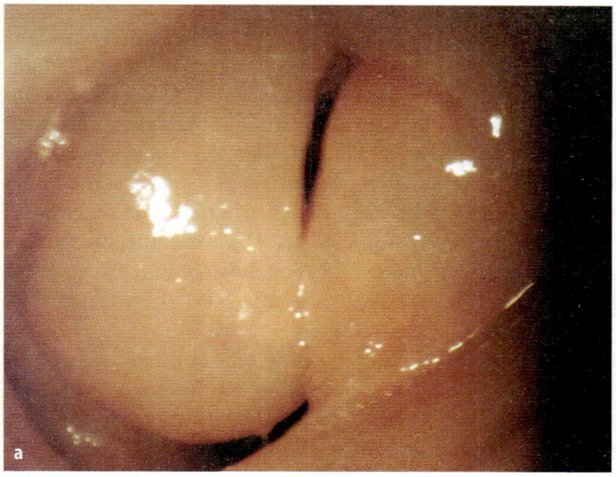

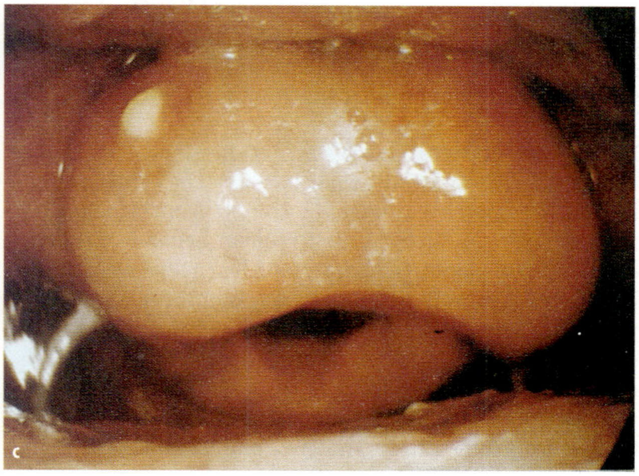

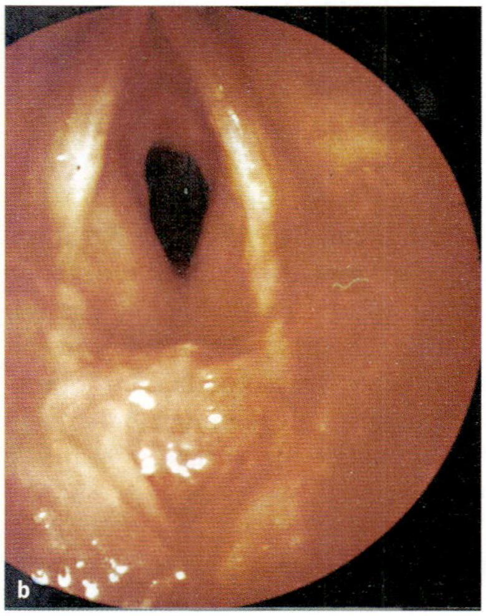

Abb. 260.5. **a** Akutes Ödem der Glottisebene, **b** erhebliche Einengung des Kehlkopflumens bei subglottischer Laryngitis, **c** akute Epiglottitis mit Abszedierung und weitgehender Verlegung des Kehlkopfeingangs. (Teilabbildungen b und c mit freundlicher Genehmigung von Prof. Mantel, Dr. von Haunersches Kinderspital München).

- allergische Reaktion,
- Quincke-Ödem,
- Verätzungen oder Verbrühungen,
- Fremdkörper,
- Tonsillitis bei Tonsillenhyperplasie.

Stenosierende Laryngotracheitis

Ätiologie und Pathogenese. Diese auch „Grippekrupp" genannte Krankheit ist die Folge einer Virusinfektion, die, allerdings selten, durch bakterielle Superinfektion kompliziert werden kann. Am häufigsten wird sie durch Parainfluenzaviren und ECHO-11-Viren hervorgerufen, seltener durch Influenzaviren oder das Masernvirus. Die früher ätiologisch wichtige Diphtherie spielt derzeit durch den Rückgang dieser Krankheit in Westeuropa praktisch keine Rolle mehr. Die Bezeichnung „Pseudokrupp" für die virusbedingte Laryngotracheitis, einst zur Abgrenzung gegen den diphtherischen Krupp benutzt, sollte verlassen werden, da es sich nicht um eine Pseudoentzündung handelt.

Die stenosierende Laryngitis tritt insbesondere bei Kleinkindern auf, mit einem Gipfel im 2. Lebensjahr. Eine vorwiegend subglottische, oft auch tracheobronchial vorwärts dringende Entzündung führt zu inspiratorischer Atemnot. Lokale und allgemein dispositionelle Faktoren spielen pathogenetisch eine Rolle, denn nicht selten erkrankt dasselbe Kind mehrfach mit den Zeichen einer stenosierenden Laryngotracheitis. Besonders gefährdet sind Kinder mit angeborener oder erworbener Stenose des Kehlkopfes. Strittig ist der Einfluß von Luftschadstoffen; möglicherweise erleichtern sie die Entstehung einer Infektion.

Klinische Symptome. Klinisch beginnt die stenosierende Laryngotracheitis meist mit einer harmlos erscheinenden Infektion der oberen Luftwege. Es kommt dann zunehmend zu einer Dyspnoe mit Heiserkeit, rauhem, bellendem Husten und lautem inspiratorischem Stridor. Nur selten werden die Kinder völlig stimmlos. Stärkere Atemnot führt zu Unruhe und Angst. Die subglottische Entzündung kann sich, je nach der Resistenzlage, nach der Virulenz der Erreger und durch eine hinzutretende bakterielle Superinfektion bronchialwärts ausbreiten und zur eitrigen stenosierenden Laryngotracheobronchitis führen. Weitere Komplikationen sind die maligne ulzeromembranöse Laryngotracheobronchitis fibrinosa und Bronchopneumonien.

Als *spasmodischen Krupp* bezeichnet man eine Kruppform, die akut – meist abends oder nachts – auftritt, ohne daß Fieber oder sonstige Entzündungszeichen bestehen und die nach einigen Stunden abklingt. Ursächlich kommt eine Reaktion auf eine unterschwellige Infektion, aber auch eine allergische oder psychogene Reaktion in Frage.

Therapie. Leichte Formen der stenosierenden Laryngotracheitis wird man zunächst konservativ mit milder Sedierung des unruhigen Kindes, Befeuchten der Einatemluft durch Raumluftbefeuchter oder Ultraschallvernebler sowie Unterbringung in einem kühlen Raum behandeln. Bei deutlicher Behinderung der Atmung ist der Einsatz von Kortikosteroiden nützlich, zunächst rektal 30–100 mg Prednison. Bei Zeichen einer Rachitis bzw. einer rachitogenen Tetanie empfiehlt sich die zusätzliche Gabe von Kalzium. Bei weiterer Verschlechterung hat sich vor einer vielleicht notwendigen Intubation die Inhalation von vernebeltem Epinephrin-Razemat bewährt. Durch die erzielte Schleimhautabschwellung tritt in fast allen Fällen rasch eine wesentliche Erleichterung der Atmung ein. Verstärkt sich trotz aller Maßnahmen die Stenose, so ist die Intubation unumgänglich. Sie sollte auf 1–2 Tage Liegedauer des nasal eingeführten Kunststofftubus beschränkt werden, um Schleimhautschäden zu vermeiden. Ansonsten muß dann die Tracheostomie erfolgen.

Bei der Laryngotracheobronchitis fibrinosa kann die wiederholte bronchoskopische Bronchialtoilette lebensrettend sein. Eine antibiotische Behandlung ist bei schweren Verläufen mit hohem Fieber wegen einer möglichen bakteriellen Superinfektion zu empfehlen.

Akute Epiglottitis

Ätiologie und klinische Symptome. Die Epiglottitis, die vorzugsweise bei Kindern im Alter von 3–7 Jahren auftritt, ist eine supraglottisch lokalisierte Entzündung des Kehlkopfeingangs, v.a. der Epiglottis und der aryepiglottischen Falten. Die Epiglottis kann bis zur Kirschgröße (s. Abb. 260.5c) anschwellen und so den Kehlkopfeingang völlig verlegen. Es handelt sich um eine durch Haemophilus influenzae Typ B hervorgerufene, perakut verlaufende Infektion, wie vor Beginn der antibiotischen Therapie entnommene Blutkulturen beweisen. Nicht selten besteht gleichzeitig eine Pneumonie. Charakteristische Symptome sind starke Halsschmerzen beim Schlucken, Schluckstörung, Speichelfluß, kloßige Sprache, hochgradige Behinderung der Einatmung und exspiratorisches Schnarchen. Trotz hohen Fiebers und schlechten Allgemeinzustandes nimmt das Kind eine aufrechte Körperhaltung ein, um besser atmen zu können. Die Letalität dieser foudroyant verlaufenden Krankheit ist, im Gegensatz zur stenosierenden Laryngotracheitis, erschreckend hoch, wenn die lebensrettende Therapie nicht rechtzeitig einsetzt. Die wesentlichen Kriterien zur Differenzierung zwischen stenosierender Laryngotracheitis und Epiglottitis sind in Tabelle 260.1 aufgeführt.

Therapie. Die in wenigen Stunden bedrohlich werdende Atemnot erfordert fast immer eine Intubation für 48–72 h. Deshalb muß jedes Kind mit Verdacht auf Epiglottitis so rasch wie möglich – unter Reanimationsbereitschaft, notfalls Mund-zu-Mund-Beatmung – *sitzend* in ein Krankenhaus transportiert werden. Wegen der bakteriellen Ätiologie ist eine antibiotische Therapie, die Haemophilus influenzae einschließen muß (i. allg. also mit Amoxicillin oder den neuen Oralcephalosporinen), unbedingt notwendig.

Allergische Krankheiten

Akutes allergisches Kehlkopfödem. Bei allergischen Patienten kann nach entsprechender Exposition eine akute starke Schwellung des Zungengrundes und des Kehlkopfeingangs auftreten, die eine hochgradige Atemnot hervorruft und zur Intubation zwingt. Eine ähnliche Symptomatik kann durch Insektenstiche (Biene, Wespe) zustande kommen. Behandelt wird mit Kortison unter Intubationsbereitschaft. Weiteres s. oben unter „Laryngotracheitis".

Quincke-Ödem. Zu den Manifestationen des seltenen hereditären angioneurotischen Ödems (Quincke-Ödem) gehö-

Tabelle 260.1. Stenosierende Laryngotracheitis und Epiglottitis. (Nach Mantel 1991)

Unterscheidungskriterien	Stenosierende Laryngotracheitis	Epiglottitis
Alter der Patienten	Meistens <2 Jahre	Meistens >2 Jahre
Erreger	Viren	Bakterien (Haemophilus influenzae)
Lokalbefund	Subglottische Entzündung (Stimmlippen und subglottischer Raum)	Supraglottische Entzündung (Epiglottis, aryepiglottische Falten, Taschenfalten)
Symptome		
Gemeinsam	Inspiratorische Atemnot mit Einziehungen	
Unterschiedlich		
Allgemeinzustand	Befriedigend	Schwerkrank
Inspiratorischer Stridor	Stets, meist laut	Nicht regelmäßig, manchmal exspiratorisches „Schnarchen"
Husten	Bellend („Krupphusten")	Selten
Stimme	Heiser bis aphonisch	Leise, kloßig, nicht heiser
Schluckbeschwerden	Keine	Häufig
Speichelfluß	Keiner	Häufig
Haltung im Bett	Unauffällig	Sitzend, nach vorne gebeugt
Fieber	Meist <38°C	Meist >38°C
Krankheitsverlauf	Meist subakut	Stürmisch bis foudroyant
Rezidivneigung	Häufig	Nicht bekannt
Mortalität	Gering	Bis zu 50%

Tabelle 260.2. Bei Kindern vorkommende benigne und maligne Kehlkopftumoren

Tumorart	Lokalisation	Befund
Benigne Tumoren		
Fibrom	Glottis, subglottisch	Gestielt, polypös
Rhabdomyom	Glottis, Taschenband	Rundlich, glattwandig
Hämangiom	Larynxeingang, Aryregion	Bläulich, breitbasig, angiomatös
Lymphangiom	Larynxeingang	Bläulich, diffus
Neurofibrom	Larynxeingang	Kugelig, glattwandig
Neurinom	Larynxeingang	Kugelig, glattwandig
Mischtumor	Larynxeingang, subglottisch	Polypös, blaurot
Teratom	Intralaryngeal	Dermoidähnlich
Pseudotumoren		
Papillomatose	Glottis, ausgedehnt intralaryngeal-tracheal	Warzenförmig, multipel, rötlich
Laryngozele	Recessus Morgagni, supraglottisch (Taschenfalte)	Glatt, zystisch, ein- oder beidseitig
Zyste	Meist Epiglottis, supraglottisch	Solitär oder multipel
Amyloidtumor	Supraglottisch, subglottisch	Kugelig, glatt, leicht gelblich
Xanthom	Subglottisch	Rundlich, gelb
Intralaryngeale Struma	Subglottisch von seitlich und hinten	Rötlich-bläulich, glatt, polypös
Maligne Tumoren		
Rhabdomyosarkom	Larynxinneres	Glatte Oberfläche
Plattenepithelkarzinom	Larynxinneres	Exophytischer Tumor
Kaposi-Sarkom bei Aids	Epiglottis, Larynxinneres	Exophytischer Tumor

ren die mit Recht gefürchteten plötzlichen atraumatischen Schwellungen der Kehlkopfschleimhaut (Glottisödem) (s. Abb. 260.5a), die rasch zum Erstickungstod führen können, wenn nicht unverzüglich die Intubation oder eine Nottracheostomie erfolgt.

Kehlkopftumoren

Benigne Tumoren. Verschiedenartige gutartige Tumoren kommen bei Kindern, wenn auch selten, im Kehlkopf vor. Sie sind in Tabelle 260.2 aufgeführt. Ihre Behandlung ist stets Sache des Laryngologen.

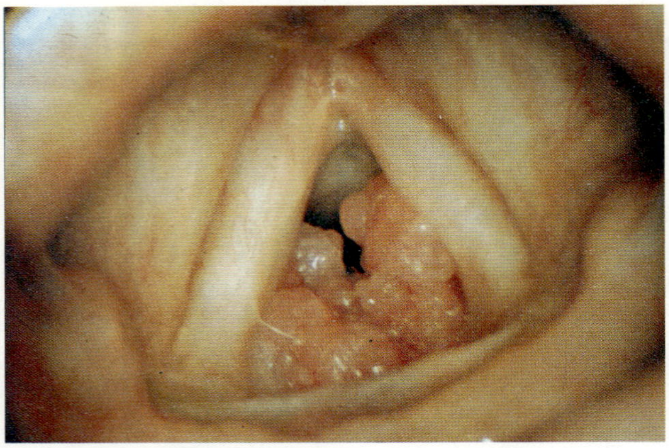

Abb. 260.6. Kehlkopfpapillomatosis

Pseudotumoren des Kehlkopfes. Unter den Pseudotumoren des Kehlkopfes ist v.a. die kindliche Kehlkopfpapillomatose zu nennen, die eine Virusgenese hat (human papilloma virus, HPV), weshalb die Papillomatosis des Kindes auch nicht zu den echten Neoplasien, sondern zu den reaktiven Veränderungen gerechnet wird. Sie entartet bei Kindern im Gegensatz zum Papillom im Erwachsenenalter fast niemals maligne. Die Papillomatose beginnt bei Kleinkindern bevorzugt zwischen dem 2. und 4. Lebensjahr. Befallen sind meist die Stimmlippen; in ausgedehnteren Fällen kann der gesamte Kehlkopf vom Epiglottisrand bis zum oberen Trachealabschnitt von Papillomen übersät sein. Die Symptome sind Heiserkeit bis zur Aphonie und, bei einer ausgedehnten Papillomatosis, ein inspiratorischer Stridor. Als Befund zeigen sich blumenkohlartige, warzenförmig wachsende Neubildungen im Larynxbereich (Abb. 260.6).

Erfolgversprechend ist nur die Abtragung dieser Gebilde mit dem CO_2-Laser oder die photodynamische Therapie. Sie neigen zum Rezidiv, doch werden die Intervalle meist mit zunehmendem Alter immer länger. Nach der Pubertät kann es zu einem spontanen vollständigen Rückgang der Papillome kommen. Persistieren sie, handelt es sich um eine fakultative Präkanzerose. Vor einer Hochvoltstrahlentherapie muß prinzipiell wegen der Gefahr einer Wachstumsstörung des kindlichen Kehlkopfes sowie wegen der Möglichkeit der Kanzerisierung gewarnt werden.

Weitere raumfordernde Gebilde sind die intralaryngeale Struma, der Amyloidtumor und das Xanthom (s. Tabelle 260.2).

Maligne Tumoren. Wenn auch extrem selten, so ist das Plattenepithelkarzinom des Kehlkopfes auch beim heranwachsenden Jugendlichen bekannt. Der Autor hat in seinem Berufsleben ein 13jähriges Mädchen mit einem Stimmlippenkarzinom und einen 16jährigen Jungen mit einem T4-Tumor des Larynx gesehen bzw. operiert. Neuerdings werden bei Aids-Kranken Kaposi-Sarkome gesehen (Abb. 260.7), deren Abtragung mit dem CO_2-Laser für die freie Atmung des Patienten absolut indiziert ist.

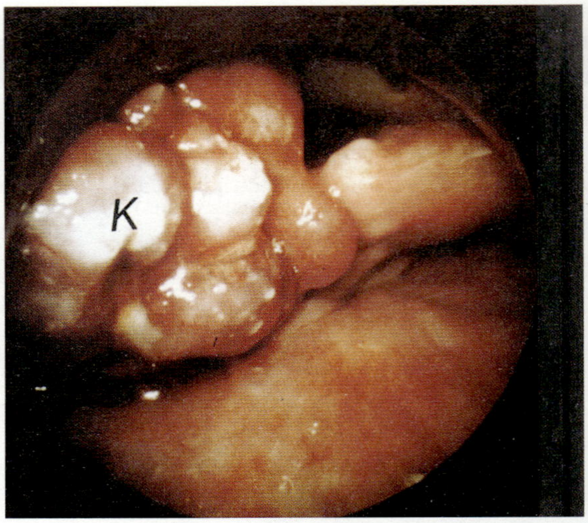

Abb. 260.7. Kaposi-Sarkom bei Aids (*K*). *Rechts* ist noch ein Teil des unveränderten Kehldeckels sichtbar

Literatur

Adam D, Scholz H (1997) Studie zur Epidemiologie und Therapie der A-Streptokokken-Tonsillopharyngitis. Praktische Pädiatrie 3: 57–60

Böck A, Popp W, Herkner KR (1994) Tonsillectomy and the immune system: a long-term follow up comparison between tonsillectomized and non-tonsillectomized children. Eur Arch Otorhinolaryngol 251: 423–427

Braun-Falco O, Plewig G, Wolff HH (1984) Klassifikation der akuten und chronischen Ekzemerkrankungen. In: Dermatologie und Venerologie, 3. Aufl. Springer, Berlin Heidelberg New York Tokyo

Coerdt J (1991) HNO-Erkrankungen im Kindesalter. In: Keller W, Wiskott A (Hrsg) Lehrbuch der Kinderheilkunde. Thieme, Stuttgart, S 744–748

Kastenbauer E (1968) Zur Pathogenese der Badesinusitis. HNO 10: 308–311

Kastenbauer E (1991) HNO-Erkrankungen im Kindesalter. In: Keller W, Wiskott A (Hrsg) Lehrbuch der Kinderheilkunde. Thieme, Stuttgart, S 731–767

Kastenbauer E (1992) Komplikationen der Entzündungen der Nasennebenhöhlen und des Oberkiefers. In: Naumann HH, Helms J, Herberhold C, Kastenbauer E (Hrsg) Oto-Rhino-Laryngologie in Klinik und Praxis, Bd 2. Thieme, Stuttgart, S 234–264

Mantel K (1991) HNO-Erkrankungen im Kindesalter. In: Keller W, Wiskott A (Hrsg) Lehrbuch der Kinderheilkunde. Thieme, Stuttgart, S 756–758

Scholz H, Abele-Horn M, Adam D et al. (2000) Antimikrobielle Chemotherapie. In: Deutsche Gesellschaft für Pädiatrische Infektologie (Hrsg) Handbuch, Infektionen bei Kindern und Jugendlichen. Futuramed, München, S 91–133

Suckfüll M, Thiery J, Wimmer Ch, Mees K, Schorn K (1997) Hypercholesterinämie und Hyperfibrinogenämie beim Hörsturz. Laryngorhinootologie 76: 453–457

Tos M (1984) Epidemiology and natural history of secretory otitis. Am J Otol 5: 449–462

Weerda H (1994a) Klinik des äußeren Ohres. In: Naumann HH, Helms J, Herberhold C, Kastenbauer E (Hrsg) Oto-Rhino-Laryngologie in Klinik und Praxis, Bd 1. Thieme, Stuttgart, S 485–544

Weerda H (1994b) Entzündungen des äußeren Ohres (Otitis externa). In: Naumann HH, Helms J, Herberhold C, Kastenbauer E (Hrsg) Oto-Rhino-Laryngologie in Klinik und Praxis, Bd 1. Thieme, Stuttgart, S 499

Wild GA, Mischke D, Lobeck H, Kastenbauer E (1987) The lateral cyst of the neck: congenital or acquired? Acta Otolaryngol (Stockh) 103: 546–550

Wild GA, Wille G, Mischke D (1988) Lateral cervical (branchial) cyst epithelia express upper digestive tract-type cytokeratins. Polyclonal antibody studies. Ann Otol Rhinol Laryngol 97: 365–372

261 Hör-, Sprach-, Sprech- und Stimmstörungen

I. Nejedlo

Hörstörungen

Definition. Hören wird als Aufnahme von akustischen Informationen aus der Umgebung einschließlich der zentralen auditiven Wahrnehmung definiert. Die bei Kindern vorkommenden Hörstörungen lassen sich entsprechend ihrer Topographie systematisch einteilen in

- Schalleitungsschwerhörigkeiten (Störung des Schalltransportes),
- Schallempfindungsschwerhörigkeiten (Störung der Reizaufnahme und Reizumwandlung) und
- zentrale Schwerhörigkeiten (Störung der zeitlichen, spektralen und räumlichen Hörwahrnehmung).

Für die Abschätzung der Folgen von Hörstörungen eignet sich die Gliederung nach dem Schweregrad in

- gering-, mittel- und hochgradige Schwerhörigkeiten,
- an Taubheit grenzende Schwerhörigkeit und
- Taubheit (Gehörlosigkeit).

Die Hörstörungen im Kindesalter haben unterschiedlich starke Auswirkung auf Sprachentwicklung, Atmung und Phonation sowie auf die intellektuelle, emotionale und soziale Entwicklung.

Ätiologie

Hereditäre Hörstörungen. Die hereditären Hörstörungen treten polysymptomatisch, d.h. im Rahmen von Syndromen mit assoziierten Anomalien anderer Organe (Waardenburg-, Franceschetti-, Pendred-, Fourman-Fourman-, Alport-, Goldenhar-, Usher-, Crouzon-, Jervell-Lange-Nielsen-Syndrom), oder monosymptomatisch, d.h. ohne weitere genetisch bedingte Mißbildungen, auf. Sie können sich bereits kongenital oder erst im Laufe der Lebensjahre manifestieren.

Erworbene Hörstörungen. Die erworbenen Hörstörungen werden bezüglich ihres Entstehungszeitpunktes in pränatale Hörstörungen (Röteln-, Toxoplasmose-, Listerioseinfektion der Mutter, Rhesusinkompatibilität, teratogene Medikamente), perinatale Hörstörungen (Frühgeburt unter 1500 g, Hypoxie, Hyperbilirubinämie, Neugeborenensepsis) und postnatale Hörstörungen (Meningitis, Mumps-, Maserninfektion, ototoxische Medikamente, Tubenventilationsstörungen, Otitiden, Schädel-Hirn-Traumen) eingeteilt.

Klinische Symptome

Schalleitungsschwerhörigkeiten. Die Schalleitungsschwerhörigkeiten werden durch angeborene oder erworbene Krankheiten des äußeren Ohres, des Mittelohrs und der Eustachio-Röhre verursacht. Im Kindesalter stehen Mittelohrergüsse infolge von Tubenventilationsstörungen bei Infektionen der oberen Atemwege und hyperplastischen Adenoiden im Vordergrund. Kinder mit Down-Syndrom oder Gaumenspalten sind hier besonders betroffen. Als weitere Ursachen kommen Mißbildungen, Otitiden, Fremdkörper oder Verletzungen in Betracht (s. Kap. 243).

Schallempfindungsschwerhörigkeiten. Die Schallempfindungsschwerhörigkeiten basieren überwiegend auf angeborener oder erworbener Schädigung der Haarzellen. Retrocochleäre Hörstörungen sind im Kindesalter selten.

Die geringgradige Schwerhörigkeit führt in der Regel nicht zu Störungen der Sprachentwicklung.

Bei einer mittelgradigen Schwerhörigkeit zeigen sich eine mehr oder weniger stark ausgeprägte Sprachentwicklungsverzögerung, audiogene Dyslalie, Dysgrammatismus, evtl. auch Rhinophonia aperta und hyperfunktionelle Dysphonie.

Bei einer hochgradigen Schwerhörigkeit bleibt die spontane Sprachentwicklung aus. Die Kommunikation zeichnet sich insbesondere durch eine gestörte Koordination zwischen Atmung und Sprechen aus.

Die Hochtonschwerhörigkeiten können zu erheblichen Diskriminationsschwierigkeiten führen sowie eine gestörte Bildung der S- und Sch-Laute zur Folge haben.

Die einseitigen Hörstörungen haben keine Auswirkung auf die Sprach- und Sprechentwicklung und bleiben deshalb oft lange Zeit unbemerkt.

Zentrale Schwerhörigkeiten. Die akustischen Wahrnehmungsstörungen beruhen auf der Beeinträchtigung einzelner oder mehrerer akustischer Modalitäten (akustische Aufmerksamkeit, akustische Merkfähigkeit, Analyse, Differenzierung und Zuordnung akustischer Phänomene, Richtungshören, Trennung von Nutz- und Störschall). Die Reaktionen auf Schallreize, die z. B. im Tonschwellenaudiogramm erfaßt werden, sind in der Regel altersgemäß. Die zentralen Hörstörungen fallen deshalb oft erst durch Störungen der Sprachentwicklung oder durch eine Lese-Rechtschreib-Schwäche auf.

Psychogene Schwerhörigkeiten. Die psychogene Schwerhörigkeit ist durch ein plötzliches Auftreten der Hörstörung (ein- oder beidseitig) und durch eine Diskrepanz zwischen den objektiven und subjektiven Befunden charakterisiert.

Diagnose. Die Früherfassung eines hörgeschädigten Kindes sollte bereits in den ersten Lebensmonaten erfolgen. In dieser Zeit kommt es durch die akustische Anregung zur Bahnung und Reifung der Hörbahn. Unterbleibt die adäquate Stimulation, so schließt die Hörbahnreifung auf einem zu niedrigen Niveau ab.

Die pädaudiologische Diagnostik beinhaltet eine ausführliche Anamnese, einen HNO-ärztlichen Befund, audiometrische Untersuchungen und die Untersuchung der sprachlichen Leistungen. Darüber hinaus kann eine neuropsychologische Diagnostik und/oder eine genaue ätiologische Abklärung erforderlich werden. Zur Untersuchung des Gehörs werden bei Kindern unter Berücksichtigung des allgemeinen Entwicklungsalters die subjektive Audiometrie (Mitarbeit des Kindes erforderlich) und die objektive Audiometrie (Mitarbeit nicht erforderlich) stets parallel eingesetzt.

Reflexaudiometrie. Das Prinzip der Reflexaudiometrie beruht auf der Beobachtung der unbedingten Reflexe (Auropalpebral-, Moro-, Startle-, Atmungsreflex) als Antwort auf akustische Reize (40 dB über Knochenleitung, 80 dB über Luftleitung) beim Neugeborenen und Säugling in den ersten Lebensmonaten.

Verhaltensaudiometrie. Im Alter vom 4. Lebensmonat bis zum 3. Lebensjahr kann die *Freifeldaudiometrie* angewendet werden. Bei der Hörprüfung im freien Schallfeld werden über Lautsprecher Wobbel- oder Sinustöne in altersspezifischen Schallintensitäten angeboten. Die *Ablenktests* mit kindgemäßen Geräuschen basieren auf der Beobachtung der Zuwendungsreaktionen des Kindes zur Schallquelle.

Tonschwellenaudiometrie. Bei der Tonschwellenaudiometrie erfolgt die Testung mit Sinustönen verschiedener Frequenzen über Kopf- und Knochenleitungshörer. Dies ist in der Regel bei einem normal entwickelten und intelligenten Kind ab dem 4. Lebensjahr möglich. Bei der *Spielaudiometrie* (Konditionierungsaudiometrie), die ab einem Alter von etwa 2,5 Jahren durchführbar ist, werden mit dem Kind vor Beginn der eigentlichen Hörprüfung auf spielerische Art die Reaktionen auf Sinustöne im Sinne von bedingten Reflexen erst eingeübt.

Sprachaudiometrie. Mittels Sprachaudiometrie erhält man Aussagen über die gesamte Funktion von Hörbahn und Wahrnehmung. Die Auswahl der verschiedenen Testverfahren (Mainzer Kindersprachtest, Göttinger Kindersprachverständnistest, Freiburger Sprachverständlichkeitstest) richtet sich nach dem Alter und Sprachentwicklungsstand des Kindes.

Dichotische Tests. Die dichotischen Tests prüfen die Fähigkeit, verschiedene Signale zu diskriminieren, die gleichzeitig beiden Ohren angeboten werden. Der dichotische Diskriminationstest mit Mehrsilbern nach Uttenweiler kann bereits im Alter von 5 Jahren angewendet werden.

Impedanzmessung. Die *Tympanometrie* (Registrierung von akustischem Trommelfellwiderstand bei einer bestimmten Frequenz) erlaubt den sicheren Nachweis einer Mittelohrschwerhörigkeit. Mit der *Stapediusreflexmessung* (Messung der Binnenohrmuskelkontraktion als Reaktion auf einen lauten Schallreiz) läßt sich objektiv eine pathologische Hörermüdung feststellen. Der Nachweis des Stapediusreflexes schließt zwar eine hochgradige Innenohrschwerhörigkeit weitgehend aus, als Screeningverfahren zur Früherkennung von Schwerhörigkeiten bei Kindern ist diese Methode jedoch nicht geeignet.

Evozierte otoakustische Emissionen. Die otoakustischen Emissionen (OAE) sind Schallsignale, die in der Cochlea entstehen und im abgeschlossenen äußeren Gehörgang mit einem Mikrofon meßbar sind. Bei der Diagnostik von Hörstörungen kommen die transitorischen evozierten OAE (TEOAE) und die Distorsionsproduktemissionen (DPOAE) zur Anwendung. Ab einer Schwerhörigkeit von 25 dB sind keine TEOAE mehr nachweisbar. Aufgrund des technisch einfach durchführbaren und zeitlich nicht aufwendigen Untersuchungsverfahrens sowie dessen Objektivität und Sensitivität ist die Ableitung der evozierten OAE bei der Früherfassung peripherer Schwerhörigkeiten die Methode der Wahl.

Elektrische Reaktionsaudiometrie. Untersuchungen, die auf der Messung akustisch evozierter Potentiale beruhen, werden als elektrische Reaktionsaudiometrie (ERA) bezeichnet. Für die audiologische Diagnostik sind die frühen Potentiale = Hirnstammpotentiale (BERA) und die späten Potentiale = Hirnrindenpotentiale (CERA) von Bedeutung. Zur ausführlichen objektiven Untersuchung der Art und des Ausmaßes einer Hörstörung einschließlich der überschwelligen Diagnostik werden bei Kindern fast ausschließlich Hirnstammpotentiale verwendet, da ihre Bestimmung im Gegensatz zu kortikalen Potentialen keine Aufmerksamkeit des Kindes erfordert und deshalb im Schlaf, in Sedierung oder Narkose durchgeführt werden kann.

Therapie

Schalleitungsschwerhörigkeiten. Die Schalleitungsschwerhörigkeiten bedürfen in der Regel einer konservativen oder operativen Therapie (s. Kap. 243). Patienten mit Schalleitungsstörungen, die auf diesem Wege nicht behoben werden können, müssen umgehend mit Hörgeräten versorgt werden.

Schallempfindungsschwerhörigkeiten. Bei binauralen Schallempfindungsschwerhörigkeiten ist grundsätzlich eine sofortige beidseitige Hörgeräteversorgung angezeigt. Bei Kindern sollten nur Hinter-dem-Ohr-Geräte (HdO-Geräte) angepaßt werden, die einen Audioeingang haben, an den Zusatzgeräte, z.B. drahtlose Übertragungsanlagen, angeschlossen werden können. Parallel zur Hörgeräteanpassung muß mit der Hörerziehung durch Sonderpädagogen in häuslicher Umgebung begonnen werden. Weiterhin ist eine frühzeitige logopädische Therapie erforderlich. Häufig ist die Unterbringung in einem Schwerhörigenkindergarten, der zusätzliche Möglichkeiten der intensiven Betreuung und Förderung bietet, von Vorteil. Grundsätzlich sollte auch bei tauben Kindern stets die lautsprachliche Kommunikation angestrebt werden. Die ausschließliche Gebärdensprache unterdrückt das Grundbedürfnis nach sprachlicher Kommunikation, und die spätere soziale Eingliederung kann deshalb größte Schwierigkeiten bereiten.

Bei monoauraler Schallempfindungsschwerhörigkeit ist in der Regel keine Hörgeräteanpassung erforderlich.

Cochleäre Implantation. Als Cochlear implant (CI) bezeichnet man eine Innenohrelektrode, die unter Umgehung des Außen-, Mittel- und Innenohrs den Hörnerv inadäquat über elektrische Impulse stimuliert. Die CI-Versorgung ist bereits bei Kleinkindern bei Vorliegen einer vollständigen beidseitigen Taubheit indiziert. Darüber hinaus sind bei der Indikationsstellung insbesondere auch das soziale Umfeld, evtl. vorhandene zusätzliche Behinderungen sowie die Gewährleistung einer längerfristigen auditiven Rehabilitation durch speziell ausgebildete Gehörlosen- und Schwerhörigenpädagogen oder Logopäden zu berücksichtigen.

Sprach-, Sprech- und Stimmstörungen

Definition. Unter einer Sprachstörung versteht man die Beeinträchtigung der expressiven und/oder rezeptiven sprachlichen Verarbeitungsmodalitäten (Semantik, Syntax, Morphologie, Phonologie).

Bei einer Sprechstörung handelt es sich um eine sprechmotorische Störung, die sich v.a. als Beeinträchtigung der Artikulationsfähigkeit äußert.

Stimmstörungen beruhen dagegen auf Veränderungen der tonproduzierenden Organsysteme.

Die eingeschränkte sprachliche Ausdrucksfähigkeit hat Auswirkungen auf die weitere seelisch-charakterliche Entwicklung des Kindes sowie insbesondere auch auf seine Persönlichkeitsentwicklung. Sie führt unzweifelhaft zu einem Kreis von Folgeerscheinungen, die zum einen aus der Störung selbst und zum anderen aus der Reaktion der Umwelt hervorgehen.

Ätiologie. Bei allen Sprach-, Sprech- und Stimmstörungen kommen folgende psychosoziale und/oder organische Ursachen in Betracht: Umwelteinflüsse (Deprivationssyndrom, Overprotection), Mehrsprachigkeit, familiäre Sprachschwäche, periphere Hörstörungen (Schalleitungsschwerhörigkeit, Schallempfindungsschwerhörigkeit), Krankheiten peripherer Sprechwerkzeuge (adenoide Vegetationen, Tonsillenhyperplasie, verkürztes Gaumensegel, Lippen-, Kiefer-, Gaumenspalten, submuköse Gaumenspalte, Stimmlippenknötchen), motorische Entwicklungsverzögerung, Teilleistungsstörungen im auditiven, visuellen und taktil-kinästhetischen Bereich, frühkindliche Hirnschädigung, geistige Retardierung, Krankheiten des zentralen Nervensystems, genetisch bedingte Krankheiten, Syndrome, Stoffwechselkrankheiten, psychogene Ursachen, Mutismus und Autismus.

Klinische Symptome

Sprachentwicklungsverzögerung. Die Sprachentwicklungsstörung (SES) ist kein einheitliches Krankheitsbild, sondern ein Symptomenkomplex. Bei einer Sprachentwicklungsstörung bestehen unterschiedlich ausgeprägte Auffälligkeiten im Bereich von Syntax und Morphologie, Wortschatz, Lautbildung und Sprachverständnis, häufig in Verbindung mit Problemen in der Fein- und Grobmotorik sowie Defiziten im auditiven, visuellen und taktil-kinästhetischen Wahrnehmungsbereich. Da die physiologische Sprachentwicklung nicht in abgrenzten Stufen, sondern fließend verläuft, kann erst von einer Sprachentwicklungsverzögerung (SEV) gesprochen werden, wenn der sprachliche Entwicklungsstand im Gegensatz zur überwiegenden Mehrzahl gleichaltriger Kinder noch nicht erreicht ist.

Differentialdiagnostisch müssen insbesondere Aphasien (nach abgeschlossener Sprach- und Sprechentwicklung aufgetretene Sprachstörungen zentraler Genese), Mutismus und Autismus ausgeschlossen werden.

Dysgrammatismus. Der Dysgrammatismus stellt häufig eine Teilstörung der Sprachentwicklungsstörung dar und beruht auf einer Beeinträchtigung der Sprachproduktion von grammatikalisch geordneten Strukturen. Im wesentlichen werden 3 Schweregrade unterschieden: schwerer Dysgrammatismus (Nachsprechen einfacher Sätze gelingt nicht, in der Spontansprache dominieren Einwortsätze: Telegrammstil), mittelschwerer Dysgrammatismus (Nachsprechen einfacher Sätze möglich, in der Spontansprache dominieren ungegliederte Mehrwortsätze) und leichter Dysgrammatismus (Nachsprechen einfacher Sätze gelingt sicher, die Spontansprache zeigt annähernd richtigen Aufbau).

Dyslalie. Bei der Dyslalie (Stammeln) liegt eine entwicklungsbedingte Lautbildungsstörung vor, die häufig auf motorische oder phonematische Schwächen zurückzuführen ist. Je nach Anzahl der betroffenen Laute unterscheidet man zwischen der isolierten Dyslalie (nur ein Laut betroffen), der partiellen Dyslalie (wenige Laute betroffen, Sprache gut verständlich), der multiplen Dyslalie (mehrere Laute betroffen, Sprache schwer verständlich) und der universellen Dyslalie (fast alle Laute betroffen, Sprache unverständlich).

Differentialdiagnostisch sind zentral bedingte sprechmotorische Störungen wie Dysarthrie (Beeinträchtigung neuraler Mechanismen der Steuerung von Sprechbewegungen) und Sprechapraxie (Störung der Programmierung von Sprechbewegungen) sowie Dysglossien (periphere Sprechstörungen infolge von organischen Krankheiten im Bereich der peripheren Nerven und der Sprechwerkzeuge) abzugrenzen.

Orofaziale Dysfunktion. Die orofaziale Dysfunktion (myofunktionelle Störung) und daraus resultierende Schluck- und Sprechstörungen beruhen vorwiegend auf funktionellen Veränderungen infolge eines muskulären Ungleichgewichts im Mund- und Gesichtsbereich, ggf. auch im Hals- und Nackenbereich. Insbesondere die Zungenfehlfunktion, bei der die Zunge beim Schluckvorgang gegen die Zahnreihen geschoben wird, hat häufig Gebißanomalien zur Folge. Dies wirkt sich wiederum nachteilig auf die Artikulation aus.

Näseln. Beim Näseln (Rhinophonie) handelt es sich um eine Störung des Sprechstimmklangs und der Lautbildung. Beim geschlossenen Näseln (Rhinophonia clausa, Hyporhinophonie) bleibt die Nasalierung der Nasallaute „m, n, ng“ aus. Beim offenen Näseln (Rhinophonia aperta, Hyperrhinophonie) kommt es durch den mangelhaften velopharyngealen Abschluß zum Entweichen der Luft durch die Nase und somit zu einer pathologischen Resonanz der oralen Laute. Beim gemischten Näseln (Rhinophonia mixta) kommen die offene und die geschlossene Komponente gleichzeitig vor.

Stottern. Unter Stottern (Balbuties) versteht man eine Redeflußstörung, bei der der Fluß der Lautsprache unabhängig vom Willen des Sprechers durch Wiederholungen von Lauten und Silben (klonisches Stottern) und/oder Blockierungen (tonisches Stottern) unterbrochen oder gehemmt ist. Es handelt sich primär um ein verbales Ausdrucksproblem, das sekundär zu verhaltensauffälligen, emotionalen und kognitiven Veränderungen führt. Die Sekundärsymptomatik äußert sich häufig in Form von Störungsbewußtsein, Gesichts- und Körpermitbewegungen, fehlendem Blickkontakt und Kommunikationseigentümlichkeiten wie Vermeidensverhalten und Fluchtstrategien.

Vom Stottern im engeren Sinne sind die *physiologischen Sprechunflüssigkeiten* abzugrenzen. Diese äußern sich als lockere Satzteil-, Ganzwort- und ggf. Silbenwiederholungen ohne Blockierungen und Sekundärsymptomatik und können im Rahmen der Sprachentwicklung insbesondere zwischen dem 3. und 4. Lebensjahr auftreten.

Poltern. Beim Poltern handelt es sich um eine Redeflußstörung, die sich v.a. in Form von schnellem Sprechtempo, Weglassen von Lauten, Silben und ganzen Wörtern bemerkbar macht und durch ein fehlendes Störungsbewußtsein gekennzeichnet ist. Die Störung liegt nicht im Sprechvorgang selbst, sondern in dessen gedanklicher Vorbereitung.

Stimmstörungen. Zu den häufigsten Stimmstörungen im Kindesalter gehört die *hyperfunktionelle Dysphonie*. Es handelt sich um eine funktionelle Abweichung der Stimmgebung im Sinne eines „Zuviel" infolge einer Dyskoordination im Bewegungsablauf des Phonationsapparates. Die Stimme ist mehr oder weniger heiser, belegt, rauh und behaucht. Die Stimmqualität verschlechtert sich nach stimmlicher Belastung. Die Lautstärke ist meistens erhöht. Häufig beobachtet man beim Sprechen ein Heraustreten der Venen am äußeren Hals. Sekundär kann die hyperfunktionelle Dysphonie zu organischen Stimmlippenveränderungen wie Phonationsverdickungen bzw. Stimmlippenknötchen führen.

Differentialdiagnostisch sind stets organische Kehlkopfkrankheiten, z.B. Larynxpapillomatose, Stimmlippenzysten, Synechien, Hämangiome, Stimmlippenparesen, akute Laryngitis, oder psychogene Ursachen, später auch Mutationsstörungen, auszuschließen. Hier gibt oftmals schon die Anamnese wichtige Hinweise auf die Art der Grundkrankheit. Gelingt es jedoch nicht, aufgrund der in diesem Alter häufig fehlenden Kooperation des Kindes eine eindeutige Diagnose zu stellen, ist zum Ausschluß einer organischen Ursache eine mikrolaryngoskopische Untersuchung in Narkose angezeigt.

Diagnose. Im Kindesalter dominieren zwar die nicht organisch bedingten Kommunikationsstörungen, dennoch muß eine organische Grundkrankheit immer ausgeschlossen werden. Jede Sprach-, Sprech- und Stimmstörung bedarf zunächst einer eingehenden phoniatrisch-pädaudiologischen Diagnostik. Diese beinhaltet eine umfassende Anamnese, einen Hals-, Nasen- und Ohrenbefund, eine Hörprüfung sowie eine Untersuchung der sprachlichen und der nichtsprachlichen Entwicklungsbereiche. Unter Umständen ist zusätzlich auch eine kinderneurologische bzw. kinderpsychologische Untersuchung, eine Stoffwechseldiagnostik oder eine Chromosomenanalyse erforderlich.

Therapie. Die Sprach-, Sprech- und Stimmstörungen im Kindesalter bedürfen in der Regel einer logopädischen Behandlung, die eine intensive Mitarbeit der Eltern erfordert. Es ist das Ziel therapeutischer Bemühungen, das Sprach- und Sprechvermögen der Kinder bis zur Einschulung zu normalisieren, um den Besuch einer Regelschule zu ermöglichen. Der Zeitpunkt des Beginns einer logopädischen Intervention richtet sich keineswegs nach dem Alter des Kindes sondern nach dem Schweregrad der bestehenden Störung Frühzeitig einsetzende Förderungsmaßnahmen haben die größten Erfolgsaussichten und erfordern einen wesentlich geringeren Aufwand an Zeit und Mühe, als wenn zu einem späten Zeitpunkt mit der Therapie begonnen wird.

Bei leicht ausgeprägten Störungen einschließlich physiologischer Sprechunflüssigkeiten führt bereits eine regelmäßige phoniatrische Betreuung mit eingehenden Elternberatungsgesprächen häufig zu dem gewünschten Therapieerfolg. Bei schweren Störungen der Sprach- und Sprechentwicklung, des Redeflusses oder der Stimme ist allerdings eine gezielte, frühzeitige, intensive logopädische Behandlung erforderlich. Diese kann bei entsprechender Indikation in Form einer Spieltherapie mit begleitenden Elternberatungsgesprächen bereits im Alter von 2,5–3 Jahren begonnen werden. Zur Unterstützung der Sprachförderung ist je nach Schweregrad und Art der Störung sowie dem Ausmaß der Begleiterscheinungen u.U. zusätzlich eine Unterbringung in einem Sprachheilkindergarten oder in einer heilpädagogischen Tagesstätte mit gleichzeitiger logopädischer Betreuung vorteilhaft. Gelegentlich kann auch eine psychotherapeutische Behandlung erforderlich werden.

Literatur

Biesalski P, Frank F (1994) Phoniatrie-Pädaudiologie, Bd I/II, 2. Aufl. Thieme, Stuttgart
Böhme G (1997) Sprach-, Sprech-, Stimm- und Schluckstörungen, Bd I. Fischer, Stuttgart
Gross M (1994) Hereditäre und frühkindlich erworbene Hörstörungen. In: Naumann HH, Helms J, Herberhold C, Kastenbauer E (Hrsg) Oto-Rhino-Laryngologie in Klinik und Praxis, Bd I. Thieme, Stuttgart
Hoth S, Lenarz T (1997) Otoakustische Emissionen. Thieme, Stuttgart
Schorn K (1994) Hörprüfungen. In: Naumann HH, Helms J, Herberhold C, Kastenbauer E (Hrsg) Oto-Rhino-Laryngologie in Klinik und Praxis, Bd I. Thieme, Stuttgart
Wendler J, Seidner W, Kittel G, Eysholdt U (1996) Lehrbuch der Phoniatrie und Pädaudiologie, 3. Aufl. Thieme, Stuttgart
Wirth G (1994) Sprachstörungen, Sprechstörungen, Kindliche Hörstörungen, 4. Aufl. Dt Ärzte-Verlag, Köln

XXVII Hautkrankheiten

262 Hautkrankheiten

T. Bieber, A. Steen[1]

Besonderheiten der Haut bei Neugeborenen und Säuglingen
Die Haut erfüllt mehrere Funktionen. Sie dient als physikalische und chemische Barriere, produziert Talg und reguliert über die Abdunstung durch Schweißbildung den Wärmehaushalt. Während bei der Geburt die Talgproduktion gut entwickelt ist (außer bei Frühgeborenen), haben die anderen Funktionen noch nicht ihre Reife erreicht. Diese Unreife der kutanen Physiologie hat tiefgreifende Konsequenzen.

Die Barrierefunktion entwickelt sich allmählich während der fötalen Phase. Bei allen Neugeborenen ist sie jedoch noch unreif, so daß sowohl vermehrter transepidermaler Wasserverlust als auch verstärkte Penetration von Fremdsubstanzen in die Haut zu befürchten sind. Diese Gefahren sind bei Frühgeborenen noch ausgeprägter, da das Stratum corneum sehr leicht verletzbar ist.

Die Thermoregulation durch Schweißbildung ist insbesondere beim Frühgeborenen noch nicht voll funktionsfähig. Daher führt eine Erhöhung der Umgebungstemperatur bereits zu einer Hyperthermie. Auf der anderen Seite sind auch die thermoregulatorischen Mechanismen gegen niedrigere Temperaturen nach der Geburt noch wenig wirksam.

Die perkutane Absorption wird durch mehrere Faktoren bedingt: die physikochemischen Eigenschaften der Substanz, die auf die Haut appliziert wird, ihre Konzentration, die verwendete Grundlage und die intrinsischen Eigenschaften der Haut. Da diese bei Neugeborenen aufgrund der dünnen Hornschicht besonders durchlässig ist, können Wirkstoffe, die auf größere Hautflächen appliziert werden, bereits zu systemischen Wirkungen führen. Die perkutane Absorption ist insbesondere im Genitoanalbereich durch den Okklusionseffekt der Windel verstärkt. Besonders erwähnenswert ist hier die Intoxikation durch Salicylate, die häufig als Keratolytikum eingesetzt werden, z.B. bei Ichthyosen. Deshalb empfiehlt es sich, beim Neugeborenen und beim Säugling keine topischen Salicylsäurepräparate mit einer Konzentration über 2% aufzutragen, insbesondere nicht auf größere Hautflächen. Ähnliches gilt auch für Glukokortikosteroide, die neben dem Granuloma gluteale infantum durchaus nach lokaler Applikation einen systemischen Effekt haben können, bis hin zur Induktion eines Cushing-Syndroms. Solche Nebenwirkungen werden jedoch nicht mit Glukokortikosteroiden der Klasse I (Hydrokortison) zu erwarten sein. Generell sollte somit von der großflächigen Anwendung topischer Steroide der Klassen III und IV bei Neugeborenen und Säuglingen Abstand genommen werden.

1 Unter Mitarbeit von R. König (hypohydrotische ektodermale Dysplasie)

262.1 Benigne Dermatosen bei Neugeborenen und Säuglingen

Erythema toxicum neonatorum
Das Erythema toxicum neonatorum ist eine der häufigsten benignen Krankheiten bei Neugeborenen, 50% der Kinder in den ersten Lebenstagen sind davon betroffen. Es finden sich meist flächenhafte, konfluierende Erytheme mit zentraler Papel oder Pustel. Nicht selten findet sich auch ein anämischer Randsaum. Befallen sind insbesondere die Brust, der Rücken sowie die Extremitäten, selten jedoch das Gesicht. Aufgrund der spontanen Abheilung nach wenigen Tagen ist hier keine Behandlung erforderlich.

Cutis marmorata teleangiectatica congenita (van-Lohuizen-Syndrom)
Aufgrund der beim Neugeborenen noch nicht voll ausgebildeten Thermoregulation sieht man oft bei beginnender Auskühlung eine grobmaschige Weißfleckung der Haut. Diese harmlose Cutis marmorata verschwindet schnell, wenn man den Säugling wieder in warme Umgebung bringt. Davon abzugrenzen ist die Cutis marmorata teleangiectatica congenita, bei der infolge angeborener nävoider Fehlbildung der kutanen Blutgefäße eine besondere Adaptationsschwäche bezüglich der Wärmeregulation besteht. Dies wird bevorzugt bei weiblichen Säuglingen beobachtet und tritt gelegentlich mit Spinnennävi, einem medialen Naevus flammeus der Oberlippe, kleinen Ulzerationen, Hyperkalzämie oder Glaukom auf. In der Regel erfolgt eine spontane Rückbildung bis zum 2. Lebensjahr mit Ausbildung des subkutanen Fettgewebes. Auf sorgfältigen Schutz vor Unterkühlung ist zu achten. Differentialdiagnostisch kann auch ein Klippel-Trénaunay-Syndrom erwogen werden.

Milien
Milien sind häufig vorkommende stecknadelkopfgroße, mit Hornmaterial gefüllte epidermale Zysten. Sie entstehen nicht selten explosionsartig im Gesichtsbereich der Neugeborenen. Auch hier ist aufgrund der spontanen Abheilung nach wenigen Tagen keinerlei spezifische Therapie notwendig.

Miliaria
Wie bereits oben erwähnt, ist die Schweißdrüsenfunktion des Neugeborenen noch unzureichend entwickelt. Daher kommt es gelegentlich zur Schweißretention durch Obstruktion der Drüsenausführungsgänge. Solche Veränderungen entstehen insbesondere bei Kindern in warmen Ländern oder sekundär, wenn die Kinder zu warm angezogen werden. Je nach Höhe des Verschlusses entsteht entwe-

der eine Miliaria cristallina (bedingt durch einen sehr oberflächlichen, innerhalb der Hornschicht entstandenen Verschluß) oder eine Miliaria rubra (durch einen Verschluß in tieferen Schichten der Epidermis). Während die Miliaria cristallina innerhalb von 1–2 Tagen abheilt, braucht die Miliaria rubra einige Tage bis zur kompletten Regression der Hautveränderung. Wärmestau sollte vermieden werden, ansonsten ist keine Therapie erforderlich.

Granuloma gluteale infantum

Das Granuloma gluteale infantum wird sehr oft bei oder nach einer Windeldermatitis beobachtet. Häufig ist eine unsachgemäße lokale Kortikosteroidtherapie in der Anamnese zu eruieren. Die rötlich-braunen bis lividen Plaques und Infiltrate sind klinisch einfach zu diagnostizieren und heilen in der Regel nach 2–3 Monaten spontan wieder ab, vorausgesetzt, die Steroidtherapie wurde abgesetzt. Lokal kann die Abheilung durch Applikation von Lotio alba oder Zink-Paste beschleunigt werden.

Pustulöse neonatale Melanose

Bei der pustulösen neonatalen Melanose, einer relativ seltenen Dermatose, finden sich bereits bei Geburt disseminiert bräunlich pigmentierte Flecken, die über einige Monate persistieren. In der Anfangsphase können für einige Tage ebenfalls kleine Vesikel sowie Pusteln auf den Herden entstehen. Aufgrund der spontanen Regression besteht hier kein Handlungsbedarf.

Windeldermatitis

Die Windeldermatitis, eine sehr häufige irritative Hautentzündung im Windelbereich, ist sehr wahrscheinlich durch die Aktivität von Trypsin und Lipasen im Stuhl sowie durch den sauren pH des Stuhls von gestillten Kindern bedingt. Die durch Okklusion bedingte Mazeration im feuchtwarmen Milieu des Windelbereichs führt zu einer Intertrigo, die typischerweise unter Aussparung der Inguinalfalten ausgebildet ist. Häufig besteht hier auch eine bakterielle oder mykotische Sekundärinfektion, insbesondere durch Candida albicans mit einer typischen Aussaat von kleinfleckigen Erythemen und Pusteln im Randbereich der Windeldermatitisherde.

Neben häufigem Windelwechseln sind hier austrocknende Maßnahmen zum Schutz vor Mazeration von Bedeutung. Die Reinigung sollte möglichst mit klarem und lauwarmem Wasser erfolgen, ggf. mit Zusatz von synthetischen Gerbstoffen. Schließlich sollte die Haut gut abgetrocknet werden, wenn möglich mit einem Fön und bei Bedarf mit anschließender Einlage von Leinenstreifen oder Mulläppchen in die Hautfalten. Im Falle einer Sekundärinfektion mit Candida albicans können antimykotische Externa zum Einsatz kommen.

Seborrhoische Säuglingsdermatitis

Die seborrhoische Säuglingsdermatitis, eine besondere Form des seborrhoischen Ekzems, entsteht meist innerhalb der ersten 3 Monate. Bevorzugt befallen sind das Kapillitium sowie das Gesicht, der Hals und der Stamm mit scharf begrenzten, z.T. kleinfleckigen, z.T. flächenhaft konfluierenden Erythemen, die eine fettige Schuppung aufweisen. In der Regel bildet sich dieses Krankheitsbild spontan und ohne Rezidiv innerhalb einiger Wochen wieder zurück Es ist fraglich, ob die Erythrodermia desquamativa (Leiner-Krankheit) eine Maximalvariante der seborrhoischen Säuglingsdermatitis darstellt.

Therapeutisch empfiehlt sich die Anwendung von 0,5-1% Salicylöl, unter Berücksichtigung der oben erwähnten Vorsichtsmaßnahmen aufgrund der Absorption von Salicylsäure bei Säuglingen. Die Körperherde können mit schwach wirksamen (z.B. Hydrokortison) Glukokortikosteroiden in einer Cremegrundlage behandelt werden. Auf jeden Fall sollten sämtliche Maßnahmen, die zur weiteren Irritation der Herde führen, gemieden werden.

262.2 Infektionskrankheiten der Haut

Bakterielle Infektionen

Impetigo contagiosa

Bei der Impetigo contagiosa (Abb. 262.1) handelt es sich um eine hochkontagiöse, oberflächliche Infektion der Haut, die durch die Besiedlung von Staphylokokken oder Streptokokken verursacht wird. Man unterscheidet einen kleinblasigen Typ, bestehend aus kleinen, rasch platzenden Bläschen, die in der Regel durch β-hämolysierende Streptokokken verursacht werden, und einen durch Staphylococcus aureus (Phagentyp 71) hervorgerufenen Typ mit Ausbildung größerer, schlaffer Blasen und typischer honiggelber Krustenbildung. Dieser großblasige Typ wird sehr häufig epidemieartig in Schulen und Kindergärten angetroffen. Die befürchtete Impetigo-Nephritis (meist durch Streptokokken verursacht) wird heute nur noch selten gesehen.

Therapeutisch haben sich fett-feuchte Umschläge mit antiseptischen Lösungen (z.B. Chinosol) sehr bewährt. Auch eine systemische Antibiotikagabe mit Erythromycin oder Penicillin ist bei ausgedehnten Formen indiziert. Nicht selten empfiehlt sich vorübergehend die prophylaktische Ap-

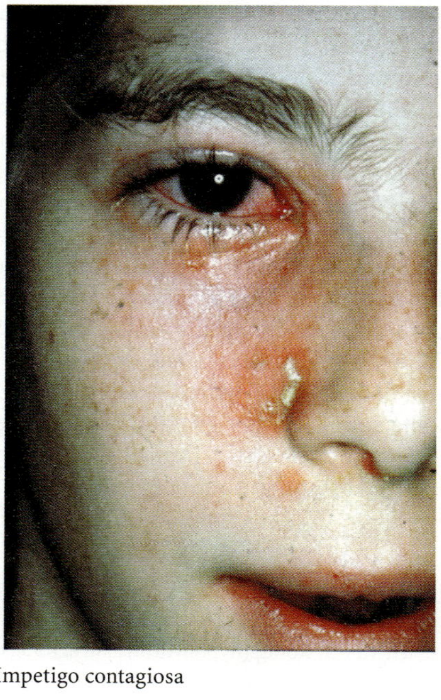

Abb. 262.1. Impetigo contagiosa

plikation einer Chlortetrazyklin-haltigen Salbe im Bereich des Nasenostiums, aus dem die Keime sehr oft ausstreuen.

Furunkel (Folliculitis profunda)

Selten im frühen Kindesalter, treten Furunkel jedoch häufiger um die präpubertäre Zeit und während der Adoleszenz auf. Eine Verbindung mit Diabetes mellitus ist nicht zu verzeichnen, allenfalls kann dieses Krankheitsbild häufiger bei Atopikern auftreten.

Ätiologie und Pathogenese. Die meist akut auftretende, abszendierende Infektion der Vellus-Haarfollikel wird in der Regel durch Staphylococcus-aureus-Stämme verursacht. Nicht selten finden sich diese Stämme dauerhaft im perinealen oder Nasenostiumbereich. Bei rezidivierenden Furunkeln, Furunkulosen und epidemischem Auftreten in manchen familiären und sozialen Kreisen sollte man stets auf besonders virulente Staphylococcus-aureus-Stämme Rücksicht nehmen, die meist von einem oder mehreren Trägern immer wieder übertragen werden.

Klinische Symptome und Diagnose. Meist isoliert, jedoch gelegentlich multipel auftretende, zunächst symptomlose, erythematöse Papeln. Diese wachsen sehr rasch, werden dann zu sehr schmerzhaften Knoten, die schließlich zur Einschmelzung tendieren bis hin zum spontanen Ausbruch des eitrigen Inhalts.

Diagnostik und Therapie. Beim akuten Auftreten eines Furunkels haben sich bei Kindern Makrolide bzw. Cephalosporine in der Anfangsphase sehr bewährt. Bei vorhandener Fluktuation und drohendem spontanen Ausbruch sollte durch eine Stichinzision die Pusentleerung herbeigerufen werden, da hierdurch eine erhebliche Entlastung des Gewebes, eine Verminderung der Schmerzhaftigkeit und schließlich eine Beschleunigung des Abheilungsverfahrens erreicht werden kann. Beim Auftreten von Furunkeln im Gesichtsbereich kann unter Umständen eine stationären Aufnahme und Ruhigstellung notwendig sein, da hier die drohende Gefahr einer Thrombose des Sinus cavernosus zu berücksichtigen ist. Eine lokale Therapie mit feuchten Umschlägen (z.B. Betaisodona oder Chinosol) ist vor allem in der Anfangsphase indiziert. Darüber hinaus müssen auch adäquate antiseptische Maßnahmen der übrigen Körperregionen sowie das Kurzschneiden der Fingernägel empfohlen werden. Bei rezidivierenden Fällen sollte man stets darauf achten, eine mikrobiologische Identifizierung des verantwortlichen Keimes vorzunehmen: Abstriche im perinealen, axillären und vor allem nasopharyngealen Bereich erweisen sich in solchen Situationen als sehr nützlich. Bei rezidivierenden Furunkeln bzw. Furunkulose ist eine Nasopharynxsanierung mit Fusidinsäure oder Mupirocin sehr hilfreich.

Staphylogenes Lyell-Syndrom

Im Gegensatz zum medikamentös bedingten Lyell-Syndrom, das überwiegend bei Erwachsenen entstehen kann, befällt die Maximalvariante der Impetigo contagiosa, das staphylogene Lyell-Syndrom (Dermatitis exfoliativa neonatorum Ritter von Rittershain; staphylococcal scalded skin syndrome, SSSS), häufig Kleinkinder.

Ätiologie und Pathogenese. Im Rahmen einer schwer verlaufenden Infektion mit Staphylococcus aureus (meist Phagentyp 71) kommt es zu einer Ausbreitung der Exotoxine (Epidermolysin/Exfoliatin) (ETA, ETB), was zu einer flächenhaften akantholytischen Spaltbildung in der Epidermis führt.

Klinische Symptome und Diagnose. Wenige Tage nach z.B. einer Otitis, Pharyngitis oder Konjunktivitis durch Staphylococcus aureus kommt es zu flächenhaften Erythemen am ganzen Integument mit Ausbildung schlaffer Blasen und Erosionen. Diese Blasen können auch im Sinne des Nikolski-Phänomens provoziert werden. Die Diagnose beruht im wesentlichen auf der klinischen Morphologie und dem Nachweis eines Staphylokokkenherdes, während bakteriologische Abstriche der befallenen Haut meist nur sekundäre und nicht relevante Keime nachweisen. Im Kryostatschnitt der Blasendecke ist meist ein intaktes Stratum corneum nachweisbar, so daß eine Abgrenzung vom medikamentösen Lyell-Syndrom möglich ist.

Differentialdiagnose. Die toxische epidermale Nekrolyse (TEN) als schwere Arzneimittelreaktion insbesondere auf Antiepileptika und Sulfonamide. Hier zeigt die Blasendecke nekrotische basale Keratinozyten.

Therapie. Neben der systemischen hochdosierten Antibiotikagabe mit penicillinasefestem Penicillin bzw. Cephalosporin und einer Flüssigkeitsbilanzierung sollten intensive lokale adstringierende Maßnahmen getroffen werden. Maßnahmen zur Isolierung und zum Infektionsschutz sollten ebenfalls eingeleitet werden. Bei frühzeitiger Diagnose und entsprechender Therapie kommt es zu einer raschen Reepithelialisierung innerhalb weniger Wochen. Bei starker Ausprägung und verschleppter Diagnose und Therapie kommt es gelegentlich zum schweren Verlauf mit Komplikationen wie Pneumonie und Sepsis.

Erysipel

Definition, Ätiologie und Pathogenese. Das Erysipel (Wundrose) ist eine akute Entzündungsreaktion des oberen Koriums, die meist nach 1–2 Tagen Inkubationszeit auftritt. In der Regel wird sie durch β-hämolysierende Streptokokken der Gruppe A, gelegentlich jedoch auch durch Staphylococcus aureus verursacht. Sehr oft findet sich distal die sog. Eintrittspforte, häufig als kleine Hautverletzung oder Rhagade erkennbar. Während bei Erwachsenen ein Lymphödem bzw. ein chronisches Ödem als begünstigender Faktor einwirken kann, tritt das Erysipel bei Kindern eher im Rahmen von Abwehrschwächen (Immundefizienz) auf.

Klinische Symptome und Diagnose. Nach einer prodromalen Phase mit Allgemeinerscheinungen wie Schwäche, Kopfschmerzen, Fieber und Schüttelfrost treten flächenhafte, meist schmerzhafte und überwärmte Erytheme auf. Im Gesichts- und im Genitalbereich ist diese Reaktion sehr oft von einer ausgeprägten Ödembildung begleitet. In manchen Fällen geht die Hautinfektion mit druckdolenten regionären Lymphknoten einher. Anders als bei Erwachsenen sind schwere Verlaufsformen mit Hämorrhagien, Blasen und Nekrosenbildung bei Kindern sehr selten. Klinisch-chemisch zeigen sich eine erhöhte BSG-Beschleunigung und eine Leukozytose, während der Anstieg des AST-Titers meist verzögert nach einer Woche detektierbar ist.

Therapie. In der Regel wird Bettruhe empfohlen sowie feuchte Umschläge (ggf. mit antiseptischen Lösungen), im Mittelpunkt der therapeutischen Bemühungen steht jedoch eine systemische antibiotische Therapie. In der Regel sprechen die Streptokokken bei unkompliziertem Verlauf sehr gut auf Penicillin V an. Bei nachgewiesener Penicillinallergie wird auch Erythromycin oder Clarithromycin eingesetzt.

Katzenkratzkrankheit

Die Katzenkratzkrankheit, eine harmlose, durch Bartonella henselae bedingte Infektionskrankheit, wird durch Katzen übertragen und verläuft nicht selten völlig asymptomatisch (s. Kap. 98.30). Nach Kratz- oder Bißverletzung entsteht am Ort der Inokulation ein erythematöses Knötchen im Sinne des Primäraffektes, später folgen in der Regel schmerzhafte Lymphknotenschwellungen im Sinne des Primärkomplexes sowie Allgemeinsymptome. Sehr selten kommt es zur Ausprägung eines makulopapulösen Exanthems. Da der spontane Verlauf dieser Krankheit in der Regel zur Abheilung in wenigen Wochen führt, ergibt sich nur gelegentlich die Notwendigkeit einer antibiotischen Therapie mit Erythromycin oder Cephalosporin. Lokal sind lediglich antiseptische Maßnahmen indiziert.

Erythema chronicum migrans

Definition. Das Erythema chronicum migrans (Abb. 262.2) ist die kutane Erstmanifestation einer Spirochäten-Infektion durch Borrelia burgdorferi (s. Kap. 98.18). Eine systemische Beteiligung kann im Verlauf auftreten.

Ätiologie und Pathogenese. Sowohl Zecken (Ixodes ricinus) als auch Stechfliegen konnten als Vektor für die Übertragung der Borreliose nachgewiesen werden. Diese können in besonderen Endemiegebieten vorkommen.

Klinische Symptome und Diagnose. Ca. 2–5 Wochen nach dem Stich tritt ein randbetontes, zentrifugal wachsendes livides Erythem ohne Juckreiz oder Schmerzen auf. In der Regel kommt es erst später zu Allgemeinsymptomen wie Müdigkeit, Fieber oder Kopfschmerzen. Neben dem klinischen Aspekt hat auch die Serologie einen hohen diagnostischen Wert. Hochtitrige borrelienspezifische IgM-Antikörper sind meist erst 6 Wochen nach dem Stichereignis nachweisbar, in bis zu 10 % der Fälle bleibt die Serologie jedoch negativ. Im Randbereich der Läsionen läßt sich der Erreger mittels PCR-Diagnostik gut nachweisen. Wenn das Erythema chronicum migrans übersehen wird bzw. unbehandelt bleibt, kann es zur systemischen Beteiligung mit Arthralgien (Lyme-Arthritis), Peri- und Myokarditis sowie zur neurologischen Beteiligung mit Meningitis bzw. Polyneuritis kommen.

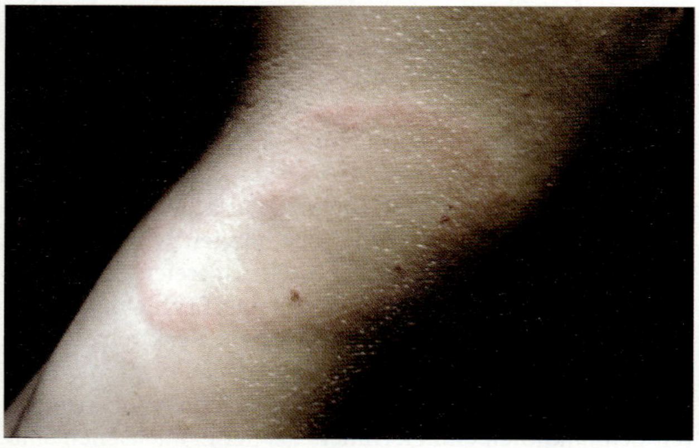

Abb. 262.2. Erythema chronicum migrans

Therapie. Das Erythema chronicum migrans wird in der Regel über 3 Wochen mit Doxycyclin oder Minocyclin behandelt. Bei kleinen Kindern werden Makrolide eingesetzt. Gelegentlich kommt es zur Resistenz, so daß dann Cephalosporine indiziert sind. Eine lokale Behandlung des Erythema chronicum migrans ist in der Regel nicht notwendig.

262.3 Virale Infektionen

Warzen

Definition. Warzen werden durch HPV (human papilloma virus) hervorgerufen und treten sehr oft bei Kindern mit einer atopischen Diathese auf. Bei einer besonders starken Ausdehnung der Warzen sollte auch an eine Immundefizienz gedacht werden. Die Warzen werden durch verschiedene HPV-Genotypen (mittlerweile >100) verursacht. Sehr oft erfolgt die Infektion in Schulen und Schwimmbädern bzw. Turnhallen.

Klinische Symptome und Verlauf. Warzen können je nach Genotyp und Lokalisation unterschiedliche morphologische Läsionen darstellen. Bevorzugt treten Plantarwarzen, Hand- und Fingerwarzen, insbesondere im periungualen Bereich, plane Warzen im Gesichtsbereich sowie Condylomata-acuminata-artige Warzen im Analbereich bei Kindern auf. Letztere werden sehr oft fälschlicherweise als Hinweis auf eine Kindesmißhandlung bewertet. Die Genotypisierung dieser Effloreszenzen ermöglicht die Zuordnung zu den vulgären Warzen.

Therapie. Obwohl Warzen in der Regel nach einigen Monaten bis Jahren zur spontanen Regression neigen, können sie, insbesondere im Plantarbereich, zu sehr schmerzhaften Veränderungen führen. Deshalb bieten sich je nach Lokalisation unterschiedliche Vorgehensweisen an (Kürettagen, Abpflastern, Fluorouracil Lösungen, Kryotherapie). Auch der Einsatz neuartiger immunmodulatorischer Substanzen wie Imiquimod kann insbesondere im Gesicht oder im Genitalbereich hilfreich sein.

Mollusca contagiosa

Mollusca contagiosa (Abb. 262.3), durch DNS-Quaderviren der Pockengruppe verursachte Dellwarzen, treten häufig bei Kindern mit atopischer Diathese oder Immundefekten (z.B. Aids) auf. Die meist hautfarbenen, rundlichen, zentral ge-

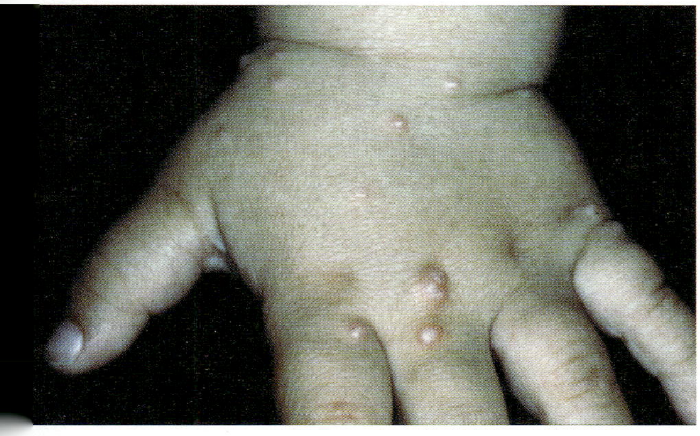

Abb. 262.3. Mollusca contagiosa

dellten Papeln sollten möglichst frühzeitig erkannt und beseitigt werden, bevor es zu einer massiven Aussaat kommt. Die Therapie besteht im wesentlichen in einer Kürettage der Papeln nach vorheriger topischer anästhetischer Vorbehandlung (z.B. mit EMLA Creme).

Hand-Fuß-Mund-Krankheit

Bei der Hand-Fuß-Mund-Krankheit, einer hochinfektiösen, jedoch benignen, durch Coxsackie- und ECHO-Viren hervorgerufenen Krankheit, besteht meist ein typisches klinisches Bild. Neben aphthoiden Erscheinungen im Bereich der Mundschleimhaut, insbesondere auf der Zunge bzw. Zungenspitze, treten kleine Bläschen auf erythematösem Grund in den Palmoplantarregionen auf. Selten kommt es auch zu Allgemeinerscheinungen wie Fieber und Kopfschmerzen. Besondere diagnostische Maßnahmen sind aufgrund der klassischen Symptomatik nicht notwendig, zumal dieses Exanthem in der Regel nach 1–2 Wochen spontan und ohne Komplikationen abheilt.

262.4 Mykosen

Hefen und Dermatophyten können bei Kindern unterschiedliche Hautkrankheiten auslösen, wobei wie bei Virusinfektionen prädisponierende Faktoren wie Diabetes und Immundefizienz u.U. eine wichtige Rolle spielen.

Kandidose

Aufgrund seines Tropismus für warme und feuchte Körperregionen wird der Befall mit Candida albicans (Hefepilz, der sich durch Sprossung vermehrt) in der Regel eher auf Schleimhäuten und im Falten- bzw. intertriginösen Bereich anzutreffen sein. Aufgrund der Infektion im Geburtskanal ist Mundsoor beim Neugeborenen eine recht häufige Krankheit, gekennzeichnet durch weißliche, abstreifbare Beläge. Darüber hinaus kommt es auch nicht selten zu einem Befall im Windelbereich. Hier finden sich die typischen erythematösen Papeln mit weißlichem Belag.

Therapeutisch empfehlen sich beim Mundsoor Nystatin-haltige Lösungen, während im feuchtwarmen Milieu des Windelbereichs austrocknende Maßnahmen und die lokale Anwendung von Nystatinpasten angebracht sind. In sehr seltenen Fällen ist eine Darmsanierung mit Nystatin oder Amphotericin B indiziert. Bei Risikopatienten (z.B. HIV) haben sich moderne Imidazolderivate bewährt. Fluconazol ist für Kleinkinder ab dem 1. Lebensjahr zugelassen.

Pityriasis versicolor

Definition, Ätiologie und Pathogenese. Die häufig vorkommende Pityriasis versicolor wird durch Pityrosporum ovale in seiner Myzelform verursacht. Das Wachstum dieses Keimes, der in seiner Sproßform zur residenten Flora der Haut gehört, wird durch Schwitzen, insbesondere bei Patienten mit Adipositas, Diabetes mellitus oder Immunsuppression, begünstigt. Darüber hinaus scheint dieser Keim bei einem Großteil der Bevölkerung als Saprophyt auf der behaarten Kopfhaut vorhanden zu sein.

Klinische Symptome und Verlauf. Im wesentlichen werden 3 unterschiedliche Formen beschrieben: eine *depigmentierte* Form (achromians), die durch das Auftreten von kleinfleckig-disseminierten Makulä bei Patienten in der Sommerzeit gekennzeichnet ist, eine *erythematöse* Form und schließlich eine *hyperpigmentierte* Form, die sehr oft auch eine feine Schuppung aufweist. Bei all diesen Formen ist die mittlere, vordere und hintere Schweißrinne die Prädilektionsstelle.

Diagnose. Neben dem klassischen klinischen Bild wird der Erreger durch ein Nativpräparat oder einen Tesafilmabrißtest nachgewiesen.

Therapie. In der Regel reicht eine topische antimykotische Behandlung, z.B. mit Imidazol, aus. Bei manchen therapieresistenten Formen empfiehlt sich auch die Mitbehandlung des Kapillitiums mit einem Ketoconazol-haltigen Shampoo bis hin zur systemischen Therapie mit z.B. Fluconazol über 10–14 Tage. Bei Kindern sollte jedoch eine systemische Therapie nur in Ausnahmefällen durchgeführt werden.

Tinea corporis

Definition, Ätiologie und Pathogenese. Die Tinea corporis ist eine Fadenpilzmykose (Epidermophytie oder Trichophytie), die durch verschiedene Erreger wie Trichophyton rubrum, Trichophyton mentagrophytes oder Microsporum canis ausgelöst werden kann. In der Regel sind Haustiere oder Tiere auf einem Bauernhof eine bevorzugte Infektionsquelle, wobei die Hautveränderungen erst nach 2–3 Wochen zum Vorschein kommen.

Klinische Symptome und Verlauf. Typisch für die Tinea corporis sind meist relativ scharf begrenzte, kreisrunde, randbetonte erythematöse Herde, die anfangs solitär und später multipel auftreten. Die Schuppung ist nur geringgradig, klassisch ist jedoch das Auftreten von kleinen Pusteln im Randbereich, begleitet von einer zentralen Abheilung. Wenn keine sachgemäße Therapie stattfindet, kommt es zur raschen Ausbreitung, insbesondere bei unsachgemäßer Anwendung von lokalen Kortisonpräparaten.

Diagnose. Neben dem klassischen klinischen Bild sind auch Nativpräparate und Kulturen von Bedeutung, um den Erreger zu charakterisieren. Selten ist eine Biopsie notwendig,

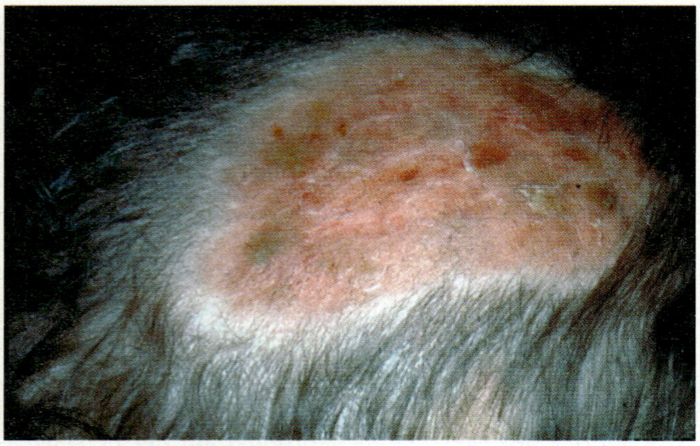

Abb. 262.4. Tinea capitis

bei der PAS-positive Hyphen sowie neutrophile Granulozyten intrakorneal nachgewiesen werden können.

Therapie. Eine lokale antimykotische Therapie mit Wirkstoffen der Imidazolgruppe kann bei wenig ausgeprägten Fällen durchaus zum Erfolg führen. Erfahrungsgemäß ist jedoch der Einsatz von systemischen Antimykotika (Griseofulvin oder für Kinder zugelassene Imidazole wie Fluconazol) sinnvoll. Eine sorgfältige klinische Untersuchung der Familienmitglieder sollte auf jeden Fall erfolgen, um Rezidivsituationen zu vermeiden.

Tinea capitis

Definition, Ätiologie und Pathogenese. Die Tinea capitis (Abb. 262.4) ist eine oberflächliche, z.T. jedoch auch tiefe Trichophytie des behaarten Kopfes. Sie tritt sehr oft bei Kindern auf und wird meist durch Microsporum canis, aber auch Trichophyton verrucosum verursacht.

Klinische Symptome und Verlauf. Solitär oder multipel auftretende kreisrunde, haarlose, mit Schuppung versehene Areale stellen den klassischen Befund der Tinea capitis superficialis dar. Bei der tiefen Trichophytie (Tinea capitis profunda = Kerion Celsi) handelt es sich um eine stark entzündliche und infiltrierte Form, die nicht selten zu Fehldiagnosen wie z.B. Furunkel führt und fälschlicherweise antibiotisch bzw. chirurgisch vorbehandelt wird.

Diagnose. Eine mykologische Untersuchung der Schuppen und der epilierten Haare im Nativpräparat und in der Kultur bestätigen den klinischen Verdacht. Bei einem Befall mit Microsporum canis ergeben die Herde eine gelbgrüne Fluoreszenz bei der Wood-Lichtuntersuchung. Nicht selten ist auch der histologische Nachweis von PAS-positiven Hyphen und Sporen in den Haarfollikeln notwendig. Eine unsachgemäße Behandlung der Tinea capitis profunda, z.B. mit Antibiotika, kann zu einer narbigen Alopezie führen.

Therapie. Eine rein lokale Therapie mit Antimykotika ist hier meist zum Scheitern verurteilt. Erforderlich ist eine systemische Therapie, z.B. mit Griseofulvin oder Fluconazol in Kombination mit einer Lokaltherapie.

262.5 Epizoonosen

Skabies

Definition, Ätiologie und Pathogenese. Der ausschließlich anturopophile Milbenbefall durch Sarcoptes scabiei tritt meist epidemieartig in der Bevölkerung auf. Das ca. 0,4 mm große Weibchen legt täglich bis zu 4 Eier in den sog. Milbengängen der Epidermis. Nach Ausreifung über das Larven- und Nymphenstadium entstehen dann weitere geschlechtsreife Milben nach ca. 3 Wochen. Diese Epizoonose ist leicht übertragbar, entweder direkt durch Körperkontakt oder indirekt über Bekleidung bzw. Bettwäsche.

Klinische Symptome und Verlauf. Unter Aussparung des Hals- und Kopfbereichs und der Hand- und Fußsohlen können die kleinen erythematösen Papeln nahezu das gesamte Integument befallen. Beim Säugling können jedoch Palmae und Plantae auch betroffen sein. Ein wesentliches Merkmal ist der starke, insbesondere am Abend im Zusammenhang mit der Bettwärme auftretende Juckreiz. Bei Kindern und Jugendlichen treten auch gerne nach erfolgreicher Therapie postskabiöse Knötchen bzw. ein postskabiöses Ekzem auf. Diese sollten nicht fälschlicherweise als Rezidiv interpretiert werden.

Diagnose. Neben dem klassischen klinischen Bild und der Anamnese ist der Milbennachweis von Bedeutung.

Therapie. Außer bei Säuglingen kann in der Regel Lindan, Benzylbenzoat (10 %), Permethrin (5 %) oder Crotamiton (10 %) lokal appliziert werden. Die mögliche Resorption verbietet den Einsatz insbesondere von Lindan bei Säuglingen. Hier ist die Anwendung von Crotamiton am ehesten zu empfehlen. Nicht selten kommt es sekundär zur Ekzematisierung, die dann eine topische Kortikosteroidtherapie notwendig macht. Aufgrund der hohen Kontagiosität sollten alle Familienangehörigen untersucht und ggf. auch mitbehandelt werden.

Pediculosis capitis

Der meist epidemieartig auftretende Befall durch die 2–3,5 mm langen Kopfläuse (Abb. 262.5) ist aufgrund der festhaftenden Nissen und des ausgeprägten Juckreizes im Bereich der Kopfhaut und des Nackens leicht zu diagnostizieren. Nicht selten kommt es auch zu Nackenekzemen und Lymphknotenschwellungen im nuchalen Bereich. Es wird empfohlen, ein Schulverbot auszusprechen und eine umfassende Untersuchung der Kontaktpersonen und der unmittelbaren Umgebung der betroffenen Kinder durchzuführen.

Therapeutisch kommen mehrere Substanzklassen zum Einsatz. Standardmäßig wird die Anwendung von 0,3 % Lindan bei älteren Kindern empfohlen. Bei Kleinkindern und Säuglingen kann Lindan durchaus toxisch wirken. Deshalb werden hier vorzugsweise Pyrethrumextrakte (z.B. Goldgeist forte) empfohlen. Auch Allethrin kann als Alternative zu Lindan zum Einsatz kommen. Auf jeden Fall ist die Behandlung nach 8 Tagen zu wiederholen, damit die neugeschlüpften Larven abgetötet werden.

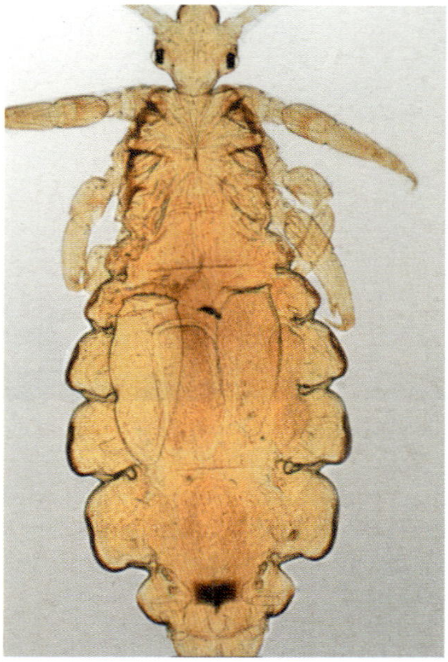

Abb. 262.5. Pediculus capitis

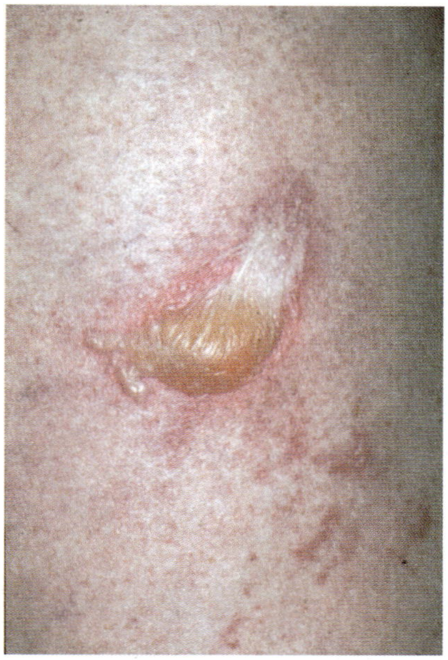

Abb. 262.6. Wiesengräserdermatitis

Trombidiose

Die meist im Spätsommer und Herbst auftretende Trombidiose wird durch den Befall mit lebenden Larven von Trombicula autumnalis verursacht. Diese Larven leben in Gräsern und Sträuchern und können den Menschen als Fehlwirt zwar nicht infizieren, verursachen jedoch meist urtikarielle oder kleinpapulöse Stichreaktionen, die von einem heftigen Juckreiz begleitet sind. Typisch ist die Ansammlung der Hautveränderungen unter eng anliegender Wäsche, insbesondere im Gürtelbereich. Die quälenden Hautveränderungen sollten ggf. mit glukokortikoidhaltigen Emulsionen oder Cremes behandelt werden. Bei besonders ausgeprägtem Juckreiz können auch systemische Antihistaminika eingesetzt werden.

262.6 Lichtdermatosen

Wiesengräserdermatitis

Definition, Ätiologie und Pathogenese. Die insbesondere im Sommer häufig auftretende phototoxische Wiesengräserdermatitis (Dermatitis pratensis; Abb. 262.6) wird durch den Kontakt der feuchten Haut mit phototoxischen Substanzen (z. B. Furocumarine) der Pflanzen verursacht.

Klinische Symptome. Wenige Stunden nach Kontakt und Sonnenexposition kommt es zur Ausbildung von meist streifenförmigen Erythemen mit Bläschen oder Blasen an den entsprechenden Kontaktstellen. Diese phototoxischen Reaktionen verursachen meist brennende Schmerzen und hinterlassen eine postinflammatorische Hyperpigmentierung.

Therapie. In der Anfangsphase wird der Einsatz von glukokortikoidhaltigen Präparaten in Lotion- oder Cremeform empfohlen. Bei ausgeprägter Blasenbildung können diese steril geöffnet und anschließend mit abtrocknenden feuchten Umschlägen und antiseptischen Zusätzen behandelt werden. Eine systemische Glukokortikoidtherapie verändert meist nicht den Verlauf dieser akuten Dermatose.

Polymorphe Lichtdermatose

Typisch für die polymorphe Lichtdermatose sind Papeln und Plaques mit urtikarieller Note, die wenige Tage nach Lichtexposition (meist UVA-Spektrum) während der ersten sonnenreichen Tage des Jahres auftreten. Betroffen sind meist jüngere Frauen und Mädchen. Die Ätiopathogenese dieser Krankheit ist nach wie vor unklar. Die Hautveränderungen entstehen hauptsächlich in den lichtexponierten Arealen, insbesondere an den Unterarmstreckseiten, am Handrücken, im Dekolletébereich und seltener im Gesichtsbereich. Die Hautveränderungen bilden sich meist spontan wieder zurück. Es besteht eine sehr hohe Neigung zum jährlichen Rezidiv.

In allen Fällen ist der Einsatz von Lichtschutzcreme mit hohem Schutzfaktor (mindestens 30 und Abdeckung des UVA-Spektrums) angebracht, zu empfehlen sind auch prophylaktische Maßnahmen wie die Einnahme von Nikotinsäureamid oder Cromoglicinsäure. Bei Ausbruch des Exanthems können kurzfristig auch glukokortikoidhaltige Lotionen oder Cremes lokal eingesetzt werden. Selten kommen Antihistaminika in Frage.

Hydroa vacciniformia

Die in der frühen Kindheit beginnende Hydroa vacciniformia (Abb. 262.7) mit ausgeprägter UVA-Sensibilität ist durch das Auftreten von zentrofazial (Nasenrücken) und auf den Wangen lokalisierten Blasen auf erythematösem Grund gekennzeichnet. Im weiteren Verlauf kommt es zur hämorrhagischen Eintrübung, zur Krustenbildung und schließlich zu varioliformen Narben. Eine kausale Therapie ist nicht bekannt, ein konsequenter Lichtschutz mit hohem Lichtschutzfaktor (mindestens 60) ist auf jeden Fall empfehlenswert. Weitere prophylaktische Maßnahmen haben in der Regel keinerlei Wirkung.

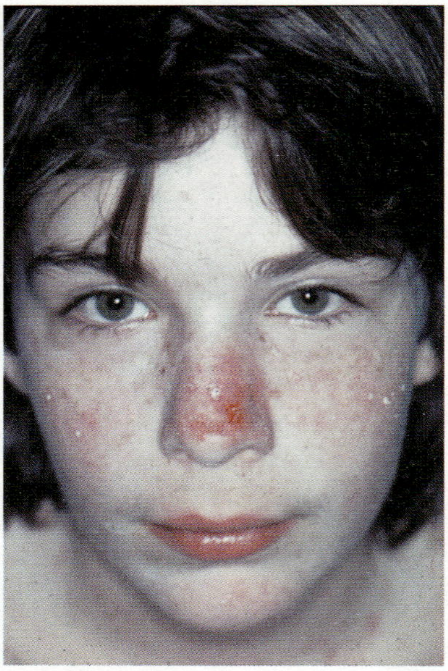

Abb. 262.7. Hydroa vacciniforma

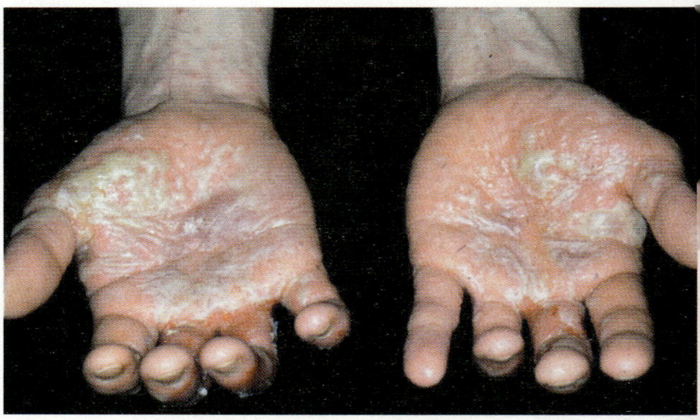

Abb. 262.8. Allergisches Kontaktekzem

Erythropoetische Protoporphyrie

Definition, Ätiologie und Pathogenese. Die erythropoetische Protoporphyrie, die autosomal-dominant erbliche Form der erythropoetischen Porphyrie, manifestiert sich im frühen oder späteren Kindesalter. Der Defekt wird verursacht durch einen Ferrochelatasemangel in mehreren Organen, insbesondere im Knochenmark, in der Leber und in den Erythrozyten. Dadurch kommt es zu einer Störung der Protoporphyrinumwandlung in Häm (Einbau von Eisen), zur Akkumulation von Protoporphyrin und verminderter Hämsynthese. Typisch ist die Fluoreszenzanregung unter langwelligem UV-Licht (400 nm).

Klinische Symptome. Man unterscheidet mindestens 5 klinische Formen: Dermatitistyp, Pruritustyp, Urtikariatyp, Quincke-Ödemtyp und Hydroa-vacciniformia-Typ. Die Veränderungen treten meist nach Lichtexposition auf. Darüber hinaus ist eine Hypertrichose der Schläfen zu verzeichnen ebenso wie eine Pseudolichenifikation der Handrücken und der Fingerstreckseiten.

Diagnose. In Erythrozyten, Serum und Stuhl wird in der Regel ein erhöhter Protoporphyringehalt gemessen. Im Urin ist i. allg. nichts nachweisbar. Die Hautbiopsie zeigt eine ausgeprägte Verdickung der Basalmembranzonen im perivaskulären Bereich (PAS-positives Material).

Therapie. Wie bei den anderen Lichtdermatosen ist ein konsequenter Lichtschutz mit hohem Lichtschutzfaktor (mindestens 60) unbedingt erforderlich. Die Einnahme von β-Karotin wird von manchen Autoren empfohlen.

262.7 Ekzematöse Dermatosen

Ekzemkrankheiten sind primär epidermale, entzündliche Reaktionen auf einen äußeren oder hämatogenen Reizfaktor. Obwohl sich die Bezeichnungen Ekzem und Dermatitis nicht scharf voneinander trennen lassen, wird in der Regel der Begriff „Ekzem“ bei immunallergischen Reaktionen verwendet, während „Dermatitis“ eher für toxische Reaktionen gebraucht wird.

Allergisches Kontaktekzem

Definition, Ätiologie und Pathogenese. Das allergische Kontaktekzem (Abb. 262.8) kommt häufig vor und kann bereits bei Kindern im Vorschulalter auftreten. Es ist die klinische Manifestation der Typ-IV-Sensibilisierung, bei der ein oder mehrere Allergene bzw. Haptene als Auslöser in Betracht kommen können. Beim ersten Eindringen des Antigens durch die Epidermis wird es von antigenpräsentierenden Zellen (Langerhans-Zellen) aufgenommen, prozessiert und in den regionalen Lymphknoten naiven T-Zellen vorgestellt. Diese Sensibilisierungsphase dauert in der Regel zwischen 10 und 14 Tagen und ist klinisch stumm. Bei Wiedereindringen des Antigens in die Haut wird es erneut von antigenpräsentierenden Zellen erfaßt und den jetzt bereits sensibilisierten antigenspezifischen T-Zellen vorgestellt. Dieser zweite Kontakt führt dann zu einer epidermalen Entzündungsreaktion, gefolgt von einer dermalen Reaktion; beide benötigen nur noch 24–48 h, bis sie klinisch faßbar werden. In der Regel entsteht die Ekzemreaktion an dem Ort, an dem der Kontakt mit dem Antigen stattgefunden hat.

Die häufigsten Kontaktallergene sind Nickelsulfat, Duftstoffe, Perubalsam, Kobaltsulfat sowie andere Allergene, die in die sog. Standardreihen aufgenommen wurden. Entgegen früherer Auffassung neigen Kinder mit einer atopischen Diathese ebenso zur Entwicklung von Kontaktsensibilisierungen wie andere Kinder. Die häufigsten Kontaktallergene bei Kindern sind Nickelsulfat, Konservierungs- und Duftstoffe. Deshalb sollten die für Kinder vorgesehenen Pflegepräparate (insbesondere bei Atopikern) möglichst wenig Konservierungs- und Duftstoffe enthalten.

Klinische Symptome. Man unterscheidet in der Regel eine akute, eine subakute und eine chronische Form des Kontaktekzems. Am Ort des Kontaktgeschehens entwickeln sich ggf. auf einer massiven ödematösen Reaktion kleine, stark juckende Bläschen, die später austrocknen und in Krusten übergehen. Bei Kindern ist jedoch die chronische Phase selten zu beobachten. Der Manifestationsort ermöglicht häufig Rückschlüsse auf die auslösende Ursache (z. B. Hals, Handgelenk und Finger: nickelhaltiger Schmuck).

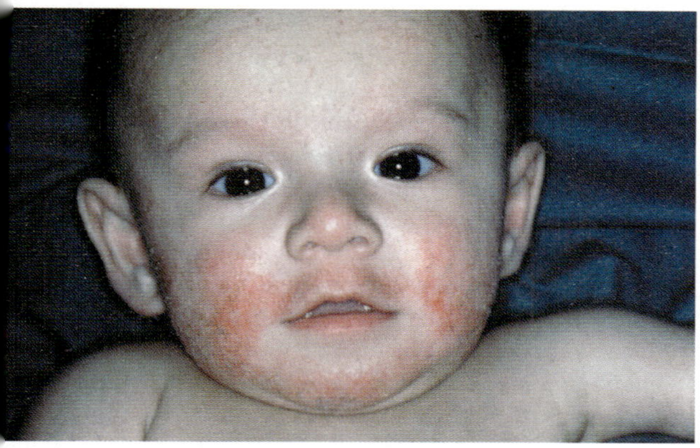

Abb. 262.9. Atopisches Ekzem

Diagnose. Die Epikutantestung stellt nach wie vor das unabdingbare diagnostische Instrument für die Abklärung einer Kontaktsensibilisierung dar. Kinder im Schulalter können ggf. bei Verdacht auf eine Kontaktsensibilisierung mit der Standardreihe getestet werden.

Therapie. Die Therapie sollte phasengerecht erfolgen und basiert in der Regel auf der Anwendung glukokortikoidhaltiger Präparate. Im Vordergrund steht jedoch das Meiden der verantwortlichen Antigene.

Atopisches Ekzem

Definition. Das atopische Ekzem (Neurodermitis, atopische Dermatitis, endogenes Ekzem; Abb. 262.9) bildet mit dem allergischen Asthma und der allergischen Rhinokonjunktivitis die klinische Trias der atopischen Diathese.

Ätiologie und Pathogenese. Das atopische Ekzem ist wie das allergische Kontaktekzem eine zellulär vermittelte immunallergische Reaktion, bei der sowohl antigenpräsentierende Zellen als auch T-Lymphozyten eine entscheidende Rolle spielen. Es werden im wesentlichen 2 Untergruppen unterschieden. Zum einen gibt es die exogene (allergische) Form, bei der die Allergene weitgehend dieselben sind wie beim allergischen Asthma oder bei der Rhinokonjunktivitis und bei der spezifisches IgE eine zentrale Rolle spielt. Dagegen wird vermutet, daß bei der sog. intrinsischen (nicht-allergischen) Form bestimmte endogene Proteine (z.B. Strukturproteine der Keratinozyten) fälschlicherweise als Fremdproteine erkannt werden und daß darin die Ursache für das Ekzem liegt. Neuere Untersuchungen deuten darauf hin, daß IgE-tragende antigenpräsentierende Zellen in der Haut eine entscheidende pathophysiologische Rolle bei der Entstehung bzw. Unterhaltung des atopischen Ekzems spielen. Die Bindung des IgE auf diese antigenpräsentierenden Zellen erfolgt durch einen hochaffinen Rezeptor für IgE (FcεRI). Die verstärkte Produktion von antigenspezifischem IgE wird durch das Zytokin Interleukin 4 bzw. seinen Rezeptor auf B-Zellen gesteuert. Neben dem Interleukin-4-Gen und dem Gen dessen Rezeptors konnten mindestens 8 weitere Loci mit der Vererbung der atopischen Diathese in Zusammenhang gebracht werden. Neben genetischen Faktoren und immunologischen Mechanismen spielen Umweltfaktoren, Infektionen und Streßsituationen eine wichtige Rolle bei der Pathophysiologie dieser chronischen Krankheit.

Klinische Symptome und Verlauf. Im Gegensatz zur seborrhoischen Säuglingsdermatitis manifestiert sich das atopische Ekzem meist erst nach dem 3. Lebensmonat. Während bei Säuglingen das Gesicht und die Kopfhaut die wesentlichen Prädilektionsstellen sind, findet man die ekzematoiden Läsionen bei älteren Kindern eher in den Ellenbeugen und Kniekehlen sowie an Hand- und Fußgelenken. Bedingt durch die Immundeviation der atopischen Diathese ist die Haut der Patienten mit atopischem Ekzem in der Regel sehr stark mit Staphylococcus aureus besiedelt. Deshalb kommt es insbesondere bei Kindern sehr häufig zu einer Impetiginisierung des Eczems. Darüber hinaus stellt das Ekzema herpeticatum eine ernstzunehmende Komplikation dar, bei der es zur Ausbreitung einer Herpesinfektion, meist im Gesichtsbereich, kommen kann.

Bei Minimalvarianten des atopischen Ekzems, wie z.B. bei Lippenekzem, Ohrläppchenekzem oder der Pulpitis sicca, ist es häufig sehr sinnvoll, auch die Atopiestigmata zu berücksichtigen. Diese sind im wesentlichen die Hyperlinearität der Handinnenflächen („I-Hände"), eine sehr trockene Haut (Xerosis), eine Wolleunverträglichkeit, halonierte periorbitale Regionen, eine doppelte Unterlidfalte (Dennie-Morgan-Zeichen) und das Fehlen der lateralen Augenbrauen (Hertoghe-Zeichen).

Das atopische Ekzem kann sehr unterschiedliche Verlaufsformen annehmen, in ca. 60% der Fälle kommt es noch vor der Pubertät zur Abheilung bzw. Remission dieser Dermatose. Nicht selten kann es anschließend zu einem allergischen Asthma bronchiale oder zu einer ausgeprägten Rhinokonjunktivitis kommen. Auch ein ständiger Wechsel zwischen atopischem Ekzem und Asthma bronchiale wird oft beobachtet.

Therapie. Die Behandlung des atopischen Ekzems beruht im wesentlichen auf 3 Pfeilern. Zu achten ist auf eine konsequente Hautpflege, um die Haut vor Austrocknung zu schützen. Es ist unbedingt darauf zu achten, daß möglichst konservierungsstoff- und duftstoffreie Dermatika verwendet werden, da nachgewiesen wurde, daß Patienten mit atopischem Ekzem sich u.U. mehr sensibilisieren als die normale Bevölkerung.

Des weiteren sollten Vermeidungsstrategien dazu führen, daß die Patienten bei nachgewiesener Sensibilisierung gegenüber Nahrungsmitteln und/oder Umweltallergenen (Hausstaubmilben, Tierhaaren etc.) möglichst wenig mit diesen Allergenen in Kontakt kommen. Da bisher keine generelle diätetische Maßnahme bekannt ist, mit der sich das atopische Ekzem verbessern läßt, sind Pauschaldiäten auf jeden Fall zu meiden. Unter Berücksichtigung des Prick-Tests und der RAST-Ergebnisse kann ggf. eine gezielte Diät empfohlen werden. Darüber hinaus sollte bei Säuglingen mit atopischer Dermatitis die Hausstaubmilbenbelastung durch entsprechende Sanierungsmaßnahmen so niedrig wie möglich gehalten werden.

Die Behandlung des Ekzems erfolgt in der Regel durch den topischen Einsatz milder glukokortikosteroidhaltiger Präparate (Klasse 1 oder 2). Diese sollten auf jeden Fall phasengerecht und nur für wenige Tage eingesetzt werden. Darüber hinaus ist der Einsatz von Antihistaminika oft sehr hilfreich. Die bei Erwachsenen eingesetzten UV-Therapien sollten bei Kindern nur mit größter Zurückhaltung erwogen werden. Ebenso bleiben potente systemische Immunsuppressiva wie Cyclosporin Ausnahmesituationen vorbehalten. Gegebenenfalls sollte eine unterstützende psychosomatische Betreuung der Patienten bzw. der Eltern erfolgen.

262.8 Urtikarielle Dermatosen

Urtikaria

Definition. Der Begriff Urtikaria bezeichnet eine heterogene, durch Quaddeln charakterisierte Gruppe von Krankheiten. Es lassen sich klassischerweise 2 Formen unterscheiden. Die *akute* Urtikaria ist der häufigste Urtikariatyp und verläuft meist über 2–6 Wochen. Sie kann sowohl durch allergische (IgE-vermittelte) als auch durch pseudoallergische Reaktionen ausgelöst werden. In der Regel handelt es sich um Substanzen, die oral aufgenommen wurden. Die *chronische* Urtikaria verläuft meist über 6 Wochen hinaus und kennt mehrere auslösende Faktoren wie physikalische Noxen (Kälte, Wärme, Druck), Störungen im Prostaglandinstoffwechsel (verstärkt durch Aspirin), typische Allergien wie auch Pseudoallergien sowie Infektionen oder Systemerkrankungen. Es muß jedoch darauf hingewiesen werden, daß in mehr als 80 % der chronischen Urtikariafälle keine Ursache gefunden wird und die Krankheit mittlerweile als Autoimmunkrankheit erkannt wurde, bei der Antikörper gegen den hoch-affinen Rezeptor für IgE (FcERI) gerichtet sind.

Klinische Symptome und Verlauf. Bei beiden Formen der Urtikaria handelt es sich um flächenhafte, scharf begrenzte Erytheme mit mäßiger Schwellung und oft anämisch hellem Randsaum. Wichtig für die klinische Diagnose ist die Dynamik der Herde, die selten mehr als 2–6 h bestehen bleiben. Die Hautveränderungen sind stets von einem heftigen Juckreiz begleitet. In seltenen Fällen kommt es zur massiven Exazerbation des Urtikariaschubes bis hin zum anaphylaktischen Schock. Solche Reaktionsformen werden eher bei authentischen allergischen Reaktionen, z.B. auf Hymenopterengift, beobachtet.

Diagnose. Die Suche nach der Ursache einer akuten oder chronischen Urtikaria bleibt in bis zu 80 % der Fälle erfolglos. Die Anamnese sollte jedoch stets nach der Einnahme von Aspirin oder anderen Antiphlogistika fahnden. Nicht selten handelt es sich auch bei der chronischen Urtikaria um eine Histaminintoleranz, die anamnestisch durch eine Verschlimmerung bei Genuß von Alkohol, Hartkäse und anderen biogenen aminehaltigen Nahrungsmitteln charakterisiert ist. Bei nachgewiesenen Typ-I-Allergien sollten die entsprechenden Allergene bzw. bei Histaminintoleranz die entsprechenden Nahrungsmittel gemieden werden. Die häufig angestrebte Sanierung von Fokalinfekten bringt nur selten die erhoffte Regression der Urtikaria. Die systemische Gabe von H1-Antihistaminika, möglicherweise kombiniert mit der Einnahme von H2-Antagonisten, führt sehr oft zur Linderung der Urtikaria. In manchen schwerwiegenden Fällen ist der Einsatz von systemischen Glukokortikosteroiden gerechtfertigt.

Quincke-Ödem

Das Quincke-Ödem, die profunde Form der Urtikaria, ist entweder im Rahmen einer akuten Urtikaria allergisch bedingt oder als hereditäres Angioödem durch einen quantitativen oder qualitativen Defekt des C1-Esteraseinhibitors verursacht. Bei einem Schub eines Quincke-Ödems kann es aufgrund der Beteiligung des Kehlkopfes durchaus zum Ersticken des Patienten kommen. Das hereditäre Angioödem kann anamnestisch aufgrund der zahlreichen Episoden von einem Quinkke-Ödem im Rahmen einer akuten Urtikaria unterschieden werden. Während bei einer akuten Urtikaria mit Quincke-Ödem-Symptomatik die Gabe von systemischen Glukokortikosteroiden erforderlich ist, ist bei hereditärem Angioödem die Gabe von C1-Inaktivator i.v. indiziert. Gegebenenfalls kann auch Frisch- oder Gefrierplasma gegeben werden.

262.9 Erythematosquamöse Krankheiten

Psoriasis vulgaris

Definition, Ätiologie und Pathogenese. Die Psoriasis ist als eine der häufigsten Hautkrankheiten bei ca. 2 % der Bevölkerung anzutreffen. Immungenetische Untersuchungen konnten zeigen, daß, in Anlehnung an Diabetes mellitus, 2 verschiedene Typen der Psoriasis vulgaris unterschieden werden können: Typ 1 mit einer meist positiven Familienanamnese und einem Beginn im Kindes- bzw. Jugend- und frühen Erwachsenenalter und Typ 2 meist ohne Familienanamnese und mit Krankheitsbeginn jenseits des 40.–50. Lebensjahres. Daraus ergeben sich auch bestimmte Assoziationen mit einzelnen HLA-Haplotypen wie z.B. Cw6 (PSORS1). Weitere Gen-Loci wurden auf 17q (PSORS2), 4q (PSORS3), 1q (PSORS4), 3q (PSORS5) sowie 19p (PSORS6) gefunden.

Klinische Symptome und Verlauf. Die Psoriasis ist eine chronische erythematosquamöse Krankheit, die im wesentlichen durch das Auftreten von scharf begrenzten, erythematösen, z.T. landkartenartig konfigurierten, leicht erhabenen, mit einer silbergrauen Schuppung versehenen Plaques gekennzeichnet ist. Die subjektiven Beschwerden reichen von keinerlei Juckreiz bis zu massiv juckenden und brennenden Effloreszenzen. Bei Verdacht auf Psoriasis sollten stets die Prädilektionsstellen beachtet werden: Extremitätenstreckseiten, vor allem Knie und Ellenbogen, der behaarte Kopf sowie die Rima ani. Darüber hinaus findet man bei den meisten Patienten sog. Tüpfelnägel. Charakteristisch ist ebenfalls das Köbner-Phänomen, auch als isomorpher Reizeffekt bezeichnet, mit Auslösung neuer Herde in der Regel ca. 2–3 Wochen nach Trauma (z.B. Schnittwunde). Bei Kindern und jungen Erwachsenen wird die Krankheit nicht selten durch eine vorausgegangene Streptokokkenangina induziert. In solchen Fällen tritt meist eine kleinfleckige Form der Psoriasis, die Psoriasis guttata (Abb. 262.10), auf.

Diagnose. Trotz der meist klassischen Effloreszenzen ist die Psoriasis im Kindesalter gelegentlich von anderen Dermatosen schwer zu unterscheiden. Hierzu gehören die Pityriasis rosea, das nummuläre atopische Ekzem oder die Tinea corporis. Bei Säuglingen gilt es vor allem, eine Kandidose und eine perianale Streptokokkendermatitis auszuschließen.

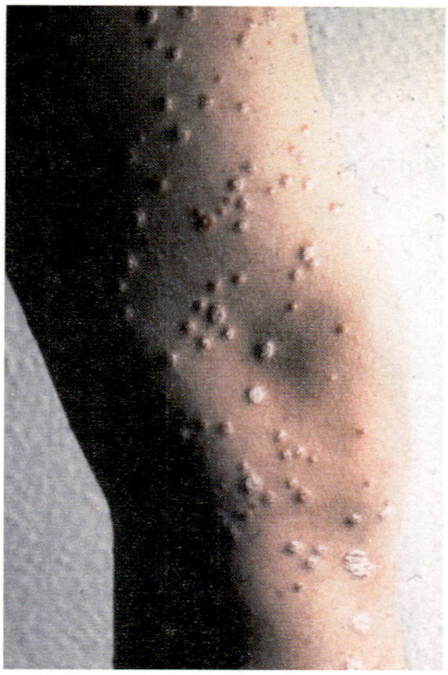

Abb. 262.10. Psoriasis guttata

Therapie. Bei Jugendlichen mit einer Psoriasis sollte stets an eine chronische Tonsillitis gedacht und diese ggf. saniert werden. Während die topische Anwendung von Glukokortikosteroiden bei Kindern zu einer raschen Besserung führen kann, kann in manchen ausgeprägten disseminierten Fällen bei Jugendlichen eine UV-Therapie indiziert sein. Aufgrund der möglichen Spätwirkungen sollte jedoch eine PUVA-Therapie oder der Einsatz von Retinoiden gemieden werden.

Pityriasis rubra pilaris

Definition. Die seltene, jedoch im Vergleich zu Erwachsenen gehäuft bei Kindern und Jugendlichen eruptionsartig auftretende Pityriasis rubra pilaris ist nach wie vor pathophysiologisch ungeklärt.

Klinische Symptome und Verlauf. Typisch ist der meist phasenweise und sehr wechselhafte Verlauf dieser chronischen Krankheit, die durch das Auftreten follikulärer, keratotischer Papeln zunächst am Stamm und später an den Extremitäten gekennzeichnet ist. Die z.T. konfluierenden Plaques weisen meist einen typischen orangeroten Farbton auf und zeigen in der Regel die typischen „nappes claire“ (ausgesparte Areale). Gelegentlich kommt es zum erythrodermatischen Befall des gesamten Integuments. Je nach Typ kommt es in 20 bis 80 % der Fälle zu einer Abheilung innerhalb von 3 Jahren.

Diagnose. Der wechselhafte Verlauf, der typische Farbton sowie das charakteristische histologische Bild ermöglichen die Diagnose meist nach einem Verlauf von einigen Wochen bis Monaten.

Therapie. Neben der stets erforderlichen intensiven Hautpflege mit Öl- oder Kleiebädern kommen meist glukokortikosteroidhaltige Präparate zum Einsatz. Topisches Calcipotriol wurde ebenfalls erfolgreich angewandt. Auch eine UV-Therapie zeigt sehr oft eine günstige Wirkung, wobei diese erst bei Kindern nach dem 10. Lebensjahr eingesetzt werden sollte. Der Einsatz von systemischen Retinoiden sollte bei Kindern nur in den seltensten Fällen diskutiert werden.

Pityriasis rosea

Definition. Die Pityriasis rosea oder Röschenflechte ist eine wahrscheinlich virusbedingte, im Frühling und Herbst gehäuft auftretende, harmlose Dermatose, die einen typischen Verlauf aufweist.

Klinische Symptome. Die Krankheit beginnt in der Regel mit einem scharf begrenzten, münzgroßen, erythematosquamösen Herd (Primärmedaillon oder Tache mère). Die nach wenigen Tagen auftretende Ausbreitung mit weiteren, meist kleineren Effloreszenzen beschränkt sich auf den Stamm und die proximalen Regionen der Extremitäten. Der Hals und die Kopfhaut sind stets frei. Bei kleineren Kindern kommt es nicht selten zu einem sekundären Ekzem bis hin zur Impetiginisierung mit begleitendem Juckreiz. Insgesamt ist die Haut sehr reizbar, so daß man mit einer lokalen Therapie eher zurückhaltend sein sollte. Die Hautveränderungen heilen in der Regel innerhalb von 6–8 Wochen spontan ab.

Diagnose. In wenigen klinisch atypischen Fällen kann die histologische Untersuchung einer Probebiopsie hilfreich sein, weil sie stets ein klassisches Bild mit Erythrozytenextravasaten bis in die Epidermis aufweist.

Therapie. Irritationen durch eine unangemessene externe Therapie sollten vermieden werden. Außer einer vorsichtigen Hautpflege mit Ölbädern bzw. rückfettenden Dermatika sind keine weiteren therapeutischen Maßnahmen notwendig. Gelegentlich ist aufgrund eines ausgeprägten Juckreizes die orale Gabe von Antihistaminika indiziert.

Pityriasis lichenoides chronica

Die v.a. bei Kindern und Jugendlichen auftretende chronische, jedoch harmlose Pityriasis lichenoides chronica (Abb. 262.11) befällt in der Regel den Rumpf und die proximalen Regionen der Extremitäten. Obwohl sie einer kleinfleckigen Psoriasis relativ ähnlich sieht, unterscheidet sie sich von dieser grundsätzlich in der Histologie mit einem durch Lympho- und Histiozyten geprägten entzündlichen Infiltrat, es finden sich jedoch keine Granulozyten. Differentialdiagnostisch kann sie gelegentlich an Windpocken erinnern, wobei der Juckreiz in der Regel nicht sehr ausgeprägt ist. Es wurden gelegentlich Zusammenhänge mit einer chronischen Tonsillitis oder anderen Foci beschrieben, so daß ggf. eine entsprechende Sanierung indiziert ist und zur Rückbildung der Hautkrankheit führen kann. Darüber hinaus wird über sehr gute Erfolge mit einer UV-Therapie berichtet. Bei ausgeprägtem Juckreiz ist die orale Gabe von Antihistaminika indiziert. Bei Verdacht auf ein infektallergisches Geschehen ist auch die Gabe von z.B. Erythromycin über einen Zeitraum von mindestens 4 Wochen indiziert.

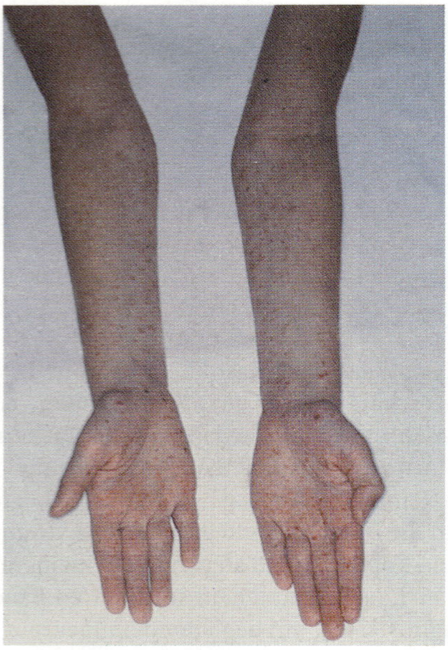

Abb. 262.11. Pityriasis lichenoides chronica

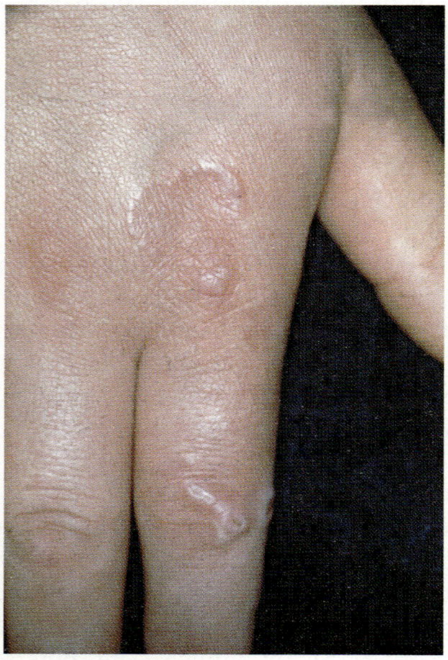

Abb. 262.12. Granuloma anulare

262.10 Papulöse und nodöse Krankheiten

Granuloma anulare

Definition. Das Granuloma anulare (Abb. 262.12), eine bei Kindern gehäuft auftretende granulomatöse Dermatose, kann gelegentlich mit einer diabetischen Stoffwechselneigung assoziiert sein.

Klinische Symptome und Verlauf. Die anulären, z.T. auch zirzinär konfigurierten, erythematösen, randbetonten Plaques mit zentraler Aufhellung treten entweder einzeln oder disseminiert am Integument auf. Bei Kindern sind Hand- und

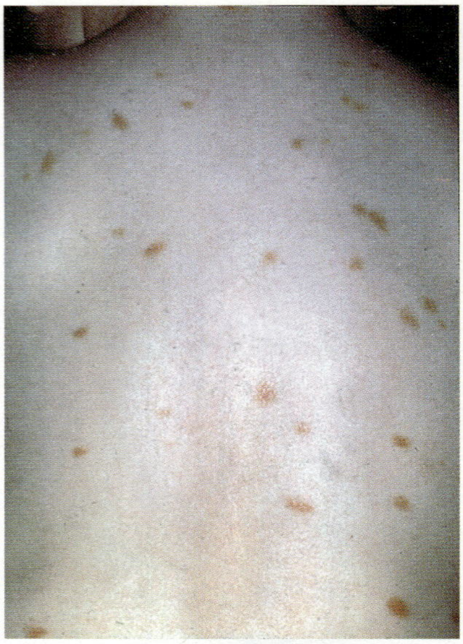

Abb. 262.13. Urticaria pigmentosa

Fußrücken die Prädilektionsstellen. Die Krankheit ist harmlos, kann über Monate bis Jahre andauern und z.T. progredient sein, in der Regel tritt jedoch eine spontane Abheilung ein. Die Hautveränderungen verursachen keinerlei subjektive Beschwerden. In den seltensten Fällen kommt es zur spontanen Perforation im zentralen Bereich der Plaques.

Histologie. Ein Palisadengranulom mit zentraler Nekrobiose, umrandet von einzelnen Lymphozyten und seltenen Riesenzellen, bildet das klassische histologische Bild des Granuloma anulare.

Therapie. Grundsätzlich ist eine Therapie nicht notwendig, es sei denn, der Patient fühlt sich durch die Veränderungen ästhetisch gestört. Neben der topischen Anwendung von Glukokortikosteroiden (gelegentlich auch intraläsional) kann bei ausgeprägter disseminierter Form auch Dapson in Erwägung gezogen werden. In Anbetracht der möglichen Nebenwirkungen sollte dieses Präparat jedoch nur bei Jugendlichen und nicht bei Kleinkindern angewandt werden.

Urticaria pigmentosa

Definition, Ätiologie und Pathogenese. Die Urticaria pigmentosa (Mastozytose) bildet eine in der Regel gutartige umschriebene Ansammlung von Mastzellen im dermalen Gewebe (Abb. 262.13). Bei Kindern kommt die Mastozytose öfter als solitäres Mastozytom vor. Säuglinge und Kleinkinder sind besonders betroffen. Die pathophysiologische Grundlage dieser Krankheit ist nach wie vor ungeklärt.

Klinische Symptome und Verlauf. Beim Mastozytom (Abb. 262.14) entsteht eine solitäre, rötliche bis gelbbräunliche, leicht erhabene Plaque, die bei mechanischem Reiben eine urtikarielle Schwellung sowie gelegentlich eine Blasenbildung aufweist (Darier-Zeichen).

Bei der generalisierten Mastozytose, die sehr selten bei Kindern auftritt, entstehen meist kleinere Herde, die nach längerem Verlauf z.T. mit Teleangiektasien überzogen sind.

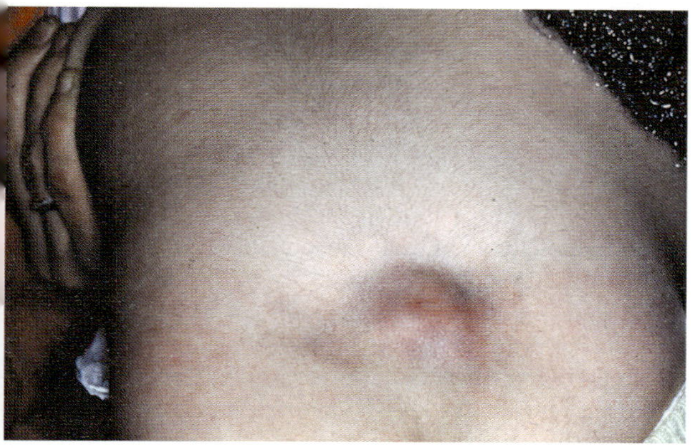

Abb. 262.14. Mastozytom

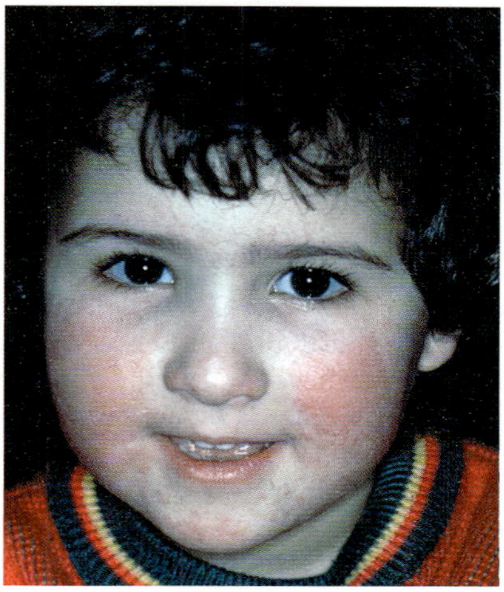

Abb. 262.15. Gianotti-Crosti-Syndrom

Bei Kindern kommen maligne Mastozytosen (Mastzellenleukämien) äußerst selten vor.

Diagnose. In der Regel finden sich histologisch diskrete Mastzellenansammlungen im oberen Korium. Bei der generalisierten Mastozytose und bei systemischen Mastozytosen kommt es zusätzlich zur massiven Histaminausscheidung, die im 24-h-Urin als N-Methylhistamin gemessen werden kann. Auch der Tryptase-Spiegel im Blut ist erhöht und gilt als einfacher und zuverlässiger Marker.

Therapie. Isolierte Mastozytome bedürfen keiner Therapie, da sie sich in der Regel spontan nach einigen Monaten wieder zurückbilden. Bei generalisierten bzw. systemischen Mastozytosen sollte v.a. die Einnahme von Histaminliberatoren gemieden werden. Bei generalisierten Formen mit entsprechenden subjektiven Beschwerden kann eine UV-Therapie (UVA_1) zur Besserung führen. Systemische Behandlungen und Chemotherapien bleiben in der Regel den Mastzellenleukämien vorbehalten.

Lichen nitidus

Der Lichen nitidus ist eine relativ seltene Hautkrankheit, tritt jedoch häufiger bei Kindern auf. Er ist gekennzeichnet durch das Auftreten von zahlreichen stecknadelkopfgroßen, hautfarbenen, wenig erhabenen Papeln mit spiegelnder Oberfläche. Es bestehen keine subjektiven Beschwerden. Die Prädilektionsstellen sind Handrücken, Halsbereich, Beugeflächen der Unterarme sowie Penisschaft. Seltener treten die Hauteffloreszenzen im Rumpfbereich auf. Eine Therapie dieser harmlosen Krankheit ist nicht erforderlich, da sie in der Regel nach einigen Monaten spontan abheilt.

Granuloma pediculatum

Das Granuloma pediculatum (syn. Granuloma pyogenicum oder Granuloma teleangiectaticum) ist die besondere Form eines eruptiven Angioms mit ausgeprägter Entzündungsreaktion. Nicht selten ist anamnestisch ein Trauma vorausgegangen. Therapeutisch kann das Knötchen mittels Kryotherapie oder durch Planierung unter Lokalanästhesie entfernt werden.

Gianotti-Crosti-Syndrom

Das Gianotti-Crosti-Syndrom (infantile papulöse Akrodermatitis; Abb. 262.15) ist mit einer Hepatitis-B-Impfung oder einer EBV-Infektion, aber auch mit anderen, meist viralen Infektionen assoziiert. Es handelt sich um ein papulöses Exanthem unter Bevorzugung der Streckseiten der Extremitäten, des Gesichts und des Gesäßes. Typisch sind erythematöse, meist konfluierende, lichenoide Papeln, die in der Regel keinen Juckreiz verursachen. Im Zusammenhang mit einer Hepatitis B oder einer EBV-Infektion finden sich in der Regel ebenfalls eine Hepatomegalie sowie eine reaktive Lymphadenitis. Der Ausschluß einer Hepatitis sollte klinisch und serologisch erbracht werden. In der Regel heilt die Krankheit nach 3–6 Wochen ohne Narben ab.

Acropustulosis infantilis

Die Akropustulose im Kindesalter ist insgesamt eher selten und tritt bevorzugt bei schwarzen männlichen Kindern auf. Betroffen sind Hände und Füße sowie gelegentlich die Kopfhaut, der Stamm und die proximalen Extremitäten. Es treten schubweise zunächst kleine Bläschen auf, die sich innerhalb von 24 h in Pusteln verwandeln und schließlich austrocknen. Es erfolgt eine Spontanheilung meist bis zum 3. Lebensjahr. Diskutiert wird eine persistierende Immunreaktion gegen die Skabiesmilbe. In manchen Fällen zeigt sich erhöhtes Serum-IgE.

262.11 Autoimmune bullöse Dermatosen

Die erworbenen bullösen Krankheiten im Kindesalter sind relativ selten und klinisch in der Regel sehr schwer voneinander zu unterscheiden. Die diagnostische Klärung erfolgt in der Regel über die direkte Immunfluoreszenz oder das sog. Immunomapping und/oder Immunoblotting.

Juveniles bullöses Pemphigoid

Das bei Kindern sehr seltene bullöse Pemphigoid ist durch das Auftreten relativ großer und praller Blasen an den Streckseiten der Extremitäten und bei Kindern insbesondere an den Händen und Füßen charakterisiert. Die direkte Immunfluoreszenz zeigt eine lineare Ablagerung von IgG und C3 an der Basalmembranzone. Das Antigen ist ein 180-

und/oder 230-kD-Bestandteil der Basalmembran. Wie bei Erwachsenen erfolgt die Therapie in der Regel über systemische Steroide.

Epidermolysis bullosa acquisita

Die Epidermolysis bullosa acquisita (EBA) tritt bei Kindern häufiger auf als bei Erwachsenen. Klinisch ist sie nur sehr schwer von einem bullösen Pemphigoid zu unterscheiden. Das Immunomapping und der Immunoblot zeigen eine Reaktivität mit Typ-VII-Kollagen. Vom Verlauf her ist diese Krankheit mit dem bullösen Pemphigoid vergleichbar. Sie spricht ebenfalls auf systemische Steroide an.

Chronisch-bullöse Dermatose der Kindheit und lineare IgA-Dermatose

Obwohl ursprünglich als getrennte Entitäten beschrieben, stellen die chronisch-bullöse Dermatose der Kindheit (CBDK) und die lineare IgA-Dermatose (LAD) sehr wahrscheinlich nur Varianten ein und derselben autoimmunblasenbildenden Krankheit mit einem 285-kD-Antigen dar. Die klinischen Symptome sind mit denen des bullösen Pemphigoids vergleichbar.

Dermatitis herpetiformis

Die juvenile Form der Dermatitis herpetiformis (Duhring-Krankheit) ist durch das Auftreten von stark juckenden, papulovesikulösen Hautveränderungen bei Kleinkindern charakterisiert. An die mögliche Assoziation mit einer Zöliakie sollte stets gedacht werden. Die Krankheit korreliert ebenfalls mit den Haplotypen HLA-B8 und -DR3. Sie spricht ebenfalls sehr gut auf eine glutenfreie Diät sowie auf Dapson an.

Herpes gestationis des Neugeborenen

Der Herpes gestationis ist eine autoimmune bullöse Krankheit, die im 2. oder 3. Trimenon der Schwangerschaft auftreten kann. Obwohl die Schwangerschaft und das Kind durch die Krankheit nicht gefährdet sind, kann es zu Frühgeburten kommen, wobei die Kinder gelegentlich ähnliche bullöse Hautveränderungen aufweisen wie die Mutter. Diese werden sehr wahrscheinlich durch den passiven Transfer der Autoantikörper der Mutter, die gegen 180-kD-Antigene der Basalmembran gerichtet sind, ausgelöst.

262.12 Genodermatosen

In diesem hochkomplexen Bereich der pädiatrischen Dermatologie wurden durch die genetische Forschung in den letzten Jahren erhebliche Fortschritte im Verständnis der Pathophysiologie erzielt. Bei den Genodermatosen handelt es sich in der Regel um monogene Krankheiten, bei denen funktionell relevante Mutationen zur Generierung von abnormen Strukturproteinen führen.

Hereditäre Epidermolysen

Definition. Die heterogene Gruppe der blasenbildenden Genodermatosen umfaßt mindestens 15 Typen, wobei die Charakterisierung der Mutation in Zukunft möglicherweise das Zusammenlegen bzw. Abspalten weiterer Subtypen ermöglichen wird.

Klassifikation und Pathogenese. Auf der Grundlage der klinischen, morphologischen und ultrastrukturellen Befunde können die hereditären Epidermolysen in 3 Gruppen eingeteilt werden.

Bei den *intraepidermalen* Formen mit einer Spaltbildung oberhalb der Basalmembran konnten Mutationen in den Genen von Keratin 1 und 10 nachgewiesen werden. Bei der besonderen Ichthyosis bullosa Siemens wurden Mutationen im Keratin-2e-Gen festgestellt.

Bei den *junktionalen* Epidermolysen findet die Spaltbildung in der Basalmembran auf der Ebene der Lamina lucida statt. Hier wurden Mutationen in den Genen von Lamininketten im Gen der $\alpha6/\beta4$-Integrine und im Gen von Kollagen XVII nachgewiesen.

Bei den dermolytischen *dystrophischen* Epidermolysen findet die Spaltbildung unterhalb der Basalmembran in der papillären Dermis statt. Hier konnten mehrere Mutationen in den Genen vom Kollagentyp VII festgestellt werden.

Klinische Symptome und Verlauf. Jeder der Subtypen innerhalb der verschiedenen Formen zeichnet sich durch besondere Merkmale aus. In der Regel haben die intraepidermalen Formen eine günstigere Prognose als die junktionalen und dystrophischen Formen, die z. T. letal verlaufen können. Zu beachten ist die Vielzahl der möglichen assoziierten Fehlbildungen: Nageldystrophien, Syndaktylie, Ösophagusbeteiligung, Skelettdystrophien sowie Alopezien.

Diagnose. Vor der Ära der molekularen Diagnostik wurde eine pränatale Diagnostik auf der Basis einer intrauterinen Hautbiopsie beim Fetus mit anschließender elektronenmikroskopischer Untersuchung angestrebt. Im Zuge der immer detaillierteren Charakterisierung einzelner Mutationen bei den verschiedenen Epidermolysen wird nun die pränatale Diagnostik mittels modernster molekulargenetischer Methoden durchgeführt. Dies ermöglicht ebenfalls eine genauere Charakterisierung der möglichen asymptomatischen Heterozygoten und eine präzise Aufstellung des Stammbaums. Diese Informationen sind für die genetische Beratung von höchster Bedeutung.

Therapie. Prinzipiell ist bei diesen Genodermatosen keine kausale Therapie möglich. Die therapeutischen Bemühungen sollten daher auf eine konsequente und der Krankheit entsprechende Hautpflege sowie auf die Vermeidung von Superinfektionen ausgerichtet sein. In Zukunft wird es möglicherweise neue gentherapeutische Ansätze mit der Transplantation von autologen transfizierten Keratinozyten geben.

Ehlers-Danlos-Syndrom (s. Kap. 233)

Die Haut ist weich, dünn, sehr leicht verschieblich und überdehnbar (Abb. 262.16 und 262.17). Sie ist fragil, verletzlich; die Wundheilung ist gestört.

Neurofibromatose (s. Kap. 195)

Die Hautveränderungen bestehen in Café-au-lait Flecken (Abb. 262.19) und Neurofibromen (Abb. 262.18), die bis zu riesigen Wammen führen können. Im axillären Bereich fin-

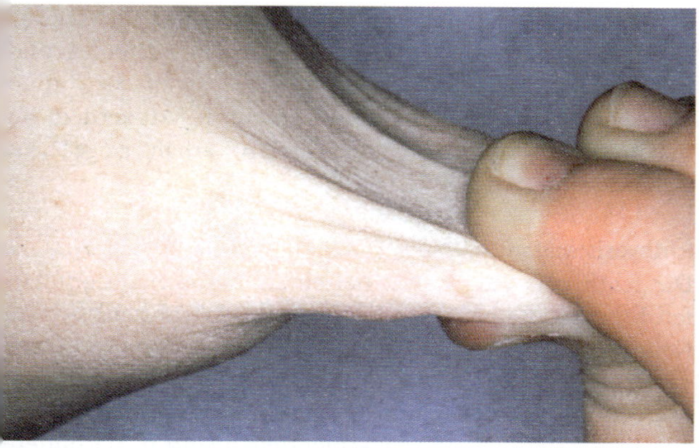

Abb. 262.16. Ehlers-Danlos-Syndrom

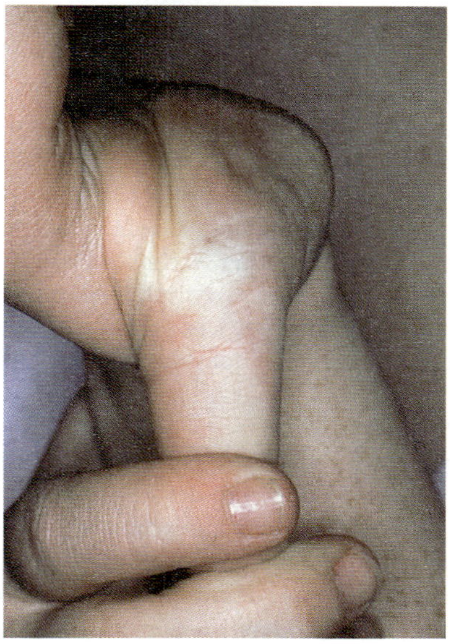

Abb. 262.17. Ehlers-Danlos-Syndrom

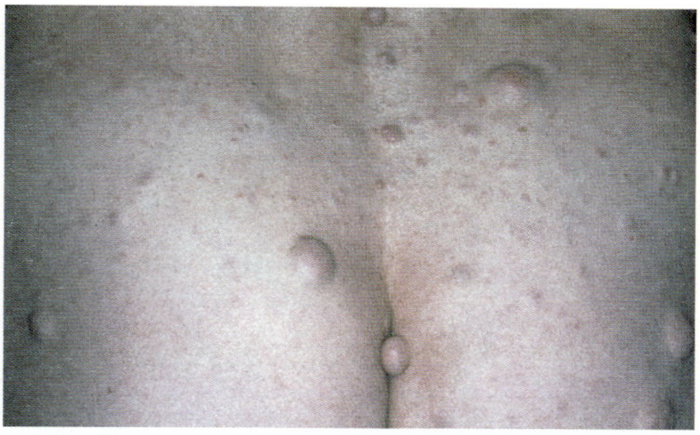

Abb. 262.18. Neurofibromatose

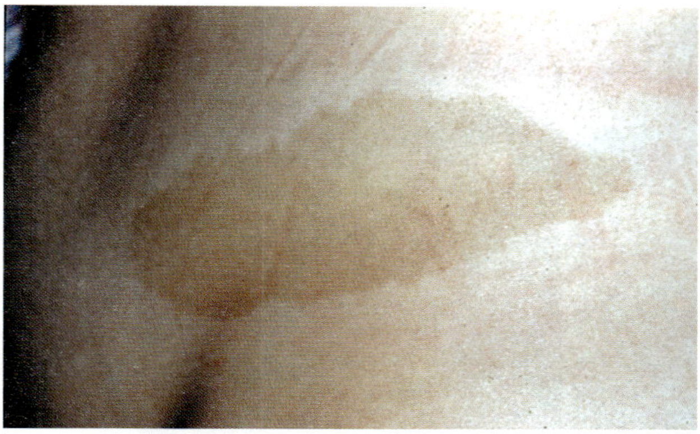

Abb. 262.19. Café-au-lait-Fleck

det sich häufig eine disseminierte, kleinfleckige Lentiginose.

Tuberöse Sklerose (s. Kap. 195)
Im frühen Kindesalter finden sich umschriebene hypopigmentierte Flecken (white spots), die gelegentlich nur mit Woodschem UV-Licht gesehen werden. Später treten faziale Angiofibrome (Adenoma sebaceum), Bindegewebsnaevi (Chagrinflecken) sowie Koenen-Tumoren der distalen Fingerglieder und subungual.

Gorlin-Goltz-Syndrom
Das Gorlin-Goltz- oder Basalzellnävussyndrom ist eine auf Chromosom 9 (Hedgehog-Gen) autosomal-dominant vererbte Systemerkrankung. Die Krankheit zeichnet sich aus durch das Auftreten multipler kutaner Basaliome – Tumoren, die sonst dem höheren Alter zugerechnet werden. Sie entwickeln sich besonders im Stammbereich, aber auch im Gesicht, im Nacken, periaurikulär und perianal. Meistens bestehen Assoziationen mit anderen Fehlbildungen: Kieferzysten mit Neigung zu maligner Entartung, Kyphoskoliose, Gabelrippe, Spina bifida, Hypertelorismus oder Verkalkungen der Falx cerebri.

Die Therapie besteht im wesentlichen in der Exzision der Basaliome und in der Behandlung der assoziierten Fehlbildungen. Neuerdings wurde auch über die erfolgreiche Behandlung der Basaliome mit topischem Imiquimod berichtet.

Ichthyosen
Die Ichthyosen (Abb. 262.20 und 262.21) bilden eine sehr heterogene Gruppe von Genodermatosen, die im wesentlichen durch eine Störung der epidermalen Differenzierung mit übermäßiger Hornproduktion charakterisiert sind. Von Bedeutung sind im wesentlichen 2 große Gruppen: die Gruppe der Ichthyosis vulgaris und die Gruppe der Ichthyosis congenita. Wesentlich seltener ist die Gruppe der Ichthyosis hystrix. Innerhalb dieser Gruppen werden wiederum einzelne Subtypen definiert (Tabelle 262.1). Der Gendefekt ist nur bei den wenigsten bislang charakterisiert worden, z.B. die Steroidsulfatase bei der X-chromosomal-rezessiven Ichthyose oder die Transglutaminase I bei der Ichthyosis lamellosa.

Im Rahmen dieses Kapitels werden nur die wesentlichen Symptome der 3 wichtigsten Ichthyosen abgehandelt.

Bei allen Formen der Ichthyosis sollten die hautpflegenden Maßnahmen im Vordergrund stehen. Dabei werden in der Regel harnstoffhaltige und rückfettende Präparate bevorzugt. Bei ausgeprägtem Befall im Gesichtsbereich wie

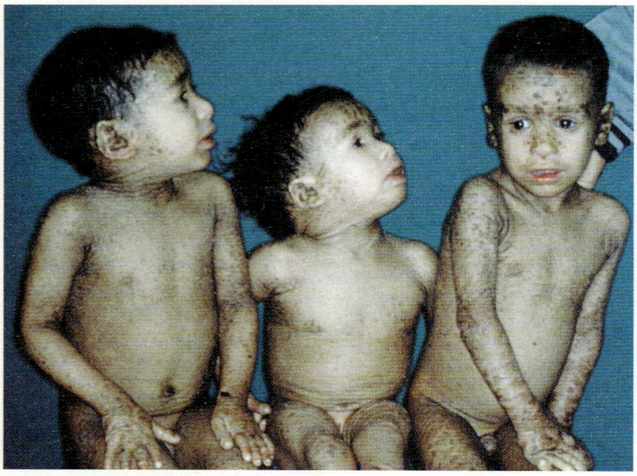

Abb. 262.20. Ichthyosis

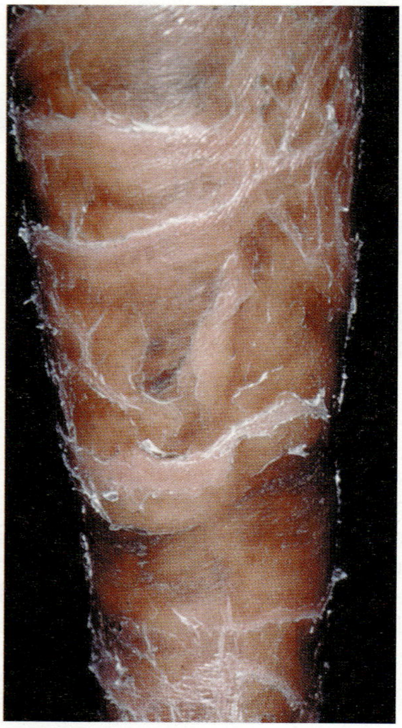

Abb. 262.21. Ichthyosis

bei der Ichthyosis lamellosa hat sich auch der Einsatz von 10%iger Fruchtsäure (α-OH-Säure) in einer Cremegrundlage bewährt. Schließlich können auch systemische Retinoide versuchsweise bei allen Formen eingesetzt werden, wobei besonders auf das Nutzen-Risiko-Verhältnis geachtet werden sollte.

Ichthyosis vulgaris

Die Ichthyosis vulgaris ist bei einem autosomal-dominanten Erbgang die häufigste Ichthyoseform. Während sich im Neugeborenenalter noch keine Symptome zeigen, entstehen die ersten Hautveränderungen in der frühen Kindheit. Die Haut wird sehr trocken und bildet weiße bis schmutziggraue haftende Schuppen. Prädilektionsstellen sind insbesondere die Streckseiten der Extremitäten, wobei die großen Beugen entweder ausgespart oder wenig befallen sind. Die Handinnenflächen weisen typische verstärkte Furchungen auf, die in der Regel diagnostisch wegweisend sind.

X-chromosomal-rezessive Ichthyosis vulgaris

Aufgrund des Erbgangs ist nur das männliche Geschlecht betroffen, wobei die ersten Veränderungen erst im Säuglingsalter auftreten. Das klinische Bild ist sonst dem der Ichthyosis vulgaris ähnlich, die Schuppung ist jedoch ausgeprägter, dikker und von schmutziggrauer Farbe. Während die Körperbeugen in der Regel ausgespart sind, bleiben Handinnenflächen und Fußsohlen stets frei. Dies ist ein wichtiges Merkmal zur Unterscheidung von der autosomal-dominanten Form.

Lamelläre Ichthyose

Bei der autosomal-rezessiven lamellären Ichthyose bestehen die Hautveränderungen in der Regel bereits bei der Geburt, nicht selten unter dem klinischen Bild eines sog. Kollodium-Babys. Einige Tage post partum bildet sich auf erythrodermatischem Hintergrund eine braune, grob lamellöse Schuppung. Insbesondere im Gesichtsbereich kommt es zu Narbenzügen mit Ausbildung eines Ektropiums. Bemerkenswert ist auch bei dieser Form eine Neigung zur Hyperpyrexie und das Vorhandensein einer Nageldystrophie.

In schweren Fällen der sog. Ichthyosis congenita gravis tritt häufig bereits intrauterin der Fruchttod ein. Der groteske Anblick durch dicke Hornplatten, Rhagaden und Ektropium prägte den Begriff des Harlekinfetus.

Gruppe	Subtypen	
Ichthyosis vulgaris	Autosomal-dominante Ichthyosis vulgaris X-chromosomal-rezessive Ichthyosis vulgaris (Gen: Steroidsulfatase)	
Ichthyosis congenita	Nichtbullöse lamelläre Ichthyosen	Erythrodermia congenitalis ichthyosiformis non-bullosa Harlekinfetus Ichthyosis lamellosa (Gen: Transglutaminase I)
	Bullöse Ichthyosen	Erythrodermia congenitalis ichthyosiformis bullosa (Brocq) Ichthyosis bullosa (Siemens) (Gene: Keratin 1 und 2)
	Syndrome mit Ichthyosen	Sjögren-Larsson (Gen: Aldehyddehydrogenase) Ichthyosis linearis circumflexa (Comèl-Netherton) (Gene: SPINK5 und LEKT1) Ichthyosis mit Trichothiodystrophie
Ichthyosis hystrix	Typ Lambert Typ Bäfverstedt Typ Curth-Macklin Typ Rheydt	

Tabelle 262.1. Einteilung der Ichthyosen nach klinischen Gesichtspunkten

Xeroderma pigmentosum

Definition. Das autosomal-rezessiv erbliche Xeroderma pigmentosum (Abb. 262.22 und 262.23) ist durch Mutationen in Enzymen charakterisiert, die für die DNS-Reparatur zuständig sind. Dadurch entstehen nach UV-Exposition eine vorzeitig gealterte Haut sowie zahlreiche Hauttumoren.

Ätiologie und Pathogenese. Es wurden bislang 7 Formen von Mutationen des DNS-Reparatursystems beschrieben. Diese werden als Komplementationsgruppen A–G bezeichnet. Darüber hinaus wurden auch Mutationen in Enzymen der Postreplikationsreparatur beschrieben, die allerdings eine milde Form der Krankheit verursachen: die Xeroderma-pigmentosum-Variante (XP-Variante).

Klinische Symptome. Bereits in der Kindheit bilden sich nach Sonnenexposition schwere Sonnenbrände, die relativ rasch zum Bild einer chronisch lichtgeschädigten Haut führen.

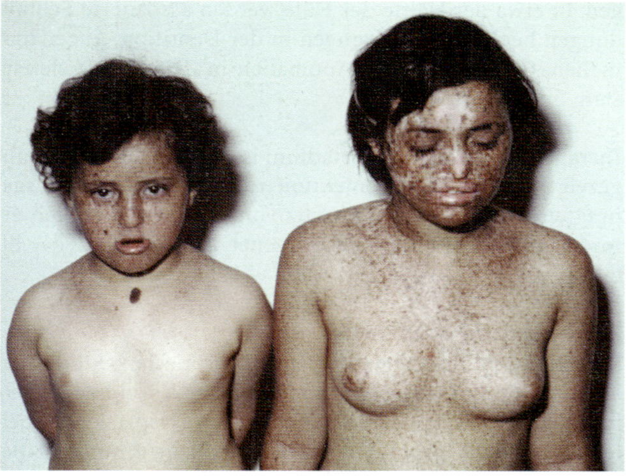

Abb. 262.22. Xeroderma pigmentosum

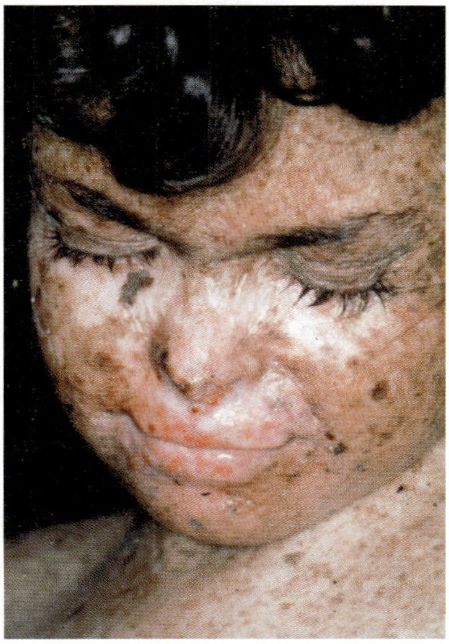

Abb. 262.23. Xeroderma pigmentosum

Hierzu gehören Lentigines, Hypopigmentierungen, Lichenifikationen der Haut, Teleangiektasien sowie zahlreiche aktinische Keratosen und schließlich Karzinome (spinozelluläres Karzinom und Basaliom) sowie Melanome. Begleitend finden sich ebenfalls neurologische Symptome (bis zur geistigen Retardierung) sowie ophthalmologische Symptome (Photophobie, Ektropium und Keratitis). Darüber hinaus können auch Tumoren der inneren Organe, z.B. in ZNS oder Gastrointestinaltrakt, auftreten.

Diagnose. Neben dem klassischen klinischen Bild können Untersuchungen zur Bestimmung der Komplementationsgruppen in spezialisierten Labors bei der Diagnosestellung hilfreich sein.

Therapie. Wegen der fehlenden kurativen Möglichkeiten muß eine lebenslange, sehr strenge Lichtschutzstrategie entwikkelt werden. Optimal ist die absolute Meidung von Sonnenlicht durch eine konsequente Umstellung des Lebensrhythmus. Die Lebenserwartung wird im wesentlichen durch das Auftreten von Karzinomen der Haut und der inneren Organe bedingt. Bestimmte Medikamentengruppen wie Zytostatika, Psoralene oder Chlorpromazin sollten unbedingt gemieden werden, da die Zellen ebenfalls eine erhöhte Empfindlichkeit gegenüber diesen Noxen aufweisen.

Okulokutaner Albinismus

Definition. Die mit einer Prävalenz von 1:20 000 relativ seltenen, autosomal-rezessiv erblichen Formen des okulokutanen Albinismus sind durch eine defekte Tyrosinaseaktivität gekennzeichnet. In der Regel unterscheidet man 2 Typen: den Tyrosinase-positiven und den Tyrosinase-negativen Albinismus. Grundsätzlich ist die Pigmentverdünnung der gemeinsame Nenner aller Formen des okulokutanen Albinismus. Deswegen besteht auch eine starke Lichtempfindlichkeit mit erhöhter Gefahr von Sonnenbränden und folglich auch von Hauttumoren.

Klinische Symptome. Bereits in der frühen Kindheit fallen die hellblonden Haare, die rötliche oder sehr hellblaue Iris, die Photophobie und der Nystagmus auf. Bei der Tyrosinase-negativen Form kommt es nicht selten zur zerebralen Ataxie. Bei der Tyrosinase-positiven Form kommt gelegentlich auch eine geistige Retardierung vor.

Diagnose. Die DOPA-Reaktion eines histologischen Präparates der Haut ist bei der Tyrosinase-negativen Form stets negativ. Bei der Tyrosinase-positiven Form ist die DOPA-Reaktion positiv, es bilden sich jedoch keine reifen Melanosomen.

Therapie. Lichtschutzmaßnahmen stehen auch hier ganz im Vordergrund. Dies gilt für die Haut, aber auch für die Augen (Sonnenbrille).

Vitiligo

Definition. Die Vitiligo ist eine relativ häufige, erworbene Depigmentierung der Haut. Familiäre Häufung kommt vor, der genaue Erbgang ist jedoch noch unbekannt. In 5% der Fälle kommt eine stumme Uveitis oder andere Augenstörungen vor.

Klinische Symptome. Die Vitiligo beginnt häufig im Kindesalter und tritt meist zwischen dem 10. und 30. Lebensjahr auf. Beide Geschlechter sind gleichermaßen betroffen. Zunächst entstehen nur einige kleine depigmentierte Stellen, z.B. periorbital oder im Bereich der Achselfalten. Weitere Prädilektionsstellen sind Kopf, Nacken, Hals, Handrücken, Brustwarzen, Nabel und Anogenitalgegend. Die Herde nehmen dann an Zahl und Größe zu, und es können durch Zusammenfließen bizarre Formen entstehen. Assoziationen mit Schilddrüsenstörungen, Diabetes mellitus und weiteren Endokrinopathien wurden beobachtet.

Therapie. Die Therapie ist bis heute unbefriedigend. Versuche mit Lichttherapie führen oft nur zu einer stärkeren Bräunung der nicht betroffenen Herde und damit zu noch stärkerem Kontrast zu den weißen Bezirken. Kleine Areale lassen sich oft kosmetisch gut abdecken. Bei ausgeprägtem Befund mit fast völliger Depigmentierung besteht die Möglichkeit, die normal pigmentierten Restherde z.B. mit Hydrochinon zu bleichen, um so wieder ein einheitliches Hautbild zu erzielen.

Aplasia cutis congenita

Definition. Bei der Aplasia cutis congenita handelt es sich um seltene, bereits bei der Geburt bestehende, z.T. mit Fehlbildungen assoziierte umschriebene Defekte der Haut, die vom Rand her unter Hinterlassung von Narben vollständig epithelisieren.

Klinische Symptome. Meist im Bereich des behaarten Kopfes finden sich runde bis ovaläre Hautdefekte, die zum Zeitpunkt der Geburt entweder wie eine Schürfwunde oder je nach Tiefe des Defekts bei Mitbeteiligung von Muskulatur oder Knochen wie ausgestanzte Löcher wirken. Nach der Geburt kommt es vom Rand her zu einer narbigen Abheilung.

Klinisch unterscheidet man 6 Gruppen:

Gruppe 1: Häufigste Gruppe mit Defekten im Bereich des Hinterkopfs innerhalb der Haargrenze in der Nähe des Scheitels ohne assoziierte Fehlbildung,
Gruppe 2: Defekte im Bereich des Stammes ohne assoziierte Fehlbildung, oft symmetrisch, schmetterlingsförmig im Bereich des lateralen Thorax,
Gruppe 3: Defekte im Bereich der unteren Extremitäten ohne assoziierte Fehlbildung,
Gruppe 4–6: Hautdefekte im Bereich des Kopfes bzw. des Stammes oder der Extremitäten, jeweils mit assoziierten Fehlbildungen wie Neuralrohrdefekten, Reduktionsfehlbildungen der Gliedmaßen, Epidermolysis bullosa u. a.

Therapie. Es besteht eine gute Spontanheilungstendenz. Eine plastische Deckung ist nur bei tiefen Defekten erforderlich.

Incontinentia pigmenti

Definition. Die Incontinentia pigmenti, auch bekannt als Bloch-Sulzberger-Syndrom, ist eine seltene, X-chromosomal-dominant erbliche Genodermatose. Bei Homozygotie (also beim männlichen Geschlecht) stellt sie einen Letalfaktor dar.

Ätiologie und Pathogenese. Bei familiärem Auftreten wurde die Genlokalisation auf dem langen Arm des X-Chromosoms (Xq28) gefunden. Spontanmutationen kommen vor.

Klinische Symptome. Die Krankheit verläuft in 3 Phasen. Das *Entzündungsstadium* ist gekennzeichnet durch schon in utero und beim Neugeborenen schubweise auftretende, in den Blaschko-Linien angeordnete, lineäre Erytheme mit Blasenbildung. Es besteht keine wesentliche Störung des Allgemeinbefindens, im Blut findet man eine ausgeprägte Eosinophilie. In manchen Fällen entwickelt sich eine atrophisierende Alopezie in der Scheitelmitte. Typisch für das *papuloverruköse Stadium* sind meist in der 2. bis 6. Lebenswoche auftretende verruköse hyperkeratotische Hautveränderungen. Nach Rückgang der entzündlichen Veränderungen kommt es im *Pigmentierungsstadium* zum Auftreten von lineären, oft bizarr konfiguierten Hyperpigmentierungen. In etwa der Hälfte der Fälle werden assoziierte Fehlbildungen beobachtet: Störungen in der Dentition, Augenanomalien, Optikusatrophie, Anomalien in ZNS und Skelettsystem oder Herzfehler.

Therapie. Im Entzündungsstadium ist eine Lokaltherapie angezeigt, um eine Superinfektion zu vermeiden. Bei ausgeprägtem Befund ist der Einsatz von internen Steroiden erforderlich. Wichtig ist auch die genetische Beratung der Eltern.

Hypohydrotische ektodermale Dysplasie

Definition und Ätiologie. Die hypohydrotische ektodermale Dysplasie ist die mit Abstand häufigste Krankheit (80 %) innerhalb der Gruppe der ektodermalen Dysplasien (Tabelle 262.2). Die X-gebunden rezessiv erbliche Krankheit beruht auf Mutationen im EDA-Gen, das auf dem X-Chromosom im Bereich Xq12–q13 liegt. Das Genprodukt ist ein integrales Membranprotein, das möglicherweise epithelial-mesenchymale Signalfunktionen ausübt.

Klinische Symptome. Typisch ist die vorzeitig gealtert wirkende Fazies mit stark prominenter Stirn, Hypertelorismus, subokulärer Hautfältelung, tiefer Nasenwurzel, kleinen Nasenflügeln, dicken Lippen, prominentem Kinn und häufig spitz ausgezogenen Ohren. Das Kopfhaar ist dünn, kurz, spärlich, die Augenbrauen und Wimpern sind nur angedeutet vorhanden oder fehlen. Es besteht eine Anodontie oder Hypodontie mit dysplastischen, konischen Zähnen. Die Haut ist trocken und schuppend. Die ekkrinen Schweißdrüsen sind stark hypoplastisch oder fehlen, die apokrinen Duftdrüsen sind weniger betroffen. Da die Körpertemperatur nicht durch Schweißbildung gesenkt werden kann, besteht für nicht diagnostizierte männliche Patienten ein erhebliches Risiko für eine Hyperthermie mit konsekutiven neurologischen Störungen. Die Speichel- und Schleimdrüsen des Mundes, der Nase und der Bronchien sind hypoplastisch, was zu rezidivierenden Infektionen der oberen Luftwege und zu chronischer Otitis media führt. Die Nägel sind nicht betroffen. Überträgerinnen können leichte Sympto-

Tabelle 262.2. Ausgewählte ektodermale Dysplasien

Krankheit	Symptome	Ätiologie/Lokus
Clouston-Syndrom (ectodermal dysplasia, hydrotic)	Totale Alopezie, dünne Augenbrauen, schwere Nageldysplasie, palmoplantare Hyperkeratose, Hyperpigmentierungen, verdickte Schädelknochen	AD, 13q11–q12
Ektrodaktyly-ectodermal dysplasia-clefting-(EEC-) Syndrom	Spalthände und Füße, Syndaktylien, LKG-Spalte, seltener Gaumenspalte, dünne Haare, Augenbrauen und Wimpern, hypoplastische Tränenwege, Photophobie, Hypodontie, konische Zähne, dysplastische Nägel, urogenitale Fehlbildungen, Schwerhörigkeit	AD, 7q11–q22 ?
Goltz-Gorlin-Syndrom (fokale dermale Hypoplasie)	Hautatrophie, Teleangiektasien, Pigmentstörungen, Fettgewebshernien, Papillome, Reduktionsdefekte der Extremitäten, Hypodontie, Zahndysplasie, Nageldysplasie, fokale Alopezie, Kolobome, Mikrophthalmus, Mikrozephalus, leichte Retardierung	X-gebunden dominant, meist letal bei Jungen Xp22.31
Hay-Wells-Syndrom (AEC-Syndrom)	Ankyloblepharon, fehlende oder sehr dünne Haare, Tränenganganomalien, Gaumenspalte, konische Zähne, fehlende oder dysplastische Nägel, milde Hypohidrose	AD
Incontinentia pigmenti (Bloch-Sulzberger-Syndrom)	Fleckförmige Alopezie, Retinopathie, Katarakt, Hypodontie, konische Zähne, dysplastische Nägel, Hautveränderungen: Erythem → Bläschen → Hyperkeratose → Hyperpigmentierung entlang der Blaschko-Linien, teilweise ZNS-Beteiligung	X-gebunden dominant, letal bei Jungen Xq28
Rapp-Hodgkin- Syndrom	Trichodysplasie (z. B. Pili torti), Alopezie, spärliche Augenbrauen, Tränenganganomalien, Hypodontie, submuköse Gaumenspalte	AD
Rothmund-Thomson-Syndrom	Poikilodermie: Erythem, Atrophie, Hyper-, Depigmentierung, Hyperkeratose. Photosensibilität, Katarakt, Zahndysplasie, Nageldysplasie, radiale Hypoplasie, Minderwuchs	AR
Trichodentoossäres Syndrom	Dichte, kleingelockte Haare, Gesichtsdysmorphien, Taurodontie der Molaren, Schmelzdefekte, Gingivaabszesse, dicke, brüchige Nägel, Osteosklerose	AD

AD autosomal-dominant; *AR* autosomal-rezessiv

me wie Zahnanomalien und eine verminderte Schwitzfähigkeit (regionale Schweißdrüsenhypoplasie) zeigen, vereinzelt wird auch über eine Hypoplasie der Mamillen berichtet. Es besteht eine große inter- und intrafamiliäre Variabilität.

Diagnose. Die Diagnose ist klinisch zu stellen. Der molekulargenetische Mutationsnachweis ist wichtig für die sichere Diagnostik von Überträgerinnen und zur Abgrenzung der sehr seltenen autosomal-rezessiven Form.

262.13 Tumoren im Kindesalter

Pigmentzellnävi

Bei den Pigmentzellnävi findet sich eine umschriebene Hyperpigmentierung auf der Haut, hervorgerufen durch eine zu große Anzahl und/oder Aktivität der dermalen oder epidermalen Melanozyten. Bei den *Café-au-lait-Flecken* handelt es sich um rundliche bis ovale, homogene, pigmentierte, milchkaffeefarbene Flecken. Finden sich mehr als 5 größere dieser an sich harmlosen Flecken, so kann dies, insbesondere in Kombination mit sommersprossenartigen Hyperpigmentierungen in den Axillen, ein Hinweis auf das Vorliegen einer Neurofibromatose sein. *Epheliden*, sog. Sommersprossen, sind sehr kleine, gelb bis bräunliche, scharf begrenzte Pigmentflecken, die häufiger bei rothaarigen Menschen zu finden sind und durch UV-Licht im Sommer besonders deutlich hervortreten. Davon abzugrenzen sind *Lentigines*, die den Sommersprossen ähneln, aber meist dunkler und bis linsengroß sind und lichtunabhängig entstehen. Bei plötzlicher Aussaat und Auftreten zahlreicher Lentigines spricht man von einer Lentiginose, die auch auf innere Veränderungen hinweisen kann wie z.B. beim LEOPARD Syndrom.

Im Rahmen der dermalen melanozytischen Nävi beobachtet man auch bei weißrassigen Kindern ab und zu eine über dem distalen Rücken gelegene blaugraue, unscharf begrenzte Verfärbung, den *Mongolenfleck*, der gewöhnlich bis zur Pubertät wieder verblasst. Als *blauer Nävus* imponiert der Naevus coeruleus, der, meist singulär vorkommend, durch die tief in der Dermis gelegenen Melaninpigmente seine blauschwarze Farbe erhält.

Nävuszellnävi

Nävuszellnävi treten praktisch bei jedem Menschen in verschiedener Anzahl, Größe und Ausprägung auf und reichen von flachen, stecknadelkopfgroßen bis zu handgroßen, papillomatösen Nävi. Sie liegen in umschriebenen Herden entweder nest- oder strangförmig in der Epidermis, in der epidermodermalen Junktionszone oder in der Dermis. Die kongenital auftretenden pigmentierten und z.T. auch behaarten Nävi werden auch als Tierfellnävi bezeichnet. Aufgrund des bei kongenitalen Nävi erhöhten Entartungsrisikos ist die Exzision noch im Kindesalter anzuraten, was bei sehr großen Nävi eine anspruchsvolle plastische Operation bedeutet. Übergänge vom Nävus in Richtung Melanom werden auch als dysplastische Nävi bezeichnet. Hier finden sich histologisch bereits Dysplasie und Hyperplasie polymorpher Melanozyten. Alle Nävi mit Verdacht auf Vorliegen einer Dysplasie sollten exzidiert werden.

Melanom

Maligne Melanome zeichnen sich aus durch ihre ausgeprägte und oft auch frühzeitige Neigung, lymphogen und auch hämatogen zu metastasieren. Vor der Pubertät ist das Auftreten von Melanomen selten. Betroffen sind häufiger Patienten mit hellem Hauttyp. Positive Familienanamnese, starke Sonnenbestrahlung und durchgemachte Sonnenbrände sind wesentliche Risikofaktoren. Klinisch imponieren Melanome oft sehr unterschiedlich, was Farbe, Größe und Struktur betrifft. Warnsignale sind rasche Größenzunahme einer pigmentierten Hautveränderung, Änderung der Farbe, Auf-

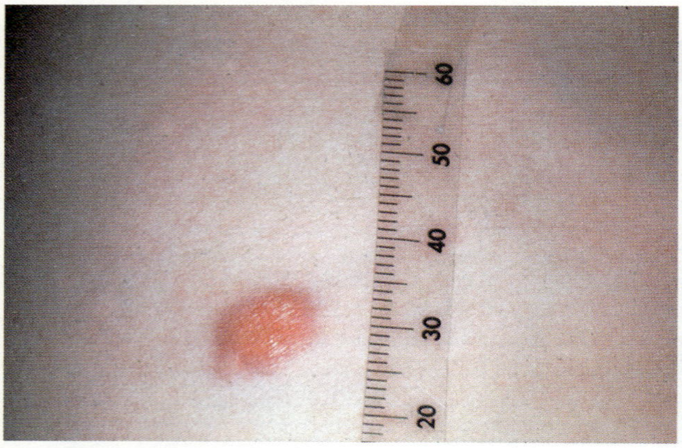

Abb. 262.24. Xanthogranulom

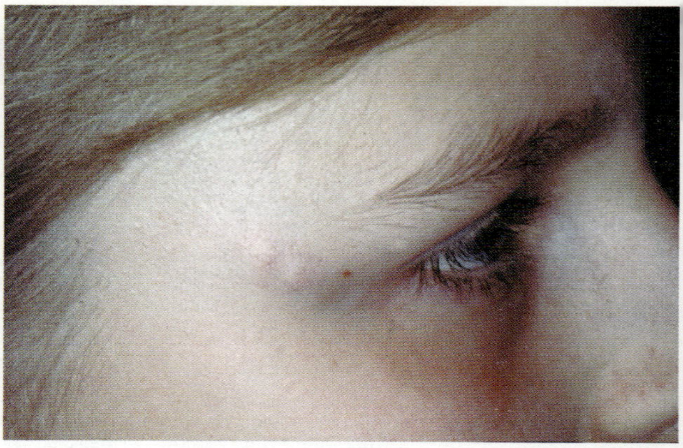

Abb. 262.25. Pilomatrixom

treten von Juckreiz oder gar Blutung. Hier ist ein sofortiges hautfachärztliches Konsil mit rascher Exzision und ggf. weiteren Maßnahmen erforderlich.

Spindelzellnävus

Der wegen seiner an ein Melanom erinnernden Histologie leider noch als juveniles Melanom bezeichnete Spindelzellnävus („Spitz-Nävus") tritt vornehmlich bei Kindern und Jugendlichen auf. Klinisch ist er selten pigmentiert und imponiert in der Regel eher durch eine rötliche, kegelartig aufgebaute Papel bis Knoten. Der Tumor sitzt öfter im Kopf- und oberen Rumpfbereich. Das histologische Bild ist dem Melanom sehr ähnlich mit v.a. großen Nävuszellnestern und z.T. spindeligen und mehrkernigen atypisch wirkenden Zellen. Der Nachweis von apoptotischen Zellen im junktionalen Bereich (Kamino-Bodys) ist wegweisend für die Diagnose. Differentialdiagnostisch können ein juveniles Xanthogranulom, ein Histiozytom sowie ein Pilomatrixom in Betracht kommen. Der Tumor ist gutartig und kann mit einem kleinen Sicherheitsabstand exzidiert werden.

Juveniles Xanthogranulom

Das in der postnatalen bzw. in der Säuglingsperiode auftretende orangefarbene juvenile Xanthogranulom (Nävoxanthoendotheliom; Abb. 262.24) tritt in der Regel solitär auf. Die Prädilektionsstellen sind Gesicht, Kapillitium sowie Extremitäten. Aufgrund seines Aufbaus und seiner Farbe ist der Tumor gelegentlich mit einem Spindelzellnävus (s. oben) zu verwechseln. In seltenen Fällen kommt es zur Ausbildung eines sog. Riesenxanthogranuloms, das bis zu 5–8 cm groß werden kann. Histologisch finden sich große, xanthomatöse, z.T. auch spindelförmige Zellen sowie mehrkernige Riesenzellen (Touton-Riesenzellen). Der Tumor ist benigne und kann sich langsam unter Ausbildung einer geringen Hyperpigmentierung spontan zurückbilden.

Pilomatrixom

Das Pilomatrixom (Epithelioma calcificans Malherbe; Abb. 262.25) tritt häufiger bei Kindern auf, insbesondere im Gesichtsbereich. Klinisch imponiert es durch kutan bis subkutan gelegene sehr derbe Knoten. Sehr selten kommt es gleichzeitig oder nacheinander zur Ausbildung mehrerer Pilomatrixome. Histologisch sind die sog. Schattenzellen sowie die Nekrose- und Verkalkungszonen pathognomonisch für diesen Tumor. Der Tumor sollte in toto exzidiert werden.

Hämangiome

Klinische Symptome. Hämangiome treten meist in den ersten Lebenstagen bis Wochen auf. Je nach Lokalisation unterscheidet man kutane, kutan-subkutane oder rein subkutane Hämangiome. Letztere, auch kavernöse Hämangiome genannt, neigen oft zu raschem Wachstum und liegen vor als weiche, ausdrückbare Tumoren, die bläulich durchschimmernd das Hautniveau emporheben. Dabei sind der Verlauf und die Größenzunahme individuell sehr variabel. Als Komplikationen können intratumorale Thrombose, Blutung, Mazeration und Ulkusbildung sowie Nekrotisierung auftreten. Meist wird dadurch die Spontanheilung eingeleitet. Auf anatomische Besonderheiten ist zu achten, z.B. bei Verdrängung im Orbitabereich.

Sonderformen. Eine Sonderform ist das *verruköse Hämangiom:* Zunächst als Gruppe von einzelnen rötlichen Papeln und später konfluierend können verruköse Plaques oder lineare Bänder entstehen. Beim *Kasabach-Merritt-Syndrom* finden sich große, kavernöse Riesenhämangiome mit der Gefahr der Thrombosierung und Entwicklung von Verbrauchskoagulopathie und mikroangiopathischer hämolytischer Anämie. Das *Mafucci-Syndrom* ist gekennzeichnet durch das gemeinsame Vorkommen von kavernösen Hämangiomen (oder Phlebektasien oder Lymphangiomen) und Enchondromen.

Therapie. Es besteht zwar eine starke Spontanheilungstendenz und die Regression ist meist bis zum Beginn des Schulalters abgeschlossen. Um dem Größenwachstum und Komplikationen vorzubeugen, ist jedoch insbesondere bei funktionell und ästhetisch störenden Lokalisationen der frühzeitige Einsatz der Laser- oder Kryotherapie indiziert. Diese wird ggf. auch mehrmals eingesetzt, bis sich deutliche Regressionszonen zeigen.

Lymphangiome

Lymphangiome treten ähnlich wie die Hämangiome im frühen Säuglingsalter auf. Gelegentlich finden sich auch gemischte Hämatolymphangiome.

Lymphangioma circumscriptum cysticum. Typisch sind herpetiform angeordnete, helle, prall derbe, zosteriforme Pseudobläschen, nach Traumatisierung kommt es zu Blutbeimischung und Ausbildung von Hämatolymphangiomen.

Erforderliche Therapiemaßnahmen sind Exzision, Kryo- oder Lasertherapie.

Lymphangioma cavernosum subcutaneum. Beim Lymphangioma cavernosum subcutaneum besteht eine umschriebene Hautvorwölbung mit darunterliegendem teigigem Tumor. Je nach Größe kann das Lymphangioma cavernosum auch Ursache einer Elephantiasis oder einer Makroglossie sein.

Erforderlich ist die Exzision je nach Lokalisation und Ausmaß.

262.14 Acne vulgaris

Aknekrankheiten

Definition. Die meist in der Adoleszenz und im frühen Erwachsenenalter auftretende Akne ist sehr häufig, wobei gewöhnlich der Beginn in das 12. Lebensjahr fällt. Bei früherem Beginn ist mit einem schwereren Verlauf zu rechnen. Der spontane Verlauf der Akne kann sich bis zum 30. Lebensjahr hinstrecken.

Ätiologie und Pathogenese. Von Bedeutung sind hier 3 Komponenten:

- die in der Pubertät auftretende Steigerung der Lipidsynthese,
- die Verhornungsstörung im Follikelinfundibulum (dadurch Entstehung eines Staus der Lipidmassen) und
- die Anwesenheit von Corynebacterium acnes und die entsprechende Sezernierung von Lipiden mit Freisetzung von proinflammatorischen freien Fettsäuren.

In der Regel ist die Akne nicht auf einen Überschuß an Androgenen zurückzuführen, sondern auf eine erhöhte Empfindlichkeit der Talgdrüsenrezeptoren. Bei Vorhandensein von eindeutigen Zeichen einer Androgenisierung muß an ein polyzystisches Ovarsyndrom gedacht werden.

Klinische Symptome. Das Bild der Acne vulgaris (Abb. 262.26) wird durch das unterschiedlich stark ausgeprägte Vorhandensein von offenen und geschlossenen Komedonen, Papeln, Papulopusteln sowie in schweren Fällen von Knoten bestimmt. Die Akne wird üblicherweise in 4 Schweregrade eingeteilt, wobei die Gradeinteilung von dem Überwiegen einzelner oder mehrerer Primäreffloreszenzen bestimmt wird. Die Acne comedonica (üblich im Stirnbereich bei jüngeren Mädchen) stellt meist die Erstmanifestation der Akne dar. Bei Überwiegen von Papeln und Papulopusteln stellt sich dann das Vollbild einer Acne papulopustulosa dar. Bei schwereren Verlaufsformen kommt es nicht selten im Gesichts-, Brust- und Rückenbereich zur Bildung von Knoten und Zysten, die dann dem Vollbild der Acne conglobata entsprechen (Abb. 262.27).

Sonderformen

Acne neonatorum. Die aufgrund der persistierenden mütterlichen Androgene auftretende Acne neonatorum entsteht direkt postnatal und heilt in der Regel spontan ab.

Acne excoriée des jeunes filles. Die fälschlicherweise als Akne bezeichnete Krankheit weist keine der Primäreffloreszenzen der Acne vulgaris auf, sondern ist geprägt durch zahlreiche exkoriierte Papeln. Die artifizielle Komponente dieser Krankheit steht im Vordergrund und bedarf in der Regel einer psychosomatischen Betreuung.

Acne cosmetica. Die Acne cosmetica entsteht durch eine unsachgemäße Anwendung von fettreichen Kosmetika.

Acne fulminans. Die Acne fulminans, eine meist bei Jugendlichen im Pubertätsalter auftretende, akute Form der Akne, geht mit ausgeprägten Systemzeichen wie Fieber, Arthralgi-

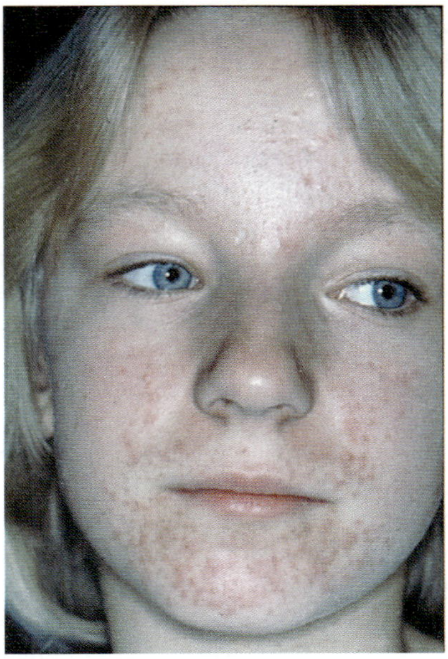

Abb. 262.26. Acne vulgaris

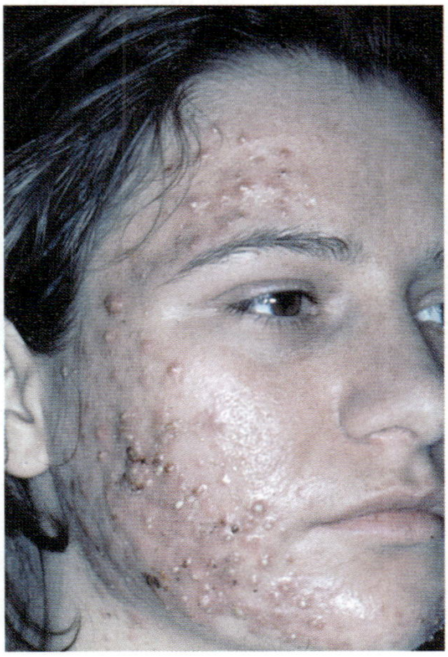

Abb. 262.27. Acne conglobata

en und Leukozytose einher. Klinisch ist sie durch das plötzliche Auftreten von Papeln, Zysten und Knoten im Brust- und Rückenbereich gekennzeichnet.

Therapie. Die bereits oben erwähnten 3 Säulen der Pathophysiologie dieser Krankheiten können auch gezielt therapeutisch angegangen werden. Die übermäßige Talgproduktion kann bei jungen Frauen durch die Einnahme von Antiandrogenen (Cyproteronacetat) eingedämmt werden. Die Proliferation der Keime kann lokal oder systemisch mittels Antibiotika bekämpft werden. In der Regel haben sich hier Tetrazykline bzw. Minozyklin sehr gut bewährt. Bei den entzündlichen Formen der Akne (mit vielen Papeln und Papulopusteln) empfiehlt sich ebenfalls eine lokale antibakterielle Therapie mit Benzoylperoxid (5 oder 10%). Die Verhornungsstörung wird in der Regel durch den Einsatz von topischen Retinoiden bekämpft. Bei schweren Formen der Akne (Acne conglobata) empfiehlt sich die Einnahme von stark wirksamen Retinoiden (z.B. 13-cis-Retinsäure).

Über diese Maßnahmen hinaus sollte der Patient über die Meidung von fetthaltigen Präparaten bzw. Kosmetika aufgeklärt werden.

262.15 Krankheiten der Hautanhangsgebilde

Haare

Alopecia areata

Definition, Ätiologie und Pathogenese. Die Alopecia areata (Abb. 262.28), eine nichtvernarbende Alopezie, kann in jedem Lebensalter auftreten, insbesondere bei Kindern im Schulalter. Es handelt sich offensichtlich um eine Autoimmunaggression zytotoxischer Lymphozyten gegen Bestandteile des Follikelapparats. Bei länger bestehender Krankheit kann es zur irreversiblen Zerstörung des Follikels kommen.

Klinische Symptome und Verlauf. In der Regel treten bei Kindern zunächst solitäre, gelegentlich konfluierende haarlose Areale auf. Typisch ist das Vorhandensein kurzer „Ausrufezeichenhaare" in diesen Arealen. Die zentrifugale Progredienz ist bei Kindern in der Regel eher langsam. Bei Befall des gesamten Kapillitiums handelt es sich um eine Alopecia areata totalis, bei Verlust der gesamten Körperbehaarung um eine Alopecia areata universalis. Nicht selten treten auch Veränderungen der Nägel auf, z.B. Tüpfelnägel oder Längsrillen. Eine Assoziation mit der atopischen Diathese wurde diskutiert.

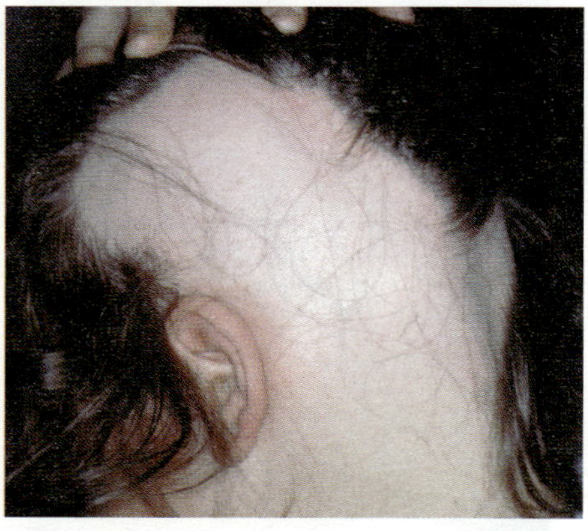

Abb. 262.28. Alopecia areata

Es sind 3 Verlaufsformen möglich:

- eine spontane Regression,
- ein chronisch-rezidivierender Verlauf und
- ein Übergang in eine Alopecia areata totalis bzw. universalis.

Der Verlauf ist in der Regel nicht voraussehbar.

Therapie. Obwohl meist wenig wirksam, können topische Glukokortikosteroide versucht werden. Auch eine systemische Steroidtherapie, insbesondere im Falle einer Alopecia areata totalis bzw. universalis, kann eine positive Auswirkung haben, v.a. bei relativ kurzer Anamnese. Ebenso hat eine systemische Therapie mit Sulfonen (DADPS) zur Regression führen können, wobei es hier keine kontrollierte Studie gibt. Die bei Erwachsenen häufig eingesetzte topische Immuntherapie mit Diphencyprone (DCP) oder Quadratsäure sollte bei Kindern nur nach Abwägung des Nutzen-Risiko-Verhältnisses angewendet werden.

Haarschaftanomalien

Definition. Es handelt sich in der Regel um genetisch bedingte Bildungsstörungen des Haarschaftes, die entweder isoliert oder als Teilsymptom anderer Krankheiten auftreten. Man unterscheidet zwischen den Anomalien *ohne* erhöhte Haarbrüchigkeit und den Anomalien *mit* erhöhter Haarbrüchigkeit. Zur ersten Gruppe gehören die Pili anulati (Kräuselhaare) sowie die Pili trianguli et canaliculi (Syndrom der unkämmbaren Haare). Zur zweiten Gruppe gehören Veränderungen wie Monilethrix, Trichorrhexis nodosa, Trichorrhexis invaginata und Pili torti.

Die Differentialdiagnose aller dieser Veränderungen kann in der Regel nur durch eine mikroskopische bzw. rasterelektronenmikroskopische Untersuchung erfolgen. Eine Therapie dieser Anomalien ist in der Regel nicht möglich.

262.16 Erkrankungen des Nagelorgans

Angeborene oder erworbene Erkrankungen des Nagelorgans sind bei Kindern relativ selten. Wie bei Erwachsenen stellen diese sehr oft diagnostische und therapeutische Herausforderungen dar. Die gründliche körperliche Untersuchung sollte stets die Untersuchung der Nägel beinhalten, da sie ggf. wichtige Hinweise für angeborene, meist monogenetische Erkrankungen oder weitere erworbene, meist entzündliche Dermatosen liefern.

Definition der meistgebrauchten Bezeichnungen für Nagelveränderungen:

Anonychie:	Komplettes Fehlen der Nagelplatte
Brachyonychie:	Kurze/kleine Nägel
Leukonychie:	Weißverfärbung des Nagels
Onychoschisis:	Lamelläre Absplitterung des Nagels
Onycholyse:	Ablösung der Nagelplatte vom Nagelbett
Koilonychie (Löffelnagel):	Transversale und longitudinale Wölbung der Nagelplatte

Pachyonychie: Verdickung der Nägel durch Hyperkeratose des Nagelbetts
Melanonychie: Braun- oder Schwarzverfärbung der Nagelplatte

Angeborene Dystrophien der Nägel

Aufgrund der Nagelmorphogenese während des embryonalen Wachstums entstehen Onychodystrophien im wesentlichen als Folge teratogener Stoffe oder genetischer Defekte. Bei Trisomien (z.B. Trisomie 3, 4, 8, 13, 18 und beim Turner-Syndrom) entstehen in der Regel hypoplastische Nägel. Beim Down-Syndrom (Trisomie 21) entsteht eine Makroonychie.

Bei toxischer Einwirkung von zum Beispiel Alkohol oder Medikamenten, wie Phenytoin, kommt es zu einer erheblichen Retardierung der Ausbildung des Nagelorgans mit nachfolgender Nagelhypoplasie.

Die Pachyonychia congenita, die durch eine angeborene Hyperkeratose des Nagelbetts entsteht, ist eine klassische Genodermatose, die nur über eine langfristige Gabe von oralen Retinoiden therapierbar ist.

Die Dyskeratosis congenita (Zinsser-Cole-Engman) ist meistens mit einem Immundefekt, einer Hyperhidrosis palmo-plantaris, Leukoplakien der Mundschleimhaut sowie retikulären Pigmentierungen des Gesichtes assoziiert.

Unguis incarnatus. Eingewachsene Nägel treten meist bei Knaben und Jugendlichen auf und entstehen durch chronische Traumen sowie unsachgemäße Nagelpflege. Die im lateralen Bereich beginnende Entzündungsreaktion kann bis zum Panaritium führen. In der Anfangsphase kann das Wegschneiden der eingewachsenen Nagelecken ausreichen. Bei ausgeprägtem Befund empfiehlt sich eine antiseptische Behandlung mit entsprechenden Fußbädern bis hin zur lokalen und systemischen antibiotischen Therapie. Nicht selten ist dann die Exzision des seitlichen Anteils der Nagelmatrix erforderlich.

Nagelveränderungen durch Infektion

Humanpapillomvirusinfektion. Die durch HPV bedingten Warzen können auch rund um das Nagelorgan bzw. im Nagelbett entstehen und stellen in der Regel eine therapeutische Herausforderung dar. Während die schmerzhafte Kryotherapie meistens von Kindern abgelehnt wird, empfiehlt sich hier die lokale Anwendung von intrafokalem Bleomycin oder Monochloressigsäure. Ausgedehnte periunguale Warzenbeete können vor allem bei abnormen Immunabwehrsituationen (atopische Diathese, Immundefekte, HIV, etc.) entstehen.

Panaritium. Diese meist durch Staphylokokken bedingte, sehr schmerzhafte Entzündungsreaktionen des Nagelorgans kann sich sehr rasch auf das Gelenk, die Sehnenscheide und den Knochen ausdehnen. Deshalb ist eine frühzeitige Erkennung und Behandlung mit gegen Staphylokokken wirksamen Antibiotika (z.B. Cephalosporine) notwendig. Gegebenenfalls ist auch eine chirurgische Sanierung mit Spaltung notwendig. Es kann zu einer irreversiblen Schädigung des Nagelorgans mit Verlust der Nagelplatte kommen.

Onychomykosen. Während Schimmelpilze sehr selten die Nägel der Kinder befallen, stehen hier Dermatophyten (insbesondere Trichophyton rubrum) sowie Candida albicans im Vordergrund. Ein distaler Befall ist häufiger durch Dermatophyten verursacht. Dagegen ist Candida albicans häufiger im proximalen subungualen Bereich anzutreffen.

Die Diagnose kann durch Nativuntersuchungen bzw. Kulturen vom betroffenen Nagel gestellt werden. Sehr bewährt hat sich auch die histologische Untersuchung der Nagelplatte mit dem Nachweis von Sporen bzw. Hyphen.

Allenfalls bei einem ganz initialen Befall kann eine lokale Therapie (z.B. mit einem antimykotischen Lack) von Erfolg gekrönt sein. Ansonsten bleibt stets die systemische Gabe von dem Alter entsprechend zugelassenen Antimykotika (z.B. Griseofulvin, Fluconazol) die Therapie der Wahl.

Nagelveränderungen im Rahmen von Dermatosen

In Analogie zum übrigen Integument kann auch das Nagelorgan, insbesondere die Nagelmatrix und das Nagelbett von entzündlichen Veränderungen im Rahmen von entzündlichen Hautkrankheiten befallen sein. Es bilden sich dann relativ klassische, jedoch nicht pathognomonische Veränderungen der Nägel, die auch für die differentialdiagnostische Überlegung der Hauterkrankung von Bedeutung sein können.

Bei der **Psoriasis** findet man am häufigsten sog. Tüpfelnägel, die durch Grübchen in der Nagelplatte verursacht werden. Darüber hinaus kommt es auch zu einer Nagelverfärbung, zu einer subungualen Hyperkeratose mit Ablösung der Nagelplatte und entsprechender Onycholyse. Sekundär können sich auch Bakterien und Pilzinfektionen in diesen Bereichen ansiedeln. Bei Kindern ist das Auftreten der akralen und pustulösen Sonderform, der sog. **Acrodermatitis suppurativa continua Hallopeau** mit Pustelbildung des Nagelbetts und des periungualen Bereiches sehr selten.

Bei **Lichen ruber planus** kommt es häufig auch zur Veränderung der Nagelplatte, im wesentlichen durch Längsriffelung und Rauhigkeit der Nageloberfläche, so daß insgesamt der Nagel seine Transparenz verliert. Bei ausgeprägten Fällen kann es sogar zu Zerstörungen der Nagelmatrix mit nachfolgendem irreversiblen Nagelverlust kommen.

Auch bei der **Alopecia areata** kommt es zu Tüpfelnägeln und selteneren Veränderungen wie Trachyonychie und Längsriffelung der Nagelplatte.

Beim **chronischen Handekzem** im Rahmen einer Neurodermitis oder eines allergischen Kontaktgeschehens wird auch der Nagel sehr oft in Mitleidenschaft gezogen. Am häufigsten treten hier sog. Beau-Reilsche Furchen auf. Diese sind durch querverlaufende und rinnenförmige Einsenkungen der Nagelplatte, die eine wellenartige Oberfläche des Nagels zur Folge haben, charakterisiert. Diese Veränderungen sind stets nach Abklingen der Entzündung reversibel.

Literatur

Braun-Falco O, Plewig G, Wolff H et al. (2003) Dermatologie und Venerologie. Springer, Berlin Heidelberg New York Tokyo
Fritsch P (1998) Dermatologie und Venerologie. Lehrbuch und Atlas. Springer, Berlin Heidelberg New York Tokyo
Pierini A-M, Garcia-Diaz de Pierini R, Bustamante RF (1995) Pediatric Dermatology. International Congress Series 1073. Excerpta Medica,
Traupe H, Hamm H (Hrsg) (1999) Pädiatrische Dermatologie. Springer, Berlin Heidelberg New York Tokyo

XXVIII Notfall- und Intensivmedizin

263 Allgemeine Intensivmedizin

J. Pfenninger, B. P. Wagner

Definition. Intensivmedizin umfaßt Diagnose, Prävention sowie kurz-, mittel- und langfristige Behandlung aller Formen des Versagens von vitalen Funktionen bei lebensbedrohlich gefährdeten Patienten. Ein Team von besonders geschulten und qualifizierten ärztlichen, pflegerischen und technischen Mitarbeitern aus verschiedenen Fachrichtungen ermöglicht dabei rund um die Uhr eine optimale Betreuung des Kranken oder Verunfallten. Intensivmedizin wird in umschriebenen, dafür geeigneten Räumen praktiziert, welche klar von Notfallstation oder normaler Bettenstation zu trennen sind. Im Interesse des kritisch Kranken und des Betriebes ist jedoch eine enge Integration in eine Kinderklinik wichtig, nicht zuletzt auch im Hinblick auf die Verbreitung von Fachwissen. Einer adäquaten und aufwendigen apparativen Ausrüstung und einer hohen personellen Dotation kommt eine große Bedeutung zu. Die häufigsten lebensbedrohlichen Probleme, die Säuglinge und Kinder betreffen, können unterteilt werden in *drohende* oder *manifeste Insuffizienz* der *Atmung*, des *Herz-Kreislauf-Systems* und des *Nervensystems.*

Quantifizierung des Schweregrades der Krankheit. Viele Teilgebiete der Medizin gebrauchen klinische Scoringsysteme, die es erlauben, den Schweregrad der Krankheit zu erfassen und damit die Prognose abzuschätzen (Apgar-Schema, Glasgow-Komaskala u.a.). Der wohl bekannteste Quantifizierungsversuch des Schweregrades einer Krankheit in der pädiatrischen Intensivmedizin ist der PRISM-Score (pediatric risk of mortality), der ursprünglich 14 physiologische Variablen umfaßte: Herzfrequenz, systolischer und diastolischer Blutdruck, Atemfrequenz, paO_2/FIO_2, $paCO_2$, Glasgow-Komaskala, Pupillenreaktion, Blutgerinnungsdaten, Bilirubin, Kalium, Kalzium, Glukose und Bicarbonat. Der PRISM-Score basiert auf der Annahme, daß das Ausmaß der gestörten Funktion verschiedener wichtiger Organe und Systeme mit dem Behandlungsergebnis (Überleben bzw. Tod) korreliert. Mit der ersten Version des PRISM-Score ließ sich in über 90 % der Fälle eine korrekte Voraussage machen. Mittlerweile ist ein noch zuverlässigerer PRISM-III-Score kommerziell erhältlich, der 18 physiologische Variablen sowie andere wichtige klinische Daten (Vorliegen einer Chromosomenanomalie oder eines onkologischen Grundleidens, durchgemachte kardiopulmonale Reanimation u.a.) umfaßt. Die Daten werden in den ersten 12–24 h nach Aufnahme in einer Intensivstation erhoben. Hervorzuheben ist, daß sich der PRISM-Score wie auch alle anderen Scores wohl zur Beurteilung eines Kollektivs, nicht aber für den individuellen Fall eignet. Als mögliche einfachere Alternative könnte sich der PIM-Score (pediatric index of mortality) erweisen, der sich auf 8 Kriterien bei Aufnahme in die Intensivstation stützt: Aufnahmemodus, zugrundeliegende Krankheit, Pupillenreaktion, Basenüberschuß, paO_2, FIO_2, systolischer Blutdruck und maschinelle Beatmung. Für das kritisch kranke Neugeborene wurden ebenfalls Scoringsysteme entwickelt. Die bekanntesten sind der SNAP-Score (score for neonatal acute physiology) und der besonders auf kleine Frühgeborene zugeschnittene CRIB-Score (clinical risk index for babies).

Literatur

Cockburn F, Cooke RWI, Gamsu HR et al. (1993) The CRIB (clinical risk index for babies) score: a tool for assessing initial neonatal risk and comparing performance of neonatal intensive care units. Lancet 342: 193–198

Pollack MM, Ruttimann UE, Getson PR (1988) Pediatric risk of mortality (PRISM) score. Crit Care Med 16: 1110–1116

Richardson DK, Gray JE, McCormick MC et al. (1993) Score for neonatal acute physiology: a physiologic severity index for neonatal intensive care. Pediatrics 91: 617–623

Shann F, Pearson G, Slater A et al. (1997) Paediatric index of mortality (PIM): a mortality prediction model for children in intensive care. Intensive Care Med 23: 201–207

263.1 Atemnot und respiratorische Insuffizienz

Definition. Der Begriff der Atemnot umschreibt eine klinische Situation, in der folgende Symptome auftreten können:

- Tachypnoe (präterminal Bradypnoe, terminal Apnoe),
- Nasenflügeln,
- Einziehungen,
- Einsatz der Atemhilfsmuskulatur,
- Zyanose,
- Stridor, Stertor, Giemen und Pfeifen,
- Stöhnen („grunting"),
- Tachykardie (präterminal Bradykardie, terminal Asystolie),
- arterielle Hypertonie,
- paradoxer Puls,
- Schwitzen,
- Unruhe – Krämpfe,
- Lethargie – Koma,
- vorgewölbte Fontanelle.

Der Begriff der respiratorischen Insuffizienz hingegen setzt die Bestimmung der arteriellen Blutgase oder ihrer Äquivalente voraus. Gasaustauschstörungen mit arterieller Hypoxämie oder Hyperkapnie können durch folgende Ursachen bedingt sein:

- gestörte mechanische Eigenschaften der Atemwege und Lungen oder der Pleura bzw. Brustwand,
- gestörte Funktion des efferenten Teils des neuromuskulären Apparates oder
- gestörte Funktion des Atemzentrums.

Da die meisten Probleme durch abnorme Eigenschaften der Atemwege/Lungen verursacht sind, treten Atemnot und re-

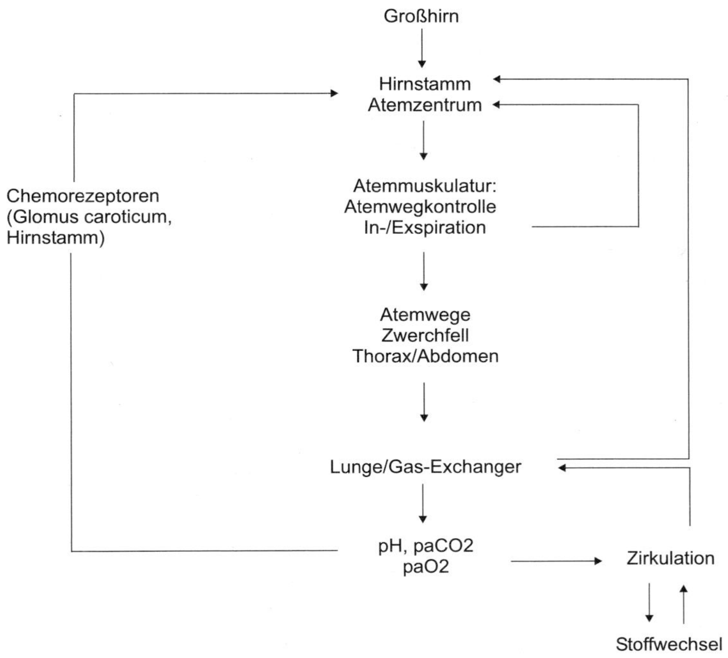

Abb. 263.1. Schematische Darstellung der Atmung

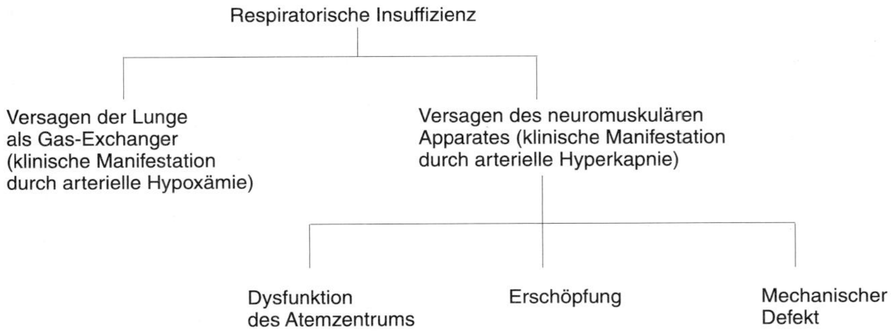

Abb. 263.2. Einteilung der respiratorischen Insuffizienz

spiratorische Insuffizienz meist gleichzeitig auf. Eine schematische Darstellung des Atmungsapparates und seiner Anteile zeigt Abb. 263.1.

Ätiologie

Mechanische Dysfunktion. Krankheiten mit abnormen mechanischen Eigenschaften des Atmungsapparates können in die Gruppen restriktive und obstruktive Affektionen der Atemwege und Lungen eingeteilt werden.

Restriktive Lungenkrankheiten liegen vor, wenn die die Lungen umgebenden Strukturen deren Ausdehnung einschränken (Pneumothorax, Pleuraerguß, massiver Aszites oder Meteorismus des Abdomens) oder wenn das Lungenparenchym selbst betroffen ist (Lungenödem, entzündliche Veränderungen). Die Folgen einer restriktiven Veränderung haben 2 Aspekte: Einerseits ist während der Inspiration mehr Kraft erforderlich, um das Atemzugvolumen zu halten, andererseits funktioniert die Lunge auf tieferen Volumina und Kapazitäten. Vor allem die verminderte funktionelle Residualkapazität hat zur Folge, daß respiratorische Einheiten (Azini) endexspiratorisch oder während des gesamten Atemzyklus kollabiert und vom Gasaustausch mehr oder weniger ausgeschlossen bleiben. Je nach Anpassung der Lungendurchblutung führt dies zu einem intrapulmonalen Rechts-links-Shunt bzw. einer Ventilation/Perfusion-(V/Q-)Störung. In den arteriellen Blutgasen findet sich v.a. eine Hypoxämie. Klinisch manifestiert sich die vermehrte Atemanstrengung im Einsatz der Atemhilfsmuskulatur und besonders bei Säuglingen und Kleinkindern in Form von Einziehungen. Es kommt somit zu vermehrter, z.T. ineffizient aufgewendeter Atemarbeit („wasted energy" in Thoraxverformungen). Wenn der Patient diese Arbeit nicht mehr erbringen kann, spricht man von Erschöpfung („fatigue"), und es kommt zu einem Anstieg der arteriellen Kohlensäurespannung (Abb. 263.2). Neben dem vermehrten Einsatz der Atemmuskulatur versucht der erkrankte Organismus, mit endexspiratorischem Glottisverschluß (Stöhnen) die funktionelle Residualkapazität zu verbessern und durch Nasenflügeln den inspiratorischen Widerstand zu senken. Bei nachlassender Effizienz der Atemmuskulatur nimmt das Atemzugvolumen ab, und die Atemfrequenz muß gesteigert werden (Tachypnoe), um die alveoläre Ventilation zu halten.

Obstruktive Lungenkrankheiten liegen vor, wenn die zyklische Ausdehnung oder Entleerung der Lungen in gasflußabhängiger Weise behindert ist. Sie sind bedingt durch Einengung der intra- oder extrathorakalen Atemwege (die anatomische Grenze zur Unterteilung in intra- und extrathorakal liegt zwischen Mitte Trachea bis Carina). Bei einer Obstruktion der oberen oder extrathorakalen Atemwege (Epiglottitis, alle Formen von Krupp, Fremdkörper, Tonsillen- und Adenoidhyperplasie, Laryngomalazie u.a.) werden die Inspirationszeiten relativ verlängert und der muskuläre Atemapparat verstärkt eingesetzt. Turbulente Gasflüsse führen v.a. bei Säuglingen mit relativ instabiler Trachea zu einer zusätzlichen, dynamischen Stenose im Bereich der extrathorakal gelegenen Abschnitte der Trachea. Solche zusätzlichen Belastungen können durch Aufregung, Schmerz und Angst ausgelöst werden und sind deshalb wenigstens partiell vermeidbar. Weitere wichtige Zeichen können helfen, die Lokalisation der Obstruktion zu bestimmen: Ein hochfrequenter inspiratorischer Stridor, eine heisere Stimme sowie ein bellender Husten weisen auf eine laryngeale oder subglottische Stenose hin (viraler Krupp). Eine stertoröse Atmung (niederfrequente, gurgelnde inspiratorische Nebengeräusche) ist typisch für eine supraglottische Obstruktion (Epiglottitis, Retropharyngealabszeß). Beim Vorliegen einer intrathorakalen Atemwegobstruktion (Asthma bronchiale, Bronchiolitis, Bronchomalazie u.a.) besteht eine Gasflußlimitierung vorwiegend in der Exspiration. Die Exspirationszeit wird verlängert, und interkostale und abdominale exspiratorische Muskeln werden aktiviert. Die unvollständige Entleerung der Lungen führt zu einer Überblähung mit Abflachung des Zwerchfells, was die Effizienz dieses inspiratorischen Muskels massiv beeinträchtigen kann.

Störung des neuromuskulären Apparates. Der Beginn einer solchen Störung kann schleichend sein. Die Krankheit ist dann klinisch oft schwer zu erkennen, weil der betroffene Patient keine Zeichen von Atemnot zeigt. Erst das gezielte Suchen von Hypoventilation verschafft Klarheit. In diese Kategorie fallen Kinder mit Muskeldystrophien, spinaler Muskelatrophie, Guillain-Barré-Syndrom, Myasthenia gravis etc. Tritt ein partieller oder totaler Ausfall des neuromuskulären Apparates aber plötzlich auf, so zeigt der Patient durchaus Zeichen von Atemnot, indem Hinweise auf eine maximale Aktivität des Atemzentrums („respiratory drive“) mit Nasenflügeln und Einsatz der auxiliären Atemmuskulatur vorliegen, die alveoläre Ventilation aber ungenügend ist (Zwerchfellparese, hohe Tetraplegie u.a.).

Dysfunktion des Atemzentrums. Eine verminderte Aktivität des Atemzentrums wird bei Patienten mit verminderter Bewußtseinslage infolge toxischer, metabolischer, medikamentöser oder traumatischer Einflüsse gesehen. Auch intrakranielle Raumforderungen mit Kompression des Hirnstamms können zu einem Ausfall des Atemzentrums führen. Typischerweise zeigen diese Patienten keinerlei Zeichen von Atemnot.

Pathophysiologie, Störungen des Gasaustausches. Jede alveolokapilläre Einheit (Azinus) ist ein möglicher Ort für den Austausch von Sauerstoff und Kohlensäure, wo idealerweise für jedes Gas Druckausgleich zwischen Gas- und Blutphase erreicht wird, sofern eine genügende Äquilibrierungszeit gegeben ist. Der Fluß des Sauerstoffs ist abhängig

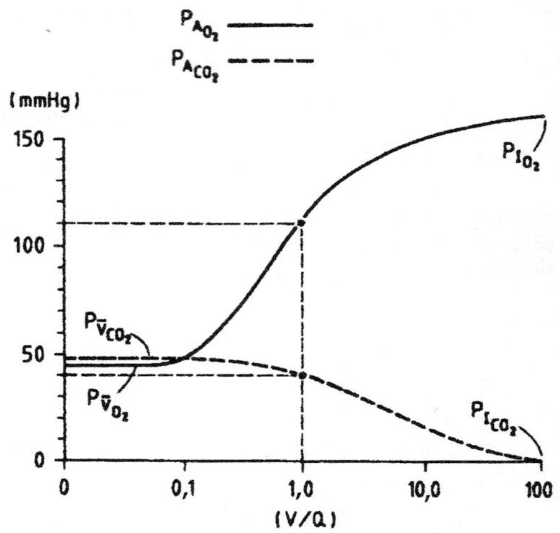

Abb. 263.3. $pAO_2/pACO_2$-Diagramm. Die alveolären (*A*) Partialdrucke von Sauerstoff (*ausgezogene Linie*) und Kohlensäure (*gestrichelte Linie*) sind in Funktion des Ventilation/Perfusion-Verhältnisses (*V/Q*) einzelner Azini von 0,01–100 dargestellt. Die Drucke sind limitiert einerseits durch die gemischt venösen Partialdrucke in Azini mit vernachlässigbarer Ventilation und andererseits durch die Zusammensetzung der eingeatmeten Luft in Azini ohne Durchblutung

vom Sauerstoffpartialdruck in den eingeatmeten Gasen und der alveolären Ventilation einerseits sowie vom Sauerstoffpartialdruck im gemischt venösen Blut, der Hämoglobinkonzentration und der Lungendurchblutung andererseits. Ist die alveoläre Ventilation (V) im Verhältnis zur Lungendurchblutung (Q) hoch (hoher V/Q-Quotient), so wird der O_2-Partialdruck in den Lungenkapillaren bzw. Lungenvenen hoch sein. Ist jedoch die alveoläre Ventilation im Verhältnis zur Durchblutung tief, ist der kapilläre bzw. pulmonalvenöse O_2-Partialdruck tief. Ähnlich wie der Sauerstoff verhält sich auch die Kohlensäure: Je höher der V/Q-Quotient, desto mehr wird sich der pulmonalvenöse CO_2-Partialdruck den inspirierten Gasen angleichen, je tiefer der V/Q-Quotient, desto eher wird er auf der Seite des gemischt venösen CO_2-Partialdrucks liegen (Abb. 263.3). Extremsituationen des V/Q-Verhältnisses sind einerseits der Shunt (erhaltene Durchblutung nicht belüfteter Abschnitte, $V/Q = 0$), andererseits die Totraumventilation (erhaltene Belüftung nicht durchbluteter Einheiten, $V/Q = \infty$). Mit der pulmonalen hypoxischen Vasokonstriktion versucht der Organismus, durch Drosselung der Durchblutung minderbelüfteter Lungenabschnitte den arteriellen O_2-Gehalt möglichst normal zu halten. Der arterielle O_2-Gehalt ist bestimmt durch den gewichteten Durchschnitt aus jeder respiratorischen Einheit. Wäre die Lunge uniform in bezug auf das V/Q-Verhältnis, könnte der ideale alveoläre O_2-Partialdruck (pAO_2) und somit der Partialdruck in den Lungenkapillaren mit der Alveolarluftgleichung berechnet werden.

Nach Ausschluß eines extrapulmonalen Rechts-links-Shunts (zyanotische Herzvitien u.ä.) muß eine arterielle Hypoxämie entweder durch einen intrapulmonalen Rechts-links-Shunt, eine ausgeprägte V/Q-Heterogenität oder selten durch eine reine globale Hypoventilation bedingt sein. Im Falle eines Lungenparenchymversagens kann das Ausmaß der Gasaustauschstörung am geeignetsten mit der alveoloarteriellen Differenz des O_2-Partialdrucks ($AaDO_2$)

bzw. dem arterioalveolären Quotienten der beiden O_2-Partialdrucke quantifiziert werden. (Unter Raumluft liegt die $AaDO_2$ bei Säuglingen normalerweise bei 10–20 mmHg, bei 12–20jährigen Gesunden bei 5–8 mmHg. Säuglinge haben somit tiefere Normalwerte des arteriellen O_2-Partialdrucks, was auf ein kritisches Verhältnis zwischen „closing capacity" und funktioneller Residualkapazität zurückzuführen ist.)

Wenn im Falle einer arteriellen Hypoxämie der betroffene Patient auf die vermehrte Chemorezeptorenstimulation mit einer Steigerung der alveolären Ventilation reagieren kann, wird der arterielle CO_2-Partialdruck abnehmen. Ein normaler oder erhöhter arterieller CO_2-Partialdruck weist somit auf eine eintretende oder bereits eingetretene Erschöpfung des neuromuskulären Apparates hin. Im Gegensatz dazu muß bei einer isolierten globalen Hypoventilation mit arterieller Hyperkapnie der arterielle O_2-Partialdruck aufgrund der Alveolarluftgleichung sinken.

Die einer arteriellen Hypoxämie zugrundeliegende Störung kann durch exogene O_2-Zufuhr bzw. körperliche Belastung genauer definiert werden: Unter hohen O_2-Konzentrationen in den eingeatmeten Gasen verschwindet der Effekt der V/Q-Heterogenität, der arterielle O_2-Partialdruck und die O_2-Sättigung steigen an, während bei einem „wahren" Shunt (V/Q = 0) die Oxygenation nicht verbessert wird. Auf der anderen Seite akzentuiert körperliche Belastung oder Aufregung ein V/Q-Mißverhältnis, indem die Transitzeit des Blutes durch den kleinen Kreislauf verkürzt wird. Es kommt somit zu einer Verstärkung der arteriellen Hypoxämie.

Diagnose. Die Ausführlichkeit und Geschwindigkeit der diagnostischen Aufarbeitung richtet sich ganz nach der Dringlichkeit der Situation. An einem Ende des Spektrums mag ein eingetretener Atmungs- und Herz-Kreislauf-Stillstand stehen, wo unverzüglich mit einer kardiopulmonalen Reanimation begonnen werden muß, am anderen Ende beispielsweise ein Fall einer kleineren Lungenembolie, wo erst die Lungenszintigraphie Klarheit verschafft. Grundsätzlich umfaßt die Evaluation die Schritte Anamnese und klinische Untersuchung, Abschätzung des Ausmaßes einer respiratorischen Insuffizienz mit arteriellen Blutgasen oder deren Äquivalente sowie eine Bildgebung in Form von Thoraxröntgen, evtl. ergänzt durch Röntgenaufnahmen der oberen Atemwege, Durchleuchtung oder Endoskopie. Damit sollte es möglich sein, eine Diagnose oder zumindest eine Arbeitshypothese aufzustellen und das Ausmaß der funktionellen Störung festzulegen.

Monitoring des Gasaustausches. Goldstandard zur Klärung einer Gasaustauschstörung sind immer noch die arteriellen Blutgase, welche unter genau definierten Bedingungen bezüglich inspirierter O_2-Konzentration bestimmt werden sollten. Während der Blutentnahme darf der Patient sich nicht aufregen oder schreien, da die bestimmten Werte sonst nicht repräsentativ sind. Für eine einwandfreie und komplikationsarme Lokalisation einer einmaligen Punktion kommt praktisch nur die A. radialis in Frage. Eine gängige Alternative zu der einmaligen arteriellen Punktion stellen kapilläre Blutgase dar. Dabei muß aber sichergestellt sein, daß die periphere Durchblutung perfekt ist (Rekapillarisierungszeit < 1 s). Nicht repräsentativ für den pulmonalen Gasaustausch sind venöse Blutgase, die viel stärker durch die Verhältnisse der peripheren Zirkulation bestimmt sind. Bei Patienten mit wiederholt notwendiger Bestimmung der Blutgase bzw. in sehr unstabilen Verhältnissen lohnt sich das Legen eines Arterienkatheters. Bei sichergestellter palmarer Kollateralzirkulation bietet sich wiederum die A. radialis als komplikationsärmste Kanülierungsstelle an. Moderne Blutgasgeräte bestimmen auf elektrochemische Weise pH, PCO_2 und PO_2 in der Regel bei 37 °C, die Werte werden auf Meereshöhe normalisiert, Bicarbonat, Basenüberschuß und O_2-Sättigung werden rechnerisch ermittelt. Nichtinvasive Alternativen zu den arteriellen Blutgasen stellen die perkutan gemessenen Blutgase, die Pulsoxymetrie und die endexspiratorisch gemessene Kohlensäure dar. Letztere entspricht im Idealfall dem alveolären CO_2.

Therapie

Maßnahmen allgemeiner Art. Die Behandlung des Patienten mit respiratorischer Dysfunktion erfolgt immer nach 2 Gesichtspunkten: Zum einen geht es darum, das Grundleiden ursächlich zu behandeln, sofern dies überhaupt möglich ist (Antibiotika bei bakteriellen Infekten u.ä.), zum anderen muß ein adäquater Gasaustausch gewährleistet werden. Letzteres sollte für den Patienten mit einer minimalen Belastung hinsichtlich Schmerzen, Unwohlsein und Komplikationen verbunden sein. Während überlegt und festgelegt wird, welches das beste Vorgehen im Einzelfall ist, darf keinesfalls übersehen werden, daß die größte unmittelbare Gefahr in Form der hypoxämischen Hypoxie droht. Sie muß unverzüglich durch Steigerung der O_2-Konzentration in der Einatmungsluft behoben werden, bei Apnoe bzw. schwerer Hypoventilation ist dies durch Maskenbeatmung zu unterstützen. In Tabelle 263.1 sind die zur Verbesserung der respiratorischen Situation des Patienten geeigneten Maßnahmen zusammengestellt. Sie sind sinngemäß und je nach klinischer Situation anzuwenden.

Künstliche Beatmung. Hauptindikation zur künstlichen Beatmung ist eine drohende oder manifeste respiratorische Insuffizienz mit vitaler Gefährdung. Obgleich Methoden existieren, die eine nichtinvasive Beatmung erlauben (via Gesichtsmaske, extern applizierte Unterdruckbeatmung), bieten sie doch nicht das hohe Maß an Sicherheit, das bei einem kritisch kranken Patienten zu fordern ist. Aus diesem Grund ist die Intubation der Trachea meist der erste Schritt zur künstlichen Beatmung. In der Regel werden bei Kindern unter 10–12 Jahren dazu ungecuffte nasotracheale Tuben verwendet, die bei einem Überdruck von 20–30 cm H_2O zwischen Tubusaußenwand und Schleimhaut der Subglottis ein Leck aufweisen sollten, damit diese Region nicht durch Drucknekrosen geschädigt wird. Alternativen sind orotracheale Tuben (schwieriger zu fixieren, Mundhygiene schwieriger zu bewerkstelligen) oder bei Langzeitproblemen eine über eine Tracheotomie eingeführte Kanüle.

Alle Beatmungsgeräte basieren auf dem einfachen Prinzip, daß durch einen positiven Überdruck in den Atemwegen eine Inspiration erzeugt wird, die Exspiration geschieht rein passiv aufgrund der elastischen Eigenschaften der Lungen. Das Ausmaß der Inspiration (Atemzugvolumen) kann durch Einstellung der Inspirationszeit und des Inspirations-

Tabelle 263.1. Maßnahmen zur Verbesserung des Gasaustausches (ausgenommen künstliche Beatmung)

Maßnahme	Effekt
Erhöhung des FIO_2 über Glocke, Maske, Nasenkatheter	Erhöhung der alveolären O_2-Spannung, Überspielen der V/Q-Inhomogenitäten
Dekompression des Abdomens	Verbesserung der funktionellen Residualkapazität
Aufrechte Körperlage bzw. Oberkörperhochlagerung	Verbesserung der funktionellen Residualkapazität
Umlagern, Bauchlage	Wechsel der Zonen III nach West (mit tiefem V/Q-Quotienten), Verminderung der Atelektaseneigung
Physiotherapie mit Stimulierung zur maximalen Inspiration	Rekrutierung atelektatischer Lungenabschnitte
Anfeuchtung der Atemgase, Spülung der oberen Atemwege mit NaCl 0,9%, Absaugen	Verflüssigung und Entfernung von Sekreten, Reduktion des Atemwegwiderstands und der Atelektaseneigung
Nasopharyngealer Tubus	Freihalten der oberen Atemwege
Nasaler oder pharyngealer kontinuierlicher positiver Atemwegdruck (CPAP)	Verbesserung der funktionellen Residualkapazität, Verminderung der Atemarbeit, Stabilisierung der Atemwege
Aminophyllin, Koffein, Doxapram	Zentrale Atemstimulation
Adrenalin, Steroide	Abschwellung der Schleimhaut, Reduktion des Atemwegwiderstandes
β_2-Stimulatoren	Bronchodilatation

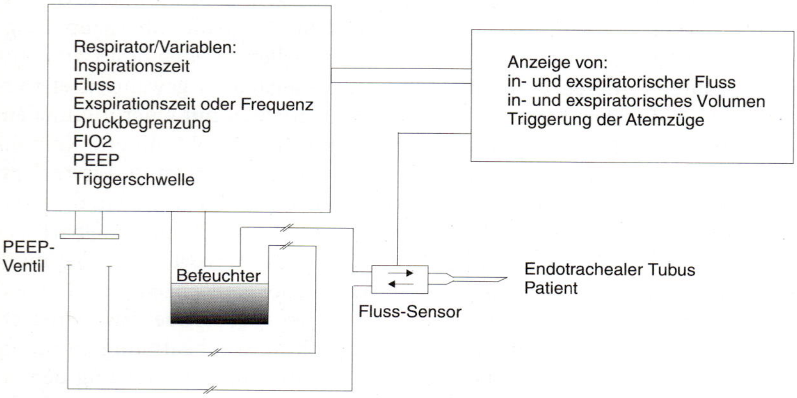

Abb. 263.4. Aufbau eines modernen konventionellen Beatmungsgerätes

flusses (zeitgesteuerter Respirator), des Atemzugvolumens (volumengesteuerter Respirator) oder des Spitzendrucks (druckgesteuerter Respirator) reguliert werden. In Neonatologie und Pädiatrie haben sich Geräte mit Zeitsteuerung und Druckbegrenzung mittels Überdruckventil durchgesetzt. Damit werden automatisch leckende Tuben (s. oben) kompensiert, und die Gefahr des Barotraumas wird vermindert. Das endexspiratorische Lungenvolumen (funktionelle Residualkapazität) wird durch den positiven endexspiratorischen Druck (PEEP) bestimmt. Ist der Patient kurarisiert oder sehr stark analgosediert, so übernimmt das Beatmungsgerät die gesamte Atemarbeit, man spricht dann von *kontrollierter* Beatmung. Unternimmt der Patient Anstrengungen, selber zu atmen, und werden diese vom Beatmungsgerät unterstützt, spricht man von *assistierter* Beatmung. Ältere Geräte werden dabei durch einen Druckabfall im System getriggert, womit v.a. bei tachypnoischen Patienten wegen der relativ großen Latenzzeit eine schlechte Synchronisierung zu erzielen ist. Neuere Geräte sind mit Flußsensoren ausgerüstet, die bereits auf minimale inspiratorische Flüsse reagieren und durch elektronische Koppelung sehr rasch einen mechanischen Atemzug auslösen können (Abb. 263.4). Beatmungsformen, die v.a. in der Entwöhnungsphase eingesetzt werden, umfassen die „intermittent mandatory ventilation" (IMV) mit zunehmend ausgedünnten fest eingestellten Atemzügen, die synchronisierte IMV (SIMV) mit entsprechender Druck- oder Flußtriggerung und die druckunterstützte Beatmung mit Anpassung an den vom Patienten erzeugten inspiratorischen Fluß.

Ziele und Effekte der künstlichen Beatmung. Die Versuchung, mit der Beatmung einfach wieder „normale" arterielle Blutgase herzustellen, ist groß, doch ist dies nicht das eigentliche Ziel. Die künstliche Beatmung hat vielmehr die Aufgabe, zum geringstmöglichen Preis von Nebenwirkungen und mit dem größtmöglichen Komfort für den Patienten während der kritischen Krankheitssituation die Oxygenation sicherzustellen. Das Sauerstoffangebot an die peripheren Organe ist im Prinzip bestimmt durch das Produkt von Herzminutenvolumen, Hämoglobinkonzentration und arterieller O_2-Sättigung. Die arterielle Sättigung ist bestimmt durch den arteriellen O_2-Partialdruck und die Lage der O_2-Dissoziationskurve. Mit der Einstellung von FIO_2, Rekrutierungsmanövern und PEEP kann der arterielle O_2-Partialdruck in den gewünschten Bereich gebracht werden, das Angebot an die peripheren Gewebe kann aber dabei infolge eines abnehmenden Herzminutenvolumens (verminderter venöser Rückfluß durch PEEP-Applikation) durchaus schlechter werden. Aus diesem Grunde müssen bei jedem Einsatz der künstlichen Beatmung kardiopulmonale Interaktionen berücksichtigt werden. Hinsichtlich arterieller CO_2-Spannung haben sich die Ansichten in den letzten Jahren geändert. Vor allem zur Verminderung von Baro- und Volutrauma bei schwer erkranktem Lungenparenchym hat sich das Prinzip der permissiven Hyperkapnie etabliert. Damit ist Vorsicht geboten bei Patienten mit intrakranieller Hypertonie oder erhöhter pulmonaler vaskulärer Resistenz.

Entwöhnung vom Respirator. Die Entscheidung, mit der Entwöhnung („weaning") zu beginnen und die künstliche Beatmung zu beenden, muß alle Aspekte sowohl des Grundleidens als auch der Atmung berücksichtigen, d.h. die Funktion des Atemzentrums, des neuromuskulären Apparates und des Gasaustausches. Beatmungsformen wie (S)IMV sind geeignet, stufenweise und zunehmend die Atemarbeit dem Patienten zu übertragen, sie erlauben es auch, spontane Atemzüge hinsichtlich Atemzugvolumen und Frequenz zu beobachten. Vor der Extubation der Atemwege wird in der Regel eine Spontanatmungsphase eingelegt, welche eine zuverlässige Beurteilung der Gesamtsituation erlauben sollte. Kriterien sind Komfort des Patienten, mehr oder weniger normale Körpertemperatur, geringe Mengen von klarem Bronchialsekret, vernünftige Atemmechanik in bezug auf Atemzugvolumen und Frequenz, FIO_2 klar unter 0,4 sowie fehlende Zeichen einer Erschöpfung (klinisch und hinsichtlich arterieller CO_2-Spannung).

Komplikationen. Die Komplikationsmöglichkeiten bei künstlicher Beatmung sind zahlreich und hängen sowohl von der Grundkrankheit als auch von der Güte der medizinischen und pflegerischen Maßnahmen ab. Sie können die Atemwege (einseitige Intubation, Tubusobstruktion, Postintubationskrupp, erworbene narbige subglottische Stenose, Bronchialstenosen) und das Lungenparenchym betreffen (Barotrauma mit pulmonalem interstitiellem Emphysem, Pneumothorax, Pneumoperikard, Volutrauma in Form eines Permeabilitätslungenödems, Sauerstofftoxizität, chronische Lungenschädigung im Sinne einer bronchopulmonalen Dysplasie). Der Endotrachealtubus als Fremdkörper und die Durchbrechung der laryngealen Barrierefunktion erhöhen das Risiko nosokomialer Infekte (respiratorassoziierte Pneumonie, Sinusitis). Schließlich kann es infolge des Einsatzes von Opiaten, Sedativa und Muskelrelaxanzien zu Entzugssyndromen oder, wenn auch sehr selten, zu einer Polyneuropathie kommen. Mit der Überdruckbeatmung werden die Druckverhältnisse im Thorax gegenüber dem Normalzustand umgekehrt. Die Folge ist ein verminderter venöser Rückfluß zum rechten Herzen, meist verbunden mit einer Abnahme des Herzminutenvolumens. Damit kann der positive Effekt der Beatmung auf die arterielle O_2-Spannung mehr als zunichte gemacht werden.

Neuere unkonventionelle Verfahren. Bei einem kleinen Prozentsatz kritisch kranker Neugeborener, Säuglinge und Kinder läßt sich mit der oben dargestellten konventionellen Beatmung kein adäquater Gastaustausch erzielen. In diesen kritischen Situationen sind Hochfrequenzbeatmung, Stickoxid (NO) und extrakorporale Membranoxygenation bereits breit eingesetzt worden, allerdings meist ohne den Test einer randomisierten kontrollierten Studie bestanden zu haben. Bei der Hochfrequenzoszillationsbeatmung wird die restriktiv erkrankte Lunge mit einem hohen Atemwegmitteldruck offengehalten, und darauf werden minimale Atemzugvolumina in einer Frequenz von 10–15 Hz appliziert. NO wirkt als pulmonaler Vasodilatator (persistierende pulmonale Hypertonie des Neugeborenen, postoperativ nach gewissen Korrekturoperationen am Herzen) oder zur Verbesserung der V/Q-Quotienten bei schweren Fällen von „acute respiratory distress syndrome" (ARDS). Bei der extrakorporalen Membranoxygenation, einem sehr aufwendigen und invasiven Verfahren, wird der Gasaustausch über eine Herz-Lungen-Maschine gewährleistet. Die Lunge wird ruhiggestellt und bleibt von respiratorassoziierten Schädigungen verschont. Ein recht großes Potential verspricht möglicherweise die Kombination von „partial liquid ventilation" mit Perfluorokarbonen und Hochfrequenzoszillationsbeatmung.

Literatur

Abman SH, Griebel JL, Parker DK et al. (1994) Acute effects of inhaled nitric oxide in children with severe hypoxemic respiratory failure. J Pediatr 124: 881–888

Arnold JH, Hanson JH, Toro-Figuero LO et al. (1994) Prospective, randomized comparison of high-frequency oscillatory ventilation and conventional mechanical ventilation in pediatric respiratory failure. Crit Care Med 22: 1530–1539

Baden HP, Mellema JD, Bratton SL et al. (1997) High-frequency oscillatory ventilation with partial liquid ventilation in a model of acute respiratory failure. Crit Care Med 25: 299–302

Clark RH (1994) High-frequency ventilation. J Pediatr 124: 661–670

Green TP, Timmons OD, Fackler JC et al. (1996) The impact of extracorporeal membrane oxygenation on survival in pediatric patients with acute respiratory failure. Crit Care Med 24: 323–329

Hatch D, Sumner E, Hellmann J (1995) The surgical neonate: anaesthesia and intensive care. Arnold, London

Kanto WP (1994) A decade of experience with neonatal extracorporeal membrane oxygenation. J Pediatr 124: 335–347

Numa AH, Newth CJL (1995) Assessment of lung function in the intensive care unit. Pediatr Pulmonol 19: 118–128

Newth CJL (1979) Recognition and management of respiratory failure. Pediatr Clin North Am 26: 617–643

Parker JC, Hernandez LA, Peevy KJ (1993) Mechanisms of ventilator-induced lung injury. Crit Care Med 21: 131–143

Pinsky MR (1997) The hemodynamic consequences of mechanical ventilation: an evolving story. Intensive Care Med 23: 493–503

Roberts JD, Fineman JR, Morin III FC et al. (1997) Inhaled nitric oxide and persistent pulmonary hypertension of the newborn. N Engl J Med 336: 605–610

Shannon DC (1989) Rational monitoring of respiratory function during mechanical ventilation of infants and children. Intensive Care Med 15: S13–S16

Slutsky AS (1994) Consensus conference on mechanical ventilation. Intensive Care Med 20: 64–79, 150–162

West JB (1995) Respiratory physiology – the essentials. Williams & Wilkins, Baltimore

263.2 Akute Herz-Kreislauf-Insuffizienz und Schock

Definition und Einteilung. Der Schock steht am Ende eines Spektrums, das im Angelsächsischen als „impaired perfusion" beschrieben wird. Schock ist definiert als ein Zustand akuter Herz-Kreislauf-Dysfunktion, deren Folge eine ungenügende Versorgung der verschiedenen Organe mit Sauerstoff und Nährstoffen ist. Es handelt sich dabei, im Gegensatz zum Begriff Herzinsuffizienz, um einen instabilen Zustand. Unbehandelt, leider oft aber auch trotz Therapie, kommt es zu einer progressiven Dysfunktion verschiedener Organe und Systeme mit fortschreitender Laktazido-

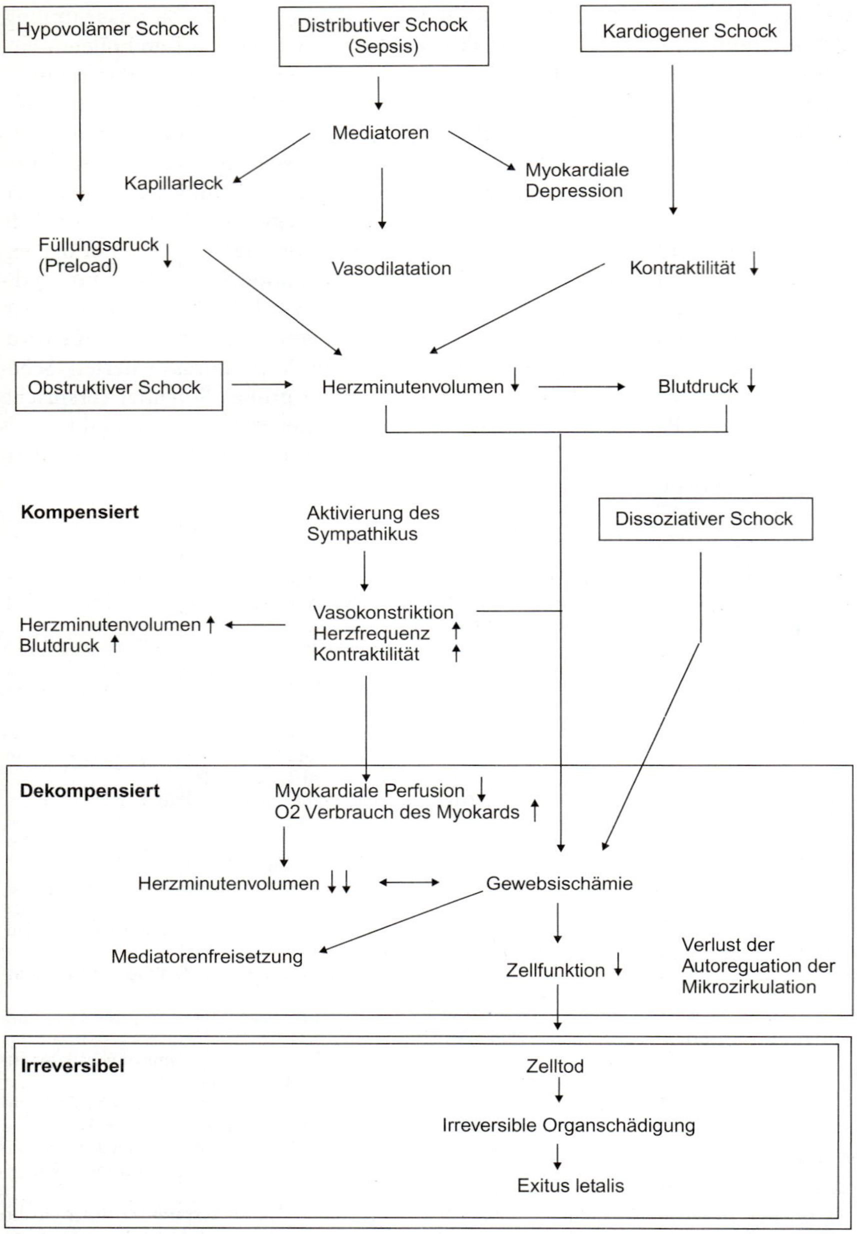

Abb. 263.5. Einteilung der verschiedenen Formen des Schocks nach Ursache und Schockzustand; pathogenetische Mechanismen

Tabelle 263.2. Einteilung der verschiedenen Schockformen

Typ	Primäre Störung	Klinische Situationen und Präsentation
Hypovoläm	Vermindertes zirkulierendes Blutvolumen	Blutung, renale oder gastrointestinale Verluste, Kapillarleck
Distributiv	Venöses Pooling, Maldistribution des regionalen Blutflusses	Sepsis, Anaphylaxie, Querschnittsläsion, Ausfall des Vasomotorenzentrums, Medikamente
Kardiogen	Verminderte Kontraktilität des Myokards	Herzchirurgie, Asphyxie, Rhythmusstörungen, Medikamente
Obstruktiv	Mechanische Obstruktion	Herztamponade, Lungenembolie, Spannungspneumothorax
Dissoziativ	O_2 nicht an Hämoglobin gebunden bzw. freigesetzt oder verwendbar	CO-Vergiftung, Methämoglobinämie, Zyanidvergiftung

se. Der Schockzustand kann somit aus dem kompensierten in das dekompensierte und schließlich irreversible Stadium abgleiten (Abb. 263.5). Da es die Aufgabe des Herz-Kreislauf-Systems ist, die Versorgung des Organismus mit Sauerstoff und Nährstoffen sicherzustellen, folgt daraus, daß ein Schockzustand die Folge eines verminderten Herzminutenvolumens, einer inadäquaten Verteilung des Blutflusses oder aber beider Zustände ist. Eine Einteilung der verschiedenen Schockformen nach neueren Gesichtspunkten ist in Tabelle 263.2 dargestellt.

Pathophysiologie. Unter normalen Umständen liegen Blutfluß und Angebot von Sauerstoff und Nährstoffen weit über den metabolischen Bedürfnissen der verschiedenen Organe. Diese Reserve erlaubt ein metabolisches Gleichgewicht, das auch dann besteht, wenn kurzfristig die Herzleistung abnimmt oder die metabolischen Bedürfnisse steigen. Bei progressivem Mißverhältnis von Angebot und Nachfrage wird eine Reihe von Gegenregulationsmechanismen in Gang gesetzt mit Redistribution des Blutflusses und Steigerung der Extraktionsrate von Sauerstoff und Nährstoffen. Im allgemeinen ist der Blutfluß so verteilt, daß alle Organe genügend versorgt sind, und der Blutdruck ist eng reguliert, damit Organe wie Herz und Gehirn auch bei Lagewechsel (hydrostatische Druckdifferenz) oder Anstrengung genügend durchblutet sind. Gewisse Organe wie Haut und Nieren sind im Verhältnis zu ihren metabolischen Bedürfnissen im Überschuß durchblutet, weil sie besondere Aufgaben erfüllen, die eine hohe Perfusion erfordern (Wärmeabfuhr, glomeruläre Filtration). Falls das Herzminutenvolumen abnimmt, führen lokale und systemische Anpassungsvorgänge dazu, daß der Blutdruck und damit die Durchblutung der vitalen Organe aufrechterhalten werden. Die Umverteilung des Blutflusses weg von Organen wie Haut, Nieren und Gastrointestinaltrakt bewirkt typische klinische Zeichen, die für das Erkennen der eingeschränkten Herz-Kreislauf-Funktion essentiell sind.

Der Blutdruck (Produkt aus Herzminutenvolumen und peripherem Gefäßwiderstand) ist die treibende Kraft für die Durchblutung von Organen und Geweben, die Durchblutung einzelner Organe wird bestimmt durch den Perfusionsdruck und den lokalen Gefäßwiderstand. Der Blutdruck wird durch neurohumorale Einflüsse konstant gehalten, was dazu dient, den Organperfusionsdruck über einen weiten Bereich von Herzminutenvolumina aufrechtzuerhalten. Die Sensierung des Blutdrucks erfolgt durch Barorezeptoren im Sinus caroticus und im Aortenbogen, der Füllungszustand des Herzens wird durch Volumenrezeptoren in den Vorhöfen registriert. Bei einem Druckabfall im Systemkreislauf bzw. einer Abnahme der normalen Dehnung der Vorhöfe kommt es zur Aktivierung des sympathischen Nervensystems mit Ausschüttung von Adrenalin und Noradrenalin, was eine arterielle und venöse Vasokonstriktion zur Folge hat. Letztere bewirkt einen vermehrten venösen Rückfluß und eine Anpassung der Gefäßkapazität an die neuen Verhältnisse. Die Vasokonstriktion in den Nieren stimuliert das Renin-Angiotensin-System sowie die Ausschüttung von Aldosteron. Die Meldung „Hypovolämie" der Vorhöfe aktiviert das antidiuretische Hormonsystem, und schließlich wird über einen „transcapillary refill" Flüssigkeit aus dem Interstitium in das intravaskuläre Kompartiment verschoben. Die Aktivierung des adrenergen Systems hat aber nicht nur eine Vasokonstriktion zur Folge, es wird auch das Herzminutenvolumen gesteigert (falls der venöse Rückfluß adäquat ist), was über eine Zunahme der Herzfrequenz und -kontraktilität geschieht.

Eine entscheidende Rolle in Vorzuständen oder dem voll etablierten Bild des Schocks kommt dem Herzen zu und seiner Fähigkeit, das Herzminutenvolumen zu steigern. Da das Herzminutenvolumen das Produkt von Herzfrequenz und Schlagvolumen darstellt, sind 3 Größen unmittelbar maßgebend: das enddiastolische oder Füllungsvolumen, die Auswurffraktion und die Herzfrequenz. In Tabelle 263.3 sind diese Zusammenhänge mit klinischen Beispielen umfassend dargestellt.

Klinische Symptome und Diagnose. Einer der Gründe für die hohe Morbidität und Mortalität des Schocks ist das mangelhafte oder fehlende Erkennen der Frühstadien. Die meisten Ärzte haben keine Mühe, einen Schock bei einem grau-blassen hypotonen und tachypnoischen Kind mit fehlenden peripheren Pulsen und kalter Peripherie zu diagnostizieren. Leider entspricht dies aber oft bereits einem dekompensierten Schockzustand, bei dem trotz aller Maßnahmen ein letaler Ausgang programmiert ist. Aus diesem Grund sind Früherkennung und unmittelbare Einleitung von Gegenmaßnahmen entscheidend. Dies bedeutet ein dauerndes Auf-

Tabelle 263.3. Ursachen eines ungenügenden Herzminutenvolumens

Pathophysiologie	Mechanismus	Klinische Beispiele
Ungenügendes Füllungsvolumen	Hypovolämie durch äußere Verluste	Blutung, Brechdurchfall, Hitzschlag, Diabetes insipidus oder mellitus
	Hypovolämie durch Drittraumverluste	Blutung, Ileus, Peritonitis, Sepsis
	Relative Hypovolämie durch Vasodilatation	Sepsis, Anaphylaxie, Querschnittsläsion, Ausfall des Vasomotorenzentrums, Medikamente
	Behinderter venöser Rückfluß	Herztamponade, Tachyarrhythmien, Spannungspneumothorax, Überdruckbeatmung mit positivem endexspiratorischem Druck
Verminderte Auswurffraktion	Erhöhter Afterload	Aorten- oder Isthmusstenose, systemische oder pulmonalarterielle Hypertonie, Lungenembolie
	Verminderte Kontraktilität	Asphyxie, Herzoperation an Herz-Lungen-Maschine, Kardiomyopathie, Sepsis
Bradykardie	Gestörte Reizbildung oder Reizleitung	Hypoxämie, Hyperkaliämie, Medikamente, kompletter AV-Block
Gestörtes Verhältnis von O_2-Angebot und O_2-Bedarf	Niedriger O_2-Gehalt des Blutes	Anämie, Hypoxämie
	Gestörte Substratverwertung	Zyanidvergiftung, Salicylatvergiftung
	Maldistribution des Blutflusses	Sepsis, AV-Fistel
	Erhöhter Stoffwechsel	Fieber, maligne Hyperthermie, Thyreotoxikose

Tabelle 263.4. Klinische Zeichen des Schocks

Organ/System	Verminderung des Perfusionszustands		
	Leicht	Mäßig	Schwer
Herz-Kreislauf-System	Herzfrequenz ↑	Herzfrequenz ↑↑, periphere Pulse ↓	Herzfrequenz ↑↑, periphere Pulse fehlend, Blutdruck ↓
Haut	Rekapillarisierungszeit ↑ (normal 1–3 s)	Kalte Extremitäten	Kalte, blau verfärbte Extremitäten
Nieren	Rückgang der Diurese Konzentration des Urins ↑	Oligurie	Oligurie/Anurie
Atmung	–	Atemminutenvolumen ↑ (Hyperpnoe)	Atemminutenvolumen ↑↑
ZNS	–	Unruhe–Apathiesyndrom	Unruhe–Apathiesyndrom ↑↑ Stupor, Koma und Krämpfe
Magen-Darm-Trakt	–	Motilität ↓	Ileus
Stoffwechsel	–	Kompensierte metabolische Azidose, Laktat ↑	Unkompensierte metabolische Azidose, Laktat ↑↑

Tabelle 263.5. Sekundäre Organ-/Systemdysfunktionen

Organ/System	Krankheitsbild	Monitoring
Lungen	Acute respiratory distress syndrome (ARDS)	Thoraxröntgen, Gasaustausch (pH, $paCO_2$, paO_2 in Relation zu FIO_2)
Nieren	Akutes Nierenversagen (prärenal oder intrinsisch)	Diurese, Harnstoff und Kreatinin in Serum und Urin, Urinnatrium und Osmolalität
Blut	Anämie	Hämoglobinkonzentration oder Hämatokrit
	Verbrauchskoagulopathie	Prothrombinzeit, aktivierte Thromboplastinzeit, Fibrinogen, Fibrinspaltprodukte, Thrombozytenzahl
Leber, Pankreas, Gastrointestinaltrakt	Ischämische Hepatitis	Transaminasen, Bilirubin
	Pankreatitis	Amylase, Lipase
	Ulkuskrankheit	Magensaft-pH und -aspekt
	Ileus	Wiederholte klinische Untersuchung
Stoffwechsel	Laktazidose, Hyperkaliämie, Dysnatriämien, Hypokalzämie, Hypophosphatämie, Hypomagnesiämie, Hyper-/Hypoglykämie	Natrium, Kalium, Chlorid, pH, Bikarbonat, Laktat, Kalzium, Magnesium, Phosphat

der-Hut-Sein („high index of suspicion") und die Kenntnis der Zustände, die oft mit Schock assoziiert sind. In Tabelle 263.4 sind die klinischen Zeichen des Schocks in den verschiedenen Schweregraden der gestörten Perfusion zusammengestellt.

Ist der Schockzustand klinisch erkannt, geht es nun darum, die Form des Schocks zu ermitteln, was meist durch die Kenntnis des Grundleidens ermöglicht wird. Gelegentlich kann sich der Schock aber als Erstmanifestation des Grundleidens präsentieren, was die Situation natürlich wesentlich erschwert (Kardiomyopathie, Linksherzhypoplasie, Isthmusstenose, Koarktationssyndrom u.a). Bei der klinischen Untersuchung des Patienten wird man besonders nach vergrößerter Leber und gestauten Halsvenen suchen. Beide Befunde sprechen für einen erhöhten rechtsatrialen Druck, wie er bei einer Herztamponade oder einem Myokardversagen gefunden wird. Zu den Hilfsuntersuchungen gehört auch das Thoraxröntgenbild: Hypovoläme Zustände und distributiver Schock (Sepsis) sind mit normaler oder kleiner Herzgröße assoziiert. Eine vergrößerte Herzsilhouette spricht für ein Myokardversagen bzw. eine Herztamponade. In diesem Fall ist man auf die Echokardiographie zur weiteren diagnostischen Klärung angewiesen. In der Thoraxaufnahme werden aber auch alle Formen von extraalveolärer Luft erkannt, die, unter Spannung stehend, zu einem obstruktiven Schock führen können (Pneumothorax, Pneumoperikard u.a). Bei Arrhythmie, Bradykardie oder extremer Tachykardie hilft das Elektrokardiogramm in der Diagnosestellung weiter (totaler AV-Block, längerdauernde paroxysmale supraventrikuläre Tachykardie). Gelingt es nicht, den Schockzustand rasch und mit einfachen Mitteln zu beheben, muß die Überwachung des Herz-Kreislauf-Systems intensiviert werden. Minimal gehören dazu ein Arterienkatheter zur laufenden invasiven Überwachung des Blutdrucks, Pulsoxymetrie und EKG, evtl. ergänzt durch Füllungsdrucke des Herzens (Zentralvenendruck, linker Vorhofdruck bzw. pulmonaler Wedge-Druck), gemischt venöse Blutgase und wiederholte Echokardiographie. Zudem ist im weiteren Verlauf besonders auf sekundäre Organversagen zu achten und der Patient entsprechend zu monitorisieren (Tabelle 263.5).

Therapie. Die eigentliche Schocktherapie ist in ihrem Charakter rein supportiv und hat, mit Ausnahmen, keinen Einfluß auf das zugrundeliegende Leiden. Vor allem im Rahmen des septischen und hämorrhagischen Schocks ist der Kontrolle des Grundleidens (antimikrobielle Therapie, Drainage von Abszessen, chirurgische Blutstillung) entsprechende Aufmerksamkeit zu widmen. Unbestritten sollten zudem die Erhaltung einer genügenden O_2-Spannung bzw. Sättigung im arteriellen Blut und eine genügende Substratzufuhr (Glykämie) sein. In der Regel sind Schockpatienten aufgrund der Streßbedingungen hyperglykäm, Neugeborene und dystrophe Säuglinge können aber über ungenügende Glykogenvorräte bzw. eine beschränkte Glukoneogenese verfügen, so daß sie hypoglykäm werden können. Um einen Schockzustand rasch und effizient bekämpfen zu können, ist ein guter und sicherer Gefäßzugang von größter Bedeutung. Für die Notfallsituation kommen alle peripheren Venen in Frage, beim Neugeborenen auch die Nabelvene. Von Punktionsversuchen der zentralen Venen (Vv. jugularis interna, subclavia, femoralis) ist abzuraten, da sie in dieser Phase von einer hohen Komplikationsrate begleitet sind. Steht keine periphere oder umbilikale Vene zur Verfügung, sollte unverzüglich ein intraossärer Zugang geschaffen werden.

Volumenzufuhr/Manipulation des Preloads. Praktisch alle Schockzustände, auch der kardiogene und obstruktive Schock, haben eine gewisse hypovoläme Komponente zumindest als Nebenproblem, dies meist durch Kapillarleck, Vasodilatation durch Mediatoren, fehlende oder mangelhafte Flüssigkeitsaufnahme oder Erbrechen. Aus diesem Grund ist eine initiale Volumenexpansion fast immer richtig. Allerdings sollte dies beim kardiogenen Schock wesentlich vorsichtiger geschehen als beispielsweise beim septischen oder hypovolämen Schock. Als geeignete Präparate stehen kristalloide Lösungen (0,9 % NaCl, Ringer-Laktat), kolloidale Plasmaersatzpräparate (auf der Basis von Gelatine, Stärke oder Dextran) oder Blutprodukte zur Verfügung (Albumin 5 %, Fresh Frozen Plasma, Erythrozytenkonzentrat). Folgende Überlegungen mögen die Auswahl der geeigneten Flüssigkeit erleichtern: Um ungefähr 1 Einheit verlorenes zirkulierendes Blutvolumen zu ersetzen, sind 3 Einheiten 0,9 % NaCl oder Ringer-Laktat, etwa 1 1/2 einer kolloidalen Ersatzlösung und 1 Einheit eines Blutpräparates erforderlich. Intravenös zugeführte Kristalloide verschieben sich rasch und ungefähr zu 2/3 in den interstitiellen Raum, sie sind deshalb besonders für Zustände mit Hypovolämie und konstringiertem Interstitium geeignet (Brechdurchfall u. ä.). Im Gegensatz dazu erzielen kolloidale Ersatzlösungen und Blutpräparate einen höheren Volumeneffekt und eignen sich deshalb besser für akute Hypovolämien (Blutungen u. ä.). Ein zweiter wesentlicher Gesichtspunkt bezieht sich auf den Natriumgehalt der zugeführten Lösung: Ringer-Laktat (130 mmol Natrium/l) kann bei sehr großer Zufuhr zu einem deutlichen Abfall des Serumnatriums führen und so eine Hirnschwellung begünstigen (Schädel-Hirn-Trauma, schwere hypertone Dehydratation), was bei 0,9 % NaCl (154 mmol Natrium/l) praktisch nie der Fall ist. Ganz verboten in der Schockbehandlung sind natriumarme oder -freie Flüssigkeiten. Das im Rahmen des Schockzustandes aktivierte antidiuretische Hormonsystem hemmt jede freie Wasserausscheidung, und so kann die Verabreichung solcher Flüssigkeiten rasch eine Wasserintoxikation zur Folge haben. Bei massivem Volumenersatz kann es zu wesentlichen Veränderungen der Zusammensetzung des Blutes kommen, die als erste die O_2-Transportkapazität (Hämoglobin), dann die plasmatische Gerinnung, den kolloidosmotischen Druck und schließlich die Thrombozyten betreffen. Durch gezielte Maßnahmen (Komponententherapie mit Erythrozytenkonzentrat, Fresh Frozen Plasma, 20 % Albumin und Plättchenkonzentrat) muß in dieser Situation versucht werden, die entsprechenden Werte in einem akzeptablen Rahmen zu halten (Hämoglobin 70–100 g/l, Fibrinogen > 1 g/l, Albumin > 25 g/l, Thrombozyten > 50 G/l). Die Dosis des zugeführten Volumens beträgt in der Regel 10–20 ml/kg KG, die Geschwindigkeit der Zufuhr richtet sich nach dem Schweregrad des Schockzustands (3–15 min). Die Gesamtmenge der zugeführten Flüssigkeit wird nach dem Dose-response-Prinzip bemessen: In der Notfallsituation ist dies die Wiederherstellung einer peripheren Zirkulation (palpable Fußpulse, Normalisierung der Rekapillarisierungszeit), nach Einrichtung eines vollen Monitorings das Erreichen von atrialen Füllungsdrukken, die für die entsprechende Situation als adäquat erachtet werden (8–16 mmHg). Als Zeichen einer optimalen bis maximal erlaubten Füllung des Kreislaufs mag der Anstieg der zentralen Füllungsdrucke über das geschätzte Optimum nach einer erneuten Testdosis von Volumen dienen. Bezüglich der Gesamtmenge des Volumenersatzes kann dies bei einem septischen oder hypovolämen Schock ohne weiteres 60–100 ml/kg KG betragen. Die Hauptgefahr der akuten Überfüllung ist das Lungenödem, meist wird aber aus Angst davor eher zuwenig Volumen zugeführt.

Medikamentöse Therapie. Die medikamentöse Therapie zielt in der Regel auf eine Steigerung der Kontraktilität des Myokards (positive Inotropie), der Preis dafür ist meist auch ein erhöhter O_2-Verbrauch des Herzmuskels. Bei der Wahl der Medikamente (Tabelle 263.6) ist zu berücksichtigen, daß sie auch das periphere Gefäßsystem beeinflussen. Inodilatatoren wirken vorzugsweise im Rahmen des kardiogenen Schocks, Inokonstriktoren eher in der Situation des distributiven Schocks. Dopamin und Adrenalin wirken in niedriger Dosierung als Inodilatatoren, in höherer Dosierung als Inokonstriktoren (je nach Überwiegen der β- bzw. der α-Wirkung). Reine Vasodilatatoren (Nitroprussid, Nitroglyzerin), als Monotherapie eingesetzt, haben nur einen Platz im Rahmen einer leichten bis mäßigen kardiogenen Störung, da die Erhaltung eines allgemeinen kritischen Perfusionsdrucks oft problematisch ist. Ihr Vorteil ist, daß der myokardiale O_2-Verbrauch nicht gesteigert wird. Eine besondere Rolle kommt dem Prostaglandin E1 zu, das nicht so sehr als allgemeiner Vasodilatator, sondern zur Eröffnung des Ductus arteriosus in der Neugeborenenperiode eingesetzt wird (kritische Aortenstenose, Linksherzhypoplasie, Koarktationssyndrom und Isthmusstenose).

Weitere Maßnahmen. Unbestritten ist sicher die Entlastung eines Spannungspneumothorax oder einer Herztamponade im Falle des obstruktiven Schocks. Ebenso wenig wird die Konversion einer supraventrikulären Tachykardie oder das Pacing bei einem vollständigen bradykarden AV-Block zu Diskussionen Anlaß geben. Während eine künstliche Beatmung mit positivem endexspiratorischem Druck im Falle des hypovolämen Schocks die allgemeine Situation durch

Tabelle 263.6. Medikamente mit inotroper und peripherer vaskulärer Wirkung

Substanz	Übliche Dosis [μg/kg KG/min]	Wirkungskategorie, Indikationen, Kommentare
Dopamin	5–15	Inodilatator (β_1-Wirkung vorwiegend), ab 12–15 μg/kg KG/min meist Inokonstriktor (α-Wirkung überwiegend). Wirkt via Freisetzung von Noradrenalin. Via dopaminerge Rezeptoren der Nieren wird die renale Durchblutung gesteigert, klinischer Nutzen allerdings fraglich
Dobutamin	5–15 (20)	Inodilatator (β_1-Wirkung), auch bei erschöpften präsynaptischen Vorräten wirksam. Im Vergleich zu Dopamin in der Regel mehr positive Chronotropie
Adrenalin	0,05–2	In niedriger Dosierung β-Wirkung, in höherer Dosierung α-Wirkung vorwiegend (Inokonstriktor). Mittel erster Wahl beim anaphylaktischen Schock, sonst oft als Zweitmedikament neben Dopamin oder Dobutamin eingesetzt
Noradrenalin	0,05–0,5	Vorwiegend Vasokonstriktor (α-Wirkung ohne wesentliche Wirkung auf den Herzmuskel). Einsatz im Rahmen des distributiven Schocks mit sehr tiefer peripherer vaskulärer Resistenz
Milrinone	50 μg/kg KG über 10 min (= Sättigung), 0,375–0,75	Phosphodiesteraseinhibitor mit peripherer Vasodilatation (Inodilatator)
Nitroglyzerin	1–10	Vasodilatator mit vorwiegender Wirkung auf das venöse System
Nitroprussid	0,5–10	Vasodilatator mit vorwiegender Wirkung auf der arteriellen Seite. Gut steuerbares, akut wirkendes Antihypertensivum. Höhere Dosen und längerdauernde Anwendung können zu einer Zyanidvergiftung führen. Lichtschutz notwendig
Prostaglandin E1	0,05–0,2	Eröffnung des Ductus arteriosus, Vasodilatator

Behinderung des venösen Rückflusses eher verschlechtern kann, wird im Falle des kardiogenen oder distributiven Schocks (Sepsis) oft eine Verbesserung beobachtet. Dies ist auf eine Afterloadreduktion des linken Ventrikels (das Herz kann aus einem Raum mit höherem Druck auswerfen), auf eine Entlastung der Atemmuskulatur (die in diesen Fällen bis 50% des Herzminutenvolumens beanspruchen kann), auf eine Afterloadreduktion des rechten Ventrikels und eine verbesserte O_2-Spannung und -Sättigung zurückzuführen (beides bedingt durch eine verbesserte funktionelle Residualkapazität). Bei erhöhter pulmonaler vaskulärer Resistenz ist neben einer guten Entfaltung der Lunge die Anwendung von inhaliertem Stickoxid (iNO) als pulmonaler Vasodilatator zu erwägen. NO führt nicht nur zur pulmonalen Vasodilatation, sondern kann durch Entlastung des rechten Ventrikels auch eine innere Tamponade (Kompression des linken Ventrikels durch überdehnten rechten Ventrikel) verbessern. Allgemein verlassen wurde die Anwendung von Kortikosteroiden in pharmakologischen Dosen, da deren Anwendung keinen nachgewiesenen positiven Effekt aufweist. Eine besondere Situation mag die Meningokokkensepsis mit Blutungen in die Nebennieren darstellen (meist sonographisch nachweisbar), wo eine Substitutionstherapie in physiologischen Dosen angezeigt sein mag.

Literatur

Axler O, Tousignant C, Thompson CR et al. (1997) Small hemodynamic effect of typical rapid volume infusions in critically ill patients. Crit Care Med 25: 965–970

Cronin L, Cook DJ, Carlet J et al. (1995). Corticosteroid treatment for sepsis: a critical appraisal and meta-analysis of the literature. Crit Care Med 23: 1430–1439

Mink RB, Pollack MM (1990) Effect of blood transfusion on oxygen consumption in pediatric septic shock. Crit Care Med 18: 1087–1091

Mizock BA, Falk JL (1992) Lactic acidosis in critical illness. Crit Care Med 20: 80–93

Packman MI, Rackow EC (1983) Optimum left heart filling pressure during fluid resuscitation of patients with hypovolemic and septic shock. Crit Care Med 11: 165–169

Ruokonen E, Takala J, Kari A et al. (1991) Septic schock and multiple organ failure. Crit Care Med 19: 1146–1151

Shippy CR, Appel PL, Shoemaker WC (1984) Reliability of clinical monitoring to assess blood volume in critically ill patients. Crit Care Med 12: 107–112

Sladen RN (1994) Inotropic agents. In: Vincent JL (ed) Yearbook of intensive care and emergency medicine. Springer, Berlin Heidelberg New York Tokyo, pp 166–178

Spivey WH (1987) Intraosseous infusions. J Pediatr 111: 639–643

Thijs LG (1992) Myocardial dysfunction in septic shock. Intensive Crit Care Dig 11: 64–66

Weil MH, Henning RJ (1977) Acute circulatory failure (shock) associated with cardiogenic pulmonary edema. Crit Care Med 5: 215–219

Zeni F, Freeman B, Natanson C (1997) Anti-inflammatory therapies to treat sepsis and septic shock: a reassessment. Crit Care Med 25: 1095–1100

263.3 Akutes Versagen des Zentralnervensystems; Koma und intrakranielle Hypertension

Einleitung. Das ZNS ist in entscheidendem Maß verantwortlich für die Aufrechterhaltung vitaler Funktionen. Daher können krankhafte Prozesse des Nervensystems das Kind rasch in eine lebensgefährliche Situation bringen. Neurologische Affektionen mit akuter Lebensgefahr gehen praktisch immer mit einer Bewußtseinsalteration einher, d.h. mit Zeichen einer akuten Enzephalopathie. Oft imponiert die Lebensbedrohung angesichts der eindrücklichen Bewußtseinseinschränkung nur wenig und wird entsprechend unterschätzt. Weiter erfaßt die klassische neurologische Untersuchung manchmal nicht das genaue Ausmaß der Bewußtseinsalteration und damit der vitalen Gefährdung. Deshalb muß ein komaadaptiertes klinisches Management des Kindes mit akuter Enzephalopathie frühzeitig die vitalen Funktionen mit einbeziehen, will man Mortalität und neuropsychologische Langzeitfolgen vermindern.

Pathophysiologie, klinische Symptome und Diagnose. Bewußtseinsalterationen umfassen das ganze Spektrum von erhaltener Wahrnehmung bis hin zum Hirntod. Leichtere und weniger klar definierte Vigilanzminderungen sind umschrieben mit Delirium, Lethargie, Somnolenz und Stupor. Das

Kriterium	Reaktion	Punktzahl
Augen öffnen	Fehlt	1
	Auf Schmerzreiz	2
	Auf Anruf	3
	Spontan	4
Beste verbale Antwort	Fehlt	1
	Unverständliche Laute	2
	Unzusammenhängende Worte	3
	Verwirrt	4
	Orientiert	5
Beste motorische Antwort	Keine Reaktion	1
	Extension aller Extremitäten	2
	Abnorme Flexion mit Pronation des Unterarms	3
	Ungezielte Abwehr/normale Flexion der Arme	4
	Gezielte Abwehr	5
	Führt Befehle aus	6

Tabelle 263.7. Glasgow-Komaskala

Koma hingegen ist klar definiert und gleichbedeutend mit einem vollständigen Bewußtseinsverlust mit eingeschränkter bzw. fehlender Reaktion auf Schmerzreize. In der Glasgow-Komaskala (s. Tabelle 263.7) entspricht der komatöse Zustand einem Scale unter 8 Punkten. Bewußtseinsalterationen entstehen bei Funktionseinbußen beider Großhirnhemisphären bzw. der Formatio reticularis des Hirnstamms. Die wichtigsten Ursachen für die Entstehung des Komas sind in der folgenden Übersicht aufgeführt.

Differentialdiagnose des Komas

- Schädel-Hirn-Trauma inklusive Kindesmißhandlung
- Hämorrhagische und ischämische zerebrale Gefäßkrankheiten (Malformationen, Gerinnungsstörungen)
- Postiktal
- Akuter Hydrozephalus
- Enzephalitis/Meningitis, Hirnabszeß, Sepsis
- Hirntumor
- Stoffwechselbedingt
  - Hypoxisch-ischämische Enzephalopathie
  - Hypoglykämie
  - Hyponatriämie
  - Hyperosmolarität inklusive diabetische Ketoacidose
  - Leberversagen inklusive Reye-Syndrom
  - Nierenversagen inklusive hämolytisch-urämisches Syndrom
  - Intoxikation
  - Angeborene Stoffwechselstörungen der Aminosäuren, der Kohlenhydrate, der Fettsäuren usw.

Paradigma einer solchen *globalen Enzephalopathie* ist die toxisch-metabolische Enzephalopathie. Die fortschreitende globale Beeinträchtigung des ZNS führt zum Verlust von Funktionen in typischer Reihenfolge von rostral nach kaudal:

- Einschränkung des Bewußtseinszustandes,
- Verlust gezielter Abwehrreaktionen,
- Verlust ungezielter Abwehrreaktionen (Beuge- bzw. Strecksynergismen, Myokloni),
- Verlust von Hirnstammreflexen,
- Verlust der spontanen Atemtätigkeit.

Nicht selten treten fokale oder generalisierte Krampfanfälle auf. *Fokale Enzephalopathien* können ebenfalls zum Koma führen, falls sie den intrakraniellen Druck erhöhen, der wiederum zu globalen Funktionseinbußen führen kann. Da das ZNS verschiedene Kompartimente aufweist, haben fokale Enzephalopathien mit intrakranieller Hypertonie je nach Lokalisation verschiedene klinische Verläufe. Fokale neurologische Ausfälle, die vor Auftreten des Komas vorhanden waren, sind verdächtig auf eine fokale Enzephalopathie.

Die *intrakranielle Hypertonie* ist ein häufiger Begleitbefund fokaler, aber auch globaler Enzephalopathien. Sie entsteht durch Volumenzunahme einer oder mehrerer Komponenten des ZNS (Gewebe, Liquor cerebrospinalis, Blut). Eine relativ geringe Volumenzunahme führt beim starren Schädel bereits zu Druckerhöhungen und somit möglicherweise zu einer verminderten Hirnperfusion (zerebraler Perfusionsdruck = arterieller Mitteldruck minus intrakranieller Druck). Eine suboptimale Hirnperfusion beeinträchtigt die zerebralen Funktionen und führt schließlich zu neuronaler und glialer Zellschädigung mit Hirnödem. Der Schweregrad der intrakraniellen Hypertonie hängt ab von der Volumenzunahme und von der Fähigkeit der verschiedenen Schädelkompartimente, sich anzupassen. Letztere ist u.a. abhängig von der Verformbarkeit bzw. vom Ossifikationsgrad des Schädels sowie von der Geschwindigkeit und von der Lokalisation der Volumenzunahme. Eine langsame Volumenzunahme (Hirntumor, obstruktiver Hydrozephalus, Pseudotumor cerebri) bei offener Fontanelle und/oder Verlagerung des Liquors in den Spinalkanal erlauben eine wesentlich höhere Volumentoleranz. Klinische Zeichen der langsam fortschreitenden intrakraniellen Hypertonie sind Antriebs- und Orientierungsstörungen, Diplopie, Kopfschmerzen, Erbrechen, arterielle Hypertonie, Strabismus und Stauungspapillen; beim Säugling Trinkfaulheit, Irritabilität und Sonnenuntergangsphänomen der Augen. Bei rasch progredienter intrakranieller Hypertonie (Hirnblutung, Hirnschwellung nach Trauma, Hirnödem nach hypoxisch-ischämischer Enzephalopathie oder nach Wasserintoxikation) kommt es bei zunehmender globaler zellulärer Dysfunktion zum rasch progredienten Koma mit den typischen Symptomen der globalen Enzephalopathie. Bei jeder akuten Enzephalopathie mit Bewußtseinsalteration oder gar Koma muß daher eine intrakranielle Hypertonie ausgeschlossen werden, da es sonst bei weiterer Zunahme unweigerlich zu lebensbedrohlichen Herniationszuständen mit irreversibler Zellschädigung kommt. Die *zerebrale Herniation* umschreibt eine Massenverschiebung aus einem Schädelkompartiment ins nächstgelegene Kompartiment.

Bei primär *supratentorieller* Raumforderung (typisch für globale Enzephalopathien), charakterisiert durch initiale Bewußtseinsalteration und darauf folgende Hirnstammdysfunktion, kommt es zur transtentoriellen oder zentralen Herniation, bei der das Zwischenhirn (Thalamus, Hypothalamus) durch den Tentoriumschlitz in die hintere Schädelgrube verschoben wird mit Kompression von subtentoriellem Zwischenhirn, Mittelhirn und Pons. Schließlich kommt es zur Herniation der Medulla oblongata durch das Foramen occipitale magnum. Die Folgen sind eine von rostral nach kaudal fortschreitende partielle oder komplette Unterbrechung der afferenten und efferenten Bahnen im Hirnstamm und ein Ausfall der Hirnstammreflexe, was zu folgenden klinischen Zuständen führt:

- Zwischenhirnsyndrom: Bei zunehmendem Vigilanzverlust bis zum Koma kommt es zuerst zur Dekortikationsrigidität mit erhöhtem Extensorentonus in den unteren und erhöhtem Flexorentonus in den oberen Extremitäten. Die Pupillen sind klein, aber reagieren noch auf Licht. Bei zusätzlicher Herniation des Temporallappens (Unkus) kommt es durch Kompression des 3. Hirnnervs zur einseitig lichtstarren, weiten und entrundeten Pupille. Die Atmung ist häufig noch normal, manchmal aber bereits vom Cheyne-Stokes-Typ.
- Mittelhirnsyndrom: Bei darauffolgender Kompression von Mesenzephalon/Pons kommt es zur Dezerebrationsrigidität mit Extension aller Extremitäten. Durch Ausfall der sympathischen und parasympathischen Bahnen werden die Pupillen lichtstarr und mittelweit. Ebenso fallen okulozephale und okulovestibuläre Reflexe aus. Bei Mittelhirndysfunktion kommt es zur Hyperventilation, bei Ponskompression zur apneuistischen Atmung mit langer Inspiration und kurzer Expiration. Zusätzlich können Tachykardie, arterielle Hypertonie und Hyperthermie auftreten.
- Bulbärhirnsyndrom: Die Kompression der Medulla oblongata führt zu Muskelatonie, ataktischer, irregulärer Atmung und schließlich zur Apnoe.

Bei primär *infratentorieller* Raumforderung mit Herniation kommt es durch Kompression des retikulären Systems ebenfalls zu Vigilanzverlust und Koma. Die Kompression der kortikospinalen Bahnen und der Hirnnervenkerne verursacht zusätzlich Hirnnervenausfällen und Muskelhypotonie. Im Vergleich zur supratentoriellen Hirndruckerhöhung treten bei der infratentoriellen Hirndruckerhöhung Koma oder Beeinträchtigung des autonomen Nervensystems (abnorme Atmung und Kreislauf, Hypothermie) früher auf – manchmal bei noch normalen Pupillenreaktionen und noch vor der Herniation durch das Foramen magnum. Daher wird die infratentorielle Hirndruckerhöhung häufig erst im Stadium der Herniation erkannt.

Die klinische Untersuchung des komatösen Kindes beinhaltet eine repetitive Quantifizierung des Bewußtseinszustandes anhand einer Komaskala, die Untersuchung der Hirnnervenfunktionen (Pupillenreaktion, Kornealreflex, okulozephaler und okulovestibulärer Reflex, Würg- und Hustenreflex), der Atmung, des Kreislaufs und der Temperatur. Der Sinn einer Komaskala ist weder die Bestimmung der Ätiologie noch die genaue Lokalisierung des zerebralen Prozesses, sondern die Objektivierung der Komatiefe, so daß der zeitliche Verlauf und somit die Malignität der Ursache erfaßt werden können. Allgemein anerkannt und leicht anzuwenden ist die Glasgow-Komaskala (Tabelle 263.7). Zu beachten sind Fehlbeurteilungen durch unvollständige psychomotorische Entwicklung, Lidödeme, tracheale Intubation, Lähmungen, Sedierung u.a.

Therapie

Notfallmaßnahmen zur Vermeidung sekundärer hypoxisch-ischämischer Schädigungen des ZNS. Die Betreuung eines Kindes mit akutem Koma muß mit der notfallmäßigen Korrektur jeglicher suboptimalen Komponente der zerebralen Sauerstoffversorgung beginnen. Jede Form der Hypoxie, sei sie nun hypoxämisch, stagnierend, anämisch oder zytotoxisch (häufig kombiniert), muß rasch und effizient behandelt werden, damit sekundäre hypoxisch-ischämische Schädigungen vermieden werden. Eine respiratorische Insuffizienz wird meist durch eine zentral bedingte Hypoventilation oder durch eine Obstruktion der Atemwege verursacht. Bei Beeinträchtigung der Schutzreflexe besteht zudem die Gefahr der Aspiration. Bei fehlendem Schluck- und Hustenreflex oder bei einem Scale <8 nach der Glasgow-Komaskala sollte daher die Trachea prophylaktisch intubiert und mit einer künstlichen Beatmung begonnen werden. Eine ungenügende Perfusion kann durch jede Schockform verursacht werden und muß rasch und gezielt korrigiert werden (s. oben unter „Akute Herz-Kreislauf-Insuffizienz und Schock"). Zerebrale Krampfanfälle sind durch einen sofortigen Einsatz von Antikonvulsiva (Benzodiazepine, Phenytoin) unter Kontrolle zu bringen. In bezug auf das ZNS selbst muß beim komatösen Kind unbedingt eine zerebrale Einklemmung ausgeschlossen werden. Werden entsprechende Zeichen in der klinischen Untersuchung gefunden, sollte empirisch mit der Notfalltherapie der Einklemmung begonnen werden: Der Oberkörper wird hochgelagert (15–30°), um den venösen Rückfluß zu optimieren und das zerebrale Blutvolumen bzw. den Hirndruck zu senken. Mit Hilfe von Intubation und Beatmung werden hypoxämische Hypoxie und Hyperkapnie korrigiert; beide Faktoren führen zur zerebralen Vasodilatation und erhöhen den Hirndruck. Adäquate Sedierung und Analgesie vermindern den zerebralen Metabolismus und dementsprechend den Blutfluß und das Blutvolumen. Mannitol und bei Hirntumoren Steroide sollten empirisch eingesetzt werden. Mannitol erzeugt bei intakter Blut-Hirn-Schranke einen osmotischen Gradienten mit Entwässerung des Gehirns. Die sofortige Hirndrucksenkung beruht aber auch auf einer Verminderung der Blutviskosität mit entsprechender reflektorischer Vasokonstriktion und Verminderung des zerebralen Blutvolumens. Steroide führen zu einer Reduktion des peritumoralen Ödems.

Bereits während oder unmittelbar nach der initialen Stabilisierung des komatösen Patienten müssen Überlegungen zur Differentialdiagnose und weiteren Abklärung angestellt werden. Hinsichtlich der Dringlichkeit hat sich die Einteiung des Komas in sofort behandelbaren Ursachen (Hypoglykämie, Meningitis u.a.), rasch progrediente Raumforderungen (Blutungen, Hirnschwellung u.a.) und stabiles Koma bewährt. Nach Diagnosestellung, wozu heutzutage die Computertomographie des Schädels meist unumgänglich ist, muß unverzüglich mit der spezifischen Therapie begonnen werden. Die allgemeinen Behandlungsgrundsätze werden in der Folge kurz beschrieben.

Allgemeine neurointensive Maßnahmen. Um die strukturelle und funktionelle Integrität des ZNS wiederzuerlangen und aufrechtzuerhalten, wird eine möglichst optimale zerebrale Sauerstoffversorgung benötigt. Letztere ist abhängig vom zerebralen Blutfluß, vom Hämoglobingehalt und von der Sauerstoffsättigung. Der Blutfluß ist bestimmt durch den Perfusionsdruck und den Durchmesser der Hirngefäße. Seine kritische Grenze („ischemic threshold") liegt bei Kindern bei 15–20 ml/min/100 g Hirngewebe. Dies entspricht einem zerebralen Perfusionsdruck von 35–50 mmHg. Bei Säuglingen sind diese Werte noch etwas tiefer. Durch Stützung des arteriellen Mitteldrucks (Volumenexpansion, Sympathomimetika) und gleichzeitige Kontrolle des Hirndrucks kann der zerebrale Perfusionsdruck manipuliert werden. Physiologische Koppelungen garantieren in der Regel auch bei großen Variationen des intrakraniellen und arteriellen Drucks einen genügenden zerebralen Blutfluß (Autoregulation) und somit eine genügende Zellfunktion. Durch die metabolische Koppelung wird der Blutfluß eng mit dem Stoffwechsel verbunden, so daß die arteriovenöse Sauerstoffdifferenz konstant bleibt. Bei akuten Enzephalopathien kann es zu Entkoppelungen kommen. Am häufigsten ist die metabolische Entkoppelung; hier ist der Blutfluß nicht mehr dem zerebralen Energiebedarf angepaßt. Es kommt somit zur relativen Minderdurchblutung mit zerebralvenöser Entsättigung, zur zellulären Dysfunktion und schließlich zum zytotoxischen Hirnödem. Andererseits ist auch eine zerebrale Hyperämie mit Hirndrucksteigerung und hoher zerebralvenöser Sättigung möglich. Die zerebrale Autoregulation kann ebenfalls gestört sein, wobei ein normaler Perfusionsdruck nicht mehr einen genügenden Fluß sicherstellt. Selten gestört ist die Reaktivität zerebraler Gefäße auf verschiedene CO_2-Spannungen. Alle diese Entkoppelungen können nicht nur verschiedene Ausmaße annehmen, sondern auch regional verschieden ausgeprägt sein. Diese komplexen Zusammenhänge erfordern komplexe Überwachungsmethoden. Der Perfusionsdruck kann relativ einfach mit der invasiven intrakraniellen und intraarteriellen Druckmessung laufend errechnet werden. Blutflußbestimmungen bleiben vorerst noch sehr aufwendig (Kety-Schmidt-Methode, Xenon-CT, Positronenemissionstomographie, MR-Perfusion). Ein klinisch einfach anwendbarer, aber umstrittener Ersatz ist die transkranielle Doppler-Flußgeschwindigkeitsmessung (Flußgeschwindigkeit vorwiegend durch den Gefäßdurchmesser und nicht nur durch die Flußgröße bestimmt). Wertvolle Informationen liefert die venöse Sauerstoffsättigung im Bulbus jugularis. Ein retrograd über die V. jugularis interna in den Bulbus jugularis eingeführter Katheter ermöglicht die Bestimmung der zerebralvenösen Sauerstoffsättigung, mit der sich zusammen mit der arteriellen Sauerstoffsättigung die arteriovenöse Sauerstoffdifferenz bestimmen läßt, die wiederum als Maß der Koppelung von Metabolismus mit Blutfluß dient. Schließlich kann die zelluläre Funktion direkt mit Hilfe von Elektroenzephalogramm und evozierten Potentialen monitorisiert werden.

Die Therapie der intrakraniellen Hypertonie ist facettenreich und teilweise auch kontrovers. In der folgenden Aufzählung sind die wichtigsten hirndrucksenkenden Maßnahmen zusammengestellt:

- Sicherstellung eines freien venösen Abflusses,
- künstliche Beatmung mit leichter Hypokapnie und mäßiger Hyperoxämie,
- Sedierung und Analgesie, Muskelrelaxation,
- antikonvulsive Therapie (Phenytoin, Phenobarbital),
- Diuretika (Mannitol, Furosemid),
- Temperaturkontrolle – leichte Kühlung,
- Volumenexpansion mit hypertoner Kochsalzlösung,
- Liquordrainage,
- Barbituratkoma,
- große bifrontale Kraniektomie.

Die eingesetzten Methoden zielen grundsätzlich auf Reduktion der Blutfülle des Gehirns (Hypokapnie, Barbituratkoma, Mannitol) und Entwässerung (Mannitol, hypertone Kochsalzlösung), gekoppelt mit Verbesserung des Blutflusses, Reduktion der Menge des Liquor cerebrospinalis (Drainage, Furosemid) oder Senkung des Stoffwechsels (Kühlung, Barbituratkoma). Andererseits können diese Maßnahmen gefährliche Nebenwirkungen zur Folge haben: zerebrale Ischämie, Hypovolämie, hyperosmolarer Zustand, Infektionen und kardiozirkulatorische Depression.

Literatur

Chesnut R (1995) Secondary brain insults after head injury: clinical perspectives. New Horiz 3: 366–375

Cole GF (1993) Acute encephalopathy of childhood. In: Brett EM (ed) Pediatric neurology, 2nd edn. Saunders, Philadelphia, pp 667–699

Dearden NM (1991) Jugular bulb venous oxygen saturation in the management of severe head injury. Curr Opin Anaesthesiol 4: 279–286

Goetting MG, Preston G (1990) Jugular bulb catheterization: experience with 123 patients. Crit Care Med 18: 1220–1223

Larsen GY, Vernon DD, Dean JM (1996) Evaluation of the comatose child. In: Rogers MC (ed) Textbook of pediatric intensive care, 3rd edn. Williams & Wilkins, Baltimore, pp 735–745

Pfenninger J (1993) Neurological intensive care in children. Intensive Care Med 19: 243–250

Pfenninger J, Kuhlmann B, Wagner B (1997) Management of severe head injury in children. In: Vincent JL (ed) Yearbook of intensive care and emergency medicine. Springer, Berlin Heidelberg New York Tokyo, pp 766–773

Plum F, Posner JB (1982) The diagnosis of stupor and coma, 3rd edn. Davis, Philadelphia

Poss WB, Brockmeyer DL, Clay B, Dean JM (1996) Pathophysiology and management of the intracranial vault. In: In: Rogers MC (ed) Textbook of pediatric intensive care, 3rd edn. Williams & Wilkins, Baltimore, pp 645–665

264 Hitzeschäden

J. Pfenninger

264.1 Hitzestauung (Hitzschlag) und Hyperthermie

Definition und Umstände. Ein Anstieg der Körperkerntemperatur >42 °C gilt als Hyperthermie. Folgende Situationen begünstigen eine Hitzestauung oder Hitzschlag: hohe Umgebungstemperatur und hohe Luftfeuchtigkeit, ungenügende Flüssigkeitszufuhr, hohe körperliche Aktivität, dicke Bekleidung, fehlende Akklimatisation, Alter <2 Jahre, Kindesmißhandlung oder Vernachlässigung, zystische Fibrose, neuropsychiatrische Grundleiden, Alkohol- oder Drogenabusus, febrile Grundkrankheiten u.a. Vor allem für Kleinkinder sind abgestellte Automobile mit geschlossenen Fenstern eine gefährliche Hitzefalle. Daneben sind als Ursache einer Hyperthermie die maligne Hyperthermie (ausgelöst durch Inhalationsanästhetika, Succinyl-Cholin u.a.), das maligne neuroleptische Syndrom, die thyreotoxische Krise und die Salizylatvergiftung zu nennen.

Pathophysiologie und Klinik. Normalerweise kann der Organismus über einen weiten Temperaturbereich die Kerntemperatur eng reguliert halten. Mechanismen zur Wärmeabfuhr umfassen Konduktion, Konvektion, Abstrahlung und Evaporation, sie werden gefördert durch kutane Vasodilatation und Schwitzen (bis 1 l/m2/h). Über 37 °C Umgebungstemperatur bleibt die Evaporation als einziges Mittel, bei einer Luftfeuchtigkeit über 75 % nimmt auch deren Effizienz ab. Flüssigkeitsverluste durch die Haut und kutane Vasodilatation führen zu einer Hypovolämie, welche initial durch Tachykardie und gesteigerte Kontraktilität des Myokardes kompensiert wird. Der verminderte renale Blutfluss führt zu Oligurie und Harnstoffanstieg. Durch Hämokonzentration nimmt die Viskosität des Blutes zu. Bei Körperkerntemperturen >41 °C versagen i.d.R. die Thermoregulation und das Schwitzen hört auf. Neurologische Zeichen der Hitzestauung sind Kopfschmerzen, Erbrechen, Unruhe, Koma oder zerebrale Krampfanfälle. Das hämodynamische Profil entspricht demjenigen eines distributiven Schocks. Wegen der metabolischen Azidose ist die Atmung vertieft und beschleunigt, meist besteht auch eine Hypoxämie („acute respiratory distress syndrome“). Laborchemisch imponieren eine Hyperglykämie und Hypophosphatämie. Liegt der Hyperthermie eine massive körperliche Anstrengung zugrunde, kann es zu Rhabdomyolyse, Hyperkaliämie und Nierenversagen kommen.

Therapie. Das Opfer eines Hitzschlages muß möglichst rasch in eine kühle Umgebung gebracht werden. Die Erstversorgung richtet sich nach dem ABC der Reanimation („airway, breathing, circulation“). Größte Dringlichkeit ist dem Wiederauffüllen des Kreislaufes zuzumessen, wofür sich NaCl 0,9 % oder Ringerlaktat eignen (bolusweise 20 ml/kg Körpergewicht). Zur Senkung der Körperkerntemperatur eignen sich Magen- oder Peritonealspülungen mit gekühlten (10 °C) Ringer- oder NaCl-0,9 %-Lösungen. Von Ganzkörper-Tauchbädern in Eiswasser ist abzuraten (schlechter Zugang zum Patienten, kutane Vasokonstriktion), jedoch kann mit Alkoholsprays der evaporative Wärmeverlust gesteigert werden. Bei Kältezittern und/oder kutaner Vasokonstriktion kann Chlorpromazin 0,3–0,5 mg/kg hilfreich sein, wobei der Blutdruck gut überwacht werden muß. Die kühlenden Maßnahmen sollten bis zum Erreichen einer Temperatur von 38,5 °C weitergeführt werden. Antipyretika (Paracetamol, Salizylate) und Dantrolene sind beim Hitzschlag nutzlos. Die weitere supportive Therapie richtet sich nach den auftretenden klinischen Problemen (zerebrale Krampfanfälle, „acute respiratory distress syndrome“, Rhabdomyolyse, Nierenversagen u.a.).

Literatur

Bouchama A (1995) Heatstroke: a new look at an ancient disease. Intensive Care Med 21: 623–625.
Simon HB (1993) Hyperthermia. N Engl J Med 329: 483–487

264.2 Verbrennungen und Verbrühungen

Definition. Es handelt sich dabei um lokale Einwirkungen von Hitze auf Haut und Schleimhäute mit folgender Verbrennungskrankheit. Im Rahmen dieses Kapitels soll lediglich auf die intensivmedizinische Initialbehandlung von sog. „major burns“ eingegangen werden. Sie umfassen: Verbrennung über 20 % der gesamten Körperoberfläche (KO); tiefe, in die Subcutis reichende Verbrennung über 10 % KO; Verbrennung von Gesicht und Halsregion; Beteiligung der Atemwege und andere, durch Gewalteinwirkung bedingte Begleitverletzungen.

Pathophysiologie und Klinik. Die Verbrennungsverletzung führt zu Nekrosen und lokaler und systemischer Entzündungsreaktion. Angrenzend an das abgestorbene Gewebe gibt es eine Zone der Ischämie, welche bei nicht optimaler Therapie durch Hypoperfusion, massive Ödembildung, Hypoxämie oder Infektion nekrotisch werden kann. An der verbrannten Stelle wird zudem eine Reihe von entzündlichen Mediatoren freigesetzt, welche die Gefäßpermeabilität lokal und systemisch erhöht. Diese mikrovaskulären Lecks führen zu massiven Verlusten von eiweißreicher Flüssigkeit aus dem vaskulären ins interstielle Kompartiment. Somit sind Hypovolämie und Hämokonzentration initial die zwingende Folge der Verbrennung. Bei aggressivem Volumenersatz wird dieses Problem durch Bildung von massiven Ödemen ersetzt, welche zu erhöhtem Druck im Gewebe oder lokaler Hypoxie führen können. Alle Patienten mit schweren Verbrennungen entwickeln einen Verbrennungsschock. Er ist in den ersten 12–24 Stunden bedingt durch Hypovolämie, erhöhte periphere vaskuläre Resistenz und vermindertes Herzminutenvolumen („ebb phase“). Vom 2.–5. Tag nach Verbrennung kommt es zu einer hyperdynamen Kreislaufreaktion mit tiefer peripherer Resistenz. Diese fällt mit einem massiven Anstieg von Interleukin-6 zusammen („flow phase"). Parallel zu dieser Entzündungsreaktion wird eine massive neurohumorale Streßreaktion ausgelöst mit Ausschüttung vorwiegend von Adrenalin, Cortisol, Aldosteron und antidiuretischem Hormon. Besondere Probleme entstehen bei Beteiligung der oberen Atemwege und Rauchgasinhalation (Verbrennung in geschlossenen Räumen). Neben der Hitzeeinwirkung spielen Rußpartikel, Kohlenmonoxid (CO) und durch chemische Reaktionen entstande Toxine (Zyanid u.a.) eine Rolle. Zudem kann die O_2-Konzentration in der Einatmungsluft massiv absinken und so zu einer Hypoxie führen. CO-Vergiftung, obstruktive Schleimhautschwellungen der oberen Atemwege und Permeabilitätslungenödem („acute respiratory distress syndrome") sind gefürchtete Folgen. Hervorzuheben ist, daß die CO-Vergiftung weder mit der Pulsoxymetrie noch mit ateriellen Blutgasen diagnostiziert werden kann, das Entscheidende ist die Bestimmung des HbCO.

Therapie. Für die erste Hilfe bei Verbrennungen ist die lokale Kühlung mit kaltem Wasser während mindestens 10–15 Minuten essentiell (unter Vermeidung einer globalen Hypothermie).

Möglichst rasch sollte dann mit intravenöser Zufuhr von NaCl 0,9 % oder Ringerlaktat begonnen werden (Dosis 20 ml/kg/h oder 600 ml/m^2 Körperoberfläche/Std.). Nach Spitalaufnahme und genauer Bestimmung der Ausdehnung der Verbrennung, richtet sich die Flüssigkeitszufuhr für die folgenden 24 Stunden nach folgender Formel: 2000 ml/m^2 KO/24 h (Erhaltung) plus 5000 ml/m^2 verbrannte KO/24 h (Ersatz). Davon wird die erste Hälfte in den ersten 8 Stunden, die zweite in den folgenden 16 Stunden verabreicht. Über die optimale Zusammensetzung der Infusionslösungen bestehen verschiedene Ansichten (NaCl 0,9 %, Ringerlaktat, hypertone NaCl-Lösungen, kolloidale Lösungen, Albumin 5 %). In der Regel ist damit zu rechnen, daß nach ungefähr 12 Stunden nach Verbrennung das Gefäßleck abnimmt und somit durchaus kolloidale Lösungen mit besserem intravaskulärem Volumeneffekt verwendet werden können. Die Beurteilung der Volämie ist anspruchsvoll. Venenfüllung, periphere Durchblutung, negativer Basenüberschuß und Hämatokrit sind wahrscheinlich bessere Kriterien für die Flüssigkeitstherapie als die stündliche Diurese. Nach den ersten 24 Stunden sind die meisten Patienten hämodynamisch stabil. Nun kann auch mit einer enteralen Ernährung begonnen werden, etwaige massive onkotische Defizite (Albumin < 20 g/l) sollten aber ersetzt sein. Die zugeführte Flüssigkeitsmenge beträgt für diesen Zeitraum 1500 ml/m^2 KO/24 h (Erhaltung) plus 3750 ml/m^2 verbrannte KO/24 h (Ersatz).

Atemwege und Atmung: Indikationen zur trachealen Intubation und künstlichen Beatmung stellen Läsionen der oberen Atemwege mit massiver Schwellung, Bewußtseinsstörungen (CO-Vergiftung?), ein Atemnotsyndrom mit Hypoxämie und schwere Verbrennungen über 60 % KO dar.

Analgesie: Vor allem zweitgradige Verbrennungen können sehr schmerzhaft sein. Daneben spielen das traumatische Erlebnis und die Angst des Kindes eine große Rolle. Somit besteht die optimale Therapie meist in einer Kombination von Morphin und einem Benzodiazepin bzw. Chlorpromazin.

Pflege und Ernährung: Eine hohe Umgebungstemperatur (26°–30 °C) hilft, die metabolischen Bedürfnisse des Patienten zu reduzieren. Spätestens nach den ersten 24 Stunden wird mit enteraler Ernährung begonnen. Verbrennungspatienten haben einen extrem hohen Kalorien-, Spurenelement- und Vitaminbedarf, was es in der Behandlung zu berücksichtigen gilt.

Lokale Behandlung: Im Gegensatz zur intensivmedizinischen Therapie steht diese zu Beginn nicht im Vordergrund. Unumstrittene Notfalleingriffe stellen Escharotomien bei Kompartiment-Syndromen oder zirkulären Verbrennungen dar. Verbandwechsel finden idealerweise mindestens einmal täglich statt. Mit agressiven Nekrosektomien wird i.d.R. 24–48 Stunden nach Unfall begonnen.

Literatur

Carvajal HF, Griffith JA (1998) Burn and inhalation injuries. In: Fuhrmann BP, Zimmermann JJ (eds) Pediatric critical care. Mosby, St. Louis, pp 1198-1210

Gueugniaud PY, Carsin H, Bertin-Maghit M, Petit P (2000) Current advances in the initial management of major thermal burns. Intensive Care Med 26: 848-856

265 Akzidentelle Hypothermie

J. Pfenninger

Definition und Umstände. Ein Abfall der Körperkerntemperatur < 35 °C wird als Hypothermie bezeichnet. Risikosituationen zur Entstehung einer Hypothermie sind die Neugeborenenperiode (bei Reanimationen im Gebärsaal, bei schwerer Sepsis und perioperativ), Intoxikationen (Alkohol, Barbiturate u.a.), Kindesmißhandlungen, Unfälle und Ertrinkungsunfälle in den Wintermonaten oder im Gebirge. Von der globalen Hypothermie müssen lokale Erfrierungen (Ohren, Nase, Finger und Zehen) abgegrenzt werden, welche bei Normo- oder Hypothermie des Körperkerns auftreten können, und auf welche in diesem Rahmen nicht eingegangen wird.

Pathophysiologie und Klinik. Wärmeverluste finden aufgrund von Konvektion (Wind), Konduktion (direkter Kontakt mit kaltem Wasser) und Evaporation (nasse Haut oder Kleider) statt. Das folgende Absinken der Körperkerntemperatur löst eine Reihe von physiologischen Antworten aus. Der hypothalamische Thermostat sensiert den Temperaturabfall und aktiviert das sympathische Nervensystem, wodurch Muskeltonus bis zum Muskelzittern („shivering") und Stoffwechselaktivität gesteigert werden. Gleichzeitig kommt es zu einer intensiven kutanen Vasokonstriktion. Falls die homöostatischen Mechanismen die Wärmeverluste nicht mehr kompensieren können, sinkt die Körperkerntemperatur.

Beim Abfall von 35 °C bis 32 °C wird ein Exzitationsstadium durchlaufen, wobei der Organismus durch vermehrte Wärmeproduktion und kutane Vasokonstriktion die Temperatur zu steigern versucht. Unter 32 °C werden Organ-/Systemfunktionen verlangsamt, und der Sauerstoff-Verbrauch sinkt drastisch (bei 28 °C beträgt der Sauerstoff-Verbrauch noch 50 %, bei 18 °C 22% der Normalwerte bei 37 °C). Atrio-ventrikuläre Ueberleitungsstörungen und Dysrhythmien treten i.d.R. ab 30 °C auf und unter 26 °C ist mit Kammerflimmern zu rechnen. Durch Flüssigkeitsverschiebungen ins Interstitium und Kältediurese entsteht eine Hypovolämie. Unter 32 °C schränkt sich die Bewußtseinslage ein und macht einem Verwirrtheitszustand Platz, unter 30 °C wird das Individuum komatös, eine bilaterale areaktive Mydriase folgt, und bei 24 °C kommt es meist zum Atmungsstillstand. In der Hypothermie gerinnt das Blut nicht mehr normal (In-vivo-Kältekoagulopathie), und durch erwähnte Flüssigkeitsverluste steigt der Hämatokrit.

Therapie. Die Bergung von Opfern mit Hypothermie muß sehr sorgfältig geschehen, da durch Einstrom von kaltem Blut aus der Peripherie ein Kammerflimmern ausgelöst werden kann. Der Patient sollte dann möglichst rasch in eine warme, windgeschützte und trockene Umgebung gebracht werden. Bei erhaltendem Bewußtsein können warme Getränke verabreicht werden. Im Fall von Koma und Bradypnoe sollten die Atemwege mit einem Trachealtubus gesichert und die Atmung mechanisch unterstützt, beim Vorliegen einer Asystolie oder eines Kammerflimmerns (Diagnose mit Hilfe eines Elektrokardiogramms) mit äußerer Herzmassage begonnen werden. Volumenzufuhr in Form von NaCl 0,9 % bzw. Ringerlaktat.

Anläßlich der Notfallaufnahme kann meist erst korrekt mit einem Spezialthermometer die Temperatur festgestellt werden. Bei Patienten mit Temperaturen über 32 °C genügen in der Regel einfache Maßnahmen zum Wiederaufwärmen (warme Getränke, warme Decken u.a.). Schwieriger ist die Situation bei Temperatur unter 30 °C, Koma, instabiler Atmung und Kreislauffunktion. Hier muß alles daran gesetzt werden, die Temperatur durch aktives Aufwärmen in einen Bereich von 30–32 °C zu bringen (Beatmung mit warmen und angefeuchteten Gasen, Zufuhr von warmer, isotoner NaCl-Lösung bzw. Ringerlaktat, Peritoneal- und Magenspülungen mit warmen Spüllösungen, Wärmestrahler, Wärmematratze, Warmluftgebläse). Die Temperatur der zugeführten Gase oder Flüssigkeiten sollten 42 °C nicht überschreiten, lokale Wärmeapplikation (Bettflaschen u.a.) kann leicht zu schweren Verbrennungen führen. In der Phase des Aufwärmens können Ösophagus- und Rektaltemperatur um 2–3 °C differieren, i.d.R. wird die Kontrolle der Ösophagustemperatur vorgezogen, da sie ein rasch reagierendes Kompartiment misst. Bei größeren Kindern (> 25 kg Körpergewicht) mit tiefer Hypothermie (< 25 °C) und Kreislaufstillstand steht als Alternative das Aufwärmen mittels Herz-/Lungenmaschine in einem Herzzentrum zur Diskussion (cave: meist Vollheparinisierung notwendig). Welche Technik des Aufwärmens auch immer angewandt wird, das Aufwärmen muß wegen der Möglichkeit eines Scheintodes bis zum Erreichen von 30–32 °C fortgeführt werden. Erst zu diesem Zeitpunkt ist es sinnvoll, Rhythmusstörungen (Kammerflimmern) zu behandeln und auch erst dann kann über eine Weiterführung bzw. Abbruch einer kardiopulmonalen Reanimation entschieden werden („no one is dead, unless warm and dead"). In wirklich desolaten Fällen mit tiefer Hypothermie, Apnoe und Kreislaufstillstand, welche durch eine prolongierte Hypoxie kompliziert sind (Ertrinkungs- und Lawinenunfälle), kann bei Spitaleintritt aufgrund von wenigen Laborwerten die Gesamtsituation zuverlässig beurteilt werden. Bei einem pH < 6.5, einem Serumkalium > 10 mmol/l und einer Serumglucose > 20 mmol/l darf eine Reanimation ohne Erreichen von 30–32 °C Kerntemperatur abgebrochen werden.

Literatur

Corneli HM (1992) Accidental hypothermia. J Pediatr 120: 671–679
Larach MG (1995) Accidental hypothermia. Lancet 345: 493–498

266 Ertrinkungsunfälle

J. Pfenninger

Definition. Das wesentliche pathogenetische Element bei Ertrinkungsunfällen ist das Eintauchen (Submersion) des ganzen Körpers, vor allem aber des Gesichtes mit den Atemwegsöffnungen in Wasser. Wird ein Opfer tot geborgen und sind alle Wiederbelebungsversuche erfolglos, wird von Ertrinken („drowning") gesprochen. Sind noch Vitalfunktionen vorhanden oder können solche durch eine Reanimation vielleicht auch nur vorübergehend wiederhergestellt werden, so wird dies unschön als Fast-Ertrinken („near-drowning") bezeichnet. Weiter zu unterscheiden ist die Situation, bei welcher das Gesicht des Opfers aus dem Wasser ragt, der Organismus jedoch durch kaltes Wasser massiv unterkühlt wird (Immersionshypothermie).

Pathophysiologie und Klinik. Der Ablauf der Ereignisse bei einem Ertrinkungsunfall ist in Abb. 266.1 schematisch dargestellt. Entscheidend für die Prognose ist schließlich das Ausmaß der hypoxisch-ischämischen Enzephalopathie (HIE). Protektiv für das Gehirn wirken die Hypothermie und der kontrovers diskutierte „diving reflex" (Tauchreflex), negativ eine globale Sauerstoffschuld durch den Kampf gegen das Ertrinken und die Lungenschädigung durch Aspiration und Lungenödem. Eine weitere Möglichkeit bei Ertrinkungsunfällen besteht darin, daß durch Glottisschluß gar kein Wasser aspiriert wird, daß aber Einatmungsversuche gegen die geschlossene Glottis zum Lungenoedem e vacuo führen können („dry drowning"). Eine wichtige Rolle für die spä-

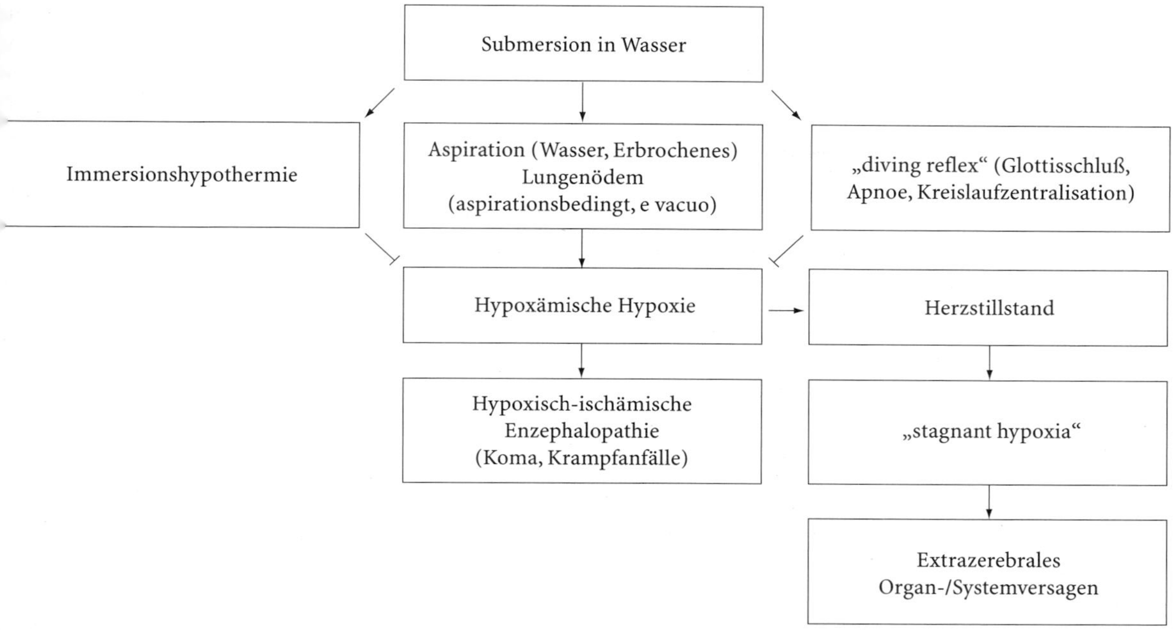

Abb. 266.1. Pathophysiologische Vorgänge bei Ertrinkungsunfällen; —| hemmender (protektiver) Einfluß

tere Behandlung spielt gelegentlich die große Menge von geschlucktem Wasser.

Therapie. Nach der Bergung des Opfers müssen die Retter unverzüglich die Vitalfunktionen beurteilen und falls notwendig mit dem ABC („airway, breathing, circulation“) der Reanimation beginnen. Langdauernde Versuche, aspiriertes Wasser aus den Lungen zu quetschen sind nutzlos und verzögern eine effiziente Wiederbelebung.
Bei der Notfallaufnahme ist neben der Beurteilung und evtl. notwendigen Unterstützung der Vitalfunktionen (tracheale Intubation, Beatmung, Gabe von Sauerstoff, Kreislaufunterstützung, Aufwärmen, antikonvulsive Therapie u.a.) besonders auf Begleitverletzungen zu achten. Vor allem Schädel-/Hirntrauma sowie Verletzungen der Halswirbelsäule und des Halsmarks spielen bei sportaktiven Jugendlichen gelegentlich eine wichtige Rolle. Jedes Kind mit auch nur banalem Ertrinkungsunfall und unauffälligem Status bei Aufnahme sollte zumindest während 4–6 Stunden in einer Notfallstation überwacht werden. Mäßig kranke Patienten (unbeeinträchtigte Bewußtseinslage, leichte respiratorische Symptome mit geringem Sauerstoffbedarf) können bei adäquater Überwachung in einer normalen Bettenstation behandelt werden.

Schwerkranke Kinder (eingeschränkte Bewußtseinslage, zerebrale Krampfanfälle, Sauerstoffbedarf über 40%) benötigen Intensivbehandlung. Hauptgewicht wird dabei auf eine exzellente respiratorische und kardiovaskuläre Unterstützung gelegt, wie sie in den vorangegangenen Kapiteln Schock, respiratorische Insuffizienz und Koma beschrieben wird. Auf eine Überwachung des intrakraniellen Drucks und aggressive neurointensive Maßnahmen (Barbituratkoma, therapeutische Hypothermie u.a.) wird heutzutage verzichtet, da deren Wirksamkeit bei der HIE nicht erwiesen sind und mit namhaften Nebenwirkungen zu rechnen ist. Bakterielle Infekte der Atemwege und Lungen werden gezielt gesucht und behandelt. Ein gewisses Risiko für fulminant verlaufende Infektionen mit Pneumokokken besteht bei Patienten mit schwerem Ertrinkungsunfall.

Prognose. Anhand einiger weniger und einfacher Fixpunkte läßt sich die Prognose nach Ertrinkungsunfall zuverlässig beurteilen. Für eine gute Prognose unmittelbar nach dem Unfall sprechen eine intakte oder rasch sich normalisierende Bewußtseinslage sowie eine erhaltene oder rasch einsetzende spontane Atmung. Anläßlich der Notfallaufnahme (30–60 Minuten nach Unfall) weisen persistierende Asystolie und Apnoe auf eine schlechte Prognose hin. In dieser Situation muß eine Körperkerntemperatur über 30°–32 °C nachgewiesen werden, bevor eine Reanimation als erfolglos abgebrochen wird. Allgemein ist eine gleichzeitig vorliegende Hypothermie meist ein Hinweis auf eine schlechte Prognose, da sie eher mit einer langen Submersionszeit (d.h. lange Dauer der Hypoxie) als mit einer zerebralen Protektion durch Hypothermie korreliert. Es gibt aber wenige Ausnahmen, wo sich Kinder nach Ertrinkungsunfall in kaltem Wasser und kalter Jahreszeit sehr gut erholt haben. Lassen sich Gasaustausch und Herz-/Kreislauffunktion rasch stabilisieren, der Patient aber tief komatös bleibt, ergibt sich ein wichtiger Zeitpunkt zur Beurteilung der Prognose 24 Stunden nach dem Unfall. Ein persistierendes Koma (Glasgow Coma Scale < 8) und persistierende Ausfälle von Hirnstammreflexen sind ein klarer Hinweis auf eine schlechte Prognose (Tod oder Überleben in vegetativem Zustand oder mit schwerer Behinderung). Sehr zuverlässig für die Beurteilung erweisen sich in dieser Situation somatosensorisch evozierte Potentiale. Bei bilateral fehlender kortikaler Antwort ist die Prognose unweigerlich schlecht. Nach Meinung der Autoren sollte in dieser infausten Situation der Abbruch der supportiven Maßnahmen ernsthaft erwogen werden.

Literatur

Biggart MJ, Bohn DJ (1990) Effect of hypothermia and cardiac arrest on outcome of near-drowning accidents in children. J Pediatr 117: 179–183

Kemp AM, Sibert JR (1991) Outcome in children who nearly drown: a British Isles study. Br Med J 302: 931–933

Kyriacou DN, Arcinue EL, Peek C, Kraus JF (1994) Effect of immed ate resuscitation on children with submersion injury. Pediatrics 94 137–142

XXIX Pharmakotherapie

267 Prinzipien der Pharmakotherapie

G. Heimann

Die Arzneimitteltherapie ist ein unverzichtbarer Bestandteil wissenschaftlich begründbarer Therapiekonzepte. Die damit verbundenen Risiken sind kalkulierbar, wenn Einsichten in die komplexen Wechselwirkungen zwischen Arzneimittel und Organismus vorliegen. Ohne wissenschaftlich fundierte klinische Prüfungen sind diese nicht zu gewinnen. Eine rein empirische Anwendung wäre ein Humanexperiment und stünde im Widerspruch zu ethisch begründbaren Normen.

Das Dilemma der Arzneimittelforschung beim Kind haben die sog. Therapieunglücke offengelegt (Sulfonamide: Kernikterus; Chloramphenicol: Grey-Syndrom; Thalidomid: Embryopathie). Die dadurch ausgelöste Verunsicherung und Zurückhaltung hat die Kluft zwischen der Anzahl neuer Arzneimittel und dem für das Kind notwendigen Informationsstand immer größer werden lassen. Nicht zuletzt bestehen für klinische Arzneimittelprüfungen beim nicht einwilligungsfähigen Kind besondere ethisch begründbare Barrieren, die den Konflikt verschärfen.

Der einzige Ausweg ist und bleibt die klinische Prüfung. Die zu beobachtende selbst auferlegte Zurückhaltung wäre eine nicht zu verantwortende Defensivmedizin aus Furcht vor Risiko und Irrtum. Diese würde den klinischen Prüfer zwar vor möglichen juristischen Konsequenzen schützen, dem Kind aber notwendige Fortschritte der Arzneimitteltherapie vorenthalten.

Die zentrale Frage, welche Menge des verabreichten Mittels wie lange am Ort der Wirkung verbleibt, ist nur dadurch zu beantworten, daß Konzentrationsverläufe im Organismus verfolgt und mit Hilfe mathematischer Gesetzmäßigkeiten interpretiert werden. Der Pädiater Dost hat die wissenschaftlichen Grundlagen für diese Betrachtungsweise systematisch zusammengefaßt und damit ein neues Fachgebiet innerhalb der Arzneimittellehre, das der Pharmakokinetik, begründet.

Die pharmakokinetische Betrachtungsweise ermöglicht nicht nur die Arzneimittelwirkung mit Konzentrationsverläufen zu korrelieren, sie erlaubt auch die quantitative Erfassung derjenigen Regelsysteme, die physiologischerweise Konzentrationszeitprofile und damit Arzneimittelwirkungen im Organismus beeinflussen können.

Diese Regelsysteme betreffen die Aufnahme von Arzneimitteln über die Haut oder den Magen-Darm-Trakt, ihre Verteilung im Organismus, die Stoffwechselleistung beteiligter Organe wie z.B. der Leber, aber auch die Ausscheidungsmechanismen der Nieren. Eigenschaften und Leistungen dieser Regelsysteme sind bei einem gesunden Erwachsenen mit Ausnahme des höheren Lebensalters weitgehend konstant. Dies gilt aber nicht für das Kindesalter, insbesondere nicht für die Neugeborenenperiode und das Säuglingsalter, da sich in dieser Entwicklungsphase die wichtigsten physiologischen Anpassungsvorgänge und Umstellungen vom intrauterinen zum extrauterinen Leben vollziehen.

Pharmakokinetische Grundbegriffe

Die Aufnahme eines Pharmakons, seine Verteilung, Metabolisierung und Ausscheidung sind gleichzeitig ablaufende Prozesse, die das Konzentrationszeitprofil des Pharmakons im Organismus beeinflussen. Unter der Voraussetzung, daß die pharmakologische Wirkung mit den in Körperflüssigkeiten gemessenen Konzentrationen korreliert, können zeitabhängig Konzentrationsbestimmungen durchgeführt und mathematisch definierbare Parameter und Modelle formuliert werden.

Kompartimente („compartments"). Der Begriff des Kompartiments basiert auf der Annahme der Linearität. Alle Parameter, die das Modell definieren, sind unabhängig von der Konzentration des Pharmakons. Innerhalb eines Kompartiments ist das Pharmakon gleichmäßig verteilt, eine Steigerung der Dosis führt zu einem proportionalen Anstieg der Konzentration. Diese Definition setzt voraus, daß die Verteilung von Substanzen innerhalb des Kompartiments wesentlich rascher abläuft als der Transfer in das System oder aus diesem heraus.

Für ein sog. Einkompartimentmodell existiert nur in Ausnahmefällen ein physiologisches Korrelat. Vereinfacht betrachtet könnte dies das zirkulierende Plasmavolumen, der extrazelluläre Flüssigkeitsraum oder das Gesamtkörperwasser sein. Kompartimente sind nur Annäherungen an die physiologischen Gegebenheiten, sie beschreiben eher virtuelle als tatsächlich existierende Verteilungsräume.

Verteilungsvolumen. Die Konzentration C eines Pharmakons im Blut, Plasma oder Plasmawasser ist direkt proportional zu seiner Menge A und verhält sich umgekehrt proportional zum Verteilungsvolumen V_d, d.h. dem Verteilungsraum, in dem sich das Pharmakon entsprechend seiner physikochemischen Eigenschaften verteilt.

$$A = V_d \cdot C \quad \text{oder} \quad V_d = \frac{A}{C} \tag{1}$$

Wird das Verteilungsvolumen aus der Plasmakonzentration des Pharmakons bestimmt, so spricht man vom „scheinbaren Verteilungsvolumen". Vorausgesetzt wird, daß ein Verteilungsgleichgewicht zwischen Pharmakon und anderen Verteilungsräumen bereits erreicht worden ist.

Nach einer intravenösen Bolusinjektion finden jedoch Verteilungsvorgänge zwischen Blut, Plasmaproteinen und extravasalen Verteilungsräumen konsekutiv statt. In der initialen Phase verteilt sich das Pharmakon vorwiegend im Kompartiment Blut. Dann entspricht das Verteilungsvolu-

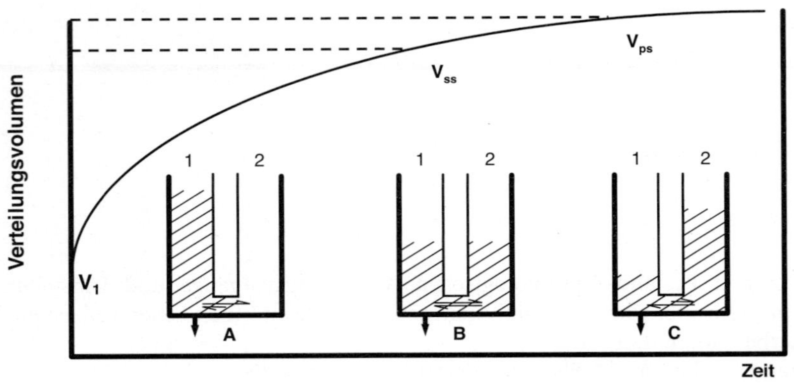

Abb. 267.1. Größe des Verteilungsvolumens in Abhängigkeit vom Erreichen der Verteilungsgleichgewichte

men dem Blutvolumen. In dem Maße, in dem periphere Kompartimente in die Verteilungsvorgänge mit einbezogen werden, vergrößert sich das Verteilungsvolumen. Wird ein Verteilungsgleichgewicht zwischen den Kompartimenten erreicht, so erhält man das Verteilungsvolumen unter Steady-state-Bedingungen (V_{ss}) (Abb. 267.1).

Unter der Annahme eines 2-Kompartimentmodells Blut*(1)*-Gewebe*(2)* ändert sich das Verteilungsvolumen nach i.v.-Bolus-Injektion. Initial verteilt sich die Dosis vorwiegend im Blut *(A)*. Im Verteilungsgleichgewicht zwischen Blut und Gewebe *(B)* werden identische Konzentrationen unter Steady-state-Bedingungen erreicht: V_{ss}. Eine weitere Abnahme der Konzentration im Blut zugunsten des Gewebes *(C)* führt zu den Bedingungen des sog. Pseudogleichgewichts: V_{ps}.

Wenn die Konzentration im Blutkompartiment *(1)* geringer als im Gewebe *(2)* wird, so kommt es zu einer weiteren Größenzunahme des Verteilungsvolumens bis zum sog. Pseudoequilibrium (V_{ps}).

Bei den meisten Pharmaka ist die Differenz zwischen V_{ss} und $V_{ps} < 10\%$. Sie kann für Dosierungsberechnungen vernachlässigt werden, sofern die therapeutische Breite des Arzneimittels groß ist. Für Arzneimittel, wie z.B. Antikonvulsiva, die nur langsam ein Diffusionsgleichgewicht erreichen, gilt dies nicht. Als Konsequenz ergibt sich, daß für Dosierungsanpassungen (Drug monitoring) entsprechende Zeiten bis zur Einstellung des Diffusionsgleichgewichts abgewartet und sog. „predose level" zugrunde gelegt werden müssen, da diese am ehesten den Bedingungen des Pseudoequilibriums (V_{ps}) entsprechen (s. S. 1721).

Geschwindigkeitskonstanten („rate constants"). Geschwindigkeitskonstanten beschreiben den Zusammenhang zwischen Menge des Pharmakons *A* und der Eliminationsgeschwindigkeit pro Zeiteinheit. Eine Kinetik erster Ordnung liegt dann vor, wenn die Eliminationsgeschwindigkeit proportional der Menge des Pharmakons ist, die im Organismus verbleibt. Je größer diese Menge ist, um so rascher ist die Elimination.

$$\text{Eliminationsgeschwindigkeit } (\text{mg} \cdot \text{min}^{-1}) = k \cdot A \qquad (2)$$

Die Geschwindigkeitskonstante *k* hat einen konstanten Wert mit der Dimension (min^{-1}).

Die Integration von Gl. 2 über die Zeit *t* bezogen auf eine intravenöse Bolusinjektion führt zu der Beziehung:

$$A = D \cdot (e - k \cdot t), \qquad (3)$$

in der *A* die Menge des Pharmakons im Organismus, *e* der natürliche Logarhythmus, *k* die Eliminationskonstante und *D* die verabreichte Dosis ist. Bezogen auf die Plasmakonzentration ergibt sich:

$$C\,(t) = Co\,(e - k \cdot t) \qquad (4)$$

Darin ist C_0 die Plasmakonzentration zur Zeit $t = 0$. Diese kann durch Extrapolation nach Null bestimmt werden unter der vereinfachenden Annahme, daß bereits ein Verteilungsgleichgewicht zum Zeitpunkt $t = 0$ vorhanden ist (Abb. 267.2a,b).

Für die klinische Anwendung ist der Begriff der Eliminationshalbwertzeit hilfreich. Er gibt an, in welcher Zeit die Menge des Pharmakons im Organismus halbiert wird.

$$t_{1/2} = \frac{\ln 2}{k} = \frac{0{,}693}{k} \qquad (5)$$

Zur Schätzung der verbleibenden Menge F_D des Pharmakons im Organismus zu einer beliebigen Zeit *t* ergibt sich die Beziehung:

$$F_D = \frac{A}{D} = \frac{C}{C_0} \cdot e^{-k \cdot t} \qquad (6)$$

Da vereinfacht $k = 0{,}693/t_{1/2}$ und $e^{-0{,}693}$ ungefähr 0,5 entsprechen, ergibt sich die Relation

$$\frac{A}{D} = (1/2)^n \qquad (7)$$

Darin ist *n* gleich der Anzahl der Eliminationshalbwertszeiten, die nach Verabreichung der Dosis verstrichen sind. Danach verbleiben approximativ nach zwei Halbwertszeiten noch 25% der initialen Dosis, nach 6 Halbwertszeiten noch 1,5% im Organismus.

Dosisabhängige Elimination (Kinetik 0. Ordnung). Wenn sich mit steigender Dosis die Eliminationshalbwertszeiten verlängern, so deutet dies auf ein Sättigungsphänomen der beteiligten Eliminationsmechanismen (Metabolisierung, Ausscheidung) hin. Im Gegensatz zur Kinetik 1. Ordnung ist damit die Eliminationsgeschwindigkeit nicht mehr dosispro-

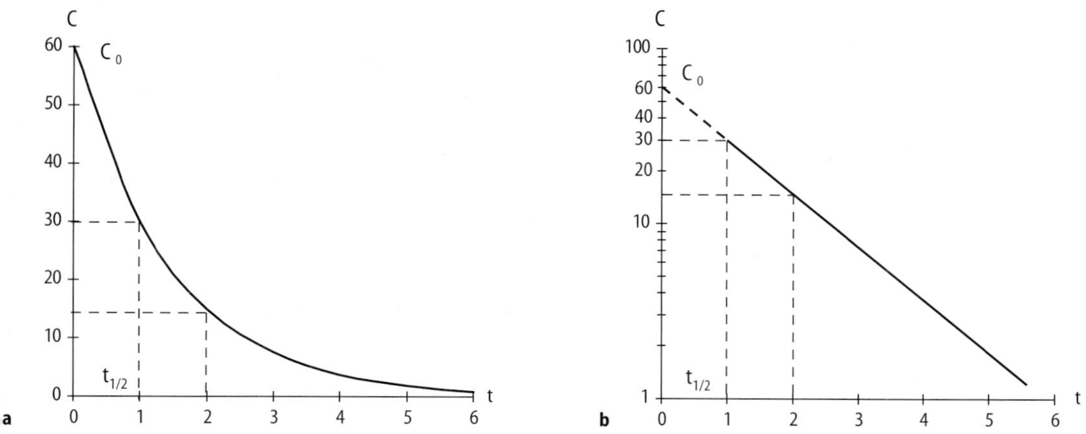

Abb. 267.2a,b. Konzentrationszeitverlauf eines Pharmakons nach i.v.-Bolusinjektion (Funktion erster Ordnung). **a** Lineare Darstellung, **b** semilogarithmische Darstellung. C_0 scheinbare Konzentration zum Zeitpunkt 0 extrapoliert als Schnittpunkt mit der Konzentrationsachse, $t_{1/2}$ Eliminationshalbwertszeit

portional, sondern konstant. Unter den Bedingungen der Kinetik 0. Ordnung verhält sich die Eliminationshalbwertszeit proportional zur initialen Dosis bzw. Konzentration im Meßkompartiment:

$$t_{1/2} = 0{,}5 \cdot C_o \cdot k_o \qquad (8)$$

Darin ist k_0 die Geschwindigkeitskonstante 0. Ordnung.

Einige Arzneimittel unterliegen unter therapeutischen Bedingungen dieser Sättigungskinetik, darunter Salicylate, Phenylbutazon, Phenytoin, Diazepam und Chloramphenicol.

Aus der Sättigungskinetik ergeben sich folgende Konsequenzen:

1. Das Konzentrationszeitprofil ist nicht mehr exponential, sondern linear.
2. Die Eliminationshalbwertszeit verlängert sich mit steigender Dosis.
3. Produkte der Metabolisierung des Pharmakons entstehen dosisabhängig.
4. Bei repetitiver Dosierung besteht zwischen der Steady-state-Konzentration und der Erhaltungsdosis keine lineare Proportionalität.

Clearance. Die bisher beschriebenen kinetischen Parameter basieren auf der Annahme einer Kinetik 1. Ordnung innerhalb eines Systems, das durch Kompartimente definiert werden kann.

Unabhängig von diesen Voraussetzungen läßt sich der Begriff der Clearance anwenden. Er kann als Proportionalitätskonstante zwischen Eliminationsgeschwindigkeit und der in Körperflüssigkeiten gemessenen Konzentration C des Pharmakons oder einer Testsubstanz aufgefaßt werden:

$$\mathrm{Cl} = \frac{\text{Eliminationsgeschwindigkeit}}{C} \qquad (9)$$

Wenn das zugrundeliegende kinetische Modell unbekannt oder nicht definierbar ist, so ergibt sich durch Integration über die Zeit (von 0 bis ∞):

$$\mathrm{Cl} = \frac{F \cdot D}{\int_0^\infty \cdot \,dt} \qquad (10)$$

F ist darin der Anteil der Dosis z.Z. t im Messkompartiment,

$$\int_0^\infty \cdot \,dt$$

entspricht der Fläche oder der Konzentrationszeitkurve *AUC* („area under the curve"), z.B. bestimmt im Plasma oder Blut. Danach ergibt sich für die totale Clearance Cl_{tot}

$$\mathrm{Cl}_{tot} = \frac{F \cdot D}{AUC} \qquad (11)$$

Werden Pharmaka oder Testsubstanzen organspezifisch eliminiert, so ist die totale Clearance ein Maß für die Organclearance (z.B. hepatisch, renal). Für das praktische Vorgehen sind i.v.-Bolusinjektionen möglich, setzen aber die Kenntnis des zugrundeliegenden Kompartimentsystems und der Eliminationskinetik voraus.

Unter der Annahme eines Einkompartimentmodells und einer Kinetik 1. Ordnung gilt:

$$\mathrm{Cl}_{tot} = V_d \cdot k \quad \text{oder} \quad \mathrm{Cl}_{tot} = \frac{\ln 2}{t_{1/2}} \cdot V_d \qquad (12)$$

Wird dagegen eine Dauerinfusion mit konstanter Geschwindigkeit durchgeführt und ein Diffusionsgleichgewicht (Steady state) erreicht, so gilt für die totale Clearance:

$$\mathrm{Cl}_{tot}(\mathrm{ml/min}) = \frac{v\,(\mathrm{mg/min})}{c^*(\mathrm{mg(ml)}} \qquad (13)$$

wobei v = Infusionsgeschwindigkeit, c^* = Konzentration im Steady state.

Bioverfügbarkeit. Die Bioverfügbarkeit eines Arzneimittels ist definiert durch den Anteil der verabreichten Dosis, der die systemische Zirkulation, im Regelfall das Blut, er-

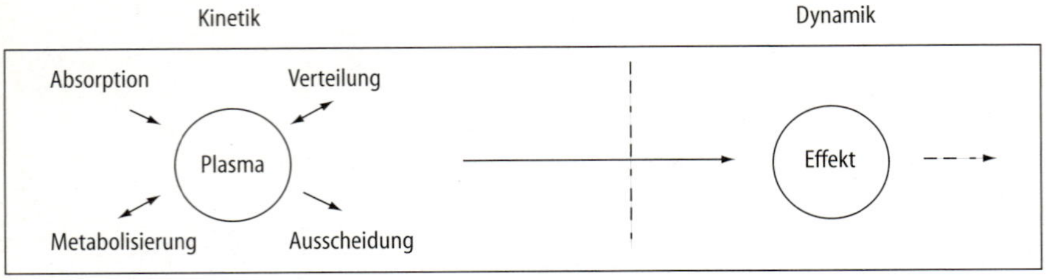

Abb. 267.3. Physiologische Parameter, die den Konzentrationsverlauf eines Pharmakons und damit dessen Kinetik beeinflussen

reicht. Unter klinisch therapeutischen Aspekten ist dabei der Prozentsatz des pharmakologisch wirksamen Teils der Dosis von Bedeutung, der in das Blut übertritt. Primär erfaßt die Bioverfügbarkeit nicht die Geschwindigkeit der Aufnahme des Arzneimittels, sie kann aber entscheidend durch Absorptionsvorgänge im Gastrointestinaltrakt modifiziert werden.

Die absolute Bioverfügbarkeit wird bestimmt durch den Flächenvergleich unter den Konzentrationszeitkurven *(AUC)* nach vergleichender intravenöser und oraler Gabe:

$$\text{Bioverfügbarkeit (abs)} = \frac{\dfrac{\text{AUC po}}{\text{D po}}}{\dfrac{\text{AUC iv}}{\text{D iv}}} \qquad (14)$$

Diese Beziehung setzt voraus, daß weder das Verteilungsvolumen V_d noch die Eliminationskonstante k durch die Art der Applikation beeinflußt werden.

First-pass-Effekt. Der Anteil eines oral verabreichten Arzneimittels, der vom Intestinaltrakt aufgenommen wird, kann unverändert oder nach enzymatischer Spaltung im Intestinaltrakt in die systemische Zirkulation übergehen. Durch die unmittelbare Anbindung der Leber über das Portalvenensystem können aber Pharmaka bereits bei der ersten Leberpassage zum Teil metabolisiert werden, bevor sie die systemische Zirkulation erreichen. Das Ausmaß dieses First-pass-Effektes hängt von der hepatischen Extraktionsrate E ab:

$$F = 1 - E \qquad (15)$$

Diese Extraktionsrate ist direkt abhängig vom Leberblutfluß und verhält sich umgekehrt proportional zur Metabolisierungskapazität der Leber. Die so resultierende systemische Bioverfügbarkeit F läßt sich nach der Beziehung (14) bestimmen.

Arzneimittel, die einem ausgeprägten First-pass-Effekt unterliegen

- Aldosteron
- Alprenolol
- Hydrokortison
- Imipramin
- Isoproterenol
- Lidocain
- Meperidin
- Morphin
- Nitroglycerin
- Pentazocin
- Propranolol

Klinisch-pharmakologische Besonderheiten beim Kind

Neben den genetischen Besonderheiten (s.u.) des Arzneimittelstoffwechsels und den Einschränkungen von Organfunktionen unter pathophysiologischen Bedingungen ist es vor allem das Lebensalter, durch das die Disposition von Pharmaka im Organismus und deren Wirkung beeinflußt werden können. Zu den relevanten Regelsystemen zählen die Absorptionseigenschaften der Haut und des Magen-Darm-Trakts, die unterschiedliche Körperzusammensetzung, von der die Verteilung des Pharmakons im Organismus bestimmt wird, sowie die enzymatischen Leistungen der Leber und die renalen Eliminationsmechanismen. Nicht zuletzt kann die spezifische Wirkung am Rezeptor altersabhängigen Veränderungen unterliegen (Abb. 267.3).

Absorption: Haut. Die Haut, bestehend aus Stratum corneum, Epidermis und Dermis, ist primär eine Diffusionsbarriere für Pharmaka. Der Begriff Permeation umschreibt allgemein den Prozeß der Aufnahme extern applizierter Substanzen in die systemische Zirkulation. Nach Adsorptionsvorgängen, d.h. der Haftung über eine galenische Zubereitung, folgt die perkutane Absorption mittels komplexer Diffusionsvorgänge durch das Stratum corneum. Ausmaß und Geschwindigkeit der Absorption werden durch die Dicke des Stratum corneum, die Temperatur sowie den Hydratationszustand der Haut und nicht zuletzt durch die Arzneimittelgalenik bestimmt.

Die geringe Dicke des Stratum corneum ist vor allem bei Frühgeborenen von klinischer Relevanz. Die Anwendung von Dermatika, Desinfektions- und Hautpflegemitteln bedürfen deshalb nur einer strengen klinischen Kontrolle. Zum Zeitpunkt der 40. Gestationswoche entspricht die Barrierefunktion des Stratum corneum etwa der des Erwachsenen. Zu berücksichtigen ist jedoch die altersabhängig relativ größere Körperoberfläche des Kindes im Vergleich zur Körpermasse. Werden vergleichbar große Hautareale behandelt, so kann die systemisch verfügbare Menge des Pharmakons bis zum Faktor 2,7 relativ größer sein. Intoxikation und Nebenwirkungen nach Anwendung von Salicylsäurederivaten, Hexachlorophen, alkohol- und phenolhaltigen Desinfektionsmitteln sowie Betamethason wurden beschrieben. Andererseits konnten bei Früh- und Neugeborenen keine Intoxikationen (Methämoglobinbildung) nach Verabreichung von Salben mit Lokalanästhetika nachgewiesen werden.

Durch den Hydratationszustand der Haut diffundieren hydrophile Pharmaka leicht und lipophile erschwert durch das Stratum corneum. Ausgetrocknete Haut oder Verhornungsanomalien begünstigen die Aufnahme extern verabreichter Substanzen.

Tabelle 267.1. Faktoren, die die intestinale Aufnahme eines Pharmakons beeinflussen

Arzneimittel	Patient
Galenische Zubereitung	Mageninhalt
Geschwindigkeit der Freigabe des Pharmakons	Magenentleerungszeit
Molekulargewicht	Menge und Zusammensetzung der Galle
Lipophilität	Darmmotilität
(pk_a und Anzahl der ionisierbaren Gruppen)	Bakterielle Besiedlung
	Erkrankung des Magen-Darm-Trakts, der Leber, des Pankreas

Im jungen Lebensalter und bei der Langzeitanwendung bedarf die Anwendung von extern verabreichten Arzneimitteln einer besonderen Nutzen-Risiko-Analyse.

Absorption: Muskelgewebe. Die Freigabe eines Pharmakons nach intramuskulärer Injektion wird entscheidend von der regionalen Durchblutung und damit auch von der Muskelaktivität bestimmt. Beim Neugeborenen ist die Muskelmasse in Relation zur Körpermasse geringer ausgeprägt als in späteren Lebensabschnitten. Je nach galenischer Zubereitung und Größe des Injektionsvolumens ist die intramuskuläre Injektion mit Unsicherheiten behaftet, da weder das Ausmaß noch die Geschwindigkeit der Absorption des Pharmakons vorhersehbar sind. Eine unvollständige oder verzögerte Resorption würde zu einer Einschränkung der Bioverfügbarkeit führen. Somit ist die intramuskuläre Verabreichung beim jungen Säugling problematisch, so lange die Wirkung des Arzneimittels nicht unmittelbar klinisch erfaßt werden kann. Eine mehrfach täglich durchgeführte intramuskuläre Verabreichung bedarf wegen der erheblichen Beeinträchtigung des Kindes und der damit verbundenen Risiken einer besonders begründeten Indikation.

Absorption: Magen-Darm-Trakt. Die orale Verabreichung ist die bevorzugte Applikationsart im Kindesalter. Die zahlreichen Faktoren, die die Aufnahme eines Pharmakons meist durch einfache Diffusion in die systemische Zirkulation beeinflussen können, sind in Tabelle 267.1 zusammengefaßt.

Für die Mehrzahl der verwendeten Arzneimittel ist der Einfluß der physiologischen Faktoren auf die Bioverfügbarkeit nicht hinreichend systematisch untersucht. Es gilt die Regel, daß klinisch relevante Veränderungen um so eher zu erwarten sind, je jünger ein Kind ist. Dies gilt insbesondere für die Neugeborenenperiode und das junge Säuglingsalter.

Bis zu 12 Stunden nach der Geburt befindet sich der Magen-pH noch im alkalischen Bereich, nach der ersten Fütterung adaptiert er sich zum sauren. Am 10. Tag erreicht die Azidität ein erstes Maximum, um nach einem weiteren Abfall bis zum 30. Lebenstag im Sinne eines biphasischen Verlaufs wieder anzusteigen. Erst nach dem 3. Lebensmonat werden Verhältnisse wie beim älteren Kind und Erwachsenen nachgewiesen. Bei Frühgeborenen verläuft dieser Anpassungsprozeß variabler und dem Gestationsalter gemäß verzögert.

Ein alkalischer pH begünstigt die Absorption von basischen, dann weniger ionisierten und lipophileren Pharmaka. Ein saurer pH erleichtert die Absorption saurer Pharmaka (niedriger pk_a-Wert).

Die Magenentleerungszeit und Darmmotilität können die Geschwindigkeit und das Ausmaß der Absorption (Bioverfügbarkeit) modifizieren. In der Neugeborenenperiode ist die Magenentleerungszeit verlängert, die Entleerungsfrequenz irregulär. Das Ausmaß der Verzögerung ist vom Gestationsalter, Lebensalter und der Art der Milchnahrung abhängig. Erst mit 6–8 Monaten werden Verhältnisse wie beim älteren Kind und Erwachsenen vorgefunden. Ähnliches gilt für die Darmmotilität, deren Einfluß auf die Absorption unter den Bedingungen pharmakologisch induzierter Hemmung bzw. Steigerung der Magen-Darm-Motilität nur für einzelne Arzneimittel untersucht wurde.

Werden Arzneimittel (Esterverbindungen) verabreicht, die im Darm vor ihrer Diffusion hydrolytisch gespalten werden müssen, so sind altersspezifische Besonderheiten zu berücksichtigen. Neugeborene verfügen über eine hohe β-Glukuronidase-Aktivität im Darmlumen. Werden Arzneimittel ähnlich wie Bilirubin in der Leber glukuronidiert und über den Darm ausgeschieden, so kann dies durch enterohepatische Rezirkulation zu einer gesteigerten systemischen Verfügbarkeit führen (z.B. Chloramphenicol, Indomethacin).

Die intestinale Absorption ausgeprägt lipophiler Substanzen wird vom Gallefluß und dessen Zusammensetzung beeinflußt. Dies kann die Bioverfügbarkeit z.B. bisher verwendeter Vitamin-K-Präparate (Konakion) unvorhersehbar beeinflussen. Durch die Verwendung neuer galenischer Zubereitungen (Konakion N) scheint die Bioverfügbarkeit geringer variabel zu sein.

Absorption: rektal. Die rektale Verabreichung unterliegt keinen altersspezifischen Anpassungsvorgängen. Sofern geeignete galenische Zubereitungen zur Verfügung stehen, können nach rektaler Gabe von z.B. Diazepam und Theophyllin ausreichende Wirkspiegel im Organismus erreicht werden. Zur Langzeitbehandlung ist dieser Verabreichungsmodus aber nicht geeignet, da das Ausmaß der Bioverfügbarkeit weniger von der Galenik als von der Stuhlfrequenz des Kindes abhängig ist. Abzulehnen ist die rektale Applikation von Antibiotika oder anderen Arzneimitteln, deren Wirkungen nicht sofort klinisch am Patienten überprüft werden können.

Verteilung. Wenn ein Pharmakon die systemische Zirkulation (Blut/Plasma) erreicht hat, so verteilt es sich entsprechend seiner physikochemischen Eigenschaften im Organismus. Diese Verteilungsvorgänge werden von der Proteinbindung im Plasma, der relativen Größe entsprechender Verteilungsräume (Extrazellulärraum, Gesamtkörperwasser, intrazelluläres Flüssigkeitsvolumen, Fettmasse) sowie nachgeordnet von hämodynamischen Faktoren und Membranpermeabilitäten beeinflußt.

Die altersabhängige Körperzusammensetzung und damit die Größe der Verteilungsräume sind die wichtigsten Determinanten für Dosierungsberechnungen bzw. Dosisschätzungen beim Kind.

Der Verteilungsraum zahlreicher Pharmaka korreliert häufig in etwa mit der Größe des extrazellulären Flüssig-

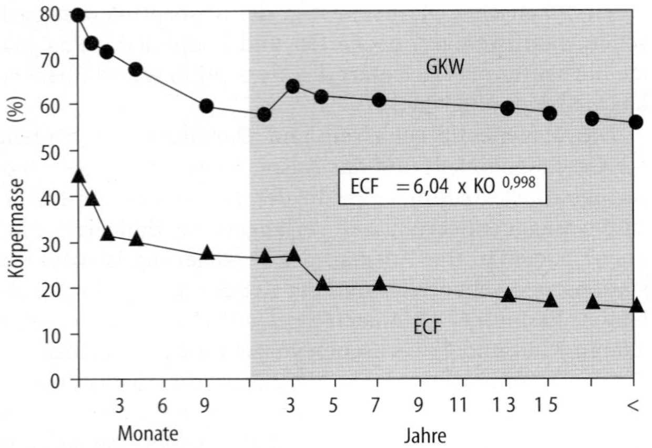

Abb. 267.4. Verteilungsräume in Abhängigkeit vom Lebensalter (nach Friis-Hansen). *GKW* Gesamtkörperwasser, *ECF* extrazelluläres Flüssigkeitsvolumen, *KO* Körperoberfläche

$$D_{Kind} = D_{Erwachsene} \cdot \frac{Oberfläche_{Kind}}{173} \quad \text{oder}$$

$$D_{Kind} = D_{Erwachsene} \cdot \left[\frac{Gewicht_{Kind}}{Gewicht_{Erwachsene}} \right]^{0,7}$$

Abb. 267.5. Körperoberflächenregel der Dosierung und daraus abgeleitete gewichtsbezogene Umrechnungsformel

keitsvolumens, seltener mit der des Gesamtkörperwassers. Die Größenveränderungen dieser Räume sind in den ersten Lebensmonaten besonders ausgeprägt (Abb. 267.4). Da die Größe des extrazellulären Flüssigkeitsvolumens nahezu linear mit der Körperoberfläche korreliert, wird zur Dosiskalkulation die sog. „Oberflächenregel der Dosierung" herangezogen (Abb. 267.5). Danach kann für eine erste Schätzung die altersspezifische Dosis dadurch ermittelt werden, daß die erprobte Erwachsenendosis auf die individuelle Körperoberfläche des Kindes bezogen wird.

Die Oberflächenregel hat sich auch deshalb bewährt, weil weitere physiologische Kenngrößen, wie die glomeruläre Filtrationsrate, das Blutvolumen und hämodynamische Parameter mit der Körperoberfläche korrelieren. Diese Funktionen sind auch an der Arzneimitteldisposition im Organismus beteiligt.

Verteilungsphänomene werden durch intravasale Eiweißbindung zusätzlich beeinflußt. Saure Pharmaka wie Salicylate und Phenobarbital werden vorwiegend an Albumin, basische wie Theophyllin und Morphin zusätzlich an andere Glyko- und Lipoproteine gebunden. Vor allem bei Früh- und Neugeborenen ist die Bindungskapazität von Albumin und anderen Bindungsproteinen für zahlreiche Pharmaka signifikant vermindert. Bis etwa zum Ende des Säuglingsalters sind entsprechende altersspezifische Veränderungen nachweisbar.

Dies bedeutet, daß im Verteilungsgleichgewicht ein höherer freier Anteil des Pharmakons vorliegt, der pharmakologisch wirksam werden kann. Die klinische Relevanz dieser Veränderungen ist aber an die Voraussetzung geknüpft, daß 1. das Pharmakon mehr als 80 % proteingebunden vorliegt, 2. sein Verteilungsvolumen kleiner als 0,15 l/kg ist und 3. die totale Arzneimittelclearance signifikant durch die Proteinbindung bestimmt wird.

Diese Voraussetzungen treffen bei Monotherapien eher selten zu, sind aber zu beachten, wenn gleichzeitig mehrere stark proteingebundene Pharmaka verabreicht werden, die in nicht vorhersehbarem Ausmaß um die Proteinbindung konkurrieren. Pathophysiologische Bedingungen wie Acidose, Leberfunktionsstörungen und Sepsis sind zusätzliche Risikofaktoren.

Die nichtkovalente reversible Bindung von Bilirubin an Albumin kann durch Pharmaka beeinflußt werden. Abgesehen von dem in vitro nachweisbaren Phänomen wird die klinische Bedeutung oft überschätzt. Die meisten Pharmaka, darunter Hormone, Schleifendiuretika und Digitalisglykoside liegen quantitativ in viel zu niedriger Konzentration vor, um signifikante Effekte zu erzielen, andere haben gar keine verdrängende Wirkung auf Bilirubin (kationische Pharmaka und neutrale wie Aminoglykoside, Antihistaminika, Benzodiazepine und Analgetika vom Morphintyp). Dagegen können nichtsteroidale Antiphlogistika, vor allem aber Röntgenkontrastmittel zur Darstellung der Gallenwege Bilirubin signifikant aus seiner Albuminbindung verdrängen.

Das Verteilungsvolumen von Pharmaka ist neben der Eliminationshalbwertszeit der wichtigste pharmakokinetische Parameter zur Dosierungsberechnung. Jenseits der Neugeborenenperiode adaptieren sich die Eliminationsmechanismen (Metabolisierung und Ausscheidung) nur noch gering, so daß die Änderung der Körperzusammensetzung und damit der Verteilungsvolumina die wichtigste altersvariable Größe wird. Solange das Verteilungsvolumen in etwa mit der Größe des Extrazellulärraums korreliert, gilt die Oberflächenregel der Dosierung. Verteilt sich ein Pharmakon im Gesamtkörperwasser oder in größeren (kleineren) fiktiven Räumen, so ist die Körpermasse die bessere Bezugsgröße. Abweichungen von der normalen Körperzusammensetzung wie Dystrophie oder Adipositas verlangen eine entsprechend differenzierte Betrachtungsweise.

Metabolisierung (Biotransformation). Für Pharmaka, die nicht unverändert eliminiert werden können, ist meistens die Leber, seltener die Nieren, die Lungen, der Magen-Darm-Trakt oder die Haut Ort der Metabolisierung. Dort werden Pharmaka zumeist zu inaktiven ausscheidungsfähigen Verbindungen enzymatisch umgewandelt. Es können aber auch weitere pharmakologisch aktive Metabolite entstehen (Theophyllin/Coffein; Carbamazepin/11,10-C-Epoxid u.a.). Darüber hinaus werden aus Vorstufen (Pro-drugs) pharmakologisch aktive Metabolite gebildet (z.B. Antibiotikaesterverbindungen).

Die im Zentrum der Metabolisierung stehende Leber nimmt in einem ersten Schritt das meist proteingebundene Pharmakon aus dem Plasma im Disseschen Raum intrazellulär auf. Vermittelt wird diese Aufnahme durch ein intrazelluläres basisches Protein, Ligandin genannt, das ähnlich wie Bilirubin auch andere basische Anionen binden kann. Bei Neugeborenen ist die Bindungskapazität bis etwa zum 10. Lebenstag eingeschränkt und kann für die Elimination bereits limitierend sein.

In Hepatozyten erfolgt die Metabolisierung durch Enzyme, die im Bereich des endoplasmatischen Retikulums lokalisiert sind (Mikrosomenfraktion). Dabei werden zwei Prinzipien unterschieden: die nichtsynthetischen Phase-I-Reaktionen und die mit einer Synthese verbundenen Phase-II-Reaktionen. Phase-I-Reaktionen schließen Oxidation, Reduzierung, Hydrolyse und Hydroxylierungen ein. Phase-II-Reaktionen sind Konjugationen vorwiegend mit Glukuronid, Sulfat und Glycin.

Obwohl zum Zeitpunkt der Geburt die Konzentration oxidativer Enzymsysteme bezogen auf Lebergewicht etwa gleich groß wie beim Erwachsenen ist, bleibt die Enzymaktivität deutlich vermindert. Die Anpassung der Cytochrom-P-450-abhängigen Monooxygenase-Systeme erfolgt in Relation zum Gestationsalter. Es bleibt aber unklar, ob der postnatal beobachtete Anstieg vom Gestations- oder Lebensalter abhängt. Sicher ist, daß die eingeschränkte Metabolisierungskapazität die Elimination von Pharmaka wie Phenobarbital, Theophyllin und Phenytoin verzögert. Entsprechend der Heterogenität des Monooxygenasesystems verlaufen die Anpassungsvorgänge auch bei reifen Neugeborenen mit variabler Geschwindigkeit. Die Angaben über den Zeitpunkt der endgültigen Anpassung an die Erwachsenennorm schwanken je nach methodischen Ansätzen. Sicher ist, daß in den ersten 4 Lebenswochen die Metabolisierungskapazität der Phase-I-Reaktionen vermindert ist. Im Einzelfall können die Anpassungsvorgänge bis zum Ende des 1. (seltener des 2.) Trimenons andauern. Die Alkoholdehydrogenase, die bei Geburt nur 3–4% der Erwachsenennorm aufweist, benötigt etwa 5 Jahre bis zur endgültigen Adaptation.

Durch enzymatische Konjugationsreaktionen (Phase II) werden Pharmaka in leichter wasserlösliche Substanzen überführt, wodurch die renale oder auch biliäre Ausscheidung ermöglicht wird. Auch diese Enzymsysteme sind im Bereich des endoplasmatischen Retikulums der Hepatozyten lokalisiert. Die Glukuronidierung, vermittelt durch UDP-Glukuronyltransferase, ist der am häufigsten in Anspruch genommene Metabolisierungsweg. Bei reifen Neugeborenen ist die Enzymaktivität deutlich reduziert, bei sehr unreifen Frühgeborenen fehlt sie vollständig. Andere Konjugationsmechanismen wie die entwicklungsgeschichtlich wesentlich ältere Sulfatkonjugation sind offenbar schon zum Zeitpunkt der Geburt verfügbar. So wird diese bei der Metabolisierung von Paracetamol kompensatorisch für die defiziente Glukuronidierung in Anspruch genommen.

Für die Glukuronidierungsreaktion läßt sich nicht pauschal angeben, bis zu welchem Zeitpunkt nach der Geburt eine eingeschränkte Aktivität erhalten bleibt. Eine Aussage ist nur substratspezifisch möglich, wie das Beispiel des Morphinmetabolismus zeigt. Morphin wird in Position 3 (M3G) und 6 (M6G) glukuronidiert. Während M6G analgetisch wirksam und atemdepressiv ist, antagonisiert M3G diesen Effekt. Die altersabhängige Anpassung dieser Enzymaktivitäten verläuft sehr variabel, erst zwischen 6 und 30 Monaten werden Werte des Erwachsenen nachgewiesen. Die Tatsache, daß die Bildung von M6G-Metaboliten stärker altersabhängig vermindert ist, mag die klinische Beobachtung erklären, daß Neugeborene und junge Säuglinge relativ höhere Morphindosen zur adäquaten Analgesie benötigen als ältere Kinder.

Die Metabolisierung von Methylxanthinen erfolgt ebenfalls nach einem altersspezifischen Muster. Neben der C-8-Oxidation ist die N-7-Methylierung in der Neonatalperiode ein bevorzugter Metabolisierungsweg, der zum aktiven Metaboliten Coffein führt. Die eingeschränkte Metabolisierungskapazität der C-8-Oxidation zu 1,3-Dimethyl-Harnsäure, verbunden mit der Metabolisierung zu Coffein, führen beim Neugeborenen zu erheblich verlängerten Halbwertszeiten von Methylxanthinen. Erst jenseits des 2. Trimenons ähnelt das Metabolisierungsmuster dem älterer Kinder und Erwachsener.

Enzymatische Esterasereaktionen finden außerhalb der Leber auch im Plasma und anderen Organen statt. Succinylcholin z.B. wird innerhalb des 1. Lebensjahres vermindert metabolisiert.

Für Neugeborene und junge Säuglinge lassen sich folgende allgemeine Grundsätze formulieren:

1. Die eingeschränkte Metabolisierungskapazität der Leber und anderer Organe führt zu einer verzögerten Elimination von Pharmaka und muß bei Dosierungsberechnungen berücksichtigt werden.
2. Das Ausmaß der Frühgeburtlichkeit korreliert in etwa mit der Einschränkung der Metabolisierungskapazitäten.
3. Die Dauer der Anpassungsvorgänge variiert erheblich und ist substrat-(pharmakon-)spezifisch. Es werden alternative Metabolisierungsprozesse beobachtet, die sowohl inaktivierte als auch pharmakologisch wirksame Metabolite einschließen.

Renale Ausscheidung. Zahlreiche Pharmaka werden unverändert oder metabolisiert renal ausgeschieden. Die renale Elimination kann kapazitätslimitierend wirken. Die wichtigsten Ausscheidungsmechanismen sind die glomeruläre Filtration und tubuläre Sekretion, nachgeordnet die tubuläre Rückresorption.

Die Nephrogenese ist mit der 34. Gestationswoche abgeschlossen. Bis zur Geburt erreichen die Nierendurchblutung und glomeruläre Filtrationsrate ein Plateau. Zum Zeitpunkt der Geburt ist die Niere durch funktionelle Besonderheiten gekennzeichnet, deren Ausmaß vom Gestationsalter abhängig ist.

Funktionelle Besonderheiten der Niere bei Geburt

- Erniedrigte glomeruläre Filtrationsrate
- glomeruläre funktionelle Dominanz gegenüber tubulären Mechanismen
- Morphologie und funktionelle Heterogenität der Nephrone
- erniedrigte Nierendurchblutung
- eingeschränkte tubuläre Funktionen

Die mit der Geburt verbundenen hämodynamischen Veränderungen beschleunigen den Anpassungsprozeß verschiedener Nierenfunktionen. So nimmt die glomeruläre Filtrationsleistung (GFR) bis etwa zum Ende des 1. Trimenons um 70% zu und erreicht innerhalb von 2,5–5 Monaten die Erwachsenennorm. Für die Anpassung der renalen Durchblutung werden etwa 12 Monate benötigt. Verglichen mit der GFR erfolgt die Anpassung der tubulären Leistungen deutlich langsamer. Das maximale Transportmaximum für Para-Aminohippursäure (PAH) steigt innerhalb der er-

Tabelle 267.2. Altersspezifische Besonderheiten der Arzneimitteldisposition und deren Einflüsse auf pharmakokinetische Parameter

Regelgrößen	Neugeborene und junge Säuglinge gegenüber Erwachsenen	Kinetische Konsequenz
Absorption (oral)	↓	Bioverfügbarkeit ↓ (AUC)
Verteilungs-volumen[a]	↑	Konzentration im steady state C_{ss} ↓
% Proteinbindung	↓	Freie Fraktion u. U. Wirkung ↑
Metabolisierung (hepatisch)	↓	Halbwertszeit $t_{1/2}$ ↑ (Clearance Cl_{tot} ↓)[b]
Ausscheidung (renal)	↓	Halbwertszeit $t_{1/2}$ ↑ (Clearance Cl_{tot} ↓)[b]

[a] Veränderungen der Verteilungsvolumina werden noch jenseits des Säuglingsalters wirksam.
[b] Wegen der relativ größeren Verteilungsvolumina kann trotz verlangsamter Elimination die totale Clearance bei Säuglingen gleich groß wie bei älteren Kindern sein.

Tabelle 267.3. Eliminationshalbwertszeiten in Stunden in Abhängigkeit vom Lebensalter

Arzneimittel	Frühgeborene	Neugeborene	Erwachsene
Analgetika, Antipyretika, Antiphlogistika			
Indometacin		14–20	3–4
Paracetamol		2–5,0	1,9–2,2
Pethidin		22	3–4
Lokalanästhetika			
Bupivacain		25	1,3
Mepivacain		8,7	3,2
Psychopharmaka			
Diazepam		15–100	15–25
Oxazepam		22	6,5
Antiepileptika			
Phenobarbital		102–134	60–140
Phenytoin		21	11–29
Primidon		7–28	3–12
Theophyllin		24–36	3–9
Valproat		23–35	10–16
Xanthinderivate			
Coffein		103	6
Antibiotika			
Benzylpenicillin	2,1–4,9	1,2–1,3	0,95–1,2
Ampicillin	1,7–6,2	1,7–3,5	0,6–1,6
Azlocillin		2,6	1,2
Mezlocillin		1,8	0,9
Cephalotin		0,25–0,4	0,19–0,28
Cefotaxim	2,4–4,4	1,5	1,2
Gentamicin	51–110	15–46	1,6–2,1
Amikacin	5,1–9,6	5,7	1,4–2,3
Chlorampenicol	24–28	8	1,5–5,0
Sonstige			
Furosemid		7–20	0,5
Digoxin		52	31–40

sten 7–8 Monate auf das 10fache an und erreicht bezogen auf die Körperoberfläche Normalwerte.

Werden Pharmaka vorwiegend glomerulär filtriert, wie z.B. Aminoglykoside, Vancomycin, Indomethacin und Digoxin, so korreliert deren Eliminationsgeschwindigkeit mit der GFR. Entsprechende Anpassung von Dosis und Dosierungsintervall werden notwendig.

Für Pharmaka, deren Elimination durch das tubuläre anionische oder kationische Transportsystem bestimmt wird, wie Penicillin und dessen Abkömmlinge sowie Furosemid, sind Eliminationshalbwertszeiten in Abhängigkeit vom Gestations- und Lebensalter entsprechend verlängert. Die tubuläre Rückresorption erfolgt vorwiegend in Abhängigkeit vom Urin-pH. Das Ausmaß des Ionisationsgrades saurer oder basischer Pharmaka entscheidet über das Ausmaß der Rückresorption.

In der Zusammenschau ergibt sich, daß zahlreiche Regelgrößen, die die Arzneimitteldisposition beeinflussen, altersspezifischen Veränderungen unterliegen. Die damit verbundenen qualitativen Einflüsse auf die pharmakokinetischen Basisparameter sind in Tabelle 267.2 vereinfacht zusammengefaßt. Im einzelnen kann die Größenordnung entsprechendder Veränderungen für ein Arzneimittel sehr unterschiedlich sein. Die resultierenden Verlängerungen der Eliminationshalbwertszeiten sind in Tabelle 267.3 zusammengefaßt.

Rezeptorwirkung (Pharmakodynamik). Die Pharmakodynamik erfaßt die biochemischen und physiologischen Effekte des Pharmakons quantitativ in unmittelbarer Verknüpfung zu den Konzentrationszeitverläufen und damit zur Pharmakokinetik des Pharmakons.

Grundsätzlich kann die pharmakologische Wirkung außerhalb der Zelle, an der Zellmembran und intrazellulär vermittelt werden. Die Überzahl der Pharmaka bindet an spezifischen Rezeptoren, wobei lipophile Substanzen Konformationsänderungen von Proteinen oder Lipiden der Membran hervorrufen.

Die Konzentration und Affinität von Rezeptoren werden durch die Ligandenrezeptorbindung oder eine Aktivierung reguliert. Kurzzeitregulierungen innerhalb von Sekunden und Minuten (z.B. Nikotin- und α-adrenerger Rezeptor) erfolgen durch Konformationsänderungen, intrazelluläre Rezeptorsequestration und Phosphorylierungen. Langzeitregulierungen über Stunden und Tage werden durch Proteinphosphorylierungen, gefolgt von Inaktivierung und Abbau der Proteine vollzogen. Die Hochregulierung der Rezeptordichte wird über Veränderungen von Transkriptions- und Translationsprozessen gesteuert. Sie sind für bestimmte Formen der Arzneimitteltachyphylaxie, -toleranz und Desensibilisierung verantwortlich.

Intrazellulär vermittelte Effekte können entweder durch die Rezeptorbindung allein oder über einen „second messenger" erzielt werden. Ionenkanäle oder Rezeptoren verändern ihre Ladung z.B. durch Bindung von Neurotransmittern wie Acetylcholin und γ-Amino-Buttersäure. Andere stimulieren oder hemmen die Adenylcyclase mit Hilfe regulierender G-Proteine und führen dadurch zu Konzentrationsänderungen des zyklischen AMPs. Weitere Mechanismen sind die durch G-Protein vermittelte intrazelluläre

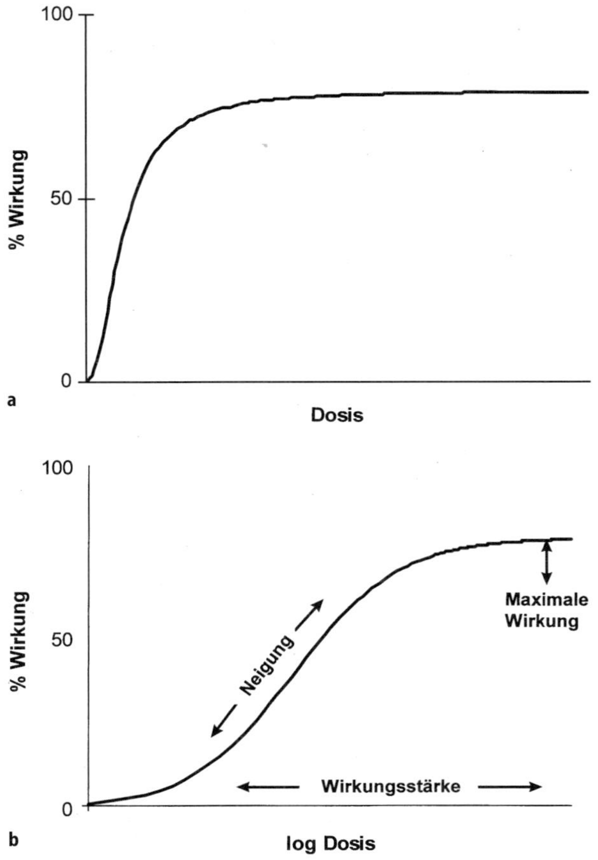

Abb. 267.6a,b. Dosis-Wirkungs-Beziehung **a** in linearer Darstellung, **b** in logarithmischer Darstellung

Ca-Mobilisierung mit Aktivierung der Proteinkinase C sowie die Hydrolyse membranständiger Phospholipasen mittels Phospholipase A2. Dieser z.B. bei nichtsteroidalen Antiphlogistika induzierte Effekt setzt Arachidonsäure und andere Eikosanoide frei.

Dosis-Wirkungs-Beziehung. Nach der Rezeptorbindungstheorie sollte das Ausmaß der Wirkung eines Pharmakons proportional zur Rezeptorbindung sein. Mit wenigen Ausnahmen, in denen auch eine partielle Rezeptorbindung bereits zur maximalen Wirkung führt, kann die Dosis-Wirkungs-Beziehung als eine hyperbolische Funktion dargestellt werden (Abb. 267.6a). Darin ist in Abhängigkeit von der Dosis der Effekt in Prozent der maximalen Wirkung wiedergegeben. Wird die Dosis logarithmisch transformiert aufgetragen, so ergibt sich ein sigmoidaler Konzentrationsverlauf (Abb. 267.6b). Diese sigmoidale Funktion ist durch die Steilheit (Neigung) des Kurvenverlaufs, den asymptotisch erreichten Maximalwert und ihre Lage zur X- (Dosis-) Achse charakterisiert.

Die Lage zur X-Achse drückt die Wirksamkeit (Wirkungsstärke) aus, die nicht identisch ist mit der maximalen Wirkung (Effektivität). Alle pharmakokinetisch und pharmakodynamisch relevanten Regelgrößen (Absorption, Verteilung, Metabolisierung, Ausscheidung, Rezeptorwirkung) können die Wirkungsstärke beeinflussen und sind damit Grundlage der adäquaten Dosisfindung. Die absolute Größe der Wirkungsstärke hat für die therapeutische Entscheidung bei der Auswahl eines Pharmakons eine nachgeordnete Bedeutung.

Die maximale Wirksamkeit wird vorwiegend von den physikochemischen Eigenschaften des Pharmakons, aber auch des Rezeptor-Effektor-Systems beeinflußt. Der Maximalwert der asymptotischen Annäherung der Dosis-Wirkungs-Beziehung ist für die therapeutische Entscheidung wichtig, weil er angibt, bei welcher Dosis die maximale Wirkung ohne unerwünschte Nebenwirkung zu erzielen ist.

Die Steilheit (Neigung) der Dosis-Wirkungs-Kurve beschreibt die Rezeptorbindung des Pharmakons und den dadurch konsekutiv ausgelösten Effekt. Vereinfacht betrachtet steht die Steilheit der Dosis-Wirkungs-Kurve in Beziehung zur therapeutischen Breite eines Pharmakons. Je steiler die Dosis-Wirkungs-Kurve verläuft, um so rascher werden die maximale Wirkung, aber auch unerwünschte Nebenwirkungen bei kleinen Dosissteigerungen erreicht.

Nicht zuletzt kann der Verlauf der Dosis-Wirkungs-Kurve von individuellen Faktoren, wie genetischen Besonderheiten und pathophysiologischen Zuständen, modifiziert werden.

Nach den bisherigen Betrachtungen sollten die altersabhängigen Variablen der Arzneimitteldisposition beim Kind (Absorption, Verteilung, Metabolisierung, Ausscheidung) die Dosis-Wirkungs-Kurve in ihrer Lage auf der X-Achse dahingehend verändern, daß eine veränderte Wirkungsstärke resultiert. Durch die altersspezifische Dosisfindung wird diese entsprechend adaptiert (s.u.).

Darüber hinaus ist anzunehmen, daß auch die rezeptorvermittelte Wirkung altersspezifischen Anpassungsvorgängen unterworfen ist. Zahlreiche tierexperimentelle Studien belegen, daß z.B. für die Rezeptorantwort und Dichte cholinerg-muskariner Rezeptoren altersabhängige Veränderungen vorliegen. Nur in Ausnahmefällen existieren klinische Studien zur altersabhängigen Dosis-Wirkungs-Beziehung beim Kind.

Somit bleibt es das vorrangige Ziel der klinisch pharmakologischen Forschung, altersabhängige Dosis-Wirkungs-Beziehungen zu definieren, um die Therapiesicherheit für das Kind zu erhöhen.

Genetische Besonderheiten

Sowohl die Metabolisierung von Pharmaka als auch die Rezeptorantworten können genetisch determiniert sein. Bei der Komplexität epidemiologischer Daten und der Seltenheit einzelner Defekte sollen nur die häufigsten klinisch relevanten Besonderheiten beschrieben werden.

Störungen der Biotransformation. Monogenetische Defekte, die mit einer Veränderung enzymatischer Leistungen einhergehen, sind in Tabelle 267.4 aufgelistet.

Acetylierungspolymorphismen. Seit etwa 40 Jahren ist die ausgeprägte intraindividuelle Variabilität der Acetylierung von Isonicotinsäurehydrazid (INH) bekannt. Nach Populationsstudien wird die Acetylierungsreaktion von 2 Allelen eines einzelnen autosomalen Genlocus kontrolliert. Arzneimittel mit einer primären Arylamin- oder Hydralazingruppe werden in der Leber durch entsprechende Enzyme N-acetyliert.

Tabelle 267.4. Monogenetische Defekte der Biotransformation

Polymorphismen	Substratdefekt
Cytochrom-P450-Monooxygenase	Butyrylcholinesterase-Varianten
Debrisoquinoxidase	Katalase
S-Mephenytoinoxidase	Phenytoinoxidase
Arylamin-N-Acetyltransferase	Trimethylamin-N-oxidase
Alkoholdehydrogenase	Bishydroxycumarin-Oxidase
Paraoxonase/Arylesterase	Phenacetinoxidase
Glutathiontransferase	Monoaminoxidase
Glucosyltransferase	Superoxiddismutase
Thiopurinmethyltransferase	Arylamin-N-Acetyltransferase
Sulfotransferase	
Dihydropyrimidin-Dehydrogenase	
UDP-Glukuronosyltransferase	
Katechol-O-Methyltransferase	

Deshalb entwickeln sog. „Langsamacetylierer" eher Nebenwirkungen, wie Polyneuropathien (B6-abhängig) und Leberfunktionsstörungen, vor allem in Kombination mit INH und Rifampicin, aber auch Lupus-erythematodes-ähnliche Krankheitsbilder nach Procainamid und Hydralazin sowie Idiosynkrasien nach Sulfonamidgaben. Schnellmetabolisierer benötigen höhere INH- oder Hydralazindosen. Auf die Resistenzentwicklung von Mykobakterien hat der Metabolisierungstyp keinen Einfluß.

Arzneimittel, deren Stoffwechsel von diesem Polymorphismus beeinflußt werden können, sind im folgenden zusammengefaßt:

Pharmaka, die dem Acetylierungspolymorphismus unterliegen

Isoniazid	Dapson
Sulfamethazin	Aminoglutethimid
Sulfamerazin	Nitrazepam
Sylfapyridin	Coffein
Hydralazin	Dipyron
Procainamid	Clonazepam

Ein sensibles Testverfahren zur Erfassung des Acetylierungstyps ist der sog. Coffeintest. Damit wird die renale Ausscheidung des Metaboliten (5-Acetylamino-6-Formylamino-3-Methyluracil, AFMU) erfaßt.

Zwei funktionelle Genloci, NAT-1 und NAT-2 mit unterschiedlicher Substratspezifität und einer Vielzahl von Varianten, die als Struktur- und Regulationsdefekte wirksam werden, determinieren den Acetylierungstyp. Bei Neugeborenen sind die Acetylierungsraten geringer als beim Erwachsenen, eine Differenzierung in „Langsam- und „Schnellmetabolisierer" ist jedoch noch nicht möglich. Erst im Verlauf der ersten beiden Lebensjahre entwickelt sich der Polymorphismus vom NAT-2-Typ.

Oxydations-Polymorphismen (Debrisoquin). Zahlreiche vor allem lipophile Pharmaka werden durch mikrosomale Cytochrom-P450-abhängige Monooxygenasen oxidiert. Durch die Anwendung von Debrisoquin gelang eine Differenzierung dieser Polymorphismen, die eine hohe Variabilität mit unterschiedlichen klinischen Konsequenzen aufweisen. Dabei müssen nicht nur Arzneimittelnebenwirkungen auftreten. So wird nach Gabe von Metoprolol eine verstärkte β-Blockade unter Verlust der Kardioselektivität beobachtet. Dies gilt nicht für Propanolol, dem noch andere Metabolisierungsmechanismen zur Verfügung stehen.

Chinidin und einige Neuroleptika sind starke kompetitive Hemmer des polymorphen Enzymsystems. Sie werden in der Defektsituation vermindert metabolisiert. Bei gleichzeitiger Anwendung von Pharmaka, die ebenfalls von Cyt-P450-abhängigen Monooxygenasen oxidiert werden, muß mit Interaktionen bzw. Nebenwirkungen gerechnet werden. Dies gilt für Antiarrhythmika, Betablocker, Neuroleptika, trizyklische Antidepressiva, aber auch Kodein, Dextromethorphan, Phenformin, Methoxyamphetamin, Tramadol und andere.

Succinylcholin-Empfindlichkeit. Durch die Plasmapseudocholinesterase wird Succinylcholin im Regelfall innerhalb von 2–3 Minuten hydrolysiert. Genetisch bedingt kann durch ein atypisches Enzym diese hydrolytische Aktivität fehlen. Mit Hilfe des Pseudocholinesterase-Inhibitors Dibucain ist eine Differenzierung möglich, so daß homozygot gesunde und heterozygot erkrankte Individuen erfaßt werden können.

Phenytointoxizität. Da die Metabolisierung von Phenytoin einem Sättigungsmechanismus unterliegt, können genetisch bedingte Störungen von Überdosierungen schlecht abgegrenzt werden. Treten bei niedriger Dosierung toxische Nebenwirkungen auf (Nystagmus, Ataxie, Dysarthrie u.a.), so kann ein Parahydroxylierungsdefekt vorliegen, welcher der Kopplung an Glukuronsäure vorgeschaltet ist. Offenbar besteht eine Disposition bei Patienten, die gleichzeitig INH nur langsam metabolisieren können. Es wird vermutet, daß entsprechende genetische Defekte für schwere Nebenwirkungen unter Einschluß immunologischer Reaktionen, aber auch für die Entstehung intrauterin erworbener Defekte durch Antikonvulsiva (Phenobarbital, Carbamazepin) verantwortlich sind.

Abnorme Arzneimittelreakionen/Nebenwirkungen: Glukose-6-Phosphat-Dehydrogenasemangel (G-6-PDH). Der weit verbreitete Defekt existiert in mehr als 80 physikochemischen Varianten und wird X-chromosomal gebunden rezessiv vererbt. Pharmaka wie nichtsteroidale Antiphlogistika und andere Pharmaka, die bei ihrer Metabolisierung NADPH-Äquivalente verbrauchen, können zum Defizit sulfidrylhaltiger Gruppen (Glutathion) beitragen, was zur Instabilität der Erythrozytenmembran führt.

Insbesondere für den Mittelmeertyp des G-6-PDH-Mangels (Favismus) sind hämolytische Krisen bei üblicher Dosierung zu erwarten.

Arzneimittel in der Schwangerschaft

Pharmaka können von der Mutter auf den Embryo oder Fetus übergehen und in Abhängigkeit vom Entwicklungsstadium zum Tode in den ersten beiden Wochen nach Konzeption führen. Später werden Mißbildungen, Wachstumsstörungen und Organdefekte beobachtet. Die toxischen Einflüsse werden einmal durch die physikochemischen Eigenschaften des Pharmakons und die Kinetik des maternal-fetalen Übergangs bestimmt. Das Ausmaß des Übertritts eines Pharmakons und seiner Metabolite wird durch das Konzentrationszeitprofil im mütterlichen Organismus, den Anteil des diaplazentaren oder paraplazentaren (via Fruchtwasser) Übergangs sowie von der Verteilung, Metabolisierung und Ausscheidung durch den Embryo/Fetus bestimmt. Alle diese Determinanten lassen sich tierexperimentell erfassen. Die Aussagekraft dieser Daten ist aber begrenzt, da in der Pränataltoxikologie eine ausgeprägte Speziesspezifität besteht.

Nach Schätzungen werden Arzneimittel und „Umweltfaktoren“ für 4–5 % aller Ursachen angeborener Entwicklungsstörungen verantwortlich gemacht. Die Schwierigkeiten der Aufdeckung entsprechender Zusammenhänge sind darin begründet, daß nach einer plötzlichen Häufung von Mißbildungen und Organdefekten ein zeitlich gesicherter Zusammenhang mit der vermehrten Einnahme des Arzneimittels in der Differenzierungsphase des geschädigten Systems hergestellt werden muß. Bei selten verwendeten Pharmaka ist dies erwartungsgemäß sehr schwierig.

Die Zeitspannen, die bis zur Aufdeckung eines teratogenen Risikos verstrichen sind, (Tabelle 267.5) unterstreichen die Verpflichtung des Kinderarztes zur sorgfältigen Recherche, Dokumentation und Verdachtsmeldung.

Die Risikoeinstufung von Pharmaka in der Schwangerschaft ist je nach Autor davon abhängig, in welchem Umfang tierexperimentelle Daten berücksichtigt werden. Unabhängig von der tabellarischen Zusammenstellung (Tabellen 267.6, 267.7) gelten für jedes Pharmakon zusätzliche Indikationseinschränkungen und Warnhinweise, die in den gesetzlich vorgeschriebenen Beipackzetteln aufgelistet sind.

Nur wenige Pharmaka gelten in der Schwangerschaft als unbedenklich. Dazu zählen Antiemetika, Antihistaminika, Coffein, Kortikosteroide, Insulin und Narkotika. Für die

Tabelle 267.5. Zeitspanne zwischen Einführung eines Arzneimittels und der Aufdeckung des teratogenen Risikos

Arzneimittel	Risiko	Zeitspanne Einführung-Aufdeckung [Jahre]
Testosteron	Virilisierung	16
Thalidomid	Phokomelien	3
Phenytoin	Fehlbildungen (Gaumen, Hirn, Finger)	26
Cumarine	Osteochondrosis dysplasia u. a.	7
Tetracycline	Kalzifizierungsstörung	20
Lithium	Ebsteinsche Anomalie	35
Primidon	Dysmorphien	28
ACE-Hemmer	Neonatale Anurie	3

Tabelle 267.6. Toxizität von Pharmaka in der Schwangerschaft[a]

Sicher toxisch		Wahrscheinlich toxisch	
Alkohol	(1.–3.)	Orale Antidiabetika	(1.–3.)
Aminopterin	(1.)	Antiepileptika	(1.–3.)
Androgene	(1.–3.)	Neuroleptika	(1.–3.)
Diäthylstilböstrol	(1.)	Quecksilber	(2.–3.)
Heroin, Methadon	(1.–3.)	Tetracycline	(2.–3.)
Retinoide	(1.–3.)	Thioharnstoff	(1.-3.)
Jodid	(1.–3.)	Diazepam	(1.–3.)
^{131}J	(1.–3.)	Vitamin A >7500 E/d	(1.–3.)
		Cumarine	(1.–3.)
		Zytostatika	(1.–3.)

[a] Die Zeitangaben möglicher toxischer Wirkungen beziehen sich auf das 1., 2. und 3. Schwangerschaftsdrittel.

Tabelle 267.7. Nebenwirkungsprofile pränatal toxischer Pharmaka und Genußmittel (Auswahl)

	Fetales Wachstum	Wachstums-retardierung	Mentale Retardierung	Zentralnervensystem	Kardiovaskuläres System	Skelettmuskulatur	Urogenitaltrakt	Auge/Ohr	Schilddrüse
Tetracycline						x			
Streptomycin								x	
Methotrexat	x	x		x		x			
Chlorambucil, Cyclosphosphamid				x		x	x	x	
Diazepam						x			
Phenothiazine	x								
Lithium					x				
Morphin, Methadon, Heroin	x	x							
Phenytoin		x	x			x		x	
Barbiturate			x		x	x			
Androgene							x		
Diäthylstilböstrol							x		
Östrogene/Progesteron					x		x		
Jod, Prophylthiouracil									x
Warfarin		x				x		x	
Propanolol		x							
Alkoholabusus		x	x		x	x	x	x	
Nikotinabusus	x	x			x	x			

Überzahl der sonstigen Arzneimittel ist eine Nutzen-Risiko-Abschätzung nahezu unmöglich, da das Risiko bisher nicht bekannt ist.

Arzneimittel und Stillen

Frauenmilch wird in den Acinuszellen der Brustdrüse gebildet, Produktion und Sekretion unterliegen der hormonellen Steuerung. Östrogene und Progesteron hemmen die Milchproduktion. Die Freisetzung von Prolaktin, angeregt durch den Stillvorgang, begünstigt die Produktion, während Oxytocin den Milchfluß durch Kontraktion myoepithelialer Zellen Richtung Ausführungsgänge fördert. Zwischen der Milchproduktion und der Durchblutung der Brustdrüsen besteht eine nahezu lineare Beziehung.

Pharmaka und ihre Metabolite können in unterschiedlichem Ausmaß aus der mütterlichen Zirkulation (Blut) in die Acinuszellen der Brustdrüsen gelangen und über die Ausführungsgänge mit der Frauenmilch sezerniert werden.

Die Transfermechanismen erfolgen:

1. am häufigsten durch passive Diffusion entlang eines Konzentrationsgradienten,
2. durch transzelluläre Diffusion sehr kleiner lipophiler Moleküle (z.B. Alkohol),
3. durch interzellulären Transport sehr großer Moleküle (z.B. Immunglobuline),
4. durch Bindung am Proteincarrier vor allem polarer Pharmaka.

Für die passive Diffusion gilt, daß nur der freie nicht proteingebundene Anteil des Pharmakons zur Verfügung steht. Für etwa 4–8 Wochen nach der Geburt bleibt die Proteinbindungskapazität der Frauenmilch für einige Pharmaka, z.B. Phenytoin, Diazepam, Dexamethason u.a., erniedrigt. Die passive Membrandiffusion ist darüber hinaus abhängig von der Molekülgröße, der Lipophilität und dem Ionisationsgrad des Pharmakons. Da der pH-Wert der Muttermilch mit 6,7–7,1 unter dem des mütterlichen Plasmas liegt, können schwach basische Substanzen Konzentrationen in der Muttermilch erreichen, die über der des Plasmas liegen. Bei schwachen Säuren sind die Verhältnisse umgekehrt.

Diese Relationen finden ihren Ausdruck im sog. Milch-Plasma-Quotienten (Tabelle 267.8). Die Größenordnung dieses Quotienten, der rechnerisch kalkuliert wird, ist aber nur ein Orientierungswert über die mögliche Größenordnung des Übertritts. Unterliegen Pharmaka einer ausgeprägten Eiweißbindung, so kann der Quotient zu hoch, bei solchen mit hoher Lipidbindung zu niedrig geschätzt sein (Korrekturen mit Hilfe des sog. Octanol-Wasser-Quotienten sind möglich).

Dennoch erlaubt der Milch-Plasma-Quotient eine erste Schätzung über die Menge des Pharmakons, die über die Muttermilch vom Kind aufgenommen werden können. Dies sagt jedoch noch nichts über die potentielle Gefährdung des Säuglings aus. Dazu muß die mittlere Steady-state-Konzentration des Pharmakons im mütterlichen Blut/Plasma bekannt sein. Dann gilt für die Belastungsdosis des Kindes:

$$\text{Dosis (mg/kg/Tag)} = \text{Css} \cdot \text{M/P-Quotient (mg/kg/Tag)}.$$

Die zahlreichen Widersprüche in der Literatur, die die Eignung dieser Beziehung in Frage stellen, sind darin begründet, daß die Bestimmung der mittleren Steady-state-Konzentration im mütterlichen Blut ein pharmakokinetisch variabler Parameter sein kann und der Milch-Plasma-Quotient sich im Laufe der Stillperiode ändert. Exaktere Berechnungen sind nur möglich durch mehrere Konzentrationsbestimmungen in Plasma und Milch, bei denen die jeweiligen Konzentrationszeitprofile der Pharmaka und damit die Flächen unter den Kurven (AUC) ermittelt werden. Diese Ansätze stoßen jedoch an die Grenzen ethisch vertretbarer klinischer Studien.

Tabelle 267.8. Milch-Plasma-Quotient von Pharmaka

Acetylsalicylsäure	0,1
Alkohol	1,0
Atenolol	1,5
Carbimazol	1,0
Captopril	0,03
Cephalosporine	0,023
Chlorthalidon	0,06
Chinidin	0,9
Digoxin	0,8
Hydralazin	0,9
Jodid^{131}	20,0
Lithium	1,0
Methylergotamin	0,3
Methyldopa	0,3
Metoprolol	3,0
Metronidazol	1,0
Nikotin	2,9
Oxypurinol	3,9
Pentoxyverin	10,0
Phenytoin	0,18–0,54
Prednisolon	0,23
Propanolol	0,56
Propylthiouracil	12,0
Sulfonamide	1,0
Sutalol	5,4
Thiouracil	3,0
Theophyllin	0,7
Valproinsäure	0,03

Pharmaka, die während der Stillzeit kontraindiziert sind, werden in Tabelle 267.9 zusammengefaßt.

Eine Auswahl von Arzneimitteln, die während der Stillzeit anwendbar sind, ist nach Arzneistoffgruppen geordnet in Tabelle 267.10 aufgelistet.

Dosierungsberechnungen

Die vom Arzneimittelhersteller empfohlenen Dosierungen für das Kind sind im Regelfall Schätzungen. Sie werden durch Extrapolierung auf altersbezogene Normwerte für Gewicht oder Körperoberfläche abgeleitet. Solange Arzneimittel mit großer therapeutischer Breite verabreicht werden und das Kind altersentsprechend entwickelt ist, sind diese Schätzungen zulässig. Bei der Verwendung von Arzneimitteln mit geringer therapeutischer Breite, vor allem verbunden mit entwicklungs- oder krankheitsbedingten Normabweichungen, steigt das Risiko unerwünschter Nebenwir-

Tabelle 267.9. Während der Stillzeit kontraindizierte Arzneimittel

Arzneistoffgruppe	Arzneimittel
Analgetika, Antipyretika	Indometacin, Metamizol (Dipyron), Propyphenazon
Antiarrhythmika	Amiodaron (wegen Jodgehalt)
Antihistaminika	Clemastin
Antikoagulanzien	Phenprocoumon (Warfarin)
Antitussiva	Pentoxyverin
β-Rezeptorenblocker	Acebutolol, Atenolol, Sotalol
Chemotherapeutika	Chloramphenicol, Gyrase-Hemmer, Metronidazol*
Diuretika	Chlorthalidon
H_2-Rezeptorenblocker	Cimetidin
Migränemittel	Ergotamin
Radionuklide*	^{67}Ga, ^{111}In, ^{125}J, ^{131}J, ^{99}mTc
Röntgenkontrastmittel	
Schilddrüsenpräparate	Jod, wenn oberhalb der Substitutionsdosis angewandt
Suchtmittel	Alkohol, Amphetamin, Heroin, Kokain, Marihuana, Nikotin, Phenyclidin
Zytostatika, Immunsuppressiva	Cyclophosphamid, Ciclosporin, Doxorubicin, Hydroxyharnstoff, Methotrexat

Nach Einmalgabe Einhalten einer Stillpause von 5 Halbwertszeiten. Dauer der Radioaktivität in der Frauenmilch:
^{67}Ga: 2 Wochen; ^{111}In: 20 Stunden; ^{125}J: 12 Tage; ^{131}J: 2–14 Tage je nach Technik; ^{99}mTc: 1–3 Tage.

kungen oder von Wirkungslosigkeit. In diesen Situationen werden individuell angepaßte Dosierungsberechnungen unumgänglich.

Voraussetzung ist, daß zwischen Dosis, Plasmakonzentration und Wirkung eine pharmakokinetisch erfaßbare Beziehung besteht. Sind Blut-/Plasmakonzentration des Pharmakons bekannt oder vorgegeben, wie z.B. die minimale effektive Plasmakonzentration (MEK) oder die mikrobiell getestete minimale Hemmkonzentration (MHK), so kann eine individuelle Dosisberechnung vorgenommen werden.

Dabei ist zu berücksichtigen, daß nur in den gut durchbluteten Organen wie Leber, Lunge, Nieren, Magen-Darm-Trakt, dem Blut vergleichbare Konzentrationen zu erwarten sind. Dies gilt nicht für das ZNS oder das Skelettsystem. Diese Organe werden auch als „tiefe Kompartimente" bezeichnet, in denen sich durch zusätzliche Diffusionsbarrieren (Blut-Liquorschranke) oder eine schlechte Durchblutung die Diffusionsgleichgewichte nicht nur langsamer, sondern auch auf niedrigerem Konzentrationsniveau einstellen können. Auch die in vitro ausgetestete minimale Hemmkonzentration (MHK) ist die unterste Grenzkonzentration der Wirksamkeit gegen entsprechend ausgetestete Mikroorganismen und sollte in vivo durch repetitive Dosierung überschritten werden.

Um eine erste orientierende Dosisschätzung vornehmen zu können, muß die angestrebte Konzentration im Plasma (Meßkompartiment) C (mg/ml) vorgegeben werden und das scheinbare Verteilungsvolumen des Pharmakons unter Steady-state-Bedingungen bekannt sein.

Tabelle 267.10. Während der Stillzeit anwendbare Arzneistoffgruppen

Arzneistoffgruppe	Daraus bevorzugt:	Aber nicht:
Antibiotika/Chemotherapeutika	Penicilline, Cephalosporine, ggf. auch Erythromycin	Aciclovir, Nalidixinsäure, Nitrofurantoin
Analgetika	Analgetika/Antipyretika, Opioidanalgetika (Einzelgaben)	Metamizol, Propyphenazon
Antiarrhythmika	Lidocain, Mexiletin, Chinidin	Procainamid, Disopyramid, Amiodaron
Antiasthmatika	β_2-Adrenergika (Inhalate), Cromoglycinsäure	
Antidepressiva	Amitriptylin, Nortriptylin, Imipramin, Desipramin	Doxepin, Lithium, Fluocetin
Antiepileptika	Valproinsäure, Phenytoin, Carbamazepin, unter guter Kontrolle Ethosuccimid und Clonazepam	
Antirheumatika	Nichtsteroidale Antirheumatika	
Antihistaminika		Diphenhydramin, Doxylamin
Antihypertensiva	ACE-Hemmer, Methyldopa, Verapamil	
Antitussiva	Codein	Pentoxyverin
Anthelmintika	Pyrvinium, Mebendazol, Niclosamid	Praziquantel
Anti-Malaria-Mittel	Chloroquin, Chinin	Mefloquin, Pyrimethamin
Benzodiazepine*	Strenge Überwachung	Nebenwirkungen möglich
β-Rezeptorenblocker*	Strenge Überwachung	Unterschiedlicher M/P-Quotient
Digitalisglykoside		
Diuretika	Einzelgaben von Furosemid, Hydrochlorothiazid	Chlortalidon
Hormone	Ethinylestradiol, Glukokortikoide	
Lokalanästhetika		Prilocain
Magen-Darm-Mittel	Antacida, Famotidin, Nizatidin, Mesalazin, Simethicon, Metoclopramid	Cimetidin, Atropin
Neuroleptika	Chlorprotixen, Flupentixol, Haloperidol	Chlorpromazin
Thyreostatika	Propylthiouracil	Thiamazol, Carbimazol

* mit Einschränkung unter strenger Überwachung.

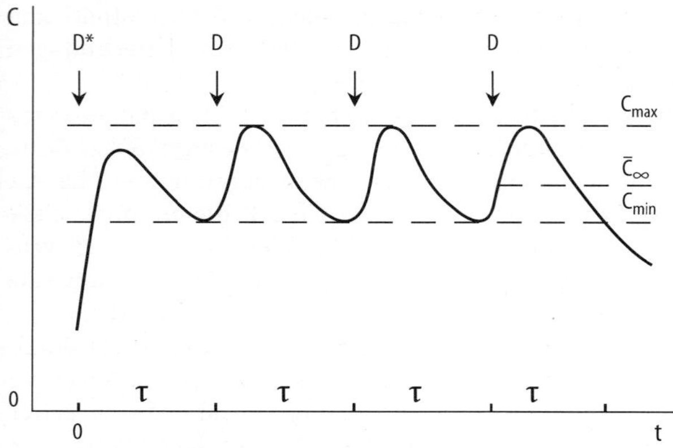

Abb. 267.7. Konzentrationszeitverlauf nach repetitiver oraler Gabe. τ Dosierungsintervall; $\bar{C}_\infty$ mitttlere Steady-state-Konzentration; C_{max} maximale, C_{min} minimale Wirkstoffkonzentration

Danach wäre:

$$D\ (mg/kg) = Vd\ (l/kg) \cdot C\ (mg/ml) \tag{16}$$

Eine geeignete Beziehung, die auf der Basis kinetischer Parameter aufbaut und von der Erfassung von Konzentrationszeitverläufen ausgeht, ist die sog. „durchschnittliche Konzentration" nach wiederholter Gabe (Abb. 267.7). Es gilt die Beziehung:

$$\bar{C}_\infty = \frac{D}{V_d \cdot k \cdot \tau} \tag{17}$$

D = Dosis
V_d = Verteilungsvolumen
k = Eliminationskonstante
τ = Dosierungsintervall

Die Größe $\bar{C}_\infty$ ist darin als Fläche unter der Konzentrationszeitkurve innerhalb eines Dosierungsintervalls definiert, geteilt durch das Dosierungsintervall. Aus dieser Beziehung wird deutlich, daß die „durchschnittliche Konzentration" im Steady state um so größer sein wird, je kleiner das Verteilungsvolumen, je kleiner die Eliminationskonstante (bzw. je länger die Eliminationshalbwertszeit) und je kürzer das Dosierungsintervall ist.

Die maximale bzw. minimale Konzentration nach beliebig häufiger Gabe der Dosis im Dosierungsintervall (Abb. 267.7) ist definiert durch:

$$C_{max} = \frac{D}{V_d\left(1 - e^{-k \cdot t}\right)} \tag{18}$$

$$C_{min} = \frac{D \cdot e^{-k \cdot \tau}}{V_d\left(1 - e^{-k \cdot \tau}\right)} \tag{19}$$

Diese Beziehungen haben strenggenommen nur für die repetitive i.v.-Injektion Gültigkeit. Sie liefern aber auch bei oraler Gabe brauchbare Anhaltspunkte, wenn die intestinale Absorption sehr viel schneller als die Elimination erfolgt und das Ausmaß der Bioverfügbarkeit des Arzneimittels bekannt ist.

Sind die grundlegenden pharmakokinetischen Daten eines Arzneimittels bekannt (Verteilungsvolumen, Eliminationskonstante bzw. Eliminationshalbwertszeit), so kann durch Variation der Dosis bzw. des Dosierungsintervalls die zu erwartende „durchschnittliche Konzentration" einfach kalkuliert und die minimale bzw. maximale Konzentration nach Langzeittherapie errechnet werden.

Für Pharmaka mit geringer therapeutischer Breite kann unter Vorgabe der minimalen und maximalen Plasmakonzentration ein geeignetes Dosierungsintervall *(τ)* bestimmt werden.

$$\tau_{max} = \frac{\ln \frac{C_{max}}{C_{max}}}{k} \qquad k = \frac{0{,}693}{\tau_{1/2}} \tag{20}$$

In dieser Beziehung ist τ_{max} das maximale Dosierungsintervall, innerhalb dessen die Plasmakonzentration unter Steady-state-Bedingungen in der vorgegebenen therapeutischen Breite bleibt.

Unter Vorgabe des Dosierungsintervalls wird die notwendige Erhaltungsdosis D_{max} berechnet.

$$<1 \text{ ist, } \frac{\tau}{t_{1/2}} = <1, \tag{21}$$

V_d = Verteilungsvolumen
F = Bioverfügbarkeit des Arzneimittels je nach Applikationsmodus

Wenn der Quotient aus Dosierungsintervall und Eliminationskonstante $t_{1/2}$

$$<1 \text{ ist, } \frac{\tau}{t_{1/2}} = <1,$$

so kann zum raschen Aufbau einer therapeutischen Plasmakonzentration die initiale Aufsättigungsdosis D^* („loading dose") notwendig werden. Dafür gilt:

$$D^* = \frac{V_d}{F} \cdot C_{max} \tag{22}$$

Pharmaka mit ausgeprägter rezeptorspezifischer Kurzzeitwirkung (Prostaglandine, Katecholamine u.a.) müssen durch Dauerinfusion verabreicht werden. Für die angestrebte Konzentration unter Steady-state-Bedingungen C_{ss} gilt:

$$C_{ss} = \frac{V_{inf}}{C1_{tot}} \tag{23}$$

V_{inf} = Infusionsgeschwindigkeit (z.B. $mg \cdot min^{-1}$)
$C1_{tot}$ = totale Clearance des Pharmakons

Ohne Bolusvorgabe wird die Steady-state-Konzentration nach 4–6 Eliminationshalbwertszeiten erreicht. Für die notwendige Bolusvorgabe (Aufsättigungsdosis) gilt:

$$D_L = \frac{V_{inf}}{k} \tag{24}$$

Alle bisher genannten Beziehungen gehen davon aus, daß sich der Organismus für das Pharmakon im Sinne eines Einkompartimentmodells verhält. Im klinischen Alltag und unter Berücksichtigung der inter- und intraindividuellen Streuungen gilt diese Vereinfachung im Regelfall.

Für die Berechnung komplexer Multikompartimentmodelle wird auf die weiterführende Literatur verwiesen.

Individuelle Dosisanpassung (Drug monitoring)

Um die notwendige Konzentration eines Pharmakons im Organismus aufrechtzuerhalten, kann der Therapeut die Dosis und das Dosierungsintervall verändern. Dagegen steht eine Vielfalt variabler Faktoren, die die Disposition des Pharmakons im Organismus beeinflussen. Diese sind beim Kind physiologischen Anpassungsvorgängen unterworfen und verändern sich zusätzlich unter pathophysiologischen Bedingungen.

Das therapeutische Drug monitoring zielt auf die individuelle Dosisanpassung, um notwendige Konzentrationen des Pharmakons am Wirkort und damit den gewünschten therapeutischen Effekt ohne unerwünschte Nebenwirkungen zu erreichen. Die grundlegende Voraussetzung dafür ist, daß der optimale therapeutische Konzentrationsbereich bekannt ist. Für die Routineanwendung des Drug monitoring besteht die Gefahr, daß die Einstellung „normaler" Blut-/Plasmakonzentrationen als therapeutisches Endziel betrachtet und dabei die klinische Überprüfung der Wirksamkeit vernachlässigt wird. Dieses Vorgehen ist risikoreich, weil die sog. therapeutischen Normbereiche vorwiegend bei Erwachsenen erhoben und ohne Berücksichtigung der altersspezifischen Besonderheiten auf das Kind extrapoliert wurden. Es fehlen vor allem Daten über Dosis-Wirkungs-Profile in Abhängigkeit vom Lebensalter. Dies gilt insbesondere für die Neugeborenenperiode.

Mit der notwendigen kritischen Einschränkung kann die individuelle Dosisanpassung zur Sicherung des Therapieerfolgs beitragen, da die kinetisch relevanten Faktoren der Arzneimitteldisposition altersabhängig und individuell um den Faktor 1,5–2 variieren. Diese Veränderungen müssen vor dem Hintergrund der therapeutischen Breite des Pharmakons bewertet werden. Die Festlegung der therapeutischen Breite erfolgt nach statistischen Kriterien und gilt für die Überzahl der Patienten. Dies schließt nicht aus, daß bei einigen bereits eine Wirkung unterhalb des minimalen Konzentrationsspiegels eintritt, oder daß über den sog. Normbereich hinausreichende Konzentrationen benötigt werden. Solange Pharmaka mit großer therapeutischer Breite eingesetzt werden oder die Arzneimittelwirkungen und -nebenwirkungen unmittelbar beim Patienten beobachtet werden können, bleibt die Variabilität pharmakokinetischer Parameter von nachgeordneter Bedeutung. Für Pharmaka mit geringer therapeutischer Breite dient die Bestimmung von Plasma-, Serum- oder Speichelkonzentrationen der Sicherung des Therapieerfolgs. Es gelten folgende Indikationsempfehlungen:

1. Pharmaka mit geringer therapeutischer Breite (Antiepileptika, Herzglykoside, Antiarrhythmika, Theophyllin, Aminoglykoside);
2. Pharmaka, die in üblicher Dosierung einer Sättigungskinetik unterliegen (Salicylate in antiphlogistischer Dosierung, Phenytoin);
3. ausbleibender Therapieerfolg oder unerwartete unerwünschte Nebenwirkungen;
4. pathophysiologische Zustände von Leber, Niere, Herz, Magen-Darm-Trakt;
5. Verdacht auf Arzneimittelinteraktionen;
6. Verdacht auf unzureichende bzw. unregelmäßige Arzneimitteleinnahme (Noncompliance).

Die notwendigen Orientierungsdaten sind in Tabelle 267.11 zusammengefaßt.

Praktische Durchführung. Konzentrationsbestimmungen erfolgen im Regelfall unter sog. Steady-state-Bedingungen, d.h. wenn ein Gleichgewicht zwischen der zugeführten Menge des Pharmakons und seiner Verteilung bzw. Elimination im Organismus besteht. Die Zeit, die dazu notwendig ist, wird im wesentlichen durch die Eliminationshalbwertszeit des Pharmakons, aber auch durch das Dosierungsregime bestimmt. Als Orientierungszahl gilt, daß nach 4–5 Halbwertszeiten Steady-state-Bedingungen erreicht werden, vorausgesetzt, das Dosierungsintervall liegt in der zeitlichen Größenordnung der Eliminationshalbwertszeit. Werden pharmakologisch wirksame Metabolite gebildet oder stellt sich das Verteilungsgleichgewicht wesentlich langsamer ein, so werden zum Aufbau eines Diffusionsgleichgewichts längere Zeitabschnitte benötigt. Dies gilt z.B. für einige Antikonvulsiva.

Bei repetitiver Gabe eines Arzneimittels kann vor einer anstehenden Dosis die minimale Konzentration, d.h. die sog. Tal-(„trough-")Konzentration oder nach i.v.-Bolusinjektion bzw. Kurzinfusion nach Erreichen des Diffusionsgleichgewichts die Spitzenkonzentration (Peakkonzentration) bestimmt werden. Bei oraler Gabe ist der Zeitpunkt der Spitzenkonzentration im Einzelfall nicht vorhersehbar, da die galenische Zubereitung des Arzneimittels und die Bedingungen der Resorption aus dem Magen-Darm-Trakt den Konzentrationszeitverlauf beeinflussen.

Im Regelfall wählt man für Dosiskorrekturen die Talkonzentration als Bezugspunkt. Orientiert am therapeutischen Normbereich kann die gemessene Konzentration auf die gewünschte bzw. angestrebte mit der vereinfachten Beziehung berechnet werden:

$$\text{Dosiskorrektur} = \text{Dosis aktuell} \cdot \frac{\text{angestrebte Konzentrat.}}{\text{aktuelle Konzentration}}.$$

Wenn der Metabolismus eines Pharmakons im Grenzbereich der Sättigung liegt, wie z.B. bei Phenytoin, so gilt diese Beziehung nicht. Werden Pharmaka metabolisiert oder rasch eliminiert, so kann zum Zeitpunkt der anstehenden Folgedosis kein Wirkspiegel mehr nachweisbar sein. Dies gilt z.B. für Acetylsalicylsäure im Rahmen der antiphlogistischen Therapie. Anstelle der Talkonzentration wählt man den Zeitpunkt, zu dem die Resorption aus dem Magen-Darm-Trakt ein Maximum erwarten läßt. Je nach klinischer Fragestellung kann es nötig sein, Spitzen- und Talkonzentrationen gleichzeitig zu bestimmen. So wird angenommen, daß bei Anwendung von Aminoglykosiden ototoxische Wirkungen bei Spitzenkonzentrationen $>12\,\mu g/ml$ wahrscheinlich werden. Für die nephrotoxische Wirkung gilt, daß die Talkonzentrationen nicht dauerhaft über $2\,\mu g/ml$ liegen sollen.

Häufige methodische Fehler, die u.U. schwere Folgen haben können, sind:

1. Fehlerhafte Angaben zur Dosierung und Zeit;
2. ungünstige Relationen von Perfusionsvolumen, Konzentration des Pharmakons sowie Totraum des Infusionssystems;

Tabelle 267.11. Orientierungsdaten zur individuellen Dosisanpassung (Drug monitoring)

Arzneistoff	Steady state	Zeitpunkt der Konzentrationsmessung	Therapeutische Breite
Carbamazepin[a]	14 Tage	Talkonzentration	4–8 (12) µg/ml
Phenobarbital	8–15 Tage	Talkonzentration	10–40 µg/ml
Primidon	50–60 Std.	Talkonzentration	2–14 µg/ml
Phenytoin[b]	sehr variabel, 1–5 Wochen	Talkonzentration p.o.; nach i.v. 2–4 Std. nach Aufsättigungsdosis	(5)–10–20 µg/ml[b]
Ethosuximid	6–7 Tage	Talkonzentration	40–100 µg/ml
Valproat	20–70 Std.	Talkonzentration	50–100 (150) µg/ml
Aminoglykoside (Gentamicin, Tobramycin, Netilmicin)	4–15 Std. (Neonaten 10–45 Std.)	Sättigungsspiegel 30 Min. nach Ende Kurzinfusion	4–10 µg/l Spitzenkonzentration 10 µg/ml Talkonzentration 2 mg/ml
Amikacin	4–15 Std. (Neonaten 10–45 Std.)	Spitzenkonzentration	25–40 µg/ml
		Talkonzentration	<10 µg/ml
Vancomycin		Spitzenkonzentration	30–40 µg/ml
		Talkonzentration	5–10 µg/ml
Chloramphenicol		Talkonzentration.	5–10 µg/ml
		Spitzenkonzentration 30 Min. nach i.v./60 Min. nach p.o.	25–30 µg/ml
Digoxin	1–2 Wochen je nach Nierenfunktion (Verteilungsphase nach 6–8 Std.)	Talkonzentration	Neugeborene und junge Säuglinge 0,8–2,5 mg/ml; ältere Kinder 0,8–1,6 mg/ml
Chinidin			2–6 µg/ml
Procainamid			4–10 µg/ml
N-Acetyl-Procainamid			5–30 µg/ml
Verapramil			100–500 mg/ml
Lidocain			1,5–6 µg/ml
Theophyllin	1–2 Tage (Neugeborene 120–150 Std.)	Spitzenkonzentration 30 Min. nach Ende der Kurzinfusion (Bolus); 4–8 Std. nach Dauerinfusion; 2 Std. nach oraler Gabe; Retardformen: 3–7 Std.	Apnoetherapie 5–10 µg/ml; antiobstruktive Therapie 10–20 µg/ml
Coffein	variabel 40–230 Stunden beim Neugeborenen	Talkonzentration	Apnoetherapie 5–20 µg/ml
Salicylate		2 Std. nach Gabe (analgetische Wirkung)	50–100 µg/ml
		antiphlogistische Wirkung	150–300 µg/ml

[a] Variable Metabolisierung: C – 10,11 Epoxid aktiver Metabolit.
[b] Unterliegt Sättigungskinetik.

3. Blutentnahmen zur Konzentrationsbestimmung aus nicht ausreichend durchgespülten Infusionssystemen;
4. nicht sachgerechte Probenverarbeitung (Aminoglykoside können durch gleichzeitig verabreichte β-Laktamantibiotika inaktiviert werden, sofern die Probe nicht sofort abgesert und bestimmt bzw. eingefroren wird).

Besonderheiten der Arzneimittelapplikation und Compliance

Durch die Art der Arzneimittelgabe soll im Regelfall möglichst rasch eine wirksame Konzentration im Organismus aufgebaut oder aufrechterhalten werden. Die intravenöse Gabe ist der sicherste Weg und bei allen klinisch bedrohlichen Zuständen unerläßlich. Die intramuskuläre Verabreichung ist nur in Ausnahmefällen eine Alternative zu intravenösen Gaben. Vor allem bei Säuglingen und Kleinkindern erfolgt die Resorption aus dem Muskeldepot mit nicht vorhersehbarer Geschwindigkeit und zum Teil unvollständig. In Situationen mangelnder peripherer Durchblutung kann die Resorption ausbleiben. Nach Wiedereinsetzen stabiler Kreislaufverhältnisse entleert sich das Depot zeitverzögert (Intoxikationsgefahr durch Nachdosierung).

Die orale Gabe ist der häufigste Applikationsmodus bei Kindern. Abgesehen davon, daß bei jungen Säuglingen zahlreiche Pharmaka verzögert und/oder auch unvollständig resorbiert werden, sind Dosierungsfehler bei dieser Verabreichung besonders häufig. Die natürliche Abwehrreaktion von Kindern führt dazu, daß Arzneimittelzubereitungen mit Milch oder Breinahrung vermischt werden und es dadurch – bis auf wenige Ausnahmen – zu Verzögerungen, aber auch Verminderung der Resorption und damit zu einer Einschränkung der Bioverfügbarkeit kommt. Vor allem bei Arzneimitteln, deren Wirkungen nicht sofort beim Patienten beobachtet werden können, sind Therapieversager nicht auszuschließen. Unpräzise Angaben und Handhabung vorgegebener Meßeinheiten (Teelöffel, Eßlöffel, Meßlöffel etc.) sind wenig beachtete Gefahrenquellen. Zahlreiche Arzneimittel liegen als Suspensionen vor, deren homogene Verteilung der Wirksubstanz nur durch Schütteln wiederhergestellt werden kann. Da die orale Arzneimittelgabe fast immer außerhalb der ärztlichen Kontrolle erfolgt, bedarf es einer besonders sorgfältigen Aufklärung von Pflegepersonal und Eltern. Wegen schwer vorhersehbarer Bioverfügbarkeit sollte die rektale Verabreichung von Arzneimitteln mittels Suppositorium oder Suspensionen durch sog. Rektiolen nur auf Pharmaka beschränkt bleiben, deren Wirkung unmittelbar beobachtet werden kann (Antipyretika, Analgetika, Antikonvulsiva zur Soforttherapie). Eine besondere Gefahr droht durch die sog. „Selbstmedikation". Für Erwachsene existieren zahlreiche Mischpräparate zur Sedierung, Analgesie oder Spasmolyse. Werden Teilstücke dieser Suppositorien Kindern verabreicht, so können lebensbedrohliche Intoxikationen auftreten, weil durch die Lagerung sich die Wirksubstanzen in den Suppositorien inhomogen verteilen kann.

Die Zuverlässigkeit der Arzneimitteleinnahme (Compliance) wird von den Eltern bzw. Erziehungsberechtigten bestimmt. Die durch Halbwissen und falsche öffentliche Informationen zunehmend kritische Einstellung gegenüber Arzneimitteln hat zur Folge, daß notwendige Substanzen erst gar nicht verabreicht werden oder nach Abklingen der Leitsymptome, wie Fieber, Schmerz und Husten, eigenmächtig abgesetzt werden. Eine angemessene und sorgfältige Aufklärung über das notwendige Therapieziel, die Erwähnung und Bewertung häufiger, relevanter Nebenwirkungen, die Relativierung der Aussagen eines Beipackzettels, die Anwendung praktikabler Dosierungsschemata sowie die Verordnung ausreichender Mengen fördern die Compliance.

Literatur

Committee on Drugs, American Academy of Pediatrics (1994) The transfer of drugs and other chemicals into human breast milk. Pediatrics 93: 137

Gal P, Reed MD (1998) Therapeutic drug monitoring in the newborn. In: Polin RA, Fox WW (eds) Fetal and neonatal physiology, vol 1. Saunders, Philadelphia, p 250

Heimann G (1998) Basic pharmacokinetic principles. In: Polin RA, Fox WW (eds) Fetal and neonatal physiology, vol 1. Saunders, Philadelphia, p 137

Kalow W (ed) (1992) Pharmacogenetics of drug metabolism. Pergamon Press, New York

Wilson JT, Brown RD, Cherek DR et al. (1980) Drug excretion in human breast milk: Principles, pharmacokinetics and projected consequences. Clin Pharmacokinet 5: 1

Yaffe, SJ, Aranda J (1992) Pediatric pharmacology: Therapeutic principles in practice. Saunders, Philadelphia

268 Arzneimitteltabellen

T. Ankermann

Tabelle 268.1 Arzneimittelliste

Wirkstoff	Dosis	Bemerkung
Acetylsalicylsäure (z. B. p.o.: Aspirin, i.v.: Aspisol)	*Antiphlogistisch*: p.o.: 60–80–100 mg/kg/Tag auf 4 ED. *Analgetisch:* p.o.: 40–60 mg/kg/Tag auf 3–4 ED; i.v.: 5–10 mg/kg ED; HD 13 mg/kg (WE in~5 min). *Antiaggregatorisch* (Thrombozytenaggregationshemmung): p.o.: 3–5 mg/kg/Tag; i.v.: 1–2 mg/kg/Tag. *Kawasaki-Krankheit:* 80–100 mg/kg/Tag bis fieberfrei (mindestens 14 Tage), danach 3–5 mg/kg/Tag solange Aneurysma erkennbar (mindestens 6–8 Wochen)	Bei fieberhaften viralen Infekten kann unter ASS-Dauertherapie ein Reye-Syndrom auftreten. Deshalb ASS evtl zeitweilig durch Dipyridamol (z. B. Persantin) 4–9 mg/kg/Tag auf 3 ED ersetzen
Aciclovir (z. B. Zovirax)	*Enzephalitis:* i.v.: 30 mg/kg/Tag auf 3 KI (1 h) für 10 Tage. *Übrige Indikationen:* i.v.: 15 mg/kg/Tag auf 3 KI (1 h) für 5 Tage; immunsupprimierte Patienten evtl höhere Dosis: i.v.: 1500 mg/m^2/Tag auf 3 KI (1 h) (Postexpositionsprophylaxe nach Varizellenkontakt für mindestens 7 Tage i.v.); p.o.: 40(–80) mg/kg/Tag auf 4 ED für 7 Tage	Purinnukleosidanalogon wirksam gegen Herpes-simplex-Virus Typ 1 und 2 und Varizella-zoster-Virus (EBV?)
ACTH (z. B. Synacthen)	Bei Epilepsie: 15 IE/m^2 KOF/Tag (bis 30 IE/m^2 KOF/Tag)	Überwachung (BB, Elektrolyte, Urin, RR, EKG, Augenhintergrund u. a.) und Infektionsprophylaxe notwendig
Adenosin (z. B. Adrekar)	Supraventrikuläre Tachykardie: i.v. (Bolus): 0,05–0,3 mg/kg ED	Sehr kurze $T_{1/2}$ (Sekunden!), EKG-Monitor! WE in 10–15 s
Adrenalin/Epinephrin (z. B. Suprarenin) → Epinephrin	Handelsübliche Lsg. (1:1000=1 mg/ml) 1:10 verdünnen (effektiv auf 1:10.000 verdünnt) ergibt: 0,1 mg Adrenalin/1 ml Lsg. i.v.: 0,1–0,2 (–0,5) ml/kg (=0,01–0,05 mg/kg); e.t.: endotracheal bis 5fache Dosis; DTI: 0,01–1(–5) µg/kg/min. s.c.: 0,002–0,01 mg/kg. Unverdünnte Lösung: p.i.: bei Pseudokrupp 5 ml = 5 mg via Pari-boy (0,5 ml/kg, HD 5 ml)	Lsg. bzw. Spritzen lichtgeschützt lagern oder laufen lassen!

Tabelle 268.1 (Fortsetzung)

Wirkstoff	Dosis	Bemerkung
Ajmalin (z. B. Gilurytmal)	i.v.: 0,5–1(–6) mg/kg ED; p.o.: 1,5–2 mg/kg/Tag; Erw.: 60 mg/Tag	Antiarrhythmikum Klasse I
Albendazol (z. B. Eskazole)	15 mg/kg/Tag über 4 Wochen (1 Zyklus)	Helminthosen (Echinokokkus, Toxocara canis)
Alglucerase (z. B. Ceredase)	40–60 E /kg als KI alle 14 Tage	Enzymsubstitution bei Morbus Gaucher. Aus humanem Plazentagewebe gewonnene modifizierte Form der β-Glukozerebrosidase. Gentechnisch hergestelltes Präparat verfügbar [Imiglucerase (Cerezyme)] Kontrolle von saurer Phosphatase, Angiotensin converting enzyme (ACE), Ferritin, Hb, TZ, Milz und Lebergröße. Knochenmarkbefall und Skelettbefall mit MRT/CT beobachten (jährlich?). Bildung von Antikörpern gegen sowohl humanes als auch rekombinantes Enzym möglich
Alizaprid (z. B. Vergentan)	i.v.: 100 mg ED (Tagesdosis 400 mg)	Antiemetikum bei Zytostatikatherapie (Dopaminantagonist). Keine Anwendung vor 14. Lj.! Wechselwirkung mit Phenothiazinen (Wirkungsverstärkung), Anticholinergika (Aufheben der Wirkung von Alizaprid) und Neuroleptika (gegenseitige Wirkungsverstärkung)
Allopurinol (z. B. Zyloric)	p.o.: 10(–20) mg/kg/Tag auf 3 ED	Bei Niereninsuffizienz Dosis reduzieren!
Alprostadil = Prostaglandin E_1 (z. B. Minprog)	DTI: 0,05–1 µg/kg/h (=0,001–0,02 µg/kg/min) nach Effekt dosieren	Offenhalten des PDA; NW: RR-Abfall, Apnoen, Hauterscheinungen, Herzrhythmusstörungen!
Aluminiumhydroxid (z. B. Maaloxan)	p.o.: 3–6 ml/kg/Tag; KG <2 kg: 0,5 ml nach der Mahlzeit; KG 2–5 kg: 1,0 ml nach der Mahlzeit; KG 5–10 kg: 5,0 ml nach der Mahlzeit; KG 10–20 kg: 10 ml nach der Mahlzeit; KG >20 kg: 15 ml nach der Mahlzeit. Bei Patienten, die nüchtern sind, kann als Anhalt gelten: 0,2–0,4 ml/kg alle 3–4 h	
Ambroxol (z. B. Mucosolvan)	p.o.: Saft 1 ml = 3 mg; Sgl: 2×2,5 ml Saft/Tag; KK: 3×2,5 ml Saft/Tag; K: 3×5 ml Saft/Tag; Erw.: 3×10 ml Saft/Tag; i.v.: 1,5 mg/kg/Tag auf 3 ED. Inhalation: <6. Lj.: 2×/Tag mit 2 ml Lsg.; >6. Lj.: 3×/Tag mit 2–3 ml Lsg. *Atemnotsyndrom* (wenn O_2-Bedarf >30%) bei Beatmung: i.v. als KI über 15 min in NaCl 0,9% oder Glc 5%; 30 mg/kg/Tag auf 4 ED für 5 Tage. Bei Spontanatmung/CPAP: 1. Tag: 30 mg/kg/Tag auf 4 ED, 2.–5.Tag: 15 mg/kg/Tag	
Aminoquinurid-HCl/ Tetracain-Lsg. (z. B. Herviros)	Mundschleimhaut bepinseln oder einigeTrpf im Mund verteilen	Gingivitis, Entzündungen im Mundbereich
Amiodaron (z. B. Cordarex)	i.v.: SD: 5 mg/kg ED; EHD: 6–12 µg/kg/min. p.o.: Tag 1–Tag 10: 10–15 mg/kg/Tag (Erw.: 800–1600 mg/Tag); EHD: 250–500 mg/m²/Tag (Erw.:200–400–600 mg/Tag)	Antiarrhythmikum Klasse III
Amrinon (z. B. Wincoram)	SD: i.v.: 0,5–0,75–3 mg/kg; EHD: DTI: 5–20 µg/kg/min	
Anaesthesin-Lsg.	Anaesthesin 5% in Dextrour 50,0, davon 1–2 TL in 200 ml Wasser lösen. Lsg. trinken oder damit spülen	Stomatitis aphthosa oder Mukositis Anästhesin löst sich nicht in Wasser! Vor dem Trinken oder Spülen/Gurgeln gut umrühren Benzocain® (Anaesthesin) für p.o. Anwendung nicht zugelassen
Antithrombin III (z. B. Atenativ)	i.v. als KI (über 30 min): 1 IE AT III/kg hebt die AT-III-Konzentration um 1%. Anfangsdosis: 30–50 IE/kg/Tag	Vor Gabe von Gerinnungspräparaten sollte AT III auf hochnormale Werte angehoben werden (ca. 100%)

Tabelle 268.1 (Fortsetzung)

Wirkstoff	Dosis	Bemerkung
Aprotinin (z. B. Trasylol)	DTI: Kdr.: SD 50.000 KIE ED, HD 20.000 KIE/kg/Tag; Erw.: SD 500.000 KIE, EHD 50.000 KIE/kg/Tag	Polypeptid aus Rinderlunge zur Hemmung der gesteigerten Fibrinolyse. Orientierender Test, ob Fibrinolyse gesteigert: keine Blutgerinnung binnen 10 min oder Aufhebung der Gerinnung binnen 60 min bei Körpertemperatur (blutgefülltes Röhrchen in die Hosentasche stecken)
Arnikatinktur	Äthanol 70% 10 Teile + Arnikablüten 1 Teil. Mit Wasser 1:1 verdünnt als Umschlag	Kühlung z. B. von Wespenstichen etc.
Astemizol (z. B. Hismanal)	p.o.: 0,2 mg/kg/Tag auf 1 ED. 1 ml Suspension = 2 mg Astemizol	Antihistaminikum Ab 2. Lj. anwenden
Atenolol (z. B. Tenormin)	p.o: 1–2 mg/kg/Tag auf 1–2 ED; Erw.: 25–100 mg/Tag auf 1–2 ED	
Atropin (z. B. Atropinsulfat Braun)	i.v./ i.t.: 0,01–0,03 mg/kg ED	
Azathioprin (z. B. Imurek)	*Juvenile chronische Arthritis:* p.o. 1–4 mg/kg/Tag. i.v. 1–4 mg/kg/Tag. *Herztransplantation:* prä-/perioperativ: i.v. 2 mg/kg; postoperativ: p.o. 2–3 mg/kg/Tag	Immunsuppressivum
Azelastin (z. B. Allergodil)	Nasenspray: 2×1 Sprühstoß/Tag (1 Hub = 0,14 mg). p.o.: 4 mg/Tag auf 2 ED (1 Tbl. = 2 mg)	Antihistaminikum. Nicht <6. Lj.! Nasenspray nicht länger als 6 Monate ununterbrochen anwenden
Baclofen (z. B. Lioresal)	KK: p.o. 10–20 mg/Tag auf 4 ED; SK: p.o. 30–60 mg/Tag auf 4 ED; Erw.: p.o. 30–75 mg/Tag auf 3 ED	Einschleichender Beginn (alle 3 Tage) bis zum Erreichen der Tagesdosis. Ausschleichen über 14 Tage. Eingeschränkte Nierenfunktion: Dosisreduktion
Beclomethason	*Lsg. (z. B. Becotide):* 1 ml = 50 µg; Sgl: 0,5–1 ml 3–4×/Tag (bis 400 µg/Tag); 1.–12. Lj.:1–2 ml 3–4×/Tag (bis 800 µg/Tag) (0,5 ml auf 2 ml NaCl 0,9%). *Beclomethason MDI (z. B. Sanasthmax):* 1 Hub = 0,25 mg (250 µg); 6.–12. Lj.: 2×1 Hub/Tag (500 µg/Tag); Erw.: 2×2 Hübe/Tag (bis 1500 µg/Tag). *z. B. Sanasthmyl:* 1 Hub = 0,05 mg (50 µg); KK: 2×1–2 Hübe/Tag (bis 400 µg/Tag); <6. Lj.: 3×1 Hub/Tag (bis 800 µg/Tag); 6.–12. Lj.: 3–4 ×1–2 Hübe/Tag (bis 800 µg/Tag) Erw.: 3–4 ×2 Hübe/Tag (bis 1500 µg/Tag)	Kortikoid zur Inhalation
Biperiden (z. B. Akineton)	i.v.: 0,04 mg/kg ED. *Extrapyramidale Symptome* (medikamentös ausgelöst): i.v. ggf. Wdh. nach 30 min: Sgl: 1 mg; 2.–10. Lj.: 3 mg	AntD: →Carbachol (z. B. Doryl)
Blutgerinnungsfaktoren (z. B. Beriplex: Faktor II, VII, IX, X, Protein C)	i.v.: 1 IE/kg hebt den Quickwert um 1% an	Vor Faktorengabe hochnormale Werte von AT III anstreben
Blutbestandteile	Erythrozytenkonzentrat: 10 ml/kg; Erythrozytenkonzentrat mit SAG-Mannitol-Stabilisator: 12–15 ml/kg; Vollblut: 15 ml/kg; Thrombozytenkonzentrat: 10–15 ml/kg; FFP (Plasma): 12–15 ml/kg; Immunglobuline (γ-Globulin): 0,01–0,4 g/kg. γ-Globulin i.v.: 1. Wahl: 2 g/kg (DTI über 12 h); Alternative: 0,4 g/kg/Tag für 4 Tage (KI über 2 h)	

Tabelle 268.1 (Fortsetzung)

Wirkstoff	Dosis	Bemerkung
Brivudin (z. B. Helpin)	p.o.: 15 mg/kg/Tag	Pyrimidinnukleosidanalogon wirksam gegen Herpes-simplex-Virus Typ 1 und Varizella-zoster-Virus (EBV?). Infektionen mit genannten Viren bei immunsupprimierten Patienten. Keine gleichzeitige Gabe von 5-Fluorouracil (Toxizitätserhöhung des Antimetaboliten). Unter Therapie Anstieg von Transaminasen, AP, Kreatinin, sowie Protein- und Glukosurie, Abfall von Thrombozyten und Granulozyten möglich.
Budesonid (z. B. Pulmicort)	1 Hub = 0,2 mg (MDI und Pulverinhalator = Turbohaler); 2×0,2 mg (bzw 2×0,1–0,4 mg)/Tag; KK: bis 500 µg/Tag; SK: bis 800 µg/Tag; Erw.: bis 1500 µg/Tag Respules für elektrische Inhaliergeräte mit 500 µg oder 1000 µg (0,5 mg/1,0 mg in 2 ml) verfügbar	Kortikoid zur Inhalation
Buprenorphin (z. B. Temgesic)	i.v.: 0,2–0,5 mg/kg ED	(WE ~10–15 min, WD ~5–8 h) Keine Anwendung im Säuglingsalter (Kontraindikation!) Opiatrezeptoragonist und -antagonist, daher keine Antagonisierung durch Naloxon! 35fache analgetische Potenz von Morphin
Butylscopolamin (z. B. Buscopan)	p.o.: 0,3–0,5 (–1) mg/kg ED (3 ED/Tag). i.v.: 0,3–0,6 mg/kg ED	
C_1-Esterase-Inhibitor (z. B. Berinert HS)	i.v.: ED 500 E (= 10 ml) Dosis bei Kdr. und Erw. gleich! *Erbliches angioneurotisches Ödem:* Kdr. und Erw.: 500–1000 E (10–20 ml). *Kapillar-Leck-Syndrom nach HLM-Op:* i.v.: 220–290 E/kg/Tag, Therapiedauer 6–9 Tage	
Calcitriol (z. B. Rocaltrol)	SD: 2–4 µg/Tag; EHD: 0,25–0,5 µg/Tag	Renale Osteodystrophie (Hyperparathyreoidismus) bei chronischer Niereninsuffizienz, Hyperkalziurie und Hyperkalziämie. Kalzium und Phosphat überwachen
Calcium-Glukonat 10% → Kalzium-Glukonat 10%		
Captopril (z. B. Lopirin)	p.o. auf 2–3 ED: <6. Lm.: 0,1–1,0 (–2) mg/kg/Tag; >6. Lm.: 1,0–6,0 mg/kg/Tag; Erw.: 12,5–150 mg/Tag	Arterielle Hypertension/Herzinsuffizienz. 1. Dosis mit RR-Kontrolle und Überwachung; bei Sgl RR-Überwachung während der gesamtem Einstellungsphase. Speziell bei Herzinsuffizienz: Mit kleinen Dosen einschleichend beginnen (0,1–0,3 mg/kg/Tag). Bei Anstieg des Serumnoradrenalins Indikation überprüfen und ggf. absetzen
Carbachol (z. B. Doryl)	s.c./i.m. bis 3 ED/24 h: <2. Lj.: 0,06–0,12 mg ED >2. Lj.: 0,12 ED ab 12. Lj.: 0,25 ED	Magen-Darm-Atonie, Harnverhalt, AntD von Biperidin (z. B. Akineton) (1 Amp. = 1 ml = 0,25 mg Carbachol)
Carbamazepin (z. B. Timonil)	p.o. auf 3–4 ED (Retardpräparate 2 (–3) ED); Kdr.: 20–25 mg/kg/Tag; Erw.:15–20 mg/kg/Tag	Antiepileptikum zur Langzeittherapie. Retardpräparate bevorzugen! Einschleichend beginnen. Konstante Serumkonzentration nach 4–7 Tagen (therapeutischer Bereich 4–12 mg/l). Keine Kombination mit Makrolidantibiotika (z. B. Erythromycin). NW: Allergisches Exanthem, Hyponatriämie, teratogen, Hypersensitivitätssyndrom
Carbo medicinalis → Kohle, medizinisch (z. B. Kohle Compretten)		
Carnitin (z. B. Biocarn-Sirup)	*Carnitinsubstitution* (z. B. bei Langzeiternährung mit Alfare): p.o. 20–40 mg/kg/Tag. *Kardiomyopathie:* p.o. 100 mg/kg/Tag	

Tabelle 268.1 (Fortsetzung)

Wirkstoff	Dosis	Bemerkung
Ceruletid (z. B. Takus)	i.v.: 0,5–2 ng/kg/min als KI über 15 min–3 h. Lsg. mit 80 ng/ml herstellen: 1 Amp. (= 2 ml = 40 μg Ceruletid) plus 500 ml NaCl 0,9%	Darmatonie, paralytischer Ileus, vor Röntgendiagnostik. Vorsicht bei Schock oder Niereninsuffizienz! Infusionsdauer mindestens 15 min, höchstens 3 h. Absetzen bei subjektiven oder objektiven Zeichen des Stuhldranges. Lsg. nie mit anderen Medikamenten mischen! Lichtgeschützt lagern!
Cetirizin (z. B. Zyrtec)	p.o. auf 1 ED abends: 0,25 mg/kg; HD KG <30 kg: 5 mg/Tag; HD KG >30 kg: 10 mg/Tag. Trpf.: 1 ml = 20 Trpf. = 10 mg; Saft: 1 ml = 1 mg; Tbl.: 1 Tbl. = 10 mg	Antihistaminikum
Chinidin (z. B. Chinidin Duriles)	p.o. 15–60 mg/kg/Tag auf 3 ED	Digitalisspiegel steigt um bis zu 100%
Chloralhydrat (rektal: z. B. Chloralhydrat-Rectiole)	*Sedierung:* NG: rektal 25 mg/kg ED (p.o. z. B. Chloraldurat 500 bzw rot); Sgl/KK rektal: 25–50 mg/kg/Tag auf 3–4 ED; Erw. oral/rektal: 750 mg/Tag auf 3 ED. *Vor schmerzlosen Untersuchungen:* rektal/p.o. 20–50 (–75) mg ED 30–60 min vor Prozedur; Wdh nach 30 min möglich. HD (Gesamtmenge): 100 (–120) mg/kg oder 1 g bei Sgl bzw 2 g bei Kdr. *Anfallsunterbrechung:* Sgl: 1/2–1 Rectiole; 1.–6. Lj.: 1–2 Rectiolen; 6.–12. Lj.: 2–3 Rectiolen; 1 Rectiole Chloralhydrat = 600 mg	Vorsicht Akkumulation
Chlorprothixen (z. B. Truxal)	p.o.: 1,5–2 mg/kg ED (HD 100 mg); i.v.: 1–2 mg/kg ED; Saft 1 ml = 20 mg, i.v.-Lsg. 1 ml = 50 mg	
Cimetidin (z. B.Tagamet)	p.o.: 30 mg/kg/Tag auf 3 ED; i.v.: 20–30 mg/kg/Tag auf 3–4 ED	
Cinnarizin (z. B. Stutgeron)	p.o.: Kdr. 15 mg ED 2 h vor Reiseantritt; evtl alle 8 h 40 mg	Reise-/Seekrankheit (Kinetosen)
Cisaprid (z. B. Propulsin)	p.o.: 0,2 mg/kg ED, 3–4 ED/Tag, HD 5 mg/Tag (im 1. Lj.!); Suspension 1 ml = 1 mg	Störung der intestinalen Motilität FG <36 SSW dürfen bis zum 3. Lm. nach der Geburt nicht behandelt werden
Clemastin (z. B. Tavegil)	p.o. auf 2 ED: Kdr. 1.–3. Lj.: 0,5–1 mg/Tag; Kdr. 4.–7. Lj.: 1 mg/Tag; Kdr. 7.–12. Lj.: 2 mg/Tag; Kdr. >12. Lj./Erw.: 2 (–6) mg/Tag. i.v.: 0,025–0,05 mg/kg ED. 1 Tbl. = 1 mg, Sirup: 1 ml = 0,05 mg	Antihistaminikum
Clobazepam (z. B. Frisium)	p.o.: 0,2–0,6 mg/kg/Tag auf 3 ED	Mittel der 2. Wahl zur add-on-Therapie von Epilepsien. Entzugsanfälle beim Absetzen. Toleranzentwicklung häufig. NW geringer als bei → Clonazepam (z. B. Rivotril)
Clonazepam (z. B. Rivotril)	*Anfallsunterbrechung:* i.v. ED: Sgl: 0,01–0,07 (–0,1) mg/kg; KK: 0,01–0,05 (–0,1) mg/kg; SK: 0,01–0,05 (–0,1) mg/kg. Innerhalb des angegebenen Bereiches nach Wirkung dosieren. (i.v.-Lsg.: 1 ml = 0,5 mg). *Antiepileptische Langzeittherapie* (2. Wahl): p.o. 0,1–0,2 mg/kg/Tag auf 3 ED	Tropfenweise sehr langsam einschleichen, Toleranzentwicklung, Entzugsanfälle beim Absetzen. NW: Sedierung, vermehrte Schleimbildung in den Atemwegen
Clonidin (z. B. Catapresan)	p.o. auf 4 ED: initial: 0,005 mg/kg/Tag; HD 0,03 mg/kg/Tag; Erw. 0,075–0,6 mg/Tag auf 4 ED	Arterielle Hypertension
Coffein (z. B. Coffeinum)	p.o. auf 1 ED: Coffeinzitrat: SD 20 mg/kg; EHD 6 mg/kg/Tag. Coffein: SD 10 mg/kg; EHD 3 mg/kg/Tag	Apnoe
Colestipol (z. B. Colestid)	p.o.: Kdr. ab 7. Lj. 0,1–0,4 g/kg/Tag auf 1–2 ED; Erw.: 5–30 g/Tag auf 1–2 ED	Lipidsenker (familiäre Hypercholesterinämie mit LDL-Erhöhung). Mit viel Flüssigkeit zuführen. Resorption von anderen Pharmaka gestört

Tabelle 268.1 (Fortsetzung)

Wirkstoff	Dosis	Bemerkung
Colestyramin (z. B. Colestyramin-ratiopharm-Pulver, z. B. Quantalan)	p.o.: Kdr. ab 7. Lj.: 0,15–0,3 (–0,4) g/kg/Tag auf 2–3 ED; Erw.: 3–4 g/Tag (bis 16–32 g/Tag) auf 2–4 ED	Lipidsenker (familiäre Hypercholesterinämie mit LDL-Erhöhung). Einschleichend dosieren. Ausreichende Flüssigkeitszufuhr. Kontrolle von Stuhlfrequenz, Gerinnung (Vitamin-A-, D-, E-,K-Mangel), Folsäure, Eisenstoffwechsel, Transaminasen, LDL und Cholesterin bei Langzeittherapie. Maximaler Effekt nach 4 Wochen Therapie. Resorption von anderen Pharmaka evtl. gestört
Cromoglicinsäure (DNCG) (z. B. Colimune S)	*Urtikaria pigmentosa:* p.o.: 400 mg/Tag	Obstipation
Cromoglicinsäure (DNCG) (z. B. Intal)	Inhalationslsg 1%: 1 Amp. = 2 ml = 20 mg; Kdr. und Erw. 3–4 Amp./Tag. Aerosol: 1 Hub = 1 mg; 3–4×2 Hübe/Tag. Pulver: 1 Kps = 20 mg; 3–4×1 Kps. Bei Asthma 3×20 mg/Tag p.i.	Bei gleichzeitiger bronchialerweiternder inhalativer Therapie diese immer zuerst durchführen!
DNCG + Fenoterol (z. B. Ditec)	1 Hub = 1 mg DNCG + 0,05 mg Fenoterol; 3×1 Hub/Tag	
DNCG + Isoprenalin (z. B. Intal comp)	Pulver: 1 Kps. = 20 mg DNCG + 0,1 mg Isoprenalin; KK: 3×1 Kps/Tag; SK: 4×1 Kps/Tag; Erw.: 4×1 Kps/Tag	
DNCG + Reproterol (z. B. Aarane, Allergospasmin)	Aerosol: 1 Hub = 1 mg DNCG + 0,5 mg Reproterol; KK: 3–4×1 Hub/Tag; SK: 3–4×2 Hübe/Tag	
Crotamiton 10% (z. B. Euraxil Creme; Lotio)	Vorgehen: 1. Applikation: Baden und Abtrocknen, dann Einreiben des ganzen Körpers (ohne Gesicht und behaarten Kopf) mit Lotio oder Creme. Bei Hautrötung nach 4 h abbaden. Tritt keine Hautrötung ein, sollte das Abbaden erst nach 72 h erfolgen (d. h. nach 4. Applikation). 2., 3., und 4. Applikation nach 24, 48 und 72 h. Danach Abbaden	Antiskabiosum, besonders geeignet im Säuglingsalter. Bei Sgl häufig 2 Applikationen ausreichend (Erfolgsrate 95–100%)
Cyclophosphamid (z. B. Endoxan)	*Juvenile chronische Arthritis:* p.o.: 1 mg/kg/Tag auf 3 ED; 1 Tbl. = 50 mg	Immunsuppressivum
Desmopressinacetat (z. B. Minirin)	1–2 Hub nasal (1 Hub = 10 μg)	Enuresis nocturna
Desmopressinacetat (z.B. DDAVP, Minirin)	*Zentraler Diabetes insipidus, ADH-Mangel:* p.o.: 0,1 - 1,2 mg/d (Beginn mit 3 × 0,05 mg/Tag, bis zum wünschten Effekt steigern) nasal: Unter 3. Lm: 1 μg/Tag auf 1–2 ED Bis 12.Lj: 5–20 (-30)μg/Tag auf 1–2 ED Erw: 5 - 40< μg/Tag auf 1–2 ED i.v.; i.m.; s.c.:Sgl.: 0,1 μg/Tag auf 1 - 2 ED KK/SK: 1μg/Tag auf 1 - 2 ED Erw.: 2 - 4 μg/Tag auf 1 - 2 ED *Hämophilie:* 0,3 μg/kg als KI über 30 min Enuresis: nasal: 10 - 40 μg/Tag auf 1 ED am Abend (Dosis auf beide Nasenlöcher verteilen)	Kontrolle von (insbesondere bei i.v. Anwendung!) RR und Wasserbilanz (und Urinvolumen, spez. Gewicht des Urins, Osmolalität von Urin und Plasma, Elektrolyten)
Dexamethason (z. B. Fortecortin)	*Hirnödemprophylaxe* (umstritten): i.v. SD: 1 mg/kg ED; i.v. EHD: 1 mg/kg/Tag auf 6–8 ED. *Meningitis*: Nur initial sinnvoll und bei Kdr. >2. Lj. 4×0,15 mg/kg/Tag i.v. 30 min vor Antibiotikagabe über 4 Tage (dann absetzen) oder 2×0,4 mg/kg/Tag i.v. für 2 Tage	Ausschleichen, wenn länger als 5 Tage gegeben
Dexpanthenol (z. B. Bepanthen)	i.v.: bis 40 mg/kg/Tag auf 4 ED oder DTI	

Tabelle 268.1 (Fortsetzung)

Wirkstoff	Dosis	Bemerkung
Dextran (z. B. Promit)	Vortestung vor Dextran-Infusion. i.v.: 0,3 ml/kg in 1–2 min Erw.: 20 ml. Wdh nach 48 h bei erneuter Dextrangabe	
Dextran 40 10% (z. B. Rheomacrodex)	i.v.: 5–10 ml/kg	Volumenersatz bei Schock. Nicht bei NG und Sgl anwenden! Vortestung mit Promit sinnvoll
Dextran 60 6% (z. B. Macrodex)	i.v.: 5–10 ml/kg	Volumenersatz bei Schock. Vortestung mit Promit sinnvoll
Diazepam (z. B. Stesolid, Valium) (rektal: z. B. Diazepam Desitin rectal tube)	*Sedierung p.o.:* <12. Lj. bis 9 mg/Tag auf 3 ED; >12. Lj. bis 20 mg/Tag auf 3 ED. *Sedierung i.v.* (langsam injizieren!): 0,1–0,3–1 mg/kg ED. *Anfallsunterbrechung:* i.v. Kdr. : 0,25–0,5 mg/kg ED; i.v. Erw.: 10–20 mg ED. Rektal: Diazepam Desitin rectal tube 5 mg/10 mg; Sgl: 5 mg ED; KK/SK: 5–10 mg ED; Erw.: 10–20 mg	i.v.: WE in 2–3 min, WD von Spiegel und Leberfunktion abhängig (0,5–24 h); Wdh frühestens nach 30–60 min! <12. Lj. besser Stesolid, da Valium-Injektion schmerzhaft. Atem- und kardiale Depression. Anwendung bei FG vermeiden
Diazoxid (z. B. Hypertonalum)	i.v.: 1–5 mg/kg ED alle 4–12 h; HD 150 mg/Dosis	
Diclofenac (z. B. Voltaren)	p.o.: 1–3 mg/kg auf 3 ED 1 Tbl. = 25 mg/50 mg (für KK Supp. 12,5 mg/25 mg)	Juvenile chronische Arthritis
Digitalis-Antitoxin (z. B. Digitalis-Antidot BM)	*Aufgenommenen Digitalismenge:* Digitalismenge [mg] = Serumspiegel [mg/ml] × 5,6 l/kg × KG [kg]/1000. *Antitoxindosis:* Antitoxindosis [mg] = 80 × Digitalismenge [mg]. Diese Dosis i.v. als KI in ca. 30 min. Bei Herzstillstand auch Bolusgabe möglich	Fab-Antikörperfragmente vom Schaf, wirksam gegen Digoxin und Digitoxin bzw deren Derivate. *Indikationen:* Digitalisintoxikation. Ingestion von >4 mg Digoxin bei Kdr. (>10 mg bei Erw.). Digitalisspiegel >10 ng/ml mit/ohne Hyperkaliämie. Bedrohliche Bradykardien/Tachykardien durch Digitalis. Allergische Reaktion! Hypokaliämie bei Absinken des Digitalisspiegels! Bei Vorhofflattern/-flimmern Anstieg der Ventrikelfrequenz möglich (1:1 Überleitung!). Digitalisspiegel sinkt binnen 1–2 min nach Gabe ab. Arrhythmie sistiert nach 15–30 min. Eliminationshalbwertszeit ca. 15–20 min (renale Elimination)
Digoxin/Metildigoxin	Dosierungstabelle → Übersicht Digitalis *Dosierung bei Niereninsuffizienz:* Kreatinin: Digxoin-Dosis: Krea 1,3–2,0 mg% (100–175 mmol/l): 50%–33% der Norm; Krea >2,0 mg% (>175 mmol/l): 30%–25% der Norm. Interaktion mit Kalium; 50% Arrhythmiewahrscheinlichkeit, wenn K^+ = 4,3 mmol/l und Digitalisspiegel = 2,5 ng/ml oder auch wenn K^+ = 3,4 mmol/l und Digitalisspiegel = 1,5 ng/ml. *Schnellsättigung* in 24 h bei supraventrikulärer Tachykardie: Stunde 0: 50% der Vollsättigungsdosis; Stunde 0+8: 25% der Vollsättigungsdosis; Stunde 0+16: 25% der Vollsättigungsdosis (vorher EKG)	Plasmakonzentration bestimmen! (Methodenabhängig, lokale Referenzwerte berücksichtigen!) Volumenersatz bei Schock. Nicht bei NG und Sgl anwenden! Vortestung mit Promit sinnvoll Volumenersatz bei Schock. Vortestung mit Promit sinnvoll
Digoxin (z. B. Lanicor)	Dosierungstabelle → Übersicht Digitalis	
Digoxin (z. B. Lenoxin-Liquidum)	Dosierungsregel → Übersicht Digitalis Vorteil: niedrige Konzentration 1 ml = 0,05 mg Digoxin. p.o. SD: 0,03–0,06 mg/kg (auf 3 ED s. u.); EHD: 0,01–0,02 mg/kg/Tag (auf 2 ED s. u.). *Faustregel:* Sättigung: 3 ED im Abstand von 12 Stunden; Stunde 0: 1 ED [ml] = 1/5 des KG [kg]; Stunde 0+12: 1 ED [ml] = 1/5 des KG [kg]; Stunde 0+24: 1 ED [ml] = 1/5 des KG [kg]. Erhaltung: 2 ED/Tag im Abstand von 12 Stunden; Stunde 0: 1 ED [ml] = 1/10 des KG [kg]; Stunde 0+12: 1 ED [ml] = 1/10 des KG [kg]	Plasmakonzentration bestimmen! (Methodenabhängig, lokale Referenzwerte berücksichtigen!)

Tabelle 268.1 (Fortsetzung)

Wirkstoff	Dosis	Bemerkung
Digoxin, Metildigoxin (z. B. Lanitop) → Metildigoxin	Dosierungstabelle → Übersicht Digitalis	Plasmakonzentration bestimmen! (Methodenabhängig, lokale Referenzwerte berücksichtigen!)
Digitoxin (z. B. Digimerck)	p.o. <2. Lj.: 0,003–0,006 mg/kg/Tag auf 1 ED; 2.–13. Lj.: 0,002–0,004 mg/kg/Tag auf 1 ED. Vorgehen: 1. und 2. Tag: 4 ED/Tag; 3. und 4. Tag: 2 ED/Tag (= Ende der Sättigung); ab 5. Tag: 1 ED/Tag (= Erhaltung). 1 Tbl. = 0,05 mg/0,07 mg/0,1 mg	Plasmakonzentration bestimmen! (Methodenabhängig, lokale Referenzwerte berücksichtigen!)
Dihydralazin (z. B. Nepresol)	*Arterielle Hypertension:* p.o. initial 0,75 mg/kg/Tag auf 3–4 ED; HD 7,5 mg/kg/Tag; Erw. 25–150 mg/Tag auf 2–3 ED. *Hypertensive Krise:* i.v. ED: 0,2–0,4 mg/kg 2malige Wdh möglich; sonst 1 ED alle 3–6 h (HD 1 mg/kg/Tag)	
Dihydroergotoxin (z. B. Hydergin)	i.v.: 0,01 mg/kg ED. DTI: 0,03 mg/kg/Tag	
Dimenhydrinat (z. B. Vomex A)	Rektal: <6. Lj.: 40 mg ED (= 1 Vomex A Kinder Supp.); >6. Lj.: 70 mg ED (= 1 Vomex A Kinder Supp. forte); Erw.: 150 mg ED (= 1 Vomex A Supp.). i.v.: 1–2 mg/kg ED p.o.: 5 mg/kg/d auf 3–4 ED	Antiemetikum/Antihistaminikum. NW: Müdigkeit
Dimeticon (z. B. Sab-Simplex)	p.o. NG: 8–15 Trpf. ED nach der Mahlzeit; 3 ED/Tag; SK: 20–30 Trpf. ED nach der Mahlzeit; 3 ED/Tag. *Vor Sonographie* (zum Entblähen): 0,5 ml/kg ED	
Dimetinden (z. B. Fenistil)	p.o. <8. Lj.: 0,05–0,075 mg/kg ED (= 1 Trpf./kg); >8. Lj.: 0,1 mg/kg ED (= 2 Trpf./kg); (20 Trpf. = 1 ml = 1 mg). i.v. 0,05–0,1 mg/kg ED (1 Amp. = 4 mg = 4 ml)	Antihistaminikum. Nicht im 1. Lj. anwenden
DNCG → Cromoglicinsäure (z. B. Colimune S; Intal)		
Diphenhydramin (z. B. Emesan)	p.o./rektal: Kdr.: 5 mg/kg/Tag auf 3–4 ED; HD 300 mg/Tag; Erw.: 60–300 mg/Tag auf 4 ED; HD 400 mg/Tag	Antihistaminikum/Sedativum
Dipyridamol (z. B. Persantin)	4–9 mg/kg/Tag auf 2–3 ED	
Disopyramid (z. B. Rythmodul)	i.v.: SD 2 mg/kg ED; EHD 6–7 μg/kg/min. p.o.: <2. Lj.: 20–33 mg/kg/Tag; 2.–10. Lj.: 10–24 mg/kg/Tag; Erw.: 400–600 mg/Tag	Antiarrhythmikum
Dobutamin (z. B. Dobutrex)	DTI: 2–20 μg/kg/min	Nie mit Heparin mischen! Lsg. ist 48 h stabil
Dopamin (z. B. Dopamin AWD)	DTI: 2–20 μg/kg/min	Nie mit Na_2HCO_3 über gleichen Zugang! Lsg. ist 48 h stabil
Doxapram	i.v.: 0,1–0,5 (–2) mg/kg/h	Therapierefraktäre FG-Apnoe
Doxylamin (z. B. Mereprine)	p.o.: 1,5 mg/kg ED; 1 ml Sirup = 1,25 mg Doxylamin	Antihistaminikum (Sedierung z. B. zum Schlaf-EEG) Ab dem 3. Lj. Chlorprothixen (z. B. Truxal) bevorzugen
Enalapril (z. B. Xanef)	Kdr.: 0,1–0,5 mg/kg/Tag auf 1–2 ED; Erw.: 2,5–20 mg/Tag	Antihypertensivum (ACE-Hemmer)
Epinephrin (z. B. Micronefrin) → Adrenalin	100 ml = 2,25 g (= 2,25%). KK: 0,2 ml (4 Trpf.) ad 5 ml NaCl 0,9% ED; SK: 0,4 ml (8 Trpf.) ad 5 ml NaCl 0,9% ED. Oder: KG <20 kg: 1 ml Micronefrin (= 22,5 mg) + 9 ml NaCl 0,9%, davon 2 ml (KK) bzw 4 ml (SK). Wdh nach 30–60 min möglich. KG >20 kg: 2 ml Micronefrin + 8 ml NaCl 0,9%, davon 2–5 ml. *Pseudokrupp:* 0,4 ml auf 4 ml Aqua dest oder: 0,5 ml Micronefrin + 4,5 ml NaCl 0,9% oder: 0,05 ml/kg HD 5 ml	Razemisches Adrenalin zur Inhalation. In Deutschland nicht handelsüblich. Internationale Apotheke! Die Inhalation kann auch mit Adrenalin (z. B. Suprarenin) erfolgen. Ein Vorteil der Inhalation mit razemischem Epinephrin gegnüber L-Adrenalin (z. B. Suprarenin) ist nicht gezeigt worden! Schleimhautnekrosen nach Anwendung >36 h
Epinephrin/Prednisolon-Lsg. (z. B. Micronefrin/Solu-Decortin H)	Micronefrin 2,25% 45 mg (2 ml); Solu-Decortin H 100 mg (2 ml); NaCl 0,9% (16 ml); Gesamtmenge 20 ml. Von dieser Lsg. 2 ml inhalieren (4,5 mg Micronefrin + 10 mg Solu-Decortin H)	Schwere Obstruktion der oberen/unteren Atemwege. NW: Schleimhautnekrosen, systemische Kortikoidwirkung

Tabelle 268.1 (Fortsetzung)

Wirkstoff	Dosis	Bemerkung
Epoprostenol (PGI_2) → Prostazyklin I_2		
Erythropoetin (z. B. Erypo)	s.c./(i.v.): 300–1200 IE/kg/Woche. *Einsparen von Blut bei HLM-OP:* Vorbereitung mit: 3×60–80 IE/kg/Woche Erypo 2000 s.c. (+ Folsäure, + Eisen p.o.). *Chronische Niereninsuffizienz:* s.c./i.v.: SD 50–100 (–150) IE/kg/Woche auf 3 ED; EHD ca. 25 IE/kg/Woche auf 3 ED	Rekombinantes menschliches Erythropoetin. Frühgeborenenanämie
Esmolol (z. B. Brevibloc)	i.v.: SD 500–600 µg/kg über 2 min, dannDTI: 200 µg/kg/min. Steigerung um 50–100 µg/kg/min alle 5–10 min (max 1 mg/kg)	Antihypertensivum bei hypertensiver Krise. In Deutschland nicht handelsüblich. Internationale Apotheke
Etacrynsäure (z. B. Hydromedin)	i.v. Erw.: ED 0,5–1 mg/kg; DTI: 1–4 mg/kg/Tag (0,6–2,5 µg/kg/min) möglichst mit Furosemid kombinieren	
Ethosuximid (z. B. Petnidan)	p.o.: Kdr. 20–30 mg/kg/Tag auf 2–3 ED; Erw. 20 mg/kg/Tag	Antiepileptikum zur Langzeittherapie besonders von Absencen. Einschleichend dosieren. Konstante Serumkonzentration nach 6–12 Tagen
Etomidate (z. B. Etomidate-Lipuro)	i.v.: Kdr. 0,15–0,2 mg/kg ED; Erw. 0,15–0,3 mg/kg ED	(WE ~1 min, WD ~2–5 min). Anwendung >6. Lm. Nur Hypnotikum, kein Analgetikum!
Etomidate (z. B. Hypnomidate)	i.v.: 0,1–0,3 mg/kg ED	(WE ~1 min, WD ~2–5 min). Anwendung >6. Lj. Nur Hypnotikum, kein Analgetikum!
Faktor VIII (z. B. Helixate)	i.v.: 1 IE/kg hebt Faktor-VIII-Aktivität um ca. 1% an	Gentechnisch hergestellter Faktor VIII. Hämophilie A
Faktor VIII/Willebrand-faktor (z. B. Haemate HS)	i.v.: 1 IE/kg hebt Faktor-VIII-Aktivität um ca. 1% an	Willebrand-Jürgens-Syndrom/Hämophilie A
Faktor IX (z. B. Immunine STIM plus)	i.v.: 1 IE/kg hebt die Faktor-IX-Aktivität um ca. 1%; i.v.: 10–20–30–40 IE/ kg (indikationsabhängig)	Hämophilie B (Therapie und Prophylaxe)
Fe^{2+} (z. B. ferro sanol)	p.o.: 3–6 mg/kg/Tag (= 2–4 Trpf. /kg/Tag) auf 4 ED (1 ml = 20 Trpf. = 30 mg Fe^{2+})	
Felbamat (z. B. Taloxa)	p.o.: 30–45 mg/kg/Tag auf 2–3 (–4) ED. HD 3600 mg/Tag	Ausschließlich bei therapieresistentem Lennox-Gastaut-Syndrom zur Add-on-Therapie ab 4. Lj. Anwendung nur in spezialisierten Zentren! NW gravierend (aplastische Anämien, letale Leberfunktionsstörungen sind beschrieben!). Wöchentliche Laborkontrollen! *Kontraindikationen:* Leberfunktionsstörungen, Bluterkrankungen
Fenoterol (z. B. Berotec)	Lsg. 0,1% (Lsg. 0,5% nur oral!): Sgl: 3×3 Trpf.; KK: 3×5–10 Trpf.; SK: 3×10 Trpf. 1 Hub = 0,2 mg; SK: 3–4×1 Hub; Erw.: 3–4×2 Hübe; 0,01 mg/kg per Inhalationem	β-Mimetikum zur Inhalation
Fentanyl (z. B. Fentanyl-Janssen)	i.v.: 1–1,5–10 µg/kg ED; DTI: 0,5–2,5 µg/kg/h	WE ~2–3 min, WD ~20 min–1 h. Opiatagonist mit 80facher analgetischer Potenz von Morphin. Nach DTI immer ausschleichen! Nicht abrupt absetzen!
Fibrinogen (z. B. Haemocomplettan HS)	DTI: 1–2 g ED	
Flecainid (z. B. Tambocor)	i.v.: SD 1–2 mg/kg ED; EHD 3 µg/kg/min. p.o.: 3–6 mg/kg/Tag (100–450 mg/m²/Tag) auf 2 ED	Antiarrhythmikum. Bei Vorhofflattern 1:1 Überleitung möglich
Flumazenil (z. B. Anexate)	i.v.: 0,001–0,1–0,3 mg/kg ED. HD: 1 mg	Benzodiazepin-Antidot
Flunisolid (z. B. Inhacort)	1 Hub = 0,25 mg; SK und Erw.: 2×2–3 Hübe/Tag (bis 1500 µg/Tag)	Kortikoid zur Inhalation. Ab 6. Lj.

Tabelle 268.1 (Fortsetzung)

Wirkstoff	Dosis	Bemerkung
Flunitrazepam (z. B. Rohypnol)	i.v.: 0,02 mg/kg ED. p.o.: 0,1–0,2 mg/kg ED	Benzodiazepin für Anästhesie und Intensivmedizin. Atemdepression! WE nach 3 min, $T_{1/2}$ sehr lang !
Fluticason (z. B. Flutide)	KK: 50 (–100–200) µg/Tag; SK: 100 (–400) µg/Tag; Erw.: 200–1500 µg/Tag	Kortikoid zur Inhalation. Bei vorangegangener Kortikoidtherapie Fluticason mit der halben Dosis des bisher verwendetenn inhalativen Kortikoids beginnen
Formoterol (z. B. Oxis)	1 Hub = 6 µg/12 µg; SK: 12 µg/Tag auf 2 ED; Erw.: bis 48 µg/Tag auf 2 ED	Langwirksames β-Mimetikum zur Inhalation. Nicht unter 4. Lj. Zurückhaltend mit Einsatz bei instabilem Asthma
Frischplasma (FFP)	DTI: 10 ml/kg ED	Bei DIC (+ Heparin) und/oder manifester Blutung. AT III vor FFP auf hochnormale Werte (>100%) anheben! 2 (–4) h nach dem Auftauen muß das Präparat verbraucht sein (Gerinnungsfaktoren sind instabil)
Furosemid (z. B. Lasix)	p.o.: 0,5–5 mg/kg/Tag auf 3 ED; i.v.: 1–3 mg/kg/Tag ED (oder auf 3 ED)	
Gabapentin (z. B. Neurontin)	p.o.: 30 mg/kg/Tag; HD 1800 mg/Tag	Fokale Epilepsien ab 12. Lj. (Mittel der 2. Wahl). NW: Verhaltensauffälligkeiten, Müdigkeit, Schwindel. Wirkung bei Kdr. noch nicht umfassend belegt
Ganciclovir (Cymeven)	i.v.: 10 (-15) mg/kg/Tag auf 2 ED als KI	Virustatikum (CMV-Infektion) Unter 18.Lj nicht zugelassen ! Kontrolle von BB, Transaminasen, Elektrolyten
G-CSF (z. B. Neupogen)	s.c./i.v.: 5–10 µg/kg/Tag (3–60 µg/kg/Tag)	Humaner hämatopoetischer Wachstumsfaktor
Gerinnungsfaktoren → Blutgerinnungsfaktoren, → Faktor VIII, → Faktor IX		
Glyceroltrinitrat (z. B. Perlinganit-Lösung)	DTI: 1–5–10–20 µg/kg/min Vorlastsenkung: 1–5 µg/kg/min. Nachlastsenkung: >5 µg/kg/min	Trinitrosan und Nitro Mack enthalten Äthanol
Glukagon (GlucaGen)	i.v., i.m., s.c.: Ngb: 0,03 mg/kg ED (HD 1 mg) KK/SK: 0,03 - 0,1 mg/kg (HD 1 mg) Wdh. Nach 20 min möglich	
Heparin (z. B. Liquemin N 2500)	*Thromboseprophylaxe:* („low-dose": PTT, PTZ bleiben normal) DTI: Kdr. 100–150 E/kg/Tag; Erw. ca. 17000 E/Tag. *Vollheparinisierung:* (PTT 1,2–2fache Norm, PTZ 1,5–3fache Norm. Wenn INR erhöht: Überdosierung) Initial i.v.: Kdr.: 50–100 E/kg; Erw.: 5000 E. Erhaltung DTI: Kdr. 250–750 E/kg/Tag; Erw. 25000–30000 E/Tag. *Parenterale Ernährung:* DTI: 100 E/kg/Tag. *„Offenhalten"* bei geringer Infusionsrate (<ca. 3 ml/h): DTI: 4 E/ml Infusionslsg/Tag	Gefahr der akzidentellen 10fachen Überdosierung, denn es sind Amp. mit 2500 E (Liquemin N 2500) und mit 25000 E (Liquemin N) verfügbar! *Antidot* für Heparin: → Protaminchlorid (z. B. Protamin 1000 Roche). *Therapieüberwachung* zur Früherkennung der heparinassoziierten Thrombozytopenie (HAT): Thrombozytenzahl bestimmen: vor Heparingabe, während Heparin: zwischen 3. und 5. Tag, dann 2×/Woche in den ersten 3 Wochen, bei Therapieende
Humanalbumin 5% (z. B. Humanalbumin 5% Biotest elektrolytarm)	i.v.: 10 ml/kg ED	
Huzly Lösung, Gentamicin 26,7 mg + Dexamethason 1,3 mg + lyophilisiertes Chymotrypsin 5 mg (z. B. Alpha-Chymotrase)	Fertiges Lösungsgemisch ~6–7 ml <1500 g: 0,5 ml pro Seite intratracheal via Tubus; >1500 g: 1,0 ml pro Seite intratracheal via Tubus	Nur 8 h haltbar
Hydrochlorothiazid (z. B. Esidrix)	p.o.: 1–2 (–3) mg/kg/Tag auf 2 ED Erw.: 12,5–50 mg/Tag auf 2 ED	Antihypertensivum. NW:Hyperurikämie

Tabelle 268.1 (Fortsetzung)

Wirkstoff	Dosis	
Hydrokortison	*Akute Nebennierenninsuffizienz:* i.v., i.m.: 1–2 mg/kg ED anschließend DTI: < 6. Lm.: 25 mg/Tag 6. Lm.–6. Lj.: 50–150 mg/Tag, 6. Lj.–16.Lj : 150 - 250 mg/Tag Erw.: 300 mg/Tag *chronische Nebenniereinsuffizienz:* p.o.: 0,5–0,75 mg/kg/Tag auf 3 ED (oder 20 mg/m2KOF/Tag auf 3 ED) *Adrenogenitales Syndrom:* p.o.: 0,5–0,75 mg/kg/Tag auf 3 ED (oder 20 mg/m2KOF/Tag auf 3 ED) (morgens 50%, mittags 25%, am Abend 25% der Tagesdosis) *Colitis ulcerosa:* rektal: 250–100 mg/Tag *Status asthmaticus* i.v.: 4–8 mg/kg/Tag auf 4 ED über 24 h anschließend 2–4 mg/kg/Tag (DTI oder 4 ED)	
Ibuprofen (Nurofen)	p.o.: 10– 20 mg/kg/Tag auf 2–3 ED 0,3 mg/kg ED 2 x /Tag (Dosissteigerung 0,1 mg/kg/ED in wöchentlichen Intervallen); HD 2 mg/kg/Tag (60 mg/Tag)	Absetzen ausschleichend Kontrolle des Längenwachstums unter Therapie
Imiglucerase (z. B. Cerezyme) → Alglucerase (z. B. Ceredase)		
Indomethacin (z. B. p.o.: Amuno)	p.o.: 3–9 mg/kg/Tag auf 3 ED	Juvenile chronische Arthritis, Analgesie
(z. B. i.v.:Confortid 50 mg)	PDA -Verschluß i.v.: 0,2 mg/kg/Tag auf 3 ED	Für Indikation PDA-Verschluß nicht zugelassen!
Interferon g-1 b (z. B. Imukin)	s.c.: KOF<0,5 m^2: 1,5 μg/kg ED 3 ×/Woche; KOF >0,5 m^2: 50 μg/m^2 ED 3×/Woche	Septische Granulomatose (Zusatztherapie)
Ipecac	p.o.: <18. Lm.: bis 10 ml; >18. Lm.: 15 ml (HD 30 ml als ED). Dazu sehr viel Flüssigkeit geben. Tritt nach 20 min kein Erbrechen auf, Wdh mit halber Dosis	Vergiftungen. Nicht bei Säuren, Laugen und öligen Lsg. anwenden!
Ipratropiumbromid (z. B. Itrop)	p.o.: 0,6–1 mg/kg/Tag auf 3 ED; Erw. 30–45 mg/Tag auf 3 ED. i.v.: 0,01 -0,02 mg/kg ED; Erw. 0,5–1 mg ED	
Ipratropiumbromid (z. B. Atrovent)	Dosieraerosol: 1 Hub = 0,02 mg: 3×1–2 Hübe/Tag. Inhalationslösung: 1 ml (0,025%) = 0,25 mg. 10 Hübe = 20 Trpf.; 3–4 × 0,05–0,02 mg/Tag; 3–5 Trpf. ad 2 ml NaCl 0,9% (Inhalationslösung auf 3 ml NaCl 0,9%)	Parasympatholytikum zur Inhalation
Ipratropiumbromid/ Fenoterol (z. B. Berodual)	1 Hub = 0,02 mg Ipratropium + 0,5 mg Fenoterol. Erw.: 3–4 × 2 Hübe/Tag	
Isoproterenol	DTI: 0,1–1 μg/kg/min; Erw.: 0,5–10 μg/kg/min	In Deutschland nicht handelsüblich. Internationale Apotheke! Nur Stimulation von b-Rezeptoren (Kontraktilität, HF und RR systolisch steigen, SVR sinkt). Günstig bei b-Blocker-Überdosierung
Itraconazol (z. B. Sempera)	p.o.: 1,5–3 mg/kg/Tag auf 1–2 ED; 100 mg/Tag auf 1 ED (ERW bis 400 mg/Tag auf 2 ED)	Antimykotikum. Bei einer kleinen Zahl von Patienten mit chronischer septischer Granulomatose sind zur Prophylaxe von Aspergillus-Infektionen Dosen von 5–10 mg/kg/Tag eingesetzt worden. Anwendung <18. Lj. nur in Ausnahmefällen, wenn lokale Therapie allein nicht erfolgreich (z. B. schwere Tinea capitis). Reversibler Anstieg der Transaminasen. Behandlungsdauer nicht länger als 3 Monate. Keine Gabe von Terfenadin oder Astemizol paralell!
Kaliumbromid (z. B. Dibro-Be mono)	p.o.: 40–70 mg/kg/Tag auf 2 ED	Schwer behandelbare generalisierte tonisch-klonische Anfälle (besonders frühkindliche Grand-mal-Epilepsie). Einschleichende Dosierung nicht nötig. Steady state nach 4–6 Wochen! NW: Sedierung, Ataxie, Brom-Akne
Kalzium-Glukonat 10% (z. B. Calcium Braun 10%)	i.v. peripher: 0,5 ml/kg (4,5 mg/kg); Erw. 90 mg (= 10 ml)	

Tabelle 268.1 (Fortsetzung)

Wirkstoff	Dosis	Bemerkung
Ketamin (z. B. Ketanest)	*Analgesie:* i.v.: 1–2–4 (–6) mg/kg. Vorher: Atropin 0,01 mg/kg gegen Hypersalivation; z. B. Stesolid 0,1 mg/kg gegen kardiovaskuläre NW. Nachher: z. B. Stesolid 0,1 mg/kg zum langsamen Aufwachen. *Notfall* zur Analgesie: i.v.: 0,2–0,5 mg/kg ED; i.m.: 4–8 mg/kg ED. *Status asthmaticus:* DTI: 1,25–2,5 mg/kg/h	WE Analgesie ~1–2 min, Amnesie nach 10 min, WD ~15–30 min. Steigert intrakraniellen Druck und HZV (zentrale Sympathikusstimulation), daher kontraindiziert bei Aorten- und Mitralstenose, Herzinsuffizienz. Vorsicht bei Eingriffen im HNO-Bereich!
Ketotifen (z. B. Zatiden)	Asthma: p.o.: 0,03 mg/kg/d auf 2 ED 1.–3. Lj.: 1 mg auf 2 ED; >3. Lj.: 1.–4. Tag: 1 mg auf 1 ED; ab 5. Tag: 2 mg auf 2 ED. 1 ml Sirup = 0,2 mg Ketotifen. 1 Kps. = 1 mg Ketotifen	Mastzellstabilisator/Antihistaminikum. Lange Behandlung (8–12 Wochen!) vor klinischer Wirkung erforderlich! Keine Kombination mit anderen Antihistaminika! Vorsicht bei Anwendung im 1. Lj.!
Kohle, medizinisch (Carbo medicinalis) (z. B. Kohle Compretten)	*Durchfall:* p.o. auf 3–4 ED: Kdr. 1–2 g/Tag; Erw.: 2–4 g/Tag; 1 Tbl. = 250 mg Kohle. *Vergiftung:* p.o. als ED: mind. 10 g Kdr.: 100–400 mg/kg (–2 g/kg); Erw.: 12–30 g	„Wenig schmackhaft“: Evtl. mit Tee und Zucker geben. Gabe über Magensonde erwägen. Wenn Stuhl schwarz, Gabe beenden. Gefahr der Aspiration
L-Thyroxin Æ Levothyroxin		
Labetalol (z. B. Trandate)	Bei hypertensiver Krise i.v.: 0,2–1 mg/kg ED bis 4–6 ED (alle 10 min); EHD: 0,25–2 mg/kg/h als DTI	a - und b-Blocker. In Deutschland nicht handelsüblich. Internationale Apotheke!
Lactulose (z. B. Bifiteral)	p.o. auf 1(–8) ED: <1. Lj.: 1 ml/kg/Tag; <6. Lj.: 0,5 –1 ml/kg/Tag; >6. Lj.: 0,5 ml/kg/Tag	Leberinsuffizienz, schwere chronische Obstipation. Nach der Mahlzeit geben. Hypokaliämie!
Lamotrigin (z. B. Lamictal)	p.o. auf 1–2 ED: Dosierung abhängig von der Komedikation. Dosis sehr langsam einschleichen. *Bei Kombination mit Valproat (z. B. Orfiril):* 1.–14. Tag: 0,2 mg/kg/Tag ab 15. Tag:0,5 mg/kg/Tag. Dann langsam steigern auf EHD: 1–3 (–5) mg/kg/Tag Erw. EHD: 100–200 mg/Tag. Bei Jugendlichen Erw.achsenendosis beachten. *Bei Kombination mit Enzyminduktoren* (z. B. Carbamazepin, Phenobarbital, Phenytoin): 1.–14. Tag: 2 mg/kg/Tag; 14.–28. Tag: 5 mg/kg/Tag. Dann langsam steigern auf EHD: 5–15 mg/kg/Tag. Erw.: EHD: 200–400 mg/Tag. Bei Jugendlichen Erwachsenendosis beachten	Langzeitantiepileptikum 2. Wahl. Zulassung: Fokale Epilepsien ab dem 12. Lj. und als Add-on-Therapie bei therapieresistentem Lennox-Gastaut-Syndrom, ab 4. Lj. 2. Wahl. Gute Wirksamkeit bei generalisierten Anfällen, aber hierfür keine Zulassung. NW: Allergische Reaktionen an der Haut ca. 10% (besonders bei Kombination mit Valproat), Lyell-Syndrom möglich. Außerdem: Kopfschmerzen, Übelkeit, Ataxie. Bestimmung der Plasmakonzentration nicht sinnvoll
Levocabastin (z. B. Livocab)	Augentropfen: 2×/Tag 1 Trpf./Auge (HD 4 Trpf./Tag) Nasenspray: 2×2 Sprühstöße/Nasenloch (HD 8 Sprühstöße)	H_1-Blocker als topisches Antihistaminikum
Levopromazin (z. B. Neurocil)	p.o.: 0,3 (–1) mg/kg i.v./i.m.: 0,3–0,5 (–1,5) mg/kg ED	WD ~8 h
Levothyroxin (L-Thyroxin, z. B. Euthyrox)	p.o. auf 1 ED: <3. Lm.: 10–15 µg/kg/Tag, (50 µg/Tag); 3.–24. Lm.: 8–10 µg/kg/Tag, (50–80 µg/Tag); 2.–10. Lj.: 4–6 µg/kg/Tag, (75–125 µg/Tag); 10.–16. Lj.: 3–4 µg/kg/Tag, (100–150 µg/Tag); >16. Lj.: 2–3 µg/kg/Tag, (100–150 µg/Tag)	Angeborene Hypothyreose. Anzustreben: TSH im Serum 0,5–2 µU/ml
Lidocain (z. B. Xylocain)	i.v.: 1–3 mg/kg ED (auch endotracheal) DTI: 1–3 mg/kg/h (= 0,02–0,05 mg/kg/min)	
Loperamid (z. B. Imodium)	p.o. auf bis 4 ED: KK: 0,04 mg/kg = 0,2 ml/kg Imodium N Lsg.; SK: 6 mg/Tag (HD 8 mg/Tag); Erw.: 8 mg/Tag (HD 12 mg/Tag). 1 Tbl./Kps. = 2 mg; Lsg. 1 ml = 0,2 mg Loperamid	Keine Anwendung <2. Lj. !
Loratadin (z. B. Lisino)	p.o.: KG <30 kg: 5 mg/Tag (1/2 Tbl.) auf 1 ED; KG >30 kg: 10 mg/Tag (1 Tbl.) auf 1 ED	Antihistaminikum. Nicht <6. Lj. anwenden!
Lorazepam (z. B. Tavor)	i.v.: (langsame Injektion: >2 min Dauer) 0,05–0,1 mg/kg ED. Wdh. nach 15 min. HD als ED: 8 mg.	Status epilepticus (ausnahmsweise zur Anxiolyse)

Tabelle 268.1 (Fortsetzung)

Wirkstoff	Dosis	Bemerkung
Lytischer Cocktail	*Pethidin, Promethazin, Dihydroergotoxin:* Vasodilatorisch, fiebersenkend. Mischen von (Dosis bei 0,1 ml Cocktail/kg): Dolantin 50 mg (1,25 mg/kg), Atosil 50 mg (1,25 mg/kg), Hydergin 0,3 mg (0,008 mg/kg); Gesamtmenge: 4 ml. Dosierung nach Pethidin- (Dolantin-)Anteil: i.m.: 0,5–1 mg/kg ED, HD 1 ml/Tag. *Pethidin, Promethazin, Chlorpromazin:* Mischen von (Dosis bei 0,07 ml Cocktail/kg): Dolantin 25 mg (1,7 mg/kg), Atosil 6,25 mg (0,4 mg/kg), Propaphenin 6,25 mg (0,4 mg/kg); Gesamtmenge: 1 ml. i.m. 0,07 ml Cocktail/kg ED. HD 2 ml.	
Magnesium	*Neonatale Hypomagnesiämie:* Mg-Ascorbat 20% (z. B. Magnorbin® 20%) i.m.: 0,1 ml/kg ED. *Mg-Malabsorption:* p.o.: hohe Dosis von Magnesium (z. B. Tri-Mg-Dicitrat. $14H_2O$): 10–20 g/Tag; i.m.: Mg-Sulfat 5 mmol (= 120 mg Mg)/Tag auf 6 ED (z. B. Magnesium Diasporal forte, 1 Amp. = 2 ml = 4 mmol Mg)	
Mannitol (z. B. Osmofundin)	i.v.: 0,25–1 g ED; initial: 0,25–0,5 g/kg als KI in 10–20 min. WD >2 h, HD 6 g/kg/Tag;	Immer mit Furosemid (z. B. Lasix) bzw. Spironolacton (z. B. Osyrol). Serumosmolarität nie >350 mosmol/l. Nicht bei schwerer Herzinsuffizienz
Mesalazin (z. B. Salofalk)	*M. Crohn:* p.o.: 50 mg/kg/d auf 3 ED *Colitis ulcerosa:* rektal (Supp) 3 × 250 mg/d	Morbus Crohn, Colitis ulcerosa. Nicht bei KK anwenden
Mesuximid (z. B. Petinutin)	p.o.: 20 mg/kg/Tag auf 2–3 ED	Langzeittherapie bei Epilepsien, Medikament der 2. Wahl. Einschleichend dosieren! NW: aplastische Anämie
Metamizol (z. B. Novalgin)	p.o.: 10–20 mg/kg ED (1 Trpf. = 25 mg): Faustregel für Trpf.: 3/4 des KG [kg] = Anzahl der Trpf. i.v.: 10 (–30) mg/kg ED	WE ~5 min, WD ~1–4 h. Langsame i.v.-Injektion. Gefahr der allergischen Agranulozytose (1: $1{,}1\times10^6$ mit Letalität von 9%)
Methohexital (Brevimytal Natrium)	i.v.: 1–2 mg/kg; i.m.: 5–10 mg/kg; rektal: 20–30 mg/kg ED. HD 500 mg	Narkotikum (Barbiturat). WE 6–8 min (i.v. 1 min). WD 1–1,5 h (i.v.: 5–8 min). Rektal als 10%ige Lösung zur Instillation (1 ml = 100 mg). Bei Verwendung zur Narkoseeinleitung Induktion eine bronchialen Hyperreagibilität möglich, die bei Gabe von Inhalationsnarkotika reversibel ist – (Asthmapatienten!)
Methylenblau (z. B. Methylenblau Vitis i.v. 1%)	Antidot bei Methämoglobinurie i.v.: 1–2 mg ED	
Methylphenidat (Ritalin)	0,3 mg/kg ED 2 x /Tag (Dosissteigerung 0,1 mg/kg/ED in wöchentlichen Intervallen); HD 2 mg/kg/d (60 mg/Tag)	BTM-Rezept erforderlich. Absetzen ausschleichend Kontrolle des Längenwachstums unter Therapie
Montelukast (Singulair)	p.o.: 2.–6.LJ: 4 mg/Tag auf 1 ED 6.–14. Lj: 5 mg/Tag auf 1 ED ab 14. LJ: 10 mg/Tag auf 1 ED (Gabe vor dem Einschlafen)	Leukotrien-Antagonist Therapie bei Asthma bronchiale.
Morphin (Morphin, MST-Mundipharma)	p.o.: 0,2–0,5 (–1) mg/kg ED; i.v., i.m., s.c.: Ngb: 0,05 mg/kg ED (HD 0,1 mg); DTI: 0,01–0,02 mg/kg/h Sgl.: 0,01–0,1 mg/kg ED DTI: 0,01–0,1 mg/kg/h KK/SK: 0,05–0,2 mg/kg ED DTI: 0,01–0,1 (–1) mg/kg/h Erw.: 5–10 mg ED	Colitis ulcerosa, Morbus Crohn, Iuvenile rheumatoide Arthritis
Naloxon (z. B. Narcanti)	i.v. ED: NG/Sgl: 0,01–0,02 mg/kg; Kdr.: 0,01 g/kg (Narcanti neonatal: 2 ml = 0,04 mg Naloxon); Erw.: 0,4–2 mg (Narcanti: 1 ml = 0,4 mg)	WD nur ca. 15 min! Damit kürzer als WD der Opiatrezeptor-Agonisten!
Naproxen (z. B. Proxen)	p.o.: 10–20 mg/kg auf 2 ED; 1Tbl. = 250/500/1000 mg; Saft: 1 ml = 50 mg Naproxen	Juvenile chronische Arthritis

Tabelle 268.1 (Fortsetzung)

Wirkstoff	Dosis	Bemerkung
Natriumperchlorat (z. B. Irenat)	p.o. auf 4 ED: SD: 40 Trpf./Tag; EHD: 10–20 Trpf./Tag; 1 ml = 15 Trpf. I-123 MIBG: 30 Trpf. 1 Tag prae bis 3 Tage post injectionem. I-131 MIBG: 30 Trpf. 1 Tag prae bis 8 (–14) Tage post injectionem	Vorbehandlung bei szintigraphischen Untersuchungen
Nedocromil-Natrium (z. B. Tilade)	Zur Inhalation: 1 Hub = 2 mg. KK: bis 4×2 Hübe/Tag; SK: bis 4×2 Hübe/Tag; Erw.: bis 4×2 Hübe/Tag	Ab 6. Lj. zugelassen!
Nedocromil (z. B. Irtan)	*Konjunktivitis:* Irtan Augentropfen: 1–4 Trpf./Auge/Tag. Nicht bei Kdr. <6 Lj. *Allergische Rhinitis:* Irtan Nasenspray: 4 Sprühstöße/Nasenloch/Tag	Nasenspray mit Anwendungsbeschränkung für Kdr. <12 Lj. Augentropfen für Kdr. <6. Lj.
Neostigmin (z. B. Prostigmin)	i.v.: 0,01–0,015 mg/kg als KI über 20 min (oder über 1–2 h)	
Nifedipin (z. B. Adalat, Aprical Lsg.)	*Arterielle Hypertension:* p.o.: 0,25–3 mg/kg/Tag auf 4 ED. *Hypertensive Krise:* p.o.: 0,25–0,5 mg/kg (Wdh 2× möglich). Erw.: 10–20 mg. (Aprical: 1 Trpf. = 1 mg). i.v.: 0,5–1 (–4) µg/kg danach: DTI: 0,2 –0,5 (-1) µg/kg/min (oder 10–20 mg/m²KOF/24 h). *Pulmonale Hypertension:* 0,1–0,5–4 mg/kg/Tag (Dauertherapie)	Bei ED von 20 mg Einnahmeabstand nicht <2 h. Adalat pro infusione enthält 18% Äthanol! Lsg. ist lichtempfindlich (schwarze Perfusorspritze!)
Nitrazepam (z. B. Dormalon)	Kdr. >2. Lj.: 2,5 mg ED (= 17 Trpf.; 1 mg = 7 Trpf.)	
Nitroglycerin → Glyceroltrinitrat		
Nitroprussidnatrium (z. B. nipruss Infusion)	DTI: 0,5–1 µg/kg/min, schrittweise Steigerung bis 8 µg/kg/min möglich	Hypertensive Krise. NW: RR-Abfall. Gesamtdosis nur bei strenger Indikationsstellung >1,5 mg/kg/Tag. Thiocyanatspiegel <12 mg/dl (Gefahr: Zyanidvergiftung)
Noradrenalin (z. B. Arterenol)	DTI: 0,01–0,05–5 µg/kg/min	
Obidoximchlorid (z. B. Toxogonin)	i.v.: 4 mg/kg ED	Organophosphatvergiftung
Omeprazol (z. B. Antra)	p.o.: 1 mg/kg/d auf 1–2 ED Kdr.: 0,15–0,25 mg/kg; Erw. 10–20 mg. HD 40 mg/Tag	Lsg. nur 4 h haltbar und lichtempfindlich! Omeprazol verlängert die Elimination von hepatisch metabolisierten Medikamenten! Anwendungsbeschränkung bei Kindern
Ondansetron (z. B. Zofran)	p.o.: bis 12 mg/m² KOF auf 3 ED. i.v.: 5 mg/m²KOF ED	Antiemetikum (zytostatikabedingtes Erbrechen). Nicht <4. Lj.!
Orciprenalin (z. B. Alupent)	i.v.: 0,01 mg/kg ED. i.t.: 0,005–0,02 mg/kg. DTI: 0,1–1µg/kg/min. *Chronische Bradykardie:* p.o.: <1 Lj.: 12–24 mg auf 6 ED; 1.–3. Lj.: 18–36 mg auf 6 ED; 4.–10. Lj.: 36–60 mg auf 6 ED (Alupent Lsg. 2%: 1 Trpf. = 1 mg)	Lsg. ist nur 8 h stabil!
Oxcarbazepin (z. B. Trileptal)	p.o.: 30 (–45) mg/kg/Tag	In Deutschland nicht handelsüblich. Internationale Apotheke! NW: Hyponatriämie, Müdigkeit. Alternative bei Carbamazepin-Allergie, da nur selten Kreuzreaktion
Oxybutynin (z. B. Dridase)	Kdr. >5 Lj.: p.o. 0,3–0,6 mg/kg/Tag auf 2 ED	
Oxymetazolinum (Nasivin)	Nasentropfen <6. Lj.: 0,025% Lsg. 2–3 Trpf./Nasenloch; ab 6. Lj. und Erw.: 0,05% Lsg. 2–3 Trp/Nasenloch	α- Sympathomimetikum. Nach längerer Anwendung (>3–5 Tage) Reboundphänomen („Privinismus“) möglich. WD 5–6 h
Pancuronium (z. B. Pancuronium-ratiopharm)	i.v.: 0,03–0,1 mg/kg ED. DTI: bis 0,1 mg/kg/h	WE ~45 s; WD ~ 5 min. Intubations- und Beatmungsbereitschaft sicherstellen. Pancuronium stets mit Analgesie und Sedierung! Darmrelaxation! AntD: Neostigmin oder Atropin

Tabelle 268.1 (Fortsetzung)

Wirkstoff	Dosis	Bemerkung
Paracetamol (z. B. Ben-u-ron)	p.o./rektal: 10–20 mg/kg ED. HD 60 mg/kg/Tag auf 4 ED. *Paracetamolintoxikation:* >100 mg/kg/Tag: primäre Giftentfernung; >125 mg/kg/Tag: AntD-Therapie (→ N-Acetyl-Cystein)	
Paraffin (z. B. Obstinol/Obstinol mild) Obstinol (Paraffin + Phenolphtalein) Obstinol mild (Paraffin)	1 Eßlöffel = 15 g = 15 ml = 5,25 g Paraffin. p.o.: Kdr.: 2–4 ml/kg/Tag auf 2–3 ED; Erw.: 45 g/Tag auf 2–3 ED	Laxantium (milde Obstipation/Analrhagaden/ Analfissuren). Bei langfristiger Einnahme verminderte Resorption fettlöslicher Vitamine und Paraffinablagerung im Organismus möglich. Keine Anwendung bei chronisch entzündlichen Darmerkrankungen
Pentazocin (z. B. Fortral)	i.v.: 0,5 mg/kg ED	Opiatrezeptoragonist und -antagonist. WE ~5–10 min, WD ~2–3 h. RR- und HF-Anstieg. 50% der analgetischen Potenz von Morphin
Pethidin (z. B. Dolantin)	i.v./s.c./p.o.: 0,5–1,5 mg/kg ED. HD 6 mg/kg/Tag. 1 Trpf. = 2 mg	WD ~4 h. 10% der analgetischen Potenz von Morphin. NW: RR fällt, HF und Pulmonalarteriendruck steigen. Ungeeignet zur Daueranalgesie und für repetitive Gaben (zerebrale Anfälle)
PGE_1→ Alprostadil		
PGI_2→ Prostacyclin I_2		
Phenobarbital (z. B. Luminal)	*Sedierung:* p.o./rektal/i.v.: ED: 2–5 (–10) mg/kg; EHD: 3–5 mg/kg/Tag auf 3 ED. *Status epilepticus:* i.v.: 10–20 mg/kg ED. *Epilepsie (Langzeittherapie):* p.o. auf 2 ED: Sgl: 4–10 mg/kg/Tag; SK: 3–6 mg/kg/Tag	Konstante Serumkonzentration nach 14–21 Tagen
Phenprocoumon (z. B. Marcumar)	p.o. auf 1 ED: Kdr.: 1. Tag: 0,3 mg/kg/Tag, 2. Tag: 0,2 mg/kg/Tag, 3. Tag: 0,1 mg/kg/Tag; Erw.: 1.Tag: 15 mg/Tag, 2.Tag: 9 mg/Tag, 3.Tag: 6 mg/Tag. EHD: Kdr. 0,05 mg/kg/Tag, Erw. 3 mg/Tag. (1 Tbl. = 3 mg) *Zielbereiche der INR:* Mechanische Herzklappen 2,5–3,5; Vorhofflimmern 2,0–3,0; Prophylaxe der Beinvenenthrombose 2,0–3,0; wiederholte systemische Embolien 3,0–4,5	Wenn überlappend mit einer Heparintherapie marcumarisiert wird, mit niedriger Dosis beginnen (z. B. Kdr. mit 0,1 mg/kg). Dosierung aber immer nach INR (Quickwert), da die Wirkungsstärke erheblichen interindividuellen Schwankungen unterliegen kann
Phenoxybenzamin (z. B. Dibenzyran)	p.o.: 1–4 mg/kg/Tag	Antihypertensivum (α-Blocker) günstig bei Phäochromozytom
Phentolamin (z. B. Regitin)	i.v.: 0,05–0,1 mg/kg ED. ED_{max} 5 mg. DTI: 1–2 (–20) µg/kg/min	α-Blocker. In Deutschland nicht handelsüblich. Internationale Apotheke!
Phenytoin (z. B. Phenhydan)	*Epilepsie (Langzeittherapie):* p.o. auf 1–2 ED: Kdr.: 4–7 mg/kg/Tag; Erw.: 5 mg/kg/Tag. Konstante Serumkonzentration nach 7–14 Tagen. (Referenzwert 10–20 mg/l). *Schnellsättigung:* p.o. (1 Tbl. = 100 mg): 1. Tag: Kdr. 200% der EHD, Erw. 300 mg (3 Tbl.); 2. Tag: Kdr. 150% der EHD, Erw. 200 mg (2 Tbl.); 3. Tag: Kdr. EHD, Erw. EHD. *Status epilepticus:* i.v.: SD 15–20–(30) mg/kg/Tag auf 3 ED (nicht schneller als 0,75 mg/kg/min). *Herzrhythmusstörung:* i.v.: SD: 3–5 mg/kg ED; EHD: 20 µg/kg/min. p.o.: 1. Tag: 15 mg/kg auf 2 ED; 2. Tag: 7,5 mg/kg auf 2 ED. EHD: 4–8 mg/kg/Tag auf 2 ED	Unterschied zwischen Phenhydan-Injektionslsg (1 Amp. = 5 ml = 250 mg) und Phenhydan-Infusionskonzentrat (1 Amp. = 50 ml = 750 mg!): Injektionslsg nicht verdünnen, fällt aus! In jedem Fall gesonderter i.v.-Zugang
Phospholipide → Surfactant		

Tabelle 268.1 (Fortsetzung)

Wirkstoff	Dosis	Bemerkung
Piritramid (z. B. Dipidolor)	i.v.: 0,1–0,3 mg/kg ED	Opiatagonist. (WE ~5–20 min, WD ~5–6 h)
Plasmaprotein → Humanalbumin		
Polypeptid (z. B. Haemaccel)	i.v.: 10–20 ml/kg	Schock
Prajmalin (z. B. Neo-Gilurytmal)	i.v.: 0,5–1 (–6) mg/kg; p.o.: 1,5–1 mg/kg/Tag	Antiarrhythmikum
Prazosin (z. B. Minipress)	p.o.: Kdr.: 0,05–0,5 mg/kg/Tag; Erw.: 1,5–15 mg/Tag	Antihypertensivum
Prednisolon rektal (z. B. Klismacort)	rektal: 100 mg ED (= 1 Rektalkapsel)	Rektalkapsel mit 100 mg Prednisolon (hitzestabil). Wirkstoff nach 15 min im Plasma (Maximum nach 2 h)
Prednisolon p.o. (z. B. Decortin H)	0,5–2 mg/kg ED	
Prednisolon i.v. (z. B. Solu-Decortin-H)	i.v.: 2 mg/kg ED. *Anaphylaktischer Schock:* i.v.: bis 30 mg/kg	
Prednison rektal (z. B. Rectodelt)	rektal: 2–5–20 mg/kg ED	
Prednison p.o. (z. B. Decortin)	p.o.: 1–2 mg/kg	
Primidon (z. B. Liskantin)	p.o. auf 2 ED: Kdr.: 15–20 mg/kg/Tag Erw.: 15 mg/kg/Tag	Epilepsie (Langzeittherapie). Mit niedriger Dosis beginnen (1/4 Tbl. zur Nacht, 1 Tbl. = 250 mg); langsam steigern. Phenobarbital und Primidonserumkonzentration bestimmen
Procainamid (z. B. Procainamid Duriles)	i.v.: SD: 10–15 mg/kg ED (max 1 g); EHD: 30–80 μg/kg/min. p.o.: 50 –100 mg/kg/Tag auf 6 ED	Antiarrhythmikum
Promethazin (z. B. Atosil)	p.o.: 1 mg/kg ED (1 Trpf. = 1 mg); i.v.: 0,5–1 mg/kg ED	WE ~1–3 min; WD 4–6 h
Propafenon (z. B. Rytmonorm)	p.o. auf 3 ED: Kdr.: 10 (–20) mg/kg/Tag; Erw.: 200–400 (–600) mg/m^2/Tag. i.v.: Kdr./Erw.: 0,5–2 mg/kg ED; (HD 3 mg/kg). DTI: Kdr./Erw.: 4–7 (–16) μg/kg/min	Bei i.v.-Gabe EKG und RR-Kontrolle (negativ inotrop!). Zurückhaltung bei Vorhofflattern (1:1-Überleitung möglich)
Propofol (z. B. Disoprivan)	i.v.: ED initial 1–2 mg/kg, dann 0,5 mg/kg; DTI: 1–3 (–9) mg/kg/h	Narkotikum. RR und HF sinken. 1 ml enthält 0,1 g Fett (= 1,1 kcal/ml). Nicht bei Kindern <3. Lj.
Propranolol (z. B. Dociton)	p.o.: 1–5 (–8) mg/kg/Tag auf 2 ED. *Arterielle Hypertension:* p.o. auf 2 ED: Kdr.: 1–5–8 mg/kg/Tag; Erw.: 80–320 mg/Tag. *Hypertrophe obstruktive Kardiomyopathie (HOCM):* p.o. auf 2–3 ED: Kdr.: 2–10 mg/kg/Tag; Erw.: 80–960 mg/Tag. *Long-QT-Syndrom:* p.o. auf 2–3 ED: 1 mg/kg/Tag bis maximale hämodynamisch tolerierte Dosis. Ziel: QT-Dispersion <100 ms. *Paroxysmale supraventrikuläre Tachykardie:* i.v.: 0,01–0,15 mg/kg ED (langsam!). *Hypoxämischer Anfall bei Fallotscher Tetralogie:* i.v.: 0,01–0,15 mg/kg ED (langsam!)	
Prostaglandin E_1 (PGE_1, z. B. Minprog) → Alprostadil		
Prostazyklin I_2 (PGI_2, z. B. Flolan, Fa. Wellcome, England)	*Pulmonale Hypertension:* DTI: 5–10–15–20–50 (-100) ng/kg/min. Inhalativ: 10–17–50 ng/kg/min als Partikel mit 2–3 μm Durchmesser im Einatmungsschenkel des Respirators oder Druckluftverneblers vernebeln. Verneblerfluß 4–12 l/min, Respiratorfluß evtl. entsprechend reduzieren	In Deutschland nicht handelsüblich. Internationale Apotheke! Lsg. lichtempfindlich und alkalisch (nie mischen). Wirkung auch am Körperkreislauf: Hypotension, die die Gabevon PGI_2 um bis zu 30 min überdauern kann!

Tabelle 268.1 (Fortsetzung)

Wirkstoff	Dosis	Bemerkung
Protaminchlorid (z. B. Protamin 1000 Roche)	i.v. über 5 min: 1 mg Protaminchlorid/100 E aktiven Heparins. Wegen kurzer Wirkungsdauer des Heparins Protamin unter Berücksichtigung des Zeitintervalls zur Heparingabe dosieren (1 mg Protaminchlorid =0,1 ml): Zeit nach Heparingabe – Dosis Protaminchlorid pro 100 E Heparins sofort – 1–1,5 mg (0,1–0,15 ml) 30–60 min – 0,5–0,75 mg (0,05–0,075 ml) >2 h – 0,25–0,375 mg (0,025–0,0375 ml)	Antidot für Heparin. Heparin-Rebound-Effekt mit wirksamer Antikoagulation und Blutung kann 8–9 (–18) h nach Protamingabe auftreten. Amp.-Größe von Protamin Roche beachten (1000/5000!)
Pyridoxin → Vitamin B_6		
Ranitidin (z. B. Sostril)	Erw.: p.o. 300 mg/Tag auf 2 ED (1 Tbl. = 150 mg); Kdr.: i.v. 1–3 (-6 HD) mg/kg/Tag auf 2 (-3) ED als KI über 1–2 h (Fgb 0,5 mg/kg/Tag auf 2 ED); DTI: 0,1–0,2(–0,25) mg/kg/h	Bei prophylaktischer Anwendung <10. Lj. strenge Indikationsstellung!
Reproterol (z. B. Bronchospasmin)	1 Hub = 0,5 mg. SK/Erw.: 3–4×2 Hübe/Tag i.v.: SD 10 µg/kg über 15 min DTI 0,2 µg/kg/min (HD 2 µg/kg/min)	β-Mimetikum zur Inhalation
Rifampicin (z. B. Rimactan)	1 Kapsel = 150/300 mg; 1 Dragee = 450/600 mg; 5 ml Sirup 2% = 100 mg; i.v. 5 ml = 300 mg. i.v./p.o.: Fgb/Ngb: 10 mg/kg/Tag; bis 12. Lj.: 20 mg/kg/Tag; Erw.: 600 mg/Tag	Tuberkulose, Umgebungsprophylaxe bei Meningokokkeninfektion. Keine Gabe bei Leberfunktionsstörungen! Verfärbung von Körperflüssigkeiten (gelb-orange). Kontrolle von Transaminasen,Blutbild und Nierenfunktion unter Therapie. Gabe bei Früh- und Neugeborenen bei noch unreifer Leberfunktion zurückhaltend
rt-PA (z. B. Actilyse)	*Systemische Lyse:* i.v. über peripheren Venenweg: Bolus: 0,2 mg/kg über 10 min. Sättigung: DTI: 0,2 mg/kg für erste 6 h; DTI: 0,1 mg/kg für zweite 6 h, insgesamt 3×. Erhaltung: DTI: 1,2 (0,8–2) mg/kg/Tag, Dauer: 3–21 Tage je nach Effekt. Begleitmedikation: Heparin 100–500 IE/kg/Tag, AT III: 100 IE/kg/Tag. *Lokale Lyse* (via Katheter in Thrombusnähe): Bolus: i.v. 0,1–0,2 mg/kg über 10 min (Wdh.4x möglich). Sättigung: DTI: 0,2 mg/kg für 6 h. Erhaltung: DTI: 0,2–0,8 mg/kg/Tag. Dauer: wenn nach 3 Tagen kein Erfolg, weiter mit EHD der systemischen Lyse. Begleitmedikation: Heparin 50–100 IE/kg/Tag, AT III 100 IE/kg/Tag. *Therapiekontrollen* (2–4–8-stündlich): (systemische/lokale Lyse): PTT <100 s, Fibrinogen >100 mg/Tagl halten; [rt-PA evtl reduzieren ($T_{1/2}$ = 5 min)], AT III ca. 100%. *Anschlußtherapie:* 1. 10 Tage bis 2 Wochen Heparin (PTT ca. 1,5fache Norm); 2. ab 3. Woche für 6–9 Monate: venöse Thrombosen: Phenprocoumon (z. B. Marcumar), arterielle Thrombosen: ASS; 3. danach individuell entscheiden	WKG von rt-PA dosisabhängig: >1,5 mg/kg/Tag: Hautblutungen aus Einstichstellen; >3 mg/kg/Tag: systemisches Blutungsrisiko

Tabelle 268.1 (Fortsetzung)

Wirkstoff	Dosis	Bemerkung
Salbutamol (z. B. Sultanol)	Inhalationslösung 0,5%: 1 ml = 20 Trpf. = 5 mg. Sgl: 3–4×2 Trpf./Tag; KK: 3–4×4–6 Trpf./Tag; SK: 3–4×6–8 Trpf./Tag. Fertiginhalat: normal: 1 Amp. = 2,5 ml = 1,25 mg; forte: 1 Amp. = 2,5 ml = 2,5 mg. Ab KK: 3–4×1 Amp.; nicht >6 Amp./Tag. Treibgasinhalator (MDI): 1 Hub = 0,1 mg. KK via Maske: 4–6×1 Hub/Tag; SK: 4–6× 1–2 Hübe/Tag	β-Mimetikum (im amerikanischen Schriftum: Albuterol) zur Inhalation. Höhere Dosen bei obstruktiven Bronchitiden, Bronchiolitis, Asthmaanfällen unter klinischen Bedingungen möglich und oft nötig. (NW:Hypokaliämie, Tachykardie)!
Salmeterol (z. B. Serevent)	1 Hub = 25 µg. SK: 25–50 µg/Tag auf 1–2 ED; Erw.: bis 100 µg/Tag auf 2 ED	Langwirksames β- Mimetikum zur Inhalation. Nicht unter 4. Lj. Zurückhaltend mit Einsatz bei instabilem Asthma
Sitosterin (z. B. Sito-Lande)	p.o.: Kdr. ab 8. Lj.: 0,02–0,08 (-0,2) g/kg/Tag auf 3 ED; Erw.: 1–6(–12) g/ auf 3 ED	Lipidsenker (Familiäre Hypercholesterinämie). Mittel der 2. Wahl.
Sotalol (z. B. Sotalex)	p.o.: 2–5 (–10) mg/kg/Tag auf 2–3 ED	
Spironolacton (z. B. Aldactone)	p.o.: 2–4–6 mg/kg/Tag auf 2–3 ED. i.v.: 2–3–5 mg/kg/Tag auf 2–3 ED	
Streptokinase (z. B. Streptase)	*Systemische Lyse* i.v. über peripheren Venenweg: SD: 1000 (–4000) E/kg als KI über 20 min; EHD: DTI: 1000–1500 E/kg/h über 12–72 h. *Lokale Lyse* via Katheter in Thrombusnähe: 50–70 E/kg/h → rt-PA	Evtl. Vorinjektion von 2 mg/kg Prednisolon i.v.
Sucralfat (z. B. Ulcogant)	p.o. auf 4 ED: KG <10 kg: 1–2 g/Tag; KG >10 kg: 4 g/Tag	
Sufentanil (z. B. Sufenta)	FG/NG: SD: 0,5–1 µg/kg i.v. als KI. EHD: 0,2–0,5 µg/kg/h als DTI. NG: i.v.: 5–15 (-20) µg/kg ED; DTI: 0,2–2 (–4) µg/kg/h. KK/SK/Erw.: SD i.v.: 5–15–20 µg/kg; EHD i.v.: 0,2–1,5 µg/kg. Analgetische Komponente in Kombinationsnarkosen: SD i.v.: 0,5–2 g/kg ED; EHD i.v.: 0,1–0,7 g/kg	Synthetisches Opiat zur Analgesie, Analgosedierung und Anästhesie bei beatmeten Patienten. Besonders geeignet für postoperative Versorgung angeborener Herzfehler. WE ~7 min, WD ~5 h, analgetische Potenz 5–10fach höher als →Fentanyl. HWZ bei FG und NG verlängert. NW: RR-Abfall, Atemdepression, Thoraxrigidität
Sulfasalazin (Azulfidine)	p.o.: 30 - 40 (-75) mg/kg/d auf 3 - 4 ED (HD 6 g/d) rektal: 30 - 40 mg/kg/*d*	Colitis ulcerosa, Morbus Crohn, Iuvenile rheumatoide Arthritis
Sultiam (z. B. Ospolot)	p.o.: 4–6 (–10) mg/kg/Tag auf 2–3 ED	Epilepsie (Langzeittherapie): Bei Dosis >10 mg/kg/Tag häufig Hyperventilation und Parästhesien. Medikament der 1. Wahl bei Rolando-Epilepsie
Surfactant (z. B. Alveofact, Phospholipidfraktion aus Rinderlunge)	*Vor Surfactantgabe:* 1. Monitoring (pO_2; pCO_2; HF; AF; RR), 2. Beatmung: lange Exspirationszeit. *Surfactantgabe:* 1. Intratrachealer Bolus: ED: 1,2 (–2,4) ml/kg innerhalb der ersten Lebensstunden (= 50–100 mg Phospholipide/kg). Evtl 3× Wdh. HD: 4 ED in den ersten 4 Lt (insgesamt 200 mg Phospholipide). 2. Nach intratrachealem Bolus für Sekunden lagern (Kopf hoch und tief, sowie Rechts- und Linksseitenlage). 3. Absaugen für 4–6 h vermeiden. *Anhaltswerte für Beatmung bei FG*, die erreicht werden sollten: 25.–26. SSW: P_{insp} <26 cm H_2O, 27.–28. SSW: P_{insp} <28 cm H_2O, 28.–30. SSW: P_{insp} <30 cm H_2O. Damit $tcPO_2$ ~ 50 Torr erreichen (bei sehr kleinen FG: $tcPO_2$ ~ 45 Torr); $tcPO_2$ nicht >70 Torr (dann FiO_2 reduzieren)	Bei ANS, wenn bei FiO_2 >0,60: PO_2 <45 Torr (transkutan/arteriell)
Suxamethonium (z. B. Succinyl)	i.v.: 1–1,5 mg/kg ED	Intubations- und Beatmungsbereitschaft sicherstellen

Tabelle 268.1 (Fortsetzung)

Wirkstoff	Dosis	Bemerkung
Terbutalinsulfat (z. B. Bricanyl)	Dosieraerosol (1 Hub = 0,25 mg): Sgl: 2–3 Hübe/Tag; KK: 3–5 Hübe/Tag; SK/Erw.: 4–6 ×1–2 Hübe/Tag. Inhalationslsg 0,1%: Sgl: 3–4 × 2–3 Trpf./Tag; KK: 3–6 × 3–5 Trpf./Tag; SK/Erw.: 4–6 × 10 -(20) Trpf. i.v.: 2 µg/kg ED. DTI: SD 2 µg/kg; EHD 4,5 µg/kg/h. p.o.: 1 ml = 0,3 mg (Elixier), 1 Meßl = 5 ml = 1,5 mg, 20 Trpf. = 1 ml = 10 mg. Sgl: 2–3 × 2,5 ml/Tag; KK: 2–3 × 2,5–5 ml/Tag; SK: 2–3 × 5 -10 ml/Tag; Erw.: 2–3 × 10–15 ml/Tag	β-Mimetikum
Terfenadin (z. B. Teldane-K Suspension)	p.o.: 1,5 mg/kg/Tag auf 2 ED; Suspension 1 ml = 6 mg	Antihistaminikum. Ab 2. Lj.
Theophyllin (z. B. Euphyllin)	*Apnoe* (Atemanaleptikum, Mittel der 2. Wahl): i.v.: NG/FG: 2–4 mg/kg/Tag (als DTI oder auf 3 ED); Sgl: SD: 3–6 mg/kg ED; EHD: 4 mg/kg/Tag auf 3 ED. p.o.: SD 7,5 (- 9) mg/kg ED; EHD 3–6 mg/kg/Tag auf 3 ED. *Bronchiale Obstruktion:* i.v.: SD: 6 mg/kg ED über 10–20 min; EHD: 3–6 (-10) mg/kg/Tag. *Schwerer Asthmaanfall:* 1. i.v.: 6 mg/kg ED über 10–20 min, danach 2. DTI: 0,7–1 mg/kg/h	Theophyllinclearance sinkt bei Fieber
Thiopental (z. B. Trapanal)	*Kurznarkose:* i.v.: 2–3 (–5) mg/kg ED	WE ~2–3 min, WD ~5–20 min. Über separaten Zugang geben, da Lsg. alkalisch ist und im sauren Milieu ausfällt
Tiagabin (z. B. Gabitril)	p.o.: Kdr.: 0,4–0,7 mg/kg/Tag auf 3 ED; Beginn mit 0,1 mg/kg/Tag; Steigerung um wöchentlich 0,1 mg/kg/Tag. Erw.: 30–50 mg/Tag	Epilepsie (Antiepileptikum 2. Wahl zur Add-on-Therapie). NW: Schwindel, Müdigkeit, Tremor, Kopfschmerz
Tinctura opii 1%	p.o.: 0,02–0,05 ml/kg ED (=0,02–0,05 mg/kg ED; HD: 0,4–0,6 ml/kg/Tag); 6–8 ED/Tag nach Effekt dosieren. 1 ml Tinctur = 10 mg Opium/Morphin	Bei neonatalem Abstinenzsyndrom
Tolazolin (z. B. Priscol)	1. Tolazolintest (wenn Hyperoxietest negativ!): i.v.: 0,5 mg/kg über 30 s; 2. wenn PO_2 steigt: Tolazolin ansetzen: i.v.: SD 0,5 mg/kg als KI; DTI: EHD: 0,2–0,3–(–0,5) mg/kg/h	PFC-Syndrom (Mittel der 2. Wahl!). RR-Abfall (evtl. mit Dopamin kombinieren), lange $T_{1/2}$!
Toloniumchlorid (z. B. Toluidinblau)	i.v.: 2–4 mg/kg (Wdh nach 30 min)	Methämoglobinämie
Tramadol (z. B. Tramal)	p.o./s.c.: 1 mg/kg ED. i.v.: 0,75–1,5 mg/kg ED. DTI: 0,1–0,5 (–2) mg/kg/h	WE ~5–10 min, WD ~3–4 h. Streng i.v. injizieren! 30% der analgetischen Potenz von Morphin
Tramazolin-Augentropfen (z. B. Biciron Augentropfen)	3–5 × 1 Trpf./Auge/Tag	
Triamteren (Jatropur)	p.o.: 2–6 mg/kg/Tag auf 2–4 ED; Erw.: 20–100 mg/Tag auf 2–4 ED	Antihypertensivum
Triflupromazin (z. B. Psyquil)	i.v. Kdr.: 0,2 mg/kg ED	
Tropisetron (z. B. Navoban)	p.o. /i.v. auf 1 ED: KG <25 kg: 0,2 mg/kg 1 ED/Tag; KG >25 kg: 5 mg/Tag 1 ED; 1 Amp. = 1 ml = 1 mg	Erbrechen (zytostatikabedingt)
Urokinase (z. B. Urokinase)	*Systemische Lyse:* i.v. über peripheren Venenweg: SD: 4000–8000 E/kg in 15 min, dann EHD: 1000 E/kg/h für 2 Tage. *Lokale Lyse* (via Katheter in Thrombusnähe): 200–500 E/kg/h	Wenn Fibrinogen <120 mg/Tagl, FFP geben (12–15 ml/kg; → Blutpräparate). → rt-PA

Tabelle 268.1 (Fortsetzung)

Wirkstoff	Dosis	Bemerkung
Ursodeoxycholsäure (z. B. Ursofalk)	p.o.: 10 (–20–25) mg/kg/Tag	Choleretikum
Valproat (z. B. Orfiril)	p.o. auf 1–2 (–3) ED: Kdr.: 15–30 mg/kg Tag, ausnahmsweise (z. B. BNS-Anfälle) bis 100 mg/kg/Tag; Erw.: 20 mg/kg/Tag. i.v. auf 3 ED als KI: Kdr.: 20–30 mg/kg/Tag	Epilepsie (Langzeittherapie). Engmaschige Laborkontrollen wegen Möglichkeit von Gerinnungsstörungen und Hepatopathie im 1. Jahr der Therapie
Varizella-Zoster-Immunglobulin (z. B. Varitect)	1 ml = 25 IEAntikörper gegen Varizella-Zoster-Virus. *Prophylaxe:* i.v.: ED: 25 IEAntikörper gegen Varizella-Zoster Virus/kg = 1 ml Varitect/kg ED. *Therapie:* i.v.: ED: 50 IE Antikörper gegen Varizella-Zoster-Virus/kg = 2 ml Varitect/kg ED (evtl. Wdh nach einigen Tagen)	Allergische Reaktionen möglich
Vecuronium (z. B. Norcuron)	i.v.: ED: 0,03–0,05 mg/kg. i.v.: SD: 0,03–0,1 mg/kg. DTI: 0,1 mg/kg/h	Relaxation. Intubations- und Beatmungsbereitschaft sicherstellen. Geringere kardiale NW als Pancuronium. Keine Histaminfreisetzung
Verapamil (z. B. Isoptin)	*Supraventrikuläre Tachykardie:* p.o.: 2–9 mg/kg/Tag; Erw. 240–480 mg/Tag auf 2 –3 ED. i.v.: Vorsichtsmaßnahmen: Nicht bei NG und Sgl im 1. Lj. anwenden! EKG-Monitorüberwachung evtl. Intensivstation; nach je 0,1 mg/kg 3 min warten (verzögerter Effekt); bei Rhythmusumschlag Applikation beenden! Zur Verminderung der negativ inotropen WKG und Hypotensionsprophylaxe evtl. i.v.-Vorgabe von Ca-Glukonat 10% (z. B. Calzium Braun 10%) peripher i.v. 0,5 ml/kg (4,5 mg/kg); Erw. 90 mg (= 10 ml). i.v.-Dosis Verapamil: (1 Amp. (2 ml = 5 mg) + 8 ml NaCl 0,9% ergibt 0,5 mg/ml) 2.–6. Lj.: 0,1–0,2 mg/kg ED über 1 min; 6.–14. Lj.: 0,1 mg/kg ED über 1 min; Erw.: 5–10 mg (0,05–0,15 mg/kg) ED über 2 min; Wdh nach 10 min möglich. DTI: 5 (–7) µg/kg/min. *Hypertrophe Kardiomyopathie (HOCM):* p.o. auf 3 ED: Kdr.: 5 mg/kg/Tag steigern auf 6–10 mg/kg/Tag; Erw.: 240 mg/Tag steigern auf 320–480 mg/Tag	Kontraindikationen: Alter <1. Lj.; LVEDP >20 mmHg, LVOTO >50 mmHg
Vigabatrin (z. B. Sabril)	*BNS-Anfälle:* p.o auf 2 ED.: Sgl: 60–100–(150) mg/kg/Tag. *Therapieresistente fokale Epilepsien* (Mittel der 2. Wahl): ab 2. Lj.: 40–80 mg/kg/Tag; KG >50 kg/Erw.: Aufdosierung in 2 Schritten auf 1 g/Tag. Bei Wirkungslosigkeit steigern in 1 g-Schritten bis 4 g/Tag	In allen Altersgruppen auch in Kombination mit anderen Antiepileptika. Rascher Wirkeintritt, häufig Toleranzentwicklung. NW: Gewichtszunahme, Müdigkeit, Verhaltensänderung, Psychosen, Hyperkinesien
Vitamin B_6, Pyridoxin (z. B. Vitamin B_6-ratiopharm)	p.o.: 0,2–5 (–30) mg/kg/Tag. *Neugeborenenkrämpfe:* i.v.: 50–100 mg ED (Probatorisch zum Aussschluß Pyridoxin-abhängiger Anfälle) *BNS-Anfälle:* p.o.: 300 mg/kg/Tag auf 3 ED für 3–7 Tage	
Vitamin K (z. B. Konakion)	p.o./i.m.: 1 mg/kg (1 mg = 1 Trpf.). *Prophylaxe bei NG:* p.o.: Bei Vorsorgeuntersuchung U1 + U2 + U3: je 2 mg (z. B. 2 Trpf. Konakion N Lsg.). i.m./s.c.: 0,2 mg (z. B. 0,1 ml Konakion für NG) 1 ED am 1. Lt	
Xylometazolin (z. B. Otriven' Olynth)	Lsg. 0,025% für Sgl; Lsg. 0,05% für KK; Lsg. 0,1% für Sk und Erw. Intranasal: 1–3 (–6) ×1–2 Trpf./Nasenloch	α-Sympathomimetikum. Nach längerer Anwendung (>3–5 Tage) Reboundphänomen („Privinismus") möglich

Tabelle 268.2. Dosierungstabelle für Lanicor (Digoxin). (Nach Ankermann et al. 1998)

			Oral (Tropfen/Tabletten) TD auf 2 ED								**Intravenös TD auf 2 ED**				
KG [kg]	KOF [m2]	SD [mg]	1. Tag [Trpf.]	[Tbl.]	2. Tag [Trpf.]	[Tbl.]	3. Tag [Trpf.]	[Tbl.]	ab 4. Tag [Trpf.]	[Tbl.]	SD [mg]	1. Tag [ml]	2. Tag [ml]	3. Tag [ml]	ab 4. Tag [ml]
1	0,1	0,15	5		4		3		2		0,1	0,2	0,2	0,12	0,08
2	0,15	0,23	7		7		4		3		0,15	0,3	0,3	0,18	0,12
3	0,2	0,3	9		9		6		4		0,2	0,4	0,4	0,24	0,16
4,5	0,25	0,38	12		11		8		4		0,25	0,5	0,5	0,3	0,2
5,5	0,3	0,45	14		13		9		5		0,3	0,6	0,6	0,36	0,24
7,5	0,35	0,53	16		16		11		6		0,35	0,7	0,7	0,42	0,28
9	0,4	0,6	18		18		12		7		0,4	0,8	0,8	0,48	0,32
10	0,45	0,68	21		20		12		8		0,45	0,9	0,9	0,54	0,36
12	0,5	0,75	23	1,5	22	1,5	15	1	9	0,5	0,5	1	1	0,6	0,4
14	0,6	0,9	27		27		16		11		0,6	1,2	1,2	0,72	0,48
16	0,7	1,05	32	2	31	2	19	1,5	12		0,7	1,4	1,4	0,84	0,56
19	0,8	1,2	36		36		22		15		0,8	1,6	1,6	0,96	0,64
24	0,9	1,35	41	2,5	40	2,5	24	2	16	1	0,9	1,8	1,8	1,08	0,72
27	1	1,5	45	3	45	3	30	2	18		1	2	2	1,2	0,8
31	1,1	1,65									1,1	2,2	2,2	1,32	0,88
35	1,2	1,8		4		3		2		1,5	1,2	2,4	2,4	1,44	0,96
39	1,3	1,95									1,3	2,6	2,6	1,56	1,04
45	1,4	2,1		4		4		2			1,4	2,8	2,8	1,68	1,12
49	1,5	2,25		5		4		3			1,5	3	3	1,8	1,2
54	1,6	2,4									1,6	3,2	3,2	1,92	1,28
62	1,7	2,55		5		5		3		2	1,7	3,4	3,4	2,04	1,36
66	1,8	2,7									1,8	3,6	3,6	2,16	1,44
	1,9	2,85		6		5		3			1,9	3,8	3,8	2,28	1,52
	2	3		6		6		4		2,5	2	4	4	2,4	1,6

Lanicor:
p.o.: 45 Trpf. = 1 ml = 0,75 mg Digoxin; 1 Tbl. = 0,25 mg Digoxin;
i.v.: 1 Amp. = 1 ml = 0,25 mg Digoxin.
ED Einzeldosis; *KG* Körpergewicht; *KOF* Körperoberfläche

Tabelle 268.3. Dosierungsregel für Lenoxin-Liquidum, Lösung für Kinder (Digoxin). (Nach Ankermann et al. 1998). Cave: Oral!

Faustregel	
Sättigung: 3 ED im Abstand von 12 Stunden	
Stunde 0	1 ED [ml] = 1/5 des KG [kg]
Stunde 0+12	1 ED [ml] = 1/5 des KG [kg]
Stunde 0+24	1 ED [ml] = 1/5 des KG [kg]
Erhaltung: 2 ED/Tag im Abstand von 12 Stunden	
Stunde 0	1 ED [ml] = 1/10 des KG [kg]
Stunde 0+12	1 ED [ml] = 1/10 des KG [kg]

Lenoxin-Liquidum: 1 ml Lsg. = 0,05 mg Digoxin.
ED Einzeldosis; *KG* Körpergewicht

Tabelle 268.4. Dosierungstabelle für Lanitop (Metildigoxin) für Früh- und Neugeborene. (Nach Ankermann et al. 1998)

		Oral (Tropfen) Sättigung TD auf 2 ED			**Erhaltung TD auf 2 ED**	**Intravenös Sättigung TD auf 2 ED**			**Erhaltung TD auf 2 ED**
Körpergewicht [kg]	SD [mg]	1. Tag [Trpf.]	2. Tag [Trpf.]	3. Tag [Trpf.]	ab 4. Tag [Trpf.]	1. Tag [ml]	2. Tag [ml]	3. Tag [ml]	ab 4. Tag [ml]
1	0,03	1	1	1	1	0,1	0,1	0,1	0,1
2	0,06	2	2	1	1	0,3	0,3	0,1	0,1
3	0,09	3	3	2	1	0,4	0,4	0,2	0,2
4	0,12	4	4	3	1	0,6	0,6	0,4	0,4

Lanitop:
p.o.: 45 Trpf. = 1 ml = 0,6 mg Metildigoxin; 1 Tbl. = 0,1 mg Metildigoxin.
TD Tageesdosis; *ED* Einzeldosis; *SD* Sättigungsdosis

Tabelle 268.5. Dosierungstabelle für Lanitop (Metildigoxin) für Säuglinge und Kinder. (Nach Ankermann et al. 1998)

		Oral (Tropfen) Sättigung TD auf 2 ED			Erhaltung TD auf 2 ED	Intravenös Sättigung TD auf 2 ED			Erhaltung TD auf 2 ED
Körpergewicht [kg]	SD [mg]	1. Tag [Trpf.]	2. Tag [Trpf.]	3. Tag [Trpf.]	ab 4. Tag [Trpf.]	1. Tag [ml]	2. Tag [ml]	3. Tag [ml]	ab 4. Tag [ml]
3	0,2	7	7	4	3	1	1	0,6	0,4
4	0,23	8	8	5	3	1,15	1,15	0,69	0,46
5	0,26	9	9	5	3	1,3	1,3	0,78	0,52
6	0,3	11	11	6	4	1,5	1,5	0,9	0,6
7	0,34	12	12	7	5	1,7	1,7	1,02	0,68
8	0,37	13	13	8	5	1,85	1,85	1,11	0,74
9	0,4	15	15	9	6	2	2	1,2	0,8
10	0,43	16	16	9	6	2,15	2,15	1,29	0,86
11	0,48	18	18	10	7	2,4	2,4	1,44	0,96
12	0,5	18	18	11	7	2,5	2,5	1,5	1
13	0,55	20	20	12	8	2,75	2,75	1,65	1,1
14	0,58	21	21	13	8	2,9	2,9	1,74	1,16
15	0,6	22	22	13	9	3	3	1,8	1,2
16	0,65	24	24	14	9	3,25	3,25	1,95	1,3
17	0,7	26	26	15	10	3,5	3,5	2,1	1,4
18	0,73	27	27	16	10	3,65	3,65	2,19	1,46
19	0,75	28	28	16	11	3,75	3,75	2,25	1,5
20–21		30	30	18	12	4	4	2,4	1,6
22–23		31	31	19	12	4,3	4,3	2,5	1,7
24–25		34	34	21	14	4,6	4,6	2,7	1,8
26–28		37	37	22	15	5	5	3	2
29–30						5,5	5,5	3,3	2,2
31–34						5,7	5,7	3,4	2,3
35–38						6	6	3,6	2,4
40–45						6,7	6,7	4	2,7

Lanitop:
p.o.: 45 Trpf. = 1 ml = 0,6 mg Metildigoxin; 1 Tbl. = 0,1 mg Metildigoxin;
i.v.: 1 Amp. = 2 ml = 0,2 mg Metildigoxin.
TD Tagesdosis; *ED* Einzeldosis; *SD* Sättigungsdosis

Tabelle 268.6. Dosierungstabelle für Lanitop (Metildigoxin) für Kinder und Jugendliche. (Nach Ankermann et al. 1998)

		Oral (Tabletten) Sättigung TD auf 2 ED			Erhaltung TD auf 2 ED
Körpergewicht [kg]	SD [mg]	1.Tag [Tbl.]	2. Tag [Tbl.]	3. Tag [Tbl.]	ab 4. Tag [Tbl.]
20–24		4	4	2	1–2
25–28		5	5	3	2
30–45		6	6	4	2–3

Lanitop:
p.o.: 45 Trpf. = 1 ml = 0,6 mg Metildigoxin; 1 Tbl. = 0,1 mg Metildigoxin.
TD Tagesdosis; *ED* Einzeldosis; *SD* Sättigungsdosis

269 Antimikrobielle Therapie

R. Berner

Grundlagen
Um antibakterielle Therapie effektiv und rational zu gestalten, müssen das Spektrum der antimikrobiellen Aktivität eines Antibiotikums oder Chemotherapeutikums ebenso bekannt sein wie dessen pharmakokinetische Eigenschaften und Nebenwirkungen. Die klinische Wirksamkeit eines von seinem Spektrum her geeignet scheinenden Präparats wird wesentlich bestimmt von der Frage, ob die in vivo erreichbare Serum- bzw. Gewebekonzentration die minimale Hemmkonzentration (MHK) des betreffenden Erregers am Infektionsort übersteigen wird. Die Auswahl des geeigneten Medikaments hängt daher neben dem antimikrobiellen Spektrum entscheidend von klinischen Aspekten wie Infektionsort, Grundkrankheit, Alter, Vortherapie und möglicher Toxizität ab. Aufgrund der vielfältigen Einflüsse ist es nicht verwunderlich, daß nur in Ausnahmefällen ein einziges Antibiotikum als allein mögliche Wahl angesehen werden kann. Klinische Studien zum Nachweis der Wirksamkeit sollten Voraussetzung für den Einsatz eines Antibiotikums in der Kinderheilkunde sein.

Pharmakokinetik. Bei der oralen Gabe von Antibiotika ist zunächst die *Resorptionsrate* zu berücksichtigen. Gleichzeitige Nahrungsaufnahme verzögert bei vielen Antibiotika bei erhaltener Gesamtaufnahme die Resorption (z.B. Makrolide), andere dagegen werden vermindert aufgenommen (z.B. Penicilline), wieder andere werden nahrungsunabhängig resorbiert (z.B. Clindamycin). Unter *biologischer Verfügbarkeit* versteht man den Anteil eines oral verabreichten Präparats, der nach Resorption aus dem Magen-Darm-Trakt aktuell zur Verfügung steht. Sie hängt von der Zubereitung des Medikaments durch den Hersteller ebenso ab wie von Einflüssen aus dem Verdauungstrakt. In Präparationen für Kinder werden beispielsweise β-Laktam-Antibiotika aus wäßrigen Suspensionen (sog. Trockensäfte) wesentlich besser resorbiert als aus Fertigsuspensionen auf Triglycerid- oder Ölbasis. Nach Resorption aus dem Darm oder nach parenteraler Zufuhr gelangt das Pharmakon zunächst in den intravasalen Raum und verteilt sich zwar schnell im Blut, nicht aber in allen Kompartimenten und in den Geweben gleichmäßig. Die *Gewebeverteilung* hängt neben der Lipidlöslichkeit des Medikaments ab von Faktoren wie der Proteinbindung, der Anwesenheit von aktiven Transportmechanismen, die das Antibiotikum aus dem Gewebe herauszupumpen vermögen, oder der Durchgängigkeit der Kapillaren (Fensterung). Diese Faktoren wiederum können durch die Erkrankung selbst beeinflußt werden (z.B. erhöhte Permeabilität der Blut-Liquor-Schranke bei Meningitis). Der Grad der *Proteinbindung* an Serum- oder Gewebseiweißstoff ist je nach Wirkstoff unterschiedlich. Der gebundene Anteil befindet sich im Gleichgewicht mit dem freien Anteil. Einfluß auf die Bindung haben das Lebensalter (beim Neugeborenen geringer als beim Erwachsenen), der pH-Wert, die Verdrängung durch ein zweites Medikament und der Eiweißgehalt des Serums (z.B. Hypalbuminämie). Neben der Gewebepenetration spielt bei fakultativ oder obligat intrazellulären Erregern auch die intrazelluläre Aktivität des Antibiotikums eine wesentliche Rolle. Eine eingeschränkte Penetration oder intrazelluläre Inaktivierung kann die antimikrobielle Aktivität behindern oder aufheben (z.B. intrazelluläre Protonierung von Aminoglykosiden). Die *Elimination* von Antibiotika umfaßt Biotransformation (z.B. Glukuronidierung von Chloramphenicol in der Leber) und Ausscheidung. Die Ausscheidung der meisten Antibiotika erfolgt über die Nieren, seltener über die Galle.

Postantibiotischer Effekt (PAE). Bestimmte Antibiotika, z.B. Aminoglykoside, erzielen einen sog. postantibiotischen Effekt. Damit ist die Wirksamkeit eines Antibiotikums über die Periode der Exposition eines Keims gegenüber dem wirksamen Spiegel eines Antibiotikums hinaus gemeint. Der PAE erlaubt beispielsweise bei Aminoglykosiden die Einmaldosierung pro Tag bei gleicher Wirksamkeit und geringerer Toxizität im Vergleich zur Gabe in mehreren Einzeldosen.

Wirkung versus Aktivität. Zu unterscheiden ist die klinische Wirksamkeit von der In-vitro-Aktivität eines Antibiotikums. Ein in vitro aktives Präparat kann klinisch unwirksam sein und umgekehrt. Die Aktivität eines Antibiotikums ist charakterisierbar durch die Aspekte *antimikrobielles Spektrum*, *Wirktyp* und *Wirkmechanismus.* Das Aktivitätsspektrum gibt an, bei welchen Erregern ein Effekt im Sinne von Wachstumshemmung oder Keimabtötung erzielt wird. Der Wirktyp ist entweder *bakteriostatisch* oder *bakterizid.* Bakteriostase bedeutet, daß der Erreger in seiner Vermehrung gehemmt, jedoch nicht abgetötet wird. Bakterizidie bedeutet Abtötung der Bakterienzelle; sie ist bei bestimmten Antibiotika (z.B. Aminoglykoside) konzentrationsabhängig. Bakterizide zellwandaktive (z.B. β-Laktam-) Antibiotika wirken in der Regel nach einer unterschiedlich langen Latenzphase abtötend auf proliferierende Keime. Ruhende Keime werden nicht erfaßt, aber im Zustand der Ruhe festgehalten. Sie werden als *Persister* bezeichnet. Nach Ende der Antibiotikaeinwirkung sind die bei neuerlichem Wachstum entstehenden Tochterzellen wieder voll empfindlich. Als Maß für die Aktivität eines Antibiotikums in vitro dient die *minimale Hemmkonzentration (MHK)*; sie gibt diejenige Konzentration an, bei der ein Bakterienwachstum nicht mehr möglich ist. Demgegenüber gibt die – nur mit großem Aufwand bestimmbare – *minimale bakterizide Konzentration (MBK)* die geringste Konzentration an, die nach 24 Stunden in flüssiger Kultur zum Absterben von 99,9% der bakteriellen Ausgangspopulation geführt hat. Der Begriff *Toleranz* beschreibt ein Phänomen, bei dem die MBK eines Antibiotikums mehr als 32fach über der MHK liegt. Sie wird vor allem bei Streptokokken gegenüber β-Laktam-Antibiotika beobachtet. Mögliche Angriffspunkte von Antibiotika sind Hemmung der Zellwandsynthese, Schädigung der Zellmembran, Veränderung der Zytoplasmamembran, Hemmung der Proteinsynthese, Hemmung von mRNA-Polymerase oder von DNA-Isomerasen sowie Hemmung der Folsäuresynthese.

Resistenz. Resistenz im klinischen Sinne liegt vor, wenn die minimale Hemmkonzentration eines Antibiotikums für den entsprechenden Erreger im Serum oder Gewebe nicht erreicht bzw. nicht überschritten wird. *Natürliche Resistenz* bedeutet, daß ein Keim a priori nicht empfindlich für ein bestimmtes Antibiotikum ist, d.h. keinen Angriffspunkt für das Antibiotikum bietet oder aber Enzyme besitzt, die das Medikament inaktivieren. Demgegenüber heißt *primäre Resistenz*, daß einige Stämme einer Bakterienspezies empfindlich, andere jedoch resistent sind. *Sekundäre Resistenz* tritt durch Mutation und Selektion unter Antibiotikawirkung ein. Eine Übertragung von resistenzvermittelndem genetischem Material ist speziesübergreifend von einer Bakterienart auf die andere möglich.

Mechanismen der Resistenz. Bakterien können durch chromosomale und extrachromosomale genetische Determinanten Resistenz tragen oder erwerben. Plasmide sind extrachromosomale DNA-Elemente, die innerhalb einer Spezies, aber auch von einer auf die andere Bakterienart genetische Information für Antibiotikaresistenz übertragen können, z.B. durch Transduktion oder Konjugation. Auch chromosomale Informationen können z.B. durch Transposons („springende Gene") übertragen werden. Auf molekularer Ebene entsteht Resistenz durch Punktmutationen, Transposition von DNA-Sequenzen oder den Erwerb größerer DNA-Abschnitte. Phänotypische Mechanismen der bakteriellen Antibiotika-Resistenz sind unter anderem: a) eine *veränderte Permeabilität* der Bakterienzellwand, b) *veränderte Bindungsproteine*, über die das Antibiotikum seine Wirkung nicht mehr entfalten kann, c) *veränderte Enzyme*, die durch das Antibiotikum nicht mehr inaktiviert werden können, d) *Änderung des intrazellulären Bindungsorts*, e) *Antibiotika-inaktivierende Enzyme*, f) *Transportmechanismen*, die einen aktiven Auswärtsstrom des Antibiotikums aus der Zelle bewirken, g) sog. *Bypass-Metabolismus*, d.h. Stoffwechselzielprodukte werden über einen alternativen Stoffwechselweg gebildet. Kreuzresistenz bedeutet, daß Bakterien gleichzeitig gegen mehrere Antibiotika derselben Wirkstoffgruppe resistent sind.

Bedeutung der Resistenz. Die Entstehung hochresistenter pathogener Bakterienstämme droht zu einem wesentlichen Problem der modernen Medizin zu werden. Beispiele sind Penicillin- und Cephalosporin-resistente Pneumokokken als Meningitiserreger, Oxacillin- bzw. Methicillin-resistente *Staphylococcus-aureus*-Stämme (MRSA) oder Vancomycin-resistente Enterokokken bei onkologischen Patienten, multiresistente Klebsiellen bei Intensivpatienten oder multiresistente Mycobacterium-tuberculosis-Isolate bei AIDS-Patienten. Rationale Antibiotikatherapie im Sinne einer Vorgabe von Therapiestrategien im regionalen und überregionalen Rahmen, das Verbot von Antibiotika als Futterzusatz in der Tiermast, Hygienekontrollprogramme, aber auch der zurückhaltende Einsatz von Antibiotika in der täglichen Praxis sind essentielle Voraussetzungen für die Wirksamkeit von Antibiotika in der Zukunft.

Antibiotische Behandlung von bakteriellen Infektionskrankheiten. Das adäquate Management einer bakteriellen Infektionskrankheit erfordert die Klärung der folgenden Fragen: 1) Welches ist der ursächliche oder wahrscheinlichste *Infektionserreger* und wie ist die zu vermutende Empfindlichkeit des Erregers, 2) welches ist der Infektionsfokus bzw. welche *Organe* sind betroffen, 3) liegt eine besondere Disposition des Patienten vor und wie ist die klinische Situation des Patienten (z.B. *Grundkrankheit*, spezifische Erregerexposition, Lebensalter). Darüberhinaus sollte bekannt sein, welche Eigenschaften das einzusetzende Antibiotikum aufweist (bakterizide oder bakteriostatische Aktivität, intrazelluläre Aktivität, Gewebepenetration, Pharmakokinetik, Verträglichkeit) und welche klinischen Studienerfahrungen zur Wirksamkeit vorliegen.

Strategien der Antibiotikatherapie. Liegt tatsächlich eine behandlungswürdige bakterielle Infektion vor, so ist grundsätzlich anzustreben, ein Präparat mit möglichst engem Spektrum einzusetzen, da Breitspektrumantibiotika die natürliche mikrobielle Flora des Wirts verändern und der Kolonisation mit Pilzen und hochresistenten Bakterien Vorschub leisten können.

Die *gezielte Therapie* ist die Idealform, bei der nach Kulturergebnis und Resistenz mit einem möglichst schmal wirksamen Mittel behandelt wird. Sie ist sinnvoll z.B. bei der Behandlung der A-Streptokokken-Pharyngitis mit Penicillin, und essentiell für den Therapieerfolg z.B. bei der Behandlung der Endokarditis lenta oder der Osteomyelitis.

Der klinische Alltag erfordert am häufigsten die sog. *kalkulierte oder empirische Therapie*, bei der ein Mittel ausgewählt werden soll, welches das zu erwartende Erregerspektrum möglichst spezifisch umfaßt, passende pharmakokinetische Eigenschaften besitzt und mit den geringsten Nebenwirkungen ausgestattet ist.

Die sog. *Interventionstherapie* ist bei lebensbedrohlichen Infektionen notwendig. Auch sie ist eine kalkulierte Therapie, die mit einem breiten Spektrum die erwarteten Keime einer Krankheit erfassen soll und insbesondere auf Erreger zielt, die mit einer hohen Letalität assoziiert sind. Beispiel sind das Fieber unklarer Ursache beim Patienten mit Neutropenie oder die Initialbehandlung der Sepsis des Neugeborenen. Dabei muß das Erregerspektrum des Krankenhauses berücksichtigt werden.

Unter *Eskalationstherapie* versteht man den Behandlungsbeginn mit einem Antibiotikum, welches die typischen Erreger einer Krankheit erfaßt. Bei Nichtansprechen wird auf ein Antibiotikum oder eine Antibiotikakombination umgestellt, die ein breiteres Erregerspektrum einbezieht. Die *Deeskalationstherapie*, bei der man mit der breitest möglichen Kombination beginnt und in der Folge reduziert, birgt die Gefahr in sich, bei der breiten Initialtherapie zu verbleiben, sofern diese erfolgreich war. Diese Therapiestrategie sollte nur sehr kritisch angewandt werden.

Therapiedauer. In der Regel wird bei einer schweren Infektionskrankheit die antibiotische Therapie in der Klinik parenteral begonnen. In den allermeisten Fällen kann etwa 48 Stunden nach Besserung des Allgemeinzustands des Patienten und Entfieberung auf eine enterale Therapie umgestellt werden. Ausnahmen stellen die Behandlung der Meninigitis, Endokarditis oder Osteomyelitis dar. Die Gesamttherapiedauer hängt vom Ort und der Art der Infektion ab. In den meisten Fällen wird der Therapieerfolg durch die ersten Antibiotikagaben bestimmt, die weitere Therapie dient im wesentlichen der Rückfallprophylaxe. Wichtig ist eine Evaluation des Therapieerfolgs in der Regel 48–72 Stunden nach Behandlungsbeginn (Ausnahmen wiederum chronische oder subakute Infektionen). Ist ein Therapieerfolg nicht zu verzeichnen, muß die Behandlung modifiziert oder die Verdachtsdiagnose überdacht werden.

Einteilung der für die Pädiatrie wichtigsten Antibiotikastoffgruppen
(Dosierungen in Tabelle 269.1 und 269.2, Nebenwirkungen in Tabelle 269.3)

β-Laktam-Antibiotika
Penicilline und Cephalosporine sind die wichtigsten Vertreter dieser Gruppe. Gemeinsam ist ihnen der β-Laktam-Ring. Durch Modifikation des Grundmoleküls und das Anhängen von Seitenketten entstehen Gruppen von verwandten Substanzen mit unterschiedlichem antimikrobiellen Spektrum und unterschiedlicher Pharmakokinetik. β-Laktam-Antibiotika hemmen die Peptidoglykansynthese der Bakterienzellwand; sie wirken bakterizid bei proliferierenden Keimen, sind aber nicht aktiv bei ruhenden oder zellwandlosen Bakterien. Sie werden über verschiedene Arten von Rezeptoren, Penicillinbindeproteine (PBP), an die Bakterienzelle gebunden. Resistenz kann über fehlende oder veränderte PBP oder aber die Produktion unterschiedlicher β-Laktamasen, die enzymatisch den β-Laktam-Ring spalten, vermittelt sein. Wichtigste Therapiekomplikation ist die Sensibilisierung und Entstehung einer Allergie, die insgesamt jedoch sehr selten auftritt. Wegen der Ähnlichkeit der Molekülstruktur von Penicillinen und Cephalosporinen besteht in bis zu 30 % der Fälle eine Kreuzallergie. Eine allergische Kreuzreaktivität zu Carbapenemen und Monobactamen besteht nicht. Aufgrund der Fülle der verschiedenen Penicilline und Cephalosporine kann hier nur eine Auswahl der wichtigsten Vertreter besprochen werden.

Penicilline. Penicilline stellen aufgrund der einzigartigen Kombination aus hoher Wirksamkeit und geringer Toxizität nach wie vor die wichtigste Antibiotikastoffgruppe für die Pädiatrie dar. Innerhalb der Penicilline unterscheidet man nach der chemischen Struktur der Seitenketten verschiedene Untergruppen:

Benzylpenicillin (Penicillin G). Das *Wirkspektrum* des klassischen Penicillin G erstreckt sich im wesentlichen auf grampositive Kokken und Stäbchen. Empfindlich sind in der Regel aerobe und anaerobe Streptokokken, Pneumokokken, Clostridien (nicht *Clostridium difficile*), *Bacillus anthracis*, Aktinomyzeten, *Corynebacterium diphtheriae*, aber auch gramnegative Keime wie Meningokokken, Gonokokken und Fusobakterien. Ebenfalls erfaßt werden Spirochäten wie Treponema pallidum, Borrelien und Pasteurellen. Staphylokokken sind mit Ausnahme der seltenen Penicillinase-negativen Stämme resistent. Die Wirkung gegen Listerien und Enterokokken ist mäßig. Penicillin G besitzt keine Stabilität gegen bakterielle β-Laktamasen, hat jedoch eine außerordentlich starke antimikrobielle Aktiviät gegen empfindliche Keime und ist daher dort als Mittel der Wahl anzusehen. In den letzten Jahren hat sich in europäischen Nachbarländern eine zunehmende Penicillin-Resistenz bei Pneumokokken entwickelt (Resistenzraten bis zu 70 %), die bisher in Deutschland nur selten beobachtet wurde. Bei schweren Infektionen mit potentiell toleranten Keimen, z.B. neonataler Meningitis durch Gruppe-B-Streptokokken, ist eine Kombinationsbehandlung mit Aminoglykosiden indiziert. Die wichtigste *Nebenwirkung* von Penicillin ist die anaphylaktische Reaktion. Sehr selten können bei höchsten Dosierungen ZNS-Symptome, Neutropenie und Thrombozytopenie auftreten sowie eine unstillbare Blutungsneigung, die jedoch nach Absetzen von Penicillin sistiert. Der wesentlichste Nachteil in der Behandlung von schweren Infektionen ist die Notwendigkeit, das Medikament in 4stündlichen Intervallen zu applizieren. *Indikationen* für die Behandlung mit Penicillin stellen alle Infektionskrankheiten durch Penicillin-empfindliche Erreger dar.

Phenoxypenicillin (Penicillin V). Phenoxypenicillin besitzt die gleiche Aktivität wie Penicillin G, ist jedoch resistent gegenüber Magensäure und daher oral applizierbar. Indikationen sind wie bei Penicillin V alle oral behandelbaren Infektionskrankheiten durch empfindliche Erreger, insbesondere Infektionen durch A-Streptokokken und Pneumokokken. Zusätzlich wird Penicillin zur Infektionsprophylaxe bei Kindern mit tatsächlicher oder funktioneller Asplenie eingesetzt sowie zur Prophylaxe des rheumatischen Fiebers (2 × 200 000 E/Tag bis zum 5. Lebensjahr, 2 × 400 000 E/Tag ab dem 5. Lebensjahr).

Isoxazolylpenicilline. Isoxazolylpenicilline (Oxacillin, Dicloxacillin, Flucloxacillin) werden als penicillinasefeste Penicilline bezeichnet. Sie sind stabil gegenüber den von Staphylokokken gebildeten β-Laktamasen, haben jedoch eine etwas geringere Aktivität als Penicillin G gegenüber Penicillin-empfindlichen Keimen. Der klinische Einsatz dieser Präparate ist auf Staphylokokken-Infektionen beschränkt. Bei Infektionen, die durch Streptokokken oder Staphylokokken verursacht sein können (z.B. Pyodermien), ist eine Behandlung mit einem Oxacillin-Präparat sinnvoll. Wird ein Penicillin-empfindlicher Keim isoliert, sollte auf das weniger toxische und billigere Penicillin umgestellt werden. Die Resorption nach oraler Gabe ist in der Regel schlecht, so daß hohe Dosierungen notwendig sind. Bei der oralen Behandlung der Osteomyelitis müssen Serumbakterizidietiter zur Therapiekontrolle bestimmt werden. Oxacillin-resistente Staphylokokken sind gegen alle β-Laktam-Antibiotika einschließlich Imipenem resistent.

Aminopenicilline. Aminopenicilline (Ampicillin, Amoxicillin) sind wie Penicillin G nicht penicillinasefest. Die Aktivität gegen grampositive Keime wie Pneumokokken oder Gruppe-A- oder -B-Streptokokken entspricht in etwa der des Penicil- lins, das *Spektrum* ist jedoch gegen eine ganze Reihe gramnegativer Stäbchen erweitert. Ampicillin wirkt bakterizid gegen *Haemophilus influenzae*, Meningokokken,

Tabelle 269.1. Empfohlene Dosierungen ausgewählter Antibiotika und Chemotherapeutika jenseits der Neugeborenenperiode

Medikament	Applikation	Einzeldosen pro Tag	Kinderdosierung pro kg und Tag	Maximale Tagesdosis
Parenterales und orales Penicillin				
Penicillin G	i.v.	4–6	100.000–200.000	24 Mio E
(bei Meningitis und Sepsis)	i.v.	4–6	300.000–1.000.000 E	
Penicillin V	p.o.	3	100.000 E	6 Mio E
Penicillinasefeste Penicilline				
Flucloxacillin	i.v., p.o.	3–4	100 (–200) mg	8 g
Aminopenicilline				
Ampicillin	i.v.	4	100 (–200) mg	12 g
(bei Meningitis und Sepsis)	i.v.	4	200–400mg	
Amoxicillin	p.o.	2–3	40 (–100) mg	6 g
Acylaminopenicilline				
Azlo-, Mezlo-, Piperacillin	i.v.	3–4	200 (–300) mg	12 g
Enzymgeschützte Penicilline (Kombination mit β-Laktamase-Inhibitoren)				
Ampicillin/Sulbactam	i.v.	3–4	150 mg	12 g
Amoxicillin/Clavulansäure	p.o.	2–3	50 mg	3,75 g
Piperacillin/Tazobactam	i.v.	3–4	225 mg	18 g
Carbapeneme und Monobactame				
Imipenem[a]	i.v.	4	40–60 mg	4 g
Meropenem[a]	i.v.	3	60 mg	6 g
(bei Meningitis und Sepsis)	i.v.	3	120 mg	
Aztreonam	i.v.	3	45–90 (–120) mg	6 g
Parenterale Cephalosporine				
Cefazolin	i.v.	3	50–100 (–150) mg	6 g
Cefamandol	i.v.	3–4	75–100 mg	12 g
Cefotiam	i.v.	3	60–100 (–150) mg	6 g
Cefuroxim	i.v.	3	75–150 mg	6 g
Cefotaxim	i.v.	3–4	100–150 mg	9 g
(bei Meningitis und Sepsis)	i.v.	4	200 mg	
Ceftriaxon	i.v.	1	50 mg	4 g
(bei Meningitis und Sepsis)	i.v.	1	80–100 mg	
Ceftazidim	i.v.	3–4	100 mg	6 g
(bei Meningitis und Sepsis)	i.v.	4	200 mg	
Oralcephalosporine				
Cefalexin	p.o.	4	50–100 mg	4 g
Cefadroxil	p.o.	2	50–100 mg	4 g
Cefaclor	p.o.	3	40–60 (–100) mg	4 g
Loracarbef	p.o.	2	15–30 mg	0,8 g
Cefuroxim	p.o.	2–3	20–30 mg	1 g
Cefixim	p.o.	2	8 mg	0,4 g
Cefpodoxim	p.o.	2	5–12 mg	0,4 g
Ceftibuten	p.o.	1	9 mg	
Ceftetamet	p.o.	2	20 mg	2 g
Aminoglykoside				
Gentamicin[b]	i.v.	1	5–7,5 mg	0,4 g
Tobramycin[b]	i.v.	1	5–7,5 mg	0,4 g
Netilmicin[b]	i.v.	1	5–7,5 mg	0,6 g
Amikacin[b]	i.v.	1	10–15 mg	1,5 g
Tetrazykline				
Doxycyclin	i.v., p.o.	1	2–4 mg	0,2 g
Makrolide				
Erythromycin	i.v., p.o.	2–3	40–60 mg	4 g
Clarithromycin	p.o.	2	10–15 mg	1 g
Azithromycin	p.o.	1	10 mg (für 3 Tage)	0,5 g
Roxythromycin	p.o.	2	5–7,5 mg	1 g

Tabelle 269.1 (Fortsetzung)

Medikament	Applikation	Einzeldosen pro Tag	Kinderdosierung pro kg und Tag	Maximale Tagesdosis
Lincosamide				
Clindamycin	p.o., i.v.	3	20 (–40) mg	2,4 g
Glykopeptide				
Vancomycin[c]	i.v.	3	20–40 mg	3 g
(bei Meningitis und Sepsis)	i.v.	3	60 mg	
Teicoplanin	i.v.	1	initial 20 mg, dann 10 mg	0,8 g
Gyrasehemmer (Chinolone)				
Ciprofloxacin[d]	i.v., p.o.	2	(10–) 20 (–30) mg	1,5 g
Folsäureantagonisten				
Trimethroprim/Sulfamethoxazol (TMP/SMZ)	i.v., p.o.	2	8–10 mg TMP/40 mg SMZ	
(bei Pneumocystis-Infektion)		4	20 mg TMP/100 mg SMZ	
Trimethoprim	p.o.	2	5 mg	
(zur Prophylaxe)	p.o.	1	2 mg	
Antibiotika unterschiedlicher Stoffklassen				
Fosfomycin	i.v.	3	150 (-300) mg	20 g
Rifampicin	i.v., p.o.	1–2	10–20 mg	0,6 g
Metronidazol	i.v., p.o.	3	15–30 mg	2,25 g
Nitrofurantoin	p.o.	2	3–5 mg	0,4 g
(zur Prophylaxe)	p.o.	1–2	1 mg	
Chloramphenicol[e]	i.v.	3–4	50 (–100) mg	3 g

[a] Bisher für die Anwendung bei Säuglingen unter 3 Monaten nicht zugelassen. Einsatz nur bei fehlenden Alternativpräparaten im Rahmen eines Heilversuchs.
[b] Einmaldosierung der Aminoglykoside bisher bei Kindern noch nicht zugelassen. Bei Einmaldosierung Bestimmung der Talspiegel empfohlen (<1 mg/l) (siehe Text).
[c] Bestimmung der Serumspiegel bei Säuglingen und Patienten mit eingeschränkter Nierenfunktion empfohlen, üblicherweise vor und nach der 3. Gabe. Talspiegel: 5–10 mg/l, Spitzenspiegel: 25–40 mg/l.
[d] Bisher bei Kindern noch nicht zugelassen. Einsatz nur bei fehlenden Alternativpräparaten im Rahmen eines Heilversuchs.
[e] Bestimmung der Serumspiegel empfohlen (Soll: 10–25 mg/l). Maximale Gesamtdosis 700 mg/kg bei Kindern bzw. 25–30 g.

Proteus mirabilis und viele *Escherichia-coli*-Stämme. Trotz guter In-vitro-Aktivität findet sich klinisch keine Wirksamkeit gegenüber *Bordetella pertussis*. Eine gute Wirksamkeit weist Ampicillin gegenüber Enterokokken und Listerien auf. In den letzten Jahren wird eine zunehmende, allerdings regional sehr unterschiedliche Rate β-Laktamase-produzierender Stämme von E. coli, Salmonellen und Shigellen beobachtet, die in Deutschland 1997 in der Regel noch unter 5% lag. Primär Ampicillin-resistent sind indolpositive Proteus-Stämme (*Proteus vulgaris*), Enterobacter, Klebsiellen und Pseudomonaden. Da die Empfindlichkeit von Enterobakterien sehr unterschiedlich ist, sollte Ampicillin bis zum Nachweis der Empfindlichkeit des ursächlichen Erregers bei schweren Infektionen nur in Kombination mit einem Aminoglykosid eingesetzt werden. Die orale Bioverfügbarkeit von Ampicillin liegt bei etwa 30%, die von Amoxicillin bei etwa 60%, daher wird oral vorwiegend das Amoxicillin eingesetzt. Die Einnahme von Amoxicillin mit viel Flüssigkeit verbessert die Resorption und reduziert die Rate intestinaler *Nebenwirkungen*. Wie Penicillin kann Ampicillin allergische Nebenwirkungen zeigen, üblicherweise als rötelnähnliches Exanthem mit Pruritus und Urtikaria. Deutlich häufiger jedoch treten nichtjuckende Hautausschläge mit makulopapulösem Charakter auf, deren Ursache keine Allergie ist und deren Auftreten in der Regel keinen Hinderungsgrund für die Fortsetzung der Therapie darstellt. Möglicherweise liegen bei einer ganzen Reihe von Virusinfektionen (einschließlich Epstein-Barr-Virus) subklinische Vaskulitiden vor, die sich durch Ampicillin-Gabe demaskieren. Dies würde erklären, warum bei der Behandlung gewöhnlicher Infektionen des Respirationstrakts so häufig Hautausschläge beobachtet werden, während dies bei der Behandlung von schweren bakteriellen Infektionen wie Meningitis oder Urosepsis praktisch nie auftritt. Ampicillin und Amoxicillin sind die wichtigsten Medikamente bei der Behandlung von Infektionen des Respirations- und Harntrakts und invasiven Infektionen durch empfindliche Haemophilus- und Salmonellen-Stämme. Daneben kann die Frühmanifestation der Lyme-Borreliose (Erythema chronicum migrans und Lymphozytom) erfolgreich mit Amoxicillin behandelt werden.

Acylaminopenicilline. Im Unterschied zum Ampicillin besitzen die Acylaminopenicilline (Azlo-, Mezlo-, Piperacillin) Aktivität gegenüber Pseudomonaden, manchen indolpositiven Proteus-Arten und gegenüber β-Laktamase-negativen Anaerobiern. Abgesehen davon sind Ampicillin-resistente Enterobakterien in der Regel auch gegen die Vertreter dieser Gruppe resistent. Acylaminopenicilline sind nicht Penicillinase-stabil und nur parenteral anwendbar. Innerhalb der Gruppe zeichnen sich Piperacillin und Mezlocillin durch eine gegenüber dem Azlocillin höhere Aktiviät gegen Enterobakterien aus, während die Aktiviät von Piperacillin und Azlocillin gegen Pseudomonaden höher ist als die des Mez-

Tabelle 269.2. Empfohlene Dosierungen ausgewählter Antibiotika in der Neugeborenenperiode

Medikament	Applikation	Einzeldosen pro Tag	Dosierung pro kg und Tag	Bemerkungen
Penicillin G	i.v.	4–6	100.000–300.000 E	
(bei Meningitis)	i.v.	4–6	500.000 E	
Flucloxacillin	i.v.	3	50 –100 mg	
Ampicillin	i.v.	3	150–200 mg	
(bei Meningitis)	i.v.	3	200–400 mg	
Azlo-, Mezlo-, Piperacillin	i.v.	3	150–200 mg	
(bei Meningitis)	i.v.	3	200–300 mg	
Cefotiam	i.v.	2–3	100 mg	
Cefotaxim	i.v.	2–3	100 mg	
(bei Meningitis)	i.v.	4	200 mg	
Ceftazidim	i.v.	2–3	100 mg	
(bei Meningitis)	i.v.	4	200 mg	
Imipenem[a]	i.v.	4	60–80 mg	
Meropenem[a]	i.v.	3	60–80 mg	
(bei Meningitis)	i.v.	3	90–120 mg	
Amikacin[b]	i.v.			Serumspiegel: Talspiegel <4 mg/l Spitzenspiegel 10–20 mg/l
<30 SSW		1	7,5 mg	
30–37 SSW: <28 Tage		1	10 mg	
≥ 28 Tage[c]		2	15 mg	
>37 SSW[c]		2	15 mg	
Genta-, Netilmicin, Tobramycin[b]	i.v.			Serumspiegel: Talspiegel <2 mg/l Spitzenspiegel 5–10 mg/l
<30 SSW		1	3,5 mg	
30–37 SSW		18 stündlich	3,5 mg	
>37 SSW[c]		2	7,5 mg	
Erythromycin	i.v.	3	40 mg	
Clindamycin	i.v.			
Frühgeborene <4 Wochen		3	15 mg	
Frühgeborene ≥ 4 Wochen		3	20 mg	
Neugeborene >1 Woche		3	20–40 mg	
Metronidazol	i.v.	1–3	20–30 mg	
Fosfomycin	i.v.			Hoher Natriumgehalt
Neugeborene <4 Wochen		2	100 mg	
Säuglinge		3	200–250 mg	
Vancomycin[b]	i.v.			Serumspiegel: Talspiegel 5–10 mg/l Spitzenspiegel 25–40 mg/l
<30 SSW		1	15 mg	
30–37 SSW		18 stündlich	15 mg	
>37 SSW		2	30 mg	
Teicoplanin	i.v.	1	initial 16 mg	
	i.v.	1	dann 8 mg	
Chloramphenicol[b]	i.v.			Serumspiegel: 10–25 mg/l
1. und 2. Lebenswoche		1	25 mg	
3. und 4. Lebenswoche		2	50 mg	
>4. Lebenswoche		3–4	50–100 mg	

[a] Bisher für die Anwendung bei Säuglingen unter 3 Monaten nicht zugelassen. Einsatz nur bei fehlenden Alternativpräparaten im Rahmen eines Heilversuchs.
[b] Dosisanpassung nach Serumspiegelbestimmung. Bestimmung üblicherweise am 3. Therapietag bzw. vor und nach der 3. Gabe.
[c] Einmaldosierung der Aminoglykoside bisher bei Kindern noch nicht zugelassen. Bei Einmaldosierung Bestimmung der Talspiegel empfohlen (s. Text).

locillins. Indikationen stellen Infektionen mit dem Verdacht auf die Beteiligung von *Pseudomonas aeruginosa* dar. Häufig werden Acylaminopenicilline mit einem Aminoglykosid kombiniert.

Enzymgeschützte Penicilline. Aufgrund ihrer fehlenden β-Laktamase-Stabilität sind verschiedene Kombinationen von Amino- bzw. Acylaminopenicillinen mit β-Laktamase-Hemmstoffen (Clavulansäure, Sulbactam, Tazobactam)

Tabelle 269.3. Häufige Nebenwirkungen wichtiger Antibiotika und Chemotherapeutika

Medikamentengruppe	Allergie	Nervensystem	Nieren	Leber	Hämatopoese	Gastrointestinaltrakt
Pencilline	+	(+)	–	–	(+)	(+)
Cephalosporine	+	–	(+)	(+)	(+)	(+)
Makrolide	(+)	–	–	(+)	–	(+)
Tetrazykline	+	–	(+)	+	(+)	+
Sulfonamide	+	(+)	+	+	+	+
Glykopeptide	(+)	(+)	(+)	–	–	(+)
Chinolone	(+)	(+)	(+)	(+)	(+)	+
Aminoglykoside	(+)	+	+	–	–	(+)
Metronidazol	(+)	–	–	–	–	(+)
Chloramphenicol	(+)	(+)	–	–	+	(+)
Clindamycin	(+)	–	–	(+)	–	+

+ häufig (5–10%) oder schwerwiegend; *(+)* selten (<5%); – fraglich

als sog. enzymgeschützte Penicilline im Handel. Damit erweitert sich das Spektrum der jeweiligen Penicilline auf solche Keime, die aufgrund von β-Laktamase-Produktion resistent wären, so z.B. β-Laktamase-produzierende Haemophilus-Stämme, Staphylococcus aureus, viele Enterobakterien sowie die große Gruppe β-Laktamase-produzierender Anaerobier. Nicht alle β-Laktamasen werden jedoch durch die verfügbaren Inhibitoren gehemmt, und nicht jede Resistenz gegenüber Penicillinen ist β-Laktamase-vermittelt wie z.B. die Oxacillin-Resistenz von Staphylokokken. Bei der oralen Anwendung von Amoxicillin + Clavulansäure treten in 10–20% zum Teil erhebliche gastrointestinale Nebenwirkungen auf, die dem Clavulansäureanteil zugeschrieben werden und höhere Dosierungen limitieren. Nicht zuletzt kann es wie bei jeder Kombinationstherapie zu einem unterschiedlichen Mischungsverhältnis der Kombinationspartner am Wirkungsort in den Geweben kommen. Hierdurch ist nicht immer gewährleistet, daß das bakterielle Enzym gehemmt wird, noch bevor das Antibiotikum zerstört werden kann. Die erhältlichen festen Kombinationen sind Ampicillin + Sulbactam, Amoxicillin + Clavulansäure, Piperacillin + Tazobactam. Die Dosierung orientiert sich jeweils am Penicillin-Anteil. Als Indikationen für den Einsatz von Ampicillin + Sulbactam werden Mischinfektionen mit Anaerobiern z.B. nach Hundebiß oder Aspirationspneumonien angesehen, für Piperacillin + Sulbactam schwere intraabdominelle Infektionen, aber auch die Interventionstherapie bei Infektionskrankheiten durch empfindliche Erreger. Der Einsatz von Amoxicillin + Clavulansäure ist gleichwertig zu oralen Cephalosporinen bei Infektionen des Respirations- oder Harntrakts anzusehen, für die eine Behandlung mit Amoxicillin nicht ausreicht.

Cephalosporine. Die Einteilung der Cephalosporine in unterschiedliche „Generationen" wird trotz des problematischen Begriffs weiterhin verwendet. Im allgemeinen sind „Erstgenerations-Cephalosporine" sehr gut gegen grampositive Kokken und nur eingeschränkt aktiv im gramnegativen Bereich, „Zweitgenerations-Cephalosporine" zeigen in der Regel gleiche Aktivität im grampositiven und bessere Aktivität im gramnegativen Bereich, „Drittgenerations-Cephalosporine" weniger gute Aktivität im grampositiven als im erweiterten gramnegativen Spektrum. Neuere, sog. „Viertgenerations-Cephalosporine" sollen beide Spektren gleichermaßen umfassen. Im Unterschied zu den Penicillinen sind alle Cephalosporine mehr oder weniger gut β-Laktamase-stabil. Grundsätzlich unwirksam sind Cephalosporine sowohl gegen Enterokokken, Listerien, Bordetellen und Oxacillin-resistente Staphylokokken als auch – wie alle β-Laktam-Antibiotika – gegen Chlamydien, Mykoplasmen und Legionellen. Cephalosporine sind nicht geeignet zur Eradikation von Corynebacterium diphtheriae oder Bordetella pertussis bei Erkrankten oder Trägern.

Erstgenerations- oder Basis-Cephalosporine: Cefazolin-Gruppe (parenteral). *Cefazolin* hat die beste Staphylokokken-*Aktivität* aller Cephalosporine. Nicht aktiv ist Cefazolin gegen Oxacillin-resistente Staphylokokken, ebensowenig gegen einen Teil der Pneumokokken-Stämme. Die Wirksamkeit gegen gramnegative Stäbchen ist mäßig. Resistent sind Pseudomonaden, meist auch Haemophilus influenzae, Klebsiellen, Proteus, Enterobacter und viele andere Enterobakterien. Der Einsatz im Kindesalter ist daher auf wenige Ausnahmen, z.B. bei Staphylokokken-Infektionen und zur perioperativen Prophylaxe, beschränkt.

Zweitgenerations- oder Intermediär-Cephalosporine. Zur Cefuroxim-Gruppe (parenteral) gehören *Cefuroxim*, *Cefamandol* und *Cefotiam*. Das Spektrum ist im Vergleich zur Cefazolin-Gruppe in den gramnegativen Bereich erweitert. Hervorzuheben ist die gute Aktivität gegen Haemophilus influenzae bei erhaltener Wirksamkeit gegen grampositive Kokken, insbesondere Staphylokokken. Vom pädiatrischen Standpunkt ist dies von besonderem Interesse, da es vor Erhalt der bakteriologischen Kulturergebnisse die kalkulierte Initialbehandlung von Infektionen erlaubt, die typischerweise durch Staphylococcus aureus, Haemophilus influenzae oder Streptococcus pneumoniae hervorgerufen werden, wie z.B. Pneumonie, Knochen- und Gelenkinfektion, Orbitalphlegmone und andere Weichteilinfektionen. Nicht eingesetzt werden sollten Zweitgenerations-Cephalosporine zur Behandlung der bakteriellen Meningitis, der Epiglottitis durch Haemophilus influenzae sowie septischer Manifestationen von Salmonellen-Infektionen. Resistent sind u.a.

Pseudomonaden, Proteus vulgaris, *Citrobacter* und *Bacteroides fragilis*. Geeignet sind Cefuroxim und Cefotiam für die perioperative Prophylaxe. Die aktivste Substanz der Gruppe ist Cefotiam.

Cephamycine, Cefoxitin-Gruppe (parenteral). *Cefoxitin* gehört ebenfalls in die zweite Cephalosporin-Generation mit einer jedoch deutlich verminderten Aktivität gegen grampositive Kokken und Haemophilus influenzae bei ähnlicher Wirksamkeit gegen Enterobakterien. Hervorzuheben ist die hohe β-Laktamase-Stabilität mit einer guten Wirksamkeit gegen Anaerobier insbesondere gegen Bacteroides fragilis. Hauptindikation ist daher die Prophylaxe und Behandlung von (Abdominal-) Infektionen mit Verdacht auf die Beteiligung von Anaerobiern.

Drittgenerations-Cephalosporine, Cefotaxim-Gruppe (parenteral). Die wichtigsten Vertreter dieser Gruppe sind *Cefotaxim* und *Ceftriaxon*. Sie zeichnen sich im Vergleich zu den Zweitgenerations-Cephalosporinen durch eine höhere antimikrobielle Aktivität, ein breiteres gramnegatives Spektrum und eine bei entzündeten Meningen gute Liquorgängigkeit aus. Die *Aktivität* gegen Haemophilus influenzae und grampositive und gramnegative Kokken ist hervorragend, abgesehen von einer im Vergleich zu den Basis- und Zweitgenerations-Cephalosporinen etwas geringeren Aktivität gegen Staphylococcus aureus. Die Wirksamkeit bei Infektionen durch koagulase-negative Staphylokokken ist aufgrund der hohen Rate an Oxacillin-Resistenz eingeschränkt. Nicht aktiv ist die Cefotaxim-Gruppe gegen Pseudomonaden, *Clostridium difficile* und Bacteroides fragilis. Ampicillin-resistente Salmonellen und Shigellen sind gut empfindlich. Die wichtigsten *Indikationen* in der Pädiatrie sind die Initialbehandlung der bakteriellen Meningitis und anderer schwerer lebensbedrohlicher Infektionen auch bei Patienten unter Immunsuppression. Bei Verdacht auf Beteiligung von Listerien, Enterokokken, Pseudomonaden oder Anaerobiern muß entsprechend mit Ampicillin, einem Acylaminopenicillin und Aminoglykosid, oder Metronidazol kombiniert werden. Das Spätstadium der Lyme-Borreliose (Arthritis, Neuroborreliose) kann ebenfalls mit Ceftriaxon oder Cefotaxim behandelt werden. Der Vorteil von Ceftriaxon liegt in der Einmaldosierung pro Tag und der damit verbundenen Möglichkeit einer ambulanten Therapie. Allerdings wird bei Ceftriaxon unter höherer Dosierung nicht selten eine Pseudocholelithiasis beobachtet, welche die Therapie limitieren kann, in der Regel jedoch nach Absetzen reversibel ist.

Ceftazidim-Gruppe (parenteral). *Ceftazidim* gehört zu den Drittgenerations-Cephalosporinen, ist zusätzlich jedoch gegen die meisten Stämme von Pseudomonas aeruginosa sowie gegen *Burkholderia cepacia*, *Acinetobacter* und andere Nonfermenter wirksam. Die Wirksamkeit gegenüber Staphylococcus aureus ist etwa 2–3fach schwächer als die von Cefotaxim, ansonsten ist Ceftazidim neben Cefepim das Cephalosporin mit dem derzeit *breitesten antibakteriellen Wirkspektrum*. Ceftazidim stellt das wirksamste und am besten erprobte Medikament in der Behandlung von *Pseudomonas*-Infektionen einschließlich Meningitis, Sepsis, Pneumonie, Osteomyelitis und Weichteilinfektionen dar. Einen wichtigen Stellenwert hat Ceftazidim auch bei der Behandlung von Infektionen bei Patienten mit Neutropenie; eine Vielzahl von Studien belegt die klinische Ebenbürtigkeit der Monotherapie mit Ceftazidim gegenüber verschiedenen etablierten Kombinationstherapien. In vitro scheint ein Synergismus zwischen Ceftazidim und Aminoglykosiden zu bestehen, der sich klinisch jedoch nicht bemerkbar macht. *Cefsulodin* hat ein *schmales Spektrum* mit starker Aktivität gegen *Pseudomonas aeruginosa*, jedoch nur schwacher Aktivität gegen Enterobakterien; Staphylokokken und Streptokokken werden in vitro ebenfalls gehemmt. Da klinische Studien fehlen, kommt Cefsulodin ausschließlich als Alternative bei nachgewiesenen Pseudomonas-Infektionen in Frage. *Cefepim*, ein neueres parenterales Cephalosporin, ist in seiner Pseudomonas-Aktivität dem Ceftazidim, in seiner Staphylokokken-Wirksamkeit dem Cefotaxim vergleichbar. Es stellt das heute breitest aktive Cephalosporin dar und wird als „Viertgenerations-Cephalosporin" bezeichnet.

Klassische Oralcephalosporine, Cefalexingruppe. *Cefalexin* und *Cefadroxil* entsprechen in ihrem Wirkspektrum den Basis-Cephalosporinen mit einer guten Wirksamkeit gegenüber Staphylokokken, jedoch relativ schwacher Aktivität gegen gramnegative Stäbchen einschließlich Haemophilus influenzae. Die Verträglichkeit und Resorption nach oraler Gabe sind gut, sogar bei Gabe zu den Mahlzeiten. Die Penetration in das Mittelohr oder die Nebenhöhlen allerdings ist schlecht. Als Indikation gilt insbesondere die orale Fortsetzung der Antibiotikatherapie von schweren Staphylokokken-Infektionen wie z.B. Osteomyelitis oder septische Arthritis, unter Berücksichtigung der entsprechenden Behandlungskriterien. *Cefaclor*, *Loracarbef*, *Cefprozil* und *Cefuroximaxetil* entsprechen von ihrem Spektrum her den „Zweitgenerations-Cephalosporinen". Cefaclor wirkt gegenüber den Basis-Cephalosporinen 4–8mal stärker auf Streptokokken, Pneumokokken und empfindliche gramnegative Stäbchen (E. coli, Proteus mirabilis, Klebsiella). Der Vorteil aus pädiatrischer Sicht ist die gute Aktivität gegenüber allen aeroben Keimen (nicht Mycoplasma pneumoniae), die akute Infektionen des Respirationstrakts auslösen können, einschließlich *Moraxella catarrhalis* und β-Laktamase-negativen und -positiven Haemophilus-influenzae-Stämmen. Nur selten finden sich β-Laktamase-negative, Cephalosporin-resistente Stämme. Nachteile des Cefaclors sind die Notwendigkeit einer relativ hohen Dosierung, relativ hohe Therapiekosten sowie an Nebenwirkung die Entstehung einer serumkrankheitähnlichen Symptomatik mit Hautveränderungen, Fieber und Gelenkbeschwerden. Loracarbef und Cefprozil entsprechen in etwa dem Cefaclor.

Oralcephalosporine mit erweitertem Spektrum, Cefixim-Gruppe. Die wichtigsten Vertreter sind *Cefixim*, *Cefpodoxim* und *Ceftibuten*, die sich vom Cefotaxim ableiten und damit den „Drittgenerations-Cephalosporinen" zuzuordnen sind. Im Vergleich zu Cefaclor ist Cefixim gegen Haemophilus influenzae 6fach stärker aktiv, gegen A-Streptokokken 10fach, gegen Klebsiella pneumoniae 30fach, gegen Proteus mirabilis 130fach. Gegen Proteus vulgaris, Enterobacter cloacae, Salmonellen und Shigellen zeigt Cefixim gute Aktivität, während Cefalexin und Cefaclor nicht aktiv sind. Gegen

Pneumokokken ist die Aktivität in vitro gleich gut. Staphylokokken sind nahezu resistent gegenüber Cefixim. Nicht aktiv ist Cefixim gegenüber Pseudomonaden und Bacteroides fragilis. Das Spektrum von Cefpodoxim ist ähnlich dem von Cefixim. Cefpodoxim ist jedoch gegenüber A-Streptokokken und Pneumokokken 10–20fach stärker aktiv als Cefaclor, gegen Haemophilus influenzae 30fach stärker. Oxacillin-empfindliche Staphylokokken sind gegen Cefpodoxim und Cefaclor gleich empfindlich. Die Aktivität von Ceftibuten entspricht in etwa der von Cefixim mit stärkerer Aktivität gegen die meisten Enterobakterien, bei jedoch fehlender Aktivität gegen Staphylokokken und schwächerer Aktivität gegen Pneumokokken. Aufgrund der höheren Aktivität können die Oralcephalosporine mit erweitertem Spektrum erheblich niedriger dosiert werden als die klassischen Oralcephalosporine mit dadurch z.T. besserer Verträglichkeit; Ceftibuten kann obendrein einmal pro Tag dosiert werden. Die Bioverfügbarkeit nach oraler Gabe liegt bei 90 %. Nichtsdestoweniger ist die Indikation sehr streng zu stellen. In der Regel sollten die Medikamente dieser Gruppe nur bei Therapieversagen konventioneller Präparate oder aber bei Infektionen mit nachgewiesenermaßen resistenten Erregern eingesetzt werden. Dies ist sehr wichtig, um nicht einer zunehmenden Resistenzentwicklung z.B. von Pneumokokken gegenüber Substanzen der Cefotaximgruppe Vorschub zu leisten.

Andere β-Laktam-Antibiotika

Carbapeneme. Bei Carbapenemen (*Imipenem* und *Meropenem*) handelt es sich um β-Laktam-Antibiotika, die weder den Penicillinen noch den Cephalosporinen zuzuordnen sind. Carbapeneme hemmen die Zellwandsynthese und besitzen bereits bei niedrigen Konzentrationen eine starke bakterizide Aktivität. Eine allergische Kreuzreaktivität mit Cephalosporinen oder Penicillinen besteht nicht. Sie vereinigen die Eigenschaften von breitwirksamen Penicillinen und Cephalosporinen und erfassen das mit Abstand breiteste Spektrum aller verfügbaren Antibiotika einschließlich grampositiver Kokken, gramnegativer Enterobakterien, Enterokokken, Listerien, Pseudomonaden und Anaerobier. Keime mit erworbener multipler Resistenz sind in der Regel empfindlich gegenüber Imipenem. Die einzigen regelmäßig resistenten Bakterien sind *Enterococcus faecium*, *Burkholderia cepacia* und *Stenotrophomonas maltophilia*, *Clostridium difficile*, Mykoplasmen, Chlamydien und Mykobakterien.

Imipenem. Imipenem ist ein Derivat des natürlich vorkommenden Thienamycins. Da es bei alleiniger Gabe durch das körpereigene Enzym Dehydropeptidase-I rasch in den Nieren abgebaut wird, muß die Gabe kombiniert mit Cilastatin, einem reversiblen, kompetitiven Hemmstoff dieses Enzyms, erfolgen. In der verfügbaren Darreichungsform ist Imipenem mit Cilastatin im Verhältnis 1:1 gemischt. Die Menge des Cilastatins wird bei Dosierungsangaben nicht berücksichtigt. Die Liquorgängigkeit von Imipenem ist gering. Es wird nur in geringer Menge in der Galle ausgeschieden. Die Verträglichkeit bei Kindern ist gut. Bei höherer Dosierung werden insgesamt selten, insbesondere aber bei älteren Kindern und Erwachsenen zentralnervöse Nebenwirkungen wie Übelkeit, Schwindel, Verwirrtheit, Tremor bis hin zu Krampfanfällen beobachtet. Imipenem ist indiziert bei lebensbedrohlichen Mischinfektionen mit Verdacht auf Anaerobierbeteiligung, bei Infektionen durch multiresistente Erreger mit nachgewiesener Empfindlichkeit, bei schwerer Sepsis in Neutropenie und Versagen einer Therapie mit anderen Breitspektrumantibiotika. Bei der ungezielten Therapie sind Kombinationen mit anderen Antibiotika möglich, die gegen resistente Staphylokokken, Enterokokken oder Pseudomonaden sowie gegen Erreger von intrazellulären Infektionen wirken.

Meropenem. Meropenem ist ein neueres Carbapenem mit einem ähnlichen Wirkungsspektrum wie Imipenem. Es benötigt keine Kombination mit Cilastatin. Gegen Pseudomonas aeruginosa ist die Wirksamkeit stärker, gegen Anaerobier gleich gut, gegen grampositive Kokken (insbesondere Staphylokokken und Enterokokken) schwächer als bei Imipenem. Hervorzuheben ist die gute Liquorgängigkeit. Sehr erfolgreich eingesetzt und gut toleriert wurde Meropenem bei der Behandlung von Kindern mit bakterieller Meningitis durch Penicillin- und Cephalosporin-resistente Erreger.

Monobactame. *Aztreonam* zeichnet sich durch eine hohe Stabilität gegenüber β-Laktamasen gramnegativer Bakterien aus. Es wirkt *bakterizid* auf fast alle aeroben gramnegativen Stäbchen (Ausnahme *Acinetobacter, Alcaligenes*), hat jedoch keine Aktivität gegen grampositive Bakterien, Anaerobier und zellwandlose Bakterien. Klinische Erfahrungen mit Aztreonam sind gering, die Indikationen in der Pädiatrie limitiert auf die gezielte Behandlung von Infektionen durch sonst resistente Bakterien und bei Allergie gegen andere β-Laktam-Antibiotika.

Makrolide

Erythromycin ist die Leitsubstanz der Makrolide, von der sich die anderen, für die Pädiatrie wichtigen Makrolide *Roxithromycin*, *Clarithromycin* und *Azithromycin* ableiten. Der antibakterielle Effekt der Makrolide beruht auf der Hemmung der bakteriellen Proteinsynthese. Die Zielstruktur stellt wie auch bei Chloramphenicol und Clindamycin die 50S-Untereinheit der Ribosomen dar mit nachfolgender Hemmung der mRNA-Synthese. Die Bindungsaffinität zur 50S-Untereinheit ist relevant für die antibakterielle Aktivität, in der sich die verschiedenen Makrolidderivate unterscheiden. Der Wirktyp der Makrolide ist *bakteriostatisch*. Im Unterschied zu den β-Laktam-Antibiotika nehmen Bakterien in der stationären Wachstumsphase – z.B. in einem Abszeß – deutlich mehr Makrolidantibiotikum als in der logarhythmischen Wachstumsphase auf. Eine weitere wichtige Eigenschaft ist der postantibiotische Effekt, der über mehrere Stunden anhält. Der Schwerpunkt der *antibakteriellen Aktivität* der Makrolide liegt bei grampositiven, aeroben und aneroben Kokken und Stäbchen sowie bei gramnegativen Kokken. Gramnegative Stäbchenbakterien wie Enterobakterien und Pseudomonaden sind resistent, während Bordetella pertussis, Legionellen und die meisten Stämme von Haemophilus influenzae relativ empfindlich sind. Ebenfalls empfindlich sind Spiralbakterien wie *Campylobacter*, *Helicobacter*, Treponemen und Borrelien, sowie zellwandlose Bakterien wie Chlamydien, Mykoplasmen und Rickettsien. Erythromycin und die neueren Makrolidderivate unterscheiden sich nur zum Teil in vitro in ihrer antibakteriellen Aktivität, die Besonderheiten liegen jedoch vor allem in den unterschiedlichen pharmakologischen Eigenschaften.

Erythromycin. Wegen der Säurelabilität des Erythromycins sind verschiedene Derivate im klinischen Gebrauch wie Erythromycin-Äthlylsuccinat, -Stearat und -Estolat sowie für die i.v.-Applikation das Lactobionat. Antibiotisch wirksam ist ausschließlich die freie Base. Die Bioverfügbarkeit und Plasmaspiegel der verschiedenen Präparate unterschieden sich zwar, Unterschiede in der klinischen Wirksamkeit sind jedoch – mit Ausnahme der besseren Wirksamkeit des Estolats z.B. bei Pertussis – nicht relevant. Wegen der guten Resorption, der Möglichkeit der Verlängerung des Dosierungintervalls auf 12h und des fehlenden Eigengeschmacks wird dem Estolat heute häufig der Vorzug gegeben. Es sollte, wie die anderen Erythromycinester, zusammen mit den Mahlzeiten verabreicht werden, wodurch die gastrointestinalen Nebenwirkungen deutlich reduziert werden. *Nebenwirkungen* des Erythromycins sind z.T. ausgeprägte gastrointestinale Beschwerden, insbesondere bei Jugendlichen und Erwachsenen, und sehr selten allergische Reaktionen. Die i.v.-Präparate führen häufig zur Phlebitis und sollten als Kurzinfusion über mindestens 30–60 min verabreicht werden. Erythromycin kann bei Patienten, die eine QT-Verlängerung im EKG haben, gefährliche Rhythmusstörungen hervorrufen. Insgesamt gilt jedoch Erythromycin als das Antibiotikum in der Pädiatrie mit der niedrigsten Toxizität. Indikationen stellen insbesondere banale Krankheiten wie die A-Streptokokken-Pharyngitis bei Penicillin-Allergie oder die Otitis media dar. Darüber hinaus hat sich Erythromycin auch bei der ambulanten Therapie von Atemwegsinfektionen sowie Haut- und Weichteilinfektionen durch Staphylococcus aureus und A-Streptokokken bewährt. Weitere Indikationen sind Pneumonien durch Chlamydien, Mykoplasmen, Ureaplasmen, Legionellen sowie Pertussis. Erythromycin ist das Mittel der Wahl zur Behandlung der Diphtherie und zur Eradikation von Corynebacterium diphtheriae und Bordetella pertussis bei Trägern. Noch kontrovers wird der Einsatz bei Infektionen durch *Bartonella henselae* diskutiert.

Roxithromycin. Roxithromycin ist in vitro ähnlich aktiv wie Erythromycin, jedoch weniger aktiv gegen *Haemophilus influenzae*. Aufgrund der verlängerten Halbwertszeit kann es einmal pro Tag appliziert werden. Hervorzuheben ist die sehr gute intrazelluläre Aktivität und die gute enterale Resorption. Die Indikationen sind ähnlich wie bei Erythromycin.

Clarithromycin. Clarithromycin ist stärker aktiv gegen Legionellen, Chlamydien und grampositive Erreger und etwa gleich wirksam gegen Haemophilus influenzae. Es ist zusätzlich aktiv gegen *Mycobacterium-avium*-Komplex und kann, ggf. kombiniert mit Rifabutin und Proionamid, zur Behandlung von Infektionen durch atypische Mykobakterien eingesetzt werden. Ebenfalls wird Clarithromycin zur einwöchigen Tripletherapie gemeinsam mit Amoxicillin und Omeprazol zur Behandlung der Helicobacter-pylori-Infektion verwendet (s. Tabelle 104.2). Die gastrointestinale Resorption und Verträglichkeit ist gut. Es kann zweimal pro Tag verabreicht werden.

Azithromycin. Azithromycin hat eine bessere Aktivität gegen *Haemophilus influenzae* und Moraxella catarrhalis, jedoch eine geringere Aktivität gegen Staphylokokken und Streptokokken einschließlich Pneumokokken. Es erreicht hohe Konzentrationen in Geweben ebenso wie intrazellulär. Die außerordentlich lange Halbwertszeit von ca. 100h bewirkt, daß Azithromycin bei einer Applikation über 3 Tage mehr als 1 Woche in wirksamer Konzentration im Körper bleibt. Allerdings besteht die Gefahr der Resistenzentwicklung durch lange aufrecht erhaltene subinhibitorische Konzentrationen im Gewebe.

Lincosamide

Lincosamide unterscheiden sich strukturell deutlich von den Makroliden, haben jedoch bezüglich Spektrum und Wirkungsmechanismus viele Gemeinsamkeiten. Der einzige klinisch relevante Vertreter ist Clindamycin. *Clindamycin* hemmt die Proteinsynthese empfindlicher Keime durch Bindung an die ribosomale 50S-Untereinheit und wirkt *bakteriostatisch* oder *bakterizid* in Abhängigkeit von der Konzentration am Ort der Infektion und der Empfindlichkeit des Erregers. Das *Spektrum* umfaßt grampositive Kokken und Anaerobier. Gut empfindlich sind Staphylokokken, Pneumokokken, A-Streptokokken und vergrünende Streptokokken. Enterokokken und Listerien sind stets resistent. Unter den Anaerobiern sind empfindlich Bacteroides-, Fusobacterium-Arten, anaerobe Streptokokken und Propionibakterien. Es besteht eine gewisse Kreuzresistenz zu den Makroliden. *Pharmakokinetik:* Die Bioverfügbarkeit nach oraler Gabe liegt bei etwa 75% und ist unabhängig von der Nahrungszufuhr. Clindamycin besitzt eine gute Gewebegängigkeit mit guter Penetration in den Knochen. Wirksame Liquorspiegel werden nicht erreicht. Gastrointestinale *Nebenwirkungen* werden bei 5–20% berichtet, selten entwickelt sich die gefürchtete pseudomembranöse Enterokolitis. *Indikationen* für Clindamycin in der Pädiatrie sind Anaerobier-Infektionen (z.B. Lungenabszeß), schwere Staphylokokken-Infektionen oder die orale Nachbehandlung der Staphylokokken-Osteomyelitis, wobei hier viele Autoren staphylokokkenwirksamen Cephalosporinen den Vorzug geben. Da primär Clindamycin-resistente Staphylokokken vorkommen, muß die Empfindlichkeit in vitro nachgewiesen sein. Clindamycin stellt in Kombination mit Penicillin G das Mittel der Wahl zur Behandlung des Toxic-shock- und des Toxic-shock-like-Syndroms dar unter der Vorstellung, daß Clindamycin die Toxinproduktion von Staphylokokken bzw. Streptokokken über die Hemmung der Proteinsynthese blockiert. Ebenfalls wird Clindamycin eingesetzt zur Eradikationsbehandlung bei rezidivierenden A-Streptokokken-Infektionen. Clindamycin kann zur Therapie der ZNS-Toxoplasmose bei AIDS, oder bei Chloroquin-resistenter Malaria in Kombination mit Chinin herangezogen werden.

Tetrazykline

Die wichtigsten Vertreter der unter sich nahe verwandten Tetrazykline sind die sog. neueren Tetrazykline, *Doxyzy-*

[…]lin und *Minozyklin.* Tetrazykline wirken *bakteriostatisch* durch Hemmung der bakteriellen Proteinsynthese. Sie gelten als Breitspektrumantibiotika und sind extra- und intrazellulär wirksam. Das *Spektrum* erstreckt sich auf grampositive und gramnegative Erreger wie Streptokokken, Pneumokokken, Staphylokokken, Haemophilus influenzae, Bordetella pertussis, Borrelien und Enterobakterien. Der Anteil resistenter Stämme, insbesondere von Pneumokokken und Haemophilus, ist regional unterschiedlich. Immer resistent sind u. a. Pseudomonas aeruginosa und Proteus-Arten. Hervorzuheben ist die gute Wirksamkeit gegenüber intrazellulären Erregern wie Mykoplasmen, Chlamydien und Rickettsien. Die Applikation ist bevorzugt oral, kann aber auch parenteral erfolgen. Die orale Bioverfügbarkeit liegt bei über 75%. Die häufigsten *Nebenwirkungen* betreffen – wie bei anderen Antibiotika – den Gastrointestinaltrakt. Daneben können ausgeprägte, nicht immer reversible Photodermatosen bei Sonnenbädern unter Tetrazyklintherapie entstehen. Tetrazykline sollten nicht an Kinder jünger als 9 Jahre verabreicht werden, da es zu einer irreversiblen Gelbfärbung der Zähne mit Schmelzdefekten und erhöhter Kariesanfälligkeit kommen kann. Indikationen für Tetrazykline in der Pädiatrie sind wegen der guten Mykoplasmenaktivität die Behandlung der ambulant erworbenen Pneumonie des älteren Kindes, Erkrankungen durch Mykoplasmen, Chlamydien, Rickettsien, sowie die Behandlung der Lyme-Borreliose im Frühstadium.

Aminoglykoside

Aminoglykoside hemmen die bakterielle ribosomale Proteinsynthese. Sie wirken nicht nur in der Proliferations-, sondern auch in der Ruhephase von Bakterien. Der Wirktyp ist *bakterizid.* Aminoglykoside werden oral kaum resorbiert und können daher nur parenteral verabreicht werden. Die wichtigsten *Nebenwirkungen* betreffen Niere und Hörorgan. In der Kombinationsbehandlung mit β-Laktam-Antibiotika wird heute die Einmaldosierung pro Tag bevorzugt. Aufgrund der höheren Spitzenspiegel wird dadurch eine höhere bakterizide Aktivität erreicht, während aufgrund des über einen längeren Zeitraum niedrigen Talspiegels die Nephro- und Ototoxizität reduziert ist. Ein ausgeprägter postantibiotischer Effekt (PAE) gewährleistet die anhaltende Hemmung des Bakterienwachstums auch während der Periode des niedrigen Talspiegels. Je höher die initiale Aminoglykosidkonzentration, desto länger anhaltend ist der PAE. Üblicherweise werden Serumspiegelkontrollen durchgeführt, insbesondere bei Neugeborenen und Patienten mit eingeschränkter Nierenfunktion. Bei ansonsten gesunden Patienten genügt bei der Einmaldosierung pro Tag die Bestimmung eines Talspiegels, der 18–24 Stunden nach der letzten Gabe entnommen wird und unter 1 mg/l liegen sollte. Bei Patienten mit Mukoviszidose sind höhere Dosierungen erforderlich. Hier muß das Erreichen eines wirksamen Spiegels durch Bestimmung des Peakspiegels dokumentiert werden.

Von klinischer Bedeutung sind heute lediglich die neueren Aminoglykoside *Gentamicin*, *Tobramycin*, *Netilmicin* und *Amikacin*, deren Spektrum sehr ähnlich ist. Es umfaßt Enterobakterien, Pseudomonaden, etliche Nonfermenter und Staphylokokken. Gegen Streptokokken, Enterokokken und Listerien sind Aminoglykoside meist nur in Kombination mit β-Laktam-Antibiotika aktiv. Darüberhinaus zeigt sich in Kombination mit β-Laktam-Antibiotika bei einigen Bakterienarten ein starker synergistischer Effekt, z.B. mit Piperacillin gegen Pseudomonaden oder mit Cephalosporinen gegen Klebsiellen. Tobramycin ist bei Pseudomonas aeruginosa dem Gentamicin in vitro überlegen. Amikacin zeichnet sich durch das breiteste Spektrum und die geringste Resistenzrate aus, d.h. es ist wirksam gegen die meisten Gentamicin-resistenten Stämme von E. coli, Klebsiella, Proteus, Enterobacter, *Citrobacter*, Serratia, aber auch Pseudomonas, Acinetobacter und Staphylococcus aureus. Nicht empfindlich sind die meisten Anaerobier, Burkholderia cepacia und *Stenotrophomonas maltophilia.* Aufgrund der geringeren antimikrobiellen Aktivität muß Amikacin wesentlich höher dosiert werden als Gentamicin.

Sulfonamide und Trimethoprim

Sulfonamide werden heute aufgrund der relativ geringen antimikrobiellen Aktivität sowie der schnellen Resistenzentwicklung nicht mehr als Monotherapeutika eingesetzt, finden jedoch weiterhin als Kombinationspartner von Folsäureantagonisten wie Trimethoprim oder Pyrimethamin Anwendung bei der Therapie von Infektionen durch Bakterien und eukaryote Erreger (*Toxoplasma gondii* und *Pneumocystis carinii*). Sulfonamide hemmen die bakterielle Folsäuresynthese über einen anderen Angriffspunkt als die Hemmstoffe der Dihydrofolatreduktase wie z.B. Trimethoprim. Die klinisch gebräuchlichste Kombination ist *Trimethoprim mit Sulfamethoxazol (Cotrimoxazol)* in einem Mischungsverhältnis 1:5. Die doppelte Hemmung der bakteriellen Folsäuresynthese bewirkt eine synergistische Wirkungssteigerung mit einem je nach Bakterienart *bakteriziden* Effekt. Das *Spektrum* erstreckt sich auf die meisten aeroben Bakterienarten, wobei ein nicht unerheblicher Anteil an Isolaten resistent sein kann. Grundsätzlich unwirksam ist Cotrimoxazol gegen Mykoplasmen, Chlamydien und Pseudomonas aeruginosa, dagegen sind Burkholderia cepacia und Stenotrophomonas maltophilia meist empfindlich. Zur Behandlung von Pneumocystis carinii ist eine 4fache Dosissteigerung notwendig. Nach oraler Gabe wird Cotrimoxazol nahezu vollständig resorbiert. Es werden hohe Gewebespiegel insbesondere in den Nieren und der Lunge erzielt. Liquorkonzentrationen liegen deutlich niedriger, bei entsprechender Dosiserhöhung werden jedoch wirksame Spiegel erzielt. An *Nebenwirkungen* sind insbesondere die Allergie bis hin zum seltenen Lyell-Syndrom (s. Kap. 251) zu beachten. Darüberhinaus wird bei längerer Anwendung eine reversible Knochenmarkdepression beobachtet. Kontraindikationen sind die Anwendung bei bekannter Allergie, Hepatitis und Leberschäden. Im ersten Lebensmonat sollten Sulfonamide nicht eingesetzt werden, ausgenommen die Behandlung der konnatalen Toxoplasmose in Kombination mit Pyrimethamin. Weitere *Indikationen* sind die Behandlung unkomplizierter Harnwegsinfektionen, gastrointestinaler Infektionen durch Shigellen oder Salmonellen, die gezielte Behandlung von empfindlichen Erregern, sowie die Prophylaxe und Therapie der Pneumocystis-carinii-Infektion bei Patienten mit angeborenem oder erworbenem T-Zell-Defekt. Trimethoprim als Monosubstanz wird wegen des fehlenden Sulfonamidanteils besser vertragen und kann zur Behandlung unkomplizierter Harnwegsinfektionen und zur Reinfektionsprophylaxe eingesetzt werden.

Gyrasehemmer

Chinolone, von denen nur die neueren Fluochinolone eine Rolle spielen, hemmen die für die Nukleinsäurensynthese notwendige bakterielle DNS-Topoisomerase. Sie wirken *bakterizid* und können oral und parenteral appliziert werden. Die orale Resorptionsrate liegt bei 90 %. Die Liquorgängigkeit ist gering. Die Ausscheidung erfolgt überwiegend über die Nieren. Nebenwirkungen sind selten. Am häufigsten treten gastrointestinale Nebenwirkungen auf, seltener Überempfindlichkeitsreaktionen. Gyrasehemmer sind – außer bei den Patienten mit Mukoviszidose > 5 Jahre – bisher nicht für die Anwendung bei Kindern zugelassen. Bei Untersuchungen an jungen Hunden wurden nach hohen Dosen und unter starker Belastung irreversible Knorpelschäden festgestellt. Diese sind bisher bei Kindern trotz umfangreicher Anwendungsbeobachtungen nicht aufgetreten. Bei älteren Kindern können reversible Arthralgien beobachtet werden. Der *Einsatz im Kindesalter* im Rahmen eines Heilversuchs ist bisher dennoch auf Situationen beschränkt, in denen adäquate Alternativtherapien fehlen.

Das *Spektrum* von Ciprofloxacin umfaßt die meisten aeroben gramnegativen und grampositiven Bakterien, wobei die Aktivität gegenüber gramnegativen deutlich besser ist als gegenüber grampositiven Bakterien. Pneumokokken, Enterokokken, A- und B-Streptokokken sind nur mäßig empfindlich. Die Aktivität gegenüber Neisserien und Haemophilus influenzae ist gut. Ein regional unterschiedlicher Teil von Staphylokokken, Pseudomonaden, Stenotrophomonas maltophilia und *Acinetobacter*-Stämmen ist resistent. Bei längerer Behandlungsdauer kann es insbesondere bei Infektionen durch Pseudomonaden und Staphylokokken zur sekundären Resistenzentwicklung kommen. Die *Aktivität* von *Ofloxacin* gegenüber gramnegativen Bakterien ist etwas geringer als die von Ciprofloxacin, gegenüber grampositiven etwa gleich. Ciprofloxacin und Norfloxacin besitzen eine gewisse Aktivität gegenüber Mykobakterien. Der Schwerpunkt der antimikrobiellen Aktivität der Gyrasehemmer liegt bei den Enterobakterien. Als *Indikation* sind unter Berücksichtigung der oben angeführten Einschränkungen Infektionen durch Pseudomonas aeruginosa oder andere multiresistente Keime anzusehen, die oral behandelt werden können, z.B. bei Mukoviszidose, Osteomyelitis, chronischer Otitis media. Sie sind auch geeignet zur Behandlung von Typhus, Salmonellosen, Shigellosen, zur Sanierung von Salmonellen-Dauerausscheidern sowie Ciprofloxacin zur Prophylaxe bei Meningokokken-Exposition. Aufgrund der hohen Resorptionsrate ist die Wirksamkeit der oralen der der parenteralen Therapie vergleichbar, was erhebliche Vorteile nicht zuletzt in den Behandlungskosten birgt.

Glykopeptide

Die heute verfügbaren Glykopeptide sind *Vancomycin* und *Teicoplanin*. Sie greifen durch Hemmung der Peptidoglykanpolymerisation in die Zellwandsythese grampositiver Bakterien ein. Sie treten anders als β-Laktam-Antibiotika nicht in Wechselwirkung mit Enzymen der Zellwandsynthese, sondern mit Bausteinen der Zellwand selbst. *Bakterizidie* tritt ebenso wie bei β-Laktam-Antibiotika nur bei proliferierenden Keimpopulationen auf. Vancomycin und Teicoplanin müssen parenteral appliziert werden. An *Nebenwirkungen* werden am häufigsten Thrombophlebitis und Schmerzen während der Infusion beobachtet, daher muß Vancomycin insbesondere bei Kindern langsam (> 30 Minuten) und nicht zu hoch konzentriert verabreicht werden. Bei zu rascher Gabe können Schüttelfrost und Fieber auftreten bis hin zum Blutdruckabfall und Herzstillstand. Das Auftreten von Hautrötung mit Juckreiz insbesondere am Oberkörper und Gesicht bis hin zum generalisierten Flush (sog. „Red-man-Syndrom") wird ebenfalls nach zu rascher Gabe beobachtet. Vancomycin wird zu 80–90 % renal ausgeschieden. Die gefürchtete Nephro- und Ototoxizität tritt bei den neuen Vancomycin-Präparationen sehr selten und nur bei sehr hohen Serumkonzentrationen, z.B. infolge Niereninsuffizienz, auf. Daher sind unter Therapie die Nierenfunktion, bei Neugeborenen und Patienten mit eingeschränkter Nierenfunktion Spitzen- und Talspiegel zu kontrollieren. Teicoplanin wird im allgemeinen gut vertragen, Serumspiegelbestimmungen sind nicht notwendig. Aufgrund der langen Halbwertszeit kann es einmal am Tag appliziert werden. Die Gewebegängigkeit der Glykopeptide mit Ausnahme des Knochens ist gut. Vancomycin ist bei nicht entzündeten Meningen schlecht liquorgängig, nur bei Meningitis können wirksame Spiegel erreicht werden. Teicoplanin ist nicht liquorgängig. Glykopeptide sind in vitro wirksam gegenüber praktisch allen grampositiven Kokken und Stäbchen, auch gegenüber Oxacillin-resistenten Staphylococcus aureus-Stämmen und koagulase-negativen Staphylokokken, Enterokokken sowie *Corynebacterium jekeium*. Sie haben aufgrund der wachsenden Zahl von fremdkörperassoziierten Krankenhausinfektionen durch multiresistente grampositive Bakterien erheblich an Bedeutung gewonnen. In den letzten Jahren sind infolge des häufigen Einsatzes jedoch vermehrt Infektionen durch glykopeptidresistente Enterokokken und koagulase-negative Staphylokokken beobachtet worden. Bei schweren Staphylokokken-Infektionen scheint ein Synergismus mit Rifampicin zu bestehen, bei schweren Enterokokken- oder *Streptococcus-viridans*-Infektionen ein Synergismus mit Gentamicin. Zwischen Vancomycin und Teicoplanin besteht eine inkomplette Kreuzresistenz, so können Enterokokken Vancomycin-resistent und Teicoplanin-empfindlich, und Koagulase-negative Staphylokokken Teicoplanin-resistent und Vancomycin-empfindlich sein. Aufgrund der zunehmenden Resistenz- entwicklung und der Tatsache, daß bei Glykopeptidresistenz nur wenige neue, im Kindesalter kaum evaluierte Antibiotika gegenüber grampositiven Erregern zur Verfügung stehen, ist die Indikation zur Anwendung der Glykopeptide äußerst streng zu stellen. Als *Indikationen* können nur nachgewiesene Infektionen durch entsprechend resistente Erreger gelten. Regelhaft sind Infektionen durch glykopeptidempfindliche Keime wenig foudroyant, so daß der Erregernachweis vor Therapiebeginn abgewartet werden kann. Zur Behandlung der antibiotikainduzierten pseudomembranösen Enterokolitis sollte Vancomyin oral nur bei lebensbedrohlichen Situationen oder nach Versagen der Therapie mit Metronidazol eingesetzt werden.

Chloramphenicol

Chloramphenicol war das erste klinisch eingesetzte Breitspektrumantibiotikum, das synthetisch hergestellt wurde. Wegen der niedrigen Produktionskosten wird Chloramphenicol insbesondere in Teilen der Welt, in denen weniger toxische und wirksamere Antibiotika zu teuer sind, weiterhin breit angewendet. Chloramphenicol hemmt die bakterielle Proteinsynthese, die Wirkungsweise ist *bakteriostatisch*. Die Resorption nach oraler Gabe ist rasch und liegt bei ca. 90 %. Chloramphenicol penetriert gut in alle Organe einschließlich des Glaskörpers und Kammerwassers des Auges sowie in Abszesse. Auch intrazellulär gelegene Keime werden erfaßt. Im Liquor werden 50 % der Serumkonzentration erreicht, bei entzündeten Meningen sogar 100 %. Die Ausscheidung erfolgt überwiegend renal (90 %). Die Anwendung von Chloramphenicol kann mit erheblichen *Nebenwirkungen* belastet sein. Am gefürchtetsten ist die aplastische Anämie mit Panzytopenie, jedoch können auch isoliert einzelne Reihen der Blutbildung betroffen sein. Die aplastische Anämie kann sowohl nach kurzer als auch nach längerer Behandlungsdauer auftreten, scheint am häufigsten nach intermittierenden kurzen Behandlungszyklen zu sein, und tritt meist etwa 1 Woche nach Therapieende auf. Die Häufigkeit wird mit 1 : 10 000 bis 1 : 50 000 angegeben. Sie kann nach oraler wie nach parenteraler Gabe auftreten. Bei Früh- und Neugeborenen kann es durch eine noch mangelnde Glukuronidierungsfähigkeit der Leber zu einer Akkumulation von unkonjugiertem aktivem Chloramphenicol kommen, das zu schwerer akuter Toxizität mit irreversiblem Kreislaufversagen führt (Gray-Syndrom). Daher sollte Chloramphenicol in dieser Altersgruppe nicht eingesetzt werden. Ist dies dennoch notwendig, sind engmaschige Kontrollen des Serumspiegels erforderlich, zum Teil mehrfach täglich. Häufigere, aber weniger schwerwiegende Nebenwirkungen von Chloramphenicol betreffen den Magen-Darm-Trakt. Die Indikation für Chloramphenicol ist heute sehr streng zu stellen, da andere wirksame und weniger toxische Medikament zur Verfügung stehen. Verbliebene *Indikationen* sind schwere intraokuläre Infektionen durch empfindliche Erreger, bei denen nebenwirkungsärmere Antibiotika (z. B. Chinolone) unwirksam sind, sowie in bestimmten Situationen die Behandlung von Hirnabszessen oder therapierefraktären Meningitiden. Die Gesamtdosis von 25–30 g bei Erwachsenen und 700 mg/kg bei Kindern, entsprechend einer Behandlungsdauer von ca. 14 Tagen, darf nicht überschritten werden.

Nitrofurane

Der Hauptvertreter *Nitrofurantoin* wirkt *bakteriostatisch* durch Enzymhemmung im bakteriellen Zuckerstoffwechsel. Nitrofurantoin wird rasch und vollständig aus dem Darm resorbiert und ebenso rasch wieder über die Nieren eliminiert, so daß keine wirksamen Serumspiegel erreicht werden. Bei Patienten mit eingeschränkter Nierenfunktion kann es aber zu einer Akkumulation mit toxischen Nebenwirkungen kommen. Die häufigsten *Nebenwirkungen* sind Erbrechen und Übelkeit sowie allergische Hautreaktionen. Gefürchtet ist die Polyneuropathie, die insbesondere bei Langzeittherapie oder Niereninsuffizienz beobachtet wird und die nur teilweise reversibel ist. In vitro ist Nitrofurantoin aktiv gegen die Mehrzahl der üblichen gramnegativen und grampositiven Erreger von Harnwegsinfektionen mit Ausnahme der meisten Proteus- und Pseudomonas-Arten. Im Gegensatz zu anderen Substanzen, die zur Behandlung von Harnwegsinfektionen üblicherweise eingesetzt werden, entstehen Resistenzen unter Therapie nur selten. Dennoch ist die Indikation streng zu stellen. Es sollte nur zur Langzeitprophylaxe von Harnwegsinfektionen eingesetzt werden, bei der andere, weniger toxische Medikamente nicht wirksam sind. Bei jungen Säuglingen (1. Trimenon) darf Nitrofurantoin wegen der Gefahr einer hämolytischen Anämie nicht verwendet werden.

Metronidazol

Metronidazol gehört zur Gruppe der Nitroimidazole, die in ihrer Struktur den Nitrofuranen ähneln. Sie hemmen die Nukleinsäuresynthese anaerober Bakterien und wirken stark *bakterizid*. Daneben sind sie bereits in niedrigen Konzentrationen gegen Protozoen wie Amöben, Lamblien und Trichomonaden wirksam. Metronidazol wird enteral rasch und gut resorbiert. Die Ausscheidung erfolgt überwiegend über die Nieren. Häufig werden gastrointestinale *Nebenwirkungen* beobachtet, die jedoch nur selten eine Therapieunterbrechung erforderlich machen. Schwerwiegender sind periphere Neuropathien und zentralnervöse Symptome. Metronidazol erzielt hohe Konzentrationen im Liquor sowie eine exzellente Gewebepenetration einschließlich Gehirn und Abszeßhöhlen. Das *Spektrum* umfaßt fast alle obligat anaeroben Bakterien einschließlich Bacteroides-Arten und Clostridien. Daher wird es erfolgreich bei der Behandlung von Hirnabszessen als Kombinationspartner von Penicillinen und Cephalosporinen eingesetzt. Weitere *Indikationen* sind Abdominal- oder andere Infektionen mit Beteiligung von Anaerobiern. Daneben ist Metronidazol das Mittel der ersten Wahl zur oralen Behandlung der Enterokolitis durch toxinbildende Clostridium-difficile-Stämme.

Fosfomycin

Fosfomycin ist ein sehr einfach aufgebautes, kleines Molekül, das sich in keine der bekannten Antibiotikagruppen einteilen läßt. Es wirkt durch Blockade der Zellwandsynthese *bakterizid* in der Wachstumsphase von Bakterien. Aufgrund der schlechten oralen Resorption muß es bei systemischen Infektionen parenteral appliziert werden. An *Nebenwirkungen* sind neben gastrointestinalen Beschwerden, Hautausschlag und Venenreizung insbesondere die starke Natriumbelastung bei höherer Dosierung zu beachten. Das antibakterielle *Spektrum* umfaßt Staphylokokken, Haemophilus influenzae, E. coli und andere Enterobakterien, sowie einen Teil von Pseudomonas-Stämmen und Anaerobiern. Sekundäre Resistenzentwicklung ist möglich. Die kleine Molekülgröße bewirkt eine gute Gewebegängigkeit, insbesondere in den Knochen. Indikationen für die Anwendung von Fosfomycin sind schwere Infektionskrankheiten, z. B. Osteomyelitis, Mastoiditis oder Meningitis. Bei schweren Staphylokokken-Infektionen kann Fosfomycin auch mit β-Laktam-Antibiotika und Vancomycin kombiniert werden. Da nur wenige Studien zur klinischen Wirksamkeit vorliegen, ist Fosfomycin als Reserveantibiotikum beim Versagen anderer Alternativen anzusehen.

Rifampicin und Rifabutin

Rifampicin und Rifabutin gehören in die Gruppe der Ansamycine. Sie hemmen die bakterielle RNS-Polymerase mit einer breiten *antimikrobiellen* und stark *bakteriziden* Aktivität. Sie werden nach oraler Gabe fast vollständig resorbiert. Die Gewebegängigkeit ist gut, ebenso die intrazelluläre Penetration und Aktivität. Die Liquorgängigkeit ist gering. Häufig sind gastrointestinale Nebenwirkungen sowie ein geringer Transaminasenanstieg. Bei Transaminasen über 100 U/l und Anstieg des Bilirubins muß Rifampicin abgesetzt werden, da insbesondere bei Vorschädigung der Leber letale Leberdystrophien auftreten können. Selten beobachtet man Blutbildveränderungen sowie ein grippeähnliches Krankheitsbild. Zu beachten ist die Orangeverfärbung von Körperflüssigkeiten (Urin, Speichel, Tränenflüssigkeit usw.) unter Therapie, die auch zu einer permanenten Verfärbung von Kontaktlinsen führen kann. Das *Spektrum* von Rifampicin umfaßt insbesondere bestimmte Mykobakterien (u.a. Mycobacterium tuberculosis), grampositive Kokken einschließlich oxacillinresistenter Staphylokokken und penicillinresistenter Pneumokokken, Meningokokken, Haemophilus influenzae, Legionellen und Chlamydien. Aufgrund der raschen Resistenzentwicklung unter Rifampicin-Monotherapie muß eine Kombinationsbehandlung mit anderen Antibiotika bzw. Tuberkulostatika erfolgen. Zur kurzfristigen Eradikationstherapie bzw. Prophylaxe bei Haemophilus-influenzae- oder Meningokokkenexposition kann Rifampicin, üblicherweise 10 mg/kg KG alle 12 h über 2 Tage oder 20 mg/kg KG alle 24 h über 4 Tage, allein eingesetzt werden (maximal 600 mg pro Tag). Weitere *Indikationen* sind neben der Tuberkulosetherapie (s. dort) die Behandlung von schweren Staphylokokken-Infektionen (z.B. Endokarditis oder Shuntinfektionen) sowie Meningitis durch Penicillin- und Cephalosporin-resistente Pneumokokken als Kombinationspartner von β-Laktam-Antibiotika bzw. Vancomycin. Rifabutin, welches über einen zweiten Mechanismus bakterizid wirkt, kann bei Rifampicin-Resistenz versucht werden. Daneben ist seine Aktivität gegen atypische Mykobakterien deutlich besser als die von Rifampicin. Als Kombinationspartner von Clarithromycin und Protionamid wird es zur Therapie von atypischen Mykobakterieninfektionen eingesetzt. Hierbei ist das Auftreten von reversiblen Uveitiden (regelmäßige augenärztliche Untersuchung notwendig) und einer reversiblen Braunverfärbung der Zähne zu beachten. Rifabutin wird bei AIDS-Patienten zur Prophylaxe von Mycobacterium-avium-intracellulare-Infektionen verwendet.

Fusidinsäure

Fusidinsäure ist keiner der bekannten Antibiotikaklassen zuzuordnen und in der Pädiatrie von untergeordneter Bedeutung. Es wirkt *bakteriostatisch* durch Hemmung der Proteinsynthese. Die Resorption nach oraler Gabe ist langsam. Es werden gute Gewebespiegel insbesondere im Knochen, der Synovia sowie in Eiter erzeugt. Die *Aktivität* beschränkt sich im wesentlichen auf Staphylokokken. Klinische Studien zur Wirksamkeit fehlen. Bei Staphylokokken-Infektionen kann es bei Penicillin-Allergie oder Versagen anderer Antibiotika eingesetzt werden, bei schweren Infektionen auch als Kombinationspartner konventioneller Antibiotika. Darüberhinaus wird es lokal bei Hautinfektionen durch Staphylokokken angewendet.

Mupirocin

Mupirocin ist eine von *Pseudomonas fluorescens* sezernierte Substanz mit *bakteriostatischer* Wirkung durch Hemmung der bakteriellen Proteinsynthese. Es besteht keine Verwandtschaft zu anderen Antibiotika. Die antibakterielle *Aktivität* beschränkt sich auf Staphylococcus aureus und A-Streptokokken. Es wird ausschließlich lokal zur Behandlung von Hautinfektionen eingesetzt mit gelegentlichen örtlichen Reizungserscheinungen. Daneben kann es zur Elimination von nasaler Besiedlung mit Oxacillin-resistenten Staphylokokken verwendet werden, allerdings ist die Rekolonisierungsrate erheblich.

Polymyxine

Polymyxine (*Colistin*, *Polymyxin B*) besitzen keine Verwandtschaft zu anderen Antibiotika. Sie werden enteral praktisch nicht resorbiert, besitzen aber eine erhebliche Neuro- und Nephrotoxizität bei parenteraler Anwendung sowie eine schlechte Gewebepenetration. Heftige allergische Reaktionen können auftreten. Die Wirkungsweise ist *bakterizid* bei ruhenden und sich teilenden Bakterien durch Veränderung der Zytoplasmamembran. Das *Spektrum* erstreckt sich ausschließlich auf gramnegative Bakterien einschließlich Pseudomonaden. Der Einsatz ist im wesentlichen auf lokale Anwendungen beschränkt, z.B. zur nicht unumstrittenen selektiven Darmdekontamination bei onkologischen Patienten, zur topischen Behandlung der Otitis externa oder Konjunktivitis durch Pseudomonaden.

Pristinamycin-Derivate

Die Pristamycine gehören in die Gruppe der Streptogramine. Erhältlich ist heute das Kombinationspräparat Synercid bestehend aus den Einzelkomponenten Quinupristin und Dalfopristin, die stark synergistisch wirken. Das Aktivitätsspektrum umfaßt alle grampositiven Kokken. Von besonderer Bedeutung ist seine Aktivität auch gegen Oxacillin-resistente Staphylokokken, Vancomycin-resistente Enterokokken und Penicillin-resistente Pneumokokken. Die Aktivität in vitro gegen Enterococcus faecalis ist deutlich geringer als die gegen Enterococcus faecium. Weiterhin ist Quinupristin/Dalfopristin aktiv gegen Legionellen, Mykoplasmen und Chlamydien sowie gegen einige Anaerobier (nicht Bacteroides fragilis). Eine Kreuzresistenz zu Antibiotika anderer Klassen besteht nicht. Quinupristin/Dalfopristin wird intravenös appliziert (Dosierung wahrscheinlich 3mal täglich je 7,5 mg/kg Körpergewicht). An Nebenwirkungen ist besonders die starke Venenwandreizung relevant, weswegen es stark verdünnt appliziert werden muß. Die Bedeutung von Quinupristin/Dalfopristin liegt in der Aktivität auch gegen multiresistente Staphylokokken, Enterokokken und Pneumokokken. Es steht damit als Reserveantibiotikum zur Therapie sonst nicht behandelbarer Infektionen zur Verfügung. Die klinischen Erfahrungen in der Pädiatrie sind bisher allerdings noch gering.

Oxazolidinone

Oxazolidinone stellen eine neue Klasse von Antibiotika dar, deren bisher wichtigster Vertreter das Linezolid ist. Sie hemmen die bakterielle Proteinsynthese; sie sind oral und parenteral anwendbar. Ihre besondere Bedeutung liegt wie bei Quinupristin/Dalfopristin in der Aktivität gegen multiresistente grampositive Bakterien einschließlich Oxacillin-resistenter Staphylokokken, Vancomycin-resistenter Enterokokken und Penicillin-resistenter Pneumokokken. Eine Kreuzresistenz zu Antibiotika anderer Klassen besteht nicht. Sie könnten damit auch bei Kindern als Reserveantibiotika zur Therapie ansonsten nicht behandelbarer Infektionen durch grampositive Erreger eine erhebliche Bedeutung gewinnen. Klinische Erfahrungen in der Pädiatrie bestehen bisher nicht.

Everninomycine

Die Everninomycin-Familie besteht aus einer Gruppe von Oligosaccharidantibiotika, deren wichtigster Vertreter das Ziracin darstellt. Die antimikrobielle Aktivität richtet sich ganz überwiegend gegen grampositive Kokken, der Wirktyp ist bakteriostatisch. Die Bedeutung liegt ebenfalls in ihrer Aktivität gegen multiresistente Staphylokokken, Enterokokken und Pneumokokken. Klinische Erfahrungen in der Pädiatrie bestehen bisher nicht.

Medikamente zur Behandlung der Tuberkulose

(s. auch Kap. 98.19)

Man unterscheidet bei den Mitteln zur Behandlung der Tuberkulose Substanzen der ersten Wahl mit höherer Effektivität und niedrigerer Toxizität und Substanzen der Reserve mit geringerer Effektivität und teilweise zahlreicheren oder schwerwiegenderen Nebenwirkungen. Nur die Tuberkulostatika der ersten Wahl sollen hier besprochen werden, zu ihnen gehören Isoniazid, Rifampicin (s.o.), Pyrazinamid, Streptomycin und Ethambutol. Die empfohlenen Dosierungen sind in Tabelle 269.4 aufgelistet.

Isoniazid. Isoniazid (INH) hemmt die bakterielle Nukleinsäure- und Mykolsäuresynthese in konzentrationsabhängig entweder bakterizider oder bakteriostatischer Form. INH wirkt ausschließlich auf Mykobakterien vom Mycobacterium-tuberculosis-Komplex. Es wird nach oraler Gabe gut resorbiert und im Organismus durch Azetylierung entweder schnell oder langsam inaktiviert. Die Gewebe- und Liquorgängigkeit ist gut. An *Nebenwirkungen* kann es insbesondere bei vorgeschädigter Leber und zu Therapiebeginn zu vorübergehenden Transaminasenanstiegen bis hin zu klinisch manifester Hepatitis kommen. Das bei Erwachsenen beobachtete Leberversagen kommt bei Kindern nicht vor. Darüber hinaus können zentralnervöse Störungen und periphere Neuritiden auftreten. Prophylaktisch sollte Vitamin B_6 verabreicht werden. INH gehört zu den wichtigen, gut wirksamen Medikamenten in der Tuberkulosebehandlung. Es ist das Mittel der Wahl zur prophylaktischen Behandlung bei gefährdeten Personen oder Tuberkulinkonvertern.

Rifampicin. Siehe oben.

Pyrazinamid. Pyrazinamid wirkt *bakterizid* auf humane Tuberkelbakterien. Es wird enteral gut resorbiert und weist eine gute Gewebediffusion und Liquorgängigkeit auf. *Nebenwirkungen* treten sehr selten auf und betreffen die Blutbildung und die Leber. Es gehört zu den essentiellen Medikamenten in der initialen Kombinationsbehandlung der Tuberkulose.

Ethambutol. Ethambutol hat eine bakteriostatische Wirkung auf proliferierende Tuberkelbakterien. Es wird nach oraler Gabe gut resorbiert und ist gut liquorgängig. Die wichtigste *Nebenwirkung* ist die meist reversible Retrobulbärneuritis, daher sind regelmäßige augenärztliche Untersuchungen notwendig.

Streptomycin. Streptomycin wirkt als Aminoglykosid *bakterizid* auf extrazellulär gelegene Tuberkelbakterien. Die Re-

Tabelle 269.4. Empfohlene Dosierungen ausgewählter Tuberkulostatika

Medikament	Applikation	Einzeldosen pro Tag	Kinderdosierung pro kg und Tag	Maximale Tagesdosis
Isoniazid	p.o.	1	200 mg/m² KOF entsprechend:	0,3 g
0–5 Jahre	p.o.	1	8–10 mg	
6–9 J	p.o.	1	7–8 mg	
10–14 Jahre	p.o.	1	6–7 mg	
15–18 Jahre	p.o.	1	5–6 mg	
Pyrazinamid	p.o.	1	30 mg	2 g
maximale Therapiedauer 2–3 Monate				
Rifampicin	p.o.	1	350 mg / m² KOF entsprechend:	0,6 g
0–5 Jahre	p.o.	1	15 mg	
6–9 Jahre	p.o.	1	12 mg	
10–14 Jahre	p.o.	1	10 mg	
15–18 Jahre	p.o.	1	10 mg	
Rifabutin	p.o.	1	5 mg	
Ethambutol	p.o.	1	850 mg / m² KOF entsprechend:	1,75 g
0–5 Jahre	p.o.	1	30 mg	
>5 Jahre	p.o.	1	25 mg	
Streptomycin	i.m., i.v.	1	20 mg	0,75 g
maximale Gesamtdosis 30 g / m² KOF				

sorption nach oraler Gabe ist minimal. Die Anreicherung in den Geweben einschließlich Lunge ist gut, die Penetration in den Liquor gering. Die *Nebenwirkungen* entsprechen denen der anderen Aminoglykoside. Wegen der parenteralen Applikation und den nicht unerheblichen Nebenwirkungen bei langer Therapiedauer wird Streptomycin heute nur noch selten gebraucht.

Antimykotika (zur Behandlung systemischer Pilzinfektionen)
(s. Kap. 100)

Amphothericin B. Amphothericin B (AmB) verändert die Permeabilität der Zytoplasmamembran von Pilzen durch Hemmung der Sterolsynthese. Es ist wirksam gegen Sproßpilze und Fadenpilze und unwirksam gegen Dermatophyten. AmB wird nach oraler Gabe nicht resorbiert. Die Liquorgängigkeit ist gering, bei Meningitis etwas gesteigert. Die Verträglichkeit nach intravenöser Gabe des in 5%iger Glukose gelösten AmB ist schlecht, es kann zu Fieber, Schüttelfrost und Kreislaufkollaps kommen, typischerweise gegen Ende der in der Regel als Kurzinfusion über 1–2 Stunden applizierten Lösung. Bei längerer Infusionsdauer kann sich die Dauer der Allgemeinsymptome ebenfalls verlängern. AmB wirkt nephrotoxisch, was sich in einem Anstieg der Retentionswerte Kreatinin und Harnstoff sowie einer Hypokaliämie, Hypomagnesämie und Hyponaträmie äußern kann bis hin zum intrarenalen Nierenversagen. Eine Abmilderung der renalen Nebenwirkungen läßt sich durch eine erhöhte Natriumzufuhr erreichen. Serumnatriumwerte an der oberen Normgrenze werden angestrebt. Die schweren Allgemeinsymptome können die Gabe von Kortikosteroiden prophylaktisch vor oder als Beimengung zur Infusion notwendig machen. Nebenwirkungen können ebenfalls durch H_1-Blocker abgemildert werden. Die Zugabe kleiner Heparinmengen zur Infusionslösung verringert das Thrombophlebitisrisiko. Darreichungsformen von in Liposomen verpacktem AmB sowie die Applikation in Lipidlösungen verringert die Nebenwirkungen erheblich. Die klinische Wirksamkeit des liposomalen AmB scheint dem konventionellen AmB äquivalent zusein. Aufgrund der niedrigen Nebenwirkungsrate kann es erheblich höher dosiert werden. Leider ist liposomal verpacktes AmB sehr teuer. Indikation für die parenterale Gabe von AmB sind lebensbedrohliche Erkrankungen durch Pilze. Bei der Behandlung der Kryptokokkose kann durch die Kombinationsbehandlung mit Flucytosin die Dosis von AmB reduziert werden. Oral verabreichtes AmB kann zur Behandlung oder Prophylaxe von gastrointestinaler Pilzbesiedlung eingesetzt werden. Aufgrund der langen Latenz von etwa 5–7 Tagen, bis sich AmB in ausreichender Konzentration im Lungengewebe nachweisen läßt, wird von vielen Zentren bei Risikopatienten (z.B. Knochenmarktransplantation) die prophylaktische parenterale Anwendung in niedriger Dosierung (0,1–0,3 mg/kg) praktiziert.

Flucytosin (5-Fluorocytosin). Flucytosin wirkt bei empfindlichen Pilzen als Antimetabolit des Cytosins. Es zeigt in vitro eine synergistische Aktivität mit AmB gegenüber den meisten *Candida*-Arten und *Cryptococcus neoformans*, weswegen häufig die Kombinationsbehandlung empfohlen wird Klinische Wirksamkeitsstudien liegen jedoch nur für die Kombinationsbehandlung der Kryptokokkose vor. Eine Monotherapie mit Flucytosin ist lediglich bei der Chromoblastomykose indiziert. Die Penetration in Gewebe, Augenkammerwasser und Liquor ist gut; die Verträglichkeit in der Regel ebenfalls, gelegentlich werden Beeinträchtigungen der Hämatopoese, insbesondere Thrombopenien, beobachtet. Das Auftreten einer sterilen Peritonitis erfordert den Abbruch der Therapie. Ein Monitoring der Therapie durch Serumspiegelkontrollen wird von manchen Autoren für erforderlich gehalten. Wichtig zu berücksichtigen ist bei onkologischen Patienten, daß durch die gleichzeitige Gabe von Cytosin-Arabinosid die Wirkung von Flucytosin aufgehoben wird.

Fluconazol. Fluconazol gehört in die Gruppe der Azole. Es wirkt durch eine Hemmung der Sterolsynthese der Pilzzellwand. Fluconazol wird nach oraler Gabe gut resorbiert. Die Penetration in Gewebe einschließlich Augenkammerwasser und Liquor ist gut. Die Verträglichkeit ist gut. Die seltenen Nebenwirkungen betreffen im wesentlichen den Gastrointestinaltrakt. Fluconazol ist aktiv gegen Cryptococcus neoformans und die meisten Candida-Arten außer Candida krusei und manche *Torulopsis-glabrata*-Stämme. *Indikationen* sind systemische Infektionen einschließlich Meningitis und okulärer Manifestationen durch Candida-Arten, Cryptococcus-neoformans-Infektionen sowie schwere Formen mukokutaner Infektionen durch Candida bei immunkompromittierten, insbesondere AIDS-Patienten. Vorteilhaft ist die gute Verträglichkeit und die Möglichkeit der oralen Applikation.

Ketoconazol. Ketoconazol ist ein Azol-Derivat mit Aktivität gegen Candida-Arten, *Blastomyces, Histoplasma, Coccidioidis* und Dermatophyten. Wegen erheblicher Nebenwirkungen, insbesondere Hepatotoxizität, und der mäßigen klinischen Wirksamkeit wird es heute kaum mehr eingesetzt.

Itraconazol. Itraconazol ist ein Azol-Derivat mit hoher antimykotischer Aktivität gegen Candida- und Aspergillus-Ar-

Tabelle 269.5. Empfohlene Dosierungen ausgewählter Antimykotika

Medikament	Applikation	Einzeldosen pro Tag	Kinderdosierung pro kg und Tag	Maximale Tagesdosis
Amphothericin B	i.v.	1	0,3–1,5 mg	
liposomal	i.v.	1	1–6 mg	
Flucytosin	i.v., p.o.	4	100–150 mg	8 g
Fluconazol	i.v., p.o.	1	3–12 mg	0,6 g
Itraconazol	p.o.	1	3–5 mg	0,6 g

ten. Es steht derzeit nur oral zur Verfügung. Die Darreichungsform in Kapseln wird gut resorbiert bei Gabe zu oder nach den Mahlzeiten, die Flüssigform eher nüchtern. Es erreicht hohe Gewebespiegel, allerdings nicht intraokulär und im Liquor. Allgemeine Nebenwirkungen sind selten, bei längerer Behandlung können schwere Hypokaliämien auftreten. Indikationen sind systemische Candida-, Aspergillus-, Cryptococcus- und Histoplasma-Infektionen sowie therapierefraktäre mukokutane Infektionen durch Candida bei AIDS- oder anderweitig schwer immunkompromittierten Patienten. Weiterhin wird Itraconazol häufig zur oralen Nachbehandlung von Aspergillus-Infektionen bei immunsupprimierten Patienten eingesetzt. Die empfohlenen Dosierungen der genannten Antimykotika sind in Tabelle 269.5 aufgeführt.

Literatur

American Academy of Pediatrics (1997) Antimicrobials and related therapy. In: Peter G (ed) Red Book: Report of the Committee of Infectious Diseases. American Academy of Pediatrics, 24th ed. Elk Grove Village. pp 605–666

Deutsche Gesellschaft für Pädiatrische Infektiologie (1997) Handbuch Infektionen bei Kindern und Jugendlichen, 2. Aufl. Futuramed Verlag, München, S 100–145

Eichenwald HF, McCracken GH, Schmitt HJ (1993) Principles of Antibacterial Therapy. In: Eichenwald HF, Ströder J (eds) Pediatric therapy, 3rd edn. Mosby, St. Louis, pp 602–634

Hickey SM, McCracken GH Jr (1998) Antibacterial therapeutic agents. In: Feigin RD, Cherry JD (eds) Textbook of Pediatric Infectious Diseases, 4th ed. WB Saunders, Philadelphia, pp 2614–2649.

Sáez-Llorens X, McCracken GH Jr (1996) Clinical pharmacology of antibacterial agents. In: Remington JS, Klein JO (eds): Infectious diseases of the fetus and newborn infant, 4th ed. WB Saunders, Philadelphia, pp 1287–1336

Simon C, Stille W (1997) Antibiotika-Therapie in Klinik und Praxis. 9. Aufl. Schattauer, Stuttgart New York, S 1–335

270 Schmerz

P. Gutjahr

Schmerz ist eine subjektive Erfahrung. Sie drückt sich beim Neugeborenen und Säugling anders aus als beim Schulkind und Adoleszenten. Verschiedene Individuen werden auf gleiche Schmerzreize unterschiedlich reagieren, auch wenn sie gleich alt sind.

Bis zu einem gewissen Grad kann man sich an Schmerz gewöhnen. Damit schützt sich der Körper gegen immer wieder auftretende Läsionen. Schmerz ist also auch intraindividuell unterschiedlich.

Nozizeption und bewußte Schmerzempfindung sind nicht gleichzusetzen. Letztere impliziert die gesamte Erfahrung mit dem Phänomen Schmerz, wobei affektiv-emotionele und vegetative Komponenten eine Bedeutung haben. Der kognitive Prozeß führt zu einer psychomotorischen Handlung, die beim Frühgeborenen sicher anders ist als beim Jugendlichen, was aber nicht bedeutet, daß jener weniger leidet als dieser. Lange Zeit wurde verkannt, daß Säuglinge, Neugeborene und auch Ungeborene Schmerz erleben

Tabelle 270.1. Drei-Stufen-Schema der Schmerzbehandlung nach WHO (Gutjahr 2000; Zernikow 2001)

Stufe I	**Nichtopioid-Analgetika +/- Adjuvantien (Auswahl)**
Paracetamol	10-15 mg/kg alle 4 Stunden(Tabletten, Saft) 20 mg/kg alle 6 Stunden (Suppositorien)
Metamizol	15 mg/kg alle 4-6 Stunden (Tabletten, Tropfen, Suppositorien)
Ibuprofen	5-10 mg/kg alle 6-8 Stunden (Saft, Tabletten, Suppositorien)
Naproxen	7 mg/kg alle 12 Stunden (Tabletten, Saft, Suppositorien)
Stufe II	**Niederpotente Opioide +/- Nichtopioide +/- Adjuvantien (Auswahl)**
Tramadol	1 mg/kg p.o./i.v. alle 4-6 Stunden (Kapseln, Tropfen, Suppositorien)
Tramadol Retardpräparat Retardtabletten	2-3 mg/kg p.o. alle 8-12 Stunden
Dihydrocodein, Retardtabletten	1-2 mg/kg p.o. alle 8-12 Stunden
Tilidin	4 x 2,5 mg/Lebensjahr (4 x 1 gtt./Lebensjahr)
Stufe III	**Opioide +/- Nichtopioide +/- Adjuvantien**
STARTDOSIS Morphin	0,2-0,3 mg/kg alle 4 Stunden p.o., 0,1 mg/kg alle 2-4 Stunden i.v.
Morphin retardiert	0,5 mg/kg alle 8-12 Stunden p.o.
Piritramid	0,05-1,0 mg/kg alle 6 Stunden i.v.
Fentanyl	1 µg/kg pro Gabe i.v.

Adjuvantien: Dexamethason; trizyklische Antidepressiva; Carbamazepin; Ketamin;Chlorpromazin; Haloperidol; Promethazin; Spasmolytika, Laxantien und erleiden können. Inzwischen ist Schmerz sogar ein Thema beim selektiven Fetozid.

Ältere Kinder und Jugendliche vermögen ihren Schmerz hinsichtlich Dauer, Schwere und Lokalisation meist ebenso gut zu beschreiben wie Erwachsene. Zur Quantifizierung eignen sich Skalen bzw. Graphiken (Smile Scale/Visuelle Analogskala), in denen Betroffene ihre Einschätzung von Schmerzen eintragen. Auch das Führen von Tagebüchern, z.B. bei Migräne oder Spannungskopfschmerz, hat sich bewährt. Oftmals ist eine Einschätzung von Schmerzen nur stationär möglich durch Ärzte und Pflegepersonal, die aus Mimik, Verhalten, Atmung, Kreislaufparametern (mittlerer arterieller Druck, Herzfrequenz), Muskeltonus ihre Schlüsse ziehen.

Schmerzen sind ausreichend und adäquat zu behandeln, nach Möglichkeit kausal durch Beseitigung der Schmerzursache, sonst symptomatisch. Behandlungsziel ist nicht immer völlige Schmerzfreiheit, sondern weitestgehend Schmerz-Reduktion. Zunächst ist die Schmerzursache abzuklären. Organische Ursachen sind zu finden oder auszuschließen. Ihre Behandlung macht Analgetika oft überflüssig (z.B. operative Senkung eines gesteigerten Hirndrucks bei Hydrocephalus internus; Steroidbehandlung von Leukämien bei Knochenschmerz, Ruhigstellung einer Fraktur). Die primäre Verabreichung von Analgetika ist selten die beste Behandlungsstrategie. Orale Analgetika reichen dann meist aus und sind vorzuziehen.

Analgetika, Darreichungsformen und Behandlungsstrategien sind in Tabelle 270.1–270.8 zusammengefaßt. Nicht-

Tabelle 270.2. Schmerz in der kinderärztlichen Praxis – Behandlungsoptionen. (Nach Gutjahr 2000)

Mund- und Rachentherapeutika	
Antiseptika/Anästhetika/Kombinierte Präparate (Lösung, Spray, Gel, Lutschtablette)	
Beispiel: Hexoral, Doreperol, Dequonal, Herviros, Dynexan A Gel,Dobendan (X), Hexoraletten	
Magen-Darm-Therapeutika/Spasmolytika	
Antimeteoristische Siliziumpräparate	
Lefax, Sab simplex, Elugen	
Carminativa	
Carminativum Hetterich N Tropfen	
Adsorbentien	
Kaoprompt H, Tannalbin	
Laxantien (Laktulosezubereitungen)	
Bifiteral G, Laktulose, Neda	
Spasmolytika	
Pibenzolatbromid (IIa-Med M Tropfen für Säuglinge und Kleinkinder)	
Butyl-Scopolamin Suppositorien für Säuglinge und Kleinkinder	
Buscopan Injektionslösung 0.25-0.5 mg/kg maximal alle 6 Stunden	
Analgetika	
Stufe I	Analgetika nach WHO: häufig (Beispiel: Paracetamol, Metamizol, Ibuprofen)
Stufe II	Analgetika nach WHO: seltener (Beispiel: Tramadol, Dihydrocodein)
Stufe III	Analgetika nach WHO: sehr selten in der Praxis (Beispiel: Morphin, Piritramid, Pethidin) (Substanzen und Dosierung s. Tabelle 270.1)

Tabelle 270.4. Analgesie bei kinderchirurgischen Operationen. (Nach Gutjahr 2000)

Allgemeinanästhesie
Regionalanästhesie (ausnahmsweise, z.B. Spinalanästhesie): ferner als Wundinfiltration mit Lokalanästhetika
Oberflächenanästhesie (z.B. EMLA-Pflaster vor Blasenpunktion oder Hautbiopsie)
Infiltrationsanästhesie (z.B. bei Wundversorgung)
Periphere Nervenblockaden (z.B. bei Präputialplastik/ Zirkumzision, bei Frakturen: Kompartmentblock)
Periduralanästhesie
Systemische Analgetika bei ambulanten Operationen: meist Medikamente der Stufe I oder II nach WHO (s.Tabelle 270.1); sehr selten Opiate bei ambulanten Operationen
Patienten-kontrollierte Analgesie (s.Tabelle 270.8)

Tabelle 270.3. Therapie der Migräne im Kindesalter. (Nach Gutjahr 2000)

Antiemetikum	plus Analgetikum	Bei unzureichendem Effekt
Metoclopramid 0,1 mg/kg p.o. (max. 0,5 mg/kg/die) (über 6 Jahre) oder Domperidon (auch Kleinkinder): 0,1 mg/kg p.o.	Naproxen 2,5-5,0 mg/kg p.o. (maximal alle 8 Stunden) oder Azetylsalizylat 10-15 mg/kg p.o. (maximal alle 4 Stunden) oder Paracetamol 10-15 mg/kg p.o. (maximal alle 4 Stunden)	zusätzlich Dihydroergotamin 0,02-0,04 mg/kg p.o. Bei Wirkungslosigkeit erneute Gabe nach 1 Stunde
Parenterale Akuttherapie bei Resistenz gegenüber o.g. Medikation		
Metoclopramid i.v.: Schulkind 0,1 mg/kg; ab 14 J 0,2 mg/kg maximal 0,5 mg/kg/die		
plus		
Lysin-Salizylat i.v.: 10-15 mg/kg		
Bei Unwirksamkeit zusätzlich		
Dihydroergotamin: 6-9 J: 0,1 mg; 9-12 J: 0,15 mg; 12-16 J: 0,2 mg (Dosiswiederholung 6-stündlich, ggf. Steigerung der Dosis bis 0,6 mg)		
Bei Therapieresistenz zusätzlich oder alternativ		
Sumatriptan 6 mg s.c.		
Bei migränösem Status (über 72 Stunden Kopfschmerzphase mit weniger als 4 Stunden schmerzfreiem Intervall zur Hirnödemprophylaxe)		
Dexamethason (initial 1-2 mg/kg/die		

medikamentöse Behandlungsverfahren, wie etwa Hypnose, Akupunktur, Physiotherapie oder transkutane elektrische Nervenstimulation spielen in der Pädiatrie eine untergeordnete Rolle. Sie sind speziellen Indikationen vorbehalten und gehören in die Hände eigens dafür Ausgebildeter. Bei den vielen Kindern mit Kopf- und/oder Bauchschmerzen hat die psychologische Intervention oft einen herausragenden Stellenwert, sofern organische Ursachen abgeklärt sind.

Literatur

Gutjahr P (Hrsg) (2000) Schmerz bei Kindern – Schmerztherapie in Arztpraxis und Krankenhaus. Wiss Verlagsges, Stuttgart
Schlechter NL et al. (Hrsg) (1993) Pain in infants, children and adolescents. Williams & Wilkins, Baltimore
Zernikow B (Hrsg) (2001) Schmerzthrapie bei Kindern. Springer, Berlin Heidelberg New York Tokio

Tabelle 270.5. Gebräuchliche Analgetika/Sedativa ggf. in Kombination
a) Auf der Kinderintensivstation. (Nach Gutjahr 2000)

		Einzeldosis	Kontinuierliche Dauerinfusion
Chloralhydrat	po/rektal	25–80 (–100) mg/kg KG (max. 2 g)	–
Codein	po/rektal	0,5–1 mg/kg KG (max. 60 mg)	–
Diazepam	iv	0,05–0,3 mg/kg KG (max. 10 mg)	–
Diclofenac	rektal	1 mg/kg KG (supp.25 oder 50 mg)	–
Etomidat	iv	0,2–0,3 mg/kg KG	–
Fentanyl	iv	1–3 (–10) µg/kg KG	2–6 (–10) µg/kg KG/h
Haloperidol	iv	0,05 mg/kg KG	–
Ibuprofen	po/rektal	5–10 mg/kg KG	–
Ketamin	iv	1–2–5 mg/kg KG	0,5–2 (–4) mg/kg KG/h
Lorazepam	iv	0,05–0,1 mg/kg KG (max. 3 mg)	20–40 (–60) µg/kg KG/h
Methadon	iv	0,05–0,1 mg/kg KG	–
Midazolam	iv	0,05–0,1 mg/kg KG (max. 2 mg)	0,1–0,2 (–0,4) mg/kg KG/h
Morphin	iv	0,05–0,1 (–2) mg/kg KG	0,02–0,04 mg/kg KG/h
Naproxen	po	5–7 mg/kg KG	–
Paracetamol	po/rektal	10 mg/kg KG	–
Phenobarbital	iv/po	5 (–10) mg/kg KG	–
Promethazin	iv	1 mg/kg KG	–
Propofol	iv	2,5–3,5 mg/kg KG	3–7–15 mg/kg KG/h
Remifentanil	iv	0,5–1,0 mg/kg KG	0,25–05 µ/kg KG/min
Thiopental	iv	3–7 mg/kg KG	2–5 mg/kg KG/h
Tramadol	iv	1 mg/kg KG	0,2–0,3 mg/kg KG/h

b) Auf der neonatologischen Intensivstation. (Nach Gutjahr 2000)

Fersenpunktion	Mechanische Stichlanzette
Venöse bzw. arterielle Punktion; suprapubische Punktion	EMLA-Creme
Röntgenuntersuchung	Opioid, wenn beatmet
Lumbalpunktion	EMLA-Creme und Lokalanästhetikum; Midazolam/Opioid, wenn beatmet; Paracetamol
Ventrikelpunktion	EMLA-Creme; Midazolam/opioid, wenn beatmet
Pleurapunktion	Opioid, wenn beatmet; Midazolam; Lokalanästhetikum
Zentralvenöser Zugang	Lokalanästhetikum; Midazolam/Opioid bzw. Ketamin (Monitoring!)
Elektive endotracheale Intubation	Thiopental; Diazepam bzw. Midazolam/Opioid bzw. Midazolam/Ketamin kurzwirkendes Muskelrelaxans (?)
Endotracheales Absaugen	Midazolam oder Opioid
Langzeitbeatmung	Phenobarbital und Midazolam/Opioid bzw. Midazolam/Ketamin
Postoperativer Schmerz (leicht bis mittelgradig/ nicht intubiert)	Paracetamol; Lokalanästhetikum
Postoperativer Schmerz [schwer/nicht intubiert (selten)]	Opioid-Infusion: unterer Dosierungsbereich; Paracetamol (Intensives Monitoring!)
Postoperativer Schmerz (leicht bis schwer/intubiert)	Opioid-Infusion (titrieren); ggf. mit Midazolam; Paracetamol

Tabelle 270.6. Pharmakotherapie bei kurzdauernden Maßnahmen/Eingriffen: Analgesie/Sedativa

Maßnahme/Eingriff	Therapie
Blutentnahme	Keine
Transurethraler Katheter	Lokalanästhetische Salbe
Lumbalpunktion	EMLA-Pflaster odfer lokale Instillation von Mepivacain 1%
Knochenmarkpunktion Gelenkpunktion Organbiopsie Dränage-Entfernung Aszizes-/Pleura-Punktion Endoskopie und bronchoalveoläre Lavage	Midazolam + Ketamin i.v. (+ Lokalanästhesie: Mepivacain)
MRT-Diagnostik	Ggf. Propofol (Dosierung s. Tabelle 270.5), auch Chloralhydrat/ Prothipendyl bei sehr kleinen/unkooperativen Kindern
CT/EEG	In jungem Alter ggf. Diazepam-Rektiole oder Prothipendyl oder Chloralhydrat rektal oder p.o., ggf. + Prothipendyl

Beachte: die Anwendung verschiedener der genannten Medikamente setzt intensivmedizinische Vorbildung voraus. Nicht alle der genanten Medikamente sind für das Kindesalter bzw. dort nicht für alle Altersgruppen ausdrücklich zugelassen.

Tabelle 270.7. Nicht pharmakotherapeutische medizinische Schmerzbehandlung

Hypnotherapie
Amnesie
Ressourcenorientierung
Refraiming
Imagination
Distraktion
Physiotherapie: Kälte-/Wärme-Applikation; Massage/Hydrotherapie
Operative Maßnahmen: Thermokoagulation; Chordotomie; Thalamotomie
Akupunktur
Transkutane elektrische Nervenstimulation (TENS)

Alle hier aufgeführten Verfahren stellen *Ansätze*, aber keine etablierten und generell zu empfehlenden Maßnahmen dar, mit Ausnahme der Physiotherapie.

Tabelle 270.8. Applikation von Analgetika

Applikation	Bewertung
Oral	Regelfall; ausgenommen sind frühe postoperative Analgesie, Störung der enteralen Resorption, Passage-Hindernisse im Magen-Darm-Trakt, Erbrechen, ferner die meisten Kinder auf neonatologischen/ Intensivstationen
Rektal	Besonders bei postoperativer Behandlung; oft in der kinderärztlichen Praxis; oft bei Säuglingen geeigneter als p.o.-Medikation
Sublingual/bukkal	Resorption unsicher und verzögert (Beispiel Buprenorphin); sehr eingeschränkte Indikation
Intramuskulär/subkutan	i.m.-Injektionen kaum indiziert s.c.-Injektionen ggf. auch häuslich durchführbar (z.B. ambulante Kinderkrankenschwester/Hospizschwestern) auch im Rahmen der PCA (Patienten/ Eltern-kontrollierten Analgesie)
Intravenös	Für Akuttherapie geeignet; ansonsten Regelfall auf Intensivstationen/neonatologischen Intensivstationen; ferner im onkologisch-hämatologischen Bereich bei bereits vorhandenem, peripher-venösem oder zentral-venösem Zugang
Intranasal	Für Kinder derzeit keine Indikation
Inhalativ	Kaum Erfahrung bei Kindern
Inthrathekal/Intraventrikulär	Ggf. bei metastatischen Tumoren im Zentralnervensystem
Transdermal	Ausnahmsweise anzuwenden bei onkologischen Patienten im Adoleszentenalter (Fentanyl-Membranpflaster mit 25/50/75/100 µg/h Fentanyl-Freigabe in 72 Stunden)
Regionalanästhesie	Epidurale/Leitungs-Anästhesie, z.B. im Rahmen kinderchirurgischer Eingriffe
Lokalanästhesie	z.B. EMLA-Pflaster vor Lumbalpunktion. Mit Mepivacain oder Bupivacain in Ergänzung zur Kurznarkose bei KMP oder Hautbiopsie oder vor Ziehen einer Dränage.
Kontinuierlich	z.B. postoperativ
Bei Bedarf/PCA	z.B. Basis-Dauermedikation; zusätzlicher Bolus durch Patient/Eltern bei Bedarf; Maximaldosis durch Sperrmechanismus festgelegt.

271 Fieber und fiebersenkende Therapie

F. J. Schulte

Die Körpertemperatur mit ihrem zirkadianen Rhythmus wird von temperaturempfindlichen Neuronen im Hypothalamus reguliert. Fieber ist definiert als eine Erhöhung der rektalen Körpertemperatur über 38 °C, zwischen 37° und 38 °C spricht man subfebrilen Temperaturen.

Bakterien und deren Toxine sind exogene Pyrogene, die ähnlich wie maligne Tumoren, Bindegewebs- und immunologische Krankheiten endogene Pyrogene – Zytokine, Interleukine, Tumor-Nekrose-Faktor, Prostaglandin-E – freisetzen, welche im Hypothalamus eine Änderung der Körpertemperatureinstellung bewirken.

Körpertemperaturen über 41 °C bezeichnet man als Hyperpyrexie oder auch Hyperthermie. Sie ist seltener verursacht durch eine Infektion, häufiger durch eine zentralnervöse Dysfunktion, durch Hitzeeinwirkung oder als maligne Hyperthermie bei Muskelkrankheiten. Eine Vertiefung der zirkadianen Rhythmen mit erhöhten Spitzenwerten bezeichnet man als intermittierendes oder auch septisches Fieber.

Fieber unter 39 °C erfordert bei sonst gesunden Kindern neben physikalischen Maßnahmen mit ausreichender Flüssigkeitszufuhr regelhaft keine medikamentöse antipyretische Behandlung. Über 39 °C fördert eine solche Behandlung das Wohlbefinden. Kinder mit Herz- und Lungenkrankheiten, Stoffwechselstörungen sowie einigen neurologischen Krankheiten speziell nach Hirnblutungen haben oft schon bei Fieber unter 39 °C ein erhöhtes Risiko für gefährliche Herz-Kreislauf-Regulationsstörungen bis hin zum Schock. In solchen Fällen ist bei Fieber immer eine antipyretische medikamentöse Behandlung indiziert. Das Gleiche gilt für Kinder im Vorschulalter mit Neigung zu Fieberkrämpfen.

Paracetamol kann sowohl oral als auch rektal zur Fiebersenkung eingesetzt werden.

Metamizol ist wesentlich stärker wirksam und eignet sich insbesondere zur Fiebersenkung bei den beschriebenen Risikokindern und bei Temparaturen um und über 40 °C.

Bei Hyperprexie mit sehr hohen zentral nervös bedingten Temperaturen und Schocksymptomen ist die antipyretische Behandlung eine Notfalltherapie. Neben ausreichender Flüssigkeitszufuhr mit Elektrolytkontrollen und physikalischen Maßnahmen ist in solchen Fällen eine Kombination von Dolantin (1 mg/kg Körpergewicht) und Promethazin (1 mg/kg Körpergewicht) als sog. „Lytischer Cocktail“ in Deutschland weit verbreitet. Diese Behandlung erfordert in der Regel eine intensivmedizinische Überwachung.

272 Interaktionen von Arzneistoffen

T. Ankermann

Unter Interaktion oder Wechselwirkung von zwei oder mehr Substanzen wird die quantitative oder qualitative Änderung der Wirkung der Substanzen verstanden. Diesen Änderungen der Wirkung können Veränderungen der Pharmakokinetik (Absorption, Biotransformation, Verteilung, Ausscheidung) oder der Pharmakodynamik zugrundeliegen. Die pharmakodynamischen Mechanismen von Interaktionen können rezeptor- oder nichtrezeptorvermittelt sein. Eine Klassifikation von Interaktionen erfolgt entweder nach dem Effekt (additiv, synergistisch, potenzierend, antagonisierend) oder dem Mechanismus (funktionell, chemisch, dispositionsbedingt, rezeptorvermittelt). Auch pharmakologisch indifferente Bestandteile von Arzneistoffen können zu Wechselwirkungen führen.

Ein Teil der Arzneimittelinteraktionen ist gut untersucht, ein Teil gehäuft beobachtet, ein anderer Teil kasuistisch berichtet, andere theoretisch denkbar, aber nicht beobachtet. Nicht alle Wechselwirkungen sind klinisch relevant. 1–10 % aller berichteten Interaktionen sind für den Patienten potentiell schädlich. Arzneimittelinteraktionen sind aber nicht immer unerwünschte Phänomene. So werden z. B. in der Behandlung der arteriellen Hypertonie oder bei der antiemetischen Therapie durchaus Interaktionen therapeutisch genutzt.

Tabelle 272.1 gibt – ohne Anspruch auf Vollständigkeit – einen Überblick über mögliche Wechselwirkungen von Arzneistoffen. Zu Digitalisinteraktionen s. Tabelle 272.2.

Literatur

Ankermann T, Pankau R, Wessel A (Hrsg) (1998) Arzneimitteltherapie und Ernährung im Kindesalter. Wissenschaftliche Verlagsgesellschaft, Stuttgart

Handman JG, Goodman Gilman A, Limbird LE (eds) (1996) Goodman and Gilman's The Pharmacological Basis of Therapeutics, 9th edn. Pergamon Press, New York

Taketomo CK, Hodding JH, Kraus DM (eds) (1997) Pediatric Dosage Handbook, 4th edn. Lexi comp, Hudson

Tabelle 272.1. Arzneimittelinteraktionen. ↑ Verstärkung/Erhöhung; ↓ Abschwächung/Verminderung

Substanz	Interaktion mit	Effekt
Acetylsalicylsäure	Antikoagulanzien	↑ der gerinnungshemmenden Wirkung (Blutungsneigung)
	Captopril	↓ des antihypertensiven Effektes von Captopril
	Methotrexat	↑ der Methotrexat-Plasmakonzentration
	Valproat	↑ der Valproat-Plasmakonzentration
Aciclovir	Narkotika	Toxizitätssteigerung der Narkotika
	Zidovudin (Azidothymidin)	In Kombination neurotoxisch
Adenosin	Dipyridamol	↑ des Adenosin
	Methylxanthine (Theophyllin, Coffein)	Antagonisierung des Adenosin-Effektes (höhere Dosen notwendig!)
	Carbamazepin	↑ des kurzzeitigen Herzblockes bei Adenosingabe
Adrenalin/ Epinephrin	Halothan (u. a. Inhalationsnarkotika)	↑ des Adrenalin, Herzrhythmusstörungen
	β-Blocker	↓ der kardialen und bronchodilatatorischen Wirkung
	α-Blocker	↓ der blutdrucksteigernden Wkg von Adrenalin (mögl. Blutdrucksenkung !)
	Phenothiazine	↓ der blutdrucksteigernden Wirkung von Adrenalin
	Trizyklische Antidepressiva	↑ der Wirkung des Adrenalins
	Guanethidin	
	Antidiabetika	↓ der Blutzuckersenkung
Ajmalin	Antiarrhytmika, β-Blocker, Kalziumantagonisten	↑ der hemmenden Wirkung auf AV-Überleitung
		↑ der hemmenden Wirkung auf intraventrikuläre Erregungsleitung
		↑ der hemmenden Wirkung auf Kontraktionskraft
Alizaprid	Phenothiazine	↑ des Alizaprid
	Anticholinergika	↓ oder sogar Aufhebung der Wirkung
	Zentral dämpfende Pharmaka	↑ der zentralen Dämpfung
	Neuroleptika	↑ der extrapyramidalen Wirkung
Allopurinol	Aluminiumhydroxid	↓ der Allopurinol-Absorption
	Ampicillin/Amoxycillin	Exanthem
	Antikoagulanzien (Cumarine)	↑ des antikoagulatorischen Effektes
	Azathioprin	↑ der Azathioprintoxizität
	Captopril	↑ der kutanen Hypersensitivitätsreaktionen
	Cyclophosphamid	↑ der Cyclophosphamidtoxizität
	Diuretika (Thiazide)	↑ der Allopurinoltoxizität
	Theophyllin	↑ der Theophyllintoxizität (↓ Theophyllinclearance)
Aluminiumhydroxid /Antazida	Eisenpräparate, Digoxin, Phenytoin, Indometacin	↓ der intestinalen Aufnahme
Aminoglykoside	Amphotericin B, Cephalosporine, Ciclosporin, Cisplatin, Indometacin, Schleifendiuretika wie Furosemid, Vancomycin	↑ der Oto- und Nephrotoxizität
	Halothan, neuromuskulär blockierende Substanzen	↑ der neuromuskulären Blockade
Amiodaron	Digoxin, Ciclosporin, Flecainid, Lidocain, Methothrexat, Theophylline, Procainamid, Chinidin, Warfarin, Phenytoin	↑ der Plasmakonzentration der genannten Arzneimittel
	Antiarrhytmika (Klasse I)	Ventrikuläre Arrhythmien
	β-Blocker, Kalziumantagonisten, Digitalisglykoside	Bradykardie, Sinusarrest
Amphotericin B	Diuretika/nephrotoxische Substanzen	↑ der Nephrotoxizität
	Kortikoide/ACTH, Antiarrhythmika	↑ einer Hypokaliämie
	Digitalisglykoside, Muskelrelaxanzien	↑ durch Hypokaliämie
Amrinon	Furosemid, Dextrose, Dobutamin	Inkompatibel (nicht über gleiche Infusionsleitung)
	Digoxin	↑ der inotropen Wirkung
Aprotinin	Streptokinase, tPA, Urokinase	↓ der Wirkung der Thrombolytika
Astemizol	Cimetidin, Ciprofloxacin,Erythromycin (u. a. Makrolide !), Itroconazol, Ketoconazol, Disulfiram	Kardiale Arrhythmien, QT-Intervall-Verlängerung (durch ↓ des hepatischen Metabolismus)
	Sedativa, Alkohol	↑ des sedierenden Effektes
Atenolol		Siehe β-Blocker

Tabelle 272.1 (Fortsetzung)

Substanz	Interaktion mit	Effekt
Atropin	Anticholinergika, Chinidin, Antidepressiva, Neuroleptika	↑ der Atropinwirkung
Azathioprin	Allopurinol	↑ der Azathioprinwirkung
	Muskelrelaxanzien (nicht depolarisierend)	↓ der Wirkung der Muskelrelaxanzien
	Muskelrelaxanzien (depolarisierend)	↑ der Wirkung der Muskelrelaxanzien
Azelastin	Sedativa, Alkohol	↑ der sedierenden Wirkung
Baclofen	Alkohol, Sedativa, Muskelrelaxanzien	↑ der sedierenden bzw. relaxierenden Wirkung
	Antihypertensiva	↑ der blutdrucksenkenden Wirkung
Barbiturate	Alkohol, Sedativa, zentral dämpfende Substanzen	↑ der zentral dämpfenden Wirkung
	Orale Antikoagulanzien, Antikonvulsiva, Chloramphenicol, Digitoxin, Doxycyclin, Zytostatika	↑ der Metabolisierung der genannten Substanzen mit möglicher Abschwächung der pharmakodynamischen Effekte
	Methotrexat	↑ der Methotrexatwirkung
	Valproat	↑ der Wirkung der Barbiturate
Benzodiazepine	Alkohol, zentral dämpfende Substanzen (Opiate, Barbiturate)	↑ der zentral dämpfenden Wirkung, Atemdepression
	Cimetidin, Erythromycin	↑ des Benzodiazepins durch verminderten hepatischen Metabolismus
β-Blocker	Narkotika, Antiarrhythmika, Kalziumantagonisten (Verapamil, Diltiazem)	↑ der kardiodepressiven Effekte
	Insulin, Sulfonylharnstoffe	↑ der blutzuckersenkenden Wirkung
	Antihypertensiva	↑ der blutdrucksenkenden Wirkung
	Cimetidin	↑ der β-Blocker-Plasmakonzentration
	Digitalisglykoside	↑ der negativ chronotropen und negativ dromotropen Wirkung
β-Mimetika, inhalative	Antidiabetika	↓ der blutzuckersenkenden Wirkung
	β-Blocker	↓ der Wirkung der β-Mimetika
	β-Mimetika, Anticholinergika, Theophyllin	↑ der Wirkung der β-Mimetika
	MAO-Hemmer, Antidepressiva	↑ der β-Mimetika-Wirkung am Herz-Kreislaufsystem
Biperiden	Antihistaminika, Spasmolytika	↑ der anticholinergen Wirkung
	Neuroleptika	Dyskinesien
Buprenorphin		Siehe Opiate
Butylscopolamin	Antihistaminika, Disopyramid, Neuroleptika	↑ der anticholinergen Wirkung
Calcitriol	Kalzium, Benzothiadiazinderivate	↑ des Auftretens von Hyperkalzämien
	Digitalisglykoside	↑ der Wirkung der Digitalisglykoside
Captopril	Diuretika	↑ des kaliumsparenden Effektes (Hyperkaliämie)
	Indometacin, Cyclooxygenasehemmstoffe	↓ des antihypertensiven Effektes von Captopril
	Allopurinol, Kortikoide, Procainamid, Zytostatika	Häufung von Leukopenie, Thrombopenie, Anämie
Carbachol	Digitalisglykoside	↑ der negativ chronotropen Wirkung
	Depolarisierende Muskelrelaxanzien	↑ der relaxierenden Wirkung
	Nicht depolarisierende Muskelrelaxanzien (kurareartige)	↓ der relaxierenden Wirkung
Carbamazepin	Makrolide, Isoniazid, Verapamil, Diltiazem, Cimetidin	↑ der Carbamazepin-Plasmakonzentration durch Hemmung des hepatischen Metabolismus
	Valproat	↑ der Wirkung der Barbiturate
	Cumarine, Doxycyclin, Phenytoin, Theophyllin, Benzodiazepine, Ethoxisximid, Valproat, Kortikoide, Barbiturate, Primidon	↑ des hepatischen Metabolismus der genannten Substanzen durch Carbamazepin
	Theophyllin	↓ der Carbamazepin-Plasmakonzentration
Ceruletid	Parasympatholytika	↓ der Wirkung von Ceruletid
Cetirizin	Zentral dämpfende Pharmaka	↑ der zentral dämpfenden Wirkung
Chinidin	Nicht depolarisierende Muskelrelaxanzien	↑ der muskelrelaxierenden Wirkung
	Verapamil, Amiodarone, Cimetidin	↑ der Chinidin-Plasmakonzentration
	Phenobarbital, Phenytoin	↓ der Chinidin Plasmakonzentration
	Digitalisglykoside	↑ der Wirkung der Digitalisglykoside
	Orale Antikoagulanzien	↑ der Wirkung der Antikoagulanzien
Chloralhydrat	Alkohol, zentral dämpfende Substanzen	↑ der zentral dämpfenden Wirkung
	Furosemid	Erythem, profuses Schwitzen, Schwankungen des Blutdruckes
Chlorprotixen		Siehe Neuroleptika

Tabelle 272.1 (Fortsetzung)

Substanz	Interaktion mit	Effekt
Cimetidin	Lidocain, Benzodiazepine, Theophyllin, Phenytoin, Metronidazol, Triamteren, Procainamid, Chinidin, Propranolol, orale Antikoagulanzien	↓ der hepatischen Elimination der genannten Substanzen
	Antazida, Anticholinergika, Metoclopramid	↓ der intestinalen Resorption von Cimetidin
	Eisen, Indometacin, Ketoconazol	↓ der Absorption der genannten Pharmaka
Cisaprid	Ketoconazol	↑ der Plasmakonzentration von Cisaprid (QT-Intervall-Verlängerung)
	Antikoagulanzien, Benzodiazepine	↑ der Plasmakonzentration der genannten Substanzen
Clemastin	Zentral dämpfende Substanzen	↑ der zentral dämpfenden Wirkung
Clobazepam		Siehe Benzodiazepine
Clonazepam		Siehe Benzodiazepine
Clonidin	β-Blocker	Bradykardie, RR-Abfall
	Antihypertensiva, Antidepressiva	↑ des blutdrucksenkenden Effektes
	Alkohol, zentral dämpfende Substanzen	↑ des zentral dämpfenden Effektes
Coffein	Cimetidin, Disulfiram, Gyrasehemmer, orale Kontrazeptiva	↓ der Ausscheidung von Coffein
	Theophyllin	↓ der Ausscheidung von Theophyllin
Colestipol		keine spezifischen Interaktionen berichtet ↓ der Resorption p.o. zugeführter Substanzen
Colestyramin		keine spezifischen Interaktionen berichtet ↓ Resorption oraler Substanzen
Cyclophosphamid	Allopurinol, Chloramphenicol, Phenothiazine	↑ der myelotoxischen Wirkung
Desmopress-inacetat	Clofibrat, Indometacin, Carbamazepin	↑ der antidiuretischen Wirkung von Desmopressinacetat
	Chlorpromazin, Antidepressiva	Zusätzlicher antidiuretischer Effekt
Diazepam		Siehe Benzodiazepine
Diazoxid	Diuretika, Antihypertensiva	↑ der unerwünschten Wirkungen von Diazoxid
	Phenytoin	↑ des Metabolismus von Phenytoin (verminderte Wirkung)
	Antikoagulanzien	↑ der gerinnungshemmenden Wirkung durch Verdrängung aus der Plasmaeiweißbindung
Diclofenac	Digoxin, Methotrexat, Lithium	↑ der Plasmakonzentration der genannten Substanzen
	Ciclosporin	↑ der nephrotoxischen Wirkung von Ciclosporin
	Nichtsteroidale Antiphlogistika	↑ der gastralen unerwünschten Wirkung
	Thiazide, Furosemid	↓ des diuretischen und antihypertensiven Effektes
Digitalis		Siehe Tabelle 258.2
Dihydralazin	Diuretika, Antihypertensiva, Antiarrhythmika, Sedativa, Hypnotika	↑ der blutdrucksenkenden Wirkung (↑ der hypnotischen Wirkung von Sedativa und Hypnotika)
	Isoniazid	↑ der Dihydralazinwirkung
	Indometacin	↓ der Dihydralazinwirkung
Dihydroergotoxin	Antikoagulanzien	↑ der gerinnungshemmenden Wirkung
	Antihypertensiva	↑ des blutdrucksenkenden Effektes
Dimenhydrinat	Alkohol, zentral dämpfende Substanzen	↑ des zentral dämpfenden Effektes
	Aminoglykoside	Mögliche Maskierung ototoxischer Wirkung
Dimetinden	Alkohol, zentral dämpfende Substanzen	↑ des zentral dämpfenden Effektes
Diphenhydramin	Alkohol, zentral dämpfende Substanzen	↑ des zentral dämpfenden Effektes
Dipyridamol	Heparin, Cumarine, Streptokinase, Urokinase, nichtsteroidale Antiphlogistika	↑ des Blutungsrisikos
	Theophyllin	↓ des koronararteriendilatierenden Effektes von Dipyridamol
Disopyramid	Phenobarbital, Phenytoin	↑ der hepatischen Metabolisierung von Disopyramid
	Erythromycin	↑ der Plasmakonzentration von Disopyramid
Dobutamin/ Dopamin	β-Blocker	↓ der Wirkung von Sympathomimetika
	Narkotika	Wirkungsverstärkung möglich
Doxapram	Sympathomimetika	Blutdruckanstieg
Doxylamin	Alkohol, zentral dämpfende Substanzen	↑ des zentral dämpfenden Effektes
	Phenytoin, Neuroleptika	↓ des Effektes der genannten Substanzen durch Doxyalmin
Enalapril	Diuretika	↑ des kaliumsparenden Effektes (Hyperkaliämie)
	Indometacin, nichtsteroidale Antiphlogistika	↓ des antihypertensiven Effektes von Enalapril
	Allopurinol, Kortikoide, Procainamid, Zytostatika	Häufung von Leukopenie, Thrombopenie, Anämie

abelle 272.1 (Fortsetzung)

Substanz	Interaktion mit	Effekt
Epinephrin		Siehe Adrenalin
Erythromycin	Astemizol, Terfenadin	↓ des Abbaus der genannten Substanzen mit lebensbedrohlichen Arrhythmien möglich
	Theophyllin, Carbamazepin, Ciclosporin	↓ des Abbaus der genannten Substanzen mit toxischen Effekten möglich
	Cumarine	↑ der gerinnungshemmenden Wirkung (Blutungsneigung)
Esmolol	Digoxin, Theophyllin	↑ der Plasmakonzentration der genannten Substanzen
	Morphin	↑ Plasmakonzentration von Esmolol
	Theophyllin	↓ der Wirkung von Esmolol, s. auch β-Blocker
Etacrynsäure	Antikoagulanzien	↑ der gerinnungshemmenden Wirkung durch Verdrängung aus Plasmaeiweißbindung
	Kortikoide, Amphotericin B	↑ der Hypokaliämie
	Aminoglykoside	↑ der Ototoxizität
Ethosuximid	Carbamazepin, Barbiturate, Phenytoin, Primidon	↑ der hepatischen Metabolisierung von Ethosuximid
	Isoniazid	↑ der Plasmakonzentration von Ethosuximid
Etomidate	Alkohol, zentral dämpfende Substanzen	↑ des zentral dämpfenden Effektes
Felbamat	Carbamazepin, Phenytoin	↑ der Ausscheidung von Felbamat
	Valproat	↓ der Ausscheidung von Felbamat
	Carbamazepin	↓ der Plasmakonzentration von Carbamazepin, ↑ der Plasmakonzentration des Metaboliten Carbamazepinepoxid
	Phenytoin	↑ der Plasmakonzentration von Phenytoin
Fenoterol		Siehe β-Mimetika, inhalative
Fentanyl	Alkohol, zentral dämpfende Substanzen	↑ des zentral dämpfenden Effektes (Atemdepression); s. Opiate
Flecainid	Antiarrhythmika	↑ unerwünschter kardialer Wirkungen
	Digoxin	↑ der Plasmakonzentration von Digoxin
	Amiodaron, Cimetidin	↑ der Plasmakonzentration von Flecainid
	Antazida, Bikarbonat	↓ der Ausscheidung von Flecainid
	Propranolol	↑ der Plasmakonzentration von Flecainid und Propranolol
	Barbiturate, Carbamazepin, Phenytoin	↑ der Ausscheidung von Flecainid
Flumazenil		Keine spezifischen Interaktionen berichtet. Vorsicht bei Mischintoxikation von trizyklischen Antidepressiva und Benzodiazepinen: die Gabe von Flumazenil kann schützenden Benzodiazepineffekt aufheben
Flunitrazepam		Siehe Benzodiazepine
Formoterol		Siehe β-Mimetika, inhalativ
Furosemid	Nichtsteroidale Antiphlogistika	↓ des Effektes von Furosemid
	Aminoglykoside	↑ der Ototoxizität
	Antidiabetika, orale	↓ der Glukosetoleranz
	Kortikoide, Laxanzien, Amphotericin B	↑ der Kaliumausscheidung (Hypokaliämie)
	Theophyllin	↑ der Wirkung von Theophyllin
Gabapentin	Antazida	↓ der Bioverfügbarkeit von Gabapentin
	Cimetidin	↓ der Ausscheidung von Gabapentin
Glyceroltrinitrat	Antihypertensiva, Alkohol, Neuroleptika	↑ des blutdrucksenkenden Effektes
	Heparin	↓ der Heparinwirkung
Heparin	Digoxin, Tetrazyklin, Antihistaminika, Nitrate	↓ der gerinnungshemmenden Wirkung
	Nichtsteroidale Antiphlogistika, Streptokinase, Urokinase, Dipyridamol	↑ der gerinnungshemmenden Wirkung (Blutungsneigung)
Hydrochlorothiazid	Nicht steroidale Antiphlogistika	↓ des Effektes von Hydrochlorothiazid
	Aminoglykoside	↑ der Ototoxizität
	Antidiabetika	↓ der Glukosetoleranz
	Kortikoide, Laxanzien, Amphotericin B	↑ der Kaliumausscheidung (Hypokaliämie)
	Theophyllin	↑ der Wirkung von Theophyllin

Tabelle 272.1 (Fortsetzung)

Substanz	Interaktion mit	Effekt
Indometacin	Aminoglykoside, Digoxin, Lithium, Methotrexat	↑ der Plasmakonzentration der genannten Substanzen
	Furosemid (u. a. Thiazide)	↓ der diuretischen und antihypertensiven Wirkung der genannten Substanzen
	Ciclosporin	↑ der Nephrotoxizität von Ciclosporin
	β-Blocker, Dihydralazin, Captopril	↓ der antihypertensiven Wirkung der genannten Substanzen
	Nichtsteroidale Antiphlogistika	↑ der gastrointestinalen unerwünschten Wirkungen
Ipratropiumbromid	Amantadin, Antidepressiva, Chinidin, Neuroleptika	↑ der anticholinergen Wirkung
Isoproterenol	β-Blocker	↓ der Wirkung von Isoproterenol
Itraconazol	Carbamazepin, Isoniazid, Phenytoin, Barbiturate	↓ der Wirkung von Itraconazol
	Antazida, H_2-Antihistaminika, Omeprazol	↓ der Wirkung von Itraconazol durch verminderte Aufnahme
	Cumarine, Ciclosporin, Digoxin	↓ der Wirkung der genanntenn Substanzen
	Astemizol, Terfenadin	↑ der Kardiotoxizität der genannten Substanzen
Ketamin	Narkotika, Barbiturate	↑ der Wirkung und prolongierte Aufwachphase
Ketotifen	Alkohol, Antihistaminika, Zentral dämpfende Substanzen	↑ der zentral dämpfenden Wirkung
	Antidiabetika	Thrombozytopenie
Labetalol		Siehe β-Blocker
Laktulose	Amphotericin B, Carbenoxolon, Diuretika, Glukokortikoide	↑ des Kaliumverlustes (Hypokaliämie)
	Digitalisglykoside	↑ der Glykosidwirkung durch Hypokaliämie
Lamotrigin	Barbiturate, Carbamazepin, Phenytoin, Primidon	↑ der Metabolisierung von Lamotrigen
	Valproat	↓ der Metabolisierung von Lamotrigin
Levomepromazin		Siehe Neuroleptika
Levothyroxin	Cholestyramin	↓ der Absorption von Levothyroxin
	Cumarine	↑ der gerinnungshemmenden Wirkung
	Acetylsalicylsäure, Furosemid, Phenytoin	↑ der Plasmakonzentration von Levothyroxin
Lidocain	Antiarrhythmika, β-Blocker, Kalziumantagonisten	↑ der negativ chronotropen, dromotropen und inotropen Wirkung
	Cimetidin	↓ der Lidocainausscheidung
Loratadin	Cimetidin, Erythromycin, Ketoconazol	↑ der Plasmakonzentration von Loratadin
	Zentral dämpfende Substanzen	↑ des zentral dämpfenden Effektes
	Chinidin	Herzrhythmusstörung (Fallbericht)
Lorazepam		Siehe Benzodiazepine
Magnesium	Benzodiazepine, Chloroquin, Ciprofloxacillin, Eisen, Kortikoide, H_2-Antihistaminika, Phenytoin, Tetrazykline	↓ der Aufnahme der genannten Substanzen
	Nicht depolarisierende Muskelrelaxanzien	↑ der relaxierenden Wirkung
	Barbiturate, Hypnotika, Narkotika	Atemdepression
	Kalziumantagonisten	↑ der Kalziumantagonisten
Mesuximid	Carbamazepin	↓ der Plasmakonzentration von Mesuximid
	Phenytoin	↑ der Phenytoin -Plasmakonzentration
	Valproat	↑ der Plasmakonzentration von Mesuximid
Methohexital		Siehe Barbiturate
Methyldopa	Zentral dämpfende Substanzen	↑ der zentral dämpfenden Wirkung
	Antidepressiva, Barbiturate, Sympathomimetika	↓ der blutdrucksenkenden Wirkung von Methyldopa
	Lithium	↑ der Lithiumtoxizität
	Eisen (p.o.)	↓ der Aufnahme von Methyldopa
Methylphenidat	Antidepressiva, Barbiturate, Phenytoin, Primidon	↑ der Plasmakonzentration der genannten Substanzen
	Guanethidin	Antagonisierung des Guanethidineffektes
Metoclopramid	Cimetidin, Digoxin	↓ der Absorption der genannten Substanzen
	Succinylcholin	↑ der Effekte der neuromuskulären Blokkade
	Levodopa	↓ der Wirkung von Metoclopramid
Metoprolol		Siehe β-Blocker

abelle 272.1 (Fortsetzung)

Substanz	Interaktion mit	Effekt
Metronidazol	Disulfiram	Psychosen, Verwirrtheitszustände
	Antikoagulanzien (Cumarine)	↑ der gerinnungshemmenden Wirkung
	Phenobarbital, Phenytoin	↓ der Wirkung von Metronidazol durch beschleunigten Metabolismus
	Cimetidin	↓ der verminderten Metabolisierung (Plasmakonzentration erhöht)
	Alkohol	Alkoholunverträglichkeit
	Lithium	↑ der Plasmakonzentration von Lithium
Mexiletin	Phenobarbital, Phenytoin	↓ der Plasmakonzentration von Mexiletin
	Antazida, Narkotika, Anticholinergika	↓ der Absorption von Mexiletin
	Theophyllin, Coffein	↑ der Plasmakonzentration der genannten Substanzen
	Cimetidin	↑ der Plasmakonzentration von Mexiletin
	Antiarrhythmika	↑der kardiodepressiven Effekte
Midazolam		Siehe Benzodiazepine
Minoxidil	Antihypertensiva	↑ der antihypertensiven Wirkung
Montelukast	Phenobarbital	↑ des Abbaus von Montelukast
Morphin		Siehe Opiate
N-Acetyl-Cystein	Nitrate	↑ der Wirkung von Nitraten
	Antibiotika	↓ der Antibiotikawirkung (↓ Aufnahme)
Naproxen	Methotrexat	↑ der Plasmakonzentration von Methotrexat
	Furosemid	↓ der Wirkung von Furosemid
	Acetylsalicylsäure	↓ der Plasmakonzentration von Naproxen
	Probenecid	↑ der Plasmakonzentration von Naproxen
	Antazida	↓ der Absorption von Naproxen
Natriumperchlorat	Jod	↓ der Wirkung von Natriumperchlorat
	Propylthiouracil, Thiamazol, Carbimazol	↑ der Wirkung von Natriumperchlorat
Neostigmin	Nichtdepolarisierende Muskelrelaxanzien (Kurare)	↓ der Wirkung der Muskelrelaxanzien
	β-Blocker	Bradykardie
	Kortikoide	↓ des Neostigmineffektes
	Atropin, Magnesium	↓ der muskarinvermittelten Neostigmineffekte
	Barbiturate, Opiate	↑ des Neostigmineffektes
Neuroleptika	Alkohol, zentral dämpfende Pharmaka	Gegenseitige Wirkungsverstärkung
	Adrenalin	↓ der Adrenalinwirkung
	Antihypertensiva	↑ der blutdrucksenkenden Wirkung
	Anticholinergika	↑ der anticholinergen Wirkung
	Phenobarbital, Carbamazepin	↑ der Metabolisierung von Neuroleptika
	Lithium, Antidepressiva, Propranolol	Gegenseitige ↑ der Plasmakonzentration
Nifedipin	β-Blocker, Antihypertensiva	↑ der kardiovaskulären Effekte von Nifedipin
	Cimetidin	↑ der Plasmakonzentration von Nifedipin
	Phenytoin, Ciclosporin, Digoxin	↑ der Plasmakonzentration der genannten Substanzen
Nitrazepam		Siehe Benzodiazepine
Nitroprussidnatrium	Antihypertensiva, Vasodilatatoren, Sedativa, Narkotika, Sildenafil	↑ der blutdrucksenkenden Wirkung
Noradrenalin	Antidepressiva, Antihistaminika, Guanethidin, Methyldopa	↑ der Wirkung von Noradrenalin
Omeprazol	Ampicillin, Eisen, Itroconazol, Ketoconazol	↓ der Absorption der genannten Substanzen
	Diazepam, Phenytoin, Cumarine	↓ der Metabolisierung
	Digoxin	↑ der Absorption
Ondansetron		Keine Wechselwirkung berichtet
Opiate	Zentral dämpfende Substanzen, Alkohol	↑ der zentral dämpfenden Effekte und der peripheren unerwünschten Wirkungen
	Opiatantagonisten/partielle Opiatantagonisten (z. B. Buprenorphin, Naloxon, Pentazocain)	↓ der Wirkung von Opiatagonisten (Morphin, Pethidin)
Oxybutynin	Zentral dämpfende Substanzen, Alkohol	↑ der zentral dämpfenden Effekte
	Antihistaminika, Anticholinergika	↑ der anticholinergen Effekte

Tabelle 272.1 (Fortsetzung)

Substanz	Interaktion mit	Effekt
Pancuronium	Aminoglykoside, Clindamycin, Tetracyclin, Bacitracin, Polymyxin B, Colistin, Chinin, Succinylcholin, Inhalationsanästhetika	↑ der Dauer der neuromuskulären Blokkade
	Azathioprin, Theophyllin	↓ der Dauer der neuromuskulären Blokkade
Paracetamo	Alkohol, Barbiturate, Carbamazepin, Rifampicin	↑ der hepatotoxischen Wirkung des Paracetamols
	Zidovudin	Neutropenie
Pentazocin		Siehe Opiate
Pethidin		Siehe Opiate
Phenobarbital		Siehe Barbiturate
Phenprocuomon	Nichtsteroidale Antiphlogistika, Clofibrat, Chloramphenicol, Tetracycline, Sulfonamide, Allopurinol, Amiodaron, Chinidin, Propafenon, Cephalosporine, Cimetidin, Erythromycin, Valproat	↑ der gerinnungshemmenden Wirkung
	Barbiturate, Carbamazepin, Colestyramin, Griseofulvin, Kortikoide, 6-Mercaptopurin, Thiouracil	↓ der gerinnungshemmenden Wirkung
Phenoxybenzamin	α-Sympathomimetika	↓ der Wirkung der α-Sympathomimetika
Phentolamin	α-Sympathomimetika	↓ der Wirkung der α-Sympathomimetika
Phenytoin	Antikoagulanzien, Carbamazepin, Chinidin, Chloramphenicol, Kortikosteroide, Ciclosporin, Disopyramid, Dopamin, Doxycyclin, Ethosuximid, Felbamat, orale Kontrazeptiva, Lamotrigin, Mexiletin, nicht depolarisierende Muskelrelaxanzien, Primidon, Rifampicin, Theophyllin, Valproat, Verapamil	↓ der Wirkung oder Plasmakonzentration der genannten Substanzen
	Valproat, Salizylate	↓ der Plasmaeiweißbindung von Phenytoin
	Antikoagulanzien, Cimetidin, Chloramphenicol, Felbamat, Isoniazid, nichtsteroidale Antiphlogistika, Trimethoprim, Sulfonamide	↑ der Plasmakonzentration von Phenytoin
	Antazida, Bleomycin, Cisplatin, Folsäure, Rifampicin, Vinblastin	↓ der Plasmakonzentration von Phenytoin
Piritamid		Siehe Opiate
Prajmalin	Antiarrhythmika, β-Blocker, Kalziumantagonisten	↑ der negativ chronotropen, negativ dromotropen un negativ inotropen Wirkung
	Chinidin	↑ der Plasmakonzentration von Prajmalin
	Digitalisglykoside	↑ der Digitaliswirkung auf die Erregungsleitung (Erregungsleitungsstörungen)
	Diazepam, Hormone, Salizylate, Sulfonamide	Cholestase
	Carbamazepin, Phenobarbital, Phenytoin, Rifampicin	↓ der Plasmakonzentration von Prajmalin
	Furosemid, Ajmailin	Inkompatibel mit Ajmalin (Ausfällung). Furosemid senkt Plasmakonzentration von Prajmalin
Prazosin	Antihypertensiva, Diuretika	↑ der blutdrucksenkenden Wirkung
Primidon		Siehe Barbiturate
Procainamid	Amiodarone, β-Blocker, Chinidin, Cimetidin, Ranitidin,Trimethoprim	↑ der Plasmakonzentration von Procainamid
Promethazin		Siehe Neuroleptika
Propafenon	Antidepressiva, β-Blocker, Lokalanästhetika	↑ der Wirkung von Propafenon
	Ciclosporin, Desipiram, Digoxin, Metoprolol, Propranolol	↑ der Plasmakonzentration der genannten Substanzen
	Phenobarbital, Rifampicin	↓ der Plasmakonzentration von Propafenon
	Cimetidin, Chinidin	↑ der Plasmakonzentration von Propafenon
	Theophyllin	↑ der Plasmakonzentration von Theophyllin
Propofol	Theophyllin	↓ der zentralen Effekte von Propofol
	Fentanyl, Phenothiazine	↑ der Plasmakonzentration von Propofol
Propranolol		Siehe β-Blocker
Ranitidin	Antikoagulanzien (nicht Phenprocoumon), β-Blocker, Benzodiazepine, Lidocain, Phenytoin, Theophyllin	↓ der Metabolisierung der genannten Substanzen
	Antazida	↓ der Resorption von Ranitidin
Reproterol		Siehe β-Mimetika, inhalative

Tabelle 272.1 (Fortsetzung)

Substanz	Interaktion mit	Effekt
Rifampicin	Antiarrhythmika, Anticholinergika, Antidiabetika, Antikoagulanzien Kalziumantagonisten, Antimykotika, Antibiotika, Barbiturate, Benzodiazepine, Cimetidin, Clofibrat, Kortikosteroide, Dason, Digitalisglykoside, Enalapril, Haloperidol, Isoniazid, Kontrazeptiva, Opiate, Probenicid, Theophyllin	↓ der Plasmakonzentration der genannten Substanzen durch Induktion der hepatischen Metabolisierung
	Isoniazid	↑ der hepatotoxischen Wirkung von Rifampicin
	Cotrimoxazol	↑ der Plasmakonzentration von Rifampicin
Salbutamol		Siehe β-Mimetika, inhalative
Salmeterol		Siehe β-Mimetika, inhalative
Sotalol		Siehe β-Blocker
Spironolacton	ACE-Hemmer, Kalium, kaliumsparende Diuretika, nichtsteroidale Antiphlogistika	Hyperkaliämie
	Acetylsalicylsäure	↓ des diuretischen Effektes von Spironolacton
	Digoxin	↑ der Plasmakonzentration von Digoxin
Streptokinase	Antikoagulanzien, Dextrane, nichtsteroidale Antiphlogistika, Thrombozytenaggregationshemmer	↑ der gerinnungshemmenden Wirkung (Blutungsgefahr)
Sucralfat	Chenodesoxycholsäure, Digoxin, Phenytoin, Sulprid, Tetracycline, Ursodesoxycholsäure	↓ der Absorption der genannten Pharmaka
	Aluminiumhaltige Antazida	↑ der Plasmakonzentration von Aluminium
Sufentanil		Siehe Opiate
Sultiam	Antidiabetika, Antikoagulanzien, Methotrexat, Phenytoin, Thiopental	↑ der Wirkung der genannten Substanzen
	Indometacin, Phenylbutazon, Probenecid, Salicylate	↑ der Wirkung von Sultiam
Suxamethonium	Aminoglykoside, Amphotericin B, Chinidin, Thiazide,Thiopental	↑ der neuromuskulär blockierenden Wirkung
	Nicht depolarisierende Muskelrelaxanzien, Diazepam	↓ der neuromuskulär blockierenden Wirkung
Terbutalin		Siehe β-Mimetika, inhalative
Terfenadin	Chinin,Cimetidin, Itraconazol, Ketoconazol, Makrolidantibiotika	↑ der unerwünschten kardiotoxischen Wirkung durch ↓ der Metabolisierung von Terfenadin
	Alkohol, zentral dämpfende Substanzen	↑ des zentral dämpfenden Effektes
Theophyllin	Alkohol, Allopurinol, Kalziumantagonisten, Cimetidin, Ciprofloxacillin, Clarithromycin, Disulfiram, Erythromycin, Imipinem,Interferone, Methotrexat, Kontrazeptiva, Propafenon, Propranolol, Ranitidin, Verapamil	↑ der Plasmakonzentration von Theophyllin
	Carbamazepin, Isoproterenol, Phenobarbital, Phenytoin, Rifampicin	↓ der Plasmakonzentration von Theophyllin
	Halothan	Herzrhythmusstörungen
	β-Blocker, Lithium	↓ der Wirkung der genannten Substanzen
Thiopental		Siehe Barbiturate
Tiagabin	Carbamazepin, Phenobarbital, Phenytoin, Primidon	↑ der Metabolisierung von Tiagabin
Tolazolin	Adrenalin, Sympathomimetika	Paradoxer Blutdruckabfall bei Adrenalingabe
Tramadol		Siehe Opiate
Triamteren	Kaliumsparende Diuretika, ACE-Hemmer	Hyperkaliämie
	Indometacin	↑ der nephrotoxischen Effekte
	Lithium	↓ der Ausscheidung von Lithium
Triflupromazin		Siehe Neuroleptika
Tropisetron	Phenobarbital, Rifampicin	↓ der Plasmakonzentration von Tropisetron
Urokinase	Antikoagulanzien, Dextrane, nichtsteroidale Antiphlogistika, Thrombozytenaggregationshemmer	↑ der gerinnungshemmenden Wirkung (Blutungsgefahr)
Ursodesoxycholsäure	Antazida, Clofibrat, Colestyramin, Colestipol, Kontrazeptiva	↓ der Absorption der Ursodesoxycholsäure
Valproat	Antidepressiva, Barbiturate, Neuroleptika, Primidon	↑ der zentral dämpfenden Wirkung
	Carbamazepin, Phenobarbital, Phenytoin	↓ der Plasmakonzentration von Valproat; ↑ der Plasmakonzentration von Phenobarbital und Phenytoin
	Acetylsalicylsäure	↑ der unerwünschten Wirkungen von Valproat durch Verdrängung aus Plasmaeiweißbindung
	Alkohol	↑ der hepatotoxischen Effekte
	Felbamat	↑ der Plasmakonzentratioon von Valproat
	Lamotrigin	↓ Metabolisierung von Lamotrigin

Tabelle 272.1 (Fortsetzung)

Substanz	Interaktion mit	Effekt
Vecuronium	Aminoglykoside, Bacitracin, Benzodiazepine, Clindamycin, Chinin, Inhalationsanästhetika Suxamethonium, Tetracyclin	↑ der neuromuskulär blockierenden Wirkung
	Azathioprin, Theophyllin	↓ der neuromuskulär blockierenden Wirkung
Verapamil	β-Blocker, Digoxin, Chinidin, Disopyramid, Inhalationsanästhetika	↑ der negativ chronotropen, negativ dromotropen und negativ inotropen Effekte
	Alkohol, Carbamazepin, Chinidin, Coffein, Ciclosporin, Digoxin, Theophyllin	↑ der Plasmakonzentration der genannten Substanzen
	Phenobarbital, Rifampicin	↓ der Plasmakonzentration von Verapamil
	Alkalische Lösungen	Ausfällungen
Vigabatrim	Phenytoin	↓ der Plasmakonzentration von Phenytoin
Xylometazolin	Antidepressiva, MAO-Hemmer	↑ der blutdrucksteigernden Wirkung und vasokonstriktorischen Wirkung
	Anästhetika, Atropin, Insulin, Propranolol	↑ der Wirkung von Xylometazolin

Tabelle 272.2. Digitalisinteraktionen. (Aus Ankermann et al. 1998)

Wirkstoffgruppe/Wirkstoff	Mechanismus in Bezug auf Digoxin	Änderung des Digoxinspiegels [%]
ACE-Hemmer		
Captopril u. a.	Renale Clearance ↓	↑ 15–30
Anionenaustauscherharze		
Colestyramin	Absorption ↓	↓ 25
Colestipol	Absorption ↓	↓ 25
Antazida	Unbekannt	↓ 25
Antiarrhythmika		
Amiodaron	Renale/nichtrenale Clearance ↓	↑ 70–100
Ca-Antagonisten s. dort		
Chinidin	Renale/nichtrenale Clearance ↓	↑ bis 100
Antibiotika/Chemotherapeutika		
Erythromycin, Makrolidantibiotika	Bioverfügbarkeit ↑	↑ 50–120
Ethambutol	Enzyminduktion	↓ bis 50
Isoniazid	Enzyminduktion	↓ bis 50
Neomycin	Absorption ↓	↓ 30
Rifampizin	Enzyminduktion	↓ bis 50
Sulfasalazin	Absorption ↓	↓ 20
Tetracyclin	Bioverfügbarkeit ↑	↑ 50–120
Antidiarrhoika		
Kaolin-Pectin	Absorption ↓	↓ variabel
Kohle	Absorption ↓	↓ variabel
Antikonvulsiva		
Phenytoin	Enzyminduktion	↓ bis 50
Antiphlogistika, nichtsteroidal		
Indomethazin u. a.	Renale Clearance ↓	↑ bis 50
Barbiturate		
Phenobarbital	Enzyminduktion	↓ bis zu 50
Ca-Antagonisten		
Diltiazem	Renale Clearance ↓ (?)	↑ bis 70
Nicardipin	Renale Clearance ↓ (?)	↑ 15
Nifedipin	Renale Clearance ↓ (?)	
Verapamil	Renale Clearance ↓ (?)	↑ 70–100
Diuretika		
Spironolacton	Renale/nichtrenale Clearance ↓	↑ bis 30
Thiazide	Renale Clearance ↓	↑ bis 50
Triamteren	Nichtrenale Clearance↓	↑ bis 20

Tabelle 272.2 (Fortsetzung)

Wirkstoffgruppe/Wirkstoff	Mechanismus in Bezug auf Digoxin	Änderung des Digoxinspiegels [%]
Immunsuppressiva		
Ciclosporin	Renale Clearance ↓	↑ 50–100
Vasodilatoren		
Hydralazin	Renale Clearance ↑	↓ bis 20
Nitroprussid-Na	Renale Clearance ↑	↓ bis 20
Verschiedene		
Omeprazol	Absorption ↑	↑ 40–100
Thyroxin	Renale Clearance ↑, Verteilungsvolumen ↑	
Zytostatika		
Cyclophosphamid	Mukosaschädigung (?)	↓ 25
Vincristin	Mukosaschädigung (?)	↓ 25

273 Komplementäre und alternative Behandlungsverfahren

J. Spranger

Neben schulmedizinisch anerkannten Behandlungsverfahren werden verbreitet sog. komplementäre und alternative Behandlungen angeboten. Jeder 3. Amerikaner nutzt sie. Selbst in pädiatrischen Intensivstationen würden bis zu 70% aller Eltern alternative Therapiemaßnahmen begrüßen, manche in der Annahme einer hohen Wirksamkeit. In den National Institutes of Health der USA existiert ein eigener Forschungszweig für alternative Medizin mit einem Jahresbudget von 30 Millionen US$.

Eine befriedigende Unterscheidung komplementärer von alternativer Medizin gibt es nicht, da auch alternative Methoden häufig zusätzlich (komplementär) zur konventionellen Medizin eingesetzt werden. Nachfolgend werden komplementäre von alternativen Verfahren durch den Grad der theoretischen (auch weltanschaulichen) Untermauerung und den Umfang ihres therapeutischen Anspruchs –umschrieben vs. ganzheitlich- unterschieden. Gemeinsam ist ihnen der geringere Grad wissenschaftlicher Analyse und anwendungsorientierter Prüfung.

Komplementäre Therapien

Komplementäre Behandlungsverfahren sind umschriebene, häufig als „natürlich" bezeichnete physikalische oder medikamentöse Hilfsmethoden zur gezielten Beseitigung einer speziellen gesundheitlichen Störung. Sie werden in der Regel ergänzend zur schulmedizinischen Kerntherapie eingesetzt. Drei Beispiele seien genannt:

Physikalische Therapie. In der Kinderheilkunde vielfach angewendete Verfahren sind in Tabelle 273.1 zusammengefaßt. Einige Wirkprinzipien, wie Gewebekühlung oder -erwärmung, sind gut begründet, andere eher theoretischer Natur. Das gleiche gilt für die Therapieeffekte. Die lokale Temperatursenkung durch Wadenwickel ist leicht, eine verbesserte Leberdurchblutung durch warme Leibwickel kaum nachzuweisen. Die Wirksamkeit spezieller physiotherapeutischer Verfahren – z.B. nach Bobath und Vojta – beruht eher auf subjektiven Eindrücken als auf kontrollierten, randomisierten Studien. Effektivität, Spezifität und Unspezifität der Maßnahmen sind schwer zu prüfen aufgrund der Heterogenität der behandelten Störungen, der schwierigen Quantifizierung des Behandlungserfolgs und der unterschiedlichen Tendenz zur Spontanbesserung. Schwere Nebenwirkungen sind bei ordnungsgemäßer Anwendung der Behandlungsverfahren selten, aber nicht ausgeschlossen (z.B. Knochenbrüche oder Hirnblutungen bei Vojta-Therapie).

Klimatherapie und institutionelle Rehabilitation. Die Wirksamkeit der ärztlich überwachten Klimatherapie ist bei umschriebenen Krankheiten wie Asthma, Neurodermitis und zystischer Fibrose gut dokumentiert, bei unspezifischen Dispositionen wie vermehrter Infektneigung wahrscheinlich. Ärztlich geleitete Kuren kombinieren klimatische mit physiotherapeutischen, ernährungsphysiologischen und soziopsychologischen Maßnahmen sowie mit Aufklärung und Schulung, deren Beitrag zum Gesamterfolg häufig nicht voneinander zu trennen ist.

Die Erfolge von Rehabilitationsmaßnahmen hängen entscheidend von der richtigen Zuordnung der Kinder zur jeweiligen Zielrichtung und Expertise der jeweiligen Kur- oder Rehabilitationseinrichtung ab.

Phytotherapie. Die Therapie mit einem pflanzlichen Heilmittel ist solange eher der komplementären Medizin zuzuordnen, als das Wirkprinzip nicht biochemisch und pharmakologisch definiert und die Wirksamkeit mit wissenschaftlicher Methodik nachgewiesen ist. Entsprechend unterscheidet das seit 1.1.1978 in Deutschland gültige Arzneimittelgesetz zwischen traditionellen und rationalen Phytopharmaka.

Rationale Phytopharmaka sollen ähnliche Anforderungen erfüllen wie synthetische Arzneimittel. Hierzu gehören

Tabelle 273.1. Komplementäre Behandlungsverfahren

Pysikalische Maßnahme	Wirkprinzip	Indikation
Kalte Wickel, kalte Packungen	Erniedrigung der Gewebetemperatur; umschriebene Dämpfung der Erregbarkeit von Schmerzssensoren	Fieber, chronische Entzündung
Umschriebene Hautreizung durch Güsse, Bürsten, Klopfmassage, Wickel und Packungen (kalt/warm)	Tonisierung oder Hemmung nervös-reflektorisch verbundener (segmentaler) Gewebe (Haut, Muskel, innere Organe, Binde- und Stützgewebe) generell oder im Ausbreitungsgebiet einzelner Spinalnerven	Umschriebene Durchblutungsstörung, umschriebene oder generelle Muskelverspannung
Hautreizung durch Güsse, Bürsten, Abreibungen, Bäder, kontinuierliche Bewegungsübungen (z.B. Motorschienen)	Analgetische Gegenreizung: Unterdrückung der Erregungsüberleitung in langsamen Nervenfasern durch Aktivierung schnell leitender afferenter Nervenfasersysteme; Provokation extero- und propriozeptiver Reize	Chronische (dumpfe) Schmerzzustände, trophische Störungen
Diathermie (Ultraschall oder Kurzwelle)	Gewebserwärmung unter Umgehung dermaler Thermoregulation	Chronische Myosen, chronische Tendinitis, chronische Bursitis
Spezielle Krankengymnastik	Motorische Aktivierung, Freilegung primitiver Bewegungsmuster, z. B. von Gleichgewichtsreaktionen (Bobath), Umdrehen, Kriechen (Vojta); Unterdrückung spastischer Muskelreaktionen	Zerebrale Bewegungsstörungen
Dehnungsübungen (Stretching), Muskelmassagen	Anpassung mesenchymaler Strukturen an chronische Beanspruchung	Kontrakturen, Fehlhaltungen, Muskelverhärtung
Herz-Kreislauf-Training, Atmungsschulung, Harnblasentraining	Vegetatives Training über kortikal-absteigende vegetativmotorische Bahnen und/oder spinale Reflexkreise	Orthostatische Dysregulation, Asthma, zystische Fibrose, Blasenentleerungsstörungen u. a.
Sportliche Aktivität, evtl. stilisierte Bewegungsübungen	Adaptation von Körpergeweben an Belastung, auch Hemmung afferenter Schmerzbahnen durch Aktivierung des motorischen Systems	Verminderte körperliche Belastbarkeit, erhöhte Schmerzempfindlichkeit, Überempfindlichkeit, Wehleidigkeit

die Vorlage und Prüfung wissenschaftlicher Erkenntnisse zu Toxikologie, pharmakologischem Wirkprofil, Wirksamkeit und Unbedenklichkeit des Präparats. Epidemiologisch-statistische Wirksamkeitsnachweise, wie sie für synthetische Arzneimittel unerläßlich sind, sind jedoch nicht Bestandteil der für die Zulassung erforderlichen Monographien.

Zur Zulassung traditioneller Phytopharmaka genügt die tradierte und vom Hersteller dokumentierte Anwendung. Sie sollen an der Bezeichnung „traditionell angewendet bei..." zu erkennen sein, verweisen eher auf allgemeine Indikationen wie „zur Stärkung, Kräftigung, Besserung des Befindens, zur Vorbeugung" oder sollen als „mild wirkendes Arzneimittel" bei umschriebenen Indikationen ausgewiesen sein. Der Kennzeichnungspflicht wird jedoch nur zögerlich gefolgt. Außerdem enthält das seit 1978 gültige Zulassungsverfahren Übergangsregelungen für Altpräparate, die zunächst als fiktiv zugelassen und erst nachträglich zu überprüfen waren. Das Zulassungsverfahren wurde für Altpräparate „mit langer Tradition" erleichtert. In Deutschland zugelassen sind derzeit mehr als 1000 traditionelle Phytopharmaka. Dabei ist die Tatsache der Zulassung kein verläßlicher Hinweis auf nachgewiesene Wirksamkeit oder Unschädlichkeit. Gefahren gehen von unzureichend überprüften, häufig exotischen Phytopharmaka aus, die undeklariert hochwirksame oder giftige Bestandteile wie Kortikoide und andere Steroide enthalten können. Vergiftungen mit Blei sind beschrieben.

Alternative Therapien

Alternative Behandlungsverfahren bieten in der Regel ganzheitliche Behandlungsverfahren und stützen sich auf geschlossene gedankliche Systeme. Ein Beispiel ist die *Homöopathie.* Sie behandelt Symptome mit hochgradig verdünnten Substanzen, die in höherer Dosierung eben diese Symptome hervorrufen. In den USA verordnen ca. 10% der Allgemeinärzte homöopathische Medikamente, in Holland 40%. Metaanalysen zu Wirksamkeitsstudien ergaben Hinweise, daß homöopathische Medikamente Placebos geringfügig überlegen sind. Zur Wirksamkeit homöopathischer Medikamente im Kindesalter liegen kaum wissenschaftlich einwandfreie Studien vor.

Die kritische Bewertung der *Akupunktur* läßt gewisse Effekte bei Übelkeit nach Chemotherapie, nach Operationen, bei Schmerzen nach zahnärztlichen Eingriffen sowie bei Befindlichkeitsstörungen nicht ausschließen.

Über andere Behandlungsverfahren wie Fußzonenmassage, Osteopathie, Bachblütentherapie u.a. liegen kaum systematische Studien vor. Begriffe wie „natürlich", „naturgemäß" und „Naturheilkunde" sind ebenso verbreitet wie unpräzis.

Abwägung therapeutischer Systeme

Die europäische Kinderärzte-Vereinigung Confederation of European Specialists in Paediatrics (CESP) stellt in einer 1999 veröffentlichten Verlautbarung fest, daß Kinder nur mit wissenschaftlich geprüften Verfahren behandelt werden sollen. Diese Forderung ist von der klinischen Pädiatrie leichter zu erfüllen als von der freien Praxis. Klinisch behandelt werden überwiegend schwere, gut definierte Krankheiten, die gezielte, häufig eingreifende, jeweils gut überprüfbare Interventionen erfordern und somit kontrollierten Studien zugänglich sind. Für viele kinderärztliche Verrichtungen der Praxis existieren jedoch keine wissenschaftlichen Wirksamkeitsnachweise („evidence"). Sie liegen vor für Impfungen, dagegen nur für ca. 60% der medikamentösen Verordnungen und ca. 40% sonstiger Vorsorgemaßnahmen. Die Effektivität von Beratungs- und Aufklärungsgesprächen ist weitgehend ungeprüft. Der Verzicht auf diese Tätigkeiten, d.h. die Beschränkung auf Verrichtungen mit eindeutigem Wirksamkeitsnachweis, würde eine nicht vertretbare Reduktion ärztlichen Handelns bedeuten unter Vernachlässigung des menschlichen, mitfühlenden und tröstenden Teils des Arztseins.

Dennoch unterscheiden sich schulmedizinische Therapien grundsätzlich von komplementären und alternativen Maßnahmen. Schulmedizinische Verfahren zeichnen sich aus durch naturwissenschaftlich begründete Plausibilität, durch ihre wissenschaftliche Prüfbarkeit und das größere Ausmaß entsprechender Wirksamkeitsnachweise. Zugegebenermaßen ist die Wirksamkeit so zentraler Tätigkeiten wie ärztliches Gespräch und ärztliche Zuwendung aus methodischen Gründen nur schwer zu objektivieren. Dennoch gilt, daß die Schulmedizin grundsätzlich bereit ist, sich solchen Prüfungen zu unterziehen. Die Schulmedizin ist ein offenes System. Sie ist darüber hinaus beweglich und innovativ, da sie ihre Verfahren kontinuierlich und in Abhängigkeit vom Prüfergebnis verändert. Alternative Medizinsysteme sind dagegen geschlossen und starr. Sie entziehen sich der unabhängigen Prüfung mit dem Hinweis auf die Unbrauchbarkeit wissenschaftlicher Prüfverfahren und der Unzugänglichkeit alternativer Verfahren durch Personen, die nicht innerhalb des Systems arbeiten. Entsprechend begründet sich alternative Medizin wesentlich aus subjektivem Eindruck und individueller Erfahrung und ändert ihre Verfahren nicht. Trotz dieser mit dem Zeitgeist kaum zu vereinbarenden Nachteile der Ungeprüftheit und Starre sind komplementäre und alternative Verfahren beliebt. Gründe hierfür sind ein allgemeines Unbehagen gegenüber einer nicht mehr überschaubaren und somit als gefährlich empfundenen technisierten Welt verbunden mit einer diffusen Sehnsucht nach Natürlichkeit. Zudem weckt der Wunsch nach Selbstbestimmung Vorbehalte gegen eine Medizin, der man sich bei schwerer Krankheit ausgeliefert sieht.

Neben diesen allgemeinen Gründen gibt es eine Reihe spezieller Argumente für den Einsatz komplementärer und alternativer Verfahren:

Fließender Übergang der Systeme. Der Übergang von schulmedizinischer zu komplementärer und alternativer Therapie ist fließend (Abb. 273.1). Verordnete Bettruhe, hypoallergene Säuglingsmilchen, die operative Beseitigung von Tonsillen, Säuglingsphimosen, vesikoureteralem Reflux oder Coxa valga sind Kernverfahren der Schulmedizin, obwohl ihre Effektivität und Indikationsbreite wissenschaftlich nicht abgeklärt sind. Sonnenbestrahlung würde eher der komplementären Therapie, die Verordnung von Vitamin-D-Tabletten eher der Schulmedizin zugerechnet. Die Gabe von Antibiotika bei bakteriell bedingten Infektionen der oberen Luftwege ist ein Mittel der Schulmedizin. Fehlt der bakterielle Nachweis und handelt es sich um eine virale Infektion, so wäre die Gabe eines Antibiotikums bestenfalls als „komplementär“ zu bezeichnen. Umgekehrt gibt es Beispiele komplementärer oder alternativer Therapien, die nach Erfüllung naturwissenschaftlicher Prüfkriterien Eingang in die Schulmedizin gefunden haben. Erinnert sei an pflanzliche Mittel wie Chinarinde, Digitalis oder Morphium, autogenes Training oder Maßnahmen der physikalischen Therapie. Gerade an den genannten Medikamenten zeigt sich aber die Überlegenheit der analytischen Medizin: erst seit ihrer Isolierung kann die wirksame Substanz genau dosiert werden.

Persönliche Erfahrung. Der Erfolg einer Maßnahme an Patienten oder an sich selbst kann durchaus Anlaß sein, die Maßnahme auch bei weiteren Patienten einzusetzen. Wer die lindernde Wirkung einer kalten Kompresse selbst verspürt hat, wird kalte Kompressen auch ohne wissenschaftlichen Wirksamkeitsnachweis empfehlen. Wer die temperatursenkende Wirkung von Wadenwickeln bei fiebernden Kindern beobachtet, wird diese Maßnahme ohne randomisierten Doppelblindversuch weiter verordnen. Wenn Mütter mehrfach über schlagartige Verbesserung von Verhaltensstörungen unter einer bestimmten Diät berichten, so ist durchaus vertretbar, diesen Hinweis aufzugreifen und, wenn irgend möglich, kritisch zu überprüfen.

Komplementäre und alternative Verfahren als Behandlungsträger. Die überwiegende Zahl der in einer kinderärztlichen Sprechstunde vorgestellten Kinder leidet an Krankheiten mit ausgesprochener Selbstheilungstendenz, an Störungen der Befindlichkeit und Anpassungsschwierigkeiten. Ärztliche Maßnahmen beschränken sich auf Beratung und die Verordnung lindernder Maßnahmen. Die Wirksamkeit

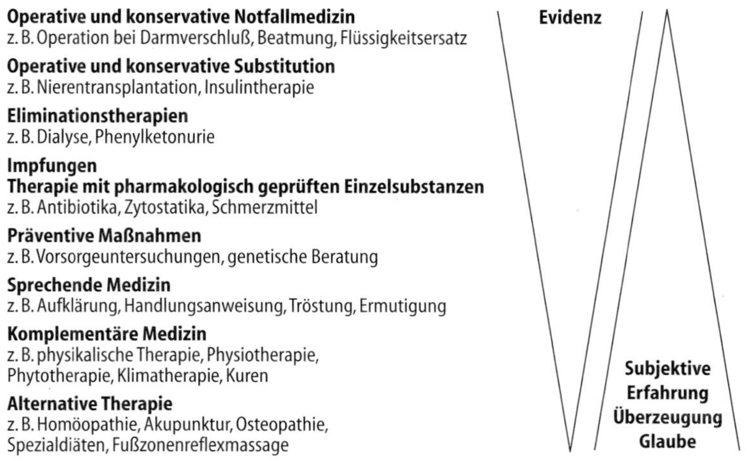

Abb. 273.1. Schema zur Verdeutlichung der naturwissenschaftlichen Bestimmtheit verschiedener Therapiesysteme. Evidenz: naturwissenschaftlich erbrachter Wirksamkeitsnachweis mit den Kriterien der Plausibilität, Wiederholbarkeit, Quantifizierbarkeit und Ergebnisoffenheit

solcher Maßnahmen ist außerordentlich schwer zu objektivieren. Effektivitätskriterien wie nachlassender Schmerz und gesteigertes Wohlbefinden sind komplexe, subjektive, schwer zu quantifizierende Empfindungen. Auf den Einsatz solcher Maßnahmen zu verzichten, würde dem ärztlichen Auftrag und Selbstverständnis widersprechen. Daß zahlreiche Maßnahmen auf einem Placeboeffekt beruhen, steht dabei außer Frage. Komplementäre und alternative Verfahren können diesen Placeboeffekt rituell erleichtern und verstärken, d.h. sie können die Rolle eines materiellen Mediums übernehmen, vergleichbar der Glaskugel zur Einleitung einer Hypnose. In der Pädiatrie haben Behandlungsrituale nicht selten auch die Aufgabe, Betreuer aktiv in den Behandlungsplan einzubeziehen. Durch die Übernahme einer ritualisierten Tätigkeit – von morgendlichen Kaltwaschungen bis zu komplexen physiotherapeutischen Handgriffen – werden aus passiven, leidenden, sich sorgenden, teilweise fordernden Eltern aktive, aufgeschlossene, zuversichtliche Mitarbeiter. Mit Tropfen, Tabletten, Salben erhalten sie Werkzeuge. Die mit der Rollenänderung verbundene Modifikation des psychosozialen Umfelds kann heilsam sein, selbst wenn Ritual und Werkzeug wirkungslos sind.

Einsatz harmloser Mittel „ut aliquid fiat". Komplementäre und alternative Therapien werden häufig unter dem Gesichtspunkt ihrer Harmlosigkeit eingesetzt und von der Bevölkerung auch so gewünscht. Ihre Verwendung bei nachweislicher oder vermuteter Nutzlosigkeit unter dem Gesichtspunkt „ut aliquid fiat" mag aus psychologischen Gründen gelegentlich gerechtfertigt sein. In der Regel gibt diese Begründung jedoch nur Zeugnis von der Unfähigkeit des Arztes, Patient und Eltern aufzuklären und zu führen. Ärztliche Kunst zeigt sich im Verzicht auf unnötige oder nutzlose Therapie ebenso wie im Einsatz geeigneter Maßnahmen.

Das kategorielle Argument. Das letzte Argument zur Rechtfertigung alternativer Therapie beruht auf der begrenzten Erkenntnisfähigkeit des menschlichen Geistes und der Möglichkeit anderer als der naturwissenschaftlichen Erkenntniskategorien. Dieses Argument ist immanent weder zu stützen noch zu leugnen. Ihm ist nur mit dem Hinweis zu begegnen, daß alternative Therapien die gleichen Anforderungen erfüllen sollten wie die Schulmedizin: Wirkung und Unschädlichkeit sind durch mehr als durch Behauptung und Glaubensbekenntnis nachzuweisen. Für konventionelle Verfahren gilt dies mit der Selbstverständlichkeit eines Rechtsanspruchs. Freilich läuft der Hinweis dann ins Leere, wenn konventionelle Therapien erschöpft sind. Der häufig aus Verzweiflung resultierende Versuch über die Grenzen des Rationalen hinaus Hilfe zu suchen, ist verständlich. Über die Hälfte aller erwachsenen Patienten mit fortgeschrittenem Krebsleiden nutzen alternative Medizin, und die Zahl der völlig nutzlosen Krebstherapien ist nicht mehr überschaubar. Hilfsangebote für Krebskranke – wie für alle chronisch Schwerkranken – sind besonders kritisch zu prüfen. Der Schutz des Patienten vor alternativen Nutznießern menschlicher Verzweiflung gehört zu den vornehmsten ärztlichen Pflichten.

Literatur

Angell M, Kaassirer JP (1998) Alternative Medicine – the risk of untested and unregulated remedies. New Engl J Med 339: 839–841

Chambers TL, Kurz R (1999) Ethical Overview of Paediatrc Research and Practice in Europe. Eur J Pediatr 158: 537–540

Ebneter M, Binder M, Saller R (2001) Distant healing and clinical research. Forsch Komplementärmed Klass Naturheilkd 8: 274–287

Ernst E (1999) Prevalence of complementary/alternative medicine for children: a systematic review. Eur J Pediatr 158: 7–11

Hsu, DT, Diehl DL (1998) The West gets the point. Lancet 352 (suppl 4): 1

Linde K, Clausius N, Ramirez G, Melchart D, Eitel F, Hedges LV, Jonas WB (1998) Are the clinical effects of homeopathy placebo effects? A meta-analysis of placebo-controlled trials. Lancet 350: 834–843

Rudolf MCJ, Lyth N, Bundle A et al. (1999) A search for the evidence supporting community paediatric practice. Arch Dis Child 80: 257–261

Senn E (1999) Prinzipien der physikalischen Therapiemaßnahmen. In: Domschke W, Hohenberger W, Meinertz P, Possinger K, Reinhardt D, Tölle R (Hrsg) Therapie der Gegenwart. Urban & Schwarzenberg, A 9–17

Spranger J (1995) Bewährte Hausmittel und Rezepte. In: Dittmer A, Schulte-Wissermann H. Therapie im Kindesalter. Fischer, Jena, S 231–246

Anhang

A Referenzwerte

Zusammengestellt von O. Oster

Der Begriff Referenzwert hat den Begriff Normalwert ersetzt. Die Definition des Normalen ist komplex und dessen Beschreibung in Zahlen im strengen Sinne in der Praxis nicht durchzuführen. Klinisch-chemische Parameter in humanem Material sind von endogenen und exogenen Einflüssen abhängig. Die Kenntnis dieser Einflüsse ist notwendig, um die Werte richtig zu interpretieren; Alter beeinflußt die klinisch chemischen Parameter entscheidend. Die hier nach Alter aufgelisteten Werte sind daher eine wichtige Hilfe, um sie zu diagnostischen Zwecken zu verwenden. Klinisch-chemische Parameter sind nicht nur von endogenen und exogenen Einflüssen, sondern auch von Methoden abhängig. Es ist deshalb sinnvoll, sich bei dem entsprechenden Labor nach der Bestimmungsmethode zu erkundigen. Vielfach gibt es für einzelne Parameter „laborspezifische“ und „methodenspezifische“ Referenzwerte“. Die intensive Kommunikation mit dem Labor bringt Klarheit und damit Sicherheit in der Diagnose.

Fehler bei der Bestimmung klinisch-chemischer Parameter entstehen auch durch die Nichteinhaltung präanalytischer Standards, also Fehler, die bei der Gewinnung des biologischen Materials, dessen Lagerung und Transport in das Labor entstehen. Auch hierbei ist es sinnvoll, mit dem Labor Rücksprache zu halten, um die präanalytischen Fehler auszuschalten. Mehr als 90 % der „falschen“ Werte aus den Labors sind auf präanalytische Fehler zurückzuführen.

Klinisch-chemische Parameter sind auch von Konventionen abhängig. Diese Konventionen können sich ändern. Eine wichtige Änderung der Konventionen ist die sich vollziehende Umstellung des Bezugs der Enzymaktivitäten von bisher 25 °C auf 37 °C. Einige Labors haben die Umstellung schon vorgenommen, andere warten noch ab. Wichtig für den, der die Werte interpretiert, ist deshalb die Kenntnis, bei welchen Temperaturen die Enzymaktivitäten bestimmt wurden. Dies ist vor allem dann zu beachten, wenn die Bestimmung nicht aus dem „eigenen“ Labor kommt oder Akten der Patienten Werte enthalten, die in verschiedenen Labors bestimmt wurden. Zu beachten ist, daß in der ehemaligen DDR die Aktivitäten der Enzyme auf 37 °C bezogen waren, was im überwiegenden Maße nach der Wiedervereinigung beibehalten wurde.

Wie schon erwähnt, können Laborwerte auch methodenabhängig sein. Um dies auszuschalten, sind die Fachgesellschaften bemüht, Standards zu setzen, damit Laborwerte aus verschiedenen Labors vergleichbar sind. Solche Bemühungen sind schwierig. Für folgende Proteine konnten einheitliche Standards eingeführt werden: Albumin, α1-Antitrypsin, α2-Makroglobulin, α1-saures Glykoprotein, Coeruloplasmin, C3, C4, CRP, Haptoglobin, IgA, IgG, IgM, Transthyretin, Transferrin.

Diese Proteine werden seit etwa 1995 mit dem Standard CRM 470 kalibriert. Es ist zu beachten, daß es damit natürlich auch neue Referenzwerte gibt. Referenzwerte vor 1995, die nicht auf der Basis des spezifizierten Standards CRM 470 ermittelt wurden, sind deshalb dementsprechend zu korrigieren. Mit der Verwendung des CRM-470-Standards sollte es für die erwähnten Parameter keine laborspezifischen und gerätespezifischen Referenzwerte mehr geben.

Viele immunologisch bestimmte Parameter hängen stark von den verwendeten Standards ab, so daß hier der methodenspezifische Wert zu berücksichtigen ist, der keine allgemeine Gültigkeit hat. Auch die Gerinnungsparameter werden stark von den verwendeten Reagenzien beeinflußt.

Die Referenzwerte in dieser Arbeit sind im allgemeinen so zitiert, wie in der Originalliteratur. Nicht immer sind in der Originalliteratur die Kriterien eingehalten, die zur Beschreibung eines Referenzwertkollektivs notwendig sind. In der Regel wird der Mittelwert und die Standardabweichung bzw. der Bereich angegeben. Meistens ist die Art der Verteilung im Referenzkollektiv nicht berichtet. Es gilt folgendes: Arithmetischer Mittelwert ± 2mal die Standardabweichung (2 SD) deckt rund die 2,5–97,5 Perzentile (95 % Bereich) ab, falls die Referenzwertgruppe „normal“ verteilt ist. Ist das Referenzkollektiv nicht normal verteilt, ist der arithmetische Mittelwert um so weniger brauchbar, je schiefer die Verteilung und je größer die Streuung ist. Der ± 2-SD-Bereich deckt immer mindestens 75 % der Werte jeder beliebigen Verteilung ab.

Die berichteten Werte sind mit großer Sorgfalt zusammengetragen worden. Es ist jedoch klar, daß bei der Masse der Werte Fehler nicht ausbleiben. Es wird daher empfohlen, sich bei Unklarheiten in der Originalliteratur zu vergewissern, vor allem, wenn das klinische Bild nicht mit den Laborwerten übereinstimmt.

Tabelle A1. Klinische Chemie,Hämostaseologie: Referenzwerte in Serum, Plasma, Vollblut, Erythrozyten, Schweiß, Stuhl, Urin und Liquor

Analyt/Meßgröße		Referenzwert			
Material	**Alter**	**Konventionelle Einheiten**	**SI-Einheiten**	**Anmerkung**	
Acetoacetat					
Serum/Plasma	0,2–16 Jahre	2,1 (<0,1–9) mg/l	0,021 (<0,001–0,086) mmol/l	In Klammern Minimum- und Maximumwerte	[12]
Vollblut	1 Monat–2 Jahre 2–8 Jahre 8–18 Jahre	3,1 (1,0–15,3) mg/l 4,1 (1,0–20,4) mg/l 2,3 (1,0–16,3) mg/l	0,03 (0,01–0,15) mmol/l* 0,04 (0,01–0,2) mmol/l* 0,023 (0,01–0,16)mmol/l*	*2,5+97,5 Perzentile	[66]
Liquor	2 Monate–16 Jahre	612 (<102–3264) µg/l	6 (<1–32) µmol/l	In Klammern Minimum- und Maximumwerte	[12]
Urin	FG<36Wochen/NG ≤5 Jahre >5 Jahre Erw	8,2 (<102–153)mg/mol Crea 163 (20–592) mg/mol Crea 112 (–510) mg/mol Crea <102 mg/mol Crea	0,08 (<1–1,5)mmol/mol Crea 1,6 (0,2–5,8)mmol/mol Crea 1,1 (–5,0) mmol/mol Crea <1 mmol/mol Crea		[12]
Aceton					
Serum/Plasma		0,3–2,0 mg/dl	0,05–0,34 mmol/l		[26]
Urin		semiquantitativ mit Urinteststreifen negativ			
Acetylsalicylsäure	Siehe Tabelle A8				
Adrenalin					
Plasma	Erw	<110 ng/l liegend <129 ng/l stehend	<601 pmol/l liegend <704 pmol/l stehend		[22]
Urin	0–1 Jahr 1–2 Jahre 2–4 Jahre 4–7 Jahre 7–10 Jahre 10–15 Jahre Erw	0–2,6µg/d 0–3,5 µg/d 0–6,0 µg/d 0,2–10,1 µg/d 0,2–10,1 µg/d 0,6–19,9 µg/d 0–19,9 µg/d	0–14 nmol/d 0–19 nmol/d 0–33 nmol/d 1–55 nmol/d 1–55 nmol/d 3–109 nmol/d 0–109 nmol/d		[22]
	Auf Kreatinin bezogen				
	3–6 Jahre 6–10 Jahre 10–16 Jahre	9,2 (4,1–18,3) µg/g Crea 9,0 (4,1–16,6) µg/g Crea 6,5 (1,8–12,2) µg/g Crea	5,7 (2,5–11,3) µmol/mol Crea 5,6 (2,5–10,2) µmol/mol Crea 4,0 (1,1–7,5) µmol/mol Crea	HPLC-Methode	[131]
	Erw	3,1–19,9 µg/g Crea	1,9–12,3 µmol/mol Crea		[22]
Adrenokortikotropes Hormon/ACTH				EDTA-Blut, nach Blutentnahme eisgekühlt ins Labor	[27]
Plasma/EDTA	Erw	20–80 pg/ml morgens 5–20 pg/ml abends Neugeborene in der ersten Woche haben höhere Werte	4,5–18,0 pmol/l 1,1–4,5 pmol/l		
Alaninaminotransferase/ALAT	Siehe GPT				
Albumin				*Mit Bromkresolgrün bestimmt	[1]
Serum	NG Erw <1 Jahr >1 Jahr	3,8–4,2 g/dl* 3,5–5,0 g/dl* 3,0–5,2 g/dl** 3,0–5,2 g/dl**	38–42 g/l* 35–50 g/l* 30–52 g/l** 30–52 g/l**	**Immunologisch bestimmt CRM 470 470 standardisiert;	[2]
Liquor		155 mg/l (<350 mg/l)	orientierende Werte		[48]
Albumin-Quotient Liquor/Plasma	NG 1 Monat 2 Monate 3 Monate 4 Monate–6 Jahre <15 Jahre <40 Jahre <60 Jahre	8–28×10E-3 5–15×10E-3 3–10×10E-3 2–5 ×10E-3 0,5–3,5×10E-3 <5×10E-3 <6,5×10E-3 <8,0×10E-3			[21]
Urin	2–4 Jahre 5–7 Jahre 8–10 Jahre 11–18/w 11–18/m	1,3 (0,5–16,7) mg/mmol Crea 1,1 (0,4–14,5) mg/mmol Crea 0,8 (0,3–7,4) mg/mmol Crea 1,1 (0,4–14,5) mg/mmol Crea 0,8 (0,3–7,4) mg/mmol Crea			[49]
Aktivierte Partielle Thromboplastinzeit (aPTT)	Siehe Tabelle A4				
α2-Antiplasmin	Siehe Tabelle A6				

Tabelle A1 (Fortsetzung)

Analyt/Meßgröße		Referenzwert					
Material	**Alter**	**Konventionelle Einheiten**		**SI-Einheiten**		**Anmerkung**	
α2-Makroglobulin Siehe Makroglobulin, siehe auch Inhibitoren der Gerinnung Tabelle A5							
Aldosteron							[158]
Serum	1 Woche	35–211 ng/dl		970–5850 pmol/l			
	2 Wochen–3 Monate	15–105 ng/dl		390–2910 pmol/l			
	3 Monate–1 Jahr	6–82 ng/dl		170–2550 pmol/l			
	1–15 Jahre	10–88 ng/dl		280–2440 pmol/l			
Alkalische Phosphatase, gesamt/AP gesamt							
		25°C	37°C	25°C	37°C		
Serum/Plasma	FG 1 Tag	<479 U/l	<725 U/l	<8 µkat/l	<12 µkat/l		[3]
	FG 1–5 Tage	<455 U/l	<690 U/l	<7,6 µkat/l	<11,5 µkat/l		
	NG/<1 Tag	<396 U/l	<600 U/l	<6,6 µkat/l	<10 µkat/l		
	2–5 Tage	<365 U/l	<553 U/l	<6,1 µkat/l	<9,2 µkat/l		
	6 Tage–6 Monate	<710 U/l	<1076 U/l	<11,8 µkat/l	<18,0 µkat/l		
	7 Monate–1 Jahr	<730 U/l	<1107 U/l	<12,1 µkat/l	<18,4 µkat/l		
	2–3 Jahre	<444 U/l	<673 U/l	<7,4 µkat/l	<11,2 µkat/l		
	4–6 Jahre	<425 U/l	<644 U/l	<7,1 µkat/l	<10,7 µkat/l		
	7–12 Jahre	<475 U/l	<720 U/l	<7,9 µkat/l	<12,0 µkat/l		
	13–17 Jahre/w	<296 U/l	<448 U/l	<4,9 µkat/l	<7,4 µkat/l		
	13–17 Jahre/m	<617 U/l	<936 U/l	<10,3 µkat/l	<15,6 µkat/l		
	Erw/w	<160 U/l	<240 U/l	<2,6 µkat/l	<4,0 µkat/l		
	Erw/m	<180 U/l	<270 U/l	<3,0 µkat/l	<4,5 µkat/l		
Alkalische Phosphatase, Knochen/ Knochen AP/Ostase							
Serum		Jungen		Mädchen		Mittelwert±SD	[82]
	5–9 Jahre	259 (±65 SD) U/l*		225 (±55 SD) U/l*		*Mit Elektrophorese bestimmt	
	10–14 Jahre	252 (±107 SD) U/l*		325 (±112 SD)U/l*			
	15–19 Jahre	102 (±91 SD) U/l*		111 (±67 SD) U/l*			
	5–9 Jahre	95 (±26 SD) U/l**		95 (±26 SD) U/l**		**Mit ELISA bestimmt	
	10–14 Jahre	87 (±36 SD) U/l**		124 (±38 SD) U/l**			
	15–19 Jahre	23 (±11 SD) U/l**		22 (±6 SD) U/l**			
	5–9 Jahre	79 (±33 SD) µg/l***		51 (±22 SD) µg/l***		***Mit IRMA bestimmt	
	10–14 Jahre	52 (±22 SD) µg/l***		69 (±18 SD) µg/l***			
	15–19 Jahre	15 (±8 SD) µg/l***		12 (±3 SD)µg/l***			
Aluminium (Al)							
Serum	K+Erw	<4 µg/l		<0,15 µmol/l	Zu beachten ist die Kontaminationsgefahr, Gefäße verwenden, die dafür spezialisiert sind		[160]
Amikacin Siehe Tabelle A8							
Aminosäuren Plasma, Serum, Urin, Liquor siehe Tabelle A7							
δ-Aminolävulinsäure/d Ala							
Urin	1 Monat–5 Jahre	125–700 µg/d		870–1250 $\mu g/m^2/d$		95%-Bereich	[140]
	5–10 Jahre	700–1280 µg/d		1250–1650 $\mu g/m^2/d$		Umrechnung:	
	10–15 Jahre	1280–1850 µg/d		1650–2050 $\mu g/m^2/d$		µg/d × 0,00763 = µmol/d	
Ammoniak/NH3							
Kapillarplasma	NG	118–191 µg/dl		69–112 µmol/l			[7, 8]
	NG/1–6 Tage	51–245 µg/dl		30–144 µmol/l			
	K	40–80 µg/dl		24–48 µmol/l			
	Erw/w	19–82 µg/dl		11–48 µmol/l			
	Erw/m	25–94 µg/dl		15–55 µmol/l			
Amphotericin B Siehe Tabelle A8							
α-Amylase, gesamt							
		25°C	37°C	25°C	37°C	EPS Methode	
Serum	Erw	<120 U/l	<220 U/l	<2,0 µkat/l	<3,7 µkat/l	G7 Substrat/Roche	[4]
			<100 U/l		<1,65 µkat/l	PNP α-Amylase Packungsbeilage Roche Diagnostics	

Tabelle A1 (Fortsetzung)

Analyt/Meßgröße		Referenzwert				
Material	**Alter**	**Konventionelle Einheiten**		**SI-Einheiten**		**Anmerkung**
Amylase, Pankreas/Pankreas-Amylase						[3]
Serum/Plasma		25°C	37°C	25°C	37°C	
	FG/1 Tag	<5,5 U/l	<10 U/L	<0,1 µkat/l	<0,2 µkat/l	
	FG/2–5 Tage	<3 U/l	<5,5 U/l	<0,05 µkat/l	<0,1 µkat/l	
	NG/1 Tag	<1 U/l	<1,5 U/l	<0,02 µkat/l	<0,03 µkat/l	
	2–5 Tage	<1 U/l	<2 U/l	<0,02 µkat/l	<0,03 µkat/l	
	6 Tage–6 Monate	<9 U/l	<16 U/l	<0,15 µkat/l	<0,25 µkat/l	
	7 Monate–1 Jahr	<25 U/l	<45 U/l	<0,40 µkat/l	<0,75 µkat/l	
	2–3 Jahre	<34 U/l	<61 U/l	<0,55 µkat/l	<1,00 µkat/l	
	4–6 Jahre	<36 U/l	<66 U/l	<0,60 µkat/l	<1,1 µkat/l	
	7–12 Jahre/m	<36 U/l	<65 U/l	<0,60 µkat/l	<1,1 µkat/l	
	7–12 Jahre/w	<40 U/l	<73 U/l	<0,65 µkat/l	<1,2 µkat/l	
	13–17 Jahre/m+w	<42 U/l	<77 U/l	<0,7 µkat/l	<1,3 µkat/l	
	>17 Jahre/m+w	<63 U/l	<115 U/l	<1,1 µkat/l	<1,9 µkat/l	
5α-Androstan-3α, 17β-Diol/AD						[80]
Plasma	3–6 Jahre/m			0,07 (±0,03 SD) nmol/l		
	7–10 Jahre/m			0,17 (±0,07 SD) nmol/l		Mit GC/MS bestimmt
	11–15 Jahre/m			0,41 (±0,14 SD) nmol/l		
	>16 Jahre/m			0,99 (±0,31 SD) nmol/l		
	3–6 Jahre/w			0,08 (±0,03 SD) nmol/l		
	7–10 Jahre/w			0,17 (±0,03 SD) nmol/l		
	11–15 Jahre/w			0,24 (±0,06 SD) nmol/l		
	>16 Jahre/w			0,24 (±0,07 SD) nmol/l		
5α-Androstan-3α, 17β-Diol-Glucuronid/ADG						[80]
Plasma	3–6 Jahre/m			0,14 (±0,04) SD nmol/l		Mit GC/MS bestimmt
	7–10 Jahre/m			0,47 (±0,14) SD nmol/l		
	11–15 Jahre/m			3,36 (±1,22) SD nmol/l		
	>16 Jahre/m			13,0 (±3,10) SD nmol/l		
	3–6 Jahre/w			0,15 (±0,05) SD nmol/l		
	7–10 Jahre/w			0,59 (±0,12) SD nmol/l		
	11–15 Jahre/w			1,47 (±0,36) SD nmol/l		
	>16 Jahre/w			2,32 (±0,68) SD nmol/l		
Antiasthmatika, Antibiotika, Antidepressiva, Antikonvulsiva, Antimykotika, Antiphlogistika Siehe Tabelle A8						
Antithrombin 3 Siehe Tabelle A5						
α1-Antitrypsin/α1-Proteinaseinhibitor						[34]
Serum/Plasma	S, K, Erw	0,9–1,9 g/l				Median, 5. + 95. Perzentile
	Siehe auch Inhibitoren der Gerinnung Tabelle A5					
Apolipoprotein A I/APO A I						[122]
Serum/Plasma	NG	0,91 (0,59–1,17) g/l				Median, Bereich 5. + 95. Perzentile
	3 Monate–16 Jahre	0,72–1,77 g/l				
	Erw/m	0,96–1,88 g/l				
	Erw/w	1,05–2,24 g/l				
Apolipoprotein B/APO B						
Serum/Plasma	NG	0,27 (0,16–0,41) g/l				Median, Bereich 5. + 95. Perzentile [122]
	3 Monate	0,49 (0,29–0,74) g/l				
	6 Monate	0,65 (0,38–0,98) g/l				
	9 Monate	0,75 (0,45–1,14) g/l				
	12 Monate	0,82 (0,48–1,24) g/l				
	2–10 Jahre	0,49–1,24 g/l				
	10–16 Jahre	0,48–1,31 g/l				
	Erw	0,51–1,73 g/l				
Aspartataminotransferase/ASAT Siehe GOT						
Bakterien						
Urin		Spontan- und Mittelstrahlurin: $<10^{4}$/ml normal; 10^{4}–10^{5}/ml verdächtig; $>10^{5}$ pathologisch				Punktionsurin steril: jedes Keimwachstum pathologisch [132]
		Katheterurin				
	<3 Jahre	$<10^{3}$/ml normal; 10^{3}–$5 \cdot 10^{4}$/ml verdächtig; über $5 \cdot 10^{4}$ pathologisch				
	>3 Jahre	$<10^{3}$/ml normal; 10^{3}–$5 \cdot 10^{3}$/ml verdächtig; $>5 \cdot 10^{3}$ pathologisch				

Tabelle A1 (Fortsetzung)

Analyt/Meßgröße Material	Alter	Referenzwert Konventionelle Einheiten		SI-Einheiten		Anmerkung	
Basophile Im Vollblut siehe Tabelle A3							
Bilirubin, gesamt							
Serum/Plasma	FG/1 Tag	1–8 mg/dl		17–137 µmol/l			[5, 6, 67]
	FG/2 Tage	6–12 mg/dl		103–205 µmol/l			
	FG/3–5 Tage	10–14 mg/dl		171–239 µmol/l			
	NG/1 Tag	2–6 mg/dl		34–103 µmol/l			
	2 Tage	6–10 mg/dl		103–171 µmol/l			
	3–5 Tage	4–8 mg/dl		68–137 µmol/l			
	>1 Monat	0,2–1,0 mg/dl		3–17 µmol/l			
	Erw	<1,1 mg/dl		<19 µmol/l			
Bilirubin, direkt/Direktes Bilirubin						Auch konjugiertes Bilirubin genannt	[6]
Serum/Plasma		<0,2 mg/dl		<3,4 µmol/l			
Biotinidase							[99]
Serum		4,3–7,5 nmol/min/ml					
Blei/Pb							
Vollblut	K+Erw	<50 µg/l		<0,24 µmol/l		Oster, Kiel	
Urin	K+Erw	<40 µg/l		<0,19 µmol/l			
Blutgasanalyse							[26]
		pH		pO2			
Kapillarblut	FG/48 h	7,35–7,50					
	NG/Geburt	7,11–7,36		8–24 mmHg	1,1–3,2 kPa		
	NG/5–10 Min	7,09–7,30		33–75 mmHg	4,4–10 kPa		
	NG/30 Min	7,21–7,38		31–85 mmHg	4,1–11,3 kPa		
	NG/>1 h	7,26–7,49		55–80 mmHg	7,3–10,6 kPa		
	NG/1 Tag	7,29–7,45		54–95 mmHg	7,2–12,6 kPa		
	K			83-108mmHg	11,0–14,4 kPa		
		pCO2		Basenexzess			
	NG	27–40 mmHg	3,6–5,3 kPa	(–10)–(–2) mmol/l			
	S	27–41 mmHg	3,6–5,5 kPa	(–7)–(–1) mmol/l			
	K			(–4)–(+2) mmol/l			
Blutsenkungsgeschwindigkeit/BSG							
Citratblut	NG	1–2 mm/h					[87]
	S	5–10 mm/h					
	K	7–12 mm/h					
	Erw/m	3–8 mm/h	5–18 mm/2 h				
	Erw/w	6–11 mm/h	6–20 mm/2 h				
Carbamazepin Siehe Tabelle A8							
Carboxy Hämoglobin/CO-Hb							
Vollblut	NS	1,14 (0,77–1,64) %		Werte beziehen sich auf Kinder von Frauen, die nicht rauchen. Kinder von Raucherinnen haben höhere Werte			[76]
	NG/0–12 h	0,98 (0,72–1,38) %					
	13–24 h	0,83 (0,69–1,13) %					
	2 Tage	0,87 (0,57–1,22) %					
	3 Tage	0,92 (0,75–1,13) %					
	4–6 Tage	0,54–0,97%					
Carnitin		Gesamt-Carnitin µmol/l	Freies Carnitin µmol/l	Acylcarnitin µmol/l	Acylcarnitin/freies Carnitin-Ratio		[56]
Plasma	1 Tag	(23,3–67,9)	(11,5–36,0)	(7,0–36,6)	(0,37–1,68)	Mittelwert±SD, in Klammer der Bereich	
	2–7 Tage	(17,4–40,6)	(10,1–21,0)	(2,9–23,8)	(0,15–1,44)		
	8–28 Tage	(18,5–58,7)	(12,3–46,2)	(4,1–14,5)	(0,11–0,65)		
	29 Tage–1 Jahr	(38,1–68,0)	(26,9–49,0)	(7,4–19,0)	(0,23 0,50)		
	1–6 Jahre	(34,6–83,6)	(24,3–62,5)	(4,0–28,3)	(0,11–0,83)	Carnitin und freies Carnitin: µmol/l × 0,161 = mg/l	
	6–10 Jahre	(27,8–82,9)	(21,7–66,4)	(3,1–32,1)	(0,08–0,87)		
	10–17 Jahre/m	53,5 (±10,1 SD)	39,6 (±9,3 SD)	14,0 (±5,2 SD)	0,38 (±0,17 S D)		
	10–17 Jahre/w	53,2 (±8,9 SD)	39,3 (±8,1 SD)	13,9 (±5,1 SD)	0,37 (±0,16 S D)		
	22–60 Jahre/m	61,5 (±10,7 SD)	43,8 (±7,3 SD)	17,7 (±7,5 SD)	0,41 (±0,16 S D)	Acylcarnitin: µmol/l × 0,204 = mg/l	
	22–60 Jahre/w	46,1 (±9,3 SD)	34,2 (±7,1 SD)	12,0 (±5,2 SD)	0,36 (±0,15 S D)		

Tabelle A1 (Fortsetzung)

Analyt/Meßgröße Material	Alter	Referenzwert Konventionelle Einheiten	SI-Einheiten	Anmerkung	
C1-Esteraseinhibitor Siehe Tabelle A4					
Chlorid					
Serum/Plasma	1–30 Tage		95–116 mmol/l		[9]
	S, K, Erw		93–112 mmol/l		[10]
Liquor	NG, S		115 (±5,9 SD) (102–129) mmol/l	In Klammern Minimum und Maximum, in der Regel 106–114% der Serumwerte	[36]
	1–14 Jahre		122 (±4,5 SD) (114–130) mmol/l		
Schweiß	Siehe Schweißelektrolyte				
Urin	>1 Monat–14 Jahre	5,4 (3,0–7,2) mg/kg/d	0,15 (0,08–0,20) mmol/kg/d		[32]
Cholesterin, gesamt/Gesamt Chol					
Serum/Plasma	1–30 Tage	54 –174 mg/l	1,40–4,50 mmol/l		[9]
	2–12 Monate	58–193 mg/l	1,50–5,00 mmol/l		
	>12 Monate	112–224 mg/l	2,90–5,80 mmol/l		
	Erw	<200 mg/l	<5,2 mmol/l Empfehlung		
HDL- Cholesterin/HDL-Chol					
Serum	NG	30 (13 –53) mg/dl	0,78 (0,34–1,37) mmol/l	Elektrophoret.	[161]
	5–18 Jahre	47 (22–89) mg/dl	1,22 (0,57–2,30) mmol/l	bestimmt	[11]
LDL- Cholesterin/LDL-Chol					
Serum	NG	80 (45–117) mg/dl	2,07 (1,16 –3,03) mmol/l	Elektrophoret.	[161]
	5–18 Jahre	132 (59 –217) mg/dl	3,4 (1,53–5,61) mmol/l	bestimmt	[11]
Cholinesterase/ChE					
Serum/Plasma	K+Erw	3500–8500 U/l bei 25°C	60–140 μKat/l bei 25°C	Pseudocholinesterase	[117]
		5300–12900 U/l bei 37°C	90–215 μKat/l bei 37°C		
	Erw/m	4600–11500 U/l/37°C	75–190 μKat/l/37°C	Substrat Butyrylthiocholin Boehringer, Mannh.	[118]
	Erw/w	3900–10800 U/l/37°C	65–180 μKat/l/37°c	DGKC Standardmeth. 1994	
Chymotrypsin					
		25°C	37°C	Mit Monotest Boehringer Mannheim bestimmt	[162]
Stuhl	Referenzbereich	>6 U/l	>13,2 U/l		
	Kontrollbedürftiger Bereich	3–6 U/l	6,6–13,2 U/l		
	Patholog. Bereich	<3 U/l	<6,6 U/l		
Coeruloplasmin					
Serum/Plasma	NS (term)	50–330 mg/l			
	NG/1 Tag–4 Monate	150–560 mg/l			[94]
	5 Monate–3 Jahre	260–910 mg/l			
	4–12 Jahre	250–460 mg/l			
	13–19 Jahre/m	150–370 mg/l			
	13–19 Jahre/w	220–500 mg/l	einige nehmen möglicherweise Kontrazeptiva		
	Erw/m	220–400 mg/l			
	Erw/w	250–600 mg/l	keine oralen Kontrazeptiva		
	Erw/w	270–660 mg/l	orale Kontrazeptiva		
	Erw/w	300–1200 mg/l	steigt mit der Dauer der Schwangerschaft an		
	Erw/w >50 Jahre	300–500 mg/l	Östrogene werden genommen		
Creatinin Siehe Kreatinin					
Creatinkinase Siehe Kreatinkinase					
C-Reaktives Protein/CRP					
Serum/Plasma		0,64 (0,08–3,11) mg/l			[163]
		>6 mg/l bei Kindern pathologisch		Median und 95%-Bereich	
		>10 mg/l bei Erwachsenen pathologisch	Kinder im ersten Lebensmonat haben sehr niedrige Werte		
Cyclosporin A Siehe Tabelle A8					

Tabelle A1 (Fortsetzung)

Analyt/Meßgröße Material	Alter	Referenzwert Konventionelle Einheiten	SI-Einheiten	Anmerkung
Dehydroepiandrosteronsulfat/DHAS				
Plasma/Serum	NS/m	1257 (±537 SD) µg/l	3415 (±1459 SD) nmol/l	[22]
	NS/w	1260 (±669 SD) µg/l	3423 (±1817 SD) nmol/l	
	NG/Vene/m	1338 (±1178 SD) µg/l	3635 (±3200 SD) nmol/l	
	NG/Vene/w	1300 (±1178 SD) µg/l	3533 (±3200 SD) nmol/l	
	4–7 Tage/m	254 (±170 SD) µg/l	691 (±461 SD) nmol/l	
	4–7 Tage/w	282 (±188 SD) µg/l	768 (±512 SD) nmol/l	
	1–2 Monate/m	129 (±104 SD) µg/l	351 (±282 SD) nmol/l	
	1–2 Monate/w	94 (±74 SD) µg/l	256 (±200 SD) nmol/l	
	4–6 Monate/m	56 (±53 SD) µg/l	151 (±143 SD) nmol/l	
	4–6 Monate/w	66 (±59 SD) µg/l	179 (±161 SD) nmol/l	
	7–9 Monate/m	26 (±22SD) µg/l	72 (±61 SD) nmol/l	
	7–9 Monate/w	28 (±27 SD) µg/l	77(±74 SD) nmol/l	
	9–12 Monate/m	26 (±22 SD) µg/l	72(±61 SD) nmol/l	
	9–12 Monate/w	28 (±27 SD) µg/l	77 (±74 SD) nmol/l	
	1–2 Jahre/m+w	21 (±16 SD) µg/l	58 (±43 SD) nmol/l	
	3–5 Jahre/m+w	21 (±16 SD) µg/l	58 (±43 SD) nmol/l	
	6–8 Jahre/m+w	14 (±22 SD) µg/l	384 (±61 SD) nmol/l	
	Tanner I			
	(9–11 Jahre)/m	371 (±308 SD) µg/l	1062 (±836 SD) nmol/l	
	(9–11 Jahre)/w	405 (±177 SD) µg/l	1103 (±481 SD) nmol/l	
	Tanner II			
	(11–12 Jahre)/m	591 (±371 SD) µg/l	1605 (±1027 SD) nmol/l	
	(10–11 Jahre)/w	461 (±206 SD) µg/l	1252 (±561 SD) nmol/l	
	Tanner III			
	(12–14 Jahre)/m	691 (±460 SD) µg/l	1879 (±1249 SD) nmol/l	
	(11–12 Jahre)/w	672 (±506 SD) µg/l	1826 (±1375 SD) nmol/l	
	Tanner IV			
	(14–15 Jahre)/m	987 (±525 SD) µg/l	2638 (±1426 SD) nmol/l	
	(12–14 Jahre)/w	814 (±455 SD) µg/l	2212 (±1237 SD) nmol/l	
	Tanner V			
	(15–16 Jahre)/m	1162 (±454 SD) µg/l	3158 (±1234 SD) nmol/l	
	(14–15 Jahre)/w	1135 (±399 SD) µg/l	3083 (±1083 SD) nmol/l	
	Erw/m	2110 (±876 SD) µg/l	5735 (±2380 SD) nmol/l	
	Erw/w/follikulär	1303 (±482 SD) µg/l	3540 (±1310 SD) nmol/l	
	Erw/w/luteal	1303 (±482 SD) µg/l	3540 (±1310 SD) nmol/l	
Dehydroepiandrosteron/DHA				
Plasma/Serum	NS/m	7,1 (±1,9 SD) µg/l	24,7 (±6,6 SD) nmol/l	[22]
	NS/w	5,9 (±1,9 SD) µg/l	20,6 (±6,5 SD) nmol/l	
	NG/Vene/m	7,1 (±1,9 SD) µg/l	24,7 (±6,6 SD) nmol/l	
	NG/Vene/w	8,3 (±1,9 SD) µg/l	28,8 (±6,5 SD) nmol/l	
	4–7 Tage/m	2,6 (±2,1 SD) µg/l	9,1 (±7,4 SD) nmol/l	
	4–7 Tage/w	2,9 (±1,9 SD) µ/l	10,0 (±6,5 SD) nmol/l	
	1–2 Monate/m	1,8 (±1,4 SD) µ/l	6,4 (±4,8 SD) nmol/l	
	1–2 Monate/w	0,8 (±0,5 SD) µ/l	2,8 (±1,6 SD) nmol/l	
	4–6 Monate/m	0,9 (±0,8 SD) µ/l	3,1 (±2,6 SD) nmol/l	
	4–6 Monate/w	1,3 (±0,8 SD) µ/l	4,4 (±2,9 SD) nmol/l	
	7–9 Monate/m	0,9 (±0,8 SD) µ/l	3,1 (±2,6 SD) nmol/l	
	7–9 Monate/w	1,3 (±0,8 SD) µ/l	4,4 (±2,9 SD)nmol/l	
	9–12 Monate/m	0,4 (±0,4 SD) µ/l	1,5 (±1,4 SD) nmol/l	
	9–12 Monate/w	0,8 (±0,6 SD) µ/l	2,7 (±2,1 SD) nmol/l	
	1–2 Jahre/m+w	0,3 (±0,1 SD) µ/l	0,87 (±0,3 SD) nmol/l	
	3–5 Jahre/m+w	0,3 (±0,1 SD) µ/l	0,87 (±0,3 SD) nmol/l	
	6–8 Jahre/m+w	1,0 (±0,4 SD) µ/l	3,4 (±1,3 SD) nmol/l	
	Tanner I			
	(9–11 Jahre)/m	2,1 (±0,5 SD) µg/l	7,12 (±1,73 SD) nmol/l	
	(9–11 Jahre)/w	1,7 (±0,7 SD) µg/l	6,0 (±2,36 SD) nmol/l	
	Tanner II			
	(11–12 Jahre)/m	3,1 (±0,9 SD) µg/l	10,62 (±3,18 SD) nmol/l	
	(10–11 Jahre)/w	3,3 (±0,6 SD) µg/l	11,39 (±2,08 SD) nmol/l	
	Tanner III			
	(12–14 Jahre)/m	4,0 (±1,0 SD) µg/l	13,95 (±3,46 SD) nmol/l	
	(11–12 Jahre)/w	4,3 (±1,6 SD) µg/l	14,81 (±5,58 SD) nmol/l	
	Tanner IV			
	(14–15 Jahre)/m	3,7 (±1,0 SD) µg/l	13,02 (±3,43 SD) nmol/l	
	(12–14 Jahre)/w	4,9 (±1,2 SD) µg/l	17,02 (±4,16 SD) nmol/l	
	Tanner V			
	(15–16 Jahre)/m	5,4 (±1,1 SD) µg/l	18,82 (±3,91 SD) nmol/l	
	(14–15 Jahre)/w	6,3 (±2,7 SD) µg/l	21,98 (±9,36 SD) nmol/l	
	Erw/m	6,4 (±1,1 SD) µg/l	22,30 (±3,9 SD) nmol/l	
	Erw/w/follikulär	5,2 (±1,1 SD) µg/l	17,90 (±3,7 SD) nmol/l	
	Erw/w/luteal	5,2 (±1,1 SD) µg/l	17,90 (±3,7 SD) nmol/l	

Tabelle A1 (Fortsetzung)

Analyt/Meßgröße Material	Alter	Referenzwert Konventionelle Einheiten	SI-Einheiten	Anmerkung	
Digoxin, Digitoxin Siehe Tabelle A8					
Dopamin					
Urin	3–6 Jahre	163 (38–309) µg/24 h	1,06 (0,25–2,0) µmol/24 h		[131]
		603 (239–995) µg/g Crea	445 (177–735) µmol/mol Crea		
	6–10 Jahre	200 (43–340) µg/24 h	1,31 (0,28–2,22) µmol/24 h		
		479 (86–806) µg/g Crea	353 (64–595) µmol/mol Crea		
	10–16 Jahre	292 (216–401) µg/24 h	1,91 (1,41–2,62) µmol/24 h		
		396 (234–684) µg/g Crea	292 (173–505) µmol/mol Crea		
Eisen					
Serum/Plasma	NG, S, K	36–184 µg/dl	6,4–33,0 µmol/l		[9]
	Erw/w	37–145 µg/dl	6,6–26,0 µmol/l		
	Erw/m	59–156 µg/dl	10,6–28,0 µmol/l		
Eiweiß Siehe Protein					
Eiweißelektrophorese Siehe Elektrophorese					
Elastase					
Granulozytenelastase					
Plasma	2 Tage	<75 µg/l	EDTA-Plasma	Diskriminationsgrenze bei Kindern >65 µg/l; bzw. >85 µg/l bei Erwachsene	[86]
	10 Tage	<50 µg/l	EDTA-Plasma		
	>1 Monat	<65 µg/l	Citrat-Plasma		
Pankreaselastase					
Stuhl	NG, Mekonium		53 (6–195) µg/g Stuhl	Median+Bereich Mit ELISA, Fa. ScheBoTech, Germany	
	1–4 Monate		170–2500 µg/g Stuhl		
	5–12 Monate		531 (180–4420) µg/g Stuhl		
	>1 Jahr		510 (219–2792) µg/g Stuhl		

Elektrophorese

Serumeiweißelektrophorese		Albumin	α1-Globulin	α2-Globulin	β-Globulin	γ-Globulin		[157]
Serum	NG	33–45%	1,1–2,5%	2,5–5,7%	2,5–5,6%	3,9–11,0%	Mit Ponceaurot S gefärbte Proteinfraktionen	
	S	36–51%	1,3–2,5%	3,8–10,8%	3,5–7,1%	2,9–11,0%		
	K/<6 Jahre	33–52%	0,9–2,9% n	4,3–8,6%	4,1–7,9%	5,9–13,7%		
	K/>6 Jahre	40–53%	1,2–2,5%	4,3 -8,6%	4,1–7,9%	5,9–13,7%		
	Erw	35–50%	1,3–3,9%	5,4–9,3%	5,9–11,4%	5,8–15,2%		

Material	Alter	Konventionelle Einheiten	SI-Einheiten	Anmerkung	
Liquor	Präalbumin	7,2 (±1,8 SD) %		gilt für <12/3 Leukozyten, <10/3 Erythrozyten, Gesamtprotein im Liquor <0,400 g/l	[36, 38]
	Albumin	60,6 (±5,3 SD) %			
	α1-Globulin	4,2 (±1,4 SD) %			
	α2-Globulin	3,8 (±1,0 SD) %			
	β-Globulin (τ-Bande)	12,7 (±2,8 SD) %			
	γ-Globulin	11,4 (±3,2 SD) %			
Eosinophile Im Vollblut siehe Tabelle A3					
Erythrozyten Vollblut siehe Tabelle A2					
Erythrozytenindices MCV, MCH, MCHC siehe Tabelle A2					
Erythrozyten					
Urin	alle Harnarten: <5/µl normal; 5–10/µl verdächtig; >10/µl pathologisch				[132]
Ferritin					
Serum/Plasma	5. Tag	110–503 µg/l		IMX/Abbott	[119]
	2–12 Monate	4–405 µg/l			
	2–13 Jahre/m+w	2–63 µg/l			
	14–18 Jahre/m	9–79 µg/l			
	14–18 Jahre/w	9–59 µg/l			
	Erw/w	6–81 µg/l			
	Erw/m	30–233 µg/l			
Ethosuximid Siehe Tabelle A8					
Faktor II, V,VII,VIII, IX,X,XI,XII,XIII, von Willebrand Siehe Tabelle A4					

Tabelle A1 (Fortsetzung)

Analyt/Meßgröße Material	Alter	Referenzwert Konventionelle Einheiten		SI-Einheiten		Anmerkung	
α1-Fetoprotein/AFP							
Serum/Plasma	NG		48 406 (±34718 SD) ng/ml			ab dem 8. Monat Werte wie Erwachsene	[78, 79]
	0–2 Wochen		35113 (±32503 SD) ng/ml				
	2 Wochen–1 Monat		9452 (±12610 SD) ng/ml				
	1 Monat		2654 (±3080 SD) mg/ml				
	2 Monate		323 (±278 SD) ng/ml				
	3 Monate		88 (±87 SD) ng/ml				
	4 Monate		74 (±56 SD) ng/ml				
	5 Monate		47 (±19 SD) ng/ml				
	6 Monate		13 (±10 SD) ng/ml				
	7 Monate		10 (±7 SD) ng/ml				
	8 Monate		8 (±6 SD) ng/ml				
	Erw/m+w		<15 ng/ml				
Fett							
Stuhl	<1 Jahr	2,3 (1,1–3,6) g/d					[121]
	1–4 Jahre	1,7 (0,2–2,7) g/d				Mittelwert+Bereich	
	4–10 Jahre	1,8 (0,8–3,2) g/d					
	>10 Jahre	2,4 (0,9–4,0) g/d					
Fettsäuren, Freie							
Plasma	FG			430±190 µmol/l			[102, 103]
	0–4 Jahre			180–430 µmol/l			
	4–15 Jahre			230–380 µmol/l			
	Erw			200–800 µmol/l			
Fibrinogen Siehe Tabelle A4							
Follikelstimulierendes Hormon/FSH/Follitropin							
		Jungen basal	Jungen nach Lubilerin-Stimulierung 30Min	Mädchen basal	Mädchen nach Lubilerin-Stimulierung 30 Min	RIA, Serono	[41]
		IU/l	IU/l	IU/l	IU/l		
Serum/Plasma	Tanner 1 A	1,3 (>0,5–2,2)	4,0 (2,6–6,3)	1,8 (<0,5–3,2)	11 (6,8–16,2)		
	Tanner 1 B	2,2 (<0,5–2,5)	4,9 (3,5–6,9)	2,9 (1,3–6,6)	11,2 (7,4–15,5)		
	Tanner 2	2,3 (<0,5–4,3)	4,8 (3,1–5,9)	3,6 (1,6–7,3)	10,3 (5,6–16,3)		
	Tanner 3	3,6 (2,7–4,4)	6,0 (4,3–7,6)	5,2 (3,9–7,0)	10,7 (8,1–14,8)		
	Tanner 4	4,2 (3,0–5,2)	6,9 (4,9–9,6)	5,5 (3,1–8,1)	10,5 (7,3–15,8)		
	Tanner 5	5,0 (0,3–8,5)	7,4 (4,5–10,4)	6,1 (3,3–10,3)	11,0 (7,0–18,0)		
Folsäure							
Serum	NG	7–32 ng/ml		15,9–72,5 nmol/l			[120]
	Erw	1,8–9,0 ng/ml		4,1–20,4 nmol/l			
Formiminoglutaminsäure/Figlu							
Urin	K	0–5,4 mg/d		0–31 µmol/d			[146]
		0–1,9 mg/l		0–11 µmol/l			
Freies Hämoglobin Siehe Hämoglobin, frei							
Fruktosamin		Werte in Serum/Plasma		Werte in Serum/Plasma auf 70 g/l Protein bezogen			
Serum/Plasma	NG	166–229 µmol/l		221–297 µmol/l			
	1–12 Monate	205–281 µmol/l		219–302 µmol/l		Bereich: 2,5–97,5	[44]
	1–6 Jahre	217–266 µmol/l		217–266 µmol/l		Perzentile	[45]
	6–18 Jahre	228–310 µmol/l		223–284 µmol/l			
	Erw	203–284 µmol/l		205–280 µmol/l			
Fruktose							
Urin	1 Tag	23,1 (±8,0 SD) mg/dl		1,3 (±0,44 SD) mmol/l			[177]
	3 Tage	13,3 (±3,8 SD) mg/dl		0,75 (±0,3 SD) mmol/l			
	5 Tage	16,2 (±3,8 SD) mg/dl		0,9 (±0,2 SD) mmol/l			
	7 Tage	3,0 (±3,0 SD) mg/dl		0,17 (±0,17 SD) mmol/l			
	Erw.	0,26±0,16 mg/kg/d		1,4±0,9 µmol/kg/d			[178]
Galaktose/Gal							
Vollblut/Plasma	1–7 Tage	Vollblut	0–8,1 mg/dl	0–450 µmol/l			
		Plasma	0–5,4 mg/dl	0–300 µmol/l			[106]
	1–2 Wochen	Vollblut	0–6,3 mg/dl	0–350 µmol/l			
		Plasma	0–3,6 mg/dl	0–200 µmol/l			

Tabelle A1 (Fortsetzung)

Analyt/Meßgröße Material	Alter	Referenzwert Konventionelle Einheiten		SI-Einheiten		Anmerkung	
	Erw	Vollblut	0–4,5 mg/dl	0–250 µmol/l			
		Plasma	0–2,2 mg/dl	0–120 µmol/l			
Urin	1–7 Tage	0–27 µg/dl		0–1500 nmol/l			[106]
	1–2 Wochen	0–20 µg/dl		0–1100 nmol/l			
	Erw	0–6 µg/dl		0–300 nmol/l			
	1 Woche	42,3±3,7 (SD) mg/dl = enzymatische Bestimmung mit Galaktoseoxidase					[139]
		20,4±1,7 (SD) mg/dl = enzymatische Bestimmung mit Galaktosedehydrogenase					
Galaktose-1-Phosphat							
Erythrozyten		<44 µg/g Hb		<0,17 µmol/g Hb			[108]
Gallensäuren, gesamt							
Serum/Plasma				0–6 µmol/l		Merck, Arbeitsanleitung Enzymatisch bestimmt	
Gentamicin Siehe Tabelle A8							
Gerinnung Siehe Tabelle A4–A6							
Glukose		Kinder gesund, termingeboren, 3–4 h nach der Nahrungsaufnahme					[58, 59, 60, 61, 62]
		Plasma/ kapillär mg/dl	Vollblut/ kapillär mg/dl	Plasma/ kapillär mmol/l	Vollblut/ kapillär mmol/l		
	NS	107 (55 –265)		5,9 (3,0–14,7)			
	NG/1 Tag	65 (17–119)	57 (21–85)	3,6 (0,95–6,6)	3,2 (1,2–4,7)		
	2 Tage	71 (48–98)	57 (46–77)	3,9 (2,7–5,4)	3,2 (2,6–4,3)		
	3 Tage	73 (50–114)	70 (49–88)	4,1 (2,8–6,3)	3,9 (2,7–4,9)		
	4 Tage	83 (56–116)	69 (48–91)	4,6 (3,1–6,4)	3,8 (2,7–5,1)		
	6 Tage	80 (54–102)	70 (55–82)	4,4 (3,0–5,7)	3,9 (3,1–4,6)		
	21–27 Tage		72 (62–104)		4,0 (3,4–5,8)		
		Kinder mit geringem Geburtsgewicht (Frühgeborene)					
	FG/0–3 h		41 (24–72)		2,3 (1,3–4,0)		
	4–6 h		47 (21–70)		2,6 (1,2–3,9)		
	18–24 h		45 (21–84)		2,5 (1,2–3,9)		
	36–48 h		44 (18–73)		2,4 (1,0–4,1)		
	3 Tage		40 (20–64)		2,2 (1,1–3,6)		
	7–13 Tage		45 (28–61)		2,5 (1,6–3,4)		
	28–55 Tage		48 (22–83)		2,7 (1,2–4,6)		
Liquor	0–4 Wochen	47 (±3,6 SD) (22–58) mg/dl		2,6 (±0,2 SD)	(1,2–3,2) mmol/l	In Klammern SD, Minimal- und Maximalwerte, in der Regel 70–80% der entsprechenden Plasmaglucosewerte	[36]
	5–8 Wochen	50 (±3,6 SD) (32–59) mg/dl		2,8 (±0,2 SD)	(1,8–3,3) mmol/l		
	3 –12 Monate	63 (±5,4 SD) (40–99) mg/dl		3,5(±0,3 SD)	(2,2–5,5) mmol/l		
	1–6 Jahre	56 (±1,8 SD) (43–68) mg/dl		3,1 (±0,1 SD)	(2,4–3,8) mmol/l		
	Erw	>50% des Serumwertes		>50% des Serumwertes			
Urin	1 Tag	10,9 (±3,3 SD) mg/dl		0,6 (±0,18 SD) mmol/l			[137, 138]
	3 Tage	10,0 (±1,2 SD) mg/dl		0,55 (±0,07 SD) mmol/l			
	5 Tage	8,6 (±1,0 SD) mg/dl		0,48 (±0,6 SD) mmol/l			
	7 Tage	6,3 (±1,3 SD) mg/dl		0,35 (±0,07 SD) mmol/l			
	10 Tage	1,3 (±1,3 SD) mg/dl		0,07 (±0,07 SD) mmol/l			
	14 Tage	1,0 (±1,0 SD) mg/dl		0,06 (±0,06 SD) mmol/l			
	21 Tage	3,0 (±1,9 SD) mg/dl		0,17 (±0,1 SD) mmol/l			
	6 Wochen	4,0 (±2,5 SD) mg/dl		0,22 (±0,14 SD) mmol/l			
	K+Erw	<15 mg/dl		<0,81 mmol/l			
Glutamatdehydrogenase/GLDH							
		25°C	37°C	25°C	37°C		
Serum/Plasma	1–30 Tage	<6,6 U/l	<9,8 U/l	<110 nkat/l	<165 nkat/l	DGKC, optimierte Methode	[68] [147]
	1–6 Monate	<4,3 U/l	<6,4 U/l	<70 nkat/l	<105 nkat/l		
	1–2 Jahre	<3,5 U/l	<5, U/l	<60 nkat/l	<85 nkat/l		
	2–3 Jahre	<2,6 U/l	<3,8 U/l	<45 nkat/l	<65 nkat/l		
	13–15 Jahre	<3,2 U/l	<4,8 U/l	<55 nkat/l	<80 nkat/l		
	Erw/w	<3,0 U/l	<4,5 U/l	<50 nkat/l	<80 nkat/l		
	Erw/m	<4,0 U/l	<6,0 U/l	<65 nkat/l	<100 nkat/l		
GOT/Glutamat-Oxalacetat Transaminase/Aspartaminotransferase/ASAT							
Serum/Plasma		25°C	37°C	25°C	37°C	DGKC, optimiert	[3]
	FG 1. Tag	<54 U/l	<110 U/l	<0,90 µkat/l	<1,85 µkat/l		
	FG 2.–5. Tag	<52 U/L	<107 U/l	<0,88 µkat/l	<1,80 µkat/l		
	NG 1. Tag	<53 U/l	<109 U/l	<0,90 µkat/l	<1,80 µkat/l		

Tabelle A1 (Fortsetzung)

Analyt/Meßgröße		Referenzwert				
Material	**Alter**	**Konventionelle Einheiten**		**SI-Einheiten**		**Anmerkung**
	2–5 Tage	<48 U/l	<97 U/l	<0,80 µkat/l	<1,60 µkat/l	
	6 Tage–6 Monate	<38 U/l	<77 U/l	<0,65 µkat/l	<1,30 µkat/l	
	7–12 Monate	<40 U/l	<82 U/l	<0,65 µkat/l	<1,35 µkat/l	
	1–3 Jahre	<24 U/l	<48 U/l	<0,40 µkat/l	<0,80 µkat/l	
	4–6 Jahre	<18 U/l	<36 U/l	<0,30 µkat/l	<0,60 µkat/l	
	7–12 Jahre	<23 U/l	<47 U/l	<0,40 µkat/l	<080 µkat/l	
	13–17 Jahre/w	<12 U/l	<25 U/l	<0,20 µkat/l	<0,40 µkat/l	
	13–17 Jahre/m	<14 U/l	<29 U/l	<0,25 µkat/l	<0,50 µkat/l	
	Erw/w	<15 U/l	<31 U/l	<0,25 µkat/l	<0,50 µkat/l	
	Erw/m	<18 U/l	<37 U/l	<0,30 µkat/l	<0,60 µkat/l	
GPT/Glutamat-Pyruvat-Transaminase/Alanin-Aminotransferase/ALAT						
Serum/Plasma		25°C	37°C	25°C	37°C	DGKC, optimiert [3]
	FG/1. Tag	<14 U/l	<25 U/l	<23 µkat/l	<0,40 µkat/l	
	FG/2.-5. Tag	<16 U/l	<29 U/l	<0,25 µkat/l	<0,50 µkat/l	
	NG/1. Tag	<17 U/l	<31 U/l	<0,30 µkat/l	<0,50 µkat/l	
	2.-5.Tag	<26 U/l	<49 U/L	<0,45 µkat/l	<0,80 µkat/l	
	6 Tage–6 Monate	<30 U/l	<56 U/l	<050 µkat/l	<0,95 µkat/l	
	7–12 Monate	<29 U/l	<54 U/l	<0,50 µkat/l	<0,90 µkat/l	
	1–3 Jahre	<18 U/l	<33 U/l	<0,30 µkat/l	<0,55 µkat/l	
	4–6 Jahre	<16 U/l	<29 U/l	<0,25 µkat/l	<0,50 µkat/l	
	7–12 Jahre	<21 U/l	<39 U/l	<0,35 µkat/l	<0,65 µkat/l	
	13–17 Jahre/w	<13 U/l	<24 U/l	<0,20 µkat/l	<0,40 µkat/l	
	13–17 Jahre/m	<15 U/l	<27 U/l	<0,25 µkat/l	<0,45 µkat/l	
	Erw/w	<17 U/l	<31 U/l	<0,30 µkat/l	<0,50 µkat/l	
	Erw/m	<22 U/l	<41 U/l	<0,35 µkat/l	<0,70 µkat/l	
γ-Glutamyl-Transferase/GGT						
		25°C	37°C	25°C	37°C	
Serum/Plasma	FG/1 Tag	<127 U/l	<222 U/l	<2,1 µkat/l	3,7 µkat/l	[3]
	FG/2–5 Tage	<72 U/l	<167 U/l	<1,2 µkat/l	<2,8 µkat/l	
	NG/1. Tag	<86 U/l	<151 U/l	<1,45 µkat/l	<2,5 µkat/l	DGKC optimierte Methode
	2–5 Tage	<105 U/l	<185 U/l	<1,75 µkat/l	<3,1 µkat/l	
	6. Tag–6 Monate	<116 U/l	<204 U/l	<1,95 µkat/l	<3,4 µkat/l	
	7 Monate–12 Jahre	<19 U/l	<34 U/l	<0,30 µkat/l	<0,6 µkat/l	
	13–17 Jahre/w	<19 U/l	<33 U/l	<0,30 µkat/l	<0,6 µkat/l	
	13–17 Jahre/m	<26 U/l	<45 U/l	<0,45 µkat/l	<0,8 µkat/l	
	Erw/w	<18 U/l	<32 U/l	<0,30 µkat/l	<0,6 µkat/l	
	Erw/m	<28 U/l	<49 U/l	<0,45 µkat/l	<0,8 µkat/l	
Glykosaminoglykane/GAG						
Urin	0–1 Monat	18,8 (±4,7 SD) mg/mmol Crea				[111]
	1–3 Monate	16,6 (±5,7 SD) mg/mmol Crea				Mit Alcian Blue bestimmt
	4–6 Monate	11,6 (±4,9 SD) mg/mmol Crea				
	7–12 Monate	9,9 (±3,7 SD) mg/mmol Crea				
	1–2 Jahre	7,9 (±2,7 SD) mg/mmol Crea				
	2–5 Jahre	6,2 (±1,8 SD) mg/mmol Crea				
	5–9 Jahre	4,4 (±1,2 SD) mg/mmol Crea				
	9–16 Jahre	3,1 (±1,2 SD) mg/mmol Crea				
	16–18 Jahre	1,9 (±1,7 SD) mg/mmol Crea				
	18–60 Jahre	1,6 (±1,0 SD) mg/mmol Crea				
Hämoglobin, Hämatokrit	Im Vollblut siehe Tabelle A2					
Hämoglobin A0/HbA0						
Vollblut/EDTA	NG	0,1–19%				[16]
	6. Monat	92,8–97,2%				
	Erw	96,1–96,6%				
Hämoglobin A2/HbA2						
Vollblut/EDTA	FG/35 Wochen	0,12–0,24%				[16]
	NG	0,19–0,60%				
	6. Monat	1,6–2,4%				
	>1 Jahr+Erw	2,1–3,2%				
Hämoglobin A 1a-c/HbA1a-c						
Vollblut/EDTA	0–6 Monate	4,5 (±0,7 SD) %	Mit Affinitätschromatographie bestimmt, wird das glykosilierte Hb mit Ionenaustauschchromatographie bestimmt, stört das HbF, und es werden im ersten Lebensjahr deutlich höhere Werte gefunden			[148]
	6–12 Monate	5,7 (±0,7 SD) %				
	1–16 Jahre	5,9 (±1,2 SD) %				
	Erw	6,6 (±0,7 SD) %				

Tabelle A1 (Fortsetzung)

Analyt/Meßgröße Material	 Alter	Referenzwert Konventionelle Einheiten	 SI-Einheiten	 Anmerkung	
Hämoglobin A1c/HbA1c					
Vollblut/EDTA	1–5 Jahre K, Erw	2,4–7,7% <6,0%	HPLC-Methode	Die Werte sind leicht methodenabhängig; zu berücksichtigen ist, daß bei einigen Methoden das HbF stört; also möglichst keine Bestimmung vor 6 Monaten	[104]
Hämoglobin, frei/Freies Hämoglobin					
Serum Plasma		< 40 mg/dl < 2 mg/dl	< 400 mg/l < 20 mg/l	Im Serum höhere Werte als im Plasma. Leichte körperlichAktivität kann zu einem 3–5 fachen Anstieg führen. Bei extremer Belastung Anstieg bis zum 10–30 fachen.	[149] [177]
Hämoglobin F/Fetales Hämoglobin	–	**Hämoglobin F-Zellen**			[16]
		Hämoglobin F	**Hämoglobin F-Zellen**		
Vollblut/EDTA	1 Woche	58,7 (±6,2 SD) %	88 (±6 SD) %		
	2 Wochen	58,8 (±4,7 SD) %	88 (±9 SD) %		
	3 Wochen	50,5 (±9,1 SD) %	68 (±10 SD) %		
	4 Wochen	45,3 (±8,6 SD) %	68 (±14 SD) %		
	6 Wochen	38,1 (±8,4 SD) %	47 (±17 SD) %		
	8 Wochen	30,3 (±6,8 SD) %	46 (±16 SD) %		
	10 Wochen	22,1 (±8,1 SD) %	27 (±16 SD) %		
	12 Wochen	14,4 (±6,7 SD) %	13 (±13 SD) %		
	14 Wochen	9,6 (±4,9 SD) %	12 (±9 SD) %		
	16 Wochen	9,0 (±2,4 SD) %	9 (±6 SD) %		
	18 Wochen	6,0 (±4,5 SD) %	7 (±8 SD) %		
	20 Wochen	5,5 (±4,9 SD) %	6 (±7 SD) %		
	22 Wochen	4,0 (±3,2 SD) %	3 (±2 SD) %		
	24 Wochen	3,0 (±2,6 SD) %	3 (±2 SD) %		
	7 Monate	1,9 (±2,9 SD) %	1 (±2 SD) %		
	8 Monate	1,3 (±0,6 SD) %	1 (±2 SD) %		
	10 Monate	1,0 (±1,1 SD) %	1 (±2 SD) %		
	12 Monate	1,0 (±0,3 SD) %	0 (±2 SD) %		
Haptoglobin					
Serum/Plasma	NG	nicht nachweisbar		Median, 5.+ 95.Perzentile	[81]
	3–9 Monate	ca. 1,10 g/l			
	1–16 Jahre	0,02–3,0 g/l			
	Erw	0,02–2,7 g/l			
Harnsäure					
Serum/Plasma	1 Tag –12 Monate	0,6–5,5 mg/dl	38–326 µmol/l	von Nahrungsaufnahme abhängig	[9]
	>12 Monate	1,9–5,9 mg/dl	111–353µmol/l		
	Erw/w	2,3–6,1 mg/dl	137–363 µmol/l		
	Erw/m	3,6–8,2 mg/dl	214–488 µmol/l		
Urin	NG	14–22 mg/kg/d	83 –131 µmol/kg/d		[134]
	3–4 Jahre	10–17 mg/kg/d	60–101 µmol/kd/d		
	5–9 Jahre	8–15 mg/kg/d	48–89 µmol/kg/d		
	10–14 Jahre	5–13 mg/kg/d	30–77 µmol/kg/d		
	Erw	5–13 mg/kg/d	30–77 µmol/kg/d		
Harnsäure-Clearance		9–11 ml/min/1,73 m^2			[134]
Harnstoff					
Serum/Plasma	1–30 Tage	6,6–41 mg/dl	1,1–6,8 mmol/l	Harnstoff wird in Harnstoff-N durch Multiplikation mit 0,46 umgerechnet	[9]
	S, K	12–48 mg/dl	2,0–7,2 mmol/l		
	Erw	18 –48 mg/dl	3,0–8,0 mmol/l		
Urin	1 Woche	0,15–0,20 g/d	2,5–3,4 mmol/d		[128]
	1 Monat	0,6–1,0 g/d	10,1–15,9 mmol/d		
	6–12 Monate	2,0–4,0 g/d	33,5–67,0 mmol/d		
	1–2 Jahre	4,0–8,0 g/d	67,0–134,0 mmol/d		
	4–5 Jahre	8,0–12,0 g/d	134,0–201,0 mmol/d		
	5–15 Jahre	12,0–20,0 g/d	201,0–335,0 mmol/d		
	Erw	15,0–25,0 g/d	251,0–419,0 mmol/d		
HDL-Cholesterin	Siehe Cholesterin				
Heparin-Cofaktor	Siehe Tabelle A5				
High Molecular Weight Kininogen	Siehe Tabelle A4				

Tabelle A1 (Fortsetzung)

Analyt/Meßgröße Material	Alter	Referenzwert Konventionelle Einheiten	 SI-Einheiten	Anmerkung	
Homocystein	2 Monate–10 Jahre	EDTA-Plasma 783 (446–1121) µg/l	5,8 (3,3–8,3) µmol/l	signifikante Unter-	
	11–15 Jahre	EDTA-Plasma 891 (635–1390) µg/l	6,6 (4,7–10,3) µmol/l	schiede zwischen	[88]
	16–18 Jahre	EDTA-Plasma 1094 (635–1524) µg/l	8,1 (4,7–11,3) µmol/l	Serum und Plasma	
	Erw/m	EDTA-Plasma 1175 (837–1809) µg/l	8,7 (6,2–13,4) µmol/l		
		Serum 1593 (1161–2309) µg/l	11,8 (8,6–17,1) µmol/l		[89]
	Erw/w	EDTA-Plasma 1013 (446–1674) µg/l	7,5 (3,3–12,4) µmol/l		
		Serum 1350 (527–2268) µg/l	10,0 (3,9–16,8) µmol/l		
Homovanillinsäure					
Urin	3–6 Jahre	2,6 (1,4–4,3) mg/24 h	14,3 (7,7–23,6) µmol/24 h		[131]
		9,9 (5,4–15,5) mg/g Crea	6,1 (3,4–9,6) mmol/mol Crea		
	6–10 Jahre	3,6 (2,1–4,7) mg/24 h	19,8 (11,5–25,8) µmol/24 h		
		8,0 (4,4–11,5) mg/g Crea	5,0 (2,7–7,1) mmol/mol Crea		
	10–16 Jahre	4,3 (2,4–8,7) mg/24 h	23,6 (13,2–47,7) µmol/24 h		
		5,3 (3,3–10,3) mg/g Crea	3,3 (2,0–6,4) mmol/mol Crea		
β-Hydroxybutyrat					
Vollblut	1 Monat–2 Jahre	2,3 (2,0–73) mg/l	0,022 (0,02–0,7) mmol/l	Median, 2,5+97,5	[66]
	2 Jahre–8 Jahre	5,7 (2,0–70) mg/l	0,055 (0,02–0,67) mmol/l	Perzentile	
	8 Jahre–18 Jahre	2,1 (2,0–42(mg/l	0,02 (0,02–0,4) mmol/l		
2-Hydroxybutyrat-Dehydrogenase/α-HBDH					
Serum	NG	132–565 U/l	2,2–9,4 µkat/l		[68]
	1–30 Tage	98–515 U/l	0,6–8,6 µkat/l		[150]
	1–6 Monate	92–310 U/l	0,5–5,2 µkat/l	bei 25°C gemessen	
	7–12 Monate	89–267 U/l	1,5–4,5 µkat/l		
	1 -2 Jahre	83–222 U/l	1,4–3,7 µkat/l		
	2–3 Jahre	70 –175 U/l	1,2–2,9 µkat/l		
	12–19 Jahre	60–173 U/l	1,0–2,9 mkat/l		
	Erw	<140 U/l	<2,3 µkat/l		
5-Hydroxyindol-Essigsäure/5HIES					
Urin		1050–1490 mg/mol Crea	5,5–7,8 mmol/mol Crea		[142]
17-Hydroxy-Pregnenolon/17-OH-Pregnenolon					
Serum/Plasma	<1 Jahr/w	0,62–8,3 µg/l	1,86–24,90 nmol/l		
	<1 Jahr/m	0,1–7,6 µg/l	0,42–23,04 nmol/l		[23]
	1–5 Jahre/w	0,1–0,5 µg/l	0,30–1,41 nmol/l		
	1–5 Jahre/m	0,1–1,0 µg/l	0,36–3,10 nmol/l		
	6–12 Jahre/w	0,1–1,4 µg/l	0,33–4,24 nmol/l		
	6–12 Jahre/m	0,3–1,9 µg/l	0,93–5,59 nmol/l		
	Tanner II–III	/w 0,6–4,5 µg/l	1,74–13,56 nmol/l		
	Tanner II–III	/m 0,2–3,6 µg/l	0,60–10,92 nmol/l		
	Tanner IV-V	/w 0,5–5,4 µg/l	1,59–16,30 nmol/l		
	Tanner IV-V	/m 0,3–3,0 µg/l	0,96–8,93 nmol/l		
17-Hydroxy-Progesteron					
Plasma/Serum	NS/m	18,6 (±10,2 SD) µg/l	56,4 (±31 SD) nmol/l		
	NS/w	23,4 (±13,5 SD) µg/l	70,8 (±41 SD) nmol/l		[22]
	NG/Vene/m	4,2 (±1,9 SD) µg/l	12,7 (±5,8 SD) nmol/l	Zwischen 8 und	
	NG/Vene/w	4,2 (±1,9 SD) µg/l	12,7 (±5,8 SD) nmol/l	9 Uhr morgens	
	4–7 Tage/m	1,1 (±0,6 SD) µg/l	3,2 (±1,8 SD) nmol/l	abnehmen wegen	
	4–7 Tage/w	1,0 (±0,4 SD) µg/l	2,9 (±1,2 SD) nmol/l	tageszeitlicher	
	1–2 Monate/m	2,0 (±0,8 SD) µg/l	6,1 (±2,4 SD) nmol/l	Schwankungen	
	1–2 Monate/w	1,1 (±0,5 SD) µg/l	3,2 (±1,5 SD) nmol/l		
	4–6 Monate/m	0,5 (±0,3 SD) µg/l	1,6 (±1,0 SD) nmol/l		
	4–6 Monate/w	0,5 (±0,2 SD) µg/l	1,6 (±0,7 SD) nmol/l		
	7–9 Monate/m	0,3 (±0,2 SD) µg/l	0,9 (±0,6 SD) nmol/l		
	7–9 Monate/w	0,6 (±0,4 SD) µg/l	1,8 (±1,2 SD) nmol/l		
	9–12 Monate/m	0,3 (±0,2 SD) µg/l	0,9 (±0,7 SD) nmol/l		
	9–12 Monate/w	0,4 (±0,3 SD) µg/l	1,3 (±0,7 SD) nmol/l		
	1–2 Jahre/m+w	0,2 (±0,1 SD) µg/l	0,7 (±0,3 SD) nmol/l		
	3–5 Jahre/m+w	0,2 (±0,1 SD) µg/l	0,8 (±0,3 SD) nmol/l		
	6–8 Jahre/m+w	0,3 (±0,2 SD) µg/l	1,0 (±0,5 SD) nmol/l		
	Tanner I				
	(9–11 Jahre)/m	0,03–0,9 µg/l	0,1–2,7 nmol/l		
	(9–11 Jahre)/w	0,03–0,09 µg/l	0,1–2,5 nmol/l		
	Tanner II				
	(11–12 Jahre)/m	0,06–1,2 µg/l	0,2–3,5 nmol/l		
	(10–11 Jahre)/w	0,1–1,0 µg/l	0,3–3,0 nmol/l		

Tabelle A1 (Fortsetzung)

Analyt/Meßgröße		Referenzwert			
Material	**Alter**	**Konventionelle Einheiten**	**SI-Einheiten**	**Anmerkung**	
	Tanner III				
	(12–14 Jahre)/m	0,1–1,4 µg/l	0,3–4,2 nmol/l		
	(11–12 Jahre)/w	0,1–1,6 µg/l	0,3–4,7 nmol/l		
	Tanner IV				
	(14–15 Jahre)/m	0,3–1,8 µg/l	0,9–5,4 nmol/l		
	(12–14 Jahre)/w	0,2–2,3 µg/l	0,5–7,0 nmol/l		
	Tanner V				
	(15–16 Jahre)/m	0,2–1,8 µg/l	0,7–5,3 nmol/l		
	(14–15 Jahre)/w	0,2–2,7 µg/l	0,6–8,0 nmol/l		
	Erw/m	1,2 (±0,4 SD) µg/l	3,5 (±1,2 SD) nmol/l		
	Erw/w follikulär	0,4 (±0,1 SD) µg/l	1,3 (±0,3 SD) nmol/l		
	Erw/w/luteal	2,4 (±0,7 SD) µg/l	7,4 (±2,0 SD) nmol/l		
Hydroxy-Prolin (gesamt)/Gesamt-Hydroxy-Prolin					
Urin	3–6 Tage	258 (108–408) µg/mg Crea	2,0 (0,8–3,1) µmol/mg Crea	Im morgendlichen Nüchtern-Urin gemessen; Mittelwert und Bereich	[33]
	1–10 Wochen	833 (315–1351) µg/mg Crea	6,4 (2,4–10,3) µmol/mg Crea		
	1 Woche–6 Monate	454 (160–748) µg/mg Crea	3,5 (1,2–5,7) µmol/mg Crea		
	7–23 Monate	217 (99–335) µg/mg Crea	1,7 (0,8–2,6) µmol/mg Crea		
	2–6 Jahre	150 (82–218) µg/mg Crea	1,1 (0,6–1,7) µmol/mg Crea		
	6–14 Jahre	110 (60–160) µg/mg Crea	0,8 (0,5–1,2) µmol/mg Crea		
	14–16 Jahre/m	105 (45–165) µg/mg Crea	0,8 (0,3–1,3) µmol/mg Crea		
	14–16 Jahre/w	45 (25–65) µg/mg Crea	0,3 (0,2–0,5) µmol/g Crea		
	16–18 Jahre/m	38 (12–64) µg/mg Crea	0,3 (0,1–0,5) µmol/mg Crea		
	16–18 Jahre/w	27 (15–39) µg/mg Crea	0,2 (0,1–0,3) µmol/mg Crea		
	20–40 Jahre/m	13* (8–17) µg/mg Crea	0,1 (0,06–0,1,) µmol/mg Crea		
	20–40 Jahre/w	12* (7–24) µg/mg Crea	0,1(0,05–0,18) µmol/mg Crea		
Hypoxanthin					
Plasma	K+Erw	<680 µg/l	<5 µmol/l	Gilt für kaffeefreie Ernährung und Diät mit niedrigem Puringehalt	[105]
Urin	K	4,1 1,4 mg/d	0,03±0,01 mmol/d	Gilt für United-Kingdom-Ernährung, kaffeefreie Ernährung, eine Fleischmahlzeit pro Tag	[105]
	Erw/m	9,5 2,7 mg/d	0,07±0,02 mmol/d		
	Erw/w	6,8 2,7 mg/d	0,05±0,02 mmol/d		
Immunglobulin A/IgA					
Serum/Plasma	NG	nicht nachweisbar	nicht nachweisbar	Vorläufige Werte umgerechnet auf CRM-470-Standard	[29, 30]
	1–3 Monate	5–50 mg/dl	0,05 –0,5 g/l		
	4–6 Monate	8–80 mg/dl	0,08 –0,8 g/l		
	7–12 Monate	30–140 mg/dl	0,3 –1,4 g/l		
	2 Jahre	30–120 mg/dl	0,3–1,2 g/l		
	3–5 Jahre	40–180 mg/dl	0,4–1,8 g/l		
	6–9 Jahre	60–220 mg/dl	0,6–2,2 g/l		
	10–13 Jahre	70–230 mg/dl	0,7–2,3 g/l		
	Erw	70–400 mg/dl	0,7–4,0 g/l		
Liquor		1,3 mg/l (<6 mg/l)	orientierende Werte		[48]
Plasma/Liquor-Ratio		1346			
Immunglobulin E/IgE					
		Jungen	Mädchen	Am IMX-Abbott gemessen	[46]
Serum/Plasma	0–12 Monate	2–24 KIU/L	0–20 KIU/L		
	1–3 Jahre	2–149 KIU/L	2–55 KIU/L		
	4–10 Jahre	4–249 KIU/l	8–279 KIU/L		
	11–15 Jahre	7–280 KIU/L	5–295 KIU/L		
	16–18 Jahre	5–268 KIU/L	7–698 KIU/L		
Immunglobulin G/IgG					
Serum/Plasma	NG	700–1600 mg/dl	7,0–16,0 g/l	Vorläufige Werte, umgerechnet auf CRM-470-Standard	[29, 30]
	1–3 Monate	250–750 mg/dl	2,5–7,5 g/l		
	4–6 Monate	180–800 mg/dl	1,8–8,0 g/l		
	7–12 Monate	300–1000 mg/dl	3,0–10,0 g/l		
	2 Jahre	350–1000 mg/dl	3,5–10,0 g/l		
	3–5 Jahre	500–1300 mg/dl	5,0 –13,0 g/l		
	6–9 Jahre	600–1300 mg/dl	6,0–13,0 g/l		
	10-13 Jahre	700–1400 mg/dl	7,0–14,0 g/l		
	Erw	400–2300 mg/dl	4,0–23,0 g/l		

Tabelle A1 (Fortsetzung)

Analyt/Meßgröße Material	Alter	Referenzwert Konventionelle Einheiten		SI-Einheiten			Anmerkung	
Liquor Plasma/Liquor-Ratio		12,3 mg/l (<40 mg/l) 802					Orientierende Werte	[48]
Immunglobulin G-Subklassen/IgG-Subklassen								
		IgG 1 mg/dl	IgG 2 mg/dl	IgG 3 mg/dl	IgG 4 mg/dl			[72,73]
Serum/Plasma	bis 1 Jahr	182–584	23–156	8–68	<4–48	RID		
		131–708	30–320	5–62	0,2–26	ELISA	90% Bereich	
	1–2 Jahre	277–683	34–171	16–79	<4–71	RID		
		189–960	21–252	13–87	0,1–75	ELISA		
	2–3 Jahre	375–841	53–176	21–101	<4–58	RID	Standardisiert mit WHO Referenz 67/97	
		312–864	41–218	6–79	0,2–49	ELISA		
	3–5 Jahre	368–1087	79–211	8–102	4–169	RID		
		261–1080	51–518	7–87	1–199	ELISA		
	5–7 Jahre	382–1118	68–292	11–70	<4 92	RID		
		366–1200	67–322	11–72	3–108	ELISA		
	7–10 Jahre	496–1113	75–395	13–73	15–115	RID		
		546–1176	61–436	9–74	6–176	ELISA		
	10–13 Jahre	477–1055	102–414	13–92	13–248	RID		
		570–1184	74–615	5–53	3–315	ELISA		
	13–16 Jahre	391–960	147–464	21–101	12–252	ELISA		
	Erw	515–920	150–492	16–65	8–151	ELISA		
Immunglobulin M/IgM								
Serum/Plasma	NG	10–30 mg/dl		0,1–0,3 g/l				[29, 30]
	1–3 Monate	10–70 mg/dl		0,1–0,7 g/l			Vorläufige Referenzwerte, umgerechnet auf CRM-470-Standard	
	4–6 Monate	20–100 mg/dl		0,2–1,0 g/l				
	7–12 Monate	30–100 mg/dl		0,3–1,0 g/l				
	2 Jahre	40–140 mg/dl		0,4–1,4 g/l				
	3–5 Jahre	40–180 mg/dl		0,4–1,8 g/l				
	6–9 Jahre	40–160 mg/dl		0,4–1,6 g/l				
	10–13 Jahre	40–150 mg/dl		0,4–1,5 g/l				
	Erw	40–230 mg/dl		0,4 –2,3 g/l				
Liquor Plasma/Liquor-Ratio		0,6 mg/l (<1 mg/l) 1167					OrientierendeWerte	[48]
International Normalized Ratio	Siehe Tabelle A4							
Insulin **Immunreactive Insulin/IRI**								
Serum/Plasma	NS	14 (4–24) mU/l					Nüchternwerte Gemessen wird IRI = immunaktives Insulin Mittelwert und Bereiche, bzw. SD	[100, 101]
	NG/36–60 h	7 (1,5–18) mU/l						
	<1 Jahr	7 (4–13) mU/l						
	3 Jahre/m	4,2 (±3,1 SD) mU/l		3 Jahre/w	4,6 (±2,8 SD) mU/l			
	6 Jahre/m	5,9 (±3,2 SD) mU/l		6 Jahre/w	6,5 (±3,4 SD) mU/l			
	9 Jahre/m	7,5 (±3,7 SD) mU/l		9 Jahre/w	8,5 (±4,4 SD) mU/l			
	12 Jahre/m	10,0 (±5,1 SD) mU/l		12 Jahre/w	13,7 (±6,7 SD) mU/l			
	15 Jahre/m	12,1 (±5,3 SD) mU/l		15 Jahre/w	14,8 (±5,7 SD) mU/l			
	18 Jahre/m	12,3 (±5,0 SD) mU/l		18 Jahre/w	13,3 (±5,4 SD) mU/l			
C-Peptid/IRI-Ratio								
Serum	NS	3,2 (1,8–6,0)						[100]
	NG/36–60 h	3,0 (1,1–5,6)					Mittelwert und Bereich	
	<1 Jahr	5,3 (3,2–12,9)						
	1–6 Jahre	4,9 (2,3–8,4)						
	6–12 Jahre	5,2 (3,0–8,6)						
	Erw	3–17						
Insulin-like growth factor-1/IGF-1								
Serum	0–6 Monate	36 (15–75) ng/ml						[77]
	6–12 Monate	56 (17–95) ng/ml						
	1–3 Jahre	67 (25–146) ng/ml						
	3–5 Jahre	96 (39–194) ng/ml					90% Bereich	
	5–7 Jahre	116 (54–220) ng/ml						
	7–9 Jahre	137 (71–237) ng/ml					Werte sind mehodenabhängig	
	9–11 Jahre	183 (94–330) ng/ml						
	11–13 Jahre	275 (148–495) ng/ml						
	13–15 Jahre	319 (185–540) ng/ml						
	15–17 Jahre	265 (145–460) ng/ml						
	20–30 Jahre	195 (110–347) ng/ml						
	30–40 Jahre	153 (87–268) ng/ml						

Tabelle A1 (Fortsetzung)

Analyt/Meßgröße Material	Alter	Referenzwert Konventionelle Einheiten	SI-Einheiten	Anmerkung	
	40–50 Jahre	120 (64–224) ng/ml			
	50–60 Jahre	113 (52–226) ng/ml			
	60–70 Jahre	71 (37–144) ng/ml			
Insulin-like growth factor-2/IGF-2					
Serum	1 Tag	237 (132–430) ng/ml			[77]
	1–4 Wochen	405 (292–561) ng/ml			
	1–6 Monate	459 (290–726) ng/ml			
	6–12 Monate	485 (323–730) ng/ml		90% Bereich	
	1–3 Jahre	497 (320–772) ng/ml			
	3–5 Jahre	514 (331–767) ng/ml			
	5–7 Jahre	532 (349–811) ng/ml			
	7–9 Jahre	547 (361–831) ng/ml			
	9–11 Jahre	552 (368–828) ng/ml			
	11–13 Jahre	559 (373–838) ng/ml			
	13–15 Jahre	566 (379–845) ng/ml			
	15–17 Jahre	572 (377–868) ng/ml			
	20–30 Jahre	566 (363–882) ng/ml			
	30–40 Jahre	567 (368–874) ng/ml			
	40–50 Jahre	542 (339–866) ng/ml			
	50–60 Jahre	537 (330–874) ng/ml			
	60–70 Jahre	509 (311–833) ng/ml			
Insulin-like-growth-factor-binding-Protein-3/IGFBP-3					
Serum	0–1 Woche	0,77 (0,42–1,39) mg/l			[77]
	1–4 Wochen	1,29 (0,77–2,09) mg/l			
	1–3 Monate	1,48 (0,87–2,54) mg/l			
	3–6 Monate	1,61 (0,98–2,64) mg/l			
	6–12 Monate	1,72 (1,07–2,76) mg/l		90% Bereich	
	1–3 Jahre	2,05 (1,41–2,97) mg/l			
	3–5 Jahre	2,25 (1,52–3,32) mg/l			
	5–7 Jahre	2,44 (1,66–3,59) mg/l			
	7–9 Jahre	2,63 (1,82–3,80) mg/l			
	9–11 Jahre	3,01 (2,12–4,26) mg/l			
	11–13 Jahre	3,30 (2,22–4,89) mg/l			
	13–15 Jahre	3,48 (2,31–5,24) mg/l			
	15–17 Jahre	3,39 (2,33–4,95) mg/l			
	20–30 Jahre	3,29 (2,20–4,93) mg/l			
	30–40 Jahre	3,18 (2,08–4,86) mg/l			
	40–50 Jahre	3,08 (2,01–4,70) mg/l			
	50–60 Jahre	3,02 (1,96–4,65) mg/l			
	60–70 Jahre	2,98 (1,90–4,68) mg/l			
	30–40 Jahre	3,18 (2,08–4,86) mg/l			
	40–50 Jahre	3,08 (2,01–4,70) mg/l			
	50–60 Jahre	3,02 (1,96–4,65) mg/l			
	60–70 Jahre	2,98 (1,90–4,68) mg/l			
Inulin-Clearance	FG (3–28 Tage)	47 (29–65) ml/min/1,73 m^2		In Klammer 95% Bereich	[133]
	2–8 Tage	38 (26–60) ml/min/1,73 m^2			
	4–28 Tage	48 (28–68) ml/min/1,73 m^2			
	35–95 Tage	58 (30–86) ml/min/1,73 m^2			
	1–6 Monate	77 (41–103) ml/min/1,73 m^2			
	6–12 Monate	103 (49–157) ml/min/1,73 m^2			
	12–19 Monate	127 (63–191) ml/min/1,73 m^2			
	2–12 Jahre	127 (89–165) ml/min/1,73 m^2			
	Erw/m	131 (88–134) ml/min/1,73 m^2			
	Erw/w	117 (87–147) ml/min/1,73 m^2			
Jod					
Urin	Einteilung des Jodmangels nach Schweregrad Grad I >50–100 µg/g Crea (noch ausreichende Schiddrüsenhormonversorgung zu erwarten) Grad II 25–50 µg/g Crea (Schiddrüsenhormonmangel möglich, Struma häufig, kein Kretinismusrisiko) Grad III <25 µg/g Crea (Struma sehr häufig, Risiko endemischen Kretinismus) <2 µg/dl schwerer Jodmangel 2,0–4,4 µg/dl moderater Jodmangel 5,0–9,9 µg/dl milder Jodmangel >10,0 µg/dl kein Jodmangel				[137]
Kalium					
Serum/Plasma	1–30 Tage		3,6–6,1 mmol/l		[9]
	2–12 Monate		3,7–5,8 mmol/l		

Tabelle A1 (Fortsetzung)

Analyt/Meßgröße Material	Alter	Referenzwert Konventionelle Einheiten	SI-Einheiten	Anmerkung	
	>12 Monate		3,1–5,2 mmol/l		
	Erw		3,5–5,1 mmol/l		
Liquor	0–14 Jahre		3,0–4,8 mmol/l	95% Bereich, in der Regel 55–64% des Serumkaliumwertes	[36]
Schweiß	Siehe Schweißelektrolyte				
Urin	>1 Monat–14 Jahre	2,1 (1,0–4,2) mg/kg/d	54 (25–108) µmol/kg/d		[32]
Kalzium, gesamt					
Serum/Plasma	1–30 Tage		1,76–2,78 mmol/l		[9]
	S, K, Erw		2,1–2,6 mmol/l		[10]
Liquor	3–12 Monate		1,45 (±0,1 SD) (1,2–1,7) mmol/l/58%	In Klammer SD, Minimal- und Maximalwerte; Prozentangabe zeigt den Anteil an den Serumwerten an	[36]
	3–12 Monate		1,45 (±0,1 SD) (1,2–1,7) mmol/l/58%		
	1–14 Jahre		1,35 (±0,25 SD) (1,0–1,9) mmol/l/52%		
Urin	>1 Monat–14 Jahre	3,6 (1,1–7,4) mg/kg/d	0,09 (0,03–0,19) mmol/kg/d		[32]
	18 Jahre	a) 5–174 µg/mg Crea	0,13–4,4 µmol/mg Crea	a) nüchtern 9 Uhr	[31]
		b) 8–219 µg/mg Crea	0,2–5,5 µmol/mg Crea	b) nach Nahrungsaufnahme 14-18 Uhr	
Kalzium, ionisiert					
Serum	NG, S, K, Erw		0,9–1,36 mmol/l		[116]
17-Ketosteroide					
Urin	<4 Jahre	1 mg/24 h			[55]
	5–8 Jahre	2 mg/24 h			
	9–14 Jahre	0,7–4,7 mg/24 h			
	15–20 Jahre/w	3,1–5,2 mg/24 h			
	21–40 Jahre/w	3,8–8,8 mg/24 h			
	15–20 Jahre/m	3,7–6,3 mg/24 h			
	21–40 Jahre/m	6,6–12 mg/24 h			
Komplementkomponenten					
		C 3 c	C 4		
Serum/Plasma	NG	0,90 (0,52–1,08) g/l	0,140 (0,066–0,237) g/l		
	3 Monate	0,92 (0,67–1,74) g/l	0,180 (0,086–0,05) g/l		[43, 91]
	6 Monate	1,0 (0,74–1,38) g/l	0,209 (0,100–0,354) g/l	Median, 5.+95. Perzentile	
	9 Monate	1,07 (0,78–1,45) g/l	0,230 (0,113–0,389) g/l		
	12 Monate	1,11 (0,80–1,51) g/l	0,117–0,409 g/l		
	2–10 Jahre	0,81–1,66 g/l	0,120–0,426 g/l		
	10–16 Jahre	0,80–1,68 g/l	0,133–0,423 g/l		
	Erw	0,80–1,81 g/l	0,145–0,524 g/l		
Kortisol					
Serum/Plasma	5 Tage/m+w	5,5–198 µg/l	1,52–54,6 mmol/l		[39]
	2–12 Monate/m+w	23,8–229 µg/l	6,57–63,2 mmol/l		
	2–15 Jahre/m+w	25,1–229 µg/l	6,93–63,2 mmol/l		
	16–18 Jahre/m+w	24,2–286 µg/l	6,68–78,9 mmol/l		
Kortisol, frei/Freies Kortisol					
Urin	0–1 Jahr	<36 µg/d	<100 nmol/d		[22]
	2–12 Jahre	2 -26 µg/d	6–74 nmol/d		
	12–16 Jahre	5 -55 µg/d	14–152 nmol/d		
	Erw	10–100 µg/d	28–276 nmol/d		
Kreatinin					
Serum/Plasma	1. Tag	0,42–1,28 mg/dl	37–113 µmol/l	Jaffé-Reaktion	
	2–7 Tage	0,16–0,97 mg/dl	14–86 µmol/l		[123]
	8–30 Tage	0,14–0,54 mg/dl	12–48 µmol/l		[124]
	2–6 Jahre	0,28–0,72 mg/dl	25–64 µmol/l		[125]
	7–13 Jahre	0,30–1,0 mg/dl	27–88 µmol/l		
	14–17 Jahre	0,26–1,2 mg/dl	23–106 µmol/l		
	Erw/w	0,65–1,1 mg/dl	58–96 µmol/l		
	Erw/m	0,84–1,24 mg/dl	74–110 µmol/l		
Urin	0–6 Monate	15–60 mg/d	0,13–0,53 mmol/d		[135]
	6 Monate–1 Jahr	55–90 mg/d	0,49–0,80 mmol/d		
	1–2 Jahre	80–160 mg/d	0,71–1,42 mmol/d		

Tabelle A1 (Fortsetzung)

Analyt/Meßgröße Material	Alter	Referenzwert Konventionelle Einheiten		SI-Einheiten		Anmerkung	
	2–3 Jahre	110–180 mg/d		0,97–1,59 mmo/d			
	3–4 Jahre	130–260 mg/d		1,15–2,3 mmol/d			
	4–5 Jahre	210–390 mg/d		1,86–3,45 mmol/d			
	5–7 Jahre	260–520 mg/d		2,30–4,60 mmol/d			
	7–10 Jahre	360–700 mg/d		3,19–6,37 mmol/d			
	11–13 Jahre	792–1140 mg/d		7,0–10,1 mmol/d			
	Jugendl.	8–30 mg/kg/d		0,71–265 mmol/kg/d			
	FG/3–12 Wochen	2,3 (0,3–4,3) mg/kg/d		20(3–38) µmol/kg/d			
	NG/1–7 Wochen	12,0 (6,2–15,7) mg/kg/d		106(55–139) µmol/kg/d			[136]
	6–11 Jahre	4,0 (2,2–7,4) mg/kg/d		35(19 –65) µmol/kg/d			
	11–12 Jahre/w	11,2 ((1,3–19,8) mg/kg/d		99(12–175) µmol/kg/d			
	11–12 Jahre/m	2,0 (0,2–4,5) mg/kg/d		18(2–39) µmol/kg/d			
Kreatinin-Clearance							
	5–7 Tage	50,6 (±17 SD) ml/min/1,73 m^2					[143,
	1–2 Monate	64,6 (±26 SD) ml/min/1,73 m^2				Kreatinin nach Jaffé	144]
	3–4 Monate	85,8 (±17 SD) ml/min/1,73 m^2				bestimmt	
	5–8 Monate	97,7 (±39 SD) ml/min/1,73 m^2					
	9–12 Monate	86,9 (±27 SD) ml/min/1,73 m^2					
	3–6 Jahre	130,0 (±22 SD) ml/min/1,73 m^2					
	7–10 Jahre	135,8 (±20 SD) ml/min/1,73 m^2					
	11–18 Jahre	136,1 (±26 SD) ml/min/1,73 m^2					
	Erw/m	98–156 ml/min/1,73 m^2					
	Erw/w	95–160 ml/min/1,73 m^2					
	Erw/m+w	>110 ml/min/1,73 m^2/enzymatisch bestimmt					
Kreatinkinase/CK							
		25°C	37°C	25°C	37°C		[3]
Serum/Plasma	FG/1 Tag	<507 U/l	<1207 U/l	<8,5 µkat/l	<20,2 µkat/l	Methode: NAC,	
	FG/2–5 Tage	<273 U/l	<651 U/l	<4,6 µkat/l	<10,9 µkat/l	aktiviert, DGKC	
	NG/1 Tag	<300 U/l	<712 U/l	<5,0 µkat/l	<11,9 µkat/l	optimiert	
	2–5 Tage	<274 U/l	<652 U/l	<4,6 µkat/l	<10,9 µkat/l		
	6 Tage–6 Monate	<124 U/l	<295 U/l	<2,05 µkat/l	<4,9 µkat/l		
	7–12 Monate	<85 U/l	<203 U/l	<1,4 µkat/l	<3,4 µkat/l		
	1–3 Jahre	<96 U/l	<228 U/l	<1,6 µkat/l	<3,8 µkat/l		
	4–6 Jahre	<63 U/l	<149 U/l	<1,05 µkat/l	<2,5 µkat/l		
	7–12 Jahre/w	<65 U/l	<154 U/l	<1,1 µkat/l	<2,55 kat/l		
	7–12 Jahre/m	<104 U/l	<247 U/l	<1,75 µkat/l	<4,1 µkat/l		
	13–17 Jahre/w	<52 U/l	<123 U/l	<0,85 µkat/l	<2,05 µkat/l		
	13–17 Jahre/m	<113 U/l	<270 U/l	<1,9 µkat/l	<4,5 µkat/l		
	Erw/w	<70 U/l	<167 U/l	<1,15 µkat/l	<2,80 µkat/l		
	Erw/m	<80 U/l	<190 U/l	<1,35 µkat/l	<3,15 µkat/l		
Kreatinkinase MB/CKMB							
Serum/Plasma		Masseneinheit 2,6±1,2 SD µg/l				Cut-off limit	[98]
		Aktivität <6 U/l				5,0 µg/l	
		<6% der gesamten CK-Aktivität					
Kupfer/CU							
Serum/Plasma	NS/25–28 SW	22,1±13,2 µg/dl		3,7±2,07 µmol/l			
	NS/29–30 Wochen	23,3±17,2 µg/dl		3,66±2,7 µmol/l			[28]
	NS/31–32 Wochen	25,1±18,3 µg/dl		3,94±2,87 µmol/l			
	NS/32–34 Wochen	33,5±20,0 µg/dl		5,26±3,14 µmol/l			
	NG	50±21,0 µg/dl		7,85±3,3 µmol/l/small for date			
	NG	32±21,0 µg/dl		5,02±3,3 µmol/l/gesund			
	1 Woche	45±25 µg/dl		7,07±3,93 µmol/l			
	2 Jahre	140±45,5 µg/dl		21,98±7,14 µmol/l			
	6 Jahre	128,5±45,5 µg/dl		20,17±7,14 µmol/l			
	10 Jahre	123±51 µ/dl		19,31±8,0 µmol/l			
	Erw/w	76–152 µg/dl		12–24 µmol/l			
	Erw/m	70–140 µg/dl		11–22 µmol/l			
Urin	1–2 Jahre	9,9±2,7 µg/d		0,15 0,4 µmol/d			[28]
	K	<30 µg/d		<0,48 µmol/d			
	Erw	<60 µg/d		<0,96 µmol/d			
Laktat							[18]
Vollblut	NS			1,5–4,5 mmol/l			
	NG/60 Min			0,9–2,7 mmol/l			
	5 h			0,9–2,0 mmol/l			
	24 h			0,8–1,2 mmol/l			

Tabelle A1 (Fortsetzung)

Analyt/Meßgröße		Referenzwert					
Material	**Alter**	**Konventionelle Einheiten**		**SI-Einheiten**		**Anmerkung**	
	7 Tage			0,5–1,4 mmol/l			
	1 Monat–2 Jahre			0,9 (0,5–1,8) mmol/l*			
	2–8 Jahre			0,8 (0,6–2,0) mmol/l*		*2,5+97,5 Perzentile	[66]
	8–12 Jahre			0,75 (0,4–1,7) mmol/l*			
	Erw			bis 2,0 mmol/l			
Plasma	Erw			1,28 (0,63–2,44) mmol/l			[17]
Liquor	S, K, Erw			1,1–2,6 mmol/l		95% Bereich	[20, 35]
Urin	FG			49 (1–927) mmol/mol Crea		Mittelwert, Minimum- und Maximumwerte in Klammern	[50]
	NG/>36 Wochen			51 (1–156) mmol/mol Crea			
	< 5 Jahre			86 (33–285) mmol/mol Crea			
	>5 Jahre			76 (35–131) mmol/mol Crea			
	Erw			25 (13–46) mmol/mol Crea			
Laktat/Pyruvat-Ratio							
Vollblut		15,1 (7,8–28,0)				95% Bereich	[66]
Liquor		26,0					[47]
Laktatdehydrogenase/LDH							
		25°C	37°C	25°C	37°C		[3]
Serum/Plasma	FG/1 Tag	<750 U/l	<1499 U/l	<13 µkat/l	<25 µkat/l		
	FG/2.–5. Tag	<690 U/l	<1384 U/l	<12 µkat/l	<23 µkat/l	DGKC, optimierte Methode	
	NG/1. Tag	<664 U/l	<1327 U/l	<11,1 µkat/l	<22,1 µkat/l		
	2–5 Tage	<866 U/l	<1732 U/l	<14,4 µkat/l	<28,9 µkat/l		
	6 Tage–6 Monate	<488 U/l	<975 U/l	<8,1 µkat/l	<16,3 µkat/l		
	7–12 Monate	<550 U/l	<1100 U/l	<9,1 µkat/l	<18,3 µkat/l		
	1–3 Jahre	<425 U/l	<850 U/l	<7,1 µkat/l	<14,2 µkat/l		
	4–6 Jahre	<308 U/l	<615 U/l	<5,1 µkat/l	<10,3 µkat/l		
	7–12 Jahre/w	<290 U/l	<580 U/l	<4,8 µkat/l	<9,6 µkat/l		
	7–12 Jahre/m	<382 U/l	<764 U/l	<6,3 µkat/l	<12,7 µkat/l		
	13–17 Jahre/w	<218 U/l	<436 U/l	<3,6 µkat/l	<7,2 µkat/l		
	13–17 Jahre/m	<342 U/l	<683 U/l	<5,7 µkat/l	<11,4 µkat/l		
	Erw	<240 U/l	<480 U/l	<4,0 µkat/l	<8,0 µkat/l		
Liquor	S, K, Erw	5–23 U/l					[35]
Lipase							
Serum/Plasma	5 Tage–18 Jahre	<128 U/l	<2,13 µkat/l bei 37°C Monotest Lipase (Triolein), Boehringer				[127]
	Erw	<170 U/l	<2,8 µkat/l bei 25°C Boehringer Mannheim				[126]
Leukozyten Im Vollblut siehe Tabelle A3							
Urin	Alle Harnarten: <20/µl normal; 20–50/µl verdächtig; >50/µl pathologisch						[132]
	Jungen >3 Jahre	(Mittelstrahl-, Katheterurin) <5/µl normal; 5–10/µl verdächtig; >10/µl pathologisch					
Lithium Siehe Tabelle A8							
Luteinisierendes Hormon/LH/Lutropin							
		Jungen basal	Jungen nach Lubilerin-Stimulierung	Mädchen basal	Mädchen nach Lubilerin-Stimulierung		[41]
		IU/l	30 min/IU/l	IU/l	30 min/IU/l	Median und Bereich	
Serum/Plasma	Tanner 1 A	0,3 (<0,3–2,5)	3,6 (1,3 –3,8)	0,3 (<0,3–0,5)	2,1 (1,6–5,3)		
	Tanner 1 B	0,4 (<0,3–1,7)	12,3 (2,2 –21,2)	0,4 (<0,3–2,0)	3,6 (1,6–11,3)		
	Tanner 2	0,8 (<0,3–1,7)	11,6 (3,3–18,9)	0,4 (<0,3–1,2)	5,5 (3,3–17,4)		
	Tanner 3	1,4 (0,4 –5,7)	15,4 (6,3–18,4)	1,6 (0,7 –4,7)	17,5 (4,4–23,1)		
	Tanner 4	1,9 (1,2–3,4)	17,6 (12,2–29,4)	1,3 (1,1–3,7)	18,1 (4,4–33,2)		
	Tanner 5	1,8 (0,3–4,8)		3,9 (1,1–7,4)	17,1 (10,4–34,4)		
Lymphozyten Im Vollblut siehe Tabelle A3							
Magnesium/Mg							
Serum/Plasma	FG			0,65–1,1 mmol/l			[151]
	NG/0–6 Tage			0,48–1,05 mmol/l			
	NG, S, K			0,65–1,00 mmol/l			
	Erw			0,70–1,05 mmol/l			
Urin	>1 Monat–14 Jahre	2,8 (0,9–5,2) mg/kg/d		0,12(0,04–0,22) mmol/kg/d			[32]
α2-Macroglobulin							
Serum/Plasma	NG	2,5 (1,72–3,36) g/l					[74]
	2 Monate	3,5 (2,38–4,62(g/l				Median, 5.+95. Perzentile	
	6 Monate	4,0 (2,72–5,27) g/l					

Tabelle A1 (Fortsetzung)

Analyt/Meßgröße Material	Alter	Referenzwert Konventionelle Einheiten	SI-Einheiten	Anmerkung	
	9–12 Monate	4,2 (2,85–5,51) g/l			
	2–10 Jahre	2,8–5,0 g/l			
	10–16 Jahre	2,6–4,7 g/l			
	Erw	2,1–3,9 g/l			
Liquor		2,0 mg/l		Orientierende Werte	[48]
Plasma/Liquor-Ratio		1111			
Mannose					**[93]**
Serum/Plasma		3,3±0,99 mg/l	18,5±5,5 µmol/l	Nüchtern; freie Mannose im Serum	
Methämoglobin/Met Hb					
Vollblut	FG	0,02–0,85 g/dl	0,08–4, 7%	95%-Bereich	[70]
	NG, 1–10 Tage	<0,58 g/dl	<2, 8%	In %-Angabe des	
	1 Monat–14 Jahre	<0,33 g/dl	<2,4%	Gesamthämoglobin	
	14–78 Jahre	<0,28 g/dl	<1,9%		
Methotrexat Siehe Tabelle A8					
a-1-Mikroglobulin					
Urin	2–18 Jahre	0,18 (<0,98) mg/mmol Crea			[49]
Monozyten Im Vollblut siehe Tabelle A3					
Myoglobin					
Serum/Plasma	<10 Jahre	<15 µg/l			[75]
	Erw/m	<35 µg/l			
	Erw/w	<55 µg/l			
Urin		<7 µg/l			[112]
N-Acetyl-β-D-Glukosaminidase/β-NAG					
Urin	FG		7,3 (±3,8SD) U/mmol Crea		[52]
	NG		3,6 (±1,8 SD) U/mmol Crea		
	S		2,4 (±1,9 SD) U/mmol Crea		
	K		0,6 (±0,4SD) U/mmolCrea		
Natrium					
Serum/Plasma	1–30 Tage		132–147 mmol/l		[9]
	2–6 Monate		129–143 mmol/l		
	>6 Monate		132–145 mmol/l		
	Erw		135–145 mmol/l		
Liquor	S, K, Erw		130–159 mmol/l	95% Bereich; in der Regel 101–104% des Serumnatriumwertes	[36]
Schweiß	Siehe Schweißelektrolyte				
Urin	>1 Monat–14 Jahre	3,1 (0,5–4,7) mg/kg/d	0,13 (0,02–0,20) mmol/kg/d		[32]
Netilmicin Siehe Tabelle A8					
Neutrophile Im Vollblut siehe Tabelle A3					
Noradrenalin					
Plasma	Erw	69–750 ng/l	410–4430 pmol/l/liegend		[22]
		199–1700 ng/l	1180–10050 pmol/l/stehend		
Urin	0–1 Jahr	0–10 µg/d	0–59 nmol/d		[22]
	1–2 Jahre	1–17 µg/d	6–100 nmol/d		
	2–4 Jahre	4–29 µg/d	24–171 nmol/d		
	4–7 Jahre	8–45 µg/d	47–266 nmol/d		
	7–10 Jahre	13–65 µg/d	77–384 nmol/d		
	10–15 Jahre	15–80 µg/d	89–473 nmol/d		
	Erw	15–80 µg/d	89–473 nmol/d		
		1,1–5,1 mg/mol Crea	6,7–30,1 µmol/mol Crea		
	3–6 Jahre	12,7 (5,3–26,0) µg/24 h	75,0 (31,3–154) nmol/24 h	HPLC-Methode	[131]
		49,1 (20,7–84,4 µg/g Crea	33 (14–56) µmol/mol Crea		
	6–10 Jahre	20,5 (11,1–32,8) µg/24 h	121 (65,6–194) nmol/24 h		
		46 (26,7–69,3) µg/g Crea	31 (18–44) µmol/mol Crea		
	10–16 Jahre	32,6 (15,2–46,0) µg/24 h	193 (89,8–272) nmol/24 h		
		41,1 (29,0–60,5) µg/g Crea	27 (19–40) µmol/mol Crea		
Orosomucoid Siehe α_1-Saures Glykoprotein					

Tabelle A1 (Fortsetzung)

Analyt/Meßgröße Material	Alter	Referenzwert Konventionelle Einheiten	SI-Einheiten	Anmerkung	
Orotsäure					
Urin	NG	1,89 (0,94–4,53) mg/g Crea	12,1 (6–29) µmol/g Crea		
	1 Monat–1 Jahr	0,84 (0,27–5,31) mg/g Crea	5,4 (1,7–34) µmol/g Crea		
	2–14 Jahre	Spur (Spur–0,27) mg/g Crea	Spur (Spur–1,7) µmol/g Crea		
Osmolalität					
Serum/Plasma	FG	275–305 mosm/kg		In der 1. Woche des NG niedere Werte, dann Erwachsenenwerte	[152, 153]
	NG	265–275 mosm/kg			
	K, Erw	275–295 mosm/kg			
	Erw/<60 Jahre	280–300 mosm/kg			
Liquor	1–14 Jahre	286 (±10 SD) mosmol/kg			[36]
Schweiß	4–9 Tage	74–170 mmol/kg		Bei Mukoviszidose werden in der Regel >210 mmol/kg gefunden Grenzwerte 170–210 mmol/kg	[164]
	10 Tage–2 Monate	85–127 mmol/kg			
	2–12 Monate	54–118 mmol/kg			
	2–23 Jahre	64–149 mmol/kg			
Urin	FG/1–3 Tage	400–500 mosmol/kg			[113]
	NG/1–3 Tage	600–800 mosmol/kg			
	2 Wochen	800–900 mosmol/kg			
	8 Wochen	1000–1200 mosmol/kg			
	1 Jahr	1200–1400 mosmol/kg			
Osmolarität					
Urin	1–4 Jahre	846 (±214 SD) mosmol/l		Werte beziehen sich auf ersten Morgenurin	[53]
	5–6 Jahre	904 (±218 SD mosmol/l			
	7–8 Jahre	929 (±253 SD) mosmol/l			
	9–10 Jahre	910 (±227 SD) mosmol/l			
	11–12 Jahre	898 (±242 SD) mosmol/l			
Ospolot Siehe Tabelle A8					
Ostase Siehe Alkalische Phosphatase, Knochen					
Oxalsäure					
Serum/Plasma		138 (70–272) µg/l	1,53 (0,78–3,02) µmol/l	Oxalsäure im Plasma ist vom Alter nicht abhängig	[57]
Urin	1–7 Tage	8,0 (2,1–30,4)g/mmol Crea	89 (23–338) mmol/mol Crea	Spontanurin, Mittelwert und/oder Vertrauensbereich	[145]
	1 Monat	12,0 (5,5–25,2) g/mmol Crea	133 (61–280) mmol/mol Crea		
	1–6 Monate	11,3 (5,1–24,3) g/mmol Crea	125 (57–270) mmol/mol Crea		
	7–12 Monate	10,0 (4,6–20,7) g/mmol Crea	111 (51–230) mmol/mol Crea		
	1–3 Jahre	2,1–16,2 g/mmol Crea	23–180 mmol/mol Crea		
	3–7 Jahre	0,9–9,9 g/mmol Crea	10–110 mmol/mol Crea		
	7–15 Jahre	0,5–7,4 g/mmol Crea	6–82 mmol/mol Crea		
Pankreaselastase Siehe Elastase					
Parathormon					[83]
Intaktes Parathormon/IPTH/PTH (1–84)					
Serum/Plasma	4 Wochen–40 Jahre	12–55 pg/ml		Radioimmunoassay der Fa. Nichols (Los Angeles, USA)	
C-Terminales Parathormon/C-PTH					
	5–10 Jahre	Sommer 0,55 (±0,08 SD) ng/ml		Werte abhängig der Jahreszeit RIA Incstar Co. USA	[84]
		Winter 0,75 (±0,09 SD) ng/ml			
	11–23 Jahre	Sommer 0,67 (±0,06 SD) ng/ml			
		Winter 0,63 (±0,05 SD) ng/ml			
MittelregionParathormon/M-PTH (44–68)					
Serum/Plasma	<6 Jahre	150–330 pg/ml		RIA sol, Fa. Henning Berlin	[156]
	>6 Jahre	80–330 pg/ml			
Phenobarbital Siehe Tabelle A8					
Phenytoin Siehe Tabelle A8					
pH–Wert					
Urin	NG	5,5–7,3			[71]
	K+Erw	4,5–8,2			

Tabelle A1 (Fortsetzung)

Analyt/Meßgröße Material	Alter	Referenzwert Konventionelle Einheiten	SI-Einheiten	Anmerkung	
Phosphor					
Serum/Plasma	1–30 Tage	5,0–9,6 mg/dl	1,6–3,1 mmol/l		[9]
	2–12 Monate	5,0–7,7 mg/dl	1,6–2,5 mmol/l		
	>12 Monate	3,4–6,2 mg/dl	1,1–2,0 mmol/l		
	Erw	2,8–4,6 mg/dl	0,9–1,5 mmol/l		
Liquor	0–6 Monate		0,32–0,80 mmol/l	95% Bereich; In der Regel 24–29% des entsprechenden Serumphosphorwertes.	[36]
	7 Monate–6 Jahre		0,26–0,92 mmol/l		
	7–14 Jahre		0,20–0,57 mmol/l		
Urin	>1 Monat–14 Jahre	22,5 (11,5–31,7) mg/kg/d			[32]
Plasminogen Siehe Tabelle A6					
Plasminogen Aktivator Inhibitor Siehe Tabelle A6					
Porphobilinogen/PBG					
Urin	1 Monat–5 Jahre	75–370 µg/d	0,33–1,6 µmol/d		[140]
	5–10 Jahre	370–660 µg/d	1,6–2,9 µmol/d	95%-Bereich	
	10–15 Jahre	660–950 µg/d	2,9–4,2 µmol/d		
		540–570 µg/m²/d	2,4–2,5 µmol/m²/d		
Präalbumin Siehe Transthyretin					
Präkallikrein Siehe Tabelle A4					
Primidon Siehe Tabelle A8					
Procalcitonin					
Serum/Plasma	K	<0,1 µg/l		Cut-off für virale Infektionen 1,2 µg/l, für bakterielle Infektionen 5,0 µg/l.	[92]
	Erw	<0,5 µg/l			
Prolaktin					
		Jungen	Mädchen	Abbott IMX	[42]
Serum	5 Tage	102–496 µg/l	102–496 µg/l		
	2–12 Monate	5,30–63,3 µg/l	5,30–63,3 µg/l		
	2–3 Jahre	4,40–29,7 µg/l	4,40–29,7 µg/l		
	4–11 Jahre	2,63–21,0 µg/l	2,63–21,0 µg/l		
	12–13 Jahre	2,84–24,0 µg/l	2,52–16,9 µg/l		
	14–18 Jahre	2,76–16,1 µg/l	4,20–39,0 µg/l		
Protein					
Serum	1–30 Tage	4,6–6,8 g/dl	46,0–68,0 g/l		[9]
	2–12 Monate	4,8–7,6 g/dl	48,0–76,0 g/l	Im Plasma ca. 5% höhere Werte	
	>12 Monate	6,0–8,0 g/dl	60,0–80,0 g/l		
	Erw	6,6–8,3 g/dl	66,0–83,0 g/l		
Liquor	0–4 Wochen		730 (±146 SD) mg/l		[36]
	5–8 Wochen		530 (±221 SD) mg/l		
	3–12 Monate		320 (±115 SD) mg/l		
	1–6 Jahre		230 (±97 SD) mg/l		
	Erw		<500 mg/l		
Urin		Auf 1 l Urin bezogen	Pro Tag	Auf KO 1,73 m² bezogen	[52]
	NG	39,1 (±20 SD) mg/l	3,9 (±2 SD) mg/d	37,6(±20 SD) mg/24 h/1,73 m²	
	S	22,1 (±10 SD) mg/l	6,7 (±4 SD) mg/d	44,4(±24 SD) mg/24 h/1,73 m²	
	K	24,9 (±7 SD) mg/l	14,4 (±10 SD) mg/d	23,3 (±16 SD) mg/24 h/1,73 m²	
	Erw	37,9 (±9 SD) mg/l	47,9 (±13 SD) mg/d	46,6(±13(SD) mg/24 h/1,73 m²	
		Pro Tag und 1 m² KO bezogen	Auf Kreatinin bezogen		[113]
	NG/<28 SSW	21 (4,8–31) mg/m²/d	FG 660 (±200 SD) mg/g Crea		
	30 SSW	50 (0–226) mg/m²/d	NG 400 (±200 SD) mg/g Crea		
	32 SSW	56 (0–125) mg/m²/d	S 230 (±100 SD) mg/g Crea		
	34 SSW	60 (0–314) mg/m²/d	K 100 (±90 SD) mg/g Crea		
	36 SSW	30 (0–110) mg/m²/d			
	40 SSW	31 (0–146) mg m²/d			
	40 SSW	31 (0–146) mg/m²/d			
Protein C Siehe Tabelle A5					
Protein S Siehe Tabelle A5					

abelle A1 (Fortsetzung)

Analyt/Meßgröße Material	Alter	Referenzwert Konventionelle Einheiten	SI-Einheiten	Anmerkung	
Pseudouridin					
Plasma	K	<244 µg/l	<1 µmol/l		[105]
	Erw	488±122 µg/l	2±0,5 µmol/l		
Urin	Erw/m	0,27±0,10 mmol/24 h		Kinder haben altersabhängige Werte	[105]
	Erw/w	0,22±0,07 mmol/24 h			
Pyruvat					
Vollblut	1 Monat–18 Jahre	3,5–8,8 mg/l	0,04–0,1 mmol/l	2,5+97,5 Perzentile	[66]
Liquor	0,2–16 Jahre		71 (Spur–102) µmol/l	In Klammern Minimum und Maximum	[12]
Urin	FG	0,8 (0,04–16,5) g/mol Crea	9,6 (0,5–187) mmol/mol Crea		[51]
	NG/>36 Wochen	2,4 (0,4–11,4) g/mol Crea	27,8 (4,5–130) mmol/mol Crea		
	< 5 Jahre	0,9 (0,4–2,0) g/mol Crea	10,1 (5,1–22,6) mmol/mol Crea		
	>5 Jahre	0,8 (0,3–1,5) g/mol Crea	9,6 (3,5–17,3) mmol/mol Crea		
	Erw	0,5 (0,2–0,7) g/mol Crea	5,4 (2,6–7,9) mmol/mol Crea		
Quick Siehe Tabelle A4					
Retikulozyten Im Vollblut siehe Tabelle A2					
α_1-Saures Glykoprotein/Orosomucoid					
Serum/Plasma	NG	0,18 (0,11–0,34) g/l		Median 5.+95. Perzentile	[65]
	3 Monate	0,58 (0,33–1,10) g/l			
	6 Monate–16 Jahre	0,40–1,50 g/l			
	Erw	0,40–1,50 g/l			
Urin	Erw	<10 mg/l oberer 95% Bereich <0,7 mg/mmol Crea oberer 95% Bereich <6,9×10–5 Fraktionelle Protein-Creatinin-Clearence		Gilt für Urin, der über NaOH gesammelt wurde. 1. Morgenurin und Spontanurin	[54]
Saure Phosphatase					
Serum	<1 Monat	10,0–58,0 U/l		Substrat p-Nitrophenylphosphat bei 37° C	[129]
	1–6 Monate	11,0–45,0 U/l			
	7–12 Monate	11,0–35,0 U/l			
	2–9 Jahre	10,0–29,0 U/l			
	10 –14 Jahre	10,0–27,0 U/l			
	15 Jahre	11,0–22,0 U/l			

Schweißelektrolyte	Alter	Chlorid mmol/l	Natrium mmol/l	Kalium mmol/l	Anmerkung	
	1 Tag	39 (±12,5 SD)	36,0 (±13,0 SD)	8,0 (±2,0 SD)	Die Natrium- und Chloridkonzentrationen sind abhängig von der Schweißmenge, daher sollte die Schweißmenge >100 mg sein. In der 1. Lebenswoche werden erhöhte Konzentrationen von Natrium und Chlorid gefunden; daher Schweißdiagnostik nicht in der ersten Woche durchführen.	[165] [166] [167]
	5 Wochen–1 Jahr	12,3 (±4,9 SD)	14,4 (±4,7 SD)	11,2(±3,4 SD)		
	1–10 Jahre	15,3 (±8,1 SD)	19,5 (±8,1 SD)	9,6 (±2,8 SD)		
	10–16 Jahre	19,9 (±9,2 SD)	29,2 (±11,6 SD)	8,5 (±2,4 SD)		
	17–50 Jahre	29,7 (±17,7 SD)	46,8 (±21,5 SD)			
	>50 Jahre	38,9 (±12,7 SD)	60,0 (±7,5 SD)			
		Natrium/Chlorid Ratio >1,0 normal, bei Mukoviszidose wird <1,0 gefunden				

Analyt/Meßgröße Material	Alter	Konventionelle Einheiten	SI-Einheiten	Anmerkung	
Selen					
Serum/Plasma	0–1 Jahr	10–50 µg/l	0,13–0,63 µmol/l		[130]
	2–4 Jahre	20–55 µg/l	0,25–0,70 µmol/l		
	5–7 Jahre	30–80 µg/l	0,38–1,0 µmol/l		
	8–16 Jahre	40–90 µg/l	0,51–1,1 µmol/l		
	Erw	50–110 µg/l	0,63–1,4 mmol/l		
		710–1200 ng/g Protein	9 –15 nmol/g Protein		
Vollblut	Erw	70–130 µg/l	0,9–1,65 µmol/l		
Urin	K	<15 µg/d	< 0,19 µmol/d	Oster, Kiel	
		6–20 µg/g Crea	0,08–0,25 µmol/g Crea		
	Erw	10–30 µg/d	0,13–0,38 µmol/d		
		6–20 µg/g Crea	0,08–0,025 µmol/g Crea		
Stickstoff					
Stuhl	0–1 Jahr	0,56 (0,24–0,94) g/d	40 (17–67) mmol/l	Mittelwert und Bereich	[121]
	1–4 Jahre	0,64 (0,20–1,3) g/d	46 (14–93) mmol/l		
	4–10 Jahre	0,67 (0,34–1,45) g/d	48 (24–104) mmol/l		
	>10 Jahre	0,89 (0,55–1,17) g/d	64 (39–84) mmol/l		
Urin	NG	0,74 (±0,36 SD) g/l	53 (±2,6 SD) mmol/l		[84]
	2. Tag	6,4 (±1,48 SD) g/l	457 (±106 SD) mmol/l		

Tabelle A1 (Fortsetzung)

Analyt/Meßgröße Material	Alter	Referenzwert Konventionelle Einheiten	SI-Einheiten	Anmerkung	
	3–11 Jahre Erw	5,3–20,9 g/d 11,5 (±2,3 SD) g/d	380–1490 mmol/d 820 (±160 SD) mmol/d		
Sulfat					
Serum		31 (26–41) mg/l	314 (262–420) µmol/l	Mittelwert-Bereich	
Sulfit					[90]
Serum		402 (0–808) µg/l	4,9 (0–9,85) µmol/l	Mittelwert+SD	
Sultiam Siehe Tabelle A8					
Testosteron					
Serum/Plasma	S/m S/w 1–8 Jahre/m 1–8 Jahre/w 9–12 Jahre/m 9–12 Jahre/w 13–18 Jahre/m 13–18 Jahre/w Erw/m Erw/w	5–350 ng/dl 4–20 ng/dl 5–15 ng/dl 3–12 ng/dl 10–300 ng/dl 3–40 ng/dl 10–900 ng/dl 6–50 ng/dl 350–900 ng/dl 15–55 ng/dl	0,17–12,10 nmol/l 0,14–0,75 nmol/l 0,17–0,50 nmol/l 0,10–0,40 nmol/l 0,34–10,40 nmol/l 0,10–1,40 nmol/l 0,34–31,00 nmol/l 0,20–1,70 nmol/l 12,10–31,00 nmol/l 0,52–1,90 nmol/l	In den Morgenstunden zwischen 8–10 Uhr abnehmen, wegen tageszeitlichem Rhytmus Uhrzeit notieren	[24] [25]
Thiosulfat			<0,4 mmol/g Crea		[110]
Theophyllin Siehe Tabelle A8					
Thrombinzeit Siehe Tabelle A4					
Thromboplastinzeit Siehe Tabelle A4					
Thrombozyten Im Vollblut siehe Tabelle A2					
Thyr(e)otropin/Thyreoidea stimulierndes Hormon/TSH					
Serum/Plasma	5 Tage/m 5 Tage/w 2 Monate–15 Jahre/m 2 Monate–9 Jahre/w 10–13 Jahre/w 14–15 Jahre/w 16–18 Jahre/m 16–18 Jahre/w		0,51–7,90 mU/l 0,51–7,90 mU/l 0,41–3,45 mU/l 0,41–3,45 mU/l 0,64–4,76 mU/l 0,41–3,45 mU/l 0,28–1,88 mU/l 0,53–2,85 mU/l		[40]
Thyroxin/T4					
Serum/Plasma	5 Tage/m+w 2–12 Monate/m+w 2 Monate–3 Jahre/w 2–13 Jahre/m 4–13 Jahre/w 7–9 Jahre/m+w 14–18 Jahre/m+w	81,3–233 µg/l 66,5–158 µg/l 66,5–158 µg/l 55,1–113 µg/l 55,1–113 µg/l 54,3,–130 µg/l 42,3–99,1 µg/l	105–300 nmol/l 86–203 nmol/l 86–203 nmol/l 71–145 nmol/l 71–145 nmol/l 70–167 nmol/l 54–128 nmol/l	Am IMX-Abbott gemessen	[40]
Freies Thyroxin/fT4					
Serum/Plasma	5 Tage 2 Monate–11 Jahre 12–18 Jahre	13,0–32,9 ng/l 10,7–17,5 ng/l 9,2–15,9 ng/l	17–42 pmol/l 14–23 pmol/l 12–20 pmol/l	Am IMX, Abbott gemessen Änderungen durch Restandardisierung vorbehalten	[40]
Thyreoglobulin					[107]
Serum		<30 ng/l			
Thyreoglobulin-Antikörper					
Serum		<100 mU/l <1 : 200 (Hämagglutionationstest)			[107]
Thyreoidale Peroxidase-Antikörper					
Serum		<100 U/l			[107]
Tissue-Plasminogen-Aktivator Siehe Tabelle A6					

abelle A1 (Fortsetzung)

Analyt/Meßgröße		Referenzwert			
Material	**Alter**	**Konventionelle Einheiten**	**SI-Einheiten**	**Anmerkung**	
Transferrin					
Serum	NG	1,80 (1,40–2,29) g/l			[64]
	3 Monate	2,03 (1,58–2,57) g/l		Median, 90% Bereich	
	6 Monate	2,23 (1,74–2,82) g/l			
	9 Monate	2,39 (1,86–3,03) g/l			
	12 Monate	2,53 (1,97–3,19) g/l			
	2–16 Jahre	2,17 (1,97–3,19) g/l			
	Erw	2,0–3,4 g/l			
Liquor		14,4 mg/l		orientierende Werte	[48]
Plasma/Liquor-Ratio		142			
Tobramicin Siehe Tabelle A8					
Transthyretin/Präalbumin					
Serum	NG	0,12 (0,07–0,17) g/l		Median, 95% Bereich	[63]
	3–12 Monate	0,1–0,25 g/l			
	2–16 Jahre	0,11–0,36 g/l			
	Erw	0,19–0,45 g/l			
Liquor		17,3 mg/l		orientierende Werte	[48]
Plasma/Liquor-Ratio		14			
Triglyceride					
Serum/Plasma	NS	<119 mg/dl	<1,36 mmol/l		[69]
	1–30 Tage	58 (11–280) mg/dl	0,66 (0,12–2,60) mmol/l		
	1–12 Monate	114 (44–205) mg/dl	1,29 (0,50–2,32) mmol/l		
	1–6 Jahre	92 (37–185) mg/dl	1,04 (0,42–2,09) mmol/l		
	6–9 Jahre	64 (28–123) mg/dl	0,72 (0,32–1,39) mmol/l		
	10–12 Jahre	65 (23–159) mg/dl	0,74 (0,26–1,80) mmol/l		
	13–18 Jahre	68 (29–150) mg/dl	0,77 (0,33–1,70) mmol/l		
	Erw	<200 mg/dl	<2,3 mmol/l Empfehlung		
Trijodthyronin/T3					
Serum/Plasma	5 Tage/m	0,99–3,04 µg/l	1,5–4,7 nmol/l		[40]
	5 Tage/w	0,99–3,04 µg/l	1,5–4,7 nmol/l	Achtung: Testkit wurde restandardisiert, neue Werte liegen um den Faktor 0,77 niedriger	
	2 Monate–3 Jahre/m	1,30–3,23 µg/l	2,0–5,0 nmol/l		
	2 Monate–3 Jahre/w	1,30–3,23 µg/l	2,0–5,0 nmol/l		
	4–15 Jahre/m	1,50–2,73 µg/l	2,3–4,2 nmol/l		
	4–13 Jahre/w	1,50–2,70 µg/l	2,3–4,2 nmol/l		
	16–18 Jahre/m	1,16–2,35 µg/l	1,8–3,6 nmol/l		
	14–18 Jahre/w	1,16–2,35 µg/l	1,8–3,6 nmol/l		
Freies T3/FT3					
Serum/Plasma	1–3 Tage	1,4 –4,8 µg/l	2,2–7,4 pmol/l	IMX, Abbott	[46]
	4–30 Tage	1,4–5,5 µg/l	2,2–8,4 pmol/l		
	1–12 Monate	2,0–6,9 µg/l	3,1–10,6 pmol/l	Änderungen durch Restandardisierung vorbehalten	
	1–5 Jahre	2,4–6,7 µg/l	3,7–10,3 pmol/l		
	6–10 Jahre	2,9–6,0 µg/l	4,4–9,2 pmol/l		
	11–15 Jahre	3,1–6,0 µg/l	4,8–9,1 pmol/l		
	16–18 Jahre	3,5–5,7 µg/l	5,4–8,8 pmol/l		
Troponin T/cTnT				95% aller Gesunden	[98]
Serum		<0,1 µg/l		Werte >0,2 µg/l sind beachtenswert	
Troponin I/cTnI				Cut-off-limit 0,2 µg/l	[98]
Serum		0,03±0,03 (SD) µg/l		abhängig vom Testkit	
TSH Siehe Thyrotropin					
TSH-Rezeptor-Antikörper (TSH-RAK,RAK TRAB)					
Serum		<10 mU/ml			[107]
Urinvolumen	1–2 Tage	30–60 ml/d	Urinvolumen auf KO bezogen	>2500 ml/d/Polyurie	[115]
	3–10 Tage	100–300 ml/d	NG 989 (±468 SD) ml/24 h/1,73 m^2	<400 ml/d/Oligourie	
	10 Tage–2 Monate	250–450 ml/d	S 2202 (±1095 SD) ml/24 h/1,73 m^2	<100 ml/d/Anurie	
	2–12 Monate	400–500 ml/d	K 822 (±356 SD) ml/24 h/1,73 m^2		
	1–3 Jahre	500–600 ml/d	Erw 1316 (±351 SD) ml/24 h/1,73 m^2		
	3–5 Jahre	600–700 ml/d			
	5–8 Jahre	650–1000 ml/d			
	8–14 Jahre	800–1400 ml/d			
	Erw	1000 (500–2000) ml/d			

Tabelle A1 (Fortsetzung)

Analyt/Meßgröße Material	Alter	Referenzwert Konventionelle Einheiten	SI-Einheiten	Anmerkung	
Valproat Siehe Tabelle A8					
Vancomycin Siehe Tabelle A8					
Vanillinmandelsäure					
Urin	7–30 Tage	0,35 (0,11–0,59) mg/24 h	1,8 (0,6–3,0) µmol/24 h	HPLC, Pisano-Modifikation	[131]
	1–6 Monate	0,64 (0,06–1,22) mg/24 h	3,2 (0,3–6,1) µmol/24 h		
	6–24 Monate	1,08 (0,60–1,56) mg/24 h	5,4 (3,0–7,8) µmol/24 h		
	2–4 Jahre	1,61 (0,85–2,37) mg/24 h	8,1 (4,3–11,9) µmol/24 h		
	4–6 Jahre	1,93 (1,25–2,61) mg/24 h	9,7 (6,3–13,1) µmol/24 h		
	6–8 Jahre	2,33 (1,57–3,09) mg/24 h	11,7 (7,9–15,5) µmol/24 h		
	8–10 Jahre	2,93 (1,81–4,05) mg/24 h	14,7 (9,1–20,3) µmol/24 h		
	10–12 Jahre	3,73 (1,71–5,75) mg/24 h	18,8 (8,6–28,9) µmol/24 h		
	12–15 Jahre	4,26 (1,90–6,62) mg/24 h	21,5 (9,6–33,4) µmol/24 h		
Vitamin A					
Serum/Plasma	1–6 Jahre	0,20–0,43 mg/l	0,70–1,50 µmol/l		[13]
	7–12 Jahre	0,26–0,49 mg/l	0,91–1,71 µmol/l		
	13–19 Jahre	0,26–0,72 mg/l	0,91–2,51 µmol/l		
	Erw	0,30–0,80 mg/l	1,05–2,80 µmol/l		
Vitamin B_2/Riboflavin					
Urin	1–3 Jahre	500–900 µg/g Crea	150–270 µmol/mol Crea		
	4–6 Jahre	300–600 µg/g Crea	90–180 µmol/mol Crea		
	7–9 Jahre	270–500 µg/g Crea	81–150 µmol/mol Crea		
	10–15 Jahre	200–400 µg/g Crea	60–120 µmol/mol Crea		
	Erw	80–269 µg/g Crea	24–81 µmol/mol Crea		
	Schwangere	90–120 µg/g Crea	27–36 µmol/mol Crea		
Vitamin B_6/Pyridoxalphosphat					
Serum/Plasma		15,6±7,0 µg/l	57±26 nmol/l		[142]
Vitamin B_{12}					
Serum/Plasma	NG	160–1300 pg/ml	118–959 pmol/l		[168]
	Erw	220–940 pg/ml	162–699 pmol/l		
Vitamin C/Ascorbinsäure					
Plasma	Erw	6,5–21,3 mg/l	37–121 µmol/l	95%-Bereich	[109]
Vitamin D und Metaboliten					
1,25 Dihydroxycholecalciferol/1,25 (OH)2D3 Calcitriol					
Serum/Plasma	<18 Monate	53–92 pg/ml	127–221 pmol/l	Im Sommer höhere	[154]
	K	30–90 pg/ml	72–216 pmol/l	Werte als im Winter	[155]
	Erw	20–60 pg/ml	48–144 pmol/l		
25 Hydroxycholecalciferol/25OHD3 Calcidiol					
Serum/Plasma		10–50 ng/ml	24–120 nmol/l (USA)	Die Werte sind von	[154]
		3,5–30 ng/ml	8–72 nmol/l (Großbritannien)	der Jahreszeit abhän-	
		<5 ng/ml	<12 nmol/l (BRD) schwerer Mangel	(Sonnenexposition)	
		5 –10 ng/ml	12–24 nmol/l (BRD) subklinischer Mangel	abhängig. Ende des Sommers findet man	
		>100 ng/ml	>240 nmol/l Gefahr der Intoxikation	die höchsten Werte;	
24,25 Dihydroxycholecalciferol/24,25 (OH)2D3				Ende des Winters die	
Serum/Plasma	K	167–250 ng/l	0,4 –0,6 nmol/l	niedrigsten. Regionale Unterschiede gibt	[156]
25,26 Dihydroxycholecalciferol/25,26 (OH)2D3				es wegen der Sonnen-	
Serum/Plasma	K	125–836 ng/l	0,3–2,0 nmol/l	expositionsdauer und der Ernährung.	[156]
Vitamin E					
Serum/Plasma	FG	1,3–4,9 mg/l	3,0–11,4 µmol/l		[159]
	1–12 Jahre	3–9 mg/l	7,0–21,0 µmol/l		
	13–19 Jahre	6–10 mg/l	14,0–23,0 µmol/l		
	Erw	5–18 mg/l	12,0–42,0 µmol/l		
Xanthin					
Plasma	K+Erw	<152 µg/l	<1 µmol/l		[105]

Tabelle A1 (Fortsetzung)

Analyt/Meßgröße		Referenzwert			
Material	**Alter**	**Konventionelle Einheiten**	**SI-Einheiten**	**Anmerkung**	
Urin	Kinder Erw	4,5±1,5 mg/d 7,5±3,0 mg/d	0,03±0,01 mmol/24 h 0,05±0,02 mmol/24 h	Gilt für United-Kingdom-Ernährung, kaffeefreie Ernährung, eine Fleischmahlzeit pro Tag	[105]
Zink					
Plasma	bis 14 Jahre Erw	0,64–1,1 mg/l 0,65–1,2 mg/l	9,8–16,9 µmol/l 9,9–18,5 µmol/l	Oster, Kiel	
Urin	1–2 Jahre	76,6±22 µg/d 592 (155–1470) µg/l Morgenurin	1,2±0,3 µmol/d 9,1 (2,4–22,6) µmol/l Morgenurin		[28]
	Erw	424 (±163 SD) µg/d	6,5 (±2,5 SD) µmol/d	Oster, Kiel	
Zellzahl					
Liquor	<1 Monat K+Erw	<15/µl <5/µl			

Crea Kreatinin; *DGKC* Deutsche Gesellschaft für Klinische Chemie; *Erw* Erwachsene; *FG* Frühgeborene; *K* Kinder; *KO* Körperoberfläche; *m* männlich; *NG* Neugeborene; *NS* Nabelschnur; *S* Säugling; *SD* Standardabweichung; *w* weiblich

Tabelle A2. Hämoglobin, Hämatokrit, Erythrozytenzahl, MCV, MCH, MCHC, Thrombozytenzahl und Retikulozytenzahl im Vollblut (Mittelwert und Grenze −2 SD) [37, 85,96]

Alter	Hämoglobin [g/dl]		Hämatokrit [%]		Erythrozyten [10^{12}/l]		MCV [fl]		MCH [pg]		MCHC [g/dl]		Thrombozyten [/nl]	Retikulozyten [%]	Erythroblasten* [%]
	$\bar{x}$	−2 SD	x	−2 SD	$\bar{x}$	−2 SD	$\bar{x}$	−2 SD	$\bar{x}$	−2 SD	$\bar{x}$	−2 SD			0–10
NS	16,5	13,5	51	41	4,7	3,9	108	98	34	31	33	30	290		0–5
1.–3. Tag	18,5	14,5	56	45	5,3	4,0	108	95	34	31	33	29	60–356	0,4–6,0	0
1. Woche	17,5	13,5	54	42	5,1	3,9	107	88	34	28	33	28	60–680	<0,1–1,3	0
2. Woche	16,5	12,5	51	39	4,9	3,6	105	86	34	28	33	28	124–670	<0,1–1,2	0
1. Monat	14,0	10,0	43	31	4,2	3,0	104	85	28	33	33	28	280(±56SD)	<0,1–2,9	0
2. Monat	11,5	9,0	35	28	3.8	2,7	96	77	30	26	33	29	280(±56SD)	<0,1–2,6	0
3.–6. Monat	11,5	9,5	35	29	3,8	3,1	91	74	30	25	33	30			0
0,5–2. Jahr	12,0	10,5	36	33	4,5	3,7	78	70	27	23	33	30			0
2.–6. Jahr	12,5	11,5	37	34	4,6	3,9	81	75	27	24	34	31			0
6.–12. Jahr	13,5	11,5	40	35	4,6	4,0	86	77	29	25	34	31			0
12–18 Jahre															0
w	14,0	12,0	41	36	4,6	4,1	90	78	30	25	34	31	300 ± 50		
m	14,5	13,0	43	37	4,9	4,5	88	78	30	35	34	31	300 ± 50		
18–49 Jahre															
w	14,0	12,0	41	36	4,6	4,0	90	80	30	26	34	31	300 ± 50		
m	15,5	13,5	47	41	5,2	4,5	90	80	30	26	34	31	300 ± 50	0,5–1,5	0

SD Standardabweichung, *NS* Nabelschnur
* Bezogen auf 100 kernhaltige weiße Blutzellen.

Tabelle A3. Altersabhängige Referenzbereiche für Leukozyten, Lymphozyten, Monozyten, Eosinophile, Basophile und Neutrophile im peripheren Blut (EDTA-Blut) (Angaben in $10^3/\mu l$ bzw. $10^9/l$) [19, 95]

Alter	Neutrophile			Eosinophile	Basophile	Lymphozyten	Monozyten	Leukozyten
	Total	Stabkernig	Segmentkernig					
Neugeborene	11,0 (6,0–26,0) 61%	1,65 9,1%	9,4 52%	0,40 (0,02–0,85) 2,2%	0,10 (2,0–11,0) 0,6%	5,5 (2,0–11,0) 31%	1,05 (0,40–3,1) 5,8%	18,1 (9,0–30,0)
12 h	15,5 (6,0–28,0) 68%	2,33 10,2%	13,2 58%	0,45 (0,02–0,95) 2,0%	0,10 (0–0,50) 0,4%	5,5 (2,0–11,0) 24%	1,20 (0,40–3,6) 5,3%	22,8 (13,-38,0)
24 h	11,5% (5,0–21,0) 61%	1,75 9,2%	9,8 52%	0,45 (0,05–1,00) 2,4%	0,10 (0–0,30) 0,5%	5,8 (2,0–11,5) 31%	1,10 (0,20–3,1) 5,8%	18,9 (9,4–34,)
1 Wochen	5,5 (1,5–10,0) 45%	0,83 6,8%	4,7 39%	0,50 (0,07–1,10) 4,1%	0,05 (0–0,25) 0,4%	5,0 (2,0–17,0) 41%	1,10 (0,30–2,7) 9,1%	12,2 (5,0–21,0)
2 Wochen	4,5 (1,0–9,5) 40%	0,63 5,5%	3,9 34%	0,35 (0,07–1,00) 3,1%	0,05 (0–0,23) 0,4%	5,5 (2,0–17,0) 48%	1,00 (0,20–2,4) 8,8%	11,4 (5,0–20,0)
4 Wochen	3,8 (1,0–9,0) 35%	0,49 4,5%	3,3 30%	0,30 (0,07–0,90) 2,8%	0,05 (0–0,20) 0,5%	6,0 (2,5–16,5) 56%	0,70 (0,15–2,0) 6,5%	10,8 (5,0–19,5)
2 Monate	3,8 (1,0–9,9) 34%	0,49 4,4%	3,3 30%	0,30 (0,07–0,85) 2,7%	0,05 (0–0,20) 0,5%	6,3 (3,0–16,0) 57%	0,65 (0,13–1,8) 5,9%	
4 Monate	3,8 (1,0–9,0) 33%	0,45 3,9%	3,3 29%	0,30 (0,07–0,80) 2,6%	0,05 (0–0,20) 0,4%	6,8 (3,5–14,5) 59%	0,60 (0,10–1,5) 5,2%	
6 Monate	3,8 (1,0–8,5) 32%	0,45 3,8%	3,3 28%	0,30 (0,07–0,75) 2,5%	0,05 (0–0,20) 0,4%	7,3 (4,0–13,5) 61%	0,58 (0,10–1,3) 4,8%	11,9 (6,0–17,5)
8 Monate	3,7 (1,0–8,5) 30%	0,41 3,3%	3,3 27%	0,30 (0,07–0,70) 2,5%	0,05 (0–0,20) 0,4%	7,6 (4,5–12,5) 62%	0,58 (0,08–1,2) 4,7%	
10 Monate	3,6 (1,0–8,5) 30%	0,40 3,3%	3,2 27%	0,30 (0,06–0,70) 2,5%	0,05 (0–0,20) 0,4%	7,5 (4,5–11,5) 63%	0,55 (0,05–1,2) 4,6%	
12 Monate	3,5 (1,5–8,5) 31%	0,35 3,1%	3,2 28%	0,30 (0,05–0,70) 2,6%	0,05 (0–0,20) 0,4%	7,0 (4,0–10,5) 61%	0,55 (0,05–1,1) 4,8%	11,4 (6,0–17,5)
2 Jahre	3,5 (1,5–8,5) 33%	0,32 3,0%	3,2 30%	0,28 (0,04–0,65) 2,6%	0,05 (0–0,20) 0,5%	6,3 (3,0–9,5) 59%	0,53 (0,05–1,0) 5,0%	10,6 (6,0–17,5)
4 Jahre	3,8 (1,5–8,5) 42%	0,27 (0–1,0) 3,0%	3,5 (1,5–7,5) 39%	0,25 (0,02–0,65) 2,8%	0,05 (0–0,20) 0,6%	4,5 (2,0–8,0) 50%	0,45 (0–0,8) 5,0%	9,1 (5,5–15,5)
6 Jahre	4,3 (1,5–8,0) 51%	0,25 (0–1,0) 3,0%	4,0 (1,5–7,0) 48%	0,23 (0–0,65) 2,7%	0,05 (0–0,20) 0,6%	3,5 (1,5–7,0) 42%	0,40 (-0–0,8) 4,7%	8,5 (5,0–14,5)
8 Jahre	4,4 (1,5–8,0) 53%	0,25 (0–1,0) 3,0%	4,1 (1,5–7,0) 50%	0,20 (0–0,50) 2,4%	0,05 (0–0,20) 0,6%	3,3 (1,5–6,8) 39%	0,35 (0–0,8) 4,2%	8,3 (4,5–13,5)
10 Jahre	4,4% (1,8–8,0) 54%	0,24 (0–1,0) 3,0%	4,2 (2,8–7,0) 51%	0,20 (0–0,60) 2,4%	0,04 (0–0,20) 0,5%	3,1 (1,5–6,5) 38%	0,35 (0–0,8) 4,3%	8,1 (4,5–13,5)
12 Jahre	4,4 (1,8–8,0) 55%	0,25 (0–0,10) 3,0%	4,2 (1,8–7,0) 52%	0,20 (0–0,55) 2,5%	0,04 (0–0,20) 0,5%	3,0 (1,2–6,0) 38%	0,35 (0–0,8) 4,4%	
14 Jahre	4,4 (1,8–8,0) 56%	0,24 (0–0,10) 3,0%	4,2 (1,8–7,0) 53%	0,20 (0–0,50) 2,5%	0,04 (0–0,20) 0,5%	2,9 (1,2–5,8) 37%	0,38 (0–0,8 4,7%	

Tabelle A3 (Fortsetzung)

Alter	Neutrophile			Eosinophile	Basophile	Lymphozyten	Monozyten	Leukozyten
	Total	Stabkernig	Segmentkernig					
16 Jahre	4,4 (1,8–8,0) 57%	0,23 3,0%	4,2 54%	0,20 (0–0,50) 2,6%	0,04 (0–0,20) 0,5%	2,8 (1,2–5,2) 35%	0,40 (0–0,8) 5,1%	7,8 (4,5–13,0)
18 Jahre	4,4 (1,8–7,7) 57%	0,23 3,0%	4,2 54%	0,20 (0–0,45) 2,6%	0,04 (0–0,20) 0,5%	2,7 (1,0–5,0) 35%	0,40 (0–0,8) 5,2%	
20 Jahre	4,4 (1,8–7,7) 59%	0,23 (0–0,7) 3,0%	4,2 (1,8–7,0) 56%	0,20 (0–4,5) 2,7%	0,04 (0–0,20) 0,5%	2,5 (1,0–4,8) 33%	0,38 (0–0,8) 5,2%	
21 Jahre	4,4 (1,8–7,7) 59%	0,22 (0–0,7) 3,0%	4,2 (1,8–7,0) 56%	0,20 (0–0,45) 2,7%	0,04 (0–0,20) 0,5%	2,5 (1,0–4,8) 34%	0,30 (0–0,8) 4,0%	7,4 (4,5–11,0)

Tabelle A4. Referenzwerte der Gerinnungsparameter für termingeborene, gesunde Kinder (NG) und „gesunde" Frühgeborene (FG) (Angaben als Mittelwert und 95%-Bereich) [14]

	NG/FG	Tag 1	Tag 5	Tag 30	Tag 90	Tag 180	Erwachsene
Thromboplastinzeit, PT [sec]	NG	13,0 (10,1–15,9)	12,4 (10,0–15,3)	11,8 (10,0–14,3)	11,9 (10,0–14,2)	12,3 (10,7–13,9)	12,4 (10,8–13,9)
Quick [%]	NG	55–100	58–100		65–100		70–100
Thromboplastinzeit, PT [sec]	FG	13,0 (10,6–16,2)	12,5 (10,0–15,3)	11,8 (10,0–13,6)	12,3 (10,0–14,6)	12,5 (10,0–15,0)	
International normalized ratio, INR	NG	1,00 (0,53–1,62)	0,89 (0,53–1-48)	0,79 (0,53–1,26)	0,81 (0,53–1,26)	0,88 (0,61–1,17)	0,89 (0,64–1,17)
	FG	1,00 (0,61–1,7)	0,91 (0,53–1,48)	0,79 (0,53–1,11)	0,88 (0,53–1,32)	0,91 (0,53–1,48)	
Aktivierte partielle Thromboplastinzeit, aPTT [sec]	NG	42,9 (3,13–54,5)	42,6 (25,4–59,8)	40,4 (32,0–55,2)	37,1 (29,0–50,1)	35,5 (28,1–42,9)	33,5 (26,6–40,3)
	FG	53,6 (27,5–79,4)	50,5 (26,9–74,1)	44,7 (26,9–62,5)	39,5 (28,3–50,7)	37,5 (27,1–53,3)	
Thrombinzeit [sec]	NG	23,5 (19,0–28,3)	23,1 (18,0–29,2)	24,3 (19,4–29,2)	25,1 (20,5–29,7)	25,5 (19,8–31,2)	25,0 (19,7–30,3)
	FG	24,8 (19,2–30,4)	24,1 (18,8–29,4)	24,4 (18,8–29,9)	25,1 (19,4–30,8)	25,2 (18,9–31,5)	
Fibrinogen [g/l]	NG	2,83 (1,67–3,99)	3,12 (1,62–4,62)	2,70 (1,62–3,78)	2,43 (1,50–3,79)	2,51 (1,50–3,87)	2,78 (1,56–4,00)
	FG	2,43 (1,50–3,73)	2,54 (1,50–3,52)	2,46 (1,50–3,52)	2,46 (1,50–3,52)	2,28 (1,50–3,60)	
Faktor II [U/ml]	NG	0,48 (0,26–0,70)	0,63 (0,33–0,93)	0,68 (0,34–1,02)	0,75 (0,45–1,05)	0,88 (0,60–1,16)	1,08 (0,70–1,46)
	FG	0,45 (0,20–0,77)	0,57 (0,29–0,85)	0,57 (0,36–0,95)	0,68 (0,30–1,06)	0,87 (0,51–1,23)	
Faktor V [U/ml]	NG	0,72 (0,34–1,08)	0,95 (0,45–1,45)	0,98 (0,62–1,34)	0,90 (0,48–1,32)	0,91 (0,55–1,27)	1,06 (0,62–1,50)
	FG	0,88 (0,41–1,44)	1,00 (0,46–1,54)	1,02 (0,48–1,56)	0,99 (0,59–1,39)	1,02 (0,58–1,46)	
Faktor VII [U/ml]	NG	0,66 (0,28–1,04)	0,89 (0,35–1,43)	0,90 (0,42–1,38)	0,91 (0,39–1,43)	0,87 (0,47–1,27)	1,05 (0,67–1,43)
	FG	0,67 (0,22–1,13)	0,84 (0,30–1,38)	0,89 (0,21–1,45)	0,87 (0,31–1,43)	0,99 (0,47–1,51)	
Faktor VIII [U/ml]	NG	1,00 (0,50–1,78)	0,88 (0,50–1,54)	0,91 (0,50–1,57)	0,79 (0,50–1,25)	0,73 (0,50–1,09)	0,99 (0,50–1,49)
	FG	1,11 (0,50–2,13)	1,15 (0,53–2,05)	1,11 (0,50–1,99)	1,06 (0,58–1,88)	0,99 (0,50–1,87)	
Von-Willebrand-Faktor, vWF [U/ml]	NG	1,53 (0,50–2,87)	1,40 (0,50–2,54)	1,28 (0,50–2,46)	1,18 (0,50–2,06)	1,07 (0,50–1,97)	0,92 (0,50–1,58)
	FG	1,36 (0,78–2,10)	1,33 (0,72–2,19)	1,36 (0,66–2,16)	1,12 (0,75–1,84)	0,98 (0,54–1,58)	
Faktor IX [U/ml]	NG	0,53 (0,15–0,91)	0,53 (0,15–0,91)	0,51 (0,21–0,81)	0,67 (0,21–1,13)	0,86 (0,36–1,36)	1,09 (0,55–1,63)
	FG	0,35 (0,19–0,65)	0,42 (0,14–0,74)	0,44 (0,13–0,80)	0,59 (0,25–0,93)	0,81 (0,50–1,20)	
Faktor X [U/ml]	NG	0,40 (0,12–0,68)	0,49 (0,19–0,79)	0,59 (0,31–0,87)	0,71 (0,35–1,07)	0,78 (0,38–1,18)	1,06 (0,70–1,52)
	FG	0,41(0,11–0,71)	0,51 (0,19–0,83)	0,56 (0,20–0,92)	0,67 (0,35–0,99)	0,77 (0,35–1,19)	
Faktor XI [U/ml]	NG	0,38 (0,10–0,66)	0,55 (0,23–0,87)	0,53 (0,27–0,79)	0,69 (0,41–0,97)	0,86 (0,49–1,34)	0,97 (0,67–1,27)
	FG	0,30 (0,08–0,52)	0,41 (0,13–0,69)	0,43 (0,15–0,71)	0,59 (0,25–0,93	0,78 (0,46–1,10)	
Faktor XII [U/ml]	NG	0,53 (0,13–0,93)	0,47 (0,11–0,83)	0,49 (0,17–0,81)	0,67 (0,25–1,09)	0,77 (0,39–1,15)	1,08 (0,52–1,64)
	FG	0,38 (0,10–0,66)	0,39 (0,09–0,69)	0,43 (0,11–0,75)	0,61 (0,15–1,07)	0,82 (0,22–1,42)	
Präkallikrein [U/ml]	NG	0,37 (0,18–0,69)	0,48 (0,20–0,76)	0,57 (0,23–0,91)	0,73 (0,41–1,05)	0,86 (0,56–1,16)	1,12 (0,62–1,62)
	FG	0,33 (0,09–0,57)	0,45 (0,25–0,75)	0,59 (0,31–0,87)	0,79 (0,37–1,21)	0,78 (0,40–1,16)	
High molecular weight kininogen, HMWK [U/ml]	NG	0,54 (0,06–1,02)	0,74 (0,16–1,32)	0,77 (0,33–1,21)	0,82 (0,30–1,46)	0,82 (0,36–1,28)	0,92 (0,50–1,36)
	FG	0,49 (0,09–0,89)	0,62 (0,24–1,00)	0,64 (0,16–1,12)	0,78 (0,32–1,24)	0,83 (0,41–1,25)	
Faktor XIIIa [U/ml]	NG	0,79 (0,27–1,31)	0,94 (0,44–1,44)	0,93 (0,39–1,47)	1,04 (0,36–1,72)	1,04 (0,46–1,62)	1,05 (0,55–1,55)
	FG	0,70 (0,32–1,08)	1,01 (0,57–1,45)	0,99 (0,51–1,47)	1,13 (0,71–1,55)	1,13 (0,65–1,61)	
Faktor XIIIb [U/ml]	NG	0,76 (0,30–1,22)	1,06 (0,32–1,90)	1,11 (0,39–1,73)	1,16 (0,48–1,84)	1,10 (0,50–1,70)	0,97 (0,57–1,37)
	FG	0,81 (0,35–1,27)	1,10 (0,68–1,58)	1,07 (0,57–1,57)	1,21 (0,75–1,67)	1,15 (0,67–1,63)	

Die Angaben in U/ml beziehen sich auf einen Plasmapool gesunder Probanden der 1 U/ml enthält, Die Werte ×100 genommen geben den Anteil in Prozent an.

Tabelle A5. Referenzwerte der Inhibitoren der Gerinnung für termgeborene gesunde Kinder (NG) und „gesunde" Frühgeborene (FG) innerhalb der ersten 6 Monate und für Erwachsene (Angaben als Mittelwert und 95%-Bereich) [14]

	NG/FG	Tag 1	Tag 5	Tag 30	Tag 90	Tag 180	Erwachsene
Antithrombin 3, AT-III [U/ml]	NG	0,63 (0,39–0,87)	0,67(0,41–0,93)	0,78 (0,48 1,08)	0,97 (0,73–1,21)	1,04(0,84–1,24)	1,05(0,79–1,31)
	FG	0,38 (0,14–0,62)	0,56 (0,30–0,82)	0,59 (0,37–0,81)	0,83 (0,45–1,21)	0,90(0,52–1,28)	
α_2-Makroglobulin [U/ml]	NG	1,39(0,95–1,83)	1,48 (0,98–1,98)	1,50 (1,06 –1,94)	1,76 (1,26–2,26)	1,91(1,49–2,33)	0,86 (0,52–1,20)
	FG	1,10 (0,56–1,82)	1,25 (0,71–1,77)	1,38 (0,72–2,04)	1,80 (1,20–2,66)	2,09(1,10–3,21)	
C1-Esteraseinhibitor, C1-EINH [U/ml]	NG	0,72 (0,36–1,08)	0,90(0,60–1,20)	0,89(0,47–1,31)	1,15(0,71–1,59)	1,41(0,89–1,91)	1,01(0,71–1,31)
	FG	0,65 (0,31–0,99)	0,83 (0,45–1,21)	0,74 (0,40–1,24)	1,14 (0,60–1,68)	1,40(0,96–2,04)	
α_1-Antitrypsin, α_1-AT [U/ml]	NG	0,93 (0,49–1,37)	0,89 (0,49–1,29)	0,62 (0,36–0,88)	0,72 (0,42–1,02)	0,77(0,47–1,07)	0,93(0,55–1,31)
	FG	0,90 (,036–1,44)	0,94 (0,42–1,46)	0,76 (0,38–1,12)	0,81 (0,49–1,13)	0,82(0,48–1,16)	
Heparin-Cofaktor II, HCII [U/ml]	NG	0,43(0,10–0,96)	0,48 (0,10 0,96)	0,47 (0,10–0,87)	0,72 (0,10–1,46)	1,20(0,50–1,90)	0,96(0,66–1,26)
	FG	0,32 (0,10–0,60)	0,34 (0,10–0,69)	0,43 (0,15–0,71)	0,61 (0,20–1,11)	0,89(0,45–1,40)	
Protein C [U/ml]	NG	0,35(0,17–0,53)	0,42 (0,20–0,64)	0,43 (0,21–0,65)	0,54 (0,28–0,80)	0,59(0,37–0,81)	0,96 (0,64–1,28)
	FG	0,28 (0,12–0,44)	0,31 (0,11–0,51)	0,37 (0,15–0,59)	0,45 (0,23–0,67)	0,57(0,31–0,83)	
Protein S [U/ml]	NG	0,36(0,12–0,60)	0,50 (0,22–0,78)	0,63 (0,33–0,93)	0,86 (0,54–1,18)	0,87(0,55–1,19)	0,92 (0,60–1,24)
	FG	0,26 (0,14–0,38)	0,37 (0,13–0,61)	0,56 (0,22–0,90)	0,76 (0,40–1,12)	0,82(0,44–1,20)	

Angaben in U/ml beziehen sich auf einen Plasmapool gesunder Probanden, der 1 U/ml enthält, Die Werte × 100 genommen geben den Anteil in Prozent an,

Tabelle A6. Referenzwerte für die Parameter des fibrinolytischen Systems für termgeborene Neugeborene (NG) und „gesunde" Frühgeborene (FG) (Angaben als Mittelwert und 95%-Bereich) [14]

	NG/FG	Tag 1	Tag 5	Tag 30	Tag 90	Tag 180	Erwachsene
Plasminogen[U/ml]	NG	1,95 (1,25–2,65)	2,17 (1,41–2,93)	1,98 (1,26–2,70)	2,48 (1,74–3,22)	3,01 (2,21–3,81)	3,36 (2,48–4,24)
	FG	1,70 (1,12–2,48)	1,91 (1,21–2,61)	1,81 (1,09–2,53)	2,38 (1,58–3,18)	2,75 (1,91–3,59)	3,36 (2,48–4,24)
Tissue plasminogen activator, TPA[ng/ml]	NG	9,6 (5,0–18,9)	5,6 (4,0–10,0)	4,1 (1,0–6,0)	2,1 (1,0–5,0)	2,8 (1,0–6,0)	4,9 (1,4–8,4)
	FG	8,48 (3,00–16,70)	3,97 (2,00–6,93)	4,13 (2,00–7,79)	3,31 (2,00–5,07)	3,48 (2,00–5,85)	4,96 (1,46–8,46)
α_2-Antiplasmin, α_2-AP [U/ml]	NG	0,85 (0,55–1,15)	1,00 (0,70–1,30)	1,00 (0,76–1,24)	1,08 (0,76–1,40)	1,11 (0,83–1,39)	1,02 (0,68–1,36)
	FG	0,78 (0,40–1,16)	0,81 (0,49–1,13)	0,89 (0,55–1,23)	1,06 (0,64–1,48)	1,15 (0,77–1,53)	1,02 (0,68–1,36)
Plasminogen-Aktivator-Inhibitor, PAI[U/ml]	NG	6,4 (2,0–15,1)	2,3 (0,0–8,1)	3,4 (0,0–8,8)	7,2 (1,0–15,3)	8,1 (6,0–13,0)	3,6 (0,0–11,0)
	FG	5,4 (0,0–12,2)	2,5 (0,0–7,1)	4,3 (0,0–10,9)	4,8 (1,0–11,9)	4,9 (1,0–10,2)	3,6 (0,0–11,0)

α_2-Antiplasmin ist in U/ml angegeben, Die U/ml beziehen sich auf einen Plasmapool gesunder Probanden, der 1 U/ml enthält. Die Werte × 100 genommen geben den Anteil in Prozent an.
Für den Plasminogen-Aktivator-Inhibitor (PAI) gilt folgendes: Eine Einheit PAI-Aktivität ist als die Menge definiert, die eine internationale Einheit humaner Einzelstrang-TPA inhibiert.

Tabelle A7. Referenzwerte für Aminosäurenkonzentrationen im Serum/Plasma, Urin und Liquor, 95%-Bereich [15]

		Neugeborene			Säuglinge			Kinder 1–14 Jahre			Erwachsene	
	MG	Plasma µmol/l	Urin µmol/g Crea	Liquor* µmol/l	Plasma µmol/l	Urin µmol/g Crea	Liquor* µmol/l	Plasma µmol/l	Urin µmol/g Crea	Liquor* µmol/l	Plasma µmol/l	Urin µmol/g Crea
P-Serin	185	3–23	nn–600	2–15	3–127	nn–600	nn–10	nn–63	3–588	nn–8	5–25	3–588
Taurin	125	31–270	115–2.200	nn–35	10–283	115–2.200	nn–18	18–285	28–2.755	nn–18	47–174	28–2.755
PE-Amin	141	nn	nn–260	nn	nn–14	nn–260	nn–5	nn–9	nn–194	nn–2	nn	nn–194
ASP-Säure	133	nn–69	58–350	nn–9	nn–52	58–350	nn–10	nn–69	5–464	nn–9	12–38	5–464
OH-Prolin	131	nn	nn–110	nn	nn–71	nn–110	nn	nn–20	nn–30	nn	nn–59	nn–179
Threonin	119	44–274	80–750	37–86	51–352	80–750	nn–88	44–194	1–750	nn–59	92–204	1–750
Serin	105	69–238	296–1.600	60–82	86–323	296–1.600	20–77	73–227	1–1.615	nn–74	94–220	1–1.615
Asparagin	150	nn–52	1–240	nn–13	1–73	1–240	nn–10	1–77	nn–508	nn–17	28–83	nn–508
Glutaminsäure	147	47–523	1–600	nn–12	16–381	1–600	nn–7	14–314	nn–562	nn–9	32–172	nn–562
Glutamin	146	117–861	373–3.500	515–970	214–837	373–3.500	257–730	268–763	1–2.015	72–852	336–741	1–2.015
α-Amino-Adipinsäure	161	nn–18	114–450	nn–6	nn–29	114–450	nn–6	nn–24	nn–324	nn–20	nn–22	nn–324
Prolin	115	nn–382	nn–1.000	nn	nn–588	nn–1.000	nn–8	nn–371	nn–847	nn–35	1–393	nn–847
Glycin	75	119–399	427–5.900	nn–55	143–364	427–5.900	nn–22	127–394	176–7.575	nn–117	179–460	176–7.575
Alanin	89	161–556	162–2.700	24–60	191–561	162–2.700	6–50	161–598	94–1.718	nn–97	270–640	94–1.718
Zitrullin	175	nn–370	1–127	nn–5	nn–58	1–127	nn–5	nn–54	nn–137	nn–75	1–57	nn–137
α-Amino-Buttersäure	103	nn–53	33–160	nn–4	nn–54	33–160	nn–4	7–55	nn–113	nn–7	8–40	nn–113
Valin	117	74–255	43–285	8–43	75–367	43–285	6–26	90–349	1–207	nn–48	157–347	1–207
Cystin	240	11–55	57–520	1–15	nn–63	57–520	nn–12	2–70	1–231	nn–17	10–73	1–231
Methionin	149	nn–56	48–870	nn–17	17–82	48–870	nn–10	9–62	1–234	nn–12	17–57	1–234
Cystathionin	222	nn–24	1–170	nn	nn–10	1–170	nn–1	nn–11	nn–101	nn–3	nn–17	nn–101
Isoleuzin	131	16–100	1–150	nn–11	36–128	1–150	nn–10	28–135	nn–139	nn–15	49–127	nn–139
Leuzin	131	51–175	44–260	9–24	47–240	44–260	4–20	50–219	nn–208	nn–30	87–210	nn–208
Tyrosin	181	36–146	34–520	5–39	31–163	34–520	2–23	23–144	13–528	nn–24	39–115	13–528
Phenylalanin	165	21–119	98–620	8–34	24–124	98–620	nn–58	31–123	1–286	nn–45	51–115	1–286
β-Alanin	89	nn–668	nn–2.772	nn	nn–202	nn–1.783	nn–6	nn–11	nn–924	nn–10	nn–28	nn–369
β-Amino-Iso-Buttersäure	103	nn–45	nn–2.260	nn	nn–90	nn–2.293	nn	nn	nn–1.821	nn–5	nn–25	1–1.216
γ-Amino-Buttersäure	103	nn–34	nn–198	nn	nn–159	nn–198	nn	nn	nn–140	nn	nn	nn–140
Ornithin	168	35–214	1–170	1–17	34–121	1–170	nn–16	27–126	nn–127	nn–19	50–140	nn–127
Lysin	183	54–253	101–1.010	19–30	58–249	101–1.010	4–34	72–276	43–693	nn–59	135–291	43–693
1-Methyl-Histidin	169	nn–24	129–450	nn–nn	nn–34	129–450	nn–4	nn–46	nn–1.060	nn–11	nn–46	nn–1.060
Histidin	210	30–120	405–3.100	15–37	38–151	405–3.100	nn–72	42–122	114–2.940	nn–50	65–126	114–2.940
3-Methyl-Histidin	169	nn–10	197–400	nn	nn–27	197–400	nn–2	nn–11	1–564	nn–4	nn–23	1–564
Tryptophan	204	nn–99	153–1.250	nn	nn–125	153–1.250	nn–11	nn–121	nn–955	nn–19	24–124	nn–955
Carnosin	226	nn	nn–1.900	nn	nn	nn–1.900	nn	nn–1	nn–864	nn	nn	nn–864
Arginin	211	nn–137	nn–110	nn–24	nn–148	nn–110	5–29	1–144	nn–142	nn–36	65–186	nn–142

nn unter der Nachweisgrenze, *MG* Molekulargewicht, *Crea* Kreatinin.

* Die Konzentrationen der Aminosäuren im Liquor wurden von hospitalisierten Kindern gewonnen, deren Liquor hinsichtlich Farbe, Proteingehalt, Zellzahl, Glukose, Laktat unauffällig war.

Tabelle A8. Therapeutische Bereiche einiger Medikamente

Medikament	Therapeutische Bereiche			Anmerkung	Literatur
Antiasthmatika					
Theophyllin *Serum/Plasma*	6–11 mg/l 8–20 mg/l		33–61 µmol/l 44–111 µmol/l	bei postnataler Apnoe bei Asthma bronchiale	[169]
Antibiotika					
Amikacin *Serum/Plasma*	Spitzenkonzentration Talkonzentration	20–35 µg/ml <10 µg/ml	34–61 µmol/l <17 µmol/l		[170]
Gentamicin *Serum/Plasma*	Spitzenkonzentration- Talkonzentration	5–10 µg/ml <2 µg/ml			[170]
Netilmicin *Serum/Plasma*	Spitzenkonzentration Talkonzentration	5–10 µg/ml <2 µg/ml	11–21 µmol/l <5 µmol/l		[170]
Tobramycin *Serum/Plasma*	Spitzenkonzentration- Talkonzentration	5–10 µg/ml <2 µg/ml	11–21 µmol/l <4 µmol/l		[170]
Vancomycin *Serum/Plasma*	Spitzenkonzentration Talkonzentration	<40 mg/l 5–10 mg/l 10–15 mg/l	<28 µmol/l 3–7 µmol/l bei 12stündlicher Gabe 7–10 µmol/l bei 6stündlicher Gabe		[171]
Antidepressiva					
Lithium *Serum/Plasma*	0,6–0,8 mmol/l bis 1,2 mmol/l >1,4 mmol/l	im allgemeinen selten Auftreten unerwünschter Nebenwirkungen häufiges Auftreten unerwünschter Nebenwirkungen		Kein Lithium-Heparin-Plasma verwenden; Einstellung bei Kindern unterscheidet sich nicht von Erwachsenen.	[172]
Antikonvulsiva					
Carbamazepin *Serum/Plasma*	3–10 mg/l	13–43 µmol/l		Halbwertzeit 3–10 h	[173]
Ethosuximid *Serum/Plasma*	40–100 mg/l	283–708 µmol/l		Halbwertzeit 30–40 h	[173]
Phenytoin *Serum/Plasma*	5–20 mg/l	20–79 µmol/l		Halbwertzeit 10–40 h	[173]
Phenobarbital *Serum/Plasma*	10–40 mg/l	43–172 µmol/l		Halbwertzeit 50–120 h	[173]
Primidon *Serum/Plasma*	5–12 mg/l	23–55 µmol/l		Halbwertzeit 10–12 h siehe auch Phenobarbital, da Primidon in Phenobarbital umgewandelt wird.	[173]
Sultiam (Ospolot) *Serum/Plasma*	5–10 mg/l			Dr. Neubauer, Neuropädiatrie, Universitäts-Kinderklinik Kiel	[173]

Tabelle A8 (Fortsetzung)

Medikament	Therapeutische Bereiche			Anmerkung	Literatur
Valproat *Serum/Plasma*	50 -100 mg/l	347–693 µmol/l		Halbwertzeit 12–16 h	[169, 175]
Antimykotika					[171]
Amphotericin B *Serum/Plasma*	2–3 mg/l			Nach i. v.-Infusion bei 0,7–1,0 mg/kg langsamer Abfall der Serumwerte. Halbwertzeit 20 h.	
Antiphlogistika					[170]
Acethylsalicylsäure/Salicylat *Serum/Plasma*	150–300 mg/l	1,1–2,2 mmol/l		Relativ enger Dosierungsspielraum, daher häufig Intoxikationen; Achtung bei Kindern unter 4 Jahren. Spiegel von >300 mg/l sehr bedenklich.	
Immunsuppressiva					[175]
	Zeit nach Transplantation	TDX/Abbott Polyklonaler Antikörper	HPLC		
Cyclosporin A *Vollblut*	12 h Talkonzentrationen				
	0–4 Wochen	500–750 ng/ml	150–200 ng/ml	Therapiephase beachten! Werden die Werte am TDX/Abbott mit monoklonalen Antikörpern bestimmt, werden als Zielgröße in etwa die HPLC-Werte verwendet. Zu beachten bei den therapeutischen Werten ist auch das Organ, das ersetzt wurde.	
	4–8 Wochen	350–500 ng/ml	125–175 ng/ml		
	8–12 Wochen	300–450 ng/ml	100–150 ng/ml		
	12–16 Wochen	250–350 ng/ml	75–175 ng/ml		
	16–36 Wochen	175–300 ng/ml	50–100 ng/ml		
Kardiaka/Herzglykoside					[169]
Digoxin *Serum/Plasma*	0,8–2,0 µg/l	1,0–2,6 nmol/l		Halbwertzeit 41 h, Wirkungseintritt i. v. 15–30 min; oral 1–3 h. Wirkungsdauer 5–7 Tage	
Digitoxin *Serum/Plasma*	10–25 µg/l	13–33 nmol/l Es gibt Hinweise, daß Kinder möglicherweise Serumwerte bis 35 µg/l (46 nmol/l) tolerieren.		Halbwertzeit 7 Tage, Wirkungseintritt i. v. 30–60 min; oral 2–4 h. Wirkungsdauer 2–3 Wochen.	[169, 176]
Zytostatika					
Methotrexat *Serum/Plasma*	Erhöhte Toxizität findet man bei folgenden Konzentrationen: 24 h >5 µmol/l 48 h >0,5 µmol/l 72 h >0,05 µmol/l			Toxizität hängt von Leukoverindosis ab	[169]

Literatur

[1] Tietz NW (1986) Textbook of Clinical Chemistry. Saunders, Philadelphia

[2] Thomas L (1995) Protein Diagnostik Views and Reviews 1/95. Behring Werke

[3] Fischbach F, Zawta B (1992) Age-dependent reference limits of several enzymes in plasma at different measuring temperatures. Klin Lab 38: 555–561

[4] Hohenwallner W, Stein W, Hafkenscheid JCM, Kaiser C, Kruse-Jarres JD, Hubbuch A, Klein G (1989) Reference ranges for alpha-amylase in serum and urine with 4,6-ethylidene-(G7)-1-4-nitrophenyl-(G1)-a-D-maltoheptaoside as substrate. J Clin Chem Clin Biochem 27: 97–102

[5] Routh IL (1982) Liver functions. In: Tietz NW (ed) Fundamentals of Clinical Chemistry. Saunders, Philadelphia, pp 1026–62

[6] Gressner AM, Manns M (1995) Leber und Gallenwege. In: Greiling H, Gressner AM (Hrsg) Lehrbuch der Klinischen Chemie und Pathobiochemie, 3. Aufl. Schattauer Verlag, Stuttgart, New York, S 543–609

[7] Colombo JP, Peheim E, Kretschmer R, Dauwalder H, Sidiropoulos D (1984) Plasma ammonia concentrations in newborn and children. Clin Chim Acta 138: 283–291

[8] Prellwitz W, Kapp S, Dennebaum R (1976) Methodische Untersuchungen und klinische Bedeutung des Blutammoniaks. Med Welt 27: 1277–1282

[9] Witt I, Trendelenburg C (1982) Gemeinsame Studie zur Erstellung von Richtwerten für klinisch-chemische Kenngrößen im Kindesalter. J Klin Chem Klin Biochem 20: 235–242

[10] Müller-Plathe O (1995) Wasser- und Elektrolytstoffewechsel. In: Greiling H, Gressner AM (Hrsg) Lehrbuch der Klinischen Chemie und Pathobiochemie, 3. Aufl. Schattauer Verlag, Stuttgart, New York, S 470–493

[11] Liappis N, Schlebusch H, Hildebrand G (1981) Lipid- und Lipoproteinspektrum im Nüchternserum von gesunden Neugeborenen im Vergleich zu Erwachsenen. Klin Pädiatr 1193: 444–448

[12] Hoffmann GF (1996) Organic acid analysis In: Blau N, Duran M, Blaskovics ME (eds) Physicians guide to the laboratory diagnosis of metabolic diseases. Chapman & Hall Medical, pp 50–51

[13] Catignani GL (1980) An HPLC method for the simultaneous determination of retinol and α-tocopherol in plasma or serum. In: Chytil R, Mc Cormick DB (eds) Methods in Enzymology, Vol 123. Academic Press, New York, pp 215–219

[14] Andrew M, Paes B, Johnston M (1990) Development of the hemostatic system in the neonate and young infant. Am J Pediatr Hemat Oncol 12: 95–104

[15] Oster O, Labor Klinische Chemie und Stoffwechseldiagnostik, Universitäts-Kinderklinik Kiel

[16] Kleihauer E (1996) Anomale Hämoglobine und Thalassämiesyndrome. ecomed, Landsberg

[17] Kühnle HF, Dahl D, Schmidt FH (1977) Die enzymatische Bestimmung von Laktat und β-Hydroxybutyrat. J Clin Chem Clin Biochem 15: 171

[18] Clayton BE, Jenkins P, Rounch JM (1980) Paediatric Chemical Pathology – Clinical Tests and Reference Ranges. Blackwell Scientific Publications, Oxford London Edinburgh Melbourne

[19] Jacobs DS, Kasten BL Jr, Demott WR, Wolfson WL (1990) Laboratory test handbook, Lexi-Comp, Hudson, pp 514

[20] McGuiness GA, Weisz SC, Bell E (1983) CSF Lactate levels in neonates. Amer J Dis Child 137: 48–50

[21] Reiber A (1995) External quality assessment in clinical neurochemistry: Survey of analysis for cerobrospinal fluid (CSF) proteins based on CSF/Serum quotient. Clin Chem 41: 256–263

[22] Forest MG (1992) Adrenal function tests. In: Ranke MB (ed) Functional Endocrinologic Diagnostics in Children and Adolescent, J&J Verlag, Mannheim

[23] Cashansky G, Saenger P, Fishman F et al. (1991) Normative data for adrenal steroid genesis in a healthy pediatric population: Age- and sex-related changes after adrenocorticotropin stimulation. J Clin End Met 73: 675–686

[24] Schnakenburg K v, Bidlingmaier F, Knorr D (1980) 17-Hydroxyprogesterone, androstenedione and testosterone in normal children and in prepubertal patients with congenital adrenal hyperlasion, Eur J Pediat 133: 259–67

[25] Bidlingmaier F (1995) Männliche Sexualhormone (Androgene) In: Greiling H, Gressner AM (Hrsg) Lehrbuch der Klinischen Chemie und Pathobiochemie, 3. Aufl. Schattauer, Stuttgart, S 1117–1120

[26] Mabry CC, Tietz NW (1983)Reference ranges for laboratory tests. In: Behrmann RE, Vaughan VC (eds) Nelson Textbook of Pediatrics, 12th edn. WB Saunders, Philadelphia

[27] Finling JW, Engeland WC, Raff H (1990) Emerging techniques: The use of immunoradiometric assay for the measurement of ACTH in human plasma. Trends Endocr Metab 6: 283–287

[28] Baerlocher K, Nadal D (1988) Das Menkes-Syndrom. Ergebn Inn Med Kinderheilk 57: 79–144

[29] Uffelmann JA, Engelhard WE, Jollif CR (1979) Quantitation of immunoglobulins in normal children. Clin Chim Acta 28: 185

[30] Baudner S, Dati F (1996) Standardisierung der Bestimmung von 14 Proteinen in Humanserum auf der Basis des neuen IFCC/BCR/CAP internationalen Referenzmaterials CRM 470. J Lab Med 20: 145–52

[31] Kruse K, Kracht U, Kruse U (1984) Reference values for urinary calcium exretion and screening for hypercalciuria in chrildren and adolescents. Eur J Pediatr 143: 25–31

[32] Paunier L, Borgeaud M, Wyss M (1970) Urinary excretion of magnesium and calcium in normal children. Helv Ped Acta 6: 577–583

[33] Kruse K, Kracht U (1983) Die Hydroxyprolin-Ausscheidung im Morgen-Urin, Monatsschr Kinderheilkd 131: 797–803

[34] Jeppson JO (1996) α1-Antitrypsin in Serum Proteins. In: Ritchie RF, Navolatskaia O (eds) Clinical Medicine, Vol I. Foundation of Blood Research, Scarborough, Maine, pp 8.01-1–8.01-7

[35] Kleine TO, Baerlocher K, Nierer V, Keller H, Reutter F (1979) Diagnostische Bedeutung der Lactatbestimmung im Liquor bei Meningitis. Dtsch Med Wschr 104: 553–557

[36] Heine H, Hobusch D, Drescher V (1981) Eiweißgehalt des Liquors und Blut-Liquor-Relation der Glucose und Elektrolyte im Säuglings- und Kindesalter. Helv Paediat Acta 36: 217–227

[37] Dallmann PR (1977) Blood and blood forming tissue. In: Rudolph A (ed) Pediatrics, 16th edn. Appleton Century Crofts, New York, p 1111

[38] Kleine TO, Stroh J (1975) Fehlermöglichkeiten bei der Aufstellung von Normbereichen der Liquorproteine; Erfahrungen mit einer neuen Mikroelektrophorese für nativen Lumballiquor. Verh Dtsch Ges Inn Med 81: 631–636

[39] Jonetz-Menzel L, Wiedemann G (1993) Establishment of reference ranges for cortisol in neonates, infants, children and adolescents. Eur J Clin Chem Clin Biochem 31: 525–529

[40] Wiedemann G, Jonetz-Mentzel L, Pause R (1993) Establishment of reference ranges for Thyrotropin, Trijodothyronine, Thyroxine and Free Thyroxine in neonates, infants, children and adolescents. Eur J Clin Chem Clin Biochem 31: 277–288

[41] Partsch CJ, Hümmelink R, Sippell WG (1990) Reference ranges of Lutropin and Follitropin in the Lubilerin-test in prepubertal and pubertal children using a monoklonal immunoradiometric assay. Eur J Clin Chem Clin Biochim 28: 49–52

[42] Wiedemann G, Jonetz-Mentzel L (1993) Establishment of reference ranges for Prolactin in neonates, infants, children and adolescents. Eur J Clin Chem Clin Biochem 31: 447–451

[43] Johnson AM (1996) Complement Component 4. In: Ritchie RF, Navolotskaia O (eds) Serum Proteins in Clinical Medicine, Vol I. Foundation of Blood Research, Scarborough, Maine, pp 10.02-1–10.02-11

[44] Schlebusch H, Sorger M, Liappis N, Weck C, Paffenholz I (1990) Fructosamin-Referenzbereiche für Schwangere und Kinder bestimmt mit einer verbesserten NBF-Methode. Wiener Klin Wochenschr 102/Suppl 180: 52–57

[45] Wilms B, Lehmann P (1990) Neuer Fructosamin-Test – als Routineparameter in der Diabetikerkontrolle. Wiener Klin Wochenschr 192/Suppl 180: 5–10

[46] Solding SJ, Morales A, Albalos F, Lenherr S, Rifai N (1995) Pediatric reference ranges on the Abbott IMX for FSH, LH, Prolactin, TSH, T4, T3, free T4, free T3, T-Uptake, IgE, Ferritin. Clin Biochem 28: 603–606

[47] Fishman RA (1992) Cerebrospinal fluid in diseases of the nervous system, 2nd edn. WB Saunders, Philadelphia, Toronto, Montreal, Syndney, Tokio, p 184

[48] Fishman RA (1992) Cerebrospinal fluid in diseases of the nervous system, 2nd edn. WB Saunders, Philadelphia, Toronto, Montreal, Sydney, Tokio, p 204

[49] Wiedemann G, Börner B, Wetzel D (1996) Untersuchungen zur Ermittlung von Referenzbereichen diagnostisch wichtiger Urinproteine gesunder Kinder und Jugendlicher im Alter von 2 bis 12 Jahren. Diagnostik Digest 15: 31–34

[50] Hoffmann GF (1996) Organic acid analysis. In: Blau N, Duran M, Blasovics ME (eds) Physicians guide to the laboratory diagnosis of metabolic diseases. Chapman & Hall Medical, p 32

[51] Hoffmann GF (1996) Organic acid analysis. In: Blau N, Duran M, Blasovics ME (eds) Physicians guide to the laboratory diagnosis of metabolic diseases. Chapman & Hall Medical, p 36

[52] Ehrich JHH, Kirschstein M, Kehring N, Wurster U, Volkmann A, Külpmann WR (1993) Proteinurie und Enzymurie als Leitsymptom renaler und extrarenaler Erkrankungen im Kindesalter. Monatsschr Kinderheilkd 141: 59–69
[53] Kawauchi A, Watanabe H, Miyoshi K (1996) Early morning urine osmolality in nonenuretic and enuretic children. Pediatr Nephrol 10: 696–698
[54] Tencer J, Thysell H, Grabb A (1996) Analysis of proteinuria: reference limits for urineexcretion of albumin, protein HC, immunglobulin, K- and λ-immunoreactivity, orosomucoid and α-antitrypsin. Scand J Clin Lab 56: 691–700
[55] Biason-Lauber A, Zachmann M (1996) Disorders of steroid metabolism. In: Blau N, Duran M, Blaskovics ME (eds) Physicians guide to the laboratory diagnosis of metabolic diseases. Chapman & Hall Medical, pp 419–436
[56] Schmidt-Sommerfeld D, Werner D, Denn D (1988) Carnitin plasma concentrations in 853 metabolically healthy children. Eur J Pediatr 147: 356–360
[57] Baralt TM, Kasidas GP, Nurdach I, Rose GA (1991) Urinary oxalate and glycolate excretion and plasma oxalate concentration. Arch Dis Childh 66: 501–503
[58] Srinivasan G, Pildes RS, Cattamanchi G, Voova S, Lillen LD (1986) Plasma glucose values in normal neonats. A new Look. J Pediatr 109: 114–117
[59] Cornblath M, Reissner SH (1965) Blood glucose in neonate, clinical significance. N Engl J Med 273: 378–380
[60] Beans GS, Lundean E, Cornblath M (1963) Studies of carbohydrate metabolism in the newborn infant. Pediatr 31: 580–589
[61] Bürgi W, Richterich R, Mittelholzer ML, Monstein S (1967) Die Glucosekonzentration im kapillären und venösen Plasma bei direkter enzymatischer Bestimmung. Schweiz Med Wschr 97: 1721–1725
[62] Cornblath M, Schwartz R (1991) Disorders of carbohydrate metabolism in infancy, 3rd edn. Blackwell Scientific Publications, Oxford London, p 79
[63] Bienvenu J, Jeppson JO, Ingenbleck Y (1996) Transthyretin (Prealbumin) & Retinol Binding Protein. In: Ritchie RF, Navolotskaia O (eds) Serum Proteins in Clinical Medicine, Vol I. Foundation of Blood Research, Scarborough, Maine, pp 9.01-1–9.01-7
[64] Jeppson JO, Aquzzi F (1996) Transferrin. In: Ritchie RF, Navolotskaia O (eds) Serum Proteins in Clinical Medicine, Vol I. Foundation of Blood Research, Scarborough, Maine, pp 9.02-1–9.02-8
[65] Whicher J, Bienvenu J (1996) Orosomucoid. In: Ritchie RF, Navolotskaia O (eds) Serum Proteins in Clinical Medicine, Vol I. Foundation of Blood Research, Scarborough, Maine, pp 7.03-1–7.03-5
[66] Artuch R, Vilaseca MA, Farré C, Ramon F (1995) Determination of lactate, pyruvate, hydroxybutyrate and acetoacetate with a centrifugal analyzer. Eur J Clin Chem Clin Biochem 33: 529–533
[67] Wiese G (1983) Die Hyperbilirubinämie des Neugeborenen. Monatsschr Kinderheilkd 131: 193–203
[68] Veit S, Sitzmann F, Prestele HT (1975) Normalwerte für Lactat- und Glutamatdehydrogenase sowie Leucinarylamidase, erstellt mit optimierten Standardansätzen. Klin Pädiatr 187: 244–251
[69] Dörner K, Stingl EM, Toeller W, Simon C (1979) Richtwerte zum Fettstoffwechsel im Kindesalter. Monatsschr Kinderheilkd 127: 511–514
[70] Kravitz H, Elegant CD, Kaiser E, Kagan BM (1956) Methemoglobin values in premature and mature infants and children. Am J Dis Child 91: 2–5
[71] Weber H (1960) Über die Beziehung zwischen Phosphat- und Säureausscheidung im Harn bei gesunden und kranken Kindern. Helv Paediatr Acta 15: 186
[72] Zielen S, Ahrens P, Hofmann D (1991) Bestimmung der IgG-Subklassen mit einem kommerziellen ELISA-Kit. Vergleich der Referenzbereiche zwischen RID und ELISA. Lab Med 15: 299
[73] Zielen S, Ahrens P, Kotitschke R, Riebartsch C, Bauscher P, Hofmann D (1990) IgG-Subklassenspiegel bei gesunden Kindern. Monatsschr Kinderheilkd 138: 377–380
[74] Davis AE (1996) α2-Macroglobulin. In: Ritchie RF, Navolotskaia O (eds) Serum Proteins in Clinical Medicine, Vol I. Foundation of Blood Research, Scarborough, Maine, pp8.02-1–8.02-8
[75] Chen IW, David R, Maron HR, Sperling M, Stein EA (1980) Age, sex and race-related differences in myoglobin concentrations in the serum of healthy persons. Clin Chem 26: 1864–1868
[76] Bjare J, Fallström SP (1963) Endogenous Formation of carbonmonooxide in newborn infants. Acta Paediatr 52: 361–366
[77] Blum WF (1992) Insulin – like growth factors and their binding proteins. In: Ranke MB (ed) Functional Endocrinologic Diagnostics in Children and Adolescents. J&J Verlag, Mannheim, p 102
[78] Blair JI, Carachi R, Gupta R, Sim FG, McAllister EJ, Weston R (1967) Plasma α-Fetoprotein reference ranges in infancy: effect of prematurity. Arch Dis Child 62: 362–369
[79] Wu JT, Book L, Sudar K (1981) Serum alpha fetoprotein levels in normal infants. Pediatr Res 15: 50–52
[80] Wudy SA, Wachter UA, Homaki J, Teller WM (1996) 5α-Androstane-3α, 17β-dial and 5α-Androstane -3α, 17β-dial-glucoronide in plasma of normal children, adults and patients with idiopathic hirsutism: a mass spectrometric study. Eur J Endocrin 134: 87–92
[81] Jeppson JO (1996) Haptoglobin. In: Ritchie RF, Navolotskaia O (eds) Serum Proteins in Clinical Medicine, Vol I. Foundation of Blood Research, Scarborough, Maine, pp 7.04-1–7.04-6
[82] Randy F, Middelmann B, Caquoli M, Keller KM, Schönau E (1997) Comparison of total alkaline phosphatase in childhood and adolescence. Acta Paediatr 86: 583–587
[83] Kruse K, Kracht U, Kruse U (1988) Intaktes Serum-Parathormon (PTH 1–84). Dtsch Med Wschr 113: 283–288
[84] Wissenschaftliche Tabellen Geigy (1980) 8. Aufl. Ciba Geigy, Basel, S 60
[85] Rowe PC (1994) Laboratory values. In: Oski FA, DeAngelis CD, Feigin RD, McMillan JA, Warshaw JB (eds) Principles and practice of pediatrics, 2nd edn. JB Lippincott Company, Philadelphia, p 2162
[86] Lang M, Heubner A, Dreher M (1989) Der entscheidende Marker in der Entzündungsdiagnostik. GIT-Labor Medizin 3: 77–81
[87] FC Sitzmann (1986) Normalwerte, 2. Aufl. Marseille Verlag, München, S 37
[88] Vilaseca MA, Moyano D, Ferrer I, Artuch R (1997) Total homocysteine in pediatric patients. Clin Chem 43: 690–691
[89] Jacobsen DW, Gatautis VJ, Green R et al. (1994) Rapid HPLC determination of total homocysteine and other thiols in serum and plasma: sex differences and correlation with cobalamin and folate concentrations in healthy subjects. Clin Chem 40: 873–881
[90] Ji AJ, Savon ST, Jacobsen DW (1995) Determination of serum sulfite by HPLC with fluorescence detection. Clin Chem 41: 897–903
[91] Whicher J (1996) Complement component C3. In: Ritchie RF, Navolotskaia O (eds) Serum Proteins in Clinical Medicine, Vol I. Foundation of Blood Research, Scarborough, Maine, pp 10.01-1–10.01-7
[92] Meisner M, Tschaikowsky K, Schnabel S J et al. (1997) Procalcitonin-Influence of temperature, storage, anticoagulation, and arterial or venous asservation of blood samples on procalcitonin concentrations. Eur J Clin Chem Clin Biochem 35: 597–601
[93] Pitkänen E, Kanninen T (1994) Determination of mannose and fructose in human plasma using deuterium labelling and gas-chromatography/mass spectrometry. Biol Mass Spectrom 23: 590–595
[94] Johnson AM (1996) Coeruloplasmin. In: Ritchie RF, Navolotskaia O (eds) Serum Proteins in Clinical Medicine, Vol I. Foundation of Blood Research, Scarborough, Maine, pp 13.01-1–13.01-8
[95] Dallman PR (1977) Blood and blood forming tissue. In: Rudolph AM (ed) Pediatrics, 16th edn. Appleton Century Crofts, New York, p 1178
[96] Nicholson JF, Besce MA (1996) Laboratory medicine and reference tables. In: Behrmann RE, Klingmann EM, Arvin AM (eds) Nelson Textbook of Pediatrics, 15th edn. WB Saunders, Philadelphia, p 2051
[97] Kock R, Schneider H, Deleux B, Greiling H (1997) The determination of inorganic sulphate in serum and synovial fluid by high perfomance ion chromatography. Eur J Clin Chem Clin Biochem 35: 679–685
[98] Penttilä K, Pentillä I, Bonnell R, Kerth P, Koukkunen H, Rantanen T, Soanas G (1997) Comparison of the troponin T and troponin I ELISA tests as measured by microplate immunoassay techniques, in diagnosing acute myocardial infarction. Eur J Clin Chem Clin Biochem 35: 767–774
[99] Nyhan WL (1996) Disorders of valine-isoleucine metabolism. In: Blau N, Duran M, Blaskovics ME (eds) Physicians guide to the laboratory diagnosis of metabolic diseases. Chapman & Hall Medical, p 145
[100] Knip M, Akerblom H (1981) Plasma C-peptide and insulin in neonates, infants and children. J Pediatr 99: 103–105
[101] Lautala P, Akerblom HK, Viikari J et al. (1985) Atherosclerosis precursers in Finnish children and adolescents. VII. Serum immunreactive insulin Acta Paediatr Scan Suppl 318: 127–133
[102] Meites S (1989) Pediatric Clinical Chemistry. AACC Press, p 124
[103] Plenert W, Heine W (1984) Normalwerte. Karger, Basel, S 38
[104] Meites S (1989) Pediatric Clinical Chemistry. AACC Press, p 153

[105] Simmonds HA, Duley IA, Davids DM (1991) Analysis of purine and pyrimidines in blood, urine and other physiological fluid. In: Hommes FA (ed) Techniques in diagnostic human biochemical genetics. Wiley-Liss, p 396

[106] Shin YS (1991) Galaktose metabolites and disorders of galactose metabolism. In: Hommes FA (ed) Techniques in diagnostic human biochemical genetics. Wiley-Liss, p 396

[107] Meng W (1997) Schilddrüse. In: Meng W, Ziegler R (Hrsg) Endokrinologie. Grundlagen, Klinik, Praxis. Gustav Fischer Verlag, S 140–142

[108] Roe T, Won G Ng (1996) Disorders of carbohydrate and glycogen metabolism. In: Blau N, Duran M, Blaskovics ME : Physician's guide to the laboratory diagnosis of metabolic diseases. Chapman & Hall Medical, p 289

[109] Heseker H (1993) Zur Bewertung von Vitaminversorgungsmeßgrößen. In: Kübler W, Anders HJ, Heeschen W, Kohlmeier M (Hrsg) VERA-Schriftenreihe, Bd IX. Wissenschaftlicher Fachverlag Dr. Fleck, S 189

[110] Shih VW, Maudell R, Sheinhait I (1991) General metabolic Screening tests. In: Hommes FA (ed) Techniques in diagnostic human biochemical genetics. Wiley-Liss, p 55

[111] Dembre PP, Roesel RA (1991) Screening for mucopolysaccharidoses by analysis of urinary glycosaminoglycans. In: Hommes FA (ed) Techniques in diagnostic human biochemical genetics. Wiley-Liss, p 84

[112] Wu AHB, Laios I, Green S et al. (1994) Immunoassays for serum and urine myoglobin; Myoglobin clearance assessed as a risk factor for acute renal failure. Clin Chem 40: 796–802

[113] Guignard JP (1987) Neonatal Nephrology. In: Holliday MA, Barratt TM, Vernier RL (eds) Pediatric nephrology, 2nd edn. Williams & Wilkins, Baltimore, pp 921–27

[114] Boineau FG, Lewy JE (1992) Nephrological problems in the newborn. In: Roberton NEC (ed) Textbook of neonatology. Churchill Livingstone, Edinburgh London, pp 839–851

[115] Rubin MI, Baliah T (1975) Urine and urinanalysis. In: Rubin MI (ed) Pediatric Nephrology. Williams & Wilkens, Baltimore, p 84

[116] Sorell M, Rosen JF (1975) Ionized calcium: Serum levels during symptomatic hypocalcemia, J Pediat 87: 67–70

[117] Blaauwen DH den, Poppe WA, Tritschler W (1983) Cholinesterase (EC3.1.1.8) mit Butyrylthiocholin-jodid als Substrat: Referenzwerte in Abhängigkeit von Alter und Geschlecht unter Berücksichtigung hormonaler Einflüsse und Schwangerschaft. J Clin Chem Clin Biochem 21: 381–386

[118] Schmidt E, Gerhardt W, Henkel E et al. (1992) Proposal of standard method for the determination of enzyme catalytic concentrations in serum and plasma at 37°C: II Cholinesterase (acylcholine acylhydrolase EC3.1.1.8.). Eur J Clin Chem Clin Biochem 30: 163

[119] Wiedemann G, Jonetz-Mentzel L (1993) Establishment of reference ranges for ferritin in neonates, infants, children and adolescents. Eur J Clin Chem Clin Biochem 81: 453–457

[120] Kock R, Reinards R (1995) Vitamin-Stoffwechsel. In: Greiling H, Gressner M (Hrsg) Lehrbuch der Klinischen Chemie, 3. Aufl. Schattauer, Stuttgart, S 440

[121] Shmerling DH, Forrer JWC, Prader A (1970) Fecal fat and nitrogen in healthy children with malabsorption or malddigestion. Pediatr 46: 690–695

[122] Craig W, Stein E (1996) Apolipoprotein A. In: Ritchie RF, Navolatskaia O (eds) Serum Proteins in Clinical Medicine, Vol I. Foundation of Blood Research, Scarborough, Maine, pp 12.01-1–12.01-11

[123] Schwarzt GJ, Haycock GB, Spitzer A (1976) Plasma creatinine and urea concentration in children: Normal values for age and sex. J Pediatr 88: 828–835

[124] Rodgers RSC, Laker MF, Fletcher K et al. (1985) Factors influencing normal reference intervals for creatinine, urea and electrolytes in plasma, as measured with a Beckman Astra 8 analyzer. Clin Chem 32: 292–296

[125] Rudd PT, Huhges EA, Placzek MM, Hodes DT (1983) Reference ranges for plasma creatinine during the first month of life. Arch Dis Childhood 58: 212–217

[126] Weißhaar HD, Sudhoff H, Koller PU, Bablok W (1981) Pankreaslipase: Referenzwerte für 25°C. Dtsch Med Wschr 106: 239–241

[127] Wiedemann G, Wetzel D (1994) Erstellung von Referenzbereichen für α-Amylase und Lipase bei Neugeborenen, Säuglingen, Kindern und Jugendlichen. Lab med 18: 270–74

[128] Plenert W, Heine W (1984) Normalwerte, 6. Aufl. Karger, Basel, S 150

[129] Kraus E, Sitzmann FC (1973) Die sauere Phosphatase im Serum bei Kindern. Pädiatr Praxis 12: 321–227

[130] Oster O (1992) Zum Selenstatus in der Bundesrepublik Deutschland. Universitätsverlag Jena, Jena

[131] Premole-Cabin A, Turcant A, Allain P (1986) Normal reference intervals for free catecholamines and their acid metatoblites in 24 h urine form children as determinded by liquid chromatography. Clin Chem 32: 1585–1587

[132] Olbing H (1987) Harnwegsinfektionen bei Kindern und Jugendlichen, 3. Aufl. Enke Verlag

[133] Barratt TM, Chandler C (1975) Clinical assessment of renal function. In: Rubin MI (ed) Fediatric Nephrology. Williams & Wilkins, Baltimore, p 55

[134] Hayabuchi Y, Matsuoba S, Kurada Y 1993) Hyperuricaemia in cyanotic congenital heart disease. Eur J Pediatr 152: 873–876

[135] Dörner K (1989) Ausgewählte allgemeine Referenzwerte. In: Bachmann KD, Ewerbeck E, Kleihauer E, Rossi E, Stadler G (Hrsg) Pädiatrie in Praxis und Klinik, Bd I, 2. Aufl. Gustav Fischer Verlag, Stuttgart New York, S 946

[136] Schwenk A (1966) Bestimmung von Kreatin und Kreatinin. In: Opitz H, Schmid F (Hrsg) Handbuch der Kinderheilkunde Band II/1. Springer, Berlin Heidelberg New York, S 738–42

[137] WHO, UNICEF, ICCIDD (1993/1994) Indicators for assessing iodine deficiency disorders and their control programmes WHO/NVT 93.1, 1–33 und 94.6, 26–36

[138] Jolley RL, Warren KS, Scott CD, Jainchill JL, Freeman ML (1970) Carbohydrates in normal urine and blood serum as determined by high resolution column chromatography. Amer J Clin Path 53: 793–802

[139] Dahlquist A, Svenningsen NW (1969) Galactose in the urine of newborn babies. J Pediatr 75: 454–462

[140] Käser H, Koblet H, Riva G (1963) Die Ausscheidung von Porphyrinpräkursoren im Urin bei Kindern verschiedenen Lebensalters. Schweiz Med Wschr 33: 1052–1057

[141] Melocoton TL, Ettenger RB (1993) Renal transplantation in children. In: Burg FS, Ingelfinger JR, Wald ER (eds) Gettis & Gagan's Current Pediatric Therapy. WB Saunders, Philadelphia, p 375

[142] Coburn SP, Mahuren JD (1983) A versatile cation-exchange procedure for measuring the serum major forms of vitamin B6 in biological samples. Anal Biochem 129: 310–317

[143] Schwartz GJ, Feld LG, Langford DJ (1984) A simple estimate of glomerular filtration rate in full-term infants during the first year of life. J Pediatr 104: 849–854

[144] Schirmeister J, Willmann H, Kiefer H, Hallauer W (1964) Für und wider die Brauchbarkeit der endogenen Creatininclearance in der funktionellen Nierendiagnostik. Dtsch Med Wschr 89: 1640–1645

[145] GS Reusz, M Dabos, D Byrd et al. (1995) Urinary calcium and oxalate excretion in children. Pediatr Nephrol 9: 39–44

[146] Kureda Y, Ito M (1996) Disorders of histidine metabolism. In: Blau N, Duran M, Blaskovisc ME (eds) Physicians guide to the laboratory diagnosis of metabolic diseases. Chapman & Hall Medical, London, New York, p 120

[147] Heil W, Koberstein R, Zawta B (1998) Referenzbereiche für Kinder und Erwachsene. Boehringer Mannheim

[148] Heyningen C van, Hanid TK, Hopkinson I (1986) Glycosylated haemoglobin by affinity chromatography in diabetic and nondiabetic children. Ann Clin Biochem 23: 425–428

[149] Richterich R, Colombo JP (1978) Klinische Chemie, 4. Aufl. Karger, Basel, S 439

[150] Elliot BA, Wilkinson JH (1973) The serum hydroxybutyrate dehydrogenase in diseases other than myocardial infarction. Clin Sci 24: 343–347

[151] Meites S (1989) Pediatric clinical chemistry: reference values, 3rd edn. American Association for Clinical Chemistry, p 191

[152] Davies P (1973) Plasma osmolality and protein intake in preterm infants. Arch Dis Child 48: 575–579

[153] Keller H (1986) Klinisch-chemische Labordiagnostik für die Praxis. Georg Thieme Verlag, S 195

[154] Kruse K (1993) Vitamin D und Nebenschilddrüse. In: Ranke M (Hrsg) Endokrinologische Funktionsdiagnostik im Kindes- und Jugendalter. J&J Verlag, Mannheim, S 171

[155] Namgung R, Tsang RC, Specker BL et al. (1994) Low bone mineral content and high serum osteocalcin, 1,25Dihydroxyvitamin D in summer versus winter born infants: an early fetal effect? J Pediatr Gastroenterol Nutr 19: 220–227

[156] Misselwitz J, Hesse V, Markestad T (1990) Nephrocalcinosis, Hypercalciuria and elevated serum levels of 1,25 dihydroxyvitamin D in children. Acta Pediatr Scand 79: 637–643

[157] Thomas L (1981) Serumeiweiß-Elektrophorese. Urban & Schwarzenberg, München

158] Sippell WG, Dörr HG, Bidlingmeier F, Knorr D (1980) Plasma levels of aldosterone, corticosterone, 11-dehydrocorticosterone, progesterone, 17-hydroxyprogesterone, cortisol, and cortisone during infancy and childhood. Pediat Res 14: 39–46
159] Lehmann H, Martin HL (1982) Improved direct determination of α- and γ-tocopherols in plasma and platelets by liquid chromatography with fluorescence detection Clin Chem 28: 1784–1787
160] Oster O (1981) The aluminium content of human serum determined by atomic absorption spectroscopy with a graphite furnace. Clin Chim Acta 114, 53–60
161] Dörner K, Gaethke AS (1982) Calculation Factors and reference values for quantitative lipoprotein electrophoresis in childhood. Clin Chim Acta 119: 99–105
162] Goebell H, Beste M, Senker L (1985) Bestimmung von Chymotrypsin im Stuhl. Labormedizin Suppl 1: 8–10
163] Macy EM, Hayes TE, Tracy RP (1997) Variability in the measurement of C-reactive protein in healthy subjects; implications for reference intervals and epidemiological applications: Clin Chem 43: 52–58
164] Schöni MH, Kraemer R, Bähler P (1984) Early diagnosis of cystic fibrosis by means of sweat microosmonetry. J Pediatr 104: 691–694
[165] Shwachman H, Dunham R, Phillips WR (1963) Electrical conductivity of sweat. Pediatr 32: 85–88
[166] Stur O (1961) Elektrolytkonzentrationen im Schweiß von Neugeborenen. Öst Z Kinderheilk 6: 346–355
[167] De Haller R, Siegenthaler P, Hampai A, Spahr A, Vuillet V, Favre R (1962) Etude critique du test de la transpiration pour le dépistage des heterozygotes de la mucoviscidose. Schweiz Med Wschr 92: 1463–1465
[168] Herbert V, Coman N (1985) Vitamin B12 and folacin radioassay in blood serum. In: Augustin J, Klei BO, Becker D, Venugopal PB (eds) Methods of vitamin assay. Wiley, New York, pp 515–534
[169] Evans WE, Oellerich M, Holt DW (1994) Drug Monitoring, Leitfaden für die klinische Praxis. Abbot Laboratories
[170] Nelson JD (1997) Antibiotika für Kinder und Jugendliche. Ullstein, Mosby, Berlin Wiesbaden
[171] Simon C, Stille W (1993) Antibiotikatherapie in Klinik und Praxis, 8. Aufl. Schattauer, Stuttgart, S 198
[172] Müller-Oerlinghausen B (1966) Die Lithiumtherapie. Springer, Berlin Heidelberg New York, S 200, 376
[173] Förster C (1977) Zerebrale Anfälle. In: Reinhardt D (Hrsg) Therapie der Krankheiten im Kindes- und Jugendalter, 6. Aufl. Springer, Berlin Heidelberg New York S 1128
[174] Oster O, Universitätskinderklinik Kiel
[175] Melocoton TL, Ettenger RB (1993) Renal transplantation in children. In: Burg FD, Ingelfinger JR, Wald ER (eds) Gettis & Kagan‘s Current Pediatric Therapy. WB Saunders, Philadelphia, p 375
[176] Bourgeois M, Liersch R, Kramer HH (1977) Herzinsuffizienz. In: Reinhardt D (Hrsg) Therapie der Krankheiten im Kindes- und Jugendalter, 6. Aufl. Springer, Berlin Heidelberg New York, S 1128
[177] Thomas L (1998) Labor und Diagnose, 5. Aufl. TH-Books Verlagsgesellschaft, Frankfurt/Main, S 491
[178] Hakulinen A (1971) Urinary excretion of vanilmandelic acid of children in normal and certain pathological conditions. Acta Paediatr Scand Suppl 212:31

B Erregernomenklatur

Zusammengestellt von H.-J. Schmitt

Tabelle B1. Bakterien

Erreger	Alter Name/Bemerkungen
Aerobe grampositive Kokken, Katalase positiv	
Micrococcus spp.	
Staphylococcus aureus	
Staphlyococcus epidermidis	
Katalase negativ	
Enterococcus durans	Gruppe-D-Enterokokken
Enterococcus faecalis	
Enterococcus faecium	
Enterococcus avium	
Streptococcus bovis	Gruppe-D-Nichtenterokokken
Streptococcus agalactiae	Gruppe-B-Streptokokken
Streptococcus dysgalactiae ssp. equisimilis	Gruppe-C-Streptokokken: S. equi, S.equi ssp. zooepidemicus, S. equisimilis Gruppe-G-Streptokokken: S. dysgalactiae, S. canis
Streptococcus-milleri-Gruppe: S. anginosus, S. constellatus, S. intermedius	„Viridans-Streptokokken“
Streptoccoccus-mutans-Gruppe: S. mutans, S. rattus, S. sobrinus	
Streptococcus-salivarius-Gruppe: S. salivarius, S. thermophilus, S. vestibularis	
Streptococcus-sanguis-Gruppe: S. crista, S. gordonii, S. parasanguis, S. sanguis	
Streptococcus pneumoniae	„Pneumokokken“
Streptococcus pyogenes	Gruppe-A-Streptokokken
Aerobe gramnegative Kokken, Katalase und Oxidase positiv	
Moraxella catarrhalis	
Neisseria gonorrhoeae	

Erreger	Alter Name/Bemerkungen
Neisseria meningitidis	
Neisseria flavescens	
Aerobe grampositive Stäbchen	
Actinomyces	
Arcanobacterium haemolyticum	
Bacillus anthracis	
Bacillus subtilis	
Corynebacterium diphtheriae	
Corynebacterium jeikeium	Früher Corynebacterium CDC Gruppe „JK“
Corynebacterium minutissimum	
Corynebacterium pseudodiphthericum	
Corynebacterium pseudotuberculosis	
Erysipelothrix rhusiopathiae	
Gardnerella vaginalis	
Lactobacillus	
Listeria monocytogenes	
Mycobacterium tuberculosis	
Mycobacterium avium	
Nocardia asteroides	
Rhodococcus equi	
Aerobe gramnegative Stäbchen: Enterobacteriaceae Oxidase negativ, Zuckerfermenter, Nitratreduktion	
Citrobacter freundii	
Edwardsiella tarda	
Enterobacter cloacae	
Escherichia coli	
Hafnia alvei	

Tabelle B1 (Fortsetzung)

Erreger	Alter Name/Bemerkungen
Klebsiella oxytoca	
Klebsiella pneumoniae	
Morganella morganii	
Proteus mirabilis	
Proteus vulgaris	
Providencia rettgeri	
Salmonella choleraesuis	
Serratia marcescens	
Shigella boydii	
Shigella dysenteriae	
Shigella flexneri	
Shigella sonnei	
Yersinia enterocolitica	
Yersinia pseudotuberculosis	
Yersinia pestis	
Aerobe gramnegative Stäbchen, außer Enterobacteriaceae, fermentativ	
Aeromonas hydrophila	
Pasteurella multocida	
Plesiomonas shigelloides	
Vibrio cholerae	
Vibrio parahaemolyticus	
Vibrio vulnificus	
Aerobe gramnegative Stäbchen, außer Enterobacteriaceae, Non-Fermenter	
Acinetobacter calcoaceticus	
Alcaligenes faecalis	
Burkholderia cepacia	(Pseudomonas cepacia)
Burkholderia pseudomallei	(Pseudomonas pseudomallei)
Chryseobacterium meningosepticum	Flavobacterium meningosepticum
Moraxella catarrhalis	Branhamella catarrhalis
Pseudomomnas aeruginosa	
Pseudomonas putida	
Stenotrophomonas maltophilia	
Aerobe gramnegative kokkoide Stäbchen	
Actinobacillus actinomycetemcomitans	
Afipia felis	
Bartonella henselae	
Bartonella quintana	
Bordetella pertussis	
Bordetella parapertussis	
Brucella melitensis	
Calymnobacterium granulomatis	
Campylobacter fetus	(Vibrio fetus)
Campylobacter jejuni	
Capnocytophaga canimorsus	(CDC-Gruppe DF-2)
Chlamydia pneumoniae	TWAR-Chlamydien
Chlamydia psittaci	
Chlamydia trachomatis	
Coxiella burnetii	
Ehrlichia canis	
Eikenella corrodens	
Francisella tularensis	
Haemophilus ducreyi	
Haemophilus influenzae	6 Kapseltypen a-f; unbekapselte Stämme; 8 Biotypen
Haemophilus parainfluenzae	
Helicobacter pylori	(Campylobacter pylori)
Kingella kingae	(Moraxella kingae)
Legionella pneumophila	
Legionella bozemanii	
Rickettsia rickettsii	
Rickettsia typhi	
Streptobacillus moniliformis	
Mycoplasma	
Mycoplasma hominis	
Mycoplasma pneumoniae	
Ureaplasma urealyticum	
Treponemataceae (Spiralförmige Bakterien)	
Borrelia afzelii	
Borrelia burgdorferi	
Borrelia garinii	
Leptospira interrogans	
Leptospira icterohaemorrhagia	
Spirillum minus	
Treponema pallidum	
Anaerobier	
Obligat anaerobe gamnegative Stäbchen	
Bacteroides	
Fusobacterium	
Porphyromonas	
Prevotella	
Leptotrichia	
Obligat anaerobe gramnegative Kokken	
Veillonellaceae	
Endosporen bildende grampositive Stäbchen	
Clostridium	
Anaerobe grampositive Kokken	
Gemella	
Peptococcus	
Peptostreptococcus	

Tabelle B2. Pilze

Dermatophyten	Hefen	Schimmelpilze
Trichophyton	Candida	Aspergillus
Microsporum	Malassezia	Penicillium
Epidermophyton	Histoplasma[a]	Mucor
	Cryptococcus[a]	

[a] dimorphe Pilze

abelle B3. Viren und subvirale Agenzien

Familie	Genus	Spezies
DNS-Viren		
Pockenviren	Orthopockenvirus	Vacciniavirus Variolavirus Orf-Virus Mollusucm-contagiosum-Virus
Herpesviridae	Simplexvirus	Humanes Herpesvirus 1 (HSV-1) Humanes Herpesvirus 2 (HSV-2) Herpesvirus B
	Varicellavirus	Humanes Herpesvirus 3 (VZV)
	Cytomegalovirus	Humanes Herpesvirus 5 (CMV)
	Roseolavirus	Humanes Herpesvirus 6 Humanes Herpesvirus 7
	Lymphocryptovirus	Humanes Herpesvirus 4 (EBV)
	Rhadinovirus	Humanes Herpesvirus 8
Adenoviridae	Mastadenovirus	Adenovirus (49)
Papovaviridae	Papillomavirus	Papillomaviren (77)
	Polyomavirus	BK-Virus JC-Virus
Parvoviridae	Erythrovirus	Parvovirus B19
Hepadnaviridae	Orthohepadnavirus	Hepatitis-B-Virus
RNA-Viren		
Reoviridae	Orthoreovirus	Reoviren (3)
	Rotavirus	Gruppe-A-, B-, C-Rotaviren
Paramyxoviridae	Paramyxovirus	Parainfluenzavirus 1, 3
	Morbillivirus	Masernvirus
	Rubulavirus	Mumpsvirus Parainfluenzavirus 2, 4A, 4B
	Pneumovirus	Respiratory syncytial virus (RSV)
Rhabdoviridae	Lyssavirus	Rabiesvirus
Orthomyxoviridae	Influenzavirus A	Influenzavirus A
	Influenzavirus B	Influenzavirus B
	Influenzavirus C	Influenzavirus C
Bunyaviridae	Bunyavirus	
	Hantavirus	
Arenaviridae	Arenavirus	
Picornaviridae	Enterovirus	Polioviren (3) Coxsackie-A-Viren (23) Coxsackie-B-Viren (6) Echoviren (30) Enteroviren 68--71 (4)
	Rhinovirus	Rhinoviren (>115)
	Hepatovirus	Hepatitis-A-Virus (= Enterovirus 72)
	Calicivirus	Norwalk-Viren, Norwalk-ähnliche Viren Hepatitis-E-Virus
Astroviridae	Astrovirus	Humanes Astrovirus (7)
Coronaviridae	Coronavirus	Humanes Coronavirus (2)
Flaviviridae	Flavivirus	FSME
	Hepacivirus	Hepatitis-C-Virus
Togaviridae	Rubivirus	Rötelnvirus
Subvirale Agentien (Satelliten, Viroide, Prione)		
Satelliten	Deltavirus	Hepatitis-D-Virus
Prione		Krankheiten: Kuru, Creutzfeld-Jacob, Gerstmann-Straussler-Scheincker, fatale familiäre Insomnie

Tabelle B4. Humanpathogene Parasiten, Protozoen

Intestinale Amöben	**Intestinale Kokkzidien, Mikrosporidien**
Entamöba	Coccidia
Endolimax	Cryptosporidium parvum
Iodamoeba	Cyclospora cayetanensis
Blastocystis	Isospora belli
	Sarcocystis
Intestinale Flagellaten	
Giardia lamblia	Microsporidia
Chilomastixmesnili	Enterocytozoon
Dientamoeba fragilis	Encephalitozoon
Trichomonas hominis	
Enteromonas hominis	Sporozoen (Gewebe, Blut)
Retortamonas intestinalis	Plasmodium, Babesia
Intestinale Ziliaten	Flagellaten (Gewebe, Blut)
Balantidium coli	Leishmania, Trypanosoma

Sachverzeichnis

A = Abbildung; F = Formel; T = Tabelle; Ü = Übersicht

Neugeborenen- und Säuglings-Spezifika vorwiegend unter diesen Oberbegriffen

F

M

T